新编中医证候学

下卷

李新平　李新晔　编著

中国健康传媒集团
中国医药科技出版社

内容提要

《中医证候学》由中国医药科技出版社于2008年1月出版，2013年出版精装合订本。作者：李洪成、李新平、李新晔。本修订本由李新平、李新晔编著，书名改为《新编中医证候学》。新编着眼于临床，第一编辨证论治六步法，以辨病位、辨病因、辨病机、论立法、论选方、论遣药六个步骤为序，介绍辨证论治的一般内容；第二编中医病候学，主要论述症象、舌象、脉象病机化的内容，以及75个单位病机，322个候的来源、组成以及病候的诊断和鉴别诊断、传变规律，这是证候的病机模型，是"证"的组成基础和具体表现；第三编中医证候学，分门别类加以论述，整理古今文献，结合临床实际，以病因为纲，分为12门，以脏腑为目，并将脏与脏、脏与腑、腑与腑相关病变归纳为21目，共得45类，279证，1165候，5000多方证，构成以证、候、方证三级诊断体系，并附有古今名医医案、医话万余条及其来源，其中不乏现代名医诊治疑难病和抢救危重病的病案。本书可供临床、科研参考之用。

图书在版编目（CIP）数据

新编中医证候学 / 李新平，李新晔编著．—北京：中国医药科技出版社，2022.1

ISBN 978-7-5214-2116-3

Ⅰ.①新…　Ⅱ.①李… ②李…　Ⅲ.①辨证　Ⅳ.① R241

中国版本图书馆 CIP 数据核字（2020）第 210209 号

美术编辑　陈君杞

版式设计　南博文化

出版　**中国健康传媒集团** | 中国医药科技出版社

地址　北京市海淀区文慧园北路甲 22 号

邮编　100082

电话　发行：010-62227427　邮购：010-62236938

网址　www. cmstp. com

规格　889 × 1194mm $^1/_{16}$

印张　176 $^1/_4$

字数　7728 千字

版次　2022 年 1 月第 1 版

印次　2022 年 1 月第 1 次印刷

印刷　三河市万龙印装有限公司

经销　全国各地新华书店

书号　ISBN 978-7-5214-2116-3

定价　898. 00 元（上、下卷）

获取新书信息、投稿、为图书纠错，请扫码联系我们。

前　言

先父李洪成生于1931年9月28日，卒于2016年1月15日，是我们家族中第三代中医传人。他还是1954年江西省中医进修学校（江西中医药大学前身）首期毕业生，曾是省中医学院师资培训预备人员之一，是该期学员中没有回原籍而分配城市的3位毕业生之一。筹备江西中医学院时，组织上征召他去南京中医学院深造，因地方政府挽留没有成行。他从医65年，博览群书，用了近30年的时间编写了《中医证候学》（中国医药科技出版社2008年1月第一版）等系列著作，提出来以“证+候+方证”为框架诊断、治疗疾病的中医证候学体系和一体化辨证论治思想。

先父在“文化大革命”前后临床工作非常繁忙，深受当地百姓爱戴，他既没有参加运动组织，也没有受到冲击。他一心研读历代中医著作及期刊，并将这些内容分门别类摘录整理，希望整理成一部类似于《医部全录》的《医林集锦》传给子孙，从出版的《中医证候学》可以看到其内容丰富，适合于临床参考。在文献整理中先父发现了中医辨证论治实践中存在很多规律性的内容，而且可以通融中医各家学派的学说，于是在20世纪80年代着手将他的《医林集锦》向《中医证候学》模式编写，并由笔者代表他于1987年10月28日参加在北京西山八大处举行的“中华全国中医学会中医理论整理研究会首届全国中医内经、诊断专题学术会议”，宣读了《简介中医证候病机模型的设计》论文。到21世纪初，经弟弟新明、新晖等协力帮助，先父的著作基本成型，在2008年出版了其中的《中医证候学》部分，共上、中、下3本，564万余字。

2017年8月23日，笔者受邀参加中国中医科学院中医基础理论研究所举办的第七期歆厅讲坛“辨证论治的历史价值与地位”研讨会，作为主讲的两位发言人之一，作了40分钟以中医证候设计为主题的演讲。期间有专家欲言又止地说“制造了许多的新名词”。40分钟无法把一个完整的体系讲清楚，那是肯定的。为了让同道们较全面地了解先父的一体化中医辨证论治思想及中医证候学的整体内容，本著作除中医证候学内容外，增加了辨证论治六步法，以及证候模型——病候学的设计过程。其编写着重于考证论述，尽可能做到所言有出处，思想有根源，从而展现出中医证候学的内容不是凭空臆造或闭门造车式的随意想象。删除了原来《中医证候学》中内容不全的证候和重复的内容，原著有12门，分21目，45类，281证，1870候。本著作选用了其中的279证，1165候。每个候所列举的病案不超过五六个。绝大多数论著和病案都注明了文献的出处，以便读者考证。

关于许多读者对《中医证候学》中使用方剂存在重复现象，我们经过大量的整理发现：第一，中医理论不是建立在精密解剖知识基础之上的，存在着大量的概念混淆，即使是现代教科书也没厘清，比如“卫气”与“卫阳”，“肝血”与“肝阴”等类同属性的概念更是区别不清，在方剂使用上存在重复，然因历代医家确实观察到了其中的区别，所以尽管方剂名称相同，但辨证用药时却存在不同；第二，历代医家并不完全是按照病机的寒热虚实辨证选方，而大多数时候是根据病机状态和趋势用药选方，相同或类似的病机状态可能会选用相同的方剂，这就是“异病同治”的现象。鉴于此，先父一再强调严格概念的内涵与外延，且把病机分为病性与病变状态两个方面，并付之于巨量的文献整理，不可谓不是一项伟大的工程！

整合中医证候学理论是许多中医学家的理想，奈何工程浩大，大多有临床经验的学者都因为太忙，有心无力，饮恨于斯。历史将这个责任赋予了我们，尽管我们知识浅陋，仍然觉得是我们的幸运！

李新平　谨识

2021年6月18日

凡　例

1.**本著作**分辨证论治六步法、中医病候学、中医证候学三编：第一编**辨证论治六步法**以辨病位、辨病因、辨病机、论立法、论选方、论遣药六个步骤为秩，介绍辨证论治的一般内容；第二编**中医病候学**主要论述症象、舌象、脉象病机化的内容，以及75个单位病机、322个候的组成、来源以及病候的诊断和鉴别诊断、传变规律，这是证候的病机模型，是“证”的组成基础和具体表现；第三编**中医证候学**，介绍了12门类，共279证、1165候内容、参考理论文献、参考案例及其来源。

2.**“症”与“证”字，**古代字义本是相通的，后来用作“病证”含义时，用“证”这个专用字，通常有证据、证明、佐证等意思。“证”是对疾病过程中所处一定阶段的病位、病因病性以及病势等所作的病理概括，就是疾病的阶段性证据。“症”是人体发生疾病后所反映的各种异常现象。其中病人自觉的痛苦与不适称为症状；通过检查而发现的病情征象称为体征。中医统称为症状。本著作的“症”字是用于“症状”和“症象”，而“证”字则用于“辨证”“证候”与“证象”。

3.**“症象”与“证象”：**症状指疾病外显的异常表现，而本著作称作“症象”，不同于传统的症状，包含西医学的症状、体征，以及理化检测结果。要求“症象”与“舌象”“脉象”，构成“证象”时要进行病机状态的分类，使“证象”成为分析“证候”的病机单位。临床上同一证象在不同时间、不同证候中是不会完全相符，也不必完全全符合，因为证象中所列的表象都具有同等的效价，即“但见一症便是，不必悉具”。因此，本著作中证象所列项目俱全，但临床上症象不一定都有表现，一定要理解这一点。

4.**“证”与“候”：**“证”，通常用于辨证，如表证、里证、寒证、热证等。“候”，伤寒家和温热家均作为“证”的时间概念，如七日为一候、五日为一候等。在后世医著、医案中，常见有先述病证，再标明为某候，如阳明燥热之证、热结旁流之候，用来概括证的阶段性变化。“候”是“证”的具体表现。

5.本著作以“证”“候”“方证”三级为**“证候”结构形式，**每一“证”由3个以上，直至20余“候”组成，而每一“候”又含有1至数个“方证”，构成一个层次分明的证候系统。“候”作为“证”的组成单元，内容最为具体，分别为：概述、通称、内含病例（中医、西医）、病因病机、证象组合（主症、副症、宾症）、治则、方症、论著和讨论、病案举例、引用文献等项目。

6.**“方证”：**是方与症的结合形式，是“证”“候”共有的最基本单位。“方证”的内容，包括针对病因、病位和病机的特别证象和具体方药的描述，它隶属于“证候”，这是与传统“方证”的区别。即本著作规定的方证针对性强，范围较狭小。而传统“方证”如麻黄汤证、桂枝汤证等，则适应证较广。

7.文献选择

（1）论著选择：第二编中医病候学中只摘录理论性的论著内容以作论证，不选入具体病案（个别除外）；在第三编中医证候学中有**“论著和讨论”**亦如此：只是“断章摘句”，只摘录针对“证”“候”有实际指导意义的部分论述和讨论，有的部分加入笔者自己的理解，抛砖以引玉，以便与读者讨论。

（2）病案举例：则较全面地引用，有首有尾，有始有终，尤其对案中的议证之词，一字不差地抄录下来，部分叙述繁琐部分有删节；但其中有关西医学的检验部分，只录取对本案有直接诊断意义的项目，余者一概不用；对病案讨论及“按语”大多数纳入**“论著和讨论”**之内。

（3）引用文献：为了保持原文的完整性，①疾病名称、检查名称中仍部分引用文献中的旧称；②检查项目旧单位保留，尽可能地加入新单位加以对照；③保护性动物，如玳瑁、犀角等，原药名保存，实际应用中应使用代用品。

（4）文献来源：包括论著和医案，尽管抄录时间久远、来源不一，笔者历经一年多的时间，基本找到了它们的出处，注明于文末。参考文献按标准格式书写：①**著作：**“[序号]主要责任者.文献题名[M].出版地：出版者，出版年：起止页码.”②**期刊：**“[序号]主要责任者.文献题名[J].刊名，年，卷（期）：起止页码.”《黄帝内经》《金匮要略》注明选自该著作的章节，《伤寒论》直接采用常规的“多少条”。文中标有“有云”“有人说”的内容，系没有查到出处的文选。

8.原《中医证候学》中对证候的编码原拟用于电脑编程，本次修订删除了这部分内容。

9.关于文中的中药名（方剂名中所嵌中药名除外），对诸多别名、古名、简称，均根据《简明中医辞典》中的名称规范标识（引文内药名除外），以利于阅读。中药剂量：凡明清民国几代与现代用量相近的，均转用国际单位“g”标记，以作参考，一般是：1斤=500g，1两=30g，1钱=3g，1分=0.3g，1厘=0.03g。

目 录

第二编　中医病候学

第三编 中医证候学

第三编

中医证候学

第一章　病证概论

第一节　证的概念

一、证的内容

要改变传统证候的描述，先父李洪成发展了中医学的分析思维，他重新定义“证、候”，仍按传统惯例，以病因、病位、病机为基本内容，设计了“**病因+病位=证，病机状态+病变层次=候**”的表述形式或称公式。

即以证象、候、证三级组合形式。先以临床现象，包括症象、舌象、脉象，按病机状态进行组合，称为证象，以揭示单位病机为目的。再分析几个证象的架构，得出证候的整体病机，诊断为证候的“候”。从“候”的归属上，进一步探讨证候的“证”。“证象”是“证”“候”组成的最基本的单位，而“候”又是“证”的基本单位。

证候组合形式：症象＋脉象＋舌象⟶证象⟶候⟶证。

前文已经介绍了“候”以气、血、阴、阳为纲，再根据其分布浅深和四者相互之间的病变，共分44目，结合30个病机类型，所组成322个候。而本编章将选择性介绍由322个候组成的“证”。先父李洪成综合整理古今有关医著、医话、医案，结合实际，以病因（风、寒、暑、湿、燥、火热、气、瘀、痰、饮、食虫、虚）为纲，分为12章，以病位为目，即以脏腑中的心（包络从属）、肝、脾、肺、肾（膀胱从属）、胃、胆、大肠（小肠从属）（三焦分属各脏腑）并以脏与脏、脏与腑、腑与腑相关病变，归为45类，295证，共辖2344候。原《中医证候学》选录了其中的281证，共辖1870具体的候（本文选录其中的279证，1165候）。这样，既反映了候与候之间的相互关系，又可表现出其在分类系统中的位置，以及疾病传变的一般规律，并为揭示其内在机制提供了方便。

二、证的表现形式

证作为疾病诊断的阶段性概括，必须充分体现其个体特异性和动态演变的连续性，以及传变规律，这是对证的表现形式的具体要求。古人云：“病无常体”“证无定体”，同一疾病可有不同的证，而同一证也可有不同的候，这就是证的个体特异性。例如同一伤风病，又可有犯表、犯里等多种不同病机变化的候的分别，造成个体特异性的因素，除受体质、气候、生活起居以及治疗等多种体内外因素直接影响外，同时也受疾病本身的病变规律所规定，这就是病证的动态演变规律，即传变规律。因此，可以认为证的个体特异性是证的动态演变的结果，而证的动态演变又必须由个体特异性来体现。

临床上如何体现证的动态演变，及其个体特异性呢？首先是病因与病位的相错，产生同一病因而有不同的病位，或同一病位又有不同的病因，如同一风寒证有肺卫、肺胃、脾胃等病位不同，或同一肺卫证，有风寒、风热、风湿、风燥、风暑等病因不同，这是个体特异性的一方面；其次是病因与病因之间的传变规律，如由寒化热，由湿化燥等，和病位之间的传变规律，如由表入里，或由里出表，或由浅而深，由上而下，由下而上等传变，来表示证的动态演变规律。

然而最能体现证的个体特异性和动态演变的，是证的病机变化，由于证的病机演变过程，有其连续性和传变顺序，不同时段的病机变化就可以出现不同的病候，在同一时段里只能出现一种病候，一种病候的出现，即是病证时段性的体现。

总之，证的表现形式既要与证的内容保持一致，又要能充分体现证的动态演变规律和个体特异性、时向性特征。

三、证的临床模型

证的结构是证的表现形式的具体体现。现代中医学者对证候结构有多种设想，如“圈层式结构层次”“连续式层次结构”“平面式扇形层次结构”以及结构趋向立体化等，我们姑且不讨论这些设想的内容。我们认为证的结构首先应体现证的动态演变规律，即把相对静态的证，证与证之间，证与候之间的连续性、传变过程具体反映出来，使静态的“证”变为动态的模型，使之体现出证的个体特异性和时向性等特点。

先父设计了“**证+候+方症**”的证候结构的表述形式，用于临床、文献整理的思维和表述，如：恶风，头昏头痛，鼻塞喷嚏，鼻流清涕，咽阻，身酸困，肌肤痛，皮肤痒。舌红苔薄黄而润，脉浮弦。

其证：**病位+病因，是肺卫风热证**；其候：**病层+病机，是卫气失宣候**；其方症：**方名+证象**，简称为**桑菊饮证**。其证候名：**肺卫风热证·卫气失宣候·桑菊饮证**。层次分明，一目了然。

这里更新了“证”“候”两个术语，创立了病层、方症、证象三个术语。创造心理学认为：术语，是单义性和稳定性的，起到固定和指导科学认识过程的作用。概念的组合应该在内容上正确，应该反映概念所代表的现象之间的客观联系。科学术语，一般是通过创造新概念和更新旧概念，起到更好地统摄思维活动的作用。

在病因与病位交叉的基础上，以病位的不同及其发病的时段特点，来体现证的动态演变规律，即将一个静态的证，按其病位及其发病时向的不同，用本病、合病、并病来表示。**本病**相当于原发病，即本证应发或多发病位的证。合病、并病按传统概念，二经或三经同时发病为**合病**，一经未解又传一经为**并病**。即合病指两个以上病位同时发病的病证，并病是指原发本病尚未解除，又并发另一个病位的并发证。即同一病因的证，由于不同病位和发病时向的差异，而有不同的证型，用以体现证与证的动态传变顺序。

证的最终体现是由候来表现，每一证由于病机变化的不同，用本证、转证、变证来表现，本证指应发的原发证，转证是指失治后已发生转化的证，变证则多是失治、误治而导致的坏证，但是三者都是在病因、病位尚未发生传变的前提下，可以出现不同的病候，用以体现证的传变动态。

证的结构形式：

证=病因+病位→证（本病、合病、并病）+病机=（本证、转证、变证）候

上述证的结构形式充分体现了“证无定体”的动态演变规律，临床上每出现一种病候都是证的具体体现，尤其是具体体现了病机变化的特异性和发病的时向性特征，每一候都具有病机上的本证、转证、变证的属性，和病位上的本病、合病、并病等属性，共同反映了证的动态演变的连续性和传变规律；同时也自然显现出证的个体特异性和时向关系，是证的内容与形式的统一体现。

四、证的命名

证的命名，即证的表述形式，当前尚无统一的认识，古今对证的表述形式归纳起来大概有15种之多，导致对证的命名不规范，概念不清晰，没有严格的内涵和外延。现代中医学者提出过不少命名原则，即继承性、实用性、准确性以及规范性、逻辑性、系统性等，并要求做到结构严谨，术语恰当，简洁扼要，精练确切。据此我们认为证的命名应有如下特征。

1.能表达疾病的时向性和阶段性

每一证名的表述形式必须能体现疾病过程中的不同阶段的病因、病位特点，使每一证名表述具有鲜明的时向性特征，从而体现证的个体特异性。

2.不同的疾病的共同性，即证名的普遍适应性

证是疾病过程的阶段性反映，不同的疾病虽有不同的过程，即疾病的个性，但也有其共同的阶段性，为疾病的共性，这就是“同病异治”和“异病同治”的基础，因此，每一证名的表述都必须具有疾病的普遍适应性，即同一证型可以出现在不同的疾病过程中，不同疾病的过程中可以出现相同的病机状态。

3.传统的继承性

证名的表述除上述的实践性、操作性外，还必须具有传统的继承性，不可臆测或虚构，文不见于书，实不证于病；但继承传统切不可兼收并蓄，导致名同实异，或实同名异的混乱状态，必须严格规范其内涵与外延，对传统证名应有取舍，务求统一，对各家各派的表述形式求其同而存其异，必须做到准确规范。

《伤寒论》以“六经”名证，沿用数百年至清代温病学派兴起，则有以卫气营血命证，都重在病位、病变层次定名。其间亦有以病因取名者如杂病的气郁证、血瘀证、伤食证、虫证等，温病的湿热证、秋燥证、风温证等。杂病家也有病位结合病机命证的，如肝气犯胃、脾胃不和等等。然而根据证的内容、证名的表述形式必须保持一致，因此，以病因、病位命名证，既继承了传统，又切合临床实践。“辨证求因，审因论治”是临床论治的基本精神，重在求因，以病因命证更能贴切临床实际。当以病因为纲，结合病位命名证，作为证的规范的表述形式，既可避免名实混乱，又可免于重复，达到命名确切，概念清楚，内涵外延明确。

病因的表述仍沿用传统病因，如六淫的风、寒、暑、湿、燥、火，气、瘀、痰、饮、食、虫，与气、血、阴、阳的不足的虚证；病位的表述，以沿用脏腑名称，以取代六经，六经的内涵仍不离脏腑，而脏腑学说已是中医学的核心理论，贯穿整个中医学术体系，以脏腑名称命名证，可以避免六经等命名证的局限性，弥补其不足。

由于证是疾病动态演变的体现，在演变过程中可以涉及多个病位，也可以演变出多种病因，因此在命名时只能突出其起主导作用的病因和病位，作为定名的标识，以显示出证的时向特征。但是为了命名的规范，统一采取双病位命名证，其中大都是病变所及，涉及两个以上脏腑，但也有一部分是由于有生理病理的密切联系，虽或当时尚无病变，但有可能或必然会受到牵涉的；或正在涉及，尚处于临界状态，如肺与卫、心与营，均采用双病位命名。

五、证的分类

证的分类，目前尚无统一，传统的有以病位为纲的分类，如六经分证、三焦分证、脏腑分证，与病因为纲的六淫分证。此外尚有以症状为纲的分类法，一直沿用至今。现代中医学者提出的论点甚多，都是有益的探讨，前面多有介绍。

证作为临床三级诊断的独立一级诊断，必须与表述形式的要求相一致。证的分类也必须既具有疾病时向性特征，又同时具有普遍联系性的特征。因此，证的分类系统也是以病因为纲，以病位为目，构成完整的自然分类系统，既符合传统的“辨证求因，审因论治”的临床要求，以便临床操作，又不至于与“候”的分类相混淆，导致证、候不分。

以风、寒、暑、湿、燥、火、气、瘀、痰、饮、食虫、虚为十二大类为大纲（门），又以病因性质或兼夹不同，分为45大证（类），然后以21种不同病位相互组合，为具体的证。至于病位是以脏腑中的心、肝、脾、肺、肾、胆、胃、肠为八个单元相互组合为21种病位，所剩下的膀胱、小肠、三焦，以膀胱附属于肾，小肠、三焦则按其病变分属有关脏腑。而传统辨证的心包，则附属于心。此处必须明确中医学的脏腑既有解剖学概念，但更看重的是功能概念，是一个个具有特殊性质的功能系统，所以不能与现代解剖学相等同（表3-1-1）。

表3-1-1　病位分类系统

脏腑	肺	心	脾	胃	肠	肝	胆	肾
	肺卫	心营		肺胃		肝脾		
	肺脾	心胃	心脾	脾胃	胃肠			脾肾
病位分类	心肺	心胆					胆胃	
	肝肺	心肝				肝胃	肝胆	
	肺肾	心肾		肾胃				肝肾

病因也是以临床实用为主，不同于传统的三因分类，具有其内涵，但又有别，如习惯上以六淫为外因，然后世又有“内六淫”之说，因此，病因分类不作“三因”分类（表3-1-2）。

表3-1-2　病因分类系统

病因	风	寒	暑	湿	燥	火热	气	痰	水饮	食	虫	瘀	虚
风		风寒				风热	风阳						虚风
寒	阴寒					寒热							虚寒
暑	风暑			暑湿									
湿	风湿	寒湿				湿热							
燥	风燥			燥湿	温燥	燥热							
火	风火	寒火		湿火	燥火	郁火	气火	痰火					
气							气郁	气痰					
痰	风痰			湿痰		热痰							
水									水饮				
饮		寒饮				饮热							
食						积热				食滞			
虫											虫积		
瘀		寒瘀				瘀热	气瘀	痰瘀					
虚					虚燥	虚火	气虚	虚痰			血虚	阴虚	阳虚

按病因分类，排列顺序从1到45大证，结合病位则按本病、合病、并病分类，但排列则不按顺序，而是视病因而定其本、合、并病，再予排列具体的秩序，然后每具体证又按其病变过程分别本证、转证、变证排列诸候，即成为一个证候分列系统，兹举风寒证为例（表3-1-3）。

表3-1-3　风证门系统

门	风证门								
因	外风							内风	
挟	挟寒	挟温热	挟湿	挟燥	挟暑	挟火	挟痰	实证	虚证
证	风寒证	风热证	风湿证	风燥证	风暑证	风火证	风痰证	风阳证	虚风证

证的分类系统其结构可以简化为（图3-1-1）。

风证门——风寒证——本病——肺卫风寒证——本证——卫气失宣候
└—风热证　└—合病、并病　└——转证、变证

图3-1-1　证的分类系统结构简化图

六、证的内涵和外延

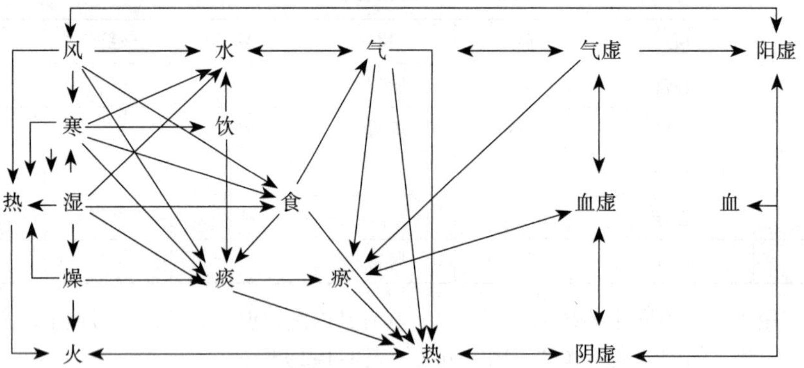

图3-1-2　病因的外延示意图

证的内涵和外延，是受证的三项基本内容所规定，在动态演变的前提下，具有时向性和阶段性特征的病因、病机，构成了证的严格内涵。这种内涵具体体现了证的动态演变过程中的个体特异性，和临床操作上的普遍联系性。这就要求每一证型的内涵，都受其病因、病位的属性的限制，不能相互取代，寒不能显示为热，心的病变不可能显示为肺的病变。

但证的内涵，并不妨碍其病因的转化，以及疾病传变转化造成的病位改变，因而产生了证的一定的外延性。这种外延也有一定的限制的，是受证的转化传变的渠道所约束的，是有规律可循的，不是无限的向外延伸的，更不会产生无限膨胀。

证的外延具体发生在病因和病位，尤其是病因的外延性最强，因为病因在证的演变过程中，则具有鲜明的多变性特点，最为普遍的常见的如阴邪向阳邪的演变过程，就可以出现如下的延伸：阴邪⟶化热⟶化燥⟶化火⟶伤津⟶伤阴，由实向虚演变即有：阴邪⟶阳虚的延伸过程。同时病因在证的演变过程中尚有更为多变的外延性，如图3-1-2所示，在原有的病因不变的情况下，一种病因可以向多种病因延伸，而一种病因又可以由多种病因外延所导致，因此，临床上常出现兼夹证型，充分显示了证的外延性的临床价值和实践意义。

病位的外延性虽不如病因外延性复杂多变，但是在病位演变过程中亦有一定的伸延性，例如肺⟷卫、心⟷营、胃⟷脾⟷肠、肝⟷胆、肝⟷肾、肝⟷胃⟷脾等病位上外延性，此外由于肺、胃、脾、肾与卫的生理关系，都可由内脏外延卫分，或由卫分伸延内脏；肝、胆、脾与转枢的作用，致肝、胆、脾证伸延到枢机等，病位的外延性，在临床上也有明显的反映。

七、证的传变

证的传变，是疾病演变过程的具体体现，是疾病定向演变的普遍规律。张仲景《伤寒论》伤寒传变说形成“六经传变”的学说，至明代吴又可论瘟疫则有“九传”之说，清代温病诸家倡导“三焦”传变说和“卫气营血”传变说等。然而均是以病位传变为基础的，至清代俞根初《通俗伤寒论》则从病因、病机演变论述传变。俞根初曰：“伤寒一证，传变颇多，不越乎火化、水化、水火合化三端。从火化者，多少阳相火证、阳明燥实证、厥阴风热证；从水化者，多阳明水结证、太阴寒湿证、少阴虚寒证；从水火合化者，多太阴湿热证、少阴厥阴寒热错杂证。”[1]至此始得传变全貌。

（一）病位层次上的传变

1.表里相传：外感病多由表入里，而外感伏气，则由里出表，内伤病亦有由里及表者。

2.上下相传：大概以由上及下者多，亦有由下及上者，如少阴伏温，以及房室内伤、情志内伤等病，亦可由下传上。

3.浅深相传：由气入血，为深传，为病势加重；由血透气，为浅传，于病势为轻。

4.阴阳相传：由阳入阴，病势多为恶传，由阴出阳，病势多顺传。古人云：“阳病见阴，病必危殆；阴病见阳，虽困无害。”[1]

（二）病因之间的传变

确切说是病因之间的转变。病因演变，大体上可分为病邪之间的演变，和邪正之间的演变。病邪之间的演变，归纳起来不外有三种过程：火化、水化、水火合化。（可参考第一编表1-2-1）

1.火化：即阴邪向阳邪转化的过程，如风、寒、湿、水、饮、痰、食、气、瘀向热、燥、火的转化。亦有阳邪之间的转化，如温化为热，热化为燥，燥化为火的定向转化。

2.水化：主要是阴邪的定向演变，如风、寒、湿向水、饮、痰的转化，少数阳邪转阴，亦或有之，或由素体阳虚，虽患热病，阳邪一退，则阳虚本质，或过投寒下之剂，虽退阳邪，亦损阳气。

3.水火合化：或因病邪本身阴阳夹杂，如寒火、湿热、燥湿等，或阴邪火化与阳邪水化，在其演变过程的中间阶段，出现的阴阳、寒热、燥湿错杂现象。

（三）邪正之间的演变

可以从现代医学的病理损害转化为致病因素等去理解，但又不全是这样，亦有两种过程。

1.邪正交争由实转虚的过程：即邪退正虚，一般是阳证、实证转化为阴证、虚证，阴实证转为阳虚证，少数由于体质禀赋素弱，或病中过投寒下伤阳，燥利耗阴，亦可致阳实证转阳虚证，阴实证转阴虚证。

2.因虚致邪，由虚转实的演变过程：如阳虚而生寒、湿、水、饮、痰，阴虚而致风、阳、燥、热、火等，总之病因的演变，虽有其一定规律，但受体内外多种因素的影响，变化是极其复杂的，其中病位的内在因素起着主导作用。病位的阴阳气化状态，可以决定病因的演化趋向，如古人所云：“邪入阳明，则从火化，无复他传”；“邪入太阴，多从水化，或水火合化”。

可见病因的演变也能导致病位的改变，二者是相互影响的，所以临床上病位未变而病因已发生变化，而病因的变化也预示着病位即将传变的现象，可以看出病证的传变虽是定向的，有一定规律的，但无定体，诸多传变学说只是一般规律而已。

俞根初曰：“就予所验，凡太阳伤寒，其邪有但传少阳阳明而止者，有不传少阳阳明，越传三阴者，各随其人的体质阴阳，脏腑寒热，从火化者为热证，从水化者为寒证，从水火合化者，则为寒热错杂之证。”[1]何廉臣称：“循经传递……千百人中实无一人……俞氏特立火化、水化、水火合化三端，已握传变之主脑，然后审定各人之特性素因，再将气候、风土、寒热燥湿、老幼男女等之各异，及其体质强弱，脏性阴阳，与夫生活状态，旧病有无等关系。辨其经络脏腑的外候，断其虚实寒热之真相。”[1]可见病证传变，受诸多因素所左右，故传变虽有定律，但无定体，所谓定向演变也只是一种传变趋势（图3-1-3、表3-1-4、表3-1-5、表3-1-6）。

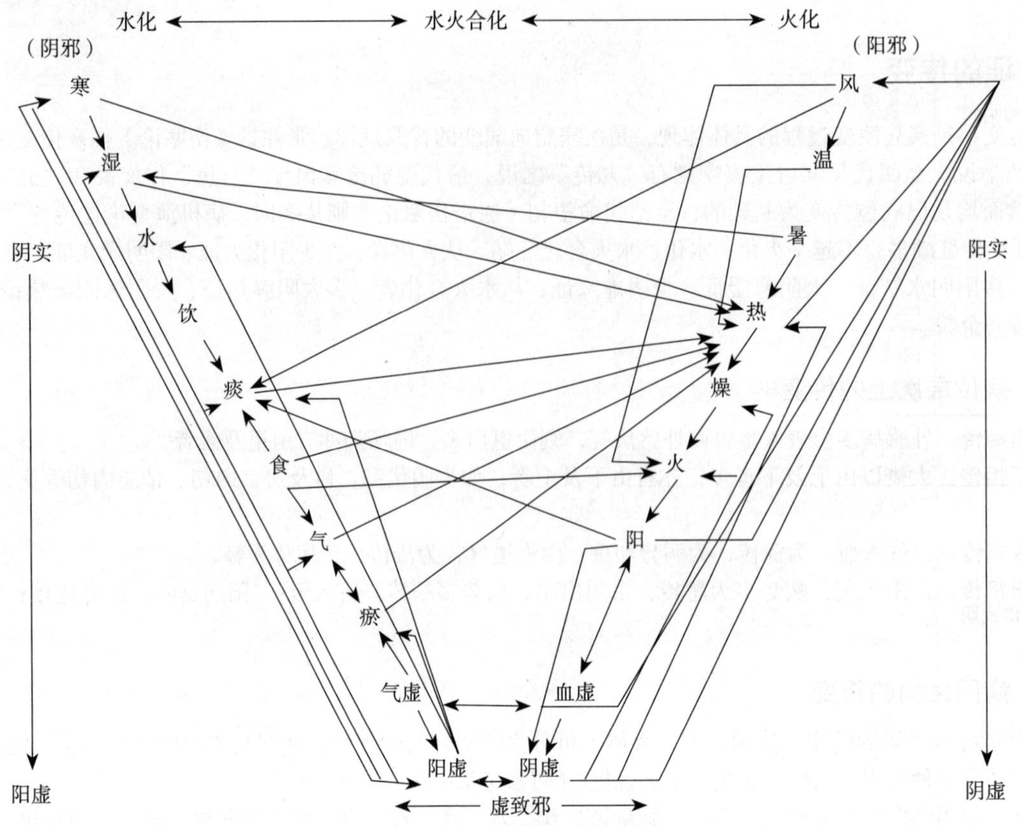

图3-1-3　病因转化示意图

表3-1-4　俞氏伤寒传变三化简列表（火化）

火化	传少阳	少阳经证			邪郁腠理，逆于上焦——偏于半表证
		少阳腑证			相火上逆——偏于半里证：小结胸，少阳上焦之邪，渐结中焦阳明
	传阳明	胃经散漫无形的燥热，未曾结实	阳明外证		胃汁枯涸，肺津将亡 胃液将亡，肺气欲脱
		胃腑结实	太阳阳明		太阳转属阳明之热结
			正阳阳明	轻证	热已结胃，胃腑不和
				重证	胃中热结，移入小肠
				危证	胃、小肠热结，上蒸心脑，下移大肠
			少阳阳明		热结膈中，胃中燥烦而实
			太阴阳明	肺胃合病	肺中痰火与胃中热结而成下证 水与郁热互结胸脘胁肺胃之间
				脾胃合病	脾中湿浊与胃中热结而成下证（胃液告竭，脾阴亦枯）
			少阴阳明	轻证	外邪初陷于心胃间，包络热郁之闷证（包络血液被邪热劫伤）
				重证	少阴邪从火化，合并阳明燥化而成下证
				危证	少阴少火悉成壮火，合并阳明燥热而成下证
			厥阴阳明	轻证	厥阴气结，合阳明热结而成下证
				重证	厥阴火亢，合阳明热结而成下证
				危证	厥阴郁火深伏肝脏血络之中，直透胃肠而外发
			发黄		瘀热在里，不得越而成阳黄
			蓄血		脘腹宿瘀与胃中燥热相搏，壅蔽神气出入的清窍
	传厥阴	经证	阳经热邪传入，足厥阴经标病		
		脏证	阳经热邪传入		肝风上翔，邪陷包络，热深厥亦深
			足厥阴脏本病		胃肠灼热如沸，蛔动扰乱的危候

表3-1-5　俞氏伤寒传变三化简列表（水化）

水化	传阳明	太阳表证未罢，顺传阳明，胃中虚冷，水谷不别 太阳表寒虽解而阳明中有水气，累及脾阳不能健运
	传太阴	经证——太阳经邪越传足太阴经标病（湿瘀肌内，发为阴黄） 脏证——太阳寒邪直入足太阴脏证
	陷少阴	**内陷少阴经证**　肾阳素虚，邪从太阳中络，直入足少阴肾经 少阴合太阳之表邪，为中见寒水实证
		内陷少阴脏证　下焦虚寒不能制水　下多伤阴，孤阳从外而亡 下多阴竭，孤阳从上而脱

表3-1-6　俞氏伤寒传变三化简列表（水火合化）

水火合化	传太阴	**湿重于热**	中气素虚，太阴证多而阳明证少
		热重于湿	中气素实，太阴证少而阳明证多　湿热化火，火旺生风，逼乱神明的危候 热陷太阴，伏斑内发，郁于阴络之中欲达不达
		湿热并重	湿遏热郁，夹痧秽，或夹食滞，阻闭上中二焦 湿热蒙闭中上二焦，积滞郁结下焦
		湿热俱轻	湿热阻滞上焦清阳，胃气不舒，肠热不清之轻证
	陷少阴脏	**水为火烁**	外邪挟火而动，阴虚而水液不能上济 水液为虚火下迫，郁热下注而不能上升 若火被相火蒸逼，水不制火而神明内乱 水亏火亢，液涸动风
		火为水遏	阳气内郁，不能外达，水气上冲而下注
		水火互结	水阴随热下注，郁火反从上冲
	传厥阴	**外寒内热**	厥微热少，外虽厥而里有热 厥深热亦深，包络挟胆火而肆虐，阴络伤则血下溢
		内寒外热	阴多阳少，肝挟肾水之寒而肆发
		下寒上热	热在膈脘，水在肠中，寒格于下，热拒于上，火逆水泻的错杂证
		上寒下热	水结胸胁，热结在肠，寒格于上，热结于下，水逆火郁的错杂证

从俞根初这些对外感病证的传变规律的概括中，充分显示病证演变，虽有定向趋势，却无传变定体。所谓定向演变趋势是指某一病证由于病因与病位的邪正相互作用，在通常情况下，可以出现的病机传变趋向，并非一定如此，更不是人人如是，今举何廉臣论湿温病为例（表3-1-7）。

表3-1-7　何廉臣论湿温病

<table>
<tr><td>湿多者，湿重于热也，其病发自太阴肺脾，多兼风寒</td><td colspan="2">①湿热自内而出，恒结于中焦而成痞满，必有痰食错杂其间。②湿热郁蒸过极，内蒙清窍。③湿阻气滞，或夹痰涎</td></tr>
<tr><td>热多者，热重于湿也，其病多发于阳明胃肠，虽或外兼风寒，纯属热结在里，表里俱热</td><td>气分郁遏灼津，尚未凝血分</td><td>①渐欲化燥。②湿温化火，窜经入络，内陷心脏，陡动肝风。③气分湿热内蒙包络清窍</td></tr>
</table>

上述湿温传变趋向，是病因起主导作用。然而同一病因，因所在病位层次的不同，又有不同的传变趋向，今举俞根初论伏气春温为例（表3-1-8）。

表3-1-8　俞根初论伏气春温

伏气春温	膜原伏邪，由春感新寒触发		外寒一解，即表里俱热	痰热内扰 热结小肠火府	肺胃气阴两伤
	少阴伏气温病骤感春寒而发	在血分	新寒一解，血分灼热	痰迷清窍——心窍络痰瘀热 肝风内动，横窜筋脉	
		在阴分	热入精室，较热入血室尤深，欲火与伏火交蒸	阴枯火旺，心肾不交 阴枯阳浮 液涸风动	

同一伏气温热，病因相同而由于所伏病位层次不同，而有不同的病机传变趋向，是由病位层次不同所决定的。再以俞根初论伏暑为例（表3-1-9）。

表3-1-9　俞根初论伏暑

气分	表解之后，膜原暑湿从中而作	暑重湿轻传胃	传二肠则伏邪依附糟粕　伏邪层出不穷 气液两伤
		湿重暑轻传脾	湿热黏腻之邪与肠中糟粕相搏，蒸作溏酱矢 阳陷入阴，阴分尚有伏热——阴液伤
血分	邪舍于营而在血分	表解而血热内燔	火旺生风窍闭——包络痰热未净 热劫液枯——血枯气怯——阴竭阳厥——气脱阳亡

病证的定向演变，是受病因与病位相互作用的结果，亦即病邪与正气交争的普遍规律，由于病机变化的错综复杂，对病证的定向演变，有时是病因起主导作用，有时是病位起主导作用。上表所列举，也不过传变的大概，但可表明两点：一是病无定证，二是传无定体，所谓定向，也即是演变的趋势如此，不可作为传变的定例。

引用文献

［1］俞根初.重订通俗伤寒论［M］.上海：上海科学技术出版社，1959：147，181，196.

第二节　证的诊断

证的诊断，是中医学特有的临床诊断形式，是证候三级诊断中关键的一步。《临证指南医案》称之为——医道三大关键中尤为要紧的一大关键，“若识证不明，开口动手便错”。然而，对证的诊断，难度很大，古人常谓不难于用药，而难于识证，这是因为证在临床上的表现，受不同疾病的特异性所规定，而在病变过程中，又受体内外多种因素的影响，因而不可能有固定的表现形式，所谓“证无定体”，因而带来了临床识别的高度困难，历代医家常有“识证难”的感叹。同一证，由于病种不同，其表现形式也就有差异。即使同一病种，由于在病变过程中受体质、居住环境、季节气候、生活起居、精神状态，以及药饵等多种不同因素影响，也可出现多种不同的变态表现形式。而且证的本身又是一个动态演变的特殊概念，具有非常明显的时间特点，因此就不能有固定的模型，这就是临床上“识证难”的原因所在。

为了临床识证的需要，历代医家通过千百年来的经验总结，归纳了各种证的具有特异性的表象，即包括症象、脉象、舌象的各自特征，以及其相互组合的特点，作为识证的标帜，给证的诊断带来了一定的便利条件，大体上有以下内容。

（1）通过对病因的特性的认识，总结归纳出病因的特殊征象，以便利于临床上的辨证求因。

（2）通过对病位的生理特点，结合病因的病理作用，总结归纳出能够较为具体的特异性证象，即症、舌、脉象的特殊组合形式，以利于临床的审因定位。

前者适用于对证的动态观察，后者则适用于相对静态中的认识。这是因为病因在病变过程中多变，而病位则相对较为稳定，但亦并非不变，这从证的外延性论述中可知，因此在临床上可以发现有多种病因的同时存在，亦可以见到牵涉多处病位的变化，但对证作出诊断时只能以其中突出的和起主导作用的病因、病位作为诊断的标帜，余者只能视作证的兼夹和合并（以两种以上外因同时存在称兼证，与内因同时存在时称夹证）。由于诊断时为了规范命名，一证只标明两个主要的病因和病位，如肺卫风寒证，其余未标病因病位，如临床表现明显突出，在证名不变的情况下，则以“候”的形式表示其存在，如肺胃风寒证或肺脾风寒证以卫阳失宣候，以提示卫分病变的存在。肺脾风痰证以清阳郁遏候、清阳失宣候以示寒邪的存在。因原有的病因病位仍居于主导地位，而所兼夹的病因，和合并的病位，所发生的病机变化，又明显突出于临床上，因此，原有对证的诊断不能改变，只能从病机状态的角度，对“候”作出诊断，即最基本的一级诊断，这就构成了病、证、候三级完整的诊断形式。

一、辨证求因

辨证求因，是对证的诊断的第一步识别，即对病因的辨认，通过对病因所具特性来认识临床证象所反映出来的特别象征，来认识病因的存在。尽管证是处于动态演变的过程中，只要有相应的特征出现，即可认定病因的存在。同时，也是随着特征的消减，提示着病因的演变（参阅第一编·辨证论治六步法，第二章·辨病因，第三节·各论）。

二、审因定位

证是病因+病位的临床诊断形式，由于病因多错杂相兼，所以在求因之后，必须进一步审察其错杂情况，如风不仅有内外之分，外风与其他病因相错，又有风寒、风热、风湿、风燥、风暑、风火、风痰的不同；内风有风阳与虚风的不同，审因就是审察其相错后的临床特点，然后再审定其所犯病位，即构成了证的临床诊断，从而呈现出疾病发展过程中相对静止的状态，即证的表现。

（一）风证

古人云：“风为百病之长。”是谓风邪可挟内外诸邪为病，然以风邪为主之证。外风分寒热，即风寒、风热；内风分虚实，即风阳与虚风，余者各详见暑、湿、燥、火、痰诸证。

1.外风审因（表3-1-10）

表3-1-10　外风审因

病位	证象	基本症象	风寒	风热
（卫）表	清空不宣	头昏头痛	喜温恶寒	喜凉恶热
	清窍不宣	鼻塞声重，喷嚏流涕	清稀涕	稠浊涕
	经气不宣	身体酸困，身疼	骨节疼痛	酸痛
	腠理不宣	恶风发热，肌肤紧缩，皮毛粟起	恶寒发热无汗	恶风发热微汗
（肺）里	气机不宣	咽阻胸闷咳嗽	咽痒痰白清泡沫	咽干痒痰稠咳逆
	气机不降	胸痞，气喘痰鸣	胸痞气逆	胸痛气粗

风寒证+阳气不宣：见恶寒肢冷，舌苔薄白，脉浮弦缓或紧，不渴。

风热证+津气蕴蒸：见身热有汗，尺肤热甚，午后热甚，口干口苦口渴，小便黄赤，舌红苔薄黄，脉浮数。

2.外风定位（表3-1-11）

表3-1-11　外风定位

病位	风寒	风热
胃	头额连眼眶胀痛，四肢濈然汗出，肌肉烦痛	发热口渴神烦，咽痛龈肿，斑疹痧丹，瘾疹游风
脾	面色苍黄，肢体怠惰，不饥不食，或泻痢，或肿胀	浮肿尿短赤
肝	㖞斜撮口，项强肢搐，口噤，拘急偏瘫，甚则猝倒	身痒风疹瘾疹，口唇颤动，唇舌肌肉麻木，骨骱掣痛
肾	但欲寐，脉沉细，反发热	腰痛尿赤，面浮目肿
胆	往来寒热口苦	头昏目眩，口干口苦，耳聋目赤，呕吐苦水

3. 内风审因（表3–1–12）

表3–1–12　内风审因

病位	证象	基本症象	风阳	虚风
肝	清空不宁	头晕头胀	胀痛掣痛	眩痛晕痛
	清窍不利	目眩耳鸣	口燥咽干	耳鸣耳聋，目昏眼花
	神志不宁	不寐多梦，心神昏乱	烦躁不安	睡眠易惊，健忘惊悸
	阳气浮越	面赤足冷，自汗不止	多怒气粗	午后颧红，目眩畏光
	络脉不和	筋脉动惕，挛急搐搦，麻木	筋脉掣痛，挛急搐搦	舌强语塞，肢体震颤

4. 内风定位（表3–1–13）

表3–1–13　内风定位

病位	风阳	病位	虚风
心	心悸怔忡，善忘易恐，善悲欲哭，或多笑，烦躁不安	肝	眩晕动作则甚，耳鸣耳聋眼花，舌强肢震
胆	目赤口苦，烦闷，溺赤涩	脾	四肢酸楚，泛酸欲呕，汗出恶风，头重眩晕，肢体麻痹
肾	泛恶欲吐，气上冲心，善噫冲呃，冲呕、冲厥	肾	下肢厥冷，足膝无力，步履不遂

（二）寒证

寒有内外虚实之分，寒亦多有兼挟，单纯寒证唯阴寒与虚寒虚实两证，其兼挟之证，除挟热之寒热证外，余者均详见风、湿、火、饮、瘀各证。

1. 寒证审因（表3–1–14）

表3–1–14　寒证审因

病位	证象	基本症象	阴寒	虚寒
胃	阳气不行	恶寒甚则寒战、逆冷、蜷卧	面色青晦，指甲青紫	蜷卧向里，闭目不语
	气机不利	胸、脘、腹满胀痛	猝痛胀痛，喜温拒按	缓痛喜温喜按，拘急
	气机不宣	胸、脘痞闷不食	不饥不食	得热食则缓
	气机不降	干呕，呕吐不食，呃逆	势急而剧	势缓而轻

虚寒证+阳气不振：见精神委顿，倦怠嗜卧，面色惨淡，便溏自汗，脉沉细弱。

2. 寒证定位（表3–1–15）

表3–1–15　寒证定位

病位	阴寒	虚寒
脾	腹中急痛，下利清谷，泻利无度	腹满时痛，或吐或利，肠鸣
肺	面色青黄，胸背痹痛，喘咳多痰	面色枯黯，冷汗浸淫，胸胀咳喘
肝	气从少腹上冲，呕清水，少腹腰痛疝瘕痛	胁痛小腹急痛，呕吐酸浊，呃逆或吐蛔
肾	寒战鼓栗，嗜卧肢厥，脉沉细小，腹痛	身厥额黑，面青唇紫，闭目不语，腰膝痛

3. 寒热审因（肺卫）

风寒证+津气蕴蒸：见发热口渴，咳逆不爽，痰稠难出，或失音，或喉痹，舌红苔黄，脉数。

4.寒热定位（表3-1-16）

表3-1-16 寒热定位

病位	基本症象
胃	壮热口渴饮冷，烦躁不眠，面赤目赤，咽痛齿痛，鼻干音嘶
胆	寒热往来，心烦喜呕，口苦咽干，胸胁苦满
肾	面色黑滞，身蜷足冷，嗜睡神糊，渴喜温饮，大便溏泄，身重昏沉，或身热不扬，脉沉糊

（三）暑证

暑本阳邪，性本燥热，所谓“暑热同气”，唯暑发于夏令，热蒸湿动，暑多挟湿而为暑湿证；夏月因暑贪凉，日间受暑，夜间感冒风寒，为风暑证。其不挟风寒湿邪者，与燥热无异，于燥证中燥热证同。

1.暑证审因（表3-1-17）

表3-1-17 暑证审因

病位	证象	基本症象	风暑	暑湿
卫	腠理不宣	恶风恶寒，身重酸困无汗	身酸困恶风	身重恶寒
	清空不宣	头昏头胀，头痛头重	头昏头痛	头胀头重
肺	气机不宣	胸闷咳呛，脘闷不饥	胸闷咳而不爽	脘闷不饥
	气机不降	咳逆，欲吐，呕恶	咳逆	呕恶
	津气蕴蒸	身热口渴，烦躁气粗，尿赤短少	壮热无汗	身热不扬，头汗至颈，午后寒热

暑湿证+阳气不宣：见身重，四肢倦怠，手足厥冷，口甜腻，苔黄腻厚浊。

2.暑证定位（表3-1-18）

表3-1-18 暑证定位

病位	风暑	暑湿
胃 肝 脾 胆	头痛如破，面赤口渴引饮，烦躁，尺肤热甚 猝内热外厥，神迷肢搐，目斜口㖞，头仰反张	午后热甚，面垢而赤，胸脘满闷，小便短赤 面色青黄，肢冷发绀，呕吐不纳，或吐沫吐蛔 腹胀腹痛，大便不爽，或溏或泻或痢 胸闷，寒热往来似疟，或呕或吐

（四）湿证

湿多兼挟转化之证，既能兼挟风、寒、热、暑、燥，又可以生痰化火，此处仅湿挟风寒热之证，余者详见暑、燥、火、痰各证。

1.湿证审因（表3-1-19）

表3-1-19 湿证审因

病位	证象	风湿	寒湿	湿热
表	腠理不宣	恶风发热，身重浮肿，瘾疹瘙痒	恶寒发热无汗	身热不扬，午后寒热，汗痞不畅
	清空不宣	头痛重胀，昏蒙头眩	头重，头痛	头重胀痛
	经气不宣	一身烦疼，游走不定，骨节疼痛	身重骨节疼痛	肌肉骨节烦痛
里	气机不宣	胸闷短气或脘闷	胸脘痞满，胃纯不食	胸脘痞闷，口甜口腻不饥
	气机不降	恶心呕吐	呕恶清冷呕酸	呕恶酸苦
	气机不利	腹鸣腹痛	腹满腹痛喜按	腹满腹胀痛，便溏热不爽

风湿证+络脉不利：见肢体酸麻沉重，肢节肿痛，四肢牵强拘急，痛多抽掣，脉浮缓弦，舌苔白薄滑腻。

寒湿证+阳气不宣：见恶寒肢冷，身重形寒，肢懈，口淡不渴，面色青暗，沉困嗜睡，脉细弦迟，舌苔白腻厚滑灰腻。

湿热证+津气蕴蒸：见发热头汗，手足温，面黄面赤，尿赤短少，便不如酱，口苦口渴，脉弦数或濡数，舌红苔黄腻滑。

2.湿证定位（表3-1-20）

表3-1-20 湿证定位

病位	寒湿	湿热	风湿
肺	胸闷咳嗽多痰	咳嗽不爽，胸脘痞闷或气喘	鼻塞流清涕，胸膈痞闷
脾	腹满胀痛，利下清谷或吐利	腹满腹胀，泻痢，阳黄，肿胀痿痹	腹满肠鸣，或泻或便血
肝	小腹痛，胁痛，阴黄，痛痹，厥逆	胁痛，小腹痛，口苦，呕吐酸苦，发热夜甚	斑丹隐疹，紫暗瘙痒
胃	脘痞口淡不饥，气逆吞酸，呕吐清水	脘闷痞满	不食，呕恶，哕逆
胆	寒重或单寒，胸胁痞满	寒热往来或潮热	口苦咽干，喜呕不食，胁满
肾	腰痛腰重腰冷，头重头眩，肿胀	小腹满，腰重胀痛	尿赤涩痛，淋浊，疝痛

（五）燥证

燥证有内外虚实之分，外燥为实证，内燥为虚证，外燥新感者有风燥、温燥，风燥亦称凉燥，指秋令燥挟凉气为凉燥，挟温气为温燥，有六淫化热化燥者为燥热证，由燥化火者为燥火证。至于燥湿兼感之证多系伏气新感同病，均为实证之燥。

1.实燥审因（表3-1-21）

表3-1-21 实燥审因

证象	风燥	温燥	燥热	燥湿
清窍不利	鼻塞鼻干灼热，咽干唇燥	口苦咽干痛，口干音嘶	目赤鼻干不得眠	鼻唇干燥，咽干痛
气机不宣	胸膈满闷，干咳痰黏不爽	胸闷干咳，声多痰少		胸胁窜痛，胸闷脘痞
气机不降	咳逆气逆气喘	呛咳气火上升	气粗似喘	干咳气逆干呕
津气蕴蒸	身热口干	发热口干思凉饮	发热口渴心烦	发热心烦，渴不喜饮，便泄不爽
津液消灼		痰黏艰涩，多泡沫便干	唇焦环口燥裂，齿燥尿短	口燥咽干，痰黏尿短

风燥证+腠理不宣：恶风身热无汗，或微寒微热，肌肤干燥，苔薄而干，脉浮涩。

温燥证+津液消灼：口渴思饮，痰稠黏艰涩难出，咽干痛，口舌干燥，舌红苔干，脉涩。

燥热证+津气蕴灼：壮热自汗，面红目赤，心烦面垢，恶热喜冷，舌红苔黄燥，脉洪大。

燥湿证+气机不利：肢懈腹满，胸闷脘痞，肢冷，舌苔粗白边滑。

2.实燥定位（表3-1-22）

表3-1-22 实燥定位

病位	风燥	温燥	燥热	燥湿
肺	鼻塞干热，咽干痒干咳	干咳痰黏艰涩，咽痛	咽喉肿痛，鼻干鼻衄，咳喘胸痛，咯吐脓血	咽痛干咳气逆，胸胁胀痛
脾			腹胀腹痛，大便秘结，或便泄黄酱灼热	肢懈肢冷，腹满便泄不食
胃		发热口渴，思得凉饮	大热大渴大汗，心烦尿赤	口渴咽干喜饮，嘈杂易饥
心			斑疹红赤，神昏烦躁谵妄	
肾			晡热潮热，齿衄龈腐，舌光绛	口干咽燥，口渴饮水不能滋干

3.虚燥审因定位（表3-1-23）

表3-1-23 虚燥审因定位

证象	基本症象
津液消灼	久热不解，身微热，面微赤，口微渴，或心烦口渴
津液枯涸	咳呛咽干嘈杂易饥，小便短赤热痛，大便燥结不通，或消渴善饥，或不饥不食不便
阴液消涸	形瘦色黑，潮热，大便干结，口燥咽干，齿黑唇裂，手足心热，肌肤甲错，舌绛枯萎，小便短少

肺、胃+气虚失充：皮毛急薄，色白无落，胸闷气促，面色黄白，神倦。
心肝脾+血虚失荣：面黄或面色㿠白，头目昏瞀，头眩，爪甲淡白，内热烦躁。
肝、肾+阴虚失养：形瘦色，腰脚无力，面赤耳聋，内热烦躁。

（六）火证

火证有虚实之分，内外之邪均可化火，则为实火之证；津液、元气、阴血的不足，以致正火内动，则为虚火之证，火挟风、寒、湿、痰、食、郁亦成实火之证，燥火为实火之本证，余者均为兼夹之证，最终必归于燥火。

1.火证审因（表3-1-24）

表3-1-24 火证审因

证 象	基本症象	空窍共同症象
津气蕴灼	壮热渴引饮，汗多心烦喜冷，胸腹灼热，苔黄燥	头痛如破如劈或抽掣
津气蕴炽	发热恶热，口秽气粗，热甚谵语，日晡潮热，口苦目眵，手足热甚、汗出，苔黄黑干刺	头重胀，昏眩，头面肿大颊肿
营热蕴灼	发热夜甚，入夜谵语，心烦不寐，面红斑疹红赤，反不渴，舌干绛	环口燥裂，唇舌赤肿，龈肿齿痛
血热蕴炽	胸腹灼热如焚，斑疹红赤，躁扰不宁，上下失血，舌鲜红起刺	目赤唇红，目痛鼻干，咽痛舌疮
阴热蕴炽	暮热朝凉，齿燥咽干，小便点滴，小腹冤热，男子腰痛失精，女子带浊，舌焦紫	耳聋耳鸣，鼻涕黄浊，耳痛耳肿

燥火证+津液消灼：大渴引饮，便秘，尿短赤，窍干鼻煤，唇焦齿燥，口苦咽干。
风火证+腠理不宣：恶风或恶寒无汗，肢凉，周身拘束。
寒火证+阳气不宣：恶寒肢冷无汗，嗜睡骨节疼重。
湿火证+气失宣降：胸脘痞闷，恶呕呃逆，大便如酱，溏滞不爽，胸满腹痛，饮不欲食。
郁火证+气失宣利：胸膈烦闷痞满，或胸胁痛，咳声窘迫，气逆干呕，脘闷吞酸。
虚火证+津液消涸：渴甚引饮，口干不渴，便结尿少，面色枯瘁，鼻煤齿枯，唇焦倦怠。
虚火证+阴液枯涸：面瘦色暗，肌肤甲错，腰脊酸痛，手足心热，盗汗肌枯肉削，唇热齿枯，口舌干燥。

2.火证定位（表3-1-25）

表3-1-25 火证定位

病位	基本症象
肺	鼻干涕黄稠浊，咳痰黄稠，咽痛音嘶，咯血，喘急，或鼻衄
胃	口秽气粗，大渴引饮，唇红咽痛，龈肿口疮，便闭尿赤
肠	腹满而痛，或胀痛拒按，大便秘结，日晡发热，或大便热溏如酱，或痛泻
胆	口苦咽干，心烦不寐，目赤耳聋，胸胁痞满，耳肿痛，头痛目眩
心	心烦不寐，躁扰不宁，入夜谵语，口舌生疮，或多言喜笑，或语言颠倒，或昏迷不省
脾	脘腹满痛，手足热甚，大便秘结，或热溏如酱，溺赤黄浊，或唇肿口疮
肝	气从少腹上冲，心中疼热，呕逆，或下利急迫，或烦躁易怒发狂，或头痛如劈，或眩晕胀痛，耳痛、耳衄、耳鸣或疝痛
肾	小腹热痛，小便赤涩淋痛，腰痛遗泄，带下如注，血尿、血淋、疝痛

（七）气郁证

气郁证，系体内气机郁滞，流行不畅之证，气不能运行血脉，则血液瘀滞而为气瘀之证，不能运化津液则停滞为痰，是为气痰之证，气郁久则必归火化，而成气火之证。

1. 气证审因（表3–1–26）

表3–1–26 气证审因

证象	基本症象
气机不宣	胸膈痞闷，不饥不食，短气叹息，咳嗽不爽，或胸胁痞满
气机不降	嗳噫，呕恶，气逆咳呛，吞酸吐酸
气机不利	胸脘腹胁胀痛，或走注疼痛，得矢气则减，或腹胀如空鼓，或气从小腹上冲而痛
阳气不和	恶寒发热，或寒热往来，或四肢清冷

气瘀证+血滞不行：舌质瘀紫，胸脘胁痛，痛定不移，血出瘀黑，经血涩少，或恶露成块，青筋暴露。

气痰证+清窍不宣：咽阻失音，气塞痞满痰壅。

气火证+津气蕴炽：口苦便闭，口渴，烦躁不安，懊侬身热。

2. 气证定位（表3–1–27）

表3–1–27 气证定位

病位	基本症象
肺	胸闷，咳呛，咽阻音塞，或气逆而喘
胃	噫气呕恶，胸脘痞闷，不纳恶食，纳谷则胀，或脘胁胀痛
脾	腹胀或痛，或走注不定，或叩如空鼓
肝	胁肋时胀或作痛，呼吸不利或小腹牵引，或痛连阴器，或呕吐气逆，气从少腹上冲
胆	右胁痛连背，口苦，寒热往来，入夜尤甚
肾	腹满，或小腹满，或痛，或腰髀痛，或腰连小腹痛
心	左胸痛，胁痛，烦满短气，心悸，卧起不安，或咯血瘀紫

（八）痰证

痰以湿为本，故痰证以湿痰为本，挟热为热痰，挟燥为燥痰，挟火为火痰，挟风为风痰，挟气为气痰，挟血瘀为痰瘀，均属实痰。至于虚痰，是痰由虚起，气虚则津液停滞而为痰，肾虚则水泛为痰。

1. 痰证审因（表3–1–28）

表3–1–28 痰证审因

证象	基本症象
气机不宣	胸满痞闷，咳痰不爽，脘痞不饥，口腻面浮
气机不降	咳逆上气，哮喘，恶心兀兀欲吐，口吐痰沫，或吐酸水
气机冲逆	气逆痰壅，喘不能降，呕吐涎沫，或吐逆痰涎壅盛，胸闭息贲，气促鼻扇
清窍不宣	鼻塞咽阻，喉中痰鸣，喉中痰腻，咽痒声嘶，饮水则呛，口舌麻木，舌强

湿痰证+阳气不宣：面黄，身重嗜卧，咳声重浊，痰随嗽出，神钝目呆，渴喜热饮，寒起四末，头重且眩。

热痰证+津气蕴蒸：痰黄浊稠黏，成块成条，颊赤口渴，烦闷口苦，尿赤。

痰火证+津气蕴炽：痰黄稠厚，咳痰难出，口苦尿赤，口渴咽干，舌燥面赤，唇焦目赤，心烦不寐。

燥痰证+津液消灼：痰黏难咯，咽干咽痛。

风痰证+清空不宣：头胀作痛，头重不举，头昏眩晕，眉棱骨痛，甚则晕厥吐涎。

+气虚失充：食少羸瘦，面浮，咳嗽声低，动则喘息，自汗恶风，便溏。

虚痰证+阳虚不振：面皖唇淡，四肢欠温，神迷嗜睡，痰多，痰稀多沫，脉微弱无力。

+阴虚失养：颧红潮热，大便秘结。

2.痰证定位（表3-1-29）

表3-1-29　痰证定位

病位	基本症象
肺	头胀咽阻痰腻，咳痰喘急，胸满痰涎壅盛，或胸闭息贲
胃	中脘痞胀或痛，不饥不食，兀兀欲吐，吐痰涎，或呕涎沫，或吐酸水，或干呕呃逆
脾	腹胀或便泻痰涎，或如脂膏，头重目眩，腹中辘辘有声，面浮目突
胆	胸胁满痛，或胸下硬满，寒热往来，得食则呕，渴喜热饮，或惊恐痴呆，或口苦不食
肝	头痛目眩，虚烦不寐，多梦，或发痴癫，或胸胁满痛，气自左升，呕吐不纳，或气冲作痛，或抽搐反张，或肢体麻木，㖞斜语謇
心	心烦不寐，神识如迷，甚则神昏谵语，或多言笑，或错语妄言，或狂妄舞蹈，或迷蒙昏厥
肾	痰咸有黑点，或白如银丝，夜半气喘，痰壅不能卧

（九）饮证

水饮一体，有内外之分，外饮责之于脾，内饮责之于肾，水饮本属阴类，多挟寒而动，而成寒饮之证，亦可挟热而动，而成饮热之证。

1.水饮审因（表3-1-30）

表3-1-30　水饮审因

证象	基本症象
气机不宣	胸膈脘痞，咳声重浊，咽喉不利，咽痒，胸满短气，或头眩，或心下悸
气机不降	呛逆喘急，痰涎清稀，饮水则吐，呕吐清涎或干呕，或气冲咽喉不得息，或先渴后呕
气机不利	腹满腹痛，胁痛或胃脘疼，动作水声或腹中辘辘，或心下痞满，或腹胀满，自利反快
津不化气	四肢浮肿，或面肢俱肿，或腰以下肿，或腹满引背
气化不行	小便不利，或小便短涩淋沥，或癃闭

寒饮证+阳气不宣：啬啬恶寒，昏困，手足冷，身重痛，或翕翕发热无汗，或恶风自汗，或背恶寒，或恶水不欲饮。

饮热证+津气蕴蒸：面赤烦渴，或发热不休。

2.水饮定位（表3-1-31）

表3-1-31　水饮定位

病位	基本症象
肺	胸满痞，咳嗽痰多清稀，甚则喘急哮吼，咽喉不利，胸满短气
胃	心下烦满，干呕或吐涎沫，或气冲咽喉不得息，或脘疼，按之作水声，或呕吐酸水，饮水作哕，食谷则呕
脾	腹满腹胀，动作有声，或面浮肢肿，或鼓胀，或小便不利，自利稀水，或先硬后溏，手足濈然汗出
肠	脘腹胀痛，得自利反快，肠间辘辘有声
肝	胸胁苦闷，或痞满，或胁下痛，或腹、小腹痛，气上冲胸，喜呕或若奔豚，或单腹鼓胀
肾	脐下悸，气以小腹上冲，振悸不已，脐腹胀满，或腰以下肿，小便时涩或不通

（十）食滞证（虫滞）

食物所伤而成食滞之证，食滞本有寒热之分，生冷过度所致为寒，而醇酒炙煿辛辣厚味所致为热；食滞过久，亦多化热，统称积热，或热积，而因食致虫而成虫积。

1. 食滞证审因（表3-1-32）

表3-1-32 食滞证审因

证象	基本症象
气机不宣	胸脘满闷，咳嗽不爽，恶食不饥，食则胀满，四肢沉困，恶闻食臭
气机不降	咳逆呕恶，嗳噫食臭，吞吐酸水
气机不利	脐腹作痛，或腹满痛，午后烦乱，便秘或溏滞不化，或胸脘饱闷，得食痛甚

积热证+津气蕴炽：面赤腹热，或大热，或申酉潮热，口舌生疮，口燥口渴，便秘尿赤，脐腹硬痛。

虫积证+气机郁结：腹大而硬，耕起作痛，陡然而痛，戛然而止，口吐清涎。

2. 食滞证定位（表3-1-33）

表3-1-33 食滞证定位

病位	基本症象
胃	胸脘痞闷，恶闻食臭，食则胀满，吞酸嗳腐，噫气作酸，甚则恶心呕吐，胃脘胀痛得食痛甚
脾	腹痛胀闷，拒按便秘，或泻下臭腐，得泻则痛减，或泻利臭水
肠	腹胀满痛，或腹中大痛，或腹胀闭塞

（十一）瘀血证

血瘀证有寒热之分，气寒则血行凝滞，气热亦可致血凝瘀滞，故血瘀有寒瘀、热瘀之分。瘀因气郁而起则为气瘀证，因痰滞而起则为痰瘀证。

1. 瘀证审因（表3-1-34）

表3-1-34 瘀证审因

证象	基本症象
血滞不行	面色乍红乍白乍黑，或黑暗，经行涩少，或恶露不行，血色紫黑成块，皮肤青筋或紫，目现紫点
络脉不利	胸痛引背胁，或胸中攻刺作痛，或肩背腰腿及周身疼有定处，重着不移，或如刀锥之刺，肢节挛痛，夜甚于昼
络瘀血溢	咯出瘀紫，大便色黑，或呕吐紫血
气机不利	脘痛连胁，或小腹胀痛拒按，或胸胁满，或两胁窜痛，或胸脘胀痛

寒瘀证+阳气不行：肢厥，疼痛喜温，面青形寒，口干不多饮。

瘀热证+血热蕴蒸：午后发热，心烦自汗，不渴不寐，面红，口苦齿焦，血溢红紫。

痰瘀证+气失宣降：胸闷短气，咳逆恶心，或气喘胸满，咳痰臭秽如粥，或为脓血。

2. 瘀证定位（表3-1-35）

表3-1-35 瘀证定位

病位	基本症象
肺	胸痞胸痛，咳嗽气喘，或胸胁窜痛，或痰血腥臭，甚则吐脓血
心	左胸痛引背胁，或胸中攻刺痛，或咯吐瘀紫，或痛引肩臂
胃	脘痛连胁，得温则减，呕吐瘀紫，血后呃逆，脘痛如刀刺，或噎膈，胸中刺痛
肝	少腹胀痛，经行涩少，恶露不行，肩背腰腿及周身疼有定处，或如锥刺，或睾丸偏坠肿痛，甚则溃脓血，或胁痛如刀刺，或胀痛不可按
脾	腹中呆痛不移，或腹胁有块，或浮肿鼓胀
肾	小腹胀痛拒按，腰脊屈曲痛，腰痛如锥刺，难以转侧，日轻夜重，小便热痛
肠	大便色黑，或腹痛欲死，大便秘结，或壮热烦躁，日晡则剧，小腹坚痛，甚则谵语发狂
胆	脘胁窜痛，或寒热往来，口苦喜呕

（十二）虚证

虚证为脏腑不足之证，有气、血、阴、阳之分，气虚为最浅，血虚较深，而阴虚、阳虚则尤为深重。

1. 虚证审因（表3-1-36）

表3-1-36 虚证审因

证象	基本症象
清空失养	头晕目眩，耳鸣耳聋，头痛喜按
经脉不荣	身酸困或酸痛，筋痛，肢体掣强，伸缩不利，拘挛或手不能握，足不能步，项软头倾
络脉不荣	腰背、腰膝酸痛，挛急发痉，或麻木不仁，或骨肉酸痛，或足跟痛
神气不振	少神心悸易惊，心颤神慑，梦寐失语，头垂目合，健忘恍惚，精神困惫，目光散漫

气虚证+气虚失充：面淡黄或白，倦怠嗜卧，少气乏力，自汗多汗，轻声懒言，皮毛急薄毛落，食少便溏。

血虚证+血虚失荣：面色淡白，形容憔悴，毛发脱落，皮肤黄，饥渴消瘦，唇舌淡白，皮肤甲错，爪甲干枯，手足心热。

阴虚证+阴虚失荣：形容枯槁，内热口渴，腰膝酸软，口燥舌干，目涩咽干，潮热颧赤，五心烦热。

阳虚证+阳虚不振：恶寒肢冷，或身冷如冰，甚则厥逆蜷卧，喜热畏寒，唇舌爪甲淡白。

2. 虚证定位（表3-1-37）

表3-1-37 虚证定位

病位	基本症象
肺	短气不续，声低息短，面白多汗
脾	倦怠少气，少神懒言，面黄食少乏力，便溏，倦怠，嗜卧
心	心悸怔忡，惊悸少寐
胃	食少运迟，恶食，食后胀闷，早晨恶心吐涎，或嘈杂易饥
肝	眩晕耳鸣，形寒内热，气撑不和，梦扰纷纭，爪甲干枯，筋脉挛急，麻木不仁
肾	腰痛膝酸，小便频数不禁，耳鸣耳聋，遗精滑泄，尾骶骨痛，足跟痛

第三节 证的论治原则

张仲景《伤寒论》16条提出："观其脉证，知犯何逆，随证治之。"即通过辨识脉症，以诊断其变化的原因和所在部位进行施治，因此对证的治疗，当包括对病因、病位的施治，即消除病因的侵犯，和修复病位的损害。为中医治疗学的最基本原则，即祛邪与扶正。在其指导下，产生了针对病因和病位的具体治法。各有专论，此处仅对证的施治原则和治法作一阐述。

1. 审因论治：证的论治，以证的内容为依据，以证的称谓为标帜，证的内容即病因、病位、病机，以当前突出的起主导作用的病因、病位，来进行命名，因而证的称谓，即成为对证论治的标帜，《素问·至真要大论》所谓："伏其所主，而先其所因"，如"肺卫风寒证"从其证名，即可提示风寒犯于肺卫，而肺卫的风寒，即成为当前对证论治的标帜，凡立法、选方、遣药，均不得脱离此标帜，即对肺卫风寒证的论治原则，在于消除肺卫的风寒，修复肺卫的功能。

2. 治其根本：病因作用于病位，必然引起病机相应的状态，因而出现性质各异的病机变化，在对病因、病位论治时，又必须根据不同性质的病机状态，而消除肺卫风寒之法则亦有宣、疏、开、发等等不同，选方、遣药则必须以此为依据，对证实施其治疗。这就是《素问·至真要大论》中"谨守病机，各司其属，有者求之，无者求之"的治病必求其本的原则。

3. 整体观念：由于实际情况中存在的病因、病位超过了证的命名的两个，因而对证论治，又有其随机活法。这些病因、病位是与主导病因、病位同时并存的，但又不能由证的称谓表述出来，但对证实施治疗时，又必须兼顾。如前诊断所述"肺胃风寒证""肺脾风寒证"，有卫分病位的存在，施治时必须兼以宣泄卫气。"肺脾风痰证"有寒邪病因存在，在疏风化痰之中必须兼以温散。"肺胃寒饮证"有风邪病因存在，在温化寒饮之中，必兼以疏风。

此类病因、病位的存在，多系由疾病性质所决定的，即如上述，系由感冒风寒之病，必先犯卫，虽当时肺胃、肺脾病位居主导地位，但外感风寒必致卫分受累。虽然风重生痰，寒重成饮，但毕竟由风寒所致，其他如湿温病，湿重伤阳，但毕竟热处湿中，叶天士所谓："炉烟虽熄，恐灰中有火。"所以热邪必定为其隐性病因。此外尚有由于生理、病理的关系，而导致这些证的名词以外所谓"隐性"病因、病位的存在，更为多见。虽临床无明显征象，但对证论治时，亦不可忽略，而且必须兼顾。如肺卫风寒证，风鼓肺津必然生痰，临床上虽无明显见症，但论治时必然兼以化痰。另外年龄、体质、生活起居、季节气候、社会环境、心理状况、治疗药饵，以及宿病旧因，妇人经期、胎产等等因素所造成的这类"隐性"病因、病位的存在，也是对证论治时必须兼顾的。

总之，对证论治，必须结合"病"的原发病因、病位，和"候"的病机状态的特点，以及有关的生理病理，体内外环境状况等诸多因素，审察"隐性"病因、病位的存在，做到《素问·至真要大论》所云"有者求之，无者求之，盛者责之，虚者责之"。然后原则与活法相结合，综合实施对证的治疗。

第二章　风证门（18证103候）

【关键词】外风，内风，风寒，风热，风暑，风湿，风燥，风火，风阳，虚风，非风，风痰。

古人云：风为百病之长，很多疾病都与风邪有关。风证概分为外风、内风；**外风**为感受外界之风邪，多兼挟时令之邪——寒、热（温）、暑、湿、燥、火。故有**风寒**、**风热**、**风暑**、**风湿**、**风燥**、**风火**之分。唯风火一证，有外风挟内火而成者，亦有内火过盛，火炽风动，所谓火旺生风，风火相煽而成者；虽亦风从内火而起，但与阳亢风动之内风有别。

内风，系风从内起，由体内阴阳失调所致。故有虚实之分，实证为阳气亢盛，阳亢风动，称为**风阳**。虚证为因虚而致风动，所谓血虚生风、阴虚风动，多指肝木失阴血之养，水不涵木，枯木生风。然而阳气不足者，亦有风动之证，张景岳所谓空穴来风，是谓气血阴阳不足之时，风自空虚而起，故统称为**虚风**。景岳称为**非风**，谓非外来之风，证似外风，而实非其风。此外，尚有风邪夹痰，称为**风痰**。其中亦有由外风鼓动津液为痰之风痰，亦有由内风鼓动体内湿痰的，皆合称之风痰。

病证系统

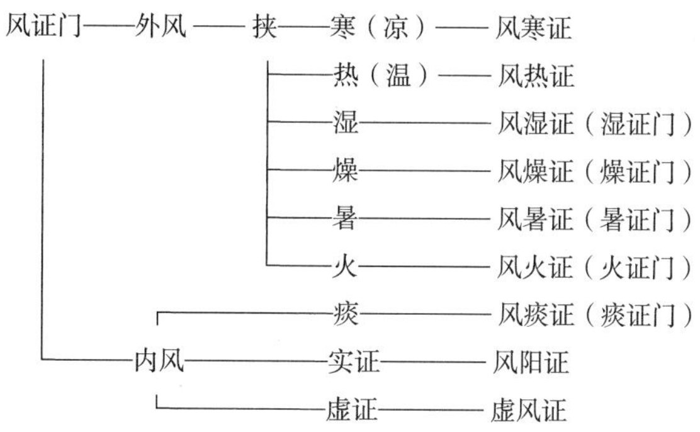

图3-2-1　风证门证候结构图

风是自然界最为灵动、极易变化的现象。自然界的风无影无形，中医称之为外风；中医还认为人体内也会生风，称内风。怎样来认识和理解这个“风”呢？有人用繁体字的“風”来解释，外面一个“几”，里面是“虫”字上一“撇”，说风即是看不见的“虫”，指的是微生物。显然是不能全面解释风的性质，比如，微生物无所不在，没有风也能致病。古人认为：风为百病之长。比如外风，空气的流动能带走人的热量，所以风寒为涉风之第一类病因；空气的流动性降低，太阳炽热，形成低气压，且温度、湿度增高，引起机体的稳态失衡，这便是风温、风暑、风湿等产生的原因；秋风肃杀，空气干燥亦可致病；百花盛开，微风和煦，花粉弥漫，也会引起很多过敏反应，也属于风所致的疾病。正所谓：寒热暑湿燥五气皆能夹风，或曰由风而起。古人认为：风善行数变，风寒、风热致病往往引起高热，身体高热不退必然影响神经系统的失调，便是“热极生风”出现肢体强直、痉挛等症状。中医便把身体自身失调引起的变化较快的疾病、有肢体强直、痉挛等症状的疾病归入内风的范畴。比如类中风、急惊风、慢脾风等等。这就是中医“取象比类”的类比分类方法。

第一节　风寒证类（7证45候）

风寒证，系感受寒风，即风中挟寒所致诸病的证候。所概病种甚广，不仅时病中之新感如伤风、伤寒、夏月之阴暑、秋月之凉燥，必见风寒证候；而伏气温暑之由风寒触发者，以及麻疹初潮，初起时均可见风寒证候；杂病之风、痉、痿、痹、疟、痢、肿、胀以及小儿五硬、脐风等均可见风寒之证。由于均系外感风寒，故其治则，总当以疏散风寒为主，使其由表入之邪，仍从表出。

风寒证为风中挟寒，故有风偏重或寒偏重之分：风偏重者，仅伤在气分；而寒偏重者，必伤及阳分。至于其传化，风为阳邪，风偏重者，极易化热而从火化；寒为阴邪，寒偏重者，极易伤阳而从水化。风寒证之病程，原本不长，尤以伏气温暑由风寒触发者，其风寒证候极为短暂，然而延误失治，火化水化，转化绵缠，其病程之长固不足论，即使并无转化，而自身潜伏，稽留时日，而成伏风、伏寒、伏温之病。故不可以轻睹其风寒小疾，迁延日久，终成痼疾者每每有之。

风寒外感，首受于口鼻与皮毛，肺卫首当其冲，故肺卫风寒证即为本病。如邪重深入，则可由口入胃，由肌肉以入于脾，以致肺胃、肺脾同病，是为风寒证之合病。营卫既病，营关乎肝，卫出于肾，邪重或肝肾素亏者，则可肺肝、肺肾并发，所谓两感之证，是为并病。表邪不解，渐传入里，肝胆司转枢之职，表邪必先郁及枢机，因而有胆胃、肝胃之风寒证，是为转证。

证候系统：详见表3-2-1。

表3-2-1　风寒证证候结构表

本病	合病	并病	转证
肺卫风寒证	肺胃风寒证、肺脾风寒证	肺肝风寒证、肺肾风寒证	胆胃风寒证、肝胃风寒证

一、肺卫风寒证（风寒证本病）（25候）

肺卫风寒证系新感风寒之邪郁于肺卫之分，为风寒证较浅之证候，属于风寒本病，可概分为表证、里证和表里证三大类型。表证为风寒郁于营卫之分，已具有全身症象，如恶风寒、发热、头身疼痛等为特征；里证为风寒郁于肺窍，以局部症象如胸闷、咳、喘等为特征；表里证则同时具有上述两型特征，系风寒郁遏清阳之气，而表里同病。在临床上三者可以互相转化，亦即相互传变，表证可以入里，里证亦可出表。然而其病机总属风寒郁滞肺卫，故其治则总当以宣泄肺卫风寒为法。

病名：［中医］小伤寒，小伤风，冒风，冒寒，伤寒，正伤寒，重伤风，阴暑，凉燥，感冒流连，虚人伤风，血虚感寒，新产伤寒，伏寒发疟，麻疹初潮，战汗，狂汗，风寒发痉，刚痉，柔痉，急惊风，风水，癃闭，低热，风寒咳嗽，寒喘，肺闭，肺胀，肺气虚脱，风寒头痛，风寒失血，吐涎沫，鼻伤风，脑风，鼻渊，失音，耳聋。

证候系统：详见图3-2-2。

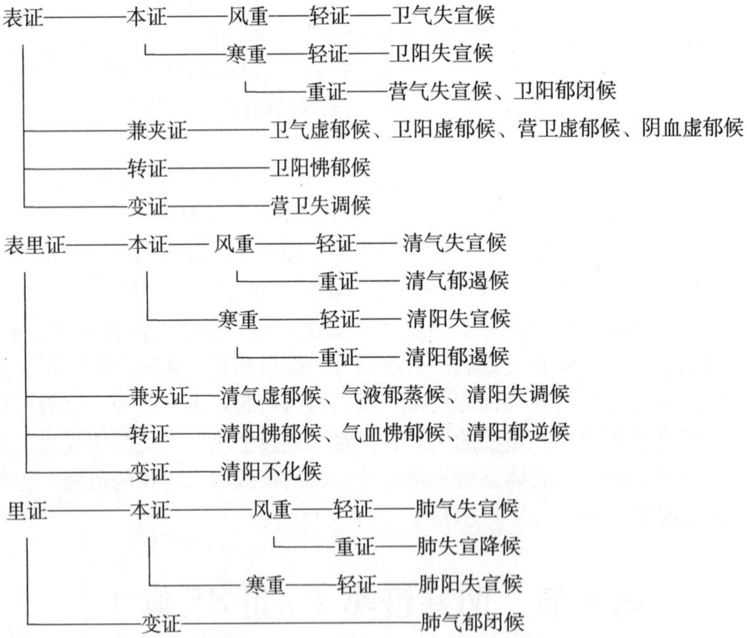

图3-2-2　肺卫风寒证证候结构图

（一）卫气失宣候（肺卫风寒表证本证1）

肺卫风寒证·卫气失宣候，是风寒证中风邪偏重最轻浅的证候，如俞根初所说：小伤寒，一名冒寒，通称四时感冒。但袭皮毛不入经络，是风寒疾病初起发病之时，或只见到轻微表证的状态，由于邪轻病浅，常可不药自愈。即使如伏气温暑发病初期者，待卫阳转盛，外寒亦可自行消散。

通称：四时感冒，小伤寒，鼻伤风，小伤风。

内含病例：［中医］冒风，冒寒。［西医］感冒，卡塔斯综合征。

病因病机：肺卫风寒郁遏，因四时偶感风寒之气，或因贪凉冒风，风寒袭入肌腠，致卫气失于宣达，因而外则表分不宣，上则清空清窍不得宣畅，为风寒外感病初起的轻浅证候。

证象组合：表郁+空窍+经气

主证：**【腠理不宣】症象**：①恶风怕风。②肌肤紧缩，皮毛粟起。③微热或不热。**舌象**：舌正常，苔薄白而润。**脉象**：左脉浮弦而缓。

副证：**【清空不宣】症象**：①头昏。②头痛。

宾证：**【清窍不宣】症象**：①鼻塞声重。②频打喷嚏，时流清涕。

【经气不宣】症象：①身体酸困。

治则：《素问·阴阳应象大论》："善治者治皮毛……因其轻而扬之。"本证候邪轻病浅，俞根初主张辛散轻扬法，疏达皮毛，取微微汗出即可。不必用重剂，认为发汗过多，损伤阳气，或耗伤津液。

方证

葱豉汤证：初为《肘后方》方[1]，此载俞根初改良方，治外感风寒轻证，微恶风寒，或微热头痛，鼻塞流涕，喷嚏，苔薄白，脉浮。

鲜葱白五枚（切碎），淡豆豉三钱，鲜生姜一钱。水一碗半，煎成一碗，去渣热服。覆被而卧，俄顷即微微汗出而解。忌酸冷油腻数日。

论著和讨论

1.俞根初："四时偶感寒气，或因贪凉冒风，肌肤紧缩，皮毛粟起，头痛怕风，鼻塞声重，频打喷嚏，清涕时流，身不发热，故无传变，舌如平人，苔或白薄而润。脉右浮左弦而缓。《内经》云：'善治者治皮毛'，又曰：'因其轻而扬之'，宜辛散轻扬法，疏达皮毛，葱豉汤主之。"[1]徐荣斋按曰："此所谓'小伤寒'，其实就是普通感冒症，既然身不发热，似乎不能称做伤寒？不过，摆在眼前的虽是'小病'，但也可能发展到'大病'，所以何廉臣先生在《全国名医验案类编》中曾提出：'冒风，即鼻伤风也。病患每视为微疾，多不服药，不避风寒，不慎饮食；必至咳逆痰多，胸闷胃钝，或身发热，而成肺病'，防患未然，提高警惕，是作者引起人们重视'普通感冒'的一个提示！"[1]

2. 本证候是人体对环境、温度以及病毒感染初期的一个应激状态，比如清窍不宣症象就相当于西医的卡塔斯综合征，鼻塞、喷嚏、流清涕。不一定有病毒感染，比如冷空气过敏、花粉过敏，也有这些反应，先哲们认为风为致病的主因，足见多发于春季，初暖又寒，百花盛开，极其多变的时候。葱白、豆豉、生姜都是食材，蒲辅周说："葱白通阳发汗，配伍淡豆豉解肌腠、宣郁热以除烦，协同增效，功著而不伤津。"[2]民间其他食疗有：热粥、红糖热汤、葱姜煮面、胡椒面、紫苏面等热服，加上温覆取微汗，或热浴取汗，也可解决或减缓这些症状。这些疗法不一定能抗病毒或消炎，却能够改变人体失衡的状态，抑制病情的发展。但引发或合并了病毒、细菌感染也许就会出现变故，比如感染了流感病毒，后果就比较严重。

引用文献

[1] 俞根初.重订通俗伤寒论 [M].上海：上海科学技术出版社，1959：179，180.

[2] 李兴培.蒲辅周汗法学术见解暨临证经验 [J].辽宁中医杂志，1992，(5)：2.

（二）卫阳失宣候（肺卫风寒表证本证 2）

肺卫风寒证·卫阳失宣候，为风寒郁遏肺卫，寒邪偏重的轻证，《伤寒论》称太阳风伤卫、太阳中风证，但较卫气失宣候略深，是外感风寒初起的常见之候。因以桂枝汤为主方，通称桂枝汤证。

通称：外感风寒，风伤卫，太阳中风，表虚证，桂枝汤证。

内含病例：［中医］伤寒。［西医］感冒。

病因病机：肺卫风寒郁遏，因"脱衣易服，骤感冷风"（俞根初语），风寒之邪外感，郁于肌表，卫分阳气不得宣发于腠理、空窍，不能通达经脉，而成表寒实证。

证象组合：表郁+阳郁+空窍+经气

主症：**【阳气不宣】症象**：①形凛恶寒。②肢冷。③胸闷，欲呕，烦，气上冲。**舌象**：①舌淡红，苔白滑，②舌苔白薄。**脉象**：①脉弦缓弱。②脉浮而微弱。③脉浮数弛缓无力（弱）。④脉微略数。

【腠理不宣】症象：①恶风寒。②发热无汗。③恶寒发热，微汗出。**脉象**：脉浮。

副症：**【清空不宣】症象**：①头痛。

宾症：**【清窍不宣】症象**：①鼻塞流涕。②鼻鸣。③欲呕，干呕。④衄血。

【经气不宣】症象：①项背强几几。②身痛骨节疼痛。

治则：当宣通卫阳，疏散风寒，使表分郁遏得以宣解，则外而腠理经气，上而清窍清空，宣行自如矣。

方证

1.桂枝汤证：《伤寒论》方。功能解肌发表，调和营卫。治外感风寒表虚证，症见发热头痛，汗出恶风，鼻鸣干呕，口不渴，舌苔薄白，脉浮缓。

桂枝三两，芍药三两，炙甘草二两，生姜三两，大枣十二枚。水煎，分三次服，服后避风，少顷，饮热稀粥以助药力，使其微微汗出。

2.桂枝加葛根汤证：《伤寒论》方。治太阳病，头痛发热，汗出恶风，项背强者。

葛根四两，麻黄三两，芍药二两，生姜三两，炙甘草二两，大枣十二枚，桂枝二两。水煎，分三次服，取微似汗。

论著和讨论

张仲景说：太阳中风，阳浮而阴弱，阳浮者热自发，阴弱者汗自出，啬啬恶寒，淅淅恶风，翕翕发热，鼻鸣干呕者，桂枝汤主之。（《伤寒论》12条）太阳病，下之后，其气上冲者，可与桂枝汤，如前法，若不上冲者，不得与之。（15条）桂枝本为解肌，若其人脉浮紧，发热汗不出者，不可与之也。常须识此，勿令误也。（16条）

太阳病，项背强几几，反汗出恶风者，桂枝加葛根汤主之。（14条）

1.关于病机：先父认为，本候属表寒之实证，素来医家以其汗出、脉缓弱等症称为表虚证，是相对于以太阳伤寒，寒伤营之无汗、脉浮紧之麻黄汤证为表实证而言的。其实两者均为表寒邪实之证候，并非临床通称之营卫虚弱表虚之证。因虚则当补，表虚证自当补虚固表，但本证当如仲景所示：可发汗，当汗出而散，实为表有邪实可知也。

2.临床症状：郑庆增认为：恶风、恶寒或恶风寒三者均为病人的自觉症状，且与季节、气候、医者的判定及描述关系极大。恶风、恶寒或恶风寒均可视作外邪袭表的表现，只是表现程度不同，不可断然分割[1]。

3.关于芍药：（1）敛汗说：刘渡舟说：“（桂枝汤）为解肌祛风，调和营卫而设。桂枝辛温，通阳散寒，芍药酸苦微寒，益营敛阴。桂芍相配，于解肌中寓敛汗之意，和营中有调卫之功。”[2]（2）护营说：舒驰远说：“诸家皆谓桂枝汤用芍药以敛汗，非也。……是桂枝汤乃发汗之剂，岂敛汗耶。……芍药敛营，不能敛卫，以芍药为敛汗者，不通之至也。其所以用之者，以营行脉中，卫行脉外，风伤卫证，营分无邪，恐其邪被攻击乱溃而扰害于营，故必用芍药以蔽护其营，斯无遗患矣。”[3]

4.关于桂枝加葛根汤：郑庆增说，桂枝加葛根汤证为太阳表虚兼项背强几几证，是由太阳中风，邪阻经脉，经输不利所致。项背强痛为邪客太阳，筋脉失养所致，这与《伤寒论》经义完全一致。统计分析资料中发现，35例病案均与筋脉肌肉拘急症状有关。如高血压、动脉硬化出现的头晕项强；风湿肩背拘急疼痛；肩周炎的肩关节功能障碍及各种原因所致的抽搐等。其中，尤为重要的是项背拘急疼痛。临床医家一般认为，桂枝加葛根汤中的葛根，对项背强痛有特殊疗效。特别是受近年来对本方及单味药现代药理研究的影响，认为本方能改善全身周围血管的血液循环功能，其中葛根可改善动脉硬化患者的脑循环，增加脑血流量，从而改善脑动脉供血不足，调整血压，还有轻度的促进细胞代谢的作用。故医家在辨证的基础上，用桂枝加葛根汤治疗动脉硬化症、冠心病及一些疑难杂症，取得了很好的疗效[1]。

病案举例

1.许叔微治徐南强，得伤寒，背强，汗出，恶风。予曰：桂枝加葛根汤证。病家曰：他医用此方，尽二剂而病如旧，汗出愈加。予曰：得非仲景三方乎？曰：然。予曰：误矣！是方有麻黄，服则愈见汗多，林亿谓止于桂枝加葛根汤也。予令生而服之，微汗而解。注：“生”疑为与“去”字形近而误。（宋本）《伤寒论》原方有麻黄，宋·林亿等校正时谨按：“此云桂枝加葛根汤，恐是桂枝中但加葛根耳。”许氏从之，故令去麻黄[4]。

2.程祖培治李某某，48岁，男，昨日起病，恶寒、发热、头痛、微汗出、胸闷、欲呕、舌苔白薄、脉微略数重按无力。处方：桂枝、白芍、生姜、法夏各9g，炙草6g，红枣4枚，1剂。复诊：热退，自觉头晕，不思食。处方：前方减法夏，加麦芽9g，1剂愈[5]。

3.万友生治一妇人产后感冒风寒，头痛发热恶风寒无汗，嗳腐呕吐不思食，脉浮数而松缓无力（虚弱），我投以桂枝汤二剂而愈……这里还须指出的是，风寒侵犯太阳的表寒虚证的脉缓，是指脉形松缓无力而言（它是和风寒侵犯太阳的表寒实证的脉形紧张有力的紧脉相对的），并非脉息缓慢之意。所以《伤寒论》在太阳病表寒虚证中，既提到脉缓，又提到脉数，更提到脉虚弱。事实上，太阳表证发热的脉息都是数的，而不可能是缓慢的（但太阳病“或未发热”时例外）。因此，临床上所碰到的太阳病表寒虚证的脉象，大都是如上述病例所见“浮现松缓无力”的[6]。

引用文献

［1］郑庆增.伤寒论方证证治准绳［M］.大连：大连出版社，1998：5，6，13.

［2］刘渡舟.新编伤寒论类方［M］.北京：人民卫生出版社，2013：3.

［3］舒驰远.伤寒集注［M］.北京：人民军医出版社，2009：9.

［4］许叔微.许叔微伤寒论著三种［M］.北京：人民卫生出版社，1993：162.

［5］毛海云.程祖培先生临床经验简介［J］.广东医学，1964，(5)：21.

［6］万友生.伤寒知要［M］.南昌：江西人民出版社，1982：134.

（三）营气失宣候（肺卫风寒表证本证3）

肺卫风寒证·营气失宣候亦寒重于风，风寒两伤营卫之候。较卫阳失宣候为深重，因其寒已入营，较卫深一层，故亦称为寒伤营之太阳表实证，但较卫阳郁闭候之麻黄汤证为轻，以其郁而未闭之故耳。

通称：太阳表实证，寒伤营，风寒两伤营卫。

内含病例：［**中医**］伤寒，麻疹初潮，阴暑。［**西医**］感冒。

病因病机：肺卫风寒郁遏，因风寒外感，寒重于风，寒邪郁遏于营，风邪郁遏于卫，以至腠理不宣，营分之寒邪不得外达，络脉失于宣畅，阳气怫郁不行，欲达不达。

证象组合：阳郁+表郁+络郁

主症：【**阳气不宣**】**症象**：①恶寒，啬啬恶寒。②肢冷。③身重。

【**络脉不宣**】**症象**：①头项痛。②肢体疼痛。③腰痛骨节痛。④筋脉疼痛。⑤肩背腰臀及四肢手足关节均感酸楚。⑥红疹色淡欲出不出。

副症：【**腠理不宣**】**症象**：①恶风恶寒。②发热无汗，寒热并作。**舌象**：舌苔白滑。**脉象**：浮紧，浮弦。

宾症：【**阳气怫郁**】**症象**：①手足乍冷乍温。②发热时抑时扬。③气息微喘。④稍有恶心，胸闷呕恶。⑤胸脘胀满，腹痛吐泻。

治则：风寒郁于营卫，阳气不得宣通而怫郁，营分之寒不得外达而郁于络脉，故治则当以温通阳气为主，以透发营络之寒邪。

方证

1.苏羌达表汤证：《通俗伤寒论》方[1]。治发热恶寒，头项强痛，骨节烦痛，无汗，咳嗽多痰，胸脘胀满，恶心呕吐，腹痛吐泻的风寒感冒等。

苏叶9g，防风、羌活、白芷各4.5g，杏仁、茯苓皮各9g，橘红、生姜各4.5g。

2.辛温解表法证：《时病论》方[2]。治春温初起，风寒寒疫，及阴暑秋凉等证。

防风、桔梗、杏仁各4.5g，广陈皮3g，淡豆豉9g，加葱白5寸煎。

是法也，以防风、桔梗，祛其在表之寒邪；杏子、陈皮，开其上中之气分；淡豉、葱白，即葱豉汤，用代麻黄，通治寒伤于表。表邪得解，即有伏气，亦冀其随解耳。

3.桂枝麻黄各半汤证：余无言方[3]。寒热并作，头项痛，肩背腰臀及四肢手足关节均感酸楚，而独皮肤无汗，气息微喘，稍有恶心，两目带红，而唇齿干燥。

川桂枝7.5g，京赤芍、生麻黄、炙甘草各4.5g，杏仁泥9g，生姜5片，红枣5枚。

服如桂枝汤法（药后，俟微汗之时再吸热粥一小碗，使微汗缓缓外透，不可令如水淋漓）。

论著和讨论

本候以恶寒发热无汗、骨节疼痛为主症，常见于感冒重证，以及因风寒触发之伏气温暑前期。小儿麻疹初潮亦常见。当发其汗以宣泄风寒之郁遏。仲景曰："脉浮者，病在表，可发汗，宜麻黄汤"（《伤寒论》51条）。且延误失治，风寒可稽留，表寒实象数月或数年不去。

1.针对本候寒重于风：俞根初说："舌多无苔而润，即有亦白滑而薄，甚或舌苔淡白。脉左浮紧有力，右多浮滑，浮则为风，紧则为寒，有力而滑则为表寒实象，此太阳经表证标病也。"[1]"凡头痛身热，恶寒怕风，项强腰痛，骨节烦疼者，皆表寒证，皆宜汗解，《内经》所谓：体若燔炭，汗出而散者是也。但要辨无汗者，寒甚于风，为正伤寒，必须使周身大汗淋漓而解。苏羌达表汤（方药见方证）为主，随症加减。"[1]沈元良总结认为："俞根初对风重于寒的患者，通称为伤风，在本方（苏羌达表汤）基础上去羌活、生姜，加仙半夏、前胡、桔梗，燥湿化痰、宣散风热、降肺气除痰，治外感风寒咳嗽多痰之症。对伤寒证患者，俞氏用麻黄、桂枝，加重发汗解表、散寒的作用，每收奇效。"[4]

2.关于苏羌达表汤：沈元良总结常用于：①发热恶寒，头项强痛，骨节烦痛，无汗，咳嗽多痰，胸脘胀满，恶心呕吐，腹痛吐泻的风寒感冒。②本方亦可用于无表证而兼有胸闷呕恶，气滞不畅之症状者。随证加减：①方中加藿香能宣通，解表和中，化湿，解暑，止呕，用于暑月外感风寒，内伤生冷而致恶寒发热，头痛脘痞，呕吐泄泻者。②本方加砂仁，用于妊娠恶阻兼有外感风寒之症[4]。

3.关于阴暑：雷少逸说：夫阴暑之为病……其脉浮弦有力，或浮紧，头痛恶寒，身形拘急，肢节疼痛而心烦，肌肤大热而无汗。此为阴寒所逼，使周身阳气不得伸越，宜用辛温解表法（方药见方证）减去防风，益以香薷、藿香治之。呕逆加茯苓、半夏，便泻加厚朴、木香[2]。

病案举例

1.曹颖甫治沈镜芙之房客某君，十二月起即患伤寒，无力延医，延至一月之久，其脉浮紧，头痛恶寒，发热不甚，据云初得病即如是，因予：麻黄、桂枝各6g，杏仁9g，甘草3g，因其病久胃气弱也，嘱加生姜三片，红枣二枚，急煎热服，盖被而卧。果一刻后，其疾若失。按每年冬季气候严寒之日，患伤寒者特多，我率以麻黄汤1剂愈之，谁说江南无正伤寒哉？姜佐景按：一月之久，麻黄汤证仍在，1剂而愈，盖其人正气本旺[5]。

2.余无言治杨达奎，胃纳不甚强健，体质不强，表里津液不足，非盛夏则皮肤无汗，至严冬则小便颇多，故平素即大便干燥。在1949年冬月下旬，忽患伤寒。始则啬啬恶寒，发热恶寒，头痛肢痛，项背腰臀，及四肢手足关节，均觉痛楚，两目带红，而唇齿干燥。而独皮处无汗，气息微喘，而微有恶心。经余诊之，断为正伤寒之候。余曰："以君之证，麻黄汤在所必用。以君之体质，素来津液不足，麻黄总嫌太峻，盖不能大发其汗也。改用桂枝麻黄各半汤（方药见方证），服如桂枝汤法。即服药后，俟微有汗意之时，再饮热粥一小碗，使微汗缓缓外透。不可令如水淋漓，如此则病必除矣。"如法服后，约半小时，果然微汗出矣，头面胸腹及四肢，均感微湿，而周身疼痛已较松。服粥后，微汗时间更为延长，先后约三小时，而寒热渐退，身疼立瘳。晚间续服第二煎，其病爽然若失[3]。

引用文献

［1］俞根初.重订通俗伤寒论［M］.上海：上海科学技术出版社，1959：110，181.

［2］雷丰.时病论［M］.北京：人民卫生出版社，1964：56.

［3］余奉先，余无言.医方经验汇编与翼经经验录合订本［M］.出版社不详，1957：11.

［4］沈元良.通俗伤寒论新编［M］.北京：金盾出版社，2009：23.

［5］曹颖甫.经方实验录［M］.福州：福建科学技术出版社，2004：53.

（四）卫阳郁闭候（肺卫风寒表证本证4）

肺卫风寒证·卫阳郁闭候，系表寒实证之重证，亦系风寒两伤营卫之候，伤寒表实证，病机深重，由遏而闭，病情紧急。

通称：伤寒表实证，正伤寒，太阳伤寒证，寒伤营，麻黄汤证。

内含病例：［中医］正伤寒，刚痉。［西医］感冒，流行感冒。

病因病机：肺卫风寒郁闭，因风寒感受过重，阴邪太盛，使周身在外之卫阳猝然郁闭，腠理、经脉之气凝滞，不得开泄，阳气不得宣行于上下，而成表寒郁闭之重证。

证象组合：阳滞+表郁

主症：**【阳气不行】症象**：①恶寒肢厥。②寒战。**脉象**：脉紧，左浮紧有力。

【腠理不宣】症象：①恶寒发热无汗。**舌象**：①苔白。②舌多无苔而润。③即有舌白滑而薄。④甚或舌苔淡白。**脉象**：脉浮，右多浮滑。

副症：**【经脉不利】症象**：①头项强痛。②项背强几几。③腰背疼痛。④筋脉不和。⑤手足拘急。⑥角弓反张。

【清空不宣】症象：头痛如破。

宾症：**【清窍不宣】症象**：鼻塞鼻鸣。

治则：以辛温通阳宣泄为主，使表阳通行，然后腠开汗出，风寒随汗而解。

方证

1.麻黄汤证：《伤寒论》方。功能发汗解表，宣肺平喘。治外感风寒表实证，症见发热恶寒，头痛身疼，无汗而喘，脉浮紧。

麻黄三两，桂枝二两，杏仁七十个，炙甘草一两。水煎，分三次服，服后取微汗。

2.葛根汤证：《伤寒论》方。治外感风寒，头痛，项背强，发热恶寒，无汗；或太阳病，无汗而小便反少，气逆胸满，口噤，欲作刚痉者。实验研究：有解热作用。

葛根四两，麻黄、生姜三两，桂枝、芍药、炙甘草二两，大枣十二枚。水煎，分三次服。

论著和讨论

本证候不仅有壮热无汗、头项强痛重急见症，且有角弓反张之痉急，更有热不得发达于外，但觉形寒怕冷之阳闭形症。必需重剂辛温透发，始得阳气通行，大汗闭开而大热得解。吴坤安曰：如无汗而脉浮紧，此营卫俱强而表实也，用麻黄汤以发表，使营卫之邪从皮毛而出，则诸症自除矣[1]。俞根初曰：“《内经》所谓体若燔炭，汗出而散者是也。”[2]

1.麻黄汤：柯韵伯曰：此为开表、逐邪、发汗之峻剂也。麻黄中空外直，宛如毛窍骨节，能驱骨节之风寒，悉从毛窍而出，为卫分发散风寒之第一品。桂枝支条纵横，宛如经别孙络，能入心化液，通经络而出汗，为营分解散风寒之第一品。杏仁为心果，温能助心散寒，苦能入心下气，为逐邪定喘之第一品。甘草甘平，外拒风寒，内和气血，为安内攘外之第一品。饮入于胃，行气于玄府，输精于皮毛，斯毛脉合精，而溱溱汗出，在表之邪，得尽去而不留，痛止，喘平，寒热顿解，不须啜粥而借汗于谷也[3]。

2.桂枝汤与麻黄汤：许叔微说：且脉浮而缓，中风也，故啬啬恶寒，淅淅恶风，翕翕发热，仲景以桂枝对之；脉浮紧而涩，伤寒也，故头痛发热，身疼腰痛，骨节皆疼，恶风，无汗而喘，仲景以麻黄对之。至于中风脉紧，伤寒脉浮缓，仲景皆以青龙对之。何也？……风伤卫，卫，气也。寒伤营，营，血也。营行脉中，卫行脉外……盖中风病在脉之外，其病稍轻，虽同曰发汗，特解肌之药耳……寒伤营，则寒邪干于阴血，而营行脉中者也。寒邪客于脉中，非特营受病也，邪自内作，则并于卫气，犯之久则浸淫及骨，足以汗不出而热，烦冤，仲景以麻黄大发其汗，又以桂枝辛甘助其发散，欲损其内外之邪、营卫之病耳。大抵二药皆发汗，而桂枝则发卫之邪，麻黄并卫与营而治之[4]。

3.葛根汤：俞根初说：“刚痉发热，无汗恶寒，小便反少，脉浮紧者，属中风，重感于寒，葛根汤，或加独活、防风。”[2]辽宁省中医药研究院研究认为：（葛根汤证）其病机为风寒伤及太阳经俞，经气不利，津液不能敷布，经脉失养而致项背拘急不舒。“项背强几几”似指项部至腰骶部脊柱两侧的肌肉紧张度增强或痉挛，肌肉运动障碍。太阳病出现此症，与某些传染性和感染性疾病有关。轻者只表现项背肌肉紧张度增强，或肌肉有轻度痉挛，如感冒、急性肌肉风湿等；重者可出现项强，甚至角弓反张，如脑炎和脑膜炎。本方为桂枝汤加麻黄、葛根而成。桂枝汤解肌祛风，调和营卫，加麻黄则增强发汗能力；加葛根取其生津液、舒筋脉，治项背拘急，助麻桂解表[5]。

病案举例

1.罗谦甫治一人患伤寒无汗，恶风，项既屈而且强，罗曰：项强几几，葛根汤证[6]。

2.曹颖甫治若华之母，外出暮归，急欲睡，遂盖被卧，恶寒甚，覆以重衾，亦不温。口角生疮，而目红，又似热证。腹中和，脉浮紧有力。温覆已久，汗仍不出，身仍无热。当以天时炎暑，予（麻黄汤）：麻黄、桂枝各6g，杏仁9g，甘草3g，服后，温覆一时，不动声色。再作1剂，麻、桂均改9g，仍不效。更予1剂，至次日中午，连进4剂，了无影响。请章次公来商，曰：当予麻、桂各15g，不到半小时，热作，汗大出，臭气及于房外，被上腾出热气，是太阳病罢转属阳明，口干渴烦躁，脉洪大。以调胃承气下之。调理月余方愈。[7]

3.余无言治邓汉城，冬月中旬，重感寒邪，初时寒热即重。延医治之无效，改延予诊。察其恶寒高热，虽重衾叠被，而犹啬啬不已；头痛项强，腰脊疼痛，四肢骨节亦然；扪之肤干无汗，切脉浮紧，此冬月正伤寒也。治以麻黄汤加羌活、白芷。由于煎药不如法，病势不衰。复诊仍配原方，详告煎服法，终获汗解。后以调理方二剂病除[8]。

引用文献

［1］吴坤安.伤寒指掌［M］.上海：上海科学技术出版社，1959：卷一36.

［2］俞根初.重订通俗伤寒论［M］.上海：上海科学技术出版社，1959：421.

［3］罗美.古今名医方论［M］.南京：江苏科学技术出版社，1983：64.

［4］刘景超，李具双.许叔微医学全书［M］.北京：中国中医药出版社，2006：64.

［5］辽宁中医研究院.伤寒论方证研究［M］.沈阳：辽宁科学技术出版社，1984：17，18.

［6］江瓘.名医类案［M］.北京：人民卫生出版社，1957：13.

［7］曹颖甫.经方实验录［M］.福州：福建科学技术出版社，2004：51.

［8］余无言.翼经经验录［M］.出版社不详，1957：10.

（五）卫气虚郁候（肺卫风寒表证兼夹证1）

肺卫风寒证·卫气虚郁候，为肺气不足之体，外感风寒或过服发散，重耗肺气，致不能固护卫气，外风乘其虚而成虚郁之候，时病家通称为虚人感冒或气虚伤风之证。

通称：虚人感冒，气虚伤风。

内含病例：［**中医**］感冒流连，虚人伤风。［**西医**］慢性感冒，过敏性鼻炎。

病因病机：肺卫风寒虚郁，因气虚之体感冒风寒，累经发散，致卫气虚弱，不能卫外以为固，腠理空虚，风邪更易乘袭，转辗循环，导致感冒流连不已。即吴孚先所谓："徒攻表而不救表，风邪乘虚而入，无已时矣。"[1]

证象组合：气虚+表郁+空窍

主症：【**气虚不充**】**症象**：①面色㿠白，面淡黄。②神疲倦怠。③少气气短。④口淡不渴，纳食不香。**舌象**：①舌淡红。②舌淡苔薄白。**脉象**：①濡缓。②脉缓无力。③脉虚细。

【**腠理不调**】**症象**：①时而无汗恶风微热，时而汗出热退。②恶风自汗。③汗出畏风。④自汗不已，畏风微热。**舌象**：苔薄白。**脉象**：脉细弦。

副症：【**清空不宣**】**症象**：①头昏。②头痛。

【**清窍不宣**】**症象**：①鼻塞鼻鸣。②喷嚏流涕。③鼻塞流清涕。

宾症：【**经气不宣**】**症象**：肢节酸疼。

治则：当益肺卫之气，以助邪气外达，兼宣疏郁遏，使风郁表证解散，扶正祛邪。以扶正为主，略兼宣散，邪去卫固，即不复受邪矣。

方证

1.玉屏风散证：《丹溪心法》方。益卫散邪法。功能益气、固表、止汗。治表虚自汗，及虚人易感风寒。

防风、黄芪各30g，白术60g，每服9g，水一盅半，姜3片，煎服。

2.桂枝汤加味证：李林方[2]。益气固表，调和营卫，治过敏性鼻炎，详病案2。

桂枝、生甘草、炙防风各6g，生白芍9g，生姜3片，大枣5枚，生黄芪、潞党参各12g。

3.参苏饮加减证：益气解表，化痰止咳。治气虚外感风寒，内有痰湿，恶寒发热，无汗，头痛，咳嗽，气短，脉弱等症。

党参、甘草、茯苓、苏叶、葛根、前胡、半夏、陈皮、枳壳、桔梗。

论著和讨论

本候见症虽以表郁之证象显明，但必兼见肺卫之气不足之脉症，并以之为主。且阳气虚者，感邪多从寒化，且易感受风寒之邪。风寒郁遏，虚中夹邪，纯用温补，每致留邪；徒用疏泄，更虚其气。李用粹说："如虚人伤风，屡感屡发，形气病气俱虚者，又当补中，而佐以和解。倘专泥发散，恐脾气益虚，腠理益疏，邪乘虚入，病反增剧也。"[3]脾生气，肺主气，故当补益肺卫之气为主，略兼宣疏风寒之品，秦之桢说："又有太阳病，重发其汗，不发热而恶寒；又有脉微人，不应发汗，误汗之，亦恶寒；更有卫气不足，表气虚，误汗之，亦恶寒。以上乃过汗亡阳而恶寒也，治宜黄芪建中汤、玉屏散。"[4]

病案举例

1.吴孚先治卢敬庵，暑月感寒，服羌防发散，汗出已愈，后复感冒，又用发散，旋愈旋感，前药不应。吴曰：屡散不愈，肺气已虚，徒攻表而不救表，风邪乘虚而入，无已时矣。方用黄芪15g，防风3g。

2.李林治张某，女，41岁，"过敏性鼻炎"已历四载，服西药马来酸氯苯那敏片等对症处理，症情依旧。近两年来，患者常自汗、畏风、鼻塞流清涕。投辛夷散，药后平平。即诊：鼻塞流涕，汗出畏风，面色㿠白，神疲少气，口淡不渴，纳食不香，舌淡苔薄，脉象濡缓。责之肺气虚弱，肌表不固，营卫失和，风邪乘袭使然，拟益气固表、调和营卫为法，桂枝汤加味（组方见方证）3剂后鼻塞通、恶风除，症状减轻，再3剂病愈，两年未复发[2]。

3.颜正华治辛某，女，30岁，平日气短乏力，下肢时发浮肿，易患感冒，半月前因变天感冒，经服西药抗生素与中成药效果不佳，遂来就诊。恶寒，微发热，无汗，微咳，喉痒，口干，舌尖红，苔薄白，脉浮缓。下肢轻度水肿，按之轻度凹陷。证属外邪犯肺，肺失宣肃，兼脾虚湿注。治以宣肺解表，佐以利湿退肿。药用荆芥穗、枳壳各6g，苦杏仁（打碎）、桔梗、金银花、连翘、陈皮各10g，茯苓皮、赤小豆、生苡仁各30g，芦根15g，5剂，每日1剂，水煎服。忌食辛辣油腻，慎避风寒。二诊：药后感冒解，恶风、微发热、微咳、喉痒均已。唯气短乏力，下肢水肿未见改善，苔薄腻，脉沉缓，证属脾虚失运，水湿下注，改以益气健脾利湿为治。药用生黄芪24g，生白术、广陈皮、党参、大腹皮、泽泻各10g，茯苓皮、生苡仁、赤小豆各30g，6剂，煎服法同前。三诊：药后肿见明显消退，气短乏力减轻，嘱继服参苓白术丸，每次6g，每日3次，连服10日。并注意调节饮食，适当锻炼。半年后来告，体质增强，很少感冒。［按语］辨析本案患者，当为正虚邪实之证。所谓正虚，即脾气虚弱，卫表空虚；邪实，即新感表邪，水湿停聚[5]。

引用文献

［1］江瓘，魏之琇.名医类案（正续编）［M］.北京：中国中医药出版社，1996：334.

［2］李林.桂枝汤加味治愈过敏性鼻炎一例报告［J］.中医药学报，1984（1）：45.
［3］李用粹.中华医书集成·证治汇补［M］.北京：中医古籍出版社，1999：12.
［4］秦之桢.伤寒大白［M］.北京：人民卫生出版社，1982：23.
［5］常章富.颜正华学术经验辑要［M］.北京：人民军医出版社，2010：66.

（六）卫阳虚郁候（肺卫风寒表证兼夹证2）

肺卫风寒证·卫阳虚郁候，为卫阳不振之体感受风寒，外邪郁遏卫阳之候。即卫阳失宣兼夹卫阳不振，古称阳虚伤寒，今通称虚人感冒。

通称：阳虚伤寒。

内含病例：［中医］虚人感冒，柔痉。

病因病机：肺卫风寒虚郁，或素禀阳气不足之人，或因累服发散取汗者，或因过服发汗之剂，致卫阳损耗。卫阳不足以祛寒御表，致风寒留郁于卫分；或新感风寒，郁遏卫阳，形成卫分阳虚阳郁、虚实相夹之状态。

证象组合：阳虚+阳郁+表郁

主症：**【阳气不振】症象**：①面带垢晦。②恶寒喜热，时恶寒微热不扬，口不欲饮。③手足发凉，十指尤冷。④动则汗出，自汗淋漓，汗漏不止。⑤小便难。⑥大便溏滑。**舌象**：苔白滑。**脉象**：①脉浮缓。②浮大。③脉右缓左沉均弱。

【腠理不调】症象：①恶风。②啬啬恶寒，淅淅恶风。③翕翕发热。④自汗颇多。⑤寒热间作，寒则战栗，热则热汗骤至。⑥左边有汗，右边无汗。**脉象**：脉左浮紧，右沉迟。

副症：**【清空不宣】症象**：头项强痛。

【清窍不宣】症象：①鼻塞。②咳嗽。

宾症：**【阳气不宣】症象**：①腰臀酸楚。②四肢微急，难以屈伸。③怯手，缩足。④气息微喘。⑤间以恶心。

治则：卫阳不足，风寒郁遏，故通阳散寒，宣泄郁遏，必兼温补以助卫阳，卫阳得充，不仅有助卫阳之宣发，更可固护表阳，不致有泄漏亡阳之患，诚古人所谓助阳御表之法。

方证

1.桂枝加附子汤证：《伤寒论》方。太阳病发汗太过，汗出不止，恶风，小便难，四肢微急，难以屈伸，及寒疝腹痛，手足冷，身痛不仁。

桂枝、芍药、炙甘草、生姜各三两，大枣十二枚，炮附子一枚。水煎，分三次服。

2.加味桂枝汤证：发汗，遂漏汗不止，恶风寒仍在，脉浮而大。

桂枝、白芍、炙甘草、黄芪、附子、当归、大枣、生姜。

论著和讨论

1.扶阳通阳回阳助阳：本证候多由素体阳虚之人，或累投或过投发散，汗出过多致卫阳虚弱，不足以卫外，致风寒累犯，是只知伐表而不知固表所致。治当扶阳通阳合用，扶正祛邪，助阳御表，可望邪去而正复，寒邪散而表阳固。仲景曰："太阳发汗，遂漏不止。其人恶风，小便难，四肢微急，难以屈伸者，桂枝加附子汤主之。"（《伤寒论》20条）金秀山说："伤寒发汗过多，汗漏不止，恶风，小便难，四肢微急，此为亡阳之轻证，故以桂、附辛热回阳为君，即臣以白芍之酸收摄阴，炙草之甘缓和阳，佐以煨姜，使以大枣，一为调卫以助阳，一为和营以维阴，此为回阳摄阴、调营护卫之良方。"[1]舒驰远说："若真阳素亏，平日恶寒喜热，惯服辛温，大便溏滑者，宜加附子、炮姜、黄芪、白术助阳御表。"[2]

2.柔痉：**吴坤安**："其证背反张，头摇，口噤，项强，拘急，转侧艰难，身热足冷，当审其风湿甚者，则有汗而为柔痉；风寒甚者，则无汗而为刚痉。若伤寒过表，汗多而成痉，乃是伤寒变症；治分两途，盖汗多则血液干枯，筋无所养而痉作也。"[3]俞根初说："柔痉则汗出不恶寒，脉沉细者属中风，重感于湿，瓜蒌桂枝汤，或桂枝加葛根独活防风汤"[1]。

病案举例

1.许叔微治李姓士人，得太阳，因汗后汗不止，恶风，小便涩，足挛曲而不伸，脉浮而大，浮为风，大为虚，此证桂枝汤第七证也。仲景主桂枝加附子汤，遂三投而汗止。再投以芍药、甘草，而足得伸。数日愈[4]。

2.吴鞠通治唐氏五十六岁，癸亥二月十六日，太阳中风漏汗，桂枝加附子汤主之。桂枝18g，焦白芍12g，生姜3片，炙甘草、熟附子各9g，大枣去核3枚，煮三杯，分三次缓缓服。十七日，中风漏汗，兼之肾水上凌心，心悸腹痛，昨用桂枝加附子汤，诸症悉退。今左脉沉缓，右脉滑数，表虽清而浊阴未退。继续治疗[5]。

3.赖良蒲治杨某某，28岁，仲冬，头疼、项强、身痛、胸满足软，恶寒、漏汗不已，舌苔薄白，口淡无味，脉象沉迟。诊断：初伤于寒，发汗过甚，心阳被扰，而不能卫外为固，是以漏汗不止。疗法：温经扶阳、调和营卫法，以桂枝去芍药加附子汤主之：桂枝、生姜各9g，附片12g，炙甘草6g，大枣4枚，水煎服。1剂减轻，2剂痊愈[7]。

又治肖某某，36岁，暮春夜卧当风，突然战寒体痛，诉几年来，只左边有汗，右边虽酷暑无汗，脉左浮紧，右沉迟，舌苔白，议温经祛寒、解肌通络，以桂枝加附子汤主之：附子12g，桂枝、酒芍、生姜各3g，炙甘草6g，大枣4枚，3剂，改补气升阳法，以补中益气加桂枝、附子，10剂后，遂得通身透汗，精神轻松愉快。自按：阳不外达，气不流畅，则血脉凝滞，汗孔闭塞，亦犹中风偏枯，气血不荣之理[6]。

4.余无言治顾某伤风汗多阳虚证：卫气素虚，皮毛不固，动则自汗。忽感风邪，始则啬啬恶寒，淅淅恶风，但寒不热，约半日许。继则翕翕发热，头项强痛，腰臀酸楚，间以恶心，自汗淋漓。迁延两日，病势有增，四肢拘急，屈伸不利，手足发凉，十指尤冷。延余就诊，见其面带垢晦，袖手缩足，自汗颇多，气息微喘，手指凉甚。此太阳表证及卫虚未厥，必须一鼓而克之，否则顾此失彼，难保无肢厥脉沉之危险也。乃处以桂枝加附子汤：桂枝9g，赤芍12g，炙甘草7.5g，熟附片15g，生姜4.5g，大枣10枚，1剂而愈[7]。

引用文献

［1］俞根初.重订通俗伤寒论［M］.上海：上海科学技术出版社，1959：102，421.
［2］舒驰远.伤寒集注［M］.北京：人民军医出版社，2009：139.
［3］吴坤安.伤寒指掌［M］.上海：上海科学技术出版社，1959：卷三54.
［4］刘景超，李具双.许叔微医学全书［M］.北京：中国中医药出版社，2006：57.
［5］吴鞠通.吴鞠通医学全书［M］.北京：中国中医药出版社，1999：239.
［6］赖良蒲.蒲园医案［M］.南昌：江西人民出版社，1965：7，188.
［7］余无言.翼经经验录［M］.出版社不详，1957：4.

（七）营卫虚郁候（肺卫风寒表证兼夹证3）

肺卫风寒证·营卫虚郁候，为营卫分正虚夹表证之一。古人称为太阳中风、太阳表虚证，伤寒家亦常称为桂枝汤证，仲景称为卫强营弱之证，是表实与表虚同时共存之候。

通称：太阳中风，太阳表虚证，营弱卫强，桂枝汤证。

内含病例：［**中医**］太阳表虚证。［**西医**］感冒。

病因病机：肺卫风寒虚郁，因素禀营卫不足之人，感冒风寒，或误汗误下，以致营阴卫阳虚弱，而风寒留滞于表，致营卫不足，风寒郁于卫分，所谓营分正气弱，卫分邪气实，虚实夹杂的表证。

证象组合：阳虚+营虚+表郁

主症：【阳气不振】症象：①啬啬恶寒，盛夏犹恶风寒而喜温暖。②自汗出。③面色萎黄无华，头晕。④体益疲乏，神情委顿，嗜卧。⑤便溏。⑥先发汗，而后下之。**舌象**：①舌淡，舌苔薄白。②苔白糙，舌紫暗。**脉象**：①脉浮细。②脉浮弱。③脉象濡缓。④脉浮缓，重按无力。⑤两脉虚大无根。

【腠理不宣】症象：①淅淅恶风。②翕翕发热。③形寒高热如疟状。**舌象**：苔白。**脉象**：寸脉浮。

副症：【营虚失荣】症象：①自汗。②自觉肢末麻痹。**脉象**：尺脉弱，脉浮弱。

【清空不宣】症象：头痛。

宾症：【清窍不宣】症象：①鼻鸣。②干呕。

【经气不宣】症象：身疼痛。

治则：当助卫阳以散邪风，益营阴以敛营液，虽自汗出，仍当发汗而散表郁之邪，如仲景之言："欲救邪风"，"当以汗解"；"当须解外"，"故使汗出"。

方证

1.桂枝汤证：张仲景方。功能解肌发表，调和营卫。治外感风寒表虚证，症见发热恶风，头痛汗出，鼻鸣干呕，口不渴，舌苔薄白，脉浮缓。详见论著。

桂枝、芍药、生姜各三两，炙甘草二两，大枣十二枚。

水煎，分三次服，服后避风，少顷，饮热稀粥以助药力，使其微微汗出。

2.黄芪建中加味证：平世昌方[1]。温养元气，平调阴阳，治脘腹痞胀便溏，详见病案2。

生黄芪、茯苓、白人参、生白术、麦芽各9g，桂枝、老姜、炙甘草各3g，生白芍、大红枣12g。

论著和讨论

1.本证候特点：风寒郁遏卫阳，兼见营阴卫阳不足。多见于体弱之人，或先经汗下之后，损伤卫阳营阴，导致风寒仍稽留肌表，形成虚实夹杂之表证。除见于时病之感冒，杂病之荨麻疹亦可见本候。其治则应在调补营卫阴阳之时，兼以通阳泄卫，宣发风寒，即为调和营卫之法。仲景曰："太阳病，发热汗出者，此为荣弱卫强，故使汗出，欲救邪风者，宜桂枝汤（《伤寒论》95条）。""太阳病，外证未解，证脉浮弱者，当以汗解，宜桂枝汤（42条）。"

张仲景认为："太阳中风，阳浮而阴弱。阳浮者，热自发；阴弱者，汗自出，啬啬恶寒，淅淅恶风，翕翕发热，鼻鸣干呕者，桂枝汤（组方见方证）主之（12条）。"又说："太阳病，先发汗不解，而后下之，脉浮者不愈。浮为在外，而反下之，故令不愈。今脉浮故在外，当须解外则愈，宜桂枝汤（45条）。"

许叔微解释说：且脉浮而缓，中风也，故啬啬恶寒，淅淅恶风，翕翕发热，仲景以桂枝对之……风伤卫，卫，气也……卫行脉外，风伤卫，则风邪中于阳气，阳气不固，发越而为汗，是以汗出而表虚，故仲景用桂枝以发汗，芍药以利其血。盖中风病在脉之外，其病稍轻，虽同曰发汗，特解肌之药耳。故桂枝证云：令遍身漐漐，微似有汗者益佳，不可如水淋漓，病必不除。是知中风，不可大发其汗，反动营血，邪乘虚而居中，故病不除也[2]。

万友生认为：（许叔微）三例治验，都具有典型的太阳病表虚的主要脉症，故都用桂枝汤获得良效。尤其从所述脉象来看，一则曰"关以上浮，关以下弱"，二则曰"脉浮而微弱"，三则曰"脉浮而弱"，都提到了脉浮弱。并结合到许氏所谓"仲景麻黄汤类，为表实而设也；桂枝汤类，为表虚而设也"来看，毫无疑问，上述桂枝汤所主治的太阳病发热恶风寒自汗而脉浮弱的表虚，确系表证中的虚证[3]。

2.桂枝汤的发汗：尽管仲景一再说：使汗出、当以汗解，后世的评判都在"解肌"二字上，并认为发汗为其主要功效，应该是调和气血的作用。比如外郁邪重，仲景说："病在表，可发汗宜麻黄汤（《伤寒论》51条）。"如果营血太虚，虽有表邪，亦不可发汗，仲景云："假令尺中迟者，不可发汗，何以知然，以荣气不足，血少故也（50条）。"后世仍用桂枝汤加黄芪、附子以温助卫阳，当归助芍药以养营血，是对汗法的补充，是一种发展。

3.肺卫风寒证中卫阳失宣候与本候的异同：都称太阳中风证、桂枝汤证，卫阳失宣候又称太阳风伤卫，而本候称卫强营弱之证，一实一虚。证象组合中都有腠理、清空、清窍和经气的不宣，症状也有颇多的相似，但卫气失宣候的主症象是阳气不宣（阳郁），本候却为阳气不振（阳虚）、营虚失荣（营血虚），但病机状态类似，体现了仲景谨守病机的原则。仅仅一个是邪气重郁滞了阳气，一个是正气虚而不能宣达，所以本候可酌加温阳益气养血之药，但前者却不能。

病案举例

1.许叔微治乡人吴德甫得伤寒，身热，自汗，恶风，鼻出涕，关以上浮，关以下弱。予曰："此桂枝证也，仲景法中第一方，而世人不究耳。"使公服之，一啜而微汗解，翌日诸苦顿除[2]。又治人患发热恶寒自汗，脉浮而微弱。予以三服桂枝汤投之，遂愈[2]。又治里间张太医家一妇病伤寒，发热恶风自汗，脉浮而弱。予曰：当服桂枝（汤）。彼云家有自合者，予令三啜之，而病不除。予询其药中用肉桂耳。予曰肉桂与桂枝不同。予自治以桂枝汤，一啜而解[2]。

2.平世昌治姚某，男，41岁。脘腹痞胀便溏五载，突形寒高热如疟状，胃不思纳，脘腹胀满，两胁下按之坚硬如盘，神情委顿，面色萎黄无华，呼吸气促，苔白糙，舌紫暗，两脉虚大无根，良由中气虚损，后天阴液，生死之机减退，阴液于损，乃生虚热，病情凶险，随有脱变之虑，进生脉散加味八剂，胃纳稍醒，苔转润，寒热如故，继温养元气，平调阴阳，仿黄芪建中汤加味（组方见方证），九剂，寒热得退[1]。

引用文献

［1］平世昌.黄芪建中汤的临床应用［J］.江苏中医，1965，4：30.
［2］刘景超，李具双.许叔微医学全书［M］.北京：中国中医药出版社，2006：64，65，66.
［3］万友生.略论太阳病中风表虚和伤寒表实［J］.新中医，1979，（5）：19.

（八）阴血虚郁候（肺卫风寒表证兼夹证4）

肺卫风寒证·阴血虚郁候，为表寒实又兼阴血虚之候。其见症除一派营卫郁遏之表证，必可兼见阴血虚弱证象。治则虽当宣泄解表，但不可强发其汗，仲景早有告诫。

通称：血虚伤寒。

内含病例：［中医］新产伤寒。［西医］感冒。

病因病机：肺卫阴血虚郁，系阴血虚弱兼风寒郁遏于表分之候，或因于素体阴血不足，或大病、久病之不复，或新产失血、或吐衄便血之后阴虚血弱，感冒风寒，风寒郁于外，阴血亏于内，而成内虚外郁之候。

证象组合：阴血虚+表郁

主症：**【血虚失养】症象**：①面色㿠白。②头晕疼。③乏力。**舌象**：舌淡。**脉象**：①沉按则涩，左部尤甚，②脉浮无力。

【腠理不宣】症象：①发热无汗。②头痛项强。③遍身拘急。舌象：苔白。脉象：浮紧。

副症：【阴虚失养】症象：①大便常结。②大便数日未下。③便秘不欲临圊。

【清空不宣】症象：头疼。

宾症：【血滞不行】症象：①恶露未净。②少腹微痛。

治则：应在宣泄郁遏之风寒时，兼以滋养阴血，以滋其汗源，且不犯禁汗之戒，而自然得以汗解。

方证

1.麻桂饮证：张景岳方[1]，治伤寒瘟疫阴暑疟疾，凡阴寒气胜而邪有不能散者，头痛恶寒，拘急疼痛。

官桂一二钱，当归三四钱，炙甘草一钱，陈皮随宜用，或不用亦可，麻黄二三钱。水一盅半，加生姜五七片或十片，煎八分，去浮沫。不拘时服。

2.养血解表方证：王少华方，养血解表，治新产表证，详见病案2。

熟地黄20g，当归身、香豆豉各12g，荆芥、防风各4.5g，川芎、白芷、桂枝、陈皮各9g，葱白5枚。

论著和讨论

仲景云："脉浮紧者，法当身疼痛，宜以汗解之。假令尺中迟者，不可发汗。何以知然，以荣气不足，血少故也（《伤寒论》50条）。"不可发汗，即不可单用发汗药，强发其汗；阴血不足，必不能作汗；必以滋补阴血之品合用，标本兼顾，以助其汗，始有云蒸而雨自降之妙。舒驰远说："若真阴素亏，平日不服辛热，大便常结者，宜加当归、生地、阿胶滋阴助汗。"[2]王少华也说：新产血虚的表寒证，予辛温解表之剂，本无不合，奈何药后不汗？盖得汗之机理，需阴津为材料，阳气为运用，腠理之开泄。汗血同源，血亏则无汗，故初、二诊投发汗之剂而不汗，三诊时养血与发散同用，标本兼顾，得汗而解。或曰，表寒外束，投以归地，有无恋邪之弊？盖补散兼施之剂，自古有之，如益气解表之用人参败毒散，养血解表之用葱白七味散，及加减葳蕤汤滋阴发汗，再造散助阳发汗等皆是。补散兼施，既补不留邪，又散不伤正。

病案举例

1.吴孚先治魏司马夫人，感冒发热，头痛项强，遍身拘急，脉浮紧。医用羌、防、芎、苏等发散，毫无汗意。曰：浮则紧矣，独不按其沉则涩乎，且左部尤甚，灼见阴虚血不足，不能作汗也。即以前方加当归、熟地血药，使云蒸而雨自降，一剂汗如雨，表证悉除[3]。

2.王少华治新产表证：客于肌表之邪，可以发汗而解。但对于新产患者，由于气血两虚，用辛散发汗之剂，往往汗不出而病不解。曾治一张姓病人，25岁，产后7天，因临产感寒，发热已4天，无汗，头晕疼，乏力，口中和，不欲饮，恶露未净，少腹微痛，大便数日未下，舌淡苔白，脉浮无力。新产血虚，客寒外凑，邪虽在表，然恶露未净，须防热入血室。《经》谓"善治者治皮毛"，以辛温散寒：桂枝、荆芥、防风、豆豉、川芎、白芷、陈皮、甘草、葱白。1剂后，未见汗出，表邪不解。认为病重药轻，桂枝用量由6g增至9g，续服1剂，依然未见汗出，恶寒发热，面色㿠白，便秘不欲临圊，细询知临产时出血量多，证属"夺血无汗"，汗不出则邪无从出，改予养血解表之剂（组方见方证）。服1剂，微似汗出，2剂汗出遍体而解[4]。

引用文献

［1］张介宾.张景岳医学全书［M］.北京：中国中医药出版社，1999：1588.

［2］舒驰远.伤寒集注［M］.北京：人民军医出版社，2009：139.

［3］江瓘，魏之琇.名医类案（正续编）［M］.北京：中国中医药出版社，1996：325.

［4］王少华.前事不忘后事之师——记时病误治病例［J］.浙江中医药，1982，（7）：289.

（九）卫阳怫郁候（肺卫风寒表证转证）

肺卫风寒证·卫阳怫郁候，为肺卫风寒证失于宣泄，风寒留滞肌表，为转化之候，仍属表寒实证。

通称：伤寒如疟。

内含病例：［中医］伏寒发疟，战汗，狂汗。［西医］间歇性低热。

病因病机：肺卫风寒郁滞，因风寒郁滞于表，留连不解，以致阳气怫郁不伸，腠理开阖失度，气机不得宣泄，邪无由解，在外则经气失于宣通，在上则空窍失于宣利，证显表实。

证象组合：阳郁+表郁

主症：【阳气不宣】症象：①形寒。②恶寒。③皮肤无汗。④战惕。⑤大便不通，腹无所苦。⑥小便清利。脉象：①脉浮虚迟。②或弦紧有力。

副症：【阳气怫郁】症象：①热多寒少。②面热赤。③不汗出身痒。④汗大出烦热则解。⑤谵语狂笑。⑥气息微喘，稍有恶心。脉象：①脉浮洪滑数。②洪大。

【腠理不调】症象：①寒热如疟一日二三度发。②无汗干热。③发热大汗出，恶风。④日晡潮热，唯恶风寒。舌象：①舌紫暗苔黄。②或白腻。

【清空不宣】症象：①头痛。②头项痛。

宾症：【经气不宣】症象：①身疼。②膝关节疼。

【清窍不宣】症象：鼻塞。

治则：风寒留连于表，卫阳怫郁，邪不外达，治则为宣通怫郁，使阳气鼓动汗出，则邪随汗而解。

方证

1.麻桂各半汤证：张仲景方。未经发汗，面赤身热，无汗身痒。

麻黄、炙甘草、赤芍、生姜各3g，桂枝4.5g，杏仁9g，大枣4枚。

2.桂枝二麻黄一汤证：张仲景方。发汗后，仍寒热如疟，一日再发。详见论著。

麻黄1.5g，桂枝6g，杏仁、赤芍、生姜各4.5g，炙甘草0.6g，大枣5枚。

3.苏羌达表汤证：《通俗伤寒论》方[1]。辛温发汗法，治发热恶寒如疟状。详见论著。

苏叶4.5~9g，防风、羌活、白芷各3~4.5g，光杏仁、浙苓皮各6~9g，鲜生姜、广橘红各2.4~3g，极重4.5g。俞氏加减法：如风重于寒者，通称伤风，咳嗽痰多，原方去羌活、生姜加仙半夏9g，前胡6g，苦桔梗4.5g。

论著和讨论

1.不可强夺其汗：本证候系阳气怫郁，不得宣泄，不能作汗，故汗不得出，郁滞之风寒无由而解。李士材曰："表郁不得外达，里气尚旺，不传于里，则郁而欲达于外。"欲其汗出，必先通阳，宣发其怫郁，始能鼓舞津液而为汗，不可强夺其汗。仲景曰："太阳病得之八九日，如疟状，发热恶寒，热多寒少，其人不呕，清便欲自可，一日二三度发，脉微缓者，为欲愈也。脉微而恶寒者，此阴阳俱虚，不可更发汗，更下，更吐也。面色反有热色者，未欲解也。以其不能得小汗出，身必痒，宜桂枝麻黄各半汤（组方见方证）。"（《伤寒论》23条）

2.重在通阳：仲景曰："服桂枝汤，大汗出，脉洪大者，与桂枝汤，如前法。若形似疟，一日再发者，汗出必解。宜桂枝二麻黄一汤（组方见方证）（25条）"。又说："病人烦热，汗出则解，又如疟状，日晡所发热者，属阳明也。脉实者，宜下之；脉浮虚者，宜发汗。下之，与大承气汤。发汗，宜桂枝汤（240条）。"用桂枝汤鼓动卫阳，其汗自出。雷少逸说："伏寒发疟，先寒后热，寒长热短，连日而发，或间日两发，发时头痛微汗，或干热无汗，脉弦紧有力，此当遵古训，体若燔炭，汗出而散之旨，拟用辛散太阳法。如寒热按时而至，方可继行和解。"[2]

近人范中林治间歇性低热三年，首用麻黄汤取得微汗，低热仍未解，终用桂枝汤宣通卫阳以调营卫，得收全功[3]。俞根初说："若发热恶寒如疟状，一日二三度发，其人不呕，仍是太阳表证，苏羌达表汤（组方见方证）主之。"[1]可见怫郁之候，首在通阳，可得汗出而解之效。

3.战汗：邵仙根说："三法者，汗吐下也。三法之前，正气未伤，与邪争胜，邪不胜正，则周身发战，战则汗出，邪气从汗而外解也，发战之时，宜安舒静卧，不可扰乱投药，以阻其邪出之机。"[4]何廉臣也说："有从战汗自解者。"现在服中药解表见战汗的不多，但临床上常常见到感冒输液出现输液不良反应的情况，浑身战栗，先寒后热，西医注射地塞米松后，遂战而汗出，患方责怪医方药有问题，亦多汗后病解，似有相通之处，可注意研究。

病案举例

1.许叔微治一人病伤寒身热，头痛，无汗，大便不通，已四五日，脉浮缓，卧密室中，自称甚恶风。许曰：表证如此，虽大便不通，数日腹不胀，别无所苦，何遽便下之，大抵仲景法，须表证罢，方可下，不尔则邪乘虚入，不为结胸，必为热痢也。作桂枝麻黄各半汤，继之以小柴胡，漐漐汗出，大便亦通而解[5]。

2.李士材治一人伤寒六日，谵语狂笑，头痛有汗，大便不通，小便自利。众议承气汤下之。脉之洪而大，因思仲景云：伤寒不大便，六七日，头疼有热，小便清，知不在里，仍在表也。方今仲冬，宜与桂枝汤。众皆咋舌掩口，谤甚力，以谵语为阳盛，桂枝入口必毙矣。李曰：汗多神昏，故发谵妄，虽不大便，腹无所苦，和其营卫，必自愈矣。遂违众用之，及夜笑语皆止，明日大便自通[5]。

3.范中林治郭某某，女，24岁。近3年来，常间歇性低热，腋温37.4~38℃，偶尔在38℃以上。患者恶寒微热，T 37.4℃，身无汗，两膝关节疼痛，面色正常，唇淡红，舌质淡红而润，微紫暗，苔黄夹白较腻，脉稍浮紧，此太阳伤寒表实证，法宜发汗解表，以麻黄汤主之：麻黄10g，桂枝6g，甘草18g，杏仁15g。2剂药后，身觉微汗出，恶寒减，舌紫暗稍退，苔白滑，根部微黄，脉细弱微缓，仍有微热，病仍在太阳，但用麻黄汤后，发热恶寒皆减，但现身汗出，脉弱缓，乃营卫失和之象，法宜调和营卫，拟桂枝汤加味：桂枝、白芍各10g，炙甘草6g，生姜60g，白薇12g，大枣10枚。3剂后热退，无明显不适，舌脉均正常，再进调和营卫3剂，巩固疗效，4个月后随访，未再发热。按语：本例患者间歇性低热反复发作，已3年之久，但未传经。这样长的时间，始终属太阳表证，似乎不好理解。实际上，后世《伤寒论》注家，对此已有阐发，认为太阳病传变与否，应凭脉证，计日传经之说，不可拘泥。不过，此证虽未犯他经，却在太阳经内变化；所谓表虚表实，常可相互转化[3]。

引用文献

［1］俞根初.重订通俗伤寒论［M］.上海：上海科学技术出版社，1959：110.

［2］雷丰.时病论［M］.北京：人民卫生出版社，1964：80.

［3］谢永新等.范中林六经辨证医案选［M］.沈阳：辽宁科学技术出版社，1984：1.

［4］吴坤安.伤寒指掌［M］.上海：上海科学技术出版社，1959：卷三94.

［5］江瓘，魏之琇.名医类案（正续编）［M］.北京：中国中医药出版社，1996：10，283.

（十）营卫失调候（肺卫风寒表证变证1）

肺卫风寒证·营卫失调候，为肺脾气虚体质，外感风寒，表散耗伤营卫，无力托邪外出，余邪流连于表，亦表虚夹邪，虚多邪少之证。伤寒家亦通称为太阳表虚证，或营卫不和，卫强营弱之证，亦桂枝汤证之一。

通称：营卫不和，卫强营弱。

内含病例：［中医］太阳表虚证。**［西医］**低热，夏季热。

病因病机：肺卫风寒虚郁，因素体肺脾气虚，表证发散取汗致营卫虚弱，外邪入侵，无力托出，余邪遗留卫分，卫阳郁遏，不能与营气协调运行，而成虚多邪少之表证。

证象组合：营虚+气虚+表郁+阳郁

主症：【营虚失荣】症象：①夜寐不酣。②常自汗出。③常心烦热。④形容消瘦。**脉象：**①脉虚浮濡。②脉浮弱。

【腠理不调】症象：①时发热汗出则解。②乍而形寒，乍而面红汗出。③早晚高热，日中偏低。④感时冷时热。

副症：【阳气不宣】症象：①微恶风寒，形寒。②肢冷。③颧热汗出则解。**脉象：**脉浮洪数滑。

宾症：【气虚失养】症象：①倦怠乏力神疲，极疲倦。②面色唇色无华。③头眩。④胃纳不香，食减。⑤大便溏泄。⑥小便频多。**舌象：**舌苔白滑。**脉象：**脉细濡。

治则：营卫虚弱，外邪残留卫分，致营气卫气不能调和，治则当祛余邪，使邪从卫分汗出而解。

方症：桂枝汤证：张仲景方。功能解肌发表，调和营卫。治外感风寒表虚证，症见发热头痛，汗出恶风，鼻鸣干呕，口不渴，舌苔薄白，脉浮缓。

桂枝、芍药、生姜各三两，炙甘草二两，大枣十二枚。水煎，分三次服，服后避风，少顷，饮热稀粥以助药力，使其微微汗出。

论著和讨论

1.营血虚为主：本证候虽也以表郁脉症显明，但必兼见气虚与营虚之脉症。仲景说："病人常自汗出者，此为荣气和，荣气和者，外不谐，以卫气不共荣气谐和故尔，以荣行脉中，卫行脉外，复发其汗，荣卫和则愈。宜桂枝汤（《伤寒论》53条）。"其治则当温调营卫为主，略佐宣散之品，以达余邪外出，亦扶正达邪之法。所以仲景接着说："病人脏无他病，时发热自汗出，而不愈者，此卫气不和也，先其时发汗则愈，宜桂枝汤（54条）。"是通过驱散卫分之邪，然后使营卫调和。气阴有伤者，仍当参以益气养阴之品，以助其营卫，而达其残留之邪，亦扶正逐邪之法。

2.本证中本候与卫阳失宣候、营卫虚郁候的异同：都称桂枝汤证，本候与营卫虚郁候同称卫强营弱之证。本候证象组合中已无清空、清窍和经气不宣的描述，与卫气失宣候的相似之处是有阳气不宣（阳郁），本候与营卫虚郁候同样表现有营虚失荣（营血虚），但本候显然是作为主症象存在，同时还兼见气虚的症状。是类似的病机，有着不同的损伤程度。

病案举例

1.王少椒治江某某，女，20岁，低热（T 37.4~37.8℃）经月不已，稍有头眩神疲，胃纳不香，夜寐不酣，面色无华，二便平调，苔薄脉濡，此气阴两伤、营卫失调也，桂枝汤加玉竹、牡蛎：桂枝2.4g，炒白芍、玉竹各9g，炙甘草3g，生牡蛎30g，红枣4枚，6剂热退[1]。

2.高哲睿治小儿夏季热，陈某，男，2岁。去年至秋凉方愈，今夏刚临又复发热，用清暑益气助阳益气，潜阳滋阴均无效。T 38.8℃，掌心烦热，四末欠温，皮肤极度干燥，面唇无华，神疲纳呆，大便不实，小便奇长，舌淡苔少，脉细数无力：党参、白芍、黄芪、地骨皮、茯苓各4.5g，桂枝、白术各2g，白薇1.5g，山药、龟甲各10g，牡蛎12g，甘草3g，3剂。T 37.5℃，烦热稍轻去地骨皮，倍黄芪，又3剂。T 36.7℃，二便正常：黄芪、龟甲、山药各15g，白术10g，红枣5枚，党参、茯苓各12g，甘草8g，研末每服2g，日三，以巩固[2]。

3.林如金治余某某，男，42岁，胃肠外科手术后，发热43天，每日午后T 37.5~38.5℃之间，各种检查结果（-），微恶风寒，汗出，疲乏无力，形容消瘦，颜面苍白，脉濡细，辨证：营卫失调，桂枝汤合玉屏风散加减：桂枝、白术、生姜各9g，黄芪24g，大枣5枚，白芍、龙骨、牡蛎各15g，甘草3g，5剂热退[3]。

引用文献

［1］王少椒.对“虚热”的临床观察和病机初探［J］.上海中医药杂志，1964，（12）：1.

［2］高哲睿.小儿夏季热治疗四法［J］.新中医，1981，（04）：32.

［3］林如金.辨证治疗23例手术后长期发热［J］.新医药学杂志，1979，（5）：36.

（十一）清气失宣候（肺卫风寒表里证本证1）

肺卫风寒证·清气失宣候，为风寒郁于上焦之轻证，由于风重于寒，仅伤气分而未及阳气，通称为伤风感冒，谓为风寒小疾。

通称：感冒风寒证，伤风感冒，鼻伤风。

内含病例：［**中医**］冒风，伤风，咳嗽，喉喑，耳聋，吐涎沫。［**西医**］感冒，流感，急性耳咽管炎，卡他性中耳炎。

病因病机：肺卫风寒郁滞，因风寒上受，郁冒上焦清气，清气不能发于清窍，以致空窍失于宣发；甚则不能宣降肺气，致肺气宣降失常，其病机同在胸中气分。

证象组合：气郁+窍郁

主症：【**气机不宣**】**症象**：①胸闷。②痰嗽不利。③干咳无痰。**舌象**：舌苔薄白，苔白。**脉象**：脉浮弦。

副症：【**清窍不宣**】**症象**：①鼻流清涕。②鼻塞。③耳聋，耳鸣，耳中胀塞不舒，时觉微痛，吞咽时耳内轰响。④耳内作痒。⑤咽阻。⑥声嘶音哑，失音。⑦目胀。

【**清空不宣**】**症象**：①头目昏胀。②头目不清。③头痛隐隐。

宾症：【**气机不降**】**症象**：①咳逆。②唾吐涎沫。

治则：当以宣散风寒，宣降气机，以轻剂为宜，上则宣达空窍，内则宣降气机，肺气疏展，则清气自然宣发于上，风寒自散。

方证

1.加味葱豉汤证：适应偶感风寒，头目昏胀，甚则作痛，鼻流清涕，舌苔白，宣散风寒。

荆芥、防风、葱白、淡豆豉、生姜、前胡、杏仁、桔梗。

2.六味汤证：王雨三方[1]。适应风邪入于会厌，咽喉阻碍而不能发音，脉浮弦。

荆芥、防风、薄荷、桔梗各一钱五分，甘草一钱，僵蚕二钱。

3.耳聋宣肺汤证：干祖望方[2]。宣泄升清，治疗耳聋，相当于急性耳咽管炎，卡他性中耳炎。听力下降，自声增强，耳中胀塞不舒，时觉微痛，吞咽时耳内轰响，鼻通气不畅，少量清涕，烦躁不安。初发病时，鼻塞清涕，咳嗽喷嚏，苔薄白，脉浮。检：鼓膜潮红。

麻黄、甘草、升麻、菖蒲各3g，葛根、陈皮、半夏各6g，杏仁、茯苓各10g。

4.耳聋治肺汤证：干祖望方[2]。宗《温热经纬》“耳聋治肺”，治疗耳聋（耳咽音阻塞症），多发于感冒之后，耳闭憋堵，听力下降，自声增强，伴以鸣响，鼻子出血，舌薄苔，脉细。检查：鼻黏膜充血。

麻黄、菖蒲、甘草各3g，荆芥、桔梗、桑叶、防己各6g，杏仁、路路通各10g，荷叶一角。

论著和讨论

1.伤风：本证候为伤风，轻者只有头痛、鼻塞流涕等空窍症象，重者可兼见肺气宣降失常之胸闷、咳嗽、气逆等症象。此外尚有仅见清窍失宣症象如咽阻、失音、鼻塞、耳聋耳鸣、目胀等。治则总当及早疏散风寒，宣降气机，使外邪宣泄，不难速愈。然常因其无全身症状，常忽略其治疗，以致邪留不解。何廉臣曰：“重伤风一症，证虽极繁，而病人多不注意，病至难治，而医家漫不经心，皆泥于伤风为小恙故耳。岂知咳嗽一日不除，病根一日不芟，故谚云：伤风咳嗽，郎中对头，又云伤风不醒便成痨。”[3]俞根初曰：“嘱病人切禁酸冷油腻等物，病自除根，失治误治，往往延久不愈，酿成肺病，轻变痰饮痰火，重变肺胀肺痨。”[3]

由于气失宣畅，津液郁滞，加上风邪鼓动，必然生痰。故在宣散之中常参化痰之品；不仅有助风寒之宣散，而且使外邪无所依恋，不致留下后患。故张景岳曰：“有气强者，虽见痰嗽，或五六日，或十余日，肺气疏则顽痰利，风邪渐散而愈也；有气弱者，邪不易解而痰嗽日甚，或延绵数月风邪尤在，非用辛温必不散也；有以衰老受邪而不慎起居，则旧邪未去，新邪继之，多致终身其累也，此治之尤为不易也。”[4]慎不可妄投滋腻或温补之品，以致外邪留滞难解，则后患无穷。

2.风虚耳聋：朱丹溪说：耳者，宗脉之所附。脉虚而风邪乘之，风入于耳之脉，使经气痞而不宣，是谓风聋。桂星散，治风虚耳聋：辣桂、川芎、当归、细辛、石菖蒲、木通、白蒺藜（炒）、木香、麻黄（去节）、甘草（炙）各二两半，南星（煨）、白芷梢各四钱，紫苏（一钱），上锉。每服二钱，水煎，葱二茎，食后服[5]。李用粹说：风聋，用清神散加味：甘菊、羌活、荆芥、木通、川芎、防风、木香、菖蒲、僵蚕、甘草、细辛、独活[6]。风聋之症，颇似今之急性耳咽管炎，或耳咽音阻塞症，列干祖望先生方剂对照之。

病案举例

1.叶天士治某三十，风袭肺卫，咳嗽鼻塞。当以辛凉解散。（风）杏仁、嫩苏梗、桑皮、象贝、桔梗、苡仁[7]。

又治方，烦劳卫疏，风邪上受，痰气交阻，清窍失和，鼻塞音低，咳嗽甚，皆是肺病。辛以散邪，佐微苦以降气为治。（风邪阻窍）：杏仁、苏梗、辛夷、牛蒡子、苡仁、橘红、桔梗、枳壳[7]。

2.秦伯未治张某某，男。肺为华盖而司治节，风痰郁于上焦，清肃之令失司，咳嗽痰多，色白，头痛作胀，脉滑，治以宣肺化痰疏散：净麻黄、光杏仁、浙贝母各9g，炒牛蒡、嫩前胡各6g，苦桔梗、净蝉衣各2.4g，紫苏梗、仙半夏、橘红络、炒枳壳各4.5g，炙甘草3g。按：本例系风寒咳嗽，故用三拗汤加宣肺化痰药[8]。

3.汪济美治吕某某，男，20岁，患者伤风咳嗽、声音嘶哑已5日。前医曾投玄参、地、冬等药，服至4剂，声哑益甚，几尽失音，因而就诊。症见干咳无痰、声嘶音哑、舌苔薄白、脉浮。脉证合参，诊为风寒遏肺、机窍不利，凉润敛肺非其治也。遂拟疏散风邪，宣肺利窍：麻黄、桔梗各4.5g，杏仁、荆芥、防风、蝉衣各6g，薄荷、甘草各3g。连服2剂，霍然而愈。按：表邪束肺、肺气失宣，治宜宣解疏散，使邪尽去。若误用地冬滋腻之品，则寒气凝滞，音哑益甚。本例纯属外感风寒，阻遏上焦，投以荆、防、蝉、薄解散风邪，麻、杏、甘、桔宣利肺气，声道通畅，开合自利，故迅速告愈[9]。

引用文献

[1] 王雨三.治病法轨[M].北京：学苑出版社，2015：145.

[2] 俞无名.中国百年百名中医临床家丛书·干祖望[M].北京：中国中医药出版社，2001：56，60.

[3] 俞根初.重订通俗伤寒论[M].上海：上海科学技术出版社，1959：205.

[4] 张介宾.张景岳医学全书[M].北京：中国中医药出版社，1999：1008.

[5] 朱丹溪等.金元四大家医学全书[M].天津：天津科学技术出版社，1994：1205.

[6] 李用粹.中华医书集成·证治汇补[M].北京：中医古籍出版社，1999：112.

[7] 叶天士.临证指南医案[M].上海：上海卫生出版社，1958：52.

[8] 秦小珩，戴德英，黄宣能.秦伯未治疗咳嗽的临床经验[J].中医杂志，1981（12）：15.

[9] 汪济美.失音证治[J].新中医.1976，（4）：21.

（十二）清气郁遏候（肺卫风寒表里证本证2）

清气郁遏候，为肺卫风寒证风邪偏重，较清气失宣候表证较重，可见全身症状如恶风、发热等症，故为较重之表里证候。但其治则，与清气失宣候无异。

通称：感冒风寒，暴凉外束，冷伤风，凉燥犯肺，风寒犯肺。

内含病例：［中医］伤风，凉燥。［西医］感冒。

病因病机：肺卫风寒郁遏，外感风寒，先犯上焦，肺先受邪，郁遏胸中清气，外不能宣达腠理，上不能宣达清空清窍，内不能司肺气之宣降，而成肺卫郁遏之证。

证象组合：气郁+表郁

主症：【气机不宣】症象：①咳痰清稀。②干咳连声。③胸满。④脘闷。⑤两胁窜痛。**舌象：**苔白腻。

【腠理不宣】症象：①恶寒无汗。②身热自汗。③体痛。④皮肤干痛。**舌象：**苔薄白腻。**脉象：**脉弦，脉浮紧带数。

副症：【清空不宣】症象：①头痛。②昏眩。

【气机不降】症象：①咳嗽痰多。②气逆。

宾症：【清窍不宣】症象：①鼻塞声重。②嗌塞。③喷嚏。④喉痒。

治则：当宣发肺气为主，外可以达肌腠，内有利于宣降，即俞根初所谓：“温润以开通上焦，上焦得通凉燥自解。”[1]“但须漐漐微汗而解。”[1]

方证

1.杏苏散证：吴鞠通方[2]。功能温散风寒，宣肺化痰。治外感凉燥，症见头微痛，恶寒，咳嗽稀痰，鼻塞，嗌塞，苔白，脉弦。详见论著。

苏叶，半夏，茯苓，前胡，桔梗，枳壳，甘草，生姜，大枣，橘皮，杏仁。水煎服。

2.加味香苏葱豉汤证：《通俗伤寒论》方[1]。温润开通上焦，适应凉燥犯肺。头痛身热，恶寒无汗，鼻鸣而塞，状类风寒，凉燥犯肺，唇燥嗌干，干咳连声，胸满气逆，两胁窜痛，苔白薄而干。详见论著。

新会皮钱半至二钱，鲜葱白二三枚，紫苏钱半至三钱，清炙甘草六分至八分，淡香豉三钱至四钱，杏仁、紫菀各三钱，炙百部、白前各二钱。

3.六安煎证：《成方切用》方[3]。降逆化痰，温肺利气，治风寒咳嗽、痰滞气逆。

陈皮一钱五分，半夏二三钱，茯苓二钱，甘草、杏仁各一钱，白芥子五七分（年老气弱者不用），加生姜三五七片。

4.加味香苏饮证：蒲辅周方[4]。治感冒夹湿，两周尚发热，咳嗽，鼻塞流涕，咽痒且痛，大便干燥，脉浮微数，舌淡苔白黄腻。

苏叶、炒莱菔子各4.5g，杏仁6g，桔梗、炒枳壳、前胡、制香附、陈皮、薄荷、荆芥各3g，甘草1.5g，葱白（后下）3寸。

论著和讨论

本证候风邪偏重：风寒郁遏上焦，肺气失于宣降，不能外达于肌腠，其较失宣为重，宜宣发肺气、温润达表，治之得法，亦不难速解。切不可见其发热，而妄投寒凉，必热反不退，甚至增高，变生痉厥。俞根初说："自汗者，风重于寒，为冷伤风，必兼鼻塞声重，咳嗽喷嚏，但须漐漐微汗而解，苏羌达表汤去羌活、生姜加荆芥、前胡、桔梗为主。"[1]他又说："秋深初凉，西风肃杀，感之者多病风燥，此属燥凉，较严冬风寒为轻。……凉燥犯肺者，初起头痛身热，恶寒无汗，鼻鸣而塞，状类风寒，惟唇燥嗌干，干咳连声，胸满气逆，两胁窜疼，舌苔白薄而干，扪之戟手。……以苦温为君，佐以辛甘，香苏葱豉汤（组方见方证）去香附加杏仁三钱，炙百部二钱，紫菀三钱，白前二钱，温润以开通上焦，上焦得通，凉燥自解。"[1]

吴鞠通说："燥伤本脏，头微痛恶寒，咳嗽稀痰，鼻塞，嗌塞，脉弦，无汗，杏苏散（组方见方证）主之。"[2]叶天士说："若果暴凉外束，身热痰嗽，只宜葱豉汤，或加苏梗、前胡、杏仁、枳、桔之属，仅一二剂即可。"[5]李用粹说："伤风轻者，咳嗽有痰，咽干声重，鼻燥作痒，或流清涕，腹胀额闷，口燥喉痛；重者，头痛项强，肢节烦疼，憎寒壮热，头眩呕吐，心烦潮热，自汗恶风，亦有无汗而恶风者。主以二陈汤，加桔梗、前胡、苏叶、桑皮、杏仁。身热，加柴胡、黄芩；体痛，加羌活、防风；头痛，加川芎；胸满，加枳壳；痰多，加金沸草；气逆，加苏子；内热，加玄参；咳嗽，加瓜蒌。"[6]

病案举例

1.叶天士治某（二七），风伤卫。寒热，头痛，脘闷。苏梗、淡豆豉、桔梗、通草各一钱，杏仁、滑石各三钱，厚朴、连翘各一钱半[5]。

又治某（二一），风邪外袭肺卫，畏风发热，咳嗽脘闷。当用两和表里：淡豆豉、桔梗、连翘各一钱半，杏仁三钱，苏梗、通草各一钱[5]。

2.余淦杰治余某，男，42岁，冒受风寒，鼻塞流涕，头目昏眩，T 38.5℃，咳嗽频作，痰清色白，胸闷不适，脉浮紧，苔薄，证属风寒束表，肺气不宣，宜疏风逐寒、宣达气机、止咳涤痰，杏苏饮化裁：杏仁、苏叶、前胡、牛蒡子、防风各二钱，薄荷八分，辛夷钱半，法半夏、桔梗、橘仁、连翘各三钱，甘草一钱[7]。

3.高令山治柳姓，男，45岁，冒受风寒，畏风怕冷，头痛发热，昨起喉痒咳嗽，痰多色白，胸满不舒，又有上气，纳谷减少，舌淡红，苔薄白腻，脉浮紧带数，此风寒束表，肺失宣降，拟疏风散寒、宣降肺气、化痰止咳：紫苏、荆芥、象贝母、前胡、桑叶各三钱，杏仁四钱，桔梗钱半，陈皮二钱，生甘草一钱，一剂汗微出，二剂而愈[8]。

4.叶熙春治寿炳泉，男，55岁。酒后触风引起湿痰，而致身热头疼咳嗽，痰稠胸闷，食减肢酸，舌苔白腻，脉弦，拟辛温解表法：桂枝尖八分，杏仁、象贝各三钱，炙前胡、刺蒺藜、宋半夏各二钱半，炒香豉、荆芥、杜苏叶各钱半，藿香、橘红各二钱[9]。

引用文献

［1］俞根初.重订通俗伤寒论［M］.上海：上海科学技术出版社，1959：110，258，259.
［2］吴鞠通.温病条辨［M］.福州：福建科学技术出版社，2010：53.
［3］吴仪洛.成方切用［M］.太原：山西科学技术出版社，2009：412.

[4] 中国中医研究院编.蒲辅周医疗经验[M].北京：人民卫生出版社，2005：140.
[5] 叶天士.临证指南医案[M].上海：上海卫生出版社，1958：238，559.
[6] 李用粹.中华医书集成·证治汇补[M].北京：中医古籍出版社，1999：11.
[7] 余淦杰.咳嗽证治例案[J].上海中医药杂志，1964，(3)：21.
[8] 高令山.咳嗽的辨证论治[J].上海中医药杂志，1965，(6)：15.
[9] 萧龙友等.现代医案选（第五辑）[M].北京：人民卫生出版社，2008：54.

（十三）清阳失宣候（肺卫风寒表里证本证3）

肺卫风寒证·清阳失宣候，系外感风寒，寒邪偏重，郁遏上焦清阳之气，不得宣发于清空清窍之候，症状多表现在头部和五官。

通称：感冒风寒。

内含病例：[**中医**] 风寒头痛，鼻伤风，脑风，鼻渊，失音。[**西医**] 感冒，过敏性鼻炎。

病因病机：肺卫风寒郁遏，因风寒外感，郁于肺卫，郁遏上焦，清阳之气失于宣展，空窍不得宣畅，清阳不升，浊阴上逆。

证象组合：阳郁+气郁+窍郁

主症：【**阳气不宣**】**症象**：①恶寒无汗。②脑户贯冷。③项背恶寒。**脉象**：浮紧，浮弦。

【**气机不宣**】**症象**：①胸闷满。②咳嗽。

副症：【**清空不宣**】**症象**：①头痛。②头胀闷。

【**清窍不宣**】**症象**：①声音骤闭。②咽痒。③鼻塞。④鼻流浊涕。⑤鼻内发痒，喷嚏，流清涕。⑥流泪。

宾症：【**气机不降**】**症象**：咳嗽气逆。

治则：风寒郁遏于上焦，清阳之气失于宣展，空窍不宣，治则当以辛温宣发阳气为主。清阳不升发于上，浊阴风寒壅遏不散，必使清阳发泄，然后外邪宣散，壅遏自解。若误投凉遏，抑其阳气；或妄投清润，腻滞邪机，必然难解，甚则留邪贻患，终成慢性疾患。

方证

1.六味汤证：王雨三方[1]。适用于风寒外束于肺，肺气不宣，不能发音，脉浮弦。详见论著。

荆芥、防风、薄荷、桔梗各一钱五分，甘草一钱，僵蚕二钱。

2.苍耳散证：《医方论》方[2]，适应风热壅遏，清阳不升，浊阴上逆，鼻流浊涕。费伯雄说：鼻渊一症有为火烁，有为风乘，有为寒侵，种种不同。此但可施于风乘者耳，亦非泻火门中之法也。

白芷一两，薄荷、辛夷五钱，苍耳子（炒）二钱五分。为末，食前葱茶汤调下二钱。

3.神圣散证：《太平圣惠方》方[3]。治夹脑风，及洗头后伤风，头偏痛甚者。适应风邪从风府上入于脑，名脑风，头痛，脑户觉冷，项背恶寒。

麻黄半两去根节，细辛半两，干葛半两、一半微炒、一半生用，藿香半两。上件药，捣细罗为散。不计时候服，用薄荷酒，或荆芥汤，调下一钱。

4.葱白葛根汤证：治恶寒头痛，鼻塞流涕。

葛根、白芍、川芎、知母、生姜、葱白。

论著和讨论

1.《素问·阴阳应象大论篇》："清阳出上窍，浊阴出下窍；清阳发腠理，浊阴走五脏；清阳实四肢，浊阴归六腑。"说明了本证候见症以清空、清窍失宣症象为主，如头痛、鼻塞流清涕、咽阻、失音，或咽痒咳嗽等；与清气失宣候略同，但略深重，因其寒重，已郁遏阳分，故可见形寒、畏冷、恶寒等阳气失宣之象，通常可见于感冒头痛、鼻渊、失喑等病症。**费伯雄**说："寒邪袭肺：气机不宣，或风寒犯肺，误用凉遏闭窍，声音骤闭，头痛鼻塞，无汗恶寒，或咳嗽声哑，或喉痒胸满，疏散宣利，其音自出。"[2]

治疗上以温通上焦阳气、宣发风寒为主，切不可妄投寒凉清润，以免抑遏病机，留滞邪气。**王雨三**说："肺属金，金为发音之源。凡风寒外束，并金水受损者均有此证。风寒外束于肺，肺气不宣，脉浮紧者，用麻黄汤。如浮弦者用六味汤（组方见方证）加羌活、苏叶。"[1]也有主三拗汤、荆苏汤：苏叶、荆芥、木通、橘红、当归、桂枝、石菖蒲。加味甘桔二陈汤：陈皮、半夏、茯苓、麻黄、桔梗、细辛、杏仁、枳壳、姜、葱。失音散：姜皮、僵蚕、甘草，研末姜汤下。

2.脑漏（鼻炎）：费伯雄说：冬月祁寒，感冒重阴，寒气侵脑，风气壅遏，鼻窍不通，时流浊涕，此寒伤之脑漏也。通阳圣化汤（自制）：当归、香附各二钱，川芎、羌活、辛夷各一钱，白术一钱五分，白芷五分，天麻六分，红枣五枚，姜三片[2]。

病案举例

来春茂治过敏性鼻炎：鼻痛，鼻塞，喷嚏，流清涕，淌眼泪，头胀闷，反复发作，日久嗅觉消失，用桂枝汤加味：桂枝、白芍各三钱，炙甘草钱半，生姜三片，大枣五枚，另研葶苈子五钱，蝉衣三钱，二味研末分三次吞服；气虚加参、芪、白术，涕黄加黄芩、黄柏，头痛鼻塞加藁本、白芷、川芎、僵蚕、辛夷、苍耳子，鼻流清水难以休止加五味子、诃子、乌梅收涩止漏，治疗20例疗效满意。如：黄某某，女，29岁，小学教师。患者自述，阵发性鼻痒，喷嚏连声，流白色清涕，鼻塞，头痛，反复缠绵2年之久，冬季寒风刺激后尤重。曾经中西医多次治疗未效，用上方6剂，服后病者自述已痊愈[4]。

引用文献

［1］王雨三.治病法轨［M］.北京：学苑出版社，2015：145.
［2］张元凯，时雨苍，杨伯棠，等.孟河四家医集［M］.南京：江苏科学技术出版社，1985：46，144.
［3］王怀隐等.太平圣惠方［M］.北京：人民卫生出版社.1958：1202.
［4］来春茂.桂枝汤加味治疗过敏性鼻炎［J］.新中医，1978，(1)：4.

（十四）清阳郁遏候（肺卫风寒表里证本证4）

肺卫风寒证·清阳郁遏候，系感冒风寒，寒邪偏重，猝然郁遏上焦清阳，不能宣发于内外，而成表里同病之重候。古人所称之太阳伤寒证，冬月正伤寒；又以其以麻黄汤为主方，故又常称为麻黄汤证。于夏季暑热之时，偶感阴寒之气而发者，称为夏令伤寒，或称阴暑证，即暑月阴寒证，有别于正伤寒与暑热证。近人以其症象急重，称之为重伤风、或重感冒，又以其寒偏重而称为冷伤风。

通称：太阳伤寒，冬月正伤寒，麻黄汤证，夏令伤寒，冷伤风，重伤风。

内含病例：［**中医**］重伤风，阴暑证，寒喘。［**西医**］重感冒，上呼吸道感染，重症小儿肺炎。

病因病机：肺卫风寒郁遏，因风寒外袭肺卫，郁遏上焦清阳之气，不得宣达于表里，外则卫阳郁遏而腠理不宣，内则肺阳郁遏致气失宣降，而成表里同病，即俞根初所谓：风重于寒者，为冷伤风，由其人猝伤冷风，较四时感冒为重，故俗称重伤风。

证象组合：阳郁+表郁+气郁+空窍

主症：【**阳气不宣**】**症象**：①恶寒，恶寒甚著。②面青黯。③烦躁。④口唇青紫。⑤面色青滞。⑥肢末欠温。⑦口干不欲饮水。**舌象**：①舌淡。②苔白滑而腻。③舌苔薄黄而润。**脉象**：①脉浮紧。②浮数。③右手脉已不应指，左寸关尚浮弦。④脉细。**指纹**：暗不旺。

【**腠理不宣**】**症象**：①恶寒发热无汗。②恶风无汗。③身热无汗。④身热起伏不定，汗少。**舌象**：苔白薄而滑。**脉象**：脉浮缓滑。

【**气机不宣**】**症象**：①咳嗽频剧，痰多白滑而稀。②胸闷，胸满。③胸脘闭塞，呼吸之气难以出入，④咳引胸痛。⑤心下疼痛，按之更甚。

副症：【**清空不宣**】**症象**：头痛，头项痛。

【**气机不降**】**症象**：①呕逆。②气急，气喘。③哮喘。

宾症：【**清窍不宣**】**症象**：①鼻塞声重。②流清涕。③咽痒。

【**经气不宣**】**症象**：①体痛。②腰痛。③骨节疼痛。

治则：应以通阳发散为主，使上焦清阳一展，阳气外达肌腠，则腠开汗出而散，风寒随汗而解，外邪一散，胸阳得畅，肺气自复其升降之常。

方证

1.麻黄汤证：张仲景方。治太阳病，头痛发热，身疼腰痛，骨节疼痛，恶风无汗而喘者，详见论著。

麻黄、桂枝、杏仁、炙甘草。

2.苏羌达表汤证：《通俗伤寒论》俞氏经验方[1]。辛温发汗法，适用于头痛身热，恶风怕冷，鼻塞声重，咳嗽清涕，痰多白滑而稀，或自汗而咳甚，或无汗而喘息，舌苔白薄而滑甚，或白滑而腻，脉左浮缓，右手浮滑。

苏叶钱半至三钱，防风、羌活、白芷各一钱至钱半，光杏仁、浙苓皮各二三钱，鲜生姜、广橘红（极重钱半）各八分至一钱。俞氏加减法：如风重于寒者，通称伤风，咳嗽痰多，原方去羌活、生姜加仙半夏三钱，前胡二钱，苦桔梗钱半。

论著和讨论

1.概念：张仲景："太阳病，或已发热，或未发热，必恶寒体痛，呕逆，脉阴阳俱紧者，名为伤寒。"(《伤寒论》3条）俞根初说："风重于寒者，为冷伤风。冷伤风者，由其人猝伤冷风。或先感于寒，续伤于风，较四时感冒为重，故俗称重伤风。头痛身热，恶风怕冷，鼻塞声重，咳嗽清涕，痰多白滑而稀，或自汗而咳甚，或无汗而喘息，舌苔白薄而滑甚，甚或白滑而腻，脉左浮缓，右手浮滑。"[1]

本证候与清阳失宣候的不同就在于，风寒外袭肺卫，内遏清阳，阳气不得宣达于内外，其见症以全身症状明显而严重为特点，如恶寒、壮热、头痛、身疼、无汗而脉浮紧等，但必须有肺气失其宣降之咳逆、喘急、胸满、胸痛等同时存在，方为表里同病之本候。以此区别于表证之卫阳失宣候，与里证之肺阳失宣候。

2.治则：以辛温宣发上焦清阳为主，外则发越于腠理，内则宣降于肺阳，然后外邪得散，肺气自复其宣降之常。仲景曰："太阳病，头痛发热，身疼腰痛，骨节疼痛，恶风无汗而喘者，麻黄汤主之"（《伤寒论》35条）。程应旄曰："头痛发热，太阳病皆然，而身疼腰痛，骨节疼痛，是寒伤荣室，若风伤卫，则无是也。恶风，太阳病皆然，而无汗而喘，是阳被壅遏，若风伤卫，则无是也。"[2]吴坤安说："凡感外邪，头痛恶寒，发热而兼咳嗽者，此伤风之重症，伤寒之轻症也。盖肺主皮毛，太阳主一身之表，原相联属，但兼咳嗽，则邪外传于肺而解，不致传里，故为轻症，主治以手太阴为主，如寒邪重，则舌润不渴，宜六安煎加羌活、苏叶之类汗之，如寒天兼喘，气口脉涩，加麻黄。"[3]切不可因见其壮热，妄投寒凉、泻下，顿挫清阳，闭塞机窍，致生肺痹肺胀及痉厥之变。

3.伤寒与伤风的鉴别：蒲辅周说：一般都晓得中风脉缓有汗，伤寒脉紧无汗。还有一个鉴别方法，即风杀谷寒不杀谷，伤风口味不变，伤寒口味变，吃东西不香[4]。

病案举例

1.费绳甫治上海吴仲祥之妻，患伤寒，先恶寒而后发热无汗，头痛苔白。医用寒凉药，即胸脘闭塞，呼吸之气难以出入，势濒于危。急延余诊，右手脉已不应指，左寸关尚浮弦。风寒已伤营卫，加以寒凉遏抑，引邪入里，伤及中阳，气道不通。向来阴虚痰重，不胜麻、桂。处方：青防风、老苏梗、葱白各二钱，荆芥穗、法半夏各钱半，薄橘红、川厚朴各一钱，光杏仁三钱，甘草五分。1剂，胸脘即舒，气道流通。再剂，汗出热退而愈[5]。

2.蒲辅周治寒喘（重症小儿肺炎）：薛某，女，2个月，发热，烦躁喘促入院，T 39℃，脉搏180次/分，身热无汗，烦躁不安，喘促而青暗，舌淡苔白微腻，脉浮数，为感受风寒，肺卫郁闭，辛温解表：麻黄三分，杏仁八分，甘草二分，前胡、桔梗各五分，僵蚕一钱，葱白一寸连须，1剂，体温微降，手心润，面已红润，微烦躁，喘促减，脉细数，加石膏一钱，1剂热退，喘平烦止，微咳有痰，舌淡无苔，脉滑，表邪已解，肺胃未和，以调和肺胃、清气化痰善后：法半夏、川贝母、杏仁、竹茹各一钱，化红皮八分，甘草三分，竹叶二钱[6]。

3.吴匊方治余清妹，女，35岁，感冒寒重热轻，经服香苏葱豉汤后，唯仍恶寒，小有发热，遍身束痛，咳唾痰浊，清阳郁遏，气机不宣，再以疏达为治：杏仁、全瓜蒌、淡豆豉、象贝母各三钱，桔梗、法半夏、炒枳壳、郁金、苏梗各钱半，白蔻仁五分，姜川连六分，橘红、鲜葱白各二钱[7]。

4.张云鹏治上呼吸道感染：巫某，男，34岁，翕翕发热6天，T 38℃以上，汗出热不解，口不渴，头痛恶寒，微咳胸闷，骨节疼痛，脉浮紧带数，苔薄白。风寒外袭，稽留肌表，以疏解其肌，微开其表：麻黄、生姜各一钱，桂枝钱半，芍药、陈皮各二钱，杏仁三钱，大枣五枚，炙甘草八分，茯苓四钱，药后微汗，T 37.4℃。继桂枝汤加味，2剂热退[8]。

5.孙谨臣治赵某，女，2岁，哮喘由感寒而发，两日来，始则畏寒，发热无汗，鼻流清涕，咳嗽气粗，继则哮喘发作，伴有痰声，喘甚则面色青滞，唇口紫绀，苔白厚，指纹暗不旺，证属风寒外束，肺失宣和，痰气交阻，上壅气道，治则宣肺解表、利气化痰：苏叶、淡豆豉、法半夏各4.5g，防风、前胡、杏仁各3g，薄荷、枳壳、桔梗、橘红各2.4g，葱管3支，薄姜1片，温覆取汗，1剂汗出溱溱寒退，哮喘已平，唯咳嗽未止，伴有痰声，肺已疏宣，痰浊未化，去表药加化痰药主之：枳壳、橘红、桔梗各2.4g，甘草、郁金、瓜蒌皮、大贝各3g，法半夏4.5g，茯苓6g，2剂，咳嗽均减，气息平和，去桔、橘加米炒太子参、薏苡仁各6g，连服2剂愈[9]。

6.周仲瑛治耿某，女，34岁，病史：咳嗽已经四周，近旬复增寒热，汗少，咳剧胸痛，咯痰黏白夹黄。口服清热宣肺剂不效。故予入院治疗。症状：恶寒甚著，身热起伏不定，汗少，头项痛，身痛，肢末欠温，咳嗽频剧，咽痒，气急，咳引胸痛，胸闷，心下疼痛，按之更甚，咯痰黏白，呈泡沫状，混有黄稠块，口干不欲饮水，大便数日未行，舌苔薄黄而润，质淡，脉细。诊断：外感咳嗽。辨证施治：风寒客于卫表，痰浊郁闭于肺，肺气失于宣畅，治予辛温解表、宣肺化痰，仿麻黄汤合桂枝厚朴杏子汤加减：炙麻黄、桂枝、川朴各一钱，甘草八分，光杏仁、炒苏子、炒莱菔子、炒枳实各三钱，法半夏二钱，全瓜蒌五钱，陈皮各一钱五分。药后汗出量多，热退，身痛缓解，咳减而仍阵作，咳引脘痛，咯痰质黏量多，色白夹黄。原方继服3天咳止，大便通畅，仅脘部微有压痛，巩固2日，痊愈出院[10]。

引用文献

［1］俞根初.重订通俗伤寒论［M］.上海：上海科学技术出版社，1959：45，181，204.

［2］吴谦.中华医书集成·医宗金鉴［M］.北京：中医古籍出版社，1999：22.
［3］吴坤安.伤寒指掌［M］.上海：上海科学技术出版社，1959：卷一42.
［4］蒲辅周老中医介绍外感热病治疗经验（记录稿）［J］.新医药学杂志，1973，（1）：33.
［5］费赞臣，费季翔.费绳甫的治疗经验［J］.新中医，1981，（12）：7.
［6］中国中医研究院.蒲辅周医案［M］.北京：人民卫生出版社，2005：139.
［7］景德镇市中医院.吴匊方医案［M］.景德镇：景德镇人民出版社，1960：9.
［8］张云鹏.急性发热的辨证论治探讨［J］.上海中医药杂志，1965，（8）：10.
［9］孙浩.孙谨臣儿科集验录［M］.兰州：甘肃科学技术出版社，1990：40.
［10］周仲瑛.中医内科学［M］.北京：中国中医药出版社，2003：81.

（十五）清气虚郁候（肺卫风寒表里证兼夹证1）

清气虚郁候，为肺卫风寒证夹气虚不足之表里证，常见于老弱之人，或久病之躯，感冒风寒，郁于上焦气分，见症与清气郁遏候相同，但必兼见气虚不足之脉舌症象。

通称：虚人感冒。

内含病例：［中医］感冒。**［西医］**支气管肺炎。

病因病机：肺卫风寒虚郁，病由其人元气素虚，外感风寒郁于肺卫，清气无力宣行于内外，而成表里邪气郁遏，而兼气虚不足之候。

证象组合：气虚+表郁+气郁

主症：【气虚不充】症象：①微热气怯。②骨节酸楚。③口淡，不欲食。④不渴。**舌象：**舌质淡，苔薄白。**脉象：**脉浮缓，脉浮濡缓。

　　【气机不宣】症象：①咳嗽，痰白而稀。②咳嗽声嘎无痰。

副症：【腠理不宣】症象：①恶寒发热。②汗少。③腰痛。

　　【气机不降】症象：气逆咳呛。

宾症：【清空不宣】症象：①头胀，头痛。②多喷嚏，鼻塞流涕。

治则：当以宣散风寒、宣降气机为主；略参补益元气之品，以助正祛邪；则正气不伤，而风寒易解。

方证

1.人参败毒散证：《类证活人书》方[1]。又名败毒散。功能益气解表，散风祛湿。治正气不足，外感风寒湿邪，症见恶寒发热无汗，头项强痛，肢体烦疼，胸膈痞闷，鼻塞身重，咳嗽有痰，舌苔白腻，脉浮。

柴胡、前胡、川芎、枳壳、羌活、独活、茯苓、桔梗、人参各30g，甘草15g。为粗末，每服30g，加生姜3片、薄荷少许，水煎服。

2.参苏饮证：《医学元戎》方[1]。功能益气解表，理气化痰。治外感内伤，发热头痛，呕逆咳嗽，痰塞中焦，眩运嘈烦，伤风泄泻；及伤寒已汗发热不止。

人参、紫苏、干葛、前胡、半夏（姜汁炒）、茯苓各22.5g，陈皮（去白）、甘草、枳壳（麸炒）、桔梗、木香各6g，为粗末，每服15g，加生姜7片、大枣1枚，水煎服。

论著和讨论

《灵枢·百病始生篇》："风雨寒热，不得虚，邪不能独伤人。猝然逢疾风暴雨而不病者，盖无虚，故邪不能独伤人。此必因虚邪之风，与其身形，两虚相得，乃客其形。"素体气虚，往往最易感邪。气虚则表卫不固，腠理疏松，遇气候变化，辄感风寒，时时恶风形寒。辄宜于宣散药中略参益气之品。如未见虚象，而妄加补益，于身无益，反有留滞外邪之嫌。

病案举例

1.陈芝高治王某某，女，40岁，患感冒，发热恶寒，咳嗽鼻塞，仍坚持上班，服杏苏散加减3剂，寒热已退，过了3天，又见恶寒发热，头痛，腰痛，咳嗽，痰白而稀，鼻塞流涕，口淡，不渴，汗少，不欲食。检查：舌质淡，苔薄白，脉浮缓。胸部平片检查：肺门阴影浓密，纹理增粗明显，右下肺野有少量絮片状及索条状模糊阴影，肺野及心隔未见异常。诊断为"支气管肺炎"。辨证：风寒犯表，肺气不利，元气虚弱。治以扶元解表，疏肺止咳。人参败毒散加减：党参18g，羌活、独活、柴胡、川芎各6g，炙甘草4.5g，茯苓12g，桔梗、苏叶、前胡各9g。1天服2剂。上方服3剂，寒热已退，头痛鼻塞减轻，汗出，腰痛，咳嗽稀痰，口淡，不渴，胃纳不佳，脉缓不浮，舌质淡。在表之风寒已解八九，肺气仍不畅利，法宜疏肺除痰为主，佐以扶元解表之品，参苏饮合六君子汤加减：蛇胆陈皮末二支（和服），法半夏12g，炙甘草4.5g，茯苓15g，党参30g，苏梗、前胡、桔梗、北杏仁各9g。5剂，咳嗽减，痰亦少，胃纳增，头痛鼻塞均除，但咽喉不利，疲乏无力，脉细，改用扶元益气为主，化痰疏肺次之，为其邪退正虚故也。用六君子汤（红参须、党参并用）加当归、北杏仁、款冬花、浙贝母、桔梗等出入，再服8剂，咳嗽平，咽喉利，精神恢复。胸部平片复查：右下肺野絮状阴影已全部吸收，支气管肺炎已基本治愈[2]。

2.叶治范治赵右，18岁，开始形寒怯冷，头胀，多喷嚏，翌日鼻塞流涕，咳嗽；至就诊时伴有身热肤灼，食欲减退，体温38.5℃，骨节酸楚，脉浮濡缓，舌苔薄白，邪在表而营分不足，当从扶正撤邪，轻取微汗，用桂枝汤加黄芪等：生黄芪、白芥子、荆芥、防风各9g，桂枝、炙甘草各3g，炙紫菀4.5g，炒白芍、炙款冬花、姜半夏、生姜各6g，红枣2枚。服1剂，当晚熟睡，身热随微汗而解，头痛消失，咳嗽爽利，去荆、防，连服2剂而愈[3]。

又治赵左，37岁，感寒后咳嗽声嘎无痰，微热气怯，头胀，食欲不振，脉浮数，苔薄白，听诊肺有啰音，此寒风闭肺，桂枝汤加味：麻黄开泄肺气，佐枳实宣通壅滞：生黄芪、桂枝各3g，炙麻黄、炒白芍各4.5g，炙甘草2.4g，白芥子、杏仁各9g，姜半夏、枳实、生姜各6g，红枣4枚。2剂咳嗽有痰，声转响亮，胸次泰然，身感舒适，再剂痊愈[3]。

引用文献

［1］汪昂.中华医书集成·医方集解［M］.北京：中医古籍出版社，1999：27，44.
［2］陈芝高.支气管肺炎［J］.新中医，1980，(2)：26.
［3］叶治范.桂枝汤加黄芪治疗流行性感冒的疗效观察［J］.江西中医药，1960，(1)：21.

（十六）气液郁蒸候（肺卫风寒表里证兼夹证2）

肺卫风寒证·气液郁蒸候，为表证夹虚证之一，系津液不足而又感受风寒，风寒郁表，而成津枯表郁共存之候。

通称：阴虚伤寒。

内含病例：［中医］劳倦伤风，战汗。

病因病机：肺卫风寒虚郁，因肺胃气液不足之体，津亏内热，外感风寒，表阳郁于外，津液亏于内，上中气机，失其宣降之常，无液化汗外达，致外寒无由而解，而成表里寒热虚实夹杂之候。

证象组合：表郁+气虚+津枯

主症：**【腠理不宣】症象**：恶寒发热无汗。

【津液消灼】症象：①身熯燥，亢热无汗。②面红唇赤。③口渴唇燥。④烦躁。**舌象**：舌嫩红干，底绛浮白，虽湿而干。**脉象**：①脉虚细而弦。②浮洪无力。③脉弦数无力。

【气虚不充】症象：①神气衰。②昏昏如醉。③卧床不起。**脉象**：寸短弱欠神韵。

副症：**【清窍不利】症象**：咽干舌燥。

【气机不宣】症象：①咳嗽。②中脘痞塞。

宾症：**【气机不降】症象**：呕恶。

治则：滋养气液为主，略兼温散以达表，切不可强发其汗，不可纯用疏散。当遵吴坤安的"滋养阴液以汗之"[1]之法。过允文曰："生津托邪，以邪透汗出为首要。"气液回复，汗出邪达而解，重者亦可致战汗而解。

方证

1.加减金水六君煎证：吴坤安方[1]。治恶寒发热，口渴唇燥，舌嫩红而干，或底绛浮白，或兼咳嗽，或兼烦躁，脉浮数洪无力。详见论著。

当归、茯苓、熟地、生地、川石斛、陈皮、丹皮、淡豆豉、羌活、炙甘草、生姜。水煎服。

2.加味黄芪建中汤证：详见病案1、2。

论著和讨论

本证候肺胃气液不足，或由其人素体津液不足，所谓素禀阳脏，多火少水，津枯燥胜者；或过投辛温发汗以攻表，致津液伤残者，外受风寒，郁遏卫阳，无力化汗外达，而成表证夹虚之候。舒驰远说："燥胜者，心烦尿短，身熯燥而神气衰，宜加玉竹、瓜蒌仁、天冬、麦冬润燥除烦。"[2]其治则当于通阳宣泄之中，参以生津增液之品，以滋汗液之化源，而助其汗泄邪解。切不可强攻其表。

吴坤安曰："若初起恶寒发热，口渴唇燥，舌苔嫩红而干。或绛底浮白，或兼咳嗽，或兼烦躁，六脉弦数无力，或浮洪无力。此阴虚水亏而挟外感也。阴虚于下，则阳亢于上，故见躁烦。勿以阳明火证治之，亦宜金水六君。去半夏，用生地，加川斛、丹皮、豆豉、羌活之类，滋养阴液以汗之。如兼呕恶，当留半夏，加竹茹以和胃。如兼咳嗽，加旋覆花、甜杏仁以降气。"[1]又说："因口燥渴而食生冷，遂致泄泻，舌苔微白兼淡红，舌形虽湿而干，此脾本虚寒。因津液少而渴，故一食生冷即见泄泻，治宜和脾以益少阴，如生地、丹皮、茯苓、山药、广皮、钗斛、苡仁、甘草、莲肉等主之。兼表证者，加葱白、豆豉，或羌活、葛根亦可。如表证已除，而但发热口渴兼便溏者，前药加糯米炒麦冬、沙参以生津液，自然渴解热止。”[1]

病案举例

1.**孙文垣**治费一吾弟妇，遍身痛发热，汗大出，昏昏如醉，卧不能起，两寸短弱，六脉皆数而无力，此劳倦之余，故汗大走也（元气耗散，不可纯用疏散——洪成注）。黄芪、石斛各三钱，白芍四钱，甘草钱半，桂皮八分，当归一钱。一剂热除，痛汗皆止，唯倦不能起，前方加人参、陈皮，两剂而痊[3]。

2.**金子久**治新左，耄耋之年，肺家素有伏热，时常吐血；胃家夙有痰湿，时常咳嗽。半月以来，津液顿耗，舌质光剥，舌边花白，脉欠神韵，咳痰不易出，乍而面红汗泄，乍而形寒肢厥，大便不通，中脘痞塞，形似真实，究则真虚。予调和营卫，鼓舞中焦，借利关窍，黄芪建中汤合玉屏风散加减：生黄芪、防风、生白术、炙甘草、桂枝、白芍、瓜蒌皮、肉苁蓉、白蜜、牛膝、麦冬、叭哒杏仁、橘红、川贝母[4]。

引用文献

［1］吴坤安.伤寒指掌［M］.上海：上海科学技术出版社，1959：卷二24，25.
［2］舒驰远.伤寒集注［M］.北京：人民军医出版社，2009：139.
［3］江瓘，魏之琇.名医类案（正续编）［M］.北京：中国中医药出版社，1996：333.
［4］徐衡之，姚若琴.宋元明清名医类案［M］.长沙：湖南科学技术出版社，2006：869.

（十七）清阳失调候（肺卫风寒表里证兼夹证3）

肺卫风寒证·清阳失调候，系风寒郁遏上焦清阳，兼营分虚弱之候。其病机：即上焦则清阳郁遏，外则营卫失调，为表里虚实夹杂之候。古人亦称为营卫不调，因仍主用桂枝汤，却又称为阳旦汤证。

通称：营卫失调，阳旦汤证。

内含病例：［**中医**］血虚感寒。

病因病机：肺卫风寒虚郁，多系体弱营血不足之人，或失血或产后营血新亏之体，积劳积郁积虚。感冒风寒，或过投发散，汗泄过多，营液耗损，均可致营血虚弱。而外寒郁滞，致卫阳怫郁，不得宣发，而成卫强营弱之病机。且上焦清阳之气失于宣展，外不能宣发卫阳，内不能宣降气机，成为表里虚实夹杂之候。

证象组合：阳郁+阳滞+营虚+气郁

主症：【**阳气怫郁**】**症象**：①发热恶寒，恶寒时时有热。②面赤恶风，大汗如浴。③昼夜烦躁。④昏瞀不语，或神昏谵语。

【**营虚失荣**】**症象**：①汗出。②口渴。**脉象**：①脉濡缓。②两脉虚涩。

副症：【**阳气不宣**】**症象**：①恶寒。②头痛。③四肢麻木拘急。④身痛中痛。**舌象**：舌淡苔白。

宾症：【**气机不宣**】**症象**：①胸满，心下闷。②咳嗽。③胸痛彻背。

【**气机不降**】**症象**：干呕。

治则：当以宣泄卫阳以散发风寒，兼以补养营血，以扶正达邪，即调和营卫之虚实为主法。马元仪曰：“非解郁则风不出，邪内虚陷，非补虚则邪不达。”[1]然上焦清阳郁遏，故仍当以通阳为主导，则外可以通达卫阳之怫郁，内可以调节气机之升降，则外邪易散，而营血不损，邪去正复而愈。

方证

1.**加味桂枝橘皮汤证**：《通俗伤寒论》方[2]。调和营卫，降气治咳，治头痛身热，恶风怕冷，鼻塞声重，咳嗽清涕，痰多白滑而稀，自汗而咳。

白芍、陈皮各4.5g，桂枝、生姜各3g，炙甘草1.8g，杏仁9g，前胡6g，大枣2枚。

2.**桂枝牡蛎汤证**：李聪甫方[3]。治伤寒初起，过服阿司匹林，大汗如浴，见病案2。

桂枝5g，白芍9g，当归身、茯神、煅牡蛎各10g，炙远志、砂仁、炙甘草各3g，淡生姜3片，大枣3枚。

论著和讨论

本证候主要见症，仍以卫强营弱为特征，如发热、恶风、恶寒、自汗出等，但必兼见上焦气机宣降失常之胸满、咳、呕等。仲景曰：“产后风，续之数十日不解，头微痛，恶寒，时时有热，心下闷，干呕，汗出虽久，阳旦证续在耳，可与阳旦汤。”（《金匮要略·妇人产后病脉证治》）其治则虽以调和营卫虚实为法，但仍当以宣通阳气为主导，以宣泄卫分怫郁之风寒，更当参以宣降气机之品，方为合法。俞根初说：“同一感受风寒，寒甚于风者为正伤寒，风重于寒者为冷伤风。冷伤风者，由其人猝伤冷风，或先感于寒，续伤于风，较四时感冒为重，故俗称重伤风。头痛身热，恶风怕冷，鼻塞声重，咳嗽清涕，痰多白滑而稀，或自汗而咳甚，或无汗而喘息，舌苔白薄而滑，甚或白滑而腻。……自汗而咳者，先调营卫以治咳，桂枝橘皮汤加杏仁9g、前胡6g。”[2]

病案举例

1.马元仪治发热恶寒，口渴胸满，身疼中痛，昼夜烦躁（或神昏谵语），两脉虚涩，此积劳积郁积虚之候，劳则虚其中，郁则伤其上，虚则衰其下，由是风寒之邪，乘虚内陷，乃生寒邪，邪气既张，正气愈虚。邪因气入，非解郁则风不出；邪内虚陷，非补虚则邪不达，先滋其上：瓜蒌、泡姜、枳壳、桂枝、桔梗、半夏、杏仁、苏子（小陷胸、诸泻心法化出）；次和其中：人参、桂枝、淡姜、川连、枳壳、厚朴、半夏、炙甘草（此治中痛，泻心汤法）；次补其虚：人参、秦艽、杏仁、首乌、苏子、广皮、枳壳、半夏曲（复下焦之阴）[1]。

2.李聪甫治肖某某，女，28岁，伤寒初起，恶寒发热，头痛项强，身疼痛，过服阿司匹林片，大汗如浴，面赤恶风，四肢麻木拘急，胸痛彻背，不能左侧而卧，痛甚则昏瞀不语，脉濡缓，舌淡苔白。法当和营卫、健心阳以辛甘温之剂（组方见方证）[3]。

引用文献

[1] 徐衡之，姚若琴.宋元明清名医类案[M].长沙：湖南科学技术出版社，2006：573.

[2] 俞根初.重订通俗伤寒论[M].上海：上海科学技术出版社，1959：204.

[3] 李聪甫.李聪甫医案[M].长沙：湖南科学技术出版社，1979：9.

（十八）清阳怫郁候（肺卫风寒表里证转证1）

肺卫风寒证，由于失治或误治，致阳气怫郁于表里，不得宣泄，而成清阳怫郁之候。其在表则卫阳怫郁，在里则气上冲，或呕或呃，清阳怫郁，更有烦躁不宁，面赤头痛，谵语狂躁等阴证似阳的症状。但认证务必得当，寒热阴阳不可少混，差之毫厘，谬以千里。

通称：伤寒失表，阴证似阳，血汗。

内含病例：[中医]衄血，战汗。

病因病机：肺卫风寒郁滞，因外感风寒，郁于肺卫，或失于发散，或外散太甚，或误投寒凉，阴邪郁滞，阳气不得发越，而怫郁于表里，仲景称之为“阳气重”。在表则卫阳怫郁，风寒不得泄越；在里则阳气欲泄不能，郁滞上焦，宫城蒙蔽，险象丛生。

证象组合：阳郁+阳滞+表郁+气郁

主症：**【阳气不宣】症象**：①恶寒怕冷。②手足厥逆。③沉困倦卧。④面色青黄。⑤口唇色青。**舌象**：①舌质淡。②苔灰白。**脉象**：①脉浮紧或伏。②脉浮滑。

【阳气怫郁】症象：①服汗药发烦目瞑。②衄血，吐血服凉反剧。③下后气上冲。④壮热面赤。⑤发散热势反增。⑥躁扰不宁。⑦昏闷郁冒。⑧谵语狂笑。⑨抽搐。**脉象**：①脉浮数。②洪大。③寸动。

【腠理不宣】症象：①发热无汗身痛。②壮热无汗。

副症：**【清空不宣】症象**：头痛。

【气机不宣】症象：①胸膈不舒，胸腹满。②大便不通，小便清利。**脉象**：模糊。

宾症：**【气机不降】症象**：①呃逆不止。②呕逆。

【清窍不宣】症象：①咽阻。②咽痛。

治则：当升发阳气为主，使清阳发越，则汗出而解，仲景总说：“当须发汗”“可更发汗”，故不可投寒凉反遏阳气，怫郁必不得解。谢甘澍曰：“表邪内炽，郁而不达，升散火郁，得汗而解。”[1]亦有作战汗而解者。

方证

1.麻黄汤证：陶尚文方[2]。治伤寒四五日，吐血不止，脉浮紧而数，详见病案2。

（张仲景方药）麻黄三两，桂枝二两，杏仁七十个，炙甘草一两。水煎，分三次服，服后取微汗。

2.升阳散火汤证：谢甘澍方[1]。治胃虚过食冷物，抑遏阳气于脾土，四肢发热倦怠，或骨蒸劳热等。详见病案4。

升麻、葛根、羌活、独活、白芍药、人参各15g，柴胡24g，生甘草6g，炙甘草9g，防风7.5g。为粗末，每服15g，水煎服。

3.桂枝汤证：适用于发汗后或下后不可峻汗之时，作更发其汗用。

桂枝、芍药、生姜三两，炙甘草二两，大枣十二枚。水煎，分三次服，服后避风，少顷，饮热稀粥以助药力，使其微微汗出（张仲景方）。

论著和讨论

1.本证候见于表证者，如恶寒、壮热、无汗、身疼、脉浮紧等，为卫阳怫郁之象。里证则见气上冲，或呕或呃，胸膈不舒等，为清阳之气怫郁。更可见发烦不解，甚则躁扰不宁，面赤壮热，大便不通，衄血吐血，头剧烈痛，投发散热势反增，剧者可见昏闷郁冒，或谵语狂笑以及抽搐等酷似阳火症象，其实皆阳气郁怫所致，并非真正阳证，古人亦称阴证似阳。切不可妄投寒凉，反遏其势，病必加剧。仍当急于宣发其怫郁，得汗泄邪散，诸症自解。如张仲景曰：脉浮而数者可发汗，宜麻黄汤（《伤寒论》52条）。总之，如陆养愚所谓："不汗则剧，得汗解矣。"[2]

但仲景于已发汗后，或已下后，怫郁不解者，不用麻黄汤峻剂发汗，而用桂枝汤通阳和阴以"更发汗"。如"伤寒发汗，已解，半日许复烦，脉浮数者，可更发汗，宜桂枝汤"（57条）。"太阳病，下之后，其气上冲者，可与桂枝汤，方用前法。若不上冲者，不可与之"（15条）。"太阳病，初服桂枝汤，反烦不解者，先刺风池、风府，却与桂枝汤则愈"（24条）。

2.红汗：至于失血之象，亦由阳气怫郁所致，但当发越其阳气，怫郁解而汗泄，不止血而血自止；亦有较浅者，出血而怫郁从血而解，不须发汗，诸症自解，故古人称之为"红汗"，仲景曰："伤寒脉浮紧，不发汗因致衄者，麻黄汤主之"（55条）。何廉臣也说："不拘口鼻失血，但起于头痛，怕冷发热，无汗者，无论热之久暂，而怕冷等证仍在者，当解其表。表解则血自止。"[3]此即古人所谓"夺血者无汗，夺汗者无血"之理。

3.症状鉴别：郑庆增说：①烦，均为服用桂枝汤、麻黄汤等解表剂之后，为余邪烦扰或表虚复感外邪。此外，"烦"可理解为病邪烦扰不解，不应作为"烦躁""烦闷"等症状看待。②气上冲，属整体中的个别现象，故不应作为本证的主要症状，甚至不能作为兼证，只能是一种偶发症状。③鼻鸣、干呕、衄血这三个症状作为本证可出现的少见症状。但凡具备营卫不和的病理机制，尽可放手使用本方，辨证中亦无须主证俱全[4]。

病案举例

1.陶尚文治一人，伤寒四五日，吐血不止，医投犀角地黄汤等而反剧，脉浮紧而数，若不汗出，邪何由解，遂用麻黄汤（组方见方证）一服，汗出而愈[2]。

2.陆养愚治韦汝经，天寒夜坐，倦怠倚几而睡，洎醒，身觉寒甚，头微痛。天明自服参苏饮，二剂未得汗，头痛数日不止。或谓其体弱，令以补中益气汤，倍人参服之，便觉神昏闷，胸膈不舒，从早至夕，粒米不进，晚发热，呃逆，睡卧不安。医以脉带数，是火也，用知、贝、芩、连、竹茹辈投之，反遍身壮热，呃逆不止。面赤戴阳，郁冒呕呃，左脉浮数而弦，右脉尚和。乃曰：病轻药误耳，不汗而剧，得汗即解矣。乃以火郁汤倍麻黄，强覆，大汗之，至晚诸症如失。明日索药。曰：昨见几上尚有补中益气汤一剂，服此足矣[2]。

3.张路玉治范求，先患伤寒营证，恶寒三日不止，服发散药二剂，第七日躁扰不宁，脉亦不至，手足厥逆，独左寸厥厥动摇，知是欲作战汗，令勿服药，但与热姜汤助汗而解[2]。

4.谢甘澍治一妇患伤寒头痛咳嗽潮热不退者，曾服柴、葛、知、芩之剂，热势转增，肌肤干涩，沉困蜷卧，脉象模糊，身如燔炭，知为表邪内炽，郁而不达，表邪未罢，误用柴葛知芩，引邪入少阳、阳明，用升阳散火汤（组方见方证），仿升散火郁之法，易之以散寒郁也。一剂汗涌，二剂而痊[1]。

5.龚子夫：郁阳太盛：（《伤寒论》）原书46条："太阳病，脉浮紧，无汗，发热，身疼痛，八九日不解，表证仍在，此当发其汗。服药已微除，其人发烦，目瞑，剧者必衄。衄乃解，所以然者，阳气重故也，麻黄汤主之。"47条："太阳病，脉浮紧，发热，身无汗，自衄者愈。"例：龚某某，女（系笔者女儿）。11岁时某晚微恶寒，继之发热，头痛无汗，因已下班未及时给以治疗，便嘱卧床休息。当晚10时许，突然发生鼻衄少许，翌晨果不药而热退自安。深信仲师之言不我欺[5]。

引用文献

[1] 徐衡之，姚若琴.宋元明清名医类案[M].长沙：湖南科学技术出版社，2006：247.

[2] 江瓘，魏之琇.名医类案（正续编）[M].北京：中国中医药出版社，1996：18，286，320.

[3] 俞根初.重订通俗伤寒论[M].上海：上海科学技术出版社，1959：325.

[4] 郑庆增.伤寒论方证证治准绳[M].大连：大连出版社，1998：6.

[5] 龚子夫.试析《伤寒论》中的血证[J].江西中医药，1983，(5)：48.

（十九）气血怫郁候（肺卫风寒表里证转证2）

肺卫风寒证失于表散，风寒之邪不得宣泄，阳气怫郁，扰动血络而成气血怫郁之候，伤寒家通称之为失表动血之证。

通称：失表动血。

内含病例：[中医]风寒失血。

病因病机：肺卫风寒怫郁，因外感风寒，失于表散，阳气被怫郁，不得宣泄，邪气怫郁于血络，以致络血失宁；或素有血证，因寒犯肺，震动血络，均可致血上溢。

证象组合：表郁+阳郁+气郁+血溢

主症：【腠理不宣】症象：①身热身疼。②形寒，怕风。**舌象：**苔白滑。**脉象：**脉浮紧。

【阳气怫郁】症象：①壮热无汗。②皮毛枯燥。③躁扰。④咽痛。⑤小溲黄灼。

【络血妄行】症象：①咳血。②鼻衄如流。③吐血，服滋阴反大吐。

副症：【气机不宣】症象：①咳嗽。②喉痒。③胸痛。

【气机不降】症象：①气逆。②气喘倚息难眠，喉声如锯。

宾症：【清窍不宣】症象：头痛。

治则：仍当宣散风寒为主，以宣泄怫郁之邪，则血络自宁，络血自止。然阳气已扰动营血，自当参以安营和血之味，方更合拍。

方证

1.吴氏泄卫安营汤加减证：《通俗伤寒论》方[1]。治证必兼头痛身热，形寒怕风，喉痒胸痛。详见论著2。

苏叶梗、炒黑荆芥、苏薄荷各3g，杏仁、紫菀、生白芍各4.5g，蜜橘红、片芩各2.4g，清炙甘草1.5g，藕汁2瓢。

2.疏风止嗽汤加味证：《通俗伤寒论》方[1]。适用于咳嗽不爽，痰多泡沫，胸闷或声哑不出，或鼻塞头痛，苔薄白，必兼头痛身热，形寒怕风，喉痒胸痛。详见论著2。

荆芥、百部、白前各4.5g，薄荷3g，炙甘草1.8g，橘红2.4g，紫菀、杏仁各6g，加藕汁、童便。

3.桂枝加龙牡汤证：张石顽方[2]。治每伤风，必吐血梦泄，表解血止。详见病案1。

桂枝、芍药、生姜、龙骨、牡蛎各三两，甘草二两，大枣十二枚（张仲景方药）。

4.加味麻黄汤证：王和伯方[3]。适用于曾服寒凉，郁遏太甚者，详见病案2。

蜜炙麻黄、清甘草各1.5g，桂枝1.2g，杏仁9g，通草2.4g，荆芥炭3g，炒苏子、旋覆花各6g，橘红3.6g，前胡4.5g，山茶花3朵。

论著和讨论

1.本证候与清阳怫郁候略同，但清阳怫郁候是以阳气怫郁于胸中为主，并不一定扰动血络。而本候则以阳气不得外泄，逆走阳络所致，且血溢不能解其怫郁，非前者"血汗"可比。吴坤安说："若失于表散，阳气不得外泄，则逆走阳络，络血妄行，则致吐血；或由其人素有血证，寒邪犯肺而咳，震伤血络，亦致咳血，均当以清疏营卫、表散寒邪为治，古人皆以麻黄、桂枝等汤治血证是也，然未免大峻，当小其制，用羌活、苏叶、荆芥、薄荷等，以祛风散寒，橘红、杏仁以降气，芍药、甘草以安营；微兼渴者少佐黄芩以清热，则营卫之邪解散，自然嗽止身凉，血不治自止矣。"[4]

2.其治则除通阳泄越，以解其怫郁之外，必参以安营和血之法，是为同中之异。何廉臣说："因素有血证，风寒犯肺而咳，震伤血络而上溢者，证必兼头痛身热，形寒怕风，喉痒胸痛，治宜清疏营卫，吴氏泄卫安营汤加减（组方见方证），庶几营卫之邪解，自然咳止身凉，血不治而止矣。或用疏风止嗽汤加藕汁、童便（组方见方证），亦多奏效。"[1]

病案举例

1.张石顽治沈懋甫仲子，年十七，每伤风，必吐血梦泄，此肝藏有伏火，与桂枝加龙牡（组方见方证）四剂，表解血止；若以火盛而投知柏之属，鲜有不成虚损者[2]。

2.王和伯治吕男：秋燥由皮毛而袭，表卫失宣，形寒壮热，咳嗽频仍，不知外袪其邪，偏投寒凉滋润，邪无出路，则皮毛枯燥，而反横决于其窍，致令鼻衄如流，气喘倚息难眠，喉声如锯，殊为棘手危疴。处方（组方见方证）。二诊：药则衄止喘平，身热亦退，咳嗽未爽。处方：桔梗2.4g，仙半夏、前胡各4.5g，橘红3.6g，杏仁9g，清甘草1.2g，苏子、象贝母、金沸草（包）、炙款冬各6g。前后仅服药3剂而愈（王荣祖整理）[3]。

3.刘静庵治余禄，男，36岁。咳嗽吐血，身热烦躁，头疼，舌干红，舌心略薄黄，脉细数，已3日。余断为"血燥生热，导致气逆而血不归经"，用自拟"旱茅汤"：旱莲草、仙鹤草各25g，陈棕炭11.15g，陈藕节、白茅根各30g，侧柏叶20g，慈竹茹10g，生小蓟、炒地榆各15g，生栀子、生槐花各12g。二剂，血止，余症亦消失。第2年7月初，前症复发，兼加身疼，小溲黄灼，苔白滑，脉浮紧。仍用"旱茅汤"服后无效。再诊：因患者不能入睡，加生地20g、阿胶15g，滋阴液，兼止吐血。服后不但血不止，反而大吐，并增咽痛躁扰，极其痛楚，症象又与去年同。今用已效之方不验，何也？乃脉舌有异。去岁脉细数，数为血燥，细为阴津被灼，舌干红，苔微黄是热邪内扰，故用甘寒凉血之剂收效。今脉浮是有表，脉紧为有寒，其白滑之苔，加以壮热身疼无汗，正是《伤寒论》之"麻黄汤"证。但总碍于时令大热，患者又是"血证"，万一差错，必生医疗事故。继思《伤寒论》云："伤寒脉浮紧，不发汗，因致衄者，麻黄汤主之。"按"衄"与"吐"均是血离经上越之象，虽挟有咽痛，亦是寒邪闭郁不出，冲犯咽喉之故。余思之已定，然尚惶惶不敢下笔，暗想当年石顽老人，无怪乎为“白虎汤”而踌躇！最后还是用“麻黄汤”：麻黄、桂枝、杏仁各10g，甘草3g。服1剂，微汗出，咳减血止，连服2剂，诸恙消失而愈[5]。

引用文献

［1］俞根初.重订通俗伤寒论［M］.上海：上海科学技术出版社，1959：205，323.
［2］徐衡之，姚若琴.宋元明清名医类案［M］.长沙：湖南科学技术出版社，2006：225.
［3］王和伯.治疗秋燥验案五则［J］.浙江中医学院学报，1983，（2）：35.
［4］吴坤安.伤寒指掌［M］.上海：上海科学技术出版社，1959：卷三3.
［5］刘静庵.吐血误“滋”案［J］.江西中医药，1983，（2）：16.

（二十）清阳郁逆候（肺卫风寒表里证转证3）

肺卫风寒证，由表入里，郁遏胸中清阳，若不予以宣发，或反加凉遏，或误投清下，致阳气不得宣发，里气上逆，而成清阳郁逆之候。

内含病例：［中医］肺闭。**［西医］**重症腺病毒肺炎。

病因病机：肺卫风寒郁逆，因风寒入里，郁遏清阳，外不得以宣发于腠理，内不能宣降气机。若误投寒凉，或妄行清下，或宿有痰饮，里气挟痰饮上逆，肺失宣降，清肃之令不得下行，而成郁逆。

证象组合：阳郁+表郁+气逆

主症：【阳气不宣】症象：①面色青黄。②口周围色青。③唇淡。④足凉。

【气机冲逆】症象：①咳而喘满膈动。②胸腹满。

副症：【腠理不宣】症象：①高热无汗。②抽风。**指纹：**青直透气关以上。**舌象：**舌质淡，苔灰白。

【气机不宣】症象：胸闷。

宾症：【清空不宣】症象：头痛。

治则：以宣发阳气、解表透泄为主，蒲辅周曰：“宜辛温疏解，反用辛凉苦寒，致表郁邪陷，肺卫不宣，治拟调和营卫透邪出表，苦温合辛温法。”[1]不可专事沉降，郁遏之风寒不得疏散，肺气难以下行，逆气则必不得降。须以通阳宣泄为主，佐以下气降逆。

方证

1.桂枝汤加厚朴、杏子汤证：蒲辅周方[1]。调和营卫，透邪出表。治风寒犯肺（腺病毒肺炎），表郁邪陷，肺卫不宣。详见病案2。

桂枝、炙甘草、厚朴、前胡各1.5g，白芍1.8g，生姜2片，大枣2枚，杏仁10粒，僵蚕3g。

2.射干麻黄汤加减证：蒲辅周方[1]。温宣降逆化痰，治风寒犯肺（腺病毒肺炎），肺气仍闭，湿痰阻滞，详见病案2。

射干、麻黄、紫菀、前胡、炙甘草各1.5g，细辛0.9g，法半夏、苏子各3g，五味子7粒，生姜2片，大枣2枚。

论著和讨论

本证候虽以上逆之喘、呕为急，更当以表阳不宣之恶寒壮热无汗，甚至抽搐等表郁症象为主。仲景曰：“太阳病，下之微喘者，表未解故也，桂枝加厚朴杏子汤主之”（《伤寒论》43条）。又说：“喘家作，作桂枝汤，加厚朴、杏子佳”（18条）。故治则仍当以宣通阳气，透汗解表，以散风寒为主，参以降逆为法，切不可专事沉降，使阳气不宣，表不得解，风寒不泄，肺气不得下行，逆气必不降也。

病案举例

1.许叔微戊申正月，有一武弁在仪真，为张遇所虏，日夕置于舟艎板下，不胜跧伏，后数日得脱，因饱食，解衣以自快，次日遂作伤寒。医者以因饱食伤，而下之。一医以解衣中邪而汗之。杂治数日，渐觉昏困上喘。予诊之曰：太阳病，下之，表未解，微喘者，桂枝加厚朴杏子汤，此仲景法也。一投而喘定，再投而濈濈汗出，至晚，身凉而脉已和矣[2]。

2.蒲辅周治初某，男，3个月，风寒犯肺（腺病毒肺炎），突然发热咳嗽，腹泻日四五次，为黄色溏便，精神委顿，两天后咳嗽气喘加重，抽风两次，用土霉素、红霉素，并大剂麻杏石甘，复以银翘散，仍高热40℃，无汗，面色青黄，咳而喘满，膈动足凉，口周围色青，唇淡，脉浮滑，指纹青直透气关以上，舌淡苔灰白，胸腹满，属感受风寒，反用辛凉苦寒，致表郁邪陷，肺卫不宣，拟调和营卫，透邪出表。苦温合辛温法，桂枝加厚朴杏子汤加味（组方见方证），1剂微汗出，热渐退，喉间水鸡声，腹仍满，便溏一日5次，口周指纹青色稍退，舌淡苔秽白，营卫虽和，肺气仍闭，湿痰阻滞，宜温宣降逆化痰，射干麻黄汤加减（组方见方证），1剂，体温36.4℃，精神好转，全身潮润，足欠温，面青白，脉沉滑，舌淡苔退，表邪已解，肺胃未和，宜调和肺胃、益气化痰，仿厚朴生姜半夏甘草人参汤加味：西洋参、炙甘草、橘红各1.5g，川朴2.1g，法半夏3g，生姜2片，2剂仅微咳，大便日一二次成形，脉沉细而滑，舌正无苔，用二陈汤加白前、苏子、枇杷叶、生姜，调肺胃，化痰湿以善后[1]。

引用文献

［1］中国中医研究院.蒲辅周医案［M］.北京：人民卫生出版社，2005：152，153.

［2］刘景超，李具双.许叔微医学全书［M］.北京：中国中医药出版社，2006：57.

（二十一）清阳不化候（肺卫风寒表里证变证）

肺卫风寒证，失于疏散，郁滞上焦，清阳不得宣发，浊阴不得疏化，肺中津液郁滞，水液不能下输膀胱，水气泛溢于肌表，而成清阳不化之候，古人称之为“风水”。

通称：风水。

内含病例：［中医］风水。［西医］急性肾炎。

病因病机：肺卫风寒郁滞，因肺气不司宣降，致清阳不得宣发，浊阴不化，不得下行，津液郁滞而成水气。

证象组合：阳郁+气郁+津滞

主症：**【阳气不宣】症象**：①形色苍赤。②神气困倦。**舌象**：苔灰黄。

【津不化气】症象：①视人目裹上，微拥如蚕，新卧起状，其颈脉动。②面目浮肿。③按其手足陷而不起者。④遍体浮肿，肿势甚急。⑤肾囊肿大，状若水晶。

【腠理不宣】症象：①恶风。②头痛潮热。③骨节痛。④身体反重而酸。**脉象**：①脉浮大。②浮紧。

副症：**【气机不宣】症象**：①进利水消导，肿胀日甚。②饮食顿减。③时时咳。**脉象**：①脉寸沉滑。②寸沉数。

【气化不行】症象：小便不利。

宾症：**【气机不降】症象**：气急不能着枕。

治则：当以宣越阳气为主，谢映庐曰：“表邪内陷，清阳抑郁，治法仍当提出于表，必当疏通经络，启发皮毛，庶几肺气宣达，外则腠理舒畅，内则水道通调，肺主一身之气化也。”[1]仲景亦谓：“汗出即愈。”

方症：**人参败毒散加味证**：谢映庐方[1]。身浮肿，小便不利，详见病案1。

人参、羌活、独活、柴胡、前胡、川芎、枳壳、桔梗、茯苓、甘草、生姜、薄荷、生黄芪。

论著和讨论

本证候如谢映庐所云：“风邪内入，腠理闭遏，营卫不通，肺气愈塞，致失清肃之令，又无转输之权，水邪泛溢充斥三焦。”[1]张仲景说：“寸口脉沉滑者，中有水气，面目肿大，有热名曰：风水；视人目窠上微拥，如蚕新卧起状，其颈脉动，时时咳，按其手足上，陷而不起者，风水。”（《金匮要略·水气病脉证并治》）“风水，其脉自浮，外证骨节疼痛，恶风”（同前）。本证候见症除面目浮肿，渐及肢体等水气泛溢之外，更可兼见卫阳失宣之表证，如恶风寒，头身疼，无汗脉浮等症象；以及肺气失于宣降之咳、喘、呕等症象。仲景曰：“太阳病，脉浮而紧，法当骨节疼痛，反不疼，身体反重而酸，其人不渴，汗出即愈，此为风水；恶寒者，此为极虚，发汗得之。”（同前）其治则不可见水而妄行通利，当以宣通阳气、疏泄风寒为法，使水气从汗而泄，即“上肿多风宜汗”，《内经》所谓“开鬼门”之法。

病案举例

谢映庐治陈景阶内人，初冬遍身浮肿，小便不利，医进利水消导，肿胀日甚，气急不能着枕，形色苍赤，脉浮大寸沉数，苔灰黄，以苏叶、杏仁、防风、姜皮四味，连进二剂，气急消减，再与人参败毒散加生黄芪（组方见方证）与服，小水通，肿胀遂消。当启其皮毛，疏散肺窍，盖腠理疏通，天气下降，而水气自行也[1]。

又治吴应新乃郎，腋下肿痛，外治忽全身微肿，用消导利水药后，头痛潮热，肿势甚急，肾囊肿大，状若水晶，饮食顿减，神气困倦，消导利水不效，主人参败毒散加苏叶、防风、杏仁，助以热稀粥，令气皮肤津津汗出，连服二剂而消。凡阳气被郁之症，必当疏通经络，启发皮毛，庶几肺气宣达，外则腠理舒畅，内则水道通调，原肺主一身之气化也[1]。

引用文献

［1］谢映庐.谢映庐医案［M］.上海：上海科学技术出版社，1962：10，125，126，128.

（二十二）肺气失宣候（肺卫风寒里证本证1）

肺卫风寒证·肺气失宣候为肺卫风寒证之里证中之轻证，系感冒风寒，邪由口鼻而直犯于肺，不犯卫气故无表证。

通称：肺伤风，伤风咳嗽。

内含病例：［**中医**］风寒咳嗽，失音。［**西医**］感冒咳嗽。

病因病机：肺卫风寒郁遏，因风寒初冒于肺，致清窍失宣，渐致肺气不宣，宣降失职，清肃之令不行。

证象组合：气郁。

主症：【**气机不宣**】**症象**：①咳痰不爽。②痰多泡沫。③胸闷。**舌象**：①舌苔白润。②苔白腻。**脉象**：①脉浮。②脉弦滑而浮。③脉濡而气口独浮。

副症：【**气机不降**】**症象**：咳呛气逆。

宾症：【**清窍不宣**】**症象**：①鼻塞头痛。②声哑不出。

治则：如史介生所说："凡治风寒咳嗽，必辛散轻开，宣肺豁痰，俾病从表入者，仍从表出，则肺气自复清肃之常，而咳嗽自除。"[1]

方证

1.止嗽散证：程钟龄方[2]。详见论著。

荆芥穗、桔梗、百部、紫菀、白前各2.4g，陈皮1.2g，甘草0.9g。

2.疏风止嗽汤证：何廉臣方[2]。详见论著。

荆芥、百部、白前各4.5g，薄荷3g，炙甘草1.8g，橘红2.4g，紫菀、杏仁各6g。

3.微辛轻解法：雷少逸方[3]。治冒风之证，头微痛，鼻塞，咳嗽。

紫苏梗、牛蒡子、苦桔梗各一钱五分，瓜蒌壳二钱，薄荷梗、广橘红（去白）各一钱，水煎服。

4.加味三拗汤证：康苏标方[4]。风寒袭肺，深伏不解，咳嗽痰出不爽，音嗄不扬，详见病案3。

麻黄2.4g，杏仁、枇杷叶各9g，甘草1.5g，法半夏、苏梗各6g，橘红、桔梗、红苏子各4.5g。

论著和讨论

1.对症选方：本证候邪由口鼻而直犯于肺，郁于肺窍则胸闷而咳，郁于清窍则鼻塞咽痒，甚则咽阻以致失音。病浅邪轻，但宜轻剂宣散，自然肺气得宣，外邪得散，则肺气自复清肃之常，诸证自已。李梃说："风乘肺，咳则鼻塞声重，口干咽痒，语未竟而咳，参苏饮加桑白皮、杏仁。"[5]初起微咳者，雷氏微辛轻解法（组方见方证），不可重剂，恐药过病所，反伤其正，或葱豉加防风、桔梗、前胡、杏仁。咳甚者，疏风止嗽汤（组方见方证）平调宣肺（**何廉臣**说：自制疏风止嗽汤屡投辄效，既不太热太燥太泄，又不太寒太润太涩，方虽平淡，收效殊多[2]），或程氏止嗽散（组方见方证）临卧清水下三钱（徐荣斋按：近日叶橘泉《丹方汇报》十五期载王聘贤实验报告说：程钟龄止嗽散研末临卧姜葱汤送下，盖被睡卧，大有殊功，且昼服不如夜服[2]）。痰多清稀者，杏苏散宣肺散寒；阴寒气甚邪不易解者，宜小青龙汤、消风百解散、金沸草汤、三拗汤加味。

2.用药禁忌：切不可妄行清凉滋润，更忌酸收温补，致肺气愈郁，邪气留滞，咳终不止。古人谓"咳无止法"。何廉臣说："故谚云伤风咳嗽，郎中对头，又云伤风不醒便成痨。前哲如徐灵胎，尚著伤风难治论，谓伤风由皮毛以入于肺，肺为娇脏，太寒则风气凝而不出，太热则火烁肺而动血，太润则生痰饮，太燥则耗津液，太泄则汗出而阳虚，太涩则气闭而邪结。"[2]是不可以为伤风小恙而轻视之。俞根初曰："嘱病人切禁酸、冷、油腻等物，病自除根。"[2]

病案举例

1.张聿青治周（左），航海感风而咳剧，虽经养肺而咳止住，然肺络之中，邪未尽泄，所以稍一感触，辄喉痒咳剧。疏其新感，咳即渐减腠理日疏，邪仍内踞。金病则不能制木，木火自必刑金。然右脉浮滑，病仍在肺。前贤谓邪在肺络，或邪未楚而适投补益，以致邪伏难泄者，三拗汤主之。然苦温疏散，恐伤肺体。兹拟肺露而变其法，作日就月将之计，庶几疏不碍表，补不滞里耳，请备方家正之。不落水猪肺一只，不去节麻黄六钱，不去皮尖杏仁三两，不去节甘草一两，三味与猪肺一同蒸露，随意温服[6]。

2.黄文东治咳嗽：宣肺、宣通肺中痰滞，发散外邪。黄老认为，不管咳嗽新久，有邪即要"宣"，使肺络宣通，外邪得去，咳嗽始能平息。如但见咳嗽，不辨有邪无邪，只用止咳化痰之品，则风邪恋肺，咳嗽亦不能止。如患者王某，女，29岁。咳嗽1个月余，喉痒即咳，服各种止咳药水近20瓶，未见减轻。后因下田耕作，复感外邪，鼻微塞，咳剧则呕吐，痰少，胃纳甚差，脉小滑数，苔薄腻。此患者咳虽日久，但外邪未清，肺失清宣，故投以疏风宣肺、化痰止咳之品：前胡、桑叶、炙苏子、杏仁、白前、苍耳子、陈皮、半夏各9g，炙紫菀15g。二诊：咳嗽基本如前，痰量略减，日前又感外邪，曾经发热。舌苔腻，脉小滑数，原方去前胡、桑叶，加射干、枇杷叶、黄芩各9g。三诊：咳嗽明显减轻，鼻塞已除，有时喉痒，精神好转，苔薄腻，脉小滑。再拟肃肺化痰止咳而愈[7]。

3.康苏标治许某，女，38岁，咳嗽月余，痰出不爽，音嗄不扬，胸次窒闷，舌苔白润，脉濡寸独浮，风寒袭肺，深伏不解，拟宣疏为治（组方见方证）。咳减，痰出已爽，仍音嗄胸闷，予宣利气机：杏仁、茯苓各9g，苏梗、半夏各6g，桔梗、橘红、枳壳、紫菀各4.5g，甘草3g[4]。

4.汪济美治吕某某，男，20岁，伤风咳嗽：声音嘶哑已5日，前医投玄参、地、冬等，益甚，几近失音。干咳无痰，苔薄白，脉浮。为风寒遏肺，机窍不利，拟宣散风寒、宣肺利窍：麻黄、桔梗各4.5g，杏仁、荆芥、防风、蝉衣各6g，薄荷、甘草各3g，2剂，霍然而愈[8]。

5.孙德华治失音，因感寒后饮冷酒，次日即失音，自泡麦冬胖大海青果茶，不见效，脉浮，恶寒，苔白腻，纳减，证属风邪外袭，寒湿内停，上闭清窍，致金实不鸣，宜疏散风寒、宣肺利气为要：炙麻黄、炙甘草、葶苈子、陈皮、半夏、桔梗各10g，杏仁、炙枇杷叶、云茯苓各15g，细辛2g，1剂即愈；再剂，霍然[9]。

引用文献

［1］邵兰荪.中国医学大成·邵兰荪医案［M］.上海：上海科学技术出版社，1990：2.

［2］俞根初.重订通俗伤寒论［M］.上海：上海科学技术出版社，1959：180，205.

［3］雷丰.时病论［M］.北京：人民卫生出版社，1964：24.

［4］福建省中研所.福建中医医案医话选编（第二辑）［M］.福州：福建人民出版社，1963：123.

［5］李梃.医学入门［M］.天津：天津科学技术出版社，1999：834.

［6］张聿青.张聿青医案［M］.上海：上海科学技术出版社，1963：152.

［7］上海中医学院附属龙华医院.黄文东医案［M］.上海：上海人民出版社，1977：14.

［8］汪济美.失音证治［J］.新中医，1976，（4）：21.

［9］孙德华.金实不鸣治验介绍［J］.中医杂志，1981，（5）：6.

（二十三）肺失宣降候（肺卫风寒里证本证2）

肺卫风寒证，由于感邪较重，肺气郁遏较深，寒邪挟肺气上逆，而成肺失宣降之候。其见症以肺气上逆之喘急为特征，常见于新病寒喘，或哮喘宿疾因寒而发者。

通称：寒喘。

内含病例：［中医］咳喘，癃闭。

病因病机：肺卫风寒郁逆，由于感受风寒较重，或宿有痰喘旧疾，感风寒而触发，郁遏肺气，不得宣发，寒邪挟肺气上逆，致肺失肃降之令，而成宣降失常之候。

证象组合：气郁+气逆

主症：**【气机冲逆】症象**：①气喘痰多，喉中嘎吼有声，张口抬肩。②入夜端坐倚息。

副症：**【气机不宣】症象**：①咳甚，咳嗽痰白而稀。②无汗。③身无热而形寒。④腹虽饥而厌食。⑤突然小便不通，少腹膨胀，呻吟不已。**舌象**：舌淡红，苔白。**脉象**：脉浮滑。

宾症：**【清窍不宣】症象**：①喉中呀呷有声，声音不出。②鼻塞。

治则：欲降其气，当先宣发其郁遏，肺气得宣，肃降之令自行，而逆气可降。故不得专行沉降，抑其宣发之机，则浊气亦无由而降；当宣降并用，首重于宣发，先开然后始能降。

方证

1.华盖散证：《太平惠民和剂局方》方[1]。治肺感寒邪，咳嗽上气，胸膈烦满，项背拘急，声重鼻塞，头昏目眩，痰气不利，呀呷有声。也用于小儿肺炎，急性支气管炎。

苏子、赤茯苓、桑白皮、橘皮、杏仁、麻黄各30g，甘草15g。为粗末，每服6g，水一盏，煎至七分，去滓，温服，食后。

2.加味三拗汤证：王少华方[2]。治咳喘宿疾，咳白稀痰，喉中嘎吼有声，张口抬肩，小便不通，少腹膨胀，呻吟不已。脉浮滑，舌淡红、苔白。详见病案2。

炙麻黄、光杏仁（打碎）、黑苏子（杵）、玉桔梗、紫菀茸、香橼皮各9g，信前胡6g，粉甘草、薄橘红各3g。

论著和讨论

本证候始于风寒郁遏过甚，致阴浊之邪挟肺气而上逆，肺失宣降，不能通调水道，而猝发小便癃闭者，虽然少见，但偶亦有之。其治则总从宣发风寒为主，则肺气自复宣降之常。却不可一味沉降，致肺气不得宣发，逆气愈不得降，肃降之令愈不得行。痰甚喘急者，宜六安煎加减，或二陈加桔梗、前胡、苏叶、桑皮、杏仁；胸满加枳壳，痰多加旋覆花，气逆加苏子、葶苈子。**张景岳**说："凡伤风咳嗽多痰，或喘急呕恶者，宜六安煎加减治之为最妙，二陈汤多加生姜亦可……若时行风邪在肺，咳嗽喘急多痰，而阴寒气甚，邪不易解者，宜小青龙汤，或消风百解散，或金沸草散。"[3]俞根初亦云："无汗而喘者，先疏肺气以定喘，新加三拗汤加减；此后痰稀咳甚者，小青龙汤去麻黄加杏仁、橘红，消痰止咳；痰多咳甚，越婢加半夏汤宣肺定喘。"[4]

病案举例

1. 张聿青治王（左），肺感风邪，不为疏解，反为补益，以致邪恋而不得泄，咳久不止。脉濡而气口独浮。既从外感而来，虽经日久，不得不为疏泄也：麻黄、甘草、杏仁、瓜蒌皮、枳壳、苏子、郁金、茯苓、橘红、桔梗[5]。

2. 王少华治芦某某，男，45岁，咳喘宿疾五载，旬前秋行冬令，气候骤寒，以致旧恙又起，咳嗽痰白而稀，喉中嘤吼有声，张口抬肩，入夜端坐倚息，身无热而形寒，腹虽饥而厌食。自前夜起，突然小便不通，少腹膨胀，呻吟不已。脉浮滑，舌淡红、苔白。证属肺有伏寒，因感而发，清肃失职，不克通调水道，此癃闭之所由作也。此证先发咳喘而后癃闭，肺气不利，气化不及州都，实乃致癃之因。当为温肺寒、宣肺气，方用三拗汤加味（组方见方证）1剂。翌日复诊时，病员欣然云，服药后2小时小便即通。前方加大有芪15g，北五味子（杵）3g。3剂后，咳喘亦缓解。按，本例原病咳喘，继发癃闭，已有2夜1日。其闭来自肺气壅阻，因于寒邪袭肺，肺气升降失司，投三拗汤以温肺，桔梗、紫菀以升肺，苏子、前胡以降肺[2]。

引用文献

［1］陈师文等．中华医书集成·太平惠民和剂局方［M］．北京：中医古籍出版社，1999：57.
［2］王少华．变法实践录（续十一）［J］．浙江中医药，2000，（12）：516.
［3］张介宾．张景岳医学全书［M］．北京：中国中医药出版社，1999：1008.
［4］俞根初．重订通俗伤寒论［M］．上海：上海科学技术出版社，1959：204.
［5］张聿青．张聿青医案［M］．上海：上海科学技术出版社，1963：252.

（二十四）肺阳失宣候（肺卫风寒里证本证3）

肺卫风寒证，寒邪偏重，直犯于肺，郁遏肺阳，而成肺阳失宣之候，其见症与肺气失宣候略同且重。

通称：风寒咳嗽，肺寒咳嗽。

内含病例：［中医］寒咳。

病因病机：肺卫风寒郁遏，因感冒风寒，寒邪偏重，直犯于肺，郁遏肺阳；或由风寒犯表，表寒渐入于里，郁遏肺阳；或外寒渐解，而肺阳未宣，均可致肺窍，清窍郁遏，肺阳不得宣发，肺气失于宣降。

证象组合：阳郁+气郁

主症：【阳气不宣】症象：①恶寒无汗。**舌象：**苔可见白厚。**脉象：**①脉弦紧。②浮弦。③浮紧。

　　　【气机不宣】症象：①胸紧。②咳嗽痰少。

副症：【气机不降】症象：①咳逆。

宾症：【清窍不宣】症象：①鼻塞而鸣。②咽痒。③声哑。

治则：当以辛温之品，宣通阳气、发散风寒为主。张景岳云："但治以辛温，其邪自散。"[1]吴鞠通曰："宜微辛以散邪，微苦以降气。"[2]切不可妄投寒凉清润，轻则留邪难散，重则闭肺，而有肺痹肺胀之变。

方证

1. 华盖散证：《太平惠民和剂局方》方[3]。治肺感寒邪，咳嗽上气，胸膈烦满，项背拘急，声重鼻塞，头昏目眩，痰气不利，呀呷有声。也用于小儿肺炎，急性支气管炎。

苏子、赤茯苓、桑白皮、橘皮、杏仁、麻黄各30g，甘草15g。为粗末，每服6g，水一盏，煎至七分，去滓，温服，食后。

2. 金沸草散证：《景岳全书》载方[1]。治肺感寒邪，鼻塞声重，咳嗽不已，憎寒发热，无汗恶风，或热壅膈间，唾浊痰甚。

旋覆花、麻黄、荆芥各一钱，前胡、半夏、芍药各八分，甘草炙五分。水二盅，姜三片，枣一枚，煎八分。食远服。

3. 杏苏散证：吴鞠通方[2]。功能温散风寒，宣肺化痰。治外感凉燥，症见头微痛，恶寒，咳嗽稀痰，鼻塞，嗌塞，苔白脉弦。详见论著。

苏叶、半夏、茯苓、前胡、桔梗、枳壳、甘草、生姜、大枣、橘皮、杏仁。水煎服。

论著和讨论

1. 本证候选方：肺窍清窍失宣，如胸紧、咳逆、鼻塞、声哑、咽痒等肺窍、清窍症象较重，而且可兼见形寒畏冷等阳气郁遏之象，脉可见浮弦、浮紧，苔可见白厚，通称寒咳，或肺寒咳嗽。其治则当以温通肺阳、宣肺散寒为法。张景岳认为："外感之嗽，无论四时，必皆因于寒邪。盖寒随时气，入客肺中，所以治嗽，但治以辛温，其邪自散，唯六安煎加生姜最为妙。"[1]李梴说："寒乘肺，咳则胸紧声哑，二陈汤加麻黄、杏仁，或苏沈九宝饮、华盖散、单生姜丸。"[4]喻嘉言说："风寒外束，华盖散、参苏饮；如声音不出，风邪，人参荆芥汤；寒邪，三拗汤；遇冷咳发者，橘皮半夏汤。"[5]切不可妄投凉润，郁抑肺气，腻滞风寒，贻留后患。

2.药物加减：吴鞠通说：燥伤本脏，头微痛恶寒，咳嗽稀痰，鼻塞，溢塞，脉弦，无汗，杏苏散（组方见方证）主之（表解而咳嗽痰少，鼻塞而鸣者，肺气未畅，余邪未净，宜微辛以散邪，微苦以降气，加桑皮、贝母、薏苡仁、辛夷）。无汗，脉弦甚或紧者，加羌活，微透汗。汗后咳不止，去苏叶、羌活，加苏梗。兼泄泻腹满，加苍术、厚朴；头痛兼眉棱骨痛，加白芷。热甚加黄芩，泄泻腹满者不用[2]。

病案举例

丁甘仁治石右，邪风犯肺，痰湿侵脾，恶寒咳嗽，头痛且胀，胸闷泛恶，苔腻，脉浮滑。宜辛散肺邪，而化痰湿：紫苏叶、枳实炭、水炙远志、苦桔梗、荆芥穗、姜竹茹各一钱，光杏仁、象贝母、莱菔子各三钱，嫩前胡一钱五分，仙半夏二钱，薄橘红八分[6]。

引用文献

［1］张介宾.张景岳医学全书［M］.北京：中国中医药出版社，1999：1110，1679.

［2］吴鞠通.温病条辨［M］.福州：福建科学技术出版社，2010：53，54.

［3］陈师文等.中华医书集成・太平惠民和剂局方［M］.北京：中医古籍出版社，1999：57.

［4］李梴.医学入门［M］.天津：天津科学技术出版社，1999：834.

［5］陈熠.喻嘉言医学全书［M］.北京：中国中医药出版社，2000：314.

［6］丁甘仁.丁甘仁医案［M］.上海：上海科学技术出版社，1960：114.

（二十五）肺气郁闭候（肺卫风寒里证变证）

肺气郁闭候，为肺卫风寒证里证之变证。多由失治或误治，致肺气猝闭，肺窍闭塞之危重证候。

通称：肺闭。

内含病例：［中医］肺胀。

病因病机：肺卫风寒郁闭，因外感风寒，由卫入肺，凝津生痰，或因失治，或投滋腻，或投寒敛，致寒闭痰阻，肺窍猝闭。

证象组合：气郁+气逆+气闭

主症：【气机不宣】症象：①咳嗽痰白而稀。②咳喘胸满。**舌象：**①舌淡红苔白。②苔白薄。**脉象：**脉浮滑。

【气机闭塞】症象：①胸高。②闭闷欲死。③咳嗽顿止。④面色苍白。⑤环口青黯。⑥目合。**脉象：**脉伏。**指纹：**青浮。

副症：【气机冲逆】症象：①气促。②口张鼻扇。③胸高气筑，呷呀不休，闭闷欲死。④喉中嘎吼有声，张口抬肩，入夜端坐倚息。**脉象：**脉促而滑。

宾症：【清窍不宣】症象：①咳嗽顿止。②啼声如鸦。

治则：当急急宣发其肺气，以宣畅肺窍，佐以化痰降逆，使气痰下行，则可窍开气畅，宣降如常。若不宣发，仅从降逆，则风寒不去，肺窍愈闭，逆气亦无从而降。是必以宣肺散寒为主，以开其闭塞为急务，然后气痰可降。切不可更投寒润或酸敛之品，妄行止咳。

方证

1.华盖散证：《太平惠民和剂局方》方[1]。治肺感寒邪，咳嗽上气，痰气不利，胸腹烦满，项背拘急，声重鼻塞，头目眩晕。

苏子、赤茯苓、桑白皮、橘皮、杏仁、麻黄各30g，甘草15g。为粗末，每服6g，水煎服。

2.小青龙汤加减证：程杏轩方[2]。治风寒咳嗽，误与滋补，致胸高气筑，详见病案1。

麻黄、桂枝、细辛、半夏、甘草、生姜、杏仁、葶苈、桔梗、橘红、苏子、茯苓。

论著和讨论

本证候风寒外束，肺气骤闭，除一般肺气宣降失常的症象如胸满、咳逆之外，更以肺气骤闭之象为特征，如胸高气喘，或咳嗽顿止而闭闷欲死，或张口抬肩，端坐倚息，不能卧，或呷呀不休，啼声如鸦等。**张景岳**说："凡风寒外感，邪实于肺，而咳喘并行者，宜六安煎加细辛或苏叶主之。若冬月风寒感甚者，于本方加麻黄亦可，或用小青龙汤、华盖散、三拗汤之类主之。"[3]当急以宣发肺气为主，兼以化痰降气，切不可稍投凉润，致肺气愈加闭塞。

何廉臣认为本候因"感寒邪而生痰，势必毛窍外闭，肺气逆满，邪气无从发泄，形寒伤肺，肺气抑郁。当用辛温宣剂，轻则三子导痰汤加荆防：荆芥、防风、姜半夏、莱菔子、苏子、枳壳、茯苓各4.5g，橘红3g，白芥子、炙甘草各1.5g；重则麻黄二陈汤：麻黄、炙甘草各1.5g，姜半夏6g，橘红3g，前胡、白前各4.5g，杏仁、茯苓各9g。”[4]

病案举例

1.程杏轩治鲍宗海，风寒咳嗽，误与滋补，致胸高气筑，呷呀不休，闭闷欲死，主小青龙去味、芍之酸收，加葶苈子、杏仁苦泻，盖肺苦气上逆，急食苦以泻之。嗽出稠痰两盂，胸膈顿开。后入桔梗、橘红、茯苓、苏子（组方见方证），更为调和肺胃而痊[2]。

又治靖兄外贸幼女，感冒外邪，发热咳嗽。误投贝母，咳嗽顿止，以为神验。少顷忽痰涌气促，头仰胸高，彻夜搅扰。见身热肢冷，口张鼻扇，咳嗽顿止，啼声如鸦，身热肢冷，与麻黄、桂枝、杏仁、桔梗、橘红、半夏、姜汁，并嘱服药竖抱，旋走，勿令卧倒。如此一昼夜，始得咳嗽出声，痰喘略定[2]。

2.李聪甫治风寒闭肺，肺失清宣：陈某某，男，半岁，面色苍白，环口青黯，目合鼻扇，咳喘胸满，额上冷汗，便溏色青，神气困惫，指纹青浮，舌苔薄白。曾服辛轻疏表剂，额汗出而痰闭，寒邪遏肺，肺失清宣，法当温肺化痰，不能过表以伤肺气：京半夏、南杏仁、云茯苓、橘络、桔梗、款冬花、前胡各3g，苏梗2g，炙甘草1g，姜汁5滴[5]。

3.李洪成治曾某某，女，46岁，素有“哮喘性支气管炎”，1998年2月15日，咳喘，痰多涎沫，纳差乏力，大便滞而不爽，舌质淡苔白腻，脉滑紧，小青龙汤加减：炙麻黄、干姜、五味子各5g，杏仁、桂枝、法半夏、生白术各10g，细辛3g，炙甘草、川贝母各6g，茯苓15g，莱菔子、山楂炭、葶苈子各12g，5剂。药后症状缓解，腰酸乏力，22日，上方去莱菔子、山楂炭、葶苈子，加炮附片5g、仙灵脾12g、前胡10g，5剂。3月8日，仍腰酸乏力，身体疼痛，手足冷：桂枝、生白术、麦冬、法半夏、枸杞、怀牛膝、黄柏各10g，茯苓、太子参各15g，炙甘草、补骨脂各6g，炮附片4g，五味子、红参各5g。5剂。症状好转，继续调理，7剂。症平，拟：熟地100g，山萸、枸杞、怀牛膝、紫河车、仙灵脾、红参、茯苓、生白术各50g，黄柏、麦冬、炮附片、泽泻各30g，五味子、补骨脂各20g，当归40g，蛤蚧1对，水蜜为丸，6g，日2次。增强体质，希冀发作减少。

引用文献

［1］陈师文等.中华医书集成·太平惠民和剂局方［M］.北京：中医古籍出版社，1999：57.
［2］程杏轩.杏轩医案并按［M］.合肥：安徽人民出版社，1986：140，217.
［3］张介宾.张景岳医学全书［M］.北京：中国中医药出版社，1999：1116.
［4］俞根初.重订通俗伤寒论［M］.上海：上海科学技术出版社，1959：310.
［5］李聪甫.李聪甫医案［M］.长沙：湖南科学技术出版社，1979：173.

二、肺胃风寒证（风寒证合病1）（4候）

肺胃风寒证，为外感风寒，邪气偏重，直郁肺胃阳气之证，为风寒证表里合病之一。伤寒家常称为阳明经证、太阳阳明合病。总由风寒郁遏肺胃阳气，外不能鼓动卫阳，而成表证；内不能宣发清阳，而成表里之证。其治则当宣通以鼓动肺胃阳气为主，使之外达卫阳而行肌腠，内宣清阳而通行于表里上下，则郁遏之风寒，可一举外达而解；若失于宣散，风寒郁滞不解，可致阳气怫郁于营而为斑，怫郁于清阳而为狂，上逆于肺则为喘满，陷于下则为泻利，均属转变之证。

证候别称：感冒风寒，阳明中风，阳明经证，阳明风寒，阳明伤寒，太阳阳明合病，二阳并病，漏底伤寒，作汗发狂，发斑伤寒，伤寒夹斑。

病名：［中医］感冒，阳明伤风，阳明表虚证，寒疫，劳复，风寒夹虚，伤寒泻利，伤寒坏病，风瘾疹，发斑，狂汗，肺痹，久咳。

证候系统：详见图3-2-3。

表证——本证——卫阳失宣候
└——转证——营卫虚郁候
表里证—本证——清阳郁遏候
├——转证——清阳怫郁候、清阳郁逆候
└——变证——清阳郁陷候、液竭阳郁候

图3-2-3　肺胃风寒证证候结构图

（一）卫阳失宣候（肺胃风寒表证本证）

肺胃风寒证·卫阳失宣候，为风寒郁遏于肺胃之初起表证，伤寒家常称为阳明经证，俞根初所谓："风寒由皮毛袭于阳明肌肉。"[1]

通称：感冒风寒，阳明中风，阳明经证。

内含病例：[中医] 阳明伤风。[西医] 感冒。

病因病机：肺胃风寒郁遏，因风寒感冒，口鼻上受，分走肺胃，郁遏卫阳，上不能达于清空清窍，外不能宣发于腠理经脉，是病入里而现于表的表证。

证象组合：阳郁+表郁

主症：【阳气不宣】**症象**：①形寒肢冷。②口不渴。**舌象**：舌润无苔。**脉象**：①脉来浮紧。②或浮缓。③浮而迟。④浮洪微滑。

【腠理不宣】**症象**：①恶寒发热无汗。②反汗出恶风。③肌肉烦疼。

副症：【清空不宣】**症象**：头额连目眶痛。

宾症：【清窍不宣】**症象**：①鼻塞鼻鸣流涕。②无汗而喘。

【经气不宣】**症象**：①身酸身痛。②腰痛骨疼。

治则：除宣通卫阳，以疏散风寒之法外，还必须兼以宣降肺胃之气机，疏利阳明经气，以促上焦肺胃清阳之气，宣达于内外，使外入之邪仍从外出。

方证

1. 葛根汤证：张仲景方。治外感风寒，头痛，项背强，发热恶寒，无汗；或太阳病，无汗而小便反少，气逆胸满，口噤，欲作刚痉者。实验研究：有解热作用。

葛根四两，麻黄、生姜各三两，桂枝、芍药、炙甘草各二两，大枣十二枚。水煎，分三次服。

2. 桂枝加葛根汤证：张仲景方。治太阳病，头痛发热，汗出恶风，项背强者。

葛根四两，麻黄、生姜各三两，芍药、炙甘草、桂枝各二两，大枣十二枚。水煎，分三次服，取微似汗。

3. 苏羌达表汤去羌活加葱豉证：《通俗伤寒论》俞氏经验方[1]。辛温发汗法，适用于肺卫风寒证。治头额目痛，肌肉烦疼，风寒由皮毛袭于肌肉。详见论著。

苏叶4.5~9g，防风、羌活、白芷各3~4.5g，光杏仁、浙苓皮各6~9g，鲜生姜、广橘红各2.4~3g，极重4.5g。去羌活加葱豉。

论著和讨论

1. 本证候选方：本证候为风寒外袭肺胃，卫阳郁遏是病入里而现于表的表证，见症与肺卫证相同，唯阳明经脉循行部位不同，故以头额连目眶胀痛为其特征。舒驰远说："阳明病，前额连眼眶胀痛，鼻筑气而流清，发热不恶寒，法主葛根，以解阳明之表。"[2] 吴坤安说："阳明头痛，在额前目鼻等处，无汗为表证，宜葛根汤加白芷、葱白汗之。"[3] 姚国美亦云："阳明伤风，头痛发热，项背强几几，反汗出恶风，或鼻鸣干呕，脉浮而迟者，宜疏风解肌佐以辛凉，桂枝加葛根汤主之。"[4] 俞根初则曰："头额目痛，肌肉烦疼，此风寒由皮毛袭于阳明肌肉也。仍宜发汗，主苏羌达表汤去羌活加葱豉（组方见方证）主之。"[1]

2. 药物加减：可见治则都以宣通阳气、疏散风寒为主，但应着重疏利阳明胃经经气，并参以宣降肺胃气机之法。吴坤安说："凡风寒初起，便见头疼发热，恶风恶寒，腰痛骨疼，脉来浮紧，或浮缓口不渴，舌润无苔者，此风寒客于太阳阳明营卫之间也，因非太阳正病，故项不强耳，治宜辛散，羌、防、芎、芷、苏叶、朴、陈、姜、葱之类温中散寒，则食化而表解矣；若恶寒甚，而寸关脉沉迟者，寒邪重也，麻黄桂枝等辛温汗之；若饱闷恶食，右关脉短滑者，胃中停食也，兼消导，楂肉、麦芽、神曲之类。"[3]

病案举例

曹颖甫治南阳桥伙友三人一日同病，均头痛恶寒，项背强痛，脉浮数，二人无汗，一人有汗，无汗者同与葛根汤，有汗者去麻黄，即桂枝加葛根汤，服后皆愈，盖三人于夜半同起宰猪深宵，受寒之所致也[5]。

引用文献

[1] 俞根初. 重订通俗伤寒论 [M]. 上海：上海科学技术出版社，1959：110.

[2] 舒驰远. 伤寒集注 [M]. 北京：人民军医出版社，2009：135.

[3] 吴坤安. 伤寒指掌 [M]. 上海：上海科学技术出版社，1959：卷一39，41.

[4] 姚国美. 姚国美医学讲义合编 [M]. 北京：人民卫生出版社，2009：144.

[5] 曹颖甫. 经方实验录 [M]. 福州：福建科学技术出版社，2004：49.

（二）清阳郁遏候（肺胃风寒表里证本证）

肺胃风寒证·清阳郁遏候，系风寒外感，由表入里，直犯肺胃，郁遏清阳之候。清阳不能外发腠理，内失气机之宣降，而成表里同病。

通称：阳明伤寒，太阳阳明合病。

内含病例：［中医］感冒，寒疫，劳复。

病因病机：肺胃风寒郁遏，因风寒内犯肺胃，郁遏清阳不能宣展，外则腠理经气不宣，内则肺胃宣降无权，而成表里合病。吴坤安说："此风寒客于太阳阳明，营卫之间也。"[1]

证象组合：阳郁+表郁+气郁

主症：**【阳气不宣】症象**：①憎寒。②恶寒。③肢懈。④手足厥。**舌象**：苔淡灰薄腻。**脉象**：①脉浮紧。②脉浮洪微滑。③脉浮而长。

【腠理不宣】症象：①恶寒发热无汗。②恶风无汗。**舌象**：苔薄白。**脉象**：①脉弦缓。②脉浮有力。

【气机不宣】症象：①胸痞。②胸满。③咳嗽。④不食。⑤小便不利。

副症：**【清空不宣】症象**：①头额目痛。②眩晕。

【气机不降】症象：①气喘。②恶心。③气逆作呕。④呕吐酸苦。

宾症：**【清窍不宣】症象**：鼻干不得卧。

【经气不宣】症象：①身痛如束。②关节酸痛。③项背强痛，腰脊强。

治则：当以通阳宣散，使外入之风寒仍从汗出表解。张仲景明训"发汗则愈"。但应佐入宣降肺胃气机之品，使里气宣畅，以促其腠开汗泄。

方证

1.苏羌达表汤加味证：《通俗伤寒论》方[2]。治寒疫初起，头痛身痛，憎寒壮热，无汗不渴，胸痞恶心，或气逆作呕，或肢懈腹痛，舌苔薄白，甚或淡灰薄腻，脉左略紧，右弦缓。详见论著。

苏羌达表汤加鲜葱白9g，淡豆豉12g。

2.辛温解表法证：叶熙春方[3]。治身热头疼，咳嗽痰稠，胸闷食减，肢酸，苔白腻，脉弦。详见病案3。

桂枝尖2.4g，杏仁、象贝母各9g，前胡、蒺藜、半夏各7.5g，香豉、荆芥、苏叶各4.5g，藿香、橘红各6g。

3.荆防解表汤加味证：吴匊方方[4]。治寒热交作，寒重热轻，无汗头痛，身疼如束，详见病案4。

荆芥穗、北防风各4.5g，苏叶3.6g，葱白、杏仁、神曲、赤茯苓、法半夏、嫩桑枝各9g，秦艽、鲜生姜、新会皮各6g，麻黄1.5g，吴萸2.4g。

论著和讨论

本证候风寒内犯肺胃，阳气不得宣达于内外，外有卫阳失宣之表证，如恶寒、发热、无汗、头痛、身痛等；内有肺胃气失宣降之里证，如胸脘痞满、气逆喘呕等。如张仲景云："太阳与阳明合病，不下利但呕者，葛根加半夏汤主之。"（《伤寒论》33条）又云："阳明病，反无汗而小便不利，二三日呕而咳，手足厥者，必苦头痛；若不咳，不呕，手足不厥者，头不痛。"（197条）

治则总当通阳疏散，以发越风寒之郁遏，少佐宣降肺胃之品，使阳气宣通，易于汗出而解。俞根初曰："（伤寒兼疫），初起头疼身痛，憎寒壮热，无汗不渴，胸痞恶心，或气逆作呕，或肢懈腹痛，舌苔白薄，甚或淡灰薄腻，脉左略紧，右弦缓，春分后挟厉风而发，头疼形寒独甚者，苏羌达表汤加鲜葱白三钱，淡豆豉四钱（组方见方证），辛温发表。"[2]

然吴坤安说："凡身热微恶寒，舌苔白，头额目痛，脉浮洪微滑，无汗而喘者，此风寒客于阳明营卫而表实也，宜发汗，麻黄汤主之。"[1]

病案举例

1.滑伯仁治潘子庸得感冒证，已汗而愈，数日复大发热，恶寒头痛，眩晕呕吐，却食烦闷，咳而多汗，六脉浮紧，在仲景法，劳复证，浮以汗解，沉以下解，作麻黄葛根汤，三进更汗，旋调数日而愈[5]。

2.王海藏治一人病伤寒，脉浮而长，喘而胸满，身热头痛，腰脊强，鼻干不得卧。许曰：太阳阳明合病，仲景法中有三症，下利者葛根，不下利呕逆者，加半夏，喘而胸满者，麻黄汤也。治以麻黄汤得解[5]。

3.叶熙春治寿炳泉，男，55岁，酒后触风，引起湿痰，身热头疼，咳嗽痰稠，胸闷食减，肢酸，苔白腻，脉弦，辛温解表法（组方见方证），2剂，形寒身热已解，头痛咳嗽亦瘥，胸闷得宽，目尚昏眩，舌白脉缓，再宣肺化痰法：杏仁、象贝母、款冬花、决明子各9g，半夏、苏子、旋覆花各7.5g，白前、省头草各6g，南星3.6g，天麻4.5g[3]。

4.李泰治汪姓，男，20余岁，脉浮，恶寒发热，咳嗽，头昏，身疼。川朴、陈皮、半夏、白芷、桔梗、云茯苓各4.5g，甘草1.5g，生姜3片，葱白二寸。2剂愈[6]。

5.吴匊方治李年发，女，51岁，寒热交作，寒重热轻，无汗头痛，身疼如束，呕吐酸苦，脉浮数，苔白粗糙，为风寒外感，而肝胃不和，宗荆防解表汤加味（组方见方证）[4]。

6.李新平治谢某某，女，20岁，1999年3月1日，乳痈，初哺乳乳腺肿痛，伴恶寒发热，系风寒外郁，经气不疏，荆防败毒散加味：荆芥、薄荷、连翘、芦根、漂白术、留行子、鹿角霜各10g，防风、桔梗各8g，银花12g，黄芪20g，炮甲珠6g，3剂，热退肿消而愈。

又治何某某，女，55岁，2011年3月3日，口糜，头痛流涕，浑身疼痛，外寒郁热，荆防败毒散加味：荆芥、独活、前胡、桔梗、枳壳、黄芩、车前子各10g，防风、川芎、柴胡各8g，茯苓15g，生石膏20g，羌活、银花各12g，甘草5g，3剂。痊愈。

引用文献

［1］吴坤安.伤寒指掌［M］.上海：上海科学技术出版社，1959：卷一41，44.
［2］俞根初.重订通俗伤寒论［M］.上海：上海科学技术出版社，1959：230.
［3］萧龙友等.现代医案选（第五辑）［M］.北京：人民卫生出版社，2008：54.
［4］景德镇市中医院.吴匊方医案［M］.景德镇：景德镇人民出版社，1960：13.
［5］江瓘，魏之琇.名医类案（正续编）［M］.北京：中国中医药出版社，1996：12，17.
［6］李洪成等.中医证候学［M］.北京：中国医药科技出版社，2008：60.

（三）清阳郁逆候（肺胃风寒表里证转证）

肺胃风寒证，失于疏散，或误投凉润，致风寒郁滞于肺胃，肺津胃液凝聚成痰，寒痰郁滞胸中，清阳不得宣泄，阴邪挟痰浊上逆，而成清阳郁逆之候。

通称：太阳阳明合病。

内含病例：［中医］肺痹。

病因病机：肺胃风寒郁逆，因风寒外受，深入肺胃，郁遏清阳，痰气交阻，不得宣发，郁而上逆，成为冲逆之候。吴坤安谓："寒邪郁于太阳，痰气交阻于肺也。"[1]

证象组合：阳郁+表郁+气逆

主症：【阳气不宣】症象：①身痛恶寒。②肢冷。③面淡白。**舌象：**①苔白润。②苔厚腻。**指纹：**隐隐。**脉象：**寸脉沉伏。

【气机冲逆】症象：①气喘痰涌。②头仰胸满。③张口鼻扇。

副症：【腠理不宣】症象：①恶寒无汗发热。②身热足冷。**脉象：**右寸浮滑。

【气机不宣】症象：①胸满。②咳声不扬。

宾症：【清窍不宣】症象：①头痛鼻塞。②啼声如哑。

治则：当宣发阳气，清阳一转，则郁开逆平，即古人所谓"开太阳之邪，辛温汗之"之法。然吴坤安认为痰由寒生，寒郁肺津成痰，必加化痰宣降肺气，切忌凉润之品。

方证

1.加减麻黄汤证：程杏轩方[2]。治冬寒感冒咳嗽，详见病案1。

麻黄、桂枝、杏仁、桔梗、橘红、半夏、姜汁。

2.加味三拗汤证：张际春方[3]。治痰滞内蕴，风寒犯肺，详见病案2。

麻黄、炙甘草各2.4g，葶苈子、黑白丑各6g，广陈皮4.5g，杏仁、赤茯苓各9g，姜汁2滴，萝卜汁10匙，大枣5枚。

论著和讨论

本证候虽以逆气上冲之胸满喘急为主，但必有阳气不得宣泄之表证同见，方为表里同病之候。张仲景认为是太阳与阳明合病，曰："喘而胸满者，不可下，宜麻黄汤。"（《伤寒论》36条）王雨三认为是寒湿阻于脾胃，则脾不摄涎。说："如脉左浮弦者，乃风邪激动其津液也，用二陈汤加荆芥、防风。"[4]吴坤安认为："伤寒有暴感寒邪，恶寒无汗，头疼身痛，寸脉沉伏，而喘急者，此寒邪郁于太阳，痰气交阻于肺也，法当开太阳之邪，用麻黄、川桂枝、半夏、杏仁、旋覆花、苏叶、橘红、生姜、白芥子之类，辛温汗之。"[1]所以治疗上以宣泄阳气为主，以疏散郁滞之风寒。吴坤安说："肺风寒痰：如见憎寒发热，鼻塞头痛，胸满气急，或咳或喘，右寸浮滑，或沉伏者，此风寒在肺也。舌白而润，口不渴者，痰由寒邪生也，宜二陈汤加桑、杏、前胡、羌活、苏薄之类微散之，喘加焦麻黄、葶苈子以泻肺。"[1]

病案举例

1.程杏轩治靖兄外贸，幼女在襁褓中，冬寒感冒咳嗽，服贝母三钱，咳嗽止少顷，忽痰涌气促，头仰胸高，彻夜搅扰。次日身热足冷，口张鼻扇，啼声如鸦，肺痹大症，危期甚速（组方见方证），一昼夜始得咳嗽出声，痰喘略定；再剂汗出肤润，热出喘平，更用六安煎加桔梗，卧稳咳稀[2]。

2.张际春治李伯壎子，四岁，痰滞内蕴，风寒犯肺，先咳嗽数日，喘生倏忽，声嘎鼻扇，身热，面淡白，舌苔厚腻，指纹隐隐，风寒而痰闭于肺，急用（组方见方证），一剂，大便下白黏如痰，痰喘声嘎顿平[3]。

3.李洪成曾治赵某新产感寒咳嗽，自服大量川贝煎水，猝致胸痞音喑、气促喘满、咳声不扬，视其苔白脉浮滑，知肺气为川贝凉润所闭，即拟三拗汤合二陈宣发肺气、化痰顺气，一服即起，咳松喘平，再2剂即愈[5]。

引用文献

［1］吴坤安.伤寒指掌［M］.上海：上海科学技术出版社，1959：卷三87，卷四64.
［2］程杏轩.杏轩医案并按［M］.合肥：安徽人民出版社，1986：217.
［3］何廉臣.重印全国名医验案类编［M］.上海：上海科学技术出版社，1959：54.
［4］王雨三.治病法轨［M］.北京：学苑出版社，2015：145.
［5］李洪成等.中医证候学［M］.北京：中国医药科技出版社，2008：62.

（四）液竭阳郁候（肺胃风寒表里证变证）

液竭阳郁候，为肺胃风寒证失治或误治之变证。风寒未除，表有阳气之郁滞，里有津伤化热，阳虚生寒之寒热，而成表、里、阴、阳、寒、热、虚、实错杂之候。

通称：戴阳证。

内含病例：［中医］伤寒坏病。

病因病机：肺胃风寒虚郁，因肺胃风寒失于宣散，或汗出不彻，或汗出太过，或误投清下，致风寒不解而郁于外，阳气怫郁，不得泄越；内则伤及津液，耗损阳气；津液伤则热从内起，阳气耗则寒自内生，而成表郁、里虚、寒热错杂之候。

证象组合：阳郁+阳虚+气虚+津伤+热炽

主症：【津液消灼】症象：①小便不利。②大便不通。**舌象：**舌干如刺，舌心燥。

【津气蕴蒸】症象：①壮热。②面赤。③目赤。④小便赤。

【阳气怫郁】症象：①潮热。②面赤。③闭目谵语不知人。**脉象：**①脉洪大按之寂然。②浮数。

副症：【阳气不振】症象：①大汗如雨。②覆被昏睡。

宾症：【气虚不充】症象：神志昏惑。

治则：当温、凉、散、敛、润、燥、补、泻兼施。既要以辛温疏散以祛表郁之风寒，以泄怫郁之阳气，又当以酸甘咸润以滋阴液，兼佐苦寒以清内热，更当以辛苦温燥以扶阳而驱内寒。面面兼顾，方可解其错杂之证。

方症

益元汤证：《伤寒六书》方。治戴阳证，症见面赤身热，不烦而躁，饮水不入口。

炮附子，干姜，艾叶，黄连，麦门冬，五味子，甘草（一方有知母，人参）。加姜、枣、葱白，水煎，入童便，冷服。

论著和讨论

本证候表里阴阳寒热虚实错杂，病机极其复杂，所以既可见阳气怫郁之面赤、潮热，甚则有壮热昏谵不知人；又可见热炽津伤之目赤、尿短赤涩、大便不通，舌干如刺；更有阳气不足之大汗如雨，神志昏惑，恶寒覆被昏睡，脉洪大而按之寂然。因而治疗时当温、凉、散、敛、润、燥、补、泻兼施，方能对证。谢映庐曰："必得扶阳之药，而兼济阴可也，唯津液内竭，难受辛温之亢味，而酸甘之药，其何以回垂绝之元阳。"[1]

病案举例

谢映庐治陈怡太，劳力之人，得伤风小病，头身作痛，发热畏寒，服败毒散二服，大汗如雨，舌干如刺，满面赤色，神志昏惑，小便不利，大便不通，俨似极热之症，脉洪大按之寂然。汗多则津液将涸，阳无阴则孤阳失所，而飞越戴出矣，必得扶阳之药，而兼济阴可也，唯津液内竭，难受辛温之亢味，而酸甘之药，……其何以回垂绝之元阳。处古益元汤回阳生阴，药一下咽，果获熟睡，舌刺少减。再剂，热退身凉，汗收食进，与理阴煎数服而康[1]。

又治胡考成，夜半潮热，头脑晕痛，脉来浮数，舌心带燥，似表有热邪。然其平时面色失华，声音不扬，知为中虚之体，不敢清散，姑以六君去术加金钗，是夜潮热愈炽，谵语目开不知人，脉仍浮数，目赤舌刺，汗出透衣，小水赤色，大便不通，颇似实热。但潮热虽重，尚可覆被，舌虽干刺，不喜冷水，知其表虽热，而里实寒。若果阳明实热，便扬手踢足，安得覆被昏睡耶？授以益元汤，姜、附、参、草、艾叶、葱白回阳补虚，合乎甘温除大热之旨，冷服一剂，诸恙悉减，再剂热退身凉，以大剂养荣汤数十剂，始获如原[1]。

引用文献

［1］谢映庐.谢映庐医案［M］.上海：上海科学技术出版社，1962：48，49.

三、肺脾风寒证（风寒证合病2）（3候）

肺脾风寒证，多由脾胃阳气素弱，骤感风寒，由表入里，由上焦及中焦，而成表里合病。伤寒家称为太阴中风证。肺主皮毛，脾主肌肉，肺脾内主上中清阳之气，司气化而主津液，故纯表证者少，表里合病者多，夹虚者尤多。总由风寒郁遏，上中清阳之气，外不能发腠理，实四肢；内不能运化津液，敷布水精，或随气下陷而为泻利，或外溢肌腠而为水肿，留滞经络而成瘫痪。肺脾司上中之清阳，营卫亦为所主，故其治则总当温通阳气，以鼓舞中阳，使清阳之气得以升发，而后通达表里，则风寒可散，而气机升降有序，风寒之邪自能由里达表而解，使邪从外入者仍从外泄，虽有里证，邪去里证亦解，所谓表解里自和也。

证候别称：太阴中风，虚人外感，气虚伤寒，阳虚伤寒，感冒流连，挟表下利，协热下利，漏底伤寒，风水，风中经络。

病名：［中医］伤寒，寒疫，阴暑，表虚伤风，气虚伤风，伤寒夹阴夹食，阳虚夹痰，血虚发热，小儿胎疟，风瘾疹，挟表痢，疟痢并作，气肿，肤胀，里水，真中风，中经络，风痱，风痿，小儿五硬。

证候系统：详见图3-2-4。

表证——本证——卫阳失宣候
　└——兼夹——卫气虚郁候、营卫虚郁候
表里证—本证——清气虚郁候、清阳虚郁候
　├——转证——清阳郁陷候、清阳虚陷候
　└——变证——清阳不化候

图3-2-4　肺脾风寒证证候结构图

（一）清气虚郁候（肺脾风寒表里证本证）

肺脾气虚感受风寒，外郁肌表，内遏清气，而成肺脾风寒证清气虚郁之候。清气不足，无力宣发腠理以驱逐外邪，升降失司无力以行布津液，而成表里虚实夹杂之证。

通称：气虚伤寒。

内含病例：［中医］气虚伤风，寒疫，小儿胎疟。［西医］席汉综合征。

病因病机：肺脾风寒虚郁，因劳役辛苦之人，肺脾气虚之体，感受风寒外邪，外郁肌腠，内遏清气，气弱无力不能外宣腠理，内司升降，成为表里虚实夹杂之候。

证象组合：气虚+气郁+表郁

主症：**【气虚不充】症象**：①形瘦面白，唇舌俱淡。②头昏乏力。③四肢酸楚，周身酸楚。④头重着枕，身重着席，不能转侧，精神疲困，身重倦怠。⑤气短神疲，声音低沉，气止一丝，不能言。⑥畏闻声响。⑦手心独热。⑧发散热不减，寒转增。⑨食不知味，少食，绝粒不进。⑩肠鸣，溲清便润，便溏不实，小便清长。**舌象**：舌淡，苔白润。**脉象**：①脉缓大而空，右关脉虚大，或软弱者。②细濡数。③脉浮弱无力。④寸软脉迟。

【气机不宣】症象：①咳嗽多痰。②胸膈不利。③痰不易咯出。④胃脘胀满，口干喜热饮。⑤二便艰涩。**舌象**：苔白滑。

副症：**【腠理不宣】症象**：①恶寒发热。②寒热如疟。③汗出恶风。④身痛。**舌象**：苔薄白。**脉象**：脉举之弦。

【气机不降】症象：①气喘。②腹胀欲呕。

宾症：**【清空不宣】症象**：头痛鼻塞流涕。

治则：当补益肺脾、升发清阳之气为主，兼以宣降气机，驱散外邪，谢映庐曰：“托里散邪。”[1]

方证

1.参苏饮证：《太平惠民和剂局方》方。功能益气解表，理气化痰。治体虚气弱，感冒风寒，症见恶寒发热，头痛鼻塞，咳嗽痰多，胸膈满闷，苔白脉弱。

人参、紫苏叶、葛根、前胡、法半夏、茯苓各0.9g，枳壳、橘红、桔梗、甘草、木香各15g。为粗末，每服9g，加生姜7片、大枣1枚，水煎服。

2.益气祛寒饮证：陈士铎方[2]。提气祛邪，治春月感冒风寒，脾肺气虚，咳嗽面白，鼻流清涕。

人参、柴胡、法半夏、桔梗各3g，黄芪、茯苓各9g，当归6g，苏叶、甘草各1.5g。

3.破疟散证：陈士铎方[2]。适应春温之症，日间发热，口干舌燥，至夜身凉，神思安闲，似疟非疟。

白术、黄芪（各五钱），半夏、防风、羌活、陈皮、甘草（各一钱），水煎服。

4.六和汤证：《医方考》方[3]。治夏月病患霍乱转筋，呕吐泄泻，寒热交作，倦怠嗜卧；伏暑烦闷，小便赤涩，或利或渴；中酒，胎产，皆可服之。参见论著。

砂仁、厚朴各2.4g，甘草1.5g，木瓜4.5g，半夏、杏仁、人参、白术、藿香、扁豆、赤茯苓各6g。水煎服。

5.补中益气汤加味证：龙瑞敏方[4]。补益中气，稍佐疏表，治中气素虚，卫气不足，兼感风寒，头昏乏力，鼻塞流清涕，寒热不适，周身酸楚，食不知味。详见病案5。

黄芪、党参各15g，炒白术12g，当归、陈皮、防风各9g，升麻、柴胡、苏叶、炙甘草各6g。

论著和讨论

1.病因病机分析：本证候肺脾气虚，邪郁表里不得宣解，陈士铎说："人有春月感冒风寒，咳嗽面白，鼻流清涕，人以为外邪之盛，而肺受之，谁知是脾肺气虚，而外邪乘之乎？夫肺主皮毛，邪从皮毛而入，必先伤肺，然而肺不自伤，邪实无隙可乘，又将安入？是邪之入肺乃肺自召之，非外邪之敢于入肺也。"[2]本证候虽然表证明显，必兼气虚不足之脉症。原因如吴坤安所述："疫邪发于岁荒之后，凡流离饥民，无不一病即死者，由于劳役饥寒，脾胃早伤，虽感微邪亦不禁也，故治此者，须调补脾胃为主，补中益气、六君子之类，微加表药治之。"[5]或者因"劳役辛苦之人日间冒暑，夜间乘凉，而病头痛，寒热如疟者，"倦怠少食，脉举之则弦，按之则濡，舌淡苔薄白，邪盛于表，而气虚于里，宜益气散寒，"六和汤（组方见方证）加减和之"[5]。

2.辨治：以补肺脾、升清阳为主，佐以疏散风寒之品，助正气以驱外邪。俞根初说："必要分阳分阴分，昼发而病在阳分气虚者，肢厥汗多，则以露姜饮（别直参三分，生姜二分，用阴阳水两盅煎成一盅，露一宿服），温补阳气以截之。"[6]吴坤安说："凡遇疫症，诊得右关脉虚大，或软弱者，即中气虚也，当补以汗之，补中益气加羌活、紫苏。如诊得寸软尺迟者，此营卫两虚之症也，当以归芪建中汤加防风汗之。"[5]陈士铎认为"补气以祛邪不若提气以祛邪之更胜也。方用补中益气汤加味治之。补中益气汤治内伤之神剂。春月伤风，亦内伤之类也。用参、芪、归、术以补气，用升麻、柴胡以提气，且二味升中带散，内伤而兼外感者，尤为相宜。故服之而气自旺，外邪不攻自散也。"[2]

病案举例

1.薛立斋治鸿胪苏龙溪，患伤风咳嗽、气喘、鼻塞流涕。用参苏饮一剂，以散寒邪，更用补中益气汤，以实腠理而愈。病因劳怒仍作，自用前饮，益甚，加黄连、枳实，腹胀不食，小便短少，服二陈、四苓，前症愈剧，小便不通。薛曰：腹胀不食，脾胃虚也，小便短少，肺肾虚也，悉因攻伐所致。投以六君，加黄连、炮姜、五味，二剂，诸症顿退；再用补中益气，加炮姜、五味，数剂痊愈[7]。

2.喻嘉言治黄生，春月病温，势重冬不藏精，体不任病耳，头重着枕，身重着席，不能转侧，气止一丝，不能言语，畏闻声响，于表药中用人参七分，服后汗出势减。次日再于和解药中入人参一钱，即大便一次，颇觉轻快，缓调即日而安[7]。

3.李怀兹治一妇，素禀羸弱，产育过多，常患头痛，背上畏寒之极。初冬伤寒发热，头痛异常，周身痛楚，膝下及手臂皆不温，而手心独热，胸膈无恙，二便如常，或用表药，致热势不减，畏寒转增，胸膈迷闷，二便艰涩。李用补中益气汤加蔓荆子，微汗而安[8]。

4.谢映庐治陈甫三内人，洒淅恶寒，倏忽潮热，脉缓大而空，舌白苔滑，此中气大虚，病从劳倦饮食中来，乃外耗于卫，内本于营之证，与东垣益气汤托里散邪之法[1]。

5.龙瑞敏治陈某，女，71岁，诉近1年多来，常反复外感，服感冒中成药，初可取效，此后疗效渐差，体质更加虚弱。5日前气候骤变，衣着不慎，遂感头昏乏力，鼻塞流清涕，继则寒热不适，周身酸楚，食不知味。某医给予荆防败毒散加减，药后虽得微汗，但上症不除，反头昏乏力加重。询知素来饮食衰少，便溏不实。又诊得形瘦面白，气短神疲，舌淡脉虚。知是中气素虚，卫气不足，兼感风寒，拟补益中气，稍佐疏表为法，用补中益气汤加味（组方见方证）。二诊：上方煎服3剂后，外感诸症悉除，精神稍佳，唯饮食仍少，大便仍溏。原方去苏叶、防风，加茯苓30g、鸡内金9g、砂仁6g，续服5剂。并嘱吞服玉屏风散，每次3g，日3次，连续服1个月[4]。

引用文献

[1] 谢映庐.谢映庐医案[M].上海：上海科学技术出版社，1962：51.

［2］柳长华.陈士铎医学全书［M］.北京：中国中医药出版社，1999：816，817.
［3］吴崑.中华医书集成·医方考［M］.北京：中医古籍出版社，1999：29.
［4］龙瑞敏."卫出三焦"及其临床运用［J］.贵阳中医学院学报，1989，(2)：5.
［5］吴坤安.伤寒指掌［M］.上海：上海科学技术出版社，1959：卷四20，21，42.
［6］俞根初.重订通俗伤寒论［M］.上海：上海科学技术出版社，1959：225.
［7］徐衡之，姚若琴.宋元明清名医类案［M］.长沙：湖南科学技术出版社，2006：249.
［8］江瓘，魏之琇.名医类案（正续编）［M］.北京：中国中医药出版社，1996：7，293.

（二）清阳郁陷候（肺脾风寒表里证转证）

肺脾风寒证，多因其人内有脾湿滞积，风寒入里，挟内湿而下陷大肠，而成外郁内陷之候。

通称：挟表下利。

内含病例：［中医］挟表痢，疟痢并作，挟表下利。

病因病机：肺脾风寒郁陷，多因外感风寒，内食油腻之物，或湿滞于内，风寒郁遏肺脾，清阳不主升发而反下陷，浊邪不降，反而上逆，表郁不解，气失宣降，而成表郁里陷之候。

证象组合：阳郁+表郁+气郁+气陷

主症：**【阳气不宣】症象**：①恶寒。②背恶寒。③面色暗滞。④项强骨痛。**舌象**：苔白腻。**脉象**：①脉沉缓。②沉弦。

【腠理不宣】症象：①身热无汗。②身疼。**脉象**：脉浮大。

【气机下陷】症象：①下利。②腹痛。③腹鸣。④下利白色黏液，里急后重。

副症：**【气机不宣】症象**：①胸闷。②咳嗽。③脘痞。④不饥不食。⑤小便不利。

【清窍不宣】症象：头痛。

宾症：**【气机不降】症象**：泛恶。

治则：当以升发清阳气为主，清阳发越则气升而汗出，郁解陷除矣。

方证

1.活人败毒散证：吴鞠通方[1]。辛甘温法。适用于发热恶寒，头身痛，下利，或痢疾后重，舌白脉浮。

羌活、独活、茯苓、川芎、枳壳、柴胡、人参、前胡、桔梗各30g，甘草15g。共为细末，每服6g，水1杯，生姜3片，煎至七分，顿服之。

2.回风外解汤证：费伯雄方[2]。治感风下痢，身热，脉微弦。

柴胡、前胡、薄荷、桔梗、枳壳、葛根、豆豉、广陈皮、白术、姜皮、荷叶、茯苓。

3.藿香正气散加减证：叶孝礼方[3]。疏风散寒化湿，治小儿风寒泄泻，轻咳清涕，纳呆，便稀多沫，色淡不臭，口不渴，脉浮，苔薄白，详见病案5。

藿香、陈皮各3g，紫苏、制半夏各5g，茯苓、白术各10g。

论著和讨论

1.本证候因风寒外郁，或风寒挟食，郁遏肺脾，清阳不得宣发，反而下陷，除有明显表证，如恶寒发热、头痛身疼、无汗脉浮等外，更可见下利、泻痢、腹痛、后重等下陷里证，为表里同病之候。吴鞠通说："暑湿风寒杂感，寒热迭作，表证正盛，里证复急，腹不和而滞下者，活人败毒散（组方见方证）主之。"[1]吴坤安说："凡人之胃阳充旺，则风寒之入，只在阳经盘旋，不致直入三阴；若胃阳一亏，则寒中太阳，而太阴脾经亦与之同时并受，如发热恶寒，即兼泄泻者是也，必舌润不渴，脉来沉缓，法当温中散寒，宜羌活、紫苏、厚朴、焦六曲、广陈皮、木香、茯苓、炙甘草之类，外散寒邪，内和脾胃，俾得微汗、利止，身凉而愈；如感之轻则寒热泄泻治法亦同。"[4]又说："外感风寒，内伤饮食，其症头疼恶寒发热，恶心饱闷，肠胃窘迫而泄痢者，此表里俱病，法当外散表邪，内消积滞，不在伤寒变病之例（邵仙根评：宜疏表和里，两解治之，如枳、桔、栀、豉加葛根、焦鸡内金，最妙）。"[4]

2.治疗上，俞根初说："凡挟表邪之痢，与时行疫痢，皆有身热，但当先撤表邪，如恶寒、头痛、身热之类，因其表而行散之，表邪解而痢亦轻矣，如仓廪汤以解表化滞，自然身凉痢止。"[5]即以宣发表郁以解其表为主，佐宣降气机以解其里，是为疏表和里两解之法，虽里证亦急，仍以解表为重，何秀山具体说："初起即疟痢并作，即宜专用发散，如荆、防、柴、葛，佐以赤苓、神曲，血痢则参加归、芎，使在腑之邪，提并于经而外解之。"[5]此古人所谓"表解里自和也"，喻嘉言所谓"逆流挽舟"即此法。何廉臣说："痢疾见头痛怕冷，身热无汗者，均属有表，当从汗解，如口舌不燥渴，胸腹不闷痛，舌或无苔，或淡白且滑，宜活人败毒散（茯苓、枳壳、桔梗、柴胡、羌活、独活、川芎各一两，甘草五钱加薄荷少许），每服五钱，日夜连进三五服，姜汤煎，热服取汗，汗透而痢便减。活人败毒散加减，合仲景葛根芩连汤，仍不外喻氏仓廪汤之例，从逆流挽舟之法。”[6]

病案举例

1.雷少逸治云岫钱某，忽因冒雨，当夜遂发寒热，头身并疼。小柴胡加消食之品未效，更增面浮痛痢，脉形浮缓兼弦，舌苔白泽，此风湿由表入里，疟痢两兼之候，当用嘉言先生逆流挽舟之法加木香、荷叶，服二剂，寒热顿除，痛痢并减矣[7]。

2.赵海仙治素本脾胃两虚，新凉引动伏邪，身热不清，红白滞下，谷食不思，脉数大，逆流挽舟法：前胡、赤茯苓、川芎、粳米、羌活、独活、厚朴、桔梗、荷蒂、柴胡、枳壳、甘草、煨姜[8]。

3.丁甘仁治感受时气之邪，袭于表分，湿滞互阻，肠胃清浊混淆，以致寒热无汗，遍体酸疼，胸闷泛恶，腹鸣泄泻，日10余次，小便不利，舌腻脉浮，表里两病。仿喻氏逆流挽舟之意，拟仓廪汤加减，疏解表邪而化湿滞：荆芥、防风、羌活、独活、桔梗、枳壳、赤茯苓、仙半夏、六曲、山楂炭、陈仓米、干荷叶、薄荷[8]。

4.程文松治魏光祖，内受湿热积滞，外感风寒，恶寒发热，下痢腹痛，脉弦大，苔黄白相兼，仿喻氏逆流挽舟法合仲景葛根芩连意：川柴胡、生葛、枳壳、桂枝各3g，生白芍12g，羌活1.5g，黄芩、川芎、桔梗各2.4g，独活1.5g，黄连、甘草各1.2g，茯苓、油归各4.5g，2剂愈[6]。

5.叶孝礼治11个月女孩，轻咳，清涕，纳呆，便稀多沫，色淡不臭，口不渴，脉浮，苔薄白，证属风寒泄泻，治则疏风散寒化湿，方用藿香正气散加减（组方见方证）3剂外感解，便正常[3]。

引用文献

[1] 吴鞠通.温病条辨［M］.福州：福建科学技术出版社，2010：100.
[2] 张元凯，时雨苍，杨伯棠，等.孟河四家医集［M］.南京：江苏科学技术出版社，1985：81.
[3] 叶孝礼.婴幼儿泄泻的中医治疗探讨［J］.中医杂志，1981，(1)：19.
[4] 吴坤安.伤寒指掌［M］.上海：上海科学技术出版社，1959：卷一43，卷三26.
[5] 俞根初.重订通俗伤寒论［M］.上海：上海科学技术出版社，1959：387，390.
[6] 何廉臣.重印全国名医验案类编［M］.上海：上海科学技术出版社，1959：95，96.
[7] 雷丰.时病论［M］.北京：人民卫生出版社，1964：52.
[8] 秦伯未.清代名医医案精华［M］.北京：人民卫生出版社，2006：210，532.

（三）清阳不化候（肺脾风寒表里证变证）

风寒犯于肺脾，郁遏清阳，宣降无权，肺气不能宣布，脾气不能转输，津液郁滞而化水，水湿泛滥横溢而成为全身水肿。

通称：风水。

内含病例：［中医］气肿，肤胀，里水，阴暑。［西医］急性肾小球肾炎。

病因病机：肺脾风寒郁滞，因风寒犯于肺脾，郁遏上中清阳之气，外不能发越腠理，则皮毛腠理为之闭塞；内不能宣降气机，则上焦壅遏。肺气既不宣通，又不能肃降，治节之令失司，致三焦气化不利，不能通调水道，水液不能下输膀胱，风寒挟水气停蓄于肤腠之间。

证象组合：阳郁+气郁+津滞

主症：**【阳气不宣】症象**：①面白黄。②头腰重坠。③皮厚色苍。④舌唇爪甲皆白。⑤肢体怠惰，四肢麻，⑥纳少便溏。⑦微恶寒。**舌象**：舌淡红苔薄白。**脉象**：脉紧数。

【津不化气】症象：①一身尽肿，自上而下按之不陷而即起。②眼睑浮肿，继则遍及全身。③尿少，大便不实。**脉象**：脉浮紧。

【腠理不宣】症象：①恶寒。②低热。**脉象**：脉浮紧。

副症：**【气机不宣】症象**：①胸膈痞满。②胸紧。③咳嗽。④纳差便溏。

【气化不行】症象：腰痛尿少。

宾症：**【气机不降】症象**：时喘咳。

治则：以宣通上焦阳气为主，兼以温运脾气，外可发越腠理，内可通调水道，以分消之。

方证

1.越婢加术汤证：张仲景方。治里水，症见一身面目黄肿，小便不利，脉沉等。见论著。

麻黄六两，石膏半斤，甘草二两，生姜三两，大枣十五枚，白术四两。水煎，分三次服。

2.叶氏五皮饮加味证：《通俗伤寒论》方[1]。治寒客皮肤而成气肿者。详见论著。

叶氏五皮饮加生香附、紫苏旁枝、鲜葱须等辛通络气以消肿。

3.疏风宣肺法证：邹云翔方[2]。治肾炎，先见眼睑浮肿，继则及全身，尿少，低热，见附案2。

净麻黄、苏叶、杏仁、防风、生黄芪、陈皮、白术、茯苓、苡仁等。

4.退肿汤加减证：杜勉之方[3]。治风水（急性肾小球肾炎），见附案3。

麻黄、通草、木香、陈皮各6g，连翘、白术、茯苓皮各10g，益母草、白茅根、赤小豆、鱼腥草各30g。

论著和讨论

本证候肺卫风寒郁遏，肺脾清阳不能宣达，浮肿必先见于眼睑面颊，速达全身，发病急骤。谢映庐曰："此太阳未经发表，邪陷肌肤之中。"[4]也许表证或不甚明显，但应有表证可证，如恶寒，头身重坠，肢麻，脉浮紧等。治法以宣通上中阳气为主，使其发越于外，使陷于肌表之邪，得从汗泄，此上肿多风宜汗之法。仲景曰："里水，越婢加术汤（组方见方证）主之，甘草麻黄汤亦主之。甘草二两，麻黄四两。"（《金匮要略·水气病脉证并治》）不可专事清利，表郁不解，肤肿必难除。何廉臣亦云："气肿，皮厚色苍，一身尽肿，自上而下，按之不成凹而即起，四肢削瘦，胸膈痞满。"[1]"如因寒客皮肤而成气肿者，林氏所谓肤胀，属肺是也，每用叶氏五皮饮加生香附、紫苏旁枝、鲜葱须（组方见方证）等，辛通络气以消肿。"[1]

病案举例

1.谢映庐治仁元，年及半百，时值暑月，发热畏寒，未药已痊，渐次肢体怠惰，头腰重坠，通身带浮，面色黄，唇舌指爪皆白，二便如常。此乃太阳病，未经发表，邪陷肌肤之中，非湿热发黄之证也。次早诊脉，按得三部浮紧而数，时或喘咳，告曰：已服黄疸草药，头上如蒙，腰间愈重，四肢忽麻，胸前时紧。以仲景麻黄汤加厚朴，连服四剂，每剂令啜热稀粥以助药力，俱得微汗。头腰方轻，症稍减，然脉象仍如前，五积散一料，药完而病愈矣[4]。

2.邹云翔治肾炎疏风宣肺法：张某某，女，12岁，患者于10余天前先见眼睑浮肿，继则遍及全身，尿少，低热，大便不实，尿蛋白（+++）。方用（组方见方证），服药3剂，浮肿消退，后以扶脾益肾之品调理而愈。此系一例急性肾炎，风邪外袭肌表，皮毛腠理为之闭塞，上焦壅遏，肺气既不宣通，又不能肃降，治节之令失司，致三焦气化不利，不能通调水道，水液不能下输膀胱，水湿泛滥横溢而成为全身水肿，脾肾的矛盾仅处于次要和从属的地位。所以用疏风宣肺法得到了满意的效果[2]。

3.杜勉之治风水（急性肾小球肾炎）：肖某，女，15岁，突发头面浮肿5天，迅即全身高度浮肿，腰痛尿少，昼夜500~800ml，面白神倦，微恶寒，咳嗽，纳差便溏，舌淡红苔薄白，脉浮紧。尿检：蛋白（+++），红细胞（++），白细胞（+），颗粒管型每高倍视野1~3个。血压125/85mmHg。宜疏风宣肺、化气利水，退肿汤合麻黄连翘赤小豆汤加减（组方见方证），5剂后，尿量增多，昼夜1000~1500ml，肿随减。继服15剂，肿全消。原方出入半月，尿检转阴[3]。

引用文献

［1］俞根初.重订通俗伤寒论［M］.上海：上海科学技术出版社，1959：367，368.

［2］邹云翔.治疗肾炎的几点体会［J］.新中医，1978，（6）：15.

［3］杜勉之."退肿汤"的临床应用［J］.中医杂志，1981，（12）：42.

［4］谢映庐.谢映庐医案［M］.上海：上海科学技术出版社，1962：6.

四、肝肺风寒证（风寒证并病1）（5候）

肝肺风寒证，肺主气属卫，肝主血属营，风寒直犯于肺肝，为营卫气血并发之证。病发有浅深之分，邪犯浅者，仍为表证之兼夹证。夹实者，表证夹气滞血瘀；夹虚者，为表证夹气血阴阳之虚；邪犯深者，则直入经络，而成痹痛、瘫痪等顽疾；深而重者，可直犯胸中，闭塞胸阳，而为中风重证。既为风寒所犯，其治则自当用宣发以疏散风寒为主，兼调其气血。治之得当，亦不难速解，若有延误，恐终成痼疾。

证候别称：夹气伤寒，血虚感寒，风寒入络，风中血脉，风中经络，风寒痹阻，营卫痹阻，中风阴证，孤阳浮越，气阴两脱。

病名：［中医］伤寒、风寒挟气，挟瘀伤寒，血虚伤寒，失血伤风，产后伤寒，产后发热，经期伤寒，热结血室，风瘾疹，真中风，中脏，中风身痱，中络，偏瘫，血痹，脐风撮口，经行抽搐，行痹，着痹，虚脱。

证候系统：详见图3-2-5。

浅——表证—夹实——清阳郁滞候、气血郁遏候
　　　　└—夹虚——营卫虚郁候、气血虚郁候
深————轻——纯实————营血失宣候
│　　　　└——夹虚————营卫不行候
└————重————————清阳闭厥候

图3-2-5　肺卫风寒证证候结构图

（一）清阳郁滞候（肝肺风寒本证1）

肝肺风寒证·清阳郁滞候，系素有肝气内郁之体，偶感风寒，郁遏于外，致肝气不得疏泄，为风寒挟肝气并发之证，通称夹气伤寒。

通称：夹气伤寒。

内含病例：［中医］风寒挟气。

病因病机：肝肺风寒郁滞，概素有肝气内郁之人，或偶因郁因怒伤肝，致肝气不畅，偶感风寒郁遏于外，使肝气不得疏泄，郁滞于里，而成表郁里滞之候。外则表阳不得宣泄，内则气滞难以宣降，表里同病。

证象组合：阳郁+表郁+气滞+空窍

主症：【阳气不宣】症象：恶寒无汗。**舌象：**舌苔白滑，甚或白滑而厚，或前半无苔，中后白腻而厚。**脉象：**甚则沉弦而涩。

【腠理不宣】症象：身热恶寒无汗。**脉象：**脉左浮紧，右弦急或浮或沉。

【气机不利】症象：①胸胁痞满，胸膈痞满，满而不痛。②胸胁窜痛。③胸脘满痛。**脉象：**①右沉弦。②沉涩。③右关沉滑。④弦急而滑。

副症：【清空不宣】症象：头痛。

【气机不宣】症象：胸闷太息。

宾症：【气机不降】症象：①恶心吐酸。②气从上逆。

【清窍不宣】症象：①鼻塞。②咽阻。

治则：外当宣散风寒以解其表，内参疏利肝胃气机，以行其滞，则表里通彻，内外俱解。

方证

1.香苏散证：《太平惠民和剂局方》方。治外感风寒，内有气滞，形寒身热，头痛无汗，胸脘痞闷，不思饮食，舌苔薄白者。

香附、紫苏各四两，炙甘草一两，陈皮二两。为粗末，每服三钱，水煎服。

2.香苏葱豉汤证：《通俗伤寒论》方[1]，方载《张氏医通·妇科门》。理气发汗法。何秀山按：女子善怀，每多抑郁，故表郁无汗，以香苏饮为主方。详见论著。

制香附、新会皮各4.5~6g，鲜葱白2~3枚，紫苏4.5~9g，清炙甘草1.8~2.4g，淡香豉9~12g。

3.十味流气饮证：治头痛，寒热无汗，胸脘满痛，恶心吐酸，气从上逆[1]。详见论著。

香附、苏梗叶各4.5g，枳壳、橘红、姜半夏、川朴、赤茯苓各3g，桔梗2.1g，广木香1.5g，炙甘草0.9g。

4.香苏葱豉汤证：吴氻方方[2]，理气发汗法。治寒重热轻，目赤呕逆，详见病案1。

香附、赤芍、葱白、豆豉各9g，郁金、台乌、新会皮、僵蚕各4.5g，苏叶、菊花各6g，桂枝0.6g，防风3.6g，半夏、青皮各3g，川黄连1.2g。

论著和讨论

本证候表有风寒之郁遏，里有肝气之郁滞，除有明显之表郁寒证外，必兼见肝气郁滞，气机不利之脉症，如俞根初说："素有肝胃气痛，外感风寒触动而发，头痛，身热恶寒无汗，胸脘满痛，恶心吐酸，脉左浮紧，右弦急或浮或沉，甚则沉弦而涩，先当理气发汗，香苏葱豉汤（组方见方证）加玄胡、乳香去表邪以止痛。"[1]何秀山分析说："先由郁怒伤肝，后感风寒的夹气伤寒，妇女最多，男子亦间有之，初起主香苏葱豉汤最为的对。若发自少阳经，寒热往来，胸胁窜痛者，柴胡枳桔汤亦多取效。"[1]故其治则于宣散风寒之中，佐以疏利肝胃气机之品，俞根初说："素有痰结成痞，或有气聚为满，猝感风寒，引动宿疾而发，……初起头痛，身热恶寒无汗，胸膈痞满，满而不痛，气从上逆，……舌苔白滑，甚或白滑而厚，或前半无苔，中后白腻而厚，脉左浮紧，右沉弦或沉涩，或右关沉滑，或弦急而滑，先用理气发汗，香苏葱豉汤加枳、桔，或用十味流气饮（组方见方证），表散外邪畅其气以宽痞。"[1]郁滞得行，气机宣畅，自然汗出邪散。

病案举例

吴匊方治余清妹，女，35岁，寒重热轻，目赤呕逆，口苦溲热便溏，头痛身楚，胁下窜痛，苔薄滑，脉浮数。风寒外束，气郁不舒，守香苏葱豉汤（组方见方证），症状略减，神情舒适，唯仍恶寒，小有发热，遍体束痛，咳浊痰。清阳郁遏，气机不宣，再疏达：杏仁、全瓜蒌、象贝母、淡豆豉各9g，桔梗、半夏、枳壳、苏梗、郁金各4.5g，白蔻仁1.5g，姜炒黄连1.8g，橘红、葱白各6g[2]。

引用文献

［1］俞根初.重订通俗伤寒论［M］.上海：上海科学技术出版社，1959：344，346，350.
［2］景德镇市中医院.吴匊方医案［M］.景德镇：景德镇人民出版社，1960：8.

（二）气血郁遏候（肝肺风寒本证2）

肝肺风寒证·气血郁遏候，外有风寒郁遏肺卫，内兼肝经气血郁滞之候。或宿有肝郁瘀滞之人，或妇女适遇月经之期，或逢新产外寒直入，郁滞肝之气血，而成表里气血并发之证。

通称：夹瘀伤寒，热结血室。

内含病例：［中医］伤寒，产后伤寒，经期伤寒，阳郁外感症。

病因病机：肝肺风寒郁滞，先本气滞血瘀，或值女人经期、产后，继感风寒郁遏阳气，外则腠理不宣，里则阳气不和，气血滞阻，而成俞根初"内伤血郁，外感风寒"[1]之证。

证象组合：表郁+气滞+血滞+阳郁+清空

主症：**【腠理不宣】症象**：①身热恶寒，日轻夜重。②寒重热轻，恶风，汗出，低热。③浑身酸楚，遍体束痛。④身转高热。**舌象**：①舌苔薄白。②苔薄滑。**脉象**：①脉数浮大。②脉象浮紧。③脉弦滑带数。

【气机不利】症象：①胸闷胁肋不适，胸胁窜痛。②腹满作胀，手不可按。③胸紧气促。④目赤呕逆。

副症：**【血滞不行】症象**：①腹有痛处不移。②少腹痛甚，手不可按。③恶露不下涩少。④月经随停。**舌象**：①舌紫暗扪之滑润。②深紫而赤。③青紫。**脉象**：①脉左紧涩，左沉迟。②脉沉涩。

宾症：**【阳气不和】症象**：①面色暗晦，寒热如疟。②口苦溲热便溏。③烦渴。④入夜谵语。**脉象**：脉右沉弦。

【清空不宣】症象：①头痛。②头重。③鼻塞。

治则：当以温通阳气为主，外可以散风寒，内可以行气血。谢映庐曰："血得寒则凝泣而不行，非温不通"[2]，瘀血内阻。胀痛特甚者，以疏通逐瘀为急。

方证

1.桂枝桃仁汤证：《通俗伤寒论》方[1]。适用于身热恶寒，日轻夜重，胸胁窜痛，腹胀或痛有定处，或恶露不下。详见论著。

桂枝2.4g，桃仁7粒，赤白芍各3g，炒细生地4.5g，炙甘草1.5g，炮姜0.9g，红枣2枚。

2.加味生化汤证：秦伯未方[3]。治经期感冒。详见病案3。

防风、当归、桃仁各4.5g，羌活2.4g，川芎、玄胡各3g，炙甘草1.5g。

论著和讨论

1.本证候选方：本证候外有肺卫郁遏之表证，复有肝经气血郁滞之里证，表里同病，阳气不宣通。吴坤安说："妇人伤寒，当经水适来适断之时，热邪乘虚而入血室，其证昼日明了，夜则谵语，如见鬼状，若发热恶寒，日轻夜重，小腹胀满者，血为热瘀也。当用柴、芩、紫苏、荆芥、当归、川芎、益母草、香附、山楂肉、丹皮、丹参等，和血散邪药，下咽即得汗而解。有汗者为表虚，前方去紫苏加桂枝和解之。寒热如疟者，前方亦加桂枝和解之；若厥而下利者，此非热邪，乃为寒邪所袭也，前方去黄芩加桂枝、干姜温散之；烦渴者，属里热，去紫苏、香附加黑栀子清之。若小腹硬满作痛，当以逐瘀为急，前方去紫苏加桃仁、红花、元胡、牛膝等，攻以行之（合参《金鉴》第一书）。"[4]

2.治则：当外散风寒以解其表，内疏气血以和其里，总宜温通阳气为主，张聿青说："疏通而宣通营卫"[5]，气血亦宜温通。俞根初说："内伤血郁，外感风寒。……头痛身热，恶寒烦渴，胸胁窜痛，腹有痛处不移，或少腹痛甚，手不可按，……舌色紫暗，扪之滑润，或深紫而赤，甚或青紫。脉左紧而涩，右多沉弦，总宜弦强，最忌细涩。……活血解表为先，轻则香苏葱豉汤去香附加枳、芎、归须，重则桂枝桃仁汤（组方见方证）加味；次下瘀血。轻则五仁橘皮汤合代抵当丸，重则桃仁承气汤，俟瘀降便黑，痛势轻减者，可用四物绛覆汤，滋血活络以善后，或用新加酒沥汤，滋阴调气以芟根。”[1] 又说：“若少腹痛剧，寒热如疟，夜则谵语，如见鬼者，热结血室也，加减小柴胡汤以去邪通络。”[1]

病案举例

1.**张聿青**治王（右），产后旬日，外感风邪，头痛发热，得汗不解，恶露涩少，少腹作痛，按之微硬，牵引腰尻，动辄作痛，脉数浮大，左沉迟。疏通而宣通营卫：全归、酒炒荆芥、川芎、灵脂、莪术、台乌、元胡、丹参、泽泻、山楂炭、乳没，益母草煎汤代水[5]。

2.**谢映庐**治孙康泰内人，产后一日，畏寒发热，恶露不下，满腹作胀，手不可按，二便俱闭，胸紧气迫。知为产后受寒所致。盖血得寒则凝泣而不行，非温不通，先与失笑散二钱，次进黑神散（地黄、当归、赤芍、蒲黄、桂心、干姜、甘草、黑豆），重用姜、桂，加漆渣、山楂，急煎与服。顷刻小水先利，污水随下，腹始稍宽，气始稍平。是晚再进一剂，大便甚通。次日泄泻不止，腹痛口渴，当斯时也，于泄宜补，于痛宜通，是通补两难立法。当从釜底暖蒸，庶几氤氲彻顶，疏与苓、桂、骨脂、姜炭、木瓜、甘草，投之渴泻腹痛俱止[2]。

3.**秦伯未**治女，32岁，月经期感冒：经行两日即停，小腹作痛，身热转高，全身不舒，脉弦滑带数，加味生化汤（组方见方证），一剂后即热退经行[3]。

4.**何子淮**治叶某某，28岁，工人。既往月经正常，本届经转第二天，外出洗澡感冒，畏寒发热，头痛，鼻塞，月经随停，舌苔薄白，脉象浮紧，治宜温散疏解：桂枝、荆芥、蔓荆子、川芎、苏叶、通草各4.5g，当归9g，小茴香2.4g，炮姜1.5g。上方服2剂得微汗，身热畏寒除，经水随下[6]。

5.**朱曾柏**治郭某某，男，51岁，阳郁外感证：头痛、头重、汗出、恶风、鼻塞、低热、浑身酸楚诸症，每5~7天发病一次，四载有余。平时胸闷，胁肋不适，睡眠差，食欲不馨，面色黯晦，颜表苦郁不乐，脉沉涩，舌质舌苔正常，情志抑郁太过，“此因郁而病也”，心肺气郁，肝郁脾陷，肝胃失和。因气郁致病，病久致虚，为阳气怫郁外感，兼有气虚而致血滞之候，治以开郁升阳，兼予益气活血：黄芪20g，赤芍、郁金各15g，钩藤30g（后下），羌活、防风、柴胡、厚朴花、制香附、甘草各10g，3剂，觉胸胁舒展，头痛、头重症减。药量稍佚增损，经诊6次，即告痊愈，随访7年，偶有伤风感冒，与宿疾阳郁外感无关[7]。

引用文献

［1］俞根初.重订通俗伤寒论［M］.上海：上海科学技术出版社，1959：320，321.

［2］谢映庐.谢映庐医案［M］.上海：上海科学技术出版社，1962：169.

［3］秦伯未.秦伯未医学名著全书［M］.北京：中医古籍出版社，2003：76.

［4］吴坤安.伤寒指掌［M］.上海：上海科学技术出版社，1959：卷三9.

［5］张聿青.张聿青医案［M］.上海：上海科学技术出版社，1963：608.

［6］何子淮.调冲十法［J］.浙江中医药，1978，4（5）：25.

［7］朱曾柏.医话二则［J］.中医杂志，1982，（1）：23.

（三）气血虚郁候（肝肺风寒兼夹证）

肝肺风寒证·气血虚郁候，系素体气血虚弱之人，外感风寒，郁遏于表，而成里虚表郁之候。通称为虚人感冒，或血虚伤寒。

通称：血虚感寒。

内含病例：［**中医**］虚人伤寒。

病因病机：肺肝风寒虚郁，因机体气血不足，外感风寒，郁于营卫，肝血肺气无力祛邪外出。即邵仙根所谓：“正气已虚，不能送邪外出；营血衰耗，不能滋养筋脉”[1] 之候。

证象组合：气虚+血虚+表郁

主症：**【腠理不宣】症象**：①身大热。②恶寒无汗。③形寒畏风。**舌象**：苔薄白。

【气虚失养】症象：①倦怠。②精神疲软。③振振动摇，无以自主。④头昏。⑤不思饮食。⑥胸胁痛胀。**脉象**：①脉浮数无力，尺以下走而弱。②弦迟，尺中迟。③脉浮缓。

【血虚失荣】症象：①面色不华，面白筋露。②无汗。③皮肤干涩。④手背面色紫黑，体痛如被杖，⑤烦渴。**舌象**：舌黑，舌淡苔。**脉象**：①脉重按虚豁。②左浮。③细缓涩不调。

副症：**【清空不宣】症象**：①头痛。②鼻塞流涕。

【经气不宣】症象：①身痛。②腰痛。

宾症：**【神气不振】症象**：①昏仆时醒。②妄语。③不眠。

治则：不可专事疏散，宜温补气血之中，参以疏散；若不兼温补气血，则托送无力，疏散必难取效，甚则反生他变。

方症

归芪建中汤证：治伤寒发热，头痛烦渴，脉虽浮数而无力，尺以下迟而弱[2]。见病案1。

黄芪、当归、桂枝、炙甘草各9g，芍药18g，大枣7枚，饴糖30g。

论著和讨论

1.本证候肝血肺气不足，外感风寒，与一般表证无异，但有显明虚象，尤以脉象为著，仲景以尺中脉迟为训，说："脉浮紧者，法当身疼痛，宜以汗解之。假令尺中迟者，不可发汗，何以知然，以荣气不足，血少故也(《伤寒论》50条)。"后世医家把重按无力、重按虚豁、细涩缓等脉象认定为虚象。董废翁说："凡伤寒，似神清而时发一二语，昏愦者，多属虚，须主以人参或当归补血汤，后看兼症用药。"[3]

2.治则当以温补气血为主，略兼疏散风寒以解表。不汗则风寒无由而解，邵仙根说："若汗吐下之后，正气已虚，不能送邪外出，营血衰耗，不能滋养筋脉，故但振振动摇，无以自主，而不能作战也，宜补气养营治之。"[1]必以扶正为先，亦助正祛邪之法。然营血不足无以滋汗，切不可强发其汗，如强夺其汗，汗不可得，热不能退，古人谓有变痉而逝者。温补气血，必鼓其卫阳，滋其营血，待其时日，或得微汗出而热退。如不自解而尺部脉起有神，为血渐复而表不解，此时可投以发汗之剂，或得微汗而解，重者得狂汗而解，此即许叔微所谓："待其时日，循其次第"之法。

病案举例

1.**许叔微**治乡人邱生，伤寒发热，头痛烦渴，脉虽浮数而无力，尺以下迟而弱，仲景云："尺中迟者，营气不足，未可发汗，麻黄汤证。"但与建中汤加当归、黄芪，至五日尺部方应，遂投麻黄汤二服发狂，须臾略得汗矣[2]。

2.**朱丹溪**治一人素嗜酒，因暴风寒，衣薄，遂觉倦怠，不思饮食，至夜大热，体痛如被杖，微恶寒，六脉浮大，按之豁然，左甚：人参为君，芪、术、当归身为臣，苍术、甘草、木通、葛根佐使，大剂取汗。至五剂通身汗如雨，诸症悉除[2]。

3.**陆养愚**治吴子玉病发热，头痛腰疼，烦躁口渴，无汗，有主麻黄汤者，脉阳部浮数而不甚有力，阴部沉弱而涩，与羌活冲和汤，前症俱剧。乃用补气养荣汤一剂，两尺稍有神；再二剂，以参苏饮微汗之，诸症悉退[4]。

4.**高鼓峰**治沈侨如甥，病伤寒，脉浮数有力，舌黑，胸胁痛胀，此得之劳倦后复伤饮食，医以寒凉消导攻之，火受遏抑，天所归也，急以大剂参、术、归、芪、炮姜救之，夜半发战，战则汗解矣，战时频与热粥，以助胃气使汗来速，酣睡而安[4]。

5.**谢映庐**治同道长子，患伤寒病，畏寒头痛，发热无汗，屡服发散，汗不能出，热不能止，变痉而逝。其次子旋得此症，连进发表，皮肤干涩，发热愈炽，脉关弦尺迟，面白筋露，乃中气虚而血不足，故寒邪外感，非滋其血液，何能作汗？汗既不出，热何由解，宜与当归建中汤，如法啜之，果微汗热退而安[5]。

引用文献

[1] 吴坤安等.伤寒指掌［M］.上海：上海科学技术出版社，1959：卷三94.
[2] 徐衡之，姚若琴.宋元明清名医类案［M］.长沙：湖南科学技术出版社，2006：3，34.
[3] 高鼓峰，董废翁.医宗己任编［M］.上海：上海科学技术出版社，1959：176.
[4] 江瓘，魏之琇.名医类案（正续编）［M］.北京：中国中医药出版社，1996：287，288.
[5] 谢映庐.谢映庐医案［M］.上海：上海科学技术出版社，1962：8.

（四）营血失宣候（肝肺风寒转证）

营血失宣候，系外感风寒，直犯肝肺，深入营血，郁滞络脉之候。杂病家通称为中风之风中血脉，或风寒痹阻，风寒入络之证。

通称：风寒入络，风中血脉，风寒痹阻。

内含病例：［中医］风中络，血痹，脐风撮口，经行抽搐。［西医］类风湿关节炎。

病因病机：肝肺风寒郁滞，因风寒深入血络，或外受风寒，直犯肺肝，或素体肝郁，肝风内起，挟风寒走窜血络，均可致阳气失于宣通，风寒郁滞营血，而致络脉不宣不利。

证象组合：阳滞+血滞+络滞

主症：【**阳气不行**】**症象**：①洒洒恶风，时作寒热，怕冷，畏风。②眩晕口干。③经行腹痛。④二便未行。**舌象**：舌淡苔白腻，苔薄白。**脉象**：①脉浮紧。②沉缓。

【**络脉不宣**】**症象**：①头面麻木。②手足麻痹。③肌肤不仁。④四肢麻木，周身关节也感酸痛牵板。

副症：【**血滞不行**】**症象**：①面青唇紫。②爪甲变黑。③经行色黑紫块。④皮肤如蜕。⑤关节疼痛处有灼热感。**舌象**：苔白质红。**脉象**：脉细弦。

宾症：【**络脉不利**】**症象**：①口眼㖞斜。②小儿撮口。③颈项强直。④四肢抽搐。⑤四肢拘急。⑥肩痛。⑦膝关节疼痛肿胀，弯曲不利。⑧两足踝也肿痛。⑨周身关节感酸痛牵板。

治则：当以温通阳气与营血为主，兼以祛风通络；阳气得以宣发，则营血可以通行，风寒外散，络脉自利。

方证

1.当归四逆汤证：张仲景方。功能温经散寒，养血通脉。治血虚受寒，手足厥冷，脉细欲绝者，及寒入络脉，腰、股、腿、足疼痛。也用于指端动脉痉挛症（雷诺病）及冻疮初起。

当归、桂枝、芍药、细辛各三两，炙甘草、通草各二两，大枣二十五枚。水煎服。

2.牵正散证：《直指方》方[1]。祛风痰，止痉挛。治面瘫，口眼歪邪，面部肌肉抽动。

白附子、僵蚕、全蝎各等份。为末，每用6g，热酒调服。

3.省风汤证：《济生方》方[2]。治寒风中络，风寒客于手足阳明之经，口眼㖞斜，甚则手足麻痹，肌肤不仁，洒洒恶寒，或四肢拘急，痰涎不利，脉浮紧，苔薄腻。

防风、姜半夏、炙甘草、天南星、生白附子、生川乌、木香各15g，全蝎3只。㕮咀，每服15g，水二盏煎取八分，去渣温服。

4.撮风散证：《证治准绳》方[3]。适应小儿撮口，发作前啼哭不休，吮乳口松，不时喷嚏，得快撮口，啼声不出，颈项强直，四肢抽搐，如脐边青，黑面青唇，紫爪甲变黑多死。

赤脚蜈蚣半条，钩藤一钱五分，朱砂（水飞）、僵蚕（焙）、蝎尾各一钱，麝香一字（0.25g）。

5.加味桂枝汤证：费伯雄方[4]。治中络者，风入肌表，肌肉不仁，或手指足趾麻木。

桂枝八分，白芍、川牛膝各一钱五分，甘草五分，怀牛膝、当归各二钱，蚕沙四钱，秦艽、防风各一钱，红枣五枚，姜三片。

6.加味苏羌达表汤证：《通俗伤寒论》俞氏经验方[5]。辛温发汗法。俞根初云：苏羌达表汤加桂枝、桃仁，小活络丹用流水、陈酒各半煎，此为三痹合治之法，凡新病在皮肤血脉者，历验不爽矣。

苏叶4.5~9g，防风、羌活、白芷各3~4.5g，光杏仁、浙苓皮各6~9g，鲜生姜、广橘红各2.4~3g，桂枝、桃仁各4.5g，极重4.5g。

论著和讨论

本证候为风寒直犯肺肝，郁遏阳气，深入血络，风寒客于手足阳明之经，以络脉不宣、不利之症象为主，更可兼见阳气与营血郁滞等脉症。痰涎不利，或四肢拘急，苔薄腻，其治则当以温通阳气与营血为主，佐以祛风通络，务使深入之风寒，透达于外而解；邪已深入血络，治应从速，稍有延误，每成痼疾。薛己主先用省风汤，后用秦艽升麻汤，或合牵正散追头面之风，或入再造丸散肢体之风。姚国美先生说："口眼㖞斜，甚则手足麻痹，肌肤不仁，此风中经络。邪实偏寒者，洒洒恶寒，脉浮而紧，与加味桂枝汤，化服活络丹。"[6]

病案举例

1.朱丹溪治方延一，年三十九岁，患中风，一身俱麻（麻由虚而气不行），乌药顺气散（麻黄、枳壳、桔梗、乌药、僵蚕、白芷、陈皮、干姜、甘草、川芎）加人参、白术、麦冬、川芎、当归而愈[7]。

2.陆养愚治范溪云患口㖞不正，四肢拘急，自汗恶风，凡针灸、涂、贴、诸风药遍尝不效，已半年。脉之，左手浮紧，右手洪缓。此风客阳明，留而不出，郁而为热。虽宜解散，以葛根五钱、升麻二钱，以逐阳明固结之邪；白芷二钱，僵蚕一钱五分，以达头面不正之气；黄芪一钱五分，桂枝五分，以固周身疏漏之表；桔梗一钱，甘草五分，载诸药上行。二剂便效，数剂痊愈。后以养荣血，实腠理，少佐清热去痰之品调理之[7]。

3.薛立斋治一妇人，口眼㖞斜，四肢拘急，痰涎不利，而恶风寒，其脉浮紧。此风寒客于手足阳明二经，先用省风汤二剂，后用秦艽、升麻而愈[7]。

4.施今墨治王某，男，20岁，感寒风，周身酸楚，恶寒发热，口角流涎，口眼歪斜，时作寒热，畏风，大便未行，小便短赤，苔薄白，脉浮紧。牵正二方：川羌活、白僵蚕、川独活、明天麻、北防风、苦桔梗、酒川芎各4.5g，双钩藤12g，制全蝎、节菖蒲各6g，酒地龙、当归各10g，白蒺藜15g[8]。

5.谢映庐治周秋帆茂才内人，怀孕数月，一日周身痛痹，四肢拘挛，肌肤及手指掌皮，数变如蛇蜕之形，惊痛交并，恐成废疾。脉浮大，按浮为风，大为虚，此营卫不固，血虚风袭之候也。唯苦肢节间病，风中血脉奚疑！处以当归四逆汤，当归重用，佐以一派祛风之味，连进四剂而愈[9]。

6.蒲辅周治经行抽搐，何某，女，21岁，未婚，3年前寒夜起床大便，感冷气昏倒，此后每经行即麻木抽搐，经后始平，腹痛量多，有紫血块，经治二年余未见显效，脉弦虚，舌正无苔。乃本体血虚，风冷之气乘虚而入，邪气附着，营卫失和，治宜调和营卫、祛风活络：当归、桂枝各6g，吴萸2.4g，细辛2.1g，黄芪、白芍各9g，防风、川芎各4.5g，桑寄生12g，生姜3片，大枣3枚，7剂。下月行经，即不抽搐，但麻木未除，仍用前法，经净后早晚各服十全大补丸6g。至下月麻木亦微，唯腹部仍有不适，经期仍服汤剂，经后早服十全6g，晚服虎骨木瓜丸6g，数月证平，血磷钙亦转正常[10]。

引用文献

［1］吴仪洛.成方切用［M］.太原：山西科学技术出版社.2009：235.
［2］王道瑞等.严用和医学全书［M］.北京：中国中医药出版社.2009：8.
［3］杨士瀛.杨士瀛医学全书·仁斋小儿方论［M］.北京：中国中医药出版社，2006：362.
［4］张元凯，时雨苍，杨伯棠，等.孟河四家医集［M］.南京：江苏科学技术出版社，1985：16.
［5］俞根初.重订通俗伤寒论［M］.上海：上海科学技术出版社，1959：235.
［6］姚国美.姚国美医学讲义合编［M］.北京：人民卫生出版社，2009：156.
［7］江瓘，魏之琇.名医类案（正续编）［M］.北京：中国中医药出版社，1996：3，302，306.
［8］祝谌予等.施今墨临床经验集［M］.北京：人民卫生出版社，1982：19.
［9］谢映庐.谢映庐医案［M］.上海：上海科学技术出版社，1962：38.
［10］中国中医研究院.蒲辅周医案［M］.北京：人民卫生出版社，2005：94.

（五）清阳闭厥候（肝肺风寒变证）

肝肺风寒证，邪重而犯之深者，可直中胸中，闭塞清阳，阻塞窍隧，而成清阳闭厥之候，为中风中脏危重之证。

通称：真中风，中脏。

内含病例：［中医］中风阴证。

病因病机：肝肺风寒闭厥，或因素体肝风内动，或肺家痰盛，召引外风直中，风鼓肺痰，猝然闭塞，清阳不行，升降失度，内外之窍骤闭，而成中风入脏重证。

证象组合：阳闭+气闭+经滞

主症：**【阳气不行】症象**：①体冷。②四肢厥冷。**舌象**：苔白滑。**脉象**：脉沉细。

【阳气闭塞】症象：①暴仆不省人事，身僵直，口噤不语。②奄奄忽忽神性闷乱。③冒昧不识人。④昏沉嗜睡。

副症：**【气机不宣】症象**：①喉如拽锯。②水饮不能入。**脉象**：浮大弦滑，右甚于左。

【气机不降】症象：风痰壅盛。

宾症：**【经脉不利】症象**：①口噤。②口目不正。③舌喎不能语。④手足拘急。⑤四肢不仁。⑥搐搦。⑦身体缓急不陷。⑧头痛如破。

治则：当先宣窍以开闭，如通关、开关、稀涎之属，先开上窍，继以针刺宣通经络，后以通阳，宣发清阳，驱逐外风，兼以清降除痰息风，以坠痰涎，镇肝风，使之内外透彻，清阳宣展，然后可望厥回神苏。后世以续命汤为治“外风”论，实不全矣。肺朝百脉，麻、桂等非唯驱外风，当有宣通百脉，化腐朽为神奇之功效。

方证

1.小续命汤证：《古今录验》方。适应中风入脏，身缓急不随，不能语。

麻黄、人参、黄芩、芍药、川芎、甘草、桂心、防风、附子、生姜、当归、白术、杏仁、石膏。

2.乌药顺气散证：《太平惠民和剂局方》方。治风气攻注四肢，骨节疼痛，遍身顽麻，头目眩晕，语言不清，筋脉拘挛，脚气行走艰难，脚膝软弱。

麻黄、橘皮、乌药各60g，白僵蚕、川芎、枳壳、甘草、白芷、桔梗各30g，干姜15g。为粗末，每服9g，加姜3片、枣1枚，水煎服。

表3-2-2　古今续命类方比较

（1）	麻黄	桂心	杏仁	甘草	芍药	石膏	防风	白术	当归	川芎	人参	生姜	黄芩	附子								
（2）	有	有		有	有		有				有	有	有	有	防己							
（3）	有	有		有	有		有			有	有	有	有	有								
（4）	有	有		有	有		有	有		有	有	有	有	有	有							
（5）	有	有		有		有			有		有		有			干姜	独活					
（6）	有	有		有	有		有			有	有	有	有	有	有							
（7）	有	有	有	有		有			有	有			有			有						
（8）	有	有	有	有		有			有	有	有					有		秦艽				
（9）	有	有	有	有		有			有	有			有			有		有				
（10）	有	有	有	有	有	有	有		有	有		有	有	有	有				羚角	竹沥	菖汁	
（11）	有	有	有	有		有	有		有	有			有									生地

（1）古今录验小续命汤：治中风入脏，身缓急不随，不能语。
（2）千金方：救急疗中风，身体缓急，口服不正，舌痿不能语，奄奄忽忽，神情闷乱。
（3）崔氏小续命汤：治卒中风欲死身体缓急，口目不正，舌倭不能语，奄奄忽忽，神情闷乱。
（4）古今录验续命汤：治卒中欲死，身体缓急日不停，舌强不能语，诸中风皆验。
（5）八风续命汤：治半身不遂，手足拘急，不得屈伸，体冷或痴或智，身倭直不语。
（6）小续命汤：治偏风半身不遂，口眼㖞不能言语，拘急不能转侧。
（7）西州续命汤：治中风痱，身体不自收，口不能语，冒昧不识人，不知痛处。
（8）续命汤：作用同西州续命汤。
（9）千金芎䓖汤：治卒中风，四肢不仁，喜笑不休。
（10）千金方：治初得风，四肢不收，心神昏愦，眼不识人，语不出口。
（11）古今录验疗大痹：治身不遂，或半身一手一臂，口不能言，习习不知人，不觉痛痒。

论著和讨论

1.急救：本证候风寒挟痰，闭塞清阳，内外诸窍均闭，以卒倒不省，僵直口噤，口眼㖞斜，手足偏瘫为主，治则当急开其闭塞，使其厥回神苏，则可望有救，不然则一厥不返，不可救矣。李中梓说："凡中风昏倒，先须顺气，然后治风，用竹沥、姜汁调苏合香丸。如口噤，抉开灌之，如抉不开，急用牙皂、生半夏、细辛为末，吹入鼻内，有嚏可治，无嚏则死。"[1]明·陈文治说："卒中之初，宜先开关窍，用通关等散以搐鼻。次通壅实，用独圣等散以吐痰。而后以星附汤、省风汤、防风通圣散、泻青丸之类，斟酌用之。痰涎昏冒者，镇坠以至宝丹。"[2]

2.辨治：戴思恭说："（诸中）若稍得苏醒者……主小续命汤煎熟去渣，调苏合香丸一粒，或五积散加麝香少许，或星香散，或醒风汤加木香一钱。如服前药不效，其人顽涎愈盛，或前症不解，或增困重，宜星附汤，或三生饮加全蝎三个，间磨沉香汤下养正丹。"[3]

3.药物加减：李用粹说："古法：中血脉，用大秦艽汤；中腑，用小续命汤；中脏，用三化汤；又闭证，用三生饮；脱证，用参附汤。大概顺气化痰为主，二陈汤加乌药、枳壳、竹沥、姜汁。有六经证，再为加减。如无汗拘急，加羌活、防风；有汗体痛，加芍药、桂枝；恶寒身热，加柴胡、黄芩；头痛目眘，加川芎、蔓荆；口眼歪斜，加全蝎、天麻；头眩烘热，加甘菊、细茶；风痰壅盛，加南星、贝母；恍惚谵语，加菖蒲、远志、茯神、枣仁；手足抽搐，亦加僵蚕、天麻；筋急加木瓜；筋挛加钩藤；在臂加桂枝；在足加牛膝。”[4]

病案举例

1. **虞恒德**治一妇，年五十七，身肥白，春初得中风，暴仆不知人事，身僵直（实），口噤不语，喉如拽锯，水饮不能入，六脉浮大弦滑，右甚于左（弦滑为实），以藜芦末一钱，加麝香少许，灌入鼻窍，吐痰一升许（先吐因水饮不能入，如无此症，小续命为稳），始知人事，身体略能举动，急煎小续命汤，倍麻黄，连进二服，覆以衣被，得汗，渐苏醒，能转侧，但右手足不遂，语言謇涩，后以二陈汤加芎、归、芍药、防风、羌活等药，合竹沥、姜汁，日进二三服。若三四日，大便不去，则不能言语（脾之脉散下），即以东垣导滞丸，或润肠丸微利之，则言语复正，如此调理至六十余，得他病而卒[5]。

2. **徐灵胎**治汪姓，一揖而仆，口噤目闭，四肢瘫痪，不省人事，此虚邪贼风，以小续命汤加减，隔日再往，手揽余衣，两足踏地，知人事而不能言，舌本坚硬。月余能言，百日乃痊[6]。

3. **丁甘仁**治胡左，中风已久，舌强言语謇塞，右手足无力，形寒身热，胸闷不思饮食，神识时清时昧，舌苔腻布，脉象沉细而滑。阳虚外风乘隙入中，痰湿上阻廉泉。症势非轻，姑拟小续命汤加减：川桂枝、大川芎、大砂仁（后下）各八分，熟附片钱半，全当归、制半夏各二钱，云茯苓、光杏仁、炒谷麦芽各三钱，陈广皮一钱，嫩桑枝四钱[7]。

又治罗左：年甫半百，阳气早亏，贼风入中经，营卫痹塞不行，陡然跌仆成中，舌强不语，神识似明似昧，嗜卧不醒，右手足不用。风性上升，痰湿随之，阻于廉泉，堵塞神明也。脉象尺部沉细，寸关弦紧而滑，苔白腻，阴霾弥漫，阳不用事，幸小溲未遗，肾气尚固，未至骤见脱象，亦云幸矣。急拟仲景小续命汤加减，助阳祛风，开其痹塞，运中涤痰，而通络道：净麻黄四分，熟附片一钱，川桂枝、川芎各八分，生甘草六分，全当归、姜半夏、光杏仁各三钱，生姜汁（冲服）一钱，淡竹沥（冲服）一两，另再造丸（去壳研细末化服）一粒。二诊：两进小续命汤，神识稍清，嗜寐渐减，佳兆也[8]。

4. **高咏霓**治张，男，53岁，平日湿痰重，跌仆，致左手麻木，舌强言謇，痰涌嗜卧，脉弦滑，苔白腻，小续命佐运中涤痰：防风、桂枝、川芎各4.5g，党参、附片、白芍、防已各6g，杏仁、姜半夏、白云苓各9g，生甘草1.5g，麻黄3g，竹沥30g，姜汁10滴。二诊加天竺黄、胆南星各6g，石菖蒲3g。神清语出加芪、术、秦艽各9g[2]。

引用文献

[1] 李中梓. 李中梓医学全书[M]. 北京：中国中医药出版社，1999：182.
[2] 中医文献研究馆编. 中风专辑[M]. 上海：上海科学技术出版社，1963：99，285.
[3] 戴元礼. 秘传证治要诀及类方[M]. 上海：商务印书馆，1955：1.
[4] 李用粹. 中华医书集成·证治汇补[M]. 北京：中医古籍出版社，1999：4.
[5] 江瓘，魏之琇. 名医类案（正续编）[M]. 北京：中国中医药出版社，1996：3.
[6] 徐衡之，姚若琴. 宋元明清名医类案[M]. 长沙：湖南科学技术出版社，2006：314.
[7] 沈仲理. 丁甘仁临证医集[M]. 上海：上海中医药大学出版社，2000：86.
[8] 丁甘仁. 丁甘仁医案[M]. 上海：上海科学技术出版社，1960：88.

五、肺肾风寒证（风寒证并病2）（4候）

肺肾风寒证，多由肾气素虚之人，外感风寒直犯肺肾，上下两焦并发之证，伤寒家尝称为太阳少阴两感证，亦表实里虚之夹虚表证。肾虽水火之脏，但以肾阳虚为主，阳虚则阴邪易犯，然亦有肾阴虚而感风寒者。阴中阳虚者，亦较易感风寒。故可概分为阳虚感邪与阴虚感邪，阴虚者常挟内热，或因风寒久伏化热，而成少阴伏气温病。故又有寒热错杂之候。若病轻未发，或延误失治，亦可留滞入络，或留于阳络，或滞于血络，而成头风、骨痹、骨瘤、截瘫等疾病。

肺肾风寒证，其治则总当助阳祛邪，以温散为法，阴虚者亦当参以滋阴清润之品，但恐其滞邪，不可过多，且必佐以通阳散邪之品于其中，方可防其腻滞之弊。若已有内热，清解之味亦不可少，但当斟酌其轻重缓急，或先温后凉，或寒温共济，视情而定，不可偏执。

证候别称：太阳少阴两感，肝肾虚寒，戴阳重症，客寒犯脑，风寒入络。

病名：［中医］阳虚伤寒，夹阴伤寒，阴分伏温，少阴伏温，阴虚伤风，阴虚伤寒，房劳外感，房劳内陷，阴虚劳复，产后伤寒，伤寒坏证，嗜眠症，暴哑，咽痛，头痛，头风，骨痹，截瘫。

证候系统：详见图3-2-6。

表实——里虚——阳虚——轻证——清阳虚郁候
　　　　　　　　　├——重证——阳气虚郁候
　　　　　　　　　└——转变证——液竭阳郁候
　　　└——阴虚——轻证——气阴虚郁候、气阴郁蒸候
　　　　　　　　　└——重证——阴虚阳郁候

图3-2-6　肺肾风寒证证候结构图

（一）清阳虚郁候（肺肾风寒本证）

肺肾风寒证，风寒郁于上焦，由其人肾阳素虚，不能鼓动清阳，发越于外，而成阳虚寒郁，清阳虚郁之候。时病家通称之为太阳少阴两感，或肝肾虚寒，成戴阳之证。

通称：肝肾虚寒，太阳少阴两感，戴阳重症。

内含病例：［中医］阳虚伤寒。

病因病机：肺肾风寒虚郁，多由其人肾阳素禀不足，风寒外加，外有风寒之郁遏，内有阳气之不充，清阳无力鼓动，外不能发越腠理经脉，内不能调节升降，而成阳虚寒郁之候。

证象组合：阳虚+表郁+气郁

主症：**【阳气不振】症象**：①身体蜷卧。②恶寒鼓栗。③口淡喜热饮。④不能嚏。⑤四肢厥而不逆。⑥神情颓唐。**舌象**：舌淡红润淡白，少苔。**脉象**：①脉沉细迟无力。②右沉迟。

【腠理不宣】症象：①恶寒发热无汗。②身热不扬，微有恶寒。③战寒体痛，左半边有汗，其右半边虽在酷暑终无汗出。**舌象**：苔白滑。**脉象**：①脉浮紧，左浮紧。②脉紧左大。③脉浮紧而弦。

【气机不宣】症象：①咳嗽。②失音。

副症：**【清窍不宣】症象**：①头痛鼻塞。②流清涕。

【气机不降】症象：①气急。②咳嗽气逆，不能平卧。

宾症：**【阳气怫郁】症象**：①两颧赤色，面赤神扬。②咽痛异常，咽痛淡红不肿。③欲嚏不能。④寐中胡言。**舌象**：舌苔干白而腻。

【经气不宣】症象：①目珠上瞪。②腰痛。③四肢抽掣。

治则：当以温通阳气为主，助阳以祛风寒，稍兼疏泄，以发表散邪，调气以正升降。发表温里，两解太少表里之病。然只可微汗之，而不可强夺其汗，重虚其阳气。更不可妄行寒凉攻伐，再挫阳气，必生他变。

方证

1.小青龙合二加龙骨汤证：丁甘仁方[1]。温解寒邪，收摄浮阳，治戴阳重症，身热不扬，两颧赤色，咽痛淡红不肿，详见病案2。

蜜炙麻黄、川桂枝、大白芍、生甘草、熟附片、牡蛎、花龙骨、五味子（干姜拌捣）、光杏仁、仙半夏、水炙桑皮、远志。

2.桂枝附子汤加味证：王德藩方[2]。发表温里，治房后感寒，突然寒热，详见病案5。

桂枝、白芍、熟附片、茯苓各9g，煨姜2片，大枣2枚，煮半夏、荆芥各4.5g，防风、盐炒陈皮各3g，炙甘草2.4g，以热粥助汗。

论著和讨论

1.本证候除表证外，必兼见阳虚不振之象。张仲景说："脉浮数者，法当汗出而愈，若下之，身重，心悸者，不可发汗，当自汗出乃解。所以然者，尺中脉微，此里虚，须表里实，津液自和，便自汗出愈。"（《伤寒论》49条）张景岳认为："凡阳虚之人，因气虚也。阳气既虚，即不能嚏。仲景曰：欲嚏不能，此人肚中寒。故凡以阳虚之证，而忽见嚏者，便有回生之兆。"[3]

2.治法：当温助下焦肾阳，以鼓动清阳之气，发泄于外，则郁遏之风寒可解。吴坤安说："凡诊伤寒热病，微见恶寒发热不已，咳嗽不渴，六脉沉细，身静蜷卧，舌苔微白兼红，或淡红而润，此肺肾虚寒而感外邪也，宜桂枝汤加陈皮、杏仁、川羌活、半夏、山药、茯苓之类，微汗之；如不应当，以金水六君煎加杏仁、生姜、胡桃、苏叶之类投之，无不取效。"[4]不可专事发散，而不顾护其阳气，更不可妄投寒凉攻伐，更挫其阳气，必生变端。

病案举例

1.谢映庐治熊继先乃郎半岁，伤风鼻塞咳嗽，以二陈、苏、防得汗，即至嗽声不出，气急神扬，又进苏子、枳壳，下咽未久，目珠上瞪，四肢抽掣，又误进镇惊丸，见小水短少，更欲与疏风加淡渗之味，但见急未服，遂疏桂

枝附子汤一剂痉止，再剂而痊[5]。

2.丁甘仁治脉浮紧而弦，舌苔干白而腻，身热不扬，微有恶寒，咳嗽气逆，十四昼夜不能平卧，咽痛淡红不肿，两颧赤色，据述病起于夺精之后，寒邪由皮毛而入于肺，乘虚直入少阴之经，逼其水中之火，飞越于上，书曰：戴阳重症也。阅前方始而疏解：前胡、薄荷、牛蒡子、杏、贝之品；继则滋养：沙参、石斛、毛燕、川贝母。不啻隔靴搔痒，扬汤止沸。夫用药如用兵，匪势凶猛，非勇悍之将，安能应敌也。拙拟小青龙合二加龙骨汤，一以温解寒邪，一以收摄浮阳（组方见方证）[1]。

3.赖良蒲治肖某某，男，36岁。1934年暮春，夜卧当风，突然战寒体痛，前来诊治。自诉几年来，只左半边有汗；其右半边虽在酷暑终无汗出，界限分明。脉象左浮紧，右沉迟，舌苔白。此里寒太盛，隔拒真阳，不能右行外达，以致玄府闭塞，汗不得泄。议用温经祛寒、解肌通络法，以桂枝加附子汤主之：附片12g，桂枝、酒白芍、生姜各9g，炙甘草6g，大枣4枚，水煎服。服3剂，改投补气升阳法，以加味补中益气汤主之：黄芪18g，党参、附片各12g，白术、桂枝、当归、生姜各9g，柴胡、炙甘草各6g，升麻、陈皮各3g，大枣4枚，水煎服。10剂后，遂得通身透汗，精神轻松愉快。自按：阳不外达，气不流畅，则血脉凝滞，汗孔闭塞，亦犹中风偏枯，气血不荣之理。兹以桂枝加附子汤温经通络，继以补中益气汤补气升阳，使气血流畅，汗孔开张，多年不治之疾，乃迎刃而解[6]。

4.周小农治孙观澜，34岁，阳虚多痰。冬至入房，下虚，先数日自服龟甲胶，且食荤腻，便解溏薄，寒热仅二日，寐中胡言，四肢厥而不热，神情颓唐，脉紧左大，苔略干。为阳虚伤寒夹房劳，主温经达邪、涤痰化积、益元安神：桂枝、制附片各1.5g，白芍6g，北细辛0.9g，宋半夏、抱木茯神、神曲各9g，陈皮3g，远志2.4g，别直参1.2g，生姜2片。药后解痰积，胡言即减，外用肉桂0.6g、麝香0.06g贴脐。次日去生姜，改细辛0.6g，於术9g，煨木香3g，煨姜1片，痊愈。嘱止服龟甲胶，另疏扶元振阳、奠中化痰之膏方[7]。

5.王德藩治金某，男，27岁，房后感寒，突然寒热，虽在夏月，必蒙被蜷伏，露则鼓颔，动则头痛腰痛无汗，口淡喜热饮，鼻塞流清涕，面赤微咳，苔白滑，脉浮紧无力，乃太阳少阴表里为病。发表温里两施，桂枝附子汤加味（组方见方证）以热粥助汗[2]。

引用文献

[1] 秦伯未.清代名医医案精华[M].上海：上海中医学院出版社，1959：丁甘仁10.

[2] 福建省中医研究所.福建中医医案医话选编（第一辑）[M].福州：福建人民出版社，1960：32.

[3] 张介宾.张景岳医学全书[M].北京：中国中医药出版社，1999：1069.

[4] 吴坤安.伤寒指掌[M].上海：上海科学技术出版社，1959：卷二24.

[5] 谢映庐.谢映庐医案[M].上海：上海科学技术出版社，1962：182.

[6] 赖良蒲.蒲园医案[M].南昌：江西人民出版社，1965：188.

[7] 周小农.周小农医案[M].上海：上海科学技术出版社，1962：31.

（二）阳气虚郁候（肺肾风寒本证2）

肺肾风寒证，阴邪较重，而其人肾阳素亏，则阴寒之邪，可由肺而直陷入于肾，而成阳气虚郁之候。

通称：太少两感，戴阳。

内含病例：[中医]夹阴伤寒，嗜眠症，暴哑，咽痛。

病因病机：肺肾风寒虚郁，因肾阳气素亏，外感寒邪，寒邪由皮毛入于肺，乘虚直入少阴，伤寒家所谓："太阳未解，少阴先溃"之候。俞根初曰："必其人肾阳素虚，故邪从太阳中络，直入足少阴肾经也。"[1]

证象组合：阳虚+表郁+阳滞

主症：【阳气不振】症象：①面色㿠白，面色晦淡。②神静蜷卧，目闭欲寐，四肢困倦，畏闻声响。③萎靡不振，语声低微，气止一丝，不能言语。④恶寒肢冷，身蜷足冷。⑤汗出多。⑥目眩。⑦身战掉欲倒地。⑧惊悸，心悸。⑨大便不实，便溏，小便清白。**舌象：**舌质淡，苔薄白。**脉象：**①脉沉细弱迟。②沉缓。③脉缓大。

【腠理不宣】症象：①发热。②恶寒发热。③恶风怕冷。④无汗，皮肤枯涩。⑤头痛。⑥身痛。**脉象：**脉浮弦紧。

副症：【阳气不行】症象：①面上一团黑滞，目闭不语，状若尸厥。②头重着枕，身重着席，不能转侧。③腰脊坠痛，痛如被杖。④四肢微急。⑤手足怯冷。⑥四肢发冷，四肢厥逆。⑦恶寒甚剧。**舌象：**苔白腻，舌苔灰白。**脉象：**①脉沉紧。②浮紧。

宾症：【气机不利】症象：①咳嗽气逆。②胸闷气憋，胸膛板结。③腹痛拒按。④泛恶不能饮食。

【阳气怫郁】症象：①壮热不退，谵语无伦。②神志不清，寐中胡语。③烦躁不眠。④躯干部出现紫斑。⑤手足躁动。⑥头面红甚，颧红。⑦微口燥，半渴不渴。⑧舌卷唇焦。⑨暴哑声不出，咽痛异常。**舌象：**舌黑润。

治则：当助肾阳，兼以宣肺散寒取汗，吴坤安曰："盖太阳与少阴为表里，故发热即可发汗，是假太阳为出路也。"[2]若阴寒太盛，如孙兆所云"太阳欲解，肾气不足，汗不来"[3]者，但当温通助阳，故有服真武汤得微汗而解之例。

方证

1.麻黄附子细辛汤证：张仲景方。原名麻黄细辛附子汤。功能温经助阳，解表散寒。治素体阳虚，外感风寒，症见无汗恶寒较甚，发热较轻，脉不浮反沉者。

麻黄二两，附子一枚，细辛二两。水煎，分三次服。

2.再造散减芍药证：王经邦方[4]，温中散寒。目闭不语，状若尸厥，四肢发冷，脉缓大，舌苔灰白，详见病案2。

西党参、生黄芪、嫩桂枝各3g，北细辛2.1g，老川芎、青防风、川羌活各4.5g，淡附子6g，炮干姜9g，炙甘草2.4g。

论著和讨论

1.本证候因寒邪已入肾经，古人称为少阴病，后世伤寒家又称之为太阳少阴两感之证。常谓因房劳感寒所致，俗称夹阴伤寒。其见证以肾阳虚象为著，恶寒甚，如仲景曰："少阴之为病，脉微细，但欲寐也"（《伤寒论》281条）等一派阳虚阴盛之象，而又反见发热无汗等表阳郁遏之象，吴坤安说："凡初起发热身痛而头不痛，脉沉而微细，无里证。但欲寐者，此少阴感寒之表证也，宜麻黄附子细辛汤峻汗之。若发热在二三日后，麻黄附子细辛汤微汗之。"[2]俞根初认为："太阳寒邪内陷少阴经证"，但认为发汗"究嫌冒险，不可轻与。"[1]

俞根初说："若脉沉紧，反发热，手足冷，是少阴合太阳之表邪，为中见寒水实证，可与麻黄附子甘草汤微发其汗即愈：麻黄1.5g，附子2.4g，甘草0.9g，若服药后汗不出，反自下利，手足转温，脉紧去而转暴微烦者，为少阴病欲解也，其寒水不从表出，反从下泄，暂虽发烦，下利必自愈。"[1]张璐也说："暴哑声不出，咽痛异常，猝然而起……此大寒犯肾也，麻黄附子细辛汤温之，并以蜜制附子噙之，慎不可轻用寒凉之剂。"[5]何秀山具体说："至若曾犯房室，而遭风溺水，最忌热酒火烘，但宜温暖覆盖，原其溺水之时，必多惊恐，心肾受伤，虽有发热头痛、骨节烦痛等症，治必解表药中兼通心肾。在冬月用麻黄附子细辛汤，以麻黄发汗通心，附子温经通肾，细辛通彻表里之邪，更加苓半以开豁惊痰。"[1]

2.其治则不在于温散发表，而在于温通肾阳：略佐宣发即可。仲景说："少阴病，得之二三日，麻黄附子细辛汤微发汗，以二三日无症，故微发汗也"（302条）。若阳虚甚者，但当温补回阳，不须宣发，阳回则津液自通，即可自汗而解，仲景认为："少阴病，脉微，不可发汗，亡阳故也；阳已虚，尺脉弱涩者，复不可下也。"（286条）"脉浮数者，法当汗出而愈，若下之，身重，心悸者，不可发汗，当自汗出乃解，所以然者，尺中脉微，此里虚，须表里实，津液自和，便自汗出愈。"（49条）

病案举例

1.喻嘉言治金某，春月病温，误治两旬，酿成极重危症，壮热不退，谵语无伦，皮肤枯涩，胸膛板结，舌卷唇焦，身蜷足冷，二便略通，半渴不渴，面上一团黑气，从前诸医所用之药大率不过汗下和温诸法，绝无一效。求救于余，余曰：此症与伤寒两感无异，但两感症日传二经，三日传经已尽则死，又三日，再传一周，定死矣。此春温症不传经，故虽邪气留连不去，亦必多延几日，待元气竭绝，乃死。观其阴证阳证，两下混在一区，治阳则碍阴，治阴则碍阳，与两感症之病情符合。仲景原谓死症，不立治法，然曰：发表攻里，本自不同。又谓活法在人，神而明之，未常教人执定勿药也。吾有一法，即以仲景表里二方为治，虽未经试验，吾天机勃勃自动，若有生变化行鬼神之意，必可效也。于是以麻黄附子细辛汤两解其在表阴阳之邪，果然皮间透汗，而热全清，再以附子泻心汤两解其在里阴阳之邪，果然胸膛柔活，人事明了，诸症悉退。次日即思粥，以后竟不需药，只二剂而起一生于九死快哉[6]。

又治黄生与父起凤，春月同时病温。乃父年老而势轻，黄生年富而势重。势重者以冬不藏精，体不任病耳。余见其于表药中用人参七分，伊戚施某恐其畏参，不与进药，暗入人参，服后汗出势减，次日再于和解药中又入人参一钱与服，服后即大便一次，黄生颇觉轻快，然疑药下之早也，遣人致问余，告以此证表已解矣，里已和矣，今后缓调，即日向安，不必再虑往诊。见乃父病尚未愈，头面甚红，谓曰：望七老人下元虚惫，阳浮于上，与在表之邪相合，所谓戴阳之症也。阳已戴于头面，不知者更行表散，则孤阳飞越，而危殆立至矣。此证从古至今，只有陶节庵立法甚妙，用人参、附子等药收拾阳气归于下元，而加葱白透表，如法用之立愈，万不可迟。其家父子俱病，无人专主，且为偏僻之说，旋即更医投以表药，顷刻阳气升腾，肌肤粟起，又顷寒颤咬牙，浑身冻裂而逝[6]。

2.孙兆治一道士患伤寒，发热汗出，多惊悸，目眩，身战掉，欲倒地。众医有发汗、冷解者，病皆不除。召孙至，曰：太阳经病，得汗早，欲解不解者，因太阳经欲解，复作汗，肾气不足，汗不来。所以心悸目眩身战，遂作真武汤服之，三服微汗自出，遂解[3]。

3.马元仪治张氏仆病经五日，发热，脉沉微，口燥，烦躁不眠。曰：发热为阳，脉沉微为阴，少阴证似太阳也。口燥烦躁，乃邪气内扰，当用麻黄附子细辛汤，以温少阴之经，而驱内陷之邪。再脉之，沉微转为虚散，已犯条款，不得已，唯四逆汤一法，或亦可挽回。遂连进二服，是夜得睡，明日热退脉起而安[3]。

4.丁甘仁治伤寒两感，挟滞交阻，太阳少阴同病，恶寒发热，头痛无汗，胸闷腹痛拒按，泛恶不能饮食，腰酸骨楚，苔白腻，脉沉细迟，病因经后房劳，下焦有蓄瘀，麻附细辛汤加赤茯苓、枳实炭、川朴、砂仁、山楂炭、延胡索、两头尖、生姜，温经达邪，去瘀导滞[7]。

5.王经邦治寒疟，奚小除，年20岁，业商，住天台东乡灵溪庄。秋间先便溏，后发寒热；前医误作实热，妄用五泻心汤数剂，顿致邪闭不出。目闭不语，状若尸厥，四肢发冷，约有4日，脉缓大，舌苔灰白，此内真寒而外假热，其先大便溏泄者，内有寒也，继即往来寒热者，表未解也。治非温中散寒不可，宜再造散减芍药（主方见方症）。先服炮姜9g，头额微汗次用前方1剂，服后三时，大汗能言，再服1剂，分出疟疾而愈[4]。

6.李洪成于1962年盛夏，治一屠者，身体健壮，从外地回家，酒后房劳，翌日发病，壮热面赤，烦躁不渴，神志欠清，但沉迷欲寐，脉沉细，舌略淡红，苔薄白润，从少阴论治，与麻附细辛汤，恐其过峻，加用炙甘草，1剂热退，续于调理而愈[8]。

引用文献

［1］俞根初.重订通俗伤寒论［M］.上海：上海科学技术出版社，1959：191，335.

［2］吴坤安.伤寒指掌［M］.上海：上海科学技术出版社，1959：卷二15.

［3］江瓘，魏之琇.名医类案（正续编）［M］.北京：中国中医药出版社，1996：19，292.

［4］何廉臣.重印全国名医验案类编［M］.上海：上海科学技术出版社，1959：92.

［5］张璐.中华医书集成·张氏医通［M］.北京：中医古籍出版社，1999：102.

［6］徐衡之，姚若琴.宋元明清名医类案［M］.长沙：湖南科学技术出版社，2006：249.

［7］秦伯未.清代名医医案精华［M］.上海：上海中医学院出版社，1959：丁甘仁9.

［8］李洪成等.中医证候学［M］.北京：中国医药科技出版社，2008：89.

（三）气阴虚郁候（肺肾风寒本证3）

素为肺气肾阴不足之体，感受风寒，而成表实里虚、气阴虚郁之候。其见症虽以表证见著，但必兼见肺气与肾阴不足之脉症。

通称：阴虚伤风。

内含病例：［中医］产后伤寒。

病因病机：肺肾风寒虚郁，系由肺气肾阴两虚之体，感受风寒，邪郁于外；气阴不足，虚存于内，表实里虚，为气阴虚郁之候。

证象组合：表郁+气虚+阴虚

主症：**【腠理不宣】症象**：①恶寒发热。②微见恶寒，而发热不已。③其热忽有忽无。**舌象**：苔微白。

【清空不宣】症象：①头痛。

副症：**【气虚不充】症象**：①面白。②其热忽有忽无。③身静蜷卧。④短气。⑤泄泻。**舌象**：①舌淡红润，②舌苔微白兼淡红。**脉象**：①脉虚大。②沉细。

【阴虚失养】症象：①唇燥。②腰膝酸软。**舌象**：舌形虽湿而干。

宾症：**【气机不宣】症象**：①咳嗽。②有痰不活。

治则：当益气滋阴为主，略兼疏散，使气阴得充，自可托邪外出而散。绝不可强夺其汗，必待其气阴渐复，自然汗出而解。

方症：**金水六君煎证**：张景岳方[1]。治肺肾虚寒，水泛为痰，或年迈阴虚，血气不足，外受风寒，咳嗽呕恶，多痰喘急等证，神效。

当归、半夏、茯苓各二钱，熟地三五钱，陈皮一钱半，炙甘草一钱。水二盅，生姜三五七片，煎七八分。食远温服。

论著和讨论

1.吴坤安曰："凡诊伤寒热病，微见恶寒，而发热不已，咳嗽不渴，身静蜷卧，六脉沉细，身静蜷卧，舌微白兼红，或淡红而润，主桂枝汤加陈皮、杏仁、川羌活、半夏、山药、茯苓之类微汗之。如不应，急当以金水六君煎加杏仁、生姜、胡桃、苏叶之类投之。”[2]本证候由于气阴两虚，无力托送，表郁之邪不易解散，吴坤安认为：“此阴虚水亏而挟外感也。阴虚于下，则阳亢于上，故见躁烦。”[2]

2.治则当以益气阴以托邪外出为主，略兼疏散以微汗之，表邪自解。不可投辛温峻汗，重伤气阴，汗必不出，病终不解。吴坤安曰：“勿以阳明火证治之，亦宜金水六君去半夏，用生地，加川斛、丹皮、豆豉、羌活之类，滋养阴液以汗之。如兼呕恶，当留半夏，加竹茹以和胃。如兼咳嗽，加旋覆花、甜杏仁以降气。如阴虚有火而挟外感，以致头疼恶寒，发热不止，因口燥而渴，而食生冷，遂致泄泻，舌苔微白兼淡红，舌形虽湿而干，此脾本虚寒，因津液少而渴，故一食生冷，即见泄泻。治宜和脾以益少阴，如生地、丹皮、茯苓、山药、广陈皮、钗斛、薏苡仁、甘草、莲肉等主之，兼表证者加豆豉、葱白或羌活、葛根亦可。如表证已除，而但发热口渴，兼便溏者，前药加糯米炒麦冬、沙参以生津液，自然渴解热止。”[2]“阳盛阴虚之人，作汗将解之时，奄然发狂，然汗出而解者，当须识之，不可与药也。”[2]

病案举例

谢映庐治陈祥光媳小产后感冒寒热咳嗽，面白唇燥，脉来虚大，其热忽有忽无，此产后血虚感寒，与补中益气加熟地、姜炭。其家咸议恐补住寒邪瘀血，更医进发表一剂，即变气促大汗。复延余治，更见其面红目赤，耳聋谵语，脉来如汤沸腾，此阴虚阳越，势在险笃。疏与八味地黄，重附子加五味，嘱其急服，尚可挽回。岂知复疑不决，且嫌言过激烈，旋延一医相商，妄称热入血室，竟用四物柴胡一剂，大汗发痉而逝，岂非下井压石者耶？[3]

引用文献

［1］张介宾.张景岳医学全书［M］.北京：中国中医药出版社，1999：1584.

［2］吴坤安.伤寒指掌［M］.上海：上海科学技术出版社，1959：卷一52，卷二24，25.

［3］谢映庐.谢映庐医案［M］.上海：上海科学技术出版社，1962：53.

（四）气阴郁蒸候（肺肾风寒本证4）

肺肾风寒证，气阴郁蒸候，为肾阴亏虚之体，阴伤内热，外感风寒，郁遏于表，而成内热外寒，里虚表实郁蒸之候，时病家亦通称为阴虚伤寒之证。其见症除显明之表郁脉症外，更可见阴伤内热之脉症。

通称：阴虚伤寒。

内含病例：［**中医**］阴虚伤风，房劳外感，阴虚劳复。［**西医**］感冒。

病因病机：肺肾阴虚郁蒸，或其人肾阴素虚，或热病伤阴，或房劳伤肾之后，阴液消涸，偶感风寒；而成风寒郁遏于外，阴虚内热，郁蒸于内，为里虚表实、内蒸外郁之证。

证象组合：表郁+阴热+阴枯+气郁

主症：【**腠理不宣**】**症象**：①发热恶风。②无汗身重。③斑疹不透。④肢厥。**舌象**：苔白。**脉象**：①弦数而长。②脉浮数。

【**阴液消涸**】**症象**：①鼻干不眠。②舌燥口渴。③口燥咽干。④尿少而赤。**舌象**：舌紫而干。**脉象**：脉沉细。

副症：【**阴热蕴蒸**】**症象**：①微热。②面赤。③心烦不寐。④欲寐不寐。⑤小腹旁动气振手。**舌象**：舌红。**脉象**：①细数而弦。②脉细数。③沉数。

【**气机不宣**】**症象**：咳嗽。

宾症：【**气机不降**】**症象**：呕恶。

【**清空不宣**】**症象**：①头眩。②头痛。

治则：当于疏解表郁之中，兼以滋养阴液之品，表里寒热虚实，兼顾以调治。

方证

栀子豉汤加味证：吴坤安方[1]。治阴虚劳复，热病伤阴，头痛，发热恶风，舌燥口渴，六脉浮数。

栀子、淡豆豉、葱白、薄荷、鲜生地、竹叶、麦冬、地骨皮。

论著和讨论

肾亏阴液不足，内热蕴蒸，风寒外郁，表里寒热虚实夹杂之候。仲景曰：“少阴病，脉细沉数，病为在里，不可发汗。”（《伤寒论》285条）治则当于疏散解表之内，兼以滋养阴液，以资汗源，何廉臣曰：“房劳后得外感病，病适至行房，不过比他人略重。……如辨其人真阴素虚者，阳亢为本，邪多夹火而动，除新感证外，必兼口燥咽干，或心烦不寐，或面赤肢厥等症。发表药中宜加生地、寸麦冬。如七味葱白汤，养血滋阴以发汗，始能津津汗出而解。”[2]

吴坤安说：“凡少阴水亏之人，感挟时邪，而发斑疹，不可过用柴葛升散，缘此证，虽表不得汗解，或虽得汗而斑疹未透，热仍不解，惟清解中兼养阴液，庶能得汗，而斑疹亦易透达。如遇时感，诊得脉象细数或沉细。外症欲寐不寐，舌形微白兼红，或紫色而干，即是少阴虚证；或已经表散不应者，急宜用生地、地骨皮、沙参、茯苓、麦冬、金石斛、天花粉、牛蒡子、连翘、甘草之品，以养阴液，自然疹随汗达，身凉而解；如兼舌燥口渴而便秘者，加犀角数分；合阳明治之，或加豆豉。”[1]“阴虚劳复，热病伤阴，肾气已亏，稍加劳动，微夹风寒，其病复作，病仍头痛，发热恶风，舌燥口渴，六脉浮数者，此阴虚劳复也。凡复症，必夹风寒外邪，仍宜栀子豉汤加味（组方见方证）之类，微汗之；如兼太阳，加羌活；阳明加葛根；少阳加柴胡。”[1]

病案举例

魏玉璜治汤某，年四十余，新秋病感冒，医屡发散，至七八日无汗，脉弦数且长，身重头眩，尿少而赤，鼻干不眠，微热而渴。此邪渐入里，肾阴不足，肝脾血燥，表之则不能作汗，下之必成坏证，既非少阳，无容和解。问：欲饮水乎？曰：甚欲，不敢饮。命予一大碗，犹觉不足，再予一小盏，令且勿药。逾二时许，汗大出，身冷如冰，亟再诊之，脉细数而弦，小腹旁跳跃振手，此动气也。缘多服表散，令汗出邪去，而虚证见矣。与生地、枸杞子等峻养肝肾，一剂平，三剂愈。[3]

引用文献

［1］吴坤安.伤寒指掌［M］.上海：上海科学技术出版社，1959：卷二60，卷三43.
［2］俞根初.重订通俗伤寒论［M］.上海：上海科学技术出版社，1959：335.
［3］江瓘，魏之琇.名医类案（正续编）［M］.北京：中国中医药出版社，1996：329.

六、胆胃风寒证（风寒证转证1）（2候）

胆胃风寒证，系肺卫风寒证之转入半表里之证：风寒之邪由肺卫之腠理，转入上焦，致胆胃之清气枢机不利，即俞根初所谓：“此邪郁腠理，逆于上焦，少阳经病偏于半表之证也。”其病机为表里不和，升降不利，邪气欲达不达。以寒热往来，胸胁苦满，心烦喜呕，脉弦，苔白为主要脉证。其治则当以疏利胆胃之枢机，以调和表里、升降，助邪外达为法。然既为风寒，自当疏散，以其风寒虽已渐入于里，但表邪尚在，故仍可以从表分汗解。仲景有“加桂枝三两，温覆微汗愈”之法；但不可强发其汗，致津液伤残而化热化火，故仲景云：“服柴胡汤已，渴者属阳明，以法治之（《伤寒论》97条）。”必待“上焦得通，津液得下，胃气因和，身濈然汗出而解（230条）”。

证候别称：太、少两阳合病，少阳病偏表，少阳病偏里。

病名：［中医］少阳兼表，少阳病偏里，少阳经证，夹气伤寒，寒疟。

证候系统：详见图3-2-7。

表————————————————→里

清阳怫郁候、枢机郁遏候、枢机郁滞候

图3-2-7　胆胃风寒证证候结构图

（一）枢机郁遏候（胆胃风寒转证）

胆胃风寒证·枢机郁遏候，系风寒由表，初入于里，郁于半表半里之候，即张仲景所谓：“本太阳病，不解，转入少阳者。”伤寒家称为少阳经证，或少阳偏表之证，又称三阳合病。

通称：少阳偏表。

内含病例：［中医］少阳经证。

病因病机：胆胃风寒郁遏，因风寒由表入里，但尚在表里之间，尚未入里，郁遏胆胃气机，致枢机转枢不利，清气不得宣达于内外，而成表里阴阳失和，腠理开合失度，气机升降失调，半表半里之证。

证象组合：不和+气郁+表郁

主症：**【阳气不和】症象**：①微恶寒。②手足温而渴，喝汤不止。③大汗肢痹。④周身疼痛。⑤口苦。⑥小便热。**舌象**：舌苔白滑，或舌尖苔白，或单边白，或两边白。**脉象**：①脉浮紧。②脉沉紧。③脉右弦滑，左弦而浮大。

【腠理不调】症象：①寒热往来。②身热恶风。

副症：**【清空不宣】症象**：①颈项强。②头痛，头角痛。③耳聋目眩。

【气机不宣】症象：①胁下满，胁下硬满。②胸胁满疼。

宾症：**【气机不降】症象**：①欲呕。②干呕不能食。

治则：自当以疏利枢机为主，虽仍偏于表，有表郁之象，但不可以发其表，仲景有“吐下发汗温针”之戒，

必以疏利上焦以转其枢机，然后如仲景所云："上焦得通，津液得下，胃气因和，身濈然汗出而解。"（《伤寒论》230条）

方证

1.小柴胡汤证：张仲景方。功能和解少阳。治少阳证，往来寒热，胸胁苦满，默默不欲饮食，心烦喜呕，口苦，咽干，目眩，脉弦，妇人伤寒热入血室，及疟疾等症。

柴胡八两，黄芩、人参、炙甘草、生姜各三两，半夏半升，大枣十二枚。

2.柴胡枳桔汤证：《通俗伤寒论》俞氏经验方[1]。和解表里法轻剂。适用于寒热往来，两头角痛，耳聋目眩，胸胁满痛，舌苔白滑，脉弦滑浮大。详见论著。

柴胡、黄芩各3~4.5g，枳壳、姜半夏、新会皮各4.5g，鲜生姜、桔梗、雨前茶各3g。

论著和讨论

1.本证候虽以胆胃枢机转枢不利，腠理不调，邪正分争之寒热往来，胸胁满疼，干呕不能食等为主，但可兼见表郁之身热恶风，颈项强，或微恶寒，脉沉紧等脉症。以示其虽谓半表半里，但仍偏于表。仲景曰："伤寒四五日，身热恶风，颈项强，胁下满，手足温而渴者，小柴胡汤（组方见方证）主之"（《伤寒论》99条）。又说："本太阳病，不解，转入少阳者，胁下硬满，干呕不能食，往来寒热。尚未吐下，脉沉紧者，与小柴胡汤（266条）"。"若已吐下发汗温针，谵语，柴胡汤证罢，此为坏病。知犯何逆，以法治之"（267条）。

2.治则：但本证候不可发表，只可疏利胆胃气机，和解其枢机，使上焦气机得以宣通，津液得以运行，然后可自汗而解。俞根初说："邪传少阳经证，寒热往来，而头角痛，耳聋目眩，胸胁满疼，舌苔白滑，或舌尖苔白，或单边白，或两边白，脉右弦滑，左弦而浮大，此邪郁腠理，逆于上焦，少阳经病偏于半表之证也，法当和解兼表，柴胡枳桔汤（组方见方证）主之。"[1]

病案举例

1.李泰治杨姓，女，30岁，脉浮紧，烧寒太重，上午尤甚，喝汤不止，口苦，小便热，周身疼痛，大汗肢痹，已病7天。此太阳少阳兼夹风寒湿证：柴胡、法半夏、西党参、黄芩各4.5g，桂枝1.5g，云茯苓、薏苡仁各9g，薄炮附片、北防风、羌活各3g，1剂即效，加生黄芪、白术各6g，渐愈[2]。

2.孙一民治李某某，男，29岁，1963年9月1日初诊。寒热往来，间日而作，发有定时，寒战鼓颔，寒去则内外皆热。头痛如裂，面赤，呕吐，烦渴，汗出，热退身凉。舌苔薄黄，脉弦。血化验已找到疟原虫。诊断：疟疾。治则：和解表里，辛凉宣透。处方：拟用小柴胡汤加减治之。赤芍、白芍、柴胡、黄芩、常山、草果、槟榔、菊花、连翘、桑叶各9g，清半夏、知母各6g，芦苇根、白茅根各15g，桑枝30g，甘草3g，2剂，水煎服。二诊：服药后寒热未作，诸症均减。原方继服2剂。上药共服4剂，病告痊愈，经随访未再复发[3]。

引用文献

［1］俞根初.重订通俗伤寒论［M］.上海：上海科学技术出版社，1959：182.
［2］李洪成等.中医证候学［M］.北京：中国医药科技出版社，2008：95.
［3］孙一民.临证医案医方［M］.郑州：河南科学技术出版社，1981：95.

（二）枢机郁滞候（胆胃风寒变证）

胆胃风寒证·枢机郁滞候，系风寒由表入里，郁于半表半里之间，但已渐偏于里之候，伤寒家常称之为少阳病偏里之证。

通称：少阳病偏里。

内含病例：［中医］夹气伤寒，寒疟。

病因病机：胆胃风寒郁滞，系风寒由表入里，郁遏上焦，清阳之气不展，转枢不利，表里不和，气机不行，升降不利，邪气欲达不达。

证象组合：不和+气滞

主症：**【阳气不和】症象**：①嗜卧。②头汗出，自颈以下无汗。③手足冷。④口苦。⑤大便秘结，小便赤涩。**舌象**：①舌苔白滑。②苔白而糙。**脉象**：①沉紧。②弦紧。③弦滑。

【腠理不调】症象：①往来寒热，寒长热短。②热已复恶寒头痛。**脉象**：①脉浮滑弦。②脉右弦滑，左弦而浮大。

【气机不利】症象：①胁下硬满。②胸胁满痛。③胸胁痞满。④胸胁窜痛。**舌象**：苔白多黄少，中心灰腻。

副症：**【气机不降】症象**：①干呕。②呕吐黄涎。③咳逆。④不大便而呕。

【气机不宣】症象：①心下痞闷。②不能食。

宾症：【清空不宣】症象：①目眩。②耳聋。③两头角痛。

治则：当以疏利上焦气机为主。仲景专设小柴胡汤，后世医家多参佐宣降肺气之品，使肺气宣畅，汗出而解，则上下通行。

方证

1.柴胡枳桔汤证：《通俗伤寒论》方[1]。和解表里法轻剂。治寒热往来，两头角痛，耳聋目眩，胸胁满痛，舌苔白滑，脉弦滑浮大。详见论著。

柴胡、黄芩各3~4.5g，枳壳、姜半夏、新会皮各4.5g，鲜生姜、桔梗、雨前茶各3g。

2.柴芩双解汤证：《通俗伤寒论》俞氏经验方[1]。和解表里法重剂。治少阳相火郁于腠理而不达，寒热往来，身疼无汗，口渴。详见论著。

柴胡、青子芩、猪苓各4.5g，生葛根、防风各3g，羌活2.4g，知母6g，生石膏（研）12g，白蔻仁末（冲）、炙甘草各1.8g。

3.柴胡陷胸汤证：《通俗伤寒论》方[1]。和解开降法。适用于寒热往来，胸胁满痛，口苦喜呕。详见论著。

柴胡、苦桔梗各3g，姜半夏9g，小川黄连2.4g，黄芩、小枳实各4.5g，瓜蒌仁（杵）15g，生姜汁4滴分冲。

论著和讨论

1.本证候因风寒由表入里，郁遏上焦，胆胃气机郁滞，清阳转枢不利，邪气欲达不达，以胆胃气机郁滞之里证为重：如胁下硬满、胸胁痞满、窜痛、干呕、呕吐、咳逆、不大便、小便赤涩等。仲景曰："本太阳病，不解，转入少阳者，胁下硬满，干呕不能食，往来寒热者，尚未吐下，脉沉紧者，与小柴胡汤。"（《伤寒论》266条）"太阳病，十日以去，脉浮细而嗜卧者，外已解也。设胸满胁痛者，与小柴胡汤；脉但浮者，与麻黄汤。"（37条）"阳明病，胁下硬满，不大便而呕，舌上白苔者，可与小柴胡汤。上焦得通，津液得下，胃气因和，身濈然汗出而解。"（230条）

俞根初说："疟因风寒转变者，初起恶寒无汗，头疼身痛，继即邪传少阳，寒已而热，热已而汗，寒长热短，确有定效，胸胁痞满，呕吐黄涎，舌苔白多黄少，或两边白滑，中心灰腻，脉右浮滑，左弦紧者，《内经》所谓：'先伤于寒，后伤于风，病以时作，名曰寒疟是也'。宜先用苏羌达表汤发汗散寒，继与柴胡枳桔汤轻剂以和之，服一二剂后，疟发寒热并重者，则以柴芩双解汤（组方见方证）重剂以和解之，俟病势转轻，轻则用小柴胡汤，方中东参用常山二钱拌炒以截之。"[1]

2.治则：自当以疏利胆胃之郁滞为主，使枢机一转，清气得以畅达三焦，津液得以流通，外可得微汗以达表，内可以行二便以和里，表里得和而病解。俞根初说："唯寒已而热，热已而汗者，则为少阳之寒热往来，症多目眩耳聋，口苦喜呕，胸满胁痛，必须上焦得通，津液自下，胃气因和，津津汗出而解，谓之和解，轻则柴胡枳桔汤（组方见方证），重则柴胡陷胸汤（组方见方证）选用。"[1]何秀山说："先由郁怒伤肝，后感风寒的夹气伤寒，妇女最多，男子亦间有之。初起香苏葱豉汤最为的对。若发自少阳经，寒热往来，胸胁窜痛者，柴胡枳桔汤亦多取效。"[1]

病案举例

1.孙兆治一人患伤寒五六日，头汗出，自颈以下无汗，手足冷，心下痞闷，大便秘结，脉沉紧，曰：此证诚可疑，然大便结，非虚结也，安得多阴脉，虽沉紧为少阴证，多是自利，未有秘结者，此证半在里半在表，投小柴胡得愈[2]。

2.吴匊方治钟胜林，男，30岁。热已复恶寒头痛，咳逆，胁下痞痛，小便赤涩，苔白而糙，脉弦滑，外寒侵犯，病传少阳，柴芩枳桔汤加味：北柴胡6g，枯芩、桔梗、郁金各4.5g，枳壳3.6g，广陈皮、法半夏、木通、生姜各3g，姜川黄连1.5g，全瓜蒌、滑石各9g，葱白3g[3]。

引用文献

[1] 俞根初.重订通俗伤寒论[M].上海：上海科学技术出版社，1959：110，219，346.

[2] 江瓘，魏之琇.名医类案（正续编）[M].北京：中国中医药出版社，1996：18.

[3] 景德镇市中医院.吴匊方医案[M].景德镇：景德镇人民出版社，1960：21.

七、肝胃风寒证（风寒证转证2）（2候）

肝胃风寒证，系风寒转变证之一，风寒由表入里，郁遏肝胃阳气，尚未内陷，为里中之表证；虽在阴经，仍可导其由阴出阳，自可导出于表而解。病机仍在上焦，邪新入里，或郁遏枢机，虽谓邪入厥阴，但仍居于半表半里，故仍可疏利，以助其转枢，提出阳分而解；或郁滞清阳，壅遏空窍，则当通阳，以宣散郁邪；久留不去，则必留滞阳络，而成头风头痛，通阳散邪，必兼和血通络，以驱陈旧之风寒。总由肝胃阳气不得宣发所致，故治则亦当以通阳宣发为法。

证候别称：风伤厥阴。

病名：[中医]厥阴伤风，偏正头疼，头风，耳聋，眉棱骨痛。

证候系统：详见图3-2-8。

新——————————————→久

枢机虚郁候、清阳失宣候、清阳失位候

图3-2-8　肝胃风寒证证候结构图

（一）枢机虚郁候（肝胃风寒本证）

肝胃风寒证，由其人阳气素弱，表分风寒不解，渐入于里，郁遏肝胃阳气，致枢机不利，而成枢机虚郁之候，伤寒家常称之为厥阴伤风证。

通称：风伤厥阴。

内含病例：[中医]厥阴伤风。

病因病机：肝胃风寒虚郁，由其人阳气素弱，感受风寒，在表未解，渐入于里，郁遏肝胃阳气，致枢机不利，清阳之气不得宣发，外则腠理不调，内则气机升降失序，阳气失和于表里，而成表里虚实夹杂的枢机虚郁之候。

证象组合：气虚+气郁+表郁

主症：**【阳气不和】症象**：①肢凉时温。②口干。**舌象**：①舌淡红苔薄白。②苔微黄。**脉象**：①脉沉细。②脉浮弦。

【腠理不调】症象：①发热。②午后微寒微热。

副症：**【气机不宣】症象**：①胸闷，胸胁苦满。②胸腹满痛，食欲不振。

【气虚不充】症象：①倦怠少纳。②头昏乏力。③精神萎靡，嗜卧不起。④偶有盗汗。**脉象**：按脉浮细。

宾症：**【气机不降】症象**：呕吐。

治则：当以疏利枢机为主，兼以扶助阳气，和其表里，提出阴分之邪，使之转出阳分而解，此即导阴出阳之法。

方症：**小柴胡汤证**：张仲景方。功能和解少阳。治少阳证，往来寒热，胸胁苦满，默默不欲饮食，心烦喜呕，口苦，咽干，目眩，脉弦，妇人伤寒热入血室，及疟疾等症。

柴胡八两，黄芩、人参各三两，半夏半升，炙甘草、生姜各三两，大枣十二枚。水煎，分三次服。

论著和讨论

本证候风寒郁遏肝胃，阳气不和，枢机失转，邪尚未深陷入阴，仍居于半表半里之间，其见症虽发热呕吐，与胆胃少阳证相似，但其脉必沉细。仲景曰："呕而发热者，小柴胡汤主之。"（《伤寒论》379条）故其治则仍当疏利枢机，兼以扶助阳气，助其转枢，提出阴分之邪，外达阳分而解。姚国美说："厥阴伤风，发热而呕，证似少阳，但脉必沉细，仍从少阳以治，用小柴胡汤，导其由阴出阳。"[1]

辽宁省中医药研究院：小柴胡汤证的热型为往来寒热，与太阳证之发热恶寒不同。发热恶寒是发热与恶寒同时出现，而往来寒热是寒热交替出现，发热时不觉寒，恶寒时则不觉热，一日数发，无有定时。这种热型似乎与现代医学之间歇热相似，但又不尽相同。如疟疾热型为典型间歇热，但其发热、恶寒有固定时间，又与小柴胡汤证热型有别。现代医学认为，发热伴有反复寒战（寒战则较恶寒为甚），通常提示有严重感染或化脓性感染。如败血症、肺炎、化脓性胆管炎、脓毒血症等。小柴胡汤证的往来寒热是否包括这种热型，尚值得商榷[2]。

病案举例

1.**周稳和**治王某，男，34岁，初起头痛恶寒身疼，因自煎葱豉生姜等汤，稍出汗，头痛恶寒悉除，唯嗜卧不起，10余日矣。但觉胸腹满痛，按脉浮细，因悟《伤寒论》中"太阳病十日已去，脉浮细而嗜卧者，外已解也，设胸胁满痛者，与小柴胡汤"。遂与小柴胡汤2剂，竟获全效[3]。

2.**陈乔林**治陈某某，女，70岁。初诊：3日来右胁疼痛不可耐，伴见微寒微热，口苦心泛，不欲饮食，右侧第五六肋区域见米粒至黄豆大小丘疱疹，并可见水疱，有红晕，小便黄少，舌质偏红、苔淡黄腻，脉弦。证属湿毒郁于少阳经俞，宜疏泄少阳、除湿解毒。柴胡、醋半夏、板蓝根、薏苡仁各15g，连翘12g，黄芩、苦参、姜黄各10g，龙胆草、生甘草各6g。加5剂而痊，来以柴芍六君汤善后[3]。

3.骆长华治一例女性患者，证属伏邪挟湿蕴于肝胆之间，欲化热而未透的胆囊炎病例。治以小柴胡汤加减，2剂后寒热退，大便通，食佳，苔薄。再诊脉濡细，湿邪已解，脾胃未和，原方加生姜，连服2剂，观察2周痊愈[2]。

引用文献

［1］姚国美.姚国美医学讲义合编［M］.北京：人民卫生出版社，2009：145.
［2］辽宁省中医研究院.伤寒论方证研究［M］.沈阳：辽宁科学技术出版社，1984：179，186.
［3］陈乔林.柴胡剂的临证运用[J].云南中医杂志，1984：（8）19.

（二）清阳失位候（肝胃风寒变证）

肝胃风寒证，风寒郁遏肝胃阳气，日久不去，邪入阳络，致清阳不升，浊阴上逆，踞于阳位，而成清阳失位之候。

通称：风冷犯脑。

内含病例：［中医］头风，偏头痛。［西医］丛集性头痛，血管神经性头痛。

病因病机：肝胃风寒郁逆，由风寒郁遏肝胃阳气，致清阳之气不得升发，而浊阴之气上逆，踞于阳位，风寒不去，深陷阳络，寒凝则气血瘀滞，络道不通，陈寒难以驱除。

证象组合：阳滞+气逆+窍郁

主症：**【阳气不行】症象**：①畏寒喜按。②烦躁不安。**舌象**：①舌质淡暗，苔白腻。②舌质黯红，苔薄白。**脉象**：①脉细涩。②脉弦紧而涩。③脉沉细而涩。

【清空不宣】症象：①头痛，每遇到风自觉如同风钻入头脑里，头痛如裂，致泪水刷刷流出，偏头痛。②右侧头痛，连及右眼眼眶，右额颞及右后顶枕部牵拉样掣痛，畏寒喜按，伴右眼流泪。**脉象**：脉弦浮。

副症：**【气机冲逆】症象**：恶心呕吐，时有呕吐，呕吐物为涎沫。

宾症：**【气机不宣】症象**：①胸胁支满。②短气。

治则：当宣通阳气、驱散阴邪为主，但以阴邪深陷阳络，气血凝滞，络道不通，温经散寒，必兼和血通络，络道宣通，则陈寒不难驱除。

方证

1.温经散寒方证：谢英彪方[1]。温经散寒，养血通络。治偏头痛，详见病案1。

制川乌、白芷各5g，细辛2g，麻黄3g，川芎、当归、蔓荆子各10g，生地、丹参各12g，白芍15g，炙全蝎、蜈蚣各1条研冲。

2.散寒宣痹方证：孔祥梅方[2]。祛风除湿，活血通络。治偏头痛，连及右眼眼眶，详见病案2。

羌活30g，川芎15g，白芥子、吴茱萸各6g，附片10g，延胡索、白芷各12g，葱白3节，生姜5片。

论著和讨论

本证候为风寒郁遏肝胃，阳气不得升发，阴浊之邪上逆，“风寒湿痹阻经络，气血瘀阻”[2]，除有阴邪踞于阳络之头风头痛，更有浊阴上逆之恶心呕吐涎沫、烦躁不安等。以及阳气被遏之畏寒喜暖喜按，舌淡苔白，脉来细涩等。其治则自当通阳驱阴为主，但邪已入络，气血凝滞，络道不通，故必兼和血通络，以驱其陈寒。

病案举例

1.谢英彪治王某某，女，41岁，偏头痛4年，每遇情怀不畅，或经期发作，此次右侧颞部胀痛10天，服川芎茶调散、散偏汤等无效，舌淡有紫点，苔薄白，脉细涩，属久病血虚，寒凝气滞，以温经散寒、养血通络（组方见方证），3剂头痛减轻，减川乌为2.1g，去麻黄、蜈、蝎，续服10剂愈[1]。

2.孔祥梅治杨某某，男，38岁。1994年12月10日初诊，以“右侧头痛1周”来诊。患者1周前无明显诱因于凌晨1点左右突然右侧头痛，连及右眼眼眶，右额颞及右后顶枕部牵拉样掣痛，畏寒喜按，烦躁不安，时有呕吐，呕吐物为涎沫；伴右眼流泪。经我院神经内科诊为“丛集性头痛”，应用苯噻啶、普萘洛尔、安定等西药治疗，疗效欠佳，而延中医诊治。患者诉10余年来每年冬季均有类似发作，每次发作7~30天不等，受凉后易于发病，故春秋冬三季不离棉帽。舌质淡暗、苔白腻，脉弦紧而涩。辨证为风寒湿痹阻经络，气血瘀阻。治以散寒宣痹，祛风除湿，活血通络（组方见方证）。3剂，水煎服，每日1剂。药后头痛若失，为巩固疗效，原方继进4剂，是年冬季头痛未作，追访2年，未再发作[2]。

3.高光鉴治张某，女，55岁。初诊：全头痛25年。因产后不久，就感到头痛，每遇到风就像风往头脑里直钻，故成天用毛巾包扎头部，尤其冬天如遇风寒头痛如裂，致泪水唰唰流出，屡治无效。舌质黯红，苔薄白，脉沉细而涩。证属产后血虚，风寒邪外侮，停滞经络，日久致瘀。治以养血祛风散寒为法，方用养血祛风汤（明天麻、大熟地、炒白芍、甘菊花、荆芥穗、青防风、川羌活15g，香白芷、川藁本12g，北细辛5g）5剂，水煎服。二诊：上药服完后，头痛基本痊愈，病人喜悦异常，仅有时头晕、头胀，说明尚有余邪，原方加京赤芍12g，以起活血化瘀作用，继服5剂。上药服完后，诸症皆除，嗣后再未复发[3]。

引用文献

［1］谢英彪.乌头汤的临床运用［J］.浙江中医药，1982，17（10）：471.
［2］孔祥梅等.羌活治疗丛集性头痛［J］.中医杂志，1999，40（9）：518.
［3］米一鹗.首批国家级名老中医效验秘方精选（续集）［M］.北京：今日中国出版社，1999：169.

第二节　风热证类（5证31候）

风热证，系感受风中挟热之邪所发病证。包括伤风、风温、风燥等新感时病，以及伏气温暑由风热外感所触发之早期证候。更有外感风热所致之多种杂病，如咳、喘、喉证、头风，以及斑、疹、丹、痧、瘾疹、游风等，郁于肌腠，可发为风水浮肿，郁于经络，急则发痉，缓则成瘫；风为阳邪，热亦阳邪，两阳相合，极易伤津化燥化火，故其传化，仅有火化一端。其治则总当疏风清透为主，务必使郁热随风邪透发于外，则易于解散。药宜辛凉轻宣，切忌辛温燥烈，伤津助热，以致化火内窜。亦不可专事寒泻，致表邪内陷，致生变端。叶天士有云："温邪上受，首先犯肺，肺主气属卫。"风热外感，是以肺卫证为本病，以卫分为主，"卫之后，方言气"。风热犯于气分，以风邪受自口鼻，鼻通于肺，口通于胃，故以肺胃证为气分风热证之首，其次为胆胃证，均为风热之表里合病。若风热内陷入血，则为肺肝证、心肝证，均为气血并发之并病。

证候系统：详见表3-2-3。

表3-2-3　风热证证候结构表

本病（卫）	合病（气）	并病（血）
肺卫风热证	肺胃风热证、胆胃风热证	肺肝风热证、心肝风热证

一、肺卫风热证（风热证本病）（8候）

肺卫风热证，为新感风热之邪郁于肺卫之证。多系风中挟热、挟温、挟燥，上受于口鼻，或内有蕴伏之温热、暑热，由外感之风热引发之早期证候。可见于伤风、风温、温燥、伏温、伏暑，以及麻疹初潮等病，其证候可概分为表证、里证与表里证三类，其传变是由表入里，即表证不解，可渐传入里而成表里证；或表证已解，而遗留于里成为里证；亦有风热上受，直犯于肺而成之里证，如风热咳嗽、风燥咳嗽等。其治则总当疏风透热，使新感之邪，从表而解；或从微汗出，或发斑疹而透解。

证候别称：风热感冒，风温犯卫，客寒包火，温邪上受，手太阴温病，肺气不宣，风热犯肺，风温犯肺，风温化热，风热袭表，肺卫失和，温邪入营，风热动血，失表血证，风热化燥，营卫不调，营卫乖和。

病名：［中医］外感风热，感冒，重伤风，风热咳嗽，小风温，风温，阴虚温病，发斑伤寒，失表血证，失音，痧疹，哮喘，气虚麻疹。

证候系统：详见图3-2-9。

表证——本证——风偏重——卫气失宣候
　　　　　└——热偏重——卫气郁蒸候
　└——兼夹证——营卫郁蒸候
表里证——本证——风偏重——清气失宣候——清气郁遏候
　　　　　└——热偏重——清气郁蒸候
　　└——兼夹证——津气郁蒸候——气液郁蒸候
　└——转变证——气血怫郁候
里证——风偏重——肺气失宣候
└——热偏重——肺失清肃候

图3-2-9　肺卫风热证证候结构图

（一）卫气失宣候（肺卫风热表证本证）

肺卫风热证·卫气失宣候，为外感风热初起最轻浅之候，风邪偏重，热邪不甚，多不发热，或略有微热，但有恶风、身困、鼻塞、头痛等症，苔薄，脉浮，为表证中之轻证。

通称：风热感冒，小风温。

内含病例：［中医］感冒，风温。［西医］上呼吸道感染，支气管炎。

病因病机：肺卫风热郁遏，即感触风邪，气候温暖，风中挟热，或先感热气，偶触风凉，而风热并发，外郁肌腠，上郁空窍而成。

证象组合：表郁+空窍+经气

主症：**【腠理不宣】症象**：①恶风。②肌肤痛。③皮肤痒。**舌象**：舌红苔薄黄而润。**脉象**：脉浮弦。

副症：**【清空不宣】症象**：①头昏。②头痛。

宾症：**【清窍不宣】症象**：①鼻塞喷嚏。②鼻流清涕。③咽阻。

【经气不宣】症象：身酸困。

治则：只宜于轻剂宣透，药取辛凉轻清，使风随汗解，郁开热散。

方证

1.桑菊饮证：吴鞠通方[1]。功能疏风清热，宣肺止咳。治风温初起，症见咳嗽，身热不甚，口微渴，舌苔薄白，脉浮数。

桑叶7.5g，菊花3g，连翘4.5g，薄荷、甘草各2.4g，杏仁、桔梗、苇根各6g。

2.辛凉解表法证：雷少逸方[2]。辛凉宣表，治风温初起，风热新感，冬温袭肺咳嗽。

薄荷、牛蒡子、前胡各4.5g，蝉衣3g，淡豆豉12g，瓜蒌壳、天花粉各6g。

论著和讨论

本证候为外感风热初起、轻浅之候，雷逸仙说："风从东来，乃解冻之温风也"，热不是主要病因，"是太阴（肺）感受风温"[3]。风温是由风热病邪引起的急性外感热病。多发生于春冬季节，起病较急。因春季阳气升发，温暖多风，最易形成风热病邪，若此时起居不慎、寒暖失调，使外邪侵入则发为风温，是时令所致的新感疾病。冬天应寒反温，所感称冬温，也是新感时病。皆不同于春温是由于冬受微寒，至春感寒而触发的所谓伏气伤寒。其治则亦仅可以轻剂宣透，切不可以重剂取汗；不然则可导致轻证转重，故古人有禁汗之戒，不可不慎。《简明中医辞典》说：桑菊饮"也用于上呼吸道感染，支气管炎属于风热犯肺者"。可能是局部过敏等变态反应，不排除早期的病毒、细菌感染，以初起发热、微恶寒、头痛、咳嗽等肺卫失宣状态为主要特点。

病案举例

雷逸仙治李左，起病洒然毛耸，身体渐热，咳嗽微渴，胸次不舒，脉象两寸俱大，此是太阴感受风温，以其风从东来，乃解冻之温风也，宜辛平轻剂治之：蝉衣3g，淡豆豉9g，瓜蒌壳、牛蒡子、苦桔梗、广陈皮各4.5g，薄荷叶2.4g，杏仁6g，河水清煎2剂[3]。

又治刘左，风温入肺，咳呛无痰，身热汗少，由风与温皆属阳，阳盛则化火，火盛则烁金。寸脉大者，邪在上也。昔贤谓风温先受于手经，宜用辛平解表法：冬桑叶、苦杏仁、象贝母、瓜蒌壳各6g，淡豆豉9g，大牛蒡子、苦桔梗各3g，蝉衣2.1g，轻煎服1剂。又：辛平解表法已吻合矣。体热退尽，咳呛亦疏，唯脉息尚有滔滔之象，此肺经余热未解楚也。再循旧法治之，务宜谨慎风寒，莫饮醇醪为要：冬桑叶、瓜蒌壳、浙贝母各6g，甘菊花3g，马兜铃2.1g，生薏苡仁、白茯苓各9g，生粉甘草1.8g，加枇杷叶6g蜜炙为引[3]。

引用文献

［1］吴鞠通.温病条辨［M］.福州：福建科学技术出版社，2010：28.

［2］雷丰.时病论［M］.北京：人民卫生出版社，1964：8.

［3］陆拯.近代中医珍本·逸仙医案［M］.杭州：浙江科学技术出版社，1994：610，612.

（二）卫气郁蒸候（肺卫风热表证转证）

肺卫风热证·卫气郁蒸候，亦为风热表证中之轻证。以风热热邪偏重，转化为发热较高，或午后热甚，尺肤热甚，口渴，有汗不透，脉数，舌红，苔薄黄等卫分热蒸为特征的证候。

通称：风热感冒，风温犯卫。

内含病例：［中医］感冒，风温。

病因病机：肺卫风热郁蒸，因感受风热，或风温首先犯肺袭卫，风郁于外，卫气不得宣达于腠理空窍，热蕴于内，津气受蒸，而成风郁热蒸之表证。

证象组合：表郁+气蒸

主症：**【腠理不宣】症象**：①微恶风寒。②无汗。**脉象**：脉浮弦。

【津气蕴蒸】症象：①身热自汗。②午后热甚。③尺肤热甚。④口渴。**舌象**：舌红苔薄黄。**脉象**：脉不缓不紧而动数。②两寸独大。

副症：**【清空不宣】症象**：①头昏。②头痛。

宾症：**【清窍不宣】症象**：①鼻塞。②咽阻。③咽痒。

【经气不宣】症象：身酸困。

治则：当偏于清热透邪，但亦仅用轻清之品，不可过投寒凉重剂；略佐轻宣疏透之品，以轻散风邪而解表。

方证

银翘散证：吴鞠通方[1]。功能辛凉透表，清热解毒。治温病初起，症见发热微恶风寒，无汗或有汗不多，头痛口渴，咳嗽咽痛，舌尖红，苔薄白或薄黄，脉浮数。

金银花、连翘各一两，桔梗、薄荷、牛蒡子各六钱，竹叶、荆芥穗各四钱，豆豉、甘草各五钱。为末，每服六钱，加鲜芦根，水煎，香气大出即取服。

论著和讨论

吴鞠通说："太阴之为病，脉不缓不紧而动数，或两寸独大，尺肤热，头痛微恶风寒，身热自汗，口渴或不渴，而咳午后热甚，名曰温病。"[1]本证候风郁于外，热蒸于内，叶天士有透风于热外之法，是以疏风宣表，使郁热外透，而不可温散以助热，或纯用寒凉以冰伏邪机，病在于表，病势初起病位浅、受邪轻，故用药贵乎轻、清、灵、活，切忌呆滞。切不可以重剂发汗。先父洪成认为"银翘散是轻清之剂，常为经方家轻视，然用之得当，确有经方所不敌的效果"。

病案举例

1.雷逸仙治郑左，浮分脉数，沉取亦然，体热头痛，咳逆口渴，此风温邪首先犯肺，渐入胃之候。拟辛凉轻透治之：薄荷叶3g，豆卷、冬桑叶、连翘各6g，蝉衣2.4g，桔梗1.5g，加鲜芦竹根12g、大洞果3个入煎。又：进辛凉轻剂，诸症渐瘥，唯咳未已。时贤谓咳逆是风温必有之证，寸口独数，娇脏尚有余气，还当清透：蝉衣3g，冬桑叶、甜杏仁、象贝母各9g，马兜铃2.4g，苦桔梗4.5g，加蜜炙枇杷叶9g入煎[2]。

2.李洪成1960年治友人陈某，感冒发热1周，西药内服及注射，中药服过荆防败毒、五苓、小柴胡、白虎汤等，不仅不退，热反升高，但并无明显里证；因思恐为病轻药重，药过病所，改投轻剂银翘散，而病家恐慌，准备住院，因对其家属嘱咐曰：一面准备好车辆，一面服药，3小时后热不下降，急速入院。服头煎药2小时，热度即开始下降，至后半夜，热即退净。可见轻药确有其妙用[3]。

引用文献

［1］吴鞠通.温病条辨［M］.福州：福建科学技术出版社，2010：25，27.

［2］陆拯.近代中医珍本集·逸仙医案［M］.杭州：浙江科学技术出版社，1994：609.

［3］李洪成等.中医证候学［M］.北京：中国医药科技出版社，2008：102.

（三）营卫郁蒸候（肺卫风热表证变证）

肺卫风热证·营卫郁蒸候，必先有热邪内郁于营分，而后感冒风邪，郁于卫分，而变成外卫郁、内营蒸的病候。

通称：客寒包火。

内含病例：［中医］发斑伤寒。

病因病机：肺卫风热郁蒸，先受热邪，内蕴于营，继感风邪郁遏于卫，卫阳不得宣行，触动营热，不得外达，斑疹欲出不出，而成卫郁营热，郁蒸不得外达之候。

证象组合：阳郁+表郁+营热

主症：**【阳气不宣】症象**：①恶寒。②胸闷。③肢冷。④足冷。**舌象**：苔白。

【腠理不宣】症象：①恶风发热。②恶寒无汗。**舌象**：苔薄。**脉象**：脉浮弦而急。

【营热蕴蒸】症象：①发热夜甚。②烦闷。③斑疹欲出不出。**舌象**：舌红。**脉象**：脉右浮洪而滑。

副症：**【清空不宣】症象**：①头痛。②头昏。

【清窍不宣】症象：①喉痒。②咳嗽不畅。③鼻塞流涕，喷嚏。④耳聋。

宾症：**【经气不宣】症象**：①身酸。②身痛。

治则：应以宣发卫分风邪为主，兼以清透营热，使表解营热外透。

方证

1.加减蒡葛银翘汤证：《通俗伤寒论》载方[1]。适于痧疹，肺卫风热证。详见论著。

牛蒡子、银花、僵蚕、焦山栀、绿豆衣各4.5g，葛根、蝉衣各3g，连翘9g，生甘草4.5g。

2.透斑解毒汤证：《通俗伤寒论》方[1]。适用于斑欲出不出。详见论著。

连翘、苏薄荷、牛蒡子、淡豆豉、鲜西河柳各9g，蝉衣3g，大青叶、鲜桑叶各12g，野菰根120g，葱白2枚，加生葛根3~4.5g。

论著和讨论

本证候外郁内热，外见表阳郁遏之恶寒肢冷、发热无汗、头痛身疼等症，内有营热欲达不达之夜热烦闷，斑疹欲出不出，舌红而苔白，脉左浮弦而急，右浮洪而滑等象。俞根初说："(阳证发斑）伤寒应汗失汗，其斑当欲出不出之际，证尚头痛体痛，壮热无汗，微恶风寒，胸闷不舒，舌苔黄白相兼，或白薄微燥，边尖已红，……脉左浮弦而急，右浮洪而滑者，此客寒包火，当汗不汗，热毒乘隙而发斑也。……宜与透斑解毒汤（组方见方证）加生葛根，速使斑与汗并达。"[1]

治则当以宣发卫分风邪为主，略佐清透营血，吴坤安认为："凡时感伤寒，初起胸中烦闷，气急痰喘，先用豁痰利气药，痰已行而喘减，但烦闷身热不除，反加耳聋足冷者，此痰挟痧疹也，急宜透之提之，如羚羊角、连翘、牛蒡子、防风、干葛根、薄荷、枳壳、桔梗、蝉衣之类。"[2]卫分风邪得以宣发，营分郁热自然外达而解。如斑疹仍不外达，则有如何廉臣所云："因于痧疹者，陆氏蒡葛银翘汤加减（组方见方证）。继则辨其在胃宜消者，会解神曲汤加减，或用枳实栀豉汤加生萝卜汁、淡竹叶、生姜汁。"[1]

西医认为：斑疹伤寒乃是由立克次体所致的急性传染病。流行性斑疹伤寒是由普氏立克次体所致，经体虱传播，以冬春季为多。其临床特点为急性起病、发热、皮疹、淋巴结肿大、肝脾肿大和被恙螨幼虫叮咬处出现焦痂等。但这种斑疹伤寒未必就与本证候"客寒包火"的"发斑伤寒"等同。

病案举例

雷逸仙治胥左，风温时症滋扰两旬，诊其脉滑数而来，体热虽不甚，狂而神识似不清爽，赤斑发于肌肉，舌色深绛而干，此温热深入于营，津液被劫之局，非清凉宣透不克复元。姑拟一方，即希商定：牛蒡子4.5g，薄荷叶、犀角各3g，连翘9g，西洋参、玄参各6g，升麻、生甘草各1.5g，加干荷叶9g为引[3]。

引用文献

[1] 俞根初.重订通俗伤寒论［M］.上海：上海科学技术出版社，1959：282，307.
[2] 吴坤安.伤寒指掌［M］.上海：上海科学技术出版社，1959：卷四65.
[3] 陆拯.近代中医珍本集·逸仙医案［M］.杭州：浙江科学技术出版社，1994：612.

（四）清气失宣候（肺卫风热表里证本证1）

肺卫风热证·清气失宣候，为风热郁于上焦之轻浅证候。温热家通称为风温上受，俗称风热感冒。

通称：温邪上受，风温上受，肺气不宣。

内含病例：［中医］风热感冒，失音。［西医］上呼吸道感染。

病因病机：肺卫风热郁遏，因有外感风中挟热者，有感风温之气者。风热上受，郁冒上焦，清气不得宣展，上则空窍失于宣发，内则肺气失于宣降。

证象组合：气郁+窍郁

主症：**【气机不宣】症象**：①胸闷。②干咳，咳痰不利。③肢倦体酸。**脉象**：寸口脉独大。

副症：**【清窍不宣】症象**：①鼻塞。②流浊涕。③咽中疼痒。④声哑。⑤咽喉不利。⑥咽痛。**舌象**：舌红苔薄黄。

【清空不宣】症象：①前额痛。②头胀。③头目如蒙。

宾症：**【气机不降】症象**：咳逆。

治则：当清疏风热、轻宣肺气为主，肺气通畅，清气一展，则风热自去。

方证

1.桑菊饮证：吴鞠通方[1]。功能疏风清热，宣肺止咳。治风温初起，症见咳嗽，身热不甚，口微渴，舌苔薄白，脉浮数。

桑叶7.5g，菊花3g，连翘4.5g，薄荷、甘草各2.4g，杏仁、桔梗、苇根各6g。

2.桑菊愈风汤证：费伯雄方[2]。治风伤脑漏，贼风上彻于脑，以致鼻窍不通，时流清涕。

桑叶、杭菊、杏仁各9g，蔓荆子、当归各4.5g，桔梗、枳壳各3g，川贝6g，川芎2.4g，黑芝麻1撮。

3.辛凉解表法证：雷少逸方[3]。辛凉宣表法。治肺卫风热证初起，恶风鼻塞咽阻。

薄荷、牛蒡子、前胡各4.5g，蝉衣3g，淡豆豉12g，瓜蒌壳、天花粉各6g。

论著和讨论

本证候以头昏头痛、咳嗽胸闷、咽痛失暗、鼻塞流涕等清气失于宣展的见证为主。叶天士主张“辛凉清上”，故其治则以轻宣风热为主，佐以宣降肺气为法，不可妄行凉润滋腻，滞其邪气，遗留后患。吴坤安说：“使肺气通畅，痧疹透达，诸症自解。”“痧疹已透，尚头胀心烦，脘闷咳嗽者，肺气不得宣畅也，宜栀、豉、瓜蒌仁、桔梗、薄荷、黄芩、连翘、牛蒡子、川贝母、郁金之类。使肺气通畅，痧疹透达，诸症自解。”[4]

病案举例

1.叶天士治某，温邪外袭，咳嗽头胀，当清上焦：杏仁、桑皮、桔梗、象贝、通草、芦根[5]。

治某（二六），咳嗽痰黄，咽喉不利，此温邪上侵，肺气不清故耳：桑叶、川贝母、沙参、杏仁、马兜铃、鲜枇杷叶[5]。

治某（十岁），头胀，咳嗽，此风温上侵所致：连翘、杏仁各4.5g，薄荷2.1g，桔梗3g，生甘草0.9g，象贝3g[5]。

治某（十二），风温上受，咳嗽，失音，咽痛：杏仁、薄荷、连翘、桔梗、生甘草、射干[5]。

治僧（五二），近日风温上受，寸口脉独大，肺受热灼，声出不扬，先与辛凉清上，当薄味调养旬日（风温伤肺）：牛蒡子、薄荷、象贝母、杏仁、冬桑叶、大沙参、南花粉、黑山栀皮[5]。

2.吴匊方治头痛，咽中痛，鼻流清涕，咳痰不利，肢倦体酸，舌红苔薄黄，脉浮缓，宜轻剂宣发：粉葛、桔梗、杏仁、射干、牛蒡子、橘红、象贝母、薄荷、辛夷、枳壳、滑石[6]。

3.张渊如治吴某，24岁，产后伤风，发热咳嗽而致失音，已经周年，脉弦数，邪郁胸膈之间，凉膈散加减：条黄芩、焦山栀、连翘、射干、牛蒡子各3g，薄荷2.1g，桔梗4.5g，玄参5g。暮服，午夜音复[7]。

引用文献

［1］吴鞠通.温病条辨［M］.福州：福建科学技术出版社，2010：28.
［2］张元凯，时雨苍，杨伯棠，等.孟河四家医集［M］.南京：江苏科学技术出版社，1985：46.
［3］雷丰.时病论［M］.北京：人民卫生出版社，1964：8.
［4］吴坤安.伤寒指掌［M］.上海：上海科学技术出版社，1959：卷一56.
［5］叶天士.临证指南医案［M］.上海：上海卫生出版社，1958：52，53，54，242.
［6］景德镇市中医院.吴匊方医案［M］.景德镇：景德镇人民出版社，1960：81.
［7］福建省中研所.福建中医医案医话选编（第二辑）［M］.福州：福建人民出版社，1963：191.

（五）清气郁遏候（肺卫风热表里证本证2）

肺卫风热证，风自上受，郁遏上焦，清气不得宣发，外则腠理不宣，内则肺失宣降，而成清气郁遏之候，郁遏较失宣为重，俗称重伤风证。

通称：风热犯肺。

内含病例：［中医］重伤风，失音。

病因病机：肺卫风热郁遏，或风中夹热，或风郁化热，风自上受，肺气受病，致上焦胸中之清气不得宣展，外不达于腠理，内不主乎宣降，而成肺卫郁遏之证。

证象组合：表郁+空窍+气郁

主症：**【气机不宣】症象**：①咳嗽痰多。②脘闷不饥。③胸痞。**舌象**：苔黄薄。**脉象**：脉数。

【腠理不宣】症象：①发热恶风。②畏寒无汗。③身痛。④神疲肢楚。

副症：**【清空不宣】症象**：①头痛。②头胀。

【气机不降】症象：咳逆。

宾症：**【清窍不宣】症象**：①鼻塞声重。②声音嘶哑。③口干引饮。

治则：当轻清宣泄肺卫，上焦得通，腠理空窍之清气得以宣达，则表里之证俱解。

方证

1.重伤风标准汤证：聂云台方[1]。治重伤风，发热头痛，或全身疼痛，鼻寒声重，咳嗽痰多。

黄芩、白芍各6g，蝉衣、枳壳各3g，连翘、象贝母、竹茹、桑皮、杏仁各9g，桑叶、枇杷叶各4.5g，薄荷2.4g。

2.银翘麻黄汤证：张石顽方[1]。治重伤风，发热头痛，咳嗽痰多，详见论著。

银花、牛蒡子各3g，连翘4.5g，麻黄0.9g，橘红2.4g，桔梗1.8g，生甘草1.5g。

3.葱豉桔梗汤加枳壳证：何廉臣方[1]。散邪消食，杂消导于发散中，治疗外感病挟食因于风热者，食为邪裹，头痛身热，胸痞恶心，嗳腐吞酸，甚或呕吐泄泻，或脘闷腹痛，剧则昏厥不语，舌苔淡黄，或兼灰腻。

薄荷、牛蒡子、前胡、杏仁、桔梗、桑叶、象贝母、荆芥、淡豆豉、葱白。

论著和讨论

本证候外有恶风恶寒、发热身疼、头痛鼻塞等表郁之象，内有胸闷、咳嗽、气逆、失喑等肺气内郁之症。徐荣斋说："重伤风如三四日后，恶风怕冷的情形已除，剩有发热、头痛，或全身疼痛，鼻寒声重，咳嗽痰多者，聂云台先生的重伤风标准汤（组方见方证）可供采用。"[1]何廉臣说："如冒风邪而生痰，痰因肺津郁结而化，……重则张（石顽）银翘麻黄汤（组方见方证）。若风已化热，热蒸胃液成痰，宜佐清胃之品，知母、天花粉各9g，萝卜汁、竹沥是也。"[1]其治则但当轻宣上焦肺气，使清气宣展，则表里俱解。叶天士曰："药当辛凉，取气同气相求，中上之清邪自散……可解上焦之郁。"[2]"宜微苦以清降，微辛以宣通。"[3]邵新甫说："大忌辛温消散，劫烁清津……苦寒沉降，损伤胃口。"[3]

病案举例

1.叶天士治七月秋暑未除，初病头痛身热，暑由上受，伤及清阳，药当辛凉取气，同气相求，中上之清邪自散，蔬食十日，可解上焦之郁：川芎、薄荷、荆芥炭、炒白芷、蔓荆、菊花蒂、元茶各三钱，代水[2]。

又治某，风温从上而入，风属阳，温化热。上焦近肺，肺气不得舒转，周行气阻，致身痛，脘闷，不饥。宜微苦以清降，微辛以宣通。医谓六经，辄投羌防，泄阳气，劫胃汁，温邪忌汗，何遽忘之。杏仁、香豉、郁金、山栀、瓜蒌皮、蜜炒橘红[3]。

又治郭，风温入肺，气不肯降，形寒内热，胸痞，皆膹郁之象，辛凉佐以微苦，手太阴主治：黑山栀、香豉、杏仁、桑叶、瓜蒌皮、郁金[3]。

2.曹沧州治李，壮热形寒，胸闷头胀，脉数，咳不扬，急宜透泄：淡豆豉、紫菀、枳壳、赤茯苓、泽泻、浮萍、荆芥、青皮、蒺藜、桑枝、牛蒡子、防风、赤芍[2]。

治杨，形寒发热，头痛腹痛，胸闷，脉不扬，一派风温见象，当散之：淡豆豉、前胡、枳壳、荆芥、泽泻、苏叶、牛蒡子、青皮、赤芍、蒺藜、防风、象贝、莱菔子、赤茯苓[2]。

3.张聿青治浦左，咳嗽，头胀发热，瘖难成寐经辛凉散风，微苦泄热，邪势不达，未能得汗，咳嗽头痛恶风，邪尚在表，再进辛凉：桑叶、枳壳、菊花、象贝母各6g，前胡、竹茹各4.5g，牛蒡子、杏仁各9g，桔梗、薄荷各3g[4]。

4.邵佐清治王永华，男，44岁，阴虚感冒夹湿，畏寒无汗，头胀神疲肢楚，疏解为先：荆芥穗、防风各6g，炒黄菊、桑叶、蔓荆子、刺蒺藜、瓜蒌皮各9g，杏仁、焦山栀各10.5g，枳壳5.4g，益元散、蚕沙各14.1g，灯心0.6g。二诊：诸恙虽瘥，阴分受累，头晕神疲，兼有咳呛，治与清肃肺肝：甘菊、丹皮、紫菀、竹沥夏、炙桑皮各7.2g，桑叶、竹茹、白蒺藜各9g，牡蛎15g，盐陈皮4.5g，浙贝母10.5g[5]。

引用文献

［1］俞根初.重订通俗伤寒论［M］.上海：上海科学技术出版社，1959：206，307，309.

［2］徐衡之，姚若琴.宋元明清名医类案［M］.长沙：湖南科学技术出版社，2006：536，817.

［3］叶天士.临证指南医案［M］.上海：上海卫生出版社，1958：242，243.

［4］张聿青.张聿青医案［M］.上海：上海科学技术出版社，1963：29，30.

［5］萧龙友等.现代医案选（第五辑）［M］.北京：人民卫生出版社，2008：123.

（六）清气郁蒸候（肺卫风热表里证转证1）

肺卫风热证，风热犯于上焦，外表邪郁不解，内热偏重转成蒸腾之状，是为清气郁蒸之候。温热家通称为手太阴温病，俗称外感风热，或风热束肺，为风热入里之重证。

通称：手太阴温病，风热束肺。

内含病例：［**中医**］外感风热，风温，痧疹，哮喘。［**西医**］急、慢性气管炎，腺病毒肺炎，重证小儿肺炎。

病因病机：肺卫风热郁蒸，为风挟温热之邪从口鼻吸入，蕴郁于上焦，清气失宣，不能宣达肌腠与空窍；肺气不司宣降，甚则肺气郁闭，内热熏蒸，不得外达，而成外郁内蒸之候。

证象组合：气郁+表郁+气热

主症：**【气机不宣】症象**：①胸满。②咳嗽，咳痰不畅。③干咳。**舌象**：苔白。**脉象**：寸独大。

【腠理不宣】症象：①恶寒发热，高热恶寒。②身痛。③痧疹不透。④周身无汗。⑤足冷。**舌象**：舌红，苔白。**脉象**：脉浮数，脉弦数。

【津气蕴蒸】症象：①发热午后热甚，颧红。②心烦。③口渴，唇口干绛。④尺肤热。⑤痰黄稠。⑥大便干燥，小便短赤。**舌象**：舌边红，苔白燥黄腻，舌尖红，苔薄腻。**脉象**：脉数。

副症：**【清空不宣】症象**：①头痛。②头胀。

【清窍不利】症象：①口燥舌干。②声浊不扬。③咽痛。④喉燥。

宾症：**【气机不降】症象**：①气喘。②哮喘。

治则：当辛凉轻宣上焦为主，蒲辅周曰："肺卫不宣，热不得越。治宜清宣透表，邪热乃有外出之路。"[1] 吴坤安曰："治宜辛凉轻剂，轻清凉解肺经。"[2]

方证

银翘散证：吴鞠通方[3]。功能辛凉透表，清热解毒。治温病初起，症见发热微恶风寒，无汗或有汗不多，头痛口渴，咳嗽咽痛，舌尖红，苔薄白或薄黄，脉浮数。

金银花、连翘各30g，桔梗、薄荷、牛蒡子各18g，竹叶、荆芥穗各12g，豆豉、甘草各15g。为末，每服18g，加鲜芦根汤煎，香气大出即取服。

论著和讨论

本证候清气不宣展，肺气不宣降，内热不得外达，病机状态与卫气郁蒸候类似，除表郁症象外，以内热症象为主，如壮热午后更甚，尺肤热甚，口渴心烦，唇口干绛，口燥舌干，咽干咽痛，便燥尿赤，舌红，脉数等，更可见肺失宣降之咳逆、气喘。吴坤安说："风温吸入，先伤太阴肺分，右寸脉独大，肺气不舒，身痛胸闷，头胀咳嗽，发热口渴，或发痧疹，主治在太阴气分，栀豉、桑杏、蒌皮、牛蒡、连翘、薄荷、枯芩、桔梗、桑叶之类清之解之。痰嗽加贝母，声浊不扬加兜铃，火盛脉洪加石膏，咽痛加射干，饱闷加川郁金、枳壳，干咳喉燥加天花粉、蔗浆、梨汁，咽喉锁痛加萝卜汁。"[2]

吴坤安认为："凡温邪入肺，症见头疼，恶寒发热，口燥舌干，脉数，胸满气喘，治宜辛凉轻剂：栀、豉、橘红、桑、杏、连翘、薄荷、枳、桔、黄芩之类，嗽加前胡、苏子、象贝母、羚羊角之类。"[2]"风温入肺，症见发热口渴，咳嗽喉痛，舌苔白燥，或白兼边红，治宜轻清凉解肺经，如栀、豉、桑、杏、蒌、象贝、前胡、薄荷、苏子、黄芩、桔梗之类。"[2] 故其治则以宣开上焦为主，上焦得通，清气宣展，则在表之风郁可解，郁热自然透达于外。但不可专事寒凉，其热必不可解，反生他变。

吴鞠通说："太阴温病，恶风寒，服桂枝汤已，恶寒解，余病不解者，银翘散主之。余证悉减者，减其制（研粗末每18g，鲜芦根汤煎。病重者约二时一服，日三夜一服）。"[3]"咳者，加杏仁利肺气；二三日病犹在肺，热渐入里加细生地、麦冬，保津液；再不解或小便短者，加知母、黄芩、栀子之苦寒，与麦、地之甘寒，合化阴气，而治热淫所胜。"[3]

病案举例

1.叶天士治某女，风温发热，咳：薄荷、连翘、杏仁、桑皮、地骨皮、木通、黄芩、炒楂[4]。

又治某二七，温邪郁肺气痹，咳嗽，寒热头痛，开上焦为主：活水芦根30g，杏仁9g，连翘、通草4.5g，桑皮、桔梗3g[4]。

2.蒲辅周治风温犯肺（腺病毒肺炎）：张某，男，2岁，发热3天，体温39.9℃，白细胞$27.4\times10^9/L$，住院经抗生素治疗，仍高热无汗，神昏嗜睡，咳嗽微喘，口渴，舌红苔微黄，脉浮数。乃风温上受，肺气郁闭，宜辛凉轻剂，宣肺透卫，桑菊饮加味：桑叶3g，菊花、竹叶各6g，连翘、杏仁、牛蒡子各4.5g，桔梗、甘草各1.5g，薄荷2.4g，芦根15g，葱白3寸，2剂得微汗，身热略降，脉滑数，予清疏利痰：苏叶、前胡、桑皮、橘红各3g，黄芩、桔梗各2.4g，天花粉、枇杷叶各6g，竹叶4.5g，2剂微汗续出，热退。唯大便两日未行，苔黄微腻，脉沉数，乃表解里未和之候，去苏叶，加枳实、莱菔子各3g，麦芽6g。仍未大便，舌心腻苔未退，脉滑数，乃肺胃未和，拟调和肺胃、利湿消滞：冬瓜仁12g，薏苡仁、芦根各15g，枳实、莱菔子各4.5g，杏仁、麦芽、焦山楂、建曲各6g，2剂痊愈[1]。

又治：风温（重证小儿肺炎）：郭某，男，2岁3个月，发热已13日，白细胞$6.8\times10^9/L$，中性粒细胞0.49，淋巴细胞0.47，单核细胞0.04，体温40℃以上，高热不退，周身无汗，咳而微烦，脉数，舌微红苔黄腻。此属表邪未解，肺卫不宣，热不得越，宜清宣透表，邪热乃有外出之路：苏叶、杏仁、黄芩各3g，僵蚕、连翘、牛蒡子各4.5g，薏苡仁、银花各6g，桔梗2.4g，淡豆豉12g，芦根15g，1剂微汗而热减。苔灰腻，脉沉数，去银花、淡豆豉加枳壳3g，热退咳息，水泡音减少，苔灰薄，脉缓。风热虽解，肺胃未和，湿热未净，以调和肺胃、通阳利湿：连皮苓、桑皮、谷麦芽各6g，法半夏4.5g，薏苡仁12g，冬瓜仁9g，陈皮、通草各3g，2剂而愈[1]。

3.朱颜治蒲塘王姓女，14岁，夏患发热恶寒3日，舌尖绛，苔白腻，咳逆口渴，切脉浮数，此外感风热也，与桑叶、菊花、竹茹、贝母、杏仁、连翘、牛蒡、前胡、薄荷、天花粉、枇杷叶、葱白、豆豉为方，1剂汗出热退而愈[5]。

4.孙谨臣治黄某，男，3岁，哮喘，春末感风温之邪，晨起状似畏寒发热，咳嗽，两颧潮红，旋见哮喘痰鸣，烦躁不安，唇口干绛，舌红苔薄白，指纹紫暗，证属风热犯肺，肺郁不宣，治以清宣肺气、化痰利膈：桑叶络、连翘、大贝、淡豆豉、牛蒡子各4.5g，杏仁3g，桔梗、甘草、炒栀子皮各2.4g，天花粉6g，1剂。二诊：药后得汗热解，哮喘渐平，咳嗽痰鸣均见减轻。原方去栀、豉，加南沙参6g、枇杷叶4.5g，2剂愈[6]。

5.陈蓉蓉治风热咳嗽：吴某，女，5岁，10月3日，高热恶寒，咳嗽频频，咳痰不畅，大便干燥，溲黄而少。体温39.8℃，咽壁充血，扁桃体肥大Ⅱ度，两肺下叶可闻及少量干啰音。舌尖红，苔薄腻，脉浮数。诊断为急性支气管炎。中医辨证为风热束肺，肺失清肃。治拟疏风泄热、宣肺化痰：银花、连翘各12g，薄荷（后下）、荆芥、陈皮各3g，板蓝根15g，浙贝母、制僵蚕各6g，浮海石、桑白皮各9g。1剂后汗出，体温降至36.8℃。大便3日未解，原方去荆芥、薄荷，加牛蒡子、莱菔子、瓜蒌仁。继服2剂，体温正常，大便通畅，仍有咳嗽，上方去银花、连翘、板蓝根，加佛耳草、净枇杷叶、款冬花，再服2剂，咳嗽减少，肺部干啰音消失。原方调理2天，病愈出院[7]。

引用文献

［1］中国中医研究院.蒲辅周医案［M］.北京：人民卫生出版社，2005：133，143.

［2］吴坤安.伤寒指掌［M］.上海：上海科学技术出版社，1959：卷一7，卷四2，4.

［3］吴鞠通.温病条辨［M］.福州：福建科学技术出版社，2010：27，28.

［4］叶天士.临证指南医案［M］.上海：上海卫生出版社，1958：52，221.

［5］朱不远.朱颜医案医话选［J］.中医杂志，1980，(1)：17.

［6］孙浩.孙谨臣儿科集验录［M］.兰州：甘肃科学技术出版社，1990：41.

［7］陈蓉蓉.儿科临床运用银翘散治案举例［J］.浙江中医学院学报，1983，(2)：28.

（七）气液郁蒸候（肺卫风热表里证转证2）

肺卫风热证，或因其人素体气阴不足，或因延误失治，邪热耗损气液，无力托邪，化汗外达，以致表郁不得解，内热留恋，正气不支，邪气内陷，而转化成表里虚实夹杂之本候。

通称：阴虚温病。

内含病例：［**中医**］温邪入营，气虚麻疹。［**西医**］腺病毒肺炎。

病因病机：肺卫风热虚郁，系气液不足之体，外感风热或温热之邪，延误失治，元气津液伤残，无力化汗外达，热邪内陷，留恋不得透达，正气不支，形成表里虚实夹杂之状态。

证象组合：液灼+气虚+表郁+气郁

主症：【**津液消灼**】**症象**：①口燥。②烦躁。③灼热无汗。④咽干目涩齿干。⑤小便数。⑥下利清绿色。**舌象**：①舌红苔白干。②或绛苔老黄中心黑。**脉象**：脉细数沉。

【**气虚不充**】**症象**：①身热不扬。②头痛身倦。③汗出。④昏睡嗜睡。⑤动则乏力。⑥四肢厥冷。⑦呼吸微弱。**脉象**：脉寸浮迟沉弱。

【**腠理不宣**】**症象**：①头痛恶风。②发热无汗。③疹不外透。**舌象**：苔白腻。**脉象**：脉浮弦。

副症：【**清窍不利**】**症象**：①咽干。②齿干。③目涩。

【**气机不宣**】**症象**：①胃纳不振。②咳嗽吐痰。

宾症：【**气机不降**】**症象**：①干哕。②微喘。

治则：当养气液兼以辛凉透达，古人云：虽灼热无汗，不可强发其汗，宜于解表药中兼顾阴液，以助汗达邪。蒲辅周主“甘凉养阴，辛凉泄热，虚实兼顾”[1]。

方证

1.加减葳蕤汤证：《通俗伤寒论》方[2]。功能滋阴清热，发汗解表。治头痛身热，恶风无汗或有汗不多，口燥咽干，小便数，舌赤苔薄白而干，脉浮弦细数。

葳蕤6~9g，葱白2~3枚，桔梗、薄荷各3~4.5g，白薇1.5~3g，豆豉9~12g，炙甘草1.5g，大枣2枚。水煎服。

2.银翘汤证：吴鞠通方[3]。治下后无汗脉浮者。详见论著。

银花15g，连翘、竹叶各9g，生草3g，寸麦冬、细生地各12g。

论著和讨论

本证候素禀阴虚，内热素甚，感受风邪，不易作汗，邪难外达，头痛恶风，发热无汗，口燥咽干，小便数，脉浮弦细数，舌红苔薄白而干，其治则宜虚实兼顾，扶正托邪。程国彭说：“夫病不可汗，而又不可以不汗……一切阴虚者，皆宜养阴发汗。”[4]当以甘凉养其气液，辛凉透其郁热，使津液回而作汗外达，则表开热透，不致有内陷入营闭脱之变。虽灼热无汗不可强发其汗，宜于解表药中兼顾阴液，以助汗达邪，主加味葳蕤汤。小便数者，《医学入门》主芍药甘草汤和阴泄热。吴鞠通说：“下后无汗脉浮者，银翘汤（组方见方证）主之。”[3]吴坤安说：“若值天时晴燥已久，而患咳嗽、咽哑、喉痛之症，兼痧疹者，此风温客于太阴手经也。治宜辛凉清润之品，大忌升、葛、防风、蝉脱等药，当以羚羊角、连翘、薄荷、牛蒡子、玄参、射干、杏仁、桔梗、象贝母、银花、芦根之类选用，继以粉参、川石斛、麦冬、天花粉、知母、梨浆之品，以养肺胃之阴。”[5]

病案举例

蒲辅周治温邪入营（腺病毒肺炎）：唐某，男，2岁，发热而喘已10天，体温39.4℃，发热无汗，时而烦躁嗜睡，微咳呼吸微，腹不满，下利清绿色，四肢厥冷，齿干舌绛，苔老黄中心黑，脉沉。此温邪内陷入营，正气已虚，已现厥逆，急防发痉。宜甘凉养阴，辛凉泄热，虚实兼顾，以冀透营转气：玉竹、生玳瑁、香豉各9g，寸麦冬、郁金各4.5g，菖蒲3g，银花、竹叶、天竺黄各6g，2剂，微汗热退，已不烦躁厥，仍嗜睡，舌转红黑苔退，脉略缓，宜养阴清热利痰：玉竹、石斛各9g，寸麦冬、郁金各4.5g，蛤壳、天竺黄、谷麦芽各6g，菖蒲、化红皮各3g，2剂肺部实化阴影吸收，去天竺黄续进1剂而愈[1]。

引用文献

［1］中国中医研究院.蒲辅周医案［M］.北京：人民卫生出版社，2005：148.

［2］俞根初.重订通俗伤寒论［M］.上海：上海科学技术出版社，1959：47.

［3］吴鞠通.温病条辨［M］.福州：福建科学技术出版社，2010：65.

［4］程国彭.医学心悟［M］.北京：人民卫生出版社，1963：13，14.

［5］吴坤安.伤寒指掌［M］.上海：上海科学技术出版社，1959：卷三40.

（八）肺气失宣候（肺卫风热里证本证）

肺卫风热证，外邪上犯于肺，郁遏肺气，宣降失司，而成肺气失宣之候。通称为风热咳嗽，温热家称为风温上受，或风温犯肺之证。

通称：风温犯肺，太阴风温。

内含病例：［中医］风热咳嗽。［西医］支气管炎。

病因病机：肺卫风热郁遏。风热上受，首犯于肺，外邪郁遏肺气，宣降失司，清肃之令不行，而成肺气失宣之候。

证象组合：气郁+清窍

主症：【气机不宣】**症象**：①咳嗽多痰白黏。②咳剧无痰，痰多黄稠。**舌象**：舌红苔黄。**脉象**：脉浮弦微数。

副症：【气机不降】**症象**：①气粗似喘。②气逆难忍。

宾症：【清窍不宣】**症象**：①咽痛声不出。②咽痒。③鼻塞头痛，涕转黄稠。④口干。

治则：当以疏风透热、宣降肺气为法。既不可用温散以助热伤津，亦不可妄投寒凉，以遏抑邪机。

方证

1.桑杏清肺汤证：《通俗伤寒论》方[1]。治冬温兼寒，客寒包火，头痛身热，咳嗽不爽，胸闷咽痛，鼻塞口渴，心烦齿疼。

桑叶、瓜蒌皮、枇杷叶各9g，杏仁、川贝母、牛蒡子各6g，马兜铃、桔梗各3g，加鲜葱白3枚、淡豉9g。

2.加减桑菊饮证：《通俗伤寒论》方[1]。治冬温兼寒，客寒包火，头痛身热，鼻塞流涕，咳嗽气逆，咽干痰结，怕风恶寒，齿疼喉痛，心烦口渴，舌先白后黄，边尖渐红，脉右浮滑数，右浮弦微紧。

桑叶、瓜蒌皮、杏仁各6g，菊花4.5g，薄荷、桔梗、橘红各2.4g，生萝卜30g，饴糖3g，外寒郁不宣者，加麻黄0.9~2.1g、瓜蒌皮6~9g。

3.重伤风标准汤证：《通俗伤寒论》载聂云台方[1]。治重伤风，发热头痛，或全身疼痛，鼻寒声重，咳嗽痰多。

黄芩、白芍各6g，连翘、象贝母、竹茹、桑皮、杏仁各9g，蝉衣、枳壳各3g，桑叶、枇杷叶各4.5g，薄荷2.4g。

论著和讨论

本证候以肺气不宣的症象为主，即咳嗽，胸闷，鼻塞，咽痒。但必有热象可征，如痰涕黄稠，咽干口渴，舌红，苔薄黄，脉数等，始为风热犯肺之证。治法当以清宣肺气为主，疏风透热，则肺气自复清肃之常。吴鞠通说：“太阴风温，但咳，身不甚热，微渴者，辛凉轻剂桑菊饮主之。杏仁、苦梗、苇茎各6g，连翘4.5g，薄荷、甘草各2.4g，桑叶7.5g，菊花3g。二三日不解，气粗似喘，燥在气分者，加石膏、知母；舌绛暮热，甚躁，邪初入营，加玄参6g、犀角3g；在血分者，去薄荷、苇根加麦冬、细生地、玉竹、丹皮各6g；肺热甚加黄芩，渴甚加天花粉。”[2]姜春华说：“新感外邪暴咳者，截咳方（百部12g，南天竹子6g，天浆壳3只，马勃3g）去南天竹子、天浆壳加前胡9g，兼……风热者加开金锁15g、牛蒡子9g，伴发热者加鱼腥草、鸭跖草各15g，如有咽痛喉痒者，加蝉衣或僵蚕9g。”[3]

吴坤安说：“痧透后，痰多气急，咳嗽者，余热郁于肺也。宜宣之开之，如栀、豉、桑、杏、桔梗、黄芩、薄荷、象贝、蒌皮、通草、芦根之类。”[4]

病案举例

1.张聿青治朱右，每至经来，辄先腹胀，兹则感风，咳嗽痰多，先治新感，再调本病：牛蒡子9g，前胡、池菊各4.5g，橘红、桑叶各3g，茯苓、杏仁、蒺藜各9g，桔梗2.4g，象贝母、丹参各6g，音仍带涩，肺邪未清，前胡、橘红、蝉衣各3g，茯苓、牛蒡子、苏梗、杏仁各9g，丹参、川贝母、香附各6g，音涩渐开，咳未全止，再清金润肺：川贝6g，白云苓、炒瓜蒌皮、杏仁、冬瓜子各9g，桔梗、前胡各3g，生甘草12g，梨肉30g[5]。

2.吴匊方治喉痒咳嗽，头痛鼻塞，小便赤涩，风热外感，宜轻宣淡渗：杏仁、滑石各9g，薄荷、菊花各3.6g，前胡、桑叶各6g，瓜蒌壳、桔梗、牛蒡子各4.5g，通梗3g，葱白5根[6]。

引用文献

[1] 俞根初.重订通俗伤寒论[M].上海：上海科学技术出版社，1959：206，270.
[2] 吴鞠通.温病条辨[M].福州：福建科学技术出版社，2010：28.
[3] 张云鹏.中医临床家·姜春华[M].北京：中国中医药出版社，2001：121.
[4] 吴坤安.伤寒指掌[M].上海：上海科学技术出版社，1959：卷三41.
[5] 张聿青.张聿青医案[M].上海：上海科学技术出版社，1963：158.
[6] 景德镇市中医院.吴匊方医案[M].景德镇：景德镇人民出版社，1960：12.

二、肺胃风热证（风热证合病1）（12候）

肺胃风热证，系风热由表入里，郁蒸于气分之证。或从口鼻而入，鼻通于肺，口通于胃；或肺胃原有伏热，外感风热引动而发；以表里同病为多，里证亦不少；风邪郁于表，热邪蒸于里，为表郁里蒸之表里证。轻者为卫、气同病，以胃为气血之乡，故重者可兼涉及营、血，而为卫、气、营、血同病。或由气分之邪不解，转入营、血；或营分、血分原有伏热，由气分之邪触发，均可发为气营、气血之表里同病。如表解卫分之邪已除，则可转入气分而为纯里之证；邪已入里，则极易化燥化火，而转变为燥热、燥火之证。故其治则当如叶天士所训："透风于热外"之法，速速疏风透热为主，使郁热外达，病可速解。如专事清降，必致风邪内陷，郁热无由透解，必生他变。

解表法与汗法名异而实同。但发汗只是手段，不是目的。如强发其汗，则汗虽出而病不愈。正如戴北山所说："总之时疫汗法，不专在乎升表，而在乎通其郁闭，和其阴阳……必察其表里无一毫阻滞，乃汗法之万全，此时疫汗法，理不同于风寒。"[1]通过发汗，使其郁闭通而阴阳和，这才是目的，才是病愈之汗。

吴鞠通《温病条辨》称银翘散为"辛凉平剂"，称桑菊饮为"辛凉轻剂"。前者治"但热、不恶寒而渴"，后者治"但咳，身不甚热，微渴"。两者自有不同。但在临床应用时，上述二方可合用，然也很少全用，如上海已故名医夏应堂先生的用法是：当温病邪在卫、气分时，桑叶常用，而菊花则见有肝阳上亢者才用，只要稍挟湿热之象的绝不用之。连翘常用，银花则见热象显著，咽喉疼痛者才用，否则嫌其太凉而慎用。这些都是很宝贵的经验[2]。

还须指出的是，大多数温病须由汗出而解（包括战汗）。卫分阶段大部分可汗解，气分阶段清气分之热常能汗解；甚至在营血分阶段投以清营凉血之药，仍能通身汗出而解。这种温病的汗出而解，称为"得汗"。其得汗者，为邪热外达之象。得汗并非只有使用表药一途，具体的发汗方法很多，然在某种温病，或温病的某些阶段，又是忌用汗法的。滥用汗法，每致化燥伤阴之弊。欲使其得汗，可掌握以下一些原则：在卫分则开泄其腠理；在气分则开转其气机；入营之后尚可透热转气（如用黑膏方），同样可得汗而解。"温病忌汗而又最喜汗解。"此说似乎矛盾，实为辨证的统一。

温邪上受，不能外解，则可入气。气分证过程较长，变化较多，证型繁杂。邪入气分化热作为一个证型，则是以无形邪热为主，而未致夹痰夹湿或里结阳明。此时恶寒消失，有汗而热不解，甚或热势增剧，口渴、心烦、溺赤，苔或白或黄，或黄白相兼。而其热尚未完全化燥成实，这是邪入气分化热的基本证候。"到气才可清气。"邪入气分，治之当以清气为主法。具体地说，治疗又须轻重有别[2]。

证候别称：风热上受，感冒化热，风温化热，风热犯肺，风温犯肺，春温伏肺，邪热壅肺，肺气郁痹，风热上受，燥热上郁，燥火上郁，风热化燥，燥热内伏，风温化火，热灼气营，伏温在营，风热入血，由血转气，阳气怫郁，三阳合病，上焦郁闭，协热下利，流丹不达，丹疹内陷，热炽津枯。

病名：[中医]伤风，风热，上焦风温，肺胃风温，太阴温病，阳明温病，伏温兼风，伏气风温，春温，冬温，暑温，太阴伏暑，暑风挟积，风温挟痰，温病夹瘀，风热夹瘀，产后伤风，产后伏温，气虚伤风，阳虚伤风，阴虚感冒，久热，伤风咳嗽，肺热咳嗽，肺痹，肺闭，肺胀，风温失血，热泻，风泻，挟表痢，风水，食复，夏热温疹，瘾疹，斑疹，风温发疹，丹毒，赤白游风，疮肿，麻疹，鼻渊，喉蛾，咽痛，牙龈肿胀，时毒，烂喉痧。

证候系统：详见图3-2-10。

```
表里证——本证 ——风偏重——清气失宣候、清气郁遏候
          └———热偏重——清气郁蒸候、清气郁炽候
     ——转证 ————————营气郁蒸候、气血郁蒸候、血液郁蒸候
     ——变证 ————————清气郁闭候、清气怫郁候、清气郁陷候
                      清气不化候、清阳不化候
     └——兼夹证—兼虚———清气虚郁候
               └———津气郁蒸候、气液郁蒸候
里证—清气 —本证——风偏重—清气失宁候
          └———热偏重——清气蕴蒸候
        ——兼夹证————津气蕴蒸候
        ——转证—————气营蒸灼候、气血蕴蒸候
   └——肺气————风偏重 —肺失宣降候
        └————热偏重 —肺失清肃候
```

图3-2-10　肺胃风热证证候结构图

引用文献

［1］戴天章.广瘟疫论［M］.北京：人民卫生出版社，1992：55.

［2］金寿山.温病释要［M］.上海：上海中医学院出版社，1986：20，21.

（一）清气失宣候（肺胃风热表里证本证1）

肺胃风热证，郁遏上焦，清气失于宣展，而成清气失宣之候。虽为风热入里之轻证，但叶天士说："气不舒展，邪欲结痹"[1]，甚至是"上下交阻，逆而为厥，乃闭塞之症"[1]。

通称：上焦风温。

内含病例：［中医］风温化热。

病因病机：肺胃风热郁遏：风热之邪郁于上焦肺胃，清气不得宣展，气机宣降失司，空窍郁阻，而成清气失宣之候。

证象组合：气郁+空窍

主症：【**气机不宣**】**症象**：①咳嗽发疹。②胸脘不通，呼吸不爽。③脘中痞满。④心中懊侬，致呻吟。⑤能食而咳。**舌象**：舌黄。**脉象**：脉左实大。

副症：【**清窍不宣**】**症象**：①清窍不爽。②咽喉阻塞，不恶寒。③其人咽必痛，若不咳者，咽不痛。

【**清空不宣**】**症象**：①头目如蒙。②头胀。③头眩。

宾症：【**气机不降**】**症象**：①咳逆。②气喘。

治则：以宣展肺胃气机为主，略佐通降，如叶天士升降法以轻剂升宣为则，略兼通降，仍取轻灵为法：石膏取末、枳实用汁，以及通草、梨皮、瓜蒌皮、栀皮等，莫不如是。

方证

1.升降法证：叶天士方[1]。治风温仍在上焦，头目如蒙，清窍不爽，详见病案。

荷叶、薄荷、象贝母、连翘、钩藤、生石膏末。

2.栀豉合凉膈方法证：叶天士方[1]。治叶，风温入肺，肺气不通，热渐内郁，舌黄头胀，咳嗽发疹，详见病案。

山栀皮、豆豉、杏仁、黄芩、瓜蒌皮、枳实汁。

论著和讨论

本证候以上焦胸脘与空窍症状为主，头胀，头目如蒙，清窍不爽，咳嗽咽阻，胸脘不通，心中懊侬，脘中痞满，呻吟，呼吸不爽，仲景云："阳明病，但头眩，不恶寒，故能食而咳，其人咽必痛；若不咳者，咽不痛。"（《伤寒论》198条）其治则当以宣展上焦气机为法，药取轻、清、灵、活为则，切不可妄投重剂，抑遏气机，郁邪不解，

病必生变。

病案举例

叶天士治王二五，气分热炽，头胀痰嗽（气分热）：连翘、石膏、杏仁、郁金、薄荷、山栀，又，照前方去山栀加蒌皮、桔梗[1]。

又治杨，脉左实大，头目如蒙，清窍不爽，此风温仍在上焦，拟升降法（组方见方证）[1]。

又治某，风温化热上郁，肺气咽喉阻塞，胸脘不通，致呻吟呼吸不爽，上下交阻，逆而为厥，乃闭塞之症，病在上焦。幼科消食发散苦降，但表里之治，上气仍阻，久延慢惊，莫可救疗：芦根、桑叶、滑石、梨皮、薏苡仁、通草[1]。

又治叶，风温入肺，肺气不通，热渐内郁，如舌黄，头胀咳嗽，发疹，心中懊侬，脘中痞满，犹是气不舒展，邪欲结痹，宿有痰饮，不欲饮水，议栀豉合凉膈方法（组方见方证）[1]。

引用文献

［1］叶天士.临证指南医案［M］.上海：上海卫生出版社，1958：55，222，242.

（二）清气郁遏候（肺胃风热表里证本证2）

肺胃风热证，郁遏上焦，清气不得宣发于内外，而成清气郁遏之候。即张聿青所谓“风温袭于肺胃，不能外达”[1]之证。

通称：肺胃风温。

内含病例：［**中医**］风温。［**西医**］流脑。

病因病机：肺胃风热郁遏，因上焦清气失于宣展，内则肺胃气机失于宣降，外则腠理不得宣发，以致郁热不得宣达于外而解释，成为清气郁遏的病候。

证象组合：气郁+表郁

主症：【**气机不宣**】**症象**：胸脘痞闷。**舌象**：①舌边尖微红。②苔薄白。③苔薄黄。④苔黄。**脉象**：脉数右大。

【**腠理不宣**】**症象**：①发热恶寒。②或寒颤。③发热不解。④无汗或少汗，汗未畅达。⑤项微强。⑥骨节酸痛。**舌象**：苔白。**脉象**：脉浮数。

副症：【**清空不宣**】**症象**：①头胀。②头痛。

【**气机不降**】**症象**：呕吐。

宾症：【**清窍不宣**】**症象**：耳鸣。

治则：以轻宣透达为主，疏泄肺胃，以解其郁遏之邪。张锡纯曰：“虽有实热，而仍在浮分，且头疼、舌苔犹白者，仍当投以汗解之剂。然宜以辛凉发汗。”[2]

方证

1.疏泄肺胃方证：张聿青方[1]。疏泄肺胃，治风温袭于肺胃，不能外达，详见病案1。

淡豆豉、牛蒡子、光杏仁各9g，薄荷、炒枳壳、桔梗各3g，连翘、池菊花各6g，桑叶、广郁金、宋半夏各4.5g。

2.寒解汤证：张锡纯方[2]。轻凉发汗，治气分实热，头痛苔白。详见论著。

生石膏30g，知母24g，薄荷、连翘、蝉衣各4.5g。

3.宣卫镇痉汤证：刘寿年方[3]。宣卫疏表，解毒镇痉。治流行性脑脊髓膜炎（简称流脑），邪犯卫分型。详见论著。

金银花、大青叶各15g，蝉衣、薄荷各6g，连翘、钩藤、葛根各12g，甘草3g，蔓荆子、苦丁茶、菊花各9g。

论著和讨论

1.本证候除上焦郁遏症象，更以表郁之郁热不得宣达为主，如发热不解，汗出不畅，头昏胀痛等。张锡纯说：“脉象虽有实热，而仍在浮分，且头疼、舌苔犹白者，仍当投以汗解之剂。然宜以辛凉发汗，若薄荷叶、连翘、蝉蜕诸药，且更以清热之药佐之。若拙作之清解汤、凉解汤、寒解汤三方，斟酌病之轻重，皆可选用也。此乃先有伏气又薄受外感之温病也。”[2]其治则当以轻宣凉透为法，即张锡纯“轻凉以发其汗”之法，使表解而热透出于外。既不可重剂发泄，亦不可大寒抑遏，总以轻灵清透为则。

2.刘寿年等：流脑，邪犯卫分型。症脉：发热恶寒，或寒颤，头痛，呕吐，项微强，骨节酸痛，口渴，无汗或少汗，舌边尖微红，苔薄白或薄黄，脉浮数。治则：宣卫疏表，解毒镇痉。处方：宣卫镇痉汤（组方见方证）。加减：热甚烦渴者，加生石膏一至二两，竹叶三钱；恶寒甚，脉紧数者，加荆芥、防风、羌活各二钱；胸脘痞闷，苔黄滑者，加佩兰、藿香各三钱，通草一钱；身发斑疹者，加赤芍二钱，茅根五钱，玄参四钱[3]。

病案举例

1.张聿青治谢右，辛凉疏泄，汗未畅达，热仍不解，头胀耳鸣，脉数右大，风温袭于肺胃，不能外达，三日正炽（组方见方证）。二诊：疏泄肺胃，得汗甚畅，邪从汗解，热势大减，胀痛渐松，苔黄较化，脉亦略缓，热退未净，疏泄余邪：桑叶、郁金、池菊各4.5g，杏仁、连翘壳各9g，山栀、象贝母各6g，粉前胡、苦桔梗、枳壳各3g，雪梨切片30g[1]。

2.刘寿年等治患者向某某，女，8岁，入院前一天发热，恶寒，头痛，呕吐。22日病情加重，头痛剧烈，颈项强硬，体温40℃，神清嗜睡，口渴，苔黄，脉浮数，克氏征（+）。血检：白细胞12×10^9/L，中性粒细胞0.92，淋巴细胞0.08。诊断：邪犯卫气。治以宣卫疏表，解毒镇痉。用宣卫镇痉汤加生石膏30g、竹叶6g、芦根12g治之。服1剂，汗出热减，体温下降38℃。但仍头疼项强，烦躁口渴，苔薄黄，脉数，原方去薄荷[3]。

引用文献

［1］张聿青.张聿青医案［M］.上海：上海科学技术出版社，1963：27.

［2］张锡纯.医学衷中参西录［M］.石家庄：河北人民出版社，1957：500.

［3］刘寿年，彭述宪.133例流行性脑脊髓膜炎分型和治疗［J］.新中医，1975，（6）：32.

（三）清气郁蒸候（肺胃风热表里证本证3）

肺胃风热证·清气郁蒸候，风热郁于上焦，外风未解，内热转盛，而成表郁里蒸之清气郁蒸候。

通称：风热犯肺，邪热壅肺，太阴温病。

内含病例：［**中医**］风热，风温，咽痛，夏热温疹。［**西医**］上呼吸道感染，病毒性肺炎，肺炎，大叶性肺炎，猩红热。

病因病机：肺胃风热郁蒸，因上焦清气被郁，不得宣展于内外，以致表郁不解，内热转盛，肺胃气失宣降，郁热蒸腾，津液渐伤，而成外郁内蒸之候。

证象组合：气郁+表郁+气热

主症：【**气机不宣**】**症象**：①咳嗽。②胸满胸痛。③咯痰不畅。④面青唇紫。**舌象**：①苔薄白腻。②舌苔垢浊。

【**腠理不宣**】**症象**：①壮热微汗，朝轻暮重。②恶风发热，恶寒，怕冷发热，无汗。③身痛。④头额微汗。⑤项强。⑥四肢时凉时热。**舌象**：①舌边红，舌边尖红。②苔白腻。③苔薄腻。④苔中微黄。**脉象**：脉浮数有力。**指纹**：色紫透命关。

【**津气蕴蒸**】**症象**：①烦躁不安，神昏谵语。②面红高热。③口干欲饮，口渴喜冷饮。④咳痰黄稠，或白黏稠痰。⑤唇红口干，咽痛，咽红肿痛。⑥鼻衄。⑦疹出稠密。⑧便秘尿赤，尿黄灼热。**舌象**：①舌尖微红，②舌苔白厚。③苔黄白相兼。④舌红薄黄，舌尖红，苔根腻。**脉象**：①脉浮滑数。②气口脉微数。③脉细数。

副症：【**清空不宣**】**症象**：头痛，头痛如劈。

【**清窍不宣**】**症象**：①咽干咽痛。②声音嘶哑。③鼻塞流涕。

宾症：【**气机不降**】**症象**：①呛咳，咳甚则呕。②痰多。③息粗有声，呼吸急促。④气喘，气急鼻扇。

治则：当疏风宣肺以解表郁，轻清以透达里热，兼以宣降肺胃气机。选药以轻宣凉透为则，慎不可以妄行苦降与凉润。

方证

1.银翘合栀豉汤证：袁桂生方[1]。治内热为外寒所束，恶寒发热，头痛身痛，谵语不识人，口渴溲赤，脉滑数苔白腻。详见病案1。

银花、连翘、焦山栀、淡豆豉各9g，薄荷、紫苏、牛蒡子各4.5g，桔梗3g，生甘草1.5g，芦根30g。

2.麻杏石甘汤加味证：盛循卿方[2]。辛凉重剂，宣肺透热，治风温邪热壅肺（右上大叶性肺炎）。发热恶寒，热壅于肺，宣降无权，则壮热咳嗽，息粗有声。详见病案3。

蜜麻黄2.1g，杏仁、连翘、鲜石斛各10g，生石膏18g，甘草3g，冬瓜子、薏苡仁各12g，鲜芦根30g，银花15g。

论著和讨论

1.本证候虽以邪热蕴蒸之热灼津伤症象明显，但必兼见表郁症象，更有肺胃之气失宣降见症，方为本候。犹以肺气失宣失降为著，如胸闷胸痛、咳呛气促等，故常称为风热犯肺。其治法虽以疏风清热为主，但仍当以轻宣透达为则。必须使肺气宣发，然后内热始得外达而解，只可开门驱贼，不可闭门辑盗。

2.清轻气热：金寿山说："适用于邪热初入气分，见身热不甚，心烦懊侬，苔黄，脉数等，即程度较轻的化热证候。方用栀子豉汤。章虚谷说：'清气热不可寒滞，反使邪不外达而内闭。'此时用药如过于寒凉，则为药过病所，反致成害。栀子豉汤中山栀轻泄，豆豉透达，二药相配，轻清气热最为合宜。王孟英对此方大加赞赏，广为应用。王氏说：栀子豉汤‘伍以竹叶清暑热，配以蔻仁宣秽恶。湿甚者臣以滑石、厚朴，热重者佐以黄芩、黄连。同木爪、扁豆则和中，合甘草、鼠黏（即牛蒡子）而化毒。’当然，若见气分火热，或里热炽盛者，则非本方所能为力。”[3]本证候的病机是肺气失宣失降，轻宣透达光用栀子豉汤显然是不够的，除加用银翘散以解表，或直接用麻杏石甘汤加味宣肺透热。

病案举例

1.**袁桂生**治姚某子，15岁，春温兼寒。恶寒欲睡，旋即发热，头痛身痛，谵语不识人，口渴溲赤，脉滑数，苔白腻，此内热为寒所束，以银翘合栀豉汤（组方见方证）[1]。

2.**方药中**治孙某某，男，53岁。前三天曾淋雨，前两日突然发冷寒战，继之发高热，同时伴有腹泻，每天十几次，泻出物均为水样便，无腹痛，无里急后重及大便脓血，入院前一日出现咳嗽、气喘，咳嗽为呛咳，无痰，咳嗽时牵及右胸上部疼痛，次日发热增高，咳嗽气喘增剧。入院当日症状：发热不恶寒，汗出少，咳嗽气喘如前，小便短赤，口苦口干，渴欲饮水。体温39.6℃，精神困顿嗜睡，面色赤，舌微红，舌苦黄腻，气短时有呛咳，无痰声，语声清晰洪亮，脉浮洪数。肺检左右对称，起伏稍快，语音震颤右大于左，叩诊右上肺浊音，听诊右上肺有管状呼吸音，心率稍快86次/分，化验检查：白细胞22.1×10^9/L，中性粒细胞0.92，X光检查：右肺尖及上野相当于上叶呈密厚均等普遍阴影，其他肺野清晰。西医诊断：大叶性肺炎（右上叶）。中医诊断：肺热咳喘。入院当日予白虎汤合小陷胸汤1剂，无效，次日体温又高至41℃，遂用麻杏石甘汤加葛根，服药后2小时即全身汗出，体温随即下降至38℃，次晨体温36.8℃，咳嗽、气喘、胸疼等症状，基本消失，仅有腹泻，遂停服麻杏仁甘汤，改服葛根芩连汤，服药后次日体温又上升至39.5℃，腹泻次数反而增多，遂停服葛根芩连汤，再予麻杏石甘汤加葛根1剂，服药后2小时又出汗，体温下降至37℃，腹泻亦明显好转，次日体温正常，改予竹叶石膏汤。症状消失，血象亦转正常[4]。

3.**盛循卿**治风温（邪热壅肺）：华某，男，8岁，体温39.5℃。感受风温之邪，发热恶寒4天，热壅于肺，宣降无权，则壮热咳嗽，息粗有声，内热炽盛，津液受灼，故咳痰不爽，面红口干喜饮，小溲色黄而少，舌边尖红苔中微黄，脉滑数，X线示：“右上大叶性肺炎”。宜辛凉重剂、宣肺透热（组方见方证），1剂热退，体温38℃，气息略平，唯咳痰不爽，胸痛甚剧，去鲜石斛加川、象贝母各3g，1剂。体温36.5℃，咳频胸痛依然；拟清肺化痰：连翘、南沙参、杏仁各10g，银花15g，鲜芦根30g，冬瓜子12g，桔梗、甘草各3g，川、象贝母各4.5g，淡子芩6g，2剂痛止咳宁，X线复查：“炎症吸收”。唯神倦乏力，系热病耗气伤津，去芩、桔、贝加麦冬、竹茹各6g，3剂而愈[2]。

4.**胡居息**治风热犯肺：熊某某，女，9岁。患儿发热咳嗽，气急痰黄，胸痛纳呆，口渴喜冷饮，大便2天未解，尿黄灼热，曾用多种抗生素治疗未效。诊见头额微汗，气急鼻扇，唇红口干，咽部充血。两肺呼吸音粗糙，右下肺闻及湿性啰音，心率112次/分钟。血白细胞7.2×10^9/L。体温39℃。胸透为病毒性肺炎。舌尖红，苔黄白相兼，脉浮数。证属风热犯肺，治宜疏风清热：银花、连翘、桑白皮、芦根、天花粉、板蓝根、黄芩各8g，薄荷3g，知母6g，泽泻4g，甘草2g。2剂。二诊：身热减退（体温37.7℃），咳嗽痰黄好转，唇红口渴亦减，大便已解，小便转清，然肺热尚未全撤，予原方加郁金6g，继服4剂，体温正常，诸症消失。胸透两肺清晰而愈[5]。

5.**龙瑞敏**治张某，女，22岁，诉昨日不慎受凉，初鼻塞身楚，继咳嗽咽痛，咯白稠痰，自服“速效伤风胶囊”及“岩白菜素片”。至夜间恶寒发热，头痛身疼，咳嗽加重，咳痰黄稠，口渴。诊得舌尖微红，苔白，脉浮数。证属风热犯肺，肺卫被郁，投麻杏石甘汤合桑菊饮加减：麻黄、杏仁、牛蒡子、瓜蒌壳、党参、桑叶各10g，生石膏20g，银花、连翘各15g，板蓝根30g，甘草5g[6]。

引用文献

［1］何廉臣.重印全国名医验案类编［M］.上海：上海科学技术出版社，1959：238.

［2］郁加凡等.盛循卿医师治高热急症案例［J］.浙江中医杂志，1982，17（10）：442.

［3］金寿山.温病释要［M］.上海：上海中医学院出版社，1986：21.

［4］方药中.治疗大叶性肺炎的一点经验和体会［J］.中医杂志，1959，（2）：39.

［5］胡居息.辨证治疗病毒性肺炎的体会［J］.江西中医药，1983，（5）：16.

［6］龙瑞敏.“卫出三焦”及其临床运用［J］.贵阳中医学院学报，1989，（2）：6.

（四）清气虚郁候（肺胃风热表里证兼夹证1）

肺胃风热证，兼夹肺脾气虚，邪郁肺胃，正气不充，则成清气虚郁候。其见症与一般表里郁遏相同，唯必见肺脾气虚脉症。

通称：气虚伤风。

内含病例：［中医］伤风，麻疹。［西医］麻疹肺炎，过敏性鼻炎，并发哮喘。

病因病机：肺胃风热虚郁，或因素体元气不足，或病后伤元，肺脾气虚，风热外郁不达而乘虚内蕴，外则腠理不宣，内则肺失宣降，而成表里虚实夹杂之候。

证象组合：气虚+表郁+气郁

主症：**【气虚不充】症象**：①头重身倦，精神萎靡，终日昏昏如睡。②身热不扬，自汗，多汗，动则乏力汗出。③面色苍白。④口唇绀紫。⑤咽干目涩，胃纳不振。⑥手足发凉，手指不温。**舌象**：①舌淡。②舌正根苔白腻。**脉象**：①脉浮无力。②脉寸浮迟，关沉迟，尺沉弱。③脉沉细数。

【气机不宣】症象：①咳不爽。②咳嗽。**舌象**：苔薄黄。

副症：**【腠理不宣】症象**：①麻疹不透表。②高热不退，身微热恶风。

【气机不降】症象：①干咳。②夜间哮喘。

宾症：**【清空不宣】症象**：①鼻塞。②流涕。

治则：当补益肺脾之气，以助其清气宣展。当于轻清宣透之中，佐以益气之品，扶正以祛邪，以助内陷之邪，速速透发于外，不然则正气难支，致失变端。

方证

1.玉屏风加味证：蒲辅周方[1]。益气和卫，祛风化痰。治气血两衰，卫气亦虚，疲劳汗出，伤风而见头重身倦，咽干目涩，间有干咳，胃纳不振，身微热恶风，详见病案1。

生黄芪12g，防风、炙甘草、甘菊各3g，白术、化红皮各4.5g，茯神6g，桑枝9g，生姜2片，红枣2枚。

2.益气托疹方证：滕宣光方[2]。调和营卫，益气托疹，治麻疹肺炎，出疹不畅，口唇紫绀，详见病案4。

葛根、白芍、丹皮、钩藤、百部各10g，甘草、杏仁、浮萍、地龙各5g，太子参、黄芪各15g，桂枝3g。

论著和讨论

1.本证候常见于虚人伤风感冒，亦见于小儿麻疹，气虚无力托透，而内陷闭肺，蒲辅周说："高年气血两衰，卫气亦虚，疲劳汗出，则风邪乘之。"[1]病情则为紧急危重之证。治则当益气托透，扶正祛邪，使内陷之邪透发于外而解。以下列蒲辅周先生的医案为例，脾胃主运化，是生气之源，先生首重健脾，虽未用参，却有黄芪，配伍白术、茯神、炙草、姜、枣，四君子之形俱矣。加甘菊治头目风热，消散游风，利血脉，合防风祛内外之风；化红皮化痰；至于桑枝，《本草纲目》说："遍体风痒干燥，水气、脚气、风气，四肢拘挛，上气眼晕，肺气咳嗽，消食利小便，久服轻身，聪明耳目。"[3]可见，先生治疗此病重在"和卫"，而不重于宣透，如下列蒋洁尘先生医案中引文所言"索病根而治之，诸症不治而自治"[4]。

2.辨"虚"、辨"本"：中医有气血阴阳之虚，不可对应于西医学的抵抗力下降之说。即便本证候的气虚，有抵抗力下降的病案1，也有抵抗力偏强的过敏性疾病的病案2，用的都是玉屏风散加减，以益气固表。不针对症状，而是针对"病根"之本辨证论治，"诸症不治而自治"，这便是一种特色，充分说明了改变发病的状态，也可以达到治疗疾病的目的，不一定非要根据西医的病因进行还原治疗。

病案举例

1.**蒲辅周**治伤风，何某，女，83岁，头重身倦，咽干目涩，间有干咳，胃纳不振，身微热恶风，左大腿酸痛，动则乏力汗出，睡眠不佳，舌正根苔白腻，脉寸浮迟，关沉迟，尺沉弱。高年气血两衰，卫气亦虚，疲劳汗出，则风邪乘之，宜益气和卫、祛风化痰，玉屏风加味（组方见方证）。仍感倦怠，下肢酸软无力，足酸指麻，已不咳仍吐痰，苔退，寸沉迟，关滑尺弱，伤风虽解正气虚弱，宜扶元养阴兼化痰湿：东北参、茯神、杜仲、枸杞子、化红皮、龙眼各6g，天冬、怀山药、潼蒺藜各9g，远志2.4g，五味20枚，红枣8枚，冲西洋参粉0.9g，5剂后以全鹿丸常服，以增气血，固护健康[1]。

2.**张慕歧**治徐幼，2岁，麻疹，身热不扬，已5日，耳后略见疹点，色小甚显，终日昏昏如睡，吮乳不紧，手指不温，此先天不足，正虚不能透邪，拟补法以达邪：潞党参、黄芪、南沙参、寸麦冬、杏仁各9g，麻黄、升麻、蝉衣各2.4g，荆芥3g，牛蒡子6g，1剂，身热略高，昏睡依然，疹点仅见于背，亦不甚多，原方加浮萍6g、桔梗3g，1剂，面部见疹，体温较高，昏睡渐醒，略有烦躁，哭时有泪，胸背微有汗，除黄芪加川石斛6g、大豆卷9g，1剂，遍体见疹，身热咳呛烦躁，病情已入正常，只需宣邪外达，豆卷6g，前胡4.5g，杏仁、蝉衣、桔梗各1.8g，象贝母9g，鲜茅根12g，停药3日，疹透齐而渐回热退，转清热解毒[4]。

3.**蒋洁尘**治钟某，男，12岁。既往幼年时即患过敏性鼻炎，曾缓解有数年之久，3年前又复发，近1年来，发作频仍，病情加重，剧作时并发哮喘。现症：2周以来，鼻塞，流涕，咳嗽，多汗，夜间哮喘。处方：黄芪、薏苡仁各12g，白术、葛根、白芍、牛蒡子各9g，防风、甘草各6g，大枣2枚。服2剂，鼻塞、咳嗽，均有减轻，哮喘获得控制。继服3剂，症状完全消除。自后每周依原方服1~2剂，有时停药，迄今未发。方中未杂用任何一种降气定喘的药物，着眼于"风邪久留不散"为其基本病因，故以玉屏风散为主，不用降气定喘的药物，2剂喘平，殊非始料所及，偶然幸中，却是“索病根而治之，诸症不治而自治”的有力说明。可见《内经》所指出的“必伏其所主，而先其所因”确有至理[5]。

4.滕宣光治男，11个月，发热9天，咳喘6天，出疹1天，诊断为：麻疹肺炎，中西医综合治疗3日，高热仍39.7℃，素体虚，精神萎靡，面色苍白，出疹不畅，口唇紫绀，自汗腹胀，手足发凉，舌淡苔薄黄，脉沉细数，为稚幼之体，营卫不足，疹毒内陷，伤阴耗气，以调和营卫、益气托疹（组方见方证），次日面胸背疹透，体温36.6~37.9℃，四肢转暖，续3剂，体温正常，胸透炎症，明显吸收[2]。

引用文献

［1］中国中医研究院.蒲辅周医案［M］.北京：人民卫生出版社，2005：43.

［2］滕宣光.麻疹肺炎验案二则［J］.中医杂志，1980，(5)：42.

［3］李时珍.本草纲目［M］.重庆：重庆大学出版社.1995：399.

［4］张慕歧.用补法治麻疹1例［J］.上海中医药杂志，1965，(2)：封三.

［5］蒋洁尘.谈谈“使方而不使于方”［J］.新中医，1977，(增2)：57.

（五）津气郁蒸候（肺胃风热表里证兼夹证2）

肺胃风热证，风邪未除，内热转盛，灼伤津液，而成津气郁蒸之候，津伤在即，较清气郁蒸候更深一层。其见症以肺胃气分热灼津伤之脉症为主，但必兼见一二阳郁之症象。

通称：风热客肺，太阴风温。

内含病例：［中医］风温挟痰，春温伏肺，热病发斑。

病因病机：肺胃风热郁蒸，因肺胃风热，风郁于肺，热蒸于胃，肺不主宣，胃不主降，外郁不解，里热不透，灼伤津液而成。

证象组合：阳郁+气郁+气热

主症：**【阳气不宣】症象**：①微寒。②壮热无汗。③恶风。④每天午后寒战身热，汗出热不退。⑤头痛。⑥周身拘束，腰背酸痛。⑦足冷。**舌象**：苔白滑微黄，舌苔白中带黄。**脉象**：①脉沉。②脉左弦右数。

【津气蕴蒸】症象：①发热不已，发热汗多，热壮神昏。②烦热。③发红疹，浅则鲜红起发，松浮皮面；深则紫赤稠密，坚束有根。④头胀而痛。⑤口苦口干。⑥口秽喷人。⑦咳痰黄稠。⑧小便短赤，腑气少通。**舌象**：①舌红苔黄。②轻浅者黄而糙涩，舌质鲜红。③深重者，黄夹灰点，舌本紫红。**脉象**：①脉数浮。②右长大滑数，左亦浮弦搏数者。

副症：**【津液消灼】症象**：①口渴喜冷。②烦渴恶热。③脘腹灼热。④便闭溺赤。**舌象**：①舌苔黄燥。②或白刺。③或白而燥刺。④或边红中白。**脉象**：洪滑。

【清窍不利】症象：①喉燥。②咽喉肿痛。

宾症：**【气机不宣】症象**：①胸闷。②咳嗽。③胸膈烦闷。**脉象**：脉弦滑。

【气机不降】症象：①气逆。②气喘。③呕恶不纳。

治则：当轻宣风郁，清透伏热，保其津液，俞根初曰：“轻泄温邪以清里。”[1] 何廉臣说：“须展气化以轻清。”[1]

方证

1.熏解汤证：陈士铎方[2]，适应汗多，微发热恶风，右寸关洪滑有力。

石膏三钱，干葛二钱，甘草、荆芥各一钱，茯苓、麦冬各五钱，水煎服。

2.连翘栀豉汤加味证：《通俗伤寒论》方[1]。适应身热咳嗽，烦渴自汗，咽喉肿痛，舌白燥起刺，或由白转黄。

青连翘6g，淡香豉、焦山栀（炒香）各9g，生枳壳、苦桔梗各2.4g，辛夷净仁0.9g拌捣广郁金9g，广橘络3g，白蔻仁末1.2g（分作2次冲）。加嫩桑芽、鲜竹叶。

3.加味荷杏石甘汤证：《通俗伤寒论》方[1]。治肺热外溃，气分化燥，不恶寒反恶热，咳嗽烦渴，详见论著。

苏薄荷、杏仁、石膏、生甘草、桑叶、连翘、瓜蒌皮、栀皮。

4.新加白虎汤证：《通俗伤寒论》方[1]。清肝胃、辛凉心肺法，详见论著。

苏薄荷1.5g，拌研生石膏24g，鲜荷叶1角包，陈仓米9g，白知母12g，益元散（包煎）9g，鲜竹叶30片，嫩桑枝2尺切寸，先用活水芦笋60g，灯心1.5g同石膏粉先煎代水。

论著和讨论

本证候为风热、风温失治化热，亦可见于伏气温热，热邪蕴于肺胃气分，内热转盛，灼伤津液，但必见风邪外感触发之早期见证。吴坤安说：“若见发热自汗，舌白如刺，或黄燥口渴，不恶寒，反恶热，此阳明气分之热，宜栀子豉汤加连翘、黄芩、淡竹叶、芦根之类清之。”[3]“如遇发热恶寒，咳嗽喉燥，渴饮，舌苔白中带黄，或白而燥刺，或边红中白，脉来浮数，此风温客于手太阴经，而内热发于手阳明之表也。宜羚羊角、前胡、杏仁、连翘、薄荷、桔梗、黄芩、豆豉、淡竹叶之类，以解风热，如兼烦闷呕恶、脉沉足冷者，欲发痧疹也，亦以此方加牛蒡子、防风透之。”[3]所以，其治则当以轻清透热，以保其津液为主，切不可施以重剂发汗，若有失误，必致化燥化火。具体情况如下。

1.外寒内热：俞根初说：“风寒搏束温邪，继即身热咳嗽，烦渴自汗，咽喉肿痛，舌苔白燥边红，甚则白燥起刺，或由白而转黄，……与连翘栀豉汤加嫩桑芽、鲜竹叶（组方见方证），轻泄温邪以清里。其间痰多者加淡竹沥2瓢、姜汁2滴，食滞加生萝卜汁2大瓢，枳实汁2小瓢，见疹者加炒牛蒡子9g、活水芦根30g，咽痛加金果榄3g、安南子6枚、制月石1.5g，吹加味冰硼散（冰片0.3g，硼砂3g，风化硝、山豆根、青黛、胆矾、牛黄各0.6g），总以肃清肺胃为要法。”[1]

2.风温挟痰：吴坤安说：“微寒发热，胸闷气逆，咳嗽兼喘，舌苔黄燥，或白刺口渴，脉数者，此风热客肺生痰也。宜羚角、前胡、桑、杏、瓜蒌霜、贝母、枯黄芩、橘红、薄荷、旋覆花、淡竹叶之类，以去风热，痰自平矣。如痰闭气逆加竹沥、姜汁润之。”[3]

3.春温伏肺：何廉臣说：“春温伏肺，卫泄表解则肺热外溃，气分化燥，不恶寒反恶热，咳嗽烦渴，小便色黄，须展气化以轻清，叶氏荷杏石甘汤加味（组方见方证）。”[1]

4.热病发斑：俞根初说：“急则发热一二日便出，缓亦发热四五日而出。浅则鲜红起发，松浮皮面；深则紫赤稠密，坚束有根。证必胸膈烦闷，热壮神昏，呕恶不纳，咽痛喉肿，渴喜冷饮，口秽喷人，舌苔正黄，轻浅者黄而糙涩，舌质鲜红深重者，黄夹灰点，舌本紫红。脉右长大滑数，左亦浮弦搏数者，此胃中血热大盛，毒邪传遍三焦而发斑也。便通者，新加白虎汤加青连翘、炒牛蒡子各9g，辛凉透斑以泄热；便闭者白虎承气汤加连翘、牛蒡子各9g，活水芦笋、鲜野菰根尖各60g煎汤代水，表里双解以逐热。”[1]又说：“若疹斑不得速透者，新加白虎汤（组方见方证）加炒牛蒡子9g、大青叶12g、鲜西河柳叶9g，辛凉开达，以透发之。”[1]

病案举例

1.叶天士治王（二五），气分热炽，头胀痰嗽（气分热）。连翘、石膏、杏仁、郁金、薄荷、山栀。又，照前方去山栀加蒌皮、桔梗[4]。

2.张锡纯治于君，40余岁，热病兼寒，伏热初起，风寒所束，壮热无汗，胸中烦热，喘促口渴，喜饮头痛，周身拘束，脉洪滑而浮，苔白滑微黄。寒解汤：石膏30g，知母24g，连翘、蝉衣各4.5g，两剂汗出而解[5]。

3.郑惠中治何郑氏，32岁，瘴热兼寒。伏热内发，新凉外束，头痛背寒，身热无汗，口渴神烦，脘腹灼热，便闭尿赤，两足独冷，脉右洪数，左浮弦，舌赤苔白兼黄，仿叶氏辛凉重剂：薄荷3g，石膏18g，焦山栀、杏仁、香豉各9g，牛蒡子4.5g，生甘草1.8g，连翘12g，芦笋30g，灯心1.5g，1剂微微似汗；再剂壮热大渴，大汗淋漓，神烦谵语，两足转温，频转矢气，脉左洪大搏数，右数实，苔黄糙，此热结胃肠实火，白虎承气急下存津：石膏30g，生大黄9g，枳实4.5g，知母12g，玄明粉6g，甘草2.1g。2剂便通，热渴顿除，谵止神静，唯溲赤热痛，黄苔退而舌干，干不喜饮，脉转小数，按之无力，此伏热去津液亏，使保津以清余热：鲜生地15g，天花粉、连翘各6g，银花4.5g，茅根30g，鲜石斛12g，西洋参3g，荷梗1尺，溺利热清；茅根30g，鲜石斛代茶调理[5]。

引用文献

［1］俞根初.重订通俗伤寒论［M］.上海：上海科学技术出版社，1959：208，232，245，282.
［2］柳长华.陈士铎医学全书［M］.北京：中国中医药出版社，1999：810.
［3］吴坤安.伤寒指掌［M］.上海：上海科学技术出版社，1959：卷一55，56，卷四65.
［4］叶天士.临证指南医案［M］.上海：上海卫生出版社，1958：55.
［5］何廉臣.重印全国名医验案类编［M］.上海：上海科学技术出版社，1959：244，245.

（六）气液郁蒸候（肺胃风热表里证兼夹证3）

肺胃风热证，延误失治，表郁未解，气液已伤，而成外感兼气液不足之气液郁蒸候。通称为阴虚感冒，气虚感冒。既可见于新感之风热、风温，亦可见于伏气春温。

通称：阴虚感冒，气虚感冒。

内含病例：［中医］气虚感冒夹热，风温夹痰，春温。［西医］白细胞减少症。

病因病机：肺胃风热郁蒸，或因素体气阴不足，或因延误失治，或病后产后，气阴有伤，感受风热，表郁未解，而气液已伤，不能作汗外达，而成表实里虚之证。

证象组合：津伤+气虚+表郁+气郁

主症：【**津液消灼**】**症象**：①低热，日晡潮热，潮热日久。②口渴少津，口干喜饮，咽干口苦。③心烦，懊侬。④痰黄稠。⑤大便干结，小便黄少，便泄溺赤。**舌象**：①舌干红少津。②舌红无苔。**脉象**：①脉浮濡细数。②脉洪大。③脉沉细数。

【**气虚不充**】**症象**：①四肢痿软。②头昏痛，头昏乏力。③食少。

【**腠理不宣**】**症象**：①身腰疼痛。②头痛发热，微恶风寒。③壮热无汗，或汗不多。④午后寒战发热，汗出热退。⑤神昏谵语，独语如见鬼。**舌象**：①苔薄白。②苔黄白。**脉象**：脉浮数沉滑。

副症：【**清窍不利**】**症象**：①咽干。②目眶牙龈疼痛。③鼻塞流清涕。

【**气机不宣**】**症象**：①不思饮食。②咳嗽痰黄。

宾症：【**气机不降**】**症象**：①咳嗽气促。②恶心。

治则：以汗出邪透为首要，法当以轻清宣透为主，参入滋养气液之品，为资汗之源，生津助汗，实为扶正达邪之法。

方证

1.加减葳蕤汤证：《通俗伤寒论》方[1]。功能滋阴清热，发汗解表。治头痛身热，恶风无汗或有汗不多，或咳嗽心烦，口燥咽干，小便数，舌赤苔薄白而干，脉浮弦细数。

葳蕤6~9g，葱白2~3枚，桔梗、薄荷各3~4.5g，白薇1.5~3g，豆豉9~12g，炙甘草1.5g，大枣2枚。水煎服。

2.桑翘汤证：董建华方[2]。治春温发热，头痛咳嗽气促，口干喜饮，汗出溲黄，舌红无苔，脉洪大。

桑叶、连翘、天花粉、玄参、生地、麦冬、知母各10g，生石膏15g，薄荷、黄芩各5g，山栀6g，粳米、生甘草各3g。

论著和讨论

本证候属表郁未解，气液已伤，不能作汗，致表郁不解，里热不达，除可见一般之表郁里蒸之脉症外，尤以气、液伤残之脉症为特征。如陈士铎所说："春月伤风，日晡发潮热，不恶寒，独语如见鬼状，人以为阳明之症，伤寒欲发狂也，谁知是春温之过热乎。但伤寒见此病，乃是实邪；春温见此症，乃是虚邪耳。"[3]故虽当轻清宣透为法，更当清滋气液，以助正达邪。陈士铎所说："实邪宜泻火以安心，而虚邪宜清火以养神。清火养肺汤：荆芥、黄芩各二钱，寸麦冬五钱，玄参一两，天花粉、茯神各三钱，甘草、苏叶各一钱，用栀子清肝饮亦效：白芍一两，焦山栀、茯苓各三钱，法半夏二钱，甘草二钱。"[3]但不可施以重剂，更伤其气液。

病案举例

1.过允文治潘令郎，14岁，温病晚发。素质阴虚者，壮热无汗，神昏谵语，便泄溺赤，舌干懊侬，脉浮数沉滑，生津托邪，以邪透汗出为首要：石膏30g，前胡6g，连翘、天冬、知母各9g，薄荷4.5g，玄参、银花各15g，赤芍3g，茅根120g，凉膈散9g，3剂；石膏30g，玄参、天冬、银花各15g，竹叶30片，薄荷6g，茅根120g，便泄止，汗不出，桑叶、前胡各6g，川贝母、川石斛各9g，枇杷叶5片，北沙参、淡豆豉各15g，薄荷、旋覆花各4.5g，白蔻仁1.5g，白茅根120g，3剂得战汗解[4]。

2.刘九正治张某某，女，53岁，恶寒发热，头痛，目眶牙龈疼痛，咽干不痛思饮水，鼻塞流清涕，恶心不咳，不思食，身体疼痛，小溲色黄，大便二日未解，月经已断，苔黄白，脉沉细数，体温38.8℃，证属气虚感冒夹热，宜益气解表清热：南沙参、苏梗叶各9g，桔梗6g，桑叶、菊花、杏仁、黄芩、银花、连翘各9g，薄荷3g，生石膏15g，生甘草4.5g，芦根30g……三诊：体温正常，口干欲饮，鼻塞干燥，咯痰色黄，小便微黄，舌红，脉滑。邪既外解，当以清理脾胃。热病之后，药宜清凉：鲜沙参15g，大麦冬9g，鲜石斛、玉竹、瓜蒌壳、白扁豆各10g，桔梗、生甘草各3g。2剂后，诸症皆愈[5]。

3.李斯炽治白细胞减少症，张某某，男，成年，外感后潮热（37.5℃左右）持续月余，四肢萎软，口渴少津，头部昏痛，身腰疼痛，不思饮食，睡眠甚差，小便黄少，白细胞2.3×10^9/L，脉浮濡而数，舌干红少津，舌心苔黄腻，四合汤：防风、淡豆豉、芦根、茯苓、银花、寸麦冬、玄参、连翘各9g，山药、天花粉各12g，桑枝30g，甘草3g[6]。

4.张震夏治李某某，男，28岁，病已3周，每天午后，寒战身热，体温38.3℃，汗出热退，咳嗽咯痰黄稠，头痛而胀，腰背酸痛，口苦口干，渴而欲饮，小便短赤，腑气少通，舌红苔黄，脉左弦右数，阴虚体质易受邪热，风温夹痰，邪从热化，阻于上中二焦，治当轻清化痰泄热，无粮之师，利在速战：银花30g，连翘、蔓荆子各12g，川贝粉（吞）、桔梗各3g，牛蒡子、黄芩、苍耳子、玉竹、化红皮各9g，鲜沙参15g，炙甘草4.5g，1剂汗出热退，体温37.3℃，腑气得通，银花15g，连翘、栀皮、化红皮、玉竹、瓜蒌皮各9g，黄芩6g，桔梗、甘草、川贝粉各3g，活芦根30g，2剂热势已去。津液已伤，体温37℃，口干欲饮，小便微黄，鼻塞干燥，咯痰色黄，舌红脉滑，邪既外解，当清理肺胃热病之后，药宜清凉：鲜沙参15g，大麦冬、鲜石斛、玉竹、瓜蒌皮、扁豆、橘皮各9g，桔梗、甘草各3g，白薇4.5g[7]。

5.盛循卿治产后阴虚挟外感，产后2天，阑尾术后20余天，近10天来，体温39℃，发热恶寒，头痛咳嗽，口苦咽干，肢倦乏力，舌红苔淡白，脉细数，拟扶正和解祛邪：玉竹、冬瓜子各12g，青蒿、黄芩、荆芥、前胡、杏仁各6g，川芎3g，白薇、柴胡、甘草各5g，3剂后热退，拟养阴润肺：沙参、玉竹、竹茹、党参、寸麦冬、冬瓜子、杏仁、白薇、全瓜蒌各10g，炙甘草、桔梗各5g，服5剂愈[8]。

引用文献

［1］俞根初.重订通俗伤寒论［M］.上海：上海科学技术出版社，1959：47.

［2］董建华.临证治验［M］.北京：中国友谊出版公司，1986：169.

［3］柳长华.陈士铎医学全书［M］.北京：中国中医药出版社，1999：812.

［4］何廉臣.重印全国名医验案类编［M］.上海：上海科学技术出版社，1959：216.

［5］刘九正.益气解表法与理气解表法治疗感冒的临床体会［J］.上海中医药杂志，1964，（10）：23.

［6］李斯炽.李斯炽医案·第2辑［M］.成都：四川科学技术出版社，1983：11.

［7］沈庆法.学习张震夏先生治疗温病的经验［J］.中医杂志，1979，（9）：4.

［8］郁加凡等.盛循卿医师治高热急症案例［J］.浙江中医杂志，1982，17（10）：443.

（七）气血郁蒸候（肺胃风热表里证转证）

肺胃风热证，风邪郁于肌表，热邪内蕴肺胃，气分热邪不能外达，深入血分，转为气血郁蒸之候，时病家通称为风热入血之证。

通称：风热入血。

内含病例：［**中医**］瘾疹，风温发疹，麻疹初潮，疮肿，牙龈肿胀，时毒，风水。［**西医**］流行性腮腺炎，登革热，麻疹肺炎，急性肾炎。

病因病机：肺胃风热郁蒸，为风郁于肌表，热蕴于肺胃，外郁未解，内热不得外达，蒸于肺胃气分，气热渐深，蕴于血络；或血分原有温热伏邪，由气分热邪蒸动而发病。

证象组合：表郁+气热+血热

主症：【**腠理不宣**】**症象**：①发热恶寒。②壮热无汗。③恶风，微恶风寒，全身不适。④体痛。⑤身痒，赤疹肿痒难忍。⑥耳根微凉，皮下隐见疹点。⑦面目轻度浮肿，低热逗留。**舌象**：苔薄白。**脉象**：脉浮数。

【**津气蕴蒸**】**症象**：①发热自汗，烦躁不安。②胸脘满闷。③咳嗽咽痛自腐。④牙龈肿胀疼痛，外观面部肿大坚硬。⑤溲赤便闭。**舌象**：苔黄腻，苔色淡黄。**脉象**：脉数右寸独大，脉滑数，脉浮数。

【**血热蕴蒸**】**症象**：①暮热，始而昼热继而暮热。②唇红目赤，眼泪汪汪。③鼻衄龈紫。④隐疹红赤。⑤赤疹欲达不达。⑥斑疹未尽达。⑦遍体红紫燥热。⑧耳后红肿灼痛。⑨腹部生疮疖。**舌象**：①舌赤边绛。②舌质偏绛。③舌红润少苔。

副症：【**清空不宣**】**症象**：①头痛，头晕。②目瞑。③头目如蒙。④咳血。⑤面目轻度浮肿，面部肿大坚硬。

宾症：【**津液消灼**】**症象**：①口渴喜饮。②低热逗留。**脉象**：脉细。

治则：当疏风以宣表郁，清透以达郁热，叶天士认为："辛寒清散为是。"[1]如风中尚夹有寒，亦可在清气凉血之中，略佐荆、防、二活之略偏温散之品，以解其郁表之风寒。表解后立即撤去，不可过剂，恐助内热化火。

方证

1.透斑解毒汤证：《通俗伤寒论》俞根初方[2]。适用于恶风发热身痒，咳嗽咽痛，或赤疹欲达不达，口渴喜饮，溲赤便闭。详见论著。

连翘、薄荷、牛蒡子各6g，蝉衣3g，淡豆豉9g，葱白2枚，鲜桑叶、大青叶各12g，先用野菰根、鲜河柳各9g代水饮。

2.三花汤证：施今墨方[3]。治流行性腮腺炎，体倦发热，详见病案9。

银花、忍冬藤、炒香豉、连翘各10g，紫地丁、黄地丁、牛蒡子各6g，白苇根、白茅根各15g，薄荷梗5g，桔梗、生甘草各3g。

3.消风散加味证：秦伯未方[4]。治隐疹，风热逆于肌表，详见论著。

荆芥、防风、蝉衣、牛蒡子、苍术、石膏、知母、生地、火麻仁、木通、甘草加鲜首乌、紫浮萍。

论著和讨论

1.本证候风郁肌表，热蒸气血，外郁不解，内热难以外透，除表郁里蒸之症外，尤以热郁血络为其特征。如发痧、疹、斑、疮、肿疡等。即叶天士所谓："凉风外袭，伏热内蒸。"[1]何拯华谓"风袭于表，热郁于络"[5]之候。

其治则虽当以清透为主，更应重视轻宣开达以疏风发表，务使气血郁热，速透于表，如俞根初所说："辛凉解肌以发表，速使与汗并达。"[2]俞根初说：斑痧尚未尽透者，急与透斑解毒汤（组方见方证），窜经透络以提斑。斑痧透净，津气受伤者，则以人参白虎汤加鲜生地30g、鲜石斛12g、鲜茅根24g，大生津液以善后[2]。吴坤安说："如痧疹虽透，而咳嗽声哑喉痛者，此痧毒不能尽发，郁于气分也，亦宜宣通肺气，如羚角、前胡、桑杏、连翘、牛蒡子、射干、薄荷、银花、甘、桔、通草、黄芩、芦根之类选用。"[6]秦伯未说："风疹，古称'痦瘰''瘾疹'，皮肤出现疙瘩，初起如蚕豆瓣，渐渐成片成块……时隐时现，反复发作，多因汗出受风，风热逆于肌表，亦与血热有关，宜消风散，酌加鲜首乌、紫浮萍效果尤好（组方见方证）。"[2]

2.伤寒衄血：何廉臣说："（伤寒）夹衄血，血从鼻中来也。伤寒衄血有三，一因太阳失表，热瘀于经而衄者，证必兼头疼目瞑，治宜清解，桑杏蒌贝汤去甘桔，加鲜竹茹、鲜茅根、鲜生地清降之，不可再汗。"[2]可以用于本证候诊治的借鉴。

病案举例

1.**叶天士**治某，风温发痧：薄荷、连翘、杏仁、牛蒡子、桔梗、桑皮、甘草、山栀[1]。

治某，风温发疹：薄荷、赤芍、连翘、牛蒡子、桔梗、桑皮、甘草、山栀[1]。

治章，凉风外袭，伏热内蒸，秋金主令，内应乎肺，喘咳身热，始而昼热，继而暮热，自气分渐及血分，龈肉紫而肌垒发疹，辛寒清散为是（外寒内热）：薄荷、连翘、石膏、竹叶、杏仁、桑皮、薏苡仁[1]。

2.**张聿青**治居（童），先是口碎作痛，四日前热起，势甚炽张，进辛苦散风泄热，而肺胃之热之蕴结，痧疹并发而不少衰，痛不少减，脉数滑大，舌红边绛，喉关以内，腐白满布，喉肿关小微咳，喉痹重症，恐火烁肺金，而致气喘：郁金、山豆根、玄参、羚角、连翘、贝母、桔梗、生石膏、牛蒡子、射干、茅根、芦根、荷叶。三诊加荆芥、鲜石斛[7]。

3.**何拯华**治雷陈氏，34岁，风疹，风袭于表，热郁于络，头痛发热，自汗恶风，咳嗽喉痛，面部颈项先见细点，色红带紫。舌边尖赤，苔薄白，脉浮数右寸独大，尚在欲发未发之时。主辛凉开达，疏风透疹：薄荷、牛蒡子各4.5g，银花、连翘各9g，大青叶12g，蝉衣、僵蚕各3g，荷叶1枚，茅根60g，青箬叶15g，咳加瓜蒌皮6g、枇杷叶15g、川贝6g、前胡4.5g，1剂疹达，头痛恶风均止，再剂疹已透，足咽痛除[5]。

4.**施今墨**治流行性腮腺炎，孙某，男，5岁，体倦发热，耳下红肿，自觉灼热疼痛，病已7日，大便干，舌苔黄，脉洪数。急用清温解毒法（组方见方证），药服2剂，热退肿轻，大便通利。前方增减，以涤余热：紫地丁、黄地丁、酒黄芩、金银花、金银藤、山慈菇、盐玄参各6g，鲜苇根、鲜茅根各15g，黛蛤散（马勃3g同包）、象贝母、青连翘各10g，酒黄连3g，生甘草5g[3]。

5.**田艺华**治丁某某，男，1周岁，因发热咳喘而入某医院，经西医诊断为肺炎，住院治疗。住院期间，留用抗生素并配合补液，10天来体温保持在38~39.5℃之间而稽留不退。今日上午体温39.4℃，唇红目赤，眼泪汪汪，耳根微凉，烦躁不安，脉滑数，舌赤苔黄腻，皮下隐见疹点，此肺气郁闭，疹毒内陷治宜宣肺透毒，以透为重点，处方：鲜苇根尖、鲜茅根尖15g，银花、牛角片、羊角片、桑叶各6g，连翘、薄荷、甘草各3g，1剂，水煎。头煎口服，二煎用棉花蘸汤洗胸背与手心、足心。二诊：服用上方后，咳喘渐止，麻疹已透，体温37.4℃，唯黄腻之苔尚未退净，吮乳间有咳呛，用竹叶、石膏之品两清肺胃，以驱余邪：竹叶1.5g，清半夏6g，寸麦冬9g，石膏、甘草、西洋参、沙参、粳米各3g，鲜芦根1尺，水煎，2次分服。服后痊愈[8]。

引用文献

[1] 叶天士.临证指南医案[M].上海：上海卫生出版社，1958：279.
[2] 俞根初.重订通俗伤寒论[M].上海：上海科学技术出版社，1959：227，282，323.
[3] 祝谌予等.施今墨临床经验集[M].北京：人民卫生出版社，1982：271.
[4] 秦伯未.秦伯未医学名著全书[M].北京：中医古籍出版社，2003：280.
[5] 何廉臣.重印全国名医验案类编[M].上海：上海科学技术出版社，1959：41.
[6] 吴坤安.伤寒指掌[M].上海：上海科学技术出版社，1959：卷三41.
[7] 张聿青.张聿青医案[M].上海：上海科学技术出版社，1963：31.
[8] 田艺华.麻疹并发肺炎治验[J].新中医，1977，(增刊1)：49.

（八）清气郁闭候（肺胃风热表里证变证1）

肺胃风热证，延误失治，表邪郁闭，里热不得透达，内蕴肺胃，导致肺气郁痹，变成上焦清气骤闭之候，是为清气郁闭候。可见于肺闭、肺胀、小儿麻疹内陷等常多此证。

通称：肺气郁痹。

内含病例：［**中医**］肺痹，风温，肺闭，肺胀。［**西医**］肺炎，小儿支气管炎。

病因病机：肺胃风热郁闭，多由延误失治，或早投寒凉，冰伏邪机，表分腠理甚则空窍、经络郁闭于外；风热蕴于肺胃，上焦清气不得宣展，蕴热不得宣泄而上逆，致肺胃之气不得宣降，而清气郁闭于内，而成表里猝闭之重证。由于肺胃气机郁闭，致肺中津液成痰，胃内停食难消，夹痰夹食，小儿尤为常见。

证象组合：表郁+气蒸+气郁+气逆+空窍

主症：【**腠理不宣**】**症象：**①身热如燔，背寒如浇。②恶寒。③时有寒热。④全身无汗。⑤皮肤隐隐见点，⑥痧疹隐没。⑦面黯唇青，满面十指青黑筋勃起，消瘦骨露。⑧便泄青色。⑨牙关不开，角弓反张直视，时抽风搐搦。**舌象：**苔白。**脉象：**脉浮紧。**指纹：**①沉。②纹青浮而滞。

【**津气蕴蒸**】**症象：**①发热，面红，唇红。②烦躁。③烦扰昏睡，神昏嗜睡。④面赤兼青。⑤口渴，⑥尿短赤涩，二便不利。**舌象：**舌红苔黄腻。**脉象：**①脉数。②脉浮数有力。**指纹：**纹紫。

副症：【**气机不宣**】**症象：**①胸板痰涩。②便溏尿少。

【**气机冲逆**】**症象：**①顿咳抱首，痰鸣气壅。②咳喘汗出。③忽然大喘，胸高鼻扇。④呕吐。⑤腹满下利。

宾症：【**清窍不宣**】**症象：**①喉间痰声辘辘。②咽痛。③哭无涕泪。

【**清空不宣**】**症象：**头痛欲裂。

治则：本候病机全在气机郁闭，故其治则当轻清宣畅气机为主。吴坤安曰："速宜开宣肺气，迟则不治。"[1]肺主一身之气，肺气得宣，气机流动，则上焦清气可宣展于内外，表里郁闭立开，故谢映庐曰："取微辛微苦之属，用以开降肺气，令其机化流通，……轻可去实之义也。"[2]即后世所谓"轻清开泄"之法。夹痰者必参以化痰，夹食者可略兼消导，则气机无阻滞矣。

方证

1.疏风解表方证：蒲辅周方[3]。疏风解表，治风寒挟食抽风（重证小儿肺炎），详见病案4。

僵蚕、钩藤各4.5g，牛蒡子、连翘、竹叶各3g，桔梗2.4g，薄荷1.8g，芦根、淡豆豉各9g，葱白2寸。

2.宣肺透毒方证：蒲辅周方[3]。宣肺透毒，生津泄热，治麻毒内陷，疹形不透，高热烦躁，详见病案4。

芦根、银花、连翘、天花粉、桑皮各9g，牛蒡子4.5g，生甘草2.4g，生石膏12g，竹叶6g，黄芩、通草各3g。

3.三拗汤合三子养亲汤证：顾雨时方[4]。宣肺祛邪，化痰下气，佐柴、芩助达邪之力。详见病案6。

带节麻黄9g，注入芦根内同煎，杏仁、炙苏子、莱菔子、瓜蒌皮各9g，生甘草、白芥子、柴胡各4.5g，桔梗、黄芩各6g，炙枇杷叶30g。

论著和讨论

本证候以肺卫郁闭证象显明，不仅腠理不宣，经脉络脉亦为之不利，寒热无汗，痧疹不透或隐没，甚者可见牙关不开，搐搦、反张，直视，面黯唇青，满面十指青黑筋勃起等，与热炽风动相似。肺气郁痹，不仅有胸板痰涩，且有二便阻，与肺胃气逆之喘急、呃、呕等症。吴坤安说："如痧瘖隐没太早，以致发热咳喘者，此伏邪在肺也，速宜开宣肺气，迟则不治，如栀、豉、桑、杏、羚羊、牛蒡、连翘、前胡、薄荷、桔梗、芦根之类。"[1]其病全在上焦清气郁闭，故其治则当急速开宣肺气为主，肺气一开，则清气自展，表里透彻，病自霍然而解，但仅可用轻剂，不可用重药，不可与热盛神昏者相类比。

病案举例

1.陈作仁治刘孩，2岁，风温发痉，初起热咳微喘，涕泪交流，投辛温风药陡变，哭无涕泪，皮里隐隐见点，抽搐直视，角弓反张，面赤兼青，指纹沉，紧急重剂清解：银花9g，连翘6g，桔梗、薄荷各2.1g，川贝母、荆芥穗、桑叶各3g，浮萍、钩藤、天竺黄、菊花各4.5g，生甘草1.5g，2剂痉瘈已平，遍现红点，去芥、钩加白芍4.5g，广陈皮2.4g,2剂；外用西河柳、鲜芫荽洗前后心手足心，疹布热退，咳嗽口干，大便未通：玄参、寸麦冬、鲜石斛、北沙参、川贝母、白芍、广陈皮、甘草[5]。

2.梁右斋治朱幼子，2岁，风热夹痰。发现痰病3个月有余，因误治，奄奄一息，满面、十指青黑筋勃起，消瘦骨露，时有寒热口渴，喉间痰声辘辘，气喘汗出，便泄青色，溺短赤涩，纹紫脉数。以辛凉清风，润燥豁痰：桑叶、川贝2.4g，钩藤、丝瓜络、瓜蒌仁、竹茹各4.5g，桑枝、白菊各3g，枇杷露、旋覆花露合成30g。1剂知，2剂痰热均减，至4剂病若失。何廉臣认为此辛凉息风、清润涤痰，处方轻灵可喜，如再加羚角尤为着力[5]。

3.蒲辅周治麻毒内陷，阮某，女，7岁，疹出3天，疹形不透，高热烦躁，呛咳气憋，咽痛，小便不利，大便不通，腹内不适，但不硬满，脉滑，舌暗红而干，苔黄腻，此麻毒内陷，肺气郁闭，因服寒凉过早，冰伏其毒所致，脉滑数者易治，宜宣肺透毒为主，佐以生津泄热（组方见方证）。疹透热略降，仍烦不寐，余热尚甚，热郁津伤，拟养阴生津，兼清余热：玉竹、寸麦冬、玄参、竹叶、桑皮、炒莱菔子各6g，天花粉、瓜蒌仁各9g，生石膏12g，芦根15g，川贝母、知母各3g，2剂热退津生，便仍未通，脉细数苔减，再清燥养阴加蜂蜜60g，便通尚有微烦，脉沉滑微数，苔转秽腻中心黄。此余毒未尽，内伏湿热互结，壅遏肺胃，改调和肺胃、清泄湿热：冬瓜子、生薏苡仁各12g，芦根15g，滑石9g，杏仁、天花粉、桑皮、山茵陈、麦芽各6g，黄芩、通草各3g，2剂诸症消失[3]。

又治风寒挟食抽风（重证小儿肺炎）：白某，男，1岁，因高热而喘7天入院，半月来时热时退，近1周高热不退，全身无汗，神昏嗜睡，有时抽风，咳逆甚重，呼吸喘促，时吐腹满，自利稀溏，面色暗淡，唇青苔秽腻，脉滑数，由内伤饮食，外受风邪，宜疏风消食，香苏枳桔汤加味：苏叶、香附、陈皮、甘草、葛根、焦山楂各3g，枳壳、桔梗、僵蚕各4.5g，麦芽6g，生姜1片，1剂体温微降，额上微润，已不吐，下利减，苔稍退，脉浮数，乃里气微和，而表邪未解，宜侧重疏风解表为主（组方见方证），1剂神清，遍身有潮润，喘咳见轻，吐利均夹痰涎，苔退，脉滑数，乃表解里和，积秽未尽，拟理肺和胃：法半夏、浙贝母各4.5g，化红皮、桑皮、竹茹各3g，天花粉、麦芽、枇杷叶各6g，2剂周身微汗而热退尽，吐泻止，舌无苔、脉沉滑，去桑皮、加大枣3枚，2剂愈[3]。

4.祁振华治轻型小儿肺炎：张姓男孩，1岁10个月，身热无汗，夜间热盛，喘而鼻扇，大便干燥，烦躁不宁，面黄，苔薄白，脉浮数，以清热疏表：荆芥穗3.6g，生山栀3g，板蓝根6g，射干2.4g，清肺化痰丸1粒（胆南星、天竺黄、广陈皮、黄芩、瓜蒌仁、石膏、冰片），1剂热退，喘止咳减，去荆芥再2剂愈[6]。

又治重型小儿肺炎：何姓男孩，9个半月，咳嗽月余，日渐加重，且发热作喘，体温39.8℃，时时烦扰昏睡，呼吸促迫，鼻扇胁动，喘憋面赤唇红，大便8~9次黏黄，小便黄少，脉浮数有力，当清热解毒、宣肺疏解，少佐益阴：荆芥穗3.6g，板蓝根4.5g，薄荷1.5g，天花粉、玄参各6g，炒栀子、杏仁各3g，射干1.8g，麻黄、安宫牛黄散各0.9g，3剂热退喘平，大便正常，去安宫牛黄散加减，数剂愈[6]。

5.顾雨时治吴老太，年已八旬，流感转右下肺炎，10余天发热不退，气分短促，咳嗽剧烈，痰黏稠不爽，脉虚数，苔略腻舌红，先祛邪以安正，三拗汤合三子养亲汤宣肺祛邪、化痰下气，佐柴芩助达邪之力（组方见方证），2剂后热退咳松，舌偏红苔衣剥，脉虚数，改扶正养阴、豁痰顺气：冬瓜皮子各10g，瓜蒌皮、党参各9g，寸麦冬、玄参、桔梗各6g，川贝粉（冲）、杏仁、甘草各3g，藿佩梗4.5g，芦根1支，3剂愈[4]。

引用文献

［1］吴坤安.伤寒指掌［M］.上海：上海科学技术出版社，1959：卷三43.
［2］谢映庐.谢映庐医案［M］.上海：上海科学技术出版社，1962：121.
［3］中国中医研究院.蒲辅周医案［M］.北京：人民卫生出版社，2005：126，136.
［4］章济量.著名老中医顾雨时的医疗经验［J］.上海中医药杂志，1983，(9)：3.
［5］何廉臣.重印全国名医验案类编［M］.上海：上海科学技术出版社，1959：17，26.
［6］祁振华.小儿肺炎辨证用药的经验介绍［J］.中医杂志，1964，(10)：8.

（九）清气郁陷候（肺胃风热表里证变证2）

肺胃风热证，表邪未解，或误投清下，致清气下陷，挟风热而成泻痢，为外郁内陷之候，通称为协热下利，或流丹不达，丹疹内陷之证。

通称：协热下利，流丹不达，丹疹内陷。

内含病例：［中医］热泻，风泻，挟表痢，丹疹内陷。［西医］麻疹肺炎。

病因病机：肺胃风热郁陷，因风热蕴于肺胃，表郁未解，若更误投寒下，致表邪入里，郁遏胸中清气，不得宣展，上中二焦升降逆乱，挟风热内陷入肠而成泻痢。故仲景有云："伤寒表证误下，作协热利，表未解也。"

证象组合：表郁+气热+热陷+气郁

主症：**【腠理不宣】症象**：①外寒似战栗，恶风无汗。②发热肢冷，四肢逆冷。③身疼不能转侧，肩背下唇均痛。④瘾疹。⑤胸背隐现浅红疥粒，皮肤隐隐带红。⑥反张直视。**舌象**：①苔黄白。②黄腻。**脉象**：①脉弦。②脉浮数。**指纹**：紫达命关。

【津气蕴蒸】症象：①发热，通面火光。②申酉发热谵语。③心烦不寐，烦躁不安。④汗出。⑤口渴。⑥唇红带绉，舌刺唇裂。⑦肛门焮红，小便短赤。**舌象**：舌红苔，苔黄滑。**脉象**：①左弦右洪，寸关数尺稍和，②弦洪滑，鼓指有力。

【气机下陷】症象：①下利多水，色青，黄绿或带红色。②有坠胀感。③泄泻直射，吐泻交作。④痢红白。⑤腹胀痛。⑥肾气痛。⑦疖毒靥陷。

副症：**【气机不宣】症象**：①胸痞闷满气短，胸胁痛满，胸膈闭塞。②咳嗽。③目窜倦卧。

【气机不降】症象：①喘逆气促，气逆痰壅。②呕逆。③鼻扇。

宾症：**【清空不宣】症象**：头痛如破。

【清空不利】症象：①鼻燥口干。②目肿红赤。③涕泪多。

治则：当升展清气、清解蕴热为主，表里分解，谢映庐谓："当使风邪达之于表而出，令热邪归之于里而下，则表里清而上下和，不治吐而吐自止，不治泄而泄自止。"[1]梁右斋说："宜清凉兼微苦微辛之药。"[2]

方证

1.葛根黄芩黄连汤证：张仲景方。治外感病表证未解，热邪入里，症见身热下利，粪便臭秽，胸闷烦热，或喘而汗出，舌红苔黄，脉数。

葛根半斤，炙甘草二两，黄芩、黄连各三两。水煎，分二次服。

2.达表清里方证：谢映庐方[1]。治热蕴于表，风陷于里，使风邪达之于表而出，令热邪归之于里而下，则表里清而上下和，不治吐泻而吐泻自止。详见病案1、2。

连翘、干葛根、防风、薄荷、知母、丹皮、木通、山栀、甘草、灯心、灶心土。

3.浮萍透疹汤证：施今墨方[3]。治麻疹肺炎，身热肢冷，烦躁不安，详见病案7。

紫浮萍、炒紫菀、冬桑叶、蝉衣、白杏、紫草茸、炒前胡、炒黑荆芥、桔梗、赤芍各3g，扁豆衣花、茯苓神各5g，白苇根、白茅根、炒香豉、薏苡仁各6g，山栀花、炙甘草梢各1.5g，桑枝、赤豆各10g。

论著和讨论

本证候风热郁于肺胃，清气失于宣发，致热邪蕴郁不得透发而下陷，其见症以泻痢无度为主，同时可见气失宣降之胸满胸闭，气喘痰壅，或呕吐呕逆等症象，仲景曰："太阳病二三日，不能卧，但欲起，心下必结，脉微弱者，此本有寒分也。反下之，若利止，必作结胸，未止者，四日复下之，此作协热利也。"（《伤寒论》139条）又说："太阳病下之……脉沉滑者，协热利，脉浮滑者，必下血。"（140条）须兼见表郁与里热之脉症，方为清气郁陷之候。其治则以升发清气为主，兼以清透郁热，务使陷邪外达，得汗出热退，然后泻痢、喘、呕俱解。仲景曰："太阳病，桂枝证，医反下之，利遂不止，脉促者，表未解也，喘而汗出者，葛根黄芩黄连汤主之。"（34条）切不可妄行止涩，禁锢陷邪，必生他变。

梁右斋说：凡春末夏秋之间，小儿患烧热泄泻，粪如泡泡蛋花，或如菜绿色，泄泻直射，粪门焮红，指纹细淡红沉滞，腹痛呕哕，四肢逆冷，甚则目窜倦卧，气逆痰壅，均属太阴阳明，燥病居多，或兼暑风。初起治法，宜清凉兼微辛微苦之药，若热势稍减，而舌苔淡薄，速宜清淡滋养之品，调补肺脾津液。若舌苔黄腻燥黑，急宜调胃承气汤下之，以救津液为要[2]。

病案举例

1.叶天士治谢，积劳伤阳，卫疏，温邪上受，内入乎肺，肺主周身之气，气窒不化，外寒似战栗。其温邪内郁，必从热化。今气短胸满，病邪在上。大便泻出稀水，肺与大肠表里相应，亦由热迫下泄耳，用辛凉轻剂为稳：杏仁、桔梗、香豉、橘红、枳壳、薄荷、连翘、茯苓[4]。

2.谢映庐治许先廷之孙，暑月吐泻发热，肢冷躁扰口渴，诸医以藿砂陈半乌梅扁豆之属，固涩郁火，迨至反张直视，已无生机。余细视面色，既非虚寒，亦非实热；察其满头疖毒，概以靥陷，唯左脑后大疖，尚隐隐若红，且脑侧及项，漫肿颇润，余谓此子生机或在于此；盖风热内蕴，未得外达，势必内陷，扰乱肠胃，以致吐泻交作，而为霍乱之症；风火之病，误以辛温治寒之药，邪火内迫，筋膜干急，则反张抽掣，近世不察者，多更治以抱龙牛黄等丸，势必竭绝不止。疏方（组方见方证）与服，立时服毕，顷刻安睡，吐泻渐稀，风痉亦息；次早复视，两疖悉皆高耸，仍与前药2剂，小水甚长，吐泻顿止；前方除栀子，加参芪贝母，二服，果得大脓，头项肿处皆消；后以清养胃阴之药：洋参、石斛、苓、薏、桑叶、麦冬、甘、枣之属而痊[1]。

又治家满春之孙，亦是吐泻交作，发热肢冷，医以藿半辛温之药，致发刚痉；察其舌刺唇裂，皮肤隐隐带红，余谓此证风火伏于血分，名为流丹不达，内攻脏腑，告变最急；亦同前意，加丹皮、荆芥，果得遍身红赤，更与疏风凉血而安[1]。

3.陆肖愚治臧茗泉，患伤寒，发热鼻燥，口干呕恶，胸胁痛满，小水短赤，大便泻利，或投柴芩汤反头痛如破，彻夜不寐已三日，脉之，左弦右洪，寸关数，两尺稍和，以柴葛解表为君，黄芩、石膏、知母清腑为臣，枳、桔宽中为佐，竹茹、甘草平逆为使，一日二剂，呕止痛减。热仍未退，卧仍未安，溺赤便泻如故，因去知母、黄芩、竹茹，倍柴、葛，加生姜五片，亦一日二剂，热退安卧，泻亦止矣[5]。

4.张尧询治刘稻耕，年近六十，暑湿疟，截太早，补太过，遂变危象，形容枯槁，水浆不入，腹胀痛兼红白痢，肾气亦痛，胸膈闭塞，喘逆而渴，咳白痰，喜热饮，肩背下唇均痛，甚则不能转侧，申酉发热谵语，脉弦洪滑，鼓指有力：川柴胡、粉葛、法半夏、枳壳各4.5g，青子芩、知母、鳖甲、云茯苓各9g，川黄柏6g，羌活、桔梗、青蒿各3g，竹沥1杯，初服胸膈开；再服痢除，胀消肾气痛止；三服遍身汗解，身能转侧，去葛、羌、鳖甲、蒿，柴胡减半，加石膏9g、川黄连3g、西牛黄0.3g，肩背唇痛止，谵语止，唯咳喘多痰，过补脉实，大承气2剂下，黑白恶臭黏粪愈[2]。

5.施今墨治疹毒袭肺（麻疹合并肺炎）：赵某，男，2岁，身热肢冷、烦躁不安已5日，胸背隐现浅红色疹粒，目肿红赤，涕泪多，气喘鼻扇，腹泻无度，色绿，口围微青，神倦易惊，口渴，指纹紫达命关，脉浮数，舌红苔。急拟清热透疹，宣肺定喘（组方见方证）[3]。

引用文献

［1］谢映庐.谢映庐医案［M］.上海：上海科学技术出版社，1962：191，192.

［2］何廉臣.重印全国名医验案类编［M］.上海：上海科学技术出版社，1959：27，140.

［3］祝谌予等.施今墨临床经验集［M］.北京：人民卫生出版社，1982：267.

［4］叶天士.临证指南医案［M］.上海：上海卫生出版社，1958：243.

［5］江瓘，魏之琇.名医类案（正续编）［M］.北京：中国中医药出版社，1996：289.

（十）清阳不化候（肺胃风热表里证变证3）

肺胃风热证，延误失治，致风郁于外，热滞于中，清阳不能宣展，外不能发越腠理，内不能通利三焦，津液不化而停滞，变为清阳不化候，古人称为风水之证。

通称：风水。

内含病例：［中医］风水。［西医］肾炎。

病因病机：肺胃风热郁滞，因肺胃风热失治不解，郁滞上焦，肺气失其宣降，清阳不得宣化，津液停滞，蓄而成水，泛溢三焦内外，而为水气之候。

证象组合：阳郁+气郁+津滞

主症：**【阳气不宣】症象**：①自汗出。②恶风，无大热。**舌象**：苔白，舌上有黑苔。**脉象**：脉浮紧。

【津不化气】症象：①脸肿。②上身浮肿，或一身悉肿。

副症：**【腠理不宣】症象**：①恶风。②身痛。**脉象**：脉浮微数。

【气机不宣】症象：①咳嗽，右胁痛。

【气化不行】症象：尿少而黄赤。

宾症：**【气机不降】症象**：喘息。

治则：以宣发阳气为主，兼以透达郁热，使热随风散，肺气宣降，停水自行。阳气不足者，或加黄芪益气，或加附子助阳，以助清阳之宣展。

方证

1.越婢汤证：张仲景方。功能疏散水湿，宣肺清热。治风水恶风，一身悉肿，面目肿大，微热汗出，脉浮。也用于急性肾炎而见上症者。详见论著。

麻黄六两，石膏半斤，甘草二两，生姜三两，大枣十五枚。水煎，分三次服。

2.防己黄芪汤证：又名汉防己汤。张仲景方。功能益气健脾，利水消肿。治风水，症见汗出恶风，身重浮肿，小便不利，脉浮，及湿痹而肢体重着麻木者。详见论著。

防己一两，黄芪一两一分，甘草五钱，白术七钱五分。为粗末，加生姜四片、大枣一枚，水煎，分二次服。

论著和讨论

本证候肺气失宣，清阳不展，风郁于外，热滞于中，不得发越，见症与清气不化候之面浮肢肿相同，但有阳郁脉症兼见有异。治法以宣发阳气为主，若有阳气不足者，当加益气或助阳之品。李斯炽说："按《金匮》说：'风水其脉自浮，外症骨节疼痛恶风。''风水恶风一身悉肿，脉浮不渴，续自汗出，无大热者，越婢汤（组方见方证）主之。''风水，脉浮身重，汗出恶风者，防己黄芪汤（组方见方证）主之。'本例恶风、脸肿、胁痛、身痛、手指关节疼痛肿胀、脉浮等，显系风水见症，故用越婢合防己黄芪汤而奏效。"（见下列病案1）初诊时是表虚为风寒所乘，故有恶风、脉浮、身痛等表邪外束症状，肺主皮毛，风寒束表，使肺气失宣，则发为咳嗽，通调受阻则水饮内聚，故出现肿胀及舌苔发黑等症状，治法当以解表肃肺、渗利水气为主，所以用麻黄、杏仁解表肃肺，用防己渗利水气，加黄芪以固表虚，枣、姜、甘草和中补脾，故诸症因之缓解。二诊时由于邪尚未尽，复受风邪，风邪束表，使内蕴之水湿化热，风湿热三者合邪，故出现牙痛、食少、腹胀，苔黄等症，因此在原方基础上又加石膏以清热，白术以燥湿，厚朴以消胀，使诸症又得好转。三诊时，身肿已消，畏风，咳嗽，胁痛，牙痛亦已不太重，只是内蕴湿热尚未全解，故用银花、桔梗以开咽喉，用刺蒺藜、金铃炭以疏肝气，用杏仁、厚朴以降肺胃；用连翘、板蓝根以清热，用豆卷、木通、桑枝以利湿，此种开泄兼清利法，治疗风湿热三者合邪之轻症，效果较显著，故用此法以善其后[1]。

病案举例

1.李斯炽治郭某某，男，成年。脸肿恶风，咳嗽身痛，右肋痛，脉浮微数，舌上有黑苔，此表虚为风邪所乘（风邪遏肺，肺失宣降，水气内停），宜从风水论治，用越婢汤加减：麻黄6g，黄芪12g，防己、杏仁各9g，生姜2片，大枣3枚，甘草3g。3剂。二诊：服上方3剂后，诸症缓解，后又伤风邪，恶风咳嗽之症又发，且兼全身浮肿，手指关节亦发肿胀，咳嗽时牵引右肋作痛，牙痛、食少、腹胀，脉浮，舌上苔黄，此风邪乘肺，水湿化热所致，用越婢合防己黄芪汤加减：麻黄、厚朴各6g，石膏15g，白术、防己、杏仁各9g，黄芪12g，生姜2片，大枣3枚，甘草3g。4剂。三诊：身肿已消，畏风，咳嗽，肋痛、牙痛亦解，饮食增进。目前尚余咽痛，脸微肿，腹胀，指关节痛。脉已不浮，舌上有黄腻苔是湿热未尽之象，用开泄兼清利法以善其后：银花、连翘、板蓝根、豆卷、杏仁、厚朴各9g，刺蒺藜、金铃炭各12g，桔梗、木通各6g，桑枝60g，甘草3g。4剂[1]。

2.方仁渊治张，风入于皮肤，肺气不能通调为风水，遍体浮肿，宗仲景法：麻黄、杏仁、石膏、浮萍、桔梗、商陆、苏叶、槟榔、茯苓皮、防己、车前子[2]。

引用文献

［1］李斯炽.李斯炽医案·第1辑［M］.成都：四川科学技术出版社，1983：126.
［2］吴之谦.方耕霞先生医案摘要［J］.江苏中医，1965，（5）：33.

（十一）清气失宁候（肺胃风热里证本证）

清气失宁候，系风热上受，蕴于肺胃，不得宣泄，而上逆于空窍，亦为肺胃风热证里证之一。除见于风热、风温、冬温、温毒新感外，还可见于多种外科、咽喉杂症。

通称：风热上受，燥热上郁。

内含病例：［**中医**］燥火上郁，喉蛾，鼻渊。［**西医**］慢性鼻窦炎，急性咽喉炎，扁桃体周围脓肿。

病因病机：肺胃风热蕴逆，因风热上受，蕴于肺胃，清气失其清静，郁热上逆，空窍不得清宁，其病位在上焦气分。

证象组合：气蒸+空窍

主症：【**津气蕴蒸**】**症象**：①发热。②口干口渴。③咯痰黄稠。**舌象**：舌红苔薄黄腻。**脉象**：右脉大，脉浮数。

副症：【**清空不宁**】**症象**：①头目昏眩。②头晕痛。③眩晕。④头胀。**舌象**：苔薄白。**脉象**：脉浮数。

宾症：【**清窍不利**】**症象**：①咳嗽不爽，咳甚胸部作痛。②咽喉痒呛，呛血。③咽痛，咽喉肿痛。④龈胀，⑤鼻塞涕多脓稠异味。

治则：当清宣风热，使其外透，则空窍自复清宁之常，病在上焦气分，叶天士曰："法当辛凉清上。"[1]药宜轻清宣发，不可重剂沉降，更忌腻滞。

方证

1.桑菊饮证：吴鞠通方[2]。功能疏风清热，宣肺止咳。治风温初起，症见咳嗽，身热不甚，口微渴，舌苔薄白，脉浮数。

桑叶7.5g，菊花3g，连翘4.5g，薄荷、甘草各2.4g，杏仁、桔梗、苇根各6g。

2.清通肺气汤证：尤在泾方[3]。肺之络会于耳中，肺受风火，久而不清，窍与络俱为之闭，所以鼻塞不闻香臭，耳聋耳鸣不闻音声也。

苍耳子、薄荷、桔梗、连翘、辛夷、黄芩、山栀、杏仁、甘草、木通。

3.辛通清热汤证：施今墨方[4]。治慢性鼻窦炎，头常晕痛，鼻塞不通，涕多脓稠。详见病案2。

辛夷6g，白芷、薄荷、酒川芎、藁本、节菖蒲、炒防风各5g，北细辛3g，杭菊、酒生地、连翘、酒制黄芩各10g。

论著和讨论

本证候因于肺胃风热上扰清气，空窍失利，见症以清空清窍症象为主，如头昏，头胀，头痛，目昏目眩，咽痒咽痛咽肿，龈肿，耳闭耳胀耳痛，腮颐肿痛，鼻塞涕浊等，病在上焦，治法仍从轻清宣泄郁热为主，不可早投苦降清下，反遏病机，郁热必不得清彻，多留后患。

1.急性喉炎：干祖望：为喉黏膜及声带的急性炎性病变，常与急性咽炎、急性鼻炎等同时发作，或继发于上呼吸道炎症性病变。发病以春秋两季为多，另外因发声不当，或一时发声过多、过高，亦可致病。中医历来认为本病因风寒或风热侵袭肺卫，致肺气不宣，声门开合不利，即所谓"金实不鸣"。风热犯肺，极易化热，风热循经，蕴结咽喉，炼液成痰，风热痰三者搏结咽喉而致喉喑者临床最为常见。风寒化热或风热袭肺，见声音嘶哑，咽喉疼痛，喉部充血水肿，咳咯黄痰，舌苔薄黄，脉浮数，治拟疏风清热、化痰利咽。选用银翘散，用药如银花、连翘、杏仁、桔梗、蝉衣、薄荷、牛蒡子、木蝴蝶，加入前胡、天花粉、竹茹、芦根等清热化痰之品。充血甚者可加入山豆根10g、板蓝根10g，疼痛剧烈者可加入马勃3g、金锁匙10g，亦可选用疏风清热汤；红肿甚者，可外用通用消肿散[5]。

2. 鼻窦炎：张赞臣辛前甘桔汤：辛夷花、青防风各6g，嫩前胡、天花粉各9g，薏苡仁12g，白桔梗4.5g，生甘草3g。疏风清热，通窍排脓。主治：鼻窦炎，症见鼻中常流浊涕，久则但流黄浊之物，如脓如髓，腥臭难闻，及嗅觉减退等。气虚明显者加黄芪、白术；鼻塞重者，可加细辛、藿香；分泌物清稀，可加杏仁、浙贝母；分泌物黄稠可加瓜蒌皮、冬瓜子；黏膜水肿甚者，可加茯苓、泽泻；黏膜红肿者可加赤芍、丹皮[6]。

病案举例

1. **叶天士**治汪，右脉大，咽喉痒呛，头中微胀，此冬温内侵，阳气不伏，络热血得外溢，当调其复邪（冬温）：桑叶、山栀皮、连翘、白沙参、象贝、牛蒡子[1]。

又治某，燥火上郁，龈胀咽痛，当辛凉清上（火郁上焦）：薄荷梗、连翘壳、生甘草、黑栀皮、桔梗、绿豆衣[1]。

2. **施今墨**治鼻渊（慢性鼻窦炎）：游某，男，45岁，头常晕痛，鼻塞，涕多脓稠有异味，嗅觉不敏，已有年余，舌苔薄白，脉浮数。宜辛通清热为主（组方见方证）[4]。

3. **蒲辅周**治风热咽痛：马某，女，65岁，咽痛，微咳咯黄痰，气口脉微数，舌正苔微薄白腻，舌尖有小裂纹。由风热搏结，咽间阻滞，影响肺卫，治宜清疏肺卫：桔梗、象贝母、瓜蒌皮、前胡、竹茹各3g，藏青果3枚，苡仁9g，生甘草、苏叶各1.5g[7]。

4. **干祖望**治朱某，女，34岁，扁桃体周围脓肿几度发作，局部疼痛，有热不高，呼吸及吞咽有些妨碍，扁桃体Ⅱ度肿大，左侧颈外轻度丰腴，舌薄苔，脉弦。营气不从，逆于肉理，又夹痰火，发作于咽。仙方活命饮主之：银花、穿山甲、当归尾、僵蚕、大贝母各10g，白芷、防风、赤芍、丹皮各6g，没药3g，甘草3g，以通用消肿散外用吹喉[8]。

5. **张赞臣**治沈某某，女，30岁，咽痛1周，咽饮艰难，痛引左耳窍，左颌下亦有核肿，身热头痛，痰多，曾注青霉素无效。左侧咽部红肿散漫，触之坚硬。脉左细数右滑数，苔黏腻。胃火上升，痰热内蕴。泄热消肿，防其酿脓：生赤芍、粉丹皮、炙僵蚕、牛蒡子各9g，白桔梗、嫩射干各3g，山豆根、挂金灯、杭菊花、银花、肥知母各9g，淡黄芩6g，生甘草2.4g[9]。

6. **李新平**治陈某，女，51岁。感冒后咳嗽月余，吃了很多消炎药无效，2019年5月20日来诊，咳嗽痰白多涎沫，难以咯出，咽痒胸闷，伴头痛头昏，舌质淡红苔白腻，脉滑，属阴雨外寒连绵，痰湿痹阻，拟二陈汤为主，配疏风利气：法半夏、全瓜蒌各20g，茯苓、桔梗各18g，淡竹茹、前胡、牛蒡子各15g，白芷各12g，羌活、陈皮各10g，薄荷8g，生甘草6g，生姜3片，3剂。药后咳嗽咽痒好转，24日，咳嗽痰白而多，头痛以眉心前额为主，虽无鼻塞，当属鼻窦炎症，清窍不宣，原方加苍耳子15g、辛夷花10g，3剂。28日，头痛咳嗽大减，痰量明显减少，原方去羌活、辛夷花，3剂，药后痊愈。

引用文献

[1] 叶天士.临证指南医案[M].上海：上海卫生出版社，1958：73，275.

[2] 吴鞠通.温病条辨[M].福州：福建科学技术出版社，2010：28.

[3] 柳宝诒等.增评柳选四家医案[M].南京：江苏科学技术出版社，1983：64.

[4] 祝谌予等.施今墨临床经验集[M].北京：人民卫生出版社，1982：30.

[5] 严道南.干祖望中医五官科经验集[M].南京：江苏科学技术出版社，1992：147.

[6] 米一鹗.首批国家级名老中医效验秘方精选[M].北京：今日中国出版社，1999：469.

[7] 中国中医研究院编.蒲辅周医疗经验[M].北京：人民卫生出版社，2005：44.

[8] 陈国丰.干祖望耳鼻喉科医案选粹[M].北京：人民卫生出版社，1999：163.

[9] 余瀛鳌等.现代名中医类案选[M].北京：人民卫生出版社，1983：439.

（十二）气血蕴蒸候（肺胃风热里证转证）

肺胃风热证，热蕴肺胃气分，内陷血络，而转成气血蕴蒸候，其必见气血交蒸之脉症。

通称：阳明温病。

内含病例：[中医]发斑疹，发痘，风温，衄血，产后伏温，由血转气。

病因病机：肺胃风热蕴蒸，或由新感风温，风热，延误失治，致热邪由气入血；或伏温由血透气，均可致气血蕴蒸，气血俱热之候。

证象组合：气热+血热

主症：**【津气蕴蒸】症象**：①发热。②口渴喜冷。③汗自出。④咳稠痰。⑤咳嗽气逆。**舌象**：苔黄厚。**脉象**：①脉浮滑数。②浮大数。③弦数有力。

【血热蕴蒸】症象：①痰血，衄血。②斑疹红赤。③热以夜甚。④懊侬，不寐。⑤谵语。**舌象**：舌绛干红。**脉象**：右小数。

副症：**【津液消灼】症象**：①灼热焦痛，干燥。②口渴引饮。③痰黄稠。④痰白而秽。⑤便泄。⑥溲赤如血。⑦足厥。**舌象**：苔白干。**脉象**：脉濡不扬，涩数。

宾症：**【清窍不利】症象**：①咽痛。②鼻干燥。③咳不爽。④耳聋。

治则：当清气与凉血并重，但病由外邪内陷，或伏邪外溃，故均当以透达，使内热外达为法，严绍歧说："由血分转出气分，以轻清透达为首要。"[1]吴鞠通更有禁用升提与壅补之戒，谓："禁用升麻、柴胡、当归、防风、羌活、白芷、葛根、三春柳。"[2]"斑疹，用升提则衄，或厥，或呛咳，或昏痉，用壅补则瞀乱。"[2]

方证

1.银翘散加减证：吴鞠通方[2]。治发汗而汗不出者，发斑疹。详见论著。

金银花、连翘、玄参各30g，桔梗、薄荷、牛蒡子各18g，细生地、竹叶、荆芥穗各12g，丹皮、大青叶各9g，甘草15g。为末，每服18g，加鲜芦根，水煎。

2.轻清透达方证：严绍歧方[1]。治产后伏温，由血分转出气分，详见病案4。

桑叶6g，桔梗3g，杏仁、箬叶、白薇、丹参各9g，赤芍4.5g，生地12g，生炙甘草0.9g，茅根15g。

论著和讨论

本证候为风热内陷，气血交蒸，可见气分之壮热自汗，口渴引饮，舌苔黄，脉弦滑数等；以及血分之热以夜甚，心烦懊侬不寐，或吐衄血，或发斑疹，舌红干绛，脉细数等。仲景曰："脉浮，发热，口干鼻燥，能食者则衄。"（《伤寒论》227条）其治则自当以两清气血为急务，但病仍在上焦，仍当以轻清宣透为法。吴鞠通说："太阴温病，不可发汗，发汗而汗不出者，必发斑疹……发疹者，银翘散去豆豉加细生地、丹皮、大青叶，倍玄参主之。禁用升麻、柴胡、当归、防风、羌活、白芷、葛根、三春柳。"[2]"阳明温病，下后疹续出者，银翘散去豆豉，加细生地大青叶玄参丹皮汤（组方见方证）主之。"[2]"阳明温毒发痘者，如斑疹法，随其所在而攻之……谓脉浮则用银翘散加生地、玄参，渴加天花粉，毒重加金汁、人中黄，小便黄加芩连之类，脉沉内壅者，酌轻重下之。"[2]

病案举例

1.叶天士治某，风温衄血：丹皮、玄参、连翘、赤芍、茅花、黑栀皮[3]。

又治某，温邪衄血：连翘、玄参、淡黄芩、黑山栀皮、杏仁、郁金[3]。

2.严绍歧治张妇，32岁，产后温病。暮春产后三日，一起即灼热，汗自出，不恶寒反恶热，咳嗽气逆，渴喜凉饮，舌红苔黄薄腻，脉右浮滑，左小数。此产后伏温，由血分转出气分，以轻清透达为首要（组方见方证），后加鲜石斛、当归身[1]。

3.许翔宵治徐锡甫，年甫弱冠，风温伏邪。身热懊侬，咳嗽咽痛，微寒便泄，鼻衄耳聋，吐痰黄稠，脉数大，重按带弦，舌红苔黄。肺胃痰热，清肺热以保肺，存津液以养胃：射干1.8g，桔梗、前胡各3g，淡子芩4.5g，黑栀、连翘、六一散各9g，木通1.5g，鲜石斛15g，竹叶35片，茅根30g。2剂，咳爽痰活，热减泄止。后以清肺汤收功[1]。

4.周小农治陈顺兴，20余岁，五月身热，咳嗽不爽，胸灼痰白而秽，痰中见红，苔白而干，热以夜甚，谵语，口渴引饮，连宵不寐，足厥，溲赤如血，脉濡不扬，左涩数：冬瓜子、杏仁、薏苡仁、郁金、沙参、鲜薄荷各15g，玉泉散27g，通草3g，新绛1.5g，紫菀、知母、黄芩各6g，芦根、茅根各30g，竹茹、枇杷叶、竹沥，另研硼砂、雄黄、猴枣[4]。

引用文献

［1］何廉臣.重印全国名医验案类编［M］.上海：上海科学技术出版社，1959：18，220.

［2］吴鞠通.温病条辨［M］.福州：福建科学技术出版社，2010：32，69，70.

［3］叶天士.临证指南医案［M］.上海：上海卫生出版社，1958：425.

［4］周小农.周小农医案［M］.上海：上海科学技术出版社，1962：145.

三、胆胃风热证（风热证合病2）（3候）

胆胃风热证，多由表邪入里，郁于半表半里之间，病机仍居于上焦，故多清阳之气郁蒸之候。伤寒家称之为太阳少阳并病，或少阳阳明并病，或三阳合病等。如兼夹营分伏气温热，因外感风热触动，由少阳溃发者，温热家称之为少阳伏温，或营分伏温之初期证候。又以肝胆为表里之转枢，故常称为半表半里之证。且内寄相火，外邪多挟木火而动。其治则总当宣疏郁遏，清透内热，兼降木火，使内蕴之郁热，随风邪外达而解。

证候别称：少阳半表半里证，少阳中风，少阳腑证，阳明少阳并病，太阳少阳并病，三阳合病，少阳时毒，少阳温病，少阳伏温，营分伏温，风侵少阳，肺气郁痹。

病名：［中医］三阳合病，阳明少阳并病，春温，春温兼寒，温毒（痄腮），少阳发疹，热入血室，上焦郁闭，阴虚外感。

证候系统：详见图3-2-11。

本证——风重——清阳郁蒸候
　└——热重——清气郁蒸候、津气郁蒸候
兼夹证——————营气郁蒸候
转变证——————清气郁闭候
　├————————枢机虚蒸候
　└————————木火郁蒸候

图3-2-11　胆胃风热证证候结构图

（一）清阳郁蒸候（胆胃风热本证1）

胆胃风热证，由表邪未解，内传胆胃，清阳郁遏，郁热内蒸，而成清阳郁蒸之候。伤寒家称之为三阳合病，又称阳明少阳并病。

通称：三阳合病，少阳阳明并病。

内含病例：［中医］少阳阳明并病。

病因病机：胆胃风热郁蒸，因风寒初在太阳不解，并入阳明化热，渐传少阳，木火内动，外则清阳郁遏，不司旋运，表分不达，气机失畅，内则胆胃热邪蕴蒸，所谓太阳表邪未罢，阳明里热已急，而为三阳合病之候。

证象组合：阳郁+表郁+气郁+气热

主症：**【阳气不宣】症象**：①恶寒。②头项强痛。③身不能转侧。④背寒。**舌象**：苔白。**脉象**：脉浮弦。

【腠理不宣】症象：发热无汗。

【津气蕴蒸】症象：①热势增高，恶热。②口苦。③渴不欲饮。④小便赤热。**舌象**：苔黄腻。**脉象**：脉浮数，左弦洪长。

副症：**【清空不宣】症象**：①苦头痛。②头额晕痛。

【气机不宣】症象：胸中痞闷。

宾症：**【气机不降】症象**：呕吐。

【清窍不宣】症象：目眩。

治则：当宣疏升散为主，以升发清阳之气，使之外达肌腠，内调三焦，则郁火外达而解，即古人升阳散火之法，虽亦当参以清降木火，但不可一味寒凉，以抑遏邪机。

方证

1.柴芩双解汤证：《通俗伤寒论》俞氏经验方[1]。和解表里法重剂。治阳明里证已急，则为少阳寒热之重症，发寒时身痛无汗，发热时口渴恶热。详见论著。

柴胡、青子芩、猪苓各4.5g，生葛根、防风各3g，羌活2.4g，知母6g，生石膏（研）12g，白蔻仁末（冲）、炙甘草各1.8g。

2.解表散火方证：施启谟方[2]。治恶寒发热，头项强痛，口苦目眩，身不能转侧，详见病案3。

升麻、党参各4.5g，葛根9g，滑石、柴胡各12g，羌活、蔓荆子、白芍各6g，甘草、生姜、防风、独活各3g，大枣3枚。

论著和讨论

本证候风寒郁于外，木火动于内，胆胃郁火不得宣发，俞根初说："若发寒时身痛无汗，发热时口渴恶热。太阳表证未罢，阳明里证已急，则为少阳寒热之重症，柴芩双解汤（组方见方证）主之。"[1]除有表阳郁遏脉症外，更见胆胃内热蕴蒸之脉症，如头项强痛，口苦目眩，身不能转侧，热退不尽，脉弦滑等。其治则当以宣疏升散为主，佐以清降，从表里以分消之之法。

病案举例

1. **万密斋**治县尹唐肖峰，二月间患伤寒。医进九味羌活汤，不效。又云内伤挟外感，进补中益气汤，不效。又进紫苓汤去人参，病略减。四日，复发热，头苦痛，医欲下之，未决。万脉之，阳明少阳洪长而弦，曰：此元气素虚，因起早感寒得之，今病在少阳阳明并病。乍热乍凉者，少阳也；头苦痛者，阳明也。宜小柴胡合葛根葱白汤。唐曰：吾素多痰火病，勿用人参。万曰：元气不足，乃虚火也。实火宜泻，虚火宜补。幸勿疑，一剂而病愈[3]。

2. **丁甘仁**治发热不退，胸闷呕吐，舌中一条白苔，脉弦滑而数，太阳阳明未解，痰滞逗留，中焦气滞，宣化失司，栀豉汤、温胆汤：淡豆豉、酒制黄芩、法半夏、麦芽、谷芽、生姜、桂枝、竹茹、陈皮、鸡内金、泽泻[4]。

3. **施启谟**治林某，男，16岁，恶寒发热，头项强痛，无汗，3日后热增高，口苦目眩，身不能转侧，口渴不欲饮，小便赤，脉浮数左兼弦，三阳合病，与解表散火（组方见方证），服后汗出至足，头项不痛，唯热退不尽，脉转弦滑，此太阳阳明已罢，唯少阳余热未清，小柴胡汤和解：柴胡、滑石各12g，黄芩6g，半夏、党参各4.5g，生甘草、生姜各3g，大枣3枚。服后汗出至足，头项已不强痛，唯热退不尽。太阳阳明已罢，少阳余热未清，用小柴胡汤和解，2剂热退神清，病已痊愈[2]。

4. **吴匊方**治欧阳芳元，女，53岁，发热，背恶寒，胸中痞闷，口苦头额晕痛，溺热，脉缓滑，苔黄腻，感冒风寒，表气不达，里气郁遏，宜轻清宣透、苦辛降泄：荆芥穗、薄荷、法半夏、柴胡各3g，葱白6g，藿香、淡豆豉、黑栀子、连翘、杭菊、酒制黄芩、枳壳各4.5g，僵蚕3g，益元散9g，蔻仁0.6g。诸症悉除，但小有微热心中略烦，小便热赤，余热未尽，宜轻清和中：炒栀子、枳壳各4.5g，鸡内金、神曲各6g，淡豆豉、郁金、谷芽、连翘各4.5g，赤茯苓6g，天水散9g，木通2.4g[5]。

引用文献

［1］俞根初.重订通俗伤寒论［M］.上海：上海科学技术出版社，1959：110.

［2］福建省中研所.福建中医医案医话选编（第二辑）［M］.福州：福建人民出版社，1963：32.

［3］江瓘，魏之琇.名医类案（正续编）［M］.北京：中国中医药出版社，1996：281.

［4］秦伯未.清代名医医案精华［M］.上海：上海中医学院出版社，1959：丁甘仁7.

［5］景德镇市中医院.吴匊方医案［M］.景德镇：景德镇人民出版社，1960：8.

（二）清气郁蒸候（胆胃风热本证2）

胆胃风热证，风热壅郁上焦，清气失于宣展，外邪挟木火上蒸，而成清气郁蒸之候，吴坤安称之为阳明少阳表证。少阳时毒亦有此候。

通称：阳明少阳之表证，少阳时毒。

内含病例：［**中医**］温毒（痄腮）。［**西医**］急性腮腺炎。

病因病机：胆胃风热郁蒸，因风热壅遏上焦，清气不得宣展于内外，外邪不得宣泄，挟木火上逆，而成风郁于外，热蒸于内之候。

证象组合：表郁+气郁+气热

主症：【气机不宣】症象：①胸闷。②咳嗽不爽。

【腠理不宣】症象：①微兼恶寒。②形寒，怕风。③形寒身热，始虽寒热日作，继即热多寒少。**舌象：**①边尖红燥，苔薄白。②苔白质不红。**脉象：**①脉浮数。②脉微浮紧。③浮弦而数。

【津气蕴蒸】症象：①形寒高热，身热。②咽干，口苦舌燥。③或发红痧，或发赤斑。**舌象：**①舌苔薄白边红。②或根白尖红。③舌红苔黄。**脉象：**①脉来弦滑。②脉浮数。③弦数。

副症：【清空不宣】症象：①头痛、头晕。②头昏项强。

【清窍不宣】症象：①痄腮红肿疼痛。②腮肿不红，轻微压痛。③咽痛喉肿。④鼻流清涕。

宾症：【气机不降】症象：呕恶。

治则：当宣疏外郁之风邪，轻清上焦之郁热，吴坤安曰："以取肌腠之汗，热自退矣。"[1]但不可过于苦寒重剂，反遏邪机。

方证

1. **加减普济消毒饮证：**吴鞠通方[2]。功能清热解毒，疏风散邪。治风热疫毒上攻的大头瘟证，症见恶寒发热，头面红肿焮痛，目不能开，咽喉不利，舌燥口渴，舌红，苔白兼黄，脉浮数有力。

连翘、玄参、银花、桔梗各30g，薄荷、荆芥穗各9g，马勃12g，牛蒡子18g，僵蚕、板蓝根、甘草各15g，共为粗末，每服18g，重者24g，鲜芦根汤煎，去渣服，约二时一服，重者一时许一服。

2. **荆防败毒散加减证：**《通俗伤寒论》方[3]。辛散风毒以解表，治时毒（疫痉）。详见论著。

荆芥、防风、薄荷、连翘、牛蒡子各9g，柴胡、前胡各4.5g，羌活、独活各3g，橘红、枳壳、桔梗各6g，紫金片、生甘草各3g，研粗末，每服21g，开水泡，取清汤随漱随咽，日2服，夜2服。

论著和讨论

1.本证候为风热壅遏上焦，风郁于外，热蒸于内，不得发越，除表郁脉症外，内热脉症亦显明。吴坤安说："如身热口渴，微兼恶寒，舌苔中白边红，或根白尖红，脉来弦滑，此邪入肌肉腠理之间，阳明少阳之表证也，宜解肌法，如柴、葛、连翘、薄荷、黄芩、橘红之类，以取肌分之汗，热自退矣。"[1]其治则应宣疏外郁之风邪，轻清透解上焦之郁热，但不可过于苦寒，恐遏抑邪机，病反不易解。

2.俞根初：时毒（疫痄）初起，风毒则头痛怕风，始虽寒热日作，继即热多寒少，咽痛喉肿，或发痄腮，或发红痧，或发赤斑，舌苔白薄，边尖红燥，两手浮弦而数者，则以荆防败毒散加减（组方见方证）[3]。

3.陈绍园：流行性腮腺炎，偏寒型：荆防败毒散加减，腮肿不红，轻微压痛，头昏项强，鼻流清涕，苔白质不红，脉微浮紧：荆芥、防风、羌活、独活、柴胡、前胡、川芎、枳壳、桔梗、赤茯苓、甘草、夏枯草，寒盛加细辛，风毒盛加牛蒡子、僵蚕，化热加银、翘、黄芩、夏枯草、蒲公英、板蓝根为常用药，一般均用15~30g[4]。

病案举例

1.**陈绍园**治流行性腮腺炎：赵某某，男，4岁，入夜形寒发热，双侧腮腺肥大拒按，疼痛剧烈，皮色焮红，吞咽困难已2天，体温39.6℃，白细胞27×10^9/L，双侧扁桃体红肿，头晕，口苦舌燥，咽喉肿痛，舌红苔黄，脉弦数，此风火相煽、热毒壅盛之候，加减普济消毒饮（银花、连翘、桔梗、薄荷、玄参、荆芥、马勃、牛蒡子、僵蚕、黄芩、龙胆草、甘草、板蓝根）连服2剂，体温、血象均正常，腮肿缩小。原方去僵蚕、马勃、荆芥，加牡蛎、浙贝、蒲公英，续进3剂，腮肿全消[4]。

2.**盛循卿**治温毒（痄腮）：徐某某，女，18岁，学生，1979年3月1日初诊，体温38℃。感受温毒之邪，右侧痄腮肿痛已3天，形寒，身热、头痛、咽干，苔薄白，脉浮数，系风热上蕴头面。治宜清热解毒、疏风消肿，普济消毒饮加减：板蓝根、连翘、僵蚕各10g，牛蒡子、桔梗、玄参各6g，荆芥4.5g，柴胡、薄荷（后入）、生甘草、马勃各3g。3剂后，腮肿消，身热退，咽干头痛亦除，再拟原方2剂以巩固疗效。痄腮的发生有毒火上攻及风热上壅头面二类，本案属于后者，风胜则肿，热胜则痛；风热宜疏散，疫毒宜清解，但过于苦寒有遏邪之弊。如火毒上攻者，则加减普济消毒饮的基础上加大黄直折上炎之火，使其下行[5]。

引用文献

［1］吴坤安.伤寒指掌［M］.上海：上海科学技术出版社，1959：卷一57.
［2］吴鞠通.温病条辨［M］.福州：福建科学技术出版社，2010：36.
［3］俞根初.重订通俗伤寒论［M］.上海：上海科学技术出版社，1959：226，227.
［4］陈绍园.中医治疗小儿流行性腮腺炎53例报道［J］.上海中医药杂志，1964，（11）：32.
［5］郁加凡等.盛循卿医师治高热急症案例［J］.浙江中医杂志，1982，17（10）：443.

（三）清气郁闭候（胆胃风热变证）

胆胃风热证，系表邪未解，内传胆胃，郁于上焦，清气失于宣展，延误失治，变成清气郁闭之候。仲景虽称之为太阳少阳并病，但告诫慎不可汗下，若有失误，多成坏病。

通称：太阳少阳并病，肺气郁痹。

内含病例：［中医］上焦郁闭。

病因病机：胆胃风热郁闭。风热蕴于胆胃，郁遏上焦，清气不能宣达于上、外，腠理、空窍失宣，宣降失职，气机猝闭。谢映庐称之为"肺气郁痹"。

证象组合：气郁+表郁+气热

主症：**【腠理不宣】症象**：①寒热如疟。②寒不成寒，热不成热。③四肢僵硬。**脉象**：脉浮数。

【津气蕴蒸】症象：①纯热无寒。②口渴饮水。**舌象**：舌白干刺。

副症：**【气机不宣】症象**：①心下痞硬如结胸。②神识昏迷，奄奄一息。③二便阻闭，小便全无。

【气机冲逆】症象：①气升呃逆。②气急上冲。

宾症：**【清窍不宣】症象**：牙关不开。

【清空不宣】症象：①头项强痛。②眩冒。

治则：宜以宣转胸中清气为主，故仲景谓："慎不可发汗""慎勿下之"。而以针刺以宣开上焦。

方证

轻清疏降方证：谢映庐方[1]。治淫气痹肺，寒不成寒，热不成热，四肢僵硬，气急上冲，不能着枕，便秘脉浮。详见病案。

桂枝、桔梗、瓜蒌皮、苏子、杏仁、紫菀、枇杷叶。

论著和讨论

本证候风热蕴于胆胃，致上焦清气失于宣展，虽有表郁症象，但以上焦气机郁闭症象显明。仲景说："太阳与少阳并病，头项强痛，或眩冒，时如结胸，心下痞硬者，当刺大椎第一间、肺俞、肝俞，慎不可发汗，发汗则谵语，脉弦，五日谵语不止，当刺期门。"（《伤寒论》142条）"太阳少阳并病，心下硬，颈项强而眩者，当刺大椎、肺俞、肝俞，慎勿下之。"（171条）后世谢映庐曰："热邪蒙闭上焦气分，令肺热痹，清窍已窒，浊窍自阻，非与轻清之药，何以解上焦窒塞之邪。"[1]其治则当以宣展上焦清气为主，而不可妄施重药，虽属重证，药宜轻投，吴坤安所谓"轻清疏降""轻可去实"之法。谢映庐说："取微苦微辛之属，用以开降肺气，令其机化流通，……轻可去实之义也。"[1]亦不失仲景法轨。

病案举例

谢映庐治许书升之媳，秋深患疟，无汗，一日疟至，大衄不止，乃风温暑热，合而为疟，迫蒸营中，以致营中扰乱，血行清道故也。然而血为红汗，疟邪当从衄解，唯衄血过多，神气昏倦，令取茅根一握，入龙眼二十枚，同煎饮之，其衄遂止。遂停药未服。越数日，忽寒热如疟，牙关不开，二便阻闭，气升呃逆，知肺气郁痹，予紫菀、杏仁、瓜蒌皮、桑叶、柿蒂，另用乌梅擦牙，顷刻便通呃止，取微苦微辛之属，用以开降肺气，令其机化流通，……轻可去实之义也[1]。

又治徐锦窓先生，年逾六旬，患时行疟症，尚未分清，医以柴葛大黄之药治之，寒愈入里，反致纯热无寒，口渴饮水、小便全无，投苦寒致神识昏迷、舌白干刺，奄奄一息，脉浮数，热邪蒙闭上焦气分，令肺热痹，清窍已窒，浊窍自阻，非与轻清之药，何以解上焦窒塞之邪，上焦不布，降令弗行，其何以望其输泻乎，疏以葳蕤、石斛、知母、通草、桂枝、杏仁、紫菀、枇杷叶一派轻清之药，果臻奇验[1]。

又治王云周之子，秋间患疟，其疟二日一发，以其邪气内藏于风府，其道远，其气深故也。然病经两月，而神不衰，唯发时心中寒，寒久热甚，多惊，一日偶触外风，以致寒不成寒，热不成热，四肢僵硬，以归附燥血，羌防升气，乃至气急上冲，两人挟坐，不能着枕。便秘脉浮，遂疏桂枝、桔梗（领风邪外出）、蒌皮、苏子、杏仁、紫菀、杷叶（轻清疏降）之药，果得便通气平，诸症皆安[1]。

引用文献

[1] 谢映庐.谢映庐医案[M].上海：上海科学技术出版社，1962：120，123，125.

四、肝肺风热证（风热证并病1）（4候）

肝肺风热证，以肺主乎气，肝主乎血，风热入犯肝肺，故其证候，可概分为两类：一类为上焦气分病证，系风热外邪挟肝之相火，上扰清气，多为清空、清窍之病候，如头风以及耳、目、鼻、咽、腮等处之病症，均为邪轻病浅；若邪重病深，则可深入经络，而有风痉、痹痛之患。一类为风热入血，气血同病之证，多发于肌肤，而为风痒、风疹、疮疖、斑丹等；重者亦可伤及血络，而有血溢之患。

其病机总为风郁于外，热郁于里，故其治则总当外疏风邪，内清郁热，务使其外入之风热，仍从外透解，以免深陷血络之变。然病关气血，故清气凉血之药，亦不可少。挟虚者更当参以益气养血之味，以扶正托透，使内陷之邪，易于外达；然邪已深入，如调治失宜，或过投凉遏，或误行滋补，致邪不外达，必致流连缠绵。

证候别称：上焦风火，风热犯肺，风热内陷，风热化燥，厥阴经风热，阴枯热炽，风热伤筋，风热入血，风热入络。

病名：［中医］风热，风热夹痰。风温犯肺，冬温误治，痉病，风痿，痹证，络痹，血尿，咽痛，乳蛾，喉痹，虚痨喉痹，痄腮，疝气，耳痛，聤耳，耳鸣，耳聋，鼻渊，雷头风，天行赤眼，翼状胬肉，疮疹内陷，风疹，风痒，油风，牛皮癣，红皮症（银屑病性红皮症），疖毒，头皮湿毒疮，汗闭症。

证候系统：详见图3-2-12。

气分——本证——清气失宣候、清气失宁候、清气郁蒸候
└——兼夹证——清气虚郁候
血分——本证——气血郁蒸候
├——转证——气血蕴蒸候
└——变证——血液郁滞候

图3-2-12　肝肺风热证证候结构图

（一）清气失宁候（肝肺风热气分证本证）

肝肺风热证，风热外感，挟肝火上升，扰乱上焦空虚之所，清气失于宁静，而为清气失宁之候，通常称为上焦风火之症。

通称：上焦风火。

内含病例：［**中医**］雷头风，脑鸣，天行赤眼，翼状胬肉，喉痹。［**西医**］急性流行性结膜炎。

病因病机：肝肺风热蕴逆，系外感风热之邪，内蕴肝肺，挟肝火上逆，扰乱上焦，清气失于宁静，清空清窍为风热所壅，不得通利。

证象组合：气蒸+空窍不利

主症：【**津气蕴蒸**】**症象**：①性急易怒，心烦。②口苦。③口燥口干。**舌象**：舌红苔黄少。**脉象**：脉弦数。

副症：【**清空不宁**】**症象**：①头晕，重则眩。②头痛而起疙瘩。③脑鸣如雷风。**舌象**：苔薄白。

宾症：【**清窍不利**】**症象**：①两目赤肿而痛，畏光怕风，流泪。②翼状胬肉。③内眦赤脉如缕。④痛痒多泪。⑤咽中疼痒复发。⑥口鼻热冲。

治则：当清疏上焦风热为主，佐以清降肝火，使风热外散，肝火自然下行，则上焦之壅塞可除，清气自宁，空窍清静。若不与疏散，而一味清降，则风热不得外散，反将内陷，则肝火亦无可下行，壅塞无由而解。

方证

1.消风散热方证：姚国美方[1]，治雷头风，头痛而起疙瘩，脑鸣如雷，眩晕。详见论著。

薄荷、连翘、黄芩、焦山栀、荆芥、牛蒡子、犀角、桔梗、甘草。

2.祛风消赤汤证：张贤辉方[2]。急性流行性结膜炎，异物感、沙涩感，重者灼热疼痛感、流泪。详见论著。

金银花、菊花、防风、荆芥、生地、赤芍、板蓝根、黄连、刺蒺藜、木贼草、蝉衣各10g，薄荷6g，生甘草5g。

论著和讨论

1.脑鸣：本证候风热挟肝火上逆，空窍不得通利，其见症以头脑、目、咽、口、鼻等空窍症象为主。王肯堂云："雷头风，头痛而起核块者是也，或云头如雷之鸣也。为风邪所客，风动则作声也。《局方》中升麻汤主之，名曰清震汤（升麻、苍术各二钱，荷叶一枚）。"[3]姚国美说："头痛而起疙瘩，或脑鸣如雷，此风湿两胜，上冒清窍，名曰雷头风，风偏盛者，必兼眩晕，先以二仙散（瓜蒂、茶叶）取吐，次用消风散热方（组方见方证）。"[1]古人认为脑鸣是"雷头风"的主症，在《医学纲目·肝胆部》称脑鸣为"天白蚁"，《名医类案》称为"头响"，《杂病源流犀烛》谓"头脑鸣响"。头为清阳之首，位高气清，脑之清窍易为病邪所蒙，故治则虽当清降其内火，但更当清疏其风热，使外风得散，内郁之热邪自然透达，上升之肝火，亦当自降，则清气自复其清宁，空窍清净矣。

2.急性流行性结膜炎：张贤辉说，中医称为"天行赤眼""暴风客热"。主要表现为结膜血管扩张充血，外观呈一片火红色，多双眼同时或先后发病，患者开始时有异物感、沙涩感，重者有灼热疼痛感、流泪等症状。病因为风热邪毒所致。传染性大，常可引起流行。张贤辉依据祛风解毒降火、凉血逐瘀的治则，自拟祛风消赤汤治疗本病40多例，除2例疗效不佳外，均取得满意效果。最佳的仅1剂即愈，最多6剂而愈（组方见方证）用法：上药煎好后，趁热熏蒸双眼，至药凉后即饮。蒸熏时宜将口鼻露于蒸气外，否则药味难忍，不能持久，影响疗效。据反映每次蒸熏后患者双眼有快感。加减：兼有头痛者可去木贼草，加蔓荆子10g；若充血严重、血瘀表现为主，加红花6g；眼睑浮肿严重、小便不利加木通10g；大便秘结加大黄10g，去黄连，若缺黄连可改用黄芩等量。本方以防风、菊花、薄荷、荆芥、木贼散风热为主，银花、板蓝根、黄连清热降火解毒为辅，生地、赤芍、刺蒺藜清热凉血散瘀为佐，生甘草味甘解毒，协调诸药，以达到祛风解毒降火、凉血散瘀的功效[2]。

病案举例

1.张聿青治左，春升之令，肝火升腾，咽中疼痒复发，口鼻热冲，恐成喉痹：黑玄参、射干、黑山栀、广郁金、玉泉散、白桔梗、连翘、粉丹皮、炒蒌皮、枇杷叶[4]。

2.施今墨治上焦风热两目肿赤（急性眼结膜炎）案：赵某某，男，46岁，起病急骤，两目赤肿而痛，时已二日，畏光、怕风、头晕、口燥，苔薄白，脉弦数。风邪引动肝热，急用清肝热、散风邪法治之：木贼草、鲜生地、密蒙花、黄菊花、白蒺藜各10g，龙胆草、酒川芎、蝉衣各4.5g，鲜苇根15g，赤芍、赤茯苓、冬桑叶、东白薇各6g[5]。

3.李斯炽治攀睛（翼状胬肉）：杨某某，女，35岁，左内眦至黑睛部位有一呈锐角三角形胬肉，突起色黄赤，直贯黑睛，发展甚快，影响视力，内眦赤脉如缕，痛痒多泪，性急易怒，心烦，口苦口干，脉弦数，舌红苔黄少。治当疏风清热、凉肝退翳：蝉衣、菊花、密蒙花、赤芍各9g，桑叶、青葙子各12g，谷精草15g，木贼10g[6]。

4.张贤辉治张某某，男，52岁，染上急性流行性结膜炎，用西药眼药膏、眼药水而不见改善。9月29日晚来院就诊，患者双目通红、流泪涟涟，自诉灼热疼痛难忍。处祛风消赤汤3剂，嘱如上法服用，10月7日患者来诉，仅服药1剂，熏蒸2次，每次达1小时之久，病即痊愈。剩药2剂给患本病的另一女工服用，亦告痊愈[2]。

引用文献

［1］姚国美.姚国美医学讲义合编［M］.北京：人民卫生出版社，2009：151.

［2］张贤辉.自拟祛风消赤汤治疗急性结膜炎［J］.上海中医药杂志，1983，(8)：29.

［3］陆拯.王肯堂医学全书·证治准绳［M］.北京：中国中医药出版社，1999：127.

［4］张聿青.张聿青医案［M］.上海：上海科学技术出版社，1963：532.

［5］祝谌予等.施今墨临床经验集［M］.北京：人民卫生出版社，1982：16.

［6］李斯炽.李斯炽医案·第2辑［M］.成都：四川科学技术出版社，1983：48.

（二）清气虚郁候（肝肺风热气分证兼夹证）

肝肺风热证，其人素体气虚，不能托邪外达；外郁不解，甚则外邪乘虚内陷，是为清气虚郁之候。

通称：风热上盛。

内含病例：［**中医**］聤耳，疮疹内陷。［**西医**］慢性中耳炎，渗出性中耳炎，鼓膜内陷，鼻腔乳状瘤。

病因病机：肝肺风热虚郁，多由其人素体气虚不足，或久病不愈，或过投寒凉克伐，致元气内伤，不能托邪外出。风热之邪，仍郁遏上焦，清气不得宣展于内外，而成正虚邪恋之势，不仅不能速解，甚则乘元气之虚而内陷，必成坏病。

证象组合：气虚+气郁+表郁

主症：【**气虚不充**】**症象**：①头晕。②寒不成寒，热不成热。③人事昏惑，绝粒不进，问之不应，扪之身热。④疮疹尽伏。⑤腰酸。⑥腹痛，大便干溏不一。**舌象**：①唇舌俱淡。②苔淡薄。**脉象**：①脉颇浮数。②脉细弱。

【**气机不宣**】**症象**：①纳呆。②胸闷，右胁隐痛。

副症：【**腠理不宣**】**症象**：①发热恶寒。②身疼。**舌象**：苔薄白。**脉象**：脉弦带数。

【**气机不降**】**症象**：①气喘。②呕恶。

宾症：【**清空不宣**】**症象**：①头痛，头胀。②两耳鸣响，耳中蝉鸣。③耳后肿痛。④两耳胀痛，流脓水，或流血水。⑤目眦胀痛。⑥鼻塞脓涕多。

治则：当于疏泄升散之中，参以益气扶元之品，以托邪外达；不可一味攻邪，更伐元气，邪必内陷。谢映庐曰："风热内蕴，抑遏于中，若不外达，势必内攻脏腑，机窍尽闭而毙，当升阳之药，提出肌表。"[1]

方证

1.益气聪明汤证：王肯堂方[2]。功能补中气，升清阳，散风热。治中气不足，清阳不升，风热上扰，头痛眩晕，或内障初起，视物不清，或耳鸣耳聋，或齿痛等症。

黄芪、人参各3.75g，升麻22.5g，葛根9g，蔓荆子4.5g，芍药、黄柏各3g，炙甘草1.5g。为粗末，每服12g，水煎服。

2.升阳散火汤证：谢映庐方[1]。治胃虚过食冷物，抑遏阳气于脾土，四肢发热倦怠，或骨蒸劳热等。详见病案1。

升麻、葛根、羌活、独活、白芍药、人参各15g，柴胡24g，生甘草6g，炙甘草9g，防风7.5g。为粗末，每服15g，水煎服。

论著和讨论

本证候为风热郁遏上焦，因元气不足，不能托邪外出，其见症与清气郁遏候相同，唯必兼见气虚脉症，或久病缠绵，或过投克伐，或凉遏过度，均足以耗伤元气，"病久正虚邪恋，清阳不升，浊阴不降，清窍被蒙"[3]。见"疲劳及月经期极易发作"[4]，甚"致寒不成寒，热不成热，人事昏惑，绝粒不进，脉颇浮数，问之不应，扪之身热，唇舌俱淡"[1]。其治则当疏泄升散之中，必参以益气扶正之品，以托邪外达。谢映庐曰："若不外达，势必内攻脏腑，机窍尽闭而毙。"[1]

许履和说：王士雄说"坎为耳，故耳为肾水之外候，然肺经之结穴在耳中，名曰龙葱，专主乎听"。本案先患伤风，而后出现重听，是必有余邪留恋于肺经，阻塞其空窍。古人谓"耳聋治肺"，即指此等症而言。所以用牛蒡子、薄荷、桑叶、马兜铃、连翘等以散风热；射干、菖蒲以开清窍，佐夏枯草、苦丁茶以清胆火，虽然听觉有所好转，但仍不能根治，谅由病久正虚邪恋，清阳不升，浊阴不降，清窍被蒙，听觉难复，是以改用东垣益气聪明汤加减。方中参、芪、炙甘草补气，升、葛、蔓、荆祛邪，黄芩清胆火，白芍和营血，佐磁朱丸交通心肾。清阳得升，浊阴得降，清窍得通，故耳聋渐聪[3]。

病案举例

1.谢映庐治张怀久乃郎，年方及冠，遍身忽发疮疹，形如麻粒，内以凉血托里之剂，外以药汤沐浴，其疮尽伏，以致湿热内攻，恶寒发热，头痛身疼。延医又误认为疟，投清脾饮，致寒不成寒，热不成热，人事昏惑，绝粒不进，脉颇浮数，问之不应，扪之身热，唇舌俱淡，此风热内蕴，抑遏于中，若不外达，势必内攻脏腑，机窍尽闭而毙，当升阳之药，提出肌表，升阳散火汤（组方见方证）二剂，遍身发热，躁扰不安，问之能答，粥饮亦进，则胃气有权，此邪气外达之征。与辛凉解表，人参败毒散二剂，疮疹尽出，灌脓结痂，与清散药而健[1]。

2.许履和治李某某，男，50岁。两耳鸣响，左耳失聪，病已2个月，经某某医院检查，左耳鼓膜内陷。诊断为"渗出性中耳炎"。穿刺抽水3次，未见好转。此病由感冒而起，现仍鼻塞。处方：薄荷（后下）、射干、菖蒲各4.5g，桑叶、牛蒡子、苦丁茶、夏枯草、连翘各10g，马兜铃6g。服5剂，听觉有好转，鼓膜穿刺已抽不到黄水，但鼓膜仍内陷。拟东垣益气聪明汤加减：蔓荆子、党参、生黄芪、神曲各10g，黄芩、白芍各6g，葛根、升麻、炙甘草各3g，磁石（先煎）18g，朱砂（先煎）1.5g。连服20剂，听觉明显好转，又因在某某医院抽水2次，均未抽到液体，而又感染化脓，肿胀疼痛，改方：夏枯草、苦丁茶各10g，紫地丁、半边莲各15g，赤芍、菊花各6g，连翘、银花、黄芩各10g。服药后肿消痛定，脓水亦净。又服益气聪明丸调理，每服4.5g，每日2次。连服4个月，听觉恢复[3]。

3.张赞臣治鼻菌：尹某，女，45岁，头晕耳鸣，继发现鼻息肉，确诊鼻腔乳状瘤。每半年手术1次，共5次，服清热散结软坚，好转1年余，停药复发。头痛头胀，目眦胀痛，鼻塞脓涕多，无鼻衄，纳呆胸闷，右胁隐痛，腹痛腰酸，大便干溏不一，睡眠欠清，脉细弱，苔淡薄，检查：左鼻顶部近中隔面有两粒黄豆大的乳头状肿物，粉红色，欠光滑。此由肝脾不和、正气虚弱所致，拟平肝理气、和营扶正：生白芍、潼白蒺藜、夏枯草、炒丹皮、焦白术、白茯苓各9g，炙黄芪、海儿参各12g，紫丹参6g，炒荆芥、制香附各4.5g，7剂。右胁隐痛减，唯感冒后鼻塞加重，口苦，晨时鼻流黄涕，平时流白色黏液，头晕胀痛，胃呆纳少，睡眠不宁，脉细弱，苔淡薄，前方增损：炒白芍、潼白蒺藜、焦白术、茯苓、党参、炙黄芪、焦建曲各9g，桔梗、炒荆芥、制香附各4.5g，甘草2.5g，后加炒当归9g，渐愈[5]。

4.柯雪帆治聤耳：谈某某，女，23岁，慢性中耳炎10余年，两耳均已作胆脂瘤手术。疲劳及月经期极易发作，轻发则胀痛，流脓水增多，或流血水；大发则发热恶寒，头痛，耳中蝉鸣，耳后肿痛。苔薄白，脉弦带数。用东垣法调理：生黄芪、葛根各12g，炒党参、升麻、僵蚕、蔓荆子、象贝母、黄柏、赤芍、白芍、当归、川芎各9g，柴胡4.5g，生甘草6g，蝉衣3g，调治3个月，发作明显减轻，二年来无大发作[4]。

引用文献

［1］谢映庐.谢映庐医案［M］.上海：上海科学技术出版社，1962：9.

［2］陆拯.王肯堂医学全书·证治准绳［M］.北京：中国中医药出版社，1999：676.

［3］许履和.验案二则［J］.新医药学杂志，1978，（10）：18.

［4］柯雪帆.对脾胃内伤学说的认识和临床的体会［J］.上海中医药杂志，1979，（4）：12.

［5］上海中研所编.张赞臣临床经验选编［M］.北京：人民卫生出版社，2005：40.

（三）气血郁蒸候（肝肺风热血分证本证）

肝肺风热证，内蕴气血之热，外郁风热之邪，而成气血郁蒸之候，通常称之为风热入血。其见症以皮肤瘙痒，或发红疹为主，但必见有气血内热之脉症。

通称：风热入血。

内含病例：［中医］风疹。［西医］急性荨麻疹，丘疹性荨麻疹，顽固性荨麻疹，血管神经性水肿，过敏性鼻炎。

病因病机：肝肺风热郁蒸，因风热之邪郁遏于外，热邪蕴蒸于肺气肝血之内，外郁不解，内热不得外达，多郁于肌腠血络之中，而为疹痒。

证象组合：表郁+气热+血热

主症：【腠理不宣】症象：①皮肤瘙痒，风疹作痒。②四肢周身透发蓓蕾，瘙痒异常。③皮肤干燥无汗。

【津气蕴蒸】症象：①身热喜凉。②身热汗多。③咳嗽痰黏。**舌象：**苔薄黄。**脉象：**脉浮数。

【血热蕴蒸】症象：①风疹红色。②身发红色风疹，上身为甚，瘙痒，按之微热。**舌象：**舌尖红苔薄。**脉象：**脉细数。

副症：【清空不宣】症象：①鼻塞喷嚏。②头昏痛。

宾症：【津液消灼】症象：①口干燥。②大便秘。

治则：当以轻清宣疏外郁之风热，使气血郁热有外出之路。然气血既有蕴热，故清气凉血之品，亦不可少，但当以轻清为法，重则反遏邪机。

方证

1.荆防方证：赵炳南方[1]。辛凉解表、疏风止痒，治风热瘾疹（多急性荨麻疹），全身或暴露部位出现风团样扁平皮疹，稍高于皮面，呈红色或粉红色，剧痒，兼见头痛、发热、心烦口渴、大便干、小溲赤等症，舌质红、苔薄白或白腻，脉滑数。

荆芥穗、防风、丹皮、浮萍、生甘草各6g，银花12g，牛蒡子、干生地、黄芩各9g，薄荷4.5g，蝉衣3g。

2.脱敏汤证：干祖望方[2]。治鼽嚏（过敏性鼻炎），鼻痒狂嚏，流清涕，舌少苔质胖。

紫草、茜草、旱莲草、徐长卿各10g，蝉衣3g，加川桂枝3g、白芍6g、料豆衣10g，症状较重者加地龙、乌梅，涕多不止加石榴皮、益智，体虚加黄芪、百合。

3.麻黄连翘赤小豆汤加味证：黄崇一方[3]。治荨麻疹新发，或缠绵6年，微恶寒，或凛寒面热，或身感灼热，色白或色红，瘙痒甚，苔白，脉弦或细数。

麻黄、生姜、炙甘草各6g，连翘、杏仁各9g，赤小豆12g，大枣10枚，桑皮15g。

论著和讨论

本证候源于风热外郁，气血内蒸，王肯堂说："风邪客热在于皮肤，遇风寒所伤则起瘾疹，热多则色赤，风多则色白，甚者痒痛，搔之则成疮也。"[1]吴谦说："（瘔瘤）由汗出受风，或露卧乘凉，风邪多中表虚之人。初起皮肤作痒，次发扁疙瘩，形如豆瓣，堆累成片。"[1]秦伯未说："风热时邪内蕴，肺气不宣而咳，热邪蕴结后致风疹。"[4]其治则以清疏风热为主，佐以清气凉血之品，药宜轻宣，切忌重剂，务使气血郁热，透达于外，方可速解。

病案举例

1.**秦伯未**治周某某，男，幼儿身热汗多，咳嗽痰黏，风疹作痒，风热时邪内蕴，肺气不宣而咳，热邪蕴结后致风疹，后以疏化清宣：蝉衣3g，炒丹皮、冬桑叶、焦山栀各4.5g，炒牛蒡子、地枯萝、南薄荷、杏仁、枇杷叶、浙贝母各9g，炒赤芍6g，药后身热已退，咳嗽风疹亦减，再予清解：蝉衣、半夏、通草各2.4g，炒牛蒡子、浙贝母各6g，南薄荷3g，枇杷叶、杏仁各9g，前胡、橘红、冬桑叶、焦山栀各4.5g[4]。

2.**张平**治顾某某，女，31岁，丘疹性荨麻疹，产后第3天，身发红色风疹，上身为甚，瘙痒，按之微热，脉浮数，苔薄黄，此风热之邪外袭皮肤，与气血相搏，诊为风疹块（风热型），疏风清热，仿透疹凉解散意：银花、牛蒡子、赤芍各6g，连翘9g，蝉衣1.2g，浮萍、荆芥各3g，薄荷1.8g，2剂消失[5]。

3.**朱良春**治颜某，27岁，女，顽固性荨麻疹连续发作3年，四肢周身透发蓓蕾，瘙痒异常，且伴腹痛，苔薄黄，脉细数，属风热郁于营分，当清营泄热：赤芍、炒荆芥、僵蚕、徐长卿、炙乌梢蛇各10g，白鲜皮、地肤子各15g，甘草5g，蝉衣、乌梅各6g，5剂瘔瘤显著消退，腹痛已止，自觉甚适，苔脉无著变，前方续服5剂愈，迄未再作[6]。

4.**徐文达**治徐某某，男，27岁。数天前感冒，昨起全身发出风疹，红色，身热喜凉，口干燥，大便秘，舌尖红苔薄，脉浮数。此属风热外袭，邪客肌表，治拟疏风清热。方用消风散加减：荆芥、防风、苦参、桑叶、菊花、连翘、条芩、玄参各10g，地肤子、白鲜皮各15g，蝉衣6g。5剂。复诊：服药后疹块基本消失，身热亦除，口燥减，大便调，唯有两手指散在性疹块数粒。前方去条黄芩、苦参，加紫草10g。又服5剂。两月后患者因他疾来诊，询及前疾，知其药后疹块全消，未见复发[7]。

5.**李洪成**治徐某某，女，36岁，1999年1月24日，颜面扁平疣，色略暗，如芝麻大小，稍高出皮肤：生地、赤芍、紫草、茯苓、佩兰各12g，银花、葛根、生石膏各15g，白芷、升麻、黄柏各10g，白蔻仁4g，生代赭石、灵磁石、生牡蛎、石决明、瓦楞子各30g。

引用文献

［1］单书健等.古今名医临证金鉴·外科卷［M］.北京：中国中医药出版社，1999：54，62，171.
［2］陈国丰.干祖望耳鼻喉科医案选粹［M］.北京：人民卫生出版社，1999：317.
［3］黄崇一.以麻黄连翘赤小豆汤治疗荨麻疹［J］.上海中医药杂志，1965，（1）：9.
［4］秦小珩，戴德英，黄宣能.秦伯未治疗咳嗽的临床经验［J］.中医杂志，1981，（12）：14.
［5］张平.中医治疗过敏性皮肤病4例［J］.上海中医药杂志，1964，（10）：25.
［6］朱良春.葆春轩医案选［J］.中医杂志，1979，（11）：37.
［7］郑惠虹.徐文达老师治疗风疹验案［J］.浙江中医学院学报，1983，（6）：31.

（四）血液郁滞候（肝肺风热血分证变证）

肝肺风热证，风热内陷血络，致络血瘀滞，变为血液郁滞之候，通常称之为风热入络。其见症以络脉症象为主，可同时兼见血热与血瘀脉症。

通称：风热入络。

内含病例：［中医］络痹。［西医］颈椎病。

病因病机：肝肺风热郁滞，因风热之邪，失于疏散，内陷血络，蒸灼血液，瘀滞络血，而成血液郁滞之候。

证象组合：血热+血滞+液灼+络脉

主症：【络脉不利】症象：①双上肢麻木稍痛。②后项连肩臂肘至指端胀痛，不能举动。

【络脉不和】症象：手指麻痹。

副症：【血滞不行】症象：手背青筋怒张。**舌象**：舌暗苔白。**脉象**：脉沉弦。

【血热蕴蒸】症象：时发眩晕。

宾症：【津液消灼】症象：唇红而干。**舌象**：舌红，苔薄黄。**脉象**：脉弦略数。

治则：当以凉血祛瘀、疏通络脉为主，佐以清疏风热之品，使瘀热去而络血通畅，陷入之风热亦易于疏透外达，切不可过投温燥疏散之品，更耗血助热，病必不解。

方证

羌葛通络汤证：李洪成自拟方[1]，适用于颈椎病，肩臂胀痛难忍者。详见病案3。

羌活、当归各6g，葛根、路路通、青木香、生地各15g，赤芍、鬼箭羽各12g，桑枝30g，桃仁、红花各10g。指端凉者加桂枝尖5g。

论著和讨论

1.本证候属中医学“痹证”范畴。因风热入络，蒸灼血液，瘀滞络血，早期症状为颈痛和颈部发僵，渐渐上肢放射性疼痛或麻木，此疼痛和麻木沿着受压神经根的走向和支配区放射，有时症状的出现与缓解和患者颈部的位置和姿势有明显关系；患侧上肢感觉沉重、握力减退，有时出现持物坠落。甚者发作性眩晕，复视伴有眼震。有时伴随恶心、呕吐、耳鸣或听力下降，这些症状与颈部位置改变有关。这些属于颈椎病颈肌型、神经根型和椎动脉型。其治则虽当清疏风热，更当着重于凉血祛瘀，以通络脉；不可过投温散，以耗液助热。

2.颈椎病又称颈椎综合征，是颈椎骨关节炎、增生性颈椎炎、颈神经根综合征、颈椎间盘脱出症的总称。主要由于颈椎间盘变性，髓核的含水量减少和纤维环的纤维肿胀、变粗，继而发生玻璃样变性，甚至破裂。颈椎间盘变性后，耐压性能及耐牵拉性能减低。当受到头颅的重力和头胸间肌肉牵拉力的作用时，变性的椎间盘可以发生局限性或广泛性向四周隆突，使椎间盘间隙变窄、关节突重叠、错位，以及椎间孔的纵径变小。由于椎间盘的耐牵拉力变弱，当颈椎活动时，相邻椎骨之间的稳定性减小而出现椎骨间不稳，椎体间的活动度加大和使椎体有轻度滑脱，继而出现后方小关节、钩椎关节和椎板的骨质增生，黄韧带和项韧带变性，软骨化和骨化等改变，出现一系列功能障碍的临床综合征。临床上分五种类型，除以上三型外，还有交感神经型、脊髓型。先父骑车时曾因剧烈咳嗽致晕厥摔倒，中药辨证治疗确实能解决眩晕、疼痛等症状，分析有两种效果：一是改善了局部血液循环，其次可能也改善了局部关节液分泌，但不能阻止骨质增生的发展，先父晚年发展成了脊髓型颈椎病，动辄烦躁，心悸气喘，脚下不稳，稍稍运动加强，则有下坠欲便的感觉，十分痛苦。

病案举例

1.陈鼎祺治颈椎病：郑某某，男，52岁。半年来双上肢麻痛逐渐加重，骑自行车双上肢难以扶把，时有眩晕，未予诊治。一次晨起时突然眩晕，如立舟车，恶心呕吐，无法站立，眼冒金花。某医院神经内科检查，血压正常，无病理反射。X线颈椎摄片，见颈4~6椎骨质明显增生，诊为颈椎病。给予颈复康内服，不效而在附近门诊部针灸治疗2个疗程；效果不显，要求中药治疗。患者已7个月未能上班，双上肢麻木稍痛，时发眩晕，不敢快步行走，血压正常，舌暗苔白，脉沉弦。治以祛风通络：羌活、葛根、威灵仙、豨莶草、川芎、赤芍、路路通各10g，丹参15g，益母草12g，7剂水煎服。建议其请骨科按摩，并做颈部牵引治疗。因患者离医院太远，不能常做牵引及按摩。笔者建议其每天早晚用玻璃瓶（空啤酒瓶）放于薄枕上，将颈部枕于瓶上，使颈部有疼痛感，每次枕20~30分钟，相当于按摩。1周后复诊，上肢麻痛稍减，眩晕亦轻，唯近日有大便干燥，原方加柏子仁15g，再服14剂，每天坚持枕瓶2次。第3次复诊时，上肢麻痛明显好转，眩晕已基本未再发，大便干减轻。原方再进14剂，症状已进一步好转，转身时已不受拘束。再服14剂后，双上肢已无麻痛，未再犯头晕目眩，尝试上半天班。原方继服1个月后，诸证悉平，恢复全天工作。停药1年半，尚未见复发[2]。

2.高凌云治刘某某，男，55岁，5年来右臂连及背俞酸痛，放射肘关节发胀，头眩晕，记忆力差，睡眠易醒，脉滑苔薄。此痰湿入络，流注关节之痹证。治宜化痰通络，方选指迷茯苓丸合蠲痹汤增减：制南星、广陈皮、嫩桂枝、川羌活、苍术、白术各5g，制半夏、西秦艽、片姜黄、酒当归各10g，炒枳壳6g，白茯苓18g，风化硝3g，海风藤12g。服2剂，右臂不甚痛，只背部酸胀，四肢无力，精神略差，脉软苔薄[3]。

3.李洪成曾患颈椎病（摄片示：3、4、5、6、7五椎增生，有三节已搭桥），后项连肩臂肘至指端胀痛，不能举动，每日发于清晨6时左右，至7：30左右逐渐消失，且日发时间提前，自服自拟羌葛通络汤（组方见方证），痛发时用汤匙蘸水刮痛处，如刮痧法，刮至局部有红点透出为止，可得缓解。后用此法，诊治多人，均获殊效，且极少复发[1]。

又治余炳贵，男，64岁，1998年2月15日，手臂麻木疼痛，不能抬举：桂枝5g，桑枝30g，生地、赤芍、路路通、鬼箭羽、片姜黄各12g，当归、红花、桃仁、川芎各10g，忍冬藤、络石藤、青木香各15g，3剂，症状好转，22日复诊，再服3剂，症状消除。

4.李新平治余某某，女，66岁，2010年4月16日，颈椎病，眩晕恶呕，腰痛，身软乏力，纳差，舌质淡苔白，脉紧，静脉注射麝香丹已3天，症状改善不大，拟：羌活、青木香、白芍、桂枝、仙茅、巴戟天、川牛膝、泽泻各10g，仙灵脾12g，当归、葛根、党参、路路通、熟地、茯苓各15g，3剂，症状略缓。19日，上方调整：熟地、怀山药、党参、泽泻各12g，山茱萸、青葙子、杜仲、川牛膝、桂枝、白芍各10g，干姜5g，炮附片8g，鹿角胶13g，神曲、茯苓各15g，3剂，症状大有好转。

引用文献

［1］李洪成等.中医证候学［M］.北京：中国医药科技出版社，2008：153.

［2］陈鼎祺.以羌活为主治疗颈椎病［J］.中医杂志，1999，（9）：520.

［3］姚荷生.杏林医选［M］.南昌：江西科学技术出版社，1987：186.

五、心肝风热证（风热证并病2）（4候）

心肝风热证，心主营，肝主血，风热入于心肝，其病变主要在于营血之分，或其人营血宿有蕴热，不仅外感风热易于触发，而且内外热邪，同气相求，外邪亦易于内窜，入营入血，而其传变，也在营血之分，最后可归于心脏。

其治则虽当以清营凉血，但病从外感风热而来，故轻清疏散以透解其风热，仍属主要法则。外郁不解，营血之热亦难于透达，故清解必兼疏散，亦透风于热外之法。

证候别称：风热入血，风热入络，风阳入络。

病名：［中医］风温夹惊，伤寒夹斑疹，中络，口眼歪斜，心悸，风疹块，血风疮。

证候系统：详见图3-2-13。

本证——风偏重————营卫郁蒸候
　└——热偏重————营血郁蒸候
转证————————营血失宣候
变证————————血液郁滞候

图3-2-13　心肝风热证证候结构图

（一）营卫郁蒸候（心肝风热本证1）

心肝风热证，系由表郁未解，热陷心肝，营热内蒸，而成营卫郁蒸之候。其见症，外有表阳郁遏，内有营热蕴蒸之脉症。

通称：风热入营。

内含病例：［中医］风温夹惊。

病因病机：心肝风热郁蒸，或由表郁失误，外感风热内陷心肝，致营热内起；或营分宿有伏热，由外感引动而发，均可成表郁未解，营热内蒸之候。

证象组合：阳郁+表郁+营热

主症：**【阳气不宣】症象**：①恶风。②微寒。**舌象**：红中兼白色。

　　【腠理不宣】症象：发热。

　　【营热蕴蒸】症象：①惊跳不安。②谵语。③尿黄。**舌象**：舌红苔黄。**指纹**：紫。

副症：**【清空不宣】症象**：头痛。

　　【清窍不宣】症象：①咳嗽。②鼻塞清涕。

宾症：**【经气不宣】症象**：身疼。

治则：当清透营分之热，使之转出气分，即所谓透热转气之法。但有风热郁表，还须兼以轻清疏泄之品，以宣泄表分与气分之邪。表分郁遏得解，营气之热，始有外出之途。

方症：**疏风清热方证**：张锡君方[1]。疏风清热，息风止痉，治风温夹惊。详见病案。

①银花、连翘、钩藤、僵蚕各9g，桑叶6g，薄荷（后入）4g，蝉衣3g。

②小儿琥珀丸3丸，每次半丸，每日3次。

论著和讨论

本证候风热郁于表，营热蒸于里，吴坤安："如舌苔红中兼白色，症见谵语咳嗽者，此风温入于心肺两经也，宜透营分之热，兼泄气分之邪，当用羚羊角、连翘、薄荷、黄芩、象贝母、杏仁、蒌皮、丹皮、玄参、栀子之类，次用梨汁、蔗浆、金斛、麦冬、天花粉、粉参之类，以养肺胃之阴。"[2]可见其治则虽当清透营分之热，使之转出气分，更当轻清疏泄卫分与气分之风热，使营热透达于外，不致内窜化燥化火。

病案举例

张锡君治林某，女，1岁，2天前外感发热，清涕咳嗽，昨晚体温达39.5℃，惊跳不安，尿黄，舌红，苔黄，指纹紫。张师诊为风温夹惊。治以疏风清热，息风止痉（组方见方证）。服上方后热退痉止，再服3剂告愈。按：此案由风温犯肺，逆传心包，引动肝风而致。如叶天士所云："温邪上受，首先犯肺，逆传心包。"张师以银、翘、桑、薄、蝉疏风清热，用钩藤、僵蚕、小儿琥珀丸息风止痉，合奏疏风清热、息风止痉之功[1]。

引用文献

［1］余朋千.张锡君治疗小儿急惊风的经验［J］.江西中医药，1983，(1)：3.

［2］吴坤安.伤寒指掌［M］.上海：上海科学技术出版社，1959：卷一67.

（二）营血郁蒸候（心肝风热本证2）

心肝风热证，风郁于表，热陷营血，而成外郁内蒸之营血郁蒸候，通称为风热入血之证。

通称：风热入血。

内含病例：［中医］伤寒夹斑疹。

病因病机：心肝风热郁蒸，因外感风热之邪，深入营血，或触动血分宿有之蕴热，而成风郁于外，卫气不得宣发，热蒸于内，血热欲达不达，外郁内蒸之候。

证象组合：表郁+营热+血热

主症：**【腠理不宣】症象**：①身热恶风。②风疹瘙痒，得热即安。**舌象**：苔薄白滑。**脉象**：脉浮弦，浮有力。

【营热蕴蒸】症象：①夜热。②自汗。**舌象**：舌红。

【血热蕴蒸】症象：①斑疹红赤不透。②体发赤疹，肿痒难忍。③鼻衄。**舌象**：舌红。

副症：**【清窍不宣】症象**：①头痛。②目暝。

【神志不宁】症象：①心烦。②不眠。

宾症：**【经气不宣】症象**：身酸疼。

治则：轻宣卫气，以解风邪之外郁，清营凉血，使蕴热外透卫分肌表而解。何秀山所谓："总以凉血宣气，解毒透斑为首要。"[1]

方证

加减犀羚二鲜汤证：何廉臣验方[2]。凉血宣气，解毒透斑。治温热发斑，经血热之红斑。

鲜生地、生石膏、陈金汁各30g，川黄连、甘中黄各3g，人中白1.5g，玄参、白薇各15g，鲜金钗、银花、连翘、池菊各9g，先用白犀角3g、羚羊角4.5g、鲜茅根30g同石膏用水4碗，煎成2碗，去渣煎药至1碗，冲入金汁服。

论著和讨论

1.本证候因风郁于卫，腠理不得宣泄；热蕴于营，血热欲达不达，既有表郁之脉症，更见营血热蒸之夜热、心烦、斑疹红赤、舌红、脉数等内蒸脉症。吴坤安说："太阳失表，热瘀于经而衄者（鼻衄），有头疼、目暝之征，宜清解之：羚羊角、黑栀子、连翘、赤芍、丹皮、玄参、薄荷、黑荆芥、鲜生地、牛膝、泽泻、茅根之属，清之降之。不可再汗也。"[3]

2.治则当以清营凉血为主，但必兼以轻清宣泄之品，以解表分之郁遏，使营血之蕴热得以从外透解。何秀山说："(发斑伤寒）至其治法，总以凉血宣气、解毒透斑为首要。凉血如犀角、羚角、大青叶、鲜生地、鲜茅根、青蒿脑、紫草、丹皮、山栀、玄参之类。宣气如葱白、豆豉、葛根、薄荷、嫩桑芽、水芦笋菰根尖、鲜箬叶、鲜竹叶卷心、鲜石菖蒲叶之类。解毒如银花、鲜菊叶、鲜蒲公英、紫花地丁、生绿豆汁、莹白金汁、人中黄、尿浸石膏、大黑木耳、紫金锭片之类。透斑如牛蒡子、连翘、蝉衣、僵蚕、皂角刺、钩藤、刺蒺藜、鲜西河柳叶之类。蒺藜、河柳二味配入清凉药中，善能循经速达，提斑最捷，切勿嫌其性温透，弃而不用。如斑伏而不出，嵌于内里，非略佐升麻、细辛之升窜，斑毒终不速透。”[1]

病案举例

张聿青治右，体发赤疹，肿痒难忍，此由风热袭入血分，宜凉营养血祛风：白僵蚕、地骨皮、粉丹皮、香白芷、川郁金、全当归、淡黄芩、菊花叶各4.5g，白茅根30g[4]。

引用文献

[1] 俞根初.重订通俗伤寒论[M].上海：上海科学技术出版社，1959：285.
[2] 何廉臣.重订广温热论[M].福州：福建科学技术出版社，2010：75.
[3] 吴坤安.伤寒指掌[M].上海：上海科学技术出版社，1959：卷三1.
[4] 张聿青.张聿青医案[M].上海：上海科学技术出版社，1963：563.

（三）营血失宣候（心肝风热转证1）

心肝风热证，风热郁表失治，深陷营血，郁于血络之间，转成营血失宣之候，通常称之为风热入络之证。其见症以血络郁滞之脉症为主，可兼见阳气郁滞之脉症。

通称：风热入络。

内含病例：[**中医**]风疹块，血风疮。[**西医**]皮肤瘙痒症，荨麻疹。

病因病机：心肝风热郁滞，系外感风热之邪深入血络，外则郁遏阳气，内则郁滞营血，致阳气血络不得宣行而成。

证象组合：阳滞+血滞+络滞

主症：【**阳气不行**】**症象**：①身热，心烦自汗。②头痛恶风。③手指微冷，夜甚于昼。④腹痛寒热。**舌象**：舌红苔白薄滑。**脉象**：①脉数右盛。②脉浮弦右甚。

【**络脉不宣**】**症象**：①全身皮肤瘙痒。②风疹。**脉象**：右脉弦，左弦细。

副症：【**血滞不行**】**症象**：疹块紫暗。**舌象**：舌黯紫苔净。

宾症：【**络脉不利**】**症象**：肢节挛疼，不能伸缩。

治则：以宣通血络为主，病因于风热，药宜辛凉兼润，不可过燥，疏利兼清，方为合法。

方证

1.八味消风饮证：班世民方[1]。治急、慢性荨麻疹14例，全部有效。

生地、连翘、红花、桃仁、白鲜皮、地肤子、僵蚕、蝉衣。血热风盛加丹皮、赤芍、双花，肺热便燥加青黛、大黄、白芷，风热上犯加白芷、蒺藜、荷叶，湿热外渗加苦参、黄柏、苍术、荆芥、防风，风冷咳喘加杏仁、前胡、苏子、桔梗、大力子，表虚多汗加甘草、黄芪。

2.升降散证：杨栗山方[2]。升清降浊，行气解郁，宣泄三焦火热，可治顽固荨麻疹。

僵蚕6g，蝉衣3g，川大黄12g，片姜黄9g，共研细末，病轻分4次服，病重分3次服，轻用黄酒1盅、蜜15g，调药冷服。余依次加半。炼蜜为丸，名太极丸。

3.四物消风饮证：《疑难杂症治疗秘方》方。治疗唇风，口唇红肿、痛痒，日久破裂流水，或脱屑皮，或有嘴唇不时瞤动。

生地黄、当归、赤芍、川芎各9g，荆芥、薄荷、柴胡、黄芩、蝉蜕、甘草各6g。

论著和讨论

本证候因风热郁滞于心肝血分，营血不得宣行，络脉遂失宣通，头痛身热，肢节挛疼，或风疹每月必发，腹痛寒热，头痛恶风，甚则汗出见湿，均觉瘙痒无度。治则以宣通血络为先，佐以清疏风热之品，以宣通阳气之郁滞。有云：身痒搔破出小血点，宜四物加黄芩，调浮萍末服之。或四物消风散：生地、当归、荆芥、防风、赤芍、川芎、白鲜、蝉衣、薄荷、独活、柴胡、红枣。

病案举例

1.**严绍岐**治张兆荣之妻，41岁，历节痛风，血虚肝旺，外感风热，与血相搏，头痛身热，肢节挛疼，不能伸缩，心烦自汗，手指微冷，夜甚于昼，脉浮弦右甚，舌红苔白薄滑，主羚角、赤芍各4.5g，当归须、牛蒡子各3g，川芎2.4g，桂枝0.9g，薄荷2.1g，桑枝30g，神烦少寐加竹茹、竹叶心各9g，辰灯心、莲心各30支，终用桑枝、马鞭草各60g，茅根30g，红枣4枚[3]。

2.**周小农**治邹士生之妇，幼有风疹，每月必发，腹痛寒热，头痛恶风，旬余不愈，脉数右盛。风邪郁于血分，枢机窒而不通：苍耳、枫果、牛蒡子、郁金、连翘、绿豆衣、银花、鸡苏散、僵蚕、蝉衣、防风、当归须、红花、豆卷、玉枢丹。2剂大减，再剂热退疹化。营气窒痹，风邪易发，嫠妇肝郁，必须丸药久服缓调：全归、赤白芍、柴胡、黄芩、银花、菖蒲、丹皮、山栀、生川芎、绿豆衣、蒺藜、羌活、独活、僵蚕、蝉衣、乳香，六曲糊丸，饭后服6~9g，可以不甚举发[4]。

3.朱仁康治张某某，女，39岁，皮肤瘙痒症，一年多来全身皮肤瘙痒，不论风吹，外受寒热，汗出见湿，均觉瘙痒无度，大便有时溏一二次/日，右脉弦，左弦细，舌黯紫苔净。血风疮，血瘀生风，风动则痒，活血化瘀，消风止痒：当归尾、赤芍、丹皮、桃仁、紫草、苦参、白蒺藜各9g，荆芥、甘草各6g，蝉衣3g，7剂减轻；去苦参、桃仁加白鲜皮9g，7剂痒渐减；头晕目眩，自觉无力，有高血压史，加生龙牡各12g，苍耳子9g，7剂。后曾停药2周，下肢臀部又痒，舌中剥，脉弦细，去苍耳加地肤子、牛膝各9g，10剂。因肠炎改它药，大便仍稀，关节附近皮肤尚痒，它处皮肤已正常，改健脾除湿消风：苍术、茯苓、泽泻、荆芥、蒺藜、煅龙牡各9g，陈皮、羌活各6g，7剂痊愈[5]。

4.李新平治余某某，女，7岁，嗜睡，夜来睡卧不醒2次，呼之不应，第一次压人中方苏，第二次到医院抢救才醒。2010年9月14日，神软，面色淡黄，眼神尚灵活，舌质淡红苔略腻，脉滑，余无特殊，风热挟湿外蒙，心血郁滞，当归饮子加减：黄芪、苡仁各12g，白蒺藜、生首乌、防风、漂白术、茯苓、生地、路路通各10g，荆芥、佩兰、藿香、黄柏各8g，甘草3g，3剂，未见复发。

引用文献

[1] 班世民.八味消风饮治疗荨麻疹皮肤瘙痒症14例[J].江苏中医，1963,(3)：封三.

[2] 中国中医研究院编.蒲辅周医疗经验[M].北京：人民卫生出版社，2005：41.

[3] 何廉臣.重印全国名医验案类编[M].上海：上海科学技术出版社，1959：62.

[4] 周小农.周小农医案[M].上海：上海科学技术出版社，1962：78.

[5] 朱仁康.皮肤科病案数则[J].新医药学杂志，1976,(6)：38.

（四）血液郁滞候（心肝风热转证2）

心肝风热证，风热内陷，深陷血络，络血不行，转成血液郁滞之候，通常称之为风热入络，或风阳入络。以络脉郁滞不利脉症为主，如手足麻痹，疼痛，口唇颤动，口眼歪斜等，但必兼见血热与液灼之脉症。

通称：风阳入络。

内含病例：[**中医**]中络，口眼歪斜。[**西医**]面瘫。

病因病机：心肝风热郁滞，因风热深陷血络，蒸腾血液，致络血郁滞不行，络脉不利。

证象组合：血热+液灼+血滞+络滞

主症：【**血热蕴蒸**】**症象**：①面赤。②唇绛。**舌象**：舌红。**脉象**：脉浮弦。

【**血滞不行**】**舌象**：舌暗苔白。**脉象**：脉沉弦。

副症：【**络脉不利**】**症象**：①双上肢麻木稍痛。②手足麻痹。

【**络脉不和**】**症象**：①口唇颤动，不能自禁。②口眼歪斜。

宾症：【**津液消灼**】**症象**：①头目昏瞀。②口苦咽干。③烦热而渴。**舌象**：舌苔黄燥有朱点。

治则：当清疏风热，活血通络，凉血增液以和络脉，药宜辛凉清润为宜，不可过用温燥伤液耗血。

方证

1.活血祛风法证：雷少逸方[1]。治风邪中络，口眼㖞斜，肌肤不仁。

酒炒当归、冬桑叶各9g，橘络6g，川芎、秦艽各4.5g，酒炒白芍、鸡血藤胶各3g。

2.消风返正汤证：费伯雄方[2]。足阳明之脉，夹口还唇；足太阳之脉，起于目内。胃有痰火，又风从太阳而来，兼扰阳明，故筋脉牵掣，而口眼㖞斜也。

羌活3g，天麻2.4g，蝎尾5支，僵蚕、羚角各4.5g，石斛9g，贝母、天花粉、天冬各6g，黄荆叶5片。

3.辛凉润燥法证：姚国美方[3]。治风热偏盛，风中经络，口眼歪斜，手足麻痹，肌肤不仁。

蚕沙、蒺藜、菊花、秦艽、清风藤、钩藤、全蝎。

4.加味牵正散证：汪慎之方[4]。适应面神经麻痹，口眼歪斜。详见病案4。

当归、僵蚕、白附子各15g，全蝎、僵蚕、桑叶、菊花、蜈蚣、天麻、鸡血藤、刺蒺藜、蔓荆子、钩藤各9g，荆芥、防风各6g，为末，陈酒服9g。1日3次。

论著和讨论

本证候因风热入络，蒸腾血液，导致络血瘀滞，络脉不利，姚国美曰："口眼㖞斜，甚则手足麻痹，肌肤不仁，此乃风中经络。偏热者，烦热而渴，脉浮大，与独活、竹沥、生地黄汁。"[3]姜天叙说："（中风）若内因痰火虚风，当消痰清火清风，仲纯法最妙：如菊花、沙参、栝楼根、贝母、天冬、天麻、麦冬、苏子、橘红、白芍、玄参、秦艽、连翘是也。”[5]故其治则应以凉血增液和络为主，兼以轻清疏利之品，以散风活血通络，使血液流通而风热外泄，血络自和。周小农说：“升散阳明之风，通络和营，诸恙循愈。唯素体肥伟皮宽，气虚血弱，肌肉不实，尚防复中。”[6]

病案举例

1.周小农治鲁梅轩，卒中左颊，张急牵引，口眼㖞斜，左面筋动跃，唇口颤动，防风、羌活、蒺藜、牛蒡、僵蚕、橘皮络、竹茹、荆芥、丝瓜络、钩勾、蝉衣、蝎尾。外用蓖麻仁、全蝎纸贴临泣、听会、风池。二诊：脉弦，苔白，眉跃手筋动，内服桑、菊、天麻、升麻、葛根、白芷、桔梗、僵蚕、忍冬藤、丹皮、蝉衣、丝瓜络、蝎尾、黄芪皮。三诊：尚未全正，荷叶、滁菊、蒺藜、牛蒡子、葛根、橘皮络、升麻、黄芪皮、苍耳子、枫果、天麻、当归须、抚芎、桔梗。四诊：口㖞十去其八，再祛阳明之风，参入通补气血：苓皮、芪皮、全当归、川芎、赤白芍、白芷、防风、天麻、僵蚕、丝瓜络、桑枝、黑芝麻、蝉衣、潼白蒺藜[6]。

2.赖良蒲治聂某某，女，42岁，头目昏瞀，口苦咽干，口眼㖞斜，左臂麻木疼痛，脉浮弦，舌苔黄燥有朱点，阴亏挟热生风，予清火息风通络：当归、白芍、菊花、钩藤、酒制黄芩各9g，桑枝15g，秦艽、蒺藜、甘草、丝瓜络各6g。6剂，疗效不显：当归、白芍、秦艽、橘络、旋覆花各6g，茯苓、桑枝各12g，玉竹15g，4剂痛减，脉缓麻木见轻。改补血营筋，追风镇痛：黄芪皮15g，白芍12g，当归9g，桑寄生12g，川续断、钩藤、豨莶各9g，甘草6g，4剂，症平。唯口眼歪斜，改加味牵正散养血息风、舒筋通络：黄芪皮15g，天麻、钩藤、石决明各9g，白附、僵蚕、全蝎、菊花各6g，荆沥1杯。口眼俱正，痛定神清，改养血柔肝、息风通络：鸡血藤胶18g，当归、白芍各14g，天麻、茯神木各9g，寄生12g，川芎、僵蚕、片姜黄各6g，生牡蛎12g[7]。

3.蔡惠群治面瘫，用锥刺鳝鱼头部，取稠血30滴，入麝香0.15g调匀，涂患侧口角稍下方，约2cm大，每隔15分钟加一层，共涂4次，一般即见患者鼻尖及口角，向正中扯动，大多4~7小时内恢复原状，正即洗去[8]。

4.汪慎之治花某某，男，34岁，颜面神经麻痹症：口角流涎，鼻尖及嘴角向右歪斜，左眼不能闭合，下唇抽搐，针灸、人参再造丸无效：全当归12g，川芎、白芍、茱萸各4.5g，石决明2.4g，僵蚕、甘菊各9g，全蝎1.2g，龙胆草18g，钩藤6g，4剂稍好，改复方牵正散（组方见方证），服后见效，第三次复诊已完全牵正，前方加当归15g，1剂愈[4]。

引用文献

［1］雷丰.时病论［M］.北京：人民卫生出版社，1964：24.
［2］张元凯，时雨苍，杨伯棠，等.孟河四家医集［M］.南京：江苏科学技术出版社，1985：17.
［3］姚国美.姚国美医学讲义合编［M］.北京：人民卫生出版社，2009：156，158.
［4］汪慎之.使用复方牵正散治愈颜面神经麻痹症两例［J］.中医杂志，1959，(6)：46.
［5］姜礼.中华医书集成·风劳臌膈四大证治［M］.北京：中医古籍出版社，1999：9.
［6］周小农.周小农医案［M］.上海：上海科学技术出版社，1962：1.
［7］赖良蒲.蒲园医案［M］.南昌：江西人民出版社，1965：4.
［8］蔡惠群.鳝血治颜面神经麻痹的疗效介绍［J］.上海中医药杂志，1958，(6)：48.

第三节　风阳证类（3证16候）

风阳证，为内风病证之一，且多为实证，亦有挟虚者，为本虚标实之证，系由体内阳气偏胜所致。阳气亢盛，阳亢则风动，风从内起，是为内风，合称风阳。因其病多发于肝，故通常称为肝阳、肝风，故以肝胆风阳证为本病。由于肝阳亢盛，上可激动心阳，下可挟持肾阳，而且心阳内动，亦可触动肝阳；肾阴不足，不能涵养肝木，亦可致肝阳偏亢。故心肝风阳证，与肝肾风阳证为风阳证之合病。由肝阳偏盛，引发心肾阳亢，而形成之心肾风阳证，为肝、心、肾三脏并发之证，为风阳证之并病，多为本虚标实夹杂之证。

风阳亢盛，多与情绪、生活环境等诸多人事因素相关：如情怀不遂，或郁怒、暴怒，或思虑过度，或嗜酒及肥甘过度，或平素操劳太过，或房劳失节，故多见于中老年期，尤以积劳积郁之老年人为多；然而妊娠与小儿，由于肥甘炙煿过度，积热助阳亦有风阳之证，如妊娠子痫、小儿急慢惊风等。此外热病后期，由于过汗过下，或热久伤及阴液，亦可致阳亢风动之风阳证。

肝阳偏盛，阳亢风动之风阳证，不拘何脏，其治则总当以清镇潜降之品，以平阳息风。不可以治外风之法，投以疏散，则反有升阳动阳之弊。然而若由外风引动内风之证，则又当别论，可于潜阳息风之中，略佐疏散之品，以祛外风，外风得去，内风也较易潜息。

证候系统：见表3-2-4。

表3-2-4 风阳证证候结构表

本病	合病	并病
肝胆风阳证	心肝风阳证、肝肾风阳证	心肾风阳证

一、肝胆风阳证（风阳证本病）（4候）

肝胆风阳证，通常称之为肝阳、肝风之证。病虽出于肝，亦关乎于胆。肝为刚脏，体阴而用阳，内寄相火，主谋虑而号称将军之官，其体之阴易耗，而其用之阳则易亢，是故阳亢之病以肝阳偏亢为多；肝内合于胆，胆中木火，即为雷火，在卦为巽，二阳居上；肝属风木，肝之阳亢风动，常挟雷火暴虐，所谓风雷相激，是为肝胆风阳证；轻则上犯空窍，可见头痛、眩晕等症；重则风火相煽，内闭机窍，可见痉，厥、拘挛，振颤，小儿惊风，妊娠子痫，产后痉厥等闭厥重证。故其治则总当清镇肝阳以息肝风，兼降木火，以平其亢逆之势。

证候别称：肝阳上亢，肝火上逆，厥阳上逆，阴虚阳亢，肝厥，风火上盛，液涸风动，风阳入络，血不养筋。

病名：［中医］风火头痛，肝阳头痛，偏头痛，经期头痛，肝火眩晕，阴分伏温，兼厥阴肝病，中风，昏厥，急惊风，痉证，阴虚筋急，子肿，子痫，产后痉厥。

证候系统：详见图3-2-14。

本证————肝阳亢盛候
兼证————阴虚阳浮候
转证————阳气亢逆候、阳气厥逆候
变证————阴竭阳厥候、木火蕴闭候

图3-2-14 肝胆风阳证证候结构图

（一）肝阳亢盛候（肝胆风阳本证）

肝胆风阳证，系肝阳挟胆中木火上亢，上犯清空、清窍，是为肝阳亢盛之候。通称肝阳上亢，又因肝风与胆火相煽，故又称为风火上盛之证。

通称：肝阳上亢，风火上盛。

内含病例：［中医］风火头痛，肝火眩晕，肝阳头痛，子肿。［西医］高血压，偏头痛，晚期妊娠中毒症。

病因病机：肝胆风阳蕴逆，因肝阳内盛，挟胆中木火，上逆则扰清空，壅塞清窍，内则伤津灼液，扰乱神明；外则可上浮头面，窜入络脉，均系肝阳亢盛之候。

证象组合：阳浮+空窍+神态+络脉+液灼

主症：**【阳气浮越】症象**：①性情急躁。②烦躁。③面部烘热。④午后潮热。⑤面色潮红。⑥畏热自汗。**脉象**：①脉弦劲。②弦实。③弦长有力。

【清空失宁】症象：①头晕胀痛发热偏左头痛，颠顶痛彻目。②头晕目眩。③昏晕欲仆。④头胀。⑤偏头痛。⑥头重脚轻。**舌象**：舌红少津苔黄。**脉象**：①浮弦数。②脉弦数。③脉象弦滑而数，中指脉搏跳动。

副症：**【清窍失利】症象**：①目眩。②耳鸣耳聋。③目赤。④目胀痛失明。

【神志不宁】症象：①心中烦热。②心悸。③失眠多梦。④易怒。⑤胸腹闷。

宾症：**【络脉不和】症象**：①两腿抽掣挛痛。②两太阳筋脉抽掣搏动。③手麻。④口眼歪斜。⑤肢体浮肿。

【津液消灼】症象：①口燥咽干。②口苦，口渴。③便结。④小便黄。**舌象**：①舌质绛。②舌边尖红绛。③苔中剥，边薄黄。**脉象**：①脉细弦。②脉浮取微浮弦劲，沉取弦细有力。

治则：应以镇潜肝阳为主，但必兼以清降木火。以木火上炎，助肝阳为虐，木火之势不降，则亢阳亦难以下潜。故潜阳必以大队清降风火之品为主导，方可以制肝阳之亢盛；如兼有外风引动，又必略参辛凉轻清之品，以疏泄外郁之风热，外郁得解，亦有利于风阳之潜降。

方证

1.黄石降压汤证：程爵棠验方[1]。滋阴潜阳，平肝息风，降压。治疗高血压，头痛眩晕，失眠多梦。

炒黄芩、酸枣仁9g，石决明、生西瓜子各15~30g，夏枯草、桑寄生、玄参、干地龙各9~15g，黑芝麻12~15g，怀牛膝6g，益母草9~30g，夜交藤15g。

2.镇风汤证：张锡纯方[2]。治小儿急惊风，其风猝然而得，四肢搐搦，身挺颈痉，神昏面热，或目睛上窜，或痰涎上壅，或牙关紧闭，或热汗淋漓。

羚角末3g，钩藤、茯神各9g，龙胆草、青黛、清半夏、生代赭石、僵蚕、薄荷各6g，朱砂研冲0.6g，浓磨生铁锈水煎服。

3.息风潜阳汤证：龚志贤方[3]。治肝阳上亢（多属高血压病），眩晕如坐舟车，耳鸣，头胀痛，性情急躁，常因恼怒而加重，烦躁面赤，睡眠多梦，口干苦，苔黄舌红，脉弦数。

天麻、炒山栀、黄芩各9g，白蒺藜、茯苓各12g，钩藤、夏枯草各15g，夜交藤、生牡蛎各30g。

4.清热息风方证：镇潜肝阳，清热息风，治颠顶痛彻目。

生石决明、珍珠母各30g，川黄连2.4g，龙胆草3g，生白芍、怀牛膝各15g，青葙子、菊花各9g，羚角3g，玳瑁12g，桑叶、谷精草各6g，如紫石英、白蒺藜、生牡蛎、生代赭石、生地、玄参、童便选用。

论著和讨论

本证候以清空、清窍症象，尤其以头脑、目、耳为主，而且可兼见阳气上亢与内热津伤等脉症。因于肝阳亢盛，内挟木火，《内经》："诸风掉眩，皆属于肝。"又说："阳气者烦劳则张。"黄文东说："肝阳上升，故头痛时作，且痛处不移，有重压感，日久不愈。"[4]岳美中说："因肝失条达，郁久生热，邪热循经上额至巅，遂致头重高摇，情绪波动则加剧，舌红无苔，即为的候。"[5]其治则当以镇潜肝阳为主，但必兼以清降木火；如兼有外风者，可略佐轻清疏散之品，以解外风。

病案举例

1.**蒲辅周**治刘某，男，38岁，经常头痛，目眩心烦，已数年之久，性情急躁，记忆力显著减退，小便微黄，大便如常，食纳尚佳，脉浮取微浮，沉取弦细有力，舌红边缘不齐，苔黄微腻，属肝胆火旺兼外感风邪，宜清热降火为主，佐养阴祛风：桑叶、菊花、僵蚕、炒栀子、玄参各6g，蒺藜、荷叶各9g，川芎、藁本、丹皮、木通、龙胆草各4.5g，甘草3g，煅石决15g，3剂。脉转弦细，缓已不浮，舌苔减少，拟滋阴养血，兼调肠胃丸药缓图：当归、川芎、丹参、炒栀子各9g，白芍、玄参各12g，干生地18g，菊花、地骨皮、蒺藜、炒决明子、石斛、苁蓉、胡麻仁、黑芝麻（炒研）各15g，建曲、制香附各30g，蜜丸每丸重9g，日晚各1丸。嘱其颐养性情，勿使肝胆相火再炽[6]。

2.**黄文东**治徐某某，男，30岁，头痛偏左已1年，发作时痛甚，剧兼有重压感，血压有时偏高，舌红苔薄黄，脉弦。平时多用脑，夜寐较短，病久不愈，肝阳扰动，络有宿瘀，平肝潜阳，活血通络：天麻4.5g，石决明30g，钩藤15g，蔓荆子12g，赤芍、白芍、桑叶、菊花、桃仁各9g，全蝎粉1.5g（吞）（后改沙参、夜交藤、鸡血藤善后）[4]。

3.**岳美中**治高血压：梁某，男，45岁，头晕胀痛7年，每因劳累或情绪波动加重，偶有心悸耳鸣，素嗜烟酒，宿有咳嗽，舌红无苔，脉左寸盛尺弱，余部沉牢。凉肝法：百合、生地、菊花、草决明、夏枯草、白芍各12g，桑寄生9g，3剂头晕大减。再以白薇、龙、牡出入，20剂，头晕头胀悉除，血压正常。[5]

4.**朱曾柏**治张某某，女，19岁，经期受风，月经骤止，忽右眼视物不清，胀痛甚，继而口眼歪斜，经治二日，病尤剧，右眼及右半部头胀痛，日甚一日，瞳神扩大，右眼几至失明，尿黄便结，苔薄黄，脉滑数。乃素体痰盛，复又经期受风，遂致肝阳挟痰瘀上冲瞳神，其急骤而剧，乃邪实之故，急拟化散痰瘀，兼平肝息风法：夏枯草、决明子、钩藤各30g，玄参、菊花各20g，赤白芍、川贝母、杏仁、甘草各10g，频频热服，患侧保温避寒，1剂胀痛减，2剂大瘥，带药5剂减其制，加当归15g，1个月后视力已佳[7]。

5.**李庭玉**治林某某，男，46岁，头晕胀痛发热已半年多，血压经常在180/120mmHg，伴有心中烦热，胸腹闷，易发脾气，口干苦，大便干等。检查：舌质绛，脉弦数，血压185/120mmHg，印象：肝胆郁热，血气上冲，形成高血压，头晕痛。治法：滋阴凉血，平肝泄火：生地24g，黄芩、丹皮、龙胆草各9g，钩藤18g，菊花、赤芍、白芍各12g，石决明、代赭石、磁石各15g，甘草6g。上方服5剂，头晕痛大减，口干苦瘥，大便不干，血压150/100mmHg，但不欲进食。上方减去黄芩、龙胆草、代赭石，加石斛15g、陈皮9g、木蝴蝶12g，又服8剂，食欲增进，诸症消失，血压128/86mmHg，又服3剂停药，随访半年无变化[8]。

引用文献

[1] 程爵棠.名医百家集验高效良方[M].北京：学苑出版社，2002：116.

[2] 张锡纯.医学衷中参西录[M].石家庄：河北人民出版社，1974：103.

[3] 龚志贤.临床经验[J].重庆医药，1973，(4)：31.

[4] 上海龙华医院.黄文东医案[M].上海：上海人民出版社，1977：85，87.

［5］中国中医研究院.岳美中医案集［M］.北京：人民卫生出版社，2005：73.
［6］中国中医研究院.蒲辅周医案［M］.北京：人民卫生出版社，2005：25.
［7］朱曾柏.医话二则［J］.中医杂志，1986，(5)：20.
［8］李庭玉.对高血压症候的初步研究［J］.新中医，1975，(1)：23.

（二）阴虚阳浮候（肝胆风阳兼证）

肝胆风阳证，兼阴液不足者，为阴虚阳浮之候。是由阴虚不足以制阳亢而成，故通常称之为肝阴虚、肝阳亢，或称阴虚阳亢之证。

通称：阴虚阳亢。

内含病例：［**中医**］肝火眩晕，经期头痛。［**西医**］神经性头痛，肾病综合征，功能性震颤，梅尼埃病。

病因病机：肝胆风阳虚逆，因肝之阴虚弱，不能制肝之阳，以致肝阳偏亢，挟胆中木火，上窜空窍，外窜经脉，内扰神明，而成阴虚阳亢之候。

证象组合：阴虚+液涸+阳浮

主症：【**阴虚失养**】**症象**：午后潮热。**脉象**：①脉细弦滑数。②脉沉弦。

【**阴液消涸**】**症象**：①口干。②口苦。③咽干。④尿黄。⑤大便干燥。**舌象**：①舌边红尖绛起刺，苔薄黄。②舌红苔少。③舌红乏津液无苔。**脉象**：脉弦数。

【**阳气浮越**】**症象**：①面色潮红。②面部烘热。③头重脚轻。④胸闷气憋。**舌象**：舌边尖红，苔薄黄。**脉象**：①脉弦劲而数，左关为甚。②脉浮弦而数。④脉浮大而数。

副症：【**清空不宁**】**症象**：①头昏头痛，经常头痛，常发于午后，有时夜间亦痛。②眩晕终日头脑昏，昏如坐舟车，甚则头旋欲倒，晨起尤甚，眩晕呕吐频发。③偏左头痛，两太阳筋脉抽掣搏动。④头痛剧烈，以前额两太阳为重。**脉象**：脉弦长有力。

【**清窍不利**】**症象**：①耳鸣。②耳聋。③两目发红。④眼花。

宾症：【**神志不宁**】**症象**：①心中烦热。②烦急。③心烦易怒。④失眠多梦。

【**经脉不和**】**症象**：①时觉手麻。②双手高度震颤不停。③两腿抽掣挛痛。④手指痉挛，不能屈伸。

治则：虽当镇潜肝阳，清降木火，以制其亢盛之势。但必兼以滋养阴液以复其肝阴，柔其肝木，则可收阳潜风息之效。

方证

1.白芍牡蛎汤证：李斯炽方[1]。治梅尼埃病，眩晕呕吐频发，耳鸣眼花，详见病案1。

白芍、制首乌、玉竹、女贞、钩藤、牡蛎各12g，丹皮、木瓜各10g，地龙8g，鲜桑枝1尺，当归、知母、生地、黄芩、珍珠母、法半夏各9g，甘草3g。

2.资生清阳汤证：章真如方[2]，育阴平肝法，治肝肾阴虚，肝阳上亢，头昏头痛，耳鸣耳聋，心烦易怒，面部烘热，失眠多梦，口燥咽干，脉弦细，舌红苔黄。

丹皮、竹叶柴胡、天麻、白芍、白蒺藜、钩藤、石斛、菊花、石决明、生地、生甘草。

3.羚角钩藤汤加减证：朱钧恺方[3]。镇肝阳、育肝阴、平肝息风，治功能性震颤，双手高度震颤不停，详见病案5。

羚角3g，白芍、女贞子、紫石英、旱莲草、鸡血藤各15g，钩藤12g，蒺藜、玉竹、天麻、丹皮、木瓜各10g，地龙8g，鲜桑枝1尺。

论著和讨论

1.本证候与肝阳亢盛候所见相似，唯必兼见阴液不足之脉症。源于肝阴不足，肝阳偏亢，阳亢风动，古人称为枯木生风。沈仲圭说："肝为刚脏，主藏血，体阴而用阳，与胆为表里。临床所见的杂病以肝病为最多，如高血压（肝风）、神经性失眠（虚烦不寐）……等。"[4]其治法亦同肝阳亢盛候，镇潜肝阳，清降木火，但必兼以滋养阴液，方可收阴复阳潜之效。

2.镇肝息风法：沈仲圭说："治肝风内动，肝阳上升，眩晕耳鸣，心中烦热，头重脚轻，时觉手麻，脉弦长有力，舌边尖红苔薄黄。镇肝息风汤：怀牛膝、龟甲、生龙牡各15g，白芍、天冬、川楝子、青蒿各9g，玄参12g，钩藤、菊花各6g。"他解释说：镇肝息风法"首用牛膝引血下行，龙、牡、龟甲、玄参、天冬滋阴潜阳，川楝子、青蒿敛戢肝火，综合各药性能，有平肝息风、滋阴潜阳之效。用于高血压病初中期有阴虚阳亢之症状者。"[4]

病案举例

1.李斯炽治梅尼埃病：徐某某，女，成年，眩晕呕吐频发，耳鸣眼花，性急易怒，手指痉挛，不能屈伸，白睛微红，心烦尿黄，脉浮大而数，舌红苔少。符阴虚阳亢化火生风之证，治当益血养肝、潜阳息风、清热和胃。治风先治血，白芍牡蛎汤（组方见方证）[1]。

2.关幼波治神经性头痛：武某某，男，30岁，头痛8年，头痛且胀，时左时右，伴有眩晕、肢软、便溏、舌质淡苔白微腻，脉弦滑。证属血虚肝旺，脾虚痰阻，兼受风邪。予养血平肝、健脾化痰、散风止痛：当归、川芎、生地、旋覆花、木瓜、香附、党参、白术、蔓荆子各10g，代赭石15g，白芍、生石膏各30g。服12剂头痛逐渐减少减轻，再6剂愈[5]。

3.冯汉龙治肝火眩晕，王某某，女，15岁。终日头脑昏昏如坐舟车，甚则头旋欲倒，晨起尤甚，偏左头痛，两太阳筋脉抽掣搏动，两腿抽掣挛痛，午后潮热，两目发红，脉弦劲而数，左关为甚，舌边红尖绛起刺，苔薄黄，平肝清火为主，佐养血滋阴：菊花、焦山栀、丹皮、姜半夏各6g，桑叶、白芍各9g，天麻4.5g，钩藤、生石决明、代赭石、玉竹各12g[6]。

4.李英麟治肾病综合征——肝阳头痛：王某某，男，22岁，下肢、颜面浮肿及胸水2个月，用西药可的松等治疗。突头痛剧烈，以前额两太阳为重，伴头晕烦急，口干口苦，面色潮红，舌边尖红绛，脉细弦滑数，血压上升134~140/85~90mmHg，用滋肾清肝不效，改泄肝潜阳：生地6g，白芍、枸杞子、白蒺藜、钩藤各9g，菊花4.5g，生石决明、夏枯草各12g，2剂痛止，10余剂后面红减退[7]。

5.朱钧恺治白某，男，60岁，双手高度震颤不停，早起咽干口苦，诊断“功能性震颤”，舌红乏津液无苔，脉浮弦而数，为肝阳亢盛，肝阴不足，肝风妄动，取镇肝阳、育肝阴、平肝息风，羚角钩藤汤加减（组方见方证），10剂减轻；又10剂大有好转，去女贞、木瓜、旱莲草、丹皮、鸡血藤，加阿胶12g、生龙牡18g，又20剂痊愈[3]。

引用文献

[1] 成都中医学院.李斯炽医案·第2辑[M].成都：四川科学技术出版社，1983：45.

[2] 章真如.滋阴疗法发挥[J].中国医药学报，1992，7（3）：63.

[3] 朱钧恺.手颤治验二则[J].中医杂志，1982，（3）：39.

[4] 沈仲圭.治肝十法[J].新中医，1981，（10）：15.

[5] 米一鹗.首批国家级名老中医效验秘方精选（续）[M].北京：今日中国出版社，1999：177.

[6] 冯汉龙.“眩晕”治案4则[J].上海中医药杂志，1964，（12）：13.

[7] 李英麟.中医肝病理论在临床上的运用[J].江苏中医，1965，（5）：封二.

（三）阳气亢逆候（肝胆风阳转证）

肝胆风阳证·阳气亢逆候，系由肝阳挟胆中木火，风雷相激，上冲空窍之急症。发病较为急迫，病情较险重，故见症以剧眩、剧痛、剧呕等冲逆急迫症象为主。

通称：肝阳上亢，肝火上逆。

内含病例：**[中医]** 眩晕，偏头痛，中风，头痛。**[西医]** 三叉神经痛，蛛网膜下腔出血，亨特综合征，梅尼埃病。

病因病机：肝胆风阳蕴逆，由肝阳挟木火上逆，风火相煽，上冲清空、清窍，内扰神明，外窜络脉，而成冲逆急迫之重症。

证象组合：阳浮+气逆+神扰+空窍

主症：【阳气浮越】症象：口干口苦。**舌象**：舌红光赤少津。**脉象**：①脉来弦硬。②脉弦细而数。③细弦数滑数。

【清空不宁】症象：①眩晕，头晕无已，如立舟船之上，天旋地转，起则欲倒。②突然头痛如劈。③左面及头剧痛。④偏头痛。⑤颠顶痛连项背。**舌象**：①舌红苔薄白。②苔薄黄。**脉象**：脉细弦小。

副症：【清窍不利】症象：①耳鸣耳边如有蝉鸣。②耳聋。

【气机冲逆】症象：①恶心呕吐不止。②痛剧则呕吐。③纳食即吐。

宾症：【神志不宁】症象：心烦急躁。

【络脉不和】症象：①颈项板滞，不能转侧。②半身麻木不仁。

治则：当平肝潜阳，清降木火，更当急急重镇以挫其冲逆之势；降火息风，以撤其冲逆之源。

方证

1.镇肝息风汤证：《医学衷中参西录》方。功能镇肝息风。治阴虚阳亢，肝风内动而致的头目眩晕，目胀耳鸣，脑中热痛，心中烦热，面色如醉，或肢体渐觉活动不利，或口眼渐形歪斜，甚则眩晕颠仆，不知人事，移时始醒，或醒后不能复原，脉弦长有力者。

怀牛膝、代赭石各30g，龙骨、牡蛎、龟甲、白芍药、玄参、天门冬各15g，川楝子、麦芽、茵陈蒿各6g，甘草4.5g。水煎服。

2. 平肝和络汤证：黄文东方[1]。养血柔肝，和络息风，治三叉神经痛，左侧颜面及头部剧烈疼痛，详见病案1。

天麻、炙甘草各3g，丹参、桑寄生、赤芍、胆南星、茯神各9g，钩藤、忍冬藤各12g，生石决明15g，丹皮、木瓜各4.5g。

3. 降肝汤证：张伯臾方[2]。治蛛网膜下腔出血，头部突然作痛如劈，详见病案2。

羚角粉0.6g，生石决明30g，生地、炒白芍各18g，炙甘草3g，地龙、鲜竹茹、炒黄芩、炒丹皮、广郁金各9g，钩藤12g。

论著和讨论

本证候通常因阴血不足，风阳上扰，称为肝阳上亢，或肝火上逆，但较肝阳亢盛候更为急重，且以冲逆急迫为特征，颜面及头部剧烈疼痛，痛如刀劈，或类触电，颈项板滞，不能转侧，剧则恶心呕吐，都属于神经系统疾患。陈嘉栋说："络脉痹阻，而风阳未靖，决堤之波，势犹汹涌。"[3]如果是脑血管意外疾患，还有复中之虑。其治则不仅要平肝潜阳、疏肝解郁、清降木火，更当急急重镇其冲逆之势，重用贝甲类药物，以挽其险急。

病案举例

1. 黄文东治史某某，女，38岁，三叉神经痛3年，左侧颜面及头部剧烈疼痛，类似触电，剧则呕吐，夜寐不安，舌尖红，苔根厚腻，脉细。阴血不足，风阳上扰，拟养血柔肝、和络息风（组方见方证），7剂，服后症减[1]。

2. 张伯臾治风阳头痛（蛛网膜下腔出血），金某某，女，63岁，头痛反复发作2年余，昨起头部突然作痛如劈，颈项板滞，不能转侧，伴呕吐2次，口干尿频量少，脉弦小，舌光红。年逾花甲，肝阴已亏，肝阳上扰颠顶，拟平肝潜阳、滋阴息风（组方见方证），2剂痛减[2]。

3. 祝伯权治芦某某，女，62岁，头晕无已，如立舟船之上，自称天旋地转，起则欲倒，恶心呕吐不止，耳边如有蝉鸣，胃纳不佳，二便不调，精神不振，证已3~4日，经五官科诊为"梅尼埃病"。患者愿服中药治疗，遂到中医科治疗。诊其脉弦细而数，舌红苔薄白。证属肝阳上亢，肝气上逆，兼夹脾胃失和，故用平肝潜阳、疏肝解郁，兼以调中止呕之法：生石决明、代赭石各9g（两药先煎30分钟），旋覆花（布包煎）、炒蒺藜、龙胆草、清半夏、草决明、黄芩、竹茹、生地、柴胡各9g，菊花12g，砂仁2g。水煎，日服2次。牛黄清心丸1粒，分2次化服。按：《经》云："诸风掉眩，皆属于肝。"故治疗此病，从肝经入手，平其逆气，镇其亢阳，兼调脾胃，再加牛黄清心丸，以助镇静安神、化痰息风之功，服药6剂，病即痊愈[4]。

4. 陈嘉栋治风阳未靖：钱某某，男，成年，素有眩晕头痛，偏中月余，右半肢体瘫痪，近已稍能动弹，而昏晕依然，测血压200/104mmHg，脉来弦硬。此络脉痹阻，而风阳未靖，决堤之波，势犹汹涌，拟予张锡纯镇肝息风汤：牡蛎、龟甲（均先煎）、野桑枝各30g，龙骨、赭石（先煎）、牛膝、麦芽各18g，生甘草、姜竹茹各3g，白芍、天冬各10g，玄参15g，茵陈12g。5剂。按：本例偏中之后，风阳无驯降之意，复中可虑，故用药仍以未中立法[3]。

5. 谢圣金治风眩（左膝状神经节炎，亨特综合征）：眩晕如乘舟车，闭目静坐不敢言动，耳鸣耳聋，恶心频作，呕多痰涎，味苦，纳食即吐，颠顶疼痛连及项背，口角歪斜，便结尿赤，脉滑数，右兼浮意，舌尖赤少津，乃风毒之邪引动肝风，挟痰火上冲于头目，治法为祛风平肝、涤痰降火：白菊、僵蚕、焦山栀、地龙各9g，蝉衣、葛根各6g，荆芥5g，钩藤、板蓝根各12g，赭石18g，竹茹10g，甘草3g，4剂，眩晕呕吐俱减。左耳廓疱疹消失，去荆芥、赭石加白芍9g，头向左转尚感眩晕，咽中多痰，脉弦滑，舌尖无苔，风毒之邪虽有外泄之机，但余邪未净，真阴已亏，以平肝息风、育阴化痰：白菊、僵蚕、云茯苓、赤白芍各9g，胆南星1.5g，泽泻4.5g，女贞子9g，石斛15g，17剂，诸恙悉减，歪斜及左耳听力日趋恢复，停药施针：阳白、颊车、地仓、耳门、合谷等穴，疏通经络，调和气血，共服35剂愈[5]。

引用文献

[1] 上海中医学院附属龙华医院.黄文东医案[M].上海：上海人民出版社，1977：87.

[2] 严世芸等.张伯臾医案[M].上海：上海科学技术出版社，1979：104.

[3] 陈嘉栋.眩晕十则[J].中医杂志，1980，(7)：18.

[4] 祝伯权.治验三则[J].中医杂志，1980，(2)：49.

[5] 谢圣金.风眩治验一则[J].中医杂志，1980，(12)：39.

（四）阴竭阳厥候（肝胆风阳变证）

肝胆风阳证·阴竭阳厥候，多系温热病延误失治，久热伤阴涸液，或如叶天士所云："强汗劫津伤阳，妄下劫液更亡阴。”[1]通称为液涸风动，多见于温热病后期，为厥脱危重急证。

通称：液涸风动。

内含病例：[**中医**]阴分伏温，兼厥阴肝病。[**西医**]乙型脑炎后遗症，瘖病。

病因病机：肝胆风阳厥脱，多由热久伤阴，或汗下劫液亡阴，如叶天士所云：“肝阳冲突，上冒肆虐”[1]，上冲而痉厥，阴竭而脱绝。

证象组合：阴涸+阳浮+气逆+气脱

主症：【**阴液消涸**】**症象**：①口干齿燥，前板齿燥，齿唇焦干。②舌强音缩，挠之干板，舌缩，言謇。③耳聋。④口苦而渴。⑤却无痰涎。⑥小便欲解掣痛。⑦形体消瘦。⑧夜热早凉。**舌象**：①舌光绛，舌干燥无苔。②舌质瘦硬。③干绛。④苔黄燥。**脉象**：①脉弦劲如循锋刃。②脉左细劲右浮大。③脉弦小带数。④脉细数。**指纹**：①淡红带青。②或兼淡紫。

【**阳气浮越**】**症象**：①面色苍赤，两颧潮红。②高热。③周身斑纹隐约。④龈肉映血。⑤欲寐昏沉，午间烦躁。⑥心中憺动，动甚则神迷如寐，甚至知觉丧失，片刻始苏，一日数次。⑦表情淡漠，反应迟钝，言语不清。**舌象**：①舌红少津。②舌赤，苔薄黄。**脉象**：脉弦数。

【**清空不宁**】**症象**：①头晕目瞑。②眩晕如坐舟中。③脑中鸣响。④耳鸣。

副症：【**络脉不和**】**症象**：①语謇，口角有时流涎。②手足震颤掣痛。③手指蠕动。④目窜邪视，眼睛斜视。⑤肢强，四肢僵硬。⑥四肢拘急颤动，筋脉拘挛。⑦手足瘛疭，两手如搐而战，四肢牵引。⑧半身不遂。

【**气机冲逆**】**症象**：①呼吸似喘。②气上撞心。③或呃，时有呃逆。

宾症：【**神志不宁**】**症象**：①心烦不安。②心悸。③躁扰。

【**气虚脱绝**】**症象**：①肢振头摇，遍身振痉。②气上撞心，时时欲厥，厥回则痉，痉后复厥。③筋惕肉瞤。④或猝厥者。⑤甚则两目上视，或邪视。⑥目瞑口开。⑦舌卷囊缩。⑧神糊谵语。⑨汗出遗尿。**脉象**：①脉细促。②脉匿。

治则：当以育阴增液以挽其正气之脱，潜阳息风以平其亢逆之势，即如叶天士曰：“滋液救其焚燎，清补和阳去热，用药全以甘寒，津液来复，可望向安。”[2]“厥阳不致上冒，而神昏之累可已。”[1]

方证

1.小定风珠证：吴鞠通方。治温邪久踞下焦，消烁真阴，痉厥哕逆，脉细而弦。

鸡子黄一枚，阿胶二钱，生龟甲六钱，童便一杯，淡菜三钱。水煎龟甲、淡菜，入阿胶烊化，内鸡子黄搅匀，冲童便顿服。

2.阿胶鸡子黄汤证：《通俗伤寒论》俞氏经验方[3]。滋阴息风法，治血虚生风，血不养筋，筋脉拘挛，伸缩不能自如，手足瘛疭，类似风动之内虚暗风，通称肝风，温热病末路多见此症者，以热伤血液故也。

陈阿胶（烊冲）、双钩藤各6g，生白芍、络石藤各9g，石决明（杵）15g，清炙甘草1.8g，大生地、生牡蛎（杵）、茯神木各12g，鸡子黄2枚先煎代水。

3.鸡子黄煎证：《通俗伤寒论》方[3]。治妇女血虚生风，见有头晕心悸，耳鸣躁扰，或发痉，或猝厥。

鸡子黄10枚，乱发1团，沸汤洗净二味入铜锅内，以炭火缓缓拌熬，令同化为水，即置地上出火气，频频灌之。

4.加减阿胶黄连汤证：《通俗伤寒论》方[3]。治五气化火，火必就燥，液涸风动，肝络尚有伏热者。

阿胶、黄连、白芍、羚角、鸡子黄、童便。

5.加味青铅镇冲汤证：《通俗伤寒论》何廉臣方[3]。治脊强头摇，腰背反张，手足搐搦，昏厥不语，牙关紧急，啼声不出，肺经有黏痰者。

鲜生地黄12g，生白芍4.5g，生甘草0.9g，鲜石斛6g，天冬4.5g，梨汁2瓢，竹沥1瓢，鲜石菖蒲汁1匙，先用青铅1斤化烊倾入水盆内，捞起再烊，再倾之，次取清水煎药，冲汁服。

论著和讨论

1.本证候属阴液枯竭，阳亢风动，以痉、厥、脱证之脉症明显，即胡在兹所谓：“阴虚阳亢，肝风上翔，猝发痉厥也。”[3]但必有阴竭与阳浮之脉症可凭。俞根初曰：“（阴分伏温）兼厥阴肝病，气上撞心，时时欲厥，厥回则痉，痉后复厥，筋惕肉瞤，甚则两目上视，或斜视，舌卷囊缩，舌苔初则紫绛而圆，继即胖嫩，根黄黑，终则深紫而赤，或干或焦，甚则紫而干晦，色如猪腰。”[3]

2.治则：应以急救其阴液与元气以固其脱竭为主，兼以潜阳息风以解其痉厥，必得如叶天士所云：“议育阴息风法，必得痉止神清”[1]，不然则有鞭长莫及之虞。俞根初云：“如已液涸动风，急用阿胶鸡子黄汤（组方见方证），育阴息风，以平其瘛疭，然虚惫至此，亦多不及救。即幸而获救，不过十救一二而已。”[3]

3.方药：俞根初说："兼筋脉拘挛，手足瘛疭者，此水亏火亢，液涸风动，缪仲淳所谓'内虚暗风是也'，治宜滋阴息风，阿胶鸡子黄汤主之。"[3]何廉臣说："因五气化火，火必就燥，液涸风动，每致痉瘛，舌绛且干，口干齿燥，手指蠕动，继则目窜斜视，手足瘛疭，或厥或呃，却无痰涎，脉左细劲，右浮大，指纹淡红带青，或兼淡紫，此胡在兹所谓：'阴虚阳亢，肝风上翔，猝发痉厥也'，初用阿胶鸡子黄汤，并治妇女血虚生风，见有头晕心悸，耳鸣躁扰，或发痉，或猝厥者，屡投辄效，或小定风珠（组方见方证），或鸡子黄煎（组方见方证）。若肝络尚有伏热者，用加减阿胶黄连汤（组方见方证），肺经有黏痰者，用青铅镇冲汤加竹沥、梨汁（组方见方证），终用五汁饮以善后。"[3]

病案举例

1.叶天士治朱先生，强汗劫津伤阳，妄下劫液更亡阴，两手如搐而战，舌干燥无苔，前板齿燥，目瞑口开，周身斑纹隐约，时有呃逆，此肝阳冲突，上冒肆虐，先与糜粥使胃中得濡，厥阳不致上冒，而神昏之累可已，继炙甘草、人参、生地、白芍、阿胶、麦冬[1]。

又治张，进甘药颇安，奈阴液已涸，舌强音缩，抚之干板，龈肉映血，小便欲解掣痛，犹是阴气欲绝，欲寐昏沉，午间烦躁，热深入阴之征：生白芍、炙甘草、阿胶、鸡子黄、人参、生地、麦冬、炒麻仁[2]。

2.周小农治丁阿多，伏热极炽，患疟月余，候转高热，肢振头捣，遍身振痉，肢强，脉匿，神糊谵语，汗出遗尿，变剧六日，邪陷手足厥阴，黄连阿胶汤合定风珠：洋参、寸麦冬、鲜生地、三甲、鳔胶、阿胶、鸡子黄、珍珠母、鲜石斛、青蒿、川黄连、蝎尾、童便、羚角、玳瑁、血珀、辰砂、灯心[4]。

3.王元潮治蔡某某，女，34岁。病已半月，虽经抗精神病药处理，好转不显，且有输液反应，会诊诊断为癔病，但病情仍未能得到控制，于是改用中药。症见形体消瘦，两颧潮红，兴奋躁动，齿唇焦干，持续高热38℃左右，神志时清时昧，抽搐阵作，舌光绛，脉细数。证属阴虚火炽，虚风内动，亟宜平肝息风、滋阴补血，羚羊钩藤汤加减：羚羊角1g，钩藤、生白芍、北五味、鳖甲、龟甲、白菊花、辰茯苓、阿胶各12g，生地、生牡蛎、珍珠母各30g，川石斛15g，桑叶5g。4剂后体温渐退，人转安静，诸证衰减，化险为夷，前方既已中的，乘胜再进。前后加减服至20余剂，能起床行走，自理生活[5]。

4.张侨保治因林某某，男，9岁，1966年夏患乙型脑炎在当地治疗半月后高热虽退，但后遗症经久不愈，遂到儿童医院住院。患儿表情淡漠，反应迟钝，言语不清，眼睛斜视，口角有时流涎，左手拘挛不能握物与伸直，左脚走路脚尖落地。需人扶助，每天夜热早凉（T 37.5~38℃）。证属温热之邪深入肝肾，阴血亏损，虚风内动。拟滋血养肝、柔筋息风，仿三甲复脉化裁：生地、天花粉、菖蒲、鳖甲、牡蛎、龟甲、白芍各15g，甘草、麦冬、丹参各10g，当归、木瓜、寄生各6g，羚羊角粉1g（冲服），10剂。浓煎，频频饮服。二诊：说话较清楚，眼睛已不斜视，口角不流涎，左手能伸，但还不能握物，左脚能走两三步，体温已正常，舌红，脉弦细。宗前法去牡蛎、龟甲、鳖甲，加薏苡仁、地龙、络石藤各10g，再进10剂。三诊：说话清楚，记忆力增强，左手能拿馒头吃，但左脚还站不稳，舌质不红，便较稀，饮食较差，四肢乏力，阴虚好转，阳气不足，仍宗前方增益气健脾之品：白芍、当归、白术、木瓜、寄生、丹参各10g，黄芪、薏苡仁各15g，苍术、甘草、牛蒡子各6g，羚羊角粉1g（冲服），5剂后，饮食增加，四肢温和，精神好转，左手能端碗，左脚扶着木棍可以行走。以后回家继续服药，现已痊愈[6]。

引用文献

[1] 徐衡之，姚若琴.宋元明清名医类案[M].长沙：湖南科学技术出版社，2006：529.

[2] 叶天士.临证指南医案[M].上海：上海卫生出版社，1958：248.

[3] 俞根初.重订通俗伤寒论[M].上海：上海科学技术出版社，1959：97，194，243，245，429，430.

[4] 周小农.周小农医案[M].上海：上海科学技术出版社，1962：92.

[5] 王元潮.羚羊钩藤汤加减治疗癔病[J].浙江中医药，1982，17（9）：413.

[6] 张侨保.温病发热治法四则[J].江西中医药，1983，（1）：6.

二、心肝风阳证（风阳证合病1）（7候）

心肝风阳证，为心肝阳气偏亢之证。多系操劳或思虑过度，以致君相之火失宁，心阳肝阳内盛而成；或由心阳亢盛，引动肝阳；或由肝阳偏亢，激动心阳，所以古人喻之为"木火通明"。阳火过盛，阴液必伤，故心肝风阳证，多兼心肝阴液不足，心火肝火内盛之变，阴不配阳，阳亢则风动。轻则上冒空窍，内扰神明，可见不寐，心悸，烦躁，小儿夜啼，梦游以及头痛，眩晕等，重则冲逆致厥，蒙闭心神，而有中风（类中）、肝厥、惊痫、狂躁、痴呆等急重病症。其治则总当镇潜心肝之亢阳，清降君相之偏炽，兼养心肝之阴液，然后则君火清明，相火归位，阳气自秘。

证候别称：肝阳上亢，肝风上翔，阴虚阳亢，厥阳上冒，痰蒙心窍，风阳入络。

病名：[**中医**]眩晕，头痛，偏头痛，耳聋，自汗症，不眠，烦躁，梦游症，小儿夜啼，郁证，脏躁，痴呆，癫证，心风症，行经发狂，惊痫，阳痫，子痫，虚劳，心悸，类中风，中风闭证，风中经络，肝厥，瘿瘤。

证候系统：详见图3-2-15。

本证———心阳亢盛候、心神失宁候
转证———阳气亢逆候、阳气厥逆候
兼证———阴虚阳浮候
夹证———木火郁遏候、木火闭厥候
变证———阴竭阳厥候

图3-2-15　心肝风阳证证候结构图

（一）心阳亢盛候（心肝风阳本证1）

心肝风阳证·心阳亢盛候，系由心阴渐耗，不足以配心阳，而致心阳偏亢之候。

通称：心阳内动。

内含病例：[**中医**]不眠，烦躁，郁证，脏躁，癫证，行经发狂，虚劳，心悸。[**西医**]癔病，心传导阻滞。

病因病机：心肝风阳虚逆，良由操劳或思虑过度，或因惊恐，渐致心阴不足，心阳偏亢，内扰心神，以致神志不得宁静。

证象组合：阴虚+阳浮+神扰

主症：【**阴虚失养**】**症象**：①形容消瘦，神气衰减。②头晕目眩。③盗汗。**舌象**：舌淡而带青。**脉象**：①虚弦。②脉弦细。③脉弦细带数。

【**神志不宁**】**症象**：①心悸。②心神不能自主，善惊易恐，坐卧不安。③善哭易怒，无故自悲，涕泣不止，如神灵所作，半夜哭叫不休。④噩梦萦绕，多梦易醒。⑤失眠，虚烦不寐。⑥烦躁不安。⑦夜半忽烦躁如狂。⑧行经神志不清，胡言乱动，狂笑喊叫。**脉象**：数，脉弦数。

副症：【**阳气浮越**】**症象**：①两颧微赤。②心悸，心神恍惚，忽忽如有所失，健忘。③沉默不语，如痴如呆，不欲饮食。④时吐涎沫，呕吐痰涎。

宾症：【**津液消灼**】**症象**：①咽干口燥。②溺赤。**舌象**：①舌质鲜红。②舌呈绛色。③边尖红根部乳头突起。④苔微黄而糙。**脉象**：数急。

治则：当以清养阴液为主，兼以镇心安神；养阴以配阳，则阳气自潜，不复有亢扰之虑。

方证

1.酸枣仁汤加味证：沈仲圭方[1]。清肝宁神法，治虚劳，虚烦不寐，噩梦萦绕，心悸盗汗，头目眩晕，咽干口燥，脉弦细。

酸枣仁15g，甘草3g，川芎6g，夜交藤15g，生地、茯苓各12g，知母、天冬各9g，生龙牡各15g。

2.百合龙琥甘麦大枣汤证：魏长春方[2]。养阴清热，宁心安神，治郁证，脏躁，癫证，性情怪僻，善哭易怒，心神恍惚，失眠健忘，哭甚伴呕吐痰涎，溺赤等。

百合10g，龙齿、浮小麦各15g，琥珀3g，炙甘草6g，红枣7g。

论著和讨论

心阴不足以配心阳，致心阳内亢，心神不得安宁，本证候见症如心悸，不眠多梦，善惊易恐，喜哭多怒，烦躁不安等。如亢阳上蒙，可致心神恍惚健忘，甚则沉默不语，如痴如呆等，但必兼见阴虚内热之脉症，方为阴虚阳亢之候。仲景曰："妇人脏躁，喜悲伤欲哭，象如神灵所作，数欠伸，甘麦大枣汤主之。甘草三两，小麦一升，大枣十枚。"（《金匮要略·妇人杂病脉证并治》）还有惊则气乱，心神不能自主，心悸善惊易恐，坐卧不安，多梦易醒，饮食少思，脉象数或虚弦，宜镇心安神为主，佐以补心养血之品：磁朱丸，寐中惊醒加龙齿、牡蛎重镇之品。

本候固当镇心安神，但更当清滋阴液以涵养心阳为要。陈士铎说："人有无故自悲，涕泣不止，人以为魅凭之也，谁知为之故乎。夫脏躁者，肺燥也。《内经》曰：悲属肺，肺之志为悲。肺经虚则肺气干燥，无所滋润，哀伤欲哭之象生。虚则补母，正善于补肺耳。方用转愉汤：人参、茯神各三钱，甘草二钱，小麦、白术各五钱，大枣十枚，水煎服。用加味参术汤妙：人参、天花粉、生地各五钱，白术、麦冬各一两，水煎服。"[3]

病案举例

1.**赖良蒲**治（虚烦不眠案）：何某某，女，32岁，因久患失眠，诸药无效。形容消瘦，神气衰减，心烦不寐，多梦纷纭，神魂不安，忽忽如有所失。头晕目眩，食欲不振，脉象弦细，舌呈绛色，两颧微赤。疗法：议用养心宁神法，以酸枣仁汤增减主之：北野参、知母、百合花各9g，朱茯神、白芍、夜交藤各12g，炒酸枣仁、珍珠母各24g，川芎、粉甘草各3g。水煎。另用老虎目睛1.5g研末冲服，连服13剂，便能酣卧，精神内守，诸证豁然[4]。

2.**魏长春**治郁证（神经官能症）：徐某某，女，49岁，1964年12月22日初诊。烦躁不宁，严重失眠，心悸，气促，两手瘛疭，面容胖而微浮、色红，脉弦，舌红，苔薄，曾服西药，疗效不显，拟单方图治：杜百合30g，夏枯草15g。2剂。二诊：药后睡眠可达5小时，面容红润，治已奏效。杜百合30g，夏枯草15g，柏子仁、杞子9g。5剂。三诊：夜晚已能安卧，心悸、气促亦平，两手抽搐未作，但梦多、耳鸣，脉缓，舌色红润。拟平肝、宁神、补肾：杜百合30g，夏枯草、制首乌、怀牛膝、红枣15g。5剂。四诊：眠食正常，神志安宁，偶有耳鸣，脉缓，舌润。原法增损再进，巩固治效：杜百合30g，夏枯草15g，枣仁25g，广木香3g，红枣9g。5剂。按：神经官能症，其所现之证甚多，但与《金匮要略》所述之百合病颇有相似之处。本案宗仲景之法，亦以百合为主药。百合味甘平，能安心定神，治腹胀心痛，利大小便，润肺止咳，夏枯草味甘辛寒，清热散结，有补肝、明目、安神之效。清·张隐庵说："百合与夏枯草同用，有安眠之效。"临床应用，确有疗效[2]。

3.**潘澄濂**治癔病：张某某，女，21岁，素性静默寡言，婚后3日晚，突发哭笑无常，继则沉默不语，如痴如呆，不欲饮食，唯欲溲便，自知解带登厕，苔微黄而糙，边尖红，根部乳头突起，脉弦细带数。婚前3日行经已净，忙于备嫁，深夜不寐，系营阴亏损，坎离不交，心神躁乱，拟大剂养血宁心：生地、百合、淮小麦各30g，炙甘草、知母各9g，红枣10枚，龙骨、酸枣仁各12g，生牡蛎、龟甲各20g，朱神15g，广木香2.4g。2剂哭笑消失，能入寐4~5小时，原方加减调理，20余日而愈[5]。

4.**李斯炽**治心阴不足，心阳偏亢：陈某某，男，38岁，得心悸病近10年，脉律不齐。起病因思想遭受刺激，长期处于紧张状态，西医诊断为心传导阻滞。诊得脉象数急，舌质鲜红，此属心阴不足、心阳偏亢，用甘寒育阴之法：丹参、南沙参、玄参、柏子仁、天冬、麦冬、杭芍、牡蛎、龙骨、怀山药各9g，夜交藤12g，甘草3g。3剂。二诊：服上方后病情大有好转，心中已不累跳，脉律逐渐调整，舌质已稍转淡。仍本前法立方，因病程较久，嘱其常服以巩固之。南沙参、女贞子、旱莲草各12g，丹参、玄参、天冬、朱麦冬、柏子仁、牡蛎、龙骨各9g，桃仁6g，夜交藤、怀山药各15g，甘草3g[6]。

5.**朱南孙**治董某某，女，18岁，月经17岁初潮，临经受惊。以后每次行经神志不清，胡言乱动，狂笑喊叫，饮食起居不能自理，四肢厥冷，时吐涎沫，约发作1周，经期过后自行恢复正常。脉弦数，舌红。辨证为营阴不足，火燔作狂，拟养血清镇：鲜生地、牡蛎各30g，鲜沙参、磁石各9g，龙骨18g，钩藤（后下）12g。服药4剂，神志清朗。次月行经，未现神志症状[7]。

引用文献

[1] 沈仲圭.治肝十法[J].新中医，1981，(10)：15.
[2] 浙江省中医院.魏长春临床经验选辑[M].杭州：浙江科学技术出版社，1984：19，180.
[3] 柳长华.陈士铎医学全书[M].北京：中国中医药出版社，1999：937.
[4] 赖良蒲.蒲园医案[M].南昌：江西人民出版社，1965：116.
[5] 潘澄濂.论"热入血室"——兼谈癔病的证治[J].浙江中医药，1982，17(10)：436.
[6] 成都中医学院.李斯炽医案·第1辑[M].成都：四川人民出版社，1978：51.
[7] 朱南孙.妇科四期神经精神症状治疗体会[J].浙江中医药，1978，4(5)：7.

（二）心神失宁候（心肝风阳本证2）

心肝风阳证·心神失宁候，多由烦劳激动心肝之火，火扰神明，致心神不得安宁之候。

通称：心神不安。

内含病例：[中医]不寐，梦游症，小儿夜啼，类中风。[西医]经前期紧张症。

病因病机：心肝风阳蕴蒸，由烦劳过度，心火内动，激动肝火，扰乱于内，耗伤津液，致君火不明，相火失位，阳火内动，心神不得安宁之候。

证象组合：气热+神扰

主症：**【神志不宁】症象**：①失眠，睡眠不安，幻梦纷集，多梦多惊，时惊醒。②心烦极易烦躁，经前烦躁，烦躁不宁，神志不清。③易怒而喜疑。④梦中惊起，启门而出，跌仆田野荒丘，依然沉睡。⑤小儿夜啼。

副症：**【津气蕴蒸】症象**：①面稍红。②口青唇红。③咽痛。④胸胁均胀。**舌象**：①舌尖微红，苔微黄。②苔黄垢。③舌苔中根黄腻。**脉象**：①六脉弦左关独盛。②脉弦数。**指纹**：青紫。

宾症：【津液消灼】症象：①喉干。②耳鸣。**舌象**：舌红苔薄腻。**脉象**：①脉细弦。②脉虚。

治则：当清降心肝之火，镇潜火肝之阳，以安心神；然阳火内盛，阴液有伤，故仍当兼以清滋阴液，以涵养其阳火，则阳火易降而不复再起。

方证

1.清滋安神汤证：施今墨方[1]。治熬夜劳神，咽痛喉干，胸胁均胀，苔黄垢，六脉弦左关独盛。

石斛、生龙牡、鲜石斛、云茯苓、云神、炒远志、白蒺藜、佩兰叶各10g，生地、鲜生地、酒制黄芩、磁朱丸（北秫米12g同包）、焦山栀、青竹茹、陈皮炭、建曲、半夏曲各6g，酒黄连3g。

2.朱砂安神丸合磁朱丸证：熊继柏方[2]。清心泻火，安神镇肝定魂。治火热内扰神魂，心烦耳鸣，多梦多惊，舌红苔黄，脉弦数。

生地60g，黄连18g，甘草15g，当归、煅磁石各30g，建曲18g，蜜丸，朱砂9g水飞为衣，黄豆大，早晚各服30丸。

论著和讨论

1.施今墨说："年壮多火，繁劳致肝阳上亢。"[1]心肝之火盛，化风上升，阳亢内扰，心神不宁，本证候虽以心神不宁症象为主，但必兼见心肝火旺，内热伤液之脉症，虽当镇心安神，然必清降心肝内火，清滋心肝阴液，火降自无扰乱心神之患。

2.小儿夜啼：张玉珍按：有寒有热，此例患者，夜啼半年有余，久治无效。详察脉证，为邪热乘心、肝热痰滞之候。投以钩藤、蝉衣、象牙丝、白芍、麦冬平肝解郁，清热除烦，使心肝之邪热得清。这是结合小儿"肝常有余"之特点：配云苓、谷芽、冬瓜仁健脾消滞化痰，使脾旺而滞自消，无滞不成痰，是照顾小儿"脾常不足"之特点，尤妙者，佐以淡竹叶清热除烦，凉心利尿，外透风热，诸证同治，标本兼顾，半载沉疴，一剂取效[3]。

病案举例

1.施今墨治温某，男，34岁，出差繁劳，生活不规律，致咽痛喉干，胸胁均胀，极易烦躁，睡眠不安，时时惊醒，饮食不佳，苔黄垢，六脉弦左关独盛。年壮多火，繁劳致肝阳上亢，清肝胆热，以安神为法（组方见方证），2剂。前后8剂，火退神安，如法调养[1]。

2.程门雪治类中风：邹某某，男，成年，下虚上实，肝阳化风上升，烦躁不宁，神志不清，脉虚弦。先平肝潜阳，安神定志：珍珠母、生石决明各15g，青龙齿、淮小麦各12g，川黄连1.5g，枳实2.4g，竹茹、盐橘红、竹沥夏各4.5g，朱灯心1扎，钩藤、辰茯神、炒酸枣仁各9g，1剂。诸恙有转机，原法加郁金4.5g、瓜蒌皮9g，1剂[4]。

3.罗元恺治刘某，女，1岁3个月，小儿夜啼，眼白色蓝，面稍红，环口青唇红，舌尖微红，苔微黄，指纹青紫。心肝火盛兼风热，平肝清热，除烦消滞：钩藤8g，云茯苓15g，谷芽10g，蝉衣、白芍、寸麦冬、淡竹叶各6g，象牙丝、冬瓜子各12g。3剂[3]。

4.熊继柏治龙某某，男，14岁，梦中惊起，启门而出，跌仆田野荒丘，依然沉睡，甚则走出五里之外，迁延半载，自觉心烦耳鸣，多梦多惊，舌红苔黄，脉弦数，为火热内扰神魂之候，当清心泻火、安神镇肝定魂，朱砂安神丸合磁朱丸（组方见方证），二料竟瘳[2]。

引用文献

［1］祝谌予等.施今墨临床经验集［M］.北京：人民卫生出版社，1982：216.

［2］熊继柏.朱砂安神丸合磁朱丸治愈夜游症1例［J］.中医杂志，1981，（11）：62.

［3］广州中医学院.罗元恺医著选［M］.广州：广东科学技术出版社，1980：239.

［4］上海中医学院.程门雪医案［M］.上海：上海科学技术出版社，2002：93.

（三）阳气亢逆候（心肝风阳转证1）

心肝风阳证，阳气亢盛，阳亢风动，风阳上逆，而成阳气亢逆之候。通常称之为肝风上翔，其见症以空窍症象显明，但必以阳气上浮、上冲之症象为主要特征，且病势亦较为急剧。

通称：肝风上翔。

内含病例：［中医］头痛，偏头痛，失眠，眩晕，脏躁。［西医］高血压，高血压性心脏病，梅尼埃病，精神分裂症。

病因病机：心肝风阳蕴逆：肝阳化风，冲逆于上，外则扰于清空清窍，致空窍不得宁静，内则扰乱心神，则神明无主；厥气上冲，病颇急剧。

证象组合：阳浮+气逆+神扰

主症：【阳气浮越】症象：①面色发红。②面色潮红。③自诉烘热难忍。④体悬如飞。⑤口渴喜饮。**舌象**①舌边红，苔薄白。②舌红苔黄燥。**脉象**：①脉细数虚。②脉弦劲。

【清空不宁】症象：①头痛头胀。②偏头痛。③头晕目眩。④独头摇动。

副症：【清窍不利】症象：①目睆睆无所见。②耳鸣。③舌体颤抖。

【气机冲逆】症象：①气粗似喘，言语模糊。②头剧痛时泛恶，恶心呕吐不止。③纳呆嗳气。④昏厥发作时有气上冲，手足强直，口不能言。

宾症：【神志不宁】症象：①烦躁不宁，急躁易怒。②夜寐不安，心悸少眠。③心跳气短。④恍惚多疑。⑤烦闷悲哭。⑥噩梦惊恐。**舌象**：舌尖红苔薄腻。

【络脉不和】症象：①腰酸。②筋脉拘挛。③颈项强硬。④目紧闭。⑤舌体颤抖。**舌象**：舌淡带青。**脉象**：脉弦细。

治则：当急予重镇，顿挫其上冲之势。佐以息风安神，以安其内，务使其亢阳下潜，则可望风息而神静。

方证

1.建瓴汤证：张锡纯方[1]。治肝阳上亢而致的头目眩晕，耳鸣目胀，心悸健忘，失眠多梦，脉弦硬而长。也用于高血压属肝阳上亢者。

山药、怀牛膝各30g，代赭石24g，龙骨、牡蛎、生地黄各18g，生白芍药、柏子仁各12g。铁锈水煎服。

2.芍药枣仁汤证：程门雪方[2]。治偏头痛，目睆睆无所见，心悸少眠。

白芍、青葙子、谷精球、钩藤各4.5g，杭菊6g，煅石决明24g，炙远志3g，绿豆衣、淮小麦各12g，抱茯神、炒酸枣仁、柏子仁各9g，桑麻丸12g，荷叶边1圈。

3.平安汤证：黄文东方[3]。治头痛失眠年余，精神反感兴奋，详见病案4。

石决明、珍珠母、夜交藤、淮小麦各12g，钩藤、菊花、丹参、赤芍、合欢皮、鲜竹叶各9g，炙甘草4.5g。

论著和讨论

本证候因肝阳化风，上逆清空，厥气上冲，有升无降，病势急促，出现头痛眩晕，偏头痛，烦躁不寐，独头摇动，面色发红，目紧闭，舌体颤抖，心慌气短等症，其治则当急急投以重镇之品，以顿挫其上逆之势。程门雪认为："肝阳之升扰于上者，投石类、介类以重镇、潜降，不能完全使之下降，常须加入辛凉清泄之品如薄荷、钩藤、桑叶、菊花、蔓荆子之类，使之从上而散，具有'在上者因而越之'（这个'越'字不作'吐'字解）之意，是为'从治'之法。肝火既旺、重镇、潜降之外，常须加入清肝药如丹皮、山栀、苦丁茶、龙胆草、黄芩之类，清其气火，使之从下而泄，是为'逆治'之法。"[2]

黄文东等按："本例以高年血虚为主因。血不上养于目则目病；不养于心则心不宁；不润于大肠则便艰；不涵于肝，则阳亢而偏头痛。病出一源，而见征于上下。但养血之药，缓不济急，程（门雪）老采取柔肝、养心，轻剂以治本；平肝泄风、安神明目、润约通肠，复方以治标。肠通则肝阳可降，有'釜底抽薪'之义，桑麻丸用于此症，有此两重作用。"[2]

病案举例

1.程门雪治邹某某，女，老年，偏头痛，目睆睆无所见，心悸少眠，大便艰燥，苔薄，脉虚弦。高年病杂，标本兼顾治之（组方见方证）[2]。

又治庄某，男，37岁，肝升太过，右降不及，烦躁不宁，头痛偏右，眩晕不清，筋脉拘挛，夜寐不安，大便艰，苔薄腻，脉虚弦。甘麦大枣合百合地黄汤加味：野百合、淮小麦各30g，生地12g，炙甘草4.5g，炒酸枣仁9g，生牡蛎、珍珠母（先煎）各15g，红枣4枚，5剂。二诊：前诊用百合地黄、甘麦大枣合法，尚合度，烦躁不寐、头偏痛，眩晕已瘥，筋脉拘挛，依然如故，仍守原法加重：野百合（先煎）3g，大生地12g，淮小麦30g，炙甘草4.5g，炒枣仁（研）9g，左牡蛎、珍珠母（先煎）各15g，红枣4枚，5剂。按：程老合甘麦大枣，百合地黄两方，以治烦躁不宁，夜寐不安，头痛偏右，眩晕不清之症。前者养心安神，后者滋补心肺，佐以珍珠母、合欢花等平肝解郁。服药5剂，已初见成效[2]。

2.黄文东治秦某某，女，20岁，头痛失眠年余，仅能睡1个小时左右，精神反感兴奋，纳呆，常有嗳气，舌淡而带青，脉弦细，此肝阳上升扰动心火，胃失和降，拟平肝潜阳、和胃安神（组方见方证），20剂后改天王补心丹调理[3]。

3.李英麟治肝风眩晕（高血压、高血压性心脏病、梅尼埃病、脑炎后遗症）：李某某，女，35岁，独头摇动，面色发红，目紧闭，舌体颤抖，心慌气短，声音低微，舌尖红苔薄腻，脉细弦，着重平肝息风：生地、白蒺藜各9g，天麻、生石决明、白芍、生牡蛎各12g，天竺黄、钩藤各6g，全蝎1.5g。3剂症大减，唯不易入睡，去全蝎加酸枣仁。20剂，症状消失。[4]

4.张雨农治高血压：胡某，女，68岁，患者体胖，有10年高血压史。近因婆媳争吵，突然头痛剧烈，恶心呕吐不止，急约余前往诊治。查血压220/120mmHg，面赤，舌红苔黄燥，脉弦劲。盖肝为厥阴风木之脏，最易动风，善怒者，木火自生，挟气血上冲脑部所致，唯平肝息风、安胃降冲法可挽沉舟。于是即拟张锡纯之建瓴汤救治（组方见方证）。上方服5剂后，诸症大减，已不呕吐，偶有昏晕，善太息，纳差，血压180/90mmHg。看来上亢之肝阳已息，然气郁尚在，当以疏肝解郁、重镇降逆为治。仿旋覆代赭石汤化裁，拟方：旋覆花21g，半夏、郁金、柴胡各9g，丹参、赭石、生杭菊、生龙骨（先煎）、生牡蛎（先煎）、生杜仲各15g，生甘草3g[5]。

5.梁元水治王某某，男，61岁，有肝炎病历史，经常头昏眼花，腰背酸痛，少寐多梦，纳谷不馨，倦怠乏力，曾于1979年9月服用人参有效。1981年8月，因家务过重，前症发作，伴有午后、夜间潮热，又购吉林白参1支，煎汁，2天内饮毕，至暮，面色潮红，气粗似喘，言语模糊，自诉烘热难忍，体悬如飞，眩晕头胀，口渴喜饮，伴有恶心。查体温37.2℃，血压148/92mmHg，舌边红，苔薄白，脉弦劲。系误服人参，引动肝阳，即投：代赭石、莱菔子（研吞）各30g，旋覆花、钩藤、白菊花各10g，生地黄15g，生甘草3g。服后，当夜症情大减，次日续服1剂而安[6]。

引用文献

[1] 张锡纯.医学衷中参西录[M].石家庄：河北人民出版社，1974：515.

[2] 上海中医学院.程门雪医案[M].上海：上海科学技术出版社，2002：77，111.

[3] 上海龙华医院.黄文东医案[M].上海：上海人民出版社，1977：53.

[4] 李英麟.中医肝病理论在临床上的运用[J].江苏中医，1965，(5)：1.

[5] 张雨农.旋覆代赭石汤临证应用体会[J].新中医，1978，(3)：36.

[6] 梁元水.误服人参三例[J].浙江中医药，1982，17(10)：452.

（四）阳气厥逆候（心肝风阳转证2）

心肝风阳证，肝阳暴涨，阳升风动，厥阳上逆，上冲空窍，内闭心窍，转成阳气厥逆候，古称之为大厥、薄厥，后世称为中风、类中风、肝厥、子痫等病症。

通称：肝风内动。

内含病例：[**中医**]类中，中风闭证，子痫，肝厥。[**西医**]癔病性昏厥，脑溢血。

病因病机：心肝风阳闭厥，如《素问》所谓："血之与气，并走于上，则为大厥"，"血菀于上，使人薄厥"。或以其人真阴素亏，肝阳易动；或久伤思虑，心阳外越；心肝阳亢，内风鸱张，上冲则蒙蔽清窍；且诸风掉眩皆属于肝，足厥阴逆传手厥阴，则风邪上乘心包；阳升风动，多挟痰挟火，闭塞神明，横窜经隧，而成痉厥重证。

证象组合：阳浮+空窍+神扰+神闭+气逆+络脉

主症：【**阳气浮越**】**症象**：①面赤气粗。②壮热39.7℃不退。**舌象**：①舌红绛无苔。②舌紫绛无津。③舌红赤，上有滑液。**脉象**：①脉多弦滑。②脉浮弦而大，左尺重按似有似无。

【**清空不宁**】**症象**：①头眩昏眩。②头痛。

【**神志蒙闭**】**症象**：①神志昏迷。②牙关紧闭，两手握紧。③二便失禁。**舌象**：①舌苔厚腻。②苔腻浊。**脉象**：①脉弦细数而紧。②脉象不扬。

副症：【**清窍不利**】**症象**：①喉有痰鸣。②脑溢血猝倒，面红痰鸣。

【**气机冲逆**】**症象**：①胸胁气逆。②呼吸气粗。

宾症：【**神志不宁**】**症象**：①多惊多怒。②时而躁扰。③彻夜不眠，惊惕不安。

【**络脉不和**】**症象**：①瘛疭，抽搐频频，不能自主。②半身不遂，强直偏废。③口眼㖞斜，舌强言謇。④目合项强。⑤口角流涎。

治则：急则治其标，当以潜阳息风，以平其上冲之势，而救其厥，所谓"镇敛浮越，平戢孤亢"；清心化痰，以开其窍，而通其闭，闭厥既解，则可化险为夷，步入坦途，再作他图。不然则一厥不返矣！

方证

龙牡潜镇汤证：《通俗伤寒论》载方[1]。治昏厥不语，脊强，头摇搐搦。

龙齿、珍珠母、牡蛎、生白芍、海蛤壳、白薇。

论著和讨论

1.本证候总由心肝风阳暴升，上蒙清窍，内闭心窍，而成闭厥急重之证，以其发病猝暴，痉厥并臻，系风阳所致之急重险候。古人有“厥回则生，不返则亡”之说，姚国美曰：“在肝则头眩瘛疭，胸胁气逆，多惊多怒，宜肝风天麻散：天麻、川芎、人参、羚羊角、犀角、乌蛇、钩藤、菊花、柏子仁、酸枣仁。”[2] 故其治则当急急予以潜阳息风、清心开窍以救其闭厥，此急则治标之法。待厥回神苏，再议他图，以调其本。

2.奚凤霖经验：周长发按：中风一证，唐宋以前均以外风为因，金元以后偏以内风为主。而李东垣以气虚、喻嘉言以正虚立论。奚老对于治疗中风一证，兼收并蓄，随证而用，颇有心得。临证之时，尤其重视舌象。本例舌绛无津，结合临床症状，断定为阴虚风动之证，立法从阴着眼。急当救标，一俟神志转清，即养阴以息风，祛痰以清心，火息风静而阴自复，痰除心清而神自苏[3]。

3.谢昌仁经验：用清肝息风、化痰通腑法治疗脑溢血的经验，他认为症状多有头痛昏眩，面赤，半身不遂，口眼㖞斜，舌强言謇，大便秘结，舌苔厚腻，脉多弦滑。皆为肝阳暴张，阳升风动，挟痰挟火，横窜经隧，蒙蔽清窍，重者多能化险为夷，轻者可日臻康复。方剂常以大承气汤、增液承气汤、麻仁丸等化裁。主要药品：天麻、桑叶、白薇、石决明、菊花、白蒺藜、钩藤、橘红、橘络、川浙贝母、竹沥夏、瓜蒌皮仁、竹茹、天竺黄、风化硝炒枳壳。神志不清加石菖蒲、郁金、牛黄清心丸或至宝丹；半身不遂，加桑枝、秦艽、地龙；口眼㖞斜，加全蝎、白僵蚕；身热加连翘、黄芩、黄连；大便不解加大黄、火麻仁；湿痰加胆南星、茯苓，去菊花、竹茹；呕恶加左金丸；咳嗽加杏仁、冬瓜子；卧不安加茯苓、酸枣仁、远志[4]。

病案举例

1.**张会川等**治重症脑溢血：刘某某，女，37岁，头晕、右侧肢体活动障碍加重一天多，神志昏迷已4天，血压180/120mmHg，6年前因“脑血栓形成”致右侧肢体障碍，本次发病经西医抢救4天，血压高至250/150mmHg持续不降，深度昏迷，手足抽搐，时而躁扰，壮热39.7℃不退，面赤气粗，喉有痰鸣，牙关紧闭，两手握紧，右肢强直偏废，二便失禁，请中医会诊，舌红绛无苔，脉弦细数而紧，乃肾阴亏耗，肝阳暴动，气血上冲颠顶，挟痰热蒙闭心包，发为中风闭证，治以芳香开窍、清化痰热、重镇潜降：菖蒲、山栀、郁金、橘红、橘络各9g，天竺黄4.5g，生石膏、生代赭石各60g，生白芍、生石决明各30g，知母12g，钩藤15g，牛膝24g，局方至宝丹1丸，呼之能应，但不能答，热稍退，体温39℃，血压降至210/138mmHg，去山栀加竹叶、白薇，至宝丹改安宫牛黄丸1丸，神志基本清醒，能回答简单问题，体温38.5℃，血压192/130mmHg，原方续服，搬动病人后突然转剧，血压升至200/150mmHg，神志又昏迷，原方入活血化瘀：菖蒲、郁金、钩藤、杏仁、橘红、橘络、水蛭各9g，生代赭石、天花粉各30g，生石决明60g，天竺黄4.5g，生地、牛膝、赤芍、白芍各15g，党参、桃仁各12g，1剂即清醒，血压150/110mmHg，病情日趋好转，回家调养[5]。

2.**李斯炽**治王某，男，60岁，因紧张恐怖，脑溢血猝倒，面红痰鸣，牙关紧闭，脉浮弦而大，左尺重按似有似无，舌红赤，上有滑液。以六味地黄丸滋养肾阴为主，加潜阳息风、豁痰开窍为辅：生地、丹皮、竹茹、白芍、泽泻、茯苓、枣皮、牡蛎、龙骨各12g，山药15g，石菖蒲9g，远志6g，3剂。神志稍清，前方加桑枝30g、牛膝9g，3剂。症状减轻，遂随症加减而愈[6]。

3.**王元潮**治梁某某，男，24岁。患者于双夏期间劳累过度，加上情志不畅，导致旧病复发。症见彻夜不眠，惊惕不安，抽搐频频，不能自主，口角流涎，沉默不语，偶有大小便失禁，进食被动，病已1周。舌质红、苔薄黄，脉弦滑。体温37.8℃，扁桃腺左（+++），右（++），白细胞13.2×10^9/L。诊断为癔症性精神病。证属肝阳浮越，内风扰动，治宜息风止痉、清热化痰，羚羊钩藤汤加减：羚羊角2g，钩藤、辰茯苓、僵蚕、天竺黄各12g，生地30g，石决明20g，生白芍15g，象贝母、竹茹、地龙各10g，冬桑叶6g，蜈蚣2条，并结合针刺。前后用药20余剂，痉愈出院[7]。

4.**奚凤霖**治中风神昏（脑血管意外）案：徐某，男，72岁，神志昏迷已3天，呼吸气粗，口鼻㖞斜，目合项强，喉间隐隐痰声，大便4日未行，舌紫绛无津，苔腻浊，脉象不扬。年逾古稀，液涸阴竭于先，水不涵木；风阳上扰，更加体胖多痰，风阳挟痰堵塞神明之窍；证属中风闭证（脑血管意外）。急以平肝息风、豁痰开窍，以救急于万一；俟神志转清，当从阴论治：①羚羊角、珍珠粉1g，万氏牛黄丸2粒研末，用温开水调后鼻饲。②石菖蒲注射液5支加入补液中静脉滴注。用药1天后，神志逐渐转清，有时能睁眼，自知欲小便；继续用药1天，通下腑垢黏腻浊臭颇多，神识渐苏，呼吸转平，痰声消失。当议养阴息风，清心豁痰：桑叶、菊花、生白芍各10g，生地16g，生石决（先煎）、钩藤（后下）各30g，陈胆星5g，川黄连1.5g，干菖蒲6g，瓜蒌15g，礞石滚痰丸（包煎）30g，羚羊角粉（化服）1g。服药3天后神志渐清，继以育阴潜阳、平肝息风、清心豁痰类药施治：①桑叶、菊花、麦冬、枳壳各10g，生石决（先煎）、钩藤（后下）、生白芍各30g，玄参11g，竹茹、生地各15g，陈胆星5g，瓜蒌20g；②更衣片3片，每日3次，吞服。4天后，神清，大便通畅，四肢活动无碍，舌红，津少，脉细带滑。再以养阴益气，生津清暑调治：太子参、瓜蒌、玄参各15g，麦冬10g，五味子、杏仁、生地各5g，桑皮、生白芍各15g，生牡蛎30g（先煎），六一散30g（包煎）。服药4天，诸症悉除，病愈出院[3]。

引用文献

［1］俞根初.重订通俗伤寒论［M］.上海：上海科学技术出版社，1959：425.
［2］姚国美.姚国美医学讲义合编［M］.北京：人民卫生出版社，2009：157.
［3］周长发.老中医奚凤霖治疗神昏谵妄案四则［J］.上海中医药杂志，1983，(12)：14.
［4］谢昌仁.用“清肝息风化痰通腑法”治疗脑溢血的体会［J］.江苏中医，1965，(15)：25.
［5］张会川等.对一例重症脑溢血的治疗体会［J］.中医杂志，1965，(2)：19.
［6］成都中医学院.李斯炽医案·第2辑［M］.成都：四川科学技术出版社，1983：31.
［7］王元潮.羚羊钩藤汤加减治疗癔病［J］.浙江中医药，1982，17(9)：413.

（五）阴虚阳浮候（心肝风阳兼证）

心肝风阳证·阴虚阳浮候，系由心肝阴液不足，以致心阳肝阳偏亢所致，通常称之为阴虚阳亢，亦常称肝阳上亢。

通称：阴虚阳亢，肝阳上亢。

内含病例：［中医］眩晕，自汗。**［西医］**高血压，冠状动脉硬化性心脏病，甲状腺功能亢进症，甲状腺囊肿。

病因病机：心肝风阳虚逆，病起心肝阴液不足以配阳气，阳不入阴，阴不制阳，以致心肝阳气偏亢，内扰心神，上逆空窍，而成阴虚阳浮之心肝风阳兼证。

证象组合：阴虚+阳浮

主症：【阴虚失养】症象：①形瘦神疲色苍。②面色萎黄。③手足心热。④夜间盗汗。⑤筋肉瞤动。⑥手颤。⑦筋脉拘挛。⑧腰腿酸疼。⑨四肢无力。**舌象：**①舌红中剥，苔薄腻。②舌红边缘齿痕。③舌有裂纹，苔微白，④舌淡红苔薄白。**脉象：**①脉两寸尺沉细有力。②脉沉细尺弱。③脉虚弦。④脉数弦细。

【阴液消涸】症象：①五心烦热，恶热喜冷。②口燥咽干。③口干欲饮，口腻而干。④唇紫。⑤鼻痂干结。⑥食欲亢进。⑦中脘钝痛，大便如柏油样。⑧大便干燥，尿黄。**舌象：**①舌正无苔。②舌光红或黯红。③舌质暗红不华而干，苔薄黄。④苔糙腻、舌尖红点。⑤舌苔中根黄腻。**脉象：**①脉弦细数，不耐重按。②脉弦数重按有力。③脉沉弦细数。

副症：【阳气浮越】症象：①面色红润。②嗜睡汗多，自汗不止，夜间更甚。③睡卧心神昏乱，稍定而时易汗出。④活动后稍有气急。**脉象：**脉两关弦数。

【清空不宁】症象：①头晕。②头目昏眩。③偏头痛。④颈项强痛。

宾症：【清窍不利】症象：①目眩。②耳鸣。③目睛微突。④眼花两目干涩，左目视物不清。

【神志不宁】症象：①心慌短气。②心动悸，悸惕。③虚烦少寐，失眠多梦。④烦躁不宁。⑤夜寐不安。⑥性急易怒。⑦喜疑，易受惊恐。

治则：当以清滋心肝之阴液为主，则潜阳息风之效更著。病关心神，故养心安神之品，亦不可少。此不同于单纯肝阳亢盛之治，必得滋阴以潜阳，方可冀其效。

方证

1.柔肝息风煎证：胡在兹方[1]。何廉臣曰：“治肝阴虚，内风上冒神明，兼挟痰涎而为。”失心癫狂，延久不愈。此方专柔肝育阴，息风除涎而愈。

制首乌、黄甘菊、辰茯神、当归、川石斛、川续断、郁金各9g，蒺藜、远志各4.5g，川芎、明矾各2.4g。

2.增液合镇肝息风汤加减方证：刘保尚方[2]。柔阴潜阳。治高血压日久，肝失涵养，风阳上扰，头晕耳鸣，腰腿酸疼，心动悸。

玄参、寸麦冬、生地、丹皮、白芍、牡蛎、石决明、牛膝、石斛、女贞、旱莲草或单用玄参60~90g代茶，便秘加苁蓉、柏子仁，胸痛脉结代加三七、丹参、桃仁，肢麻加地龙、桑枝。

论著和讨论

1.本证候，阴虚以致阳亢，非滋其阴，则不能摄其阳。亢阳上浮，扰于空窍，故见症亦以清空、清窍症象为主，但必见有阴液不足之脉症，如心动悸、五心烦热、舌光红等，方为阴虚阳亢之候，治则虽当潜阳息风，但必兼以清滋阴液，使阴能配阳，则阳气自潜。

2.肝肾阴虚、风阳上扰型高血压脑病：刘保尚认为，多因劳累或恼怒引起，或高血压病日久，内热燔灼肝肾津液，致肝失涵养，风阳上扰，头晕耳鸣，腰腿酸疼，心动悸，五心烦热，失眠多梦，舌光红或黯红，脉弦细数，此型大多患病日久，血压以舒张压高为主，治以育阴潜阳，增液汤合镇肝息风汤加减方（组方见方证），便秘加苁蓉、柏子仁，胸痛脉结代者加三七、丹参、桃仁，肢麻加地龙、桑枝[2]。

病案举例

1. **蒲辅周**治自汗：许某，48岁，女，素有头晕、目眩、汗多，1周前昏倒不省，血压80/20mmHg，醒后心慌短气，头晕目眩，嗜睡汗多，夜间更甚，脉两寸尺沉细有力，两关弦数，舌正无苔，属肝热阴虚，肝阳不潜，兼心血不足，宜滋阴潜阳，兼养血宁心，酸枣仁汤加味：酸枣仁、白蒺藜、女贞子各9g，知母、川芎、炙甘草各3g，珍珠母、石决明、龟甲各12g，茯神、怀牛膝、地骨皮各6g，汗出大减，改为丸剂，滋阴养血为主而缓治之：炒柏子仁60g，枸杞子、地骨皮、炒酸枣仁各30g，寸麦冬24g，当归、石菖蒲、茯神、炙甘草各18g，玄参30g，干生地90g，蜜丸每丸9g，早晚1丸恢复正常[3]。

2. **程门雪**治田某某，男，54岁，水不济火，引动肝阳上亢，失眠多梦，头痛偏左，舌红中剥，脉数弦细。滋水济火，平肝潜阳：生地、煅龙齿、夜交藤各12g，珍珠母18g，天麦冬、细斛、辰神、炒酸枣仁、菊花、钩藤各9g，夜合花6g，炒丹皮4.5g[4]。

3. **孙宝楚**治眩晕：吴某某，女，37岁。诊脉细弦而数、不耐重按，苔糙腻，舌尖红点，口腻而干，头晕，悸惕，动则泛恶呕吐。病从时令风温而起，表邪解后，肝阳偏亢，此眩晕呕恶之所由来也。冬桑叶4.5g，双钩藤、天花粉、云茯苓、生白芍、生酸枣仁各12g，川石斛9g，制半夏6g。按：本方宗叶氏凉肝安胃、息风缓晕之旨，半夏、云茯苓宣通脘间之格，服后即觉症减，不再呕恶。唯头晕未除，再服5剂，诸羔悉愈[5]。

4. **沈仲圭**治肝阳眩晕（高血压）：伍某某，女，74岁，头目昏眩，颈项强痛，四肢无力，鼻痂干结，大便干燥，尿多而黄，脉沉细尺弱，舌有裂纹，苔微白，血压250/160mmHg，为肾阴不足、肝阳上亢，投养阴平肝，佐以息风：玄参、寸麦冬、牛膝、茯苓各12g，代赭石、生龙牡各15g，钩藤、菊花、远志、蝉衣各6g。3剂头晕见减，血压230/110mmHg，心悸胸闷，脉弦细，去赭石、玄参、蝉衣、麦冬、茯苓，加菖蒲、白蒺藜、女贞子、茺蔚子各9g，丹参、首乌各12g，磁石15g，3剂，血压190/100mmHg，胸闷心悸略减，但下肢关节肿痛，脉细数有歇止，舌剥，除茺蔚子、牛膝、龙骨、女贞，加羌活、独活、鸡血藤各9g，随访1月血压趋平且稳定[6]。

5. **陈大年**治经前期紧张症：盛某，素体肝气肝阳易动，经前烦躁易怒而喜疑，夜寐不安，幻梦纷集，前日经转颇多，头目眩晕，舌苔中根黄腻，脉细弦。种种见症皆属于肝，拟调其气而潜其阳，和其营而清其热，参以息风豁痰、安神定志。生石决明（先煎）30g，炒甘菊、炒远志、姜半夏、炒白芍、炒丹皮、炒竹茹各4.5g，带芯连翘、煅龙骨（先煎）、双钩藤（后入）、赤茯苓、白蒺藜、炒当归各9g。王大增按：女子以血为用，肝体阴而用阳，肝阴不足则肝阳易亢，故见经前、经行时烦躁易怒，头晕目眩。本案以养其阴而潜其阳，和其营而平其肝，并兼化痰浊法治之。调理数周而诸症解矣[7]。

引用文献

[1] 俞根初.重订通俗伤寒论［M］.上海：上海科学技术出版社，1959：295.

[2] 刘保尚.高血压脑病医案一则［J］.新医药学杂志，1976，(10)：46.

[3] 中国中医研究院.蒲辅周医案［M］.北京：人民卫生出版社，2005：40.

[4] 上海中医学院.程门雪医案［M］.上海：上海科学技术出版社，2002：110.

[5] 孙宝楚.学习和运用叶天士养胃阴法的体会［J］.新医药学杂志，1977，(6)：39.

[6] 陆文彬.沈仲圭老中医临床治验选析［J］.中医杂志，1980，(4)：13.

[7] 王大增.著名中医妇科专家陈大年的临床经验［J］.上海中医药杂志，1983，(11)：11.

（六）木火郁遏候（心肝风阳夹证）

心肝风阳证·木火郁遏候，系风阳夹痰夹郁之证。心肝阳气内亢，为气痰郁遏，不得发越于外，而蒙蔽于内，神明不能自主，通常亦称痰蒙心窍。

通称：痰蒙心窍。

内含病例：［中医］痴呆，脏躁。［西医］神经官能症，煤气中毒。

病因病机：心肝风阳郁遏，由其人素怀悒郁，痰自内生，痰气郁遏，心肝阳气不得发越，而偏亢于中，挟气痰蒙蔽心神，致心火不明而神蒙，相火失位而游移，是为木火郁遏之候。

证象组合：气郁+神蒙+神扰+阳郁

主症：**【气机不宣】症象**：①胸胁满闷，嗳气频。②咽中似物堵塞。③有时觉气向下行，呼吸困难，腹部左侧动悸亢进，腹直肌拘挛紧张。**舌象**：舌质润，苔薄白。**脉象**：①脉沉弦涩。②脉沉细不畅。③脉弦缓无力。

【神志不清】症象：①抑郁不乐，神智迷蒙，精神恍惚，多疑善虑，意识反应迟钝。②健忘殊甚，精神呆板，行为拙笨。③口呆语迟，语声低微不清。④舌颤唇杵。⑤四肢动作失灵。⑥不语不寐，悲伤欲哭，独处房中，怕见外人。⑦耳中时闻语言声，听后更增烦闷。

副症：【神志不宁】症象：①心悸怔忡。②夜寐不安，失眠。③急躁易怒。④噩梦引起惊恐。

宾症：【阳气不和】症象：①面色无华，神疲乏力。②耳鸣头昏。③头痛不已，剧痛时引起泛恶。④周身走窜疼痛。⑤腰酸，两腿活动无力，白带甚多。⑥伸舌颤动，两手平伸振颤。**舌象：**苔白，舌苔薄腻。**脉象：**①脉弦有力。②脉细数。

治则：当平肝潜阳、镇心安神、清火息风之外，佐以涤痰宣窍以解其郁蔽，则君火自明，而相火归位矣。

方证

1.调气养神汤加味证：肖守贵方[1]。治心悸怔忡，多疑善虑，周身走窜疼痛，见病案3。

生地、柏子仁各15g，熟地、天冬、天竺黄（后下）、菖蒲各10g，生龙牡各30g，远志、甘草、甘松各6g，朱砂3g，陈小麦20g，铁锈水煎药。

2.镇肝摄神汤证：何世英方[2]。滋阴清热，平肝镇摄，治煤气中毒后，无记忆力，不识家门，神情呆滞，不知羞耻，睡眠少，舌尖红，舌苔白腻，脉滑略数。

合欢花、菖蒲、女贞子、竹叶、益智仁各10g，莲子心5g，浮小麦25g，首乌藤、生龙牡各15g。

论著和讨论

本证候因于气痰郁遏，心肝阳气内亢，蒙蔽心神，其见症亦以神志症象为主，如失眠、忧郁、恍惚、多疑、幻听、悲哭，黄文东说："属'脏躁''郁证'范畴。患者情志抑郁，思虑过度，以致心气亏耗，脏阴不足。《金匮要略》说：'妇人脏躁，喜悲伤欲哭，象如神灵所作，数欠伸，甘麦大枣汤主之。'即指此症。所谓'象如神灵所作'，非真有'神灵'，说明病人可以出现各种幻觉，如本例出现耳中闻人语声之类。"[3]

治则上当于潜阳息风之外，参以除痰通窍，以除其郁遏。然病关情志，更当怡情自遣，宽怀调养，方可望其痊愈。黄先生以下列医案为例说："故用小麦以养心气，甘草、大枣甘以缓急；夜交藤、胆星、菖蒲、郁金以安神宣窍解郁，铁落、蝎蜈以平肝息风止痛。二诊时出现'尿感'症状，故加黄芩、知母以清化湿热。治疗后头痛由剧痛减为微痛，由全天持续痛减为数天仅有一次小痛；睡眠渐见好转，且能午睡；各症明显减轻或已消失。治疗1个月余，缠绵已久之症日见向愈，故情绪亦由忧郁而渐趋开朗。"[3]

病案举例

1.施今墨治神经官能症：田某，男，37岁，2个月前受重大刺激，神智迷蒙，健忘殊甚，目呆语迟，口唇颤抖，四肢动作失灵，舌颤，苔白，脉弦有力。肝气郁结，络脉阻滞，治以通瘀活络、疏肝镇静：龙胆草、僵蚕、天麻、酒制川芎各5g，忍冬藤、银花、生龙骨、牡蛎、黄菊花、生蒲黄、制全蝎、酒地龙、节菖蒲、炒远志各10g，钩藤12g，炙甘草3g[4]。

又治张某，女，60岁，煤气中毒急救后，精神失常，不说话，不睡觉，人似痴呆，经常以手抱头，二便不能控制，生活不能自理，六脉均弦沉，取则有涩象。诊断：一氧化碳中毒后遗神经官能症，心脑无权，气血阻滞，当通络脉，调气机：朱茯神、朱寸麦冬、炒远志、地龙、酒归、蒲黄、节菖蒲各10g，桑寄生、桑枝各18g，磁朱丸（北秫米12g同包）、茺蔚子各6g，酒龙胆草、酒川芎各5g，白蒺藜、钩藤各12g，全蝎3g，白薇6g[4]。

2.黄文东治精神分裂症：李某某，女，48岁，头痛持续不已，剧痛时引起泛恶，抑郁不乐，烦躁易怒多疑，恍惚耳中时闻语言声，听后更加烦闷，时悲伤欲哭，睡眠甚差，噩梦惊恐，耳鸣头晕，腰酸带多，神疲乏力，面色无华，脉细数。甘麦大枣汤加味：炙甘草、郁金、菖蒲、胆南星各9g，大枣5枚，铁落60g，淮小麦、夜交藤各30g，蝎蜈片6片。7剂。二诊：月经来潮，性情急躁，头痛较以往经期减轻，余症如前。日前小便频急而痛，尿常规检查见白细胞满视野，曾服西药抗菌药片，胃中不舒，现已停服。原方去大枣、菖蒲，加黄芩、知母，7剂。……六诊：每次均以初诊的处方为基础稍加化裁，每次服药7剂。经1个多月的治疗，头痛、心烦、梦多等症均明显减轻，平时已未闻耳语，仅安静时偶有出现，睡眠改善，日夜可睡9个小时，情绪开朗，脉细，苔薄腻[3]。

3.肖守贵治张某某，女，25岁，心悸，怔忡，多疑善虑，周身走窜疼痛，夜寐不安，有时数日不能入睡，胸胁满闷，嗳气频，咽中似物堵塞，有时觉气向下行，呼吸困难，症状繁多，难以感述，经地区医院、市三人民医院、部队222医院多处求治均诊为神经官能症，症状时轻时重，终未根除，如此年余。细询患者起病之初乃因夫妻反目，啼哭2日夜未寐而得。遂以调气养神汤加味方（组方见方证）5剂，药后当晚即酣然入睡，后即方略为加减，调理月余，诸症向安，并嘱其怡情自遣，宽怀调养，方能求其症永不复作[1]。

引用文献

［1］肖守贵."调气养神汤"治疗神经性疾患［J］.中医药学报，1984，(2)：39.
［2］杜明等.我市名老中医何世英治疗脑病验案举隅［J］.天津中医，1985，(6)：34.

［3］上海龙华医院.黄文东医案［M］.上海：上海人民出版社，1977：200，203.
［4］祝谌予等.施今墨临床经验集［M］.北京：人民卫生出版社，1982：193，195.

（七）阴竭阳厥候（心肝风阳变证）

心肝风阳证·阴竭阳厥候，系由肝阴消竭，心肝阳亢，厥阳上逆，蒙闭神明之急重病证。通称为厥阳上冒，可见于昏厥、类中风、阳痫等急性发作。

通称：厥阳上冒。

内含病例：［**中医**］类中风，阳痫，子痫。［**西医**］脑血栓形成，癔病性昏厥，子痫，更年期综合征继发性癫痫，癫痫大发作。

病因病机：心肝风阳厥脱：由阴液枯竭，肝阳亢盛，阴不摄阳，厥阳上逆，蒙闭神明，甚至阴竭致脱。

证象组合：阴虚+阳浮+风动+气脱

主症：【**阴液消涸**】**症象**：①潮热盗汗。②面色枯萎。③目涩少神。④咽干舌燥。⑤大便坚燥。**舌象**：①舌质红净而滑。②舌质暗红干晦。③苔薄根微腻。④苔腻。**脉象**：①脉虚弦劲急。②脉弦细劲数。③脉沉细弦。

【**阳气浮越**】**症象**：①面色微红。②两目流血。③颜面浮肿。④大汗。⑤神迷。⑥昏厥不语。⑦突然晕倒，不省人事，二便失禁。**脉象**：脉浮细而滑数，左寸为甚。

副症：【**清空不宁**】**症象**：①头晕，眩晕。②头痛。③目花。④耳鸣。

【**络脉不和**】**症象**：①舌不能伸，舌体颤动。②目吊口噤。③肢掣，抽搐，突然四肢酸麻抽搐，继则周身僵直，二目紧闭。④四肢颤抖。⑤足甲剧痛。⑥腰酸肢麻，胁痛。

宾症：【**气机冲逆**】**症象**：①呕吐气逆。②食入则呕。③口吐白沫。④胸闷心慌，咽中梗塞，似有物阻。

【**神志不宁**】**症象**：①夜眠不稳，烦躁易怒，心悸善惊。②神思恍惚，悲伤忧郁，耳有幻听。

【**气虚脱绝**】**症象**：①昏睡，神志不清，喃喃自语，唇缓不收，口角流涎。②心慌，肢凉自汗。**舌象**：苔白。**脉象**：脉沉细。

治则：当滋养阴液，潜阳息风，清心安神，以平其厥逆而醒心神，使痉厥不作，免致脱绝。然而夹痰者，仍当参以化痰开窍，以防内闭之患。

方证

1.玉竹钩藤汤证：李斯炽方[1]。治脑血栓形成，昏睡，神志不清，详见病案1。

丹参、玉竹、女贞子、牡蛎、钩藤、竹茹各12g，寸麦冬、茯神、柏子仁、知母各9g，白芍15g，远志、石菖蒲各6g，甘草3g。

2.三甲复脉汤加味证：何炎桑方[2]。治更年期综合征并发癫痫，详见病案3。

龟甲、鳖甲、生地、牡蛎各24g，阿胶、柏子仁、麦冬各12g，白芍、大枣各18g，炙甘草4.5g，小麦、磁石各30g，朱砂3g研和。

3.滋阴平肝定痉息风方证：周兆民方[3]。治脏阴亏虚，肝风内动，夹气郁痰阻致厥。详见病案5。

大生地20g，石决明（先煎）30g，大百合15g，白芍12g，白蒺藜、钩藤、白僵蚕、广地龙、郁金、明天麻各10g，九节菖蒲、玫瑰花各3g。

论著和讨论

1.本证候特点：本证候阴液枯竭，厥阳无制，阳亢生风，挟痰阻窍，其发病仓促，病势急剧，痉厥昏倒，甚至厥脱，厥回气返者多，厥脱不返而亡者少。故其治则以养阴滋液，潜阳息风并重，以平其冲逆；参以清心安神，并能怡情自保，可望其不复再厥。

2.白金丸加味治癫痫：何炎桑按：癫痫由更年期综合征继发者，临床少见。而病者出现一系列心肝肾三脏阴阳乖戾之症状，非单用白金丸可治。治病求本，故加用三甲复脉汤滋肾阴、潜肝阳，合甘麦大枣汤养心气，缓肝急，磁朱丸摄肾气，镇心神，与白金丸豁痰通窍多方配合，所谓“奇之不去则偶之”，始能收效[2]。

3.子痫：王渭川按：本证虽见双目出血，实非血证，而是子痫前驱之兼见证。患者肝肾阴虚，临盆期近，子在母腹，阴虚火炽，经脉空疏，精不养神，气不养筋，肝风内动，此即子痫发动之源。肝开窍于目，足厥阴属肝，足甲属肾，肝肾阴虚火炽，亦即目出血，足甲痛致病之根。证虽少见，但与妇女经不下行，反从鼻腔、乳头，眼目流血者，其理正同。此系中医基本理论观点。据此观点施治，大体上符合客观实际[4]。

病案举例

1.李斯炽治胡某某，男，成年，脑血栓形成，昏睡，神志不清，喃喃自语，唇缓不收，口角流涎，舌不能伸，舌体颤动，舌质红净而滑，面色微红，左手足不能活动，脉浮细而滑数，左寸为甚。为心阴亏损，阳亢生风，挟痰阻窍，确定养阴通络、潜阳息风、豁痰开窍（组方见方证）4剂。神志渐清，左肢渐能活动，加意调补气阴[1]。

2.何炎燊治更年期综合征并发癫痫：张某某，50岁，48岁时月经紊乱，症状蜂起，某医院诊断为更年期综合征，断续治疗经年未效。次年春，突患头痛甚剧，继而眩晕呕吐，随即昏迷抽搐，经某门诊部急诊处理后苏醒，诊断为脑血管痉挛。3个月后又发作1次，2小时后自行恢复。此后发作渐频，而症状与前有异。每于工作、吃饭或睡眠时，突然尖叫，随即跌仆，眼翻吐沫，四肢抽搐频频，面青唇紫，继而鼾睡沉沉，搐搦亦止，醒后茫然不知，而疲惫不堪。渐至半月一发，中西医都诊断为继发性癫痫，而治疗未效。1973年冬来诊，须数人挟扶。自述眩晕头痛，目花、耳鸣，心悸气逆，腰酸肢麻，潮热盗汗，咽干舌燥，诸症莫可名状。加以神思恍惚，悲伤忧郁。且月经淋漓，时断时续。脉弦细劲数，舌质暗红干晦，苔腻。家人代诉，服抗癫痫西药，虽能使癫痫发作减轻，而症状并无改善，反损胃口，甚至食入则呕，若停药，则癫痫发作加重。乃以白金丸加味治之：郁金90g，白矾、半夏、胆南星各45g，远志、九节菖蒲各30g，茯苓60g，米糊为丸，每服6g，日两服。服后，癫痫发作减轻，间歇时间亦长，然症状亦无改善，生活不能自理。乃令其一面服食白金丸不辍，同时加用汤剂三甲复脉汤加味（组方见方证）（有时缺龟甲、鳖甲，则以龙骨、珍珠母代之）。此药服2剂后，病者即自觉轻快。自此汤丸并进，治之两月，癫痫不发，诸症减七八，月经亦止。嘱其丸剂长服半年，汤剂每四五天服1剂，1974年秋已恢复工作，至今健康良好[2]。

3.周兆民治姚某某，女，32岁，病起岁余，初因产后匝月，家中口角相争，自觉胸闷气塞，四肢麻木，日久渐感精神抑郁，夜眠不稳，烦躁易怒，心悸眩晕，大便坚燥，耳有幻听，夜深人静之际，常觉户外有人唤呼。至上月5日，突然四肢酸麻抽搐，继则周身僵直，二目紧闭，昏厥不语，经用西药后于20分钟后苏醒。赴某县医院神经科检查，诊为癔病性昏厥，因治乏效邀余诊。时患者面色枯萎，目涩少神，神情抑郁，整日悒悒不乐，心悸善惊，时或烦躁易怒。5日来，连发昏厥、抽搐3次，醒后眩晕肢麻，胸闷心慌，咽中梗塞，似有物阻。苔薄根微腻，舌质红，脉沉细弦。证属脏阴亏虚，肝风内动，夹以气郁痰阻致厥。治则：滋阴平肝、定痉息风为主，辅以理气化痰（组方见方证），4剂。二诊：4日来，仅昨日发生四肢轻度抽搐1次，10余分钟后自行停止，未再出现昏厥，眩晕胸闷见减，再拟滋阴养脏、平肝息风：炒生地20g，大百合15g，白芍12g，三角胡麻、炙甘草、钩藤、明天麻、广郁金、熟酸枣仁各10g，淮小麦、石决明（先煎）各30g，大枣7枚。三诊：上方连服15剂，烦躁抑郁、心悸胆怯、眩晕幻听等症显减，夜眠较安，大便转润，唯四肢时有酸麻，苔薄舌红，脉细濡，遂于上方去决明、钩藤、天麻，加阿胶、归、杞，续服30剂而获临床治愈，2年后随访，未复发[3]。

4.王渭川治管某某，女，30岁。症状：孕近10月，忽发足甲剧痛，同时两目流血，头痛。医以外感施治，头痛更甚，目血更多，呕吐大汗，神迷肢掣。目吊口噤。脉虚弦劲急。舌淡，苔薄。辨证：阴虚火炽，肝风内动，属子痫前驱证。治法：养阴濡液，平肝息风。处方：犀角尖0.9g磨冲，细生地、熟酸枣仁、旱莲草、女贞子各24g，阿胶珠、钩藤、滁菊、天冬各9g，沙参12g，仙鹤草60g。疗效：服上方3剂后复诊，肢掣渐平，目血已止，神志渐清。仍感胃气上逆，咽干，头痛，失眠。系大病后亏损未复，余波未静，再予和胃、养阴、安神之剂。沙参、茯神、玉竹、石斛、麦芽、生白芍各9g，白术、藿香各6g，女贞子、旱莲草各24g，连服4剂，全证获愈。届期分娩，母子平安[4]。

5.关幼波治周某，女，31岁，癫痫大发作，发作性心慌，肢凉自汗，四肢颤抖，继而突然晕倒，抽搐不省人事，口吐白沫，有时咬破唇舌，二便失禁，每隔二三日发作一次，平时头晕，胁痛腰酸，心悸气短懒言，颜面浮肿，有时胃脘不适，二便正常，苔白，脉沉细，平痫汤：旋覆花、党参、代赭石、橘红、杏仁、菖蒲、牛膝各10g，生地15g，木瓜、香附、首乌、藕节、酸枣仁、枸杞子、石决各12g。服药3个月，诸症大减，续服数十剂观察[5]。

引用文献

［1］成都中医学院.李斯炽医案·第2辑［M］.成都：四川科学技术出版社，1983：24.
［2］何炎燊.论育阴潜阳法的运用［J］.新中医，1977，(4)：15.
［3］周兆民.平肝息风法为主治疗癔病性昏厥的体会［J］.浙江中医学院学报，1983，(3)：25.
［4］王渭川.子痫前驱目血［J］.新中医，1977，(2)：14.
［5］北京中医医院.关幼波临床经验选［M］.北京：人民卫生出版社，2006：202.

三、肝肾风阳证（风阳证合病2）（5候）

肝肾风阳证，系肝肾阳气偏亢之证。肝肾为母子之脏，所谓“乙癸同源”，因此肝阳亢盛，可下吸肾阴，引动肾阳，古人喻为“子盗母气”。或肾阴不足，不能涵养肝脏，致肝阳偏亢，古人喻为：“母病及子”，均为肝肾同病。且多本虚标实之证，多因操劳过度，或酒色失节，或病中药误，或久病伤阴，或高年衰竭，均可致之。轻则阳亢风动，风阳上浮而为眩晕，头痛，耳鸣耳聋，头摇，振颤，麻痹等病；重则厥阳上冒而为厥，阴枯下竭而致脱；缓则窜入经络而成痛、痹之疾。其治则以镇潜肝肾之阳亢，滋养肝肾之阴液，总当以滋阴潜阳为其大法。

证候别称：肝阳上亢，厥阳上逆，肝风上翔，阴虚阳亢，阴虚风动，液涸风动，内虚暗风，血虚肝燥，阴虚阳越，虚阳浮越，戴阳，上盛下虚，下厥上竭，虚火上冒，虚阳上冒，肝风入络，风阳入络。

病名：[中医]头晕，眩晕，昏仆，头痛，经前头痛，偏头痛，暴盲，失眠，中风，类中风，小儿痉厥，产后子痫，间疟，伏热内溃，痛痹，足跟痛，头摇，手颤，肝阳震颤，麻痹。

证候系统：详见图3-2-16。

本证————肝阳亢盛候
兼证————阴虚阳浮候
转证————阳气亢逆候、阳气厥逆候
变证————阴竭阳厥候、阴竭阳越候

图3-2-16　肝肾风阳证证候结构图

（一）肝阳亢盛候（肝肾风阳本证）

肝肾风阳证，由于肝阳内亢，下吸肾阴，引动相火，上扰空窍，而成肝阳亢盛之候。通常亦称为肝阳上亢，或肝风上翔。

通称：肝阳上亢，肝风上翔。

内含病例：[中医]头晕，偏头痛，头摇，手颤。[西医]帕金森综合征，更年期综合征。

病因病机：肝肾风阳蕴逆，因肝阳挟肾火内动，上冒空窍，内扰神明，外窜经隧，消灼阴液，是为肝阳亢盛之候。

证象组合：阳浮+空窍+神扰+液灼

主症：**【阳气浮越】症象**：①目红。②下肢觉冷。**舌象**：①舌红苔薄白。②舌红有碎纹。**脉象**：①脉弦尺弱。②脉弦数。③脉弦细带数。

【清空不宁】症象：①头摇不能自主。②偏头痛。③头晕，头晕如坐舟车之中。

副症：**【清窍不利】症象**：①言謇。②目糊。③龈浮齿痛。

【神志不宁】症象：①失眠多梦。②心悸，欲卧而不安。

宾症：**【络脉不和】症象**：①肢麻手颤。②头右侧畔麻至舌尖，口眼歪斜。③筋惕肉瞤。④胁背酸痛。⑤足酸痛。

【津液消灼】症象：①口干不欲饮。②大便干结。**舌象**：舌红中剥，舌质红绛。**脉象**：脉数弦细。

治则：当镇潜肝阳为主，兼以滋养肝肾阴液、摄纳肾阳为法。不可误作火象，而予寒凉直折，则“势铸大错，唯用镇摄，方中肯綮”[1]。

方证

1.滋阴镇阳息风方证：林珮琴方[1]。滋阴镇阳息风，治厥阳升逆，鼓扇痰火，入窍入络，轻则麻瞀，甚则口眼歪斜，偏枯类中。详见病案1。

熟地12g，钩藤9g，石斛、枸杞子、茯神、白芍、牡蛎、磁石各6g，羚羊角2g，山栀、甘菊（俱炒）各3g。

2.平肝清火法证：黄文东方[2]。治头晕如坐舟车，目糊，下肢觉冷，夜寐早醒，舌红有碎纹，苔腻，脉弦细带数。详见病案2。

菊花、白蒺藜、知母、女贞子、决明子各9g，穞豆衣6g，黄柏4.5g，生地12g，珍珠母、牡蛎各30g。

3.紫石汤证：董建华方[3]。滋阴潜阳息风，治摇头风，头摇手颤，脉弦而尺弱，详见病案3。

生地24g，牡蛎、生石决明、紫石英、首乌、龟甲各30g，钩藤15g，天麻10g，鳖甲、白芍各12g，全蝎3g。

论著和讨论

本证候肝肾阳亢，灼伤阴液，风阳上扰，其见症以清空清窍症象显明，但必兼见阳浮液耗之脉症。如林珮琴说：“厥阳升逆，鼓扇痰火，入窍入络，轻则麻瞀，甚则口眼㖞僻，手足不随，偏枯类中。”[1]治则当以镇摄亢阳为主，参以清养肝肾阴液之品，务使阴液得复，浮阳下潜，方保无虞。林珮琴云：“（耳痛）凡来势骤者莫如火，老人真阴涸，故相火易炎，权用镇摄法。”（评：珮琴此论意味深长。盖火为热极，势剧炎上，一般取寒凉直折其火。但老年多属虚火，若用寒凉势铸大错，唯用镇摄，方中肯綮。）[1]

病案举例

1.林珮琴治眭氏，年近六旬，肢麻头晕屡发，今春头右畔麻至舌尖，言謇目红，龈浮齿痛。厥阳升逆，鼓扇痰火，入窍入络，轻则麻瞀，甚则口眼㖞僻，手足不遂，偏枯类中，由来者渐矣。用滋阴镇阳以息风（组方见方证）。十数服后症减，去磁石，加冬桑叶、黑芝麻。后再去钩藤、栀、菊、羚角等，加潞参，以桑椹熬膏，及阿胶和丸，渐安[1]。

2.程门雪治贺某某，男，成年，寒热之后，头眩胀未清，神疲乏力，胃纳尚香。育肾平肝，佐化湿调理：野百合、南沙参、潼白蒺藜、枸杞子、钩藤各9g，煅牡蛎、块滑石、煅石决明各12g，煨天麻、薄荷炭各2.4g，炒杭菊6g，炒白术、泽泻4.5g，荷叶边1圈[3]。

3.黄文东治李某某，男，71岁，头晕如坐舟车之中，目糊，下肢觉冷，夜寐早醒，大便干结，纳少，舌红有碎纹，苔腻，脉弦细带数。阴虚之体，肝火上升，乃下虚上盛之候，治以平肝清火法（组方见方证）[2]。

又治肖某某，女，50岁，更年期综合征，头晕心悸，夜寐不安，筋惕肉瞤，右侧胁背及下肢酸痛，纳少神疲，口干不欲饮，大便干结，月经未绝，行期无定，舌红，脉小弦。阴血亏耗，肝郁气滞，肝阳上升，冲任不调，平肝潜阳，疏肝理气：石决明、赤芍、杜仲各12g，白蒺藜、杭菊、香附、夏枯草各9g，青陈皮4.5g，茺蔚子6g[2]。

4.董建华治张某某，男，40岁，帕金森综合征，头摇不能自主，有时手颤已4年余，舌红苔薄白，脉弦而尺弱。紫石汤（组方见方证）[4]。

5.陈沛嘉治陈姓，女，45岁。1965年2月18日初诊。左侧偏头痛已20年左右，以往每隔半个月剧痛1次，历时2~3天，服头痛粉、止痛片方能缓解。近3年来，发作间隔时间逐渐缩短，每周阵发1次，经五官科、眼科检查，未有异常发现，血压正常。近日来，头痛甚剧，胃纳不振，精神较差，欲卧而不安，舌质红绛，脉弦数。此乃肝阴不足、肝胆阳亢所致。治以平肝息风、滋水涵木：生牡蛎、磁石各30g，天麻4.5g，白菊花6g，生熟地（各）12g，生白芍、冬桑叶、钩藤（后入）、枸杞子各9g。服3剂。另：全蝎8只、蜈蚣3条共研细末，分6包，早晚各吞服1包。5月10日复诊：服上方后，头痛次日即止，至今未发，胃纳日增，精神逐渐好转，夜寐甚安，仍以原方加减调治。此后曾随访：体重增加，恢复工作，头痛未见复发[5]。

引用文献

[1] 林珮琴.类证治裁[M].北京：中国中医药出版社，1997：347，378.
[2] 上海龙华医院.黄文东医案[M].上海：上海人民出版社，1977：101，103.
[3] 上海中医学院.程门雪医案[M].上海：上海科学技术出版社，2002：108.
[4] 董建华.临证治验[M].北京：中国友谊出版公司，1986：264.
[5] 陈沛嘉.中医药治疗21例偏头痛[J].上海中医药杂志，1966，(1)：22.

（二）阴虚阳浮候（肝肾风阳兼证）

肝肾风阳证，良由肝肾阴亏，不能涵养阳气，致阳气内动，浮越于上，而成阴虚阳浮之候。通常称之为阴虚阳亢，或阴虚风动。

通称：阴虚阳亢，阴虚风动，血虚肝燥。

内含病例：[中医]头痛，经前头痛，偏头痛，失眠，肝阳眩晕，震颤，麻痹。[西医]高血压，冠状动脉硬化性心脏病，神经性头痛，神经衰弱，自主神经失调，脑炎后遗症，“流脑”后遗症，肝豆状核变性，肝硬化，震颤麻痹。

病因病机：肝肾风阳虚逆，由于肝肾阴液素亏，不能涵养肝木，致肝肾阳气偏亢，古人所谓：“水不涵木，枯木生风”，近人张菊人曰：“水亏于下，阳潜于上。”浮阳潜于上，或越于外，扰于中，窜入经络，而成阴枯风动之候。

证象组合：阴虚+阳浮+神扰+空窍+经脉

主症：**【阴虚失养】症象**：①盗汗。②腰酸腿麻，脊膂觉痛。③肢体软弱。④震颤无力。**脉象**：①沉细尺弱。②脉弦左尺较弱。

【阴液消涸】症象：①口干。②肌肉消瘦。③胸中烦热。④大便秘结。**舌象**：①舌红少苔，舌红绛，舌质绛干，舌干瘦无苔。②苔薄，苔薄黄。③舌质微红。④舌红中剥而干。**脉象**：①脉细数。②脉细弦滑。③脉弦细带数。④脉象细弦而劲。

【阳气浮越】症象：①面赤轰热，口酸。②自汗。③汗出偏沮。④午后头面及周身感发热。⑤颈项强痛。⑥胸闷心悸。⑦后顶枕部灼热及胀坠感尤以晚上为甚，局部冷敷稍舒。⑧闭目畏光，脉沉细左关独弦。**舌象**：舌红暗，苔黄，舌正无苔。**脉象**：脉浮弦浮大数，脉弦略数六脉沉细，左关带弦。

副症：【清空不宁】症象：①头昏胀痛头重，头顶部有跳动感，颠顶疼痛剧烈，突然头痛如裂，二鬓作痛，②眩晕，张目便眩晕欲倒。

【清窍不利】症象：①视物昏花，角膜边缘有绿褐色环。②耳鸣耳聋。③瞤惊则益重。④言语謇涩。

宾症：【神志不宁】症象：①时明时昧。②心悸。③心烦闷乱，郁怒。④性情急躁。⑤易受惊恐。⑥失眠，⑦少寐梦多。

【经脉不和】症象：①头皮发麻，手小指发麻。②肢体颤动，头、手及全身颤抖，不能自主，每发战栗，床皆震动。③两手瞤动不已。④髌痉挛及踝痉挛。⑤行走强直欲倾倒，肢体僵直。

治则：当滋其阴以涵养其阳，然肝肾阳气已亢，又必清镇之品以制其亢。费绳甫云："阴虚于下，阳升于上，灼津耗气，津亏气弱，不能卫外而砥中，非峻补真阴，苦以坚之，介以潜之，断难获效。"[1]

方证

1.滋肾养肝汤证：章真如方[2]。治肝木失养，肾水不足，肝肾相及，致肝肾阴虚，详见论著。

女贞子、旱莲草、当归、生地、麦冬、沙参、白芍、白蒺藜、生首乌、枸杞子、生龙骨、生牡蛎。

2.滋阴平肝汤证：李斯炽方[3]。育阴柔筋，潜阳除湿，治高血压、冠心病，肾阴亏耗，肝筋失养，头昏胀痛，视物昏花，面赤口酸，体困乏力，耳鸣盗汗，下肢浮肿，舌红黯苔白滑，脉浮弦。

女贞子、旱莲草、白芍、钩藤、牡蛎、龙骨各12g，制首乌15g，枸杞、菊花各10g。

3.头痛方证：秦伯未方[4]。治突然头痛如裂，张目便眩晕欲倒，胸中烦热，详见病案3。

牛膝、茯苓、寸麦冬、阿胶、白芍、钩藤各10g，冬瓜仁、竹茹各12g，生地、龟甲、珍珠母各15g，丹皮8g，羚角粉3g冲服。

论著和讨论

1.本证候因阴虚以致阳亢，其见症以空窍与经脉症象显明，但必有阴虚与阳浮之脉症，林珮琴说："凡肝阳有余，必需介属以潜之，柔静以摄之，味取酸收，或佐酸降，务清其营络之热，则升者伏矣。"[5]张菊人说："前人对内伤风证，理论上虽各有所主，其实是异途同归，没有冲突。试举各家之说如下：刘河间：主火，火能生风；李东垣：主气，气化火，火生风；朱丹溪：主湿，湿生热，热生风。可见火热皆能化风，有火热便有生风的可能。至于生火、生热的原因却不止于火、气、湿，还有其他的可能。如生火原因：水不养肝、肝气怫郁（二者木生火），五志过极（尤能生火），由于火灼津液则伤血，血被煎熬则化为痰；同时血液愈伤，卫气也就愈耗。血气伤耗，日甚一日，则气血无所依附，于是风生痰涌，终于大汗出而所谓中风证就发生了。"[6]故其治则以滋阴潜阳为大法，参以息风和络，使阴液得复，而阳潜风息矣。

2.章真如：（许寿仁）先生对滋阴学说，也有精辟认识，他说："当时之人，肝肾阴虚居多，因操劳色欲均可伤肾，肾水不足，不能滋养肝木，肝木失养，以致肝肾阴虚，此其一；另因肝经气滞化火，肝木过旺，肝阴不足，火盛则水耗烁，故肾水不足，以致肝肾阴虚，此其二；肝藏血，肾藏精，精血同体，乙癸同源，肝病易连及肾，肾病也易连及肝，肝肾同病，此其三。所以古人立杞菊地黄汤、天麻钩藤饮、一贯煎等，都是不同的滋养肝肾法则。"我秉古人之意立滋肾养肝汤（组方见方证），用之颇著效果，实得于师之教也[2]。

病案举例

1.**李聪甫**治陈某某，男，54岁，肢体震颤3年不愈，先感手颤，继下肢软弱震颤，飘浮无力如踏软棉，头昏目眩，心悸失眠，有时心烦闷乱，汗出偏沮，不思饮食，肌肉消瘦，脉弦细带数，舌红苔少。此系肝肾阴虚，津液枯燥，筋失其养，虚阳浮动而震颤。仿三甲潜阳意，滋肝益阴，镇心安神：盐炒龟甲、珍珠母各16g，龙齿、制首乌各13g，钩藤、朱神、酸枣仁、秦艽、蒺藜、当归身、白芍各10g，炙甘草3g。服至40剂，震颤完全消失[7]。

2.**秦伯未**曾治一人，年近七旬，突然头痛如裂，张目便晕眩欲倒，胸中烦闷，呼吸短促，脉象浮大而数。因患者平素多痰，检阅前方多用平肝化痰、辛凉清泄，已经五日，不见轻减。我认为病非外感风温，又无发热，脉不相符。明属肾阴不足，肝阳化风上扰。呼吸气促亦由肾气不纳，不同于痰喘。因据前人所说下虚上实之候，即拟滋阴潜镇法，用（组方见方证）两剂后逐渐轻减，调养半月始痊[4]。

3.**陈沛嘉**治张姓，女，31岁。右侧偏头痛已15年左右，开始时每半个月至10天发作1次，2~3年后，疼痛的间隔时间逐渐缩短，且痛的程度亦逐渐增剧；近2年来，每隔3~4天即疼痛1次，发作时闭目怕光，欲眠而又不能入睡。曾经中西药物治疗，未见效。经五官科检查：未发现异常，血压115/70mmHg。西医诊断：偏头痛。症见闭目畏光，痛苦病容，神疲，脉弦细而数，舌质红，苔薄黄。思虑过度，阴虚而厥阳偏亢。治宜平肝息风，滋阴潜阳，佐以安神宁心：磁石、珍珠母各30g，桑椹子、生地、熟地、女贞子、夜交藤各12g，山羊角60g，菊花、生白芍、钩藤、青葙子各9g。服3剂。另：全蝎8只、蜈蚣3条共研细末，分6包，早晚各吞服1包。2月10日复诊：服上方后，头痛已愈，夜寐较安。再宗原方加减调治。此后曾随访：已照常工作，未见复发[8]。

4.谢其彦治刘某某，女，成人，患者于上月初开始发热，头痛，诊为流行性感冒，经治疗效果不佳，由某某医学院确诊为“病毒性脑炎”，经中西医结合治疗，病情好转，但觉后顶枕部（范围约7cm×8cm），灼热难受，并有胀坠感，西医认为是脑炎后遗症，服西药未效，有人认为是阴虚阳亢，方用六味地黄汤加阿胶、白芍等滋阴药，服后且有加剧趋势。初诊：自诉后顶枕部灼热及胀坠感约40天，尤以晚上为甚，局部冷敷稍舒，伴睡眠欠佳，二便正常，纳可，舌红少苔，脉细数，诊为阴虚阳浮，治以养阴潜阳：炙甘草9g，阿胶12g（和服），干地黄、白芍、鳖甲各24g，火麻仁18g，麦冬15g，龙骨、牡蛎、龟甲各30g，3剂，每天服1剂。二诊：服上药后，症状大减，每天只间有灼热感，且范围缩小（约3cm×4cm）。睡眠可，舌脉如前，再服上药3剂，其后随访，据说服完上药后，病情更好转，自己再照方多配，2剂，前后共服8剂而愈[9]。

5.刘炯夫治眩晕·真阴大亏、内风鸱张：解某某，女，65岁，病高血压眩晕已10余年，血压波动在210~220/110~130mmHg之间，常服降压药效不显。近由操劳过度，眩晕转甚，伴有耳鸣耳聋，心烦失眠，手足颤动，舌质绛干，脉象细弦而劲。西医诊为高血压。此阴精大亏，虚风旋扰，治当滋填真阴，息风潜阳。拟大定风珠：生地20g，麦冬12g，白芍、牡蛎、鳖甲、龟甲各15g，甘草5g，阿胶10g，五味子、火麻仁各6g，鸡蛋黄2个。4剂眩减，9剂眩平。但脉舌如前，真阴未复，上方改为丸剂常服，缓以图功[10]。

引用文献

［1］张元凯，时雨苍，杨伯棠，等.孟河四家医集［M］.南京：江苏科学技术出版社，1985：354.

［2］章真如.许寿仁先生的学术思想及其贡献［J］.新中医，1979，(5)：11.

［3］成都中医学院.李斯炽医案·第2辑［M］.成都：四川科学技术出版社，1983：76.

［4］秦伯未.秦伯未医文集［M］.长沙：湖南科学技术出版社，1983：121.

［5］林珮琴.类证治裁［M］.北京：中国中医药出版社，1997：188.

［6］张菊人.菊人医话［M］.北京：人民卫生出版社，2005：38.

［7］湖南中研所.李聪甫医案［M］.长沙：湖南科学技术出版社，1979：58.

［8］陈沛嘉.中医药治疗21例偏头痛［J］.上海中医药杂志，1966，(1)：22.

［9］谢其彦.病毒性脑炎后遗症［J］.新中医，1977，增刊(2)：15.

［10］刘炯夫.眩晕十例［J］.浙江中医药，1981，16(5)：220.

（三）阳气厥逆候（肝肾风阳转证）

肝肾风阳证，亢阳挟冲气上逆，蒙闭神明，而为阳气厥逆之候。通常亦称为厥阳上逆，或阴虚阳越，虚阳浮越，戴阳等。可见于温热病后期，为闭厥急重之证。

通称：厥阳上逆，阴虚阳越，虚阳浮越，戴阳。

内含病例：［中医］伏热内溃，小儿痉厥，产后子痫，间疟。［西医］产后子痫。

病因病机：肝肾风阳闭厥，多挟阴分内热，或上焦痰热，与肝阳内风，相煽上冒，厥阳挟冲气上逆，蒙闭神明，而成痉厥之候。

证象组合：阳浮+空窍+神闭+气逆+神扰+络脉

主症：**【阳气浮越】症象**：①额颏微汗，大汗如洗。②寒甚微而热必昏痉。③面色潮红，颧赤目垂，鼻冷，④口渴痰多。**舌象**：①舌根纯红。②舌红苔糙。③舌紫赤苔黄。④黄腻。⑤焦黄。**脉象**：①脉弦劲。②脉弦数重按少神。③脉滑动而数，微有散乱之意。

【清空不宁】症象：头痛。

【神志蒙闭】症象：①昏厥不语。②神迷。③神志昏糊。

副症：**【清窍不利】症象**：啼不出声。

【气机冲逆】症象：①呕吐。②冲咳。③冲呃。④冲厥。⑤呼吸急迫。

宾症：**【神志不宁】症象**：失眠。

【络脉不和】**症象**：①脊强。②头摇。③腰背反张。④搐搦。⑤牙关紧闭。⑥舌不能伸。⑦目吊口噤。⑧目珠上翻。**指纹**：多青紫而黯滞。

治则：当急予清镇肝阳，以平其冲逆，滋养阴液，以摄纳浮阳，略佐清热化痰之品，以开其内窍。待厥回痉止，再以滋潜调养，可望痊愈。

方证

1.龙牡潜镇汤证：《通俗伤寒论》载方[1]。治昏厥不语，脊强，头摇搐搦。详见论著。

龙齿、珍珠母、牡蛎、白芍、蛤壳、白薇。

2.黄柏猪脊髓汤证：《通俗伤寒论》载方[1]。治热伏冲督髓热者，脊强头摇，腰背反张，手足搐搦，昏厥不语，详见论著。

川黄柏、木通、石决明、鲜生地、甘草梢、冰片、猪脊髓、童便。

3.新加玉女煎证：《通俗伤寒论》载方[1]。清肝镇冲法，从景岳方加味。此为清肝镇冲、育阴潜阳之良方。详见论著。

生石膏（研）、大熟地（切丝）各18g，紫石英（研）、灵磁石（研）、东白薇各12g，怀牛膝4.5g，石决明（杵）15g，原麦冬（朱染）9g，知母6g，秋石（化水炒）0.3g，青盐陈皮3g，先用熟地丝泡取清汤，先煎三石，百余沸，代水煎药。

论著和讨论

本证候因于厥阳挟冲气上逆，猝蒙清窍，神明骤闭，其见症以猝然痉厥为主，但可兼见阳浮与冲逆等脉症。必见昏痉、舌不能伸、颧赤目垂、鼻冷额汗、口渴痰多，俞根初曰："甚则冲咳、冲呃、冲厥者，伏暑挟冲气上逆也，新加玉女煎（组方见方证），清肝镇冲以降纳之，冲平气纳，终用清肝益肾汤，以滋潜之。"[1]

治则应急于清镇肝阳、平其冲逆为主，兼以清养阴液，以摄纳浮阳，务必使冲逆得平，而痉厥可解。何廉臣说："若初起脊强头摇，腰背反张，手足搐搦，昏厥不语，牙关紧急，啼声不出，此因于热伏冲督，即《内经》所谓：'诸热瞀瘛，皆属于火也。'心肝壮火者，脉必弦劲，舌多紫赤，苔或焦黄，指纹多青紫而黯滞。"[1]"冲动者，加味青铅镇冲汤：鲜生地黄12g，生白芍4.5g，生甘草0.9g，鲜石斛6g，天冬4.5g，梨汁2瓢，竹沥1瓢，鲜石菖蒲汁1匙，先用青铅1斤化烊倾入水盆内，捞起再烊，再倾之，次取清水煎药，冲汁服；或龙牡潜镇汤（组方见方证）。髓热者，黄柏猪脊髓汤（组方见方证）。"[1]

病案举例

1.王孟英治黄鼎如母，年七十七岁。季秋患间疟，每发必加剧，寒甚微而热必昏痉，舌不能伸。三发后，颧赤目垂，鼻冷额颏微汗，口渴痰多，苔色黄腻，舌根纯红，脉弦数重按少神。此夹暑夹痰，阴虚阳越，先予苁蓉、鳖甲、楝、斛、茹、贝、燕窝、藕等二剂，颧红颏汗皆蠲，继佐参、沥、薤、麦、枇杷叶、旋覆花，去竹茹、苁蓉三剂而昏痉不作，又去薤、楝加生地、天花粉，服五日而疟休，饮食渐加，居然告愈。[2]

2.周慕丹治产后子痫，胎前患先兆子痫，产时出血颇多，产后5天血压骤升（190/120mmHg），心率130次/分，神志昏糊，目珠上翻，呼吸急迫，肢体频频抽搐，尿检：蛋白（++++），红细胞（+），白细胞（+），颗粒管型（++），经西药处理未能控制，面色潮红，爪甲色白，遍体浮肿，汗出如洗，舌红苔糙，口干求饮，脉滑动而数，微有散乱之意，证属阴血大伤，虚阳浮越，故有戴阳之象，肝阳化风，夹痰上冲，爰有厥逆之变，清宜柔阴潜阳，化痰宁心，益气清热：羚羊角粉1g，朝鲜白参、天竺黄各10g，钩藤15g，天冬、寸麦冬各10g，玄参25g，党参、茯神各12g，石决明、龟甲各30g，1剂虚阳得潜，阴津渐复，神清面白，寝食稍安，但合目汗出，脉虚细微数，舌淡红苔薄白，滋阴养血，图其根本：皮尾参、天冬、寸麦冬各10g，钩藤、地骨皮、茯苓各15g，桑寄生、石决明各30g，玄参25g，黄芩12g，橘红7g，2剂。阴血不复，则孤阳无所恋，而有浮越之象，故烦躁不寐，脉数大，便秘结，宜大补阴血，驯驭游阳：皮尾参10g，钩藤15g，珍珠母、炙龟甲各30g，地骨皮12g，橘红、天竺黄各7g，川黄连3g，黄芩12g，茯神、玳瑁各15g，阿胶珠、天冬、寸麦冬各10g，黛灯心3g，5剂阴血渐复，厥阳得平，诸症向安：党参、熟地各15g，砂仁3g，黄芩、龟胶、阿胶、寸麦冬、天冬各10g，川黄柏、橘红各7g，珍珠母30g，茯苓15g，痊愈出院，与六君六味丸调养[3]。

引用文献

[1] 俞根初.重订通俗伤寒论[M].上海：上海科学技术出版社，1959：269，424，425.

[2] 徐衡之，姚若琴.宋元明清名医类案[M].长沙：湖南科学技术出版社，2006：375.

[3] 陈苏.周慕丹治子痫案一则.[J].中医杂志，1982，(4)：70.

（四）阴竭阳厥候（肝肾风阳变证1）

肝肾风阳证，由于肝肾阴液枯竭，肝阳动风，上冒清窍，神明猝闭，阴竭脱绝，而变生阴竭阳厥之候，通常称之为肝风上翔，上盛下虚，内虚风动等，为痉、厥、脱危急重证。

通称：肝风上翔，液涸风动，上盛下虚，内虚暗风。

内含病例：［**中医**］类中风。［**西医**］高血压危重症，重型乙型脑炎。

病因病机：肝肾风阳厥脱，原本是肝肾阴亏，或因操劳过度，或病中误表，妄攻更耗其阴，激动肝阳化风，风阳上逆，而成上盛下虚之候。

证象组合：阴虚+阳浮+风动+气脱

主症：**【阴液消涸】症象**：①昼凉夜热。②口干齿燥，舌干齿黑。③口苦而渴。④耳聋。⑤尿自利，短浑黑极臭，溲少。⑥大便干结。⑦腰膝酸软，行动乏力。⑧形肉尽脱。**舌象**：①舌绛而干，舌干绛枯痿无苔，舌质瘦硬。②苔黄燥，舌绛苔薄，舌红苔腻。**脉象**：脉沉数，左脉细劲，脉弦细劲数，脉弦劲如循锋刃，脉沉弦细，两尺不及，弦小带数，脉虚。

【阳气浮越】症象：①猝厥面赤，面色苍赤，斑纹隐约。②时时欲厥，午间烦躁神迷，如寐。③厥回则痉，痉后复厥。④目赤畏热肢厥，眩晕昏厥。⑤深度昏迷状态，高热40℃。⑥口鼻或目出血，齿缝血瓣。**脉象**：右脉浮大，浮弦而大。

副症：**【清空不宁】症象**：①头目晕眩，如坐舟中，脑中鸣响，头重脚轻，如乘舟车。②耳鸣。视物昏花。

【络脉不和】症象：①筋脉拘挛，左胁痛。②手足瘛疭。③手指蠕动，手足蠕动。④肢体强直，项背强直，角弓反张。⑤全身抽搐震颤，手足颤动，手足震颤掣痛。⑥目窜斜视上视，直视，斜视，口噤，舌强，语謇，发痉。⑦四肢麻木或四肢僵硬，半身不遂。⑧筋惕肉瞤。⑨手足蠕动。

宾症：**【气机冲逆】症象**：①或厥。②或呃。③气上冲心。④干咳。⑤心中痛。⑥善噫易吐。⑦呼吸似喘。

【神志不宁】症象：①心悸。②心烦不安，躁扰。③少寐多梦。

【气虚脱绝】症象：①倦怠欲寐昏沉。②神倦瘛疭。③心中憺动，目瞑口开，时时欲脱。④喘而汗出。⑤四肢颤抖，茎缩寒战，甚则身动摇。⑥舌卷囊缩。⑦二便失禁。**脉象**：脉虚弱细促，沉微似无，寸关微散乱。

治则：当以育阴息风为主，急防痉厥。叶天士曰："阳浮独行，内风大震，议育阴息风法，必得痉止神清。"[1]

方证

1.二甲复脉汤证：吴鞠通方[2]。治下焦温病，热邪伤阴，四肢蠕动，舌干齿黑，脉沉数。

炙甘草、生地黄、白芍药各18g，麦门冬、生牡蛎各15g，阿胶、火麻仁各9g，生鳖甲24g。水煎服。

2.三甲复脉汤证：吴鞠通方[2]。治下焦温病，热邪伤阴，痉厥，心悸，舌干绛龟裂，脉细促。

炙甘草、生地黄、白芍药各18g，生牡蛎、麦门冬各15g，阿胶、火麻仁各9g，生鳖甲24g，生龟甲30g。水煎服。

3.大定风珠证：吴鞠通方[2]。功能滋液育阴，柔肝息风。治热灼真阴，虚风内动，症见神倦瘛疭，脉象虚弱，舌绛苔少，有欲脱之势者。

白芍药、生地黄、麦门冬各18g，阿胶9g，生龟甲、生牡蛎、生鳖甲、炙甘草各12g，麻仁、五味子各6g。水煎去滓，入鸡子黄，搅匀，分3次服。

论著和讨论

本证候因肝肾阴枯，以致阳亢风动，痉厥并臻，其见症以猝然痉厥为特征，最后可出现脱象，但同时可见阴枯阳浮脉症。如胡在兹所谓："阴虚阳亢，肝风上翔，猝发痉厥也。"[3]其治则当急填其肝肾阴液，镇潜其上亢之浮阳，务必阴复阳敛，则可免予厥脱。吴鞠通说："热邪深入下焦，脉沉数，舌干齿黑，手足但觉蠕动，急防痉厥，二甲复脉汤主之（复脉加生牡蛎15g，生鳖甲24g）。"[2]又说："既厥且哕，脉细而劲，小定风珠主之（鸡子黄1枚，阿胶6g，生龟甲18g，童便1杯，淡菜9g）。"[2]"燥久伤及肝肾之阴，上盛下虚，昼凉夜热，或干咳，或不咳，甚则痉厥者，三甲复脉汤主之，定风珠亦主之，专翕大生膏亦主之。"[2]然而本证候势甚危笃，如俞根初所说："然虚惫至此，亦多不及救，即幸而获救，不过十救一二而已。"[3]稍微迟缓或处理不善，则一脱难返。

病案举例

1.叶天士治余，脉细促，神迷，舌缩言謇，耳聋，四肢牵引，牙关不紧，病已月余，乃温邪劫液，阳浮独行，内风大震，议育阴息风法，必得痉止神清：阿胶6g，鸡子黄1枚，人参（秋石水拌烘）3g，天冬3g，细生地6g，白芍4.5g。又，神气稍苏，脉来敛静，五液交涸，风尚无力。滋液救其焚燎，清补和阳去热，用药全以甘寒，津液来复，可望向安：阿胶、人参、淡菜、鲜生地、天冬、川石斛[1]。

又治温邪兼劳倦，从内伤治，已获小效。独左胁痛难转侧，咳嗽气触必加闪痛。想因平素操持，肝阳易炽，营阴暗耗。面微赤而咳频，畏热烦躁，眩晕神昏，自利。议钱氏地黄汤意，栽培三阴脏阴，疏其三阳腑阳，佐以咸降理逆，谷味有加，再为进商可也：熟地、白芍、山药、泽泻、丹皮、茯苓、牡蛎、阿胶[4]。

2.**王孟英**治程芷香，今春病温而精关不固，旬日后陡然茎缩寒颤，自问不支，苔腻不渴，善噫易吐，午后进肃清肺胃方，早晨投凉肾疏肝法，果减。反复多次，每复必茎缩寒战，甚至齿缝见紫血瓣，指甲微有红色，溺短而浑黑极臭，幸上焦已清，中焦已运，亟填肾阴，清肝热：西洋参、天冬、麦冬、生地、熟地、苁蓉、天花粉、知、柏、连、楝、斛、芍、石英、牡蛎、龟甲、鳖甲、阿胶、鸡子黄之类相迭为方[4]。

3.**叶今桂**治叶某，男，14岁，风热误治，温燥清泄不效，昏迷抽搐，项背强直，角弓反张，目赤肢厥，口噤，脉弦劲，主加味三甲复脉汤：龟甲36g，鳖甲、生地各24g，石决明30g，天冬、麦冬各7.5g，杭芍、金斛各12g，玄参、白马蹄各15g，粉甘草3g[5]。

4.**何炎燊**治流行性乙型脑炎：陈某某，男，9岁，患重型乙型脑炎，经中西医治疗20天，转来我院。入院时，病孩处于深度昏迷状态，高热40℃，全身抽搐震颤，肢体强直，口噤，斜视，二便失禁，形肉尽脱，舌干绛枯萎无苔，脉弦细劲数。此暑邪深入，久羁营血，销烁真阴，内风升动为患。治宜滋肾养肝、潜阳息风，予三甲复脉汤加减：龟甲30g，鳖甲、牡蛎、石决明各24g，龙齿、生地、熟地各18g，麦冬12g，钩藤、阿胶（烊化）各9g，白芍15g。每日浓煎1大碗分次鼻饲，或加玄参、天冬、女贞之壮水，或加丝瓜络，桑枝之通络，或加竹茹、贝母、菖蒲之涤痰，并配合针治。第8天，热净神清痉止，但失语，肢体瘫痪。仍主前法与新针并治，不到1个月，神态清朗，言语流利，记忆力恢复，肢体活动如常，无后遗症出院[6]。

引用文献

[1] 叶天士.临证指南医案[M].上海：上海卫生出版社，1958：409.

[2] 吴鞠通.温病条辨[M].福州：福建科学技术出版社，2010：109，110，139.

[3] 俞根初.重订通俗伤寒论[M].上海：上海科学技术出版社，1959：245，429.

[4] 徐衡之，姚若琴.宋元明清名医类案[M].长沙：湖南科学技术出版社，2006：366，530.

[5] 福建中研所.福建中医医案医话选编（第二辑）[M].福州：福建人民出版社，1963：220.

[6] 何炎燊.论育阴潜阳法的运用[J].新中医，1977，(4)：13.

（五）阴竭阳越候（肝肾风阳变证2）

肝肾风阳证，阴液枯竭，不能涵养阳气，致亢阳上越，阴气脱绝，是为阴竭阳越之候。系厥脱险重之证，多见于热病伤阴后期，或产后阴血大伤，张仲景称之为下厥上竭，吴坤安称为虚火上冒，虚阳上冒。

通称：下厥上竭，虚火上冒，虚阳上冒。

内含病例：[中医]类中风。[西医]高血压性心脏病，产后子痫，原发性血小板减少性紫癜。

病因病机：肝肾风阳厥脱，均由阳无阴血涵养，阳亢浮越于上，阴液枯竭于下，而成张仲景所称之“是名下厥上竭，为难治”（《伤寒论》294条）。

证象组合：阴涸+阳浮+神蒙+阳脱

主症：**【阴液消涸】症象**：①忽尔尪羸。②下午潮热。③唇焦齿燥。④口干烦渴。⑤口苦不渴。⑥大渴烦躁。⑦溺短而黄。⑧便秘结。⑨热深厥甚。**舌象**：①舌绛苔少。②舌绛无津。③舌红刺如荔枝。④苔黄干。

【阳气浮越】症象：①目赤面赤颧红。②烦躁不宁。③夜热高至40℃。④夜烦惊惕。⑤不寐。⑥呕恶不纳。⑦血从口鼻，或从目出者，鼻血，大便色黑。⑧下肢遍布大小不等紫癜。⑨心中憺憺大动，甚则心中痛。⑩四肢颤抖，甚则身动摇。⑪口涎自流。⑫咯痰不咳。⑬视物模糊。**舌象**：①舌质暗红。②苔白腻。**脉象**：①六脉洪大。②脉数大。

副症：**【清空不宁】症象**：①眩晕不能转侧。②耳鸣。

【神志昏蒙】症象：①神志迷糊。②直视口噤。③气急神昏。

宾症：**【阳气脱绝】症象**：①面色苍白如纸。②全身瘫软无力。③神倦瘛疭。④手战循衣。⑤时时欲脱。⑥喘加自汗。⑦心悸时有心慌。**舌象**：①舌质淡而干痿。②舌瘦色淡。③舌淡红苔薄白。**脉象**：①脉细如丝而数疾。②脉细如无，数疾136次/分。③脉沉微似无。④脉细促。⑤六脉皆大无伦。⑥脉虚细微数。⑦脉两寸关微，至数不明，有散乱之象，两尺沉迟。

治则：欲其浮阳下潜，必先救其阴液，阴液回复，阳有所依，则不复浮越。然亢阳厥逆，如不急予镇潜，滋填之法，尤恐鞭长莫及。育阴潜阳，不可偏废，吴坤安称为养阴镇逆之法。

方证

1.益阴潜阳方证：蒲辅周方[1]。治从肝肾，益阴潜阳，治类中风，肝肾阴虚，阳越于上，见头晕目眩，四肢颤抖，甚则身动摇，详见病案2。

生龙牡、生龟甲各18g，煅石决明24g，灵磁石、酸枣仁各12g，生玳瑁、红参、川熟附片各9g，远志3g，病减，去磁石加山萸肉6g。

2.三甲复脉汤合生脉散方证：何炎燊方[2]。育阴潜阳，强心救脱，治原发性血小板减少性紫癜，详见病案3。

人参、五味子、炙甘草各9g，山萸肉、白芍各24g，阿胶、麦冬、火麻仁各15g，生地、牡蛎、龙骨、龟甲、鳖甲、旱莲草、藕节各30g，京墨3g，童便1盅。

论著和讨论

1.本证候实为阴液枯竭于下，阳气浮越于上，阳气厥脱之证，为阴脱而非阳脱，与虚阳厥脱有阴阳之别。仲景曰："少阴病，但厥，无汗，而强发之，必动其血，未知从何道出，或从口鼻，或从目出者，是名下厥上竭，为难治。"（《伤寒论》294条）或如吴鞠通所云："热邪久羁，吸烁真阴，或因误表，或因妄攻。"或如吴坤安所说："如经汗表，升提太过，以致虚火上冒"[3]，"有阴虚夹感之症，误用柴、葛、犀角升提之药发表，以致虚阳上冒"[3]；或操劳过度，或新产阴血空虚，周慕丹云："阴血不复，则孤阳无所恋，而有浮越之象"[4]，其见症虽有阳气浮越之厥脱脉症，但必以阴液枯竭之脉症为凭，方为阴竭而致厥脱之候。

2.其治则不是回阳，而是救阴，以育阴潜阳为其大法，阴液回复，则可纳其浮阳，以救其厥脱，不然，则如雷少逸所云："阴液立涸，必不可救。"[5]

3.吴鞠通曰："下焦温病，热深厥甚，脉细促，心中憺憺大动，甚则心中痛者，三甲复脉汤主之。"[3]又说："热邪久羁，吸烁真阴，或因误表，或因妄攻，神倦瘛疭，肺气虚弱，舌绛苔少，时时欲脱者，大定风珠主之。……喘加人参，自汗加人参、小麦、龙骨，悸加茯苓、人参、小麦。"[6]

4.吴坤安说：如经汗表，升提太过，以致虚火上冒，目赤颧红，大渴烦躁，呕恶不纳者，亦宜金水六君煎加麦冬、代赭石之类，养阴镇逆，汗多合生脉[3]。又说：有阴虚夹感之症，误用柴、葛、犀角升提之药发表，以致虚阳上冒，膈闷呕恶，烦躁不宁，六脉洪大，按之无力者，亦宜金水六君煎合参麦加代赭石和中，以益少阴，则阴阳和，熟睡而解矣（邵仙根评：阴虚受邪，误用升散，阴伤而阳不附阴，呕恶烦躁，脉大无根，当加育阴潜阳为是[3]）。

病案举例

1.雷少逸治四明沈某之室，诞后将匝月以来，忽然壮热汗多，口渴欲饮，多用温补，忽尔尪羸，日晡发热，愈增热补，唇焦齿燥，舌绛无津，引火归原，尤加气急神昏，六脉皆大无伦，阴液立涸，必不可救，即用甘寒生津法，加西洋参、紫雪丹治之。头煎服下，未见进退，次煎似有欲寐之形，脉率稍平，唇舌略润，但增手战循衣，此阴阳似有相济之意，然肝风又动之虞。仍守原章，佐以阿胶、龟甲，及鸡子黄，令其浓煎温服。是夜安神熟寐，热势大衰，逆证皆已以清，继以清滋补养，调理两月方瘳[5]。

2.蒲辅周治类中风：邓某，男，72岁，曾晕倒2次，头晕目眩，四肢颤抖，甚则身动摇，耳鸣口涎自流，咯痰不咳，视物模糊，口苦不渴，时有心慌，体丰面赤，脉两寸关微，至数不明，有散乱之象，两尺沉迟，舌质暗红，苔白腻，由操劳过度，肝肾真阴虚，真阳浮越，肝风将动之象。治从肝肾，益阴潜阳（组方见方证），3剂病减，去磁石加山萸肉6g，4剂晕眩基本消失，脉沉缓有力，舌正苔减，后加杜仲12g、木蝴蝶9g，蜜收膏服。患者旧有高血压性心脏病，曾服参附等药治愈，但过劳有晕倒，借肝肾阴虚，阳越于上[1]。

3.何炎燊治原发性血小板减少性紫癜：钟某某，女，14岁，反复衄血，下肢出现紫癜，经多方治疗，病情日重，经骨髓检查，符合原发性血小板减少性紫癜。治疗经月未效，劝告家人转往广州上级医院。出院前，服归脾汤加减1剂，病人自觉精神好转，遂不往广州，转来我院治疗。入院时，红细胞1.46×10^{12}/L，血红蛋白40g/L，血小板14.5×10^{9}/L。病人面色苍白如纸，鼻孔有血瘀，下肢遍布大小不等紫癜，全身瘫软无力，眩晕不能转侧，溺短而黄，大便色黑，口干烦渴，秽气可闻，下午潮热（37.5℃左右），夜烦惊惕，脉细如丝而数疾，舌瘦色淡，苔黄干。家人请求守服前方，续服前方3剂，病情并无增减，血红蛋白反下降至33g/L，即输血200ml。输血后次日鼻衄反多。家人谓前在某院，每次输血，必有鼻衄。仍力主补气摄血甘温之剂。又3日，血红蛋白又下降至30g/L，不得已，再行输血。输血后又鼻衄淋沥，再用上述止血药物效果不显。血红蛋白又降至22g/L，红细胞1.32×10^{12}/L，血小板12×10^{9}/L，是夜热高至40℃，神志迷糊，溺赤便黑，口秽烦渴有增无减，脉细如无，数疾136次/分，舌质淡而干痿，势濒于危，会诊仍主入院初议，用大剂三甲复脉汤育阴潜阳，合生脉散强心救脱，再加凉血止血之品（西药仍用上述止血药及支持疗法）（组方见方证）。服1剂，脉数稍减，116次/分，险候依然，第2剂口秽烦渴减，神志略清，4剂热退，6剂出血全止，知饥，进食流质，方中撤去京墨、藕节、童便。半月后能起坐，此后悉本此法加减，病情日好，血细蛋白日增，而血小板上升较慢。住院90天，出院时已初复健康，红细胞3.01×10^{12}/L，血红蛋白75g/L，血小板28×10^{9}/L。按：此病之关键在于出血（鼻衄、黑粪、紫癜），而出血原因究竟是脾虚不能统血，还是真阴亏损，阳不潜藏而迫血妄行，若乍看其面白如纸，肢体软瘫，似属前者，若仔细辨认则脉细数，舌干焦，口秽烦渴，潮热惊惕，确是后者无疑[2]。

4.陈艺洲治郑某，40余岁，病人目直视口噤，脉沉微似无，因思妇人以阴为主，恐阴亏太甚，以生地、玄参、鳖甲、龟甲、洋参、杭芍、粉甘草、黑豆、寸麦冬之类，嘱抉齿缓缓灌之。翌日口开目转，舌红刺如荔枝，仍用前法育阴，服10余剂愈[7]。

引用文献

［1］中国中医研究院.蒲辅周医案［M］.北京：人民卫生出版社，2005：2.

［2］何炎燊.论育阴潜阳法的运用［J］.新中医，1977，(4)：15.

［3］吴坤安.伤寒指掌［M］.上海：上海科学技术出版社，1959：卷二24，51.

［4］陈苏.周慕丹治子痫案一则.［J］.中医杂志，1982，(4)：70.

［5］雷丰.时病论［M］.北京：人民卫生出版社，1964：97.

［6］吴鞠通.温病条辨［M］.福州：福建科学技术出版社，2010：109，110.

［7］福建省中研所.福建中医医案医话选编1［M］.福州：福建人民出版社，1960：117.

第四节　虚风证类（3证11候）

虚风证，系内风之虚证，因虚而风动，风从虚起，故称为虚风。张景岳又称非风，以其症似外风，而实非外风，因而称之为“非风”，非外来之风也。通常以肾水不能涵养肝木，以致肝风内动，称为阴虚风动。然而气血不足以养肝，亦可致肝风内动，称为血虚生风，古人均喻之为“枯木生风”，属于风阳之例；而肝肾阳虚所动之风，古人有称为阴风，或风冷。

可见虚风起自肝肾，故以肝肾虚风证为虚风之本病；然而肝木过旺，必乘脾土，以致肝脾同病，故肝脾虚风证为虚风证之合病；若病势迁延，由脾及肾，而成肝、脾、肾三脏并发，为脾肾虚风证，是为虚风证之并病。

虚风证多起于阴虚，水不涵木，故其治则总当滋阴柔肝以息其风。然而风木乘脾，必伤其气血，故益气养血之法，亦不可少。古人云治风先治血，血行风自灭，即此之谓。如损及肾脏，以肾为水火之脏，不仅耗伤肾阴，肾阳亦难免损伤，故温养肾阳，亦为平息内风之法。总之风由虚起，必补虚然后风息。气、血、阴、阳失调，是为虚风之源，张景岳所谓：“空穴来风”，填塞其空穴，风自不起。

证候系统：表3-2-5。

表3-2-5　虚风证证候结构表

本病	合病	并病
肝肾虚风证	肝脾虚风证	脾肾虚风证

一、肝肾虚风证（虚风证本病）（3候）

肝肾虚风证，为虚风之本病。病由肾虚不能养肝，以致肝风内起，是肾虚以致肝风。古人喻为水不涵木，以致木枯生风，是以肾阴不足以柔养肝木，阴虚以致风动。然而肾为水火之脏，肾水不足，亦可致阴不恋阳，肾阳不得入阴，而渐耗散，肾阳渐虚之阳虚风动，古人称之为虚风暗动。此外肝为藏血之脏，肝血虚不足以养，亦可致肝燥风动，为血虚生风之候。因此肝肾虚风一证，以阴虚风动为多，血虚风动者亦不少，疾病后期，阳虚风动者，亦不乏其例。

肝肾虚风为病，多在清空、清窍与经络之间，轻则为头痛、眩晕，重则为麻痹、震颤、风痱、风瘫、风痫，急则为中风、痫、厥，缓则为痿、痹、脱发等病症。

肝肾虚风，总由肝肾先虚，然后致肝风内动，其治则总当补养肝肾之虚为主，阴虚者以滋阴柔肝以息风；血虚者以养血润肝以息风；肾阳虚者，又当温养肾阳以息风，亦寓阳生则阴长之意，张景岳谓：“善补阴者，当从阳中求阴。”是助阳亦在于长阴，阴平阳秘，内风不起，故温阳亦能息风。

证候别称：肝风上翔，肝风上翔，肝风内动，血虚生风，风火袭络，上盛下虚，阴中阳虚，肝肾亏损，阴阳两虚，精血亏损。

病名：［**中医**］头风，头痛，眩晕，阴虚眩晕，失眠，类中，中风，厥证，风痫风痱，偏瘫，痿证，虚痹，血痹，点头风，颤抖证，手颤，斑秃，全秃证，白癜风。

证候系统：详见图3–2–17。

本证————清气失宁候
兼证————阴虚阳浮候
转证————阴竭阳厥候、阴竭阳脱候
变证————阴损及阳候、阳气虚损候

图3–2–17　肝肾虚风证证候结构图

（一）清气失宁候（肝肾虚风本证）

肝肾虚风证，虚风上扰空窍，而为清气失宁之候，通常亦称之为肝风上翔，或肝风上翔，为肝肾虚风之轻证。

通称：肝风上翔，肝风上翔。

内含病例：［**中医**］头风。［**西医**］神经性偏头痛。

病因病机：肝肾虚风蕴逆，良由肝肾阴分素亏，阳亢化风，虚风内动，上扰清气，不得宁静，以致清空不宁、清窍不利。

证象组合：气蒸+空窍

主症：**【津气蕴蒸】症象**：夜不能寐。**脉象**：左数细而弦，右数细而紧。

副症：**【清空不宁】症象**：①晕痛。②左前额痛牵及左颈、顶，下后颈柱。③头眩摇摇欲扑。

宾症：**【清窍不利】症象**：左耳蝉鸣，昼夜不休。

治则：当清滋肝肾之阴液，佐以潜阳息风之品，得阴复风息，则不复上扰。若挟外风，亦可少佐轻宣升散之品，外风透解，亦有利于内风潜息。

方证

1.天羌汤证：章次公方[1]。滋阴养血、祛风镇痛，治偏头痛（属于神经性），因于营血不足，而风邪上扰者。

天麻3g，羌活4.5g，北细辛2.4g，制首乌12g，干地黄15g，酸枣仁、藁本、白芍、冬青子、桑麻丸、潼白蒺藜各9g。

2.天杞汤证：章次公方[1]。治左耳蝉鸣，昼夜不休，头眩摇摇欲扑，详见病案1。

天麻、枸杞子、当归、阿胶、白芍、五味子各9g，牡蛎60g，抱茯神、稆豆衣各12g。

论著和讨论

本证候因肝肾阴虚风动，上扰清空清窍，其见症以空窍症象为主，可兼见阴虚内热之脉症。其治则以清滋肝肾阴液为主，佐以潜阳息风之品，阴复则风自息，而清气亦自宁静矣。朱良春说：《经》曰："上气不足，脑为之不满，耳为之苦鸣，头为之苦倾，目为之眩。"此病人思虑，操劳过度，精血必耗；精血不能上注于头，故苦耳鸣、头眩。其饮食入口则吐，亦由脑而影响及胃者，"其眩瘥可，亦稍能进食"，即为明证。方用杞子、阿胶、归、芍补益精血，牡蛎、天麻、茯神安脑镇静。五味子一味，据现代药理研究，认为对中枢神经有显著的兴奋作用，并能促进代谢，提高视觉、听觉等感受器之感受作用，为治耳源性眩晕之有效药[1]。

病案举例

1.章次公治邬女，左耳蝉鸣，昼夜不休，头眩，摇摇欲扑，饮食入口则吐。近日其眩瘥可，亦稍能进食。自诉终岁操劳，思虑过度，实为致病之由。天杞汤（组方见方证）[1]。

2.许云庵治梁某，主诉左前额痛起10余年，继牵及左颈，继而及顶，由顶而下后颈柱，近来不特日间痛，甚至夜不能寐，曾留医某医院数月，无甚进展。按其脉，左数细而弦，右数细而紧，脉症合参，血少而肝阳上升，肝风内动成患。处方：七星茶合震清汤加减，用升麻、干生地、枸杞子、白芍、蝉衣、钩藤、干莲梗，2剂。3月12日复诊：晕痛稍减，照上方，升麻加至6g，并加柴胡，服2剂。3月17日再诊：减一半，夜间能睡，按前方除干生地，余仍旧，服2剂，后不复来，随访闻痛已愈，已销假上班。按：七星茶合震清汤，药味平淡，间有奇效，如梁某病已十数年，服二方加减而获平[2]。

引用文献

［1］朱良春.章次公医案［M］.南京：江苏科学技术出版社，1980：95，112.
［2］许云庵.头痛眩晕治验［J］.新中医，1977，增刊（1）：26.

（二）阴竭阳厥候（肝肾虚风转证）

肝肾虚风证，由于肝肾阴液亏损，虚风内起，上冒为厥，是为阴竭阳厥候，通常称之为上盛下虚之证。可见于类中、痫、厥等病。

通称：上盛下虚，风火袭络。

内含病例：［中医］类中，中风，风痱，厥证，风痫。［西医］一氧化碳中毒性脑病，癔病性昏厥，舌咽神经痛。

病因病机：肝肾虚风厥脱，因肝肾阴液已枯，不能摄纳阳气，阳气化风，上冒则为厥，阴液消涸，则下竭而致脱。林珮琴说："又归阴虚液亏风动之咎。最应防倾仆痰涌。"[1]

证象组合：阴涸+阳浮+空窍+络脉+气脱

主症：**【阴液消涸】症象**：①形瘦。②少寐多梦。③唇干咽痛咽干。④消谷善饥。⑤腰膝酸软，行动乏力。⑥小便短涩。⑦大便秘结坚燥。⑧便溏汗泄。**舌象**：①舌红。②光洁无苔。③红绛焦。④舌红苔腻。**脉象**：①脉细弦滑数。②脉沉弦细，两尺不及。

【阳气浮越】症象：①猝仆倒。②身发潮热。③神志昏乱，不清。④颧赤，面赤烘热。⑤牙关紧急，继则周身僵直，双目紧闭，不能言语。**舌象**：舌质红。**脉象**：脉浮弦数。

【清空不宁】症象：①眩晕头重脚轻，如乘舟车。②头痛。③咽部及颈部阵发性闪电样钻刺样剧烈疼痛，状如刀割，甚至因此晕厥。④耳鸣左耳重听。⑤视物昏花。

副症：**【络脉不和】症象**：①半身不遂，肢体偏瘫。②口眼㖞斜。③四肢麻木，全身麻木。④四肢时时挛急搐动。⑤目瞀，两目震颤。⑥舌强，舌喑。⑦言謇。⑧语塞变音。⑨吞咽不利。⑩唇麻。

【气机冲逆】症象：①痰涎阻住咽关，喉痰鸣。②胸闷。③喘气。

宾症：**【神志不宁】症象**：①心悸。②烦躁。

【气虚脱绝】症象：①面白无华。②神倦。③二便失禁。④汗出甚多。**舌象**：苔水滑。**脉象**：脉沉细。

治则：当急于滋填肝肾阴液为主，则上可摄纳浮阳，以防其厥，下可固护阴液，以防其脱。决不可见痰治痰，见风祛风，林珮琴有云："本由阴不交阳，故断无攻风劫痰之理，而应蓄水涵木兼摄虚阳。"[1]

方证

加减地黄饮子证：谢海洲方[2]。化痰开窍，活血通络，补肾荣脑。治一氧化碳中毒性脑病。详见病案4。

菖蒲、巴戟天、山萸肉、五味子、麦冬、远志各9g，郁金、石斛各12g，熟地18g，肉苁蓉30g，赤芍、益母草、钩藤各15g，石决明20g，淡鲜竹沥水20ml（冲服）。

论著和讨论

本证候因于肝肾阴液枯竭，虚阳化风上冒，厥脱堪危，发病急骤，病情重笃。其见症以清空清窍与络脉症象为显明，但必有阴虚与阳浮脉症可见。华岫云说："今叶氏发明内风，乃身中阳气之变动。肝为风脏，因精血衰耗，水不涵木，木少滋荣，故肝阳偏亢，内风时起，治以滋液息风，濡养营络，补阴潜阳……或风阳上僭，痰火阻窍，神识不清，则有至宝丹芳香宣窍，或辛凉清上痰火……若肢体拘挛，半身不遂，口眼㖞斜，舌强言謇，二便不爽，此本体先虚，风阳夹痰火壅塞，以致营卫脉络失和，治法急则先用开关，继则益气养血，佐以消痰清火，宣通经隧之药，气充血盈，脉络通利，则病可痊愈。"[3]故其治则当急亟滋填肝肾阴液为主，佐以镇摄浮阳，以息虚风，而救厥脱，稍有差误，则有一厥不返之险。

病案举例

1.**林珮琴**治孙某，高年上盛下虚，头眩肢麻，耳鸣舌强，值少阳司令，肝风内震，脉象浮洪，消谷善饥，便溏汗泄，皆液虚风动之咎。交夏火旺，遂口㖞言謇，此风火袭络，类中显然，最防倾仆痰涌。又午刻火升，头汗身热，其由来则本阴不交阳，无攻风劫痰之理。治以水涵木，兼摄虚阳。熟地五钱，五味子五分，麦冬钱半，茯神三钱，牡蛎醋研三钱，甘菊炒钱半，鲜石斛三钱，白芍二钱，川贝母钱半，丹皮一钱，阿胶水化二钱。三服诸症悉退，脉渐平，唯夜卧少安帖，此肝虚而魂失静镇也。原剂中加龙骨七分，接服无间。另订膏方，即用前味加洋参、萸肉、莲实、桑枝（取嫩者），熬膏收贮，窨退火气，每服五钱。能加意调摄，可望回春[1]。

2.**李聪甫**治中风：李某某，男，50岁，形体清瘦，忽然仆地，左半身不遂，前医用大秦艽汤10余剂，日趋沉重，全身麻木僵直，两颧潮红，唇麻言謇，语言难出，目瞀咽痛，水浆不入，神志昏愦，小便短涩，大便秘，更医以南星、半夏，须臾痰涎阻住关隘，滴水不能下咽，势甚危殆，迎余及至热盛神昏，舌绛而焦，脉弦细且数，此劳伤过度，精血内损，肾水亏于下，心火亢于上，热气怫郁，心神昏冒，筋骨不用。先用贝母瓜蒌散开痰所闭：川贝母、瓜蒌仁、麦冬、党参、胡麻仁、天花粉各6g，生地、竹茹各9g，竹叶3g，甜梨汁1盅，2剂。喉间痰鸣渐低，略能吞咽，以壮水制火，滋血清痰：生地9g，怀山药、瓜蒌仁、百合、秦艽、生黄芪、当归身各6g，山茱萸、丹皮、云茯苓、川贝母各4.5g，泽泻3g，4剂，颧红渐退，水浆稍得吞咽，水升火降，火降则风息，风息则痰消，关隘无阻矣：生地9g，怀山药、肉苁蓉、胡麻仁、玄参、当归身、白芍、百合、生黄芪、秦艽各6g，连翘壳、丹皮、川贝母各4.5g，10剂，大便坚黑如弹丸，二便稍利，神志较清，舌少润脉弦数，后用生地滋水汤（见前）20余剂，诸证全除[4]。

3.张伯臾治黄某，女，54岁。素有高血压病史，旬日前突然类中，经中西医结合抢救好转。刻下：神志时清时昧，右半身不遂，言语謇涩，便秘，脉弦小，舌质红少津。肾阴不足，水不涵木，风阳陡动，夹痰热内阻，上蒙心窍，仿地黄饮子之意：大生地、北沙参、川石斛（先煎）各18g，麦冬15g，朱远志6g，甜苁蓉、丹参、炒槐花各12g，天竺黄、广郁金、细石菖蒲各9g，6剂。二诊：神志已清，右半身稍能活动，略能进食，但言语尚謇涩，舌红脉细。风阳渐平，肾阴损伤未复，痰热已有化机，再守原意增损。前方去广郁金、天竺黄，加大地龙6g。12剂。三诊：右半身活动日见好转，言语謇涩亦渐清晰，纳增，二便正常，舌红已润，脉细。肾阴损伤渐复，风阳痰热亦得平化，续予调补心肾：大生地、甜苁蓉、丹参各12g，北沙参、川石斛（先煎）各18g，麦冬、制首乌各15g，朱远志6g，炒酸枣仁、朱茯苓、怀牛膝各9g，淮小麦30g，14剂。上方服完，言语已清，右半肢体已能活动，且可扶杖行走，舌红润，脉细小。类中在恢复之中，仍应前法调理以善后[5]。

4.谢海洲治陈某，女，50岁，半年前夫妇二人煤气中毒，经抢救已从昏迷中苏醒，但不久又突然再度陷入昏迷，虽历经高压氧仓等措施治疗，仍神识不清，右侧肢体偏瘫，二便失禁，汗出甚多，双下肢浮肿，四肢时时挛急搐动。脉沉细，舌红，苔水滑。诊断：一氧化碳中毒性脑病。辨证：瘀痰蒙闭心窍，且久病迁延，肝肾已亏，拟依风痱投治。化痰开窍，活血通络，补肾荣脑。方宗地黄饮子加减（组方见方证）。服药7剂，神识转清，已有微弱发音，于上法增以益气消肿之品。原方加桑寄生、防己、车前子12g，薄荷3g，另服首乌延寿丹和桑椹蜜膏。依上法加减投治半年，患者记忆力完全恢复，面色红润，表情丰富，对答自如，然固久病，护理不佳，双下肢浮肿虽退，但已且废用性萎缩。现双手已可持匙吃饭，二便可知，但尚难自控。偶因痰涎过多有呛咳现象。脉沉弦，舌质稍暗，苔薄黄水滑。法拟开窍化痰，补肾荣脑，佐以息风通络：羌活、生姜、天麻各6g，木瓜、紫菀各12g，钩藤、炒酸枣仁、龙眼肉、菟丝子各15g，竹茹、远志、香附各9g，桑椹、黑芝麻、胡桃肉各30g，羚羊角粉1g（冲服），淡鲜竹沥水30ml（冲服）。再服药25剂后，二便可自控。经神经科检查，意见是除运动障碍未尽改善外，精神智能障碍均已基本消失。家属颇感满意。为了获得更大进步，嘱加用针灸，针药并进，以治余症[2]。

5.李洪成于1956年巡诊至四图里乡，乡长告知，有一“五保户”（女）大概70岁左右，昨晚于饭桌吃饭时猝然中风，嘱前往诊视，并谓恐已不救。至其卧室，见老妪瞑目鼾睡，鼾声与喉间痰鸣声达户外，深度昏迷，一侧瞳孔对光反射消失，舌红光胖大，苔黄厚似腻，扪之却干而糙手，脉洪大无伦，即从阴竭阳厥，而投以河间地黄饮子出入，5剂；1周后，复巡至该乡，问及乡长，老妪病情，伊云：乡会计以病必无救，仅买3剂，昨闻老妪，得知侄孙溺水，从病榻自起，并奔向河岸，想必不死。如此情形，是药效乎？抑是精神乎？[6]

引用文献

［1］林珮琴.类证治裁［M］.北京：中国中医药出版社，1997：15.
［2］谢海洲.谢海洲医学文集［M］.北京：中医古籍出版社，2004：382.
［3］叶天士.临证指南医案［M］.上海：上海卫生出版社，1958：17.
［4］湖南中研所.李聪甫医案［M］.长沙：湖南科学技术出版社，1979：51.
［5］严世芸等.张伯臾医案［M］.上海：上海科学技术出版社，1979：112.
［6］李洪成等.中医证候学［M］.北京：中国医药科技出版社，2008：198.

（三）阳气虚损候（肝肾虚风变证）

肝肾虚风证·阳气虚损候，多系劳伤过度，耗气损阳，不能化生精血，而入损门，故常称之为精血亏损。其见症以经络之脉失养症象显明，有似痹证，故又常称为虚痹。

通称：精血亏损，虚痹。

内含病例：［中医］虚痹证，血痹。［西医］坐骨神经痛，变应性恶败血症。

病因病机：肝肾虚风虚损，病由劳伤过度，损及肝肾阳气，不能化生精血，以致经络之脉失于涵养，虚风暗动，乘虚入络，而成本虚标实之证。

证象组合：阳虚+气虚+血虚+经络

主症：**【阳气不振】症象**：①稍劳则自汗。②形寒肢冷。③面浮足肿。**脉象**：脉沉细。

【气虚不充】症象：①气短。②胸闷。③纳差。

副症：【血虚不荣】症象：①夜寐不安。②心悸。③体温时高时低。

【神气不振】症象：精神疲乏。

宾症：【经脉不荣】症象：①坐骨牵引至踝紧束作痛。②腰背酸楚欲折。③足跟痛不耐久立。④关节不利。⑤四肢关节冷痛剧烈。

【络脉不荣】症象：①腰腿酸软无力。②背胀。

治则：当以温补肝肾阳气为主，以生精生血而息虚风。但风已入络，故略可佐用搜风通络之品。若病入损门，为本虚标实之证，当补养以求之于本。切不可过用祛风疏散或攻破通利治痹之法，以重伤其本，则虚损难复，痹痛难已矣。

方证

1.鹿僵散证：章次公方[1]。治坐骨神经痛，行走与久站之后出现，详见病案1。

炮附片18g，当归、黄芪、狗脊、川续断、补骨脂各60g，杜仲、鹿角霜、仙茅、僵蚕、木瓜各30g，田三七18g，共末，每服3g，日3次。

2.右归丸合二仙汤复方证：张盛光方[2]，治不规则发热，关节肌肉疼痛，不能行走，详见病案3。

熟地黄、山药、山茱萸、枸杞子、菟丝子、鹿角胶、杜仲、当归、肉桂、制附子、仙茅、仙灵脾、巴戟、黄柏、知母、当归、全蝎、蜈蚣。

3.二仙十全汤证：李洪成方[3]，适用坐骨神经痛，详见病案4。

黄芪、熟地、白芍、巴戟、狗脊各15g，西党参、白术、牛膝、木瓜、当归各10g，炙甘草6g，炮附片、仙茅、仙灵脾、鹿角胶各12g，肉桂5g。日间痛甚者，倍用四君；夜间痛甚者，倍用四物。腰痛加补骨脂、桑寄生。

论著和讨论

1.本证候因肝肾阳虚，精血不足以涵养经络，虚风乘虚而入，症见腰背酸楚，臀腿麻木或放射性疼痛，行走与久站之后出现，或体位改变时加剧，形寒肢冷，固为肾虚不能温煦经络，其治则当以温补肝肾阳气为主，以生精血而息虚风。但风已入络，故搜风通络之品亦可少少佐入，但切不可过投通利攻破之品，反耗伤其阳气精血，致经络血脉更失涵养，痹痛解除无期矣。本候应该包括现代所说的腰椎肥大、腰椎间盘突出症、急性腰扭伤等，先父治疗此类疾患往往药到病除，人称圣手。

2.猜测：患者对中药治疗本候存有很多疑问，比如，明明复位了，怎么疼痛麻木仍存，或者为什么那么容易复发？中药治疗却能够稳定较长的疗效或不再复发，还有骨质增生不可能因为中药能消除，中药是怎样起效的？或有人推测，可能是中药增加了椎间液的分泌，所以关节间润滑性改善了，所以不出现症状，是说可能乎？但可以看到骨质增生、椎间盘突出是随着每个人的年龄增长而出现的，有的人却没有症状或症状很轻，这就应该与个人的病变状态有关，比如对神经的压迫程度，中药可以调整病变的状态来减轻病人痛苦。

3.变应性恶败血症：张盛光说：以发热、皮疹及关节疼痛三大症状为特征。另有白细胞增多，血沉加速，以及抗生素治疗无效，而激素的应用可以缓解症状。本例先按“血痹”论治，效果不佳。后改用从肾论治，乃肾为先天之本，主骨，生髓。肾阳虚损，不能温煦脾阳，致寒湿内盛，运化失司，故纳差，形寒肢冷，寒湿流注经络，气血凝滞，络道不适，则关节不利，四肢关节冷痛剧烈，腰腿酸软无力，面浮足肿，脉沉细，此属一派肾阳虚衰的证候。故采用温补肾阳之右归丸合二仙汤复方加减治疗而取效[2]。

病案举例

1.章次公治张女，坐骨部常有紧束之感，多于行走与久站之后出现，静坐片刻即缓解。夜间未能熟睡，踝关节偶一牵引，可使睡中惊醒。鹿僵散（组方见方证）[1]。

又治痹证：雷女，腰背酸楚欲折，足跟痛不耐久立，稍劳则自汗，精神疲乏，夜寐不安。先以散寒逐湿，攻补兼施，酸楚如前，更：紫河车1具，全当归、枸杞子各60g，炙蜈蚣20条，炙祁蛇9g，炙全蝎、地鳖虫各30g，落得打、独活、桑寄生、川续断、补骨脂、狗脊各90g，共研末，龟鹿三仙胶（烊）60g和为丸。6g，日3次[1]。

2.张盛光治孙某某，女，38岁，已婚，因不规则发热，伴全身关节肌肉疼痛，不能行走。3个多月前突感畏寒，发热，全身关节，肌肉疼痛，尤以下肢为甚，屈伸不利，局部关节无红肿热，伴心悸，气短，胸闷，背胀，纳差，二便正常，体温时高时低，在当地医院诊断为“风湿热”。经用水杨酸钠、激素治疗后，有所减轻，停药后又复发作，遂转来长沙某医院，根据发热、关节痛，手足掌处有红斑压痛，实验室检查：白细胞增高，抗“O”正常，骨髓象增生活跃，X线胸片正常，用抗生素治疗无效，激素可缓解症状等特点，确诊为变应性恶败血症。中药先以“血痹”论治，用逐瘀活血止痛法，拟身痛逐瘀汤加味，服14剂，效果不显，次用养血祛风散寒法，拟当归拈痛汤加减，又进14剂，亦未奏效，后改从肾论治，用二仙汤合右归丸，加入虫类之品，如全蝎、蜈蚣，以搜风止痛，停用西药，连服3个月，日渐好转，体温正常，关节肌肉痛止，活动自如，白细胞5.3×10^9~8.6×10^9/L，中性粒细胞0.7，淋巴细胞0.3，血沉正常，骨髓象仍增生活跃，住院162天痊愈出院。近10个月追访1次，患者坚持上班，常服用出院所带之中药处方。如停药1个月，则四肢关节冷痛，皮肤起疹子，到医院检查，血沉增快至70~80mm/h，白细胞高达20×10^9/L以上。服数剂药后又缓解[2]。

3.李洪成治坐骨神经痛，用二仙十全汤，累投必效，尤以急发剧痛，日夜呼号者，止痛尤速；唯慢性痛缓，唯酸胀不痛者，见效反慢，可见其已入虚损之门，只能缓调。说：此方原于1954年，家母曾患此疾，急痛不能起床，遍尝祛风镇痛诸药，毫无松动，家父自拟大防风汤出入，从虚风着手，竟得奇效。后逐渐调整为本方，效力更为确切[3]。

4.李新平治张某某，男，67岁。2019年4月15日，坐骨神经痛，舌质红苔黄腻：赤芍各18g，生地、黄芪、路路通各20g，当归、川芎、络石藤、木瓜、鬼箭羽各15g，青木香、桃仁、柴胡各12g，红花6g，龙胆草、车前子各10g，5剂。症状缓解，因道路偏远没有继续服药。5月29日，疼痛加剧，日夜不休，手机视频见舌苔白腻：黄芪20g，炮附片、仙灵脾、全当归、怀牛膝、党参各12g，肉桂5g，鹿角胶13g，白芍、熟地、木瓜、狗脊、仙茅、巴戟天各15g，漂白术10g，炙甘草6g，5剂，疼痛渐减，原方共服13剂未愈。6月25日，因药价昂贵，原方调整改为水泛丸：黄芪25g，党参15g，鹿角胶改鹿角片13g，肉桂5g，去当归，加黄柏各10g，6剂，10g，日3次。药后痊愈。

引用文献

［1］朱良春.章次公医案［M］.南京：江苏科学技术出版社，1980：116，124.

［2］张盛光.变应性恶败血症一例［J］.新中医，1981，(7)：31.

［3］李洪成等.中医证候学［M］.北京：中国医药科技出版社，2008：201.

二、肝脾虚风证（虚风证合病）（6候）

肝脾虚风证，系肝血与脾气两虚，不能养肝，以致肝风内动之证。古人喻为土虚不能安木，风木反乘脾土，为土不安木之象；或称土衰木旺。其为病不外上扰空窍，而为头痛、眩晕；外窜经络，而成痿、痹、瘫痪；内扰神明，可致失眠、惊悸。

初则为气血之虚，久之亦可伤及阴阳，是故肝脾虚风证，风虽起于肝，而肝风之动，则有气、血、阴、阳之不同。故其治则虽均当补虚以息风，然益气、养血、滋阴、助阳，则有所侧重；但以肝血、脾气为本，是以益气血而息肝风，亦当为治肝脾虚风证之主法。尤其以补脾益气为重中之重，不仅脾气健即可以安肝木，而且益气可以生血，古人云：有形之血，生于无形之气。血旺即可以养肝，肝得濡养则内风不起，虚风自息矣。

证候别称：血虚风动，血虚阳亢，血虚生风，血虚肝燥，阴虚风动，液涸动风，土不安木，血不养筋，厥阴冲气，肝风头痛。

病名：［中医］眩晕，血虚眩晕，头痛，偏头痛，头风，摇头，磨牙，嗜睡，复视，唇风，谷劳，子肿，痫厥，痿软，痿躄，瘫痪瘛疭，鸡爪风，风痹。

证候系统：详见附图3-2-18。

本证————清气不升候

兼证————气阴两虚候、血虚阳浮候

└————清阳失位候、木火郁逆候

变证————营卫不行候、气血失养候、气血失调候

图3-2-18　肝脾虚风证证候结构图

（一）清气不升候（肝脾虚风本证）

肝脾虚风证，脾气过弱，无力上举，致清气不升，而肝阳化风上逆，为清气失升之候。其见症亦以空窍症象为主，但必兼见气虚不升之脉症。

通称：虚风上翔。

内含病例：［中医］眩晕，谷劳，嗜睡，复视，子肿。［西医］晚期妊娠中毒症。

病因病机：肝脾虚风虚陷，因脾气虚弱，不能升举，致清气失于上升，清空失其充养，而肝阳化风上逆，致清窍失于通利，而为升降失常之候。

证象组合：气虚+不升+空窍

主症：【气虚不充】症象：①身困疲乏。②头昏。③汗出。④食欲减退。⑤心嘈欲食，食已稍舒。⑥下肢无力。

舌象：①舌淡胖，苔白而润，舌边色黯。②苔微黄而润，苔略腻。**脉象**：脉缓细弱。

【气机不升】症象：①头晕。②饭后贪睡，饭中呼呼入睡。③小腹坠滞，起立则下滞益甚。④肢肿。

副症：**【清空失养】症象**：①突发眩晕，动则更甚，头项不能转侧，泛恶。②头晕走路时摇晃如醉人。

【清窍不利】症象：①耳鸣且胀。②复视。③嗳气上逆。

宾症：**【阳气不和】症象**：①面色红润。②背痛肢麻。③二手麻木抖动。**脉象**：①脉细带数。②脉弦滑。③脉弦细带滑。

治则：当补脾气，升举清气为主，仍当佐以镇降肝阳，息其肝风；以升为主，升降并调，以复其常。

方证

1.益气聪明汤加味证：金寿山方[1]。益气升阳，养血息风。治突发眩晕，动则更甚，详见病案1。

太子参、生黄芪、白石英各15g，蔓荆子、葛根、赤芍、白芍各10g，升麻、炙甘草各4.5g，川黄柏6g，丹参12g，淮小麦30g，大枣7枚。

2.抑木扶土、补气和中法证：庞泮池方[2]。治子肿肝旺脾虚型，详见病案2。

天麻4.5g，石决明15g，党参、白术、茯苓、白芍、山药、半夏各9g，炙甘草3g，煅瓦楞子（先煎）、煅牡蛎（先煎）各30g。

3.益气升阳降火法证：柯雪帆方[3]。培补脾胃，治复视，属清阳不升，浊阴不降，详见病案3。

蔓荆子、党参、黄芪、当归、代赭石各12g，菊花、葛根、赤白芍、旋覆花各9g，川黄柏、升麻各4.5g，甘草、五味子各3g。

论著和讨论

1.本证候因脾气不足以升清，肝阳化风而上逆，升降失其常序，见于类似颈椎病的眩晕、子肿、谷劳病等，都属于功能性的疾患，故其治则补脾益气为主，兼以升清，更佐以镇降肝阳，息其肝风，有升有降，升清降逆，以复其升降之常。

2.谷劳病：杜晓阳说：关于谷劳病的记载，最早见于葛洪的《肘后备急方》。其病因病机主要在于脾胃之阳气虚衰，其典型症状是食后即贪睡，或食中而睡。在谷劳病的治疗上，个人认为，要以振奋脾胃之气为主。故选用四君子汤甘温益气、健脾养胃，加木香和草蔻芳香醒脾；当归、天麻补虚养血。由于药证相合，故而收效较快。

病案举例

1.金寿山治秦某某，女，40岁。1个月前突发眩晕，动则更甚，头项不能转侧，耳鸣且胀，泛恶，二手麻木抖动。舌淡胖，脉细带数。此属气虚清阳不升，血虚风自内生。治当益气升阳、养血息风。益气聪明汤加味（组方见方证）。服14剂痊愈[1]。

2.庞泮池治子肿（肝旺脾虚型）：刘姓，女，37岁。第7胎第6产，妊娠8个月余，以头晕来本院做产前检查：血压140/90mmHg，下肢浮肿，尿蛋白（微量）。诊断为妊娠肾病。住院后给予盐酸氯丙嗪、维生素B、先兆子痫药水治疗，至5月27日，血压上升至160/120mmHg。由中医协同治疗。中医辨证施治：头晕肢肿，心嘈欲食，食已稍舒，小腹坠滞，起立则下滞益甚，下肢无力，脉弦滑，苔白而润，舌边色黯。气虚脾弱，中阳不振，肝木偏亢，脾土益衰。治以抑木扶土、补气和中（组方见方证）。服3剂。药后血压下降，由160/120mmHg→150/100mmHg→120/98mmHg。停服中药后，血压又升高至160/120mmHg[2]。

3.柯雪帆治复视：万某某，男，43岁。眩晕耳鸣复视，走路时摇晃如醉人，已1个月有余。经几个医院的神经科检查未发现异常。嗳气上逆，大便偏干，脉弦细带滑，舌胖，苔微黄而润。清阳不升，浊阴不降，当培补脾胃，复其升降之机（组方见方证）。调治1个月，诸症基本消失。按：以上3例分别为聤耳、口疳与复视，表面上看来与脾胃关系不大，但东垣学说认为："胃气一虚，耳、目、口、鼻俱为之病。"并且，3个病例还有不少共同之处：①病程比较长。②有一定的热象（阴火）。③正虚邪恋，反复发作。④有气机升降失常的表现。这些就是3个病例都用益气升阳降火法治疗的辨证根据[3]。

4.杜晓阳治谷劳：李某，女，52岁，2个月来，饭后身困贪睡，食欲减退，近期饭吃一半就呼呼入睡，疲乏，头昏汗出，背痛肢麻，面色萎黄，精神倦怠，舌质淡润苔略腻，脉缓细弱，系脾胃气虚运化乏力，水谷精微不能输布全身，拟补脾健胃，辅以养血活络，四君子汤加味：党参15g，炒白术、茯苓、炙甘草、草豆蔻、木香、天麻各9g[4]。

引用文献

[1] 吴杰等.金寿山运用益气聪明汤的经验[J].浙江中医药，1982，17（9）：393.

[2] 庞泮池.辨证分型治疗晚期妊娠中毒症28例[J].上海中医药杂志，1966，（1）：26.

[3] 柯雪帆.对脾胃内伤学说的认识和用于临床的体会[J].上海中医药杂志，1979，（4）：13.

［4］杜晓阳.谷劳1例治验［J］.中医杂志，1981，（5）：20.

（二）气阴两虚候（肝脾虚风兼证1）

肝脾虚风证，肝阴脾气两虚，不能濡养肝木，木枯生风，虚风内动，是为气阴两虚之候。通常亦称之为阴虚风动，或液涸动风。空窍与经脉症象显明，但必见气虚与阴液枯涸之脉症。

通称：阴虚风动，液涸动风。

内含病例：［中医］眩晕，瘫痪。［西医］颈椎综合征，小儿麻痹症。

病因病机：肝脾虚风虚弱，因肝脾气阴不足，肝木失其濡养，肝燥而动风，上不能荣养清空，外不能濡润经脉，风阳乘虚而上扰外窜，而成液涸风动之证。

证象组合：气虚+阴虚+液涸+清空+经脉

主症：**【气虚不充】症象**：①面黄。②不思食。

【阴虚失养】症象：手心热。**舌象**：舌红苔薄黄。**脉象**：脉细弦数。

副症：**【阴液消涸】症象**：①唇红口干。②口渴。③大便难。④小便短赤。**舌象**：舌质红，苔黄而干。**脉象**：脉滑数。

【神志不宁】症象：烦扰不寐。

宾症：**【经脉失养】症象**：①左手瘫痪，手指不能握物。②下肢瘫痪，左足外旋。

【清空失养】症象：眩晕目不能开，目张则呕吐不止，甚则有上冲下迫之势。

治则：当以滋养气阴为主，气阴得复，肝木得养，则内风不起，上则空窍得荣，外则经脉得养；然风阳已动，清降之品，以潜阳息风亦不可少。此亦标本兼顾之法。

方症

加减连梅汤证：李洪成方[1]。清养气阴，兼镇降风阳，治眩晕症（颈椎综合征）阴虚内热型，详见病案2。

生地黄、北沙参、太子参、生白芍各15g，麦冬、黄芩各10g，川黄连、生甘草各6g，生代赭石30g，乌梅、白蒺藜、钩藤各12g。颈项强痛加羌活6g，葛根15g。

论著和讨论

本证候肝脾气阴两虚，内不濡养于肝，致肝风上翔外窜，其治则当滋养气阴为主，清降风阳为辅，则气阴复而风阳自息，亦标本兼顾之法。陶志达按：《内经》说，“阳明主润宗筋，束骨而利机关”，“治痿独取阳明”，此证为湿热伤筋而致下肢不用。湿热易伤脾胃之阴，足阳明胃之津液不足，则宗筋失用，骨节松弛，此证口渴不食，大便难，舌质红而苔干，为脾胃之阴受伤之证。故用养胃救津之品，佐以通络除痰取效[2]。

病案举例

1.**陶志达**治小儿麻痹症：何某某，男，4岁，感冒发热，鼻塞流涕，咳嗽，2天后热稍退，但其母发现病孩不能起床蹲坐，更不能下地行走，左手不能握碗吃饭，抱至卫生院，诊断为小儿麻痹症，父母惶恐，遂送来广州求诊。检查左下肢瘫痪，左足外旋，左手瘫痪，手指不能握物。面黄，口渴，大便难，不思食，舌质红苔黄而干，脉滑数。处方：葛根、玉竹各24g，沙参18g，钗斛、白芍、夏枯草各12g，麦冬、竹黄、白花蛇各9g，并嘱其自购蛇胆，每次一个开水冲服，1周服2个（若找不到蛇胆，改用蛇胆川贝末1支冲服）。服药2周后，显著好转，再服2周，病孩能下地走路约2米，但左腿仍乏力，左手握物仍无力。继服药2个月后，左足基本正常，走路如常人，仅左足轻微外旋，左手能握碗吃饭，能玩耍自如。仍按前法以巩固疗效[2]。

2.**李洪成**治眩晕症（颈椎综合征）阴虚内热型：常从肝脾气阴两虚，风阳上扰论治；但见眩晕目不能开，目张则呕吐不止，甚则有上冲下迫之势，且有唇红口干，烦扰不寐，舌红苔薄黄，脉细弦数者，主用清养气阴，兼镇降风阳之法，自拟加减连梅汤（组方见方证），如脉症相符，则效如桴鼓，累用累验[1]。

引用文献

［1］李洪成等.中医证候学［M］.北京：中国医药科技出版社，2008：204.
［2］陶志达.脾阴虚的初步探讨［J］.新中医，1978，（6）：7.

（三）血虚阳浮候（肝脾虚风兼证2）

肝脾虚风证，由于血虚不能濡养肝木，致肝阳生风内动，上扰外窜，是为血虚阳浮之候。通常称之为血虚风动，或血虚阳亢。

通称：血虚风动，血虚阳亢。

内含病例：［中医］头痛，摇头，磨牙。［西医］乙型脑炎后遗症，脑膜瘤。

病因病机：肝脾虚风虚逆，因肝脾血虚，不能涵养肝木，肝木失柔，以致阳亢风动，上扰空窍，外窜络脉，是为血虚生风之候。

证象组合：血虚+阳浮+气虚+络脉+神虚

主症：【血虚失荣】症象：①面㿠唇淡。②夜寐易惊。**舌象**：①舌红润无苔。②舌质红苔薄黄。**脉象**：①脉弦细数。②脉弦数。

【阳气浮越】症象：①面时潮红。②心烦不宁。③寐少梦多。④精神呆痴，不语。⑤头痛，头顶剧痛。⑥眼突出如核桃大。⑦目涩，复视。⑧咽干口苦。**舌象**：舌润，苔薄质淡。**脉象**：脉濡缓。

副症：【气虚失养】症象：①怠倦。②恶风。

【络脉不和】症象：①摇头不止。②吞咽困难。④白天磨牙，不能自行控制，情绪激动可使症状加重。⑤左肢麻痹如废，右肢日夜乱动。

宾症：【神气不振】症象：精神怠倦。

治则：当补血以养肝为主，肝柔而风自息，古人有云治风先治血，血行风自灭。然肝阳已亢，必兼镇潜之品，以平肝息风。风已入络，故祛风通络之品，亦不可少。

方证

1.宣痹活络汤证：蒲辅周方[1]。治乙型脑炎后遗症：神呆不语，吞咽困难，详见病案4。

当归、白芍、天麻、旋覆花、石决明、紫石英、地龙、桃仁、陈皮、佛手、桑寄生、龟甲，回天再造丸1粒，出入互用。

2.平肝息风方证：吴仰松方[2]。治患儿产后摇头，日作不止，入睡方解。详见病案1。

当归、白芍各6g，龙骨、牡蛎、钩藤各9g，金蝉衣5个，僵蚕4条，甘草1.5g。

3.养血息风方证：李元聪方[3]。平肝泻火，养血息风，治白天磨牙，不能自行控制，详见病案3。

丹皮、炒山栀各9g，当归、茯苓、白芍、菊花、钩藤各10g，生牡蛎15g，柴胡、白术各6g，薄荷3g。

论著和讨论

本证候因肝脾血虚，不能柔肝，致风阳内动，其见症亦以空窍与络脉症象显明，但必兼有血虚与阳浮之脉症。如吴仰松按："本例主证摇头，属于风证。其病在肝，为胎惊所致，属痫证范畴。古谓'诸风掉眩，皆属于肝'。肝主筋脉，筋脉失濡，内风易动，头为诸阳之首，邪气上扰颠顶，风动则摇，故病作矣。本病例虽见于头，其本实在于肝。"[2]其治则在于补血养肝、潜阳息风为主，佐以祛风通络之品，标本兼顾。吴仰松说："因此，取当归、白芍养血柔肝，龙骨、牡蛎平肝，安神潜阳，钩藤、金蝉衣、僵蚕解痉息风，甘草和中。综合本方，用以调节神经系统，使失调之阴阳趋于平衡，故病得愈。"[2]

病案举例

1.蒲辅周治乙型脑炎后遗症：教某，女，27岁，神呆不语，吞咽困难，左肢麻痹如废，右肢日夜乱动，呼之不应，目中流泪，呼吸正常，喉无痰声，二便不自知，舌红润无苔。用养血活络、祛风宣痹之合剂（组方见方证）送回天再造丸，辅以针刺。先后服回天再造丸23粒，麻痹消失，躁扰不作，言语渐可。越数月，完全恢复健康[1]。

2.吴仰松治许某，男，8岁。患儿产后摇头，日作不止，入睡方解。发作之前，从无先兆，发作之时，控制不已。流涎，日间精神怠倦，夜寐易惊，二便正常，胃纳尚可。追述病史，其母孕时受惊、早产，无产伤及脑疾史。经服药治疗无效。检查：精神呆痴，摇头不止，面㿠唇淡，苔薄质淡，脉濡缓。心肺腹未见异常，神经系统未见病理反应。辨证：肝风。立法：平肝息风（组方见方证）。治疗经过：经一诊3剂后摇头发作次数显著减少，每日发作4~5次，欲发作时可控制，纳增，安寐，再投上药3剂后痊愈，随访2年未见复发[2]。

3.李元聪治曾某，女，47岁，2个月前在某医院口腔科拔牙后，时隔半日即发生白天磨牙，不能自行控制，情绪激动可使症状加重。全身见头痛目涩，面时潮红，心烦不宁，寐少梦多，咽干口苦，有高血压史，舌质红苔薄黄，脉弦数。属肝阴不足、肝阳偏亢所致。治宜平肝泻火、养血息风（组方见方证），5剂。复诊：白天磨牙次数明显减少，头痛目涩、梦多减轻，但尚面时潮红，心烦不宁，原方去钩藤、薄荷，加柏子仁12g、珍珠母15g，30剂而愈[3]。

4.胡安邦治头顶痛：叶某某，男，17岁。1个月来右眼突出如核桃大，复视，恶风，右侧头顶剧痛，每隔2小时需服止痛片1片，已经2周。某某医院诊断为脑膜瘤，患者因不愿手术，来院门诊。舌润，脉弦细数。此属血虚阳亢，邪结瘀痹，拟平肝养血、通络逐邪：全蝎、川芎各9g，白芍18g，防风、当归、辰茯神各12g，柴胡6g，漏芦15g，石决明30g。10剂后头痛大减，目突复视恢复正常，仍守原方续服42剂，症状消失。次年复查，除视力下降外，一切均好。脉弦细数，头痛眼突，乃血虚阳亢、邪结瘀痹之证，故主用全蝎入肝经搜风通络以消瘤，配大量的白芍养血柔肝以止痛。叶天士治厥阴气血瘀痹头痛案云："阳气为邪阻，清空机窍不宣，考《周礼》采毒药以攻病，借虫蚁血中搜逐，以攻通邪结。川芎、当归、半夏、姜汁、炙全蝎、蜂房。"可供借鉴[4]。

引用文献

［1］中国中医研究院.蒲辅周医案［M］.北京：人民卫生出版社，2005：79.
［2］吴仰松.摇头症［J］.新中医，1977，增刊（2）：49.
［3］李元聪.逍遥散治疗白天磨牙症二例［J］.浙江中医药，1982，17（8）：369.
［4］胡安邦.止痛一得［J］.浙江中医药，1982，17（9）：394.

（四）清阳失位候（肝脾虚风兼证3）

肝脾虚风证，肝血脾气不足以养肝，肝风挟阴浊上逆，占踞清阳之位，是为清阳失位候。其见症亦以空窍症象为主，但必兼有阴浊冲逆脉症。

通称：头风。

内含病例：［**中医**］头痛，眩晕。［**西医**］血管神经性头痛。

病因病机：肝脾虚风郁逆，因肝脾气血不足，肝风挟阴浊上逆，踞于清阳之位，致阴霾满布，阳光不治，为清阳失位之候。

证象组合：阳滞+清空+气逆

主症：【**阳气不行**】**症象**：①四肢冰凉。②烦躁不能卧，畏寒怕风。**舌象**：舌质暗赤，边有紫气，舌下络脉淡紫粗长而怒张，舌苔白滑。**脉象**：脉弦紧。

【**清空不宣**】**症象**：①头痛日久，前额及眼眶胀痛，继则头顶及前额两侧剧痛难忍，如锥如刺如裂，②眩晕，视力模糊，羞明畏光。**舌象**：①舌胖。②苔微黄而润。**脉象**：脉弦细带滑。

副症：【**气机冲逆**】**症象**：①痛剧呕吐频作。②频频恶心呕吐。

宾症：【**气机不宣**】**症象**：①胸痞。②食不知味。③胸胁支满。

治则：当益气养血，佐以息风，更当重用温热以通阳气而降浊阴，则可驱阴霾而复阳光之治。

方证

附芎汤证：章次公方[1]。治头痛日久，作辍无常，痛剧则呕吐频作，详见病案1。

炮附、黄芪各30g，全当归10g，大蜈蚣10条，川芎、甘杞、天麻、藁本、全蝎、半夏、酸枣仁、茯苓、白术各18g，共末每3g，日3次。

论著和讨论

本证候肝脾气血亏损，肝风挟浊阴上逆，故其治则除益气养血以祛风之外，必兼温降阴浊以通阳，浊阴降则阴霾顿开，而阳光复治矣。朱良春按：此病人（详见病案1王女）头痛达十年之久，气滞血瘀，经隧阻闭，当无疑义。附子大辛大热，其性善走，能祛表里之沉寒、通络脉之瘀闭，并能止痛；当归、川芎活血祛瘀；藁本香散，入颠顶、散风寒；蜈蚣、全虫搜风剔邪，开瘀通络，镇痉镇痛；黄芪、白水益气补脾以升阳；枣仁、枸杞、天麻滋养心肝而息风；夏、苓化痰湿、止呕逆，可谓丝丝入扣[1]。又按：患者（病案1周男）原有肺结核病史，忽然剧烈头痛，且伴呕吐，即当考虑为结核性脑膜炎。但患者身无热、项不强、神不糊，且痛极肢冷，脉弦细，因之先生断为风寒阻于络隧而气血运行不畅。川乌温经散寒止痛之功甚著，得当归则温而不燥；当归得川乌则活血止痛之力愈著。这是先生独到的配伍经验，用蜈蚣、冰片为末搐鼻，刺激鼻黏膜使之作嚏，可以迅速达到止痛的目的[1]。

病案举例

1.**章次公**治王女，头痛达十年之久，作辍无常，痛剧则呕吐频作，彻夜不眠，痛苦不可名状。治风当先治血，追风通络仍不可少（组方见方证）两剂即愈。后来知三年未发[1]。

又治周男，夙有肺结核病史，今忽头痛如劈，呕吐频频，呻吟欲死，四肢冰凉，脉弦细。疏方：制川乌4.5g，党参、当归、白芍各9g，天麻6g，炙甘草、全蝎各3g（研末3次吞），另：蜈蚣1大条，冰片0.6g研末，3小时搐鼻1次。用后连连作嚏，移时头痛大减，呕吐渐定。次日方加川芎6g，仍用搐鼻法，2日后其病霍然若失[1]。

又治赵男，头痛已数十年，初每周1次，近三四年每天作痛，瞳孔散大，痛在眉部，久治无效。此血虚生风之象，俗称头风病，初服汤剂，头痛已不每天发作，痛势大见轻减，改散剂常服，可望根治：当归、川芎、甘松、蚤休、天麻各30g，全蝎18g，僵蚕、枸杞子、党参各60g，共末，每服1.5g，日3次。按：当归、川芎辛温，蚤休、丹皮微寒，皆能活血祛瘀，而相得益彰。小金丹与虫药同用，宣通阳气，搜剔血络[1]。

2.**李寿山**治张某，男，48岁，头痛10年余，经常发作，发则头痛难忍，伴有恶心呕吐，用止痛药不能止痛，持续多日不能止，常由过劳、受寒或情绪郁怒诱发。诊为血管神经性头痛，历经中西医诊治未愈。近因用脑太过，气候严寒而发，始则视力模糊，羞明畏光，前额及眼眶胀痛，继则头顶及前额两侧剧痛难忍，如锥如刺如裂，曾用盐酸布桂嗪注射液、麦角、盐酸哌替啶不能止痛，畏寒怕风，频频恶心呕吐，甚苦。诊脉弦紧，舌质暗赤，边有紫气，舌下络脉淡紫粗长而怒张，舌苔白滑，头维、印堂及百会穴有压痛，血压及体温正常。脉证合参，证属血瘀夹寒之证。处方：川芎30g，当归、细辛、白芷各15g，藁本10g，蜈蚣3条（研末冲服）。水煎，昼夜服2剂，6小时1次。服药2剂，头痛基本停止，泛恶呕吐亦平。原方减量，每日1剂，5日后，诸症消失，偶有失眠，余无所苦，舌脉均转正常。随访半年未再发[2]。

3.**李洪成**于1963年患左侧偏头痛，每日发于上午10时诊务繁忙之际，至午饭后渐减，午睡后即瘥，午后至晚上，均相安无事。日服去痛片加热敷，以暂缓其疼，至1周时，去痛片1次服至5片，至眩晕呕吐；热敷处已红肿，仍不能缓解其痛，午后亦无休止，烦躁不能卧。自揣当属虚风，拟以炮附片、天麻、西党参、黄芪各60g，炖公鸡约3斤1只，吃后当晚即熟睡，翌日痛未再作。后续用1次，数十年未再发作（注：附片必先煮至如芋，入口无麻舌感）[3]。

4.**李新平**治占某，女，39岁，2010年6月29日，头痛目涩，伴胸闷恶心，上肢发麻，手指拘挛，血压正常，舌质淡红苔白腻，脉弦滑，祛风散寒，滋阴潜阳，杞菊地黄汤加味：杭菊、丹皮、生白术、泽泻、藿香、蔓荆子各10g，枸杞、茯苓、防风、大腹皮各12g，山萸8g，熟地、黄芪、怀山药各15g，3剂。7月2日，症状缓解，上方去藿香，再服3剂愈。

引用文献

［1］朱良春.章次公医案［M］.南京：江苏科学技术出版社，1980：93，94，96.
［2］张丰强.首批国家级名老中医效验秘方精选［M］.北京：国家文化出版公司，1996：184.
［3］李洪成等.中医证候学［M］.北京：中国医药科技出版社，2008：206.

（五）木火郁逆候（肝脾虚风兼证4）

肝脾虚风证，气血不足以养肝，肝失阳和之气，致肝风暗动，挟木火上冲而成木火郁逆之候。叶天士称之为厥阴冲气。

通称：厥阴冲气。

内含病例：［**中医**］眩晕，痫厥。［**西医**］颈椎病，脑肿瘤术后遗症。

病因病机：肝脾虚风郁逆，因肝脾气血不足以养肝，致肝阳失和，生气不振，虚风内动，挟木火上冲，而成寒热虚实错杂之候。

证象组合：气郁+气逆+热蒸+清空+阳气

主症：【**气机不宣**】**症象**：胸闷恶心。**舌象**：舌常色，苔薄白。

【**气机冲逆**】**症象**：①猝倒无知。②猝然眩晕倒地，上呕下泄。③呕逆，水谷不能下咽，并下迫欲作泻利之状。

【**津气蕴蒸**】**症象**：口干口苦。**舌象**：①苔多白糙。②或白中淡黄。③或黄腻厚滑。**脉象**：脉弦数。

副症：【**清空不宁**】**症象**：①突发眩晕，目不能开，张目则呕吐。②头目均不可转动，动则晕眩即至。③或卧床即晕，或起床即晕。④猝然眩晕倒地，上呕下泄，昏愦不能语言。

【**热迫津泄**】**症象**：下泄后重。

宾症：【**阳气不和**】**症象**：①面色青黄。②四肢厥冷。③脐下少腹少痛。**舌象**：舌质多淡红，或淡白。**脉象**：脉多弦细或缓。

治则：当以温通肝脾以振其肝阳，则虚风自息，佐以清降之品，以平其木火，则冲逆可平，补泻温凉并施，以解寒热虚实错杂之证。

方证

乌梅丸证：张仲景方。功能温脏安蛔。治蛔厥，烦闷呕吐，甚则吐蛔，时发时止，得食即呕，手足厥冷，腹痛时作。

乌梅三百枚，干姜十两，黄连十六两，当归、蜀椒各四两，细辛、炮附子、桂枝、人参、黄柏各六两。蜜丸，如梧桐子大，每服十丸，日三次。眩晕加白蒺藜，呕逆加生代赭石，后脑或项背疼加羌活、葛根。

论著和讨论

1.本证候属肝阳失和，厥阳挟内风冒厥，虚风挟木火过胃贯膈，逆冲不已，其见症以气逆上冲之症象显明，但必兼见肝阳失和，与木火内郁之寒热错杂脉症，昏冒大汗，吐涎沫胶痰，呕吐，吐蛔，四肢厥冷。欲息其虚风，当先和其肝阳；欲平其冲逆，当降其木火。治其则当以温通肝脾阳气为主，佐以清降木火之品，寒热并用，即可望火降风息。

2.李洪成治眩晕呕逆症（多数经摄片证实为颈椎综合征），其症为突发眩晕，目不能开，张目则呕吐，重者呕逆，水谷不能下咽，并下迫欲作泻利之状；轻者亦感胸闷恶心，头目均不可转动，动则晕眩即至，或卧床即晕，或起床即晕；剧者猝然眩晕倒地，上呕下泄，昏愦不能语言，四肢厥冷，面色青黄；其脉多弦细或缓或数，舌质多淡红，或淡白，苔多白糙，或白中淡黄，或黄腻厚滑；见此寒热虚实错杂脉症，故选用仲景乌梅丸改汤，频频呷饮，头煎下腹，即可晕定呕止，累投累效；病轻势缓者，见效反慢，须守方缓调，亦可收全功[1]。

病案举例

1.叶天士治吴：又，闽产，阳气偏泄，今年久热伤元。初疟发散，不能去病，便是再劫胃阳，致邪入厥阴，昏冒大汗。思肝肾同属下焦，厥阳挟内风冒厥，吐涎沫胶痰。阳明胃中，久寒热戕扰，空虚若谷，风自内生。阅医药不分经辨证，但以称虚道实，宜乎鲜有厥效。议用仲景安胃泄肝一法：人参、川椒、乌梅、附子、干姜、桂枝、川连、生牡蛎、生白芍[2]。

又治林，据说六七年前，惊骇起病，气从左胁有声，攻及胸膈，心中胀极。气降胀减，必汗出溲溺。此属肝厥。凡烦劳动怒，即刻举发。肝木风火内寄，其来必骤，且有声音。久恙非汤药可投，缓调须用丸药，更发作自必轻减：人参、干姜、附子、桂枝、川椒、小川连、川楝子、当归、白芍、乌梅肉丸[2]。

又治王，口鼻触入异气，胃伤呕吐，土衰则木克，肝风内横，三虫扰动为痛，从蛔厥论治（蛔厥呕吐）：川椒、干姜、桂枝木、川楝子、人参、川连、乌梅、生白芍[2]。

又治蒋，眩晕，心痛胀，呕吐涎沫，周身麻木。此厥阴肝脏中阳，过胃贯膈，逆冲不已，有痉厥之意：川连（吴萸煮）、干姜、川楝子、乌梅、牡蛎、白芍[2]。

2.李洪成治数例脑肿瘤术后，于化疗期间，患眩晕呕吐者，亦常用乌梅丸改汤，效果亦佳。有一例手术未能全部切除，经服乌梅丸方，后经复查，肿瘤残存部分，自行消失，未做二次手术[1]。

3.李新平治刘某某，女，43岁，2010年4月21日，头晕项紧，嘴角常抽搐，夜不能寐，夜梦惊悸，或寐而惊醒，背脊中部常冷，腰痛下肢冷，脘痞纳呆，常郁郁欲哭，月经不调，经少不定期，舌质淡红苔白两侧剥，脉沉细。拟温阳化痰、养阴清热，乌梅丸加减：乌梅、党参、麦冬各12g，川花椒6g，炮附片、桂枝、酸枣仁、胆南星、黄柏各10g，黄芪15g，黄连、五味子、干姜各5g，灵磁石30g，甘草3g，3剂。26日，药后症状略有减缓，背心冷、下肢冷已有改善，噩梦未做，但仍不能入睡，舌苔剥落处已长薄苔，但未恢复，上方去干姜加细辛3g，3剂，并以乌梅丸合龟鹿二仙胶加减制丸：乌梅、茯苓、麦冬各12g，炮附片、当归、黄柏、酸枣仁各10g，川花椒、黄连各6g，肉桂、干姜、五味子各5g，细辛3g，党参、龟甲、灵磁石各15g，鹿角胶13g，珍珠粉9g，6剂，制水泛丸，9g日三服。8月1日，症状悉减，夜梦好转，仍时有失眠。

引用文献

［1］李洪成等.中医证候学［M］.北京：中国医药科技出版社，2008：207.

［2］叶天士.临证指南医案［M］.上海：上海卫生出版社，1958：332，412，413，416.

（六）气血失养候（肝脾虚风变证）

肝脾虚风证，肝血脾气两虚，不能濡养经络，是为气血失养候。通常亦称为血虚生风，或血虚肝燥，血不养筋。

通称：血虚生风，血虚肝燥，血不养筋。

内含病例：［中医］血虚眩晕，鸡爪风。［西医］低钙抽搐，脑震动后发癫痫，产后破伤风，产褥感染。

病因病机：肝脾虚风虚弱，因肝血脾气两虚，内不能濡养肝木，致木枯生风，上不能荣养清空，外不能涵养经络，致虚风乘虚而入，为本虚标实之候。

证象组合：气虚+血虚+清空+经络

主症：**【气虚失养】症象**：①四肢无力。②目倦叙闭。③怕冷。④汗出。⑤食少。**舌象**：舌淡苔腻，舌胖。**脉象**：脉缓细弱，脉细滑。

【血虚失营】症象：①目眶暗黑。②面萎黄。③两颧潮红。**舌象**：舌淡胖舌苔薄净。**脉象**：脉缓濡细，脉象弦软。

副症：**【神气不振】症象**：①精神疲惫。②神情紧张。

【清空失养】症象：①头晕，眼花，如山崩地震，摇撼不安。②两耳失听。③头昏。④记忆力减退。

宾症：**【经脉不荣】症象**：①阵发性抽搐，手足抽缩为鸡爪，甚至全身肌肉痉挛，抽作一团。②两手抖动。③颈项强直，角弓反张。④两足转筋，挛痛。⑤心胸憋闷发抽，呼吸粗大。

【络脉不荣】症象：①肢麻。②牙关紧闭，言语困难。③舌转动不灵，语言謇涩不清。④筋惕。

治则：当补脾气、养肝血以治其本，息风和络以治其标，标本兼顾，以图康复。

方证

1.滋血养营，平肝息风法证：赖良蒲方[1]。治血虚眩晕，头晕眼花，如山崩地震，详见病案1。

当归、天麻、木瓜、甘菊花、潞党参各9g，白芍15g，生地黄12g，川芎、甘草各4.5g。

2.四物三甲加减证：彭正清方[2]。滋阴潜阳，育阴息风，养血行筋。治甲亢术后低钙性抽搐，详见病案5。

黄芪30g，党参、凤凰壳、龟胶、阿胶、天麻、鳖甲各12g，当归、白芍、钩藤、熟地、川芎、甘草各10g。

3.止痉散证：河北方[3]，治乙脑抽搐不止，治乙脑，心胸憋闷发抽，呼吸粗大，手足抽缩为鸡爪（低血钙、顽固性手足搐搦症），全身肌肉痉挛，抽作一团，严重时日发作3次。

全蝎、蜈蚣各6g研末，分8次，日2次，并给钙剂支持。

论著和讨论

本证候因肝脾气血两虚，不能上荣清空，外荣经络，虚风乘虚而动，其见症以经络症象为主，兼见气血两虚之脉症。其治则亦当以益气养血、两补肝脾为主，佐以息风通络之品，标本兼顾。如吴坤安说："伤寒热退之后，其舌转动不灵，语言謇涩不清者，亦系邪留肝脾所致，宜加味逍遥散，去白术，加生地、钩藤、菖蒲、僵蚕之类。"[4]"若未经过表，由其人素禀血少，邪热传于血脉之中，火性动惕而然，当作血虚火燥生风治，宜加味逍遥散去白术，加生地、钩藤。"[4]

病案举例

1.赖良蒲治血虚眩晕案：李某某，男，32岁，头晕眼花，如山崩地震，摇撼不安，两足转筋，挛痛，脉象弦软，舌苔薄净。诊断：肝为藏血之脏，主风木而养筋脉。血虚肝燥，风火相煽，血不上荣，故头晕目眩，血不养筋，故转筋挛痛。疗法：议用滋血养营、平肝息风之法（组方见方证）。水煎服，每日1剂。连服8剂，痊愈[1]。

2.金寿山治袁某某，女，17岁。4年前曾从拖拉机上跌下，自觉脑部震动，随即苏醒。2年后发癫痫，1年内先后大发作5次，目前服西药苯妥英钠、扑痫酮每日各2片。记忆力减退，神情紧张，两手抖动。舌胖，脉细滑。此属气虚血瘀，治当益气升阳、缓肝活血。益气聪明汤加减：炒党参、生黄芪各15g，蔓荆子、葛根、赤芍、白芍、炙地龙各10g，升麻4.5g，炙甘草6g，淮小麦30g，白石英12g，大枣7枚。服63剂后癫痫大发作已控制，西药减去四分之三，续服70剂，小发作亦得到控制[5]。

3.李泰治朱姓，男，61岁，忽然跌倒，即成右半身不遂，口歪时扯，不能语言，脉微细。参段、炙甘草、海风藤、白附子、僵蚕、厚附各1.5g，蜜黄芪、焦白术、巴戟各9g，白云苓、法半夏、寻风藤各4.5g，神曲3g，建菖蒲0.9g，15剂。后用：参段1.5g，焦白术、蜜黄芪、当归身、阿胶各6g，鹿筋9g，8剂愈[6]。

又治刘姓，女，20岁，忽觉左手足麻木，足尤甚，脉微细。用归脾养心法：参段、蜜远志、当归、柏子仁各3g，蜜黄芪4.5g，焦白术、茯苓、炒酸枣仁、豨莶草各6g，广木香、炙甘草各1.5g，地龙5g，薏苡仁、威灵仙各9g，7剂愈[6]。

4.蔡厚力治潘某，女，28岁，水族，因产后牙关紧闭5天，全身阵发性强直性抽搐2天急诊入院。患者于入院前17天足月顺产一女婴，系在家用旧法接生，产后12天自感腰背部疼痛，牙关紧闭，张口与进食困难，继而出现全身阵发性强直性抽搐。既往无昏迷及抽搐史。呈急性病容，牙关紧闭，言语困难，两颧潮红，颈项强直，有频繁抽搐及出现角弓反张。腹肌稍紧张，宫底在耻骨联合上2横指，有压痛，阴道有少量淡红色血性恶露，双上肢屈曲、痉挛，双下肢呈强直状，被动活动时有疼痛表情，血红蛋白100g/L，红细胞3.5×10^{12}/L，白细胞11.2×10^{9}/L，中性粒细胞0.72，淋巴细胞0.27。诊断：①产后破伤风。②产褥感染。入院后给予淡高锰酸钾水洗涤外阴及阴道，破伤风抗毒血清静脉滴注及肌内注射，肌内注射青、链霉素及静脉滴注四环素等抗感染，复方氯丙嗪镇静止痉等治疗，次日抽搐未止，病情不见好转，遂加用中药：蝉蜕60g，钩藤30g，胆南星、地龙、桂枝各9g，全蝎6g，蜈蚣1条，僵蚕15g，水煎服，每日1剂。2天后抽搐明显减轻，牙关紧闭随之好转，并可进食少量米糊，继续前法治疗4天后，抽搐基本控制，8天后停用破伤风抗毒血清及镇静剂，中药改为：党参、黄芪、首乌、茯苓各12g，麦冬、白芍、木瓜、当归、川芎、熟地、白术各9g，忍冬藤15g，每日1剂，水煎服，2周后患者即可独坐及进食软饭。继续服中药调理，经2周，体温平稳，血象正常，精神及食欲逐日好转，痊愈出院[7]。

5.彭正清治甲亢术后低钙性抽搐：马某，女，57岁。术后24小时手足麻木，47小时出现发作性抽搐，每次5~10分钟，每日4~8次，注射与口服补钙，抽搐加重，伴呼吸困难。为阴血耗损，肝血虚衰，血不养筋，肝风内动，以四物三甲加减，滋阴潜阳，育阴息风，养血行筋（组方见方证）。1剂抽搐缓解，即停钙剂，3剂停止抽搐，15剂后，麻木消失（血钙95mg/L，血磷530mg/L），4年未发[2]。

引用文献

[1] 赖良蒲.蒲园医案[M].南昌：江西人民出版社，1965：70.

[2] 彭正清.中药治疗甲亢术后低钙性抽搐介绍[J].中医杂志，1986，(5)：60.

[3] 河北省卫生工作者协会.流行性乙型脑炎中医治疗法（第二版）[M].石家庄：河北人民出版社，1956.

[4] 吴坤安.伤寒指掌[M].上海：上海科学技术出版社，1959：卷二56，卷三95.

[5] 吴杰等.金寿山运用益气聪明汤的经验[J].浙江中医药，1982，17（9）：392.

[6] 李洪成等.中医证候学[M].北京：中国医药科技出版社，2008：210.

[7] 蔡厚力.产后破伤风1例治验[J].新医药学杂志，1977，(6)：8.

三、脾肾虚风证（虚风证并病）（2候）

脾肾虚风证，多见于虚弱之人，或久病之躯，病由中焦及于下焦，脾肾虚弱，肝风内起，实为肝、脾、肾三脏并发之证。脾肾为先后天之本，阴、阳、气、血之源，病及脾肾，根本已伤，则肝失所养，致虚风暗动，上扰空窍，则清阳失位；外窜经络，则血脉失养，剧者则有阴阳闭脱之变。故其治则在于调补脾肾之阴阳为主，以固其根本；佐以平肝息风，以治其标。标本兼顾，则可望虚复风息。

证候别称：内闭外脱，土衰木旺。

病名：[**中医**]眩晕，头痛，慢惊风，慢脾风，震颤。

证候系统：详见图3-2-19。

本证————肾阳虚逆候
　└————气阴两虚候

变证————气阴闭脱候、阳气厥脱候

图3-2-19　脾肾虚风证证候结构图

（一）肾阳虚逆候（脾肾虚风本证）

脾肾虚风证，由于脾肾阳气素弱，不能生血养肝，致肝风内起，肾中虚阳上逆，上扰清空，而成肾阳虚逆之候。

通称：虚风上扰。

内含病例：[**中医**]眩晕，头痛。[**西医**]梅尼埃病。

病因病机：脾肾虚风虚逆，因脾肾阳气虚弱，不能化血养肝，致肝风内动，挟虚阳上逆，是因虚致邪之证。

证象组合：阳虚+阴虚+阳浮+空窍+气逆

主症：【**阳气不振**】**症象**：①腰酸乏力。②腰痛如断。③汗出恶风。④四肢酸楚。⑤饮食少思。⑥大便急迫溏薄。⑦小溲时有迟缓。**舌象**：苔薄白。**脉象**：脉沉细而濡。

【**阴虚失养**】**症象**：①少寐多梦。②腰酸膝软。**脉象**：脉弦细略数。

【**阳气浮越**】**症象**：①眩晕。②突然仆倒两次，神志清楚，数小时后如常。③失眠。**脉象**：脉浮弦。

副症：【**清空不宁**】**症象**：①头晕目眩，视物如旋，闭目则稍缓。②额痛。③头痛如劈。

【**清窍不利**】**症象**：两耳鸣。

宾症：【**气机冲逆**】**症象**：①时泛清水如涌泉。②泛酸。③欲呕。

治则：当温补脾肾阳气为主，佐以养血柔肝，以息内风、治本为主，虚复则风自息，逆自降，毋须借重镇以降逆。

方证

玉屏风散加味证：徐幼鸣方[1]。治产后头痛如劈，腰痛如断，腹胀欲呕，详见病案3。

炙黄芪18g，漂白术、白芍、天麻各9g，钩藤6g，蜜防风、砂仁各3g，杜仲、狗脊、川续断各15g，法半夏4.5g，鹿角霜12g。

论著和讨论

本证候以清空症象为主，兼见阳虚与上逆之脉症。脾肾阳气虚衰，不能化血养肝，肝风挟虚阳上逆，故其治则在于温补脾肾阳气为主，兼以养肝息风、标本同治之法。王大经说："余将治疗颈椎骨刺作为温通阳气的一个重要方面。对于骨刺，可从痹证论治。痹者闭阻不通之谓。《素问·痹论》认为：'风寒湿三气杂至，合而为痹。'并说：

‘凡痹之类，逢寒刚急，逢热则纵。’痹证多为寒邪侵袭，虽有热痹之说，但究其实，还是感受寒邪，不过是入里化热而已。因此，治疗痹证仍须以温阳通阳为主，驱逐寒邪，疏利经脉，畅行气血，则痹可通。可以看出，温通阳气，位其畅达，尤以使项后诸络道之阳气循行畅达为要，是治疗椎-基底动脉系统供血不全（即本文所指厥证）的主要法则。当然，这是讲大法。临证还须根据病情兼用益气、活血、化瘀、逐痰诸法。”[2]

病案举例

1. **徐幼鸣**治邱明珠，女，26岁，产后旬余，头痛如劈，腰疼如断，腹胀欲呕，汗出恶风，四肢酸楚，饮食少思，脉浮弦，苔薄白。产后卫阳不固，风邪外袭，以固表祛邪兼补督脉法，玉屏风散加味（组方见方证）。二诊：头痛、腰疼均减，汗出恶风及欲吐亦瘥，原方加减，连服两剂，诸症均除[1]。

2. **张寿杰**治冯姓，女，46岁，头晕目眩，视物如旋，时泛清水如涌泉，腰酸乏力，月经前后不定。上述症状曾于去年发作，经某医院诊断为梅尼埃病。刻下，脉沉细而濡，苔薄。处方：左金丸2.1g（吞），党参、炒白术、巴戟天、锁阳、仙灵脾、仙茅、熟墨旱莲各9g，女贞子、姜汁炒竹茹各12g。服5剂。二诊：目眶痛而视晃，头晕，右颈结块作痛，脉濡苔薄。前法加减：炒白术、巴戟天、锁阳、仙灵脾、仙茅、炙僵蚕、赤芍、苦丁茶各9g，夏枯草花15g，愈带丸9g。服5剂。三诊：右颈结块渐消，可以缓行，而不摇晃，两胁痛，带下颇多。治宜兼顾。处方：巴戟天、仙灵脾、锁阳、仙茅、当归、党参、苍术、白术、苦丁茶各9g，柴胡4.5g，熟地12g，愈带丸9g（吞）。服3剂[3]。

又治夏姓，女，17岁，头晕头痛呕吐已2天。入院诊断为：梅尼埃病，结核性脑炎？（后经脑脊髓液培养排除）中医科会诊：年已17岁而月事尚未潮，时发眩晕，自觉房屋似旋，闭目则稍缓，两耳鸣，额痛，泛酸日作3次，脉略数，苔薄。先予养冲任、平肝木：左金丸2.4g（吞），全当归、白芍、潼白蒺藜（各）、焦白术、仙灵脾各9g，鲜竹茹12g，天麻、半夏、炒酸枣仁各6g。服2剂。二诊：恶心已无，眩晕亦轻，大便今日已通而少，纳食增，脉细，苔薄。肝木已平，脾胃已和。原方续进。三诊：眩晕全除，纳食亦增，唯时有头痛。再予调和：全当归、党参、茯苓、炒白术、羌活各9g，白芍6g，大熟地、炙黄芪各12g，炙甘草3g。服5剂[3]。

3. **王大经**治陈某，男，51岁。近2个月曾突然仆倒2次，神志清楚，数小时后如常。经某医院诊断为椎-基底动脉供血不全，椎动脉血流图示椎动脉弹性减弱。因患胃溃疡做过胃大部切除手术。今年7月患痢疾，此后血压经常为150/100mmHg左右。平素时有头晕，夜寐多梦，大便急迫溏薄，小溲时有迟缓，血压：120/90mmHg，舌苔白，脉弦。辨证：阳气不能上达，气虚血瘀，络道不通。治法：益气化瘀，疏通络道，以使阳气上达。方药：生黄芪、豨莶草、熟地各30g，生白芍20g，清半夏12g，全蝎6g，桃仁24g，茺蔚子、乌梢蛇、葛根各15g。二诊：服上方药14剂，头晕减轻。舌苔薄白，脉弦细。生黄芪、熟地、生白芍各30g，片姜黄12g，公丁香5g，葛根、白梅花各15g，全蝎6g，桃仁24g。三诊：服上方药28剂，头晕之症继减。舌苔薄白，质淡红，脉略弦。生黄芪、熟地各30g，生白芍、淡附片各18g，桃仁24g，全蝎6g，乌梢蛇、葛根各15g。四诊：服上方药15剂，诸症未作，唯右手稍有胀感。舌苔、脉象正常。方药：大熟地、豨莶草、珍珠母各30g，五灵脂、全蝎各6g，生白芍24g，葛根、乌梢蛇各15g，炒白芥子12g。嘱患者服此方10剂，另配丸剂服用，以巩固疗效[1]。

引用文献

[1] 福建省中研所.福建中医医案医话选编（第一辑）[M].福州：福建人民出版社，1960：217.
[2] 本书编委会.北京市老中医经验选编·第二集[M].北京：北京出版社，1986：12，15.
[3] 张寿杰.中医药治疗34例美尼攸氏病[J].上海中医药杂志，1966，(4)：147.

（二）阳气厥脱候（脾肾虚风变证）

脾肾虚风证，以致阳气厥脱者，多由迁延失误，耗散脾肾阳气所致，多见于小儿慢惊风证。其见症可见一派阴盛阳脱险象。

通称：土衰木旺。

内含病例：[中医]慢脾风，慢惊风。

病因病机：脾肾虚风厥脱，病多由误治迁延，以致脾肾阳气耗伤，肝风乘虚内动，阳气不支，以致变成厥脱之势。

证象组合：阳虚+阳闭+阳脱

主症：【阳气不振】症象：①昏睡露睛。②眼生翳膜。**舌象：**舌淡苔白。

【阳气闭塞】症象：①面青齿露。②昏沉不省。③唇青暗。④语言错乱。⑤肢冷。⑥手足微搐。

副症：【阳气不行】症象：①脑后腹上发热。②口中时渴。③小水赤涩。④四肢厥逆。

宾症：【阳气脱绝】症象：①闭目摇头。②频吐清水。③便泄不禁。④吐泻交作。⑤神已大败，呼吸将绝，肌肤削极。⑥声微息促，喉内痰鸣。**脉象**：脉沉细。

治则：脾肾阳气耗散，行将厥脱，故欲救治，当大补脾肾阳气为主，以固其脱，略佐息风之品，以定其痉。绝不可见痰治痰，见风祛风，必速其脱绝而难回矣。

方证

1.加味回阳散证：适应慢惊，昏沉露睛，便泄抽搐等。

人参、附片、白术、山药、茯苓、炙甘草、全蝎、蜈蚣、干姜、煅赤石脂。

2.大回生汤证：谢映庐方[1]，专治小儿夏月吐泻及杂病误治成慢脾风证，一切脾肾虚寒发痫惊风，实有起死回生之功。

人参、白术、黄芪、附子、酸枣仁、枸杞、干姜、茯苓、肉桂、丁香、白蔻仁、钩藤、全蝎、甘草。用水1碗，煎至不见水，提起入夏布内取汁，调赤石脂缓缓服。如吐不止加赭石调服，姜半夏同煎；肝木旺者，羚角汁调服；痰盛者加泡星、天麻；肾阴亏者加熟地、枸杞，泄止厥未回者加当归引药入于血分；服数剂后，或眼内翳膜不能退清，加冬瓜仁20~30粒以润肝燥。

论著和讨论

本证候因脾肾虚耗，行将厥脱，救治之法，当大补脾肾阳气以救其脱绝，董废翁曰："有寒气乘虚中上者，《经》曰：诸虚乘寒则为厥，郁冒不仁，附子汤倍人参、川芎、天麻（天麻性平，活血脉，通九窍）、干姜之类主之。或以人参三白汤加川芎、天麻。如下虚脉微者，须加附子。"[2]仅可略佐息风之味，而不可妄行祛风逐痰，速其脱绝。古人有云："慢脾风也，由吐泻日久，脾土太伤，不能生金制木，木本强旺，唯脾是克，祛风则无风可祛，治痰复无痰可治，唯宜大补脾土，生胃回阳，庶可望生。"

冯丞承说：凡面青肢冷，昏睡露睛，发时抽搐，忽作忽止者，慢惊风也。由儿先天不足，禀赋久虚，土衰木旺者有之，或由急惊时，过服峻利之药者，转变者亦有之，均宜固本为主：党参、白术、茯苓、钩藤、全蝎、甘草、僵蚕各3g，肉桂、附子各1.5g[3]。

病案举例

1.谢映庐治聂秀章之子，三岁尚不能行，皆由体禀素弱，长夏患烦渴吐泻之症，医者误投知连陈半之属，延经10日，神已大败，呼吸将绝，眼生翳膜，肌肤削极，吐泻交作，小水赤涩，口中时渴，声微息促，昏睡露睛，四肢厥逆，手足微搐，喉内痰鸣，脑后腹上发热，皆由脾肾两败，真慢脾风证；然喜尚能饮乳不辍，但不能久乳，因其虚而乏力之故。极重之症，非取后贤所选理中六君之药，大剂急投，鲜克有济；遂将古方十全理中六君胃关之意，加入祛风之品，酌为一方，每剂十两之重，每日夜令进3剂，缓缓与服，如灌溉之法，欲其周身空虚之地，无处不到；如此3日，败症稍回，神已渐醒，4日内白珠赤脉贯眼，口舌糜烂，白垢满布，状似积粉，如月内乳儿鹅口之形；殊不知虚火上冲，阳气将回，游移不定，扰攘于外，尚未归宅，斯正岐伯先师所称阴病见阳者生，正属可喜；令原方加熟地9g，以和其阴，再进；日夜3剂，次早视之，口中润滑，眼内俱清；遂减1剂，令服2剂，逐日渐愈。凡治慢惊，悉用此法，屡验不爽。因名其方曰大回生汤[1]。

2.李泰治王姓，男，2岁，7月间，因食西瓜，致呕吐寒热洞泄10余日，五岳皆落，气息奄奄，双目时睁时闭，睁时一目大小，唇口时歪时正，搐搦，四肢厥逆，指纹青紫又粗，已过三关，此慢脾惊风之危候，众医束手，群称为不治。西洋参1.5g，土炒白术、钩藤、天竺黄、木通各4.5g，全蝎3只，附子、天麻各3g，天龙燎去头足1条，前仁9g、生姜1片。亲手购药、煎药与服，药入腹不久，即抽搐停止，至夜半泻止神清；次日续服1剂，即脱险境；后调补而愈[4]。

引用文献

[1] 谢映庐.谢映庐医案[M].上海：上海科学技术出版社，1962：204.
[2] 高鼓峰等.医宗己任编[M].上海：上海科学技术出版社，1959：176.
[3] 编辑部整理.安徽省泗县冯丞承老中医论治小儿惊、痫经验五条[J].中医杂志，1959,(1)：67.
[4] 李洪成等.中医证候学[M].北京：中国医药科技出版社，2008：216.

第三章　寒证门（15证71候）

【关键词】外寒，阴暑，阴寒证，两感阴证，风寒证，寒热证，外寒内热证，内寒，虚寒，寒饮证，寒瘀证。

寒证亦有内外之分，**外寒**其途有二：一为气候之寒，除冬外，另三时之暴寒，尤以夏令因热贪凉，受寒最易；冬令严寒，所谓君子固密，不伤于寒，固不待言，即余时之暴寒亦自知防范，唯夏令贪凉受寒是自取之故，古人称之为阴暑，即暑月之阴寒证。二为饮食生冷所致之寒，亦受之外来，对此外感阴寒，内伤生冷之**阴寒证**，古人亦称为**两感阴证**。但与太阳少阴两感之夹阴证不同，前者病在中焦，后者病在下焦。

外寒挟风挟湿者居多，称为**风寒证**，风湿证；暴寒暴热之时，挟热者亦不少见，称为**寒热证**，亦称**外寒内热证**；独内火素旺者，最易招寒而成内外合邪之寒火证。

内寒在于阳虚，因虚致寒，故称之**虚寒**。阳虚之体，本不胜寒，故内寒加感外寒者亦常见。内因挟饮挟瘀，亦与阳虚有关，阳虚不能化气行水而停饮，素称**寒饮证**；血遇寒则凝而为瘀，是为**寒瘀证**。

病证系统：详见图3-3-1。

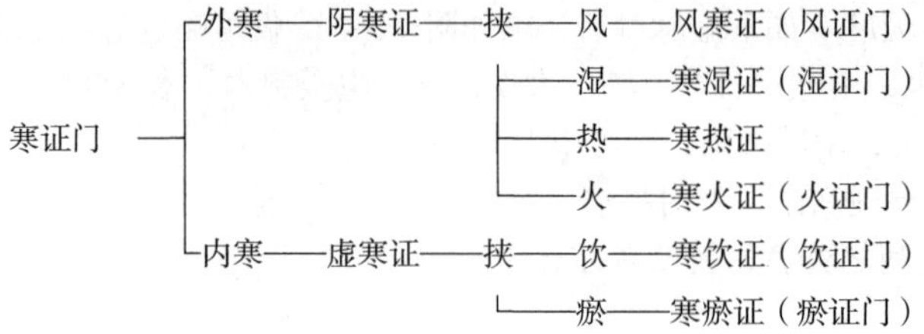

图3-3-1　寒证门证候结构图

寒热的感受是相对的，而不是绝对的温度值，严冬时15℃显得很暖和，甚至有热感，酷暑时15℃就觉得冷。人体之所以受凉、受热，是指温度突然降低或升高一定的程度，可能便破坏原有的状态，导致失衡生病。自然界寒热随风而动，所以外寒称为风寒。寒热也常常随着风雨的到来而变化，临床上可以看到晴雨变化的两三天后外感病人显著地增加，这与空气中的湿度有一定的关系。湿度高的时候，往往出现痧证或阴痧，头晕头痛，胸闷呕吐，四肢厥冷，甚至导致突然的死亡。在南方，因为有病人猝死，在6、7、8、11、12月份是医疗纠纷的高发期。因此，我认为寒热可致病，挟湿或会送命。

寒证，其病总关乎阳气，不仅寒邪必困阳气；而感受寒邪者，因其素禀阳气不足者，尤易感于寒。故治寒之法，总不离乎寒者温之，以驱阴护阳：外寒宜温散，即通阳散寒之法；内寒宜温补，即温补阳气以助阳祛寒，所谓益火之源，以消阴翳之法，邪正不同，虚实有别，治法亦殊。

怎样在现代的临床中看待寒证呢？如《伤寒论》388条："吐利汗出，发热恶寒，四肢拘急，手足厥冷者，四逆汤主之。"被认为是阴寒直犯下焦的少阴病，临床上确实可以看到，尤其是小儿。近8年来，有几例被诊断为"胃肠型感冒"的患儿，死亡后尸体解剖的结论却是"肺部感染"，让人百思不得其解。这些患儿以发热恶寒、手足厥冷为主症，呕吐泄泻不是很厉害，更没有呼吸道症状。用了退热药，输了抗生素、抗病毒药，仍然发热不退，因为什么？因为四肢厥逆，民间认为是没有"烧过关"。这就提示，患儿全身存在微循环障碍，这种状态不仅药物发挥不了作用，可能也是患儿致死的原因。

1980年，笔者在《医学与哲学》杂志看到一篇文章，就是拿附子与西药阿托品使用后的性状来类比，发现了很多的类似处。在后来的临床中，笔者多次用与阿托品相似的山莨菪碱（654-2）模拟附子治疗癃闭、呃逆、痧证等有阴寒、虚寒症状的疾病，都获得良好效果。从而提示我"寒主收引"，该类疾患可能就广泛存在局部或全身的微循环障碍。诸如附子、肉桂为代表的温热药和以麻黄、桂枝、紫苏、荆芥等温性解表药，可能都是通过改善微循环，改变"寒"的病变状态，达到温阳祛寒、通阳散寒等治疗作用的。

第一节　阴寒证类（6证28候）

阴寒证，系外受阴寒之气，或更内伤生冷之物，阴寒直犯入里，不留于表，病关脾、肝、肾三脏，伤寒家称之为直中三阴之证，或称为中寒证。

阴寒证，仍据伤寒家以三阴分证：阴寒直犯中焦，称为太阴中寒证，以脾胃阴寒证为本病；阴寒上合于肺，上焦中焦合病，为肺脾阴寒证；阴寒直犯下焦，称为少阴中寒证，病关脾肾，故以脾肾阴寒证为本病；阴寒直犯于肝，称为厥阴中寒证，亦属下焦之病，故以肝肾阴寒证，为本病；肝寒犯肝脾，肝脾同病，故肝脾阴寒证，是为合病；肝寒犯胃，肝胃并发为肝胃阴寒证，是为并病。

举凡阴寒之证，总关乎阳气，阳气不振，则阴寒必往犯之，阳气不御，则阴寒得以长驱直入；且阴邪内盛，阳气必衰，故阴盛阳衰，总为阴寒证之本。故阴寒证之治，总当驱阴扶阳；或以驱阴为主，阴霾顿开，则阳光复治；或以扶阳为主，以益火之源，以消阴翳，是为治阴证之不二法门。

证候系统：详见表3-3-1。

表3-3-1　阴寒证证候结构表

	本病	合病	并病
太阴	脾胃阴寒证	肺脾阴寒证	
少阴	脾肾阴寒证		
厥阴	肝肾阴寒证	肝脾阴寒证	肝胃阴寒证

一、脾胃阴寒证（太阴本病）（8候）

脾胃阴寒证，由其人脾胃阳气素弱，外受阴寒之气，内伤生冷之物，致阴寒直犯脾胃之证，伤寒家称为寒中太阴证，或伤寒太阴病，有因外感寒邪，内伤生冷者亦称两感伤寒，或夹阴伤寒证，但与脾肾阴寒证之夹阴证有别。有一病即见泄泻者，俗称漏底伤寒，以其一部分即见厥冷者称为阴厥，吐泻交作者俗称阴霍乱，于夏月见者称阴痧。见腹中绞痛者为寒疝，昏厥不醒者亦称中恶。然总属阴寒直犯中焦，中阳伤残所致。其治则总当温中散寒，驱阴回阳为法。

证候别称：太阴中寒，中焦虚寒，寒邪直中三阴，格阳证，寒水侮土证，阴盛格阳，真寒假热。

病名：［中医］太阴证，中寒，寒泻，飧泄，寒吐，吐利，阴痧，阴霍乱，慢脾风，两感伤寒，夹阴伤寒，漏底伤寒，脘腹痛，寒疝，寒痞，阴结，阴厥，阳脱。

证候系统：详见图3-3-2。

本证————脾阳不振候、中阳不和候
转证————脾阳虚滞候、阳气虚逆候
　　└————清阳虚陷候、脾阳郁结候
变证————中阳闭塞候、阳气闭脱候
　　└————虚阳浮越候、阳气虚脱候

图3-3-2　脾胃阴寒证证候结构图

（一）脾阳不振候（脾胃阴寒本证1）

脾胃阴寒证，阴寒直犯中焦，脾阳伤残，而成脾阳不振之候。伤寒家称之为太阴中寒证，或称中寒证。其见症以脾阳不足以分利水谷之泻利为主，必兼见阴盛阳虚之脉症。

通称：太阴中寒。

内含病例：［中医］中寒，飧泄。

病因病机：脾胃阴寒虚弱，由其人脾阳素弱，阴寒直犯中焦，脾阳损伤，无力分利水谷，运行阳气，是为脾阳不振之候。

证象组合：阳虚+阳滞

主症：【阳气不振】症象：①汗出不止。②恶寒身倦。③足冷。④不渴。**舌象：**舌淡，苔白滑。**脉象：**脉沉迟、细。

副症：【水谷不分】症象：①自利。②下利清谷。

宾症：【阳气不行】症象：①身痛。②厥逆。

治则：当温中助阳为主，助脾阳以驱阴寒，故张仲景曰："以其脏有寒故也，当温之。"

方证

四逆汤证：张仲景方。回阳救逆。治阴寒内盛，阳气衰微，四肢厥冷，下利清谷，或头出冷汗，或呕吐腹痛，脉沉或微细欲绝。

炙甘草二两，干姜一两五钱，生附子一枚。水煎，分二次服。

论著和讨论

1.本证候因脾阳不振，阴寒内盛，其治则当以温中以助脾阳，而驱阴寒。如仲景曰："自利不渴者属太阴，以其脏有寒故也，当温之，宜服四逆辈（《伤寒论》277条）。"喻嘉言说："下利清谷，即谓之清便，以脾胃无阳，而饮食不能腐化也。身体疼痛者，在里之阴邪盛，而经脉为其阻滞也。阳微阴盛，凶危立至，当急救其在里之微阳，俾利与痛而俱止，救后清便自调，则在里之阳已复。而身痛不止，是表邪未尽，当急救其表，俾外邪尽从外解，而表里之辨始为明且尽耳。"[1]

2.关于四逆汤：吴坤安说："厥阴身痛厥逆，汗出不止，下利清谷，宜四逆汤。"[2]汪讱庵曰："姜附大热，升发阳气，温散寒邪，甘草以缓姜附之僭也。附子生用驱阴救阳，炮熟附子回阳御阴。舒驰远按：四逆汤驱阴救阳之中，必当重用白术，以助脾中之阳，黄芪以助胸中之阳，功效更速。然下利清谷，急宜补中，见太阳中篇之表，非桂枝汤所能救。"[1]

3.四逆汤治疗的是一种疾病状态：笔者认为：四逆汤治疗的不是几种疾病，而是一种状态。可见四肢厥冷，下利清谷，头出冷汗，呕吐腹痛，脉沉或微细欲绝等症状。古今有很多的解释，有谓是霍乱峰极期的，有云是心力衰竭的，当然也包括痧证。我曾主管妇幼保健院医疗纠纷多年，有几例小儿死亡纠纷，症状就是呕吐腹痛下利，四肢厥冷，患儿死亡得很快。尸体解剖的结果却没有胃肠道疾病，而是肺部感染。这就是四逆汤的适证状态，是毒素导致的胃肠痉挛、局部微循环障碍或者休克状态。四逆汤是否有效呢？没有这方面的经验。王付等研究认为："四逆汤能改善微循环：该方实验证明，可改善休克动物血压回升前微血管血流，缩短红细胞电泳时间，减少小肠出血性坏死。综上所述，该方能改善微循环。增强抗缺氧能力：该方（加人参）能提高小鼠耐常压下缺氧能力，并能显著延迟缺氧所致心律失常，以及T波倒置S–T段抬高出现的时间。抗休克作用：（1）对心源性休克的作用：该方（加人参）对心源性休克的动脉血压呈轻度升高，并能延长动物的存活时间。（2）对内毒性休克的作用：该方对内毒性休克，有显著的压抗休克作用。据兔血液流变学指标观察，对全血黏度及红细胞电泳时间均明显降低……（3）对纯缺氧性休克的作用将家兔造成纯缺氧性休克，从呼吸加强，血压上升开始，到血压陡然下降这段时间定为实验动物'耐受缺氧时间'；从呼吸加强，血压上升开始，到血压降至零，呼吸停止，这段时间定为实验动物的'存活时间'，实验结果证明，该方可明显延长家兔的存活时间和明显地提高耐缺氧时间。"[3]

病案举例

1.**罗谦甫**治一妇人，二月初，患伤寒八九日，请罗治之。脉得沉细而数，四肢逆冷，自利腹痛，目不欲开，两手常抱腋下，昏卧嗜睡，口舌干燥。乃曰："前医留白虎加人参汤一帖，可服否？"罗曰："白虎虽云治口燥舌干，若执此一句，亦未然。病人阴证悉具，实非白虎证。仲景云：'下利清谷，急当救里，宜四逆汤。'"遂以四逆汤，加人参、生姜各30g，连须葱白9茎，水5盏，同煎至3盏，去渣，分三服，一日服之。至夜利止，手足温，翌日大汗而解。继以理中汤数服而愈[4]。

2.**齐有堂**治毛天禄，恶寒身蜷，四肢逆冷，下利不止，命在须臾，救逆止利汤：黄芪、白术各一两，附子、甘草、干姜各二钱，茯苓五钱，三剂愈[5]。

3.**黄卿发**治康某某，女，46岁。患心脏病多年，早上突然头晕，恶寒，四肢不温，心烦欲呕，继则精神萎靡，神志模糊，似睡非睡，家人急叫出诊。诊见患者蜷屈而卧，四肢不温，神识不清，气息微弱，面色微青，唇舌淡白，脉沉微细，诊为少阴病阳衰阴盛证。由心肾阳衰，阴寒内盛所致。治宜扶阳抑阴，用四逆汤加味：炙甘草、制附片、黄芪各9g，半夏、远志、干姜、肉桂各6g，水煎频服。服药1剂。次日复诊：恶寒肢冷、心烦欲呕等证除，精神稍振，神识清楚，头晕胸闷减轻，但觉体倦乏力、心悸，脉象沉细。改用养心汤加减，连服4剂而安[6]。

引用文献

[1] 舒驰远.伤寒集注［M］.北京：人民军医出版社，2009：40.
[2] 吴坤安.伤寒指掌［M］.上海：上海科学技术出版社，1959：卷一40.
[3] 王付，秦德水.伤寒杂病论汤方现代研究及应用［M］.西宁：青海人民出版社，1993：56.
[4] 熊寥笙.伤寒名案选新注［M］.北京：人民军医出版社，2008：91.
[5] 徐衡之，姚若琴.宋元明清名医类案［M］.长沙：湖南科学技术出版社，2006：408.
[6] 黄卿发.伤寒六经病证治验选录［M］.上海：上海中医学院出版社，1990：154.

（二）中阳不和候（脾胃阴寒本证2）

脾胃阴寒证，阴寒内犯中焦，脾胃升降失司，而成中焦阳气失和之候。伤寒家通称之为太阴中寒证，或太阴病。以升降错乱之既吐又泻为主，但可同见中焦阴盛阳虚之脉症。

通称：太阴证，中焦虚寒。

内含病例：［中医］太阴证，阴霍乱。［西医］急性胃肠炎。

病因病机：脾胃阴寒虚滞，系中阳素虚，外感阴寒之气，内伤生冷之物，致阴冷直犯中焦，以致脾胃失升降之常，运化无权而成，即张仲景所称：太阴本病。

证象组合：阳虚+气滞

主症：**【阳气不振】症象**：①口淡胃钝。②肢厥。③自汗。④神倦气怯。**舌象**：苔白厚。苔黑滑黏腻浮胖。**脉象**：脉沉濡无力，沉微似伏。

【气机不利】症象：①腹满。②腹时痛。

副症：**【水谷不分】症象**：①自利。②小便短少而白。③便溏。

宾症：**【气机不降】症象**：①呕吐。②食不下。③呕吐清水。

治则：当温中土以驱阴寒，即仲景明训："当与温药。"俞根初曰："法当温健脾阳，重则热壮脾肾。"[1]

方证

1.香砂理中汤证：《通俗伤寒论》方[1]，温健脾阳法。

广木香、炒川姜、春砂仁各3g，东洋参4.5g，炒生晒术6g，清炙甘草2.4g。

2.温中健脾附子理中法证：赵锡武方[2]。治急性胃肠炎，为中焦虚寒，详见病案。

党参30g，白术、干姜、炙甘草、半夏、附子各15g，吴茱萸10g。

论著和讨论

本证候因中阳素虚，寒邪直犯脾胃，阳虚阴盛，其治则总当温中祛寒为主，吴坤安云："太阴湿土所主，仲景以腹满而吐，食不下，时腹自痛，自利不渴等症，为太阴病，乃湿土自病，非阳经注入之症也。其脉必沉而细，无论外感寒邪，内伤生冷，总以温中散寒为主，理中汤主之。"[3]董废翁也说："初起腹满而吐，食不下，自利益甚，时腹自痛者，太阴也，理中汤加二陈、生姜、藿香主之。"[4]仲景曰："太阴之为病，腹满而吐，食不下，自利益甚，时腹自痛。若下之，必胸下结硬。"（《伤寒论》273条）

俞根初说："邪传太阴脏证，口淡胃钝，呕吐清水，大腹痞满，满而时痛，自利不渴，渴不喜饮，小便短少色白，甚则肢厥，自汗，神倦气怯，舌苔黑滑，黏腻浮胖，或白带黑纹而黏腻，脉沉濡无力，甚则沉微似伏。此太阳寒邪直入足太阴脏证也，法当温健脾阳，香砂理中汤（组方见症）主之；重则热壮脾肾，附子理中汤主之。"[1]

病案举例

赵锡武治某农患急性胃肠炎，因食纳不当，2天来呕吐、便溏、脘腹胀痛，自取温水瓶置腹中，可得痛解，脉沉，苔薄白略腻，为中焦虚寒，拟温中健脾附子理中法（组方见症），三剂痊愈[2]。

引用文献

［1］俞根初.重订通俗伤寒论［M］.上海：上海科学技术出版社，1959：191.

［2］于天星.赵锡武老中医谈扶阳抑阴［J］.中医杂志，1980，(8)：17.

［3］吴坤安.伤寒指掌［M］.上海：上海科学技术出版社，1959：卷二5.

［4］高鼓峰等.医宗己任编［M］.上海：上海科学技术出版社，1959：173.

（三）阳气虚逆候（脾胃阴寒转证1）

脾胃阴寒证，脾胃阳气素虚，阴寒内滞，浊邪上逆，转成阳气虚逆之候。其见症以气滞气逆之腹痛吐逆为主，兼见阴盛阳虚之脉症。

通称：中虚受寒。

内含病例：［中医］寒吐，吐利，阴霍乱。

病因病机：脾胃阴寒虚逆，因脾胃阳虚，阴寒内犯，中阳不振，运化无力，而致阴邪内滞，浊阴上逆，为阳虚阴逆之证。

证象组合：阳虚+阳滞+气逆+气滞

主症：**【阳气不振】症象**：自利不渴。

【气机冲逆】症象：①胸胁逆满。②呕吐。③气冲气逆。④吐水不止。

副症：【阳气不行】症象：四肢厥逆。**脉象：**右关弦迟。

【气机不利】症象：①腹中寒气，雷鸣切痛。②脘腹大痛。

宾症：【阳气浮越】舌象：苔边白中灰滑。**脉象：**脉左弦大。

治则：当温壮脾胃阳气为主，佐以驱阴降浊之品，使脾阳得振，运化有力，则阴浊自降，故吴鞠通说应“急救土败”。高玉麟亦谓：“庶冰熔土燠，中宫自无疼痛之虞。”[1]

方证

附子理中汤加味证：高玉麟方[1]。治中虚受寒，脘腹大痛，吐水不止，四肢厥逆，详见病案1。

黑附片30g，炒干姜、云茯苓各18g，瑶桂、川花椒、吉林参各9g，吴茱萸12g，炙甘草、炒白术各15g。

论著和讨论

本证候因脾胃阳虚，阴寒内滞，阳虚不化，浊邪上逆，其治则当温中降逆，助脾阳以降阴浊。仲景云：“腹中寒气，雷鸣切痛，胸胁逆满，呕吐，附子粳米汤主之：附子一枚，半夏半升，甘草一两，大枣十枚，粳米半升。”（《金匮要略·腹满寒疝宿食病脉证治》）吴鞠通说：“自利不渴者属太阴，甚则哕，冲气逆，急救土败，附子粳米汤主之：人参9g，附子、炙甘草、干姜6g，粳米1合。”[2]

病案举例

1.**高玉麟**治杨子荣，年逾四十，太阴伤寒。脘腹大痛，吐水不止，四肢厥逆，苔边白中灰滑，脉左弦大，右关弦迟。《伤寒论》云：“太阴之为病，腹满而吐，食不下，自利益甚，时腹自痛。”附子理中汤加味，庶冰熔土燠，中宫自无疼痛之虞（组方见方证），二剂顿瘳[1]。

2.**李泰**治王四伢，男，38岁，脉迟腹痛厥逆，呕泄不止，此阴霍乱，予西党参、法半夏、木通各4.5g，云茯苓6g，吴茱萸、附片各3g，砂仁、云黄连、川花椒各1.5g，桂枝2.4g，炒白术、炒前仁各9g，煨姜1片[3]。

引用文献

［1］何廉臣.重印全国名医验案类编［M］.上海：上海科学技术出版社，1959：80.
［2］吴鞠通.温病条辨［M］.福州：福建科学技术出版社，2010：102.
［3］李洪成等.中医证候学［M］.北京：中国医药科技出版社，2008：221.

（四）清阳虚陷候（脾胃阴寒转证2）

脾胃阴寒证，内外皆为阴寒所困，清阳之气不升而反下陷，转为清阳虚陷之候。通称之两感伤寒，或亦称夹阴伤寒。其见症以下利清谷不止，滑利无度为主，俗称漏底伤寒。发热者，是为阴盛格阳，真寒假热。脉见沉微、迟、涩，为阳气欲脱之象，是阴寒之险重证候。

通称：阴盛格阳，真寒假热。

内含病例：［中医］两感伤寒，夹阴伤寒，漏底伤寒。

病因病机：脾胃阴寒虚陷，外受阴寒之气，口食生冷之物，直犯中焦脾胃，中阳受困，清阳不能上升反而下陷，不能外发于腠理，而成表里俱寒之重证。阴邪内盛，阳气下泄，若有延误，阳气每致下脱。

证象组合：阳虚+表郁+气陷

主症：【阳气不振】症象：①身重恶寒。②目瞑嗜卧。③少气懒言。④肌肉忽脱。⑤手足冷。⑥厥逆。⑦自汗。⑧筋急，两足吊筋。**舌象：**①舌质嫩滑湿润。②舌苔白而嫩滑，苔白滑。③甚则灰而淡白。④苔灰黑润腻。**脉象：**①脉沉迟。②沉微。③微涩。

【腠理不宣】症象：①身疼痛。②头痛。③微热。④热而不渴。**脉象：**脉紧。

【气机下陷】症象：①下利清谷。②滑利无度。③虚坐努责，酸胀异常。

副症：【气机不宣】症象：①心下痞硬。②咽喉不利。

【气机不利】症象：①腹胀满。②腹中急痛。

宾症：【气机不降】症象：呕吐。

治则：仲景曰：“先温其里，乃攻其表。”故以急温中焦阳气为主，俟里温阳回，清阳上升，如表仍不解者，再温通阳气，使清阳外展卫阳，以逐寒外达。表里俱解之后，再温运中阳以健胃，其病自愈。

方证

1.**桂枝附子汤证：**张仲景方。功能温阳逐湿，温通阳气以解表。治太阳病，风湿相搏，身体疼烦，不能自转侧，不呕不渴，脉浮虚而涩者。

桂枝四两，炮附子三枚，生姜三两，大枣十二枚，炙甘草二两。水煎，分三次服。

2.**附子理中汤加味证：**《通俗伤寒论》方[1]。先温其里。

西党参、炒白术、干姜、炙甘草、附子、公丁香、煨山茱萸。

3.香砂二陈汤证：《通俗伤寒论》方[1]。温运中阳以健胃。

陈皮、法半夏、白云苓、炙甘草、广木香、砂仁。

论著和讨论

1.本证候因阴寒直犯中焦，脾胃阳气不得升降，致清阳下陷，兼见身重恶寒，头痛身疼，甚则肢冷厥逆，一派阴寒见象，称表里皆寒。俞根初说："两感伤寒，身受阴寒之气，口食生冷之物，表里俱伤者为两感，其病多发于夏令夜间，因人多贪凉，喜食冰水瓜果故耳。头痛体痛，身重恶寒，目瞑嗜卧，少气懒言，手足微冷，虽身热亦不渴，下利清谷，甚则两足筋吊，舌苔白而嫩滑，甚则灰而淡白，或灰黑腻苔，舌质嫩滑湿润，脉沉而迟，甚则沉微。"[1]曹炳章说："中黑无苔而舌底湿嫩，尖滑无点纹者，胃经虚寒也。"[2]"从根至尖白，中直纹两条黑润者，夹阴寒证也。"[2]"无苔而有如烟煤隐隐，并不渴，肢寒而润者，挟阴病也，宜甘温挟中。"[2]"中间一拇指大黑润浮苔，两边或黄或白者，两感证也。"[2]

2.治则当遵仲景曰："下利腹胀满，身体疼痛者，先温其里，乃攻其表，温里宜四逆汤，攻表宜桂枝汤。"（《伤寒论》372条）曰："下利有微热而渴，脉弱者，今自愈"（360条）。"下利脉数，有微热，汗出今日愈，设复紧为未解。"（361条）俞根初说："（夹阴伤寒）如脉沉迟，身疼足冷，下利清谷，俗称漏底者，速用附姜归桂参甘汤去当归，加白术、肉果、砂仁、升麻破阴回阳，提气止泻。"[1]是必先救其阳，以防其脱，俞根初提醒："（脉）沉为邪陷，迟为寒凝，微则阳气欲绝，此朱丹溪所谓：表里皆寒，难分经络，无热可散，温补自解，不急治，去生甚远是也。法当先温其里，附子理中汤（组方见方证）加公丁香20支、煨肉果4.5g。……温通阳气以解表，表解而胃口不开者，则以香砂二陈汤（组方见方证）温运中阳以健胃，其病自愈。"[1]

3.下陷甚者，虚坐努责，齐有堂曰："不可温其下以逼迫其阴，当温其上，以升其阳。"[3]仲景："少阴病下利，脉微涩，呕而汗出，必数更衣，反少者当温其上，灸之。"（325条）

病案举例

1.**齐有堂**治汪少宰妻，腹中急痛，恶寒厥逆，呕吐下利，脉微涩，以四逆汤无效。作泻无度，然多空坐，酸胀异常，前阴酢出一物大如柚子，想是尿脬。是证不可温其下，以逼迫其阴，当灸法温其上，以升其阳，而病自除。隔姜灸百会三壮，其脬自收，四逆加黄芪、白术二剂而愈[3]。

2.**雷少逸**治羊城雷某，患泻无度，肌肉忽脱。未泻之先，腹必鸣痛，痛必便泄，泻必完谷，脉两关并弦，刘氏痛泻要方加吴茱萸、益智仁、煨葛根、木香、荷叶，服一剂，未臻大效，加参、芪、姜、附，一剂小效，继服痊瘥[4]。

3.**丁甘仁**治初患间疟，寒短热长，清温化湿后，诸恙渐轻，不过夜则梦语如谵，某医以为暑蒸心包，投芩、连、益元、竹叶、茅根，变泄泻无度，稀粥食升，犹不知饱，渴喜热饮，身热依然，舌灰淡黄，脉濡数。此藜藿之体，中气本虚，寒凉大过，邪陷三阴，中虚求食，有似除中而尚未至除中也。阴盛格阳，真寒假热，势已入险境，仿附子理中合小柴胡意：熟附块、炒潞党、姜炭、炒白术、炙甘草、茯苓、煨葛根、软柴胡、仙半夏、陈皮、谷芽、杏仁、红枣、荷叶，应手则吉[5]。

引用文献

[1] 俞根初.重订通俗伤寒论[M].上海：上海科学技术出版社，1959：198，334.

[2] 曹炳章.彩图辨舌指南[M].南京：江苏人民出版社，1962：卷二25，26，31，32.

[3] 徐衡之，姚若琴.宋元明清名医类案[M].长沙：湖南科学技术出版社，2006：406.

[4] 雷丰.时病论[M].北京：人民卫生出版社，1964：49.

[5] 秦伯未.清代名医医案精华[M].北京：人民卫生出版社，2006：525.

（五）中阳闭塞候（脾胃阴寒变证1）

脾胃阴寒证，阴冷之气，直中太阴，中阳猝闭，脾胃升降逆乱，变生中阳闭塞之候。伤寒家通常称之为太阴中寒，后世称为阴霍乱，俗称阴痧证。

通称：寒中太阴。

内含病例：［中医］太阴中寒，阴霍乱，阴痧。

病因病机：脾胃阴寒郁闭，多见于夏月贪凉饮冷，过吃生冷之物，中阳伤残，以致阴寒直中中焦，脾胃阳气猝闭，挥霍撩乱，升降失职，甚则阳气骤脱，病势危急。

证象组合：阳闭+气乱

主症：【**阳气闭塞**】**症象**：①面黄，神倦肢软。②恶寒战栗。③汗出，额中与鼻尖冷汗如珠。④手足逆冷，

⑤肢麻，转筋。⑥手足抽掣。⑦烦躁。⑧昏迷不醒。**舌象**：舌黑滑。**脉象**：脉沉、迟、微、伏。

【气机逆乱】症象：①吐泻交作。②呃逆不已。③恶心呕吐，肠鸣洞泄。

副症：【气机不利】症象：①腹微痛。②脘腹满痛。③胸脘猝痛。

宾症：【气机不宣】症象：胸脘满闷。

治则：当急急驱阴救阳为主，温中阳以逐阴寒，通阳闭以救厥脱；病势危急，故后世常用挑痧、刮痧法，针刺、艾灸法、温脐等法以救其急，亦确有救死回生之用。

方证

1.缩脾饮证：《太平惠民和剂局方》方[1]。治烦躁口渴、呕吐下利等症。

砂仁、乌梅、草果、炙甘草各四两，葛根、炒白扁豆各二两。为粗末，每服四钱，水煎服。

2.冷香饮子证：叶天士方[2]。治太阴寒伤，吐泻汗出，腹痛，脉沉微。

泡淡附片、草果、新会皮、甘草，煎好候冷服。

3.霹雳散证：吴鞠通方[3]。主治中燥吐泻腹痛，甚则四肢厥逆，腿痛转筋，肢麻，起卧不安，烦躁不宁，再甚则六脉全无，阴毒发斑、疝瘕等一切凝寒固冷积聚之疾。

桂枝180g，川椒炭、降香、苡仁、荜澄茄各150g，薤白、吴萸、青木香各120g，台乌、干姜、附片、防己、高良姜各90g，槟榔、五灵脂、细辛、公丁香、水菖蒲、草果各60g，雄黄15g，共末开水和服，大人9g，重病15g，小人减半，以痛止厥回或泻止筋不转为度。

4.正阳四逆汤证：俞根初经验方[4]，原《伤寒全生集》载方。四阳攻毒法。

生附子（炮去皮脐）、川姜（炮不可焦）各9g，清炙甘草3g，真麝香（冲）0.27g，皂荚炭2.4g，生姜汁2匙（冲）。

5.附子理中汤证：《通俗伤寒论》方[4]。热壮脾肾法，治寒中太阴极重，舌苔灰而淡白。

炮附子15g，别直参、炒香冬白术、炮姜炒黄各9g，清炙甘草2.4g，生姜汁1瓢（冲）。

论著和讨论

1.本证候属阴寒直中中焦，脾胃阳气猝闭，升降逆乱，发病急骤，以腹痛、吐利交作为主要见症，但必兼见阳气闭塞之脉症，如手足厥冷，六脉沉伏，甚则昏迷不醒，手足抽掣等。俞根初说："寒中太阴者，初起即怕寒战栗，头不痛，身不热，口不渴，便四肢厥。上吐下利，脘满腹疼，小便不利，舌苔白滑带灰，甚或灰而滑腻，灰而淡白，脉沉濡而迟，甚或沉濡而微。极重则附子理中汤（组方见方证）为主，呕甚兼呃，加姜半夏12g、上沉香2.4g、真柿蒂30枚。"[4]"若其人泻利无脉，当辨阴阳。阴痧，急用正阳四逆汤（组方见方证），以回阳通脉。"[4]薛生白说："暑月病，初起但恶寒面黄口不渴，神倦，四肢懒，脉沉弱，腹痛下利，湿困太阴之阳，宜仿缩脾饮（组方见方证），甚则大顺散、来复丹等法。"[5]

2.治则：吴坤安说："凡三阴证，吐泻并作，后即转筋，未泻时腹不痛，泻后腹微痛，唯额中与鼻尖冷汗如珠，又指尖罗顶有直缝，罗顶低凹者，邪即陷下，不可救药，初起时宜饮以姜汁，切忌茶汤甜物，下咽即死，再进附子回阳汤，外治用挑痧法、缩脚法，灸脐用雷公散，俱有救死回生之妙。"[6]故本候当急急驱阴回阳，以救其厥脱。吴坤安说："若大吐大泻，六脉俱伏，手足厥冷，舌苔黑滑者，太阴中寒也，作阴霍乱治，理中汤加附子。"[6]"舌苔灰黑而滑者，此寒水侮土，太阴中寒证也，外症：腹痛吐利，手足指冷，六脉沉细，宜理中汤。"[6]

病案举例

1.**赖良蒲**治王某某，男，45岁，胸脘猝然疼痛，恶心呕吐，肠鸣洞泄，脉沉迟，苔薄白，主通阳泄浊，吴茱萸汤合术附汤：党参、白术各9g，附子12g，干姜、草豆蔻、炙甘草、吴茱萸各3g，4剂痊愈[7]。

又治华某某，男，24岁，素禀中寒，隆冬内外合邪，致寒中太阴，头痛如劈，呃逆不已，腹满而痛上吐下泻，手足厥冷，苔薄白，脉沉迟。温中逐寒，理中加味：附子60g，干姜15g，白术24g，党参18g，肉桂、母丁香、炙甘草各6g，砂仁、吴茱萸各9g，半夏12g，3剂愈[7]。

2.**燕庆祥**治帅安民，年近20岁，伤寒兼泻。七月伤寒误投凉泄，大泄不止，腰痛少腹痛，继则连连大泄，四肢厥冷，遍身尽冷，呼吸几似绝然，脉寸关全无，尺按至骨尚有一毛之延：黑附片12g，黑姜3g，茯苓、焦白术各4.5g，白芍2.4g，吴茱萸3g，继与桂附地黄丸[8]。

3.**丁辉**治吴某，女，20余岁，突作呕吐，腹部绞痛，随即手足抽掣，昏迷不醒，手足厥冷，吐多未化蔬菜，脉沉细微弱，因劳动饮冷泉，阴寒阻遏，针十宣穴，理中汤加灶心土。痛止，尚欲呕加半夏，复进1剂而愈[9]。

引用文献

[1] 陈师文等.中华医书集成·太平惠民和剂局方[M].北京：中医古籍出版社，1999：27.

[2] 徐衡之，姚若琴.宋元明清名医类案[M].长沙：湖南科学技术出版社，2006：543.

［3］吴鞠通.吴鞠通医案［M］.北京：人民卫生出版社.1960：128.
［4］俞根初.重订通俗伤寒论［M］.上海：上海科学技术出版社，1959：201，211.
［5］王士雄.温热经纬［M］.沈阳：辽宁科学技术出版社，1997：47.
［6］吴坤安.伤寒指掌［M］.上海：上海科学技术出版社，1959：卷一10，卷四59，57.
［7］赖良蒲.蒲园医案［M］.南昌：江西人民出版社，1965：8，126.
［8］何廉臣.重印全国名医验案类编［M］.上海：上海科学技术出版社，1959：89.
［9］福建省中研所.福建中医医案医话选编（第二辑）［M］.福州：福建人民出版社，1963：133.

（六）阳气闭脱候（脾胃阴寒变证2）

脾胃阴寒证，中阳素弱，阴寒直中，阳气猝闭，残阳难支，而成阳气闭脱候。伤寒家通常称之为阴寒直中三阴证，亦称中寒。以其闭厥肢冷，称之为阴厥；以其阳气怫郁于外，有似阳热之象，故亦称为阴极格阳，或真寒假热之证。

通称：寒邪直中三阴，阴盛格阳，真寒假热。

内含病例：［**中医**］中寒，阴厥。

病因病机：脾胃阴寒闭脱，因脾胃阳气素弱，阴寒直入中焦，阴盛阳衰，残阳怫郁，而阳气由衰而渐欲散脱，丁甘仁说："阴无退散之期，阳有散亡之象，危在旦夕。"[1]

证象组合：阳虚+阳郁+阳滞+阳脱

主症：【**阳气不振**】**症象**：①目不欲开。②齿露。③口不干。④口鼻气冷。⑤肢冷汗多。**舌象**：舌苔白。**脉象**：脉来沉细而迟。

【**阳气不行**】**症象**：①胸痞。②呕吐不食。③吐泻交作。④腹痛下利。⑤四肢逆冷。⑥身重。**舌象**：舌白滑灰刺。**脉象**：脉沉。

副症：【**阳气怫郁**】**症象**：①烦躁不寐。②口渴不欲饮。③口舌干燥。④颊赤。**舌象**：苔白，黑刺满口。**脉象**：脉沉细数。

宾症：【**阳气脱绝**】**症象**：①神昏嗜睡。②汗出不止。③气促神绀。④人事不省。**脉象**：①脉数大按之豁然。②脉沉微数，或虽数无力。③微细欲绝，右举按皆无。

治则：当急急驱阴回阳，参以通阳，以解阳气之怫郁；略兼苦寒以从治，反佐以通格拒；丁甘仁曰："驱内胜之阴，复外散之阳，未识能有挽回否？"[1]

方证

1.冷香饮子证：叶天士方[2]。治太阴寒伤，吐泻汗出，脉沉微。

附片、草果、新会皮、甘草，煎好待冷服。

2.益元汤证：《类证活人书》方[3]。治戴阳证，症见面赤身热，不烦而躁，饮水不入口。

炮附子、干姜、艾叶、黄连、知母、人参、麦门冬、五味子、甘草。加姜、枣、葱白水煎，入童便，冷服。

3.附子理中汤证：《通俗伤寒论》方[4]。热壮脾肾法，治寒中太阴之极重者，舌苔灰而淡白。

炮附子15g，别直参、炒香冬白术、炮姜炒黄各9g，清炙甘草2.4g，生姜汁1瓢冲。

论著和讨论

本证候因脾胃阳虚，阴寒内盛，残阳怫郁，阳气欲脱，见症虽仍以腹痛、吐、利为主要见症，但必兼见阴盛阳虚脉症。薛生白说："肠痛下利，胸痞烦躁口渴，脉数大，按之豁然空者，宜冷香饮子（组方见方证）。此不特温邪伤脾，抑且寒邪伤肾，烦躁热渴，极似阳邪为病，唯数大之脉按之豁然而空，知其躁渴等证，为虚阳外越，而非热邪内扰。"[5]章虚谷说："白滑灰刺如湿润，刮之即净，为真寒假热；……白苔黑刺满舌者，如刮之黑刺即净，光润不干，渴不多饮，在杂病为真寒假热。"[6]

何秀山说："《内经》所谓：阳气衰于下，则为寒厥，必肢冷，脉沉微数，或虽数无力，然似热非热之证尤多，故凡手足逆冷，而脉证无实热者即寒厥也。宜益元汤（组方见方证）、附子理中汤（组方见方证）。……寒厥必起于手足五趾，而上行于膝，所以阳虚之病，四肢多不温也。"[4]治则当驱阴回阳为主，以开其阴邪之闭，而救阳气之脱。费绳甫曰："若用清解温散，真阳即有飞越之虞。"[7]病势危笃，生死反掌，务在认证用药，差之毫厘，谬之千里，不可不慎。

病案举例

1.罗谦甫治曹德裕男妇，伤寒八九日，脉沉细而微，四肢逆冷，自利腹痛，目不欲开，两手掌抱腋下，神昏嗜卧，口舌干燥，仲景云：下利清谷，急救其里，宜四逆汤。遂以四逆汤五两，加人参一两，生姜十余片，连须葱白九茎，水五大盏，同煎至三盏，去渣分三服，一日服之。至夜利止，手足温。翌日，大汗而解，继以理中汤数服而愈[8]。

2. 郭雍治一人年二十三，禀气素弱。二月间，因食豚肉数片，兼感冒不安，是夜自利腹痛，烦躁不寐，呕恶不食，两手头面皆冷，身重颊赤，齿露，苔白，脉左沉而带数，三五不调，右举按皆无，尺沉微：人参12g，白术6g，干姜、甘草各3g，陈皮2.4g，姜汁2匙。脉出症定，颊尚赤以四君子汤加陈皮、黄芩[8]。

3. 费绳甫治郭善臣，夏月中寒，腹痛吐泻，口不干，肢冷汗多，口鼻气冷。舌苔白，脉来沉细而迟。群医或主清解，或主温散，余谓此乃寒中太阴，中阳不司旋运，辛热通阳，犹恐力有不逮，若用清解温散，真阳即有飞越之虞。以四逆汤加白术主之：制附子15g，淡干姜9g，炙甘草3g，生白术6g，一啜而安[7]。

引用文献

［1］丁甘仁.丁甘仁医案［M］.上海：上海科学技术出版社，1960：65.

［2］徐衡之，姚若琴.宋元明清名医类案［M］.长沙：湖南科学技术出版社，2006：543.

［3］汪昂.中华医书集成・医方集解［M］.北京：中医古籍出版社，1999：88.

［4］俞根初.重订通俗伤寒论［M］.上海：上海科学技术出版社，1959：437.

［5］王士雄.温热经纬［M］.沈阳：辽宁科学技术出版社，1997：52.

［6］曹炳章.彩图辨舌指南［M］.南京：江苏人民出版社，1962：卷二7.

［7］张元凯，时雨苍，杨伯棠，等.孟河四家医集［M］.南京：江苏科学技术出版社，1985：295.

［8］江瓘，魏之琇.名医类案（正续编）［M］.北京：中国中医药出版社，1996：14，22.

（七）虚阳浮越候（脾胃阴寒变证3）

脾胃阴寒证，阴邪盛于内，逼其阳气于外，而为虚阳浮越之候。伤寒家称之为阴盛格阳，或称格阳证。由于外见一派阳热症象，故又称为真寒假热证。

通称：阴盛格阳，真寒假热证，格阳证，寒水侮土证。

内含病例：［中医］慢脾风。

病因病机：脾胃阴寒厥脱，因阴寒直犯中焦，阴邪内盛，逼其中阳浮越于外，甚至浮阳外脱，而成少阴亡阳之证。

证象组合：阳虚＋阳滞＋阳浮＋阳脱

主症：【阳气不振】症象：①面色浮白。②两目无神。③神志懒怠，不喜言语，语言无力。④冷汗自出。⑤肉瞤筋惕。⑥尤两足冷。⑦小便清白。**舌象**：舌肉胖嫩，苔色薄白。**脉象**：脉微弱。

【阳气浮越】症象：①面红，颜面赫然而赤，面亮戴阳。②微热心烦，大热发渴，微渴微烦，烦躁而渴。③肌表浮热，重按则不热，或发热，欲去盖覆，病人独觉，他人按之身体肌肉骨髓血脉俱寒。④口干不欲饮，欲饮水，饮亦不多，索水至前复不能饮，频索冷饮，饮入即吐，或大渴引饮。⑤唇燥而无皱纹。⑥口燥咽痛。⑦干呕呃逆胁痛。**舌象**：苔黑而滑，黑色止见于舌中。

副症：【阳气不行】症象：①热重而指尖冷。②口干而热汤不畏。③呃逆恶呕。④纳少脘满。⑤陡然腹痛拘急。⑥四肢逆冷。**舌象**：苔白滑。

宾症：【阳气脱绝】症象：①吐利交作。②吐乳，吐而无秽气开肠洞泄。③泻而澄彻清冷。④二便长流，或小便全无。⑤人事默默，昏迷不醒，掐之不哭，睡不交睫。⑥时忽抽搐，喉如曳锯。⑦大汗淋漓，时目眩冒，声微气促。⑧身冷四肢厥冷。**脉象**：①脉沉细而弱如丝。②脉沉微，脉沉微欲绝。③右脉不至，左脉重按沉细如丝。

治则：欲回其阳，当驱其阴，故温中祛寒，热壮脾阳，是救急之不二法门，谢映庐曰"脾阳健而热自除"，即驱阴救阳之法。

方证

1. 附子理中汤证：《通俗伤寒论》用方[1]。热壮脾肾法，治寒中太阴之极重者，舌苔灰而淡白。

炮附子15g，别直参、炒香冬白术、炮姜炒黄各9g，清炙甘草2.4g，生姜汁1瓢（冲）。

2. 反佐疗法证：邹云翔方[2]。治真寒假热证，面红神志懒怠，不喜言语，详见病案6。

人参、附片各9g，淡干姜4.5g，肉桂2.4g，姜川黄连0.6g，焦白芍9g，云茯苓12g，橘皮络各3g，红枣7枚。

论著和讨论

1.本证候因阴寒直中脾胃，阴盛于内，逼阳于外，甚至浮阳外脱，而成亡阳。后世医家又称其为寒水侮土证，其必见有阴盛阳虚之脉症，务必详审其阳热之假象，不为其所惑；不然则冰炭不容，毫厘千里，生死反掌之间矣。仲景曰："少阴病，吐、利、烦躁，四逆者，死"（《伤寒论》296条）。俞根初说："寒水侮土证，吐泻腹痛，手足厥逆，冷汗自出，肉瞤筋惕，语言无力，纳少脘满，两足尤冷，小便清白，舌肉胖嫩，苔黑而滑，黑色止见于舌中，脉沉微欲绝，此皆里真寒之证据，唯肌表浮热，重按则不热，烦躁而渴，欲饮水，饮亦不多，口燥咽痛，索水至前，复不能饮，此为无根之阴火，乃阴盛于内，逼阳于外，外假热而内真寒，格阳证也，法宜热壮脾阳，附子理中汤救之。”[1]杨云峰说：“盖寒水侮土者，其黑色正聚于舌中，系阴甚于内，逼阳于外，外假热而内真寒，格阳证也，宜附子理中汤。”[3]

2.治则：总宜温中祛寒，热壮脾阳，逐其内在之真寒，则外现之假热自熄，决不可误为真热，妄投寒凉，必致助其阴，更逼其阳气外越，而脱绝莫救矣。张仲景：“既吐且利，小便复利而大汗出，下利清谷，内寒外热，脉微欲绝者，四逆汤主之。”（《伤寒论》389条）董废翁说：“（呃逆，阴盛格阳）令人发热，大渴引饮，欲去盖覆，病人独觉，他人按之，身体、肌肉、骨髓、血脉俱寒。此火即无根之火也，用理中汤加丁香以温其胃，其火自下。”[4]

病案举例

1.齐有堂治黄大元，患伤寒吐利交作，四肢逆冷，又加烦躁，饮食不进，奠安汤：黄芪二两以代人参，救胸中阳气绝，白术二两救脾胃之崩，丁香二钱止呕，肉桂二钱温中止泄，补骨脂三钱收固肾气[5]。

2.谢映庐治傅锦翁乃孙，时忽吐乳，二十日外，其吐愈多，用藿香正气散一剂致开肠洞泄，大热发渴，吐而无秽气，泻而澄彻清冷，口干而热汤不畏，热重而指尖冷，面色浮白，两目无神，唇燥而无皱纹，脉沉微。防慢惊，理中加附子、丁香。渐减，唯微渴微烦，七味白术散，俟清阳升而渴可止，脾阳健而热自除。病家误服柴胡、知母、藿香、乌梅、花粉、半夏，数剂，人事默默，昏迷不醒，掐之不哭，睡不交睫，干呕身冷，忽二便长流，四肢厥冷，时忽抽搐，喉如曳锯，照慢脾风治愈[6]。

3.赖良蒲治华某某，男，32岁，陡然腹痛拘急，四肢逆冷，颜面赫然而赤，呃逆恶呕，微热心烦，频索冷饮，饮入即吐，作热厥治，大汗淋漓，时目眩冒，右脉不至，左脉重按沉细如丝，舌苔薄白，阴盛格阳，真寒假热，宜驱阴救阳，温中散结，佐苦寒分解夹杂之邪，大剂附子理中汤加黄连3g，兑服，附子、西党参各15g，白术9g，干姜6g，甘草3g，得睡，再剂知饥，归芍四君子调理[7]。

4.邹云翔治张某某，男，67岁，发热7天（39℃），面红神志懒怠，不喜言语，苔色薄白，口干不欲饮，脉沉细而弱如丝，服清热化湿豁痰药8剂，热不退而反增，此真寒假热证，须反佐疗法（组方见方证），煎60分钟，分6次服完，2剂热退，稍佐和胃，2剂而愈[2]。

引用文献

[1] 俞根初.重订通俗伤寒论[M].上海：上海科学技术出版社，1959：115.

[2] 邹云翔.邹云翔医案选[M].南京：江苏科学技术出版社，1981：303.

[3] 曹炳章.彩图辨舌指南[M].南京：江苏人民出版社，1962：卷二32.

[4] 高鼓峰等.医宗己任编[M].上海：上海科学技术出版社，1959：171.

[5] 徐衡之，姚若琴.宋元明清名医类案[M].长沙：湖南科学技术出版社，2006：408.

[6] 谢映庐.谢映庐医案[M].上海：上海科学技术出版社，1962：206.

[7] 赖良蒲.蒲园医案[M].南昌：江西人民出版社，1965：145.

（八）阳气虚脱候（脾胃阴寒变证4）

脾胃阴寒证·阳气虚脱候，系由阴邪内盛，逼其中阳下脱之急危重症。以吐利交作，或下利清水不止，为脾阳下脱之主要见症，其余一切阳气虚脱之脉症，均由此而来。

通称：阳脱。

内含病例：**[中医]**阴寒霍乱。

病因病机：脾胃阴寒虚脱，系由阴寒直犯中焦，阴邪内盛，脾胃阳气不支，不能固其津液，阳气亦随津液而下脱，而成中阳虚脱之候。

证象组合：阳虚+阳滞+阳脱+津脱

主症：**【阳气不振】症象**：①唇青面白。②恶寒身蜷。③身寒冷汗。④四肢逆冷。⑤头眩时时自冒。**舌象**：舌淡白。**脉象**：①脉迟细。②脉微细。

【阳气脱绝】症象：①神识模糊。②神昏。③冷汗淋漓。④呼吸微绝。⑤倏然昏倒。⑥逆冷益深，四肢抽搐。⑦烦热。⑧口燥不思饮。**脉象**：①脉沉细如丝。②脉微欲绝脉沉迟欲绝。③六脉全无。④脉浮大。

副症：**【阳气不行】症象**：①面黑唇白。②目眶下陷。③腹痛肢冷。④四肢厥逆。⑤足抽筋不息。

宾症：**【津液不固】症象**：①下利清谷，下利不止。②吐利交作，吐食泻水，不臭而腥，腹鸣不痛。③自汗，头汗淋漓。

治则：温中祛寒，以固中焦之阳气，中阳得复，自能固其津液，不致脱绝。

方证

1.参附汤证：雷少逸方[1]。治霍乱吐泻，腹痛肢冷，冷汗淋漓，呼吸微绝，逆冷益深，倏然昏倒，六脉全无。详见病案1。

真参3g，高丽参15g，附片12g，浓煎。

2.救逆止利汤证：齐有堂方[2]。治恶寒身蜷，四肢逆冷，下利不止，命在须臾，详见病案2。

黄芪、白术各30g，附子、干姜、甘草各6g，茯苓9g。

论著和讨论

本证候因阴寒直犯脾胃，逼其中阳，阳气不固随津液而下脱。仲景曰："下利后脉绝，手足厥冷，晬时脉还，手足温者生；脉不还者死。"（《伤寒论》368条）"少阴病，下利止而头眩，时时自冒者，死（此虚极而脱也）。"（297条）故其治则应温中祛寒以救脾阳，必得利止肢温脉还者，则不至脱绝。古人说：小儿吐泻，四肢抽搐，肢冷脉微细，或烦热脉浮大，急当固本固真汤：人参、白术、茯苓、炙甘草、附子、肉桂、山药、黄连。灸大椎、脾俞、天枢、关元、三里。抽搐无力，戴眼反折，汗出如珠，难治。

病案举例

1.**雷少逸**治施秉罗某之父，大耋高年，霍乱吐泻，腹痛肢凉，神识模糊，脉迟细，与挽正回阳法，至日晡腹痛益甚，冷汗淋漓，呼吸微绝，逆冷益深，倏然昏倒，六脉全无，不语如尸：真参3g，野山高丽参15g，附片12g，浓煎，次晨脉沉细如丝，肢暖神清。仍用二参、附片加炮姜炭、黄芪、炙甘草、当归、茯神、柏子仁、酸枣仁[1]。服下又中病机，一候遂全瘥。

2.**齐有堂**治毛天禄，恶寒身蜷，四肢逆冷，下利不止。命在须臾，救逆止利汤：黄芪一两，附子、干姜、甘草各二钱，白术一两，茯苓三钱。一剂而厥回，二剂而利止。[2]

3.**赖良蒲**治单某某，男，28岁，1963年长夏，阴暑吐利交作，手足逆冷，自汗神昏，脉微欲绝，舌苔白腻。体质虚寒，暑邪暴中，邪从寒化，陷入三阴。与温中救逆，加味附子理中汤：附子15g，白术、木瓜、半夏各9g，党参12g，炮姜、砂仁、炙甘草各4.5g，2剂厥止阳回，神清汗敛，吐利不作，脉微渐起。异功散4剂调理[3]。

4.**陈在山**治陈永芳，25岁，阴寒霍乱。初觉中满，小腹微满，夜吐泻暴作，口燥不思饮，四肢厥逆，身寒冷汗，唇青面白，脉沉迟欲绝，大剂附子理中汤：党参30g，炙甘草、炮姜、附片各9g，炒白术6g，1剂吐泻顿止，手足渐温，面色微黄。改党参15g，苍术12g，陈皮、生甘草、川厚朴各9g，大枣7枚，2剂愈[4]。

5.**杨友梅**治王景香，男，成年，患少阴病，手足厥逆，脉微欲绝，下利清谷。用通脉四逆汤，反增烦躁，为阴液亏损，乃减轻姜、附，加粉光参，以回液生津：干姜6g，附子、炙甘草各4.5g，粉光参4.5g，2剂，脉复而愈[5]。

6.**施启谟**治林某，男，30岁，患吐泻病，四肢厥冷，头汗淋漓，面黑唇白，目眶下陷，足抽筋不息，吐食泻水，不臭而腥，腹鸣不痛，脉细欲绝，为寒性吐泻，宜温中回阳，理中汤加味：党参、附子各15g，焦白术、生姜、半夏各9g，炙甘草、官桂各3g，伏龙肝30g[6]。

引用文献

［1］雷丰.时病论［M］.北京：人民卫生出版社，1964：75.
［2］徐衡之，姚若琴.宋元明清名医类案［M］.长沙：湖南科学技术出版社，2006：408.
［3］赖良蒲.蒲园医案［M］.南昌：江西人民出版社，1965：21.
［4］何廉臣.重印全国名医验案类编［M］.上海：上海科学技术出版社，1959：347.
［5］福建省中研所.福建中医医案医话选编1［M］.福州：福建人民出版社，1960：37.
［6］福建省中研所.福建中医医案医话选编2［M］.福州：福建人民出版社，1963：46.

二、肺脾阴寒证（太阴合病）（2候）

肺脾阴寒证，其病机仍因阴寒起自中焦，脾胃阴盛阳虚，不能温煦肺金，以致清金自寒，肺阳失于敷布，而成肺脾阴寒证。然肺居心上，相辅心主，肺金清冷，肺阳不能敷布于心，则心阳亦衰，故肺脾阴寒证，常涉及心阳之变。其治则虽当驱阴散寒，但仍当温壮中阳为主，一以其阴寒来自中焦，二则肺脾为母子之脏，培土即可生金，温中即可暖肺。

证候别称：阳虚伤寒，太阳少阴两感证，肺中冷，寒犯心包。

病名：［中医］夹阴伤寒，肺痿，鼻鼽，心痛，真心痛。

证候系统：详见图3-3-3。

本证————兼表———清阳虚郁候
　└————纯里———肺阳不布候
变证————心阳闭塞候、阳气闭脱候

图3-3-3　肺脾阴寒证证候结构图

（一）清阳虚郁候（肺脾阴寒本证）

肺脾阴寒证·清阳虚郁候，系由脾肾阳气素虚之人，外感阴寒之气，由表入里，郁遏胸中清阳，无力宣展于内外而成表里阳气虚郁之候，亦通称为阳虚伤寒。后世有人认为与房劳感寒有关，故亦称为太阳少阴两感证，或夹阴伤寒。

通称：阳虚伤寒，太阳少阴两感证。

内含病例：[中医]夹阴伤寒。

病因病机：肺脾阴寒虚郁，多由其人脾肾阳气素虚，外感阴寒，由表入里，脾肾阳气不足以鼓动上焦清阳，以宣展于内外，而成表里阳气虚郁之候。

证象组合：阳虚+表郁+气郁+阳郁

主症：【阳气不振】症象：①色白神疲。②面青足冷。③肩背恶寒。④恶寒甚剧，战栗动摇，烘以烈火顷刻不离。⑤寒战鼓栗，热汗骤至。⑥大便不实，大便泄泻，小便清。**舌象：**①白舌苔白嫩。②舌苔边白中里滑。**脉象：**①脉浮缓。②脉沉细无力。

　　【腠理不宣】症象：发热恶寒。**脉象：**脉沉紧。

　　【气机不宣】症象：咳。

副症：【清空不宣】症象：头重。

　　【气机不降】症象：呕恶。

宾症：【阳气怫郁】症象：①头身虽热。②四肢冰冷。

　　【经气不宣】症象：抽掣。

治则：当鼓动脾肾之阳，以驱内盛之阴寒，佐以温散，以解其外郁之寒，虽亦表里两解之法，必侧重于温里。

方证

1.参附再造汤证：《通俗伤寒论》方[1]，方从陶节庵再造散加减。温散破阴，助阳发汗。治恶寒发热，或呕或咳，或腹痛下利，甚则面青足冷。

高丽参3~4.5g，淡附片1.5g，川桂枝3g，绵黄芪皮（酒洗）4.5g，北细辛0.9g，羌活、清炙甘草、防风2.4g。

2.桂枝加附子汤证：谢映庐方[2]。治阳气素虚，风寒外袭，正气不支，邪气正盛，详见病案1。

桂枝四两，炮附子三枚，生姜三两，大枣十二枚，炙甘草二两。水煎服（张仲景方）。

3.附子理中汤加味证：王经邦方[3]。治恶寒甚剧，战栗动摇，详见病案3。

高丽参3g，炒白术、生姜各6g，附子4.5g，炒川姜、炙甘草各3g，葱白9枚。

论著和讨论

1.本证候因为脾肾阳虚，阴寒由表入里，而成内外皆寒。吴坤安说："胃阳为三阴之障，阳气一虚，则寒邪即能袭入三阴；然肾气不虚，则少阴不致受邪，若肾气一虚，则坎中之阳气不足以御阴邪，即从太阳而入于肾。凡见太阳表证，而脉沉细，肩背恶寒，大便不实，小便清白者，此即太阳与少阴俱病，重症也。"[4]其见症除有表寒症象，必兼见阳虚阴盛之脉症。

2.治则当温通脾肾阳气为主，佐以温散，助阳发表之法；必不可单行发汗，重伤其阳气，故吴坤安主以温里散寒，或温中散寒，他说："法当温里散寒，宜桂枝汤加当归、怀山药、干姜、独活、细辛、胡桃肉之类，温肾逐邪。"[4]又说："如初起发热恶寒，大便泄泻，舌苔白嫩，而兼少阴脉症者，寒邪客于脾肾间，宜温中散寒，如桂枝、紫苏、广陈皮、厚朴、山药、神曲、干姜、茯苓、甘草之类温散之。"[4]何廉臣亦云："房劳后得外感病，病适至行房，……如辨其人真阳素虚者，阴寒为本，邪多挟水而动，除表寒证外，必兼为呕为咳，腹痛下利，甚或面青足冷等症，发表药中急宜加附子、桂枝等品，如参附再造汤（组方见方证），助阳破阴以发汗，庶免逼汗亡阳之患。"[1]

病案举例

1.**谢映庐**治陈希正学博，素禀阳虚，风寒外袭，偶伤于风，寒热间作，脉来浮缓，议用桂枝汤，重加附子（组方见方证）。将疏方，寒战鼓栗，热汗骤至，进药少安，越日咳嗽，知汗后腠理空疏，复召外邪，遂将原方去白芍，加荆防。服下汗倍于前，而寒热咳嗽悉除[2]。

2. **程杏轩**治汪典扬翁外孙女，年三岁，病经旬日，发热便泻，初服疏导药不应，忽作致抽掣，色白神疲，头身虽热，四肢冰冷，脉沉细无力。脾元受伤，致药后肝风内动，主六君子汤加炮姜、桂枝。服药热退泻稀，再服肢温泻止，惊亦不作[5]。

3. **王经邦**治刘铭彝，28岁，阴证伤寒。恶寒甚剧，战栗动摇，烘以烈火，顷刻不离，舌苔边白中里滑，脉沉紧。附子理中汤（组方见方证），遍体大汗而愈[3]。

引用文献

［1］俞根初.重订通俗伤寒论［M］.上海：上海科学技术出版社，1959：335.
［2］谢映庐.谢映庐医案［M］.上海：上海科学技术出版社，1962：54.
［3］何廉臣.重印全国名医验案类编［M］.上海：上海科学技术出版社，1959：73.
［4］吴坤安.伤寒指掌［M］.上海：上海科学技术出版社，1959：卷一43，卷二24.
［5］程杏轩.杏轩医案并按［M］.合肥：安徽人民出版社，1986：14.

（二）心阳闭塞候（肺脾阴寒变证1）

肺脾阴寒证，阴寒内盛，直犯心阳，猝然闭塞，变生心阳闭塞之候。古人称为寒犯心包，又称其为真心痛，系急重险证，所谓朝发夕死。

通称：寒犯心包。

内含病例：［**中医**］真心痛。［**西医**］冠状动脉硬化性心脏病，心绞痛，急性下壁心肌梗死。

病因病机：肺脾阴寒闭厥，因肺脾阴寒大盛，直犯心阳，以致心阳猝闭，神明内乱，心窍闭塞，立有一厥不返之势，古人喻为："水来克火，寒邪直犯君主，甚则朝发夕死。"

证象组合：阳闭+气郁+神闭

主症：【**阳气闭塞**】**症象**：①身冷自汗。②手足厥冷。③口鼻气冷。④手足青至节。**舌象**：舌淡白，苔白薄。**脉象**：脉沉迟或沉细无力，或涩细或沉微。脉沉细弦。

【**气机不宣**】**症象**：①心痛。②心痛彻背，背痛彻心。

副症：【**神志不宁**】**症象**：昼夜不安。

宾症：【**神志蒙闭**】**症象**：昏厥不省。

治则：救治之法，当以大辛大热之品，迅逐阴邪，以救心阳，不然则"十二官"俱危矣。

方证

加味白术附子汤证：治寒犯心包，心痛，身冷自汗，手足厥冷，详见论著。

白术、干姜、附子、乌头、川花椒、肉桂、赤石脂、甘草。

附子汤加味症：唐祖宣方[1]。治突发心绞痛，厥冷，胸背剧痛难忍，面色青黄，详见病案2。

红参、附片各10g，白术、川芎各15g，白芍、茯苓、薤白各30g。

论著和讨论

1.本证候因肺脾阴寒内盛，直犯心包，骤闭心阳，阳气不得内伏而走泄，甚则朝发夕死，危在旦夕。水来克火，寒邪直犯君主，心痛，胸背彻痛，身冷自汗，手足厥冷，便利溺清，不渴，口鼻气冷，喜热畏冷，甚则手足青至节，脉沉细微，或沉迟或沉细无力，或涩细或沉微。救治之法，当以急急驱逐阴寒之气，以通上中之阳，阳气得通，则心阳可复；不然则一厥即逝矣。主加味白术附子汤（组方见方证）。甚则大剂四逆汤加肉桂心四五钱，方可挽回。

2.陈士铎说：人有一时心痛，倏痛倏已，一日而十数遍者，饮食无碍，昼夜不安，人以为此虫也，或曰此火也。然则为何痛乎？非火、非虫，乃气虚而微感寒湿之邪，邪冲心包而作痛，即古人所云去来痛也。痛无补法，而独去来痛，必须用补，不补虚而痛不能止。然徒用补药，而不加入祛寒祛痰之味，亦不能定痛也。方用去来汤：人参、茯苓、苍术各三钱，白术五钱，甘草、川乌各二钱，半夏一钱，水煎服[2]。人有患心疼之病，百药治之不效，得寒则痛，得热亦痛，盖此症非心痛，乃胃痛也。……亦可用苍乌暖心丹：白术一两，白芍二钱，茯苓五钱，苍术三钱，川乌一钱，肉桂、甘草各五分，水煎服[2]。

3.喻嘉言说：发明《金匮》心痛彻背，背痛彻心，用乌头赤石脂丸。心痛彻背，背痛彻心，乃阴寒之气，厥逆而上干者，横格于胸背经脉之间，牵连痛楚，乱其气血，紊其疆界，此而用气分诸药，则转益其痛，势必危殆。仲景用蜀椒、乌头一派辛辣，以温散其阴邪，然恐胸背既乱之气难安，而即于温药队中，取用干姜之泥，赤石脂之涩，以填塞厥气所横冲之新隧，俾胸之气自行于胸，背之气自行于背，各不相犯，其患乃除，此炼石补天之精义也[3]。

乌头赤石脂丸：蜀椒（一两）、乌头（半两炮）、附子（半两炮）、干姜（半两炮）、赤石脂（一两淬），上五味末之，蜜丸如桐子大。先食服一丸，日三服。不知，稍加服[3]。

4.费伯雄说：厥心痛者，中寒发厥而心痛也。虽在包络，然已是心之外腑，故手足厥逆，身冷汗出，便溺清利，甚亦朝发夕死，白术四逆汤主之：白术、附子各三钱，干姜一钱，人参、茯苓各二钱，甘草五分，大枣三枚，水三盅，煎一盅，微温服[4]。

病案举例

1.治汪某某，女，48岁，诊断：冠心病，急性下壁心肌梗死。左胸心前区压榨样持续性剧痛不解，并向左肩臂放散，气短头晕，无力，心悸，出大汗，四肢发凉，舌淡白，苔白薄，脉沉细弦，此系气滞血瘀，心脉阻塞，阳虚欲脱之证。治宜温阳益气、活血化瘀，佐以温通开窍止痛之法。制附子、红参、桃仁、丹参各9g，肉桂6g，另用苏合香丸1丸，温开水送服。3剂痛大减，仍胸闷胀，时作痛片刻，感口苦，小便赤，舌质转红，脉弦，属痰热瘀血结于心脉，改清热化痰、活血化瘀之法：半夏、苦参、瓜蒌、桃、红、生蒲黄、灵脂，10剂，闷痛稍轻，活动后气短无力，多汗，舌质转淡，脉沉弦无力，复用温阳益气、活血化瘀法。附片、肉桂各3g，红参、桃仁、丹参各9g，黄芪15g，服一个半月，心电图示：陈旧性下壁心肌梗死，症状基本消失出院[5]。

2.唐祖宣治突发心绞痛：唐某，男，51岁。少动，常熬夜，劳累过度，突然厥冷，胸背剧痛难忍，面色青黄，背冷恶寒，汗出不止，四肢发冷，指端青紫，舌淡苔薄白多津，脉沉细。属阴寒内盛，胸阳不振，以附子汤加味（组方见方证），服药须臾，汗止疼减，2剂背冷减，痛消失，继服40剂，心痛未作[1]。

引用文献

［1］唐祖宣.附子汤的临床辨证新用［J］.中医杂志，1981，(11)：39.

［2］柳长华.陈士铎医学全书［M］.北京：中国中医药出版社，1999：735，737.

［3］陈熠.喻嘉言医学全书［M］.北京：中国中医药出版社，2000：227，233.

［4］张元凯，时雨苍，杨伯棠，等.孟河四家医集［M］.南京：江苏科学技术出版社，1985：21.

［5］河北新医大学.中医医案八十例［M］.北京：人民教育出版社，1976：48.

三、脾肾阴寒证（少阴本病）（8候）

脾肾阴寒证，为阴寒直中中下二焦之证。伤寒家常称为少阴中寒证，或少阴虚寒证。其病机总由阴寒之邪，直犯脾肾之阳。脾肾为先后天之本，尤以肾为真阳之根，阴寒之邪，犯于脾肾，根本动摇，病势固多险重危候。初则阴盛阳衰，终至阳气厥脱。其治之则总以驱阴回阳为法，阴邪不除，阳气难复，则厥脱堪虑。

证候别称：两感伤寒，阳虚伤寒，少阴中寒，少阴虚寒证，直中三阴，伏寒凝涩，伤寒内陷，阴盛格阳，真寒假热，内寒外热，上热下寒，阴证似阳，寒极似热，真阳上越，格阳，戴阳，亡阳，阴结，虚证似实，大虚似实，阴极发躁。

病名：［中医］夹阴伤寒，中寒，阳虚战汗，房劳复，脾厥，瘀泻，阴霍乱，阳脱，亡阳，下消，阴躁，阴厥，阴狂，阴结，腹痛，癃闭，脱疽。

证候系统：详见图3-3-4。

本证——兼表——阳气虚郁候，阳气虚滞候
　└——纯里——阳滞不化候，阳气虚逆候
转证——阳气虚结候，肾阳闭塞候
变证——阳气闭脱候，阳气厥脱候
　└——虚阳浮越候，阳气虚脱候

图3-3-4　脾肾阴寒证证候结构图

（一）阳气虚郁候（脾肾阴寒本证1）

脾肾阴寒证·阳气虚郁候，系外受阴寒之气，由表而直入于中下二焦，外郁于表，内困于里，为表里皆寒之候。伤寒家称之为两感伤寒证，又谓多起于房劳感寒，故俗称夹阴伤寒。因脾肾阳虚阴盛兼有表证，称其为阳虚伤寒，尤为贴切。

通称：两感伤寒，阳虚伤寒，阴盛格阳，或真寒假热。

内含病例：［中医］夹阴伤寒，阳虚战汗，房劳复。

病因病机：脾肾阴寒虚郁，因脾肾阳虚，胃阳首当其冲，胃阳一虚，外寒由表直入三阴；兼若坎中之阳气不足以御阴邪，则寒邪从太阳而入于肾，而成表里皆寒之候。

证象组合：阳虚+表郁+阳滞

主症：**【阳气不振】症象**：①头重目眩，神不舒，垂头不欲语，神情颓唐。②身凉手足厥，便溏，自利。③额上冷汗不止，发热汗出多。④惊悸。⑤身战掉欲倒地。**脉象**：①脉沉细。②左脉弦涩，右关尺虚微。

【腠理不宣】症象：①恶寒发热。②头体微痛。③身体疼痛，遍身疼呻吟不已，不能转侧。**脉象**：脉紧左大。

副症：**【阳气不行】症象**：①四肢厥冷。②面青，或爪甲青紫。③苦呕下泄。**舌象**：舌白。**脉象**：①脉弦迟。②脉反沉。③脉象忽然双伏或单伏。

宾症：**【气机不利】症象**：①中痛。②呕逆。③胸满。

【阳气怫郁】症象：①发热，身大热，身虽热而反近衣，手按须臾冷透如冰，寐中胡言。②两目出火，目赤。③烦渴，口干舌燥，口渴，口虽渴而喜热饮。④手足欲用水浸。⑤肩背胸胁斑出十数点。⑥语言狂乱。⑦狂詈不避亲疏。**脉象**：①尺寸脉俱浮数，按之无力。②脉七八至，按之不鼓击。③脉豁大。

治则：当温补脾肾阳气为主，以助其汗源，叠进温补，以待阳气来复，祛邪外出，作战汗而解者，称之为阳虚战汗。但不可妄行温散表汗之法。

方证

1.大建中汤证：王好古方[1]，治男子太阳证，尺寸脉俱浮数，按之无力，详见病案4。

蜀椒二合，干姜四两，人参二两。水煎去滓，入饴糖溶化，分二次服（张仲景方）。

2.六味回阳饮证：张景岳方[2]，治伤寒温补，忽尔作战，不能作汗，寒栗危甚，详见病案5。

人参30g，熟地黄15~30g，当归9g，制附子、炮姜各9g，炙甘草3~6g，水煎服。

3.附子理中汤证：程杏轩方[3]，治夏月发热，口渴头身痛，舌白面青，身热反近衣，详见病案6。

附子、人参、白术、干姜、甘草。

论著和讨论

1.本证候因脾肾阳虚，阴寒由表直入三阴，阴盛于内，格阳于外，其见症除见表郁症象外，必兼见明显之阳虚阴盛脉症。由于有似阳热的症象，亦称为阴盛格阳，或真寒假热，系由阳气怫郁所致。故得汗出即热退而解，与虚阳浮越候之阳气浮越，一汗而脱者不同，许叔微曰："此阳为阴逼。"[1]仲景曰："病发热，头痛，脉反沉，若不瘥，身体疼痛，当救其里，四逆汤方：炙甘草二两，附子一枚，干姜二两半，人参二两。"（《伤寒论》92条）

2.治则：虽有表实郁证，却不可强发其汗，何廉臣认为不可"逼汗亡阳。"[4]但当"助阳破阴以发汗。"[4]马元仪谓："阴盛格阳，外显假热，内伏真寒也。用参附理中汤。"[2]不必兼温散之法。仲景曰："须表里实，津液自和，便自汗出愈。"（《伤寒论》49条）此温补助汗之法。然有累投温补，不得汗出，反现阳证燥实，改投轻利通下，得利后，大汗而解者，想必其人病前胃肠已有积滞，得温补而化燥实。然阴证出阳，亦不可不谓其为佳兆耳。

3.何廉臣说：将欲战汗之时，其人或四肢厥冷，或爪甲青紫，脉象忽然双伏，或单伏，此时非但病家彷徨，即医家每为病所欺，无所措手矣。且汗解之后，胃气空虚，当肤冷一昼夜，待气还自温暖如常矣。盖汗而解，邪退正虚，阳从汗泄，或肤渐冷，未必即成脱证，此时宜命病者安舒静卧，以养阳气来复，旁人切勿惊惶，频频呼唤，扰其元神，使其烦躁。但诊其脉，若虚软和缓，虽蜷卧不语，汗出肢冷，却非脱证。若脉急疾，躁扰不卧，肤冷汗出，便是气脱之证矣……若病久胃虚不能送邪外达，必须补托，而伏邪始从战汗而出者，亦不可不知（主急与姜米汤热饮以助阳气，须臾战止汗出而解矣）[5]。

病案举例

1.许叔微治候辅之病，脉极沉细，内寒外热，肩背胸胁斑出十数点，语言狂乱。许曰：阳为阴逼，上入于肺，传之皮毛，故斑出；神不守舍，故错语如狂，非谵语也，肌表虽热，以手按之须臾，冷透如冰。与姜、附等药数日，约二十两，后得大汗而愈。后因再发，脉又沉迟，三四日不大便，与理中丸。三日内，约半斤，其疾全瘥[1]。

2.郭雍治一人盛年恃健，不善养，因极饮冷酒食肉，外有所感，初即身凉自利，手足厥，额上冷汗不止，遍身疼呻吟不已，不能转侧，无昏愦，不恍惚，急服四逆汤，灸关元、三阴交，未知加服九炼金液丹（一味硫黄），利厥汗皆少止。稍缓药艾，诸症复出，三日两夜方住灸药，阳气虽复而汗不出，证复如太阳，待汗二三日，复大烦躁，饮水谵语，斑出热甚，与调胃承气汤，得利，大汗而解[1]。

3.李东垣治冯内翰之侄栎，年十六，病伤寒，目赤而烦渴，脉七八至，按之不鼓击，此阴盛格阳于外，非热也，与姜、附之剂，汗出而愈[2]。

4.王海藏治一男子病太阳证，尺寸脉俱浮数，按之无力，王见其内阴虚，与神术加干姜汤愈。后再病，王视之，见神不好，垂头不欲语，疑其有房过，问之，犯房过乎，必头重目眩。曰：然。与大建中三四服，外阳内收。脉及沉小始见阴候，又与已寒，加芍药茴香等丸五六服，三日内约服六七百丸，脉复生。又用大建中（组方见方证）接之，大汗作而解[1]。

5.张景岳治一衰翁，年逾七旬，伤寒初起，即用温补，至十日外，忽尔作战，自旦至晨，不能作汗，寒栗危甚，与六味回阳饮，入人参一两，姜、附各三钱，下咽小顷，大汗如浴，身冷如脱，鼻息几无。余令以前药（六味回阳，组方见方证），汗收神复，不旬日而起[2]。

6.周小农治孙观澜，34岁，素体阳虚多痰，冬至寒热仅二日，寐中胡言，神情颓唐，便溏脉紧左大，阳虚伤寒夹房劳兼伏痰食积，拟温经达邪，涤痰化积，益元安神：桂枝、附片各1.5g，白芍、神曲各6g，北细辛0.9g，半夏、抱木茯神各9g，盐陈皮3g，远志2.4g，秋石0.6g，别直参1.2g，生姜2片，外贴脐（肉桂0.6g，麝香0.09g），半夜解积痰，胡言即减，汗出觉冷，热退加白术9g、木香3g、煨姜1片愈[3]。

引用文献

[1] 江瓘，魏之琇.名医类案（正续编）[M].北京：中国中医药出版社，1996：11，18，22.
[2] 徐衡之，姚若琴.宋元明清名医类案[M].长沙：湖南科学技术出版社，2006：21，98，575.
[3] 周小农.周小农医案[M].上海：上海科学技术出版社，1962：31.
[4] 俞根初.重订通俗伤寒论[M].上海：上海科学技术出版社，1959：335.
[5] 何廉臣.重印全国名医验案类编[M].上海：上海科学技术出版社，1959：214.

（二）阳气虚滞候（脾肾阴寒证本证2）

脾肾阴寒证，脾肾阳虚，阴寒之邪，阻滞于内外，而成阳气虚滞之候，通常称之为伏寒凝涩之证。其见症以阴寒凝滞于内则在于胸腹，外而血脉筋骨，疼痛沉重为特征，兼见脾肾阳虚之脉症。

通称：伏寒凝涩。

内含病例：[中医]脾厥，脱疽。**[西医]**风湿性关节炎。

病因病机：脾肾阴寒虚滞，因脾肾阳虚，阴寒凝滞，阳气不得通行于内外，内则阻滞于胸腹，外则阻滞于血脉筋骨，而成阳虚阴滞之证。

证候组合：阳虚+气滞+阳滞

主症：【阳气不振】症象：①面白青黄。②额冷，背恶寒。③自汗。④短气乏力。⑤心悸气喘。⑥便溏。⑦畏食。**舌象：**舌淡润。**脉象：**脉沉迟细无力。

【气机不利】症象：①脐腹隐痛。②心腹痛。

副症：【阳气不行】症象：①面色青黑。②单寒不热。③肢麻指凉。④手足厥冷，下肢冰冷。⑤身凉自利，⑥色黑剧痛，入夜加重。⑦身痛不能转侧。⑧四肢骨节沉困疼痛，遇寒加重。**脉象：**脉沉、紧、伏。

宾症：【气机不降】症象：①口吐冷涎。②呕吐。

治则：当以温壮脾肾阳气为主，通阳以驱阴寒，标本兼顾。

方证

附子汤证：《伤寒论》方。功能温经助阳，祛寒化湿。治阳虚寒湿内侵，症见身体关节疼痛，恶寒肢冷，苔白滑，脉沉微无力者。

炮附子二枚，茯苓三两，人参二两，白术四两，芍药三两。水煎，分三次服。

论著和讨论

本证候阴寒凝滞，阳气不行，病由脾肾阳虚，仲景曰："少阴病，身体痛，手足寒，骨节痛，脉沉者，附子汤主之。"（《伤寒论》305条）"少阴病，得之一二日，口中和，其背恶寒者，当灸之，附子汤主之。"（304条）治疗自当温阳祛寒，如唐祖宣说："以本方（附子汤）加减治疗外周血管疾病（如血栓闭塞性脉管炎、动脉栓塞、雷诺现象），冻疮见手足寒和脉沉之症者。在治疗雷诺现象时加水蛭、蜈蚣、全蝎等；栓塞性病变加水蛭、桃仁、红花等；年老体弱者酌加当归、黄芪；肢寒甚加细辛、桂枝。"[1]

病案举例

1.滑寿治一人冒雪进凉食，病内外伤，恶寒头疼，腹心痛而呕，诊之脉沉且紧，时伏而不见。曰：在法下利清谷，当急救里，清便自调，当急救表。今所患内伤冷饮食，外受寒沴，清便自调，急救表里，以桂枝汤力微，遂为变法，与四逆汤服之，晬时服附子一两。明日则脉在肌肉，唯紧自若，外症已去，内伤独存，乃以丸药下去宿食，后调中气数日即安[2]。

2.叶天士治王北濠，25岁，中焦痛起，四肢逆冷，汗出，呕涎及食物，此属脾厥。极黑附子、草果仁、粗桂皮、姜黄、延胡。徐评：厥为寒之极，太阴本是至阴，热药为宜[3]。

3.程杏轩治玉翁次郎，形貌丰腴，向无疾病，丁亥季秋望后，陡作寒热，延予次儿光墀延医。药投温解，其热即退，嗣后单寒不热，肢麻指凉，口吐冷涎，脐腹隐痛，便溏畏食，伏寒凝涩，以姜附六君未松，脉迟细无力，面白舌润，加吴茱萸、肉桂、砂仁、川椒，尚仿佛，温理脾阳不应，非补火生土不可，仿生生子壮原汤加吴茱萸、胡芦巴、肉果、巴戟，附子用9g，脉证依然，加鹿茸、杞子、菟丝子峻补真阳，自可春回阳谷，证仍如旧，附子用15g，加硫黄丸渐见好机，参、熟地、河车、杜仲[4]。

4.唐祖宣治赛某某，男，78岁，脱疽，面色青黑，表情痛苦，剧痛难忍，入夜加重，心悸气喘，下肢冰冷，色呈暗黑，双足背、胫后、腘动脉搏动均消失，股动脉搏动减弱，左足大趾伤口腐烂，流清稀脓液，舌淡苔白多津，脉沉迟无力，为寒凝气滞，络脉不通，宜温阳益气、活血通络：炮附片、党参、茯苓、黄芪30g，白芍、桂枝15g，白术18g，细辛10g，3剂痛减，能入睡3~5小时，加当归30g，再20剂，伤口缩小，双足黑色渐退，继服32剂，伤口愈合，痛消失，腘动脉搏动已能触及[1]。

又治王某某，女，32岁，风湿性关节炎，面色青黄，短气乏力，骨节酸困疼痛，固定不移，遇寒加重，步履维艰，舌淡苔薄白，脉沉细无力，此属阳气虚衰，寒湿凝滞，宜益气温阳、除湿通络：附片、党参、白术、白芍、茯苓30g，细辛15g，黄芪60g，4剂痛减，继12剂，疼痛消失[1]。

引用文献

[1] 唐祖宣等.附子汤的临床辨证新用[J].中医杂志，1981，(11)：39.

[2] 江瓘，魏之琇.名医类案（正续编）[M].北京：中国中医药出版社，1996：17.

[3] 徐大椿.徐批叶天士晚年方案真本[M].北京：中国中医药出版社，2018：45.

[4] 程杏轩.杏轩医案并按[M].合肥：安徽人民出版社，1986：201.

（三）阳滞不化候（脾肾阴寒本证2）

脾肾阴寒证·阳滞不化候，系由脾肾阳气虚弱，阴寒内盛，不能化气制水，致津液下趋而成，仲景称为少阴病。以其发病急重，后世伤寒家称为少阴中寒，或少阴虚寒证，杂病中之阴霍乱，消渴之下消，亦可见此候。

通称：少阴中寒，少阴虚寒证。

内含病例：[**中医**]阴厥，阴霍乱，下消。[**西医**]尿崩症。

病因病机：脾肾阴寒虚滞，因脾肾阳虚，阴寒直趋中下二焦，阴寒内盛，阳气衰微，津液不得宣化而成，为阴寒独盛之候。

证象组合：阳虚+阳滞+津滞

主症：【**阳气不振**】**症象**：①恶寒汗出，自汗盗汗。②蜷卧多睡，精神萎靡。③战栗不渴。④唇青面白。⑤声微气促，乏力。**舌象**：舌淡苔白。**脉象**：脉微，沉弱。

【**阳气不行**】**症象**：①四肢拘急。②项背强。③畏寒喜热。④身如被杖，腰脊酸痛。⑤身重疼。⑥手足厥冷。**舌象**：苔灰黑滑。**脉象**：①脉沉伏。②沉弦。

副症：【**气不化津**】**症象**：①下利清谷。②吐利不止。③口渴，狂渴狂饮。④溲多清白，饮一溲二。

宾症：【**阳气怫郁**】**症象**：①发热恶寒。②烦躁焦虑。③肌肤微热。④头痛头昏。⑤咽痛。⑥目眩耳鸣。⑦夜寐不安，心悸怔忡。**舌象**：苔白滑。**脉象**：脉紧。

【**气机不利**】**症象**：①腹痛。②腹心痛。③胸腹痞胀。

治则：当急急驱阴回阳，阳回则能宣化津液，自无下趋之变；若里阳复而吐利止，身疼不解者，表分阳气尚怫郁，又当宣通表阳，即仲景急当救里、救表，先里后表之法。

方证

1.四逆汤证：张仲景方。功能回阳救逆。治阴寒内盛，阳气衰微，四肢厥冷，下利清谷，或头出冷汗，或呕吐腹痛，脉沉或微细欲绝。

炙甘草二两，干姜一两五钱，生附子一枚。水煎，分二次服。

2.理中丸证：张仲景方。又名人参汤。功能温中祛寒，补益脾胃。治脾胃虚寒证，腹痛，泄泻，呕吐，口不渴，腹满食少，舌淡苔白，脉沉细或迟缓者。

人参、白术、炙甘草、干姜各三两。蜜丸，鸡子黄大，每服一丸；或水煎，分三次服。

3.理阴煎证：张景岳方[1]。治真阴不足或素多劳倦，忽感寒邪后不能解散，症见或发热，或头身疼痛，或面赤舌焦，或虽渴而不喜冷饮，或背心肢体畏寒，脉无力者。通治真阴虚弱，胀满呕哕，痰饮恶心，吐泻腹痛，妇人经迟血滞等证。

熟地三钱至二两，当归二至七钱，炙甘草一二钱，炒干姜一至三钱（或加肉桂一二钱）。水二盅，煎七八分。热服。

论著和讨论

1.本证候因脾肾阳虚，阴寒直逼中下二焦，津液不得宣化而走泄，均系阳虚不化，水液下趋之象，仲景曰："少阴病，欲吐不吐，心烦但欲寐，五六日自利而渴者，属少阴也，虚故引水自救；若小便色白者，少阴病形悉具，小便白者，以下焦虚有寒，不能制水，故令色白也。"（《伤寒论》282条）"少阴病，脉紧，至七八日，自下利脉暴微，手足反温，脉紧反去者，为欲解也，虽烦、下利，必自愈。"（287条）吴坤安认为："引衣蜷卧，下利清谷，腹痛吐泻，是少阴虚寒见症……脉以沉实有力为实热，沉细无力为虚寒。"[2]张景岳曰："阳不化气则水精不布，水不得火则有降无升。"[1]喻嘉言说："盖阴厥得之阴证，一起便直中阴经，唇青面白，遍体冷汗，便利不渴，身倦多睡，醒则人事了了，与伤寒传经之热邪，转入转深，人事昏厥者，万万不同。"[3]其见症均以阴盛阳虚脉症为主要依据。

2.预后判断：仲景认为："少阴病下利，若利自止，恶寒而蜷卧，手足温者可治。"（288条）"下利，脉沉弦者，下重也；脉大者，为未止；脉微弱数者，为欲自止，虽发热不死。"（365条）俞根初说："太阳寒邪，内陷少阴脏证：上吐下利，恶寒蜷卧，但欲寐，或微烦，身重痛，口中和，手足冷，小便白，舌苔白滑胖嫩，脉沉弱，甚则沉微欲绝，此仲景所谓下焦虚寒不能制水故也，先以附子理中汤加肉桂1.5g、茯苓18g，壮肾阳以化水，服药后，吐利止而手足转温，或时自烦欲去衣被者，此水去而阳气回复也，可治。"[3]

3.治则：总当温壮脾肾阳气为主，以驱中下焦之阴寒；阳复寒去，自能化气行水，即不复有下趋之虑。仲景曰："少阴病，吐、利，手足不逆冷，反发热者，不死。脉不至者，灸少阴七壮。"（292条）"吐利汗出，发热恶寒，四肢拘急，手足厥冷者，四逆汤主之。"（388条）"恶寒、脉微而复利，利止，亡血也，四逆加人参汤主之。"（385条）"伤寒，医下之，续得下利清谷不止，身疼痛者，急当救里；后身疼痛，清便自调者，急当救表，救里宜四逆汤，救表宜桂枝汤。"（91条）告诫："下利清谷，不可攻表；汗出必胀满。"（364条）

4.选方：吴坤安说："阴霍乱者，乃少阴证，初起吐利，脉沉伏，手足冷，其舌形胖嫩，淡红不渴者是也，四逆汤、理阴煎之类，察其宜刚宜柔，投之。如见舌形胖嫩而色黑滑者是太阴中寒，理中证也，不可认作少阴，凡治太阴药宜刚燥，治少阴药宜温润。"[2]又说："如舌苔灰黑而滑者，此寒水侮土，太阴中寒证也，外症腹痛吐利，手足指冷，六脉沉细，宜理中汤主之，甚加附子。"[4]俞根初说："阴厥证，畏寒厥冷，腹痛吐泻，战栗不渴，脉沉无力者，此阴寒厥逆，独阴无阳也，故为阴厥，轻则理中汤，重则四逆回阳等汤。"[3]曹炳章说："少阴寒证，亦见灰色，见在一二日无苔而冷滑是也，四逆汤主之，下利者理中汤。"[4]"舌黑湿滑无苔，无朱点，无芒刺，无罅裂，刮之明净，如水浸猪腰，有淡淡融融之形，外证口不苦，唇不燥者，为脏腑极寒也。"[4]

病案举例

1.**吴缉庵**治陈某，男，38岁，夏月突发腹泻，继即呕吐，精神疲倦，四肢无力，口渴，小便全无，脉沉微，舌苔白滑，肌肉微热，声微气促，脾肾虚寒，调中土，温脾肾，振阳救阴，附子理中汤：附子、干姜、党参、白术各9g，甘草3g，吐泻大减，四肢温暖，加猪茯苓各9g，泽泻3g，陈皮3g。服后渐安[5]。

2.**钱元龙**治尿崩症（下消）：钱某某，女，34岁，精神委顿，畏寒乏力，胸腹痞胀不舒，口渴多饮，大便干结，服养阴生津，致狂渴喜热饮，一日夜喝水6000~7000ml，尿量达10000ml，腰脊酸痛，头痛头昏，目眩耳鸣，心悸怔忡，夜寐不安，胃部有冷感喜热按，呈中等脱水状态。用西药后，自汗盗汗多，面色苍白，小便频数，饮水8000~10000ml，一日夜8000~9000ml，尿清白无臭，情绪焦虑，失眠烦躁，四肢少温，脉濡细，舌淡无华，苔薄糙，以心阳不足、脾肾虚寒立论，以益气温中、培脾纳肾立法，四君合龙牡真武汤加减：党参、茯苓、白芍各12g，苍术9g，附子、桂枝、五味子各6g，干姜、甘草各3g，龙骨30g，牡蛎60g，3剂症减，舌尖淡红加生地12g、桑螵蛸12g，3剂，纳水2600ml，尿3000ml，去牡蛎2剂症愈。嘱服金匮肾气丸，日30g，分三服，半月未复发。景岳曰："阳不化气则水精不布，水不得火则有降无升，所以直入膀胱而饮一溲二，致泉源不滋土壤枯涸者，是皆真阳不足，火亏于下，三消症也。"实为釜底加薪，益火之源，以消阴翳[6]。

引用文献

［1］张介宾.张景岳医学全书［M］.北京：中国中医药出版社，1999：1105，1592.
［2］吴坤安.伤寒指掌［M］.上海：上海科学技术出版社，1959：卷一10，卷二15，卷四59.
［3］俞根初.重订通俗伤寒论［M］.上海：上海科学技术出版社，1959：191，337，435，440.
［4］曹炳章.彩图辨舌指南［M］.南京：江苏人民出版社，1962：卷二30，31，33.
［5］福建省中研所.福建中医医案医话选编（第二辑）［M］.福州：福建人民出版社，1963：47.
［6］钱元龙.中医治愈尿崩症报告［J］.江苏中医，1965，（8）：35.

（四）阳气虚逆候（脾肾阴寒本证3）

脾肾阴寒证，脾肾阳气虚弱，阴寒内陷，阳气不行，阴浊上逆，而成阳气虚逆之候。伤寒家亦称为少阴中寒，后世又有称为伤寒内陷，因其可见阳浮之象，故亦称作阴盛格阳。

通称：少阴中寒，伤寒内陷，阴盛格阳。

内含病例：［中医］中寒。

病因病机：脾肾阴寒虚逆，因脾肾阳虚，阴寒内盛，阳气不行，阴浊上逆，阴盛格阳，则有阳气浮越，若救治失当，亦有阳气飞越以致厥脱之虞。

证象组合：阳虚+气逆+阳滞

主症：**【阳气不振】症象**：①大便自利。②昏晕。③常自汗出，冷汗不止。④四肢无力。**舌象**：舌淡胖，苔白。**脉象**：脉沉细欲伏。

【气机冲逆】症象：①饮食入口则吐。②心中愠愠欲吐。③干呕。④咳逆，喘咳白痰。⑤呃逆。

副症：**【阳气不行】症象**：①手足寒。②四肢逆冷。③四肢沉重疼痛。④面青。**舌象**：①苔腻。②舌苔白。**脉象**：①脉弦迟。②脉来沉细而迟。

【气机不利】症象：①胸中满。②腹痛夜发。③腹满。

宾症：**【阳气浮越】症象**：①里热口干不欲饮。②上体发热，下体厥冷。

治则：以温壮脾肾阳气为主，祛阴寒而降浊阴，阳气得复，阴霾顿开，阴浊自降。

方证

四逆汤证：张仲景方。功能回阳救逆。治阴寒内盛，阳气衰微，四肢厥冷，下利清谷，或头出冷汗，或呕吐腹痛，脉沉或微细欲绝。

炙甘草二两，干姜一两五钱，生附子一枚。水煎，分二次服。

论著和讨论

1.本证候因脾肾阳虚，阴寒内盛，阳气不得通行，阴浊得以上逆。仲景曰：“少阴病饮食入口则吐，心中愠愠欲吐，复不能吐，始得之手足寒，脉弦迟者，此胸中实，不可下也，当吐之。若膈上有寒饮者，不可吐也，当温之，宜四逆汤。”（《伤寒论》324条）其见症以上逆症象显明，但必以阴盛阳虚脉症为主要依据。治则当驱阴救阳为主，阳气得复，则阴浊自降。董废翁曰：“有手足逆冷（上过乎肘，下过乎膝），脉沉细而咳者，阴证也，四逆汤加五味子。”[1]戴思恭曰：“阴证喘，唯少阴有之。若四肢沉重疼痛，小便如常，大便自利而嗽者，真武汤去芍药，加北五味、干姜各半钱，细辛三钱。”[2]

2.吴镜明说：本病例（见下列病案3）经治不愈，曾有医作热证治未效。今患者上半身热，下半身厥冷如冰，且冷汗淋漓不休，此乃阴寒下盛，其上真阳假热可知，盖上热之症，下必极寒，实属阴盛于内，阳虚不能通达于下故也。其食入即吐，亦并非火热灼胃之故，冷汗淋漓，乃阳虚外脱，而津液不固之征亦可当知，脉舌之征，亦属寒象。因此遂诊为“阴盛格阳”之症。治宜通阳救逆，方拟四逆汤加味，故方中用附之生阳，姜之温中，辛、桂、麻黄之温经暖脏，使阴阳调和，炙甘草以调和诸药之性。今热药凉服，足以顺其性而下行。经服1剂后，阳气通而下肢即温，汗止，食而不呕，脉亦起。再投服轻剂之通脉四逆汤，1剂而愈。后以香砂六君子汤数剂，以善其后[3]。

病案举例

1.**程杏轩**治萃翁患外证甚重，起身更衣，站足不住，忽然跌仆，遂作晕昏，脉迟细欲伏，面青肢冷，呕恶频频，此中寒，切防脱变，参附汤以济其急，呕多胃逆，更以干姜佐之：高丽参15g，附子、干姜各7.5g，呕定肢温，神苏脉出[4]。

2.**丁甘仁**治始由发热恶寒起见，继则表不热而里热，口干不欲饮，四肢逆冷，脉沉苔腻，加呕恶呃逆，大便不实，伤寒内陷重症，四逆汤加减，通达阳气，和胃降浊：干姜、丁香、桂枝、六曲、炙甘草、柿蒂、附子、川厚朴、陈皮、仙半夏、谷芽、生姜[5]。

3.**吴镜明**治成某某，男，23岁，患病日久，上身发热，下身厥冷，食入呕吐，经3个医院治疗未效，冷汗不止，舌苔淡白，脉细小，断为阴盛格阳，予四逆汤加味：白附片、炙甘草各9g，川干姜、桂尖各6g，麻黄3g，北细辛2.4g，凉服。汗止下肢转温，未呕脉起，仿轻剂通脉四逆意：明附片、炙甘草各6g，川干姜1.5g，葱白7根，生姜3片冷服，进食有香，苔脉好转，拟香砂六君子丸调治[3]。

引用文献

［1］高鼓峰等.医宗己任编［M］.上海：上海科学技术出版社，1959：189.
［2］陆拯.王肯堂医学全书［M］.北京：中国中医药出版社，1999：923.

［3］吴镜明.医案二则［J］.新中医，1978，（1）：22.
［4］程杏轩.杏轩医案并按［M］.合肥：安徽人民出版社，1986：185.
［5］秦伯未.清代名医医案精华［M］.北京：人民卫生出版社，2006：517.

（五）阳气闭脱候（脾肾阴寒变证1）

脾肾阴寒证，其人脾肾阳虚，阴寒直犯中下二焦，阴寒内盛，阳气猝闭，阴盛格阳于外，立有外脱之势，变生阳气闭脱之候。伤寒家通称为直中三阴真寒证，或亦称寒中少阴。

通称：直中三阴，阴盛格阳，阴证似阳，真寒假热，内寒外热，上热下寒，戴阳，亡阳，阴躁。

内含病例：［**中医**］寒中少阴，阴霍乱。［**西医**］单纯性消化不良并脱水。

病因病机：脾肾阴寒闭脱，因脾肾阳气不足，阴寒直犯中下，逼其肾中真阳，浮越于上，而成阴寒内闭，阳气欲脱之候。

证象组合：阳虚+阳滞+阳郁+阳脱

主症：**【阳气不振】症象**：①下利清谷，泻下无度，水泻色如米浆。②呕吐水样液，饮即吐出，干呕。③齿露。④精神萎靡，神倦嗜卧，目不欲开，目陷无神。⑤面色㿠白，目眶凹陷，睡卧露睛，消瘦羸弱。**舌象**：舌苔淡白。**脉象**：①脉沉迟，尺小。②脉象细小。

【阳气不行】症象：①神昏，口噤不语。②肢掣，蜷卧向里，四肢厥逆，四肢拘急。③面青白，面唇手足青黑。④口鼻气冷。⑤干呕。⑥呃逆连声。⑦胸满。⑧腹胀脐腹绞痛。⑨身重。**舌象**：①舌青紫而滑。②苔灰白滑黏。**脉象**：①或紧。②脉沉微似伏。③无脉。

副症：**【阳气怫郁】症象**：①烦躁不眠，面赤戴阳。②发热，体温高至38℃反不恶寒，甚则裸衣，语言狂乱。③心中烦热，时而躁扰不宁，烦躁暴至，有欲坐泥水之态。④皮肤干燥，肌热久按之冷如冰，上身发热，下身厥冷。⑤目赤唇焦，无涕泪。⑥口舌干燥，弄舌。⑦口渴，渴欲冰水，渴喜热饮。⑧饮入即吐。⑨咽痛。⑩口鼻间出火气，羞明畏火。**舌象**：舌苔白腻，舌苔黑润。**脉象**：①寸脉空大。②脉细数无力。③脉细弱而数。

宾症：**【阳气脱绝】症象**：①汗多气促，冷汗不止，汗泄淋漓。②汗如珠下。③大吐大泻，汗出。④气急失音。⑤嗜睡。⑥神识昏沉，不省人事，默默不语。⑦肌肉大脱。**脉象**：①脉来浮弦豁大而空。②脉微欲绝。③脉细微疾数。

治则：以驱阴回阳为其主导，然阳被寒郁，怫郁于外，又当参以辛散通阳之法，以解其怫郁之阳气；阳被阴寒格于上，格拒阳药不能直达中下，又当以反佐苦咸寒凉，以清上焦浮热，即破格通阳之法，或热药冷服法，是为热药冷探法。此外尚有寒凉匮药法，即吕沧州之治阴盛格阳证，以紫雪匮理中丸，徐以冰水渍甘草干姜汤饮之，亦为新奇之破格之法。

方证

1.白通汤证：张仲景方。功能驱逐阴寒，温通阳气。治少阴病，阴盛于下，格阳于上，症见下利，四肢厥逆，面赤，脉微。

葱白四茎，干姜一两，生附子一枚。水煎，分二次服。

2.通脉四逆汤证：张仲景方。功能温中，回阳，通脉。治少阴病，阴盛于内，格阳于外，下利清谷，手足厥逆，脉微欲绝，身反不恶寒，其人面色赤，或腹痛，或干呕，或咽痛，或利止脉不出者。

炙甘草二两，生附子一枚，干姜三至四两。加葱九茎，水煎，分二次服。面色赤者加葱九茎，腹中痛去葱加芍药二两，呕者加生姜二两，咽痛去芍药加桔梗一两，利止脉不出者去桔梗加人参二两。

论著和讨论

1.本证候：以其阴盛于内，格阳于外，故有阴盛格阳，真寒假热，内寒外热，上热下寒，戴阳等之称；又以其烦躁，故又称阴躁；以其病势危笃，每致阳气外脱，故又有亡阳之称。因其脾肾阳虚，阴寒内盛，阴邪内闭，阳气欲脱，仲景认为里寒外热，说："下利脉沉而迟，其人面少赤、身有微热、下利清谷者，必郁冒汗出而解；病人必微厥，所以然者，其面戴阳，下虚故也。"（《伤寒论》366条）"病人脉阴阳俱紧，反汗出者，亡阳也。此属少阴，法当咽痛而复吐利。"（283条）邵仙根认为是："寒中少阴，阴盛格阳，阳被寒郁。"[1]丁甘仁说："阴盛于内，格阳于外，内真寒而外假热，阴邪方盛，真阳欲亡，危在旦夕。"[2]认为：此"阴邪无退散之期，阳气有脱离之险。"[2]还有渴汗厥逆，渴喜热饮，频饮不歇，或服凉润而渴反甚者，主要要识别阳气怫郁之假热症象，认清阴盛阳闭脉症，方不致为假象所惑。

2.治则：直投驱阴回阳之法，邵仙根主张："此假热之症，用通阳散寒之法。"[1]丁甘仁曰："急回欲散之阳，驱内胜之阴"[2]，以救其困危，而挽其垂绝。

3.预后：仲景有云："少阴病，下利，脉微者，与白通汤。利不止，厥逆无脉，干呕，烦者，白通加猪胆汁汤主之。服汤，脉暴出者死；微续者生。"（《伤寒论》315条）

4.选方：张仲景云："少阴病，下利，白通汤主之。"（314条）"少阴病，下利清谷，里寒外热，手足厥逆，脉微欲绝，身反不恶寒，其人面色赤；或腹痛，或干呕，或咽痛，或利止脉不出者，通脉四逆汤主之……其脉即出者愈，面色赤者，加葱九茎；腹中痛者，去葱，加芍药二两；呕者，加生姜二两；咽痛者，去芍药，加桔梗一两；利止脉不出者，去桔梗，加人参二两。病皆与方相应者，乃服之。"（317条）"吐已下断，汗出而厥，四肢拘急不解，脉微欲绝者，通脉四逆加猪胆汁汤主之。"（390条）

吴坤安说："若反不恶寒，或咽痛，干呕，腹痛，面赤，或利止脉不出，此下元虚极，阴证似阳也，通脉四逆加人参汤主之。"[1]"少阴病，下利清谷，里寒外热，手足厥冷，身反不恶寒，其人面色赤，或腹痛，或干呕，或咽痛，或利止脉不出者，通脉四逆汤主之。（邵评：真阳之气被阴寒所迫，不安其处，而游散于外，故显假热之象。而实非热也。）"[1]"少阴病，下利脉微者，与白通汤。（邵评：用白通汤通阳散寒。姜附之辛温，破阴固里。葱白之辛通，入脉引阳也。此方最合。）利不止，厥逆无脉，干呕烦者，白通加猪胆汁汤主之。服后脉暴出者死，微续者生（洪成曰：或与通脉四逆汤）。"[1]

董废翁说：又有阴虚烦躁而渴者，不能饮水也，宜冷服四逆汤。注：又有一等口欲饮水，但饮下少顷即吐，吐出少顷复求饮，药食毫不能下，此是阴盛格阳，肾经伤寒之症。仲景以白通汤加人尿、胆汁，热药冷探之法，一服即愈[3]。

5.综合古人的描述：阴躁，阴寒内盛，填充阳位，裸体不欲近衣，欲坐水中，但饮水不欲下咽，如狂非狂，初起头痛，但躁烦欲坐泥水井中，或欲阴凉处坐，躁乱不安，但手足冷，口中和，脉沉细或按之不鼓，当急通阳，白通加人参猪胆汁汤。

病案举例

1.余听鸿治吐泻止后，两尺皆伏，唯寸关脉浮，汗多气促，进和中分清，芳香渗淡，明日汗如珠下，面赤目红，肢厥脉伏，口中要饮井水雪水，烦躁不休，白通四逆加人尿、猪胆汁，症已危险，去参、草之甘缓，恐夺姜、附之功，加肉桂之辛如猛将加以旗鼓，以夺敌帜：干姜、附子各一钱，肉桂八分，猪胆汁二钱，童便二两。冷服至午，汗止渴止，面目红退，脉细如丝，加人参、人尿再剂，愈[4]。

2.丁甘仁治夏月阳外阴内，偏嗜生冷，大吐大泻，挥霍撩乱，脉伏肢厥，两足转筋，汗多烦躁，欲坐井中，口渴不欲饮，形肉陡削。此阴盛于下，格阳于上，此阴邪无退散之期，阳气有脱离之险，急回欲散之阳，驱内胜之阴，背城借一，以冀获效。白通四逆加尿、胆：生熟附片、干姜、炙甘草、姜半夏、川黄连、赤茯苓、陈皮、木瓜、童便、吴萸、猪胆汁[2]。

又治寒邪直中三阴，吐泻交作，脉沉，肢逆冷，烦躁不安，口干不欲饮。阴盛于内，格阳于外，拟通脉四逆汤加味，当驱内踞之阴，回外散之阳，以冀阳光普照，则阴云自散：干姜、广陈皮、六曲、葱头、熟附片、姜半夏、砂仁、猪胆汁、炙甘草、川厚朴、桂枝[2]。

3.顾振呼治阴寒霍乱：蔡阿新，年近三旬，夏日酒醉后，狂饮冷水，继啖西瓜，露宿一宿，晨即发作，腹痛水泻色如米浆，呕吐清水，饮即吐出，呃逆连声，四肢厥逆，手指白胖，汗泄淋漓，旋即眶陷肌削，气急失音，咽痛口渴，面赤戴阳，烦躁暴至，有欲坐泥水之态，脉沉微似伏，苔灰白滑黏。此阴盛于下，格阳于上，中阳困顿，转旋无权，阴阳否格，暴脱在迩，急用醋打生附涂涌泉，引其上越之阳，龙牡粉扑周身，固其外散之阳，白通尿胆法：生附、西党参、干姜各9g，肉桂、丁香各3g，吴茱萸、草果各4.5g，麝香0.15g，柿蒂24枚，葱白3支，童便1杯，胆汁1匙，冷服，好转脉出，未及半时复剧脉伏，加别直参9g，回阳膏（麝香0.15g，母丁香、肉桂心、生附片各0.6g，硫黄1.05g）贴脐脉出，去葱、胆、便、麝、柿，加戈制半夏3g、赤茯苓9g，而愈[5]。

4.廖濬泉治俞某某，男，6个月。患儿腹泻已13天，近日腹泻加重。住院检查：神疲，皮肤弹力差，前囟凹陷，口唇干燥，营养差。血检：红细胞3.21×10^{12}/L，血红蛋白60g/L，白细胞3.2×10^{9}/L，中性粒细胞0.38，淋巴细胞0.62。诊断：①单纯性消化不良并脱水。②营养不良Ⅰ度~Ⅱ度。前后用过乳酶生，氯、新霉素等抗生素，补液，葛根芩连汤加味等中西药物治疗，仍泻下无度，烦躁不安，口渴，呕吐水样液。翌晨，患儿体温高至38℃，无涕泪，弄舌，烦躁，口渴，小便不利，面色皖白，目眶凹陷，睡卧露睛，即紧急会诊。诊见舌苔白腻，脉细数无力，此为患儿久泻，脾阳下陷，病邪已入少阴，有阴盛格阳之势，病已沉重。予白通加猪胆汁汤：川附片15g（开水先煨），干姜4.5g，葱白2寸（后下），水煎3次。汤成，将童便30ml、猪胆汁6ml，炖温加入，分6次服。复诊：体温降至正常，泄泻亦减，昨夜腹泻5次，今早1次，多汗，舌淡红苔薄白，指纹微青，脉细弱。系脾阳大虚，消化失职。治宜温中散寒，健脾止泻：川附片15g，白术、潞党参各9g，茯苓、浮小麦各12g，诃子肉、炮姜各3g，上肉桂2.4g，公丁香、甘草各1.5g，大枣2枚[6]。

引用文献

［1］吴坤安.伤寒指掌［M］.上海：上海科学技术出版社，1959：卷二16，21，22.
［2］秦伯未.清代名医医案精华［M］.北京：人民卫生出版社，2006：529，531.
［3］高鼓峰等.医宗己任编［M］.上海：上海科学技术出版社，1959：159，160.
［4］徐衡之，姚若琴.宋元明清名医类案［M］.长沙：湖南科学技术出版社，2006：459.
［5］何廉臣.重印全国名医验案类编［M］.上海：上海科学技术出版社，1959：348.
［6］廖濬泉.小儿泄泻［J］.新中医，1975，(3)：24.

（六）阳气厥脱候（脾肾阴寒变证2）

脾肾阴寒证，其人脾肾阳气素弱，阴寒直犯中下二焦，阴邪内盛，阳气闭厥，以致外脱，变成阳气厥脱之候。伤寒家亦称少阴中寒证，或亡阳证。

通称：寒中少阴，亡阳证，寒极似热，真阳上越。

内含病例：［中医］中寒，夹阴伤寒，痧泻。

病因病机：脾肾阴寒厥脱，因脾肾阳虚，猝受阴寒，直犯中下，阳气骤闭，渐至脱绝，为纯阴无阳之证。

证象组合：阳虚+阳闭+阳脱

主症：**【阳气不振】症象**：①蜷卧向里。②体中战栗。③畏寒。④筋惕肉瞤。⑤晕眩，目不能开。**舌象**：舌淡白。

【阳气闭塞】症象：①牙关紧闭。②不知人事。③面唇手指青黑。④面青唇缩。**舌象**：①舌淡白晦暗。②苔中白边黑灰滑。**脉象**：①脉沉迟似伏。②脉沉细似伏。

副症：**【阳气不行】症象**：①头痛如劈。②面青唇白。③胸满。④脐腹绞痛。⑤吐利、干呕不止。⑥两手背冷，足筋挛缩。⑦四肢麻木。⑧厥逆。

宾症：**【阳气脱绝】症象**：①神昏谵语，肢掣，肢厥。②汗出不止，冷汗如珠。③鼻冷。④目直口开。⑤气促。⑥二便失禁。⑦发热，神昏。**脉象**：①脉来浮弦豁大而空。②脉关尺虚微，两寸独鼓，沉伏欲绝，三至一止。

治则：本证候病势垂危，其救治之法，当急固阳气，以驱阴寒而救脱绝，亦背城之战。但得脉出则生，不出则死。

方证

回阳救急汤证：《通俗伤寒论》方[1]。适应慢惊日久，已成慢脾风，肢冷汗出，二便失禁，症势垂危者，浓煎频灌。

附子、干姜、白术、肉桂、人参、麝香、茯苓、五味子、姜半夏、陈皮。

论著和讨论

1.本证候因脾肾阳虚，阴寒内盛，以致阳气厥脱，有阳气猝亡，危在顷刻之险。俞根初说："甚或猝然腹痛昏倒，面色黑胀，不呼不叫，舌苔灰腻者，此为痧闭，证最危急，亦有一发即洞泄肢冷，腹胀无脉，舌苔白腻者，此为痧泻，证亦凶险。……若其人泻利无脉，当辨阴阳。"[1]其见症以一派阴盛阳虚脉症为主，阳气欲脱之时，亦或可见发热、神昏、谵语、肢掣、脉浮弦豁大、舌苔灰黑等阳热假象，又称为：寒极似热，真阳上越，为纯阴无阳之证。

2.救治之法：急当温补回阳以驱阴邪，稍缓尤恐鞭长莫及矣。俞根初主张："阴痧急用正阳四逆汤，以回阳通脉。"[1]马元仪曰："但欲其深根固蒂，非大剂温补不可。"[2]何廉臣亦谓："若吐泻脱元，六脉沉微似伏，甚则脉绝者，急用姜汁磨木香一小匙，调当门子0.15g，和入别直参9g，重汤炖温服之，脉至者生，不出者死。"[1]

病案举例

1.滑伯仁治一人病恶寒战栗，持捉不定，两手背冷，汗浸淫，虽厚衣炽火不能解。撄宁滑，即与真武汤。凡用附六枚。一日，病者忽出，人怪之。病者曰：吾不恶寒即无事矣。曰：此盖体虚受寒，亡阳之极也[2]。

2.马元仪治鲍坤厚病经半月，两寸独鼓，两关尺虚微，头痛如斧劈，汗出不止，谵语神昏。曰：寸大尺小，为上盛下虚之候。况头痛如破者，虚阳上僭也；汗出不止者，虚阳外散也；谵语神昏者，孤阳浮越，神失其守，孤阳气浮，神失其守也。非人参、附子，无以追散失之元气；非童便、猪胆、葱白，无以通僭逆之阳气。法当用白通汤以急救之。时夜半，特宰猪取胆。此药成，牙关紧急，不知人事，乃挖而灌之。黎明，神气渐清，此阳气已渐归原，但欲其深根固蒂，非大剂温补不可，用人参四两、附子二两、肉桂五钱，合附子理中汤法，连投数剂，痛定汗止[2]。

3.陈务斋治抽筋霍乱：潘卢氏，38岁，夏月畏热食凉，过饮汤茶，骤然四肢麻木，体中战栗，腹痛胸满，上吐下泻，自辰至午，足筋挛缩，声音嘶哑，冷汗如珠，目直口开，气促脉沉微欲绝，中气将脱，危在顷刻，附子理中汤加味：黑附子、干姜各9g，高丽参12g，法半夏6g，砂仁4.5g，肉桂1.5g，白术18g，炙甘草6g，麝香0.15g，徐徐冷服，脉微能言，以十全大补汤：高丽参、北黄芪、当归身各12g，白术15g，白云苓、熟地、附子各9g，炙甘草4.5g，川芎3g，白芍6g。二日气复脉复，十日精神已健[3]。

4.费绳甫治闻金兆，童年时发热神昏，肢厥不语四十余日，蜷卧向里，略无躁扰。脉来浮弦豁大而空。乃太阳、少阴两感，日久传入厥阴，外热里寒，寒极似热，幸头面无汗，有汗则亡阳不可救。处方：制附子9g，炮姜炭9g，炙甘草3g，上肉桂3g。1剂厥止神清，口开能言，仍复厥，再剂复醒，不再厥，汗出热退，以食养月余而康[4]。

5.李洪成于1956年夏，治一教师方某，年40余岁，曾患肺结核病多年，体质瘦弱，清晨突发，晕眩，目不能开，筋惕肉瞤，四肢厥逆，阵发昏迷，抽掣，脉沉细似伏，舌淡白晦暗，以寒中少阴，阳气欲脱，急投真武汤合桂附理中汤，服下10余分钟，抽掣即止；尽剂后，即神清能言。翌日复诊，询及病由得知，系酒后行房所致，原方再投1剂，即能下床行动；因虑及曾为肺痨，累有咯血宿恙，更兼时逢酷暑，不再投温热，转拟中和之剂调治而安[5]。

引用文献

［1］俞根初.重订通俗伤寒论［M］.上海：上海科学技术出版社，1959：104，203，211.

［2］江瓘，魏之琇.名医类案（正续编）［M］.北京：中国中医药出版社，1996：17，291.

［3］何廉臣.重印全国名医验案类编［M］.上海：上海科学技术出版社，1959：346.

［4］张元凯，时雨苍，杨伯棠，等.孟河四家医集［M］.南京：江苏科学技术出版社，1985：274.

［5］李洪成等.中医证候学［M］.北京：中国医药科技出版社，2008：242.

（七）虚阳浮越候（脾肾阴寒变证3）

脾肾阴寒证，因其人脾肾阳气素虚，阴寒内盛，阳气伤残，孤阳无根，浮越于外，变成虚阳浮越之候。伤寒家虽亦称为：格阳、阴盛格阳、真寒假热、内寒外热、阴极发躁等。

通称：格阳，阴盛格阳，真寒假热，内寒外热，阴极发躁。

内含病例：［中医］阴躁，阴狂。

病因病机：脾肾阴寒厥脱，多由平素脾肾阳虚，阴寒内盛，或误投发散清下，再损阳气，致阴盛阳微，虚阳无根，而浮越欲脱，谢映庐曰："只恐油汗一出，孤阳立越。"[1]

证象组合：阳虚+阳浮+阳脱

主症：【阳气不振】症象：①恶寒背冷。②身蜷。③但欲卧。④语言无力。⑤两目无神。⑥面色浮白、青白。⑦纳少。⑧小便清白。⑨两足尤冷。**舌象**：舌胖嫩淡白。**脉象**：脉沉细迟，虚微。

【阳气浮越】症象：①身大热反欲得衣，重按不热反冷。②烦躁不寐，昼躁夜静，裸形如狂，谵语不识人。③面目赤藦红游移。④唇焦口燥，齿浮，舌燥裂血，咽痛咽干。⑤口渴不喜饮。⑥欲坐冷处。**舌象**：舌苔淡黄黑刺，淡灰，灰黑嫩滑。**脉象**：脉浮数、浮大、洪大，按之欲散，无力豁大。

副症：【阳气不行】症象：①面青面黑。②胸痛不可按。③脘满。④呃逆，吐利腹痛。⑤腹内拘急。⑥下利清谷，下痢。⑦四肢疼。⑧身痛不能转侧，身僵硬。**舌象**：舌强，苔心黑滑。

宾症：【阳气脱绝】症象：①大汗出，胸腹冷汗，头汗如珠。②神昏谵语，神识昏昏，默默不语。③目眩心悸，振振欲擗地。④口开目直。⑤喘促。⑥肉瞤筋惕。⑦四肢厥逆。**脉象**：①脉沉微虚散。②无脉。

治则：当急急温补以收浮越厥脱为急务，回阳以驱阴，马元仪曰："阴盛格阳阳欲脱，阴盛阳微，若不急于温补，大汗一至不可为矣。"[2]若服药呕吐，格拒不纳者，当热药冷服。

方证

1.真武汤证：张仲景方。又名玄武汤。功能温肾散寒，健脾利水。治脾阳虚，水气内停，症见小便不利，四肢沉重疼痛，恶寒腹痛，下利，或肢体浮肿，舌淡，苔白滑，脉沉，及外感风寒，发汗后，汗出不解，仍发热恶寒，心下悸，头眩，身困动，振振欲擗地者。

茯苓、芍药、生姜各三两，白术二两，炮附子一枚。水煎，分四次服。

2.附子理中丸证：《太平惠民和剂局方》方[3]。功能温阳祛寒。治脾胃虚寒而致的吐泻，腹痛，面色㿠白，手足不温，及霍乱转筋等症。

炮附子、人参、白术、炮姜、炙甘草各30g。蜜丸，每服9g。

3.回阳救急汤证：《通俗伤寒论》方[4]。阴阳并救，治伤寒热病，用凉泻太过，克伐元阳，致阳虚神散。

黑附片、官桂、炮姜、炙甘草各1.5g，别直参、湖广术、辰茯神各3g，姜半夏、炒橘白各2.1g，五味子0.9g，麝香0.09g冲。

论著和讨论

1.本证候因脾肾阴寒内盛，阳气伤残，孤阳无根，浮散欲脱。初起无头痛不烦闷，但手足逆冷，阴极发躁，欲坐卧泥水井中，或欲阴凉处坐，或烦渴不能饮水，躁乱不安，如发狂状，赤身裸体，扬手掷足。舌灰白淡白或灰黑嫩滑，或淡红而胖，或嫩白而圆厚。仲景曰："病人身大热，反欲得衣者，热在皮肤，寒在骨髓。"（《伤寒论》11条）"少阴病，四逆、恶寒而身蜷、脉不至、不烦而躁者，死。"（298条）"少阴病，脉微细沉、但欲卧、汗出不烦、自欲吐，至五六日自利，复烦躁不得卧寐者，死。"（300条）

喻嘉言曰："阳欲暴脱，外显假热，内有真寒。"[5]俞根初说："阴躁发狂，初起无头痛不烦闷，但手足逆冷，阴极发躁，欲坐卧泥水井中，或欲阴凉处坐，或烦渴不能饮水，躁乱不安，如发狂状，舌多灰而淡白，或灰黑而嫩滑。"[4]吴云峰说："阴厥者，素有内寒，或食凉物，或中寒邪，或因病后自汗自利，变而身寒厥冷，倦卧不渴，面青溺白，脉沉细迟，忽然烦躁不宁，欲坐卧泥水井中，此阴极发躁，阴竭似阳也。"[4]吴坤安曰："阴狂，外貌似热，扪之肌肉，则冷逼手。"[6]吴坤安说："黑苔望之虽燥而生刺，但渴不多饮，或不渴，或边有白苔，其舌本淡红而润者，假热也，治宜温补。全黑由淡白忽然转色，其间无变黄之一境，望之似焦黑芒刺干裂，刮之必净，湿之必润，外症唇白不红，为寒结在脏，真寒假热也。"[7]陆定圃说："凡症见烦躁欲裸形，或欲坐卧泥水之中，舌苔淡黄，口燥齿浮，面赤如微酣，或两颧浅红，游移不定，言语无力，纳少胸闷，渴欲饮水，或咽喉痛而索水至前，复不能饮，肌表虽大热，而重按不热，或反觉冷，或身热反欲得衣，且两足必冷，小便清白，下利清谷，脉沉细或浮数，按之欲散，亦有浮大满指，而按之必无力，宜温热之剂，药须凉服，从其类以求之。"[4]

2.对比：本证候与前阳气闭厥候之阳浮，略有不同，本候为阴盛阳微，为虚阳无根，为残阳欲脱，其见症则躁狂更甚，而有阴躁、阴狂之称。阳热假象脉症更为显明，而亡阳脱绝之势更速，故有暴脱之险。

3.治法及方剂：当急固阳气，以摄纳浮阳，阳回则阴霾顿开，阳光复治。不然则无根残阳，飞越难挽矣。

（1）四逆汤：仲景曰："伤寒脉浮、自汗出、小便数、心烦、微恶寒、脚挛急，反与桂枝，欲攻其表，此误也。得之便厥、咽中干、烦躁吐逆者，作甘草干姜汤与之，以复其阳。若厥愈足温者，更作芍药甘草汤与之，其脚即伸；若胃气不和谵语者，少与调胃承气汤；若重发汗，复加烧针者，四逆汤主之。"（29条）"脉浮而迟，表热里寒，下利清谷者，四逆汤主之。"（225条）"大汗出，热不去，内拘急，四肢疼，又下利厥逆而恶寒者，四逆汤主之。"（353条）。俞根初说："阴躁如狂，脉沉细而肢冷烦躁者，真武汤加辰砂一钱冲，冷服回阳摄阴以除之。脉数大而空，阴盛格阳而躁者，通脉四逆汤去葱白加别直参三钱冷服，破阴回阳以救之。若仍躁不得眠，脉伏不出者，回阳救急汤（组方见方证）生脉回阳，以固其脱。"[4]

（2）干姜附子汤、附子理中汤：仲景说："发汗，若下之，病仍不解，烦躁者，茯苓四逆汤主之。"（69条）"下之后复发汗，昼日烦躁不得眠，夜而安静，不呕不渴，无表证，脉沉微，身无大热者，干姜附子汤主之。"（61条）王雨三说："右三部及两寸脉不至者，即为脱阳，如附子理中汤类。"[8]"若神昏头晕，四肢厥冷，冷汗淋漓，六脉沉微者，此极危之脱阳证也，亟用大剂附子理中汤，亦可救十中之三四。"[8]又说："又阴盛格阳，此证或由外感多服寒凉克伐药而致者，或由内伤正气竭而致者。见证身热如烙，面目俱赤，口渴唇焦，烦躁不宁，甚至发狂，欲坐卧泥水中，务须验之脉理，方可证实。其脉必沉细且微，或浮散而数，或数大无根，舌虽绛而润，此乃龙雷之火上升，阴极如阳之证。若用寒凉，沾唇即毙，须用十四味建中汤加炮姜。"[8]董废翁亦云："热病，脉按之不鼓，躁乱，欲坐卧泥水中，口中和，乃虚阳上攻也。即阴盛格阳，阴极发躁，冷服附子理中汤佳。"[9]

（3）真武汤：仲景曰："太阳病发汗，汗出不解，其人仍发热，心下悸，头眩身瞤动，振振欲擗地者，真武汤主之。"（82条）俞根初说："若下利虽止，反自汗大出，筋惕肉瞤，目眩心悸，振振欲擗地者，下多伤阴，孤阳从外而亡也，急与真武汤回阳摄阴。"[4]吴坤安说："伤寒汗出恶风，脉浮缓微弱，桂枝汤证也，误以大青龙汤汗之，致其人厥冷，筋惕心下悸，头眩，热仍不退，身肉瞤动，振振欲擗地者，真武汤主之，内镇少阴水逆，外救太阳亡阳。"[6]

4.杂录：阴躁，里寒下虚，虚阳伏阴，浮阳无根，阴寒极盛，阳不附阴而上越，阴火外浮，真元欲脱，身发微热，面赤戴阳，足冷烦躁，日落阳不用事，愈慌乱不能少支，头面红赤，呼吸不能相续，自觉急迫欲死，其证倏起倏卧，一刻不安，扬手掷足，揭去衣被，躁扰不宁，烦乱如狂，须用凉水半盏试之，入口即吐出而不纳者是也，脉数无力，或豁大而空，或细数躁动，或沉数沉细，舌不拘何色必胖大娇嫩，主人参四逆汤冷服，温补下元以收回阳气，不然子丑时一身大汗脱阳而死矣。

病案举例

1. **王海藏**治一人年三十，初得病微汗，脉弱恶风，医以麻黄药与之，汗遂不止，发热，心多惊悸，夜不得眠，谵语不识人，筋惕肉瞤，振振动摇，此为逆也，唯真武汤可救。遂进三服，继以清心丸、竹叶汤，数日遂愈[2]。

2. **马元仪**治张氏子伤寒四五日，两脉虚微，神气昏乱，烦躁不宁，时欲得水，复置不饮，弃衣而走，勇力倍常，言语狂妄，不避亲疏。此阴盛格阳欲脱，外假热内真寒也，欲与理中汤。咸谓火热有余之症，欲行寒下。曰：岂有大热症而不引水自救者？况两脉微弱，明属阴盛阳微，若不急与温补，大汗一至，不可为矣。前方加人参至四两，煎成冷服。一二时许，狂乱顿止，反见寒栗，欲覆重被，再与前药一剂，神清热退而安[2]。

3. **喻嘉言**治徐国桢，伤寒六七日，身热面赤，索水到前，复置不饮，异常大躁，将门牖洞启，身卧地上，辗转不快，更求入井。一医汹汹急以承气与服。余诊其脉洪大无伦，重按无力。谓曰：此用人参附子干姜之证，奈何认为下证！医曰：身热面赤，有余之邪，躁急若此，再以人参、附子、干姜服之，逾垣上屋矣！余曰：阳欲暴脱，外显假热，内有真寒，以姜、附投之，尚恐不胜回阳不任，况敢纯阴之药，重劫其阳乎！观其得水不欲咽，情已大露，岂水尚不欲咽，而反可用大黄、芒硝乎？天气燠蒸，必有大雨，此证顷刻一身大汗，不可救矣，而既谓大热为阳证，则下之必成结胸，更可虑也。唯用姜、附，可谓补中有发，并可以散邪退热，吾在此久坐，如有差误，吾任其咎。于是以附子、干姜各五钱，人参三钱，甘草二钱，煎成冷服，服后寒战戛齿有声，以重被和头覆之，缩手不肯与诊，阳微之状始著。再与前药一剂，微汗热退而安[5]。

4. **林天英**治潘某，男，50岁，秋初浴水发病，致恶寒头痛发热，药后寒罢，壮热不休，作暑湿治，脉洪大搏指，舌燥裂出血，头汗如珠，尿浓赤，肌热如林大，渴不引饮，息高身僵硬，大便秘结，细察面部虽赤，浮游不定，尺肤烙手，多按则和。此阴盛阳越，急取大剂龙牡真武汤加沉香、黑锡丹，温纳浮阳，防其散越，遂汗敛息平，热退舌润，但仍身僵硬。此阴盛寒阻，血未运行，真武汤加桂枝、当归、木瓜、牛膝。驱阴翳通血脉，3剂愈[10]。

5. **景春芳**治陈某，男，壮年，夏令季月，发病一日，烦躁不安，欲卧湿地，不能卧床，有莫名状，欲饮井水，但口漱即吐，腹胀，欲呕，纳呆，手冷至肘，足冷至膝，神志尚清，小便清长，六脉隐伏，舌苔灰黑滑润，此为真寒假热证，法应温中回阳，附子理中汤徐徐服之，下午酉时服至夜半，服其大半，烦躁稍安，似睡半时，翌日服完，病即霍然[11]。

引用文献

[1] 谢映庐.谢映庐医案［M］.上海：上海科学技术出版社，1962：52.
[2] 江瓘，魏之琇.名医类案（正续）［M］.北京：中国中医药出版社，1996：12，291.
[3] 陈师文等.中华医书集成·太平惠民和剂局方［M］.北京：中医古籍出版社，1999：77.
[4] 俞根初.重订通俗伤寒论［M］.上海：上海科学技术出版社，1959：191，291，435，440，454.
[5] 徐衡之，姚若琴.宋元明清名医类案［M］.长沙：湖南科学技术出版社，2006：244.
[6] 吴坤安.伤寒指掌［M］.上海：上海科学技术出版社，1959：卷二37，卷三59.
[7] 曹炳章.彩图辨舌指南［M］.南京：江苏人民出版社，1962：卷二25.
[8] 王雨三.治病法轨［M］.北京：学苑出版社，2015：75，133，148.
[9] 高鼓峰等.医宗己任编［M］.上海：上海科学技术出版社，1959：177.
[10] 福建省中研所.福建中医医案医话选2［M］.福州：福建人民出版社，1963：30.
[11] 景西堃.景春芳医案四则［J］.中医杂志，1964，(5)：17.

（八）阳气虚脱候（脾肾阴寒变证4）

脾肾阴寒证，由于脾肾阳气先虚，阴寒直中，阴邪内盛，阳气消亡，变成阳气虚脱之候。通称为阳脱，或亡阳证。其见症以脱象显明，但阴盛阳衰之象，必显于脱象之先。

通称：阳脱，亡阳。

内含病例：［中医］霍乱亡阳，夹阴亡阳，中寒。

病因病机：脾肾阴寒虚脱，因脾肾阳虚，阴寒直入中下，或更误投发散消导，重伤阳气，以致阳气消亡，即程杏轩所谓"真元内戕，阴寒直中，阳气外脱"[1]之候。

证象组合：阳虚+阳滞+阳脱

主症：**【阳气不振】症象**：①恶寒。②战栗，虽近烈火亦凛然恶寒。③身蜷嗜卧。④精神恍惚，喃喃妄言，⑤头重晕倒。⑥头眩时自冒。⑦张口不能言。**舌象**：舌淡苔白。**脉象**：脉迟细、沉。

【阳气脱绝】症象：①肢冷厥逆。②神识模糊。③冷汗淋漓。④一日昏愦数次，倏然昏倒。⑤抽搐无力。⑥呼吸微绝，口鼻气冷。⑦戴眼反折。⑧气急息高。⑨精滑如水，遗尿。⑩舌卷囊缩，阳缩。**脉象**：脉微，脉促，浮大空，无脉。

副症：【阳气不行】症象：①面黑唇白。②指甲青。③足抽筋。④腹痛，腹鸣。⑤下体如冰。**舌象**：苔白腻，中心黑润。

宾症：【津液不固】症象：①下利不止。②吐泻不止。③目眶下陷。④口流白沫。

治则：当急急回阳固脱，即俞根初所谓"温补命门，热壮脾肾"[2]之法。

方证

1.参附汤证：陈自明方。功能回阳，益气，固脱。治元气大亏，阳气暴脱，症见手足厥冷，汗出，呼吸微弱，脉微等。也用于心力衰竭见上症者。

人参一两，熟附片五两。加姜、枣，水煎服。

2.四逆汤证：张仲景方。功能回阳救逆。治阴寒内盛，阳气衰微，四肢厥冷，下利清谷，或头出冷汗，或呕吐腹痛，脉沉或微细欲绝。

炙甘草二两，干姜一两五钱，生附子一枚。水煎，分二次服。

论著和讨论

1.本证候因脾肾阳虚，阴寒内逼，阳气立脱，实属危殆。张仲景曰："下利、手足厥冷、无脉者，灸之不温，若脉不返，反微喘者，死；少阴负趺阳者，为顺也。"（《伤寒论》362条）"少阴病，脉沉者，急温之，宜四逆汤。"（323条）"少阴病，恶寒、身踡而利、手足逆冷者，不治。"（295条）"少阴病六七日，息高者，死。"（299条）

2.治则：当急投温补，回阳以固脱。阳回则阴邪自散，即回阳驱阴之法。仲景曰："大汗，若大下利而厥冷者，四逆汤主之。"（《伤寒论》354条）。"伤寒脉促，手足厥逆，可灸之。"（349条）吴坤安说："恶寒脉微而复利，四逆加人参汤主之。"[3]雷少逸说："倘吐泻不已，损伤中焦之气，以致阴阳间隔，手足厥冷，脉微欲绝，不多饮水者，无分风、寒、暑、热，急以挽正回阳法救之。"[4]俞根初说："（夹阴伤寒）如脉沉微，手足指甲皆青，四肢冷过肘膝，舌卷囊缩者，速用附子理中汤加吴茱萸、坎气、肉桂、姜汁温补命门，热壮脾肾，一俟阳气将回，病势已有转机者，但用附姜归桂参甘汤，双补气血，调和阴阳，次用理阴煎加砂仁、红枣，滋补肾阴，温运脾阳，终用左归饮，峻补肾阴以善后。"[2]程杏轩说：《本草》言，人参能回元气于无何有之乡，附子为斩关夺门之将。潭底红日阴怪灭，分阳未尽则不死（安波按：此证亡阳也，急用附片垫气海、关元炙数百壮，或可挽）。[1]有说：恶寒战栗，虽近烈火亦凛然恶寒，术附汤大壮脾肾之阳。

病案举例

1.张子和治一人伤寒坏证垂死，手足俱冷，气息将绝，口张不能言，子和以人参一两（去芦），加附子一钱，于石铫内煎至一碗，以新汲水浸之，若冰冷，一服而尽。少顷，病人汗从鼻梁尖上涓涓如水，此其验也。鼻梁应脾，若鼻端有汗者可救，以土在身中周遍故也[5]。

2.冯楚瞻治于某患偏枯症，右臂浮肿，或麻或痛，难于步履。一日忽昏迷不省，痰喘溃汗，脉之六部沉微。此中气久虚，不为峻补，反肆克伐，非重剂无以挽回。乃用人参六两，炒黄白术四两，生附子一枚，去皮，姜汁炒，水煎一碗灌之，汗渐收，脉渐起，痰喘定而神清，调补一月而愈[5]。

3.范文学治孙振麟，大暑卧地昼寝受寒，是夜走精二次，忽觉颅胀如山，坐起晕倒，四肢厥逆，腹痛自利，胸中兀兀欲吐，口中喃喃妄言。误以消导发散，致胸前头项汗出如洗，背愈畏寒，下体如冰，一日昏愦数次，口鼻气息微冷，阳缩入腹，精滑如冰，六脉弦细芤迟，按之欲绝，舌淡白中心黑润无苔。缘肾中真阳虚极，所以不能发热，以四逆汤加人参汤：人参一两，熟附三钱，炮姜、炙甘草各二钱，日二剂，决定第四日寅刻回阳。是日悉屏姜、附，改用保元，方用人参五钱，黄芪三钱，炙甘草、麦冬各二钱，五味子一钱，清肃膈上之虚阳。四剂食进，改用生料六味，加麦冬、五味。每服用熟地八钱，以救下焦将竭之水[5]。

4.程杏轩治方理丰翁中寒脱阳，年逾五旬，耽于酒色，寒夜小解，昏眩仆地，面白肢厥，口鼻气冷，神昏遗尿，脉细如丝。此阳脱，急灸气海、关元数壮，并煎姜汤灌之。少顷，呻吟出声，予党参60g、附子30g，浓煎，四肢渐温，目开能言，诘朝脉色略回，唯呕恶恶寒，不思饮食，前亏减半合理中汤，二日后转右归饮温补肾元，月余方起[1]。

5.陈润章治陈某，男，48岁，外感过服表药，致汗出不止，日夜更衣数次，神疲嗜卧，口不渴，肢厥肤冷，脉浮大，舌润苔白，小便短少，食欲减退。系发汗过多，阳气欲脱，主温经回阳，加味四逆汤：甘草6g，干姜4.5g，附子9g，党参12g，白术6g，肉桂2.1g。汗止神复，夜半忽烦躁如狂，苔转黄，脉转数实，仍不渴。此乃阳回而阴未复，无阴以系阳：龙骨、牡蛎、茯神、远志、知母、石斛、玄参、沙参、柏子仁养阴安神，3剂愈[6]。

引用文献

［1］程杏轩.杏轩医案并按［M］.合肥：安徽人民出版社，1986：34，266.

[2] 俞根初.重订通俗伤寒论［M］.上海：上海科学技术出版社，1959：334.
[3] 吴坤安.伤寒指掌［M］.上海：上海科学技术出版社，1959：卷二6.
[4] 雷丰.时病论［M］.北京：人民卫生出版社，1964：60.
[5] 江瓘，魏之琇.名医类案（正续）［M］.北京：中国中医药出版社，1996：19，339，491.
[6] 福建省中研所.福建中医医案医话选（二）［M］.福州：福建人民出版社，1963：74.

四、肝肾阴寒证（厥阴本病）（3候）

肝肾阴寒证为肝肾阳气不足之体，阴寒直入下焦之证，即伤寒家所称寒中厥阴，或寒伏厥少，冷结膀胱，冷结关元，亦称夹阴伤寒等时病。亦有阴寒郁滞而成之胁痛、阴呃、寒疝、阴疝等杂症。时病则多急重险证，杂病则多迁延反复之顽证，均为阳虚阴盛、虚实夹杂之候。故其治则总当温肝肾之阳，以驱下焦之寒。

证候别称：肝中寒，寒中厥阴，寒伏厥少，少阴中寒，冷结膀胱。

病名：［中医］夹阴伤寒，行经中寒，胁痛，阴疝，寒疝，肾厥，阴呃，黄膜上冲。

证候系统：详见图3-3-5。

本证———肝阳失宣候
转证———阳气虚逆候
变证———肝阳闭塞候、肾阳闭塞候

图3-3-5　肝肾阴寒证证候结构图

（一）肝阳失宣候（肝肾阴寒本证）

肝肾阴寒证·肝阳失宣候，乃阴寒之气，郁滞肝阳，失于疏泄所致，仲景称之为肝中寒。所见之症，循足厥阴肝经所过部位，但必兼见阴寒内盛之脉症。

通称：肝中寒。

内含病例：［中医］胁痛，寒疝，黄膜上冲。［西医］肠梗塞，角膜溃疡伴前房积脓。

病因病机：肝肾阴寒郁滞，因阴寒内盛，肝阳不得宣通，肝失疏泄之能，肝气郁滞，肝络不行，气血与阴邪凝滞，阳气怫郁而成。

证象组合：阳滞+气滞

主症：**【阳气不行】症象**：①两臂不举。②形寒怕冷。③面色白。④流冷泪。**舌象**：舌淡苔白。**脉象**：脉沉弦，细微。

【气机不利】症象：①胸胁痛。②食行则吐，呕吐黄涎。③疝瘕痛。④少腹硬块，疼痛难当。

副症：**【气机不宣】症象**：善太息。

宾症：**【阳气怫郁】症象**：①头痛，头顶胀闷疼痛。②身寒热。③目痛不甚。**舌象**：舌本燥。

治则：故治之之则在于温肝祛寒，以宣通肝阳，利气通脉。

方证

当归四逆汤加味证：景瑞生方[1]。益阴缓肝，温阳散寒，活血通脉，详见病案2。

桂枝、白芍、当归、香附、生姜、小茴香各9g，木通、吴茱萸、莪术各6g，细辛1.5g，肉桂、甘草、广木香各3g。

论著和讨论

本证候因阴寒内盛，郁滞肝阳，寒凝肝脉，气失疏泄，症见头顶、耳目、胸胁、少腹、阴器等处阴寒症象，如仲景云："肝中寒者，两臂不举，舌本燥，喜太息，胸中痛不得转侧，食则吐而汗出也。"（《金匮要略·五脏风寒积聚病脉证并治》）

治则当以温肝祛寒为主，以宣通肝阳为法。吴鞠通曰："燥金司令，头痛身寒热，胸胁痛甚则疝瘕痛者，桂枝柴胡各半汤加吴茱萸、川楝子、茴香、木香汤主之：桂枝、柴胡、吴茱萸、川楝子、小茴香、广木香、人参、生白芍、大枣、黄芩、半夏、炙甘草、生姜。"[2] 费伯雄说："胁下乃肝之本位，痛引小腹，则壅极而决矣。当疏肝化浊，青阳汤主之。白蒺藜、柴胡、青皮、乌药、炮姜、广陈皮、玄胡、木香、郁金、椒子。"[3] 王雨三说："肝郁不舒，其气上逆而胁痛，……右脉弦而则痛在右者，用推气散（枳壳、郁金各一钱五分，甘草、肉桂各七分，共为末，开水调下三钱）掺入甘芍汤（炙甘草、白芍各四钱）。"[4]

病案举例

1.景瑞生治吴某珍，女，7岁。肠梗阻，少腹左侧起一硬块，约四寸长疼痛难当，呕吐黄涎，脉沉细，积块手按硬满，久按则较软，乃厥阴气结，寒凝少腹所致，当归四逆汤加味益阴缓肝、温阳散寒、活血通脉（组方见方证），尽剂痛止呕停，二诊服砂半理中汤而愈[1]。

2.李泰治60日婴儿，面唇青黑，舌苔白，小腹近阴茎侧凸起一块，皮色如常，一阵阵啼哭不已，哭时肿块增大，午后尤甚，小便勤，大便无，此厥阴寒疝。吴茱萸、川花椒、青盐各0.9g，炒小茴1.5g，补骨脂、益智各0.6g，荔核2个，川楝子1个，1剂效，2剂愈。后治郭婴2个月，症同上，加刀豆壳烧灰1撮、米酒3滴，亦效[5]。

3.陈达夫治黄膜上冲（角膜溃疡伴前房积脓）：李某某，女，33岁，左眼黑睛突长白翳，迅速扩大，疼痛难忍，头左掣痛，继而黄膜上冲，视力仅有光感，曾服龙胆泻肝汤、犀角地黄汤等，西医手术效果不显。头顶胀闷疼痛，目痛不甚剧烈，流冷泪，面色白畏寒怯冷，舌淡红，苔薄白，脉细微，前房积脓1ml，色白而清稀，角膜溃疡灰白深陷，目珠淡红，属厥阴里虚目病，急通阳散寒予白通汤：附片、生姜各15g，葱头5根，2剂头痛减加乌贼骨30g，又4剂，脓减一半，痛亦减，已不怕冷，但流清涕，加桂枝、白芍各9g，4剂，自觉眼痒，脓基本吸收，溃疡缩小，加白蒺藜24g，其后加苍耳子、木贼、川芎，共服近30剂，溃疡愈合，留下斑翳，视力：数指二尺[6]。

4.谢兆丰治高某某，男，28岁，农民。右侧睾丸肿胀疼痛，牵引少腹而痛，劳则加重，行走不便，病已五六日，形寒怕冷，苔白，脉沉弦。辨证：乃寒凝肝脉，肝脉络阴器，上抵少腹，阴寒内盛，入于厥阴之络，故睾丸肿痛。治疗：温肝散寒，理气止痛。处方：木香6g，肉桂5g，乌药、青皮、延胡索、小茴香、川楝子、炒枳壳、橘核、高良姜各9g。服药3剂，睾丸肿痛已消。再以原方3剂巩固之[7]。

引用文献

[1] 赖显荣.当归四逆汤加味治疗腹中积块的经验［J］.江苏中医，1965，(7)：18.
[2] 吴鞠通.温病条辨［M］.福州：福建科学技术出版社，2010：54.
[3] 张元凯，时雨苍，杨伯棠，等.孟河四家医集［M］.南京：江苏科学技术出版社，1985：76.
[4] 王雨三.治病法轨［M］.北京：学苑出版社，2015：162.
[5] 李洪成等.中医证候学［M］.北京：中国医药科技出版社，2008：247.
[6] 王明杰.陈达夫眼科学术思想和经验介绍［J］.中医杂志，1982，(5)：14.
[7] 谢兆丰.在临床运用木香配伍的经验［J］.上海中医药杂志，1983，(9)：20.

（二）肝阳闭塞候（肝肾阴寒变证1）

肝肾阴寒证，肝阳素虚，阴寒直中，肝阳骤闭，变为肝阳闭塞之候。病势急剧，伤寒家称之为寒中厥阴，病势稍缓者，称为寒伏厥少；妇人经期与产后发病者，称行经中寒，产后中寒。小儿亦有此症。

通称：寒中厥阴，寒伏厥少。

内含病例：［中医］寒疝，行经中寒。

病因病机：肝肾阴寒闭厥，因肝阳不足，阴寒直中，肝阳骤闭，阳气不通，阴浊上逆，而成闭厥重证。

证象组合：阳闭+气滞+气逆

主症：**【阳气闭塞】症象**：①昏倒。②目珠上瞪。③面青。④畏寒，寒栗。⑤肢搐，肢痉挛急。⑥手足厥寒。⑦腰脊麻木沉重。**舌象**：舌淡白，苔白滑。**脉象**：①脉沉细紧。②细欲绝。**指纹**：射甲。

【气机不利】症象：①夜发腹痛喜热手按。②左胁痛。③小腹痛。④少腹拘急，疼连腿胁会阴。⑤二便不利。

副症：**【气机冲逆】症象**：①呕吐清水。②气从少腹上冲则厥。③得食则呕。④头晕欲呕。

【气机不宣】症象：①胸中窒塞。

宾症：**【阳气怫郁】症象**：①面赤带青。②厥回而热，微汗而退。③额汗淋漓。④饥不欲食。⑤呕渴烦躁。

治则：当温通肝阳为主，以温经散寒，通其闭厥。

方证

1.当归四逆汤证：张仲景方。功能温经散寒，养血通脉。治血虚受寒，手足厥冷，脉细欲绝者，及寒入络脉，腰、股、腿、足疼痛。也用于指端动脉痉挛症（雷诺病），及冻疮初起。

当归、桂枝、芍药、细辛各三两，炙甘草、通草各二两，大枣二十五枚。

2.当归四逆加吴茱萸生姜汤证：张仲景方。治内有久寒，手足厥冷，脉细欲绝，及受寒腹痛，痛经等症。

当归、芍药各三两，炙甘草、通草各二两，桂枝、细辛各三两，吴茱萸二升，生姜半斤，大枣二十五枚。水、酒各半煎，分五次服。

论著和讨论

本证候以肝阳不足，阴寒内盛，肝阳骤闭，浊阴上逆，其见症以阴盛于内，阳气骤闭之脉症为主，吴坤安说："此寒伤厥阴之经，但当温散其表，不可遽温其里……表邪散而营卫行，手足温而脉自不绝矣。"[1]其治则总以温通肝阳，以温经散寒为法。仲景曰："手足厥寒，脉细欲绝者，当归四逆汤主之"（《伤寒论》351条）。"若其人内有久寒者，宜当归四逆加吴茱萸生姜汤。"（352条）

病案举例

1.**谢映庐**治王志耕乃郎，半岁，夜半腹痛，啼哭不已，喜热手按。服行气消食药，目珠上瞪，四肢抽搐，面赤带青，目白颇蓝，手足略厥，指纹透甲。因思肝藏血，寒伤营，非养血通脉，寒可由解，痛何以除？先以灯火焠腹，疏通凝寒，与当归四逆汤，一剂霍然[2]。

又治陈飞云学博之女，产后两月，忽寒战栗，左胁微痛，胸中窒塞，屡进发表之剂，战栗愈盛，呕吐清水，时天炎热，面红中带青，脉甚微，久按觉弦，此久寒在血，肝气郁而不伸，宜发表兼养血，温经最忌助阳，当归四逆汤加吴萸、生姜，药下立安[2]。

2.**过允文**治寒疟发厥：路观澜令爰，18岁，干犯大寒，伏藏厥少之经，先寒后热，寒时气从少腹上攻则厥，面青肢冰，目上挺，约一时半；厥回而热，多吐稀涎，微汗乃退，脉细弦不为指挠，苔白舌淡：代赭石30g，附子、干姜、肉桂、吴茱萸各1.5g，旋覆花9g，川厚朴、半夏各4.5g，枳实6g。1剂痛减，2剂厥止，继用当归四逆汤加减：当归、桂枝、生姜各3g，白芍4.5g，北细辛、炙甘草各1.5g，木通2.4g，红枣4枚，疾除胃动[3]。

3.**郑敏生**治朱某之妻，32岁，经期洗冷水，恶寒腹痛，四肢厥冷，服药加剧，脉沉细欲绝，神昏欲脱，小腹疼痛，舌苔淡白，额汗淋漓。与当归四逆汤：当归、白芍、细辛、桂枝各9g，木通4.5g，甘草6g，大枣6枚。1剂汗收，再剂厥回痛止，改圣愈汤3剂愈[4]。

4.**黄士杰**治李某，28岁，月经适来，触寒中阻，手足厥冷，心神不安，吐蛔，昏倒4次，呕渴烦躁，饥不欲食，得食则呕，脉迟微欲绝。急投当归四逆汤加吴茱萸、生姜：细辛2.4g，当归15g，肉桂心、炙甘草各3g，酒炒白芍、吴茱萸各9g，木通6g，大枣4枚，生姜12g，酒水各半煎，并间服参桂乌梅丸9g。再剂呕止肢热而烦躁不宁，头痛如破，与吴茱萸汤：洋参、吴茱萸各9g，生姜12g，大枣4枚。翌早，诸症均除[4]。

5.**王道义**治寒疝：28岁，女，少腹拘急疼痛，向两侧腹股汤和会阴放散，腰背沉重麻木，手足痉挛，因洗澡受寒，次晨即少腹拘痛，痛则欲圊，大便难解，小便点滴难尽，畏寒肢冷，头晕欲呕，舌淡润边暗红，苔白滑，脉沉细紧，属于寒湿入侵，宜温经散寒、缓急止痛，拟消水圣愈汤化裁：桂枝15g，白芍30g，细辛5g，炮附片10g，吴茱萸6g，法半夏、知母各10g，生姜5片，红枣15g，甘草3g，1剂腹中雷鸣，矢气频转，二便通畅，拘痛肢痉减轻，2剂挛痛消失，唯头晕肢倦，不思饮食，予理中汤加砂仁、陈皮、红枣调理[5]。

引用文献

[1] 吴坤安.伤寒指掌[M].上海：上海科学技术出版社，1959：卷二28，29.
[2] 谢映庐.谢映庐医案[M].上海：上海科学技术出版社，1962：172，189.
[3] 何廉臣.重印全国名医验案类编[M].上海：上海科学技术出版社，1959：92.
[4] 福建省中研所.福建中医医案医话选编（第二辑）[M].福州：福建人民出版社，1963：30，31.
[5] 王道义.消水圣愈汤的临床应用[J].中医杂志，1982，(8)：42.

（三）肾阳闭塞候（肝肾阴寒变证2）

肝肾阴寒证，阴寒直犯下焦，阳气骤闭，变为肾阳闭塞之候。伤寒家亦称少阴中寒，或冷结膀胱。其见症以下焦阴寒闭结之脉症为特征。

通称：少阴中寒，冷结膀胱。

内含病例：[**中医**]寒疝。[**西医**]急性前列腺炎。

病因病机：肝肾阴寒闭厥，因阴寒直犯肝肾，肾阳骤闭，浊阴内盛，结滞下焦，致阳气不得通行，而成闭厥重证。

证象组合：阳闭+气结

主症：【**阳气闭塞**】**症象**：①四肢厥冷。②肢体痿软。③面色萎黄暗黑，皮色青紫。④身冷汗出。⑤恶寒蜷卧，神疲头晕。⑥小便清白。⑦阳痿。**舌象**：舌淡白苔白。**脉象**：①脉沉微细。②沉涩。

【**气机郁结**】**症象**：①小腹满按之痛。②小腹疼痛。

副症：【**阳气不行**】**症象**：①腰胀痛引阴囊。②睾丸坠胀牵引少腹，凉麻疼痛。

宾症：【**气机不利**】**症象**：①小便浑浊频数。

治则：当以温通肝肾阳气为主，兼以疏通肝肾气结，以驱阴浊而散寒邪。

方证

金匮寒疝法证：朱颜方[1]。治四逆身冷，汗出如雨，扬扇不已，左腰胀痛引阴囊，详见病案1。

川乌（先煎）7.5g，肉苁蓉30g，肉桂3g，吴茱萸6g，当归尾、胡芦巴、乌药、青皮各9g，橘核15g，小茴香4.5g。

论著和讨论

本证候因下焦阴寒内结，肝肾阳气不得通行，肾阳骤闭，冷结膀胱，小腹满按之痛，四肢厥冷，小便清白，其治则以温通肝肾阳气为主导，以通阳祛寒。可用当归四逆汤加吴茱萸、生姜汤，灸关元穴。王雨三说："寒邪直中阴经，真阳逃亡，下元寒极而小腹疼痛，四肢厥冷，皮色青紫，脉象沉微，用四逆汤。"[2]

病案举例

1.朱颜治李某某，男，37岁，体形肥腴，袒腹扶坐，四逆身冷，汗出如雨，扬扇不已，左腰胀痛引入阴囊，日必四五度发，发则胀痛欲死，前医与橘核丸改汤不应，西医与止痛片，药过仍发，脉沉涩，苔黄腻，殆盛暑贪凉，卧寐当风，或房后冷浴，寒伤阴筋所致，金匮寒疝法（组方见方证），投药瞑眩，腹痛初反加剧，乃用盐炒鲜葱及橘叶外敷腰间，原药再煎一服，即得大便如黏痰，小溲如蜘蛛丝状，腹痛遂定（自注：此殆今之急性前列腺炎也）[1]。

2.范中林治张某，男，57岁，前列腺炎反复发作多年，曾服清热解毒利湿等药150多剂，症状有增无减，恶寒蜷卧，肢体痿软，神糜头晕，失寐，食欲大减，睾丸坠胀牵引少腹，常感凉麻疼痛，小便浑浊频数，阳痿，面色萎黄暗黑，舌质淡白，全舌白苔密布根部，淡黄厚腻，脉沉微细，此少阴阳衰，阴寒内盛，法宜温阳补肾、散寒止痛，四逆汤加上桂主之：制附片120g、炙甘草60g、上桂末15g冲服，3剂，坠胀痛减，小便转清，尿频好转加云茯苓、炒白术，附片、生姜减60g，继服30剂，恶寒神糜，生殖器凉麻疼痛等症好转，舌质稍现红润，黄白厚腻之苔已减，全身性虚寒证，不仅伤及肾阳，同时累及肾阴，法宜继续温补肾阳，兼顾肾阴，再佐温中健脾为治，四逆汤并理中汤加减：制附片、干姜各60g，炙甘草、虫草各15g，上桂10g，党参、白术、枸杞子、菟丝子各30g，云茯苓20g，10余剂后姜、附减30g，又10余剂，经查前列腺炎基本痊愈，多年之低血压、头晕失眠等均消失，以壮阳益肾、养心安神，丸药缓调：附片120g，朱砂15g，琥珀20g，麝香0.3g，上桂、虫草、枸杞子、肉苁蓉、柏子仁、菟丝子各30g，共研水丸，每日2次，每次1g。病愈，工作[3]。

引用文献

［1］朱不远.朱颜医案医话选［J］.中医杂志，1980，(1)：15.

［2］王雨三.治病法轨［M］.北京：学苑出版社，2015：163.

［3］谢永新等.范中林六经辨证医案选［M］.沈阳：辽宁科学技术出版社，1984：145.

五、肝脾阴寒证（厥阴合病）（4候）

肝脾阴寒证，为阴寒直中入里，肝脾阳气受困之证，伤寒家称为厥阴病。其中以纯阴无阳之证为多，亦有阴阳错杂之证。势急病重者，亦称厥阴中寒。以其阴寒内盛，阳气猝闭，甚则阳气消亡，而有闭、厥、脱之变。病势稍缓者，则有肝寒犯中、脾阳郁闭、升降失序之患。其病机总由阴寒犯肝，肝寒乘脾，而成肝脾阴盛阳衰之变。其治则总当温通肝脾阳气，以驱阴寒为法。

证候别称：寒中厥阴，寒中太阴，厥阴证纯阴无阳证，寒气厥逆，有阴无阳，至虚有盛候，阴盛格阳，戴阳，格阳证，真寒假热，厥阴阴阳错杂证，上热下寒证，真厥阴证。

病名：［中医］夹阴伤寒，厥阴病，少阴吐利，阴霍乱，寒厥，阴厥，脏厥，呕逆，寒疝，阴阳易。

证候系统：详见图3-3-6。

本证————阳气虚逆候、木火郁逆候

转证————脾阳郁闭候

变证————虚阳浮越候、阳气闭脱候、阳气厥脱候

图3-3-6　肝脾阴寒证证候结构图

（一）阳气虚逆候（肝脾阴寒本证1）

肝脾阴寒证，阳气已虚，阴寒内盛，阴浊上逆，而成阳气虚逆之候，为厥阴证之纯阴无阳之证。其见症以冲逆

症象显明，但必见一派阴盛阳衰之脉症。

通称：厥阴证纯阴无阳证。

内含病例：[中医]夹阴伤寒。

病因病机：肝脾阴寒虚逆，因脾肾阳气已虚，阴寒内犯，阳气郁滞，失于宣通，以致阴浊上逆，而成阳虚阴逆之证。

证象组合：阳虚+气逆+阳滞

主症：【阳气不振】症象：①蜷卧。②畏寒战栗。③精神委顿。④口唇淡。**脉象**：脉迟无力时止。

【气机冲逆】症象：①干呕不止。②时吐食入反出。③四肢厥逆。

副症：【阳气不行】症象：①面青。②唇缩。③手足逆冷。**舌象**：舌白。**脉象**：脉沉紧。

【气机不利】症象：①腹痛。②腹胀，腹满而胀，遇寒则甚。③少腹痛。

宾症：【阳气浮越】症象：①面赤如醉。②咽痛淡红不肿。

治则：当先通其阳，阳气宣通，则阴寒可散，阳光复治，自无阴浊上逆之患。故其治则当以温通脾肾阳气，以驱阴扶阳为主，略佐降浊之品即可。

方证

回阳救逆汤加减证：黄仲权方[1]。治房事后伤寒，腹痛蜷卧，畏寒战栗，详见病案2。

党参、炒白术、茯苓、法半夏各9g，炙甘草、广陈皮、肉桂各6g，黑附子、干姜各4.5g，五味子2.4g，吴茱萸0.6g，呕加姜汁2匙。

论著和讨论

本证候因脾肾阳虚，阴浊上逆，欲降其逆，张景岳说："忧思结聚，脾肺气凝，元阳受损，大肠与胃气不平，胀满上冲，饮食不下，脉虚而紧满。"[2]孙思邈说："趺阳脉微弦，法当腹满不满者，必下部闭塞，大便难，两胠下疼痛，此虚寒，气从下向上，当以温药服之取瘥。"[3]治则当以温通脾肾阳气为主，以驱阴助阳，阳回则阴霾顿开，自无浊阴上逆之患。姚国美说："腹满而胀，遇寒则甚，食入反出，四肢厥逆，脉沉紧，此阴寒凝聚，久而不散，名曰寒胀，宜温胃汤以化阴霾：附子、厚朴、白芍、当归、人参、炙甘草、橘皮、干姜、川椒（去闭口，炒）。"[4]

病案举例

1.**吴鞠通**治毓氏，26岁，风寒湿三气合而为痹，脉弦，又感燥金凉气，腹痛，峻温犹恐不及，尚可吃生冷猪肉介属等阴物乎？熟附子、杏仁、橘皮各9g，桂枝、生薏苡仁各15g，吴茱萸、高良姜、片姜黄、川椒炭各6g，茯苓块连皮18g，2剂，腹痛少减，继续调治[5]。

2.**周慎斋**治腹胀时吐，小便利则大便闭，大便通则小便闭，此证中气实，故胀；浊阴不降而逆上，故吐；清阳下陷，填塞下焦，故二便不能齐通。用炮姜9g，温中而健运；升麻4.5g，升阳于下；吴茱萸3g，降浊于上，8剂愈[6]。

3.**黄仲权**治刘氏妇，30岁，房后衣被单薄，伤寒如冷痧。腹痛蜷卧，畏寒战栗，干呕不止，无热不渴，面青唇缩，手足冷过肘膝，脉三至，按之无力而时止。回阳急救汤加减：党参、炒白术、茯苓、半夏各9g，炙甘草3g，广陈皮、肉桂各6g，干姜、附子各4.5g，五味子2.4g，吴茱萸1.8g，呕加姜汁2匙。腹痛虽止，发热大作，口苦而渴，脉转六至，先蓄内热。今寒从热化，转苦辛开透：淡子芩、丹皮、天花粉、黑栀、连翘各9g，牛蒡子4.5g，姜川黄连、苏薄荷各3g，服后异常舒泰，依方加减2剂收功[1]。

引用文献

[1] 何廉臣.重印全国名医验案类编[M].上海：上海科学技术出版社，1959：88.

[2] 张介宾.张景岳医学全书[M].北京：中国中医药出版社，1999：1700.

[3] 孙思邈.中华医书集成·千金要方[M].北京：中医古籍出版社，1999：320.

[4] 姚国美.姚国美医学讲义合编[M].北京：人民卫生出版社，2009：244.

[5] 吴鞠通.吴鞠通医案[M].北京：人民卫生出版社.1960：303.

[6] 徐衡之，姚若琴.宋元明清名医类案[M].长沙：湖南科学技术出版社，2006：187.

（二）木火郁逆候（肝脾阴寒本证2）

肝脾阴寒证，阴寒内盛，肝阳失和，木火被抑，冲逆脾胃，而成木火郁逆之候。仲景列为厥阴病总纲；后世伤寒家称为真厥阴证，又称为厥阴阴阳错杂证，或上热下寒证。

通称：厥阴病，真厥阴证，厥阴阴阳错杂证，上热下寒证。

内含病例：[中医]呕逆。

病因病机：肝脾阴寒郁逆，因阴寒内盛，肝阳失和，木火被抑，横逆中焦，冲胃犯脾，内逼津液，外失阳和，而成阴阳寒热错杂之证。

证象组合：气郁+气逆+气蒸+阳气+津灼

主症：**【气机不宣】症象**：胸满闷。

【气机冲逆】症象：①气上撞心，心中疼热。②或呕逆汤水不入。③食则吐蛔。

【津气蕴蒸】症象：①胸中热疼。②饥而不欲食。**舌象**：①舌尽红赤。②苔淡黄厚腻。③苔黄腻。

副症：**【清空不宁】症象**：头昏痛。

【热迫津泄】症象：或利。

宾症：**【阳气不和】症象**：①面色青黄。②奄奄一息，闭目不语。③四肢厥冷。**舌象**：舌质多淡红，或淡白。**脉象**：①脉来沉而缓迟。②脉微。③脉沉细微。

【津液消灼】症象：渴甚，消渴，饮水不止。**舌象**：舌尽红赤。

治则：当以温通肝脾阳气，以驱阴寒为主，佐以清降木火之品，以解其冲逆之急。虽当寒热并进，但当偏重于温热，以阴寒得散，阳气宣通，木火不郁，自无冲逆之患。

方证

乌梅丸证：张仲景方。功能温脏安蛔。治蛔厥，烦闷呕吐，甚则吐蛔，时发时止，得食即呕，手足厥冷，腹痛时作。

乌梅三百枚，干姜十两，黄连十六两，当归、蜀椒各四两，细辛、炮附子、桂枝、人参、黄柏各六两。蜜丸，如梧桐子大，每服十丸，日三次。

论著和讨论

1.本证候因阴寒内盛，肝脾阳气失和，木火因郁抑而冲逆，其见症虽有阴阳寒热脉症互现，但以冲逆症象为其特征。如仲景曰："厥阴之为病，消渴，气上撞心，心中疼热，饥而不欲食，食则吐蛔，下之利不止。"（《伤寒论》326条）舒驰远说："此条阴阳杂错之证也……此证上热下寒，若因上热而误下之，则上热未必即去，而下寒必更加甚，故利不止也。"[1]

2.治则：虽当寒热并用，但应偏重于温通肝脾阳气为主，佐以清降木火之味，阴寒得散，木火自安其位，而无冲逆之患。仲景曰："蛔厥者，乌梅丸主之。又主久利。"（《伤寒论》338条）沈尧封云："厥阴于卦为震，一阳居二阴之下，病则阳泛于上，阴伏于下，而下寒上热之证作。蛔上入膈，是下寒之据。消渴心中疼热，是上热之据。凡吐蛔气上撞心，皆是厥阴过升之病，治宜下降其逆上之阳。乌梅丸，无论黄连、乌梅、黄柏为苦酸咸纯阴下降之药，即附子直达命门，亦何非下降，可谓精审之至矣。"（《本草思辨录·乌梅》），张卿子云："尝见厥阴消渴数证，舌尽红赤，厥冷脉微，渴甚，服白虎、黄连等汤，皆不能救，盖厥阴消渴，皆寒热错杂之邪，非纯阳亢热之证可比也。"[2]

病案举例

1.许叔微治里中一人，中表病，渴甚，饮水不止，胸中热疼，气冲心下，八九日矣。医者或作中暍，或作奔豚。予诊之曰：证似厥阴，曾吐虫否？曰：昨曾吐蛔，予曰：审如是，厥阴证也。可喜者，脉来沉而缓迟耳。仲景云：厥阴为病，消渴，气上撞心，饥不欲食，食则吐蛔，又曰：厥阴病，渴欲饮水者，少少与之愈。今病人饮水过多，乃以苓桂术甘汤治之，得止。后投以乌梅丸，数日愈[3]。

2.沈尧封治朱承宗室，甲戌秋，体倦吐食。诊之，略见动脉，询得停经两月，恶阻证也。述前治法，有效有不效。如或不效，即当停药。录半夏茯苓汤方与之，不效，连更数医。越二旬，复邀沈诊，前之动脉不见，但觉细软，呕恶日夜不止，且吐蛔两条。沈曰：恶阻无碍，吐蛔是重候，姑安其蛔，以观动静。用乌梅丸，早晚各二十丸，四日蛔止，呕亦不作[4]。

3.李洪成于1977年春节正月初二，诊一老妪，年70余岁，于节前突发胃痛呕吐，经医院检查，疑诊为胃或食道恶变，经西医处理少效；因患者高年体弱，又逼近年关，未能作进一步确诊，即嘱回家。当时病已4天，病人奄奄一息，面色青黄，闭目不语，四肢厥冷，渴欲饮水，但水入即吐，渐至呕逆，汤水不入，舌淡，苔淡黄厚腻，脉沉细微，为厥阴重证，恐有脱绝之变，因嘱以高丽红参浓煎代茶细细频灌，但参入即吐，因书乌梅丸为汤，和入参汤，细灌，至天明未再呕吐，继服二煎，至晚始开目言饥，因喂以稀粥，至第三日，复诊时肢温脉起，原方续服2剂，后即嘱以红参冰糖代茶，饮食调养，渐渐得以康复[5]。

引用文献

[1] 舒驰远.伤寒集注[M].北京：人民军医出版社，2009：117.

[2] 吴谦.中华医书集成·医宗金鉴[M].沈阳：辽宁科学技术出版社，1962：98.

［3］许叔微.伤寒论著三种［M］.北京：人民卫生出版社，1993：163.
［4］江瓘，魏之琇.名医类案（正续编）［M］.北京：中国中医药出版社，1996：709.
［5］李洪成等.中医证候学［M］.北京：中国医药科技出版社，2008：252.

（三）脾阳郁闭候（肝脾阴寒转证）

肝脾阴寒证，阴寒直犯中焦，阴邪凝聚，阳气骤闭，转成脾阳郁闭之候，古人亦称寒中太阴之证。仲景或称寒气厥逆，或寒疝，亦纯阴无阳之证。

通称：寒中太阴，寒气厥逆，至虚有盛候。

内含病例：［中医］寒疝。

病因病机：肝脾阴寒郁闭，因寒邪直中太阴，中阳不司转运，阴浊凝聚，阳气骤闭，中下二焦气机不得宣通。

证象组合：阳闭+气滞

主症：**【阳气闭塞】症象**：①面青唇白。②恶寒，自汗。③肢厥冷逆。④手足不仁，拘急。⑤痛喜按，得热则缓。**舌象**：①舌白滑。②甚则灰。**脉象**：①脉迟细微。②沉弦伏。③脉迟小涩。④脉沉迟或沉微。

副症：**【气机不利】症象**：①脐中痛不可忍。②腹中痛，腹痛绵绵，绞痛。③胸腹胀痛，似拳头突出，手不能触，便溏。④小腹卒痛。⑤大便窒塞。⑥二便不通。

宾症：**【气机不宣】症象**：①不欲食。②不食不寐。

【气机不降】症象：食入反出。

治则：总当急温通阳气为主，以驱阴浊而通气机，复其开合之常；切不可误认为结实，而妄行攻下，必更伤阳气，甚至逼阳外脱。

方证

1.白通汤证：张仲景方。功能驱逐阴寒，温通阳气。治少阴病，阴盛于下，格阳于上，症见下利，四肢厥逆，面赤，脉微。

葱白四茎，干姜一两，生附子一枚。水煎，分二次服。

2.椒附白通汤证：吴鞠通方[1]。治阴浊凝聚，阳伤腹痛，痛甚则肢逆，详见论著2。

生附子炒黑9g，川花椒6g，葱白3茎，猪胆汁半杯，凉服。

3.乌附椒姜汤证：《通俗伤寒论》方[2]。温阳祛寒，理气止痛。

制川乌、炒黑附子各9g，炒川花椒3g，黑炮姜4.5g。

论著和讨论

本证候阴寒直犯中焦，阴浊凝聚，阳气猝闭，其见症以中下焦气机猝闭之腹痛或小腹卒痛为主要见症，但必同时兼见阴盛阳闭脉症。故其治则当急温中下阳气为主，以驱阴通阳。切不可妄行攻下，以致伤阳致脱。仲景曰："寒气厥逆，赤丸主之，茯苓、半夏各四两，乌头二两，细辛一两，炼蜜丸如麻子大，酒饮下三丸。"（《金匮要略·腹满寒疝宿食病脉证治》）"腹痛，脉弦而紧，弦则卫气不行，即恶寒，紧则不欲食，邪正相搏，即为寒疝。绕脐痛，若发则自汗出，手足厥冷，其脉沉弦者，大乌头煎主之，乌头大者5枚，水三升，煮取一升，内蜜2升……寒疝腹中痛，逆冷，手足不仁，若身疼痛，灸刺诸药不能治。抵当乌头桂枝汤主之。"（同前）"外台乌头汤，治寒疝腹中绞痛，贼风入攻五脏，拘急，不得转侧，发作有时，使人阴缩，手足厥逆。"（同前）

吴鞠通说："足太阴寒湿，舌白滑，甚则灰，脉迟，不食不寐，大便窒塞，阴浊凝聚，阳伤腹痛，痛甚则肢逆，椒附白通汤（组方见方证）主之，凉服。"[1]王雨三说："（胃寒）再胸腹胀痛，似拳突出，手不能触近，脉虚微者，此系胃虚且寒，即至虚有盛候之证也，用大建中汤。"[3]有人说：脐中痛不可忍，喜按，得热则缓，小便清利，脉迟细。通脉四逆汤加白芍温通阳气。

病案举例

1.叶天士治方，四四，形质颓然，脉迟小涩，不食不寐，腹痛大便窒痹，平昔嗜酒，少谷中虚，湿结阳伤，寒湿浊阴，鸠聚为痛：炒黑生附、炒黑川椒、干姜、葱白、猪胆汁[4]。

2.江应宿治饶州吴上舍仆，年逾二十，患小腹卒痛，四肢厥冷。江诊得六脉沉伏，此中寒阴证，投附子理中汤，一匕而愈[5]。

3.谢映庐治周孔昌体肥而弱，忽然腹痛，泄泻，十指稍冷，脉甚微，因与理中汤。服后泄未止，而厥逆愈进，腹痛愈甚，再诊无脉，知阴寒入肾。盖理中者，仅理中焦，与下焦迥别，改进白通汤，一服而安。次日其堂兄腹痛缠绵渐至厥逆，二便阻闭，胀闷之极，已进攻下，而痛愈重，六脉俱无，面青唇白，与白通汤，尿长便利而安。白通汤复阳散寒，温暖肾气，使肾气得权，复其开合之常[6]。

引用文献

［1］吴鞠通.温病条辨［M］.福州：福建科学技术出版社，2010：78.

［2］俞根初.重订通俗伤寒论［M］.上海：上海科学技术出版社，1959：356.

［3］王雨三.治病法轨［M］.北京：学苑出版社，2015：161.

［4］叶天士.临证指南医案［M］.上海：上海卫生出版社，1958：270.

［5］江瓘，魏之琇.名医类案（正续编）［M］.北京：中国中医药出版社，1996：9.

［6］谢映庐.谢映庐医案［M］.上海：上海科学技术出版社，1962：104.

（四）虚阳浮越候（肝脾阴寒变证）

肝脾阴寒证，阴邪直犯肝脾，阴盛阳衰，阴寒内盛，逼阳于外，变生虚阳外越之候。仲景称之为有阴无阳之证，亦称脏厥，少阴病吐利等。对出现面赤烦躁者，称之为戴阳证。后世均称阴盛格阳，或格阳证，真寒假热。

通称：有阴无阳，阴盛格阳，戴阳，格阳证。

内含病例：［中医］少阴吐利，脏厥。

病因病机：肝脾阴寒厥脱，因阴寒直中，或延误失治，或误投寒凉消导，以致阴盛阳衰，虚阳无根，浮越于外，稍有差池，立可散脱。

证象组合：阳虚+阳浮+阳脱

主症：**【阳气不振】症象**：①面青白。②肢冷。③自汗。④似寐非寐。⑤背冷恶寒。**舌象**：①舌淡苔白。②舌润心白。**脉象**：①脉弱浮。②脉沉细。

【阳气浮越】症象：①不烦而躁，无暂安时，不得卧。②身有微热，发热不退。③大热谵语，乱言无伦。④热炽躁扰，张目不眠，发狂有力。⑤面少赤，面赤，目红面赤。⑥唇红而焦。⑦口舌干而涩。⑧咽干。⑨口渴。**舌象**：舌黑。**脉象**：①脉数大而空。②下指洪大，按之索然。③浮数无力。④六脉浮大而数，按之无力。

副症：**【阳气不行】症象**：①下利。②呕逆。③吐利频作。④胸胁痛胀。⑤腹痛，腹中绞痛。⑥腹中膨胀，大便燥结，不行。⑦身疼不能转侧。⑧面黑。⑨舌渐强硬，语言不清。**舌象**：苔青滑。**脉象**：脉沉迟。

宾症：**【阳气脱绝】症象**：①肢冷。②寒战咬牙，肉瞤筋惕。③两手撮空。④厥逆。⑤郁冒神昏。⑥胸腹冷汗，汗出不止。⑦喘咳不得卧，气逆喘急。⑧口张开目直视。**脉象**：①脉数。②脉微欲绝。

治则：病势垂危，救治之则，急当温通阳气，以驱阴回阳，阳回则厥回，可免厥脱之险。

方证

1.通脉四逆汤证：张仲景方。功能温中，回阳，通脉。治少阴病，阴盛于内，格阳于外，下利清谷，手足厥逆，脉微欲绝，身反不恶寒，其人面色赤，或腹痛，或干呕，或咽痛，或利止脉不出者。

炙甘草二两，生附子一枚，干姜三至四两。加葱九茎，水煎，分二次服。

2.吴茱萸汤证：张仲景方。功能温肝暖胃，降逆止呕。治胃寒，食谷欲呕，或胃脘作痛，吞酸嘈杂，少阴吐利，手足厥冷，烦躁欲死；厥阴头痛，干呕吐涎沫。

吴茱萸一升，人参二两，生姜六两，大枣十二枚。水煎，分三次服。

论著和讨论

1.本证候因肝脾阳衰，阴邪内盛，逼阳于外，致孤阳无根，立有散脱之势。其见症除可见一派阴盛阳衰脉症外，以阳浮之假热症象更为显明，临证务必细察，以其病已垂危，稍有差错，即有脱绝之险，仲景曰："伤寒脉微而厥，至七八日肤冷，其人躁，无暂安时者，此为脏厥，非蛔厥也。"（《伤寒论》338条）"发热而厥，七日下利者，为难治。"（348条）"伤寒六七日，脉微、手足厥冷、烦躁，灸厥阴。厥不还者，死。"（343条）"伤寒发热，下利、厥逆、躁不得卧者，死。"（344条）"伤寒发热，下利至甚，厥不止者，死。"（345条）"伤寒六七日不利，便发热而利，其人汗出不止者，死，有阴无阳故也。"（346条）"伤寒不利日十余行，脉反实者，死。"（369条）谢映庐说："只恐油汗一出，孤阳立越。"[1]

2.治法：当急以温通回阳，以救其散脱。仲景曰："下利清谷，里寒外热，汗出而厥者，通脉四逆汤主之。"（370条）"呕而脉弱，小便复利，身有微热，见厥者，难治，四逆汤主之。"（377条）俞根初说："内寒外热，下利清谷，汗出肢厥，身有微热，面少赤，或郁冒，舌苔青滑，脉沉而迟，此阴多阳少，肝挟肾水之寒而肆发，仲景所谓面戴阳，下虚故也，急急温通回阳，通脉四逆汤主之。"[2]"脉数大而空，阴盛格阳而躁者，通脉四逆汤去葱白加别直参9g，冷服，破阴回阳以救之。"[2]

仲景曰："少阴病，吐利，手足逆冷，烦躁欲死者，吴茱萸汤主之。"（309条）何秀山说："少阴病，吐利手足厥冷，烦躁欲死者，吴茱萸汤主之。"[2]李克绍说："论中吴茱萸汤凡三见：阳明篇是'食谷欲呕'，少阴篇是'吐利，手足厥冷，烦躁欲死'，本篇是'干呕，吐涎沫，头痛'。其病理都是胃寒生浊。不过症状表现，有欲呕、厥冷、干呕吐涎沫的不同，故分经也不同。"[3]

3.扶阳抑阴比较：吴谦曰："中寒阳微不能外达，主以四逆；中外俱寒，阳气虚甚，主以附子；阴盛于下，格阳于上，主以白通；阴盛于内，格阳于外，主以通脉。是则可知，四逆，运行阳气者也；附子，温补阳气者也；白通，宣通上下之阳者也；通脉，通达内外之阳者也。今脉微欲绝，里寒外热，是肾中阴盛，格阳于外，故主之也。倍干姜，加甘草，佐附子，易名通脉四逆汤者，以其能大壮元阳，主持中外，共招外热返之于内。"[4]

病案举例

1.**高鼓峰**治沈侨如甥病伤寒，脉浮数有力，舌黑，胸胁痛胀，劳倦后复伤饮食，医以寒凉消导攻之，火受遏抑无所归也，急以大剂参、术、归、芪、炮姜救之，夜半当战汗而解[5]。

2.**谢映庐**治陈甫三内人，洒淅恶寒，倏忽潮热，脉缓大而空，舌白苔滑。又询其素有肠风便血，经不及期，且外虽肥盛，内实不足。误进达原饮，大热谵语，大便不通。更与大柴胡二剂，热炽躁扰，张目不眠，谵语发狂，且甚有力，视其目红面赤，乱言无伦，脉下指洪大，按之索然，此五脏空虚，气血离守，是日午刻进人参养荣汤，药才下咽，时忽咬牙，两手撮空，申刻原方四倍加附子60g，急煎服毕，谵语未息而发狂少止，似寐非寐，与粥一杯，大呕稠痰，其色青碧，又是不得不先救胃阳，戌刻进附桂理中汤，药未下咽，寒战咬牙，肉瞤筋惕，此假热一去，真寒便生，只恐油汗一出，孤阳立越。亟与进服，申刻果汗厥齐来，又与理中1剂，遂得安卧片刻，汗收肢温，复与粥饮不呕，阴阳两交，胃气稍醒，次日早阳已不戴，脉已有根，然昏迷困惫，犹言见鬼，目尚赤口尚干，此阴火未熄，虚阳未返，津液未生，神魂未敛，以归脾汤吞八味数日，但口苦少寐，与归脾加丹栀，大便十五日始通，与十全大补丸半月始健[1]。

3.**陈务斋**治寒结腹痛：谢可廷，20余岁，疟后过食生冷瓜菜，肠胃蓄湿，湿郁气滞，肝气抑遏。四肢困倦，食减腹中痞满，肠鸣疼痛，时痛时止，咽干口渴，继则腹中绞痛月余之久，昼夜痛而不止，食量全缺，口更燥渴，肌瘦，渐腹中膨胀，气逆喘急，唇红而焦，口舌干而涩，全身大热，大便燥结，旬日不行，六脉浮大而数，按之无力。用清热理气去湿，则痛甚燥甚，服防风通圣仍痛仍燥，体热增加。至阴凝于内，阳越于外，附子理中汤加味：熟附片、白术各15g，干姜、高丽参各12g，炙甘草、吴茱萸各6g，广木香、川花椒各4.5g，白芍9g，1剂效，2剂加倍便下，加三倍渐愈[6]。

4.**张文**治曾吓旺，男，26岁，四月间得伤寒证，背冷恶寒，肌肤灼热，身疼不能转侧，面黑舌渐强硬，语言不清，口渴唇焦，舌润心白，口张开目直视，胸腹冷汗，脉沉迟，此真寒假热：安桂、炙黄芪、炙甘草各3g，川附子、炮姜各4.5g，党参、焦白术、当归各6g，1剂渴止，2剂身痛、身热等消失，附子、肉桂减半，连服2剂痊愈[7]。

5.**雷臻璧**治伊象蜚，男，51岁，八月发热不退，自汗神昏，小便短少，脉微欲绝，此中焦虚寒，阳气外越，宜甘温以退大热，附子汤加当归、黄芪、小麦、肉桂，3剂。汗止热退，舌润便清，改十全大补去川芎加附子、牛膝，调理而愈[7]。

引用文献

[1] 谢映庐.谢映庐医案[M].上海：上海科学技术出版社，1962：51.

[2] 俞根初.重订通俗伤寒论[M].上海：上海科学技术出版社，1959：195，291，383.

[3] 李克绍.伤寒论语释[M].济南：山东科学技术出版社，1982：283.

[4] 吴谦.医宗金鉴[M].沈阳：辽宁科学技术出版社，1962：90.

[5] 高鼓峰等.医宗已任编[M].上海：上海科学技术出版社，1959：97.

[6] 何廉臣.重印全国名医验案类编[M].上海：上海科学技术出版社，1959：93.

[7] 福建省中研所.福建中医医案医话选编（第一辑）[M].福州：福建人民出版社，1960：36.

六、肝胃阴寒证（厥阴并病）（3候）

肝胃阴寒证，系阴寒直犯入里，肝胃阳气受困，多系阴寒犯肝，然后肝寒犯胃，病本于肝，故伤寒家仍称之为厥阴病，或厥阴中寒。然而亦有过啖生冷瓜果，挫伤胃阳，以致肝邪犯胃者，均可致肝胃阳气不振，阴浊内盛，阳气不行，浊阴上逆诸候。其治则总当温通肝胃阳气为主，以驱阴寒为法。

证候别称：厥阴头痛，肝寒犯胃，肝胃寒痛，阴盛格阳，阴证似阳，真寒假热。

病名：[中医]厥阴头痛，眩晕，胃痛，阴呃，呕吐，寒湿疝，寒疝痛，蛔厥，少阴吐利。

证候系统：详见图3-3-7。

本证————清阳失位候

转证————胃阳失和候、胃阳虚逆候

变证————肝阳失宣候、肝阳闭塞候

图3-3-7　肝胃阴寒证证候结构图

（一）清阳失位候（肝胃阴寒本证）

肝胃阴寒证，肝寒内盛，浊邪上干清道，阴乘阳位，而成清阳失位之候。伤寒家常称之为厥阴头痛。其见症以头痛、眩晕为显明主症，但必兼见阴盛阳衰脉症，方可认定。

通称：厥阴头痛。

内含病例：［中医］厥阴头痛，眩晕。

病因病机：肝胃阴寒郁逆，因肝寒内盛，阴浊上逆，占踞清空之位，以致清阳之气，不得上行，而失其位。

证象组合：阳滞+气逆

主症：【阳气不行】症象：①四肢厥逆。②烦躁不宁，不寐。③面白、面色惨淡，忧郁青晦。④时或腹痛拘急，便溏。⑤舌冷如冰。⑥口味觉酸。**舌象：**①舌淡，苔白。②苔白滑。**脉象：**①脉细沉弦。②沉紧。③沉迟。④脉左关弦细、右关沉迟无力。

【清空不宣】症象：①头痛如破，偏左头痛如劈。②痛在头顶，但喜手按。③头中冷痛畏风。④头眩，头晕目眩，周围转动，身摇欲倾，两目昏花，耳如蝉鸣。

副症：【气机冲逆】症象：①恶心作呕，呕吐食物。②干呕吐涎沫。③频吐涎水。④食药不进，入口即吐。

宾症：【气机不宣】症象：脘痞喜按。

治则：宜温通肝胃阳气，以驱阴浊而回阳气。阳回则阴霾顿开，阳光复治，阴浊自降。

方证

吴茱萸汤证：张仲景方。功能温肝暖胃，降逆止呕。治胃寒，食谷欲呕，或胃脘作痛，吞酸嘈杂，少阴吐利，手足厥冷，烦躁欲死；厥阴头痛，干呕吐涎沫。

吴茱萸一升，人参二两，生姜六两，大枣十二枚。水煎，分三次服。

论著和讨论

本证候因肝寒内盛，浊阴上干，清阳失位，其治则总当温通肝胃阳气为主，以驱阴回阳，阳回则阴浊自降，清阳复位矣。仲景曰："干呕，吐涎沫，头痛者，茱萸汤主之。"（《金匮要略·呕吐哕下利病脉证治》）陈嘉栋说："本例（见下面医案3）眩晕乃由厥阴寒邪浊饮上干，阳明最当其冲，故腹痛便溏、呕吐清涎、脘痞口酸、苔滑、脉弦。况久患偏头痛，络虚风入，清阳闭塞，故以吴萸温肝降逆，姜半夏化饮和中，参苓益气，瓦楞化痰，从厥阴阳明调治。在临床上抓住呕吐涎沫这一主要特征，结合面白、舌淡、脉沉细弦等症状，用治肝胃浊阴上干之眩晕头痛，每应手取效。吴萸临床运用甚广，不局限于治胃痛。古方吴茱萸汤、温经汤、四神丸中均用吴萸，可为我们示范。"[1]

病案举例

1.**黄士杰**治李某，女，28岁，月经适来，触寒中阻，手足厥冷，心神不安，吐蛔，饥不能食，得食则呕，昏倒4次。服当归四逆加生姜、吴茱萸汤并参桂乌梅丸后，呕止，肢热，而烦躁不宁，头痛如破，遂改吴茱萸汤：洋参、吴茱萸各9g，生姜12g，大枣12枚。翌早，诸证均除[2]。

2.**刘振声**治陈某某，女，36岁，呕吐，头眩，苔白不渴，面色晦暗，脉沉迟，属肝胃寒邪上乘阳位，气逆不降：吴茱萸9g，红参3g，大枣5枚，代赭石12g，2剂愈[3]。

3.**陈嘉栋**治胃虚肝寒：徐某某，女，53岁，久患偏左头痛如劈，近发又伴昏晕，恶心作呕，呕吐食物，清涎，口味觉酸；脘痞喜按，时或腹痛、便溏，苔白滑，脉细沉弦。此胃虚饮停，厥阴寒气上逆。法宜温肝补中，降逆止呕。予吴茱萸汤加减：吴茱萸3g，制半夏、生姜各10g，党参、茯苓各12g，瓦楞子20g（先煎）。3剂后，诸恙均平[1]。

4.**郑启仲**治殷某某，女，22岁，未婚，4天前晨起时自觉头晕目眩，下床如立舟中，周围转动，身摇欲倾，两目昏花，耳如蝉鸣，胃部不适，泛恶上涌。即入某医院，给予维生素B_1、葡萄糖酸钙、安定、静脉补液等治疗罔效，病情日剧。闭目静卧，嗳叹呻吟，四肢厥逆，烦躁不宁，频吐涎水，日盈数杯，食药不进，入口即吐，小便清长，大便三日未行，舌质淡、苔白滑，脉左关弦细、右关沉迟无力。前医投旋覆代赭汤、半夏白术天麻汤均未能入口，笔者寻思良久，卒拟仲景吴茱萸汤嘱试：吴茱萸、人参各9g，大枣3枚，生姜30g。水煎，待冷，频频予之，以防格拒。夜半药尽，烦减，呕止，神安入眠。次晨醒来，自觉如梦一场，诸证尽除，坐起饮牛奶1杯，下床大便1次，诊其脉缓而有力，舌质淡红、苔薄白，拟香砂六君子汤加吴茱萸，调理3日，病告痊愈，随访年余未见复发[4]。

5.王义广治颠顶头痛：刘某某，男，50岁。自诉头顶时痛时愈，绵延月余。近时痛剧，剧则干呕，吐涎沫，苔薄白，舌质润，脉沉细。证属肝胃浊阴上逆。处以吴萸10g，太子参10g，生姜5片，大枣5枚。1剂知，2剂已，3剂病瘳[5]。

6.李洪成治一女大学生，20岁左右，1980年8月间，开学返校在即，患头痛失眠，痛在头顶，但喜手按，入夜烦躁不能入睡，舌质淡，苔薄白，脉细弦，证属厥阴头痛，予吴茱萸、生代赭石各15g，红参、法半夏各10g，生姜5片，大枣5枚，一服即痛止入寐[6]。

引用文献

［1］陈嘉栋.眩晕十则［J］.中医杂志，1980，(7)：18.

［2］福建省中研所.福建中医医案医话选编（第二辑）［M］.福州：福建人民出版社，1963：31.

［3］刘振声.谈谈使用古方的一些体会［J］.新中医，1976，(4)：42.

［4］郑启仲.眩晕1例治验［J］.中医杂志，1982，(11)：44.

［5］王义广."异病同治"的运用举例［J］.江西中医药，1983，(2)：39.

［6］李洪成等.中医证候学［M］.北京：中国医药科技出版社，2008：259.

（二）胃阳失和候（肝胃阴寒转证）

肝胃阴寒证，肝寒犯胃，转为胃阳失和之候，常称之为肝寒犯胃，或肝胃寒痛。其见症以胃脘疼痛为主，或连胸胁，或连大腹，但必兼见阴寒内盛之脉症。

通称：肝寒犯胃，肝胃寒痛。

内含病例：［中医］胃痛。

病因病机：肝胃阴寒郁滞，因肝寒内盛，内犯胃阳，致胃气郁滞，宣降失常，为胃阳失和之候。

证象组合：阳郁+气滞

主症：**【阳气不宣】症象**：①冷汗如流。②手足冷如冰。③其痛绵绵不休，得寒饮则甚。**舌象**：①其苔白滑。②舌苔灰白。**脉象**：①脉迟小涩。②脉弦而迟。

【气机不利】症象：①胃脘阵阵作痛，脘痛吐酸，得食则痛缓。②脘胁胀痛。③脘腹作痛。**脉象**：①脉小左弦。②脉双弦。

副症：**【气机不宣】症象**：呕而胸满。

宾症：**【气机不降】症象**：①痛剧则呕。②吐酸吞酸。③干呕涎沫。

治则：当温通肝胃阳气为主，以驱阴泄浊，古人称之为"苦辛泄木""和中泄木祛寒""于土中泄木"。总以温肝和胃为法。

方证

1.小建中汤加味证：王旭高方[1]。和中泄木祛寒，治胃脘痛吐酸，得食则痛缓，详见病案1。

白芍、桂枝、干姜、炙甘草、半夏、橘饼、川花椒、党参、白术。

2.章次公方证：章次公方[2]。治冷麻痧，冷汗如流，手足冷如冰，胃部剧痛，详病案3。

炮附块5g，上官桂（研末分二次吞服）1.2g，荜茇、制香附各9g，元胡索12g，炮姜炭、淡吴萸、公丁香、北细辛各2.4g。

论著和讨论

本证候因肝寒犯胃，胃阳失和，胃脘疼痛连胸胁大腹，治则总当温通肝胃为主，以驱阴和胃。古人有云：脘痛干呕涎沫，手足厥冷，其痛绵绵不休，得寒饮则甚，脉弦而迟，主吴茱萸汤或千金高良姜汤：高良姜、厚朴、当归、肉桂心、生姜。蒋敏达等说："胃脘部剧痛而见冷汗如流，手冷如冰，脉细，舌苔白滑等症，可知脾阳虚胃寒盛为病之实质，应用附子、肉桂、炮姜、吴萸、荜茇、艾叶、补骨脂等温胃扶脾、助阳祛寒之品。此外还配合延胡索有行气定痛，细辛有散寒镇痛之功，党参、白术在胃痛定后可健运和胃以巩固疗效。"[2]

病案举例

1.王旭高治肝气与饮邪相合为病，脘腹作痛，呕吐酸水。拟苦辛泄木，辛温蠲饮：吴萸炒黄连、陈皮、木香、丁香、蔻仁、干姜、川楝子、延胡、香附、川椒[1]。

又治脉双弦，有寒饮在胃也。脘痛吐酸，木克土也。得食则痛缓，病属中虚。当和中泄木祛寒，小建中汤加味（组方见方证）主之[1]。

2. **曹伯仁**治脾气素虚，湿郁难化，而木之郁于内者，更不能伸，所以酸水酸味，虽有减时，而灰白之苔，终无化日，无怪乎脉小左弦，脘胁胀痛也。此鼓胀之根，毋忽。附子理中汤合二陈汤加川朴、香附、川芎、神曲。诒按：似可参用柴、芍辈，于土中泄木[1]。

3. **章次公**治丁某，女，冷汗如流，手冷如冰，主症在胃部剧痛，此世俗所称之冷麻痧（组方见方证）。治王某，女，胃脘阵阵作痛，痛剧则呕，其苔白滑，寒象也。姜半夏、乌药、延胡索、生艾叶各9g，淡吴萸、官桂皮各5g，公丁香3g，荜茇6g[2]。

引用文献

［1］柳宝诒等.增评柳选四家医案［M］.南京：江苏科学技术出版社，1983：135，279，280.

［2］蒋敏达等.章次公先生治疗胃脘痛的经验［J］.中医杂志，1981，(1)：11.

（三）肝阳闭塞候（肝胃阴寒变证）

肝胃阴寒证，阴寒内盛，肝阳骤闭，气失宣通，变成肝阳闭塞之候。由于阴盛于内，阳气怫郁于外，伤寒家亦称之为阴盛格阳或阴证似阳、真寒假热等。又偶有呕吐蛔虫者，故又称为蛔厥。

通称：阴盛格阳，阴证似阳，真寒假热。

内含病例：［**中医**］寒疝痛，蛔厥，少阴吐利。［**西医**］胆道蛔虫病。

病因病机：肝阳阴寒郁闭，或因外受阴寒之气，或因内伤生冷之物，以致阴寒内盛，肝阳骤闭，浊阴犯胃，中州失运，气机闭塞，上下不通，阴浊之邪，冲逆于内，而成闭厥重证。

证象组合：阳闭+气滞+气逆

主症：【**阳气闭塞**】**症象**：①面青白。②手足厥冷。③昏倒。④不省人事。**舌象**：舌淡苔白。**脉象**：①沉迟。②脉沉细。③脉迟微欲绝。

【**气机不利**】**症象**：①心胸中大寒痛，心腹痛不可忍。②腹痛，上冲皮起，出见头足，痛而不可触，③腹左气攻胀痛上至于脘，下及少腹。④积气自少腹上逆，心痛吐食。

副症：【**气机冲逆**】**症象**：①得食则呕。②吐蛔。③呕逆，吐涎沫。④便泄。

【**气机不宣**】**症象**：饥不欲食。

宾症：【**阳气怫郁**】**症象**：①心神不安。②烦躁不宁，昏乱。③呕渴烦躁。④舌干口渴，漱水不咽。**脉象**：脉大而虚。

治则：当急急温通肝胃阳气，以驱阴浊而救阳气，通其闭塞，庶可免厥脱之变。

方证

1. **《宝鉴》当归四逆汤证**：温肝散寒，治积气自少腹上逆心痛，吐食，详见论著[1]。

当归尾、附子、肉桂、小茴、柴胡、白芍、元胡、川楝子、茯苓、泽泻。

2. **理中安蛔汤证**：《通俗伤寒论》方[2]。功能温中安蛔。治中阳不足，脾胃虚寒，便溏尿清，腹痛肠鸣，蛔从口吐出，或从粪便出，手足不温，舌白脉虚者。

人参2.1g，白术、茯苓各3g，川花椒、乌梅各0.9g，炮姜1.5g。水煎服。

3. **甘热祛寒法证**：雷少逸方[3]。治寒邪直中三阴，猝然胸腹大痛，四肢厥逆。详病案1。

炙甘草6g，干姜3g，附子、吴茱萸各3g。

论著和讨论

1. 本证候因阴寒内盛，阳气闭塞，其见症以气滞气逆症象显明，但必须兼见一派阴盛阳闭之脉症，而且对阳气怫郁之假热脉症，尤当细审。仲景曰："心胸中大寒痛，呕不能饮食，腹中寒上冲，皮起出见有头足，上下痛而不可触近，大建中汤主之：川花椒二合，干姜四两，人参二两，胶饴一升。"（《金匮要略·腹满寒疝宿食病脉证治》）本当急急温通阳气，以驱阴回阳，犹恐鞭长莫及。倘误认为阳盛格阴，而妄行清下，则两者冰炭不相容，所谓差之毫厘，谬之千里矣。

吴云峰说：蛔厥者，其人素有食蛔在胃，又犯寒伤胃，或饥不得食，蛔求食而上攻；或外感证不应发汗而妄发汗，以致胃气虚寒，虫上入膈，舌干口燥，漱水不欲咽，烦躁昏乱，手足厥冷，不省人事，甚至吐蛔，宜理中安蛔汤（组方见方证）治之。勿用甘草，勿食甜物，盖蛔虫得甘则动，得苦则安，得酸则静，得辛则伏故也，亦有食填太阴，脘腹痛而吐蛔者，温中化滞为宜[2]。

2. 杂录：阴寒过盛，姚国美说："积气自少腹上逆心痛，吐食，脉大而虚。此肝木上犯脾土，名曰厥疝，宜（温肝散寒）《宝鉴》当归四逆汤（组方见方证）。"[1]四肢逆冷主当归四逆汤加吴茱萸生姜汤温之。素有蛔虫，入犯寒伤胃，或饥不得食，以致胃气空虚，虫入上膈，舌干口燥，漱水不欲咽，烦躁昏乱，手足厥冷，甚至吐蛔，不或心腹痛不可忍，或吐涎沫，当温胃安蛔，乌梅丸或理中安蛔汤。

3.比较：何秀山说："唯有厥无热，甚则一厥不复热，及大汗大下利，厥逆而恶寒者，呕而小便利，身无热而见厥者，其厥也方是寒厥，方可用当归四逆汤以温经，而脏厥吐沫之用吴茱萸汤，蛔厥吐蛔之用乌梅丸，胥准此耳。"[2]

病案举例

1.**雷少逸**治姜某，禀体属阳，生平畏尝热药，一日腹中作痛，六脉沉迟，舌根苔白，此寒中太阴，理当热药祛寒。与温中化气未验，脉益见沉迟，四肢逆冷更甚，予甘热祛寒法（组方见方证）加肉桂、白芍，痛减脉起肢温，改调中而安[3]。

2.**曹仁伯**治腹左气攻胀痛，上至于脘，下及少腹，久而不愈，疝瘕之累也。痛极之时，手足厥冷、呕逆，当从肝治。当归四逆汤：归、桂、芍、草、辛、通、姜、枣。合二陈汤、吴仙散（吴萸、茯苓）（诒按：病偏于左，更加肢厥，此肝病确据也。再诊：痛势已缓，尚有时上时下之形，邪未尽也）。吴仙散合良附散、二陈汤去甘草，加当归（小茴香炒）、白芍（肉桂炒）（邓评：积寒渐解，尚有时上时下之形者，肝之厥气未和也）[4]。

3.**王义广**治少阴吐利：王某某，男，15岁，盛夏恣食瓜果，腹痛，呕吐，便泄，肢冷烦躁，面青白，舌淡苔白无寒热，脉沉细。证属饮食不节，肝胃不和，浊阴干扰，中州失运，不能交通上下。处以吴萸8g，太子参6g，生姜5片，大枣5枚，法半夏8g。1剂症平，再剂而愈[5]。

4.**李新平**治曹某某，女，40岁，自年轻始，每行经第一日即痛经，腹痛难忍，呕吐，食不能入，面色苍白，手足厥冷，两颊尽显蝴蝶斑，舌质淡红，苔白，脉弦紧。2008年8月起服乌梅汤数剂，10月7日，拟方：乌梅、郁金、香附各12g，川花椒4g，炮附片8g，党参、柴胡、茯苓各15g，黄连、吴萸各5g，干姜6g，桂枝、黄柏、当归、熟地各10g，8剂合一，水泛为丸，9g，日3次，凡服5个月，症状悉除，面色红润，蝴蝶斑尽退。

引用文献

[1] 姚国美.姚国美医学讲义合编[M].北京：人民卫生出版社，2009：172.
[2] 俞根初.重订通俗伤寒论[M].上海：上海科学技术出版社，1959：13，438.
[3] 雷丰.时病论[M].北京：人民卫生出版社，1964：131.
[4] 柳宝诒等.增评柳选四家医案[M].南京：江苏科学技术出版社，1983：141.
[5] 王义广."异病同治"的运用举例[J].江西中医药，1983，(2)：39.

第二节　寒热证类（3证18候）

寒热证，为先已感受热邪，尚未发病，继受外寒，触动内热，而暴发之外寒内热病证。或先感风邪失治，已渐化热，继感外寒而并发者；或脏腑已有蓄热在内，新感外寒而并发者，均为内热外寒之寒热病证。寒热证与寒火证相近，通常均称之为客寒包火，均可见于冷风引发伏气温病。唯寒热证内热尚未化火，而寒火证则内热蓄久，已化为火，其病尤重尤烈，两者似同而异，其中有新久、轻重、缓急之不同。其治则亦有差别：寒热证散寒只兼清凉透热，寒火证则祛寒当兼寒泄，是治法亦有轻重缓急之异。

寒热证亦可按伤寒家分为三证，肺卫寒热证为太阳证，为卫受外寒，肺有内热之证，是寒热证较浅之证，属于寒热证本病；肺胃寒热证，为阳明证，系肺卫感寒，而胃中伏热之证，为病较深，是寒热证之合病；而胆胃寒热证，属少阳证，是肺胃之寒，挟胆腑木火之证，是寒热证之并病。

寒热证均系外寒内热之证，其治则均当以宣发外寒为主，外寒不解，内热无从自解，必随寒邪而透达于外。故清解内热之法，只宜清凉兼透，使内伏热邪速透达于外而解，而不可早投苦泄，抑遏邪机，使无形氤氲之热，不能外达，反而内陷，必生变端。此即不同于寒火证之有形实火，只可下达而无法宣透者有异。

证候系统：详见表3-3-2。

表3-3-2　寒热证证候结构表

本病（太阳证）	合病（阳明证）	并病（少阳证）
肺卫寒热证	肺胃寒热证	胆胃寒热证

一、肺卫寒热证（寒热证本病·太阳证）（3候）

肺卫寒热证为先感温热之邪，蕴伏于肺，继感外寒郁遏于卫而成内热外寒之证，表寒里热，故俗称客寒包火，多发于暴寒暴热之时。可见于普通外感之感冒，或称小风温，温病家称伏温夹寒，为春温。凡一切伏气温热，由感寒触发之初期，皆可见本证，是故通称冷风引发伏温。为寒热证之本病，按温病家分类属于卫分证，照伤寒家分类，仍属太阳证范畴。

肺卫寒热证可分为表证、表里证、里证。表证病在卫分，表里证病在上焦清气，里证则在于肺。其病机：初期外寒较重，为寒邪郁遏之候，是为本证；稍久则内热转重，而为外郁内蒸之郁蒸之候，则为转变之证。

肺卫寒热证，为外寒内热之证，其治则总当外散寒邪，内清伏热，但散寒不可过投辛温发汗，恐其伤津助热。只可辛散轻剂，微微宣发即可，此即温热家禁汗之戒。清热亦只宜轻清透达，而不可投以苦泄重剂，抑遏邪机，使热不外达，而反有引邪入里，恐有内陷之变。此亦温热家轻清之法。

证候别称：客寒包火，卫分温病，营分伏温。

病名：［中医］感冒，小风温，冷风引发伏温，外感咳嗽，哮喘，咳喘。

证候系统：详见图3–3–8。

表证——本证——卫气失宣候
├——转证——卫气郁蒸候
└——变证——营卫郁蒸候
表里证——本证——清气郁遏候
└——转证——清气郁蒸候
里证——本证——肺阳失宣候
└——转证——肺失清肃候

图3–3–8　肺卫寒热证证候结构图

（一）卫气失宣候（肺卫寒热表证本证）

肺卫寒热证，伏热内郁，风寒外袭郁于表分，是为卫气失宣候，温热家通常称之为卫分温病。其见症以表寒郁遏脉症为主，但必兼有内热脉症，如热重寒微、心烦口渴等。

通称：卫分温病。

内含病例：［中医］客寒包火，感冒，小风温，冷风引发伏温。

病因病机：肺卫寒热郁遏，由先感温热之邪，偶触风寒，搏引而发，但里热不甚，外风郁遏，表分卫气不得宣达，空窍亦随之不宣，古人谓："内热召外风。"

证象组合：表郁+空窍+经气

主症：**【腠理不宣】症象**：①微恶风寒。②身微发热。③无汗，或有汗不多。**舌象**：舌边尖红，苔薄白。**脉象**：①脉浮数。②脉左弦缓，右浮洪。

副症：**【清空不宣】症象**：头痛如掣。

宾症：**【清窍不宣】症象**：鼻塞，流涕或清或黄。

【经气不宣】症象：身体酸困。

治则：以宣散风寒为先。腠理开，风寒随汗而外散，郁热即可随汗而轻减。然法宜轻宣，药取温而不燥，不得助热，凉而不寒，不致冰伏为原则，表证一解，余热未清，再议清透。

方证

葱豉桔梗汤证：《通俗伤寒论》方[1]。适应头痛发热，微恶寒无汗，或有汗不多，心烦口渴，舌尖红赤，脉浮数。

鲜葱白3~5枚，桔梗、薄荷各3~4.5g，连翘4.5~6g，焦山栀6~9g，豆豉9~15g，生甘草1.8~2.4g，鲜竹叶30片。

论著和讨论

本证候因风寒郁遏于外，温热蕴伏于内，风寒不散，热终不得外达，舌边尖红，脉洪数，俞根初说："冷风引发伏温者，初必头疼身热，微恶风寒，舌苔初则白薄，边尖红燥；脉右寸浮洪，左弦缓。先与葱豉桔梗汤（组方见方证）轻疏风邪以解表。"[1] 按"内热召外风"，内有伏热之人，常易感触风凉而成外寒内热之证，如伏热内溃，表证往往不治自解，外寒一退，内热随即转炽。治宜辛凉轻剂，以宣散风寒，透达郁热，取微微汗出而解。

沈元良说：对于俞氏"葱豉桔梗汤"之方，何秀山认为：原《肘后》葱豉汤本为发汗之通剂，已经衍变配合刘河间桔梗汤，君以薄荷、连翘、桔梗、竹叶之辛凉，佐以山栀子、甘草之苦甘，合成轻扬清散之良方，善治风温、风热等初起证候，历验不爽。唯刘氏原方尚有黄芩一味，而此不用者，畏其苦寒化燥，涸其汗源也。若风火证初起，亦可酌加。由此作了很好的注释，可见俞氏遣药组方的灵活性[2]。

病案举例

1. **雷逸仙**治李左，脉象如循榆荚，寒热无汗，口渴苔黄，此表受春寒，夹有伏气在内，宜从春温用药，先以辛散透之，使见热渴，辄用寒凉，则寒邪非但不解，而伏气亦不能达矣。紫苏、秦艽、葛根各4.5g，广陈皮6g，豆豉9g，生粉甘草2.4g，加葱白5寸为引[3]。

2. **吴匊方**治余冬兰，女，8岁，发热不退，或微怯寒，舌尖红苔淡黄滑，时有咳逆，汗出不透，为感冒之候，伏热内蕴，宗时氏方加味：葱白、酒制黄芩、枳壳、薄荷各3g，淡豆豉6g，连翘3.6g，桔梗、防风、前胡、橘红、杏仁各4.5g，焦栀皮、淡竹叶各2.4g[4]。

引用文献

[1] 俞根初.重订通俗伤寒论［M］.上海：上海科学技术出版社，1959：46，231.

[2] 沈元良.通俗伤寒论新编［M］.北京：金盾出版社，2009：23.

[3] 陆拯.近代中医珍本集·逸仙医案［M］.杭州：浙江科学技术出版社，1984：611.

[4] 景德镇市中医院.吴匊方医案［M］.景德镇：景德镇人民出版社，1960：1.

（二）肺阳失宣候（肺卫寒热里证本证）

肺卫寒热证，寒郁偏重，肺阳不得宣降，而成肺阳失宣之候，常见于外感咳喘病证。其见症以肺气失于宣降之咳喘为主，但必须兼见阳郁与内热之脉症，始为外寒内热之证。

通称：外感咳喘。

内含病例：［中医］外感咳嗽。［西医］哮喘性支气管炎。

病因病机：肺卫寒热郁遏，因寒邪偏重，郁遏肺阳，气失宣降；热郁于内，肺失清肃，而成外寒内热之肺失宣降之候。

证象组合：阳郁+气郁

主症：【阳气不宣】症象：①形寒。②大便不爽。**舌象**：舌质淡胖，苔薄腻。**脉象**：脉细带滑。

【气机不宣】症象：①咳喘痰少。②口干。③纳少。

副症：【气机不降】症象：夜不能平卧。

宾症：【清窍不宣】症象：咽阻。

治则：当以温宣肺阳为主，兼以清降肺气之品，使肺阳宣通，则寒邪外散，里之郁热亦随之而降，肺气自复其宣降之常。

方证

宣化风痰汤证：秦伯未方[1]。治外寒内热，形寒咳喘，咽阻，痰少不爽，口干。

炙麻黄2.4g，炒牛蒡子6g，杏仁、象贝母、化橘皮各9g，炙甘草2.4g。

论著和讨论

本证候因寒郁肺阳，热留于肺，致阳失宣通，气失宣降。治当温宣肺阳以散寒，清降内热以肃肺，肺阳得宣，郁热得降，则肺气自复其升降之常。黄文东认为："风寒之邪，从口鼻而入，肺气壅遏不宣，清肃之令失常，以致发生咳嗽。由于抵抗力不足，又易反复感邪，故咳嗽时轻时剧。在体质方面，或表虚汗出，或内有痰饮，外为风寒所侵，久则肺气虚而表卫不固；或肺阴虚兼有痰饮留恋，以及风寒转化为热，皆能从咳嗽引起气喘。咳不愈则喘亦不能平。故治咳之法，先宜祛邪，当分别风寒燥热而施治。继则清肺养肺，又当区别有邪无邪，治以清化痰热、滋养肺阴和益气固表等法。"[2] 秦伯未说："发热无汗，咳嗽频繁，故取麻黄即能发汗又能宣肺为主药，牛蒡、杏仁、蝉衣等轻扬宣化为佐，肺气宣畅，证情自平。"[1]

病案举例

1. **秦伯未**治幼，三岁半。感冒发热四日未退（摄氏三十八度半），日夜作咳，咳声不爽，饮食二便正常。曾用西药链霉素、金霉素，并服过中药三剂，检查咽喉、胸腹，均无病征。显属风寒外袭，郁于上焦，肺气不能宣透，即拟三拗汤加味。处方：炙麻黄一钱，牛蒡二钱，光杏仁二钱，蝉衣一钱，桔梗八分，橘红八分，胖大海一钱，生甘草八分。一服得微汗，热退咳稀。此证本属轻浅，所谓"上焦如羽，非轻不举"，治当"因其轻而扬之"[1]。

2. **黄文东**治哮喘性支气管炎：杜某某，女，51岁。咳喘20余天，痰少，形寒，十余夜不能平卧，口干，纳少，大便不爽。舌质淡胖，苔薄腻，脉细带滑。此外寒内热，肺气不宣，予宣肺清热、化痰平喘之剂。药用：炙麻黄、陈皮各6g，杏仁9g，生甘草、桂枝各3g，黄芩4.5g。以上方出入服9剂后咳喘平[2]。

引用文献

［1］秦伯未.秦伯未医学名著全书［M］.北京：中医古籍出版社，2003：74.

［2］上海中医学院附属龙华医院.黄文东医案［M］.上海：上海人民出版社，1977：4，17.

（三）肺失清肃候（肺卫寒热里证转证）

肺卫寒热证，内热偏重，灼伤肺津，转为肺失清肃之候，多见于咳喘宿病，肺阴不足，痰热内恋，复感新寒而触发，为寒热虚实夹杂之证。

通称：寒包火咳喘。

内含病例：［中医］哮喘，咳喘。［西医］老慢支、肺气肿伴继发性感染。

病因病机：肺卫寒热虚蒸，因素体肺阴不足，痰热内恋，肺热津枯，肺失清肃，复感外寒，引发之寒热虚实夹杂之证。

证象组合：津灼+气蒸+气郁+血溢

主症：**【津液消灼】症象**：①面色黯唇黑。②目赤浊。**舌象**：舌质红。**脉象**：脉细数。

【气机不宣】症象：①咳嗽胸闷。②略有恶寒发热。**舌象**：苔灰白。**脉象**：脉浮滑数。

副症：**【清窍不利】症象**：咽干而痛。

【津气蕴蒸】症象：口渴。

宾症：**【络血妄行】症象**：咳血。

【气机不降】症象：①气喘不能平卧。②深夜大发，气急哮鸣。

治则：当以清养肺津、清化痰热为主，以复其清肃，佐以温宣肺气，以散外寒而复其升降，则标本兼顾，寒热虚实同治。

方证

宣散润肃汤证：姜春华方[1]。治哮喘阴虚有热，气喘不能卧，咳嗽胸闷，详见病案2。

炙麻黄、五味子、旋覆花（包）、百部、款冬花、广地龙、北沙参各9g，佛耳草15g，川贝母6g，竹沥30g（冲）。

论著和讨论

本证候因肺热阴伤，痰热内恋，复感外寒，新寒郁于外，痰热恋于内，其见症以肺热津伤，气失宣降之脉症为主，但亦应有表寒见症，方为肺卫寒热之证。贝润蒲按："（姜春华方）用麻黄9g以宣散肺气，五味子也用9g以收敛肺气，一散一敛，宣肃并用地龙镇痉平喘，北沙参润护肺阴，川贝母、竹沥清化热痰，配合余药加强肃肺止咳定喘之力。老师经验：麻黄辛温、五味子酸涩、地龙咸寒，三者相配，能宣肺、敛肺、止痉，缓解支气管痉挛，对变态反应或其他过敏刺激因素引起的支气管哮喘有很好的平喘作用。"[2]虽当以清肃肺气为主，但必兼以温宣肺气以解其外寒。治热遗寒，病必不愈。

病案举例

1.**黄文东**治杨某某，女，24岁。1956年开始发哮喘，1962年曾反复发作六七次，每次要持续半月方能平息。1962年10月来黄老处就诊。当时气喘不能平卧，咳嗽胸闷，平时咽干而痛，舌质红，脉细数。体质偏于阴虚有热，故治疗方法为发作时用射干麻黄汤合泻白散，有寒热时加桑叶、菊花、前胡等，平稳时用泻白散合生脉散，平时调理则以党参、胡桃肉、河车粉等为主。经治疗，效果很好。1963年发作大减，1964年上半年仅小发数次，以后随访一年多，未见再发作。又如一患者，哮喘发作较频。经黄老治疗，在发作间歇时，给予补益脾肾为主的散剂，方用：移山参、鹿角（如阴虚者去鹿角加沙参）、海蛤壳、陈皮、甘草、紫河车、地龙各等份研末。每服八分，一日二次，连服数月获效。后经随访一年多，未见发作[1]。

2.**姜春华**治谢某某，男，68岁，咳嗽哮喘20余年，最近剧发。西医诊断老慢支、肺气肿伴继发性感染收住院，请姜老会诊。患者咳喘并作，每至深夜2~3点钟即大发，不能平卧，气急不已，喉间哮鸣，痰咯出而后舒，面色黯唇黑，目赤浊，略有恶寒发热，口渴，苔灰白，舌质红，脉浮滑数。显系素体肺阴不足，痰热内恋，复因外感引动而发，治宜宣散润肃并用（组方见方证），服7剂后复诊，患者咳喘大减，夜能安睡，尚有口干，予原方加天花粉16g、茯苓9g，连服7剂，咳喘平，诸恙除，康复出院。

引用文献

［1］马贵同.黄文东医师治疗咳喘的经验［J］.上海中医药杂志，1979，（6）：4.

［2］贝润蒲.著名老中医姜春华治疗某些疑难杂症的经验［J］.上海中医药杂志，1983，（12）：3.

二、肺胃寒热证（寒热证合病·阳明证）（12候）

肺胃寒热证，为先感温、暑、热邪，蕴伏于肺胃气分，继感寒凉之气郁于卫分，而暴发之外寒内热之证，亦表寒里热之证，故亦称客寒包火证。伤寒家之太阳阳明病，温病家所称之伏温、伏暑，热病因新感风寒而触发者；或冬日贪热取暖，先吸受热气于里，再感严寒而发病之冬温。总属外寒触发里热，而成表寒里热之证。

肺胃寒热证，外寒偏重者，仍以寒郁卫阳之表证为主，仍属伤寒家所称之太阳证。如里热亦重者，则多表里同病。伤寒家或称为阳明病，或太阳阳明病。温热家称之为气分温病。其中寒轻病浅者，多郁遏上焦清气；寒邪偏重者，则可郁遏上焦清阳；内热太甚者，则可伤津耗液，甚则内蕴血分，而气血同病；如外寒不甚，不郁于表，而直犯于肺者，则为里证。

肺胃寒热证，总为风寒郁于外，温热蕴于内，表寒不解，则里热不得外透，其治则当以宣透为主，药取辛温，宣散风寒以解表郁，复以辛凉，以清透郁热，务使蕴伏之热邪，随汗而透解于外，庶不致有上闭下陷之变，亦可免伤津入血之虑。

证候别称：客寒包火，风寒闭暑，两伤营卫，气分窒闭，气分伏温，风温犯肺，肺气郁痹，太阳阳明病，太阳少阴证，虚人感冒，阳气怫郁在表，失表失血。

病名：［中医］感冒，风热外感，风温，温病兼寒，热病兼寒，夏月伤寒，凉燥伏暑，寒闭，少阴伏温病，阳虚伏温，痧疹不透，麻疹初潮，伤寒坏病，狂汗，咳嗽，顿咳，咳喘，哮喘，寒包火哮，肺闭，肺痹，热喘，失音，吐血，衄血，温疟，风水，热痹，急惊风。

证候系统：详见图3-3-9。

- 表证
  - 本证——卫阳郁蒸候
  - 转证——卫阳怫郁候
  - 变证——卫阳郁闭候
- 表里证
  - 热重
    - 本证——清气失宣候、清气郁遏候、清气郁蒸候、清气郁炽候
    - 兼证——津气郁蒸候、气液郁蒸候、液竭阳郁候
    - 夹证——气血郁蒸候
    - 转证——清气怫郁候、气血怫郁候
    - 变证——清气郁逆候、清气郁闭候
  - 寒重
    - 本证——清阳郁蒸候
    - 转证——清阳不化候
    - 变证——清阳虚闭候
- 里证
  - 本证——肺气失宣候
  - 转证——肺失宣降候

图3-3-9　肺胃寒热证证候结构图

（一）卫阳郁蒸候（肺胃寒热表证本证）

肺胃寒热证，外寒偏盛，郁遏卫阳，郁热蕴蒸，是为卫阳郁蒸之候。通常亦称之为客寒包火之证。伤寒家称为两伤营卫，大青龙汤证。

通称：客寒包火，两伤营卫。

内含病例：［中医］夏月伤寒。

病因病机：肺胃寒热郁蒸，或因素有胃热，或原有蕴伏温热在里，偶触外寒而发，或外感风寒，郁遏胃阳化热，均可致风寒郁闭卫分阳气，外则腠理不开，经脉不利，上则空窍失宣，内则热灼津气，虽属表证，仍兼里热，为表寒里热之证。

证象组合：阳滞+表郁+气灼

主症：【阳气不行】**症象：**①恶寒。②身重乍有轻时。**舌象：**苔白。**脉象：**①脉浮缓。②浮紧。③细涩。

【腠理不宣】**症象：**①恶风恶寒。②发热无汗。**舌象：**苔白。**脉象：**脉浮紧。

【津气蕴灼】**症象：**①发热烦躁。②面赤昏谵。③口渴引饮。④小便短赤。⑤大便不通。**舌象：**舌红苔黄。**脉象：**脉关洪滑数。

副症：【经脉不行】症象：①头项强痛。②身疼痛。③腰痛。

【清空不宣】症象：头痛如破。

宾症：【清窍不宣】症象：鼻鸣鼻塞。

治则：当通阳宣发以开表分之塞闭，则卫阳宣达，郁热亦随汗透达，然终属郁热在内，必兼辛凉宣透郁热之品，即古人所谓辛温复辛凉法。但不可单从清凉法，仲景云："伤寒脉浮、发热、无汗，其表不解，不可与白虎汤。"（《伤寒论》170条）

方证

1.大青龙汤证：张仲景方。功能发汗解表，清热除烦。治风寒表实证，并里热者，症见发热恶寒，身疼痛，不汗出而烦躁，脉浮紧。

麻黄六两，桂枝、炙甘草各二两，杏仁四十枚，生姜三两，大枣十枚，石膏如鸡子大。水煎，分三次服。

2.三黄石膏汤证：《外台秘要》方。适应肺卫寒热证，治壮热无汗，身体拘急，面赤目赤，鼻干口渴，烦躁不眠，神昏谵语，鼻衄，脉滑数。

黄连、黄柏、黄芩、石膏、栀子各6g，淡豆豉9g，麻黄4.5g。

论著和讨论

1.本证候风寒外闭卫阳，郁热内蒸津气，外之郁闭不解，非但表寒不除，即郁热亦难外达，见症以寒郁表实脉症为主，可兼见内热蒸灼之热象。仲景曰："太阳中风，脉浮紧、发热、恶寒、身疼痛、不汗出而烦躁者，大青龙汤主之。若脉微弱，汗出恶风者，不可服之。服之则厥逆、筋惕肉瞤，此为逆也。"（《伤寒论》38条）"伤寒脉浮缓，身不疼，但重，乍有轻时，无少阴证者，大青龙汤主之。"（39条）

2.治则以辛温复辛凉之法，辛温通阳、发表散寒为主，兼以辛凉清透内热，使之随汗外达而解。吴坤安亦云："如不汗出而烦躁，此内有伏火，为外寒所郁也，宜大青龙汤外散表寒，内清里热，则表里俱解矣。"[1]

病案举例

1.萧琢如治刘鑫森母，年近七旬，发热恶寒，身体疼痛，无汗心烦，脉浮紧，舌苔白薄，服大青龙汤，表解后，唯心烦未除，苔转黄，脉弦数。投栀子豉汤再剂不应，改黄连阿胶汤，两剂而痊[2]。

2.费绳甫治伤寒：江阴石少梅，患发热头痛，项强腰痛，恶寒无汗，烦躁苔白，脉来浮紧。此本有里热，为外来风寒所束，营卫不通，里热无从外泄也，非发汗以通其营卫不可：麻黄、甘草各3g，桂枝4.5g，杏仁、石膏各9g，1剂，汗出热退，躁止而安[3]。

3.赖良蒲治曾某某，男，28岁，冬月头身尽痛，发热恶寒，烦躁无汗，舌苔纯白，脉浮紧，宜营卫双调，风寒双解：桂枝、羌活、生姜、麻黄、杏仁、甘草、大枣各9g，石膏30g，2剂通身汗透，烦躁已，寒热罢，痛止脉平，但昏倦恶心，不思饮食，舌苔白腻，脾阳素虚，湿饮内蓄，改苍白二陈加天麻：白术、苍术、天麻各6g，茯苓12g，陈皮4.5g，法半夏、甘草各9g，2剂愈[4]。

4.陈作仁治伤寒失表：赵仰亭，42岁，伤寒迁延，头项强痛，大热无汗，口渴引饮，异常烦躁，小便短赤，大便不通，脉两关洪数鼓指，舌苔边白中黄，表证未除，里证又急，仿大青龙汤，重石膏，轻麻桂：石膏30g，麻黄2.4g，生姜3片，杏仁9g，桂枝3g，生甘草4.5g，白芍6g，大枣5枚，得汗热减，烦渴未除，改竹叶石膏汤清热生津：竹叶、党参、麦冬各9g，石膏18g，生甘草4.5g，粳米30g，白芍6g，陈皮2.4g，生姜3g，3剂愈[5]。

5.余无言治夏月伤寒，里热烦躁：邓汉城之侄，名一东，身体素壮，于七月间酷暑难当，晚间当门而卧，迎风纳凉，午夜梦酣渐转凉爽。至夜半2时左右，觉寒而醒，入室就寝。俄而寒热大作，头痛骨疼，壮热（41℃），无汗，渐至烦躁不安，目赤口干，气促而喘。先父鉴于患者夏月伤寒，有速化烦躁之见证，以大青龙汤去大枣、加竹叶治之（生麻黄、川桂枝、杏仁泥各12g，生石膏120g，生姜、炙甘草各9g，竹叶15g）。煎服后不久，烦躁更甚，一家惶恐，强自镇静，不半小时而汗微出，愈出愈畅，内衣尽湿，被里受湮亦湿。汗出汗止，前后共约1时40分钟，高热退，诸症爽然若失。后处以清余邪兼以通便之方而愈[6]。

引用文献

[1] 吴坤安.伤寒指掌[M].上海：上海科学技术出版社，1959：卷一36.
[2] 徐衡之，姚若琴.宋元明清名医类案[M].长沙：湖南科学技术出版社，2006：475.
[3] 张元凯，时雨苍，杨伯棠，等.孟河四家医集[M].南京：江苏科学技术出版社，1985：271.
[4] 赖良蒲.蒲园医案[M].南昌：江西人民出版社，1965：6.
[5] 何廉臣.重印全国名医验案类编[M].上海：上海科学技术出版社，1959：72.
[6] 余无言.翼经经验录[M].出版社不详，1957：7.

（二）卫阳郁闭候（肺胃寒热表证变证）

肺胃寒热证，外寒偏盛，失于宣散，表阳骤闭，郁热不得宣泄，变成卫阳郁闭之候。古人仍称为客寒包火，在夏月称之为风寒闭暑，俗称之为寒闭。

通称：客寒包火。

内含病例：［中医］客寒包火，风寒闭暑，寒闭。

病因病机：肺胃寒热郁闭，因素有胃热，外感阴寒，郁闭阳气，胃阳化热，不得泄越，以致外则卫阳郁闭，腠理不开，经脉不行，内则郁热不得宣泄，而暴发本证。

证象组合：阳滞+表郁+经脉+空窍

主症：**【阳气不行】症象**：①恶寒。②战栗。③烦躁尿赤。**脉象**：脉紧数。

【腠理不宣】症象：恶寒发热无汗。**脉象**：脉浮。

副症：**【经脉不行】症象**：①遍体酸痛。②项强。③身重疼痛。④搐搦。⑤筋脉不和。

【清空不宣】症象：头痛。

宾症：**【清窍不宣】症象**：鼻鸣。

治则：应以通阳宣泄腠理为主，使其阳气宣通，闭开郁解，寒邪外散，郁热透达。

方证

1.大青龙汤证：张仲景方。功能发汗解表，清热除烦。治风寒表实证，并里热者，症见发热恶寒，身疼痛，不汗出而烦躁，脉浮紧。

麻黄六两，桂枝、炙甘草各二两，杏仁四十枚，生姜三两，大枣十枚，石膏如鸡子大。水煎，分三次服。

2.羌秦香薷饮证：姚国美方[1]。适应夏月先受暑热，又感阴寒，恶寒战栗，发热身痛，拘挛搐搦，烦渴尿赤。

羌活、秦艽、香薷、扁豆、厚朴、黄连。

论著和讨论

本证候客寒包火，阴寒盛于外，卫阳郁闭，腠理不得宣泄，不唯外寒不得解散，郁热亦不得外泄，症见表寒实证为主，但以经脉症象显明。姚国美说："头痛胸闷，无衣则凛凛，着衣则烦……发热，恶风，溺赤，两手时或搐搦，此寒风闭暑（寒湿着于经隧，宜苦辛温散，疏表通络，使得畅汗，阳气通行则经络自舒），法宜疏解，羌秦香薷饮主之。"[1]其治则仍以温散之剂，以宣发表阳为主，略佐清凉透热之品，使表阳宣通，则经脉自和。

病案举例

陈作仁治周保善，41岁，发热头痛，遍体酸痛，项强恶寒，战栗无汗，脉左寸浮紧而数，右关尺紧数，与麻桂各半汤加白芍敛阴：麻黄2.4g，桂枝、甘草各3g，杏仁、白芍各6g，生姜9g，大枣4枚。得汗热减，唯口干思饮，大便不通，改人参白虎加白芍、陈皮、薄荷，行气和血兼凉散。连进2剂，7日痊愈[2]。

引用文献

［1］姚国美.姚国美医学讲义合编［M］.北京：人民卫生出版社，2009：179.

［2］何廉臣.重印全国名医验案类编［M］.上海：上海科学技术出版社，1959：70.

（三）清气失宣候（肺胃寒热表里证·热重·本证1）

肺胃寒热证，热邪内蕴，寒邪外加，郁于上焦，清气不得宣展，而成清气失宣之候。温病家称之为气分窒闭之候，叶天士称为上痹。其见症以上焦气机不得宣展之症象为主。

通称：气分窒闭。

内含病例：［中医］失音，凉燥伏暑。

病因病机：肺胃寒热郁遏，先受热邪，蕴于上焦，再感风寒，郁遏清气，不得宣展，以致空窍失于宣发，肺气失于宣降。

证象组合：气郁+空窍

主症：**【气机不宣】症象**：①咳逆。②胸闷，咯痰随出随阻。③干咳无痰。④胃脘胀闷。⑤饮食不香。⑥微寒而热。**舌象**：①苔微黄薄。②舌红苔薄白腻。**脉象**：①脉弦滑。②脉转浮数。

副症：**【清窍不宣】症象**：①失音音哑。②口渴。③鼻塞流汗。④咽痒。⑤咽干不欲饮。⑥咽痛干燥，喉痹。

【清空不宣】症象：①头痛。②头胀。

宾症：**【气机不降】症象**：①气喘。②饮水呛出。

治则：当宣散外寒，清透内热，总以轻宣肺气为主，使肺气宣降，则上焦清气自展。

方证

1.麻杏石甘汤证：张仲景方。散外寒，清内热。治客寒包火，咳喘音哑，苔黄口渴。

麻黄、杏仁、石膏、甘草。咽痛干燥加僵蚕、桔梗、射干、蝉衣、天花粉、玄参，咳嗽痰多加瓜蒌皮、贝母、橘红。

2.玉蝴蝶汤证：董建华方[1]。失音，咽干不欲饮，形体消瘦，眠少，胃脘胀闷，饮食不香，大便干结，舌微红，苔薄黄，脉弦滑。

玉蝴蝶、凤凰衣、生甘草各3g，炙麻黄、蝉衣各5g，桔梗、绵灯笼各6g，蜂蜜1匙，瓜蒌20g，杏仁、枳壳各10g。

论著和讨论

本证候因客寒郁热，郁遏上焦清气，肺气失其宣降，症见胸闷、干咳、咽闭、失音等，但必有外寒内热之征象可凭。其治则当温凉并投，总宜轻宣上焦肺气为法，切不可妄行凉涩，反闭邪机，病必难解。陈士铎说："人有口渴之极，快饮凉水，忽然喑哑，不能出声，……夫肺主气，气通则声音响亮，气塞则声音喑哑。……治法宣扬肺气，分消其水湿，不治喑哑，而喑哑自鸣矣。方用发声汤：枇杷叶五片，贝母二钱，茯苓、玄参各五钱，百部、苏叶、甘草各一钱，麦冬、桑白皮各三钱，水煎服。亦可用冬茯苏贝汤：苏叶、贝母各三钱，麦冬二两，茯苓五钱，水煎服。"[2]

病案举例

1.叶天士治宋三十，先失音，继喉痹，是气分窒塞，微寒而热，水饮呛出，咯痰随出随阻，此仍在上痹，舌黄口渴。议与苦辛寒方：射干、麻黄、杏仁、生甘草、石膏、苡仁[3]。

2.蒲辅周治凉燥感冒，李某，女，47岁，咽喉发痒，干咳无痰，头胀头昏，昨微有黄黏痰，脉浮滑，舌正无苔。是外感凉燥挟伏暑，早投凉涩，病未减，改辛开，咳尚剧无痰，脉转浮数，舌红苔薄白腻，改辛凉淡渗法，凉燥伏暑并治：麻黄3g，杏仁、生石膏各9g，甘草1.5g，桑白皮、僵蚕各6g，前胡、苏子、莱菔子各4.5g，桔梗3g，香薷2.4g，葱白3寸，2剂，咳嗽基本消失[4]。

引用文献

［1］董建华.临证治验［M］.北京：中国友谊出版公司，1986：268.
［2］柳长华.陈士铎医学全书［M］.北京：中国中医药出版社，1999：938.
［3］叶天士.临证指南医案［M］.上海：上海卫生出版社，1958：110.
［4］中国中医研究院.蒲辅周医案［M］.北京：人民卫生出版社，2005：51.

（四）清气郁炽候（肺胃寒热表里证·热重·本证2）

肺胃寒热证，先受温热之邪，蕴伏于肺胃，继感外寒而暴发。外有寒邪之郁遏，内有伏热之蕴炽，是为清气郁炽之候。通常称之为客寒包火之证，温热家称为气分伏温。

通称：客寒包火，气分伏温。

内含病例：［**中医**］温病兼寒，热病兼寒。

病因病机：肺胃寒热郁炽，因温热内蕴，外感风寒而触发。热已炽于肺胃，寒尚郁于肌表，致清气失于宣展。外寒不解，内热不达，而成寒郁热炽之候。

证象组合：表郁+气炽+气郁

主症：**【腠理不宣】症象**：①怕风恶寒。②无汗发热。③头身俱痛。④周身拘急。**舌象**：①苔白。②苔薄黄腻。**脉象**：①脉左浮弦微紧。②脉浮数。

【津气蕴炽】症象：①壮热、恶热。②自汗。③口渴引饮。④心烦。⑤胸中烦热。⑥小便黄。⑦便热。**舌象**：①苔黄边尖红。②舌苔薄黄。③望之似润，扪之戟手。**脉象**：①脉右浮滑数。②洪。③脉弦数。

副症：**【清空不宁】症象**：①头痛。②头胀。③喉痛。④齿痛。

宾症：**【气机不宣】症象**：①咳逆，咳嗽。②胸闷，胸痛。③胁痛。④咳引腹痛。

【气机不降】症象：①气逆。②喘促，微汗而喘，卧则加剧。③咳呛。

治则：只可轻剂温散宣发，轻宣肺气，以解外寒之郁，兼以辛凉重剂，以清透其伏热，外寒一解，内热即可外达。以内伏之热邪太盛，小剂宣散，即可借助内热熏蒸之势以外达。故不须大剂发散，甚至不加温散，里热一达，而表寒自解。

方证

1.寒解汤证：张锡纯方[1]。治热病兼寒，外寒内热，壮热无汗，胸中烦热，喘促，详见病案2。

生石膏30g，知母24g，连翘、蝉衣各4.5g。

2.麻杏石甘汤加味证：方仁渊方[2]。治风邪外闭，温热内侵，咳嗽带红，壮热无汗，详见病案3。

麻黄、石膏、杏仁、薄荷、桔梗、连翘、鲜沙参、生甘草、川贝、桑白皮、芦根、玄参。

3.麻杏石甘汤加味证：张若帆方[3]。治风热外感，肺气不宣，化火上升。详见病案5。

净麻黄、苏梗、枳壳、竹茹各4.5g，光杏仁、冬桑叶、牛蒡子各9g，生甘草、桔梗各3g，生石膏、鲜芦根各30g。

论著和讨论

1.本证候因外寒束内热，肺胃气机宣降失司，清气失于宣展，在里之伏热已炽，而在外之寒郁尚甚，症见表寒里热俱盛之脉症，俞根初说："冬温兼寒，初起头痛身热，鼻塞流涕，咳嗽气逆，咽干痰结，始虽怕风恶寒，继即不恶寒而恶热，心烦口渴，甚或齿疼喉痛，胸闷胁疼，舌苔先白后黄，边尖渐红，望之似润，扪之戟手，……脉右浮滑数，左浮弦微紧者。张石顽所谓：先受冬温，更加严寒外遏，世俗通称寒包火是也。"[4]

2.治则：当以轻宣散寒，兼佐重剂清凉透热，使内蕴之热随汗外达。若内热太甚，外寒一解，内热转炽，即可转入清解，不可再投温散，以耗津助炽。俞根初说："先与葱豉汤加瓜蒌皮二三钱，川贝母三五钱，辛凉宣肺以解表。"[4]又说："风寒搏束温邪者，初起头痛怕风，恶寒无汗，继即身热咳嗽，烦渴自汗，咽痛喉肿，舌苔白燥边红，脉右浮数，左弦紧，先与新加三拗汤，减轻麻黄，重加牛蒡子，微散风寒以解表。"[4]"膜原温邪，因春寒触动而发者，初起头身俱痛，恶寒无汗，舌苔初则糙白如粉，边尖俱红，或舌本红而苔薄白，脉左弦紧，右弦滑数，此外寒搏内热，法当辛凉发表，葱豉桔梗汤先解其外寒，外寒一解即表里俱热。"[4]何廉臣说："伏温自内发，风寒从外搏，而为内热外寒之证者，予治甚多，重则麻杏石甘汤加连翘、牛蒡子、桑叶、丹皮，轻则桑菊饮加麻黄，唯麻黄用量极轻，约二分至三分为止，但取其轻扬之性，疏肺透表，效如桴鼓。"[4]吴坤安说："外寒内热，痧疹发于暴寒之时，肌表头面不透，是外袭寒邪，内蕴伏热，宜两解肺胃之邪，麻杏石甘汤加桔梗、薄荷、射干、牛蒡子主之。"[5]

病案举例

1.**张聿青**治邵（左），肺感风温，复以熬夜受寒，寒束热郁，咽痛呛咳，痰不爽出，头胀恶寒，脉沉弦，辛温寒合方，以彻肺邪：蜜麻黄、生甘草各1.2g，橘红、前胡、枳壳各3g，茯苓、杏仁各9g，石膏6g，生姜2片，咳仍不减，脉弦微数，热郁于肺，再宜清金肃肺：桑白皮、地骨皮、知母、川贝各6g，生甘草1.5g，淡黄芩4.5g，茯苓9g，冬瓜子12g，前胡3g，枇杷叶15g[6]。

2.**张锡纯**治热病兼寒：于君，四十余岁，因伏热初起，为风寒所束，症见壮热无汗，胸中烦热，又兼喘促，口渴喜饮，头犹觉痛，周身亦有拘急之意，脉洪滑而浮，舌苔白滑微黄，此外寒束内热，治以自制寒解汤（组方见方证），二剂汗出而愈[1]。

3.**方仁渊**治章，风邪外闭，温热内侵，咳嗽带红，壮热无汗，世俗所谓寒包火也，病经八日，肺络伤矣，须开其玄府，泄其郁热，庶能表里两解：麻黄、桑叶、杏仁、桔梗、贝母、甘草、连翘、栀子、黄芩、葱管、玄参，胸痛虽减，仍然无汗，胃为热迫，倦而不寐，肺为风出，咳而且逆，改方（组方见方证），热减咳轻，夜能安寐，桑叶、薄荷、桔梗、杏仁、瓜蒌皮、川贝母、黄芩、生甘草、玄参、茅根肉，云行雨施得汗而蕴热除，余热未尽，再清肺胃化之：桔梗、前胡、桑白皮、杏仁、川贝母、黄芩、连翘、瓜蒌皮、玄参、茅根肉[2]。

4.**蒲辅周**治伏寒化燥：张某，女，41岁，半月前感冒，寒热虽不明显，但呛咳甚剧，咳时牵引腹痛，流清涕，而时微恶寒，手足心热，心烦不安，影响睡眠，口干思饮，饮不解渴，汗多夜间尤甚，纳谷无味，小便稍黄，大便日三五次，成形色黄，脉右寸浮虚，关浮弦，尺沉滑，左寸尺沉，左关弦滑，舌淡苔白黄腻，伏寒化燥，肺气失宣，宜辛凉疏泄：麻黄根、杏仁各4.5g，生石膏9g，甘草1.5g，五味子2.4g，法半夏、炙枇杷叶各6g，知母、前胡、瓜蒌壳各3g，生姜3片，大枣2枚，2剂。诸症减，脉弦滑，舌转红，苔薄黄腻，伏寒透达，治宜清解：法半夏、茯苓各6g，橘红、苏叶、厚朴各4.5g，桑白皮、生石膏各6g，黄芩2.4g，桔梗、竹叶各3g，生姜3片，3剂，尚有轻微咳嗽，涕中挟少血丝，脉微弦数，舌红苔黄腻未净，燥气渐平，宜清肃肺胃：桑白皮、地骨皮、象贝母各6g，竹叶、瓜蒌壳各4.5g，芦根12g，黄芩、桔梗、通草各3g，炙枇杷叶9g，竹茹4.5g，3剂，诸悉已平（按：妙在麻黄根代麻黄和卫止汗，能透能涩，气辛味涩，宣通肺气，固正达邪）[7]。

5.**张若帆**治程姓，女，24岁。昨起喉痛，发热，头胀，咳嗽，左胸痛，鼻涕中夹血。体温38.5℃，苔薄黄腻，咽充血，脉浮数，右侧扁桃体红肿（+），胸部X线透视：左上肺肺门周围有钙化结核病灶。诊断：急性扁桃体炎，上呼吸道感染。风热外感，肺气不宣，化火上升，处方（组方见方证），服2剂。11月13日复诊，已热退肿消[3]。

引用文献

[1] 何廉臣.重印全国名医验案类编[M].上海：上海科学技术出版社，1959：244.

［2］吴之谦.方耕霞先生医案摘要［J］.江苏中医，1965，（5）：30.
［3］张若帆.中医药治疗急性扁桃体炎4例［J］.上海中医药杂志，1966，（1）：30.
［4］俞根初.重订通俗伤寒论［M］.上海：上海科学技术出版社，1959：231，233，243，267.
［5］吴坤安.伤寒指掌［M］.上海：上海科学技术出版社，1959：卷三39.
［6］张聿青.张聿青医案［M］.上海：上海科学技术出版社，1963：151.
［7］中国中医研究院.蒲辅周医案［M］.北京：人民卫生出版社，2005：53.

（五）津气郁蒸候（肺胃寒热表里证·热重·兼证1）

肺胃寒热证，内热伤津，外寒郁遏，是为津气郁蒸之候。由于热蕴肺胃，津液已伤，而外寒郁于表，故伤寒家称之为太阳阳明合病。

通称：太阳阳明病。

内含病例：［中医］客寒包火证，伏温兼寒。

病因病机：肺胃寒热郁蒸，因外感寒邪而触发肺胃郁火。寒郁于外，热蒸于内，消灼津液，郁遏升降，而成肺胃热灼津伤，而外寒郁遏表阳，表寒里热，津伤邪盛之证。

证象组合：阳郁+气郁+气蒸+津灼

主症：**【阳气不宣】症象**：①头痛。②恶寒。③浑身骨节疼。④无汗。

【津气蕴蒸】症象：①发热、不恶寒，反恶热，但热不寒，汗自出。②头痛如裂。③心烦不得眠。④痰黄。⑤鼻衄。**舌象**：舌红，苔微。**脉象**：脉象浮数。

副症：**【津液消灼】症象**：①口渴。②舌燥，鼻干，齿板燥。③尿赤。**舌象**：舌苔白而燥。

【清空不宁】症象：头痛。

【清窍不利】症象：两目俱痛。

宾症：**【气机不利】症象**：①咳嗽胸痛。②胸膈饱胀。

【气机不降】症象：咳喘。

治则：当通阳宣散，以解表寒之郁；清凉透热，以解内蕴之热；津液已伤，又当佐以甘寒救津，以助内热之外达，为表里寒热虚实兼顾之法。

方证

1.平邪汤证：陈士铎方[1]。泻火安胃，养肺祛风，治身热咳嗽，吐痰恶热，外虽恶寒，而口渴舌燥。

黄连三分，甘草、苏梗、紫菀、葛根各一钱，石膏、贝母、茯神各三钱，麦冬五钱。

2.清胃散证：陈士铎方[1]。治发热头痛，目痛浑身骨节疼，口渴甚，胸膈饱胀，不得眠。

石膏、半夏各二钱，茯苓、麦冬各三钱，桂枝三分，陈皮、葛根各一钱，水煎服。

3.玉竹甘石汤证：蒲辅周方[2]。治疹后肺炎，麻后高热无汗，咳喘，胸微满，详病案1。

玉竹、天花粉各4.2g，麻黄、甘草、桔梗各1.5g，石膏、鲜芦根各9g，杏仁、僵蚕、牛蒡子、竹叶各3g，葱白2寸。

4.加味麻杏石甘汤证：陈乔林方[3]。治风热外搏，邪郁于肺，清肃失司，但热不寒，汗出头痛，咳引胸痛，详见病案2。

生麻黄7g，光杏仁（打）、焦山栀、银花、连翘、桑叶各10g，生石膏35g，竹叶6g，茅根、苇根各15g，生甘草3g。

论著和讨论

1.本证候热蕴肺胃，热灼津伤，而寒郁于外，表阳郁遏。即吴坤安所谓："肺有火邪而太阳感寒"或"阳明有火，太阳感寒"之候。其见症除表寒里热脉症外，更可见热灼津伤之脉症。俞根初说："凡温暑证，始虽微恶风寒，一发热如不恶寒，反恶热，汗自出，口大渴，目痛鼻干，齿板燥，心烦不得眠者，虽皆为阳明表热，但要辨身干热，而无汗者，尚须辛凉解肌，使热从外达，葱豉桔梗汤为主，随证加减。身大热而自汗者，只宜甘寒存津，使热不劫阴，新加白虎汤主之。"[4]

2.治则：宣散表寒、清透郁热之外，应佐以甘寒生津之品，以保津透邪，亦虚实兼顾之法。如吴坤安所说："如见舌苔白而燥，或兼微黄，口渴便赤，脉来浮滑者，此太阳感寒，阳明有火也，或风热之邪客于阳明之表也，均宜凉散，以羌、防、葛根、连翘、黄芩、栀子之类，清热解表。"[5]又说："如发热头痛咳嗽，外虽恶寒而口渴舌燥，此肺有火邪，而太阳感寒也，宜羌活、前胡、桑叶、杏仁、羚羊角、薄荷、黄芩、贝母、橘红、桔梗之类，外散寒邪，内清肺火。"[5]

病案举例

1.**蒲辅周**治疹后肺炎：于某，男，7个月，半月前出麻疹，复感8天，高热无汗，先呛咳较重，近3天咳喘，胸微满，四肢温，手心微润，唇干，舌红少津，舌苔腻，脉浮滑。病久津伤，肺气郁闭，治宜清宣法（组方见方证），蒲老说：汗透开后用竹叶石膏汤，若不见汗再服。此例目不红，邪在气分，不在血分[2]。

2.**陈乔林**治彭某某，女，9岁，发热、咳嗽、胸痛已3天。现症但热不寒，汗出头痛，咳引胸痛，痰黄，鼻衄，渴饮溲赤，舌红苔燥，脉象浮数。证属风热外搏，邪郁于肺，清肃失司。治拟清宣肺热：桑叶、焦栀、淡豆豉各6g，杏仁（打）、银花、连翘、牛蒡子各10g，生石膏20g，茅根、苇根各15g，淡竹叶5g，生甘草3g，1剂。药后发热不退，体温反增至40℃，他症未减，乃肺胃热盛，再投辛凉重剂，清泄里热（组方见方证），1剂。药后诸症大减，守方日服2剂，连服4剂后，热平，咳喘、鼻衄悉除。转投千金苇茎汤、沙参麦冬汤而收功[3]。

引用文献

[1] 柳长华.陈士铎医学全书［M］.北京：中国中医药出版社，1999：807.
[2] 中国中医研究院编.蒲辅周医疗经验［M］.北京：人民卫生出版社，2005：223.
[3] 陈乔林.寒凉药与温热药配伍初探［J］.新医药学杂志，1979，(3)：13.
[4] 俞根初.重订通俗伤寒论［M］.上海：上海科学技术出版社，1959：112.
[5] 吴坤安.伤寒指掌［M］.上海：上海科学技术出版社，1959：卷一41，42.

（六）液竭阳郁候（肺胃寒热表里证·热重·兼证2）

肺胃寒热证·液涸阳郁候，多系肺胃津液不足之人，素体阳盛，多火少水，如治疗不当，误汗误下，不仅更伤其阴液，且亦伤其阳气。仲景称之为伤寒坏病。

通称：虚人感冒。

内含病例：［中医］伤寒坏病。

病因病机：肺胃风寒虚郁，因津液不足于先，汗下失误于后，津枯则风易化热，液涸则无力助汗，汗下不仅伤阴助热，阳气亦可消亡。此时外则寒郁于卫阳之分，内则津枯热炽于肺胃。寒热未解，阴阳已伤，而成阴阳寒热虚实夹杂之证，病机极为复杂。

证象组合：液灼+气蒸+阳郁+阳虚+气虚

主症：**【津液消灼】症象**：①口渴需水。②四肢微急，难以屈伸。③咽中干。④咳痰不爽，喉头尽白而腐，⑤小便难，小便数小便少。⑥大便闭结。**舌象**：舌光剥边花白。

【津气蕴蒸】症象：①心烦。②咽喉不利。③吐脓血，吐脓样痰夹血。

【阳气怫郁】症象：①恶风，始终无汗。②头痛，骨节痛。③烦躁吐逆。

副症：**【阳虚不振】症象**：①大汗出。②微恶寒。③手足厥冷。④腹痛，泄利不止者。**脉象**：①脉数无力，②寸脉沉而迟，下部脉不至。③六脉浮中两按皆无，重按亦微缓不能辨其至数。④两足少阴脉似有若无。

宾症：**【气虚不充】症象**：少气乏力。

论治：自当通阳泄卫，以散郁遏之风寒，兼益气生津增液，以顾虚助汗。但不可强发其汗，以免酿成坏病。仲景早有告诫，汗下失误而已成坏病，不仅津液伤残，且阳气亦伤，表郁未解，里虚更急，其治法更难措置。故仲景有先复其阳，阳回再复其阴之法，当亦有升散与滋润、清凉与温中，合投取汗解之法。

方证

麻黄升麻汤证：张仲景方。适用于恶寒发热，手足厥冷，泄利不止，咽喉不利，唾脓血，寸脉沉迟。

麻黄、升麻、当归、知母、黄芩、芍药、葳蕤、石膏、白术、干姜、桂枝、茯苓、甘草、天冬。水一斗，先煮麻黄一两沸，去上沫，内诸药煮取三升，去滓，分温三服，相去如炊三斗米顷，令尽，汗出愈。

论著和讨论

1.本证候风寒郁遏卫阳，兼有肺胃气液伤残，仲景曰："伤寒脉浮，自汗出，小便数，心烦，微恶寒，脚挛急，反与桂枝欲攻其表，此误也。得之便厥，咽中干，烦躁吐逆者，作甘草干姜汤与之，以复其阳。"（《伤寒论》29条）又云："伤寒六七日，大下后，寸脉沉而迟，手足厥逆，下部脉不至，咽喉不利，唾脓血，泄利不止者，为难治。"（356条）已成表、里、寒、热、阴、阳、虚、实夹杂之重证。舒驰远说："因误下而脾胃大伤，不能传布，则血蓄痰停，协阳邪上逆，浑浊而唾也。复有虚寒在下，而泄利不止，此为阴阳杂错之邪，治法仍宜理脾健胃，宣畅胸膈，兼以养阴清燥，解热豁痰，更兼温经止泄，而病自愈。"[1]

2.治疗上当先复其阳，阳回再复其阴，视其轻重缓急而处置之。仲景曰："若厥愈足温者，更作芍药甘草汤与之，其脚即伸。若胃气不和，谵语者，少与调胃承气汤。若重发汗，复加烧针者，四逆汤主之。"（29条）"麻黄升麻汤主之。”（357条）李克绍说：“本方为清上温下，扶正益阴，发越郁阳之剂。方中麻黄、桂枝，升发阳气，使邪从表散。升麻于阴中升阳，治喉痹肿痛，为解毒要药。黄芩、知母、天冬、石膏清在上之热。干姜温在下之寒。当归、芍药养阴和血。白术、茯苓补脾止泻。葳蕤补而能润，甘草和药调中。本方温清补泻，可称面面俱到。”[2]

病案举例

1.**张璐**治陆中行室，年二十余，腊月中旬，患咳嗽，挨过半月，病热稍减；新正五日，复咳倍前，自汗体倦，咽喉干痛；至元夕，忽微恶寒发热，明日转为腹痛自利，手足逆冷，咽痛异常，又三日则咳唾脓血。张诊其脉，轻取微数，寻之则仍不数，寸口似动而软，尺部略重则无，审其脉症，寒热难分，颇似仲景厥阴例中麻黄升麻汤证。盖始本冬温所伤原不为重，故咳至半月渐减；乃勉力支持岁事，过于劳役，伤其脾肺之气，故咳复甚于前；至望夜忽憎寒发热，来日遂自利厥逆者，当是病中体疏，复感寒邪之故；热邪既伤于内，寒邪复加于外，寒闭热邪，不得外散。势必内奔而为自利，致邪传少阴厥阴，而为咽喉不利唾脓血也。虽伤寒大下后与伤热后自利不同，而寒热错杂则一。遂与麻黄升麻汤，一剂，肢体微汗，手足温暖，自利即止。明日诊之，脉亦向和。嗣后与异功生脉合服，数剂而安[3]。

2.**陈逊斋**治李梦如子，曾二次患喉痰，一次患溏泄，治之愈。今复患寒热病，历十余日不退。邀余诊，切脉未竟，已下利二次，头痛，腹痛，骨节痛，喉头尽白而腐，吐脓样痰夹血，六脉浮中两按皆无，重按亦微缓不能辨其至数，口渴需水，小便少，两足少阴脉似有若无。诊毕无法立方，且不明其病理，连拟排脓汤、黄连阿胶汤、苦酒汤皆不惬意，复拟干姜黄连黄芩人参汤，终觉未妥。又改拟小柴胡汤加减，以求稳妥。继因雨阻，寓李宅附近。然沉思不得寐，复讯李父，病人曾出汗几次？曰：始终无汗。曾服下剂否？曰：曾服泻盐三次，而致水泻频仍，脉忽变阴。余曰：得之矣，此麻黄升麻汤证也，病人脉弱易动，素有喉痰，是下虚上热体质，新患太阳伤寒而误下之，表邪不退，外热内陷，触动喉痰旧疾，故喉间白腐，脓血交并，脾弱湿重之体，复因大下而成水泻，水走大肠，故小便不利。上焦热甚，故口渴。表邪未退，故寒热头痛，骨节痛各证仍在。热闭于内，故四肢厥冷。大下之后，气血奔集于里，故阳脉沉弱；水液趋于下部，故阴脉亦闭歇。本方组成，有桂枝汤加麻黄，所以解表发汗。有苓、术、干姜化水，利小便，所以止利。用当归助其行血通脉，用黄芩、知母、石膏以消炎清热，兼生津液，用升麻解咽喉之毒，用玉竹以祛脓血，用天门冬以清利炎膜。明日即可照服此方，李终疑脉有败征，恐不胜麻、桂之温，欲加丽参。余曰：脉沉弱肢冷是阳郁，非阳虚也。加参转虑掣消炎解毒之肘，不如勿用，经方以不加减为贵也。后果愈[4]。

引用文献

［1］舒驰远.伤寒集注［M］.北京：人民军医出版社，2009：124.
［2］李克绍.伤寒论语释［M］.济南：山东科学技术出版社，1982：288.
［3］徐衡之，姚若琴.宋元明清名医类案［M］.长沙：湖南科学技术出版社，2006：226.
［4］南京中医药大学.伤寒论译释［M］.上海：上海科学技术出版社，2010：965.

（七）气血郁蒸候（肺胃寒热表里证·热重·夹证）

肺胃寒热证，肺胃郁热，兼夹血分热邪蕴蒸，而表寒外郁，而成气血郁蒸之候。温热家有少阴血分伏温之病。除表寒里热脉症外，必兼有血热液伤脉症。

通称：伏寒化火。

内含病例：［中医］少阴伏温病。

病因病机：肺胃寒热郁蒸，因热邪内蕴肺胃，或素体血热液伤，或温热蕴伏血分，外感风寒而触发，寒邪郁闭于外，内蕴热邪不得透发，而成吴坤安所谓“内有伏火，外感寒邪，热被寒束，火逼血络”[1]之证。

证象组合：表郁+气蒸+血蒸+津灼

主症：**【腠理不宣】症象**：①恶寒发热。②无汗。**舌象**：苔浮白。**脉象**：脉浮弦。

　　【津气蕴蒸】症象：①壮热。②烦渴。**舌象**：苔薄黄少津。**脉象**：脉弦数。

　　【血热蕴蒸】症象：咳血衄血。**舌象**：舌红。**脉象**：脉细数。

副症：**【清空不宣】症象**：头痛。

宾症：**【津液消灼】症象**：①口渴。②舌干。**舌象**：舌红少津。

治则：自当外散寒邪，以解表分之郁，内以清凉透热，以除气血之蒸。如血分伏热太盛，辛温发散之品，又当慎用。外寒既解，伏热外达，再议清凉以除其血分温热。

方证

1.**银翘麻黄汤加减证**：何廉臣方[2]。清解营卫，治伤寒夹咳血，内有伏火，热被寒束。

银花、牛蒡子各3g，连翘4.5g，橘红2.4g，生甘草1.5g，加桑叶、丹皮、藕节、童便。

2.七味葱白汤证：《通俗伤寒论》方[2]，养血发汗法，辛凉甘润，治少阴伏气温病，在血分者。

鲜葱白3~4枚，生葛根、原麦冬各3~4.5g，细生地4.5~9g，淡豆豉6~9g，鲜生姜1~2片，百劳水4碗煎药。以长流水盛桶中，以竹竿扬之数百，名百劳水。

论著和讨论

本证候因外寒郁于表，内热蕴于气血之中，素体血热之人，感后失治，内热触动，亦有此见症。其治则当宣透气分郁热之外，必兼凉血滋液之品，以垫托血分热邪，转达气分而解。吴坤安说："若内有伏火，外感寒邪，热被寒束，火逼络血，而致衄血、咳血者。外症亦恶寒发热，但兼口渴舌干为异，治宜辛凉，清解营卫，须用川羌活、桂枝、石膏、羚羊角、黑栀、丹皮、黄芩、桑白皮、杏仁之属，散之清之。次用和血清络之品调之。"[1]俞根初说："(少阴伏气温病)新感春寒引发者，在血分，初虽微恶风寒，身痛无汗，舌苔初则底红浮白，必先辛凉佐以甘润法，得用七味葱白汤，加减葳蕤汤二方，以解外搏之新邪。"[2]何廉臣说："清解营卫，银翘麻黄汤去麻黄、桔梗，加桑叶、丹皮、藕汁、童便，次用和血清络，五汁一枝煎去姜，加梨汁、童便、参甘咸以安宁之。"[2]

何秀山说：春温虚证，伏于少阴血分阴分者，其阴血既伤，肝风易动，切忌妄用柴、葛、荆、防，升发其阳以劫阴，阴虚则内风窜动，上窜脑户，则头摇晕厥；横窜筋脉则手足瘛疭。如初起热因寒郁而不宣，宜用连翘栀豉汤去蔻末，加鲜葱白、苏薄荷，轻清透发以宣泄之[2]。

病案举例

1.孙文垣治胡镜阳尊堂，年七十二，脾泄十五年不愈。近加吐红咳嗽，痰多不易出，申酉时潮热，胸膈壅塞，不能就枕，饮食大减，且恶风，终日坐幔中。两手脉皆浮洪而数，皆带滑。据脉洪数为热，滑为痰，浮为风邪在表，以伤风故恶风，法当清解，潮热为风邪所致之热，非阴虚火动之热。吐血乃当汗不汗之血，非阴虚火动之血。《经》云：夺血者无汗，夺汗者无血。胡曰：昔老母遇风涛受惊，因发热咳嗽，血出痰多，诚由风邪起病也。用苏子、麻黄、薄荷解表为君，枳壳、桔梗、桑白皮、瓜蒌、紫菀、贝母消痰治嗽为臣，酒芩、甘草为佐。二剂，五更微汗而热退，胸膈不壅，嗽亦少减，血止大半，始进粥。次日减麻黄，加茯苓，夜服七制化痰丸，嗽亦减半，自是不恶风而去幔矣。前方减枳壳加苡仁，调理而安[3]。

2.方仁渊治蒋，风热郁肺，咳嗽鼻衄，不必治血，邪去而血自止，麻黄、防风、前胡、杏仁、川芎、桑皮、旋覆花、黄芩、贝母、茅根。复诊：鼻衄不来，咳犹未已，再与疏风清肺：荆芥、防风、杏仁、象贝、川芎、蔓荆子、桔梗、前胡、桑皮、茅根[4]。

引用文献

[1] 吴坤安.伤寒指掌[M].上海：上海科学技术出版社，1959：卷三3.
[2] 俞根初.重订通俗伤寒论[M].上海：上海科学技术出版社，1959：47，243，244，245，309，324.
[3] 江瓘，魏之琇.名医类案(正续编)[M].北京：中国中医药出版社，1996：333.
[4] 吴之谦.方耕霞先生医案摘要[J].江苏中医，1965，(5)：32.

（八）气血怫郁候（肺胃寒热表里证·热重·转证）

肺胃寒热证，延误失治，外寒不解，妄进寒凉滋补，内热不得泄越，阳气怫郁，扰动血络，转为气血怫郁之候，伤寒家称之为失表失血之证。

通称：失表失血。

内含病例：[中医]吐血，衄血。

病因病机：肺胃寒热郁滞，因妄行清凉或滋补，表寒不解，外寒束内热，阳气不得发泄，阳气怫郁，内陷入阴，扰动血络，而有吐血等症。

证象组合：表郁+阳郁+血溢+气郁

主症：**【腠理不宣】症象**：①恶寒恶风发热。②无热。**脉象**：脉浮数。

【阳气怫郁】症象：①潮热无汗。②面色苍黑。**脉象**：脉浮洪滑数。

【络血妄行】症象：①吐血。②衄血。

副症：**【气机不宣】症象**：①咳嗽。②胸紧。③胸胁支节。④痰多不易咯出。⑤食减。

【气机不降】症象：作呕。

宾症：**【清空不宣】症象**：头痛如刺。

治则：仍当提之出表，腠开汗泄，使表郁得解，阳气宣通，怫郁可除，不治血而血自止。谢映庐曰："若不疏泄腠理，则肺气愈郁，邪无出路。当夺其汗则血可止，《经》云：夺血者无汗，夺汗者无血。"[1]

方证

麻黄人参芍药汤证：谢映庐方[1]。治咳嗽吐血，风寒两伤营卫，夺其汗则血可止，详见论著。

醋炒麻黄、人参、白芍、生 黄芪、当归、甘草、寸麦冬、五味子、桂枝。

论著和讨论

本证候因外寒束内热，阳气不得发泄，扰动络血，乃表邪之郁，其见症以络血妄行之出血明显，但必有表寒郁遏之脉症为凭，方可行通阳发表之法，使汗泄表解，里热外达，怫郁可解，庶不复内扰血络矣。董废翁说："有一种严冬感寒，脉浮而紧，外寒束内热，阳气不得发泄，致咳嗽、吐血、衄血者（亦有不吐衄者），此麻黄证也。而其人素虚，不禁此汤峻险，又非他药可愈。宜麻黄人参芍药汤。"[2]

先父评谢映庐医案曰：寒郁失治，内陷入阴，扰乱营血，畏寒恶风发热，或潮热无汗，头痛，咳嗽吐血，胸紧食减，或面色苍黑，脉紧重按无力，或浮紧之至，若不疏泄腠理，则肺气愈郁，邪无出路，必当提出阳分，营内可安。麻黄人参芍药汤或参苏饮除半夏入止嗽散，助以热粥，或增金钗、寸麦冬，或参泻白，终用异功生脉调理，若与滋阴，终至不起。

病案举例

1.陆肖愚治吴逊斋夫人，年六旬外，素有脾泄之症，三月间患咳嗽吐血，痰多而咯之不易出，日潮热，胸膈支结，不能就枕，畏风寒。脉左寸关浮洪，右寸关滑数，两尺弱，此表邪不清，盖脾泄乃宿疾，吐血乃表气之郁矣。询之，果受风数日后而病作。用炒黑麻黄、苏叶、前胡解表为君，杏仁、苏子、陈皮利气为臣，桑皮、片芩、天花粉、石膏清热为佐，甘草、桔梗散膈和中为使。二剂后，微汗，症顿减。去麻黄、苏叶、石膏，加白芍、茯苓，二剂症如失[3]。

2.谢映庐治李赓扬先生，严寒外束，虚热内蕴，渐致咳嗽吐血，日与养阴，胸紧减食，卧床不起，恶风背寒，脉紧重按无力，略有弦意，不数大，明是风寒两伤营卫之病，若不疏泄腠理，则肺气愈郁，邪无出路，法当夺其汗，则血可止。《经》云：夺血者无汗，夺汗者无血。奈体质孱弱，劳心过度：麻黄人参芍药汤：麻黄、人参、芍药、黄芪、当归、甘草、麦冬、五味子、桂枝，一服微汗出血止，再剂神爽思食，改异功生脉调理而安[1]。

又治徐晓窗，年逾五十，形伟体强，忽潮热咳血，叠进寒凉，渐至胸紧头痛，不能自支，进养阴清火，至饮食愈减，咳红日促，脉紧数之至，久病面色苍黑，额痛如锥刺，病经数月而形神未衰，声音犹重，肌肤虽热，而厚衣不除，一派外感明征。表邪入阴，扰乱营血，必当提出阳分，庶几营内可安。参苏饮除半夏：人参，紫苏，陈皮，枳壳，前胡，半夏，干葛，木香，甘草，桔梗，茯苓，姜，枣。加入止嗽散与服二剂，助以热粥，始得微汗，似觉头疼稍减，潮热颇息，以后出入加减不越二方，或增金钗、麦冬，或参泻白散十剂，一月而起。附：李维翰先生，畏寒发热，脉紧无汗，咳嗽失红，医治弗效，乃余疏方，畏而不服，终至不起[1]。

引用文献

［1］谢映庐.谢映庐医案［M］.上海：上海科学技术出版社，1962：17，18.

［2］高鼓峰等.医宗己任编［M］.上海：上海科学技术出版社，1959：156.

［3］江瓘，魏之琇.名医类案（正续编）［M］.北京：中国中医药出版社，1996：335.

（九）清气郁闭候（肺胃寒热表里证·热重·变证）

肺胃寒热证，热邪内蕴，外寒郁遏，上逆于肺，致肺气骤闭，上焦清气不得宣展，而成清气郁闭之候，为肺胃寒热证之危急重证。通常称之为肺闭、肺痹。

通称：风温犯肺，肺气郁痹。

内含病例：［**中医**］肺闭，肺痹，热喘，急惊风。［**西医**］大叶性肺炎，大叶性肺炎继发脓胸，腺病毒肺炎，麻疹肺炎，支气管肺炎。

病因病机：肺胃寒热郁闭。温热内蕴，失于宣透，或素有痰热，为外寒所遏，肺气骤闭，清气不司宣展，表里不得宣达，郁热上逆，诚如丁甘仁所谓："其邪不得外达而反内逼，痰火愈亢，肺气愈逆。"

证象组合：表郁+气炽+气逆

主症：**【腠理不宣】症象**：①身无汗。②恶寒。③寒战。④足冷。**舌象**：苔白腻。**脉象**：脉浮数，沉紧。

【津气蕴炽】症象：①恶热口干。②烦躁谵语。③昏迷抽风，突然高热抽搐，神识不清。④面赤额汗。⑤口渴。⑥咳嗽痰黄稠。⑦小便黄，便溏。**舌象**：①舌红。②苔微黄。③苔黄腻。**脉象**：①脉滑数。②沉数有力。

副症：**【气机不宣】症象**：①咳逆。②不食。③胸中痞塞。④胸胁痛。

【气机冲逆】症象：①气喘息促。②气粗咳不爽。③鼻扇，面青，胸高。④腹满。

宾症：**【清窍不利】症象**：①喉间痰声辘辘。②喉痛音哑。③鼻扇。

【清空不宁】症象：头昏痛。

治则：急当宣开上焦之闭，使郁热外达，则冲逆可平，如丁甘仁曰："急开痹达邪，清肺化痰。"[1]蒲辅周曰："辛凉透表之法，急开肺闭。"[2]

方证

1.麻杏石甘汤加味证：蒲辅周方[2]。辛凉透表，急开肺闭。治内热外寒，肺气郁闭。详见病案3。

生麻黄、粉甘草、桔梗各3g，杏仁、僵蚕各6g，生石膏12g，前胡、莱菔子各4.5g，葱白2寸。取120ml，分3次热服，4小时1次。

2.五虎汤加味证：简应坤方[3]。发散除热，治寒深入肺，郁而化热。

麻黄蜜炒、杏仁（炒去皮尖）、生甘草、生石膏（研为末）、知母、百合、苏子、白芥子各6g，细茶、桔梗各3g，生姜2片，水煎服，每服三汤匙约30ml，1日3次，1日1剂。

论著和讨论

本证候肺素有热，风寒外束，腠理闭塞，寒郁热逆，不得宣泄，肺气郁痹，清气不展，其主要见症，以肺气上逆之恶寒发热无汗，咳呛喘急，喉痛音哑，或痰声辘辘，咬牙嚼齿，与热邪内闭之壮热神昏，甚则抽搐等危急症象。其治则当急宣肺气以解其郁闭，兼以清降痰热，以宣其上痹，则清气得以宣展于内外，外郁内闭可解。丁甘仁、蒲辅周、章次公、邹素庵都首选麻杏石甘汤加减，寒散热越，表里俱解，继调和肺胃以善后，或继泄热降气化痰。

病案举例

1.丁甘仁治肺素有热，风寒外束，腠理闭塞，恶寒发热无汗，咳呛气急，喉痛音哑，妨于咽饮，痰声辘辘，烦躁不安，脉滑数，舌边红，苔薄腻黄。降气通腑，病势有增无减，其邪不得不达而反内逼，痰火愈亢，肺气愈逆，急开痹达邪，清肺化痰，麻杏石甘汤：麻、杏、石、甘、薄荷、马勃、连翘、象贝母、栀、豉、马兜铃、冬瓜子、芦根、竹沥，药后畅汗，寒热已退，气痰亦减，唯咳嗽咯痰不利，音闪咽痛，妨碍咽饮，舌红苔黄，脉滑数不静，此外束之邪已达，痰火尚炽，肺炎叶举，清肃之令不下行，拟轻开上痹，清肺化痰：蝉衣、薄荷、前胡、桑叶、桑白皮、杏仁、象贝母、生甘草、马勃、马兜铃、冬瓜子、胖大海、连翘、芦根、竹沥[1]。

2.周小农治恽男，2岁，咳嗽痰多，恶心气逆，鼻扇，身热，足厥，纹紫，风温挟痰上壅：紫菀、杏仁、葶苈子、马兜铃、麻黄、石膏、茅根、枇杷叶，另研郁金0.9g，菖蒲0.6g，明矾0.3g，胆南星0.9g，研萝卜汁温调，病减，足仍不暖，温邪上壅，肺气不降，便秘不通。加黄芩、前胡、牛蒡子、芦根，另末药月石、菖蒲各0.6g、保赤散0.12g、白矾0.15g，外用蓖麻、生白矾、麝香、鸡子白、葱头打融烘热，敷心胸。痰气尽下，热退而愈[4]。

3.蒲辅周治冬温（重症小儿肺炎）：王某，女，3岁，昨晚发热，体温39.7℃，白细胞18.65×10^9/L，中性粒细胞0.59，淋巴细胞0.41，今喘息烦躁，呼吸困难而青，神识半不清，即给氧，注射毛地黄、链霉素，十宣放血，仍高热烦躁，妄语若狂，面赤额汗，身无汗，腹满不实，气喘息促，脉浮数，苔白腻微黄，此内热外寒，肺气郁闭，昨日旅途受热兼感风寒所致，类属冬温，其治在表，宜辛凉透表之法，急开肺闭，麻杏石甘汤加味：（组方见方证）夜半喘缓，体温37.5℃，神清，脉静身和，唯微咳，此寒散热越，表里俱解，继调和肺胃以善后：鲜芦根15g，桑白皮、杏仁、枇杷叶各6g，瓜蒌仁9g，橘红、苏叶各3g，桔梗、浙贝母、莱菔子各4.5g，药后肝大已缩小，痊愈[2]。

又治温邪郁闭（腺病毒肺炎）：闻某，男，3个月，因高热无汗而喘5天入院，白细胞14.1×10^9/L，中性粒细胞0.46，体温40℃以上，经冬眠合剂、冰袋、吸氧仍灼热无汗，喘急气促，胸高膈扇，昏迷抽风，唇绀面赤，舌红苔白，脉浮数，由风温犯肺，卫气郁闭，未出3日，急宜解表，宜凉解之剂，以解表开闭，并结合毛地黄、血浆、输液、吸氧：麻黄1.5g，杏仁3g，生石膏9g，甘草、前胡、桔梗各1.5g，僵蚕、牛蒡子、竹叶各3g，葱白2寸，2剂，周身皮肤微润，抽风减少，去桔梗、葱白加钩藤3g以息风，炒莱菔子3g、苏子2.4g以降气，1剂热渐降，喘渐平，神清唯咳嗽痰多，表邪已解，肺闭已开，继泄热降气化痰：桑白皮4.5g，杏仁3g，苏子、前胡各2.4g，莱菔子3g，厚朴、化红皮各1.5g，茯苓3g，甘草0.9g，芦根9g，2剂，诸症基本解除，余轻度咳嗽，再调和肺胃之品，2剂而愈[2]。

4.章次公治伊男，平卧则喘，痰有铁锈色，左胁痛，初起战栗，壮热神蒙，属大叶性肺炎。加味麻杏石甘汤：生麻黄、粉甘草各4.5g，生石膏、杏仁各12g，桔梗、黄芩、葶苈子各6g，白芍、桑白皮各9g，活芦根30g[5]。

5.邹素庵治严宝清，男，2个月，虎口纹紫，上窜命关，面色惨白，肌热炙手，咳嗽频繁，胸高鼻扇，啼声不出，唇红苔垢，吮乳困难，龈腭白点布满，日泻绿粪五六次，小便浑黄而短。风因火热，痰借风威，上凌华盖，诸气内郁。银针刺破白点，进麻杏石甘汤加郁金、胆星、枳壳、牛蒡子、竹茹、车前子，2剂愈[6]。

引用文献

[1] 秦伯未.清代名医医案精华[M].北京：人民卫生出版社，2006：535.

［2］中国中医研究院.蒲辅周医案［M］.北京：人民卫生出版社，2005：134，146.
［3］简应坤.大叶性肺炎继发脓胸［J］.新中医，1980，(2)：25.
［4］周小农.周小农医案［M］.上海：上海科学技术出版社，1962：137.
［5］朱良春.章次公医案［M］.南京：江苏科学技术出版社，1980：16.
［6］福建省中研所.福建中医医案医话选编（第一辑）［M］.福州：福建人民出版社，1960：236.

（十）清阳郁蒸候（肺胃寒热表里证·寒重·本证）

肺胃寒热证，寒邪偏重，郁遏上焦清阳，热蕴于里，蒸于肺胃气分，而成清阳郁蒸之候，伤寒家称之为太阳阳明之病。其见症以表阳郁遏脉症为主，兼见肺胃内热脉症。

通称：太阳阳明病。

内含病例：［中医］客寒包火，温疟。

病因病机：肺胃寒热郁蒸，先有热邪内蕴肺胃，继感外寒触发，寒邪外束，清阳郁遏，不司宣达，内热郁蒸，不得外透，而成外郁内蒸之候。缪仲淳称之为："太阳阳明病。"

证象组合：阳郁+表郁+气热+气郁

主症：**【阳气不宣】症象**：①骨节疼烦。②周身酸楚。③浑身骨节痛，下部尤甚。④四肢不温。**脉象**：脉浮紧。

【腠理不宣】症象：①恶风。②微热恶寒。③皮肤干燥无汗。**脉象**：指纹青紫。

【津气蕴蒸】症象：①但热无寒。②时烦。③不得眠。④灼热自汗。⑤身痛如割。⑥口渴。**舌象**：苔薄黄。**脉象**：①脉右寸关大。②浮数。

副症：**【清空不宣】症象**：①头痛如裂。②头项痛。③前额连眼眶胀痛。

【气机不宣】症象：①胸膈饱胀。②咳嗽。③干咳。

宾症：**【气机不降】症象**：①干呕。②呼吸粗促。

【清窍不宣】症象：①鼻塞声重。②喉痒。③两目俱痛。

治则：以表证偏重者，当以升散通阳为主，外寒一解，郁热自透；内热偏重者，清透内热为主，兼以通阳散寒，热透于外，则寒邪自散。

方证

1.白虎加桂枝汤证：张仲景方。治温疟，身无寒但热，骨节疼痛，时烦，脉平。

知母六两，甘草二两（炙），石膏一斤，粳米二合，桂枝（去皮）三两，上剉，每五钱，水一盏半，煎至八分，去滓，温服，汗出愈。

2.升麻葛根汤倍芍药加桂枝汤证：张三锡方[1]。治自汗发热不止，恶风，干呕，详见病案2。

升麻、葛根、炙甘草各等份，白芍药加倍，加桂枝。为粗末，每服四钱，水煎服。

论著和讨论

本证候因寒束于外，热蒸于内，肺胃清阳不司宣发，其治则以宣通表阳，以开腠散寒，佐以清凉肺胃，以透达郁热；寒去热透，上焦清阳自展于内外矣。《金匮要略·疟病脉证并治》曰："温疟者，其脉如平，身无寒但热，骨节疼烦，时呕，白虎加桂枝汤主之"。吴鞠通曰："骨节烦痛，时呕，其脉如平，但热不寒，名曰温疟，白虎加桂枝汤主之。"[2]

病案举例

1.缪仲淳治一仆，受寒发热，头痛如裂，两目俱痛，浑身骨节痛，下部尤甚，状如刀割不可忍，口渴甚，大便日去一次，胸膈饱胀，不得眠，此太阳阳明病也，贫人素多作劳，故下体疼痛尤甚，以石膏45g，寸麦冬24g，知母、葛根各9g，竹叶100片，解阳明热，羌活7.5g，瓜蒌半个，桔梗、枳壳各3g，4剂而愈[3]。

2.张三锡治一人，伤风自汗，发热不止，自以为虚，服补中益气汤，热转剧。诊之，脉弦而长实有力。与升麻葛根汤倍白芍，加桂枝少许，一剂汗止热退[1]。

引用文献

［1］江瓘，魏之琇.名医类案（正续编）［M］.北京：中国中医药出版社，1996：334.
［2］吴鞠通.温病条辨［M］.福州：福建科学技术出版社，2010：48.
［3］徐衡之，姚若琴.宋元明清名医类案［M］.长沙：湖南科学技术出版社，2006：191.

（十一）肺气失宣候（肺胃寒热里证本证）

肺胃寒热证，寒热互阻肺窍，肺气失司宣降，是为肺气失宣之候，通常亦称之为客寒包火之证。其见症以肺窍不宣之胸闷、咳呛、失音为主要症象，但必兼有外寒内热之脉症。

通称：客寒包火证。

内含病例：[中医]咳嗽，失音。[西医]急性气管炎。

病因病机：肺胃寒热郁遏，因寒热互阻肺窍，肺气失其宣降之常，上焦不得宣通，津液郁滞成痰；痰邪交阻，清窍失其宣开，皆缘于肺气不宣所致。

证象组合：气郁+清窍

主症：【气机不宣】症象：①咳嗽痰黄。②面浮。**脉象**：①脉滑大。②脉右寸独坚。

副症：【气机不降】症象：呛咳。

宾症：【清窍不宣】症象：音窒不扬。

治则：总以宣发肺气为主，佐以清透郁热，宣降气机；肺气得宣，则复其升降之常。

方证

1.麻杏石甘汤证：张仲景方。功能宣泻郁热，清肺平喘。治热邪壅肺，发热，咳嗽气喘，甚则鼻翼扇动，口渴，有汗或无汗，脉浮滑而数。

麻黄四两，杏仁五十个，炙甘草二两，石膏半斤。水煎，分二次服。

2.开合止咳汤证：章次公方[1]。治急性气管炎发于冬令干咳者。

生麻黄6g，杏仁、车前子各12g，旋覆花（包）、百部、桑白皮、白前、天竺子各9g，五味子、粉甘草各4.5g。

论著和讨论

本证候因寒热客邪，交阻肺窍，肺气郁遏而不宣，其治则当温宣佐以清透，以解其寒热之郁遏，佐以宣降气机之品，以调其肺气。慎不得妄行敛涩，以留滞郁邪，必致缠绵难解。章次公认为："干咳，故用较多的镇咳药，至于五味子虽是敛肺药，也有止咳作用；麻黄可解气管痉挛，前人认为有开肺作用。两药一开一阖，正符合于制方的原则，投药数剂，干咳大减。"[1]

病案举例

1.叶天士治吴（四一），咳嗽，声音渐窒，诊脉右寸独坚，此寒热客气，包裹肺俞，郁则热，先以麻杏石甘汤，又苇茎汤[2]。

又治某（二八），风邪阻于肺卫，咳嗽面浮，当辛散之：麻黄1.5g，生甘草0.9g，杏仁、生石膏各9g[2]。

又治陆（二二），秋凉燥气咳嗽，初病皮毛凛凛，冬月失音，至夏未愈，而纳食颇安，想屡经暴冷暴暖之伤，未必是二气之馁，仿金实无声议治。麻黄、杏仁、生甘草、石膏、射干、苡仁。又，芦根汁、杏仁汁、莱菔汁、鲜竹沥，熬膏[2]。

2.张聿青治马左，寒束于外，热伏于中，咳嗽痰黄，脉形滑大。拟辛温寒合方：生麻黄1.5g，橘红3g，前胡、半夏、马兜铃各4.5g，石膏12g，生甘草0.9g，杏仁、茯苓、冬瓜子各9g。感邪已解，而晨昏之咳，仍然未止，再降气化痰，杏仁、川贝母、冬瓜子、海蛤粉、白云苓、炒苏子、蜜橘红、蜜款冬花肺露[3]。

又治张左，音塞不扬，两年之久，遂起呛咳，却不见红，脉气口不调，寒热互阻于肺，麻杏甘膏加细辛、前胡、橘红、茯苓、枳壳，重药轻投七剂，音塞较开，咳嗽大减[3]。

引用文献

[1] 朱良春.章次公医案[M].南京：江苏科学技术出版社，1980：52.
[2] 叶天士.临证指南医案[M].上海：上海卫生出版社，1958：51，52，110.
[3] 张聿青.张聿青医案[M].上海：上海科学技术出版社，1963：154，161.

（十二）肺失宣降候（肺胃寒热里证转证）

肺胃寒热证，热为寒郁，互阻肺窍，肺气失宣，郁热冲逆，肺气不降，是为肺失宣降之候，通常称之为寒包火哮。其见症以肺气冲逆之症象为主，但必兼见有外寒内热之脉症。

通称：寒包火哮。

内含病例：[中医]咳逆，热喘，哮喘，顿咳。[西医]支气管炎，百日咳。

病因病机：肺胃寒热郁逆，因寒热互阻肺窍，肺气失其宣发，郁热不得外达，而冲逆于上，肺气不得下降；实为寒闭热逆之候。

证象组合：气郁+气逆

主症：【气机冲逆】症象：①面浮。②暴喘。③咳呛阵作，汗出。④咳剧则呕。**舌象**：①舌边红苔薄少津，②苔白。**脉象**：①脉数。②脉滑，脉细滑。③脉促而滑。

副症：【气机不宣】症象：①胸闷。②咳呛。③咯吐稠痰后始适。**舌象：**①苔薄白。②薄腻。**脉象：**脉小滑。

宾症：【清窍不宣】症象：喉有水鸡声。

治则：当温宣肺气，以散其寒郁；清透郁热，以平其冲逆；更参以宣降气机之品，以调其肺气，则可复其宣降之常。

方证

1.麻杏三子汤证：施今墨方[1]。清肺化痰，治百日咳，阵发性咳呛，面红憋气，涕泪交流，详见病案3。

炙麻黄0.6g，杏仁、莱菔子各5g，生石膏6g，炙甘草、白芥子各1.5g，炙紫菀、炙白前、南北沙参、炙前胡、炙苏子、款冬花各3g，苏叶、桔梗各2.5g。

2.甘草麻黄汤加味证：姜春华方[2]。平喘止咳，治风寒犯肺，哮喘正在发作，咳嗽频频，舌净，脉细。详见病案4。

麻黄、百部、杏仁、大贝各9g，甘草6g，另砒矾丸（连服5日要停用），每次5丸。

论著和讨论

1.本证候因寒热互阻肺窍，寒郁于外，郁热不得外达，而冲逆于上，是为寒郁热逆之候，见咳呛、气逆、喘急、哮吼等症，其治则当以温宣肺气，以散发其寒郁，佐以清降肺胃内热，以除其冲逆，更参宣降气机之品，以调其肺气。吴坤安曰："（太阳感寒）兼喘者，火为寒郁，麻杏石甘汤妙。"[3]又说："若秋候凉风外袭，伏热内蒸，以致咳嗽或喘者，亦宜麻杏石甘汤，加桑白皮、象贝、枯黄芩、苏子之类，麻黄须蜜炙或水炒。"[3]

2.鹭鸶咳（百日咳）：祝谌予按：小儿罹之最为痛苦，咳嗽、气息、面红、目努、流泪，常迁延不愈。施（今墨）师屡用麻杏石甘汤合三子养亲汤，再加西洋参或南北沙参之类效果良好，服药后阵咳次数逐渐减少，乃至痊愈[1]。

病案举例

1.**张聿青**治严，辛温寒合方，气喘大减，的是寒热互阻于肺，效方进退：炙麻黄1.5g，生甘草0.9g，橘红3g，茯苓、杏仁、石膏各9g，枳壳、郁金各4.5g，姜汁3滴。哮喘复发，暂用重药轻服：蜜麻黄、干姜、桂枝、北细辛各0.9g，生熟甘草各6g，五味子4粒，石膏、酒炒白芍、半夏各4.5g，茯苓、苏子各9g[4]。

2.**周小农**治许仁全，龆龄，漆匠子。三月天气暴暖，赤膊迎风，风邪入肺，气喘甚急，面浮肿，宜辛开肺气，甘寒清热：麻黄1.2g，杏仁9g，生甘草1.5g，石膏、冬瓜皮子各15g，牛蒡子4.5g，桑白皮、薏苡仁各6g，前胡3g，枇杷叶12g，1剂微汗，面浮气逆循止，继以轻清之剂调理，愈[5]。

3.**施今墨**治百日咳：王某，女，5岁，阵发性咳呛，面红憋气，涕泪交流，哭闹饮食后加剧，甚则呕吐食物，或咯黏液痰，剧则连续呛咳，大便干结，小便黄，苔腻，脉弦滑。痰浊壅盛，肺失肃降。拟清肺化痰，麻杏石甘汤合三子养亲汤加味（组方见方证）[1]。

4.**姜春华**治哮喘：梁某，男，55岁。咳嗽10年，哮喘3年，冬重夏轻。现发作时有哮喘音，咳嗽频频，舌净，脉细。属风寒犯肺，宜平喘止咳，用甘草麻黄汤加味（组方见方证），5剂。另砒矾丸，每次5丸，共30粒[2]。

5.**黄文东**治李某某，女，28岁，咳嗽阵作，痰少形寒，饮食减少，口燥不欲饮，苔薄白，脉小滑。由于肺燥感寒，气失清肃，宜散寒清肺、顺气化痰：炙麻黄2.5g，生甘草4.5g，炙白前、炙款冬花各6g，炙紫菀、海蛤壳各12g，杏仁、苏子、百部、清炙枇杷叶各9g[6]。

6.**郭鸿林**治邱天彝，男，40余岁，气喘，投以真元饮加减，气愈急，脉促而滑，为风邪客表，肺气被郁而成咳逆上气，是表实非里虚，投《古今录验》续命汤以散风邪宣肺：姜炭、当归、党参、桂枝、生甘草、石膏、麻黄各9g，杏仁12g，川芎6g，2剂，诸症均愈[7]。

引用文献

［1］祝谌予等.施今墨临床经验集［M］.北京：人民卫生出版社，1982：273.
［2］戴克敏.姜春华教授治疗哮喘医案［J］.中医杂志，1987，（2）：2.
［3］吴坤安.伤寒指掌［M］.上海：上海科学技术出版社，1959：卷一43，卷三39.
［4］张聿青.张聿青医案［M］.上海：上海科学技术出版社，1963：179.
［5］周小农.周小农医案［M］.上海：上海科学技术出版社，1962：133.
［6］上海龙华医院.黄文东医案［M］.上海：上海人民出版社，1977：6.
［7］福建省中研所.福建中医医案医话选编（第一辑）［M］.福州：福建人民出版社，1960：118.

三、胆胃寒热证（寒热证并病·少阳证）（3候）

胆胃寒热证，为外感寒邪渐传入里，郁遏胆中木火之证。系外有寒邪郁遏，里有木火内蒸，而成外寒内热，外郁内蒸之证。伤寒家谓为半表半里，称之为少阳本病。其寒邪受之于外，而内热则来自自身，即胆腑木火之郁热，与其他寒热证之热，由外热内蕴者有别：即不必受感于暴寒暴热之时，亦不必先吸受外热。其治则亦有所不同：热受于外者，仍当从外出，故需清凉透热，而不可早行苦降；而木火之热，则当以苦寒降之，而不可以透发，以助其升逆。

胆胃寒热证，其治则：虽有外寒之郁，但不可以发汗；虽有内热之蒸，但不可以攻下；虽有上焦之郁，但不可以涌吐，此仲景之三禁。唯有和解一法，乃其正治。即以疏利枢机，调其升降，助其转枢为法，仲景云："血弱气尽，腠理开，邪气因入，与正气相搏。"正气已虚，故必佐以益气之品，以扶正达邪；胆内木火内盛，故又当参以苦寒之品，以降其上炎之势。此法即三法之外之和解法，亦即调和表里寒热虚实之法。

证候别称：少阳本病，少阳半表半里证，少阳兼表，太少合病。

病名：［中医］少阳中风，伤寒少阳证，少阳疟，风疟，少阳挟虚，产后热。

证候系统：详见图3-3-10。

本证————枢机郁蒸候

兼证————枢机郁遏候

夹证————枢机虚蒸候

图3-3-10　胆胃寒热证证候结构图

（一）枢机郁蒸候（胆胃寒热本证）

胆胃寒热证，外寒入里，郁遏枢机，木火内蒸，是为枢机郁蒸之候。伤寒家谓邪尚在半表半里，为少阳本病。邪尚在表里之间，尚未全入于里，故仲景曰："半在外，半在里。"

通称：少阳本病，少阳半表半里证。

内含病例：［中医］少阳中风，伤寒少阳证，少阳疟。

病因病机：胆胃寒热郁蒸，因外感风寒郁遏，胆中木火不得发越，内蕴为热，上焦清阳之气转枢不利，气机失其宣降，而成仲景所云："邪气因入与正气相搏，结于胁下，正邪分争"的外郁内蒸之候。

证象组合：不和+气郁+气蒸

主症：**【阳气不和】症象**：①热升先恶寒。②热降大汗恶风。**舌象**：苔白。**脉象**：脉弦。

【腠理不调】症象：①往来寒热。②乍寒时即以衣被厚覆，蒙头而卧，不胜其寒。③乍热时即撤去衣被，暴露其身，更用扇扇，不胜其热。

【津气蕴蒸】症象：①口苦。②咽干，口干不欲饮。③心烦，烦热，胸中烦。④身有微热。**舌象**：①舌边尖红苔黄。②苔淡黄，边尖薄白。**脉象**：脉弦数，浮数，按之小弦。

副症：**【气机不宣】症象**：①胸胁苦满。②默默不欲饮食。③脘痞不思饮食。④咳不爽。

【气机不降】症象：①头痛。②呕吐。

宾症：**【清空不宁】症象**：①头痛。②目眩。

治则：应以疏利枢机为主，以宣降上焦气机，兼以清降木火，以和解表里之法；使如仲景所云："上焦得通，津液得下，胃气因和。必蒸蒸而振，却发热汗出而解。"

方证

小柴胡汤加减证：吴鞠通方[1]。和解少阳。治向有痰饮喘证，寒热往来，口苦，脉弦。

柴胡、半夏、生姜、广皮、小枳实、大枣、炙甘草、黄芩炭。

论著和讨论

1.本证候因风寒郁遏，木火内蒸，枢机不利，其见症，既有腠理开合失调之寒热往来，复有上焦气机郁滞之胸胁苦满，默默不欲饮食，心烦喜呕等，更可见木火内蒸之口苦，咽干，目眩。仲景曰："伤寒五六日，中风，往来寒热，胸胁苦满，嘿嘿不欲饮食，心烦喜呕，或胸中烦而不呕，或渴，或腹中痛，或胁下痞硬，或心下悸，小便不利，或不渴，身有微热，或咳者，小柴胡汤主之。"（《伤寒论》96条）"少阳之为病，口苦咽干目眩也。"（263条）

吴坤安说：按往来寒热，虽为少阳本病，而所因有三：如少阳自受寒邪，阳气郁遏，初则不能发热恶寒，至五六日，郁热内发，与寒邪相争，则为往来寒热，一也；或太阳受寒，过五六日，余邪转属少阳，而为往来寒热，二也；或少阳自受风邪，即为往来寒热，三也。不得执定从太阳传来，其胸胁苦满，默默不欲饮食，心烦喜呕，此皆少阳病也。或胸中烦而不呕，或渴，或腹中痛，或胁下痞硬，或心下悸，小便不利，或不渴，身有微热，或咳者，皆少阳或有之症也[2]。

2.治则：宜疏利枢机，清降木火，以和解表里之法。仲景曰："伤寒中风，有柴胡证，但见一症便是，不必悉具。凡柴胡汤病证而下之；若柴胡证不罢者，复与柴胡汤，必蒸蒸而振，却复发热汗出而解。"（101条）"太阳病，过经十余日，反二、三下之。后四、五日，柴胡证仍在者，先与柴胡汤，呕不止、心下急，郁郁微烦者，为未解也，与大柴胡汤下之则愈。"（103条）"伤寒瘥以后更发热，小柴胡汤主之；脉浮者，以汗解之；脉沉实者，以下解之。"（394条）吴鞠通说："少阳疟如伤寒证者，小柴胡汤主之。渴甚者去半夏，加栝楼根；脉弦迟者，小柴胡加干姜陈皮汤主之。"[3]

仲景又说："伤寒五六日，呕而发热者，柴胡汤证俱，而以他药下之，柴胡证仍在者，复与柴胡汤，此虽已下之，不为逆，必蒸蒸而振，却发热汗出而解。若心下满而硬痛者，此为结胸也，大陷胸汤主之；但满而不痛者，此为痞，柴胡不中与之，宜半夏泻心汤。"（149条）

病案举例

1.吴鞠通治太阳中风汗多，误与收涩，引入少阳。寒热往来，口苦脉弦，与小柴胡汤和法。其人向有痰饮喘证，加枳实、陈皮，去人参（组方见方证）[1]。

2.万密斋治胡晏年五十，病伤寒十六日不解。其症乍寒时，即以衣被厚覆，蒙头而卧，不胜其寒；乍热时，即撤去衣被，暴露其身，更用扇扇，不胜其热。如此一日夜十余次，病在半表半里，阴阳混乱也。阴气乘阳则恶寒，阳气乘阴则恶热。宜用小柴胡以治其半表半里之邪，栀子、豆豉以治其阴阳错杂之邪。服之，寒热不再作而愈[4]。

3.秦伯未治男，60岁。身体素弱，患高血压，经常失眠，精神容易紧张。感冒发热5日，热势上升无定时，热升时先恶寒，热降时大汗恶风，伴头痛，咳嗽不爽作恶，食呆口苦，口干不欲饮，便秘，小溲短赤，脉弦紧而数，苔厚腻中黄。据寒热往来，当从少阳、阳明治疗：柴胡、黄芩、青蒿、菊花、枳壳各5g，前胡、半夏各6g，桔梗3g，杏仁、赤茯苓各9g。服1剂，汗即减少，2剂后亦不恶风，继予芳化痰湿而愈[5]。

引用文献

［1］秦伯未.清代名医医案精华［M］.北京：人民卫生出版社，2006：113.

［2］吴坤安.伤寒指掌［M］.上海：上海科学技术出版社，1959：卷一63.

［3］吴鞠通.温病条辨［M］.福州：福建科学技术出版社，2010：97.

［4］江瓘，魏之琇.名医类案（正续编）［M］.北京：中国中医药出版社，1996：281.

［5］秦伯未.秦伯未医文选［M］.长沙：湖南科学技术出版社，1983：438.

（二）枢机郁遏候（胆胃寒热转证）

胆胃寒热证，外寒尚盛，表阳郁遏，而上焦枢机不利，转为枢机郁遏之候。伤寒家称之为太阳少阳合病，或称少阳兼表之证。其见症虽与郁蒸候同，但以表阳郁遏之脉症显明。

通称：少阳兼表，太少合病。

内含病例：［中医］风疟。

病因病机：胆胃寒热郁遏，因风寒尚盛，郁遏表阳，腠理开合失度，致上焦清阳失展，枢机不利，宣降失司，是半表里而偏于表之证。

证象组合：阳郁+不和+气郁

主症：【阳气不和】症象：①面色萎黄而带灰黯。②头汗出。③自汗，淅淅恶风。④平素体衰漐漐微汗，微恶寒。⑤手足逆冷。⑥四肢痹，肢节烦疼。⑦口苦口微渴心烦，咽微红。⑧困倦喜卧。⑨小便不利，小便赤。⑩脘腹隐痛。**舌象：**舌淡红苔薄白。**脉象：**①微弦。②细弦。

【腠理不调】症象：①低热。②发热，微恶寒。③寒战发热。④寒热如疟，寒少热多。⑤汗出津津。⑥皮寒骨烧，全无汗。**脉象：**①脉右浮弦。②脉浮紧。

副症：【清空不宣】症象：①头痛。②头昏。

【气机不宣】症象：①右胁痛。②胸胁痞满。③心下支结。④心下微烦。⑤纳差。**舌象：**①舌边尖红苔白兼黄。②苔白中根黄腻。**脉象：**①脉弦数。②左浮滞沉数。

宾症：【气机不降】症象：恶心，微呕。

治则：虽仍当和解表里，但表阳之郁偏重，故当佐以通阳达表之法，以宣通表阳。然亦有先以辛散开达以解其表郁，然后再和解表里之法。

方证

1.柴胡桂枝汤证：张仲景方。治少阳证兼有太阳表证，症见发热，微恶寒，肢节烦疼，微呕，心下支结。

桂枝（去皮）、黄芩、人参、芍药、生姜（切）各一两五钱，炙甘草一两，半夏二合半，大枣六枚，柴胡四两。

水煎，分三次服。

2.柴胡桂枝干姜汤证：张仲景方。治少阳病未解，胸胁有水饮，症见往来寒热，心烦，胸胁满微结，小便不利，渴而不呕，但头汗出，及疟疾寒多微有热，或但寒不热者。

柴胡半斤，桂枝、黄芩各三两，天花粉四两，干姜、牡蛎、炙甘草各二两。水煎，分三次服。

论著和讨论

本证候枢机郁遏，宣降失司，而表阳不宣，腠理失调。其治则虽仍当疏利枢机，清降木火，但更当佐以通阳达表，以和解表里。仲景曰："伤寒六七日，发热，微恶寒，肢节烦痛，微呕，心下支结，外证未去者，柴胡桂枝汤主之（组方见方证）。上九味，以水七升，煮取三升，去滓，温服一升。本云人参汤，作如桂枝法，加半夏、柴胡、黄芩，复如柴胡法，今用人参作半剂。"（《伤寒论》146条）"伤寒五六日，已发汗而复下之，胸胁满微结，小便不利，渴而不呕，但头汗出，往来寒热，心烦者，此为未解也，柴胡桂枝干姜汤主之（组方见方证）。上七味，以水一斗二升，煮取六升。去滓，再煎取三升，温服一升。日三服，初服微烦，复服，汗出便愈。"（147条）

陈伯涛说：所谓太少二阳并病的表证发热待查，实系表热证候变化中的一种类型，其发病机制，自与表证不解有关，予柴胡桂枝汤法以扶正达邪，和其营卫，以通津液，病从表入，仍使其从表出，经验所及，一般太少二阳并病的表证发热待查，应用柴胡桂枝汤法有效，贵在见病治源，服药后得汗，或得微汗，表证解而后里和，和解中寓有发散的意思。章虚谷所谓："虽曰和解，亦为开表祛邪之法。"《类聚方广义》所谓"发汗期已失……但热势缠绕不去……宜用此方，重复取汗"均属经验之谈，辨证时，于表里混淆，寒热错杂，传变多端的病情中，必仍有太少二阳并病主要矛盾的表证存在，如发热自汗，或汗少不畅，恶风或恶寒肢节烦疼，微欲呕等，此点甚为重要，不可不知[1]。

病案举例

1.何拯华治风疟：韩瑞宝，35岁，风袭于表，头疼自汗，淅淅恶风，暑伏于里，寒热如疟，寒少热多，便溏溺热，脉右浮弦，左浮滞沉数，舌边尖红苔白兼黄。风疟初用辛散开达，达原饮加减：荆芥穗4.5g，草果1.5g，槟榔、防风、川厚朴、木贼草各3g，淡豆豉、黑栀各9g。1剂头痛除，恶风已，寒热分清，和解表里。柴芩汤加减：川柴胡、枳壳、桔梗、生姜、细茶各3g，橘红2.4g，青子芩、仙半夏各4.5g，阴阳水煎。寒热减而不止，加半贝丸0.9g，四服疟退。终以养阴开胃，麦冬汤加减：寸麦冬4.5g，北沙参、仙半夏各3g，北秫米9g，鲜石斛6g，鲜稻穗2支，荷叶。连进3剂，胃气健而病愈[2]。

2.余无言治樊某某，女，71岁。自诉1周前受风寒后，始觉恶寒，发热，头痛，体痛，服感冒成药数种（发汗及微下），均未获效。5天后，头痛、体痛虽除，但症现低热，寒热往来，头汗出，微恶寒，手足逆冷，胸胁痞满，心下微烦，食纳减半，口微渴，大便干结，3日未解，小便不利。请先父往诊，脉微弦，苔薄白，咽微红。结合证脉，诊为太阳少阳合病。治以柴胡桂枝干姜汤加桔梗方（柴胡12g，桂枝6g，干姜3g，天花粉30g，黄芩、桔梗各9g，牡蛎、生甘草各6g），4剂而愈[3]。

3.陈伯涛治胡某某，5岁，女，以高热40℃惊厥急症入院，经内儿科多方抢救，渐渐好转，但高热始终不退，虽经冰枕、合霉素、链霉素、土霉素、氨基比林、复方奎宁、硫酸镁及酒精擦浴等治疗收效甚微。化验室检查、肥达反应阴性，疟原虫经4次检查，未能找到，重氮反应阴性，肝功能正常。中医会诊：脉浮弦数，舌苔薄黄，取柴胡桂枝汤法，以和解并分散太少二阳并病之邪，另加鲜荷叶以升清降浊，且治头痛，取青蒿梗协柴胡以先入少阳，再领桂、芍、姜、枣以外解其太阳，方两进而热退38℃，诸症因以大减，再2剂而体温趋于正常，守方不变，先后计服中药6剂，旋以饮食调理而愈[1]。

4.李泰治宋姓，40岁，脉浮紧，皮寒骨烧，四肢痹，不太渴，心烦躁，头侧痛，全无汗，小便赤，此风寒挟热。麻黄、桂枝各2.4g，北连翘、焦山栀各4.5g，天花粉、知母各6g，柴胡、川芎各3g，地骨皮、云茯苓各9g，甘草1.5g，生姜2片。2剂愈[4]。

5.邹贵庆治张某某，男性，25岁，已婚，持续恶寒发热近3个月，每于子夜达高峰，汗出则热趋退，形体消瘦，面色萎黄而带灰黯，且感头昏头痛，恶心纳差，困倦喜卧，脘腹隐痛，舌淡，苔白中根黄腻，脉象细弦。先拟大柴胡汤加减，法取疏肝利胆、清热通腑。后宗吴又可达原饮加减。清骨散合白虎汤、加减白虎加桂枝汤加味治疗……六诊：药后胃纳再增，日进一斤二两米饭，然而热势未衰，细审脉证，先寒后热，休作有时，热甚腠理开，汗出而解，平素体衰，漐漐微汗，属伤寒少阳太阳合病，此乃病已入少阳而太阳证未罢。病程冗长，气血亦亏，故法宗和解少阳，调和营卫，佐以补气养血，拟柴胡桂枝汤加味为主：柴胡、秦艽、川厚朴各9g，桂枝6g，竹叶、白芍各12g，薏苡仁30g，黄芩、葛根、生黄芪、当归各15g，日服1剂。七诊：药后当天子夜热势稍挫，体温38.2℃，但一二时体温高峰仍达39.5℃以上，方既应手，宜重鼓再进，以柴胡桂枝汤加重桂枝再进。桂枝、柴胡各9g，黄芩、炒党参、姜半夏、白芍各12g，生姜3片，红枣16g，炙甘草4.5g，日服2剂。药后次日体温明显下降，体温高峰竟在37.3~38.3℃之间，胃纳再增，日食一斤四两米饭，此乃小柴胡汤和解表里，桂枝汤调和营卫之功也。昔贤尝谓“效不更方”，宜原方党参加至15g、再加黄芪15g、秦艽12g以助益气退热之功。日服2剂。患者4天后体温高峰仅在37.5℃左右，又5天体温复常，精神转爽，形体日丰，胃纳如常，舌转红润，黄腻苔渐退。后以十全大补汤善后，病愈出院[5]。

引用文献

［1］陈伯涛.伤寒论古方今用［J］.江苏医药，1977，（7）：21.

［2］何廉臣.重印全国名医验案类编［M］.上海：上海科学技术出版社，1959：58.

［3］余瀛鳌.余无言伤寒治验实例［J］.中国医药学报，1987，（6）：39.

［4］李洪成等.中医证候学［M］.北京：中国医药科技出版社，2008：291.

［5］邹贵庆.柴胡桂枝汤加味治愈高热病例［J］.江西中医药，1983，（1）：9.

（三）枢机虚蒸候（胆胃寒热变证）

胆胃寒热证，其人气血已虚，而邪郁上焦，内热蕴蒸，变为枢机虚蒸之候。即仲景所云：“血弱气尽，腠理开，邪气因入，与正气相搏，结于胁下，正邪分争。”故称之为少阳本病。

通称：少阳本病。

内含病例：［**中医**］少阳挟虚，产后热。

病因病机：胆胃寒热虚蒸，因其人素体气血不足，感受外邪，渐入于里，郁遏上焦，枢机失利，宣降失司，腠理开合失度，是为少阳夹虚之证。

证象组合：不和+气虚+气郁+气热

主症：【**阳气不和**】**症象**：①寒时欲热。②寒战发热。③饮反不渴。④头痛口苦。

【**腠理不调**】**症象**：①寒热往来，休作有时。②子、午时发热，振汗后热退。

副症：【**津气蕴蒸**】**症象**：①头汗出。②口苦。③热时谵语。**舌象**：苔薄黄略腻。**脉象**：脉弦数。

【**气虚不充**】**症象**：①头晕乏力。②目眩，头疼。③倦怠神倦欲寐。④嘿嘿不欲饮食。⑤汗出津津。**舌象**：舌淡红苔薄白。**脉象**：①脉弦濡微数。②沉弦而细。

宾症：【**气机不宣**】**症象**：①胸闷。②右胁隐痛。

【**气机不降**】**症象**：作呕，时呕。

治则：当于疏利枢机、和解表里之时，必兼以益气补虚之法，以助正达邪。

方证

小柴胡汤证：张仲景方。功能和解少阳。治少阳证，往来寒热，胸胁苦满，默默不欲饮食，心烦喜呕，口苦，咽干，目眩，脉弦，妇人伤寒热入血室，及疟疾等症。

柴胡八两，黄芩、人参、炙甘草、生姜各三两，半夏半升，大枣十二枚。

论著和讨论

本证候因寒热郁蒸，枢机失转，而气血已虚，祛邪乏力。其见症亦与郁蒸候同，但必见气虚脉症。仲景说：“血弱、气尽，腠理开，邪气因入，与正气相搏，结于胁下。正邪分争，往来寒热，休作有时，嘿嘿不欲饮食，脏腑相连，其痛必下，邪高痛下，故使呕也，小柴胡汤主之。服柴胡汤已，渴者属阳明，以清治之。”（《伤寒论》97条）因而其治则略偏重于益气理虚，以扶正祛邪。

孟琳昇按：小柴胡汤系《伤寒论》少阳病主方，本例患者的发热，除以子（夜间11~1点），午（中午11~1点）时发作为特点外，别无少阳证可取，所以投小柴胡，是以时间为辨证根据。盖子、午时为阴阳转化之际倘外邪侵客，扰乱人体正常的阴阳协调关系，则阴阳互争而出现发热。小柴胡汤既和半表，又和半里，恰能助正祛邪、平调寒热、协和阴阳。药后体温略降，且发热时间迁至上午9时（辰时），辰为胃所主时，故加石膏得愈[1]。

病案举例

1.**钟翊乾**治暑湿案：项氏，年逾不惑，寒热往来，日作两次，头汗出，寒时欲热，饮反不渴，后目眩，口苦作呕，神倦欲寐，热时谵语，脉弦濡微数，清化不效。川柴胡2.4g，黄芩2.1g，半夏6g，茯苓4.5g，西党参3g，甘草0.6g，覆杯即已[2]。

2.**沈衡甫**治部姓，女，27岁，产后10天，恶露虽少未净，少腹作痛，3天前，寒战发热，头痛口苦，热势虽缓未退，右胁隐痛，汗出津津，舌淡红苔薄白，脉弦数，气血虚而未复，邪客太少二阳，治以和解：软柴胡2.4g，白芍、炒青子芩、仙半夏、新会皮各4.5g，全当归、益母草各9g，2剂热解汗少，纳差乳少，和胃通乳6剂痊愈[3]。

3.**孟琳昇**治子、午时发热与小柴胡汤：苏某某，男，21岁，学生。发热10余天，每当中午12时和夜间12时前后高热发作，各持续2小时左右，体温在38~39℃，余时体温正常。饮食二便正常，除发热时微感头疼、倦怠外，别无不适，屡经中西医诊治，病状莫名，症状依旧，乃求治于予，诊脉微弦，舌象正常，考其既往治疗，未从时间因素分析，因悟及岳美中老师“子午两时为阴阳交替之时”理论，认为该证系阴阳不协调之候，故拟柴胡、黄芩、半夏、党参、生姜各10g，甘草6g，大枣6枚，水煎2剂，分2日服。药后发热不高于38℃，发热时间改为上午9时与下午6时左右。病机有所扭转，但尚未改变，故仍于原方加石膏30g，再服2剂而愈，回校复学，至今未见复发[1]。

4.刘长江治定时发热：王某某，男，27岁，患者于1个半月前患“大叶性肺炎”，经过2周住院治疗，痊愈。但近2周来，过午发热，体温在28.5℃左右，无恶寒，持续约2个小时，振汗后热退，每日必作，作时头晕、胸闷、乏力、时呕，休时如常人，二便正常，舌质淡红，苔薄黄略腻，脉象沉弦而细，证属余邪未尽，客于少阳。治宜和解清热，小柴胡汤加味：柴胡、金银花各20g，糖参10g（另煎），炙半夏、黄芩、知母各15g，生姜7g，大枣5枚，水煎服，每剂服2次，每日1剂。3剂痊愈[4]。

引用文献

［1］孟琳昇.按时发热治验［J］.上海中医药杂志，1983，（11）：21.
［2］何廉臣.重印全国名医验案类编［M］.上海：上海科学技术出版社，1959：134.
［3］沈衡甫.小柴胡汤加减治疗产后发热8例［J］.上海中医药杂志，1965，（10）：14.
［4］刘长江.运用小柴胡汤治疗休作有时性病证举隅［J］.中医药学报，1984，（6）：46.

第三节　虚寒证类（6证25候）

虚寒证，系阳虚生内寒之证。寒由虚生，寒从内起，故称为内寒，与阴寒证属外寒，有内外虚实之异，轻重缓急之别：阴寒为实邪，虚寒为虚邪。实邪由外入，病起仓促，故势急而较重；虚邪起于内，病起于渐，故势缓而较轻。

虚寒诸证，多系素体虚弱之人，或久病大病之后，或起于大劳大欲，以及妇人经产之时，阳气伤残，寒从内起；或更感外寒，或更伤生冷，内外合邪，阳气难支，病发亦多重笃。

虚寒证，可概分为中焦虚寒与下焦虚寒：中焦虚寒，病起于脾胃，故以脾胃虚寒证为本病。久则脾阳不能温养肝木，土不安木，可累及肝阳。或肝阳不振，肝寒内生，横逆中焦，窜脾犯胃。故以肝脾虚寒证、肝胃虚寒证为合病，重者则由脾阳累及下焦肾阳，或肾阳不足，命火衰微，火不生土，均可致脾肾阳气并虚，而成脾肾虚寒证，是为中焦下焦并病。

下焦虚寒，寒从下焦肝肾而起，病在于肾火衰微，不能温煦于肝，以致肝肾阳虚生寒，故肝肾虚寒证，为下焦虚寒本病。肾阳不足以温煦上焦，清金失暖，所谓水冷则金寒，而成肺肾虚寒证，是为上下合病。

《经》云：阳虚生内寒，寒由虚起，故治虚寒证，总当温补阳气为主，阳气回复，则虚寒自除，即王太仆所谓“益火之源，以消阴翳”即助阳祛寒之法。

证候系统：详见表3-3-3。

表3-3-3　虚寒证证候结构表

病位	本病	合病	并病
中焦虚寒	脾胃虚寒证	肝胃虚寒证、肝脾虚寒证	脾肾虚寒证
下焦虚寒	肝肾虚寒证	肺肾虚寒证	

一、脾胃虚寒证（中焦本病）（5候）

脾胃虚寒证，或称中焦虚寒，简称中寒证，总由中焦脾胃阳气不足，或过啖生冷，损阳生寒，寒从内起，故有夹食夹阴之称，夹伤冷食者，称为寒滞。

其病机初发病时，虚中常挟实邪，中阳郁滞，气失升降之序，或阴浊上逆，或阴邪内结；久病则虚多实少，阳虚不能固摄，多有滑脱之变，若延误失治，更有厥脱之险。

脾胃虚寒证，脾胃阳虚是本，阴寒内起为标，故其治则总当温中散寒为法；温补脾胃阳气为主，温散阴寒相佐，扶正以祛邪，标本兼顾。

证候别称：中焦虚寒，胃中虚冷，虚寒胃痛，虚证似实，至虚有盛候，阴盛格阳，阴证似阳，真寒假热，虚寒滑脱，虚寒失血，虚寒口疮，阴火舌疼，中阳暴脱，阳脱，亡阳。

病名：［中医］夹食夹阴，寒滞，痞满，寒实结胸，太阴头痛，太阴脾疟，亡阳，阳脱，胃寒痛，腹痛，虚胀，阴呃，反胃，虚寒下痢，吐血，便血，口疮，舌尖疼痛。

证候系统：详见图3-3-11。

本证————胃阳不和候、脾阳虚滞候
夹证————清阳虚滞候、清阳虚结候
转证————胃阳虚逆候、胃阳不振候
变证————阳虚失固候、阳虚失摄候、阳气虚脱候

图3-3-11　脾胃虚寒证证候结构图

（一）胃阳不和候（脾胃虚寒本证）

脾胃虚寒证，脾胃阳虚，寒邪郁滞，而致胃阳不和之候，通常称之为虚寒胃痛。其见症以胃脘疼，喜热恶寒，得温得按稍舒，以及其他阳虚内寒脉症同见。

通称：虚寒胃痛。

内含病例：［中医］胃寒痛。［西医］胃溃疡。

病因病机：脾胃虚寒郁滞，因脾胃阳气不振，中寒内起，或过食生冷之物，郁滞胃阳，气失通利，宣降失司，阳虚寒实，而成胃阳不和之候。

证象组合：阳郁+气滞

主症：**【阳气不宣】症象**：①面色淡黄。②隐隐作痛，得温则舒，恶寒喜热喜按，遇寒而发，夜间加剧。③口燥。④便溏。⑤肢冷。**舌象**：①舌淡苔白。②淡胖齿印。③舌苔白干。**脉象**：①脉弦细。②细弱。③沉细。④脉沉涩。⑤脉沉迟。

【气机不利】症象：①胸脘作痛。②胃脘绵绵作痛。③胃脘胀痛。④大便不通。**脉象**：脉弦。

副症：**【气机不宣】症象**：纳少。

宾症：**【气机不降】症象**：①嗳气。②泛吐清水。③呕吐酸冷。

治则：宜温补脾胃阳气，以驱内寒为主，佐以疏利气机，以和胃气，标本兼顾。

方证

1.加味黄芪建中汤证：董建华方[1]。补气温中，散寒止痛。胃痛气痛不愈，胃痛隐隐喜暖喜按，肢冷便溏，泛吐清水，舌淡苔白，脉沉迟，耗气伤阳，脾胃虚寒者。

黄芪、桂枝、白芍、炙甘草、饴糖、高良姜、大枣、金铃子、延胡索、陈皮。

2.香砂理中汤加味证：《通俗伤寒论》方[2]，疏畅中气，治痞满虽解，胃脘胀痛。

广木香、炒川姜、砂仁各3g，东洋参4.5g，炒生晒术6g，清炙甘草2.4g，加炒猬皮、炙延胡。

3.丁蔻理中汤证：《全国中药成药处方集》南昌方。治胸脘作痛，喜按喜热，呕吐酸冷，呃逆噫气，夜间为剧，详见论著。

党参、焦白术、炙甘草、干姜各150g，白豆蔻、公丁香各50g。水泛为丸，如绿豆大。每服6~9g，开水送下，每日2次。

论著和讨论

本证候因脾胃阳虚生寒，胃阳郁滞，气失通利，胃气虚寒，阴邪横逆，胸脘作痛，呕吐酸冷，其痛喜按，喜饮热汤，遇寒而发，夜间加剧，脉沉迟。其治则当温壮脾胃阳气，以祛寒为主，兼以疏利气机，以和胃为法。古人说：温中土以化阴寒，主丁蔻理中汤；脉沉细，冷汗时出，气微力弱者，术附汤温之。俞根初说："若痞满虽解，而胃脘胀痛者，则用香砂理中汤（组方见方证）加炒猬皮、蜜炙延胡，疏畅中气以除痛，终用木香理中汤：木香0.6g，姜半夏、广陈皮、枳实拌炒白术各3g，青皮、砂仁各1.5g，炙甘草1.2g，烦热加姜炒川黄连2.1g，便闭加海南子、炒黑丑1.5g调中和气以除根。"[2]

病案举例

1.俞长荣治1例水肿新瘥患者，胃脘绵绵作痛，口燥，大便3天未通，面色淡黄，舌苔白干，脉沉涩，因脾阳虚衰，阳气不化，津液不行，而致便秘，用温中健脾法，理中汤原方1剂便通，口舌转润，胃痛亦减，是太阴虚寒而非阳明里实，用理中汤振奋脾阳，使津液得行，故大便得利，口干得解[3]。

2.谢兆丰治苏某某，女，34岁。1980年9月4日初诊。胃病3年余，经常隐隐作痛，时轻时重，得温则舒，嗳气纳少，苔白，脉细弦。X线钡餐透视呈瀑布型胃，黏膜正常，未见龛影及充盈缺损。辨证：病久体虚，脾寒胃弱，

中阳不足，气机阻滞，以致胃痛。治拟行气调胃，温阳止痛：广木香、高良姜、干姜各6g，砂仁（后入）2g，陈皮、炒白术、白芍各9g，甘草、厚朴各5g，红枣6枚。服药9剂，疼痛消失[4]。

3.葛国谦治胃溃疡：王某某，女，46岁，上腹隐痛反复发作6年，5日前因食生冷发作，胃脘隐痛绵绵不休，喜按喜暖，纳差，神疲乏力，手足不温，大便溏薄，舌淡胖有齿印，苔薄白，脉细弱，温中健脾，黄芪建中汤合理中汤加减：黄芪、党参各15g，桂枝、干姜、炙甘草各6g，白芍、云茯苓、乌贼骨各12g，白术、陈皮、玄胡各9g，大枣3枚，1周疼痛明显减轻，去干姜、玄胡加怀山药、砂仁，服2周后，以加味四君子汤调理痊愈[5]。

4.李洪成治一女，年20岁左右，自言脘腹胀满，已有2个月之久，曾服中西药，其胀反有增无减，现已胀至咽膈，饮食均感难下，见其脉沉细，舌淡苔白，查其所服中药，全是消导行气，近日所服皆有攻下之品，服后自觉气塞咽膈，知其消导通利过多，脾阳伤残，中焦转运无权，为虚证似实之虚胀，投以枳实理中汤，1剂即咽膈通畅，3剂脘腹胀亦消除，继以治中汤调理而愈[6]。

引用文献

［1］董建华.治疗胃病必须调和气血［J］.新中医，1987，(1)：2.
［2］俞根初.重订通俗伤寒论［M］.上海：上海科学技术出版社，1959：345.
［3］俞长荣.略论“甚者从之”［J］.中医杂志，1979，(7)：15.
［4］谢兆丰.在临床运用木香配伍的经验［J］.上海中医药杂志，1983，(9)：20.
［5］葛国谦.胃、十二指肠溃疡病中医治疗体会［J］.贵阳中医学院学报，1989，(1)：23.
［6］李洪成等.中医证候学［M］.北京：中国医药科技出版社，2008：295.

（二）清阳虚滞候（脾胃虚寒夹证）

脾胃虚寒证，中阳素虚，或过食生冷，寒滞于中，清阳不运，虚而挟滞，而成清阳虚滞之候。古人亦称之为太阴头痛，夹食夹阴之证。其见症以中焦气机郁滞，升降失常之症象显明，兼有阳气怫郁于表里脉症，但必有阳虚脉症为凭，始为阳虚寒滞表里之候。

通称：中焦寒滞。

内含病例：［中医］太阴头痛，夹食夹阴，寒滞，太阴脾疟，虚胀。

病因病机：脾胃虚寒虚滞，为中焦脾胃阳气不足，或生冷阻滞，寒从中起，郁遏清阳，不司运转，怫郁于内外，脾胃气机，升降失常，而成“寒滞于中宫，脾阳不得升越”[1]之候。

证象组合：阳虚+气滞+阳郁

主症：**【阳气不振】症象**：①大便泄利。②困倦不食。③大汗如蒸。④寒战。⑤足冷。⑥阳缩。**脉象**：①脉微弱。②弦涩。③右脉始虽浮大，久按渐转虚小。④脉濡。⑤脉弦而缓。

【气机不利】症象：①胸腹闷痛。②胸膈痞满，按之不坚不痛，时胀时减。③胀急不安。④脘腹胀痛拒按。⑤肠鸣溏泄。**舌象**：舌白厚腻。**脉象**：①弦滑。②右脉涩滞伏结。

副症：**【阳气怫郁】症象**：①恶寒发热无汗，身痛头痛。②身大热。③寒热疟来日迟。④面赤，潮热。⑤口渴咽干。⑥唇焦而燥。⑦心神烦躁。**舌象**：舌边红苔焦黄。**脉象**：①脉弦数有力。②浮数无力。

【气机不降】症象：①呕吐。②喘逆。③清涎涌逆。④嗳气。

宾症：**【气机不宣】症象**：胸满。

治则：但以温中助阳为主，兼运化寒滞，但治其里，阳气回复，寒滞消散，毋需发表，清阳一展，表里自和。

方证

1.六和汤证：《医方考》方[2]。治夏月饮食不调，湿伤脾胃，霍乱吐泻，倦怠嗜卧，胸膈痞满，舌苔白滑等症。砂仁、厚朴各2.4g，甘草1.5g，木瓜4.5g，半夏、杏仁、人参、白术、藿香、扁豆、赤茯苓各6g。水煎服。

2.枳实理中丸证：《太平惠民和剂局方》方[3]。功能理中焦、除痞满、逐痰饮、止腹痛。治伤寒结胸，心膈高起，实满作痛，手不得近。

炒枳实一两，白术、人参、炙甘草、茯苓、炮姜各二两。蜜丸，鸡子黄大，每服一丸。

3.壮阳降逆理中汤证：陈务斋方[4]。治真寒假热，恶寒发热，头目晕痛，胸膈胀满，详见病案3。

肉桂3g，熟附片、干姜各15g，炒白术18g，半夏、白芍各9g，陈皮4.5g，茯苓、防风、党参各12g，当归身、五味子、砂仁各6g。

论著和讨论

1.本证候因脾胃阳虚寒滞，清阳不得升越，怫郁于内外，里证似表。舒驰远曰：“太阴湿痰壅塞胸膈，如天之阳气蔽塞，地之阴气冒明。头为之痛，症兼腹痛，自利，手足自温，法宜黄芪、白术、炮姜、附子、砂仁、半夏。”[5]吴坤安说：“伤暑口渴，恣食生冷瓜果，以致寒包暑邪，宜六和汤去人参、扁豆，加楂肉。”邵仙根评：“暑为阳邪，热灼津亏，则多口渴，渴则饮冷，恣食瓜果生冷，伤脾胃中阳，郁遏阳气，以致暑不能外出，此因暑而自致之病，非暑伤也。盖冷物滞于中宫，阳气不得伸越。故胸腹闷痛，舌苔中白边红者，寒抑热邪也。中虚邪滞，则脉微弱。身大热者，暑也。”[1]

2.治则：即可投以温中祛寒，助阳气而除冷滞，不至乱投发表通利，重伤阳气，而犯虚虚之戒，致冷滞凝结，而有阴结之变。何秀山说：“如其人胃素强盛，宿食不久化热，右脉多洪盛滑数，身壮热而胸膈烦闷者，必兼清中疏滞，调中饮加减为主：小枳实、姜炒川黄连各3g，六神曲、炒山楂肉各6g，真川厚朴、广橘红各2.4g，青木香汁2匙，生萝卜汁1瓢同冲。若过用消克伤胃，其症自利肢厥，胸膈痞满，按之不坚不痛，时胀时减，右脉始虽浮大，久按渐转虚小者，必兼温和脾胃，白术和中汤为主。总之右脉滑盛，手足温和者易治，右脉短涩，四肢逆冷者难疗，此为外感夹食之总诀。”[6]

3.参考：吴鞠通说：太阴脾疟，脉濡寒热，疟来日迟，腹微满，四肢不暖，露姜饮主之。此偏于太阴虚寒，故以甘温补正。其退邪之妙，全在用露，清肃能清邪热，甘润不伤正阴，又得气化之妙谛。露姜饮方（甘温复甘凉法）：人参、生姜各3g，水2杯半，煮成1杯，露一宿，重汤温服。太阴脾疟，脉弦而缓，寒战，甚则呕吐噫气，腹鸣溏泄，苦辛寒法不中与也；苦辛温法，加味露姜饮主之。上条纯是太阴虚寒，此条邪气更甚，脉兼弦则土中有木矣，故加温燥泄木退邪。加味露姜饮方（苦辛温法）：半夏、生姜各6g，人参、草果、广陈皮、青皮醋炒各3g。水2杯半，煮成1杯，滴荷叶露3匙，温服。渣再煮1杯服[7]。

姚国美说：头痛胸闷，无衣则凛凛，着衣则烦，甚则恶寒，发热无汗，而小便不利者，此感寒受暑，宜香薷饮辛香发散；若更身疼腹痛胀，舌淡溶溶，与藿香正气散芳香解暑；寒暑犯中，则呕泻并作，治当温中和胃，六和汤（组方见方证）主之[2]。

病案举例

1.**张路玉**治金鲁公，触热劳形，醉饱不谨后受凉，遂发热头痛，胀满喘逆，大汗如蒸，面赤戴阳，足冷阳缩，脉弦数无力。曰：此伤暑夹食而复夹阴也。与大顺散一服不应，转胀急不安，因与枳实理中加厚朴、大黄，是夜更衣二次，身凉足暖而痊[8]。

2.**马元仪**治寒热数日，中痛呕逆，胸满身疼，左脉弦涩，右关尺虚微，此中气虚寒，当行温补法：人参、白术、茯苓、炙甘草、肉桂、附子[8]。

3.**陈务斋**治真寒假热证案：陈黎氏，年30余岁，正气衰弱，诱因夏月天气不和，水湿太盛，咸受风寒，皮肤郁闭而病丛生。肢体困倦，食量日减，体中恶寒发热，头目晕痛，口渴咽干，清涎涌逆。继则食量全缺，肢体困极，软而无力，口更大渴，清涎更涌，常见体中潮热，头目更痛，不能起立，胸膈满胀，腰痛腹痛，心神烦躁，小便微黄，唇焦而燥，舌苔胶黄。脉左右浮数无力。以脉症合参，真寒假热证也。此证因过食生冷瓜果，蓄湿积寒，阻遏正气不畅，适夏月乍寒乍热，感受风寒，皮肤闭塞，湿气渐长，阳气渐消，肾水愈寒，肝本愈郁，抑遏清阳，遂致上焦热燥，浊阴不降，至清涎泛溢，阴凝于内，阳越于外。前医以风热证治之，又以阴虚治之，则孤阴不生，独阳不长，中土已败，绝粒月余。疗法：汤剂用理中汤，壮阳降逆，取熟附片、肉桂、法半夏、干姜、白术、防党、五味子、白芍、当归、砂仁、陈皮、茯苓。一服后，燥渴减，清涎略少。五服后，燥渴已除，咽喉不燥，清涎更少，体中略和。唯口中味淡，以肉桂汤作常茶饮之。但百物不思，唯欲食白古月，每日需两许，食之桂古月与药汤知甜不知辛辣，内寒已极，诊脉沉迟，每味加倍。再连五服后，略思饮食，即食白粥一小碗，立时胸中胀满，症复如前，诊脉浮数，又将方每味加倍。再连五服后，病脉皆退如前，又思饮食，用干姜煎汤，入炒焦白米煎粥食之，方能消化。又将方中附、姜、术每味倍至四两，再连五服后，食量已进，略能步履。误食李子数枚，即时胸膈胀满，而病复如前，又不思食，又将方中姜、附、术每味倍至八两，再连十余服后，始知辛辣，病症已退，食进气强。壮阳降逆理中汤（组方见方证），煎服后，连日将各味倍重，姜、附、术每味倍至八两一服。二十日清升浊降，渴止体和。三十日食量略进，元气略复。四十日食量大进，元气复旧[4]。

引用文献

［1］吴坤安.伤寒指掌［M］.上海：上海科学技术出版社，1959：卷四43.
［2］姚国美.姚国美医学讲义合编［M］.北京：人民卫生出版社，2009：179.
［3］陈师文.中华医书集成·太平惠民和剂局方［M］.北京：中医古籍出版社，1999：33，47.
［4］何廉臣.重印全国名医验案类编［M］.上海：上海科学技术出版社，1959：78.
［5］舒驰远.伤寒集注［M］.北京：人民军医出版社，2009：138.
［6］俞根初.重订通俗伤寒论［M］.上海：上海科学技术出版社，1959：306.
［7］吴鞠通.温病条辨［M］.福州：福建科学技术出版社，2010：96.

[8] 徐衡之，姚若琴.宋元明清名医类案[M].长沙：湖南科学技术出版社，2006：228，575.

（三）胃阳虚逆候（脾胃虚寒转证）

脾胃虚寒证，中焦虚冷，胃阳不振，阴气上逆，转为阳虚阴逆之胃阳虚逆候。古人称之为中焦虚冷，或胃中虚冷之证。以呕、吐、呃、噫、哕等胃气上逆症象显明，但伴有阴凝阳虚脉症。

通称：中焦虚冷，胃中虚冷。

内含病例：[**中医**]阴呃，反胃。[**西医**]胃幽门部分性梗阻。

病因病机：脾胃虚寒虚逆，因中焦阳虚，或过食生冷，或汗、吐、下，寒凉太过，致胃中虚冷，阴浊聚胃，阴气上逆，转为"阳气式微，浊阴上逆"[1]之候。

证象组合：阳虚+气逆+气滞

主症：【阳气不振】症象：①形体消瘦，神色灰暗。②喜暖畏冷。③厥冷。④唇淡。⑤语音低微。⑥食欲不振。⑦神靡，神倦乏力。**舌象：**舌苔薄白，质润滑。**脉象：**①脉弱。②濡缓。③微细。④迟沉。⑤沉细无力。

【气机冲逆】症象：①饮水则哕。②呃逆。③食后倒饱、嗳气、噫气。④自觉逆气上冲，恶心呕吐，早轻暮重。⑤食后半日又吐出，或早食暮吐，吐出物为不化之宿谷，量多，带有酸臭味，吐后即觉舒适，或吐出不臭。⑥嗳酸。⑦呕清水。**舌象：**苔白。

副症：【气机不利】症象：①心下痞胀硬，胀闷不舒。②胸脘作痛。③上腹膨隆。④脘胁攻痛。

宾症：【气机不宣】症象：①不食。②胸脘不爽。③大便干燥异常，状如羊矢。

治则：当温中土以化阴浊，振阳气以镇阴逆。

方证

1.桂朴汤证：费伯雄方[2]。温中土以化阴寒，治胃气虚寒，阴邪横逆，胸脘作痛，呕吐酸冷，其痛喜按，喜饮热汤，遇寒而发，夜间加剧，脉沉迟。

肉桂、厚朴、生姜、茯苓、当归、白术、丁香、砂仁、白芍、广陈皮、郁金、红枣。

2.旋覆代赭汤加味证：黄有玉方[3]。治伤寒呃逆，神靡唇淡，苔白脉细微，详见病案2。

熟附片、党参各6g，旋覆花、炙甘草各9g，代赭石4.5g，半夏15g，大枣4枚。

3.丁蔻理中汤加减证：黄国华方[4]。治病后呃逆，精神委顿，口唇淡，详见病案3。

台乌、枳实、丁香、党参各6g，沉香4.5g，桔梗、白豆蔻各3g，木香、干姜各1.5g，柿蒂5枚，枇杷叶9g。

论著和讨论

1.本证候因中焦虚寒，阴浊聚胃，阳气不振，阴气上逆，如仲景曰："若胃中虚冷，不能食者，饮水则哕。"（《伤寒论》226条）"伤寒大吐大下之，极虚，复极汗者，其人外气怫郁，复与之水，以发其汗，因得哕。所以然者，胃中寒冷故也。"（380条）"伤寒发汗、若吐、若下，解后，心下痞硬，噫气不除者，旋覆代赭汤主之。"（161条）《金匮要略·呕吐哕下利病脉证治》曰："呕而脉弱，小便复利，身有微热，见厥者，难治，四逆汤主之。"

2.治则：当以温补阳气为主，以驱阴浊；佐以镇降冲逆之品，标本兼顾。吴坤安说："中焦虚冷，如脾胃虚寒，寒气格逆而呃者，脉来濡缓，右关软大，舌嫩不渴，宜理中汤加丁香温之。"[5]"若湿饮内伤，阴浊聚胃，以致胃阳受伤，浊阴上犯，噫气嗳酸，中焦格拒，治宜安益胃阳，以镇阴逆：人参、半夏、茯苓、干姜、旋覆花、代赭石主之。"[5]何廉臣亦云："若过服寒药伤胃，冷气逆上而呃者，以温中降痰为主，宜用丁香、柿蒂、沉香、砂仁、吴茱萸诸品，寒甚者加桂附，气虚者加人参。"[6]董废翁说："大吐大下，复极发汗，胃中虚冷，阳气拂郁于表，医与之水，虚寒相搏，因致呕哕者，吴茱萸汤、理中汤。"[7]

3.杂录：①寒气客胃，厥逆上行，复出于胃，故为噫也。噫者胸喉间气不得下通，然而无声也，主理中汤加橘皮、半夏、丁香之类。②胃气本虚，汗下太过，或恣饮冷水，水寒相搏，主理中汤。③喜暖，不思饮食，遇寒即呕，四肢清冷，二便清利，口不渴，唇不焦，食久不化，吐出不臭，主温胃理中，理中汤加砂仁、半夏。④汗下后，邪气虽解，胃气弱而不和，三焦失职，清不能升，浊不能降，嗳酸作饱，胸脘不爽，仲景所谓心下痞硬，噫气不除，主旋覆代赭汤宣阳气而镇阴逆，阳气宣达，则阻邪不得阻格，升降顺痞硬散，而噫气自除。⑤恶心时呕清水，不渴脉迟，主丁蔻理中汤。

病案举例

1.**王孟英**治某，素患噫气，凡体稍不适，其病即至，既响且多，苦不可言，此阳气式微，浊阴上逆也。先服理中汤一次，随以旋覆代赭汤主之，遂愈。嗣后每发，如法服之辄效[1]。

2.**黄肖玉**治丘某，患虚呃八日不止，神糜唇淡，苔白，脉细微，脉右沉弱，主旋覆代赭汤加黑附片6g（组方见方证）1剂而瘳。盖以黑附纳肾气，人参固脱，是以建功[3]。

3.黄国华治某妇，30余岁，病后呃逆，精神委顿，口唇淡，脉微细，苔白，这是久病气血两虚，因呃逆连续发作，急治标专理其气（组方见方证），2剂好转，补气血善后[4]。

4.王殿祥治患者娄某某，女，61岁，患者5年前即有胃痛史，时作时止。近年来经常食后倒饱、嗳气、胀闷不舒，自觉逆气上冲，脘胁攻痛及恶心呕吐，早轻暮重。近4个月来诸症加重，食后半日又吐出，或早食暮吐，吐出物为不化之宿谷，量多，带有酸臭味，吐后即觉舒适；伴神倦乏力，食欲不振，尤以中、晚餐不能进食。大便5~6天1次，干燥异常，状如羊矢，尿少色黄。检查：营养欠佳，形体消瘦（体重38kg），神色灰暗，语音低微，上腹中等度膨隆，有时可见到蠕动波；压痛不明显，无实质肿块，听诊振水音增强。舌苔薄白，质润滑，诊脉沉细无力。X线钡餐检查：胃显著扩大，有大量胃液潴留，呈“丁”字形，位置很低，在髂骨嵴下约9cm，边缘整齐，可移动，幽门有持久之阻塞现象，运动消失。诊断：胃幽门部分性梗阻伴有胃扩张（可能由溃疡引起）。根据《金匮要略》中“脾伤则不磨，朝食暮吐，暮食朝吐，宿谷不化，名曰胃反”的记载，本例系属反胃重证，为阳虚有寒，属难愈之疾。系由真阳衰微，胃气因寒而上逆，不能腐熟水谷和输送食物下行所致，故宜用扶阳退阴，补土通阳，以温脾胃，降逆止痛药物，而选此方（温脾汤加味）：党参、当归各18g，竹茹、干姜、姜半夏、砂仁、枳壳、附子（先煎）、藿香、大黄各9g，甘草6g，玄明粉3g，3剂后，精神食欲好转，唯呕吐间断仍作，大便日行2~4次，量多，为黄绿色稀便，味腥臭，便后自觉脘腹舒适，疼痛大减。继服3剂后，痛、吐基本消失，饮食亦见增多。又续服3剂后，诸症消失，六脉和缓，二便正常。仍宗前旨再进3剂以善其后。先后3次追访，患者愈后5年以来，食欲良好，体质健壮如昔（体重增至50kg），并能做些家务活[8]。

引用文献

［1］徐衡之，姚若琴.宋元明清名医类案［M］.长沙：湖南科学技术出版社，2006：395.
［2］张元凯，时雨苍，杨伯棠，等.孟河四家医集［M］.南京：江苏科学技术出版社，1985：87.
［3］黄肖玉.诊余琐记［J］.福建中医药，1958，(8)：33.
［4］福建省中研所.福建中医医案医话选编（第一辑）［M］.福州：福建人民出版社，1960：132.
［5］吴坤安.伤寒指掌［M］.上海：上海科学技术出版社，1959：卷三81，83.
［6］俞根初.重订通俗伤寒论［M］.上海：上海科学技术出版社，1959：250.
［7］高鼓峰等.医宗己任编［M］.上海：上海科学技术出版社，1959：171.
［8］王殿祥.温脾汤治疗幽门梗阻一例报告［J］.新医药学杂志，1974，(9)：48.

（四）阳虚失摄候（脾胃虚寒变证1）

脾胃虚寒证，脾阳伤残，不能统摄阴血，变成阳虚失摄之候，通常称之为虚寒失血证。其见症以吐血、便血显明，但应以阳气虚寒脉症为主要凭证。

通称：虚寒失血。

内含病例：［中医］失血。［西医］胃出血，十二指肠球部溃疡。

病因病机：脾胃虚寒虚滑，皆因平素体质虚寒或屡服寒凉，致脾胃阳气不振，寒从内起，脾阳不能统血，以致阴血走散，不得归经。血逢寒则凝，凝则不能行于血络之中，而积聚于胃肠之内，脾胃不能运输其血，而成阳虚不能制阴之候。

证象组合：阳虚+气虚+血滑

主症：**【阳气不振】症象**：①面色㿠白，面色苍白。②气息低微，极度神疲。③手足厥冷，怕冷。④胃中觉冷，不欲饮食。⑤腹痛绵绵。⑥泄泻清稀。**舌象**：①舌淡苔白。②舌淡胖苔薄白而润。**脉象**：①脉沉迟，细，弱。②脉沉弱无力。③脉虚缓近迟。

【血络不固】症象：①阵发性吐血，色淡。②血色稀淡。③吐血成块紫黑。④呕吐鲜血。⑤下血色紫暗如猪肝、苋菜汁、玛瑙色。

副症：**【气虚不充】症象**：①头晕。②精神萎靡。

宾症：**【阳气浮越】症象**：心下难受。

治则：当温补中阳，引血归经，使阴血得阳气之统摄，其血自止，何廉臣曰：“非温理其气则血不清也”[1]，即温中则血自归经。

方证

理中汤加味证：《通俗伤寒论》方[1]，治寒湿痢，血色紫暗，详见论著。

党参、白术、炮姜、炙甘草、当归、川芎、木香。

论著和讨论

1.本证候因脾胃阳虚不能统血，血寒则不能归经而溢于血络之外，古人说：平素体质虚寒，或受风冷之气，阴胜阳虚，不能统血，以致阴血走散，为血虚寒不得归经，血逢寒则凝，凝则不能行于经络之中，而积聚于胃肠之内，脾胃不能运化其血，口舌清润，吐血不止，血色晦淡，怕冷，或吐血盈盂，变成紫黑块而出，脉沉迟、细、弱，主理中汤或加木香温中则血自归经。

2.**治则**：温补中阳，切不可见血投凉，重伤中阳，血必不止。何廉臣说："（痢）血色紫黯，屡服凉药，而血愈多者，寒湿也。宜理中汤，加芎、归、木香（组方见方证），或如猪肝，如苋菜汁者，皆寒也。非炮姜不治，若血色稀淡，或如玛瑙色者，为阳虚不能制阴而下，非温理其气，则血不清也。"[1]

病案举例

1.**唐祖宣**治刘某某，男，65岁，1981年4月11日诊。夙有胃溃疡病，常觉胃中嘈杂吐酸，腹痛隐隐，饱重饥轻，大便溏薄，又喜饮酒，5日前饮酒后胃痛突然发作，呕吐鲜血约500ml。经输液抢救后大吐血止，变为阵发性吐血，每次10~15ml，色淡，面色苍白，精神萎靡，胃中觉冷，不欲饮食，腹痛绵绵，泄泻清稀，日四五行，舌淡苔白，脉沉弱无力。证属中焦虚寒，统摄无权，治宜温阳健脾、益气止血，方用赤石脂、黄芪各30g，干姜15g，粳米60g，党参20g。服2剂后，吐血、腹痛减轻；5剂后吐血止，上方加白术15g、半夏12g，10剂后吐泻止，继以益气健脾之剂调治而愈[2]。

2.**孔庆洛**治寒凝于中，阳络受损：林某某，女，48岁，患者有多年心窝部嘈杂、钝痛、吐酸史，且每入冬季，手足不温，冷涎特多。今年8月间因食瓜果至胃痛加剧，住入某医院治疗，钡透显示十二指肠球部溃疡。症状好转后出院，但经常心下仍感堵塞嘈杂。今晨进早餐（稀饭）时，突感一阵寒噤欲呕，随即吐出暗黑色血块及血液、胃容物约一中碗，并晕倒地上。延当地医疗站医生，为注肾上腺色腙2支，随后中午10时及下午3时又吐血块2次，量比前略少，家人遂连夜请诊。患者面色皖白，气息低微。极度神疲，手足厥冷，但神志尚清，频呼头晕，心下难受。言次又吐血两小口，较鲜红，测体温36℃。舌淡胖苔薄白而润，脉虚缓近迟。为寒凝于中，阳络受损出血，症情较急，急予温阳散寒补络：制附片炭6g，炮姜炭8g，炙甘草5g，当归、棕毛炭各10g。以水1碗，浓煎至半碗，缓缓服下，20分钟后又进二煎。二时许手足转温，额有微汗，频频矢气，自诉心下较舒，遂安稳入睡。次日仍以前方续进1剂。后日病家来院换方，据云一日夜均未再吐血，心下堵塞及嘈杂大减，但仍头晕神疲，气短懒言，三餐已能进食米汤一小碗。中阳既复，阳络得补，因去附子，减炮姜炭至5g，加炙黄芪20g、田七3g、大枣5枚，借以益气化瘀，嘱服3剂再议。病人尽剂后，能起床进食，未再服药，每日注射肝精1次，注完二合未再继续，随访颇健康，能操持家务[3]。

引用文献

［1］俞根初.重订通俗伤寒论［M］.上海：上海科学技术出版社，1959：391.

［2］唐祖宣.桃花汤的辨证应用［J］.浙江中医药，1982，17（8）：378.

［3］孔庆洛.溃疡病呕血吐血治验及粗浅体会［J］.江西中医药，1983，（4）：36.

（五）阳气虚脱候（脾胃虚寒变证2）

脾胃虚寒证，中阳素虚，延误失治，每致中阳不固，以致暴脱，变成阳气虚脱之候。通常称之为中阳暴脱，或阳脱、亡阳等，是中焦虚寒之危急证候。

通称：中阳暴脱，阳脱，亡阳。

内含病例：［中医］阳脱，亡阳。［西医］中毒性消化不良。

病因病机：脾胃虚寒虚脱。中阳本虚，或更过啖生冷，或发汗，凉泄，消伐太过，或呕泻日久，阳气伤残，中土虚寒，不能固摄津液，虚阳随津液而外脱，而成中阳暴脱之危候。

证象组合：阳虚+阳脱

主症：**【阳气不振】症象**：①面白虚浮，唇白。②极度消瘦，面色萎黄。③恶寒喜暖。④四肢厥冷。**指纹**：色淡。**舌象**：舌淡苔白，舌青苔滑。

【阳气脱绝】症象：①神志时明时昧，神识沉迷。②色夺语微。③目光晦滞。④冷汗不止，闭目气息微弱，口张。⑤身热不退。⑥呃逆不止。**脉象**：①两脉虚微。②脉小细弱欲绝。③脉伏歇止。

副症：**【阳气不行】症象**：①厥冷恶寒。②手足厥冷，足肿。③脘痛喜按。④腹中扭痛。⑤腹胀如鼓。⑥面青唇青，唇、甲青紫。**指纹**：直透三关。

宾症：**【津液不固】症象**：①呕吐泄泻。②汗出淋漓。③遍体湿冷。④泄泻日十余次，水样绿或黄色大便，⑤大便呈稀水蛋花状，自流不禁而无臭气。

治则：急当温补中焦阳气，以挽正固脱，稍缓即有一脱不返之险。

方证

加味附子理中汤证：何少山方[1]。治产后三急：产后胃痛，食入呕吐，泄泻水样便，详见病案6。

红参6g（另炖），熟附片、姜炭、炙甘草各5g，炒党参、怀山药、云茯苓各12g，焦冬术、酒炒白芍各9g，龙骨30g，煅牡蛎18g。

病案举例

本证候因中焦虚寒，中阳暴脱，亡阳在即，其见症以阳气脱绝之脉症为主，外脱则冷汗不止，下脱则泄泻水样便，泄利不禁，兼见面青唇青，呃逆呕恶不止，腹中扭痛，手足厥冷，面浮足肿，脉伏歇止，指纹隐。其治则当急温补中阳，以挽脱绝，马元仪说："阳既安位，则群阴毕散矣。"[2]阳回则生，不然则一脱而逝。

病案举例

1. **马元仪**治陆济臣，患症甚笃。诊之，两脉虚微，自汗厥逆，面青唇青，呃逆不止。此少阴真阳素亏，寒邪直中之候也。法当用桂附理中汤，以消阴摄阳。阳既安位，则群阴毕散矣。是夜连进二剂，脉渐起，汗渐收。五六剂，症始霍然[2]。

2. **李继昌**治尹某某，男，35岁，感冒服麻黄汤，烧热虽退，反冷汗不止，腹中扭痛，手足厥冷，难以伸缩，且寒饮上逆作呕，脉沉微欲绝，舌青苔滑，亡阳虚脱在即，若再现烦喘，则救治较难矣，随即将家存老干姜两余煎令先服，再服下药，回阳固脱：附片60g，干姜18g，党参60g，茯苓15g，白术24g，法半夏12g，五味子、炙甘草各6g。腹痛汗出已止，四肢转温，转附片60g，党参30g，白术18g，肉桂、炙甘草各6g，补骨脂15g，益智仁、砂仁各9g，法半夏12g，3剂愈[3]。

3. **魏长春**治朱某，男，3岁，疟久复利，元神不充，阳虚欲脱，神识沉迷，面白虚浮，足肿，脉伏歇止，关纹隐，急以西党参15g、厚附片3急煎，药后神识明慧，肢和肿退，便泻2次，咳嗽有痰，左脉迟，右滑，舌淡白，续予星附异功加味告愈[4]。

4. **胡源民**治中毒性消化不良：舒某，男，8个月，患泄泻证，日三至四次，听人说："有钱难买六月泻"，故不介意，偶以黄连素片、乳酶生、多酶片等治之，时好时拉，为此半旬许，骤发高热，泄泻水样便，伴呕吐，乳食不进。急抱医院，诊断为"中毒性消化不良"。当即住院抢救，病情继续恶化。邀余探视，见小儿目闭口张，唇、甲青紫，背汗渍渍，指纹直透三关，大便呈稀水蛋花状，自流不禁而无臭气，体温38.9℃（腋）。此乃中脏虚寒已甚，浮阳外脱之危象，即投桃花汤合四逆汤为方：炮姜、熟附片、石榴皮、陈皮各6g，赤石脂12g，甘草3g，西党参20g，漂术10g。1剂服下，大便次数明显减少，翌晨热退，呼吸平稳，续进2剂泻止，目张有神。第4剂则改服参苓白术散加味调补脾胃以收功[5]。

5. **何少山**治产后三急：陈某，28岁，产后蒸乳发热，治后余热未清，复因气郁食滞，胃痛复作，食入呕吐，泄泻水样便4~5次，汗出淋漓，神志时明时昧已5天，时值暑夏，棉被覆裹，遍体湿冷，色夺语微，目光晦滞，反应迟钝，时作空呕，舌淡苔白，脉小细弱欲绝。荣血暴亏，加汗热呕泻，阴液劫亡，虚阳欲脱，加味参附汤复方（组方见方证）[1]。

引用文献

［1］何少山.妇科常见急症论治举要［J］.上海中医药杂志，1983，(9)：17.
［2］江瓘，魏之琇.名医类案（正续编）［M］.北京：中国中医药出版社，1996：297.
［3］李继昌.李继昌医案［M］.昆明：云南人民出版社，1978：4.
［4］浙江省中医院.魏长春临床经验选辑［M］.杭州：浙江科学技术出版社，1984：28.
［5］胡源民.中医治疗急症三例［J］.江西中医药，1983，(1)：8.

二、肝胃虚寒证（中焦合病1）（2候）

肝胃虚寒证，或由脾胃阳气素虚，不能温暖肝木，致肝阳生气不振，肝寒内起，横犯于胃；或肝阳素虚，虚寒内盛，加于胃腑，均可成肝胃虚寒之证。其见症虽多在胃，而其病根，却在于肝。故其治则当以温肝祛寒为主，兼以和胃为法。

其与肝胃阴寒证不同之处，在于因虚致寒，寒从内起，其温肝祛寒之法虽同，但当偏于温补。尤以肝为藏血之脏，尤当兼以温养肝血，庶不致肝因温而致燥，以致肝燥生风之变，亦不失温补以除虚寒之则。

证候别称：肝寒犯胃，肝强脾弱，木乘土位，胃气虚寒。

病名：［中医］胃脘痛，腹痛，经行腹痛，胃寒呕吐，呃逆，厥阴头痛，偏头痛。

证候系统：详见图3-3-12。

本证————胃阳不振候、肝阳失和候
转证————胃阳虚逆候
变证————清阳失位候

图3-3-12　肝胃虚寒证证候结构图

（一）肝阳失和候（肝胃虚寒本证）

肝胃虚寒证，肝阳肝血不足，虚寒内起，横犯中焦，是为肝阳失和之候。古人亦称之为肝强脾弱，或木乘土位。虽以中焦气机郁滞症象为主，但必兼见肝阳肝血不足之脉症。

通称：肝强脾弱，木乘土位。

内含病例：［**中医**］胃痛，腹痛，经行腹痛。［**西医**］胃和十二指肠复合溃疡，胃下垂（重度）。

病因病机：肝胃虚寒虚滞，因肝阳肝血不足，肝内虚寒，肝气横逆，内犯中焦，伤残脾胃，而成肝脾虚弱、胃腑气滞之候。

证象组合：阳虚+血虚+气滞+气郁+阳郁+清空

主症：【**阳气不振**】**症象**：①精神疲乏，难以支持。②腹中冷痛，有拘急感，痛绵绵不绝，轻按反痛，重按则缓，痛时得暖食则减，遇阴冷气候疼痛加剧。③食量减少。④大便软。**脉象**：①脉沉而弦。②脉左沉缓，右滑数。③脉象虚弱带弦。④脉沉细。**舌象**：①舌苔白。②舌淡苔润。

【**气机不利**】**症象**：①心腹卒痛。②胃脘部疼痛。③脘胁疼痛。④嗳气频作。⑤胁肋胀。⑥腹中急痛。⑦腹部作胀，食后更甚。⑧经行腹痛。**舌象**：①苔白腻。②舌苔黄腻。

副症：【**血虚失养**】**症象**：①心悸。②经行延期。③经血色黑质稀如水。**脉象**：①脉虚细而数。②阳脉涩，阴脉弦。

【**气机不宣**】**症象**：①脘闷。②不食。

【**清空不宣**】**症象**：头眩头痛。

宾症：【**阳气不和**】**症象**：心悸。

治则：当温通肝脾阳气，以除虚寒，更佐养血柔肝，以缓其急；或少佐苦寒以制其刚，疏利调气以和其胃，共奏抑肝和脾之效。

方证

1.柴胡桂枝汤证：张仲景方。治少阳证兼有太阳表证，症见发热，微恶寒，肢节烦疼，微呕，心下支结。

桂枝、黄芩、人参、芍药、生姜各一两五钱，炙甘草一两，半夏二合半，大枣六枚，柴胡四两。水煎，分三次服。

2.外台建中汤证：王焘方[1]，治血虚寒不能营养心脾，其痛绵绵不绝，轻按反痛，重按则缓，正是虚痛奇效。

炙黄芪、肉桂、生白芍各三两，姜半夏五两，炙甘草二两，生姜六两，红枣十二枚，饴糖十两。

论著和讨论

1.本证候因肝脾阳虚，虚寒内起，肝血失养，肝失柔和，致肝气横逆中焦，陈瑞春先生说："肝强脾弱：胃脘隐痛，腹部挛急，喜暖得温则减，精神疲乏，肢体乏力，四肢欠温，食纳减少，大便软而不爽，舌质淡、苔白润，脉象虚软或细软。本证脾胃虚弱，肝木横急，故胃脘隐痛而腹中挛急，因其脾阳虚弱故四肢欠温，精神疲乏而疼痛得温则减。"[2]

2.治法：当温养肝脾为主，以柔肝和脾；但不可过于温燥，以耗血伤阴，致伤肝脾阴血。仲景曰："伤寒阳脉涩，阴脉弦，法当腹中急痛，先与小建中汤，不瘥者，小柴胡汤主之。"（《伤寒论》100条）瑞春先生说："柔肝补脾为主。补虚建中，扶脾抑肝，即肝胃同治的意思。常用方药，小建中汤加味。若气血虚加黄芪、当归，呕哕吐酸加木香、砂仁，脘腹胀痞加佛手、厚朴，大便溏软加白术、茯苓。下列病案用黄芪建中汤加味，补虚建中，扶脾抑肝，脾胃中焦之气旺，肝气不致横强，胃痛自能平息。"[2]

病案举例

1.**吴鞠通**治唐氏，56岁，太阳中风漏汗，兼肾水上凌心，心悸腹痛，昨用桂枝加附子汤主之，诸症悉退，唯脉左沉缓，右滑数，表虽清而浊阴未退。议苓、桂伐肾邪，归、茴温冲脉，萸、夏和肝胃，白芍收阴气，合桂枝调营卫，加黄芩清风化之热，合为苦辛通法：茯苓15g，桂枝、姜半夏各12g，淡吴萸、全当归、小茴香各9g，青皮4.5g，生姜3片，焦白芍6g，黄芩炭3g。甘澜水煮3杯，分3次服[3]。

2.**陈瑞春**治王某某，男，34岁，患者诊为十二指肠球部溃疡。主诉胃脘部疼痛，且觉腹部挛急，痛时得暖食则减，遇阴冷气候疼痛加剧，精神疲乏，难以支持，食量减少，大便软，脉象虚弱带弦，舌淡苔润。此属脾胃虚寒，肝木横强，当用补脾抑肝法，方用黄芪建中汤加味：桂枝、广木香、砂仁、炙甘草各6g，白芍12g，生黄芪15g，生姜3片，大枣5枚，饴糖30g，5剂。二诊：胃痛减，挛急除，唯饥饿时仍有阵痛，但痛势较缓。食纳稍好，效不更方，再进5剂。三诊：胃痛已罢，食量大增，脉缓有力，精神好转，拟补脾益气、健胃和中法，用六君子汤加味：党参、茯苓、生黄芪、怀山药各12g，白术、当归、法半夏各9g，陈皮、炙甘草、广木香、生姜各6g，砂仁4.5g，嘱服10剂调理善后。1年后病未复发[2]。

3.刘洪祥治罗姓，26岁。以往有经行腹痛，近半年来又发生经行延期，40~50天来潮1次，经血色黑质稀如水，腹中冷痛，有拘急感。结婚5年未生育。舌苔黄腻，脉虚细而数。证由冲任虚损，又加寒袭胞宫，以致经血阻滞。治以温宫和血、补虚调经：吴萸、干姜、酒炒黄芩、川芎、炙甘草各6g，赤芍12g，当归、党参各15g，肉桂、法半夏、乌药、制香附各9g。服3剂。二诊：药后腹痛下坠已止，苔黄腻已化，唯稍觉头痛。诊为血虚所致之头痛。予当归丸（成药）2瓶。5个月后：自诉药后只行经1次，无痛苦，此后未再来潮。近来不欲饮食，干呕，恶心，微有胸闷头痛，脊背微恶寒。检视乳晕色素沉着。脉滑而稍数。拟诊为早期妊娠。未予服药[4]。

引用文献

［1］王焘.外台秘要方［M］.北京：人民卫生出版社.1955：329.

［2］陈瑞春.略论胃痛从肝论治［J］.新中医，1979，（3）：21.

［3］吴鞠通.吴鞠通医案［M］.北京：人民卫生出版社.1960：149.

［4］刘洪祥等.对107例痛经的辨证施治［J］.上海中医药杂志，1966，（5）：192.

（二）胃阳虚逆候（肝胃虚寒转证）

肝胃虚寒证，胃阳本弱，更加肝寒相犯，挟胃中阴浊上逆，转成胃阳虚逆之候，通常称之为肝寒犯胃。其见症以阴浊上逆之胃痛、呕吐，或呃逆等症显明，但必兼见阳虚脉症。

通称：肝寒犯胃。

内含病例：［中医］胃寒呕吐，胃脘痛，呃逆。**［西医］**神经性呕吐，幽门梗阻。

病因病机：肝脾虚寒虚逆，因胃阳素虚，肝寒相加，阴浊阻格，肝气挟阴浊上逆，而成阳虚阴逆之候。

证象组合：阳虚+气逆+气郁

主症：【阳气不振】症象：①面色㿠白不华，面色苍白，面色晦暗。②喜热恶冷。③厥逆寒战。④形体消瘦，精神疲惫，周身无力。⑤喜按得温则减，遇寒冷则痛甚，食纳少或得食则痛减。⑥朝食暮吐。**舌象：**①舌淡白苔薄。②苔白润滑。③舌质淡，苔厚腻。**脉象：**①脉小沉迟细。②脉细缓或虚弦。③脉微而弦。④脉沉弱。

【气机冲逆】症象：①头眩头痛。②呕吐清冷涎沫，污浊涌吐。③得食则呕，饭后即吐，吐少量食物和稀水。④食后半日许，呕吐食物如鲜，吐物淡而无味，不酸不臭。⑤吐蛔。⑥吞噫酸水。⑦气逆呃逆。**舌象：**苔白。**脉象：**脉沉而弦。

副症：【气机不利】症象：①胃脘疼痛。②上腹饱满，腹胀。③胁肋胀。**舌象：**舌淡尖红，苔薄黄。

宾症：【气机不宣】症象：①纳谷不饥。②大便不解。

治则：当温通肝胃阳气，以驱阴降浊。稍佐利气之品，以和胃气。肝阳一振，即不复犯胃矣。

方证

1.镇肝安胃法证：吴坤安方[1]。治肝气犯胃，气逆呃逆，厥逆寒战，详见论著。

人参、半夏、茯苓、干姜、丁香、柿蒂、代赭石、炒川花椒、炒粳米。

2.加味吴茱萸汤证：陈瑞春方[2]。温肝散寒，降逆止痛，治肝寒犯胃，胃失和降，胃脘疼痛，呕吐清水，详见论著。

泡吴萸、法半夏各9g，党参15g，生姜12g，广木香6g，大枣5枚。

论著和讨论

1.本证候因胃阳素虚，肝寒挟阴浊上逆，吴坤安说："胃气虚寒，素有内寒之人，复感寒邪，当温中散寒，若大发其汗，胃中谷气化汗外达，则胃气转馁，蛔失谷气以养，则不安而上逆，仲景云：病人有寒，复发汗，胃中冷必吐蛔是也。故凡伤寒吐蛔，虽有大热，忌用寒凉，乃大凶之兆，急用理中汤去甘草加椒梅主之，盖蛔闻甘而起，遇酸而伏，见苦则安也。"[1]"气逆呃忒，脉小舌白，厥逆寒战，此肝气犯胃，用镇肝安胃法（组方见方证）。"[1]陈瑞春老师说："肝寒犯胃：胃脘疼痛，喜按得温则减，呕吐清冷涎沫，遇寒冷则痛甚，食纳少或得食则痛减，精神疲倦，舌质淡苔白润滑，脉细缓或虚弦。本证多因胃虚肝寒上逆，浊阴上犯故呕吐涎沫。因胃虚有寒，故遇寒则痛甚，得温则痛减。精神疲惫，舌淡苔白是脾胃中阳不足之故。"[2]

2.治则：以温肝和胃为主，佐以驱阴降浊为法。吴坤安说："胃气不降，夫脾主升，胃主降，若因怫怒动肝，肝木犯胃，胃阳受伤，不能传及小肠，变化失司，大便不解，纳谷不饥，吞噫酸水，甚至胃底酿积之物上涌为吐，此胃气不主下行故也。法当温胃阳、制肝逆为治，宜熟附片、干姜、白芍、吴萸、枳实、炒白粳米主之。"[1] 陈老师说："温肝散寒，和胃降逆。肝寒得散，胃气得顺，治肝即所以治胃，常用方药：吴茱萸汤加味（组方见方证）。若呕吐涎沫特甚加半夏、茯苓，口涎多泛清水加草果、砂仁，感寒痛甚加高良姜、香附、蜀椒，如痛胀气滞加广木香、佛手，食纳差者合六君子汤益胃补虚。"[2] 王汝谦说："用理中汤去甘草，少加川花椒，送乌梅安胃丸。"[3]

病案举例

1.张俊杰治运某某，女，25岁，于1年前开始呕吐，最初症状较轻，以为饮食不当所致，未予治疗，但呕吐日益加重，方始求医，某医院诊断为神经性呕吐。中西医多方治疗，不见好转。症见每每饭后即吐，特点一口一口吐少量食物和稀水，吐物淡而无味，吐前无恶心，也不痛苦，食欲尚可、二便正常，但伴有周身无力。脉沉，舌淡苔白。证属脾胃虚寒，寒气客于胃，久恋不去，升降失司，故胃气上逆而呕。治则：温中补虚，降逆止呕：吴萸、生姜各9g，太子参、半夏、茯苓各15g，大枣5个，上方服3剂症除，原方再服2剂以巩固疗效。1年后随访，一直未发作[4]。

又治崔某某，女，33岁，患者2年前开始恶心，呕吐，间断性发作。屡经中西医治疗，均未治愈。症见：呕吐伴有头痛，每每以生气为诱因，心烦易怒，重时吐食物，轻时吐涎沫。同时伴有胁肋胀，脉沉而弦，舌苔白。证属胃虚肝乘，致肝胃不和而呕。肝寒气上冲而致头痛。治则：温中降逆，佐以疏肝。吴萸、生姜、半夏各9g，台参、茯苓各15g，大枣5个，香附12g。2剂后复诊：恶心、呕吐痊愈，头痛减轻，胁肋胀消失。原方加白芷9g、川芎6g，2剂后诸症愈。1年后随访，疗效巩固，病未复发[4]。

2.王义广治胃寒呕吐：赵某某，女，58岁。饥而欲食，食后半日许，呕吐食物如鲜，病延1个月，形体消瘦，面色㿠白，苔白质淡，脉沉弱。处方：吴萸11g，西党参、生姜、肉桂心各9g，大枣6个。3剂痊愈[5]。

3.班世民治曹某，女，始朝食暮吐，后则呕吐频繁，甚则食入即吐，诊断为"幽门梗阻"，以输液维持多日，苦不堪言。症见面色㿠白，倦怠无力，喜暖恶寒，频欲呕吐，上腹饱满，舌质淡，苔厚腻，脉微而弦。四诊合参，此为中焦寒滞，脾胃升降失司，即阳明寒呕也。宗仲景之法，以吴茱萸汤原方加三蔻（草蔻、红蔻、草果）投之。1剂呕轻，腹满锐减；2剂吐止，诸症渐退。遂感饥饿，向女索食，竟顿餐面条四两，仍嫌不足。众亲皆愕然，慌延余请定夺之。余谓之曰：大病初瘥，脾胃尚弱，骤然暴食，有损无益，当节度。病家言然，守前方再服2剂，诸症霍然，饮食如常，病者亲属皆雀跃而称谢[6]。

引用文献

[1] 吴坤安.伤寒指掌[M].上海：上海科学技术出版社，1959：卷三74，78，82.
[2] 陈瑞春.略论胃痛从肝论治[J].新中医，1979，(3)：20.
[3] 高鼓峰等.医宗己任篇[M].上海：上海科学技术出版社，1959：77.
[4] 张俊杰.吴茱萸汤加味治疗神经性呕吐[J].新中医，1978，(1)：31.
[5] 王义广."异病同治"的运用举例[J].江西中医药，1983，(2)：39.
[6] 夏洪生.北方医话[M].北京：北京科学技术出版社，1996：135.

三、肝脾虚寒证（中焦合病2）（4候）

肝脾虚寒证，或由中焦阳气不足，脾阳不能温暖肝木，致肝阳不振，肝寒内起；或肝阳本虚，生气不荣，虚寒内盛，横犯中土，均可成肝脾虚寒之证。其证或发于脾，则见脘腹痛；或发于肝，则见少腹痛；又以肝藏血，脾统血，均为主血之脏，故肝脾虚寒证，常累及营血，或为阻滞，或失统摄，甚则可致气血厥脱之变。但其治则，总当温补肝脾，肝脾并重；或补土以安木，或温肝以和脾，虽小有侧重，但不可有遗，即治肝不可忘脾，治脾亦不可遗肝。

证候别称：太阴虚寒，肝寒犯胃，肝强脾弱，肝木犯脾，厥阴头痛，阳虚失血，阴证似阳，真寒假热，下虚上盛。

病名：[中医]久泻，呕逆，脾厥，胃脘痛，腹痛，少腹痛，虚寒经闭，临产中寒，产后腹痛，寒疝，吐血，便血，厥证，阴阳毒。阴证发斑，血脱，久热，低热，头痛，眩晕，虚寒眼疾，耳鸣耳聋，脱疽。

证候系统：详见图3-3-13。

本证————脾阳虚滞候、肝阳失和候

转证————胃阳虚逆候、清阳失位候

变证————气血怫郁候、阳虚失摄候、气血脱绝候

图3-3-13　肝脾虚寒证证候结构图

（一）肝阳失和候（肝脾虚寒本证）

肝脾虚寒证，肝阳不振，肝血不足，肝失柔养，虚寒犯脾，是为肝阳失和之候。通常称为肝强脾弱，或肝木犯脾，亦有称为太阴虚寒者。

通称：肝强脾弱，肝木犯脾，太阴虚寒。

内含病例：［**中医**］腹痛，少腹痛，虚寒经闭，临产中寒，产后腹痛，寒疝、久热，低热。［**西医**］肠粘连，节段性小肠炎，血紫质症。

病因病机：肝脾虚寒虚滞，多由久病，病后，或妇人经期、胎、产，肝血不足，肝阳不振，肝木失柔，虚寒内起，横加于脾，而成肝强脾弱之候。

证象组合：阳虚+血虚+气郁+气滞

主症：【阳气不振】症象：①面色苍白，面色白而浮肿。②恶寒畏寒，四肢不温，四末厥冷。③精神疲惫，倦怠乏力，吸吸少气，动则喘促。④脘腹胀痛感凉，喜暖喜按，喜热饮，或其痛悠悠不止，饥劳益甚。⑤少腹隐隐作痛，少腹冷痛，入夜加重。⑥腹膨而软，喜按。⑦腹痛便溏，腹泻。⑧周身疼痛。⑨腰脊酸楚。⑩白带量多，带多清稀。**舌象：**舌肥大质淡苔薄白。**脉象：**①脉缓弱。②脉沉弱。③脉细无力。

【气机不利】症象：①腹中刺痛不止，急腹痛，痛在脐周，腹中痛及胁腰痛。②里急，二便紧急，欲解不畅。③苦少腹中急，挛痛引腰背。④少腹绞痛，手不可触，痛甚则呕，牵引腰胁。⑤少腹刺痛，伴有如负重石。⑥少腹胀痛，发作频繁，甚则5~7日一发，双手压腹。⑦痛区散见核桃大小包块，触之柔软，揉按则可行消散，少顷，包块兀自又起。**舌象：**①苔中根腻而润。②舌尖边红。**脉象：**①脉弦。②脉沉细弦。

副症：【血虚失养】症象：①面色萎黄，面色㿠白，唇舌淡红。②形体消瘦，虚羸不足。③目眩，视物昏花。④气短心悸。⑤手足心热如火燎。⑥经来量少，恶露淋漓，色鲜量多，便血。**舌象：**①舌淡苔白。②舌淡无苔。**脉象：**①左脉不足。②左关弦细。③脉濡。④脉虚软。⑤脉象浮大。

【气机不宣】症象：①胸闷。②不能饮食。③作恶呕吐。

【清空不宣】症象：头晕耳鸣。

宾症：【阳气不和】症象：①间歇性高热转为低热。②低热。③产后腹中㽲痛。**舌象：**舌苔薄白。**脉象：**①脉沉而紧。②二脉沉细而数。

治则：虽当温补肝脾，但必以温养肝阳为主，肝阳一振，自无虚寒犯脾之患，即温肝和脾之法，仲景称为小小建立其中气之小建中法，而非大补脾阳之法。又以肝血已虚，不可刚燥，只宜柔养，故仲景常佐以柔补阴血之品，以养肝柔肝，使肝气无暴烈之患，此亦治肝的和顺之法。

方证

1.千金内补当归建中汤证：张仲景方。治妇人产后虚羸不足，腹中刺痛不止，吸吸少气，或苦少腹中急，挛痛引腰背，不能饮食。

当归四两，桂枝、生姜各三两，芍药六两，甘草二两，大枣十二枚，大虚加饴糖六两，若去血过多，崩伤，内衄不止加地黄六两，阿胶二两。

2.当归四逆汤加吴茱萸生姜汤加味证：熊魁梧方[1]。养血和营，温中散寒，行气止痛，治少腹胀痛，面色苍白，双手压腹，详见病案5。

当归、白芍、生姜各15g，桂枝、木通各9g，细辛4g，吴茱萸6g，乌药、香附、炙甘草各10g，大枣12枚。

论著和讨论

1.本证候因肝寒犯脾，病在于肝，其见症在于肝脾所主脘腹与少腹，但必有阳气虚寒脉症为凭，方可投以温肝和脾之法。仲景云："产后腹中㽲痛，当归生姜羊肉汤主之。"（《金匮要略·妇人产后病脉证治》）"寒疝，腹中痛，及胁痛里急者，当归生姜羊肉汤主之。当归三两，生姜五两，羊肉一斤。"（《金匮要略·腹满寒疝宿食病脉证治》）

2.治则：由于肝血不足，又当兼以阴柔之品，以养血柔肝。不可过于刚燥，以耗血动火。所以有人说："营血不足，寒邪乘袭，阳气受损，腹中痞痛，连及腰胁，或其痛悠悠不止，饥劳益甚，或泻痢后腹痛绵绵不休，左脉不足，主温肝和血，当归生姜羊肉汤。饥劳益甚者，主缓中补虚，芍药甘草汤加肉桂心、生姜、当归，泻痢后腹痛主

温调气血，炙甘草、白芍、肉桂、当归。”俞根初说：“唯屡经通逐而痛益甚者，属虚痛，偏寒者加味小建中汤倍当归温和肝脾，以调补之。”[2]

病案举例

1.谢映庐治周吉人先生内人，冬月产后，少腹绞痛，医称儿枕，祛瘀愈剧，乃至手不可触，痛甚则呕，二便紧急，欲解不畅，牵引腰胁俱痛，势颇迫切，临产胎下，寒入阴中，攻触作痛，然表里俱虚，脉象浮大，法当托里散邪，仿寒疝例。当归生姜羊肉汤：黄芪、人参、当归、生姜、羊肉，呕吐略加陈皮、葱白，一服微汗出而愈，恶露不尽加桂枝行血[3]。

2.蒲辅周治王某，女，53岁，慢性腹泻6年，晨起必大便，迟则难控制，饭后半小时内拉稀，有不消化食物，腹内觉凉，手足心热如火燎，腹泻前血压偏高，近几年血压已不高，有轻度浮肿，四肢无力，面色㿠白，舌淡苔薄白，脉沉弱，左关弦细。由脾弱肝强，治宜温中缓肝：党参、生白术、小麦各9g，炮姜3g，吴茱萸4.5g，广木香1.5g，炙甘草、泽泻各6g，大枣3枚，5剂。二诊：饮食增加，饭后泄泻已控制，便不成形，脉舌如前，原方加鸡内金、冬虫夏草各6g。继服5剂后，大便成形，食增，原方加五倍量蜜炼为丸以巩固[4]。

3.董廷瑶治曹某某：男，11岁。腹痛反复发作，已有年余。近日寒热不已，其腹痛时作时止，大便或泄或干，有时便血，纳谷不佳，面色萎黄，形体消瘦，脉虚软，舌淡无苔。西医外科诊为节段性小肠炎。此为太阴虚寒，营卫失和，脾不摄血。治用小建中汤：桂枝、炙甘草各3g，白芍9g，煨姜3片，红枣5枚，饴糖（冲）30g。4剂。二诊：腹痛已和，便中带血，低热不退，纳谷尚少，脉舌同前。原法不变，增以补气，上方加党参6g、黄芪9g。4剂。三诊：痛除血止，面色转润，但大便不实，胃纳较差，脉沉，舌淡苔润。此中下虚寒，须温里扶阳。拟附子理中汤加味主之：党参6g，焦白术9g，姜炭、炙甘草、陈皮、煨木香各3g，淡附片4.5g，怀山药12g。5剂。四诊：大便已调，胃纳亦开，但时有低热起伏，脉细舌淡。仍须以甘温退虚热，再拟小建中加味：桂枝、炙甘草各3g，煨姜3片，红枣5枚，饴糖（冲）30g，白芍、党参、焦白术、云茯苓各9g，怀山药12g。5剂。药后热退而安。经西医复查，认为病情基本痊愈而出院[5]。

4.董德懋治郝某，男，23岁，间歇性发热伴腹痛10年。每次发病高热持续20~30日，伴急腹痛，痛在脐周。每2~3个月发病一次。诊为“血紫质症”。现症：发热，体温37.8℃，不汗而畏寒，脘腹胀痛感凉，喜按喜温，腹泻，泻后痛略减。脉缓弱，苔中后腻而润，舌尖边红。拟甘温除热法：干姜、桂枝、元胡各6g，炙甘草9g，党参、白术、白芍、川楝子各10g，大枣5枚，生姜3片。二诊：上方服3剂，热退，脘腹隐痛，食欲不佳。上方加陈皮6g，藿香10g。三诊：服药7剂，纳谷渐馨，脘腹痛减，得食痛缓，苔薄腻，脉细弱。方药：党参、半夏、佩兰、苏梗、藿梗、白芍、香附各10g，白术、元胡、陈皮各6g，砂仁、炙甘草各5g，木香3g。上方每日1剂，服20剂后，改为间日服1剂。随访半年，病未发[6]。

5.熊魁梧治杨某，男，45岁。因天热露宿至鸡鸣，次日即少腹胀痛，经西药治疗疼痛消失。旬日后腹痛再作，此后反复发作近4年之久，虽经中西医多方治疗，病情仍每况愈下。近3个月来发作频繁，甚则5~7日一发，病势急迫，几不欲生。就诊时患者面色苍白，双手压腹，口中呻吟，恶心欲呕，四末厥冷，腹部喜暖，按之柔软，小腹胀痛，痛区散见核桃大小包块，触之柔软，揉按则可行消散，少顷，包块兀自又起，二便尚调，舌质稍淡，苔薄白，脉沉细弦。治宜养血和营、温中散寒、行气止痛，拟当归四逆汤加吴茱萸生姜汤加味（组方见方证）。每4小时服药1次，痛解则1日服3次。翌日，患者之妻欣喜若狂，奔走来告：昨日饮药后，须臾痛减，至今已服药5次，其痛顿失。余嘱：尽服余药，续服十全大补膏1个月以资巩固。次年及第四年2次随访，未见再发[1]。

引用文献

[1] 董建华.中国现代名中医医案精华（2集）[M].北京：人民卫生出版社，2010：121.
[2] 俞根初.重订通俗伤寒论 [M].上海：上海科学技术出版社，1959：351.
[3] 谢映庐.谢映庐医案 [M].上海：上海科学技术出版社，1962：171.
[4] 中国中医研究院编.蒲辅周医疗经验 [M].北京：人民卫生出版社，2005：165.
[5] 董廷瑶.小建中汤治愈小儿虚寒腹痛介绍 [J].中医杂志，1980，(12)：36.
[6] 段荣书.董德懋医疗经验琐谈 [J].中医杂志，1981，(2)：11.

（二）胃阳虚逆候（肝脾虚寒转证1）

肝脾虚寒证，阳气虚弱，虚寒犯胃，胃失和降，转为胃阳虚逆之候，通常称之为肝寒犯胃。其见症以气失和降之痛、胀、呕、吐等症象显明，但必兼见肝脾阳气虚寒脉症。

通称：肝寒犯胃。

内含病例：［**中医**］呕逆。［**西医**］慢性胆囊炎，胆石症。

病因病机：肝脾虚寒虚逆，因肝脾阳虚，虚寒内起，逆行犯胃，胃气郁滞，胃气挟阴浊上逆，而成阳虚阴逆之候。

证象组合：阳虚+气滞+气逆

主症：【阳气不振】症象：①面色苍黄，面色皖白，倦怠少神。②形寒畏冷，手足不温。③不思饮食，纳食喜温。④感寒则痛甚。⑤出虚汗。⑥大便溏薄且频。**舌象：**舌淡苔白润。**脉象：**①脉濡细。②脉沉细乏力。③脉象沉弱。

【气机冲逆】症象：①呕吐食物残渣。②有时呕吐清水夹黏液。③饮食入口即吐。④恶心，呕吐，自觉有气自脐下向上顶冲。

副症：【气机不利】症象：①右上腹部疼痛阵作，至肩背部。②脘胀，嗳气则舒。③脘腹疼痛。④小腹抽痛、憋胀，肠鸣。

宾症：【气机不宣】症象：①上腹隐痛。②脘闷，谷食不化，厌食油腻。

治则：欲降其逆，当先驱其阴浊；欲除其阴浊，必温其肝脾。故当以温通肝脾阳气之法为主，或略佐和胃调气之品，标本兼顾。

方证

乌梅安胃丸证：《通俗伤寒论》何廉臣方[1]。专治胃虚脏寒，得食则呕。

炒乌梅30枚，干姜30g，川黄连480g，附子、党参、桂枝、细辛、川黄柏各18g，当归、川花椒各12g，乌梅酒浸和蜜捣丸，每服3~6g，米饮下。

论著和讨论

本证候因肝脾阳虚，虚寒犯胃，胃失和降，挟阴浊上逆，赵尚华说："脾虚胃寒，脾失健运，不能化精微为气血营养全身，故面色皖白，倦怠无力，虚汗不止，水走肠间，则辘辘有声，肠鸣腹胀，大便溏薄，胃失和降，则呕吐清水，食欲不振，呕吐日久，下伤肝肾，则出现冲气上逆，小腹不适。病至此，中阳不振，脾胃虚寒。"[2]其治则以温通肝脾为主，或略佐温胃调气之品。张子琳用理中汤合良附丸加味，方中党参、白术、茯苓补气健脾，良姜、甘草温胃和中，半夏、生姜、吴茱萸温中散寒，降逆止呕，川楝子、香附、荔核、乌药、牛膝等，疏肝暖肾以平冲。全方共奏健脾和胃、温中降逆之功[2]。虚寒一除，胃阳即和。

病案举例

1.**左荫黄**治沈姓，男，50岁。形寒畏冷，手足不温，右上腹部疼痛阵作，有时放射至肩背部，疼痛多发于饱餐之后或晚上或清晨，痛甚则全身汗出，有时呕吐食物残渣，有时呕吐清水夹黏液。平时右上腹隐痛，谷食不化，纳食喜温，厌食油腻，伴有脘闷气胀，嗳气则舒，感寒则痛甚。舌苔白润，脉濡细。发病已二年，每隔二、三个月发作一次（作胆囊造影，诊断为慢性胆囊炎）。证属虚寒气滞，肝胆郁结。治以健运中州，疏肝利胆：太子参12g，炒枳实、炒白术、姜半夏、炒白芍、白茯苓、广郁金、香附各9g，广木香、川芎、砂仁各3g，软柴胡、干姜、苏梗、藿梗、桂枝、青陈皮各4.5g。二诊：上药连服3剂，痛势减轻，形寒已罢，手足转温，饮食倍加，精神较好，自汗亦少。仍宗原法出入：太子参12g，陈皮6g，广木香、干姜各3g，炒白术、广郁金、姜半夏、炒白芍各9g，软柴胡、苏梗、藿梗、桂枝各4.5g，浮小麦15g，生姜3片，大枣3枚。上药续服3剂，诸症悉退。再进调理脾胃之剂以巩固疗效[3]。

2.**张子琳**治高某某，男，49岁。面色皖白，食欲不振，恶心，呕吐，脘腹疼痛，泛酸，日久不愈，素体虚弱，小腹抽痛、憋胀，肠鸣，自觉有气自脐下向上顶冲，出虚汗，倦怠无力，大便偏溏，小便发黄，并偶带白浊。舌淡苔白，脉象沉弱。此为脾虚胃寒兼冲气上逆之证，治宜温中健脾、平冲止呕。方用理中汤合良附丸加味：党参、白术、川楝子、荔枝核、茯苓、半夏、乌药各10g，炙甘草、陈皮、吴茱萸、延胡、香附、高良姜各6g，生姜3片，大枣3枚，水煎服。二诊：上方服5剂，食欲好转，呕吐，泛酸，积气顶冲，出虚汗等症均显著好转，小腹仍憋胀跳动，舌淡，苔白，脉沉弱。仍遵原方，加茯苓12g，广木香5g，怀牛膝10g，大腹皮6g，水煎空心服。三诊：上方服9剂，食欲倍增，已经恢复至病前水平。呕吐，积气顶冲，小腹憋痛等症状已愈。近1月来，只觉阴囊发冷，出汗，苔白，脉沉。处方：党参、白术、炒小茴、半夏各10g，茯苓12g，炙甘草、陈皮、吴茱萸、高良姜、乌药、肉桂、草蔻各6g，水煎服。4剂后，诸症遂安[2]。

3.**李洪成**治某患胆石症：曾服清泻排石之药多剂，其痛虽减，但人反觉沉重，不思饮食，入口即吐，视其面色苍黄，倦怠少神，形寒肢冷，大便溏薄且频，舌淡苔白，脉沉细乏力，系为清泻伤及肝脾阳气，虚寒内盛，当温通肝脾，先扶其正，再议排石。因与乌梅丸出入为汤，一服即痛呕皆定。后续服4剂，渐渐康复。结石亦未作痛，数年后至其家，被告知未曾发病，亦未做检查[4]。

引用文献

［1］俞根初.重订通俗伤寒论［M］.上海：上海科学技术出版社，1959：358.

［2］赵尚华等.张子琳医疗经验选辑［M］.太原：山西人民出版社，1978：180.

［3］左荫黄.胆囊炎的证治［J］.上海中医药杂志，1966，(4)：144.

［4］李洪成等.中医证候学［M］.北京：中国医药科技出版社，2008：313.

（三）清阳失位候（肝脾虚寒转证2）

肝脾虚寒证，肝脾阳虚，阴寒内盛，阴邪上逆，阴占阳位，则阳光不治，转成清阳失位之候，通常亦称之为厥阴头痛。以头顶胀痛，或眩晕、呕吐等症象为主，必兼阳虚阴盛脉症。

通称：厥阴头痛。

内含病例：［**中医**］头痛，眩晕，虚寒眼疾，耳鸣耳聋。［**西医**］功能性低热，神经性耳聋。

病因病机：肝脾虚寒郁逆，皆因肝脾阳气不振，虚寒内起，阴寒上逆，浊邪犯清，阴乘阳位，阳光不治，清阳失位。

证象组合：阳滞+气逆

主症：【**阳气不行**】**症象**：①面色青黑。②四肢欠温，四肢厥冷。③身热不扬。④精神萎靡，困倦乏力，却怯喧闹。⑤肢节困痛。⑥腰痛如折。⑦腹痛拘急，腹痛如绞。⑧口干不渴。⑨失眠多梦。**舌象**：舌质淡、苔白，多津。**脉象**：①脉沉细略数。②脉沉弦。③脉细弱。

【**清空不宣**】**症象**：①头顶胀痛，头额昏痛。②头晕目眩，欲呕。③耳鸣耳聋，并有闭塞感。④眼红肿内有白翳，其泪满眼，睁目则下流，剧烈疼痛。

副症：【**气机冲逆**】**症象**：呕吐酸苦。

宾症：【**气机不宣**】**症象**：胃纳欠佳。

治则：当温通肝脾阳气，以助阳驱阴，阳气一振，阴浊顿开，则阳光复治矣。

方证

厥阴头痛方证：舒驰远方[1]。治头痛在脑顶，腹痛拘急，四肢厥冷。

附子、干姜、半夏、砂仁、黄芪、白术、吴萸、川椒。

论著和讨论

本证候因肝脾阳虚阴盛，阴浊上逆，阴乘阳位，阳光不治。舒驰远说："厥阴头痛在脑顶，盖阴邪上逆，地气加天，症兼腹痛拘急，四肢厥冷（四肢作冷为逆，冷过肘膝为厥），法宜（组方见方证）。"[1]其治则当以温通肝脾为主，以助阳驱阴，阴寒开散，则阳光复治。

张光中说：《伤寒论》当归四逆加吴茱萸生姜汤的主证中，并无痛证表现，而这一病例（见病案1）"痛"证均为主要症状。将本方用于此，不是见痛止痛。"通则不痛，痛则不通。"但这一"通"字应随其证而灵活施治，不能理解得过于狭窄。温经散寒，养血通脉同样是为了"通"。初诊用附子、干姜的不妥。因附子、干姜治脾肾阳衰，用于回阳救逆。但此例乃肝胃气痛，阳虚有寒且阴虚血弱，为虚寒，病在厥阴，故二诊时不用附子、干姜之辛热，以防其耗灼阴液。成无己对当归四逆汤的辨证用药讲得非常简要中肯，他说："手足厥寒者，阳气外虚，不温四末，脉细欲绝者，阴血内弱，脉行不利，与此汤复阳生阴。"[2]

病案举例

1.**张光中**治张某某，女，24岁。自述从小就患心口（胃脘）痛，多次诊断为胆囊炎、胆道蛔虫病。经胆囊、胃、肠X光检查未见异常。叠进中西药治疗，均无明显效果。冬天风一吹，脘痛即发，须厚衣，且不敢外出。面色苍白，声音低微，蜷俯，且以手护心，纳差，二便正常。诊脉毕，疼痛大作，头出冷汗，四肢厥冷，脉沉细欲绝，舌质淡，薄白苔。主以温中散寒，当归四逆汤加减：附子12g，白芍15g，当归、桂枝、干姜、荜茇各9g，小茴、吴萸、甘松、木通各6g，细辛、甘草各3g。1剂。二诊：头汁药下不久即剧痛不可忍，患者坚持煎服二汁，药后，虽不似前次剧痛，但痛未愈，痛时四肢逆冷，脉细欲绝。用当归四逆加吴茱萸生姜汤，因有孕2个月多，故去木通加白术：当归12g，白芍18g，桂枝、白术、生姜各9g，细辛4.5g，吴萸6g，大枣24g，甘草3g。1剂。三诊：服后疼痛大减，药后感觉腹内气动走窜，上方加广木香、台乌各9g。2剂。四诊：疼痛更见减轻，三诊方再进2剂。五诊：偶尔隐痛，时间短暂，前方再服2剂而病告愈[2]。

2.**周连三**治虚寒眼疾：姬某某，女，45岁，乳子年余，月经淋漓不断，经量过多，继发眼疾，红肿内有白翳，其泪满眼，睁目则下流，剧烈疼痛，头晕目眩，面色青黑，舌白多津，精神萎靡，肢节困痛，腰痛如折，腹痛如绞，四肢欠温，脉沉弦。此阳虚不能温阳化气，证属虚寒，宜温肾阳，补脾胃，疏肝木，止血补荣，乌肝汤（即茯苓四逆汤加白芍、桂枝、首乌）：茯苓30g，桂枝、附子、干姜、党参、首乌、白芍、甘草各15g，2剂痛止，月经正常，改苓桂术甘汤加白芍、首乌、丹皮，4剂，翳消病愈[3]。

3.李洪成治程某，女，50余岁，两耳鸣失聪（西医诊断：神经性耳聋），右甚于左，并有闭塞感，却怯喧闹，头额昏痛，肢体倦怠，舌质淡苔薄白，脉细弱，拟诊清气失升，予补中益气汤加法半夏、菖蒲、蔓荆子等，10剂，右耳鸣闭俱除，已不怯喧闹矣。而左耳鸣增重，自觉头目辣热，头顶胀痛，但仍舌淡、脉弦细弱，此当为虚寒上逆，阳气怫郁，改投当归四逆汤加黄芪、吴茱萸、葱白，温通肝阳。1剂耳鸣反增，再剂即失，听觉恢复，再服3剂以资巩固[4]。

引用文献

［1］舒驰远.伤寒集注［M］.北京：人民军医出版社，2009：138.

［2］张光中.虚寒胃痛［J］.浙江中医学院学报，1980，（1）：53.

［3］周连三.茯苓四逆汤临床运用经验［J］.中医杂志，1965，（1）：28.

［4］李洪成等.中医证候学［M］.北京：中国医药科技出版社，2008：314.

（四）阳虚失摄候（肝脾虚寒变证）

肝脾虚寒证，肝脾为主血之脏，肝脾阳虚，则失其藏统之职，血必外溢，是为阳虚失摄之候，通常称之为阳虚失血证。虽以出血症象显明，但必以阳虚脉症为主要凭证。

通称：阳虚失血。

内含病例：［中医］吐血，便血。**［西医］**胃溃疡出血。

病因病机：肝脾阴寒虚滑，病由中阳素弱，或投寒凉，致肝阳被抑，脾肝阳虚，阴寒内起，脾失统摄，肝不藏血，络血外溢，血不归经，即古人所谓“阳虚阴必走”之候。

证象组合：阳虚+气虚+血滑+阳浮

主症：【阳气不振】症象：①面色淡暗。②自汗肢厥。③四肢清冷。④腹痛少腹痛。⑤大便溏泄。**舌象：**舌淡白。**脉象：**①脉微。②濡小迟细。③沉细涩。

【血络不固】症象：①吐血不止。②便血清淡。③便血紫黑。

副症：【气虚不充】症象：①面黄少神。②头晕。③腹鸣鼓动。**脉象：**①寸微。②右虚弱弦小。

宾症：【阳气浮越】症象：耳鸣。**脉象：**脉细数。

治则：当温助肝脾阳气，以温补脾阳为主，古人谓：“温补脾胃，中气得理，血自归经，不止自止。”然肝寒甚者，温养肝血亦不可少，齐有堂更兼温肝“散厥阴寒结”；如肝内火郁者，雷少逸又有“温补其脾，清平其肝”一法。

方证

1.固元汤证：高鼓峰方[1]。治面黄自汗，神倦多梦，出血反复，或遍体紫斑。

党参、炙黄芪、酒炒白芍各9g，当归身6g，炙甘草3g，黑姜4.5g，拌捣五味子0.9g，南枣3枚。

2.暖培卑监法加味证：雷少逸方[2]。中土虚寒，被木所凌，治腹痛下利清血，肢厥，详见病案2。

米炒党参、白云苓各9g，土炒白术6g，炙甘草1.5g，姜炭2.4g，土炒苍术1.8g，益智仁3g，葛根0.9g，粳米1撮。另加黄连、川楝子。

3.侧柏叶汤证：蒲辅周方[3]。温通胃阳，消瘀止血，治吐血（胃溃疡出血）。见病案4。

侧柏叶9g，炮姜、艾叶各6g，浓煎兑童便60ml频服。

论著和讨论

1.本证候因中阳素弱，或投寒凉，致肝阳被抑，肝脾阳虚阴盛，脾失统摄，肝不藏血，络血外溢，血不归经，中虚脱血，使血色不甚鲜红，或紫或黑，或呕吐作恶，脉右虚弱迟细，舌白，宜温补肝脾阳气，理血归经，不止自止，主理中汤合四物汤。然失血一症，固阳多阴少，见血投凉，固为常法，但于阳虚失血必不相宜。王雨三曰：“大便下血，其类甚多，有风寒气虚瘀血等症……血逢寒则凝结不行，积于脾胃之内，得孔而出，其色紫而成块。脉象迟细，舌白，用补血汤（黄芪一两，当归三钱）加炮姜、韭菜汁。”[4]故温补摄血，认证务必确切，谨慎行事，不然则有如火上添油，祸不旋踵矣。

2.论治则：何幼廉说：“唯杨仁斋谓失血一证，有阳虚阴必走者，百中常见三四，故舒驰远于虚损失血，极斥滋阴之谬，陈修园亦主此说，皆属此等因证，治以陕西丁雁峰先生秘传血证二方……其次（高）鼓峰固元汤（组方见方证）加五味，亦治阳虚阴走之失血，其因多属内伤情志，饥饱失时，脾胃先病，必见恶心神倦、自汗肢厥等症，故用参、芪为君，固其元气，气固则血循经络，不止血而血自止；但阴走血必虚，臣以归、芍、甘草补血养胃。胡慎柔云：凡欲止吐血，必须炒黑干姜、五味子二物。"[1]

病案举例

1.**谢映庐**治王惠阶，年壮形伟，大便下血，医治半载，以平素嗜酒，利湿清热止血，补中、胃风、四神之属，投亦罔效。诊脉小弦，大便或溏或泄，不及至圊，每多自遗，其血清淡，间有鲜色，更有奇者，腹中无痛，但觉愊愊有声鼓动，因悟此必虚风内扰。因与玉屏风，重防风，加白术、葛根、荷叶，叠投多剂，其症一日或减，越日复增，轻重无常。忽记《经》有虚风邪害空窍之语，盖风居肠间，尽是空窍之地，非补填窍隧，旧风虽出，新风复入，无所底止，故暂退而复进。乃从《金匮》侯氏黑散，祛风堵截之义，悟出治法，填塞空窍，将原方加入龙骨、石脂，兼吞景岳玉关丸。不数日，果获全瘳。侯氏黑散：菊花、白术、防风、细辛、茯苓、牡蛎、人参、皂矾、当归、干姜、川芎、桂枝、桔梗、黄芩[5]。

2.**雷少逸**治孔某之子，腹中作痛，下利清血，脉象缓怠而小，右关弦强，用培中泻木法去炮姜，加黄连治之，服下未有进退。更医调治，便云血痢，所用皆止涩之药，血虽减少，腹痛尤增，甚则四肢厥冷。中土虚寒，被木所凌，温补其脾，清平其肝，暖培卑监法（组方见方证）加黄连、川楝，服之腹痛顿止，手足渐温，唯下红未愈。照前法除去炮姜、智、楝，加芥炭、木香、枯芩、艾叶，令尝5剂，喜中病机，复用补中益气，方获全安[2]。

3.**蒲辅周**治吐血（胃溃疡出血），段某，男，38岁，旧有胃溃疡病，前20日大便潜血阳性，近因过度疲劳，加之出逢大雨受冷，饮葡萄酒一杯后，吐血不止，精神萎靡，住院两日仍大吐不止。以侧柏叶汤温通胃阳，消瘀止血（组方见方证），血渐止。脉沉细涩，舌淡无苔，加西洋参12g益气摄血，三七末6g止血消瘀，次日血止，神安欲寐，知饥思食，并转矢气，脉两寸微，关尺沉弱，舌淡无苔。乃气弱血虚，大失血之后，脉证相符为吉，宜温运脾阳，并养荣血，佐以消瘀，以理中汤加归、芍补血，佐三七消瘀。服后微有头晕耳鸣，脉细数，此虚热上冲，加地骨皮6g、藕节9g、童便60ml，症平唯无大便。以益气补血、养阴润燥兼消瘀：白人参9g，柏子仁、当归各6g，肉苁蓉、火麻仁、阿胶各12g，藕节15g，新会皮、山楂各3g，童便60ml，宿粪渐下，愈[3]。

引用文献

[1] 俞根初.重订通俗伤寒论[M].上海：上海科学技术出版社，1959：331.

[2] 雷丰.时病论[M].北京：人民卫生出版社，1964：51.

[3] 中国中医研究院.蒲辅周医案[M].北京：人民卫生出版社，2005：34.

[4] 王雨三.治病法轨[M].北京：学苑出版社，2015：174.

[5] 谢映庐.谢映庐医案[M].上海：上海科学技术出版社，1962：31.

四、脾肾虚寒证（中焦并病）（7候）

脾肾虚寒证，为脾肾阳气不足，寒从内生，为中下虚寒之证；或由脾阳不振，寒流下焦，淹及肾阳；或由肾阳不足，火不生土，不能温暖脾阳，均可致脾肾阳虚生寒。由于肾为水火之脏，阴阳同宅，阳虚常累及阴虚，为阳中阴虚，故常见阴阳两虚之候。然虚寒证总以阳虚为本，其病机总以阳虚阴盛，阳气不振，致阴浊上逆，阴乘阳位；或留滞于中，阳气不行，阴浊凝冱。甚则阴逼阳走，而有不摄不固之变，剧者阴邪内盛，虚阳难支，而有厥脱之险。其治则总当温补以助脾肾之阳，而驱内盛之阴。

证候别称：少阴中寒，寒陷少阴，少阴头痛，阴厥，虚寒滑脱，阳虚失血，真寒假热证，阴盛格阳，虚阳外越，阴证似阳，亡阳，阴阳虚竭，阴阳竭绝，阴阳两脱。

病名：[中医]夹阴伤寒，春温两感证，伤寒坏证，牝疟，寒痹，眩晕，头痛，心悸，气喘，水肿，慢脾风，慢惊风，阴霍乱，阳脱，虚寒泄泻，久泻，五更泻，久痢，胃脘痛，腹痛，胎胀，反胃，滑脱，便血，月经过多，血崩，漏血，脱疽。

证候系统：详见图3-3-14。

本证——清阳失位候、胃阳虚逆候、阳气虚逆候
转证——脾阳虚滞候
变证——阳虚——阳虚失摄候、阳虚失固候、虚阳浮越候、阳气厥脱候、阳气虚脱候
　　└——阴虚——阴虚阳郁候、阴竭阳越候、阴竭阳脱候

图3-3-14　脾肾虚寒证证候结构图

（一）胃阳虚逆候（脾肾虚寒本证）

脾肾阳虚证，阳气不能温胃，阴浊上逆，而成胃阳虚逆之候。其见症虽以胃气失降之呕吐为主，但必兼见阳虚阴盛脉症。

通称：阴浊上逆。

内含病例：［**中医**］反胃。［**西医**］胃下垂。

病因病机：脾肾虚寒虚逆，因脾肾阳虚，良由命门火衰，不能蒸脾暖胃，致阴寒内聚，胃阳不振，胃气失其下行之常，反挟阴浊而上逆；亦阳虚阴逆之候。

证象组合：阳虚+气逆+气滞

主症：【**阳气不振**】**症象**：①面色无华，口淡无味。②腰痛，下肢乏力。③四末冷。④小便清长。夜间尿多。**舌象**：舌苔白。**脉象**：①脉沉细弱。②左脉弦细，右脉沉迟。

【**气机冲逆**】**症象**：①朝食暮吐，暮食朝吐。②呕吐物完谷不化。

副症：【**气机不利**】**症象**：①胃脘胀满。②腹胀满疼痛。

宾症：【**气机不宣**】**症象**：郁闷不舒。

治则：故其治则当温补脾肾阳气为主，益肾阳以蒸脾土，温脾阳以暖胃气而驱浊阴，或更佐重镇之品以降逆，而助胃气下行，则标本兼顾矣。

方证

附子理中汤加味证：戴会禧方。益火温阳，健脾助运，降逆和胃，治反胃吐食，火衰失蒸，详见病案2。

党参、白术、干姜、补骨脂、益智仁各10g，甘草5g，熟附片6g，代赭石（打）30g。

论著和讨论

本证候因脾肾阳虚，阴寒犯胃，胃失和降，朝食暮吐，暮食朝吐，称为“反胃”。戴会禧说：论其病机，王太仆云：“食入反出，是无火也。”[1]叶天士《临证指南医案》中邹滋九云：“夫反胃乃胃中无阳，不能容受食物，命门火衰，不能熏蒸脾土，以致饮食入胃，不能运化，而为朝食暮吐，暮食朝吐。”[2]故其治则当以温补脾肾为主，以暖胃阳而驱阴浊。阴浊散则胃气下行，不复有上逆之患。戴会禧用附子理中汤加益智仁、补骨脂，益命火以蒸化，扶脾土以通阳，更入代赭石一味，重镇降逆和胃，一剂吐止，见效之速如桴应鼓[1]。

病案举例

1. **俞长荣**治郑某某，男，32岁，朝食暮吐，暮食朝吐2年余，除食物外有多量酸水，口淡无味，食后胃脘胀满，郁闷不舒，心中嘈杂，腰痛肢软温，小便清长，次数增多，唇红舌红苔薄白滑，脉沉细弱。胃下垂缘脾胃虚寒，膈间有热，宜清上温下，半夏泻心汤加味调和之，嘈杂除，唇舌红正常，专温中下：补骨脂、白术、菟丝子各9g，吴茱萸、肉豆蔻各4.5g，干姜、炙甘草各3g，党参15g，生姜6g，5剂，半月未吐水3次，进温中收效不显，因益火之力不足，与桂附理中汤加味：制川乌、炒白术、补骨脂、半夏各9g，白晒参、肉豆蔻、干姜、炙甘草各6g，肉桂1.2g，3日服1剂，10剂，诸症基本消失[3]。

2. **戴会禧**治反胃吐食火衰失蒸：陈某某，男性，15岁。患者自1982年8月间开始，朝食暮吐，呕吐物完谷不化，经辗转各地，中西医治疗无效。同年11月15日来本院就诊，仍朝食暮吐，日餐仅能进食串碗，晚餐不欲食，伴腹胀满疼痛，面色无华，下肢乏力，夜间尿多，清长，舌苔白，左脉弦细，右脉沉迟。证属“反胃”，系真阳不足，火不生土，脾胃虚寒不能消化谷食所致。治宜益火温阳，健脾助运，降逆和胃。拟用附子理中汤加味（组方见方证）。服1剂后吐止，3剂后食欲增加，每餐可进食1~2碗，晚餐亦能进食，腹胀痛减轻，夜尿减少，原方去赭石，加砂仁，连服10剂诸症悉除。最后用香砂六君子汤加益智仁调理[1]。

引用文献

［1］戴会禧.诊余漫谈［J］.江西中医药，1983，（6）：6.
［2］叶天士.临证指南医案［M］.上海：上海卫生出版社，1958：191.
［3］俞长荣.益火生土法则的认识与实践［J］.中医杂志，1964，（11）：26.

（二）脾阳虚滞候（脾肾虚寒转证）

脾肾虚寒证，脾肾阳虚，阴寒凝滞，脾阳失运，而成脾阳虚滞之候。其见症以脾阳郁滞之腹痛、泄泻显明，但必兼见阳虚阴盛脉症。

通称：中焦虚寒。

内含病例：［**中医**］久泻，胃脘痛，腹痛，胎胀。［**西医**］慢性结肠炎，肠道滴虫。

病因病机：脾肾虚寒虚滞，脾肾阳虚，阴浊内滞，脾阳失运，水谷不分，气机不利，而成阳虚阴滞之候。

证象组合：阳虚+气滞+水泄

主症：**【阳气不振】症象**：①面色青黄，面色清癯，面色晦暗。②恶寒身倦乏力。③四肢清冷。④口淡纳差。⑤有如冰球在胃内凝滞，捧腹弯腰，进热食则舒，逢寒饮冷则发，入夜加重。⑥下腹冷痛。⑦肠鸣便泻，大便溏薄。⑧小便清长。⑨带多清稀。⑩腰脊酸楚，腰膝酸软乏力。**舌象**：①舌淡苔薄。②白滑。③舌质胖嫩有齿印。**脉象**：①脉沉弦细。②脉沉细。③脉沉迟而细弱。

【气机不利】症象：①腹胀肠鸣。②食后腹胀。③胃脘痛绵作痛不休。**脉象**：脉弦大，便溏薄。**舌象**：苔薄白。

副症：**【水谷不分】症象**：①大便溏薄。②腹泻便稀夹有黏液。③完谷不化。

宾症：**【气机不宣】症象**：①食欲不佳。②嗳气吞酸。

治则：当温补脾肾阳气为主，略佐疏导，以利气机。虚实兼顾，侧重于补，即补虚扶阳，以祛阴邪。

方证

1.附桂理中汤加味证：宋国维方[1]。温补脾肾止痛，治脾肾虚寒胃痛。详见病案1。

熟附片、党参各15g，肉桂心（焗服）3g，干姜9g，炙甘草6g，沉香4.5g（后下），白术、佛手、白芍、鱼古（即海螵蛸）各12g。

2.理中、真武化裁方证：曾新城方[2]。温补脾肾，治腹泻，下腹冷痛，肠鸣便泻，详见病案2。

西党参、干姜、炙甘草、附片、白芍、茯苓各10g，土炒白术12g。

3.温阳散寒，理气止痛方证：朱世敏方[3]。治内寒外寒交迫，阳气不通，小腹疼痛，详见病案4。

熟附片块、苁蓉、巴戟肉、台乌药、延胡、清炙甘草各9g，砂仁（后入）、淡干姜各3g，紫石英、白芍各15g。

论著和讨论

本证候属脾肾阳虚，阴浊内滞，虚中夹实，宋国维说："复详细分析其脉证，盖因久病体弱，脾阳久虚，不能运化水谷转精气以充养肾脏，故肾阳亦虚，病理上已成'脾虚及肾'，除见食少、便溏之脾虚主证外，更有腰膝酸软之肾虚主证。复转用附桂理中汤加味，取温补脾肾之法。"[1]故治则亦当以温补脾肾、助阳驱阴为法。因虚中夹实，故亦当稍佐疏导。

陈继明说：沉寒病冷，耗损脾阳，久必及肾，命门火衰，以致脾肾俱虚。阴寒内盛，积滞不化，胶固肠间，粪中夹有黏液，而为虚中夹实之证。固非附子理中及四神丸所能胜任。硫黄性大热，能疗一切沉寒痼冷，对阳气衰惫之便秘、腹泻皆能有效。故以半硫丸为主方温补命火，佐以健脾温中消导之剂而能收到满意的效果。正如《温病条辨》所说："半硫丸通虚闭，若久久便溏，服半硫丸亦能成条，皆其补肾燥湿之功也。"[4]

病案举例

1.宋国维治陈某某，女，42岁，农民。于1973年9月12日初诊。胃脘部疼痛已10多年，近日连绵作痛不休，发作无定时，虽服多种药，效果不显。就诊时，见病者捧腹弯腰，痛苦表情，诉胃脘痛有如冰球在胃内凝滞。频作嗳气吞酸，得进热食则舒，唯食不多，口淡，面色晦暗，腰膝酸软乏力，四肢清冷。大便溏薄，小便清长，舌质胖嫩有齿印。苔白覆盖全舌面，脉沉迟而细弱。辨证为脾肾虚寒胃痛。治宜温补脾肾止痛，采用附桂理中汤加味（组方见方证）。初诊时曾予香砂六味汤加味2剂，效果不显，疼痛仍作。服上药2剂后，疼痛减缓，效果已显，继守前法，连服4剂，胃痛全解，胃纳增进。因其久咳痰多的旧患，又居住山区，长期饮用较寒凉之泉水，乃嘱服陈夏六味丸，用桂皮、干姜焗水送服以善后[1]。

2.陈继明治蒋某某，男性，23岁，诉患腹泻已2年，逢寒饮冷则发，发时腹部冷痛，腹胀肠鸣，便稀夹有黏液，一日三四次，经乙状结肠镜检查，诊为慢性结肠炎。经服多种抗生素及中药近百剂，效果不著。食欲不佳，怕冷乏力，面色清癯，小便清长，舌淡苔薄白滑，脉沉弦细。证属脾肾阳虚，阴寒凝滞，湿积不化，虚中夹实。治宜助阳温肾，佐以疏导。药用：熟附片（先煎）、焦白术各9g，潞党参、焦山楂、焦六曲、胡芦巴各12g，炮姜炭4.5g，炙甘草3g，半硫丸9g（分2次吞）。服5剂后，自觉腹中温暖舒适，腹泻减为1日3次，粪质较厚，尚未成形，仍予原方续服5剂，大便成条，黏液消失，嘱其中午饭后服附子理中丸9g，睡前服半硫丸3g，连服1个月，以资巩固[4]。

3.曾新城治唐某某，女，33岁。腹泻3年余。下腹冷痛，肠鸣便泻，少则日行3次，多则10余次，完谷不化，神疲纳差，食后腹胀，经久不愈。在本院粪检，见肠道滴虫（++），服灭滴宁片2个疗程后，粪检仍有肠道滴虫（+），但腹泻不减。舌苔薄白，脉沉细。此肾阳不足，命火式微，脾乏生化之源，无以腐熟水谷，虫乘此而袭也。治宜温补脾肾，投理中、真武两方化裁（组方见方证），5剂。二诊：药后腹泻止，胃纳精神转佳，拟健脾益胃之剂以善后。粪检二次未发现肠道滴虫[2]。

4.唐祖宣治木某某，女，28岁，患者身体素健，妊娠6个月，感腹部冷痛，恶寒身重，先后服当归芍药散等方剂，腹痛仍未好转。症见：面色青黄，少腹冷痛，恶寒身倦，入夜加重，胎胀，脉弦，大便溏薄，舌淡苔白，并发低热。此属里气虚寒，阴寒内盛所致。治宜温脏回阳，益气健脾。处方：炮附片、白术各24g，白芍、党参各15g，茯苓、黄芪各20g。患者家属以处方内有附子，其辛热有毒，坠胎为百药之长，遂弃之不用，仅服余药2剂，诸症不解。二诊：余告之曰：附子为温阳散寒之佳品，本方之主药也，弃而不用，焉能收效？遂以原方，服药4剂，诸症消失，后足月顺产一男婴，健康如常[5]。

5.朱世敏治宋某，女，35岁。小腹疼痛月余，入夜转剧，甚则汗出。曾数次急诊，拟为“腹痛待查”，对症治疗无效。外、妇科检查均无阳性体征发现，后转中医治疗，年前流产后经来量少，带多清稀，腰脊酸楚，大便溏薄，脉沉细，苔薄白。证属素体肝肾亏损，病发于性生活受凉之后，此复受寒邪。内寒外寒交迫，阳气不通，恙由此作。先拟温阳散寒，理气止痛（组方见方证）。服2剂后小腹痛明显减轻，5剂后胀痛除，唯腰酸尚有，苔薄，脉沉细。投附桂八味5剂，以资巩固，至今3年余，腹痛未作[3]。

引用文献

［1］宋国维.虚寒胃痛［J］.中医杂志，1976，增刊（1）：30.
［2］曾新城.肠道滴虫治验［J］.新中医，1981，（7）：18.
［3］朱世敏.温补药治疗妇人小腹痛［J］.上海中医药杂志，1983，（7）：15.
［4］陈继明.治疗慢性腹泻的临床经验体会［J］.新医药学杂志，1978，（12）：13.
［5］唐祖宣等.附子汤的临床辨证新用［J］.中医杂志，1981，（11）：40.

（三）阳虚失摄候（脾肾虚寒变证1）

脾肾虚寒证，脾肾阳虚，不能摄血，致络血外溢，变成阳虚失摄之候。通常称之为阳虚失血，虚寒失血，以络血不固之大出血为显明症象，但必兼见阳虚阴盛之脉症。

通称：阳虚失血。

内含病例：［**中医**］滑脱，便血，月经过多，血崩，漏血。［**西医**］子宫出血。

病因病机：脾肾虚寒虚滑，为脾阳不振，肾阳亦衰，肾为水火之脏，阴阳之宅，阳衰多累及肾阴。阳虚不能摄阴，脾肾虚寒则不能摄血，致血从下溢，久则伤及真元。

证象组合：阳虚+气虚+血滑

主症：【**阳气不振**】**症象**：①面色苍白无华，面色苍黄晦滞，面部布满黯斑，面色淡暗，唇淡暗。②身冷形寒。③四肢清冷，四肢厥冷，四肢酸痛。④腹腰背痛，腰腿痛，少腹胀痛。⑤伏卧则减，喜暖喜按。⑥血色稀淡。**舌象**：①舌淡无苔。②舌淡白嫩有齿印。**脉象**：①脉微弦虚。②濡小尺弱。③脉沉微弱。

【**血络不固**】**症象**：①便血。②月经过多，血崩。③漏血夜甚。④劳倦加甚。**脉象**：脉左涩。

副症：【**气虚不充**】**症象**：①面黄少神。②身倦神疲，午后倦怠。③头晕头疼。④肢冷自汗。⑤食少便溏，谷食少进。⑥腹内鸣响，腹坠痛。**舌象**：舌红润无苔。**脉象**：脉右微。

宾症：【**阳气浮越**】**症象**：①头痛头眩。②耳鸣。③心悸。④不寐多梦。

治则：当温补脾肾为主，唯肾为水火之脏，阴阳之宅，阳虚多累及肾阴，故药当刚柔相济，阴阳双调。

方证

1.东垣黑地黄丸法证：王旭高方[1]。温摄双调，治脾虚不能摄血，便后见红，脾虚不能化湿，腹鼓足肿，详见病案1。

熟地、砂仁拌炒炭各30g，炮姜1.2g，炙黄芪、党参各9g，茅苍术、五味子各4.5g，荷蒂4个。另加阿胶、伏龙肝。

2.温阳涩血汤证：罗元恺方[2]。治绝经期前月，月经过多，腹坠痛，详见病案2。

附子6g，炮姜5g，炙甘草9g，白术18g，党参、首乌、岗稔根各30g。

论著和讨论

本证候系脾肾阳虚，虚寒内起，不能摄血，面色淡暗，四肢清冷，脉微尿血，必兼见阳虚阴盛之脉症，不然则不易识别其阳浮假热，吴鞠通说：“温病脉，法当数，今反不数而濡小者，热撤里虚也。里虚下利稀水，或便脓血者，桃花汤主之。”[3]有主温脾摄血：鱼鳔、黄芪、人参、艾叶、姜炭、炙甘草。若误进寒凉，逼其虚阳外越，则有吴鞠通所云之“多闭脱之凶险”。

病案举例

1.王旭高治脾虚不能摄血，便后见红，脾虚不能化湿，腹鼓足肿，病根日久，肾阴亦伤。肾司二便，故小便不利，法以温摄双调：熟地、炮姜、茯苓、泽泻、陈皮、车前子、川厚朴、茅苍术、五味子、丹皮、怀山药、阿胶[1]。

又治肠痔脱肛便血，其根已久，有时举发，脉细数，营阴大伤；面黄少神，脾气大困；腹内鸣响，脾阳不运，苦寒止血药恐少效碍脾，拟东垣黑地黄丸法（组方见方证）[1]。

2.罗元恺治绝经前期月经过多：向某某，女，47岁，月经过多已几年，血块特多，腹坠痛，肢冷自汗，面色苍黄晦滞，面部布满黯斑，唇淡暗，舌淡白嫩如水泡猪肝样，有齿印，脉沉微弱。属脾肾阳虚，温补脾肾，佐以养血涩血（组方见方证）[2]。

3.张子辉治宫血：张某某，23岁，16岁初潮，自18岁起，经期紊乱，血量多（7~9天，15~40~90天），常须服或注射止血药，今停经3月经行逾周，突大量出血，头晕头疼，午后倦怠，不寐多梦，谷食少进，少腹胀痛，伏卧则减，喜按喜温，身冷形寒，四肢厥冷，面色苍白无华，身倦神疲，舌红润无苔，时便溏，此脾胃阳虚，血无所统而横溢，当大补脾胃之阳，以摄虚阴，则阳生阴长，血可自生，若徒守养血补血之法，恐转伤阳气而血愈不守，拟四君加姜附：党参、茯苓各45g，白术21g，附子、姜炭、荆芥炭各6g，甘草3g。附子理中丸，早晚各服2丸，经前4~5天服数剂，后以二陈逍遥调理肝脾善后而愈（5~6天，28天）[4]。

引用文献

［1］柳宝诒等.增评柳选四家医案［M］.南京：江苏科学技术出版社，1983：318，320.

［2］广州中医学院.罗元恺医著选［M］.广州：广东科学技术出版社，1980：208.

［3］吴鞠通.温病条辨［M］.福州：福建科学技术出版社，2010：112.

［4］张子辉.中医药治疗重症功能性子宫出血1例［J］.上海中医药杂志，1964，（10）：19.

（四）虚阳浮越候（脾肾虚寒变证2）

脾肾虚寒证，脾肾阳虚，阴寒内盛，阳气浮越，变为虚阳浮越之候。伤寒家称之为阴盛格阳，真寒假热，亦称亡阳，为伤寒坏证。其见症以假热症象显明。

通称：真寒假热证，阴盛格阳，少阴中寒，亡阳。

内含病例：［**中医**］伤寒坏证，虚寒泄泻。［**西医**］单纯性消化不良并脱水，营养不良Ⅰ~Ⅱ度。

病因病机：脾肾虚寒厥脱，多由延误失治，或过投汗下清消，伤残脾肾阳气，虚寒内盛，逼其无根之火，浮越于外，真阳有脱绝之险。

证象组合：阳虚+阳滞+阳浮+阳脱

主症：**【阳气不振】症象**：①精神疲惫，神志懒怠，不喜言语。②面色㿠白。③头眩以热掌按头上则快，不按则欲脱。④目眶凹陷，睡卧露睛，眼睑经常浮肿，如卧蚕状。⑤月经淋漓，白带多。**脉象**：①脉迟弱。②切脉愈细。③六脉沉细。**舌象**：舌淡胖。

【阳气浮越】症象：①发热，体温39℃；胸腹发热；汗干后热，热重寒轻；身有微热，反欲增衣，与滋阴清热，恶热反甚。②面红；面时戴阳；自觉脚心如焚，自烦恶热，自汗出欲乘风或入井。③烦躁不安，叫楚烦乱，日夜无宁；烦躁欲死。④心神错乱，郑声呢喃。⑤干呕，呕吐水样液；口出白沫，喉间白沫极黏不能出。⑥头痛，两目欲脱；目羞明畏火，口鼻间频出火气。⑦胸中如有一团火，凡冷水凉茶入咽，觉从火团上分流而下。⑧渴不欲饮；渴欲饮冷，索水到前，复置不饮；口干不大渴。**舌象**：①舌苔白燥，舌白腻。②舌根黑腻。③舌淡苔薄欠润。**脉象**：①脉沉细，脉细弱而数。②细微疾数，细数无力。③浮虚无力。④洪大无伦，重按无力。

副症：**【阳气不行】症象**：①面色青黑。②体重恶寒。③头重痛。④食后腹胀。⑤腹胀，腹痛肠鸣作泄，状若清谷而少臭。⑥少腹发凉疼痛。⑦腰痛如折。⑧四肢厥逆。**脉象**：切脉沉涩，六脉俱阴。**舌象**：舌紫青而滑，舌苔白腻。

宾症：**【阳气脱绝】症象**：①自汗淋漓，肌肤不温。②急汗如油而凉。③气喘不足以息。④精神萎靡，目陷无神。⑤无涕泪，弄舌。⑥肠鸣水泻，泻下无度。**舌象**：苔色薄白，舌白多津。**脉象**：①沉细而弱如丝。②脉沉细欲绝。

治则：当急急温补脾肾阳气，收摄浮阳，以固其脱。

方证

1.少阴中寒方证：舒驰远方[1]。治身壮热而头重痛，又兼腹痛作泄，体重恶寒，起则眩晕，详见病案1。

附子、干姜、半夏、砂仁、黄芪、白术、肉桂、补骨脂。

2.反佐疗法证：邹云翔方[2]。治真寒假热，发热面红，神志懒怠，不喜言语，详病案2。

人参、淡附片、白芍各9g，淡干姜4.5g，肉桂2.4g，川黄连1.8g，云茯苓12g，橘皮络各3g，红枣7个，并嘱须煎60分钟后服用。

3.茯苓四逆汤证：周连三方[3]。治亡阳，正虚烦躁，面色青黑，精神疲惫，气喘不足以息，急汗如油而凉，四肢厥逆，脉沉细欲绝，详见病案3。

茯苓、高丽参、炮附片、炮干姜、炙甘草各30g，急煎服之。

4.白通加猪胆汁汤证：廖浚泉方[4]。治阴盛格阳，腹泻，弄舌，烦躁，目眶凹陷，睡卧露睛，小便不利，面色㿠白，详见病案5。

川附片15g（开水先煨），干姜4.5g，葱白2寸（后下），水煎3次。汤成，将童便30ml、猪胆汁6ml，炖温加入，分6次服。

论著和讨论

本证候因脾肾阳虚，阴寒内盛，浮阳无根，虚阳欲脱，如壮热、烦躁、口渴、脉洪大、舌苔黑等一派火热脉症。必须审得其阳虚阴盛，始可认定其为假热之象，而径投以温补。舒驰远曰："阴病难于得热，热则阳回，在里之积寒积滞，从兹蒸化易易耳。"[1]若误认为真热而投以寒凉，必逼其无根之浮阳外散而脱绝。病势至此，生死反掌，不可有差。

朱颜说：此案（见病案6）曾现黑苔，寒热虚实一时莫辨，今窃思之，舌苔黑色，咸谓伤寒危证，然亦有辨也。其应急下者脉必伏或实而有力，舌色必正赤，其黑苔刮之颇硬或如刺，兼之神昏谵语，或四逆而厥。如脉微细或弦硬，或浮大按之豁然而空，神识颇清，时有汗，腹中或背上自觉阵热，或面赤而不热，或渴而饮热，舌色淡白或粉红，其黑苔在舌根似浮润而实干枯，此阴证也，切忌泄下。宜四逆理中辈，放胆投之。当须识此，勿失病机[5]。

病案举例

1.舒驰远：曾医李解元尧宾之孙里重于表者。其症身壮热而头重痛，又兼腹痛作泄，体重恶寒，起则眩晕。医家乱用发表，兼以分利，数剂而病加剧，叫楚烦乱，日夜无宁，举室仓皇无措。予诊其脉，浮虚无力；观其证，里重于表，即用（组方见方证），一剂而头痛即止，身微汗，而热俱清。此证乃少阴中寒，真阳不得上达，阴邪僭犯至高之处，故头痛如劈，重不可举，兼之腹痛作泄，体重恶寒，起则眩晕，其里证何等重也？里重于表，法当专主温里，虽有壮热不可兼表。况不温其里，徒然乱表，非唯无益，而反害之。吾用姜附以回其阳，而御其阴，犹恐道远，而效不速，故用黄芪以助胸中之阳，白术以助脾中之阳，接引真阳上达，速于置邮，所以一剂而头痛即止。前此乱用表药，而汗不出，以阳虚不能作汗也。今得是剂，则微汗而热解。盖温里则阳回，兼可托表也。于是前药再投，腹痛作泄诸症渐减，但觉腹中发热。又二剂而痊愈[1]。

2.邹云翔治真寒假热证：张某某，男，67岁。发热已7天多，体温39℃，面红，神志懒怠，不喜言语，苔色薄白，口干不欲饮，脉象沉细而弱如丝。初诊时参阅以前所用方药，都是清热化湿豁痰药，当时病人家属说，服退热药已8剂，而热终不退，近2日反见体温增高。我诊断后就向病人家属说明此属真寒假热证，必须用反佐疗法，当即处方（组方见方证），并嘱须煎60分钟后服用。病家亲戚中有稍知医学者，认为如此大热病不可服桂附。在场者亦有认为，过去服凉药已8剂，都不见效，邹医生的处方，不妨先少少服之，看效果如何？病人家属即采纳后者意见，药煎好后，先服1匙，过片刻，觉无碍，又服1匙，1剂药分6次服完。到夜半时分，病人感觉药吃得好，要求续服，于是第2剂药就全部服完。次日8时，热度已退，复诊效不更方，稍佐以和胃之品，再服3剂而愈。连服2剂后，泻减，日4次左右，并能控制，呕烦亦止，脉力有增，至数也减。2剂后泻止。转投桂附理中汤调摄，于9月14日痊愈出院[2]。

3.周连三治亡阳正虚烦躁：段某某，年高体弱，形体消瘦，患病年余，久治不愈，两目欲脱，烦躁欲死，以头冲墙，高声呼吸，初起微烦，头痛，屡经诊治，因其烦躁，均用寒凉清热，病反增剧，面色青黑，精神疲惫，气喘不足以息，急汗如油而凉，四肢厥逆，脉沉细欲绝，茯苓四逆汤（组方见方证）急煎服之，烦躁自止，后减其量，继服十余剂而愈[3]。

又治虚寒泄泻：李某某，女，22岁，久有下利史，经常腹痛，肠鸣大便日四五次，状若清谷而少臭，食后腹胀，经常少腹发凉疼痛，腰痛如折，面色青黑，精神疲惫，舌白多津，眼睑经常浮肿，如卧蚕状，四肢常厥冷，身有微热，反欲增衣，月经淋漓，白带多，六脉沉细，茯苓四逆汤加味：云茯苓、赤石脂各30g，炮附片21g，干姜15g，甘草12g，肉桂、砂仁各9g，连服20余剂而愈[3]。

4.李泰治宋姓，男，30岁，脉沉细，热重寒轻，舌白腻，口干不大渴，心神错乱，郑声呢喃，汗出气短，大便泄，小便如常。此体弱虚寒危证。蜜炙黄芪、西党参、土炒白术、附片、炮姜各9g，白茯苓15g，补骨脂、益智各3g，1剂效，2剂愈[4]。

5.廖浚泉治俞某某，男，6个月。患儿腹泻已13天，近日腹泻加重。住院检查，神疲，皮肤弹力差，前囟凹陷，口唇干燥，营养差。血检：红细胞3.21×10^{12}/L，血红蛋白60g/L，诊断：①单纯性消化不良并脱水。②营养不良Ⅰ～Ⅱ度，前后用过乳酶生、葛根芩连汤等中西药物治疗，仍泻下无度，烦躁不安，口渴，呕吐水样液。翌晨，患儿体温高至38℃，无涕泪，弄舌，烦躁，口渴，小便不利，面色㿠白，目眶凹陷，睡卧露睛，即紧急会诊。诊见舌苔白腻，脉细数无力。此为患儿久泻，脾阳下陷，病邪已入少阴，有阴盛格阳之势，病已沉重。予白通加猪胆汁汤

（组方见方证），炖温加入，分6次服。复诊：体温降至正常，泄泻亦减，昨夜腹泻5次，今早1次，多汗，舌淡红苔薄白，指纹微青，脉细弱。系脾阳大虚，消化失职。治宜温中散寒，健脾止泻：川附片15g，白术、潞党参各9g，茯苓、浮小麦各12g，诃子肉、炮姜各3g，上肉桂2.4g，公丁香、甘草各1.5g，大枣2枚[6]。

6.朱颜治伤寒危证：郑某某，42岁，患泄利数次。医与胃苓汤泄止后，遂胸腹发热，舌苔白燥，口出白沫，渴欲饮冷，溺赤。与滋阴清热，恶热反甚，自汗出欲乘风或入井，自觉脚心如焚，病延半月。切脉沉涩，舌根黑腻，渴不欲饮，时自烦恶热，汗出扇之，汗干后热。余予清热化湿药，连服5剂，每日仍有五六次恶热汗出，喉间白沫极黏不能出，舌苔转白而燥，不渴。又予麦冬、沙参养阴诸药，恶热欲甚。细思久之，无乃真阳欲脱无根之火游走乎？予党参、白术、白芍、云茯苓、柏子仁各6g，麦冬、生牡蛎各15g，淡附片2.4g为剂，冷服探之，5剂，切脉愈细，面时戴阳，四逆冷汗出，头眩以热掌按头上则快，不按则欲脱，虽仍恶热而不欲扇，虚阳欲脱之象露矣。乃予东洋参、白术、白芍各6g，淡附片（先煎）、炮姜各3g，肉桂1.2g，酸枣仁（炒）15g，煎服2剂，戴阳渐戢，冷汗微收，脉转细迟而思食矣。前方加黄芪、当归各6g，熟地9g，甘草2.4g，助阳摄阴，补气养血而愈[5]。

引用文献

［1］舒驰远.伤寒集注［M］.北京：人民军医出版社，2009：139，140.
［2］邹云翔.邹云翔医案选［M］.南京：江苏科学技术出版社，1981：303.
［3］周连三.茯苓四逆汤临床运用经验［J］.中医杂志，1965，(1)：28，30.
［4］李洪成等.中医证候学［M］.北京：中国医药科技出版社，2008：327.
［5］朱不远.朱颜医案医话选（续）［J］.中医杂志，1980，(2)：14.
［6］廖浚泉.小儿泄泻［J］.新中医，1975，(3)：24.

（五）阳气厥脱候（脾肾虚寒变证3）

脾肾虚寒证，脾肾阳虚，阴寒内盛，阳气猝闭，闭甚则脱，变为阳气厥脱之候。伤寒家通常称之为阴厥，或称作少阴中寒。其先现阳气猝闭之阴厥脉症，随之而来即现阳脱脉症。

通称：阴厥，少阴中寒。

内含病例：［中医］慢脾风，慢惊风。［西医］中毒性消化不良，心肌梗死。

病因病机：脾肾虚寒厥脱，为脾肾阳气不足，寒从内生，为中下虚寒之证，阴寒内盛，阳气闭塞，久则阳气难支，以致脱绝，为闭脱同见之候。

证象组合：阳虚+阳闭+阳脱

主症：**【阳气不振】症象**：①面色青黄。②背冷恶寒，恶寒甚。③四肢发凉。④蜷卧不渴，睡卧露睛，目不交睫。⑤筋惕肉瞤。**舌象**：舌淡苔白多津。**脉象**：①沉迟。②迟细。

【阳气闭塞】症象：①额黑面青，唇青鼻黑，指端青紫，手足青紫。②昏迷，牙关紧急，不能语言。③四肢厥逆，身厥。④手足收引。⑤胸背剧痛。⑥囊缩。**脉象**：脉沉细。

副症：**【阳气不行】症象**：①通身黑斑。②胸满腹痛。③吐泻交作。④呕吐胶痰。⑤自利肠鸣。⑥翳膜遮睛。**舌象**：舌苔灰白。

宾症：**【阳气脱绝】症象**：①动则心慌头晕，阵阵振颤发抖，全身颤动。②时昏愦，大汗淋漓，四肢厥冷，③神志模糊，汗出不止。④二目上视，时开时闭。⑤面色苍白，口鼻气冷，声微息促。⑥口撮动，时忽抽搐。⑦喉如曳锯。⑧二便长流。**脉象**：脉细如丝。

治则：当驱阴回阳，以救脱绝，阳既安位，则群阴毕散矣。

方证

1.大回生汤证：谢映庐方[1]，专治小儿夏月吐泻及杂病误治成慢脾风证，一切脾肾虚寒发痫惊风，实有起死回生之功。

人参、白术、黄芪、附子、酸枣仁、枸杞、干姜、茯苓、肉桂、丁香、白蔻仁、钩藤、全蝎、甘草，用水1碗，煎至不见水，提起入夏布内取汁，调赤石脂缓缓服。如吐不止加赭石调服，姜半夏同煎；肝木旺者，羚角汁调服；痰盛者加泡星、天麻；肾阴亏者加熟地、枸杞，泄止厥未回者加当归引药入于血分。服数剂后，或眼内翳膜不能退清，加冬瓜仁二三十粒以润肝燥。

2.扶阳丹证：谢映庐方[1]，专治小儿夏月吐泻，致成慢惊，脾肾阳衰之证。兼治男妇中寒呕吐腹痛，一切火衰等证。并皆神验。

白术、附子、干姜、砂仁、丁香、肉桂、甘草、胡椒、川花椒、洋茄，米糊为丸。

3.桂附理中汤证：郁文骏方[2]。温补脾阳，平肝抑木，治慢惊风（中毒性消化不良），腹胀泻水日夜10余次，面色暗滞，口撮露睛，四肢不温，溲短少，舌干苔白，指纹青细。

肉桂、吴茱萸各1.5g，附片（先煎）、炮姜各4.5g，党参、白术、天麻各6g，广木香2.4g，生龙骨9g，砂仁、甘草各3g。

论著和讨论

本证候因脾肾阳气素亏，阴寒外犯，或更投寒凉，致阴寒骤闭，阳气欲脱，暴仆口噤腹痛，额黑，手足收引，无气以息，脉沉迟，马元仪曰："少阴真阳素亏，寒邪直中，阴寒横发，上干清道，旁流四末，甚为危厉，或过投寒凉，阳气骤闭而渐不支。"其救治之则，总当急救脾肾之阳，以驱其内盛之阴，急灸关元，服理中四逆汤。则闭厥可解，而亦可挽其阳气之脱。谢映庐说："凡小儿病久，忽闭目摇头，面唇青暗，频吐清水，四肢厥者，慢脾风也，由吐泻日久，脾土太伤，不能生金制木，木本强旺，唯脾是克，祛风则无风可祛，治痰复无痰可治，唯宜大补脾土，生胃回阳，庶可望生，方用条参、白术、砂仁、白芍、甘草各3g，附子、肉桂各1.5g，灶心土为引。"[1]

病案举例

1.**吴仁斋**治一人伤寒七八日，服凉药太过，遂变身凉，手足厥冷，通身黑斑，唯心头温暖，乃伏火也。六脉沉细，昏不知人，不能言语，状如尸厥，遂用人参三白汤，加熟附子半个、干姜二钱。服下一时许，斑渐红，手足渐暖，苏矣。数日复有余热不清，此伏火未尽，再用黄连解毒、竹叶石膏汤，调治而安[3]。

2.**谢映庐**治傅锦翁乃孙，端阳后，时忽吐乳，一幼科用藿香正气散1剂，开肠洞泄，大热发渴，延余视之，面色浮白，两目无神，虽吐次多，而无秽气，泄泻频，而澄澈清冷，唇虽燥而无皱纹，热虽重而指尖冷，口虽干而热汤不畏，诊得脉息沉微，最妨慢脾。遂疏理中附子、丁香一方，服后诸症渐减，但有微渴微烦未除，更用七味白术散嘱进数剂，勿图速效，俟其清阳升而渴可止，脾阳健而热自除。更医用柴、知、乌梅、天花粉、藿、半之属，连服数剂，人事默默，干呕身冷，手足牵动，睡则露睛，喉中痰鸣，昏迷不醒，掐之不哭，睡不交睫，翳膜遮睛，二便长流，四肢厥冷，时忽抽搐，喉如曳锯，内外一探，阳气竭绝。因其无阳，药可偏恃，但救危须在顷刻，药饵一时难回：令研胡椒15g，津唾调敷于脐，立时身动，似觉微烦，口中闻有椒气，哭声渐出，随调扶阳丹（组方见方证）一两，徐徐灌下，大呕一声，胶痰随出，随吐随灌，随灌随吐，约吐胶痰半碗，其色青碧，系由无阳，津液冷凝所致，进大回生汤（组方见方证）1剂，计十两之重，每日夜3剂，连服二三日，败症皆回，尤有奇者，不过一周之儿，服乳后自能以手探吐，因束缚其手，仍以回生汤加赭石以安其胃。前后共服回生汤50剂，厥病方瘳。愈后专理脾阳，两旬而健[1]。

3.**燕庆祥**治伤寒兼泻：帅安民，年近20岁，感冒寒邪，发为伤寒，时当七月，前医妄认伤寒为伤暑，误投以三物汤，加黄连、石膏、大黄1剂，即大泄不止。始焉四肢厥冷，腰疼少腹痛，继则连连大泄，遍身尽冷，呼吸几似绝然。两手脉寸关全无，唯尺脉按至骨尚有一毛之延，以脉合参，盖少阴伤寒也。《伤寒论》曰：少阴从水化而为寒。该医投以凉泻之品，既寒又益其寒，反致遍身厥冷而大泻。以茯苓、白术补土制水以建中，黑附片、黑姜回阳益火以逐寒，芍药为佐，敛阳和营以止腹痛，吴茱萸为使，以止下利：黑附片12g，黑姜3g，茯苓、焦白术各4.5g，白芍2.4g，吴茱萸3g。前方煎服1剂，人即苏而遍身俱热，脉亦稍见，又减却姜、附一半再服。病愈后，服附桂地黄汤4剂，月余复原[4]。

4.**李泰**治高姓，男，41岁，上呕下泄，神昏不语，卧如弯弓，两手按腹，四肢厥冷，小便不利，寒热不退，六脉沉伏，此中虚感寒之证。炙黄芪、炒白术、云茯苓各6g，法云黄连、洋参1.5g，砂仁、吴茱萸、安桂各3g，半夏、炮姜、附子、川花椒、木通各4.5g，前仁9g。1剂效，3剂愈[5]。

5.**周连三**治三阴疟疾：马某某，82岁，久患疟疾，触邪即发，六脉沉弦，曾用大柴胡汤服后，下利虚脱，倒卧于地，面色脱落，下虚黑屎满身，牙关紧急，不能语言，六脉沉微欲绝，四肢厥逆，拟茯苓四逆汤：茯苓30g，炮附片24g，炮姜、人参、甘草各15g，急煎服之，1剂泻止足温，能言气壮，六脉来服，继服3剂，其疟亦随之而愈[6]。

引用文献

［1］谢映庐.谢映庐医案［M］.上海：上海科学技术出版社，1962：206.

［2］郁文骏等.治疗21例中毒性消化不良的临床分析和体会［J］.中医杂志，1964，（6）：6.

［3］江瓘，魏之琇.名医类案（正续编）［M］.北京：中国中医药出版社，1996：291.

［4］何廉臣.重印全国名医验案类编［M］.上海：上海科学技术出版社，1959：89.

［5］李洪成等.中医证候学［M］.北京：中国医药科技出版社，2008：329.

［6］周连三.茯苓四逆汤临床运用经验［J］.中医杂志，1965，（1）：29.

（六）阴虚阳郁候（脾肾虚寒变证4）

脾肾虚寒证，阳虚及阴，外受阴冷之气，变成阴虚阳郁之候。其见症表阳郁遏脉症不甚明显，而阳虚阴涸脉症则可为凭，甚者有虚阳浮越之假热脉症。

通称：寒陷少阴。

内含病例：[中医] 牝疟，寒痹，夹阴伤寒，春温两感证。

病因病机：脾肾虚寒虚郁，因脾肾阳气不足，表郁未解，外寒内陷，以肾为水火之脏，阴阳同宅，阳虚常累及阴虚，故常见阴阳两虚之候，下元不足，阴寒直陷少阴，逼其虚阳浮越于外，甚是危候，即景岳所称“伤寒精血素弱，或阴中阳气不足”[1]之证。

证象组合：阴枯+阳虚+表郁+阳浮

主症：**【阴液消涸】症象**：①腰痛。②唇燥舌干。③小便少。**舌象**：舌黑。**脉象**：脉数大无力。

【阳气不振】症象：①神气昏倦。②畏寒不热，肢冷。③面青或萎黄或面白。④饮食减少而乏味。⑤腰如两截，左腿腰部疼痛，冷感。⑥带下淋漓。**舌象**：舌质淡，苔薄白。**脉象**：①脉细沉小。②脉细弱。

副症：**【腠理不宣】症象**：①寒热头痛。②无汗。③肌肤浮肿。**舌象**：舌白腻。**脉象**：脉沉紧。

【神气不振】症象：①精神恍惚。②神气昏倦。

宾症：**【阳气浮越】症象**：①面赤。②烦躁，躁扰不宁。③神昏。④其热忽有忽无。⑤胸膈胀闷。⑥干呕。**舌象**：舌黑。**脉象**：①脉大而虚。②脉数无力。

治则：虽有表郁，不可发散以攻表，若强迫其汗，必促其浮阳散脱，故景岳有“散之不可，清之不可，而邪不能解者，必须大补真阴，则阳从阴出，而表邪自可速解”[1]之训。当滋补肾阴之中，温补脾肾阳气，即于阴中求阳之法，以扶正托透，以解表阳之郁。

方证

1.理阴煎证：张景岳方[1]。理中汤变方，凡脾肾中虚等证，宜温润者用此。

熟地三五七钱或一二两，当归二三钱或五七钱，炙甘草一二钱，干姜炒黄色、一二三钱，或加肉桂一二钱。

（1）理阴煎加柴胡、麻黄证：张景岳方[1]。大补真阴，阳从阴出，凡内无火证，素禀不足者，但用此汤加柴胡一钱半或二钱，速进一二服，其效如神；若寒凝阴盛而邪有难解者，必加麻黄一二钱，放心用之，或不用柴胡亦可，恐其清利也。详见论著。

（2）附子理阴煎证：张景岳方[1]。理阴煎加附子即本方。适用于恶寒发热，神气昏倦，或躁扰不宁，或其热忽有忽无，面白唇燥，脉数无力，或虚大。

2.补阴益气煎证：张景岳方[1]。补中益气汤之变方。治劳倦伤阴，精不化气，或阴虚内乏，以致外感不解，寒热痎疟，阴虚便结不通等证。

人参一二三钱，当归二三钱，山药酒炒二三钱，熟地三五钱或一二两，陈皮一钱，炙甘草一钱，升麻三五分。

论著和讨论

本证候因脾肾虚寒，下元不足，阴中阳虚，邪乘虚陷，雷少逸谓：“其阴邪乘虚而陷少阴。”张景岳曰：“伤寒精血素弱，或阴中阳气不足，脉细弱而恶寒者，必须大助真阴，则阳从阴出，而表邪自可速解，唯理阴煎加柴胡、麻黄（组方见方证）之类，或随证加减用之为最妙。若伤寒于七日八日之后，脉数无力，神昏气倦，或躁扰不宁，散之不可，清之不可，而邪不能解者，只宜理阴煎大剂与之，真回生神剂也。”[1]不可为假热脉症所惑，应当机立断，投以温补脾肾阴阳之法，以扶正达邪。

张景岳说：凡阴盛格阳，内真寒而外假热者，其症必头红面赤，或干渴舌焦，或口疮喉痛，或烦喘狂躁，或身热如火，或见虚斑而蚊迹遍身，或发阴黄而溺如金汁。虽其外有此证，而脉则微弱不鼓，且或为呕恶，或为泄泻，或背腹畏寒（肌热而按久微冷，烦躁而举动无力，狂妄而气促声微——洪成注），或气短似喘，或昏睡无知，或惊惶惧怯，或虽热不渴，或言虽谵妄而气促声微，或身虽躁狂而举动无力，禁之则止，是皆内虚外实、真寒假热之证。须用理阴煎，或六味回阳饮，大温中饮，八味地黄汤之类，大剂与之，庶可保全[1]。

病案举例

1.**程杏轩**治曹肖岩翁春温两感危证：道友曹肖岩翁，病寒热头痛，自服温散不解。又因胸膈胀闷，疑夹食滞，加用消导亦不效，直至七朝热发不退，精神恍惚。予视之曰：病由冬不藏精，又伤于寒，邪伏少阴，乘时触发，即春温两感证也。势渐加重，神昏脉大，面赤舌黑，方仿理阴煎补中托邪。次早复诊告曰：此病全是真元内亏，邪伏于里，猝难驱逐，复订六味回阳饮与之，越日再视，热盛舌干，烦躁脉数。因易左归饮，令服两剂，期届二候，果汗出热退，守至两旬，饮食大进，日啜糜粥十余碗，便犹未圊。予曰：今虽日啜糜粥，不足弥缝其阙，并未有余焉能骤便。须待津回燥润，方能便利如常。阅月余，便始通，今才两旬，何虑？为后至三十余日，便通病亦全却[2]。

又治方咏葭兄伤寒转疟：咏兄先天不足，形瘦质弱，夏夜贪凉，醉而使内，邪乘虚伏，交秋病发。初诊脉细肢冷，舌白面青，畏寒不热，腰痛无汗，方订附子理阴煎（组方见方证）。服后夜发壮热，次日复视，曰：乃夹阴伤寒，势防内陷，药当温中托邪，冀其云蒸雨化。令守原方服至六日，病犹未减，予曰：日来证未变幻，即为见效，须过二候方望转机。方内加入参、芪、枸杞、杜仲，一意照顾真元，毫不杂投标药。届期得汗热退，是晚复发寒热。予曰：疟作矣。子病乃极重伤寒，赖温补诸剂，守住三阴门户，不使内陷。《经》言少阳为枢，今未浮之邪，得从少阳转枢而出，乃佳兆也，于是早进八味丸，晚服补中益气汤，十数发才止。予曰：慎之，防复。旬日后，疟果复更，用养荣汤吞八味丸乃愈[2]。

2. 雷少逸治江南陶某之室，寡居五年，腰如两截，带下淋漓，时值中秋，炎蒸如夏，或当风而纳凉，或因渴而饮冷，其阴邪乘虚而陷少阴，发为牝疟，脉来沉小之象，畏寒而不甚热，肌肤浮肿，面色萎黄，饮食减少而乏味，小水淡黄而欠舒，此阴虚邪陷之证，显而易见，采用金匮肾气去山萸肉、丹皮，加干姜、苍术，连服十余剂，诸恙痊安[3]。

3. 谢映庐治陈祥光乃媳小产后，感冒寒热咳嗽，其热忽有忽无，面白唇燥，脉来虚大，此产后血虚感寒，与补中益气汤加熟地、姜炭[4]。

4. 留章杰治史某某，女，43岁，就诊前半月患感冒，全身酸痛。诊时，以左腿腰部疼痛明显，步行困难，冷感。由家属扶助上楼，舌质淡，苔薄白，脉沉紧。证为寒痹血凝，用阳和解凝汤法主之：麻黄4.5g，熟地15g，阿胶、干姜各6g，桂枝9g，白芥子、甘草各3g，加酒制白芍15g、焦白术9g。服3剂。二诊：药后有效，自行登楼就诊。寒凝稍解，而腿、腰痛未愈。前方加牛膝9g再服3剂。三诊：痛经，左腿和趾麻，用种福堂方加川乌9g，服3剂。牛膝、赤芍、独活各12g，威灵仙15g，穿山甲6g，红花、桂枝、制川乌各9g。四诊：脚仍麻，但已减轻，还有冷感，月经提前，舌未化燥。改用桂枝汤加附子9g，白芍改酒制白芍15g。服3剂。按：寒为阴邪，其性凝滞，故痛有定处。观之不红，触之不热，步履困难，气候变化，痛则更甚，脉沉紧，为寒邪疼痛，以温血散寒为主，助以通阳行络止痛[5]。

引用文献

［1］张介宾.张景岳医学全书［M］.北京：中国中医药出版社，1999：1025，1026，1581，1592.
［2］程杏轩.杏轩医案并按［M］.合肥：安徽人民出版社，1986：29，61.
［3］雷丰.时病论［M］.北京：人民卫生出版社，1964：98.
［4］谢映庐.谢映庐医案［M］.上海：上海科学技术出版社，1962：53.
［5］孙祝岳.留章杰老中医治痹证经验［J］.新中医，1977，（2）：12.

（七）阴竭阳脱候（脾肾虚寒变证5）

脾肾虚寒证，阳虚及阴，阴液枯竭，阳气外脱，变为阴竭阳脱之候。病势极为急险危笃，其见症外有浮阳欲脱之症，下有阴津下脱之象，是一派阴阳脱竭的脉症。

通称：阴阳虚竭，阴阳竭绝，阴阳两脱。

内含病例：［中医］阴霍乱，慢惊风。

病因病机：脾肾虚寒厥脱，为脾肾虚寒，阳气已伤，若加失误或汗利伤其阴，致阴虚不能恋阳，阳虚不能摄阴，阴竭于下，虚阳无根而散脱于上，是为阴竭阳亡之变，然病起于寒，故以虚阳飞越之亡阳脱症尤急。

证象组合：阴枯+阳浮+阳脱+津脱

主症：**【阴液消涸】症象**：①眼陷囟沉。②口辣舌燥。③两足拘挛。④小便赤涩。**舌象**：①舌光干燥之极，②深红干刺。

【阳气浮越】症象：①身热烦渴，遍体如火。②面赤目赤。③唇红唇肿。④眼皮连眨，目珠瞤动。⑤烦躁。⑥神愦谵语。⑦妄言怒骂。⑧手足抽掣，扰则角弓反张。**脉象**：脉急数无伦。

副症：**【清空失宁】症象**：头目眩晕。

【阳气脱绝】症象：①神昏目呆。②身热肢厥，四肢厥逆。③面色青黄、青暗，独唇色紫黑，肌肉青紫。④时静时扰，静时气急目闭。⑤露睛，言謇语低。⑥僵卧如尸，口鼻无气，人事大困。⑦息促，汗出而喘。⑧口噤目闭手撒。**脉象**：①六脉沉细无神。②脉微弱如无。③脉伏。

宾症：**【气机冲逆】症象**：①入口即吐。②呃逆。③腹胀不便。

【津液脱绝】症象：①吐泻不止。②下利不止。③吐痰甚多。④汗出如注。⑤耳聋目陷，音哑肉脱。

治则：当救阴回阳，病起虚寒，阳脱尤急，故偏重救阳，阳回自可摄阴。

方证

1.加味理中地黄汤证：庄在田方。治慢惊风，详见论著。

熟地15g，当归、枸杞子、补骨脂、炙黄芪、党参、炒酸枣仁各6g，山茱萸10g，白术9g，炮姜、炙甘草、肉桂各3g，生姜3片，红枣3枚，核桃2个，灶心土60g煮水煎药取浓汁1茶杯，另加附子1.5g煎水掺入，谅儿大小分数次灌服。

2.生脉理中汤加味证：王经邦方[1]。治霍乱转筋，大泻吐，两膝拘挛，汗出如注，详见病案6。

海南参、破麦冬各9g，五味子、淡附片各3g，炮姜炭、宣木瓜、焦冬术、枸杞子各6g，炙甘草2.4g。

论著和讨论

1.本证候是脾肾虚寒而致阴阳脱绝之候，谢映庐曰："此胃败津伤，五脏精华尽发于外，中无所蓄，乃阴阳竭绝之候，救阴碍阳，救阳碍阴，从阴引阳，从阳引阴，阴阳两救，或可回生于万一。"[2]急救之法，在于阴阳两固，以挽其脱绝。但谢映庐又曰："元阴亦损，但救阴无速功，回阳宜急治。"[2]程杏轩亦谓："真阳飞越，重阴用事，须取单骑突入重围，搴旗树帜，使既散之阳，望帜争趋，若加合阴药，反牵制其雄入之势。"[3]

2.治法：吴坤安说："如经攻里不当，以致下利不止，百骸解散，无气以动，用大剂补中益气汤加炮姜温之，提之；如兼汗出而喘，急用参附汤加熟地，大温大补之。"[4]然病势至此，亦背城借一而已。如庄在田说："慢惊病进，现虚寒或假热之证象者，先用辛热冲开寒痰，再进温补，方为得法，逐寒荡惊汤：胡椒（打碎）、炮姜、肉桂各3g，丁香10粒，以灶心土90g煮水，澄极清，煎药大半杯，频频灌之，接服处方，定见奇效。甚者加进加味理中地黄汤（组方见方证），泄泻不止，一二剂后去当归加丁香1.8g，大热不退加白芍3g。"（《儿科要略·慢惊论治》）若能合理配合现代医学输液一法，则大有起死之望。

病案举例

1.**薛立斋**治一男子，盛暑发热，胸背作痛，饮汤自汗。用发表之药，神愦谵语，大便不实，吐痰甚多。用十全大补一剂，顿退。又用补中益气加炮姜，二剂而愈[5]。

2.**王孟英**治周光远先生，归杭定省，七月十八夜，患霍乱转筋甚剧，仓促间误服青麟丸钱许，势益甚，侵晓召余诊，脉微弱如无，耳聋目陷，汗出肢冷，音哑肉脱，危象毕呈，药恐迟滞。请其太夫人先浓煎参汤，亟为接续，随以参、术、苓、芍、附、桂、干姜、木瓜、薏苡仁、莲实为方，终剂，即各证皆减。盖气分偏虚之体，不禁吐泻之泄夺，误饵苦寒，微阳欲绝，故以真武，理中合法以复脾肾之阳，诘朝再视，脉起肢和，即裁附、桂、干姜加黄芪、石斛，服旬日痊愈。凡吐泻甚而津液伤，筋失其养，则为之转，故治转筋者，最要顾其津液：若阳既回，而再投刚烈，则津液不能复，而内风动矣。此寒霍乱之用附桂，亦贵有权衡，而不可漫无节制，致堕前功也[6]。

3.**谢映庐**治陈蕃宗之子，烦渴吐泻，医治两日，延余诊治，视其眼沉囟陷，面色青黄，唇深红如艳朱，舌深红而干刺，脉得急数无伦，睡时烦扰。此胃败津伤，五脏精华尽发于外，中无所蓄，乃阴阳两竭之候，诚为死证。救阴碍阳，救阳碍阴，两不能受，直辞无治，随延别医，是夜果卒。然此证倘遇相信之士，竭力挽救以尽人工，当用理中、附子、猪胆汁，从阳引阴，从阴引阳，及胃关、理阴二煎，阴阳两救之法，或可回生于万一也[2]。

4.**程杏轩**治房后感寒，郑鹤鸣夹阴伤寒。冬月适患伤寒，初起寒热身痛，不以为意，延挨数日，陡然肢冷脉伏，肌肉青紫，面赤烦躁，呃逆频频。请同道曹肖岩翁诊视，询知系欲事后起病，以为少阴下亏，寒邪乘之，逼其真阳外越，与六味回阳饮服之不应，势已濒危。邀予商酌，予曰：景岳回阳二方，皆能救急，其中尚有分别，夫寒中阴经，审其阴阳俱伤而病尚缓者，则从阴阳两回之法，苟真阳飞越，重阴用事，须取单骑突入重围，搴旗树帜，使既散之阳，望帜争趋。若加合阴药，及牵制其雄入之势，定方单用姜、附、参、草四味，煎令冷服。外用葱、艾炒热熨脐，老姜、附子皮煮汁，蒸洗手足，于是一昼夜厥始回，脉始出，唯呃未止，每呃必至百声。知为肾气上冲于前，药中参以熟地、枸杞、五味子、丁香摄纳真元，诸恙渐减，改用右归饮与服二日，口辣舌燥，投六味地黄汤，浮阳顿平，复为调理脾胃，及脾肾双补而起[3]。

5.**王经邦**治霍乱转筋案：苍石匠，年40余岁，六月间由于先食酒肉，后食瓜果，后半夜袒卧，猝中阴寒而发。大泻大吐，两膝拘挛，汗出如注，手足冰冷，精神困倦，言謇语低。脉象沉细无神，由前医误用藿香正气散以治内伤霍乱，吐止而渴生，致症愈剧，将成阴阳两脱。急用生脉散以复脉，附子理中汤以回阳，枸杞以救阴，木瓜以舒筋（组方见方证），1剂脉复泻止，汗敛筋舒，继用清养善后而愈。何廉臣按：汗多虽曰亡阳，未必不亡其阴，下多虽曰亡阴，未必不亡其阳。此案急救阴阳以固其脱，方用生脉散合附子理中汤加枸杞子、木瓜，较之孙真人用附子理中汤加麦冬、茯苓，尤为周到[1]。

引用文献

[1] 何廉臣.重印全国名医验案类编[M].上海：上海科学技术出版社，1959：341.

［2］谢映庐.谢映庐医案［M］.上海：上海科学技术出版社，1962：203，208.
［3］程杏轩.杏轩医案并按［M］.合肥：安徽人民出版社，1986：71.
［4］吴坤安.伤寒指掌［M］.上海：上海科学技术出版社，1959：卷二52.
［5］江瓘，魏之琇.名医类案（正续编）［M］.北京：中国中医药出版社，1996：348.
［6］王孟英.中华医书集成·随息居重订霍乱论［M］.北京：中医古籍出版社，1999：32.

五、肝肾虚寒证（下焦本病）（4候）

肝肾虚寒证，素本下焦阳虚，寒从下起，虚而兼寒，为下焦虚寒之证，故通称下元虚寒，或冲脉虚寒。多由肾阳不足，命门火衰，不能温煦肝阳，致肝肾阳虚，阴寒内起；或肝肾阳气本虚，兼受外寒，如房劳、经期受寒，为内外合邪。

肝肾虚寒证，其病机初为阳虚阴寒郁滞，肝肾阳气失于宣通，甚则阴寒上逆，内结。其变证有阳不摄阴，为虚寒失血，剧者则有下厥上竭，上盛下虚，或龙雷火升，火不归原等重笃证候。

肝肾虚寒证，由于肾命之火式微，不足以温煦肝阳，以致下元虚冷。故治之之则，当温补肾阳为主，即王太仆所谓："益火之源，以消阴翳。"然肾本水脏，真阴所系；肝藏阴血，体阴而用阳。故温补之味，不可过于燥烈，以伤阴耗血。助肾阳当兼顾肾水，温肝阳当兼顾肝血，庶不致有偏盛偏衰之虑。

证候别称：下焦虚冷，下元虚寒，冷结膀胱，冲脉虚寒，寒滞督阳，上盛下虚，阳气浮越，龙雷火升，下厥上竭，飞龙，戴阳，阴盛格阳，真寒假热，营血虚寒，冲脉虚寒，虚寒失血。

病名：［中医］眩晕，头痛，厥阴头痛，耳鸣，喉痹，肝虚胁痛，虚疝，寒疝，产后儿枕，中寒，寒中少阴厥阴，缩阳证，房劳伤寒，经期中寒，真头痛，中风脱证，亡阳发狂，痛痹，虚痹，痛经，噤口痢，戴阳失血，衄血，尿血，便血，崩漏，虚寒血崩，虚劳发热。

证候系统：详见图3-3-15。

本证————肝阳失宣候、肝阳失和候、肾阳失宣候
兼证————阴血虚滞候
变证————阳虚失摄候、火不归原候、虚阳浮越候、阳气厥脱候

图3-3-15　肝肾虚寒证证候结构图

（一）肝阳失宣候（肝肾虚寒本证1）

肝肾虚寒证，肝肾阳气不足，虚寒内盛，肝阳不得宣通，是为肝阳失宣之候。伤寒家称之为冷结膀胱。临床以肝经所主部位如小腹、少腹、前阴等症象为主。

通称：下焦虚冷，下元虚寒，冷结膀胱。

内含病例：［中医］房劳伤寒，经期中寒，阴缩。

病因病机：肝肾虚寒郁滞，因肝肾阳虚，阴寒内起，或更受外寒，如房事或经产受寒，直陷下焦，郁滞肝阳，肝气失疏，阳气怫郁，而成肝阳失于宣通之候。

证象组合：阳滞+气滞

主症：【阳气不行】症象：①面容苍白，形寒恶冷，神识不清。②四肢逆冷，足冷。③腰腿皆酸。④腹泻，⑤阴茎内缩，睾丸上提，阴囊皱缩。⑥阴囊清冷，睾丸掣痛，连及少腹。⑦白带甚多。**舌象：**①舌稍紫，有齿印。②舌苔白薄。③苔白腻。**脉象：**①脉沉。②两脉沉弦。③脉弦而细。④脉沉细而弦。

【气机不利】症象：①腹痛。②少腹痛。③小腹急痛。④少腹疼痛，疼引阴囊。⑤少腹两旁疼痛，痛剧则呕吐。

副症：【气机不宣】症象：①善太息。②干咳。

宾症：【阳气怫郁】症象：①发热。②头部昏胀。

治则：在于温通肝肾阳气，以驱阴寒，疏利肝肾气机，使之通利。

方证

1.当归四逆汤加吴茱萸证：吴坤安方[1]。瘥后色复，若小腹急痛，脉沉足冷，详见论著。

当归、桂枝、芍药、细辛、炙甘草、通草、大枣、吴茱萸。

2.暖肝煎加味证：陈永起方[2]。温经散寒、理气止痛，寒邪侵犯肝肾两经，少腹疼痛，疼引阴囊，详见病案3。

当归、乌药、茯苓各15g，甘枸杞、川楝子各20g，附子、吴茱萸各5g，肉桂、沉香、小茴香各10g。

3.开阳汤证：费伯雄方[3]。适应肾气厥痛，肾为水脏，寒邪相犯，水寒成冰，少腹厥痛。

附子、补骨脂、益智仁、当归、杜仲、乌药、木香、广陈皮、青皮、茯苓、生姜。

论著和讨论

本证候因肝肾阳虚，阴寒内盛，郁滞肝阳，气失疏泄，但必审得阴盛阳衰脉症，方可认定为虚寒，而投温通肝肾阳气之剂，则方可取效。如吴坤安云："少腹痛属厥阴界分，四肢厥冷，小便清白，是冷结膀胱，宜当归四逆汤加吴茱萸生姜汤（组方见方证）温之。"[1]"瘥后色复……若小腹急痛，脉沉足冷，须用当归四逆汤加吴茱萸，煎成调下烧裈散。"[1]还有经验曰：醉饱行房，小腹胀痛，主当归、白芍、川芎、柴胡、青皮、吴茱萸、甘草。

病案举例

1.胡友梅家传治房后感寒发热方法：先用附子12g，吴茱萸（黄连水炒）3.6g，茯苓6g，炒白术、炒白芍各4.5g，生姜3片，大枣3枚，煎服。继用附子、煮半夏各9g，吴茱萸（黄连水炒）3g，朱茯神、通草各6g，白芍7.5g，生姜3片，红枣3枚，煎服。外治法：初起腹痛甚，在脐孔上用艾绒灸三五壮，可以止痛；取活鸽一只，破开其腹，连脏及血覆脐上，以布扎紧，重衾覆盖，通身发热出汗而愈（无鸽用雄鸡代）。渐至神识不清，以鹿鞭末3g、山羊鬃烧灰12支，调酒服，稍觉清醒；山羊血冲服，以干鸡雏烧灰调酒服，母猪尿1杯冲水服[4]。

2.郑敏生治朱某之妻，32岁，经期洗冷水，而恶寒腹痛，服药2剂加剧，诊得脉沉细欲绝，四肢厥冷，小腹疼痛，舌苔淡白，额汗淋漓，神昏欲脱。属厥阴中寒，主当归四逆汤：当归、白芍、细辛、桂枝各9g，木通4.5g，甘草6g，大枣6枚，细辛必用9g。1剂汗收，再服厥回肢温，痛止神清。改圣愈汤加味，3剂而愈[4]。

3.朱春庐治徐某某，男，51岁，今夏涉水多日，少腹两旁疼痛，痛剧则呕吐、肢厥，曾服药告愈，但每感冒则发，此次骤受风寒而疝痛剧发，四肢厥冷，面容苍白，阴囊清冷，睾丸掣痛，连及少腹，但无红肿，脉沉细而弦，苔白腻：当归、焦白芍各12g，北细辛、炙桂枝、炙甘草各3g，木通、沉香各2.4g，台乌、小茴香各4.5g，茯苓9g，1剂痛止，3剂愈，以十四味建中汤培补脾肾，未复发[5]。

4.陈永起治张某某，男，23岁，未婚。2天前觉得少腹疼痛，疼引阴囊，呈阵发性。尿频数，继而发现阴茎内缩，较平素短1/2左右，睾丸上提，阴囊皱缩，腰部酸软。脉弦而细，舌苔薄白。脉证合参，辨为寒邪侵犯肝肾两经，致使阴茎缩入。治予温经散寒、理气止痛，用暖肝煎加味（组方见方证）。3剂。二诊：腹痛止，阴茎已伸出。上方加狗脊、川续断各15g，续服3剂。4月20日来诉，阴茎阴囊恢复正常，微感腰部酸软，投以壮腰健肾丸2瓶，每日2次，每次服9g，以善其后[2]。

又治周，男，50岁阴茎抽痛缩入反复发作半年，病起冒雨拉砖受凉，外观阴茎消失，腰酸等，从此反复发作，缩入10分钟至5小时不等，日腹泻4~5次，脉弦细，舌稍紫，有齿印，苔薄白，为肝肾虚寒，以暖肝温肾止痛法：附子、肉桂、小茴香、沉香、当归、枸杞子、吴茱萸、牛膝、玄胡、橘核、荔枝核各15g，3剂。近两日来未缩，加补骨脂、肉豆蔻、川楝子各25g。浴池洗澡后，阴缩10余分钟，已无抽痛，去二核、玄胡，4剂。未见阴缩，腹泻止，观察半月出院[2]。

引用文献

[1] 吴坤安.伤寒指掌［M］.上海：上海科学技术出版社，1959：卷二9，61.
[2] 陈永起.暖肝煎治愈阴茎缩入2例［J］.中医杂志，1982，（11）：32.
[3] 张元凯，时雨苍，杨伯棠，等.孟河四家医集［M］.南京：江苏科学技术出版社，1985：86.
[4] 福建省中研所.福建中医医案医话选编2［M］.福州：福建人民出版社，1963：30，302，304.
[5] 朱春庐等.当归四逆汤临床应用经验［J］.中医杂志，1964，（5）：31.

（二）肝阳失和候（肝肾虚寒本证2）

肝肾虚寒证，肝肾阳虚，更兼肝血不足以养肝，而成肝阳失和之候。以其常见于妇人，故常称之为冲脉虚寒，男子则称为下元虚冷。

通称：冲脉虚寒。

内含病例：［中医］肝虚胁痛，疝痛，痛经。［西医］男性不育症，宫体后倾。

病因病机：肝肾虚寒虚滞，因肝肾阳虚，肝血不足，肝阳不振，肝体失和，肝气失疏，是为虚中夹实之证。

证象组合：阳虚+血虚+气郁+气滞

主症：**【阳气不振】症象**：①面容苍白。②脐下冷。③怯寒，四肢不温，四肢厥逆。④睾丸阴冷潮湿，寒则睾丸收缩引痛。⑤血淡不鲜，量多色紫夹块。**舌象**：舌淡苔白滑有齿印，苔薄。**脉象**：细迟，脉细弦。

【气机不利】症象：①少腹疝痛。②脐下冷痛，当脐痛。③便溺不利。④胁痛。⑤经行少腹疼痛，甚则昏厥。**脉象**：脉弦缓。

副症：**【血虚失养】症象**：①腰膝酸楚。②肌消神烁。③月事愆期。**舌象**：舌淡。**脉象**：①脉虚无力。②空大按之不鼓。

【气机不宣】症象：不思饮食。

宾症：**【阳气不和】症象**：日晡心烦灼热而肌肤粟起。

治则：当温补肝肾阳气为主，兼以养血柔肝、逐寒行气为法，补其虚而行其滞，则肝阳可和。

方证

1.暖肝煎证：张介宾方[1]。专治肝肾虚寒，小腹疼痛，疝气等证。

枸杞子、当归各6g，乌药、沉香、小茴、赤茯苓各3g，紫瑶桂1.5g，蜜生姜2.4g。再加桃仁5粒，山茱萸2.4g，防风1.5g，细辛0.6g，治肝虚胁痛奇效。

2.延胡川楝汤证：《金匮翼》方[2]。治脐下冷、撮痛及阴内冷如冰最效。

熟地6g，淡附子、紫瑶桂各2.1g，蜜元胡、酒炒川楝子各1.5g，炙甘草3g。

3.地黄双桂汤证：《通俗伤寒论》引叶氏验方[2]。治怯寒脉虚当脐痛，便溺不利多效。

熟地9g，桂枝尖、紫瑶桂各1.5g，酒炒白芍4.5g，当归、茯苓各3g。

4.温调冲任证：程门雪方[3]。治痛经，经事不调，色淡不鲜，腹痛，腰膝酸楚，苔薄，脉弦缓。

紫石英、酒洗全当归、桑寄生、杜仲、酒炒丝瓜络、大寸麦冬各9g，肉桂心1.5g，台乌药3g，酒炒白芍6g，橘核12g，炒橘叶、吴茱萸、川椒目各2.4g。

论著和讨论

1.本证候因肝肾阳虚，肝血失养，肝气失调，以肝肾所主之小腹、少腹、腰、胁以及前阴等处，所见症象为主，但必须兼见阳虚血弱之脉症：少腹作痛，形寒如冰浇骨，甚则昏厥，四肢不温等。其治则当于温补肝肾阳气之外，兼温养阴血以柔肝，则肝阳自和。

2.论治：何廉臣说：胶归四逆汤（当归四逆汤加阿胶4.5g）专治肝脏虚寒，四肢厥逆，两旁季胁窜痛，吞下乌梅丸10粒，尤效。若当脐左右而痛者，此属冲脉虚寒，加吴茱萸1.5g、蜜炙生姜3g，水酒各半煎服。延胡川楝汤（组方见方证）。地黄双桂汤（组方见方证）。疏肝益肾汤（即六味地黄丸加川柴胡2.1g，酒炒白芍9g）加肉桂、沉香1.5g，名香桂六味汤。加当归身、白芍，名归芍六味汤。皆能疏肝益肾，善治虚寒疼痛[2]。

病案举例

1.**朱春庐**治痛经：宋某某，21岁，居经三月，少腹作痛，形寒如冰浇骨，日晡心烦灼热而肌肤粟起，恶心干呕，四末厥冷，少气懒言，面容苍白，脉细而迟，舌苔薄白，询得腹痛得温少减，始于今夏，经期贪食生冷瓜果之后：炙桂枝4.5g，焦白芍、全归、炒玄胡各9g，北细辛2.4g，吴茱萸、干姜各1.5g，红枣10枚，炙甘草3g，5剂经潮痛愈[4]。

2.**赵涵珠**治李某：23岁，未婚，患者18岁初潮起，每次经行少腹疼痛，甚则昏厥，面色苍白，四肢不温，常于经前一天发作，经行第2~3天方解。妇科肛查：宫体后倾后屈、略小。刻下经来第2天，量多色紫夹块，苔薄白，脉细弦。证属肾气虚寒、瘀阻胞宫，以温宫养血调经为治，经行时服：熟附片、肉桂、柴胡、生草各6g，当归、川断、狗脊、泽兰、香附各10g，白芍12g。另：关元穴贴暖脐膏加丁桂散。经前一周服：肉桂、柴胡、干姜、生草各6g，当归、香附、川断、狗脊、泽兰、仙茅、仙灵脾各10g，白芍12g。前后连服10剂。如此者调治4个周期后，痛经缓解[5]。

3.**李佃贵**治李某某，男，32岁，婚后5年不育，查精液1.4ml，精子数3000万/ml，异常精子50%，2小时内有活动能力的精子30%。诊断：男性不育症。两少腹时有隐痛，性交后加重，睾丸阴冷而潮湿，遇寒则收缩引痛，全身倦怠，腰部酸软，无阳痿早泄，舌淡红有齿痕，苔薄白而滑，脉弦缓无力，按肝肾不足，寒湿偏盛，拟温补肝肾、行气逐寒，暖肝煎加味：当归、枸杞子、茯苓、橘核、仙茅、仙灵脾各10g，小茴香、肉桂、乌药各6g，沉香5g，10剂好转，加干姜6g、吴茱萸3g。服1个月余，精量2.4ml，精子数5000万/ml，异常精子20%，活动力60%。症状基本消失，暖肝煎加味调养4个月余，现已得一男孩[6]。

引用文献

［1］张介宾.张景岳医学全书［M］.北京：中国中医药出版社，1999：1594.
［2］俞根初.重订通俗伤寒论［M］.上海：上海科学技术出版社，1959：357，358.
［3］上海中医学院.程门雪医案［M］.上海：上海科学技术出版社，2002：241.
［4］朱春庐等.当归四逆汤临床应用经验［J］.中医杂志，1964，（5）：31.
［5］赵涵珠.运用补肾法治疗妇科疾病［J］.上海中医药杂志，1983，（7）：18.
［6］李佃贵.暖肝煎治疗男性不育症［J］.上海中医药杂志，1983，（9）：23.

（三）火不归原候（肝肾虚寒变证1）

肝肾虚寒证，肾阳不足，损及肾阴，龙火不得涵养，浮越于上，变成火不归原之候。易学家称之为飞龙；伤寒家则有下元虚寒，龙雷火升，上盛下虚，阳气浮越等称谓。与虚阳浮越候之阳虚而阴未虚者，略有不同。

通称：飞龙，下元虚寒，上盛下虚，阳气浮越，龙雷火升，戴阳。

内含病例：［**中医**］戴阳失血，头痛，眩晕，耳鸣，喉痹。

病因病机：肝肾虚寒虚逆，因肝肾阳虚，更损及肾阴，阴阳不能涵养，龙火不得安其宅，而飞腾于上，而成无根之虚焰，上窜空窍，是为火不归原之候。

证象组合：阴虚+阳虚+阳浮

主症：【**阴虚失养**】**症象**：①腰膝酸软。②腰痛。

【**阳气浮越**】**症象**：①头重足浮。②头面红肿。③面红，汗出如珠。④目见红光。⑤身热足冷，寒重热轻。⑥不眠。⑦昏冒不仁不省。**脉象**：①脉大无力，尺独浮，浮散无根。②脉紧急。

副症：【**阳气不振**】**症象**：①面青神倦，头昏目暗。②冷汗时流。③小腹弦急。④溲溺淋漓。⑤阴头寒。⑥遇寒则发，而常欲近火，欲得暖手按之。**舌象**：舌淡。**脉象**：①脉沉微细。②脉虚迟大。

【**清空不宁**】**症象**：①头痛不可忍。②眩晕。③眼生黑花。**脉象**：脉举之则弦，按之则坚。

宾症：【**清窍不利**】**症象**：①耳聋，其声嘈嘈而鸣。②喉红肿痛。

【**络血不固**】**症象**：衄血，鼻衄点滴不断。

治则：当温补肝肾之阴阳，余听鸿有云："阳无阴不敛，当阴阳兼顾。"使龙火有所归依；略佐辛热之品，以引火归原，导龙入海，则真火潜藏矣。

方证

1.镇阴煎证：张景岳方[1]。治阴虚子下，格阳于上，真阳失守，血随而溢，大吐大衄，六脉细脱，手足厥冷。

别直参9g，附子6g，紫瑶桂2.4g拌捣熟地18g，黑姜2.1g，怀牛膝、泽泻各4.5g，炙甘草3g。

2.桂附八味丸加磁石、龟板证：《证治汇补》载方，治虚火上炎，耳聋腰痛，眼生黑花，其声嘈嘈而鸣。

肉桂、附子、熟地、山茱萸、丹皮、泽泻、茯苓、怀山药、磁石、龟板。

论著和讨论

本证候因肝肾阳虚及阴，肾中龙火不得安居其宅，而飞腾于上。其见症虽亦以阳气浮越之症象为主，但多见浮越于上之空窍症象，与虚阳浮越候多见浮越于外者，亦略有区别。如仲景曰："衄家，不可发汗，汗出，必额上陷脉急紧，直视不能眴，不得眠。"（《伤寒论》86条）王雨三亦说："（头面肿）若脉沉微沉细或浮散无根者，是下元虚寒，龙雷之火上升而然也，主桂附八味汤。"[2]又如：肾阳不足，阴气逆行而上实下虚之证，头痛不可忍，脉举之则弦，按之则坚。或脉大无力，头重足浮，腰膝酸软，当益火之源，以消阴翳，桂附八味丸、黑锡丹。每遇风寒即发眩晕，昏冒不仁不省，冷汗时流，阴寒相通，宜八味丸。头目眩晕，阴头寒，小腹弦急，尺脉独浮，遇寒则发，而常欲近火，欲得暖手按之，下元虚寒，阳气浮越，主潜阳温肾，桂枝加龙牡汤、黑锡丹。耳聋腰痛，眼生黑花，其声嘈嘈而鸣，主肾气丸加磁石、黄柏、菟丝子、补骨脂，或桂附八味丸加磁石、龟板。故其治则除温补肝肾阳气外，更当兼以滋补肝肾之阴，略佐辛热之品，以引火归原，使龙居其宅，即无飞腾之虑。

病案举例

1.余听鸿治鲁峰，素有咯血证，十月忽起寒热，头痛身疼，服桂枝葛根汗之，寒热已尽，渐能饮食，停一日，忽面红汗出如珠，神静不烦，不寐不胀，脉浮无力，此戴阳，急引火归原，阳无阴不敛，当阴阳兼顾：熟地、党参、黄芪各120g，附子、肉桂各9g，童便90g，不效，再以紫河车一具，东洋参60g浓煎服，约一时许汗收面红渐退而安寐，至明日始醒，宛如无恙。[3]

2.程杏轩治闵方田兄，身热足冷，喉红肿痛，脉沉细无力。乃少阴伤寒，当温补下元，引火归根，方仿镇阴煎一服喉痹愈，再服寒热退。是日何生证候相类，便道托喉科某（医师）诊（治），某（医师）与清散一剂，（何生）服后彻夜烦躁不安而逝[4]。

又治柳闻莺挟虚伤寒，后患阴疟，杂服截疟诸方，气血大伤，面青形倦，寝食俱废，目中时见红光，溲溺淋漓，仿四明治久疟不愈，用养荣汤送八味丸法，十剂而止[4]。

3.李泰治鲍姓，男，40岁，脉虚迟大，寒重热轻，鼻衄四日，点滴不断，头昏目暗，舌白，小便微黄，大便略紧，此格阳失血。洋参、安桂各0.9g，泽泻、川牛膝各4.5g，熟地6g，黑附片、生甘草各1.5g，2剂效，4剂愈[5]。

引用文献

［1］张介宾.张景岳医学全书［M］.北京：中国中医药出版社，1999：1594.

［2］王雨三.治病法轨［M］.北京：学苑出版社，2015：151.
［3］徐衡之，姚若琴.宋元明清名医类案［M］.长沙：湖南科学技术出版社，2006：459.
［4］程杏轩.杏轩医案并按［M］.合肥：安徽人民出版社，1986：55，63.
［5］李洪成等.中医证候学［M］.北京：中国医药科技出版社，2008：342.

（四）虚阳浮越候（肝肾虚寒变证2）

肝肾虚寒证，因肝肾阳虚，阴寒内盛，阴逼阳走，变成虚阳浮越之候。伤寒家亦称为阴盛格阳之证。其见症以虚阳浮扰于内外，如壮热不退，烦躁惊狂等一派实热火证假象。

通称：下元虚寒，阳气浮越，阴盛格阳，真寒假热。

内含病例：［中医］亡阳发狂。

病因病机：肝肾虚寒厥脱，因肝肾阳气已虚，下焦阴寒内盛，逼其真阳浮越，而上僭、内扰、外越，立有散脱之险。

证象组合：阳虚+阳浮+阳脱

主症：【阳气不振】症象：①气乏神疲。②昏迷似睡，叫呼不应。③口不渴。**舌象：**舌淡。**脉象：**脉沉细。

【阳气浮越】症象：①热不止。②烦躁。③口渴唇燥，咽干。④面赤如妆。⑤胸前斑点微红。⑥发狂，惊狂起卧不安。⑦头目眩晕，遇寒则发，而常欲近火，欲得暖手按之。**舌象：**舌苔干腻。**脉象：**①脉洪大。②脉浮数而空。

副症：【阳气不行】症象：①四肢厥逆。②腹小满。

宾症：【阳气脱绝】症象：①汗遂漏不止。②四肢厥逆。③战栗。④昏迷似睡。⑤神昏谵语。⑥神糊郑声。

治则：急当大剂壮阳驱阴，以挽其虚阳之散脱，兼佐介类重镇之品，以镇潜其浮阳。

方证

参附汤龙牡方证：丁甘仁方[1]。回阳潜阳，湿温月余，身热多汗，神识模糊，详病案4。

别直参、熟附块、牡蛎、砂仁、仙半夏、远志、龙骨、朱茯神、酸枣仁、秫米、浮小麦。

论著和讨论

本证候因肝肾阳虚阴盛，真阳浮越欲脱，病势急险，但必有阳虚阴盛脉症可凭，方为真寒在内，虚阳欲脱之确证；即当急投壮阳驱阴之剂，以挽欲脱之元阳。如仲景曰："伤寒脉浮，医以火迫劫之，亡阳，必惊狂，卧起不安者，桂枝去芍药加蜀漆牡蛎龙骨救逆汤主之。桂枝三两（去皮），甘草二两（炙），生姜三两（切），大枣十二枚（掰），牡蛎五两（熬），蜀漆三两（洗去腥），龙骨四两。上七味，以水一斗二升，先煮蜀漆减二升，内诸药，煮取三升，去滓，温服一升。"（《伤寒论》112条）又说："火逆下之，因烧针烦躁者，桂枝甘草龙骨牡蛎汤主之。"（118条）吴坤安说："病发于少阴，不当正汗，医见恶寒发热，误以太阳法强汗之，汗遂漏不止，其人亡阳，故狂，与阴极发狂相同。当与建中汤去饴糖、生姜，加人参、黄芪、熟附片、龙骨收之。"[2]

病案举例

1.裴兆期治一贵室妇，伤寒汗下后，脉洪大而热不止，口不渴，腹不满，身无寒热，只气乏神疲，昏迷似睡，叫呼不应。乃元气大虚：人参15g，炒黑干姜6g，当归9g，五味30粒。不问晨夕频与之，遂身凉脉静，气爽神清而愈[3]。

2.谢映庐治陈南圃先生，忽觉浑身麻痹，自服灵宝如意丸，得稍安。日西，浑身大热，谵语无伦，昏夜邀视，见其面色如妆朱红，热势沸腾，脉虽鼓指，重按全无，上身躁扰，下半僵冷，知为肾气素虚，真阳浮越肌表。恐其战汗不止，藩篱洞开，势必飞越而亡，宜用表里先后救援之法，因处大剂真武汤与之，坐镇北方，以安肾气。饮毕，复预煎黄芪二两，附子二两，五味、龙骨、牡蛎各五钱，沉香、肉桂各一钱，此畜鱼置介之法，救既散之阳[4]。

又治陈希正，素禀阳虚，伤风误治，汗渴厥逆交至，兹者叠投汤剂，悉皆刚燥，于阳不违，于阴有乖，宜其退而复返也。乃进四逆汤，加童便，未甚效，继进白通加猪胆汁汤，吞黑锡丸数钱。药方下咽，忽然战栗，四肢渐温，阳气得所，顷刻间，诸症如失[4]。

3.丁甘仁治湿温月余，身热多汗，神识模糊，谵语郑声，唇燥口干，不欲饮，谷食不进，苔干腻，脉沉细，此湿邪久困太阴，陷入少阴，正气涣散，阴阳脱离，急参附汤回阳，龙牡潜阳（组方见方证）[1]。

引用文献

［1］秦伯未.清代名医医案精华［M］.北京：人民卫生出版社，2006：529.
［2］吴坤安.伤寒指掌［M］.上海：上海科学技术出版社，1959：卷三60.

［3］江瓘，魏之琇.名医类案（正续编）［M］.北京：中国中医药出版社，1996：293.
［4］谢映庐.谢映庐医案［M］.上海：上海科学技术出版社，1962：50，54.

六、肺肾虚寒证（下焦合病）（3候）

肺肾虚寒证，病本肾阳不足，虚寒内起，不能上温于肺，清金失暖，古人云：水冷则金寒。肺肾阳气不足，故而成肺肾虚寒之证。肺主乎卫，又卫出下焦，肺肾阳虚，则卫阳亦不固，外寒亦易袭入，或上郁于肺，或直陷下焦而入于肾；内外合邪，为病尤甚；或上逆于肺，或下迫于肾。轻则郁滞不行，重则郁闭阳气，剧者可致肾阳浮越，以致厥脱。

肺肾虚寒证，病本于阳虚，其治则自当以温补肺肾阳气为法，而其本在于肾阳之虚，故温补肾阳，尤为要紧；肾阳得复，则水不冷而金自不寒矣，唯肾为水火同宅，肺主清津，温燥太过，则有伤于肾水、肺津。是故温补肺肾阳虚之余，更当护其肾水与肺津，则不致有助阳损阴之虑。

证候别称：太少两感，夹阴伤寒。太阳少阴厥阴合病，真寒假热，阴证似阳，阴阳两脱，水冷金寒。

病名：［中医］夹阴伤寒，寒入精室，房劳复，阳虚伤风，失音，少阴咽痛，喉鸣，癃闭，气喘，麻后喘，呃逆，阳脱。

证候系统：详见附图3-3-16。

本证————肺阳不布候
转证————阳气虚逆候
变证————阳气闭脱候、虚阳浮越候、阴竭阳越候

图3-3-16　肺肾虚寒证证候结构图

（一）阳气虚逆候（肺肾虚寒转证）

肺肾虚寒证，脾肾阳虚，不能温肺，阴寒上逆，肺气失降，转为阳气虚逆之候。其见症以气逆于上，如咳、喘、呕、呃等症象显明，但必兼见阳虚阴盛脉症。

通称：阴寒上逆，水冷金寒。

内含病例：［中医］气喘，呃逆，喉鸣，麻后喘。［西医］膈咽喉肌阵挛。

病因病机：肺肾虚寒虚逆，多由过投清下，或发泄太过，致脾肾肺阳气俱损，阴寒内起，挟肺胃之气上逆，阳气不得通行，而浮越于上，是为阳虚阴逆之候。

证象组合：阳虚+气逆+阳滞

主症：**【阳气不振】症象**：①面色青黄。②身热不扬。③恶寒，背恶寒。④冷汗。⑤筋惕肉瞤。⑥小便清长。**舌象**：舌淡苔白。**脉象**：①脉右濡细。②弦细沉迟。③太溪似有似无。

【气机冲逆】症象：①咳嗽气逆不能卧。②气喘。③呃逆。④口唾涎沫。⑤喉中咯咯声响，喉结抖颤。⑥后背发凉，似有一股寒流从骶部沿脊柱上窜至颠顶，入咽喉，阴雨天加重。

副症：**【阳气不行】症象**：①肢冷。②面色灰滞。③手足麻木。④背部发凉。⑤睾丸坠痛。**舌象**：苔干白腻滑。**脉象**：脉浮紧弦。

【气机不利】症象：①腹胀便泄。②胸紧。

宾症：**【阳气浮越】症象**：①咽痛淡红不肿。②颧赤。③视物模糊。④郑声神糊。**舌象**：舌苔薄腻。**脉象**：①脉细促。②脉象左关弦小而促。③趺阳虚弦而数。

治则：当温补脾肾肺之阳气，以驱阴浊，佐以宣降气机之品，以降其冲逆。阴浊得降，气亦不致冲逆矣。

方证

摄纳冲气，和胃安神法证：丁甘仁方[1]。治湿温内陷少阴，冲气上击，犯胃冲肺，详见病案1。

灵磁石、朱茯神、仙半夏、柿蒂、左牡蛎、炙远志、炒竹茹、刀豆壳、花龙骨、陈皮、吉林参、黑锡丹。

论著和讨论

本证候因脾肾肺阳气俱虚，阴寒内盛，冲逆于上，犯胃冲肺，肃降无权，气喘呃逆，身热不扬，胸部有紧缩感，全身冷汗阵出，筋惕肉瞤，手足麻木，口唾涎沫，视物模糊，等等，其治则当温补中下脾肾阳气为主，兼以宣降气机之味，则阳回而阴浊自降，气不上逆矣。如杨宗孟说："麻后喘，脾肾虚败，阳气下陷，除肺闭症状外，更现肢冷，腹胀便泄，小便清长，面色灰滞，舌白质淡不干，脉细促，治法温补脾肾之阳，附子理中汤或煨益智仁、白术、茯苓等以治下，用三拗汤开肺以治上。"[2]

病案举例

1. **丁甘仁**治湿温伏邪，内陷少阴，引动冲气上击，犯胃冲肺，肃降之令无权，气喘呃逆，身热不扬，舌苔薄腻，脉象左关弦小而促，右濡细，趺阳虚弦而数，太溪似有似无，郑声神糊，时明时昧，正虚邪陷，神不守舍，显然可见矣。厥脱之变，指顾间事，勉拟摄纳冲气、和胃安神，以为无法之法，或有效验亦未可知（组方见方证）[1]。

2. **汤治明**治节律性腭咽喉部肌阵挛：周某某，男，29岁，喉中咯咯声响，除说话、进食或熟睡时停止外，一直不止，夜间尤甚，自觉胸部有紧缩感，全身冷汗阵出，筋惕肉瞤，手足麻木，口唾涎沫，视物模糊，睾丸坠痛，后背发凉，似有一股寒流从骶部沿脊柱上窜至颠顶，入咽喉，阴雨天加重，头向左侧轻轻摆动，喉结抖颤，舌质淡，苔白厚滑，舌面左侧有绿豆大白色疹点数个，脉弦细沉迟。属肝木横逆，肺金失节，肾督虚寒，当益肾温督、疏肝调肺为治：炮附片、茯苓、柴胡、白芍各15g，白术、炙甘草、桔梗各10g，党参12g，枳壳、五味子各6g。3剂音响减低，且现间歇。加鹿角胶10g，4剂，声响消失。似感背畏寒，口中涎水多，舌左侧露瘀斑，脉沉迟：炮附片18g，干姜、白术、赤芍、桃仁、鹿角胶各10g，党参、茯苓各15g，红花12g，生黄芪20g，5剂诸症渐退，脉起。舌上瘀斑仍在，去鹿角胶、干姜、茯苓加柴胡、香附各15g，甲珠10g，附子改12g，6剂痊愈[3]。

引用文献

[1] 秦伯未.清代名医医案精华[M].北京：人民卫生出版社，2006：557.
[2] 杨宗孟.中医对麻疹并发肺炎的认识和治疗[J].中医杂志，1959.(11)：26.
[3] 汤治明.节律性腭咽喉部肌阵挛治验1例[J].中医杂志，1982，(10)：46.

（二）阳气闭脱候（肺肾虚寒变证1）

肺肾虚寒证，因肾阳素虚，新寒外加，内外合邪，阳气骤闭，甚则外脱，变为阳气闭脱之候。伤寒家认为与房事感寒有关，故常称之为夹阴伤寒，或寒入精室。但亦有称为太少两感证，或太阳少阴厥阴合病，似更为贴切。

通称：太少两感证，或太阳少阴厥阴合病。

内含病例：[**中医**]夹阴伤寒，寒入精室，房劳复，阳虚伤风。[**西医**]乙型脑炎。

病因病机：肺肾虚寒闭脱，因肾阳素虚，外寒新加，直入下焦，或房后精室空虚，外寒直陷下焦，内外合邪，阴盛于下，逼其肾中阳气外脱，而成寒闭于内外，阳浮欲脱之候。

证象组合：阳虚+阳郁+阳滞+阳脱

主症：【**阳气不振**】**症象**：①汗多。②垂头不语。③头重目眩。④面色晦淡。⑤足冷蜷卧。**舌象**：①苔淡白滑。②舌本胖嫩。**脉象**：①脉沉细。②尺迟弱。

【**阳气不行**】**症象**：①背冷恶寒。②面色青黄，面青灰滞。③神志模糊。④胸背剧痛。⑤心下胀满，⑥小腹绞痛。⑦或吐或利。⑧四肢厥冷，冷过肘膝，手足青紫。⑨阴肿。**脉象**：脉伏绝。

副症：【**阳气怫郁**】**症象**：①身热。②头热而引衣自覆。③烦躁。④手足躁动。⑤嗽声不出，气急神扬。**舌象**：舌黑滑。**脉象**：尺寸浮数。

宾症：【**阳气脱绝**】**症象**：①面色苍白，大汗淋漓。②筋惕肉瞤。③气喘急促。④目闭欲寐。⑤目珠上瞪，⑥龂齿发痉。⑦四肢抽掣。⑧舌卷囊缩。**脉象**：①脉微细无力。②细促。

治则：当急急助阳驱阴，复以通阳散寒，以解其内外之闭，而固其阳脱。

方证

附子汤加麻辛证：吴云山方[1]。治乙型脑炎：突然头晕，继发热呕吐，详见病案3。

附子、半夏各9g，党参15g，茯苓、白芍各12g，白术、干姜各6g，麻黄、细辛各3g。

论著和讨论

1.本证候因肾阳不足，外寒内陷，阴邪郁闭，阳浮欲脱，虽称夹阴伤寒，但因小儿亦有此证，当与房室无关。可见一派阳虚阴盛脉症，以及阳气怫郁似热之假象，随之即可见阳气欲脱之脉症。故其治则当急急回阳驱阴固脱之中，略参通阳透达之品，以解其阴寒怫郁之外闭。内外阴闭得解，即无阳脱之虞。俞根初主助阳发表，或温经散寒，即王海藏外散内收之法，俞根初曰：“夹阴伤寒，房劳伤精而后骤感风寒，或夏月行房后恣意乘凉，触犯风露，身热面赤，或不热而面青，小腹绞痛，足冷蜷卧，或吐或利，心下胀满，甚则舌卷囊缩，阴极发躁，或昏沉不省，手足指甲皆青，冷过肘膝，舌苦淡白滑嫩，或苦黑滑，舌太胖嫩，六部沉细甚，或伏绝，或反浮大无伦，沉按豁豁然空。陶节庵所谓：不拘脉之浮沉大小，但指下无力而软，或空大而散，甚则重按全无，皆为色欲内伤，猝受寒邪，阴气独盛，阳气以衰是也。外则先灸关元、气海，以回元汤，内则先用参附再造汤助阳发表，或用麻附细辛汤加人参、干姜温经散寒。”[2]

何秀山说：故《伤寒秘旨》治夹阴伤寒，凡诊尺脉迟弱，而足冷阳缩者，但于黄芪建中汤内用附子汁炒黄芪，以温卫气，肉桂、酒炒白芍以调营卫。不应，改麻黄附子细辛汤汁炒甘草以汗之。若尺中弦数而多虚火，面赤戴阳者，但于小建中汤内用党参汁炒甘草，以助胃气，丹皮、酒炒白芍以降阴火。不应，加连、附汁炒黄芪，略加葱豉以摄之。方药较俞君所用虽轻，而稳健则过之。亦其人阳气虽虚，本无大寒伤犯，阴邪尚轻，犹可收敛[2]。

2.谢映庐则主白通汤"复阳散寒，温暖肾气，使肾气得权，复其开合之旧，则开者有合，合者有开矣。噫！此《金匮》奥义，仲景隐而未发者。"[3]

3.若服温通，反增烦躁者，或为阴液不足，当减轻姜附加人参以生津，何廉臣则有"外罨通阴达阳法"。均首重解其阴寒之郁闭，则无阴逼阳走之虑。何廉臣说："寒入精室，其症阴肿足冷，小腹绞痛，面赤阳缩，筋惕肉瞤，犹可用真武汤加两头尖、韭白等，或用当归四逆汤加烧裩散，回阳摄阴，兼通阴浊，以救济之。外罨通阴达阳法：来复丹6g研末，放入脐中上罨，活杀白鹁鸽，对剖半只，内去肠杂，外不去毛，再加软绵扎紧，约3小时即去之。或用生姜汁1碗，浸肾囊，汁渐收干，肾茎即出。或回阳散0.6~0.9g放入脐中，外贴阳和解凝膏，即痛除而茎出。"[2]

病案举例

1.**王海藏**治一男子病太阳证，尺寸脉俱浮数，按之无力，王见其内阴虚，与神术加干姜汤愈。后再病，王视之，见神不好，垂头不欲语，疑其有房过，问之，犯房过乎，必头重目眩。曰：然。与大建中三四服，外阳内收。脉及沉小始见阴候，又与已寒，加芍药茴香等丸五六服，三日内约服六七百丸，脉复生。又用大建中接之，大汗作而解[4]。

2.**谢映庐**治熊继先乃郎半岁，患伤风小恙，鼻塞咳嗽，医以二陈苏防之属，因而得汗，即至嗽声不出，气急神扬。又误进苏子、枳壳之属，下咽未久，忽然目珠上瞪，四肢抽掣。遂疏桂枝附子汤与服，尔时变症愈出，忙煎灌之，一剂而风痉自止，再剂而诸恙悉痊[3]。

3.**吴云山**治乙型脑炎：施某，男，12岁，突然头晕，继发热呕吐，T 38.5℃，面色晦淡，头热而引衣自覆，神志不清，目闭欲寐，龂齿发痉，手足躁动，四肢厥逆，脉细弱而迟，太阳少阴厥阴合病，附子汤加麻辛（组方见方证），1剂烦躁稍静，四肢转温，体温正常，脉较有神。翌日前症复现，T 41.2℃，原方2剂，体温又除。同日晚体温再升40℃，但脉已转数，四肢温和，不恶寒，腹部灼热，大便未通，小便转黄，舌根微黄而润，阴证转阳，厥阴少阳从中互见，病有转机，寒温互进，去麻辛加柴胡6g，枳实、甘草各9g，安宫牛黄丸3g。次日，脉浮弦数，面目微黄，肝肿大，用清营透热合苦寒泄火剂，1日6次，2日愈[1]。

引用文献

［1］福建省中研所.福建中医医案医话选编（第二辑）［M］.福州：福建人民出版社，1963：32.

［2］俞根初.重订通俗伤寒论［M］.上海：上海科学技术出版社，1959：333，334，335，336.

［3］谢映庐.谢映庐医案［M］.上海：上海科学技术出版社，1962：105，182.

［4］江瓘，魏之琇.名医类案（正续编）［M］.北京：中国中医药出版社，1996：18.

（三）阴竭阳越候（肺肾虚寒变证2）

肺肾虚寒证，因肺肾阳虚，不能化生肾水肺津，以致阴虚不能恋阳，虚阳浮越，变为阴竭阳越之候，通常称之为阴阳两脱。其见症以阳气浮越之假热脉症显明，但兼有阴液枯竭之内热真象。随后即有阳脱脉症显现，然病已至此，阴竭阳亡，险象毕露矣。

通称：阴阳两脱。

内含病例：［中医］阳脱。

病因病机：肺肾虚寒厥脱，如肺肾阳虚之体，过投疏散、寒下，损阳耗阴，阴虚不能恋阳，虚阳无根而浮越于外，多有脱绝变证。

证象组合：阴涸+阳浮+阳脱

主症：**【阴液消涸】症象**：①口渴咽干。②唇焦。③舌干如刺。④小便不利。⑤大便不通。**舌象**：舌上焦黑干刺。

【阳气浮越】症象：①热反甚。②膈间有火。③烦躁。④漱水不咽。⑤口渴痰多。⑥面赤，目赤，颧红。⑦胸前红斑。**舌象**：舌上焦黑干刺。**脉象**：①浮数。②洪大按之寂然。

副症：**【清空不宁】症象**：头脑晕疼。

【神志昏蒙】症象：①神沉不语。②谵语，狂语乱走。③神志昏惑。④热则昏痉。

宾症：**【阳气脱绝】症象**：①撮空循衣摸床。②大汗如雨。③不任风寒。④厥逆。⑤目垂鼻冷。⑥额颏微汗。

脉象：①六脉虚微。②细促。

治则：于此阴竭阳脱之际，固其阳脱，固为首要，然阴竭不能纳阳，虚阳亦无所依附。故回阳固脱，更当滋养其肾阴肺津，使阳有所附，而不致散脱。

方证

1.全真一气汤证：《通俗伤寒论》载方[1]。治伤寒温病汗下后，内伤气血精神，详论著。

别直参、白术、牛膝酒煮各6g，寸麦冬15g，五味子0.9g，熟地15~30g，附子3g。

2.益元汤证：《伤寒六书》方。治戴阳证，症见面赤身热，不烦而躁，饮水不入口。

炮附子、干姜、艾叶、黄连、麦门冬、五味子、甘草（一方有知母，人参）。加姜、枣、葱白，水煎，入童便，冷服。

论著和讨论

1.本证候因肺肾阳虚，肾阴肺津枯竭，阴不恋阳，虚阳散脱，何廉臣说："伤寒温病，已经汗下后，内伤气血精神，故其人常多肢体倦怠，神志昏沉，乃元气精神大虚欲脱之兆，急宜强壮心机，兴奋神经，不得不于开透法中，筹一特开生面之峻补提陷法。庶几九死尚可一生。"[1]救治之法，当阴阳两顾，滋阴固阳，双救其脱竭；然病势至此，尤恐鞭长莫及。

2.何廉臣说："一为强壮心脑。如参归鹿茸汤（吉林参9g，白当归身3g，炙绵芪6g，炙甘草1.5g，鹿茸血片0.9g，龙眼肉3枚，鲜生姜1片，上药煎成，冲陈酒1杯，或冲入葡萄酒1瓢）。人参养荣汤（西党参、炙黄芪、熟地各9g，当归身、生晒术、浙苓、生白芍各4.5g，远志、炙甘草各2.4g，炒广陈皮3g，官桂1.5g，五味子9粒）冲鹿茸酒1瓢，补中益气汤加鹿茸血片0.9g之类。能治脑气衰弱，心神虚散者，唯此三方最力大而效速，为急救大虚昏沉之峻剂。凡治伤寒热病，用凉泻太过，克伐元阳，而阳虚神散者，必须阴阳并救。如陶氏回阳救急汤（黑附片、安桂、炙甘草、炮姜各1.5g，别直参、湖广白术、辰茯神各3g，姜半夏、炒橘白各2.1g，五味子0.9g，麝香0.09g冲）最妙，妙在参附桂与麝香同用。世俗皆知麝香为散气通窍之药，而不知其实为壮脑补神之要药，丁氏《化学实验新本草》、曹氏《麝香辨》皆已发明之，惜吾医界多茫茫耳。次如冯氏全真一气汤（组方见方证）亦佳。凡治湿热证，规伤太甚，阴损及阳，而神沉不语者，顿验。此为冯楚瞻《锦囊》中得意之方，功在于一派滋养阴液之中，得参附气化，俾上能散津于肺，下能输精于肾，且附子得牛膝引火下行，不为食气之壮火，而为生气之少火，大有云腾致雨之妙，故救阴最速。"[1]"气脱则元海无根，阴竭阳越，全真益气汤，参麦散加河车、石英、坎气，急续元真以挽之。"[1]

病案举例

1.**陆养愚**治王野溪病伤寒六七日，已发表矣。忽身热烦躁，口渴咽干，大小便利而不任风寒。或用凉膈散，反胸前见斑数十点，色微红。乃投消斑青黛饮，又发谵语，手足厥逆。谓热深之故，拟用承气下之。陆脉之，浮数六七至，按之而空，曰：此阴盛格阳证也，下之立毙。《内经·至真要大论》云：病有脉从而病反者，何也？岐伯曰：脉至而从，按之不散，诸阳皆然。今脉浮之而数，按之而空，乃阳虚为阴所拒，不能内入而与阴交。身热烦躁，口渴咽干，浮阳外越之故也。恶风畏寒，阳气不足也。发斑者，因寒药激之，致无根之火聚于胸中，上熏于肺，传之皮肤也。谵语者，神不守舍也。厥逆者，阳将竭也。若冷至肘膝，则无及矣。急用大料参、术、姜、附峻补回阳，麦冬、五味、甘草、白芍敛而和之，浓煎俟冷，徐徐服之，日夜令药不断。三日夜病势始减，旬日后稍加减之，月余而起[2]。

2.**万密斋**治沈天禄病伤寒，汗下后病不解，身无大热，不惺惺，医者但云谵语。以症论之，乃错语也（谵语错语，极宜细辨）。缘汗下之后，元气未复，神识不清耳。与补中益气汤去升、柴，加麦冬、生地、熟附子，一服而愈[2]。

3.**王肯堂**治一人，右手足偏废，不起床三年矣，久服顺气行痰之药不效。至夜神志辄昏，度不可支，服十全大补即觉清明，数日能扶策而起，无何能舍策而步矣[2]。

4.**齐有堂**治一人时五月病热，医用平调血气兼清热和解之剂服之，不应。其热愈甚，舌上焦黑，膈间有火，嗽水不咽，诊其脉两手皆虚微，而右手微甚，六七日内，谵语撮空，循衣扪床，恶症俱见，予用四物汤加陈皮、芪、术、参、麦、知母、熟附片，服之良久，汗出而热退。次日复热，再服前药而退，次日又热。予知其虚极，更进十服，皆加附子而安[3]。

5.**谢映庐**治陈怡太年老体弱，辛苦劳力之人，得伤风小病，头身作痛，发热畏寒。医者不以劳力伤风之例施治，乃以败毒散二服，遂变大汗如雨，舌干如刺，满面赤色，神志昏惑。问其小便不利，大解不通，俨似极热之症，余固知为误治所致。老年阴气既衰，误汗愈涸，故舌刺口渴，而泉源既竭，二便必变，诊脉洪大，按之寂然，虽无急疾之象，然恐误表戴阳于面，元气随汗立散。意欲行真武坐镇之法，但津液内竭，难受辛温之亢味；将欲与生脉救阴之意，而甘酸之药，其何以回垂绝之元阳？继思独阳不生，盖阳无阴，则孤阳失所，而飞越戴出矣。必得扶阳之药，而兼济阴可也，处古益元汤，回阳生阴。药一下咽，果获熟睡，舌刺少减。再剂，热退身凉，汗收食进，与理阴煎，数服而康[4]。

引用文献

［1］俞根初.重订通俗伤寒论［M］.上海：上海科学技术出版社，1959：343，454.
［2］江瓘，魏之琇.名医类案（正续编）［M］.北京：中国中医药出版社，1996：281，288，491.
［3］徐衡之，姚若琴.宋元明清名医类案［M］.长沙：湖南科学技术出版社，2006：420.
［4］谢映庐.谢映庐医案［M］.上海：上海科学技术出版社，1962：49.

第四章　暑证门（7证42候）

【关键词】暑湿，暑秽，风暑，阴暑，冒暑，伤暑，中暑，伏暑，秋暑，暑温，暑热，湿浊，痧秽，霉湿。

暑本阳邪，为夏令之病因，《经》云：在天为日，在地为暑，认为暑性本热。其挟湿也，以炎夏热蒸，湿气上腾，湿热交合，人在气交之中，感之则为暑，故云暑必挟湿，故通称**暑湿**。又以夏月地气上蒸，多带秽浊之气，暑湿多兼秽浊，以热重为主者称**暑秽**，湿重者称**湿浊**。人受之发为痧病，故又称**痧秽**。若发于梅雨之时，称之为**霉湿**。挟风者名**暑风**或**风暑**，挟寒者称**阴暑**。暑为阳邪，本不该有阴病，古人以感受夏月阴寒而病者，称为阴暑，其实为寒病，而非暑病。后世又以湿偏重之暑湿，称为阴暑，以湿重多挟外寒而发病；或因贪凉过啖生冷瓜果，寒湿内起，亦称阴暑。总之阴暑者，暑月之阴寒也。当于寒、湿门求之。

病证系统：详见图3-4-1。

```
暑—挟—风—风暑证——风偏重 ——————┐
   │          └———暑偏重——暑温证—化热——暑热证（同燥热证）——化火（同燥火证）
   └—湿—暑湿证—秽（热重）暑秽——痧秽
          └———浊（湿重）———湿浊
                  ├—梅雨时———霉湿
                  └——寒————阴暑——化热—（同湿热证）——化火（同湿火证）
```

图3-4-1　暑证门证候结构图

暑病伤之浅者，人体轻度失衡的，名**冒暑**、**伤暑**，伤之深者名**中暑**，此皆感而即发之新感暑病。感而不发者，过时乃发者称**伏暑**，伏暑多发于秋令。如冬月，甚则春月见暑病者，称为**伏暑晚发**（此时未必不是百病的变证）。其有秋月不凉，秋阳为曝，感而发为暑病者，名为**秋暑**，与秋发之伏暑有新感伏气之不同。若暑不挟湿，其病轻势缓者称为**暑温**，病重势急者称**暑热**，与燥热，燥火证治相同。暑温挟湿者，与湿热、湿火证治无异，当于各门求之。

暑多挟湿，与湿热相通，但亦有其不同之处：暑多挟风，湿多兼寒，且秽浊之气，常相混杂其中，其治则与湿热迥然有别。清暑化湿，必以辛香以通阳散寒、祛风，芳香以除秽化浊，甘淡以清凉渗利，分解其湿热，共解其风寒、湿热、秽浊相混之暑病。

笔者认为暑是一类状态，一般是在高温、高辐射、高湿度、低气压的状态下，很多人不能耐受，于是出现了症状，最典型的是西医所说的中暑：热痉挛、热衰竭和热射病，正是由于在这些极端环境中，人的体温调节中枢功能障碍、汗腺功能衰竭和水电解质丢失过多，从而引起这些以中枢神经和（或）心血管功能障碍为主要表现的急性疾病。当然，中医的暑证范围更广泛，不仅仅是指这些急性病证。张景岳说："暑有八证：脉虚，自汗，身热，背寒，面垢，烦渴，手足微冷，体重是也。"[1]这指的是暑湿，当然还有发热、头痛、眩晕、呕吐、泄泻等。那么与这些症状类似，或与高温、高湿度有关的疾患都归入"暑"证范畴。

痧胀是从属于暑证的极端状态，有阳痧、阴痧之分，上吐下泻剧烈的称霍乱，也分热霍乱、阴霍乱、伤暑霍乱、暑湿霍乱和干霍乱，这里指的是挥霍缭乱的状态，不全指是霍乱弧菌引起的2号病。郭右陶有"痧为百病变症"之说："诸凡百病，势极伤人。然亦有未即临危，尚可绵延时日，而忽然变病，遂致倾危不治者，何也？盖百病之中，有或因病，而感夏月暑热时行之气，有或床第不洁，秽恶冲人，而兼之平时伏毒深藏，一时痧症，均可乘隙窃发。"[2]痧既如此，暑亦类同。许多疾病隐藏于身并不一定发病，到了极端环境下或就发为暑证或痧证。比如，在湿热重的时候和寒湿重的时候，可以致人死亡。笔者认为暑、痧之为病，多数情况下是因为其他的疾患在极端环境中恶化，出现了不良甚至危急的状态。比如，这次2020年元月以来流行的"新型冠状病毒肺炎"，发病都是因为寒湿、伏暑，发病人多，传染很快，但据报道，死者多有其他疾病。

引用文献

[1] 张介宾.张景岳医学全书［M］.北京：中国中医药出版社，1999：1056.

[2] 郭右陶.温病大成（第四部）·痧胀玉衡［M］.福州：福建科学技术出版社，2008：17.

第一节　风暑证类（3证13候）

风暑证，系夏月风邪夹暑，风与暑同病之证。其因有二：一为夏月感受风邪，风中挟时令之暑湿秽浊，同感而发；一为先受暑邪蕴于体内，再感风寒而触发，为内外合邪之病，伏暑晚发，亦属此例。热病挟暑风而发病者，称为热病兼寒，或热病兼暑。

风暑新感者，其病尚浅，为肺卫风暑证，系风暑之本病；新感与伏热合邪者，其病略深，为肺胃风暑证，系风暑之合病。如风暑深入心肝，与心肝风火并发者，其病最为深重，是风暑之并病。见表3-4-1。

表3-4-1　风暑证证候结构表

本病	合病	并病
肺卫风暑证	肺胃风暑证	心肝风暑证

风暑之证，其病机总系风邪郁于外，而暑邪蕴于内，成为外郁内蒸之变。其治则当疏解风邪之外郁，清化内蕴之暑湿，尤当以疏散解外为先，外郁一解，则内蕴之暑湿随之透达于外而解。若外郁不解，暑邪无由而透，势必内陷生变。

一、肺卫风暑证（风暑证本病）（3候）

肺卫风暑证，为夏月感冒风邪挟暑之轻证，暑风上受，从口鼻吸入，必先犯肺，肺主气为卫，肺郁则卫气亦不行，是以肺卫首当其冲。风郁于卫，暑蕴于肺，感触新邪发病者，称之冒暑、伤暑；或先已吸受暑邪，蕴伏较轻浅者，由外感风邪而触发，亦风暑同病，称之为太阴伏暑，或伏暑晚发，可发于夏末秋初之间。暑本挟湿，湿邪偏重者，亦可称为湿浊。

风邪挟暑，郁于卫为表证，郁于肺则为里证，郁于上焦，清气失于宣展，外则腠理失于宣达，内则气机失其宣降，而为表里同见之候。其中风偏盛者则为郁遏之候，暑偏盛者则为郁蒸之候。其治则总当轻、清、宣、化，外散风邪，以解表分之郁，内宣肺气，以清透暑湿之邪。病在上焦，用药不可犯及中下；邪轻病浅，更不可投重剂，致药过病所，病不能解，反伤正气。

证候别称：风暑犯肺，蒙闭清气。

病名：［中医］冒暑，风暑，湿浊，伤暑，太阴伏暑，伏暑晚发，气虚伤暑，夏季热，暑咳，凉燥挟伏暑。

证候系统：详见图3-4-2。

表证——本证——卫气失宣候
└——转证——卫气郁蒸候
表里证——清气郁蒸候
里证——肺气失宣候

图3-4-2　肺卫风暑证证候结构图（4候）

（一）卫气失宣候（肺卫风暑本证）

肺卫风暑证，风挟暑邪，初冒肌表，郁遏卫气，侵袭手太阴肺经，是为卫气失宣之候，时病学家通常称之为冒暑之病。其见症与一般表证无异，但其脉舌必有暑邪内蕴之特征。

通称：冒暑。

内含病例：［中医］冒暑。

病因病机：肺卫风暑郁遏，为春夏之交，风中挟暑，与湿浊、暑秽之气，从外吸受，侵袭上焦肺卫，郁遏卫气，肺郁不宣，不得宣达于肌表与清空清窍而成。

证象组合：表郁+空窍

主症：【腠理不宣】**症象**：①恶风，寒热，汗出。②身重。**舌象**：舌红苔腻。

副症：【清空不宣】**症象**：①头晕。②头重如裹如蒙。

宾症：【清窍不宣】**症象**：①鼻塞。②咳嗽。

【经气不宣】**症象**：身体酸困。

治则：暑湿为秽浊之邪，药宜芳香化浊，故治法仍从轻宣，不可过于温燥，速其化热，亦不可过于清凉，遏滞其湿。

方证

清凉涤暑法加味证：雷少逸方[1]。清涤暑热，兼以利湿。治冒暑，寒热汗出，头晕，咳嗽，舌苔薄微腻。详见论著。

水飞滑石、去心连翘、白茯苓各9g，生甘草2.4g，青蒿4.5g，白扁豆、通草各3g，加杏仁、瓜蒌壳，再加西瓜翠衣1片入煎。

论著和讨论

本证候因风挟暑湿，郁遏卫气，风宜宣散，其治则当轻宣散发以透表，必兼芳香清透，以化其内蕴之暑湿秽浊，方为合法。雷少逸说："夫暑邪袭人，有伤暑、冒暑、中暑之分……伤暑者，静而得之为伤阴暑，动而得之为伤阳暑。冒暑者较伤暑为轻，不过邪冒肌表而已。"[1]"冒暑者，偶然感冒暑邪，较伤暑之证，稍为轻浅耳。夫暑热之邪初冒于肌表者，即有头晕、寒热、汗出、咳嗽等证，宜以清凉涤暑法加杏仁、瓜蒌壳治之。"[1]

病案举例

叶天士治某，二二，身热，头胀脘闷，咳呛。此暑邪外袭于肺卫，当清上焦：丝瓜叶、大杏仁、飞滑石各三钱，香薷七分、通草一钱半、白蔻仁五分[2]。

又治某，二五，暑风外袭，肺卫气阻，头胀咳呛，畏风微热，防作肺疟：丝瓜叶、大杏仁、香薷、桔梗、连翘、六一散[2]。

又治暑风上阻，头胀鼻塞，咳嗽。丝瓜叶、桑皮、杏仁、白芦根、桔梗、薏苡仁[3]。

引用文献

［1］雷丰.时病论［M］.北京：人民卫生出版社，1964：56，57.
［2］叶天士.临证指南医案［M］.上海：上海卫生出版社，1958：253，256.
［3］潘华信.未刻本叶氏医案发微［M］.上海：上海中医学院出版社.1992：93.

（二）卫气郁蒸候（肺卫风暑转证）

肺卫风暑证，内蕴暑湿，化热内蒸，外郁风邪不解，转成卫气郁蒸之候。虽为伤暑之例，而伏暑之轻浅者，亦有此候。即吴鞠通所称之太阴伏暑之证。

通称：伤暑。

内含病例：［中医］伤暑，太阴伏暑。

病因病机：肺卫风暑郁蒸，因夏月风邪挟暑热之气，或先感受暑热，再感触风邪，以致风邪郁束卫气，暑热内蕴不得透达，而成风郁暑蒸之表热证候。

证象组合：表郁+气蒸

主症：**【腠理不宣】症象**：①恶风。②微恶寒。③无汗，汗少。**舌象**：舌白。**脉象**：脉浮弦。

【津气蕴蒸】症象：①身热。②口渴。③尿赤短少。**舌象**：舌红。**脉象**：脉数。

副症：**【清空不宣】症象**：①头昏。②头痛。

宾症：**【清窍不宣】症象**：鼻塞流清涕。

【经气不宣】症象：①身酸。②身痛。

治则：当轻宣卫气，使风邪外解，轻清解暑，使暑热随汗外透，此兼外寒所束，如雷少逸云："此兼外寒所束，宜透肌表之冒。"[1]但暑多挟湿，轻清暑热必兼甘淡渗利以分解其湿，则风暑湿分别得以解散。病在于表，宜轻剂而不宜重，重则药过病所，反致变端。

方证

1.银翘散加减证：吴鞠通方[2]。治太阴伏暑，舌白口渴无汗，详见论著1。

金银花、连翘、飞滑石各30g，桔梗、薄荷、杏仁各18g，竹叶、荆芥穗各12g，豆豉、甘草各15g。为末，每服18g，加鲜芦根，水煎。

2.清凉涤暑法加减证：雷少逸方[1]。透肌表之冒，治邪在上焦气分，汗少而有微寒，或有头痛，详见论著2。

水飞滑石、去心连翘、白茯苓各9g，生甘草2.4g，青蒿4.5g，通草3g，加藿香、香薷。

论著和讨论

1.本证候因风郁束于外，暑蕴蒸于内，在表之风郁不解，内蕴之暑热不得宣透，其见症虽以表郁脉症为主，但必兼有暑热内蒸之脉舌特征。雷少逸说："长夏伤暑，有阴阳之别焉。夫阴暑之为病，因于天气炎蒸，纳凉于深堂大厦、大扇风车得之者，是静而得之之阴证也。其脉浮弦有力，或浮紧，头痛恶寒，身形拘急，肢节疼痛而心烦，肌肤大热而无汗，此为阴寒所逼，使周身阳气不得伸越，宜用辛温解表法减去防风，益以香薷、藿香治之。”[1]

2.治则：于轻宣透表之中，兼以清化暑热之法。使风郁解散，里热外透而解。雷少逸说：“夫暑温之初病也，右脉胜于左部，或洪或数，舌苔微白，或黄而润，身热有汗，或口渴，或咳嗽，此邪在上焦气分，当用清凉涤暑法加杏仁、瓜蒌壳（组方见方证）治之。倘汗少而有微寒，或有头痛者，此兼外寒所束，宜透肌肤之冒，于本法内去扁豆、西瓜翠衣加藿香、香薷治之。”[1]吴鞠通也说：“太阴伏暑，舌白口渴，无汗者，银翘散去牛蒡、玄参加杏仁、滑石主之。即加杏仁18g、飞滑石30g主之（组方见方证）。服如银翘散法。胸闷加郁金、香豉各12g；呕而痰多，加半夏、茯苓各18g；小便短，加薏苡仁24g、白通草12g。”[2]

病案举例

1.叶天士治暑热侵于上焦，咳嗽身热，主以辛凉，肃其肺卫。鲜丝瓜叶、杏仁、桔梗、活水芦根、桑皮、天花粉[3]。

2.柳宝诒治罗，暑邪郁伏而发，形寒壮热，脘闷少汗，病在初起，从三焦气分疏通。白杏仁、川厚朴、赤茯苓皮、制半夏、广陈皮、桔梗、枳壳、飞滑石、酒炒黄芩、白蔻仁、豆豉、豆卷、苏叶，鲜藕煎汤代水[4]。

3.李洪成：卫气郁蒸候，伏暑初发多见，而营血伏暑，转出气分解后，由气分再透达于表时，亦可见此候，是伏暑后期由里出表之明证。外孙4岁时，于秋深，患高热鼻衄十日，几经凉血，清营透热，清下，绛舌几度生苔剥脱，始得热退，舌转偏红，苔布薄白，但出现鼻塞、咳嗽，与感冒一般。初认为新感风寒，细思热病居室内十余日，并精心看护，绝无感冒，必系伏邪达表之候。因投银翘散加减，重用银花、芦根、竹叶，轻清透热，二服而解。益信孟英抽蕉剥茧，由里出表之说[5]。

4.李新平治张某某，男，66岁，2008年2月1日，住院近1个月，发热不退，发热下午为甚，咳嗽痰白，胸闷，舌苔灰黑，脉弦紧，伏暑晚发，湿热郁蒸，三仁汤加减：藿香、桂枝各8g，苡仁12g，杏仁、厚朴、地骨皮、知母、葶苈子、大腹皮各10g，白蔻仁、木通各6g，生军5g，3剂，热退至37.5℃，舌苔白腻略灰黑，脉滑，4日：去知母，加茯苓、百部、漂白术各10g，柴胡6g，8剂。热退尽，痰多色白，舌苔薄白，后根白腻，脉尚平，15日，再服2月4日方加法半夏8g，3剂，巩固疗效。

引用文献

［1］雷丰.时病论［M］.北京：人民卫生出版社，1964：56，59.

［2］吴鞠通.温病条辨［M］.福州：福建科学技术出版社，2010：44，45.

［3］潘华信.未刻本叶氏医案发微［M］.上海：上海中医学院出版社.1992：113.

［4］柳宝诒.柳宝诒医案［M］.北京：人民卫生出版社，1965：40.

［5］李洪成等.中医证候学［M］.北京：中国医药科技出版社，2008：354.

（三）清气郁蒸候（肺卫风暑表里证）

肺卫风暑证，风挟暑邪，受自口鼻，郁于上焦，清气失展，暑热内蒸，而成清气郁蒸之候。《素问·调经论》谓：“上焦不通利，则皮肤致密，腠理闭塞，玄府不通，卫气不得泄越，故外热。”故时病学家称之为“蒙闭清气”。或“暑邪内中，蒙闭清窍”。

通称：风暑犯肺，蒙闭清气。

内含病例：［**中医**］小儿夏季热。

病因病机：肺卫风暑郁蒸，因暑风上受，清气失于宣展，肺气失于宣降，雷少逸云“肺郁则卫气亦不行”，而成外郁内蒸之候。

证象组合：气郁+表郁+气蒸

主症：【**气机不宣**】**症象**：①胸闷。②痰多。③咳呛。④脘闷。⑤不饥。⑥四肢麻痹，麻痹欲厥。**舌象**：舌苔厚白腻。**脉象**：右寸浮数虚数。

【**腠理不宣**】**症象**：①恶寒发热无汗。②微有寒热。③畏风。④身热头胀。**脉象**：脉左劲右濡。

【**津气蕴蒸**】**症象**：①发热汗出。②烦躁。③小便短赤。④烦渴引饮。**舌象**：舌边尖红，苔微黄。**脉象**：脉数。

副症：【**清空不宣**】**症象**：①头痛。②头昏。③头胀。④项强反张。

【**清窍不利**】**症象**：咽痛痰多。

宾症：【**气机不降**】**症象**：①咳呛。②渴饮即吐。

治则：当轻清宣解为主，吴坤安谓：“宜清理上焦。”[1]何廉臣曰：“用轻清之药，专治上焦。”[2]叶天士亦谓：

“勿犯中下二焦。”[3]

方证

清营解疫汤（加减）证：徐洄溪方。传染病初起，头痛恶寒，身热无汗，胸闷烦躁，苔厚脉数，或有咽痛痰多等症。

连翘、银花各15g，鲜芦根30g，鲜荷叶、防风、佩兰叶、射干、牛蒡子、鲜桑叶、菊花各9g，石菖蒲、酒黄芩各6g，萝卜汁30g，郁金0.9g，甘草1.5g，紫金锭1粒。

论著和讨论

1.本证候因暑风蕴于上焦气分，致清气失展，肺失宣降，叶天士说：“暑邪内中，蒙闭清空。”[3]其见症虽以表郁热蒸脉症为主，但必兼有上焦清气郁遏症象可征。吴坤安说：“暑邪成疟：头痛脘闷，舌白而干，四肢麻痹，脉左劲右濡，寒热不止，此暑邪入里，蒙闭清窍而疟作也，治宜清理上焦，如连翘、滑石粉、杏仁、川郁金、淡竹叶、半夏、瓜蒌壳、贝母之类。邵仙根评：此非表邪发疟，乃是邪蕴肺胃，痰热上蒸，蒙闭清气而作疟也。”[1]

2.治则总当轻清宣解，专治上焦为法；使其清气宣展，则腠理开泄，伏热外达而解。吴坤安说：“暑袭肺卫：如身热头胀脘闷，咳呛不已者，此暑邪外袭，干肺卫也。宜清上焦：甜杏仁、滑石粉、丝瓜叶各9g，香薷2.1g，白蔻仁1.5g，通草4.5g。如暑风外袭肺卫，气阻发热，畏风头胀咳呛，防作肺疟，宜香薷、杏仁、桔梗、连翘、六一散、丝瓜叶。”[1]何廉臣说：“凡暑兼风寒者，苔白微黄，脉左浮紧，右浮滑，指纹浮红带青，或兼淡紫，……有汗用加减凉膈散：牛蒡子、菊花、天麻、连翘、天水散（荷叶包）、鲜竹叶、桑芽、灯心，暑重加西瓜翠衣，兼咳则用桑菊饮。”[2]

病案举例

1.**叶天士**治某，二二，身热头胀，脘闷咳呛，此暑邪外袭于肺卫，当清上焦：丝瓜叶、大杏仁、飞滑石各9g，香薷2.1g，通草4.5g，白蔻仁1.5g[3]。

又治陈，脉左劲，右濡，头痛脘闷，麻痹欲厥，舌白。此暑邪内中，蒙闭清空，成疟之象。平昔阴虚，勿犯中下二焦：嫩竹叶、连翘、飞滑石、野郁金汁、大杏仁、川贝母[3]。

又治郁，二六，暑热，头胀，咳喉痛：鲜荷叶、杏仁、射干、橘红、桑皮、桔梗、木通、滑石[3]。

又治某，二九，咳嗽，头胀口渴，此暑风袭于肺卫：杏仁、飞滑石、丝瓜叶各9g，香薷1.5g，桔梗、桑皮各3g[3]。

又治某，二五，暑风外袭，肺卫气阻，头胀咳呛，畏风微热，防作肺疟：丝瓜叶、大杏仁、香薷、桔梗、连翘、六一散[3]。

2.**高哲睿**治小儿夏季热：古代医家无明确记载，病因方面《内经》有类似论述，《素问·调经论》谓：“上焦不通利，则皮肤致密，腠理闭塞，玄府不通，卫气不得泄越，故外热。”感夏暑令，阳气发越，腠理疏松，本应多汗少尿，今反汗闭，二便通利而热势不减，此热邪蕴伏肌腠，皮肤致密，体热不得泄越之故，应以开泄腠理，宣达伏热为治：山大颜6g，绿豆衣、乌豆衣、地骨皮各4.5g，芦茎叶6叶，香蕉皮半个，白薇1.5g。本方以山大颜开泄腠理，白薇咸寒透达伏热，佐性味甘寒的绿豆衣，香蕉皮清热消暑，芦茎叶清热止渴，地骨皮降伏热，乌豆衣协同绿豆衣，芦茎叶轻清走表，直达肌腠，“以皮治皮”，诸药配伍，共奏泄腠开理，而达伏热[4]。

引用文献

[1] 吴坤安.伤寒指掌［M］.上海：上海科学技术出版社，1959：卷四37，42.

[2] 俞根初.重订通俗伤寒论［M］.上海：上海科学技术出版社，1959：427.

[3] 叶天士.临证指南医案［M］.上海：上海卫生出版社，1958：56，253，254，256，257.

[4] 高哲睿.小儿夏季热治疗四法［J］.新中医，1981，（4）：31.

二、肺胃风暑证（风暑证合病）（8候）

肺胃风暑证，为先受暑邪，蕴于肺胃，继感风寒，郁而发病，为风邪触动内蕴之暑邪，风暑并发之证。故称之为暑风伤寒，或寒郁暑热，亦为客寒包火之例。可见于夏月之新感，暑偏重者称为暑温，湿偏重者称为暑秽、暑湿。亦可见于秋令之伏暑晚发，或热病兼寒。

肺胃风暑证，为表里合病。偏于表者，系外受风寒偏重，多营卫之证候；偏于里者，多上中焦气分证候。其中风邪偏重者，为清气诸候；寒邪尚重者，为清阳诸候；若暑热偏重者，则为肺胃津气诸候。

肺胃风暑证的病机，仍属风邪外郁，暑热内蒸，为外郁内蒸之证。外郁不解，内蒸必不得除。其治则仍当辛香通阳，外散风寒以宣表郁；轻清凉淡，内清暑热以解内蒸。必得表开风散，伏热方得以外泄而解。何廉臣曰：“先令其微汗，以解外束之新寒；继以轻宣凉淡以清利之。余邪不解，则以辛凉芳香以肃清之。”[1] 俞根初亦云：“表里双解，或汗或瘔或疹或斑，一齐俱出。”[1]

证候别称：寒郁暑热，客寒包火，暑风入肺，暑热犯肺，清邪中上，暑秽上受，暑伤血络，表邪内陷，风暑内陷，表虚液竭，暑热伤气，阴证似阳，虚证似实，暑风痉厥。

病名：[中医] 伤暑，感冒，暑风，暑风多挟秽浊，暑风伤寒，外风引动伏暑，太阴伏暑，伏暑挟寒，热病兼寒，伤湿兼风，暑秽，暑热，暑湿，手太阴暑温，中暑，暑厥，暑秽，痧闭，夏季热，暑痉，暑痫，阴斑，暑咳，暑厥兼肺痹，咳血，吐血，泻利，吐利，挟表痢，湿热痢，肺疟。

证候系统：详见图3-4-3。

- 偏表证
  - 本证——卫阳郁蒸候
  - 转证——卫阳怫郁候
  - 变证——气血怫郁候
- 偏里证
  - 偏寒
    - 本证——清阳郁蒸候
    - 转证——清阳郁陷候
    - 变证——清阳郁闭候
  - 偏风
    - 本证——清气郁蒸候
    - 转证——清气蕴蒸候
    - 变证——清气虚陷候、清气郁闭候、清气闭厥候
  - 偏暑
    - 本证——津气郁蒸候
    - 转证——津气蕴蒸候

图3-4-3　肺胃风暑证证候结构图（13候）

引用文献

[1] 俞根初.重订通俗伤寒论 [M].上海：上海科学技术出版社，1959：248，253.

（一）卫阳怫郁候（肺胃风暑偏表证转证）

肺胃风暑证，风寒偏盛，怫郁于表，而暑热未尽入里，转为卫阳怫郁之候，通常仍称为伤暑。

通称：伤暑。

内含病例：[中医] 伤暑，夏季热。

病因病机：肺胃风暑郁遏，因风寒偏盛，郁遏卫阳，而暑热不甚，未尽入里，与风寒怫郁于表，而成表阳怫郁重证。

证象组合：阳郁+表郁

主症：**【阳气不宣】症象**：①面色少华。②精神委顿，沉困欲寐。③虽不恶寒，亦不恶热。**舌象**：舌淡红苔白。

【阳气怫郁】症象：①高热，皮肤干燥，纤毫无汗。②不能真正入睡。③多言好动。④烦躁。⑤口渴喜饮凉水。⑥尿多清长。**舌象**：舌略红，苔薄黄不干。**脉象**：脉来浮洪而数，且有力。**指纹**：①红粗。②色紫浮滞。

副症：**【腠理不调】症象**：时汗出而热缓，时汗闭而壮热。

【清空不宣】症象：头痛。

宾症：**【清窍不宣】症象**：鼻塞而干。

【经气不宣】症象：身酸疼。

治则：宜以宣通表阳为主，以宣发怫郁之邪；略佐轻清之品，以透解其郁热。

方证

新加香薷饮证：吴鞠通方[1]。治感受暑邪，发热微恶寒，无汗头痛，心烦口渴，舌红，苔薄白，脉洪大者。香薷6g，金银花、鲜扁豆花各9g，厚朴、连翘各6g。水煎服。

论著和讨论

本证候因风寒外郁，暑热不甚，怫郁于表，卫阳不得宣发，郁邪不得外达。其见症以表阳怫郁之壮热无汗为主，高热烦躁，口渴引饮，小便频数清长，精神委顿，面色少华，虽兼有烦躁、渴饮、不寐等阳热之象，但无阳热实据，如虽不寐而不烦躁；虽烦而不渴，虽渴而不喜饮，虽饮而尿不黄赤，虽壮热而不恶热等，均为邪郁在表，而非实热在里。故不可妄行清下，必以宣发表阳为主，以解其怫郁，使腠理得宣，郁邪可外达而解。

病案举例

1.杨飞涛治小儿夏季热：戴某，女，2岁。自6月24日发热至8月7日来诊，T40℃以上，持续，抗生素及退热药不能控制，高热烦躁，口渴引饮，小便频数清长，精神委顿，面色少华，舌淡红苔白，指纹色紫浮滞，暑伤心肺脾土，用已故老中医朱经生方：粉葛根6g，香薷、扁豆、杏仁、姜、厚朴、川黄连、甘草各3g，频频饮服1剂微汗，体温下降，3剂正常，6剂愈[2]。

2.李洪成治王所长之子，1岁多，1958年夏，患暑热证，高热10余日不退，西药口服、点滴均无效；当时流行此病，据称必须待到秋凉，方可自动退热，且要连续发病3年。其症除高热不退外，尚有烦躁，口渴喜饮凉水，尿多清长，舌红苔薄黄，指纹红粗等；自用西药未效，因邀家父诊视，抚之灼手无汗，认其为伤暑之病，即拟方香薷饮加味，一服得微汗，其热即退，连服3剂，热未再作。因其质弱，嘱其以西洋参、冰糖代茶，调养渐渐康复，翌年亦未复发。后笔者遇此病，灼热无汗者，累用此法获效[3]。

又治周某，1999年夏，50余岁，身尚壮实，突发高热住院，诊断为不明原因高热；点滴与口服西药，体温丝毫不减，据称院方已用高档消炎退热之药，1周来未见寸效；因邀出诊，至其住所，见其虽高热1周，精神尚佳，语声响亮，除高热外，并无它症；虽自言略感沉困欲寐，但不能真正入睡；语言之间，略表兴奋，多言好动，但尚不烦躁；饮食略减，并不渴饮，诊得虽在盛夏高温，但皮肤干燥，纤毫无汗，虽不恶寒，亦不恶热；舌略红，苔薄黄不干，二便如常，脉来浮洪而数，且有力。因认为风暑尚怫郁在表，里热不甚，故虽壮热多日，并无烦渴见症，因疏方新加香薷饮加青蒿15g、苏叶12g，香薷重用至30g，嘱多取代茶，每2小时服1次，直至汗出热退。据翌日上午其婿来告，从晚9时开始服用，至下夜4时开始微汗，热度渐降，至今退净矣。因取原方香薷减量为15g，续服1剂，即告痊愈，未再用药[3]。

引用文献

［1］吴鞠通.温病条辨［M］.福州：福建科学技术出版社，2010：40.
［2］杨飞涛.小儿夏季热的治验体会［J］.中医杂志，1979，(7)：29.
［3］李洪成等.中医证候学［M］.北京：中国医药科技出版社，2008：358，359.

（二）清阳郁蒸候（肺胃风暑偏里寒证本证）

肺胃风暑证，先受暑热，后感风寒，郁遏上焦清阳，暑热内蒸肺胃，是为清阳郁蒸之候。温病家通称之为客寒包火。常见于伏暑、伏热病初起，外寒触动内热而发病之时。其见症以表寒与里热之脉症同现，尤以表寒郁遏症象显明。

通称：客寒包火。

内含病例：［中医］伏暑挟寒，手太阴暑温，热病兼寒。

病因病机：肺胃风暑郁蒸。先受暑热，继感风寒，蕴于肺胃，郁遏清阳，不得宣达于内外，外则表阳不宣，内则津气蕴蒸，而成外郁内蒸之候，即何廉臣谓为客寒包火之证。

证象组合：阳郁+表郁+气热+气郁

主症：【阳气不宣】症象：①渐然厥起。②恶寒。③四肢不仁。**舌象：**苔白。**脉象：**左手反小。

【腠理不宣】症象：①身热无汗。②或汗出不透。**脉象：**脉左浮紧。

【津气蕴蒸】症象：①面赤烦渴。②身热自汗。③烦燠少寐。④胸前灼热。⑤热盛口渴。⑥尺肤热甚。**舌象：**舌红苔白中黄。**脉象：**右脉洪数。

副症：【清空不宣】症象：①头痛，头痛不堪。**脉象：**右洪盛。

【气机不宣】症象：①脘腹胀满。②胸闷。

宾症：【气机不降】症象：①干呕。②呕恶。

【清窍不宣】症象：耳前后肿。

治则：当辛香通阳，宣散风寒，兼以轻清暑热，如内热已盛者，亦可于清凉解热之中，略兼辛凉透表之法，以双解表里之邪。然而表寒未解，切不可单行寒凉，周小农有云："设再冷遏，邪不外撤，必酿重症。"[1]

方证

1.叶氏薷杏汤证：《通俗伤寒论》方[2]。轻宣凉淡清利。治肌表热无汗，详见论著。

西香薷2.1g，杏仁、滑石、丝瓜叶各9g，通草4.5g，白蔻仁末1.5g。

2.陆氏青蒿二香汤证：《通俗伤寒论》方[2]。治夹食伤寒因于伤暑者，头痛身热，恶寒无汗，胸痞恶心，嗳腐吞酸。

青蒿脑4.5g，藿香6g，西香薷、厚朴、扁豆花、陈木瓜各3g，六一散9g，荷叶包、西瓜翠衣、嫩桑枝各30g代水饮。

3.新加白虎汤合葱豉汤证：《通俗伤寒论》方[2]。表里双解，治热病兼寒，或汗或痦或疹或斑，一齐俱出。详见论著。

葱白、淡豆豉、薄荷各1.5g，生石膏24g，荷叶1角，陈仓米、益元散各9g，知母12g，鲜竹叶30片，桑枝2尺，芦笋60g，灯心1.5g。

论著和讨论

1.本证候因暑热内蕴，风寒外郁，清阳不司宣发，俞根初说："热病兼寒者，初起必先淅然厥起，微恶风寒，身热无汗，或汗出而寒，头痛不堪，尺肤热甚，舌苔初则黄白相兼，脉左浮紧，右洪盛，紧为寒束于外，洪盛则热结于内，先解其热以出其汗，轻则葱豉桔梗汤加益元散9g、青蒿脑6g，重则新加白虎汤（组方见方证）加鲜葱白3枚、淡香豉12g，使表里双解，或汗或痦或疹或斑，一齐俱出。"[2]

2.治则以宣散表郁之风寒为先，略佐轻清暑热之品。吴鞠通说："手太阴暑温，如上条证（形似伤寒，右脉洪大，左手反小，面赤口渴），但汗不出者，新加香薷饮（得汗止后服）主之。"[3]待表解之后，再议清里。如里热已盛，亦可侧重清凉透热，略佐辛凉透发之品，清解兼表之法。叶天士说："暑邪必挟湿，状如外感风寒，忌用柴、葛、羌、防。如肌表热无汗、辛凉轻剂无误。香薷辛温气升，热伏易吐；佐苦降，如杏仁、川连、黄芩，则不吐。宣通上焦，如杏仁、连翘、薄荷、竹叶。暑热深入，伏热烦渴，白虎汤、六一散。"[4]何廉臣说："若其人阴虚多火，暑即寓于火之中，纵感风寒亦为客寒包火之证，初用益元散加葱、豉、薄荷，先令其微汗，以解外束之新寒。继以叶氏薷杏汤（组方见方证）轻宣凉淡，以清利之。余邪不解，则以吴氏清络饮，辛凉芳香以肃清之。"[2]

病案举例

1.周小农治荣瑞成，己酉夏因天热，慕西人空气卧法，将凉席铺于晒台，快甚。交秋，患伏暑起伏。热盛口渴，胸闷呕恶，烦懊少寐。初诊：脉洪数，苔白罩黄。审知热象虽著，形寒亦盛，是暑为寒束。先拟栀、豉、郁金、杏仁、滑石、通草、菖蒲、苏叶、竹茹、青蒿、荷叶、玉枢丹。得汗，呕止寒解，畏热。去苏叶、玉枢，加连翘、淡子芩、竹叶、芦根。伏热退清而愈。此乃童体结实，故幸未大剧，否则必险[1]。

又治家君，癸丑五月在申浦，夜卧楼上，开窗取凉，途病伏暑，形寒，里热无汗。七月杪回家，胸前灼热，烦懊不宁。脉象濡数，舌白尖红。初进栀、豉、滑石、郁金、通草、香薷、荆芥、杏仁、野蔷薇花、荷叶、薏苡仁等，依然无汗。继审悉在沪时闭汗之后，缘烦闷更进瓜汁。暑邪内闭，寒湿凝结，气愈郁结而不宣通。因予玉枢丹1.5g，研末，先服。外用苍术、晚蚕沙、薄荷、桑叶、姜、葱，煎沸汤，手巾揩胸背四肢等处，遂得畅汗，外寒胸热脘闷，均退三舍。当伏暑未解之时，屡呼心热，索饮井水。尊长冯赠来西瓜一个，令放竹篮挂井内，意欲贪者屡矣，均为余阻挡未进。设再冷遏，邪不外撤，必酿重症。然亦筹别法以解心烦，如绿豆清汤加鲜薄荷数瓣进用是也[1]。

2.李健颐治俞某子，六岁，夏日患头痛畏寒，身热自汗，四肢不仁，苔白中黄，胸发白疹数点，断为暑湿挟热，郁于皮肤，用银翘散加味，病孩拒服，延误热愈甚，又加知母、寸麦冬，汗出热稍退，脉犹躁疾有力，合白虎汤汗出热退，脉仍躁疾不软，不能进食。他医投泻药，狂躁而死[5]。

引用文献

[1] 周小农.周小农医案[M].上海：上海科学技术出版社，1962：62，63.
[2] 俞根初.重订通俗伤寒论[M].上海：上海科学技术出版社，1959：247，248，253，307.
[3] 吴鞠通.温病条辨[M].福州：福建科学技术出版社，2010：39.
[4] 叶天士.临证指南医案[M].上海：上海卫生出版社，1958：574.
[5] 福建省中研所.福建中医医案医话选编1[M].福州：福建人民出版社，1963：323.

（三）清阳郁陷候（肺胃风暑偏里寒证转证）

肺胃风暑证，风邪外郁，暑热内陷，清阳失于宣展，是为清阳郁陷之候，时病学家通常称为表邪内陷之证。其见症虽以暑热下陷之泻痢症象显明，但必兼见阳郁与表郁之脉症。

通称：表邪内陷。

内含病例：[中医]挟表痢，湿热痢。[西医]急性典型细菌性痢疾。

病因病机：肺胃风暑郁陷，因风寒郁遏于外，清阳失于宣展，表阳不宣，暑热不得外达，或宿有伏邪在里，而下陷入肠，是为表郁里陷之证。

证象组合：阳郁+表郁+下陷

主症：**【阳气不宣】症象**：①神倦。②形寒。③口渴不多饮。**舌象**：①苔转腻。②舌灰腻。**脉象**：脉软弦带数。

【腠理不宣】症象：①寒热无汗。②壮热肌灼无汗。舌象：舌苔薄腻。

【气机下陷】症象：①下痢色红。②下痢赤白相间。③腹痛后重。④泄泻如水放射。脉象：脉滑数。

副症：【气机不宣】症象：胸闷。

【清空不宣】症象：头胀。

宾症：【气机不降】症象：泛恶。

治则：当宣通表阳为主，使清阳得展，表里通达，陷邪自能透达于外而解。虽为表里同病，治则着重于解表，解表以和里之法。

方证

1.荆防败毒散加减证：方仁渊方[1]。新凉引动伏邪化热，转寒热红痢，腹痛神倦，详见病案1。

荆芥、防风、前胡、柴胡、人参、羌活、独活、桔梗、枳壳、茯苓、川芎、甘草、姜川黄连、木香、青皮、黄芩、白芍。

2.加味香薷饮证：蔡景高方[2]。治湿热痢（急性典型细菌性痢疾），下痢赤白相间，少腹疼痛，里急后重，口渴不多饮，详见病案2。

鲜藿香、佩兰、陈皮、香薷、豆卷、茅苍术、川厚朴、半夏、枳实壳、大腹皮、槟榔、木香、川黄连、扁豆花、车前子。

论著和讨论

本证候因风寒郁于外，暑热不得外透，而下陷入肠，寒热红痢，肌灼无汗，泛恶胸闷，小溲赤少，腹部不适，方耕霞说："今营已伤，里热颇炽，樨质体弱，虑热甚而增痉厥。"[1]其治则当以宣展阳气以达表，使陷邪外达而解，即喻嘉言之"逆流挽舟之法"，古人谓"表解里自和"。

病案举例

1.方仁渊治梅，寒热四日，转为红痢，腹痛神倦，舌灰而腻，脉数而滑，此新凉引动伏邪，邪已化热，不能外达，转而内攻，腐液伤阴，变为红痢，必得表邪仍向外达，最为捷径，目今营已伤，里热颇炽，稚质体弱，虑热甚而增痉厥，荆防败毒散去薄荷加姜川黄连、木香、青皮、黄芩、白芍，服喻氏逆挽法，汗水漐漐，红痢色淡，舌灰较化[1]。

2.李泰治汪孩，2岁，六月间突然寒热，呕酸泻水不止，小便短赤，指纹紫粗，此伤暑吐泻：乌梅1枚，云黄连0.9g，陈皮1.5g，竹茹1球，根厚朴、前仁、木通、炒扁豆、粉葛根各4.5g，香薷3g，母丁香0.3g[2]。

3.蔡景高治湿热痢（急性典型细菌性痢疾）：陆某某，女，55岁，饮食不节，复感风寒，始感形寒头胀，继则壮热肌灼无汗，泛恶胸闷，小溲赤少，腹部不适，当晚下痢赤白相间，少腹疼痛，里急后重，口渴不多饮，苔薄腻，脉软弦带数，大便培养：弗氏痢疾杆菌。邪热湿滞，互阻肠胃，以透泄消导（组方见方证）1剂热降，痢减，去香薷、川朴、扁豆花、茅术，加六曲、山楂炭、白蔻仁，热退痛止，7日后大便成形[3]。

4.董廷瑶治岑某某，男，1岁，男，泄泻5天，如水放射，每天七八次，小溲尚通，腹软气滞，舌苔薄腻，为寒热互夹，单用纯阳正气丸2g化服，每天二服，2天即止，再以调理复元[4]。

引用文献

［1］吴之谦.方耕霞先生医案摘要［J］.江苏中医，1965，(5)：31.

［2］李洪成等.中医证候学［M］.北京：中国医药科技出版社，2008：362.

［3］蔡景高.治痢心得［J］.江苏中医，1965，(9)：11.

［4］董廷瑶.婴儿泄泻的治疗经验［J］.中医杂志，1980，(4)：15.

（四）清阳郁闭候（肺胃风暑偏里寒证变证）

肺胃风暑证，外寒偏盛，暑邪直犯上焦，清阳骤闭，外则营卫不行，内则三焦蕴炽，而变成清阳郁闭之候。时病学家通称之为暑风痉厥，热深厥深。

通称：暑风痉厥，热深厥深。

内含病例：［中医］暑风，暑风伤寒，暑痉，暑痫。［西医］乙型脑炎。

病因病机：肺胃风暑郁闭，因风挟暑湿，湿与风合，郁闭清阳，暑热内蕴，不得宣泄则上逆，而成外闭营卫，内炽三焦之候，即蒲辅周所谓："风暑湿内闭，三焦遏郁，里热表凉，营卫不行。"[1]

证象组合：阳闭+表闭+火炽+气逆

主症：【阳气不行】症象：①肢厥。②渴不思饮。③面青黄。④四肢微凉。⑤寒战神糊。⑥神倦嗜睡，偶有烦躁，奄奄一息，冷过肘膝。⑦不呕不食，不哭不便。舌象：苔白舌淡。舌红苔白中黄，脉浮弦数。脉象：①细伏。

②沉数。③弦细。**指纹**：青紫、淡紫。

【腠理不宣】症象：①高热无汗。②肌肤隐隐见红。**脉象**：①脉左浮紧。②脉浮弦。**指纹**：浮红带青。

【津气蕴炽】症象：①额热壮热。②面赤唇赤，面色潮红。③满头尤热。④烦躁。⑤昏睡，目闭神昏。⑥唇焦口渴，唇齿干燥，目眵干燥。⑦溺出极臭，尿短赤。⑧按腹坚痛。**舌象**：舌红苔微黄少津。**脉象**：脉右浮滑。

副症：【气机冲逆】症象：①咳痰惊啼。②呕吐。③气升鼻动。

【经脉不利】症象：①角弓反张。②目直口噤。③手足挛搐，四肢拘急。

宾症：【气机不宣】症象：①胸满。②饮食不进。③小便不利。④大便泄泻。

【清空不宣】症象：①头痛。②头晕。

治则：当以通阳宣发风湿为主，兼以轻清暑热，透热于外，蒲辅周主“先开表闭，清暑去风渗湿宣闭为主”[1]。

方证

1.新加香薷饮证：吴鞠通方[2]。治感受暑邪，发热微恶寒，无汗头痛，心烦口渴，舌红，苔薄白，脉洪大者。香薷6g，金银花、鲜扁豆花各9g，厚朴、连翘各6g。水煎服。

2.加味香薷饮证：《通俗伤寒论》方[3]。治暑兼风寒，头痛壮热，项强无汗，角弓反张，详见论著。香薷、川厚朴、扁豆衣、羌活、秦艽、钩藤。

论著和讨论

1.本证候系风与湿邪郁闭清阳，暑热内炽不得发泄，病发急骤，病势险恶，一时痉厥并臻。但见其有表寒郁遏与里热蒸炽之脉症，便是风暑郁闭之证。何廉臣说：“暑风初起，其症有二：一头痛壮热，项强无汗，角弓反张，咳痰惊啼，吴鞠通所谓暑兼风寒者也。苔白微黄，脉左浮紧，右浮滑，指纹浮红带青或兼淡紫，无汗，宜用加味香薷饮（组方见方证），或用新加香薷饮。”[3]

2.治则当通阳达表为主，以开其郁闭，兼以清透内蕴之暑热，使之外达而解。周小农说：“然治病必求其本，清暑宜兼撤其表寒也。”吴坤安亦云：“暑月病人忽然手足搐挛者，暑风也。香薷饮加羌活，呕吐加藿香、陈皮，小便不利加天冬、麦冬、泽泻、滑石，有痰加半夏，渴易瓜蒌，泻不止加苍术，转筋加木瓜；势重者，手足挛搐，角弓反张如中恶状。”[4]

病案举例

1.**来天培**治蔡氏女，病经六七日，发热头痛，胸满腹痛，烦躁口渴，手足抽掣，目闭神昏时独语，脉浮细数，按之模糊，暑风伤暑：香薷、秦艽、羌活、防风、枳实、桔梗、钩藤、石菖蒲、半夏曲、藿香、柴胡、黄连一剂，症减神清脉和，去羌、菖、枳、桔、香薷，加橘皮、厚朴、天花粉、丹皮，一剂渐安。唯热未退，此津液未生之故，改生地黄、麦冬、茯苓、天花粉、黄芩、石斛、广皮、谷芽、半夏曲，又二剂全痊[5]。

2.**谢映庐**治周庆华乃孙，因乳母冒暑哺乳，暑邪入胃，吐泻交作。投正气丸，大热躁渴；投白虎汤，四肢厥逆；改附子理中汤，殆至奄奄将息，冷过肘膝，不食不呕，不哭不便，肌肤隐隐微红，唇齿干燥，满头犹热，目眵干燥，溺出极臭，暑邪入里，热深厥深，当先和解表里，宣通胃阳，四逆汤加米饮服助胃生津，服片时，果然肢温神清，便通吮乳，再解肌清热：防风、干葛根、连翘、赤芍、灯心、灶心土，果然遍身红赤，瘙痒之甚，再剂而安[6]。

3.**蒲辅周**治风暑湿内闭（流行性乙型脑炎）：沈某，男，7岁，因5天前突然发高热，伴有头晕，恶心，呕吐，食欲不振，近2天病情转重，住院检查摘要：体温41℃，营养欠佳，前胸可见针尖大小出血点。双目发直，呈抽风状态，但无谵语。神经系统检查：颈项强直，克氏征（+），布氏征（+），巴氏征（+），膝反射亢进。脑脊液检查：外观毛，蛋白微量，糖（1~5），管（+），中性粒细胞0.29，单核细胞0.71。血化验：白细胞24.5×10^9/L，中性粒细胞0.84，淋巴细胞0.16。补体结合试验结果1∶8。咽拭子培养为大肠杆菌。高热伴有头晕，恶心呕吐，食欲不振，经用抗生素无效，近2天病情转重。蒲老会诊：高热持续在41℃以上，身无汗，不时抽风，烦躁，深度昏睡，唇焦，舌少津而不思饮，小便少，面青黄，脉浮弦，舌质淡、苔白厚挟黄。此为风暑湿内闭，三焦遏郁，治宜清暑去风、渗湿宣闭为主：鲜藿香、香薷、扁豆花、杏仁、金银花、白僵蚕、钩藤、淡竹叶各6g，川厚朴4.5g，川黄连2.4g，白通草3g，六一散（纱布包煎）15g，水煎取汁，频频温服之。并以紫雪丹3g，分5次冲服。前方服后未再抽风，神志稍清，而高热虽减不显，仍处于昏睡状态，动则烦躁，周身仍无汗，面色青黄如前，舌质同前，苔稍薄，脉弦数，前方再服1剂。身热减，神志清，手心潮润，身仍无汗，大便日2次，舌质淡苔转白腻，脉濡数，原方去厚朴，香薷减为3g，再加薏苡仁12g、白蔻仁4.5g、绵茵陈9g、紫雪丹3g，分5次冲服。体温再降，仅微有低热，神志已完全恢复，食纳增加，脑症状消失，乃继续服中药调理，痊愈出院[1]。

4.**董建华**治暑痫：阎某某，男，1岁2个月，泻痢高热抽风治愈后，低热烦急，惊啼不安，饮食不进，时有抽搐，短暂目吊，口噤肢紧，面色青黄，舌红苔薄黄，指纹紫。暑湿挟滞内热炽盛，热动生风，宜清热导滞、化湿和中：鲜藿香、鲜佩兰、葛根、黄芩、焦六曲、车前子各5g，钩藤10g，麦芽、谷芽各6g，木香3g，荷叶6g[7]。

引用文献

［1］中国中医研究院.蒲辅周医案［M］.北京：人民卫生出版社，2005：73.
［2］吴鞠通.温病条辨［M］.福州：福建科学技术出版社，2010：40.
［3］俞根初.重订通俗伤寒论［M］.上海：上海科学技术出版社，1959：427.
［4］吴坤安.伤寒指掌［M］.上海：上海科学技术出版社，1959：卷四48.
［5］江瓘，魏之琇.名医类案（正续编）［M］.北京：中国中医药出版社，1996：340.
［6］谢映庐.谢映庐医案［M］.上海：上海科学技术出版社，1962：197.
［7］董建华.临证治验［M］.北京：中国友谊出版公司，1986：190.

（五）清气蕴蒸候（肺胃风暑偏里风证转证）

肺胃风暑证，风暑郁于上焦，清气失展，暑热蕴蒸，转为清气蕴蒸之候。时病学家称之为暑风入肺，或清邪中上，暑秽上受，见症以上焦气机失其宣降为主。

通称：暑风入肺，清邪中上，暑秽上受。

内含病例：［**中医**］暑秽，肺疟，外风引动伏暑。

病因病机：肺胃风暑郁蒸，缘风挟暑邪上受，由口鼻而入于肺胃，清气失于舒展，宣降失司，风郁于外，暑湿熏蒸于内，津聚成痰，风、湿、痰、热交阻，而成外郁内蒸之候。

证象组合：气郁+气热

主症：【**气机不宣**】**症象**：①咳嗽无痰。②脘痞。③胸闷。**舌象**：舌苔白腻。**脉象**：脉濡滑滞钝。

【**津气蕴蒸**】**症象**：①有汗不解，身热。②小便不利。③寒热似疟。④面赤不寐。⑤烦渴。⑥形寒内热。**舌象**：苔黄。**脉象**：脉寸大。

副症：【**清窍不利**】**症象**：咽痛。

【**气机不降**】**症象**：①气喘。②呕吐。③恶心。

宾症：【**清空不宁**】**症象**：①头胀。②头痛。

治则：当轻宣清泄上焦为主，使郁开热透，则清气自复升降之机，张聿青曰："以泄化为法。"[1]

方证

芳香化浊法加六一散证：雷少逸方[2]。暑秽扰乱肺胃，头痛而胀，胸脘痞闷，频欲恶心，详见论著。

藿香、佩兰、厚朴花、佛手花、橘皮、沉香曲、滑石、甘草。

论著和讨论

1.本证候因风挟暑湿内蕴，郁遏清气，津液停滞为痰，以上焦气机失其宣降症象为主，但同时可兼见内热蕴蒸之脉症。雷少逸说："秽浊之气，交混于内，人受之，由口鼻而入，直犯膜原。初起头痛而胀，胸脘痞闷，肤热有汗，频欲恶心，右脉滞钝者是也。……如偏于暑者，舌苔黄色，口渴心烦，为暑秽也。宜芳香化浊法治之，暑秽加滑石、甘草。吾衢见秽浊之证，便禁药饵，唯以揪刮当先，殊不知禁滋腻呆滞之药，如地、归、沙参等味是也，芳香气分之品又何害乎？"[2]

2.病在上焦，治则总以宣泄上焦为主，邪不在表，不可发表；邪不结里，切忌寒下；内挟秽浊，尤禁腻滞；必轻清宣化，始为得法。吴坤安说："肺伤痰喘：暑风热气伤肺，身热痰嗽而喘，宜桑杏、连翘、石膏、淡竹叶、橘红、瓜蒌皮、苡仁、芦根之类。喉痛，加射干、牛蒡。小水不利，加六一散。头胀，加鲜荷叶。邵评：此条暑风入肺，肺有痰浊，痰热伤肺，肺升不降而喘嗽。治宜宣泄上焦，清化痰热。"[3]

病案举例

1.**叶天士**治王，三岁，暑风入肺，熇热咳嗽，防惊：益元散、黄芩、竹叶、天花粉、薏苡仁、地骨皮[4]。

又治秽浊不正之气扰中，痞闷恶心，头疼烦渴，形寒内热，邪不在表，未可发散：杏仁、瓜蒌皮、滑石、通草、白蔻仁、郁金、天花粉、连翘[5]。

2.**张聿青**治金童，外感风邪引动伏暑，发热，得汗不解，面色带红，微作恶心，胸闷不寐，脉数糊滑，苔白黏腻，外感之邪，才从汗解，而伏暑内发，夹湿熏蒸，蕴于肺胃，症方两日，势甚炽张，以泄化为法：光杏仁、六一散、大连翘各9g，桔梗、枳壳、通草、炒竹茹、鲜佛手、薄橘红各3g，制半夏、广郁金各4.5g，范志曲6g，生薏苡仁12g[1]。

引用文献

［1］张聿青.张聿青医案［M］.上海：上海科学技术出版社，1963：80.

［2］雷丰.时病论［M］.北京：人民卫生出版社，1964：61.

［3］吴坤安.伤寒指掌［M］.上海：上海科学技术出版社，1959：卷四37.

［4］叶天士.临证指南医案［M］.上海：上海卫生出版社，1958：57.

［5］徐衡之，姚若琴.宋元明清名医类案［M］.长沙：湖南科学技术出版社，2006：542.

（六）清气郁闭候（肺胃风暑偏里风证变证1）

肺胃风暑证，风暑郁蒸于内，津液化痰，上焦清气失于宣展，肺气猝闭，痰热上逆，变成清气郁闭之候。故时病学家称为暑热犯肺，或称肺痹、暑厥。

通称：暑热犯肺。

内含病例：［中医］暑咳，暑厥兼肺痹。

病因病机：肺胃风暑郁闭，因风暑上受，蕴于肺胃气分，致上焦清气失于宣展，蕴热不得发泄，津液化为痰浊，暑热挟痰，冲逆于上，肺气失其肃降之权，成暑热挟痰内闭之证。

证象组合：表郁+热蒸+气逆

主症：【腠理不宣】**症象**：①无汗。②手厥。**舌象**：苔白。

【津气蕴蒸】**症象**：①发热。②烦渴。**舌象**：边红。**脉象**：脉右大，右寸浮数。

副症：【气机不宣】**症象**：①咳嗽痰黏。②胸闷。③不啼不乳。**脉象**：脉伏。

【气机冲逆】**症象**：①气逆而喘。②呕恶。

宾症：【清窍不宣】**症象**：鼻塞。

【清空不宣】**症象**：头痛。

治则：当轻宣清透为主，清气一展，则闭开热透，肺气自复其肃降之权。

方证

清暑宣痹方证：周小农方[1]。开降肺气，以泄痰浊。详见病案1。

青连翘、黑山栀、银花、光杏仁、粉沙参、豆豉各9g，薄荷尖3g，益元散（鲜荷叶包）、鲜青蒿各18g，葶苈子1.5g，鲜石斛24g，鲜石菖蒲1.8g，鲜竹叶30片，紫雪丹（另冲）1.2g。

论著和讨论

本证候因风暑蕴蒸于肺胃，清气失于宣展，致肺失宣降，吴坤安曰："凡吸入致病，上焦气分先受，舌白边红，呕恶烦渴，咳嗽喘急，二便不爽，脉右大者，此暑邪阻于上焦气分也，宜杏仁、石膏、半夏、厚朴、栀皮、豆豉、郁金、竹茹之类。"[2]其见症以肺失宣降之咳喘为主，兼见内热蕴蒸之脉症。其治则在于轻宣上焦以展气机，而开上焦之痹；清透暑热而化痰浊，使清气宣展，郁闭自开，肺气自复其宣降之常。

病案举例

1.周小农治暑厥兼肺痹：章菊蓝，年2岁，暑邪挟风，以致乳痰内壅。其家因兵燹后拮据，不延医，酿变昏厥。咳嗽身热，热甚昏闭不苏，目干无泪，不啼不乳，已三日。脉伏，舌红，此暑热挟痰内闭也。清暑宣痹，开降肺气，以泄痰浊（组方见方证）。外治方：取意引痰下行：山栀仁、光桃仁各10粒，生矾3g，蓖麻子仁7粒，回春丹1粒，研细用干面、鸡子白、葱根，捣和敷脐。1剂药，连哺二日方毕。目方活动，有呻吟声，其父又化服琥珀抱龙丸1粒。又越数日，方出哭声，渐愈[1]。

2.高虬云治暑咳：魏国安，年22岁，素嗜姜辛味，后因感冒暑气。头身发热，咳嗽痰黏，气逆胸闷，两手厥冷。左关数，右寸浮数，余脉亦数，舌边尖红，此暑热犯肺也。夫肺为暑热所烁，而失清降之能，气反上逆，故咳；肺失清肃之职，故胸闷；其手厥冷者，热深厥亦深也。疗法：用牛蒡子、连翘、银花、贝母、马兜铃，清其肺热；杏仁、瓜蒌皮、桔梗宣清肺气；桑叶、菊花平肝清热，防其升逆太过；桑白皮、枇杷叶以降其肺气：金银花、青连翘、甜杏仁、瓜蒌皮、冬桑叶各6g，川贝母、桔梗、滁菊花各3g，牛蒡子、杜马兜铃、桑白皮各4.5g，鲜枇杷叶（去毛，抽筋）30g，2剂热退喘减，原方去杏、桔，加陈阿胶4.5g，鲜莲子10粒，3剂两手转温，咳嗽亦止。终用吴氏五汁饮，调理而痊[1]。

3.李泰治巢姓，40岁，六月间，脉虚，身不大热，日夜张口喘甚，不大渴，并无痰响之声，此中暑证。沙参、麦冬、百合各9g，洋果3个，香薷、蜜款冬花各3g，3剂愈[3]。

引用文献

［1］何廉臣.重印全国名医验案类编［M］.上海：上海科学技术出版社，1959：130，133.

［2］吴坤安.伤寒指掌［M］.上海：上海科学技术出版社，1959：卷四36.

［3］李洪成等.中医证候学［M］.北京：中国医药科技出版社，2008：367.

（七）清气闭厥候（肺胃风暑偏里风证变证2）

肺胃风暑证，猝受暑热之邪，上焦气机骤闭，变为清气闭厥之候。通常称之为中暑，或暑厥，俗称痧闭。其见症以受暑后卒然昏厥不省为主，病势急重。

通称：中暑。

内含病例：［中医］中暑，暑厥，暑秽，痧闭。

病因病机：肺胃风暑闭厥。夏月感受暑邪，吸自口鼻，郁遏于肺胃气机，宣降失司，致清气骤闭，而成闭厥之候。

证象组合：气郁+气闭

主症：【气机不宣】**症象**：①头痛且胀，眩晕。②胸闷不舒，胸膈闷极。③烦躁闷乱。④汗出不畅。⑤渴不欲饮。⑥纳呆便溏。**舌象**：①苔薄白而干。②舌白而垢，舌苔白腻，中心淡黄。**脉象**：①脉细弦。②脉濡滑而数，③脉尺数寸伏。

副症：【气机闭塞】**症象**：①面色淡黄，神呆嗜睡，时清时昧，神迷，神昏，昏厥不省。②口噤，目睁不合，舌缩不伸，四肢抽搐。③身硬而筋瘛痛。④四肢厥冷，而身热如炭，汗出淋漓。⑤突然眼前发黑，昏仆倒地，闭目咬牙，握拳挣扎，目瞑遗尿。**舌象**：①苔黄。②舌胀大而红。**脉象**：①绝。②脉洪数。

宾症：【气机不降】**症象**：①恶心，泛漾欲恶。②饮不下咽。③猝呕吐。④呼吸气粗。

治则：急当宣通上焦，以宣窍开闭为主。此外尚有针刺、刮痧等法，亦属急救有效良法。

方证

雷氏芳香化浊法合菖蒲郁金汤加减证：杜勉之方[1]。治暑秽神昏，头痛且胀，烦躁闷乱，神呆嗜睡，详见病案3。

藿香、佩兰、陈皮、菖蒲、大腹皮各6g，山栀、半夏、滑石、竹叶、郁金、厚朴各10g。

论著和讨论

1.本证候暑热卒中，诸窍骤闭，病势危急，故急救之则，总以宣通上焦为主，通窍开闭，以救其急，待其闭开神苏，再以清凉芳淡，解其暑热。徐洄溪曰："盖邪逆上，诸窍皆闭，非芳香通灵之药不能即令通达，徒以煎剂灌之。即使中病，亦不能入于经窍，况又误用相反之药，岂能起死回生乎？"[2]

2.证治：俞根初说："闷乱烦躁，呕恶肢冷，甚则耳聋神昏，急用芳香避秽药，轻则葱、豉、菖蒲、紫金片，重则蒜头、绛雪，而鲜青蒿、鲜薄荷、鲜佩兰、鲜银花尤为清芬辟秽之良法，外用通关散取嚏，执痧挑痧诸法，急救得法，庶能速愈。"[3]"阳痧急用红灵丹0.3~0.9g凉开水调下，或行军散0.6~0.9g鲜菖蒲汤调下，以开灵通脉（何廉臣主紫雪丹0.9~3g新汲水下）。"[3]何廉臣亦云："由冒暑夹痰而眩晕，甚则昏厥者，又不得概作风痰治，法当先开清窍：紫金片1.5~2.5g，鲜石菖蒲汤烊化灌服，继则辛凉芳透，清络饮（鲜荷叶边、鲜银花、鲜竹叶、鲜丝瓜皮各6g，扁豆衣3g，西瓜翠衣15g）加竹沥、莱菔汁（各两瓢冲）。"[3]

病案举例

1.**方仁渊**治樊，发热5日，神迷3日，医投芳开凉解不应，舌白而垢，脉尺数寸伏，齿虽板而唇不焦，暑中心包，必有痰阻关窍，医但知清热，不解化痰，无怪病之不退耳，亟亟清暑化痰，否则风动厥脱矣。太乙玉枢丹1.5g，和牙皂末0.3g，竹沥90g，石菖蒲汁9g，先调服，辰拌川黄连、益元散、川贝母、枳实、胆南星、瓜蒌仁、橘红、杏仁、桔梗、姜竹茹，神识已清，语言已出，病已得生，但暑热未退，痰滞未清，再与凉解，加薄荷、连翘、瓜蒌皮，神清后腹痛头痛不已，尺脉弦大而数，痰滞与热互阻手足阳明之腑故腹痛，蒸热上逼故头痛，今与通腑泄热法：桑叶、菊花、杏仁、连翘、青蒿、凉膈散、枳实、川贝母、川黄连，大便两行，知饥神倦，邪退正虚之象，切勿进补，恐灰之烬未熄耳：桑叶、青蒿、川贝母、杏仁、石斛、枳壳、前胡、连翘、益元散、西瓜翠衣[4]。

2.**朱梅南**治沈某，女，60岁，失眠后忽目睁不合，舌缩不伸，胸膈闷极，口不渴，身硬而筋瘛痛，四肢厥冷，大便欠畅，神识尚清，脉细弦，舌苔黄。主轻宣肺气，以制治节，鲜竹叶30支，鲜荷边、丝瓜衣、西瓜翠衣各15g，银花9g，扁豆衣12g，枇杷叶、佩兰叶各6g，九节菖蒲3g[5]。

3.**杜勉之**治陈某某，女，16岁，突然头痛且胀，胸闷不舒，自服十滴水后，反增烦躁闷乱，时或神昏，神呆嗜睡，时清时昧，面色淡黄，偶见四肢抽搐，T38.7℃，汗出不畅，渴不欲饮，泛漾欲恶，纳呆便溏，舌苔白腻，中心淡黄，脉濡滑而数，证属暑秽神昏，雷氏芳香化浊法合菖蒲郁金汤加减（组方见方证），2剂诸症递减，5剂痊愈[1]。

4.林上卿治暑湿内闭：陈某某，男，34岁。患者操舟为业，盛夏出海，归来即发病，属暑湿蒙蔽清窍，治当芳香开窍、清暑化湿，郁金、石菖蒲各10g，藿香、佩兰、远志各9g，碧玉散（冲服）、银花各15g，薄荷、行军散（冲服）、皂角各6g。1剂后，神清，诸危象戢敛，唯口不能言，舌淡，苔仍浊腻，原方出入：石菖蒲、郁金、生山栀、碧玉散（冲服）、茯苓、半夏曲、远志各10g，竹茹15g，佩兰、藿香各9g，荷叶、枳壳、行军散（另冲）、皂角各6g。3剂药后，神清，对答如常，舌润苔薄，脉和。诸恙息平，继投善后方：竹茹12g，枳壳6g，太子参、茯苓各15g，薏苡仁30g，半夏曲、远志、石菖蒲、麦冬各10g[6]。

5.余亚东治易某，男，36岁，为抢收抢种在烈日下紧张劳动，突然眼前发黑，胸闷恶心，昏仆倒地，四肢冰冷，而身热如炭，汗出淋漓，闭目咬牙，握拳挣扎，其妻频呼救命，其时余恰在该队支持双抢劳动，闻讯赶来，查体温41℃，呼吸气粗，脉洪数，撬开牙关，见舌胀大而红，苔薄白而干，此时身边无药箱，即用打鞋底针1枚，烧酒1杯，一边以酒擦浴，一边针刺人中，十宣（放血）、合谷、颊车，牙关渐开。嘱频服滤豆腐之水（里人正做豆腐），另将生石膏1块（约半斤）打碎，加鲜竹叶1把、鲜薄荷叶1把，煎汤频频喂之，约1小时左右喝下两大碗，滤豆腐水喂了五六碗，病人身热渐退，神志渐清，只觉胸中尚有闷热，困倦思睡，继服所煎汤药及豆腐水，当晚热已退清，调治3天而愈。按：此证属暑厥，想起张锡纯《医学衷中参西录》治温病之凉解汤用薄荷配伍生石膏为主药，余再加鲜竹叶，三物合之，味辛而性寒，有清热除烦、透热外达、清醒头目、生津止渴之功。滤豆腐水亦石膏水，清凉甘淡有清热生津解渴之效[7]。

引用文献

［1］杜勉之.雷氏芳香化浊法的临床辨证鉴别运用［J］.中医杂志，1982，(7)：53.

［2］徐衡之，姚若琴.宋元明清名医类案［M］.长沙：湖南科学技术出版社，2006：320.

［3］俞根初.重订通俗伤寒论［M］.上海：上海科学技术出版社，1959：30，211，312.

［4］吴之谦.方耕霞先生医案摘要［J］.江苏中医，1965，(5)：30.

［5］福建省中研所.福建中医医案医话选编2［M］.福州：福建人民出版社，1963：14.

［6］林上卿.温病重症四则［J］.浙江中医学院学报，1983，(2)：48.

［7］余亚东.农村常见急症举例［J］.江西中医药，1983，(4)：40.

（八）津气郁蒸候（肺胃风暑偏里暑证本证）

肺胃风暑证，吸受风暑，郁于上焦，熏蒸肺胃，而成津气郁蒸之候，叶天士称之为暑热伤气之证。其见症虽有阳郁热蒸之脉症，但以上中气机郁滞之症象显明。

通称：暑热伤气。

内含病例：[中医]暑风，暑湿，肺疟，太阴伏暑。

病因病机：肺胃风暑郁蒸，因风郁于外，暑湿热交蒸于内，叶天士曰："暑热必挟湿，吸气而受，先伤于上。故仲景伤寒，先分六经；河间温热，须究三焦。大凡暑热伤气，湿着阻气……上焦不解，漫延中下……热为熏蒸之气，热处湿中，蒸淫之气，上迫清窍，耳为失聪，不与少阳耳聋同例。"[1]皆在上中肺胃气分。

证象组合：阳郁+气郁+气热

主症：**【阳气不宣】症象**：①寒从背起。②头胀。③头眩。④身痛。**舌象**：苔白。

【津气蕴蒸】症象：①身热不止。②身热不寒发作有时。③皮腠痛。④汗大出不解。⑤胸腹白疹。**舌象**：苔黄厚腻。**脉象**：脉弦急。

副症：**【津液消灼】症象**：①小便短赤。②口渴。③烦渴喜冷。

【清窍不利】症象：①咽痛。②耳聋。

宾症：**【气机不宣】症象**：①咳嗽。②胸痞。③不饥不食不便。④胸腹板闷。⑤大便不爽。⑥小便全无自利。

【气机不降】症象：①午后痰喘更加。②呕恶。

治则：叶天士认为："无形无质，所以清之攻之不效。"[1]当清上焦气分，或拟开提上焦气分，即宜淡渗佐微辛，用轻药，以清上焦。

方证

杏仁汤证：吴鞠通方[2]。伏暑所致肺疟，寒从背起，咳嗽频仍，舌白渴饮，详见论著。

杏仁、滑石、茯苓各9g，黄芩、连翘、桑叶各4.5g，白蔻仁2.4g，梨皮6g。胸痞恶心加半夏、橘红、天花粉。

论著和讨论

1.本证候因风郁于外，暑湿热交蒸于肺胃气分，吴鞠通说："舌白渴饮，咳嗽频仍，寒从背起，伏暑所致，名曰肺疟，杏仁汤（组方见方证）主之。”张志斌评：“肺疟，疟之最浅者，肺疟虽云易解，稍缓则深，最忌用治疟印板俗例之小柴胡汤。盖肺去少阳之半表半里之界尚远，不得引邪深入也。主苦辛轻剂，轻宣肺气，无使邪聚则愈。”[2]吴坤安云：“如暑湿伤气，午后痰喘更加者，肺先受病也，亦宜清理上焦，为无形气分之治，如芦根、杏仁、瓜蒌霜、苡仁、橘红、川贝母、西瓜翠衣、通草、茯苓皮之类。”[3]

2.治则总以轻宣上焦气机为主，佐以辛凉甘淡，以清化其暑湿，切不可妄行清下克削，徒伤正气。吴坤安说：“邪入气分，暑湿之邪阻于肺，必咽痛，发热身痛，舌苔黄厚黏腻，烦渴不解，当清上焦，如连翘、桔梗、滑石、射干、薏苡仁、马勃、通草、竹叶、银花、芦根之类。”[3]吴鞠通说：“太阴伏暑，舌白口渴，有汗或大汗不止者，银翘散去牛蒡子、玄参、芥穗，加杏仁18g、生石膏30g、黄芩9g。”[2]叶天士说：当“急清三焦”[1]，如飞滑石、生石膏、寒水石、大杏仁、炒黄竹茹、川通草、莹白金汁、金银花露之类；又化痰渗湿。“当用轻药，以清上焦。”[1]如芦根、杏仁、瓜蒌霜、薏苡仁、川贝母、西瓜翠衣、茯苓皮之类。

病案举例

1.叶天士治谈氏，胸痞不饥，热不止，舌白而渴，此暑邪未尽，仍清气分（暑邪阻气）：鲜竹茹、淡黄芩、知母、盐水炒橘皮、滑石、桔梗、枳壳汁、郁金汁等[1]。

又治陈四五，暑湿伤气，肺先受病，诸气皆痹，当午后阳升，烦喘更加。夫无形气病，医以重药推消，多见不效，西瓜翠衣、活水芦根、杏仁、苡仁（廓清法）[1]。

又治某，汗多身痛，自利，小溲全无，胸腹白疹。此风湿伤于气分。医用血分凉药，希冀热缓。殊不知湿郁在脉为痛。湿家本有汗不解（湿郁经脉痛）：苡仁、竹叶、白蔻仁、滑石、茯苓、川通草[1]。

2.陈登铠治某男，15岁，仲夏肺疟：单热无寒，口渴头眩，脉弦急，暑伤皮毛，其枢欲从少阳而出，从肺主皮毛疏泄之，加味五汁饮：竹叶、枇杷叶各9g，鲜荷叶、车前子各6g，鲜菊叶、山楂肉、川贝各4.5g，发作前三四时服，次日即止[4]。

3.邵佐清治梁阿芬，女，30岁，形寒身热，胸痞脘闷，头晕肢楚，口燥不渴，自汗，病经月余，颇堪缠绵，治与宣化：杏仁10.5g，枳壳5.4g，扁豆衣、大豆卷、广郁金、瓜蒌皮各9g，老紫蔻（冲）2.4g，橘皮4.5g，炒黄芩、青蒿各7.2g。二诊：前进宣化，诸恙较瘥，余邪未尽，进清余邪：焦山栀10.5g，炒黄芩7.2g，晚蚕沙15g，广郁金、瓜蒌皮、扁豆衣、泽泻各9g，蔻衣2.4g，炒谷麦芽18g，枳壳5.4，灯心0.6g。三诊：诸恙均瘥，宜与善后。鲜金钗（先煎）、银花、焦山栀、连翘、炒扁豆、泽泻各9g，生熟谷芽18g，瓜蒌仁12g，带壳春砂（后入）2.4g，灯心0.6g[5]。

引用文献

[1] 叶天士.临证指南医案［M］.上海：上海卫生出版社，1958：58，182，253，261，273.
[2] 吴鞠通.温病条辨［M］.福州：福建科学技术出版社，2010：45，49.
[3] 吴坤安.伤寒指掌［M］.上海：上海科学技术出版社，1959：卷四38，55.
[4] 福建省中研所.福建中医医案医话选编2［M］.福州：福建人民出版社，1963：337.
[5] 萧龙友等.现代医案选（第五辑）［M］.北京：人民卫生出版社，2008：124.

三、心肝风暑证（风暑证并病）（2候）

心肝风暑证为风暑证中之危重证候，系由风邪挟暑，直入心肝之脏，而发病急骤，病势险恶，一发即见闭厥之候，故时病学家称为暑风，其意为暑热动风，又称中暑或暑厥。小儿质弱，猝中风暑入脏，最易罹患此证，其证与小儿惊风相似，故亦认作急惊风，程杏轩曰：“盖病因暑风生热，热生惊。”而实非惊风。

心肝均主乎营血，风暑入中心肝，必内蕴于营血，必多营卫、气血同病。邪陷营血，病多险重，且难透解，每致内窍猝闭，肝风陡动，痉厥并臻。故程杏轩曰：“暑喜伤心，风喜伤肝，入心则昏迷，入肝则瘛疭。”[1]“邪传手足厥阴，深伏于里，所谓脏者，藏也。邪难入亦复难出。”[1]故心肝风暑证，发病急骤而危重，而救治则难求速效，素体尚实者，程氏谓十中可救七八，可知质弱者殊难以解救矣。

心肝暑风证，其病本为外郁内炽之变，病势急重，稍有延误，立致陷伏变端。救治之法，当急急宣散以开表分之寒郁，使内热有可出之途。兼以清降透热，使内陷之热，速速外达，庶可免陷伏而致窍闭风动之险。

证候别称：暑风痉厥，内热外厥，肺损肾衰，内闭外脱。

病名：［中医］暑风，暑风夹湿，暑热夹痰，暑厥，中暑，急惊风，产后伤暑，热入血室，天疱疮，暑疖（痱毒）。

证候系统：详见图3-4-4。

本证——————气血郁蒸候
夹证——————气血郁遏候
转证——————营卫郁炽候
变证——————木火闭厥候、气阴闭脱候

图3-4-4　心肝风暑证证候结构图（5候）

引用文献

［1］程杏轩.杏轩医案并按［M］.合肥：安徽人民出版社，1986：335，343.

（一）气血郁蒸候（心肝风暑本证）

心肝风暑证，风邪外郁，热窜心肝，气血俱热，而成气血郁蒸之候，时病学家称之为暑风。其见症除表郁之灼热无汗外，更见气血蕴蒸之热灼津伤脉症。

通称：暑风。

内含病例：［**中医**］暑风夹湿，天疱疮，暑疖（痱毒）。［**西医**］败血症。

病因病机：心肝风暑郁蒸，因风邪外郁，腠理不宣，心肝内热，气血交蒸，津液消灼，立有内窍猝闭，肝风陡动之险。

证象组合：表郁+气热+血热+液灼

主症：【腠理不宣】症象：高热无汗。**舌象：**苔白腻。

【津气蕴蒸】症象：①高热。②咳嗽，呼吸促。③烦渴。**舌象：**苔黄。**脉象：**脉洪数有力。

【血热蕴蒸】症象：①面红唇赤，面紫。②两目红赤。③烦躁，神昏惊搐。④周身皮肤灼红，遍发赤疹，密集粟粒样红疹潮红如涂丹，遍布水疱如豆大，疮疖，灼痛化脓。⑤大便色绛稀溏。**舌象：**①舌红。②舌绛。红绛。③苔薄黄。**脉象：**①脉弦数。②脉细数。

副症：【清空不宣】症象：头痛昏沉。

宾症：【津液消灼】症象：①下利。②唇干少津。③小便短黄。④烦渴引饮。**舌象：**苔干。

治则：本候初起本应清暑祛风，表里双解。外宣腠理以祛风而解表郁，使内热有外达之途。内清气血以解暑热，庶不致内攻心肝，而有窍闭风动之变。

方证

1.银佩六一汤证：赵炳南方[1]。清热解毒，清暑利湿，治暑疖（痱毒）。

银花、连翘、鲜藿香、赤芍各9g，鲜佩兰18g，六一散、车前子各15g。

2.穞菊饮证：董建华方[2]。治败血症，发热无汗，下肢手背密集粟粒样红疹潮红如涂丹，详见病案2。

银花、生薏苡仁各12g，甘草2.5g，藿香6g，黄连2g，黄芩5g，佩兰、滑石、穞豆衣、野菊花、竹叶、桑叶各10g，山栀、通草各1.5g。

论著和讨论

本证候因风郁于表，热蒸于气血之分，发热下利，烦躁昏睡，惊急抽搐，表里俱急。高辉远说："由于受暑兼风，过食冷食，冰伏其热，冷热相搏，三焦失调，表闭里郁，营卫不利，故突然出现高热下利等症。"[3]周扬俊曰："病人忽然手足搐挛者，暑风也。"其治则急当外散风邪，内清暑热；稍缓则邪不外达，热攻心肝，必致痉厥矣。

病案举例

1.蒲辅周治暑风夹湿：阮某，女，3岁，今晨突然发高热下利，午前曾用银翘散加减，服后热不退，继则周身皮肤发现水疱，呈昏睡状态。服升麻葛根汤加味后烦躁，出现惊急抽搐，晚八时许请蒲老诊疗，高热无汗，体温41.2℃，周身皮肤灼红，遍布水疱如豆大，神志昏迷，时有惊搐烦躁，大便下利，色绛稀溏，唇干少津，脉洪数有力，无汗，呼吸促，舌绛苔黄而干。昨日外出受热，内食生冷，今晨即发热。显系暑风外受，生冷内伤，冷热相搏，表里郁闭，阳明壮热上蒸，肺经受迫，皮肤灼蒸，发为天疱疮，与痹疹同类，治宜清宣表里：银花、连翘、僵蚕、玄参、竹叶各6g，黄连、黄芩各2.4g，香豆豉9g，芦根12g，升麻、蝉衣、生甘草各3g。服药后夜半高热渐退，烦躁见轻，惊搐亦平，能安静睡眠，下利未减，时有微烦，呼吸略促，身仍无汗，脉舌如前。原方加鲜佩兰、牛蒡子各4.5g，频频服之。遍身潮汗出，身热续退，水疱逐渐消失，气仍微促，下利已减，小便短黄，脉数，舌质红，苔白多黄少。此表气已通，里气渐和，治以调和胃气，兼清湿热：藿香梗、大腹皮、杏仁、川厚朴、通草各3g，山茵陈、扁豆皮、茯苓皮、荷叶各6g，豆卷、滑石各9g，建曲、炒麦芽各4.5g。四诊：尚有低热，诸症消失，大便已成形，小便微黄，口知味，食欲增进，脉细数，舌质正常、苔已减，仍以前方去大腹皮、厚朴，加黄芩2.4g，再服

1剂。五诊：二便正常，饮食增加，脉细数，舌苔再减，里热积秽俱解，而仍时微烦，乃壮火虽去，余焰未熄，拟清燥养阴、调理肺胃：玉竹、地骨皮、竹茹、扁豆皮、石斛各6g，生石膏、荷叶、炒稻芽各9g，生甘草1.5g，芦根12g，知母3g，兑少许白糖，连服2剂，一切正常[3]。

2.董建华治暑温发疹（败血症）：吴某某，男，19岁，发热无汗，下肢及双手背密集粟粒样红疹，潮红如涂丹，臀部小疖灼痛化脓，两目红赤，舌红苔白腻，脉细数。暑热湿毒蕴结，外透肌肤，内灼营血，宜清热解毒化湿，稆菊饮（组方见方证）3剂热退[2]。

3.李洪成治同事李某，女，医师，年30岁余，1987年高热多日不退，已用多种消炎退热抗生素，热度丝毫不减，其见症高热无汗，面红唇赤，略有烦渴，舌红绛，苔薄黄，脉弦数，诊为暑风郁遏，气血交蒸，疏方为新加香薷饮，重加金银花、生地、丹皮、赤芍等，宣表透邪，两清气血，一服微汗热渐退减，再剂热退。全身遍发赤疹、疮疖，因畏服中药，改西药注射治疗[4]。

引用文献

［1］北京中医医院.赵炳南临床经验集［M］.北京：人民卫生出版社，2006：20.

［2］董建华.临证治验［M］.北京：中国友谊出版公司，1986：185.

［3］中国中医研究院.蒲辅周医案［M］.北京：人民卫生出版社，2005：161，163.

［4］李洪成等.中医证候学［M］.北京：中国医药科技出版社，2008：372.

（二）木火闭厥候（心肝风暑变证）

心肝风暑证，风暑之邪，直犯心肝，外邪骤闭，木火内炽，变成木火闭厥之候。时病学家通称为暑风、暑厥。以阳闭、热炽、神闭、风动等重笃症象显明，尤以内热外厥为特征。

通称：暑风，暑厥，内热外厥。

内含病例：［**中医**］中暑，暑风，暑厥，急惊风。［**西医**］乙型脑炎，脑膜炎。

病因病机：心肝风暑闭厥，系由风暑内陷心肝，内窍猝闭，肝风陡动，表阳不行而厥，内热炽灼而闭，而成内热外厥之危重证候。

证象组合：气炽+神闭+阳滞+气郁

主症：**【津气蕴炽】症象**：①面红色滞，发热不退，身热如焚，夜间热盛。②午后潮热，额前多汗。③烦渴。④唇干鼻燥。⑤唇红目赤。⑥小便短赤，大便不行。**舌象**：①舌绛苔黄厚少津，舌尖绛苔黄。②舌质红绛，苔淡黄而腻。③舌红兼紫。**脉象**：①脉洪质实。②六脉弦大而濡。③脉浮数。④脉弦数，脉弦小数。**指纹**：紫，红透过命关。

【神志蒙闭】症象：①忽头晕仆地，神迷，嗜睡，躁动不安。②不啼不食。③不省人事，喉间痰声辘辘。④失溲，二便失禁。

副症：**【阳气不行】症象**：①面色青黄，口唇青紫，口唇微黑，头微汗，肌肤干燥无汗。②体僵。③壮热无汗，四肢厥冷，内热外厥。④谵妄不安。**脉象**：脉濡数。**舌象**：苔滑腻。

【络脉不和】症象：①手足麻木，甚则瘛疭，肢搐，手足掣动。②目斜口㖞，牙关紧闭。③头仰，反张，直视，头倾项强，项背强硬，形如张弓。④口歪痰壅。⑤摇头，言语不清。⑥两眼上翻，呼吸闭止。

宾症：**【气机不宣】症象**：呼吸短促。

【气机不降】症象：呕吐。

治则：救治之法，急当清暑解肌，宣表以开其外闭，清降内火，以解其窍闭风动，程杏轩云："暑风相搏，邪热燔炽，亟宜清解以杜痉厥，急驱其邪，不使陷伏。"尚有生机可图。

方证

1.清解方证：程杏轩方[1]。治暑风急惊，发热不退，肢搐体僵，目斜口㖞，详见病案1。

川黄连、香薷、甘草、半夏、茯苓、钩藤、防风、青蒿、羚羊角、荷叶、扁豆荚叶。

2.芳香辛开息风豁痰方证：陈贻达方[2]。芳香辛开，息风豁痰，治乙型脑炎，详病案3。

藿香、厚朴花各6g，佩兰、半夏、大腹皮各9g，天竺黄12g，荷叶、银花各15g，钩藤24g，菖蒲2.4g，羚羊角3g，鲜芦根60g，鲜竹茹30g，安宫牛黄丸2粒。

3.清营解表，透邪涤暑，清心开窍，平肝息风方证：刘惠民方[3]。清营解表，透邪涤暑，清心开窍，平肝息风，治暑热亢盛，内动肝风，气营两燔，邪传心包。详见病案5。

钩藤、金银花、石菖蒲（捣）、石斛各6g，生石膏（捣）24g，生滑石（捣）9g，薄荷、香薷、全蝎（捣）、蝉衣、淡竹叶各4.5g，甘草3g，灯心1.5g。

论著和讨论

1.本证候因新寒外闭，内热陷伏，导致内窍猝闭，肝风暴动，程杏轩说："暑风急惊，轻者时昏时醒，重者七日方醒，极重者至十二朝始醒。其惊之作，必由热盛而作，然有一热即作者，有热二三日而作者。小儿夏间患此者甚多，治不如法，往往不救。李济仁等按：此病相当于'病毒性乙型脑炎'。"[1]

2.治则当外宣风邪，内清暑热，程杏轩曰："初病邪热炽盛，治宜清解，急驱其邪，不使陷伏，中治则和阳息风，终以养阴调和肝胃。纠缠日久尚能纳谷者，胃气未败，尚有生机可图。挑黄土一石，槌细摊于凉地上铺荷叶，再用蒲席与儿垫卧，慎勿姑息，俟热退惊定方可抱起，以十二朝为期。"[1]

3.预后：程杏轩说："惊后喑哑一症，每见症轻者，病后多无此患，重者有之，有喑至一两月愈者，有终身不愈者，总因多服金石所致。若由吐泻而起，脉细质亏，不能受清凉者多不可治。倘不因吐泻，一热即惊。脉洪质实，能受清凉者，十中可救七八。一切金石之类，概置不用，盖病因暑风生热，热生惊，金石镇坠锢邪最为害事。"[1]

病案举例

1.**程杏轩**治暑风：方玉堂孙女，4岁，发热不退，肢搐体僵，目斜口喎，此暑风急惊也。令挑黄土摊于凉地铺荷叶，再用蒲席与儿垫卧，药用防风、香薷、柴胡、钩藤、连翘、川黄连、石膏、木通、生甘草。引加鲜石菖蒲、扁荚叶，清暑疏风，守至七朝，热退惊定，抱起复热，仍放土上，热即退，余邪未清，以十二朝为期，养阴调和肝胃，恙皆平[1]。

又治堂妹夏日浴罢，忽头晕仆地，旋即发热，夜间热盛，烦渴呕吐，谵妄不安，手足掣动，脉弦数，舌尖绛苔黄，此暑风相搏，邪热燔炽，亟宜清解以杜痉厥（组方见方证），两剂。热缓神清，呕渴亦止，方内除川连、香薷、钩藤、半夏、防风，加沙参、麦冬、石斛、稻露，又两日症减七八。除青蒿、羚羊角、荷叶、扁豆荚叶，加玉竹、生扁豆、女贞子、当归、白芍，调养而愈[1]。

2.**陈贻达**治"乙型脑炎"：江某，男，4岁，初发热头痛呕吐，翌日嗜睡抽搐，不省人事，身热如焚，面色青黄，头微汗，头倾项强，反张直视，口歪痰壅，失溲，便溏，脉濡数，苔滑腻，宜芳香辛开、息风豁痰（组方见方证），病减加川贝母、僵蚕各9g，龙胆草6g，木瓜4.5g，碧玉散30g，止痉散7.5g，神渐清，痉缓减，苔薄腻，脉缓滑，与芳香清化、息风涤痰：白蔻仁3g，佩兰、半夏、僵蚕各6g，菖蒲1.5g，淡竹叶9g，石决明30g，薏苡仁、银花各12g，鲜芦根60g，止痉散6g，清心牛黄丸1粒，精神好转，略有抽搐，脉软滑，清化养阴：银花、钩藤、天花粉各9g，石决明15g，鲜竹叶80片，薏苡仁、忍冬藤、桑寄生各12g，柏子仁6g，益元散30g，2剂，神清语亮，手足活动如常：洋参3g，寸麦冬、生地、谷麦芽各6g，玉竹、鸡内金各4.5g，怀山药、苡仁、冬瓜子各9g，甘寒益胃收功[5]。

3.**李健颐**治暑热伤络：陈某，男，8岁。仲秋忽患寒热，连日发作，洒寒壮热，汗出，口渴欲饮，四肢挛急，角弓反张。经西医诊断为脑膜炎，治疗未见效。六脉弦大而濡，面红色滞，口唇微黑，午后潮热，额前多汗，项背强硬，形如张弓，言语不清。本病系因暑热内蕴，热甚津亏筋络受伤所致。拟用清暑热、舒筋络之法。方用吴氏清络饮加忍冬藤、丝瓜藤各30g，地龙干24g，秦艽、钩藤各6g，骨碎补9g。连进2剂，潮热遂平，背项强硬减轻。复诊：脉证好转，继与前方去骨碎补、钩藤，加龟板、鳖甲各15g，病遂痊愈[2]。

4.**刘惠民**治董姓女，1岁半，于4天前开始高热，精神萎靡，不思饮食，时有呕逆，曾呕吐2次，呈喷射性，经检查为流行性乙型脑炎。治疗未效，病势反进，壮热无汗，四肢厥冷，体温持续在39.5~40.5℃，嗜睡，躁动不安，不进饮食，小便短赤，大便不行，并时有阵发性抽风，发作时四肢抽搐，两眼上翻，呼吸闭止，口唇青紫。检查：患儿神愦，眼闭，唇青，呼吸短促，四肢厥冷，舌质绛，舌苔黄厚少津，指纹紫，红透过命关，脉浮数。辨证：暑热亢盛，内动肝风，气营两燔，邪传心包。治法：清营解表，透邪涤暑，清心开窍，平肝息风（组方见方证），煎两遍约150ml，第一次喂下后，待20分钟，喂大米汤少许，过半小时后，再喂第2次药，取汗。另仿至宝丹、珠黄散、镇痉散、撮风散等方义，配清热镇痉药粉一料：牛黄、犀角各3g，朱砂、麝香各0.9g，全蝎9g，琥珀1.8g，蜈蚣（隔纸炙）7条，羚羊角骨6g，羚羊角粉、天竺黄、僵蚕各4.5g，熊胆1.5g，共为细粉。服用法：每次服二分，一天三至四次。药后全身微汗出，体温稍退，已能吃奶，仍嗜睡，偶有抽风[3]。

5.**奚凤霖**治中暑神昏案，刘某，女，28岁，酷暑顺产第6天，发热39℃，翌日下午即不省人事，急诊入院，诊断为中暑。入院时体温40℃，经物理降温、脱水、抗感染及支持疗法抢救，体温降至38.3℃。但仍人事不省，牙关紧闭，四肢抽搐；肌肤干燥无汗，二便失禁，喉间痰声辘辘。舌质红绛，苔淡黄而腻，脉濡数。此系产后百脉空虚，暑热之邪乘虚直入，热邪挟痰蒙蔽心窍、引动肝风所致，故急以清暑解肌、泄热开窍。方选新加香薷饮合至宝丹：①至宝丹1粒，珍珠粉1g，鲜竹沥100ml调服；②川黄连3g，金银花、连翘各15g，香薷、厚朴各5g，白扁豆、赤芍各16g，丹皮10g，鸡苏散30g；③石菖蒲注射液6支，加入补液中静脉滴注；④西瓜汁频频灌服（鼻饲）。治疗

1天神清，2天热退，稍事调理而愈。按：奚老认为中暑重症，尤其有意识障碍者，应注意舌质。本例舌质红绛，当为邪入营分；苔淡黄而腻，又为气热邪盛，故予清暑透邪合清心开窍。本例起病实因产后百脉空虚，暑热乘虚而入所致，故又予西瓜捣汁频频灌服，既清暑解热，又益阴利尿，于产后之证尤为相宜[4]。

引用文献

［1］程杏轩.杏轩医案并按［M］.合肥：安徽人民出版社，1986：15，85.
［2］福建省中研所.福建中医医案医话选编1［M］.福州：福建人民出版社，1960：16，17.
［3］戴岐等.刘惠民医案［M］.济南：山东科学技术出版社.1978：220.
［4］周长发.老中医奚凤霖治疗神昏谵妄案四则［J］.上海中医药杂志，1983，（12）：14.
［5］福建省中医研究所.福建中医医案医话选编（二）［M］.福州：福建人民出版社，1963：16.

第二节　暑湿证类（4证29候）

暑湿证，系暑邪挟湿之证。暑为阳邪，本不挟湿，《经》云："在天为日，在地为暑。"是以暑为热邪，盛夏天气炎热，热蒸湿动，地气上腾，人在气交之中，吸受暑热，亦必吸受湿气，故云：暑多挟湿。地气之中，多有秽浊之气，与湿同时蒸腾，是故暑湿之中多兼夹秽浊之气。暑偏重者，称之为暑秽；湿偏重者，称之为湿浊；发于梅雨之时，称之为霉湿；俗称为痧秽。

暑湿之气，受自口鼻，鼻通于肺，口通于胃，暑湿内犯，必始自肺胃。故肺胃暑湿证，为暑湿证之本病。如暑湿由肺胃，下传入脾，则为肺脾，或脾胃同病，故以肺脾暑湿证、脾胃暑湿证为暑湿证之合病。暑湿直行中道，流布三焦，结于膜原，并于胆中木火为病，则为胆胃暑湿证，是为暑湿证之并病。详见表3-4-2。

表3-4-2　暑湿证证候结构表

本病	合病	并病
肺胃暑湿证	肺脾暑湿证、脾胃暑湿证	胆胃暑湿证

暑湿证，多兼挟秽浊之气，其治疗大法，总当以清芬凉淡、清暑化湿为法。尤以宣化湿邪为主，以湿为氤氲之邪，黏腻难解，暑蕴湿中，必待湿开，然后暑热方得透达而解。故治暑湿，不可过投寒凉冰伏，使湿愈闭而热愈不透，势必内窜生变。

一、肺胃暑湿证（暑湿证本病）（14候）

肺胃暑湿证，为暑邪挟湿吸自口鼻，暑湿之入，肺胃先受，通称暑气上受。轻者势缓称伤暑证，重而势急者称中暑证，热势缠绵者称暑温，挟秽浊之气称为暑秽，此皆新感之暑病。如暑湿先伏于肺胃，因感寒、湿、温邪而发者，均称伏暑晚发，有挟寒、挟湿、挟温之别。

肺胃暑湿证，其病总在上中焦气分。湿偏重者，湿为阴浊之邪，必郁遏上焦清阳，甚则郁闭阳气，暑热不得外达，而内闭窍隧，其变多为险重之候。暑偏重者，暑为阳邪，先郁上焦清气，继必伤津灼液，甚则内蒸血液。其变或下陷，或内闭，亦多逆候。

肺胃暑湿证，病机总系郁遏上焦气机，其治则总当以辛凉芳淡，宣展上焦气机为法。务使清气宣展，清升浊降。然后湿开热透，暑湿自解。湿偏重者，多挟寒邪，郁遏阳气，又当以通阳化湿为主。寒湿得解，暑热亦随之外达而解。

证候别称：暑湿郁遏，暑湿蒙闭，暑气上受，清气不升，肺气郁闭，暑热伤津，暑热伤气，协热自利，湿遏热伏，湿遏热炽，热深厥深，内热外寒，真热假寒，阳证似阴，阳厥证。

病名：［中医］暑湿，暑证兼表，气虚伤暑，劳伤夹暑，伏暑晚发，冬温伏暑，伏暑兼寒，伏暑夹湿，伤暑，秋暑，暑温，暑温挟风，伏湿，湿温，中暑，中暑夹食，暑秽，秽热，痧秽，乌痧，眩晕，头汗，寝汗，暑厥，暑瘵，伤暑泻，暑湿泻，伤寒劳复。

证候系统：详见图3-4-5。

湿偏重——本证——清阳失宣候、清阳郁遏候、清阳郁蒸候
　　├——转证——清阳郁滞候
　　└——变证——清阳郁闭候、清阳蒙闭候、清阳闭厥候
暑偏重——本证——清气失宣候、清气郁蒸候
　　├——转证——清气蕴蒸候、清气虚蒸候
　　│　　├——津气郁蒸候、津气郁炽候、津气蕴蒸候
　　│　　└——肺失清肃候、血液郁蒸候
　　└——变证——清气郁陷候、清阳郁陷候、津气蕴闭候

图3-4-5　肺胃暑湿证证候结构图（19候）

（一）清阳失宣候（肺胃暑湿湿偏重本证1）

肺胃暑湿证，湿邪偏重，阻遏上焦，清阳失于宣展，是为清阳失宣之候，通常称为暑湿郁遏。其见症以上中肺胃阳气郁遏脉症为主。

通称：暑湿郁遏。

内含病例：**[中医]**暑湿，眩晕，伤暑。**[西医]**耳源性眩晕。

病因病机：肺胃暑湿郁遏，系外冒暑湿，郁于肺胃，清阳之气失于宣展，气机失其宣降，空窍不得宣畅，吴坤安谓“暑湿伏邪，凝聚胸中”之候。

证象组合：阳郁+气郁

主症：**【阳气不宣】症象**：①疲乏不堪，身重困倦。②烦扰。③发热，有汗而觉低热。④右肢若废。⑤小便浑浊，大便溏软。**舌象**：①苔润滑白腻。②舌苔厚腻罩灰。**脉象**：脉濡缓，脉寸洪缓有力。

【气机不宣】症象：①胸膈痞痛。②胸闷纳呆，胸脘痞闷。③中焦痞满。④不饥不纳。⑤二便不爽，⑥咳嗽。**脉象**：脉濡涩。

副症：**【清空不宣】症象**：①头晕且重。②眩晕欲仆，天旋地转。③头胀。

【清窍不宣】症象：①目黄。②鼻塞。③耳鸣不止。

宾症：**【气机不降】症象**：恶心。

治则：当宣通肺胃，以苦辛开降，辛以通阳化湿，苦以清暑泄热，清阳得宣，暑湿渐化，然后气复宣降。陈嘉栋云：“湿浊一开，则清阳自升。”[1]

方证

1.三仁汤加味方证：陈瑞春方[2]。暑湿郁遏，肺卫失宣，头晕鼻塞，咳嗽，身重困倦，胸脘痞闷，有汗而觉低热，小便浑浊，大便溏软，舌苔润滑白腻，脉象濡缓。详见病案3。

光杏仁、藿香叶、前胡各9g，白蔻仁壳4.5g，飞滑石、薏苡仁各15g，法半夏、淡竹叶、通草各3g，炒厚朴6g。

2.疏化中焦方证：陈嘉栋方[1]。治湿遏清阳（耳源性眩晕），眩晕欲仆，天旋地转，耳鸣不止，详见病案4。

藿香6g，制半夏、苍术各10g，白蔻仁2g，陈皮、枳壳各7g，茯苓、杏仁各12g，薏苡仁15g。

论著和讨论

本证候因暑湿郁于肺胃，清阳失于宣展，中上气机失其宣降，致身重困倦，头晕头胀，胸膈痞满，不饥不纳，二便不爽，舌苔厚腻，脉濡而缓等症，吴坤安曰：“凡身热，中焦痞满，不饥不纳，二便不爽，此暑热伤于中焦气分，热痰聚胃所致，宜苦辛泄降，半夏泻心汤去甘草、干姜加杏仁、枳实。”[3]其治则亦以宣通肺胃、化湿清热为法。吴坤安说：“如脘中痞闷，而兼头胀目黄，脉象濡涩者，此暑湿伏邪凝聚胸中也。宜清疏中宫：川黄连、枳实、半夏、厚朴、郁金、草豆蔻、滑石、茯苓皮之类（邵仙根评：此即暑邪挟湿，凝滞肺胃之正法）。”[3]

病案举例

1.叶天士治某四七，风暑湿浑杂，气不主宣，咳嗽头胀，不饥，右肢若废。法当通阳祛邪：杏仁、薏苡仁各9g，桂枝1.5g，生姜2.1g，厚朴3g，半夏、防己各4.5g，白蒺藜6g[4]。

又治胡，不饥不食不便，此属胃病，乃暑热伤气所致，味变酸浊，热痰聚脘，苦辛自能泄降，非无据也（暑热阻气，中痞不运）。半夏泻心汤去甘草、干姜加杏仁、枳实[4]。

2.胡慎柔治余云所，六月受热受劳，又饮酒，忽上膈不宽如刺痛，头晕且重，曾自探吐，即枕不得，唯坐而已，脉二寸洪缓有力，关尺俱弱带弦，此湿热上干清阳之分，平胃散加黄芩、半夏、紫苏、木香，取微汗，此症即退，就枕平复[5]。

3.陈瑞春治胸脘痞闷案：吴某某，女，28岁，患者近半个月来头晕、鼻塞，服用银翘解毒丸未效，询问其症有头晕鼻塞，咳嗽，身重困倦，胸脘痞闷，有汗而觉低热，小便浑浊，大便溏软，见其舌苔润滑白腻，诊其脉象濡缓，证属暑湿郁遏、肺卫失宣，拟三仁汤加味主治（组方见方证），服5剂，诸症痊愈。按：本案因为湿热郁阻，肺卫失宣，气机不畅，用银翘丸只能辛凉透表，不能宣化湿浊，故不显效。而投以三仁汤加前胡疏肺，藿香宣化，肺气得宣，气化则湿亦化，故能治湿邪弥漫的湿温证[2]。

4.陈嘉栋治湿遏清阳：包某某，男，45岁，病起突然，眩晕欲仆，天旋地转，耳鸣不止，西医拟诊为“耳源性眩晕”，虽经处理，半月来仍持杖扶壁而行，胸闷纳呆，察舌苔厚腻罩灰，脉濡缓，此乃平昔过劳伤气，脾失健运，则湿浊弥漫中焦，阻遏清阳。拟予健脾燥湿，疏化中焦，湿浊一开，则清阳自升（组方见方证）。3剂。复诊：药后眩晕稍减，胸膈舒畅，唯胃呆依然，苔化不明显。上焦云雾之湿，已得宣开，中焦黏腻之浊，凝滞难消。侧重辛燥、运中、渗下，原方加厚朴5g、六一散（荷叶包）15g、生姜3片。5剂。三诊：灰苔化，呈薄白微腻，脉虚软，已能弃杖行走。但神倦头昏，饮食不多。此湿困已解，脾胃气虚，健运之机未复：党参10g，炒白术、茯苓各12g，甘草1.5g，陈皮、制半夏各7g，砂仁2g，荷叶1方。5剂后，诸症除。按：本例湿浊中阻，清阳蒙蔽。治以芳化燥湿着手，然后以健脾理湿收功，不治其晕，而其晕自平[1]。

引用文献

［1］陈嘉栋.眩晕十则［J］.中医杂志，1980，（7）：16.

［2］陈瑞春.三仁汤的运用举例［J］.新医药学杂志，1976，（8）：34.

［3］吴坤安.伤寒指掌［M］.上海：上海科学技术出版社，1959：卷三14，卷四38.

［4］叶天士.临证指南医案［M］.上海：上海卫生出版社，1958：257，273.

［5］徐衡之，姚若琴.宋元明清名医类案［M］.长沙：湖南科学技术出版社，2006：83.

（二）清阳郁蒸候（肺胃暑湿湿偏重本证2）

肺胃暑湿证，湿邪偏重，湿多挟寒，郁遏阳气，上焦清阳失于宣展，暑热内蒸，是为清阳郁蒸之候，古人亦称为中暑；湿温湿偏重者，亦可见本候。

通称：湿郁热蒸。

内含病例：［中医］湿温，中暑，伏暑挟湿。

病因病机：肺胃暑湿郁蒸，为外冒暑湿，内蕴肺胃，湿多挟寒，或复感外寒而触发，寒与湿合，郁遏清阳，不得宣发于内外，暑热内郁，不得透发而内蒸，而成外郁内蒸之候。

证象组合：阳郁+表郁+气热+气郁

主症：**【阳气不宣】症象**：①身痛骨节酸楚，四肢关节酸痛。②身重，四肢困倦。③手足凉，额腹热，微汗出。④恶寒。⑤小便已洒然无耸。**舌象**：舌苔糙白腻。**脉象**：①脉濡而微弱。②脉沉细。

【腠理不宣】症象：①发热无汗。②恶风。③周身酸楚。**脉象**：浮濡数。

【津气蕴蒸】症象：①肌热如灼，午后潮热。②渴不欲饮。③小便短赤，便时茎痛。④大便闭结，溏泄，大便泄泻。⑤目赤心烦。⑥前板齿燥。**舌象**：①舌质红。②舌苔黄厚浊。**脉象**：①脉滑数。②脉弦数。③脉两寸微浮数，右关沉数，左关弦数，两尺沉濡。

副症：**【清空不宣】症象**：①头痛如裹。②头昏。

【气机不宣】症象：①胸膈痞满。②脘闷。③腹满。④痞闷不饥。

宾症：**【气机不降】症象**：①呕吐。②恶心。

【清窍不宣】症象：耳前后痛。

治则：以辛香通阳，散寒化湿，以达表，兼以清透郁热，甘淡渗湿，以分解其里，姚国美说：宜宣通表阳，利湿清热[1]。湿开热透，清阳自然宣展，则郁蒸自解。

方证

1.桂苓甘露饮证：《宣明论方》方[1]。功能清暑泄热，化气利湿。治中暑受湿，头痛发热，烦渴引饮，小便不利，及霍乱吐下。参见论著。

茯苓、泽泻各30g，甘草、肉桂、石膏、寒水石各60g，滑石120g，白术、猪苓各15g。为粗末，每服9g，水煎服。

2.苦辛淡渗法证：蒲辅周方[2]。治伏暑挟湿，高热呕吐，胸腹胀满溏泄，详见病案3。

藿香、荷叶各6g，杏仁、防已、猪苓、竹叶、通草、黄芩各4.5g，香薷3g，连皮茯苓、滑石各9g，薏苡仁15g。

论著和讨论

1.本证候因暑湿内蕴肺胃，清阳郁遏，热郁不透，其见症外有表阳之郁遏，与内有暑热之蒸灼脉症，且兼有肺胃气机郁遏之症象。姚国美说："（寒邪郁于外，暑湿蕴于内）发热，恶寒，身重疼痛，小便已洒然毛耸，小有劳身即热，口开前板齿燥（烦渴脘闷，尿赤，脉弦数，舌红苔白糙），乃暑湿遏郁，宜（宣通表阳）桂苓甘露饮以清利之。"[1] 高辉远按："长夏宿营于海滨，本体中虚阳弱，感受暑湿，潜伏体内，迨至仲秋复感新凉引动伏邪而发。吴鞠通说：'长夏受暑，过夏而发者，名曰伏暑。霜未降而发者少轻，霜既降而发者则重，冬日发者尤重。'治病必求其本。"[3]

2.治则当表里兼顾，外则通阳达表，内则清暑利湿，以双解之法。俞根初说："若肥人多湿，虽感冬温伏暑，仍多湿遏热伏者，法当芳透淡渗，温化清宣，大橘皮汤去官桂、槟榔加焦山栀、青连翘各9g，活水芦笋60g，灯心1.5g，北细辛0.6g，煎汤代水，湿开热透，继用增减黄连泻心汤苦降辛通，甘淡渗湿以整肃之。食积便闭者加枳实导滞丸缓下之，痰涎上壅者加控涎丹逐下之。终以香砂二陈汤加黄草、川石斛9g，鲜石菖蒲3g，拌炒生谷芽9g，金橘脯2枚，温健胃气以善后。"[3]

病案举例

1.**叶天士**治丁，口鼻吸入热秽，肺先受邪，气痹不主宣通，其邪热由中及于募原，布散营卫，遂为寒热。既为邪踞，自然痞闷不饥。热蒸形消，渐至于损而后已（热伤胃津），桂枝白虎汤。又，气分之热稍平，日久胃津消乏，不饥不欲纳食。大忌香燥破气之药，以景岳玉女煎，多进可效。忌食辛辣肥腻自安，竹叶石膏汤加鲜枸杞根皮[4]。

2.**孔伯华**治李男，内蕴湿热，外感暑湿，袭于肌表，蒙闭清窍，头痛如裹，周身疲倦酸痛，午后潮热，呕恶脘闷，小溲短赤，大便溏泄，舌苔白腻，脉浮濡而数。宜辛凉芳化之法：石膏、银花藤各18g，薄荷、黄连、通草各4.5g，鲜荷叶1个，滑石、竹茹各12g，龙胆草6g，藿香、佩兰、焦山栀、地骨皮各9g，鲜芦根、西瓜翠衣各30g[5]。

3.**蒲辅周**治伏暑挟湿：罗某，男，62岁，本体中虚脾弱，长夏宿营于海滨，至秋后白露前数日，稍感精神不佳，体重减轻，脉搏稍快，微有低热。服用抗生素数日，高热转增达40℃以上，随出现呕吐，胸腹胀满，大便溏泄，每日六七次，手足凉，额腹热，微汗出，小便频数，便时茎痛，四肢关节酸痛。脉两寸微浮数，右关沉数，左关弦数，两尺沉濡，舌质红，苔白腻。结合病因脉证，中医辨证为伏暑挟湿，热郁三焦。治以清暑利湿、苦辛淡渗法（组方见方证），服2剂。复诊：热减吐止，解小便时茎痛消失，关节酸痛见轻，大便每日减至四五次。身倦乏力，食纳尚差，脉寸沉细，关沉滑，尺沉迟。病势虽减，但湿热未尽，胃气未复，宜和胃气并清湿热：山茵陈、藿香梗、炒稻芽各6g，新会皮、猪苓各4.5g，连皮茯苓、豆卷、滑石块、扁豆皮、荷叶各9g，薏苡仁12g，白蔻仁2.4g，通草、川厚朴各3g，服2剂。再诊：热再退，周身漐漐汗出，小便正常，大便一日二次，食纳仍差，食后腹微胀，昨日一度出冷汗，六脉沉细微数，舌转正红苔退。湿热已尽，胃气尚差，宜益胃养阴为治：玉竹、沙参、炒稻芽、新会皮各6g，石斛、莲子肉各12g，茯神、桑寄生、扁豆皮、荷叶各9g，连服3剂，诸症悉平，饮食、二便俱正常，停药以饮食调养月余而康复[2]。

4.**黄叔承**治严顺水，男，30岁，始觉倦怠食少，继则寒热头痛，腰疼骨节酸楚，经治未效，肌热如灼，无汗恶风，渴不欲饮，胸腹胀闷，小便短赤，大便闭结，舌苔黄厚，脉滑数，暑温挟湿，宜清暑达邪、芳香化湿：香豉、山栀、连翘、茯苓、苍术各9g，枳壳、竹茹各6g，陈皮、藿香各4.5g，滑石12g。腹胀虽减，热尚未退，苍术白虎汤：苍术12g，石膏48g，知母12g，粉甘草、山药、党参各9g，薄荷4.5g，滑石24g，热退脉浮虚，竹叶石膏汤清余邪复胃津：石膏、滑石各24g，党参、半夏、寸麦冬各9g，粉甘草6g，薄荷2.4g，粳米12g[6]。

5.**郑宗格**治陈某，女，31岁，浴暑冒雨，发生寒热，经治未效，脉沉细，舌带浊，寒多热少，头痛无汗，呕吐频仍，目赤心烦，此心肺枢机被暑湿热邪阻遏，且清心肺，芳香化湿：藿香、竹叶各3g，川厚朴7g，鲜荷叶、赤茯苓各9g，甘草梢、白蔻仁各1.5g，煮半夏4.5g。烦躁呕逆稍定，热退，目赤亦退，但反下利，取黄芩汤加煮半夏：黄芩4.5g，甘草梢2.1g，赤白苓、鲜荷蒂各9g，白蔻仁1.5g，白芍3g，诸症均退，唯余邪未尽，应以和剂继之：赤白苓、丝瓜络、鲜荷花各9g，醋煮半夏4.5g，生甘草2.1g[7]。

引用文献

［1］姚国美.姚国美医学讲义合编［M］.北京：人民卫生出版社，2009：179.
［2］中国中医研究院.蒲辅周医案［M］.北京：人民卫生出版社，2005：50.
［3］俞根初.重订通俗伤寒论［M］.上海：上海科学技术出版社，1959：269.
［4］叶天士.临证指南医案［M］.上海：上海卫生出版社，1958：244.
［5］北京中医学会.孔伯华医集［M］.北京：北京出版社，1988：106.
［6］福建省中研所.福建中医医案医话选编1［M］.福州：福建人民出版社，1960：22.
［7］福建省中研所.福建中医医案医话选编2［M］.福州：福建人民出版社，1963：360.

（三）清阳郁闭候（肺胃暑湿湿偏重变证1）

肺胃暑湿证，湿邪偏重，中挟寒邪，猝遏清阳，变成清阳郁闭之候，通常亦称为中暑，俗称痧气，为寒湿外闭、暑热内伏之证。

通称：寒湿郁闭。

内含病例：［中医］中暑，暑温，痧秽。

病因病机：肺胃暑湿郁闭，因暑湿蕴于肺胃，湿多挟寒，寒湿之邪郁闭清阳，不司旋转；致寒湿闭表，热郁三焦，而成俞根初所谓“湿遏热结而不能外发”[1]之候。

证象组合：阳郁+表郁+气炽+气逆

主症：**【阳气不宣】症象**：①四肢如冰，冷过肘膝。②手足凉。③面色紫浊。④指甲紫。**舌象**：苔白腻厚。**脉象**：①甚则沉牢沉细。②脉细伏。

【腠理不宣】症象：①恶寒发热。②无汗。③微汗不透。

【津气蕴炽】症象：①身热炽甚。②身热如火，四肢如冰。③肢痉。④谵语神昏。⑤轻则红点，重现青筋。⑥按腹坚痛。**舌象**：①舌红苔白糙。②苔灰黑而腻厚。**脉象**：①脉右胜于左。②脉沉弦而数。③脉举按之不应指，沉取滑数。

副症：**【气机冲逆】症象**：①气升鼻动。②气逆。③呕恶，呕逆。④上下不通，吐泻不得，绞肠剧痛。

【经脉不利】症象：骨节酸痛。

宾症：**【气机不宣】症象**：①胸闷。②腹痛胀满。

【清空不宣】症象：头胀晕痛。

治则：当急急宣泄其郁邪，以开其闭，而救其急。用苦辛通阳，以宣泄寒湿之外闭；芳香凉淡，以宣泄内伏之暑热；或更加针刺、放血、刮捏等外治急救，亦宣泄郁伏之有效方法。

方证

温宣透法证：雷少逸方[2]。治邪在气分，被寒凉之药所阻，详见病案1。

杏仁、薤白、豆卷、藿香、神曲、白蔻仁、香薷、橘壳、益元散。

论著和讨论

本证候因寒湿郁闭清阳，暑热不能透泄，寒闭腠理，热蕴三焦，病势急剧，其见症以表寒里热之脉症显明，并以中焦气机郁逆之症象同见，且病多猝然发病，病势急剧。俞根初说：“头胀晕痛，发热恶寒，胸闷气逆，腹痛胀满，轻现红点，重现青筋，甚有上下不通，吐泻不得，四肢厥逆。绞肠剧痛，面色紫浊而指甲亦紫，舌红苔白而糙者，热痧夹食也。若沉弦而数，甚则沉牢者，此冷食中阻，痧毒内伏，湿遏热结而不能外发也。重则用刺痧法（用银刀刺入少商、中冲、尺泽、委中及舌紫筋出血以放痧），此皆宣气活血、内外开通之法也。”[1]故其治则当急急宣泄郁伏，以开其闭，而救其急。

病案举例

1.**雷少逸**治古黔吴某，贪凉而睡，醒来头痛畏寒，壮热无汗，气口脉紧，舌苔边白中黄。误进白虎汤，致谵语神昏，频欲作呕，苔转灰黑。再加犀角、黄连、紫雪等品，舌苔灰黑而厚，身热谵语呕逆，脉右胜于左，邪尚在气分，被寒凉之药所阻，非温宣透法（组方见方证），不克望其转机。头煎热势益剧，次煎汗出热退。神未清明，谵语仍然，苔未退而更焦黑，此燥结留于肠胃，用黄龙汤以芒硝改玄明粉，以人参换西洋参，服下半日许，遂得更衣，诸恙忽退，继用苏土养阴之法，日渐全可。

又治西乡吴某，偶患暑温半月余，过用寒凉剂，致身热如火，四肢如冰，加知、膏、犀角益剧，脉举按之不应指，沉取滑数，厥冷过乎肘膝，苔灰黑而腻。此恣用太寒，致气机得寒益闭，暑湿之邪陷而不透，今被寒凉所压，寒气在外在上，而暑气在里在下，倘痰声一起，仓扁难医。暂当以热药破其寒凉，治药非治病也。大顺散加附子、老蔻一剂，手足转温。再剂舌苔化燥，通身大热，寒气化，暑气出。清凉透邪法去淡豆豉加细生地、麦冬、蝉衣、荷叶，日二剂，周身得汗热退。后拟之法，皆养肺胃之阴，调治匝月而愈。

2.**周小农**治冯童，素体羸瘦。身热甚炽，肢痉，气升鼻动，神糊，纤毫无汗。脉细伏，舌红。按腹坚痛。询悉病前与他孩池中冷浴，出即寒战，渐致身热，饭食亦未节。论所见凶象，已属棘手，然治病必求其本，清暑宜兼撤其表寒也。栀、豉、枳实、辰滑石、香薷、郁金、晚蚕沙、生薏苡仁、通草、马兜铃、枇杷叶、荷叶梗、浮萍草。另用太乙丹、菖蒲研冲。外治法：苍术、薄荷、桑叶、浮萍、艾叶、葱、姜，煎沸，手巾蘸揩胸背四肢等处。避风进药，遂得畅汗。复诊：手痉鼻扇神昏均退，脉数转爽，热势退轻。原方加减。外用栀子仁、莱菔子、皮硝、白酒糟、飞罗面、鸡子白、葱须捣，敷脐上。便亦即解，热退而愈[3]。

引用文献

[1] 俞根初.重订通俗伤寒论［M］.上海：上海科学技术出版社，1959：210，211.
[2] 雷丰.时病论［M］.北京：人民卫生出版社，1964：72，74.
[3] 周小农.周小农医案［M］.上海：上海科学技术出版社，1962：22.

（四）清阳蒙闭候（肺胃暑湿湿偏重变证2）

肺胃暑湿证，湿重于暑，湿遏热伏，蒙闭上焦，而成清阳蒙闭之候，时病学家通常称之为暑湿蒙闭之证。多见于中暑，或暑温诸病。病势急剧，且多凶险。

通称：暑湿蒙闭。

内含病例：**［中医］**中暑，暑温。**［西医］**乙型脑炎重型。

病因病机：肺胃暑湿郁闭，因外感暑湿蕴于肺胃，清阳不司宣展，津液停滞为痰，痰湿蒙闭清阳，气失宣降，神明内闭，经脉郁滞，而成内闭痉厥之重证。

证象组合：阳滞+气炽+神闭+气郁

主症：**【阳气不行】症象**：①无汗。②四肢不温，四肢逆冷。③不思饮，口腻渴不多饮，渴引沸热。④头眩身重。⑤大便滞泄。**舌象**：①舌淡苔秽腻。②苔滑白。③苔白腻。④苔浊滞。**脉象**：①脉浮弦数。②脉闷数不扬，③脉沉涩，但应指有力。④脉细弱且涩。

【津气蕴炽】症象：①身热微汗。②高热。③热势日轻夜重，热起之际，懊侬烦闷乱。④目赤颧红，⑤胸项痱疹密布。⑥痰涎胶黏。⑦小便短赤，大便不行。**舌象**：①舌质红，苔厚腻黄浊。②舌红苔白厚而罩灰黑。**脉象**：①脉数大有力。②脉糊滑。

【神志蒙闭】症象：①精神蒙昧，迷蒙多睡，耳窍不聪。②神志半昏迷，神识模糊。③昏愦不语，呼之不应，瞑目不开。④不省人事，牙关紧闭。**舌象**：苔黄腻。**脉象**：脉沉细。

副症：**【气机不宣】症象**：中脘膨胀。

【气机不降】症象：①喉间痰鸣。②烦甚则气逆似喘。③呕恶恶心。④气逆作呃。⑤腹痛气逆。⑥小腹硬满，大便不下。

宾症：**【经脉不利】症象**：抽风。

治则：当以温宣透发阳气为主，以开外闭，兼以清暑化痰宣窍以开内闭。即所谓开湿泄热，豁痰宣窍，以救其急。则内热外达，内外之闭均解矣。

方证

1.宣通三焦证：蒲辅周方[1]。治湿甚阳郁（乙型脑炎重型），高热抽风，神志半昏迷，四肢不温，详见病案3。

香薷、扁豆花、鲜藿香、银花、杏仁各6g，川黄连2.4g，山茵陈9g，滑石、薏苡仁各15g，白蔻仁、通草、厚朴，频服，紫雪丹各3g，分5次冲服。

2.清暑化湿宣窍证：洪孔雀方[2]。治暑湿，发热头眩身重，精神蒙昧，腹痛气逆，详见病案5。

滑石12g，黄芩、广陈皮、半夏、藿香、佩兰、厚朴各6g，川黄连3g，通草4.5g，安宫牛黄丸1粒。

论著和讨论

本证候因暑湿郁滞肺胃，热蒸津液为痰，痰湿蒙闭，张聿青曰："暑与湿蒸，熏蒸之气弥漫胸中，由湿而蒙，由蒙而闭。"[3]蒲辅周所谓："为湿甚阳郁，清阳蒙闭，三焦机窍失司。"[1]以神志蒙闭症象显明，但必兼见阳郁与热炽之脉症同见，高热抽搐，神志昏迷，迷蒙多睡，耳窍不聪，四肢不温，痱疹密布。其治则当以外开湿郁，内泄暑热，兼以豁痰开窍，以救其急。蒲辅周曰："三焦机窍失司，宜通阳制湿，宣通三焦。"[1]张聿青曰："宜辛开其湿，苦泄其热，参以豁痰，望抑郁之湿得开。"[3]

病案举例

1.张聿青治盛幼，暑与湿合，湿重暑轻者为湿温，身热起伏，屡次得汗热仍不解，口腻渴不多饮，渐迷蒙多睡，耳窍不聪，胸项痱疹密布，脉糊滑，苔滑白，暑与湿蒸，熏蒸之气弥漫胸中，恐由湿而蒙，由蒙而闭：香豉、薏苡仁、杏仁、滑石、云茯苓各9g，郁金、半夏各4.5g，桔梗、佛手各3g，白蔻仁0.9g，猪苓、僵蚕各6g，通草2.1g[3]。

2.汪逢春治气恼伤暑：张老先生，50岁，身热神昏，不省人事，牙关紧闭，舌苔白腻，恶心气逆作呃，中脘膨胀，大便滞泄，脉细弱且涩，颇虑呃逆大作，引起剧变：鲜佩兰、鲜藿香、厚朴、新会皮、焦山栀各4.5g，豆卷、鲜菖蒲、刀豆子、公丁香、姜竹茹各9g，枳壳、桔梗各3g，煨姜2.1g，旋覆花6g，沉香曲12g，代赭石30g。另：戈制半夏1.5g，至宝丹1丸，二味匀两次，开水送下。神清热退，苔垢黄厚，口渴思冷饮，中脘膨胀，大便转溏，芳香温分利[4]。

3.蒲辅周治湿甚阳郁（乙型脑炎重型）：张某，女，5岁半，高热已5天，无汗，抽风3次，神志半昏迷，四肢不温，大便不行已4日，不思饮，腹不满，舌淡苔秽腻，脉浮弦数，为湿甚阳郁，清阳蒙闭，三焦机窍失司，宜通阳制湿、宣通三焦（组方见方证），1剂，频服，紫雪丹3g，分5次冲服，热退神清，续服，但仍有嗜睡，原方加减2剂，停药观察[1]。

4.黄克武治范某，男，17岁，病起四五日，不省人事，痰涎胶黏，小便短赤，脉沉涩，但应指有力，苔浊滞，此为暑邪挟湿，蒙蔽清阳，当清热利湿，清暑益气汤：六一散、茯苓、郁李仁、冬桑根各9g，木瓜、佩兰、通草、槟榔、连翘、紫苏各4.5g，茵陈、扁豆花、泽泻各6g，鲜芦根30g，2剂，神识渐清，痰涎渐稀，小便较利。再利湿健胃剂以善其后[2]。

5.洪孔雀治纪某，男，34岁，贪凉饮冷，感受暑湿，发热头眩身重，精神蒙昧，腹痛气逆，四肢逆冷，呕恶渴不多饮，小便不利，脉沉细，苔黄腻，宜清暑化湿宣窍（组方见方证），呕除神清，腹痛减轻，唯小便仍少，大便溏稀，原方去杏仁、郁金加白蔻以化湿。再以参苓白术汤调愈[2]。

引用文献

［1］中国中医研究院.蒲辅周医案［M］.北京：人民卫生出版社，2005：70.
［2］福建省中研所.福建中医医案医话选编2［M］.福州：福建人民出版社，1963：12.
［3］张聿青.张聿青医案［M］.上海：上海科学技术出版社，1963：78.
［4］萧龙友等.现代医案选（第五辑）［M］.北京：人民卫生出版社，2008：76.

（五）清阳闭厥候（肺胃暑湿湿偏重变证3）

肺胃暑湿证，湿浊偏重，直犯上焦，猝闭清阳，变成清阳闭厥之候，时病学家通称为中暑，或暑厥，俗称为乌痧。是为中暑急证。其症猝然昏厥，甚至全身厥冷，脉绝如尸。

通称：中暑，热深厥深。

内含病例：［中医］中暑，乌痧，暑厥。

病因病机：肺胃暑湿闭厥，系暑热直中，鼓动肺胃之痰，蒙闭清阳，闭塞清窍，以致阳气猝然闭塞，而成中暑闭厥之候。

证象组合：阳滞+气郁

主症：**【阳气不行】症象**：①面垢肢冷。②面色青惨。③口唇淡白。④忽觉大寒，手指痉动，摇头鼓颔。⑤呻吟烦躁呼热，唇红目赤。⑥胸腹灼热，手足独冷。⑦吐泻不得，腹中绞痛，攒眉咬牙，疼剧难忍，二便俱闭。**舌象**：舌紫赤苔灰腻。**脉象**：①沉细数。②六脉浮濡。③脉初躁疾异常。

【阳气闭塞】症象：①瞑目昏愦。②昏厥不知人。③谵语呻吟。④口唇青紫，口舌唇吻已皆深黑。⑤周身发紫。⑥口噤直视。**脉象**：①右数左伏。②脉伏。③脉绝如尸。

副症：**【气机不降】症象**：①呕吐。②喉间痰鸣，痰如鼓鞴有声。③勺水不能下咽。

【气机不宣】症象：①胸闷。②烦躁不安。③腹满肠鸣。④腹中绞痛，吐泻不得。⑤二便俱闭。**舌象**：舌质红，苔厚腻黄浊，苔厚腻。**脉象**：脉数大有力。

宾症：**【经脉不利】症象**：①时如惊痫，又时瘛疭。②肢痉强直。

治则：当以先开窍救急为先，以辛温芳香之品开其内窍，刺少商、中冲、曲池、委中出血，以泄其伏热，厥回神苏，再议清解。

方证

1.太乙紫金丹证：《通俗伤寒论》载方[1]。适应暑湿热毒太甚，发热胸闷，烦躁不安，或兼昏厥，呕吐肢冷，神识昏糊，舌苔厚腻，腹满肠鸣。

川文蛤、山慈菇各60g，大戟、白檀香、安息香、苏合油各45g，千金霜30g，明雄黄、琥珀各15g，梅冰、麝香各9g，十一味各研极细、浓糯米饮杵丸，如绿豆大，飞金（金箔）为衣，每3g开水调下。

2.行军散证：《通俗伤寒论》载方[1]。适应暑热秽浊诸邪直干包络，头目昏蒙，不省人事，肢冷脉伏，苔黄厚而腻，舌尖鲜赤，神情烦躁，喜冷恶热，湿热遏伏等症。

西黄、冰麝、珠粉、硼砂各一钱，明雄黄八钱，火硝三分，金箔二十页各研极细、再合研匀、每三五分，凉开水调下。

3.雷公救疫丹证：《急救异痧奇方》方[2]，即雷击散。适应各种痧症，配合针刺推断可救“肠原性紫绀症”即乌痧，口唇发绀，周身发紫，腹胀厥冷，甚则昏迷，口吐白沫，呼吸迫促，脉搏不至，两目直视，发痉厥而死。

牙皂、细辛各10.5g，朱砂、雄黄各7.5g，广木香、广陈皮、藿香、桔梗、薄荷、贯众、防风、半夏各6g，枯矾4.5g，白芷、生甘草各3g，共研细末。

论著和讨论

1.本证候因暑热鼓痰蒙闭清阳，闭塞清窍，阳气骤闭，病势危急，发病急骤，险象环生，但救治得法，亦不难速起。故俞根初称曰："危者热深厥深，胸腹灼热，手足独冷，剧则如惊痫，又时瘛疭，神迷发厥，终日昏睡不省，或谵语呻吟，面色青惨，摇头鼓颔，忽然起坐，吐泻不得，腹中绞痛，攒眉咬牙，疼剧难忍，二便俱闭，舌紫赤苔灰腻带青，六脉沉细数搏，甚或伏而不见，此由厥阴郁火，深伏于肝脏、血络之中，而不发露于大经大络，直透胃肠而外发也，往往气闭闷毙，顷刻云亡。"[1]

2.急救之则：以芳香开窍为先。有古人说："暑热猝中挟痰，闭塞清窍而厥，猝然昏厥，面垢肢冷，或口唇淡白，或唇红目赤，或喉间有声，脉绝如尸，先移人于阴处，掬热土置脐上作窍，令人尿其中。"甚是恶心！景岳云："中暑死者，不可使得冷，得冷便死，只宜以温暖之物，护其脐中，徐徐治之。"[3]古人亦以苏合香丸，或来复丹，或蒜水，或温姜汁灌之，人事稍苏，以却暑调元法，或六和汤去参术厚朴加滑石、通草。若神犹迟钝，语言謇涩，舌腻脉滑，此痰闭经络，消暑丸加石菖蒲、竹沥、蛇胆陈皮。若心烦口渴，小便不利，属热壅，宜益元散加西洋参，重则人参白虎汤，若脉虚自汗，少气懒言，属气虚，与清暑益气汤。

俞根初曰："治宜先刺要穴出血，如少商、中冲、舌下紫筋、曲池、委中等穴，以开泄其血毒，再灌以紫雪丹1.5g，品飞龙夺命丹2g，以开清窍而透伏邪，果能邪透毒泄，脉起而数。"[1]病亦霍然。何廉臣说："如卒中阴性恶毒者，莫妙于苏合香丸，及太乙紫金丹（组方见方证）；猝中阳性恶毒者，莫灵于诸葛行军散（组方见方证），及局方紫雪。"[1]

病案举例

1.**吴桥**治吴鸿胪妻，年三十，形故肥，当暑而餐如常，诘朝不起。启视之，瞑目昏愦，口舌唇吻，皆色深黑，痰如鼓鞴有声，勺水不能下咽，六脉浮濡，本风痰兼中暑，以厚朴香薷饮，灌牛黄丸，辄能下，更进，少顷黑退为黲。薄暮色如羊肝，诘朝但微紫。加补剂，五日始张目能言，逾日如故[4]。

2.**周小农**治殷寿根妻，30岁，天气暴热感邪，忽觉大寒覆二被，热不外扬，手指痉动，呻吟烦躁呼热，随即口噤昏糊不省，脉初躁疾异常，今右数左伏，苔白肢痉强直，吹卧龙丹、薄荷精，掐右手威灵穴，目睁得嚏八九次，顿觉汗出遍体，苏来连声难过，口渴呼饮，左脉已起：射干、郁金、栀子、香豉、丹皮、钩藤、珍珠母、石决明、竹茹、天竺黄、滁菊、薄荷、连翘、白茅根、银花、石菖蒲、至宝丹，神清痉定，唯胸次窒闷，予调气清热而起[5]。

引用文献

[1] 俞根初.重订通俗伤寒论[M].上海：上海科学技术出版社，1959：186，215.
[2] 中国中医研究院编.蒲辅周医疗经验[M].北京：人民卫生出版社，2005：118.
[3] 张介宾.张景岳医学全书[M].北京：中国中医药出版社，1999：1056.
[4] 江瓘，魏之琇.名医类案（正续编）[M].北京：中国中医药出版社，1996：341.
[5] 周小农.周小农医案[M].上海：上海科学技术出版社，1962：22.

（六）清气失宣候（肺胃暑湿暑偏重本证）

肺胃暑湿证，暑邪上受，郁遏上焦清气，是为清气失宣之候，为暑湿之轻浅证候。其见症以上中气机郁遏症象，与清空清窍不宣之症象为主。

通称：暑气上受，清气不升，肺气郁闭。

内含病例：[中医]伤暑，手太阴暑温，秽热，秋暑上受。

病因病机：肺胃暑湿郁遏。暑湿上受，郁冒上焦，清气失于宣展，上不能宣达空窍，内不能宣降气机。叶天士云："长夏吸受暑邪，上蒙清空诸窍，秽热由清窍入，直犯膜原。"[1]以致上中气机宣降失常。

证象组合：气郁+空窍

主症：**【气机不宣】症象**：①胸闷不食。②胸中胀闷。③脘中痞闷。④干咳无痰。⑤上午烦倦。⑥肌胀。**舌象**：舌正苔薄。**脉象**：寸脉大、虚、濡、涩。

副症：**【清窍不宣】症象**：①目不了了。②耳聋。③目黄。④咽痒。

【清空不宣】症象：①头晕。②头脑昏闷。③头重。④头胀。

宾症：**【气机不降】症象**：①咳嗽。②恶心。

治则：宜轻清暑湿，微苦微辛，宣肺疏胃，以利气机宣降，即叶天士所主之"苦辛寒方"法。[1]

方证

1.清络饮证：吴鞠通方[2]。治暑温，经发汗后，余邪未解，症见身热口渴不甚，但头目不清，昏眩微胀，舌淡红，苔薄白。详见论著。

鲜荷叶边、鲜金银花、西瓜翠衣各6g，鲜扁豆花1枝，丝瓜皮、鲜竹叶心各6g。

2.加味栀豉汤证：吴坤安方[3]。治邪热内迫，肺气郁闭。详见论著。

栀子、淡豆豉、枳实、郁金、杏仁、半夏、白蔻仁、滑石、连翘、瓜蒌皮、黄芩。

论著和讨论

本证候因暑湿上冒，清气失于宣展，吴鞠通说："手太阴暑温，发汗后，暑证悉减，但头微胀，目不了了，余邪不解者，清络饮（组方见方证）主之。"[2]其治则亦以轻宣上焦气机为主，以透湿清暑为法。切不可妄投重剂，药过病所，反有损于正气。吴坤安说："邪热内迫，肺气郁闭，而致胸中胀闷者，宜栀子豉汤加枳实、郁金、杏仁、半夏、白蔻仁、滑石、连翘、瓜蒌皮、黄芩之类（组方见方证）。"[3]徐荣斋说："如脘中痞闷而兼头胀目黄，脉象濡涩者，此暑湿伏邪凝滞胸中也，宜清疏中焦：川黄连、枳壳、半夏、厚朴、郁金、草豆蔻、滑石、茯苓皮之类。"[4]有人说，暑气上冒，清气不升，夏月头脑昏闷，心烦口渴，溲赤脉虚，清暑益气汤、生脉散加鲜荷边、菊花、佩兰叶。

病案举例

叶天士治张四七，三疟之邪在阴。……长夏吸受暑邪，上蒙清空诸窍，咳嗽耳聋，的系新邪：连翘、滑石、竹叶、荷叶边、桑叶、杏仁、贝母、焦山栀[1]。

又治龚二四，脉寸大，头晕，脘中食不多下，暑热气从上受，治以苦辛寒方：竹叶、杏仁、郁金、滑石、香豉、山栀[1]。

又治程四二，秽热由清窍入，直犯募原。初头痛肌胀，今不饥痞闷。以苦辛寒法：杏仁、半夏、厚朴、橘红、竹叶、黄芩、滑石[1]。

又治某，暑湿热气，触入上焦孔窍。头胀脘闷不饥。腹痛恶心。延久不清。有疟痢之忧。医者不明三焦治法。混投发散消食。宜乎无效（暑湿弥漫三焦）：杏仁、香豉、橘红、黑山栀、半夏、滑石、黄芩[1]。

又治某，脉虚，伤暑，头重脘闷，跗酸：丝瓜叶、杏仁、六一散、茯苓皮各9g，汉防己4.5g，绵茵陈、细木通各3g，白蔻仁1.5g[1]。

引用文献

［1］叶天士.临证指南医案［M］.上海：上海卫生出版社，1958：254，257，260，263.
［2］吴鞠通.温病条辨［M］.福州：福建科学技术出版社，2010：41.
［3］吴坤安.伤寒指掌［M］.上海：上海科学技术出版社，1959：卷四36.
［4］俞根初.重订通俗伤寒论［M］.上海：上海科学技术出版社，1959：349.

（七）清气郁蒸候（肺胃暑湿暑偏重本证2）

肺胃暑湿证，暑湿蕴于上焦气分，湿郁热蒸，是为清气郁蒸之候，叶天士谓为"气痹不主宣"。其见症虽亦以表郁里蒸之症象显明，但应以上中气机郁遏脉症为主。

通称：上焦郁蒸。

内含病例：［中医］暑秽，暑湿，暑温，伏暑兼寒。［西医］乙型脑炎，登革热。

病因病机：肺胃暑湿郁蒸，系暑湿蕴于肺胃气分，湿热交蒸，致清气失于宣展，湿不外透，热不能除，而成外郁内蒸之候。

证象组合：气郁+表郁+气热

主症：**【气机不宣】症象**：①面色暗黄垢晦食量减少。②胸痞，胸中胀闷。③脘中痞闷。④不食不饥。⑤大便稀软。⑥咳嗽。**舌象**：苔白腻滑。**脉象**：濡缓。

【腠理不宣】症象：①寒热交作。②热炽神糊无汗。③肢体无汗。④汗出时体温即降。⑤周身酸沉乏力，恶寒发热，无汗，全身骨痛。⑥胸背可见斑疹隐隐。**舌象**：舌尖红，苔白干。**脉象**：脉浮数。

【津气蕴蒸】症象：①发热午后热甚。②头至颈汗出特多。③口渴口干苦。④两下肢生脓疱疮。⑤小便黄赤不利，大便结。⑥烦躁。⑦昏睡。**舌象**：苔燥薄黄。**脉象**：滑数。

副症：**【清空不宣】症象**：①头胀。②头痛。③头晕。

【清窍不利】症象：鼻塞。

宾症：**【气机不降】症象**：①恶心。②喘。

治则：当辛凉芳淡以宣展上焦气分之郁，湿开热透，暑湿可除。吴坤安主宣泄，曰：“暑邪阻于气分，宜清热开郁，兼芳香逐秽。”[1]何廉臣曰：“治伏暑兼寒，宜芳淡兼疏。”[2]

方证

1.芳淡兼疏证：何廉臣方[2]。治伏暑兼寒，咳嗽寒热，胃钝，尿赤热，详见病案1。

杏仁、瓜蒌皮、焦山栀、淡豆豉、连翘各9g，橘红、薄荷各4.5g，青蒿6g，葱白3枚，桑枝2尺。

2.蚕花三仁汤证：蒲辅周方[3]。治“乙型脑炎”：发热头痛剧烈，烦躁昏睡，详病案2。

鲜藿香、杏仁、厚朴、法半夏、菊花、僵蚕各6g，苡仁12g，白蔻仁3g，白蒺藜、豆豉各9g，竹叶4.5g，葱白3寸，六一散（包）15g。

3.葱豉陷胸汤证：蒲辅周方[4]。治“乙型脑炎”高热不退，无汗头痛，鼻塞，详病案2。

瓜蒌仁15g，黄连4.5g，枳实、银花、郁金各6g，玄参、连翘各9g，鲜芦根24g，豆豉15g，葱白3寸，紫雪丹3g。

4.芳香宣解方证：汪逢春方[5]。治气郁不舒，暑湿蕴阻，身热，恶心腹痛，大便溏泄，咳嗽胸闷，闭目则谵语，神志昏沉，舌苔垢厚，两脉细弦滑数。详见病案3。

鲜佩兰、鲜藿香、制厚朴（川连炒）、枳壳（苦梗炒）、苏子、通草各4.5g，嫩前胡3g，郁金、鲜枇杷叶（布包）、鲜菖蒲、姜竹茹各9g，大豆卷6g，赤苓块12g，越鞠保和丸（布包）15g。太乙玉枢丹0.6g，香犀角0.3g，二味同研末，以小胶管装好，匀2次药送下。

5.三仁汤加味证：陈瑞春方[6]。治湿热病，头至颈汗出特多，详见病案4。

杏仁、法半夏、佩兰叶、茵陈各9g，通草、滑石、薏苡仁各12g，炒厚朴、青蒿草各3g，淡竹叶4.5g，白蔻仁壳、生甘草各2.4g。

论著和讨论

1.本证候因暑湿蕴于肺胃气分，湿郁清气，热不得透，叶天士曰：“口鼻吸入热秽，肺先受邪，气痹不主宣通，其邪热由中及于募原，布散营卫。”[7]吴坤安说：“暑湿兼秽气，都从口鼻触入，必由募原以走中道，踞募原则寒热交作，走中道则不食不饥，口渴舌黄，胸痞腹胀，治宜清热开郁，兼芳香逐秽，栀子豉汤加藿香、郁金、白蔻仁、枳实、制黄连、瓜蒌皮、桔梗之类。若小水不利加赤小豆、赤茯苓之类，腹胀甚加厚朴、大腹皮。”[1]

2.治则：以轻宣上焦气郁为先，以宣泄其暑湿，清气宣展，则郁开热解。吴坤安说：“如热邪内迫，肺气郁闭，而致胸中胀闷者，宜栀子豉汤，加枳实、川郁金、杏仁、半夏、白蔻、滑石、连翘、蒌皮、黄芩之类。”[1]又说：“脘中痞闷，身热口渴，舌苔白燥者，此暑邪阻于气分，宜滑石粉、川郁金、枳实、橘红、黄芩、知母、桔梗、竹茹之类。以清气分之热，痞自开矣。”[1]

3.彭玉林：治登革热，热重于湿，主要脉症为发热恶寒，热重寒轻，无汗或少汗，头痛身痛，口微渴，小便短，舌苔白腻或黄腻，脉濡数或濡缓。治法：清热利湿透邪。加减银翘散：连翘20g，银花、藿香、北杏仁、神曲各15g，板蓝根25g，葛根30g，竹叶、青蒿（后下）各10g。高热多汗选加石膏、知母、新雪丹[8]。

病案举例

1.**何廉臣**治包左，咳嗽，寒热，胃钝，尿赤热，伏暑兼寒，宜芳淡兼疏（组方见方证）[2]。

2.**蒲辅周**治风暑湿合病（乙型脑炎）：陈某，女，4岁，发热8天，头痛剧烈，烦躁昏睡，汗出时体温即降，小便少，大便干，舌淡苔白黄腻，脉浮滑数。祛风利湿，调和三焦，蚕花三仁汤（组方见方证）。复诊：周身微汗，体温正常，头痛已除，大便偏干，原方去葱豉加神曲、槟榔各4.5g，继续调治而愈[3]。

又治伏暑（乙型脑炎）：王某，男，28岁，高热不退，无汗头痛，鼻塞，胸腹满微硬，目微赤，嗜睡微烦，口不渴，大便未行尿少，舌质不绛，苔中心秽干无津，脉浮右大于左。急救胃阴，宣通表里，表里双解，葱豉陷胸汤（组方见方证）3剂，痊愈[4]。

3.**汪逢春**治杨右，25岁，身热20余日，恶心腹痛，大便溏泄，咳嗽胸闷，闭目则谵语，神志昏沉，舌苔垢厚，两脉细弦滑数。气郁不舒，暑湿蕴阻，势将内陷，亟以芳香宣解（组方见方证）。二诊：身热渐退，神志略清，夜间仍有谵语，咳嗽[5]。

4.**陈瑞春**治汗出不透案：李男，13岁，患者入夏以来，一直从头至颈汗出特多，面色暗黄垢晦，两下肢生脓疱疮，食量减少，大便稀软，舌苔白腻，脉象濡缓，证属湿热郁遏，气机不畅，拟用三仁汤加味主治（组方见方证），服2剂，汗出减半。继进2剂，汗止，食且倍增。1周后又服4剂，下肢脓疱疮亦告痊愈。患该以头汗出为主症，其汗剂颈而还，汗出不透，是湿热病的特点之一。又值盛暑季，乃为湿热郁遏无疑。故在三仁汤中加青蒿草、茵陈、佩兰叶增强其透散和渗利之功，故较快地取得疗效[6]。

5.**彭玉林**治梁某某，男，36岁，昨夜起恶寒发热，无汗，头痛，全身骨痛，间有咳嗽，口干苦，小便正常，大便结，舌尖红苔白干，脉浮数，胸背可见斑疹隐隐。T 39.3℃（腋）。血常规：白细胞$4.9 \times 10^9/L$，分类：中性粒细胞0.64，淋巴细胞0.36，血小板$117 \times 10^9/L$。为暑湿疫邪外袭，卫气同病，热重于湿（登革热）。治宜清暑利湿透邪。当即予加减银翘散加新雪丹1支（1.5g）。冲服，每日1剂，连服2天。第1剂药后3小时汗出热退，诸症均减。二诊：T36.6℃（腋），胸背斑疹增多，仍有微恶寒，苔白干，脉缓。上方加减再服3剂。诸症再减，舌苔黄，脉滑，给连翘、银花、黄芩、赤芍、竹茹、神曲、甘草等药2剂，以清余热，和胃而愈[8]。

引用文献

［1］吴坤安.伤寒指掌［M］.上海：上海科学技术出版社，1959：卷三14，卷四36，53.

［2］萧龙友等.现代医案选（第五辑）［M］.北京：人民卫生出版社，2008：118.

［3］中国中医研究院编.蒲辅周医疗经验［M］.北京：人民卫生出版社，2005：239.

［4］中国中医研究院.蒲辅周医案［M］.北京：人民卫生出版社，2005：76.

［5］汪逢春.泊庐医案［M］.北京：人民卫生出版社，2008：1.

［6］陈瑞春.三仁汤的运用举例［J］.新医药学杂志，1976，(8)：34.

［7］叶天士.临证指南医案［M］.上海：上海卫生出版社，1958：244.

［8］彭玉林等.辨证治疗登革热434例［J］.新中医，1980，(3)：38.

（八）津气郁蒸候（肺胃暑湿暑偏重转证）

肺胃暑湿证，因暑湿蕴于上中，湿郁热蒸，津液暗消，转为津气郁蒸之候，温热家通常称为湿遏热伏之证。可见于暑湿、伏暑、伏湿等病证。

通称：湿遏热伏。

内含病例：［**中医**］伏暑晚发，冬温伏暑，伏暑夹湿，暑温。［**西医**］病毒性感冒。

病因病机：肺胃暑湿郁蒸。叶天士曰："暑热必挟湿，吸气而受，先伤于上，大凡暑热伤气，湿著阻气。"[1]暑邪阻于上焦气分，湿遏热伏，津液暗消，而成湿郁暑蒸津伤之候。

证象组合：阳郁+气郁+气蒸+液灼

主症：【**阳气不宣**】**症象**：①寒战。②额胀。③无汗。④渴喜热饮。⑤热起懊烦闷乱，神识模糊。⑥烦甚则气逆似喘。**舌象**：①舌淡苔白腻。②凝白。③带灰黑。④舌红苔白厚罩灰黑。**脉象**：①脉细弦沉伏。②脉闷数不扬。

【**津气蕴蒸**】**症象**：①热炽汗多，热日轻暮重。②烦冤。③神昏谵语，潮热自汗。④额腹手心热，腹烙热如炉。⑤口臭。⑥目赤颧红，眦黄。⑦尿黄。**舌象**：舌红苔黄腻。**脉象**：①脉长数。②滑数。③洪。

副症：【**津液消灼**】**症象**：①口渴引饮。②大便坚结。③便溏不爽。④溺短赤热。⑤口舌甘干腻，干喜饮，⑥面垢。⑦齿垢唇焦。**舌象**：①苔白燥。②黄糙无津。

【**清窍不利**】**症象**：目黄。

宾症：【**气机不宣**】**症象**：①胸闷，胸满。②咳嗽。③胁痞。④脘胀闷痞。⑤不饥不寐。

【**气机不降**】**症象**：①呕逆。②呕恶，或呕痰涎。③喘急。④气逆。

治则：当宣通上焦气分为主，吴坤安曰："只要宣通气分，湿去热自止矣。"吴鞠通曰："肺主气化，气化则湿热俱化。"津液虽被蒸灼，切不可妄行凉润，以腻滞邪机。

方证

1.清暑镇呕饮证：治心烦口渴，饮则作呕。

炒川黄连3g，川厚朴、炒六曲、炒枳壳、广陈皮、法半夏各4.5g，益元散15g，生代赭石、灶心土各9g。

2.杏仁滑石汤证：吴鞠通方[2]。治暑温伏暑，三焦均受，舌灰白，胸痞闷，潮热呕恶，烦渴自利，详见论著。

杏仁、滑石、半夏各9g，黄芩、郁金、厚朴各6g，橘红4.5g，黄连、通草各3g。

论著和讨论

1.本证候因暑湿阻于上焦气分，湿郁热蒸，张聿青云："暑热之气，从内熏蒸，而湿热之气，从外遏伏。"[3]吴坤安曰："凡看舌苔，或白或微黄而黏腻不渴者，总属湿邪，……若湿自外来，上焦气分受之，每见潮热自汗，医者表之不解，清之不应，不知热自湿中来。只要宣通气分，如淡豆豉、茯苓皮、滑石、半夏、猪苓、薏苡仁、广陈皮、白蔻仁、黄芩之类，气分湿走，热自止矣。"[4]吴鞠通说："暑温伏暑，三焦均受，舌灰白，胸痞闷，潮热呕恶，烦渴自利，汗出溺短者，杏仁滑石汤主之。"[2]其见症以暑热内蒸、津液消灼之脉症为主，但必兼见阳郁与湿滞脉症。

2.治则：当宣通湿郁、清泄伏热为法，湿开热透，则诸症自解。吴坤安曰："如脘中痞闷，身热口渴，舌苔白燥，此暑邪阻于气分也，宜滑石粉、川郁金、枳实、橘红、黄芩、知母、桔梗、竹茹之类，以清气分之热，痞自开矣。"[4]"凡潮热，汗出不解，烦渴呕恶，胸闷，舌白带灰黑，小便赤涩或自利，此伏暑内发，三焦并受，治宜清理上中为要，如滑石、杏仁、通草、橘红、半夏、厚朴、川黄连、郁金、黄芩之类。”[4]“如口内生白痦，而仍不渴者，此湿滞于中，气蒸于上也，治在气分：茅苍术、薏苡仁、猪苓、泽泻、广陈皮、桔梗、寒水石之类。”[4]“伏暑晚发，在中焦则舌苔微黄黏腻，痞闷胸满，或目黄舌白，口渴尿赤，宜湿热并治，用泻心法：半夏、陈皮、赤茯苓、枳实、川黄连、通草之类。”[4]

薛雪说：“湿热证，初起发热，汗出，胸痞，口渴，舌白，湿伏中焦。宜藿香、蔻仁、杏仁、枳壳、桔梗、郁金、苍术、厚朴、草果、半夏、干菖蒲、六一散、佩兰等味。此条多有挟食者，宜加瓜蒌、楂肉、莱菔子。舌根见若现黄色，即是挟食症。”[5]

何廉臣说：“（伏暑）病在中焦气分者，酌与王氏连朴饮加味：川黄连、川厚朴、焦山栀、香豉、仙半夏、芦根、石菖蒲、枳实、条黄芩，苦降辛通，以清胃气。”[6]

病案举例

1.叶天士治王，舌白烦渴，心中胀闷，热邪内迫，气分阻闭，当治肺经，倘逆传膻中，必致昏厥：杏仁、郁金、滑石、黄芩、半夏、橘红、瓜蒌皮[1]。

2.吴鞠通治暑兼湿热，大剂纯柔补阴退热月余，热总未减，中宫痞塞，得食痛胀，非抹不可，业已喘满，此暑中湿邪，蟠踞不解，得柔腻胶固之阴药，与邪相搏，与宣通三焦法，以肺气为主。盖肺主气化，气化则湿热俱化。脉细弦沉洪：苡仁、生石膏、厚朴、杏仁、茯苓皮、青蒿、连翘、藿梗、白蔻仁、银花、鲜荷叶边。热减脉减，但苔白痞满如故，喘仍未定[7]。

3.张聿青治谈左，热势日轻暮重，热起懊烦闷乱，神识模糊，目赤颧红，喜饮沸热，烦甚则气逆似喘，脉闷数不扬，舌红苔白厚罩灰黑。以辛开苦泄参以豁痰：半夏、胆南星、薏苡仁、橘皮、赤猪苓、黄连、干姜、杏仁、白蔻仁、枳实、瓜蒌、石菖蒲、郁金、玉枢丹各0.6g。热较平，神未昏，下午渐烦闷，频渴欲饮喜热，脉较数：干姜、陈皮、白蔻仁、桔梗、槟榔、赤白苓、连翘、香薷、香附、薏苡仁、半夏、厚朴、郁金、石菖蒲、滑石、通草、丑牛、胆南星，胸膺臂膊赤疹隐约，热虽轻仍起伏，烦闷频渴，喜热不多，脐下板满按之痛，脉数糊滞，苔白罩灰，当辛开苦泄，缓下痰积：干姜、川黄连、郁金、明矾、半夏、枳实、桔梗、杏仁、橘皮、豆豉、竹茹、二青、荆芥、胆南星、礞石滚痰丸[3]。

4.叶鉴清治伏暑：马芹甫……四诊：身热不解，脘闷泛恶，口甜干腻，不饥少寐，便溏不爽，溺赤不多，苔黄腻，脉右濡数，左弦数，唯燥湿清热、疏通肠胃：姜川黄连2.1g，赤茯苓12g，竹茹、竹叶、陈皮、法半夏、枳壳各4.5g，通草、厚朴各3g，薏苡仁12g，砂栗子9g，建兰叶4片，大腹皮9g，猪苓6g，豆卷9g，茅根3扎，出入为方至八诊。九诊：今晨热退，午后又来，来势较轻，小便较长，夜寐较安，脘闷神烦，头眩等亦见平淡，大便厚溏，渴喜热饮：豆卷、通天草、生谷芽各9g，赤茯苓、薏苡仁各12g，竹茹、黄芩、郁金、陈皮、竹叶、泽泻各4.5g，通草3g，灯心3扎，热渐退净，诸恙亦随退[8]。

5.蒲辅周治伏暑夹湿（病毒性感冒）：马某，女，4岁半，20天前开始发高热至40℃，无汗，某医院诊为感冒，给予APC及四环素等西药内服，未效，又改服合霉素而高热始稍降，但仍在38℃左右。得病之第8日，随母去上海探亲，低热一直不退，到沪后出过一身风疹，较痒，几天即消退而脱皮，在上海某医院诊断为病毒性感冒，仍服APC及各种抗生素，而低热如故。前天晚上回京后，服银翘散汤剂，昨天体温37.6℃（腋下），无汗，口干喜饮，食纳尚可，大便干燥，每天1次，小便尚多而黄。胸部透视：心肺无异常发现，血常规化验，均属正常范围内。精神佳，呼吸稍粗，不咳嗽，额及手心较热，不流涕，腹部较热。脉滑数，舌质淡，苔白腻，此初起由伏暑夹湿，兼感新凉，现新凉已解，伏湿尚留。治宜通阳利湿：茯苓皮、茵陈各6g，杏仁、佩兰、神曲、竹叶各4.5g，薏苡仁、滑石各9g，黄芩、通草各3g，苇根12g，嘱忌食鱼虾，服2剂后，低热退清而愈[9]。

引用文献

[1] 叶天士.临证指南医案［M］.上海：上海卫生出版社，1958：243，261.
[2] 吴鞠通.温病条辨［M］.福州：福建科学技术出版社，2010：75.
[3] 张聿青.张聿青医案［M］.上海：上海科学技术出版社，1963：76.
[4] 吴坤安.伤寒指掌［M］.上海：上海科学技术出版社，1959：卷一20，卷三14，卷四41，53，62.
[5] 薛雪.温病大成（第三部）·湿热论［M］.福州：福建科学技术出版社，2007：119.
[6] 俞根初.重订通俗伤寒论［M］.上海：上海科学技术出版社，1959：257.
[7] 秦伯未.清代名医医案精华［M］.北京：人民卫生出版社，2006：107.
[8] 何廉臣.重印全国名医验案类编［M］.上海：上海科学技术出版社，1959：104.
[9] 中国中医研究院.蒲辅周医案［M］.北京：人民卫生出版社，2005：165.

（九）津气郁炽候（肺胃暑湿暑偏重转证2）

肺胃暑湿证，暑热炽盛，灼伤津液，而湿邪外遏，内热不得外透，转为津气郁炽之候，温热家通常称之为湿遏热炽之证。可见于暑温、伏暑等病。

通称：湿遏热炽。

内含病例：［中医］暑温。［西医］乙型脑炎。

病因病机：肺胃暑湿郁炽，因暑热内盛，炽灼肺胃津液，而湿邪未净，郁遏阳气，暑热不得外达，而炽盛于内，是为湿遏暑炽之候。

证象组合：阳郁+气炽+津灼

主症：【阳气不宣】**症象**：①嗜睡。②无汗。③恶寒。④胸闷。⑤渴喜热饮。⑥二便不爽。**舌象**：舌白边红。**脉象**：脉浮数有力。

【津气蕴炽】**症象**：①高热，内烦外热，不欲近衣，自汗如流。②神昏，谵语。③尿黄便闭。④目赤面红，口臭。⑤烦躁。⑥抽搐。**舌象**：苔黄腻。**脉象**：①脉右大。②脉浮洪有力。③脉洪数有力。

副症：【津液消灼】**症象**：①烦渴，口渴引饮。②唇焦齿槁。③面垢。④肌肤干灼。⑤小便短赤。**舌象**：①苔黄糙无津。②苔灰燥。

【清空不宁】**症象**：头痛。

宾症：【气机不宣】**症象**：胃不思纳。

【气机不降】**症象**：①气逆，咳嗽喘急。②呕恶，呕痰涎。

治则：当外宣湿郁，内清暑热，以保其津液。即以辛凉宣发以解外郁，甘寒芳淡以清降内热。共为透伏清解之法。

方证

1.香薷饮加味证：赖良蒲方[1]。清暑透伏法。面垢肌肤干灼，神昏谵语，内烦外热，不欲近衣，详见病案1。

黄连、香薷各3g，扁豆6g，厚朴4.5g，连翘、青蒿、竹茹各9g，六一散、芦根各24g。

2.清暑利湿证：蒲辅周方[2]。治暑湿并重（乙型脑炎），发病，高热、头痛、嗜睡，详见病案3。

茯苓皮、鲜藿香、连翘、茵陈、神曲、淡竹叶各9g，杏仁、香薷、郁金、黄芩各6g，生石膏30g，滑石15g，白通草4.5g。

论著和讨论

本证候因湿邪郁遏于外，暑热炽灼于内，肺津胃液，受其煎熬。其见症以热炽津伤为主要脉症，但必兼见阳郁与湿遏之脉症，张聿青说："（暑湿合邪）湿性弥漫，清窍被其蒙蔽，是以神情胡乱。……勉拟辛开其湿，苦泄其热，参以豁痰。总望抑郁之邪湿得开，方为转机之境。"[3]其治则当外宣湿郁，内清暑热，表里双解，使湿开热透，或兼辛凉宣发以解外郁，或芳香凉淡以开内郁，内火炽甚者，或甘寒以清降湿火。方保无危。吴坤安说："暑伤气分：凡吸入致病，上焦气分先受。舌白边红，呕恶烦渴，咳嗽喘急，二便不爽，脉右大者，此暑邪阻于上焦气分也。宜杏仁、石膏、半夏、厚朴、栀皮、豆豉、郁金、竹茹之类。"[4]

病案举例

1.赖良蒲治叶某某，男，24岁，八月患病，面垢，肌肤干灼，神昏谵语，内烦外热，不欲近衣，自汗如流，大渴引饮，时作恶心，胃不思纳，小便短赤，脉洪数有力，苔黄糙无津，此暑热内伏，秋凉引发，香薷饮加味，清暑透伏法（组方见方证），3剂热减汗收，脉亦稍软，以却暑调元、清热保津而安：西洋参、甘草各6g，生石膏30g，知母12g，粳米9g，紫雪丹2.4g[1]。

2.王经邦治伏暑：王诗云妻，43岁，九月遇风而发，独热无汗，昼夜引饮，唇焦齿槁，舌苔灰燥，脉实大，兼解肌：石膏24g，知母、连翘、竹叶、天花粉各9g，生甘草、蝉衣各2.4g，粉葛根3g，桔梗、薄荷各6g，1剂效，3剂愈[5]。

3.蒲辅周治暑湿并重（乙型脑炎）：王，男，9岁，4天前高热、头痛、嗜睡，次日发现神识不清，23日入院，已见昏迷，体温39.6℃，无汗，目赤，无大便，小便黄，脉象浮洪有力，舌苔黄腻。确为暑湿并重之证，拟用辛凉重剂：银花、连翘、淡竹叶、粳米各9g，生石膏60g，知母、甘草各6g，葱白5寸，淡豆豉、鲜芦根各30g。次日，体温38℃，目赤已退，仍昏睡，未出汗，小便黄，大便仍未行，口不渴，舌苔黄腻，脉仍浮数有力，是暑湿之邪尚伏而未去，宜清暑利湿（组方见方证）。服药之后：汗出热解，体温降为36.8℃，神识清楚，脉亦缓和，予以清热和胃之剂：茯苓皮、蒺藜、钩藤（后入）、连翘各9g，桑枝15g，薏苡仁、生稻芽各12g，鲜荷叶30g，服后食欲恢复，余证皆愈。次日出院[2]。

引用文献

[1] 赖良蒲.蒲园医案[M].南昌：江西人民出版社，1965：25.
[2] 中国中医研究院.蒲辅周医案[M].北京：人民卫生出版社，2005：66.
[3] 张聿青.张聿青医案[M].上海：上海科学技术出版社，1963：76.
[4] 吴坤安.伤寒指掌[M].上海：上海科学技术出版社，1959：卷四36.
[5] 何廉臣.重印全国名医验案类编[M].上海：上海科学技术出版社，1959：109.

（十）肺失清肃候（肺胃暑湿暑偏重转证3）

肺胃暑湿证，湿热蕴蒸，蒸痰动血，转成肺失清肃之候，温热家常称之为暑瘵之病。其见症以络血外溢之咳血、咯血、吐血为主要见症，但可见热灼肺津与湿滞胃气之脉症。

通称：劳伤夹暑。

内含病例：[中医]暑瘵。

病因病机：肺胃暑湿虚蒸，因肥甘过度，及烟酒不节，或素体劳伤之人，吸受暑湿之邪，湿热内蕴，肺气受戕，蒸痰动血，肺失清肃，而又湿滞胃中，气失宣降，而成热蒸湿滞之证。

证象组合：气蒸+液灼+气郁+血溢

主症：**【津液消灼】症象**：口干。**脉象**：脉弦细。

【气机不宣】症象：①口甜。②不渴。③不饥。**舌象**：舌白。

副症：**【清窍不利】症象**：①咽干，咽痛。②声嘶。

【津气蕴蒸】症象：①发热。②心烦面赤。

宾症：**【络血妄行】症象**：①咯血，痰血时出。②巨口咯血，稠厚带紫，似肺似肉。③吐血。④便血、泄血。

【气机不降】症象：咳呕频并。

治则：以清肃上中气机为主，轻清肺热，兼养肺阴，佐以芳淡化湿，宣降气机。不可见血止血，当轻清血络之热，邪退气宁，血络自宁。何廉臣曰："并戒荤酒，自能渐愈。"[1]

方证

1.清络饮加味证：吴鞠通方[2]。治暑瘵，暑温寒热，舌白不渴，吐血，详见论著。

鲜荷叶边、鲜金银花、西瓜翠衣、丝瓜皮、鲜竹叶心、杏仁各6g，鲜扁豆花1枝，滑石、薏苡仁各9g。

2.菀贝茅根汤证：何廉臣方[1]。清肃上中气机，治肺胃湿热蕴隆，蒸痰动血，详见论著。

紫菀15g，川贝母12g，鲜茅根30g，桑白皮、薏苡仁、赤茯苓各9g，青子芩、竹沥半夏各4.5g。

论著和讨论

1.本证候因吸受暑湿，热蒸于肺，湿滞于胃，蒸痰动血，肺气失肃，雷少逸说："暑瘵者，骤然吐血、衄血，头目不清，烦热口渴，咳嗽气喘，脉象浮取则洪，中取则空，沉取复有，此因盛夏之月相火用事，火烁肺金，复燃阳络，络血上溢所致。昧者以为痨瘵，殊不知火载血上，非真阴亏损而为虚痨者比也。当清暑热以保肺，清络热以止血。"[3]

2.治则：当轻清肺热，与宣利湿滞并进，不可见血止血，当如何廉臣曰："肥甘过度，肺胃湿热蕴隆，蒸痰动血，及烟酒不节，戕伤清气，咳呕频并，痰血时出，或便血溲血者，宜清肃上中气机，菀贝茅根汤（组方见方证）主之，并戒荤酒，自能渐愈。"[1]吴鞠通所谓"暑温寒热，舌白不渴，吐血者，名曰暑瘵，为难治，清络饮（组方见方证）加杏仁薏仁滑石汤主之。清络饮加杏仁6g，滑石、薏苡仁各9g。此证纯清则碍虚，纯补则碍邪。故以清络饮清血络中之热，而不犯手；加杏仁利气，气为血帅故也；薏苡仁、滑石利在里之湿，冀其邪退气宁而血可止。"[2]

病案举例

1.叶天士治某十八，劳伤挟暑，肺气受戕，咳血口干，先清暑热：鲜荷叶、白扁豆、大沙参、茯神、苡仁[4]。

又治徐三六，劳伤挟暑，咳血不饥：沙参、生薏苡仁、六一散、绿豆衣、杏仁、橘红、白蔻仁、鲜荷叶汁冲[4]。

2.马培之治气虚挟痰之质，肠红痔患有年，木火之气扰动于中，又受暑湿耗阴伤血，气火上升，致巨口咯血，稠厚带紫，似肺似肉，口甜，脉弦细无数大之象，可不致上涌，舌质淡而苔白，湿蕴阳明胃腑，先养阴清气化火，兼渗湿消瘀：北沙参、丹参、苏梗、杏花、通草、薏苡仁、茜草、茯苓、贝母、丹皮、枇杷叶、藕节[5]。

引用文献

[1] 俞根初.重订通俗伤寒论[M].上海：上海科学技术出版社，1959：327.
[2] 吴鞠通.温病条辨[M].福州：福建科学技术出版社，2010：42.

［3］雷丰.时病论［M］.北京：人民卫生出版社，1964：59.
［4］叶天士.临证指南医案［M］.上海：上海卫生出版社，1958：263，264.
［5］秦伯未.清代名医医案精华［M］.北京：人民卫生出版社，2006：226.

（十一）血液郁蒸候（肺胃暑湿暑偏重转证4）

肺胃暑湿证，暑热偏重，内陷入血，热蒸于内，湿郁于外，而成血液郁蒸之候。其见症以血分热炽之脉症显明，但必兼有表郁脉症。

通称：暑热入血。

内含病例：［中医］暑温。

病因病机：肺胃暑湿郁蒸，系外受暑湿之邪，失于清疏透解，湿郁于表，热陷入血，灼伤血液，扰动血络，络血妄行，而成表郁血热之候。

证象组合：表郁+血炽+液灼

主症：【腠理不宣】症象：①恶寒发热。②周身抽掣疼痛。**舌象：**①苔白腻。②舌苔满布微黄。

【血热蕴炽】症象：①手足心热甚于手背。②心中烦躁。③遍身红疹。**舌象：**①舌红赤。②深紫无苔。**脉象：**①左脉弦数有力。②脉洪弦而刚甚，左反甚于右。

副症：【清空不宣】症象：头痛如锥。

【络血妄行】症象：①吐血。②咳血。

宾症：【津液消灼】症象：①发热汗出。②口干，不渴，不饥。③尿赤。

治则：当于宣泄暑湿之中，兼以大剂凉血增液，以垫托之，使内陷之暑湿得以外解。

方证

1.清上焦方证：吴鞠通方[1]。治暑温：手足心热甚于手背，详见病案2。

连翘、细生地、寸麦冬、玄参、丹皮、金银花、桔梗、茅根、牛蒡子、香豆豉、薄荷、藿香、生甘草。

2.清凉涤暑方证：吴匊方方[2]。治发热汗出，遍身红疹，心烦尿赤，详见病案3。

甘草、滑石、青蒿、赤茯苓、通草、栀衣、银花、绿豆衣、竹叶。

论著和讨论

本证候湿郁于外，热窜入血，灼伤血液，其治则当宣泄暑湿之中，必兼以大剂凉血增液之品，以垫托达邪。陈士铎说："身热之后，其身不凉，遍体俱红紫之色，名曰火丹。……盖发斑者，红白相间也；火丹者，一身尽红也。发斑，热郁于内而发于外；火丹，热郁于外而趋于内。方用消丹饮：玄参、升麻、麦冬、桔梗、甘草。赤白游风，往来不定，小儿最多此症，似乎发斑，但发斑有一定之根，赤白游风无一定之色，人以为三焦之实火，谁知是胃火之郁热乎。方用清火消丹汤：生地、丹皮、甘草、玄参、牛膝、赤芍、荆芥、天花粉。此证用荆芥祛风汤治之：荆芥二钱，甘草一钱，半夏、麦冬各五分，当归、白芍各三钱，水煎服。"[3]

吴鞠通说：太阴伏暑，舌赤口渴无汗者，银翘散加生地、丹皮、赤芍、麦冬主之[1]。

病案举例

1.吴鞠通治暑温：舌苔满布，色微黄，脉洪弦而刚甚，左反大于右，不渴。初起即现此等脉症，恐下焦精血之热，远甚于上焦气分之热也。且旧有血溢，故手心热，又甚于手背，究竟初起，且清上焦，连翘、细生地、丹皮、银花、苦桔梗、白茅根、麦冬、牛蒡子、香豆豉、薄荷、玄参、藿香梗、生甘草[4]。

2.姚龙光治赵少希其太夫人，夏间忽患温症，一发寒热，则抽掣难堪，通身疼痛，头痛如锥，心中烦躁，不饥不渴不便，舌深紫无苔，脉右弦数无力，左弦数有力。鲜生地15g，寸麦冬、银花各6g，玄参心、青蒿、连翘、山栀、酒白芍各9g，赤茯苓4.5g，甘草、当归各1.5g，竹叶心8片，莲心2.4g，4剂。寒热抽掣身痛止。[5]

3.吴匊方治洪某某，男，1岁，发热汗出，遍身红疹，心烦尿赤，暑热为病，宜清凉涤暑（组方见方证）[2]。

4.李作森治陈某某，男，11岁。母代诉：近两天发热，嗜睡，咽痛、咳嗽、腹痛。检查：体温39.5℃，体质瘦弱，恶寒发热，面红，无汗，舌红，苔白，咽喉焮红肿痛，烦渴，并有稠黏液痰，胸部稍有隐约痧点，腹部柔软，脉弦数。诊断：猩红热。辨证：乃疫邪侵入肺卫，波及营分。解表透痧，清营解毒：蝉蜕、甘草、山栀、玳瑁各3g，牛蒡子、葛根、荆芥穗、连翘、郁金、桔梗、马勃各6g。葱白3寸为引，水煎服。外用吹喉药：冰硼散以竹管时时吹喉。新针：外金津，外玉液，大椎均取泻法。二诊：体温38.1℃，发热汗出，舌绛苔黏腻，咽喉红腐，时有烦、躁，口渴，红痧密布，皮肤猩红，状如涂丹，便秘，尿黄，脉洪数。疫毒由表入里，痧毒炽盛，气血两燔。治则：清热，凉血，解毒，利咽。板蓝根、大青叶、连翘、莱菔子、石斛、山栀、黄芩、天花粉、马勃各6g，玄参15g，银花12g，生地、甘草各3g。红萝卜3片为引，水煎服。新针：中脘（泻），三阴交双（补）、外金津（泻），外玉液（泻）。三诊：体温37℃，痧稍收，身微热，口干欲饮，舌绛稍淡，喉痛已解，腹痛较重，脉弦数。乃疫毒内陷，素有宿食，因而腹痛较剧。清营解毒，健胃消食化滞：银花、连翘、生地、麦冬、枳壳、建曲各6g，玄参15g，芦根12g，木通、甘草、郁李仁各3g。水煎服。四诊：热退，疹收，舌红润，腹痛已止，已大便二次，小便仍黄，脉来弦数。余毒未净。清热解毒：银花、连翘、天竺黄、焦山楂、建曲各6g，玄参、山药各9g，贝母、甘草各3g。水煎服。随访已愈，嘱其加强调养护理[6]。

引用文献

［1］吴鞠通.温病条辨［M］.福州：福建科学技术出版社，2010：44.

［2］景德镇市中医院.吴匊方医案［M］.景德镇：景德镇人民出版社，1960：34.

［3］柳长华.陈士铎医学全书［M］.北京：中国中医药出版社，1999：923.

［4］秦伯未.清代名医医案精华［M］.北京：人民卫生出版社，2006：106.

［5］徐衡之，姚若琴.宋元明清名医类案［M］.长沙：湖南科学技术出版社，2006：437.

［6］李作森.猩红热辨证论治的体会［J］.新中医，1980，(1)：21.

（十二）清气郁陷候（肺胃暑湿暑偏重变证）

肺胃暑湿证，因暑湿内蕴，上焦清气失于宣展，邪不外达而下陷，是为清气郁陷之候。其见症以下陷之泻利为主要见症，但必兼见表郁与里热之脉症。

通称：协热自利。

内含病例：［**中医**］伤暑泻，伤寒劳复，伏邪感风，暑温挟风。［**西医**］急性肠炎，乙型脑炎。

病因病机：肺胃暑湿郁陷，因夏月感受暑湿，蕴郁于肺胃，上焦清气失于宣展，邪不外达，随气下陷入肠，而成表郁热陷之候。

证象组合：表郁+气蒸+下陷+气郁

主症：**【腠理不宣】症象**：①恶寒发热无汗。②身热肢冷。③晡后身热。④面色腻滞，身微痛。**舌象**：舌苔薄白，边质红。**脉象**：脉坚劲不和，脉浮滑数。

【津气蕴蒸】症象：①壮热，头有微汗而身无汗。②心烦，烦躁。③口渴，渴饮水浆，口渴且苦，渴不思饮。④唇舌红赤。⑤小便热赤。⑥欲作抽搐。**舌象**：①舌红而干。②苔黄腻，中心黄腻。③舌上黄燥或滑。**脉象**：①脉洪数。②滑数。**指纹**：显露，红青相兼。

【气机下陷】症象：①腹泻，自利稀水，便色黄水样，痢纯红。②腹胀满。③小便不利，短涩而赤。**舌象**：舌心黄边白。

副症：**【气机不宣】症象**：①脘闷腹胀。②体倦不思饮食。③咳嗽痰白。④神倦烦闷。

【气机不降】症象：①恶心，欲吐。②食入即吐。③微微冷呃。④气粗不匀。

宾症：**【清空不宣】症象**：头痛，头剧痛。

【清窍不利】症象：目涩，目眶下陷，干哭无泪。

治则：当宣发清气为主，兼以清热渗湿，使清气宣展，表里宣通，陷邪亦可随之表里两解矣。何廉臣曰："得汗透而痢自止矣。"[1]

方证

1.五物香薷饮证：《医方集解》方[2]。治感受寒暑，发热无汗，泄泻口渴，详见论著。

香薷、扁豆、厚朴、茯苓、甘草。

2.黄连香薷饮证：《类证活人书》方[2]。适应伤暑腹泻，恶寒发热无汗，脘闷腹胀，体倦恶心，烦躁口渴，不思饮食，舌苔黄腻，脉洪数或滑数。

香薷4.5g，厚朴6g，黄连、甘草各3g。

3.清暑益气方证：叶天士方[3]。治暑热湿邪内著，舌心黄边白，渴饮水浆，胃脘欲吐，微冷呃，详见病案1。

人参、茯苓、广陈皮、猪苓、石莲肉、川黄连、黄芩、厚朴、泽泻、煨葛根。

4.二香、左金合苦辛方证：蒲辅周方[4]。治暑温挟风（乙型脑炎），头痛如裂，身痛，高热恶寒，详见病案2。

鲜藿香、佩兰、法半夏、竹茹各9g，香薷、郁金、生姜各6g，川黄连4.5g，吴茱萸1.5g，钩藤、蒺藜各12g，鲜佩叶30g，伏龙肝（先煎取澄清液煎药）60g。浓煎，取80ml，每服10ml，1小时一服。

论著和讨论

本证候因暑湿内蕴肺胃，郁遏清气，失于宣发，蕴热不达而下陷，故其治则当宣展清气，以透表泄邪，内清暑湿，以解陷邪。俞根初："协热自利者，一起即发壮热，背微恶寒，面垢齿燥，口干渴饮，大便虽亦有完谷不化，而状如垢腻，色多黄赤黑，且皆热臭，气暖如汤，后重而滞，溺色黄赤，或涩或闭，脐下必热，舌苔黄腻而糙，中后截厚腐垢腻。先与葛根芩连汤加味：生葛根、青子芩各4.5g，小川黄连2.4g，拌炒广木香1.8g、滑石9g，清炙甘草1.8g，清中解表以泄热。继与加味白头翁汤，清热坚肠以止利。终与三黄熟艾汤：条黄芩3g，川黄连1.8g，川黄柏1.2g，猪苓、泽泻、生白芍各4.5g，熟艾、乌梅肉各0.6g，灯心2小帚，酸苦泄热，芳淡利湿以善后。"[1] 何廉臣说："若见燥渴，唇舌红赤，舌上黄燥或滑，面色腻滞，心烦，小便热赤者，为湿热暑湿之邪，宜胃苓汤（苍术、厚朴、陈皮、甘草、白术、泽泻、猪苓、茯苓、官桂）去官桂加香薷、薄荷、连翘、滑石、淡豆豉、六神曲等；连进三五服，得汗透而痢自止矣。"[1] 有人说，感受寒暑，发热无汗，泄泻口渴，五物香薷饮（组方见方证）。心烦加川黄连，口渴加寸麦冬、天花粉，小便频数加六一散。

病案举例

1. **叶天士**治舌心黄边白，渴饮，水浆停胃脘，欲吐，微微冷呃，自利稀水，小便不利，脉坚劲不和。八旬又二，暑热湿邪内著，必脾胃气苏，始可磨耐，议用清暑益气方（组方见方证）[3]。

2. **周小农**治吴妇，妊娠八月，七月下痢纯红，早晚三十余次，惫甚，咳嗽痰白，晡后身热，伏邪感风兼有积滞：白芍、黄芩炭、槐花炭、地榆炭、扁豆花、新会皮、白头翁、秦皮、黄柏、侧柏炭、荆芥、青蒿、葛根、香连丸[4]。

3. **蒲辅周**治暑温夹风（乙型脑炎）：傅某，30岁，病已6日，初起头痛如裂，身微痛，高热恶寒，食欲不振。曾连服大剂辛凉甘寒及犀、羚、牛黄、至宝、紫雪、安宫诸品，病势始终不减，并迅速发展。会诊时仍持续高热，头剧痛，身微痛，头有微汗而身无汗，呕吐，下利灰白稀水，腹不痛，小便短黄，神倦目涩，烦闷，口苦，渴不思饮，舌苔薄白，中心黄腻，边质红，月经刚过10日，今日再见，脉象两寸浮数，右关沉数短涩，左关弦数，两尺沉数。观其脉证原属暑温挟风，其头身痛、脉浮系乎风，其心烦、舌赤苔黄、口渴发热由于暑，因服寒凉太过，冰伏其邪留而不解，脾胃受伤，热入厥阴，迫血妄行，并乘虚而内陷阳明、太阴，形成两脏（太阴脾经、厥阴肝经）一腑（阳明胃经）并病，此时急须温太阴、清厥阴、和阳明，温清和三法并用。方以二香、左金合苦辛为治（组方见方证）。因吐甚不纳，故少量而频进。1剂诸证皆平，后以调和脾胃养阴益气而愈[5]。

4. **叶孝礼**治1岁男孩，壮热下利，口渴夺饮，烦扰不安，食入即吐，腹胀满，小便短赤，舌质红苔黄腻，脉数，急症属风热泄泻，治则清热利湿，用加味葛根芩连汤：葛根、黄芩各5g，黄连、甘草各3g，泽泻、茯苓各10g，广木香2g，2剂热抑泻止，为巩固其效，用黄芩汤加健脾药：黄芩、甘草各3g，杭芍、茯苓、白术、怀山药、芡实各9g，2剂痊愈[6]。

引用文献

[1] 俞根初.重订通俗伤寒论[M].上海：上海科学技术出版社，1959：297，392.

[2] 汪昂.中华医书集成·医方集解[M].北京：中医古籍出版社，1999：92.

[3] 徐衡之，姚若琴.宋元明清名医类案[M].长沙：湖南科学技术出版社，2006：536.

[4] 周小农.周小农医案[M].上海：上海科学技术出版社，1962：215.

[5] 中国中医研究院.蒲辅周医案[M].北京：人民卫生出版社，2005：68.

[6] 叶孝礼.婴幼儿泄泻的中医治疗探讨[J].中医杂志，1981，(1)：19.

（十三）清阳郁陷候（肺胃暑湿暑偏重变证2）

肺胃暑湿证，因暑湿俱重，湿遏清阳，热陷大肠，变成清阳郁陷之候，其见症以暑热下陷之泻痢为主，但必兼见阳郁与表郁脉症。

通称：热陷大肠。

内含病例：［中医］暑湿泻。［西医］小儿急性中毒型痢疾。

病因病机：肺胃暑湿郁陷，因湿热俱盛，湿遏清阳，失展于内外，表气不宣，暑热不达而内陷，即如蒲辅周所云："暑湿内伏，新凉外加，表郁里结，以致升降阻滞，营卫不通，单治里则伏邪不得外越，内结必然更甚，正虚邪实之候。"[1]

证象组合：阳郁+表郁+气陷

主症：**【阳气不宣】症象**：①面色灰暗，唇淡，唇色淡红。②午前寒战。③热势不扬，四肢清冷。④沉迷欲睡，时有谵语。⑤汗出，淋淋汗出。⑥口干烦闷，口渴频饮。⑦面赤颧红唇焦。**脉象**：①右脉略大而混数不扬。②脉糊滑。③左弦大急。④脉洪大而滑。**舌象**：①舌色无华。②舌淡不红，苔薄白腻。

【腠理不宣】症象：①壮热尚感恶寒，发热无汗。②午后高热。**脉象**：①脉浮紧弦大。②左弦大急。

【气机下陷】症象：①腹阵痛泄泻。②暴注水泻。③泄泻呕吐。④腹满不硬。⑤小便赤涩。**舌象**：①舌绛。②苔黄垢而腻。**脉象**：①右脉沉滞，沉濡。②脉虚细。③沉细涩。

副症：【**气机不宣**】**症象**：①潮热。②项强。

【**清空不宣**】**症象**：头痛。

宾症：【**气机不降**】**症象**：①呕。②呼吸促迫。③喘息痰鸣。

治则：当表里同治，蒲辅周曰："单治里则伏邪不得外越，内结必然更甚，正虚邪实之候，挽救匪易，急宜升阳明，和营卫，开玄府之闭，达邪外出而解里急。"[1]

方证

1. 桂枝加葛根汤加减证：黄叔承方[2]。治感受暑湿，饮食不慎，先倦怠少食，继寒热腹痛，详见病案3。

葛根15g，桂枝、甘草各6g，黄芩、白芍、神曲、山楂炭、麦芽、佩兰、车前仁各9g。

2. 加减黄连泻心汤证：升阳举陷，开湿清热。治热势不扬，沉迷欲睡，时有谵语，泄泻下利，脉糊滑，舌苔黄腻。

黄芩、黄连、干姜、半夏、葛根、防风、生甘草、厚朴、豆卷、通草、白蔻仁、石菖蒲。

论著和讨论

本证候因湿郁清阳，暑湿内伏，新凉外加，里结表郁，以致升降阻滞，表里俱急，其治则当宣通阳气以达表为主，兼以开降湿热以和其里。表里双解，使陷伏之邪速除。何廉臣说："夏月暴注水泻，脉虚细，口干烦闷，肠胃之暑湿也，宜五苓散加煨葛根。兼胀者，加厚朴、苍术；小便赤涩，加木通；兼烦，加山栀、淡竹叶；暑火泻者，去官桂，加川黄连、黄芩炭；暑食者，泻加神曲、木香，暑湿泻者，加茅苍术、滑石；兼呕，加半夏、厚朴、竹茹、藿香。"[3]

病案举例

1. 张聿青治周左，花甲之年，发热在里，热势不扬，便注下迫，淋淋汗出，舌色无华，脉沉细涩，右脉略大而混数不扬，与分理三焦：川朴、通草、泽泻、佛手、郁金、赤猪苓、藿香、滑石、白蔻仁、薏苡仁。二诊：湿遏气津，渴甚。用流化法：金石斛、炒黄川贝、滑石、郁金、枇杷叶、辰茯苓、杏仁、炒豆豉、薏仁、白蔻仁[4]。

2. 蒲辅周治痢疾（急性中毒型痢疾）：陈某，男，4岁半，9天前突然发热，恶心呕吐，4小时内即抽风2次，昏迷而急诊入院，大便呈脓血样，有里急后重，当时诊为急性中毒型痢疾，用冬眠药物及温湿布裹身等措施，而四肢一阵阵发紧，翌日面色更灰暗，寒战高热更甚，曾突然呼吸暂停，见下颌运动，经人工降温16小时，才呼吸均匀。复温后，第2天开始每日败血症样热型，上午寒战，肢凉发绀，午后高热42~43℃，一直谵妄躁动，下痢脓血日10~20余次，里急后重，化验：白细胞总数0.6×10^9/L，中性粒细胞0.3，大便培养福氏痢疾杆菌阳性，耐药试验对多种药物不敏感。尚能食半流质，腹胀不硬，不呕吐，无汗，四肢清冷，神志不清，呈半昏迷状态，膈部扇动，呼吸促，面色灰暗，小便黄，脉右沉濡，左弦大急，唇淡，舌质淡不红，苔薄白腻，由暑湿内伏，新凉外加，里结表郁，以致升降阻滞，营卫不通，病已8日，而午前寒战，午后高热无汗，若单治里，伏邪不得外越，必然内结，邪愈结而正愈虚，正虚邪实，已至严重阶段，幸胃气尚存，急宜升阳明、和营卫，开肌表汗孔之闭，达邪外出，以解里急，拟用桂枝加葛根汤：粉葛根6g，桂枝、白芍、炙甘草各3g，生姜2片，大枣2枚，慢火煎取180ml，每4小时服30ml，服1剂。另用炒粳米加荷叶煮稀粥，药后服。仿桂枝汤法以助汗。二诊：服药后，是夜漐漐汗出，从头部至上肢手心、达大腿，但小腿以下仍无汗，体温渐降，四肢转温和，今晨已无寒战，午后又发热39.6℃，大便昨天共22次，为脓血，有里急后重，呼吸仍促，头部有微汗，下肢仍无汗，胃纳尚可，小便黄而少，脉转沉数，舌淡苔薄白腻，此表气略通，因正虚不能达邪，以致汗出不彻，邪不透达。治宜扶正，祛邪，表里合治：党参、杏仁、粉葛根各3g，生扁豆6g，木瓜、藿香各2.4g，砂仁、香薷、炙甘草各1.5g，生姜1片，大枣1枚，煎服法同上，服1剂。服昨方后，遍身微汗透彻至足，体温波动在36~39.5℃，昨天大便减为14次，呈绿脓样酱色便，里急后重已不显，腹满减轻，精神好转，面黄，脉右沉濡，左沉弦，舌淡，苔转黄腻少津。至此表气已通，里热渐露，治宜生津益气，兼清湿热：厚朴、玉竹、通草各3g，生扁豆、茵陈、生稻芽、荷叶各6g，茯苓、滑石各9g，香木瓜2.4g，杏仁4.5g，藿香1.5g，服2剂。四诊：大便每天仍10多次，但脓血及里急后重再减，汗复止，夜间最高体温39℃，遍身皮肤出现红疹，无明显瘙痒，食纳尚可，小便黄，白细胞已渐增至2.1×10^9/L，中性粒细胞0.56，脉沉数，舌淡苔黄腻，病减而疹见，乃伏热外出之象，治宜续清湿热。处方：茯苓皮、扁豆衣、茵陈、银花叶、荷叶各6g，豆卷、滑石各9g，黄芩、通草各3g，杏仁、淡竹叶各4.5g，薏苡仁12g，服1剂。体温已降至36.8~37.1℃，大便次数大为减少，脓血基本消失，无里急后重，精神较佳，遍身微汗续出，全身红疹仍露，脉沉数，舌苔灰腻，表里渐和，湿热未尽，宜续清余热，兼调理脾胃。原方去竹叶、黄芩，加甘草1.5g、麦芽4.5g，服2剂。体温已正常，大便日3次，无脓血，黄黏不成形，红疹已消失，腹满亦平，精神转佳，食欲增进，脉和缓，舌淡唯苔仍秽腻而厚，仍宜调脾胃、通附利湿为治。处方：茵陈、神曲各4.5g，藿香梗、厚朴、广陈皮、薤白、通草各3g，扁豆衣、炒麦芽、荷叶各6g，滑石9g，服2剂。忌食油腻。药后舌苔退净，诸症消失，白细胞恢复至正常范围（总数8.15×10^9/L，中性粒细胞0.66），痊愈出院[1]。

3.黄叔承治韩某，男，成年。因旅途感受暑湿，饮食不慎，先倦怠少食，继寒热腹痛，虽壮热尚感恶寒，腹阵痛泄泻，口渴频饮，头项强痛，汗出，脉浮紧弦大，苔黄垢而腻，此暑湿夹滞，互结三焦，宜调和营卫、清暑泄热、导滞止痛（组方见方证），症减大半，浊苔未净，脉虚弦，余邪未清，以清泄和解，使从少阳转枢而出：青蒿、佩兰、黄芩各6g，滑石18g，川厚朴、枳实各3g，知母、麦芽各9g，郁金4.5g[2]。

4.陈克绳治林某，女，33岁，泄泻呕吐，精神疲乏，饮食减少，潮热口渴，面赤颧红，唇焦舌绛，喘息痰鸣，脉洪大而滑，此暑湿内侵，邪郁气分，以升脾气降胃火、宣湿祛暑：黄芩、焦白术、葛根各4.5g，川黄连1.5g，干姜0.6g，茯苓、泽泻、半夏、扁豆各6g，苍术、川厚朴、生姜各3g，滑石9g，大枣3枚。服后吐泻便止[5]。

引用文献

［1］中国中医研究院.蒲辅周医案［M］.北京：人民卫生出版社，2005：58.
［2］福建省中研所.福建中医医案医话选编1［M］.福州：福建人民出版社，1960：19.
［3］俞根初.重订通俗伤寒论［M］.上海：上海科学技术出版社，1959：385.
［4］张聿青.张聿青医案［M］.上海：上海科学技术出版社，1963：46.
［5］福建省中研所.福建中医医案医话选编2［M］.福州：福建人民出版社，1963：50.

（十四）津气蕴闭候（肺胃暑湿暑偏重变证3）

肺胃暑湿证，延误失治，阴湿闭于外，暑热炽于里，变成津气蕴闭之候，时病学家通常称之为暑厥，亦称为内热外寒，真热假寒，阳证似阴之阳厥证，为急重之闭厥危证。

通称：内热外寒，真热假寒，阳证似阴，阳厥证。

内含病例：［中医］暑厥。

病因病机：肺胃暑湿闭厥，多因失误，湿闭于外，暑炽于里。误进大寒，则助阴湿，而闭塞阳气，而为外闭；误投温热，则助暑热内焚，以致火闭内窍；若乱投寒热，则内外俱闭。

证象组合：阳滞+气灼+神闭

主症：【津气蕴灼】症象：①壮热自汗。②不寐。**舌象：**舌紫苔黑。**脉象：**脉洪大而数。

【阳气不行】症象：①发热肢冷，四肢渐冷过肘膝。②腹满。③唇口青紫。面青目窜。**脉象：**脉伏，沉小弱而急。**指纹：**沉暗散涣。

副症：【津液消灼】症象：①汗出口渴。②舌唇目裂。③二便不行。④尿赤便闭。**舌象：**舌干尖绛。

【神志蒙闭】症象：①神昏不语如尸。②神昏谵语。③旋转反侧，手足撩乱，躁不能寐。④啼不出声，乳入即吐，针不知痛，乳食不知，奄奄一息。

宾症：【气机不宣】症象：心下痞闷。

治则：急急开其闭塞。然开闭之法，总在于急撤其内焚之暑热，开其内窍之闭为主。由于误进大寒所致者，当兼以通阳，以开其外闭；由误进大热所致者，当兼大剂甘寒，以救津液。然后可望其闭开厥回。

方证

辛凉开泄证：梁右斋方[1]。治中暑发热，吐泻肢厥，厥逆神昏，面青目窜，详见病案5。

紫雪丹0.6g，羚羊角1.2g，竹茹4.5g，生大黄、蚕沙各1.5g，川黄连0.9g，条黄芩1.8g，薏苡仁3g，滑石9g，扁豆花10朵。

论著和讨论

本证候湿困于外，暑灼于里，虽有误寒误热，与外闭内闭之分，总属暑热内攻所致。但与中暑有别：中暑为猝中暑热，骤然昏厥。而本候系误治致变，渐闭渐厥。其见症以渐转闭转厥为主，甚则厥逆如尸，稍有差池，或救治失宜，必一厥莫回。故其治则当急开其内窍之闭，以挽困危，清热救津，以救其内焚，急救得宜，可望转机。

病案举例

1.王孟英治潘翼延，酷热啜冷石膏一碗，致心下痞闷，四肢渐冷，上过肘膝，脉伏自汗，二便不行，既受暑热，复为冷饮所冰，胸中大气不能旋转，以六一散一两淡盐水汤搅之澄清，调紫雪丹一钱，翌日溺行胸舒，肢热口干舌绛，予多剂白虎汤而愈[2]。

2.孙兆治一人，自汗（阳微厥故自汗，阴微厥不得复有外症），两足逆冷，至膝下，腹满不省人事，六脉小弱而急，视其所服皆阴病药，曰：此非病重，药能重病耳，五苓散、白虎汤10余剂，病少苏，再服痊愈[3]。

3.龚子才治一妇人，暑月热极，当风乘凉，即头痛发热，恶寒身痛，误进附子理中汤，立时不语，口中无气，唇口青紫，心头微温，六脉洪大而数。令以烧酒喷胸，将镜扑之，新汲水调蜜，沃入其口，少顷患人伸舌探水，以益元汤灌下即活[3]。

4.方兰田治黄祖修妻，年近30岁，发热肢冷，神昏谵语，汗出口渴，尿赤便闭，日夜不寐，卧病月余日重，脉沉小不扬，舌干而尖绛，以渗湿清热，竹叶石膏汤去半夏加菖蒲、滑石、龙齿、石决明、杭菊、郁李仁，便通黑如饴，夜能稍睡，去郁李仁加薏苡仁、鸡内金、山药。调理半月愈[4]。

5.梁右斋治中暑：汪子仲女孙，2岁，夜半发热吐泻，四肢厥冷，以藿香散合理中汤遂厥逆神昏，面青目窜，旋转反侧，手足撩乱，躁不能寐，舌紫苔黑，啼不出声，乳入即吐，针不知痛，乳食不知，奄奄一息，指纹沉暗散涣，误治火风大动，内陷心包，辛凉开泄（组方见方证），两剂即苏，口仍大渴大热泄泻，泻黄合参白虎：苏沙参、知母各4.5g，生石膏6g，防风、陈皮各0.9g，藿香、甘草各1.2g，焦山栀1.5g，2剂愈[1]。

引用文献

［1］何廉臣.重印全国名医验案类编［M］.上海：上海科学技术出版社，1959：101.
［2］徐衡之，姚若琴.宋元明清名医类案［M］.长沙：湖南科学技术出版社，2006：363.
［3］江瓘，魏之琇.名医类案（正续编）［M］.北京：中国中医药出版社，1996：40，338.
［4］福建省中研所.福建中医医案医话选编1［M］.福州：福建人民出版社，1960：10.

二、肺脾暑湿证（暑湿证合病）（7候）

肺脾暑湿证，为暑邪吸入于肺，湿邪入侵脾，是为肺脾暑湿之证。肺脾均为主气之脏，故素称暑伤元气，或湿热伤气；肺脾同属太阴，故又称暑伤太阴；暍者，暑之古代别称，以肺主营卫，伤寒家以营卫为太阳之界，古称太阳中暍，均是暑伤肺脾之证。

肺脾暑湿证，亦有暑偏重或湿偏重之分，升降失调是其主体病机：暑偏重者，伤之浅，仅犯上中清气之分；湿偏重者，多挟阴寒之气，伤之较重，可犯上中气，暑伤太阴，脾气受困，升降失调，是暑伤肺脾之证，均可致清阳之气，失其升清降浊之能。

肺脾暑湿证，暑偏重者，多挟秽浊之气，其治则宜清芬凉淡，以解暑化湿，芳香以化秽浊，淡渗以利湿滞；湿偏重者，多挟阴寒之气，其治则当以辛温佐以芳香淡渗，以宣通表里阳气为主。何廉臣曰："凡暑轻而寒湿重者，暑即寓于寒湿之中，为寒湿所吸收而同化。故散寒即所以散暑，治湿即所以治暑。"[1]

证候别称：暑湿兼寒，伏暑兼寒，伤暑霍乱，暑湿霍乱，暑伤太阴，暑湿内陷，暑伤元气，气虚中暑，暑湿伤气，湿热伤气。

病名：［中医］暑湿兼寒，暑兼气虚，伏暑，暑秽，秽湿，太阳中暍，中暑，煎厥，阴暑，阴霍乱，吐泻，暑湿泄泻，暑湿痢，白痢，自汗，眩晕，疰夏，低热，暑热证。

证候系统：详见图3-4-6。

湿偏重	本证	清阳郁遏候、清阳郁滞候
	转证	清阳郁蒸候
	变证	清阳逆乱候
暑偏重	本证	清气郁滞候
	转证	清气虚郁候、清气虚蒸候
	变证	清气虚陷候、清阳虚陷候

图3-4-6　肺脾暑湿证证候结构图（9候）

引用文献

［1］俞根初.重订通俗伤寒论［M］.上海：上海科学技术出版社，1959：252.

（一）清阳郁遏候（肺脾暑湿湿偏重本证1）

肺脾暑湿证，湿重暑轻，多兼外寒，寒湿阴邪，郁遏上焦，清阳失于宣展，而成清阳郁遏之候。时病学家，称为暑湿兼寒之病，亦有称之为阴暑证。

通称：暑湿兼寒。

内含病例：［中医］暑湿兼寒，秽湿。

病因病机：肺脾暑湿郁遏，先伤暑湿，内蕴肺脾，继感外寒而触发，暑湿内蕴，清阳郁遏，不能宣达于内外，而成表里同病之候。

证象组合：阳郁+表郁+气郁

主症：**【阳气不宣】症象**：①身重。②四肢倦怠。③手足逆冷。④渴不多饮。⑤小便已洒然毛耸。**舌象**：苔先白后黄。**脉象**：①迟滞。②沉郁不扬。

【腠理不宣】症象：发热恶寒无汗。**舌象**：苔先白。**脉象**：脉弦细而紧。

【气机不宣】症象：①心烦。②胸闷。③中脘痞阻，脘痞不食。**舌象**：①苔黄腻。②苔厚腻。③四边白滑，中央带黄。**脉象**：脉濡数。

副症：**【清空不宣】症象**：①头痛。②头重作胀，头重如裹。

【气机不降】症象：①气粗。②喘而嘘气。③恶心呕吐。

宾症：**【清窍不宣】症象**：鼻塞声重。

【经气不宣】症象：①身痛。②肢疼。

治则：当辛温通阳为主，佐以芳淡。俞根初曰："法当辛温解表，芳淡疏里。"[1]何廉臣曰："散寒即所以散暑，治湿即所以治暑。"[1]

方证

藿香正气汤加味证：《通俗伤寒论》方[1]。功能辛温解表，芳淡疏里。治先受湿继受暑，复感暴寒而触发，暑湿兼外寒者。

藿香、姜半夏、杏仁各9g，茯苓12g，橘皮、白芷各6g，厚朴、紫苏、西香薷各4.5g，砂仁（分冲）2.4g，生姜3片，大枣1枚，水煎服。

论著和讨论

1.本证候暑湿兼寒，犯于肺脾，郁遏清阳，不得运行于表里，其见症以阳郁与表郁脉症为主，兼见上中气郁之宣降失调症象，俞根初说："先受湿继受暑，复感暴寒而触发，暑湿兼外寒者，初起即头痛发热，恶寒无汗，身重而痛，四肢倦怠，手足逆冷，小便已，洒洒然毛耸，但前板齿燥，气粗心烦，甚则喘而嘘气，苔先白后黄，脉左弦细而紧，右迟而滞者，此由避暑纳凉，暑反为寒与湿所遏，周身阳气不得升越。张洁古所谓静而得之，因暑自致之病也，法当辛温解表，芳淡疏里，藿香正气汤加西香薷4.5g、杏仁9g为主，微汗出，外寒解即以大橘皮汤温化其湿，湿去则暑无所依而去矣。若犹余暑未净者，大橘皮汤去苍术、官桂加山栀、连翘、青蒿等清肃之。"[1]

2.治则当辛温解表，与芳淡以疏里，表里双解之法。何廉臣说："凡暑轻而寒湿重者，暑即寓于寒湿之中，为寒湿吸收而同化，故散寒即所以散暑，治湿即所以治暑。"[1]吴坤安说："秽湿从口鼻吸入则募原先受，分布营卫，先呕逆，次寒热，头胀身痛，小便不通，舌苔白腻，渴不多饮，当以芳香淡渗兼施，俾秽湿浊邪可以分消，宜广皮、藿梗、郁金、茅术、米仁、茯苓皮、猪苓、大腹皮、石菖蒲、通草。"[2]有云："先伤于暑，后伤于湿，复感于寒，外束肌表，内郁肺脾，肺气不行，脾失健运。寒重体疼，胸闷者加减正气汤加香薷、桑枝；湿重者胸腹胀闷者，藿朴夏苓汤加味。"

病案举例

林曲治暑湿犯肺：林某某，男，26岁，3天前因冒暑涉路，半途遇雨得疾。暑热熏蒸，腠理开泄，骤受雨淋，湿邪乘虚而入。今见寒热肢疼，鼻塞声重，头重如裹，脘痞不食，咳嗽痰多，咯吐不利，其色微黄。脉濡数，苔厚腻，四边白滑，中央带黄。暑湿之邪，困袭表卫，阻滞太阴，上犯肺脏。治宜疏表行湿，理气清肺：香薷、藿香、半夏、杏仁、陈皮、苍术、桔梗、黄芩、葶苈各9g，枳壳6g，厚朴12g，薏苡仁、茯苓各15g，服1剂，寒热退，肢痛减，吐出稠痰甚多而觉胸膺舒畅，稍可进食。翌日处方：葶苈、杏仁、桑皮、桔梗、半夏、黄芩、陈皮、苍术、厚朴各9g，薏苡、茯苓各15g，枳壳6g。上方再服2剂而痊[3]。

引用文献

［1］俞根初.重订通俗伤寒论［M］.上海：上海科学技术出版社，1959：251，252.

［2］吴坤安.伤寒指掌［M］.上海：上海科学技术出版社，1959：卷四53.

［3］林曲.葶苈大枣泻肺汤的临床运用［J］.新中医，1978，（6）：42.

（二）清阳郁滞候（肺脾暑湿湿偏重本证2）

肺脾暑湿证，暑湿内蕴，清阳失展，阻滞中焦，气机失利，是为清阳郁滞之候，时病学家称为暑湿夹滞之证。其见症以上中气机郁滞之症象为主，但必兼见阳郁与表郁之脉症。

通称：湿滞大肠。

内含病例：［中医］暑湿泄泻，暑湿痢，暑秽。［西医］感冒。

病因病机：肺脾暑湿郁滞，俞根初曰："暑兼秽气由口鼻吸入留伏膜原，湿热郁遏经隧，邪阻气机，阳不宣运。"[1]常多挟食滞，阻遏中宫，而成暑湿内伏，三焦气机不宣达之候。

证象组合：阳郁+表郁+气滞

主症：**【阳气不宣】症象**：①面色晦滞、面青白。②神疲倦意，四肢乏力。③唇淡。④口干不欲饮。⑤四肢冷。**舌象**：舌红，苔白滑。**脉象**：①脉沉数。②沉弦濡缓。③脉寸浮数，尺沉迟，左关弦细数，右关沉细数。**指纹**：青。

【腠理不宣】症象：①恶寒发热无汗。②身倦微热。③脊背酸痛。④周身酸痛。

【气机不利】症象：①胸脘痞闷。②腹满痛。③腹胀肠鸣，饱闷。④大便溏泄，大便不爽。⑤下痢后重。**舌象**：①舌质略红，苔白厚腻微黄。②舌苔腻。③灰黄。④后根苔黄腻少滓。**脉象**：脉弦微滑。

副症：**【清空不宣】症象**：①头项强痛。②头重脑胀。③头晕沉重。

【气机不宣】症象：①咳嗽。②食减，不食。③胸闷。④胸胁发紧。

宾症：**【气机不降】症象**：①恶心欲吐，泛恶。②呕吐。

【清窍不宣】症象：鼻流清涕。

治则：宜辛香宣通阳气，清暑行滞，解表疏里，以期表里两解，俞根初曰：宜"苦辛凉淡以疏利"[1]。宜辛香逐秽，轻淡清暑，使其暑秽两分，则邪自解散而愈。

方证

1.和胃祛风证：蒲辅周方[2]。标本兼治，治暑湿蕴着，长期头重脑胀，胸闷腹胀，详见病案5。

苏叶、香附、陈皮、前胡、僵蚕、天花粉、麦芽各4.5g，防风3g，甘草1.5g，建曲6g。

2.藿香正气汤加减证：朱师墨方[3]。和胃祛风，标本兼治，治脾胃素弱感冒，头晕，身倦微热，详见病案4。

鲜藿香、鲜佩兰各12g，广陈皮、川厚朴各6g，半夏、炒白术、大腹皮、紫苏、炒建曲各9g，茯苓、六一散各15g，白蔻仁3g。

论著和讨论

1.本证候因暑湿热邪阻遏上中，肺脾气机不能宣达，清阳不克运转，为表里同病，俞根初说："伤寒兼痧：寒湿凝滞于脉络，或湿热郁遏于经隧，头胀晕痛，发热恶寒，胸闷气逆，腹痛胀满，轻现红点，重现青筋，甚有上下不通，吐泻不得，四肢厥逆。脉沉弦而滞，甚则沉伏者，此寒闭于外，痧郁于内，气郁血凝而不能外达也。急用苦辛凉淡以疏利，藿香正气汤加辰砂拌滑石15g，绵茵陈、焦山栀各9g（湿热郁遏经隧，邪阻气机，阳不宣运。宜辛香逐秽，轻淡清暑，使其暑秽两分，则邪自解散而愈）。"[1]

2.治则亦当宣表疏里、表里双解之法。吴坤安说："暑挟痧：暑兼秽气，从口鼻吸入，亦头疼、恶寒、发热，或手足指冷，脉沉伏，饱闷呕恶，或腹痛泄泻，治宜清暑兼逐秽，如广藿梗、川郁金、紫苏、青蒿、厚朴、茯苓皮、滑石粉、连翘、草蔻、通草之类清之。有食加青皮、楂肉、枳实。"[4]

病案举例

1.叶天士治某女，舌色灰黄，渴不多饮，不饥恶心，下利红白积滞，小溲不利，此暑湿内伏，三焦气机不主宣达。宜用分理气血，不可见积，以攻涤下药：滑石、通草、猪苓、茯苓皮、藿梗、厚朴、白蔻仁、新会皮[5]。

2.陈良夫治痢疾，宜表疏里后，表热递去，而便薄转痢黏白，腹痛里急，或登圊不解，脉沉弦，苔花腻，纳食杳然。此中宫湿热，阻遏气机，欲达而未克速达，清疏中宫，参醒胃：金斛、新会皮、蔻仁壳、六曲、枳壳、青皮、滑石、槟榔、赤芍、佛手、佩兰、车前子[6]。

3.蒲辅周治感冒：王某，男，54岁，患者素有大便不爽，腹痛肠鸣，睡眠不佳等症，近日又觉头晕，身倦微热，脊背酸痛，咳痰，左胸胁发紧，大便稀溏，腹胀尤甚，舌质正常，后根苔黄腻少滓，脉寸浮数，尺沉迟，左关弦细数，右关沉细数。蒲老认为：此其人脾胃素弱，复受新感，中气不支，脾气下陷，法宜和胃祛风、标本兼治（组方见方证）。二诊：服药后，痛胀、背酸俱消失，大便如前，仍有头晕，微咳痰多，脉象寸浮数，关尺和缓，舌苔减退，病势虽减，但风邪未尽，脾胃未和，继以祛风宣肺，并调脾胃为治：苏叶、荆芥穗、桔梗各3g，蔓荆子6g，菊花、前胡、僵蚕、广陈皮各4.5g，生甘草0.9g，香豆豉9g，葱白（连须）2寸。三诊：头晕已减，咳痰如前，消化尚欠佳，舌苔再减，脉沉滑，外邪已解，肺胃未和，治宜养阴润肺、和胃化痰：茯苓、法半夏、建曲、桑叶、枇杷叶、炒麦芽各6g，化橘红、焦山楂各4.5g，石斛9g，炙甘草1.5g，服后咳平，食纳增加，大便正常而愈[2]。

4.李泰治施金文，男，48岁，脉迟，微有烧寒，头晕身痛，胸紧作呕，腹痛便滞，宜温中疏邪。藿香、玉活、苏叶、羌活各1.5g，川厚朴4.5g，陈皮、白芷、北防风、荆芥、郁金、西党参、法半夏各3g，竹茹1扎，生姜1片[7]。

5.朱师墨治何姓，20多岁，停经3个月，时值暑季，长期头重脑胀，胸闷腹胀，精神不振，饮食无味，脉濡缓，苔白滑，为暑湿蕴着，藿香正气汤加减（组方见方证），10剂，不但暑湿解除，头脑清醒，胸腹开通，食欲增加，病愈经行[3]。

引用文献

［1］俞根初.重订通俗伤寒论［M］.上海：上海科学技术出版社，1959：210，211.

［2］中国中医研究院.蒲辅周医案［M］.北京：人民卫生出版社，2005：45.

［3］朱师墨.我治疗闭经的经验［J］.中医杂志，1979，(11)：32.

［4］吴坤安.伤寒指掌［M］.上海：上海科学技术出版社，1959：卷四45.

［5］叶天士.临证指南医案［M］.上海：上海卫生出版社，1958：359.

［6］秦伯未.清代名医医案精华［M］.北京：人民卫生出版社，2006：388.

［7］李洪成等.中医证候学［M］.北京：中国医药科技出版社，2008：405.

（三）清阳逆乱候（肺脾暑湿湿偏重变证）

肺脾暑湿证，暑湿内袭太阴，气湿交阻，清浊不司升降，变成清阳逆乱之候。时病学家称为伤暑霍乱，或暑湿霍乱之病。以升降逆乱之吐泻交作为主，但必兼有阳郁表郁之脉症。

通称：伤暑霍乱，暑湿霍乱。

内含病例：［**中医**］阴暑，阴霍乱。［**西医**］急性胃肠炎。

病因病机：肺脾暑湿郁逆，夏月因暑贪凉，纳凉饮冷，阻遏暑热，寒热不调，扰乱清阳，不得宣发，邪正错杂，升降机窒，清浊相干，乱于肠胃，致气机猝然逆乱于上下而成。

证象组合：阳郁+气乱+气郁

主症：【**阳气不宣**】**症象**：①恶寒。②头痛。③面垢。④手足指冷。⑤厥逆。⑥两足抽筋。⑦冷麻。**舌象**：舌苔白滑。**脉象**：脉沉伏。

【**气机逆乱**】**症象**：①吐泻交作。②腹胀而痛。

副症：【**阳气怫郁**】**症象**：①烦躁口渴。②发热无汗。③欲卧水中。④反张直视。**舌象**：舌苔黄白。

宾症：【**气机不宣**】**症象**：①饱闷。②胸痞。③气粗。

治则：当以发越清阳为主，外宣阳郁，内疏暑湿，清阳得展，则清升浊降；阴邪外泄，暑热亦随之解。邪从热化，暑热偏重者，仍当兼以清热化湿以解暑。

方证

1.加减香薷饮证：俞东扶方。适应于急性吐泻，头痛发热，恶寒无汗，腹胀而痛，夏月贪凉饮冷，阻碍暑热。

扁豆、厚朴、香薷、茯苓、半夏、苍术、木瓜。

2.雷氏芳香化浊法加减证：杜勉之方[1]。治急性胃肠炎，湿滞中焦，升降失司，吐利腹痛。详见病案5。

藿香、滑石、苏叶、陈皮、半夏、大腹皮、厚朴各10g，佩兰、木香、苍术各6g。

3.薷苓汤证：即五苓散合黄连香薷饮，治暑湿证表热偏重，伤暑泄泻[2]。

香薷、葛根、黄连、天花粉、白术、赤茯苓、猪苓、泽泻、甘草、生姜。

论著和讨论

本证候因贪凉饮冷，暑湿内袭太阴，气湿交阻，清浊不司升降，阴邪阻遏，清阳不得宣发，寒热内扰，致气机内乱，胸痞腹痛吐泻，恐其内闭，吴坤安说："暑兼秽气，气从口鼻吸入，亦头疼、恶寒、发热，或手足指冷，脉沉伏，饱闷呕恶，或腹痛泄泻，治宜清暑兼逐秽，如广藿香、川郁金、紫苏、青蒿、厚朴、茯苓皮、滑石、草豆蔻、通草之类，有食加青皮、楂肉、枳实。"[3]其治则当宣通表阳，与清疏暑湿合法，表里双解。薛生白主缩脾饮芳香涤秽，辛燥化湿。俞东扶主香薷饮加茯苓、半夏、苍术、木瓜等，黄连、石膏不可轻用，人参犹不可轻用。

病案举例

1.周小农治严云卿，怀孕3个月，霍乱转筋，冷麻吐苦，脉数无溺，便泻如泔，苔黄而滑，以清暑通络，养津化湿，以安其胎：蚕沙、藿斛15g，竹茹、半夏、薏仁各6g，香薷2.4g，辰滑石12g，鲜藿香4片，银花、茯苓、车前子各9g，川连2.1g，子芩、扁豆花各4.5g。另：地浆水2碗，野苎根60g，葎草90g，煎代水。血珀0.6g研末，荷花露、薄荷露温调服。药前饮酱油汤。不吐，服药。外用樟脑高粱揩身及四肢，旋溲通微汗，原方去藿、薷、滑、车，加海金沙、黑山栀、桑寄生、竹茹、丝瓜络安胎，因小腹滞也。2剂愈[4]。

2.刘伦正治刘兴顺，中暑夹食，陡发霍乱，手足冰冷，吐泻转筋，大渴喜饮，腹不疼痛，目反白眼，下泻臭秽，两手无脉，苔垢腻边白中黄，六合汤：藿香、厚朴、木瓜各6g，杏仁、法半夏、扁豆、赤茯苓各9g，西洋参、甘草各3g，加桃仁、红花各4.5g，银花15g，荷花露30g，1剂不纳，再剂脉出[5]。

3.钱存济治苏春霆，年近六旬，身体强健，霍乱转筋。素性嗜酒，每饮必醉。兹因酒后食瓜，纳凉露宿，醒则腹痛下利，既而呕吐。身热烦渴，欲卧冰中，气粗满闷，厥逆躁扰，两脚搐筋，腹痛下利，小便不通，呕吐清水有如菜汁，酸苦异常。六脉沉伏，微有弦意，舌亦无苦，合症参之，乃霍乱转筋也。《素问·六元正纪大论》云："太阴所至为中满、霍乱吐下。"又云："土郁发之，为呕吐霍乱。"又云："不远热则热至，热至则身热、吐下霍乱。"《经脉篇》云："足太阴厥气上逆则霍乱。"此证由湿热内蕴，饮冷停食，猝伤暑邪，致升降机窒，清浊相干，乱于肠胃，而陡然霍乱转筋，正与《内经》之旨符合。盖吐利者，湿土之变也。转筋者，风木之变也。湿土为风木所克，则为霍乱转筋。症从热化，病甚沉重，所幸眼眶未陷，津未告竭，尚属可治。用藿、薷透表解秽，芩、连清热败毒，苓、术、滑、泽利湿宣郁，雪水、车前解烦清暑，厚朴推滞，木瓜舒筋，党参扶气，甘草和中，俾表邪透而暑邪清，郁土宣而中机建，肝平筋舒，湿利滞行，而吐利自止矣：西香薷、藿香、川雅连、生白术各9g，条黄芩、泽泻、卷川厚朴各6g，云茯苓18g，西滑石（包煎）24g，潞党参4.5g，宣木瓜12g，炙甘草3g，鲜车前3株，以腊雪水煎服。进1剂，身得微汗，热减、烦平、脉起。复诊去香薷、藿香，加天花粉、白芍各9g以生津液。再诊病愈泰半，原方分两减轻，又进1剂乃痊。遂止药，以糜粥调之，未及1周，即如常人矣[5]。

4.李聪甫治游某某，男，71岁，夏月忽恶寒发热，吐泻交作，腹胀剧痛，谵语神昏，呼吸促迫，舌苔白腻，脉弦促搏指，因暑感寒，挟湿伤中，升降失调，宣湿调中，兼撤表寒：香薷穗、姜厚朴、广陈皮、藿梗、漂白术各5g，姜半夏、炒六曲各6g，鲜竹茹、云茯苓、益元散各10g，吴茱萸、川黄连各2g，生姜3片。或茅根汁，或童便，稍凉徐服[6]。

5.杜勉之治急性胃肠炎：王某某，男，32岁，吐利腹痛2天，经抗生素及补液后，脱水已基本纠正，但吐利腹痛如故，伴恶寒发热，T 38℃，头痛而晕，汗出不畅，渴不欲饮，胸闷纳呆，面青淡黄，精神困倦，表情痛苦，苔白腻，脉濡缓。证属湿滞中焦，升降失司，拟雷氏芳香化浊法加减（组方见方证），1剂，吐利腹痛均减，原方再进3剂痊愈[1]。

引用文献

［1］杜勉之.雷氏芳香化浊法的临床辨证鉴别运用［J］.中医杂志，1982，(7)：53.
［2］汪昂.中华医书集成·医方集解［M］.北京：中医古籍出版社，1999：96.
［3］吴坤安.伤寒指掌［M］.上海：上海科学技术出版社，1959：卷四45.
［4］周小农.周小农医案［M］.上海：上海科学技术出版社，1962：217.
［5］何廉臣.重印全国名医验案类编［M］.上海：上海科学技术出版社，1959：344，352.
［6］李聪甫.李聪甫医案［M］.长沙：湖南科学技术出版社，1979：12.

（四）清气郁滞候（肺脾暑湿暑偏重本证）

肺脾暑湿证，暑热偏盛，湿滞不化，清气宣降失司，而成清气郁滞之候，时病学家称为暑伤太阴之证。其见症以中焦气滞之症象为主，兼见气郁与热蒸之脉症，为暑湿内滞之凭证。

通称：暑伤太阴。

内含病例：［中医］暑泻，白痢。

病因病机：肺脾暑湿郁滞，为暑热挟湿，内蕴肺脾，升降失调，清气郁滞，致上中气机失其通利之常。暑伤太阴，脾气受困，升降失调，而成三焦气化失通之候。

证象组合：气郁+气热+气滞

主症：【气机不宣】症象：①不饥不食。②胸痞，胸闷。③中脘痞阻。④咳嗽。⑤下午辄凛寒而热，热势不扬于外，而甚于里。⑥渴不多饮。⑦咳嗽痰多。**舌象：**舌红苔白腻。**脉象：**①脉沉弱。②脉数沉郁不扬。

【津气蕴蒸】症象：①发热。②自汗。③面赤面垢。④心烦口渴。⑤二便不利。**舌象：**①舌苔微黄，②黄腻少津。**脉象：**①脉滑数。②沉弦细数。

副症：【气机不利】症象：①腹胀。②腹痛，少腹作痛。③小泻。④大便不爽。⑤痢疾后重。

宾症：【气机不降】症象：①咳逆。②恶心呕吐，呕逆。

治则：当宣疏肺脾为主，宣化暑湿，疏利郁滞。热偏重者，清暑兼以渗湿；湿偏重者，燥湿兼以清热。

方证

1.表里双解方证：丁甘仁方[1]。表里双解，治发热腹痛坠胀难忍，表里宣化，疏肝分利，详见病案3。

粉葛根、薄荷、银花、连翘、酒制黄芩、赤芍、青皮、陈皮、瓜蒌仁、砂仁壳、桔梗、六曲、山楂炭、枳实导滞丸。

2.表里宣化方证：张伯熙方[2]。治伏邪未清，里积未达，腹痛便下白陈，睾丸肿痛，详见病案4。

淡豆豉、神曲各9g，川厚朴、吴茱萸各1.5g，猪苓、茯苓、藿香、泽泻各6g，粉葛根、枳壳、淡黄芩各4.5g，防风3g，温六散9g。

3.芳香化浊法证：汪逢春方[3]。芳香疏通，治暑湿积滞互阻中焦，呕吐泄泻，腹中阵痛，舌苔白腻，两脉细弦滑，详见病案5。

鲜佩兰、鲜藿香、制厚朴（川连2.1g同炒）4.5g，制苍术6g，焦麦芽、大腹皮、大豆卷、焦楂炭、鲜佛手、建泻各9g，煨姜2.1g，赤苓12g，太乙玉枢丹（研末匀两次姜水送下）0.6g。

论著和讨论

本证候因暑热挟湿，郁滞上中气机，不得通利，宣降失司，雷少逸说："冒暑者，偶然感冒暑邪，失治入里，如入于肠胃者，则有腹痛水泻，小便短赤，口渴欲饮，呕逆等证，宜以增损胃苓法佐黄连治之。"[4]故其治则以清疏上中气机，宣化暑湿，疏导郁滞为法，亦表里双解之法。吴坤安说："吸暑：面赤口渴，或干呕，或吐泻。舌苔微黄而燥。或白中兼红。胸闷腹痛。此口鼻吸入秽暑而成也。宜辰砂六一散，加枳实、厚朴、川连、郁金之类。"[5]

病案举例

1.叶天士治王，身热自汗，腹痛，大小便不利，脉虚，右大左小，暑热内闭，拟和表里法：薄荷、枳实、黄芩、生白芍、竹叶心、黑山栀、通草、甘草[6]。

又治陈，凉风外受，内郁热伏，身发瘾疹，便解血腻，烦渴。得汗仅解外风，在里热滞未和，啾唧似痛，大便仍有积滞：藿梗、川黄连、黄芩、白芍、竹叶、广陈皮、滑石、炒山楂肉[6]。

2.周小农治王秋舫，伏暑挟湿痰内阻，始而寒热起伏，目下但热不寒，热起胸脘烦闷，头晕，口渴，溲少，脉濡数，声涩，舌苔根浊少润，此膜原之伏邪与痰湿交阻，三焦之气化失于疏通，以宣通伏邪，清化痰湿：青蒿、豆豉、杏仁、桔梗、茯苓、猪苓、滑石、泽泻、桑叶、菊花、丹皮、木通、槟榔、茅芦根、荷叶梗。另磨郁金、菖蒲、枳实，冲服。热退未清，腹部犹灼，脐边按之作痛，便溏溲少而短，气逆作咳，胸脘引痛，青蒿、豆豉、滑石、泽泻、杏仁、茯苓、猪苓、木通、桑叶、菊花、茅根、芦根、荷叶、槟榔、薏苡仁、竹茹、瓜瓣，后加藿香、枇杷叶、玉枢散、佩兰、半夏、蚕沙等出入[7]。

3.丁甘仁治发热六天，临晚尤甚，下痢日夜七八十次，至圊而不能便，腹痛坠胀难忍，谷食不进，幸无呕吐，口干欲饮，苔腻黄，脉滑数，时疫伏暑，蕴蒸阳明，欲达而不能达；湿滞败浊，互阻曲肠，欲下而不能下，急议表里双解（组方见方证），通因通用[1]。

4.张伯熙治陈左，伏邪未清，里积未达，腹痛便下白脓，睾丸肿痛，小溲短少，脉数内热，苔根腻，拟表里宣化，疏肝分利（组方见方证）[2]。

5.汪逢春治王左，28岁，呕吐泄泻，腹中阵痛，舌苔白腻，两脉细弦滑。亟以芳香疏通，防转下痢（组方见方证）。二诊：呕吐泄泻均止，舌苔白腻而厚，胃不思纳，脘腹阵痛，小溲短少，两脉弦滑。暑邪渐解，饮浊化而未楚，再以芳香化浊：鲜佩兰、鲜藿香、麸枳壳、大腹皮、白蔻仁、制厚朴（川连2.1g同炒）各4.5g，鲜佛手、建泻各9g，焦麦芽、赤苓皮、保和丸（布包）各12g，鲜煨姜2.1g，沉香末（匀两次姜水送下）0.3g[3]。

引用文献

[1] 秦伯未.清代名医医案精华[M].北京：人民卫生出版社，2006：534.

[2] 萧龙友等.现代医案选（第五辑）[M].北京：人民卫生出版社，2008：180.

[3] 汪逢春.泊庐医案[M].北京：人民卫生出版社，2008：3.

[4] 雷丰.时病论[M].北京：人民卫生出版社，1964：57.

[5] 吴坤安.伤寒指掌[M].上海：上海科学技术出版社，1959：卷四57.

[6] 叶天士.临证指南医案[M].上海：上海卫生出版社，1958：257，591.

[7] 周小农.周小农医案[M].上海：上海科学技术出版社，1962：74.

（五）清气虚郁候（肺脾暑湿暑偏重转证1）

肺脾暑湿证，由其人元气不足，吸受暑邪，郁于上焦，清气不司宣展，转成清气虚郁之候，时病学家称之为暑伤元气，或气虚中暑，张仲景称为太阳中暍。

通称：暑伤元气，气虚中暑。

内含病例：[中医]太阳中暍，眩晕，疰夏。

病因病机：肺脾暑湿虚郁，多由其人肺脾元气素虚，吸受暑邪，重伤其气，清气无力宣展，表里失其宣通，刘炯夫所云："暑热内袭，中气受戕，清阳不升，浊阴不降。"[1]此成气虚而邪郁表里之候。

证象组合：气虚+气郁+表郁

主症：**【气虚失充】症象**：①小有劳身即热，烦热自汗。②小便已洒然毛耸。③手足逆冷。④口开前板齿燥。⑤神疲肢软。⑥便溏溲短，小溲赤涩浑浊。⑦溺时洒洒然毛耸。**脉象**：①脉弦细芤迟。②软而滑。③脉细濡而迟。

④脉沉细小濡。⑤脉虚大而濡。

【气机不宣】症象：①胸痞。②痰不爽利。③心烦。④渴不多饮。舌象：①舌红苔白腻。②舌苔黄腻。脉象：气口独滑。

副症：【腠理不宣】症象：①发热恶寒。②身重而疼痛，腰胯酸滞重坠。③肢麻。

【气机不降】症象：泛泛欲吐。

宾症：【清空不宣】症象：①颅胀。②头重肢惫。③头眩眼花，稍一转动，天旋地转。④右耳闭塞，伴有蝉鸣。

治则：当益肺脾之气，升清降浊，与清化暑湿；合为清暑益气之法，以扶正祛邪。

方证

清暑益气汤证：李东垣方。适用于肺脾暑湿证。治平素气虚，感受暑湿，脾湿不化，身热头痛，口渴自汗，四肢困倦，不思饮食，胸满身重，大便溏泄，小便短赤，苔腻脉虚。

黄芪、人参、白术、陈皮、神曲、泽泻各1.5g，苍术、升麻各3g，麦门冬、当归、炙甘草各0.9g，黄柏0.6~0.9g，葛根0.6g，青皮0.75g，五味子9枚。水煎服。

论著和讨论

本证候因肺脾元气不足，暑湿郁遏，清气失升，浊气不降，表里之气，失于宣展，其见症以表郁与气虚脉症同见为主。《金匮要略·痉湿暍病脉证》曰："太阳中暍，发热恶寒，身重而疼痛，其脉弦细芤迟。小便已，洒洒然毛耸，手足逆冷，小有劳，身即热，口开，前板齿燥。若发其汗，则其恶寒甚；加温针，则发热甚；数下之，则淋甚。"治则以益肺脾之气虚，宣清气之郁遏，清化暑湿合法，即古人李东垣清暑益气之法。吴鞠通说："《金匮》谓太阳中暍，发热恶寒……数下，则淋甚，可与东垣清暑益气汤。"[2]疰夏：夏季暑湿内阻，湿能滞气，暑伤，身无大病，疲乏不堪，轻者藿香、佩兰泡饮，重者清暑益气汤。

病案举例

1. 张璐治顾九玉，大暑中患胸痞颅胀，脉虚大而濡，气口独滑，此湿热泛滥膈上，清暑益气汤二剂，颅胀止，胸痞未除，与半夏泻心汤减炮姜，去大枣，加枳实，一服而愈[3]。

2. 张聿青治周左，外感湿热后，湿困不化，神疲肢软，绵延二月，脉软而滑，痰不爽利，绵延两月，每至睡卧，四肢作麻，此气虚夹湿夹痰，营卫流行被阻，补气化痰：霞天曲、党参、茯苓各9g，炙黄芪、炒白术、谷芽、猪苓、半夏各6g，蜜姜、橘红、枳壳各3g[4]。

3. 刘炯夫治暑伤元气，清阳不升：舒某某，男，40岁，宿有眩晕，昨因下田割禾，曝于烈日，又浴冷水，贪凉露宿，醒后即觉头眩眼花，泛泛欲吐，稍一转动，天旋地转，右耳闭塞，伴有蝉鸣，恶寒发热，心烦，渴不多饮，体痛足冷，便溏溲短，溺时洒洒然毛耸，舌红苔白腻，脉细濡而迟。证系暑热内袭，中气受戕，清阳不升，浊阴不降，治当清暑除湿、益气升清：黄芪15g，当归、苍术、白术各9g，党参20g，青陈皮各6g，麦冬、泽泻、黄柏、半夏、藿香各10g，五味子、升麻、葛根各5g，神曲12g，生姜3片，红枣3枚。5剂平，10剂愈。本例眩晕究其病因，乃暑伤元气，湿浊中阻，郁遏清阳所致，治用清暑益气汤清暑除湿，益气升清。不治其眩，而眩自止[1]。

4. 宣尔玗治陈某某，女，28岁，1980年8月初诊。长夏湿热炎蒸，头重肢惫，烦热自汗，小溲赤涩浑浊，腰胯酸滞重坠，脉沉细小濡，舌苔黄腻。体丰气泄，暑湿内著。处方：生黄芪、党参各15g，苍术、葛根各3g，川黄柏、泽泻各9g，川续断、萆薢、滑石各12g，土茯苓30g。2剂后，溲清热消，腰痛除，再予原方加减调理而愈[5]。

引用文献

[1] 刘炯夫.眩晕十例[J].浙江中医药，1981，16(5)：218.
[2] 吴鞠通.温病条辨[M].福州：福建科学技术出版社，2010：38.
[3] 江瓘，魏之琇.名医类案(正续编)[M].北京：中国中医药出版社，1996：339.
[4] 张聿青.张聿青医案[M].上海：上海科学技术出版社，1963：449.
[5] 宣尔玗.东垣清暑益气汤运用介绍[J].浙江中医药，1982，17(7)：324.

（六）清气虚蒸候（肺脾暑湿暑偏重转证2）

肺脾暑湿证，暑伤元气，湿遏热蒸，清气不司宣展，转成清气郁蒸之候。时病学家通常称之为暑伤元气，或暑湿伤气，气虚伤暑，气虚中暑等，亦可见于暑湿延误失治，气虚邪伏之低热症。其见症以气虚与热蒸脉症为主，同时可见上中气机郁遏之症象。

通称：暑湿伤气，暑伤元气，湿热伤气。

内含病例：[中医]暑兼气虚，中暑，煎厥，低热。

病因病机：肺脾暑湿虚蒸，多由其人肺脾气虚不足，暑伤元气，湿困脾气，暑湿蕴蒸，致上中清气不得宣展，清气不升，浊气不降，而成虚蒸之候。

证象组合：气虚+气蒸+气郁

主症：**【气虚失充】症象**：①面㿠神倦，精神减少，语声低微，四肢困倦。②微恶风，恶寒战栗不能自持，③身重汗出。④头晕，晕仆。⑤心悸短气。⑥大便频溏。**舌象**：舌质淡嫩。**脉象**：①脉弦细，重按无力。②浮小而缓。③虚微细弱。④脉沉细小濡。

【津气蕴蒸】症象：①低热，午后为甚，无汗。②身热自汗，大汗。③入夜错语。④心烦烦热。⑤头胀。⑥口渴，口干不欲饮。⑦小便黄赤。⑧大便干结。**舌象**：①舌苔淡黄。②苔薄而干，根部黄腻。③舌苔黄腻。

副症：**【气机不宣】症象**：①胸痞。②胸满。③饮食不下，纳呆。**舌象**：舌苔白。

宾症：**【气机不降】症象**：①气促。②口吐血沫。

治则：当补益肺脾气虚，兼清暑化湿，升展清气，淡渗降浊，益气调中，扶正逐邪之法。

方证

东垣清暑益气加减方证：刘仕昌方[1]。益气生津，除湿透邪，治亚急性阑尾炎，低热，转移性右下腹疼痛、发热。

黄芪、党参、白术、云茯苓、苍术、六曲、陈皮、麦冬、五味子、炙甘草、当归、知母、黄柏、防风、姜、枣。

论著和讨论

本证候因肺脾气虚，暑湿蕴蒸，清气失于宣展，薛生白说："湿热伤气，四肢困倦，精神减少，身热气高，心烦溺黄，口渴自汗，脉虚者，用东垣清暑益气汤主治。"[2]其治则仍以补肺脾之气虚，兼清暑化湿，以升清降浊为法，仍不离东垣清暑益气之法。吴仪洛说："清暑益气汤治长夏湿热炎蒸，四肢困倦，精神减少，胸满气促，身热心烦，口渴恶食，自汗身重，肢体疼痛，小便赤涩，大便溏黄，而脉虚者。"[3]释曰：暑湿蒸人，脾土受伤，故肢倦便溏；暑热伤肺，故气促心烦，口渴，便赤；浊气在上，则生䐜胀，故胸满恶食；暑先入心，汗为心液，故自汗；湿盛，故身痛身重；寒伤形，表邪外盛，故脉大而有余；暑伤气，元气耗伤，故脉虚而不足[3]。

病案举例

1.**朱丹溪**治徐三官人，年五十余，六月间，发热大汗，恶寒战栗，不自禁持，且烦渴，朱曰：此暑病。脉之皆虚微细弱而数。其人好赌，致劳而虚，遂以人参竹叶汤调四苓散，八剂而安[4]。

2.**江应宿**治一人，瘦长而脆，暑月过劳，饥饮烧酒，遂身热汗出，昏愦语乱。江视之脉皆浮小而缓，按之虚豁，曰：暑伤心，劳伤脾也。盖心藏神，脾藏意，二脏俱伤，宜有是证。法宜清暑益脾，用八物汤加麦冬、山栀、陈皮十余剂而愈[4]。

3.**肖子精**治陈某子，男，8岁，受暑食冷，病20多天，初起四肢困倦，渐致胸满，肢疼身热自汗，饮食不下，胸满气促，晚间烦热加剧，错语，小便黄而数，大便频溏，脉虚而迟，苔淡黄。此暑伤元气，湿困脾阳，宜清暑化湿、调中益气，清暑益气汤加茵陈4.5g。后去升麻、葛根加黄连1.5g，扁豆衣3g。诸症大减，下肢略肿，去黄连加木瓜，倍用白术，2剂而愈[5]。

4.**龙范之**治杨某某，男，21岁，负重太多，行至中途，卒然倒卧，身热自汗，耳目如废，心中愦愦，口吐血沫，此煎厥证也。原因负重远行，汗出表疏；外热煎迫，气不相续所致。拟用东垣清暑益气加减：黄芪、党参、白术、云茯苓、苍术、六曲、陈皮、麦冬、五味子、炙甘草、当归、知母、黄柏、防风、姜、枣。按：以上症，服药2剂见效[6]。

引用文献

[1] 刘仕昌.低热两年余治验[J].新中医，1981，(9)：29.
[2] 王士雄.温热经纬[M].沈阳：辽宁科学技术出版社，1997：50.
[3] 吴仪洛.成方切用[M].太原：山西科学技术出版社.2009：309.
[4] 徐衡之，姚若琴.宋元明清名医类案[M].长沙：湖南科学技术出版社，2006：37，131.
[5] 福建省中研所.福建中医医案医话选编1[M].福州：福建人民出版社，1960：21.
[6] 萧龙友等.现代医案选（第五辑）[M].北京：人民卫生出版社，2008：40.

（七）清气虚陷候（肺脾暑湿暑偏重变证）

肺脾暑湿证，由其人肺脾气虚，暑湿外袭，正气不支，清气不升而下陷，是为清气虚陷之候，时病学家亦称为暑伤元气之证。

通称：暑伤元气。

内含病例：［中医］暑泻，暑热证。

病因病机：肺胃暑湿虚陷，多由肺脾元气素弱，感受暑湿，上中气虚，正气不支，暑湿随清气下陷而成正虚邪陷之候。

证象组合：气虚+气蒸+气陷+气郁

主症：【气虚不充】症象：①面色皖白，面色黄滞，面色如灰。②时自汗出，头重如裹。③气短胸闷。④唇舌俱淡。⑤口淡无味。⑥微微浮肿。⑦精神疲惫，四肢疲困，倦怠嗜睡，蜷卧懒言，昏睡露睛。⑧哭声低弱，呃声低而不畅。⑨手足厥冷。**舌象：**舌胖有齿痕色淡苔薄白。**脉象：**①脉虚微。②芤细迟。③虚大缓。

【津气蕴蒸】症象：①发热。②烦渴，消渴，尺肤热。③面色潮红。④自汗。⑤小便赤。**舌象：**①舌红苔白中黄。②腻厚。

【气机下陷】症象：①腹痛。②肠鸣。③尿多、小便不禁。④二便窘急。⑤泄泻。⑥里急后重。⑦酱便秽臭，气下坠。⑧大便如蛋花。**脉象：**脉沉缓而有间歇。

副症：【气机不宣】症象：①不食。②腹膨。③胸闷。

宾症：【气机不降】症象：①呕吐。②气促。③时嗳气。④呃逆。

治则：当温补肺脾，益气升举，以托邪外达，兼以清暑化湿，以除其陷伏之邪。

方证

1.温阳升阳行经方证：李东垣方[1]。治伤寒发热，中阳不升，经气不行，面黑如墨，小便不禁，脉沉细。

升麻、葛根、防风、白芷、党参、黄芪、白芍、苍术、甘草。

2.清暑益气汤加减方证：王熙章方[2]。治伤暑发热，头痛腹痛泄泻，四肢倦息，里急后重，详见病案4。

黄芪、苍术各6g，党参、寸麦冬、五味子、广陈皮、炒扁豆、炙甘草、葛根、泽泻各4.5g，青皮、升麻各2.4g，白术9g。

论著和讨论

本证候系暑湿外受，内蕴于肺胃，正气不支，随清气下陷，其见症以气虚与下陷脉症为主，同时可兼见暑热内蒸与气机升降失常之症象。其治则宜温补肺脾之气，以升清举陷，清暑化湿以除陷伏之邪。刘公望按："丹溪曾用补中益气汤随服而探吐之法，以治孕妇转脬小便不通，喻谓：'譬如滴水之器，上窍闭则下窍不通，必上窍开然后下窍之水出焉。'此为下病上取，究其机制在于枢转气机。余仿效之，胃病治脾，借升阳健脾以和胃降逆。'谨守病机，各司其属'此之谓乎？"[3]

病案举例

1.滑伯仁治一人，暑月泄泻，小便赤，四肢疲困不欲举，自汗微热口渴，六脉虚微，此东垣所云夏月中暑，饮食劳倦，法宜清暑益气汤，投二剂，而病如失[4]。

2.谢映庐治丁麒寿，暑月腹痛泄泻，自汗神疲，叠进温补，二便窘急，烦渴尿短，四肢逆冷，气促脉虚，清暑益气汤合桂枝汤一剂，病势减半，继进二剂，兼吞消暑丸一两，腹中呱呱有声，二便通利，汗收渴止，烦退而安。复将原方除桂枝，二剂痊愈[5]。

3.王熙章治妊娠伤暑泄泻：钟某，34岁，怀孕6个月。发热头痛，腹痛泄泻，四肢倦怠，里急后重，脉芤细而迟，舌苔厚腻。止泻安胎，清暑益气汤加减（组方见方证）。泄泻即减，腹痛亦瘥，能进稀粥少许，脉尚微细无力，正气虚，前法加当归6g，养血安胎[2]。

4.姚荷生会诊小儿暑热症：乙儿脾虚受暑：发于夏季，其主证同具消渴、泄泻、尿多、久热不退。儿面色黄滞，微微浮肿，唇舌俱淡，倦怠嗜睡，有时烦哭，其声却较低弱，渴时不一定要求冷饮，大便如蛋花。体质黄而肥者，说明素质偏湿。病机既属脾虚受暑（暑湿伤气），因而治疗定为清暑益气，处方为清暑益气汤加味：黄芪、党参、炙甘草、当归、麦冬、青皮、葛根、升麻、泽泻、五味子、陈皮、黄柏、神曲、白术、苍术、生姜、红枣。姚老说：暑邪夹湿，故方药性味侧重甘温。伤气较重，故方中益气之药较多。甘温适于清暑益气。其口渴非热邪伤津，乃气不布津，故不能吃西瓜、水果，而用陈仓米（或陈谷），灶心土煎水代茶，陈仓米、灶心土甘温益脾，助气而后津可布，看似饮食宜忌，其与选方遣药，实属一致。问到愈期估计，姚老认为七日一来复，五日为一候。至暑湿，湿为阴邪，湿性濡滞，其进缓，其退亦缓。本病无论从学理、经验上都告诉我们，其向良好转归的过程，第一是先好口渴，第二是小便次数减少，第三是大便转稠，第四才是发热见退。如果急于要求退热，甚至外用冰敷，内服苦寒之药，那就难以达到理想的效果。药后五天，乙儿发热退，下地不久依母膝。姚老复诊再给七味白术散二剂，带药出院回家[6]。

5.刘公望治呃逆：某男，58岁，军人。1977年8月诊。20年前因患心肌梗死而离休。正值濡暑季节，1周前于感冒后呃逆不止，夜间尤甚，不能成眠。呃声低而不畅，气短胸闷，神疲肢倦，头重如裹，时自汗出，口淡无味，食欲不振，便溏溲赤，脉沉缓而有间歇，舌胖有齿痕色淡苔薄白。证属中气不足，脾气不升，失降失司。法当补中升阳以治本，方用补中益气汤加减：黄芪15g，台参、白术各9g，陈皮、柴胡、当归、藿梗、荷叶各6g，升麻4.5g，生姜3片。水煎服，日1剂。服药3剂而呃逆即止[3]。

6.郭贞卿治刘某，女，36岁。七月盛夏陪客游玩，出汗较多，又食油腻，高热40℃，困倦乏力，精神委顿，汗多口渴，面色潮红，尺肤热，自觉气息下坠，烦躁欲死，舌红苔滑微黄，日痛泻五六次，所下臭秽如酱，服王孟英清暑益气汤无效，面色灰如着粉状，蜷卧懒言，脉虚大而缓，乃暑伤元气兼挟湿热，与东垣清暑益气汤加味：党参、黄芪、寸麦冬、葛根各10g，苍术、当归、炒三仙各6g，升麻3g，泽泻、白术、黄柏各9g，陈皮、炙甘草、五味子各4.5g，生姜1片，大枣3枚，青皮5g，1剂即趋平稳，再2剂遂愈[7]。

引用文献

[1] 金元四大家医学全书［M］.天津：天津科学技术出版社，1994：901.

[2] 福建省中研所.福建中医医案医话选编1［M］.福州：福建人民出版社，1960：210.

[3] 刘公望.金元四家治法方剂应用举隅［J］.江西中医药，1983，(5)：22.

[4] 徐衡之，姚若琴.宋元明清名医类案［M］.长沙：湖南科学技术出版社，2006：77.

[5] 谢映庐.谢映庐医案［M］.上海：上海科学技术出版社，1962：25.

[6] 龚子夫.追记一次严肃而认真的中医会诊［J］.中医杂志，1980，(7)：20.

[7] 郭贞卿.谈谈我对甘温除热法的认识［J］.中医杂志，1980，(8)：18.

三、脾胃暑湿证（暑湿证合病）(6候)

脾胃暑湿证，为暑湿直犯中焦，多兼吸秽浊之气，故称之暑秽，俗称痧秽。邪犯中焦，脾不主升，胃不主降，脾胃升降失司，清浊混淆，挥霍撩乱，古人谓："清浊背其泾渭之分，升降失其常；阴阳反其日月经头之纬，寒热相隔，乱于胸中为大悗，乱于肠胃为霍乱，甚则上下不通，营卫不行，中宫闭塞。"故有暑湿霍乱、中暑霍乱之称，其吐泻不得者称干霍乱，俗称绞肠痧。其暑偏重者，其病较浅，仅郁滞于气分，尤易化热，耗伤气液。其湿偏重者，其病则深，已郁滞于阳分，损伤阳气，而有阳气闭脱之变。

其治则总当芳香逐秽，以清暑化湿、升清导浊。而湿偏重者，又必先开其湿，湿开然后暑热则可外透而解。然湿热俱盛者，其病为湿遏热炽，又当以辛苦开泄之法，辛通脾阳以开其湿，苦泄胃火以消其暑。

证候别称：湿浊上冒，湿浊郁闭，湿郁热蒸，暑挟湿滞，暑湿夹滞，寒包暑邪，寒邪直中太阴，暑陷厥阴，厥阴中暑，厥阴陷邪，热病转寒中。

病名：［中医］伤暑，中暑，湿浊，暑湿，伏暑，手太阴暑温，湿温，痧秽，秽毒，暑秽，瘟疫，暑泻，湿泻，痢疾。呕吐，暑湿霍乱，湿热霍乱，中暑霍乱，暑热吐泻，干霍乱，绞肠痧，头痛，阳黄，时毒疫疟，亡阳。

［西医］急性胃肠炎，急性肠炎，单纯性消化不良，中毒性消化不良，中毒型痢疾败血症，乙型脑炎。

证候系统：详见图3-4-7。

暑偏重——本证——清气失宣候、清气郁蒸候、津气郁炽候
　├——转证——清气郁滞候
　└——变证——清气逆乱候、木火虚逆候
湿偏重——表里本证——清阳郁遏候
　├——转证——清阳郁蒸候、清阳郁滞候
　├——变证——清阳逆乱候、中气窒闭候
　├——里证本证——脾胃郁滞候
　└——变证——木火郁逆候

图3-4-7　脾胃暑湿证证候结构图（13候）

（一）津气郁炽候（脾胃暑湿暑偏重本证）

脾胃暑湿证，湿浊外郁未解，暑热内蕴已炽，津液暗消，是为津气郁炽之候，多见于伏气暑湿之病。薛生白所谓"此太阴之湿与阳明之热相合"[1]之证。

通称：中焦郁蒸。

内含病例：［中医］伏暑，湿温，手太阴暑温，阳黄。

病因病机：脾胃暑湿郁炽，暑本挟湿，内蕴中焦，湿郁于脾，热蒸于胃，湿遏阳气，热灼津液，而成外郁内炽之候，此时阳明之温当炽，太阴之湿不化，湿遏热炽，将燥未燥。

证象组合：阳郁+气炽+津灼+气滞

主症：**【阳气不宣】症象**：①头重。②身重。③口糜腻。④两胫逆冷。⑤四肢沉重。⑥黄疸。**舌象**：舌苔糙白。**脉象**：①脉弦。②沉。

【津气蕴炽】症象：①口渴舌干，自汗。②身热妄言。③胸腹多汗。④便闭尿赤，小便不通。⑤大便糊状，臭秽。**舌象**：①苔灰腻垢厚。②苔微黄。**脉象**：脉数大滑。

副症：**【津液消灼】症象**：①烦渴。②渴喜冷饮。**脉象**：脉洪大有力。

【清空不宁】症象：头痛。

宾症：**【气机不利】症象**：①胸腹满。②中痞，胸膈痞闷。③脘闷。

【气机不降】症象：①气喘。②恶心。

治则：当温通脾阳以化湿，清解胃火以救津，寒温润燥同用。

方证

1.苍术白虎汤证：又名白虎加苍术汤。《类证活人书》方。治湿温多汗，身重足冷。

知母六两，石膏一斤，苍术、粳米各三两，炙甘草二两。水煎服。

2.甘露饮子证：王旭高方[2]。涤热燥湿，治湿遏热炽，将燥未燥，发热，热甚神糊，两目上视，详见病案2。

寒水石、茯苓、泽泻、石膏、茅苍术、桂枝、葱头、猪苓、草果、知母、姜汁。

3.三仁汤加减证：赖良蒲方[3]。芳香化浊，甘淡祛湿，苦辛清热，治长夏伏热，烦渴头重胸闷，体倦足冷，小便短赤，大便溏泄，详见病案3。

苍术、杏仁、佩兰各6g，薏苡仁15g，白蔻仁3g，连翘9g，天花粉12g，石膏30g，芦根24g，六一散24g。

4.藿佩苡苓汤证：董建华方[4]。治流行性乙型脑炎，发热头痛，微有恶寒，心烦自汗，详见病案5。

藿香、佩兰、蔓荆子、薏苡仁、荷叶、车前子各10g，滑石12g，甘草、茯苓各6g，竹叶5g。

论著和讨论

1.本证候暑湿内蕴中焦，湿郁脾阳，热炽胃津，湿遏热炽，吴坤安说："夏月头疼妄言，自汗，身不甚热，两胫逆冷，四肢沉重，胸腹多汗而满，其人先伤于湿，因而中暑。其脉阳涩或弱，阴小而急，不可发汗。汗之名重暍，必死。汗多者，白虎汤加桂枝；汗少者，白虎汤加苍术，或概用苍术白虎汤。"[5]姚国美说："若恶寒一退，即汗出壮热，身重足冷，苔仍糙白，脉弦数不洪，外寒虽解，暑从热化，余湿未尽，不得纯用凉泻，宜甘寒佐以苦温，苍术白虎汤。若湿邪已化，唯暑热独亢，苔燥脉洪，则当从暑病清解（李洪成学姚国美《诊断治疗学讲义》笔记）。"其见症以热炽津伤脉症为主，但必兼见湿浊郁遏中焦阳气之脉症。

2.治则当以苦温开湿浊，与甘寒以清热救津合法。薛生白说："湿热证，壮热口渴，自汗身重，胸痞，脉洪大而长者，此太阴之湿与阳明之热相合，宜白虎加苍术汤。热渴自汗，阳明之热也，胸痞身重太阴之湿兼见矣，脉洪大而长，知湿热滞于阳明之经，故用苍术白虎汤以清热散湿"[1]。

病案举例

1.**许叔微**治王彦龙，季夏时胸项多汗，两足厥冷，且谵语，脉关前濡，关后数。先以白虎加人参汤，次日以白虎加苍术汤，头痛渐退，足渐温，汗渐止，三日愈[6]。

2.**王旭高**治投两解法，得汗得便，安然两日，又渐渐发热，热甚神糊，两目上视，几乎厥脱，至黄昏神渐清，热渐减，脉沉不起，舌红干苔黄腻。此湿遏热炽，将燥未燥，阳证阴脉，相反堪虞，甘露饮子涤热燥湿（组方见方证），沟通阴阳，祛湿土之寒[2]。

3.**赖良蒲**治长夏伏热，烦渴头重胸闷，体倦足冷，小便短赤，大便溏泄，历两月余，脉细数，苔白腻，以芳香化浊，甘淡祛湿，苦辛清热，三仁汤加减（组方见方证），4剂热退渴减，足温，脉弦细数，湿去热存，防热伤阴，法宜兼顾：生地12g，寸麦冬、薏苡仁、扁豆、茯苓、谷芽、六一散各9g，丹皮、连翘、大腹皮各6g，6剂安[3]。

4.**叶鉴清**治顾左，痰火体质，新凉引动伏暑。5日畅汗后，形寒虽和，热势反灼，身重渴喜冷饮，口甜腻，脘闷头重，便闭尿赤，脉滑大数，舌尖糙，苔中根灰腻垢厚。此湿痰挟伏邪，充斥阳明已有化火之渐，苍术白虎汤加味：苍术、知母、莱菔子各9g，槟榔、佩兰、玄明粉、枳实、郁金各4.5g，象贝母、瓜蒌仁各12g，石膏24g，荷梗1尺，通草3g。头面多汗，脘闷稍和，去苍术加焦山栀9g，淡子芩、竹叶、竹茹各4.5g，薏苡仁、冬瓜子各15g，滑石12g，芦根30g，荸荠4枚。病后口气干苦，咳痰厚稠，芦根、薏苡仁、瓜蒌、杏仁、枇杷叶、石斛、贝母、竹茹、白前、冬瓜子[7]。

5.**董建华**治暑温（流行性乙型脑炎）：宋某某，男，13岁，发热头痛，微有恶寒，心烦自汗，面垢纳呆，尿赤少，便溏薄，脉濡缓，苔黄腻。内蕴湿热，外受暑邪，暑湿交蒸。芳香化浊，清利湿热，藿佩苡苓汤（组方见方证），3剂均瘥[4]。

引用文献

［1］王士雄.温热经纬［M］.沈阳：辽宁科学技术出版社，1997：50.

［2］秦伯未.清代名医医案精华［M］.北京：人民卫生出版社，2006：172.

［3］赖良蒲.蒲园医案［M］.南昌：江西人民出版社，1965：29.

［4］董建华.临证治验［M］.北京：中国友谊出版公司，1986：179.

［5］吴坤安.伤寒指掌［M］.上海：上海科学技术出版社，1959：卷四54.

［6］江瓘，魏之琇.名医类案（正续编）［M］.北京：中国中医药出版社，1996：337.

［7］何廉臣.重印全国名医验案类编［M］.上海：上海科学技术出版社，1959：110.

（二）清气郁滞候（脾胃暑湿暑偏重转证）

脾胃暑湿证，湿滞于内，热炽于中，中焦气机阻滞，是为清气郁滞之候。时病学家称之为暑挟湿滞，或暑湿夹滞之病。其见症中焦气机郁滞症象为主，兼见气郁与热蒸脉症。

通称：暑挟湿滞，暑湿夹滞。

内含病例：［中医］暑泻。**［西医］**急性肠炎，中毒性消化不良。

病因病机：脾胃暑湿郁滞，或湿邪偏重，郁滞于脾；或夹食积，阻滞于中，致中焦气机郁滞；脾胃运化不利，大肠传导失司，而暑热郁蒸于内，是为暑湿夹滞之候。

证象组合：气郁+气滞+气蒸+气逆

主症：【气机不宣】症象：①胸闷欲恶。②胃不思纳。③面色萎黄，困倦乏力。**舌象：**舌白。**脉象：**脉濡。

【津气蕴蒸】症象：①低热、高热，寒多热少。②口苦且腻。③大便下利，泄泻泻下热臭，便泄如蛋花带黏液。④小便黄少，小便艰涩。**舌象：**舌红苔淡黄而垢腻。**脉象：**脉象滑数。

副症：【气机不利】症象：①肚腹胀大，腹部胀痛。②腹胀矢气。③大便不通。**舌象：**舌苔白腻，根部垢厚。

宾症：【气机不降】症象：①恶心呕吐。②口唾白沫。

治则：当以宣化暑滞、通利气机为法，赵绍琴曰："盖湿滞中下焦，阻碍气机，不得流通，故使三焦不畅。二便涩滞，此非攻逐可愈，必调气机，畅三焦，始能湿化便畅。"

方证

1.六和加减证：陈登铠方[1]。治内湿暑湿，停滞太阴，疟日作，寒多热少，口唾白沫，详见病案1。

藿香、盐陈皮、六曲、醋半夏、茯苓、扁豆、泽泻、炙甘草。

2.葛根芩连汤合胃苓汤证：郁文骏方[2]。治暑泻（中毒性消化不良），肚腹胀大，便泄如蛋花带黏液，详见病案2。

葛根、苍术、白术、猪苓、泽泻各6g，厚朴、陈皮各3g，云茯苓15g，川黄连、黄芩各2.4g，山楂、鸡内金各4.5g，兑服紫金锭0.3g。暑泻常伴呕吐或便下多黏液者，加服加减升降散亦颇有效：胆南星、片姜黄各18g，生熟大黄、僵蚕各12g，朱砂3g，牛黄0.3g，共末，1岁以内服1厘（0.03g），1~5岁每次0.06g，日3~4次。

3.三仁汤合甘露消毒丹证：张学能方[3]。淡渗利湿，清热导滞。治低热，泄泻热臭，胸闷欲恶，详见病案3。

薏苡仁、杏仁、制半夏、黄芩、连翘各9g，豆白蔻仁1.5g（后下），陈皮、制川厚朴各6g，焦山楂、焦六曲、鲜藿佩各15g，六一散30g（鲜荷叶包），5剂。水煎。

论著和讨论

本证候因暑湿夹滞阻于中焦，气机不利，传化失司，治则当以宣化通利为法。宣化其暑湿，通利其阻滞。彭建中认为赵绍琴："宣化通腑法用于治疗中、下焦湿热证，病属暑挟湿滞，互阻不化。症见小溲艰涩，大便不通，上则恶心呕吐，下则腹胀矢气，舌苔白腻，根部垢厚。药用鲜佩兰、鲜藿香、香豆豉、山栀、新会皮、佛手片、槟榔、杏仁、前胡、通草、煨姜。另用酒制大黄、太乙玉枢丹共研细面，装胶囊分两次用方中佛手煨姜煎汤，候冷送下，先药服此，以定其呕。此法重在宣化降逆，宣肺展气以通二肠。全方治上焦者六，治中下焦者四。此病位偏于中下焦，而治疗却偏重于上焦者何也？"彭先生分析："盖湿滞中下焦，阻碍气机，不得流通，故使三焦不畅。二便涩滞，此非攻逐可愈，必调气机，畅三焦，始能湿化便畅。而肺主一身之气，又与大肠相表里，且为水之上源，故肺气降则大肠可通，肺气开则水道得利，肺气布则一身气机流通，三焦畅，二便通，暑热湿滞自可从二便导出。又前贤有云治湿不利小便非其治也，此固名言至理，然亦不可偏执于利之一法而忽视宣肺展气之法。且夫下焦湿热不可用车前、瞿麦之属利之，仍当宣展气机，使三焦畅，气化行，则小便自利湿邪自去矣。一人患尿闭，服大剂利尿药无效，赵老视之，断为肺气闭郁，为疏苏叶、杏仁、杷叶，轻宣肺气，药仅三味，服之即愈。此提壶揭盖之法是也。”[4]

病案举例

1.陈登铠治某男，30岁许，疟疾日作，寒多热少，口唾白沫，大便下利，脉濡舌滑，此先伤内湿，后感暑湿，太阴停滞不化，阳气仍郁，以六和加减（组方见方证）。1剂轻，2剂利止疟断[1]。

2.郁文骏治暑泻（中毒性消化不良）：高某，男，7个月，高热，T 39.2℃，泄泻日22次，西医输液等无效，面色萎黄，肚腹胀大，便泄如蛋花带黏液，小便黄少，舌略红苔黄厚，暑热挟湿滞，葛根芩连汤合胃苓汤（组方见方证），诸症不减，日泻25次，兑服紫金锭0.3g，泻减至日3次，T37.5~38℃，再1剂热退，大便成形，改异功散加减调理（附：加减紫金锭方：红芽大戟、五倍子、千金霜各75g，毛慈菇82.5g，金线重楼60g，雄黄18g，共末糯米浆糊调和做成小块，再研粉瓶贮封固，用时取30g兑牛黄0.9g、麝香0.3g，和匀，1岁以内服下0.45~0.6g，日3~4次，忌甘草同服，汤药不效时加入而奏效）[2]。

3.张学能治陈某某，女，28岁。低热、泄泻2周。泻下热臭，日5~6次，胸闷欲恶，腹部胀痛，口苦且腻，胃不思纳，困倦乏力，舌红苔淡黄而垢腻，脉象滑数。体温37.8℃。大便化验：白细胞10~15，黏液（++）。诊断为：急性肠炎。证属暑湿夹滞，湿热并重，脾胃运化受阻，大肠传导失司。治宜淡渗利湿，清热导滞。拟三仁汤合甘露消毒丹出入之（组方见方证）。5剂。水煎，日服2次。泄泻减至日2~3次，腹痛、恶心改善，胃渐思纳，体温降至37.5℃，舌苔薄腻淡黄，脉滑数。大便化验：白细胞3~5，黏液（+）。湿热未清，继续清利。原方加青蒿9g。5剂。三诊：低热退而泄泻止，胃纳增进，仅感疲乏，舌淡红、苔薄黄。大便化验正常。湿热已清，予参苓白术散加减，健脾利湿以善后[3]。

引用文献

[1] 福建省中研所.福建中医医案医话选编2[M].福州：福建人民出版社，1963：337.

[2] 郁文骏.治疗21例中毒性消化不良的临床分析和体会[J].中医杂志，1964，(6)：5.

[3] 张学能.李中梓九个泄泻治法的临床运用[J].中医杂志，1980，(6)：51.

[4] 彭建中.赵绍琴教授应用宣肺展气法治疗湿热证经验初探[J].北京中医学院学报，1985，(2)：20.

（三）清气逆乱候（脾胃暑湿暑偏重变证）

脾胃暑湿证，暑湿秽浊之邪，直犯中焦，气机升降逆乱于中，变成清气逆乱之候，时病学家称之为挥霍撩乱之暑湿霍乱。以中焦气机逆乱之腹痛吐利为主。

通称：清浊混淆。

内含病例：[中医]中暑，痧秽，暑湿霍乱。[西医]中毒性消化不良。

病因病机：脾胃暑湿郁逆：口鼻吸入暑秽湿浊之气，内蕴中焦，脾胃升降失司，清浊混淆，挥霍撩乱，古人谓：清浊背其经渭之分，升降失常，阴阳反其明经头之纬，寒热相隔，乱于胸中为大悗，乱于肠胃为霍乱。

证象组合：气郁+气热+气滞+气乱

主症：**【气机不宣】症象**：①面色灰暗。②形寒。③胸闷。④四肢疼痛。⑤四肢厥冷。**舌象**：①白中兼红。②苔浊垢。**脉象**：①脉细弦。②脉沉细数近伏。③脉伏。

【津气蕴蒸】症象：①面赤发热多汗。②神昏壮热。③懊侬，烦躁。④口渴引饮，大渴大饮。⑤小便短赤。⑥无尿。**舌象**：①苔黄腻。②舌苔微黄而燥。**脉象**：脉濡滑数。

副症：**【气机逆乱】症象**：①吐泻交作，吐下臭腐。②大吐大泻。③暴泄洞泄。④或干呕。⑤呃逆呕吐。⑥腹中绞痛。⑦足转筋痛。**舌象**：苔中白边黄。**脉象**：①脉浮弦。②脉沉数而促。

宾症：**【气机不利】症象**：腹痛。

治则：当芳香逐秽，辛开苦降，清暑化湿，以升清导浊，暑热偏盛者清降为主，湿浊偏盛者芳化兼淡渗为主，津液大伤者甘寒救津为主，取热者寒之，浊者清之，乱者平之之法。

方证

1.燃照汤证：《霍乱论》方[1]。适应暑湿内蕴，吐泻交作，吐下臭腐，发热烦躁，四肢疼痛，口渴引饮，小便短赤，脉濡滑数苔黄腻。

滑石、山栀、香豉、黄芩、佩兰、厚朴、半夏、白蔻仁。

2.蚕矢汤证：《霍乱论》方[1]。治霍乱转筋，肢冷腹痛，口渴烦躁，目陷脉伏等症。前人以地浆水或阴阳水煎，稍凉徐服。

蚕沙15g，薏苡仁、豆卷各12g，木瓜、黄连各9g，制半夏、黄芩、通草各3g，栀子4.5g，吴茱萸0.9g。

3.解毒活血汤证：王清任方[1]，主治温暑痧邪，深入营分，吐泻后，津液衰竭，热邪入营，转筋厥冷，多汗无尿，口渴腹痛，面色灰暗。

连翘、地丁草、丝瓜络、益母草、淡紫菜、薏苡仁、石菖蒲、银花、川黄连、蚕沙、地浆水或阴阳水煮，绿豆160g代水入藕汁5g。

4.萸连解毒汤证：丁甘仁方[2]。辛开苦降，芳香化浊。治腹中绞痛，烦躁呕吐泄泻，四肢厥逆，详见病案1。

川连、吴萸、仙半夏、枳实、黄芩、藿香、六曲、赤猪苓、白芍、玉枢丹，阴阳水煎服。

论著和讨论

本证候因暑秽湿浊之气，郁滞中焦，脾胃升降失司，清浊混淆，中焦气机逆乱为主，可兼见湿郁与热蒸之脉症。其治则以芳香化浊，苦辛开泄，以升清导浊为法。吴坤安说："吸暑：面赤口渴，或干呕，或吐泻，舌苔微黄而燥，或白中兼红，胸闷腹痛，此口鼻吸入秽暑而成也，宜辰砂六一散加枳实、厚朴、川黄连、郁金之类。"[3]又说："如触暑湿痧秽而成霍乱，腹中绞痛，呕恶吐泻，宜清暑湿兼芳香逐秽，如广藿香、川郁金、厚朴、石菖蒲、枳实、槟榔、赤茯苓、滑石、大腹皮、通草之类。"[3]

病案举例

1.**丁甘仁**治吸受疫疠，与伏暑湿滞互阻，猝然腹中绞痛，烦躁懊侬，呕吐泄泻，四肢厥逆，口干欲饮，脉伏，舌苔薄腻黄。清气在下，浊气在上，阴阳乖戾，气乱于中，此湿遏热伏，气机闭塞，霍乱重症，亟宜萸连解毒汤辛开苦降，芳香化浊（组方见方证）[2]。

2.**钱苏斋**治金宝三室，50岁，形寒呕吐，暴泄洞泄，神昏壮热，眶陷腡瘪，肉脱口渴，两足筋隆起如绳，转动牵掣，膈膊有声，腹痛有汗，四肢厥冷。子病午剧，危象毕露，脉细弦，先宜从治法：先用辣蓼、生姜、烧酒煎汤置盆中浸足，用粗麻绳蘸汤在筋上牵搓之。内服：姜黄连2.1g，苏梗、郁金、蚕沙、薏苡仁、石菖蒲、藿香、佩兰各9g，陈皮3g，乌药、大腹皮、枳实、木瓜各4.5g，吴茱萸1.6g，飞龙夺命丹0.6g。吐泻止，改芳香清暑，大势定加石斛、扁豆养液[4]。

3.**杨德馨**治李焕亭，40余岁，暑湿挟秽，扰乱肠胃，上吐下泻，腹痛转筋，目陷肢厥，口渴无尿，音嘶汗多，烦躁不宁，六脉皆伏，霍乱急症，蚕矢汤加减：蚕沙15g，薏苡仁24g，豆卷、木瓜、竹茹各9g，黄芩3g，法半夏6g，通草、左金丸各4.5g，滑石18g，阴阳水煎，稍凉徐服。1剂泻止汗止，音清脉起，唯尿闭呃逆，去苡、芩、豆卷加石菖蒲、厚朴、芦根、滑石，小便利渴止，食进脉微数，胸闷发呃，此胃气不和，余热未清，驾轻汤：扁豆、淡豆豉各12g，鲜石斛9g，枇杷叶15g，广橘红、焦山栀、木瓜各3g，竹叶12g，3剂愈[4]。

4.**郑慕韩**治暑积霍乱：潘某，女，40岁，卒发吐利，形貌内脱，声嘶耳聋，目眶塌，指纹瘪，舌浊垢，转筋甚，口渴奔骥，躁扰如鹅，求裸卧，索饮冰，肢厥脉伏，桂附理中汤沾唇即拒。此火郁则厥，火窜则挛，火极似水，大实类虚，取热者寒之，浊者清之，乱者平之，取西瓜取汁恣饮，滋阳明之焦土，救厥阴之木炭，辛凉抑炎威，甘寒挫淫火，果吐渴平，泄泻止，继芳香泄浊，宣胸阳以降浊阴，以燃照汤1剂愈[5]。

5.**李泰**治高有化，女，52岁，恶寒发热，呕泄腹痛不止，并口渴身痛，此暑湿霍乱，拟藿香正气汤加减：藿香、党参各3g，陈皮2.4g，吴茱萸、砂仁各1.5g，云黄连0.9g，炒白术、前仁各9g，川厚朴、法半夏、木通各4.5g，云茯苓6g，大腹皮1扎，煨姜1片[6]。

6.**汪赤崖**治许又张令婶，病热烦躁，呃逆呕吐，饮食不入，水泻日数十行，人事昏瞀，汗出而热犹蒸，病已六日，时已五月天气炎蒸，房中仍置火炉，予令其移向外，答云："病人要饮极热开水，但从房外取来，即以为冷。"诊脉沉数而促，余曰：此热证也。泻出极臭，此协热下利，不可以为寒明矣，乃以青蒿、黄芩、赤芍、黄连、枳壳、玄参、芦根、滑石为剂，地浆水煎，连投二剂，口转渴，不喜热饮，诸症皆退，照前方增损，向安[7]。

引用文献

［1］王士雄.温病大成·随息居重订霍乱论［M］.福州：福建科学技术出版社，2008：469.

［2］秦伯未.清代名医医案精华［M］.北京：人民卫生出版社，2006：530.

［3］吴坤安.伤寒指掌［M］.上海：上海科学技术出版社，1959：卷四57.

［4］何廉臣.重印全国名医验案类编［M］.上海：上海科学技术出版社，1959：341，342.

［5］福建省中研所.福建中医医案医话选编2［M］.福州：福建人民出版社，1963：300.

［6］项长生等.汪赤崖《新安医案》选介［J］.中医杂志，1981，(2)：76.

［7］李洪成等.中医证候学［M］.北京：中国医药科技出版社，2008：419.

（四）清阳逆乱候（脾胃暑湿湿偏重·表里证·变证1）

脾胃暑湿证，湿遏清阳，秽暑内扰，中气逆乱，而成清阳逆乱之候。时病学家称之为中暑霍乱、湿热霍乱。发病急暴，其见症虽亦以中气逆乱之腹痛吐泻为主，但必兼见阳气郁闭之烦躁、昏瞀、厥逆、脉伏等危急险象。

通称：中暑霍乱。

内含病例：［**中医**］湿热霍乱，中暑霍乱，时毒疫疟，秽毒。［**西医**］急性胃肠炎。

病因病机：脾胃暑湿郁逆，多由夏月日间受暑，入夜贪凉饮冷，暑湿直犯中焦，郁遏清阳，猝闭气机，致阴阳逆乱，清浊混淆，气机郁塞，而成急暴之候。

证象组合：阳郁+气乱+气郁

主症：【**阳气不宣**】**症象**：①头重，寒热交作，不甚分明。②身倦乏力。③厥冷手凉至肘，足凉至膝。④不欲食。**舌象**：苔黄。**脉象**：①弦数。②六脉弦细而芤。③两手弦细而缓。

【**气机逆乱**】**症象**：①呕吐不止。②腹痛闷乱，腹痛水泻，肠鸣有水声。③吐泻转筋。**脉象**：①脉沉细欲无，不足四至。②无脉。

副症：【**阳气怫郁**】**症象**：①烦躁面赤。②心中自觉发热。③口干不欲饮水，饮水即吐，口渴，尿黄。④身热引饮，揭衣卧地。⑤头热如火，足冷如冰。⑥昏冒不省，牙关紧急。**舌象**：舌干苔白微黄。**脉象**：脉虚无力，脉七八至，洪数有力。

宾症：【**气机不宣**】**症象**：①胸脘痞满。②恶心欲呕。

治则：当宣通阳气为主，以开其外闭，兼以芳淡利湿，清热解暑，以速解其内扰之邪。

方证

1.桂苓甘露饮证：《宣明论方》方。功能清暑泄热，化气利湿。治中暑受湿，头痛发热，烦渴引饮，小便不利，及霍乱吐下。

茯苓、泽泻各30g，甘草、肉桂、石膏、寒水石各60g，滑石120g，白术、猪苓各15g。为粗末，每服9g，水煎服。

2.清热利湿分解方证：祝伯权方[1]。治饮食失节，湿热上蒸下注，吐泻不止。详病案4。

苍术、陈皮、猪苓、泽泻、云茯苓、竹茹、藿香、半夏曲、生白术、炒车前子（包）各9g，川厚朴、苏梗各6g。

论著和讨论

1.本证候因暑湿直犯中焦，脾胃清阳郁遏，失其升降之常，而致猝然逆乱，俞根初说："（时毒疫疟）秽毒则头重腹痛，胸脘痞满，恶心欲呕，腹痛闷乱，寒热交作，不甚分明，两手弦细而缓者。由于臭秽者，先与藿香正气汤加紫金片，芳香辟秽以解毒，毒解秽除，继与香砂二陈汤加炒谷麦芽，温和胃气以善后。"[2]吴坤安说："凡痧秽从口鼻吸入，即从募原流布三焦，便见头痛恶寒发热，骨节酸痛，与伤寒相似，但脉沉细，或手足指冷，腹满呕恶，与伤寒少异，刺少商穴，其血紫滞者是也，须用川郁金、石菖蒲、广藿香、槟榔、厚朴、青皮、紫苏等，以逐秽邪，则募原肃清，三焦通利而愈矣，亦当痰食痰暑湿为治。"[3]

2.治则：当以宣通阳气之郁闭为主，兼以清暑利湿，以驱除内扰之邪。吴坤安说："如发热不已，头重身痛，大便顺，小便涩，脘满不饥，舌苔白腻，脉象沉细而缓者，此湿邪内着，太阴受病也。宜二陈、茅术、厚朴、猪苓、泽泻、茵陈、米仁、姜皮之类。湿邪去，热自退矣。汗多加桂枝、秦艽，汗少加紫苏（湿邪内着）。"[3]又说："若湿邪重，则脾阳受伤，目黄腹胀，小溲不利，或大便不实，又宜温中祛湿，如茅术、厚朴、二苓、泽泻、木香、木瓜之类。湿甚，加干姜。"[3]

病案举例

1.**罗谦甫**治一人，年近八十，六月，中暑霍乱，吐泻昏冒，终日不省人事，头热如火，足冷如冰，半身不遂，牙关紧急，脉七八至，洪数有力，用桂苓甘露饮（组方见方证）加茯苓约一两以分阴阳，渐省[4]。

2.**庄虞卿**治余南，年逾三稔，因热贪凉，饮冷过度，脾受湿侵，吐泻转筋，苔黄，口渴，厥冷无脉，尿黄，此阴阳逆乱，清浊混淆，气机郁塞，主：茯苓16g，泽泻、香豉各9g，猪苓、广陈皮各6g，焦山栀7.5g，薏苡仁15g，木香2.4g，木瓜3g，扁豆花30朵，外用烧酒180g，辣蓼一把煎擦足筋[5]。

3.**张锡纯**治霍乱吐泻：李媪，女，年60余岁。天热出门，途中受暑，归家饮食之后，遂见恶心呕吐，腹痛泄泻。得病10小时内，吐泻已10余次，手凉至肘，足凉至膝，心中自觉发热，脉沉细欲无，不足四至。此为毒菌随漏暑之热传入脏腑。心脏受毒菌之麻痹，跳动无力，是以脉沉细且迟，其脉流通无力，不能达于四肢，故而手足皆凉；毒菌侵入肠胃，气化失和，邪正交争，相互格拒，是以恶心腹痛，吐泻交作，而心中发热者，固系暑气夹受，治宜解毒清热，方以卫生防疫宝丹（朱砂、甘草、细辛、白芷、薄荷冰、冰片）160粒，离中丹12g，益元散12g。先将卫生防疫宝丹分3次送服，药后恶心、呕吐、腹痛、泄泻均愈，唯心中之热，未见减轻，继将离中丹、益元散和匀，分3次服下，其热遂消，而病痊愈[6]。

4.祝伯权治王某某，男，36岁，因上午饮冷，又吃肉食过多，午后呕吐不止，腹痛水泻，肠鸣有水声，不欲食，口干不欲饮水，饮水即吐，身倦乏力，小便短赤，来院就诊。诊脉弦而数，舌干苔白微黄。当即给玉枢丹1.5g、周氏回生丹10粒，温开水送服。十数分钟后，前症均有减轻。遂给清热利湿分解之品（组方见方证）。服药2剂，病痊愈。治饮食失节，湿热上蒸下注，吐泻不止。按：患者系因冷热不调，饮食失节，以致胃失和降，脾失运化，加之暑天户外劳动，暑湿伤及肠胃，湿热上蒸下注，乃致吐泻不止。用清热利温分解之品。急用玉枢丹、周氏回生丹以达祛暑清热、辟秽止呕、分解止痛之功[1]。

引用文献

［1］祝伯权.治验三则.［J］.中医杂志，1980，（2）：49.
［2］俞根初.重订通俗伤寒论［M］.上海：上海科学技术出版社，1959：226，227.
［3］吴坤安.伤寒指掌［M］.上海：上海科学技术出版社，1959：卷二12，卷四64，69.
［4］徐衡之，姚若琴.宋元明清名医类案［M］.长沙：湖南科学技术出版社，2006：63.
［5］何廉臣.重印全国名医验案类编［M］.上海：上海科学技术出版社，1959：343.
［6］张锡纯.医学衷中参西录［M］.石家庄：河北人民出版社，1957：826.

（五）中气窒闭候（脾胃暑湿湿偏重·表里证·变证2）

脾胃暑湿证，猝中暑秽湿浊，直犯中焦，闭塞气机，不得宣降，为中气窒闭之候。病发仓促，时病学家通称为中暑，或称干霍乱，俗称绞肠痧。其见症以猝然中气逆乱之腹中绞痛，欲吐不吐，欲泻不泻，甚则气机猝闭，神昏、厥逆、脉细或伏。

通称：中暑闭证。

内含病例：［**中医**］痧秽，干霍乱，绞肠痧，暑秽，瘟疫。

病因病机：脾胃暑湿郁闭，因暑湿秽浊，猝犯中焦，或饮食不洁，过啖生冷等物；或猝受天地不正之气，中人脏腑，清气在下，浊气在上，阴阳乖戾，清浊相干，气乱于中，湿遏热伏，气机闭塞，上下不通，营卫不行，成为清浊相干、三焦闭塞之重症。

证象组合：气郁+气滞+气逆+气闭

主症：【**气机不宣**】**症象**：①饱闷。②中脘不通。

【**气机不利**】**症象**：①腹痛中猝。②绞肠大痛。③腹中板实，大痛难忍。④二便不通。**舌象**：①舌苔黄腻。②黄燥厚。

副症：【**气机逆乱**】**症象**：①欲吐不吐。②欲泻不泻。③吐泻交作。**脉象**：①脉洪大。②结促代。

宾症：【**气机闭塞**】**症象**：①神昏不语。②烦躁懊侬。③厥逆。④面色青黑。**脉象**：①微细。②脉伏。

治则：急救之法，当以芳香逐秽、通关开窍为急务，如红灵丹、玉枢丹、来复丹、雷击散之类，急灌服之。此外搐鼻、刮痧、刺痧、放痧等法，亦救急之良法。待闭开厥回，再予苦辛开通，以清疏中宫、理气和中等法，以调理之。

方证

1.雷击散证：蒲辅周方[1]。治瘟疫，忽然腹痛吐泻，手足厥逆，面色青黑，或蛔虫痛。

猪牙皂、北细辛各10.5g，朱砂、雄黄各7.5g，藿香9g，枯矾、白芷各3g，桔梗、防风、广木香、贯众、陈皮、薄荷、法半夏、甘草各6g，共研细末，收贮勿泄气，凡遇急症，取0.6~0.9g吹入鼻中，再用3~6g姜汤冲服。

2.苦辛开通，降浊清积方证：张聿青方[2]。治饮食内停，寒热杂感，清浊相干，三焦闭塞，上吐下泻，今欲吐不出，欲泻不爽，详见病案。

姜连、吴茱萸各2.1g，川厚朴、橘皮各3g，木香、白蔻仁各1.5g，姜半夏、大腹皮、范曲各9g，备急丸0.9g，佛手汤下。

论著和讨论

1.本证候因暑湿秽浊，或挟停食，猝闭中宫，上下不通，三焦闭塞，属急险重症。其急救之法，以芳香逐秽开窍为首务。俞根初说："热霍乱最为夏月之急证，急进调剂阴阳药，阴阳水磨紫金锭汁一二锭，和中气以辟暑秽，继用分利清浊药，地浆水澄清，调来复丹灌服一二钱，解暑毒以定淆乱（何廉臣曰：阴阳错杂者，莫捷于来复丹），最良。次辨其有否夹食夹气，食滞者消滞，如神曲、楂炭、枳实、青皮、陈佛手、陈香团皮、焦鸡金、嫩桑枝等选用，气郁者疏气，如香附、郁金、陈皮、枳壳、白蔻仁、青木香等选用。"[3]

吴坤安说："有触暑秽，腹痛，误饮姜糖汤而成霍乱，吐泻不得，六脉俱伏，绞肠痛欲死者，此内闭也。外用放痧、提痧、刮痧等法，内急以川郁金、石菖蒲、西黄、川黄连、草豆蔻、藿香、木香、滑石、通草等投之，以开闭逐秽。邵仙根评：……如邪重不应，可用三物备急丸温开之法。”[4]又说：“嗜酒之人，湿热内着，中宫阻塞，而成霍乱，吐泻不得，二便俱闭，呕恶不止，宜泻心汤法，如半夏、橘红、川黄连、枳实、栀子、豆豉、滑石粉、茯苓皮、茵陈、泽泻之类，须戒其断米饮甜腻之物，以待中宫清肃，否，虽药弗效也。”[4]“如胃中已停饮食，更兼吸入暑秽，其势必剧，腹痛沉闷，吐泻不得，绞肠大痛，舌黄燥厚，烦渴便闭，急宜清疏中宫，如藿梗、厚朴、川黄连、枳实、山楂肉、麦芽、郁金、青皮、草豆蔻、滑石之类主之。如未效，腹中板实，大痛难忍，二便不通，舌苔黄厚燥刺，脉弦滑有力，此邪结于肠胃中也，大承气汤下之。如年高气弱，须用枳实、槟榔、生大黄、生梨、鲜生地等，以养肠胃之阴，缓下之可也。便通之后，仍戒其勿进米饮、甜腻之物，只用芦稷汤养之和之，恐余邪未清故也。”[4]还说：“霍乱转筋，不拘因寒因暑，总加木瓜于药内，邪去，转筋自止。若吐泻已停，而筋尚转，是耗其津液而然也，宜养液舒筋，如：鲜地黄、天花粉、钩藤、米仁、木瓜之类。”[4]

2.干霍乱：俞根初说：“其人吐泻不得，腹痛昏闷，俗名绞肠痧，病虽险急而易愈，急用涌吐法，川椒五七粒和食盐拌炒微黄，开水泡汤，调入飞马金丹十四五粒，作速灌服，使其上吐下泻，急祛其邪以安正，历验如神。”[3]吴坤安说：“干霍乱，欲吐不吐，欲泻不泻，腹痛欲死，俗名绞肠痧是也，急用淡盐水，或葱矾水，用鹅羽探吐，得吐则生，不吐则死，吐后方用理气和中、清疏之利，随症治之。如已成闭症，神昏不语，放痧、刮痧等法，俱不效者，急以盐填满脐孔灸之，不计壮数。”[4]“干霍乱，神昏不语，形脱者不治。如开声神清，但吐泻不得，绞肠欲死者，急用吐法，并放痧刮痧之法，毒气以下行为顺。”[4]

3.涌吐刮痧：古人亦有涌吐急泻以祛邪通闭之法，更有刮痧、放痧等外治急救之法。俞根初说：“食积壅塞中气者，若其人吐泻不得，急用涌吐法，炒盐汤冲生萝卜汁，继用理气法，香砂二陈汤冲紫金锭汁。”[3]吴坤安说：“凡干霍乱，神昏不语，而形脉不脱者可治，脉伏而形神不失者亦可治，或探穴放痧，或背心刮痧，再以川郁金、石菖蒲、藿梗、滑石、通草等煎汤，冲入西黄0.6g，投之。干霍乱，昏神不语，六脉沉伏，是否兼火当清者，但察其唇齿舌苔之燥润以别之。干霍乱，大痛难忍，大汗大渴，舌黄燥刺，用黄连绞水服之，汗止者生，汗不止者死。霍乱发燥，地浆水冷服之。绞肠痛，荞麦汤冷服之。”[4]

4.预后：吴坤安说：“凡霍乱腹痛吐泻，脉见结促代，或隐伏，或洪大，皆不可断为死。果脉来微细欲绝，少气不语，舌卷囊缩者，不治。”[4]

病案举例

张聿青治题臣，饮食内停，寒热杂感，清浊相干，三焦闭塞，始上吐下泻，今欲吐不出，欲泻不爽，腹笥板滞，按之满痛，噫出卵臭，脉伏肢厥，螺瘪眶陷，气道不宣，以苦辛开通、降泄浊积（组方见方证）[2]。

引用文献

［1］中国中医研究院编.蒲辅周医疗经验［M］.北京：人民卫生出版社，2005：118.

［2］张聿青.张聿青医案［M］.上海：上海科学技术出版社，1963：111.

［3］俞根初.重订通俗伤寒论［M］.上海：上海科学技术出版社，1959：31，211.

［4］吴坤安.伤寒指掌［M］.上海：上海科学技术出版社，1959：卷四45，56，57，58，59，60，61.

（六）木火郁逆候（脾胃暑湿湿偏重·里证·变证）

脾胃暑湿证，湿浊偏盛，郁遏中阳，深入于肝，木火受郁，逆乱于中，变为木火郁逆之候。时病学家通常称之为暑陷厥阴，或厥阴中暑之证。

通称：暑陷厥阴，厥阴陷邪。

内含病例：［**中医**］厥阴中暑，热病转寒中，暑泻，痢疾。［**西医**］乙型脑炎，中毒型痢疾败血症。

病因病机：脾胃暑湿郁逆，或先受暑热，继感阴湿；或由暑湿延误失治，或妄投寒凉，致湿浊内盛，郁遏中阳，深陷厥阴，肝阳受困，暑热挟木火郁炽于中，冲逆于上下，而成蒲辅周所谓：“寒热错杂，虚实互见，病邪深入太厥二阴兼阳明胃液被劫，最为危候。”[1]

证象组合：气郁+气逆+气蒸+津泄+阳郁

主症：【**气机不宣**】**症象**：①神情呆滞。②不食不眠。

【**气机冲逆**】**症象**：①恶心干呕。②心中难受，呕逆。③吐涎沫。

【**津气蕴蒸**】**症象**：①发热口渴，高热不退。②烦热不安。③烦躁。④狂叫不宁。**舌象**：①舌正红，苔黄腻。**脉象**：①脉细弦数无力。②脉沉数弦急。

副症：【**清空不宁**】**症象**：头晕昏重、头晕呕吐、舌淡红。

【**热迫津泄**】**症象**：①痢下脓血。②痢下青黑而黏。③里急后重。④脘腹隐痛，欲解不解，腹满，腹胀大。⑤下利。**舌象**：苔黄少津。

宾症：【阳气不和】症象：①肢凉发绀。②寒战高热，热后复厥，日夜无休止。③闭目不语，时复烦扰。④四肢冷麻，肢厥。⑤浑身酸困。⑥神倦，冷汗淋漓，惊悸。⑦面色㿠白，面色苍白，面色青黄，面青，爪甲青。**舌象：**①舌淡红，苔薄淡黄。②舌淡，苔白腻中淡黄腻。**脉象：**①脉沉细无力。②脉来细弦乏力。**指纹：**淡白推之呆滞。

【津液消灼】症象：①唇干。②目眶下陷。③啼哭无声。④肌肉消瘦。⑤皮肤干燥无汗。⑥溺短赤。**舌象：**①暗红。②苔薄白无华乏津。**脉象：**脉沉弦细数。

治则：当以温通肝脾阳气为主，以化阴湿而解困危，佐以酸苦，以折其木火，解其暑热，寒热并用，共解暑湿之邪。

方证

乌梅丸证：张仲景方。功能温脏安蛔。治蛔厥，烦闷呕吐，甚则吐蛔，时发时止，得食即呕，手足厥冷，腹痛时作。

乌梅三百枚，细辛、炮附子、桂枝、人参、黄柏各六两，干姜十两，黄连十六两，当归、蜀椒各四两。蜜丸，如梧桐子大，每服十丸，日三次。

论著和讨论

本证候属湿浊偏盛，郁遏肝脾阳气，暑热挟木火，冲逆于胃肠，正虚邪陷，虚实互见。症见：寒热错杂之脉症可同时出现，尤偏重于湿郁阳气，与热邪挟木火冲逆等脉症为特征。高热抽搐，神志不清，恶心干呕，偶吐涎沫，腹胀满，故其治则亦偏重于温通肝脾以化阴湿，略佐酸苦以折其木火之冲逆；寒热错杂之证，治亦寒温并投，方克有济。

病案举例

1.蒲辅周治热病转寒中（流行性乙型脑炎）：高某，男，7岁，患儿高热烦躁，腹满下利，呕恶，苔黄少津，舌质淡红，唇干，予水则拒，爪甲青，面青，日夜不安睡，不食，狂叫不宁，脉沉数弦急，曾服寒凉大剂及至宝、牛黄、犀、羚而病势不减，乃热邪内陷阴中，太阴寒化，厥阴蛔动之象。予以椒梅汤去黄芩、半夏：台党参、白芍、乌梅各6g，黄连4.5g，川花椒20粒，炮干姜3g，炒枳实2.4g，浓煎温服。1剂热退，睡安躁减。再剂利止，胀消烦除，并下蛔虫1条，续以温脾和胃调理而愈[1]。

2.李月治厥阴下利：廖某某，男，2岁，伤食受暑，腹泻稀水日20余次，面色㿠白，目眶下陷，肌肉消瘦，皮肤干燥，腹胀，食乳欲呕，肢厥溺短赤，服西药抗生素，反致呕吐，烦热不安，神倦，啼哭无声，指纹淡白，推之呆滞，苔薄白无华乏津，此脾阳衰败，中气亏耗，厥阴寒热错杂，乌梅丸加收涩以固脱，交通阴阳以止利：乌梅、赤石脂、泡参各12g，北细辛1.2g，桂枝、黄连各1.5g，附片、川黄柏各3g，干姜、当归各1.8g，川椒10粒，禹余粮9g，罂粟壳、诃子各4.5g，1剂泻减，阳气回生，续服泻止，参苓白术散加减即痊[2]。

3.李洪成治公交医务所司药谭某，女，40余岁，1986年夏，初患腹泻，漫用西药，腹泻虽减，而病情加重，自述心中难受，呕逆不止，闭目不语，时复烦扰，面色苍黄，四肢厥冷，时自冷汗，脉细弦数无力，舌淡，苔白腻中淡黄腻。合家恐慌，自言难到天明。诊毕，认定为过用寒凉，暑陷厥阴，多由延误失治所致，投乌梅丸改汤，1剂呕止，稍欲饮食；续进2剂，病解而起[3]。

又治暑中厥阴，则为突发初病。上述谭某之三弟，年30岁余，银行职员，20世纪90年代盛夏，下午下班，突然头晕呕吐，冷汗淋漓，四肢冷麻，浑身酸困，脘腹隐痛，欲解不解，面色苍白，舌淡红，苔薄淡黄，脉来细弦乏力。病由从办公室空调中，外出突受高温，仓促发病，即服人丹、十滴水，下咽即时呕出，并刮、捏痧等，病情不减。诊毕认定为暑中厥阴，予乌梅丸改汤，一服呕止厥回，续服2剂，病起上班。后2002年夏，其母周某，年60余岁，亦突患此证，予乌梅丸2剂即愈[3]。

又治一女患者，40余岁，2000年盛夏，高热不退，曾用中西退热消炎多日，日渐沉困，诊得证同暑中厥阴脉症（舌淡苔淡黄腻，脉细弱），亦与乌梅丸。原本待其厥阴证解之后，若高热仍不退，再考虑清解。孰料2剂后复诊，其夫云：1剂高热即退，出乎所料。后略加调治即愈[3]。

引用文献

［1］中国中医研究院.蒲辅周医案［M］.北京：人民卫生出版社，2005：79.
［2］李月.乌梅丸临床应用经验点滴［J］.中医杂志，1964，(8)：29.
［3］李洪成等.中医证候学［M］.北京：中国医药科技出版社，2008：428.

四、胆胃暑湿证（暑湿证并病）（2候）

胆胃暑湿证，为吸受暑秽湿浊之气，受自口鼻，直行中道，流布三焦，结于膜原。膜原附近于胃，为半表半里之界，而为胆胃同病。发于盛夏，暑气夹秽浊者，称暑秽；发于霉雨之时，称为霉湿；亦有伏暑挟痰留于胆胃者，是为伏气暑病，常挟胆中木火而肆逆。

暑秽湿浊之气，蒙蔽上中清气，不得宣展于内外，多为表里同病；邪结募原，郁滞枢机，以致转枢不利。湿留既久，湿浊生痰，郁阻胃络。暑动胆中木火，而肆逆于中，是为变证。

暑湿秽浊结于膜原，清气不展，但与少阳之半表半里有别。少阳当和解枢机，而本证则当清疏募原。邵仙根曰："膜原附近于胃，为半表半里之界。故见症寒热如疟，实非疟也，与少阳之半表半里大为不同。故仿达原饮意，用辛香温化之药，以达膜原暑秽之邪。"[1]

故其治则当以辛苦芳淡，宣化暑湿，疏利募原而逐秽浊；使入里之邪，速透于外而解。即程杏轩所云"芳香解秽，辛凉透邪"之法。

证候别称：暑湿化热，暑湿内陷，伏邪晚发，少阳阳明合病，邪遏膜原。

病名：［中医］霉湿，暑秽，暑湿，伏暑，急黄，呕逆，泄泻。

证候系统：详见图3-4-8。

本证————清气郁蒸候

转证————津气郁蒸候、枢机虚蒸候、枢机郁滞候

图3-4-8　胆胃暑湿证证候结构图（4候）

引用文献

［1］吴坤安.伤寒指掌［M］.上海：上海科学技术出版社，1959：卷四40.

（一）津气郁蒸候（胆胃暑湿转证1）

胆胃暑湿证，湿郁热蒸，消灼津液，熏蒸痰浊，转成津气郁蒸之候。多见于暑湿化热，或伏暑晚发之病。以热蒸液灼之脉症为主，但必兼见阳气郁遏与上中气机郁遏之脉症。

通称：伏邪晚发，暑湿化热。

内含病例：［中医］伏暑。

病因病机：胆胃暑湿郁蒸。湿郁于外，热蒸于内，消灼津液，熏蒸痰浊，郁遏上中，气失宣降，即成张聿青所谓"暑湿阻于表里之间"[1]之证。

证象组合：阳郁+气郁+气热

主症：**【阳气不宣】症象**：①恶寒。②汗不畅。③寒热起伏。④热势不扬。**舌象**：苔淡黄。**脉象**：糊数。

【津气蕴蒸】症象：①寒热间作。②微寒热甚，退则有汗。③腹灼。④便溏热，大便溏似痢。⑤溲黄，小溲赤少。⑥少寐。**舌象**：舌红苔黄。**脉象**：弦数。

副症：**【津液消灼】症象**：①口渴引饮。②口燥。③小便赤少。**舌象**：①舌红。②苔白布糜。**脉象**：脉濡数无力。

【清窍不利】症象：耳聋。

宾症：**【气机不宣】症象**：①烦懊。②脘闷。

【气机不降】症象：嗳气。

治则：以疏利上中气机、宣化暑湿为主，兼以涤痰生津，使郁开热透，痰积下行，则蕴伏之邪可解。

方证

蒿芩清胆汤证：《通俗伤寒论》方[2]。功能清胆，利湿，和胃。治寒热如疟，寒轻热重，胸痞作呕，舌红苔白腻，脉濡数者。

青蒿4.5~6g，黄芩4.5~9g，制半夏、枳壳、陈皮各4.5g，赤茯苓、竹茹、碧玉散（即滑石、甘草、青黛）各9g。水煎服。

论著和讨论

本证候因暑湿内蕴，中夹痰积，伏热留恋，消灼津液，寒热间作，烦懊嗳气，口渴引饮，汗不获畅，烦懊嗳气，小溲赤少，大便溏似痢，其治则以疏利募原、清化暑湿、生津涤痰为法。何秀山说："足少阳胆，与手少阳三焦，合为一经，其气化一寄于胆中以化水谷，一发于三焦以行腠理。若受湿遏热郁，则三焦之气机不畅，胆中之相火乃炽，故以蒿、芩、竹茹为君，以清泄胆火，胆火炽，必犯胃而液郁为痰，故臣以枳壳、二陈，和胃化痰，然必下焦之气机通畅，斯胆中之相火清和，故又佐以碧玉，引相火下泄；使以赤苓，俾湿热下出，均从膀胱而去，此为

和解胆经之良方。凡胸痞作呕，寒热如疟者，投无不效。”[2]何廉臣说：“青蒿脑清芬透络，从少阳胆经领邪外出，虽较疏达腠理之柴胡力缓，而辟秽宣络之功，比柴胡为尤胜，故近世喜用青蒿而畏柴胡也。”[2]

病案举例

1.张聿青治萧左，寒热间作，汗不获畅，暑湿阻于表里之间，先为和化：白蔻仁、豆蔻、柴胡、淡子芩、川厚朴、半夏、青陈皮、赤白苓、大腹皮、枳实[1]。

2.周小农治蒋子闲，59岁，素体湿盛痰多，伏邪至冬晚发，中夹痰积，寒热起伏，午发至明日晡后方已，口渴引饮，退则有汗，烦懊嗳气，小溲赤少，大便溏似痢，脉濡数无力，舌尖红苔淡黄，以清伏邪，化痰积，理枢机：青蒿、半夏、秦艽、香薷、郁金、薏苡仁、黄芩、杏仁、茯苓、猪苓、槟榔、通草、枳实、黄连、蚕沙，另雄黄0.9g，川贝母1.5g，月石、菖蒲各0.6g研末，与煎剂均服。后加大腹皮、泽泻、红曲、山楂炭、豆卷、莱菔子、香连丸、苦参子，外热已减，里湿挟痰浊未清，见食则恶，嗳噫少痰，小溲甚赤，夜寐不安，脉尚数，苔深黄：川石斛、川厚朴、橘皮、竹茹、青蒿、茯苓、猪苓、薏苡仁、泽泻、白芍、秫米、半夏、六曲、莱菔子、香连丸、保和丸，2剂。后食疗渐愈[3]。

又治伏暑：王大梅母，66岁，身热起伏，热势不扬，少寐口燥，呻吟脘闷，溲黄，腹部尚灼，脉糊数，苔白布糜，伏热留恋，熏蒸痰浊，拟搜剔伏热、生津涤痰化糜：青蒿、白薇、郁金、香薷、天花粉、甜杏仁、石斛、半夏、连翘、通草、薏苡仁、麦冬、沙苑子、贝母、莲心、灯心、秫米、廉珠、天竺黄、雄黄2剂，热势减轻，苔糜亦蜕，寐已略酣，饮入气机不舒，口渴溲黄而少，脉弦不柔，此伏热未清，胃阴甚亏，石斛、麦冬、竹茹、杏仁、通草、栀子、茯苓、茯神、郁李仁、珍珠母、丹皮、青蒿、白薇、百合、蔟知子、茅根、梨肉、朱砂安神丸，2剂溲清寐安，专以食养而起[3]。

引用文献

［1］张聿青.张聿青医案［M］.上海：上海科学技术出版社，1963：99.
［2］俞根初.重订通俗伤寒论［M］.上海：上海科学技术出版社，1959：55.
［3］周小农.周小农医案［M］.上海：上海科学技术出版社，1962：55，77.

（二）枢机郁滞候（胆胃暑湿转证2）

胆胃暑湿证，湿浊偏重，结滞膜原，枢机失利，是为枢机郁滞之候。时病学家称之为邪结募原之证。其见症以表阳郁遏之症象为主，兼见上中气机郁滞之症象。

通称：邪遏膜原。

内含病例：［中医］暑湿。［西医］登革热。

病因病机：胆胃暑湿郁滞，因湿浊偏重，郁滞募原，阻滞枢机，以致转枢失职，腠理开合失度，上中气机不利，升降失常。

证象组合：阳郁+表郁+气郁+气滞

主症：**【阳气不和】症象**：①面色晦滞。②周身酸痛。③神疲倦意。④四肢乏力。⑤口淡胃钝。⑥或渴，或不渴，口干不喜饮。⑦大便或秘或溏。⑧溺黄浊而热。⑨午后夜间较重。**脉象**：①左弦紧，右沉滞。②脉右缓滞。**舌象**：①苔白厚腻。②或满布如积粉。

【腠理不调】症象：①继则状如疟疾，恶寒发热。②寒重热轻。③寒热模糊，而不分明。④无汗。⑤发热不退。发热前恶寒无汗。**舌象**：舌苔白薄。**脉象**：脉浮数。

【气机不利】症象：①腹胀。②大便欠爽。③身热始退，而胸腹之热不除。

副症：**【气机不降】症象**：①口苦。②恶心作呕。③呕吐。**脉象**：①左浮滞沉数。②脉弦微滑。**舌象**：①舌苔白腻而厚。②舌质略红，苔白厚腻微黄。

【气机不宣】症象：①胸闷。②脘闷。③胸脘痞闷，胃不欲食。

宾症：**【清空不宣】症象**：①头痛剧烈。②头晕沉重。

治则：当以疏利膜原、宣透暑湿为主，以利枢机，使郁邪透达于外而解。

方证

1.仿达原饮加减证：何拯华方[1]。开郁达原，透暑通络，治膜原湿遏热伏，伏邪欲达而不能遽达。详见病案1。

薄川厚朴、西香薷各3g，草果仁2.4g，海南子、青蒿脑各4.5g，焦山栀、青连翘各9g，鲜荷梗5寸（切），活水芦笋60g，北细辛1.5g，先煎清汤作水。

2.开达募原宣透清热方证：薛伯寿方[2]。开达募原，宣透清热，治湿浊郁闭，三焦不利，发热前恶寒无汗，头晕沉重，周身酸痛，详见病案4。

厚朴、知母、赤芍、香薷、扁豆花各9g，草果6g，槟榔、豆豉各12g，青蒿、连翘各16g，六一散（包）15g，葱白6寸。水煎2次，共取400ml，分4次服。

论著和讨论

1.本证候因湿浊偏重，阻滞膜原，枢机失利，邪不外达。寒热交作，无汗，头身疼痛，苔白厚腻等但必兼见上中气机郁滞之症象。其治则总宜宣透膜原、疏利透达为法。如薛伯寿按："本例（病案4）系湿浊郁闭，故用达原饮宣其闭，化其湿，泄其热。去黄芩而用连翘者，取其清热而兼透达之长。兼表寒外束，故以香薷饮、葱豉汤透邪于外，复以六一散渗湿于下。俾表里双解，湿热分消，而热自解。"[2]

2.登革热湿重于热：彭玉林说："恶寒发热，寒重热轻，无汗，头痛身痛，胸闷腹胀，口淡或恶心呕吐，苔白厚腻，脉濡缓或濡数。治法：疏利透达。宣透膜原法：厚朴、槟榔、黄芩各10g，藿香、法半夏各12g，甘草5g，草果、生姜各1.5g。苔黄或便秘加大黄。"[3]

病案举例

1.何拯华治伏暑：王珊卿，34岁，夏季吸受暑气，为湿所遏，潜伏膜原，至秋后新凉逗引而发。初起恶寒发热，午后夜间较重，状似疟疾而不分明，恶心胸闷，口干不喜饮，至晨得汗，身热始退，而胸腹之热不除。日日如是，已有一候。脉右缓滞，左浮滞沉数，舌苔白腻而厚。脉症合参，此膜原湿遏热伏，伏邪欲达而不能遽达也。仿达原饮加减，故用朴、果、槟榔，开湿郁以达原为君，栀、翘、蒿、薷，凉透伏暑为臣，然犹恐其遏而不宣，又以芦根、细辛为佐，助其清宣疏达，使以荷梗者，不过取其清芬消暑、通络利溺耳（组方见方证）。叠进2剂，达膜原而解外邪[1]。

2.何廉臣治魏左，32岁，暑湿证，寒热身痛，口淡胃钝，肢懈溺短热，治宜苦辛和解：藿香、知母、焦山栀各9g，柴胡2.4g，草果仁1.2g，青蒿6g，黄芩、薄荷、小青皮各4.5g，淡豆豉9g[4]。

3.彭玉林治登革热：李某某，女，32岁，5天前起恶寒发热、头痛，曾在某某卫生院中医治疗未愈，仍憎寒壮热，无汗，头痛剧烈，口苦，作呕，大便正常，舌苔白薄，脉浮数，皮肤未见斑疹。体温：39℃（腋）。血常规：白细胞3.6×10^9/L，分类：中性粒细胞0.45，淋巴细胞0.52，单核细胞0.03，血小板113×10^9/L。诊断：暑湿疫，暑湿外袭，邪遏膜原。治法：疏利透达。予达原饮加减：草果、甘草各3g，尖槟榔、黄芩、藿香、红条紫草、葛根、柴胡各10g，厚朴6g（后下），每日1剂，连服2天。二诊：体温37℃（腋）。服上药1剂后热退，头痛大减，呕止，口苦干，全身皮肤斑疹透露且较稠密，舌红苔黄腻，脉沉缓。改拟清热凉血之剂：赤芍、丹皮、红条紫草、内金、天花粉、知母各10g，生地、白芍各15g，甘草6g，藿香16g，连服3剂而愈[3]。

4.薛伯寿治陈某某，女，36岁。高热二旬余，每天下午3、4时体温可达40℃，持续至暮后渐退。曾于某医院检查血、尿、便常规，及肝功能、心电图、胸透等，均未发现异常，也未找到疟原虫。经使用多种抗生素，仍发热不退。发热前恶寒无汗，头晕沉重，周身酸痛，神疲倦意，面色晦滞、四肢乏力，胸脘痞闷，纳呆泛恶，口干不欲饮，大便欠爽，小便短黄，舌质略红，苔白厚腻微黄，脉弦微滑。证属湿浊郁闭、三焦不利，治宜开达募原，佐以宣透清热之品（组方见方证）。复诊：药后当日发热即减，最高体温38℃。第二日药后周身得畅汗出，午后热未再起，精神好转，食欲增加，痞满已除，周身酸痛亦减。舌质红润，苔转薄白，脉沉细微弦。郁闭已开，秽浊渐消，然湿热黏滞，余邪未净，续宜清利湿热，方用薏苡竹叶散加减。后用越鞠、保和丸善后至愈[2]。

引用文献

[1] 何廉臣.重印全国名医验案类编[M].上海：上海科学技术出版社，1959：112.
[2] 薛伯寿.达原饮加减治高热4例[J].上海中医药杂志，1983，(11)：27.
[3] 彭玉林等.辨证治疗登革热434例[J].新中医，1980，(3)：39.
[4] 萧龙友等.现代医案选（第五辑）[M].北京：人民卫生出版社，2008：117.

第五章　湿证门（23证146候）

【关键词】风湿，寒湿，暑湿，湿热，外湿内燥，外燥内湿，燥湿，外湿，内湿，伏湿，湿温。

湿本阴邪，四时俱有，为病亦广，尤其于江南卑湿之地，因山岚泽地甚多，湿邪弥漫，湿病最多。湿常挟他邪：挟风名曰**风湿**，挟寒名曰**寒湿**，挟暑名曰**暑湿**，挟热名曰**湿热**。此外尚有挟燥之外湿内燥或外燥内湿之**燥湿证**，与乎湿竭化燥化火之**湿火证**，脾湿生痰之**湿痰证**，均由湿邪致病。湿多兼挟转化之证，既能兼挟风、寒、热、暑、燥，又可以生痰化火，此处仅湿挟风寒热之证，余者详见暑、燥、火、痰各证。

病证系统：详见图3-5-1。

病证系统：——湿—挟—
- 风——风湿证
- 寒——寒湿证
- 暑——暑湿证（暑证门含霉湿、秽浊、暑秽、痧秽）
- 热——湿热证（含瘴气，中恶）
- 燥——燥湿证（燥证门）
- 火——湿火证（火证门）
- 痰——湿痰证（痰证门）

图3-5-1　湿证门证候结构图

风为百病之长，湿却无处不在。古人以五行配五季，又以五季分别主风、寒、暑、燥、湿五气，一年四季，春夏秋冬再加长夏一季，长夏主湿。古人认为风、寒、暑、燥、热均可挟湿为病，成为**外湿**。便有春夏秋冬换季的最后18天属于长夏之说。《素问·太阴阳明论》："帝曰：脾不主时何也？岐伯曰：脾者土也，治中央，常以四时长四脏，各十八日寄治，不得独主于时也。"另一种说法，如《黄帝内经太素·新校正》云："按全元起云：脾王四季，六月是火王之处。盖以脾主中央，六月是十二月之中，一年之半，故脾主六月也。"以六月为长夏。吴鞠通说："长夏之风，则挟暑气、湿气、木气，大雨而后暴凉，则挟寒水之气；久晴不雨，以其近秋也，而先行燥气，是长夏之风，无所不兼，而人则无所不病矣。"[1] 五气均来自于天，是自然现象，四季都有降水，降水时大都伴随低气压，尤其气温比较高的时候，大都闷热如蒸，令人十分不爽。这应该是人们对湿的感觉。湿重的时候，易于蒙闭阳气，造成气血运行受阻，微循环障碍，演变成所谓的瘀证。

一生之中，饮食不节，缺少运动，可以生痰化湿，伤害脾胃气机，**内湿**生焉。贪凉饮冷，热时无汗出，便成伏暑，湿蒙机窍，可成寒闭；年长以后，不事劳动，好逸恶劳，肤白体肥，湿气渐积，血压升高，高糖高脂，甚至生痰化火，瘀阻血络，形成痿痹，蒙闭心窍，发生中风。这都是因湿致病。

但湿本属阴性，湿病之治，总当从乎温燥，古人云："水流湿，火就燥。"治湿宜乎温燥，而忌寒润，寒润则阴愈长而阳愈消。淡渗泄湿是从下分利除湿之法，风药胜湿是从表分解湿邪之法，皆为治湿之常法。更宜饮食清淡，不宜过饱，常晒太阳，心存恬淡，勤事劳作运动，微有汗出为佳，不一定要泡脚、蒸腾桑拿。现代人每每认为身体有毒，主张"排毒"，出汗也是排毒，岂不知桑拿、泡脚虽然畅快，实则湿热蕴蒸，内外相感，易于造成猝死。

第一节　风湿证类（4证24候）

风湿证，系感受风中挟湿之邪所致之病。多由冒雨受风，或触冒风露，亦有先受湿邪，后感风邪，风湿同病；风为阳邪，最易化热，湿处风中，亦随之化热，或风中挟热，或素体阴虚多火之体，亦多湿从热化，故多风湿挟热之证。然而湿邪偏重，或风中挟寒，或素体阳虚，湿从水化，而风亦随之从化，而为风寒湿证。

风湿外冒，首伤肺卫。风伤于上，湿亦伤于上，肺气首当其冲，肺主气属卫，是风湿之感，先必郁遏肺卫阳气，故肺卫风湿证，为风湿证之本病。风伤于肺，湿归于脾，则为肺脾风湿证。肺脾均主上中清阳之气，风湿郁遏，表里同病，是为风湿证之合病。或感微邪，未即发病；或发病而托透未净；风邪归于肝，湿邪留于脾，肝脾均主营血，且肝主筋，脾主肌肉，或蕴伏于营血之内，或留于筋脉肌肉之间，或肝风乘脾，脾不主升，清气下陷，是为肝脾风湿证。或下流入肾，肾主乎骨，而邪留筋骨，为肝肾风湿证，均是风湿证之并病。

风湿之证，风邪挟湿，从外而入，其治则总当以疏透为主，以祛风湿，使从外入者，仍从外透泄而解。但不可大汗，大汗则风去而湿留，仅可微微汗出，则风湿俱去。但必佐以淡渗，以分利在里之湿；务使风湿俱去，不致余邪为殃。

证候系统：详见表3-5-1。

表3-5-1　风湿证证候结构表

本病	合病	并病
肺卫风湿证	肺脾风湿证	肝脾风湿证、肝肾风湿证

一、肺卫风湿证（风湿证本病）（6候）

肺卫风湿证，为湿邪挟风伤于体表之证，故称为风湿表证。或因于冒雨受风，或触冒雾露，轻者称为冒湿，重者称为伤湿，与感冒相似，故亦称感冒。如但见头目清窍症象者，称为湿伤于上，或雾伤于上，湿邪上蒙，日久不解，或头痛不已者称头风。如但见经络症象者，称为痹痛或痛痹，总由风湿郁于体表之证。

其病机有二：或伤于外，以郁遏卫分阳气为主，是为风湿表证；或伤于上，以郁遏上焦清阳之气为主，则为表里兼见之证。又以风与湿邪之偏重，有郁遏气分与郁遏阳分之分：在气分则病浅而轻，在阳分则邪重而深。若湿邪留滞不解，则郁滞经络，甚则由气及血，致气滞血瘀，久则为痼疾而难已。

风湿之邪郁于表，或郁于上，总属阳气不得宣展，故其治则总当宣疏风湿为先，药取辛苦温散，兼以芳淡之品，取辛以散风，苦以燥湿，芳以化浊，淡以渗湿。然阴湿伤阳，总当宣发，使湿随风去。但不可大汗，大汗则风去而湿未除。故仲景有云："盖发其汗，大汗出者，但风气去，湿气在也，是故不愈。"若治风湿者，发其汗，但微微似欲出汗者，风湿俱去也。(《金匮要略·痉湿暍病脉证》123条）雷少逸亦谓："冒湿之病，得之于早晨雾露，云瘴山岚，或天阴淫雨，晴后湿蒸。初受其气者，似乎有物蒙之，以致首如裹，遍体不舒，四肢懈怠，脉来濡缓之象。宜用宣疏表湿法取其微汗，仿嘉言贵徐不贵骤之意，俾其湿邪还表而解，毋使其由表而入于里。"[2]

证候别称：风湿冒表，风湿感冒，湿伤于上，雾伤于上，风湿上冒，风寒夹湿，风湿表证，气虚外感，风湿郁热，风湿化热，营卫不和。

病名：[中医]伤湿，冒湿，感冒，风湿，伤寒夹湿，风寒挟湿，水痘，斑疹，行痹，痹痛，头风。

证候系统：详见图3-5-2。

表证——本证——卫气失宣候、卫阳失宣候
　　├——转证——卫气郁蒸候
　　└——变证——营卫郁滞候
表里证——本病——清气失宣候、清阳失宣候
　　├——转证——清气郁遏候、清阳郁遏候
　　└——变证——清阳不行候

图3-5-2　肺卫风湿证证候结构图（9候）

引用文献

［1］张志斌.温病条辨［M］.福州：福建科学技术出版社，2010：143.

［2］雷丰.时病论［M］.北京：人民卫生出版社，1964：106.

（一）卫气失宣候（肺卫风湿表证本证1）

肺卫风湿证，风湿之邪外受，郁遏卫外之气，是为卫气失宣之候。通常称之为风湿冒表，或风湿感冒。与风寒表证相同，唯清空与经气郁遏症象较重，白苔较厚且腻滑，为湿浊特征。

通称：风湿冒表，风湿感冒。

内含病例：[中医]伤湿，冒湿，感冒。[西医]流行性感冒。

病因病机：肺卫风湿郁遏，因冒雨受风，或触冒雾露，郁遏卫气，不得宣行于肌腠、经气，不能发越清空、清窍而成。轻者称为冒湿，重者称为伤湿。

证象组合：表郁+空窍+经气

主症：**【腠理不宣】症象**：①恶风。②恶寒发热。③憎寒壮热。④身重。⑤无汗、微汗。⑥微肿。**舌象**：①苔薄白。②舌苔白润略厚。③舌苔白滑。④舌苔白黄相混。**脉象**：①脉浮弦缓。②脉浮紧。③脉浮而数。**指纹**：

浮青。

副症：【清空不宣】症象：①头痛。②头重如蒙如裹。③头颈部酸疼。

宾症：【清窍不宣】症象：①鼻塞流清涕。②微咳。

【经气不宣】症象：①上肢酸、肩疼痛，有麻感。②身楚，身疼痛。③全身骨节酸痛，骨痛无比。④四肢倦怠。

治则：当宣散风邪为主，湿随风邪而外泄，但不可重剂发汗，反致风去湿留，唯轻剂徐徐汗出，则风湿皆去。药取辛温酸苦温，辛以散风，苦以燥湿。

方证

1.荆防败毒散证：《外科理例》方。治疮疡肿毒，肿痛发热，脉浮数。

荆芥、防风、人参、羌活、独活、前胡、柴胡、桔梗、枳壳、茯苓、川芎、甘草各3g（《摄生众妙方》无人参），水煎服。

2.七味葱白汤证：《通俗伤寒论》方[1]，通络祛风，使风湿从微汗而解。详见论著。

防风、姜皮各3g，淡豆豉、络石藤各9g，秦艽、苏叶嫩枝各4.5g，鲜葱白4个，嫩桑枝30g。

3.九味羌活汤证：《此事难知》方[1]。功能发汗祛湿，兼清里热。治外感风寒湿邪，恶寒发热，肌表无汗，头痛项强，肢体酸楚疼痛，口苦而渴者。

羌活、防风、苍术各45g，细辛15g，川芎、白芷、生地黄、黄芩、甘草各30g。

论著和讨论

本证候因风中挟湿，郁遏于表，卫气失于宣达，故其治则虽亦当辛温宣散，但必佐以苦温燥湿之品，以驱除表分之风湿。徐荣斋说："（风湿伤寒）如果属于风胜，则势必热化，治宜先用七味葱白汤（组方见方证）以通络祛风，使风湿从微汗而解，次用木防己汤加减（木防己4.5g，通草3g，生薏苡仁12g，青松针9g，桂枝2.1g拌滑石15g，丝瓜络6g，嫩桑枝30g）利湿清热，使已从热化之湿从小便而利，终用五叶茅根汤（桑叶、竹叶各6g，枇杷叶15g，兰叶9g，生柏叶6g，鲜芦根30g）以清微热。"[1]

病案举例

1.朱丹溪治一人黑色能饮酒，患伤风，头疼，身疼如火热，骨痛无比，不吃饭，人参败毒散加干葛根[2]。

2.留章杰治病邪在表：黄某某，女，成人，头重，恶风，头颈部及上肢酸、肩疼痛，有麻感。过去无风湿史。以九味羌活饮加减：羌活、防风、川荆芥、黄芩、苍术、藁本各9g，川芎6g，生地12g，甘草3g，钩藤15g，当归4.5g，3剂。二诊：头重好，余症均减，前方去藁本再服3剂。病者未见再来[3]。

3.戴会禧治风寒感冒与流行性感冒：王某某，男，36岁，农民。起病2天，恶寒发热，无汗，头痛身楚，纳差，二便正常，舌苔白滑，脉浮紧。证属风寒袭表，阻滞太阳经络。治宜辛温解表、疏导经络，用荆防败毒散，每天1剂，水煎2次，混合顿服。服后覆被取汗，连服2剂而愈[4]。

又治王某某，男，1岁。发热2天，鼻流清涕，微咳，纳差，精神不振，苔薄白，指纹浮青。用荆防败毒散，水煎服，1剂而解[4]。

又治李某某，男，45岁，农民。有流行性感冒接触史：起病3天，憎寒壮热，无汗，头痛甚，全身骨节酸痛，鼻塞，流清涕如泉水，微咳，口渴喜热饮，纳差，四肢乏力，小便微黄而长，舌苔白黄相混，脉浮而数。证属风寒袭表，经络受阻，有化热之势，宜辛温解表，疏导经络，少佐清热之味：用荆防败毒散加黄芩9g，每天1剂，水煎2次，药汁混合顿服，覆被取汗，连进3剂而愈[4]。

4.李新平治余某某，女，38岁，四末浮肿多时，按压略现凹陷不痛，查不到原因，颜面泛黄，脉浮滑，湿性重浊，故四末肿。2010年5月8日，拟风湿：银花8g，连翘、荆芥、牛蒡子、防风、桂枝、猪苓、漂白术、独活各10g，薄荷、淡竹叶各6g，芦根、茯苓、苡仁各15g，泽泻12g，3剂。11日，症状好转，上方去独活，加黄柏8g，3剂。症状悉除。

引用文献

［1］俞根初.重订通俗伤寒论［M］.上海：上海科学技术出版社，1959：237.

［2］江瓘，魏之琇.名医类案（正续编）［M］.北京：中国中医药出版社，1996：7.

［3］孙祝岳.留章杰老中医治痹证经验［J］.新中医，1977，(2)：12.

［4］戴会禧.败毒散及其临床应用［J］.江西中医药，1983，(1)：25.

（二）卫阳失宣候（肺卫风湿表证本证2）

肺卫风湿证，湿邪偏重，湿遏表分阳气，而成卫阳失宣之候，通常称之为风寒夹湿之证。其见症与卫气失宣候相同，唯有阳气郁遏之脉症有别。

通称：风寒夹湿。

内含病例：[中医] 风湿。

病因病机：肺卫风湿郁遏，因湿浊之邪偏重，或风中夹寒，寒与湿合，郁遏卫阳，致腠理不宣，经气郁遏，空窍不得宣通。

证象组合：阳郁+表郁+空窍+经气

主症：【阳气不宣】**症象**：口渴不甚引饮。**舌象**：苔黄而滋腻。**脉象**：脉弦缓，迟细。

【腠理不宣】**症象**：①恶寒发热。②发热自汗。**舌象**：白腻。**脉象**：浮缓。

副症：【清空不宣】**症象**：头重痛。

宾症：【清窍不宣】**症象**：鼻塞。

【经气不宣】**症象**：①体麻作痛。②胸膺作痛。③骨节疼痛。④身疼腰痛。⑤小腿肚胀痛。

治则：当偏重辛温以宣通表阳、疏泄风湿为主；但苦温之品，仍当参用，以燥其湿。

方证

1.平胃、神术、葱豉汤三方合方证：雷少逸方[1]。治寒热身痛，口渴不甚引饮，苔黄而滋腻，详见病案1。

苍术、防风、陈皮、厚朴、甘草、生姜、葱白、淡豆豉。

2.二活同祛法证：雷少逸方[1]。治表里受湿，寒热身疼、腰痛等症。详见论著。

羌活、独活、防风、茅苍术各4.5g，细辛、甘草各1.5g，加生姜3片煎服。

论著和讨论

本证候暑湿郁表，湿浊偏重，或中挟寒邪，郁遏卫分阳气，不得宣通，雷少逸说："（霉湿）倘或连朝风雨，人冒之者，即患身痛腰疼、恶寒发热，此邪由太阳之表，而入于少阴之里，即《内经》所谓雨气通于肾也，宜乎表里两解，拟以二活同祛法（组方见方证）。倘兼腹痛泄泻，再加煨葛、木香、治之。"[1]故其治则亦当辛苦温散，以祛风湿，但必当偏重辛温，以宣通阳气为主，阳气得以宣通，则阴湿之邪可去。

病案举例

1.雷少逸治须江毛某，贩柴来城，忽然患病，今春淫雨缠绵，地中之湿上泛，随时令之风袭人，作风温治未效。诊其脉弦缓，寒热身痛，苔黄而滋腻，口渴不甚引饮，以平胃、神术、葱豉汤三方合方（组方见方证），数剂而安[1]。

2.张聿青治钱，体麻作痛，时发时止者久，日来发热自汗，胸膺作痛，此风湿交蒸，恐成湿温时症：桂枝、羌活、橘络、酒炒桑枝、秦艽、防风、大腹皮、地骨皮[2]。

3.李泰治周炳坤，男，27岁，脉迟细，小腿肚胀痛，遍身骨节疼痛，宜疏风除湿。羌活、独活、茯苓各3g，苏叶2.4g，苍术、川牛膝、秦艽、川黄柏、当归、防己各4.5g[3]。

4.上海市立中医门诊部治蒋某，男，26岁，初诊：发热头痛，恶寒无汗，体温40.2℃，鼻塞咳嗽，胸闷且痛，肢节酸楚，舌苔白润，脉象浮紧，拟荆防败毒散，希邪从汗解。荆芥、防风、羌活、柴胡、前胡、川芎、枳壳、桔梗各4.5g，茯苓9g，薄荷3g，甘草1.5g，生姜2片。二诊：投荆防败毒意，汗出颇多，肌热已退，体温36.8℃。唯有咳嗽痰腻，肢酸且软，再拟疏解宣化。苏梗、前胡各4.5g，姜半夏、茯苓各3g，光杏仁12g，木防己、丝瓜络各9g，桔梗3g，枳壳、广陈皮各4.5g，嫩桑枝12g[4]。

引用文献

［1］雷丰.时病论［M］.北京：人民卫生出版社，1964：14，32，63，67.

［2］张聿青.张聿青医案［M］.上海：上海科学技术出版社，1963：450.

［3］李洪成等.中医证候学［M］.北京：中国医药科技出版社，2008：437.

［4］上海市卫生局.中医中药临床实验汇编［M］.上海：上海科学技术出版社，1958：90.

（三）卫气郁蒸候（肺卫风湿表证转证）

肺卫风湿证，风邪偏盛，郁遏既久，风郁化热，湿遏未解，郁蒸于内，转成卫气郁蒸之候。其见症以表郁与里蒸之脉症为主。

通称：风湿表证，风湿郁热。

内含病例：[中医] 风湿化热。

病因病机：肺卫风湿郁蒸，或因风邪偏盛，风郁化热；或先受湿邪，继感风热；或先有蕴热，继感风湿；或感风受湿郁于肌表，不得宣解，卫气郁遏，渐致风湿郁而化热，而成风湿外郁，蕴热内蒸之表郁里热证候。

证象组合：表郁+气蒸+空窍+经气

主症：**【腠理不宣】症象**：①恶风。②形寒。③身重。④通身微肿。**舌象**：舌苔白滑。**脉象**：脉浮弦。

【津气蕴蒸】症象：①发热不扬。②日晡热剧。③渴不引饮。④便溏如酱。⑤溺短赤热。**舌象**：舌红苔黄腻。**脉象**：脉数滑。

副症：**【清空不宣】症象**：①头重。②头痛。

宾症：**【清窍不宣】症象**：鼻塞。

【经气不宣】症象：①身尽痛。②关节窜痛。

治则：当以宣透风湿为主，使表郁得解，卫气流畅，风湿外达，郁热自然随汗而解。然湿既化热，又当兼以甘淡渗利，以分解湿热之势。

方证

1.麻杏苡甘汤证：张仲景方。功能发汗解表，祛风湿。治风湿一身尽疼，发热，午后较甚者。

麻黄、薏苡仁各15g，炒杏仁10个，炙甘草30g。为粗末，每服12g，水煎服。

2.七味葱白汤证：《通俗伤寒论》载《外台秘要》方[1]。养血发汗法，通络祛风，使风湿从微汗而解，治风湿伤寒，风胜热化，头痛发热，微汗恶寒，骨节烦疼，体重微肿，小便欠利，脉浮缓。

鲜葱白3~4枚，生葛根、原麦冬各3~4.5g，细生地4.5~9g，淡豆豉6~9g，鲜生姜1~2片，百劳水4碗煎药。以长流水盛桶中，以竹竿扬之数百，名百劳水。

3.木防己汤加减证：严绍歧方[2]。辛凉泄热，淡渗利湿，使热化之湿从小便而利。

丝通草4.5g，薏苡仁12g，松针、滑石、丝瓜络各9g，桂枝末2.1g，桑枝30g。

论著和讨论

本证候风湿郁、遏于表，久不得解，热蕴于内，不得透达于外，而成表郁里蒸之候。仲景曰："病者一身尽疼，发热，日晡所剧者，名风湿，此病伤于汗出当风，或久伤取冷所致也。可与麻黄杏仁薏苡甘草汤（组方见方证）。"（《金匮要略·痉湿暍病脉证》）。即治则宜以宣透风湿之郁遏为主，兼以甘凉淡渗，清其郁热；自然湿开热透而解。

病案举例

1.严绍歧治施小毛，20余岁，素体阴虚多火，先冒春雨，继感温风，初起寒热头痛，骨节窜痛，继即通身微肿，渴不引饮，便溏如酱，溺短赤热，脉右弦缓，左关尺微数，苔黄带腻，先用七味葱白汤，辛淡法以通络祛风，使风湿从微汗而解，汗出恶寒除，头痛减，以木防己汤加减辛凉淡法以利湿泄热，使已从热化之湿从小便而利（组方见方证），2剂，溺利热除，身痛微肿均瘥，以五叶芦根汤清芬甘凉，醒胃生津，以清余热：桑叶、竹叶、柏叶各6g，枇杷叶15g，建兰叶9g，鲜芦根30g，胃气大动而停药[2]。

2.邵佐清治陶杏姑，女，67岁。1958年11月24日初诊：脱力受湿，兼受感冒，形寒身热，遍身肢节酸楚，治与疏邪宣湿通络：荆芥、薄荷各5.4g，碧玉散（包煎）、晚蚕沙（包煎）各14.1g，焦山栀、连翘各10.5g，威灵仙、瓜蒌皮各9g，老紫蔻（冲）2.4g，灯心0.6g。二诊：前进疏邪宣湿通络，诸恙向安，宜靖余邪：焦山栀、连翘、炒麦芽各10.5g，炒黄芩、焦鸡内金各7.2g，丝瓜络12g，银花9g，广陈皮4.5g，碧玉散（包煎）14.1g，灯心0.6g[3]。

3.郑品端治曾王氏，58岁，寒热身疼，口燥苔垢，心烦不眠，脉浮滑。此邪热内蕴，风湿外加也，解表清里：海桐皮、桑枝、防己、连翘、竹叶各9g，杏仁、枯黄芩各4.5g，薏苡仁15g。诸恙均瘥：桑枝、连翘、赤茯苓、枇杷叶各9g，藿香梗、川厚朴、煮半夏各4.5g，甘草梢2.4g，忍冬藤24g[4]。

引用文献

[1] 俞根初.重订通俗伤寒论[M].上海：上海科学技术出版社，1959：47.
[2] 何廉臣.重印全国名医验案类编[M].上海：上海科学技术出版社，1959：28.
[3] 萧龙友等.现代医案选（第五辑）[M].北京：人民卫生出版社，2008：123.
[4] 福建省中研所.福建中医医案医话选编2[M].福州：福建人民出版社，1963：362.

（四）营卫郁滞候（肺卫风湿表证变证）

肺卫风湿证，风湿郁滞营卫，阳气不行，腠理不宣，经络气血阻滞，变为营卫郁滞之候。通常称之为风湿行痹之病。虽以表阳郁滞之脉症为主，但以经络症象显明。

通称：风湿行痹。

内含病例：[**中医**] 行痹。

病因病机：肺卫风湿郁滞，因感受风湿，阴邪太甚，郁滞腠理，卫阳不得宣行，营血流行不畅，经络之气，运行不利而成。吴坤安曰："此乃先伤于湿，又冒风所致。"[1]

证象组合：阳滞+表郁+血滞+经滞+络滞

主症：【阳气不行】症象：①身重，不能转侧。②自汗或额上多汗。③四肢痿弱。**脉象：**①脉浮濡弦缓。②脉形细弱。

【腠理不宣】症象：①恶寒发热。②恶风微汗。**舌象：**舌多白薄而润。**脉象：**①脉浮。②脉浮而濡。

副症：【血滞不行】症象：①唇紫。②面青黯。③爪甲青紫。

【经脉不利】症象：①一身尽痛，全身关节酸疼，以膝关节为甚。②一身痛无定处，游走窜痛。③肢节注痛，得捶摩而缓。④手腕硬痛。

【络脉不利】症象：①肩背麻木。②四肢作麻。③微㖞斜。

宾症：【清空不宣】症象：①头痛。②头重。③鼻塞。

治则：以温通卫阳、疏风散湿为主，使风湿仍从表解，仲景认为治风湿发汗，"但微似欲汗出者，风湿俱去也。汗大出者，但风气去，湿气在也。"后世常兼用渗利以分解其湿，温热以燥其湿。营血郁滞，则和营行经通络之品亦当参用。

方证

1.桂枝汤加味方证：吴坤安方[1]，治湿邪在表，四肢痿弱，关节疼痛，脉浮而濡。

桂枝、白芍、川羌活、白术、甘草、大枣、生姜。

2.人参败毒散证：钱乙方。又名败毒散。功能益气解表，散风祛湿。治正气不足，外感风寒湿邪，症见恶寒发热无汗，头项强痛，肢体烦疼，胸膈痞闷，鼻塞身重，咳嗽有痰，舌苔白腻，脉浮。

柴胡、前胡、川芎、枳壳、羌活、独活、茯苓、桔梗、人参各30g，甘草15g。为粗末，每服6g，加生姜、薄荷，水煎服。

3.桂枝橘皮汤加味证：《通俗伤寒论》方[2]，行痹疏风、散寒燥湿，治风湿伤在上。详见论著。

桂枝尖（炙）、鲜生姜各一钱，生白芍、炒广陈皮各钱半，清炙草六分，大红枣二枚去核。加制川乌1.5g，制苍术3g。

4.如意通圣散证：蒲辅周方[3]，治行痹，游走窜痛（因风重而致关节疼痛）。

麻黄、炙甘草、当归、川芎、陈皮、丁香、米壳等份研粗末微黄炒黄，每9g水煎服，可加威灵仙、防风、羌活、桑枝、生姜、红枣，更善。

论著和讨论

1.本证候风湿郁滞营卫，腠理不宣，经络不利，仲景曰："风湿相搏，一身尽疼痛，法当汗出而解，值天阴雨不止，医云此可发汗，汗之病不愈者，何也？答曰：盖发其汗，汗大出者，但风气去，湿气在也，是故不愈也。若治风湿者，发其汗，但微微似欲出汗者，风湿俱去也。"（《金匮要略·痉湿暍病脉证》）吴坤安说："风湿：脉浮身重，不能转侧，自汗，或额上多汗，此乃先伤于湿，又冒风所致，宜微汗之，渍渍然似欲汗者，风湿俱去矣，大羌活汤。……表湿：关节疼痛，脉浮而濡，四肢痿弱，此湿邪在表也，小便利者，桂枝汤加川羌活、白术等微汗之，小便不利者，五苓散加减。"[1]张聿青云："营卫不足，风与湿袭留不解，势难急切图功。"[4]

2.治则：当以温通卫阳、宣散风湿为主，佐以行经通络为法。俞根初说："风湿多伤在上，肩背麻木，手腕硬痛，头重鼻塞，恶风微汗，一身痛无定处，舌多白薄而润，脉浮濡弦缓，行痹疏风为君，佐以散寒燥湿，桂枝橘皮汤加制川乌1.5g、制苍术3g（组方见方证）。"[2]何廉臣说："肢节注痛，得捶摩而缓者，风湿在经也，治宜散风胜湿，灵仙除痛饮。"[2]

病案举例

1.**张聿青**治叶右，四肢作麻大退，其为风湿相合，确然可见，当助鼓再进：桂枝、防风、羌活、泽泻、生甘草、天麻、川芎、二妙丸、白芍、萆薢、白僵蚕[4]。

又治俞右，四肢作麻，脉形细弱，营卫不足，风与湿袭留不解，势难急切图功：桂枝、苍术、天麻、川芎、赤白苓、防风、秦艽、半夏、白术、羌活、黄柏[4]。

2.**戴会禧**治痹证：何某某，女，37岁，恶寒发热，头痛，全身关节酸疼，以膝关节为甚，但无红肿，关节痛有4年以上病史，以天气变化时为严重，时有心悸，二便无异常，舌苔白滑，脉浮缓。属风寒湿邪侵袭，经络阻隔，气血凝滞，不通则痛之痹证。宜祛寒除湿、疏导经络之法，用人参败毒散加五加皮、海桐皮、牛膝等，进退与之，服10余剂而愈[5]。

引用文献

［1］吴坤安.伤寒指掌［M］.上海：上海科学技术出版社，1959：卷四51.

［2］俞根初.重订通俗伤寒论［M］.上海：上海科学技术出版社，1959：234，235，238.
［3］中国中医研究院编.蒲辅周医疗经验［M］.北京：人民卫生出版社，2005：124.
［4］张聿青.张聿青医案［M］.上海：上海科学技术出版社，1963：450.
［5］戴会禧.败毒散及其临床应用［J］.江西中医药，1983，（1）：25.

（五）清阳郁遏候（肺卫风湿表里证转证）

肺卫风湿证，湿浊偏重，郁遏上焦清阳之气，失展于内外，转为清阳郁遏之候。其见症以表阳郁遏之脉症为主，兼见上焦气机宣降失常之症象。

通称：寒湿郁遏。

内含病例：［中医］风寒夹湿，伤寒夹湿，水痘。

病因病机：肺卫风湿郁遏，系湿浊偏重，或风中挟寒，湿与寒合，郁遏上焦清阳，不得宣展于内外，内则气失宣降，外则表阳失于宣通。

证象组合：阳郁+表郁+空窍

主症：**【阳气不宣】症象**：①身虽热不欲去衣被。②口不渴饮，口干不欲饮。③身重，肢倦。④小便欠利。**舌象**：①白苔兼带灰黑，更兼黏腻浮滑者。②舌苔灰白黏腻。

【腠理不宣】症象：①突然恶寒发热，无汗。②形寒发热汗出。③发热自汗不解。**舌象**：苔白滑或白腻。**脉象**：①脉浮缓。②脉浮紧而数。

【气机不宣】症象：①胸闷短气。②咳嗽痰多，咯痰色白。

副症：**【清空不宣】症象**：头痛。

【气机不降】症象：咳逆。

宾症：**【清窍不宣】症象**：①鼻塞声重。②咽痒。

【经气不宣】症象：①骨节酸痛。②关节烦痛。

治则：当以苦辛温散，宣展上焦清阳，以宣散风湿，而展气机，兼以甘淡渗湿以分利之。

方证

1.五苓散加味证：吴坤安方[1]。适用于伤寒夹湿，如白苔兼带灰黑，更兼黏腻浮滑者。

桂枝、茯苓、白术、猪苓、泽泻、羌活、防风。

2.苏羌达表汤加味证：解表祛湿，宣通气机。治形寒头痛，发热汗出，详见论著。

苏叶、防风、羌活、白芷、杏仁、浙苓皮、鲜生姜、广橘红、苍术、厚朴、半夏、前胡、桔梗。

论著和讨论

1.本证候湿浊偏重，或挟风寒，寒湿郁遏，清阳失展。吴坤安说："若冒雨雾湿邪，留于太阴肌分之表，发热自汗不解，口不渴饮，身虽热不欲去衣被，舌苔灰白黏腻，宜桂枝、秦艽、紫苏、茯苓皮、陈皮、法半夏、姜皮之类，解肌和表，湿邪自去。"[1]"如白苔兼带灰黑色，更兼黏腻浮滑者，此太阴本经之湿邪，是从雨雾中得之，宜解肌渗湿，如五苓散加羌活、防风（组方见方证）之类。"[1]

2.治则：以辛苦温散为主，以通阳疏泄风湿，兼以渗利为法。徐荣斋说："伤寒夹湿一症，江浙两省为最繁，通用五苓散加羌防，为对症处方常法。"[2]有说："一起则形寒头痛，发热汗出，鼻塞，关节烦痛，咳嗽痰多，身重肢倦，胸闷短气，不渴，小便欠利，脉浮缓，苔白滑或白腻，宜解表祛湿，苏羌达表汤加苍术、川厚朴、半夏、前胡、桔梗宣通内外气机，以疏散之。"

病案举例

1.薛瑞新翻译日本《汉方临床》第22卷第11号45页：治边某某，女，10岁，约5日前中午吃桃过多而得病。病孩初说腹痛，服镇痛剂及助消化剂2天没有好转，体温升高。购服解热剂，未见解热却腹痛加剧，在床上打滚，去医院治疗，诊断为胃痉挛发作，给予药物注射治疗，当晚稍得安睡。次日中午，腹痛又发作，而且四肢僵硬颤抖，舌硬，言语不自由，即急到医院就诊，经过相当长的时间检查，说是"腹膜炎"，必须进行手术治疗。因家庭贫困，患者住院1天，没有好转便出院，而来我院就诊。患儿呈重病容，面色苍白，手足仍然僵硬颤抖，不断叫喊，四肢冷，腹部脐上硬如板状，灼热手不能接近。体温36℃，舌苔白厚，脉浮缓。检查时病孩像哑巴大声叫喊着，问能点头，给她饮了几次少量开水，每次饮了要再饮，饮后虽不见吐出，但每次都从嘴边流出泡沫状唾液。肯定这是急性胃炎，五苓散证：泽泻15g，白术、茯苓各8g，桂枝6g（去猪苓但泽泻加量），2剂。翌日黄昏患儿由母亲扶着来复诊。查体温38℃，手足温暖，脉浮数，舌苔白，腹部板硬状已经变软，按压也不痛了，四肢僵硬也消失了，与病儿对话，回答自如。据其母说，昨晚药后病孩整夜酣睡，情绪安定。续服药3天后，饮食自如，诸症消失[3]。

2.周仲瑛治郑某，男，29岁，症状：病经一天，突然恶寒发热，无汗，头痛，骨节酸痛，咳嗽，咽痒，咯痰色白，口干不欲饮，舌苔白滑，脉浮紧而数。辨证施治：风寒夹湿，客于卫表，肺气失宣。治予辛温解表，仿荆防败毒散之意：荆芥、羌活、独活、炒枳壳、桔梗各4.5g，薄荷（后下）3g，光杏仁9g，前胡、法半夏、防风、陈皮各6g，生姜3片，葱白3支，1剂。药后得汗，寒热得解，头疼身痛好转，脉静，唯咳嗽未平。再予宣肺化痰，原方去荆芥、防风、羌独活、薄荷等解表之品，加苏梗、大贝母各15g，甘草4g，连服2天，痊愈出院[4]。

3.李新平治严某某，男，4岁，发热后躯干和头部出水痘，疹液透明，无发热，舌苔白略腻，指纹暗，2014年9月29日，余告知勿紧张，此为带疱疹的感冒而已，祛风燥湿为主：荆芥、羌活各6g，防风8g，独活、桔梗、车前子、柴胡各5g，前胡、知母各4g，苡仁10g，薄荷、浙贝各3g，3剂。痘瘪蜕皮而愈。

引用文献

［1］吴坤安.伤寒指掌［M］.上海：上海科学技术出版社，1959：卷一10，20.

［2］俞根初.重订通俗伤寒论［M］.上海：上海科学技术出版社，1959：207.

［3］薛瑞新.重症治验（五苓散的特效）［J］.新中医，1976，(6)：58.

［4］周仲瑛.中医内科学［M］.北京：中国中医药出版社，2003：70.

（六）清阳不行候（肺卫风湿表里证变证）

肺卫风湿证，延误失治，郁遏不解，郁久化热，深陷经络，清阳不得通行于内外，变成清阳不行之候。多为痛痹之病。虽以经络症象为显明，但必兼见表阳郁滞与内热蕴蒸之脉症。

通称：风湿入络。

内含病例：［中医］痹痛。

病因病机：肺卫风湿郁滞，因风湿外受，郁遏于表，久延失治，深陷经络，清阳不得宣行，以致肌腠、经络郁滞，郁热不得透解，而郁蒸于内，而成外闭内蒸之证。

证象组合：阳滞+经络滞+表郁+气蒸

主症：**【阳气不行】症象**：①手足微冷。②手足软弱。**舌象**：舌苔白滑。

【经脉不利】症象：①一身尽痛。②手臂腿足及颈项痿软麻木疼痛，翻身移动。③骨节疼痛。④四肢微肿。

【络脉不利】症象：①口噤。②口眼微㖞。

副症：**【腠理不宣】症象**：**脉象**：脉浮弦。

宾症：**【津气蕴蒸】症象**：①身热汗出，至暮发热。②肌肉烦疼。③舌干咽燥。**舌象**：苔白糙。**脉象**：脉弦急。

【气机不降】症象：①胸痞。②短气。

治则：当通阳宣泄，以疏散风湿为主，兼以清热利湿之品，以通利经络。

方证

疏风散邪方证：王与贤方[1]。疏风散邪，治手臂腿足及颈项痿软麻木疼痛，口眼微㖞，详见病案4。

防风、秦艽各15g，威灵仙21g，桂枝、葛根各9g，片姜黄、甘草、苍术、白术各6g，乳香、没药各4.5g。

论著和讨论

1.本证候风湿郁遏清阳不行，肌腠、经络郁滞，吴坤安说："（风湿流注）若发热一身尽痛，而兼四肢微肿者，此风湿流注手足也。"他主张："宜二陈，加米仁、桂枝、秦艽、防已、羌活、木瓜、片姜黄之类，足胫红肿，合二妙。"[2]

2.治则：当以苦辛通阳，以宣泄风湿为主，佐凉淡清利，以除内蕴之湿热。徐荣斋说："一种不到'痹'的程度的'风湿证'……如果属于风胜，则势必热化，治宜先用七味葱白汤：防风、姜皮各3g，苏枝、秦艽各4.5g，淡豆豉、络石藤各9g，葱白4个，桑枝30g，辛淡法以通络祛风，使风湿从微汗而解，继用辛凉淡法以利湿泄热，使已从热化之湿，从小便利，木防已汤加减：木防已、通草各4.5g，薏苡仁12g，松针、滑石、丝瓜络各9g，桂枝木2.1g，终以五叶芦根汤清芬甘凉，醒胃生津以清余热：桑叶、竹叶、柏叶各6g，枇杷叶15g，建兰叶9g，鲜芦根30g。"[3]

病案举例

1.叶天士治吴（氏），风湿化热，蒸于经络，周身痹痛，舌干咽燥，津液不得升降，营卫不肯宣通，怕延中痿。生石膏、杏仁、川桂枝、苡仁、木防已。又，石膏、杏仁、木防已、炒半夏、橘红、黑山栀、姜汁、竹沥[4]。

2.张聿青治某左，便解带溏，湿热虽得外泄，然遍体作痛，至暮发热，是痰湿内郁，络隧不宣，肿病之先声也：独活、威灵仙、秦艽、丹皮、白薇、防已、桑寄生、萆薢、泽泻、生薏仁[5]。

又治左，外伤之后，风与湿合，流入络隧，以致遍体烦疼，手足软弱，恐成类中：秦艽、苍术、黄柏、半夏、丝瓜络、独活、桂枝、生薏仁、萆薢、酒炒桑枝、木防己。两次得汗，湿郁稍宣，烦疼大退：白术、陈皮、泽泻、炒络石藤、杜仲、制半夏、茯苓、秦艽、炙黄芪、焦苍术[5]。

3.王与贤等治王某某，女，66岁，睡眠一夜，早晨不能起床，手臂腿足及颈项痿软麻木疼痛，翻身移动，需人扶持，口眼微㖞，不恶寒不发热，神志正常，投疏风散邪（组方见方证），药后大汗出，起动步履一如昔日，但觉手稍麻木，尤以四肢末梢，及面目最重，乃清阳之气不得升腾于上，脾阳不能畅达四末，予补中益气汤少佐风药，3剂而安[1]。

引用文献

［1］王与贤，张子灵.验案二则［J］.上海中医药杂志，1964，（6）：封3.

［2］吴坤安.伤寒指掌［M］.上海：上海科学技术出版社，1959：卷二12.

［3］俞根初.重订通俗伤寒论［M］.上海：上海科学技术出版社，1959：237.

［4］叶天士.临证指南医案［M］.上海：上海卫生出版社，1958：401.

［5］张聿青.张聿青医案［M］.上海：上海科学技术出版社，1963：14，335.

二、肺脾风湿证（风湿证合病）（7候）

肺脾风湿证，为外感风湿由表入里之证，初病多为表里同见之证；风伤于肺，湿归于脾，肺脾均属太阴，古人称为太阴风湿，或太阴伤风，太阴中风。

其病机以郁遏上焦清阳之气为主，清阳失于宣展，外则不能发越于腠理，内则不主肺脾之升降，则为表里同病。肺气不降，则不能为脾行其津液，以下行水道；脾气不升，则健运失职。风湿挟水气，下走大肠而为郁陷之泻利；外渗肌腠而为郁滞之水肿。郁滞于营卫，则为斑疹；留滞于筋脉，以致络脉壅塞，气血凝滞而成痿痹之患。

其治则不外疏散与渗利二法，以分解其表里邪。张仲景云："太阴病，脉浮者，可发汗。"（《伤寒论》276条）是通阳解肌以透发风湿之邪。而吴坤安则谓："湿邪着于肌驱之表也，宜解肌渗湿。"[1]是故升发阳气以宣散，淡渗通利以分消，为肺脾风湿两大法门。

证候别称：太阴风湿，太阴伤风，太阴中风，风湿化热，协风自利。

病名：［中医］太阴风湿，产后受风，黄疸，浮肿，风水，身痒，自汗，低热，头痛，肠风，飧泄，风泄，伏风，洞泄，久泻，挟表痢，噤口痢，行痹，湿痿，风痿，热痹，白带，瘾疹，风斑，血风疮，脓疱疮，唇风。

证候系统：详见图3-5-3。

本证——清阳郁遏候
转证——清气郁蒸候、气血郁蒸候、清气虚郁候
变证——清气郁陷候、清阳郁陷候
├——清气下陷候、清气不化候、清阳不化候
└——津气不化候、营卫郁滞候、清阳不行候

图3-5-3　肺脾风湿证证候结构图（12候）

引用文献

［1］吴坤安.伤寒指掌［M］.上海：上海科学技术出版社，1959：卷四52.

（一）清阳郁遏候（肺脾风湿本证）

肺脾风湿证，风湿外受，湿邪偏重，郁遏上焦，清阳之气，不能宣展于内外，是为清阳郁遏之候。伤寒家通常称之为太阴风湿，太阴伤风，或太阴中风。其见症以表阳郁遏之脉症为主，但必兼见肺脾阳气郁遏之症象。

通称：太阴风湿，太阴伤风，太阴中风。

内含病例：［中医］太阴风湿，产后受风。

病因病机：肺脾风湿郁遏，因风湿外受，内乘肺脾，郁遏清阳，不得宣达于内外，外则表气不宣，内则气失宣降，即吴坤安所谓外感风湿，着于太阴躯肌之表，病尚在气分之病。

证象组合：阳郁+表郁+气郁

主症：【阳气不宣】**症象**：①形寒。②身重。③泄泻。④肢冷，背及两膝发凉。⑤四肢倦怠。**舌象**：舌苔白滑黏腻。**脉象**：①脉弦缓。②脉浮缓尺弱。

【腠理不宣】症象：①发热恶寒无汗。②恶风汗出不透，恶寒不发热微汗出。③斑发隐痒不透。**舌象**：舌苔薄白。**脉象**：脉浮弦。

【气机不宣】症象：①胸闷短气。②咳不畅。③脘闷。④腹痛。⑤不思纳食。

副症：【清空不宣】症象：①头胀。②头痛。

【气机不降】症象：恶心。

宾症：【清窍不宣】症象：鼻塞。

【经气不宣】症象：①四肢烦痛。②身痛。

治则：当通阳解肌，以透发风湿之邪，仲景云："太阴病，脉浮者，可发汗。"（《伤寒论》276条）吴坤安亦说："湿邪着于肌驱之表，宜解肌渗湿。"[1]

方证

1.海藏神术散证：程国彭方[2]。治感受时邪，发热头痛，伤食停饮，胸满腹痛，呕吐泻利。参见病案1。

苍术、陈皮、厚朴各二斤，甘草十二两，藿香八两，砂仁四两。为末，每二三钱冲服。

2.加味五积散证：蒲辅周方[3]。治产后受风，恶露未尽，头痛身痛，恶寒不发热，详见病案3。

党参、苍术、枳壳、当归、白芍、白芷、炙甘草、厚朴、陈皮、川芎、桂枝、桔梗、防风各3g，茯苓6g，黑豆9g，生姜3片，大枣3枚。

论著和讨论

1.本证候风湿之邪郁于肺脾，清阳不得宣达于内外，仲景曰："太阴中风，四肢烦疼，阳微阴涩而长者，为欲愈"（《伤寒论》274条）。"太阴病，脉浮者，可发汗，宜桂枝汤（276条）。"吴坤安说："凡遇伤寒发热之症，已经解表清里，俱不应，但看舌苔白滑黏腻，脘闷恶心，口不渴饮，虽热不欲去衣被者，此外感风湿之邪，着于太阴肌躯之表，其病尚在气分。宜解肌法，用桂枝、秦艽、紫苏、半夏、茯苓皮、生姜皮、厚朴、广陈皮之类，微微汗之，则风湿俱去矣。"[1]

2.治则：当以苦辛宣散，以解肌祛邪，兼以甘淡渗利，以分解其在里之湿邪，表里以双解。吴坤安说："如发热身热，脘闷不渴，舌苔白腻，或汗出不解，此湿邪着于肌躯之表也。宜解肌渗湿，如桂枝、秦艽、紫苏、陈皮、法半夏、厚朴、姜皮、茯苓皮之类。"[1]姚国美说："太阴伤风，恶风身重，发热，汗出不透，四肢烦疼，甚则泄泻，脉沉迟者，宜苦温疏解，神术散主之。神术散：苍术、防风、炙甘草、生姜、葱白。"[4]

病案举例

1.**赖良蒲**治黎某某，男，24岁，冒雨受湿，表里闭锢，不能运化，头痛身痛，四肢倦怠，微恶寒，不饥不食，苔纯白，脉浮濡，宜表疏湿法，海藏神术散：防风、生姜各9g，苍术、羌活各6g，甘草3g，秦艽4.5g[5]。

2.**叶熙春**治芮瑞康，男，22岁，淋雨受凉，湿阻不行，形寒身热，头痛，骨节酸痛，不思纳食，脉弦缓，苔薄白。用疏泄合淡渗法：苍术4.5g，豆卷12g，带皮茯苓、蔓荆子、贯众各9g，藿香梗、鬼箭羽各6g，秦艽5.4g，蒺藜、五加皮、威灵仙各7.5g。二诊，汗出形寒已除，身热渐退，头痛骨痛亦瘥，唯脘闷未宽，不思纳食，神烦难寐，大便已下，小便短赤，脉转弦数，舌薄绛，湿热虽化，迄未尽蠲；豆卷、赤茯苓各12g，竹叶4.5g，川厚朴2.4g，威灵仙、夏枯草各7.5g，郁金4.5g，秦艽、佩兰、青蒿、蒺藜各6g[6]。

又治钱粤安，男，17岁，寒湿内蕴，外挟风邪，形寒肢冷，身热头疼，斑发隐痒不透，脘闷食减，腹内阵痛，口不渴饮，便艰溲清，脉浮弦，舌薄白。辛温解表，佐以化湿：桂枝2.4g，粉葛根、鹿角霜、苍术、紫萍、蝉衣各4.5g，皮苓、焦山楂、薏苡仁各12g，五加皮、白鲜皮、刺蒺藜、瓜蒌皮、浙贝母、佩兰各9g，苏梗6g[6]。

3.**蒲辅周**治李某，女，29岁，产后受风，恶露未尽，头痛身痛，恶寒不发热，微汗出，背及两膝发凉，饮食如常，大便干结，小便通畅，舌淡苔薄白，脉浮缓尺弱。加味五积散（组方见方证）。连服3剂，头痛、身痛俱减[3]。

引用文献

［1］吴坤安.伤寒指掌［M］.上海：上海科学技术出版社，1959：卷二13，卷四52.

［2］程国彭.医学心悟［M］.北京：人民卫生出版社，1963：104.

［3］中国中医研究院.蒲辅周医案［M］.北京：人民卫生出版社，2005：111.

［4］姚国美.姚国美医学讲义合编［M］.北京：人民卫生出版社，2009：144.

［5］赖良蒲.蒲园医案［M］.南昌：江西人民出版社，1965：29.

［6］萧龙友等.现代医案选（第一集）［M］.北京：人民卫生出版社，1960：36，38.

（二）清气虚郁候（肺脾风湿转证）

肺脾风湿证，由其人肺脾素禀气虚不足，风湿郁遏上中清气，不得宣展于内外，转为清气虚郁之候。其见症以表郁与上中气郁之脉症为主，但必兼有肺脾气虚脉症。

通称：气虚风湿。

内含病例：［中医］身痒，自汗，低热。

病因病机：肺脾风湿虚郁，其人素禀肺脾气虚不足，外受风湿，郁遏上中清气，不得宣展于内外，以致外则腠理不宣，内则气失宣降，而成表里虚实夹杂之候。

证象组合：气虚+气郁+表郁

主症：**【气虚失充】症象**：①面色黄润。②疲倦乏力，嗜睡。③胃纳欠佳。④常自汗出。⑤大便不调。⑥汗后疲乏，全身酸困，畏风。**脉象**：重按无力，弦细数。**舌象**：舌淡苔薄白。

【气机不宣】症象：①食后腹胀。②口苦，食不知味。③大便三四日一次。④小便浑浊。**舌象**：黄浊苔。**脉象**：脉象滑数。

副症：**【腠理不宣】症象**：①身痒无汗，四肢及背部痕痒较甚。②面部及四肢浮肿，以两下肢为甚。③身重、关节疼痛。④恶风。⑤低热。**脉象**：脉浮缓。

【气机不降】症象：咳逆。

宾症：**【清空不宣】症象**：头昏重。

治则：当外宣风湿之郁遏，内利湿邪之郁滞，但必兼以补益肺脾气虚之味，以助正祛邪，表里虚实兼顾。

方证

1.防己黄芪汤加味证：高铎方[1]。治常自汗出，汗后疲乏、畏风。详见病案2。

防己15g，黄芪、茯苓各12g，薏苡仁18g，杏仁、苍术各6g。

2.升阳益胃汤证：李东垣方。治脾胃虚弱，怠惰嗜卧，口苦舌干，饮食无味，大便不调。

黄芪60g，半夏、人参、炙甘草各30g，独活、防风、白芍药、羌活各15g，橘皮、茯苓、泽泻、柴胡、白术各9g，黄连6g。为粗末，每服9g，加姜枣，水煎服。

论著和讨论

本证候肺脾气虚不足，风湿郁遏上中，其治则当于外宣内利之中，兼以补益肺脾气虚之味，以助正祛邪，虚实兼顾。《金匮要略·痉湿暍病脉证》曰："风湿，脉浮身重、汗出恶风者，防己黄芪汤主之"。何志雄说："胃虚无汗身痒，因胃气虚弱，阳虚不能化津作汗，肌失温养。中气虚弱，脾虚则水湿潴留而见四肢浮肿，胃虚不化则食滞于中，虚中有实，故在补中益气药中加入消滞之品，大便数日一行，主要是中虚胃气不降，故用参、芪益气，陈皮行气和中，加用草决明疏肝润肠，其便自通。第一次方中之北芪、白术、防风为玉屏风散，原治表虚自汗，今病者无汗，而亦用之者，盖表气不固和阳虚不能化汗，皆属中气不足，症状虽异，病机则同，相反相成，亦犹桂枝汤能敛汗亦能发汗也。"[2]

病案举例

1.蒲辅周：若脉弦细数、脾胃虚弱、疲乏嗜睡、体重、关节疼痛、口苦、食不知味、大便不调，宜升阳益胃汤。这是挟湿热而为补中益气之变局，未离甘温之法。曾治一女同志低热已两年余，消化不好，不想吃东西，疲乏无力，身痛、关节疼痛，月经不正常，或前或后，多方调治无效。我用升阳益胃汤，总共剂量是15两，研粗末，分为30包，每日煎服1包，服1个月后食欲渐好转，热亦渐降低，共进三料，连服3个月而恢复健康，药费才2元。[3]

2.何志雄治黄某某，70多岁，因全身瘙痒，经中西医治疗数月未愈，于1978年7月间前来就诊。据称身痒无汗，四肢及背部痕痒较甚。面部及四肢浮肿，以两下肢为甚，疲倦乏力，胃纳欠佳，食后腹胀，嗳气感觉舒服。大便三四日1次，小便浑浊，舌淡有黄浊苔，脉象滑数，重按无力。治法以补益中气为主，兼予消滞化湿。药用党参、北黄芪各30g，白术15g，桑寄生18g，谷芽12g，陈皮6g，防风、腹皮、白蒺藜、炙甘草各9g。服药8剂后微似有汗，身痒减轻，肢肿略退，胃纳亦稍增，大便仍不畅通。前方去防风、桑寄生，加草决明15g、地肤子18g，续服8剂。药后浮肿已消，大便已通畅，胃纳好转，身有微汗，痕痒大减。黄浊苔退净，舌质仍淡，脉缓弱。改方用党参30g，北黄芪24g，白术、茯苓各15g，陈皮6g，麦芽、地肤子各12g，白鲜皮、炙甘草各9g，共服药12剂，各症均已消除[2]。

3.高铎治李某，男，26岁。自汗3年余，近半年来，常自汗出，汗后疲乏、畏风。刻诊面色黄润，舌苔薄白，脉浮缓。前医按阳虚论治，投以补中益气汤、玉屏风散和龙骨、牡蛎、麻黄根、浮小麦之类，多无效。即拟桂枝、白芍各12g，炙甘草、生姜各9g，红枣6枚。6剂后无效，加附子、黄芪后又4剂，亦无效。细询患者，诉汗出前有全身酸困现象，笔者恍然，知其脉浮缓，非风邪，亦非营卫不和，乃挟湿之症，即以防己黄芪汤加味（组方见方证）。4剂后汗减，原方续服4剂，汗止而愈[1]。

引用文献

［1］高铎.自汗非必阳虚［J］.浙江中医药，1982，17（7）：316.

［2］何志雄.胃虚津缺无汗身痒治验［J］.新中医，1980，（1）：16.

［3］中国中医研究院编.蒲辅周医疗经验［M］.北京：人民卫生出版社，2005：46.

（三）清气郁陷候（肺脾风湿变证1）

肺脾风湿证，风湿郁遏，上中清气失展，郁邪随清气下陷大肠，变为清气郁陷之候。时病学家称为协风自利之证，或风泄，肠风飧泄等。以下陷之泻利症象显明，但必兼见表郁与内热之脉症。

通称：协风自利。

内含病例：［**中医**］肠风，飧泄，风泄，伏风，洞泄。［**西医**］荨麻疹。

病因病机：肺脾风湿郁陷，因风湿郁遏，清气失展，久郁化热，随清气下陷大肠；表邪未解，里证已急，古人谓："风入于脾，湿流下焦。"《素问·阴阳应象大论》云："清气在下，则生飧泄。"张聿青说是邪郁气机下陷，亦属表邪内陷之候。

证象组合：表郁+气蒸+气陷+气郁

主症：【**腠理不宣**】**症象**：①恶风发热。②遍身风疹瘙痒。③形体微浮肿。④身重肢节疼。⑤面色萎黄。**舌象**：①苔薄，舌苔白薄而润。②淡白而嫩滑。**脉象**：①脉缓。②脉左弦浮。**指纹**：浮青。

【**津气蕴蒸**】**症象**：①口渴。②发热自汗。**舌象**：苔薄白而腻。**脉象**：①脉弦。②脉细微弦。

【**气机下陷**】**症象**：①飧泄完谷，泄泻呈青色水样大便。②大便溏薄。③腹疼肠鸣。④便血如注，其色清明清稀，其疾如箭。**脉象**：右沉濡。

副症：【**气机不宣**】**症象**：①胃纳不佳。②小便短而清。

【**气机不降**】**症象**：呕吐。

宾症：【**清空不宣**】**症象**：头痛。

【**清窍不利**】**症象**：咽痛。

治则：当以升散郁陷之邪，以展上中清气为主，兼以健脾除湿，亦属表里双解之法。

方证

1.升阳除湿防风汤证：《脾胃论》方[1]，治风邪扰动阴血，血不归经而妄行，致肝不能藏，脾不能统，入大肠而下泄，下血如注，其色鲜明，其疾如箭，腹内鸣响，脉左浮弦。

防风、苍白术、白芍、茯苓、甘草。

2.胃风汤证：王肯堂方。适应飧泄便血，其血清稀，其疾如箭，腹内鸣响。

白芷、升麻、葛根、苍术、蔓荆子、当归、炙甘草、柴胡、藁本、羌活、黄柏、草豆蔻、麻黄、生姜、大枣。

3.加味刘氏肠风汤证：俞根初方[2]。治协风自利，头痛，怕风自汗，腹疼肠鸣，飧泄完谷不化，详见论著。

生白术、生白芍各4.5g，炒广陈皮、煨防风、焦麦芽各3g，煨葛根、川芎各2.4g。

4.保元槐角丸证：《通俗伤寒论》方[2]。清火疏风，治肠风下血，纯下清血，疾如箭，肛门不肿痛，肠鸣。

槐角、当归、生地、黄芩、黄柏、枳壳、地榆、荆芥、防风、侧柏各9g，黄连、川芎、生姜各3g，乌梅3枚，鲜荷叶汁、白蜜为丸。

论著和讨论

1.本证候风湿郁遏不解，清气失于宣展，而挟郁邪下陷。俞根初说："协风自利者，初起头痛怕风，自汗腹疼，肠鸣飧泄，完谷不化，舌苔白薄而润，或淡白而嫩滑。脉左弦浮，右沉濡者，乃外风搏动肠风。《内经》所谓：清气在下，则生飧泄是也。初与刘氏肠风汤加味（组方见方证）疏表建中以止泻，继与补中益气汤去当归加煨木香、带壳春砂（各2.4g）调中益气以善后。"[2]

2.治则：以升散郁陷为主，兼以燥脾渗湿之法。何廉臣说："飧泄者完谷不化，湿兼风也。兼恶风自汗，肠鸣，脉弦者，宜胃苓汤加升麻、煨防风。"[2]"风泄即肠风飧泄，《内经》所谓'久风为飧泄'，此症甚多，医者往往误认食积化泻，或误认为湿积所致，而不知伏风之为病，以致邪气留连，乃为洞泄，不可挽回者数见不鲜。"[3]雷少逸说："（湿温）倘口渴自利，是湿流下焦，宜本法（宣疏表湿法）内去半夏，加生米仁、泽泻治之。"[4]

江克明按：疹痒并发下利，以"风胜则痒""湿胜则泻"的理论作为指导，采用祛风胜湿法，选神术汤加味，一诊而疹利俱已。防风一药，不但祛风，也可止泻，妙在双关[5]。

病案举例

1.**张聿青**治左，头痛身热便泄，邪郁而气机下陷也：煨木香、柴胡各1.5g，泽泻、前胡各4.5g，川芎、羌活、独活、陈皮、桔梗各3g，茯苓9g，砂仁2.1g。头痛已止，身热便泄未定，再调气泄湿：川厚朴、广陈皮、通草、枳实、木香各3g，白蔻仁2.1g，藿香9g，猪茯苓、生熟薏苡仁各6g，滑石12g，泽泻4.5g。身热已退，便泄亦减，再为疏通：川厚朴、范志曲、山楂炭、台乌、茯苓、青皮、陈皮、枳实、煨木香、炒薏苡仁[6]。

2.何拯华治风泄：陈丽生，年30岁，暮春外感风邪，不服药而病愈，至首夏顿病飧泄。肠鸣腹痛，一痛即泻，泻多完谷，溺清而短。脉弦而缓，左强右弱，苔薄白滑。凭脉断症，即《内经》所谓“春伤于风，夏生飧泄”也。腹痛而泻出完谷者，肝横乘脾也。故《经》云：“脾病者，虚则腹满肠鸣，飧泄食不化。”初用刘氏术、芍、陈、防等止其痛泻为君，佐川芎升散其伏风，炒麦芽消化其完谷；继用五味异功散升补脾阳为君，佐以白芍、煨姜酸苦泄肝：炒白术6g，陈广陈皮、川芎、煨防风各3g，生白芍、生麦芽（荷叶3g，剪碎拌炒）各4.5g。次方：炒党参、浙茯苓各4.5g，炒白芍、炒白术各6g，煨姜1.5g，新会白3g，清炙甘草1.8g。进第一方2剂，痛泻大减，唯肢懈无力，胃纳甚鲜，进第二方3剂，痛泻止而胃气健。终用饭焙莲子，每日嚼14粒，调养7日而痊[3]。

3.丁光迪治严某某，男，53岁，晨泄13年，病由睡卧湿地患泻，最初受凉受湿即泻，保暖则止，后转晨泻定时而作，先肠鸣如雷，暴注下迫，须立即入厕，否则遗遍床笫，但腹痛不甚，少则一二次，甚则三四次，胃纳不香，稍吃异物，其病立发，形体微浮肿，身重肢节疼，面色萎黄，脉细微弦，苔薄白。属风木陷于土中，脾虚湿胜之象，以升阳举陷，风药胜湿，羌活胜湿汤加味：羌活、独活、炒防风、藁本、升麻、葛根、苍术、陈皮、益智仁、猪苓各5g，川芎、炙甘草各3g，白术10g，生姜3片，大枣5个，7剂。药后常得微汗，自感轻快，肠鸣大减，急迫亦缓，再7剂急迫已除，大便溏软，形寒畏冷，时自汗出，尚感疲乏。转益气升阳：炙黄芪、炒党参、炒白术、炒白芍各10g，炙甘草、炮姜各3g，陈皮、益智仁、炙升麻、炒防风、独活、藁本、桂枝各5g，生姜3片，大枣5个，7剂。大便成形，除独活、藁本、益智仁加川芎、红花各5g，调理巩固[7]。

4.戴会禧治小儿风泄：邱某某，男，1岁半。发热2天，泄泻呈青色水样大便，每天约5~7次，时而啼哭，稍有口渴，纳差，小便短而清，苔薄白而腻，指纹浮青。证属风泄，宜疏风抑木，用荆防败毒散加怀山药进之，1剂热退泄减，2剂泄止。后用七味白术散调理而愈。可见风泄证，泄因风致，毋庸治泄，只须治风，则泄自止[8]。

5.江克明治风邪夹湿：宋某某，女，32岁，遍身风疹瘙痒，数日不已，胃纳不佳，大便溏薄，脉缓，苔薄。无特殊饮食因素。盖以风胜则痒，湿胜则泻，当从风湿论治，拟与神术汤加味主之：防风、苍术、车前子、山楂、生薏苡仁各9g，马齿苋30g，陈皮、炙甘草各3g，4剂。二诊：疹痒已除，下利亦止；胃气未复，不思饮食。转以和胃为主：苍术、山楂、炒谷麦芽、葛根、防风各9g，炙甘草3g，3剂[5]。

引用文献

［1］金元四大家医学全书［M］.天津：天津科学技术出版社，1994：582.

［2］俞根初.重订通俗伤寒论［M］.上海：上海科学技术出版社，1959：297，329，384.

［3］何廉臣.重印全国名医验案类编［M］.上海：上海科学技术出版社，1959：59，60.

［4］雷丰.时病论［M］.北京：人民卫生出版社，1964：108.

［5］江克明.辨证治疗荨麻疹五则［J］.上海中医药杂志，1983，（8）：23.

［6］张聿青.张聿青医案［M］.上海：上海科学技术出版社，1963：354.

［7］丁光迪.用升阳法治疗晨泄［J］.中医杂志，1982，（10）：23.

［8］戴会禧.败毒散及其临床应用［J］.江西中医药，1983，（1）：26.

（四）清气不化候（肺脾风湿变证2）

肺脾风湿证，风郁于肺，湿滞于脾，上中清气郁遏，不能宣化水液，变为清气不化之候。常称之为风水之病。以水气泛溢之浮肿显明，但必兼有上中气失宣降，与内热蕴蒸之脉症。

通称：风湿郁滞。

内含病例：［**中医**］风水。［**西医**］急性肾炎，血管神经性水肿，（唇风）面部过敏性皮炎。

病因病机：肺脾风湿郁遏，因风郁于肺，湿滞于脾，肺气失降，不能为脾行其津液，以下行水道，脾湿内盛，上中清气失其宣化，致水气泛溢。张聿青所谓“湿热随风流布，水湿之气上溢高源”[1]之证。

证象组合：气郁+气蒸+津滞

主症：【**气机不宣**】**症象**：咳嗽。

【**津气蕴蒸**】**症象**：①低热，无汗发热，日晡较甚。②不寐。③咽喉红疼。④疮疥。**舌象**：①苔白，②苔薄黄。**脉象**：脉浮大。

副症：【**津不化气**】**症象**：①面色带浮。②全身浮肿，上体肿甚。

【**气化不行**】**症象**：①尿少。②便泄。

宾症：【气机不降】症象：气喘。

治则：当宣泄肺气，以透发其风邪之郁，疏利脾气，以分利其湿邪之滞，《素问·汤液醪醴论》中“开鬼门，洁净府”之法，即表里分消之法。

方证

1.上下分消方证：蒋宝素方[2]。治关门不利，气水不顺，钟聚为肿，详见论著。

羌活、独活、防风、防己、冬瓜子、杏仁、茯苓皮、五加皮、桑白皮、大腹皮、生姜皮、紫背浮萍。

2.疏风除湿汤证：赵炳南方[3]。治血管神经性水肿（唇风）、面部过敏性皮炎、颜面风肿、过敏性阴囊水肿初期。

荆芥、防风各6~12g，蝉衣3~9g，薏苡仁15~30g，生枳壳、生白术、川黄柏、菊花各9~15g，车前子15g，车前草30g。阴囊水肿去菊花，倍薏苡仁，加防己。

论著和讨论

1.本证候风郁于肺，湿滞于脾，清气不得宣化，致水液停聚，蒋宝素说：“肾统诸经之水，肺司百脉之气，脾为中土之脏，肾虚不能约水，肺虚不能行水，脾虚不能制水，泛溢皮肤则肿，流注脏腑则胀。”[2]

2.治则：当以宣发风邪之郁遏为主，兼以分利湿热为法。蒋宝素说：“《经》以肾乃胃之关也。关门不利，故聚水而从其类也。其本在肾，其末在肺，气水不顺，钟聚为肿。宜顺其势，上下分消为主（组方见方证）。”[2]“面肿曰风。颈脉动，喘咳，足胫肿曰水。病，名风水，不至入腹为妙：羌活、防风、防己、柴胡、旋覆花、马兜铃、冬葵子、海金沙。”[2]“（湿家）病者一身尽疼，发热日晡所剧者，名风湿。此病伤于汗出当风，或久伤取冷所致也。可与麻黄杏仁薏苡甘草汤。”（《金匮要略·痉湿暍病脉证》）

3.张镜人：风水泛滥，邪侵肺脏，宣肃失常，卫气郁遏，故恶风发热，咳嗽而喘，或咽喉红疼，苔薄白，示表证，脉浮，示病在卫分，治法发表除湿，越婢汤加减：水炙麻黄5g，生石膏15g，生白术9g，水炙甘草3g，生姜2片，大枣3枚，唯其本之于肾，真气亏损，脾运少健，输化无权，风去湿留，常迁延为患，宜防己黄芪汤酌加山药、扁豆、黑大豆、茯苓皮等补气行水，健脾益肾[4]。

病案举例

1.张聿青治某，湿热随风流布，水湿之气上溢高源，面色带浮，宜分利湿热，略佐祛风：半夏、通草、防风、羌活、僵蚕、茯苓、薏苡仁、泽泻、陈皮[1]。

2.邹云翔治急性肾炎：张某某，女，12岁，全身浮肿，尿量减少已10余天，先肿眼睑继发全身，低热微咳，大便不实，苔薄黄，脉浮大，蛋白（+++），T 38℃，血压146/100mmHg。麻前汤：麻黄1.2g，杏仁、苏叶各1.5g，防风、陈皮、姜皮、鸡内金各3g，生黄芪、云茯苓各15g，莱菔子5g，薏苡仁12g，杜仲、车前子各9g，川续断6g，生甘草1g[5]。

3.孙一奎治张后溪之孙，遍身疮疥浮肿，肿自足背起，渐肿上大腿，今且至腹，大便泄泻，发热不得安寝，此风湿之症，当令与相违之候，治从开鬼门、洁净府二法，使清阳升则泻可止，小水利则肿可消，上下分其湿之意也：苍术3g，薏苡仁、桑白皮各9g，青蒿、防风、升麻、柴胡各1.5g，大腹皮、五加皮各1.8g，8剂痊安[6]。

引用文献

[1] 张聿青.张聿青医案[M].上海：上海科学技术出版社，1963：394.
[2] 蒋宝素.问斋医案[M].北京：人民卫生出版社，1989：62，64，66.
[3] 北京中医医院.赵炳南临床经验集[M].北京：人民卫生出版社，2006：344.
[4] 张文康.中国百年百名中医临床家丛书·张镜人[M].北京：中国中医药出版社，2001：216.
[5] 邹云翔.邹云翔医案选[M].南京：江苏科学技术出版社，1981：1.
[6] 江瓘，魏之琇.名医类案（正续编）[M].北京：中国中医药出版社，1996：831.

（五）清阳不化候（肺脾风湿变证3）

肺脾风湿证，风中挟寒，郁遏于外，湿滞于里，清阳不得宣化，津液停滞为水，变为清阳不化之候，通称风水之病。除以水气外溢之浮肿显明外，更有明显表阳郁遏与上中气失宣降之脉症。

通称：风水泛溢。

内含病例：[中医]风水。**[西医]**急性肾炎。

病因病机：肺脾风湿郁滞，因风寒郁于肺，湿邪滞于脾，肺脾为风湿所郁，致清阳之气无以展舒，外不能发越腠理，内不能行其水道，津液郁滞，停而为水，而成风水之病。

证象组合：阳郁+气郁+津滞

主症：【阳气不宣】症象：①面色浮肿，面色黄暗。②一身麻痹，周身不适。③腰痛，背心疼胀。④头昏重痛。**舌象：**舌质淡，舌苔白滑淡灰，苔薄白黄微腻。**脉象：**脉沉细弦迟，沉滑，沉而大。

【津不化气】症象：①全身浮肿。②先面目后阴囊下肢浮肿。③大便溏泄。

【腠理不宣】症象：①一身尽痛，周身酸重不适，骨节疼痛时觉恶风寒。②无汗发热，日晡较甚。③寒热无汗。④恶风。**脉象：**脉浮缓。

副症：【气机不宣】症象：①咳嗽胸痛而喘。②胸闷胸满。

【气化不行】症象：①小便不利。②尿少色白。③腹胀。

宾症：【气机不降】症象：①气逆不卧。②恶心欲吐，中脘痞满。③腹胀喘咳，喘急不能卧。

治则：当以宣通阳气为主，辛散以发腠理，疏泄其表郁之邪；淡利水道，以分消其停滞之水湿。即“开鬼门，洁净府”表里分消之法。

方证

退肿汤证：许寿仁方[1]。根据越婢汤、防已茯苓汤化裁，治一身浮肿。

麻黄、桂枝、黄芪、苡仁、通草、茯苓皮、赤小豆、冬瓜皮、白术、木香、陈皮、独活。

论著和讨论

本证候风湿郁滞肺脾，清阳失宣化之权，致水湿泛溢。治则当以宣通阳气，以疏泄风邪为主，兼以甘淡渗湿，以分消水气，亦表里分消之法。

杜勉之：许寿仁治水肿，根据《金匮要略》治疗风水、皮水的越婢汤，防已茯苓汤之意，制定退肿汤（组方见方证）。方用麻、桂宣肺利水，使皮毛肌肤疏畅而不滞下行之水，黄芪、白术健脾利水消肿，通草、冬瓜皮、赤小豆淡渗利湿，木香、陈皮行气通水；茯苓皮入肺、脾、肾诸经，上渗肺脾之湿，下伐肝肾之邪，善治水肿腹肿，行水而不耗气。尤妙在独活为伍，其入肾与膀胱，祛风除湿，升中有降，能通达全身，导水归肾而下行于膀胱。全方组成，攻补兼施，内外分消，具有宣肺健脾、温肾化气、燥湿利水的作用，实为清水的良剂，据门人杜勉之医师30多年的临床验证，用于治疗各种疾病引起的急、慢性水肿，确有良效[1]。

病案举例

1.**李时珍**治一人妻，自腰以下胕肿，面目俱肿，喘急欲死，不能伏枕，大便溏滞，小便短少，脉沉而大，沉主水大主虚，乃病后冒风所至，是名风水，用千金神秘汤加麻黄，一服喘定十之五，再以胃苓汤吞深师薷术丸二日，小便长，肿消十之七，调理数日痊安[2]。

2.**张仲华**治旬日内遍体俱肿，肤色鲜明，始也原有身热，不慎风而即止，亦无汗泄，诊脉浮紧，气喘促，小便闭，舌白不思饮，证系水湿之邪，借风气而鼓行经隧，是以最捷，倘喘甚气塞，亦属至危之道，治当以开鬼门、洁净腑为要着：麻黄、杏仁、赤茯苓、苏子、桂木、薏苡仁、紫菀、椒目、浮萍、大腹皮，外用麻黄、紫苏、羌活、浮萍、生姜、防风各15g，闭户煎汤，遍体揩熨，不可冒风[3]。

3.**孙一奎**治金氏妇，旧秋患崩中，愈后方百日，因洗浴受风邪，外寒而束内热，前后心胀，四肢肿痛，面有浮气，恶寒发热，呵欠不时，大小便欲行不行，口内常甜，六脉浮大而数，以柴胡、紫苏、麻黄、桔梗、枳壳、大腹皮、厚朴、酒制黄芩、片姜黄，下夜得微汗，胸腹稍安，四肢仍胀，再加莱菔子，觉烦躁且醋心，致二陈汤加香附、大腹皮、桑白皮、片姜黄连、枳壳、山栀各2.4g，益元散6g，薏苡仁9g，吴茱萸0.9g，四肢消半，面气渐消，觉腰疼嗳气，胸膈嘈辣，用六君加薏苡仁、片姜黄连、厚朴、知母、泽泻、郁金、砂仁、枳实，调养半月，四肢悉平，嘈杂寻愈[4]。

4.**陈艮山**治陈雨洲媳李女士，小腹痛，服八珍加龟胶致一身浮肿麻痹，少腹痛带下频频，日夜烧热，舌苔白滑淡灰，脉沉迟，风寒湿合而为痹：苍术、泽泻、麻黄各6g，桂枝4.5g，姜皮9g，1剂，胸部稍舒，举动稍活，再以萆薢、威灵仙各12g，泽泻、大腹皮、冬瓜皮各9g，川乌、天麻、秦艽、麻黄、桂枝、茯苓皮各6g。10余日肿消热退，食亦渐加，食鳅鱼炒蒜头，脚肿消，早服人参养营丸9g，夜服龟龄集0.9g，调理3个月余，白带愈经如期[5]。

5.**张荣显**治朱某某，6岁，3天来身热，无汗，微恶风，时咳嗽，头晕痛，身倦无力，面浮身肿，小便短少，苔薄白，尿检：蛋白（++），红细胞：10~20，白细胞：20~30，证属毒风外袭肌表，治用散风解表、利湿消肿：荆芥穗5g，苏叶、防风、麻黄、甘草各6g，杏仁、姜皮、桑白皮、大腹皮各10g，苓皮12g，6剂诸症见减。仍身肿腹胀，四肢不温，面有少许疹点，苔薄黄，脉滑有力，尿检：蛋白（+），红细胞：5~8，白细胞：10~15。外风已解，膀胱湿热不清，且阳虚之象已露，治用清解湿热法，兼温肾阳：茯苓12g，泽泻、猪苓、白术、天花粉、瞿麦、萹蓄、车前草各10g，木通、桂枝各5g，焦三仙30g，金匮肾气丸2粒，7天肿消胀减，但四肢仍冷，伴腰疼，邪退正虚，补肾利湿善后，金匮肾气丸加减：熟地、生地、山萸、山药、泽泻、猪苓、茯苓各10g，熟附片5g，肉桂1.5g，木通3g，丹皮6g，5剂愈[6]。

引用文献

［1］姚荷生.杏林医选·江西名老中医经验选编［M］.南昌：江西科学技术出版社，1987：182.
［2］江瓘，魏之琇.名医类案（正续编）［M］.北京：中国中医药出版社，1996：509.
［3］柳宝诒等.增评柳选四家医案［M］.南京：江苏科学技术出版社，1983：372.
［4］韩学杰.孙一奎医学全书［M］.北京：中国中医药出版社，1999：790.
［5］何廉臣.重印全国名医验案类编［M］.上海：上海科学技术出版社，1959：39.
［6］张荣显.小儿水肿验案二则［J］.中医杂志，1981，(6)：39.

（六）营卫郁滞候（肺脾风湿变证4）

肺脾风湿证，湿邪偏重，郁遏卫阳，阻滞经络，变为营卫不行之候。通常亦称之为行痹，张仲景谓为“风湿相搏”之证。其见症以经络症象为主，并可兼见阳滞与表郁脉症。

通称：风寒湿痹。

内含病例：［中医］行痹。

病因病机：肝肺风湿郁滞，因风湿留滞不解，湿邪偏重，郁遏卫阳，营卫气血不得通行，致腠理不宣，郁滞经络，仲景云：“此皆饮酒汗出当风所致。”

证象组合：阳滞+表郁+血滞+经滞+络滞

主症：**【阳气不行】症象**：①头眩。②短气，气不相续。③身重，不能转侧。④温温欲吐。⑤汗出，微汗自出。⑥小便不利。⑦恶风不欲去衣。**脉象**：①浮虚而涩。②盛人脉涩小。

【腠理不宣】症象：①发热恶寒。②身面手足微肿，或身微肿。**脉象**：①脉浮。②脉浮大而紧。

副症：**【血滞不行】舌象**：苔薄腻边有瘀斑。**脉象**：脉细涩。

【经脉不利】症象：①身体疼烦，不能转侧。②骨节疼烦。③掣痛不得屈伸，近之则痛剧。

【络脉不利】症象：麻木不仁。

宾症：**【清空不宣】症象**：头痛。

治则：当以温通卫阳为主，行经散发，以驱留滞之邪，佐以燥湿健脾，以除内蕴之湿。

方证

1.桂枝附子汤证：张仲景方。功能温阳逐湿。治太阳病，风湿相搏，身体疼烦，不能自转侧，不呕不渴，脉浮虚而涩者。

桂枝四两，炮附子三枚，生姜三两，大枣十二枚，炙甘草二两。水煎，分三次服。

2.甘草附子汤证：张仲景方。治风湿相搏，骨节疼痛，不得屈伸，近之则痛剧，汗出短气，小便不利，恶风，或身微肿者。

炙甘草二两，附子二枚，白术二两，桂枝四两。水煎，分三次服。

3.桂枝芍药知母汤证：张仲景方。治风湿痹证，郁而化火，肢节肿痛灼热，及脚气冲心，脚肿麻木，头眩短气，心烦欲吐。

桂枝、知母、防风各四两，白术、生姜各五两，芍药三两，麻黄、炮附子、炙甘草各二两。水煎，分三次服。

论著和讨论

本证候风湿留滞，湿邪偏重，郁遏卫阳，留着经络，故其治则以温通卫阳为主，以驱其风湿之郁滞，而通行经络。仲景曰：“伤寒八九日，风湿相搏，身体疼烦，不能转侧，不呕不渴，脉浮虚而涩者，桂枝附子汤主之；若其人大便硬，小便自利者，去桂枝加白术汤主之。”（《伤寒论》174条）“风湿相搏，骨节疼烦，掣痛不得屈伸，近之则痛剧，汗出短气，小便不利，恶风不欲去衣，或身微肿者，甘草附子汤主之。”（175条）“盛人脉涩小，短气，自汗出，历节疼不可屈伸，此皆饮酒汗出当风所致。诸肢节疼痛，身体魁羸，脚肿如脱，头眩短气，温温欲吐，桂枝芍药知母汤主之：桂枝、知母、防风各四两，芍药三两，麻黄、甘草各二两，生姜、白术各五两，附子二枚。”（《金匮要略·中风历节病脉证并治》）邢锡波说：“甘草附子汤证，为风湿之邪外搏肌表，内流关节，表里皆伤之证。中医关于风湿性关节痛，分寒、热两种。寒胜者，宜用此方；若热胜者，宜用疏风湿清热止痛之剂。”[1]

病案举例

1.谢映庐治高汉章，得风湿病，遍身骨节疼痛，手不可触，近之则痛甚，微汗自出，小水不利。时当初夏，自汉返舟求治，见身面手足俱有微肿，且天气颇热，尚重裘不脱，脉象颇大而气不相续。其戚友满座，问是何症。予曰：此风湿为病……曰：夫风本外邪，当从表治，但尊体表虚，何敢发汗。又湿本内邪，须从里治，而尊体里虚，岂敢利水乎？当遵仲景法，处甘草附子汤，一剂如神，服至三剂，诸款悉愈[2]。

2.邢锡波治刘某，女，41岁。因患感冒，冷烧后，诱起周身疼痛之证。初起消化迟钝脘满关节掣痛，屈伸不便。痛剧时，彻夜不能入寐。脉象弦细无力，舌苔白腻。前医按一般风湿痛的治法与独活寄生汤，连服3剂，毫不见效。延余诊视，见脉证之现象，都属于太阳湿寒之证，因以甘草附子汤与之：甘草、桂枝尖10g，炮附子、炒白术12g。连服2剂，胃满轻减，而疼痛稍安，夜能入寐，后于此方加宣络止痛之品：松节、生苡仁各15g，五加皮10g，威灵仙12g。连服5剂，关节疼痛大见轻减，胃不满，而食欲增加，关节灵活，下地缓步，亦不甚觉痛苦。后以此方，连服20余剂，逐渐恢复[1]。

引用文献

［1］邢锡波.伤寒论临床实验录［M］.天津：天津科学技术出版社，1984：167.

［2］谢映庐.谢映庐医案［M］.上海：上海科学技术出版社，1962：9.

（七）清阳不行候（肺脾风湿变证5）

肺脾风湿证，风湿久郁，化热内蕴，郁遏清阳，不能宣行于肌腠、经络，变为清阳不行之候。通常称为湿留关节之证，多为痿痹之病。以经络症象为主，必兼见阳滞与内热之脉症。

通称：湿留关节。

内含病例：［**中医**］湿痿，风痿，热痹。［**西医**］风湿热，风湿性关节炎，急性类风湿关节炎，系统性红斑狼疮。

病因病机：肺脾风湿郁滞，或因外感风邪，内停湿热，或风湿郁遏，郁久化热，湿热郁滞清阳，不行于肌腠经络之间，风湿留滞不得泄越，致气血不得宣通，而成痿痹之疾。

证象组合：阳滞+经络滞+表郁+气蒸

主症：【**阳气不行**】**症象**：腰腿怕冷。**舌象**：舌红苔白。**脉象**：①脉细数。②脉细滑数。

【**经脉不利**】**症象**：①腰以下如瘫。②足痛。③腰脊作痛。④关节游走疼痛。⑤左下肢肿疼，沉重，有灼热感。

【**络脉不利**】**症象**：①口眼㖞斜。②麻木不仁。

副症：【**腠理不宣**】**症象**：①恶寒，但不发热，恶寒发热。②发热恶风汗出。③全身皮肤干燥，灼热无汗。**舌象**：苔薄白。**脉象**：①脉浮弦。②脉浮而数。

宾症：【**津气蕴蒸**】**症象**：①发热汗出，高热不退，低热缠绵。②五心烦热。③口苦口干。④小水短赤。⑤腹中痛。**舌象**：舌红苔粗黄腻。**脉象**：脉紧数，弦数。

【**气机不降**】**症象**：①胸痞。②短气。

治则：当宣泄通阳为主，以疏散风湿，兼以利湿清热，行经达邪；得阳气宣发，则风湿热俱去。然邪陷经隧，势难速图，稍有失误，终成痼疾。

方证

1.越婢加术汤证：张仲景方。治里水，症见一身面目黄肿，小便不利，脉沉等。

麻黄六两，石膏半斤，甘草二两，生姜三两，大枣十五枚，白术四两。水煎，分三次服。

2.加味木防己汤证：房定亚方[1]。治急性类风湿关节炎，发热恶风汗出，关节胀痛有热感，详见病案4。

防已20g，桂枝、苍术、黄柏各10g，石膏、滑石、薏苡仁、萆薢、牛膝、银花各30g，杏仁12g，通草6g。

3.白虎、宣痹、麻杏苡甘合方加减证：王华明方[2]。治系统性红斑狼疮，面部蝶形红斑，怯冷，发热，详见病案5。

生石膏、薏苡仁、赤小豆各30g，知母、生甘草、防风、杏仁、焦山栀、蚕沙、连翘、木防已、麻黄、桂枝、羌活、独活各9g，滑石、制半夏各15g。

论著和讨论

本证候风湿郁滞化热，清阳失于宣行，肌腠经络郁滞，其治则当于通阳宣泄之中，兼以清热除湿、表里分消为法。仲景曰："肉极热，则身体津脱，腠理开，汗大泄，历风气，下焦脚弱，千金越婢加术汤。"（《金匮要略·中风历节病脉证并治》）何任说："'里水'据《脉经》云：'一云皮水'，即水之在皮里肌腠者；'一身面目黄肿'，'黄肿'亦当据《脉经》作'洪肿'，乃水在皮里故也。水肿甚者，脉道被遏，故见脉沉，小便不利，邪无出路，故令病水。越婢加术汤为发汗治水之方，以治表实无汗有热者。方中麻黄发汗利水，石膏清热，白术除湿，益以甘草调和诸药，姜枣和其营卫。若恶风为表阳虚，故加炮附子温阳散寒。总之，本方发汗解表、清里除湿同用，使湿热之邪得以汗解，则水肿自消。"[3]

病案举例

1. **谢映庐**治吴德华之子十岁，藜藿之儿，血燥之体。忽然发热恶寒，小水短赤，腹中甚痛。医者误认食积，专行消导。次日足痛不能移，并无红肿，抚之甚痛，痛声惊人，口喎反张。医者又称惊风，连进镇惊、抱龙等丸，病日渐重。余曰：素禀血燥，其筋易急，先必涉水湿入内，继必伤风，寒湿相搏，客于经络，名为痛风，非病痉也。当与导湿、疏风、清燥之药，如法治之，果愈。此亦治病相体之一验也。苍术、黄柏、桂枝、白芍、威灵仙、防风、荆芥、山栀、防己、寒水石、甘草、生姜、大枣[4]。

2. **张聿青**治左，体丰多湿，大病之后，湿邪流行入络，髀关及左腿膝作酸，麻木不仁，艰于步履，腰腿怕冷，卧着尤甚，脉濡滑苔白微黄质腻，祛湿和络：萆薢、防己、秦艽、广陈皮、半夏、威灵仙、苍术、桂枝、薏苡仁、独活、泽泻、桑枝、僵蚕、红花、猪苓[5]。

3. **丁甘仁**治初病脚气浮肿，继肿虽消，而痿软不能步履，舌淡白，脉濡缓，谷食衰少。此湿邪由外入内，由肌肉而入筋络，络脉壅塞，气血凝滞，此湿痿也，宜崇土逐湿，去瘀通络：连皮苓、泽泻、防己、全当归、苍白术、陈皮、川牛膝、红花、苡仁、木瓜、秦艽、丹参、桑枝。另以茅苍术米泔浸，饭锅上蒸晒研末，加苡仁、酒炒桑枝煎汤泛丸，空心开水吞下[6]。

4. **房定亚**治风湿热痹（急性类风湿关节炎）：卢某某，男，16岁，发热37.7℃，恶风汗出，口干喜饮，膝、踝关节胀痛有热感，溲黄，舌尖红苔白，脉细数。诊为风湿热痹，用加味木防己汤（组方见方证），8剂体温未降，不恶风，风去湿热稽留，用鸡鸣散行气除下肢关节之湿，再加利湿清热以退热：苏叶、木瓜、陈皮、蚕沙各10g，吴茱萸、桔梗、生姜各6g，槟榔12g，生石膏、赤小豆各30g，赤芍15g，冷服3剂，肿痛减轻，汗出减少，加秦艽、萆薢、土茯苓各15g，热退肿消痛止[1]。

5. **王华明**等治“系统性红斑狼疮”：徐某某，女，22岁，壮热6天，面部蝶形红斑，时感怯冷，得衣则减，经常鼻衄，二便自调，头晕心悸，两上肢、颈、前上胸、手足掌指（趾）散在性，小如赤豆，大如蚕豆的结节，暴露部位尤为明显，手指端关节呈水肿样红斑，无溃疡，口无气味，语声低微，全身皮肤干燥，灼热无汗，体温逐日上升，T39.6℃，关节疼痛日见加重，以肘、膝、小指关节为重，苔黄腻，舌尖红，脉细滑数，痹证由风、寒、湿三气合成，虽已化热，但寒湿未净，用清热除湿、祛风解表、通络散寒，白虎、宣痹、麻杏苡甘合方加减（组方见方证），3剂热退，红斑变浅，鼻衄好转。去白虎汤、麻黄桂枝，加益气补血，1周后，关节疼痛加剧，低热遂起，缠绵不退，持续1个月余，复于方中加麻黄桂枝以助祛风通络散寒，以清为主，寒热并用，2剂，低热即除，原方调治近1个月，低热未发，红斑未起，诸症皆安，尚腰酸下肢软，偶有眩晕，虑其肾气已衰，正气未复，加补肾益气凉血之品：薏苡仁、生黄芪、锁阳、白花蛇舌草各30g，防风、防己、杏仁、焦山栀、连翘、蚕沙、虎杖、花生衣各9g，滑石、红藤各15g，半夏10g，6剂。病情日趋稳定，理化检查均有不同程度的好转，体重增加，未用任何西药[2]。

引用文献

[1] 房定亚.类风湿性关节炎的证治体验[J].中医杂志，1981，(6)：38.
[2] 王华明等.壮热发斑痹痛案[J].中医杂志，1986，(5)：23.
[3] 何任.金匮方百家医案评议[M].杭州：浙江科学技术出版社，1991：244.
[4] 谢映庐.谢映庐医案[M].上海：上海科学技术出版社，1962：186.
[5] 张聿青.张聿青医案[M].上海：上海科学技术出版社，1963：482.
[6] 秦伯未.清代名医医案精华[M].北京：人民卫生出版社，2006：544.

三、肝脾风湿证（风湿证并病）（8候）

肝脾风湿证，为风湿之邪内陷肝脾，系风湿之并病。多为感受风湿，未曾发病，或发病治疗未净，渐渐深伏所致。故常称为伏风、伏湿。风气通于肝，湿气归于脾，伏之浅者，尚在气分，肝脾均主清阳之气上升，风湿郁滞，肝脾不能升举，故多清气下陷之泻利。《素问·阴阳应象大论》云：“清气在下，则生飧泄。”又以脾肝均主营血，风湿内陷，亦多内伏于营血之分，则生斑疹诸疾。肝主筋，脾主肌肉，风湿由营卫而内留经隧，阻滞经络，则生痿痹顽疾。

肝脾风湿证为风湿蕴伏于肝脾，不得宣泄之证。其治则总当疏散兼以淡渗，内外分消为法。外则疏散以托透风湿，从表而泄越；内则渗利以分行水道，使湿邪从下而利导之。然湿为阴邪，必郁遏阳气，必以通阳为主，风为阳邪，入营入血，多从热化，故又当以清凉为法。

证候别称：伏风作泻，风湿发斑，风湿入络，风湿流入血络。

病名：[中医]洞泄，风痢，飧泄，肠澼，五更泄，带下，风燥，风湿发斑，风肿，风丹，风疹块，癣，皮肤玫瑰疹，紫癜，风癣，顽癣，柔痉，行痹，痛痹，周痹，历节风，热痹，风湿热痹，风寒湿痹，历节风，虚痹。

证候系统：详见图3-5-4。

气分——本证————脾阳失运候、清气郁滞候
　　├——转证————清阳郁陷候
　　└——变证————清气虚陷候
血分——本证————营气不宣候、营血不宣候
　　├——转证————营血郁蒸候、气血郁蒸候
　　└——变证————气血虚蒸候、木火蕴闭候
经络——本证————营卫郁滞候、清阳不行候
　　├——转证————营卫不行候
　　└——变证————气血虚结候

图3-5-4　肝脾风湿证证候结构图（14候）

（一）清阳郁陷候（肝脾风湿气分转证）

肝脾风湿证，风郁肝脾，清阳失宣展，湿浊下陷，转成清阳郁陷之候。以肝主胞宫，风湿由肝下陷，或为风痢泻血，妇女多为带下之疾。虽以下陷症象为主，必兼阳郁与表郁脉症。

通称：风湿下陷。

内含病例：［中医］风痢，带下。

病因病机：肝脾风湿郁陷，因风湿郁遏，清阳不得宣展于内外，外则腠理不宣，内则气机不宣，风湿内陷于下，不能透达于外，而成外郁内陷之候。

证象组合：阳郁+表郁+气郁+气陷

主症：**【阳气不宣】症象**：腰酸肢重骨楚。**舌象**：舌苔白而薄腻。**脉象**：脉浮濡。

【腠理不宣】症象：微恶风寒。**舌象**：苔薄白。**脉象**：脉缓。

【气机下陷】症象：①先有便泻，泻愈便血。②腹内时痛，肛门作坠。③带下色白有时微黄量多。

副症：**【气机不宣】症象**：纳差。

【清空不宣】症象：头痛头胀。

宾症：**【气机不降】症象**：呕恶。

治则：当疏透去外郁，使陷邪得以外达，兼以苦燥其湿，淡行其湿，以分解其内陷之湿。

方证

去风湿方证：张又良方[1]。治风湿入于胞宫，带下色白有时微黄，量多，详见病案2。

防风、白芷、炒僵蚕各9g，陈皮、羌活、独活各6g，焦冬白术12g，薏苡仁、茯苓、蛤壳各15g。

论著和讨论

本证候风湿郁遏，不得外透，而反下陷。其治则仍当疏透内伏之风邪，燥利其下陷之湿邪。风湿去，则无下陷之虑。熊家骥说："痢疾初起，微有寒热，脉见沉弦，口中和，无他故者，主以人参败毒散挽回肝陷，轻者一二剂即愈；若不愈，微热脉弦，俱去则以和肝为急，宜芍药甘草汤加生姜、吴萸、木香，痢当自止。设不止，反加里急后重，是肺气下降太甚，前方中以桔梗易木香，提升肺气，痢无不止。"[2]张又良按："带下之因，多为湿邪，风药又能燥湿，张老认为临床上风湿滞于胞宫而带下者，屡见不鲜，故提出祛风化湿法。方药虽平淡，而效果颇著。笔者近30年来，运用此法，证实收效颇佳。"[2]

病案举例

1.**雷少逸**治豫章邓某之室，小产一旬，偶沾风痢之疾，以生化汤加槐米、地榆、艾叶、黄芩等未效，未坠之先，先有便泻，泻愈便血，腹内时痛，肛门作坠，于生化汤除桃仁加荆芥炭、防风、木香、焦芍、败酱草2剂，赤痢已瘳，依然转泻，是闭塞转为疏通，系愈机也，除防风、败酱草，益以大腹皮、陈皮愈[3]。

2.**张又良**治李某某，32岁。带下2年余，色白有时微黄，量多，腰酸肢重，时感头胀，舌苔薄腻，脉浮濡，前贤谓"风从上入则为喘为嗽，风从下入则为带"。此风湿入于胞宫，去其风湿，则带自除。处方（组方见方证）。3剂后，带下大减，诸症好转，续服3剂而愈，随访一年未复发[2]。

又治朱某某，29岁。因经期不慎，冒雨受湿，经停而腹痛且胀，赤白带下已月余，肢重体楚，微恶风寒，纳差，

舌苔白而薄腻，脉浮濡，此系经期冲任内虚，外邪乘袭，湿与瘀血结于胞络，治宜祛瘀化湿：羌活、白芷、炒僵蚕、防风、泽兰、赤芍、制香附各9g，薏苡仁20g，红花6g，当归12g，木香8g。3剂后带减，腹痛除，上方除红花、赤芍，加炒白芍、丹参，续服3剂而愈[2]。

引用文献

［1］季明昌.张又良治带经验［J］.中医杂志，1981，(11)：14.

［2］胡兵.清江熊家骥“痢疾论”［J］.江西中医药，1958，(7)：46.

［3］雷丰.时病论［M］.北京：人民卫生出版社，1964：51.

（二）清气虚陷候（肝脾风湿气分变证）

肝脾风湿证，风湿内蕴，脾气已虚，清气不能升举，而下陷，变为清气虚陷之候。其见症以下陷之泻、痢、便血等症象为主，但必兼有气虚与内热之脉症同见。

通称：风湿入肠。

内含病例：［中医］飧泄，肠澼，五更泄。［西医］慢性结肠炎。

病因病机：肝脾风湿虚陷，因风湿内蕴，风气通肝，湿邪滞脾，肝脾气虚，不能升举清气，湿热随清气下陷，而成正虚邪陷之证。

证象组合：气虚+气热+气郁+气陷

主症：**【气虚失充】症象**：①面白带青，萎黄。②形体消瘦，精神萎靡，惨惨不乐。③神疲，肢体懈怠。④神慢眼大。⑤手足时冷。⑥惊惕。⑦身重。**舌象**：舌嫩红，舌苔薄白而腻。**脉象**：①脉缓软乏力。②右弱。③细弦。④脉弦而缓。

【津气蕴蒸】症象：①发热。②溺赤。③口干唇红。④潮热。**舌象**：舌起芒刺。

【气机下陷】症象：①下利清谷。②泄利澄彻青色。③泄泻迸迫，完谷不化。④先作泄后作痢。⑤下清血。⑥肛门重坠，脱肛。⑦后重。⑧腹微痛，腹痛，肠鸣腹痛，痛则泄泻。⑨尿闭。⑩小便不禁。

副症：**【气机不宣】症象**：①胸闷，胸胁胀痛。②面色如墨。**舌象**：苔白滑。**脉象**：脉沉小而弦。

宾症：**【气机不降】症象**：①吞酸嗳腐。②呕吐。

治则：当升补肝脾、疏风除湿以托之；使肝脾之气升发，则可托透内陷之邪，外达而解。

方证

1.痛泻要方证：刘草窗方。适用于肝脾风湿证，治先泻后痢，或下利清谷，或下清血，或澄彻色青，或腹痛急迫，面青神疲。详见论著。

炒白术9g，广陈皮、川芎、防风、荷叶各3g，白芍、麦芽各4.5g。

2.培中泻木法证：雷少逸方[1]。治肝气犯胃，肝强脾弱的洞泻。详见论著。

白术、茯苓、煨葛根各12g，白芍、陈皮、甘草、泽泻各9g，炒吴茱萸3g，炮姜炭、防风各6g，水煎服。

3.参芪升阳除湿汤证：适应气虚下陷，便频脱肛。

黄芪、人参、苍术、升麻、柴胡、羌活、防风、神曲、泽泻、猪苓、陈皮、麦芽、甘草。

4.升阳益胃汤证：方元义方[2]。治慢性结肠炎，大便清稀，完谷不化，腹鸣时作，时有脱肛，详见病案4。

炙黄芪30g，党参18g，白术15g，茯苓10g，法半夏、泽泻、柴胡、炙甘草各6g，防风4.5g，独活3g，橘皮7g，生姜1片，大枣5枚。

论著和讨论

1.本证候风湿内蕴肝脾，清气不升，邪气下陷，王雨三曰：“盖风入于肝，则肝木太盛，而横克脾土。脾土被克，则不能泌清别浊，而运化水湿，故作泻也。”[3]何廉臣云：“久风入中，令清气下降而不升，则风邪入胃，是木贼土也，故冲和之气不能化也，能令腹鸣而痛，完谷出而为泻也。宜痛泻要方合四苓散：焦白术、猪苓、泽泻各9g，炒白芍15g，新会皮、煨防风各4.5g，茯苓12g。若飧泄脉弦，腹痛而渴，及头痛微汗，宜防风芍药汤：煨防风、炒黄芩各9g，炒白芍15g。”[4]

2.治则：当以益气以升补肝脾，兼以疏透风湿为法。雷少逸说：“盖因风木之邪，留连既久，木气克土，则仓廪不藏而为洞泄，可见是病，亦由伏气所致也。李士材曰：洞泄一名濡泄，濡泄因于湿胜。此病非但因伏气内留，中气失治，亦有湿气相兼致病也。考其脉象，软缓乏力，或关脉兼弦，身重神疲，肢体懈怠，下利清谷，小便短赤是也，宜乎培中泻木法加苍术、泽泻治之。”[1]《针经》云：春伤于风，夏生后泄肠。注家谓春令伤乎风邪，风木内干，损其胃气，则上升清阳之气，反内陷而为飧泄，久则传太阴而为肠澼，此分明因风而致，故谓之风痢也。夫风痢之证，先作泄而后作痢，脉象每见沉小而弦，腹微痛而有后重，似肠风而下清血，此由春令之伏气，至夏而发，是属木胜，土亏之候。如体素寒者，宜用培中泻木法加木香、苍术治之；体素热者，宜本法去吴萸、炮姜，加芩、连、煨葛治之；如胸闷溺赤者，必夹湿也，宜佐赤苓、泽泻治之；吞酸嗳腐者，必夹食也，宜佐山楂、厚朴治之。”[1]俞根初说：“脘闷腹满，鸣响作痛而泄泻，得泻则腹满痛鸣响皆瘥，为肝邪侮脾化泻，脉左弦坚，或弦劲，右软弱，或沉缓，肝强脾弱，为肝邪侮脾，用扶土抑木煎（炒白芍18g，防风4.5g，炒白术9g，新会皮3g，炒黄芩6g，煨葛根3g）加豆豉、焦山栀之类。”[4]姚国美云：“食已即泄，完谷不化，或便带清血，脉弦迟者，此风入肠间，名曰飧泄……更有风木克土，绕脐作痛，痛即飧泄，宜调理肝脾，治以痛泻要方。”[5]

病案举例

1.李东垣治一人，二月病伤寒发热，医以白虎汤投之，病者面黑如墨（阴气上溢于阳中故色黑与罗谦南案同一治法），本证不复见，脉沉细，小便不禁。奈初不知用何药，及诊之曰：此立夏前误用白虎之过。白虎汤大寒非行经之药，止能寒脏腑，不善用之，则伤寒本病，曲隐于经络之间，或更以大热之药救之，以苦阴邪，则他症必起，非所以救白虎也，有温药之升阳行经者，吾用之（升阳行经药：干葛根、升麻、防风、白芷、参、芪、苍术、白芍、甘草）有难者曰：白虎大寒，非大热，何以救，君之治奈何？李曰：病隐于经络间，阳不升则经不行，经行而本证见矣，又何难焉，果如其言而愈[6]。

2.叶天士治程三一，食入不化，饮酒厚味即泻，而肠血未已，盖阳微健运失职，酒食气蒸，湿聚阳郁，脾伤清阳日陷矣，议用东垣升阳法：人参、茅苍术、广陈皮、炙甘草、生益智、防风、炒升麻[7]。

3.谢映庐治李贯英乃郎四岁，于季夏月，初则泄泻，不以为意，致加呕吐口渴，时言腹痛泄泻，甚至满床皆污，泻后又言腹痛，并无寒热。有云是霍乱者，有云是食积者，愈治愈笃，宜补土制木，刘氏痛泻要方：白术、白芍、陈皮、防风加制虫之味、乌梅、川花椒，既有安虫止吐之妙，又有生津醒脾之功。方成药就，数剂而安[8]。

又治傅凤翔之子，夏月吐泻口渴，身热无汗，手足时冷，唇红舌刺，所泄迸迫如箭，粪色形如鹜溏，逾时变青，躁时似有惊惕，脾胃久虚，风热内炽不能达，抑郁不舒，肝风乘脾，若非补土解肌，势必强者莫制，弱者将绝，四君补脾扶胃为主，佐以葛根、防风、丹皮、灶心土，解肌疏风，升阳散火，日进2剂，遍体红赤，喜人搔痒，发热如烙，时战慄，再剂悉愈[8]。

4.方元义治慢性结肠炎：李某某，男，48岁，大便清稀，完谷不化，腹鸣时作，日2~4次，肛门坠胀，时有脱肛，小便涩少，面黄少华，形瘦怯寒，脘痞作胀，腹痛无定处，纳谷不馨，舌淡苔白，脉缓无力，此阴盛乘阳，脾胃气虚而浊阴反盛，宗东垣升阳益胃法（组方见方证），5剂，大便成形，日1~2次，改异功散加鸡内金、莱菔子20剂，年余未发[2]。

5.李新平治江某某，女，34岁，2010年3月10日，头晕泄泻反复发作大半年，怕冷腰痛，痛经，身软，疲惫不堪，舌淡苔白，脉滑缓。拟祛风散寒，燥湿止泻：羌活、白芷、怀山药、赤芍、广木香各12g，藁本、当归、桃仁、阿胶各10g，生地、葛根、黄芪、茯苓各15g，红花6g，黄连5g，3剂。药后头晕、怕冷好转，18日，上方调整为丸：羌活、藁本、赤芍、当归、桃仁、党参、漂白术、制首乌、广木香各12g，白芷各10g，黄芪、阿胶、生地、葛根各15g，红花6g，黄连5g，6剂制水泛丸，9g，一日三服。4月26日，诸症悉除，唯余痛经，上方调整继续治疗。

引用文献

［1］雷丰.时病论［M］.北京：人民卫生出版社，1964：35，38.
［2］方元义.飧泄类证鉴别的临床体会［J］.中医杂志，1982，(6)：60.
［3］王雨三.治病法轨［M］.北京：学苑出版社，2015：132.
［4］俞根初.重订通俗伤寒论［M］.上海：上海科学技术出版社，1959：381，382，384.
［5］姚国美.姚国美医学讲义合编［M］.北京：人民卫生出版社，2009：186.
［6］江瓘，魏之琇.名医类案（正续编）［M］.北京：中国中医药出版社，1996：13.
［7］叶天士.临证指南医案［M］.上海：上海卫生出版社，1958：377.
［8］谢映庐.谢映庐医案［M］.上海：上海科学技术出版社，1962：195，214.

（三）营气不宣候（肝脾风湿血分本证1）

肝脾风湿证，风湿不解，外遏卫阳，内陷营络，而成营气不宣之候。通常称为风湿发斑。以表阳与络脉郁遏之脉症为主，如斑、疹、肿、痒等与表郁症象同见，亦属营卫同病之例。

通称：风湿发斑。

内含病例：［**中医**］风湿发斑，风肿，风丹。［**西医**］过敏性水肿，慢性湿疹，结节性痒疹，银屑病，风湿性环形红斑，慢性风湿热，风湿性心脏病。

病因病机：肝脾风湿郁滞，系风湿之邪袭入肝脾，深入营络，卫阳不得宣通，肌腠不开，阳气怫郁，营络之邪，不得宣达，欲达不达，腠理闭滞，邪不得外越之候。

证象组合：阳郁+络郁+表郁

主症：**【阳气不宣】症象**：①形寒。②身重。③肢冷。④面色萎黄。⑤心悸气短。**舌象**：①舌紫暗无苔。②苔淡白，苔白滑。**脉象**：①脉沉迟弦。②脉濡。③脉软小无力。

【络脉不宣】症象：①斑发淡红，或变紫暗。②身肢疼痛。③紫癜瘙痒。④遍体发瘭发斑。⑤红疹瘙痒，湿疹流水。⑥皮肤苔藓化瘙痒。⑦双上肢伸侧散在分布，豌豆大或指盖大之圆锥形或半球形之结节，触之坚硬，呈灰褐色，表面粗糙。⑧皮下小结紫红而黯疼痛。⑨四肢内侧环形或半月形或多形红斑，微痒，时有皮屑。

副症：**【腠理不宣】症象**：①恶风寒。②发热无汗。③冷热倏往倏来。④突然头面眼睑肿痒。⑤全身皮肤瘙痒，搔后皮肤发红。⑥搔破后流黄水。⑦风疹块红肿瘙痒。**脉象**：脉浮。

宾症：**【阳气怫郁】症象**：①心烦。②低热，手心发热。③双手背部肿大，皮色发绀。④游漫性红肿。⑤红肿瘙痒。**舌象**：舌质正常，中心白黄苔腻。**脉象**：脉沉弦细数。

治则：当以宣通阳气为主，透达营络，使风湿之邪外出肌表而解。

方证

1.荆防败毒散与升麻葛根汤合方加味方证：蒲辅周方[1]。疏泄营卫，祛风利湿。治风丹，腠理闭滞，邪不得外越，周身发风疹块，详见病案1。

地肤子、荷叶各9g，蝉衣、粉葛根、赤芍各6g，升麻、荆芥、防风各4.5g，川芎、丹皮、柴胡、前胡、白芷、甘草、羌独活各3g。

2.祛风除湿方证：蒲辅周方[1]。祛风除湿，从阳明太阴为主。治皮肤湿疹，详见病案1。

升麻、粉葛根、赤芍、白蒺藜、白附子、姜制天麻、僵蚕、蝉衣各15g，白芷12g，羌活、藁本、生甘草、全蝎各9g，苦参、胡麻仁各30g，蛇蜕15g（微煅存性），共为细末，每次饭后服6g，白开水送下。

3.全虫方证：赵炳南方[2]。治慢性湿疹，阴囊湿疹，神经性皮炎，结节性痒疹等顽固性瘙痒性皮肤病。详见病案2。

全蝎、牙皂、苦参各6g，皂角刺12g，刺蒺藜、炒槐花各15~30g，威灵仙12~30g，白鲜皮、黄柏各15g，不应加乌梢蛇，痒甚皮厚，色黑便结加川大黄9~15g。

4.防己地黄汤合红蓝花酒加味方证：赵锡武方[3]。益气养血，凉血活血，祛风。治"风湿性环形红斑、慢性风湿热、风湿性心脏病"，红斑反复发作，四肢内侧经常发生环形或半月形或多形红斑，详见病案4。

生黄芪15g，防风、防己、桂枝尖各9g，甘草6g，生地30g，葛根、红花各12g，黄酒60g兑服。

5.托里举斑汤证：姚国美方[4]，治热为湿遏，邪留血分，斑出不透，瘙痒难忍。

当归、赤芍、升麻、白芷、柴胡、穿山甲。可加苍术、防风、威灵仙、生地。

论著和讨论

本证候因风湿深入肝脾，营络不得宣畅，阳气怫郁，欲达不达，故蒲辅周主"宜疏泄营卫，祛风利湿"。以透达郁陷之邪。秦伯未说："必须指出，清营解毒并不专恃凉血，因为邪入营分大多由气分传入，已经传入营分之后犹可望其转入气分，如果一派凉血清血，反使愈陷愈深。故化斑汤即在甘寒清胃剂内加入血分药，竹叶柳蒡汤亦从辛凉解表剂内加入清泄血热之品。"[5]

陈可冀等按：防己地黄汤见于《金匮要略·中风历节病脉证并治》，方中重用生地养血凉血，配防风、防己以祛风湿，加桂枝、甘草活血调中，用于风湿搏于经脉而偏于血虚者。红蓝花酒见于《金匮要略·妇人杂病脉证并治》用红花生血引血，酒煎以助药性，使气血通畅，专用于妇人风疾。本方以防己地黄合红蓝花酒，更加黄芪益气、固表，配葛根清热解毒、发斑走表，既有助于患者之气血不足，又能祛邪外出，并符合古人所谓"治风先治血，血行风自灭"之论。环形红斑古无记载，但从本方应用有一定效果看来，似与《金匮要略·中风历节病脉证并治》"邪气中经，则身痒而瘾疹"有些相近[3]。

病案举例

1.蒲辅周治风丹：史某某，男，47岁，1周以来，周身发风疹块，皮肤红肿，瘙痒剧烈，影响几夜通宵不寐。特别是最近三四天以来，周身呈现泛发性风团样损害，游漫性红肿，两眼睑及两下肢踝关节周围红肿则更为明显，瘙痒不休，甚为难忍，食纳不佳，食后则瘙痒更作。追述发病前后情况，曾因感冒咽喉痛，于某医院注射青霉素2针，同时内服合霉素数粒。至发病，后因瘙痒难忍，又先后2次去某医院注射及口服西药镇静剂，未见减轻，随来本院请中医皮肤科诊治，曾内服中药凉血清热、消风止痒之品2剂及外用三石水洗涤亦不见轻。转请会诊，病情如上述，脉浮数，舌质淡，苔白腻，蒲老认为：此属风痹，因太阴之湿与阳明之风搏结，由腠理闭滞，邪不得外越，治宜疏泄营卫，祛风利湿。拟用荆防败毒散与升麻葛根汤合方加味（组方见方证），服3剂后块散肿消痒减。二诊：脉浮弦，舌苔减退，仍以祛风除湿为治，以前方去丹皮、川芎、柴胡加苍术3g，山茵陈6g，杏仁4.5g，再服3剂，诸恙悉平，食欲恢复而获痊愈[1]。

又治皮肤湿疹：邓某某，78岁，女，一二年来常起皮肤湿疹，近3个月更甚，以四肢较多，开始散在全身，以后逐成片状增多，发痒，搔破后流黄水，无发热，饮食尚佳，睡眠不实，大小便正常，脉沉弦细数，舌质正常，中心白黄苔腻，属脾湿化热，兼血燥生风，治宜养血清热、祛风除湿。处方：当归尾、川芎各4.5g，赤芍、丹皮、黄柏、苦参各6g，干生地、何首乌、白蒺藜各9g，胡麻仁（微炒）15g，蝉蜕、蛇蜕（微煅为末冲服）、红花各3g，服10剂，每天1剂。二诊：服药后湿疹见退，痒亦减，食欲佳，睡眠尚差，大小便正常，脉象转缓，舌苔见退，原方加丹参6g，续服10剂。三诊：疹渐消，痒亦大减，但较前已显著减轻，食欲正常，睡眠尚佳，大小便正常，脉缓，舌质正常无苔，仍本前法加地榆9g、牛膝6g，再服5剂[1]。

2.赵炳南治姚某某，女，20岁。双上肢长疙瘩、奇痒2个多月。患病以来双上肢起疙瘩，先发于上臂，奇痒。曾经某某医院治疗，效果不显而日渐发展，现已遍及双上肢，因痒甚经常搔破出血，有时整夜不能入睡，尤以月经前后症状加剧，食欲差，大便稀不成形，月经失调。检查：双上肢伸侧散在分布豌豆大或指盖大之圆锥形或半球形之结节50多个，触之坚硬，呈灰褐色，表面粗糙，大部分结节之表皮合而成较大之斑块，有明显抓痕。脉象滑缓。舌苔薄白，舌质淡红。西医诊断：结节性痒疹。中医辨证：湿毒凝聚，气血阻隔，发为顽湿聚结。立法：疏肝理气，活血化痰，除湿止痒。方药：逍遥丸（市售成药），每早服6g；大黄䗪虫丸，每晚服1丸。外用黑色拔膏棍。经上法治疗1个月，病情虽稍有进步，但总的变化不大。后改用除湿解毒、疏风活血化瘀法：苦参、赤芍、当归、丹参各15g，刺蒺藜、白鲜皮各30g，防风9g，全蝎6g，上药水煎内服，每日1剂，同时并用大黄䗪虫丸，每日1丸。外用药同前。经上方治疗1个月后，病情明显好转，疡痒已减轻，较小之结节大部变平，呈暗褐色斑，较大之结节亦缩小变软。后又以秦艽丸、大黄䗪虫丸继续治疗1个月，总疗程达2个月。来院复查时，双上肢结节全部消退变平，只残留色素沉着斑，自觉已不痒[2]。

3.赵锡武治"风湿性环形红斑、慢性风湿热、风湿性心脏病"，女，29岁，四肢反复出现红斑8年，低热2年，入院5月半，红斑反复发作，四肢内侧经常发生环形或半月形或多形红斑，微痒时有皮屑，持续3~5天至月余，间隔数天至13天，低热，T 37.5℃左右，心悸气短，并时有心悸、气短、身麻、手颤、鼻衄，有时皮下有小出血瘀点，脉软小无力，舌紫暗无苔，是否为《医宗金鉴》中所指之"心风""血风疮"或"白屑风"之类？以益气养血、凉血活血、祛风，《金匮要略》防己地黄汤合红蓝花酒加味（组方见方证），6剂红斑退尽，此后2个月余无变化。又因感冒发热、咽痛咳嗽、红斑稍有出现，乃更服辛凉解表之剂，数剂后，仍以原方酌加桔梗、蝉蜕、芥穗等宜散之品，红斑陆续消退殆尽[3]。

4.杨以阶治银屑病：面色萎黄形瘦，散在性红斑疹，间有白斑，上覆银屑瘙痒，搔之落屑，轻度出血，脉濡，苔淡白：蝉蜕、苍术、丹皮、怀牛膝各4.5g，防风、赤芍各6g，蜈蚣3g，蕲蛇、海风藤、生薏苡仁、土茯苓各9g，3剂效。蜈蚣7.5g，全蝎1.5g，蕲蛇15g，防风、赤芍各4.5g，地肤子、白鲜皮、僵蚕、蝉蜕、土茯苓各9g，独活3g，忍冬藤12g，另用狼毒、蛇床子、大风子各9g，雄黄6g，黄连、黄柏各3g，煎洗，24剂皮癣消失。后再度加剧：生黄芪、蝉蜕各6g，防风、赤芍、当归、海桐皮、炒黄芩各4.5g，苍耳子、辰砂各9g，丹皮、蜈蚣、乌梢蛇各3g，15剂愈[6]。

引用文献

[1] 中国中医研究院.蒲辅周医案[M].北京：人民卫生出版社，2005：180，186.

[2] 北京中医医院.赵炳南临床经验集[M].北京：人民卫生出版社，2006：235，341.

[3] 陈可冀.临床病例讨论（风湿性环形红斑）[J].中医杂志，1963，(11)：17.

[4] 姚国美.姚国美医学讲义合编[M].北京：人民卫生出版社，2009：177.

[5] 秦伯未.秦伯未医学名著全书[M].北京：中医古籍出版社，2003：37.

[6] 杨以阶等.治疗银屑病1例报道[J].上海中医药杂志，1965，(7)：22.

（四）营血不宣候（肝脾风湿血分本证2）

肝脾风湿证，延误失治，阳气郁滞，内陷血络，络脉不通，是为营血不宣之候。通常称为风湿入络之证。其见症以络脉郁滞之关节痹痛为主，但必兼有阳气与血脉郁滞之脉症。

通称：风湿入络。

内含病例：[中医]行痹。[西医]风湿性关节炎，急性类风湿关节炎。

病因病机：肝脾风湿郁滞，系外感风湿，郁于肝脾，失于宣疏，阳气不得宣发，以致内陷入血，窜入络脉，使营血不得宣通，络脉因而不利。

证象组合：阳滞+络滞+血滞

主症：**【阳气不行】症象**：①关节酸痛重滞感，阴雨则甚，寒冷更甚。②胸闷纳呆。**舌象**：①舌淡。②舌淡红。③苔薄白。④苔白腻。**脉象**：①细。②滑缓。③滑微数。

【络脉不宣】症象：①肢体酸麻沉重，得按摩则舒。②四肢流走而痛。③肌肤赤疹，时起时伏。

副症：**【血滞不行】症象**：皮下小结，紫红黯突出，疼痛局部肿胀。**舌象**：舌边瘀斑。**脉象**：①缓细涩。②细数。

宾症：**【络脉不利】症象**：①四肢牵强。②肢节肿痛。③足踝热肿疼痛。④膝关节痛。⑤一身烦疼。

治则：当宣通阳气以疏散风湿，和营活血以行经通络，自然风湿宣散，络脉自利。

方证

羌防行痹汤证：《顾松园医镜》方。活血祛风，宣通经隧。适用于肝脾风湿证，肢体酸麻沉重，得按摩则舒。

羌活、防风各3g，秦艽、川续断、威灵仙、全当归各6g，乳香、没药、红花各1.5g，先用桑枝、松针各30g，代水饮。

论著和讨论

本证候风湿内陷肝脾，深入营血，郁滞络脉，故其治则当以疏散风湿、和血通络为法。若再失误，多致痼疾难起。故叶天士有“凡新邪宜急散，宿邪宜缓攻”之训。

仲景曰：“风湿相抟，一身尽疼，法当汗出而解，值天阴雨不止，医云此可发汗，汗之病不愈者，何也？盖发其汗，汗大出者，但风气去，湿气在，是故不愈也。若治风湿者，发其汗，但微微似欲出汗者，风湿俱去也。”（《金匮要略·痉湿暍病脉证》）吴坤安说：“湿着肌表，如发热身痛，脘闷不渴，舌苔白腻，或汗出不解，此湿邪着于肌躯之表也，宜解肌渗湿，如桂枝、秦艽、紫苏、二陈、厚朴、姜皮、茯苓皮之类，湿留气分，凡发热身痛，汗出则解，继而复热，脉来濡缓，舌苔白腻，此湿邪阻于气分，热自湿中来，徒用清热药不应，宜茯苓皮、大腹皮、滑石粉、黄芩、通草、半夏、猪苓之类，以逐气分之湿，热自除矣。”[1]

病案举例

1.张聿青治陈（左），遗浊之后，湿袭经络，以致四肢牵强，胸次不舒，久则为风痱之类：秦艽、桑寄生、防风、川草薢、汉防己、独活、生薏苡仁、当归、僵蚕、丝瓜络[2]。

又治某右，身半以上，痛虽渐减，身半以下，痛未蠲除，肌肤赤疹，时起时伏，风湿留恋不解，前法再进一步：苍术、独活各3g，秦艽4.5g，酒炒当归、萆薢、粉丹皮、赤白苓各6g，酒炒豨莶草、汉防己各9g[2]。

又治荣左，左足膝仍作痛，脉数滑，苔白质腻，风湿热袭入足三阳之络，为势尚盛：苍术、酒炒防己、萆薢、威灵仙、赤白茯苓、独活、姜汁炒黄柏、秦艽、上广陈皮、木瓜、泽泻、制半夏、桂枝[2]。

2.沈仲圭治齐某，女，青年。足踝热肿疼痛，不能步行，膝关节痛，不思饮食，病已20天，脉细数，舌洁无苔。曾做血沉检查，第一小时54mm。按本病足踝热肿，血沉较高，疼痛发于小关节，似是急性类风湿关节炎。拟方以祛风湿、清热毒为主，用独活、防风、秦艽、赤芍、五加皮、牛膝、茯苓、泽泻、车前子各9g，桑寄生、生地各12g。水煎服。另用生地15g，丹皮、赤芍、黄柏、丝瓜络各9g，银花、紫花地丁各15g，木通6g，煎汤浸泡足踝，1日2~3次。上药内服外治后，足踝仍感热痛，并见微热畏风，改方用红花6g，当归、秦艽、防风、木瓜、牛膝、威灵仙、萆薢、苍术、茯苓各9g，桑寄生12g，水煎服。洗方照旧。按第二方持续服至3周，足踝肿消痛止，仅膝关节尚有肿痛，嘱再服数剂，以收全功。至11月下旬病人之兄来告，其妹早已痊愈，血沉亦降至正常，并已恢复工作[3]。

3.杨淑琴治李某某，女，22岁，未婚。踝关节酸重疼痛3个月，不能参加农田劳动亦3个月，最近又见关节周围起疙瘩。曾到西医院诊治，诊断为风湿性关节炎。踝关节附近有皮下小结数个，左手前臂背侧亦有一皮下小结，大小界于绿豆与黄豆之间，皮色不变、按之痛、有活动性，舌质正常，苔白腻，脉滑微数（心率98次/分）。处方：薏苡仁、茯苓各30g，白术、苍术各15g，地龙12g，羌活、麻黄、木瓜、牛膝、赤芍各9g，川乌头7g，3剂，每日1剂，水煎服。在服第3剂时，皮下小结消散，关节酸痛症状减轻；服第12剂后，病人关节疼痛症状全无而愈，能参加体力劳动。经追访，1年未复发[4]。

引用文献

［1］吴坤安.伤寒指掌［M］.上海：上海科学技术出版社，1959：卷四50，52.

［2］张聿青.张聿青医案［M］.上海：上海科学技术出版社，1963：12，335，559.

［3］沈仲圭.风湿热痹治验［J］.新中医，1980，(1)：15.

［4］杨淑琴.中药治疗风湿性皮下小结［J］.新中医，1980，(5)：41.

（五）营血郁蒸候（肝脾风湿血分转证）

肝脾风湿证，肝脾均主营血，风湿不解，极易深陷营血，化热内蒸，转成营血郁蒸之候。通称风湿流入血络之证。以表郁与营血热蒸之脉症为主，轻则为疹，为痒，重则为瘰，为癣。

通称：风湿流入血络。

内含病例：[**中医**]风疹块，癣，皮肤玫瑰疹。[**西医**]神经性皮炎，皮肤瘙痒症。

病因病机：肝脾风湿郁蒸，因肝脾均主于营血，肝脾风湿不解，内陷营血，郁久化热内蒸；表郁不解，内热不得宣达，多致久恋难解。

证象组合：表郁+营蒸+血蒸

主症：【**腠理不宣**】**症象**：①全身皮肤瘙痒，搔后皮肤发红。②全身奇痒。**脉象**：脉缓。

【**营热蕴蒸**】**症象**：遍体发瘰发斑。

【**血热蕴蒸**】**症象**：遍身皮肤出现红色痒疹。**舌象**：舌正无苔。

副症：【**清空不宣**】**症象**：头晕，头痛。

【**神志不宁**】**症象**：烦躁不眠。

宾症：【**经气不宣**】**症象**：肢节挛痛。

治则：当外宣表郁以散风邪，内清营血以除湿热，务使郁热透达于外，则有消散之望。然邪陷营血，往往缠绵难求速解。

方证

1.风疹汤证：龚志贤方[1]。凉血补血，疏风除湿。治风疹成块，舌红苔白滑，脉细数。

玄参15g，丹参、茵陈、生地、泽泻、赤芍、连翘各12g，当归、丹皮、麻黄各10g，升麻6g。

2.土槐饮证：赵炳南方[2]。治亚急性湿疹，慢性湿疹，植物日旋光性皮炎，脂溢性皮炎，牛皮癣，发际疮，坐板疮。适用于善后续治或预防复发，也可与他方同用。

土茯苓、生槐花各30g，生甘草9g，水煎或泡水代茶。

3.斩痒丹症：赵炳南方[2]。益气活血，除湿止痒。治皮肤瘙痒症，慢性湿疹（顽湿）。

人参240g，白蒺藜、乳香、没药、红花各60g，苦参500g（以酒浆、姜汁各浸泡一日晾干），僵蚕45g，石南藤10g，玳瑁120g，甘草15g，蜜丸绿豆大，每30~60粒1次，1日2次，黄酒或温开水送下。

4.搜风除湿汤证：赵炳南方[2]。治慢性湿疹，顽癣年久色素暗淡沉着，皮肤粗糙，皮肤淀粉样变，结节痒疹。

全蝎6~12g，蜈蚣3~5条，炒薏苡仁、白鲜皮、威灵仙各15~30g，海风藤、川槿皮、炒黄柏、炒白术、炒枳壳各9~15g。

5.灭毒丹证：赵炳南方[2]。散风止痒，清上解毒，治寻常狼疮（流皮漏），慢性湿疹（顽湿），慢性溃疡（顽疮）。

（酥）白花蛇4寸，（煅）蜈蚣2条，（酒浸炙）全蝎4个，露蜂房1个，（醋炙）龟甲30g，雄黄、飞黄丹各3g，辰砂、槐花末、雨前茶、孩儿茶各1.5g，麝香0.9g，共黄米饭丸，绿豆大，朱砂衣，体壮者5~10粒，1日2次。

论著和讨论

本证候风邪外郁于表，湿热蕴蒸于营血，不得透解。故其治则当外宣风郁，内清营血，使郁热透达，可望消散。龚志贤说："风疹古代称瘾疹。《金匮要略》中有'风气相搏，风强则为瘾疹'，'邪气中经，则身痒而瘾疹'等记载。皮肤突然出现散在性大小不等，形态不同的红肿块，且瘙痒难忍，其肿块中央色略白。红肿块可游走性地出现。脉细数，舌质红苔白滑。因感受风寒，蕴蓄化热，或风热兼湿之邪，或邪毒（如花粉、生漆等），或饮食生冷之物（如鱼、虾、蟹等），或食物不洁（如腐败之食物等），邪气与气血相搏，郁于肌肤，而发为风疹。或因素体血虚，血虚生内热，内热生风而发病。风为阳邪，善行而数变，故瘙痒难忍，肿块游走不定。"[1]

病案举例

1.金子久治夙有哮喘，前年鼻红，风湿流入血络，遍体发瘰发斑，营卫间阻，痰滞于络，颔下酿成结核：当归须、橘络、丝瓜络、丹皮、茅根、山茶花、软柴胡、荆芥、升麻、绿豆衣、昆布、土川贝[3]。

2.蒲辅周治皮肤玫瑰疹，王某某，女，15岁，前一星期因劳动汗出受风，继而遍身皮肤出现红色痒疹，以四肢较多，疹如花瓣状中间有白色健康皮肤，其红白皮肤界线清楚，红疹成片而高出于皮面。经某医院皮科检查为玫瑰疹，服西药未效，后经理疗稍见轻，但仍痒，搔后更显，无脓液等分泌物，食纳及二便正常，脉缓，舌正无苔，属血燥生风兼湿，治宜活血祛风、清热利湿，因住校煎药不便，故改汤为散。处方：干生地30g，当归9g，赤芍12g，川芎9g，丹参、蒺藜、炒地肤子各30g，地骨皮15g，白芷12g，羌活9g，大青叶15g，生甘草6g，制香附、炒枳壳各9g，共研细末，每日早晚各服1小匙白开水下。患者服药后，痒疹很快消退，服药半剂左右，痒疹全部消失而愈，以后从未再复发过[4]。

3.赵炳南治皮肤瘙痒症，王某某，男，58岁，全身皮肤瘙痒1年余。1年来全身皮肤瘙痒，搔后皮肤发红，不起风团，影响入睡，痒甚时用玉米棒搔抓也不解痒。曾用过镇静药及脱敏药，未效。检查：全身皮肤粗糙，个别区域呈苔藓样变，无渗出液，有明显抓痕、血痂。西医诊断：皮肤瘙痒症。中医辨证；风湿内侵，结为湿毒。立法：除湿解毒，息风止痒。方药：全蝎（打）、苦参、荆芥、猪牙皂角、蝉蜕各6g，皂刺、威灵仙各12g，刺蒺藜、炒槐花各15g，炒枳壳、紫草根各9g，白鲜皮30g。10月17日，服上方10剂后，瘙痒已减轻，全身粗糙皮损也逐渐光滑，皮肤润泽已见恢复。又服上方15剂，基本治愈[2]。

4.孙冀真治神经性皮炎：杨某某，女，27岁，3个月前臀部患癣向两侧大腿内侧伸延，搔破后出少许水液，干燥后脱屑，继见颈部“皮癣”一处，沿大椎部向下偏右方扩散，形如出水荷叶、边缘清晰。全身奇痒，烦躁不眠，便秘溲赤。搜风解毒汤：土茯苓15g，防风、银花、木通、薏苡仁、木瓜、白鲜皮、皂角子（炒研）各9g，加当归、赤芍、小胡麻、蝉衣、生地、丹皮，3剂效，14剂愈。随访年余，未再复发[5]。

5.李新平治陶某，女，37岁，2002年9月13日，脂溢性皮炎，头屑如雪，多且起皮。属脾虚失运，内热生风，龙胆泻肝汤加减：龙胆草、当归各8g，木通、防风各6g，泽泻、生首乌、苦参各12g，车前子、赤芍、僵蚕、茯苓、漂白术各10g，黄芩9g，熟地15g，西洋参5g，甘草3g，6剂合一，水泛为丸，9g，日三，症状稍见好转，头屑见少。

引用文献

［1］龚志贤.龚志贤临床经验集［M］.北京：人民卫生出版社，1984：216，217.

［2］北京中医医院.赵炳南临床经验集［M］.北京：人民卫生出版社，2006：232，344，348，359，360.

［3］秦伯未.清代名医医案精华［M］.北京：人民卫生出版社，2006：492.

［4］中国中医研究院.蒲辅周医案［M］.北京：人民卫生出版社，2005：184.

［5］孙冀真.用搜风解毒汤为主治愈神经性皮炎1例［J］.上海中医药杂志，1963，（12）：6.

（六）木火蕴闭候（肝脾风湿血分变证）

肝脾风湿证，湿郁于脾，风入于肝，湿闭于外，风动于内，变成木火蕴闭之候。仲景谓之柔痉。其见症以神志蒙闭与络脉不和之症象显明，但必兼有气血交炽与气机滞逆之脉症。

通称：风湿发痉。

内含病例：［中医］柔痉。

病因病机：肝脾风湿蕴闭，因湿伤于脾，风入于肝，风湿化热，内动木火，交蒸于气血之分，湿邪郁闭，肝风内动，而成所谓风湿化热，窜入经络脉隧之证。

证象组合：气炽+血炽+神闭+络郁+气滞+气逆

主症：**【津气蕴炽】症象**：身热汗出。**脉象**：①脉多浮弦。②甚或弦急。**舌象**：苔黄腻。

【血热蕴炽】症象：肌肉烦疼。

副症：**【神志蒙闭】症象**：手足厥冷。

【络脉不和】症象：①项强口噤。②四肢牵引。③四肢拘急。④甚则角弓反张。**脉象**：脉弦缓。**舌象**：①舌多白滑。②或白而糙。

宾症：**【气机冲逆】症象**：气逆呕恶。

【气机不利】症象：腹满，气胀。

治则：当清疏风湿，清解气血之郁炽，兼以息风通络，标本兼治，即为薛生白所主“祛风胜湿而通络”之法。

方证

祛风胜湿通络方证：薛生白方[1]。治风湿化热，窜入经络脉隧，口噤，四肢牵引，详见论著。

鲜地龙、秦艽、威灵仙、滑石、苍耳子、丝瓜藤、海风藤、酒炒黄连。

论著和讨论

1.本证候风湿化热，蒸炽于气血，湿邪外闭，肝风内动，薛生白说：“湿热证，三四日即口噤，四肢牵引拘急，甚则角弓反张，此湿热侵入经络脉隧中。宜（组方见方证）等味。此条乃湿邪挟风邪者，风为木之气，风动则木张，乘入阳明之络则口噤，走窜太阴之经则拘挛，故药不独胜湿，重用息风，一则风药能胜湿，一则风药能疏肝也。选用地龙诸藤者，欲其宣通脉络耳。”[1]

2.治则：当于清疏风湿，以解气血之蒸炽，兼以息风通络，标本兼顾。何廉臣说：“盖风湿过汗而发痉挛者，必身热自汗，肌肉烦疼，项强口噤，四肢拘急，角弓反张，手足厥冷，此《内经》所谓诸痉项强皆属于湿是也，亦即

《金匮要略》所谓太阳病发热汗出，而不恶寒者，名曰柔痉也。脉多浮弦，甚或弦急，舌多白滑或白而糙，首当活络舒筋为君，佐以息风胜湿：羚羊角、竹茹、秦艽、钩藤、丝瓜络、滑石、通梗、鲜桑枝。善后之法，总以濡血养筋为君，佐以健胃，加减四物汤：生地、当归、白芍、石斛、炙甘草、桑枝。”[2]

病案举例

丁甘仁治费左，身热不退，头项强痛，角弓反张，神昏谵语，渴喜冷饮，脉象弦数，苔薄腻，舌红，前医叠投表散之剂，汗出太多，高年气阴本亏，重汗乏阴，以致阴虚不能敛阳，二元不入于阳，若见风动呃逆，则无望矣。急与桂枝羚羊，未识能转危为安否？粉葛根、天竺黄各4.5g，朱茯神、钩藤、天花粉各9g，生石决明12g，川桂枝0.9g，羚角片1.5g，鲜石菖蒲3g，鲜竹叶30张，活芦根1尺。二诊：头项强痛轻减，身热亦略退，神志平静，渴喜多饮，脉细数，苔腻舌红。阴亏于下，阳浮于上，前方既见效机，仍守原意出入：粉葛根、天竺黄各4.5g，朱茯神、钩藤、天花粉、川贝各9g，生石决明15g，羚角1.5g，石菖蒲2.4g，鲜竹叶30张，朱灯心2扎。三诊：神志已清，头项强痛已止，神疲欲卧，纳谷不香，脉濡细，苔薄腻。险岭已逾，可告无虞，再与清养之品善后可矣：冬桑叶、朱茯神、生谷芽、甘菊花、川贝母、生石决明、天花粉、钩藤各9g，香佩兰、生竹茹各4.5g，鲜竹叶30张[3]。

引用文献

［1］王士雄.温热经纬［M］.沈阳：辽宁科学技术出版社，1997：42.

［2］俞根初.重订通俗伤寒论［M］.上海：上海科学技术出版社，1959：428.

［3］丁甘仁.丁甘仁医案［M］.上海：上海科学技术出版社，1960：59.

（七）营卫郁滞候（肝脾风湿经络本证）

肝脾风湿证，风入于肝，湿滞于脾，邪陷经隧，郁滞营卫，而成营卫郁滞之候。肝主筋，脾主肌肉，故多痹痛之患。其见症以经络症象为主，可兼见表郁与阳气郁滞之脉症。

通称：风湿入络。

内含病例：［中医］痛痹，周痹。**［西医］**类风湿关节炎。

病因病机：肝脾风湿郁滞，因肝脾均主营血，邪滞肝脾，故风湿外郁阳气，内滞营血，邪陷经隧，营卫郁滞，经络不得宣通，而成痛痹之疾。

证象组合：阳滞+表郁+血滞+经滞+络滞

主症：【阳气不行】症象：①时怯冷。②头昏神疲。③胸闷心悸。**舌象：**①舌质淡，舌苔白滑。②苔薄黄腻。**脉象：**①脉浮而迟滞。②脉濡。

【腠理不宣】症象：①无汗。②面目浮肿，下肢轻度浮肿。③皮肤干燥。**舌象：**苔薄黄腻。**脉象：**脉弦。

副症：【血滞不行】脉象：脉细滑数。

【经脉不利】症象：①全身关节酸痛，难于步履。②四肢流走而痛，不拘一处。③两肩、踝、髋关节疼痛强直。④半身不遂。⑤筋骨麻木。⑥咀嚼吞咽，亦觉牵痛感。

【络脉不利】症象：手脚缝肢节肿痛，不能转侧，痛楚难忍。

宾症：【清空不宣】症象：头项强痛。

治则：当以外通阳气，以疏泄风湿之郁滞；内行营血，以通经活络。使营卫通行，可望邪去正复。叶天士有云：“凡新邪宜急散，宿邪宜缓攻。”[1]

方证

1.加味桂枝汤证：费伯雄方[2]。治中络，风入肌表，肌肉不仁，或手指足趾麻木。

桂枝2.4g，白芍、川牛膝各4.5g，甘草1.5g，怀牛膝、当归各6g，蚕沙12g，秦艽、防风各3g，生姜3片，大枣5枚。

2.宣痹汤证：秦伯未方[3]。止痛活络，治痹证。

羌活、独活、桂枝、防风、苍术、当归各4.5g，草红花3g。

3.龙蛇散证：江世英验方[4]。治类风湿关节炎。

地龙240g，蕲蛇或白花蛇、蜂房各60g，全蝎18g，共末，每次3g，日2次。

4.肌萎散证：李志铭方[5]。治疗类风湿关节炎。

制马钱子45g（制法：将生马钱子用香油炸黄，然后用刀片括去其毛），炒穿山甲60g，熟附片30g，延胡30g。将上药共研细末，过筛，装入至胶囊。成人每次服2~4粒，日2次。于午睡前和夜间临睡前用温开水冲服。如果服药后半小时或两小时之内微觉头晕，肢体某局部肌肉微觉跳动，系正常反应，一般2~4天内消失。本品有小毒，不宜过量。因有积蓄作用，一般不宜久服。1个疗程为20天，可间歇用药。

5.七右丹证：翟景南家传秘方[6]。治半身不遂，筋骨麻木。

制川乌、制草乌、乳香、没药各15g，穿山甲、鸡内金各30g，川牛膝、全蝎各15g，蜈蚣12条，制马钱子60~120g，共研细末蜜丸，成人每服6g，日2次，开水下，再服黄酒一小杯以助药力。

6.蠲痛活络丹证：何廉臣方[7]。又名蠲痛丹。搜涤络痰，治痰注，手足牵引，四肢麻木，骨节窜疼，或肿而痛者，此湿痰挟瘀流注经络也。

川乌、草乌、地龙各15g，全蝎7只，胆南星18g，乳香、没药各9g，黑丑49粒，麝香1.5g，酒糊丸每粒重1.2g，轻用1丸，重用2丸，姜汁竹沥送服。

论著和讨论

本证候风湿郁滞营卫，经络不得宣通，其治则当宣通阳气以疏泄郁滞之邪，兼以行经通络以搜涤经隧之邪，然邪已深陷，难以急切图功，新邪宜急散，宿邪宜缓攻。秦伯未说："常用方剂，有防风汤、乌头汤、薏苡仁汤、三痹汤、桂枝芍药知母汤等。羌活、独活、桂枝、防风祛风寒，苍术除湿郁，当归、红花和血活络。其中羌活、独活亦能通经络，防风亦能散风湿，桂枝亦能温经和血，苍术亦能祛风寒，把它们结合起来，有互相协助的作用。在这基础上，寒重痛重加川乌、草乌各4.5g；有热去羌活，加知母、黄芩各4.5g；气虚加黄芪，血不足加白芍；其他止痛活络的秦艽、桑枝、丝瓜络、片姜黄、威灵仙、海桐皮、络石藤、千年健等均可酌加。"[3]

病案举例

1.叶天士治鲍（四四），风湿客邪，留于经络，上下四肢流走而痛，邪行触犯，不拘一处，古称周痹，且数十年之久，岂区区汤散可效，凡新邪宜急散，宿邪宜缓攻。蜣螂虫、全蝎、地龙、穿山甲、蜂房、川乌、麝香、乳香。上药制末，以无灰酒煮黑大豆汁泛丸[1]。

2.施瑞麟治章桂林，22岁，冒风淋雨，夜卧于山林而成此证。手脚缝肢节肿痛，不能转侧，卧于床褥月余，痛楚难忍，不呕不渴，饮食少进。脉浮而迟滞，舌苔白滑，脉症合参，此风湿相搏之症也。《经》云："风则痛，湿则肿。"《伤寒论》云："风湿相搏，身体烦疼，不能自转侧，不呕不渴，脉浮虚而涩者，桂枝加附子汤主之。若其人大便坚、小便自利者，去桂枝加白术汤主之。"余仿其法，先用小续命汤加威灵仙、西藏红花之类，用酒冲服，连服3剂，未见获效。又用疏风通经活血之剂，诀云：治风先治血，血行风自灭。服三四剂，而身体稍能转动，痛亦稍止。用当归、生地、红花活血养血为君，用海风藤、伸筋草、川续断、桂枝、五加皮通其筋络为臣，用羌独活、西秦艽、桑寄生、钻地风、千年健治风为佐，用白术、茯苓利湿为使，加广木香以行其气，加酒以和其血，然行血必须行气，《经》云：血居于先气推于后，使血气流通而病自愈。白当归12g，西藏红花24g，海风藤、伸筋草、羌独活、千年健、桑寄生、钻地风、川续断各4.5g，大生地、生白术、浙茯苓、西秦艽、宣木瓜各6g，川桂枝、广木香各2.4g，加好酒冲服，服八九剂。旬余稍能运动，月余而能行步。至40余日，其肿已消，其痛已止而病愈矣[8]。

3.周保康治痛痹（类风湿关节炎）：温姓，男，44岁，3年前右踝骨红肿热痛，痛引腰部，步履不便，用中西药治疗效果不著。服泼尼松3个月，面目浮肿，头昏目眩。见头项强痛，遍体关节酸楚，两肩、踝、髋关节疼痛强直，胸闷心悸，头昏神疲，面目浮肿，苔薄脉濡，病因寒湿偏胜，气血凝滞：附子（后改川乌）、桂枝、羌活、独活各4.5g，络石藤、天仙藤、海风藤各9g，桑枝12g，杨柳枝15g，后加威灵仙9g，20剂酸痛基本消失，尚强直不利，予五龙祛风散：蕲蛇、乌梢蛇、地龙、全蝎、僵蚕等份，每服0.9g，日3次，缓图[9]。

4.邵宝仁治龚某，男，35岁，全身关节酸痛难于步履，咀嚼吞咽，亦觉牵痛感，面目、下肢轻度浮肿，历时2个月余，脉弦，舌质淡、苔薄黄腻。治拟搜风祛湿、和营宣络法：羌独活、桂枝各5g，炒苍白术各6g，炙全蝎（研吞）2g，炙蕲蛇12g，生薏苡仁、茯苓各12g，防己、木瓜、川牛膝各9g，豨莶草15g，炙蜈蚣1条，5剂。另配风湿关节炎丸1瓶，按法服。二至六诊为原方出入（略）。七诊：症状稳定，胸椎尚有酸感，拟温经祛风通络：羌独活、炙甘草各5g，明附片、炒苍白术各6g，炙蜈蚣、细辛各1.5g，鹿角片、当归、牛膝各9g，生麻黄3g，赤茯苓、生薏苡仁各12g。5剂。八诊：服药后，手足经络感到舒畅，同时左足溱溱汗出。颈项两侧酸感向下放散，拟麻黄附子细辛汤合葛根汤化裁：炙麻黄3g，桂枝、炙甘草各5g，炒苍术、白术各6g，生薏苡仁12g，葛根、牛膝、木瓜、秦艽、白芍、酒炒乌梢蛇各9g，炙蜈蚣、制川乌各1.5g，5剂。又诊：前方服药后，症状基本消退、仅颈椎及骶部两侧偶有感。拟改用蛇酒复方缓图之。方药（略）。按：该患者经西医检查，诊断为类风湿关节炎。经服药6个月。症状消除[10]。

引用文献

[1] 叶天士.临证指南医案［M］.上海：上海卫生出版社，1958：394.

[2] 张元凯，时雨苍，杨伯棠，等.孟河四家医集［M］.南京：江苏科学技术出版社，1985：16.

[3] 秦伯未.秦伯未医文选［M］.长沙：湖南科学技术出版社，1983：486.

[4] 陈沛坚等.中草药治疗痹证——江世英老师经验介绍［J］.新中医，1977，(4)：21.

[5] 李志铭.辨证与辨病相结合治疗类风湿性关节炎50例［J］.新中医，1980，(5)：24.

［6］翟景南.78例小儿麻痹（瘫痿）的临床分析与治疗［J］.中医杂志，1958，（12）：836.
［7］俞根初.重订通俗伤寒论［M］.上海：上海科学技术出版社，1959：313.
［8］何廉臣.重印全国名医验案类编［M］.上海：上海科学技术出版社，1959：29.
［9］周保康.痛痹1例治验［J］.上海中医药杂志，1965，（8）：5.
［10］邵宝仁，姚朝晖.痹证［J］.浙江中医学院学报，1983，（4）：29.

（八）营卫不行候（肝脾风湿经络转证）

肝脾风湿证，风湿留滞不解，卫气营血已虚，致营卫无力通行于经络，而成营卫不行之候。多成虚痹之疾。其见症亦以经络症象为主，但可兼见气营两虚之脉症。

通称：虚痹。

内含病例：［中医］风寒湿痹，风湿热痹，历节风。［西医］风湿性关节炎，类风湿关节炎。

病因病机：肝肺风湿虚滞，因风湿久滞，卫气营血已虚，不能托邪外达，致风湿之邪，内滞经络，卫阳不得宣发，经络之脉不通。

证象组合：气虚+营虚+阳滞+经滞+络滞

主症：【气虚失养】症象：①气短。②汗多。③微恶风寒，发热，恶风。**舌象：**苔薄白而中根微黄。**脉象：**软小无力。

【阳气不行】症象：①面色晦滞。②平素畏寒怯冷。③遇寒则疼痛加剧。④口渴，烦闷不安。**舌象：**①舌紫暗无苔，苔薄腻。②舌质多较红，苔白干或黄燥。**脉象：**脉弦滑。

副症：【经脉不利】症象：①周身关节疼痛，四肢关节疼痛游走不定，屈伸不利，反复发作。②关节变形。

【络脉不利】症象：①两手中指关节红肿热痛。②四肢内侧环形红斑微痒。③两腿可见红斑结节。④关节肿胀，自觉灼痛，或局部发红，灼热，得冷则稍舒（但见冷水后仍加剧），痛不可近。⑤双手腕，指关节肿胀疼痛，变形，呈典型梭状指，腕关节屈伸受限，双踝关节肿胀不能行走。**舌象：**①舌紫暗。②舌质暗红，苔薄滑。

宾症：【营虚失养】症象：①低热。②心悸，心慌。**舌象：**舌偏淡。**脉象：**①脉细。②脉弦细稍数。③脉细滑数。④脉数无力。

治则：当温助卫之阳气，补养营血，以助郁邪外达；然疏泄营卫风湿，与行经通络之品亦不可少；当虚实兼顾，通补兼施之法。

方证

1.培本治痹汤证：朱良春方[1]，补益培本、蠲痹通络，治风湿性关节炎，久病及肾，正虚邪恋，形体消瘦，面色萎黄或晦滞，神疲乏力，腰膝酸软，关节疼痛经久不愈，病势绵绵，甚至彻夜不已，日轻夜重，怯冷自汗，或五心烦热，口干，苔薄白，脉细小弦。

生熟地、仙灵脾各15g，当归、地鳖虫、乌梢蛇各10g，鹿衔草30g，鸡血藤、寻骨风各20g，炙僵蚕12g，生甘草5g。加炙蜂房10g、全蝎末（吞）2g。

2.芪己土地汤方证：李志铭自拟方[2]，治风湿热痹：关节肿胀，自觉灼痛，详见论著。

黄芪、防风、白术、当归各12g，防己、钩藤各15g，土茯苓、桑枝各30g，地骨皮、地风皮各20g，川牛膝、羌独活各10g。

3.上中下通用痛风方加芍药甘草汤化裁方证：房定亚方[3]，营卫调和，治类风湿关节炎，详见病案3。

苍术、黄柏、桂枝、桃仁、白芷、川芎、甘草各10g，制南星、防己、威灵仙各12g，龙胆草、羌活各6g，白芍30g。

4.桂枝芍药知母汤加减方证：黄英俊方[4]，祛风除湿、温经通络，治四肢关节疼痛游走不定，详见病案2。

桂枝、赤芍、知母、制附块、防风、当归、白术各9g，麻黄6g，忍冬藤15g，炙露蜂房、炙蕲蛇各5g。

论著和讨论

1.本证候因风湿郁滞，阳气不得宣发，邪陷经隧，卫气营血已虚，无力托邪外达。李志铭说：“风湿热痹：关节肿胀，自觉灼痛，或局部发红，灼热。得冷则稍舒（但见冷水后仍加剧），痛不可近。罹患关节活动受限。或兼有发热，恶风，口渴、烦闷不安等症状。舌质多较红，苔白干或黄燥，脉细滑数。宜祛风祛湿、清热解毒，佐以益气健脾、活血通络。”[2]岳美中说：“凡类风湿关节炎，只要表现风、寒、湿、热、瘀特点者，应首选上中下通用痛风方。”[3]房定亚说：“上中下通用痛风方：祛风除湿、清热活血力独盛，而扶正之力不足。患者入院时罹病（风湿性关节炎）2年余，并有汗多恶风寒等虚证，故先用黄芪桂枝五物汤合归芍地黄汤补气养血、调和营卫，再进本方，使邪去正气不伤。若舍正虚而不顾，妄投上中下通用痛风方，往往会产生邪未散而正愈虚之弊。”[3]

2.治则：当宣泄郁滞之风湿，但必兼温助卫阳与补益营血，以助郁邪外达，亦扶正逐邪之法。朱良春说："偏气虚加黄芪15~30g，炒白术15g；偏阳虚加肉苁蓉、补骨脂各10g；偏血虚加当归、潞党参；偏阴虚加石斛、麦冬。"[1]李志铭说："自拟芪己土地汤（组方见方证）。加减法：风重者（关节游走性疼痛）加海风藤、威灵仙15g或路路通10g；湿重者（关节肿胀重着、舌苔厚腻）加薏苡仁20g、苍术10g或萆薢15g、草果6g；热重者（关节红肿灼痛）加黄柏10g，生石膏15~30g，细辛3g或夏枯草20g，地龙12g；咽喉疼痛者加大青叶或板蓝根12g。"[2]

3.调治：李志铭说：①雷公藤：又名黄藤，别名黄腊藤、断肠草、八步倒等。为卫茅科雷公藤属植物雷公藤。味微苦，性温，有剧毒。有祛湿通络、消肿止痛等作用。少量内服用以治类风湿关节炎有良效。一般无明显心、肝、肾疾患的成人，每日服药总量以不超过15g为宜，如果每日总量达到或超过30g，可以引起中毒或死亡。宜小心使用（笔者当饮片使用）。②雷公藤酒：以雷公藤250g，用水5斤，煎成2斤，过滤去渣后，加入冰糖或白糖半斤溶化，冷却后再加米酒2斤即成。成人口服每次15~20ml，每日2~3次。脾胃虚弱及不会饮酒者慎用。③雷公藤萜类酒：本品由湖北省中西医结合研究所提取。为棕色粉末状结晶体。先用5%酒精溶解成10%的溶液，再加米酒配成0.4%的溶液。成人每次口服10~20ml，日2~3次（近来已改革为雷公藤萜类片，功效相似，携带方便）[2]。

病案举例

1.**朱良春**治风湿性关节炎：杨某某，女，28岁，4年前产后，过早下冷水，两腕肘膝关节疼痛增剧，面色少华，神疲乏力，两腕肘膝关节无红肿，遇寒则疼痛加剧，得温则舒，气交之变疼痛更甚，苔白腻，脉细濡，此乃气血两亏，寒湿入络：制川乌10g，桂枝8g（后下），生黄芪30g，当归、苍术各12g，仙灵脾、徐长卿各15g，生薏仁20g，炙蜂房10g，全蝎末3g（吞），生甘草5g，5剂痛增剧，欲通佳象。续服5剂，1剂浓煎成250ml，电离子导入，疼痛白昼明显减轻。再服5剂疼痛渐平。予益肾蠲痹丸6g，日二，食后服，巩固之[1]。

2.**李志铭**治何某，女，17岁，知识青年。患关节炎已6年，近年来加剧。现双手腕、指关节肿胀疼痛，变形，呈典型梭状指。腕关节屈伸受限。双踝关节肿胀不能行走。虽然每天服泼尼松150mg，仍不能控制症状。于1979年元月6日由其父携来就诊。检查类风湿因子阳性。X线拍片：双腕、指关节及踝关节均有类风湿关节炎样改变。中医辨证属风湿热痹。处方：雷公藤8g，黄芪、防己、薏苡仁、威灵仙各15g，土茯苓、桑枝各20g，地骨皮24g，苍术10g，川牛膝、黄柏、萆薢各12g，地枫皮12g。加减治疗2周后，激素即完全撤除，症状明显好转。治疗2个疗程，基本上控制了病情，行走自如，可以自理生活。但双踝肿胀不消退，遂于上方之中加入臭茉莉、豹皮樟各30g。治疗20天后，肿胀消失，活动自如。现每月仅服10剂药，作为维持量，病情一直未发，准备参加工作[2]。

3.**房定亚**治痛风（历节风）：刘某，女，53岁。因患类风湿关节炎2年，加重1个月。患者于3年前因防震露宿室外，出现双膝关节疼痛，继之发展到两肘关节及手指关节。2年来先后到石家庄、天津等地治疗，均诊为"类风湿关节炎"。每遇阴雨天关节疼痛加剧。入院前，全身关节疼痛，卧床不可转侧，犹如木僵，若被动活动必然惊呼疼痛，尤以下颌、肩、肘、腕、指、膝、踝、趾关节疼痛明显。伴有汗多，微恶风寒，心慌，气短等。检查：面色晦滞，双腕、指、踝关节肿大变形，扪之稍热，并有明显压痛。血沉53mm/h，类风湿因子阳性。舌质暗红、苔薄滑，脉弦滑。脉证合参，系风寒湿邪侵犯关节，气血运行闭阻，湿留化热而为患。证属痛风。先用黄芪桂枝五物汤合归芍地黄汤实表固卫，补精养荣。药进20余剂，营卫调和，汗出大减，但关节疼痛未见明显改善。遂改上中下通用痛风方加芍药甘草汤化裁治之（组方见方证）。水煎，日服2次。服药30剂，诸关节肿痛明显减轻，生活可以自理。查血沉13mm/h，类风湿因子阴性。于4个月后出院。次年1月初随访，出院后，疼痛基本消失，病情未再复发[3]。

4.**黄英俊**治张某某，女，65岁，自诉四肢关节疼痛，游走不定，屈伸不利，反复发作10余年。近日疼痛加剧，两手中指关节红肿热痛，食指关节变形，但皮色不变，按之不热，苔薄白而中根微黄，脉弦细稍数（血沉30mm/h，类风湿因子阳性）。证属风寒湿邪，合而为痹，邪初化热，余邪未尽。治用桂枝芍药知母汤加减，祛风除湿、温经通络、清热养阴方用（组方见方证），服14剂，两手中指红肿消退，疼痛大减。予上方去忍冬藤、知母，加伸筋草、鸡血藤各15g，赤芍改白芍，又服14剂后复诊，疼痛已止（血沉15mm/h），再予前方7剂巩固疗效[4]。

5.**李新平**治王某某，男，78岁，患趾、踝、膝、指等处关节肿痛并游走多年，住院治疗多次（用药不详），常用药物有秋水仙碱、苯溴马隆等。发作越来越频繁，血清尿酸高时达800μmol/L，今春尤其厉害，往往住院治疗5天，仅能缓解3~5天。2019年3月9日初诊：趾、膝关节肿痛麻木，行走困难，面色㿠白，纳差，大便闭结，舌质淡苔白腻舌体胖润有齿痕，脉细滑数。考虑气机受阻，清阳不升。拟五苓散加益气升清药：桂枝、猪苓、怀山药、车前子各10g，茯苓、党参、生地各15g，泽泻、柴胡、川牛膝、赤芍各12g，升麻8g。3剂。药后肿不消，痛转刺掣，舌苔转黄略腻，脉滑。15日，思热为寒痹，热仍为主，拟龙胆泻肝汤加味：龙胆草、柴胡8g，木通6g，泽泻、生地、独活15g，黄芩10g，赤芍、玄胡、当归12g，焦栀、车前子、川牛膝、生黄芪10g，生甘草5g。3剂。药后掣痛减轻，肿处渐消，22日，继续清热燥湿：原方中调整柴胡、黄芩各12g，3剂。药后疼痛反复，虑阴雨过长，外寒里热，痰湿瘀阻，4月3日，更方燥湿祛寒、清热通瘀：龙胆草、苍术、黄柏、白芷、防己、桃仁、赤芍各12g，桂枝、川芎、生甘草、胆南星、川牛膝、独活各10g，威灵仙15g，生白芍30g。5剂。8日症状已去七八，原方再服5剂，并以本方10剂制水泛丸，10g，日三。丸尽，肿痛均未发作，查血清尿酸421 μmol/L，6月3日，丸方调整：独活12g，余不作修改。8剂水泛为丸，10g，日二。嘱逐渐停服西药，至7月21日西药全停，肿痛一直未作。8月22日，前方略调整，制丸药一单，10g，日二。痛风是顽固的代谢性疾病，有时与类风湿关节炎很相似，本案根据病机状态的变化，针对性调整，亦能控制疾病。

引用文献

［1］朱良春.医学微言［M］.北京：人民卫生出版社，1995：282.
［2］李志铭.辨证与辨病相结合治疗类风湿性关节炎50例［J］.新中医，1980，（5）：24，25.
［3］房定亚.类风湿性关节炎的证治体验［J］.中医杂志，1981，（6）：36.
［4］黄英俊.从《金匮要略》谈历节病［J］.浙江中医学院学报，1985，（6）：44.

四、肝肾风湿证（风湿证并病）（3候）

肝肾风湿证，为风湿流于下焦之证。风入于肝，湿流于肾，多受自于下，或感邪失治，风湿内陷而成。以其邪陷病深，多难速除，易致顽痼之变。

肝主筋，肾主骨，风湿入于肝肾，多深入筋骨，而为痛为痹；肝循于胁，肾以腰为府，又肝肾均主足膝，与前阴，故其症多见于腰、胁、背脊、足、膝或前阴；然而肝主营血，卫出于下焦，故湿热流于肝肾，亦可致营卫失调，气血不和，而致全身筋骨痛痹。

肝肾风湿证，病虽深陷下焦，但其治则，仍当以通阳宣泄、疏散为主，使下陷之邪，提出外达，是为上策；然邪气深入，急切难图速起；尤以内窜血络，必致气血瘀滞，则行瘀通络，势不可少；若已深入经隧、筋骨，更当兼以虫蚁搜剔。故当遵叶天士古训："凡新邪宜急散，宿疾宜缓攻。"[1]久病当参搜剔。

证候别称：风湿流注。

病名：［中医］风湿痹证，热痹，腰痛，腰膝痛，阴部酸痛，皮痹，头痛，肢痹，顽痹，腰脊痛，足肿痛。

证候系统：详见图3-5-5。

本证————肾阳失宣候、营卫郁滞候
转证————气血失调候
变证————阴血虚滞候、气血虚结候

图3-5-5　肝肾风湿证证候结构图（5候）

引用文献

［1］叶天士.临证指南医案［M］.上海：上海卫生出版社，1958：394.

（一）营卫郁滞候（肝肾风湿本证）

肝肾风湿证，肝主营血，卫出下焦，风湿入于肝肾，肝血肾气不足以运行营卫，而成营卫郁滞之候。其见症以经络症象为主，但可兼见阳郁与表郁之脉症。

通称：下焦风湿。

内含病例：［中医］腰痛。**［西医］**关节炎。

病因病机：肝肾风湿郁滞，因风湿郁滞，肝血肾气不能运行营卫，致腠理不能宣发，风湿郁阻经络，血脉不得通行，而成闭痹之病。

证象组合：阳滞+表郁+经滞+络滞

主症：【阳气不行】症象：①厥冷乏力。②痛甚则泛恶清涎，难于转侧。**舌象：**①舌质色淡。②苔白，苔粉白。③苔腻薄。**脉象：**①脉细。②脉略滑。③脉两尺沉细，寸关弦涩。

【腠理不宣】症象：恶风无汗。

副症：【血滞不行】症象：脉络青紫。

【经脉不利】症象：①周身关节酸痛，腰部尤甚。②背脊及两腰胁痛痛引两腿。③腰脊痛不可忍。④腰髀痛痹连及胯腹。

【络脉不利】症象：两足麻木。

宾症：【清空不宣】症象：头痛。

治则：当温通阳气，宣泄营卫郁滞，佐以淡渗分利其湿，表里合法，以速达郁滞之风湿。

方证

1. 地龙汤证：张石顽方[1]，适应瘀积太阳经中，腰脊痛不可忍。

地龙、肉桂各1.5g，独活、黄柏、炙甘草各3g，当归尾4.5g，羌活6g，苏木2.4g，蜜麻黄1.8g，桃仁10粒。

2. 关节炎方证：姜春华方[2]。治疼痛从臀部大腿后面放射至小腿背侧及足跟，详病案3。

生地60g，制川乌、威灵仙、独活、怀牛膝各9g，蚕沙、秦艽、五加皮、豨莶草各15g，乌梢蛇6g。

论著和讨论

本证候风湿郁滞肝肾，营卫不得运行，腠理不宣，经络不利，姜春华认为："痹者闭也。痹证初起多为风寒湿之邪乘虚入侵人体，气血为病邪闭阻，以邪实为主；如反复发作或渐进发展，络脉瘀阻，痰瘀互结，多为正虚邪实；病久入深，气血亏耗，肝肾虚损，筋骨失养，遂为正虚邪恋之证，以正虚为主。若患者先天不足，禀赋虚弱，素体亏虚，阴精暗耗，则发病即为虚证，且缠绵日久，不易治愈，染病的机遇也会大大增加。"[2]故其治则总当温通阳气，以宣泄营卫风湿为法。如有人分析地龙汤说：此方辛温散寒，活血通瘀，颇有深意。麻黄、羌、独辛温散寒，祛太阳在经之邪；黄芪、当归、苏木、桃红、地龙益气养血、疏瘀和络，乃补阳还五汤之先着；肉桂温和气血，以助散邪祛瘀之功。立从标本，精细居密如此，学者须留意焉。

病案举例

1. 张聿青治左，两足有麻木之意，风与湿内阻也：独活、寄生、秦艽、茯苓、当归、防风、僵蚕、萆薢、生姜，另二妙丸生薏苡仁汤下[3]。

2. 丁甘仁治产后血虚，风寒湿乘隙入太阳少阴厥阴之络，腰髀痛痹连及胯腹，痛甚则泛恶清涎，难于转侧，脉两尺沉细，寸关弦涩，苔腻薄，主独活寄生汤合吴茱萸汤：丹参、云茯苓、全当归、白芍、桂枝、防风、杜仲、牛膝、附子、细辛、仙半夏、吴茱萸、独活、桑寄生[4]。

3. 姜春华治汪某，男，56岁。疼痛从臀部大腿后面放射至小腿背侧及足跟。经中西医治疗后一度好转，但每于变天时即发，发时疼痛剧烈，行走不便，日轻夜重，畏寒喜暖，舌苔白，脉弦紧。处方（组方见方证）3剂。二诊：上方3剂服后，疼痛减轻，原方加细辛5g、桂枝6g，续服6剂，症状消失，随访5年未复发[2]。

又治秦某，男，53岁。右膝关节能伸不能曲，曲则疼痛非常，遇热稍好，冬日遇寒疼痛更甚，舌苔白，脉弦。制川乌、木瓜各9g，白芍、五加皮、伸筋草、秦艽各15g，生地60g。7剂。药后，关节略能屈伸，疼痛减，续方14剂，带回服用[2]。

引用文献

[1] 张璐.张氏医通［M］.北京：中国中医药出版社，1995：370.
[2] 张文康.中医临床家·姜春华［M］.北京：中国中医药出版社，2002：167，172.
[3] 张聿青.张聿青医案［M］.上海：上海科学技术出版社，1963：450.
[4] 秦伯未.清代名医医案精华［M］.北京：人民卫生出版社，2006：543.

（二）气血失调候（肝肾风湿转证）

肝肾风湿证，郁滞既久，气血已虚，而郁滞不除，转为气血失调之候，为风湿虚痹之轻证。其见症虽以经络症象显明，但必兼见气血不足与气血郁滞之脉症。

通称：风湿流注。

内含病例：［中医］腰膝痛。［西医］风湿性坐骨神经痛。

病因病机：肝脾风湿虚滞，因风湿留滞肝肾，耗伤气血，郁滞不解，气血凝涩，经络之脉不得宣通，阳气失和，而成虚痹轻证。

证象组合：气虚+血虚+气滞+血滞+经络+阳郁

主症：【气虚失养】症象：①面色萎黄。②倦怠乏力。舌象：舌淡。

【血虚失荣】症象：面唇惨淡。脉象：脉细弱。

副症：【气机不利】症象：腹中时胀。

【血滞不行】症象：舌象：舌暗滞。

宾症：【经脉不和】症象：①腰膝冷痛，肢节屈伸不利，腰痛难以屈伸。②牵引两足。③上连背脊。

【络脉不和】症象：①痛多抽掣。②拘急，麻痹不仁。

【阳气不和】症象：畏寒喜温。脉象：脉浮弦。

治则：当温补肝肾气血与宣泄气血郁滞并进，以调和其气血虚实，扶正逐邪为法。

方证

独活寄生汤证：孙思邈方[1]。功能祛风湿，止痹痛，益肝肾，补气血。治风寒湿痹证，属于肝肾两亏，气血不足，症见腰膝冷痛，肢节屈伸不利，或麻痹不仁，畏寒喜温。也用于风湿性坐骨神经痛见上症者。

独活三两，桑寄生、杜仲、牛膝、细辛、秦艽、茯苓、桂心、防风、川芎、人参、甘草、当归、芍药、干地黄各二两。水煎，分三次服。

论著和讨论

本证候风湿久留肝肾，气血已虚，而风湿之邪，又郁滞气血，姚国美云："腰痛难以屈伸，痛无定处，甚且牵引两足（痛多抽掣，或拘急且酸，而上连背脊，脉浮弦，病关肝肾），乃风湿流注，当与独活寄生汤，和营卫以祛风湿。"[2]

治则：虚实兼顾，即温补气血与利气行瘀并用，参以宣泄风湿之味，以逐其邪。杨渎灵按："独活寄生汤合桂枝四物汤为强壮发汗镇痛之复合剂，参、苓、地、草、归、芍、芎为八珍汤去术，有补气益血之效，杜仲、牛膝、伸筋草、豨莶草壮筋骨而利关节，秦艽祛风湿，主肢节痛，细辛发汗止痛。张石顽《千金要方衍义》在肾气丸方义说明有：肾气布于中州，于是用猪连贴别橘柑刺蒸好蘸建曲吃，从本从标治之，因得速效。我应用颇为有效。"[3]

病案举例

杨渎灵治何某某，男，40岁。原在部队时，就有腰痛史，时愈时发，天气变化即有反应。痛时不能仰俯，夜卧翻身困难。处方：①独活寄生汤合桂枝四物汤：独活、桑寄（续断代）、杜仲、牛膝、细辛、秦艽、桂枝、防风、川芎、海桐皮、党参、甘草、当归、白芍、地黄、伸筋草、豨莶草、茯苓。②猪连贴（猪胰子）2个，用橘柑刺别于猪连贴上，蒸好，去刺，切片蘸建曲末服[3]。

引用文献

［1］张印生.孙思邈医学全书·备急千金要方［M］.北京：中国中医药出版社，2009：175.
［2］姚国美.姚国美医学讲义合编［M］.北京：人民卫生出版社，2009：254.
［3］杨渎灵.久痢不止、腰痛［J］.新中医，1978，（6）：24.

（三）阴血虚滞候（肝肾风湿变证）

肝肾风湿，留滞既久，耗伤肝血肾阴，而郁滞不除，变为阴血虚滞之候。多属顽痹之患。其见症虽以络脉郁滞之症象为主，但必兼见肝血与肾阴不足之脉症。

通称：风湿伤血。

内含病例：［**中医**］顽痹，腰脊痛，足肿痛。［**西医**］风湿性关节炎，腰椎增生症，增生性脊椎炎，类风湿关节炎。

病因病机：肝肾风湿虚滞。风湿久恋肝肾，耗损肝血肾阴，而郁滞之风湿，留滞于血络之中，以致血瘀络滞，陷邪不易外达，终成顽疾。此即王肯堂所曰："痹证有风有湿，有寒有热，有挫闪，有瘀血，有滞气，有痰积，皆标也，肾虚其本也。"[2]

证象组合：血虚＋阴虚＋血滞＋气滞＋络滞＋阳郁

主症：【**血虚失荣**】**症象**：头晕心悸。**脉象**：脉左尺滑而细数，右尺浮而涩弱。

【**血滞不行**】**症象**：两足肿痛，行履不能，日夜呻吟痛苦。**舌象**：苔薄白。**脉象**：脉沉滞。

副症：【**气机不利**】**症象**：心闷气促，食入即呕。

【**阴虚失养**】**症象**：①腰腿酸痛，痛无定处，缠绵不愈。②腰痛。

宾症：【**阳气不和**】**症象**：肢体酸麻沉重，得按摩则舒。

【**络脉不和**】**症象**：①腰疼弯曲。②掣及两腿疼痛。③手指关节亦见变形。

治则：当以滋养肝肾阴血，兼以宣泄风湿，与祛瘀通络为法。朱良春曰："邪已深入经隧骨骱，骨节蹉跎，非虫蚁搜剔，不克奏功。"[1]然邪陷已深，不可急切图功。

方证

1.益肾蠲痹丸证：朱良春验方[2]。益肾壮督，标本兼顾，治顽痹。

熟地、仙灵脾、当归、鹿衔草各120g，炙全蝎、炙蜈蚣各25g，炙乌梢蛇（祁蛇更佳）、炙蜂房、僵蚕、蜣螂各90g，甘草30g，共研，生地、鸡血藤、老鹳草、寻骨风、虎杖各120g，煎浓汁泛丸，每服6g，日2次，食后服（经期妊娠忌服）。

2.羌防行痹汤证：顾松园方[3]。活血祛风、宣通经隧，适用于肝脾风湿证，肢体酸麻沉重，得按摩则舒。

羌活、防风各3g，秦艽、川续断、威灵仙、全当归各6g，乳香、没药、红花各1.5g。先用桑枝、松针各30g，煎水代茶。

论著和讨论

本证候为风湿留稽，耗伤肝肾阴血，内陷血络，不肯外达。其治则当于宣泄风湿、活血通络之外，必兼以养肝血、滋肾阴之味，以扶正逐邪为法。然终属顽疾，当缓以图之。

增生性脊柱炎：朱良春说："属于'顽痹'范畴，一般祛风、散寒、逐湿、通络之药，恒不易奏效，以其病邪深入经隧骨骱，如油入面，非虫蚁搜剔之品，殊难获效。同时，《内经》早就指出：'肾主骨'，明代王肯堂在《证治准绳》中更明确提到痹证之病因'有风、有湿、有寒、有热、有挫闪、有瘀血、有滞气、有痰积，皆标也；肾虚，其本也'。所以顽痹之治疗，应蠲痹通络与益肾壮督并进，标本同治，收效自可较速。但风药多燥，易于伤阴耗液，如本例在三诊时出现口燥咽干、舌质转红、苔糙、脉弦细之征，经加用滋养顾阴之品后，此象遂解。通过此例顽痹之证治，充分体现了'治病必求其本'，因证制宜，随证用药的重要性。"[2]又说："如阴虚用生地、寸麦冬、川石斛代茶饮，阳虚甚兼服阳和汤加川乌、草乌。止痛擦剂：外用止痛消肿，生半夏、生南星、生川乌、生草乌各30g，用50%酒精300ml浸泡1周，以棉花蘸擦肿痛处。"[2]

病案举例

1.李伯鸿治风湿脚气夹肾虚：黄谷生，32岁，两足肿痛，行履不能，日夜呻吟痛苦，食入即呕，卧病月余，心闷气促，脉左尺滑而细数，右尺浮而涩弱，此风湿中于下肢，肾气更亏于内，先以加减三痹汤，去风湿而止痛：党参、牛膝、续断、槟榔各9g，赤茯苓、鲜生地各12g，炙甘草、杜仲、秦艽、桂枝、独活各6g，制首乌、鲜生地各18g，继以加减六味补肾：枣皮、肉苁蓉、巴戟、羌活、川牛膝、千年健、走马胎各9g，丹皮、泽泻各6g，云茯苓、生地、怀山药、首乌各12g，鲜石斛18g。三方用龟桑膏：桑枝1斤，生乌龟2只，木瓜120g，川牛膝30g。外治野葛膏[4]。

2.施今墨治风湿性关节炎：刘某，女，21岁，头晕心悸，关节游走疼痛，腰腿酸痛，痛无定处，缠绵不愈，苔薄白，脉沉滞。初用祛风湿、通经络、和气血4剂，疼痛稍减，前方加重散风药：羌活、砂仁、细辛各3g，生地、熟地、秦艽各6g，千年健、追地风、蔓荆子、杜仲、川续断、酒炒当归各10g，白芍12g，油松节24g，狗脊、桑枝、桑寄生各15g，独活、川芎各4.5g。3剂，疼痛大为好转。此方3剂制作蜜丸，每丸10g，早晚各服1丸[5]。

3.朱良春治王某某，女，47岁，3年前开始腰痛，逐步增剧，脊柱渐趋弯曲，头向前倾，不能直立，呈严重驼背状，而且掣及两腿疼痛，行走欠利。迭经中西药及针灸治疗，均效果不显。不得已，乃于1972年8月30日至南通医学院附院诊治，经X线腰椎正侧位摄片：腰椎4~5椎轻度增生，腰椎5椎下缘许氏结节，印象为"腰椎增生症"。曾服泼尼松、中药及针灸、局封，卧硬板床，亦未好转，经常用止痛片聊减其苦，不能劳动，殊为苦闷。因行走不便，难以继续外出求诊，1973年3月15日由其战友携X线片及病历来院，要求给予处方，冀能有所好转。综合证情，属"顽痹"，以其病情较重，邪已深入经隧骨骱，骨节蹉跎，非虫蚁搜剔，不克奏功。腰为肾之府，腰椎乃督脉循行之处，又应辅以益肾壮督之品，庶能标本兼顾，或可获取小效，予益肾蠲痹丸主之（组方见方证）。上药研极细末，另用豨莶草、鸡血藤、寻骨风各120g，煎取浓汁泛丸如绿豆大，每早晚各服7.5g。75天后复诊：服丸后，腰痛大减，能安卧，行走较前灵活，腰椎弯曲亦稍好转，苔薄质淡，脉细涩，效不更方，原方续服一料。三诊：腰痛已消失，并能直立行走，能从事一般轻活，唯觉口燥而干，苔糙微腻，质红，脉细弦，以其有伤阴之征，宜复入养阴之剂，上方去仙茅，加生地黄、川石斛、生白芍各90g，如法制丸续服，以巩固疗效[1]。

引用文献

[1] 张文康.中国百年百名中医临床家丛书·朱良春[M].北京：中国中医药出版社，2001：17.

[2] 朱良春.医学微言[M].北京：人民卫生出版社，1995：73.

[3] 俞根初.重订通俗伤寒论[M].上海：上海科学技术出版社，1959：236.

[4] 何廉臣.重印全国名医验案类编[M].上海：上海科学技术出版社，1959：32.

[5] 祝谌予等.施今墨临床经验集[M].北京：人民卫生出版社，1982：130.

第二节　寒湿证类（8证40候）

寒湿证，病由寒湿所伤。而寒湿之由，可受之于外，如触冒雨露风冷，卧湿涉水，或从上受，或从下起，均为外感之寒湿；亦可起之于内，如过啖生冷瓜果，茶水酒浆，寒从中起，湿由内生，均为内伤之寒湿。因此寒湿证有外感与内伤之别。更多内外合邪者：或新感外邪，或外湿入里，与内邪相并，而内外合邪而发者，累见不鲜。此外尚有感邪入里，未曾发病，是为伏气湿病，或与内湿并发，或因外感触发，亦为内外合邪之病。

寒湿外感，先伤于上，肺先受之，肺主乎卫，肺卫同病，是为肺卫寒湿证，故为外感寒湿之本病。若外感寒湿于肺，内伤生冷于脾胃，内外合邪，则为肺胃寒湿证，与肺脾寒湿证，是为外感寒湿之合病。如并发于胆，则为胆胃寒湿证，为外感寒湿之并病。

寒湿内起，多起于饮食生冷，伤残脾胃中焦阳气，则脾胃同病，故脾胃寒湿证，为内伤寒湿之本病。张路玉所谓："因热伤冷，而为夏月之内伤寒病也。"[1]若卧湿涉水，湿从下受，与内湿合邪，下流入肾，则为脾肾寒湿之证，为内伤寒湿之合病；如脾湿浸于肝，并发为肝脾寒湿证；或肾湿并之于肝，则为肝肾寒湿证。故均为内伤寒湿之并病。

寒湿均为阴邪，必伤人之阳气，其治则总以宣通表里阳气为主，或发散以从外解，或通利以从下除，或温燥以化之于内，均当以通阳为其大法。阳虚者更当温补以助其阳气，而寒凉滋润，故为寒湿证所禁忌。

证候系统：详见表3-5-2。

表3-5-2　寒湿证证候结构表

	本病	合病	并病
外湿	肺卫寒湿证	肺胃寒湿证、肺脾寒湿证	胆胃寒湿证
内湿	脾胃寒湿证	脾肾寒湿证	肝脾寒湿证、肝肾寒湿证

引用文献

［1］俞根初.重订通俗伤寒论［M］.上海：上海科学技术出版社，1959：252.

一、肺卫寒湿证（寒湿外感本病）（3候）

肺卫寒湿证为寒湿外感，郁滞于表分之证，为外感寒湿之本病。寒湿初受，无不挟风，故寒湿表证古人亦称为风湿外感，或风寒挟湿。寒湿外受，首郁卫阳，与风寒表证相似，唯兼挟湿邪外郁有异。新感之患，本易解散，然若延误失治，湿留于表，郁滞营卫，经络气血不得宣行而成痹证、痛风，古人称风、寒、湿三气合而为痹，寒胜者为痛痹，湿胜者为着痹，是为肺卫寒湿之变证。

寒湿表证，首遏表分卫阳，其治则总当宣通表阳为主，以鼓舞卫阳，卫阳得以宣发，则寒散而湿亦随之而去，寒湿均可从汗而外撤。

证候别称：风寒挟湿，寒湿郁热，寒湿伤阳，寒实痹痛。

病名：［中医］寒湿表证，风湿外感，寒湿郁热，痹证，着痹，痛痹，木风，历节痛风。

证候系统：详见图3-5-6。

本证————卫阳失宣候

转证————卫阳虚郁候

变证————营卫郁滞候、营卫不行候

图3-5-6　肺卫寒湿证证候结构图（4候）

（一）卫阳失宣候（肺卫寒湿本证）

肺卫寒湿证系风寒挟湿外感，郁于表分，卫阳失于宣通，是为卫阳失宣之候。时病学家称之为风寒挟湿或寒湿表证。虽以表阳郁遏显明，但经气不宣之身重、身疼更为湿郁特征。

通称：风寒挟湿。

内含病例：［中医］寒湿表证，风湿外感。

病因病机：肺卫寒湿郁遏，因风寒挟湿邪外感，郁遏肺卫阳气，不得宣达于表，外则腠理，经脉不得宣发，上则清空清窍失于宣通而成寒湿表证。

证象组合：阳郁+表郁+空窍+经气

主症：**【阳气不宣】症象**：①恶寒。②肢冷。③手足迟重。④口中淡。⑤不欲食。⑥懒言语。**舌象**：舌淡苔白。**脉象**：脉细濡不数。

【腠理不宣】症象：恶寒发热自汗。**舌象**：苔白滑腻。**脉象**：脉右缓左紧。

副症：**【清空不宣】症象**：头痛。

宾症：**【清窍不宣】症象**：鼻塞。

【经气不宣】症象：①遍身酸痛。②一身骨节疼痛。③身重。

治则：当以苦辛温散、宣通阳气为主，阳气宣行则寒散湿化，汗出而解。

方证

1.荆防败毒散证：《外科理例》方。治疮疡肿毒，肿痛发热，脉浮数。

荆芥、防风、人参、羌活、独活、前胡、柴胡、桔梗、枳壳、茯苓、川芎、甘草各3g（《摄生众妙方》无人参），水煎服。

2.麻黄加术汤证：张仲景方。治湿家身烦疼。

麻黄三两，桂枝二两，炙甘草一两，杏仁七十个，白术四两。水煎，分三次服，取微汗。

论著和讨论

本证候风寒挟湿，郁遏肺卫阳气，阴邪太盛，阳气不得宣通，吴坤安说："湿着肌表，如发热身痛，脘闷不渴，舌苔白腻，或汗出不解，此湿邪着于肌躯之表也，宜解肌渗湿，如桂枝、秦艽、紫苏、二陈、厚朴、姜皮、茯苓皮之类。"[1]故其治则是以苦辛温散为法，宣通卫阳，以疏散寒湿。苏文海点评说："此麻黄加术汤即是麻黄汤加白术。用治湿病，则是表实湿病，因麻黄汤主治风寒表实证之故。另外，方中麻黄与白术相伍，相得益彰，麻黄得术，则虽发汗而不至多汗；术得麻黄，并可行表里之湿，下趋水道而排除，故可治湿病身痛之证。"又说：本方"并可治疗荨麻疹等病"[2]。

病案举例

1.萧琢如治伤湿兼寒：黄君，年30岁余，体肥多湿受寒而发，杂投无效，手足迟重，遍身酸痛，口中淡，不欲食，懒言语，终日危坐，脉右缓左紧，苔白腻，遵经方表达之，使寒湿悉从微汗而解：麻黄2.4g，桂枝2.1g，杏仁4.5g，炙甘草1.5g，苍术3g，2剂愈[3]。

2.周小农治王子珊，年30岁余，住沪南。夏月伤寒。丙午夏杪，感冒新凉，就他医服栀、豉、香薷、滑、苏等剂，纤毫无汗，而形寒可披绒衫。热不甚，口亦不渴，凛寒无汗。脉濡苔白，此伤寒，非伤暑也。但用外治。用浮萍、薄荷、苍术、苏叶、葱、姜各15g，6剂，使其避风煎沸浴之，复薄衾而卧。遍身汗出，凛寒遂解。廉按：此为体实者而设，若虚者熏足复衣，亦可取汗[4]。

又治素虚阳衰，五月感寒湿，即凛寒里热，脉细濡不数，舌红苔少，体虚不禁开泄，参苏饮去干葛根、枳壳加桂枝、生薏苡仁等，药症相符[4]。

引用文献

［1］吴坤安.伤寒指掌［M］.上海：上海科学技术出版社，1959：卷四52.
［2］苏文海.金匮方临床妙用［M］.西安：陕西科学技术出版社，1994：8.
［3］何廉臣.重印全国名医验案类编［M］.上海：上海科学技术出版社，1959：72，148.
［4］周小农.周小农医案［M］.上海：上海科学技术出版社，1962：33.

（二）卫阳虚郁候（肺卫寒湿转证）

肺卫寒湿证，其人阳气已虚，寒湿郁遏卫阳不解，转为卫阳虚郁之候。其见症以表郁症象显明，但必兼阳虚与阳郁脉症。

通称：寒湿伤阳。

内含病例：［中医］痹证。

病因病机：肺卫寒湿虚郁，或其人阳气素虚，或过投发泄，耗伤卫阳，而寒湿留滞，卫阳郁遏，而成阳虚表郁之证。

证象组合：阳虚+阳郁+表郁+空窍

主症：**【阳气不振】症象**：①恶寒。②口淡。③不呕不渴。④饮食减少。**舌象**：舌淡苔白。**脉象**：①脉浮虚。②脉浮虚而涩。

【腠理不调】症象：①发热恶风，恶寒。②不汗出，微汗出。**脉象**：脉浮大而紧。

副症：**【清空不宣】症象**：头痛。

【清窍不宣】症象：①鼻塞。②咽痒。

宾症：**【阳气不宣】症象**：①形寒，背畏寒，腰冷如冰。②经络拘束，腰脊强痛。③周身筋肉酸痛沉重，卧而难以转侧。④一身手足尽痛，不能自转侧，四肢关节屈伸不利。⑤手足肢节肿痛，不能转侧，痛楚难忍，痛甚于夜。**脉象**：①脉浮而迟滞。②脉缓。③脉沉迟。④或紧。**舌象**：苔白滑。

治则：当温通助阳，辛甘发散，以托邪外达；或兼以甘淡渗利，以分解其湿，汗利兼行，表里双解。

方证

1.桂枝姜附汤证：吴鞠通方[1]。治寒湿伤阳，形寒脉缓，舌淡或白滑不渴，经络拘束，详见论著。

桂枝18g，干姜、生白术、附子各9g。

2.桂枝附子汤证：张仲景方。功能温阳逐湿。治太阳病，风湿相搏，身体疼烦，不能自转侧，不呕不渴，脉浮虚而涩者。

桂枝四两，炮附子三枚，生姜三两，大枣十二枚，炙甘草二两。水煎，分三次服。

论著和讨论

1.本证候风湿郁遏卫阳，而阳气已虚，无力托邪外达，如仲景曰："伤寒八九日，风湿相搏，身体疼烦，不能自转侧，不呕不渴，脉浮虚而涩者，桂枝附子汤主之。"（《伤寒论》174条）雷少逸说："伤湿又兼寒，名曰寒湿。盖因先伤于湿，又伤生冷也。夫寒湿之证，头有汗而身无汗，遍身拘急而痛（经络拘束），不能转侧，近之则痛剧，脉缓近迟，小便清白，宜以辛热燥湿法治之。"[2]

2.治则：当以温通助阳以达邪为主，吴鞠通说："寒湿伤阳，形寒脉缓，舌淡或白滑不渴，经络拘束，桂枝姜附汤（组方见方证）主之。"[1]姚国美云："腰脊强痛，发热，恶寒，无汗，脉浮紧者，此寒犯太阳，与麻黄汤辛温散寒。若背恶寒，脉沉紧，反发热者，乃寒邪深入少阴，法宜温经散寒，麻黄附子细辛汤主之。"[3]或佐以淡渗以分利其湿，汗利兼行，从表里双解。如徐荣斋说：另有一种尚不到"痹"的程度的"风湿证"，如雷少逸《时病论》所说："风湿之病，其症头痛发热，微汗恶寒，骨节烦疼，体重微肿，小便欠利，脉来浮缓。"如属湿胜，药用汗利兼行以和解之，用桂枝附子汤辛甘发散为主，五苓散辛淡渗湿为辅：桂枝、附子、茯苓、苍术、甘草、泽泻、秦艽、生姜、红枣。[4]仿仲景"徐徐微汗"的治法。

病案举例

1.**叶天士**治某，15年中，痹痛三发，述痛久流及肢节骨骱，屈曲之所皆肿赤，此寒湿变热，为欲解。病在躯壳筋骨，无害命之理，但病深沉下甚，已属阴邪，小腹胀，小溲全无：川独活、汉防己、川熟附片各2.4g，粗桂枝木、川萆薢、木猪苓各3g，茯苓15g。又方：生白术、茯苓各9g，川熟附片、泽泻各3g，川独活、汉防己各1.5g，北细辛0.3g，猪苓4.5g。阳虚湿痹，痹愈，下焦无力，用斡旋其阳：茯苓120g，生白术60g，泡淡生干姜30g，肉桂15g，以上4味，生研末，滚水泛丸，每早服9g，开水下[5]。

2.**曾月根**治伤寒变痹：张幼文，32岁，发热恶寒，一身手足尽痛，不能自转侧，脉浮大而紧，桂枝附子汤：桂枝12g，附子4.5g，甘草6g，大枣6枚，生姜3g，一日而服，三日举动如常，继服平调6剂痊愈[6]。

3.**梁柳文**治梁某某，男，成年。素易感冒，1975年8月，忽觉恶风，微汗出，周身筋肉酸痛沉重，卧而难以转侧，四肢关节屈伸不利，无头痛项强、口渴呕吐等症，二便调，口淡，舌淡苔白，脉浮虚，体温38.5℃。前医以三仁汤加减治疗未效而转诊，笔者认为，此证为阳虚之体，感受风寒湿，为痹证之初。正如《伤寒论》所说（174条，见论著），故投以桂枝10g、熟附片子12g、生姜3片、大枣6枚、炙甘草6g，服3剂，诸证消失而愈[7]。

引用文献

［1］吴鞠通.温病条辨［M］.福州：福建科学技术出版社，2010：47.

［2］雷丰.时病论［M］.北京：人民卫生出版社，1964：107.

［3］姚国美.姚国美医学讲义合编［M］.北京：人民卫生出版社，2009：254.

［4］俞根初.重订通俗伤寒论［M］.上海：上海科学技术出版社，1959：237.

［5］叶天士.临证指南医案［M］.上海：上海卫生出版社，1958：397.

［6］何廉臣.重印全国名医验案类编［M］.上海：上海科学技术出版社，1959：86.

［7］梁柳文.痹证［J］.新中医，1981，(2)：30.

（三）营卫郁滞候（肺卫寒湿变证）

肺卫寒湿证，延误失治，或感邪太甚，郁滞不解，卫阳营血凝泣，变为营卫郁滞之候。多成痹痛木风之顽症。其见症以经络症象为主。但可兼见卫阳与营血郁滞之脉症。

通称：寒实痹痛。

内含病例：［中医］着痹，痛痹，木风。

病因病机：肺卫寒湿郁滞，系外感寒湿太甚，郁滞腠理，深入经络，致卫阳不得通行，营血流行不畅，而成深重之表证。唯病已深及血络，治难速已。

证象组合：阳滞＋表郁＋血滞＋经滞＋络滞

主症：**【阳气不行】症象**：①身重。②腿脚木重。③痛甚于夜。④周身麻木。⑤面色苍白，蜷卧床上。⑥恶寒怕冷。⑦下肢冷。⑧胸闷，不思食，咳嗽。⑨腰腹挛痛喜热熨。

【腠理不宣】症象：①恶寒。②无汗。③终日不减。④发热。**舌象**：苔白滑。**脉象**：脉浮迟，沉濡弦迟。

副症：【血滞不行】症象：爪甲青紫。**舌象**：舌暗。

【经脉不利】症象：①肢体疼痛，身烦痛。②腰肢不举，不能转动。③肢节肿痛，历节作痛。④脚肿麻痹。⑤筋脉拘急。

【络脉不利】症象：①痛有定处。②麻木不仁。

宾症：【清空不宣】症象：头痛。

治则：应以通行阳气为主，以发泄寒湿之郁滞，兼行气血，以流利经络，仲景云："发其汗为宜，慎不可以火攻之。"丁佑之云："寒阴互病，闭塞不宣，势将凝泣，非辛温大剂不能胜任。"[1]

方证

1.麻黄加术汤证：张仲景方。治湿家身烦疼。

麻黄三两，桂枝二两，炙甘草一两，杏仁七十个，白术四两。水煎，分三次服，取微汗。

2.五积散证：《太平惠民和剂局方》方[2]。功能解表散寒，温中消积。治外感风寒，内伤生冷，症见恶寒重，发热轻，无汗，头痛身疼，项背拘急，周身麻木，终日不减，不欲饮食，胸腹胀痛，或恶心呕吐等症。

白芷、川芎、甘草、茯苓、当归、肉桂、白芍药、半夏各90g，橘皮、枳壳、麻黄各180g，苍术720g，桔梗360g，干姜、厚朴120g。为粗末，每服9g，加生姜3片，水煎服。

3.鸡鸣散证：《类编朱氏集验医方》（宋·朱君辅集）方[3]。功能宣散湿邪，下气降浊。治湿脚气，症见足腿肿重无力，行动不便，或麻木冷痛，及风湿流注，脚痛不可着地，筋脉肿大者。也用于丝虫病（象皮肿）。

槟榔7枚，陈皮、木瓜各30g，吴茱萸6g，桔梗、生姜各15g，紫苏9g。为粗末，水煎服。

论著和讨论

1.本证候寒湿阴邪郁滞肌腠，经络不利，为卫阳不行，营血瘀滞，仲景曰："湿家身烦痛，可与麻黄加术汤，发其汗为宜，慎不可以火攻之。"（《金匮要略·痉湿暍病脉证》）俞根初说："寒湿多伤在下，腿脚木重，足膝酸痛，状如石坠，怕冷无汗，一身痛，痛有定处，舌多白滑而淡，脉沉濡弦迟，痛痹散寒为君，佐以祛风渗湿，苏羌达表汤加酒炒延胡、全当归4.5g。"[4]

2.治则：当以辛苦温通阳以发散为主，佐以和血通络之品。何廉臣说："若着痹，世皆称麻木不仁，俗称木风，较痛风已进一层，初用除湿蠲痹汤加减：苍术、赤茯苓各6g，白术、泽泻、广陈皮各4.5g，桂枝2.4g，拌滑石12g，竹沥3瓢，姜汁3滴，先用酒炒桑枝、青松针各30g代水（林羲桐方）调下小活络丹1~2丸。"[4]有云："湿邪伤筋，四肢拘挛，不能屈伸，除湿即可以舒筋，主加味薏苡仁汤：萆薢、木瓜、威灵仙、甘草、薏苡仁、当归、白芍、苍术、桂枝、麻黄、生姜。"秦伯未主养血方内加薏苡仁、忍冬藤，不宜专于清化。

病案举例

1.张聿青治林右，两臂作痛难忍，湿寒风袭入络隧，痛风之渐也：蜜炙麻黄、白芍、生甘草、川芎、苍术、当归、木防己、茯苓、秦艽、川桂枝、旋覆花（猩绛包扎）、左秦艽、蔓荆子、独活、酒炒丝瓜络、桑寄生、橘红络、青葱管、酒炒桑枝[5]。

2.丁佑之治伤寒夹湿：方协恭，53岁。先伏湿邪，复伤于寒。恶寒发热，遍身疼痛，腰肢不举，不能转动。脉象左浮右缓，浮乃伤寒之征，缓即蕴湿之候，脉症合参，此伤寒夹湿证也。治宜寒湿兼顾，寒阴互病，闭塞不宣，势将凝泣，非辛温大剂不能胜任，拟麻黄汤加味：陈麻黄1.5g，川桂枝、光杏仁、薏苡仁、丝瓜络各9g，宣木瓜、福泽泻各6g，生甘草15g，生姜2片。初服微效，再服大效，3服痊愈[1]。

3.叶橘泉治寒实痹痛：患者男性，年40岁，左腰股痛，时发时止，已有数年，入水受冻，腰痛转重，面色苍白，蜷卧床上，头痛胸闷，不思食，有轻微咳嗽，肢体疼痛，恶寒怕冷，下肢冷，腰腹挛痛喜热熨，转侧困难，按其腹结实拘挛，大便三日不下，予五积散，生姜、葱白为引，1剂见效，2剂大便自下，腰腹痛著减，略事加减，数剂而愈（苍术、陈皮、厚朴、甘草、半夏、茯苓、干姜、肉桂、枳壳、桔梗、白芷、当归、川芎、赤芍、麻黄）[6]。

引用文献

［1］何廉臣.重印全国名医验案类编［M］.上海：上海科学技术出版社，1959：82.
［2］刘景源点校.太平惠民和剂局方［M］.北京：人民卫生出版社，1985：54.
［3］吴坤安.伤寒指掌［M］.上海：上海科学技术出版社，1959：卷四63.
［4］俞根初.重订通俗伤寒论［M］.上海：上海科学技术出版社，1959：234，236.
［5］张聿青.张聿青医案［M］.上海：上海科学技术出版社，1963：436.
［6］叶橘泉.我对五积散的经验与体会［J］.中医杂志，1964，（6）：35.

二、肺胃寒湿证（寒湿外感合病1）（2候）

肺胃寒湿证，为感触雨露而得之，或更兼过啖生冷瓜果，寒起于胃，而成寒湿郁遏于上中阳气之证；通称为感冒寒湿，轻者称冒湿，重者称伤湿，俞根初所谓寒疫，秋分前挟秽湿而发者，亦寒湿之例，夏月贪凉而发者，俗称阴痧；小儿胎疟，亦有属于肺胃寒湿之证。至于寒实结胸，多因误投寒下，阴凝所致，实上肺胃寒湿之坏证。

寒湿郁于肺胃，首遏上中二焦阳气，肺胃为清阳之气所居，清阳之气失于宣展，外不能发越腠理，卫阳不得宣通，而成肺胃寒湿之表证；内不能宣降气机，上不能宣发清空清窍，而成肺胃寒湿之表里证。其治则当宣通上中二焦阳气为主，苦辛温燥之法，外散内燥，为宣通阳气之大法。清阳之气得以宣通，则外发腠理，内展升降，寒湿之邪自能宣达于外而解。

证候别称：感冒寒湿，湿浊上郁，头中寒湿，太阳寒湿，湿浊内阻，气不主宣，寒实结胸。

病名：**【中医】**冒湿，寒疫，湿痹，湿浊，伤湿，阴痧，头痛，湿咳，寒实结胸，伤寒发黄，胎疟。

证候系统：详见图3–5–7。

```
本证——表证————卫阳失宣候
  └———表里证————清阳失宣候、清阳郁遏候
变证——————————清气郁结候
```

图3–5–7　肺胃寒湿证证候结构图

（一）卫阳失宣候（肺胃寒湿表证本证）

肺胃寒湿证，寒湿郁遏肺胃阳气，不能宣达于外，以致卫阳不得宣发，而成卫阳失宣之候。时病学家通称之为寒湿感冒之病。以卫阳不宣之表证为主，但可见湿盛阳郁之脉症。

通称：感冒寒湿。

内含病例：［中医］冒湿，寒疫，湿痹。

病因病机：肺胃寒湿郁遏，系寒挟湿浊外冒，内应肺胃阳气，不能运行卫阳，外达肌表腠理，致表气失宣，上不行于清空清窍，而成表实之证。

证象组合：阳郁+表郁+空窍+经气

主症：**【阳气不宣】症象**：①形凛，恶寒。②肢懈。③小便不利，大便反快。**舌象**：苔白腻。**脉象**：脉沉而细。

【腠理不宣】症象：①恶寒发热无汗。②身热心烦。**舌象**：舌多白滑而腻。

副症：**【清空不宣】症象**：头痛。

宾症：**【清窍不宣】症象**：鼻塞。

【经气不宣】症象：①身痛。②身重。③关节尤疼。④肢体则麻木不仁。

治则：当苦辛芳香之品，以宣通肺胃之阳气，以通达卫阳，使之外达肌腠，上行空窍，然后邪随阳气而宣散。

方证

1.羌活胜湿汤证：李东垣方[1]，祛风、胜湿、止痛，治湿气在表，头痛头重，或腰脊重痛，或一身尽痛，微热昏倦。

羌活、独活、川芎、藁本、蔓荆子、防风、甘草。

2.藿香正气汤证：温中化浊法[2]，俞氏经验加减方。燥湿祛风散寒。

藿香、姜半夏各9g，厚朴、苏梗各4.5g，陈皮、白芷各6g，茯苓皮12g，砂仁2.4g。

3.香苏平胃散证：秦昌遇方[3]。治表里寒湿，形寒发热，身重肢懈，恶食脘闷。

苍术、厚朴、陈皮、甘草、藿香、紫苏。

论著和讨论

1.本证候寒湿郁遏肺胃阳气，卫阳失宣，俞根初说："湿痹则一身重痛，关节尤疼，肢体则麻木不仁，头痛恶寒，身热心烦，小便不利，大便反快，舌多白滑而腻，脉沉而细，着痹燥湿为君，佐以祛风散寒，藿香正气汤加羌活、防风4.5g。"[2]又说："（寒疫）秋分前挟秽湿而发，身痛肢懈独甚者，藿香正气汤加葱豉辛淡芳透，均加紫金片以解毒。"[2]

2.治则：以苦辛芳香之品，宣通肺胃阳气为主，以宣散寒湿为法。薛生白亦说："湿热证，恶寒无汗，身重头痛，温在表分，宜藿香、香薷、苍术皮、薄荷、牛蒡子等味（以宣卫阳）。头不痛者，去羌活。"[4]雷少逸说："因

于居湿涉水，雨露沾衣，其湿从外而受，束于躯壳，症见头胀而痛，胸前作闷，舌苔白滑，口不作渴，身重而痛，发热体疲，小便清长，脉浮而缓，或濡而小者，此言湿邪伤于表也。宜辛散太阳法减去桂、豉，加之苍、朴，俾其在表之湿，从微汗而解也。”[5]

病案举例

雷少逸治新定王某之室，浣衣度活，平日难免无湿所受，患疟半月以来，前医之法无效，切脉缓大有力，遍身浮肿而疼，寒热无汗，连日一发，此明是湿邪为疟也。思先哲有风能胜湿之论，宜以辛温散邪，遂以羌活胜湿汤加草果、厚朴为治，服二剂小效，继服二剂痊瘥[5]。

引用文献

[1] 李东垣.金元四大家医学全书·脾胃论［M］.天津：天津科学技术出版社，1994：570.
[2] 俞根初.重订通俗伤寒论［M］.上海：上海科学技术出版社，1959：74，230，234.
[3] 秦昌遇.中华医书集成·症因脉治［M］.北京：中医古籍出版社，1999：102.
[4] 王士雄.温热经纬［M］.沈阳：辽宁科学技术出版社，1997：42.
[5] 雷丰.时病论［M］.北京：人民卫生出版社，1964：97，104.

（二）清阳失宣候（肺胃寒湿表里证本证）

肺胃寒湿证，寒湿郁遏肺胃，清阳之气，不得宣达于上，是为清阳失宣之候。时病学家通称为湿浊上郁之证。张仲景称头中寒湿，吴鞠通称为气不主宣。其见症以上焦气机郁遏与空窍症象为主，但必兼见阳气郁遏之脉症。

通称：湿浊上郁，湿浊内阻，气不主宣，头中寒湿。

内含病例：［中医］湿浊头痛，湿咳，伤寒发黄。

病因病机：肺胃寒湿郁遏，因寒湿上冒，郁于肺胃，上焦清阳之气不得宣展于上，以致气机升降失常，清空、清窍不宣，而成湿浊内阻、气机不畅、清阳不升之候。

证象组合：阳郁+气郁

主症：**【阳气不宣】症象**：①面淡黄而垢。②肢困身楚，身上疼痛。③起卧沉重，肢体若废。④身目如金黄色。⑤精神疲乏，行动懒惰。⑥神倦嗜睡。⑦尿清便溏。⑧小便赤而数。**舌象**：苔白滑。**脉象**：①脉细。②浮濡缓。③脉大。

【气机不宣】症象：①咳嗽多痰，干咳无痰。②胸闷脘痞。③不饥口淡。④小便不利。**舌象**：白腻。**脉象**：脉弦缓。

副症：**【清空不宣】症象**：①头胀。②头重晕痛。③头胀且痛。

【清窍不宣】症象：①咽阻。②口甜。③鼻塞。④鼻内酸痛。

宾症：**【气机不降】症象**：烦喘。

治则：当以苦辛温燥，通阳以宣化寒湿，以利气机之升降。张仲景以鼻药谓："头中寒湿，内药鼻中则愈。”亦宜通阳气之法，20世纪六七十年代有报道，对肝炎发黄，确有疗效。

方证

1.杏仁薏苡汤证：吴鞠通方[1]。风暑寒湿，杂感混淆，气不主宣，咳嗽头胀，肢体若废，详见论著。

杏仁、薏苡仁各9g，桂枝15g，生姜2.1g，厚朴3g，半夏、防己各4.5g，白蒺藜6g。

2.雷氏芳香化浊法加减证：杜勉之方[2]。治湿浊头痛，头胀且痛，逐渐加剧，伴微恶寒发热，详见病案3。

藿香、佩兰、大腹皮、羌活、川芎、厚朴各6g，陈皮、半夏、茯苓、白芷、蔓荆子各10g。

3.散寒除湿，宣畅气机，升清降浊方证：曾救凡方[3]。治风寒湿浊外感，头重晕痛难忍，午后尤甚，胸脘痞闷，不饥不食，详见病案4。

杏仁、白蔻仁、厚朴各5g，薏苡仁、茯苓、佩兰各12g，半夏、苍术各9g，通草、细辛、石菖蒲各3g，升麻6g。

论著和讨论

1.本证候寒湿郁遏上焦，清阳之气不得宣展，气机升降失司，仲景曰："湿家病身疼发热，面黄而喘，头痛鼻塞而烦，其脉大，自能饮食，腹中和无病，病在头中寒湿，故鼻塞，内药鼻中则愈。”（《金匮要略·痉湿暍病脉证》）。"瓜蒂汤治诸黄。”（《金匮要略·黄疸病脉证并治》）。尤在泾说："寒湿在上，则清阳被郁，身疼头痛鼻塞者，湿上甚也，发热、面黄、烦喘者，阳上郁也。”[4]

2.治则：以苦辛温以通阳，而宣泄寒湿，以利上中气机之升降为法。吴鞠通说："风暑寒湿，杂感混淆，气不主宣，咳嗽头胀，不饥，舌白，肢体若废，杏仁薏苡汤主之（组方见方证）。”[1]吴坤安说："（头中寒湿）主用香瓜蒂一味为末，吹鼻中，黄水立下则愈。”[5]有说：湿浊内阻，气机不畅，清阳不升，起卧沉重，行动懒惰，平胃散温化之。还有言：痰湿内阻，则中气困顿，精神疲乏，胸闷食少，舌苔白腻，平胃散加菖蒲。在南方梅雨季节会出现更多此症：藿香、半夏、白蔻仁、薏苡仁等均可加入。

病案举例

1. **王海藏**治一舟子病伤寒，发黄，鼻内酸痛，身与目如金色，小便赤而数，大便如经（琇按：《医学纲目》作如常）。或欲用茵陈五苓，许曰：非其治也，小便利，大便如常，则知病不在脏腑。今眼睛疼，鼻酸痛，是病在清道中。清道者，华盖肺之经也。若下大黄，则必腹胀为逆，用瓜蒂散，先含（原刻食）水，次搐之，鼻中黄水尽，乃愈[6]。

2. **汤承祖**治张某某，男，57岁，咳嗽无痰，咳甚胁痛，不欲食，大便数日不行，脉细，舌苔厚腻，病起10余日，肺胃同病，咳为标，湿为本，无痰之咳多肺燥。此则湿浊蕴于中焦，肺气失肃，与燥咳不同，应化中焦之湿，以清上焦之肺，平胃散加味：苍术、陈皮、桔梗各6g，茯苓、焦谷芽各12g，杏仁9g，川厚朴、甘草各3g，3剂咳减，大便今行一次颇畅，胸闷咳时胁痛加郁金9g，3剂愈[7]。

3. **杜勉之**治刘某某，男，54岁，反复头痛，有高血压史，近1个月来，头胀且痛，逐渐加剧，呻吟不已，伴微恶寒发热，口不作渴，胸闷脘痞，食欲不振，尿清便溏，投川芎茶调散及建瓴汤无效反剧，迁延月余，面淡黄而垢，神倦嗜睡，苔白腻，脉弦缓，属湿浊头痛，雷氏芳香化浊法加减（组方见方证），3剂大减，再5剂愈。半年后随访，头痛未作[2]。

4. **曾救凡**治李姓，男，38岁，家住山区，农忙劳动于雨雾之中，头痛服荆防芷温散无效，自诉头重百斤如顶白石，晕痛难忍，午后尤甚，胸脘痞闷，不饥不食，肢困身楚，小便可，大便溏，口不渴，味甜，舌质如常，苔白略腻，脉浮濡缓，由风寒湿浊外感，内及三焦，气机滞而不畅，清阳不能上达，反致浊阴上蒙，病虽旬余，常无化热之势，以散寒除湿，宣畅气机，升清降浊（组方见方证），3剂头痛大减，全身轻松，再3剂而愈[3]。

引用文献

［1］吴鞠通.温病条辨［M］.福州：福建科学技术出版社，2010：90.
［2］杜勉之.雷氏芳香化浊法的临床辨证鉴别运用［J］.中医杂志，1982，（7）：53.
［3］曾救凡.三仁汤的临床应用［J］.中医杂志，1982，（7）：46.
［4］尤怡.金匮要略心典［M］.北京：人民卫生出版社，1975：18.
［5］吴坤安.伤寒指掌［M］.上海：上海科学技术出版社，1959：卷四50.
［6］江瓘，魏之琇.名医类案（正续编）［M］.北京：中国中医药出版社，1996：12.
［7］汤承祖.咳嗽医案五则［J］.中医杂志，1980，（6）：15.

三、肺脾寒湿证（寒湿外感合病2）（4候）

肺脾寒湿证，系寒冒于肺，湿着于脾，肺脾合病之证。外冒雨露，寒湿由外而感，多挟风邪，通称伤湿，亦混称风湿；或贪凉饮冷，或过食瓜果生冷，寒湿从内而起，内外合邪，伤及肺脾，肺脾均属太阴，故称湿留太阴，或亦称为太阴经证。在夏月亦有称为阴暑者，或称伤寒夹痧，或冷痧夹食。其变症或为泻、痢、霍乱、疟疾、黄疸等杂病。

寒湿郁遏肺脾，上中清阳之气不得宣展于内外。外则卫阳失于宣发，内则气机失其宣降，故或为表证，或于表里兼夹之证。故其治则当以辛香温散之法，以宣通上中清阳之气为主；清阳得以宣展，则可外发腠理，内畅气机，上出空窍，下行水道，使寒湿之邪，得以表里分解。故俞根初曰："芳淡辛散，和中解表，祛其搏束之外寒；辛淡疏利，宣气利溺，化其郁伏之内湿。"[1]

证候别称：太阴寒湿，太阴经证，湿留太阴，脾虚夹湿，真寒假热。

病名：［中医］伤湿，风湿，寒湿，太阴经证，风寒挟湿，伤寒夹痧，冷痧夹食，伤风作泻，风痢，阴暑，湿霍乱，湿肿，湿疟，低热，寒湿腰痛。

证候系统：详见图3-5-8。

本证———表证———卫阳失宣候
　└———表里证———清阳郁遏候
转证———————清阳郁滞候
变证———————清阳郁陷候、清阳逆乱候、清阳不化候

图3-5-8　肺脾寒湿证证候结构图（6候）

引用文献

［1］俞根初.重订通俗伤寒论［M］.上海：上海科学技术出版社，1959：239.

（一）卫阳失宣候（肺脾寒湿表证本证）

肺脾寒湿证，外冒寒湿，郁遏肌表，卫阳不得宣发，而为卫阳失宣之候。时病学家称为湿留太阴肌表之证。其见症以表阳郁遏之表证为主，但必兼见肺脾阳郁湿滞之脉症。

通称：湿留太阴。

内含病例：［中医］伤湿，风湿，寒湿腰痛。

病因病机：肺脾寒湿郁遏，因外冒寒湿，郁遏肌表，内应肺脾阳气，不能宣行卫阳，致卫阳失于宣发，外不行于腠理，上不行于清空清窍，而成肺脾寒湿之表证。

证象组合：阳郁+表郁+空窍+经气

主症：**【阳气不宣】症象**：①形凛。②四肢沉重乏力。**舌象**：舌白灰而黏腻。**脉象**：脉沉细。

【腠理不宣】症象：①恶寒发热，无汗。②发热自汗，不渴不饮。**舌象**：舌苔白滑。**脉象**：脉浮缓。

副症：**【清空不宣】症象**：①头重。②头痛。

宾症：**【清窍不宣】症象**：鼻塞。

【经气不宣】症象：①身重。②突然腰痛不能俯仰转侧。

治则：当温通肺脾阳气为主，使能通行卫阳，外达上行，则寒湿之邪随之而解散；或兼以淡渗利湿，以分解入里之湿邪，亦表里双解之法。

方证

除湿羌活汤证：龚廷贤方[1]，治肺脾寒湿，形凉恶寒，身重身痛，关节尤甚，麻木不仁。

苍术、藁本各6g，羌活2.1g，防风、升麻、柴胡各1.5g。可加桂枝、秦艽、威灵仙。

论著和讨论

1.本证候风挟寒湿，郁遏肺脾阳气，致卫阳失宣，而成表证，叶霖说："若冒雨露，湿留太阴，肌表发热，自汗不渴不饮，舌苔灰白黏腻，身虽热不欲去衣被者，宜解肌和表，如桂枝、秦艽、紫苏、苓皮、半夏、陈皮、姜衣之属。"[2]

2.治则：当以苦辛温散为主，以通阳散寒而燥湿，使寒湿之邪，从外入者仍从外出而解。吴坤安说："舌白而黏腻者，湿邪在气分也，外症必发热头重身痛，而口不渴，宜解肌祛湿，如桂枝、秦艽、紫苏、茯苓、猪苓、陈皮、法半夏、羌活等。"[3]

病案举例

戴会禧治陈某某，男，42岁，起病3天，因寒冷天气中下田插秧突然腰痛不能俯仰转侧，伴恶寒发热，无汗，四肢沉重乏力，舌苔白滑，脉浮缓。证属寒湿腰痛，由外感寒湿，内阻经络，寒凝气滞，阳气不得宣通所致。治宜辛温解表，佐以通阳逐湿。用败毒散重剂，加桂枝9g以通阳，加苍术、薏苡仁各10g以利腰脊。进2剂后，腰痛大减，寒热已除，4剂后，诸证若失[4]。

引用文献

［1］龚廷贤.中华医书集成·万病回春［M］.北京：中医古籍出版社，1999：52.
［2］李顺保.温病条辨集注与新论［M］.北京：学苑出版社，2004：171.
［3］吴坤安.伤寒指掌［M］.上海：上海科学技术出版社，1959：卷一7.
［4］戴会禧.败毒散及其临床应用［J］.江西中医药，1983，(1)：26.

（二）清阳郁遏候（肺脾寒湿表里证本证）

肺脾寒湿证，系寒冒于肺，湿着于脾，不能宣发上中清阳之气，而成清阳郁遏之候。时病学家称之为太阴寒湿或太阴经证。其见症以表郁症象为主，可兼见上中气机郁遏之脉症，但必有肺脾阳郁湿滞之脉症。

通称：太阴寒湿，太阴经证。

内含病例：［中医］太阴经证。

病因病机：肺脾寒湿郁遏，系先受湿邪，继感外寒，寒郁于肺，湿着于脾，清阳失于宣展，外不能达表，内不司升降，而成里中表证，俞根初说此为太阴经邪，传足太阴经标病。

证象组合：阳郁+表郁+气郁

主症：**【阳气不宣】症象**：①肢懈，疲软无力。②肢冷，手足微厥。③身重。④恶寒无汗。⑤溺涩便溏。**舌象**：

①舌质暗，苔厚白腻。②舌苔白腻兼黑。**脉象**：脉弦而迟。

【腠理不宣】症象：①恶风。②午后寒热。③恶寒无汗，怕冷发热。④肌肉烦疼。**舌象**：苔白腻浮滑。**脉象**：脉左弦紧。

【气机不宣】症象：①胸脘痞满。②咳嗽，干咳无痰。③胸痛。④嗌干口腻。⑤胃钝腹满。⑥尿少。**舌象**：灰腻满布。**脉象**：脉数带弦。

副症：【清空不宣】症象：①头胀。②头痛。

【气机不降】症象：喘。

宾症：【清窍不宣】症象：鼻塞。

【经气不宣】症象：①体痛。②全身骨节酸痛。

治则：当以宣通阳气为主，或芳香温化，“先芳淡辛散，和中解表，祛其搏束之外寒，次用辛淡疏利，宣气利溺，化其郁伏之内湿。”[1]“汗利兼行”[2]，表里双解寒湿。

方证

1.藿香正气汤加葱豉证：《通俗伤寒论》方[1]。芳淡辛散、和中解表，治头痛身重，恶寒无汗，详见论著。

藿香、姜半夏各9g，厚朴、苏梗各4.5g，陈皮、白芷各6g，茯苓皮12g，砂仁2.4g，加葱豉。

2.桂枝附子汤合五苓散证：何拯华方[2]。辛甘发散为君，辛淡渗泄为佐。详见病案。

川桂枝、鲜生姜、泗安苍术各3g，云茯苓18g，清炙甘草1.2g，淡附片2.4g，福泽泻、酒炒秦艽各4.5g，红枣2枚。

论著和讨论

1.本证候寒湿蕴郁肺脾，清阳郁遏，失其宣展，俞根初说：“邪传太阴经证，体痛肢懈，手足微厥，肌肉烦疼，午后寒热，头胀身重，胸膈痞满，嗌干口腻，舌苔白腻浮滑，甚则灰腻满布，脉右濡滞，此太阴经邪，越传足太阴经标病也，法当芳淡温化，藿香正气汤主之。”[1]

2.治则：当通阳宣发为主，兼以甘淡渗湿以分利之，亦表里双解之法。俞根初说：“初起头痛身重，恶寒无汗，胸痞腰疼，四肢倦怠，肌肉烦疼，胃钝腹满，便溏溺少，舌苔白滑，甚或白腻浮涨，脉右缓而滞，左弦紧，宜先芳淡辛散，藿香正气汤加葱豉（组方见方证），和中解表，祛其搏来之外寒；次用辛淡疏利，大橘皮汤加川厚朴4.5g、白蔻仁末1.8g，宣气利溺，化其郁伏之内湿。”[1]

病案举例

何拯华治风湿：余瑞林，37岁。素体阳虚，肥胖多湿，春夏之交，淫雨缠绵，适感冷风而发病。头痛恶风，寒热身重，肌肉烦疼，肢冷溺涩，脉弦而迟，舌苔白腻兼黑，此风湿相搏之候，其湿胜于风者，盖阳虚则湿胜矣。汗利兼行以和解之，用桂枝附子汤辛甘发散为君，五苓散辛淡渗泄为佐，仿仲景徐徐微汗例，以徐则风湿俱去，骤则风去湿不去耳（组方见方证），1剂微微汗出而痛除，再剂肢温不恶风，寒热亦住，继用平胃散加木香、砂仁，温调中气而痊（何廉臣按：春夏之交，淫雨缠绵，病如伤寒者，多风湿证。临证时当别其风胜湿胜，辨其阴虚阳虚，庶免颟顸误人之弊。病既阳虚湿胜，仲景徐徐微汗，真治风湿之金针，此案殆得长沙之薪传欤）[2]。

引用文献

［1］俞根初.重订通俗伤寒论［M］.上海：上海科学技术出版社，1959：190，239.
［2］何廉臣.重印全国名医验案类编［M］.上海：上海科学技术出版社，1959：27.

（三）清阳郁滞候（肺脾寒湿转证）

肺脾寒湿证，湿浊偏盛，清阳郁遏，中焦气机郁滞，转成清阳郁滞之候。时病学家称之为风寒挟湿表证、伤寒夹痧，或冷痧夹食之证。除表郁脉症之外，更以中焦气机郁滞之症象为主，但亦必兼有肺脾阳气郁遏之脉症。

通称：寒湿郁滞。

内含病例：［中医］伤寒夹痧，冷痧夹食。［西医］胃肠型感冒。

病因病机：肺脾寒湿郁滞，因寒湿郁滞上中肺脾，清阳不司旋运，表里交滞，不得宣达于内外而成。蒲辅周所谓“寒湿外袭，肺胃郁闭，三焦失调”[1]之候。

证象组合：阳郁+表郁+气滞

主症：【阳气不宣】症象：①身倦。②面色苍白。③口淡不思饮。④紧按腹部。⑤小便短少。⑥形寒肢冷，⑦胫冷。**舌象**：①舌苔灰白而滑。②暗淡。**脉象**：脉弦而滞。

【腠理不宣】症象：①发热恶寒。②无汗。③腰背酸痛。④斑发隐见无常作痒。**舌象**：①舌薄白。②舌苔白润。**脉象**：①脉浮弦。②脉弦滑。③脉浮紧，重按无力。

【气机不利】症象：①腹痛胀满。②便溏，腹泻。③便艰。舌象：①苔秽腻。②苔白腻略黄。脉象：①脉沉滑。②脉沉伏。③脉濡数。

副症：【清空不宣】症象：①头胀晕痛。②头痛。

【气机不宣】症象：①胸闷。②少纳脘闷。

宾症：【气机不降】症象：①气逆。②呕清水饮食。

【清窍不宣】症象：咽干痰黏滞。

治则：以宣通阳气、流利气机为主，俞根初主急用辛香流气以发表，继则辛温流气以芳香[2]。即雷少逸所谓："湿邪抑遏阳气，宜宣阳透伏法。"[3]蒲辅周则主"芳香解秽，通阳利湿"[1]，亦表里双解之法。

方证

藿香正气散加味证：治身受寒气，或口食生冷，伤寒初起即呕清水饮食。

大腹皮、白芷、紫苏、茯苓、半夏曲、白术、橘皮、厚朴、桔梗、藿香、甘草、砂仁、白蔻仁、生姜、大枣。

论著和讨论

本证候寒湿郁滞上中，肺脾清阳之气郁遏，治则以宣通肺脾阳气为主，以宣泄郁遏之寒湿；但必兼辛香之品，以流利气机，而导其郁滞，以表里双解之。俞根初说："（伤寒兼痧）头胀晕痛，发热恶寒，胸闷气逆，腹痛胀满……舌苔灰白而滑者，冷痧挟食也……脉沉弦而滞，甚则沉伏者，此寒闭于外，痧郁于内，气郁血凝，而不能外达也，先去外寒，急用辛香流气，以发表出，葱豉汤去甘草，加越鞠丸9g，白蔻仁末0.6g，继辨其因以去痧；寒湿凝滞脉络者，急用辛温流气以芳香：仁香汤加浙苓皮12g，生薏苡仁6g。"[2]雷少逸说："（湿温）胫冷腹满，是湿邪抑遏阳气，宜用宣阳透伏法去草果、蜀漆，加陈皮、腹皮治之。"[3]

病案举例

1.**蒲辅周**治沈某某，男，63岁，发热4天，午后体温较高，身倦纳少，口淡不思饮，咽间有痰黏滞，曾自服辛凉清解之剂，反致便溏，小便少，未获汗出，又续进苦寒清泄，病情转重，不能工作。初诊脉弦滑，舌质暗淡，苔秽腻，认为由寒湿外袭，肺胃郁闭，三焦失调，治宜芳香解秽、通阳利湿。处方：连皮茯苓9g，法半夏、陈皮、杏仁（去皮）、茵陈、神曲各6g，通草、苍术、白豆蔻（打）各3g，厚朴、藿香各4.5g，薏苡仁12g，2剂。25日再诊：服药后得漐漐汗出，小便增多，体温恢复正常，纳谷稍振，已能恢复工作。脉沉滑，秽腻苔减，再调理三焦和胃利湿。处方：连皮茯苓、扁豆衣各9g，厚朴4.5g，陈皮、藿香梗、白豆蔻（打）各3g，薏苡仁各12g，法半夏、杏仁（去皮）、茵陈、神曲、麦芽（炒）各6g，2剂，诸恙悉平[1]。

2.**叶熙春**治钱粤安，男，17岁，寒湿内蕴；外挟风邪，形寒肢冷，身热头疼，斑发全身隐见无常，皮肤作痒，腰背酸楚，脘闷食减，腹内阵痛，口不渴饮，便艰、溲清，脉浮弦，舌薄白，辛温解表，佐以化湿：桂枝尖2.4g，粉葛根、鹿角霜、制苍术各4.5g，带皮茯苓12g，五加皮、白鲜皮各9g，蝉衣3.6g，白蒺藜、瓜蒌皮、浙贝母各9g，紫背浮萍4.5g。二诊：前方服2剂后，形寒身热已减，斑发未透，风湿尚未尽达，是以脘闷未宽，纳谷不馨。腹中仍有隐痛，头目尚感昏眩，小溲短少，舌白，脉浮缓，原法加减再进：制苍术、藿香梗、炒秦艽各6g，蝉衣3.6g，焦薏苡仁12g，制川厚朴2.4g，白鲜皮、焦山楂、佩兰、炒刺蒺藜各9g，3剂[4]。

3.**张侨保**治刘某某，男，24岁。1969年夏因球赛后，淋浴冷水，恣食冷饮，当晚即恶寒发热，体温39℃，并腹痛，呕吐，腹泻。经注射复方氨基比林、内服阿托品等，症状略为缓解，次日清晨又复如故，遂改从中医论治。症见面色苍白，呕吐清水，大便溏泄，紧按腹部，头痛发热，体温39.3℃，苔白腻略黄，脉濡数。证属外感风寒，内有湿阻。治宜外散风寒，内化湿浊。用藿香正气散加减：藿香、茵陈各12g，大腹皮、法半夏、苏叶、白术、苍术各10g，茯苓、葛根各15g，黄芩6g，生姜2片。2剂后，热退泻止，仍感腹胀痛，苔白腻，继用平胃散加藿香、扁豆、菖蒲，3剂痊愈[5]。

4.**龚家林**治感冒（胃肠型）：黄某某，女，51岁，因恶寒发热、头疼身痛、呕吐腹泻等症曾在公社卫生院及我院门诊医治，经静脉滴入氯霉素及肌内注射庆大、链霉素等药4天未效，于1981年9月5日收中西结合病房住院。入院时寒热（39.6℃）未退，腰背酸痛，呕吐4次，腹泻7次稀便，舌苔白润，脉浮紧，重按无力，此为风寒挟湿表证。患者素体亏虚，弱不禁风，常易感冒，加之贪凉饮冷而致感受寒湿，治宜扶正解表。拟人参败毒散除独活加法半夏、藿香梗以疏风散寒、祛湿止呕，服后1剂知，3剂已，住院4天治愈出院[6]。

引用文献

[1] 中国中医研究院.蒲辅周医案[M].北京：人民卫生出版社，2005：54.

[2] 俞根初.重订通俗伤寒论[M].上海：上海科学技术出版社，1959：210，211.

[3] 雷丰.时病论[M].北京：人民卫生出版社，1964：108.

[4] 萧龙友等.现代医案选（第一集）[M].北京：人民卫生出版社，1960：38.

［5］张侨保.温病发热治法四则［J］.江西中医药，1983，（1）：6.
［6］龚家林.喻氏逆流挽舟法在临床上的运用［J］.江西中医药，1983，（1）：12.

（四）清阳郁陷候（肺脾寒湿变证）

肺脾寒湿证，风寒湿浊内盛，郁遏中上清阳，不得宣发，反而下陷大肠，变为清阳郁陷之候。时病学家称为伤风作泻、风痢等。以下陷之泻痢症象显明，但必见兼阳郁与表郁脉症。

通称：伤风作泻。

内含病例：［中医］伤风作泻，风痢。

病因病机：肺脾寒湿郁陷，因寒湿挟风邪，风寒犯于肺，湿滞于脾，致中上清阳之气，不得升发而反下陷，《素问·阴阳应象大论》所谓："清气在下，则生飧泄。"

证象组合：阳郁+表郁+气郁+气陷

主症：**【阳气不宣】症象**：①身重。②四肢烦疼。③肢冷。④小腿酸软。**舌象**：舌苔白腻，白嫩滑。**脉象**：①脉右沉濡。②脉缓。

【腠理不宣】症象：①畏寒发热。②怕风自汗。③发热汗出不透。④头痛骨楚。**舌象**：舌苔白薄。**脉象**：脉左浮弦。

【气机下陷】症象：①腹痛肠鸣飧泄完谷，泻下如水。②先泻后便脓血。③肛门胀坠。**脉象**：①沉迟。②沉弦。

副症：**【气机不宣】症象**：①胸闷。②脘痞。

【清空不宣】症象：头痛。

宾症：**【气机不降】症象**：呕恶。

治则：当苦温疏解、升发阳气为主，以解风湿之郁陷，兼以和中除湿、表里双解之法。

方证

1.胃苓汤加味证：何廉臣方[1]。治中暑伤湿，停饮挟食；伤风作泻，腹疼泄泻。

甘草、茯苓、苍术、陈皮、白术、肉桂、泽泻、猪苓、厚朴、升麻、煨防风。

2.加味五苓散证：张三锡方[2]。治伤风作泻，泻而左脉浮急，自汗鼻塞。

防风、白芷、升麻、葛根、桂枝、白术、猪苓、茯苓、泽泻、葱白、生姜。

3.神术散证：程国彭方[3]。治感受时邪，发热头痛，伤食停饮，胸满腹痛，呕吐泻利。

苍术、陈皮、厚朴各二斤，甘草十二两，藿香八两，砂仁四两。为末，每服6~9g冲服。

论著和讨论

本证候寒湿挟风，郁遏肺脾，清阳之气不得升发而反下陷，故其治则亦当以宣通阳气，以苦温疏解、升散郁陷为主，兼以健脾除湿、表里双解之法。何廉臣说："（协热下利）兼恶风自汗，肠鸣，脉弦者，宜胃苓汤加升麻、煨防风。"[1] 姚国美说："太阴伤风，恶风身重，发热，汗出不透，四肢烦疼，甚则泄泻，脉沉迟者，宜苦温疏解，神术散主之。神术散：苍术、防风、炙甘草、生姜、葱白。"[4]

病案举例

1.朱丹溪治王成三患伤风，腹泻百二十来度，五苓散加白术9g，前胡2.4g，羌活、神曲各3g，苍术6g[2]。

2.吕沧洲治帖木失尔，下利完谷，服四逆、理中汤弥剧，脉两尺寸俱弦大，右关浮于左关一倍，目外眦如草滋，肝风传脾为飧泄，小续命汤损麻黄加术三五升，饮不终剂而利止[5]。

3.张三锡治一人泻而左脉浮急，自汗鼻塞，乃伤风作泻也，与五苓散加防风、白芷、升麻、葛根、生姜、葱白煎服[2]。

4.何拯华治风痢便脓：金宝生，26岁，先水泻，后便脓，腹痛在脐上，辘辘有声，肢冷，小便清白，脉沉弦而软，舌苔白腻，伏气所化风痢。以小建中汤加减，抑肝触痛为君：炒白芍15g，炙甘草2.4g，红枣4枚，炒白术4.5g，白芷、防风、桂枝、陈皮、荷叶各3g，炮姜1.8g，炒饴糖9g，拌炒谷芽2剂，痢止胃健而愈[6]。

5.肖亦武治张某，男，23岁，症见畏寒发热，头痛骨楚，小腿酸软，泻下如水，量多且次数频繁，泻前腹痛肠鸣，苔薄白，脉缓。证属寒湿泄泻，药用：羌活、防风各10g，木瓜、苍术、厚朴各9g，蝉蜕、陈皮、甘草各5g，加姜、枣，水煎服，1剂后表证悉去，后加党参、茯苓各20g，再进2剂，余症痊愈[7]。

引用文献

［1］俞根初.重订通俗伤寒论［M］.上海：上海科学技术出版社，1959：384.
［2］江瓘，魏之琇.名医类案（正续编）［M］.北京：中国中医药出版社，1996：7，334.

［3］程国彭.医学心悟［M］.北京：人民卫生出版社，1963：104.
［4］姚国美.姚国美医学讲义合编［M］.北京：人民卫生出版社，2009：144.
［5］徐衡之，姚若琴.宋元明清名医类案［M］.长沙：湖南科学技术出版社，2006：197.
［6］何廉臣.重印全国名医验案类编［M］.上海：上海科学技术出版社，1959：68.
［7］肖亦武.羌活有升清达阳之功用［J］.中医杂志，1999，（9）：517.

四、胆胃寒湿证（寒湿外感并病）（2候）

胆胃寒湿证，为寒湿直行中道，入犯于胃，郁遏胃阳，滞及枢机而成；或见于湿温湿邪偏重，或伏暑感冷风而发。枢机不转，阳气不和，腠理失调，多化为疟疾，《金匮要略》所谓寒多者名曰牡疟，《外台秘要》改为牝疟，兼感风寒成疟者，名曰风疟。

寒湿郁滞于胆胃，郁滞枢机，转枢不利，其治则总当苦辛开泄，散寒燥湿，以疏利枢机，调和阳气；即俞根初所谓和解温透之法。

证候别称：伏暑挟寒，邪伏募原，太阳寒湿。

病名：［**中医**］牡疟，牝疟，风疟，湿疟，三阴湿疟，寒疟，疟痢。

证候系统：详见图3-5-9。

本证————枢机郁遏候

转证————枢机郁滞候

变证————枢机虚郁候

图3-5-9　胆胃寒湿证证候结构图（3候）

（一）枢机郁遏候（胆胃寒湿证本证）

胆胃寒湿证，寒湿内盛，郁遏枢机，阳气不郁遏，转枢失职，是为枢机郁遏之候。常见于湿疟、风疟、牡疟等病。虽以腠理开合失调之症象显明，但必以阳气不和之脉症为主。

通称：太阳寒湿。

内含病例：［**中医**］伏暑挟寒，牡疟，牝疟，风疟，湿疟，疟痢。［**西医**］大叶性肺炎。

病因病机：胆胃寒湿郁遏，因寒湿内盛，或先有伏暑、伏湿，重感外寒，与内湿相搏；郁遏胆胃阳气，枢机转枢失利，致营卫不和，腠理开合失调。

证象组合：阳郁+气郁+表郁

主症：【**阳气不和**】**症象**：①但寒不热。②但头汗出。③口渴，喜热。④心烦口淡乏味。⑤身重体倦。⑥肢冷。⑦骨楚。⑧面色无华。⑨神疲乏力。⑩语声低微，气短懒言。**舌象**：①舌苔白滑。②淡黄灰腻。**脉象**：①脉左沉迟弦。②脉象迟细弱。

【**腠理不调**】**症象**：①寒多微有热，寒重热轻，每天中午发作。②往来寒热。③有汗，热不退，皮肤灼热。**舌象**：苔转微黄。**脉象**：脉右浮缓而滑。

副症：【**清空不宣**】**症象**：①头痛。②头晕。

【**气机不宣**】**症象**：①胸胁满微结。②小便不利。③胸腹苦闷。**脉象**：脉滑数。

宾症：【**气机不降**】**症象**：①饮即吐涎。②呕吐清冷。

治则：当以温通阳气，以透达内郁之寒湿，并兼以疏利枢机，以助其转枢。即俞根初和解温透之法。

方证

1.柴胡桂枝干姜汤证：张仲景方。治少阳病未解，胸胁有水饮，症见往来寒热，心烦，胸胁满微结，小便不利，渴而不呕，但头汗出，及疟疾寒多微有热，或但寒不热者。

柴胡半斤，桂枝、黄芩各三两，栝楼根四两，干姜、牡蛎、炙甘草各二两。水煎，分三次服。

2.麻黄加术汤小柴胡合方加味证：柯雪帆方[1]。治太阳寒湿（左大叶肺炎、蛔虫症），高热不退，皮肤灼热，骨楚，乏力，胸痛，咳嗽。详见病案3。

麻黄、柴胡各3g，桂枝、陈皮各4.5g，炒苍术、炒枳实、姜半夏、茯苓、瓜蒌仁、生姜各9g，杏仁、黄芩各12g。

论著和讨论

1.本证候寒湿郁遏胆胃阳气，致枢机转枢不利，仲景曰："柴胡姜桂汤，治疟寒多，微有热，或但寒不热。"（《金匮要略·疟病脉证并治》）"伤寒五六日，已发汗而复下之，胸胁满微结，小便不利，渴而不呕，但头汗出，往来寒热，心烦者，此为未解也，柴胡桂枝干姜汤主之。"（《伤寒论》147条）

2.治则：当以温通阳气以透解寒湿为主。俞根初说："若伏暑重感冷风而发者，初起寒多热少，肢冷胁痛，渴喜热饮，饮即吐涎，继则寒热并重，或寒轻热重。舌苔白滑，略兼黄色，或灰腻色。若右浮缓而滑，左沉弦而迟，《金匮要略》所谓寒多者，名曰牡疟。《外台秘要》改为牝疟是也。宜先与柴胡桂姜汤，和解温透。服后，表寒去，而伏暑外溃；热重寒轻者，则以新加木贼煎清泄之，或用蒿芩清胆汤凉解之。"[2]

病案举例

1.**雷少逸**治城南龚某之女，先微寒而后发热，口渴有汗，连日三发，脉弦数，苔黄腻，此因夏伤于暑，加感秋风，名风疟也。辛散太阳法去羌活，加秦艽、藿梗治之。服二剂，疟势未衰，渐发渐晏，且夜来频欲谵语。是为热入血室。姑守前方加减，经水复来，点滴而少，谵语亦减，疟疾仍然。复其脉，左部转柔，余皆弦滑，宣透膜原法加柴胡、红枣，三剂愈[3]。

2.**刘荣年**治湿疟：赵媪，年50岁余。夏日恣饮冰水，秋间偶感风寒，致成疟疾。先寒后热，寒多热少，寒则战栗不已，热则渴不喜饮，心中郁闷，呕吐清水不止。脉象沉细，舌苔白腻，脉症合参，此太阴湿疟也。医家不察其源，再三用小柴胡汤治之，徒伤胃气，故愈吐愈渴，愈饮愈吐，而疟疾转剧。脾喜燥而恶湿，治宜理脾为主，脾健则疟疾自愈，故用茯苓、薏苡仁健脾为君，佐以泽泻利湿，桂枝、芍药以调理寒热，藿香梗、陈皮以芳香利气，半夏、贝母同用，止呕并以治疟，再加枳壳以解郁闷，又恐久呕不能纳药，乃用赭石重镇之药，生姜辛散之品，以为向导，令其于疟前服药，每服少许，顷刻再服，恐急服将药吐出。连皮茯苓、清半夏、川贝母（去心，对劈）各9g，生薏苡仁、生泽泻、生杭白芍、杜藿香梗各6g，煅赭石（研细）、广陈皮、生枳壳各4.5g，桂枝尖、生姜各3g。服药后呕吐即止，寒热亦轻。次日原方去赭石，连服3剂，疟遂渐愈[4]。

3.**柯雪帆**治王姓，男，60岁，诊断：左大叶肺炎、蛔虫症（西医），湿病——太阳寒湿（中医）。于下午5时入院，当即给予麻黄加术汤加味（麻黄3g，桂枝、陈皮各4.5g，炒苍术、炒枳实、姜半夏、茯苓、瓜蒌仁、生姜各9g，杏仁12g）1剂；同时予补液。药后汗出，至午夜热退至37.2℃，睡眠佳。次日晨，热已退尽，神爽，脉数转缓，胸痛减，咳嗽少，舌苔依然，曝音未消失。仍予原方1剂。至下午2时，体温又复上升，高达40.2℃，骨楚，乏力，胸痛，咳嗽。下午5时服药，药后约1小时，发生呕吐，吐出物主要为药汁。热不退，皮肤灼热，脉滑数，苔转微黄。乃予麻黄加术与小柴胡合方（组方见方证）1剂。药后得汗。至午夜，热退至39.1℃。第5天早晨，热退至37.6℃，大便自解，质软，呼吸平静，神情软弱，咳嗽消失，胸痛不明显，略有恶心，苔黄腻，脉滑略数。予小柴胡汤加味（柴胡、太子参、姜半夏、广藿香、茯苓、六曲、生姜各9g，黄芩4.5g，白蔻仁3g）1剂。至第4天，身热退至正常。此后，用二陈汤加杏仁、白蔻仁、薏苡仁等药，调理1个星期后出院。出院时复查：肺炎已消散吸收，症状、体征均消失[1]。

4.**龚家林**治疟痢：李某某，女，53岁，1978年5月下旬末，因恶寒发热，头痛少食半月之久，延余诊治。诊询中，知其得子年幼，丈夫早逝，故一直未曾医治，望其神色：神疲乏力，面色无华。闻其声息：语声低微，气短懒言。问其主症：寒重热轻，每天中午发作，伴随头晕肢软、口淡乏味。察舌按脉：舌淡苔白，脉象迟细弱。先按外感风寒辨治未中，继拟和解少阳法无效。三诊时查血象，偶见血中检出疟原虫，曾服喹啉片而出现严重反应，于是按牝疟辨治。拟柴胡桂姜汤加减：柴胡、当归各9g，桂枝、干姜各5g，甘草3g，牡蛎15g，常山、白蔻仁各6g，党参、黄芪各12g，3剂。服完3剂后，虽诸症减退，但转腹痛下痢黏胨、恶心呕吐，淅淅恶风。此乃疟疾转痢，兼有表邪未解之证。仿喻氏逆流挽舟法，宗人参败毒散出入：党参12g，云茯苓、柴胡、姜半夏、川黄连各9g，陈皮、桂枝、桔梗、枳壳、白蔻仁各6g，甘草3g。服2剂，病情趋愈[5]。

引用文献

［1］柯雪帆.疑难病证思辨录［M］.北京：人民卫生出版社，1997：1.
［2］俞根初.重订通俗伤寒论［M］.上海：上海科学技术出版社，1959：219.
［3］雷丰.时病论［M］.北京：人民卫生出版社，1964：96.
［4］何廉臣.重印全国名医验案类编［M］.上海：上海科学技术出版社，1959：154.
［5］龚家林.喻氏逆流挽舟法在临床上的运用［J］.江西中医药，1983，(1)：12.

（二）枢机郁滞候（胆胃寒湿证转证）

胆胃寒湿证，寒湿之邪，直行中道，滞于募原，枢机失利，转为枢机郁滞之候。时病学家通常称之为邪伏募原之证。虽见腠理开合失度之寒热往来，但以胆胃气机郁滞之脉症为主。

通称：邪伏募原。

内含病例：［**中医**］三阴湿疟。

病因病机：胆胃寒湿郁滞。寒湿直行中道，郁于胆胃，滞于膜原，或兼夹痰食，气机阻滞，枢机失利，腠理失调，营卫不和。

证象组合：阳郁+表郁+气滞

主症：**【阳气不和】症象**：①汗出神疲。②口渴喜热饮。③肢冷脘冷。④面色苍白，面色萎黄。⑤肌肉瘦削。**舌象**：舌红无苔。**脉象**：脉左弦缓近迟，右弦短。

【腠理不调】症象：寒热往来，热微寒多。

【气机不利】症象：①腹满。②胁下痛。③当脐痛，少腹痛。④大便日数次。**舌象**：①苔白滑。②微黄腻。③舌苔白腻带微淡黄。**脉象**：脉弦滑带数。

副症：**【气机不降】症象**：①呕恶。②呕吐清涎。

【气机不宣】症象：①脘闷。②食减。

宾症：**【清空不宣】症象**：两头角痛。

治则：当温通胆胃阳气为主，以宣泄寒湿之郁遏，兼以疏利膜原，以除其郁滞而利气机，则枢机自利。

方证

椒桂汤证：吴鞠通方[1]。治寒热往来，不渴，当脐痛，或胁下痛，或少腹痛。

川花椒、桂枝、柴胡各18g，高良姜、陈皮、青皮各9g，小茴香、吴茱萸各12g，急流水煎，温服覆被令微汗，不汗服生姜汤促汗。

论著和讨论

本证候胆胃寒湿郁遏，阻滞膜原，枢机不利，治则仍当以温通为主，以祛寒湿，兼以疏利枢机之郁滞。如吴鞠通所说："暴感寒湿成疝，寒热往来，脉弦反数，舌白滑，或无苔不渴，当脐痛，或胁下痛，椒桂汤主之。"[1]王孟英说："疝气条当分暴久治，香岩先生业已道明，而伊又唯知有寒。盖心思之用，固各有至不至，虽两间亦缺陷世界，而况人乎！又曰：鞠通所云之疝多系暴证，而久者又系宿瘕病，故可一以温下取下。若疝虽有历久不痊，然聚则有形，散即无形，初非真有物焉，如瘀积腹中也。"[2]

病案举例

1. **曹成铿**治邪伏膜原：陈某某，男，43岁，寒热月余，1日1次或数次，发无定时，汗出神疲，口渴喜热饮，入咽则感脘冷，而呕吐清涎，纳食减少，便软不实，日数次或二三不行，面色苍白，T38.8℃，舌红苔微黄腻，脉弦滑而数。属感受温疫，夹湿浊之气伏于募原，介于半表半里之间，邪浊交阻，营卫不和，且夹胃寒，湿困脾阳，运化失司，亦湿遏热伏之候。宜和解表里，辟秽化浊，佐温中散寒：知母、槟榔、川厚朴、黄芩各6g，白芍、桂枝、煨草果各9g，吴茱萸、干姜各3g，2剂，寒热大减：桂枝减为6g，加姜半夏6g、乌梅2枚，2剂诸症续减，加柴胡、黄芪、青蒿等，连服5剂，诸症悉平[3]。

2. **洪巨卿**治三阴湿疟：沈全林，27岁。夏月常浸水中，嗜卧树下，饮食生冷不节，后患疟于暮秋，至次年孟春未止，中西疟药遍尝无效。疟发薄暮时，4日必发2次，热微寒多，肢冷腹满，脘闷呕恶，面色萎黄，肌肉瘦削。脉左弦缓近迟，右弦短，舌苔白腻带微淡黄，脉症参之，此为牝疟。昔贤虽有邪伏心脏肾脏之说，今见症属于脾，脾主四肢，故手足不温，脾胃伤生冷，留而不去，故为胀满呕逆，是三阴中之湿疟无疑，由于湿食互阻中焦脾络，邪舍三阴，不能于卫气并出，病深者故发作亦迟，当用东坡姜茶饮加味主之。用甜茶以助阴，干姜以助阳，寒热并调为君，常山逐老痰积饮，槟榔下食积痰结，升降阴阳为臣，丁香、干姜宣壅助阳，乌梅敛阴为佐，红枣入营，灯心入卫为使，雄鸡毛直达皮毛为引，水酒各半煎，未发前三时服之，忌食鲜鱼发物。炒常山、槟榔、甜茶、淡干姜各9g，乌梅、红枣各7个，公丁香7粒，灯心、雄鸡毛各7根。一服呕胀平，疟亦减；二服肢温，三服痊瘳[4]。

引用文献

［1］吴鞠通.温病条辨［M］.福州：福建科学技术出版社，2010：128.
［2］李顺保.温病条辨集注与新论［M］.北京：学苑出版社，2004：414.
［3］曹成铿.医案二则［J］.中医杂志，1982，(12)：15.
［4］何廉臣.重印全国名医验案类编［M］.上海：上海科学技术出版社，1959：155.

五、脾胃寒湿证（寒湿内伤本病）（14候）

脾胃寒湿证，为寒湿内犯中焦之证，多由过食生冷瓜果、茶酒等物，伤及脾胃阳气，不能运化水液，停滞为湿，是为内生之湿；或更感外寒，内外合邪而发为内伤寒湿之本病；发病有缓急不同，势急者称中湿，亦称中寒，夏月又可称为痧气，缓者称为伤湿、秽湿、伏湿。寒湿蕴于中焦，转变之证最多，急则可发泻、痢、霍乱，缓则可发黄疸、疟疾、肿、胀、便血诸症，为寒湿证中证候最繁之证。故急则有闭厥之险，缓则有顽痼之变。

寒湿阴邪，入于中焦，必伤脾胃阳气，轻者郁遏清阳之气，不能宣达于内外，而为兼表之里证，为表里同病；重则致脾阳不能为胃行其津液，津液不能化气而化水，致水谷不分；或下走大肠而为泻为痢，或停留于三焦，而为肿为胀，或久而为黄为疟；而势急者，闭塞阳气而为中寒中湿之闭厥；或扰乱清阳，逆乱气机，混淆清浊，而为挥霍撩乱之霍乱。

脾胃寒湿证，为阴浊之邪，郁滞中焦阳气之变，其治则首当温通脾胃阳气，以散寒燥湿为主。中阳一振，上可鼓动清阳之气，外发腠理，内行水道，表里分解；寒湿得除，则清阳上升，而浊阴下降，升降自复其常，则逆者可平，陷者可举。是故贵在转运中枢一法。

证候别称：湿着太阴，寒湿内伏，太阴中寒，卒中寒湿，阴寒直中少阴，足太阴寒湿，太阴阳明为病，湿聚太阴，寒湿相搏，湿阻气分，伤寒内陷，湿温内陷，协寒自利，气虚中满，阳虚寒湿，小肠寒湿，结阴便血。

病名：［中医］秽湿，伏湿，暑湿兼内寒，类中，中湿，破伤湿，痉证，低热，呕逆，呃逆，脘痛，痞满，寒泻，湿泻，濡泻，久泻，骛溏，飧泄，寒痢，湿痢，风湿痢，白痢，虚痢，虚寒痢，噤口痢，休息痢，阴霍乱，痧气，干霍乱，水肿，阴水，胀满，虚胀，寒胀，阴黄，太阴湿疟，牡疟，水毒疫疟，寒积，吐血，便血，痔血，湿郁盗汗，手足汗，痿证，嗜盐症。

证候系统：详见图3-5-10。

- 表里证
  - 本证——清阳郁滞候
  - 转证——清阳郁逆候、清阳郁陷候、清阳虚陷候
  - 变证——清阳逆乱候、清阳闭厥候
- 里证
  - 三焦
    - 本证——阳郁不化候、津气郁滞候
    - 转证——阳虚不化候
    - 变证——津气郁结候
  - 中焦
    - 本证——胃气失和候、胃阳失和候、胃失和降候
      - 脾气失运候、脾阳失运候、脾胃郁滞候
      - 中阳郁滞候
    - 兼证——脾气虚滞候、脾阳虚滞候、中阳不和候
    - 转证——阳虚失摄候
    - 变证——中阳闭塞候

图3-5-10　脾胃寒湿证证候结构图（22候）

（一）清阳郁滞候（脾胃寒湿表里证本证）

脾胃寒湿证，寒湿郁滞中焦，不能运行，清阳不得宣展于内外，是为清阳郁滞之候。时病学家通常称为湿着太阴之证。其见症以阳气郁滞之脉症为主，但可兼见表郁与里滞之脉症。

通称：湿着太阴。

内含病例：［中医］太阴湿疟，牡疟，风湿痢，痿证，低热。［西医］重症肌无力。

病因病机：脾胃寒湿郁滞，因寒湿内蕴中焦，脾胃郁滞，气失升降，致清阳之气不得宣达于表里，里气不通，表阳不达，而成里病之表证，表里同病。

证象组合：阳郁+表郁+气滞

主症：【阳气不宣】症象：①不渴。②恶寒怕冷，形寒，间日恶寒，按时而至。③体倦神疲，嗜睡。④渴喜热饮。⑤身重，肢困，四肢乏力，两臂上举困难，肩背沉重。⑤面色青暗，苍白，面黄乏力。⑦指甲发青，下肢冷。⑧口中淡。⑨尿少，便溏。**舌象：**①舌苔白腻。②白滑。③灰黄。**脉象：**①脉细。②沉细而缓。③脉濡缓，两尺沉无力。

【腠理不宣】症象：①寒热交作。②发热不已。③傍晚身热，低热，轻微畏寒。④寒热定时，寒起四末。**脉象：**脉弦缓。

【气机不利】症象：①胸脘腹部闷胀不适，不饥，多气。②腹痛。③便溏。④下痢红白。**舌象：**①舌苔垢腻中根厚。②舌苔中部白浊厚腻。**脉象：**①沉弦而滞。②沉伏。

副症：【清空不宣】症象：①头重。②头晕。③头痛。

【气机不宣】症象：①大便顺，小便涩。②不食，纳呆，纳谷欠香。③胸闷。④咳嗽。

宾症：【气机不降】症象：①呕水。②腹满而喘。③恶心，吞酸。④气逆。

【清窍不宣】症象：眼睑下垂而肿。

治则：以通阳化湿为主，苦辛芳燥以驱其寒湿，兼甘淡渗利以分消其湿，表里分解之法。

方证

1.胃苓汤加减证：吴坤安方[1]。治湿邪内着太阴，发热不已，头重身痛，大便顺，小便涩，脘满不饥，舌苔白腻，脉象沉细而缓者。

陈皮、法半夏、茅苍术、厚朴、猪苓、泽泻、茵陈、薏苡仁、姜皮。

2.平胃二陈加味汤证：雷少逸方[2]。治牡疟，阴湿藏于脾，阳不能制，间日恶寒，按时而至，胸前痞闷，口不作干，脉缓而迟，苔腻而白。详见病案3。

苍术、厚朴、甘草、陈皮、法半夏、干姜、草果、白蔻仁、砂仁。

3.姜术桂汤证：吴鞠通方[3]。治寒湿、酒湿伤中，脾胃阳虚，寒热不饥，吞酸形寒，脘中痞闷。

茯苓15g，生姜、炒白术、桂枝各9g。

论著和讨论

1.本证候寒湿郁滞脾胃，致清阳不得宣达于表里，仲景曰："黄疸病，小便色不变，欲自利，腹满而喘，不可除热，热除必哕，哕者，小半夏汤主之。"（《金匮要略·黄疸病脉证并治》）雷少逸说："患斯证（牝疟）者，真阳素虚之体为多，缘当盛夏之时，乘凉饮冷，感受阴邪，或受阴湿，其阳不能制阴邪之胜。故疟发时，寒盛热微，惨戚振栗，病以时作，其脉必沉而迟，面色必淡而白。宜以宣阳透伏法治之，因寒者姜、附为君，因湿者苍、果为主，日久不愈，温补之法为宜。"[2]

2.治则：以通阳化湿为主，或辛苦温燥以驱散寒湿，或兼渗利以分解其湿。吴鞠通说："寒湿伤脾胃两阳，寒热不饥，吞酸形寒，或脘中痞闷，或酒客聚湿，苓姜术桂汤主之。"[3]"舌白脘闷，寒起四末，渴喜热饮，湿蕴之故，名曰湿疟，厚朴草果汤主之。"[3]"太阴三疟，腹胀不渴，呕水，温脾汤主之：草果6g，桂枝、炒蜀漆、厚朴各9g，生姜、茯苓各15g。"[3]吴坤安说："如发热不已，头重身痛，大便顺，小便涩，脘满不饥，舌苔白腻，脉象沉细而缓者，此湿邪内着太阴受病也，宜（组方见方证）之类，湿邪去，热自退矣，汗多加桂枝、秦艽，汗少加紫苏。"[1]

病案举例

1.虞天民治一人，年30岁，三月间，房事后乘马渡河，遇深渊沉没，幸马健无事，连湿衣行十五里，抵家次日，憎寒壮热，肢节烦疼，似疟非疟之状。医作虚证治，而补气血月余不效；更医作瘵治，用四物加知柏地骨皮之类，及大补阴丸倍加紫河车，服至九月反加满闷不食，雇乳妪日饮乳汁四五杯，粒米不食。虞诊视六脉皆洪，缓重按若牢，右手为甚，虞作湿郁，治用平胃散倍加苍术、白术、苓、半、川芎、香附、木通、砂仁、羌、防加姜煎服。黄昏一剂，一更时又一剂，至半夜遍身发红丹如瘾疹，片时遂没，而大汗，即食稀粥二碗，由是诸病皆减，能食，仍与前方服三剂后，以茯苓渗湿汤倍加白术，服二十剂而安[4]。

2.雷少逸治金陵张某，体属寒湿者，先露一斑。间日恶寒，按时而至，胸前痞闷，口不作干，脉缓近迟，苔腻而白，此牡疟。古人虽有邪气伏藏于心于肾之论，但今之见证，皆属乎脾，宜用平胃合二陈，加干姜、草果、白蔻、砂仁治之。令尝五剂，三日服尽，诸证咸瘥[2]。

3.徐精诚治湿邪停聚，脾气受困例：杨某，男，22岁。因暑季游泳，每日在水中停留时间过长而发病，开始有发热微恶寒，恶心，胸闷，脘胀，眩晕，经某卫生院两次以一般感冒处理未见好转，复至某医院门诊亦以感冒处理，致低热畏寒等症迁延3周余。就诊时：低热，轻微畏寒，伴有纳呆，恶心，胸脘腹部闷胀不适，嗜睡，身重，肢困，头晕，尿少，便溏，脉细，舌苔中部白浊厚腻。据证诊断为"湿邪停聚，脾气受困"。即与燥湿导滞、扶脾助运：苍术18g，厚朴、陈皮、藿香、法半夏、泽泻、神曲各10g。4剂。复诊：诉及上方服至3剂时低热即退，畏寒恶心相应消失，余证有所减轻，复与上方加茯苓10g，4剂，两诊经周余治疗，病退[5]。

4.李新平治杜某某，男，52岁，2006年4月10日，发热咳嗽愈后，口苦而麻，舌苔腻前灰黑，舌体有齿痕，阳虚湿甚，三仁汤加味：党参、杏仁各12g，茯苓、苡仁各15g，干姜、木通各5g，炮附片、白蔻仁各6g，淡竹叶、厚朴、法半夏各10g，甘草3g，3剂而愈。

引用文献

［1］吴坤安.伤寒指掌［M］.上海：上海科学技术出版社，1959：卷二12.

［2］雷丰.时病论［M］.北京：人民卫生出版社，1964：83，98.

［3］吴鞠通.温病条辨［M］.福州：福建科学技术出版社，2010：79，97，132.
［4］徐衡之，姚若琴.宋元明清名医类案［M］.长沙：湖南科学技术出版社，2006：217.
［5］徐精诚.低烧辨证论治［J］.浙江中医学院学报，1983，（6）：19.

（二）清阳郁陷候（脾胃寒湿表里证转证）

脾胃寒湿证，内伤生冷，外感阴寒，郁遏清阳，不得升发，寒湿下陷，转为清阳郁陷之候。时病学家亦称为中寒泄泻，或暑湿兼内寒。张路玉所谓："因热伤冷，而为夏月之内伤寒病也。"[1]其见症以气机下陷之泄痢症象显明，但必兼见阳郁与表郁之脉症。

通称：寒湿下陷。

内含病例：［中医］中寒泄泻，寒泻，暑湿兼内寒。

病因病机：脾胃寒湿郁陷，因外感寒湿入滞中焦，脾胃清阳之气郁遏，不得升越，而反下陷入肠，夏月引饮过多，或恣食瓜果生冷，均系寒湿内伤之由，虽有兼暑湿者亦多从寒化，古人仍称中寒、伤寒之病。

证象组合：阳郁+表郁+气郁+气陷

主症：**【阳气不宣】症象**：①面色苍白，口淡不欲食。②恶寒身痛身重。③神烦而躁。④肢懈。⑤手足冷，两胫冷。**舌象**：①舌苔白滑。②灰滑。③黑滑。**脉象**：①右脉沉弱，左濡数。②沉紧。③沉弦细。

【腠理不宣】症象：①身热无汗。②恶寒发热。③头疼身痛。④腰背酸痛。**舌象**：舌苔白润。**脉象**：弦缓。

【气机下陷】症象：①泄泻腹痛。②痢下白脓。③腹满多气。**脉象**：脉濡数。

副症：**【气机不宣】症象**：①胸闷。②胸满。③胸痞。④胃呆厌食。⑤小便短。

【清空不宣】症象：①头痛。②头重且晕。

宾症：**【气机不降】症象**：呕吐。

治则：当温通脾胃阳气，以散寒燥湿。或兼以辛淡渗湿，以分利之，内外分消之法。

方证

1.葱豉胃苓汤证：《通俗伤寒论》方[1]。治伤湿，停饮挟食，腹疼泄泻，小便短少。

甘草、茯苓、苍术、陈皮、白术、肉桂、泽泻、猪苓、厚朴。

2.导滞和中证：张伯熙方[2]。治暑湿夹积交阻，肠胃腑气不和，腹痛滞下红白，白多红少，详见病案3。

老苏梗6g，煨木香2.4g，温六散1.5g（包），炒白芍、广藿香各9g，防风根、旋覆花、煨葛根、制半夏、甜广陈皮、炒枳壳各4.5g。

论著和讨论

1.本证候寒湿郁遏脾胃，清阳不升而下陷，俞根初说："暑湿兼内寒者，一起即头痛身重，凛凛畏寒，神烦而躁，肢懈胸满，腹痛吐泻，甚则手足俱冷，或两胫逆冷，小便不利，或短涩热，舌苔白滑，或灰滑，甚则黑滑，或淡白，脉左弦细而紧，右迟而滞者，此由避暑纳凉，暑反为寒与湿所遏，周身阳气不得伸越。张洁古所谓：'静而得之，因暑自致之病也。'病如若脉沉紧，甚则沉弦而细者，此由引饮过多，及恣食瓜果生冷，脾胃为寒湿所伤。张路玉所谓：'因热伤冷，而为夏月之内伤寒病也。'暑湿兼内寒，法当温化生冷，辛淡渗湿，胃苓汤加公丁香9支、广木香（磨汁）2匙为主，寒水去，吐泻止，即以香砂二陈汤温运胃阳，阳和而暑湿渐从火化，改用大橘皮汤去桂术加山栀、黄芩、茵陈、青蒿子等清化之。"[1]

2.治则：当以苦辛温燥以通阳升散为主，或兼以淡渗以分利。俞根初说："头痛身热，胸闷或不闷，溲短，大便泄泻，舌苔白，为中寒泄泻。左脉濡数，右脉沉弱，为寒泻。中寒感邪，用葱豉胃苓汤（即胃苓汤去甘草加葱豉，见方证）。"[1]吴坤安说："若外感湿邪，又兼内伤生冷，以致寒热泄泻者，太无神术散加减妙。"[3]

病案举例

1.**吴鞠通**治张，太阳中风误下，胸痞四五日，不渴舌白而壮热，泄泻稀水频仍，脉动数太甚：茯苓、干姜、半夏各15g，生姜3片，黄连9g。胸痞解，自利不渴，舌灰白，脉沉数，属太阴，宜温。茯苓30g，干姜、生姜各15g，半夏18g，苍术炭12g，广陈皮炭6g。利止，脉仍沉数，身犹热而气粗不寐，陷下之邪不净，甘草泻心法：半夏15g，黄芩12g，生姜、云苓、山连、甘草各9g，大枣2枚。脉沉数，气不伸而哕，橘皮竹茹法加黄连，病者畏而不服，哕不止：广陈皮18g，半夏9g，生姜、竹茹15g，炙甘草12g，人参6g，大枣4枚。补中宣邪，终与小建中汤加橘皮、半夏调养[4]。

2.**萧琢如**治笔工邓某，五月因外感误治，遂下痢红白。医者用痢门套方，增剧，日数十行。延诊时云：小便时清时黄，腹不痛胀，但觉满而多气，口中淡，不欲食，傍晚身微热，头重且晕，脉之弦缓。曰：此症原系风湿，未从外解，久而化热，一误再误，竟成似痢非痢之状。乃以胃苓汤加减，先后三易其方，十余剂而瘥[5]。

3.张伯熙治周右，暑湿夹积交阻，肠胃腑气不和，腹痛滞下红白，白多红少，胸闷泛呕，胃呆厌食，脉迟细，舌苔微白，姑拟导滞和中（组方见方证）[2]。

引用文献

［1］俞根初.重订通俗伤寒论［M］.上海：上海科学技术出版社，1959：252，381.

［2］萧龙友等.现代医案选（第一集）［M］.北京：人民卫生出版社，1960：121.

［3］吴坤安.伤寒指掌［M］.上海：上海科学技术出版社，1959：卷二13.

［4］吴鞠通.吴鞠通医案［M］.北京：人民卫生出版社.1960：154.

［5］徐衡之，姚若琴.宋元明清名医类案［M］.长沙：湖南科学技术出版社，2006：478.

（三）清阳逆乱候（脾胃寒湿表里证变证1）

脾胃寒湿证，寒湿猝遏脾胃，脾胃升降骤乱，清阳宣降失职，清浊混淆，变成清阳逆乱之候。时病学家通称为太阴中寒、霍乱证。以升降逆乱之猝然上吐下泻为主，但必见有阳气郁遏之症象。

通称：太阴中寒，太阴阳明为病。

内含病例：［**中医**］阴霍乱。

病因病机：脾胃寒湿郁逆，因寒湿猝遏脾胃，中焦阳气不司升降，清阳之气下陷，浊阴之气上逆，清浊相干，升降失常，以致阴阳逆乱，清浊混淆，而成挥霍撩乱之霍乱证。

证象组合：阳郁+气乱+气郁

主症：【**阳气不宣**】**症象**：①头痛。②身疼痛。③恶寒。④转筋。⑤四肢厥冷。⑥目陷肉削。**舌象**：舌苔白腻。**脉象**：脉沉微。

【**气机逆乱**】**症象**：腹痛吐利。

副症：【**阳气怫郁**】**症象**：①发热。②口渴饮水。③渴甚面赤，煽扇不知凉，饮水不知冷。④烦躁。⑤汗出如雨。**脉象**：①脉大而紧急。②脉伏。

宾症：【**气机不宣**】**症象**：腹满。

治则：应以温通中阳为主，以祛寒化湿。湿偏重者，多兼以淡渗以分消其湿；寒偏重者，多从温燥以救中阳为急。

方证

1.五苓散证：张仲景方。治霍乱，头痛发热，身疼痛，热多欲饮水，详见论著1。

猪苓、泽泻、白术、茯苓、桂枝。

2.理中丸证：张仲景方。治霍乱，头痛发热，身疼痛，寒多不用水，详见论著1。

人参、白术、炙甘草、干姜。

3.白通四逆汤合附子理中汤加减证：丁甘仁方[1]。治触受寒疫不正之气，夹湿滞交阻，升降失常，详见病案2。

熟附子块、淡干姜、清炙甘草、姜半夏、吴萸、童便、炒潞党参、生白术、赤茯苓、制川厚朴、川黄连、猪胆汁、灶心黄土，阴阳水煎。

论著和讨论

1.本证候寒湿内侵脾胃，中阳郁滞，清阳不升，浊阴不降，中焦升降逆乱，仲景曰："霍乱，头痛发热，身疼痛，热多欲饮水者，五苓散主之；寒多不用水者，理中丸主之。"（《伤寒论》386条）

2.治则：温通中阳为主，以祛寒湿之邪。吴鞠通说："湿伤脾胃两阳，既吐且利，寒热身痛，或不寒热，但腹中痛，名曰霍乱。寒多不欲饮水者，理中汤主之；热多欲饮水者，五苓散主之；吐利汗出，发热恶寒，四肢拘急，手足厥冷，四逆汤主之；吐利止而身痛不休者，宜桂枝汤小和之。"[2]"五苓散加减法：腹满者加厚朴、广陈皮各30g，渴甚、面赤，脉大紧而急，煽扇不知凉，饮冰不知冷，腹痛甚，时时躁烦者，格阳也，加干姜45g。百沸汤和，每服15g，日三服。霍乱兼转筋者，五苓散加防己桂枝薏仁主之；寒甚脉紧者，再加附子。"[2]

病案举例

1.叶天士治脉沉微，下利，呕逆，身痛，四肢厥冷，少阴中寒，应四逆汤急救其里：生泡附子、干姜、炙甘草[3]。

2.丁甘仁治触受寒疫不正之气，夹湿滞交阻，太阴阳明为病。清浊相干，升降失常，猝然吐泻交作，脉伏肢冷，目陷肉削，汗出如雨。脾主四肢，浊阴盘踞中州，阳气不能通达，脉伏肢冷，职是故也。阳气外越则自汗，正气大虚则目陷肉削，舌苔白腻，虚中挟实，阴霍乱之重症。亟拟白通四逆汤合附子理中汤加减，以期转机为幸（组方见方证）[1]。

引用文献

[1] 秦伯未.清代名医医案精华［M］.北京：人民卫生出版社，2006：530.
[2] 吴鞠通.温病条辨［M］.福州：福建科学技术出版社，2010：80，81.
[3] 徐衡之，姚若琴.宋元明清名医类案［M］.长沙：湖南科学技术出版社，2006：543.

（四）清阳闭厥候（脾胃寒湿表里证变证2）

脾胃寒湿证，寒湿之邪猝中中焦，中阳不得运行，致清阳骤闭，变成清阳闭厥之候。时病学家通称为寒湿相搏、中湿，亦类中之证。以猝然闭厥之脉症为主，但必兼阳气郁滞脉症。

通称：寒湿相搏，类中。

内含病例：［中医］中湿，破伤湿，痉证。

病因病机：脾胃寒湿闭厥，因寒湿之邪直中脾胃，中焦阳气不运，致清阳之气猝然闭塞，气机升降失度，内窍不通，而成中湿之候。

证象组合：阳闭+气郁+经脉

主症：【阳气不行】症象：①浮肿。②四肢厥冷。**脉象：**脉沉缓。

【阳气闭塞】症象：①昏不知人。②面青齿露。③神思昏迷，语多错乱。④目闭不语。⑤牙关紧闭。**舌象：**苔灰白。**脉象：**脉沉细紧滑。

副症：【气机不宣】症象：①腹胀。②烦闷。

【气机不降】症象：①喘满。②气粗。

宾症：【经脉不利】症象：①关节重痛。②身体强硬。

治则：当通阳以宣化寒湿，湿除则清阳得以升发；窍闭痰壅者，先予开关吐痰，芳香宣窍，以救其急。厥回神清，再以温通化湿以通经。

方证

1.升阳除湿汤证：李东垣方[1]。治脾虚湿盛，不思饮食，泄泻无度，小便黄少，四肢困倦。详见论著。

苍术3g，柴胡、羌活、防风、升麻、神曲、泽泻、猪苓各1.5g，炙甘草、陈皮、麦糵面各0.9g。

2.羌活胜湿汤证：李东垣方[1]。治寒湿相搏痉证，目闭气粗，手足厥冷，身体强硬，详见病案1。

羌活、独活各3g，炙甘草、藁本、川芎、防风各1.5g，蔓荆子0.9g，川芎0.6g，水煎服。

3.再造散减芍药证：王经邦方[2]。温中散寒，治寒疟，目闭不语，状若尸厥，四肢发冷，详见病案5。

西党参、生黄芪、嫩桂枝各3g，老川芎、青防风、川羌活各4.5g，北细辛2.1g，淡附子6g，炮干姜9g，炙甘草2.4g。

4.中湿方证：雷少逸方[3]。治中湿，昏倒不省人事，痰响喉间，详见病案4。

藿香、神曲、杏仁、川厚朴、制半夏、陈皮、菖蒲、远志、竹沥、姜汁、苏合香丸。

论著和讨论

本证候寒湿猝闭中焦，清阳骤闭，内窍不通，故其治则以温通阳气为主，以宣散寒湿之郁闭。吴坤安说："若关节重痛，浮肿喘满，腹胀烦闷，昏不知人，脉沉而缓，或沉而细，此名中湿，宜升阳除湿汤（组方见方证）或白术酒。因有破伤处，因澡浴，湿气从疮口入，其人昏迷沉重，状类中湿，名破伤湿，宜白术酒。"[4]

病案举例

1.陈修园治瑞昌王孙毅斋，年五十二，素乐酒色，癸酉九月初，夜起小解，忽倒地昏不知人，若中风状，目闭气粗，手足厥冷，身体强硬，牙关紧闭，诸医有以为中风者，有以为中气中痰者，用乌药顺气散等药，俱不效；又有作阴治者，用附子理中汤，愈加痰响。五日后召予，诊治六脉沉细紧滑，愈按愈有力。此寒湿相搏，痉证也，属膀胱，当用羌活胜湿汤（组方见方证）主之，先用稀涎散一匕，吐痰一二碗，昏愦即醒。随进胜湿汤六剂痊愈，以八味丸调理一月，精气复常[5]。

2.张子和治一人，病阴证伤寒，先因感寒湿，既而发热不食。数日后，不省人事，语多错乱，神思昏迷，面青齿露，人谓其必死。张诊之，两手脉沉细，先以小柴胡汤与之，继以四君子汤加炮附子数片煎成药，置盆中，以水制其热性，少时令温，与服，其脉渐回，神思亦爽，更用药调理而愈[6]。

3.张聿青治王左，四肢不遂，言语謇涩，脉濡而滑。此气虚而湿痰入络，类中之症，难望近功：奎党参、制半夏、广藿香各9g，九节菖蒲、远志肉各1.5g，苍术（麻油炒黄）4.5g，广橘红3g，薏苡仁12g，川萆薢、炒白术各6g，人参再造丸1粒[7]。

4. 雷少逸治城北王某，孟秋炎蒸如夏，乍雨如霉，刈稻归来，正欲晚餐倏然昏倒，不省人事，痰响喉间，揪刮略见清明，脉沉细，苔白滑，丰曰：中湿也。闻呼吸之声，将有痰起，风云之变，恐在顷刻。用（组方见方证），痰响渐平，人事稍醒。守旧略为增损，尝数剂而愈[3]。

5. 王经邦治寒疟：奚小除，20岁，秋间先便溏，后发寒热，前医误作实热，妄用五泻心汤数剂，顿致邪闭不出。目闭不语，状若尸厥，四肢发冷，约有四日。脉缓大，舌苔灰白，此内真寒而外假热，其先大便溏泄者，内有寒也，继即往来寒热者，表未解也。非温中散寒不可，宜再造散减芍药（组方见方证），先服炮姜9g，头额微汗。次用前方1剂，服后3时，大汗能言。再服1剂，分出疟疾而愈[2]。

引用文献

［1］李东垣.金元四大家医学全书［M］.天津：天津科学技术出版社，1994：570，650.

［2］何廉臣.重印全国名医验案类编［M］.上海：上海科学技术出版社，1959：92.

［3］雷丰.时病论［M］.北京：人民卫生出版社，1964：115.

［4］吴坤安.伤寒指掌［M］.上海：上海科学技术出版社，1959：卷四51.

［5］徐衡之，姚若琴.宋元明清名医类案［M］.长沙：湖南科学技术出版社，2006：344.

［6］江瓘，魏之琇.名医类案（正续编）［M］.北京：中国中医药出版社，1996：19.

［7］张聿青.张聿青医案［M］.上海：上海科学技术出版社，1963：11.

（五）阳郁不化候（脾胃寒湿里证·三焦证·本证）

脾胃寒湿证，寒湿内盛，中阳郁遏，不能运化水液，郁滞于中，不得下入膀胱，而成阳郁不化之候。其见症以津气不化之症象为主，但必兼见阳气怫郁之脉症。

通称：湿滞中焦。

内含病例：［**中医**］阴黄，湿郁盗汗，水毒疫疟。

病因病机：脾胃寒湿郁滞，系寒湿郁遏中阳，不能运化水津，致水液停滞，郁滞阳气，不能化气行水，怫郁于内外，而成阳郁水滞之证。

证象组合：阳郁+津滞+气滞

主症：**【阳气不宣】症象**：①肢厥。②恶寒初起寒重热轻。③黄色如晦。④身重。⑤头重如裹。⑥肢体困倦。**舌象**：①舌苔白润。②舌淡苔白腻。**脉象**：①脉濡缓。②脉双弦而缓。③甚则弦迟。

【气不化津】症象：①盗汗，汗出如雨。②口渴。③饮水而哕。④喘呕。⑤便溏。

副症：**【气化不行】症象**：①小便不利，腰重溺少。②足肿。

【阳气怫郁】症象：①满面红赤。②发热，烦躁。③多梦。**舌象**：舌尖边俱黄，中夹一段白色。**脉象**：脉来冲指。

宾症：**【气机不宣】症象**：①纳少口腻。②脘闷。

【气机不利】症象：①脘腹饱满。②胸膈满痛，揉按则辘辘有声。③干呕短气，或吐清水。④腹痛便泄。

治则：当以宣通阳气、化气行水为法。汗出，表证自解；小便利，腹满自除。

方证

1. 苓术二陈煎证：《景岳全书》载方[1]。温中化气利水，以解阴毒，治水毒疫疟。

带皮茯苓12g，淡干姜炒黄、清炙甘草各1.5g，广陈皮6g，泽泻、猪苓各4.5g，生晒术3g，姜半夏9g。

2. 姜附五苓散证：谢映庐方[2]。治阳虚阴结，阴霾不化，汗出如雨，满面红赤，脘腹饱满，脉来冲指。

猪苓、泽泻、白术、茯苓、桂枝、干姜、附子。

论著和讨论

1.本证候寒湿郁遏脾胃，中阳不司运化，致水津内停，阳气怫郁，吴坤安说："伤寒发汗，啬啬恶寒，大渴欲饮水，其腹必满，此肝乘肺也，名曰横，刺期门，自汗出，小便利，其病欲解……得汗，则发热恶寒之表证自解，得小便利，则腹满之里证自除。"[3]

俞根初说："（疫疟）水毒初起，寒重热轻，胸膈满痛，揉按则辘辘有声，干呕短气，或吐清水，甚则腹痛便泄，肢冷足肿，腰重溺少，舌苔白润，或舌尖边俱黄，中夹一段白色，脉双弦而缓，甚则弦迟者。此由水气郁遏，阳气受困，内伤阴凝之毒也。先与苓术二陈煎（组方见方证），化气利水，以解阴毒，继与柴平汤加炒常山6g、草果仁2.4g，温中涤涎，以截其疟，终与香砂二陈汤，芳淡温化，以和胃气。"[1]

2.治则：以通阳化气以利水道为主，水道行则湿滞自除。董废翁说："黄如熏黄而暗者，湿多，脉必沉缓一身尽痛，渗湿为主。初起脉有力，能食，不大便，茵陈大黄汤微利之（或仲景茵陈蒿汤），次用茵陈五苓散，以渗湿解热（上以茵陈浓煎汤，调五苓散二钱服，日三四次，黄从小便下，以小便清为度）。发黄，小便不利，烦躁而渴，茵陈汤加茯苓、猪苓、滑石、当归、官桂主之（韩氏名茵陈茯苓汤）。发黄，烦躁，喘呕，不渴，茵陈汤加陈皮、白术、生姜、半夏、茯苓主之（韩氏名茵陈陈皮汤）。”[4]

病案举例

1.**谢映庐**治陈希正学博，素禀阳虚，时届秋令，偶伤于风，寒热间作，脉来浮缓，议用桂枝汤，重加附子。将疏方，寒战鼓栗，热汗骤至，进药少安，越日咳嗽，知汗后腠理空疏，复召外邪，遂将原方去白芍，加荆防。服下汗倍于前，而寒热咳嗽悉除。误进甘寒一剂。熟睡良久，越时口渴，火愈上炎，又误进参叶汤一碗，继进稀粥二碗，遂至胸腹饱胀，汗出如雨，满面红赤，脉来冲指，阴壅之气无由转输，上冲心肺，从皮肤而作汗也。予五苓散加姜附，俾膀胱气化，小便长行，汗止胀消而安。复渴汗厥逆，乃进四逆汤，加童便，未甚效，继进白通加猪胆汁汤，吞黑锡丸数钱。药方下咽，忽然战栗，四肢渐温，阳气得所，顷刻间，诸症如失，所谓药不瞑眩，厥疾弗瘳是也[2]。

2.**蔡德培**治顾某某，男，42岁，寐则汗出，醒则汗止，多梦5年，中西药无效，肢体倦怠无力，脘闷口腻，纳食尚可，二便通调，舌苔白腻质淡，脉濡缓。脾虚湿阻，营卫失调，用化湿运中法治之：炒白术、炒苍术、茯苓、藿香梗各12g，陈皮6g，厚朴3g，白蔻仁5g，生薏苡仁20g，糯稻根30g，4剂汗止，仍脘闷口腻，厚朴改9g，4剂口腻消除[5]。

引用文献

［1］俞根初.重订通俗伤寒论［M］.上海：上海科学技术出版社，1959：226.

［2］谢映庐.谢映庐医案［M］.上海：上海科学技术出版社，1962：54.

［3］吴坤安.伤寒指掌［M］.上海：上海科学技术出版社，1959：卷二30，31.

［4］高鼓峰等.医宗己任编［M］.上海：上海科学技术出版社，1959：184，185.

［5］蔡德培.湿阻盗汗例治验［J］.中医杂志，1982，(3)：38.

（六）胃阳失和候（脾胃寒湿里证·脾胃证·本证1）

脾胃寒湿证，寒湿阻中，胃阳郁滞，通降无权，是为胃阳失和之候。其见症以胃气郁滞之症象为主，但必兼见中阳郁滞脉症。

通称：湿伤胃阳。

内含病例：［**中医**］寒湿胃痛。［**西医**］胃小弯溃疡。

病因病机：脾胃寒湿郁滞，因寒湿阻滞中焦，中阳失运，胃失通降之权。或因于饮食生冷，或外受风寒，脾胃阳气郁滞，则运化无权。

证象组合：阳郁+气滞

主症：【**阳气不宣**】**症象**：①四肢倦怠。②冷汗。③恶寒。④渴不能饮，或喜热饮。⑤烦不肯寐。⑥便溏，⑦肢厥。⑧肢节冷痛，喜温恶凉，受寒痛甚。**舌象**：舌白淡胖。**脉象**：①脉弱。②虚微。③软伏。④弦缓。

【**气机不利**】**症象**：①中脘痞满。②食后胀满益甚。③脘下至脐中胀满作痛。④胃脘冷痛。⑤气攻撑。⑥胸腹胀痛似拳突出，手不能触。**舌象**：苔白厚腻。**脉象**：①脉沉迟。②沉弦。

副症：【**气机不宣**】**症象**：不思食。**脉象**：脉缓。

宾症：【**气化不降**】**症象**：①澹澹欲吐。②微呕。③呕食。④泛恶。

治则：在于温通中阳，驱其寒湿，利其通降，气机运化，则清浊分明，胀痛自消。

方证

绀珠正气天香散证：曹鸣高方[1]。温胃散寒，理气化湿。治寒袭于外，湿积于中，致营卫不和，胃失通降。详见病案3。

老苏梗、炒枳壳、台乌各4.5g，淡干姜、白蔻仁、白芥子各3g，姜半夏、香附、藿香梗、川厚朴各9g，生苍术6g。

论著和讨论

本证候寒湿阻中，中阳失运，通降不利，叶天士曰：“瓜果冰寒，暴凉迅风，内外两因”[2]，均可遏滞中阳。张聿青云：“饮食在胃，运化在脾，然所以运化者，阳气之鼓舞也。”[3]其治则总宜温中和胃，祛寒化湿，利其通降为法。张聿青曰：“胃腑失其通降之权，宜温运和中，使脾胃之气旋运鼓舞，则不治其满，而满自退也。”[3]费伯雄说：“脾本湿土，寒邪乘之，寒与湿凝，是为重阴。脘下至当脐胀满作痛，悦脾汤主之：白术、茅术、乌药、青皮、砂仁各3g，茯苓6g，附子2.4g，木香1.5g，炒神曲9g，苡仁12g，姜3片。”[4]

病案举例

1.叶天士治瓜果冰寒，暴寒迅风，内外两因，舌白，渴不能饮，脘中胀满，烦不肯寐，身无热，头不痛，微呕，已经冷汗肢厥，脉弱濡伏：生草果、生白术、藿香梗、干姜、厚朴、丁香[2]。

又治浦氏，胸膈迷漫，胃痛呕食，肢节屈曲处冷痛，经落后，来时周身腰脊不舒，脉弦沉痛即便溏，此湿郁阻闭，气血不行，用药先须断酒（湿郁肢节疼痛）：生茅术、炮黑川乌、姜汁、白芥子、厚朴、广陈皮、荜茇、茯苓[5]。

2.张聿青治周左，湿寒内伏，脾胃健运迟钝，胃呆少纳，形体恶寒，非寒也，卫气之阻也：炒白术、猪苓、生熟薏苡仁各6g，川桂枝1.2g，广陈皮3g，制半夏、炒谷芽各4.5g，白茯苓9g，砂仁壳1.5g，玫瑰花2朵。二诊：胃纳稍起，痰多微咳，再温脾胃阳气：制半夏4.5g，煨益智2.1g，橘皮、炒竹茹各3g，生熟薏苡仁1.2g，白茯苓9g，藿香、炒白术、炒谷芽、玫瑰花各6g，老生姜2片[3]。

又治左，饮食在胃，运化在脾，然所以运化者，阳气之鼓舞也。湿温之后，多进甘寒，致湿邪日见其有余，阳气日形其不足，所以纳食之后，动辄胀满，脘中微觉坚硬，脉细而沉，胃腑失其通降之权，宜温运和中，使脾胃之气旋运鼓舞，则不治其满，而满自退也：上川厚朴、白术、连皮茯苓、草果仁、焦麦芽、川椒目、泽泻、公丁香、上广陈皮、生姜衣。

3.曹鸣高治刘某，男，68岁，寒袭于外，湿积于中，致营卫不和，胃失通降，脘痛时作，恙延两月，中西医多方诊治未效，刻诊胃脘冷痛，有气攻撑，得温稍舒，伴腹胀泛恶等症，纳谷不香，喜进热饮，舌质淡胖，苔白腻，脉左大于右，拟温胃散寒、理气化湿，绀珠正气天香散（组方见方证），3剂冷痛消失，白腻苔稍化，寒气已散，积湿未尽，脾胃运纳之机初苏，尚须健中助运，以利康复：炒党参、苏子各6g，炒白术9g，淡干姜、白芥子各3g，薏苡仁12g，川厚朴、枳壳各4.5g，焦谷芽15g，5剂痊愈[6]。

4.江克明治庄某某，男，49岁，胃小弯溃疡，胃痛常发三四年，饮食喜温恶凉，受寒痛甚，舌苔白厚腻，脉象弦缓，证属寒湿中阻，胃气不和，宜温中化湿法，平胃散加味：炒苍术、制川厚朴、荜澄茄、红豆蔻、藿香各9g，广陈皮6g，炙甘草、干姜各3g，3剂痛减，苔仍白厚腻，加草果9g，3剂，痛下移、连及小腹，加吴茱萸5g，3剂，胃痛已除，小腹仍隐痛，加小茴5g，桂枝9g，3剂，痛除苔化，守原意减其制，4剂愈[1]。

引用文献

［1］江克明.寒湿验案四则［J］.中医药学报，1984，(1)：47.
［2］徐衡之，姚若琴.宋元明清名医类案［M］.长沙：湖南科学技术出版社，2006：543.
［3］张聿青.张聿青医案［M］.上海：上海科学技术出版社，1963：141，146.
［4］张元凯，时雨苍，杨伯棠，等.孟河四家医集［M］.南京：江苏科学技术出版社，1985：86.
［5］叶天士.临证指南医案［M］.上海：上海卫生出版社，1958：273.
［6］王兴华等.曹鸣高治疗胃脘痛验案［J］.中医杂志，1986，(5)：16.

（七）脾气失运候（脾胃寒湿里证·脾胃证·本证2）

脾胃寒湿证，寒湿犯中，脾失健运之权，而不能分清泌浊，分利水谷，是为脾气失运之候。时病学家通称为足太阴寒湿证。其见症以脾气不能分利清浊之泻痢症象为主，但必兼见脾胃气机郁滞之脉症。

通称：足太阴寒湿。

内含病例：［中医］湿泻，濡泻，湿痢，秽湿。

病因病机：脾胃寒湿郁滞，如雷少逸所说："湿侵于脾，脾失健运，不能渗化，致阑门不克泌清别浊，水谷并入大肠而成泄泻矣。"[1]

证象组合：气滞+气郁

主症：**【水谷不分】症象**：①大便泻水。②大便稀溏。③小便不利。

副症：**【气机不利】症象**：①腹微痛。②不痛而鸣。③腹胀。④便溏不爽。⑤痢下白多，或如豆汁。⑥后重。**舌象**：舌白滑。**脉象**：①脉缓涩。②濡迟。③细。

宾症：**【气机不宣】症象**：①形寒身重。②面色黄困。③胸前痞闷。④脘闷。⑤不思食。

治则：当温化寒湿，兼以分利，李念莪曰："渗利使湿从小便去，《经》曰治泻不利小便非其治也。"[2]寒湿得去，则脾气自复其健运之常。

方证

1.通利州都法证：雷少逸方[1]。渗利膀胱、通利州都，治暑湿浸淫，脾失健运，火泻、湿泻、湿热痢疾。详见论著。

白茯苓、飞滑石各9g，泽泻4.5g，土炒苍术2.4g，车前子6g，通草、苦桔梗各3g，河水煎服。

2.温化湿邪法证：雷少逸方[1]。醒脾健中、行气燥湿，治暑湿浸淫，脾失健运，湿痢腹痛，绵绵而后重。详见论著。

藿香、陈皮各4.5g，白蔻仁3.6g，神曲9g，姜厚朴3g，苍术2.4g，生姜2片。

论著和讨论

1.本证候寒湿侵入脾胃，致脾失健运，水谷不分，雷少逸说："湿侵于脾，脾失健运，不能渗化，致阑门不克泌清别浊，水谷并入大肠而成泄泻矣。湿泻之为病，脉象缓涩而来，泻水而不腹痛，胸前痞闷，口不作渴，小便黄赤，亦或有腹中微痛，大便稀溏之证。当渗利膀胱，宜用通利州都法（组方见方证），则泻自得止矣。"[1]"盖夫寒湿之为痢也，腹绵痛而后坠，胸痞闷而不渴，不思谷食，小便清白，或微黄，痢下色白，或如豆汁，脉缓近迟之象，宜用温化湿邪法（组方见方证）加木香治之。"[1]

2.治法：总宜温化寒湿，兼以渗利，以助脾气之健运。李念莪说："淡渗，使湿从小便而去，如农人治涝，导其下流，虽处卑监，不忧巨浸，《经》曰：治湿不利小便，非其治也。"[2]吴鞠通说："足太阴寒湿，腹胀小便不利，大便溏而不爽，若欲作滞下者，四苓加厚朴秦皮汤主之（苍术、厚朴各9g，茯苓15g，猪苓、泽泻各12g，秦皮6g），五苓散亦主之。"[1]又说："秽湿着里，邪阻气分，舌白滑，脉右缓，四加减正气散主之：藿香、云茯苓各9g，厚朴、神曲各6g，广陈皮4.5g，草果3g，山楂炭15g。秽湿着里，脘闷便泄，五加减正气散主之：藿香、厚朴、苍术各6g，广陈皮、大腹皮各4.5g，茯苓9g，谷芽3g。"[3]何廉臣亦云："濡泄者（一名洞泄），身重脉软，湿自胜也，由脾虚不能制湿，湿反胜而成病，故腹不痛，而肠鸣溺少，利下多水，宜五苓散主之。"[4]

3.杂录：湿淫于内，泄泻身重，脉迟，胸腹满闷，甚则肠鸣辘辘有声，小便不利，面色黄困，大便多水，腹不痛，脉濡细，主香燥除湿，佐以渗利，胃苓汤，兼形寒发热，用藿香正气散。痢疾湿偏胜，白多红少，苔白腻，主加味除湿汤，祛湿调气：苍术、半夏、厚朴、藿香、陈皮、赤茯苓、广木香、肉桂、甘草、姜枣。

病案举例

1.叶天士治程氏，寒湿腹痛，恶心泄泻（寒湿）：厚朴、藿香梗、益智仁、广陈皮、炒茅苍术、煨木香、茯苓、泽泻[5]。

又治陆妪，气滞为胀，湿郁为泻，主以分消：炒厚朴、大腹皮、茯苓、泽泻、煨益智、广陈皮、炒山楂肉[5]。

又治某氏，雨湿凉气，乘于脾胃，泄泻之后，腹膨减食，宜健中运湿：焦白术炭、厚朴、广陈皮、生谷芽、炒扁豆、木瓜、茯苓、泽泻[5]。

又治邹妪，湿伤泄泻，小便全少，腹满欲胀，舌白不饥，病在足太阴脾，宜温中佐以分利：生茅苍术、厚朴、草果、广陈皮、茯苓、猪苓、泽泻、炒砂仁[5]。

2.张伯熙治杨左，暑湿挟寒滞，阳气郁遏，腹痛时作，痢下赤白不爽，脉濡细，苔白腻，喜饮热汤，以温通厥气，导滞化湿：乌药、苏梗、藿香梗各6g，姜炭1.2g，猪苓、赤茯苓、焦楂曲、全瓜蒌各9g，泽泻4.5g，广木香3g，川厚朴2.4g，枳实导滞丸9g[6]。

3.费振平治陆某某，女，30岁，纳凉受寒，以致腹鸣而泻，水样喷射，日6~7次，食纳无味，四肢乏力，苔白腻，脉迟，为寒湿夹滞，客于肠胃，和中化浊汤加减：焦茅苍术3~9g，厚朴3g，广陈皮、车前子、赤茯苓、台乌、焦山楂、焦六曲、藿香各9g，木香4.5g，砂仁2.4g，枳壳3g，煨姜3片[7]。

引用文献

[1] 雷丰.时病论[M].北京：人民卫生出版社，1964：37，40.

[2] 李中梓.李中梓医学全书[M].北京：中国中医药出版社，1999：221.

[3] 吴鞠通.温病条辨[M].福州：福建科学技术出版社，2010：77，87.

[4] 俞根初.重订通俗伤寒论[M].上海：上海科学技术出版社，1959：384.

[5] 叶天士.临证指南医案[M].上海：上海卫生出版社，1958：348，349.

[6] 萧龙友等.现代医案选（第一集）[M].北京：人民卫生出版社，1960：121.

[7] 费振平.加减和中化浊汤治疗泄泻40例[J].上海中医药杂志，1963，(11)：16.

（八）脾阳失运候（脾胃寒湿里证·脾胃证·本证3）

脾胃寒湿证，寒湿内侵中焦，脾胃阳气郁遏，脾阳失其健运之权，而成脾阳失运之候。时病学家亦称为足太阴寒湿之证，多发为泻、痢、胀、满、阴黄等病。其见症虽以上述病症显明，但必兼见阳气郁滞之脉症。

通称：足太阴寒湿。

内含病例：[中医]寒湿泄泻，慢性腹泻，寒痢，阴黄，胀满。[西医]慢性结肠炎。

病因病机：脾胃寒湿郁滞，因脾胃内犯寒湿，中阳旋运无力，湿胜阳郁，或胀或利，或发黄疸，吴坤安曰：“湿邪伏于太阴，以致脾阳不运。”[1]雷少逸云：“冷则凝滞中州之阳，不能运化，清气不升，脾气下陷。”[2]

证象组合：阳滞+气滞

主症：**【阳气不行】症象**：①面皖白。②身重肢倦，神倦贪睡，气息微弱而凉。③形寒，背恶寒，四肢不温，肢冷，身凉如冰。④懒言自汗。⑤身目黄晦。⑥痢下赤而暗晦。⑦食少不饮。⑧小便清短。⑨舌謇语重。**舌象**：①舌苔白腻。②苔白灰滑。③舌苔厚腻。**脉象**：脉迟、涩、沉、濡、细、软缓。**指纹**：淡白。

【气机不利】症象：①腹痛后重。②腹胀。③大便了而不了。**舌象**：①舌白如粉。②苔淡黄腻。**脉象**：①脉紧细按之空虚。②脉细数。

副症：**【气机不宣】症象**：①脘痞。②心下痞硬。③恶心。

宾症：**【水谷不分】症象**：①自利，便溏，晨泻。②泻下量少色白带沫。③痢下色白，稀而清腥。④小便短赤。⑤小便全无。

治则：当温运脾阳，兼以分利除湿，叶天士曰：“病在足太阴脾，宜温中佐以分利。”[3]吴鞠通亦云：“病在太阴，法当温脏，勿事通腑。”[4]

方证

1.消阴止泻丹证：陈士铎方[5]。补阳去湿，助正消阴，治腹痛作泻，稀而清腥，舌白脉迟。

苍术五钱，白术、山药各一两，附子三分，干姜一钱，水煎服。

2.暖培卑监法证：雷少逸方[2]。治脐腹冷痛，水粪杂下，小便清白，或肠鸣切痛，喜按喜温，身冷不渴，或下利完谷，或清冷如鸭粪，甚则厥逆，脉细小迟。

米炒党参、白云苓各9g，土炒白术6g，炙甘草1.5g，姜炭2.4g，土炒苍术1.8g，益智仁3g，葛根0.9g，粳米1撮。

3.五苓散加干姜、茵陈证：吴坤安方[1]。治阴黄发黄，汗出身冷，小便不利，口不渴，详见论著。

桂枝、茯苓、泽泻、猪苓、白术、干姜、茵陈。

4.理中汤加茵陈证：吴坤安方[1]。治阴黄发黄，汗出身冷，口不渴，二便俱利，详论著。

人参、干姜、白术、甘草、茵陈。

论著和讨论

1.本证候寒湿内盛于中焦，脾阳不司运转，仲景曰：“伤寒发汗已，身目为黄，所以然者，以寒湿在里不解故也。以为不可下也，于寒湿中求之。”（《伤寒论》259条）张景岳说：“痢疾之病，多病夏秋之交……因热贪凉者，人之常事也，过食生冷，所以致痢。”[6]雷少逸亦云：“寒痢之证，实因炎热贪凉，过食生冷，冷则凝滞，中州之阳，不能运化，清气不升，脾气下陷，以致腹痛后重，痢下白色，稀而清腥，脉迟苔白者，当去其寒，兼扶脾土，则痢自止，宜用暖培卑监法（组方见方证）佐以楂炭、木香治之。”[2]吴坤安说：“如遇伤寒疫证，下利如豆汁鱼脑之色，脉象沉濡，舌白如粉，小便不利，而口不渴者，湿毒聚于肠胃也，宜茅术、厚朴、广皮、二苓、滑石、泽泻、晚蚕沙、藁本之类，渗之和之。”[1]何廉臣说：“伤寒变痢，或如鱼脑及鼻涕、胨胶者，脾虚冷痢也，宜二术、炮姜等味。”[7]

2.治则：温通脾阳为主，温化寒湿，助其健运。吴鞠通说：“自利腹满，小便清长，脉濡而小，病在太阴，法当温脏，勿事通腑，加减附子理中汤主之。白术9g，附子、干姜、茯苓、厚朴各6g，附子理中汤去甘守之人参、甘草，加通运之茯苓、厚朴。瓜果积加丁香、草果；下利滞涩加当归，其有误用克伐者，则人参又当倍用矣；上焦有暑湿，或呕者，反佐姜连少许。”[4]王雨三说：“寒湿之证，身重肢冷，面色皖白，小便清，饮食少，脉迟涩者，用胃苓汤加炮姜。”[8]

3.黄疸：俞根初云：“若湿流肌肉，发为阴黄，黄而昏暗，如熏黄色，而无烦热热象者，前方（藿香正气汤）送下矾硫丸，燥湿除疸以退之。”[7]吴鞠通说：“足太阴寒湿，四肢乍冷，自利目黄，舌白滑，甚则灰，神倦不语，邪阻脾窍，舌謇语重，四苓加木瓜草果厚朴汤主之：生白术、半夏各9g，猪苓、泽泻各4.5g，赤茯苓15g，木瓜、厚朴各3g，草果2.4g，阳素虚者，加附子6g。”[4]“足太阴寒湿，舌灰滑，中焦滞痞，草果茵陈汤主之。面目俱黄，四肢常厥者，茵陈四逆汤主之。”[4]

吴坤安说：“若发黄，汗出身冷，脉沉迟者，阴黄也，茵陈五苓加干姜。”[1]“阴证发黄者，宜茵陈四逆汤温之，环口黧黑冷汗者，阴黄死证也。”[1]“发黄汗出身冷，脉沉迟，小便不利，口不渴者，阴黄证也，五苓散加干姜、茵陈（组方见方证），二便俱利者，理中汤加茵陈。伤寒遇辰戌丑未年，太阳太阴司天，医用寒凉太过，往往有阴黄之症，脉沉迟，肢体冷而发黄者，宜理中汤加茵陈（组方见方证）主之；小水不利，理中汤加茯苓、猪苓、官桂；呕者，理中汤合陈皮、法半夏、生姜。若天久淫雨，湿令太行，又当理中汤合平胃散为当，甚则加附子。”[1]“（太阴湿伏）凡身体沉重，不能转侧，四肢乍冷，目黄脘痞，自利，语言欲謇者，此湿邪伏于太阴，以致脾阳不运而然也，宜健脾兼分利：茅苍术、厚朴、茯苓皮、草豆蔻、菖蒲、广陈皮、木瓜、泽泻之类。”[1]

病案举例

1.罗谦甫治真定韩君祥（至元丙寅六月，时雨淋淫，人多病湿温），因劳役过度，渴饮凉茶及食冷物，遂病头痛，肢节亦疼，身体沉重，胸满不食，自以为外感内伤，用通圣散二服，加身体困甚。医以百解散发其汗，越四日，以小柴胡汤2服，复加烦热躁渴；又六日以三一承气汤下之，躁渴尤甚；又投白虎加人参柴胡饮子之类，病愈增。又易医用黄连解毒汤、朱砂膏、至宝丹之类，至十七日后，病势转增传变，身目俱黄，肢体沉重，背恶寒，皮肤冷，心下痞硬，按之则痛，眼涩不欲开，目睛不了了，懒言语，自汗小便利，大便了而不了。罗诊其脉紧细，按之空虚，两寸脉短，不及本位，此证得之因时热而多饮冷，加以寒凉寒药过度，助水乘心，反来侮土，先囚其母，后薄其子。《经》云：薄所不胜，乘所胜也。时值霖雨，乃寒湿相合，此为阴证发黄明矣。罗以茵陈、附子、干姜汤主之[9]。

2.叶天士治陆五一，当脐动气，子夜瘕泄，昼午自止，是阳衰寒湿泣凝，腑阳不运，每泻则胀减，宜通不宜涩：制川乌、生茅苍术、茯苓、木香、厚朴、广皮[3]。

3.陈作仁治寒湿阴黄：卢子敬，48岁。时值暑热，喜饮冷水，又常于阴凉处当风而卧，以致湿邪不得由汗而出，困于脾家，蓄蕴日久，致成斯疾。面目遍体黯黄如嫩绿，小便清白，大便溏泄，不热不渴，倦卧无神，常若离魂者。左右六脉沉迟而缓，来去无神，察其平素所好，参合脉症，知系寒湿阴黄证也。治宜温通，议以茵陈蒿加附子干姜汤主之。仍以茵陈蒿利湿为君，以附子、干姜回阳温中为臣，以薏苡仁扶土化湿为佐，以云茯苓利水除邪为使。茵陈蒿24g，黑附片9g，川干姜6g，炒薏苡仁、云茯苓各12g。此方连进2剂，溏泄渐止，黄亦稍退，各症均有转机。仍照原方加焦白术9g，杭白芍6g，广陈皮4.5g，六一散12g包煎。又接进3剂，6日后各症痊愈[10]。

4.周天心治湿泻：蔡某某，男，1岁，面白，神倦贪睡，舌苔厚腻。气息微弱而凉。曾吃水果，并出外受凉，泻肚子已10天多，经铁路医院检查是消化不良引起腹泻，治疗多次，疗效不显。现在腹痛、爱哭，每天泄泻7~8次，有一天10多次，泻下量少色白带沫，食少不饮，小便清短。四肢不温，指纹淡白。证属脾胃虚寒，虚不胜湿，湿困脾土，无力运化，治以温中化湿，用不换金正气散法：藿香12g，苍术4.5g，陈皮、厚朴、炙甘草、生姜各3g，大枣11枚。开水煎药，分3次服完。服1剂复诊：泻下较减，日夜三四次，粪色转黄，量多，面有红色，舌苔转薄白，饮食增加，四肢已温，唯神倦贪睡。前方中去藿香、厚朴、苍术，加党参、茯苓、当归、白芍以补中营养。半月后去访，患儿完全恢复健康。

5.黄一峰治慢性结肠炎：刘某某，男，47岁，慢性腹泻2~3年，日行2~3次，溏薄不成形，夹黏液，腹痛隐隐，苔淡黄腻，脉细数，良由久泄伤脾，滞阻肠胃，拟升清降浊、助运肠胃：炙升麻2g，苏藿香梗、泽泻各10g，炮姜、败酱草各3g，炒麦芽15g，山楂炭、茯苓、车前子各12g，广木香、桔梗、青皮、陈皮各5g，7剂，大便较畅，有时成形，黏液消失，唯临厕腹痛，泄后痛减，乃脾虚肝旺，肝脾不调，参用痛泻要方获愈，继参苓白术丸补脾调摄，巩固疗效，半年后复查，结肠正常[11]。

引用文献

[1] 吴坤安.伤寒指掌[M].上海：上海科学技术出版社，1959：卷二10，11，卷三27，49，卷四52.
[2] 雷丰.时病论[M].北京：人民卫生出版社，1964：39.
[3] 叶天士.临证指南医案[M].上海：上海卫生出版社，1958：349.
[4] 吴鞠通.温病条辨[M].福州：福建科学技术出版社，2010：77，78，101.
[5] 柳长华.陈士铎医学全书[M].北京：中国中医药出版社，1999：858.
[6] 张介宾.张景岳医学全书[M].北京：中国中医药出版社，1999：1177.
[7] 俞根初.重订通俗伤寒论[M].上海：上海科学技术出版社，1959：190，391.
[8] 王雨三.治病法轨[M].北京：学苑出版社，2015：132.
[9] 徐衡之，姚若琴.宋元明清名医类案[M].长沙：湖南科学技术出版社，2006：72.
[10] 何廉臣.重印全国名医验案类编[M].上海：上海科学技术出版社，1959：98.
[11] 何焕荣等.黄一峰老中医对胃肠疾病的治疗经验[J].新医药学杂志，1979，(5)：8.

（九）脾胃郁滞候（脾胃寒湿里证·脾胃证·本证4）

脾胃寒湿证，寒湿郁滞中焦，脾胃升降失司，是为脾胃郁滞之候。时病学家亦称为足太阴寒湿之证。见症以脾胃气机郁滞与升降失常之脉症为主。

通称：足太阴寒湿。

内含病例：［中医］寒湿泄泻，慢性腹泻，寒痢，胀满，阴黄。［西医］慢性结肠炎。

病因病机：脾胃寒湿郁滞，因湿困中焦，脾气不升，胃气不降，升降失司，清浊不分，水谷不别，为中焦郁滞之证。

证象组合：气郁+气滞

主症：【气机不宣】**症象**：①面唇淡白无华。②口淡无味纳呆。③小便不利，大便反快。

【气机不利】**症象**：①脘腹闷胀，时有隐疼。②肠鸣腹痛。③满闷，食后饱闷。**舌象**：①舌质淡红。②苔白滑厚腻。③舌苔灰滑。④白而黏腻。**脉象**：脉沉滑。

副症：【气机不降】**症象**：①恶心呕吐。②嗳气呕酸。

宾症：【水谷不分】**症象**：大便溏泄。

治则：以苦辛温燥，疏利脾胃，燥湿散寒，佐以淡渗以分利其湿，辛香以流利气机，寒湿除，则脾胃自复其升降之常。

方证

1.平胃散证：《太平惠民和剂局方》方[1]。适应嗳气呕酸上腹胀满，恶心泄泻，肠鸣腹痛，不思乳食，舌苔白滑厚腻。

茅苍术9g，厚朴、陈皮、甘草各3g。泄泻初期，大便滞下不爽，酌加制大黄，食滞不消加神曲、麦芽，小便短少加泽泻、车前子，呕加半夏、生姜，腹痛甚加广木香、白芍，有表证加粉葛根、藿香，有热加芩连，有寒加炮姜、砂仁。

2.和中化浊汤证：费伯雄方[2]。治寒湿夹滞客于肠胃，腹鸣而泻，食纳无味，四肢乏力。

茅术、厚朴、枳壳、青皮、砂仁、乌药各3g，茯苓、车前各6g，木香1.5g，楂炭、神曲各9g，荷叶一角，煨姜3片。

3.三宜汤证：龚志贤方[3]。治脘腹闷胀，时有隐疼，呕恶便溏。

藿香、苏梗、厚朴、苍术、茯苓、前胡各12g，木香、法半夏、生姜、黄芩各9g。

4.不换金正气散证：赖良蒲方[4]。温中除湿，治脾虚湿滞不运，恶心欲吐，食欲不振，四肢困倦，大便溏泄，苔薄白，脉浮濡。详见病案1。

苍术、猪苓各9g，厚朴、陈皮、半夏、藿香梗、生姜各6g，甘草3g。

论著和讨论

1.本证候脾胃寒湿郁滞，气机升降失司，治则以苦温辛香疏利脾胃为主，以散寒燥湿，兼以渗利，分消其湿。吴鞠通说："足太阴寒湿，舌灰滑，中焦滞痞，草果茵陈汤主之：草果3g，茵陈、茯苓皮各9g，厚朴、猪苓、大腹皮各6g，广陈皮、泽泻各4.5g。"[5]吴坤安说："白而黏腻者寒湿，黄而黏腻者湿热。更验其小便不利，大便反快，为湿邪痞满，乃湿邪结于中焦，宜厚朴、苍术、茯苓、猪苓、陈皮、法半夏之类，苦温以开泄之。"[6]"苔白滑而脉右缓者，秽湿着里，邪阻气分也，宜草果、山楂肉、神曲，以运脾阳。"[7]

2.杂录：景岳云："胃脘痛证，多有因食，因寒，因气不顺者，然因食因寒，亦无不皆关于气，盖食停则气滞，寒留则气凝，所以治痛之要，但察其果属实邪，皆当以理气为主，宜排气饮加减主之：藿香、木香、乌药、厚朴、枳壳、香附、陈皮、泽泻。"[8]姚国美说："呃逆，嗳腐吞酸，胸脘胀痛，拒按者，乃滞停中焦，阻胃之降，治以大和中饮（山楂、厚朴、枳实、陈皮、泽泻、麦芽、砂仁、干姜、木香、半夏）。"[9]

病案举例

1.**赖良蒲**治张某某，男，26岁，操舟作业，多伤水湿，致令脾虚湿滞不运，恶心欲吐，食欲不振，四肢困倦，大便溏泄，苔薄白，脉浮濡。病历三四月，温中除湿，不换金正气散（组方见方证）。八剂而痊[4]。

2.**张聿青**治陈左，痛泻之后，继以呕吐，中州不舒，脉形沉细，此寒湿内阻：川厚朴、枳实、大腹皮、广陈皮、山楂肉、半夏、白蔻仁、赤白苓、鲜佛手[10]。

3.**曾救凡**治王姓，男，35岁，天气炎热，途中渴甚，喝饮冷泉水数次，当晚即腹胀泄泻，今已5天，刻下日解稀便5~6次，量少不畅，嗳气不爽，胸脘满闷，腹胀且痛，嗳气不爽，恶心欲吐，纳呆肢困，小便黄少灼热，舌正苔白腻，脉濡缓，寒湿伐中，脾气被困，气机升降失司，乃致清浊不分，而成湿泻，病延时日，邪有化热之势，宜渗湿化浊，醒脾和中，调畅气机：杏仁、通草各5g，白蔻仁、陈皮各6g，薏苡仁15g，苍术、厚朴、半夏、藿香各9g，滑石18g，绵茵陈、山楂炭各12g，3剂，泻止，六君子汤调理[11]。

引用文献

［1］刘景源点校.太平惠民和剂局方［M］.北京：人民卫生出版社，1985：92.
［2］张元凯，时雨苍，杨伯棠，等.孟河四家医集［M］.南京：江苏科学技术出版社，1985：25.

［3］龚志贤.龚志贤临床经验集［M］.北京：人民卫生出版社，1984：241.
［4］赖良蒲.蒲园医案［M］.南昌：江西人民出版社，1965：27.
［5］吴鞠通.温病条辨［M］.福州：福建科学技术出版社，2010：78.
［6］吴坤安.伤寒指掌［M］.上海：上海科学技术出版社，1959：卷一19.
［7］曹炳章.彩图辨舌指南［M］.南京：江苏人民出版社，1962：卷二23.
［8］张介宾.张景岳医学全书［M］.北京：中国中医药出版社，1999：1188.
［9］姚国美.姚国美医学讲义合编［M］.北京：人民卫生出版社，2009：239.
［10］张聿青.张聿青医案［M］.上海：上海科学技术出版社，1963：109.
［11］曾救凡.三仁汤的临床应用［J］.中医杂志，1982，(7)：47.

（十）中阳郁滞候（脾胃寒湿里证·脾胃证·本证5）

脾胃寒湿证，寒湿内盛，郁遏中焦阳气，致脾胃升降失司，为中阳郁滞之候。时病学家亦称为太阴寒湿证，俞根初更称为寒中太阴之证。其见证以脾胃升降失调之上吐、下利、脘腹胀痛等症象为主，但必兼有阳气郁滞之脉症。

通称：太阴寒湿证，寒中太阴。

内含病例：［中医］寒湿泄泻，痞满，湿泻。

病因病机：脾胃寒湿郁滞，因寒湿之邪郁滞中阳，脾胃升降失司，以致气机不利，清浊不分，水谷不别，阳气不行，为脾胃阳气郁滞之证。

证象组合：阳滞+气滞+气郁

主症：**【阳气不行】症象**：①肢厥。②恶寒战栗。③身痛重作。④小水清利。**舌象**：①舌苔淡白。②白滑而嫩。③灰滑。**脉象**：①脉沉弦而迟。②沉迟而濡。

【气机不利】症象：①腹痛。②腹胀痛。③腹满。④中脘不畅。

副症：**【水谷不分】症象**：①下利完谷不止。②小便不利。**舌象**：苔白滑。

【气机不降】症象：①吐水。②呕逆。③呃逆。

宾症：**【气机不宣】症象**：腹满。

治则：以温通中阳为主，以祛寒燥湿，或兼以渗利以分消其湿。

方证

1.胃苓汤证：《通俗伤寒论》用方[1]。温中化水，治寒中太阴之初者，怕寒战栗，头不痛，身不热，口不渴，便四肢厥，上吐下利，脘满腹疼，小便不利，舌苔白滑带灰。详见论著。

苍术、陈皮、白术、泽泻、猪苓各4.5g，厚朴6g，带皮茯苓12g，肉桂1.2g。水煎服。

2.神香圣术煎证：《通俗伤寒论》用方[1]。热通脾肾法，治寒中太阴之重者，舌苔灰而滑腻。详见论著。

冬白术炒香15g，紫瑶桂、炒广陈皮各3g，公丁香0.6g，川姜炒黄6g，白蔻仁1.8g。

3.附子理中汤证：《通俗伤寒论》用方[1]。热壮脾肾法，治寒中太阴之极重者，舌苔灰而淡白。详见论著。

炮附子15g，别直参、炒香冬白术、炮姜炒黄各9g，清炙甘草2.4g，生姜汁1瓢冲。

论著和讨论

本证候寒湿郁滞脾胃，中焦阳气不司升降，其治则当苦辛温燥，以温通中阳为主，以祛寒燥湿，或佐淡渗以利水行湿，或参辛香以调其升降。俞根初说："太阳表寒虽解，而阳明中有水气，胃中寒，不能食，食谷欲呕，饮水即哕，脘腹满，小便难，大便自利，甚则吐水，肢厥，下利，完谷不止，舌苔淡白，白滑而嫩，脉沉弦而迟，此由胃阳素虚，猝为表寒所侵，触动里结之水气，累及脾阳，不能健运也。呕多者，先与吴茱萸汤（淡吴萸3g，米炒潞党参4.5g，生姜6g，大红枣4枚），止其呕；利多者，与胃苓汤，温中化水，水气化则小便利，下利自止，继以香砂理中汤，温健脾阳，升发胃气，其病即愈。"[1]"寒中太阴者，初起即怕寒战栗，头不痛，身不热，口不渴，便四肢厥，上吐下利，脘满腹疼，小便不利，舌苔白滑带灰，甚或灰而滑腻，灰而淡白。脉沉濡而迟甚或沉濡而微。轻则胃苓汤（组方见方证）为主；重则神香圣术煎（组方见方证）为主；极重则附子理中汤（组方见方证）为主。呕甚兼呃，加姜半夏12g，上沉香2.4g，真柿蒂30枚；腹胀痛甚，加真川厚朴4.5g，明乳香2.4g；泻多不止加煨肉果3g，灶心土5方（包煎）。"[1]

曹炳章说："舌白滑灰者，寒湿也，灰白不浊者，寒兼痰湿也，为阳气不化，阴邪壅滞，不可乱投苦寒滑泄以伤阳。"[2]"凡白苔带黑点，或苔见黑纹而黏腻者，太阴气分之湿也。宜行湿和脾。"[2]"苔黑而口黏淡者，当从太阴脾湿治，不可便泥肾气凌心也。"[2]吴坤安说："脉沉迟而濡，身无热，但吐泻，口不渴，小水清利，身痛重作，或手足肿痛者，为寒湿，宜分渗兼温中，胃苓汤加炮姜、木瓜，重者加附子。”[3]董废翁说：“凡胃虚内热，烦渴泻利……如腹满，小便不利者，五苓散合理中汤。若呕者，加藿香、半夏、陈皮、生姜。如湿多而泻不止者，加苍术、白术。如腹胀者，加厚朴。腹痛不止，加炒白芍、肉桂、木香温之。”[4]

病案举例

秦伯未治张某某，恶寒身疼，数日不解，肠胃蕴寒，传导失职，便下清稀，中脘不畅，腹痛隐隐，舌苔白滑，脉迟涩，宜解表散寒分利：藿香梗、苏梗、大腹皮、赤茯苓、范志曲各9g，干姜1.5g，砂仁2.4g，焦白术6g，煨木香、制川厚朴、炒枳壳各4.5g，5剂泻止[5]。

引用文献

[1] 俞根初.重订通俗伤寒论［M］.上海：上海科学技术出版社，1959：190，201.

[2] 曹炳章.彩图辨舌指南［M］.南京：江苏人民出版社，1962：卷二25，32.

[3] 吴坤安.伤寒指掌［M］.上海：上海科学技术出版社，1959：卷四51.

[4] 高鼓峰等.医宗已任篇［M］.上海：上海科学技术出版社，1959：162.

[5] 秦小珩，戴德英，黄宣能.秦伯未治疗泄泻的经验［J］.中医杂志，1982，(3)：16.

（十一）脾气虚滞候（脾胃寒湿里证·脾胃证·兼证1）

脾胃寒湿证，寒湿滞于中焦，而脾气已虚，不能运化水谷，是为脾气虚滞之候。常见于胀、满、泻、痢等病证，尚兼有气虚与气滞症象，故杂病家通称其为气虚中满，或虚胀之证。

通称：气虚中满。

内含病例：［中医］虚胀，泄泻，休息痢。

病因病机：脾胃寒湿虚滞，因寒湿内阻中焦，日久脾气已虚，或经汗后，或误下，损伤脾气，不能运化，寒湿内滞，清浊不分，水谷不别，而成气虚湿滞之证。

证象组合：气虚+气滞

主症：**【气虚失充】症象**：①肠鸣。②午后形寒。③神情疲惫。④乏力。**舌象**：舌尖红质淡。**脉象**：①脉软无力。②小缓。③脉两寸沉濡，右关沉迟。

【水谷不分】症象：①便溏。②泻稀水。③完谷不化。

副症：**【气机不利】症象**：①大腹痞满。②时胀时感中空无物，喜手按摩。③食后腹痛，左下腹按之痛。④痢下赤白，大便有黏液而不爽，里急后重。**舌象**：①舌苔白。②滑腻，厚。③苔秽腻。**脉象**：左关沉弦，两尺沉滑有力。

宾症：**【气机不宣】症象**：不思食。

【气机不降】症象：①嗳腐吞酸。②呕逆。

治则：温补脾气为主，以助其运化；兼苦辛温香，以化湿行气，虚实兼顾，补中行滞法。

方证

1.黄芪建中汤加减证：平世昌方[1]。温中运脾，治大便溏薄，或泻稀水，完谷不化，大腹痞满，详见病案2。

生黄芪、党参、麦芽、苍术、扁豆各9g，桂枝4.5g，炒白芍、大枣各12g，甘草、煨木香、老姜3g。

2.六君子汤合调气散证：孟庆锡方[2]。治腹胀乏力，食欲不振，食后腹痛，详见病案3。

党参15g，茯苓12g，苍术、白术、木香、苏梗、藿香、槟榔、焦山楂各10g，砂仁3g，沉香粉1.5g（冲）。

论著和讨论

1.本证候寒湿滞于中焦，脾气已虚，无力运化，寒湿郁滞不去，仲景曰：“发汗后，腹胀满者，厚朴、生姜、半夏、甘草，人参汤主之。”（《伤寒论》66条）何秀山说：“因于克削伤中者，必兼时胀时减，中空无物，用六君子汤去甘草调下（香砂宽中散）。因于中气久虚者，必兼或宽或急，喜于按摩，用补中益气汤去甘草调下。”[3]何廉臣亦云：“虚胀，多因于脾胃衰弱，气虚中满，腹虽膨胀，按之不痛，便溏肠鸣，舌白脉软，暮宽朝急气虚，朝宽暮急血虚，朝暮急气血俱虚。《内经》所谓足太阴虚则膨胀也，治宜温养阳气，初用参术健脾汤（太子参、生白术、茯苓、姜半夏、广陈皮、川厚朴各4.5g，生麦芽、炒山楂、砂仁各3g，尤在泾《金匮翼》方）继投健脾制肝汤（太子参、生白术各4.5g，苍术、云茯苓、广陈皮各3g，炒青子芩、麦冬、川厚朴各2.4g，广陈皮1.2g。气下陷者，加川柴胡1.5g、升麻0.9g，血虚加当归身、生白芍各4.5g；痰盛者加姜半夏9g、远志4.5g。丹溪方）。补中理气宽胀，胀消十之七八，则用香砂理中汤温健脾胃以善后。”[3]

2.治则：必当以温补脾气为主，兼以苦温辛香之品，以燥湿利气。何廉臣说：“气虚中满证，亦属难治，每仿陆肖愚先生法，进退调补，酌用补气养荣汤：党参、白术、当归身、白芍、川芎、茯苓、木香、豆蔻，初用香蔻2.1~2.4~3g调下宽膨散3g（顶大蛤蟆1只破开用砂仁、莱菔子填满，黄泥封固，炭上煅烧，研去渣），参术但用1.8~2.1g，而中满稍减，继则参术不减，香蔻宽膨，增至4.5g。而饮食渐加，中满较宽大半，后渐加参术至6~9g，减香蔻宽膨至0.6g，或进或退，约二三十剂，始奏全功。”[3]有云：脾虚湿盛，脉无力，或滑苔厚腻，腹胀痛，宜理湿健脾，六君子汤合平胃散。腹胀时作时消，遇食则胀益甚，或如停食之嗳腐吞酸，主补脾气以助健运，参术健脾丸：人参、白术、陈皮、半夏、甘草、茯苓、砂仁、厚朴。

病案举例

1.**蒲辅周**治刘某，男，50岁，痢病后，有时复发，这次下痢9日，大便有黏液而不爽，里急后重，日行4~7次，左下腹按之痛，精神疲倦，体重减轻，小便微黄，大便化验有红白细胞，未培养出细菌。舌尖红质淡，苔秽腻，脉两寸沉濡，右关沉迟，左关沉弦，两尺沉滑有力。属中虚脾湿，治宜温中理湿：台党参、苍术（米泔浸炒）各6g，广陈皮6g，山茵陈、茯苓各9g，薏苡仁12g，炮干姜、炙甘草、泽泻各3g，上肉桂（去皮后入）0.9g。3剂，每剂两煎，共取100ml，分2次服，加红糖少许，兑服。三日复诊：药后大便成形，次数、黏液均减，仍有腹胀，下坠感。舌质正红，舌苔已退净，脉缓有力。原方继服3剂，再以丸剂温中健脾、理气化积为治，拟理中汤加味：台党参、白术各30g，炮干姜、炙甘草、花槟榔、炒枳实、砂仁、炮川楝子、台乌药各15g，木香9g，云茯苓60g，上肉桂（去皮）、小茴香（盐水炒）各6g。共为细末，炼蜜为丸，重6g，早晚各服1丸，温开水下。按：本例有痢疾病史，临床辨证为中虚脾湿，实为慢性痢疾，乃正虚邪恋，寒湿夹杂，故缠绵难愈而复发。以理中汤加味，温中理湿，服药3剂而止。后以本方加味为丸，扶正祛邪，缓图巩固[4]。

2.**平世昌**治赵某某，男，42岁，大便溏薄，或泻稀水，甚则完谷不化，大腹痞满，胃纳锐减，午后形寒，神情疲惫，脉细苔腻，病延二候余，因寒湿浸淫，日久中阳被损，以黄芪建中汤温中运脾（组方见方证）。6剂若释[1]。

3.**孟庆锡**治王某某，男，41岁，4个月来，腹胀乏力，食欲不振，食后腹痛，进肉食后腹部胀疼更甚，自服导泻，泻后胀疼更甚，脉缓弦，舌苔薄白，以健脾疏气，佐以化滞，六君子汤合调气散（组方见方证），6剂腹胀消失，饮食渐增[2]。

4.**李新平**治李某某，女，72岁，2011年5月24日，化疗术后，泄泻如水，日十余行，舌苔腻垢略黄，属寒湿困脾：白蔻仁8g，苡仁、怀山药、槟榔各15g，杏仁、藿香、佩兰、茯苓、桔梗各10g，淡竹叶、木通各6g，厚朴、法半夏、大腹皮、炒白术各12g，3剂。27日，泄泻仍存，食入即泻，舌苔腻黄，为脾虚不运：党参、茯苓、怀山药、苡仁各15g，炒白术、藿香、苏叶、法半夏、车前子各10g，陈皮、砂仁、淡竹叶各6g，桔梗8g，甘草4g，泽泻12g，3剂。30日，滞下日三四次，咳嗽少痰，上方去甘草、淡竹叶、泽泻、车前子，加炒白术、法半夏各12g，桔梗、黄柏、荆芥各10g，广木香8g，干姜5g，苏叶6g，3剂。药后滞下止，再服3剂。6月5日，大便软，舌苔黄腻，上方去黄柏、苏叶、藿香、荆芥，加广木香10g，黄连5g，法半夏8g，3剂。再6剂，痊愈，续服补中益气丸2瓶，未复发。

引用文献

［1］平世昌.黄芪建中汤的临床应用［J］.江苏中医，1965，（4）：31.

［2］孟庆锡.谈谈胃肠功能障碍的辨证施治［J］.中医杂志，1980，（1）：58.

［3］俞根初.重订通俗伤寒论［M］.上海：上海科学技术出版社，1959：345，349，373.

［4］中国中医研究院编.蒲辅周医疗经验［M］.北京：人民卫生出版社，2005：168.

（十二）脾阳虚滞候（脾胃寒湿里证·脾胃证·兼证2）

脾胃寒湿证，寒湿滞于中焦，脾阳伤残，以致健运无权，是为脾阳虚滞之候。以其多见于腹胀、腹痛、泻痢等症，但必兼阳虚脉症，故杂病家亦常称为虚胀、虚痢之证。

通称：虚胀，虚痢。

内含病例：［**中医**］白痢，休息痢，虚胀，泄泻。

病因病机：脾胃寒湿虚滞，因寒湿深入中焦，或过投克伐，损其脾阳，致脾阳无力运行水谷，分泌清浊，调理升降，而成阳虚湿滞之证。

证象组合：阳虚+气滞

主症：**【阳气不振】症象**：①不喜食。②凛凛恶寒。③肢厥。④汗出。⑤倦怠乏力。⑥面青。⑦唇黯。**舌象**：舌淡，苔白腻。**脉象**：脉沉迟无力，细小，浮大无力，濡细。

【气机不利】症象：①朝宽暮急，䐜胀难忍。②肛坠痛便不爽。③脐痛连腰，少腹满胀，少腹板窒，肠鸣。④胀疼交迫。⑤痢下黏液，日三四行。**舌象**：苔根淡黄白腻，苔白腐。**脉象**：脉弦紧。

副症：**【水谷不分】症象**：①下痢纯白，如水晶鱼脑。②便溏不爽。③自利。④小便不利。

宾症：【气机不宣】症象：①胸腹满闷。②胃纳呆钝，食后不适，纳少。③脘痞。④二便不畅。

治则：当温补中阳为主，以助其运化之力，或略佐淡渗以分利其湿，或兼苦辛以利其气。但不可再行克伐攻积，重伤中阳。

方证

1.白术和中汤证：《通俗伤寒论》方[1]。温和脾胃，自利肢厥，胸膈痞满，按之不坚不痛，详见论著。

生晒术、新会皮各4.5g，焦六曲、五谷虫、陈仓米（荷叶包）各9g，佛手花1.5g，浙苓12g，砂仁3g。

2.附子理中汤去甘草加广皮、厚朴证：吴鞠通方[2]。治阳明寒湿。详见论著。

生茅苍术9g，人参、炮姜、炮附片各4.5g，广陈皮4.5g，厚朴6g。

3.苓泽理中汤证：蒲辅周方[3]。治腹泻稀水样，无腹痛里急，但肠鸣腹胀，食欲不振，低热微汗出，小便短少，舌淡苔白腻，脉左沉微弦、右沉濡。详见病案1。

党参、炙甘草各6g，炒白术、茯苓各9g，干姜、泽泻各4.5g，肉桂1.5g。

论著和讨论

1.本证候寒湿内滞中焦，脾阳伤残，无力运化，以致阳虚湿滞。何秀山说："因于阳气素亏者，必兼朝宽暮急，膜胀难忍，用附子理中汤去甘草调下（香砂宽中散）。"[1]"过用消克伤胃，其症自利肢厥，胸膈痞满，按之不坚不痛，时胀时减，右脉始虽浮大，久按渐转虚小者，必兼温和脾胃，白术和中汤为主（组方见方证）。"[1]

2.治则：温补脾阳，以助其运化为主，或兼以渗利以分解其湿，慎不可过投通利攻积之品，重伤脾阳。吴鞠通说："阳明寒湿，舌白腐，肛坠痛，便不爽，不喜食，附子理中汤去甘草加广皮厚朴汤主之（组方见方证）。"[2]薛生白说："湿热证，身冷脉细，汗泄胸痞，口渴舌白，湿中少阴之阳，宜人参、白术、附子、茯苓、益智等味。此条湿邪伤阳，理合扶阳逐湿。"[4]有云：下痢纯白，胸腹满闷，脉沉迟无力，理中汤温化祛寒。

3.魏长春按：休息痢，多因初起未予根治，病邪潜伏，留恋肠道，正气日虚而成。其所现之症，为中阳不足，阴虚内盛。故于温补佐导下祛积，以《千金》温脾汤加苦参清余热、祛伏湿，山楂消食导滞化瘀。三诊病瘥，痢止，继用升麻葛根汤加味治之。其中升麻、葛根合用，能升发清阳，制止泄痢[5]。

病案举例

1.曹伯仁治中阳不足，寒湿有余，脘痞纳少，舌白便溏，脉细小，法当温化即平为妙：茅术理苓汤加大腹皮、鸡内金、葛花、川厚朴。再诊：温化不足以消胀满，阳之虚也，甚矣！重其制以济之：茅苍术、川附、干姜各4.5g，党参9g，肉桂2.1g，防风6g，茯苓、五加皮各9g，陈皮3g。三诊：诸恙向安，仍守前法以祛留湿：川附、桂枝各3g，党参9g，生白术4.5g，干姜1.2g，茯苓4.5g[6]。

又治大腹胀满，便溏，舌苔冷白，干喜热饮，肤热脉数，脾阳大虚，无力运化湿浊而成鼓也，理之棘手。附桂治中汤加木瓜、草果、当归。再诊：进温补四剂，腹胀渐和，其邪从下焦而泄，所以大便作泻。然肤热未退，小便未长，干欲热饮，胃不思谷，白苔已薄，舌质转红，中阳稍振，湿热未清：理苓汤[6]。

2.谢映庐治杨志荣躬勤力作，感冒风寒，变成疟疾，截止后三日，胸腹饱闷，时现寒热，崇事消导，延胸高气急，胀疼交迫，手不可触，卧不安枕，其色如饥。闻其声先重后轻，问其所苦，晚间尤甚，脉浮大无力，知为苦伐伤中，先服槟榔、枳壳，痛尚可忍，后服大黄、枳实，胀不可当。以治中汤而重其剂，二剂即可安睡，二便通快如常，唯四肢乏力，胸喜推摩，附子理中汤数剂痊愈，又以附子理中丸数两而健[7]。

3.蒲辅周治文某，男，52岁，腹泻2天，因吃生黄瓜及胡萝卜引起，1日4~5次，呈稀水样，无腹痛里急，但肠鸣腹胀，食欲不振，低热微汗出，小便短少，舌淡苔白腻，脉左沉微弦、右沉濡。属太阴脾虚，治宜健脾理中（组方见方证），1剂。次日复诊大便次数减少[3]。

4.魏长春治王某某，男，36岁，患休息痢已逾十载，痢下黏液，日三四行，胃纳呆钝，食后不适，倦怠乏力，唇黯，少腹胀满，脉沉迟，苔根淡黄白腻，此乃久痢脾阳衰弱，运化无力，积滞未净之候。拟温阳健脾、攻下寒积法，并嘱节饮食，薄滋味以助药治：淡附子6g，西党参、生大黄各9g，干姜、炙甘草、苦参各3g，焦山楂15g。3剂后大便1日2次，色泽转黄，尚有黏液，腹胀，按之反舒，脉迟，舌淡、根苔黄白而腻。拟前法续进，上方去甘草减附子为3g，加桂枝3g、肉桂粉（吞）1.5g。3剂后，痢止，腹软，大便日解1次，脉缓，舌淡苔腻。改以升清降浊、调中助运法善后。升麻、葛根、炒白芍各9g，炙甘草、生姜、苍术各3g，焦山楂、炒麦芽各15g，4剂[5]。

5.林朗晖治江某，男，50余岁。患泄泻近1周，每日二三次。腹部隐痛，渴不喜饮，肠鸣辘辘，小便不利，脉象濡细而弱，舌苔淡白稍腻。此乃中宫寒湿不化，脾胃阳气受伤，健运失职之故。法宜温脾化湿为主，拟用五苓散加味。处方：炒白术、泽泻各15g，猪茯苓9g，肉桂（研冲）0.6g，北姜3g，熟附片9g。连进3剂，病告痊愈[8]。

引用文献

［1］俞根初.重订通俗伤寒论［M］.上海：上海科学技术出版社，1959：306，345.

［2］吴鞠通.温病条辨［M］.福州：福建科学技术出版社，2010：79.

［3］中国中医研究院编.蒲辅周医疗经验［M］.北京：人民卫生出版社，2005：158.

［4］王士雄.温热经纬［M］.沈阳：辽宁科学技术出版社，1997：47.

［5］浙江省中医院.魏长春临床经验选辑［M］.杭州：浙江科学技术出版社，1984：95.

［6］柳宝诒等.增评柳选四家医案［M］.南京：江苏科学技术出版社，1983：151，154.

［7］谢映庐.谢映庐医案［M］.上海：上海科学技术出版社，1962：135.

［8］福建省中研所.福建中医医案医话选编2［M］.福州：福建人民出版社，1963：155.

（十三）阳虚失摄候（脾胃寒湿里证·脾胃证·转证）

脾胃寒湿证，寒湿久留，伤残脾阳，不能统摄，致络血外溢，转为阳虚失摄之候。杂病家常称之为小肠寒湿下血之证，叶天士则谓为阳虚寒湿，余听鸿则称太阴湿聚。其见症除出血特征外，必兼见脾阳虚弱之脉症。

通称：小肠寒湿，阳虚寒湿，湿聚太阴。

内含病例：［中医］吐血，便血，痔血。

病因病机：脾胃寒湿虚滑，因寒湿久留中焦，损伤脾阳，脾阳不能固摄血络，络血外溢，而成阳虚失血之证。

证象组合：阳虚+气虚+血滑

主症：【阳气不振】症象：①面色萎黄。②痿弱不振。③肢体麻痹。④便溏，洞泄。⑤肢冷，怯寒。⑥冷汗淋漓。**舌象：**舌淡白灰润。**脉象：**①脉细涩。②沉数。③沉欲绝。

【血络不固】症象：①吐血不止，血色淡红。②痔血。③粪前下血，散而紫暗。④便后血色红紫，兼行成块而下。⑤血色黑暗如稀豆汁。⑥纯血无度。

副症：【气虚失充】症象：①食少。②头晕心慌。③气短自汗。

宾症：【阳气浮越】症象：①肢冷畏热。②欲饮不能饮。③语言或蒙或清。

治则：当温通脾阳为主，以祛寒湿之邪，而固血络。

方证

1.加减黄土汤证：胡在兹方[1]，温补敛肠，治小肠寒湿下血，粪前下血，散而紫暗，或血色淡红，胃弱便溏，详见论著。

土炒白术、花龙骨、地榆炭各9g，阿胶6g，黑炮姜、炙甘草、砂仁各2.4g，伏龙肝30g，代水。

2.暖胃通阳法证：叶天士方[2]，暖胃通阳，治肾失固摄，大便溏滑，便后血色红紫，详见病案1。

生茅苍术、人参、茯苓、新会皮、厚朴、炮附子、炮姜炭、地榆炭。

3.加味五苓散证：余听鸿方[3]。治泄泻鲜红血，脉沉欲绝，冷汗淋漓，肢冷畏热，详见病案2。

白术、猪苓、赤茯苓、泽泻各二钱，炒薏苡仁四钱，山楂炭三钱，桂枝、藿香各一钱，炮姜、白蔻仁各五分，荷叶蒂三枚，姜、枣。

论著和讨论

1.本证候寒湿久稽，伤残中阳，脾阳失统摄之权，致络血外溢。仲景曰："吐血不止者，柏叶汤主之。柏叶、干姜各三两，艾三把，水五升，取马通汁一升，合煮一升，分温再服。"（《金匮要略·惊悸吐血下血胸满瘀血病脉证治》）"下血，先便后血，此远血也，黄土汤主之。"（同前）吴鞠通说："湿久伤阳，痿弱不振，肢体麻痹，痔疮下血，术附姜苓汤主之。生白术、茯苓15g，附子、干姜9g。"[4]

2.故其治则当以温通脾阳为主，祛寒湿之邪，以助其统摄。何廉臣说："若粪前下血，散而紫暗，或血色淡红，胃弱便溏，素无痔漏证者，此为小肠寒湿下血，治以温补敛肠为主，加减黄土汤（组方见方证），继用加味石脂禹粮汤（赤石脂、禹余粮各9g，土炒五倍子、生白术、川芎炭、醋炒祈艾各3g），填窍补络以善后。"[1]

病案举例

1.叶天士治俞，阳虚，肠红洞泻，议劫胃水。（阳虚寒湿）理中换生茅术、生厚朴、附子炭、炮姜[2]。

又治程十七，脉缓濡弱，阳气不足，过饮湿胜，大便溏滑，似乎不禁，便后血色红紫，兼行成块而下，论理是少阴肾脏，失司固摄，而阳明胃脉但开无合矣。从来治腑以通为补，与治脏补法迥异。先拟暖胃通阳一法（组方见方证）[2]。

2.余听鸿治常熟旱北门李姓妇，始以泄泻鲜红血，顾姓医进以白头翁汤，服后洞泻不止，纯血无度。邀余诊之，脉沉欲绝，冷汗淋漓，舌灰润色如烟煤，肢冷畏热，欲饮不能饮，言语或蒙或清，余曰：下痢纯血，议白头翁汤亦未尝不是，然厥阴下痢纯血，身必发热；太阴湿聚，下痢纯血，身必发寒，太阴为至阴湿土，非温燥不宜，兼之淡以渗湿为是，拟胃苓汤加山楂炭、炒黑干姜一剂，尚未回阳，而神识稍清，再进加味五苓散（组方见方证），服之泄泻已止，痢血亦停，渐渐肢温汗收，神识亦清，后将原方更改，服二三剂而愈[3]。

引用文献

［1］俞根初.重订通俗伤寒论［M］.上海：上海科学技术出版社，1959：329.
［2］叶天士.临证指南医案［M］.上海：上海卫生出版社，1958：376.
［3］徐衡之，姚若琴.宋元明清名医类案［M］.长沙：湖南科学技术出版社，2006：464.
［4］吴鞠通.温病条辨［M］.福州：福建科学技术出版社，2010：123.

（十四）中阳闭塞候（脾胃寒湿里证·脾胃证·变证）

脾胃寒湿证，寒湿之邪猝犯中宫，致中阳骤然闭塞，变为中阳闭塞之候。时病学家通常称为卒中寒湿，阴寒直中肾经，杂病家则常称为干霍乱，俗称痧气。其见症以猝然腹痛，吐泻不得为主之中阳逆乱症象为主，但必兼有阳气闭塞之脉症。

通称：卒中寒湿，阴寒直中少阴。

内含病例：［中医］痧气，干霍乱。

病因病机：脾胃寒湿郁闭，因中阳本虚，内停寒湿，或由其人阴浊素重，清阳不振，偶感浊阴之气。由口鼻直行中道，以致脾胃之气受逼，所以相争为绞痛，升降逆乱，清浊混淆，阳气闭塞。

证象组合：阳闭+气乱

主症：**【阳气闭塞】症象**：①眩冒欲绝。②四肢厥冷。③身痛。**脉象**：脉微沉伏。

【气机逆乱】症象：①腹内雷鸣，或疼痛如绞。②吐泻交作。③吐泻不得。④呕吐下利清水。**脉象**：脉沉紧而迟。

副症：**【气机不利】症象**：心痛欲死。

宾症：**【气机不宣】症象**：胸脘满闷。

治则：当急驱阴浊之邪，而开行阳气之闭塞，待闭开厥回，再图温补。

方证

蜀椒救中汤证：吴鞠通方[1]。治干霍乱，卒中寒湿，内挟秽浊，眩冒欲绝，腹中绞痛，脉沉紧而迟，甚则伏。详见论著。

炒川花椒、厚朴各9g，干姜12g，槟榔、广陈皮各6g。

论著和讨论

1.本证候寒湿猝中脾胃，中阳骤闭，气机不得升降，逆乱于中，吴鞠通曰："卒中寒湿，内挟秽浊，眩冒欲绝，腹中绞痛，脉沉紧而迟，甚则伏，欲吐不得吐，欲利不得利，甚则转筋，四肢欲厥，俗名发痧，又名干霍乱，转筋者，俗名转筋火，蜀椒救中汤主之：（组方见方证），转筋加桂枝、薏苡仁各9g，防己15g，厥者加附子6g，九痛丸亦可服（附子、干姜、巴豆各60g，生狼牙人参、吴茱萸各30g，熬碾如膏，蜜丸梧子大酒下，强人初服3丸，日三服，弱者2丸）。"[1]

2.治则：当急急通行阳气以解其闭厥，厥回再议温补。何廉臣说："初起先解其阴毒，以止吐利腹痛，用鲜生姜120g、胡椒10粒、紫金片3g，共捣取汁，冷饮一二盏，即将其渣和入黑白芥子各3g，鲜葱白10枚，共捣成饼，先用麝香0.15g，紫瑶桂0.3g，填入脐中，将饼罨在胸腹脐间上下，以小熨斗盛炭火烫之，以行其气血。干则和葱姜汁、烧酒、松节油等再熨之，熨至手足温和，吐利均止者生。另用烧酒糟捣艾叶包擦两手足湾，以肢温筋宽为度。"[2]"若中寒阴沙，莫妙于回阳膏（生香附5.4g，或吴茱萸亦可，公丁香3.6g，桂枝心2.4g，倭硫黄1.5g，麝香1.4g，共研每用0.6~0.9g），安入脐中，外以膏药封之。一时病即轻减，唯口渴苔黄，二便俱热者，虽见肢冷脉伏，亦勿妄贴此膏，更张其焰，内治方药，虽以芳香辛散之剂，开闭逐秽、活血通气为正法，然亦有别。猝中阴性恶毒者，莫妙于苏合香丸及太乙紫金丹。"[2]

3.杂录：李梴说："干霍乱者，气痞于中，欲吐不得吐，欲泄不得泄，所伤之物壅闭正气，关格阴阳，烦躁喘胀者必死，急以盐汤一盏入童便、姜汁顿服，探吐令透，未吐再服。外用盐炒吴萸熨脐下。即以理中汤加陈皮调之，或藿香正气散加官桂倍枳壳、茯苓、木瓜，吞苏合香丸。"[3]有云：饮食不洁，感受寒凉，肠胃不和，清浊不分，突然腹内雷鸣，或疼痛如绞，吐泻交作，泻下稀水，随即形脱目陷，螺瘪，两腿转筋，脉微沉伏。先吞蟾酥丸，以食盐填满脐，加艾灸并针灸中脘、天枢、关元、足三里，内服四逆汤、大顺散等回阳。

病案举例

1.齐有堂治王尚贤，患阴寒直中肾经，心痛欲死，呕吐不欲食，下利清水。其兄求治，予曰：乃弟病犯不治，寒邪犯心，脾胃立绝，此时药缓不济事，速以针刺一下，于心窝穴出紫血少许，然后用逐寒返魂汤救之，或可得生否。予以黄芪一两，高良姜三钱，附子、茯苓各五钱，白术三两，丁香一钱，煎服而苏[4]。

2.林珮琴治婺源李某，暑月霍乱，泻利稀水，呕出宿腐，右脉微小，左更模糊，不但脾失转输，清浊相干，且察其神气索然，理防痉厥。急须主以温中，佐以分利。参六和四苓合方，半夏、砂仁、茯苓、茯神、猪苓、藿梗、潞参、炙草、煨姜、谷芽。一服吐泻止，再服小便利，随去猪苓，加白术，用锅巴汤煎，二服霍然以起，后误以冷冻饮料，卒致不救[5]。

引用文献

[1] 吴鞠通.温病条辨[M].福州：福建科学技术出版社，2010：81.
[2] 俞根初.重订通俗伤寒论[M].上海：上海科学技术出版社，1959：203，215.
[3] 李梴.医学入门[M].天津：天津科学技术出版社，1999：651.
[4] 徐衡之，姚若琴.宋元明清名医类案[M].长沙：湖南科学技术出版社，2006：409.
[5] 林珮琴.类证治裁[M].北京：中国中医药出版社，1997：296.

六、脾肾寒湿证（寒湿内伤合病）（7候）

脾肾寒湿证，为脾湿下流于肾，或寒湿从下而受，寒湿侵及脾肾，以致脾肾阳气郁滞，湿滞于肾，则肾阳郁遏，既不能化气以达膀胱以利湿行水，复不能熏蒸脾土，致脾阳失其健运之权，阴盛阳郁，阳不化阴，或阴浊上干，阴踞阳位，是古称风虚之症。内滞于脾，则脾失运化，水谷不别，久则津液化水而外溢内蓄，是为阴水之患；留于外，或留于营分，致营血郁滞，阳虚不能化，而为阴斑、血痹；或留着于经隧则为寒痹、偏瘫；下流于肾，抑遏肾阳则为癃闭、肾着、痿躄、阳痿、寒疝、木肾之证。

脾湿下流，或湿从下受，郁滞肾阳，上不能熏蒸脾土，下不能化气膀胱，致寒湿留滞于中下二焦。故其治则，在于温通肾阳，肾阳一振，则脾阳亦健，即可运化水湿，下入膀胱；肾阳化气，则水道通利，水湿自行。然病已深入下焦，多致缠绵难期速解，甚则留着不去，多成顽痼之疾。

证候别称：寒湿痛痹，寒痹血凝，寒结膀胱。

病名：[中医]风虚，脐痛连腰，久泻，洞泄，休息痢，黄带下，牡疟，黑疸，虚斑，浮肿，阴水，石水，正水，虚胀，痱泻肿胀，脚气，寒湿痹痛，湿痹，寒痹，着痹，尫痹，偏瘫，痿证，肾着，癃闭，寒疝，木肾，冷淋，阳痿，白浊，伤口流水。

证候系统：详见图3-5-11。

上干——本证——清阳失位候
内滞——本证——脾阳虚滞候
　├——转证——津气不化候
　└——变证——阳虚不化候、阴虚不化候
外留——本证——营卫不行候
　└——转证——营血失宣候
下流——本证——肾阳失宣候

图3-5-11　脾肾寒湿证证候结构图（8候）

（一）脾阳虚滞候（脾肾寒湿内滞本证）

脾肾寒湿证，湿遏脾阳，脾阳不振，健运无权，湿邪下流，是为脾阳虚滞之候。其见症以脾湿下流之泻、痢、带下为主，但必兼见脾阳虚弱与湿邪内滞之脉症。

通称：中下寒湿。

内含病例：[中医]久泻，休息痢，黄带下，脐痛连腰。[西医]肠结核，慢性结肠炎，慢性腹泻。

病因病机：脾肾寒湿虚滞，因脾湿下流于肾，以致脾肾阳气郁滞，脾阳不振，不司健运之权，不能泌清别浊，水谷不得运化，而成阳虚湿滞之证。

证象组合：阳虚+气滞

主症：【阳气不振】症象：①身常凛凛恶寒。②面色萎黄，面色晦滞。③口唇及上龈色紫。④畏寒纳少，喜食甜味。⑤平时大便稀溏。⑥便白脓，遇冷则发。⑦带下，带色淡黄质清稀。⑧腰酸腿软。**舌象**：①舌淡。②舌紫苔白。③舌苔薄腻。④苔白腻。**脉象**：①脉沉细少力。②沉迟。③脉虚细。④脉细。

【气机不利】症象：①腹痛便前后更剧。②肠鸣腹胀。③腹常胀满。④脐痛连腰。

副症：【水谷不分】症象：①大便溏泄。②腹痛肠鸣。③腹泻经年，时见赤白。

宾症：【气机不宣】症象：①肢重。②面浮。

治则：当温补脾肾阳气为主，以祛寒而助其运化，兼以燥湿调气，渗利化湿，合成助阳除湿之法。

方证

温阳扶脾方证：黄一峰方[1]。治慢性结肠炎，慢性腹泻，溏泄夹不消化食物伴黏液，便前后脐周偏右旁腹痛，详见病案2。

炙升麻、炮附子各2g，葛根6g，扁豆衣、补骨脂、鸡内金、泽泻各10g，炮姜3g，焦谷芽、车前子各15g。

论著和讨论

本证候脾肾阳虚，寒湿内滞，故其治则以温补脾肾阳气为主，兼以燥湿化湿为法。如季明昌按："脾阳虚衰，运化无权而湿聚为带，故见带下色黄，面色萎黄，畏寒，腹满，便溏等症。张老（张又良）提出'理同阴黄'，用治'阴黄'之法而收功。此法妙在健脾化湿之中，主以姜、附、茵陈，仿茵陈术附汤治疗阴黄方法，实有其别开生面之处。"[2]

病案举例

1.**黄一峰**治穆某某，男，39岁，慢性腹泻6~7年，日2~3次，最多10余次，呈溏泄夹不消化食物伴黏液，便前后脐周偏右旁腹痛，苔薄白腻，有齿印，脉濡软，钡灌肠示："乙状结肠炎"，复查示"慢性结肠炎"。为久泻伤脾，脾不健运，当温阳扶脾、助运肠胃（组方见方证），20剂后，症状改善，改用丸散调服：炙升麻、防风炭各15g，白术、陈皮、木香、补骨脂各30g，怀山药、煅牡蛎各90g，扁豆、茯苓、白芍、菟丝子各60g，砂仁15g，鸡内金、麦芽、九香虫各45g，共末或水泛丸，早晚各服9g。一度因恣食油腻，腹痛泄泻，澼澼不畅，取木香槟榔丸每日9g，5天正常。钡灌肠示"无异常"[1]。

2.**张伯臾**治何某某，男，42岁，慢性腹泻迄今五载，腹痛肠鸣，便溏日行四至五次，腰酸腿软，畏寒纳少，脉细舌淡。暴泻为实，久泻属虚。虚者，脾肾两虚，脾虚则运化失职，肾虚则胃关不固，故虚寒内盛，洞泄不止，治拟健脾温肾止泻：熟附片（先煎）6g，党参、猪茯苓各12g，炒白术9g，淡干姜、炙甘草、煨木香各4.5g，炒川花椒6g。4剂。二诊：腹痛肠鸣得减，便溏日行仍三至四次，余证依然，脉细苔净，宗原方去猪茯苓、炒川花椒，加补骨脂12g、五味子3g。7剂。三诊：便溏日行3次，腹鸣痛减而未除，脉细，舌净边暗。脾肾阳虚，病久入络而有成滑之象，再守前法参入通络敛肠之品。原方去五味子，加丹参15g、川芎6g、禹余粮（打）30g。7剂。四诊：腹鸣痛大减，便溏每日一二次，脉小，苔薄白。前方已见效机，脾肾阳虚有振奋之势，再守前法出入：熟附片（先煎）6g，党参15g，炒干姜、炙甘草各4.5g，炒白术、禹余粮（打）各30g。连服10余剂[3]。

3.**李泰**治周文秀，女，38岁，脉左细右革，头痛眼花，肢体困倦，漏病最甚，此体虚夹寒湿之证。宜温补脾肾，兼以除湿：参须1.5g，白术、云茯苓、黄芪、当归各4.5g，益智3g，干姜、炙甘草各0.9g，芡实、山药、巴戟各9g[4]。

4.**张又良**治沈某某，42岁。带下5年之久，带色淡黄、质清稀，平时大便稀溏，腹常胀满，肢重面浮，畏寒食少，面色萎黄，舌苔薄腻，脉虚细，此脾阳虚衰、湿郁化黄为带，理同阴黄，治宜温阳化湿：党参9g，焦冬白术、茯苓各12g，制附子、茵陈各10g，淡干姜3g，薏苡仁、炒谷芽各15g，桂枝、陈皮各6g，红枣5枚。服4剂后，带下色、量俱减，纳谷转香，便已成形，前方去谷芽，加怀山药15g，茵陈改9g，制附子改6g，服5剂后，诸症均瘥[2]。

5.**祝味菊**治休息痢案：顾，男，腹泻经年不已，时见赤白，苔白腻，脉沉细。为中寒湿盛，痢后湿邪来清。诊断：休息痢。当予温中化滞：漂苍术、黄附块、姜半夏、补骨脂各15g，炮姜、油当归、煨诃子肉、肉豆蔻、淡苁蓉各9g，上安桂4.5g，赤石脂24g，大腹皮12g，苦参子3粒桂圆肉包吞。二诊：上方去当归、苁蓉，加西砂仁9g、淡吴萸9g。三诊：前恙稍瘥，脉仍虚细。上方去补骨脂、肉豆蔻、吴萸，加桔梗、益智仁、陈薤白各9g。四诊：上方去益智仁、诃子肉、砂仁、苦参子，加广木香4.5g，油当归12g[5]。

引用文献

[1] 何焕荣等.黄一峰老中医对胃肠疾病的治疗经验[J].新医药学杂志，1979，(5)：8.

[2] 季明昌.张又良治带经验[J].中医杂志，1981，(11)：15.

[3] 严世芸等.张伯臾医案[M].上海：上海科学技术出版社，1979：76.

［4］李洪成等.中医证候学［M］.北京：中国医药科技出版社，2008：525.
［5］王兆基.祝味菊先生医案选（续）［J］.中医杂志，1982，（11）：22.

（二）津气不化候（脾肾寒湿内滞转证）

脾肾寒湿证，寒湿郁滞脾肾阳气，不能化气行水，致水停为患，转为津气不化之候。杂病家通称之为阴水之证。以水气泛溢之浮肿、腹胀等症象为主，但必兼见阳郁与滞气之脉症。

通称：阴水泛溢。

内含病例：［**中医**］阴水，石水，正水，黑疸，脚气。［**西医**］营养性水肿，阻塞性黄疸，胆结石，胆囊积水。

病因病机：脾肾寒湿郁滞，系寒湿郁滞脾肾，中下二焦阳气不能运行，津液不能化气而化水，水气泛溢于内外，而成阴水之证。

证象组合：阳滞+津滞+气郁

主症：**【阳气不行】症象**：①四肢清冷，肢厥，手指麻木，两腿麻木不仁。②体重，腰膝酸重。③午后形寒，阴股间寒。④口淡不渴，纳减。⑤大便自调或溏。⑥面色漆黑，嗜睡懒言。**舌象**：①舌淡白而润。②苔白滑。③淡白胖滑。④苔薄白腻。**脉象**：①脉沉弦且迟。②脉右沉小。③脉沉细。

【津不化气】症象：①先肿下焦，继则一身悉肿。②四肢浮肿，足胫肿甚，按之而不起。③腹水明显。④两腿及阴囊皆肿。⑤肠间辘辘有声。⑥心下悸。**舌象**：舌苔白腻。**脉象**：①脉息缓大。②脉弦。

副症：**【气化不行】症象**：小便少，不利，色白。

宾症：**【气机不宣】症象**：①胸闷，脘闷腹胀。②口干。③大小便不利。

【气机不降】症象：呕恶。

治则：当以温通脾肾阳气为主，以运化寒湿之邪，兼甘淡以渗湿行水。肿于外者，或佐以辛温宣散以发越之，使水气从肌腠汗出而散，汗利分消以退肿；胀于内者，或佐以辛香流气以通利气机，以行水气而宽胀。

方证

1.麻附五皮饮证：《通俗伤寒论》方[1]。温下发汗法。治阴水，肢厥体重，先肿下焦，继则一身悉肿。详见论著。

麻黄、生姜皮各3g，淡附片2.4g，浙苓皮、五加皮各9g，大腹皮6g，细辛1.5g，新会皮4.5g。

2.五皮饮合鸡鸣散证：程门雪方[2]。治脚气，两足肿胀，腹胀不舒，胸闷，手指麻木，详见病案3。

苏叶、苏梗、五加皮、酒炒陈木瓜、泽泻各4.5g，陈皮6g，大腹皮、生熟薏苡仁各9g，连皮苓、冬瓜皮各12g，姜皮、吴茱萸各2.4g。

3.消水圣愈汤证：陈源生方[3]。治肺气郁闭，水湿潴留，全身浮肿数日，眼睑肿甚，目不能开，阴囊肿亮，腹大如鼓，腰痛，口干不欲饮，便结，舌苔白腻，脉沉迟。

桂枝、麻黄、生姜各9g，细辛4.5g，茯苓皮15g，大枣、天雄各12g，甘草、知母各6g，水煎服。

论著和讨论

1.本证候寒湿郁滞脾肾阳气，不能化气行水，以致水气泛溢。俞根初说："阴水则肢厥体重，先肿下焦，继则一身悉肿，阴股间寒，足胫肿甚，按之窅而不起，口淡不渴，大便自调，或竟溏泄，小便虽少，却不赤涩，甚或不利，舌苔白滑，或淡白而胖滑。左浮弦，右沉小者，风寒夹阴水肿也。阴水肿初用麻附五皮饮（何秀山按：以仲景麻附细辛汤合华元化五皮饮为剂，组方见方证），温下发汗以消肿；继用胃苓汤，实脾利水以除根，终用香砂理中汤健脾阳，以培元气。"[1]何廉臣说："寒郁下焦而成水肿者，《金匮》所谓石水、正水是也，每用麻附五皮饮，重用泽兰梗15~18g，温通络气以退肿。"[1]

2.治则：亦当以温通脾肾阳气为主，兼以行气利水为法。姚国美云："脚肿渐成水状，中焦胀满，饮食不思，此脾肾阳虚，水湿不能运化，泛滥于中，宜半夏汤：半夏、人参、桂枝心、干姜、附子、炙甘草、细辛、川花椒，温脾肾以祛寒湿。"[4]"脚肿，腹胀，肠间辘辘有声，心下悸，小便不利，脉沉弦且迟者，此属水积泛滥（脾肾阳虚，土不制水），法宜温肾实脾（补火生土），复元丹主之：泽泻、附子、木香、茴香、花椒、独活、肉豆蔻、厚朴、白术、橘皮、吴茱萸、桂枝心、槟榔。"[4]

病案举例

1.**张聿青**治荣右，胎前作肿，产后未消，兹将三月有余，反觉面浮腹满，此脾阳虚而不能旋转水湿，泛滥莫制也，热在正盛：土炒白术、泽泻、炙鸡内金（研先服）各4.5g，大腹皮、生熟薏苡仁各6g，炙黑草0.6g，广陈皮3g，炒冬瓜、连皮苓各12g，炮姜、官桂各1.5g，腹胀消，肤仍肿，微带呛咳，产后脾虚，湿不旋运，再运湿温中，参以调气：土炒白术、猪苓、茯苓皮、泽泻、葶苈子、生熟薏苡仁、炮姜、广陈皮、杏仁、五加皮、官桂、炙内金（研调）、炒冬瓜皮[5]。

2.孙一奎治程少湖因饮生酒，食干硬豆腐，次日面上浮肿，胸中作胀，今经半年，腹中肠鸣，四肢浮肿，两腿及阴囊皆肿，口干，大小便不利，年四十六矣，夜卧气喘，膝下冷，先以人参、苍术、陈皮、莱菔子、半夏曲、葛根、厚朴、枳实、补骨脂、大附子、茯苓，二剂，气喘稍定，腹中仍鸣，加白蔻仁、白芥子、桑白皮，小便颇利，浮肿渐消[6]。

3.程门雪治脚气：陶某某，男，41岁，两足肿胀，腹胀不舒，胸闷，手指麻木，舌苔白腻，脉弦。拟五皮饮合鸡鸣散出入（组方见方证）[2]。

4.李泰治病后脉微，水肿，畏寒，胸痞，舌白口淡。砂仁、附片各3g，白蔻仁、安桂各1.5g，花椒2.4g，法半夏、桔梗各4.5g，生姜1片。如有寒热，合逍遥散。腹胀大，气逆，加大腹皮3扎，丑牛、枳实各9g，广木香、酒制大黄各4.5g，生姜易干姜4.5g，累用皆效[7]。

5.吴正翔（整理）：施姓，男，60岁，黑疸（阻塞性黄疸，胆结石，胆囊积水）由黄疸加深转变黑疸，面色漆黑，嗜睡懒言，不知饥饱，肌肤甲错，干燥，腹水明显，右肋下上腹部肿块平脐，下肢浮肿，四肢清冷，午后形寒，大便不适，舌淡胖苔薄白腻，脉沉迟，寒湿留于阴分，阳气不宣，湿困中州，病久正气消残，不宜再次攻下逐瘀，阴盛阳衰，以温阳利水为法：熟附片18g，桂枝6g，川椒目、制半夏、炒茅苍术、木防已各9g，干姜3g，带皮茯苓30g，猪苓、泽泻各15g，7剂大有改善，去椒术加厚朴4.5g、杏仁9g，3剂加附块为30g，桂枝、白术各9g，6剂，咳止胸水消失，肿块缩2/3，但小便时涩痛不适，尿后滴沥不净，脉仍沉迟，尺无力，口淡耳鸣足软，时有心悸，此下元虚惫，肾气不足：附块、当归、龟甲各15g，肉桂3g，云茯苓、炙黄芪各12g，山茱萸、山药、熟地、知母、炒白术各9g，炒川黄柏4.5g，8剂，以香砂六君子汤合当归补血汤晚服，金匮肾气丸9g，调理[8]。

引用文献

［1］俞根初.重订通俗伤寒论［M］.上海：上海科学技术出版社，1959：360，368.

［2］上海中医学院.程门雪医案［M］.上海：上海科学技术出版社，2002：187.

［3］周文泉.陈源生老中医临床治验［J］.新医药学杂志，1976，(8)：42.

［4］姚国美.姚国美医学讲义合编［M］.北京：人民卫生出版社，2009：198，248.

［5］张聿青.张聿青医案［M］.上海：上海科学技术出版社，1963：398.

［6］韩学杰.孙一奎医学全书［M］.北京：中国中医药出版社，1999：784.

［7］李洪成等.中医证候学［M］.北京：中国医药科技出版社，2008：527.

［8］吴正翔.治愈黑疸1例的报道［J］.上海中医药杂志，1965，(7)：11.

（三）阳虚不化候（脾肾寒湿内滞变证1）

脾肾寒湿证，寒湿郁滞，日久必伤残脾肾阳气，致中下二焦阳虚，无力运化水液，变为阳虚不化之候。杂病家统称为阴水。除水气泛溢之肿胀外，更必兼脾肾阳虚与气滞之脉症。

通称：阳虚水泛。

内含病例：［**中医**］虚胀，痟泻肿胀，牡疟，浮肿，阴水，痿证。［**西医**］慢性肾炎，隐匿型肾炎。

病因病机：脾肾寒湿虚滞。脾肾阳虚，寒湿内聚，土虚不能制水，火衰不能化水，水湿泛滥于中，阳气失其运化之权，阴气凝聚，阳气汩没，甚则阴浊上攻。

证象组合：阳虚+津滞+气滞

主症：**【阳气不振】症象**：①面色苍白，面色萎黄，面色晦暗，青黑，口唇淡白无华。②气色枯白，毛发枯黄。③头重，精神萎靡，少气懒言，语言低怯，形体蜷缩，目睛𥆧𥆧，形神木呆，饮食减少乏味。④腰部作痛，腰背凉痛。⑤腹中肠鸣隐痛，大便稀溏。⑥小便淡黄欠舒。⑦肢冷畏寒，四肢厥冷，畏寒而不甚热。⑧下肢痿废不用。⑨伤口晦暗，不红不肿，色淡而不泽，流淡灰色脓水，疼痛入夜尤甚。**舌象**：①舌淡少苔。②舌淡质胖。**脉象**：①脉象缓弱无力。②脉迟弱指下模糊。③脉细微无力，沉细无力。

【津不化气】症象：①面目浮肿，面黄浮肿。②先肿于外，肾囊亦肿。③后胀于内，腹部膨隆。④口舌干燥。**舌象**：①舌质淡，苔白多津。②苔白腻。

副症：**【气化不行】症象**：①尿量甚少。②溲少而清。

【气机不宣】症象：①胸痞，语言不能出声。②脘胀。③饮食不纳。

宾症：**【气机不利】症象**：腹胀。

【气机不降】症象：①恶心呕吐。②饮食不进。

治则：当温补脾肾阳气为主，以祛寒湿，古人谓："土虚不能制水，当补火生土。"即扶正培土、通阳化气之法。仲景《金匮要略·水气病脉证并治》云："大气一转，其气乃散。"

方证

1.补肾健脾丸证：治脾肾寒湿伤阳，浮肿腹胀，下肢厥冷，脉沉，苔白。

杜仲、怀山药、赤茯苓、猪苓、炒牛膝、车前子、泽泻、建曲、鸡内金、黄芪、当归、生地、熟地、谷麦芽、枳壳各90g，补骨脂、附子、丹皮、广陈皮、白术各60g，肉桂、广木香各30g，沉香15g。

2.温阳利水法方证：邹云翔方[1]。治肾炎全身浮肿，有腹水，大便溏薄，肢冷畏寒，苔白，质淡。详见病案3。

制附子、云茯苓各45g，川椒目、桂枝、巴戟天各4.5g，砂白蔻仁各3g，生姜、薏苡仁、陈皮、商陆各9g，黄芪30g，茅苍术12g，另包肉桂粉2.4g吞。

论著和讨论

1.本证候脾肾阳虚，中下焦阳气不振，不能运化水湿，治则当温补脾肾阳气为主，以助其运化，兼以行气利水，以决其停蓄，扶正祛邪，虚实兼顾。何秀山说："审其成于积渐，先肿于外，后胀于内，小便淡黄，大便稀溏，气色枯白，语言低怯，脉细微无力者，虚胀也。每用白术和中汤，取其补而不滞，随症佐丸散以缓消之，气喘冲下四磨饮（即六磨饮子去枳实、木香、大黄，加高丽参2匙，和，和匀冲服），不应，吞下局方黑锡丹。有痰，原方去神曲，加姜汁炒，霞天曲烊冲弋制半夏，继即调下理中化痰丸：西党参、白术、茯苓、干姜各120g，姜半夏180g，炙黑草60g，姜汁糊丸，每服6~9g。"[2]

2.脾湿肾寒，阳气衰微：唐祖宣说，仲景在《金匮要略·水气病脉证并治》中说："大气一转，其气乃散。"今阳衰不能蒸水化气，留滞而为水肿。而气机的转动全凭着阳气的鼓动，用真武汤取效，也就在于既能温阳又能利水。气机转动，其肿自消。此案四肢厥冷，脉象沉细，是由于外周血流灌注欠佳所形成；高血压由于肾素的分泌过多，外周小血管收缩所引起。真武汤的取效，可能是具有扩张外周血管，促进循环，抑制了肾素的分泌功能[3]。

3.隐匿型肾炎：邹云翔说，因没有明显水肿等症状出现，而未被注意。阑尾手术后，导致肾炎病情加重，不久即观全身浮肿，从症状中分析，乃一派阳虚阴盛之象。肾阳不足，命门火衰，不能温养肢体，故肢冷畏寒，脾阳不振，运化无权，则大便溏薄，脾肾两阳皆虚，水液泛滥为浮肿。阳虚与阴盛是本例疾病中矛盾的两个方面，阳虚导致阴盛，阴盛则自然阳虚。阳虚是产生阴盛的根本原因，是矛盾的主要方面，阴盛是疾病的标象，是矛盾的次要方面。因此，只要重点地把阳虚的问题解决了，则阴盛的标象也必随之而解决了。温阳利水法，即王太仆之"益火之源，以消阴翳"之法。临床上辨证得当，疗效是显著的[1]。

病案举例

1.**李斯炽**治脾肾阳虚：刘某某，男，45岁。患者面目浮肿，时肿时消，已有七八年历史，睡眠不好，饮食不多，大便或闭或泻，精神欠佳，有时腰部作痛，面色晦暗，口舌干燥，脉象缓弱无力，病由脾肾阳虚，不能制水，水气上泛，故面目浮肿，宜补脾、运脾、温中强肾：白术12g，茯苓、怀山药各15g，法半夏、厚朴、陈皮、生姜皮、淫羊藿各9g，红糖60g，陈艾炭、菟丝子各6g，上方服15剂后，面目浮肿俱消，精神亦好转[4]。

2.**李聪甫**治痿证：吴某某，男，34岁，面黄浮肿，头重胸痞，语言不能出声，下肢痿废不用，手足逆冷，目睛晾晾，形神呆木，脉迟而微，指下模糊，苔白腻，此由寒湿侵肾，元阳衰惫，机灵失运，当运脾以制湿，温肾以复阳：党参、白术、茯苓、法半夏、附片各10g，广陈皮、砂仁各7g，炮姜5g，肉桂3g[5]。

3.**邹云翔**治肾炎温阳利水法：刘某某，男，26岁。患者于3个月前行阑尾切除术，术前进行尿常规检查，发现有蛋白尿，术后不久，全身浮肿，有腹水（曾放过腹水），诊时一身尽肿，按之凹陷不易恢复，腹部膨隆，尿量甚少，大便溏薄，肢冷畏寒，苔白，质淡，尿检：蛋白（+++），血压120/90mmHg，腹围85.5cm。阳虚阴盛。用温阳利水法治之（组方见方证）。煎法：因附子大剂量运用，嘱其久煎150分钟，去其毒性而存其温阳之效。药后，尿量逐见增多，以上方加减，服用月余而浮肿、腹水逐渐消退，肿退后，改服温肾运脾、调养气血之成药，先后调治年余而愈（以上方药为基础，研末水泛为丸）[1]。

4.**徐惠之**治小儿疳肿胀：单某某，女，22个月，反复腹泻2个月余，20天前先是下肢浮肿，继及四肢颜面，形体蜷缩，面色苍白，精神不振，毛发枯黄而细，口唇淡白无华，舌淡少苔，脉沉细，先予防己黄芪汤加附子理中汤3剂，胃纳好转，小便短少，浮肿仍甚，转温阳利水益气，重用真武汤加苍术、泽泻、赤小豆、车前子等，另用黄芪30g，煎代茶5天，小便增多，浮肿消减，加鹿角霜、巴戟7剂肿消，用大补脾肾之气以固本[6]。

5.**唐祖宣**治肾炎案：王某某，男，23岁，半年前因感受风寒而诱发全身无力、呕吐、腰痛、尿少浮肿而诊断为肾炎。服中药合并抗生素及激素治疗，病情时轻时重，尿蛋白持续在（+++）至（++++）之间不能消除，经多方诊治无效。后因食欲不振，呕吐清水，全身浮肿，气喘无力而求治于余。症见：面白少华，结膜苍白，精神萎靡。舌质淡，苔白多津。腰背凉痛，全身浮肿，四肢厥冷，恶心呕吐，饮食不进，脉沉细无力，血压150/100mmHg。小便每日约200ml，化验检查：尿常规：蛋白（++++），红细胞（+++），白细胞（+），颗粒管型2~3个。初以肾小球肾炎会诊辨病治疗，采用清热解毒、活血化瘀等法治疗无效。综观诸症，属肾阳衰微、水气不化，治宜温阳利水：白芍、白术、茯苓、炮附片、生姜、腹皮、葫芦各30g，桂枝、干姜、半夏各15g。服后呕吐减轻，肢冷好转，小便通利。继服10剂肿消，30剂时化验尿蛋白（－），血压120/80mmHg，尿量每天2000ml以上。继则出现脉大口渴等热象，酌加清热药物而临床治愈，参加工作，随访2年未复发[3]。

引用文献

［1］邹云翔.邹云翔医案选［M］.南京：江苏科学技术出版社，1981：29.
［2］俞根初.重订通俗伤寒论［M］.上海：上海科学技术出版社，1959：366.
［3］唐祖宣.真武汤临床运用探讨［J］.新中医，1980，（5）：33.
［4］成都中医学院.李斯炽医案（一）［M］.成都：四川人民出版社，1978：121.
［5］李聪甫.李聪甫医案［M］.长沙：湖南科学技术出版社，1979：121.
［6］徐惠之.小儿痟肿胀102例临床分析［J］.中医杂志，1964，（6）：2.

（四）阴虚不化候（脾肾寒湿内滞变证2）

脾肾寒湿证，寒湿伤脾，日久必耗伤脾肾阳气，而又过投温燥，势必耗伤肾阴，变成阴中阳虚、不能化气行水的阴虚不化之候。以水气不化之症象显明，必兼脾肾阴阳两虚之脉症。

通称：阴中阳虚。

内含病例：［**中医**］洞泄。［**西医**］中毒性消化不良。

病因病机：脾肾寒湿虚滞。寒湿之邪犯脾，久必累及于肾，耗伤脾肾阳气，或过投温燥，或久泻不止，势必耗损肾阴，而成阴中阳虚，不能化气行水，《素问・水热穴论》明言“肾者，胃之关也”。又谓：“肾主二便。”故水液不能蒸腾于上，而反下趋大肠作泄，而小水全无。

证象组合：阴虚+阳虚+津滞

主症：【**阴虚失养**】**症象**：小便全无。**舌象**：舌红几近无苔。

【**阳气不振**】**症象**：①面色㿠白。②神困嗜睡。③睡卧露睛。**舌象**：胖嫩有齿印。**指纹**：淡红。

副症：【**气化不行**】**症象**：小便点滴不畅。

宾症：【**津不化气**】**症象**：①口渴饮水。②忽然大泻，喷射水液，时带青绿，一日十余行，或数十行，完谷不化，直下无留。

治则：以滋补肾阴为主，佐以温补脾肾阳气，以化气行水，亦阴中求阳之法；或兼甘淡以分利其湿邪。

方证

胃关煎证：张景岳方[1]。治脾肾虚寒作泻，或甚至久泻，腹痛不止，冷痢等证。

熟地三五钱或一两，山药炒、白扁豆炒各二钱，炙甘草一二钱，焦干姜一二三钱，吴茱萸制五七分，白术炒一二三钱。水二盅，煎七分。食远温服。

论著和讨论

本证候因寒湿耗伤脾肾阳气，失误伤残肾阴，而成阴中阳虚之证，因而其治则当滋补肾阴为主，佐以温补脾肾阳气之品，于阴中求阳之法。陈士铎曰：“人有口渴饮水，忽然大泻，一日或十余行，或数十行，昼夜之间，泻至数百次完谷不化，直下无留，人以为火泻也，谁知是肾水不足以制火乎。急救其标，然而徒止其泻，不急救其阴，则亡阴立尽，何以制火以存其胃气乎？方用生阴止泻汤：山茱萸、白芍、山药各二两，车前子、茯苓、白术、薏苡仁各一两，肉桂三分，甘草五钱，水煎服。存阴汤亦效：熟地、白术各二两，山药、茯苓各一两，车前子五钱，甘草、泽泻各二钱，水煎服。”[2]

病案举例

1.李翼农治杨好，10岁，住中堂。初病身微热，医与辛凉平淡解热之剂，而热不退，更加泄泻，水色微黑而热。诊其脉左尺数小而虚，舌绛而枯萎不荣，口微渴，夜难安寐。此阴虚而阳不能与之交故也，须补阴以媾阳。方用自制媾阳汤：阿胶12g和服，生熟地各15g，云连、杞子、山药、夜交藤各9g，净水煎服。明朝诊之，数脉颇减，症亦微轻，再剂加蒸枣仁9g，并加咸鸡子黄1枚与服，病乃大减。又将前方与服1剂而安[3]。

2.李洪成于1964年治一婴儿出生3个月，累患泄泻，病发突然洞泄，喷射水液，时带青绿，日夜十余行，小便点滴甚少，直至全无；面色㿠白，沉困嗜睡，睡卧露睛，指纹淡红，舌红嫩胖略见齿印，几近无苔，以其脾气虚，投参苓白术无效，又以脾阳虚，改投附子理中汤，亦无寸功；后以其小便全无，沉困欲寐，经言肾为胃之关门，肾主二便，以为久泻耗伤肾阴，因遵景岳阴中阳虚例，改投胃关煎，重用熟地，少佐附片，服下头煎，泻即大减，服2煎后，泻止有尿，再剂而安。尔后曾发作数次，均以此法取效。其中有一次伴有高热，曾住院诊断为中毒性消化不良，用西药静脉滴注，同时服用当时特效新药新霉素，服1次仅保得2~3小时不泻，后仍改服以上中药，始热退泻止[4]。

引用文献

［1］张介宾.张景岳医学全书［M］.北京：中国中医药出版社，1999：1593.
［2］柳长华.陈士铎医学全书［M］.北京：中国中医药出版社，1999：856.
［3］单书健等.古今名医临证金鉴·腹泻痢疾卷［M］.北京：中国中医药出版社，1999：218.
［4］李洪成等.中医证候学［M］.北京：中国医药科技出版社，2008：529.

（五）营卫不行候（脾肾寒湿外留本证）

脾肾寒湿证，延误失治，营卫已虚，寒湿外留经隧，营卫无力运行，是为营卫不行之候。杂病学家通称为寒湿痛痹之证。其见症以经络与阳气郁滞之痛、酸、冷、麻等症象为主，但必兼见阳气与营血不足之脉症。

通称：寒湿痛痹。

内含病例：［中医］寒痹，着痹，尪痹。**［西医］**坐骨神经痛，风湿关节炎，类风湿关节炎，系统性硬皮病。

病因病机：脾肾寒湿虚滞，初伤湿，继受寒，寒湿相搏，延误失治，营血卫气已虚，邪留经隧，营卫无力运行，经络之脉郁滞。因病深沉下，难期速除。

证象组合：气虚＋营虚＋阳郁＋经滞＋络滞

主症：【气虚失养】症象：①面色少华。②气短。③消瘦乏力。④便溏。⑤食欲不振。**舌象：**舌质淡苔薄白。**脉象：**两寸尺均无力。

【阳气不行】症象：①手足凉，形寒，畏寒肢冷。②面色青黄。③头有汗而身无汗。④不渴，小便清白。⑤时有恶心，痛甚则泛恶清涎，发热恶寒。**舌象：**①舌淡苔白滑。②舌苔白腻。**脉象：**①脉缓近迟，脉两尺沉细，寸关弦涩。②脉弦迟。③脉沉细无力。④脉左沉迟。⑤脉浮大而紧。

副症：【经脉不利】症象：①骨节酸困疼痛，固定不移，遇寒加重。②四肢骨节沉困疼痛，两膝关节及肩关节冷痛。③两膝酸痛，阴寒加剧。④两下肢浮肿冷痛。⑤腿痛，步履维艰，两腿疼痛不能移动只能仰卧，不能翻身。⑥足胫疼痛，伸屈不利。⑦腰髀痛痹连及胯腹，难于转侧。⑧两膝、两踝及两手腕、指关节肿大、变形、疼痛，不能自由活动外，两髋关节亦强直僵化，两肩、肘关节亦僵化。

【络脉不利】症象：脚挛急拘痛，麻痹。

宾症：【营虚失养】症象：①形瘦。②有间断发热。③心中烦热。**舌象：**①舌红润。②舌淡红，苔薄白润。**脉象：**①脉象两关弦虚。②脉细缓无力。③脉象弦数。

治则：当温养营卫、宣通阳气，以驱散寒湿之邪，实为温经散寒、调和营卫之法。

方证

1.甘草附子汤证：朱颜方[1]。治寒痹，手足凉，两脚挛急拘痛，详见病案3。

桂枝、甘草各9g，白芍6g，白术、附子（先煎）、牛膝各12g。

2.治尪汤证：焦树德方[2]。补肾祛寒，散风活络。治关节疼痛，肿大变形，僵化。

制附片6.5g，骨碎补、知母、牛膝、炙虎骨（另煎兑入）各10g，赤芍、白芍、补骨脂、羌活、独活各9g，透骨草25g，苡仁30g，熟地、桂枝、威灵仙各12g，松节15g，防风、苍术、红花、炙山甲各6g，麻黄3g，水煎服，10~15剂。

论著和讨论

本证候寒湿久留经隧，营卫已虚，无力托邪外达，何廉臣说："湿者，六淫之一也，亦如中风伤寒，自太阳始。但风寒之太阳病，病在肌表，湿之太阳病，病在关节。关者机关之室，真气之所过也。节者骨节之窦，神气之所游行出入者也。今病湿则神真之气为湿邪所伤，故关节疼痛而烦。湿为阴邪，故脉沉而细。湿不在外而在下，下流两脚关节，皆筋脉交纽之处。肝主筋而藏血，血被湿阻，阻遏气遗，逼压神经，故尔剧痛，与湿脚气似同而实异，与历节风似异而实同。"[3]故其治则温养营卫、通阳散邪为法。唐祖宣说："附子汤出自《伤寒论》，由炮附子、芍药、茯苓、白术、人参五味药物组成，为温阳散寒、健脾祛湿之剂。我们常以此方加减治疗风湿性关节炎、类风湿关节炎之骨节疼痛，届阳虚寒盛者。上肢重加桂枝；湿重者加苡仁，重用白术30~60g；寒盛者重用炮附子30~45g。类风湿关节炎，可加黄芪、乳香、没药等益气化瘀之品。"[4]

病案举例

1.**黄衮甫**治湿痹：黄松林，38岁，初伤湿，继受寒，寒湿相搏，遂致麻痹。左足胫疼痛，伸屈不利，步履维艰。脉左沉迟、右稍弦，症脉合参，断为着痹。《内经》论痹证，每与中风相合，然风则阳受之，而痹则阴受之。痹者闭而不通之谓也，今寒湿客于下，下焦属阴，以阴遇阴，湿性腻，寒性迟，湿遇寒而凝结愈力，寒遇湿而壅闭不宣，不通则痛，通则不痛。方用麻黄、附子为君，黄芪、白术、白芍为臣，秦艽、伸筋草等为佐，使祛寒化湿之品，与通经活络互参：带节麻黄0.9g，西芪皮、左秦艽、生白术、千年健、焦白芍各4.5g，丝瓜络、伸筋草各9g，淡附子1.8g，炙甘草1.2g。服药4剂，痛势愈半，后西芪、白芍加倍，再4剂而病愈[3]。

2.**蒲辅周**治风寒湿痹：苏某某，女性，31岁。3月间顺产一孩，6月10日上街遇大雨，当夜无感觉，次日即不能起床，腰部以下如瘫痪状，两腿疼痛不能移动只能仰卧，不能翻身。经检查，腰骶关节处外部不红不肿，亦无压痛，脉象两关弦虚，两寸尺均无力。依据以上症状，显然由于产后气血虚受风寒，与内湿搏结合而为痹。治拟温经散寒、调和营卫，以黄芪桂枝汤和术附汤加减：黄芪、桑寄生各15g，桂枝、白术、生姜各9g，川附片、炙甘草各6g，炒薏苡仁30g，红枣4枚，服后腹内觉热，次日即痛减，两日后月经来潮，小腹有轻微痛，此为产后第一次行经，3剂后能独自来门诊。切脉弦兼数，方予当归、川芎、秦艽、白术、川牛膝各6g，白芍、桂枝、生地、桑寄生各9g，黄芪15g，杜仲12g，防风4.5g，细辛、炙甘草各3g，调和气血，并祛风湿。连进3服，痛再减，脉象渐趋缓和，基本上已告痊愈。后因素有头晕、耳鸣等肝肾不足症状，继续与天麻丸、虎骨木瓜丸及大活络丹等调理[5]。

3.**陈幼清**治痹痛寒湿型（风湿性关节炎）：沈某某，男，41岁，13年前两膝关节经常酸胀，入冬或遇寒及辛劳辄发，两膝关节及肩关节冷痛，面色少华，形瘦，舌淡红，苔薄白润，脉细缓无力，阳和汤加苍术、乳香、没药，10剂，自觉周身暖，尤于关节处有热感，甚为舒服，又服15剂未发疼，加薏苡仁，肉桂易桂枝巩固效果[6]。

4.**朱颜**甘草附子汤治寒痹多例颇验：吉某某，15岁，患双膝疼痛3月余，切脉弦迟，舌红润，手足凉，秋凉时练操起病，初膝关节一动即发响作痛，昨夜寐时两脚挛急拘痛，此寒痹也。予甘草附子汤（组方见方证），5剂。复诊：脚挛定，膝痛减，脉迟（56次/分），舌红润，仍宗前法。予桂枝、白术、附片（先煎）、甘草各12g，生姜9g，红枣5枚，6剂。三诊：膝关节响减，脉迟，舌红润，膝痛大减，摩擦音基本消失。前方加牛膝、木瓜各9g，7剂。四诊：脉细迟（60次/分），舌红润，左膝关节摩擦音消失，疼痛止。予桂枝、附片各12g（先煎），甘草18g，干姜9g，红枣5枚，以巩固疗效。后停药观察。3月份复诊，除右膝仍微有摩擦音外，疼痛挛急等症均已消失[1]。

5.**唐祖宣**治王某某，女，32岁，阴雨连绵，又居湿地，遂成四肢骨节沉重疼痛，经诊为风湿性关节炎，服激素类药物，病情时轻时重，又服散寒祛风除湿等中药，症仍不解，遂来我院门诊。症见：面色青黄，气短乏力，骨节酸困疼痛，固定不移，遇寒加重，步履维艰，舌质淡苔薄白，脉沉细无力。此属阳气虚衰，寒湿凝滞。治宜益气温阳，除湿通络。处方：炮附片、党参、白芍、白术、茯苓各30g，细辛15g，黄芪60g。服上方4剂，疼痛减轻，可扶杖来诊。原方继服12剂，疼痛消失，可弃杖而行，能参加体力劳动[4]。

引用文献

[1] 朱不远.朱颜医案医话选（续）[J].中医杂志，1980，(2)：15.
[2] 焦树德.从病例谈辨证论治[M].北京：人民卫生出版社，2006：118.
[3] 何廉臣.重印全国名医验案类编[M].上海：上海科学技术出版社，1959：152.
[4] 唐祖宣.附子汤的临床辨证新用[J].中医杂志，1981，(11)：39.
[5] 中国中医研究院.蒲辅周医案[M].北京：人民卫生出版社，2005：30.
[6] 陈幼清.阳和汤用于内科病的临床体会[J].中医杂志，1963，(12)：18.

（六）营血失宣候（脾肾寒湿外留转证）

脾肾寒湿证，阴邪内陷营血，阳气不能宣化，致血络郁滞，转成营血失宣之候。杂病家通称为血凝寒痹之证。虽以络脉郁滞之痹痛、虚斑等症象显明，必以阳气与血脉郁滞之脉症为主要依据。

通称：寒痹血凝。

内含病例：[中医]虚斑，偏瘫，寒湿痹痛。[西医]坐骨神经痛，风湿性关节炎，类风湿关节炎。

病因病机：脾肾寒湿郁滞，因寒湿之邪深入脾肾，阳气被阴邪抑郁，不能宣通营血，以致血络郁滞，不能通行，而成此候。

证象组合：阳滞+血滞+络滞

主症：【阳气不行】症象：①泛恶清涎。②肢冷怕冷，肢体冰凉，喜暖怕冷。③下肢麻木凉困。④腰酸，腿重举不动。⑤头晕目眩。⑥便溏。**舌象：**①舌淡红。②舌淡暗苔白薄。③苔薄白腻。**脉象：**①沉细。②沉微、涩。③细弦紧。④沉紧。

【络脉不宣】症象：①足肿腿重不举。②口紧舌缩。

副症：【血滞不行】症象：①虚斑。②皮肤紫黯。③周身大小关节肿胀疼痛。**脉象：**脉涩。

宾症：【络脉不利】症象：①左瘫无力以举。②筋脉拘挛。③腰背凉痛。④髋膝关节疼痛，天阴加剧，膝关节尤甚。⑤下肢疼痛夜甚。

治则：当温化阴凝，以宣通阳气为主，阳气一振，营血自能宣发。

方证

1.通脉四逆汤证：张仲景方。功能温中，回阳，通脉。治少阴病，阴盛于内，格阳于外，下利清谷，手足厥逆，脉微欲绝，身反不恶寒，其人面色赤，或腹痛，或干呕，或咽痛，或利止脉不出者。

炙甘草二两，生附子一枚，干姜三至四两。加葱九茎，水煎，分二次服。

2.当归四逆汤证：《通俗伤寒论》方[1]，从仲景方加减。滋阴通脉法。详见论著。

全当归、生白芍各9g，北细辛0.9g蜜炙，鲜葱白1枚切寸，桂枝尖、清炙甘草各1.5g，绛通草3g，陈绍酒1瓢冲。

3.阳和解凝汤证：留章杰方[2]，治寒痹血凝，左腿腰痛明显，步行困难冷感，舌淡苔薄白，脉沉紧。详见病案2。

麻黄4.5g，熟地15g，白芥子、甘草各3g，阿胶、干姜各6g，桂枝9g，加酒制白芍15g、焦术9g。

4.乌头汤加减证：黄英俊方[3]，散寒止痛。治痹证，寒湿侵筋骨。详见病案4。

制川乌、炒苍术、怀牛膝、白茯苓、炒白芍、木防己各9g，炙麻黄、宣木瓜各6g，血风藤、乌拉草、延胡索各15g，炙黄芪12g。

论著和讨论

本证候寒湿阴邪深入下焦脾肾，阳气被阴邪所郁遏，不能通行营血，其治则当以温通阳气以通血脉为主。何秀山说：“(虚斑）内伤肾阳，阳被阴遏，脉沉细或沉微者，则以真武汤加高丽参、鹿角尖，通脉四逆汤加人参、鹿茸，温化阴凝以补托之。”[1]王雨三说：“人之左半身属于血分所主，血不荣筋，则左手之筋络不舒，故无力以举。左脉必虚，宜用当归四逆汤加桑枝、桑寄生、杜仲、续断、金毛、狗脊等。”[4]

病案举例

1.姜春华治杨某，男，46岁。3年多来腰痛如折，右腿冷痛，肿胀麻木，屈伸不利，艰于行走，得温则减，遇寒则甚，气候交变尤易发作。化验：抗“O”750单位，血沉15mm/h，诊断为风湿性关节炎。平素恶寒怯冷，口淡不渴，舌苔白而厚腻，脉象按之沉细。证属寒湿入络，凝滞经脉，闭阻营卫。治拟温经散寒，活血镇痛。药用制附子、当归、秦艽、蕲蛇、桂枝、赤芍各9g，生地黄50g，威灵仙15g，晚蚕沙30g。7剂药后，关节疼痛、麻木、发冷好转。守上方加黄芪30g，乳香、没药各6g，再进14剂，病人下肢活动自如，后用上法调治月余而愈，随访一年未发[5]。

2.留章杰治史某某，女，43岁，左腿腰痛明显，步行困难，冷感，舌淡苔薄白，脉沉紧，证为寒痹血凝，用阳和解凝汤法（组方见方证），3剂有效，自行登楼，寒凝稍解，腿腰痛未愈，加牛膝9g，再3剂，痛轻、左腿和趾麻，用种福堂方（红花、桂枝各9g，牛膝、赤芍、独活各12g，威灵仙15g，山甲6g）加川乌9g，脚仍麻已减轻，还有冷感，桂枝汤加附子9g、酒制白芍15g，3剂[2]。

3.谢英彪治坐骨神经痛：张某某，男，49岁，右腰臀牵引，下肢酸痛，X片示：腰椎（3、4、5）肥大性改变，脉沉细涩，苔白微腻，系长期下井工作，感受寒湿，经脉痹阻，气血不畅，不通则痛，宜温经散寒、通络定痛：制川乌、制草乌各6g，生麻黄、炙甘草各5g，细辛3g，当归、赤芍、元胡、威灵仙各10g，炙黄芪、川牛膝、丹参各12g，10剂痛减，可单独行走，去麻黄、草乌，服14剂，疼痛基本消失，改全鹿丸、小活络丸巩固疗效[6]。

4.黄英俊治陈某某，女，44岁，患风湿性关节炎已5年，髋膝关节疼痛天阴加剧膝关节尤甚，局部怕冷，冬日益甚，不敢步行已半年余，苔薄白腻，舌质淡红，脉细弦紧（血沉35mm/h，抗“O”650单位）。证属寒湿侵及筋骨，气血运行不畅使然，治拟乌头汤加减以散寒止痛（组方见方证），服7剂后复诊，痛减能缓慢走路。续服上方14剂以巩固疗效。三诊：关节疼痛消失（血沉16mm/h，抗“O”230单位），给予金匮肾气丸250g，温补肾阳以培其本[3]。

5.商宪敏治类风湿关节炎：蒙某某，女，43岁，周身大小关节肿胀疼痛6年，疼痛加重，伴关节变形3年，阴雨及夜间尤著，喜暖怕冷，肢体冰凉，夏月仍须着毛衣棉鞋，肌肉萎缩，致手不能持物，不能系扣，腿不能抬，不能自由翻身，张口困难，舌暗苔白，脉沉滑，尺弱。证属脾肾阳虚，卫外不固，风寒湿邪外袭，经络痹阻，外痹不愈，夹有瘀血，遂成顽痹。当补肾健脾、散寒祛风除湿，佐以活血通络：熟地、桂枝、骨碎补、威灵仙各12g，川续断15g，补骨脂、附片、赤芍、白芍、牛膝、山甲、羌活、独活、红花各10g，伸筋草、生薏苡仁各30g，服1个月疼痛减轻，加减服2个月，关节肿胀逐渐消退，守方加减，1年后关节肿痛大减，怕冷不著，唯双腿依然无力，加炙黄芪30g，坚持2年，肿痛尽除，功能恢复[7]。

引用文献

[1] 俞根初.重订通俗伤寒论[M].上海：上海科学技术出版社，1959：99，285.
[2] 孙祝岳.留章杰老中医治痹证经验[J].新中医，1977，(9)：12.
[3] 黄英俊.从《金匮要略》谈历节病[J].浙江中医学院学报，1985，(6)：44.
[4] 王雨三.治病法轨[M].北京：学苑出版社，2015：156.
[5] 单书健等.古今名医临证金鉴·姜春华[M].北京：中国中医药出版社，1999：169.
[6] 谢英彪.乌头汤的临床运用[J].浙江中医药，1982，17(10)：471.
[7] 商宪敏.痹证治验三则[J].中医杂志，1986，(5)：21.

（七）肾阳失宣候（脾肾寒湿下流本证）

脾肾寒湿证，脾湿下注于肾，肾阳郁滞，失其宣化之权，是为肾阳失宣之候。仲景称为肾着之证。其见症虽以肾络郁滞之腰重、腰痛为主要见症，但必兼见寒湿郁滞阳气之脉症。

通称：下焦寒湿。

内含病例：[**中医**]肾着，阳痿，白浊。[**西医**]风湿性关节炎，腰肌纤维炎。

病因病机：脾肾寒湿郁滞，因脾湿下流，注于肾络，郁滞肾阳，失其宣通化气之权，而致寒湿阴邪留着不去，即如尤在泾曰："肾受冷湿，着而不去，则为肾着。"[1]

证象组合：阳滞+气滞

主症：【**阳气不行**】**症象**：①身重，肢体困重。②四肢不温，面色微黄。③腰部酸楚，腰冷如冰。④腰背沉重酸痛，下肢困重，遇阴雨气候寒冷痛势增剧，得热则暖。⑤下肢无力畏寒。⑥口干不欲饮，纳谷不香，时而嗳气。⑦少腹部胀坠不适。⑧阳事不举。**舌象**：①舌淡红。②苔白薄腻。③苔白厚腻。**脉象**：①缓而近迟。②脉沉实。③脉多沉缓。④脉沉细涩。⑤脉沉而小滑。

副症：【**络脉不利**】**症象**：①腰重。②腰痛乏力。③腰以下冷痛。④夜间尤甚，阴雨则甚。⑤腰痛如折伛偻。⑥腰背拘急。⑦骶尻酸楚。⑧腰髋部冷痛重着，不能转侧，活动不利。**脉象**：脉濡细。脉濡微弦。

宾症：【**气化不行**】**症象**：小便浑浊，如米泔，尿时不痛。

治则：以温通脾阳、燥湿祛寒为主，故尤在泾曰："然其病不在肾之中脏，而在肾之外腑。故其治法，不在温肾以散寒，而在燠土以胜水。"[1]

方证

1.甘姜苓术汤证：张仲景方。治肾着，人身体重，腰中冷如坐水中，形如水状。

甘草、白术各二两，干姜、茯苓各四两。

2.陈兆福祖传方证：治风湿关节炎，腰腿酸痛麻木，夜间较甚，弯腰不能，喜热敷，活动时痛加，下肢无力畏寒[2]。

当归、苍术（米泔水浸，灶心土炒）、麻黄、杜仲（姜炒）、川续断、川牛膝、木瓜、首乌各18g，川乌、草乌各12g、桑寄生15g，高良姜、羚羊角各9g，木耳600g，共末。早晨空心黄酒下12g。

论著和讨论

1.本证候因脾湿流注于肾，肾阳失于宣化，肾络郁滞不通，仲景曰："肾着之病，其人身体重，腰中冷，如坐水中，形如水状，反不渴，小便自利，饮食如故，病属下焦，身劳汗出，衣里冷湿，久久得之，腰以下冷痛，腹重如带五千钱，甘姜苓术汤主之（组方见方证），腰中即温。"（《金匮要略·五脏风寒积聚病脉证并治》）王雨三说："（腰痛）寒痛者，痛在一处不移，按之稍止，夜间尤甚，脉迟细者是也。主青娥丸……湿痛。湿气伤肾，则肾脉不行，腰重如带五千钱而作痛。痛在一处，能俯不能仰，脉象沉细且涩，宜用五苓散加杜仲、毛脊。"[3]

2.治则：在于通阳以祛寒燥湿为法。朱丹溪曰："腰者，肾之外候，一身所恃以转移阖辟者也。盖诸经皆贯于肾而络于腰脊，肾气虚，凡冲寒、受湿、伤冷、蓄热、血涩气滞、水积，坠伤，与失志、作劳，种种腰疼，叠见而层出矣。脉若弦而沉者为虚，沉者为滞，涩者瘀血，缓者为湿，滑与伏者是痰……若湿腰痛，如坐水中，或为风湿雨露所著，湿流入肾经，以致腰痛，宜渗湿汤；不效，宜肾着汤。"[4]陈士铎说："人有露宿于星月之下，感犯寒湿之气，腰痛不能转侧，人以为血凝于少阳胆经也，谁知是邪入于骨髓之内乎。方用转腰汤：白术一两，杜仲、巴戟天各五钱，防己、羌活各五分，肉桂一钱，苍术三钱，桃仁水煎服。"[5]有云：体丰多湿，脉形濡滑，舌苔白腻，阳事不举，此为湿邪所遏，命火不能用事所致，治宜健脾和胃化湿，药用苍术、萆薢、半夏、陈皮、茯苓、苡仁、泽泻之类。

病案举例

1. **林节藩**治寒湿留着案：林某某，男，28岁，患者居处潮湿，有腰部外伤史。近腰痛半个月，痛如针刺，入夜尤甚，难以入寐。逢阴雨气候加剧，并有沉重感，转侧不利，揉按则舒，纳减便稀。在当地医治罔效，遂来求治。见面色萎黄，腰部畏冷喜温，舌质暗淡，苔薄白，脉弦滑。证属寒湿留着，血络痹阻。治以温中散寒，燥湿健脾，活血通络：肾着汤加独活、当归、川芎6g，细辛5g，防风、赤芍9g。3剂。二诊：服后诸恙明显减轻，能安然入寝，食欲渐增，方既中的，继服5剂。后以参苓白术散善后，随访1年未见再发[6]。

2. **奚九一**治郁姓，男，36岁，俯腰不慎，骶尻挫伤，愈而复发，骶尻酸楚不堪，拘急阵作，酸掣感沿大腿外侧而下，麻木不仁，受冷则痛剧，舌胖苔薄白腻，脉右关弦滑，左较沉，寒湿窜于经络为痹，宗甘草附子汤意：桂枝心、熟附片各9g，生白术15g，生薏苡仁30g，炙甘草、杜仲、威灵仙、木瓜各9g，怀牛膝18g，白昼酸楚大减，入暮犹麻木，前方加炙黄芪、当归、狗脊各9g，除木瓜、威灵仙，5剂愈[7]。

3. **张泽生**治肾虚寒湿腰痛：方某，女，49岁。腰髋部冷痛重着，"如带五千钱"，不能转侧，活动不利，天阴下雨则疼痛尤甚，纳谷不香，时而嗳气，大便秘结，少腹部胀坠不适，下肢困重。舌苔白腻，脉沉而小滑。肾虚寒湿停聚，痹阻络脉。治拟益肾温经为主：川桂枝、淡干姜、生甘草各3g，炒薏苡仁12g，炒白术、金狗脊、盐水炒补骨脂、功劳叶各9g，炒陈皮5g，姜川黄连1.5g。二诊：服上方3剂，腰痛即止。近因受凉，腰痛复甚，左侧尤重，脘痞作恶。舌苔白腻，脉沉细。仍当祛寒化湿和络：炒苍术、左秦艽各6g，川桂枝、青防风、上川厚朴各3g，香独活、炙丝瓜络、姜半夏各9g，生薏苡仁、酒炒桑枝各12g，广陈皮、炒枳壳各5g[8]。

4. **林长泰**治阮某某，男，25岁。患者因强劳动，汗流浃背，复受雨淋。嗣后即感腰部酸楚，肢体困重，继则腰部冷痛，四肢稍见浮肿，延今1周。食欲欠佳，二便自调。曾治未见显效。苔白略厚，脉缓。病属寒湿侵袭，着于肾腑，阻滞经络所致。治宜暖土胜湿、散寒通络为治。方用《金匮要略》肾着汤加味：甘草6g，干姜5g，茯苓、薏苡仁各15g，白术、丹参各12g，牛膝9g，独活10g。2剂。二诊：服药后腰部冷痛减轻，仍觉腰部酸；肢体困重，苔白薄，脉缓。原方加防己9g。2剂。三诊：腰部冷痛已除，四肢浮肿消退，腰酸减轻，苔白脉细，原方加味再进4剂，诸症悉除[9]。

5. **李新平**治王某某，男，71岁。2011年4月7日，腰痛因于闪挫，伴见耳闭，咳嗽痰少，舌苔白腻如粉积，属寒湿痰浊阻滞气机：炮附片、桂枝、党参、苍术、当归、川牛膝、仙茅、仙灵脾、巴戟天各10g，黄芪、法半夏、茯苓、木瓜各12g，川芎8g，狗脊15g，3剂。10日，症状好转，咳则腰痛放射臀部，口淡苔如积粉，必是腰椎间盘突出，继续化痰行气：砂仁、黄柏、广木香、乌药、木瓜、独活、川牛膝、杜仲、桔梗各10g，杏仁、苡仁、法半夏、茯苓各15g，槟榔12g，桂枝8g，3剂。症状缓解，守方3剂。18日，腰痛起床卧下则甚，腻苔大减，加强益气温阳燥湿：炮附片、川芎各8g，桂枝、炒白术、当归、黄柏、仙茅、巴戟天、川牛膝各10g，鹿角胶13g，黄芪15g，茯苓、仙灵脾、木瓜各12g，干姜6g，川芎8g，3剂。症状减轻，21日，上方加知母10g、法半夏12g，3剂。愈。

引用文献

[1] 尤在泾.金匮要略心典[M].上海：上海人民出版社，1975：75.

[2] 刘邦良.慢性风湿症治验[J].上海中医药杂志，1965,（8）：39.

[3] 王雨三.治病法轨[M].北京：学苑出版社，2015：163.

[4] 金元四大家医学全书[M].天津：天津科学技术出版社，1994：1203.

[5] 柳长华.陈士铎医学全书[M].北京：中国中医药出版社，1999：746.

[6] 胡加富.林节藩用肾着汤治腰痛举隅[J].江西中医药，1962,（5）：13.

[7] 奚九一.寒痹2例治验[J].上海中医药杂志，1965,（6）：26.

[8] 单兆伟.张泽生医案医话集[M].南京：江苏科学技术出版社，1981：244.

[9] 林长泰.腰痛[J].浙江中医学院学报，1983,（6）：52.

七、肝脾寒湿证（寒湿内伤并病1）（6候）

肝脾寒湿证，多系脾湿郁滞肝阳所致。脾湿太盛，反壅于肝，木无生气，寒从内起，寒湿相搏，郁滞肝脾。肝脾均主营血，故可外滞营血，而成痹痛之疾。其寒湿内滞者，或滞于脾，则肝木反乘于脾，可致胃痛、腹痛、泻痢、黄疸、肿胀等疾；或滞于肝，则脾湿反遏于肝，肝之生气不振，肝阳郁而为厥；或为妇科经痛、经闭、阴吹等病。

寒湿郁滞肝脾，阴浊内盛，生气不振，其治则总以扶阳泄浊为法，药取刚燥，以驱阴浊之寒湿，而振肝阳之生气，即俞根初所谓通阳达郁之法。肝之阳气一振，即能疏利脾土，脾湿一开，则无壅滞肝木之患，脾阳自振，健运有权，湿浊自无遗留之虑。然阴气太盛，切不可投寒凉滋润，以致阴愈长而阳愈消，必生变端。

证候别称：肝强脾弱，肝脾不和，寒湿发黄，阴毒内陷。

病名：[中医] 寒痹，寒湿痹证，风寒湿痹，顽痹，痛痹，周痹，虚痹，痿躄，胃脘痛，寒泻，久泻，痛泻，久痢，阴黄，阴疸重症，走胆黄，水肿，鼓胀，阴厥，阴毒，痛经，闭经，阴吹，奔豚气。

证候系统：详见图3-5-12。

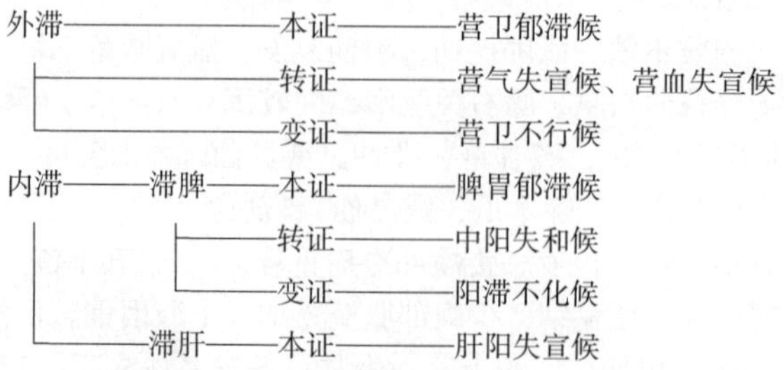

图3-5-12　肝脾寒湿证证候结构图（8候）

（一）营卫郁滞候（肝脾寒湿外滞本证）

肝脾寒湿证，寒湿猝犯肝脾，阳气不能运行，营卫气血滞而不通，而成营卫郁滞之候。营卫之气不能通行经络，多成痹、痿等疾。以经络郁滞之症象为主，但必兼阳气郁滞之脉症。

通称：寒湿郁滞。

内含病例：[中医] 寒痹，寒湿痹证，痿躄。[西医] 风湿性关节炎结节，滑囊炎。

病因病机：肝脾寒湿郁滞，或因冒雨，或涉凉水，或过饮食冷物，寒湿猝犯肝脾，郁滞营卫，阳气不能通行，而成营卫气血滞而不通，经络阻滞之证。

证象组合：阳滞+表郁+血滞+经滞+络滞

主症：**【阳气不行】症象**：畏寒喜暖。**舌象**：舌苔薄白，薄白少津。**脉象**：①脉迟紧。②脉沉弦小紧。

【腠理不宣】症象：周身紧束。**脉象**：脉弦紧。

副症：**【血滞不行】症象**：关节周围起疙瘩。

【经脉不利】症象：①腰腿掣痛，腰痛，从环跳穴向腿部的筋脉抽紧和重堕感。②四肢屈伸不利。③手足指趾向内收引挛缩，疼痛难忍。④膝关节肿大，不甚疼痛，外观肤色如常，推之有波状。

【络脉不利】症象：①踝关节酸重疼痛。②下肢麻木，活动不便。③痿软瘫痪。

宾症：**【清空不宣】症象**：头痛。

治则：总当温通阳气为主，通行营卫，以驱逐寒湿，通行经络。

方证

1.乌头桂枝汤证：张仲景方。治寒疝腹中痛，逆冷，手足不仁，身疼痛。详见论著。

桂枝、芍药、甘草、生姜、大枣、乌头。

2.桂枝附子汤证：张仲景方。功能温阳逐湿。治太阳病，风湿相搏，身体疼烦，不能自转侧，不呕不渴，脉浮虚而涩者。

桂枝四两，炮附子三枚，生姜三两，大枣十二枚，炙甘草二两。水煎，分三次服。

3.白蔹薏苡仁汤（千金薏苡仁汤）证：治寒邪侵袭经络，四肢拘挛[1]。详见病案4。

白蔹、薏苡仁、白芍、肉桂、酸枣仁、干姜、牛膝、甘草、附子、酒。

论著和讨论

本证候因寒湿猝犯，阳气不行，营卫气血郁滞，经络不通，因而其治则在于温通阳气为主，以通行营卫经脉为法。如《金匮要略·腹满寒疝宿食病脉证治》曰："寒疝腹中痛，逆冷，手足不仁，若身疼痛，灸刺诸药不能治，抵当乌头桂枝汤（组方见方证）主之。乌头桂枝汤方：乌头。上一味，以蜜二斤，煎减半，去滓，以桂枝汤五合解之，得一升后，初服二合；不知，即服三合；又不知，复加至五合。其知者，如醉状，得吐者为中病。"胡子周按：由劳累之后，过饮凉水引起。寒凉入胃，直折阳明。"阳明主润宗筋，宗筋束骨而利机关。"寒邪凝敛收引，气血运行骤然受阻，必致经络受累，发为拘急。故取法于温经散寒，拟方千金薏苡仁汤，甚为合拍。方中薏苡仁通利关节，缓和拘挛，干姜、附子、桂枝温散寒邪，稍佐白蔹、杭芍微寒之品，一者防温热之过，一者可散结气，缓急痛[2]。

病案举例

1.周可治寒湿痹证：阎某某，男，47岁，医务人员。1964年8月11日出诊。患者于1年前患腰部肌肤不仁治愈后，在气候突变或劳累时，右侧小腿肚有一时性的沉重感觉。1964年7月中旬发生右侧腰痛，并从该侧环跳穴向腿部扩散，伴有明显的筋脉抽紧和重坠感，卧床不能屈伸转动，影响睡眠，患侧须裹棉衣，否则更剧，大便自调，小溲清长。用中药及针刺，疗效不显。舌苔薄白，脉弦紧，加压环跳穴则掣痛彻趾不能忍。患区形色温度皆无异常发现。证属寒湿郁阻经脉，营卫气血滞而不通，治拟驱逐寒湿，温通经脉，调和营卫，予乌头桂枝汤减去蜂蜜，以减弱甘缓留中发挥其疏通外达之力。方用制乌头9g，甘草、生姜各6g，此三味先煎1小时，再入后药，桂枝、白芍各9g，大枣3枚。8月22日复诊：服药9剂，腰腿掣痛减轻大半，已能扶杖登厕，脉象亦有好转，但患区仍畏寒，原方续进。两个月后来院开会，知二诊后连服原方8剂，症状消失，恢复工作。但右侧小腿肚沉重感在某些情况下仍有出现。1年后随访痹痛来复发[3]。

2.席栓保治滑囊炎：姜某某，男，30岁，自觉左侧膝关节活动不利，特别是下坡时更困难，因疼痛不显著，当时又正值三秋大忙，患者未予求治。半个月后关节渐大，行动不便，遂来求医。症见：左侧膝关节肿大，不甚疼痛，外观肤色如常，触诊和患者自觉均无灼热感，髌骨浮起，推之有波状，体温正常，舌苔薄白，脉迟紧。穿刺抽出暗红色液体70ml。根据患者素禀虚寒，又常冒雨涉水，分析此证由于寒湿滞于脉络，血液循环不够畅通，内寒外湿，寒湿与血相搏，致使脉络不通，瘀血与水液混合注于关节。综合脉症诊为寒痹。治法当以散寒燥湿、活血祛瘀：制草乌、苍术各15g，炒薏苡仁30g，牛膝、桃仁、红花、地龙各9g，鸡血藤12g，甘草6g。患者服上方4剂后，关节渐小，渗液基本控制，但关节稍觉疼痛，于原方内减去红花，加上何首乌、当归，又投5剂而痊愈[4]。

3.胡子周治陈某某，女，33岁，患者于中午劳累过度，口甚作渴，饮凉水5碗（约2000ml），饮后无不适，至夜间，忽觉周身有紧束感，翻身不便，继则四肢屈伸不利，手足指趾向内收引挛缩，疼痛难忍，叫苦不迭。历时约20分钟，发作过后，大汗淋漓，全身困乏。是夜连作3次，患者形容憔悴，疲惫不堪。翌日某医给注射阿托品1支并针刺治疗，效果不显。其夫用车推来门诊。患者神志清楚，气息尚和，舌苔薄白少津，脉象沉弦小紧。脉证合参，证属中寒。《内经》有“寒则收引”。急宜温经散寒法，投以千金薏苡仁汤：薏苡仁12g，干姜、附子、桂枝、甘草各6g，牛膝、杭芍、白蔹各9g，1剂，水煎服。二诊：四肢拘急已止，余证亦减。药已对证，照前方加威灵仙9g，继进2剂。诸证悉除，遂获痊安[2]。

4.葛仲棠治痿躄：杜某某，男，33岁，20天前夜间下肢麻木，活动不便，渐至痿软瘫痪，左上肢亦不能自由活动，神清语晰，饮食尚可，二便如常，脉微弦紧，舌苔薄白，天气炎热，夜晚过于食凉，由寒邪外袭，暑湿内蕴，阳气怫郁，经络阻滞，非温燥之剂不足以退寒湿，拟桂枝附子汤合三妙散加减：桂枝、附子、苍术、木瓜、川芎各6g，川牛膝、川续断、当归、白芍各9g，小活络丸2粒，2剂病若失，第3日起床恢复工作[5]。

5.李新平治刘某某，女，45岁，2010年4月18日，四末气肿，左腕关节肿痛多年，肿痛不红，伸屈不利，舌质淡苔白，脉滑，在医院诊断为“疲劳性关节炎”，拟：炮附片、川芎各8g，赤芍、桂枝、桃仁、白附子各10g，当归、木瓜、络石藤、红藤各15g，生地、苍术、桑枝各12g，红花6g，甘草5g，3剂。2剂后，20日症状加重，四肢腕踝关节皆肿胀绷急，按压不凹陷，是为气肿，急拟用三妙散加味，渗湿祛痹：苍术、茯苓、威灵仙、木瓜各12g，黄柏、泽泻、炒白术、防风、络石藤、羌活各10g，苡仁15g，桂枝、荆芥各8g，2剂，四肢肿渐消，又2剂，痊愈。

引用文献

[1] 张印生等.孙思邈医学全书［M］.北京：中国中医药出版社，2009：175.

[2] 胡子周.四肢挛痛［J］.新中医，1980，(5)：21.

[3] 周可.治疗寒湿痹证的体会［J］.浙江中医药，1965，(11)：19.

[4] 席栓保.滑囊炎二例治验［J］.新中医，1977，(4)：48.

[5] 葛仲棠.痿躄治验［J］.中医杂志，1981，(7)：37.

（二）营血失宣候（肝脾寒湿外滞转证）

肝脾寒湿证，肝脾均主营血，寒湿久留，深入营血，阳气不行，痹阻络脉，转为营血失宣之候。邪滞既久，必致停痰阻瘀，多成顽痹之证。以络脉郁滞之症象显明，但必兼有阳气不行之脉症。

通称：寒湿入血，顽痹。

内含病例：［中医］痛痹，寒痹，寒湿痹证，痛经。［西医］变态反应性亚败血症。

病因病机：肝脾寒湿郁滞，因外受寒湿，直犯肝脾，阳气不行，营血郁滞，以致血络不得宣通，而成阳气营血不得宣发之候。病延日久，痰瘀互结，脉络阻滞，痹阻气血，必成顽痼之疾。

证象组合：阳滞+血滞+络滞

主症：【阳气不行】症象：①面淡黄，面色萎黄间灰黑。面色乏华。②恶寒汗出，大汗淋漓。③肢冷，畏冷，痛处怕冷，夜间疼甚，喜暖恶寒。④高热不退。⑤头昏心悸。⑥精神萎靡，消瘦，形容憔悴，疲惫不堪，全身困乏。⑦大便清稀。**舌象**：①舌淡稍胖，苔中后白薄微腻。②舌淡有齿痕苔白腻。③苔白厚腻。**脉象**：①脉沉迟，②脉象细迟。③脉沉细而紧。④脉细弦滑。⑤脉沉弦滑。⑥脉弦紧略细。

【络脉不宣】症象：①腰痛。②四肢关节疼。③下肢关节酸胀疼痛。④全身肌肉，关节疼痛，以两膝关节明显，触之疼痛叫喊。

副症：【血滞不行】症象：①皮肤红斑。②经行色黑量少。③经痛。④经不行。**舌象**：舌淡暗。**脉象**：全身浮肿加重，卧床不起，关节酸痛增剧。

宾症：【络脉不利】症象：①四肢屈伸不利。②手、肘疼痛、麻木、沉重。③指关节肿大畸形。④左下肢疼痛麻木沉重，发凉屈伸不利。⑤四肢弯曲，肌肉萎缩，强直僵化，不能抬举屈伸。⑥全身关节疼痛红肿。⑦张口困难，舌不能伸张。

治则：以温通阳气宣发营血，以温经散寒宣通阳气营血，络脉自利，法予表里双解。病延日久，必挟痰瘀，故化痰逐瘀，必不可少，以蠲痹通络。

方证

1.羌活乌头汤证：董建华方[1]。治痹证，下肢关节酸胀疼痛，不能行走，恶寒汗出肢冷，头昏心悸，舌淡有齿痕，苔白腻，脉弦滑。

羌活、独活、秦艽、木瓜、苍术、桂枝、赤芍、当归各10g，鸡血藤、桑枝各30g，萆薢12g，生姜6g，川乌5g。

2.当归四逆汤证：《通俗伤寒论》方[2]，从仲景方加减。滋阴通脉法。

全当归、生白芍各9g，北细辛0.9g蜜炙，鲜葱白1枚切寸，桂枝尖、清炙甘草各1.5g，绛通草3g，陈绍酒1瓢冲。

论著和讨论

本证候因寒湿深犯肝脾营分，阳气营血不得宣通，以致络脉不利，其治则以温通阳气为主，以驱其寒湿之邪；或兼化痰，或佐祛瘀，以宣通络脉。程爵棠说："朱良春蠲痹六虫汤由炙全蝎、炙蜈蚣各1~1.5g（研吞），炙蜣螂、炙蕲蛇、甘草各4.5g，炙䗪虫6g，鹿衔草、寻骨风、钻地风各9g组成。笔者加炙露蜂房9g、当归15g为基本方。风邪偏重的加：防风、荆芥、葛根，湿邪偏重的上肢加羌活、生薏苡仁、片姜黄，下肢加独活、木瓜，寒邪偏重的加麻黄、桂枝、秦艽，低热或自觉发热的加酒川黄柏、知母、地骨皮，筋挛肢蜷的加白芍、桂枝、木瓜、白僵蚕、生薏苡仁，关节变形的重用寻骨风、钻地风加金狗脊、鹿角胶、羌活，食欲不振，胸闷苔腻的加砂仁（或藿香）、枳壳、谷麦芽，兼阴虚的加生地、白芍、川石斛，兼血虚的加白芍、鸡血藤、天仙藤、地骨皮，兼气虚的加黄芪、党参，或再加白术，兼阳虚的加制附子、桂枝、仙灵脾等。"[3]

病案举例

1.蒲辅周治痛经：吕某某，女，成年，患者月经不准，已10余年，周期或早或迟，血量亦或多或少，平时小腹重坠作痛，经前半月即痛渐转剧，既行痛止，经后流黄水10余天。结婚9年，从未孕育。近3个月月经未行，按脉沉数，舌苔黄腻，面黄不荣，知本体脾湿素重，先予温脾化湿、和血调经、双方兼顾。处方：白术、桂枝、当归、泽泻、香附各6g，茯苓、益母草9g，川芎、延胡索各4.5g，3剂后舌苔化薄，觉腰腹痛，有月经将行之象。接予：当归、白芍、白术各6g，官桂、川芎、苏叶各4.5g，炒干姜、炒木香各3g，吴萸2.4g，益母草9g，温经和血。后未见变动，因之细询问病原因：冬令严寒，适逢经期，又遇大惊恐，黑夜外出，避居风雪野地，当时经水正行而停止，从此月经不调，或数月一行，血色带黑，常患腰痛，四肢关节痛，白带多等症。据此由内外二因成病，受恐怖而气乱，戚严寒而血凝，治亦宜内调气血，外去风寒，遂予虎骨木瓜丸，早晚各服6g，不数天月经行而色淡挟块，小腹觉胀，脉象沉迟。方用：金铃子散、四物汤去地黄加桂枝、吴萸、藁本、细辛。经净后仍予虎骨木瓜丸，经行时再予金铃子散和四物汤加减。如此更迭使用，经过3个月的调理，至六月初经行而血色转正常，量亦较多，改用桂枝汤加味调和营卫。因病情基本好转，一段时间用八珍丸调补。此后或因劳动或其他因素，仍有痛经症状，治法不离温经和血，平时兼见胃痛及腰痛和腹泻等症，则另用温中化浊、活络等法，随证治疗。由于症状复杂，病史较长，经过1年多诊治，逐渐平静，于1年后始孕，足月顺产[4]。

2.周可治寒湿痹证：田某某，女，29岁，护士，1965年5月25日初诊。据述手、肘疼痛、麻木、沉重半月余，于产后10余日在凉水中洗尿布而起，新卧起时痛甚，约活动1小时后即减轻，而麻木、沉重持续存在。近日来虽活动痛亦不减，右侧严重，影响操作。诊得面色乏华，舌苔薄白，质淡红，脉象细迟，余无异常。证系新产血虚，寒湿侵袭肌肤经脉，阻碍营卫气血运行而致。治以疏散寒湿、温通经脉、养血和血，予当归四逆汤，仿桂枝汤例加入生姜，合大枣以调和营卫。方用当归、桂枝、酒炒白芍各9g，细辛1.8g，通草4.5g，甘草6g，大枣3枚，生姜3g。

至5月31日服药4剂，疼痛好转明显，因故停药2天，痛又加重，续予原方，早晚各服1剂。服至6月4日疼痛基本消失，麻木、沉重减轻过半，脉象仍现细迟，原方加薏苡仁12g、黄芪9g，仿当归补血汤意，服法如上，至6月7日症状消失，色脉好转，续服4剂后，健康状况一切如常[5]。

3. **钟明珍**治张某某，男，6岁，入院前高热8天，伴全身关节酸痛，以两膝关节明显。患儿在外地治疗23天，常在发热时出现。热退后则如常人。血多次复查，白细胞均在20×10^9/L以上，高达32×10^9/L，中性粒细胞0.87，淋巴细胞0.23。血沉126mm/h。肥达反应、胸片、脑脊液、大小便等检查均正常。考虑为变应性亚败血症，给以大剂量泼尼松加用保泰松治疗，体温恢复7天后，又现高热，曾血培养3次阴性，骨髓培养2次，后1次为金黄色葡萄球菌生长，遂按败血症处理。用了多种大剂量的抗生素治疗，仍不退热，白细胞高达68×10^9/L，血沉高。患儿体温39.6℃，神清，精神萎靡，消瘦，面色萎黄间灰黑。卧床不起。颌下仍可触及多个黄豆大小淋巴结。心肺（－），肝脾（－），全身肌肉、关节疼痛，以两膝关节明显，触之疼痛叫喊，但不红肿。声音嘶哑微弱，手足凉。代诉大便清稀，日1~2次，量少。尿清长。且诉因高热不退，曾给以冰袋、冷水浴达1周。舌淡稍胖，苔中后白薄微腻，脉沉细而紧。脉症合参，考虑为寒湿侵袭肌骨，以寒偏胜，脉络阻滞所致之寒痹证（亦即痛痹），遂用温经散寒法予表里双解。拟乌头汤加味：净麻黄、红花各4.5g，炒白芍6g，制川乌3g，生黄芪、防风各9g，生甘草1.5g，2剂。患儿服药后稍有汗出，手足转暖。进第2剂后热渐退，痛止，可翻身活动。又按原方继进3剂，诸症消退，可下床活动，饮食大增。嗣后嘱停药，加强营养，患儿逐渐恢复如常人。后经复查血分、血沉多次，均正常。追访至今，患儿情况良好[6]。

4. **谢英彪**治类风湿关节炎：樊某某，女，58岁。类风湿关节炎已七八年，反复发作，1周前血沉44mm/h，抗"O"833单位，类风湿因子阳性。指、腕、膝、趾等关节剧痛，指关节肿大畸形，活动受限，痛处怕冷，舌质淡苔薄白，脉细弦滑。为高年气血虚弱，风寒侵袭，痹阻气血，病延日久，痰瘀互结，酿成虚实夹杂之证。用制川草乌、麻黄各3g，赤白芍、党参、当归各10g，黄芪12g，桂枝5g，炙蜈蚣、炙全蝎各1条，白蜜20g（冲），8剂后，指、膝关节疼痛逐渐减轻。复诊以制川草乌各20g，细辛10g，黄芪、当归、乌梢蛇各15g，共轧成粗末，泡于2斤白酒中，日饮2次，每次15g，1个月后痛减，活动较前灵活。再照上方配药续服2个月，血沉、抗"O"检查正常，除指关节尚有轻度肿大外，活动自如[7]。

5. **商宪敏**治陈某某，男，32岁，左下肢疼痛、麻木2年余，近2周加重，病始于露宿之后，夜间疼甚，喜暖恶寒，麻木沉重，发凉屈伸不利，舌淡暗，苔白厚腻，脉弦紧略细，属痛痹，寒湿之邪凝滞经脉，久痹血瘀，筋脉失养，阳气不充。治以温经散寒、除湿通脉，佐以养血通络，麻黄附子细辛汤合当归四逆汤加减：麻黄、附子各5g，细辛3g，桂枝、当归、赤白芍、防风、防己、炙山甲各10g，炙甘草、木通各6g，牛膝12g，6剂疼大减，加黄芪20g，以帮助气通脉。6剂活动自如，又予6剂，每天服半剂以巩固疗效，追访1年，痊愈[8]。

引用文献

［1］董建华.临证治验［M］.北京：中国友谊出版公司，1986：299.

［2］俞根初.重订通俗伤寒论［M］.上海：上海科学技术出版社，1959：99.

［3］程爵棠.蠲痹六虫汤加减治疗顽痹157例疗效观察［J］.江苏中医，1982，(6)：29.

［4］中国中医研究院.蒲辅周医案［M］.北京：人民卫生出版社，2005：92.

［5］周可.治疗寒湿痹证的体会［J］.浙江中医药，1965，(11)：19.

［6］钟明珍.治愈变应性亚败血症一例报告［J］.新中医，1980，(4)：40.

［7］谢英彪.乌头汤的临床运用［J］.浙江中医药，1982，17(10)：471.

［8］商宪敏.痹证治验三则［J］.中医杂志，1986，(5)：21.

（三）营卫不行候（肝脾寒湿外滞变证）

肝脾寒湿证，寒湿郁滞既久，伤残气血，致营卫运行无力，寒湿阻痹，变为营卫不行之候。为虚痹之例。虽以经络郁滞之症象为主，但必兼见卫气营血不足与阳气郁滞之脉症。

通称：虚痹。

内含病例：［**中医**］风寒湿痹，周痹，痛痹，痿躄。［**西医**］风湿性关节炎，风湿结节。

病因病机：肝脾寒湿虚滞，因邪滞既久，卫气营血伤残，无力运行，以致阳气不得通行，寒湿痹阻经络，而成正虚邪阻之证。

证象组合：气虚＋营虚＋阳滞＋经滞＋络滞

主症：**【气虚失养】症象**：①多汗。②身体困乏。**舌象**：舌淡。**脉象**：脉沉缓无力。

【阳气不行】症象：①初期多兼畏寒恶风或发热等表证。②下肢厥冷。③一般疼痛较剧，喜热恶冷，遇寒痛增，热熨则减，夜甚于昼。**舌象**：①舌淡苔白滑而腻。②苔多白腻。③舌紫苔腻。**脉象**：①脉沉弦滑。②脉弦紧。

副症：【经脉不利】症象：①遍体疼痛酸楚，关节屈伸不利。②四肢关节疼痛如锥刺。③足踝肿痛。④四肢关节疼痛。⑤两膝宛如锥刺。

【络脉不利】症象：①手足指收引挛痛。②四肢屈伸不利。③手指肿痛。④剧痛刺痛。⑤四肢麻木，入夜手足麻疼。⑥红斑结节。⑦两踝关节数个皮下小结，色紫红而黯。

宾症：【营虚失养】症象：①手足痿软瘫痪。②麻木不仁。**舌象**：舌质淡红。**脉象**：脉细虚弦。

治则：当温通阳气为主，以祛寒湿之邪；佐以益气养血以调营卫，通经活络以除其阻痹。

方证

1.周痹汤证：程门雪方[1]。治周痹遍体疼痛酸楚，畏寒怕风多汗，详见病案1。

生黄芪15g，全当归、生白术各12g，桂枝、白芍、附片、炙甘草、秦艽、木防己各9g，煨姜2片，红枣6枚。

2.芪己乌桂汤证：李志铭方[2]。祛风散寒、祛湿通络，治风寒湿痹，详见论著。

黄芪、防风、当归、威灵仙、羌活、独活、秦艽各12g，防己15g，桂枝10~20g，白术、制川草乌各10g，地枫皮20g。

3.仲景乌头汤加减证：谢英彪方[3]。散寒活血、祛风除湿，治风湿性关节炎（痛痹），四肢关节疼痛，两膝宛如锥刺，夜甚于昼，遇寒痛增，热熨则减，详见病案4。

制川乌6g，细辛3g，炙黄芪15g，赤白芍、当归、玄胡、桂枝各10g，川牛膝、威灵仙各12g，炙甘草5g。

论著和讨论

1.本证候卫气营血已虚，无力运行，阳气不得宣通，经络痹阻，李志铭说："风寒湿痹症状：肢体关节疼痛、酸楚，关节屈伸不利，初期多兼有恶风，恶寒或发热等表证。一般疼痛较剧，喜热恶冷，或麻木不仁，舌质淡红、苔多白腻，脉沉弦滑等。治则：祛风散寒、祛湿通络，佐以益气活血、健脾除痰，芪己乌桂汤（自拟方）（组方见方证）。"[2]故其治则当温通阳气以祛寒湿为主，但必兼以益气养血之阳以调营卫，亦助正祛邪之法。

2.方药及加减法：张伯臾治风寒湿痹"通痹汤：制川乌4~9g，麻黄3~6g，独活6~9g，防己15~30g，木通6g，黄芪12~18g，当归15g，甘草4.5g，风重加桂枝、防风，寒重加附子、鹿角片，湿重加薏苡仁、苍术、蚕沙，有表证与麻黄汤、桂枝汤、羌活胜湿汤等合用，发热高者少佐银花、连翘，疼痛明显加五灵脂、乳香、没药，日久不愈加僵蚕、全蝎、土鳖虫、蜈蚣、露蜂房、乌梢蛇，活血药不必多用，肿明显者可用一二味。"[4]李志铭说："风盛者加海风藤15g，路路通10g，乌梢蛇12g；寒盛者加熟附子片10g，片姜黄12g或细辛3~5g；湿盛者加麻黄6g，苍术10g，薏苡仁20g；剧痛者加蜈蚣2~3条；刺痛者加桃仁、白芥子各10g，红花6g；肾虚者加杜仲、枸杞12g等。"[2]

病案举例

1.程门雪治周痹：吴某某，女，31岁，遍体疼痛酸楚，畏寒怕风多汗，苔腻，脉虚细，拟温阳通痹、祛寒化湿（组方见方证）[3]。

2.杨淑琴治曾某某，女，17岁，两踝关节肿胀酸痛约1个月之久。开始时，因受寒冷，两踝关节周围起疙瘩，局部稍肿，酸痛重滞感。患者误认为是冻疮，经常用热水袋敷，不见愈。病情继续加重，后几经诊断，方确诊为风湿证合并皮下小结。经用青、链霉素、可的松等治疗，病情未见好转，故求治于中医。检查：行走极度困难。观其两踝关节数个皮下小结相连，每个大小如儿童玩耍用的玻璃球，其色紫红而黯，突起于皮肤，按之凉感，疼痛，局部肿胀，按之凹陷不易起，两踝关节已被肿胀所掩盖。舌淡苔白滑而腻，脉沉缓无力。检查上肢，亦有数个皮下小结，大小如豌豆。病人诉近20天来关节沉重酸楚相当严重。处方：薏苡仁24g，麻黄9g，茯苓、白术、地龙各15g，当归12g，川乌头6g，黄芪18g，木通、赤芍各9g，3剂，水煎服（饭前服），每8小时服1次，1日3次，1日1剂。药后关节疼痛大减。复诊：能自己步入诊室，在服第2剂时，皮下小结见消，症状明显见轻，故停用连续注射的青、链霉素。脉证同前，加大药量：薏苡仁、茯苓各30g，当归12g，制川乌头9g，地龙、黄芪各24g（其他药味同前），4剂，服法同前。三诊：踝关节肿消大半，皮下小结变小，颜色变浅，舌诊如前，脉见沉滑稍数，宗复诊方加牛膝9g，4剂。四诊：病情继续见愈，整个关节不疼痛，皮下小结消退，行动自如，舌质由浅转红润，苔白微腻，脉滑数，继投三诊方4剂。以后病人边上学边服药，直至踝关节全部消肿，皮下小结全部消失（无色素沉着），局部恢复正常肤色，舌质淡红而润，脉缓和有力，共服中药29剂而告愈[5]。

3.葛仲棠治万某某，女，62岁，全身瘫痪20余日，入夜手足麻痛，下肢厥冷畏寒，神志清楚，二便如常，脉虚弦，舌苔薄白，病前曾受寒，寒湿内蕴，脉络阻滞，发为痿躄，当温化寒湿，舒筋活络，兼补气血，扶正祛邪：桂枝、当归、白芍各9g，附子、川芎、防风各6g，党参、黄芪各12g，炙甘草3g，后加丝瓜络、羌活、独活、桑寄生、牛膝、伸筋草、木瓜、制乳没等，减参、芪、附12剂，下肢已能活动，又12剂能行走，休养旬日康复[6]。

4.谢英彪治风湿性关节炎：张某某，男，27岁，1周来四肢关节疼痛，两膝宛如锥刺，夜甚于昼，遇寒痛增，热熨则减，苔白舌紫，脉弦紧，血沉68mm/h，属寒湿侵袭，气血凝滞，经络失和，为痛痹，以散寒活血、祛风除湿，仲景乌头汤加减（组方见方证），2剂痛减，川乌增至10g，续3剂，夜能安卧，下肢能屈伸。3诊：川乌减为5g，加丹参12g，5剂关节疼微，能单独行走，血沉正常，改小活络丸、十全大补丸服1个月余，1年未复发[3]。

引用文献

［1］上海中医学院.程门雪医案［M］.上海：上海科学技术出版社，2002：183.
［2］李志铭.辨证与辨病相结合治疗类风湿性关节炎50例［J］.新中医，1980，（5）：24.
［3］谢英彪.乌头汤的临床运用［J］.浙江中医药，1982，17（10）：471.
［4］严世芸等.张伯臾医案［M］.上海：上海科学技术出版社，1979：127.
［5］杨淑琴.中药治疗风湿性皮下小结［J］.新中医，1980，（5）：41.
［6］葛仲棠.痿躄治验［J］.中医杂志，1981，（7）：37.

（四）脾胃郁滞候（肝脾寒湿内滞·滞脾·本证）

肝脾寒湿证，脾湿郁滞，肝气失疏，中气不得宣通，而成脾胃郁滞之候。其见症以脾、胃、肝气机郁滞之症象为主，如脘、腹痛胀连胁等，此外尚可兼见中焦气失宣降之症象。

通称：中焦寒湿。

内含病例：［**中医**］胃脘痛，久痢。［**西医**］十二指肠溃疡，再生障碍性贫血。

病因病机：肝脾寒湿郁滞，因寒湿滞于中焦，肝气失于疏利，致脾胃气机郁滞，失于宣通，失降之机失常，而成中焦气滞之证。

证象组合：气滞+气郁

主症：【**气机不宣**】**症象**：①胸闷。②口腻。③纳呆。④怕冷。

【**气机不利**】**症象**：①胃脘腹痛。②左胁气窜塞脘，得矢气较舒。③两胁疼痛。④腹痛。⑤小腹痛。**舌象**：①舌苔白腻。②舌苔白厚腻。③舌淡而润。**脉象**：①脉弦有力。②脉弦滑。③脉缓细而滑。

副症：【**气机不降**】**症象**：①呕吐酸水。②嗳气。③咳而频呕。

宾症：【**水谷不分**】**症象**：①便溏。②腹泻。

治则：故其治则当温中以祛寒湿之邪；佐以疏肝利气，以宣通中焦，而利中气之升降。

方证

平小汤证：蒲辅周方[1]。治胃脘腹痛，呕吐酸水，左胁气窜至胃脘，详见病案1。

炒苍术、厚朴、陈皮各4.5g，炙甘草2g，吴茱萸3g，法半夏、生姜、茯苓各6g。

论著和讨论

本证候因寒湿郁滞中焦，肝气乘胃，脾胃气机失于宣通。故其治则当温中和胃，以驱阴邪，兼疏肝利气为法。张子久按："本病系罹邪日久，中焦寒湿阻滞，脾胃虚弱失运。上见寒痰咳吐，中见纳呆食少，下则下痢不止，上中下三焦俱病。此皆脾虚气弱所致。范老（范文虎）用归芍七味汤合左金丸加味治之。'归芍七味汤'即《石室秘录》之'痢下通用方'，原方用白芍90g，莱菔子60g，当归、枳壳、槟榔、甘草、车前子各9g。《秘录》称：'此方之奇，全在用白芍、当归。盖水泻最忌当归之滑，而痢疾最喜其滑也。芍药味酸入肝以平木，使木不敢再侵脾土。又有枳壳、槟榔消逐其湿热之邪，又加车前分利其水湿，而又不耗真阴之水，所以功胜于茯苓也。尤奇在用莱菔子一味：世多不解，盖莱菔子味辣而能逐邪去湿，且又能上下通达，消食利气；使气利于血分之中，助归、芍以生鲜血，而祛荡其败瘀也。少加甘草以和中，则无过热之患，此奏功之神奇，实有妙理耳。'范老用此方治痢，妙在重用归、芍，根据临床因症、因人制宜，一般多用18~30g，倘痢疾重症，归芍有竟用90~120g而取效者。"[2]有曰：小腹痛，主二陈加干姜、吴茱萸、苍术、川厚朴。

病案举例

1.蒲辅周治田某，男，65岁，胃脘疼痛已多年，经常发病，痛甚时不欲食，冒清酸水，胃胀，左胁气窜至胃脘，以致心下堵塞难受，得矢气较舒，询知常饮冷水，饮食不节，受凉食生冷辄犯病，舌苔白腻，脉弦有力，属寒湿中阻，肝胃失调，治宜温散寒湿、调和肝胃（组方见方证）。1剂痛止，2剂胃舒欲食，继以香砂平胃丸巩固[1]。

2.牟德峻治李某某，男，34岁，5年以来经常吐酸烧心，冬季加重，入院前3个月因受凉后感觉饭后2小时上腹部疼痛，压之则适，疼痛向右季肋部放散，进食缓解，大便先干后软，平日怕冷吐酸嗳气，胸闷口腻。体查：舌苔白厚腻，脉弦滑。上腹部压痛，余无异常发现。钡餐造影十二指肠球部有龛影，变形激惹和压痛。诊断：十二指肠溃疡。中医诊断：胃脘痛，胃寒兼痰湿肝胃不和型。治拟温中兼平肝化湿：吴萸4.5g，炮姜、白芍各6g，枳壳、厚朴、苍术、青陈皮各9g，乌贼骨15g，服2剂后苔腻明显减轻，原方去苍术加半夏9g。服4剂疼痛明显减轻，不更方，12天后上腹痛消失，吐酸减轻，原方稍予加减出入，又服10天后钡餐造影：龛影已消失，十二指肠球部充盈好，出院[3]。

3.范文虎治沈老婆婆，下痢日久，胃气衰惫，舌淡而润，上有寒痰阻滞，故咳而频呕，当归、白芍各18g，车前子、炒莱菔子、炒枳壳各9g，槟榔、甘草、吴茱萸、姜川连、桂枝各3g[2]。

4.董德懋治再生障碍性贫血：张某某，男，47岁，曾服中药1800余剂，6年输血53000ml余，头晕目眩，面色晦暗，唇甲苍白而暗，心悸怔忡，失眠少寐，性欲消失，四肢浮肿，汗出畏寒，气短懒言，腰酸腿软，两胁疼痛，胸闷纳呆，腹痛腹泻，脉缓细而滑，苔厚白而腻，五脏俱病，关键在寒湿困脾，拟苦温燥湿、醒脾开胃法：佩兰叶9g，苏梗、藿香梗、代代花、厚朴花、砂仁壳、白蔻仁、通草各5g，苍术、陈皮炭、茯苓皮、建曲各10g，绿梅花6g，焦薏苡仁12g，每周6剂，随症加吴茱萸、干姜、附片等。2个月诸症均减，停止输血，血红蛋白由60g/L升为91g/L，唯感眩晕、倦怠无力，脉细弱，苔白腻，舌质淡。寒湿已近清彻，正虚之象颇著。拟益气健脾、祛湿开胃：生黄芪、党参各15g，白术、当归各10g，白云苓、炒枳壳、陈皮炭、佩兰叶各9g，厚朴花6g，砂仁壳5g，焦三仙18g，每月10~20剂，1年内两次血骨髓象接近正常，随访已全日上班3年余[4]。

引用文献

［1］中国中医研究院.蒲辅周医疗经验［M］.北京：人民卫生出版社，2005：149.

［2］张子久.著名老中医范文虎治疗痢疾的经验［J］.上海中医药杂志，1983，(7)：8.

［3］牟德峻.47例十二指肠溃疡病辨证治疗初步总结［J］.中医杂志，1966，(2)：21.

［4］段荣书.董德懋医疗经验琐谈［J］.中医杂志，1981，(2)：9.

（五）中阳失和候（肝脾寒湿内滞·滞脾·转证）

肝脾寒湿证，寒湿郁滞，伤残中阳，中阳不足以运化寒湿，脾湿太盛，肝之生气不振，而成中阳不和之候。以脾、胃、肝之气机郁滞症象显明，但以中焦阳气不振之脉症为主。

通称：湿伤脾阳。

内含病例：［中医］阴黄，阴疸重症。［西医］急性黄疸型肝炎，慢性肝炎，肝硬化。

病因病机：肝脾寒湿虚滞，系脾湿郁滞肝阳，肝之生气不振，而中阳已虚，不能温化寒湿，阴浊郁滞中宫，中气失其宣降通利，而成阳虚湿滞之证。

证象组合：阳虚+气滞

主症：**【阳气不振】症象**：①面色苍白，唇甲苍白而暗，或黄色不鲜，晦暗无泽。②眩晕。③形体消瘦，神衰气短，倦怠嗜卧，气短懒言，语言低微，不能接续。④形寒畏冷，啬啬恶寒，畏寒喜热，汗出。⑤不思饮，不饥不渴。⑥腰酸腿软。⑦四肢浮肿。⑧一身尽黄，面目黧黑，小溲淡黄。**舌象**：①舌淡苔薄腻。②薄白。**脉象**：①脉缓细滑。②脉沉细缓无力。③脉微欲绝。

【气机不利】症象：①右胁疼痛。②两胁痛，胁下拘急而痛。③胸闷。④腹满不欲饮食。**舌象**：苔厚白腻。**脉象**：①脉虚弦。②脉紧弦。

副症：**【水谷不分】症象**：①腹泻。②便溏。③大便灰黑。

宾症：**【气机不降】症象**：①纳少泛恶。②呕恶。

治则：当以温中助阳为主，以温化寒湿，而振肝阳。如丁甘仁所云："助阳运脾为主，化湿祛瘀佐之，俾得离照当空，则阴霾始得解散。"

方证

1.茵陈术附汤加味证：丁甘仁方[1]。助阳运脾，化湿祛瘀，离照当空，阴霾得解散。详见病案3。

熟附子块、福泽泻各4.5g，西茵陈7.5g，连皮苓、炒薏苡仁各12g，大砂仁（研）、广陈皮各3g，生白术、炒麦芽各9g，紫丹参、制半夏各6g，藏红花、淡姜皮各2.4g。

2.加味归芪建中汤证：赖良蒲方[2]。理脾健中，治阴黄，眼目及全身发黄，详见病案4。

黄芪、茵陈各30g，当归12g，白芍13g，桂枝、生姜各9g，炙甘草6g，大枣4枚。水煎去渣，另饴糖60g，分2次兑服。

论著和讨论

本证候寒湿郁伤中阳，肝之生气不振，中焦气失通降，仲景曰："寸口脉弦者，即胁下拘急而痛，其人啬啬恶寒也。"（《金匮要略·腹满寒疝宿食病脉证治》）"胁下偏痛，发热，其脉紧弦，此寒也，以温药下之，宜大黄附子汤：大黄三两，附子三枚，细辛二两。"（同前）故其治则亦当以温中助阳，以祛寒湿为主。大黄附子汤抗缺氧作用实验：该方水醇法提取液对动物缺氧有不同程度的拮抗作用，其作用机制可能是通过降低肾上腺素系统的功能，减少动物整体耗氧量，增加心肌组织细胞耐缺氧能力，提高脑组织对缺血的耐受力，降低脑组织的耗氧量等药理作用来实现的，从而使急性缺氧的动物存活时间延长。因此，该方为治疗缺氧性心、脑血管疾患提供了理论依据[3]。

病案举例

1. **丁甘仁**治阴疸重症：周左，思虑过度，劳伤乎脾，房劳不节，劳伤乎肾。脾肾两亏，肝木来侮。水谷之湿内生，湿从寒化，阳不运行。胆液为湿所阻，渍之于脾，浸淫肌肉，溢于皮肤，遂致一身尽黄。面目黧黑，小溲淡黄，大便灰黑，纳少泛恶，神疲乏力，苔薄腻，脉沉细。阳虚则阴盛，气滞则血瘀。瘀湿下流大肠，故腑行灰黑而艰也。阴疸重症，缠绵之至，拟茵陈术附汤加味，助阳运脾为主，化湿祛瘀佐之，俾得离照当空，则阴霾始得解散（组方见方证）[1]。

2. **赖良蒲**治阴黄案：曾某某，男，28岁，眼目及全身发黄，历时2年，中西治疗无效。神衰气短，倦怠嗜卧，腹满不欲饮食，脉象虚弦，舌苔薄白。诊断：劳倦伤脾，脾虚伤湿，不能输化，阻滞胆汁，逆流于血脉，尽溢于皮肤。疗法：议用理脾健中法，以加味归芪建中汤主之（组方见方证）。连服10剂，腹中舒适，进食知饥，黄亦减退，再予香砂六君子汤加味：党参12g，白术、茯苓各9g，姜半夏、广陈皮、砂仁各4.5g，茵陈30g，炙甘草6g，煅青矾1.8g，锈铁磨汁，代水煎药。10剂康复[2]。

3. **关幼波**治毕某，男，26岁，两眼轻度发黄2年余，皮肤发黄，食纳不佳，经肝穿刺活检符合迁延性肝炎。面色无泽，巩膜微黄，苔薄白，舌质正常，脉沉缓，血清胆红素0.376μmol/L，黄疸指数20单位，谷丙转氨酶略有异常，证属脾阳不振，寒湿凝聚，发为阴黄，以温振脾阳、祛痰散寒、活血退黄：党参15g，生黄芪12g，茵陈60g，云茯苓15g，附子、白术、郁金各10g，干姜6g，甘草3g。6剂后加泽兰15g、橘红10g，14剂症状改善，继服3个月，4次复查肝功能正常[4]。

4. **喻森山**治阳虚寒湿发黄：潘某某，男，46岁，因肝功能异常8年，加重月余，出现黄疸腹水半月，以慢性重症肝炎、原发性腹膜炎？肝内占位性病变待除外入院。面目一身悉黄，黄色晦暗，纳呆便溏，舌质胖淡、苔白腻，头目晕沉，口干苦，脉小滑。诊为湿困脾阳，给予茵陈胃苓汤加味以健脾利湿1周后，症状不见好转，且出现大便溏泄，日行五六次，胃脘冷痛喜温按，畏寒喜热，四肢不温，脉息无力。呈一派阳虚寒湿之象，故改投温阳散寒化湿之剂。方用：茵陈30g，炮附子（先煎）、桂枝各10g，甘草、干姜各6g，白术12g，党参、茯苓、黄芪各15g。病情逐渐好转，一直守方治疗3个月，自觉症状基本消失[5]。

引用文献

［1］丁甘仁.丁甘仁医案［M］.上海：上海科学技术出版社，1960：185.
［2］赖良蒲.蒲园医案［M］.南昌：江西人民出版社，1965：57.
［3］王付等.《伤寒杂病论》汤方现代研究及应用［M］.西宁：青海人民出版社，1993：14.
［4］北京中医医院.关幼波临床经验选［M］.北京：人民卫生出版社，2006：20.
［5］喻森山.重症肝炎验案四则［J］.中医杂志，1990，(1)：21.

（六）肝阳失宣候（肝脾寒湿内滞·滞肝·本证）

肝脾寒湿证，寒湿郁遏肝脾阳气，肝阳怫郁，内犯于脾，其为肝阳失宣之候。其见症以肝脾气机郁滞之症象为主，但必兼有阳气郁滞之脉症。

通称：寒湿郁滞。

内含病例：［**中医**］阴厥，阴吹，奔豚气。

病因病机：肝脾寒湿郁滞，因脾湿郁滞肝阳，肝之生气不振，肝阳怫郁于内，横逆于脾，致脾阳不得运行，中气郁滞，失其通降之常。

证象组合：阳滞+气滞

主症：【**阳气不行**】**症象**：①四肢厥逆。②啬啬恶寒。③得酒腻寒战。**脉象**：左沉弦滑。

【**气机不利**】**症象**：①腹痛下利后重。②腹满泄泻。③冲气若奔豚。④气从尿管出。**脉象**：脉右弦急。

副症：【**气机不宣**】**症象**：干咳。

宾症：【**阳气怫郁**】**症象**：①发热如焚。②心悸。③口渴。**舌象**：苔白底绛。

治则：以温通肝脾阳气为主，以驱其阴浊之气，兼以苦以燥之，淡以利之，分解其湿邪。

方证

1. **当归四逆汤证**：陈修园方[1]。治发热如焚之痢疾。

当归9g，白芍、桂枝各6g，炙甘草、木通各4.5g，细辛3g，大枣5枚。

2.加味四逆散证：《通俗伤寒论》方[2]。达郁通阳，治阳气内郁，四肢厥逆，干咳心悸，便泄溺涩，腹痛下重。详见论著。

川柴胡2.4g，炒枳实、生白芍各3g，清炙甘草2.4g，浙茯苓1.2g，桂枝尖、淡附片、干姜1.5g，拌捣北五味子0.9g，烧酒洗捣干薤白5枚，用水2碗煎成1碗去渣温服。

论著和讨论

本证候脾湿郁滞肝阳，肝阳怫郁乘脾，脾阳失其运化之常。治则仍当温通肝脾阳气为主，兼苦燥淡利以除其湿。俞根初亦云："（邪传少阴脏证）火为水遏，四肢厥逆，干咳心悸，便泄溺涩，腹痛下重，舌苔白而底绛，脉左沉弦而滑，右弦急，此阳气内郁，不得外达，水气上冲而下注也。治宜达郁通阳，加味四逆散（组方见方证）主之。"[2]

病案举例

吴鞠通治太阳中风，延五日不解，冲气上冲，宛若奔豚，腹满泄泻而渴，兼有少阴证，此二两感也，且先伐其冲气：桂枝、茯苓、川芎、当归、川花椒炭、生姜。与桂、苓重伐肾邪，一齐俱解，脉静身凉，冲气寂然，微有痰饮咳嗽，当与和胃令能食：茯苓、桂枝、生姜、半夏、广陈皮、大枣、焦白芍[3]。

又治气从溺管而出，若女子阴吹之属，瘕气皆然，左胁肝部，卧不着席，得油腻则寒战，丛杂无伦，几于无处下手议治，病必求其本，仍从寒湿论治，令能安食再商，与黄土汤中去柔药加刚药：灶中黄土、云茯苓、川花椒炭、茅山苍术、附子、香附、生益智仁、广陈皮、生姜[3]。

引用文献

[1] 林慧光.陈修园医学全书·时方妙用[M].北京：中国中医药出版社，1999：924.
[2] 俞根初.重订通俗伤寒论[M].上海：上海科学技术出版社，1959：194.
[3] 秦伯未.清代名医医案精华[M].北京：人民卫生出版社，2006：113，122.

八、肝肾寒湿证（寒湿内伤并病2）（2候）

肝肾寒湿证，或脾湿下流，或湿受于下，或肝肾素虚，寒湿内犯肝肾，郁滞下焦阳气。轻则肝阳失和，重则郁结下焦。又以肝主乎营，卫出下焦，肾主骨，肝主筋，寒湿流于经隧，郁滞营卫，多成痹痛顽疾。肝肾寒湿，郁滞下焦阳气，其治法总当温通肝肾阳气为主，以驱除寒湿之邪。

证候别称：寒湿痹证，寒湿脚气。

病名：[中医]寒湿脚气，尪痹，寒痹，痛痹，附骨疽，痛经，寒疝，缩阳证，男性不育症，皮肤瘙痒。

证候系统：详见图3-5-13。

本证————肝阳失和候

转证————肾气郁结候

变证————营卫不行候

图3-5-13　肝肾寒湿证证候结构图（3候）

（一）肝阳失和候（肝肾寒湿本证）

肝肾寒湿证，寒湿深入下焦，肝肾阳气俱伤，肾阳不能温煦于肝，而成肝阳失和之候。其见症肝肾阳虚之脉症为主，但可兼见肝血虚弱与肝气郁滞之症象。

通称：下焦寒湿。

内含病例：[中医]痛经，缩阳证，男性不育症，皮肤瘙痒。

病因病机：肝肾寒湿虚滞，因寒湿郁滞下焦，肝肾阳气伤残，肾阳不能温煦于肝、肝血消耗，肝气失疏，而成虚而致实，阳虚阴盛之证。

证象组合：阳虚+血虚+气滞+阳郁

主症：**【阳气不振】症象**：①面色皖白。②四肢清冷。③形寒怯冷。④汗出淋漓。⑤全身倦怠。⑥腰部酸软。⑦尿频数，排尿无力。⑧白带多。⑨阴茎内缩，龟头触觉不灵。⑩两睾丸阴冷而潮湿，遇寒则收缩引痛。**舌象**：①舌体胖大，舌质淡，舌淡边紫。②苔薄白腻。③苔白厚而腻。④苔薄白而滑。**脉象**：①脉沉细迟。②弦而缓。③脉弦缓无力。④尺部沉弱。

【气机不利】症象：①经行少腹痛胀，少腹剧痛伴呕吐。②少腹时有隐痛，性交后加重。**舌象**：苔厚浊。**脉象**：脉弦滑。

副症：【血虚失养】症象：①经行色淡。②月经后期。**舌象：**舌淡红有齿痕。**脉象：**脉濡缓。

【气机不宣】症象：①胸闷不舒。②肠鸣。

宾症：【阳气不和】症象：皮肤瘙痒。

治则：当于温补肝肾阳气之中，侧重于温通肝阳，以祛寒湿之邪，兼养血柔肝、疏利肝气，以助正祛邪，虚实兼顾。

方证

1.阳和汤加味证：陈幼清引《外科全生集》方[1]。功能温阳补血，散寒通滞。治寒湿内凝，气滞痰阻，阳虚阴盛，冲任失调。详见病案1。

熟地黄、白芥子、鹿角胶、姜炭、麻黄、肉桂、生甘草。重用炮姜、肉桂，加当归、紫石英，水煎服。

2.艾附暖宫丸证：李滨引《寿世保元》方[2]。温通经络，镇定利湿。治血虚生风，夹杂寒湿，阻滞经络，留于肌肤，瘙痒缠绵。详见病案2。

净艾叶、熟附片、全当归、熟地黄、生黄芪、朱茯神各12g，紫肉桂、大川芎、炒白芍、吴茱萸、生甘草各9g，粉萆薢30g。

3.暖肝煎合二陈加减证：许寿楠方[3]。温阳散寒，化湿止痛。治寒湿凝滞肝脉，而成缩阳证。详见病案3。

当归、茯苓、补骨脂各9g，台乌药6g，枸杞15g，小茴香、桂枝、吴萸、陈皮、木香、炙甘草各3g。

论著和讨论

1.本证候因下焦寒湿，伤残肝肾阳气，耗伤肝血，郁滞肝气，阳虚阴盛。石春荣说："利尿通阳者，即通过利尿祛湿，以通阳道之谓。又，所谓通阳，实不同于补阳、壮阳、温阳。彼乃补益阳气之本此（通阳）乃调畅阳气之用，实有伸展、升举、畅达阳气之意。临床每见形体丰肥之人或患水肿、痰饮等急患者，由于体内蕴湿蓄饮，每致阳道被遏，阳气不能达于宗筋之末发为阳痿。用补肾壮阳之品，疗效甚微。运用通阳之法，以虫药辛散走窜，利尿达阴，通行宗筋脉络；并合渗湿利尿、宣散温通之品，畅达阳气，以因势利导，就近祛邪，使湿浊之邪从前阴排出。可先开阳气之路，以利阳气抵达宗筋，正合'温阳不在温，而在利小便'（《外感温热篇》）之意。"[4]

2.治则：于温养肝肾之中，重用温通肝阳，兼以养肝血、疏肝气为法。石春荣说："临床体验，蝼蛄、蟋蟀皆可入膀胱、肾经，能通阴湿阻遏之阳道，可利气化难行之尿闭，实乃利尿通阳之神品，水肿、鼓胀、石淋、尿闭等用之多效。凡阳痿由阴湿之邪阻遏阳道所致者，实为必不可少之药。二药一寒一温，相辅相成，直达阴中以逐湿浊，俾阴湿去而阳道畅，则阳道伸展，阳痿自愈矣。"[4]

病案举例

1.**陈幼清**治张某某，女，22岁，秋季经行涉水劳动，经行两日中止，少腹隐隐作痛，嗣后经行则少腹胀痛，痛甚则形寒怯冷，汗出淋漓，经行量少色淡，经净腹痛方除，体肥而面色皖白，苔薄白而腻，质淡边紫，四肢清冷，脉沉细而迟，属寒湿内凝，气滞痰阻，阳虚阴盛，冲任失调，阳和汤重用炮姜、肉桂，加当归、紫石英，经净服10剂，下期腹痛大减，经后呕吐痰涎盈碗，少腹有温暖感，经色转红，以阳和汤入当归、乌药、丹参、茯苓等，属经前1周配服6剂，经趋正常[1]。

2.**李滨**治昂某某，女，34岁，全身皮肤瘙痒近3年。瘙痒与季节无关，甚者必须搔破皮肤使之流水后方感安适。既往曾多次治疗不效。查体：患者躯干、四肢广泛搔痕，未见有明显原发病灶。中医辨证：体胖。已婚，婚后未孕，月经后期，白带多。脉濡缓，尺部沉弱。舌体胖大，舌质淡，苔薄白而滑。证属血虚生风，夹杂寒湿，阻滞经络，留于肌肤，风胜则瘙痒，湿滞则缠绵。鉴既往散风利湿之剂不效，故非大剂量温通经络、镇定利湿之品，无以使离照当空，阴霾蠲除。仿艾附暖宫丸意（组方见方证），患者服药3剂，皮肤瘙痒停止，要求继进3剂以巩固疗效。后随访一年半，未见复发[2]。

3.**许寿楠**治王某某，男，30岁，工人。患者于本月14日突然发生两少腹剧痛伴呕吐，尿频数，排尿无力，自以为蛔虫痛，曾自服驱虫西药未效，翌日转为阵痛。16日晚发现阴茎内缩，龟头触觉不灵，少腹疼痛，精神紧张。察其舌，舌淡苔白厚而腻。诊其脉，弦而缓。脉证合参，拟为寒湿凝滞肝脉，而成缩阳证。法当温阳散寒、化湿止痛，方取暖肝煎合二陈而加减（组方见方证）2剂。复诊：药后腹痛大减，阴茎已能伸出。但感胸闷不舒，肠鸣，苔厚浊，脉弦滑。寒邪已去，湿浊未化，拟芳香化湿法：苍术、白术、茯苓、冬瓜仁、藿香各9g，川厚朴15g，陈皮、佩兰叶各6g，砂仁3g，忍冬藤24g，六一散18g，2剂。三诊：腹痛已止，阴茎如常，阳事能兴，苔仍浊，纳食欠佳，继以芳化健脾以巩固疗效。照上方去冬瓜仁，加党参12g、木香3g，1剂[3]。

4.**李佃贵**治李某某，男，32岁，婚后5年不育。查精液量1.4ml，精子数3000万/ml，异常精子50%，2小时内有活动能力的精子30%。诊断为男性不育症。症见：两少腹时有隐痛，性交后加重，睾丸阴冷而潮湿，遇寒则收缩引痛，有时自觉全身倦怠，腰部轻度酸软，无阳痿早泄，舌淡红有齿痕，苔薄白而滑，脉弦缓无力。按肝肾不足，寒湿偏盛。拟温补肝肾，行气逐寒。以暖肝煎加味：当归、枸杞、茯苓、橘核、仙茅、仙灵脾各10g，小茴香、肉桂、乌药各6g，沉香5g。服药10剂后，少腹隐痛好转，倦怠消失，自觉心中畅快，性欲增强，但睾丸阴冷而潮湿不减，舌质淡红而有齿痕，脉弦缓未见改善。寒湿有轻重，用药亦相应递增，张景岳在对暖肝煎的原注云："寒甚者加吴萸、干姜，再甚者加附子。"故于上方加干姜6g，以去厥阴肝经之沉寒；加吴萸3g，直达肝肾二经，以解厥阴之滞而消寒湿之邪。又服1个月余，精液常规有所改善，精量2.6ml，精子数5000万/ml，异常精子20%，有活动能力的60%以上。少腹隐痛、舌边齿痕基本消失，脉弦而较前有力，睾丸阴冷潮湿亦减轻。在暖肝煎中又加入滋补肝肾、养血填精之品，如山药、桑寄生等，服用4个月余，症状改善，连续5次精液常规均在正常范围。现已得一男婴。笔者用暖肝煎加味治疗男性不育症表现为肝肾不足、寒湿偏盛的病例已3例，均获满意疗效[5]。

引用文献

[1]陈幼清.阳和汤用于内科病的临床体会[J].中医杂志，1963，(12)：18.
[2]李滨.皮肤瘙痒1例治验[J].新医药学杂志，1977，(6)：40.
[3]许寿楠.缩阳证[J].新中医，1977，增刊(2)：8.
[4]单书健等.古今名医临证金鉴·男科卷[M].北京：中国中医药出版社，1999：90.
[5]李佃贵.暖肝煎治疗男性不育症[J].上海中医药杂志，1983，(9)：23.

（二）营卫不行候（肝肾寒湿变证）

肝肾寒湿证，寒湿深入下焦肝肾，肝主营主筋，肾主卫主骨，阴邪中伤营卫，深入筋骨，变为营卫不行之候。常见于筋骨顽痹之疾，以经络症象显明，但兼见气营两虚与阴盛之脉症。

通称：寒湿虚痹。

内含病例：[中医]尪痹，寒痹，痛痹，寒湿痹，附骨疽。[西医]类风湿关节炎，骨膜炎。

病因病机：肝肾寒湿虚滞，因寒湿久恋，深入下焦；或素体肾虚，阴邪内陷。深着筋骨，凝聚不散，经络闭阻，血气不行。

证象组合：气虚+营虚+阳滞+经滞+络滞

主症：**【气虚失养】症象**：①面色苍白。②头晕无力，精神不振。③大便时干时稀。**舌象**：舌苔薄白。**脉象**：脉弦缓。

【阳气不行】症象：①面黄蜷卧。②畏寒，发凉暖水袋须臾不离，阴雨加剧。③骨质粗大，压之酸痛，坚硬如石，高低不平，伸屈不利。

副症：**【经脉不利】症象**：①腰骶部疼痛。②全身关节肿痛。③手腕指关节肿痛，屈伸不利。

【络脉不利】症象：足跟不能任地。

宾症：**【营虚失养】症象**：①面容憔悴。②低热。③心烦。④盗汗。**舌象**：舌淡红苔薄微黄。**脉象**：脉细数。

治则：以补养肝肾，荣养筋骨；以温通阳气、宣疏营卫，为其大法。

方证

1.补肾祛寒治尪汤证：焦树德方[1]。治尪痹（类风湿关节炎）。

川续断、熟地各12~15g，补骨脂、骨碎补、淫羊藿、赤白芍、牛膝、知母各9~12g，桂枝9~15g，附片、虎骨各6~12g，甲珠6~9g，独活10g，苍术、防风各6~10g，伸筋草20~30g，麻黄3~6g，威灵仙12g，松节15g。骨质变形严重者，可去伸筋草，加透骨草30g、寻骨风10~20g、自然铜10g。

2.阳和汤加嵺峒丸证：徐振华方[2]。治骨膜炎，阴寒湿邪阻络，气血失调，左股骨膝端，骨质粗大，压之酸痛，坚硬如石，高低不平，行动轻度障碍，伸屈自感不利，左腿肌肉消瘦，详见病案3。

桂枝、大熟地、鹿角片、炙麻黄各9g，白芥子4.5g，生姜3片，嵺峒丸1粒（吞）。

论著和讨论

本证候如焦树德说："（素体肾虚）反复感受风寒湿三气，……邪入肝肾，筋挛骨痛，关节挛缩，……寒湿、痰浊、瘀血、贼风，互为影响，凝聚不散，经络闭阻，血气不行。"[1]当以温通肝肾阳气、驱散寒湿为主。焦树德说："尪痹的治疗大法是以补肾祛寒为主，辅以化湿散风，养肝荣筋，祛瘀通络，肾气旺，精血足，则髓生骨健，关节筋脉得以淖泽营养。"[1]如徐振华说："本例（骨膜炎）总疗程为50天，用阳和汤温通经络、活血通阳，嵺峒丸散发透邪，通利关节。根据以往经验，适用于气血虚亏，寒湿乘虚内袭，气凝血滞，筋骨受伤之证，每多获效。"[2]

病案举例

1.**徐振华**治卢某某，男，28岁，已婚，去年因负重自觉左大腿扭伤，行动时感到酸痛、乏力，自以为患风湿痛，曾去过南浔、震泽等地针灸，前后共达13次，并服中药及药酒，注射抗生素等均无明显疗效。来我院治疗，检查左股骨膝端，骨质粗大，压之酸痛，坚硬如石，高低不平，行动轻度障碍，伸屈自感不利，但无炎性症状出现，左腿肌肉消瘦，两腿相比相差3~4cm，营养中等，轻度贫血。家属及本人均无结核病史。我们初步诊断为附骨疽，建议转湖州第一医院作拍片检查，摄片结果，诊断为骨膜炎，并有转化可能，嘱住院治疗，并须考虑作截肢术，病者恐惧，再来我院。患者症状如前，兼有精神不振，食欲减退，面容比较憔悴，属阴寒湿邪阻络，气血失调，采用《外科全生集》的阳和汤加蠲峒丸法（组方见方证），嘱服10剂，局部贴九香回膏2张。三诊：前方服12剂，酸痛减退，行动对比以前大有好转，唯下午尚有酸胀感。患者面露笑容，精神饱满，前方加伸筋草、桑寄生、川续断各9g，再服10剂，局部仍贴回膏2张，以后未来复诊。去病者家中访视，患者目前身体健康，已恢复工作。据述前一阶段每至阴天感到有些酸痛，现在已转正常，并能远程行走，亦无异感。检查患处肿硬全部消失，左腿肌肉消瘦程度，两腿相差不到1cm。后会再往湖州一院骨科复查未摄片，谓从其临床症状来看，已接近治愈[2]。

2.房定亚治寒痹（类风湿关节炎）：翁某某，男，33岁，4年前右膝关节肿痛，发热，经消炎止痛及泼尼松治疗肿痛消退。今腰骶部疼痛，活动受限，腰部发凉，暖水袋须臾不离，脉弦缓，舌苔薄白，病在肝肾，寒寓筋骨，证属阳虚寒凝，乃为寒痹，乌头汤加味：乌头、麻黄、桂枝、赤芍、白芍、生甘草、黄芪、鹿角胶各10g，川续断、葛根各15g，乌梢蛇12g，桑寄生30g，10剂疼减加乳香、没药各10g，20剂，疼痛基本消失，后以逍遥散加黄芪、牛膝养肝柔筋，调理气机10剂，活动自便，类风湿因子（-）[3]。

又治寒湿虚痹：曹某某，女，52岁，全身关节肿痛10个月，加重4个月，面黄蜷卧，低热畏寒，心烦盗汗，头晕无力，手腕指关节肿痛，屈伸不利，阴雨加剧，足跟不能任地，大便时干时稀，舌淡红苔薄微黄，脉细数，自拟归芍桂附地黄汤及上中下通用痛风方，月余收效甚微，改乌头汤：乌头、桂枝、生甘草各10g，麻黄、生姜各6g，生黄芪、白芍各30g，大枣4枚，熟地15g，8剂下肢疼减，乌头改15g，11剂病情稳定，后用归芍地黄汤加味，补养肝肾：生地、熟地、当归、茯苓、木瓜、山药各12g，白芍30g，泽泻、山茱萸、丹皮各10g，牛膝、鹿衔草各15g，萆薢20g，40剂，明显好转[3]。

引用文献

［1］焦树德.诊治类风湿性关节炎的体会［J］.中医杂志，1982，（1）:16，17.

［2］徐振华.治愈骨膜炎一例［J］.浙江中医药，1965，（11）：24.

［3］房定亚.类风湿性关节炎的证治体验［J］.中医杂志，1981，（6）：37，38.

第三节　湿热证类（11证82候）

湿热证，成因甚广而为病亦繁，概分为外感与内伤：外感则有时令之湿热，如暑湿、秽浊、霉湿、瘴雾之类，或风温、风热、燥邪等挟湿，或风湿挟热、化热，或伏湿化热如伏暑、湿温之类，均可成为外感湿热之证。内伤则多为饮食而生，如醇酒厚味、茶水饮料等，均为内伤湿热之源。而其为病，外湿多时病，内湿多杂病。然外湿可传居于里，内湿亦可传出于表，尤多内外合邪者，诚难以截然划分。时令发病之暑、湿等症，悉为外湿，而杂病之泻、痢、霍乱、疟疾、肿胀、痞、结、痿、痹、淋浊、癃闭以及妇人带浊等，悉多内外合邪。

湿热外受，必起自肺卫，故以肺卫湿热证为外感湿热之本病。湿热下传，必直行中道，则与脾、胃、胆合病。故以肺胃、肺脾、胆胃湿热证，为外感湿热之合病。湿热下并于肝、肾，故肺肝、肺肾湿热证是为外感湿热之并病。

脾为湿土，为内湿之本源，故以脾胃湿热证，为内伤湿热之本病。脾胃下接二肠，邻近肝胆，故易与肠、肝、胆合病，胃肠、肝胃、肝脾、肝胆湿热证，悉属内伤湿热之合病。内湿下流，则必并于肾，故以脾肾、肝肾湿热证为内伤湿热之并病。此其大概，外湿内伏，亦成内湿；伏湿外达，亦多与外湿合邪。不过外湿多以肺、胃为主，多兼表证，多为时病；内湿则以脾胃为主，多是为里证，多为杂病。

湿为阴邪，热属阳邪，故湿热证为阴阳错杂之证。其治则总当寒温并行，以燥湿清热；或兼芳香宣化，使之从上而解；或兼甘淡渗利，使之从下而去，亦分消之法。详见表3-5-3。

表3-5-3　湿热证证候结构表

	本病	合病	并病
外湿	肺卫湿热证	肺胃湿热证、肺脾湿热证、胆胃湿热证	肺肝湿热证、肺肾湿热证
内湿	脾胃湿热证	胃肠湿热证、肝胃湿热证、肝脾湿热证、肝胆湿热证	脾肾湿热证、肝肾湿热证

一、肺卫湿热证（湿热外湿本病）（2候）

肺卫湿热证，为湿热外感之表证，春夏之交，感受暑秽、湿浊或霉湿之气，或风热挟湿外受，或风湿挟热郁于表分，均可成为本证。此为外感湿热之表证，是最为轻浅之证。但如延误失治，湿热郁滞肌腠经络，则可成为痹证。若误投寒凉冰伏，表邪不解，内陷上焦，弥漫胸中，郁闭清阳，亦可猝变闭厥重证。故亦不可轻视此湿热小恙。

湿热郁于肺卫，治则唯有宣化透达为法，使邪由肺达卫，以疏解肺卫之郁遏。宜轻药而忌重剂，大忌寒凉冰伏，尤禁甘润滋腻，是其大法。

证候别称：湿热表证，风热夹湿。

病名：［中医］霉湿，暑秽，湿浊，风湿热，风热夹湿，暑痹，热痹，湿痹，暑湿痹，郁闭。

证候系统：详见图3-5-14。

本证————卫气郁蒸候

转证————清气郁蒸候

变证————清阳不行候

图3-5-14　肺卫湿热证证候结构图（3候）

（一）清气郁蒸候（肺卫湿热转证）

肺卫湿热证，湿热郁蕴上焦，肺气失于宣展，湿郁热蒸，而为清气郁蒸之候。时病学家通称之为风热挟湿之证。其见症除有表郁与热蒸之脉症外，更兼肺气宣降失常之症象。

通称：风热夹湿。

内含病例：［中医］霉湿，暑秽，湿浊，风湿热，风热夹湿。［西医］病毒性肺炎，上呼吸道感染，口腔炎，铜绿假单胞菌感染。

病因病机：肺卫湿热郁蒸，因风热挟湿，郁于上焦，清气失其宣展，肺气失其宣降，热郁不达，而蕴蒸于内，是为外郁内蒸之证。

证象组合：气郁+表郁+气热

主症：【气机不宣】症象：①咳嗽痰少。②胸闷。③纳谷不馨，纳呆。**舌象：**苔白薄腻。

【腠理不宣】症象：①发热恶寒，恶风，发热寒热起伏。②周身酸楚，四肢关节酸楚。**舌象：**浮细数。

【津气蕴蒸】症象：①汗出热不解。②高热40℃。③大便较燥，小便黄少。**舌象：**舌红，苔黄厚腻。**脉象：**脉濡数。

副症：【清空不宣】症象：头晕胀蒙，头痛而昏。

【清窍不利】症象：①咽喉疼痛。②齿龈红肿。③舌尖、口唇周围有数个小溃疡。

宾症：【气机不降】症象：恶心。

治则：应宜疏表郁之风邪，清透内郁之蒸热，佐以芳香宣化其湿邪，宣降肺气以利其清肃，为表里分解之法。

方症：

1.疏风清热祛湿方证：张震夏方[1]。治病毒性肺炎，发热，汗出热不解，微恶风，详见病案1。

桑叶、前胡、牛蒡子、杏仁各9g，菊花6g，薄荷2.4g，桔梗、生甘草各3g，大青叶、滑石各12g，芦根、虎杖各30g，鱼腥草15g。

2.宣透肺卫法证：赵绍琴方[2]。治上焦湿热。寒热起伏，头晕胀蒙，周身酸楚。

藿香、佩兰、大豆卷、炒山栀、前胡、苏叶、杏仁、半夏、片姜黄、白芷。

论著和讨论

本证候因风热挟湿，郁蒸于上焦，肺气失其宣降，清气失于宣展，赵绍琴说："湿郁于上，初起湿热之邪困阻肌表，营卫失和，故周身困重酸楚；湿热之邪蔽阻清阳，清阳不升，而头晕且沉，即《素问·生气通天论》有'因于湿，首如裹'之谓。若湿热之邪壅遏肺气，肺失宣降之常，则胸闷、咳嗽、喘息。舌苔滑润，脉象濡软，为湿邪犯入之明征。治宜轻扬宣郁化湿。肺为华盖，其位最高，主宣发肃降，外合皮毛。湿热之邪上受，肺必先伤。肺受邪则郁闭，其气化不利，湿邪留滞。治宜先宣肺气。正如吴鞠通所说：'盖肺主一身之气，气化则湿亦化'。宜大豆卷、炒山栀、前胡、杏仁、浙贝母、芦根等，或以三仁汤、藿朴夏苓汤、藿香正气散等方加减选用。俾肺宣湿开，而热随湿去。"[2]

病案举例

1.张震夏治病毒性肺炎，张某，女，12岁。发热2周，西药发汗消炎，热不退，T38.8℃，汗出热不解，微恶风，咳嗽痰少色白，胸闷，纳谷不馨，脉浮细数，舌边尖红，苔薄白腻，以疏风清热，兼祛湿邪（组方见方证），2剂热势稍降，T37.8℃，热未清彻，湿尚逗留，既以疏解，尚须芳化：苏梗、藿香梗各4.5g，薄荷1.5g，杏仁、前胡各9g，桔梗、甘草、白蔻仁各3g，滑石、谷麦芽各12g，芦根30g，3剂热退，调理脾胃而愈[1]。

2.赵绍琴治张某某，男，65岁。雨后天晴，暑热湿动，起居不慎，感邪致病。今觉身热头晕，胸脘满闷，周身瘦楚乏力，微有恶心，胃不思纳，小溲不畅，舌苔白腻，脉濡数略滑。病属暑热外迫，湿阻中、上焦，气机不畅。法当芳香宣化，辛开苦泄：鲜佩兰（后下）、鲜藿香（后下）、大豆卷、半夏各10g，制厚朴、陈皮各6g，川连3g，六一散（布包）10g，1剂。药后遍体小汗，身热渐退，头晕已减，身酸楚亦轻。但中脘仍闷，略有恶心，舌白苔腻，脉象濡滑，再以前方增损。原方加草蔻1g、杏仁10g，服3剂而愈[2]。

3.陈蓉蓉治外感发热：胡某某，女，12岁，发热恶寒，头痛而昏，四肢关节酸楚，咽喉疼痛，胸闷恶心，纳呆，大便较燥，小便黄少。体温38.3℃，齿龈红肿，舌尖、口唇周围有数个小溃疡，咽稍充血，舌红，苔黄厚腻，脉濡数。诊断为上呼吸道感染、口腔炎。中医辨证为心脾积热，风热挟湿袭表。治拟疏风清热、解毒化湿：银花、连翘各12g，薄荷（后下）、荆芥各4.5g，鲜芦根、板蓝根各15g，鸭跖草30g，六一散（包煎）、藿香、佩兰、淡子芩各9g，制僵蚕、人中白各6g。另用犀青散1支，1日4次，外涂患部。服2剂后，体温降至37.5℃，解稀便1次，已无胸闷恶心，能吃少量面条，苔黄腻。原方去荆芥、薄荷，加青黛、生薏苡仁。再服3剂后，体温正常，头昏肢楚已瘥，舌尖、唇周溃疡已愈，胃纳渐增，苔薄腻，病愈出院。按：时值夏令，热多挟湿，湿热相并，遵叶天士“或透风于热外，或渗湿于热下，不与热相搏，势必孤矣”之说，以透邪化湿并举，解表清里同进，使邪去正安[3]。

引用文献

［1］沈庆法.学习张震夏先生治疗温病的经验［J］.中医杂志，1979，(9)：4.

［2］赵绍琴.治疗湿热病的体会［J］.北京中医学院学报，1983，(4)：10.

［3］陈蓉蓉.儿科临床运用银翘散治案举例［J］.浙江中医学院学报，1983，(2)：28.

（二）清阳不行候（肺卫湿热变证）

肺卫湿热证，湿热稽留不解，蕴聚于肌腠经络，清阳之气不得运行于外，是为清阳不行之候。多成为暑湿痹证。其见症以经络症象显明，但必兼见阳滞与表郁之脉症。

通称：湿热痹证。

内含病例：［**中医**］暑痹，热痹，湿痹，暑湿痹。［**西医**］风湿性关节炎。

病因病机：肺卫湿热郁滞，因湿聚热蒸，郁遏清阳，不司宣行，表阳不得宣通，湿热郁滞肌腠经络，而成暑湿痹证。

证象组合：阳郁+经络滞+表郁

主症：【**阳气不行**】**症象**：①寒战。②面目萎黄。**舌象**：①舌苔白厚燥。②舌灰腻。③苔灰滞。

【**经脉不利**】**症象**：①骨骱烦疼。②肢不举，肢若废。③肢肿。④四肢痹痛。⑤足不任地。

【**络脉不利**】**症象**：①肢节红肿疼痛，手不可近。②口歪。

副症：【**腠理不宣**】**症象**：①寒战热炽。②无汗。③头胀。

宾症：【**津气蕴蒸**】**症象**：①发热，午后发热汗出。②面赤口渴。③咽痛，口涎自出。④腹痛作泻。⑤便闭尿赤。**舌象**：舌红苔微黄糙。**脉象**：脉洪数，脉滑数弦。

【**气机不宣**】**症象**：胸痞。

治则：以宣通阳气以行其肌腠湿热为主，兼以甘凉淡渗，清利湿热，而行其经络，吴坤安曰：“此湿热入于经络为痹也，湿家忌汗，宜苦味辛通为治。”[1]

方症：

1.加减木防己汤证：吴鞠通方[2]。治暑湿痹。清暑祛湿，发热汗出，口渴，便秘溺赤。

防己、石膏各18g，桂枝、薏苡仁各9g，杏仁、滑石各12g，通草6g。

2.宣痹汤证：吴鞠通方[2]。功能清利湿热，宣通经络。治湿热痹证，症见骨节烦疼，活动不利，寒战热盛，面色萎黄，小便短赤，舌质红，苔黄腻或灰滞。详见论著。

防己、杏仁、滑石、薏苡仁各15g，连翘、山栀、醋炒半夏、蚕沙、赤豆皮各9g。水8杯，煮取3杯，分温三服。

论著和讨论

1.本证候因湿聚热蒸，蕴于经络，清阳不行，吴鞠通说：“湿聚热蒸，蕴于经络，寒战热炽，骨骱烦疼，舌色灰滞，面目萎黄，病名湿痹，宣痹汤主之。宣痹汤方（苦辛通法）(组方见方证)。痛甚加片姜黄6g，海桐皮9g。”[2]

2.治则：应以宣通阳气为主，以通行经络、宣达湿热之邪。吴坤安说：“湿热为痹：外受湿热之邪，内进甜腻之物，则湿聚热蒸，蕴于经络，寒战热炽，骨骱烦疼，舌苔灰腻，面目萎黄，此湿热入于经络为痹也，湿家忌汗，宜苦味辛通为治：防己、杏仁、滑石、半夏、薏苡仁、连翘、山栀、野赤豆皮、路路通之类。更有暑湿风邪混杂，阻于气分，气不主宣，右肢若废，头胀胸痞，法当通阳祛邪：杏仁、薏苡仁各9g，桂枝木1.5g，厚朴3g，半夏、防己各4.5g，白蒺藜6g，片姜黄3g。”[1]

3.药物加减：吴鞠通说：“暑湿痹者，加减木防己汤（组方见方证）主之。此治痹之祖方也。风胜则引。引者（吊痛、掣痛之类，或上或下，四肢游走作痛，《经》谓‘行痹’是也），加桂枝、桑叶；湿胜则肿，肿者加滑石、萆薢、苍术；寒胜则痛，痛者加防己、桂枝、片姜黄、海桐皮；面赤口涎自出者（《灵枢》谓：胃热则廉泉开），重加石膏、知母；绝无汗者，加羌活、苍术；汗多者，加黄芪、炙甘草，兼痰饮者，加半夏、厚朴、广陈皮。”[2]

病案举例

1.**叶天士**治湿热入经络为痹：徐，温疟初愈，骤进浊腻食物，湿聚热蒸，蕴于经络，寒战热炽，骨骱烦疼，舌起灰滞之形，面目萎黄色，显然湿热为痹，仲景谓湿家忌投发汗者，恐阳伤变病，盖湿邪重着，汗之不却，是苦味辛通为要耳：防己、杏仁、滑石、醋炒半夏、连翘、山栀、薏苡仁、野赤豆皮[3]。

又治顾，湿热流着，四肢痹痛：桂枝、木防己、蚕沙、石膏、杏仁、威灵仙[3]。

2.**吴鞠通**治哈，66岁，中风湿，口歪，肢不举，腿肿，脉洪数，口渴，胃不开，与辛凉开水道法：生石膏120g，茯苓皮、滑石各30g，桂枝、蚕沙各9g，防己、通草各6g，半夏、桑枝各15g，终以补脾胃收功[4]。

3.**项叔和**治暑痹发热：蔡某，女，40岁。炎暑劳动，汗出淋浴。初起微觉恶寒，继即发热，每日均服西药退热剂，汗出而热不退，已历数天。一日突然厥仆床前。发热汗出，口渴，便秘溺赤，足不任地。诊其脉滑数，舌苔腻而微黄。断为暑邪挟湿，侵入筋络，发为暑痹。治宜清暑祛湿，仿吴鞠通加减木防己汤法。连服2剂而愈：银花、丝瓜络、鲜芦根各12g，连翘、淡竹叶、防己、桑枝各9g，通草6g，薏苡仁15g，石膏24g，鲜荷梗1尺[5]。

4.**徐嵩年**治热痹（风湿性关节炎）：杨某某，女，16岁，形寒壮热，日晡加剧，咽喉常焮痛，肺胃素热，突受寒凉，蕴蒸阳明，注于经隧，气血流行不畅，肢节红肿疼痛，手不可近，舌红苔根白腻，脉数，腹痛便泻日2次，乃热迫下注大肠，当祛风清热、宣通阳明，桂枝白虎汤加减：桂枝、麻黄各3g，羌活、独活、防风、赤白芍各9g，生白术、生熟薏苡仁各12g，知母6g，生石膏、忍冬藤、丹参各15g，酒炒桑枝30g，6剂痊愈[6]。

引用文献

[1] 吴坤安.伤寒指掌[M].上海：上海科学技术出版社，1959：卷四54.
[2] 吴鞠通.温病条辨[M].福州：福建科学技术出版社，2010：89，90.
[3] 叶天士.临证指南医案[M].上海：上海卫生出版社，1958：273，396.
[4] 吴鞠通.吴鞠通医案[M].北京：人民卫生出版社.1960：165.
[5] 福建省中研所.福建中医医案医话选编（第二辑）[M].福州：福建人民出版社，1963：15.
[6] 徐嵩年.热痹（风湿性关节炎）1例治案[J].上海中医药杂志，1965，(3)：20.

二、肺胃湿热证（湿热外湿合病1）(15候)

肺胃湿热证，为湿热证之一大证，除感受时令之暑秽、霉湿、湿浊、秽浊、恶气、瘴毒、痧气等外，尚有如风温、春温、冬温等挟湿，以及伤寒兼痧，暑风挟秽浊，伤暑夹食等。此外，伏湿化温化热，为湿温、伏暑等，一入肺胃，均为湿热之患。来路既多，变证亦繁。

湿热之邪受自口鼻，先蕴于上焦，郁遏清阳之气，使之不能外发腠理，内调气机，故肺胃湿热多见表里相夹之证。其热邪偏重者，则郁遏气分；湿邪偏重者，则必郁遏阳分，均为湿遏热蒸之证。郁遏不解，则可转而为郁滞。郁滞不去，或逆于上，或陷于下，或结于中，甚则转变为郁闭、闭厥之候。郁蒸既久，湿开热灼，则转为蕴蒸、蕴灼之候，则可伤津耗液，甚则深入血分，而气血同蒸；或深入阴分而消灼阴液，致气阴同蒸之候。剧者消耗气液，则亦可致脱绝之变。伏邪从内而发者，其传变略同，亦多在气分缠绵，难求速解，且易深入血分阴分，此与新感之邪，略有不同。

治则：初病则当微辛微苦，开泄上焦气分以达邪；久则苦辛凉淡，以疏利阳明。此外芳香以化浊，苦温以燥湿，苦降以泄热，甘淡以利水，均为不可暂缺之法。肺胃湿热郁滞，其病机总关乎上焦清阳之气，故首当宣泄上焦气机，清阳一展，外可以达肌腠而表解，内可以利气机而行水道，宣化祛邪，仍从表出。叶霖曰：“表之不解，清之不应，宜宣通气分。”[1]吴坤安说：“湿邪阻于气分，热自湿中来，徒用清热药不应，宜茯苓皮……以逐气分之湿，热自除矣。”[2]俞根初云：“轻清芳淡法，宣畅气机，肃清三焦，自然肺胃清降，湿热去而胃开矣。”[3]

然而淡渗一法，亦属去邪之要法，何廉臣说：“湿气弥漫，本无形质，宜用体轻而味辛淡者治之，启上闸，开支河，导湿下行，以为出路，湿去气通，津布于外，自然汗解。”[3]故叶天士有“通阳不在温，而在利小便”。通阳在此，表解亦在此，即此意也。

证候别称：湿热上受，湿热郁肺，暑入肺络，湿阻气分，气分痹郁，湿遏热蒸，湿遏热伏，浊邪害清，秽湿着里，秽湿闭阻，湿蒙，湿温伤气，湿竭化燥，气血交蒸，气阴两蒸，湿温伤阴，气热灼阴，伏暑败证，伏暑阳陷，热深厥深。

病名：［中医］湿温，湿温发痦，湿温呃逆，湿温下利，湿温暴脱，湿温阳脱，风温夹湿，春温夹湿，冬温伏湿，秽浊，湿浊，秽湿，霉湿，暑秽，暑秽发疟，伤寒兼痧，暑风挟秽浊，暑热挟湿，暑湿，暑温，暑咳，暑喘，伤暑兼食，伤风夹湿，阴虚挟湿，伏暑，伏暑晚发，伏暑瘴疟，伏湿，痞证，中恶，肺疟，瘴毒疫疟，吐泻，霍乱神昏，低热，痄腮，口疳，狐惑，阳黄。

证候系统：详见图3-5-15。

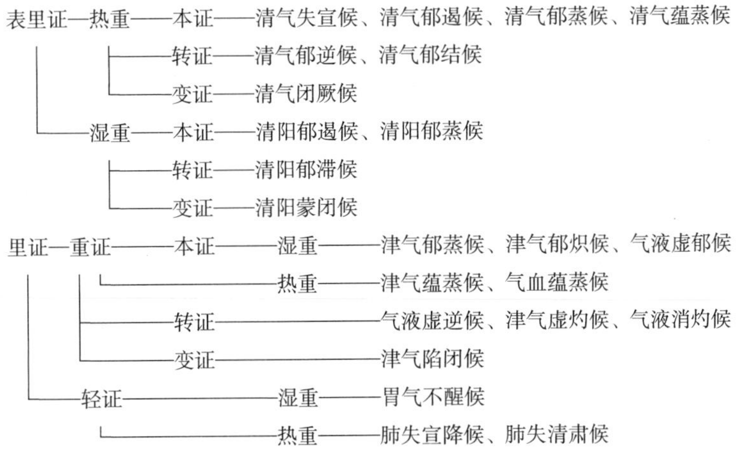

图3-5-15　肺胃湿热证证候结构图（22候）

引用文献

［1］吴鞠通.温病条辨集注与新论［M］.北京：学苑出版社，2004：171.

［2］吴坤安.伤寒指掌［M］.上海：上海科学技术出版社，1959：卷四52.

［3］俞根初.重订通俗伤寒论［M］.上海：上海科学技术出版社，1959：193，253.

（一）清气郁遏候（肺胃湿热表里证·热重·本证1）

肺胃湿热证，湿热郁遏肺胃，上焦清气失于宣展，致表里之气，失于宣通，是为清气郁遏之候。时病学家称为湿阻气分之证。可见于新感湿病，亦可见于伏气湿病，如湿温、伏暑之溃发初期。

通称：湿阻气分。

内含病例：［中医］湿温，伏暑，暑秽发疟。［西医］慢性胆囊炎。

病因病机：肺胃湿热郁遏，或因感受湿热新邪，或伏湿化热，由外感触发，致湿热蕴于肺胃气分，宣降失司，致清气郁遏，外不得宣展于腠理空窍，内不能宣降气机，而为表里内外同病。

证象组合：气郁+表郁+空窍

主症：**【气机不宣】症象**：①面色淡黄。②胸闷脘闷，食少不饥。③咳嗽多痰。④脘痞，腹胀。⑤足冷。⑥倦怠。⑦烦闷。⑧二便不爽。**舌象**：白黏腻。**脉象**：①弦细濡缓。②沉滞。

【腠理不宣】症象：①恶寒发热。②寒热如疟。③午后潮热无汗或自汗，至日晡五心灼热方退。④肢体困重，身重疼痛。⑤肢痛。

副症：**【清空不宣】症象**：①头胀。②头痛。③头昏。

【气机不降】症象：①咳逆。②微呕。③呕吐。

宾症：**【清窍不宣】症象**：头痛。

治则：当以宣泄上焦气分之湿邪为要，虽有表证，不可发汗；虽有里证，亦不可攻下，吴鞠通有云：“汗之则神昏耳聋，甚则目瞑不欲言。下之则洞泄，润之则病深不解。”[1]

方症：

三仁汤证：吴鞠通方[1]。疏利气机，清热利湿。治湿温初起，邪在气分，或暑温挟湿，头痛身重，面色淡黄，胸闷不饥，午后身热，舌白不渴，脉濡。详见论著。

杏仁、半夏各15g，滑石、薏苡仁各18g，通草、白蔻仁、竹叶、厚朴各6g，甘澜水煎。

论著和讨论

1.本证候湿热蕴于肺胃气分，致清气不得宣展，其见症以上中气机郁滞与表郁之症象同见。吴鞠通说：“头痛恶寒，身重疼痛，舌白不渴，脉弦细而濡。面色淡黄，胸闷不饥，午后身热，状若阴虚，病难速已，名曰湿温……长夏、深秋、冬日同法，三仁汤（组方见方证）主之。”[1]薛生白说：“湿热证，恶寒发热，身重关节疼（王士雄按：吴本有“胸痞腰”）痛，湿在肌肉，不为汗解，宜滑石、豆卷、茯苓皮、苍术皮、藿香、鲜荷叶、白通草、桔梗等味，不恶寒去苍术皮。”[2]

2.治则：吴鞠通主轻清开肺，芳香化湿，甘淡渗湿，上下分消，当宣泄上焦为主。即叶霖所谓：“若湿自外来，上焦气分受之，潮热自汗，表之不解，清之不应，宜宣通气分，如豆豉、苓皮、滑石、半夏、猪苓、米仁、蔻仁之属。”[3]吴坤安亦谓：“凡发热身痛，汗出则解，继而复热，脉来濡缓，舌苔白腻，此湿邪阻于气分，热自湿中来，徒用清热药不应，宜茯苓皮、大腹皮、滑石粉、黄芩、通草、半夏、猪苓之类，以逐气分之湿，热自除矣。”[4]何廉臣曰：“以轻开肺气为主，肺主一身之气，肺气化则脾湿自化，即有兼邪，亦与之俱化。”[5]雷少逸说：“其证始恶寒，后但热不寒，汗出胸痞，舌苔白或黄，口渴不引饮。宜用清宣温化法去连翘，加厚朴、豆卷治之。”[6]

3.吴坤安说：晚发者夏受暑湿之邪，留伏于里，至秋新邪引动而发也。其症与疟相似，但寒热模糊，脉象沉滞，舌苔黏腻，脘痞烦闷，午后更热，天明汗解，或无汗，清晨稍解，此暑湿之邪，留着于里，最难骤愈，治法不外三焦主治。在上焦，则舌苔白腻，头胀身痛，肢疼胸闷，咽干溺涩等症，当泄气分之热，宜连翘、杏仁、薄荷、橘红、通草、半夏、桔梗；热邪重加黄芩、芦根；湿邪重者加白蔻、厚朴[4]。

病案举例

1.**叶天士**治某，脉濡，头胀，胸身重着而痛，寒热微呕。此湿阻气分：厚朴、杏仁、白蔻仁、木通、茯苓皮、大腹皮、滑石、竹叶[7]。

又治汪（氏），微冷热多，舌白，脘闷呕恶。暑秽过募原为疟：杏仁、郁金、滑石、厚朴、黄芩、炒半夏、白蔻仁、橘红[7]。

又治冯（三一），舌白头胀，身痛肢疼，胸闷不食，溺阻，当开气分除湿（湿阻上焦肺不肃降）：飞滑石、杏仁、白蔻仁、大竹叶、炒半夏、白通草[7]。

2.**曹沧洲**治赵，昨畅汗，热仍壮，头胀口渴，胸闷咳不多，脉数，温邪痰滞深重，经八日，防渐渐转重：大豆卷、桑叶、赤芍、前胡、牛蒡子、紫菀、杏仁、象贝母、枳壳、竹茹、通草、泽泻、枇杷叶[8]。

3.**张聿青**治陈左，热势不扬，恶心胸闷，汗不畅达，感邪挟湿，交蒸三焦，为之阻窒，一候正炽之际也：香豆豉、光杏仁各9g，广郁金、制半夏、干佛手各4.5g，白蔻仁2.1g，枳实、广陈皮、桔梗、制川厚朴、竹茹各3g[9]。

4.**陈瑞春**治身热不扬案：邹某某，男，39岁，患者初则感头昏胸闷，脘痞腹胀，食纳减少，肢体困重，服藿朴夏苓汤加减2剂，略有好转，自觉诸症减轻。因患者有慢性胆囊炎病史，停药二三天后，又觉胆囊区胀痞特甚，遂改用四逆散加味，服2剂后，非但胆囊区胀痞未减，反见午后身热，状若阴虚，乃至日晡五心灼热方退。前证胸脘痞闷，头昏倦怠，食少便软等症，均复如旧，舌苔白腻，脉象濡缓等。综观诸症，仍属湿热郁遏、气机阻滞之证，拟用三仁汤加味：光杏仁、法半夏、厚朴、淡竹叶各9g，薏苡仁12g，白蔻仁壳、白通草各4.5g，飞滑石18g，广郁金3g，炒枳壳6g。3剂午后身热大减，继进4剂，治症均愈[10]。

5.**朱颜**治王某某之子，患感发热，微恶寒，头痛足冷，脘闷呕吐，舌不绛，苔黄腻，脉弦缓，此湿邪尚在卫分，治宜清透法，与前胡、杏仁、菊花、旋覆花、白蔻仁、石菖蒲、薤白、栀子、竹茹、佩兰叶、枇杷叶，二剂，热退脘舒，头痛呕吐均止，苔转白腻，胃口未开，改芳香苦味药以善其后[11]。

引用文献

［1］吴鞠通.温病条辨［M］.福州：福建科学技术出版社，2010：45.
［2］王士雄.温热经纬［M］.沈阳：辽宁科学技术出版社，1997：42.
［3］吴鞠通.温病条辨集注与新论［M］.北京：学苑出版社，2004：171.
［4］吴坤安.伤寒指掌［M］.上海：上海科学技术出版社，1959：卷四52，62.
［5］俞根初.重订通俗伤寒论［M］.上海：上海科学技术出版社，1959：240.
［6］雷丰.时病论［M］.北京：人民卫生出版社，1964：108.

［7］叶天士.临证指南医案［M］.上海：上海卫生出版社，1958：265，270，320.
［8］徐衡之，姚若琴.宋元明清名医类案［M］.长沙：湖南科学技术出版社，2006：817.
［9］张聿青.张聿青医案［M］.上海：上海科学技术出版社，1963：64.
［10］陈瑞春.三仁汤的运用举例［J］.新医药学杂志，1976，（8）：34.
［11］朱颜.朱颜医案医话选［J］.中医杂志，1980，（1）：17.

（二）清气郁蒸候（肺胃湿热表里证·热重·本证2）

肺胃湿热证，湿热郁于肺胃，上焦清气失于宣展，表腠不宣，郁热内蒸，是为清气郁蒸之候。多见于新感温病夹湿，或伏气湿病，由新感触发之证，必以表郁与里热之脉症同见。

通称：湿郁热蒸。

内含病例：［**中医**］霉湿，春温夹湿，湿温发痦，伏暑晚发，伏湿。［**西医**］腮腺炎，传染性肝炎，急性大叶性肺炎。

病因病机：肺胃湿热郁蒸。湿温伏暑湿热之邪，郁于上焦气分，清气失于宣展，不能宣达内外，而成外郁内蒸之候，即俞根初所谓“湿热阻滞上焦清阳”之候。

证象组合：气郁+表郁+气热

主症：【**气机不宣**】**症象**：①胸脘痞闷。②知饥不食。③口腻微渴。④渴不喜饮。⑤头昏倦怠，困倦肢懈，乏力。⑥咳嗽。⑦便软，便泻。**舌象**：苔白腻。**脉象**：①脉右滞濡缓。②脉弦滑略数。

【**腠理不宣**】**症象**：①恶寒发热，无汗。②身热不扬，其热愈甚，或凛凛恶寒。③身重身痛。④遍体不适，肢体酸楚困重。⑤面色必暗滞，肌肤隐黄。⑥皮肤发小疹如水晶色。**舌象**：舌苔必水滑。

【**津气蕴蒸**】**症象**：①身热自汗，午后为甚，其热愈甚，汗出热不退，手足心热。②低热不退。③烦热，夜寐不安。④口渴不甚引饮。⑤小水不利赤数。⑥便溏溺热。**舌象**：苔黄白相兼黏腻而薄。**脉象**：①脉濡数，沉取躁动。②细数。

副症：【**清空不宣**】**症象**：①头额独热。②头胀头昏。③面目浮肿。④头痛。

【**清窍不利**】**症象**：两腮肿痛。

宾症：【**气机不降**】**症象**：呕恶。

治则：以轻宣气机为主，俞根初说：“轻清芳淡法，宣畅气机，肃清三焦，自然肺胃清降，湿热去而胃开矣。”[1]叶霖曰：“宣肺达表，使伏邪外溃，先使发汗，痧疟外解。”[2]

方症：

1.升降散证：杨栗山方[3]。胜风除湿，清热解郁，散逆浊结滞之痰，避佛郁之气，治湿热证，高热稽留，或凛凛恶寒，面色暗滞，舌苔水滑，每化裁用，疗效颇佳。

白僵蚕（酒炒）6g，全蝉蜕3g，广姜黄（去皮）9g，生大黄12g。

2.五叶芦根汤加味证：何廉臣方[1]。轻宣肺气开卫分，治湿热证，脘中微闷，知饥不食。

杜藿香叶、苏佩兰叶、苏薄荷叶、霜桑叶、炒香枇杷叶、鲜卷心竹叶、青箬叶、活水芦笋、鲜冬瓜子、荷花露。

3.清宣温化法：雷少逸方[4]。治秋时晚发之伏暑，并治湿温初起。凉风侵袭肌肤，新邪欲入，伏气欲出，用使气分开则新邪先解，而伏气亦随之而解。详见论著。

连翘、瓜蒌皮、茯苓各9g，杏仁、荷叶各6g，陈皮4.5g，法半夏、佩兰叶各3g，倘畏寒已解，独发热淹绵，可加芦根、竹叶、连翘，除陈皮、半夏，恐其温燥伤津液。

4.氤氲汤证：秦伯未方[5]。治湿温证，汗出不透，邪无出路，蒸发于皮肤而见白痦。

豆卷、藿香、佩兰、青蒿、栀皮、连翘、滑石、通草、郁金、菖蒲，气阴两伤加人参须、沙参、石斛，红白疹并出加丹皮、赤芍、紫草。

5.豆卷连翘茵陈汤证：魏长春方[6]。治传染性肝炎，面、目、身、尿黄，恶寒发热，肝区胀痛，胃呆欲呕，舌红苔白黏或黄腻，脉弦滑或浮数。

豆卷、连翘、茵陈各10g，生姜3片，红枣7枚，赤小豆15g，防风6g，山栀、白茅根各10g。

论著和讨论

1.本证候湿热蕴于上焦气分，清气失于宣展，气化不行，邪不外达，俞根初说：“湿热俱轻，身热自汗，胸脘微闷，知饥不食，口腻微渴，渴不喜饮，便溏溺热，舌苔黄白相兼，薄而黏腻，脉右滞左微，此湿热阻滞上焦清阳，胃气不舒，肠热不清之轻证也。但用轻清芳淡法，苇茎汤去桃仁：活水芦根15g，生薏苡仁、冬瓜子各12g，加藿香叶6g，佩兰叶、淡竹叶各4.5g，枇杷叶（去毛筋炒香）、青箬叶各9g等宣畅气机，肃清三焦，自然肺胃清降，湿热去而胃开矣。”[1] 雷少逸说：“凉风飒飒，侵袭肌肤，新邪欲入，伏气欲出，用清宣温化法，使气分开则新邪先解，而伏气亦随之而解也（组方见方证）。倘畏寒已解，独发热淹绵，可加芦根、竹叶、连翘，本法内之半夏、陈皮，乃可删去，恐其温燥之品，伤津液也。”[4]

2.治法：当宣透上焦气分湿热为主，使郁蒸之邪从汗痦而解。

3.方药：何廉臣说：“凡病在上焦气分者，酌与薛氏五叶芦根汤加味（组方见方证）。宣上焦以清肃肺气。”[1] 徐荣斋说：“宜先用枳实栀豉合刘氏桔梗汤，再加茵陈、贯众之清芬解毒。内通外达，表里两彻，使伏邪从汗利而双解。渐欲化燥，渴甚脉大，气粗逆者，重加石膏、知母、芦根汁等，清肺气而滋化源。其次用清芬辟疫汤，辛凉芳烈，轻清甘淡，泄热化湿，下行从膀胱而解，外达从白痦而解，或斑疹齐发而解。”[1]

叶霖说：凡秋后伏暑，每因新症触发，初起予用七叶芦根汤（藿香叶4.5g，佩兰叶、冬桑叶各6g，薄荷叶3g，大青叶9g，鲜竹叶30片，先用青箬叶30g，活水芦笋60g煎汤代水）宣肺达表，使内邪外溃。先使发汗，疹疟外解，再用缓下清剂，如五仁导滞汤（光杏仁、郁李净仁各9g，瓜蒌仁12g，青砂仁0.3g，松子仁30粒，枳实导滞丸12g拌滑石12g，先用鲜冬瓜皮子各60g，丝瓜络带子15g煎汤代水），尽清胃肠积热，脾肾湿热，屡效。徐批：此症总有蕴热在内，立此等方，贻误后人不少。叶老偶一为之，后人则一概用此法矣[2]。

4.救误：赵绍琴病案按：宣肺开郁，用于湿热证治救误：湿热证最多见，又最易误治。湿热证多有高热稽留，医者往往一见热势甚高，便不详察舌、脉、色、证。偏执热者寒之一法，遽投大剂寒凉，以致凉遏其邪，遂成火郁，其热愈甚，或凛凛恶寒，其面色必暗滞，舌苔必水滑，脉象沉取躁动，此时须急开其郁，用升降开郁法，宜用蝉衣、僵蚕、片姜黄、杏仁之属，宣肺而流通气滞，开其郁结，使邪有外达之机。若兼便秘，可用大黄粉少许。凡湿热证过用凉药，赵老常以此法加减救治，疗效十分显著。又有湿热未除而误投滋腻，以致湿热缠绵，病深不解，或余邪未尽而早用温补，以致死灰复燃，热势复起，则当以宣肺开郁为先，以升降散去大黄加杏仁，参入对证方中，开其郁结，每收捷效[3]。

病案举例

1.**叶天士**治某，十四，脘闷，便溏，身痛，脉象模糊，此属湿蕴三焦：厚朴、广皮、藿香梗、茯苓皮、大豆黄卷、木防已、川通草、苡仁[7]。

又治某，二一，风邪外袭肺卫，畏风发热，咳嗽脘闷，当用两和表里：淡豆豉、桔梗、连翘各一钱半，杏仁三钱，苏梗、通草各一钱[7]。

2.**王旭高**治暑乃郁蒸之热，湿为濡滞之邪，暑雨地湿，湿淫热郁，气机不达，三焦不宣，身热不扬，小水不利，头额独热，心胸痞闷，舌苔白腻，底绛尖红，种种皆湿遏热伏之征，显系邪蕴于中，不能外达。拟以栀豉上下宣泄之，鸡苏表里分消之，二陈从中以和之，芳香宣窍以达之，冀其三焦宣畅，未识得奏微功否：六一散、黑栀、薄荷、豆豉、半夏、陈皮、石菖蒲、赤茯苓、郁金、白蔻仁、通草、竹茹、荷梗。白苔渐退，而舌心反见裂纹，是湿转燥矣，不饥不思食，小便仍不爽利，余热犹滞三焦之气，未尽宣达也，三焦者一气之周流，而各司其职，上焦主纳而不出，下焦主出而不纳，中焦则输其出纳，清阳出上窍，浊阴走下窍，三焦自协于平，今议从中升降其上下，所谓升降者，亦升其清，而降其浊耳：葛根、杏仁、赤茯苓、陈皮、紫菀、薏苡仁、川贝母、泽泻、血珀、竹茹、大麦、稻叶[8]。

3.**雷少逸**治霉湿时病：东乡刘某，来舍就医，面目浮肿，肌肤隐黄，胸病脘闷，时欲寒热，舌苔黄腻，脉来濡缓而滞。丰曰：此感时令之湿热也，必因连日务农，值此入霉之候，乍雨乍晴之天，湿热之邪，固所不免。病者曰：然。丰用芳香化浊法加白芷、茵陈、黄芩、神曲治之，服5剂，遂向愈矣[4]。

4.**蒲辅周**治痄腮：闵某，男，9岁，腮腺炎发病已1周，两侧肿痛，体温40℃，用银花、菊花、连翘、板蓝根等解毒清热药，高热、肿势未能控制。请蒲老会诊：头胀身重，困倦无力，不思饮食，小便短黄。脉浮濡而数，舌苔黄腻。春雨连绵，由湿热内蕴上蒸，治宜通阳利湿。处方：藿香、连皮茯苓、淡豆豉各9g，僵蚕、佩兰、杏仁各6g，薏苡仁12g，前胡、苦桔梗、通草各3g，生甘草1.5g，葱白（后下）3寸，2剂。复诊：服药1剂后，周身微汗出，体温下降，小便利，肿势明显消散，头胀身重随减。服2剂后体温趋于正常，饮食增加。脉濡微数，舌尖略红，黄腻苔退而未净。病势大减，余邪来净。原方去豆豉、葱白，加苇根12g、栀子（炒）3g，继服2剂而愈[9]。

5.**赵绍琴**治急性大叶性肺炎患者，经用青链霉素及中药清热解毒剂，7日热退，因纳差，乏力，查血白细胞低，认为病后体弱中虚，遂令服八珍汤以补不足，服后出现低热，续服10日，低热不退，血象无改善，视其舌苔白腻，脉弦滑略数，症见乏力，纳差，夜寐不安，白细胞2×10^9/L，血小板200×10^9/L。脉证合参，断为温补过早，湿热闭郁，治以升降开郁、宣透湿热：蝉衣、僵蚕、片姜黄、杏仁、炒山栀、香豆豉、焦麦芽之属，数剂后，低热全退，血象也恢复正常。本案为以升降散加减救误之例。通过宣肺疏气，升降开郁，使气机流通，三焦通畅，郁结得开，湿热得化，生理功能自然恢复。故药后随着症状的消失，血象也逐渐恢复正常。若拘于血象低下，便谓中虚，而投温补，湿热之邪何能得出？[3]

引用文献

[1] 俞根初.重订通俗伤寒论[M].上海：上海科学技术出版社，1959：193，241，257.

[2] 吴鞠通.温病条辨集注与新论[M].北京：学苑出版社，2004：274.

[3] 彭建中.赵绍琴教授应用宣肺展气法治疗湿热证经验初探[J].北京中医学院学报，1985，(2)：20.

[4] 雷丰.时病论[M].北京：人民卫生出版社，1964：76，86，91.

[5] 秦伯未.秦伯未医学名著全书[M].北京：中医古籍出版社，2003：45.

[6] 浙江省中医院.魏长春临床经验选辑[M].杭州：浙江科学技术出版社，1984：16.

[7] 叶天士.临证指南医案[M].上海：上海卫生出版社，1958：238，272.

[8] 秦伯未.清代名医医案精华[M].北京：人民卫生出版社，2006：171.

[9] 中国中医研究院编.蒲辅周医疗经验[M].北京：人民卫生出版社，2005：219.

（三）清气蕴蒸候（肺胃湿热表里证·热重·本证3）

肺胃湿热证，湿热内蕴，蒸于肺胃，上焦清气失于宣展，而成清气蕴蒸之候。温病家通常称为湿郁热蒸，或湿遏热伏之证。常见于新感湿病中期，与伏气湿病早期；病邪稽留气分。

通称：湿遏热蒸，湿遏热伏。

内含病例：[**中医**]伏暑，风温夹湿，湿温，霉湿，湿浊，秽湿。[**西医**]慢性肝炎。

病因病机：肺胃湿热郁蒸，湿热内蕴肺胃，上中气机失于宣降，热为湿遏，湿郁热蒸，清气痹阻。叶天士曰："秽湿内着，气机不宣，如久酿蒸必化热气。"[1]为湿郁热蒸之证。张聿青说："伏暑之邪，为湿所抑，不能泄越。"[2]"恐由湿而蒙，由蒙而闭。"[2]虽暂无险象，亦不可轻视。

证象组合：气郁+气热

主症：【**气机不宣**】**症象**：①胸脘烦闷。②面色萎黄。③咳嗽痰多，咳嗽乏力。④渴不欲饮。⑤腹胀痞满，⑥纳差，不饥不寐。⑦自利。⑧肢时清。**舌象**：①舌苔白而润。②舌苔白腻。**脉象**：脉糊数。

【**津气蕴蒸**】**症象**：①身热自汗，午后为甚，其热愈甚，汗出热不退，手足心热。②低热不退。③头额独热。④热甚有汗，壮热汗出。⑤口渴唇焦，口苦唇干。⑥呼吸粗促，谵语神昏。⑦便溏，小便短赤。**舌象**：舌红苔黄腻。**脉象**：①脉濡数。②寸脉大。③脉滑。

副症：【**清窍不利**】**症象**：①咽中痰腻。②目赤。③耳聋。

【**气机不降**】**症象**：呕恶。

宾症：【**清空不宁**】**症象**：①头晕。②头痛且胀。③目眩。④头痛项强。

治则：治则当开湿透热为法，雷少逸曰："俾其气机畅开，则上中之邪不散自解。"[3]

方症：

1.五叶芦根汤证：薛生白方[4]。宣上焦以清肃肺气，治湿热证，脘中微闷，知饥不食。

藿香叶、鲜荷叶、薄荷叶、枇杷叶、佩兰叶、芦尖、冬瓜仁。

2.芳香化浊法证：雷少逸方[3]。治五月霉湿，并治秽浊之气。

藿叶、佩兰叶、大腹皮各3g，陈皮、半夏各4.5g，姜厚朴2.4g，鲜荷叶9g。

论著和讨论

1.本证候湿遏热蒸，不能外达，其见症以气机郁遏与里热蕴蒸之脉症同见。雷少逸说："胸痞腹闷，身热有汗，时欲恶心，右脉极钝之象，舌苔白滑。以上皆霉湿之浊气，壅遏上中气分之证，非香燥之药，不能破也。拟以芳香化浊法（组方见方证），俾其气机开畅，则上中之邪，不散而自解也。"[3]

2.治则：仍当以清宣上焦气分之湿热为主，使郁邪从汗痞而透解。谢利恒说："（湿邪）治疗原则，固以开泄腠理，通畅大便为要；但湿为阴邪，若纠缠于气分，则常不为汗衰，不为下解；其法兼表则宜轻宣，小便不利则宜淡渗，胃纳不馨则芳香以化湿，脾为湿困则宜辛温以燥湿。"[5]吴坤安说："当泄气分之热，宜连翘、杏仁、滑石、薄荷、橘红、通草、半夏、桔梗，热邪重加黄芩、芦根，湿邪重加白蔻、厚朴。"[6]

何廉臣说：暑为湿遏，初起邪在气分，即当分别湿多热多。湿多者，治以轻开肺气为主，肺主一身之气，气化则湿自化，即有兼邪，亦与之俱化，湿气弥漫，本无形质，宜用体轻而味辛淡者治之，辛如杏仁、白蔻仁、半夏、厚朴、藿香梗，淡如薏苡仁、通草、茯苓、猪苓、泽泻之类，启上闸，开支河，导湿下行以为出路，湿去气通，布津于外，自然汗解。此案初用三仁汤加减，即是开湿郁之法。迨至湿开热透，当然以泄热为首要，所难者战汗一关耳。其人正气足，则战汗出而解，不足，虽作战而邪汗不出，非邪闭，即气脱矣。幸而战栗一止，身出大汗，而脉静身凉，可用清养胃阴法以善后[7]。

病案举例

1. **叶天士**治汪三三，舌黄脘闷，秽湿内着，气机不宣，如久酿蒸，必化热气，即有身热之累：杏仁、藿香、茯苓皮、滑石、厚朴、广皮白[1]。

2. **吴鞠通**治某，前因中焦停饮咳嗽，转用温药，今虽饮咳见效，小便究未畅行，脉之沉部洪较有力，症本湿中生热，又有酒毒，仍凉利小便之苦辛淡法：杏仁、生苡仁各12g，飞滑石18g，白通草3g，晚蚕沙、桑皮各9g，黄柏炭、半夏各6g，云苓皮、海金沙各15g，白蔻仁4.5g。风水已愈其半，复感风寒，身热头痛虽减，身半以上复肿，口渴，浮脉数，仍与越婢加术法：麻黄（去节）、杏仁各15g，生石膏末60g，桂枝、炒苍术各9g，炙甘草6g，煮三杯，先服一杯，得微汗即止。风水汗后，脉洪数，渴而停水，肿未全消，尤宜凉开膀胱：生石膏末60g，飞滑石18g，杏仁、云苓皮、海金沙各15g，枳实12g，半夏、生苡仁、晚蚕沙、广皮、益智仁、猪苓各9g，白通草3g，白蔻仁6g[8]。

3. **程杏轩**治施妇感证，证逾三候，始而寒热涸淆，继则不寒单热，日晡热甚，黎明渐退，投逍遥散、桃仁承气，愈医愈剧，食少便泻，足肿腹胀，热甚胀亦甚，热缓胀亦缓，胀在中脘。淡渗佐以微辛，汗出热退，胀减外达之机，暑必挟湿，盘踞膜原，邪伏既久，乘时而发，自里达表，上焦不解，势必蔓延中下，欲消其胀，须祛其邪，盖无形之邪，未可作有形攻去耳，淡渗佐以微辛[9]。

4. **叶熙春**治岳德宝，男，24岁，身热旬余未退，口苦、唇干，胸脘满闷作胀，四肢酸软乏力，头目昏眩，大便薄泻，小溲不多，脉象弦数，舌苔厚腻，中带微黄，湿蒸化热，竹叶薏米汤治之：淡竹叶、赤茯苓各9g，炒薏苡仁、清水豆卷、飞滑石（包煎）、炒北秫米（包煎）各12g，炒银花、青蒿梗、佩兰各6g，炒淡子芩4.5g，炒白蒺藜7.5g。二诊：前方服2剂后，小溲转多，便泻已止；但日晡仍有形寒肤热，似疟非疟，终由湿热未清耳。脉象弦而小数，舌尖绛、中白薄腻，渴不喜饮，再予苦辛淡渗继之：白蔻仁（杵包煎）1.8g，制川厚朴3g，炒黄芩、黄郁金各4.5g，飞滑石（包煎）、焦薏苡仁、清水豆卷各9g，赤茯苓12g，佩兰6g，丝通草3.6g。三诊：胸闷已宽，胃浊未清；身热虽退，余湿尚存。舌薄白，脉缓滑。再拟芳香化浊，以苏胃气：制苍术4.5g，制川厚朴2.4g，广藿香6g，炒薏苡仁12g，赤苓、白苓、炒谷芽、麦芽各9g，宋半夏、广陈皮各6g，黄郁金、炒香豉各4.5g[10]。

5. **岳美中**治刘某，男，15岁，病者患慢性肝炎，经久不愈，现症脘胀纳差，脉诊左部略数，望诊舌苔微白而润，触诊肝大3cm。化验：谷丙酶380单位，麝浊10单位。喜食水果。诊断认为湿滞上中二焦。治取温运脾阳兼化肝瘀，六君子汤加味主之：太子参6g，青橘叶、茜草根、旋覆花（布包）、法半夏、生姜各6g，茯苓、白术、瓦楞子各9g，炙甘草、陈皮各4.5g，大枣3枚（擘），连服10余剂再诊。二诊：寸脉大，身发热，脘闷稍减，舌苔白而润，湿象仍显，谷丙酶降至144单位，改用吴鞠通三仁汤为主，加补气活血药：苦杏仁、薏苡仁、嫩白薇、太子参、法半夏各6g，滑石粉、淡竹叶、青连翘、当归尾各9g，川厚朴、白蔻仁、梗通草、甘草梢各3g。嘱连服数剂。三诊：谷丙酶降至80单位，麝浊7单位，肝肿大消失，脘闷已去，唯脉尚滑，仍依原方去连翘以巩固疗效，并嘱少食水果以免积湿[11]。

引用文献

[1] 叶天士.临证指南医案[M].上海：上海卫生出版社，1958：269.

[2] 张聿青.张聿青医案[M].上海：上海科学技术出版社，1963：78，80.

[3] 雷丰.时病论[M].北京：人民卫生出版社，1964：63，66.

[4] 王士雄.温热经纬[M].沈阳：辽宁科学技术出版社，1997：44.

[5] 张赞臣.谢利恒先生的医学经验简介[J].上海中医药杂志，1964，(10)：16.

[6] 吴坤安.伤寒指掌[M].上海：上海科学技术出版社，1959：卷四62.

[7] 何廉臣.重印全国名医验案类编[M].上海：上海科学技术出版社，1959：108.

[8] 吴鞠通.吴鞠通医案[M].北京：人民卫生出版社.1960：232.

[9] 程杏轩.杏轩医案并按[M].合肥：安徽人民出版社，1986：377.

[10] 萧龙友等.现代医案选（第一集）[M].北京：人民卫生出版社，1960：39.

[11] 中国中医研究院.岳美中医案集[M].北京：人民卫生出版社，2005：59.

（四）清气郁逆候（肺胃湿热表里证·热重·转证1）

肺胃湿热证，湿热郁滞，上焦清气失宣，浊热上逆，肺胃失降，是为清气郁逆之候。时病家通常称之为浊邪害清之证。见肺胃气机失降之呕吐、咳逆显明症象。

通称：浊邪害清。

内含病例：［**中医**］湿温病。［**西医**］蛛网膜下腔出血。

病因病机：肺胃湿热郁逆，因湿热蕴于肺胃，弥漫于上焦，郁滞清气，不得展舒，失其宣降之机，湿热上逆，致肺胃气机失降。

证象组合：气郁+气热+气滞+气逆

主症：【**气机不宣**】**症象**：①神倦。②脘痞脘闷。③胸阻胸满。④肋痛。**舌象**：①舌薄白。②苔白滑腻。③灰白腻。**脉象**：①脉弦滑。②脉来涩滞不扬。

【**津气蕴蒸**】**症象**：①身热腹皮燔灼。②郁蒸凛热。③汗出不恶寒，发热更甚，热增渴甚。④神烦少寐，神识如蒙，冷汗溱溱不断。⑤身有红疹不多。⑥齿衄。⑦口苦。⑧小便黄赤。**舌象**：①舌红苔黄腻。②苔灰腻而坚。③苔转黑厚。**脉象**：①郁数不扬。②濡数。

副症：【**气机不利**】**症象**：①胸痛，肋痛。②大便不畅。

【**气机冲逆**】**症象**：①呕吐苦水。②泛恶，吐水嘈杂。③呕咳，咳嗽气促。④呃逆，溲少而赤，呃逆频频。

宾症：【**清窍不宣**】**症象**：①头痛，项强头痛（前额为主）。②头重目眩。③头晕且胀。④两耳轰鸣，耳聋。

治则：以宣畅上焦气机为主，兼以苦辛开降之品，以宣化其湿热浊邪。湿开则热透，清气舒展，自复升降之常。

方症：

1.辛开苦降法证：赵绍琴方[1]。湿热病，热郁中州，湿阻不化，头晕且胀，胸闷，周身酸楚，漾漾泛呕，舌苔白滑腻，大便不畅，小溲黄赤。

白蒺藜、半夏、杏仁各10g，佩兰叶、炒薏苡仁、赤茯苓、滑石各12g，白芷、黄连（研冲）各3g，白蔻仁2g。

2.黄连温胆汤加味证：林宗广方[2]。治蛛网膜下腔出血，项强头痛，辗转不安，神识似清似昧。

羌活3g，葛根6g，黄连、炙甘草各2.1g，竹茹、枳实、姜半夏、赤茯苓、炒黄芩各9g，陈皮4.5g。

3.宣湿透表汤证：李聪甫方[3]。宣湿化热，利胆运枢。治汗出不恶寒，发热更甚，头重目眩，胸满肋痛，呕吐苦水，详见病案4。

香青蒿、鲜竹茹、赤茯苓各9g，淡黄芩、姜半夏、旋覆花（布包）、西枳壳、藿香梗、炒六曲各6g，制厚朴、青云皮各4.5g，白蔻仁2.4g。

论著和讨论

本证候湿热郁阻肺胃，清气不得展舒，宣降失常，必兼见上中气郁与内热蕴蒸之脉症。薛生白说："湿热证，呕恶不止。昼夜不瘥欲死者，肺胃不和，胃热移肺，肺不受邪也。宜用黄连三四分（清湿热），苏叶二三分（通肺胃轻剂，以治上焦），两味煎汤，呷下即止。"[4]故其治则仍在于宣泄肺胃气分之湿热，兼以苦辛宣降肺胃气机之品。赵绍琴谓："辛香开郁，以利三焦，苦降其热而燥湿邪，少佐淡渗分消走泄。"[1]吴鞠通说："太阴湿温，气分痹郁而秽者（俗名为呃），宣痹汤主之。上焦清阳膹郁，亦能致哕，治法故以轻宣肺痹为主：枇杷叶6g，郁金4.5g，射干、白通草、香豉各3g。"[5]

病案举例

1.叶天士治热郁成毒史，四十，湿郁温邪，总是阻遏肺气，呕咳脘痞，即《病形篇》中："诸呕喘满，皆属于肺"。不明口鼻受侵阻气之理，清中疏导，乃过病所，伐其无病之地矣：鲜枇杷叶、杏仁、象贝母、黑栀、马兜铃、马勃，轻浮苦辛治肺，咳呛颇减[6]。

2.余听鸿治常熟慧日寺，伤科刘震扬，始因湿温发疹，其人体丰湿重，医进以牛蒡子、山栀、连翘等，已有十余日。邀余诊之，脉来涩滞不扬，舌薄白，神识如蒙，冷汗溱溱不断，身有红疹不多，溲少而赤，呃逆频频，症势甚危。余曰：肥人气滞，湿邪化热，弥漫胸中，如云如雾，充塞募原，神识昏蒙，况呃之一症有虚实，痰气湿血，寒热之分，不可专言是寒。鄙见看来：上焦气机阻逆，断不可拘于丁香、柿蒂之法，先立一清轻芳香，先开上焦，佐以降逆泄热，进以苏子梗、藿香梗、通草、郁金、沉香屑、杏仁、茯苓、薏苡仁、佩兰、半夏、橘皮、姜竹茹，另研苏合香丸汁，频频呷之，服后神气日清。诊七八次，皆进以芳香苦泄淡渗法，而热退呃平，乃愈此症。若误疑呃逆为虚寒，投以温补立毙[7]。

3.欣哲夫治湿热：许尚武，男，27岁，胃家久有寒湿，值呕吐举发之后，调护失宜，客感再侵，未经汗泄表热遂陷于里，湿与热合，黏腻中脘，遂痞满不通，吐水嘈杂，小溲短赤，夜烦不寝，此皆湿热熏蒸，致气分痹阻，历考往哲治法，多主辛温并用，以辛则通，以苦则降，合乎经旨湿淫于内，治以苦温；佐以淡渗之训矣。苦杏仁、飞滑石各9g，川厚朴3.6g，小川黄连1.5g，麸炒枳壳、薄橘皮各4.5g，川通草3g，金橘叶10片。二诊：病去未几复作，谓之食复，前议苦辛泄降，浊水未泛，脘次究欠爽适，身热形烦，小便短少，是湿热合有形，混处中州，而气分痹阻，所以取乎清利之剂矣：瓜蒌仁、飞滑石各9g，小雅连1.2g，小枳实（磨汁和）、白方通各3g，川厚朴3.6g，车前草2棵，金橘叶10片。三诊：汗出遍体，脘次开爽，舌昨白今黄。湿已尽化。自述寒热如疟，暮夜尚少安宁，左额时痛，呛咳体痹，此热迫少阳，木火升腾，扰动络分。即议温胆汤，清宣走泄，自可日趋佳境。大贝母、粉丹皮、山栀皮、木防己各9g，麸炒枳壳、橘皮络各4.5g，冬桑叶、竹茹各6g，车前草2棵。四诊：昨议清泄少阳，木火已平，今小有寒热，得汗即解，脘痞嗳气，胸右似有物阻，仍是浊热未清，致碍肺胃流行，再拟苦辛宣泄，以冀廓清余邪。瓜蒌皮6g，大贝母、黄郁金、佩兰叶各9g，枳壳、薄橘皮各4.5g，车前草2棵[8]。

4.李聪甫治屠某某，男，35岁。秋末起病，恶寒、发热、头痛、胸痛、呕吐、骨节疼痛。初以为感冒，服人参败毒散，汗出不恶寒，发热更甚，头重目眩，胸满肋痛，呕吐苦水，脉弦滑，苔灰白腻。诊断为湿温病。始恶寒，是湿遏卫外之阳；虽然汗出腠开，但湿郁化热，蕴结于胆胃。故目眩、胸胁满痛而呕苦。法当宣湿化热，利胆运枢。方用自定宣湿透表汤（组方见方证）。复诊：眩运、呕吐缓解，壮热汗出，骨节烦疼不减，两耳轰鸣，小便浑浊沉白色粉状。此“浊邪害清”，当化浊通阳。“通阳不在温，而在利小便”，这是经验之谈。原方去六曲，加益元散（鲜荷叶包刺孔）12g煎。1剂呕止，苔转黑厚，热增渴甚，咳嗽气促，牵引肋痛更剧。湿浊从卫入气，痰热上逼，肺失清肃，当用芳香化浊、淡渗湿热为主。方中再去半夏、白蔻仁，加广郁金6g、大豆卷9g。服后，咳引肋痛减轻，肺络聚结之痰热未化，再加瓜蒌仁（捣碎）9g导涤痰热，咳嗽、胸痛、口渴均见缓解，湿热分化，肺胃渐和。原方增减：香青蒿、黄芩、郁金、佩兰梗各6g，南杏仁、瓜蒌仁、鲜竹茹、赤苓、大豆卷、枇杷叶、生谷芽各9g，枳壳4.5g，陈皮、甘草各3g。服药后，体温恢复正常，知饥思食[3]。

引用文献

[1] 赵绍琴.谈谈我对“在卫汗之”的认识[J].中医杂志，1981，(8)：58.

[2] 林宗广.中西医治疗蛛网膜下腔出血2例报道[J].上海中医药杂志，1964，(12)：18.

[3] 李聪甫.李聪甫医案[M].长沙：湖南科学技术出版社，1979：23.

[4] 王士雄.温热经纬[M].沈阳：辽宁科学技术出版社，1997：46.

[5] 吴鞠通.温病条辨[M].福州：福建科学技术出版社，2010：47.

[6] 叶天士.临证指南医案[M].上海：上海卫生出版社，1958：56.

[7] 徐衡之，姚若琴.宋元明清名医类案[M].长沙：湖南科学技术出版社，2006：456.

[8] 萧龙友等.现代医案选（第一集）[M].北京：人民卫生出版社，1960：90.

（五）清气郁结候（肺胃湿热表里证·热重·转证2）

肺胃湿热证，湿热郁滞肺胃，清气不司宣降，津液郁滞化痰，与湿热互结，而成清气郁结之候。即伤寒家所称之痞结，或结胸之证。

通称：湿热痞结。

内含病例：[中医]痞证，暑秽，湿温。

病因病机：肺胃湿热郁结。湿热蕴于肺胃，气机宣降失常，清气郁遏，清津变为浊痰，与湿热交结于上中清虚之地，而成痞结之候。

证象组合：气郁+气结+气蒸

主症：**【气机不宣】症象**：①咳嗽，痰多稀白。②心下痞，不食不饥不便。③寒热起伏，无汗，微汗出，全身酸楚。**舌象**：苔白。**脉象**：脉滑数。

【气机郁结】症象：①心下痞不能食，食则满闷。②脘中痞闷硬痛。③脘中痞胀。④胸痞。**舌象**：苔白黏腻。

副症：**【气机不降】症象**：①呕吐痰沫。②吐浊厚涎沫而甜。③咳甚则恶心欲呕。④干呕频作。⑤饮食不进，药入即吐。⑥呼吸急促，咳喘不能平卧。

【津气蕴蒸】症象：①熇热，神昏。②烦热。③不寐。④味变酸浊。⑤口渴。⑥尿短赤。⑦自利。**舌象**：舌质偏红舌腻罩灰。**脉象**：①脉数。②脉数而弦。

宾症：**【清窍不宣】症象**：咽阻。

治则：当以辛开以散湿，苦降以清热，辛开苦降其结自解，叶天士谓：“湿热阻气分，议开内闭。”[1]若经杂治，正气已虚者当参益气，古人谓为“补泻升降法”。

方症：

1.半夏泻心汤证：张仲景方。功能和胃降逆，开结除痞。适用于肺胃湿热证，治胃气不和，症见心下痞满，干呕或呕吐，肠鸣下利。

半夏半升，黄芩、干姜、人参、炙甘草各三两，黄连一两，大枣十二枚。水煎服。

2.生姜泻心汤加减证：王芳方[2]。治高热口渴，呼吸急促，咳喘不能平卧，痰量增多，详见病案5。

黄芩、法半夏、潞党参各10g，川黄连、生甘草各5g，生姜3片，干姜6g，芦根、炙枇杷叶各15g，大枣3枚。

论著和讨论

1.本证候因湿热与痰浊交结于上中，痞塞不通，其见症以上中气机郁结之症象为主，但可兼见湿郁与热蒸之脉症。仲景曰："但满而不痛者，此为痞，柴胡不中与之，宜半夏泻心汤。"（《伤寒论》149条）"呕而肠鸣，心下痞者，半夏泻心汤主之。"（《金匮要略·呕吐哕下利病脉证治》）吴坤安说："苔白黏腻，吐出浊厚涎沫而口甜者，此脾热湿聚，当用佩兰、白蔻、滑石、通草，芳淡而化之。"[3]曹炳章说："苔或黄或浊而光滑者，此无形湿热也，只宜开泄横流，如杏蔻橘桔等味。"[3]

2.治则：当以辛开苦降之法，宣解上中气机之郁结。吴鞠通说："阳明暑温，脉滑数，不食不饥不便，浊痰凝聚，心下痞者，半夏泻心汤去人参、干姜、甘草加枳实、杏仁主之：半夏30g，黄连、枳实各6g，黄芩、杏仁各9g，虚者复纳人参6g，大枣3枚。"[4]"阳明湿温，呕而不渴者，小半夏加茯苓汤主之。呕甚而痞者，半夏泻心汤去人参、干姜、大枣、甘草，加枳实、生姜主之。"[4]"足太阴寒湿，痞结胸满，不饥不食，半苓汤主之：半夏、茯苓各15g，川黄连3g，厚朴9g，通草24g代水。"[4]"疟伤胃阳，气逆不降，热劫胃液，不饥不饱，不食不便，渴不欲饮，味变酸浊，宜加减人参泻心汤：人参、生姜、牡蛎各6g，黄连、干姜各4.5g，枳实3g。"[4]

3.加减：俞根初说：若但误下成痞，满而不痛者，在胸膈，用柴胡陷胸汤；在心下，用半夏泻心汤加减：姜半夏、姜炒条黄芩各4.5g，枳实3g，拌炒川黄连2.1g，炒干姜1.2g，清炙甘草0.6g，寒热加川柴胡2.4g；渴加天花粉9g，去半夏、干姜；呕加淡竹茹9g，广陈皮4.5g，姜汁4滴冲；腹痛自利者加白术3g，拌炒白芍3g，浙茯苓9g；溺少加赤茯苓、泽泻各4.5g[5]。

病案举例

1.**叶天士**治曹，身痛，舌白口渴，自利。此湿温客气为疟，不可乱投柴葛。仲景有湿家忌汗之律（湿热）：飞滑石、杏仁、郁金、淡黄芩、白蔻仁、防己。湿甚为热，心痛，舌白便溏，治在气分：竹叶心、麦冬、郁金、菖蒲、飞滑石、橘红，化服牛黄丸。心下触手而痛，自利，舌白，烦躁，都是湿热阻气分。议开内闭，用泻心汤：川连、淡黄芩、干姜、半夏、人参、枳实。神气稍清，痛处渐下至脐，湿伤在气，热结在血，吐咯带血，犹是上行为逆，热病瘀留。必从下出为顺：川连、黄芩、干姜、半夏、人参、枳实、白芍、炒楂肉[1]。

2.**徐洄溪**治倪福征患时证，神昏脉数，不食不寐，医投六味等药，遂粒米不能下咽，烦热益甚，此热邪留于胃，以泻心汤加减，及消痰开胃之药，两剂而安[6]。

3.**方仁渊**治浦，寒热起伏，一候有余，解肌无汗，脉数而弦，胸痞而人呕，舌腻罩灰，频进苦寒之剂，致热阻阳明，怀麟之体，深虑邪迫胎元，宗仲景法以辛开苦降立方，半夏泻心汤去人参、甘草，加苏叶、豆豉、赤茯苓、泽泻，一服不特痞开渴解，且汗出甚畅，舌灰退而寒热减，仲景制方之妙，诚有不可思议者，奏效既速，再遵前法出入，去泽泻加白蔻仁、生姜[7]。

4.**俞介庵**治郑某，男，20岁。因冒雨受湿，复感风邪，湿郁化热。发病6日，近3日来，夜必畏冷，饥不欲食，食则滞而不化，胸闷不舒，按之略痛，口渴，吐沫，便闭五六日未通，小溲短赤。脉浮而滑，舌苔薄白。冒雨之后，湿热郁结中焦，致胸膈阻滞。法宜除湿热、散郁结为主。应用小陷胸汤加味，方中取黄连之苦寒以清热，半夏之辛温以燥湿，瓜蒌之凉滑以降胃中之痰滞。加以竹茹之除烦止呕，枳壳之宽胸利膈，厚朴之温中下气，藿香之升清降浊，广陈皮之理气健胃，赤茯苓之渗湿导水，杏仁之涤痰宣肺，瓜络之通络止痛，桑枝之祛风除痹，则湿热可除，而郁结自散矣。处方：黄连、枳壳、瓜络、藿香、广陈皮各3g，半夏、竹茹、杏仁各6g，厚朴4.5g，瓜蒌、赤茯苓、桑枝各9g。服药2剂，诸症悉瘥，继以藿香正气散加减调理之（俞静修整理）。陈逸园按：此证得于冒雨，复感风寒而起，翁察脉辨舌，审为湿热结胸之候。用宣导、祛风、除痹、升清、降浊等法，2剂见功，继以藿香正气加减调理，乍视似平凡，细参则入妙，虽6日未更衣，只以通幽、开肺，遵病在下治在上法，使湿化大便自通，浊阴下降，清阳复位，绝无丝毫闲笔[8]。

5.**王芳**治姜某某，女，78岁，患者素有哮喘病。五六天前，因受凉而致畏寒发热，微汗出，咳嗽，痰多稀白，咳甚则恶心欲呕，全身酸楚，一曾服三拗汤加二陈汤，药入即吐。病势日趋加重，高热口渴，呼吸急促，咳喘不能平卧，痰量增多，色白黏滑，干呕频作，饮食不进，便意频频而溏，量少。舌质偏红苔白，脉滑数。遂以仲景生姜泻心汤加减（组方见方证）。1剂。药后，呕恶即停，随之痰量渐减，喘渐平，热退，至夜即能安卧。次日晨能进米粥。再诊：一般情况较好，咳嗽稀少，痰白，苔白腻，脉细滑稍数。原方加益气健脾化湿药，共服7剂。17日随访，诸症已平，饮食增进，精神较佳，能做家务。按：本例患者，素有哮喘、因感外邪，治疗不当，以致入里化热，痰热窒盛故用芩、连苦寒清热，姜、夏降逆止呕，干姜温中，佐参、枣、草甘温补益脾胃，芦根清热生津，枇杷叶化痰止咳、和胃降逆。相互配伍，共奏泄热化痰、补中降逆之功[2]。

引用文献

[1] 叶天士.临证指南医案[M].上海：上海卫生出版社，1958：322.
[2] 王芳.咳喘治验[J].浙江中医学院学报，1985，(6)：55.
[3] 曹炳章等.中华医书集成・辨舌指南[M].北京：中医古籍出版社，1999：34，37.
[4] 吴鞠通.温病条辨[M].福州：福建科学技术出版社，2010：73，76，88，94.
[5] 俞根初.重订通俗伤寒论[M].上海：上海科学技术出版社，1959：345.
[6] 徐衡之，姚若琴.宋元明清名医类案[M].长沙：湖南科学技术出版社，2006：317.
[7] 吴之谦.方耕霞先生医案摘要[J].江苏中医，1965，(5)：30.
[8] 福建省中研所.福建中医医案医话选编（第二辑）[M].福州：福建人民出版社，1963：366.

（六）清阳郁蒸候（肺胃湿热表里证・湿重・本证）

肺胃湿热证，湿邪偏重，郁遏清阳，不能宣展于内外，热邪郁蒸于内，是为清阳郁蒸之候。见于春温夹湿、冬温伏湿、湿温等病初期。时病学家通称为湿遏热蒸，或秽湿闭阻之证。

通称：湿遏热蒸，秽湿闭阻。

内含病例：[**中医**]春温夹湿，冬温伏湿，湿温，低热。[**西医**]肾盂肾炎。

病因病机：肺胃湿热郁蒸，因湿热内蕴，肺胃气机郁滞，湿遏于外，热蒸于内，清阳不司宣展于内外，而成外郁内蒸之候。

证象组合：阳郁+表郁+气热+气郁

主症：【**阳气不宣**】**症象**：①面色晦滞，萎黄。②倦怠乏力，少气懒言，嗜睡。③畏风振寒，烈日不暄。④热势不扬于外。⑤肢软肢冷。⑥身重头胀。⑦渴不欲多饮。**舌象**：①舌苔腻。②白厚腻。**脉象**：数沉郁不扬。

【**腠理不宣**】**症象**：①下午凛寒而热。②骨节酸痛，身疼紧束。③发白痦。④肢酸痛。⑤无汗或微汗出。⑥脱衣则寒，着则烦热。**脉象**：脉浮紧，弦。

【**津气蕴蒸**】**症象**：①潮热发作有时。②午后低热，夜热。③手足汗出，盗汗。④两足如火灼。⑤有汗热不解。⑥小便黄浊，便滴尿赤，尿频尿急热痛。**舌象**：①舌红苔黄腻厚。②苔揹而腻。**脉象**：脉濡数。

副症：【**清空不宣**】**症象**：①头胀。②头晕而痛。

【**气机不宣**】**症象**：①胸腹满闷，痞闷，胸脘不畅。②不饥纳差，厌食油腻水果。③小便不利。④跗肿。

宾症：【**气机不降**】**症象**：①咳呛。②咳嗽多痰。③恶心呕吐。

【**清窍不宣**】**症象**：或见鼻塞流涕。

治则：当通阳化湿为主，兼以甘淡清利，湿开热透，则清阳自然宣达。

方症：

1.三仁汤加减证：李志铭方[1]。清热利湿化浊，治慢性肾盂肾炎急性发作：恶寒发热，腰痛，详见病案2。

连翘12g，藿香、佩兰叶、杏仁各9g，白蔻仁3g，薏苡仁15g，厚朴、法半夏、黄芩、通草各6g，六一散18g。

2.甘露消毒丹证：林树芳方[2]。化浊逐秽利湿，治低热，肢酸痛，少气懒言，胸腹满闷嗜睡，详见病案3。

白蔻仁、射干、石菖蒲各15g，藿香12g，茵陈、滑石各30g，木通、黄芩、连翘、贝母、苏叶各9g。

论著和讨论

1.本证候肺胃湿热内蕴，湿郁热蒸，清阳郁遏，见症除表郁与热蒸之脉症外，必兼见阳气郁遏与上中气机失常之脉症。仲景曰："阳明病，脉浮而紧者，必潮热发作有时；但浮者，必盗汗出。"（《伤寒论》201条）

2.治则：以宣通阳气为主，以开其湿郁，兼以芳淡甘凉以清化其郁热。何廉臣说："（春温兼湿，更感外寒）全在初起一二日，藿、朴、葱、豉，疏中发表，使寒湿从微汗而泄；蔻、苓、滑、通，芳透淡渗，使湿热从小便而泄。汗利兼行，表里双解，自然寒散温开，伏热外透，易于措手。"[3]何氏此法适用于初起表重之时。

3.处方：时逸人说："脘腹痞满，大便不畅，腿脚浮肿，小便不利，舌苔白腻，脉象弦滞，主大橘皮汤：广皮、猪苓、泽泻各6g，赤苓12g，滑石、苍术各9g，槟榔、桂枝各4.5g，木香3g。身发寒热，去木香，加藿香叶、苏叶、银花；恶寒轻而发热重者，加黄芩、藿香，去桂枝、木香。"[4]有云：湿热熏蒸，脾阳被遏，运转失司，津液外达，手足汗出，汗温肤热，主二陈加川黄连、白芍。

病案举例

1.周小农治房事后感邪，华左，己亥六月开窗卧，欲事后，畏风振寒，烈日不暄。继而身热，两足如火灼。脉濡，苔白。询知房后并未得眠，阳损阴耗，感邪内袭，即《张氏医通·伤寒绪论》之夹阴证也。初用香苏饮得汗。热势和，胸闷胃钝，脱衣则寒，著则烦热。苔揩而腻，脉转濡数。表邪未清，湿蕴热恋。复用豆卷、薏苡仁、杏仁、白蔻仁、川厚朴、竹茹、苏叶、半夏、郁金、茯苓等。热减不清，苔揩中腻。前方加入制苍术少许。湿化苔化，胃纳渐进，逗留至二旬余方愈。此少年体虚夹阴，幸而伏热轻，蕴湿重，虽有足冷，后亦转暖；虚阳潜，囊未缩，无剧烈之变，幸矣！[5]

2.李志铭治慢性肾盂肾炎急性发作：李女，40岁。恶寒发热，腰痛，尿频尿急，溲赤热痛，头昏肢软，骨节酸痛，纳呆脘闷，口干不欲饮，已6天入院，舌红苔白腻，脉濡数，此湿重于热，拟清热利湿化浊法，三仁汤加减（组方见方证），2剂，体温正常，苔薄黄，去藿香、佩兰加银花12g、金钱草30g，7剂，饮食自如，小便通畅，唯腰痛骨节酸痛，寐不安，系肾虚夹湿，加育阴益肾之品：白蔻仁3g，薏苡仁15g，厚朴6g，连翘、木瓜、杜仲、猪苓、云茯苓各12g，金钱草、马齿苋各30g，7剂，腰痛大减，继13剂，诸恙解，尿培养（–）[1]。

3.林树芳治8年低热，8年前5月作客饱餐后患寒热腹痛吐泻，治愈后低热，用养阴剂致低热缠绵不解，午后T37.8~38℃之间，无汗或微汗出，体形略瘦，面色萎黄，倦怠乏力，肢酸痛，少气懒言，胸腹满闷嗜睡，胃纳时呆时可，大便时欠畅爽，小便黄浊，舌淡红润，苔黄略厚腻，脉弦濡，属湿温，蔓延内外，偏重于热之气分病，宜化浊逐秽利湿，甘露消毒丹（组方见方证），8剂愈[2]。

4.薛伯寿治郑某某，男，54岁，发热已3个月，每日下午T 38.5~39.5℃，抗炎抗痨未见效，继大剂清热解毒不验，改养阴清热，热仍不退，面色晦滞，头胀身沉，胸闷咳嗽气短，白稠痰，脘痞纳呆，口渴不欲饮，厌食油腻，恶食水果，舌略红，白厚腻苔黄布，脉濡数，拟诊霉菌性肺部感染。证属秽湿闭阻，肺气不宣，中焦不化，湿郁蕴热，宜逐秽畅中、宣肺化痰：厚朴9g，草果6g，槟榔、杏仁、冬瓜子、黄芩各10g，薏苡仁、芦根各15g，滑石12g，通草5g，5剂热退[6]。

引用文献

［1］李志铭.三仁汤加减治疗肾盂肾炎15例［J］.中医杂志，1966，（5）：41.
［2］林树芳.八年低热一例报告［J］.新中医，1977，（2）：49.
［3］俞根初.重订通俗伤寒论［M］.上海：上海科学技术出版社，1959：239.
［4］时逸人.时氏处方学［M］.上海：千顷堂书局，1951：59.
［5］周小农.周小农医案［M］.上海：上海科学技术出版社，1962：31.
［6］薛伯寿.达原饮加减治高热4例［J］.上海中医药杂志，1983，（11）：27.

（七）清阳郁滞候（肺胃湿热表里证·湿重·转证）

肺胃湿热证，湿热郁滞，清阳不得宣展于内外，而成清阳郁滞之候。可见于暑湿兼食之病。有称暑秽，或痧证者，其虽以表郁与里滞之症象显明，但必兼见阳气郁遏之脉症。

通称：湿热夹滞。

内含病例：［中医］暑秽，痧证，伤暑兼食。

病因病机：肺胃湿热郁滞，因吸受暑湿秽浊，湿热直行中道，郁滞上中二焦，清阳之气不得宣达于内外，故外而表阳不宣，内则肺胃气机阻滞而成。即成张聿青所谓“暑湿郁阻气分，肺胃之气不克下行，开合失度”[1]之候。

证象组合：阳郁+表郁+气滞

主症：**【阳气不宣】症象**：①背寒。②午后凛寒而热。③热势不扬。④倦怠乏力，少气懒言，嗜睡。⑤面色萎黄。⑥渴不多饮。⑦手指冷。⑧小便黄浊。**舌象**：①舌质淡红、润。②舌苔白或如积粉。③苔黄略腻厚。**脉象**：①脉濡缓。②弦濡。③糊数。

【腠理不宣】症象：①恶寒发热。②背寒发热有汗。③发热不扬。④身疼肢酸痛。

【气机不利】症象：①脘闷而痛。②脘痞满闷。③胸腹痛满闷。④洞泄。⑤小水短赤。⑥泄泻便溏，大便时欠畅爽。⑦跗肿。**舌象**：苔黄腻。**脉象**：脉右滑。

副症：**【清空不宣】症象**：头痛。

【气机不宣】症象：①脘闷。②胸闷畏食，胃纳时呆时可。③咳嗽多痰。

宾症：**【气机不降】症象**：呕吐。

【清窍不宣】症象：①鼻塞。②咽阻。

治则：以苦辛疏泄为主，即吴坤安所谓苦辛开泄之法，郁滞一解，则表里通彻。导痰或消食之法，亦当随症参用。

方症：

加减正气散证：吴匊方方[2]。湿浊内困，表气抑遏，治午前背微恶寒，蒸热，午后入夜热加，详见病案4。

枳实、大腹皮、法半夏、新会皮、郁金各4.5g，川厚朴3g，滑石、藿香、桑枝各6g，赤茯苓、建曲、佩兰叶、薏苡仁各9g，白芷2.4g。

论著和讨论

1.本证候湿热郁滞上中二焦，清阳之气不得宣达于内外，郭右陶说："痧之初发，必从外感，感于肌表，人不自知，则入于半表半里，故胸中作闷，或作呕吐，而腹痛生焉。此可以刮痧而愈，不愈，则用荆芥汤、藿香汤之类而选用之。"[3]吴坤安则称之暑秽，说："暑秽从口鼻吸入，结于膜原，则必脘闷寒热，治宜清疏募原，如广藿梗、川郁金、槟榔、厚朴、草蔻、青皮、滑石、连翘、紫苏、黄芩之类（辛香温化）。"[4]

2.治则：仍当以苦辛宣泄以通阳化湿为主，兼以辛香温化以流气行滞。吴坤安说："凡头痛背寒，发热自汗，脉左虚右滑，畏食胸闷者，伤暑兼伤食也，宜藿香、厚朴、青皮、香薷、神曲、山楂肉、枳实、麦芽、紫苏、滑石之类，疏之清之。"[4]"吸入暑秽，先走募原，募原是胃络分布，故上逆而为呕吐，脘闷而痛，寒热不解，舌黄而渴，宜泻心法：姜制川黄连、黄芩、半夏、枳实、藿香、滑石、通草、郁金（辛开苦降）。邵仙根评：舌苔白者，不宜陷胸、泻心，宜杏仁、白蔻仁、橘、桔苦辛开肺，如邪入募原，舌苔粉白，当用吴又可达原饮。舌黄腻厚者，非泻心不可。"[4]"如脘痞满闷，舌苔白腻，脉濡缓，口不渴者，此湿邪阻于气分也，法宜开泄，用二陈去甘草加茅苍术、白蔻仁、郁金、枳实、厚朴、杏仁、通草之属，以开湿结，痞满自除。"[4]吴鞠通说："湿郁三焦，脘闷，便溏，身痛，舌白，脉象模糊，二加减正气散主之：苏梗、茯苓皮、防己、薏苡仁各9g，广陈皮、厚朴、豆卷各6g，通草4.5g。"[5]吴坤安云："暑挟痧，暑兼秽气，从口鼻吸入，亦头疼，恶寒，发热，或手足指冷，脉沉伏，饱闷呕恶，或腹痛泄泻，治宜清暑兼逐秽，如广藿梗、川郁金、紫苏、青蒿、厚朴、茯苓皮、滑石粉、连翘、草蔻、通草之类清之。有食加青皮、楂肉、枳实。"[4]

3.夹滞：何廉臣曰："虽然湿热自内而出，恒结于中焦而成痞满，必有痰食错杂其间，前方中痰郁加星香导痰丸，食滞加沉香百消曲，或生萝卜汁和生姜汁少许最妙，既开浊秽之郁闭，亦消痰食之停留，随症均可加入。"[6]

病案举例

1.叶天士治汪，秋暑秽浊，由吸而入，寒热如疟，上咳痰，下洞泄，三焦皆热，气不化则小便不通，拟芳香辟秽，分利渗热，必要小溲通为主：藿香梗、厚朴、檀香汁、广皮、木瓜、猪苓、茯苓、泽泻、六一散。昨进分消方，热势略减，小便略通，所有湿热秽浊，混处三焦，非臆说矣。其阴茎囊肿，是湿热甚而下坠入腑，与方书茎肿疑症有间，议河间法：飞滑石、石膏、寒水石、大杏仁、厚朴、猪苓、泽泻、丝瓜叶[7]。

2.张聿青治李右，每至下午辄凛寒而热，热势不扬于外，而甚于里，胸闷中脘痞阻，恶心呕吐，渴不多饮，少腹作痛，脉数沉郁不扬，咳嗽痰多，苔黄质腻。暑邪夹湿，郁阻气分，肺胃之气不克下行，开合而因失度。症起旬日，病邪方盛，恐再转剧，姑开泄气机，以通三焦，而致开合，即请商裁：制半夏、广郁金各4.5g，炒枳实、上广陈皮、竹茹、粉前胡、鲜佛手各3g，白蔻仁1.5g，淡干姜0.6g，川黄连0.9g，杏仁9g。二诊：中脘痞阻已舒，恶心亦减，凛热退轻，咳亦稍松，故气逆因而大定，然下午仍有微寒，痰多胶腻，脉象稍扬，而带糊滑，舌红苔白不匀，上焦微通，而湿蕴成痰，弥漫肺胃。再参清化：香青蒿、竹沥半夏、瓜蒌皮、旋覆花、竹茹各4.5g，杏仁、苏子、冬瓜子、云茯苓各9g，枇杷叶（去毛）3片。三诊：似疟已止，中州亦舒，咳嗽亦减，然仍痰多黏腻，痰气秽浊，舌苔前半稍化，后半尚觉白腻，少阳阳明之邪早经泄化，而湿热熏蒸于肺胃之间，浊酿成痰，肺胃少降，拟降肺化痰：甜葶苈、制半夏、冬瓜子、炒竹茹、生苡仁、炒苏子、瓜蒌仁、橘红、茯苓、枇杷叶[1]。

3.汪逢春治湿温：吴小姐，30岁，身热月余不退，头痛，有时形寒，汗泄不解，舌苔黄厚，口渴思饮，胸膺痞闷，斑疹与白痦并见，两脉细弦而滑，大便旬日未通，腹部按之作痛。病属湿温重症，气郁失宣，阳明不通，姑以辛香宣化，佐以通腑之味：鲜佩兰、鲜藿香、制厚朴（川黄连3g同炒）、通草各4.5g，香豆豉（焦山栀4.5g同炒）12g，连翘、苦杏仁、大腹皮各9g，忍冬藤、保和丸（布包）、全瓜蒌（枳实6g同打）各15g，益元散12g（鲜荷叶一角包），鲜芦根30g，小枳壳3g（苦梗3g同炒）。另：白蔻仁0.9g，太乙玉枢丹、酒制大黄各0.6g，食盐0.3g，四味同研，以胶囊匀装2次，药汁送下。按：前方服1剂复诊，头痛止而昏晕不已，形寒解而身热未退，斑疹与白痦透见甚多，大便未通，仍用前法出入。原方去杏仁，加香薷1.5g，另服末药改为沉香0.6g，酒制大黄0.9g，食盐0.3g。三诊：大便10余日始通，干结甚多，斑疹渐还，身热渐退，小溲深黄，两脉细弦滑数，胸闷渐舒。湿温渐化，拟再以轻清解热，兼通阳明：大豆卷（焦山栀4.5g同炒）、连翘、焦苍术、焦薏苡仁、苦杏仁、建泻片各9g，香青蒿（丹皮4.5g同炒）、制厚朴（川黄连3g同炒）、白蔻仁衣各4.5g，忍冬藤、越鞠保和丸（布包）各15g，鲜芦根、全瓜蒌（枳壳3g同打）各30g，益元散12g（鲜荷叶一角包刺），赤猪苓各12g。另：沉香屑、食盐各0.3g，酒制大黄0.6g，三味同研，以胶囊装好，分2次药汁送下。四诊：身热已退，斑疹渐还，舌苔渐化，大便又见3次，胸闷已舒，小溲渐淡，胃纳不佳，两脉细弱。湿温化而未净，再以泄化余热，兼治胃肠：大豆卷6g（焦山栀4.5g同炒），香青蒿、粉丹皮、白蔻仁衣、制厚朴（川黄连3g同炒）各4.5g，连翘、法半夏、瓜蒌皮、苦杏仁、焦薏苡仁、鲜枇杷叶（布包）、生草梢各9g，鲜芦根21g，保和丸（布包）、益元散各15g，朱茯神12g[8]。

4.吴匊方治程海林，男，25岁，病经两旬有余，午前背微恶寒，小有蒸热，午后入夜热加，便室不畅，胸痞腹满，足跗浮肿，舌苔白滑，脉缓钝软，尿色黄浑，此湿浊内困，表气抑遏，加减正气散（组方见方证）。症减，苔转淡黄，胸下痞痛，午后微有发热，便通不畅，此湿将化热困于上中：藿香、大腹皮各4.5g，川厚朴3g，赤茯苓、广陈皮各6g，滑石、南杏仁、全瓜蒌各9g，法半夏、枳实各3.6g，黄连0.6g[2]。

引用文献

［1］张聿青.张聿青医案［M］.上海：上海科学技术出版社，1963：90.
［2］景德镇市中医院.吴匊方医案［M］.景德镇：景德镇人民出版社，1960：51.
［3］郭志邃.痧胀玉衡［M］.北京：人民卫生出版社，1995：3.
［4］吴坤安.伤寒指掌［M］.上海：上海科学技术出版社，1959：卷三15，75，卷四45，46，
［5］吴鞠通.温病条辨［M］.福州：福建科学技术出版社，2010：86.
［6］俞根初.重订通俗伤寒论［M］.上海：上海科学技术出版社，1959：240.
［7］叶天士.临证指南医案［M］.上海：上海卫生出版社，1958：216.
［8］萧龙友等.现代医案选（第一集）［M］.北京：人民卫生出版社，1960：48.

（八）清阳蒙闭候（肺胃湿热表里证·湿重·变证）

肺胃湿热证，延误失治，湿热蒸痰，迷漫胸中，蒙闭神机，是为清阳蒙闭之候。时病学家通称为湿蒙之证，为湿热证之险重变证。其见症以神志蒙闭之症象显明，但必兼见阳气郁滞与内热蕴炽之脉症。

通称：湿浊上蒙。

内含病例：［**中医**］湿温伏邪，湿蒙，瘴毒疫疟，霍乱神昏。［**西医**］流行性乙型脑炎（极重型），沙门菌属感染。

病因病机：肺胃湿热郁闭，清阳不司旋运，津液郁蒸成痰，湿热痰浊蒙闭清窍，神明为之内乱，经脉为之不利，而成内闭痉厥，即叶天士所云："湿为渐热之气，迷雾膈间，神机不发，三焦皆被邪侵。"[1]

证象组合：阳滞+气炽+神闭+气郁

主症：【**阳气不行**】**症象**：①初起时形凛身热，振寒汗泄，汗出不彻。②时且肢厥。③面色晦滞不泽，目光暗淡少神。④嗜卧懒动，好向壁卧，不欲见光。⑤渴不欲饮，喜饮热汤。**舌象**：①体胖。②舌白。③苔白腻。**脉象**：①濡缓。②濡数无力。③细濡。④细涩。⑤沉细。

【**津气蕴炽**】**症象**：①身热不高，热势羁留。②但热不寒。③头胀。④小便不利，便难溲赤。⑤懊烦。**舌象**：①舌苔微黄。②黄腻垢浊，中根略黄，边尖红。**脉象**：①脉滑数，左手为甚。②糊滑。

【**神志蒙闭**】**症象**：①始则烦热，继而神呆不语，呼之不应。②上午神识较清，午后潮热神糊，喃喃呓语，夜央益甚，神瞀如醉。③神识昏蒙有谵语，耳聋神呆，如醉如痴，沉迷欲寐。④神志恍惚，谵妄，烦躁不知所苦，闭目即有所见。⑤不能吞咽。

副症：【**气机不宣**】**症象**：①胸痞。②脘闷懊侬。③腹满。**舌象**：苔黄腻垢浊。

【**气机不降**】**症象**：①呕逆。②喘急。③恶心。

宾症：【**络脉不利**】**症象**：①语言似有謇塞之状，伸舌震颤，齿震，言謇不清，舌伸缩如强。②身痛。③目定口噤，两目上吊。④双臂抖动，痉搐。

治则：以宣化湿浊为主，兼以清透郁热，豁痰宣窍，如何廉臣所云："辛润以达之，苦寒以降之，清淡以泄之，使湿热浊邪，无地自容，其闭自开。盖湿邪非辛不通，非苦不降，非温不化，非淡渗不利。"[2]即"辛开苦泄芳化淡渗"之法。

方症：

1.芳香逐秽汤证：《通俗伤寒论》俞根初方[2]。适应湿蒙转闭。详见论著。

藿香、佩兰叶、白蔻仁、白芥子、滑石、郁金、川厚朴、杏仁、薏苡仁。加芦根60g、紫金片2.4g调冲。

2.昌阳泻心汤证：《通俗伤寒论》方[2]。治湿温兼寒，邪传心经，气分湿热，内蒙包络清窍，神昏谵烦，舌苔黄腻。详见论著。

鲜石菖蒲4.5g，条黄芩、仙露夏各3g，苏叶1.2g，小川黄连1.8g，川厚朴2.4g，紫菀9g，先用鲜竹茹15g、鲜枇

杷叶30g、活水芦根60g，煎汤代水。

3.清芳透邪汤证：《通俗伤寒论》何廉臣方[2]。适应热势稍重者，清凉透热，芳烈宣窍。详见论著。

鲜石菖蒲、青蒿脑各4.5g，泽兰6g，薄荷2.4g，芦根40支，水芦根30g，紫金片1.5g。

论著和讨论

1.本证候湿热挟痰浊内闭清窍，故其治则以宣通上焦阳气为主，以宣化上蒙之湿浊，兼以清透郁陷，豁痰通窍，以开其闭为急务，闭开神苏，再议他图。如吴鞠通说："吸受秽湿，三焦分布，热蒸头胀，身痛呕逆，小便不通，神识昏迷，舌白，渴不多饮。先宜芳香，通神利窍，安宫牛黄丸；继用淡渗，分消浊湿，茯苓皮汤。按：此证表里、经络、脏腑、三焦俱为湿热所困，最畏内闭外脱，故急以牛黄丸宣窍清热，而护神明。但牛黄丸不能利湿分消，故继以茯苓皮汤（淡渗兼微辛微凉法）：茯苓皮、生薏苡仁各15g，猪苓、大腹皮、白通草各9g，淡竹叶6g，水入杯煮取3杯分3次服。"[3]

但秦伯未却说："湿温神昏多由湿热熏蒸，其特征为神识似明似昧，不同于热入心包。一般不用紫雪丹、至宝丹，轻者用甘露消毒丹，重者用神犀丹。"[4]

2.本证候特点：周澹然说："湿与浊最能昏人神智，往往温病初起，即能令人神识模糊，烦躁不知所苦，间有神清，而能自主者。梦寐亦多不安，或闭目即有所见。有所见即谵妄之起蒂。若湿热甚，则熏蒸膻中；蒙蔽心包，则神智昏沉，如醉如痴，嗜卧懒动，渴不多饮，好向壁卧，闭目不欲见光明。宜芳香化浊，辛淡宣气（全青蒿、佩兰、白蔻仁、光杏仁、连翘、滑石、广郁金、鲜石菖蒲、生薏苡仁、白薇、绵茵陈），使气行浊化，如拨去云雾，即见青天。此即湿蒙之治法也。"[2]

俞根初说："壮热口燥，不喜饮水，脘闷懊侬，神识昏沉如痴如醉，嗜卧懒动，好向壁卧，懒与人言，或眼喜开，或开目不欲见光明，此因湿蒙转闭，脉必濡数，或软弱无力。宜芳香逐秽汤（组方见方证），便闭者加陆氏润字丸（生大黄30g，漂半夏、前胡、生山楂肉、天花粉、广陈皮、白术、枳实、槟榔各3.75g，晒干为末神曲糊为丸）9g另吞服。"[2]"瘴毒（疫疟）初起，即身重迷闷，口喑不语，继即谵语狂言，或寒微热甚，或寒甚热微，胸痞腹满，舌苔灰腻满布，或白厚而腻，右寸伏两关弦滑者。先与《局方》妙香丸宣窍导痰，以醒其神，继与藿香正气汤调冲紫金片（文蛤12g，毛慈菇7.5g，辰砂、腰黄各6g，红牙大戟、千金霜各5.4g，苏合香3g，冰片1.5g，当门子0.9g，各研细末，再同研极匀，米糊印成小片，晒燥，瓷瓶密藏，每服0.9至1.5g极重3g）辟瘴解毒，以除其疟，终用柴平汤合除疟胜金丸，化湿泄热，以芟其根。"[2]"头胀身痛，神识昏闭，渴不多饮，小水不通，舌苔白腻，主生薏苡仁、茯苓皮、大腹皮、通草、猪苓、淡竹叶、广郁金汁、石菖蒲汁煎送牛黄丸，乃淡渗宣窍，芳香通神法（湿热挟秽，分布三焦）。"[2]

3.辨证用药：何廉臣说："（湿温湿多）若兼神烦而昏蒙者，此由湿热郁蒸过极，内蒙清窍。前方（藿朴夏苓汤）去白蔻仁、厚朴，加细辛0.6~0.9g，白芥子3g许，鲜石菖蒲根叶4.5g，辛润行水，豁痰开蒙，再加水芦60~90g、灯心3g许，轻清甘淡，泄热导湿，蒙闭即开。"[2]"即或有邪传心经，神昏谵烦，亦须辨明舌苔，如舌苔黄腻，仍属气分湿热，内蒙包络清窍。宜用昌阳泻心汤（组方见方证）加竹沥和姜汁少许。辛润以达之，苦寒以降之，清淡以泄之，使湿热浊邪，无地自容，其闭自开。极重者再加太乙紫金丹；如昏蒙而厥者，可用厥证返魂丹。"[2]

廉臣又说："若凉燥之气，搏遏湿热，内蒙清窍，神识昏迷者，急用辛开淡渗，如橘红、炒牛蒡子、白芷、白芥子、细辛、鲜石菖蒲、连翘心、生薏苡仁、浙苓皮、通草、灯心之属（查辛开上达之品，首推细辛，辛润而细，善能开达，用量多至0.6~0.9g，少则0.3g，配芦笋、鲜冬瓜子尤妙，以开气闭）。"[2]"夹湿秽而神迷者，由于湿热郁蒸过极，迷蒙神经也，故曰湿蒙。治以芳香辟秽，辛淡开闭，藿朴夏苓汤去蔻朴，加细辛0.9g、白芥子2.4g、芦笋30g、滑石15g，煎汤代水，乘热即饮，蒙闭即开。甚则调入太乙紫金丹1丸，投无不效。若热势稍重者，宜以清凉透热、芳烈宣窍，清芳透邪汤（组方见方证）。亦屡投辄验。樊师每用藿朴二陈汤，亦屡奏功。或去本方中紫金片，磨冲苏合丸一颗，尤效。"[2]

薛生白说："初起壮热，口渴脘闷懊侬，眼欲闭，时谵语（沉迷欲寐，耳窍欲闭），浊邪蒙闭上焦，宜涌泄。用枳壳、桔梗、淡豆豉、生山栀，无汗者加葛根。"[5]

病案举例

1.叶天士治汪，此湿热与水谷交蒸，全在气分，尝得三焦分消清解，既成间日疟疾，邪正互争，原无大害，初误于混指伤寒六经，再谬于参术守补，致邪弥漫，神昏喘急，谵妄痉搐，皆邪无出路，内闭则外脱，求其协热下利，已不可得。诊脉细涩，按腹膨满，夫痞满属气，燥实在血，今洞利后而加腹满，诸气皆结，岂非闭塞而然？溃败决裂至此，难望挽救：细叶菖蒲根汁、草果、茯苓皮、紫厚朴、绵茵陈、辰砂益元散、连翘、金银花、牛黄丸[1]。

2.尤在泾治脉右大，舌黄不渴，呕吐黏痰，神躁，语言不清，身热不解，此劳倦内伤，更感湿温之邪：厚朴、茯苓、滑石、陈皮、竹叶、白蔻仁、石菖蒲根叶。柳宝诒按：此温邪而挟湿者，湿热上蒙，故证情如是[6]。

3.周小农治湿温夹痰，陈永芳之妻，忘其年，首夏身热有汗，口渴喜饮，前医用鲜石斛18g，石膏、鲜生地等称是，服之恶心吐出。身热面油，胸闷异常，渴喜冷物，溲红而短。脉糊细按则数，舌苔揩腻色白，为湿重于温，中有痰浊停阻也。吴氏三仁汤加减，以杏仁、白蔻仁、半夏、薏苡仁、滑石、通草等，苦辛开痰、芳淡化湿为君；芦根、知母，轻清泄热，透其伏温为臣；佐以玉枢，辛香疏气，宽胸泄浊，便以竹茹，清润通络，滑以去痰也：光杏仁、姜半夏、知母各9g，白蔻仁1.8g，拌研滑石18g（包煎），生薏苡仁12g，川通草4.5g，玉枢丹5粒（药汤调下），先用活水芦笋30g、鲜刮淡竹茹9g煎汤代水。连服2剂，胸闷顿减，热势起伏，有时厥冷，卧向阴僻，口说妄言，脉舌如前，仍用苦辛淡法以疏达之：光杏仁、焦山栀、广郁金（生打）、竹沥半夏、淡香豉、青连翘、淡竹茹各9g，苏叶嫩枝、卷川厚朴、野蔷薇花、鲜石菖蒲（剪碎冲）各3g，飞滑石（包煎）、生薏苡仁各12g，川通草4.5g。三诊：肢末转暖，胸前须发疹瘖，胸闷大退，向之渴喜冷饮者，转喜热饮，稍温即拒，且涌吐冷涎，喜卧向日暖处，移榻时坐起即厥，目定口噤，四肢转冷，诊时齿震，言謇不清。种种变症，总属痰湿重使然，防变痰迷湿蒙，急进大剂涤痰，参以化湿：姜半夏、广郁金（生打）、茯神各9g，白僵蚕6g，淡姜渣2.4g，生薏苡仁、赤茯苓各12g，广橘红、远志、制胆南星、鲜石菖蒲（剪碎，冲）各3g，白蔻仁末（冲）1.5g。四诊：1剂痉定，冷涎略少，腹闷，连得矢气。原方加礞石滚痰丸9g包煎。服后得便，病减大半，续与化痰理湿热退而安[7]。

4.奚凤霖治霍乱神昏：王某，男，27岁。因恶寒发热、头痛恶心、呕吐泄泻3天入院。西医诊为沙门菌属感染，用中西药治疗3天泄泻呕吐虽止，但热势羁留，更见神志恍惚，谵妄，舌体胖，伸舌震颤，舌苔白腻，中根略黄，边尖红，脉细濡。此乃湿热相持不化，阻遏神机所致。治以芳香利窍，宣浊化湿。拟菖蒲郁金汤合藿朴夏苓汤加减：九节菖蒲、杏仁、白蔻仁、豆豉、川厚朴各6g，胆南星5g，郁金、半夏、藿香各10g，赤茯苓、薏苡仁各15g，滑石80g，鲜荷梗尺许。服药1剂而热退神清，腑通苔化。续服2剂诸症痊愈。按：沙门菌属感染一般可归入祖国医学所记载的“霍乱”病证之中，本例沙门菌属感染而伴神志恍惚、谵妄等症，说明已有中枢神经系统中毒症状，证情急骤，如不及时进行抢救，可导致死亡。奚老遵循“治病必求其本”的原则审因论治，用芳香通窍、宣浊化滞法，俾湿去而热无所附，清窍为之亦开。药证相符，故奏效迅速[8]。

引用文献

［1］叶天士.临证指南医案［M］.上海：上海卫生出版社，1958：336.

［2］俞根初.重订通俗伤寒论［M］.上海：上海科学技术出版社，1959：209，226，240，241，263，441，442，444.

［3］吴鞠通.温病条辨［M］.福州：福建科学技术出版社，2010：85.

［4］秦伯未.秦伯未医文选［M］.长沙：湖南科学技术出版社，1983：399.

［5］王士雄.温热经纬［M］.沈阳：辽宁科学技术出版社，1997：48.

［6］徐衡之，姚若琴.宋元明清名医类案［M］.长沙：湖南科学技术出版社，2006：612.

［7］何廉臣.重印全国名医验案类编［M］.上海：上海科学技术出版社，1959：165.

［8］周长发.老中医奚凤霖治疗神昏谵妄案四则［J］.上海中医药杂志，1983，（12）：13.

（九）津气郁蒸候（肺胃湿热里证重证·湿重·本证1）

肺胃湿热证，湿郁未开，热蒸津气，是为津气郁蒸之候。时病学家亦通称湿遏热蒸之证。其见症以阳郁、气郁与内热之脉症同见，且有津液消灼之症象。

通称：湿遏热蒸。

内含病例：［**中医**］湿温，风温挟湿，暑湿，阳黄。［**西医**］急性黄疸型肝炎，人工流产后发热（败血症），肾盂肾炎。

病因病机：肺胃湿热郁蒸，湿郁生热，热自湿中来，蕴蒸于肺胃，湿郁热恋，阳气不宣，气机郁遏，津液消灼，而成湿郁热蒸之候。

证象组合：阳郁+气郁+气热+津灼

主症：【**阳气不宣**】**症象**：①身痛，肢体困重。②胸腹白瘖。③面黄不泽。④神沉嗜睡。⑤脱衣则寒，着则烦热。⑥心中寒。⑦寒从背起，寒则肢冷。⑧汗后畏冷。⑨身热不扬。⑩头额独热。**舌象**：苔灰黑。**脉象**：①脉数滞不调。②沉细。

【**津气蕴蒸**】**症象**：①壮热自汗。②汗出热解，继而复热。③面如油腻，如熏黄。④口秽喷人。⑤胸腹灼手。⑥热汗浸衣，晡后蒸热。**舌象**：舌质红，苔黄。**脉象**：①弦滑。②关脉数滑洪。

【津液消灼】症象：①口渴不多饮。②烦渴。③胃内烘热。④小便黄，不利，尿赤涩痛。⑤大便先干后稀。⑥口苦。**舌象**：①苔淡黄滑腻。②苔糙起刺。

副症：【清窍不利】症象：①耳聋。②头晕疼如裹如蒙。

宾症：【气机不宣】症象：①咳嗽。②胸闷脘痞。③胃钝腹胀，食少乏味。⑤二便不爽自利。

【气机不降】症象：①干呕。②喘咳不伸。③吐痰。④恶心欲呕。

治则：以宣泄肺胃郁热为主，吴鞠通曰："徒清热则湿不退，徒祛湿则热愈炽。"[1]又云："纯辛走表，纯苦清热，皆在所忌。"唯"辛凉淡法"[1]。张聿青曰："轻宣肺气，气化则湿亦清也。"[2]宣泄肺气，表气自通，不表而汗，不透而瘖。又说："开展气化，使湿随气行，白瘖及汗，可以通畅。"[3]

方症：

1. 薏苡竹叶散证：吴鞠通方[1]，辛凉淡法。治湿郁经脉。详见论著。

薏苡仁、滑石、茯苓各15g，竹叶、连翘各9g，白蔻仁、通草各4.5g。

2. 黄芩滑石汤证：吴鞠通方[1]，治湿热内蕴，症见身痛，渴不多饮或不渴，汗出热解，继而复热，舌淡黄而滑，脉缓者。详见论著。

黄芩、滑石、茯苓皮、猪苓各9g，大腹皮6g，白蔻仁、通草各3g，水煎服。

3. 加减桂枝汤证：谢映庐方[4]。疏利肺气，治肺素有热，复感外风，先寒后热，发时胸紧气闭，喘咳不伸，热甚口渴，大便闭塞，小水亦短。

桂枝、白芍、半夏、瓜蒌、紫菀、枇杷叶、苏子、桔梗、杏仁、知母。

论著和讨论

1. 本证候湿郁热恋，消灼津液，肺气失宣，胃气失降，徐荣斋说："表里俱热，此时气分邪热郁遏灼津，尚未凝结血分。舌苔必黄腻，舌之边尖红紫欠津，或底白罩黄，浑浊不清，或纯紫少白，或黄糙起刺，或苔白底绛，黄中带黑，浮滑黏腻，或白苔渐黄而灰黑。伏邪重甚者，苔亦厚而且满，极黏不松。脉数滞不调。面色或如油腻，或如烟熏。必心烦口渴，渴不引饮。甚则耳聋干呕，口秽喷人，胸腹热满，按之灼手，甚或按之作痛。治宜先用枳实栀豉合刘氏桔梗汤，再加茵陈、贯众之清芬解毒，内通外达，表里两彻，使伏邪从汗利而双解。渐欲化燥，渴甚脉大，气粗逆者，重加石膏、知母、芦根汁等，清肺气而滋化源。"[5]

2. 治则：当宣阳化湿，兼以清泄气分内热为法。吴鞠通说："脉缓身痛，舌淡黄而滑，渴不多饮，或竟不渴，汗出热解，继而复热。内不能运水谷之湿，外复感时令之湿。发表攻里，两不可施，误认伤寒必转坏证。徒清热则湿不退，徒祛湿则热愈炽，黄芩滑石汤（组方见方证）主之。"[1]"湿郁经脉，身热身痛，汗多自利，胸腹白疹，内外合邪，纯辛走表，纯苦清热，皆在所忌，辛凉淡法，薏苡竹叶散（组方见方证）主之。"[1]

病案举例

1. **叶天士**治某，脉缓，身痛，汗出热解，继而复热，此水谷之气不运，湿复阻气，郁而成病，仍议宣通气分，热自湿中而来，徒进清热不应：黄芩、滑石、茯苓皮、大腹皮、白蔻仁、通草、猪苓[6]。

2. **张聿青**治湿温已届三候，不特汗瘖均不获畅，而且四肢背脊尚觉恶寒，阳气不能敷布，与阳气之衰微者，大相悬殊也。阳何以不布？湿阻之也。湿何以不化？饮食水谷资之助之也。为敌助粮，引虎自卫，非计也。拟开展气化，使湿随气行，则白瘖及汗，可以通畅：光杏仁、郁金、桔梗、藿香、滑石、生薏苡仁、制半夏、通草[3]。

3. **叶熙春**治丁贵珍，女，47岁，湿温一候，身热朝轻暮甚，不为汗解，瘖出未透，而不晶亮，胸宇塞闷，头昏神沉嗜卧，渴饮不多，大便溏薄，小溲短赤，舌尖绛、中白腻，脉滑，宜化湿透瘖：制川厚朴、白蔻仁（杵冲）各3g，炒牛蒡子、炒淡子芩各4.5g，滑石、炒薏苡仁各12g，连翘6g，赤茯苓、大豆卷、竹叶、杏仁各9g，鲜芦根1.5尺。2剂。二诊：白瘖透露已达四肢，身热起伏不定，汗出甚多，小溲短少，口渴喜饮，脉象滑数，舌苔黄腻，病属湿温，清之不愈，汗之不解，过汗又防成痉，仍宗原法出入。川石斛、薏苡仁、赤茯苓各12g，益元散、竹叶、连翘、杏仁、瓜蒌皮各9g，黄芩4.5g，橘红、蒿梗各6g，鲜芦根1.5尺，2剂。三诊：白瘖透露将回，热度亦渐减退，胸闷较宽，渴饮亦瘥，苔腻转薄，二便如常，唯近日又增咳饮，再拟宣肺淡渗继之：杏仁、瓜蒌皮、川石斛、益元散（包煎）各9g，前胡、知母各7.5g，薏苡仁、赤茯苓各12g，泽泻6g，陈芦根15g，猪苓6g，3剂。四诊：瘖回热已尽退，诸恙渐愈，大便日下，并思纳食，舌净，脉象缓滑，再以和胃顾本以善其后：益元散（包煎）、谷芽、麦芽、川石斛、杏仁、瓜蒌皮、云茯苓各9g，郁金4.5g，薏苡仁12g，米炒上潞参、宋半夏各6g，橘红6g，红枣3枚。4剂[7]。

4. **黄星楼**治湿热：丁美周，男，29岁。湿热内蕴，风寒外加，遂为寒热往来，有汗不解。今寒罢头眩痛，口干，睡中幻梦纷纭，小便赤，苔薄黄，检温38.4℃，拟清化法：大豆卷、大连翘、淡竹茹、赤茯苓神、西茵陈、桑叶、益元散各10.8g，淡黄芩5.4g，灯心1.5g，佩兰、象贝母8.4g，竹叶20片。二诊：昨以清化之法，小便黄浑，头部昏眩多而痛少，夜半后仍有幻梦。因湿热郁蒸，胃中不和，而神不宁，所谓胃不和则卧不安也。检温37℃，苔仍薄黄，果能湿化热清，诸病自安：黄芩、广陈皮、甘菊、佩兰叶各5.4g，夏枯草、茵陈、大连翘、竹茹、赤茯苓神、冬薏苡仁各10.8g，灯心1.5g，明天麻3.6g。三诊：检温37.2℃，苔薄黄，口淡而甜，头昏夜分较甚，睡中仍有梦，唇之四围现有焦斑。所以然者，脾胃中湿热未清，郁蒸未已，只要去邪，不必安神：法半夏、通草（檀香1.5g拌）、生山栀各5.4g，夏枯草、赤茯苓、赤茯神、谷芽、竹茹各10.8g，贝母、广陈皮各7.2g，石菖蒲3.6g，佩兰梗5.4g，朱灯心1.5g。四诊：体温正常，小便渐淡，脉来平静，头部亦较清醒，拟方善后：北沙参、茯神、夜交藤、大麦冬10.8g[7]。

5.李健颐治湿热盗汗：李某，男，40岁。因劳倦内伤，兼感暑湿，发热怕冷，夜睡盗汗。前医投以参、附、龙、牡、荞麦、芪、桂等温补固涩之药10余剂，汗反增剧，面容苍白，肌肉消瘦。患者身被重裘，首裹毛巾，手携暖壶，脚着棉鞋，尚惧怕风冷。脉象沉滑而实，舌苔黄浊，小便浑黄，便后涩痛，汗液黏腻，臭气甚浓。细参脉证，认为湿热郁遏，熏蒸为汗。即拟生薏苡仁、赤小豆、白茅根、海金沙、晚蚕沙、赤茯苓、山栀皮、扁豆衣、川石斛等味。连服3剂，汗减大半，已不畏寒。继与原方加莲子、沙参，服10余剂而愈。本病畏寒盗汗，颇似阳虚，但脉沉滑，舌苔黄，汗液黏腻，小便浑浊，显系湿热内熏迫汗所致，故投以渗湿消热之剂而奏效[8]。

引用文献

［1］吴鞠通.温病条辨［M］.福州：福建科学技术出版社，2010：88，90.

［2］张聿青.张聿青医案［M］.上海：上海科学技术出版社，1963：63.

［3］徐衡之，姚若琴.宋元明清名医类案［M］.长沙：湖南科学技术出版社，2006：829.

［4］谢映庐.谢映庐医案［M］.上海：上海科学技术出版社，1962：124.

［5］俞根初.重订通俗伤寒论［M］.上海：上海科学技术出版社，1959：241.

［6］叶天士.临证指南医案［M］.上海：上海卫生出版社，1958：270.

［7］萧龙友等.现代医案选（第一集）［M］.北京：人民卫生出版社，1960：36，133.

［8］福建省中研所.福建中医医案医话选编（第一辑）［M］.福州：福建人民出版社，1960：74.

（十）气液虚郁候（肺胃湿热里证重证·湿重·本证2）

肺胃湿热证，湿热久蕴肺胃，或更延误失治，伤残元气与津液，余邪内留，而成气液虚郁之候。其见症以肺胃元气与津液不足之虚症脉症为主，兼有肺胃气郁之升降失常之症象。

通称：湿温伤气之证。

内含病例：［中医］伏暑败证，湿温伤气。

病因病机：肺胃湿热虚郁，系湿热内蕴肺胃，热邪内恋，消烁津液，湿邪氤氲，郁遏气机而成，湿遏热伏，津液消烁之候。

证象组合：液灼+气郁+气虚

主症：【津液消灼】症象：①发热，午后发热，面赤汗出。②烦渴，口燥，消渴喜凉。③胸膈热尤甚，热时烦冤，嘈杂不寐。④便艰溲赤溲热。⑤唇燥齿干，舌光起糜。⑥声哑不语。**舌象：**舌赤，苔薄黄白。**脉象：**①脉细涩。②左弦细。③滑数。

【气机不宣】症象：①胸闷不舒，胸脘痞闷。②胁痛如掣。③口淡而甜。④脘腹饱闷。

副症：【气机不降】症象：①呕恶。②嗳闷膜胀。③呼吸促迫。

宾症：【气虚失充】症象：①多汗。②热退则肢冷。③神疲头晕。④面色淡黄。**舌象：**舌裂。**脉象：**①脉右濡大。②虚数少神。

治则：应以益气生津为主，兼以轻宣清泄湿热余邪，以扶正祛邪为法。

方证

1.轻清开化上焦方证：袁桂生方[1]。治暑湿蕴伏肺经，午后发热，胸合不舒，口燥，胸膈间热，详见附案4。

光杏仁、北沙参、瓜蒌皮、川贝母（去心）、淡黄芩、原麦冬6g，桔梗、佩兰3g，石菖蒲1.8g，青连翘、鲜石斛9g，鲜枇杷叶1片（去毛筋净）。

2.青蒿鳖甲汤加减方证：林玉鳞方[2]。治湿热伤阴，午后寒热，寒轻热重，详附案5。

青蒿6g，石斛、枇杷叶、麦冬、知母、北沙参9g，苇根30g，苡仁18g，鳖甲15g，甘草4.5g。

论著和讨论

本证候雷少逸称之为“湿温伤气之证”[3]。因湿热久恋肺胃，消烁肺津胃液，而湿遏热伏，气液不能化邪，治则仍当宣化湿热，何廉臣曰：“此暑湿未净之伏邪，留在上焦，故胸膈间热，较他处为甚。方用轻清开化以宣上，上焦既清，余热自解。”然气液已伤，又必兼以滋养气液，虚实兼顾。雷少逸曰：“清利与补，皆未中鹄，治宜益气却邪。”[3]李浩然按：“（吴东旸治秋发热）前医擅用熟地等滋腻助湿，使火愈郁，津愈伤，终成肺胃伤残之坏证，故声哑舌红苔燥而裂，但其苔犹现色白罩黄，为挟湿之征，故推其症状尚有胸脘痞闷、便艰溲赤等症。方重用桔、半、川朴利腑气而泄湿邪；用玄参、石斛而不助湿；佐以苡、通、滑、苓等清上渗下；加杏、贝、桔梗润肺开提。法取叶氏分消走泄，使湿邪内化而郁火得以上升。故次诊直以白虎竹叶清气分，配人参益气生津，1剂而诸恙悉平，可谓治法步步为营，用药丝丝入扣，堪为后学效法。”[4]

病案举例

1. **张千里**治感症初平，遽尔啖饮衣单，且思出房，未免欲速太甚，当此大气升泄、湿热蒸腾之际，即强壮无病，亦须加意调护，以防客气之侵，况体虚病后乎？五六日来，忽寒忽热，热时烦冤呕恶，消渴喜凉，两额筋掣，耳鸣面赤，汗出涔涔，甚至神昏错语；热退则肢冷引衣自覆。此皆湿热之邪郁蒸未化，阻遏气腑，充斥三焦。故唇燥齿干，舌苔或干，或润而黄，苔究未肯退，嗳闷膜胀，寝食俱废，脉得弦大而数，分观之似乎肝胆肠胃都病，且似虚实混淆，其实三焦湿热为病如是耳。虚弱之体，平时极宜小心，既病不可躁急，则病不易受，而重者轻矣：西洋参、小川连、通草、橘皮、粉丹皮、石菖蒲、赤苓、炒山栀、佩兰叶、鲜石斛、郁金、芦根[5]。

2. **金子久**治受暑受湿，挟食挟气，内伤脏腑、外伤营卫。腰以下多冷，上下浑如两截，现在身左边少汗，右边多汗，左右尤分两畔。上下者阴阳也，左右者升降也，阴阳有造偏，夜为不寐，升降有逆乱，气为不宣，脘嘈若饥，胁痛如掣，舌光起糜，口淡而甜，左脉弦细，右脉濡大，阴分已为邪耗，气分尤有邪阻，见症多在阳明胃腑，胃宜柔则和，腑以通为用，胃气和则亢阳不为升腾，腑气通则热邪不致留恋：扁石斛、茯神、竹叶、佩兰、蒌皮、大腹、丝瓜络、橘红、竹茹、郁金、银花、杏仁[5]。

3. **雷少逸**治高年湿温伤气：徽歙程某，年届赐鸠，忽患湿温之证，曾延医治，一称伏暑，一称湿温，一称虚损。清利与补，皆未中鹄，始来商治于丰。诊其脉，虚数少神，心烦口渴，微热有汗，神气极疲，此皆湿温伤气之证也。治宜益气却邪，即以东参、麦、味、甘草、陈皮、生苡、苓、泻治之，令服数剂，热渴并减，但精神尚倦，饮食少餐，姑率旧章，佐以神苓夏曲，又服数剂，日复一日矣[3]。

4. **袁桂生**治暑湿。马姓女，年20岁，七月患暑病，初由幼科某君诊治，用青蒿、六一散、瓜蒌、贝母等药3剂，又用大黄等药2剂。大便虽通，而病不退，午后发热，胸闷不舒，口燥溲热，胸膈间热，较他处为甚。脉滑兼数，舌苔黄薄有裂痕，盖暑湿蕴伏肺经，病在上焦，攻下只通肠胃，与肺无涉也。宜轻清开化上焦，则病自愈（组方见方证）。复诊：述昨药服后，夜间能睡，热退，胸闷亦除，但觉饥而欲食耳，遂以原方加减：北沙参、青连翘、原麦冬、天花粉各6g，佩兰叶3g，甘草1.2g，鲜石斛、丝瓜络各9g，鲜枇杷叶1片（去毛）。接服2剂而安。凡病在上焦，皆不可用重药，叶天士言之最详。此即《素问》所谓“其高者因而越之”之义，盖不仅指吐法言也[1]。

5. **林玉鳞**治湿热伤阴，黄某，男，40岁。因淋雨后发寒热，热痰稽留不退，治疗未痊愈即参加劳动，以致复发。其证候午后寒热，寒轻热重，天明热始稍退，神疲头晕，脘腹饱闷，呼吸迫促，面色淡黄，小便短赤，唇焦齿燥，口干而不欲饮。脉象左细数，右弦数而大，舌赤而干，蒙有白苔。断为湿遏热伏，湿热久蕴伤阴。当以清热化湿佐以养阴。用青蒿鳖甲汤加减（组方见方证）。日服2剂。二诊：热稍退，舌略净，精神较舒，胸仍见闷。处方：前方加厚朴花9g，每日服1剂，连进2剂。三诊：热尽退，诸症均瘥，知饥思食，再拟养血滋阴之药，以善其后[2]。

引用文献

［1］何廉臣.重印全国名医验案类编［M］.上海：上海科学技术出版社，1959：135.
［2］福建省中研所.福建中医医案医话选编2［M］.福州：福建人民出版社，1963：21.
［3］雷丰.时病论［M］.北京：人民卫生出版社，1964：116.
［4］李浩然.吴东旸论伏暑［J］.浙江中医学院学报，1983，（2）：19.
［5］秦伯未.清代名医医案精华［M］.北京：人民卫生出版社，2006：355，489.

（十一）津气蕴蒸候（肺胃湿热里证重证·热重·本证）

肺胃湿热证，湿热久蒸，湿渐化燥，热炽伤津，为津气蕴蒸之候。时病学家亦通称为湿竭化燥之证。其见症唯热蒸与津伤之脉症。

通称：湿竭化燥。

内含病例：［中医］风温夹湿，湿温。［西医］大叶性肺炎致中毒性休克？中毒性心肌炎？

病因病机：肺胃湿热蕴蒸，湿热久留肺胃气分，蕴蒸既久，湿渐化燥，热蒸日盛，耗伤津液，是为热蒸津伤之证。

证象组合：气热+津伤

主症：【津气蕴蒸】症象：①恶寒发热，汗出头痛，壮热汗出。②灼热口渴，白痦虽透，热仍不退。③心烦恶热。④胃脘内阵发性烘热，热气外窜，随即汗出浸衣。⑤口干不渴，口干不欲饮。⑥便溏溺赤。⑦咳嗽呕恶，呼吸粗促。⑧谵语神昏。**舌象：**舌红苔黄腻。**脉象：**①脉数。②两关洪数。③脉滑数。④脉弦滑。

副症：【津液消灼】症象：①身汗口渴，唇焦。②胸闷不饥不寐。③咳痰黏稠。④目黄自利。⑤形色瘦削。**舌象：**①舌苔粗糙。②苔灰。**脉象：**①脉数小软。②脉寸尺沉细。③脉糊数。

宾症：【清窍不利】症象：①耳聋。②唇焦。

治则：当以清热救津为务。唯热自湿来，自当兼以甘淡凉解之品，以除其余湿。

方症：

1.三仁汤加减证：何拯华方[1]。苦温辛润，开达气机，周身津津微汗，唯灼热口渴，详见病案2。

杏仁、薏苡仁、连翘各9g，牛蒡子4.5g，丝通草、香连丸各3g，竹叶、栀皮、瓜蒌皮各6g，芦笋60g，灯心1.5g，北细辛0.6g。

2.清泄肺胃郁热方证：蒲辅周方[2]。治自汗，湿热未清，郁遏肺胃，觉胃脘阵发烘热，热气外窜，详见病案4。

冬瓜仁、煅石膏各9g，薏苡仁、粳米各12g，杏仁、竹叶、枇杷叶（炙）、荷叶各6g，苇根18g，知母3g。

3.甘露消毒丹加减证：周国雄方[3]。清热祛湿、透表除痰，治恶寒发热，汗出头痛，详见病案5。

银花、石膏、板蓝根、全瓜蒌各30g，连翘15g，黄芩、生山栀、滑石各12g，茵陈、木通、牛蒡子、淡豆豉各10g，川贝6g。

论著和讨论

1.本证候因肺胃湿热久恋，湿渐化火，热蒸伤津，可见恶寒发热，气逆干咳，肢懈身疼，胃内阵发性烘热，脘腹灼热，便泄不爽，溺短赤热，汗出浸衣，高热战栗，汗出烦躁，头痛如劈，咳嗽呕恶，咳痰黏稠，呼吸粗促，谵语神昏，身出白痦，脉滑洪数，苔黄腻等热蒸与津伤之脉症。陈平伯曰："风温本留肺胃，若太阴旧有伏湿者，风热之邪，与湿热相合，流连不解，日数虽多，仍留气分，由肌肉而外达皮毛，发为白疹。盖风邪与阳明营热相搏则发斑，与太阴湿邪相合则发疹也。又有病久中虚，气分大亏而发白疹者，必脉微弱而气倦怯，多成死候，不可不知。"[4]

2.治则：王孟英按："白疹即白痦也，虽挟湿久不愈而从热化，且汗渴脉数，似非荆防之可再表（杨云：此湿亦不必用橘皮之燥），宜易滑石韦茎通草，斯合凉解之法矣。"[4]张聿青亦云："热恋不解，邪势留恋，若再缠绵，必生变局，治法唯有泄化邪湿，庶可保全元气耳。"[5]自当以清热救津为法，不可再行温燥，助热邪而重伤其津液。

病案举例

1.叶天士治孔，心中热，不饥不寐，目黄自利，湿热内伏：淡黄芩、连翘、炒杏仁、白通草、滑石、野赤豆皮[6]。

2.何拯华治肺燥脾湿：罗守谦，38岁，洒淅恶寒，寒已发热，气逆干咳，肢懈身疼，胸胁窜疼，脘腹灼热，便泄不爽，溺短赤热。连进苦温辛润、开达气机。次诊：周身津津微汗，唯灼热口渴，心烦恶热，咳痰黏稠，便溏溺赤，脉转洪数，舌苔粗糙。此凉燥外解，湿开热透，当芳透清化，三仁汤加减（组方见方证），胸背头项痦疹齐发，心烦恶热渐减[1]。

3.周小农治钱味青，浙湖人，无锡中华轮局主。癸丑四月患湿温，王徐二医迭治二旬，因其苔白，燥以蔻、朴，开以玉枢。神糊，苔灰，症势日重。延诊。余察脉糊数，苔灰，咳痰色黑带血。询知素喜饮，兼澄便泄，腹中不舒；旧有喉痹，阴亦不足。前医顾湿不顾热，所以有此现象。今宜转舵改向。即疏沙参、竹茹、枯黄芩、山栀、瓜仁、薏苡仁、连翘、滑石、通草、腹皮、枳实、杏仁、竹叶，而以萝卜、芦根汤代水。2剂后，苔炲化而热渐减。嗣去枯黄芩、腹皮，加天花粉、象贝母。黑痰亦稀，小溲既畅，便泄亦定。继加川石斛、川贝母等。苔润布白，神情大定，不一旬而痊。足见阴液不足，即有湿痰，温燥亦宜慎用[7]。

4.蒲辅周治自汗：俞某某，女，72岁。自觉胃脘内阵发性烘热，热气外窜，随即汗出浸衣，日数次发，睡眠欲醒尤易发作，汗后畏冷，口干不渴，轻微咳嗽，饮食、二便皆可，病起于五月中旬肺炎之后，现胸透已趋正常，唯遗此恙，前医用参、麦、五味子、龙、牡及玉屏风之类未效。脉寸尺沉细，两关洪数，舌红苔黄腻，此由病后湿热未清，郁遏肺胃，治宜清泄肺胃郁热（组方见方证），2剂。再诊：服药后自觉热气下行，一直窜至小腿而有蚁行感，汗出减少，醒后亦未见大汗出，口仍觉干有甜味，胸膺微闷。脉弦滑有间歇，舌质红、黄腻苔减，由湿热下移，肺胃未和，仍宜清宣，因势利导之：冬瓜仁、生石膏、豆卷各9g，薏苡仁、芦根各12g，杏仁、竹叶、茵陈各6g，防己、片姜黄各4.5g，通草3g，3剂。三诊：服药后，热平汗息，口干亦减，饮食、二便俱正常。脉左弦数有力，右略缓，舌质正仍有薄黄腻苔，乃余热未清之象，宜调和肺胃续清湿热。处方：茯苓皮、豆卷、茵陈、滑石各9g，杏仁、桑皮各6g，黄芩、片姜黄、通草3g，薏苡仁12g，连服3剂，诸状息平[2]。

5. **周国雄**治风温夹湿（右上肺大叶性肺炎致中毒性休克？中毒性心肌炎？）：陈某某，男，32岁，恶寒发热2天，T39.5℃，汗出头痛，口干不欲饮水，咳嗽胸痛，痰中带血，烦躁，舌红赤苔黄腻，脉滑数，风温夹湿由卫入气，以气分为主，清热祛湿为主，佐透表除痰，甘露消毒丹加减（组方见方证），药后两小时，病人高热战栗，汗出烦躁，头痛如劈，心率120次/分，血压下降70/40mmHg，心电图：心动过速，心肌缺血。属邪正相争，欲作战汗，予糖开水及输液，加升压药，纠正休克，以资汗源，不到2小时，汗出一身轻松，头痛不已，身倦而睡，肤稍冷，脉缓，翌日诸症减，继予清热利湿、宽中除痰，3天后，体温心率恢复正常[3]。

引用文献

[1] 何廉臣.重印全国名医验案类编[M].上海：上海科学技术出版社，1959：198.

[2] 中国中医研究院.蒲辅周医案[M].北京：人民卫生出版社，2005：41.

[3] 周国雄.温病战栗与战汗的辨证鉴别和治疗[J].中医杂志，1982，(8)：54.

[4] 王士雄.温热经纬[M].沈阳：辽宁科学技术出版社，1997：40.

[5] 张聿青.张聿青医案[M].上海：上海科学技术出版社，1963：35.

[6] 叶天士.临证指南医案[M].上海：上海卫生出版社，1958：266.

[7] 周小农.周小农医案[M].上海：上海科学技术出版社，1962：47.

（十二）气血蕴蒸候（肺胃湿热里证重证·热重·本证2）

肺胃湿热证，蕴蒸既久，气分不解，渐入血分，而成气血交蒸，是为气血蕴蒸之候，多见于伏暑之病。其见症以气分与血分热蒸之脉症为主。

通称：气血交蒸。

内含病例：[**中医**]伏暑痺疟。[**西医**]风湿性心脏病，风湿性心肌炎。

病因病机：肺胃湿热蕴蒸，湿热之邪或暑湿之邪，气分不解，由气入血；或伏暑伏湿之邪，由血转透气分，均可致气血并蒸之候。张千里曰："湿邪由气分伤及血分。肺胃失降，则肝阳易升也。"[1]

证象组合：气热+血热+液灼

主症：【**津气蕴蒸**】**症象**：①发热汗出。②胸闷憋气，心悸。③便溏。④小便浑浊。**舌象**：①舌黄。②苔黄腻苔稍厚。**脉象**：①脉弦数左甚。②脉浮数。

【**血热蕴蒸**】**症象**：①心烦不安，神糊。②潮热，午后低热，夜热。③关节疼痛。④红斑红疹。⑤鼻衄。⑥咳血胁痛。⑦口唇发绀。⑧舌黏膜溃烂。**舌象**：红赤。**脉象**：濡数。

副症：【**津液消灼**】**症象**：①口渴引饮。②小便赤涩。③便艰。④汗多。⑤头晕乏力。**舌象**：舌质红绛有芒刺。**脉象**：濡数。

宾症：【**清窍不利**】**症象**：①咽痛，喉痒时咳。②耳聋。

治则：以轻清气分以透热为主，佐以凉血通络之品，使血分之热，转出气分而解，亦即叶天士"透热转气"之法。何廉臣有云："辛凉开达，轻清透络，最忌辛燥升散。"[2]

方证：

1. 导赤泻心汤：《通俗伤寒论》方[2]。通窍开闭，利溺逐毒，治溺毒入血，血毒攻心，甚则血毒上脑，神昏谵语，尿短赤热，或昏沉烦扰，唇舌赤肿燥裂。

鲜生地、木通、甘草梢、淡竹叶、小川连、青子芩、山栀、知母、辰砂拌茯神、寸麦冬、益元散。

2. 清热除湿汤证：李斯炽方[3]。治风湿性心脏病，心悸及关节疼痛，详见病案3。

淡竹叶、栀子、麦冬、赤芍、银花、丹参各9g，木通、桔梗各6g，天花粉、芦根、百合各12g，桑枝30g，生谷芽15g，甘草3g。

论著和讨论

本证候的湿热之邪，交蒸于气血之分，何廉臣说："燥热窜入肌肉皮肤，发斑发疹，隐隐不现者，宜用辛凉开达，轻清芳透，如牛蒡、连翘、银花、丹皮、瓜蒌皮、青蒿脑、紫草尖、鲜大青、鲜茅根、活水芦笋、鲜卷心竹叶、灯心、青箬叶之类"[2]又说："最忌辛燥升散，如藿香、厚朴、半夏、升麻、柴胡、川芎、葛根、荆芥、紫苏之类。斑疹已出，热重者，用白虎汤酌加玄参、银花、芦根、紫花地丁，以解毒而宣化之。"[4]其治则自当以清宣气分为主，兼以凉血清透，使血分之热，透出气分而解。

病案举例

1. **张千里**治失血起于前年，原属因伤动络。去冬复发较多，今夏五月初，咳嗽痰少，至秋初寒热似疟，是先受湿而后受暑，暑湿之邪纠缠，至四阅月之久，自然络气不免震动，而血复涌溢也。今身热舌黄，胸闷便溏，喉痒时咳，右胁之痛虽止，而脉象弦数，左甚于右，显属湿邪由气分伤及血分。肺胃失降，则肝阳易升也。宜急为通络，化瘀以清火邪，俟血止后，再商止嗽要法：薏苡仁、小川黄连、鲜生地、茅根、杏仁、郁金、川贝母、芦根、冬瓜子、茜草根、藕节。血止后，嗽势亦稀，稍觉喉痒，则咳作，而痰甚凝，夜寐安适，胃气亦和，唯潮热蒸蒸，面黄舌黄，溺色浑浊，脉右三部虚涩和静，左三部数象亦已退，小便未尽调畅。究属肝郁不调，挟内蕴之湿蒸为热，上熏则食少而咳逆也。此时咯血已将安静，可无翻覆涌越之虞，但咳嗽已经四月之久，必须通腑清湿，调肝肃肺，务期渐渐热退咳减为要：苡仁、杏仁、小川连、橘皮、川贝母、茯苓、炒山栀、桑叶、生地、丹皮、滑石、芦根[1]。

2.周小农治徐青云之戚某女，丁巳四月诊：热经半月，有汗不解。鼻衄神糊，耳聋便泄。脉数，苔黄。温邪由气而营，中挟痰浊。拟清气营之热，透蕴卫之邪。如连翘、鲜竹叶、象川贝母、银花、茅芦根、郁金、黑山栀、竹茹、竹黄、玉泉散、通草、鲜枇杷叶、鲜生地。另以万氏牛黄清心丸加制雄精研细，先服。一剂热减，遍布白痦。察其色泽少润，复拟滋气液，兼涤余蕴而愈[5]。

3.李斯炽治风湿性心脏病：欧某某，女，17岁，心悸及关节疼痛日益加重，尤以肘、肩、膝明显，心率91次/分，午后低热，汗多，颌下淋巴结长大压痛，头痛胸闷，咽痛，小便深黄，脉浮濡数，舌红赤苔黄腻，风湿热合邪伤阴，疏风清热，除湿通络（组方见方证）[5]。

4.王敏智治湿热伤正：陈某某，女，5岁。患儿于1年前以发热待查住某医院，诊断为风湿性心肌炎，住院1个月好转出院。其后2次复发，疗效不佳，请王老治疗。主诉：头晕乏力，憋气心慌，口唇发绀，面部轻度满月脸，心电图不正常，血沉40mm/h，心率96~110次/分，舌质红绛有芒刺、舌黏膜溃烂、苔稍厚，脉浮数。证属湿热伤正，心阳受损，气血两虚兼感时邪。治宜清热养阴扶正，活血化瘀，佐以解表：丹参、赤芍、连翘、藿香、菊花、生地各9g，郁金、远志、黄连各6g，石菖蒲3g，瓜蒌15g，赤小豆30g，14剂。二诊：服药后已见好转，仍不思饮食，轻度心慌，心率100次/分，咽红，此乃外邪已解；余热未清，心脾两虚。再与补脾益心、清热化瘀养阴：丹参、丹皮、黄芪、沙参、钩藤、柏子仁、生山楂、天花粉各9g，郁金3g，远志6g，炒酸枣仁12g，生牡蛎30g（先煎），14剂。三诊：药后大见好转，心率82~92次/分，血沉12mm/h，心电图已基本正常。再拟清热安神、养血健胃之剂：丹参、荷梗、香橼、菊花各9g，黄连、远志各6g，青黛3g，珍珠母15g，6剂。4个月后随访，电图正常，未复发[6]。

引用文献

[1] 秦伯未.清代名医医案精华[M].北京：人民卫生出版社，2006：338.
[2] 俞根初.重订通俗伤寒论[M].上海：上海科学技术出版社，1959：264，425.
[3] 成都中医学院.李斯炽医案（二）[M].成都：四川科学技术出版社，1983：60.
[4] 何廉臣.重订广温热论[M].福州：福建科学技术出版社，2010：11.
[5] 周小农.周小农医案[M].上海：上海科学技术出版社，1962：40.
[6] 刘杰.王敏智治疗小儿心肌炎2则[J].中医杂志，1999，(9)：567.

（十三）津气虚灼候（肺胃湿热里证重证·热重·转证）

肺胃湿热证，邪留久日，或更延误失治，耗伤肺胃气液，正气不支，热邪内灼，是为津气虚灼之候，温热家通称为湿竭化燥之证。其见症以内热蒸灼与津气消烁之脉症同见。

通称：湿竭化燥。

内含病例：[中医]伏暑，暑温。

病因病机：肺胃湿热虚灼，因湿热化燥，内灼肺胃，消灼津液，内蒙神明，元气不支，而成气虚津伤热灼之候。

证象组合：热灼+津伤+气虚

主症：**【津气蕴灼】症象**：①面赤身热。②心烦懊烦。③目赤鼻内干燥。④热以晡甚。**舌象**：舌苔黄。**脉象**：脉洪数，重按无力。

【气虚不充】症象：①自汗如雨不止。②面黄乏力。③便溏。**脉象**：脉虚濡数。

副症：**【津液消灼】症象**：①口燥。②烦渴引饮。③尿短。**舌象**：舌绛无津。**脉象**：①灰滑。②霉黑。

宾症：**【神志昏蒙】症象**：①神昏。②谵语。

治则：当急清解邪热，以救其津液，甘凉生津益气，亦不可少，以扶正清解。然热自湿来，清解或兼苦寒，或甘淡，或芳香以化未尽之湿。

方症：

1.黄连人参白虎汤证：滑伯仁方[1]。治自汗如雨不止，面赤身热，口燥心烦，详病案1。

黄连、人参、生石膏、知母、粳米、生甘草（原文未载药方）。

2.清化汤证：李斯炽方[2]。治外感后，发热不退，自觉鼻中有热气上冲，详见病案3。

银花、淡竹叶、茯苓、芦根、白薇、佩兰叶、知母、沙参、玄参各9g，冬瓜子、浙贝母各12g，甘草3g。

3.竹叶石膏汤加减证：吴匊方方[3]。治胃湿热内蒸，津液亏耗，阴虚阳亢，发热，心烦口渴，盗汗特甚，详见病案4。

西洋参、麦冬各9g，玉泉散3.6g，竹叶、栀衣、法半夏各1.2g，绿豆衣、鲜荷叶、天花粉、滑石各3g，知母1.5g。

论著和讨论

本证候因湿热蕴灼肺胃，津液元气已伤，为正虚邪实之证，热气上冲，鼻内干燥，自汗如雨不止，面赤身热，口燥心烦，便泄无度，脉虚而洪数，其治则自当清解，必兼益气增液，为虚实兼顾之法。邹润安曰："渴欲饮水，无表证者，白虎加人参汤主之。可见白虎加人参汤之治，重在渴也。其时时恶风，则非常常恶风矣。背微恶寒，则非遍身恶寒矣。常常恶风，遍身恶寒者，谓之表证。时时恶风，背微恶寒者，表邪已经化热，特尚未尽耳，谓之无表证可也。然热邪充斥，津液消亡，用栝楼根生津止渴可也，何以必用人参？《灵枢·决气篇》：'腠理发泄，汗出溱溱，是谓津。'津为水，阴属也，能外达上通则阳矣。夫是之谓阴中之阳，人参亦阴中之阳，唯其入阴，故能补阴，唯其为阴中之阳，故能入阴，使入阴中之气化为津，不化为火，是栝楼根可为力矣。"[4]

病案举例

1.**滑伯仁**治沈君彰，自汗如雨不止，面赤身热，口燥心烦，脉虚而洪数，苔黄，服术附益甚，为制黄连人参白虎等汤（组方见方证），三进而汗止大半，诸症稍解。又兼以既济汤，渴用冰水调天水散，服七日而病悉去。后遍身发瘖疹，更服防风通圣散乃已[1]。

2.**雷少逸**治武林陈某，素信于丰。一日忽作寒热，来邀诊治，因被雨阻未往。伊有同事知医，遂用辛散风寒之药，得大汗而热退尽。讵知次日午刻热势仍燃，汗多口渴，痰喘宿恙又萌，脉象举取滑而有力，沉取数甚，舌苔黄黑无津。丰曰：此伏暑病也。理当先用微辛以透其表，荆、防、羌、芷过于辛温宜乎？劫津夺液矣。今之见证，伏邪已化为火，金脏被其所刑，当用清凉涤暑法去扁豆、通草加细生地、洋参，服2剂，舌苔转润，渴饮亦减，唯午后尚有微热。姑照旧方，更佐蝉衣、荷叶，又服2剂，热从汗解。但痰喘依然，夜卧不能安枕，改用二陈加苏、葶、旋、杏服之，又中病机，后议补养常方，稇载归里矣[5]。

3.**李斯炽**治蒋某某，男，40岁，头痛发热，治疗后，发热不退（37.5~39.5℃），天明渐降，大量激素亦无效，发热时自觉鼻中有热气上冲，鼻内干燥，头微痛，胸闷痛，面黄乏力，食欲大减，痰多色白，颌下淋巴结肿大，睡眠不好，小便微黄，脉浮细数，舌红根黄腻。清化汤主之（组方见方证）[2]。

4.**吴匊方**治饶金亮，男，5岁，发热半月，迄未减退，心烦口渴，盗汗特甚，舌尖红，苔灰滑，由胃湿热内蒸，津液亏耗，阴虚阳亢，竹叶石膏汤加减（组方见方证）[3]。

5.**莫遵盛**治产后暑温，莫某之妻，26岁。值炎夏产后3天，因起居不慎，感受暑邪。突发寒热，自服生姜益母草汤1剂，周身汗出，稍觉轻松，少顷又发热如故。延至次日热势益甚，烦渴引饮、便溏、溲短、面色潮红、微有喘促。脉象洪数，重按无力，两尺尤甚，舌苔微黄，底绛无津。产后阴虚复感暑热，暑热本易伤阴，乃以温药误汗，汗后阴益虚而热愈炽，故壮热烦渴不解。肾主二系，肾阴渐损，下元不固，故两尺无力，便泄无度，少阴之脉上连舌本，阴虚水不上承，心火壮亢，故舌绛无津。壮火复炽，证属危候。法以清热滋阴、扶正祛邪为主。仿张寿甫人参白虎汤变方，以冀获效。处方：生石膏18g，党参、白芍各9g，怀山药24g，滑石9g，甘草3g。早晚各服1剂。二诊：服药后面红稍退，余症未瘥，此病重药轻，药不敌病之故，仍与前方出入。处方：生石膏45g，党参、白芍各12g，怀山药30g，甘草6g，滑石18g。连服2剂。三诊：微喘、烦渴、便溏均愈，脉亦和缓，苔黄亦退，唯余热未净，再与下方服之。处方：生石膏30g，党参9g，怀山药、玄参各24g，甘草6g。连服2剂，诸恙均除[6]。

引用文献

[1] 徐衡之，姚若琴.宋元明清名医类案［M］.长沙：湖南科学技术出版社，2006：76.

[2] 成都中医学院.李斯炽医案（二）［M］.成都：四川科学技术出版社，1983：14.

[3] 景德镇市中医院.吴匊方医案［M］.景德镇：景德镇人民出版社，1960：48.

[4] 朱佑武.温热经纬评注［M］.长沙：湖南科学技术出版社，1986：245.

[5] 雷丰.时病论［M］.北京：人民卫生出版社，1964：102.

[6] 福建省中研所.福建中医医案医话选编（第二辑）［M］.福州：福建人民出版社，1963：190.

（十四）气液消灼候（肺胃湿热里证重证·热重·转证2）

肺胃湿热证，湿热久稽，伤津化燥，气液伤残，内热尚灼，是为气液消灼之候。温病学家通称之为湿温伤阴之证。除元气与津液伤残之脉症外，尚有内热燔灼之脉症。

通称：湿温伤阴。

内含病例：［中医］湿温。

病因病机：肺胃湿热虚灼，因肺胃湿热不清，久之化火，耗伤元气津液，张聿青曰："邪湿浊痰化火，肺胃津液消灼。"[1]亦正虚邪实之候。

证象组合：津灼+液枯+气虚

主症：【津液消灼】症象：①烦懊不宁。②目赤颧红。③口渴引饮。④咽痛腐白。⑤额热，腹热，灼热。⑥早热暮凉或早凉暮热。**舌象：**苔黄根黑霉，罩灰。

副症：【津液枯涸】症象：①咳嗽不爽。②津干不渴。**舌象：**舌绛赤，如猪肝。

【气虚不充】症象：①汗出淋漓。②气促。③手指战振。④多尿。⑤下利。⑥呕吐泻利。**脉象：**脉濡数。

宾症：【神志昏蒙】症象：①妄语。②谵语如焚。③肢搐引动。④昏沉。

治则：以救津泄热为主，甘凉以清养肺胃气液，兼以轻清凉淡以除其内热。余听鸿主甘凉淡渗，清热存阴，微苦泄热等剂。

方症：

1.清暑益气汤证：《温热经纬》方[2]。又名王氏清暑益气汤。功能清暑益气，养阴生津。治暑热耗气伤津，身热汗多，口渴心烦，体倦少气，小儿暑月早热暮凉，或早凉暮热，渴饮多尿，烦躁不安，脉虚数。

人参、黄芪、白术、广陈皮、神曲、泽泻各1.5g，苍术、升麻各3g，五味子9粒，青皮0.75g，麦冬、葛根、当归、黄柏、甘草各0.6g。

2.清热保津法证：雷少逸方[3]。治温热有汗，风热化火，热病伤津，温疟舌苔变黑。

连翘、天花粉、鲜石斛各9g，鲜地黄、麦冬各12g，参叶2.4g。

论著和讨论

本证候因肺胃湿热久蕴不解，化火伤津，耗损气液，吴坤安说："有身热已退，独额热未除者，此胃中余邪也，宜清疏阳明，如连翘、黄芩、生楂、麦芽、金斛之类。如已身凉独腹热未退，此脾家有火，加生白芍清之。"[4]故其治则以清养气液为主，兼以轻清苦泄之品，以清其内热，亦扶正祛邪之法。张仲华说："非陷里之神糊，如何香开，致使内传？欲有腑滞能通，必俟津回液复（方可通下），均勿因滞而遽投荡涤：参须、柴胡、石膏、鲜石斛、玄参、竹叶、麦冬、黑栀、知母。均勿因滞而遽投荡涤。"[5]

病案举例

1.**齐有堂**治一书生，呕吐泻利，烦躁搐搦，咽干引饮，医作惊风治，病渐昏沉，此脾虚气弱，乃伤热暑：人参一钱，麦冬三钱，五味子十三粒，酒炒黄连八分，甘草四分，一剂冷服，少顷即睡，醒来病去如失[5]。

2.**余听鸿**治某姓子，平素阴虚内热，六月间得热病，误下津干，舌绛脘闷，便溏多汗，复温补，延月余，脉虚细而芤，舌绛如猪肝，灼热津干不渴，汗出气促，不得平卧，手指战振，咳嗽多痰，溲涩，以甘凉淡渗、清热存阴、微苦泄热等剂五六十剂，然热病不服温补，不能收全功。直至十一月，方能服异功散、归脾汤之类而愈[5]。

3.**张聿青**治祝（十五岁），饮食内伤，时邪外感。六诊：风邪化火，劫烁阴津，致溏粪带黑，咳嗽不爽，烦懊不宁，目赤颧红，口渴，谵语妄乱，脉弦微数，舌红苔深黄，根带黑霉，拟救阴泄热：羚羊角、麦冬、郁金、连翘、甘草、鲜石斛、川贝母、石菖蒲、栀皮、北沙参、竹叶心[5]。

又治某，素有痰喘旧证，前以辛温开饮，极著成效。又以劳勚感邪，于9日前忽先寒后热，继但热不寒，刻今热势虽衰，而淋淋汗出，欲寐未寐之际，谵语如梦，肢搐引动，咽中作痛，喉关偏右白糜星布。脉数濡滑，舌绛赤，苔黄罩灰。此由邪湿内蒸，所有浊痰，悉化为火，致肺胃之阴津消灼。阴分愈亏，则火热愈炽，有虚脱之虞。勉拟泄热和阴一法：金斛、枇杷叶、竹沥各12g，朱茯神、玄参、杏仁、冬瓜子、石膏各9g，北沙参15g，半夏、川贝各4.5g，芦根16g，另研濂珠0.9g，犀黄0.09g吹喉，枇杷叶、鲜竹叶代茶[1]。

4.**章次公**治湿温：赵男，热9日不退，舌边尖红绛呈三角形，湿温证阴伤者有之，豆葛汤主之：清水豆卷、北沙参、黄芩各9g，鲜地黄、天花粉各18g，知母、连翘、碧玉散各12g，卷心竹叶30片，粉葛根30g，代水[6]。

引用文献

［1］张聿青.张聿青医案［M］.上海：上海科学技术出版社，1963：20，302.

［2］王士雄.温热经纬［M］.沈阳：辽宁科学技术出版社，1997：79.

［3］雷丰.时病论［M］.北京：人民卫生出版社，1964：9.
［4］吴坤安.伤寒指掌［M］.上海：上海科学技术出版社，1959：卷一56.
［5］徐衡之，姚若琴.宋元明清名医类案［M］.长沙：湖南科学技术出版社，2006：419，456，725.
［6］朱良春.章次公医案［M］.南京：江苏科学技术出版社，1980：24.

（十五）肺失清肃候（肺胃湿热热重里证轻证）

肺胃湿热证，湿热蕴蒸于肺，肺失清肃之权，耗伤肺液，蒸伤血络，而成肺失清肃之候。其见症虽以肺气宣降失常之症象显明，但必兼见热蒸与液伤之脉症。

通称：阴虚挟湿。

内含病例：［中医］伤风夹湿。

病因病机：肺胃湿热蕴蒸，为水谷气蕴之湿，及时令之湿热，壅阻气分，或肥甘过度，肺胃湿热，及烟酒不节，戕伤清气，致肺失清肃之权，不仅宣降失常，且能耗损肺液，甚则入络动血。若不能清彻郁邪，必留后患。

证象组合：津伤+气热+气郁+血溢

主症：**【津液消灼】症象**：①痰色稠黄。②食少形瘦。

【气机不宣】症象：①咳嗽不已。②胸膈满闷。③胁背痛。

副症：**【清窍不利】症象**：①咽痛。②音粗。③声嘶而浊。

【津气蕴蒸】症象：①内热。②蒸热。③面色油晦。④手足心热。⑤小便浑赤。⑥目黄。**舌象**：舌苔黄腻。**脉象**：脉数，濡数。

宾症：**【络血妄行】症象**：①痰血。②咯血鲜红。

【气机不降】症象：①喘促。②咳呕频并。③喉间痰鸣。

治则：当遵何廉臣："清肃上中气机"，开肺气，导湿下行，张聿青说："引导湿热下行，效如桴鼓，邪气既尽，正气自复。"[1]何廉臣又云："并戒荤酒，自能渐愈。"[2]

方症：

1.苇茎汤合五苓散加味证：陆肖愚方。宣肺胃痰热，治伤风不醒，化热腐痰。

芦根、冬瓜子、薏苡仁、桃仁、杏仁、白蔻仁、桂枝、白术、茯苓、猪苓、泽泻。

2.菀贝茅根汤证：何廉臣方[2]。清肃中上气机，治肺胃湿热蕴隆，蒸痰动血，详见论著。

紫菀15g，川贝12g，鲜茅根30g，生桑皮、生薏苡仁、赤茯苓各9g，青子芩、竹沥半夏各4.5g。

论著和讨论

1.本证候因肺胃湿热蕴蒸，酿痰伤津，致肺失清肃之权，阻气损络，何廉臣说："肥甘过度，肺胃湿热蕴隆，蒸痰动血，及烟酒不节，戕伤清气。咳呕频并，痰血时出，或便血溲血者。宜清肃中上气机，菀贝茅根汤主之（组方见方证）。并戒荤酒，自能渐愈。"[2]

2.治则：以清肃上中气分湿热为主，以复肺气之清肃；切不可妄行收涩，以锢其邪，则后患无穷，叶天士曰："湿热壅阻气分，咳不能已，久成老年痰火咳嗽，无性命之忧，有终年之累。"[3]

3.药物加减：有载陆肖愚尝治伤风不醒、化热腐痰之证，肺胃痰热尚盛，而中土湿聚阳郁，故食少痰多，日渐虚羸，拟宣肺胃痰热，兼理脾通下泄湿，苇茎汤合五苓散加味（组方见方证）。痰黄气臭加海浮石、海蛤壳、鱼腥草、天浆壳；痰黏稠难咯加麦冬、南沙参、川贝母、天浆壳；痰多且黄，便秘结，苔黄燥加礞石滚痰丸；胸满胁痛引肩背，加瓜蒌、薤白、丝瓜络；食少加生麦芽；手足心热加地骨皮、胡黄连。

病案举例

1.叶天士治湿热痰火：冯，脉右弦大而缓，形瘦目黄，久嗽声嘶而浊。水谷气蕴之湿，再加时序之湿热，壅阻气分，咳不能已，久成老年痰火咳嗽，无性命之忧，有终年之累：芦根、马勃、薏苡仁、浙茯苓、川石斛、通草[3]。

2.张千里治春初咯血不多，越数日咳嗽即作，迄今不止，右胁背时痛蒸热，舌胖苔黄，脉濡左小弦数。此属肺胃湿热，蒸郁伤络，则失血阻气，则作咳也。体固气血两虚，然兴利必先除害，宜急清养肺胃，以和络止嗽为先，毋使久嗽成损：西洋参、陈皮、杏仁、冬瓜子、川贝母、茯苓、薏苡仁、鲜生地、桑白皮、炙甘草、枇杷叶、芦根[4]。

3.张聿青治胡左，伤风夹湿，而致损肺，咳嗽不已，痰色稠黄，不时见红，兹则痰血日甚，脉数内热，肛门瘘管。此阴虚挟湿，湿热熏蒸，肺胃之络为之所损，瘘损情形，聊作缓兵之计而已：赤白苓、海浮石、冬瓜子、青蛤散、瓜蒌霜、建泽泻、生薏苡仁、光杏仁、盐水炒竹茹、藕节、青芦管。二诊：带病经营，阳气内动，肝火凌金，咳甚带红，深入重地，急宜安营，以循阳动阴静之道：北沙参、丹皮炭、川石斛、炙桑皮、琼玉膏（冲）、炒麦冬、青蛤散、冬瓜子、川贝母。三诊：痰红虽减于前，而咽中隐隐作痛，咽喉虽属肺胃，而少阴之脉系舌本，循喉咙，则是咽痛一层，其标在肺，其本在肾也。肾为先天之本，恐非草木之功，所能挽狂澜于既倒也：阿胶珠6g，青蛤散、北沙参15g，猪肤（煎去沫冲）4.5g，鸡子黄1枚，炙生地12g，白蜜1匙，白粳米（炒黄）4.5g[1]。

又治左，咳逆痰色稠黄，其状如脓，邪袭于外，湿蒸于内：杏仁泥、炒瓜蒌皮、炒苏子（打）各9g，赤白苓各6g，橘红、炒枳壳各3g，马兜铃、淡黄芩（酒炒各）4.5g，生薏苡仁12g，葶苈子1.5g[1]。

引用文献

［1］张聿青.张聿青医案［M］.上海：上海科学技术出版社，1963：129，161，172.

［2］俞根初.重订通俗伤寒论［M］.上海：上海科学技术出版社，1959：327.

［3］叶天士.临证指南医案［M］.上海：上海卫生出版社，1958：58.

［4］秦伯未.清代名医医案精华［M］.北京：人民卫生出版社，2006：337.

三、肺脾湿热证（湿热外湿合病2）（6候）

肺脾湿热证，为湿热郁滞于上中之里证，但常见表里相兼之候。有外感湿热而发病者，有内伏湿邪化温化热而发于肺脾者，故湿温初期亦有本证。湿热不解，或郁蒸而发黄，或下陷而成泻痢，或郁滞肌腠而化水外溢，或留滞经隧而成痿痹。

肺脾湿热郁滞，其病机首遏上中清阳之气，清阳不能宣展，外不能宣发腠理，内不能宣降气机，下行水道，通利三焦。湿郁热蒸，或蒸于外，或留于中，或陷于下。热蒸于外，尚有外达之势，然留滞于中者，郁滞气机，阻结于内，甚则郁滞津液，停而化水，外溢于皮肤肌腠，内蓄于膜内肠外，则难以速除。

治当宣发上中焦清阳之气为主，外可发腠理，使湿热从汗而泄；内可行水道，使湿热从小便而利。谢映庐曰："发汗利水，使怫郁之邪，表里两解。"[1]何廉臣说："治法以轻开肺气为主，肺主一身之气，肺气化则脾湿自化，汗利兼行，自然湿开热透，表里双解。"[2]

证候别称：湿遏热伏，秽湿阻滞，瘀热在里，湿热内陷，正虚邪陷。

病名：［中医］湿温，湿温兼寒，湿热，霉湿，秽湿，伏邪挟积，瘀热发黄，阳黄，阳水，肺水，风水，湿肿，皮水，子肿，癃闭，休息痢，小儿夜汗。

证候系统：详见图3-5-16。

湿重——本证——清阳郁遏候
　├——转证——清阳郁蒸候
　└——转证——清阳虚炽候
热重——本证——清气郁蒸候
　├——转证——清气不化候、津气不化候
　└——变证——气虚不化候、气液不化候

图3-5-16　肺脾湿热证证候结构图（8候）

引用文献

［1］谢映庐.谢映庐医案［M］.上海：上海科学技术出版社，1962：7.

［2］俞根初.重订通俗伤寒论［M］.上海：上海科学技术出版社，1959：240.

（一）清阳郁遏候（肺脾湿热湿重本证）

肺脾湿热证，湿邪偏重，且多挟外寒，寒湿郁遏上中清阳之气，是为清阳郁遏之候。常见于湿温兼寒之证。其见症以表阳郁遏之脉症为主，可兼见上中气机郁遏，升降失常之症象。

通称：湿温兼寒。

内含病例：［中医］湿热，霉湿，湿温。

病因病机：肺脾湿热郁遏，因湿热内蕴肺脾，郁遏上中清阳之气，不得宣展于内外，而成外则腠理不宣，内则气失宣降，表里同病。何廉臣认为："湿多者，湿重于热也，其病发自太阴肺脾。"[1]俞根初也说："太阴证多而阳明证少。"[1]

证象组合：阳郁+表郁+气郁

主症：【阳气不宣】症象：①沉困嗜睡。②凛寒背强。③全身重着，酸楚不适，身重不能转侧，肢懈，神倦嗜卧。④身热不扬。⑤口燥而渴，口渴不思饮，渴不能饮，饮喜热汤。⑥足冷，肢冷发麻。⑦面色黄赤如熏油腻，⑧大便溏薄，水泻。**舌象：**①苔白腻。②白滑润。③厚腻而微黄。④黏腻，灰腻，黑点，黑纹。**脉象：**①脉模糊沉细。②濡缓。

【腠理不宣】症象：①肌肉烦疼，酸楚。②午后寒热。③一身无汗，但头汗出。④皮肤隐隐见疹。⑤汗瘖不畅。⑥身热不扬。**脉象：**①脉右浮滑沉滞。②迟缓。

【气机不宣】症象：①胸膈痞满，胸闷不舒。②小便短涩黄热。③大便溏而不爽，便闭。④脘闷。⑤口甜，口腻胃滞。⑥腹满。**舌象：**苔白厚带黄。

副症：【清空不宣】症象：①头目胀痛，头晕目沉。②昏重如裹如蒙。

【气机不降】症象：①气促。②呕恶，时时干哕。③腹胀甚。

宾症：【清窍不宣】症象：鼻塞。

【经气不宣】症象：①全身重着，酸楚不适，身痛不能屈伸。②背胀。③肘膝酸痛。④腿足酸痛。

治则：以通阳化湿为主，兼以凉淡，俞根初曰："辛淡温化为君，佐以芳透。"[1]何廉臣说："汗利兼行自然湿开热透，表里双解矣。"[1]

方症：

1.麻黄汤合二术二陈汤加减证：何拯华方[2]。治湿夹溢饮，四肢倦懈，肌肉烦疼，脊背似胀，肘膝酸痛，恶寒无汗，小便短少。详见病案2。

净麻黄2.4g，光杏仁、姜半夏各9g，浙茯苓、生薏苡仁各12g，威灵仙6g，炒广陈皮4.5g，川桂枝、杜苍术、独活各3g。

2.藿香正气散加减证：何拯华方[2]。疏中解表为君，先使风寒从皮腠而排泄，芳淡渗利为佐，续使湿邪从内肾膀胱而排泄，汗利兼行，自然湿开热透，表里双解矣。详见病案2。

杜苍术、羌活各3g，广陈皮6g，浙苓皮12g，紫苏叶、白芷、藿香叶、卷川厚朴、防风、通草（切丝）各4.5g。

3.清宣温化法证：雷少逸方[3]。治秋时晚发之伏暑，并治湿温初起。详见病案1。

连翘去心、瓜蒌壳、茯苓各9g，杏仁去皮尖研6g，制半夏、佩兰叶各3g，甘草1.5g，加荷叶6g为引。

论著和讨论

1.本证候湿热内蕴肺脾，郁遏清阳，表里同病。何廉臣说："湿多者，湿重于热也。其病发自太阴肺脾，多兼风寒。舌苔必白腻，或白滑而厚，或白苔带灰，兼黏腻浮滑，或白带黑点而黏腻，或兼黑纹而黏腻，或舌苔满布，厚如积粉，板贴不松。脉象模糊不清，或沉细似伏，断续不匀，神色多沉困嗜睡，症状必凛凛恶寒，甚而足冷，头目胀痛昏重，如裹如蒙，身痛不能屈伸，身重不能转侧，肢节肌肉疼而且烦，腿足痛而且酸，胸膈痞满，渴不引饮，或竟不渴，午后寒热，状若阴虚，小便短涩黄热，大便溏而不爽，甚或水泻。治法以轻开肺气为主，肺主一身之气，肺气化则脾湿自化，即有兼邪，亦与之俱化，宜用藿朴夏苓汤疏中解表，使风寒从皮腠而排泄；芳淡渗利，使湿邪从内肾膀胱而排泄，汗利兼行，自然湿开热透，表里双解矣。"[1]俞根初云："湿重于热，头胀身重，寒热如疟，汗出胸痞，肢懈体痛，渴不引饮，口腻胃滞，便溏或泻，小便不利，舌苔白滑厚腻，甚或灰腻满布，脉右弦细而缓，或沉弦而濡滞，此由其人中气素虚，故太阴证多，而阳明证少也，辛淡温化为君，佐以芳透，藿香正气汤或大橘皮汤二方酌用之。"[1]

2.治则：以宣通表里阳气为主，兼芳淡化湿行湿为法。卓毓春曰："阳气不通、津液不下。故在治疗湿热之邪，一是从汗解，二是从小便去，湿去则热亦衰微。然而在用药时则以轻扬透泄，宣通肺气，使腠理通达，微有汗出，湿邪从汗而解。然要使枢机得利，则应辅以和中祛湿之品，湿去则热亦随之而散，以开渠道水湿自有出路。"[4]

俞根初说："……唯湿温兼寒，寒湿重而温化尚缓；暑湿兼寒，湿热重而寒象多轻，湿温兼寒，阻滞表分上中气机，足太阳与足太阴同病也。首宜芳淡辛散，藿香正气汤加葱豉。"[1]"兼湿热者，先与藿香正气汤加冬瓜皮子120g、丝通草15g，二味煎汤代水。芳淡化湿，以双解表里，继与增减黄连泻心汤苦辛通降，以肃清湿热，终与白术和中汤加黄草川石斛9g，长须谷芽（用鲜荷叶1角剪碎拌炒香），温和中气以开胃。"[1]"寒热似疟，湿重则寒多热少；暑重则热多寒少。胃不欲食，胸腹痞满，便溏或泄，溺短黄热，舌苔先白后黄带腻或糙。……即以大橘皮汤温化其湿，湿去则暑无所依而去矣。若犹余暑未净者，前方去苍术、官桂，加山栀、连翘、青蒿等肃清之。"

何廉臣说："若兼大便不利者，此由湿阻气滞，或夹痰涎，前方（藿朴夏苓汤）去藿、朴、豆豉，加蔻仁拌捣瓜蒌仁，苏子捣郁李仁等品，此皆味辛质滑，流利气机，气机一开，大便自解，即汗亦自出矣。"[1]

病案举例

1.雷少逸治湿温误作伏暑：陆某，偶患湿温时气，医从伏暑立方未效。根由确系湿温之病，殊不知湿为阴邪，因气机闭阻，湿邪渐化为温，而未酿热，所以凉药无功，即热剂亦无效验，非比寒湿辛散可解，热湿清利可瘥。今诊脉形，右部胜左，舌苔黄泽，胸闷汗多，发热缠绵靡已。此邪尚在气分，犹望其宣透而解，当用清宣温化法加厚朴治之。服二剂胸次稍宽，汗亦减少，唯躯热尚未退尽，继以旧法除去半夏，再加通草、蝉衣，连服三煎遂愈[3]。

2.何拯华治湿夹溢饮：王嘉谋，38岁，素患溢饮，时逢首夏，霉湿盛行，频致新旧夹发。四肢倦懈，肌肉烦疼，脊背似胀，肘膝酸痛，恶寒无汗，小便短少，脉右浮滑沉滞，左弦小涩，舌苔白滑，此时令之霉湿，袭于皮腠之中，内伏之温饮，流行于经络之间也。湿与饮互结于皮腠经络，其表湿固当微汗，而溢饮亦宜发汗，用麻黄汤合二术二陈汤加减（组方见方证）。连投二剂，遍身汗出津津，肢体舒畅，恶寒已除，肌肉烦疼亦减，唯肘膝关节尚觉酸痛，溺仍短少，脉右渐转流利，左尚弦涩，苔白微黄，此表湿虽解，而溢饮尚盘踞于四肢筋节之间也。当以萧氏七节汤加减，疏通关节，外治用洗澡法以蠲溢饮：当归须4.5g，川芎、桂枝节、真绛通各3g，甘草节1.5g，桑枝节5个，杉枝节、松枝节、桃枝节各3个，路路通7个。洗方：紫苏叶、防风、樟树叶各15g，酒炒桑枝30g，煎汤1大盆，乘热洗浴。内服汤方2剂，隔日洗澡1次，5日后关节痛除，溺亦畅利而瘳[2]。

又治湿温兼寒：徐福生，34岁。夏末秋初，湿温盛行，适威风寒而触发。初起恶寒无汗，头痛身重，肢体烦疼，胸膈痞满，渴不欲饮，午后寒热，状若阴虚，便溏不爽，溺短而黄。脉右沉细而缓，左弦紧，舌苔白腻而厚，兼带灰滑，此由阴湿伤表，盘踞气分，酝酿成温，适为风寒搏束，伏邪欲达而不能遽达也。藿香正气散加减，疏中解表为君，先使风寒从皮腠而排泄，芳淡渗利为佐，续使湿邪从内肾膀胱而排泄，汗利兼行，自然湿开热透，表里双解矣（组方见方证）。一剂而汗出津津，头身痛减，恶寒亦除[2]。

3.卓毓春治陈某某，男，34岁，周身不适数天，因忙于插秧，接触水湿，既而全身重着，酸楚不适，发热6日，身热不扬，头晕目沉，胸闷不舒，口渴不思饮，大便溏薄。一医处以柴胡、葛根、石膏、黄芩、白芍、干姜、白芷，服1剂药后大便稀水，小便短少，发热加重，无汗、身重酸楚不减，头痛如裹，腹胀甚，时时干哕，舌白滑润，厚腻而微黄，脉濡缓。乃以藿香、前胡、豆豉、山栀宣阳，厚朴、苍术、法半夏苦温和中祛湿；茯苓淡渗利湿；杏仁开肺气以调三焦。因其病机属湿所犯肺卫，误服寒凉之品，以致凉遏其邪，湿热留连不解，遂成火郁，湿热增重，气机受阻，三焦不利，其方以芳香宣化，疏调气机，以畅中阳，兼治下焦，候湿化阳复，气机宣畅，则三焦通利，不治热则热自除，3剂则痊愈[4]。

引用文献

［1］俞根初.重订通俗伤寒论［M］.上海：上海科学技术出版社，1959：192，207，239，240，252.
［2］何廉臣.重印全国名医验案类编［M］.上海：上海科学技术出版社，1959：153，163.
［3］雷丰.时病论［M］.北京：人民卫生出版社，1964：91，115.
［4］卓毓春.对“湿去热孤”治则的临床应用体会［J］.贵阳中医学院学报，1989，(2)：38.

（二）清阳郁蒸候（肺脾湿热湿重转证）

肺脾湿热证，湿邪偏重，郁遏上中清阳，热郁不透，郁蒸于内，是为清阳郁蒸之候。温病家通常称为湿遏热伏之证。除阳郁与热蒸之脉症外，更有上中气机失常之症象，加上便溏尿涩，吴鞠通则称之为湿郁三焦、秽湿闭阻等。

通称：湿遏热伏。

内含病例：［中医］湿温。

病因病机：肺脾湿热郁蒸，因湿浊偏重，郁遏清阳，不得宣展，热蒸于内，不得外达，成为湿郁热蒸之证。

证象组合：阳郁+气郁+表郁+气蒸

主症：【阳气不宣】症象：①四肢背脊恶寒。②外热反不盛。③表有微热，按其皮肤不甚灼热。④口反不渴，口渴不喜饮，渴喜热饮。⑤肢微厥。⑥身重不能转侧。⑦精神疲倦。**舌象：**舌白，舌苔满布，苔白厚。**脉象：**①脉象模糊。②脉反缓而弦。

【腠理不宣】症象：身痛。

【津气蕴蒸】症象：①但热不寒。②面赤目赤。③小便赤涩。④白痦布于胸腹，色颇透明。**舌象：**①略带黄色。②苔灰腻。**脉象：**①脉弦小而滑。②脉濡而数。

副症：【清空不宣】症象：头痛。

【气机不宣】症象：①胸脘痞闷不舒。②胸部痞闷。③脘闷。④便溏。

宾症：【气机不降】症象：气促。

【清窍不宣】症象：口有甜味。

治则：当温通阳气为主，以宣化其湿浊，兼以甘凉淡渗，以清热行湿，使湿热表里分消，阳气宣达，郁热自解。

方症：

二加减正气散证：吴鞠通方[1]。治湿郁三焦，脘闷，便溏，身痛，舌白。详见论著。

藿香、茯苓皮、木防己、薏苡仁各9g，陈皮、厚朴、大豆卷各6g，通草4.5g。

论著和讨论

本证候湿遏于外，热蒸于内，清阳不宣展，郁热不得透达，蔡友敬曰："此系湿遏热伏，气机不得畅达，湿热熏蒸，清阳不展，当防内闭。"[2]出现但热不寒，面赤目赤、尿赤等热蒸，及头痛、胸闷、气促等气机不宣不降症状，吴鞠通说："湿郁三焦，脘闷，便溏，身痛，舌白，脉象模糊，二加减正气散主之（苦辛淡法，组方见方证），水8杯煮取3杯3次服。"[1]治则当辛香通阳以化其湿，佐以甘淡凉解以分解三焦之邪。张聿青曰："阳气不能敷布与阳气之衰微者，大相悬殊也；阳何以不布，湿阻之也；湿何以不化，饮食水谷资之助之也，为敌助粮，引虎自卫，非计也。拟开展气化，使湿随气行，则白痦及汗可以通畅。"[3]

病案举例

1.张聿青治杨左，湿温已届三候，不特汗痦均不获畅，而且四肢背脊尚觉恶寒，阳气不能敷布与阳气之衰微者，大相悬殊也；阳何以不布，湿阻之也；湿何以不化，饮食水谷资之助之也，为敌助粮，引虎自卫，非计也。拟开展气化，使湿随气行，则白痦及汗可以通畅：光杏仁、郁金、桔梗、藿香、滑石、生薏苡仁、制半夏、通草[3]。

2.蔡友敬治郑玉珍，女，45岁。患湿温病已12天。现症表有微热，胸脘痞闷不舒，白痦布于胸腹，色颇透明。口有甜味，渴喜热饮，苔灰腻，脉弦小而滑。此系湿遏热伏，气机不得畅达，湿热熏蒸，清阳不展，当防内闭。拟用和解宣化治法：北柴胡、黄郁金、佛手柑各4.5g，上川厚朴、连壳白蔻仁各2.4g，上茅苍术（米泔汁炒）、新会皮各3g，抱木神、炒川贝母、半夏（竹沥汁制）各9g，炒薏苡仁12g，香稻叶露120g。二诊：身热渐减，白痦已消，胸闷渐舒，舌苔已退，脉象转濡，口仍有甜味，渴喜热饮，频吐黏痰。此乃湿邪尚未净透，邪不外透。拟芳香宣泄，佐以化痰：半夏、黄郁金各4.5g，北杏仁、赤茯苓、采云曲、焦白术各9g，白蔻仁衣、上川厚朴各2.4g，橘皮、橘络、上茅苍术、佛手柑各3g，生熟薏苡仁各15g，建兰叶露120g。上方续服4剂，诸症乃平[2]。

3.曾沧海治林表良，男，35岁。夏季，因中途遇雨，回家后便发病。先恶寒发热，后但热不寒，头痛，身重不能转侧，微有汗出，口渴不喜饮，小便赤涩，大便稍稀，精神疲倦，气促胸部痞闷，舌苔白厚，略带黄色，脉濡而数，按其皮肤不甚灼热。本病先受暑邪，复伤于湿，暑湿相搏，外束于肌肤，内伤于脾肺，肺气不行，脾失健运，是以表现上述诸症。宜辛香化湿，淡泄解热，气化一行，痞闷自解；脾阳通畅，身重自除。大豆卷15g，瓜蒌皮12g，木防己、嫩桑枝各9g，净滑石18g，苍术6g，甘草、白蔻仁皮各3g，水煎服。本方用豆卷、瓜蒌皮散经脉中湿滞，兼宣通肺气；防己、桑枝走经络，疗风痹，解散表邪；滑石、甘草甘淡解热渗湿；苍术、蔻皮芳香化湿，以运脾阳，使湿热分离，病则易愈。服上药1剂，症状减半，次日照原方再服1剂而愈[2]。

引用文献

[1] 吴鞠通.温病条辨[M].福州：福建科学技术出版社，2010：86.
[2] 福建省中研所.福建中医医案医话选编1[M].福州：福建人民出版社，1960：8，12.
[3] 张聿青.张聿青医案[M].上海：上海科学技术出版社，1963：44.

（三）清气郁蒸候（肺脾湿热热重本证）

肺脾湿热证，热邪偏盛，湿郁不开，热不得透，郁蒸于内，而成清气郁蒸之候。仲景谓为瘀热在里，或瘀热发黄之证。以表郁与里热之脉症为主，但必兼上中气机升降失常之脉症。

通称：瘀热在里。

内含病例：[中医]瘀热发黄，阳黄，小儿夜汗。

病因病机：肺脾湿热郁蒸，湿热内蕴于肺脾，清气失于宣展，湿热交蒸，不得宣透，郁久发黄，亦外郁内蒸之候。

证象组合：气郁+表郁+气热

主症：【气机不宣】症象：①面色黄滞。②倦怠。③胸闷满。④胸脘窒塞。⑤饥不能食。舌象：①苔白腻，②舌苔粉白。③舌苔浊腻。脉象：脉宜洪大，而反沉滞。

【腠理不宣】症象：①表热不扬，形寒未彻。②身重。③遍体骨节疼痛。④无汗。⑤身黄如金黄。

【津气蕴蒸】症象：①发热自汗手足温。②心中懊侬。③头汗出，小儿夜汗。④不恶寒反恶热。⑤烦躁，不眠。⑥面赤。⑦烦渴引饮，口苦。⑧目黄，小便如栀子色。⑨便秘溺赤。⑩红疹满布，身现丹疹。**舌象**：①舌尖干焦。②苔微黄。**脉象**：脉洪滑。

副症：【清空不宣】症象：头痛头昏。

【清窍不利】症象：①鼻干。②鼻内酸痛。③眼睛疼。

宾症：【气机不降】症象：①气喘。②呕，呕逆。

治则：当宜展清气，凉淡渗利以宣泄之。吴坤安说："唯宜吐法，以越胸中之邪。"[1]而谢映庐曰：麻黄连翘赤小豆汤"发汗利水，使怫郁之邪，表里两解。"[2]黄醴泉曰："里热已炽，湿邪郁遏，未可径投凉剂，正应芳香化浊，宣通气分。"[3]

方症：

1.栀子豉汤证：又名栀豉汤。张仲景方。功能透邪泄热，除烦解郁。治发热，心烦不眠，胸闷不舒，甚则坐卧不安。

栀子十四个，豆豉四合。水煎，分二次服。

2.麻黄连轺赤小豆汤证：张仲景方。功能解表清热利湿。治伤寒瘀热在里，小便不利，身发黄者。

麻黄、连翘各二两，杏仁四十个，赤小豆、生梓白皮各一升，大枣十二枚，生姜、炙甘草各二两。水煎，分三次服。

3.瓜蒂散证：张仲景方。功能涌吐痰食。治痰涎宿食填塞上脘，胸中痞硬，烦懊不安，气上冲咽喉不得息，寸脉浮，按之紧者。

瓜蒂（熬黄）、赤小豆各一分。为末，每服钱匕，用豆豉一合煎汤送服。

4.甘露消毒丹证：又名普济解毒丹[4]。《温热经纬》方。化浊利湿，清热解毒。适应时行疫疠之气从口鼻吸入留在气分，发热目黄，胸满呕逆，身现丹疹，舌苔粉白或舌尖干焦。

滑石450g，茵陈蒿330g，黄芩300g，石菖蒲180g，木通、川贝母各150g，射干、连翘、薄荷、白豆蔻、藿香各120g。为末，冲服，每次9~15g；或用神曲制成糊丸，每服6~9g，日一至二次。

论著和讨论

1.本证候湿热交蒸于肺脾，清气不得宣展，湿热不得外达，仲景曰："阳明病，无汗，小便不利，心中懊侬，身必发黄。"（《伤寒论》199条）"阳明病被火，额上微汗出，而小便不利者，必发黄。"（200条）"阳明病面色合赤，不可攻之，必发热，色黄者，小便不利也。"（206条）吴坤安说："发黄头汗出者，热不得外越而上泄也。"[1]

2.治则：当宜通上焦气机为主，以泄其郁热，或兼渗利以表里双解之。仲景曰："阳明病下之，其外有热，手足温，不结胸，心中懊侬，饥不能食，但头汗出者，栀子豉汤主之。"（《伤寒论》228条）"伤寒瘀热在里，身必黄，麻黄连轺赤小豆汤主之。"（262条）吴坤安说："二三日后，外症身热，自汗出，不恶寒，反恶热，身重鼻干不眠，咽干口苦烦渴饮水，心中懊侬，胸满而喘，脉洪滑，舌苔白刺，或兼微黄，脉洪滑，此阳明内热欲出之表，为阳明半表半里之证，斯时汗下两忌，唯宜吐汗，以越胸中之邪，栀子豉汤主之。呕加半夏，腹满加枳实，身黄加黄柏、茵陈。"[1]又说："若不汗妄下，瘀热在里，但头汗出，小便不利，身体发黄，此太阳误治变症也，麻黄连翘赤小豆汤主之，以分解表里，使湿热之邪从麻黄发汗而出太阳之表，一从赤小豆、连翘根之利小便而出太阳里，黄自退矣。"[1]

病案举例

1.**王海藏**治舟子病伤寒，发黄，鼻内酸痛，身与目如金色，小便赤而数，大便如经（琇按：《医学纲目》作如常），或欲用茵陈五苓。许曰：非其治也。小便利，大便如常，则知病不在脏腑；今眼睛疼，鼻酸痛，是病在清道中。清道者，华盖肺之经也。若下大黄则必腹胀，为逆用。瓜蒂散先含水，次搐之，鼻中黄水尽乃愈[5]。

2.**黄醴泉**治张姓湿温，表热不扬，形寒未彻，红疹满布，舌苔浊腻，胸脘窒塞，便秘溺赤，里热已炽，脉宜洪大，而反沉滞，是湿邪郁遏，未可径投凉剂，正应芳香化浊，宣通气分：炒香豉、生薏苡仁各二钱，炒牛蒡子、霜桑叶、光杏仁、茯苓皮各三钱，广郁金、焦山栀皮、广藿香梗各钱半，焦枳实、白蔻仁各五分，白通草一钱，带须葱白头一个后入。再诊：表热渐显，形寒已解，脉至亦轩豁流利，舌苔黄腻，底质色红，入夜颇有谵语，红疹满身，邪热渐入营分，胸满未甚舒展，最防内陷神昏之变，再以分泄透邪，开痰邪而清郁滞：炒香豉、霜桑叶、光杏仁、象贝母、茅根肉、飞滑石各三钱，陈枳实八分与淡竹茹二钱同炒，广郁金、炒淡芩各钱半，干九节菖蒲七分，白通草、茅花各八分，大竹叶一斤[3]。

3.**谢映庐**治王富春，头痛，发热，畏寒，误用补剂，邪无出路，遍身骨节疼痛，满头大汗热蒸，面目如橘色之黄，小便如栀子之汁，脉无阴象，腹无满结，胸无呕哕，麻黄连翘赤小豆汤发汗利水，使怫郁之邪，表里两解[2]。

引用文献

[1] 吴坤安.伤寒指掌［M］.上海：上海科学技术出版社，1959：卷一38，45，49.

[2] 谢映庐.谢映庐医案［M］.上海：上海科学技术出版社，1962：7.

[3] 徐衡之，姚若琴.宋元明清名医类案续编［M］.上海：国医印书馆，1934：附录1.

[4] 王士雄.温热经纬［M］.沈阳：辽宁科学技术出版社，1997：77.

[5] 江瓘，魏之琇.名医类案（正续编）［M］.北京：中国中医药出版社，1996：12.

（四）清气不化候（肺脾湿热热重转证1）

肺脾湿热证，湿热郁滞肺脾，上中清气失展，气机宣降不利，津液不化停蓄为水，泛溢于内外，是为清气不化之候。因其内有郁热，杂病家通称为阳水。

通称：阳水。

内含病例：［中医］肺水，风水，湿肿。［西医］肝脓肿并发腹水，胸水，小儿急性肾炎，慢性肾炎。

病因病机：肺脾湿热郁滞，因湿热壅于肺脾，失其宣降之权，清气不得宣展。清气不升，湿浊不降，津液郁滞，致湿聚热郁，三焦失调。

证象组合：气郁+气热+津滞

主症：**【气机不宣】症象**：①胸脘痞闷。②脘腹胀满。③口不知味，纳少。④恶风。⑤头身酸重。**舌象**：舌砂白。**脉象**：①脉浮弦。②脉浮滑。③沉缓。

【津气蕴蒸】症象：①自汗，多汗。②午后潮热，潮热不退，腹热。③口苦而渴，心烦口渴。④齿燥口干，咽喉潮红。⑤心烦不眠。⑥时有谵语，入夜尤甚。⑦小便黄浊赤涩气秽。⑧大便坚燥或胶闭，溏薄不爽。⑨腹满而痛。**舌象**：①舌绛。②苔淡黄。③微腻。④苔黄滑厚腻。**脉象**：①脉濡数。②弦数。③沉数。④沉濡。⑤滑数。⑥脉细。

副症：**【津不化气】症象**：①面浮。②上肿及全身，四肢浮肿。③甚则脐实背平。④阴囊肿大。⑤足肿。**脉象**：脉沉缓。

【气机不行】症象：①尿少不行，小便黄少。②尿闭。③二便不通。

宾症：**【气机不降】症象**：①气喘，呼吸急促。②吐黏痰。③恶心欲呕，呕恶。

治则：当宣肺降气，使清气升展，湿浊下行，初起可从俞根初“宣上发汗以消肿”之法。分消上下之法，宣通气滞，或佐以化气利湿，通利小便，水道通调，则湿邪可以从小便而去，故亦以祛湿为务。

方症：

1.麻黄连轺赤小豆汤加味证：叶孝礼方[1]。治小儿急性肾炎（风湿肿），详见病案4。

麻黄3g，连翘、大腹皮、茵陈、生栀子各9g，枳实、厚朴各4.5g，赤小豆30g。

2.加减三仁汤证：邓启源方[2]。治小儿风水（肾小球肾炎），面目浮肿，尿少，神疲乏力，详见病案2。

杏仁、竹叶、通草、半夏、厚朴各6g，白蔻仁3g，苡仁、赤小豆各30g，滑石、茯苓皮各15g。

论著和讨论

本证候湿热壅于肺脾，失其宣降之权，津液郁滞，其见症除水气郁滞之脉症外，更有内热与气失宣降之脉症。俞根初说：“阳水，则面浮恶风，自汗心烦，先肿上焦，遍身尽肿，按之热而即起，口苦而渴，小便黄浊，或竟赤涩，大便坚燥，或多胶闭，甚则二便不通，阴囊肿大，舌苔黄滑，或深黄而厚腻，脉左浮弦，右沉数者，风寒夹阳水肿也。治阳水肿，初用五皮饮加荷、翘、浮萍，宣上发汗，以消肿，继用大橘皮汤去桂、术加木通、车前、琥珀、灯心，通利小便以除根；终用百合茅根汤（苏百合、生桑皮、通草各3g，鲜茅根50支）清肺气以滋化源。”[3]因而其治则当以宣降肺气为主，使上中清气宣展，外可以发腠理，内可以行水道，表里分消其水湿。卓毓春曰：“上焦不通，下焦亦闭，中焦枢机不利，升降失司。在治疗偏重中焦时，兼治上下，宜予分消上下之法，宣通气滞，以达归于肺。”[4]

病案举例

1.郭振球治患者，男，28岁，金黄色葡萄球菌性肝脓肿并发腹水、胸水，腹部膨胀，下肢、阴囊浮肿，T37.5~39℃，潮热不退，面色黧黑，舌绛苔白，声滞音迟，小便不利，脉沉濡而数，乃三焦气机阻滞，湿热壅结，气不宣通，湿壅络瘀，水道受阻，宜宣畅气机、疏通水道，仿宣清导浊汤意：薏苡仁、竹叶、茯苓皮、防己各18g，蚕沙、滑石、大腹皮、鸡内金各12g，通草6g，杏仁9g，7剂，肿胀消退，T37.5℃，加小量黑丑、木通、车前子3剂，小便通利，唯右侧胸胁隐痛，咳嗽吐痰，除黑丑、木香加桑白皮、台党，直服至肿胀全消。唯肝部间有阵发性刺痛，脉弦细，舌紫暗，为血瘀络阻，气不宣通，予消瘀化滞，消瘀汤化裁：西党参、鸡内金、青皮、枳壳各9g，鳖甲、牡蛎、茯苓、赤芍各12g，三棱、莪术各4.5g，5剂，刺痛消失[5]。

2.**邓启源**治小儿风水（肾小球肾炎）：许某某，男，8岁，感冒半月，外感已除，晨起面目浮肿，尿少，神疲乏力，纳谷不传，面色少华，双足按之微陷，舌正红苔白腻，脉沉缓，尿检：蛋白，红细胞，颗粒管型，肺气失宣，脾不制水，水湿泛溢，宜宣通肺气、温运脾阳，加减三仁汤（组方见方证），3剂肿消，尿转阴，再进10剂以巩固，6次尿检均阴[2]。

3.**汪正聪**治朱某某，男，5岁。旬日以来，因全身水肿，小便不利，就诊于某医，处以八正散加减，服2剂后，小便闭涩不利如前，水肿有增无减，后转至我处治疗，诊得咽喉潮红，舌红苔黄腻，脉浮滑，而且心烦口渴，呼吸急促，参合脉证，知其肺热气壅，肃降无权，不能通调水道，下输膀胱所致。治宜清肺利水，拟用清肺饮加减主之，药用桑白皮、车前子、白茅根、茯苓各9g，枇杷叶、麦冬、紫菀、杏仁、黄芩、栀子、木通各6g，桔梗5g，水煎服2剂，小便逐渐通利，色如浓茶。复诊诉腹满而痛，大便四五日不下，舌苔黄厚而腻，脉滑数。里有积滞水气，原方去黄芩、枇杷叶，加葶苈子、生大黄各6g再服2剂，二便通利，浮肿大减，三诊诸症遂平，除去葶苈、大黄，再服3剂，病已痊愈[6]。

4.**叶孝礼**治小儿急性肾炎（风水肿）：柳姓，男，5岁，外感后3天，面部浮肿，小溲短赤，咽红，扁桃体红肿，舌质红苔浊，宣肺利水，麻黄连翘赤小豆汤加减（组方见方证），服1个月后，肿消，小便清长。随访8个月未见复发[1]。

5.**卓毓春**治吴某，男，54岁，周身重痛酸楚，四肢浮肿，脘腹胀满，恶心欲呕，大便溏薄不爽，一中医按脾阳不足，拟方以附片、干姜、桂枝、茯苓、白术、法半夏、白芍、大枣等，温阳利水之法，1剂未愈，反见颈项强急，午后潮热，其心烦口渴，胸脘痞闷，呕恶便溏，四肢浮肿仍在，又处以生地、沙参、麦冬、知母、石斛之属再剂。病情日重，症见颈项强，时有谵语，入夜尤甚，诸症未减，反见小便黄少，脘腹胀满，脉濡数，舌苔灰垢腻。余拟方以石菖蒲、法半夏各10g，杏仁、郁金、厚朴、佛手、黄芩各12g，滑石30g，橘红9g，黄连、通草、白蔻仁各6g，茯苓20g，服2剂后，潮热谵语止，浮肿渐消，胸脘腹胀减，去黄芩再服2剂，诸症告愈。本证为湿热阻遏中焦之征。前医认为是杂病水肿，按脾阳虚论治，处以温阳利水之法，用真武汤直入少阴；助热伤阴，已过病所，故难以奏效，反见潮热之象。二诊认为潮热一见便是阴虚之征，又投以养阴之味，滋腻之品，助湿腻滞难化，湿热胶着难解。后以本方清利中焦湿热，兼以芳化上焦，利下窍而畅通之，故获良效[4]。

引用文献

［1］叶孝礼.小儿急性肾炎中医病因病理及治疗方法的进一步探讨［J］.中医杂志，1984，(9)：36.
［2］邓启源.三仁汤治小儿“风水”病［J］.中医杂志，1980，(12)：33.
［3］俞根初.重订通俗伤寒论［M］.上海：上海科学技术出版社，1959：361，362.
［4］卓毓春.对“湿去热孤”治则的临床应用体会［J］.贵阳中医学院学报，1989，(2)：39.
［5］郭振球.治愈金黄色葡萄球菌性肝脓疡并发腹水一例［J］.中医杂志，1964，(4)：20.
［6］汪正聪.治小便不利九法［J］.江西中医药，1983，(1)：27.

（五）津气不化候（肺脾湿热热重转证2）

肺脾湿热证，湿热郁滞肺脾，肺气不能通调水道，脾气不能运化水津，则停蓄而为水气，是为津气不化之候。杂病家通称为肺水、皮水之证。

通称：阳水。

内含病例：［中医］肺水，皮水，风水，子肿。［西医］慢性肾炎。

病因病机：肺脾湿热郁滞，因湿滞阳郁，不能化气行水，窦伯清曰：“湿聚热蒸，壅阻气机，在上则肺气不能通调水道，下输膀胱，在中则脾失健运，不能升清降浊，水湿不得下行，在下则膀胱气化失常，水液停积，泛滥横溢而成水肿。”[1]

证象组合：阳滞+津滞+气郁

主症：**【阳气不行】症象**：①寒热。②身疼。**舌象**：①苔淡黄。②微腻。**脉象**：脉沉缓。

【津不化气】症象：①遍体骤肿。②肢体面目皆肿。③浮肿腹胀。④玉茎肿亮，将似鱼泡。**舌象**：舌红苔腻。**脉象**：脉滑。

副症：**【气化不行】症象**：①尿少色赤。②溺不得出。

宾症：**【气机不宣】症象**：①胸闷烦满。②咳嗽，胸闷，气逆。

【气机不降】症象：①咳嗽气促。②喘急。③颈项强大，饮不得下。

治则：宣降肺气，以下行水道；健脾行湿，以利气机；使上焦得宣，中焦得运，则下焦自行通畅矣。

方症：

1.五皮饮证：谢映庐方[1]。苦辛淡渗法，适应皮水，遍体肿胀。详见病案3。

桑白皮、地骨皮、生姜皮、大腹皮、五加皮。

2.麻杏苡甘汤加减证：窦伯清方[2]。治湿热蕴盛水肿，寒热身疼，全身水肿，尿赤少，胸闷烦满，详见病案4。

浮萍、薏苡仁、茯苓各15g，陈皮、藿香梗各6g，杏仁、丽参、腹皮、天花粉各9g，甘草4.5g。

论著和讨论

本证候湿热郁滞，肺脾升降无权，湿聚为水，谢映庐说："此症原是脾肺两脏，气化不行，水壅经络，泛溢皮肤。"[2]其见症以水气泛溢之症象为主，可兼见阳气郁滞与肺失宣降之症象。王旭高曰："肿之与喘，无非气失升降而乏运行之权也，今拟脾肺同治，冀痰湿运行乃吉。"[3]治则以宣降肺气与健脾行湿为法。

病案举例

1.尤在泾治浮肿咳喘，颈项强大，饮不得下，溺不得出，此肺病也，不下行而反上逆，治节之权废矣。虽有良剂恐难奏效，葶苈大枣泻肺汤[3]。

2.王旭高治一人。肺为贮痰之器，脾为生痰之源。肺虚则痰不易化，脾虚则湿不能运痰上逆而喘咳，湿下注而足肿，肿之与喘，无非气失升降而乏运行之权也。今拟脾肺同治，冀痰湿运行乃吉：党参、葶苈、杏仁、泽泻、大腹皮、半夏、赤茯苓、陈皮、通草、冬瓜子、枇杷叶、枣[3]。

3.谢映庐治汪廷选秋间患疟，发表后叠进附桂理中汤，已获小安，唯疟邪未曾全止，私贴截疟膏药，疟虽止，渐加浮肿腹胀，玉茎肿亮，将似鱼泡，咳嗽气促，呻吟不已，形色脉舌俱大虚，以火土伤败，与术姜附桂数日，色脉如原，茎肿尤甚，改五皮饮（组方见方证），重加薏苡仁、桑白皮，俾得溺倍于常，茎肿乃消，此症原是脾肺两脏，气化不行，水壅经络，泛溢皮肤，以皮行皮之义，故肿乃消。可见医贵圆通，不可执一也[1]。

4.窦伯清治沈某，男，35岁，素喜饮酒，今年春节，每日醉归，不慎房帏。初有寒热身疼，渐病全身水肿。尿少色赤，胸闷烦满，转侧无力。化验检查：尿蛋白（+++）。住某医院诊断为慢性肾炎，治疗月余无效，转我院医治。诊脉沉缓，苔淡黄，微腻。饮酒助湿，湿无化而热蕴水泛，精气下损，精气虚而正不胜邪，遂致湿热交蒸，通调不利，故排尿少而水肿。脉沉为蓄水，缓主湿。苔淡黄为热，腻主湿。此湿热蕴盛之水肿。科室同志共同讨论，用《金匮要略》麻杏苡甘汤加减，除湿清热，益气利水，俾湿化而气机利，上元气充，下焦自会通畅（组方见方证）。连服7剂，小便通畅，水肿渐消，食欲大增。续服10余剂，水肿全消，已下床步行。化验：尿蛋白消失，1个月后，因感冒发热，小便不利，水肿有复发之趋势，给银翘解毒丸，服数日，尿利肿消出院。数年后追访，水肿病未复发。按：《金匮要略》云"病者一身尽疼，发热，日晡所剧者，名风湿……"用麻黄杏仁薏苡甘草汤取微汗，使风湿俱去。本例初病内湿外风，因醉以入房，泄精损气而致外邪内陷，助长热化。湿聚热蒸，壅阻气机，在上则肺气不能通调水道，下输膀胱，在中则脾失健运，不能升清降浊，水湿不得下行，在下则膀胱气化失常，水液停积，泛滥横溢而成水肿。治法：去辛温之麻黄，易辛凉之浮萍，宣肺疏表、清热利水，佐天花粉。甘草清热除烦。杏仁、陈皮、藿香梗行气化湿。薏苡仁、茯苓、腹皮渗湿健脾利水。用人参益气生津，使元气充沛，诸邪易解[2]。

引用文献

[1] 谢映庐.谢映庐医案［M］.上海：上海科学技术出版社，1962：133.

[2] 窦伯清.湿热水肿［J］.新中医，1977，增刊（2）：4.

[3] 柳宝诒等.增评柳选四家医案［M］.南京：江苏科学技术出版社，1983：25，206.

（六）气虚不化候（肺脾湿热热重变证）

肺脾湿热证，肺脾气虚，运化无权，湿热阻滞，气化不及，是为气虚不化之候。张仲景亦称为风水、皮水之证。亦可见于癃闭与妊娠子肿等病。虽亦以水气泛溢之症象为主，但可见脾肺气虚与气机郁滞之脉症，为本虚标实之证。

通称：气虚停水。

内含病例：［中医］皮水，风水，癃闭，子肿。［西医］慢性肾炎，左肾积水合并铜绿假单胞菌感染。

病因病机：肺脾湿热郁滞，因肺脾气虚，运化无力，不足以化气行水，致湿浊阻滞，津液不行，停蓄为水。其标为邪实，其本为气虚。

证象组合：气虚+津滞+气滞

主症：【气虚失充】症象：①面黄肌瘦。②头晕。③神倦，气促。④汗出恶风。⑤睡卧露睛。⑥便溏。⑦身重。

⑧腰痛。**脉象**：脉浮数。

【津不化气】症象：①面浮足肿，四肢肿。②腰以下肿及阴。③遍身渐肿。**舌象**：苔灰白。

副症：【气化不行】症象：①小水短涩。②尿闭。

宾症：【气机不利】症象：①胸腹痞满。②胸闷气逆。③喘咳。④呕吐不食。⑤腹胀。

【阳气不和】症象：①唇皱红。②上身潮热，下体常冷。**脉象**：脉弦数鼓指。

治则：故益肺脾之气，以助其运化之力，兼以行气利湿，以抉其阻滞，助正祛邪，标本兼顾。

方症：

1.防己茯苓汤证：张仲景方。治皮水，症见四肢浮肿，按之没指，不恶风，腹肿胀如鼓，不渴，小便不利，脉浮者。详见论著。

防己、黄芪、桂枝各三两，茯苓六两，甘草二两。水煎，分二次服。功能益气，通阳，利水。

2.防己黄芪汤证：张仲景方。治风水，脉浮身重汗出恶风者，详见论著。

防己一两，黄芪一两一分，甘草五钱，白术七钱半。为粗末，加生姜四片、大枣一枚，水煎，分二次服。

3.升阳益胃汤证：李东垣方[1]。治脾胃虚弱，怠惰嗜卧，口苦舌干，饮食无味，大便不调，小便频数。

黄芪60g，半夏、人参、炙甘草各30g，独活、防风、白芍药、羌活各15g，橘皮、茯苓、泽泻、柴胡、白术各9g，黄连6g。为粗末，每服3g，加姜、枣，水煎服。

4.黄芪粥证：岳美中方[2]，治慢性肾炎浮肿长期不退，或虽退而蛋白尿长期不消失者。

生黄芪30g，水600ml，煮20分钟去渣，入生薏苡30g、赤豆15g，煮30分钟，入鸡内金末9g、糯米30g，煮成粥分二服，食后嚼橘饼1枚。

论著和讨论

1.本证候肺脾气虚，无力运化，湿热内聚，气化不行，标实本虚，仲景曰："风水，脉浮为在表，其人或头汗出，表无他病，病者但下重，从腰以上为和，腰以下当肿及阴，难以屈伸。"（《金匮要略·水气病脉证并治》）谢映庐说："斯症虽属外郁内积，实由脾胃失健运之权，中焦无升发之机。"[3]

2.治则：当益气健脾为主，兼以化气行水，标本兼顾。故谢映庐曰："疏其肺，理其气，举其阳，降其阴，设使疏肺而不益气，则肺气重虚，益气而不疏其肺，则抑郁不开，举阳而不降阴，则阴大不服；降阴而不举阳，则阳愈下陷。"[3]仲景曰："皮水为病，四肢肿，水气在皮肤中，四肢聂聂动者，防己茯苓汤主之。"（《金匮要略·水气病脉证并治》）"风水，脉浮身重，汗出恶风者，防己黄芪汤主之。"（同前）

病案举例

1.谢映庐治龚甥可象，时值秋尽，偶患咳嗽气急，微有寒热，已服参苏败毒之类如故，改与泻白散一剂，小水短涩，渐次遍身肿满，略与导湿利水之药，更加腹胀气促。脉弦数鼓指，唇皱红，舌灰白，此阳愈下陷，阴愈上冲，法当疏其肺，益其气，举其阳，降其阴，为法中之法。设使疏肺而不益气，则肺气重虚矣，益气而不疏肺，则抑郁不开矣；举阳而不降阴，则阴火不服矣；降阴而不举阳，则阳愈下陷矣。升阳益胃汤加入黄柏一味，服之小水倍常，乃降阴洁净府之验，连服十剂，诸症悉痊[3]。

又治余玉堂幼郎，因患疮敷药，疮愈发肿，饮食二便如常，延医数手，调治多日，不识为疮蛊之症，无非五苓平胃之药，渐至下肿尤甚，囊若水晶，形似鱼泡，呼吸不利，求治于余。余思邪气内陷，必当提出于表，又思病甚于下者，当从举之之义，乃与升阳益胃汤。按投二剂，寒热顿起，若有疟状，其家惊怖。余曰：向者邪气内陷，今已提出，乃得表里交争，方有寒热相战，不致内结，正佳兆耳。仍令再进，共计十剂始消[3]。

2.张莘农治赵锦华，女，3岁，呕吐不食，小便癃闭，导尿无效，予通关、五苓无效，胸腹痞满，呕吐不食，时欲作恶，面浮足肿，舌苔白腻，断为痰滞壅遏、肺气痹郁所致，予轻宣肺气以去其上窍之壅，斯水自下流：桔梗7.2g，杏仁、云茯苓各10.5g，大贝3.3g，川黄连、干姜各0.9g，广陈皮、焦山栀、当归、白芍各5.4g，粉甘草1.5g，通而复闭，继进无效，面黄肌瘦，便溏神倦，睡则露睛，良由肺脾两虚，气化无权：炙黄芪、党参、土炒白术各6g，当归身、鸡内金各4.5g，炒柴胡、蜜升麻各0.9g，陈皮3.6g，甘草1.8g，杏仁、薏苡仁各10.5g，谷麦芽9g，大获效益，小便通畅，面浮立消，两足仍肿，胸痞腹膨，肺脾两虚，痰滞蕴未化，拟保肺健脾以善其后：北沙参、云茯苓各9g，炒白术6g，薏苡仁10.5g，新会皮3g，大腹皮5.4g，鸡内金4.5g，炒麦芽、谷芽各7.5g[4]。

3.汤承祖治姚某，女，27岁，左肾积水合并铜绿假单胞菌感染，泌尿科会诊后建议做病肾摘除，遂转中医诊治。1979年5月31日来我院门诊：患者面浮足肿，腰痛，无尿路刺激症状，纳食及大便正常。尿常规：白细胞（++），红细胞少许。尿培养见铜绿假单胞菌及产气杆菌生长。脉缓，苔薄。久病体虚，本虚标实，湿邪伤肾。腰为肾府，肾虚则腰痛；气虚不能化湿，水湿不运之处则为浮肿出现之所。治宜益气化湿、消肿解毒法：黄芪30g，防己、炒苍术、茯苓、泽泻各12g，陈皮6g，金荞麦、苦楝根皮各20g，松萝15g。每日1剂。此后，根据症情对原方作过几次调整，先后用过的配伍药有：生薏苡仁15g，川椒目6g，川续断、山苦参、生地黄各12g。7个月共服中药202剂（在此期间未用其他药物），患者面浮、足肿、腰痛等症状好转，但尿常规及尿培养无改善。患者两足轻度肿，纳食正常，大便调，晨起后精神较佳，午后疲惫，脉细，苔薄。正气未全复，湿热未全清，仍予益气运中、化湿解毒法治：生黄芪30g，炒苍术12g，陈皮6g，甘草5g，乌梅、松萝各15g，苦楝根皮、紫花地丁各20g，金荞麦45g。每日1剂。共服40剂，患者尿培养无菌生长，尿常规正常，两足肿消。继续服药巩固，每月作1次尿培养，连续5次均为阴性，尿常规亦持续正常，精神好转，体重增加。静脉肾盂造影：左肾盏轻度积水，与前片比较有明显好转，炎症消失，肾盏分泌功能恢复正常[5]。

引用文献

[1] 金元四大家医学全书·内外伤辨惑论［M］.天津：天津科学技术出版社，1994：547.
[2] 中国中医研究院.岳美中医案集［M］.北京：人民卫生出版社，2005：29.
[3] 谢映庐.谢映庐医案［M］.上海：上海科学技术出版社，1962：126，128，129.
[4] 张莘农.癃闭症一例治验［J］.中医杂志，1959，(6)：63.
[5] 汤承祖.中医治愈左肾积水合并绿脓杆菌感染1例［J］.中医杂志，1981，(6)：21.

四、胆胃湿热证（湿热外湿合病3）（4候）

胆胃湿热证，为湿热蕴伏膜原，郁遏清阳升降之枢机，是为表里之界，古称少阳阳明之分，多为伏气暑湿之病，或湿温，或伏暑；亦有新感秽湿浊气，自口鼻直行中道，蕴于膜原，最易从少阳溃发而转变为疟疾，亦有转发黄疸者。伤寒结胸，劳复亦有本证。

本证多系感受暑湿秽浊之邪，由口鼻吸入，直行中道，蕴伏于募原，不得外达，从少阳溃发，湿偏重者多郁遏枢机，失其转枢之能，甚则由郁而滞，由滞而结；热偏重者，多郁蒸于内，甚则由气入血，引动木火内蒸。

总当以苦辛淡渗，宣化湿热，疏利募原，使蕴伏之邪外达。丁甘仁曰："和解宣化，淡渗湿热，俾得邪从外达，湿从下趋，则营卫调和，寒热自解。"[1]开达募原，使伏邪外溃，热从外透。吴坤安说："当急急开泄，否则闭结中焦，不能从募原达出矣。"[2]

证候别称：邪客少阳，少阳阳明病，少阳腑证，邪留募原，膜原伏邪，痰阻膜原，膜原伏暑。

病名：［中医］秽湿，湿温，伏暑，伏暑夹虚，伏暑胎疟，伏邪湿痰，风温夹湿，暑湿脾疟，太阴脾疟，暑疟，痰疟，瘅疟，间日疟，如疟，低热，经期发热，劳复，阳黄，脘胁痛，耳聋。

证候系统：详见图3-5-17。

湿重——本证——枢机郁遏候、枢机虚郁候
├——转证——枢机郁滞候
└——变证——枢机郁结候
热重——本证——枢机郁蒸候
└——变证——木火郁蒸候

图3-5-17　胆胃湿热证证候结构图（5候）

引用文献

[1] 丁甘仁.丁甘仁医案［M］.上海：上海科学技术出版社，1960：83.
[2] 曹炳章等.中华医书集成·辨舌指南［M］.北京：中医古籍出版社，1999：35.

（一）枢机虚郁候（胆胃湿热湿重本证）

胆胃湿热证，湿热内蕴，其人元气已虚，邪郁枢机不解，而成枢机虚郁之候。伤寒家通称为少阳本病。其见症虽以腠理与阳气失调之脉症为主，但必兼有气虚之脉症。

通称：邪客少阳。

内含病例：［中医］如疟，劳复。

病因病机：胆胃湿热虚郁，因湿热内蕴，郁遏募原，枢机失转，阳气失和，腠理不调，更加元气不足，不能托邪外达，为正虚邪郁之证。

证象组合：阳郁+气虚+气郁

主症：【阳气不和】症象：头痛欲裂。**舌象：**苔白。**脉象：**脉弦紧。

【腠理不调】症象：①发寒战高热，一日数发，或隔日一发。②发热自汗。③潮热。**舌象：**舌红苔白厚微黄。**脉象：**脉浮。

副症：【气机不宣】症象：①胸胁满。②胁下硬满。③不大便。

【气虚不充】症象：①头晕乏力。②自汗。③胃纳不开。④大便溏。

宾症：【气机不降】症象：恶心欲呕，呕。

治则：当益气兼以疏利，扶正托透，则可如仲景所云："上焦得通，津液得下，胃气因和，身濈然汗出而解。"（《伤寒论》230条）

方症：

小柴胡汤证：张仲景方，功能和解少阳。治少阳证，往来寒热，胸胁苦满，默默不欲饮食，心烦喜呕，口苦，咽干，目眩，脉弦，妇人伤寒热入血室，及疟疾等症。

柴胡半斤，黄芩、人参、炙甘草、切生姜各三两，半夏半升（洗），大枣十二枚（擘），上七味，以水一斗二升，煮取六升，去滓，再煎取三升，温服一升，日三服。

论著和讨论

本证候湿热蕴于胆胃，元气已虚，无力托邪外达，其治则宜益气与疏泄同用，和解其邪正虚实之法。仲景曰："阳明病，发潮热，大便溏，小便自可，胸胁满不去者，与小柴胡汤。"（《伤寒论》229条）"阳明病，胁下硬满，不大便而呕，舌上白胎者，可与小柴胡汤。上焦得通，津液得下，胃气因和，身濈然汗出而解。"（230条）

病案举例

1.**滑伯仁**治一人伤寒后劳复发热，自汗，经七日，或以为病后虚劳，将复补之。滑曰：不然，劳复为病，脉浮，以汗解，奚补为小柴胡汤三进，再汗而安[1]。

2.**赵瑞蓉**治陈某某，男，62岁，体温38.9℃，寒战高热，一日数发，或隔日一发，已1周，发时头痛欲裂，恶心欲呕，曾用发汗及抗疟不效，舌红苔白厚微黄，脉弦紧，为邪客少阳，表里不和，拟小柴胡汤加减：柴胡、法半夏、茯苓、苍术各10g，炒黄芩、煨草果、川黄柏各6g，炙甘草3g，生姜3片，红枣3枚，2剂，诸症悉减，唯胃纳不开，头晕乏力，加党参、白术各10g，万应茶饼7.5g，减柴胡为5g，服3剂愈[2]。

引用文献

［1］江瓘，魏之琇.名医类案（正续编）［M］.北京：中国中医药出版社，1996：17.

［2］赵瑞蓉.小柴胡汤加减在高热症中的应用［J］.浙江中医药，1982，17（10）：445.

（二）枢机郁滞候（胆胃湿热湿重转证）

胆胃湿热证，湿热郁滞膜原，枢机不利，邪不外达，转为枢机郁滞之候。时病学家称之为邪伏膜原，或痰阻膜原之证。虽以阳气不和与腠理开合失调之脉症为主，但必兼有上中气机郁滞之脉症。

通称：膜原伏邪，痰阻膜原。

内含病例：［中医］湿温，痰疟，秽湿，低热。**［西医］**变应性亚败血症，胶原系疾病，胆道感染。

病因病机：胆胃湿热郁滞，因湿热蕴伏胆胃之间，古称募原，郁滞于清阳之枢机，欲达不达，转机不利，气失宣降，伏邪不得外出而成。

证象组合：阳郁+表郁+气滞

主症：【阳气不和】症象：①发则恶寒而不甚热，背部发冷。②一身尽痛而有汗，周身窜痛，胫骨疼痛。③肢困身重，手足沉重。④面色晦滞。⑤口苦喜饮。⑥睡眠易惊。⑦神糊妄言。**舌象：**①苔白不燥，苔浊，而口中自觉黏腻。②舌苔粗如积粉，扪之糙涩。③苔厚腻罩灰。**脉象：**①脉迟钝而不弦。②脉濡微数。

【腠理不调】症象：①寒热如疟，午后入夜热势益炽。②间日发疟。③下午低热，热时微恶风寒。**舌象：**①舌尖微红。②舌质紫红。**脉象：**脉弦而滑。

【气机不利】症象：①脘腹胀满。②胁疼痛。③大便不爽，便溏便秘交替。**舌象：**①舌苔腻而厚。②黄腻苔满布。③苔如碱。④苔黄白厚腻。⑤或中虽黄黑而边仍白滑。**脉象：**①脉来弦滑数。②右脉滑。

副症：【气机不降】症象：①恶心，嗳气。②呕吐、呕逆。③呕吐痰黏甚多。

【气机不宣】症象：①胸满痞满。②心中懊侬。③纳呆不食。④口腻，口苦酸涩。⑤咯痰不爽。

宾症：【清空不宣】症象：①眩晕。②头痛。

治则：宜疏利募原，以转枢机，使伏邪外达，吴坤安说："当急急开泄，否则闭结中焦，不能从膜原达出矣。"[1]俞根初主和解三焦，继以和解兼下，使蕴伏之邪表里双解而分消之。

方症：

1.达原饮证：吴又可方[2]。功能开达膜原，辟秽化浊。治瘟疫或疟疾邪伏膜原，先憎寒而后发热，继而但热不寒，或发热傍晚益甚，头疼身痛，脉数。

槟榔6g，厚朴、知母、芍药、黄芩各3g，草果、甘草各1.5g。水煎服。

2.柴胡达原饮证：《通俗伤寒论》方[3]，和解三焦法。治痰疟，痰阻膜原，胸膈痞满，心烦懊侬，间日发疟，详见论著。

柴胡、生枳壳、川厚朴、青皮、黄芩各4.5g，炙甘草2.1g，苦桔梗3g，草果1.8g，槟榔6g，荷叶梗5寸。

论著和讨论

1.本证候因湿热蕴伏募原，欲达不达，如何秀山说："若邪伏膜原，初用微发其汗后，风寒之表邪虽解，而膜原之伏邪尚欲出而不能遽出，证必寒热如疟，胸膈痞满，心中懊侬，呕吐不食，速用柴胡达原饮，开达膜原，使伏邪外溃，热从外透。"[3] 何廉臣说："(舌苔白腻而厚，或中虽黄黑而边仍白滑，膜原湿遏热伏也，宜用新定达原饮加藿香、青蒿，达膜原而解外邪)。"[4]

2.治则：当疏达膜原，使郁伏之邪外达而解。马良伯说："舌厚腻如积粉者，为粉色舌苔，旧说并以为白苔，其实粉之与白，一寒一热，殆水火之不同道。温病热病，瘟疫时行，并外感秽恶不正之气，内蓄伏寒伏热之势，邪热弥漫，三焦充满，每见此舌，与热在阳经者异，与腑热燥实者亦异，治宜清凉泄热。"[1] 曹炳章亦云："按温热证初起舌白，瘟疫舌白如粉而滑，四边色紫绛者，乃疫邪初入募原，未归胃腑，当即与透解。"[1] 吴坤安说："苔如碱者，胃中宿滞挟浊秽而郁伏，当急急开泄，否则闭结中焦，不能从膜原远出矣。苔白不燥，而口中自觉黏腻者，湿渐化热也，宜用厚朴、槟榔等苦辛微温之。"[1]

3.如其发疟，慎不可行截法，雷少逸曰："湿疟之证，因于久受阴湿，湿气伏于太阴，偶有所触而发。发则恶寒而不甚热，脉象缓钝而不弦，一身尽痛而有汗，手足沉重，呕逆胀满者是也。俗谓脾寒，宜宣透膜原法，使其邪化疟除，但辛燥之剂，于阴亏热体者，须酌用之。阳虚寒体者，更加老蔻、干姜。所有断截之法，不宜早用，用之则非变膨胀，即成疟母之疴。"[5] 俞根初说："痰疟，痰阻膜原者，初起胸膈痞满，心烦懊侬，头眩口腻，咯痰不爽，间日发疟，舌苔粗如积粉，扪之糙涩，脉弦而滑。先与柴胡达原饮（组方见方证）和解三焦，继与大柴胡汤加槟榔9g，和解兼下，痰除则疟自止。"[3]

薛生白说："湿热证，寒热如疟，湿热阻遏膜原，宜柴胡、厚朴、槟榔、草果、藿香、苍术、半夏、干菖蒲、六一散等味（仿达原饮法）。"[6]

病案举例

1.周小农治吴克明，八月中旬，感燥邪咳嗽，鼻灼口燥。进辛凉肃肺之剂，已减。越数日，寒战身热。廿八日延诊：昨暮身热，呕吐酸苦之涎甚多，头痛左甚，晨起便溏。伏邪内蕴膜原，中有痰涎，与向之风邪殊途。拟柴、芩、杏、蔻、青蒿、朴花、茯苓、猪苓、泽、薏、枳、茹、腹皮、前胡，另半贝丸9g。三十日，间疟发于下午一时；因不知提早在半时间进食，以致邪食交阻。疟发脘痞口渴，热壅阳明，起坐如狂，谵语神糊。家人震惊，赶人速往晚诊。余到廉得其因，嘱邀顾道源按摩脘腹，得暖方松。继加针四肢，酸痛大减。针舌下旁筋，出紫血，呕哕亦止。随定玉枢丹0.6g，犀黄0.09g，花槟榔、郁金各0.9g，研服而安。九月初一日诊：昨日之热势颇剧，呕痰甚多，邪食交阻，故有神糊妄言，嗣得汗畅而退。脉数，苔厚腻罩灰。伏邪蕴湿挟痰，其资尚盛，不可早截。厚朴、薏苡仁、茯苓、猪苓、青蒿、黄芩、郁、茹、草果、知母、泽泻、青陈皮、连皮槟、佩兰、野蔷薇花[7]。

又治任金荣，夹城，舟业。感受暑寒均重。辛酉八月，重寒壮热发于午前，头疼肢楚，口渴呕恶，溲赤如血，翌日晡分轻寒微热，各症较轻，锡俗称为雌雄瘅疟也。初进栀、豉、青蒿、黄芩、滑石、通草、秦艽、丝瓜络、晚蚕沙、省头草、白残花、荷叶、三合济生丸。无甚进退。继用清脾饮、木贼煎、半夏泻心出入，方为柴胡、青蒿、黄芩、槟榔、青皮、木贼草、川厚朴、半夏、草果、知母、茯苓、荷叶、川黄连、野蔷薇花。黄昏煎成，露一宵，明日发之前一时服。末药雄丹、半贝丸。重寒壮热即减，汗出甚畅，再剂全止[8]。

2.徐精诚治低热：孙某，女，50岁，因居处渍水受湿引起低热两月余，曾经某医院做过多项检查，未发现任何异常。就诊时：下午低热，上午热退，低热时伴有微恶风寒，头痛，眩晕，纳呆，口苦，恶心，脘腹作胀，肢困身重，便溏便秘交替出现，舌苔厚腻微黄。据证诊断为"少阳不和，太阴失运"，即与和解少阳、健运太阴：柴胡、黄芩、法半夏、党参、苍术、厚朴、陈皮、藿香各9g，甘草3g，4剂。复诊：下午低热未潮，畏寒、头痛消失，其余证情亦见减轻，续与上方4剂，嘱诸症平复可停药，后访知未发[7]。

3.薛伯寿治邱某某，男，25岁，高热2月余，T39~40℃，血检：白细胞3.8×10^9/L，中性粒细胞0.88，未查出感染病灶，抗生素激素不能控制，面色晦滞，发热时先恶寒，背部发冷，微咳，咽喉肿痛，右胁疼痛，脘腹胀满，食欲不振，晨起恶心，周身窜痛，睡眠易惊，大便不爽，小便短黄，舌尖微红，苔黄白厚腻，脉濡微数。证属秽湿郁遏，湿热内蕴，宜开达募原，升清降浊，达原饮合升降散加减：厚朴、黄芩、僵蚕、象贝母各9g，槟榔、知母、赤芍各12g，草果、蝉衣、焦大黄各6g，连翘15g，甘草5g，药后周余未发热，共服12剂，停药4天后，复发寒热，加柴胡9g，透达伏邪，4剂，T37.2~37.5℃，再7剂热退，以小柴胡汤善后[9]。

引用文献

［1］曹炳章等.中华医书集成・辨舌指南［M］.北京：中医古籍出版社，1999：35.

［2］吴鞠通.温病条辨［M］.福州：福建科学技术出版社，2010：27.

［3］俞根初.重订通俗伤寒论［M］.上海：上海科学技术出版社，1959：54，220，232.

［4］何廉臣.重订广温热论［M］.福州：福建科学技术出版社，2010：13.

［5］雷丰.时病论［M］.北京：人民卫生出版社，1964：80.

［6］王士雄.温热经纬［M］.沈阳：辽宁科学技术出版社，1997：44.

［7］周小农.周小农医案［M］.上海：上海科学技术出版社，1962：86，89.

［8］徐精诚.低烧辨证论治［J］.浙江中医学院学报，1983，(6)：20.

［9］薛伯寿.达原饮加减治高热4例［J］.上海中医药杂志，1983，(11)：27.

（三）枢机郁蒸候（胆胃湿热热重本证）

胆胃湿热证，湿热蕴伏膜原，不得外达，郁蒸于内，枢机不利，而成枢机郁蒸之候，时病学家称为膜原伏暑化疟之证。虽以表阳不调之寒热往来等脉症为主，必见里热偏重之脉症。

通称：膜原伏暑。

内含病例：［**中医**］湿温，暑疟，风温夹湿，暑湿脾疟，间日疟，伏暑胎疟。［**西医**］乙型脑炎化疟，肝炎。

病因病机：胆胃湿热郁蒸，因湿热内蕴胆胃，以伏暑为多，或温邪夹湿，郁滞募原，以致转枢不利，伏邪欲达不达，湿郁于外，热蒸于里，而成表里不和之候。

证象组合：不和+气郁+气热

主症：【阳气不和】症象：①寒起四末。②神倦肢怠。③着衣则烦，去衣则凛。④大便时溏时干。⑤四肢抽搐。⑥神志恍惚。**舌象：**舌苔薄白，舌苔白腻。**脉象：**①脉弦。②脉弦数。③脉弦劲。④脉弦紧。

【腠理不调】症象：①恶寒壮热，肌肤无汗，必待汗出淋漓而热始退。②寒热往来，寒则战栗鼓颌，重棉厚被不禁其寒，热则面赤肉瞤。**脉象：**①脉象浮弦。②或软。

【津气蕴蒸】症象：①潮热自汗。②口苦咽干。③口渴引饮。④汗多心热。⑤心烦，烦躁不安。⑥小便赤。**舌象：**①舌红苔白厚微黄。②苔黄白相兼。③苔微黄。④舌灰黄腻边紫。⑤舌腻厚揞。**脉象：**①或洪。②脉滑。③脉弦而数。

副症：【气机不宣】症象：①胸中痞闷。②痰多脘闷。③胸胁满痛。④胁痛。⑤欲食。

【气机不降】症象：①欲呕欲吐。②干呕。③气促。

宾症：【清空不宁】症象：头痛欲裂。

治则：以疏利枢机为主，透达其伏邪，兼以辛苦芳淡，以分解湿郁热蒸之势，为和解兼清透之法。

方症：

1.清脾饮加减证：何拯华方[1]，治伏暑胎疟，暑湿内伏，秋感凉风而发。先寒后热，热重寒轻，详见病案2。

川柴胡、青子芩、竹沥半夏各1.5g，草果仁0.9g，知母、京川贝（去心）各2.4g，鲜生姜1小片，细芽茶1撮。

2.柴胡薤白汤证：李聪甫方[2]，治间日疟，寒则战栗鼓颌，热则面赤肉瞤，四肢抽搐，胸中痞闷，干呕，详见病案4。

北柴胡、青蒿、鲜竹茹各10g，酒黄芩、姜半夏、旋覆花、酒知母各7g，全瓜蒌12g，薤白、广陈皮、厚朴、枳实各5g，白蔻仁3g。

3.小柴胡汤加减证：贝叔英方[3]，和解清热，治邪犯少阳，气机郁滞不利，郁而化热，时寒时热，口苦舌燥而欲饮，详见病案5。

柴胡、姜半夏各6g，黄芩、党参、生地、大青叶、青蒿、茵陈各9g，牡蛎18g。

论著和讨论

1.本证候因胆胃湿热伏于募原，阻滞上中二焦，枢机不利，伏邪欲达不达。雷少逸认为："暑疟者多因长夏纳凉，感受阴暑，暑汗不出，则邪遂伏于内，直达秋束，加冒凉气而发。先贤云：暑气内伏者，阳气也；秋凉外束者，阴邪也。新邪与卫气并居，则内合伏暑，故阴阳相搏而疟作矣。恶寒壮热，口渴引饮，脉来弦象，或洪或软，或着衣则烦，去衣则凛，肌肤无汗，必待汗出淋漓而热始退，治宜清营捍疟法（连翘、竹叶各4.5g，扁豆衣6g，青蒿、青皮各4.5g，木贼、酒黄芩各3g，西瓜翠衣1片为引）治之，如渴甚者加麦冬、天花粉佐之。”[4]其治则仍是以疏利枢机、清透伏热为主，亦和解兼清之法。

2.贝叔英治胆热型（6例）小儿低热：寒热往来，口苦咽干，心烦欲吐，或胸胁满痛，烦躁不安，胃纳不振，大便时溏时干，舌苔薄白，脉弦数。治法：和解清热。处方：小柴胡汤加减[3]。

病案举例

1.**周小农**治华伯范，寒热如疟，午后则发，暮汗气秽，至今二月，已经半年。脉滑，舌腻厚揹。是先前未药，伏邪留恋。为疏祛邪搜络：青蒿、柴胡、桂枝、石膏、半夏、陈皮、茯苓、薏苡仁、知母、竹茹。另霜桑叶3g半糯米汤炒，研末，卧前服。又鳖甲煎丸9粒，清晨空腹服，3剂。寒热轻减，汗少。转方，去鳖甲煎丸，原方入半贝丸9g。寒热循止[5]。

2.**何拯华**治伏暑胎疟：罗士信之子，年3岁。暑湿内伏，至秋感凉风而发。先寒后热，热重寒轻，一日一发，自下午起至半夜，汗出热解，手心脘腹，热不尽退，喉中有痰，一哭必呕，呕即痰出，或眼上泛，或手足掣，一掣出汗，烧热即退，少顷复热。脉弦而数，舌苔黄白相兼，此暑为湿遏，伏于膜原，感秋凉而外溃，儿科书称胎疟者，以其出胎之后，第一次发疟也。仿严氏清脾饮加减，用柴胡、黄芩和解表里为君，然邪伏膜原，非草果不能达，非知母不能清，故以为臣，佐以半、贝，使以姜、茶，一则因无痰不成疟，一则助柴、芩之和解也（组方见方证）。服1剂，汗出津津，疟势即轻。2剂，热大减；疟亦渐除。继以荷花露炖水晶糖，两服而胃开，渐复原状[1]。

3.**赖良蒲**治风温夹湿：刘某某，男，40岁，潮热自汗、咽干口苦、胁痛气促、不欲食、小便赤、舌苔白腻，脉象浮弦。风温夹湿，阻滞上中二焦。治以清透，佐以淡渗：大腹皮、赤茯苓、六一散、天花粉、青蒿各9g，杏仁、酒黄芩、柴胡、粉葛根各6g，芦根24g，水煎服。服药2剂，脉转平和，病亦减退，改投辛苦甘淡、清肃余邪，4剂而痊：条黄芩、白茯苓、玉竹各9g，薏苡仁12g，陈皮、桑叶各4.5g，连翘6g，粉甘草3g，水煎服。自按：风温夹湿之候。叶香岩谓：“或辛凉透风于热外，或甘淡渗湿于热下，不与热相搏，则其势必孤矣。本案运用是法，清透而兼淡渗，风湿俱去，热势即孤。”继用辛苦甘淡，清肃余邪，甚为合拍，疗效显然[6]。

4.**李聪甫**治周某某，男，40岁，疟发间日，寒则战栗鼓颔，重棉厚被不禁其寒，热则面赤肉瞤，四肢抽搐，胸中痞闷，干呕，神志恍惚，舌灰黄腻边紫，脉弦劲，柴胡薤白汤（组方见方证）[2]。

5.**贝叔英**治杨某某，男，14岁。主诉低热2个月，体温经常在37.7℃左右，时寒时热，口苦舌燥而欲饮，舌苔薄白，脉弦数。据述曾于7月22日查肝功能，谷丙转氨酶80单位，麝浊6单位，诊为“肝炎”。此为邪犯少阳，气机郁滞不利，郁而化热。治以和解清热法，小柴胡汤加减（组方见方证）。连服12剂，体温降至正常，再服原方5剂以巩固疗效，体温未再上升，但肝区仍痛，原方去茵陈，加当归、白芍、川楝子、延胡索各9g，连进5剂，体温稳定，肝痛已止。1个月后复查肝功，转氨酶40单位以下，麝浊2单位，病痊愈[3]。

引用文献

［1］何廉臣.重印全国名医验案类编［M］.上海：上海科学技术出版社，1959：119.
［2］李聪甫.李聪甫医案［M］.长沙：湖南科学技术出版社，1979：41.
［3］贝叔英.中西医结合治疗小儿低热的初步探讨［J］.新医药学杂志，1978，（10）：27.
［4］雷丰.时病论［M］.北京：人民卫生出版社，1964：78.
［5］周小农.周小农医案［M］.上海：上海科学技术出版社，1962：51.
［6］赖良蒲.蒲园医案［M］.南昌：江西人民出版社，1965：10.

（四）木火郁蒸候（胆胃湿热热重变证）

胆胃湿热证，湿热蕴蒸，引动胆中木火，内外合邪，交蒸于气血之分，不得外达，变为木火郁蒸之候，伤寒家通称为少阳腑证。虽以气血两蒸之脉症为主，但必兼上中气郁与阳气不和之脉症。

通称：少阳腑症。

内含病例：［**中医**］湿温，瘅疟，耳聋。［**西医**］大疱性鼓膜炎。

病因病机：胆胃湿热郁蒸，因湿热蕴蒸于胆胃，引动胆中木火，与湿热合邪，交蒸于气血之分，而湿邪尚郁遏上中阳气，而成湿郁热蒸之证。

证象组合：气郁+阳郁+气蒸+血蒸+神扰

主症：【**气机不宣**】**症象**：①胸胁苦闷。②胸满胁痛。**舌象**：①苔腻。②苔灰白腻。**脉象**：脉浮弦数，脉弦滑。

【津气蕴蒸】症象：①壮热汗出。②口苦口干。③面赤如朱。④小便短赤。舌象：①苔微黄。②舌苔中黄。脉象：脉弦略数。

【血热蕴蒸】症象：耳内剧痛。舌象：①舌质红。②边赤。③舌红无苔。

副症：【清空不宁】症象：①头重。②头痛如劈。③目眩。

【气机不降】症象：①作呕。②呕吐，呕吐苦水。

宾症：【阳气不和】症象：①不得汗，热势壮。②肢酸。舌象：苔腻。脉象：脉浮弦数。

【神志不宁】症象：烦躁。

治则：以疏利枢机、宣泄湿热、两清气血为主，仍兼清降木火，达表清里，内外合治。

方症：

蒿芩清胆汤证：俞根初方[1]。和解胆经法，此为和解胆经之良方。凡胸痞作呕，寒热如疟者，投无不效。

青蒿脑、青子芩各4.5~6g，淡竹茹、赤茯苓、碧玉散（包）各9g，仙半夏、生枳壳、陈广皮各4.5g。

论著和讨论

本证候湿热郁蒸，与少阳木火合邪，交蒸于气血之分，何秀山说："若受湿遏热郁，则三焦之气机不畅，胆中之相火乃炽。胆火炽，必犯胃而液郁为痰。和胃化痰，然必下焦之气机通畅。斯胆中之相火清和，引相火下泄。俾湿热下出，均从膀胱而去。"[1]故其治则仍以疏利枢机，以宣泄湿热，兼清降其木火，内外合法。

病案举例

1.张聿青治正蒙，暑湿先伏膜原，兹从少阳外达，热壮烦恶，热退汗畅，舌苔中黄，边赤，恐成瘅疟，拟方即请正之：肥知母、黑山栀各6g，茯苓皮、益元散各12g，广郁金3g，大豆卷9g，白蔻仁1.5g，淡黄芩（酒炒）、香青蒿各4.5g，荷梗18g。二诊：畅汗热达，痰热未净，夜寐不安，苔根黄腻，脉弦滑转甚，拟加味温胆法候正：半夏（青盐水炒）6g，川毛连（姜汁炒）1.2g，益元散（包）12g，丹皮炭、竹二青（盐水炒）、黑山栀各4.5g，川石斛（先煎）、瓜蒌皮、朱茯神各9g，广陈皮、小枳实各3g，荷梗15g[2]。

2.程门雪治王某某，男，成年，寒热初起，不得汗，热势壮，头痛肢酸，口干苦，苔腻，脉浮弦数，先予解肌达邪，佐以宣化：粉葛根4.5g，清水豆卷、鸡苏散各12g，黑栀、赤茯苓、桑叶、菊花各9g，银柴胡3g，竹沥半夏、橘红各4.5g，甘露消毒丹15g，1剂寒热退，头痛口苦未和，间有泛恶，原方损益之：银柴胡、枳壳各3g，竹沥半夏、酒黄芩、橘红、炒竹茹各4.5g，姜黄连0.9g，云茯苓、冬桑叶、白蒺藜各9g，炒杭菊6g，薄荷炭2.4g，荷叶边1圈，甘露消毒丹12g，2剂[3]。

3.李聪甫治湿温：褚某某，男，36岁，发汗后，汗出不恶寒，发热更甚，头重目眩，胸满胁痛，呕吐苦水，苔灰白腻，脉弦滑，宣湿透表汤主之：青蒿、鲜竹茹、赤茯苓各9g，淡青子芩、姜半夏、旋覆花、枳壳、藿香梗、炒六曲各6g，青皮、云皮、厚朴各4.5g，白蔻仁2.4g，益元散（荷叶包）12g[4]。

又治瘅疟：杨某某，女，29岁，壮热汗出，头痛如劈，面赤如朱，口苦目眩，呼吸粗促，口渴呕吐，小便短赤，经水适来，小腹疼痛拒按，舌红无苔，脉弦数。柴鳖汤主之：柴胡、青蒿、酒黄芩、酒知母、杏仁、豆卷、制鳖甲、赤茯苓、竹茹、益元散各10g，酒青皮、白菊、川郁金、川贝各7g[4]。

4.林先智治郑某某，男，23岁，左耳内剧痛1天，耳内堵塞感，听力轻度减退，痛甚则胸胁苦闷，作呕，口苦，舌质红，苔微黄，脉弦略数。检查见左鼓膜充血，表面有一水疱膨起，淡紫色，触之柔软，有触痛。诊为大疱性鼓膜炎（左），属邪热在少阳，耳部经络受阻，不通则痛，兼以血分有热，治宜疏解少阳，兼以凉血，拟小柴胡汤加减。因思病者年壮，虽有作呕，但胃纳尚可，脾土未伤，故去人参、大枣，加赤芍、生地以凉血，泽泻利水渗湿，引热从小便而解。处方：柴胡、法半夏、赤芍、生地、泽泻各10g，黄芩12g，生姜3片，甘草3g。每日1剂，水煎服。1剂后，耳痛大减。2剂，诸症基本消失。检查见鼓膜之疱已平复，只略充血，依原方再服1剂而愈[5]。

引用文献

[1] 俞根初.重订通俗伤寒论[M].上海：上海科学技术出版社，1959：55.
[2] 张聿青.张聿青医案[M].上海：上海科学技术出版社，1963：98.
[3] 上海中医学院.程门雪医案[M].上海：上海科学技术出版社，2002：24.
[4] 李聪甫.李聪甫医案[M].长沙：湖南科学技术出版社，1979：32，39.
[5] 林先智.小柴胡汤在耳科的应用[J].新中医，1981，(8)：35.

五、肺肝湿热证（湿热外湿并病）（2候）

肝肺湿热证，肺主气属卫，肝主血属营，湿热犯于肺肝，为营卫气血同病之证。多为伏邪湿暑之病，亦有新感秋温、秋燥，外有湿郁，内有热蒸，故称湿遏热伏之证。

湿多遏于卫，热多入于营，卫分不解，传之于气分；营分不解，必传入于血分，甚则深陷阴分。湿郁气分多生痰，热蒸血分多停瘀，故肺肝湿热证多挟痰挟瘀为病。

治当宣化湿邪，清透伏热，使郁遏之湿得开，则蕴伏气营之邪得以透解。曹炳章曰："泄湿透热，从里而透于表。"[1]"此热伏于内，湿遏于外，伏暑、秋瘟、秋燥均多此证，治法以蚕沙、滑石、瓜蒌皮、郁金化浊宣气开郁，鲜生地、豆豉、青蒿、白薇、焦山栀以清透营热从外达，湿化热透，大便自下，小溲亦长，如误用荆芥、防、枳、朴，反增胸闷干呕。若用硝黄妄下，则下利稀水，口舌化燥，胸闷干呕，热亦反增，脾胃浊垢反不下，此余累验之矣。"[1]

证候别称：湿遏热伏，湿热动风。

证候系统：详见图3-5-18。

本证——————营气郁蒸候

转证——————木火郁炽候

变证——————木火升逆候

图3-5-18　肝肺湿热证证候结构图（3候）

引用文献

［1］曹炳章等.中华医书集成·辨舌指南［M］.北京：中医古籍出版社，1999：18，36.

（一）营气郁蒸候（肺肝湿热本证）

肝肺湿热证，肝主营血，肺属卫气，湿郁卫分，热蒸气营，是为营气郁蒸之候。多见于伏气湿暑之证，或温邪入营兼伏湿内溃者，时病学家亦通称湿遏热伏之证。

通称：湿遏热伏。

内含病例：［中医］伏暑，湿温，秋温，秋燥，温邪入营而兼伏湿。

病因病机：肝肺湿热郁蒸，先受热邪，内蕴于营分，外感湿邪郁遏于卫分、气分，触动营分之热，外达于气分而成，伏热外蒸，湿邪外遏，湿遏热伏之候。

证象组合：表郁+气蒸+营蒸

主症：【腠理不宣】**症象**：①恶风寒。②无汗。**舌象**：苔灰腻。**脉象**：脉沉濡。

【津气蕴蒸】**症象**：①日晡热甚。②便不畅。③溲短赤。**舌象**：黄腻。**脉象**：数。

【营热蕴蒸】**症象**：①身热夜甚。②渴不欲饮。**舌象**：舌边尖绛，底绛。

副症：【清空不宣】**症象**：头痛。

宾症：【清窍不利】**症象**：咽阻。

治则：当宣达肺气使气机宣畅，外可以达表，内可以行湿，兼用清透营气，使伏热外达。

方症：

加味栀豉汤证：曹炳章方[1]。治湿遏热伏，日晡热甚，便不畅，溲短涩，详见论著。

蚕沙、滑石、瓜蒌皮、郁金，鲜生地、豆豉、青蒿、白薇、焦山栀。

论著和讨论

1.本证候湿遏于外，热伏于营，卫气不宣，伏热不透，见症以湿郁于外兼气营热蒸之脉症为主，曹炳章说："湿遏热伏之证，初起脉沉濡而数，舌尖绛，边绛略淡，中根灰白，或灰黄厚腻，日晡热甚，便不畅，溲短涩，此热伏于内，湿遏于外，伏暑、秋瘟、秋燥均多此证。"[1]"凡舌苔白，而底色绛者，湿热自气分伤营也，及湿遏伏也，当先泄湿透热，防其即干也。从里而透于表，则变润矣。舌苔白腻，底绛尖红者，湿遏热伏之征也。……深绛而苔白厚腻者，温邪入营而兼伏湿也。"[1]

2.治则：当宣化湿邪之郁，兼两清气营，以透达蕴伏之热，从表宣泄之法。曹炳章说："治法以蚕沙、滑石、瓜蒌皮、郁金化浊宣气开郁，鲜生地、豆豉、青蒿、白薇、焦山栀以清透营热从外达，湿化热透，大便自下，小溲亦长，如误用荆芥、防、枳、朴，反增胸闷干呕；若用硝黄妄下，则下利稀水，口舌化燥，胸闷干呕，热亦反增，脾胃浊垢反不下，此余累验之矣。"[1]

病案举例

1.**吴鞠通**治暑温，舌苔满布，色微黄，脉洪弦而刚甚，左反大于右，不渴，初起即现此等脉症，恐下焦精血之热，远甚于上焦气分之热也。且旧有血溢，故手心热，又甚于手背，究竟初起，且清上焦，然不可不心知其所以然。连翘、细生地、丹皮、银花、桔梗、白茅根、麦冬、牛蒡子、香豉、薄荷、玄参、藿香梗、生甘草[2]。

又治面赤目赤，舌苔满布，至重之温热病，脉反缓而弦，外热反不盛，口反不渴，肢微厥，所谓阳证阴脉，乃本身阳气不能十分充满，不肯化解耳。兹与化邪法。广郁金、杏仁、藿香、苦桔梗、荆芥穗、连翘心、银花、青蒿、香豉[2]。

2.宋鹤年治唐钟官，男，35岁，伏暑大热，烦渴，便涩，尿赤，六脉弦数，舌心干燥，此系伏暑，阴液亏竭，症颇危殆。治法宜润燥救液，加以清热化湿为主：玄参、麦冬、葛花、银花、天花粉各9g，鲜苇茎72g，生地18g，鲜竹心160条，滑石24g，甘草3g，玉竹15g，紫雪丹（冲）1.5g。二诊：药后口渴稍止，舌心稍润，唯烦热尚在，仍按前法加减：鲜竹叶心18g，麦冬、玄参、牛蒡子各9g，川贝母、栀子各6g，豆豉4.5g，鲜活芦根48g，六一散30g，赤小豆12g，至宝丹1粒。三诊：进前2剂，病势好转，睡卧安宁，舌润，尿稍清，脉较前稍静，仍以清热化湿和救液为主：鲜苇茎72g，麦冬、玄参、连翘、银花各9g，鲜竹心200条，天水散30g，木通4.5g，细生地、赤小豆各15g，川贝6g。诸恙均瘥，尚有微热，仍宜清其余邪：鲜梨皮、薏苡仁各18g，鲜苇茎48g，连翘、银花、淡竹叶、扁豆花、牛蒡子各9g，六一散30g，赤小豆15g，瓜络、赤茯苓各12g，4剂而愈[3]。

引用文献

［1］曹炳章等.中华医书集成·辨舌指南［M］.北京：中医古籍出版社，1999：18，36.

［2］秦伯未.清代名医医案精华［M］.北京：人民卫生出版社，2006：106，108.

［3］福建省中研所.福建中医医案医话选编（第一辑）［M］.福州：福建人民出版社，1960：24.

（二）木火郁炽候（肺肝湿热转证）

肺肝湿热证，湿邪化热，蕴蒸肝肺，木火升动，津炼成痰，湿郁未除，转成木火郁炽之候。时病学家通称之为湿热动风之证。以气血交炽与阳气不和脉症为主，可见气机郁滞症象。

通称：湿热动风。

内含病例：［中医］湿温。

病因病机：肝肺湿热郁炽，因湿热郁蒸肝肺，肺主气，肝主血，气血交炽，肺热炼液为痰，肝热则动木火，甚者如陈平伯所谓："湿热化火，火动则风生，风煽则火炽，外窜督脉则成痉，上窜脑中则为厥。"[1]而有痉厥之变。

证象组合：气郁+气炽+血炽+神蒙

主症：**【气机不利】症象**：少腹气坠作胀。

【津气蕴炽】症象：①发热，壮热自汗。②口燥渴饮。③发瘖。**舌象**：舌灰燥黄。**脉象**：①脉右滑大。②弦滑数。

副症：**【血热蕴炽】症象**：①鼻衄。②烦热。③红疹。**舌象**：舌红。

【神志昏蒙】症象：①梦呓。②手指引动。③猝然口噤，手足瘛疭，目瞪昏厥，角弓反张。

宾症：**【阳气不和】症象**：寒热。**舌象**：①舌多白滑。②或白而糙。**脉象**：①脉多浮弦。②甚或弦急。

【清空不宁】症象：①耳聋。②耳鸣耳闭。

治则：当宣化湿浊，兼两清气血，以降木火为法。清透气营，以得保存津液；凉肝以平木火，而防风动痉厥，最为要酌。而湿邪未净，必当兼以宣泄，则伏邪方有出路。

方症：

陈氏息风胜湿汤证：《通俗伤寒论》载方[1]。治湿热动风而发痉瘛，卒然口噤，角弓反张，壮热自汗，详见论著。羚羊角、竹茹、秦艽、钩藤、丝瓜络、飞滑石、梗通草、鲜桑枝。

论著和讨论

本证候湿热蕴蒸于肝肺，消烁气血津液，如张聿青说："邪湿未化，木火暗升，炼液成痰，神机不运，有神昏发痉之虞。"[2]金子久说："营伤，防风动热蒸，气分防发瘖。"[3]张聿青说："营气两液必然暗虚，木火升动，邪热从而转炽。"[2]金子久说："当清气营之热，务使津液保存。"[3]何廉臣说："湿热动风而发痉瘛者，猝然口噤，角弓反张，壮热自汗，口燥渴饮，手足瘛疭，目瞪昏厥，此《内经》所谓'诸热瞀瘛，皆属于火'是也。陈平伯所谓湿热化火，火动则风生，风煽则火炽，外窜督脉则成痉，上窜脑中则为厥。正《素问》所谓血之与气并走于上，则为大厥，厥则暴死是也。"[1]

何廉臣接着说："凡痉挛脉多浮弦，甚或弦急，舌多白滑，或白而糙，首当活络舒筋为君，佐以息风化湿。古方观音散加减：生薏苡仁、生明乳香、川桂枝、竹茹、生没药、茯苓、天麻、桑枝。时方陈氏息风胜湿汤（组方见方证）。痉瘛脉多弦数，甚则弦劲，舌多黄腻，甚或焦黄，指纹色多青紫而显明。若天庭青黯，目瞪直视，脉细劲，或伏坚，纹则粗硬如露青筋，推之血不流利，昏厥过二十四小时不醒者，则必其气不复返而死矣。初起时，首当息风定瘛为君，佐以豁痰泄热。古方竹叶石膏汤加减，时方羚麻白虎汤加减。”[1]

病案举例

1.**金子久**治鼻血大发，营分大伤，湿热外腾，寒热耳聋，舌灰燥不滋，脉右部滑大。衄后营伤，防风动热蒸，气分防发痞。当清气营之热，务使津液保存：鲜石斛、银花、连翘、池菊、桑叶、丹皮、绵茵陈、山栀、蒿梗、茅根、生竹茹、橘红[3]。

2.**张聿青**治邱右，症逾两候，先发红疹，继透白痞，又复经行，邪势未始不从疹、从痞而稍泄，所以数日前，病有退机，烦热口渴，已得大定，然既疹既痞，营气两液必然暗虚，而方寸愁虑，木火升动，邪热从而转炽，烦热复盛，耳鸣、耳窍闭塞，喉有痰声，俨如梦语，手指引动，少腹气坠作胀，脉数滑带弦，舌红苔黄，邪湿未化，木火暗升，炼液成痰，神机不运，有神昏发痉之虞，勉拟透热凉肝、化痰宣窍：羚羊片、赤茯苓各9g，竹茹（盐水炒）3g，益元散9g（加辰砂0.21g绢包），大连翘9g，陈胆星1.8g，黑山栀、光杏仁各9g，郁金、橘叶各4.5g，银花露30g[2]。

3.**李新平**治唐某，男，55岁，嗜烟酒浓茶。2018年10月17日，呛咳少痰，口苦无味，大便滞而不爽，舌苔焦黄垢腻，脉滑，为胃肠积热，气机郁炽，湿热犯肺：麦冬30g，南沙参、赤芍、怀山药各25g，杏仁各20g，桔梗、玉竹、前胡各18g，龙胆草、车前子、川牛膝、柴胡各15g，泽泻10g，炒黄芩12g，小木通5g，3剂。22日，咳嗽渐松，苔黄已减：上方去赤芍、玉竹、柴胡，加浙贝15g，3剂。治愈。

引用文献

［1］俞根初.重订通俗伤寒论［M］.上海：上海科学技术出版社，1959：428，429.

［2］张聿青.张聿青医案［M］.上海：上海科学技术出版社，1963：40.

［3］秦伯未.清代名医医案精华［M］.北京：人民卫生出版社，2006：508.

六、脾胃湿热证（湿热内湿本病）（18候）

脾胃湿热证，以内伤湿热为多，内外合邪者尤多：内伤之湿邪，如过啖膏粱酒肉茶果之类，均可聚湿内蕴中焦，留滞于脾胃而发病。外感时令之湿热，如暑湿、秽浊、霉湿、痧秽之类，是为新感之邪；有感而未发，蕴伏于里，化温化热，如伏湿、伏暑、湿温之类，是为伏邪。时令之邪发病多为表里同病；内伤湿热之发病，多与外感时令之邪，内外合邪，多发为杂病，尤以泻痢、霍乱，脘腹胀痛等为多见，亦多转变为黄疸、肿胀、疟疾、痞结、痿、痹等急慢性顽杂诸病。因此，可见脾胃湿热之证，其所属疾病亦甚广泛。

外感新邪，由口鼻直行中道，蕴于中焦，与内湿合邪，郁遏脾胃，中气失升降之权，清阳失宣展之能，外不能宣发腠理，内不能宣降气机，多表里夹杂之证。其病机变化，或怫郁于内，或郁滞于里，或逆于上，或陷于下，或结于中，甚则升降逆乱，清浊混淆，闭塞中阳，此皆表里同病之变。其内伤之湿热，滞于胃，则胃气失和，甚则胃失和降而上逆，滞于胃络而失其宣通；滞于脾，则脾失健运之常，不能分利水谷，泌清别浊，运化失职，或滞于中，或结于内，皆为急慢性杂病。

治则总以疏利中焦、燥湿清热为主。蒲辅周曰：“清湿热，调脾胃，疏利三焦，法用苦辛。”[1]叶天士曾谓湿热非苦辛寒不解。然湿浊偏重者，又非苦辛温燥，不能通阳化浊；夹食滞者，更当疏利中焦食滞；兼虚者，又当扶脾以助其运化，马元仪有云：“正气内伤，阴邪内结。攻之既足以伤其气，补之又适以滞其邪。”[2]认为补虚则热不除，治邪则虚不任。唯“补正散邪，交通上下”[2]以调补之。

证候别称：湿遏热蒸，湿热阻遏，湿热阻滞，湿热蕴郁，湿热内着，湿浊中阻，湿阻中州，湿伏中焦，湿热弥漫三焦，湿遏热伏，湿热伤脾，湿热伤胃，酒湿伤胃，脾胃失调，太阴阳明为病，秽浊郁闭，湿热郁结，太阴湿热内结，少阳阳明合病，中虚热滞，中虚伏热，中虚邪结，热病转寒中，阳虚滑脱，气虚滑脱，气虚发热，胃阴不足。

病名：［**中医**］湿温，湿温下利，湿温坏证，酒湿，秽浊，湿浊，暑秽，霉湿，伏湿，伏暑夹积，湿热，湿热泻，暑湿泄泻，阴虚泄泻，暑泻，五更泻，酒泄，小肠泄，滑泄，久泻，湿热痢，疫痢，噤口痢，休息痢，虚寒痢，久痢滑脱，湿热霍乱，伏暑霍乱，湿热吐泻，寒食霍乱，慢惊，腹痛，脘胀，脘胀痛，热胀，脾胀，虚胀，吐血，痞满，痞结，气痞，脏结，伏梁，黄疸，阳黄，蚕豆病，黄疸肿胀，水肿，太阴脾疟，疟胀，消渴，脾瘅，劳复，虚热，低热，湿痿，口疮，狐惑，手足汗。

证候系统：详见图3-5-19。

- 表里证
  - 偏表
    - 本证——清气郁蒸候、津气郁蒸候
    - 转证——清气蕴蒸候
    - 变证——清气怫郁候
  - 偏里—偏热
    - 本证——清气郁滞候
    - 转证——清气郁结候
    - 变证——清气郁逆候、清气逆乱候、气液虚逆候
      - 清气郁陷候、清气虚陷候
      - 气阴不固候、津气不固候
  - 偏湿
    - 本证——清阳郁滞候、津气郁滞候、气液不化候
    - 转证——清阳虚结候
    - 变证——清阳郁逆候、清阳郁陷候、清阳虚陷候
- 里证
  - 胃证
    - 本证——胃气不醒候、胃气失和候
    - 转证——胃失和降候、胃阳虚逆候
    - 变证——胃气郁结候、胃络失和候、胃阴消涸候
  - 脾证
    - 本证——脾气失运候、脾胃郁滞候、脾阳失运候
    - 转证——脾气虚滞候、脾胃不和候、脾阳虚滞候
      - 中阳不和候
    - 变证——中阳闭塞候

图3-5-19　脾胃湿热证证候结构图（35候）

引用文献

［1］中国中医研究院.蒲辅周医案［M］.北京：人民卫生出版社，1972：48.

［2］徐衡之，姚若琴.宋元明清名医类案［M］.长沙：湖南科学技术出版社，2006：575，576.

（一）津气郁蒸候（脾胃湿热表里证·偏表·本证）

脾胃湿热证，湿遏阳气，热蒸津液，湿遏热伏不得外达，而为津气郁蒸之候。时病学家亦通称为湿遏热蒸之证，虽以热蒸津气之症象显明，但必兼阳郁与气郁之脉症。

通称：湿遏热蒸，湿浊中阻，湿阻中州。

内含病例：［中医］黄疸，手足汗。

病因病机：脾胃湿热郁蒸，因湿邪郁遏脾阳，热邪蕴蒸胃中津液，中气宣降失司，湿邪郁遏不解，郁热不得外达，而成湿遏热蒸之证。

证象组合：阳郁+气郁+气蒸+液灼

主症：**【阳气不宣】症象**：①肢体疲乏。②倦怠乏力。③出汗时手足发凉。**舌象**：①舌苔白腻。②舌苔厚腻。**脉象**：①脉濡缓。②脉缓。

【津气蕴蒸】症象：①微有发热。②面目发黄。③小便微黄，小溲黄赤。④手足阵发性出汗。

【津液消灼】症象：口黏。

副症：**【清窍不利】症象**：目黄。

宾症：**【气机不宣】症象**：①胸闷。②厌食。

【气机不降】症象：恶心。

治则：当以宣通阳气为主，以宣泄其湿浊而开其湿郁，兼以甘淡渗利以行其湿滞，从表里上下以分解其湿热之邪。

方症：

1.芳香疏化透邪方证：范春如方[1]。治湿浊中阻，脾胃受困。黄疸前驱期。详见病案2。

藿香、佩兰、姜半夏、淡豆豉、赤茯苓、猪苓各9g，川厚朴、苏梗各6g，连壳蔻4.5g，焦六曲12g，车前子15g，生薏苡仁16g。

2.藿朴夏苓汤加减证：刘代庚方[2]。治手足阵发性出汗，状如水洗，日发无数次，详见病案1。

藿香、半夏、猪苓、川厚朴、泽泻、苍术各10g，云茯苓15g，杏仁、白蔻仁各9g，生薏苡仁25g，通草1g。

论著和讨论

1.本证候湿热蕴于中焦，湿郁于外，阳气不得宣展，郁热难以外达，发热，面目发黄，小便发黄，黄赤，手足

阵发性出汗，显见为津气热蒸的症象。同时可见倦怠乏力、手足发凉等阳气不宣的症状，这便是本候的特征。故其治则仍在于通阳以开其湿郁，兼甘淡渗利以分消其湿滞，亦表里双解之法。

2.藿朴夏苓汤解：方中香豉、藿香芳化宣透以疏表湿，使阳不内郁；藿香、白蔻仁、厚朴芳香化湿；厚朴、半夏燥湿运脾，使脾能运化水湿，不为湿邪所困。再用杏仁开泄肺气于上，使肺气宣降，则水道自调；茯苓、猪苓、泽泻、苡仁淡渗利湿于下，使水道畅通，则湿有去路。

病案举例

1.刘代庚治手足汗：马某某，男，38岁，手足阵发性出汗4年余。汗则顺手足成滴流下，状如水洗，日发无数次，天冷时亦然，冬天棉鞋经常湿透，出汗时手足发凉。多方求治，均无效。吾根据其口黏、舌苔厚腻、脉缓等证，结合脾主四肢的理论，诊为脾失健运、湿阻中州所致，治以藿朴夏苓汤加减（组方见方证）。日1剂。服药4剂，出汗减少，舌苔退去大半，8剂汗止，继服2剂，巩固疗效。随访半年未复发[2]。

2.范春如治陆某某，男，年40岁许。体素强健，某日忽感肢体疲乏，厌食，胸闷恶心，微有发热，小便微黄，尚能下田劳动。两日后渐感不支，遂邀诊。察其舌苔白腻，脉濡缓，断为湿浊中阻，脾胃受困。方用（组方见方证）。2剂后，胸闷恶心略减，胃纳未旺，仍倦怠乏力，更见面目发黄、小溲黄赤，上方加绵茵陈15g、焦山栀9g，连服10余剂，黄疸退清，体力康复如初。按：本病例初诊时，黄疸尚未出现，根据当时脉证，乃是湿困脾胃，药用芳香疏化为主。范老体验，黄疸前驱期，常有上述症状表现，及时投以芳香化浊透邪之剂，可以缩短黄疸病程[1]。

引用文献

［1］姜达歧.老中医范春如治疗黄疸的经验［J］.上海中医药杂志，1983，（8）：3.
［2］刘代庚.汗证治验五则［J］.中医杂志，1981，（4）：42.

（二）清气怫郁候（脾胃湿热表里证·偏表·变证）

脾胃湿热证，湿遏于外，热伏于内，不得外达，怫郁于上焦，变为清气怫郁之候。时病学家称为湿遏热伏之证。以上焦阳气怫郁之脉症为主，必兼上中气机郁遏与气分热蒸的症象。

通称：湿遏热伏。

内含病例：［**中医**］湿温，湿热。［**西医**］心肌梗死。

病因病机：脾胃湿热郁陷，因湿浊郁遏，热自内生，蕴伏中焦，脾胃失其宣降，清气不司展运，阳气怫郁于里，不得外达，湿热宣泄无门，是为怫郁之证。

证象组合：表郁+气热+阳郁

主症：【**气机不宣**】**症象**：①胸膈满闷，脘痞。②腹满。③口干而不欲饮。

【**阳气怫郁**】**症象**：①心烦卧起不安，烦躁不寐。②心下懊侬。③无衣则凛凛，着衣则烦。④寒热往来。⑤面赤气急。⑥神迷欲寐。⑦饥不欲食。**舌象**：①舌淡红苔黄腻。②苔白中黄。**脉象**：①脉浮数无力。②脉虚，③郁数不扬。

副症：【**津气蕴蒸**】**症象**：①但头汗出。②胸腹发热。③口苦。④渴不引饮。⑤便闭，便艰。⑥小便赤，不利。**舌象**：①苔黄滑腻。②黄褐。**脉象**：①脉关滑大而缓，尺沉滑。

【**气机不降**】**症象**：①呕逆。②恶心，泛恶。③呃逆。

宾症：【**清窍不利**】**症象**：咽痛。

【**清空不宣**】**症象**：头如裹。

治则：当苦温苦泄互用，宣泄湿热，而解其阳气之怫郁；泄热于化湿之中，芳香佐以透热。以开郁透伏，不可妄投寒凉。

方症：

1.栀子厚朴汤证：张仲景方。适应头汗出，心烦腹满，胸膈满闷，饥不欲食，卧起不安。

枳实、栀子、厚朴。

2.平胃加味证：姚龙光方[1]。治寒热往来，大便难小便赤，喉痛恶心，不欲食，烦躁。详见病案1。

川厚朴三钱，苍术、茯苓、陈皮、泽泻各二钱，草果仁、黄芩、知母、枳实各钱半，滑石五钱，生甘草、黄连姜汁炒各五分，车前草一株。

3.栀子豉汤加味证：房定进方[2]。治急性心肌梗死并发心烦懊侬，胸前区痛烦，恶心呕吐，详见病案3。

栀子、豆豉、枳壳、藿香、荷叶、生大黄各9g，炒扁豆15g，薄荷6g。

论著和讨论

1.本证候湿遏热郁，蕴伏中焦，清气不展，阳气怫郁，仲景曰："阳明病，无汗，小便不利，心中懊侬者，身必发黄。”（《伤寒论》199条）“但头汗出，身无汗，剂颈而还，小便不利，渴引水浆者，此为瘀热在里，身必发黄，茵陈蒿汤主之。”（236条）褚玄仁曰：“湿遏热伏，湿包热外，热处湿中，所谓胸中清旷之区，变为云雾之乡，病机尚在气分。”[3]

2.治则以宣泄湿热，解其怫郁之阳气为主，不可妄行凉遏，使怫郁者愈郁，郁邪愈不得达。有云：“暑热外受，湿热郁遏，懊侬脉虚，无衣则凛凛，着衣则烦，渴不多饮，甚则呕逆，主芳香佐以清透，栀子豉汤加藿香露、荷花露、佩兰、半夏曲。”

仲景曰：“伤寒下后，心烦腹满，卧起不安者，栀子厚朴汤主之。”（79条）此太阴湿浊挟热，当泄热于化浊之中。又有云：“但头汗出，胸膈满闷，饥不欲食，卧起不安，当苦温苦泄互用，栀子厚朴汤。”沈明宗曰：“下后微邪内陷，而无痰饮搏结，故无结胸下利；但邪陷胸膈，扰乱于上则心烦，邪入腹中，在下则腹满，两邪逼凑胸腹，所以心烦腹满。用此一涌一泻，亦表里两解法也。”[4]

病案举例

1.**姚龙光**治堂婶严氏，寒热往来，大便难小便赤，喉痛恶心，不欲食，烦躁。用藿香正气散加减，内有厚朴八分，服讫，面红气急，喉痛烦躁有加；又用银翘散加黄芩、寒水石等，连服四剂，面愈赤，气愈急，心烦躁扰，愈不能耐，且兼呃逆，合宅惶恐。急往视之，诊得两寸脉浮数无力，两关脉滑大而缓，两尺脉沉滑，时寒时热，身未得汗，头颈间有汗出，头如裹，身重不能转侧，神迷欲寐，便闭溺涩，口苦不渴，舌苔油黄滑腻而满布，胸闷腹满。据脉症参之，种种皆属太阴寒湿，中焦之滞，下焦气郁，而心阳上浮。此内有真寒，而外显假热之象。见未精者，每为所惑，而设治伤生。但厚朴等份两太轻，不能宣化寒湿，使心火下降，反助心阳之势以上升，故反见热象。妄用寒凉，致壅者愈壅，升者愈升，寒湿结于中，心阳化火，而上迫故。烦躁面赤愈甚，胃气不能下降，必与心火上逆，故气急呃逆愈加，如煤火然，以水由炉底浇上，则浮火上升一二尺许，即此理也。为用（组方见方证）。服一剂，热象全退，转见寒象，连进八剂，始便通，饮食渐进，月余始能健旺[1]。

另：堂婶严氏胞弟严桂龄，清晨空腹为姊吹喉药，传染病症如一。而轻不信予言，延一前辈而有时名者诊治，迳用寒凉，而不知返，渐至粒米不进，小便不通，面赤气喘，躁扰不安，日夜不寐两月余。舌黑如墨，润滑光亮如镜。恣饮梨汁、蔗浆，致脾阳全败，龙雷阴火上升，舌苔由黑而燥而裂，燥裂之下，尚有潮气，其气急神扬，刻不能耐，叫喊之声，四邻皆震，目赤直视，心内火焚，苦楚万端，令人不忍闻见也。又越二日而卒。起病至死共三月余，此症由寒湿而化热，而化火，直至上升颠顶，阴阳脱离，津液耗尽，始得神亡而逝[1]。

2.**褚玄仁**治张某某，湿温发热29日，大便半月不解，屡用承气攻下，大黄由9g增至15g，便仍不通，反见心胸满闷，烦躁不寐，脉郁数不扬，苔白腻，中见微黄不聚，心烦懊侬，不寐已二日夜，语言沉闷。据苔脉是湿遏热伏，湿包热外，热处湿中，所谓胸中清旷之区，变为云雾之乡，病机尚在气分，法当清热除烦、宣中化湿，栀子豉汤合平胃散加减，胸中顿舒，虚烦随解，便仍未行，脉已有力，苔黄糙聚，舌尖质红，湿去热存，予小承气汤加味：大黄仅用6g，当夜便行，胸腹满闷遂消，调整十余日而愈[3]。

3.**房定亚**治急性心肌梗死并发心烦懊侬：刘某某，男，48岁，胸前区痛烦，恶心呕吐，食欲差，胸腹发热已周余，弃衣被而卧，袒胸露腹，但体温不高，口苦，大便干，溲黄，脉弦，苔黄褐，胃中甚为疼苦，难以表达，为胃中有陈腐之气，湿浊蕴郁而化热，致清气不升，浊气不降，栀子豉汤加味（组方见方证），6剂，腑气已通，舌苔已化，诸症减轻，生大黄改熟大黄6g，木香9g，砂仁、黄连各6g，6剂，能下地活动[2]。

引用文献

［1］徐衡之，姚若琴.宋元明清名医类案［M］.长沙：湖南科学技术出版社，2006：443.

［2］房定亚.治急性心肌梗死并发症验案［J］.新医药学杂志，1977，（11）：19.

［3］褚玄仁.《内经》舌诊的初步探讨和临床体会［J］.中医杂志，1963，（11）：29.

［4］吴谦.中华医书集成·医宗金鉴［M］.沈阳：辽宁科学技术出版社，1962：33.

（三）清气郁滞候（脾胃湿热表里证·偏里·偏热·本证）

脾胃湿热证，湿热郁滞中焦，脾气不能运行，清气失其宣降之常，是为清气郁滞之候。时病学家通称为湿热阻滞、湿热蕴郁、脾胃失调之证。且可见于黄疸、痢疾诸病。

通称：湿热阻滞，湿热蕴郁，脾胃失调，太阴阳明为病。

内含病例：［**中医**］秽浊，伏暑夹积，湿热泻，湿热低热，阳黄，痢疾，蚕豆病。［**西医**］乙型脑炎，慢性痢疾，肝炎，病毒性心肌炎。

病因病机：脾胃湿热郁滞，因湿热内蕴脾胃，郁滞其升降，上中气机失其通利之常，是蒲辅周所谓“脾胃失调，湿聚热郁，以致肝失疏泄，三焦不和”[1]之候。

证象组合：气郁+气热+气滞

主症：**【气机不宣】症象**：①脘中痞满饱闷。②不饥恶食，食欲不振。③厌油腻食物，下午疲乏尤甚。④胸痞。⑤自觉疲乏无力，心悸倦息，口干不欲饮。⑥手足汗出肢凉。**舌象**：①苔白腻。②苔白而厚。**脉象**：①脉濡涩缓。②脉濡缓。

【津气蕴蒸】症象：①头胀。②发热，高热，时有惊搐微烦，汗出不彻。③午后低热，夜间发热，手心灼热。④面目黄。⑤口黏口渴，渴不多饮。⑥口苦。⑦不寐。⑧尿黄短浊，热赤。⑨便闭。**舌象**：①舌红苔白腻浮黄。②舌苔厚腻微黄。③舌边色红，苔布浮腻。**脉象**：①脉濡缓，沉取略数。②弦细数。③脉濡数。④浮数。

副症：**【气机不利】症象**：①大腹胀满，腹中板痛，腹隐痛。②胸脘胀闷硬痛。③脘闷脘疼，胃脘痞满。④胁下痛。⑤大便烂，泄泻，便溏不爽。⑥白色脓状便，滞下不畅。⑦痢下赤白。⑧里急后重。**舌象**：舌红。**脉象**：脉弦缓。

宾症：**【气机不降】症象**：呕恶，频频作恶。

治则：以清疏中焦、清化湿热为主。叶天士曰："但不宜下，恐犯太阴变胀"[2]，蒲辅周曰："调脾胃，清湿热，疏利三焦。"[1]法用苦辛，辛淡清化，调气泄浊。

方症：

1.甘露消毒丹加减方证：李翰卿方[3]，宣化湿邪，佐以清热。治发热，疲乏无力，食欲不振，厌油腻食物，详见病案4。

白蔻仁、藿香、茵陈、菖蒲、连翘、黄芩、枳壳、神曲、焦槟榔各9g，滑石12g。

2.茵陈平胃散加减方证：范春如方[4]，治湿热内阻太阴阳明，发黄，食欲不振，时有恶心，胸闷腹胀，大便溏而不爽，小便黄浊。详见病案5。

绵茵陈、白毛藤、半枝莲各30g，车前子12g，片姜黄、陈皮各6g，炙甘草3g，茅苍术、白术、川厚朴、焦山栀、川黄柏、广郁金、赤茯苓、猪苓、泽泻、绛矾丸（包）各9g。

3.蚕豆病方证：王益民方[5]。因食蚕豆致病，黄疸发热，恶心呕吐，腹痛溺红，倦怠，苔白粗，脉数。

茵陈、泽泻、神曲、竹茹、连翘各9g，栀仁4.5g，滑石12g，郁金、藿香梗（或佩兰）各6g。

论著和讨论

1.本证候湿热郁滞脾胃，以致上中气机失于通利，见症以上中气机郁滞之脉症为主，可兼见气分热蒸之脉症。叶天士曰："秽浊阻遏中焦，气机不宣，腹痛脘痹。"[2]吴坤安说："如脘中痞闷，而兼头胀目黄，脉象濡涩者，此暑湿伏邪凝滞胸中也。宜清疏中宫：川黄连、枳实、半夏、厚朴、郁金、草豆蔻、滑石、茯苓皮之类。"[6]"暑秽内结吸入暑秽，先走募原。募原是胃络分布，故上逆而为呕吐，脘闷而痛，寒热不解，舌黄而渴。宜泻心法：姜制川连、黄芩、半夏、枳实、藿梗、滑石、通草、郁金。"[6]

2.治则：当以疏利中焦气机为主，兼以清利湿热为法。吴坤安说："若触秽暑，兼挟食滞，脘中痞满，饱闷呕恶，腹中板痛，亦宜清疏中宫：藿梗、川郁金、川连、枳实、白蔻、厚朴、木香汁、生楂肉、莱菔子之类……若暑湿之邪未清，误投补剂，以致胸膈胀满，脘中痞闷硬痛，几成结胸者，亦宜泻心法治之。如二陈、枳实、厚朴、川连、楂肉、郁金、莱菔子、木香汁之类。"[6]何廉臣说："湿热阻中，气滞脘痛，大便不爽，用豆豉、枳实、川连、姜汁、苓、半，热轻则去黄连，加广郁金、橘红、苡仁、杏仁，此湿伤气痹治法，热甚则用川连、生晒术、川朴、橘皮、淡生姜渣、酒煨大黄，水法丸服。"[7]

病案举例

1.叶天士治张三二，述初病似疟，乃夏暑先伏，秋凉继受，因不慎食物，胃脘气滞生热，内蒸变现黄疸，乃五疸中之谷疸也。溺黄便秘，当宣腑湿热，但不宜下，恐犯太阴变胀：绵茵陈、茯苓皮、白蔻仁、枳实皮、杏仁、桔梗、天花粉[2]。

又治程，秽浊阻遏中焦，气机不宣，腹痛脘痹，当用芳香逐秽，兼以疏泄（秽浊阻气）：藿香、厚朴、杏仁、莱菔子、半夏、广皮白[2]。

2.王旭高治伏暑湿热之邪，挟积内蕴，胸痞呕恶，发热舌燥，通腑之后，变为下痢，痢色红白腻胨，仍然痞塞呕恶，饮食不纳，势成噤口重证。须得胃开纳谷，痢减不呕为妙，阅诸高明方，层次转折，各有主意，姑拟一方商正：川黄连、黄芩、白芍、青皮、川厚朴、陈皮、神曲、茯苓、北沙参、砂仁、生熟谷芽、玫瑰花[8]。

3.何廉臣治傅左，32岁，湿热夹食，胸腹痞满，口腻，胃钝，溺赤，治宜辛淡清化：枳壳4.5g，焦山栀、西茵陈、广郁金各9g，广橘红、川厚朴、小青皮各3g，飞滑石18g（包），鸡内金2张，紫金片1.2g（冲）[9]。

4.李翰卿治张某某，男，成人。因前臂外伤感染而住某某医院，经过治疗局部感染基本痊愈，但体温一直保持在38.1~38.5℃，自觉疲乏无力，食欲不振，厌油腻食物，下午4~6时疲乏尤甚。各常规检查皆正常，血沉30mm/h，曾用青、链霉素无效，继用红霉素、庆大霉素及卡那霉素等皆无效，后来又配用中药，以大剂量清热解毒仍未有好转，故请老中医李翰卿诊治。查其舌苔白腻浮黄，脉象濡缓，沉取略数，自觉胃脘痞满，腹肌柔软并有沉重感，李老根据脉、舌、症的分析，认为湿热蕴郁，湿重热轻，久用寒凉，气机失于宣畅，当以宣化湿邪，佐以清热。仿甘露消毒丹加减（组方见方证）。服药5剂后，体温略有下降之势，继服6剂后，体温降至正常，为了巩固疗效又连服重19剂后，症状完全消失。按：李翰卿老大夫认为：低热的原因很多，必须细致地从四诊着手，从患者疲乏无力、舌苔白腻、脉象濡缓等，说明是湿阻中焦之象，病人手心灼热，苔腻而浮黄，小溲黄短，脉象沉取稍数，属湿中有热之象，从整体看来，本病低热纯属热郁于内，湿阻于中，目前必须芳香以化湿郁，苦寒以泄其热，甘淡利窍以祛湿邪，使湿郁化，气机开，热得泄，低热才能退净，若一见低热，不从四诊辨证着手即用大量苦寒清热之品，则湿遏热伏，不易获效[3]。

5.范春如治虞某某，男，31岁，发黄已有1周。食欲不振，时有恶心，胸闷腹胀，大便溏而不爽，小便黄浊。体检：肝在剑突下三指，右锁骨中线下二指，中等硬度，有压痛。实验室检查：尿胆素阳性，黄疸指数25单位，凡登白试验直接阳性，谷丙转氨酶250单位。舌苔厚腻微黄，脉濡缓。湿热内阻太阴阳明为病，方用茵陈平胃散加减（组方见方证）。上方出入加减，每日1剂；住院21天，症状消失，肝功能正常出院[4]。

引用文献

［1］中国中医研究院.蒲辅周医案［M］.北京：人民卫生出版社，1972：48.
［2］叶天士.临证指南医案［M］.上海：上海卫生出版社，1958：234，451.
［3］朱进忠.低烧待诊的治验体会［J］.新医药学杂志，1978，(5)：9.
［4］姜达歧.老中医范春如治疗黄疸的经验［J］.上海中医药杂志，1983，(8)：4.
［5］王益民等.简谈蚕豆病的中医药疗法［J］.中医函授通讯第20期，1962，(7)：17.
［6］吴坤安.伤寒指掌［M］.上海：上海科学技术出版社，1959：卷三14，15，75.
［7］俞根初.重订通俗伤寒论［M］.上海：上海科学技术出版社，1959：209.
［8］秦伯未.清代名医医案精华［M］.北京：人民卫生出版社，2006：180.
［9］萧龙友等.现代医案选（第一集）［M］.北京：人民卫生出版社，1960：80.

（四）清气郁结候（脾胃湿热表里证·偏里·偏热·转证）

脾胃湿热证，湿热内蕴，聚结于中，清气不得宣降，转为清气郁结之候。时病学家通称为痞结之证，吴坤安却称之为湿热伤脾或脾热湿聚，与食滞相似，故叶天士云："夫食滞在胃，而胸中清气，悉为湿浊阻遏与食滞两途。"[1]以上中气机郁结之脉症为主。

通称：湿热伤脾。

内含病例：［中医］痞结，太阴脾疟。

病因病机：脾胃湿热郁结，因湿热内蕴于脾胃，中焦失宣降之权，清气不司宣展，与湿热互结于上中，而成痞结之候。

证象组合：气郁+气结+气蒸

主症：【气机不宣】症象：①饮食不进。②胸满。③痞结。④饮食不进。⑤不渴。**舌象：**苔白黏腻。

【气机郁结】症象：①心下痞按之软。不能食，食则满闷。②寒起四末，热聚心胸。③胸痞状如结胸。④胃痛脘痹。**舌象：**①舌淡红苔白且揞。②苔黄腻。**脉象：**脉关上浮。

副症：【气机不降】症象：①多呕。②哕恶呕吐。

【津气蕴蒸】症象：①身体熇热。②热甚寒微。③微渴。④自利。**脉象：**滑大而数，沉取濡软。**舌象：**舌黄。

宾症：【清窍不宣】症象：咽中如有炙腐。

治则：当清疏中焦湿热为主，辛开其湿，苦降其热，以解其郁结之邪，邪去则清气自展，痞结去而宣降有序矣。

方症：

1.大黄黄连泻心汤证：张仲景方。治热邪壅滞心下，气结不舒，心下痞，按之濡，脉关上浮，及心火亢盛，吐血衄血。

大黄二两，黄连一两。开水浸渍，分二次服。

2.增减黄连泻心汤证：《通俗伤寒论》方[2]，从仲景方加减。清热渗湿、清泄包络心经实火法，治湿郁成热，热重湿轻者。详见论著。

小川黄连2.4g，青子芩、小枳实、仙半夏各4.5g，飞滑石18g，淡竹沥2瓢，生薏苡仁15g，生姜汁2滴同冲。先用冬瓜子30g，丝通草6g，灯心1.5g，煎汤代水。鲜石菖蒲叶4.5g搓熟生（冲）。

3.统旨清中汤：《医学统旨》方[2]，主治火热内蕴之心痛、胃脘痛，热者清之使通。

川黄连、姜半夏各3g，焦山栀6g，广陈皮、茯苓各4.5g，草豆蔻2.1g，清炙甘草1.8g。

论著和讨论

1.本证候湿热内蕴于脾胃，痞结于上中焦，仲景曰："心下痞按之濡，其脉关上浮者，大黄黄连泻心汤主之。"（《伤寒论》154条）"伤寒大下后复发汗，心下痞、恶寒者，表未解也。不可攻痞，当先解其表，表解乃可攻痞；解表宜桂枝汤，攻痞宜大黄黄连泻心汤。"（164条）吴坤安说："如痞结胸满，饮食不进，舌黄微渴，此湿热伤脾也，宜泻心法：半夏、茯苓、川黄连、厚朴、茅苍术、通草。"[3]

2.治则：应以辛开苦降之法，以解其痞结之邪。张聿青曰："气湿之结，前人谓非辛不能开，非苦不能降，拟泻心为法。"[4]吴坤安说："若暑湿之邪未清，误投补剂，以致胸膈胀满，脘中痞闷硬痛，几成结胸者，亦宜泻心法治之，如陈皮、法半夏、枳实、厚朴、川黄连、山楂肉、郁金、莱菔子、木香汁之类。"[3]吴鞠通说："太阴脾疟，寒起四末，不渴多呕，热聚心胸，黄连白芍汤主之（黄连、黄芩各6g，半夏、白芍各9g，枳实4.5g，姜汁5匙冲。水8杯，煮取3杯，分3次温服）；烦躁甚者，可另服牛黄丸1丸。"[5]

病案举例

1.**叶天士**治暑湿伏邪夹食：尤，面垢油亮，目眦黄，头胀如束，胸脘痞闷。此暑湿热气内伏，因劳倦正气泄越而发。既非暴受风寒，发散取汗，徒伤阳气，按脉形濡涩，岂是表证？凡伤寒必究，六经伏气，须明三焦，论症参脉，壮年已非有余之质，当以劳倦伤、伏邪例诊：滑石、黄芩、厚朴、醋炒半夏、杏仁、白蔻仁、竹叶。胸痞自利，状如结胸，夫食滞在胃，而胸中清气，悉为湿浊阻遏与食滞两途。此清解三焦，却邪汤药兼进，保和丸消导：淡黄芩、川黄连、淡干姜、厚朴、醋炒半夏、郁金、白蔻仁、滑石，送保和丸9g[1]。

又治湿热伤胃：刘，湿热，非苦辛寒不解。体丰，阳气不足，论体攻病为是，胸中痞闷不食，议治在胃：川黄连、炒半夏、人参、枳实、姜汁、茯苓、橘红[1]。

又治暑秽内结：毛氏，旧有胃痛脘痹呕吐之病，秋前举发，已得小安，近痛呕复来，身体熇热，宿病未罢，而暑热秽气上窍侵入，三焦混淆，恐内闭变现痉厥：川黄连、淡黄芩、半夏、姜汁、黑山栀、枳实汁[1]。

又治湿郁脾阳：张六一，此湿蕴气中，足太阴之气，不为鼓动运行，试以痞结胸满，仲景列于太阴篇中，概可推求其理矣：醋炒半夏、茯苓、川黄连、厚朴，通草煎汤[1]。

2.**尤在泾**：脾以健运为职，心下痞不能食，食则满闷，脾失其职矣，但健运之品，迂缓无功，宜以补泻升降法治之：人参、干姜、半夏、茯苓、川黄连、枳实、陈皮、生姜[6]。

3.**张聿青**治某，伏邪晚发，热甚寒微，经水适来适断，冲脉气阻。夫冲脉起于气街，布散于胸中，此响彼应，遂致中州痞满，痰湿停聚。哕恶呕吐，自觉中脘之间，似有一团凝结，滴水入口，皆聚于此。心火下降，肾水上升，水火交通，才得成寐。今中州阻痹，则水火相济之道路阻隔不通，坎离不接，彻夜不能交睫。脉象滑大而数，沉取濡软，舌淡红苔白且腻，邪湿痰气交会中宫，而正气渐虚，所虑神昏发呃，气湿之结。前人谓非辛不能开，非苦不能降，拟泻心为法：川黄连（姜汁炒）0.9g，制半夏、藿香各9g，赤白苓各12g，鲜佛手4.5g，淡干姜1.2g，陈皮3g，白蔻仁（后下）2.1g，大腹皮6g，竹茹（姜汁炒）3g，生姜3片，改方加郁金4.5g，枳实3g，石菖蒲1.5g，玉枢丹0.9g，先调服[4]。

引用文献

［1］叶天士.临证指南医案［M］.上海：上海卫生出版社，1958：181，182，202，267.

［2］俞根初.重订通俗伤寒论［M］.上海：上海科学技术出版社，1959：87，357.

［3］吴坤安.伤寒指掌［M］.上海：上海科学技术出版社，1959：卷三15，卷四52.

［4］张聿青.张聿青医案［M］.上海：上海科学技术出版社，1963：86.

［5］吴鞠通.温病条辨［M］.福州：福建科学技术出版社，2010：95.

［6］柳宝诒等.增评柳选四家医案［M］.南京：江苏科学技术出版社，1983：57.

（五）清气郁逆候（脾胃湿热表里证·偏里·偏热·变证1）

脾胃湿热证，湿热郁滞中焦，清气升降失常，脾湿郁遏，胃热上逆，变为清气郁逆之候。吴坤安称湿热结于中焦气分，虽气机冲逆症象显著，但必兼热蒸气分与上中气机郁滞的脉症。

通称：湿热郁结，湿热阻遏，湿热内着。

内含病例：［中医］秽浊，酒湿伤胃。［西医］肾炎尿毒症。

病因病机：脾胃湿热郁逆，因湿热郁滞脾胃，中焦失升降之权，致上焦清气不得宣展，湿滞于脾，热蒸于胃，胃火不得外达，挟胃气上逆，以致呕吐不纳。如邵仙根所评“胃热蒸动脾湿，蕴结中宫”所致。

证象组合：气郁+气热+气滞+气逆

主症：【气机不宣】症象：①面色不华，精神萎靡。②食欲不振，不寐不饥。③脘闷。④二便不利。**舌象**：苔白腻。**脉象**：脉右滞钝。

【津气蕴蒸】症象：①渴不多饮。②烦闷。③肤热有汗。④时饱时饥。**舌象**：①舌赤苔微黄黏腻。②舌黄黏腻。**脉象**：脉弦滑。

副症：【气机不利】症象：①脘痞闷而痛。②胸中格拒。

【气机冲逆】症象：①呕逆。②食入则吐，吐物为痰涎。③吐蛔。④频频恶心。

宾症：【清窍不利】症象：①头痛而胀。②咽部有阻塞感。

治则：当以辛温以开脾湿之郁遏，苦寒以降胃热之冲逆，即吴坤安所主“用泻心汤苦辛开泄中焦”之法。

方症：

干姜芩连人参汤证：张仲景方，治上热下寒，寒热格拒，食入即吐。

干姜、黄芩、黄连、人参各三两。水煎，分二次服。

论著和讨论

1.本证候湿热蕴伏脾胃，致清气不升，浊邪不降，随气冲逆于上；或湿浊郁于脾，热邪蒸于胃，郁热不得外达，郁极而冲逆于上。仲景曰：“伤寒本自寒下，医复吐下之，寒格，更逆吐下；若食入口即吐，干姜黄芩黄连人参汤主之。”（《伤寒论》359条）吴坤安说：“胃热蒸脾湿，则舌黄中带黑腻，中焦痞满，呕吐小便不利，嗜酒人多此症。邵仙根评：胃热蒸动脾湿，蕴结中宫，以致痞闷，呕吐便闭，用泻心汤开泄中焦。”[1]“若舌黄黏腻，痞闷呕恶，大小便俱不利，此湿热结于中焦，宜泻心之类，苦寒以开泄之。”[1]

2.治则：当宣化中焦湿热为主，略兼降逆下气之品。吴坤安说：“湿热内着，从饮食中得之，嗜酒人多此苔，必厚黄黏腻，痞满不饥，呕吐不纳，唯泻心最效：川黄连、干姜、赤茯苓、半夏、枳实、茵陈、通草之类。”[1]“热邪内结，痞满呕浊，不寐不饥，舌黄口渴，治宜苦辛泻心法：黄芩、川黄连、半夏、枳实、姜汁。”[1]“湿热相蒸，胃中有火，脾家有湿，湿热相蒸，以致呕吐不纳，时饱时饥，渴不多饮，舌苔微黄黏腻，此胃热蒸脾湿之验也，治宜寒热兼施：川连、干姜、茯苓、半夏、广皮、黄芩、泽泻、枳实、姜汁。”[1]

吴坤安还说：“吐蛔与饮，脘闷口渴，舌苔白中带黄，此湿热结于气分，胃中不和而蛔逆也，宜二陈加干姜、川黄连。”[1]“伤寒身凉后，因饮酒复热，以酒性热有火，能助余邪故也，必兼烦闷干呕、口燥不纳等症，急用川黄连、葛花、连翘、枳实、乌梅、银花等解之。”[1]“脘中食阻，痛而呕吐，或目色金黄，此酒湿伤胃所致，宜苦辛寒为治，半夏、枳实、姜汁、川黄连、豆豉、茵陈之类。”[1]

病案举例

1.**叶天士**治热邪内结：何，寒热呕吐，胸中格拒，喜暖饮怕凉，平昔胃阳最虚，热邪内结，体虚邪实，最防痉厥：人参、黄芩、炒半夏、姜汁、川连、枳实[2]。

又治某，舌赤，浊呕，不寐不饥。阳邪上扰，治以苦辛，进泻心法：淡黄芩、川黄连、炒半夏、枳实、姜汁[2]。

2.**黄叔承**治湿热阻遏呕逆，黄金烺妻，40余岁。体质虚弱，饮水即呕。前医以其体虚，用丁蔻理中等温中降逆之剂，皆不见效。我见她精神衰惫，固属虚象，但察其舌苔黄浊而腻，可知内有湿热阻遏。此即所谓“虚中有实”证。若但顾其虚，不予除湿清热，则胃气有升无降，呕不能止。遂以干姜黄连黄芩人参汤为主，加入竹茹、半夏、藿香梗、白蔻仁等，1剂呕止[3]。

3.**王公仁**治肾炎尿毒症：陈某某，女，13岁。肾炎，尿少，呕吐频繁，历时2个月余，用利尿药浮肿消退。今面色不华，精神萎靡，食欲不振，食入则吐，吐物为痰涎，咽部有阻塞感，小便昼夜各1次，镜检有各种管型、红、白细胞及蛋白。苔黄腻，脉弦滑。乃利尿伤正，运化失职，气血不足。用半夏泻心汤合四七汤加减：苏叶、法半夏、黄连各3g，白芍、茯苓、神曲、党参、黄芪各10g，厚朴5g，黄芩6g，生姜2片，红枣3枚。上方加减10剂，呕吐止，尿量逐增如常，改用黄芪、怀山药各15g，当归6g，西党参12g，白术10g，茯苓9g，白蔻仁、黄连、甘草各3g。服药1个月而愈[4]。

引用文献

[1] 吴坤安.伤寒指掌[M].上海：上海科学技术出版社，1959：卷一19，20，25，卷二59，卷三75，76，80，卷四53.

[2] 叶天士.临证指南医案[M].上海：上海卫生出版社，1958：202.

[3] 福建省中研所.福建中医医案医话选编（第一辑）[M].福州：福建人民出版社，1960：130.

［4］王公仁.中医急症治验五则［J］.江西中医药，1983，(3)：15.

（六）清气郁陷候（脾胃湿热表里证·偏里·偏热·变证2）

脾胃湿热证，湿热郁滞脾胃，不能升发清气，致湿热下陷大肠，变为清气郁陷之候。杂病学家通称为湿热泄泻之证。虽以湿热下陷的症象显明，但必兼表郁与气分蒸热之脉症。

通称：湿热泄泻。

内含病例：［**中医**］暑泻，湿热泄泻，劳复，伏湿，少阳阳明合病。［**西医**］急性肠炎，中毒性消化不良（重度脱水）。

病因病机：脾胃湿热郁陷，因脾胃内蕴湿热，失于升清降浊，清气不司宣发，湿热邪气下陷入肠，清浊不别，水谷不分，而为泻痢之证。

证象组合：表郁+气热+热陷+气郁

主症：【**腠理不宣**】**症象**：①身重肢酸。②骨节烦痛。③遍身发斑。④微汗。

【**津气蕴蒸**】**症象**：①身热，午、未时发热高热烦躁。②口渴引饮。③心烦。④尿短赤，小便赤涩，⑤便时肛门有灼热感，肛周红。**舌象**：①舌红苔薄微黄，少津。②苔黄白干燥。**脉象**：①脉洪数。②脉濡数。**指纹**：紫滞。

【**气机下陷**】**症象**：①泄痢不止，泄泻无度。②泻下物如水，色黄。③蛋花样水便呈喷射状。④泻下赤白有热臭。⑤腹胀，拒按。⑥瘦若猴形，皮肤干皱。⑦前囟及眼眶深陷。**舌象**：舌质淡红，苔白微黄。**脉象**：脉来沉滑略数。**指纹**：淡紫。

副症：【**气机不宣**】**症象**：①脘中痞闷。②胸膈痛。③咳嗽。

【**气机不降**】**症象**：①呕恶。②干噫食臭。

宾症：【**清空不宣**】**症象**：①头痛。②头晕。

【**清窍不利**】**症象**：唇干舌燥。

治则：当升发清阳之气，以宣泄之，兼以清热利湿，清疏泄化，以运中焦，使复其清升浊降之常，表里双解。

方症：

1.葛根黄芩黄连汤加味证：赖良蒲方[1]。解表清里，消食运脾。治热泻，发热心烦，口渴泄泻，不欲食，详见病案2。

葛根、山楂炭、神曲、车前仁各6g，黄连0.9g，黄芩3g，赤茯苓9g，甘草2.1g。

2.升麻葛根汤加味证：孙文垣方[2]。治伤寒，发热谵语，口渴咳嗽，胸膈痛泻呕逆，遍身发斑，六脉洪滑。详见病案1。

升麻、葛根、白芍药、炙甘草各等份，加滑石、五味子，水煎服。

论著和讨论

1.本证候因脾胃内蕴湿热，中焦失其升降之机，清气不得宣发，湿热下陷入肠，王雨三说："热泻：《内经》云：暴注下迫，皆属于热。凡湿热内蕴，必泄泻无度，与洞泄寒中无异，须辨其脉之洪数，证之身热口渴，小便赤涩，肛门觉热者，用大橘皮汤（赤茯苓、猪苓、泽泻、白术各一钱，桂五分，滑石四钱，甘草七分，陈皮一钱五分，木香、槟榔各五分，加姜煎）……四、湿泻：……湿热之证，身重肢酸，骨节烦疼，口渴口甘，小溲赤涩，脉象缓滑，用六一散合四苓散。"[3]

2.治则：当升发清气，兼以清化湿热为法。费伯雄说："感暑湿者，烦渴腹痛，下痢脓血，粉米汤主之：天花粉9g，苡仁30g，酒炒黄连、木香1.5g，当归4.5g，藿香、薄荷、酒炒黄芩、酒炒木通、酒炒赤苓各3g，荷叶1角，绿豆1撮。"[4]

3.小儿中毒性消化不良：黄峰说：本病多属中医的暑湿泄泻和湿热泄泻的范畴。如吐泻过多，阴津耗伤，则见两目凹陷，皮肤干燥松弛，唇红而干，舌绛无津等症，如阴损及阳则出现面色苍白，额上出汗，四肢厥冷，表情淡漠，甚至神志昏迷，手足震颤，脉微欲绝等阳虚欲脱的危象。本病中医治法繁多，应执简驭繁。我惯用加减连梅止泻汤清热去湿，分利止泻，统而治之。常用方药为：黄连3~4.5g，乌梅6g，天香炉、锦地罗各9~12g，生薏苡仁9~18g，车前子6~9g，甘草3~4.6g。发热高者选加葛根、黄芩，泄泻甚者选加山楂炭、赤石脂，呕吐者选加竹茹、藿香，腹胀者选加神曲、川厚朴，阴津损伤者选加沙参、怀山药，气虚者选加党参、白术，阳虚者选加熟附子、羌炭[5]。

病案举例

1.孙文垣治伤寒：周鉴泉室，发热谵语，口渴咳嗽，胸膈痛泻呕逆，遍身发斑，六脉洪滑。此少阳阳明合病也。以升麻葛根汤加滑石、五味子（组方见方证）进之，服后汗大出，热退神清，复与柴芩汤加五味子、滑石，泻亦止。次日诊之，左脉和，右脉亦稍收敛，改白芍为主，陈皮、柴胡、酒制黄芩、五味子、牡蛎、滑石、茯苓、泽泻、白术，服4剂而安[1]。

2.赖良蒲治热泻：谢某某，男，2岁，秋，发热心烦，口渴泄泻，不欲食，指纹浮粗深红，舌苔黄白干燥。湿热积滞，蕴郁中州，盖亦脾气不运之故也。主以解表清里，佐以消食运脾。用葛根芩连汤加味治之（组方见方证），水煎服。2剂泻止；改投沙参、扁豆、茯苓、天花粉、厚朴、谷芽、炙甘草、大枣等调理而平。自按：泄泻而兼发热，属太阳、阳明合病，而以阳明经热为主。葛根芩连汤最为合拍；泄泻无不病关脾胃，故仍以调理脾胃收功[2]。

3.吴𫛚方治余映华，男，18岁，发热心烦，口渴引饮，便泄，脉滑数，舌本红苔黄燥，此湿热蕴于肠胃，感邪触发：川黄连、枳壳、陈皮、神曲各3g，法半夏、枯黄芩、煨葛各6g，川厚朴2.4g，郁金4.5g，薄荷0.6g，竹叶、益元散荷叶包各9g，芦根12g[6]。

4.黄峰治谭某某，男，13个月。时为暑令，患儿腹泻3天，大便水样，日行10~20次，发热呕吐，口渴喜饮，心烦怠倦，小便少，眼眶凹陷，皮肤弹性差，腹微胀，肛周红，舌赤，苔黄，脉濡数，体温40.5℃（肛探），心肺正常，肠鸣音亢进。西医诊断：中毒性消化不良（中度脱水）；中医辨证：暑湿泄泻。治疗原则：清暑利湿止泻。处方用连梅止泻汤加银花、葛根。翌日：体温38.2℃（肛），大便次数减半，各症均有好转，再予上方加山楂炭。第3天，热退，大便3次/日，溏便，唇白，舌质转淡，用参苓白术散加黄连、乌梅，健脾益气，兼清余邪。叠进3剂，住院5天而愈[5]。

又治李某某，女，1岁。泄泻4天，大便蛋花样，日行10~20次，发热呕吐，面色苍白，神疲嗜睡，眼眶陷，皮肤皱，唇干舌燥，肛红溺赤，舌质淡红，苔白微黄，指纹淡紫，体温39℃（肛探）。西医诊断：中毒性消化不良（中度脱水）；中医辨证：湿热泄泻。治疗经过，首服连梅止泻汤加葛根、藿香，1剂，第2天热退，大便4次/日，连梅止泻汤原方再进1剂。第3天大便仍4次/日，水样便，舌淡苔白，指纹淡红，多汗，手足厥冷，邪未尽面阳已虚，急于上方中加熟附子、姜炭。第4天，大便2次/日，质烂，汗减，手足转温，再服1剂而愈[5]。

引用文献

［1］江瓘，魏之琇.名医类案（正续编）［M］.北京：中国中医药出版社，1996：295.
［2］赖良蒲.蒲园医案［M］.南昌：江西人民出版社，1965：30.
［3］王雨三.治病法轨［M］.北京：学苑出版社，2015：132.
［4］张元凯，时雨苍，杨伯棠，等.孟河四家医集［M］.南京：江苏科学技术出版社，1985：81.
［5］黄峰.中毒性消化不良治验［J］.新中医，1979，(3)：27，28.
［6］景德镇市中医院.吴𫛚方医案［M］.景德镇：景德镇人民出版社，1960：47.

（七）清气虚陷候（脾胃湿热表里证·偏里·偏热·变证3）

脾胃湿热证，湿热内蕴，中气已虚，不能升举清气，清气随湿热下陷，变为清气虚陷之候。虽以中气下陷之症象为显明，但应以兼见气虚与内热之脉症为主。

通称：湿热下陷。

内含病例：［**中医**］暑泻，湿温，久泻，痢疾，休息痢。［**西医**］慢性结肠炎。

病因病机：脾胃湿热虚陷，因脾胃素虚弱，感受暑湿，或因延误失治，或过投凉泻，伤残中气，致气虚不能托透，随清气随湿热下陷，而成正虚邪陷之候。

证象组合：气虚+气热+气郁+气陷

主症：【**气虚失充**】**症象**：①面色不荣，脸色却㿠白；双目无神，面白神慢。②精神委顿困乏，全身疲乏无力，哭声低微。③疲乏嗜睡，睡卧露睛，易惊醒。④心悸。⑤身痛。⑥手足发凉。⑦肌瘦骨立，皮肤枯燥。⑧喜汗出。**舌象**：①舌淡红。②舌剥苔少。③右濡迟，趺阳之脉亦弱。**脉象**：①脉细弱无力。②弦软细数。③脉息微细。

【**津气蕴蒸**】**症象**：①发热，午后发热，低热体重，五心烦热，夜晚烦躁不安，关节疼痛。②烦躁口渴，喜冷。③口苦，食不知味。④口唇红赤，唇焦齿垢。⑤口干欲饮。⑥口腔、舌头有溃疡。⑦小便赤涩，小便急而痛。⑧大便不调，大便黄黏。⑨外阴肿胀疼痛。**舌象**：①舌红苔黄腻，深黄。②舌绛苔黄。③舌边红苔干黄，苔白糙。④白腻少津。**脉象**：①脉弦细数无力。②脉濡细。③左濡数。**指纹**：紫红。

【**气机下陷**】**症象**：①泄泻如水。②腹痛痢下。③腹痛以脐周及少腹为著。④里急后重。⑤少腹胀坠，喜按，腹虽胀满，但按之却软且喜人抚按。**脉象**：脉沉弦。

副症：【**气机不宣**】**症象**：①乳食不进。②咳嗽。

宾症：【**气机不降**】**症象**：①时有呕吐。②气急多痰。③烦渴吐泻。

治则：当补益中气为主，以升提下陷，兼以清化湿热，以除下陷之邪；亦补虚祛邪、虚实兼顾之法。

方症：

1.七味白术散证：谢映庐方[1]，适应小儿呕吐泄泻，津液缺乏，烦躁口渴，不思乳食，或神疲露睛，脉软。详见病案1。

人参、白术、茯苓、炙甘草、粉葛根各9g，广木香3g，藿香叶4.5g。发热、口渴去木香，腹痛加白芍。

2.补中益气汤加减证：肖森茂方[2]，治幼儿发热腹泻，唇红赤口干，烦躁，呕恶，纳食极差，腹胀满。

黄芪、党参各12g，白术8g，炙甘草、炒防风、乌梅各6g，广木香3g，藿香4.5g，薏苡仁9g，白豆蔻1.5g，柴胡、升麻各5g，白扁豆、焦三仙各9g。

论著和讨论

1.本证候中气不足以运化湿热，随清气下陷，虽有面色不荣或㿠白，双目无神，精神委顿，疲乏无力，午后发热，嗜睡露睛，心悸易惊，五心烦热，夜烦不安，口渴喜冷，食不知味，手足发凉，关节疼痛，肌瘦骨立，皮肤枯燥，口唇红赤，齿垢，口腔、舌头有溃疡，小便赤涩而痛等虚热症象，但腹痛以脐周及少腹为著、喜人抚按等中气虚陷特征，是本候的认证关键。故治当补益中气为主，以升举下陷，兼以清化湿热，以除其陷邪，当虚实兼顾之法。

2.严绍歧说：中气伤则脾不能为胃行其津液，津液郁滞则不能下润于大肠，所以痢则解出甚艰，休时粪如笔管也，然与液枯肠燥者不同。当用党参、升麻为君，提补其中气，以宣畅大肠；五苓去桂加川黄连为臣，祛其湿热；香砂、陈皮为佐，疏利其气；使以绵茵陈，通其湿热久郁之陈积也。升麻1.5g拌炒潞党参15g，川黄连2.1g拌炒泗安苍术2.4g，青木香、带壳春砂2.4g，赤茯苓12g，猪苓、泽泻6g，陈广皮4.5g，绵茵陈9g[3]。

病案举例

1.谢映庐治王启元之子，夏月烦渴吐泻，唇红舌赤，尿短烦躁。启元自知医理，疏就香薷、扁豆、车前、滑石、黄连一方，未服商治于余。视其面白神慢，气急多痰，脉息微细，显系脾虚，非暑热之燥。谓曰：分利止泄，解暑除烦，固医门之法则也。然必因人而授，因证而施，今苗窍脉色，脾胃大虚，与此法全不相涉。斯痰唇红舌赤者，津液由吐而上亏也；尿短烦渴者，津液由泄而下亏也。与七味白术散（组方见方证）2剂，烦渴略减；再进十余剂而安。凡泄泻脾阴亏者，当仿此。若脾阳亏者，六神加干姜为至稳之法，用者详之。七味白术散：人参、白术、云茯苓、木香、藿香、葛根、甘草。六神散：人参、白术、茯苓、山药、扁豆、甘草[1]。

2.丁甘仁治邹女，湿温九天……二诊：湿温十二天，汗多，身热虽减，而溏泄更甚，于前日夜有十余次之多，细视所泻之粪水黑多黄少，并不臭秽，唇焦齿垢，口干欲饮，饮入肠鸣，小溲短少而赤，舌边红苔干黄，脉象左濡数、右濡迟，趺阳之脉亦弱，此太阴为湿所困，清气下陷粪水黑多黄少，黑属肾色，是少阴胜、趺阳负明矣。况泻多既伤脾亦伤阴，脾阳不能为胃行其津液，输运于上，阴伤津液亦不上承，唇焦齿垢职是故也。书云：自利不渴者，属太阳；自利而渴者，属少阴。少阴为水火之脏，为三阴之枢，少阴阴阳两伤，上有浮热，下有虚寒。显然可见脉证参观，颇虑正不敌邪，白痦不能外达，有内陷之险，欲滋养则碍脾，欲温暖则伤阴，顾此失彼，殊属棘手。辗转思维，唯有扶正祛邪、培补中土，冀正旺则伏邪自达，土厚则虚火自敛，未识能弋获否：人参须、米炒白术、清水豆卷、云茯苓、生甘草、炒怀药、炮姜炭、炒扁豆衣、炒谷芽、干荷叶、陈仓米、炒薏苡仁[4]。

3.蒲辅周治亚某某，女，2岁。请蒲老会诊：患儿因高热、便脓血住院已半月，开始发热很高，大便脓血次数多，现仍有低热，大便黄黏，每天10余次，大便常规检查有大量红、白细胞，培养为志贺痢疾杆菌。时有呕吐，精神委顿，面色不荣，双目无神，肌肉消瘦，皮肤枯燥，腹部软，脉细弱无力，舌剥苔少，口腔、舌头有溃疡，属脾弱气虚，治宜健脾生津：藿香、葛根、台党参、白术、白芍、木瓜各3g，广木香0.9g，茯苓6g。2剂。复诊：服药后体温已正常，大便已每天1次，呕吐止，舌部溃疡已敛，脉沉缓，舌正中心苔起，正气渐复，胃气渐起。原方去葛根加稻芽3g。患儿父亲来诉：饮食日渐增，精神活跃，大便每天1次已正常。拟方作出院善后：沙参、白术、建曲、麦芽各3g，茯苓、薏苡仁各6g，陈皮2.4g，扁豆9g，大枣3枚。按：痢病后期，正虚脾弱，湿热之邪已微。拟七味白术散加减，扶正祛邪，异功散加减，调和脾胃以善其后[5]。

4.严绍歧治湿热痢转休息：钱绍荣，37岁，仲秋伏暑化痢，屡易多医，虽皆不敢用大黄荡涤肠胃，然俱以枳、朴、瓜蒌仁、麻仁等通套药治痢，痢虽减而湿热未清，遽用生地、霍山石斛，滋养胃阴，从此时发时止，或止或发，遂酿变休息痢。延余诊时，正次年春分前一日，下痢日四五行，或六七度，解出甚艰，必多转矢气，积随能出，色如稠痰，休时粪如笔管，溺如米泔，胃虽能食，自觉无味。脉弦滞且大，舌前半无苔，后根苔色灰腻。予断为湿热未净，伤及脾脏中气（理法方药见论著和讨论）。连服3剂，下痢遂畅，大便色转老黄，原方加鲜荷叶[3]。

5.李聪甫治湿热久痢：谢某某，男，31岁，夏初患痢，缠绵逾月，昼夜数十次，脓血稠黏，里急后重，以手按腹痛略松缓，肌瘦骨立，食呆神困，舌绛苔黄，脉弦软细数。白头翁补中汤：炙黄芪、米炒党参各10g，土蒸白术、当归身、白芍、白头翁各7g，升麻、红柴胡、砂仁、炙甘草各2g，广木香3g[6]。

引用文献

［1］谢映庐.谢映庐医案［M］.上海：上海科学技术出版社，1962：201.

［2］肖森茂.甘温除热法治验一例［J］.江西中医药，1983，(1)：59.

［3］何廉臣.重印全国名医验案类编［M］.上海：上海科学技术出版社，1959：173.

［4］丁甘仁.丁甘仁医案［M］.上海：上海科学技术出版社，1960：43.

［5］中国中医研究院编.蒲辅周医疗经验［M］.北京：人民卫生出版社，2005：246.

［6］李聪甫.李聪甫医案［M］.长沙：湖南科学技术出版社，1979：43.

（八）清阳郁滞候（脾胃湿热表里证·偏里·偏湿·本证1）

脾胃湿热证，湿热内蕴中焦，脾胃气机郁滞，不能宣展清阳，是为清阳郁滞之候，多见于湿热泻痢等病。以中焦气机郁滞之症象显明，但必兼表阳郁遏之脉症。

通称：湿热郁滞。

内含病例：［中医］湿热痢。

病因病机：脾胃湿热郁滞，因秽浊暑湿直入中焦，或夹食滞，郁滞于脾胃，脾胃失其升降之机，致清阳之气，不能宣达于内外，外则表阳不宣，内则气机不利，而成表里同病之候。

证象组合：阳郁+表郁+气滞

主症：【阳气不宣】症象：①寒栗。②神志不清。③面红口干。④溲赤。**舌象：**舌苔满布垢厚。**脉象：**脉滑小。

【腠理不宣】症象：①寒热。②形寒热甚，热壮不为汗衰。**舌象：**舌腻布。**脉象：**①脉象浮紧而数，②脉来弦数而促。

【气机不利】症象：①脘连腹胀。②大便不爽，泄泻。③腹痛痢下，赤白相杂，里急后重。

副症：【清空不宣】症象：头痛。

【气机不宣】症象：①胸闷。②咳嗽。③脘闷泛恶。④饮食不进。

宾症：【气机不降】症象：①呕恶。②呕吐。

【清窍不宣】症象：鼻塞或流涕。

治则：当宣疏中焦、开湿清热为主，外宣腠理，以宣泄湿浊；内导积滞，以通利气机。表里双解，以清除其郁滞。

方症：

疏导邪滞，辛开苦降方证：丁甘仁方[1]。疏导邪滞、辛开苦降，治寒热呕恶，饮食不进，腹痛痢下，详见病案1。

炒豆豉、薄荷叶、吴萸、川雅连、枳实炭、仙半夏、炒赤芍、酒炒黄芩、肉桂心、生姜、青陈皮、六神曲、焦楂炭、大砂仁、木香槟榔丸。

论著和讨论

本证候湿热郁滞中焦，脾胃不得升降，致清阳不能宣达表里，吴鞠通说："三焦湿郁，升降失司，脘连腹胀，大便不爽，一加减正气散主之：藿香梗、厚朴、杏仁、茯苓皮、茵陈各6g，广陈皮、大腹皮各3g，神曲、麦芽各4.5g。"[2]治则自当宣疏脾胃为主，以宣泄湿热，而通阳气，兼以流气导滞，以除其积，为表里双解之法。

病案举例

1.丁甘仁治寒热呕恶，饮食不进，腹痛痢下，日夜五六十次，赤白相杂里急后重，舌腻布，脉象浮紧而数，感受时气之邪，袭于表分，湿热挟滞，互阻肠胃，噤口痢之重症。先宜解表导滞：荆芥穗、青防风、淡豆豉、薄荷叶、藿苏梗、仙半夏、枳实炭、苦桔梗、炒赤芍、六神曲、焦楂炭、生姜、陈红茶，另玉枢丹。得汗寒热较轻，而痢下如故，腹痛加剧，胸闷泛恶，饮食不进，苔腻不化，脉象紧数，表邪虽渐解，而湿热挟邪滞，胶阻曲肠，浊气上干阳明，通降失司，恙势尚在重途。无积不成痢，宜疏导邪滞、辛开苦降（组方见方证）[1]。

2.黄星楼治湿热下痢：严锦章，男，30岁。湿热蕴郁肠胃，时邪外侵肌表，以致寒栗，热壮不为汗衰，大便日十余次，内夹红黏丝，腹部阵痛，咳嗽，口渴，胸闷不食，头痛，溲赤，脉滑小，检温39.9℃，方以疏化退热：香豆豉、炒枳壳、苦桔梗、炙前胡、薄荷叶、淡黄芩各5.4g，南山楂肉、赤茯苓、青广陈皮、制香附、炒红曲、佩藿香梗各10.8g。二诊：昨药后表邪已解，检温37℃，胃未思纳，腹部作痛，更衣频数，脓血夹杂，味秽无粪，此湿热阻滞肠胃，因触感而起，属伏气之例：焦楂肉、元胡索、青皮、广陈皮、佩兰梗、藿香梗、焦谷芽、炒红曲各10.8g，莱菔子、炒白芍各7.2g，石菖蒲3.6g，炒枳实、生明乳香各5.4g。三诊：胃展思纳，下利脓血已减，腹痛亦松，时有作咳，湿热胶滞肠胃，复因外邪侵肺所致，以原方损益：光杏仁、炙前胡各7.2g，粉丹皮5.4g，焦楂肉、炒红曲、制香附、枳实导滞丸、焦麦芽、元胡索、银花、佩兰梗、藿香梗各10.8g[3]。

3.李泰治某男，40岁，六月间，脉洪大，大热大寒，两颧红热，口苦口渴，身痛腹痛，大便下白核带红，日夜20余次，里急后重，小便不利，此寒积夹热之证。柴胡、黄芩、丹皮、麦冬、川乌、木通、槟榔、青木香各4.5g，赤芍、紫苏各3g，前仁、地榆各6g，山楂炭1.5g，2剂效，5剂渐愈[4]。

引用文献

［1］秦伯未.清代名医医案精华［M］.北京：人民卫生出版社，2006：533.

［2］吴鞠通.温病条辨［M］.福州：福建科学技术出版社，2010：86.

［3］萧龙友等.现代医案选（第一集）［M］.北京：人民卫生出版社，1960：134.

［4］李洪成等.中医证候学［M］.北京：中国医药科技出版社，2008：628.

（九）津气郁滞候（脾胃湿热表里证·偏里·偏湿·本证2）

脾胃湿热证，湿郁滞中焦，脾失健运之权，不能转输，而津气停蓄为水，是为津气郁滞之候。杂病学家称为脾胀之证。以停水之肿胀症象显明，但必见阳气与气机郁滞之脉症。

通称：脾胀。

内含病例：［中医］黄疸肿胀，疟胀，热胀。

病因病机：脾胃湿热郁滞，因湿热滞于中焦，脾胃升降失司，脾失中枢转输之权，津液停滞不能化气而化水，气水交阻，充斥三焦，决渎无权之候。

证象组合：阳滞+津滞+气滞

主症：【阳气不行】症象：①便溏。②头晕觉身有摇晃感。**舌象：**①舌质淡。②苔薄白滑罩灰。③舌苔灰腻。**脉象：**①脉沉濡。②脉沉缓。

【津不化气】症象：面浮肢肿。**舌象：**舌苔发干而色黑。

【气机不利】症象：①脘腹胀满。②大腹膨胀延及胸脘。③腹满。**舌象：**舌红苔腻。**脉象：**脉弦滑数。

副症：【气化不行】症象：①身目俱黄。②溺短赤热。③口舌干燥。

【气机不宣】症象：二便不利。

宾症：【气机不降】症象：泛泛呕恶。

治则：当温通脾阳以助其运化，兼通降以化湿流气，淡渗以行水，张聿青曰："欲止其胀，当疏其气，欲疏其气，当运其脾，欲运其脾，当泄其湿，以脾为坤土，土恶湿也。"[1]

方症：

1.二金汤证：吴鞠通方[2]。苦辛淡法，治疸病失治则肿胀，由黄疸而肿胀者。

鸡内金、海金沙各15g，厚朴、大腹皮、猪苓各9g，白通草6g。

2.朴果四皮饮证：《叶案》验方[3]。清热导湿，治湿热郁积于中，而成胀满者。

川厚朴、广陈皮、猪苓各4.5g，浙苓皮、大腹皮各9g，草果仁、青皮各3g，用冬瓜皮、冬瓜子各30g煎汤代水。

3.中满分消丸证：《兰室秘藏》李东垣验方[3]。治中满热胀，二便不利。

青子芩36g，川厚朴30g，川黄连、枳实、仙半夏各15g，炒知母12g，广陈皮、泽泻各9g，浙苓、砂仁、干姜各6g，党参、白术、猪苓、片姜黄、炙甘草各3g，共研匀细，蒸饼为丸，如小桐子大，每服9g。

论著和讨论

1.本证候湿热滞于中焦，脾失转输，气不化津，津滞为水，仲景曰："腹满，口舌干燥，此肠间有水气，己椒苈黄丸主之。防己、椒目、葶苈子、大黄各一两，渴加芒硝半两。"（《金匮要略·痰饮咳嗽病脉证并治》）何廉臣说："中医所谓黄肿及脚气肿者，东医所谓局部性水肿也。手肿面黄者，加味二金汤（鸡内金15g，川厚朴、猪苓、焦山栀、大腹皮各9g，通草6g，用西茵陈30g、海金沙15g，煎汤澄清代水——吴氏《条辨》方加味）去积热以退黄肿。脚肿腹满者，加味大承气汤（川厚朴、广陈皮各6g，枳实、槟榔、薏苡仁、玄明粉各9g，生川大黄12g，木瓜4.5g）泻积热以退脚气。"[3]

2.治则：当温通脾阳，以助其运化，兼以苦辛以宣化其湿热，甘淡渗利以行其水湿。丁甘仁曰："湿邪阻滞，三焦决渎无权，苦辛通降，泄上中痞满。"[4]吴鞠通说："夏秋疸病，湿热气蒸，外干时令，内蕴水谷，必以宣通气分为要，失治则为肿胀。由黄疸而肿胀者，苦辛淡法，二金汤（组方见方证）主之。"[2]何廉臣说："若湿热郁积于中，而成胀满者，只须清热导湿。朴果四皮饮（组方见方证）送下中满分消丸（组方见方证）苦辛通降。略佐疏郁以和中。"[3]

病案举例

1.**张聿青**治储左，似疟之后，湿恋未靖，而服血肉大补之剂，致令湿热壅滞，压坠腑气，少腹作胀；再服养血以助湿，甘寒以伐气，遂致湿热充斥三焦，大腹膨胀，延及胸脘，二便不利，脉数，舌红苔腻，鼓胀重症也。欲止其胀，当疏其气；欲疏其气，当运其脾；欲运其脾，当泄其湿。以脾为坤土，土恶湿也，特谋事在人，成事不在人耳：上川厚朴、茵陈、光杏仁、广藿香、大腹皮、建泽泻、陈皮、赤猪苓、范志曲、焦麦芽、通草、小温中丸[1]。

又治汤左，冬温之后，继以便血，旋即大腹胀大，二便涩少。此湿热内滞，流行不宣，鼓胀重症也。未可轻视：上川厚朴、木猪苓、大腹皮、西茵陈、范志曲、建泽泻各6g，方通草、陈皮各3g，杏仁、桃仁各9g，鸡内金4个（炙研细末调服）。二诊：胀势大灭，溲亦稍利，然大腹仍然，胀大虽见转机，尚不足恃也：杏仁、范志曲、茯苓皮、连皮槟、瞿麦、猪苓、桃仁、西茵陈、新会皮、川椒目、通草、小温中丸[1]。

2.**丁甘仁**治曝于烈日，暑气内逼，居处潮湿，湿郁滞阻，三焦决渎无权，遂致脘腹胀满，泛泛呕恶，面浮肢肿，里热口干，二便不通，皮色晦黄，苔灰腻，脉弦滑而数。此属热胀，先拟苦辛通降，泄上中之痞满：川雅连、仙半夏、淡黄芩、枳实炭、制小朴、大腹皮、连皮苓、福泽泻、莱菔子、鲜藿香、西茵陈、六神曲[4]。

3.**俞介庵**治滞下腹胀，赵某，男，31岁。湿热郁于肠胃，致成滞下。缠绵匝月，转增腹胀，便溏不爽，小溲短赤。脉弦带数，舌赤，不渴。此湿热内蒸所致。法宜导滞利水，以胜胵茅根汤主之。生内金之消水谷、止泻利；白茅根清胃肠之热而利小便；加以芫花之逐水，槟榔之导滞，茯苓之渗湿，大麦仁之补脾健胃，消补兼施：生内金15g，白茅根30g，芫花、槟榔各3g，赤茯苓、车前子、大麦仁各9g。二诊：前方服后，腹胀已减，唯觉脘阻，便溏不爽，小便不利，仍宗前法：生内金、白术、赤茯苓各15g，白茅根30g，槟榔、芫花各3g。三诊：腹胀减，滞下瘥，溲仍不利，如前法加减：白茅根30g，生内金15g，白头翁、厚秦皮各9g，槟榔、芫花各3g。服后胀消溲利（俞静修整理）[5]。

4.**雷少逸**治截疟太早变成肿胀：西乡郑某，偶患疟疾，热重寒微，口渴便泻。先用符禁未效，又服断截之药，疟与泻并止矣。数日后腹中忽胀，小便短少，两手脉钝，沉取尚强。此乃暑疟夹湿之证，其邪本欲向表分里而出。误用截法，阻其邪路，暑欲达表而不能，湿欲下行而不得，交阻于中，气机不行，而成肿胀。法当治标为先，即以木瓜、蒿、藿以解其暑，芩、苍、通草以行其湿，又以青皮、厚朴、杏粒、槟榔行其气而宽其膨，服下稍为中病，每得一矢气，腹内略松，更加菔子以破其气，鸡内金以消其水，服之矢气更多，溺亦通快，其腹逐渐消失，后用调脾化气，得全安耳[6]。

引用文献

［1］张聿青.张聿青医案［M］.上海：上海科学技术出版社，1963：401，402.

［2］吴鞠通.温病条辨［M］.福州：福建科学技术出版社，2010：92.

［3］俞根初.重订通俗伤寒论［M］.上海：上海科学技术出版社，1959：370，373.

［4］秦伯未.清代名医医案精华［M］.北京：人民卫生出版社，2006：549.

［5］福建省中研所.福建中医医案医话选编（第二辑）［M］.福州：福建人民出版社，1963：369.

［6］雷丰.时病论［M］.北京：人民卫生出版社，1964：95.

（十）清阳虚结候（脾胃湿热表里证·偏里·偏湿·转证）

脾胃湿热证，湿邪偏盛，伤残中阳，湿热交结，清阳不得宣转，转为清阳虚结之候。伤寒家称为中虚邪结之证。虽上中气机郁结之症象显明，但必兼有阳虚与阳气怫郁之脉症。

通称：中虚邪结。

内含病例：［**中医**］气痞，脏结。

病因病机：脾胃湿热虚结，因脾胃阳气不足，湿热内蕴，或误投清下，中寒内起，与湿邪凝结，致清阳不司旋运，中焦运转无权而成。

证象组合：阳虚+气结

主症：【**阳气不振**】**症象**：①恶寒汗出。②厥逆自汗。③下半身冷。④腹鸣下利，自利不爽。⑤体倦。⑥形疲面白。⑦寐则呓语。**脉象**：脉右虚微，弦涩，弦细迟涩。

【**气机郁结**】**症象**：①心下痞按之濡。②胸中有块高突，按之则痛。③胸中结硬如石。④胸满中痛，⑤中痛逆满，中焦痞结。

副症：【**阳气怫郁**】**症象**：①口燥烦渴。②发热汗出。③神气昏冒，谵语，神识昏乱。④躁扰不安。⑤不时发热。**舌象**：舌红刺中苔白黄黑。**脉象**：脉浮数。

【**气机不降**】**症象**：①气逆干呕。②痰涎涌出。

宾症：【气机不宣】症象：不食。

治则：当温助中阳，兼以辛开苦降，或参宣降气机之品，助邪祛邪，以解其痞结，先固根蒂，佐以治邪，补正散邪，交通上下。

方症：

1.附子泻心汤证：张仲景方。治心下痞而恶寒汗出者。

大黄二两，黄连、黄芩、炮附子（另煮取汁）各一两。前三味以开水浸泡去滓，入附子汁，分二次服。

2.生姜泻心汤证：张仲景方。治水热互结，胃中不和，见心下痞硬，干噫食臭，胁下有水气，腹中雷鸣，下利等症。

生姜四两，半夏半升，黄芩、人参、炙甘草各三两，干姜、黄连各一两，大枣十二枚。水煎，分三次服。

3.黄连汤证：张仲景方。功能平调寒热，和胃降逆。治胸中有热，胃中有寒，升降失常，表里不和而致的胸中烦热，痞闷不舒，气上冲逆，欲呕吐，腹中痛，或肠鸣泄泻。

黄连、炙甘草、干姜、桂枝各三两，人参二两，半夏半斤，大枣十二枚。水煎，分五次服。

4.补正散邪方证：马元仪方[1]。治寒热不瘥，胸中有块高突，按之则痛，或胸中结块，结硬如石，或胸满中痛，或中痛逆满，口燥烦渴，厥逆自汗，下半彻冷，脉右虚微，按之如丝。详见病案2。

人参、炮姜、川连、肉桂、桂枝、炙甘草、半夏、厚朴、枳实。

论著和讨论

本证候脾胃湿热虚结，仲景曰："太阳少阳并病，而反下之，成结胸，心下硬，下利不止，水浆不下，其人心烦。"（《伤寒论》150条）"脉浮而紧，而复下之，紧反入里，则作痞，按之自濡，但气痞耳。"（151条）如马元仪所云："元气素亏，邪气得以直入阳明，阻塞上下。"[1]"正气内伤，阴邪内结。攻之既足以伤其气，补之又适以滞其邪。"[1]"寒热不可独行，攻补难于偏任，治宜补正散邪，交通上下。"[1]治当温助中阳为主，兼以辛开苦降，流利气机以解其结。仲景曰："心下痞，而后恶寒汗出者，附子泻心汤主之。"（155条）

病案举例

1.叶天士治陆，湿热内蕴，中焦痞结，阳气素虚体质，湿注自利不爽，神识昏乱，将变柔痉：炒半夏、人参、枳实、川黄连、干姜、黄芩、姜汁[2]。

2.马元仪治发热烦躁，胸满中痛，足寒，自汗不寐，口燥不欲饮，诊其脉右虚微。此元气素亏，邪气得以直入阳明，阻塞上下。故口燥胸满者，阳独治于上也；足寒腹痛者，阴独治于下也。正宜用黄连汤，以交通上下：人参、干姜、肉桂、川连、炙草、桂枝、半夏[1]。

又治疟症，中痛逆满，口干，胸中有块，结硬如石，下半彻冷，脉弦虚兼涩，弦为肝邪，虚为气虚，涩为阴伤。此营卫交亏，虚邪内陷，阳浮上，阴伏下，寒热不可独行，攻补难于偏任，治宜补正散邪，交通上下（组方见方证）[1]。

3.张聿青治江苏抚军吴，久病湿热，化燥化火，脏气虚微，脉至少神，谵语错语，大腹饱满按而软：川雅连炒1.5g，炮姜0.9g，生熟甘草各0.6g，以上3味煎服；上濂珠0.9g，西黄0.3g，飞辰砂0.6g，3味研细末先调服；西洋参15g，玄参24g，细生地、麦冬各30g，北沙参45g，生甘草6g，白芍12g，上药7味，加荷叶60g用蒸壶取露，随意温服[3]。

4.方仁渊治杨，肢冷汗出，发热不时，寐则呓语，醒则神清，脉弦细而迟，舌粉而腻，脾肾之元阳大虚、湿热蕴结，即胯下外疡，亦湿热之一端，尚不足虑，所虑汗出不止，阳气外越，不救即脱。古人谓：正气虚而邪气微者，犹宜补正以祛邪，急急扶元温肾，佐以降湿开痞，冀其应手乃吉：附子、干姜、桂枝、白蔻仁各1.5g，人参、陈皮各3g，姜半夏4.5g，茯苓9g，杏仁、泽泻各6g，沉香汁0.6g。冷汗颇减，舌苔渐化，脉尚细无力，脾肾之阳较醒，湿邪仍然未化，所以呕恶止而胸尚痞满也。再与温脾肾以开中焦之湿：附子、干姜各1.2g，姜川黄连0.9g，半夏、陈皮各4.5g，川厚朴2.4g，高丽参3g，赤茯苓9g，通草2.1g，白蔻仁1.5g，檀香汁0.6g。痞开进食，汗止阳回，中焦湿邪未清，宜辛以化之，淡以渗之：高丽参、姜川黄连、干姜、川厚朴、半夏、陈皮、车前子、姜皮、红枣、赤茯苓。食苹果而中焦复闷，不思饮食，乃胃中湿浊未清，得寒凉而凝且阻也，脉迟而弦，拟温以运之：附子、干姜、半夏、草果、苏叶、杏仁、采芸曲、车前子、陈皮、当归身、姜皮、红枣[4]。

引用文献

[1] 徐衡之，姚若琴.宋元明清名医类案［M］.长沙：湖南科学技术出版社，2006：575，576，577.

[2] 叶天士.临证指南医案［M］.上海：上海卫生出版社，1958：360.

[3] 张聿青.张聿青医案［M］.上海：上海科学技术出版社，1963：71.

[4] 吴之谦.方耕霞先生医案摘要［J］.江苏中医，1965，（5）：31.

（十一）清阳虚陷候（脾胃湿热表里证·偏里·偏湿·变证）

脾胃湿热证，湿热久羁，伤残脾阳，不能升举清阳，随湿热下陷，变为清阳虚陷之候。吴鞠通称之为里虚内陷之证。虽以下陷之泻痢症象显明，但必以阳虚与表郁之脉症为主。

通称：热病转寒中。

内含病例：［中医］湿温，久泻，痢疾。［西医］乙型脑炎坏症，中毒型痢疾（阳虚邪闭型），慢性结肠炎。

病因病机：脾胃湿热虚陷，因脾胃湿热，或过食生冷，或过投寒凉，以伤中焦阳气，湿甚生寒，乘虚下陷，而成热病转寒中之证，即吴鞠通所谓“湿热上焦未清，里虚内陷”之候。

证象组合：阳虚+表郁+气陷

主症：【阳气不振】**症象**：①面色苍白，口鼻气冷，暗暗少神。②神识如蒙，昏沉不食。③四肢微厥，四肢逆冷。④身重。⑤头汗出。⑥漱水不欲咽。⑦全身乏力。⑧纳差口腻。**舌象**：①舌淡，苔白，无津。②舌淡红，苔薄腻。**脉象**：①脉寸尺弱。②数大空虚。③弦细紧。④右脉如无。⑤左微数。⑥脉细数无力。⑦脉小弦带数。⑧脉沉迟。**指纹**：三关脉青暗。

【腠理不宣】**症象**：①高热无汗。②寒热时作。③畏寒。**舌象**：苔白中黄。**脉象**：脉关弦缓。

【气机下陷】**症象**：①下利稀溏。②下清谷。③随矢气下流。④吐利不止。⑤先解水样或米泔汁样大便，后解脓血混合，痢如猪肝鱼脑败浊，大便脓多血少，腥臭异常。⑥腹泻夹白色黏胨。⑦腹痛后重。⑧肛门不适，有下坠感。**舌象**：①苔微黄。②苔黄腻。**脉象**：尺洪盛。

副症：【气机不宣】**症象**：①小便不利。②口唇燥板齿干。③啼声嘶哑，肌燥不泽。

【气机不利】**症象**：①胸腹濡满。②脘腹胀痛。③脐周疼痛，泻后痛减。

宾症：【气机不降】**症象**：①泛哕。②呕逆。③干呕。

治则：当温助中阳为主，以鼓舞阳气，升举内陷，防其脱绝，兼以辛开其湿，苦降其热，以除其邪；或兼以宣化以透解，为助正祛邪、表里双解之法。

方症：

连理汤证：戴元礼方[1]，适应暑泻发热，或内伤饮食，呕吐乳食不进，烦躁口渴，且喜冷饮，手足发凉，倦怠思睡，小便赤涩，脉细数无力。

人参、白术、茯苓、甘草、干姜各4.5g，川黄连3g。

论著和讨论

本证候因脾胃湿热，中阳伤残，阳虚邪陷，因而其治则以温壮脾阳为主，参以开湿清热为法。黄衮甫说：“仲圣治久痢论方，悉明于厥阴篇。厥阴居六经之末，病则寒热虚实交错，治则温凉酸甘合参，观仲景用乌梅丸以治久痢，则知厥阴之气化矣。方用乌梅、当归、黄连、黄柏和其阴，安桂、附子益其阳，人参、扁豆、半夏安其胃，青蒿、葛根以宣其表。”[2]

病案举例

1.**喻嘉言**治陈某病痢，发热如蒸，昏沉不食，重不可言，第三日危急将绝，方请余诊。其脉数大空虚，尺脉倍加洪盛，谓曰：此两症而凑于一时之症也。内有湿热，与时令外热相合，欲成痢证。尚不自觉，又犯房劳，而为骤寒所乘，以故发热身重，昏沉不食，皆属少阴，肾经外感，少阴受邪，原要下利清白，此因肠中湿，已蒸成猪肝、鱼脑败浊之形，故色虽变，而下利则同也。再用痢疾门中药一剂即刻不救矣，遂忙以麻黄附子细辛汤一剂与之，表散外邪，得汗后即微减，再以附子理中汤，连进二剂，热退身轻，改连理汤，服至旬余全安[3]。

2.**黄衮甫**治暑湿疟痢：李孩，年五岁，暑湿疟痢。初因暑湿化疟，继因饮食不慎，寒暖失调，由是邪渐深传，致成久痢。所下或赤或白，或如脓，或如清谷，腹痛后重，寒热时作。脉左右弦细且紧，舌边白中黄。症脉并参，显系久痢。仲圣治久痢论方（余文见论著）：乌梅炭、炒黄连各0.9g，黄柏、青蒿脑各3g，煨葛根1.5g，黑附块0.6g，党参6g，青化桂0.3g，姜半夏、全当归、炒扁豆各4.5g。服10剂而愈[2]。

3.**蒲辅周**治热病转寒中（流行性乙型脑炎）：朱某，男，29岁，住某医院已6日，诊断为流行性乙型脑炎。住院检查摘要（略）。病程与治疗：会诊前曾连服大剂辛凉苦寒及犀、羚、牛黄、至宝之品，但高热不退，四肢微厥，神识如蒙，时清时昏，目能动，口不能言，胸腹濡满，下利稀溏，随矢气流出，量不多，尿不利，头汗出，漱水不欲咽，口唇燥，板齿干，舌质淡红，苔白，脉象寸尺弱，关弦缓。经会诊，分析脉证虚实互见，邪陷中焦之象，与邪入心包不同，引用吴氏《温病条辨》所谓“湿热上焦未清，里虚内陷”的治法，主以人参泻心去枳实易半夏，辛通苦降法：人参、法半夏各9g，干姜6g，黄连、黄芩各4.5g，白芍12g。服后，尿多利止，腹满减，全身汗出，热退。但此时邪热虽去，元气大伤，而见筋惕肉瞤，肢厥汗出，脉微欲绝，有阳脱之危，急以生脉加附子、龙牡，回阳固阴：台党参30g，麦冬15g，五味子、熟川附子各6g，生龙骨（打）24g，生牡蛎（打）18g。浓煎徐服，不拘时，渐能安眠，肢厥渐回，战栗渐止，神识略清，汗出减，舌齿转润，阴回阳生，脉搏徐复，后以养阴益胃，兼清余热，用三才汤加酸枣仁、阿胶、石斛数剂，一切正常。停药观察，唯以饮食休息之，观察数日痊愈出院[4]。

4.雷臻璧治伤暑吐泻：邹德林，男，40余岁，夏月吐泻，医用五苓、理中等未效，神昏肢厥，两目微赤，苔微黄，右脉如无，左微数，理中汤加石膏12g，干姜、吉林参各6g，炙甘草4.5g，1剂吐泻止。但觉精神疲困，食欲不振，偶吞酸，乃脾土未强，肝火未达，以四君子汤、左金丸调理[5]。

5.张伯臾治慢性结肠炎：邵某某，男，45岁，腹泻延绵7年余，反复发作，近3个月来腹泻加重，日3~4次，夹白色黏脓，畏寒，脐周疼痛，泻后痛减，口干，肛门不适，脉小弦带数，舌淡红，苔薄腻，宜温振脾胃，祛垢导滞，佐以清热，桂枝汤合香连丸加味：桂枝、黄连各3g，炒白芍18g，炙甘草、木香各5g，生姜1片，大枣7枚，全瓜蒌12g，薤白9g，蚂蚁草30g，16剂，便溏日行2次，畏寒已除，腹痛减轻，黏液亦少，脉细，舌质淡红，苔薄腻，脾胃功能有渐复之势：炒党参、瓜蒌各12g，炙黄芪15g，炒白术、炒白芍、凤凰衣各9g，炮姜炭、炒川黄连各3g，炙甘草、煨木香各5g，薤白6g，稍加减连服30余剂，症状消失，黏膜病灶消失，白色斑痕存在，出院后未复发[6]。

引用文献

［1］戴元礼.中华医书集成·秘传证治要诀及类方［M］.北京：中医古籍出版社，1999：63.

［2］何廉臣.重印全国名医验案类编［M］.上海：上海科学技术出版社，1959：144.

［3］徐衡之，姚若琴.宋元明清名医类案［M］.长沙：湖南科学技术出版社，2006：254.

［4］中国中医研究院.蒲辅周医案［M］.北京：人民卫生出版社，2005：77.

［5］福建省中研所.福建中医医案医话选编（第一辑）［M］.福州：福建人民出版社，1960：51.

［6］郑平东.张伯臾老中医治疗慢性肠炎的经验［J］.中医杂志，1980，（6）：11.

（十二）胃失和降候（脾胃湿热里证·胃证·本证）

脾胃湿热证，湿热郁滞胃腑，挟胃气上逆，胃气失其和降之能，而成胃失和降之候。其见症以胃气上逆不降之症象显明，但可兼见胃气不和之脉症。

通称：湿滞中脘。

内含病例：［**中医**］湿浊。［**西医**］急性胃炎。

病因病机：脾胃湿热郁逆，因湿热郁滞胃腑，胃气失于通利，胃不主降，反而上逆，而成胃气上逆不降之候。

证象组合：气逆+气郁+气滞

主症：【**气机冲逆**】**症象**：①呕吐酸水，或苦水。②食入即吐。③吐蛔与饮。④嗳气频作。⑤呃逆。**舌象**：苔白带黄。**脉象**：右寸关洪数。

副症：【**气机不宣**】**症象**：①脘闷。②纳呆食少。③口苦黏腻。④大便干燥。**舌象**：苔黄腻。**脉象**：脉弦滑。

宾症：【**气机不利**】**症象**：①胃脘胀。②上腹痞满。**舌象**：苔灰黄而浮。**脉象**：脉滑。

治则：以辛苦开降，以除其湿热，兼以导滞降逆，以和其胃腑，则腑气自复其通降之常。

方症：

1.半夏泻心汤证：张仲景方。功能和胃降逆，开结除痞。治胃气不和，症见心下痞满，干呕或呕吐，肠鸣下利。

半夏半升，黄芩、干姜、人参、炙甘草各三两，黄连一两，大枣十二枚。水煎服。

2.七味白术散加味证：董德懋方[1]。治唇舌溃烂十余载，反复发作，详见病案1。

白术、旋覆花各6g，木香3g，藿香、佩兰、茯苓、神曲、葛根、枳壳、代赭石、莱菔子各10g。

论著和讨论

本证候湿热郁滞胃腑，失其通利，气不主降而反冲逆于上，王雨三说：“（胃病·食不消化）心肝火旺其证呕吐酸水，或苦水，食入即出，脉左寸关洪数者，用半夏泻心汤。”[2]治则当以开降其湿热为主，兼导滞降逆以和胃气。吴坤安说：“邪结气分：如吐蛔与饮，脘闷口渴，舌苔白中带黄，此湿热结于气分，胃中不和而蛔逆也。宜二陈加干姜、川连。”[3]

病案举例

1.董德懋治复发性口疮：刘某某，女，33岁，唇舌溃烂十余载，反复发作，此次发病已半月，纳呆食少，呃逆嗳气，大便秘结，苔灰黄而浮，脉滑，系湿浊为患，拟七味白术散法（组方见方证），5剂愈，随访1年未发[1]。

2.时振声治急性胃炎：崔某某，男，48岁。平素脾胃尚健，近日因聚餐饮食过量，以致吐泻。次日吐泻虽止，但纳减，上腹痞满，嗳气频作。服香砂养胃丸后反不思饮食，口苦黏腻，大便干燥，苔黄腻，脉弦滑。证属肝胃不和，湿热内蕴。治当疏肝和胃、辛开苦降，拟小陷胸汤加味：黄连、法半夏、枳实、青皮、陈皮、焦山楂、焦六曲、制香附各10g，全瓜蒌30g。服1剂后，即觉痞塞开，便畅，纳增，3剂后苔净纳佳而愈[4]。

引用文献

［1］段荣书.董德懋医疗经验琐谈［J］.中医杂志，1981，（2）：10.

［2］王雨三.治病法轨［M］.北京：学苑出版社，2015：160.

［3］吴坤安.伤寒指掌［M］.上海：上海科学技术出版社，1959：卷三80.

［4］时振声.调寒热治脾胃病［J］.浙江中医药，1982，17（8）：353.

（十三）胃阴消涸候（脾胃湿热里证·胃证·变证）

脾胃湿热证，湿热蕴蒸中焦，耗伤脾气胃液，变成胃阴消涸之候，杂病学家通常称为胃阴不足之证。虽以胃中津液枯涸之脉症为主，但必兼有气虚与湿滞之脉症。

通称：胃阴不足。

内含病例：［中医］脘胀。**［西医］**胃下垂。

病因病机：脾胃湿热虚弱，因湿热久恋脾胃，耗伤脾气胃液，中焦气阴两虚，而湿热留滞于中，胃气失其宣降，而成正虚邪滞之证。

证象组合：气虚+液涸+气郁

主症：【津液枯涸】症象：①口渴，渴欲饮凉。②饥仍不能进食，食则胀满益甚。③不寐。④情绪急躁易怒。

【气机不宣】症象：①减食，不饥。②脘中常闷。③胃脘胀满。

副症：【气虚失充】脉象：脉细。**舌象：**苔薄质淡。

宾症：【气机不降】症象：吐涎沫，食入即呕。

治则：虽当清养中焦气阴，仍须兼以清化湿热，调气和胃，但不可妄行辛香温燥。

方症：

清养胃津方证：叶天士方[1]。治湿邪中伤之后，脾胃不醒不饥，口渴，详见病案1。

鲜省头草、知母、川石斛、薏苡仁、炒麦冬。

论著和讨论

1.本证候因湿热耗伤脾气胃液，中焦气阴两虚，而湿热郁滞胃腑，胃气失其宣降，如章庆云谈胃下垂病的治疗体会及辨析评述：以中气下陷者多见。①以胃脘胀满、饥不欲食为主症，钡餐造影诊断为胃下垂。曾服用大黄苏打片，腹泻阴伤，体重下降，医以舌淡苔薄、脉细，框以“胃下垂”，治必升举，初诊辨为“中气不足，气滞不畅”。②胃胀满一症，脾气虚、肝气滞、胃虚寒、胃积滞、胃阴亏者，皆可见之，总以脾运不及为主；饥不欲食一症，胃热脾寒、胃阴不足，皆可见之，总以胃为主[2]。

2.本证候治则：当以清养气阴为主，兼以清化湿热为法，但不可妄投香燥行气之品，重耗胃中气液。章庆云谈胃下垂病常规治法为益气、升陷，惯用补中益气汤统治。忌用沉降、镇坠之品。本案初诊虽套用“升举”，却又杂投大队疏气镇坠之品，即或证属中气虚陷者，亦必少效。遇此病证，如确属中气虚陷，又兼见气滞时，宜以升举之中，大剂投用枳壳。以枳壳疏导气滞，且又能恢复胃肌之张力，改善胃肌松弛状态，不比其他疏气、降气之品，只除滞反有碍升提之虞。枳壳一药，诚为治胃下垂、子宫下垂良品也；如无气滞，纯属虚陷者，亦可用之，取疏补互施之意[2]。

章庆云说：胃下垂，属胃阴不足，特别是属气阴双亏者（本案初诊所见，余意即属之），单纯益气，反会伤阴，再加香燥理气、芳化等一系列误治，胃阴益伤，内热遂起，故呈胃热、胃阴不足之证，此误治变证，按此辨治，果收奇功。如本案（病案2），二症俱见，脾气虚、胃阴不足为主，故属气阴不足之证。法以益气、升举、降气、镇肝、宁志杂投，服药十余剂，症情如故。又拟芳香化浊法继进，病情非但不减，反而胀满益甚，急躁易怒，胃热之象显露，方悟为杂投益气、疏肝、芳化等温燥之品，胃阴被耗，其热内生，遂改弦更辙，投以清养胃阴兼清胃热之剂，症情逐渐改善。由于医者未从主症抓住主要矛盾，分析主要矛盾产生的病机，泥于成法导入误辨误治，应引为训[2]。

病案举例

1.叶天士治施，久患虚损，原寝食安舒，自服阴柔腻补，不但减食不寐，脘中常闷，渴欲饮凉。此口鼻吸入温邪，先干于肺，误补则邪愈炽，气机阻塞。弱质不敢开泄，援引轻扬肃上，兼以威喜丸，淡以和气。上焦得行，可进养胃法：沙参、薏苡仁、天花粉、桑叶、郁金，兼服威喜丸[1]。

又治湿热伤胃津：吴，湿邪中伤之后，脾胃不醒，不饥口渴。议清养胃津为稳（组方见方证）[1]。

2.章庆云治胃下垂：张某，女，50岁。胃脘胀满，饥而不能进食1个月余，每天吃一两亦感困难，夜寐不安，易怒，苔薄质淡，脉细。服大黄苏打片后，腹泻，体重下降，钡餐检查发现胃下垂，胃张力较低。证属中气不足，气滞不畅。治当补中益气，理气畅中：炒党参、黄芪、当归、白芍、升麻、香附、郁金、八月札、清炙甘草、钩藤各9g，厚朴花2.4g，砂仁3g（后下），沉香1.2g，磁石30g，宁志丹9g（包）。二诊：服药10余剂，效果不显，胃脘胀满，进食困难依然，苔薄质淡，脉细。体弱气滞湿阻，姑拟芳香化湿，理气畅中，以观静动：苏梗、藿香梗、佩兰、八月札、徐长卿、白芍、生姜、六曲各9g，厚朴2.4g，白豆蔻3g，半夏4.6g，苍术、清炙甘草各4.5g。三诊：饥仍不能进食，食则胀满益甚，情绪急躁易怒，苔薄脉细。日久气滞郁而伤阴，应予养胃阴、清胃热之剂：生地、麦冬、升麻、当归、竹叶、连翘、丹皮、炙甘草各9g，黄连2.4g，吞麻仁丸4.5g。连服22剂，症状逐渐改善。于6月4日门诊随访，病员每日进食三两，脘已不胀[2]。

引用文献

［1］叶天士.临证指南医案［M］.上海：上海卫生出版社，1958：244，267.
［2］上海市卫生局.上海老中医经验选编［M］.上海：上海科学技术出版社，1980：303.

（十四）脾气失运候（脾胃湿热里证·脾证·本证1）

脾胃湿热证，湿滞中焦，脾气郁滞，运化失司，水谷不分，是为脾气失运之候。见于急、慢性泻痢病证。以脾气运化失常之泻痢症象显明，但必见脾气郁滞之腹胀、腹痛等脉症。

通称：中焦湿热。

内含病例：［中医］久泻，五更泻，湿热痢疾。［西医］急性肠炎，慢性结肠炎，肠功能紊乱，人肠毛滴虫性肠炎。

病因病机：脾胃湿热郁滞，因湿热郁滞中焦，脾气郁滞，不能运化水谷，而成脾气健运失职，中气通行不利之证。故古人称之为滞下。

证象组合：气滞+气郁。

主症：**【水谷不分】症象**：①泻利黄水。②食后作泻，大便糊状。③先泻后痢。④下利脓血，红多白少。⑤粪少而黏。⑥小便赤短涩痛。

副症：**【气机不利】症象**：①里急后重。②心腹痞满。③下痢不爽。④腹胀痛，腹鸣。⑤腹中拘急。⑥便前腹部坠痛，大便稀。⑦痢下白胨甚多。**舌象**：①舌红苔黄浊厚腻。②舌苔白腻。**脉象**：①脉滑数。②濡滑。③小弦滑。④脉象沉弦滑。

宾症：**【气机不宣】症象**：①不食。②口苦而干。③渴喜热饮。④神疲乏力。**舌象**：苔薄腻。**脉象**：濡滑。

治则：当以疏利中焦为法，苦辛以除湿热，行气以行郁滞；绝不可早投温补，更忌止涩。

方症：

1.加减芩芍汤（苦辛寒法）证：吴鞠通方[1]。治滞下已成，腹胀痛，详见论著。

白芍9g，黄芩、厚朴各6g，黄连4.5g，木香3g，广陈皮6g。

2.和脾汤证：黄文东方[2]。和中化湿，调气清肠，治急性肠炎，脾胃不和，肠热未清，湿浊留恋，腹泻如水样，日行多次，食后即泻，腹不痛，详见病案1。

藿香、佩兰叶、炒白术、焦山楂、焦六曲、炒扁豆各9g，木香、香连丸各4.5g，陈皮6g，炙甘草2.5g，鲜荷叶1角。

论著和讨论

1.本证候湿热内蕴中焦，脾气郁滞，致中焦健运无权，陈士铎说："人有夏秋之间，先泻后痢，腹中疼痛，后重之极，不痢不可，欲痢不得，口渴饮水，小便艰涩，小肠作胀，盖夏伤于热，必饮水过多，湿留于下焦，治法分解其湿热，湿留于下焦，方用分解湿热汤：车前子一两，厚朴、滑石末各三钱，黄连、甘草、枳壳、槟榔各一钱，水煎服。通快饮亦佳：黄连、茯苓各三钱，白芍一两，黄芩、车前子、枳壳各二钱，厚朴一钱，水煎服。"[3]

2.治则：总以疏利脾气为主，以清除其湿热之邪，不可早行补涩。吴鞠通说："自利不爽，欲作滞下，腹中拘急，小便短者，四苓合芩芍汤：苍术、猪苓、茯苓、泽泻、白芍、黄芩、广陈皮、厚朴各6g，木香3g。滞下已成，腹胀痛，加减芩芍汤主之（苦辛寒法）（组方见方证），忌油腻生冷。加减法：肛坠者，加槟榔6g，腹痛甚欲便，便后痛减，再痛再便者，白滞，加附子4.5g、酒炒大黄9g；红滞加肉桂4.5g、酒炒大黄9g，通爽后即止，不可频下。如积未净，当减其制，红积加当归尾4.5g、红花3g、桃仁6g。舌浊脉实有食积者加神曲6g，山楂肉、枳壳各4.5g。湿重者，目黄、舌白、不渴，加茵陈9g，白通草、滑石各3g。”[1]又说：“久痢带瘀血，肛中气坠，腹中不痛，断下渗湿汤主之（苦辛淡法）：樗根皮（炒黑）30g，生茅苍术、生黄柏各3g，地榆（炒黑）、猪苓、银花（炒黑）各4.5g，山楂肉（炒黑）、赤茯苓各9g，水8杯，煮成3杯，分3次服。”[1]

3.杂录：里急后重，每至圊而不能便，似痢非痢，所下皆粪水，茎中痛，八正散加木香、槟榔。先泻后痢，腹中疼痛，后重之极，口渴饮水，小便艰涩，心中懊侬，热偏胜红多白少，脉滑数，芍药汤和血泻热：当归尾、白芍、黄芩、黄连、广陈皮、槟榔、生甘草、肉桂、大黄。湿热俱盛赤白杂下，芍药汤、香连丸两清湿热。

病案举例

1.**秦伯未**治男，42岁。腹泻半年，每天四次至七次，多黏液便，天明必作，食后亦泻，肠鸣腹胀，绕脐作痛，矢气甚多，泻下溏粪，多黏液，日四五行，纳食呆钝，口唇干燥，手足心热，小便有气味，脉濡滑，右手独大，舌苔浮黄厚腻。理肠汤主之：藿香、木香各6g，苍术、厚朴、乌药、枳壳、神曲、葛根各8g，白术10g，砂仁5g，黄连3g，煨姜3片[4]。

2.**吴匊方**治王忠惠，男，22岁，腹痛甚，内急后重，便下红胨，舌绛赤，苔灰黄腻，湿热蕴于大肠，洁古方加减：酒黄芩4.5g，赤芍、山楂炭、当归尾、银花各9g，姜厚朴、泽泻、广木香各3g，姜连1.8g，陈皮、酒制大黄各6g，药后症大减，苍术、赤芍各3.6g，姜厚朴、酒黄芩各2.4g，陈皮、枳实、槟榔各4.5g，建曲12g[5]。

3.**温玉应**治湿热挟积：郑某，男，30余岁。半月前在某工地患腹痛泄泻，经医治无效。近服金霉素10余粒，泄泻已止。但心腹痞满，食欲不振，夜睡不安，口苦而干，小便赤短，粪少而黏，体老神疲。脉缓而实，舌苔黄浊。证属湿热挟食，滞于中焦，脾胃健运失职，中焦气化不宣。拟予芳香化浊、苦寒泄热、健运脾胃，用平胃散合大黄连泻心汤加藿香、木香。服1剂，心腹痞满减半，二便畅通，各症皆轻，唯食欲未复，精神尚倦。此系病邪虽退，胃气尚虚，按原方去大黄加鸡内金、生谷芽，续服2剂，各症皆愈[6]。

4.**黄文东**治急性肠炎：乔某某，男，44岁，腹泻如水样，点滴葡萄糖盐水、服氯霉素、葛根芩连汤加减无效，日行多次，食后即泻，腹不痛，肠鸣辘辘，渴喜热饮，神疲乏力，舌红苔薄腻，脉濡滑。脾胃不和，肠热未清，拟和中化湿，调气清肠（组方见方证）[2]。

5.**张学能**治汪某某，男，57岁。慢性腹泻5年，大便培养（–），大便化验：偶有少量白细胞与黏液。乙状结肠镜检：有结肠黏膜充血。诊断为：慢性结肠炎、肠功能紊乱。现大便糊状，日4~5次，腹痛腹胀，舌红、苔淡黄厚腻，脉小弦滑。大便化验无异常。证属脾虚生湿，湿热蕴阻，湿胜则濡泄矣。拟健脾燥脾、利湿清热，胃苓汤合连朴饮加减：苍术、白术、制半夏、黄芩、茯苓、泽泻各9g，制川厚朴、陈皮、石菖蒲各4.5g，黄连3g，蚂蚁草、鲜芦根各30g。7剂。二诊：腹痛腹胀轻减，余症及脉舌同前，继续前方调治。原方加减调治至1个月时，腹痛腹胀消失，大便减至日2~3次，但腻苔化去不多，自感神疲乏力，乃思久泄清阳下陷，无阳则阴无以化，乃酌加升、柴、羌、防等升阳除湿之味，投服14剂后，腻苔明显化去，大便日1~2次，以后渐去羌、防、苍、朴等燥湿药，加参、芪等健脾补中，继续调治1个月而愈[7]。

引用文献

［1］吴鞠通.温病条辨［M］.福州：福建科学技术出版社，2010：99，100，135.

［2］上海龙华医院.黄文东医案［M］.上海：上海人民出版社，1977：162.

［3］柳长华.陈士铎医学全书［M］.北京：中国中医药出版社，1999：859.

［4］秦伯未.秦伯未医文选［M］.长沙：湖南科学技术出版社，1983：381.

［5］景德镇市中医院.吴匊方医案［M］.景德镇：景德镇人民出版社，1960：67.

［6］福建省中研所.福建中医医案医话选编（第二辑）［M］.福州：福建人民出版社，1963：22.

［7］张学能.李中梓九个泄泻治法的临床运用［J］.中医杂志，1980，（6）：53.

（十五）脾胃郁滞候（脾胃湿热里证·脾证·本证2）

脾胃湿热证，湿热内蕴中焦，郁滞脾胃，失其升降宣利之能，而为脾胃郁滞之证。时病学家亦通称为太阴湿热内结之证。见症以中焦气机郁滞，升降不利之脉症为主。

通称：太阴湿热内结。

内含病例：［中医］湿浊，暑秽，霉湿，噤口痢，湿热痢，泄泻。［西医］萎缩性胃炎，慢性痢疾。

病因病机：脾胃湿热郁滞，因湿热郁滞中焦，中枢不转，升降不利，上焦不宣，下焦不行，而成三焦湿郁，升降失司之证。

证象组合：气滞+气郁

主症：**【气机不宣】症象**：①痞满。②不能食，食纳差。③口甜。④面色黄滞。

【气机不利】症象：①脘连腹胀。②腹痛，脘腹痛。③二便俱闭。④中脘有形。⑤大便有黏液，便时肛门不舒。⑥痢下肛坠。⑦便泄不爽。**舌象**：①舌红苔秽厚。②苔黑黏腻。**脉象**：①脉右沉滑，左弦滑微数。②脉濡滑。

副症：**【气机不降】症象**：①嗳噫。②呕吐不纳。

宾症：**【水谷不分】症象**：①泄泻。②小便不利短赤。③大便不爽。

治则：以疏利中焦为主，清化其湿热，流利其气机。吴鞠通所谓："辛淡渗湿宣气，芳香利窍。"[1] 即吴坤安"清疏中宫"之法。

方症：

1.清湿热调脾胃方证：蒲辅周方[2]。法用苦辛。治便溏，脘腹痛，食纳差，大便黏液，详见病案2。

藿香梗、杏仁、茵陈各6g，炒黄芩、泽泻、通草各3g，黄连、炒黄柏各2.4g，炒苍术、厚朴、大腹皮各4.5g，滑石（包）9g，木香1.5g。

2.胃苓汤法证：叶鉴清方[3]。治湿泻，即濡泻。腹中微痛，或竟不痛，胸痞胃困。

甜茅术（米泔水浸）、通草各3g，陈皮、炒泽泻、姜半夏各4.5g，猪苓、大腹皮各9g，焦薏苡仁、茯苓、焦麦芽各12g，制川厚朴2.4g。

论著和讨论

1.本证候湿热郁滞脾胃，中焦气机失其升降宣利之职，如吴坤安说："如黄中带黑，而浮滑黏腻者，是太阴湿热内结，宜利湿清热。"[4]《蒲辅周医疗经验》编者按：西医慢性痢疾，辨证属脾胃失调，湿热下注所致，用苦辛法调脾胃、清湿热，逐渐好转，继用三黄清热燥湿，苍术、豆卷祛湿，银花、蒲公英清热解毒，片姜黄除秽消瘀，肃清气血中的病邪，酒制大黄、皂角子攻积利窍，直达病所，使邪有出路而无稽留之地，病邪得以肃清，痢疾告愈。中医学认为痢疾在病邪未清时，切忌固涩，以免邪留成癖，即"邪去则正安"的道理[2]。

2.治则：仍当疏利脾胃，清化湿热，以利其升降。吴鞠通说："三焦湿郁，升降失司，脘连腹胀，大便不爽，一加减正气散主之：藿香梗、厚朴、杏仁、茯苓皮、茵陈各6g，广陈皮、大腹皮各3g，神曲、麦芽各4.5g。"[1]"滞下红白，舌色灰黄，渴不多饮，小溲不利，滑石藿香汤主之。辛淡渗湿宣气，芳香利窍：滑石、茯苓皮各9g，猪苓、藿香、厚朴各6g，白蔻仁、广陈皮各3g。"[1]"噤口痢，左脉细数，右手脉弦，干呕腹痛，里急后重，积下不爽，宜加减泻心汤主之。"[1] 吴坤安说："有腹痛痞满，呕吐不纳，舌燥渴饮，或大便泄泻，小水不利，或二便俱秘，此湿热内结于太阴，急宜开之：须半夏、赤茯苓、厚朴、草豆蔻、川黄连、通草、广陈皮、滑石之类；如便秘不泻，加枳实、大黄行之，此即转属阳明也。"[4]"若触秽暑兼挟食滞，脘中痞满，饱闷呕恶，腹中板痛，亦宜清疏中宫，如广藿梗、川郁金、川黄连、枳实、白蔻仁、厚朴、木香汁、生山楂肉、莱菔子之类。若秽暑挟食，结于下焦，二便不通，胸腹胀满，痛楚难忍者，非枳实、大黄、承气辈不除。"[4]

姚国美云："嘈杂，痞满，大便稀则胸稍快，大便坚则胸中难安，不思饮食，此脾胃失调，燥湿互胜，治以交泰丸：姜炒川黄连、枳实、土炒白术、吴茱萸各一两，当归尾一两三钱，大黄四两（九蒸九晒），姜汁、神曲糊丸。"[5]

病案举例

1.叶天士治某五十，秽湿邪吸受，由募原分布三焦，升降失司，脘腹胀闷，大便不爽，当用正气散法：藿香梗、厚朴、杏仁、广皮白、茯苓皮、神曲、麦芽、绵茵陈[6]。

又治某三三，秽暑吸入，内结募原，脘闷腹痛，便泄不爽，法宜芳香逐秽，以疏中焦为主：藿香、杏仁、厚朴、茯苓皮、半夏曲、广陈皮、香附、麦芽[6]。

2.张聿青治聂左，素体湿甚，兹则由胀满而致便泄，色如败酱，得泄转松。然中脘有形，气冲嗳噫，胃呆少纳，时易汗出，脉象濡软而滑，苔白质腻，口味带甜。此由湿热内蕴，脾土不能转旋，水谷不能分化，尽注于肠，肝木从而暗动，恐致呃忒。拟和中运脾，兼泄腑浊：六一散、省头草、炒红曲、土炒陈皮、生熟薏苡仁、白茯苓、广木香、小温中丸、川雅连（吴萸煎汁拌炒）。二诊：投剂之后，解出极为秽臭，腑中之浊得从外泄，而自利仍不稀疏。昨尚和平，今又腹中胀满，甚至有形上冲，直抵中脘，则恶心嗳噫，最为难堪，抚之摩之，其形方能降下，口甜干腻，苔白转黄，脉象转滑，关部独弦。湿热内蕴，清浊之气，不司升降。土气既滞，木气遂郁，致横暴之气，肆逆莫制。望六之年，恐正不胜病。《金匮要略·厥阴篇》中每用苦辛酸，即遵其旨：川雅连、生甘草、淡青子芩、车前子、杭白芍、白茯苓、生熟木香、土炒广陈皮、淡干姜、省头草[7]。

3.孔伯华治肖男，湿滞伤中，滑泄已久，脾运既差，而滞仍未化，腹痛尚不能免，舌苔黄腻，脉象弦滑而实。虽年近古稀，气分尚好（正气未虚）。宜醒化中焦，恢复运化：连皮苓、炒秫米、焦六曲、炒稻芽、炒谷芽、炒莱菔子各9g，盐橘核12g，法夏6g，小川连（吴萸0.9g炒）、陈皮、诃子肉、土乌药各4.5g，炒枳壳3g，中厚朴2.4g，甘草1.5g[8]。

4.蒲辅周治曾某，男，57岁，素有脘腹疼痛。有时便溏，近来又感脘腹痛，食纳差，大便有黏液日三四次，便时肛门不舒，大便检查有红、白细胞，小便黄热而少，西医院诊断为慢性痢疾。脉右沉滑，左弦滑微数，舌红，苔秽厚，属脾胃失调，湿热下注，治宜清湿热、调脾胃，法用苦辛（组方见方证），2剂。复诊：药后大便已成形，日1次，黏液已很少，食纳略好转，脘腹痛大减，小便已不黄，脉沉滑微数，舌正红，秽厚苔减。仍宜清湿热，兼调胃气，原方去黄连，加扁豆衣、炒神曲各6g，3剂。三诊：药后大便黏液又减，偶有腹痛及肛门不舒感，大便每天1次成形，小便略黄，胃纳转佳。脉和缓有力，舌正苔薄微黄腻。继清湿热，调和脾胃：炒黄芩2.1g，苍术4.5g，酒制大黄1.5g，银花藤、蒲公英、豆卷各9g，片姜黄、酒炒黄柏、皂角子、生甘草各3g。3剂。四诊：药后大便正常，胃脘及腹部已不痛，食纳佳，小便正常，六脉缓和，舌正苔化净。原方加大枣4枚，服5剂愈[2]。

引用文献

[1] 吴鞠通.温病条辨[M].福州：福建科学技术出版社，2010：86，101，137.

[2] 中国中医研究院编.蒲辅周医疗经验[M].北京：人民卫生出版社，2005：169.

[3] 何廉臣.重印全国名医验案类编[M].上海：上海科学技术出版社，1959：156.

[4] 吴坤安.伤寒指掌[M].上海：上海科学技术出版社，1959：卷一10，卷二12，卷三15.

[5] 姚国美.姚国美医学讲义合编[M].北京：人民卫生出版社，2009：240.

[6] 叶天士.临证指南医案[M].上海：上海卫生出版社，1958：257，271.

[7] 张聿青.张聿青医案[M].上海：上海科学技术出版社，1963：357.

[8] 北京中医学会.孔伯华医集[M].北京：北京出版社，1988：344.

（十六）脾胃不和候（脾胃湿热里证·脾证·转证1）

脾胃湿热证，湿热气蕴中焦，耗伤脾胃气液，中气已虚，湿热留滞，转为脾胃失和之候。多见于噤口痢疾之证。虽以中焦气机郁滞之症象显明，但必兼见脾气与胃液伤残之脉症。

通称：中虚湿热。

内含病例：［中医］痞满，噤口痢，久泻，消渴。［西医］糖尿病。

病因病机：脾胃湿热虚滞，因湿热久蕴中焦，耗伤脾气胃液，气液已伤，湿邪留滞，而呈燥湿互胜，虚实夹杂之证。

证象组合：气虚+气郁+气滞+液灼

主症：【气虚失充】症象：①面黄。②神疲，精神萎靡。③稀溏软便，周身倦怠无力，大便稀溏，一日数次，月经先期，量多，10日方净。**舌象：**舌淡边有齿印，苔白欠润。**脉象：**脉微弱，缓怠无力，右脉浮濡沉细，脉细无力。

【气机不利】症象：①脘腹痞满。②胀痛，伴有肠鸣。**脉象：**缓而带弦。

副症：【津液消灼】症象：①胸膈烦满。②嘈杂。③口苦，烦渴，口干欲饮，食量大增。④尿色淡黄。**舌象：**质偏红，苔薄黄而根部厚腻。

【水谷不分】症象：①腹泻，便稀溏。②稍嗜寒凉食物则肠鸣下利。

宾症：【气机不宣】症象：①胸闷。②食纳减少，不思食。

【气机不降】症象：食入则呕恶。

治则：当清养脾胃气液为主，兼以清化其湿热。然苦辛香燥、伤气耗液之品，皆当慎用；滋腻助湿之味，亦当忌用。总之润、燥、补、泻，务必调和得当，唯清淡之药，始合机宜。

方症：

1.半夏泻心汤加减证：周新乐方[1]。治中气下陷，肝脾不和，寒热错杂，升降失调，详见病案2。

法半夏、党参、炮姜、白术各4g，砂仁、云茯苓各3g，炒怀山药6g，煨葛根12g，黄连2g，车前子、炒麦芽各5g，甘草1g。

2.健脾益气，生津止渴方证：抗鹭娃方[2]。治脾失健运，谷气下泄。形体瘦弱，周身倦怠无力，精神萎靡，详见病案3。

白参、茯苓、木香各10g，黄芪、藿香、山药、苍白术各15g，甘草5g，葛根30g。

论著和讨论

1.本证候湿热耗伤脾胃气液，正气已虚，而湿热留滞，燥湿互胜，雷少逸说："若久痢口噤不食，此胃气告匮，非比初痢噤口，尚有浊气可破，积滞可驱，唯大剂参术，佐以茯苓、甘草、藿香、木香、煨葛之属，大补胃气，兼行津液乃可耳（倘或绝不思食，下痢无度，不可治也，唯独参汤合陈仓米浓煎频服）。但得胃气一复，饮食稍进，便宜独参汤，略加陈皮，或制香附，缓缓调补，兼行气滞，方为合剂。加茯苓之淡渗，木香之耗气，干葛根之行津，皆当屏除也。”[3]

2.治则：当清养脾气胃液为主，以固其根本，兼以清疏中焦湿热，虚实兼顾。慎用耗气伤津，以免犯虚虚之戒。叶霖说：“（噤口痢）丹溪用人参黄连呷法，亦清热养胃之义。孔以立以藕汁煮热熟，稍加砂糖频服，兼进多年陈米稀糜，似较人参、石莲、黄连为稳。究不若黄履素《折肱漫录》中所载鳗骨煅炭研细，白砂糖调服之，尤效也。学者鉴诸。”[4]董废翁说：“凡胃虚内热，烦渴泻利，脉微弱者，七味人参白术散。若发热者，人参三白汤加炒黄连。”[5]何秀山说：“若久痢而致噤口，是胃气虚惫，独参、理中尚难为力也。若脉细弱者，宜参苓白术散（人参、茯苓、白术、扁豆、山药、薏苡仁、桔梗、陈皮、砂仁、莲肉、甘草、大枣）加菖蒲末，米饮调下。沈金鳌云：石菖蒲治噤口痢，屡试屡效。”[6]

病案举例

1.陈瑞春治古某某，男，50岁。脘腹痞满，伴有肠鸣、腹泻已1年余。自述胃脘至脐以上痞满而胀痛，稍嗜寒凉食物，则肠鸣下利，或稀溏软便，胸膈烦满，食纳减少，尿色淡黄，口苦，舌质偏红，苔薄黄而根部厚腻，脉象缓而带弦。证属脾胃气虚，湿热窒滞，虚中夹实，应当燥湿同治，虚实兼顾，方拟半夏泻心汤加味：制半夏、枳壳各9g，黄连、黄芩、干姜、炙甘草、广木香各6g，党参12g。嘱服3剂以观动静。二诊：痞满胀感消失，肠鸣减利止，胃口好转食量略增，腻苔退为薄润，嘱原方再进5剂。继则以健脾益胃法，善后调理而痊愈。1年后追访，病未复发[7]。

2.周新乐治李某，女，5月半小儿，泄泻3月不止，精神欠佳，面略黄，口唇略红，饮食亦可，阵阵烦躁哭叫，夜间睡眠不安，易醒，时呕乳水，腹软，泻黄色稀水，便夹乳瓣不化，日8次以上，肛门周围发红，小便清，舌尖略红苔白，指纹青略紫，属中气下陷，肝脾不和，寒热错杂，升降失调，当寒温并用，健脾止泻，苦降辛开，半夏泻心汤加减（组方见方证），1剂大便成形，改异功散善后[1]。

3.抗鹭娃治姚某，女，20岁，形体瘦弱，周身倦怠无力，精神萎靡，口干欲饮，食量大增，大便稀溏，1日数次。月经先期，量多，10日方净。检查：血糖21.2mmol/L。舌淡边有齿印、苔白欠润，脉细无力。此属脏腑虚弱，脾失健运，谷气下泄。治宜健脾益气，生津止渴（组方见方证）。7剂后，大便渐干，1日2次，饮水减少，饮食控制，仍四肢乏力，少神，舌转淡红，齿印减轻，苔薄白欠润。照此调治月余，血糖逐渐下降，2月后恢复[2]。

引用文献

[1] 周新乐.半夏泻心汤加减治疗小儿久泻2例[J].中医杂志，1982，(10)：38.
[2] 抗鹭娃.糖尿病辨舌论治[J].中医杂志，1999，(9)：530.
[3] 雷丰.时病论[M].北京：人民卫生出版社，1964：41.
[4] 李顺保.温病条辨集注与新论[M].北京：学苑出版社，2005：435.
[5] 高鼓峰等.医宗已任编[M].上海：上海科学技术出版社，1959：162.
[6] 俞根初.重订通俗伤寒论[M].上海：上海科学技术出版社，1959：390.
[7] 陈瑞春.泻心汤类方的探讨[J].新医药学杂志，1977，(6)：37.

（十七）中阳不和候（脾胃湿热里证·脾证·转证2）

脾胃湿热证，湿热久羁，湿浊偏重，伤残脾阳，不司蒸化健运之职，转成中阳失和之候。时病学家亦通称为中虚热滞之证。虽亦以中焦郁滞之脉症显明，但必兼见中阳不振之脉症，并以之为主。

通称：中虚热滞。

内含病例：[**中医**]久泻，胃痛，噤口痢。[**西医**]十二指肠球部溃疡。

病因病机：脾胃湿热虚滞，因湿热郁滞中焦，湿浊偏重，伤残中阳，阳虚无力运化，湿热郁滞不解，中枢升降不利，而成阳虚邪滞之证。

证象组合：阳虚+气滞

主症：【**阳气不振**】**症象**：①形衰，乏力。②头晕。③思睡。④汗出。⑤手足厥冷。⑥口干不欲饮，口渴喜热饮。⑦胃脘痛，喜得温按。⑧不思饮食。⑨喜按。⑩饭后即欲便。**舌象**：①舌白苔腐白。②舌淡苔薄黄。③舌边暗，苔腻。**脉象**：①脉细。②沉细无力。③沉伏。

【**气机不利**】**症象**：①积少痛缓。②中脘挟脐引腰疼痛。③胸脘痞闷。④脘腹痞胀痛。⑤腹胀。⑥大便黏腻，肛门沉坠。**舌象**：①舌红苔薄黄。②根厚腻。**脉象**：脉弦缓。

副症：【水谷不分】症象：①泄痢。②肠鸣腹泻。

宾症：【气机不降】症象：①呕恶不饥。②胸痞，不饥不食。③呕吐酸水，吞酸。

治则：当温振脾阳为主，兼以清化其湿热；寒温并进，虚实兼顾之法。

方症：

加味半夏泻心汤证：治脐上至脘痞满胀痛，稍食偏凉之物，则肠鸣下利，或稀溏，胸膈烦满，食少口苦，尿淡黄，舌偏红，苔薄黄根厚腻，脉缓带弦。

法半夏、枳壳各9g，黄连、黄芩、干姜、广木香、炙甘草各6g，党参12g。

论著和讨论

本证候湿热郁滞中焦，湿浊伤残中阳，阳虚无力运化，湿热留滞于中，张仲华曰："此证中阳先馁，不能托化，邪滞未动，虚波已至，诚属棘手。姑拟温清并进，宗泻心汤意，参以疏邪化滞。"[1]故其治则当温助中阳为主，兼以清化湿热。吴坤安说："伤寒胸中有热，胃中有邪气，腹中痛，欲呕吐者，黄连汤主之。川黄连、干姜、桂枝、炙甘草各3g，半夏、党参各9g，大枣4枚。"[2]吴鞠通说："噤口痢，呕恶不饥，积少痛缓，形衰脉弦，舌白不渴，加味参苓白术散主之：人参、炒扁豆各6g，白术（炒焦）、茯苓、薏苡仁各4.5g，砂仁炒2.1g，桔梗、炮姜、肉豆蔻各3g，炙甘草1.5g，共为细末，每服4.5g，香粳米汤调服，日2次。"[3]

病案举例

1.叶天士治陈妪，泻痢两月，肢体浮肿，高年自属虚象。但胸脘痞闷，纳谷恶心，每利必先腹痛。是夏秋暑热，郁滞于中，虚体挟邪，焉有补涩可去邪扶正之理？恐交节令变症，明是棘手重症矣：人参、茯苓、川黄连、淡干姜、生白芍、枳实[4]。

又治暑湿热：沈，暑必挟湿，伤在气分，古称滞下。此"滞"字，非停滞饮食，言暑湿内侵，腑中流行阻遏，而为滞矣，消导，升举，温补，暑邪无有出路，胸痞不饥，不食、黏腻未已，而肛门沉坠里结，三焦皆受邪蒸，上下浑如两截，延为休息痢疾，缠绵展转，岂旦晚骤愈之病：淡干姜、生姜、小川连、人参、枳实[4]。

2.张仲华治腹痛下痢，昼夜无度，汗出肢冷，脉细舌白。暑湿热挟滞互结，病经五日不减，嗜酒中虚之体，邪不能化热外达，而见多汗伤阳，多痢伤阴之险。凡里急后重，腹痛者，治法宜通，口燥烦躁溲秘者，又当清渗。此证中阳先馁，不能托化，邪滞未动，虚波已至。诚属棘手，姑拟温清并进，宗泻心汤意，参以疏邪化滞，若正气、保和之类，何足恃耶：制附子、厚朴、桂木、藿香梗、建曲、赤茯苓、木香、姜渣、酒炒黄连。二诊：下痢减半，赤白相杂，肢冷较和，汗亦稀少，舌白苔腻不化，里急后重已缓，诊脉沉细，腹中犹痛。究属中虚湿胜，暑积阻结，不能借阳和运动，尚非坦途，再拟温中运邪一法：制附子、厚朴、黄连、白术、淡干姜、防风、木香、枳实、丹皮、赤茯苓[1]。

3.时振声治十二指肠球部溃疡：马某某，女，55岁。右上腹节律性疼痛7个月余，每于饥饿和夜间发作，进食后缓解。钡餐造影示：十二指肠球部黏膜粗乱，球中央见一黄豆大龛影。诊断为十二指肠球部溃疡。服解痉制酸西药罔效，要求中药治疗。胃脘痛，喜得温按，吞酸，腹胀，食眠尚可，牙龈肿痛，左侧尤甚，舌淡苔薄黄，脉沉细无力，证属中焦寒热夹杂，投甘草泻心汤加味：炙甘草、蒲公英各15g，法半夏、黄连各10g，黄芩、党参各12g，干姜6g，白芍18g。上方出入共进24剂，诸症消失，钡餐造影：十二指肠球部充盈良好，黏膜规则，未见龛影，溃疡面已愈合[5]。

4.金寿山治向某，女，37岁，头晕乏力纳少，1个月来经常腹泻，脘痞欲按，思睡，口干不欲饮，脉细，舌苔薄腻微黄，唇红口臭，中焦郁热，脾胃运化失司，拟辛开苦泄，佐以升运：川黄连、干姜各3g，姜半夏、党参、云茯苓、甘松各9g，黄芩、甘草、升麻、陈皮各6g，7剂，痞满腹泻显著好转，加党参至12g，加谷芽、麦芽各9g，又7剂即愈[6]。

引用文献

[1] 秦伯未.清代名医医案精华［M］.北京：人民卫生出版社，2006：192.
[2] 吴坤安.伤寒指掌［M］.上海：上海科学技术出版社，1959：卷一61.
[3] 吴鞠通.温病条辨［M］.福州：福建科学技术出版社，2010：138.
[4] 叶天士.临证指南医案［M］.上海：上海卫生出版社，1958：358，359.
[5] 时振声.调寒热治脾胃病［J］.浙江中医药，1982，17（8）：353.
[6] 赵章忠等.金寿山运用泻心法的临床经验［J］.中医杂志，1982，（6）：20.

（十八）脾阳虚滞候（脾胃湿热里证·脾证·转证3）

脾胃湿热证，湿热久羁中焦，湿浊伤残脾阳，脾阳无力蒸化腐熟水谷，运行湿热，转成脾阳虚滞之候。时病学家常称为中虚伏热之证。虽以脾气郁滞、水谷不化之脉症显明，但必兼有中阳不振之脉症，并以之为主。

通称：中虚伏热。

内含病例：［中医］腹痛，虚寒痢，久泄，休息痢。［西医］细菌性痢疾，结肠炎，溃疡性结肠炎，乳糜尿。

病因病机：脾胃湿热虚滞，因湿热久蕴中焦，湿浊伤残脾阳，脾阳不足以蒸化，腐熟水谷，运化湿热，而成寒热虚实错杂之证。

证象组合：阳虚+气滞

主症：【阳气不振】症象：①面色苍白，面色萎黄。②午后头昏，乏力、食减、便溏。③四肢不温，手足厥冷。④恶寒厚衣被。⑤当脐胀痛，按之则轻，得食则减。**舌象**：①舌胖淡，舌苔淡白。②舌上之苔左黄右剥。③苔虽黄厚腻，色晦暗无光且润。**脉象**：①脉沉细。②脉形细小而数。③脉象濡细。④洪大重按无力。

【气机不利】症象：①腹胀。②下痢后重，便脓血。**舌象**：舌暗红，根黄。**脉象**：脉濡滑。

副症：【水谷不分】症象：①腹痛，大便溏薄。②腹泻挟黏脓液。③小便浑白如浆。

宾症：【气机不宣】症象：常自汗出。

治则：当温振脾阳为主，以助其托邪外达，兼以清化湿热、寒热补泻并进，虚实兼顾，扶正祛邪。

方症：

1.治中汤加味证：曹仁伯方[1]。治中虚伏热，当脐胀痛，按之则轻，得食则减，脉数细小，舌深红，苔左黄右剥，详见病案1。

人参、干姜、白术、甘草、陈皮、青皮、川黄连、雪羹。

2.附子泻心汤合白头翁汤证：袁尊山方[2]。治痢下反复多次，常自汗出，脉洪大重按无力，苔黄厚腻，但色晦暗无光且润，舌胖淡，详见病案3。

生大黄（泡冲）、附片（先煎）各12g，肉豆蔻、黄芩各10g，黄连6g，黄柏9g，槟榔、白头翁各15g。

论著和讨论

本证候脾胃湿热久羁，湿伤脾阳，脾阳不振，不能运化，托邪外出。李兰舫说："脾主运化，如脾气虚弱，水湿困顿，运化失健，水谷精微不能正常输布，下法则成浊病（乳糜尿）。本法以四苓、六一、糯稻根、萆薢利湿分清，并以四君、山药、莲肉、薏苡仁、鸡内金健补脾气，脾运正常，则浊病除。"[3]故当以温壮脾阳为主，兼清化湿热，虚实兼顾，寒热并进。何廉臣说："若伤暑又伤生冷而化泻者，宜连理汤：川连、人参、白术、甘草、炮姜。"[4]

病案举例

1.曹仁伯治当脐胀痛，按之则轻，得食则减，脉形细小而数，舌上之苔左黄右剥，其质深红，中虚伏热使然。治中汤加川黄连、雪羹（组方见方证）。柳宝诒按：此等证不多见，立方亦甚难，须看其用药的当处[1]。

2.景春芳治蔡某，男，壮年，秋季仲月腹痛二日，与理中1剂未愈，腹痛按而不拒，痛不缓解，倦卧无呕吐，疼时重时减，食呆，肢微凉，小便黄，大便二日未解，脉沉细微涩，右尺有力，苔薄白滑润，此寒火相兼，加盐炒黄柏2.4g，1剂告愈[5]。

3.袁尊山治杨某某，男，36岁，腹痛下痢后重便脓血1年，反复多次，服抗生素不效，服黄芩芍药汤、白头翁汤10余剂，服药即止，停药如故，脉虽洪大重按无力，苔虽黄厚腻，但色晦暗无光且润，舌胖淡，常自汗出，恶寒厚衣被，虽三伏天气，必穿毛衣，手足厥冷，下痢后重，便脓血，日十余行，日渐消瘦，属脾肾阳虚，脾不健运，湿热郁滞，正虚邪实，与附子泻心汤合白头翁汤（组方见方证），3剂症递减，加木香10g、枳壳9g，3剂，已无脓血后重，去槟榔、黄柏3剂愈，嘱薏苡仁、粳米粥调养，未复发[2]。

4.董建华治结肠炎：娄某某，女，51岁，腹泻1年余，大便日3~4行，挟黏脓液，舌暗红根黄，脉沉细。久病伤脾，脾阳受戕。健脾和中，温阳升清：白扁豆15g，山药、白芍、胡芦巴、茯苓各10g，炮姜、砂仁各3g，马尾连、干荷叶、焦六曲各6g，木香5g[6]。

5.李兰舫治杨某某，男，35岁，小便浑白如浆，历时半年，曾经某医院泌尿科检查，诊断为乳糜尿，服过海群生、八正散、萆薢分清饮多剂，病情一度好转，但不巩固。现小便浑白，午后头昏，乏力、食减、腹胀、便溏、舌苔淡白、脉象濡细。证属脾虚湿困，运化失司：木香、砂仁（后下）、炮姜炭各4.5g，炒白术、泽泻各9g，茯苓12g，党参15g，六一散（包）、糯稻根各30g。上方出入，15剂后精神转佳，腹胀减，大便成形，小便转清，但多食肉类或过劳后仍有尿浊，于前方去木香、砂仁、炮姜，加炒山药24g、建莲肉15g、炙鸡内金9g。守方出入，服药近2个月，症状消失，激发试验后，小便无异常。随访3年未复发[3]。

引用文献

［1］柳宝诒等.增评柳选四家医案［M］.南京：江苏科学技术出版社，1983：138.

［2］袁尊山.附子泻心汤的临床应用［J］.中医杂志，1979，(11)：46.
［3］李兰舫.乳糜尿治疗八法［J］.浙江中医药，1978，4(4)：20.
［4］俞根初.重订通俗伤寒论［M］.上海：上海科学技术出版社，1959：385.
［5］景西堃.景春芳医案四则［J］.中医杂志，1964，(5)：17.
［6］董建华.临证治验［M］.北京：中国友谊出版公司，1986：363.

七、胃肠湿热证（湿热内湿合病1）（4候）

胃肠湿热证，为湿热由胃入肠，胃肠同病，湿热由中焦流入下焦，中下二焦合病，或由新感吸入秽浊湿热，直行中道以入胃，或伏湿伏暑，溃发于阳明不解，然后流入肠间，故有湿阻气机，或湿结下焦之称。于杂病则多见泄泻、痢疾，亦可发为痞结，或转疟疾。

胃肠湿热证，湿热之邪由胃入肠，与胃中水谷相搏，则多夹食夹痰；与肠中糟粕相结，而为积滞。热偏重者，则郁滞于气分，阻滞胃肠气机，甚则由气伤及血分；湿偏重者，多挟外寒，郁伤阳气。邪重则多与痰、食、糟粕积滞相结，则多缠绵。

湿热由胃入肠，与胃中水谷，肠中糟粕相搏，多为实邪，不易从外透解，必假肠道以为出路，逐邪从大便而去，俞根初曰："当苦辛通降，从大便而解。"尤以伏邪从内溃发者，依附肠中糟粕，最难速除。故俞氏有云："伏邪层出不穷，往往屡经缓下，再四清利，而伏邪始尽者。"又云："俟宿垢下至五六次，至七八次，而伏邪始尽。"[1]然而若湿热未与有形之物相搏结，唯湿阻胃肠气机，则又当以化湿通气为主，虽谓通气，亦假肠为出路，邵仙根曰："湿阻气机，治以渗湿开气之法，下焦郁结之邪开化，则二便通行而邪自化矣。"[2]

证候别称：阳明湿热，湿阻气机，协热自利，湿热壅滞肠道，湿热内阻肠胃，湿结下焦。

病名：［中医］暑热夹湿，春温夹湿，秽浊，暑湿，伏暑，湿温，湿温夹食，湿热痢，暑毒赤痢，湿闭，腹痛，痞结，湿疟，肠痈，急黄险候。

证候系统：详见图3-5-20。

本证————清气郁滞候、清气郁陷候
转证————清气郁结候、清阳郁滞候
变证————清阳郁结候、气血蕴炽候

图3-5-20　胃肠湿热证证候结构图（6候）

引用文献

［1］俞根初.重订通俗伤寒论［M］.上海：上海科学技术出版社，1959：255.
［2］吴坤安.伤寒指掌［M］.上海：上海科学技术出版社，1959：卷四46.

（一）清气郁滞候（胃肠湿热证本证1）

胃肠湿热证，湿热内蕴胃肠，阻滞中下气机，清气失于宣降，是为清气郁滞之候。张聿青曰："太阴之邪还并于阳明之分。"[1]故时病学家仍通称为阳明湿热，或湿热壅滞肠道之证。其见症以胃肠气机郁滞之症象为主，但必兼见热蒸与湿郁之脉症。

通称：阳明湿热，湿热壅滞肠道。

内含病例：［中医］秽浊，湿温夹食，湿热痢。［西医］肠梗阻，慢性肠炎，经前期紧张症。

病因病机：胃肠湿热郁滞，湿热内蕴胃肠，阻滞中下气机，郁蒸上中清气，而成湿热积滞，蕴蓄胃肠之候。

证象组合：气郁+气热+气滞

主症：**【气机不宣】症象**：①胸痞。②脘痹。**脉象**：脉濡数。

【津气蕴蒸】症象：①发热恶寒，蕴热不退。②腹灼。③大便黏腻臭秽如酱。④溏矢不爽。⑤便下白黏胨和烂肉样物，脓血稠黏。⑥大便胶闭。⑦腹泻便秘交替。⑧小便短少，色黄溲痛。⑨口苦。**舌象**：①舌质淡红，苔薄黄。②舌苔黄浊腻。**脉象**：脉数，脉弦数。

副症：**【气机不利】症象**：①腹胀满痛。②腹痛拒按，按之软而作痛、痛加。③下痢后重，下坠窘迫。④频转矢气，大便不通。**舌象**：①苔腻灰。②白腻而干。**脉象**：脉濡。

宾症：**【气机不降】症象**：呕吐。

治则：以宣通气机、流畅三焦为法，张伯臾认为宜清热燥湿、滑利气机。俞根初主苦辛通降，从大便而解，认为“伏邪层出不穷，往往屡经缓下，再四清利而伏邪始尽者。”[2]

方症：

1.芳香疏通方证：汪逢春方[3]。治痢疾，身热颇壮，下痢日数十行，先白后粉，里急后重。详见病案2。

鲜佩兰、鲜藿香、焦苍术、大豆卷、马齿苋、香连丸（布包）、焦枯黄芩各4.5g，煨葛根3g，花槟榔、使君子、焦山楂炭、建泻各9g，范志曲12g，沉香屑0.9g，赤茯苓12g。

2.参连散证：蒲辅周方[4]。治痢疾，新中国成立前农村痢疾大流行用之有效。

苦参300g，川黄连150g，甘草90g，木香60g，为细末，每服6g，白多红糖水冲服，赤多白糖水冲服。

3.白头翁汤加减证：张伯臾方[5]。治腹泻便秘，交替发作，褐色带黏胨，少腹痛伴里急后重。详见病案4。

白头翁15g，秦皮、赤白芍各9g，黄连、广木香各4.5g，当归18g，全瓜蒌、荠菜花、焦山楂、焦六曲各12g，薤白6g。

4.葛根芩连汤加味证：傅方珍方[6]。治经前期紧张症，全身不适，肛门坠胀，泻下脓性黏液便。

葛根15g，黄连面1.5g（冲），木香、生甘草各6g，黄芩、当归、槟榔、枳壳、杜仲、白芍、茯苓、草豆蔻各10g。

论著和讨论

1.本证候湿热挟积，阻滞胃肠，清气失于宣通，张伯臾说：“湿热蕴阻肠间，下焦气机不利。”[5]张聿青曰：“湿包热外，热处湿中，热胜于湿，挟滞蒸腾。太阴之邪还并于阳明之分。”[1]

2.治则：当以疏利胃肠气机为主，清热燥湿，滑利气机，通导积滞为法。俞根初说：“传脾而湿重暑轻者，先用大橘皮汤加茵陈、木通，温化清渗，使湿热从小便而泄，然脾与胃以膜相连，湿在胃肠之外，热郁在胃肠之中，其湿热黏腻之伏邪，亦多与肠中糟粕相搏，蒸作极黏腻臭秽之溏酱矢，前方酌加枳实导滞丸、更衣丸等缓下之。必俟宿垢下至五六次或七八次，而伏邪始尽。”[2]薛生白说：“湿热内滞太阴，郁久而为滞下，其症胸痞腹痛，下坠窘迫，脓血稠黏，里结后重，脉濡数者，宜厚朴、黄芩、神曲、广陈皮、木香、槟榔、柴胡、煨葛根、银花炭、荆芥炭等味。”[7]

病案举例

1.周小农治伏暑：观沧子，17岁，热炽神糊，无汗，形寒足冷，药后二诊：身热早轻暮重，脉右数甚，头晕，恶心，腹痛拒按，溲少。暑邪挟积之证。饮汤即汗，表气尚宣，病机在积。然伏邪最忌直攻，而姑息亦恐纠缠。拟藿、薏、茯苓、猪苓、泽、通、曲、滑、半、蚕沙、青蒿、竹茹、荷花。另研玉枢丹、郁金、乌药、枳实、槟榔末。呕吐酸涎韧痰，恶心顿止。17日加润字丸1.5g。其积渐解，痛由大腹移至少腹，肠鸣，溲少。原方续进，便畅痛止。18日用藿香、薏苡仁、茯苓、猪苓、车、通、建曲、青蒿、大腹皮、竹茹、荷花叶。服后热清溲畅食馨而愈。若不宣通里积，邪不底撤，必非三四日即能告痊[8]。

2.汪逢春治痢疾：刘小孩，男，4岁，身热颇壮，下痢日数十行，先白后粉，里急后重；且下蛔虫1条，舌苔白，两脉细弦滑数。湿热积滞蕴蓄胃肠，亟以芳香疏通（组方见方证）。按：服2剂。复诊：病情无甚变化，原方加焦枯芩4.5g。三诊：身热得汗而解，下痢亦减，赤少白多，后重渐减，矢气已通，口渴思饮。湿热渐减，积滞仍多，拟再以钱仲阳法加减：煨葛根2.1g，大豆卷、槟榔炭、香连丸（布包）、马齿苋、莱菔子、赤小豆、全当归、赤芍、建泻各9g，枯芩、焦苍术各4.5g，青皮3g，沉香屑0.9g，生熟麦芽12g，赤茯苓12g[3]。

3.张聿青治陈左，湿温热势起伏，湿包热外，热处湿中，热胜于湿，挟滞蒸腾。太阴之邪还并于阳明之分，舌红苔黄，中心微燥，便阻频转矢气，阳明之湿热，渐化燥热矣：淡黄芩、川黄连、光杏仁、通草、郁金、生薏苡仁、滑石，竹叶心12片，枳实导滞丸（通草佛手汤下）。二诊：两投苦泄，热势仍然起伏，起则烦渴欲饮，湿热蒸腾，津不上布，盖热如釜中之沸，邪之与湿，犹釜底之薪，仍以泄化主之：香豉、广郁金、光杏仁、桔梗、通草、制半夏、淡黄芩、连翘、泽泻、滑石、生薏苡仁、赤猪苓、竹叶心[1]。

4.张伯臾治潘某某，女，35岁，腹泻便秘交替发作迁延年余，现腹泻日行3次，褐色带黏胨，少腹痛伴里急后重，脉弦小，苔白腻干，湿热蕴阻肠间，下焦气机不利，宜清热燥湿、滑利气机，白头翁汤加减（组方见方证）（蒌薤滑利气机，消除里急后重），9剂。药后里急后重即除，大便2次，先干后软夹少量粘胨，小腹隐痛，畏寒，脉细，苔转薄白，质淡红，肠中湿热渐化，脾胃阳气未复，桂枝汤、香连丸调治[5]。

5.傅方珍治汪姓，34岁。自诉每逢经前1周即感全身不适，肛门坠胀，泻下脓性黏液便，一天约五六次，伴恶心、呕吐，腰背、小腹痛已14年。结婚10年，夫妻同居未孕。月经初潮17岁，4/30天，量中，色暗红，轻度痛经。20岁开始直到现在，月经周期虽准，但经前1周每发上症，经行时各症更剧，经净症已。素体壮实。曾在他处治疗无效。末次月经2月8日，4天净。现值经前，症复作，脉弦，舌暗苔薄黄腻。妇科检查无异常。证属湿热内蕴，困于脾胃，肝胃不和，冲任失调。当以化湿清热、调理冲任，佐以疏肝和胃为治（组方见方证）。嘱上方每于经前10

天开始煎服，至经净方止。初诊服药以来，症状逐渐减轻，今已3个周期，临床症状完全消失，继以调理肝脾丸剂，作善后巩固[6]。

6.李洪成治李某某，女，11岁，2003年，腹泻时作多年，自幼嗜食香燥煎烤，吃生冷油腻，即滞泄腥臭，腹痛，形体消瘦，夜间磨牙，舌红苔腻：黄连5g，广木香、生甘草、黄柏、青皮、槟榔各6g，生白芍12g，吴萸1g，5剂，水泛为丸，5g日二。症状缓解。

引用文献

［1］张聿青.张聿青医案［M］.上海：上海科学技术出版社，1963：46.

［2］俞根初.重订通俗伤寒论［M］.上海：上海科学技术出版社，1959：255.

［3］萧龙友等.现代医案选（第一集）［M］.北京：人民卫生出版社，1960：51.

［4］中国中医研究院编.蒲辅周医疗经验［M］.北京：人民卫生出版社，2005：117.

［5］郑平东.张伯臾老中医治疗慢性肠炎的经验［J］.中医杂志，1980，(9)：12.

［6］傅方珍.经前期紧张症治验［J］.中医杂志，1981，(9)：35.

［7］王士雄.温热经纬［M］.沈阳：辽宁科学技术出版社，1997：50.

［8］周小农.周小农医案［M］.上海：上海科学技术出版社，1962：66.

（二）清气郁陷候（胃肠湿热证本证2）

胃肠湿热证，湿热郁遏清气，不得宣展于内外，外邪不达而内陷，胃热下陷大肠，而成清气郁陷之候，时病家亦称为协热自利之证。以内热蕴蒸与气机下陷之脉症为主，但可兼见表郁与气郁之症象。

通称：协热自利。

内含病例：［中医］暑热夹湿，春温夹湿，湿热痢。**［西医］**细菌性痢疾，急性肠炎。

病因病机：胃肠湿热郁陷，湿热郁遏，清气不得宣展于内外，邪郁不得外达，而反下陷胃肠，大肠传化失职，挟热下利，而成热重于湿，内传大肠，表里同病之证。

证象组合：表郁+气蒸+气陷+气郁

主症：【腠理不宣】症象：①身发壮热，背微恶寒。②微汗。**脉象：**①浮濡。②脉濡数。**舌象：**舌红苔薄，少津。

【津气蕴蒸】症象：①发热。②高热有汗不解。③口苦口渴，口干渴饮。④烦热不安。⑤面垢齿燥，⑥泻下热臭。脐下必热。⑦小便黄，溺色黄赤，或涩或闭。**舌象：**①舌红苔厚黄，薄黄。②舌苔黄腻而糙，中后截厚腐垢腻。**脉象：**①脉滑数。②脉数而有力。③洪弦而实。

【气机下陷】症象：①大便虽亦有完谷不化，而状如垢腻，色多黄赤黑，且皆热臭气暖如汤。②溏泄灼肛。③肠鸣泄泻。④下利脓血。⑤腹痛后重，后重而滞。**舌象：**苔腻。**脉象：**①脉沉滑数。②脉来沉滑略数。

副症：【气机不宣】症象：①胸闷。②胃不思纳。

【气机不降】症象：泛恶。

宾症：【清空不宣】症象：①头晕。②头痛。

【清窍不利】症象：①咽痛。

治则：当宣疏升透为主，兼以清化胃肠湿热，俞根初曰："先与清中解表以泄热，继与清热坚肠以止利，终与酸苦泄热，芳淡利湿以善后。"[1]

方症：

1.葛根芩连汤加味证：《通俗伤寒论》方证[1]。清中解表以泄热，治协热自利，大热内结，淫泻不止。详见论著。

生葛根、青子芩各4.5g，小川黄连2.4g拌炒广木香1.8g，滑石9g，清炙甘草1.8g。

2.加味白头翁汤证：《通俗伤寒论》方证[1]。清肝坚膈法，清热坚肠以止利。详见论著。

白头翁、生白芍各9g，生川黄柏1.5g，青子芩6g，鲜贯众15g，小川黄连（醋炒）、北秦皮（醋炒）各2.4g，鲜茉莉花10朵（冲）。

论著和讨论

本证候湿热不得外达，内陷胃肠，清气不得宣展，表里同病，俞根初说："协热自利者，一起即身发壮热，背微恶寒，面垢齿燥，口干渴饮，大便虽亦有完谷不化，而状如垢腻，色多黄赤黑，且皆热臭气暖如汤，后重而滞，溺色黄赤，或涩或闭，脐下必热，舌苔黄腻而糙，中后截厚腐垢腻。脉数而有力，甚则洪弦而实者。王太仆谓：大热内结，淫泻不止。陶节庵所云：热邪不杀谷是也。"[1]其治则当清宣升透为主，兼以清利湿热为法。"先与葛根芩连汤加味（组方见方证）清中解表以泄热，继与加味白头翁汤（组方见方证）清热坚肠以止利，终与三黄熟艾汤

（条黄芩3g，川黄连1.8g，川黄柏1.2g，熟艾0.6g，猪苓、泽泻、生白芍各4.5g，乌梅肉0.6g，灯心2小帚）酸苦泄热，芳淡利湿以善后。”[1]

病案举例

1.张伯熙治陈右，腹痛下痢，红多白少，昼夜无度，神疲气怯，脉弦数，舌苔黄，乃伏邪内陷肠胃，恙重极险。上川黄连1.5g，炒升麻2.4g，制苍术、黄芩各4.5g，白头翁、秦皮、生赤芍、赤猪苓各9g，葛根3g，白扁豆12g，温六散15g（加红曲9g同炒）[2]。

2.杨俊亭治细菌性痢疾：陈永新，男，1岁，西药治2周，仍有脓血，日4~5次，发热不退，舌红苔厚微黄，系湿热内郁，传导失职，拟清热解毒，佐理气化湿：葛根芩连汤加味：粉葛根12g，川黄连、炒青子芩各6g，白头翁15g，广木香4.5g，生甘草3g，分4次，日3夜1，服1剂热退痢减，加银花6g、槐花9g，以清余毒[3]。

3.程门雪治春温夹湿滞：姚某某，男，成年，起病5日，身热高亢，得汗不解，头痛胸闷泛恶，肠鸣泄泻，苔腻口苦，脉浮濡滑数。春温之邪，夹湿滞互阻，肠胃运化失常，症势鸱张毋忽：清水豆卷、块滑石、银花炭各12g，黑栀、泽泻各6g，银柴胡、薄荷各3g，辰赤茯苓9g，煨葛根、制半夏、酒黄芩各4.5g，姜黄连0.9g，甘露消毒丹15g，1剂热势较低，泄泻已瘥，腹痛未尽，春温湿滞互阻，肠胃三焦不和，再投葛根芩连汤加味，加橘红4.5g、焦六曲9g，泻止热退[4]。

4.张学能治急性肠炎：金某某，男，27岁，壮热1周不退，腹痛腹泻，泻下热臭，日7~8次，口渴且苦，烦热不安，胃不思纳，舌红，苔黄腻，脉浮滑数，T39.5℃，大便化验：白细胞15~20，红细胞3~5，暑热夹湿，热重于湿，内传大肠，表里同病，当解表清热、清暑利湿，拟葛根芩连汤加味：葛根、黄芩、银花、红木香各9g，黄连、陈皮各4.5g，六一散（荷叶包）、马齿苋、蚂蚁草各30g，红藤15g，3剂；T38℃，日泻1~2次，加谷麦芽12g，3剂；疼泻止，便成形，纳谷增，舌红苔薄黄，脉小滑，病邪已退，养胃健脾善后：太子参、怀山药、茯苓各9g，炒扁豆、炒谷芽、炒麦芽各12g，炒银花、炒黄芩各6g，陈皮3g，7剂[5]。

5.孟琳昇治刘某某，女，24岁，发热38~39.5℃，13日，初起全天发热，重于晨起及中午，近4日移至中午12时至午后4时前，到晚7~9时发热又高，头晕口渴微汗，脉沉滑略数，舌红苔薄微黄，认为暑伤阳明，投白虎汤3剂，病无起色，反小便黄，大便稀，便时肛门灼热，拟葛根芩连汤：葛根、黄芩、滑石、竹叶、草豆蔻各10g，黄连6g，茅根30g，甘草3g，3剂愈[6]。

引用文献

［1］俞根初.重订通俗伤寒论［M］.上海：上海科学技术出版社，1959：297，298.
［2］萧龙友等.现代医案选（第一集）［M］.北京：人民卫生出版社，1960：122.
［3］杨俊亭.对虚实不同菌痢诊疗上的体会［J］.江苏中医，1965，（6）：22.
［4］上海中医学院.程门雪医案［M］.上海：上海科学技术出版社，2002：9.
［5］张学能.李中梓九个泄泻治法的临床运用［J］.中医杂志，1980，（6）：52.
［6］孟琳昇.按时发热治验［J］.上海中医药杂志，1983，（11）：21.

（三）清气郁结候（胃肠湿热证转证）

胃肠湿热证，湿热下流，清气不得施转，湿热内结，转成清气郁结之候。时病学家通称为湿结下焦之证。以中下气机郁结之症象为主，可兼见上中气郁与内热蕴蒸之脉症。

通称：湿阻气机，湿结下焦。

内含病例：［**中医**］暑湿，伏暑，湿温，急黄险候。［**西医**］急性肝坏死（急性黄色肝萎缩），肝昏迷，“乙型脑炎”昏迷。

病因病机：胃肠湿热郁结，其湿热郁结于中、下二焦，清气不司旋运，三焦宣降失司，柴浩然曰：“以致气机不宣，传导失职，湿浊阻窍，蒙蔽心包。内闭不能宣透，即有外脱之虑。”[1]

证象组合：气郁+气结+气蒸

主症：**【气机不宣】症象**：①神昏。②神识深度昏迷。③面浮肤肿。**舌象**：①舌白微黄。②舌淡苔腻。**脉象**：至数模糊不清。

【气机郁结】症象：①少腹硬满，大腹微满。②大便不下。③小便不利。

副症：**【气机不降】症象**：恶心呕吐。

【津气蕴蒸】症象：①面色秽垢。②巩膜及皮肤黄染。③时有躁扰。④尿液浑浊，呈深黄色。⑤颈项白痦。**舌象**：苔黄滑厚腻。**脉象**：脉象濡数。

宾症：**【清窍不宣】症象**：窍阻。

治则：治则当以宣开郁结，渗湿通窍，以渗湿开气法，下焦郁结之邪开化，则二便通行，而邪自化。柴浩然曰："速以芳香开窍、辟秽醒神为法，佐以宣畅气机，清化湿浊。方用安宫牛黄丸，和宣清导浊汤。"[1]

方症：

1.宣清导浊汤证：吴鞠通方[2]。治湿温三焦弥漫，神昏窍阻，少腹硬满，大便不下。

猪苓、茯苓各15g，寒水石18g，蚕沙12g，皂荚子9g。

2.加减桂苓甘露饮证：何廉臣方[3]。辛淡降泄，清化肾气。治伏暑病在下焦气分。

官桂、赤茯苓、猪苓、泽泻、滑石、石膏、寒水石、小青皮。

论著和讨论

1.本证候湿热郁结于中、下二焦，三焦宣降失司，吴坤安说："暑湿合邪，郁结下焦气分，以致少腹硬满，大便不下，舌苔白兼微黄，此下焦气分结邪，勿以伤寒液涸便闭治之，宜猪苓、赤茯苓、滑石、通草、淡竹叶、晚蚕沙、皂荚子之类，以解下焦气分之结，二便自通矣。邵仙根评：湿阻气机，二便不利，与伤寒液涸便结者大异，治以渗湿开气之法，下焦郁结之邪开化，则二便通行，而邪自化矣。"[4]"发热后神识渐昏，小腹硬满，大便不下，此暑湿气蒸，弥漫三焦，乃诸窍阻塞之兆，气分结邪，忌用滋腻。须桂苓甘露饮法：茯苓、猪苓、滑石、寒水石、晚蚕沙、皂荚子去皮。"[4]"湿热结于下焦气分，必兼少腹胀满，小便不利，宜猪苓、茯苓、滑石、寒水石、晚蚕沙、茵陈、泽泻之类，桂苓甘露饮亦可。"[4]

2.治则应辛淡降泄为主，以开化中下湿热之郁结。吴鞠通说："湿温久羁，三焦弥漫，神昏窍阻，少腹硬满，大便不下，宣清导浊汤主之。"[2]何廉臣说："伏暑病在下焦气分者，酌与桂苓甘露饮加减（组方见方证），辛淡降泄以清化肾气。"[3]"古法所谓桂苓者，先用紫瑶桂钱半，泡浓汁，渗入茯苓片一两五钱，晒干；然后对症酌用分量，配入煎剂为君，每剂如是，始有捷效。"[3]

病案举例

1.**柴浩然**治张某某，男，16岁，患者6天前发病，初感精神疲困，食欲减退，大便胶黏不畅，继而恶心呕吐，大便闭塞，小便浑浊而黄。第7天发现巩膜黄染，躁扰不宁，始来住院治疗。入院后神识逐渐昏迷，时而狂躁不安，肝功能化验：黄疸指数120单位，麝浊108单位，麝絮（++++），芦戈碘液（++++），谷丙转氨酶680单位。西医诊为急性肝坏死（急性黄色肝萎缩），遂用葡萄糖、维生素、激素、谷氨酸钠等治疗病势不减，2日后下午因病情迅速恶化，出现深度昏迷，傍晚急邀中医会诊。症见面色秽垢，巩膜及皮肤黄染，神识深度昏迷，时有躁扰，瞳孔散大，对光反应迟钝，恶心呕吐，小腹硬满，肝浊音界缩小，尿液浑浊，呈深黄色，细询家属："昏前出现小便不畅，迄今大便已7日未行。"启齿视舌，苔黄滑厚腻，脉象濡数，至数模糊不清，此乃急黄险候。症由湿热蕴结，弥漫三焦，以致气机不宣，传导失职，湿浊阻窍，蒙蔽心包。内闭不能宣透，即有外脱之虑，急宜当机立断，以救垂危。除继用葡萄糖、维生素等西药以护肝外，速以芳香开窍、辟秽醒神为法，佐以宣畅气机，清化湿浊。方用安宫牛黄丸和宣清导浊汤。处方：①安宫牛黄丸3丸（每丸3g），每8小时（化汁）鼻饲1丸。②宣清导浊汤，猪苓、茯苓各15g，寒水石18g，晚蚕沙12g，皂角子9g，1剂。水煎2次去渣，分2次鼻饲。又次日晚二诊：服药后病情基本稳定，呕吐渐减，小便渐畅，尿量增多，但神识尚不清，大便仍闭。药已应症，继用前法、前方，安宫牛黄丸用量由3丸改为2丸。又一日晚三诊：患者下午神识逐渐清醒，能对答问话，但不流利，间有出言无序，瞳孔对光反应恢复，呕吐已止，小便通利，有少量大便，小腹硬满稍减，舌苔黄滑厚腻略退，脉象濡数，至数清晰。肝功化验：黄疸指数98单位，麝浊86单位，麝絮（++++），芦戈碘液（+++），谷丙酶540单位。据此脉症，病已转危为安，故停用安宫牛黄丸，继以宣清导浊汤原方1剂，嘱其口服。再一日四诊：今早晨8点大便畅泻1次，色黑稠黏量多，便后小腹硬满大减，胃气始苏，知饥思食，神识完全清醒，身目黄色减退，小便畅利而且较清，舌苔薄腻微黄，脉象濡缓。患者至此肝昏迷之症已除，但弥漫之湿浊余热，理宜廓除净尽，故继以清化湿热、宣窍爽神之法：茵陈、金银花、丝瓜络各30g，节菖蒲10g，广郁金6g，珠茯神、生薏苡仁各15g，香佩兰10g，滑石粉12g，通草、荷叶各9g，2剂。水煎2次分早晚空腹服。三日后五诊：药后身目黄色大减，头目爽朗，食欲增加，精神渐振，小腹柔和，二便畅通，睡眠安适，舌苔薄白略黄，脉象缓和。肝功化验：黄疸指数46单位，麝浊38单位，麝絮（+++），芦戈碘液（++），谷丙酶274单位。再予清热利湿、芳化醒脾之剂：茵陈、生薏苡仁、生谷芽各15g，金银花30g，茯苓12g，藿香、香佩兰各10g，滑石粉、荷叶各9g，通草6g，3剂。又三日六诊：黄疸尽退，诸症悉除，精神、饮食、二便如常，肝功化验：黄疸指数24单位，麝浊16单位，麝絮（++），芦戈碘液（+），谷丙酶120单位。病已向愈，嘱其饮食调养，续用上方加减，以善其后。10日后肝功化验：黄疸指数6单位，麝浊4单位，麝絮阴性，芦戈碘液阴性，谷丙转氨酶80单位。随访病未复发。

按：本病西医诊断系急性肝坏死（急性黄色肝萎缩），中医辨证属急黄。急黄为阳黄之重症，来势急骤，病情险恶，如《巢氏病源·急黄候》所述："卒然发黄……命在顷刻，故云急黄也。有得病即身体面目发黄者，有初不知黄，死后乃身面黄者。”《圣济总录》也指出：“疗不及时，则伤害至速。”[1]

2.孙宝楚治乙型脑炎昏迷：徐某某，女，7岁，发病7天，经宣窍泄浊，神识渐清，T 38℃，面浮肤肿，颈项白㾦，舌淡苔腻，大腹微满，小溲不利，风水相搏，浊邪弥漫，幸得脉不糊细，正气尚足支持，治从开展三焦气化，至宝丹1粒，大豆卷12g，防风、防己各6g，杏仁、薏苡仁、猪苓、茯苓各9g，泽泻、滑石各12g，桂枝、通草各3g，下午尿闭，晚九时用真麝香0.9g，葱白少许敷脐，针足三里、气海、中极、关元、膀胱俞、肾俞，半夜小便畅利2次。次晨，T 38℃，肿减，小便仍欠利，从宣通膀胱气化治：桂枝、木通、蟋蟀干各3g，车前子、猪茯苓各9g，泽泻、滑石各12g，荸荠苗3尺。次日，T 37.1℃，肿减，小便通畅，肤肿稍退，迷蒙之象大减，唯舌淡苔腻，二脉濡软，去蟋蟀干加枣槟榔9g，药后，神爽纳增，溲便通利，唯面目肢体浮肿，苔浮腻堆叙，平素脾阳不足，从温阳行水治：桂枝4.5g，附块3g，云茯苓、泽泻、六一散、冬瓜皮12g，姜皮2.4g，车前子9g，肿退苔化[5]。

引用文献

［1］柴浩然.急黄［J］.新中医，1981，（1）：29.

［2］吴鞠通.温病条辨［M］.福州：福建科学技术出版社，2010：129.

［3］俞根初.重订通俗伤寒论［M］.上海：上海科学技术出版社，1959：257，258.

［4］吴坤安.伤寒指掌［M］.上海：上海科学技术出版社，1959：卷四46，54，62.

［5］孙宝楚.流行性乙型脑炎8例治愈小结［J］.江苏中医，1966，（7）：21.

（四）清阳郁结候（胃肠湿热证变证）

胃肠湿热证，湿热郁滞，清阳不司旋转，郁邪搏结，伏热冲逆于上下，变为清阳郁结之候。伤寒家称为脏结证。以气机郁结与逆气上下冲逆的症象为主，可兼见阳郁与热蒸之脉症。

通称：湿热郁结。

内含病例：［**中医**］痞结，湿疟，肠痈。［**西医**］慢性阑尾炎。

病因病机：胃肠湿热郁结，或因伤寒误下，抑遏阳气化热，湿热与胃中水谷相搏，结于中焦，清阳不得旋转，湿遏热结，伏热上冲于胃，下迫于肠而成。

证象组合：阳郁+气结+气蒸+气逆+津泄。

主症：**【阳气不宣】症象**：①恶寒。②渴不多饮。③面色青黄。④身痛。⑤体倦。**舌象**：舌白。

【津气蕴炽】症象：①发热。②烦躁。③胸烦不安。④口渴口臭。⑤神识昏乱。**脉象**：脉细弦数。

【气机郁结】症象：①心下痞硬而满。②心下痛。③胸前板结。④腹痛。

副症：**【气机冲逆】症象**：①干噫食臭。②干呕。③呕甚痰涎涌出。④嗳气。

【热迫津泄】症象：①腹中雷鸣下利。②完谷不化。③里急后重，积下不爽。

宾症：**【气机不宣】症象**：脘满。

治则：当辛开湿郁，苦降伏火，湿开火降，其结自解。

方症：

1.生姜泻心汤证：张仲景方。治水热互结，胃中不和，见心下痞硬，干噫食臭，胁下有水气，腹中雷鸣，下利等症。

生姜四两，半夏半升，黄芩、人参、炙甘草各三两，干姜、黄连各一两，大枣十二枚。水煎，分三次服。

2.甘草泻心汤证：张仲景方。治胃气虚弱，气结成痞，症见完谷不化，心下痞硬而满，干呕，心烦不安，腹中雷鸣下利，及狐惑病，蚀于上部者。

炙甘草四两，黄芩、干姜各三两，半夏半升，大枣十二枚，黄连一两。水煎，分三次服。功能补中开结。

3.黄连汤加桂证：马元仪方[1]。治胸中满结作痛，饮食则呕，呕甚则痰涎涌出，多成五色，详见病案1。

黄连、酸石榴皮、阿胶、炮姜、炮黄柏各90g，当归60g，炙甘草30g，加桂枝3g。

论著和讨论

1.本证候湿热蕴结于中焦，湿遏热结，清阳不得宣泄，伏热上攻于胃，下迫于肠，仲景曰：“太阳病，医发汗，遂发热恶寒，因复下之，心下痞。表里俱虚，阴阳气并竭，无阳则阴独。复加烧针，因胸烦，面色青黄，肤瞤者，难治；今色微黄，手足温者，易愈。”（《伤寒论》153条）“伤寒汗出解之后，胃中不和，心下痞硬，干噫食臭，胁下有水气，腹中雷鸣下利者，生姜泻心汤主之。”（157条）“伤寒中风，医反下之，其人下利，日数十行，完谷不化，腹中雷鸣，心下痞硬而满，干呕心烦不得安。医见心下痞，谓病不尽，复下之，其痞益甚，此非热结，但以胃中虚，客气上逆，故使硬也。甘草泻心汤主之。”（158条）

2.治则：当辛热通阳以开结，苦寒清热以降逆。吴鞠通说：“湿甚为热，疟邪痞结心下，舌白口渴，烦躁自利，初身痛，继则心下亦痛，泻心汤主之。”[2]“滞下湿热内蕴，中焦痞结，神识昏乱，泻心汤主之。”[2]“噤口痢，左脉细数，右手脉弦，干呕腹痛，里急后重，积下不爽，加减泻心汤主之：川黄连、黄芩、干姜、银花、山楂炭、白芍、木香汁。”[2]“湿热上焦未清，里虚内陷，神识如蒙，舌滑脉缓，人参泻心汤加白芍6g（人参、干姜各6g，黄芩、黄连各4.5g，枳实3g）主之。”[2]

病案举例

1.叶天士治某，误下热陷于里，而成结胸，所以身不大热，但短气胸满烦躁，此皆邪热内燔，扰乱神明，内闭之象，棘手重恙。仿仲景泻心法，备参末议，再候明眼定裁：川黄连、黄芩、半夏、炮淡干姜、生姜、枳实[3]。

2.吴鞠通治证似温热，但心下两胁俱胀，舌白，渴不多饮，呕恶嗳气，则非温热，而从湿温例矣。用生姜泻心汤之苦辛通降法：茯苓块、生姜、古勇连、生薏苡仁、半夏、炒黄芩、生香附、干姜[4]。

3.马元仪治胸中满结作痛，饮食则呕，呕甚则痰涎涌出，多成五色，更医数手，或主攻克，或主补虚卒无一效。诊之两关尺微，少神体倦，神烦，胸中结痛，按之愈甚，其此正气内伤，阴邪内结。攻之既足以伤其气，补之又适以滞其邪，当以仲景脏结法治之，用黄连汤加桂一钱[1]。

4.谢映庐治误下呕泄：危廷阶，年二十，始病发热恶寒，进表散药二剂，汗已大出，热仍不解，用柴葛解肌，反增气逆干呕，胸前板结，大柴胡汤一剂，遂腹中鸣响，利下不止，进生姜泻心汤，呕热顿止，但渴利不止。更甘草泻心汤，呕利随止[5]。

5.金寿山治肠痈慢发：陆某，女，60岁，胃脘隐痛3个月，时有作酸，间见发热口臭，麦氏点压痛明显，苔白腻，脉弦细，属脾虚湿阻，寒热错杂，瘀热成痈，治以清热活血，佐以温通：制川大黄、丹皮各6g，炒黄芩、枳实各10g，川黄连、吴茱萸各2g，黑附块4.5g，生薏苡仁15g，红藤、败酱草各30g，腹痛已瘥，苔腻已化，脉弦细，吴茱萸、川黄连改3g，附块改6g，川大黄改9g，7剂[6]。

引用文献

［1］徐衡之，姚若琴.宋元明清名医类案［M］.长沙：湖南科学技术出版社，2006：576.

［2］吴鞠通.温病条辨［M］.福州：福建科学技术出版社，2010：84，93，101，137.

［3］叶天士.临证指南医案［M］.上海：上海卫生出版社，1958：249.

［4］秦伯未.清代名医医案精华［M］.北京：人民卫生出版社，2006：108.

［5］谢映庐.谢映庐医案［M］.上海：上海科学技术出版社，1962：2.

［6］赵章忠等.金寿山运用泻心法的临床经验［J］.中医杂志，1982，（6）：20.

八、肝脾湿热证（湿热内湿合病2）（11候）

肝脾湿热证，多由脾湿内盛，壅滞肝木，由脾及肝，以致肝脾同病。脾为湿土，主运化津气，肝藏相火，主营血；肝木为脾湿所郁，肝之生气不振，不能疏泄于脾，脾乏运化之能，湿郁更甚；郁久化热，更挟肝之木火，而成湿郁热蒸之候。脾主津气，肝藏营血，偏于脾，则为津气郁蒸之候。偏于肝则为营血郁蒸之候。且肝为厥阴，与少阳为表里，共主气机转枢之枢机，湿热郁滞于肝，亦可致枢机转枢不利。

湿邪偏重者，则多郁滞之变，湿热郁滞于脾，脾乏运化之能，津气停滞，则致停蓄为水；若更延误失治，水气与气血互结，则成痞胀顽疾。郁滞于肝，则肝气失于疏泄，横逆于脾胃，甚则致肝之血络郁滞，亦多成痼疾。

肝脾湿热证，多系湿郁于脾，热伏于肝，湿遏热伏，其治则当苦辛佐以凉淡，苦辛以开湿郁，凉淡以清利湿中之热，雷少逸所谓：“俾其在里之湿，从小便而去也。”[1]何廉臣则曰：“湿多热少，侧重太阴，用苦辛淡温法；热多湿少，侧重阳明，用苦辛淡凉法。”[2]内火大甚者，又当兼以通降，使郁火从大肠而去。入于营血者更当清透营血，使之转出气分而解。总之湿热郁滞肝脾，肝脾气机失于疏泄，宜以疏肝利脾为要。

证候别称：湿热发黄，湿热下注，湿热下迫冲任，热迫阴泄，中虚伏邪，气虚邪陷，阳虚滑脱，气血两蒸，湿热入血，风湿入络，湿热入营，湿热失血，肝络郁滞。

病名：［中医］湿温化热，唾血，肠风下血，便血，飧泄，热泻，久泻，疟转痢，风痢，湿热痢，气痢，噤口痢，休息痢，久痢，斑疹，暑疟，脾阴虚疟，阳黄，阴黄，食疸，酒疸，黑疸，女劳疸，胎黄，胁痛，胁满，少腹痛，肿胀，鼓胀，胀满，积聚，痞气，消渴，久热，湿热闭脱，痹证，风湿热痹，湿热痹，热痹，历节风，血痹，肌痹证，腿游风，湿痿，崩漏，白带，阳痿，狐惑病，鹅口疮，嗜酸症。

证候系统：详见图3-5-21。

- 郁蒸—气分——本证——津气郁蒸候
  - 转证——木火郁逆候
  - 变证—热重—清气虚陷候
    - 湿重—清阳虚陷候
- 血分——本证——营血失宣候
  - 转证——血液郁滞候
  - 变证——阴血消灼候、阴血虚蒸候
- 郁滞—津气——本证——津气郁滞候
  - 转证——气虚不化候、气液不化候、气阴不化候、阳虚不化候
  - 变证——津气郁结候、气血瘀结候、气血虚结候
- 肝——本证——肝气横逆候、肝气失调候
  - 转证——肝络失宣候
  - 变证——肝气郁结候
- 脾——本证——脾胃郁滞候
  - 转证——脾阳虚滞候
  - 变证——阳虚失摄候

图3-5-21　肝脾湿热证证候结构图（23候）

引用文献

［1］雷丰.时病论［M］.北京：人民卫生出版社，1964：104.

［2］俞根初.重订通俗伤寒论［M］.上海：上海科学技术出版社，1959：239.

（一）津气郁蒸候（肝脾湿热郁蒸·气分本证）

肝脾湿热证，湿郁于脾，热伏于肝，湿热交蒸，中焦津气郁滞，是为津气郁蒸之候。多见于湿热黄疸之证，称之为阳黄。以中焦湿郁热蒸之脉症为主，可兼见阳郁与气郁之症象。

通称：湿热发黄。

内含病例：［**中医**］胎黄，食疸，酒疸，阳黄。［**西医**］急性传染性肝炎，胆术后低热。

病因病机：肝脾湿热郁蒸，因湿邪内蕴于脾，肝失疏泄，木火内蒸，迫其湿热，挟胆汁走于肌肉而发黄，即何廉臣所谓“湿郁热伏，走入肌肉”[1]之候。

证象组合：阳郁+气郁+气蒸

主症：【**阳气不宣**】**症象**：①无汗。②身痛，肢节酸痛。③神倦无力。④渴不欲饮，渴喜热饮。⑤大便反快，大便为白色。**脉象**：①脉濡细而数。②沉缓小涩。

【**津气蕴蒸**】**症象**：①皮肤发黄，巩膜黄染。②尿色如茶，遍身及目俱黄染，呈鲜明色。③腹大如箕。④伴有发热，头汗出，身热夜甚。⑤心中懊侬，烦热。⑥发热口苦口渴。⑦大便少。**舌象**：①舌苔黄腻。②苔黄腻而厚。**脉象**：脉濡数。

副症：【**津液消灼**】**症象**：①溺赤不利短涩。②渴不喜饮。

【**清窍不利**】**症象**：①目黄。

宾症：【**气机不宣**】**症象**：①不饥，不能食。②心下痞满，饱则头眩。③腹满，腹胀纳少厌油。④小便癃闭。

【**气机不降**】**症象**：①时欲吐，恶心呕吐。②恶食油腻。

治则：当辛苦以开湿之郁，凉淡以清利湿中之热，何廉臣说：“湿多热少，侧重太阴，用苦辛淡温法；热多湿少，侧重阳明，用苦辛淡凉法。”[1]雷少逸所谓：“俾其在里之湿从小便而去也。”[2]俞根初则谓：“轻则清利小便为君，荡涤黄液佐之；重则荡涤黄液为君，清利小便佐之。”[1]

方症：

1.茵陈五苓散证：张仲景方。治湿热黄疸，小便不利，偏于湿重者。

茵陈蒿末十分，五苓散五分。每服一方寸匕，日三次，饭前冲服。

2.栀子柏皮汤证：张仲景方。功能清热去湿。治伤寒身黄发热，腹不胀满，小便不利者。

栀子十五个，炙甘草一两，黄柏二两。水煎，分二次服。

3.甘露消毒丹加减证：张侨保方[3]。清热利湿退黄。治急性黄疸型肝炎，全身皮肤发黄，巩膜黄染，尿黄如浓

茶，恶心、呕吐、腹胀纳少厌油。详见病案5。

茵陈、滑石各15g，黄芩、法半夏各6g，菖蒲、连翘、木通、茯苓、藿香、白术各10g。

4.化疸汤证：虞志瑞方[4]。治小儿急性传染性肝炎。

茵陈、薏苡仁各9~15g，黑栀、苍术各3~6g，茯苓、猪苓各4.5~9g，泽泻4.5~6g，木通1.8~3g，初起入甘露消毒丹4.5~6g，有热酌加三黄、连翘，胃肠有积滞加炒三仙、鸡内金、陈皮，挟暑秽加藿香、豆卷，脘腹隐痛加川楝子、郁金、玄胡，便燥结加秦艽、生大黄。

论著和讨论

1.本证候湿郁于脾，热蒸于肝，湿郁热伏，仲景曰："阳明病，无汗，小便不利，心中懊憹者，身必发黄。"（《伤寒热》199条）"阳明病，面合色赤，不可攻之，必发热，色黄者，小便不利也。"（206条）俞根初说："发黄：阳明病，发热汗出，热从汗越，不能发黄。但头汗出，而身无汗，剂颈而还，小便不利，渴饮水浆，腹微满者，身必发黄。黄而鲜明，如橘子色，甚则面目金黄，间或口吐黄汁，甚则心中懊侬，或热痛溺赤黄浊，舌苔黄腻，糙而起刺，脉右滑数，左弦滞。此为瘀热在里，热不得越而成阳黄也。轻则清利小便为君，荡涤黄液佐之。"吴坤安说："太阴发黄是脾家湿热，必小便不利，大便反快，茵陈五苓散。邵仙根评：若发黄而小便不利，大便反快，乃太阴脾湿蒸热，故宜清利。"[5]

2.治则：以化湿利湿为主，湿去则热无所依，多能随之而解。仲景曰："伤寒身黄，发热，栀子柏皮汤主之。肥栀子十五个（擘），甘草一两（炙），黄柏二两，上三味，以水四升，煮取一升半，去滓，分温再服（261条）。"俞根初说："茵陈蒿汤（绵茵陈30g，用水5碗煎成4碗，分2次煎；焦山栀子14枚，酒炒生川大黄3g，成1碗服）调下矾硫丸（绿矾30g，倭硫黄3g，麦粉90g，黑枣肉60g，捣匀炼丸每服0.9至1.5g）使黄从小便去，尿如皂角汁，色正赤一宿腹减；重则荡涤黄液为君，清利小便佐之，栀子大黄汤（焦山栀子9g，酒炒生川大黄4.5g，小枳实3g，淡香豉4.5g）调下矾硫丸，使黄从大便去。叠解恶臭粪而愈。唯形色枯燥如烟熏者，阳黄死证也，不治。"[1]吴镜明说："年小阳黄，热重而湿轻。治当清化湿热为主，毋须轻下，故用茵陈蒿汤加味而取显效。方中用茵陈之苦寒以解湿热之蒸，栀子之苦寒，以散湿热之郁，使从膀胱而出，条黄芩、板蓝根之清热解毒，水芦根、灯心之利尿，山药之健脾，甘草之和中，而病可除。将愈后，再拟佩兰、扁豆、薏苡仁、陈皮以芳香化浊，代茶饮之，可谓灵巧无碍矣。"[6]

然而湿偏重者，湿郁不化，必郁遏脾阳，欲化其湿，必先温通阳气。故叶治范云："要知湿是阴郁，由脾胃运化不健而生，古训忌汗忌凉。阳分被遏，故舌苔白腻，当用温和之品，以煦阳光，宜避寒凉直折。"[7]雷少逸说："伤于里者，因于喜饮茶酒，多食瓜果，其湿从内而生，踞于脾脏，症见肌肉隐黄，脘中不畅，舌苔黄腻，口渴不欲饮水，身体倦怠，微热汗少，小便短赤，脉沉而缓者，此言湿气伤于里也。治里湿宜通利州都法，俾其在里之湿从小便而去也。"[2]然而若延误失治，则多绵缠，故雷少逸云：倘不敢用标药，蔓延日久，必难图也。

吴鞠通说："素积劳倦，再感湿温，误用发表，身面俱黄，不饥溺赤。连翘赤豆饮（连翘、赤豆各6g，山栀、通草、天花粉、香豆豉各3g），煎送保和丸9g。保和丸方（苦辛温平法）：山楂、神曲、茯苓、陈皮、莱菔子、连翘、半夏。"[8]"阳明温病，不甚渴，腹不满，无汗，小便不利，心中懊憹者，必发黄。黄者，栀子柏皮汤主之。受邪太重，邪热与胃阳相搏，不得发越，无汗不能自通，热必发黄矣。"[8]叶霖说："伤寒阳明篇，发黄湿热郁于气分者，茵陈蒿汤；湿热不郁于里，而反越于外者，栀子柏皮汤；热蓄于内，迫其湿气蒸于外者，麻黄连轺赤小豆汤。"[9]

吴坤安说："凡伤寒热甚不解，但头汗出，腹满溺涩，目黄口渴，舌苔黄腻，此湿热郁于太阴，欲发黄也，急用茵陈、茯苓、猪苓、枳实、厚朴、黄柏、栀子、苍术、秦艽、车前子、泽泻等利之清之。"[5]"脉濡细而数，发热身痛，小便短涩，或身目俱黄，属湿热，宜五苓散加生山栀、黄柏、茵陈、秦艽。"[5]何廉臣说：若湿热甚而舌白目黄，口渴溺赤，用桂枝木、浙苓皮、猪苓、泽泻、寒水石、生白术、绵茵陈，此从桂苓甘露饮加减，以宣通三焦，此皆湿热传变之方法也[1]。

病案举例

1.叶治范治湿热黄疸：杨某，男。平素喜食膏粱厚味，患黄疸病已有多月，经清热利湿无效，现全身面已俱黄，小便短少呈深褐色，胃纳不佳，四肢无力。经化验检查，黄疸指数90单位。脉沉缓，舌苔厚腻带白。显系湿热郁结发为黄疸之症。要知湿是阴郁，由脾胃运化不健而生，古训忌汗忌凉。阳分被遏，故舌苔白腻，当用温和之品，以煦阳光，宜避寒凉直折。因拟从本之治，方用炒茅苍术12g、炒白术18g，以健脾燥湿为君；赤茯苓、猪苓、泽泻各9g，炒薏苡仁15g，以利尿渗湿为佐；茵陈12g着重通利湿热退黄；佐以白芥子、姜半夏、槟榔各9g，川厚朴3g，以消痰、破坚、散满、行水。连服6剂，黄退大半，舌腻消退，小便畅多色淡，精神清爽。遂于原方减轻茅苍术、白术分量，并仿茵陈五苓汤大旨加减，利水祛湿以善其后，计两星期身体恢复正常[7]。

2.李泰治左姓，男，脉数，发黄，不畏寒，小便赤涩，此阳黄。茵陈、猪苓、茯苓、白术、泽泻各4.5g，安桂2.4g，焦山栀子9g[10]。

3.吴镜明治王某，男，2个半月。全身发黄20余天。经2家医院治疗未效，乃邀余诊治。症见患儿遍身及目俱黄染，呈鲜明色，腹大如箕，伴有发热，且恶心呕吐，吸奶差。尿布呈深黄色，大便少，肝肿大二指半。舌苔黄腻。此证属阳黄，治宜清化湿热。方投茵陈蒿汤加味：绵茵陈、炒栀子、板蓝根、怀山药、灯心草各3g，水芦根6g，淡条黄芩、粉甘草各2.4g，3剂。复诊：其母代诉，服药后热退小便黄色见转淡。皮肤黄色略见减善，吸奶好转，原方进3剂。三诊：其热已退为正常，大便通畅，小便色黄又见减轻。皮肤色黄已明显有好转，目色淡黄，舌苔黄腻减轻。按上方去黄芩，再进5剂。四诊：诸症已显明减轻，上方去板蓝根，加佩兰梗1.5g、薏苡仁3g，再进5剂。五诊：诸症已好转，再拟芳香化浊，以善其后。处方：佩兰梗2.4g，扁豆衣3g，生薏苡仁6g，新会皮1.5g。煎汤代茶饮之而愈。随访，患儿已4岁，玩耍天真活泼，身体健康（江西医学院第一附属医院吴刚整理）[6]。

4.汪慎安治王某，男，4月龄，出生后即发现皮肤发黄，尿色如茶，3日后解出大便为白色，如此月余未见消退，遂往本市某医院住院治疗。尿三胆检查：胆红素弱阳性，尿胆素弱阳性。肝功能检查：黄疸指数35单位，凡登白试验直接立即阳性，锌浊及麝浊均正常，总胆红素3.55，疑为"先大性胆道闭锁"，由于住院20余日，症状未减，建议手术治疗。但患儿父母不愿手术，要求出院，另行就医服中药，虽数易方而未见瘥，乃来就治于余。笔者审视患儿正酣睡于母怀抱，鼻息均匀，神态自然；其肤色如菜花黄而略淡，其母体态甚为丰腴。方知所患胎黄，亦称胎疸，此儿肤虽黄而无其他异常，其母体素胖，肥者多痰湿。《医宗金鉴》云："孕妇湿热太盛，小儿在胎受母热毒，故有是证也，法当渗湿清热。"故宗其治法佐以利胆：川黄连4g，郁金、生地、天花粉、赤茯苓、猪苓各6g，茵陈10g，生甘草3g。3剂。隔半月后方来复诊，其父云："服前剂已见效，故加服2剂，现请再诊之。"余视患儿，肤黄尽退，面容红润，两目有神，更目睹其溺清便黄，病已痊愈。次年春节期间，余遇患儿于其外祖家，嬉于前，其外祖称："此儿自治愈后，体质甚佳，并无它恙。"[11]

5.张侨保治郭某某，男，9岁。医院化验：尿三胆（+++），诊断为急性黄疸型肝炎，而转中医论治。全身皮肤发黄，巩膜黄染，尿黄如浓茶，恶心、呕吐、腹胀纳少厌油。发热（体温38.5℃）已3天，苔黄腻而厚，脉濡数。属湿温热偏重。治宜清热利湿退黄。用甘露消毒丹加减（组方见方证）。5剂。热退（T37.5℃），尿量大增，尿色转淡，皮肤及巩膜黄染减轻，思食，苔黄腻见退。继服前方5剂，热清，皮肤黄染已退，巩膜仍有轻度黄染，尿色见清，大便较稀，苔白腻略黄。拟健脾化浊，上方去条黄芩、连翘、滑石，加苍术、陈皮调理半月诸证消失，尿三胆阴性。后以香砂六君子汤加当归、白芍5剂善后调理，至今未曾复发[3]。

引用文献

[1] 俞根初.重订通俗伤寒论[M].上海：上海科学技术出版社，1959：187，209，239.

[2] 雷丰.时病论[M].北京：人民卫生出版社，1964：104.

[3] 张侨保.温病发热治法四则[J].江西中医药，1983，(1)：6.

[4] 虞百祥等.以化疸汤为主治疗小儿急性黄疸型传染性肝炎114例[J].中医杂志，1966，(1)：13.

[5] 吴坤安.伤寒指掌[M].上海：上海科学技术出版社，1959：卷二10，13，卷四51.

[6] 吴镜明.医案二则（阴盛格阳、小儿黄疸）[J].新中医，1978，(1)：22.

[7] 福建省中研所.福建中医医案医话选编（第二辑）[M].福州：福建人民出版社，1963：137.

[8] 吴鞠通.温病条辨[M].福州：福建科学技术出版社，2010：70，93.

[9] 李顺保.温病条辨集注与新论[M].北京：学苑出版社，2004：260.

[10] 李洪成等.中医证候学[M].北京：中国医药科技出版社，2008：667.

[11] 汪慎安.胎黄治验1例[J].中医杂志，1982，(9)：14.

（二）清气虚陷候（肝脾湿热郁蒸·气分变证·热重）

肝脾湿热证，湿热内蕴既久，伤耗脾气肝阴，无力升展清气，清气因虚而下陷，变为清气虚陷之候。吴鞠通称为中虚伏邪，系气虚邪陷之证。

通称：中虚伏邪，气虚邪陷。

内含病例：[中医]疟转痢，白带，脾虚带下。[西医]宫颈炎。

病因病机：肝脾湿热虚陷，系湿热久蕴肝脾，耗伤脾气肝血，不能升举清气，清气郁而不升，随湿热下陷，为气虚而邪陷，虚实夹杂之证。

证象组合：气虚+气热+气郁+气陷

主症：【**气虚失充**】**症象**：①面色㿠白。②精神疲倦。③饮食减少。④大便溏薄。⑤腰酸软。⑥四肢不温，

⑦四肢疲惫。⑧面浮。**舌象**：舌苔薄白质淡红。**脉象**：脉缓软无力。

【津气蕴蒸】症象：①带下黄白秽臭。②溺赤。**舌象**：苔黄腻。**脉象**：弦滑而数。

【气机下陷】症象：①便溏。②痢下赤白，里急肛坠。③小腹坠胀。④带下色白，无臭，连绵不已，⑤足跗浮肿。

副症：【气机不宣】症象：腹膨。

宾症：【气机不降】症象：①呕吐。②嗳噫。

治则：当益气升清为主，以升举其下陷之清气，兼以清化湿热，佐以和肝扶脾为法。

方症：

1.加减小柴胡汤证：吴鞠通方[1]。疟邪热气内陷变痢，面浮腹膨，里急肛坠，详见论著。

柴胡9g，黄芩、炒白芍各6g，人参、丹皮各3g，土炒当归、谷芽、山楂各4.5g。

2.完带汤加味证：陈瑞春方[2]。补脾益气，升阳助运，疏肝解郁，清利湿热，脾虚湿热下注，兼有肝郁不畅的带下。详见病案3。

白术、怀山药、车前仁各12g，芡实15g，白芍、郁金、泽泻各9g，萆薢6g，柴胡4.5g，土茯苓、薏苡仁各30g。

论著和讨论

1.本证候湿热耗伤脾气肝血，清气郁而失升，随湿热之邪下陷。其见症虽以其下陷之症象显明，但必兼有气虚之脉症。其治则必以益气升清为主，兼以清化湿热、和肝理脾为法。吴鞠通说："疟邪热气，内陷变痢，久延时日，脾胃气衰，面浮腹膨，里急肛坠，中虚伏邪，加减小柴胡汤主之（组方见方证）。"[1]

2.脾虚带下：陈瑞春说：《女科证治约旨》："阴中有物，淋漓下降，绵绵而下，即所谓带也。"带有五带之分，而白带最为多见，其产生原因，多由于脾气虚弱，不能化水谷输布精微，因此水湿之气下陷而发生。其特点是：带下色白，无臭，连绵不已，面色㿠白，或伴有四肢不温，精神疲倦，饮食减少，大便溏薄，足跗浮肿等症。治疗原则以健脾益气、升阳除湿为主。常用方如完带汤[2]。

病案举例

1.周兰若治朱某某，35岁，形体丰肥，气虚运迟，四肢疲惫，经来愆期，带下黄白而秽臭，便溏溲赤，脉弦滑而数，舌苔黄腻。壮脾胃，升阳气，补中益气汤合白芷散加减：土茯苓、乌贼骨各24g，白芷、白术、条黄芩炭各9g，苍术、陈皮、炙升麻、川黄柏炭各6g，炒当归、赤芍各12g，粉葛根2.4g，3剂。复诊，带止纳增，香砂六君子丸12g，以固全功[3]。

2.李泰治曾启英，女，38岁，脉左细弱，右虚动，终年累月，黄白杂下，此湿盛火炽、肝郁脾虚之证。法宜疏肝补脾、去湿清火：山药、芡实、白术各9g，白果1个，车前草1颗，陈皮、参段、柴胡、荆芥各1.5g，川黄柏、苍术、法半夏各3g，炙甘草0.9g，白芍、云茯苓各4.5g[4]。

3.陈瑞春治徐某某，女，34岁，自述得带病近3年，病情逐渐增剧，并经中西药调治未见显效。询其病情，白带如涕如水，偶见黄色而腥臭，多则如水流至大腿，终年用月经带，小腹坠胀，腰酸软，形瘦弱，精神疲倦，食欲不振，性情忧郁，经常卧床不起，无法坚持工作。诊其脉缓软无力，舌苔薄白质淡红。妇科检查：宫颈糜烂（+++），其他（-），附件（-），癌变已排除。本证属脾虚湿热下注，兼有肝郁不畅。拟用完带汤加味，以补脾益气，升阳助运，佐以疏肝解郁，清利湿热（组方见方证），嘱进5剂。二诊：服前方白带减少，可不用月经带，黄带加多，腥臭气大，腰痛稍缓，精神状态较前好转，食欲增进。脉较前有力。舌象如前，质稍红润。守上方加银花、紫花地丁各15g，川黄柏9g，继进5剂。三诊：服上药黄白带均减，腰痛减，腹坠除。守上方去黄柏，加绿萼梅、玫瑰花各9g，嘱进5剂。四诊：药后精神舒畅，食欲尚可，黄带除，白带仅少许，腰胀腹坠均减，脉舌如常。再进5剂。五诊：服前方诸症悉减，白带止，一如常人，性情舒畅，食量倍增，工作如常，要求服药巩固，嘱进原方10剂。并服用归脾丸，调理脾胃，以善其后。3个月后患者曾来诊，前症未复发，照常上班，要求再服药巩固，继进原方10剂。半年后随访，旧病未发，面形丰满，精力充沛，照常工作[2]。

引用文献

[1] 吴鞠通.温病条辨[M].福州：福建科学技术出版社，2010：102.
[2] 陈瑞春.脾胃学说在妇科临床上的运用[J].新中医，1976，增刊（1）：21.
[3] 陈予舟等.周兰若先生治疗带下经验介绍[J].江苏中医，1965，（8）：32.
[4] 李洪成等.中医证候学[M].北京：中国医药科技出版社，2008：668.

（三）清阳虚陷候（肝脾湿热郁蒸·气分变证·湿重）

肝脾湿热证，湿热久蕴，湿重郁伤肝脾阳气，无力升举清阳，随湿热之邪而下陷，是为清阳郁陷之候。其见症虽以下陷症象显明，但必兼阳虚与表郁脉症。

通称：湿热下陷。

内含病例：［中医］飧泄，风痢，湿热痢。

病因病机：肝脾湿热虚陷，因湿郁肝脾，伤残阳气，无力升举清阳，清阳郁滞而不能宣展于内外，外则腠理不宣，内则气机郁滞，清气反随湿热而下陷，而成阳虚邪陷之证。

证象组合：阳虚+表郁+气陷+气滞+气郁

主症：【阳气不振】症象：①面色㿠白，面黄。②头汗。③肢凉神倦，四肢厥冷。④不欲纳食。⑤肌肉忽脱。**舌象：**苔白润。**脉象：**①脉沉细。②脉象缓怠而小。③脉往来迟滞。

【腠理不宣】症象：①发热。②面色潮红。**脉象：**脉象两关并弦。

【气机下陷】症象：①腹痛而泻完谷不化，泻无度，未泻之先，腹必鸣痛，痛必便泻，泻必完谷。②久泻，脱肛。③食后即便。④痢脓血。⑤纯下瘀血，只无腹痛。⑥下利清血。**脉象：**诊得两关一强一弱。

副症：【气机不宣】症象：心下痞硬。

【气机不利】症象：腹中作痛。**舌象：**舌质红，苔黄腻。**脉象：**右关独见弦强。

宾症：【气机不降】症象：呕泻。

治则：当温通肝脾阳气，佐以升清为主，以升举其陷邪，兼以清化湿热之品，以除其内蕴之邪。

方症：

理中汤加味证：雷少逸方[1]。扶土泻木，治飧泄，腹痛而泻，完谷不化，详病案1。

党参、白术、干姜、甘草、黄芩、白芍、煨葛、防风。

论著和讨论

本证候湿热郁滞，郁伤肝脾阳气，清阳随湿热而下陷。飧泄，是肝郁脾虚，清气不升所致。临床表现有大便泄泻清稀，并有不消化的食物残渣，肠鸣腹痛，脉弦缓等。此名取自《素问·阴阳应象大论》："春伤于风"者，乃即病之新感也，即二卷中伤风冒风之证；今谓春伤于风，夏生飧泄者，此不即病之伏气也。盖风木之气，内通乎肝，肝木乘脾，脾气下陷，日久而成泄泻。风痢：因内伏风邪，伤于脾胃所致。有先泻后痢，肠鸣腹痛，或纯下鲜血而有后重感，脉沉细而弦等症。因而其治则当以温补肝脾阳气为主，兼以清化湿热、升阳举陷为法。

病案举例

1. 雷少逸治城南程某，平素略知医理，于立夏后一日，腹痛而泻，完谷不化，自疑日昨因饼所伤，又执治泻利小便之说，辄用五苓加消食之品，未效。来邀丰诊，诊得两关一强一弱，气口之脉不紧，乃曰：非伤食也，是飧泄也。此因伏气致病，即《内经》所谓"春伤于风，夏生飧泄"之候。消食利湿，益使中虚，理当扶土泻木，即用理中汤加黄芩、白芍、煨葛、防风（组方见方证），连服3煎遂愈[1]。

又治飧泄之病热补得瘳：羊城雷某，患泻无度，肌肉忽脱，脉象两关并弦。丰曰：未泻之先，腹必鸣痛，痛必便泻，泻必完谷。曰：然也，不知病在何经？曰：此肝风传脾，脾受其制，不能变化。《内经》名为飧泄，后贤称为胃风。见丰论证确切，即请撰方，乃用刘草窗痛泻要方加吴茱萸、益智、煨葛、木香、荷叶为引，服1剂，未臻大效；再加参、芪、姜、附方，服1煎遂得小效，继服忽全瘥矣[1]。

又治风痢病一误再误：城东孔某之子，放学归来，腹中作痛，下利清血。其父母疑为伤损，遂服草药，应效全无。始迎丰诊，脉象缓怠而小，右关独见弦强。丰曰：非伤损也，是属春伤于风，夏生肠澼之候也。肠澼虽古痢之名，然与秋痢治法有别。痢门成方，弗宜胶守。即用培中泻木法，去炮姜，加黄连治之，服下未有进退。更医调治，便云血痢，所用皆是止涩之药，血虽减少，而腹痛尤增，甚则四肢厥冷。仍来商治于丰，诊其脉往来迟滞，右关依旧弦强。此中土虚寒，被木所凌之象。总宜温补其脾，清平其肝，用暖培卑监法，加黄连、川楝服之，腹痛顿止，手足渐温，唯下红未愈。照前法除去炮姜、智、楝，加荆芥炭、木香、枯黄芩、艾叶，令尝5剂，喜中病机，复用补中益气方获痊安[1]。

2. 杨俊亭治患儿李如意，男，1岁，消瘦面黄，泻脓血便已1个月余，日10~20次，头汗肢凉，神倦，不欲纳食，苔白而润，舌红尖碎，脱肛，向易感冒，腹泻，乃正虚邪实，宗仲景法，参张洁古芍药汤，益阴和阳，清除湿热：白芍、当归、川黄连、秦皮各6g，广木香、姜炭各4.5g，肉桂、甘草各3g，白头翁15g，分四服，日三夜一。二诊：厥回泻减，反发热脉数，暂与葛根芩连汤加银花、白头翁、连翘以清毒痢。三诊：热稍平，伴烦躁不安，加当归、白芍、槐米、木香，和血调中。四诊：痢已无血脓便，日5~8次，T38℃，面㿠白，脉沉细如丝，食后即泻，改补中益气汤加诃子、白芍、肉桂、槐米，热退痢止[2]。

3. 江心镜治李某某，女，5岁。痢下半年，初起红白相兼，腹痛，里急后重，日数次或十数次不等，曾服土霉素、合霉素，中药白头翁汤、黄芩芍药汤、木香槟榔丸不效，更医用补中益气加大量止血药，3剂而脓血皆止，岂料6剂后复作，且纯下瘀血，只无腹痛，无里急后重，再以前方合白头翁之类，不见寸效，于是延请江老。江老望其面色潮红，舌质红，苔黄腻，诲我说：此例本属湿热痢疾，因服甘温之补中益气助火灼血，初伤其阴，继动其阳，阳失阴恋而上泛，故面色潮红，与伤寒之戴阳证相似但不可用伤寒方，因本病属湿热，以伤阴为主，培阴即可敛阳，只须肉桂一味引火归原足矣，毋须救阳的白通诸方也。痢下半年之久，苔仍黄腻，示湿热未攘，且内虚又见，可仿《沈氏尊生书》治痈疽内溃的黄芪内托散，兼予化湿和营可矣，药取炙黄芪、当归、赤小豆、炒地榆、蒲黄炭各9g，炒防风、生甘草各4.5g，银花15g，胡连3g，肉桂末3g，以饭粒搓丸分2次服。嘱其忌食生冷苦辣油腻不化之物，3剂后血止，6剂后痊愈，迄今11年痢未再作[3]。

引用文献

［1］雷丰.时病论［M］.北京：人民卫生出版社，1964：49，51.

［2］杨俊亭.对虚实不同菌痢诊疗上的体会［J］.江苏中医，1965，（6）：22.

［3］朱炳林.江心镜治痢用肉桂的经验［J］.江西中医药，1983，（6）：4.

（四）营血失宣候（肝脾湿热郁蒸·血分本证）

肝脾湿热证，湿热郁滞肝脾，深犯营血之分，脾阳郁滞，营血不得宣行，湿热留滞脉络，而为营分失宣之候。杂病学家通称为湿热入血，或风湿入络之痹证。

通称：湿热入血，风湿入络。

内含病例：［中医］风湿热痹，湿热痹，热痹。**［西医］**类风湿，痛风（历节风），化脓性骨髓炎，滑囊炎，血栓闭塞性脉管炎。

病因病机：肝脾湿热郁滞，因湿热之邪深入肝脾，直犯血脉，以致阳气郁滞，营血不得宣发，络脉失于通利，湿热之邪留滞关节、脉络之候。

证象组合：阳滞+血滞+络滞

主症：【阳气不行】症象：①面黄，面色灰滞萎黄。②恶风寒，全身发热。③周身疼痛，肩背沉重，患肢冷。④便溏溲黄。**舌象：**①舌淡白腻。②苔薄黄。③白黄腻。④舌苔黄腻质红。**脉象：**①脉沉而数。②脉沉弦细数，③细数无力。④脉细弦。

【络脉不宣】症象：①肢节烦痛。②身强不能俯仰。③四肢微急，难以屈伸。④湿疹瘙痒。

副症：【血滞不行】症象：①肢节木僵。②面色晦滞。③皮里膜外筋结痂块，伴索状暗红瘀肿，间歇游走发作，病久皮肤留有瘀斑。**舌象：**①舌暗红苔薄滑。②舌质红，苔黄稍腻。**脉象：**①脉弦数。②脉弦滑数。

宾症：【络脉不利】症象：①腰痛上引肩背。②历节红肿疼痛，膝关节肿大红灼热，疼痛难忍。③一身尽痛不能转侧，肢节热痛，夜间尤剧者。④腿足酸重。⑤足膝肿痛，不能站立行走。⑥左踝关节红肿灼热疼痛，痛不可触，入夜疼痛更剧。⑦足膝肿痛焮赤，小便赤涩。

治则：当宣利湿热，和营活血，宣经隧以通络脉，日久，湿滞生痰，血郁成瘀，又当兼以峻遂痰瘀，以通利血络。

方症：

1.当归拈痛汤证：原《医学发明》方[1]。祛邪活血。治风湿热犯于血分，周身肢节肿疼，腰痛上引肩背，肩背沉重，胸膈不利，历节红肿疼痛。

羌活、炙甘草、黄芩、茵陈蒿各15g，人参、苦参、升麻、葛根、苍术各6g，防风、当归、知母、泽泻、猪苓各9g，白术4.5g。为粗末，水煎服。

2.助肾辟邪丹证：陈士铎方[2]。治感湿热又且感风，遂成痢瘛，身蜷足弯，足膝肿痛，不能俯仰，入夜尤甚。

茯苓、薏苡仁各五钱，防己、豨莶草各一钱，玄参三钱，水煎服。

3.秦艽四物汤证：《类证治裁》方[3]，适应风湿热邪，内犯血脉，一身尽痛不能转侧。

秦艽、当归、川芎、生地、白芍、生薏苡仁、蚕沙、生甘草。

4.加味二妙散证：《类证治裁》方[3]，适应足膝肿痛焮赤，小便赤涩，脉沉而数。

苍术、黄柏、牛膝、防己、当归尾、萆薢、龟板。

5.防己苡仁汤证：胡在兹方[4]。治适应湿热留滞关节肢络。详见论著。

木防己（酒炒）、赤小豆、萆薢、豆卷、茵陈各9g，蚕沙12g，苍术、木瓜各2.4g，川黄柏1.5g，木通3g，先用薏苡仁、桑枝（酒炒）代水。

6.养阴通痹汤证：秦伯未方[5]。治湿热痹，下肢疼痛，入夜足胫觉热，小便黄赤，脉细数。

生地15g，黄柏、知母各6g，牛膝、蚕沙、五加皮各10g，萆薢、木防己、赤茯苓各12g。

7.四妙通阳汤证：江苏中医研究所临床研究室方[6]。治血栓闭塞性脉管炎，湿热瘀滞证：面色灰滞萎黄，苔薄黄或白腻，脉弦滑数，口渴发苦，膝下腿部，偶达足背，红肿热痛，皮里膜外筋结痂块，伴索状暗红瘀肿，间歇游走发作，病久皮肤留有瘀斑，患肢冷。

黄柏、银花、木通、玄参、苍术、薏苡仁、地龙、丹参、桂枝、牛膝、麻黄、片姜黄。结节游走不定，加丹皮、全蝎、蜈蚣。

论著和讨论

本证候湿热深入肝脾，郁滞营血，络脉不得宣通。其见症以络脉症象显明，但可兼见阳气与血脉郁滞之脉症。因而其治则当以宣利湿热、行血通络为法。何廉臣说："如已湿郁化热，留滞关节肢络，当用防己苡仁汤（组方见方证）送下桃仁控涎丹（桃仁泥、煨甘遂、制大戟、白芥子各30g，姜汁竹沥捣糊为丸，如桐个大，每服七丸至十丸。《丹溪心法》附余方），峻逐湿热痰瘀，宣经隧以通络脉。外用电气疗法，以催促血行，刺激脑筋，屡收全功。"[4]还说："肢节热痛，夜间尤剧者，阴火灼筋也，法宜滋阴降火，四物汤合加味二妙丸。"[4]费伯雄说："柔痉者，身体重着，肢节拘挛，有汗而热。暑热为天之气，其来甚速，其去亦甚速。体重筋挛，乃热邪为湿所留，故有汗而热不退也，白术苡仁汤（自制）：白术、茅术、赤芍、薄荷各3g，苡仁2.4g，当归、连翘各4.5g，茯苓、天花粉各9g，甘草1.2g，鲜荷叶1角。"[7]

病案举例

1.席栓保治任某某，女，60岁，在田间劳动中发觉右侧膝关节活动不爽，当时没有理会。五六日后始觉全身发热，右膝关节肿大，疼痛难忍不能着地。经西医诊为滑囊炎，在服消炎抗风湿药的同时，配合了关节腔穿刺3次，抽出黄色液体200ml。并每次抽液后注入氢化可的松以控制渗液。但经一段治疗后仍未能控制渗出，遂请中医治疗。症见右侧膝关节肿大，外观现红，触之有灼热感，髌骨浮起似船状，推之有波状感，体温38.7℃，小便色黄，舌苔黄腻质红，脉弦数。患者素体蕴热，加之在田间劳动经常坐卧湿地，分析此症由湿热之邪壅阻经络，外水内火，热为湿郁，日久熏蒸，水液渗于关节腔，气血与水液运行阻滞，闭塞不通，不通则痛。综合脉症诊为热痹，治法当以清热化湿、活血通络，投以：薏苡仁60g，苍术、生地、白芍各15g，双花12g，牛膝、木通各6g，地龙、防己、云茯苓各9g。水煎服。在服中药期间未进行穿刺，连服4剂后基本控制渗出，关节渐小，疼痛减轻，守方不变又服4剂后痊愈。至今随访未复发[8]。

2.陈文邦治热痹案：殷某某，女，43岁，周身疼痛，左踝关节红肿灼热疼痛，痛不可触，不能站立和行走，入夜疼痛更剧，不能安眠，无寒热，大便秘结4天未解，溲短赤，苔黄稍腻，舌质红，脉弦数。证属热痹。治拟清热利湿，通络止痛。方用桂枝芍药知母汤合三妙丸化裁：桂枝6g，知母12g，白芍、苍术、黄柏、怀牛膝、汉防己、秦艽各10g。3剂。复诊：诸症基本治愈，行走自如，舌心净，脉弦稍数。照上方加女贞子10g，3剂，以巩固疗效。按：痹为闭阻不通之意。本例热痹，系患者素体阳盛，内有蕴热，再感受风寒湿邪，寒邪入里郁而化热所致。故《金匮翼》云："脏腑经络先有蓄热，而复遇风寒湿气客之，热为寒郁，气不得通，久之寒亦化热，则顽痹熇然而闷也。"故用三妙丸清热利湿，配桂枝散未净之寒邪并通络，知母、白芍除热于中，秦艽、汉防己祛风舒络。药证相符，取效甚可[9]。

3.王玉萍治风湿热痹（化脓性骨髓炎）：韩某某，男，患儿3岁8个月，2个月前左大腿内侧有一柿饼大包块，现已不见，左膝及左足面微肿，稍有热感，不能站立行走，疼痛较甚，伴汗出纳差，便溏溲黄，脉细数无力，舌淡苔薄黄。诊为风湿热痹，治宜祛风胜湿清热、养血通络：威灵仙、鸡血藤、当归、忍冬藤、桑枝、党参各15g，五加皮、桂枝、海桐皮、防己、木瓜、黄连、苍术、白术、赤芍、白芍各10g，薏苡仁各30g，黄柏5g，3剂疼减，再3剂疼止肿消；去黄柏，加怀牛膝、桑寄生各15g，又3剂，已能行走，再5剂巩固[10]。

4.李洪成治熊某某，女，41岁，1998年3月29日，右膝关节红肿热痛：桂枝、苍术、黄柏、川牛膝、木瓜、酒军各10g，当归6g，赤芍、防己各12g，生地、知母、紫荆皮、络石藤、忍冬藤各15g，生石膏20g，苡仁、桑枝各30g，炙麻黄4g，5剂症减，10余剂愈。

引用文献

［1］李杲.金元四大家医学全书·医学发明［M］.天津：天津科学技术出版社，1994：755.
［2］柳长华.陈士铎医学全书［M］.北京：中国中医药出版社，1999：845.
［3］林珮琴.类证治裁［M］.北京：中国中医药出版社，1997：238，330，332.
［4］俞根初.重订通俗伤寒论［M］.上海：上海科学技术出版社，1959：236.
［5］秦伯未.秦伯未医文选［M］.长沙：湖南科学技术出版社，1983：142.
［6］江苏省中研所.中医中药治疗血栓闭塞性脉管炎120例临床观察［J］.中医杂志，1966，（1）：17.
［7］张元凯，时雨苍，杨伯棠，等.孟河四家医集［M］.南京：江苏科学技术出版社，1985：24.

［8］席栓保.滑囊炎二例治验［J］.新中医，1977，（4）：48.
［9］陈文邦.临床治验录［J］.江西中医药，1983，（5）：29.
［10］王玉萍.风湿热痹治验二则［J］.中医杂志，1986，（6）：32.

（五）血液郁滞候（肝脾湿热郁蒸·血分转证）

肝脾湿热证，湿热不得外达，深陷肝脾血分，郁滞于血络，转为血液郁滞之候。杂病学家通称为湿热下注之证，通常属于血痹之证。以血滞血络之脉症显明，但必兼见血分热蒸之脉症。

通称：湿热下注，血痹。

内含病例：［**中医**］痹证，湿热痹，腿游风。［**西医**］痛风，滑囊炎，多发性神经根炎，血友病，髂股静脉血栓形成，血栓性静脉炎，结节性红斑。

病因病机：肝脾湿热郁滞，系湿热郁滞肝脾，不得外达，深陷肝脾血分，郁滞血络，蒸灼血液，而成血热瘀滞血络之证。

证象组合：血热+血滞+络滞

主症：**【血热蕴蒸】症象**：①全身发热，午后发热高热，身微热，以下午为甚。②面赤如朱。③头眩口苦，④鼻衄、齿衄。⑤突发全身肌肉剧烈掣痛，手足尤甚，痛甚则昏厥，或烦躁哭泣谵妄。⑥膝关节肿大，两足奇热难受。⑦小腿肚饱胀，继则发热、灼痛、高度浮肿。**舌象**：质红绛，舌苔白厚而燥。**脉象**：脉细弦数，濡数。

【血滞不行】症象：①面部及下肢散在棕黑色色素沉着。②足背足趾青紫，剧痛麻木，浅静脉曲张，轻度发绀。③小腿前面皮肤紫红。④下肢结节红斑较软，按之不痛或痛轻。**舌象**：苔白腻滑润，或白厚，或兼黄苔。**脉象**：①脉沉濡带数，或沉细数。②脉弦细。

副症：**【络脉不利】症象**：①膝关节肿痛发热，红肿如脱，疼痛难忍不能着地，日轻夜重。②足痛赤肿，下肢沉重无力，踝肿肤热，甚则下肢肿。③全身关节疼痛、酸痛。④左下肢疼痛，左下肢在腹股沟以下广泛性肿胀，不能屈曲活动。⑤大腿内侧有与静脉路线一致的条形红肿块，伸侧近膝处亦有约4cm×2cm的长圆形肿块，局部有灼热及压痛感。⑥腓肠肌剧烈疼痛，剧痛难忍。**舌象**：边尖红，苔黄腻。**脉象**：脉滑数。

【络脉不和】症象：①两足弛缓。②手足无力。③四肢萎软。④胸痞身重。

宾症：**【津液消灼】症象**：①口干口苦，口干不欲饮。②小便短赤，小便黄浊。③大便干。④神疲乏力，心悸气促。⑤汗多。⑥夜卧不安。**舌象**：①舌红苔黄腻。②舌暗红，苔薄黄腻干，黄燥。**脉象**：①脉濡弱。②脉细数。③脉弦滑数。

治则：当清利湿热，以凉血为主，兼以活血行血，以通利血络。

方症：

1.生地苡仁汤证：李聪甫方[1]。治痹证：高热，全身关节疼痛，双膝肿痛尤甚，早起面浮，午后双腿沉重，心悸气促，详见病案2。

酒润生地、生薏苡仁各13g，酒润赤芍、全归、丹皮、秦艽、北防风、怀牛膝、木通、防己各10g，鸡血藤、络石藤、生蒲黄各9g，地龙6g，甘草节3g。

2.黄柏散加减证：林玉麟方[2]。治全身肌肉剧烈掣痛，手足尤甚，痛甚则昏厥，或烦躁哭泣谵妄，午后热高，详见病案3。

黄柏、苍术各6g，防己、威灵仙、丝瓜络、连翘各9g，桑枝15g，龙胆草3g，薏苡仁、苇根各30g，木通、红花各4.5g。

3.加味四妙散证：宗言顺方[3]。治结节性红斑，脾虚失司，湿热下注型。下肢结节红斑较软，按之不痛或痛轻，关节酸痛，下肢沉重无力，踝肿肤热，甚则下肢肿。

黄柏6g，苍术、苦参、川牛膝、防己、白芍、赤芍、白术、滑石各9g，扁豆12g。

论著和讨论

1.本证候因湿热深陷血分，郁滞血络，蒸灼血液，关节疼痛、酸痛，红肿如脱，疼痛难忍，沉重无力，色素沉着，足背足趾青紫、剧痛麻木，伴见发热，午后高热，头眩口苦，鼻衄齿衄，舌苔厚腻而燥，脉细弦数，或濡数。因而其治则当以凉血清热利为主，兼以活血行血通络为法。

2.结节性红斑（脾虚失司，湿热下注型）：宗言顺说，主要表现为结节红斑尽见于下肢，色红较软，边缘不清，按之不痛或其痛较轻，关节酸痛，下肢沉重无力，足踝浮肿而肤热，甚则下肢皆肿，按之凹陷不起，小便黄浊，苔白腻滑润，或白厚，亦兼有黄苔者，脉象沉濡而数，或沉细而数。治宜健脾清利、下焦湿热为主，加味四妙散[3]。

病案举例

1.张聿青治孙左，热势递减，头痛仿佛止住，然右足作痛异常，色带赤肿，脉数细弦，肝火湿热袭入足三阳经，脚气情形。况从湿温传变而来，恐有冲心等患：川萆薢、粉丹皮、汉防己、宣木瓜、生薏苡仁、当归身、丝瓜络、赤白茯苓、盐炒黄柏、龟甲心（炙先服）[4]。

2.李聪甫治痹证：孙某某，女，38岁，初恶寒发热，关节疼痛，后但发热，双膝关节明显肿痛，身热持久不退，早起面浮，午后双腿沉重，心悸气促，胸闷，食欲锐减，面及下肢散在棕黑色色素沉着，左下肢自踝至趾、青紫剧痛麻木，右赤热肿痛、手不可近，舌红绛，苔燥黄，脉濡弱。西医诊断：类风湿关节炎、系统性红斑狼疮。生地苡仁汤（组方见方证）[1]。

3.林玉麟治肌肉掣痛：陈某，女，23岁，学生。突发全身肌肉剧烈掣痛，手足尤甚，痛甚则昏厥，或烦躁哭泣谵妄，午后热高，口干不欲饮，舌苔白厚而燥，曾经本省各大医院检查治疗，未见效果。患者舌苔白燥，脉象弦数，面赤如朱，小便短赤，口干但不欲饮，此乃湿热郁遏经络，气血不宣，经脉不利，以致全身肌肉掣痛，遂处以黄柏散加减（组方见方证）。连服3天，掣痛减轻，热度亦退。再以养血通络、舒筋消炎之药继进。1个月后，掣痛完全消失，除面部稍感麻痹外，其他均正常，数年来未见复发[2]。

4.房定亚治湿热痹：马某某，男，25岁，双膝关节肿痛发热，反复10年，加重4天，T 38.4℃，右踝关节肿疼较重、局部发热、活动受限，汗多溲黄，舌暗红，苔薄黄腻干，脉弦滑数。与白虎桂枝汤加味，2剂汗出减少，体温不降，肿疼如故。改祛湿清络之宣痹汤合二妙散加味：防己15g，薏苡仁、赤小豆各30g，蚕沙、苍术、荷叶、川黄柏、厚朴各10g，法半夏、白芍各12g，通草、甘草各6g，17剂体温正常，膝关节无灼热感，苔转白，但右下肢拘紧，踝关节仍肿胀。改益肝肾、补气血，独活寄生汤4剂，病情无变化。乃湿邪黏滞，改脚气方，鸡鸣散加味行气除湿、舒筋活络：苏叶、木瓜、生姜、陈皮各10g，吴茱萸6g，槟榔、伸筋草各15g，赤小豆、薏苡仁、桑枝各30g，30剂，并洗方4剂：茄根、桑寄生、忍冬藤各30g，乳香、没药、芒硝、海桐皮各15g，独活、红花各12g，症状消失。1年后随访，一直坚持体力劳动[5]。

5.许秀平治唐某某，男，36岁。素体阴虚，嗜好烟酒。右下肢痹痛10余天，经中西医治疗未效。现症：右下肢酸痛，重着，难以屈伸，行动不便，尤以晚间为甚，口干口苦，夜卧不安，神疲乏力，饮食不香，舌红苔黄腻，脉细数。证属阴虚液亏，湿热内蕴，筋脉不利。法宜养阴清热燥湿，佐以甘寒通络。方用增液汤合三妙散加味：生地20g，桑枝30g，苍术、钩藤、忍冬藤各12g，伸筋藤、黄柏、川牛膝、麦冬、海桐皮、威灵仙各10g，制乳没各6g。服5剂，疼痛大减，步履基本正常，夜卧较安，饮食正常，黄腻苔已退大半，守原方继服5剂，痛止，行动自如[6]。

引用文献

[1] 李聪甫.李聪甫医案[M].长沙：湖南科学技术出版社，1979：118.

[2] 福建省中研所.福建中医医案医话选编（第一辑）[M].福州：福建人民出版社，1960：96.

[3] 宗言顺.62例结节性红斑临床治疗的初步探讨[J].中医杂志，1964，(9)：14.

[4] 张聿青.张聿青医案[M].上海：上海科学技术出版社，1963：559.

[5] 房定亚等.类风湿性关节炎的证治体验[J].中医杂志，1981，(6)：37.

[6] 许秀平.治疗阴虚痹痛的点滴体会[J].江西中医药，1983，(4)：41.

（六）阴血消灼候（肝脾湿热郁蒸·血分变证）

肝脾湿热证，湿热不得外达，深陷肝脾阴血之分，伤残阴血，变为阴血消灼之候，常见于痢疾重证，时病学家称为热迫阴泄之证。阴血蕴炽之脉症为主，可兼见阴血伤残之脉症。

通称：热迫阴泄。

内含病例：[中医]痢疾，肠风下血。

病因病机：肝脾湿热虚炽，因湿热蕴蒸不解，深陷肝脾阴血之分，炽灼阴血，伤残阴液，耗伤血液，逼迫血液外泄，为热迫阴泄之证。

证象组合：阴虚+血虚+阴炽+阴涸+血溢+液泄

【阴虚失养】症象：形瘦骨立。

【阴热蕴炽】症象：①心神烦热。②潮热甚于阴分。③口苦咽干，不太渴。

副症：【阴液消涸】症象：口舌干燥。**舌象**：①苔干绛。②苔暗红如猪腰。**脉象**：细数。

【血虚失荣】症象：①面色㿠白。②体羸神昏。③四肢浮肿。**脉象**：脉微。

宾症：【络血妄行】症象：①痢下多血。②虚坐努责，下如鸡肝。③纯下清血，其疾如箭，肛门不肿痛而肠中鸣响者。

【热蒸液泄】症象：痢下白脓如脂。

治则：当以清化湿热为主，以撤其蕴炽之邪，兼以滋阴养血之品，以救其阴血；即养阴清热，佐以酸收之法，祛邪扶正，虚实兼顾。

方症：

1.黄连汤证：孙思邈方[1]。治赤白痢疾。

黄连、酸石榴皮、阿胶（烊化）、干姜、黄柏各三两，当归二两，炙甘草一两。水煎，分三次服。

2.驻车丸证：孙思邈方[1]。治阴虚发热，下痢脓血，次数频繁，腹痛难忍者。

黄连六两，干姜二两，当归、阿胶各三两。为末，醋煮阿胶为丸，黄豆大，每服三十丸。

3.地榆丸证：《类证治裁》方[2]，主养阴清热，佐以酸收。治虚坐努责，下如鸡肝，心神烦热，口干，脉细数，苔干绛。

地榆炭、当归、阿胶、黄连、诃子、广木香、乌梅肉各15g，蜜丸。

4.阿胶梅连丸证：《类证治裁》方[2]，治便血日久不止，阴血已伤，阴分潮热，烦热。

阿胶、川黄连各60g，当归、白芍、黄芩、黄柏、乌梅各45g，炮姜3g，醋煮阿胶为丸。

论著和讨论

本证候湿热深陷肝脾阴血之分，蒸迫阴液血液，以致阴血伤残。何廉臣说："若纯下清血，其疾如箭，肛门不肿痛而肠中鸣响者，此肠风下血，治以清火疏风为主，清肝达郁汤去归、菊，送下保元槐角丸：槐角、当归、生地、黄芩、黄柏、侧柏叶各9g，枳壳、地榆、荆芥、防风各6g，黄连、川芎、生姜各3g，乌梅3枚。用鲜荷叶汁、白蜜炼丸，每服6~9g，继用加味白头翁汤去贯众、茉莉，加阿胶、炙甘草，清肝坚肠、凉血滋阴以善后。"[3]因而其治则当于清化湿热之中，兼以滋阴养血之品，扶正祛邪之法。

病案举例

1.张千里治痔血多年，血液虚燥，去秋郁怒闪挫，气血交阻，吐瘀后右肋气滞如块，中挟痰也。手指时赤而麻，手厥阴虚火亦动也。调气和络，固不可少，而病之主尤须以止痔血为先，血液充则痰亦不致易滞。党参、旋覆花、炒荆芥、乌梅、陈皮、薏苡仁、地榆炭、阿胶、云茯苓、白蒺藜、炒槐米、柿饼煨[4]。

2.李泰治某女，10岁，六月间，大便下紫血，稍间有白，腹痛即便，不喜按，里急后重，日夜七八次，诸医百计不止，年余不愈。渐至体羸神昏，口苦咽干，不太渴，并有烧寒，四肢浮肿，卧床不食作呕，转下纯净鲜血不多，日夜四五次，脉微。此热陷中焦气阴两亏。参段、黄连、赤芍各1.5g，当归、干生地、熟地各9g，阿胶6g，柴胡、升麻各0.9g，地榆、木耳、麦冬、槟榔各4.5g，广木香2.4g，根厚朴、神曲各3g，鸡蛋黄1个。1剂见效，3剂渐愈[5]。

引用文献

［1］孙思邈.中华医书集成·千金要方［M］.北京：中医古籍出版社，1999：302，304.
［2］林珮琴.类证治裁［M］.北京：中国中医药出版社，1997：310，311.
［3］俞根初.重订通俗伤寒论［M］.上海：上海科学技术出版社，1959：329.
［4］秦伯未.清代名医医案精华［M］.北京：人民卫生出版社，2006：351.
［5］李洪成等.中医证候学［M］.北京：中国医药科技出版社，2008：675.

（七）气液不化候（肝脾湿热郁滞·津气转证）

肝脾湿热证，湿热久蕴肝脾，耗化肝脾气液，不能运化水湿，转为气液不化之候。其见症虽以津气不化之肿胀明显，但必兼见气液不足之脉症。

通称：湿热伤津。

内含病例：［中医］单腹胀。［西医］肝硬化腹水。

病因病机：肝脾湿热虚滞，因湿热久蕴，耗伤肝脾气液，肝气虚则疏泄无力，脾气虚则运化无能，以致湿热津液停蓄，而成正虚邪实之证。

证象组合：液伤+气虚+津滞+气滞

主症：【津液消灼】症象：①口干引饮。②小便涩而热。③入晚潮热。④手足心灼，心烦夜寐易醒，溲短，便结。**舌象**：①舌红光带暗。②舌红绛中裂。③苔薄。**脉象**：①脉虚弦数。②细数。

【津不化气】症象：单腹胀大。

副症：【气化不行】**症象**：小便短赤。

【气机不利】**症象**：气急胸闷。

宾症：【气虚失充】**症象**：①头晕眼花。②神倦乏力。③气弱懒言。④纳食不进。**脉象**：脉细涩。

治则：自当益气养液，清利湿热，以通行蓄水。然正虚邪实，虽曰扶正逐邪，但补泻均不可重投，重补必锢其邪，峻逐更损其正。故王孟英主“首重调愆，展以轻清”[1]之法。

方症：

1.猪苓汤加减证：林宗广方[2]。治肝硬化腹水（肝炎后）：腹大如鼓，小便涩少而热，入夜潮热，详见病案2。

石斛、麦冬、沙参、玉竹、地骨皮、青蒿、猪苓、赤茯苓、阿胶、白术、泽泻、牡蛎、海藻、丹参、桃仁。

2.育阴泄热方证：董漱六方[3]。育阴泄热，通二便，治急性黄疸型肝炎，头晕加剧，上腹部痞胀不舒，呕吐鲜血，详见病案1。

犀角、川黄连各1.5g，生地1.2g，鲜石斛（先煎）、玄参、猪苓、茯苓各12g，麦冬、丹皮、竹叶、赤芍、白芍各9g，木通、黑白丑（冲）各4.5g，商陆根15g，陈葫芦皮30g（煎汤代水），3剂。另：牛黄清心片3瓶，日服1瓶。

论著和讨论

本证候肝脾湿热郁滞，耗伤气液，疏化无力，水湿停蓄。因而其治则当清养气液为主，兼以利湿行水，虚实兼顾，慎不可恋补。何廉臣说：“王孟英曰：水胀初起，虽有寒有热，久则寒少而热多。每因肝气不疏，则郁而为火，肺气不肃，则液郁为痰。脾气不达，则滞其枢机。胃气不通，则废其容纳，四气皆愆。愆则邪留着而为胀，不愆则气健运而渐消。前哲治胀，多用温补，反阻气机。是不调其愆而反锢其疾。疾日锢，腹愈胀；气日愆，血愈枯。此酿成单腹胀之由来也。治法首重调愆，展以轻清。每用北沙参、淡竹茹、丝瓜络、银花、川楝子、枇杷叶、冬瓜皮、川黄柏、当归须、生白芍等，以气蒸水煮芦根、生藕汤煎药。继参以西洋参、细生地、川黄连、天花粉、生薏苡仁、焦山栀等，出入为方。服至匝月，忽然汗出涔涔，肿胀皆退。予每仿其法，而治此症，参以行血通络之品，如鲜茅根、杜赤豆、绛通草、马鞭草、念篦须、鲜葱须、天仙藤、络石藤等，随症加减，每多获效。”[1]

病案举例

1.董漱六治曹某某：幼年有疟疾史，16年前曾患急性黄疸型肝炎。近年来常感头晕，乏力，齿龈出血，右胁肋部胀痛不适。某日凌晨，自觉头晕加剧，上腹部痞胀不舒，呕吐鲜血，量约200ml，伴有柏油样大便，急诊入院。当晚神志不清，血压骤降至50/40mmHg，心音弱，律不齐，告病危。次日行脾切除，并结扎胃底食道静脉，术后肝昏迷一度好转。但于2周后又突见神志昏糊，狂躁不安，不省人事，病情恶化，邀我科会诊：患者面色暗滞，体温38℃左右，右胁肋胀痛，脾肋下三指，质中偏硬，腹部鼓胀，有移动性浊音，脾肋下5cm。呕吐物隐血（++++），大便隐血（+），诊断：肝硬化，脾功能亢进，食道静脉破裂出血。初诊：神志不清，牙关咬紧，身热狂暴，手足颤动，烦躁不安，舌质深绛，脉弦数鼓指，证由瘀热内蕴，心肝火旺，阴津耗伤，内风暗动，清营泄热，凉血解毒，急用神犀丹1粒，研末分次开水送服。又5天，四诊：患者神志清楚，口渴心烦减轻，夜寐易醒，腹胀纳少，溲短，便结，舌红绛已淡，中裂苔薄，脉象细数，阴津初复，内热仍重，肝脾合病，水湿内生，再拟清营泄热，佐以行气化湿导滞为治：广犀角1.5g，生地、鲜石斛（先煎）、瓜蒌仁、麻仁（打）各12g，麦冬、丹皮、赤芍、白芍、泽泻、枳壳、猪茯苓各9g，黑白丑各4.5g（冲），商陆根、腹水草15g，3剂。另：牛黄清心片3瓶，日服1瓶。五诊：药后大便日行而干，腹部膨胀不减，小溲仍少，纳一般，夜寐欠酣，舌红绛苔少中裂，脉细小数，再拟育阴泄热，通二便（组方见方证），3剂。另：牛黄清心片3瓶，日服1瓶。六诊：患者大便畅通，小水增长，腹胀随减，食欲步增，精神渐振，口干口苦，夜寐欠佳，舌红绛较淡；苔少中裂，脉细小数，阴津久伤，郁热未清，胃肠湿浊步化，传导功能初复，再拟滋阴泄热，佐以理气导滞：广角、川黄连各1.5g，北沙参、玄参、川石斛（先煎）、车前子（包）、大腹皮、焦六曲、阿胶（烊化冲）各12g，麦冬、泽泻、猪茯苓各9g，枳壳4.5g。4剂。另：鲜芦根每日2支（去节），煎汤代饮。七诊：患者服药以来，精神日见振作，纳谷渐增，大便自调，小溲亦长，腹胀已消，口干少寐，舌红苔薄质转润，脉象细小带数，阴津来复，内热渐清，肝脾得和，水湿步化，症情稳定，再拟前方加减，巩固疗效：生地、川石斛各15g，麦冬、柏子仁各9g，玄参、白芍、地骨皮、朱茯苓、阿胶（烊化冲）各12g，炙鳖甲（先煎）24g，川黄连1.5g，远志4.5g，活水芦根30g（去节），4剂。患者病危时，根据中医辨证，用神犀丹清营泄热、凉血解毒，急则治标，以冀弋获。神志渐清后，采用汤丸并施，以育阴增液培本为主，缓则治本。患者服药仅10余剂，效果较为满意，关键在于神犀丹功效显著。对症下药，病愈出院[3]。

2.林宗广治季某某，女，51岁，肝硬化腹水（肝炎后）：腹大如鼓，小便涩少而热，入夜潮热，手足心烙，口干引饮，鼻尖鼻翼红赤，舌尖红带暗，脉细涩。证属阴液虚损，湿热壅滞，虚中夹实，宜养阴清热利水，猪苓汤加减（组方见方证）出入，15剂，腹水全消，移动性浊音消失，益气养血调理3个月余[2]。

引用文献

［1］俞根初.重订通俗伤寒论［M］.上海：上海科学技术出版社，1959：375.
［2］林宗广.治疗22例门脉性肝硬化腹水初步分析［J］.中医杂志，1963，（10）：10.
［3］董漱六.神犀丹治愈肝昏迷一例［J］.上海中医药杂志，1979，（1）：35.

（八）气血瘀结候（肝脾湿热郁滞·津气变证1）

肝脾湿热证，湿热久留肝脾，与肝脾气血传结，变成气血瘀结之候。杂病学者通常称之为积聚之证。其见症以气血郁结之症象为主，但可兼见肝脾气滞与阳气不和之脉症。

通称：积聚。

内含病例：［中医］黑疸，女劳疸，痞气。

病因病机：肝脾湿热郁结，因肝脾湿热久留，郁滞肝脾，由气及血，始则肝脾气滞，渐致血瘀，气血互结，热滞阳气，为气血俱实证。

证象组合：气结+血结+气滞+阳郁

主症：【气机郁结】症象：①二便癃闭，膀胱急。②少腹痛。③腹胀如水状。

【血滞瘀结】症象：①右胁大痛，肿起如覆杯。②右胁挟痛夜甚。③大便黑溏。④目青面黑。⑤皮肤不仁。

副症：【气机不利】症象：①痞塞不舒。②胸背痛。③腹满。④少腹微肿硬，二便滞涩，自觉少腹气胀上冲。⑤吞酸吐痰。⑥心中如啖蒜状。

宾症：【阳气不和】症象：①呕恶。②黄疸。③额上黑。④手足心热。⑤便溏微黑。⑥日晡发热恶寒。⑦足下热。两足沉重，艰于步履，腿股皮中甚热。**脉象：**脉浮弱。

治则：疏利肝脾，行气逐瘀，以消散其结聚。

方症：

1.硝石矾石散证：又名硝矾散。张仲景方[1]。治女劳疸，症见身尽黄，额上黑，足下热，小腹胀满，大便色黑，时溏。也用于胆石症。

硝石（火硝），矾石（绿矾）各等份。为末，每服一方寸匕，大麦粥汁调服，日三次。

2.平肝消瘕汤证：陈士铎方[2]。平肝解郁，治肝气甚郁，结成气块，在左胁之下，左腹之上，动则痛，静则宁，岁月既久，日渐壮大，面色黄槁，吞酸吐痰，时无休歇。

白芍、白术各一两，当归五钱，鳖甲三钱，柴胡、神曲、山楂、枳壳、半夏各一钱。

论著和讨论

1.本证候肝脾湿热郁滞，气滞血瘀，气血传结，为大积大聚之症，仲景曰："酒疸下之，久久为黑疸，目青面黑，心中如啖蒜齑状，大便正黑，皮肤爪之不仁，其脉浮弱，虽黑微黄，故知之。"（《金匮要略·黄疸病脉证并治》）"黄家日晡所发热，而反恶寒，此为女劳得之。膀胱急，少腹满，身尽黄，额上黑，足下热，因作黑疸。其腹胀如水状，大便必黑，时溏，此女劳之病，非水也，腹满者难治，用硝石矾石散主之。……病随大小便去，小便正黄，大便正黑，是候也。"（同前）

2.治则：以行气逐瘀、消散结聚为主，仍当佐以疏泄湿热，以除其郁滞。黑疸从黄疸转来，黄中显黑，轻者仅额上微黑，重者形瘦腹满，手足心热，大便溏薄微黑，脉虚弦，后期食亦呕恶，二便癃闭，神志昏迷，古法主硝石矾石散。右胁有块，作痛夜甚，面色黄槁，吞酸吐痰，时无休息，主二陈汤加柴胡、青皮、桃仁、红花。右胁大痈肿如覆杯，手不可按，按之痛益甚，痞塞不行，胸背亦痛，久则腹满呕恶，出现黄疸，主大七气汤[1]：三棱、莪术、青皮、陈皮、藿香、桔梗、肉桂、益智仁、香附、甘草各一钱。（脾积）痞气丸[1]：厚朴五钱，黄连八钱，茱萸三钱，黄芩、白术各二钱，茵陈、砂仁、干姜各钱半，茯苓、人参、泽泻各一钱，川乌、川椒各五分，巴霜、另研肉桂各四分，蜜丸如前。

病案举例

叶天士治张，湿中伏热，沉着下焦。色苍脉实，体质强壮，虽年逾四旬，气元充旺。询知平日善啖酒醴甘肥，此酿成湿火蕴结下焦。今少腹微肿硬，二便滞涩，自觉少腹气胀上冲，两足沉重，艰于步履，腿股皮中甚热。即《内经》所云："湿热不攘，大筋软短，小筋弛长。软短为拘，弛长为痿也。"更述曾因熬炼膏药，中有䗪虫、蜈蚣等物，吸受秽浊毒气，未始非与。湿与热纠蓄，沉伏下焦。前议苦辛寒燥，兹再佐以搜逐络隧。然此病从口而入，必茹素戒饮一二年之久，病根可拔。当恪守勿懈为要：绵茵陈、茯苓皮、穿山甲各9g，黄柏、金铃子各4.5g，川萆薢、大槟榔汁各3g。又：绵茵陈、萆薢、茯苓皮、黄柏、蚕沙、汉防己、龙胆草、山栀、青黛。又：病去七八，常服二妙丸可也[3]。

引用文献

［1］林珮琴.类证治裁［M］.北京：中国中医药出版社，1997：231.

［2］柳长华.陈士铎医学全书［M］.北京：中国中医药出版社，1999：863.

［3］叶天士.临证指南医案［M］.上海：上海卫生出版社，1958：387.

（九）气血虚结候（肝脾湿热郁滞·津气变证2）

肝脾湿热证，湿热久蕴肝脾，日久气血瘀结，而肝脾气血已虚，变为气血虚结之候。见症除以气血郁结之症象显明，而又兼见气血虚弱之脉症。

通称：鼓胀夹虚。

内含病例：［**中医**］鼓胀。［**西医**］早期肝硬化，肝脾肿大，腹水，结节性红斑。

病因病机：肝脾湿热虚结，因湿热久滞肝脾，与肝脾气血结聚不散，久必耗伤其气血，渐成肝脾气血虚而又气血聚结、正虚邪结之证。

证象组合：血结+气结+血虚+气虚+阳郁

主症：【**血滞瘀结**】**症象**：①右胁胀痛。②面色黧黑。③下肢结节肿痛先红后紫。**舌象**：舌边青。

【**气机郁结**】**症象**：①中脘胀痛拒按。②腹急疼胀。**脉象**：脉沉弦数。

副症：【**气虚失养**】**症象**：①四肢无力。②精神疲乏。③语言低弱。④气息短促。⑤大便溏泄。**脉象**：脉沉弦数。

【**血虚失荣**】**症象**：①肌肉消瘦。②头昏心悸。③面色萎黄。**舌象**：舌淡苔白。

宾症：【**阳气不和**】**症象**：恶心厌油。

治则：当虚实兼顾，即补养肝脾气血，与攻逐肝脾气瘀之法同用，攻补兼施之法。

方症：

1.消癥方证：秦伯未方[1]，治早期肝硬化：肝脾肿大，两胁刺痛，详见病案1。

黄芪、丹参、赤白芍、山甲、五灵脂、生蒲黄各10g，当归、苍术、制乳没各8g，柴胡6g。

2.舒肝饮证：李聪甫方[2]，治早期肝硬化：右胁隐隐胀痛，剑突下胀痛拒按，详病案2。

制鳖甲16g，丹参、当归各13g，漂白术、当归身、酒白芍、炒泽泻各10g，川郁金9g，醋青皮6g，枳壳7g，广木香5g，炙甘草3g。

3.益肝行水汤证：关幼波方[3]，治肝硬化腹水：面色萎黄，形体消瘦，详见病案3。

生黄芪60g，党参、鸡内金、香附、桃仁、丹皮各10g，红花、紫河车、当归、赤白芍、丝瓜络、泽泻各12g，杏仁6g，泽兰、茜草、车前子、抽葫芦各15g，通草3g，鲜水葱（冲天草）30g。

论著和讨论

本证候肝脾湿热与肝脾气血相抟，结聚日久，耗伤脾气肝血，正虚邪实。右胁隐隐胀痛，剑突下胀痛拒按，巩膜皮肤黄染，面色黧黑，四肢无力，精神疲乏。故攻其气血之结聚，又兼以补养肝脾气血、攻补兼施之法。关幼波说："见'水'不能单纯利水：水湿内停，主要由于正虚（气虚、脾虚、阴虚）肝郁血滞，中州不运，湿热凝聚结痰，瘀阻血络，更由于肝、脾、肾三脏实质性损害导致功能的失调，三焦气化不利，气血运行不畅，水湿不化，聚而成水。若水蓄日久，或本病湿热未清，蕴毒化热，湿热熏蒸，或见发热，或并发黄疸。严重时痰热互结，蒙闭心包，也可出现神昏、谵妄等肝昏迷之危候。根据'治病必求其本'的原则，所以，以补虚扶正为常法，逐水攻邪为权变。"[3]

病案举例

1.秦伯未曾用（组方见方证）治早期肝硬化，包括肝脾肿大的两胁刺痛，初服一两天感觉痛势转加，随即减轻以至消失，肝脾亦渐小，收到初步疗效[1]。

2.李聪甫治早期肝硬化：胡某某，男，45岁，右胁隐隐胀痛，剑突下胀痛拒按，四肢无力，精神疲乏，时好时差，巩膜皮肤黄染，面色黧黑，恶心厌油，食纳锐减，肌肉消瘦，头昏心悸，大便溏薄，小便短赤，腹壁绷急疼胀，肩颈部可见蜘蛛痣，轻度腹水，脉沉弦而数，舌边青色黄腻。当疏肝理脾、行气活血，舒肝饮（组方见方证）[2]。

3.**关幼波**治宁某，女，38岁，肝硬化腹水7年，历经穿刺放水，中药黄芪煎剂及紫河车粉，腹围保持在100cm以内，面色黄白不泽，营养稍差，腹部鼓隆，腹壁静脉曲张，腹水征明显，肝脾触不清，肝功能异常，舌净无苔，脉沉细缓，辨证：气虚血滞，水湿停聚，治法：补气活血，利水消胀（组方见方证）[3]。

4.**奚九一**治秦姓，女，30岁，两小腿结节性红斑未经治疗消失，11年未发，肝肿大已2年。复发见两小腿红斑，先痛后肿，结节大如豌豆，初红后紫，渐消退，手足掌背偶见一二个，须1个月左右方消失，肝区疼痛，面色苍白无华，纳减，四肢清冷，憎寒，小便频而色黄，苔薄白，脉濡细，诊断：结节性红斑，迁延性肝炎。属气阴两虚，肝郁气滞，营阴不足，拟益气行血、化湿解毒：移山参须4.5g，炒黄芪24g，炒当归尾、炒赤芍、炙甘草、苍术、川牛膝各12g，炒川黄柏9g，牛黄醒消丸3g（吞），10余剂，月余愈[4]。

引用文献

［1］秦伯未.秦伯未医文选［M］.长沙：湖南科学技术出版社，1983：100.
［2］李聪甫.李聪甫医案［M］.长沙：湖南科学技术出版社，1979：101.
［3］北京中医医院.关幼波临床经验选［M］.北京：人民卫生出版社，2006：141，142.
［4］奚九一.中医药治疗结节性红斑1例［J］.上海中医药杂志，1965，（4）：28.

（十）肝气失调候（肝脾湿热郁滞·肝本证）

肝脾湿热证，湿热久羁肝脾，肝血脾气已伤，而湿热内滞，气机不利，为肝气失调之候。杂病学家称为肝脾失调或脾虚肝郁之证。既可见肝脾气机郁滞之症象，又同时兼见脾气肝血虚弱之脉症，为虚实不调之证。

通称：肝脾失调，脾虚肝郁。

内含病例：［中医］胁痛。**［西医］**急性病毒性无黄疸型肝炎，中毒性肝炎，慢性肝炎（稳定型），迁延性肝炎，肝病恢复期，慢性丙肝，肝硬化腹水，慢性胆囊炎，肝吸虫病。

病因病机：肝脾湿热虚滞，因湿热久恋肝脾，耗伤脾气肝血，而湿热郁滞，致肝气不得疏泄，脾气失于运化，为正虚邪滞之证。

证象组合：气虚+血虚+气郁+气滞+阳郁

主症：【气虚失充】症象：①面色黄滞，唇淡。②神倦，怠倦乏力。③胃纳差。④有时大便溏软，腹泻稀溏，大便干稀不调。**舌象：**①舌质淡红，胖嫩有齿印。②苔白中心有裂。③舌淡嫩，薄白。**脉象：**脉弦细。

【气机不宣】症象：①胃脘满闷。②恶心厌油腻，呕吐。③食纳不香。

副症：【气机不利】症象：①胸胁胀满。②两胁刺痛，肝区疼，肝区隐痛，时作时止。③胃疼，疼痛牵引右胁下，痞满不舒。④腹胀，食后腹胀，放屁可减。⑤经前乳胀，或少腹胀。**舌象：**①苔白黄腻。②苔黏滞。③苔白厚。**脉象：**①弦缓。②弦细。③沉弦。④沉滑。

【血虚失养】症象：①头晕。②鼻衄。③肝掌。④腰疼。**舌象：**舌质稍红。**脉象：**脉弦涩。

宾症：【阳气不和】症象：①下午低热。②口苦纳差。③尿黄。④大便溏结不调。⑤皮肤瘙痒，夜卧不安。**舌象：**舌质红，苔薄黄。**脉象：**沉滑。

治则：于清化湿热、疏利肝脾之中，必兼以补脾气、养肝血之品，以调肝脾邪正之虚实。

方症：

1.**疏健养阴汤证：**关幼波方[1]。疏肝健脾、养阴清热，治急性病毒性无黄疸型肝炎，午后低热，腹胀腰酸，睡眠不实，尿黄便稀，舌红苔薄白，脉沉细滑。

青蒿、党参、赤白芍各12g，鳖甲、地骨皮、丹皮、焦白术、醋柴胡、生甘草各10g，薄荷6g，灯心、白茅根各15g。

2.**茵陈瞿芪汤证：**关幼波方[2]。治中毒性肝炎（服西药所致），面目皆黄，如橘皮色，两胁刺痛，胃脘满闷，脘胀恶心厌油腻，食欲不振，头晕口苦，皮肤瘙痒，夜卧不安，小便短赤，大便不爽，苔薄白，脉沉滑。

茵陈60g，蒲公英、银花各30g，瞿麦、藿香、当归、六一散各12g，川黄连4.5g，香附、泽兰、郁金、焦白术、杏仁、橘红各10g，生黄芪、赤白芍各15g。

3.**健脾舒肝丸证：**关幼波方[3]。治肝病恢复期，胸胁胀满，纳食不香，身倦乏力。

党参、山药、炒薏苡仁、白芍各12g，陈皮、当归、柴胡、郁金各10g，草豆蔻6g。

论著和讨论

本证候肝脾湿热郁滞，气机失于疏利，而肝血脾气已伤，虚实失调。关幼波老医生："在实践中体会到，'无黄'湿热较轻，而'阳黄'湿热较重。湿热内侵阻于上中焦或中下焦或弥漫三焦，症状表现虽然各有特点。但是肝病犯脾是一致的，故均以中州失运为主证。若湿热瘀阻偏于气分，胆汁尚能循其常道而泄利，可以不出现黄疸。若湿热入于血分瘀阻血脉，则胆汁外溢就会出现黄疸。概括地说：两者湿热程度轻重有别，无黄轻而阳黄重，湿热浸渍瘀阻的深浅也有别，无黄偏于气分，阳黄偏于血分。所以在治疗上，无黄清利宜轻而偏于治气，阳黄清利宜重而偏于治血。”[1]

2.治则：自当于疏利肝气之中，兼以补养脾气肝血之味，虚实同调。姜达歧按：“本病例（病案3）为黄疸日久，肝虚而郁，脾虚不运，在开始时湿热未清，故用丹栀逍遥散加解毒利尿之品：后湿热之邪渐去，肝气尚欠调畅，脾运未复，改用气血两调、疏肝理脾为主。所选方药，补而不滞，疏而不伐，使肝脾得调，疾病向愈。”[4]

病案举例

1.**林宗广**治李某某，女，42岁，肝硬化腹水，腹胀饭后尤甚，放屁可减，经前乳胀，或少腹胀，证由七情不畅诱发，脉弦涩，苔黏滞，证属气滞湿阻，拟疏理气机、分利水湿，方用逍遥散、香砂枳术丸、五苓散加减：柴胡、当归、白芍、香附、砂仁、枳实、枳壳、白术、猪苓、茯苓、车前子、泽泻等出入，5剂腹胀大减，1个月腹水全消，10个月肝功能好转[5]。

2.**张伯臾**治迁延性肝炎：季某某，男，20岁，患急性无黄疸型肝炎2年余，迁延不愈，肝区隐痛，面色㿠白，形瘦纳少，腹部痞胀，倦怠尿黄，舌淡红，根薄白腻，脉濡滑。清肝健脾汤：党参、炒白芍、炒当归、猪苓、茯苓各12g，炒茅苍术、炒白术、炒川芎、陈皮各6g，制首乌、茵陈各18g，生山栀9g，砂仁3g，平地木30g[6]。

3.**范春如**治严某某，女，35岁，2年前患急性传染性黄疸型肝炎，治疗后黄疸退而未净，肝区隐痛，时作时止，神倦乏力，口苦纳差，大便溏结不调，小溲黄，每日下午低热，体温37.4~37.8℃。肝在肋下1.5cm，剑突下3cm，质中等度硬。脾适可触及边缘。肝功能检查：黄疸指数6单位，锌浊度试验15单位，麝香草酚浊度试验18单位，碘试验（+）。舌质红，苔薄黄，脉弦细；证属肝胆湿热不清，土壅木郁。治拟丹栀逍遥散加减：软柴胡2.4g，白术、白芍、全当归、丹皮、焦山栀、路路通各9g，生鳖甲、紫丹参、茵陈、板蓝根、六月雪各30g，炙甘草6g，马鞭草15g。上方出入，治疗2个月后，黄疸、低热、苔黄均退，两便正常，肝功能有所改善，唯肝区隐痛未除，纳谷不旺，舌红苔少，乃改用一贯煎加减：生地15g，沙参、党参、枸杞子各16g，麦冬、川楝子、玫瑰花、白术、白芍各9g，紫丹参、炙鳖甲各30g，炙甘草6g，全当归12g，制黄精15g等。续予调治2个月后，症状消失，肝功能基本正常。停药观察，病情一直稳定[4]。

4.**邓铁涛**治华某，女，40岁，干部。患无黄疸型传染性肝炎已1年多，不能工作已数月。症见怠倦，胃纳差，胁痛，面色黄滞，唇淡，舌淡嫩，苔白厚，脉弦，肝大2.5cm，谷丙转氨酶500单位。此脾虚不运，湿乃内困，治拟健脾祛湿为主。处方：太子参、云茯苓各15g，白术、扁豆各12g，川萆薢、黄皮树叶各9g，甘草4.5g。服药半月后，胁痛减，精神稍好，胃纳增，仍怠倦，去黄皮树叶。又服半月，谷丙转氨酶降至200单位。该方加减治疗2个多月而正常，再服药半年以巩固疗效，至今5年未见复发[7]。

又治慢性丙肝：庞某某，男，32岁，以乏力、纳差3个月，患者3年前因“胆石症”手术而输血300ml。查皮肤、巩膜无黄染，未见肝掌及蜘蛛痣，肝肋下未及，肝剑突下2cm，无压痛，脾未及，舌淡红、胖嫩有齿印、苔薄白，脉弦细。化验：ALT102U，AST86U，抗HCV(+)，HCV-RNA(+)，A/G比值1.02：1，诊断为慢性丙肝，证属脾虚肝郁，治以健脾疏肝，佐以活血解毒。药用：太子参、黄芪、白芍各20g，茯苓、白术、楮实子各15g，甘草5g，萆薢12g，丹参30g，珍珠草25g；每日1剂，水煎服。坚持服上方4个月后复查：ALT26U，AST18U，抗HCV（+），HCV-RNA（+），自诉纳食增加，精神好转，无明显不适[8]。

引用文献

[1] 北京中医医院.关幼波临床经验选［M］.北京：人民卫生出版社，2006：5，90.
[2] 陈镜合等.当代名老中医临证荟萃［M］.广州：广东科学技术出版社，1987：135.
[3] 张丰强.首批国家级名老中医效验秘方精选［M］.北京：国家文化出版公司，1996：6.
[4] 姜达歧.老中医范春如治疗黄疸的经验［J］.上海中医药杂志，1983，（8）：4.
[5] 林宗广.治疗22例门脉性肝硬化腹水初步分析［J］.中医杂志，1963，（10）：10.
[6] 严世芸等.张伯臾医案［M］.上海：上海科学技术出版社，1979：45.
[7] 邓铁涛.脾胃学说对消化系统疾病的应用初探［J］.新医药学杂志，1979，（3）：8.
[8] 肖会泉.邓铁涛治疗慢性丙型肝炎经验［J］.中医杂志，1999，（9）：525.

（十一）脾阳虚滞候（肝脾湿热郁滞·脾转证）

肝脾湿热证，湿热久留，伤残脾阳，湿滞脾气，肝郁不舒，转为脾阳虚滞之候。其见症以脾阳虚与脾气滞之脉症为主，亦可兼见肝气郁滞之症象。

通称：湿伤脾阳。

内含病例：［中医］阴黄，久泻。［西医］慢性结肠炎，黄疸型肝炎。

病因病机：肝脾湿热虚滞，因湿热久滞，肝脾气机郁滞，脾阳伤残，不能分别水谷，肝之生气不振，肝气郁滞于中，亦肝脾不调之证。

证象组合：阳虚+气滞

主症：**【阳气不振】症象**：①大便稀溏夹白胨。②面如烟熏黄。③身倦怕冷。④神疲乏力。⑤口淡不渴，口干喜温饮。⑥喜热饮。**舌象**：舌胖淡薄白。**脉象**：①脉小弦。②沉细缓。

【气机不利】症象：①腹痛即泻。②两胁作痛。③腹胀。④右胁痛。**舌象**：舌暗红，根苔黄腻。

副症：**【水谷不分】症象**：①便溏。②腹泻不化。

宾症：**【气机不宣】症象**：①胸腹满闷。②胃纳呆钝。

治则：当以温中助阳为主，佐以清化湿热，兼以疏肝理气、和调肝脾为法。

方症：

1.温中汤证：黄文东方[1]。治慢性结肠炎：腹痛即泻，大便稀溏，夹有黏胨，详病案1。

炮姜3g，炒白术、党参、茯苓、炒防风、焦山楂、焦六曲各9g，炙甘草、陈皮各6g，白芍、秦皮各12g。

2.茵陈四逆汤加减证：姜春华方[2]。治慢性肝炎：面色如烟熏黄，腹胀便溏，详病案2。

茵陈15g，大黄、山栀、甘草各6g，附子、大腹皮、茯苓各9g，干姜4.5g。

3.茵陈术附汤加减证：关幼波方[3]。温化凝滞，利湿退黄，活血，治阴黄证：目微黄，面色晦暗无泽，身倦怕冷，食纳不香，口淡不渴，喜热饮，腹胀便溏，舌苔薄白，脉沉缓或沉滑等。详见病案3。

茵陈60g，郁金、炮附子、白术各10g，生芪12g，党参、茯苓各15g，干姜6g，生甘草9g。

论著和讨论

本证候湿热久留，郁滞肝脾气机，伤残中焦阳气，虚中夹实之证。其治则当温助脾阳，与清利湿热为主，兼以疏利肝气之品。陈瑞春按："本病属脾胃气虚，肝郁气滞，故选择黄连汤调和寒热，加郁金、瓜蒌壳理气解郁。笔者在临床上运用此方，治疗慢性胆囊炎，而见寒热夹杂、虚实并存的病例，均有一定的疗效。"[4]

病案举例

1.黄文东治慢性结肠炎：钱某某，男，40岁，慢性腹泻2年，腹痛即泻，大便稀溏，夹有黏胨，近半月日4~5次，较前略为减轻，但肝脾痛较重，舌红根苔厚腻微黄，脉小弦。由脾失健运，湿热蕴肠，肝脾气滞，湿浊下注，健脾温中，清肠化湿（组方见方证）[1]。

2.姜春华治梁某，男，41岁。患慢性肝炎已4年，面色如烟熏黄，1分钟胆红素为0.27，总胆红素为1.9，畏寒肢冷，腹胀，便溏，口淡，舌胖苔黄腻，脉弱，脾虚寒湿使然，以茵陈四逆汤加减（组方见方证），方7剂。药后，黄疸减退，怕冷好转，续服7剂善后。按：本例为阴黄，系脾虚寒湿不运，胆液外侵肌肉所致，又阳虚症状明显，故治取茵陈四逆汤温阳健脾利湿，疗效满意[2]。

3.关幼波治毕某，男，26岁，两眼轻度发黄已2年余，面目皮肤发黄，食纳不佳，经医院检查诊为病毒性黄疸型肝炎，服用中西药，自觉症状好转，但眼睛发黄未完全消退，自觉疲乏，右胁痛，疲倦后加重，舌苔薄白，脉象沉缓。检查：巩膜微黄，肝在右肋下可触及边缘，质软。脾在肋下1cm可触及。化验检查：黄疸指数20单位，血胆红素定量0.376μmol/L，谷丙转氨酶25单位。西医诊断：迁延性肝炎。中医辨证：脾阳不振，寒湿凝聚，发为阴黄。治法：温振脾阳，祛湿散寒，活血退黄（组方见方证）。服6剂后，原方加泽兰15g，继续服药14剂，症状稍有改善，复查肝功能，黄疸指数9单位，胆红素0.137μmol/L，谷丙转氨酶12.5单位，效不更方，继服上方共计3个月余。其间曾复查肝功能4次，均属正常范围。体检：肝在肋下仍可触边，脾未触及。症状消失，于1964年1月31日临床痊愈出院[3]。

4.陈瑞春治罗某某，男，48岁，胃脘疼痛，牵引右胁下痞满不舒，食后腹胀，有时大便溏软，厌油，腹泻稀溏，失于寒温则呕吐，痞满更甚，经钡透除外溃疡病，又作胆囊造影，证实为慢性胆囊炎。脉象弦缓，舌质淡红，苔白黄腻。拟用黄连汤方加味：黄连、干姜、炙甘草、桂枝各6g，党参12g，大枣3枚，瓜蒌壳15g，法半夏、郁金各9g。服3剂药后，痞满大减，舌转为薄白微黄而润，再进5剂，饮食增加，厌油好转，继服原方至廿余剂，病告痊愈。2年后偶逢询及未复发病[4]。

引用文献

［1］上海龙华医院.黄文东医案［M］.上海：上海人民出版社，1977：164.

［2］张云鹏.中国百年百名中医临床家丛书·姜春华［M］.北京：中国中医药出版社，2002：70.
［3］北京中医医院.关幼波临床经验选［M］.北京：人民卫生出版社，2006：19.
［4］陈瑞春.泻心汤类方的探讨［J］.新医药学杂志，1977，（6）：38.

九、肝胆湿热证（湿热内湿合病3）（2候）

肝胆湿热证，肝胆为表里之脏腑，内寄相火。肝为刚脏，以血为本，以气为用，体阴而用阳；胆为清净之腑，内藏津汁。湿热内蕴肝胆，初必先犯气分，挟肝胆木火，上扰清气，必致清空清窍失其宁静，继则深入血分，郁蒸肝胆气血之分，久留则致与胆内清汁互结，而致胆之气液郁结，甚则累及肝血，而成气血瘀结之变。

肝胆湿热证，湿热挟其木火，郁蒸于内，肝胆之气失于疏泄，内蒸肝胆气血。其治则总当疏利肝胆气机为主，以解其郁滞，使湿热能宣泄于下，清降内动之木火，以利湿热下行，则气血之内蒸可除。

证候别称：肝火上逆，肝气郁结。

病名：［中医］头痛，头胀，耳鸣，耳衄，久热，胁痛。

证候系统：详见图3-5-22。

本证————清气失宁候

变证————胆气郁结候、气血瘀结候

图3-5-22　肝胆湿热证证候结构图（3候）

（一）清气失宁候（肝胆湿热本证）

肝胆湿热证，湿热内蕴肝胆，挟胆内木火上逆，扰动上焦清气，失其宁静，是为清气失宁之候。杂病学家通称为肝火上逆之证。其见症以清空不宁、清窍不利之症象为显明，但必兼见肝胆内热之脉症。

通称：肝火上逆。

内含病例：［中医］头痛，头胀，耳鸣，耳衄。［西医］急性化脓性中耳炎。

病因病机：肝胆湿热蕴逆，系湿热内蕴肝胆，挟其内在之木火上逆，扰动上焦清气，失其清静安宁，以致清空清窍失宁失利，为湿火蕴逆之证。

证象组合：气蒸+火逆

主症：**【津气蕴蒸】症象**：①口苦。②咽干。③心烦易怒。**舌象**：舌红苔黄腻。**脉象**：①脉弦数，脉两关弦数。②脉弦滑。

副症：**【清空不宁】症象**：①头痛在两侧，或于头顶。②头昏。③头胀。

宾症：**【清窍不利】症象**：①目眩。②目赤，目痛，眵多燥干。③耳痛流水，耳流脓带有血丝。耳内抽掣作痛，或耳聋，耳鸣。

治则：当清疏肝胆、清降木火为主，兼以清热利湿，以除其内蕴之邪。

方症：

柴胡清肝汤证：原《医宗金鉴》方加减。清泄木火，治少阳风火伤络，耳衄，耳内抽掣作痛，或头昏耳聋，脉两关弦数。可用龙胆泻肝汤。

醋炒柴胡、橘皮、川芎、白芍、醋制香附、姜栀、煨姜、童便。

论著和讨论

本证候湿热郁蒸于肝胆，挟木火上扰空窍。其治则总以清疏肝胆、清降湿热为法。秦伯未说："耳鸣或如蝉噪，或如水激，或如钟鼓之声，均系自觉症状。分为虚实两类，实证由于肝胆火气上逆，《内经》所谓'一阳独啸，少阳厥也'。多伴有头痛头胀，心烦易怒，脉象弦滑，用柴胡清肝散（柴胡、生地、赤芍、牛蒡子、当归、连翘、川芎、黄芩、山栀、天花粉、防风、粉甘草），大便干结者加芦荟以下降。"[1]李用粹也说："耳中出血为耳衄。左关脉来弦数者，为少阳经火；尺脉或躁或弱者，少阴经虚。少阳经火，宜柴胡清肝散；少阴经虚，用六味地黄丸。外治用龙骨末吹入。"[2]

病案举例

1.林先智治林某某，女，3岁。患儿以往有右耳流脓病史，经用药治疗已愈。近日因伤风流涕，以致复发，右耳流脓1天，量不多，脓中带有血丝。诊为急性化脓性中耳炎（右）。因小儿为纯阳之体，外邪易于化热，以致肝胆火热蒸灼耳窍，血热伤及脉络，故脓中带有血丝。但又考虑小儿脏腑柔弱，形气未充；易虚易实，用药不宜过于苦寒、猛烈，故用小柴胡汤加减：柴胡、党参、银花、生地各6g，法半夏、桃仁、甘草、钩藤各3g，黄芩、布渣叶各10g。每日1剂，水煎分多次喂服。并用新鲜虎耳草捣汁滴耳，3天流脓停止。继用清肝健脾调理而愈。至今5年，虽间有感冒流涕，但耳脓未再复发[3]。

2.李新平治毛某某，女，23岁，2011年7月31日，面部痤疮，色红，每月痛经，色淡量多，下肢浮肿，脉涩寸沉，属肝肾阴虚、气血蕴热，五味消毒饮合六味地黄丸加味：银花、连翘、地丁草、丹皮、车前子、当归各10g，野菊、山萸、川牛膝、龙胆草各8g，蛇床子、泽泻各8g，熟地、茯苓、怀山药各15g，5剂，药后痤疮渐渐消退，本月行经未痛，下肢浮肿消失，上方略调整，再服5剂。

引用文献

［1］秦伯未.秦伯未医学名著全书［M］.北京：中医古籍出版社，2003：297.

［2］李用粹.中华医书集成·证治汇补［M］.北京：中医古籍出版社，1999：112.

［3］林先智.小柴胡汤在耳科的应用［J］.新中医，1981，（8）：36.

（二）胆气郁结候（肝胆湿热变证）

肝胆湿热证，湿热久恋肝胆，蕴蒸既久，湿热于肝气胆液互结，变成胆气郁结之候。杂病家亦通称为肝气郁结之证。以肝胆气机郁结之症象显明，但必兼见湿热内蒸之脉症。

通称：肝气郁结。

内含病例：**［中医］**胁痛。**［西医］**胆结石，胆结石引起胆囊炎。

病因病机：肝胆湿热郁结，因湿热壅阻肝胆既久，肝气失疏，胆失通降，致肝气胆汁与湿热蕴结，胆道不得通利，阻滞气机，气不得降，反从上逆。

证象组合：气滞+气结+气蒸+气逆

主症：**【气机郁结】症象**：①右上腹部阵发性剧烈绞痛，有时放射至肩背。②右上腹按之有块状。

【气机不利】症象：①胁痛阵作，牵引肩背。

副症：**【气机不宣】症象**：纳呆。

宾症：**【津气蕴蒸】症象**：①寒热往来。②畏寒高热。③发热口苦，喜冷饮。④巩膜黄染。⑤小便黄如橘色。⑥大便秘结，大便未解。**舌象**：①舌质红。②舌尖红。③苔薄黄。④苔黄腻。⑤根腻。**脉象**：①脉弦数。②脉滑数。

【气机冲逆】症象：①恶心。②呕吐黄苦水。

治则：当以疏利肝胆之郁结为主，兼以清利湿热，通降胆道，以排逐其结石。

方症：

排石汤加味证：顾介山方[1]。治湿热蕴结，肝胆疏泄失职，胁痛阵作，牵引肩背，呕吐纳呆。详见病案1。

柴胡、木香各4.5g，片姜黄、炒枳壳、大黄、玄明粉各9g，广郁金12g，金钱草30g，黄连3g。

论著和讨论

本证候湿热久恋肝胆，与肝气胆汁搏结，阻塞胆道，失其通降，其治则当以疏利肝胆郁结为主，兼以清利湿热，以通利其郁滞为法。现代研究表明，柴胡有解热、抗菌、抗炎、利胆、护肝、镇痛等作用；大黄亦有很强的解热、抗菌、抗炎、利胆等作用；白芍有很好的镇痛、抗炎等作用；郁金、黄芩均有利胆、抗菌作用，故本方既能治“本”（抗菌、消炎），又能治“标”（止痛、退热），诚为一首治疗急性胆囊炎的有效方剂。由于本方多苦寒之品，故于脾胃虚弱、正气不足之急性胆囊炎不相宜。临证当辨病与辨证相结合，不可套用照搬，方能取得好的疗效[2]。

病案举例

1.顾介山治顾姓，女，45岁。上腹部不规则的隐痛或阵痛已10多年，痛剧时放散至胸部和肩部伴有呕吐，超声波检查：发现结石波型。请中医会诊。胁痛阵作，牵引肩背，呕吐纳呆，舌质红，苔薄黄，脉弦数。湿热蕴结，肝胆疏泄失职。用排石汤加味（组方见方证）。上方连服5剂。每剂药后大便泄泻2~3次。在服前5剂药后，每次大便中均有如米粒样大小的结石排出，前后共排出数十枚。后2剂服后，未见结石排出，疼痛随之消失，但尚感胸胁苦闷。继以疏肝理气剂调理。随访1年，未复发[1]。

2.左荫黄治钱姓，女，27岁。寒热往来，口苦，喜冷饮，右上腹部阵发性剧烈绞痛，有时放射至肩背，右上腹按之有块状，恶心呕吐，不能纳谷，巩膜黄染，小便黄如橘色，大便4天未解，舌尖红、根腻，脉滑数（经西医诊断为胆结石引起胆囊炎）。证由肝胆郁结，湿热互阻，胆石留滞。治以疏肝利胆，清热排石：茵陈蒿、金钱草各

18g，广郁金、玄明粉（分冲）、生山栀、炒大黄、炒竹茹、飞滑石（包）、海金沙各9g，黄芩、炒枳实各6g，黄连、广木香各3g，软柴胡4.5g。服1剂。服药后约2小时，痛势较前反加剧，痛苦难忍，至翌日晨，痛势方缓和。1天之内，先后解大便2次，量甚多，其色灰白，寒热渐退，呕吐亦止，巩膜色黄渐淡。茵陈蒿15g，炒枳实、大黄各6g，广郁金、草决明、生山栀、鸡内金、飞滑石、海金沙、鱼脑石各9g，软柴胡4.5g，金钱草12g，广木香3g。上药连服2剂，痛势较前更减，季肋下肿块缩小，按之则痛，能食稀饭糕汤，并能熟睡，巩膜皮肤、小便黄色减退。仍守前方出入。共服10剂，症状消失而出院[3]。

3.谢兆丰治胆石症、胆囊炎：唐某某，男，30岁，胃脘偏右阵发性剧痛，痛处有乒乓球大小肿块拒按，畏寒高热，巩膜皮肤黄染，呕吐黄苦水，食欲不振，大便五六日不解，尿赤，苔厚腻微黄，脉弦数。胆道排石汤加减：木香6g，金钱草、海金沙、玄明粉各20g，郁金、枳壳、黄芩、延胡索各9g，柴胡6g，大黄15g[4]。

4.徐剑泉治慢性胆囊炎急性发作：王某某，女，27岁，因右上腹部疼痛，反复发作10余年，曾经某医院做胆囊造影等检查，确诊为“慢性胆囊炎”，胆囊较正常成人肿大约2倍。本次于1958年9月中旬发作，右上腹部疼痛，胆囊区有明显触痛、拒按，伴发热呕吐，大便秘结，先住某医院治疗无效，遂于转本院住院治疗。症见右上腹胀痛，压之尤甚，伴寒热往来，时有恶心呕吐，纳食不香，便结溲黄，舌质红，苔黄腻，脉细弦数。中医诊断：胁痛（肝郁气滞，湿热蕴结）。治法：疏肝理气，清利湿热。方药：①逍遥散加减：当归、柴胡、茯苓、黄芩、郁金各9g，白芍、延胡索、鸡内金各12g，金钱草15g，白蔻仁（后下）、甘草各6g，生姜2片，大枣2枚。水煎，日服1剂。②清胆粉：猪胆末、北柴胡、丹皮、苍术各9g，茵陈、蒲公英各12g，龙胆草5g，黄柏6g，三棱、莪术、蜗牛各3g。共焙干研细末，每次3g，日服3次，开水冲下。宗上方治疗2个月，上腹疼痛等症消失，纳食，二便正常，精神转旺，舌质淡红，苔薄白，脉细缓。但经胆囊造影复查，显示无异常改变，120分钟照片显示胆囊呈长圆形充盈，边缘清楚锐利，密度均匀，服脂餐后1小时胆囊缩小约1/3，浓度亦显示减低，证实胆囊无病变，病愈出院[5]。

5.李洪成治陈花女，女，75岁，胆结石，右胁下痛，疼痛时作，甚则绞痛呕恶，1998年1月4日又发病，予疏肝利胆化石：柴胡、黄芩、青皮、枳实、酒军各10g，赤芍、片姜黄、焦栀、鸡内金、川楝子各12g，金钱草、茵陈各30g，黄连6g，5剂。泻下而舒。

引用文献

[1] 顾锡才，顾介山.排石汤加味治疗胆石症3例[J].上海中医药杂志，1966，(3)：108.
[2] 张丰强.首批国家级名老中医效验秘方精选[M].北京：国家文化出版公司，1996：51.
[3] 左荫黄.胆囊炎的证治[J].上海中医药杂志，1966，(4)：145.
[4] 谢兆丰.在临床运用木香配伍的经验[J].上海中医药杂志，1983，(9)：21.
[5] 杨越明.徐剑泉医案数则[J].贵阳中医学院学报，1989，(2)：16.

十、脾肾湿热证（湿热内湿并病1）（12候）

脾肾湿热证，为脾湿下流入肾，而成中下焦湿热之证，或外受湿邪入脾，或伏湿溃发于内，传之于脾；或饮食之茶酒厚味，致湿热内生于脾，脾湿未除，下流入肾，致脾肾同病。脾主运化水谷，肾为水脏，湿热郁滞，多成水液停滞不化之症。偏于脾则为泻痢、肿胀；偏于肾则为淋、浊、带下、癃闭之疾。

脾肾湿热证，脾湿则健运失常，不能运化水谷；肾湿则气化不及，不能化气行水而水道不利。其病机多在津气之变：湿偏重者，则为郁滞之证；热偏重者，则有郁蒸之患。湿重则易郁伤脾肾阳气；热重则易耗伤脾肾阴血。然中下湿热之证，一入虚途，治疗更难措手，故病多缠绵，终致痼疾。

脾肾湿热证，湿热郁滞于中下二焦，湿热由中焦流入下焦。其治则总当因势利导，以清利湿热为主，使中下湿热之邪，从水道下行而解。湿偏重者，当兼通阳以化湿；热偏盛者，则当兼以养阴以清热；久则更当助阳或滋阴，以助正祛邪。然扶阳则助热，滋阴则助湿，故最为棘手，调治殊难，故多缠绵难解。

证候别称：湿热下流，下焦湿热，湿热结于下焦气分，邪流少阴，湿扰精室，湿热下注膀胱，带脉不固，湿热弥漫三焦，湿热伤阴，阴虚水溢，虚滑，滑脱。

病名：**[中医]**暑秽，湿温坏证，湿热泄泻，久泻，赤痢，久痢，阳黄，阳水，阴水，阴虚水肿，肿胀，热淋，血淋，气淋，膏淋，石淋，虚淋，劳淋，癃闭，白浊，赤浊，梦遗，血精，阳痿，疝痛，腰痛，带下，赤白带，月经过多，闭经，脚湿气，丹毒，口疮，鹅口疮，脱发，气虚发热，顽固性自汗。

证候系统：详见图3-5-23。

- 郁蒸——气分——本证——津气郁蒸候
  - 气分——转证——津气郁炽候
  - 气血——本证——气血蒸炽候
    - 转证——气血虚蒸候
  - 气阴——本证——气阴蕴蒸候
    - 转证——气阴虚蒸候
    - 变证——阴液煎迫候、津气不固候、气阴不固候、气虚失摄候
- 郁滞——津液——本证——阳郁不化候、津气不化候、津气郁滞候
  - 津液——转证——阳滞不化候、阳虚不化候
    - 气虚不化候、气阴不化候、阴虚不化候
  - 肾脏——本证——肾气失宣候、肾阳失宣候
    - 转证——肾阴虚滞候
    - 变证——肾阴消灼候、肾阴虚炽候、肾气郁结候、清气虚陷候

图3-5-23　脾肾湿热证证候结构图（25候）

（一）气阴虚蒸候（脾肾湿热郁蒸·气阴转证）

脾肾湿热证，湿热久蕴脾肾，由气蒸及阴分，耗伤脾肾气阴，转为气阴虚蒸之候。杂病家称为湿热下注，为正虚邪实之证。以阴分蕴蒸与阴液消涸之脉症显明，兼见气阴两虚脉症。

通称：湿热下注。

内含病例：［中医］久痢，膏淋，带下，脱发，口疮。［西医］乳糜血尿，脂溢性脱发，顽固性口腔炎。

病因病机：脾肾湿热虚蒸，因湿热蕴蒸脾肾既久，由气分深入阴分，消涸阴液，耗伤脾肾气阴，而成正虚邪实之证。

证象组合：阴蒸+阴涸+阴虚+气虚

主症：**【阴热蕴蒸】症象**：①口干喜饮。②腹痛下痢红，白肛脱疼痛异常。③带下黄白，稠而气秽，白带甚多，偶见赤色，其气不臭。④阴部痒感。⑤尿道烧灼样疼痛，小便刺痛不爽，尿中赤白相杂，甚则如膏。⑥唇腮赤色微肿，牙龈两颊，舌面焮红，满布针头大小黄白色溃烂点。**舌象**：舌红，苔薄黄。**脉象**：①脉弦。②脉细濡而数。

【阴液消涸】症象：①尿白如脂膏上有浮油、下有肥脂。②尿中有血块，时阻塞尿道。③头发溢脂。**舌象**：苔薄黄微腻，质淡。**脉象**：左濡数，脉细数。

副症：**【阴虚失养】症象**：①腰酸乏力，腰脊酸痛。②足跟疼痛。③脱发。**舌象**：舌淡红。**脉象**：①脉弦细尺弱。②脉虚弦。

宾症：**【气虚失充】症象**：①面色萎黄。②头晕神疲，肢软乏力，心悸。③食欲不振。④带下色白。**舌象**：舌淡。**脉象**：脉右沉细，脉虚。

治则：当滋养脾肾气阴为主，清利阴分湿热，以救其将涸之阴液。

方症：

1.调补脾肾而化湿热方证：张伯臾方[1]。治乳糜尿，尿浑，赤白相杂，甚则如膏，头晕，腰酸乏力，详见病案1。

党参、黄芪、粉萆薢、茜草、墨旱莲草各12g，炒知母、黄柏各6g，制熟地15g，小蓟草30g，炒白术、威喜丸（分吞）各9g。

2.清养并治方证：蔡柏春方[2]。治肝肾不足，湿热下注，白带甚多，偶见赤色，其气不臭，小便刺痛不爽，详见病案2。

生地、熟地、炙乌贼骨、川萆薢各12g，甘枸杞子、椿根皮、萹蓄草、墓头回、菟丝子、炒续断、炙狗脊、全当归各9g，焦白术4.5g，炒知母、黄柏各6g，白莲须、青皮、陈皮各4.5g。

论著和讨论

1.本证候湿热久蒸脾肾，深入阴分，消灼阴液，耗伤气阴。其治则当滋补脾肾气阴，兼以清利湿热、补虚祛邪并重。如周凤梧按：膏淋属中医学五淋之一，其病理机制，一为湿热蕴结于下，以致气化不利，不能制约脂液，则小便如膏如脂；一为肾虚火动，扰动精室，以致水液浑浊如膏。朱丹溪说：淋虽有五，总属于热。又说：五淋之别，虽有气砂血膏劳之异，然皆肾虚而膀胱生热也。予程钟龄之萆薢饮加减，清化湿热，通利膀胱，兼补肾固摄，

实寓分清降浊，化湿行水，清热即达滋肾之意[3]。

2.乳糜尿：张小萍等按："尿混赤白相杂，甚则如膏，应属中医学'膏淋'范畴。病久不已，脾虚肾亏，湿热蕴结膀胱，气化失司，脂液制约无能，故尿混如膏。伤气者尿混色白，伤血者尿混色红，气血两伤，故尿混赤白相杂。肾虚不固，精微下泄，不能充养形体，故头昏腰酸，神疲乏力；脉虚，舌淡红，皆为虚弱之象。证属脾肾虚弱之膏淋。治疗当以健脾补肾为主，掺入清化湿浊之品，故用党参、黄芪、白术、熟地、山药、山萸肉补摄脾肾，固摄脂液；佐以知母、萆薢、泽泻、威喜丸清化湿浊，茜草、小蓟草、旱莲草、益母草清热止血。三诊之时，尿清、头昏腰酸亦减，尿检正常，故去小蓟、萆薢、旱莲草、益母草、泽泻等清热止血、化湿泄浊之品，加山药、枸杞子、菟丝子等，意在补益脾肾，以善其后。"[1]

病案举例

1.**张伯臾**治陈某某，女，28岁。患乳糜尿已7个月余，尿浑，赤白相杂，甚则如膏，头晕，腰酸乏力，脉虚弦，舌淡红。尿检：蛋白（++），红细胞（++++），找到脂肪滴，脾肾两虚，湿热下注，膀胱气化失司，脂液制约无权，下流则成膏淋。拟调补脾肾而化湿热（组方见方证），15剂。二诊：小便浑浊已减，有不爽感，头晕、腰酸较轻，脉沉细，舌红润。湿热渐化未清，仍应前法出入：党参、黄芪、怀山药、粉萆薢、泽泻各12g，炒白术9g，制熟地、墨旱莲草、益母草各15g，小蓟草30g，威喜丸（分吞）9g，14剂。三诊：尿清，头晕腰酸亦减，脉弦细，苔薄，膏淋已瘥，尿检：蛋白阴性，红细胞未见，脂肪滴未见。仍宜培补脾肾以善后：党参、制熟地各15g，黄芪、怀山药、菟丝子各12g，炒白术、山萸肉、枸杞子、潼蒺藜、白蒺藜、威喜丸（分吞）各9g，7剂[1]。

2.**李泰**治小孩指纹紫隐，腹痛下痢红白半月之久，肛门脱出二寸，疼痛异常，须待一二小时才收入，日夜数次，小便清长，此气阴两虚、陷燥脱肛之证。玄参、火麻仁各9g，生地、地榆各4.5g，阿胶3g，升麻、柴胡各0.6g，云黄连、洋参、广木香各0.9g，槟榔、云茯苓、条黄芩、云厚朴各2.4g，鸡子黄2枚。3剂即愈[4]。

3.**蔡柏春**治陶某某，女，39岁。白带甚多，偶见赤色，其气不臭，小便刺痛不爽，尿中常有蛋白及红、白细胞。乃肝肾不足、湿热下注，拟清养并治（组方见方证）。5剂，服后即基本治愈[2]。

4.**言庚孚**治顽固性口腔炎：骆某某，男，47岁。口舌蚀烂，反复发作40余年，唇腮赤色微肿，牙龈两颊，舌面焮红，满布针头大小黄白色溃烂点，脉细数，舌红，服六味丸，反酸胀，疼痛加剧，系肺胃湿热蕴蒸，热久伤阴，当先祛邪，治标兼顾其阴，取甘露饮清胃利湿、润肺清热，外用口腔散：枇杷叶、熟地、大麦冬、淡黄芩、天冬各10g，鲜生地、金石斛各12g，苦参20g，甘草3g，12剂疼大减，20余剂疼痛消失，唯龈根尚残留少数溃点，夜寐不安，舌红，脉沉细。脾气通口，心气通舌，拟心脾两治：熟地15g，当归、白芍、莲蕊、竹叶、五味子各10g，川芎、川黄连各3g，牡蛎12g，远志、菖蒲各6g，龟甲15g，调养心脾20剂痊愈[5]。

5.**司端圣**治孙某某，男，43岁，尿白、尿血6年余，近1年来加重。6年前尿液浑浊，呈乳白色、胶胨状，伴有血丝，经常腰痛，周身乏力。食动物油后，症状加重。曾四处寻诊，多方求医，屡治鲜效，不能久长。经多处医院检查，均诊断为"乳糜尿"。曾在某矿中心医院服中药200余剂，缓解仅半年复发。尿常规检查：肉眼血尿，红细胞（++++），蛋白（++++），乳糜定性试验阳性。症见尿白如脂膏，上有浮油、下有肥脂。尿中有血块，时阻塞尿道。尿道烧灼样疼痛，腰脊酸痛。面色萎黄，头晕乏力，食欲不振，苔薄黄微腻质淡，脉右沉细，左濡数。证由湿热下注，灼伤络血，脾肾双亏，升运失司，固摄无权，精微下流所致。治以清利湿热、健脾固肾为大法，佐清热凉血、分清泄浊：萆薢30g，云茯苓18g，党参、白术、菟丝子、女贞子各12g，芡实9g，川续断、棕榈炭各10g，生地15g，黄柏6g，白茅根20g。水煎2次分服。二诊：服上方3剂，诸症明显好转，血尿减轻，唯药后感腹部胀痛。虑其久病，有瘀之嫌，加红花、陈皮12g，再进6剂。三诊：腰痛、尿痛大减，肉眼血尿消失。尿检查：蛋白（++），红细胞（+++），乳糜试验阳性，继上方续进20剂。四诊：诸恙悉除，尿常规检查正常。虑其瘥后，再进10剂，以资巩固。观察8年，未见复发，一如常人[6]。

引用文献

［1］张小萍等.中医内科医案精选［M］.上海：上海中医药大学出版社，2001：270.

［2］蔡柏春.带下病治验［J］.新中医，1979，(5)：32.

［3］周凤梧.乳糜尿［J］.新中医，1977，增刊(2)：8.

［4］李洪成等.中医证候学［M］.北京：中国医药科技出版社，2008：697.

［5］冷方南.误诊挽治医案评析（续）［J］.上海中医药杂志，1983，(10)：38.

［6］司端圣.乳糜血尿治验［J］.北京中医学院学报，1985，(6)：27.

（二）气虚失摄候（脾肾湿热郁蒸·气阴变证）

脾肾湿热证，湿热久恋，耗伤脾肾气血，气虚不能收摄，变为气虚失摄之候。其见症以气血失摄之症象显明，但必兼有脾肾气血两虚之脉症。

通称：气虚湿热。

内含病例：［**中医**］乳糜血尿，赤带下，月经过多，气虚发热。［**西医**］膀胱移行上皮乳头癌Ⅱ级。

病因病机：脾肾湿热虚滑，因湿热久蕴脾肾，耗损脾肾气血，脾虚则统摄无权，肾虚则封藏失职，以致气血不固，而成滑脱之证。

证象组合：气虚+血虚+血滑

主症：【气虚失充】症象：①乏力纳呆。②便溏。③晨起小便浑浊，午后较清。④带下频频。**舌象：**苔薄白，中腻边薄。**脉象：**①脉濡细。②脉濡微数。

【络血不固】症象：①血尿。②月经过多。**舌象：**苔薄。

副症：【血虚不荣】症象：①面色皖白。②颧红。③低热。**舌象：**苔少。**脉象：**①脉沉细缓。②脉象弦细无力。

宾症：【神气不振】症象：神疲。

治则：当以益气养血为主，以助其收摄之能，兼以清化内蕴之湿热，以除其内扰之邪。

方症：

1.补中益气汤加味证：柯雪帆方[1]。治月经过多伴低热，带多，浮肿，详见病案1。

炙黄芪、党参、炒蒲黄、大生地各12g，全当归、炒白芍、制香附、生白术、青皮、陈皮、炒谷芽、麦芽各9g，升麻、柴胡、炙甘草各3g。

2.淡渗化湿汤证：邹云翔方[2]。治乳糜血尿，晨起小便浑浊，详见病案2。

怀牛膝、苍术各9g，黄柏炭5g，生薏苡仁、云茯苓、川续断各12g，当归炭、血余炭、黄芪各9g，肉桂1.2g，生甘草梢3g，红枣5枚。

3.运脾化湿固带证：陈大年方[3]。治脾失健运，湿浊内蕴，带下频频，神疲乏力，纳呆便溏，详见病案3。

党参、怀山药、云茯苓、赤猪苓、泽泻、焦车前、椿根皮、鸡冠花各9g，细木通、制茅苍术各3g，白果7个。

论著和讨论

本证候湿热久蕴脾肾，耗伤脾肾气血，气虚不能收摄。当以益气养血为主，以收固为法，兼以清化湿热，以除内扰之邪，为固本除邪之法。柯雪帆按："本案（月经过多伴低热）第一阶段，辨证一般化，用药上偏重于补，偏重于升，还没有掌握好补泻升降之间的联系，因此效果不大。第二阶段，在辨证方面，运用'火与元气不两立'的理论，注意到了邪正两个方面；在用药方面，有补有泻，有升有降，益气养血升阳气，利水化湿降阴火，效果就比较明显（详见病案1）。"[1]

病案举例

1.柯雪帆治月经过多伴低热：吴某某，女，20岁，中气不足，溲便为之变，尿中常有蛋白及红、白细胞，带多，浮肿，是脾虚之征，已经有年。行经以来，一直量多、延期，久治不愈，显属气不摄血。又有痛经，皆脾虚肝气来犯也。面色皖白，脉象弦细无力，苔少，颧红，低热，阴分亦显不足。治以益气、升阳、扶脾，略佐养阴、疏肝。补中益气汤加味（组方见方证）。二诊：七月、八月两次经来，量仍较多，经来第一天有腹痛。低热未退（37.6℃），腰痛拒按，小便刺痛不爽，舌淡，苔薄黄，脉弦细尺弱。虚中挟实，补中益气汤复入降阴火之品：生黄芪15g，炒党参、焦白术、当归、炙升麻、炒黄柏、泽泻各9g，银柴胡、生甘草、阿胶（冲）各6g，猪苓、滑石各12g。此方加减调理1个月，低热退，腰不酸，尿痛消失。1个半月后，尿常规在正常范围，白带少，经前无腹痛，月经量亦有减少。继续用东垣法调理半年痊愈[1]。

2.邹云翔治乳糜血尿，某外宾，男，成年，晨起小便浑浊，午后较清，苔薄白，脉沉细缓。蛋白（++），红细胞（+），脓细胞（+）。脾肾不足，湿热下注为患，法拟化湿淡渗、脾肾同治（组方见方证）[2]。

3.陈大年治陆某，脾失健运，湿浊内蕴，带下频频，神疲乏力，纳呆便溏，舌苔中腻边薄，脉濡细，拟运脾化湿固带（组方见方证）。按：本案因脾不健运，湿浊下注，带脉不固[3]。

4.何任治黄某，男，58岁。于5个月前以无痛性血尿，于某医学院一院做膀胱镜检查诊为膀胱肿瘤，行膀胱部切除手术，病理切片为膀胱移行上皮乳头癌Ⅱ级。手术后曾在当地服过中药。半年后于1978年5月5日膀胱镜检查为复发，并做电灼处理。初诊脉濡微数，苔薄。以扶正祛邪为主：太子参、茯苓、白术各12g，淡竹叶6g，炙甘草、白花蛇舌草各9g，薏苡仁30g，黄柏4.5g，六味地黄丸（包煎）30g。以上方为基础，适当作一些加减：在扶正方面增加或更用党参、沙参、黄芪、天冬、平地木、黄精、红枣、炙鳖甲等；在抗癌方面酌加猪苓、半枝莲等。治疗3个月后做膀胱镜检查，未见肿瘤复发，半年后又做检查，亦未见复发。以后隔日服用上方，并每日煮食薏苡仁30g不间断，已恢复全日工作[4]。

引用文献

[1] 柯雪帆.对脾胃内伤学说的认识和用于临床的体会 [J].上海中医药杂志，1979，(4)：11.
[2] 邹云翔.邹云翔医案选 [M].南京：江苏科学技术出版社，1981：128.
[3] 王大增.著名中医妇科专家陈大年的临床经验 [J].上海中医药杂志，1983，(11)：12.
[4] 何若苹.中国百年百名中医临床家丛书·何任 [M].北京：中国中医药出版社，2001：65.

（三）阳郁不化候（脾肾湿热郁滞·津液本证1）

脾肾湿热证，湿热内蕴脾肾，郁滞中下津气，湿遏阳气，不能蒸化津液，化气行水，是为阳郁不化之候。时病学家通常称为湿热结于下焦气分之证。其见症以阳郁不能蒸化津液之脉症显明，但可兼见阳气怫郁与中下气机郁滞之症象。

通称：湿热结于下焦气分。

内含病例：[**中医**] 暑秽，气淋，闭经，白带，顽固性自汗。[**西医**] 急性尿路感染。

病因病机：脾肾湿热郁滞，因湿郁脾肾阳气，脾阳不能蒸化津液，肾阳不能化气行水，以致中下津气郁滞，湿热内蒸，不得下行，为阳气不能运化之证。

证象组合：阳郁+津滞+气滞

主症：【**阳气不宣**】**症象**：①肢冷。②四肢无力，关节酸痛，四肢酸疼。③面色苍黄，暗晦。④恶风、怕冷，欲盖衣被。⑤头痛。⑥神疲，乏力，极易感冒。**舌象**：舌质淡红，苔薄白。**脉象**：①濡弦。②脉沉而濡。③细弱。④脉细如丝或绝。

【**气不化津**】**症象**：①大汗，甚则身如洗浴。②口渴。③洞泄。④口干不多饮。⑤白带清稀如水。**舌象**：①舌苔白腻。②黄厚。**脉象**：两脉弦而缓。

副症：【**气化不行**】**症象**：①小便不利。②小便不通，小便随汗多而减少。③阴茎囊肿。④茎痛。

【**阳气怫郁**】**症象**：①恶寒发热。②寒热如疟。③汗出热不退，五心烦热，自汗，溲黄，便溏。**舌象**：①舌紫暗，苔黄腻。②苔白混有黄色。**脉象**：脉浮数。

宾症：【**气机不宣**】**症象**：①咳痰。②食后胀闷。

【**气机不利**】**症象**：①小腹胀。②小腹时痛。③腹胀。

治则：当以宣通阳气为主，以鼓脾肾之阳，化气于膀胱，兼以清利湿热，通行水道，以除其郁滞。故叶天士曰："芳香辟秽，分利渗热，必要小溲通为主。"[1]

方症：

1.桂苓甘露饮加减证：何廉臣方[2]。治湿热结于下焦气分，详见论著。

官桂、赤茯苓、猪苓、泽泻、滑石、石膏、寒水石、青皮。

2.五苓加味汤证：董建华方[3]。治气淋，小腹时有剧痛，伴尿频尿痛，面色苍白，详见病案3。

茯苓、萆薢各12g，猪苓、泽泻、白术、车前子各10g，桂枝、陈皮、乌药、丹皮、甘草各5g。

3.胃苓汤加味证：罗贤恕方[4]。健脾利湿，治闭经寒湿犯脾，脾失健运，湿浊内停，气滞血凝。详见病案5。

带皮茯苓各6g，焦白术、泽泻、苍术、赤小豆、佩兰叶各5g，嫩桂枝、猪苓、厚朴各3g，薏苡仁、乌贼骨各9g。

论著和讨论

1.本证候湿热郁滞中下二焦，阳气郁遏，不能化气行湿。薛生白说："湿热证，四五日忽然大汗，手足冷，脉细如丝，或绝，口渴茎痛，而起坐自如，神清语亮，乃汗出过多，卫外之阳暂亡，湿热之邪仍结（口渴茎痛知其邪结），一时表里不通，故脉伏，非真阳脱也（神清语亮非脱）。宜五苓散去术加滑石、酒炒川连、生地、芪皮等味。"[5]

2.治则：以宣通阳气，以化气行水为法。吴坤安主加蚕沙、茵陈辛淡降泄，以清化肾气。何廉臣曰："病在下焦气分者，酌与桂苓甘露饮加减（组方见方证），辛淡降泄以清化肾气。"[2] 徐荣斋说："何廉臣对桂苓甘露饮的用法，也另有一种经验，他说：'古法所谓桂苓者，先用紫瑶桂钱半，泡浓汁，渗入茯苓片一两五钱，晒干；然后对症酌用分量，配入煎剂为君，每剂如是，始有捷效。'"[2]

病案举例

1.叶天士治汪，秋暑秽浊，由吸而入，寒热如疟，上咳痰，下洞泄，三焦皆热，气不化则小便不通。拟芳香辟秽，分利渗热，必要小溲通为主：藿香梗、厚朴、檀香汁、广陈皮、木瓜、猪苓、茯苓、泽泻、六一散。昨进分消方，热势略减，小便略通，所有湿热秽浊，混处三焦，非臆说矣。其阴茎囊肿，是湿热甚而下坠入腑，与方书茎肿款症有间，议河间法：飞滑石、石膏、寒水石、大杏仁、厚朴、猪苓、泽泻、丝瓜叶。三诊：川黄连、淡黄芩、生白芍、枳实、六一散、广陈皮白、生谷芽[1]。

2.张伯臾治急性尿路感染：张某某，女，47岁，排尿不爽，尿时酸痛，高热恶寒，头痛，关节酸痛，汗出热不退，口干不多饮，苔白腻，脉浮小数。尿检：白细胞满视野，湿热阻于膀胱，兼见太阳表证，拟阳旦汤加清利湿热之品：桂枝4.5g，赤芍、炒黄芩、炒知母、黄柏各9g，生甘草、生姜各3g，红藤、鹿衔草、车前子各30g，木通6g[6]。

3.董建华治气淋：吴某某，男，34岁，3天来小腹时有剧痛，伴尿频尿痛，面色苍白，舌质紫暗，苔薄黄腻，脉细弱。五苓加味汤（组方见方证）[3]。

4.刘济川治顽固性自汗：欧阳某，男，38岁，缘于3年前因患感冒后开始自汗，以后汗出渐次增多，甚则身如洗浴，每日必换衣1~2次，多达10余次，夏秋较春冬为甚；白天较黑夜为重。恶风、怕冷，欲盖衣被，神疲，乏力，极易感冒。大便如常，小便随汗多而减少，舌质淡红、苔薄白，两脉弦而缓。如此3年之久，服中药达数百余剂，有从阳虚治疗，用益气温阳、固表敛汗，服药后反增烦热；有从阴虚治疗，用滋阴泻火、固阴止汗，则汗出增多。余乃拟下方：白术、泽泻、茯苓各15g，猪苓、黄柏、知母各10g，肉桂3g。水煎2次分服。服药5剂，尿量显著增多，汗出已止大半，再服5剂而愈，随访1年半未发。按：自汗方书多责之阳虚，然亦有自汗为阴虚者。本例患者自汗3年，曾经中西医治疗均告罔效。因思患者小便随汗多而减少，当责之于膀胱之气化失司，州都不利，反逆而为自汗。根据六腑以通为用的原则，姑试投之，服后果效。是方无一味敛汗之品，意在通利州都，引反逆之汗，从下而泄，故不治汗，而汗自止，3年之顽疾而愈在霍然[7]。

5.罗贤恕治占某某，女，20岁。四月经水适来，下田插秧后经停九月未通。患者有癫痫病史。素患白带，食后胀闷不适，四肢酸疼，五心烦热，自汗，溲黄，便溏，苔白混有黄色，脉沉而濡。属寒湿犯脾，脾失健运，湿浊内停，气滞血凝之闭经。法宜健脾利湿。拟胃苓汤加味（组方见方证）。连服4剂。复诊：食欲增进，胀闷消失，白带减少，唯经水未通。拟加味丹参饮：丹参、薏苡仁各9g，当归、赤芍、香附、佩兰叶、白术、结猪苓、赤小豆各5g，益母草、川牛膝各6g。2剂，水煎服。三诊：一般情况尚好。唯五心烦热，舌苔薄黄，小溲黄赤，白带杂有混黄色。拟猪苓汤加味：猪苓、滑石、怀山药、益母草各6g，泽泻、茯苓、芡实、丹参、制香附、阿胶各5g，薏苡仁9g。2剂，水煎服。四诊：服药后经水来潮，血色紫红，杂有凝块，4天经停，复因劳累续来1天，血色淡红，处胶艾四物汤2剂善后，从此身体康复，月经正常[4]。

引用文献

［1］叶天士.临证指南医案［M］.上海：上海卫生出版社，1958：216.

［2］俞根初.重订通俗伤寒论［M］.上海：上海科学技术出版社，1959：257，258.

［3］董建华.临证治验［M］.北京：中国友谊出版公司，1986：376.

［4］罗锦堂.罗贤恕治疗闭经的经验［J］.江西中医药，1983，(6)：5.

［5］王士雄.温热经纬［M］.沈阳：辽宁科学技术出版社，1997：48.

［6］严世芸等.张伯臾医案［M］.上海：上海科学技术出版社，1979：87.

［7］刘济川.通利州都治顽固性自汗［J］.中医杂志，1982，(2)：11.

（四）津气不化候（脾肾湿热郁滞·津液本证2）

脾肾湿热证，湿热郁滞脾肾，郁遏脾肾阳气，不能运化津液，津液停滞为水，是为津气不化之候。杂病学家称为阳水之证。以津停为水之症象显明，但必兼见脾肾阳气郁滞之脉症。

通称：湿热水气。

内含病例：［**中医**］阳水。［**西医**］急性肾炎，慢性肾炎。

病因病机：脾肾湿热郁滞，因湿热郁滞，脾肾阳气失于运行，脾阳不能运化津液，肾阳不能化气行水，致湿浊与津气郁滞，而为停水，内蓄外溢，而成水气之病证。

证象组合：阳滞+津滞+气郁

主症：【**阳气不行**】**症象**：①面色㿠白。②腰酸痛。③膝软。**舌象**：苔白腻。**脉象**：①脉弦有力。②脉弦细滑。

【**津不化气**】**症象**：①面目肢体浮肿，面浮足肿。②腹胀。**脉象**：脉滑。

副症：【**气化不行**】**症象**：①尿闭。②尿少而黄。**舌象**：舌红，苔薄白腻。**脉象**：脉细数。

宾症：【**气机不宣**】**症象**：①脘闷。②少纳。

【气机不降】症象：①气粗气喘。②恶心。

治则：当温燥脾湿，以助其健运之权，兼以淡渗行水，通行水道，以除其停蓄。

方症：

1.五苓五皮饮加味证：徐荫庭方[1]。治小儿水肿，起于面部，蔓延全身四肢，发热，详见病案1。

猪苓、泽泻、白术、茯苓、桂枝、桑白皮、陈皮、生姜皮、大腹皮、赤茯苓皮加薏苡仁、六一散、陈葫芦、车前子。

2.三虫汤证：赵锡武方[2]。治急性肾炎尿闭症。

蟋蟀、蝼蛄各3枚研末，蝉衣、浮萍各9g，煎汤冲服。

又方：鲤鱼焙干研末与三米（粳米、小米、薏苡仁）四皮（橘皮、冬瓜皮、西瓜皮、萝卜皮）煮水熬粥进食[2]。

论著和讨论

本证候湿热郁遏脾肾阳气，津液不得运化，与湿热互滞而为停水。其治则应以温燥脾湿，与淡渗行水为法。赵锡武说："健中焦、运四旁：肾阳衰，火不胜水，水凌脾土，即出现脾阳不振。'脾为后天之本'。久病重病多损及脾阳，故曰：'有胃气者生，无胃气者死。'肾炎中期及晚期往往有以脾衰证象为主者，此类不可轻视。肾阳衰，火不胜水水湿犯脾，而脾阳衰弱，表现面白、体肿、脉弱、苔腻、便溏、脘闷、腹胀、纳呆、畏寒，此时当先温健中焦，以运四旁，宜理中汤、香砂六君、平胃散、苓桂术甘汤、春泽汤等，甚者附子理中汤加减。慎忌阴腻之品。此即孙思邈所谓之'补肾不如补脾'之例。"[2]

病案举例

1.徐荫庭治小儿水肿：张某某，男，7岁，起于面部，蔓延全身四肢，伴发热，尿少色黄，皮肤发亮，腹膨胀大，脐突，呼吸短促，气粗，苔白腻，脉弦有力，用五苓五皮饮加薏苡仁、六一散、陈葫芦、车前子等，5剂肿消，尿蛋白（++），加防己，桂枝改官桂，白术改苍术，葫芦改丑牛，加黄芪，3剂肿消，改六君丸，补土制水，巩固疗效[1]。

2.江苏省中医院内科肾病组治慢性肾炎反复发作：盛某，女，39岁，4年前患慢性肾炎，反复发作，面色㿠白，颜面及下肢浮肿，恶心纳差，腰痛尿少，腹胀苔腻，脉滑。尿检：蛋白（++++），红细胞（+++），为脾虚气弱，湿蕴中州，溢于肌肤，先运脾化湿：苍术、川厚朴、法半夏、陈皮、茯苓、砂仁、木香、小蓟炭、地榆、白茅根等，10剂后小便增多，浮肿大消，尿蛋白少量，红细胞（0~3），从健脾益肾利湿，党参、怀山药、茯苓、桑寄生、荔枝草、白术、生地、泽泻、川续断、白茅根[3]。

3.屠其泉治急性肾炎：方某某，男，6岁。2周前患扁桃体炎。3天来面目肢体肿，尿少而黄，纳差，舌红，苔薄白腻，脉细数。尿检：蛋白（++++），红细胞（++），白细胞（+），颗粒管型少许。血压120/80mmHg。体温37.8℃。拟清热利湿：生苍术、生白术各12g，炙桑皮5g，冬瓜皮、土茯苓、蒲公英、银花、车前草各16g，连翘壳、泽泻、焦山楂、焦六曲、大小蓟各15g，地骨皮19g，茯苓皮、苎麻根、鲜茅根各30g。上方服6剂，肿退尿增，体温正常。尿检：蛋白（+），红细胞（++），白细胞（2~8），改方去茯苓皮、桑皮、冬瓜皮、泽泻，加墨旱莲草、生地榆各15g，生藕节30g，怀牛膝10g。服5剂后尿检改善。以上方出入加减，共服药18剂，10月19日检查：浮肿消失，胃纳佳。尿检：阴性，血压正常。1个月内数次复查小便均正常[4]。

又治慢性肾炎：沈某某，女，28岁。数年前患肾炎，经治好转。今产后4个月余，面浮足肿，脘闷，饮食少思，头晕乏力，腰酸痛，膝软，大便干结，小便黄少，舌苔白腻，脉弦细滑。尿检：蛋白（++），红细胞（++），白细胞：少数。血压正常。脾肾两亏，湿热留滞。先予健脾利湿，清热凉血：生苍术、生白术、石韦、车前草、瞿麦、半边莲各15g，茯苓皮30g，广陈皮6g，生薏苡仁、土茯苓、蒲公英、生地榆、大小蓟各16g，七叶一枝花10g，苎麻根、鲜茅根各30g。上方服10剂，浮肿渐退，胃纳增加。略为加减，服至27剂。四诊：浮肿不明显，胃纳如常。乏力，头晕，腰酸痛，膝软，舌质偏红，舌苔薄白。尿检蛋白（+），红细胞少许，白细胞少许。湿热渐清。予党参、半边莲、蒲公英、制首乌、墨旱莲草、桑寄生各15g，生白术、生黄芪、石韦、骨碎补、大小蓟各16g，七叶一枝花10g，苎麻根、鲜茅根各30g。5剂。上方出入加减服至2个月余，浮肿消失，诸症逐步改善。尿检：阴性。巩固治疗至20余日停药。半年，春节后恢复上班工作，至今随访，病未反复[4]。

引用文献

[1] 徐荫庭.五苓散、五皮饮加减治疗小儿水肿1例[J].上海中医药杂志，1964，(3)：17.

[2] 北京西苑医院.赵锡武医疗经验[M].北京：人民卫生出版社，2005：42，43.

[3] 江苏省中医院.中医辨证分型治疗慢性肾炎的临床观察[J].新医药学杂志，1979，(6)：35.

[4] 屠其泉.从湿热论治急慢性肾炎[J].上海中医药杂志，1983，(10)：20.

（五）阳滞不化候（脾肾湿热郁滞·津液转证1）

脾肾湿热证，湿热久恋脾肾，湿浊偏重，郁滞阳气，致阳气伤残，不能运化津液，而成阳滞不化之候。虽以津气不化之症象显明，必兼见脾肾阳虚与阳气郁滞之脉症，并以之为主。

通称：湿热伤阳。

内含病例：［中医］阳黄，阳水。［西医］急性肾炎，甲状腺功能减退，阵发性寒冷性血色素尿。

病因病机：脾肾湿热虚滞，因湿热久滞，脾肾阳气不行，湿浊偏重，伤残阳气，以致阳气不能运化，湿热壅盛，阳气怫郁，而成寒热虚实夹杂之证。

证象组合：阳虚+阳滞+津滞

主症：**【阳气不振】症象**：①全身乏力，精神萎靡，卧床不起，声音低哑。②多汗。③畏寒恶风。④腰疼。⑤毛发脱落。**舌象**：苔薄白。**脉象**：脉滑细。

【阳气不行】症象：①肢冷。②畏寒，寒战。③多汗。④不省人事。

副症：**【气不化津】症象**：①面部及双下肢浮肿，遍体浮肿，皮肤板紧，按之无凹陷。②尿量减少。

【阳气怫郁】症象：①面红肢冷畏寒。②面红，口渴，口臭便秘，小便短赤，着凉或吹风，尿即呈红色或酱油色。③在发作间歇期尿亦极度浑浊。④皮肤及巩膜有轻度黄疸。⑤恶寒发热，鼻塞微咳。**舌象**：舌红苔白腻。**脉象**：脉弦滑。

宾症：**【气机不利】症象**：腰酸胀痛。

治则：当温助脾肾阳气为主，助其化气行津，兼以清利湿热，使壅滞之邪，从小便而解。

方症：

1.甲减方证：张伯臾方[1]。治甲状腺功能减退症：遍体浮肿多年，皮肤板紧无凹陷，毛发脱落，详见病案1。

仙茅24g，仙灵脾、猪苓、茯苓、当归各15g，麻黄、炒知母、黄柏各6g，生石膏30g，泽泻18g，生大黄9g，炙甘草、官桂3g。

2.清热利湿方证：漆济元方[2]。治水肿湿热阻滞型（急性肾炎），全身浮肿，精神萎靡，详见病案3。

生地15g，肉桂3g，茅根20g，黄柏、猪苓、泽泻、前仁、陈皮、神曲、枳壳各10g，益母草15g。

论著和讨论

1.本证候湿热郁滞，脾肾阳气不行，阳气伤残，湿浊内盛，阳气怫郁，症见遍体浮肿，皮肤板紧，按之无凹陷，尿量减少及全身乏力，毛发脱落，声音低哑，面红肢冷，多汗，畏寒恶风，腰疼，着凉遇风即发病。其治则当温助脾肾阳气为主，兼以清利湿热，以除其壅滞。

2.原发性甲状腺功能减退、黏液性水肿：张伯臾说："观其形，一身悉肿，近其口臭逼人，舌红苔腻，按脉弦滑，且有便秘之症，标实可知；听其声，音息低哑，并见尿量减少，面红畏寒肢冷，又属虚候。故用越婢汤、五苓散合滋肾通关丸，助气化而泄水湿，生大黄导湿滞而清郁热，治其标也；用二仙汤（仙茅、仙灵脾、炒知柏、当归、巴戟肉）调补肾脏阴阳，以图其本。"[1]

病案举例

1.张伯臾治甲状腺功能减退症：王某某，女，56岁，遍体浮肿已10余年，皮肤板紧，按之无凹陷，毛发脱落，尿量减少，卧床不起，口臭便秘，言语欠清，声音低哑，面红肢冷畏寒，舌红苔白腻，脉弦滑。甲减方（组方见方证）[1]。

2.叶仲琨治商某，男，36岁，患者诉阵发性酱油色尿，并伴手足发麻发绀有9个月。发病因突然发冷发热，面部肿胀，全身关节酸疼，腰疼更甚，手足发麻，发绀，解出酱油色尿，当天夜间寒战，多汗，不省人事。前后曾就诊于北京两个医院，确诊为阵发性寒冷性血色素尿，用过可的松、链霉素以及中药治疗，症状稍有改善。但某日受风吹复发。当时症状为全身乏力，多汗，畏寒恶风，腰疼，着凉或吹风，尿即呈红色或酱油色，在发作间歇期尿亦极度浑浊。过去曾患过风湿性心脏病，目前无明显症状，无梅毒史，婚后生2胎，均健在。检查：发育正常，体重48kg，皮肤及巩膜有轻度黄疸，肝在肋下二指，压疼（+），脾未触及，苔薄白，脉滑细，血红蛋白9.5g，红细胞3.07×10^{12}/L，出、凝血时间正常，血清康华反应（–）。根据当时症状畏寒为中虚，中虚而卫阳不振，卫气不能卫外，表虚腠理不固，因而自汗恶风，治当以补中益气固表为法，方用玉屏风散加红参9g。服本方10剂后，自汗好转，自觉对寒冷抵抗力明显增强。但皮肤及巩膜黄疸未退，尿色仍极浑浊，此为湿热内郁，不得外越。治当清湿热，利小便，使邪从下达，以茵陈蒿汤合八正散加减（因体虚而去大黄，畏寒甚而加红参9g）。服8剂后皮肤及巩膜黄疸消退，尿色转清，经共服该药25剂而恢复正常，但因腰疼未除，腰为肾府，腰疼畏寒则为肾阳不足，投以金匮肾气丸巩固，共服该丸药3个月后，一切症状消除，自1年后停止服药，又半年开始上班工作。在治疗过程中曾出现4次血色素尿，2次因劳累后着凉，2次因手拿酱黄瓜（在室外）及吃生黄瓜而引起，当时即感接触黄瓜之手冰凉，随之尿即呈红色，但这4次发作，症状均较以往显著减轻。停诊3年来，共经过3次随访，情况良好，无血色素尿，每日工作10小时以上，体重增至62kg，肝脾未触及，血红蛋白14.9g，红细胞5.21×10^{12}/L，虽寒冷，吹风，或劳累，亦不再发[3]。

3.漆济元治赵某某，女，24岁，恶寒发热38.8℃，鼻塞微咳，面部及双下肢浮肿，腰酸胀痛，小便短赤，体温上升为39.5℃，血压140/96mmHg。尿检：蛋白（+++），尿素氮414μmol/L，白细胞计数13×10^9/L。西医诊断为急性肾炎。患者全身浮肿，精神萎靡，胃纳差，口渴，面红，小便短赤，一天仅100ml左右，苔白腻质较红，脉弦。中医诊断为水肿，属湿热阻滞型。治以清热利湿（组方见方证）。4剂，药后尿量增到一天755ml。水肿消半，纳增，去神曲加附片6g，5剂药后尿增到一天1500ml，肿全消。改用加减知柏地黄汤月余后，小便检查各项正常[2]。

引用文献

［1］严世芸等.张伯臾医案［M］.上海：上海科学技术出版社，1979：154.
［2］漆济元.中医治疗急重病验案八则［J］.江西中医药，1983，(3)：9.
［3］叶仲琨.治愈一例非梅毒性阵发性寒冷性血色素尿［J］.上海中医药，1966，(2)：29.

（六）气虚不化候（脾肾湿热郁滞·津液转证2）

脾肾湿热证，湿热久恋脾肾，伤耗脾肾之气，气虚运化无力，水湿不去，转为气虚不化之候。其见症虽以津气不化之症象显明，但必兼见脾肾气虚之脉症。

通称：气虚湿热。

内含病例：［中医］水肿，癃闭。［西医］慢性肾炎，蛋白尿，慢性渗出性外科疾病，前列腺肥大急性尿潴留。

病因病机：脾肾湿热虚滞，因湿热耗伤脾肾之气，脾气不足则不能固摄精微而运行湿热；肾气不足，则不能化气于膀胱，下行水道；湿热内盛，中下阳气郁滞不行，成气虚邪滞之证。

证象组合：气虚+津滞+气滞+阳郁

主症：**【气虚失充】症象**：①精神萎靡，困倦无力。②面色㿠白或萎黄不华、淡黄。③身重。④气短自汗。⑤便溏。**舌象**：舌淡胖，苔薄白。**脉象**：①脉沉涩。②缓弱。

【津不化气】症象：全身浮肿。**舌象**：苔灰黄浊腻。**脉象**：脉弦滑。

副症：**【气化不行】症象**：①小便不利。②癃闭。

宾症：**【气机不利】症象**：①胸腹痞满。②腹胀。

【阳气不和】症象：①胸中时灼热。②口渴饮水不多。

治则：当补益脾肾之气为主，以助其运化之权，兼以化气行水、清利湿热，以除其郁滞之邪。

方症：

1.加减参苓白术散证：邓铁涛方[1]。治慢性肾炎，面色㿠白，萎黄不华，身肢浮肿，详见病案1。

党参、猪苓、薏苡仁各15g，白术、怀山药、牛膝、猪苓、桂枝（或肉桂心1.5g）各12g，茯苓皮25g，生黄芪20g，甘草4g，（或肉桂心1.5g）。

2.消尿蛋白饮证：邓铁涛方[1]。治蛋白尿，水肿，小便少，色淡黄，口微苦，舌边尖略红，有齿印，苔灰黄浊腻，脉弦滑，重按无力。

黄芪15~30g，龟板、玉米须各30g，怀山药、苡仁各15g。

3.健脾除湿汤证：赵炳南方[2]。健脾除湿利水，治慢性湿疹、慢性下肢溃疡（湿臁疮）、慢性足癣等渗出液较多者，下肢浮肿，盘状湿疹（病疮）。

生薏苡仁、生扁豆、山药各15~30g，芡实、枳壳、萆薢、川黄柏、白术、茯苓、大豆黄卷各9~15g。

论著和讨论

1.本证候湿热留滞脾肾，伤耗脾肾之气，无力运化水湿。邓铁涛说："慢性肾炎早期主要表现为脾虚湿困，症见面色㿠白或萎黄不华，身重倦怠，身肢浮肿轻重不一。浮肿严重者，可并见腹胀大如裹水之状，脘闷纳呆，气短自汗，大便时溏，小便短少，舌淡胖有齿印，苔薄白或白腻，脉缓弱。脾虚则气血生化之源不足。若血虚明显的患者，可并见头目眩晕、心悸易惊惕、手足发麻、唇甲淡白、脉兼细等症。至中后期，由于先天与后天密切相关，往往因脾虚损及肾，而表现为脾肾阳虚，症见面色㿠白或灰黯，形寒怕冷，四肢欠温，精神萎靡，腰膝酸软，纳呆便溏，或五更泄泻，浮肿显著，以腰以下为甚，或可伴有胸水、腹水，咳逆上气不能平卧，小便短少，少数亦可表现为浮肿不太甚，小便频数而清长，舌淡而黯，苔薄白，脉沉细、软弱无力。"[1]

2.治则：当以补益脾肾之气虚为主，兼以清利湿热；标本兼顾，助正祛邪之法。邓铁涛说："少数患者，可因阳损及阴，或经过治疗，病向好转，但由于温阳或利水太过损伤阴液（尤其是经过激素治疗的患者），而表现为肝肾阴亏，症见浮肿不甚，面白颧红，眩晕头痛，心悸耳鸣，腰酸腿软，失眠盗汗，遗精，咽干，舌质嫩偏红，或边尖红，苔少，脉弦细稍数。若正气日虚，脾肾衰败，湿郁化浊上蔽心窍，则除见上述脾虚湿阻或脾肾阳虚证之外，可并见恶心呕吐，心悸气短，或皮肤瘙痒，或口有尿臭，或呕血便血，或胸闷喘息，烦躁不宁，甚则抽搐惊厥，昏迷不醒，舌苔黄浊或舌光无苔，脉象虚大或沉微细数。”[1]

病案举例

1.施今墨治慢性肾炎：周某，男，20岁，全身浮肿，小便不利，腹胀不思食，困倦无力，苔薄白，脉沉涩。健脾利水法为治，凡五诊，浮肿全消，汤剂增益制成丸：桂枝、白芍、炒苍白术、泽泻、防己、大腹皮、萹蓄、党参各50g，黄芪、冬瓜子、冬瓜皮各150g，猪苓、厚朴、炙甘草各30g，云茯苓75g，蜜丸，每100g，日三[3]。

2.邓铁涛治慢性肾炎，面色晄白，或萎黄不华，身重倦怠，身肢浮肿，轻重不一，脘闷纳呆，气短自汗，大便时溏，小便短赤，舌淡胖有齿印，苔薄白或白腻，脉缓弱。加减参苓白术散（组方见方证）[1]。

3.吴寿善治癃闭（前列腺肥大引起急性尿潴留）：王某某，男，75岁，神萎食减，小便只能由穿刺导尿管排出色黄浊，病前小便灼热刺痛，阴茎作胀，现胸中时觉灼热，口渴饮水不多，尿后余滴不净，大便干燥难出，素嗜辛辣厚味，脉右沉，左大于右且弦，苔薄白欠润（直肠指诊：前列腺肥大而光滑），乃湿热瘀阻下焦，然高年非气化运行，则湿热瘀阻难以肃清：生黄芪、党参、菖蒲、麻仁各12g，肉桂4.5g，乳香、没药、郁金各9g，黄柏、甘草各6g，赤芍30g，赤茯苓15g，2剂，导出尿色深黄，后转清，口渴胸灼消失，右脉较前应指，转清利湿热为主，佐以化瘀：黄柏、甘草梢、琥珀末6g，知母、木通、乳香、没药、郁金、菖蒲、银花各9g，车前子12g，滑石15g，麻仁18g，赤茯苓60g，冲，7剂小便通畅，大便亦爽，再调理脾胃、清利余邪，1个月后随访未复发[4]。

引用文献

［1］邓铁涛.邓铁涛医集［M］.北京：人民卫生出版社，1995：44，45.

［2］北京中医医院编.赵炳南临床经验集［M］.北京：人民卫生出版社，1975：286.

［3］祝谌予等.施今墨临床经验集［M］.北京：人民卫生出版社，1982：145.

［4］吴寿善.前列腺肥大引起急性尿潴留一例治验［J］.中医杂志，1964，（7）：13.

（七）肾气失宣候（脾肾湿热郁滞·肾脏本证）

脾肾湿热证，湿热郁滞脾肾，肾气不能化气于膀胱，致水道不利，是为肾气失宣之候。其见症以肾之气化不利之症象为主，可兼见脾肾气机郁滞之脉症。

通称：下焦湿热。

内含病例：［**中医**］热淋，膏淋。［**西医**］乳糜尿。

病因病机：脾肾湿热郁滞，因脾肾湿热郁滞，下注膀胱，脾气不能分清别浊，肾气不能化气行水，致湿热留滞，水道不利，肾络失和，均系肾气失其宣化之能所致。

证象组合：气滞+津郁+络滞

主症：【**气化不行**】**症象**：①小便不利而赤。②小溲不爽，努撑始出。③小便浑浊如泔如乳，荤食后尤甚。④尿道热涩疼痛。**舌象**：①舌红苔黄。②舌苔白薄。**脉象**：①脉滑数。②脉象小滑。

副症：【**气机不利**】**症象**：①腰间重着作痛。②小腹满胀拒按。**脉象**：①沉数。②弦数。

宾症：【**络脉不和**】**症象**：①腰间发热。②痿弱无力。③筋挛难以屈伸。④少腹酸楚。

治则：当以清利湿热之留滞，通利水道，以宣通肾气为法。

方症：

1.五苓通关散证：程门雪方[1]。治热淋，小溲不爽，努撑始出，少腹酸楚。详见病案1。

上瑶桂0.9g，知母、泽泻各6g，川黄柏3g，云茯苓、猪苓各9g，滑石12g，萹蓄4.5g。

2.海金沙散加减证：洪钦国方[2]。清化湿热，通利膀胱。治下焦湿热，气化不利，清浊相混，详见论著。

海金沙15g（或金沙藤30g），甘草6g，滑石24g，葫芦茶30g，黄柏12g，路路通15g。

3.萆薢分清饮加减证：洪钦国方[2]。通淋化浊，治湿重于热，详见论著。

川萆薢24g，石菖蒲、台乌药各12g，生甘草6g，益智仁9g，土茯苓、石莲子各30g。

论著和讨论

1.本证候湿热郁滞脾肾，肾气失其宣化之能，不能通利州都，化气行水，致湿热留滞。其治则应以清利湿热为主，邪除即以复肾之气化。洪钦国说：“治下焦湿热。由于湿热下注膀胱，以致下焦气化不利，清浊相混，脂液下流。小便浑浊，或如米泔，或如牛奶，或红白混杂。甚则凝结成块，阻塞尿道，溺时尿道热涩疼痛，舌质红，苔黄腻，脉滑数。清化湿热，通利膀胱。海金沙散加减（组方见方证）。若湿重于热者，宜通淋化浊，用萆薢分清饮加减（组方见方证）。加减法：血尿明显者（即乳糜血尿）可加旱莲草、荠菜、蒲黄等，乳糜块多者可加牡蛎。”[2]

2.杀虫通络法：李兰舫说：“目前驱除丝虫常用海群生、卡巴胂等药物，但部分病人因肝肾功能欠佳或体质较差，每有反应，笔者试用杀虫通络的药物制成丸剂，配合临床治疗，尚有一定效果。药用干漆（炒令烟尽）、明雄黄（甘草水飞）、京三棱、蓬莪术、炮山甲、刘寄奴各30g，研粉水泛丸，每服六分递增至3g，早晚空腹白开水送下，连服1周，停药3天，可连用2~3个疗程。杀虫通络丸以干漆、雄黄杀虫，三棱、莪术化瘀散结，山甲、刘寄奴理气通络，具有杀虫和疏通已阻塞在经络中（乳糜管、淋巴管）死亡虫体的作用。对各型病人均可配合应用或单独使用，临床观察未见不良反应，曾对6例病人在使用该药前后，做了肝功能和尿常规检查，亦未见有损害肝肾功能的情况。个别病人用量较大时（3~4.5g）胃脘有不适感，停药或减量后即消失。”[3]

病案举例

1.程门雪治热淋：姜某某，男，34岁，小溲不爽，努撑始出，少腹酸楚。膀胱气化不展，湿热郁结之故，拟用宣气化、清湿热法（五苓通关散，组方见方证）[1]。

2.洪钦国治谢某某，男，47岁，因乳糜血尿反复发作14年入院，入院前在院外及本院门诊治疗数月未效，入院时小便浑浊，红白相兼，溺时尿道热涩疼痛，舌红，苔黄，脉数。尿常规：蛋白（++），管型（-），红细胞（++++），白细胞（1~5），乳糜试验阳性。入院诊断：膏淋（下焦湿热）。入院后单纯用中药治疗，处方：海金沙、小蓟各15g，生甘草4.5g，滑石18g，蒲黄9g，旱莲草、荠菜各30g，阿胶12g（熔）。服药后小便迅速变清，共住院24天，出院时尿蛋白（-），红细胞（-），白细胞（-）[2]。

3.李兰舫治朱某某，男，48岁，教师。小溲浑浊似米泔，荤食后尤其，舌苔白薄，脉象小滑，乳糜试验（++），血检微丝蚴阳性。处方：粉萆薢、凤尾草、石韦各30g，茯苓、荠菜花各15g，滑石18g（包），甘草梢3g。5剂后小便转清，改用党参、粉萆薢、滑石（包）、糯稻根各15g，炒白术9g，茯苓12g，炙甘草4.5g。上方服15剂后，小便基本正常，食少量荤食后亦无反应，乳糜尿试验阴性。续于晨服补中益气丸9g、晚服杀虫通络丸（方见杀虫通络法）12g，1个月后恢复健康，随访至今未发[3]。

引用文献

［1］上海中医学院.程门雪医案［M］.上海：上海科学技术出版社，2002：193.
［2］洪钦国.乳糜尿的中医辨证施治［J］.新中医，1978，（2）：35.
［3］李兰舫.乳糜尿治疗八法［J］.浙江中医药，1978，4（4）：20.

（八）肾阴虚滞候（脾肾湿热郁滞·肾脏转证）

脾肾湿热证，湿热郁蒸脾肾，耗伤肾阴，肾阳不能化气行水，湿热留滞，转成肾阴虚滞之候。其见症虽以下焦津气郁滞之脉症显明，但必兼见肾阴不足之脉症。

通称：湿伤肾阴。

内含病例：［**中医**］疝痛，癃闭，阳痿。［**西医**］乳糜尿，前列腺肥大，肾结石，输尿管结石，膀胱憩室。

病因病机：脾肾湿热虚滞，系湿热蕴蒸脾肾，伤耗肾阴，肾阳不能化气行水，湿热留滞下焦，肾气郁滞，肾络不和，气化不行，水道不利，为正虚邪滞之证。

证象组合：阴虚+气滞+津郁+络滞

主症：【**阴虚失养**】**症象**：①腰酸膝软。②五心烦热。③口渴不多饮。④视物昏花，经常耳鸣。⑤阳痿。⑥夜尿增多。**舌象**：①舌净无苔。②舌红苔薄。**脉象**：①脉濡数。②脉细。③脉细弦滑。

【**气机不利**】**症象**：①少腹胀（膀胱充盈）。②少腹痛如刀绞。③少腹隐痛，少腹胀痛拒按。④阴中坠胀。⑤睾丸作痛，遇热即发。**舌象**：①舌尖红。②舌苔根黄腻。③苔白腻兼黄。④苔白厚。**脉象**：脉濡缓。

副症：【**络脉不和**】**症象**：①腰酸痛。②血尿。**舌象**：舌淡紫苔滑腻。

宾症：【**气化不行**】**症象**：①尿黄浊刺痛。②乳白尿，质稠。③小便不利，溲意急，欲解不得出。④小便点滴不通，尿频而痛，少腹冷感，每遇寒冷即排尿困难。

治则：当滋养肾阴为主，佐以通阳化气，兼以清利湿热，以除其留滞。

方症：

1.滋肾丸证：东垣又名通关丸[1]。功能清下焦湿热，助膀胱气化。治口不渴，而小便秘，热蕴膀胱，尿闭不通，小腹胀满，尿道涩痛。

黄柏60g，知母30g，肉桂3g。蜜丸，梧桐子大，每服100丸。

2.金钱通淋汤证：岳美中方[2]。治肾结石：左侧腰酸卒痛，溲黄浑浊，尿道偶有刺痛，详见病案1。

金钱草30g，冬葵子、滑石、车前子、阿胶各12g，川牛膝、云茯苓、杜仲、川续断、枸杞子、桑寄生各9g，甘草梢3g。

3.知柏地黄丸合三妙丸加减证：陶瑞生方[3]。治阳痿，湿热下注，舌苔白厚，脉濡缓，张景岳云："痿证亦有湿热下注，宗筋弛纵所致者。"

熟地18g，山药15g，山茱萸、茯苓、泽泻、萆薢、木瓜各12g，丹皮6g，黄柏、知母、苍术、防己、牛膝各9g。

论著和讨论

1.本证候湿热内蕴，消耗肾阴，肾气不化，湿热留滞，陈士铎说："人有小便流白浊者，如米泔之汁，如屋漏之水，或痛如刀割，或涩似针刺，溺溲短少大便后急，此膀胱之火壅塞也。治法泻膀胱之火，佐之以利水之味，方用散精汤：刘寄奴一两，车前子五钱，黄柏五分，白术一两，水煎服。桂车汤亦效：车前子一两，肉桂三分，知母一钱，王不留行二钱，水煎服。"[4]"人有膀胱闭癃，小水不利，睾丸牵痛，连于小肠相掣而疼者，皆云小肠之气，谁知是膀胱之热结耶。水入睾丸，丸乃日大，往往有囊大如斗而不能消者，是必分消其水矣。方用散丸汤：茯苓、野杜若根枝（野蓝菊花）、沙参各一两，水煎服。散癃汤亦佳：茯苓一两，车前子三钱，肉桂二分，萆薢二钱，甘草、黄柏、知母各一钱，水煎服。"[4]

2.治则：当于清利湿热之中，兼以滋养肾阴，温通肾阳，以助其气化。陈士铎说："人有感浸湿热，亦睾丸作痛，遇热即发，然痛不至甚，此热气之入于肾经也。治法去其湿热之气，疝病自除矣。方用利丸汤：茯苓、薏仁各一两，沙参二两，水煎服。沙参汤亦甚效：茯苓、白术、沙参各一两，甘草一钱，丹皮五钱，肉桂二分，水煎服。"[4]

病案举例

1.**岳美中**治肾结石：张某，男，56岁，左侧腰酸并有牵痛感，呈持续性，溲黄浑浊，尿道偶有刺痛，舌净无苔，右尺脉浮大。通淋利水，强肾止痛（组方见方证）[2]。

2.**施今墨**治输尿管结石：葛某，男，8年前手术取肾结石1块，蚕豆大，近1年又生结石，腰痛尿少，尿中带血，苔薄白腻，脉濡数。清热利尿，滋肾消石：旱莲草、金钱草各30g，车前子、车前草、海浮石、海金沙、阿胶、泽泻、猪苓各10g，云茯苓、地榆各12g，瓦楞子、滑石各20g，肉苁蓉、枸杞子各15g，甘草梢6g[5]。

3.**吴承忠**治廖某某，女，28岁，乳糜尿6年，乳白尿隔数日即发，质较稠，上浮油膜状，又多白带，腰酸，少腹隐痛，阴中微感胀坠，脉沉细，舌苔淡薄，病起产后三月，冲任受损，脾虚不运，肾气不化，积湿化热下注而成。知柏八味丸出入：生地、熟地、萆薢、菟丝子、怀山药、茯苓各9g，泽泻、山茱萸、丹皮、知母各4.5g，川黄柏2.4g，青花桂0.9g，6剂，乳白尿全止，唯觉卧醒后少腹胀痛，以益气升阳法兼化肾气，补中益气加减：炒黄芪、党参、炒白术各4.5g，炒青盐1.5g，炙甘草、柴胡2.4g，陈皮各3g，青花桂、升麻各1.2g，海螵蛸15g，菟丝子、当归各9g，3剂丸药一料痊愈[6]。

4.**王天位**治癃闭（前列腺肥大）：陈某某，男，64岁，小便点滴不通，五心烦热，腰酸膝软，口渴不多饮，视物昏花，经常耳鸣，舌淡紫苔滑腻。水热瘀血互结，膀胱气化不利，清浊升降失常，以通调三焦，化瘀行水：升麻5g，桔梗、猪苓、留行子各15g，白术、车前子各12g，桃仁、黄柏各9g，肉桂3g，知母60g，地龙20g，2剂小便开始从尿道排出点滴，4剂后尿量增多，自取出引流管，10剂后，小便畅快，继以济生肾气丸作汤，15剂善后[7]。

5.**邹云翔**治董某某，男，43岁，右侧输尿管结石：少腹剧痛如刀绞，肉眼血尿，右侧腰府酸痛，苔薄白根黄腻。湿热蕴结，肾虚不化，气血交阻，通降失常，拟益肾化气、清利湿热：炒独活、制苍术、广陈皮各3g，桑寄生、金毛狗脊、生薏苡仁各12g，炒巴戟、全当归、白蒺藜各9g，人参1.5g，金钱草45g，芦根2尺，滋肾丸2.4g。10剂骤痛排石[8]。

引用文献

[1] 吴仪洛.成方切用[M].太原：山西科学技术出版社.2009：373.
[2] 中国中医研究院.岳美中医案集[M].北京：人民卫生出版社，2005：12.
[3] 陶瑞生.阳痿治验一例[J].中医杂志，1980，(10)：12.
[4] 柳长华.陈士铎医学全书[M].北京：中国中医药出版社，1999：888，905，906.
[5] 祝谌予等.施今墨临床经验集[M].北京：人民卫生出版社，1982：153.
[6] 周丽仙.中药治疗乳糜尿2例[J].上海中医药杂志，1964，(6)：40.
[7] 王天位.滋肾丸配伍不同方剂治验二则[J].中医杂志，1980，(5)：45.
[8] 邹云翔.邹云翔医案选[M].南京：江苏科学技术出版社，1981：110.

（九）肾阴消灼候（脾肾湿热郁滞·肾脏变证1）

脾肾湿热证，湿热蕴蒸脾肾，消灼脾肾之阴液，而湿热交蒸于内，变成肾阴消灼之候，亦正虚邪实之证。虽以湿热蒸灼下焦气血之脉症为主，但可兼见脾肾阴液消灼之脉症。

通称：湿热伤阴。

内含病例：［**中医**］浮肿，血精，白浊，赤浊，湿热带下。［**西医**］急性尿路感染，宫颈糜烂。

病因病机：脾肾湿热蕴炽，因脾肾湿热内甚，交炽于气血之分，消灼脾肾阴液，伤残肾之络脉，气化不及州都，为邪盛伤正之候。

证象组合：气炽+血炽+阴伤+血溢

主症：【**津气蕴炽**】**症象**：①面赤。②面白唇热。③口渴口苦。④纳呆，神疲体倦。⑤饥不能食，食多即胀。⑥时恶心泛吐。⑦少腹冤热，下腹弦急。⑧溲热，尿频尿急有灼热感，小便黄赤，小便浑浊。⑨溺时赤涩作痛，⑩阴痒。**舌象**：苔黄厚腻。**脉象**：①脉数。②脉沉弦带数。

【**血热蕴炽**】**症象**：①夜间发热。②心烦不寐。**舌象**：舌苔白腻。**脉象**：脉左关尺弦数。

副症：【**气化不行**】**症象**：小便不利。**舌象**：舌苔白腻。

【**阴液消灼**】**症象**：①手足心灼热。②白浊淋漓，溺时如刀割火烙，或秽浊如脓，色白如泔。③溺窍时有秽物，如疮之脓，如眼之眵，淋漓不断。④带下黄稠如脓，量多有异味。**脉象**：脉细滑。

宾症：【**络脉不和**】**症象**：腰痛绵绵。**舌象**：舌质紫暗。

【**络血妄行**】**症象**：①尿痛间有鲜血。②精血杂下。③浊色发赤。

治则：其治则当急驱其邪，以护其正；清利交炽之湿热，速除其炽灼之邪为主，佐以清滋脾肾阴液，以固其本，标本兼顾之法。

方症：

1.莲子清心饮证：《局方》方[1]，治忧思抑郁，发热烦躁；或酒食过度，火盛克金，口苦咽干，渐成消渴，遗精淋浊，遇劳即发，四肢倦怠，五心烦热，夜静昼甚；及女人崩带。

石莲肉、人参、黄芪、赤苓、柴胡各9g，炒黄芩、地骨皮、麦冬、车前子、炙草各6g。

2.清利湿热方证：董建华方[2]。治颜面全身轻度浮肿，腰痛绵绵，尿频尿急有灼热感，详见病案1。

猪苓、生地各12g，滑石15g，通草、知母、苍术、黄柏、赤芍、厚朴、大腹子皮各10g，砂仁5g。

论著和讨论

1.本证候湿热内盛，交炽于脾肾气血之分，消灼脾肾阴液，为邪盛伤正之候。王好问说："心火狂阳太盛，肾水真阴虚损，夜梦遗精。大凤髓丹：川黄柏、砂仁、炙甘草、半夏、猪苓、茯苓、莲须、益智仁，芡实糊丸。"（《医垒元戎》卷十方）王雨三说："（赤白浊）湿证。湿热下注，扰动精府，致溺窍时流秽浊，脉沉弦带数，用八正散。"[3]

2.治则：当以速清下焦湿热，以解其蒸灼为主，兼以清滋脾肾，以护其阴液为法，亦祛邪以匡正之法。林珮琴说："浊在便者，色白如泔，乃湿热内蕴，由过食肥甘辛热炙爆所致。苓术二陈煎，或徙薪饮。（热浊）徙薪饮：陈皮八分，黄芩二钱，麦冬、白芍、黄柏、茯苓、丹皮各一钱半。"[4]"有阴虚不摄，湿热下注而遗者，宜泄热导湿。萆薢、黄连、黄柏、茯苓、泽泻、薏苡，或秘精丸：白术、山药、茯苓、茯神、莲子各二两，芡实四两，莲须、牡蛎各一两五钱，黄柏五钱，车前子三两，共研末，金樱膏丸。"[4]李梴："敛脾精以石莲猪肚，石莲散：石莲肉、益智仁、龙骨各等份为末，每二钱，空心米饮调服。治梦遗泄精、小便白浊等证。猪肚丸：白术五两，苦参三两，牡蛎四两，为末，用猪肚一具煮烂，和前末捣匀，再加肚汁捣半日，为丸小豆大。每四十丸，日三次，米饮下。久服自觉身肥而梦遗立止。又能进饮食，健肢体。"[5]

李中梓说："患浊者，茎中如刀割火灼，而溺自清，唯窍端时有秽物，如疮之脓，如目之眵，淋满不断，与便溺绝不相混。大抵由精败而腐者十之六七，由湿热流注与虚者十之二三。"[6]姚国美说："溺时赤涩作痛，甚则间有鲜血同下，小腹弦急，口渴脉数，此热邪下传，名曰热淋，法宜淡渗泄热，八正散主之：车前子、木通、滑石、山栀、大黄、瞿麦、萹蓄、甘草、灯草。"[7]"白浊淋漓，少腹冤热，溺时虽如刀割火灼，但不与溺相混（或秽浊如脓，色白如泔），此肾经湿热下注，法当苦泄，治浊固本丸（黄连、黄柏、茯苓、猪苓、法半夏、砂仁、益智仁、甘草、莲须）。宜前法佐以涩精，与珍珠粉丸（珍珠、海蛤粉、川黄柏）。"[7]"病有劳伤心脾，或少年天癸未足，强力入房，或壮年施泄无度，精不及化，以致精血杂下，名曰赤浊。心虚夹热者，则心烦不寐，治以莲子清心饮（组方见方证）》。"[7]"若素嗜茶酒（脾胃湿热，注入肾经），其证饮食不思，小便浑浊者，此湿热下扰，慎忽填涩，当以封髓丹（黄柏三钱、砂仁一两、炙草一钱，炼蜜为丸）合威喜丸（茯苓、黄蜡），分清浊以宁精室。"[7]

病案举例

1.董建华治陈某某，女，40岁，颜面全身轻度浮肿，腰痛绵绵，尿频尿急有灼热感，手足心灼热，口苦纳呆，神疲体倦，时恶心泛吐，舌质紫暗，苔黄厚腻，脉细滑。尿检：蛋白（++），白细胞（+），红细胞1~2。辨证：湿热蓄积，膀胱气化不利，立法：清利湿热（组方见方证）。药后腰痛浮肿明显好转，小便通畅，尿蛋白（±），白细胞1~2[2]。

2.夏治平治急性尿路感染：顾某某，女，27岁，畏寒发热，小便淋痛灼热，尿频尿急，腰痛，尿检：红细胞，白细胞，蛋白，苔黄腻根厚，脉濡数，清热利湿通淋：萆薢2.4g，滑石、赤茯苓各12g，泽泻、木通、丹皮、黄柏各9g，甘草6g，凤尾草15g。9剂痊愈[8]。

又治湿热带下（宫颈糜烂Ⅱ度）：连某某，女，29岁，带下黄稠如脓，量多有异味，阴痒，小便黄赤，治以清热利湿，萆薢渗湿汤加味：萆薢、车前子各15g，薏苡仁、赤茯苓、滑石各12g，黄柏、丹皮、泽泻、苍术各9g，通草6g。9剂带止，充血、糜烂明显好转[8]。

引用文献

［1］汪昂.中华医书集成·医方集解［M］.北京：中医古籍出版社，1999：122.

［2］董建华.临证治验［M］.北京：中国友谊出版公司，1986：381.

［3］王雨三.治病法轨［M］.北京：学苑出版社，2015：172.

［4］林珮琴.类证治裁［M］.北京：中国中医药出版社，1997：453，464.

［5］李梴.医学入门［M］.天津：天津科学技术出版社，1999：1229.

［6］李中梓.李中梓医学全书·医宗必读［M］.北京：中国中医药出版社，1999：251.

［7］姚国美.姚国美医学讲义合编［M］.北京：人民卫生出版社，2009：208，209，210，259.

［8］夏治平.萆薢渗湿汤的临床应用［J］.新医药学杂志，1975，（8）：21.

（十）肾阴虚炽候（脾肾湿热郁滞·肾脏变证2）

脾肾湿热证，湿热久蕴脾肾，耗伤肾阴，而湿热内盛，深炽于阴分，变为肾阴虚炽之候。其见症以湿热深炽肾阴之脉症为主，但可兼见脾肾阴虚之脉症。

通称：湿热伤肾。

内含病例：［**中医**］腰痛，劳淋，遗精，膏淋。［**西医**］急性膀胱炎，肾盂肾炎，慢性肾盂肾炎，右肾萎缩伴右肾功能不全，乳糜血尿，丝虫病。

病因病机：脾肾湿热虚炽，因湿热内蕴，深入下焦阴分，消灼阴液，耗伤脾肾之阴，扰动精血，蒸迫精液与络血外溢，是为脾肾阴虚邪盛之证。

证象组合：阴虚+阴炽+精滑+血溢

主症：【**阴虚失养**】**症象**：①头晕倦怠，形瘦神疲。②短气乏力。③腰腿酸软。④心烦不寐。⑤耳鸣。**舌象**：舌质淡。**脉象**：①脉细数。②脉濡细而数。③虚弱。

【**阴热蕴炽**】**症象**：①发热。②面白唇热。③渴欲饮水。④心烦不得眠。⑤下腹有热感。⑥腰痛如折。⑦小便黄赤，小便频数，有窘迫感。⑧小便黄赤涩痛，小便涩痛，淋漓不尽，尿道刺痛。**舌象**：①舌红苔少，舌质红苔薄黄。②舌红，苔黄。③舌淡红，苔黄腻。**脉象**：①脉沉细滑。②脉弦。

副症：【**阴精不固**】**症象**：①遗精无梦。②小劳即发。

【**经脉失养**】**症象**：①腰酸腰痛。②腰痛如折。

宾症：【**气化不行**】**症象**：①小便不利，时欲小便而不利。②少腹气坠。③尿意窘迫，排尿少，有不快与疼痛感。

【**络血妄行**】**症象**：①尿血，血淋。②小便浑浊，红白相兼。

治则：当速祛其邪，以救其阴；以清利下焦湿热为主，兼以滋养脾肾阴液，以扶其正，虚实兼顾之法。

方症：

1.猪苓汤证：张仲景方。功能滋阴清热利水。治水热互结，内热伤阴而致的发热，渴欲饮水，小便不利，心烦不得眠，或血淋、尿血属阴虚有热者。

猪苓、茯苓、泽泻、阿胶（烊化）、滑石各一两。水煎，分三次服。

2.六味地黄汤加减证：李斯炽方[1]。治肾盂肾炎，突然腰痛似折，剧烈难忍，小便黄赤，排尿涩痛，详见病案3。

生地、丹皮、茯苓、泽泻、牛膝、车前子、川续断各9g，山药、菟丝子、桑寄生各12g，独活、升麻各6g。

3.六味地黄汤加减证：兰国强方[2]。治腰痛（右肾萎缩，伴右肾功能不全），腰痛，颜面浮肿，小便涩痛，淋漓不尽。详见病案5。

生地、茯苓各20g，枣皮、怀山药、泽泻、枸杞、茅根、大小蓟、藕节各15g，丹皮、知母各12g，黄柏10g，甘草6g。水煎服。

论著和讨论

本证候湿热久蕴脾肾，邪盛阴虚，深入下焦阴分，耗伤脾肾阴液，扰动肾之精血。其治则以清利湿热为主，以解肾阴之炽灼，兼以滋养肾阴之品，以补其虚，亦扶正祛邪之法。如陈应贤治107例急性膀胱炎，小便淋涩，尿道刺痛，少腹坠胀，舌红苔薄，脉弦。均服药1~6剂痊愈。猪苓汤：猪苓10g，茯苓18g，滑石15g，阿胶6g。加桔梗开提肺气，尿短滴沥加车前子，尿时涩痛加石韦、乌药，尿热加白茅根、茜根炭，腰痛加桑寄生、怀牛膝，肾阴素亏加玄参[3]。

病案举例

1.尤在泾治遗精无梦，小劳即发，饥不能食，食多即胀，面白唇热，小便黄赤。此脾家湿热，流入肾中，为遗滑。不当徒用补涩之药，恐积热日增，致滋他族：革薢、砂仁、茯苓、牡蛎、白术、黄柏、炙甘草、山药、生地、猪苓（柳宝诒按：此等证，早服补涩，每多愈服愈甚者，先生此案，可谓大声疾呼）。再诊：服药后遗滑已止唇热不除脾家尚有余热故也：前方去砂仁、黄柏，加川黄连、苦参[4]。

2.岳美中治高某某，女，干部，患慢性肾盂肾炎，因体质较弱，抗病能力减退，长期反复发作，经久治不愈。发作时有高热头痛，腰酸腰痛，食欲不振，尿意窘迫，排尿少，有不快与疼痛感。尿检查：混有脓细胞，上皮细胞，红、白细胞等。尿培养：有大肠埃希菌。中医诊断：为淋病。是湿热侵及下焦。法宜清利下焦湿热。选张仲景《伤寒论》猪苓汤。因本方为治下焦蓄热利尿之专剂。淡能渗湿，寒能胜热：猪苓、茯苓、滑石各12g，泽泻18g，阿胶9g（烊化兑服），水煎服6剂后，诸症即消失。嘱她多进水分，使尿量每日保持在1500ml以上。猪苓汤能疏泄湿浊之气，而不留其瘀滞；亦能滋润其真阴，而不虑其枯燥，虽与五苓散同为利水之剂，一则用术、桂暖肾以行水；一则用滑石、阿胶以滋阴而利水。日本医更具体指出治淋病脓血，加车前子、大黄，更治尿血之重证[5]。

3.李斯炽治曾某某，女，30岁，肾盂肾炎，突然腰痛似折，剧烈难忍，小便黄赤，排尿涩痛，睡眠不好，形瘦神疲，气短乏气，少腹气坠，饮食甚少，微恶风寒，脉浮紧细数，舌淡红中有细黄腻苔。六味地黄汤加减（组方见方证）[1]。

4.汪正聪治舒某某，女，34岁。急性肾盂肾炎，给以针药兼治，病情日渐好转，发热已退，膀胱刺激征减轻，遂来继续治疗，约过半月后，因家务操劳，其病复发，现症时欲小便而不利，腰痛如折，心烦不寐，舌红苔少，脉濡细而数。脉证合参，病属阴虚湿热内阻，治宜滋阴利水，方用猪苓汤主治：猪苓、茯苓、泽泻、滑石各9g，阿胶9g烊化分服，嘱服3剂，小便渐利，其他症状有好转，复诊宗方再服4剂，诸恙已平。为防止复发，嘱服六味地黄丸半月，以巩固疗效[6]。

5.兰国强治腰痛（右肾萎缩，伴右肾功能不全）：刘某某，女，45岁，患者6年前因做右侧输尿管结石取石术后，几年来一直述腰痛，颜面浮肿，小便涩痛，淋漓不尽。入院后查：B超：右肾萎缩，伴功能不全。小便常规：红细胞（+++），白细胞（++），脓细胞（++），舌质红苔薄黄，脉沉细滑。中医辨证当是阴虚火旺挟湿所致。治当滋阴清热、利湿通淋，方用六味地黄汤加减（组方见方证），水煎服，日1剂，分3次服。服药半月后，腰痛明显减轻，血尿消失，浮肿消退，但还有少量白细胞，原方去茅根、藕节，加蒲公英18g、白花蛇舌草15g，服药1个月症状全部消失，小便常规转阴。留观1周病无反复，住院59天出院，一年半后随访患者一直坚持上班，病未再复发[2]。

引用文献

［1］成都中医学院.李斯炽医案（二）［M］.成都：四川科学技术出版社，1983：155.

［2］兰国强.六味地黄汤加减治验［J］.贵阳中医学院学报，1989，（1）：32.

［3］陈应贤等.猪苓汤治疗急性膀胱炎［J］.浙江中医药，1982，17（10）：448.

［4］柳宝诒等.增评柳选四家医案［M］.南京：江苏科学技术出版社，1983：66.

［5］中国中医研究院.岳美中医案集［M］.北京：人民卫生出版社，2005：18.

［6］汪正聪.治小便不利九法［J］.江西中医药，1983，（1）：27.

（十一）肾气郁结候（脾肾湿热郁滞·肾脏变证3）

脾肾湿热证，湿热久留脾肾，蒸灼津液，气化不行，湿热与水津互结，而为肾气郁结之候。多见于肾与尿路结石之证。其见症下焦气机郁结之脉症为主。

通称：湿热内结。

内含病例：［中医］热淋，石淋，癃闭。［西医］尿路结石。

病因病机：脾肾湿热郁结，因湿热蕴蒸脾肾，津液与湿热传结，渐与肾气郁结，阻碍气化，水道不利，结滞不行，渐成砂石，闭塞水道，可成阻塞重证。

证象组合：气滞+气结+津郁

主症：【气机郁结】症象：①腰部突感酸痛，持续性隐痛。②腰部阵发性锐痛，双侧腰部胀痛如刀割，呈阵发性绞痛，旋起恶心呕吐，不欲食。③下腹痛，反复发作，痛则难忍汗出。④大便干结不下。⑤纳少口干。**舌象：**①舌淡红，苔薄白。②苔薄黄干，舌尖红。**脉象：**①脉小弦，脉细弦。②脉沉弦。

副症：【气机不利】症象：小腹胀满作痛。

宾症：【气化不行】症象：①尿频、尿急及尿道刺痛感。②小便沥痛，溺时茎中砂涩作痛，上引小腹，或溺后似有细砂，沉于缸底或与尿同出，痛不可忍。③尿时灼痛伴血尿。④癃闭而渴。

治则：当通利散结，清利湿热，通行水道，以排出砂石为急务。

方症：

1.加味导赤散证：邓铁涛方[1]。治尿路结石。

金钱草30g，生地15g，广木香6g，海金沙（冲）、甘草各3g，木通9g（琥珀末与海金沙交替使用），尿刺痛加小叶凤尾草24g。

2.泌尿系结石方证：北京市护国寺中医门诊方[2]，治泌尿系结石9例治愈。

黄柏、瞿麦、茯苓皮、萹蓄、海金沙各9g，木通、猪苓、石韦、广陈皮各6g，车前子、车前草、鱼枕骨各15g，滑石块12g，广木香4.5g，气虚体弱加人参、黄芪、台党、白术，脾胃阳虚加附子、桂枝、干姜。

3.尿结石方证：湖南省中医药研究所附属医院内科方[3]，千金牛膝汤合准绳沉香琥珀散加减。治肾和输尿管结石。

滑石、车前子、木通、冬葵子、沉香、牛膝、焦山栀、海金沙、琥珀、当归尾、地龙、蒲黄、甘草梢。小便短赤加萹蓄、瞿麦，血热妄行加丹皮、生地，大便秘结加酒制大黄、木香，胁肋少腹疼痛加郁金、川楝子、乌药。

论著和讨论

本证候湿热久恋脾肾，与津液传结为石，阻滞下焦气机，闭塞水道，其治则以通利除结为主，清化湿热，通利水道，排石为法。邓铁涛说："对于肾绞痛或腹痛甚者，可当即用拔火罐法治疗，其效如桴鼓。痛在腰背者罐口放在腰背部痛点处（罐口余部偏于下方）；痛在腹部者，罐放腹部。此法不仅能止痛，而且能使结石往下滑。"[1]如岳美中治输尿管结石。益肾排石汤证：金钱草60g，车前子12g，瞿麦、杜仲、海金沙、川牛膝、留行子、泽泻、当归尾、肉苁蓉、冬葵子、滑石、石韦各9g，甘草梢6g[4]。排石汤证：金钱草60g，木通、瞿麦、冬葵子、甘草梢、海金沙、石韦各9g，车前子、茯苓各12g，滑石15g[4]。

病案举例

1.魏长春治左侧输尿管结石：舒某某，女，36岁，腰背酸痛，面色萎黄，困倦，脉缓，舌红润。虚体石淋证，以育阴化石为法：瞿麦、萹蓄、当归、车前子、泽泻各9g，土茯苓、金钱草、大生地、白茅根各30g，小茴香3g，5剂，药后腰疼瘥[5]。

2.董建华治输尿管结石：刘某某，女，40岁，素有胸痹，最近1周，左下腹酸痛，反复发作4次，痛则难忍汗出，大便干结不下，纳少口干，苔薄黄而干，脉细弦。湿热下注，尿液煎熬成石。清热利湿、通淋排石，金瞿麦汤：金钱草、海金沙各20g，萆薢、蚕沙、郁金、枳实、生地、瞿麦、滑石各10g，鸡内金5g，酒制大黄3g。前后加减18剂愈[6]。

3.王育群治冯姓，男，27岁，未婚。下午8时许，感腰部酸痛，伴有尿频、尿急、尿痛，至次日减轻，但于当夜11时，剧痛又作，腰部不能屈伸，即来我院急诊。尿常规检查：酸性，蛋白（+），红细胞充满视野。X线尿路平片所见：第5腰椎横突上方，有米粒大小的致密阴影一个，边缘清楚。诊断为右侧输尿管结石。经用一般止痛药后，在急诊室观察1天，疼痛缓解出院。4日后来我院门诊治疗。体检：除右肾区叩击痛明显，并向右输尿管放射外，余未发现异常。尿常规：酸性，红细胞每高倍视野下60~70个，白细胞0~2个，蛋白（-）。诊断：右侧输尿管下段结石。初诊：右侧腰部突感酸痛，并有尿频、尿急及尿道刺痛感，刻下疼痛仍在，大便日行2次，神疲纳呆，脉小弦，苔薄白，舌尖红。湿热下注，久而成石，气化失司，不通则痛。治以利水通淋，兼和脾胃：金钱草60g，焦白术19g，川郁金4.5g，桂枝3g，鸡内金、赤苓、猪苓各6g，海金沙（包）12g，泽泻、川牛膝各9g。二诊：上方服4剂后，右腰痛、叩击痛均减，纳食渐增，溺下刺痛已减，血尿减（红细胞每高倍视野下5~10个），苔薄腻，脉略数。再予前法：金钱草、大麦秆各60g，当归尾、鸡内金、炙穿山甲片各6g，川楝子、川牛膝各9g，川郁金4.5g，海金沙（包）、赤茯苓、六一散（包）各12g。三诊：上方又服3剂，腰痛、尿频、尿急又减，但血尿又增（每高倍视野下红细胞40~50个），苔薄，脉细数。原法增补肾之品。处方：金钱草90g，川牛膝、厚杜仲、石韦9g，炙鸡内金

6g，六一散（包）、海金沙（包）、赤茯苓12g，大麦秆60g（服6剂）。四诊：X线尿路子片复查：结石阴影已下降至骶髂关节下方约1.5cm处。刻下唯感腰痛，大便略溏，小溲量少而浑浊，血尿大减（红细胞每高倍视野下0~1个），脉细数，苔薄，舌尖红。再宗前法。处方：金钱草120g，六一散（包）、海金沙（包）、粉萆薢、赤茯苓各12g，冬葵子4.5g，石韦、焦白术、杜仲、续断（炒）、桑寄生各9g。上方又服5剂后小溲刺痛难忍，随即排出砂粒，腰痛、尿急均除。1个月后X线膀胱平片：结石阴影已消失[7]。

4.**王少卿**治马姓，女，29岁。上午忽感左侧腰部阵发性锐痛，小便沥痛，旋起恶心呕吐，不欲食。曾赴某医院急诊，注射止痛针及服药，尿频（日20余次），有血尿，尿道刺痛，左侧腰痛向会阴部放射，饮水即作呕吐，吐出量不多，大便2天未解，无发热恶寒。血常规检查：红细胞3.06×10^{12}/L，血红蛋白50g/L，白细胞11.5×10^{9}/L，其中中性粒细胞0.77，淋巴细胞0.18，大单核细胞0.03，酸性细胞0.02。尿常规检查：比重1.280，红细胞20个以上，白细胞1~3个，蛋白（-），糖（-），X线摄片：盆腔内左侧坐骨脊外右上方有一约绿豆大的致密阴影。诊断：左侧输尿管结石（约在输尿管与膀胱交界处）。处理意见：结石大小在0.5~0.8mm范围之内，可服药排除。证属湿热蕴于下焦，膀胱气化不宣。下窍不利，则淋沥刺痛；浊气上干则呕吐不食；湿热阻遏，则腰痛难忍。治以清利湿热、通淋化石：金钱草30g，牛膝、冬葵子、瞿麦、车前子（包）各9g，鸡内金、炒山栀各6g，飞滑石（包）15g，琥珀粉（冲）1.2g，甘草梢3g。上方加减（如去琥珀、瞿麦、山栀，加石韦、没药、制大黄等），日服1剂，服至4剂，症状减轻。服至8剂时，腰痛又发；少腹及会阴部如撕裂样疼痛，小便刺痛更剧，当时尿中排出约如绿豆大褐色结石1块。此后，诸症随之消失。X线摄片复查：输尿管及膀胱显影，无钙化性结石可见[8]。

5.**杜勉之**治邓某某，男，44岁，患者尿频尿急，尿时灼痛伴血尿，每日小便10余次，双侧腰部胀痛如刀割，呈阵发性绞痛，持续性隐痛已2天。尿检：蛋白（-），红细胞（+++），白细胞（0~3）。舌淡红，苔薄白，脉沉弦。诊断：尿路结石并感染，良由湿热蕴结所致。治宜通利为主，化瘀排石。方用八正散合石韦散加减：金钱草、石韦各30g，鸡内金、木通、车前仁、地龙、六一散、续断、桑寄生各10g，夏枯草15g，广木香6g。服药7剂后，血尿增多肉眼可见，肾区绞痛难忍，系药力排石所致，再服5剂，尿急加剧，绞痛益甚，随即尿中排出一枚黄豆大褐色结石，绞痛立止。再服7剂，又下豌豆大结石1枚，诸症若失[9]。

引用文献

［1］邓铁涛.邓铁涛医集［M］.北京：人民卫生出版社，1995：29，30.

［2］刘延龄等.治愈9例泌尿系结石症的体会［J］.中医杂志，1964，（4）：14.

［3］谭克陶整理.介绍治疗肾和输尿管结石的经验［J］.中医杂志，1964，（4）：16.

［4］中国中医研究院.岳美中医案集［M］.北京：人民卫生出版社，2005：6，8.

［5］浙江省中医院.魏长春临床经验选辑［M］.杭州：浙江科学技术出版社，1984：104.

［6］董建华.临证治验［M］.北京：中国友谊出版公司，1986：372.

［7］王育群.中医药治疗输尿管结石4例［J］.上海中医药杂志，1966，（2）：59.

［8］王少卿.中医药治疗输尿管结石2例［J］.上海中医药杂志，1966，（2）：61.

［9］杜勉之.通法在急腹症中的应用举例［J］.江西中医药，1983，（5）：20.

（十二）清气虚陷候（脾肾湿热郁滞·肾脏变证4）

脾肾湿热证，湿热久留，脾气渐虚，不能升举，清气下陷，湿热不得下行，是为清气虚陷之候。多见于久病，或体弱之人，正气已虚，无力运行，正虚邪实之证。其见症以湿热郁陷下焦之脉症为主，但必兼见脾气不足之脉症。

通称：湿热伤气。

内含病例：［**中医**］气虚久淋，淋浊，癃闭。［**西医**］泌尿系结石，老年性前列腺肥大，乳糜尿，尿潴留。

病因病机：脾肾湿热虚陷，因湿热久蕴脾肾，或久病气虚，或产后，或外科手术之后，或通利过多，均可致伤残脾气，脾气虚弱，不足以升举清气，清气不升，反随湿热而下陷，气机升降失序，为虚实夹杂之证。

证象组合：气虚+气蒸+气陷+气郁

主症：**【气虚失充】症象**：①形体消瘦，面色不华，面色萎白无华，面色苍白，精神倦怠。②四肢沉重，神疲乏力。③头晕心慌。④自汗不断。⑤口淡食少。**舌象**：①舌淡红苔白润。②舌淡苔白根腻。③舌质淡暗，舌体胖大，舌苔白薄。**脉象**：①脉濡软无力。②脉濡细。

【津气蕴蒸】症象：①发热。②口干不欲饮，口中黏腻而苦。③尿意频频，小便量少，溲色如茶，便时灼痛。④皮肤枯燥不润。**舌象**：①舌红苔白。②苔黄厚腻。③舌下脉络紫暗迂曲。

【气机下陷】症象：①小腹胀坠。②腹痛时作。③便溏日行5次，小便淋浊不断如米泔水，稍劳累则甚。

④小便冷如冰块，如膏如脂，但无涩痛，小便浑浊如浆，静置后沉凝成块，稍有劳累，尿浊加重。⑤白带频多。**脉象**：①脉沉软，脉象沉濡。②脉沉细滑。

副症：【气机不宣】症象：①不食。②面浮。③胸闷。

宾症：【气机不降】症象：①呕吐。②嗳噫。③气促。

治则：当补脾益气、升举下陷为主，佐以清利湿热之品，扶正祛邪为法。李兰舫曰："脾宜升则健，如脾虚。日久，气虚下陷，不能升清降浊，可致浊出溺窍，即《内经》所谓'中气不足，溲便为之变'。治宜升补脾气，使下陷之气上升，复其升降运化功能，如见浊利湿，南辕北辙，往往药难中病。"[1]

方症：

补中益气汤加味证：朱祖经方[2]。治白浊，小便淋浊不断如米泔水，稍劳累则甚，小便冷如冰块，如膏如脂，但无涩痛，详见病案3。

生晒参18g，生北黄芪45g，白术、白茯苓各30g，当归身15g，广陈皮3g，黄柏12g，牛膝9g，升麻、柴胡、炙甘草各4.5g。

论著和讨论

1.本证候脾肾湿热内滞，伤残脾气，无力升举，湿热不得下行。陈士铎说："人有感湿气而成淋者，其症下体重，溺管不痛，所流者清水而非白浊，人以为气虚成淋，谁知是湿重成淋乎。五淋之中，唯此淋最轻，然而最难愈，以湿不止在膀胱之经也。故治湿必须利气，而利气始能去淋也。禹治汤：白术、茯苓、薏苡仁各一两，车前子三钱，水煎服。亦可用气化汤：白术、黄芪各一两，茯苓、猪苓、车前子各三钱，升麻五分，水煎服。"[3]

2.治则：当以补脾益气、升举下陷为主，仍佐以清利湿热之品，以补为先，以升为降之法。有曰：脾湿下流，时下白浊凝为膏糊，或小便频数，主燥脾湿，苍白二陈汤加升提药：猪苓、茯苓、泽泻、白术、半夏、陈皮、炙甘草；清心莲子饮、萆薢分清饮：萆薢、石菖蒲、益智、乌药、茯苓、甘草梢、食盐。又：治腹中不和，大便不畅，精浊相混：萆薢、益智仁、半夏、陈皮、党参、黄柏、乌药、石菖蒲、菟丝子。

病案举例

1.**巫君玉**治张某，男，47岁，突然中腹疼痛，入我院后，X光片示：第四、五腰椎右侧，可见0.5cm×0.5cm高密度阴影；肾盂造影：右侧肾盂轻度积水。西医诊断为泌尿系结石。前医根据患者腰腹疼痛不甚明显，纳可，大便溏，小便通畅，舌红苔白，脉沉细，诊为湿热久蓄，煎液成石，予以清热利湿，排石通淋之法治之。所用药物为：金钱草、海金沙、车前子、鸡内金、滑石、萹蓄、瞿麦、枳壳、双花、丹参、生龙牡、海浮石之属。并嘱用金钱草煎水代茶饮。经服药9剂之后，X光腹部平片复查，右侧输尿管结石无明显下降趋势，查患者面色苍白，自汗不断，便溏日行5次，舌淡苔白根腻，脉沉软。此乃气虚失运，卫阳不固，气化不利之候，肾气失主，而致湿热之邪郁滞下焦，蒸液而成石，因嘱加益气之药，与前医所开清利湿热方交替服用（各服3剂一更换）。处方：益气方：生黄芪30g，党参15g，炒白术、云茯苓、怀牛膝、当归、猪苓各10g，炙甘草6g，升麻3g。利湿方：金钱草、车前子、丹参、生龙牡各30g，海金沙、滑石各20g，枳壳、双花各10g，鸡内金、萹蓄、瞿麦、海浮石各15g。两方各服3剂后，X光拍片复查，见结石已进入骨盆，位于输尿管末端。为进一步消石，嘱患者用胡桃仁、红糖各500g，捣细用香油500g调和，共熬成膏，分作4天服完。患者连服此膏二料，后两次X光拍片检查，均未见结石，遂痊愈出院[4]。

2.**鲍建国**治气虚久淋案：夏某，男，72岁。年过古稀，患淋三载，西医诊为"老年性前列腺肥大"。半月前，因食辛辣之品，淋病复作。尿意频频，小便量少，溲色如茶，便时灼痛，小腹胀坠。自觉神疲乏力，头晕心慌，查舌质淡暗，舌体胖大，苔黄厚腻，舌下脉络紫暗迂曲，脉沉细滑。详审证情，四诊合参，当属高年气虚，湿热下注，痰瘀阻滞之证。治应补中益气，清利湿热，化痰逐瘀。处方：炙黄芪、土茯苓、白茅根、丹参各30g，党参、白术、当归各15g，升麻、柴胡各5g，桃红、鳖甲、陈皮、胆南星、知母、黄柏各10g。药进3剂，小溲通畅，尿时不痛，再进6剂，诸证悉除[5]。

3.**李兰舫**治朱某某，女，32岁。主诉小便浑浊如浆1年多，静置后沉凝成块，稍有劳累，尿浊加重，头昏乏力，口淡食减，白带频多，面色欠华，舌苔白薄，脉象沉濡。诊为脾虚气陷，精浊下流。处方：白术、党参、生谷芽各15g，黄芪、飞滑石（包）各30g，升麻、泽泻各9g，甘草梢4.5g，芡实24g。守方出入，服20多剂，小便逐渐转清，饮食增加。原方去滑石、泽泻，加炒当归9g、怀山药30g、建莲肉15g，续服20多剂，精神好转，面色红润，小便正常，乳糜试验阴性，能参加一般劳动，随访2年未发。1974年"双夏"，大忙农活较重，小便又有白浊，仍用前法治疗1个月，症状消失[1]。

4.**朱祖经**治白浊：文某，女，48岁，缘20余年来，小便淋浊不断如米泔水，稍劳累则甚，小便冷如冰块，如膏如脂，但无涩痛，身疲乏力。虽屡投医药，仍效果不显，停药则发。近因农务劳累，小便排出块状如猪膏样，时下不断，遂于1977年8月12日来诊。视其面色萎白无华，皮肤枯燥不润，舌胖嫩、苔白而腻，脉濡软无力。这是由于中气不足，脾湿内生，病延日久，肾气暗耗所致。法当升其下陷之脾阳，分清别浊。投补中益气汤加味（组方见方证）。连服10剂，忌辛辣荤腥油腻等物。药后，小便下块已止，但仍有乳白色，腰脊酸痛。守前方加乌药6g，益智仁、萆薢各9g，阿胶16g（烊化服），生薏苡仁15g。再续服15剂后，则见小便转清，面色红泽，皮肤转润，各症已愈。嘱续服15剂以善其后，随访1年余，平日虽劳，仍未见复发[2]。

5.王公仁治尿潴留：罗某某，女，22岁。头胎难产，产后尿闭，膀胱充盈，伴发热，用西药治疗1周无效，转中医治疗。症见形体消瘦，面色不华，精神倦怠，四肢沉重，发热，口干不欲饮，食少，口中黏腻而苦，舌淡红苔白润，脉濡细。诊为癃闭，乃湿邪留滞膀胱，湿郁化热，加之产后中气不足。治宜扶正兼清湿热：黄芪、当归、白芍、西党参、泽泻、茯苓各10g，苍术、黄柏、秦艽各6g，薏苡仁15g，白蔻仁3g。2剂后，小便昼夜能排出，入暮点滴不出，思之，白天阳盛尿出，入暮阴重尿闭，为阳不化气，加桂枝温化，佐大腹皮行气利水：黄芪15g，桂枝、苍术、黄柏、当归各6g，白术、泽泻、大腹皮、云茯苓各10g，白芍8g，薏苡仁15g，白蔻仁3g。4剂，小便出，但觉乏力，此湿热去，中气未复，用补中益气汤加白蔻仁而愈[6]。

引用文献

[1] 李兰舫.乳糜尿治疗八法[J].浙江中医药，1978，4(4)：21.

[2] 朱祖经.临床治验二则[J].新中医，1979，(4)：55.

[3] 柳长华.陈士铎医学全书[M].北京：中国中医药出版社，1999：889.

[4] 巫君玉.石淋虚实辨证[J].北京中医学院学报，1984，(2)：16.

[5] 鲍建国.补中益气汤临证运用数则[J].贵阳中医学院学报，1989，(1)：31.

[6] 王公仁.中医急症治验五则[J].江西中医药，1983，(3)：15.

十一、肝肾湿热证（湿热内湿并病2）（6候）

肝肾湿热证，为下焦湿热之证，多为湿从下受，郁滞于下焦之证，湿偏重则郁滞肝肾之气，以肝主疏泄，肾主水液，肝肾之气为湿所郁，则肝失疏泄，肝气横逆；肾不化气，水液停滞；甚则肝肾之气郁结，阻滞于下焦，久则终成癥疾。

热偏重则郁蒸于下焦，肝主营为血，肾主水属阴，故湿热蕴蒸肝肾，轻则蒸于营血，耗伤营血，甚则深入阴分，消灼肾阴。又以肝主筋，肾主骨，湿热深陷经隧，多留滞筋骨，而有痿痹之变。

湿热蕴于下焦，其治则当因势利导，清利湿热，从小便下泄而去。然肝气宜疏泄，肝血宜清凉，故疏肝理气，或清营凉血，夹瘀者，兼以活血行瘀，自当随症参用；又以肾为水脏，邪水宜泄，正水宜养，邪实则当通利水道以泄邪水。正虚则滋养肾阴以助其气化，均为治下焦湿热证之法。

证候别称：下焦湿热，湿热下注，瘀热下阻，下焦湿热郁结，肝气失疏，肝气郁结，湿热痿躄，阴虚火旺。

病名：［中医］腰痛，疝气，淋证，石淋，砂淋，血淋，虚淋，癃闭，淋浊，血尿，腰痛，虚肿，癥瘕月经不调，经前乳胀，黄带，赤白带下，外阴瘙痒，白淫，遗精，阳强，不射精，血精，夜热，痿证，湿痿，足汗，附骨疽，疳疮。

证候系统：详见图3-5-24。

郁滞——本证——肾气失宣候、肾络失宣候
　　　——转证——阴虚不化候、肾阳不化候
　　　——变证——肝气横逆候、肾气郁结候、阴血失养候
郁蒸——本证——气血蕴蒸候
　　　——转证——阴血蕴炽候
　　　——变证——肾阴消灼候、肾阴虚炽候

图3-5-24　肝肾湿热证证候结构图（11候）

（一）肾气失宣候（肝肾湿热郁滞本证）

肝肾湿热证，湿热郁滞下焦，肾气不司宣化，气化不及州都，致水道不利，是为肾气失宣之候。杂病家称下焦湿热证。以肾气不能化气行水之脉症为主，兼见下焦气机郁滞之症象。

通称：下焦湿热。

内含病例：[中医]疝气，癃闭。[西医]前列腺肥大，膀胱结石。

病因病机：肝肾湿热郁滞，因湿热郁滞下焦，肾气不司宣化，气化不及州都，水道不利；肝气失于疏泄，下焦气机不利，络脉亦因而失和。

证象组合：津郁+气滞+络郁

主症：【**气化不行**】**症象**：①面赤。②口干欲饮。③尿涩痛不尽，尿意频而排尿甚难，时尿闭。④小便癃闭，点滴不净，兼有黏液，流出篡下。⑤尿闭不通，小便胀迫，彻夜不寐。**舌象**：苔薄白。

副症：【**气机不利**】**症象**：①少腹胀痛。②睾丸肿大。**脉象**：脉象细数，左关弦。**舌象**：舌苔黄厚。

宾症：【**络脉不和**】**症象**：①腰痛。②筋胀甚苦。**脉象**：①脉濡数。②脉弦且革。

治则：当于清利湿热之中，佐以温肾以助化气，温肝以助疏泄。

方症：

1.滋肾丸证：董少仲用李东垣方[1]。功能清下焦湿热，助膀胱气化。治热蕴膀胱，尿闭不通，小腹胀满，尿道涩痛。

炒黄柏6g、知母7.5g，水煎；肉桂末2.4g（冲服）。

2.知柏肉桂汤证：李聪甫方[2]。治疝气，左睾肿大，右睾缩于腹内，小腹痛胀甚剧，小便癃闭，点滴不净，兼有黏液，流出篡下（海绵体部分），筋胀甚苦，详见病案2。

生白芍、盐炒川楝子、盐炒桑螵蛸、杏仁、紫菀、盐荔核各10g，盐川黄柏3g，盐知母、丹皮各5g，寸麦冬、上肉桂各7g，甘草梢2g。

论著和讨论

本证候肝肾湿热郁滞，肝气失于疏泄，肾气不主气化，其治则当以清利湿热为主，兼以温宣肾气以助气化，温和肝气，以助其疏泄。李聪甫按："本例属于'筋疝'。肝气抑郁，筋脉引急，右睾痛胀而内缩；湿热下注，左睾肿大而下垂。一为腹内痛胀，一为腹外肿坠，升降失职。用辛升，则增剧小腹痛胀，用苦降，则迫使左睾更坠。故议协调升降法，仿滋肾通关方意。主用知柏以清湿热，反佐肉桂以助气化，加桑螵蛸益肾，治肾即所以治肝；金铃、芍药、荔枝疏达厥阴，丹皮清泄肝火，甘草梢泻火以缓其急，则淋沥可净；杏仁、紫菀助肺气以制肝木，则小便有节。"[2]

病案举例

1.**施今墨**治前列腺肥大：秦某，男，66岁，小便淋漓涩痛，尿急频而排尿甚难，有时尿闭点滴不出，脉濡数。前列汤主之：炙升麻、炙甘草各3g，桂枝、吴茱萸各5g，盐知母、盐黄柏、海金沙、海浮石、醋炒川楝子、台乌各6g，鱼枕骨25g，滑石、冬瓜子、冬葵子各12g，赤茯苓、车前子、旱莲草各10g，赤小豆20g，蝼蛄1枚，蟋蟀7枚[3]。

2.**李泰**治刘姓，男，40岁，脉细数，恶寒发热，肾囊肿大，红热微痛，小便赤，此热疝。老丝瓜1只，并子烧灰，赤茯苓、薏苡仁、白术各9g，沙参18g，甘草1.5g，安桂0.6g，丹皮、炒小茴各4.5g，2剂效，6剂愈[4]。

3.**董少仲**治翁姓，男，72岁。自11天前起尿闭不通，小便胀迫，彻夜不寐。每天须导尿2次。患者体格倘壮实，平素嗜酒，上年曾发过本病1次，经某医院诊断为膀胱结石。现在诊得脉象细数，左关弦，舌苔黄厚，面赤。脉症合参，证由相火内动所致。予以滋肾丸（组方见方证）服1剂后，尿即得通，但仅解2~3次，量仍不多，少腹胀满。上方续服2剂，尿已通利，唯少腹仍满，苔黄未退，渴喜热饮。此三焦气化不行，续予渗利之剂：车前子、滑石各9g，甘草梢7.5g，木通、瞿麦、山栀、萹蓄、赤茯苓、海金沙、王不留行各6g。服3剂。服药后，苔黄已退，尿较清长，但夜间感尿意频数，溺时茎中轻微刺痛。以济生肾气丸去牛膝，加黑山栀，改为汤剂服，以资调理。半月后随访，诸症已消除[1]。

4.**李聪甫**治疝证：何某某，男，45岁，左睾肿大，右睾缩于腹内，小腹痛胀甚剧，小便癃闭，点滴不净，兼有黏液，流出篡下（海绵体部分），筋胀甚苦，面色无华，脉弦且革，苔薄白。知柏肉桂汤（组方见方证）[2]。

5.**李新平**治金某某，女，48岁，2010年4月27日，昨夜突发腰部绞痛，并向腹股沟放射，痛极而呕，经用西医盐酸布桂嗪注射液、抗生素、654–2，疼痛已止，舌质淡苔薄，脉弦紧。B超示：输尿管结石。拟清热利水，排石通淋：金钱草20g，红木香、瞿麦、萆薢各12g，海金沙、石韦各10g，滑石、车前草各15g，川牛膝8g，木通6g，生军5g，麻黄3g，3剂。5月3日复诊云：药后排石2枚，大如绿豆，再服3剂，荡涤污垢。

引用文献

[1]董少仲.滋肾丸为主治疗癃闭[J].上海中医药杂志，1966，(4)：145.

[2]李聪甫.李聪甫医案[M].长沙：湖南科学技术出版社，1979：114，115.

[3]祝谌予等.施今墨临床经验集[M].北京：人民卫生出版社，1982：156.

［4］李洪成等.中医证候学［M］.北京：中国医药科技出版社，2008：721.

（二）肾络失宣候（肝肾湿热郁滞本证2）

肝肾湿热证，湿热郁滞既久，由气及血，肾气肝血失于宣通，是为肾络失宣之候，杂病学家称之为瘀热下阻之证。以下焦气化不行之脉症为显明，但必兼见血瘀络滞之脉症。

通称：瘀热下阻。

内含病例：［**中医**］淋证，癃闭，血尿。［**西医**］前列腺肥大，无尿症，良性血尿。

病因病机：肝肾湿热郁滞，系湿热郁滞下焦，久则由气入血，阻滞肝血肾气，致肾气不得通行水道，肾络瘀滞，气机不利。

证象组合：血滞+络滞+津郁+气滞

主症：【**络脉不利**】**症象**：腰酸楚，腰部酸痛，痛楚呻吟。

副症：【**血滞不行**】**症象**：①面容憔悴。②虽烦躁但不欲饮水。③血尿。**舌象**：①舌质红而少苔。②舌红苔白腻。**脉象**：脉弦小。

宾症：【**气化不行**】**症象**：①口干欲饮。②尿痛、尿少，余沥不尽。③小溲艰涩不爽，滴沥难下。④小便点滴不通，小便不通，疲劳则发。⑤尿频、尿急。**脉象**：①脉弦大。②脉弦滑尺弱。**舌象**：①舌净苔糙白。②苔白腻。③根部稍带黄腻。④苔薄黄少津。

【**气机不利**】**症象**：①少腹胀满作痛，小腹急痛。②腹胀。③大便秘结。**脉象**：脉沉细而数。

治则：当于清利湿热、通利水道之中，佐以行气活血，行瘀通滞。

方症：

滋肾通关丸证：汪正聪方[1]。治腰痛，少腹胀坠，小便减少，渐至全身微觉浮肿，详见病案4。

川黄柏、肥知母各10g，上肉桂（研末分冲）、琥珀末（分冲）3g，牛膝、车前仁各9g。

论著和讨论

本证候肝肾湿热郁滞既久，肾气肝血瘀滞，气化不行，气机不利，肾络失和，因而其治则当于清利湿热之中，参以行气活血之品，以通瘀热之阻滞。严世芸按："前列腺肥大所致淋沥者，张伯臾老医生认为以虚实错杂者多，因本病患者多有下焦湿热，瘀血内停，且年高病延日久之故，治疗上应宗'毋虚毋实'的原则，权衡轻重缓急而顾标本。在临床中，对于湿热下注，膀胱气化失司，日久而致瘀血阻滞，张老常以宣通清利之品与滋肾通关丸同用，取知母、黄柏清下焦之热，用肉桂以助气化；亦常用红藤、败酱草以清热活血消肿；并每入生升麻、虎杖两味，既能清热解毒，又能升降气机，使气机通调而小便自利。且古有虎杖散一方治淋病，独用虎杖一味，有散精而使通利之效。对其虚，未可开始即补，宜先清化湿热，俟湿热得减，方可补泻同用，标本兼顾，若一味补益或一味清利，必有虚虚实实之弊。"[2]

病案举例

1.**张伯臾**治前列腺肥大：张某，男，56岁，尿痛尿少，余沥不尽已数年，补益肝肾，缩尿收涩不效，反解尿更涩，甚则癃闭。近1个月发作颇剧，小腹急痛，尿涩痛不尽，口干欲饮，舌红苔白腻，脉弦小。升虎汤：炒知母、黄柏、肉桂丸、生升麻各9g，石韦、瞿麦各15g，丹参30g，当归、炒赤芍、海藻各12g，虎杖、六一散各18g，琥珀末1.2g（吞）[2]。

又治癃闭：刘某某，男，56岁，小便不通，疲劳则发，尿道刺痛，少腹胀满作痛，腰酸楚，夜不得寐，口干，苔薄黄少津，脉弦滑。红车汤：炒知母、炒黄柏、桃仁、升麻各9g，官桂1.2g，鹿衔草、虎杖、败酱草、红藤、车前子各30g，萹蓄24g，琥珀1.8g[2]。

2.**朱良春**治王某，75岁，前列腺肥大已久，日益加剧，小溲艰涩不爽，滴沥难下，已成癃闭之候，苔糙白，脉弦大，系瘀热阻于下焦，致脬气不利，拟清化瘀热而利脬气：赤芍、败酱草、留行子、泽兰各12g，蛇舌草20g，琥珀末1.5g，甘草梢4.5g，5剂，小便已爽，停药又感不适，苔白黄腻，脉弦大，瘀热尚未悉化，加石韦、瞿麦各12g，6剂[3]。

3.**金谷城**治某某某，女，5岁。诊断：良性血尿，每次血尿上升，均伴有尿频、尿急等尿路刺激症状，血尿好转，上症也减轻。中医认为尿频、尿急等症状属于气滞血瘀，故拟行气活血利尿：金钱草30g，车前草6g，乌药4.5g，木通3g。用此方后尿常规即正常，停药后或调其他配方则血尿又起，所以体会到行气活血化瘀是治疗血尿的一种方法[4]。

4.**汪正聪**治程某某，男，53岁。患者于10余日前，常觉腰痛，少腹胀坠，小便每日排出量减少，渐至全身微觉浮肿，因赴某医院治疗。住院10多天，经过多种检查，原因尚未查明，后因导尿无尿排出，认为是无尿症，拟转上级医院治疗，因救护车不在家，而来我处门诊。病者以口不渴，知病在下焦血分；舌红苔少，脉细数，知是阴虚，根有黄腻苔，是兼有湿热之象。阴虚则阳无以化，湿热内蕴影响膀胱气化，故小便不利。治宜滋肾通关，方拟滋肾通关丸加味（组方见方证），水煎服。3小时后，小便即渐渐通利，再服2煎，腰痛腹胀亦减，第2天照原方服1剂，浮肿亦消。复诊视其诸症好转，宗“效不更方”之训，守原方服2剂，病即痊愈。后数月，因患感冒前来就诊，询其旧病，从未复发[1]。

引用文献

［1］汪正聪.治小便不利九法［J］.江西中医药，1983，（1）：28.

［2］严世芸等.张伯舆医案［M］.上海：上海科学技术出版社，1979：89，92.

［3］朱良春.葆春轩医案选［J］.中医杂志，1979，（11）：37.

［4］金谷城.小儿血尿的辨证论治［J］.新医药学杂志，1976，（8）：33.

（三）阴血失养候（肝肾湿热郁滞变证）

肝肾湿热证，湿热久恋肝肾，耗伤肾阴肝血，不能濡养经络，变为阴血失养之候。杂病学家通称为湿热痿躄之证。其见症以经络失养之脉症显明，但必兼见阴血不足之脉症。

通称：湿热痿躄。

内含病例：［**中医**］痿证，湿痿。［**西医**］末梢神经炎，低血钾所致的弛缓性瘫痪。

病因病机：肝肾湿热虚损，因湿热久羁下焦，耗伤肾阴肝血，肝主筋，肾主骨，肝肾阴血亏损，则不能濡养经络，而荣筋骨，而成经络筋骨不荣之证。

证象组合：血虚+气虚+经络失养

主症：【**血虚失养**】**症象**：①头晕目眩。②语音低微。③记忆力大减。**舌象**：舌质淡红，微有白腻苔。**脉象**：脉细左沉。

【**阴虚失养**】**症象**：①腰膝酸软。②口干咽干。③溲黄，便秘。**脉象**：脉细数。**舌象**：舌质红，苔黄腻。

副症：【**经脉不荣**】**症象**：①四肢疲乏，继则痿软无力。②手不能握物，足不能走路。③左足痿软酸楚不能步履。**舌象**：苔黄白略腻。**脉象**：弦滑。

【**络脉不荣**】**症象**：①麻木不仁。②筋急拘挛。

宾症：【**络脉不和**】**症象**：①两臂挛急。②舌转动不灵。

治则：当以补养肝肾阴血为主，以荣养经络，强筋壮骨；略兼清热燥湿之品，以除其邪。

方症：

1.健步虎潜丸加减证：王继述方[1]。补肝肾，强筋骨，清热利湿，治痿证（末梢神经炎，低血钾所致的弛缓性瘫痪），详见病案2。

黄柏、知母、陈皮、木通各6g，龟板、真虎骨、锁阳、干姜、当归、白芍各9g，熟地、牛膝各12g，茅根15g。

2.养营和血法证：江幼李方[2]。治脉痿，口干，眩晕，便秘，语音低微，行动需人扶持，稍一站立，即欲坐下。详见病案3。

生地、龟板各24g，当归、黄柏各12g，白芍、苦参各15g，川芎6g，苍术10g。

论著和讨论

1.本证候肝肾湿热久留，耗伤肝血肾阴，肝肾阴血不能濡养经络筋骨，王继述按：“久处湿地，感受外界之湿，为其诱因。一般说来，痿证分为三种类型：即肺热叶焦，肝肾亏虚，湿热浸淫。本例属于后两种类型。肝藏血主筋，肾藏精主骨，精血充盛，则筋骨坚强，活动正常，反之精虚则不能灌溉四末，血虚则不能营养周身，致筋骨经脉失去营养，加之外湿内侵，故成本证。本例选用健步虎潜丸加减，功能强筋壮骨、滋阴降火，佐以和中祛湿、通利关节品，因而收到了预期效果。”[1]

2.治则：当补养肝肾阴血为主，以养经络而壮筋骨，兼以清热燥湿以驱其邪。姚国美云：“头眩口苦，……若湿热窜筋，筋为之弛，以致手足无力者，宜二妙四物汤，养血兼除湿热。”[3]“腰脚麻木兼肿，宜二妙散加牛膝、五加皮；十指麻木，宜沈氏桑尖汤或健步虎潜丸之类。”[3]有云：湿痿，阴虚湿热，两足奇热难受者，主虎潜丸加减或加味二妙丸：苍术、黄柏、牛膝、防已、当归尾、萆薢、龟板。

病案举例

1.程门雪治痿躄：荣某某，男，37岁，左足痿软酸楚不能步履，溲黄咽干，苔黄腻，脉细左沉。阴亏之体，湿热下注，养阴化湿，补肝肾，强筋骨：北沙参、生薏苡仁、蚕沙各12g，酒炒川黄柏3g，酒炒木瓜4.5g，川牛膝、桑寄生、厚朴、酒丝瓜络、虎潜丸各9g[4]。

2.王继述治边某某，男，24岁，手足痿软，尤以两下肢为甚，不能持重，走路跛行，约10日。半月前自觉四肢疲乏，继则痿软无力，逐渐手不能握物，足不能走路，腰膝酸软更甚，记忆力大减，时有头晕目眩感。查体：发育正常，营养尚可，表情淡漠，四肢肌肉松弛，肌张力降低，下肢更甚，心肺正常，肝脾不大，其他未见异常，病理反射（－），舌质红、苔黄白略腻。脉象弦滑。西医诊断：天津某某中心医院诊为末梢神经炎，低血钾所致的弛缓性瘫痪。中医诊断：痿证。治则：补肝肾，强筋骨，佐以清热利湿法（组方见方证）。二诊：服上方5剂后，两腿可以任地，其他症状稍见减轻，查舌质稍红，苔白而滑，根部仍黄，脉滑，仍属肝肾阴虚，虚中夹湿，宗上方继服5剂。三诊：服上方10剂后，下肢持重有力，腰痛减轻，头晕好转，目眩消失，舌苔白腻已不黄，脉弦略滑，上方加木瓜9g（和中祛湿，平肝舒筋）、萆薢9g（利湿去浊），又服5剂。四诊：患者自己步行来院，诸症基本消失，舌苔薄白，舌质变淡红色，脉略弦。检查：上下肢肌张力增强。又服5剂，以巩固疗效[1]。

3.江幼李治张某，女，27岁，患者口干，眩晕，便秘，语音低微，行动需人扶持，稍一站立，即欲坐下。脉细数，舌质淡红，微有白腻苔。已服补肾壮阳之剂及八味丸无效。仔细询问病史，患者因异位妊娠，生产时失血过多，渐致痿软。根据《内经》说："大经空虚，发为肌痹，传为脉痿。"考虑本病应属血虚致痿。朱丹溪说："痿之所不足，乃阴血也，而方悉是补阳补气之剂，宁免实实虚虚之患乎？"于是决定用养营和血法（组方见方证），前后计服30余剂，渐能行走。以后仍用原方，调理而愈[2]。

引用文献

［1］王继述.弛缓性瘫痪［J］.新中医，1977，增刊（2）：21.

［2］江幼李.痿证一得［J］.中医药学报，1985，（3）：20.

［3］姚国美.姚国美医学讲义合编［M］.北京：人民卫生出版社，2009：162，202.

［4］上海中医学院.程门雪医案［M］.上海：上海科学技术出版社，2002：185.

（四）气血蕴蒸候（肝肾湿热郁蒸本证）

肝肾湿热证，湿热蕴蒸于肝肾，由气及血，气血交蒸，是为气血蕴蒸之候。杂病学家亦通称为湿热下注之证。可见于内、妇、外科杂病。其见症以下焦肝肾气血交蒸之脉症为主。

通称：湿热下注。

内含病例：［中医］黄带，赤白带下，遗精。**［西医］**不孕症，宫颈炎，附件、输卵管不畅通，慢性前列腺炎。

病因病机：肝肾湿热蕴蒸，因湿热注于下焦，蕴蒸于肝肾，由气及血，气血交蒸，消灼津液，而成下焦气血蕴蒸之证。

证象组合：气热＋血热＋液灼

主症：【津气蕴蒸】症象：①有时发热。②心烦易怒，寐差。③胸膈不畅，胁胀不舒，下腹时有胀痛。④便结，小溲灼热。⑤足跟痛。⑥带下绵绵，带多色白或黄，质稠黏有秽，腥臭，色黄黄水增多如小便状。⑦遗精。⑧尿频，后尿道疼痛。⑨小腹胀痛，腰酸不适。**舌象：**①舌苔薄腻而黄。②苔淡黄腻。**脉象：**①脉弦数。②脉弦急，③脉弦滑。④脉滑数。⑤脉息左寸关弦数，右寸关滑数。⑥脉弦滑。

【血热蕴蒸】症象：①赤白带多稠黏，赤多白少带下色杂，或红或淡，杂黄白赤瘀，质稠腥臭，且有气秽。②漏红。③阴产肿痛，发热刺痒。**舌象：**①舌边尖红绛，苔薄黄腻。②舌红苔薄黄腻。**脉象：**脉弦细数。

副症：【津液消灼】症象：①头口渴思凉。②腰酸肢软。③大便艰涩。**脉象：**①脉细数。②脉细滑数。**舌象：**舌红，根部苔黄腻。

宾症：【清窍不利】症象：头痛（两颞部）。

治则：当清肝凉血、清利下焦湿热为法，使邪从水道而解。李东垣曰："《经》云：'下焦如渎'，宜决前阴以去之。"

方症：

1.丹溪四物解毒汤加味证：杨守仁方[1]。治带下，继患漏红，下杂黄白赤瘀，质稠腥臭，阴户肿痛，发热刺痒，头昏腰酸，详见病案1。

生地、生首乌、银花、椿根皮各12g，当归、黑栀、白芍、泽泻、贯众炭各9g，炒川黄连、炒川黄柏各3g，炒青子芩6g，龙胆草2.4g。外用蛇床子、苦参各15g，川花椒、生甘草、明矾、白蔹各9g洗。

2.清热和湿止带方证：张承烈方[2]。治经行不畅，带下颇多，色黄质稠，详见病案5。

苍术、土茯苓、香附、元胡、白芷各10g，椿根皮、墓头回、败龟板各12g，红藤20g，车前子15g，炙甘草5g。

论著和讨论

本证候湿热下注肝肾，交蒸于下焦气血之分，因而其治则总宜清利肝肾湿热、凉血清解为法。如周慕丹说：

“湿热不但可致带下，它对月经不调亦有一定影响。湿热之邪，其性黏腻重浊，胶滞难化，若湿重于热，壅滞胞宫，阻遏冲任，使肝血难以下注，则月事不能按期而至，致成月经后期，甚至经闭不行；若热重于湿，熏蒸胞宫，冲任受灼，则血热妄行，又可导致月经先期，血量反常而多。湿热所致的月经不调，血色多深红或紫黑，并有臭气，或经期时阴痒，平时可兼有湿热带下的证候。治疗时，应重在清理湿热，湿热去则经自调。因为湿热为病之本，月经不调为病之标，若舍本逐末，一味以惯用的四物汤等方法调经理血，是难以获效的。正如《女科经纶》所说：‘妇人有先病而后致经不调者，有因经不调而后生诸病者。如先因病而后经不调，当先治病，病去则经自调，若因经不调而后生病，当先调经，经调则病自除。’”[3]

病案举例

1.**杨际和**治珍妃，脉息左寸关弦数，右寸关滑数，系心肝脾三经有热，蓄有湿饮，肝热下注之症，以致胸膈不畅，有时发热口渴思凉。今用清热调肝饮，外用熏洗法调理，次生地12g，炒杭芍、酒龙胆草、羚角各6g，郁金、青皮、乌药、泽泻、枳壳各9g，引用薄荷2.4g。加减熏洗方：蛇床子30g，苦参、蒲公英各18g，狼毒、甘草节各15g，薄荷、朴硝、雄黄各9g，白菜叶120g，水煎透去渣熏洗（以药测症，所患当为经带阴痒之疾）[4]。

2.**杨守仁**治王妇，37岁，平素带下，继患漏红，下杂黄白赤瘀，质稠腥臭，阴户肿痛，发热刺痒，头昏腰酸，大便艰涩，舌边尖红绛，苔薄黄腻，脉弦数，此肝血不足，湿热下注，拟凉血解毒、清热化湿，仿丹溪四物解毒汤加味（组方见方证）[1]。

3.**周慕丹**治张某某，女，28岁，带下色黄量多，腰酸阴痒，小溲灼热，足跟痛，纳后胃脘不适。舌红，根部苔黄腻，脉细滑数。病由湿热久壅胞宫，肾阴为之耗损。处方：粉萆薢、车前草、连翘、地骨皮、山药各12g，碧玉散（包煎）24g，黄柏4.5g，玄参9g，橘皮6g，竹茹4.5g，5剂。复诊：带下基本好转。前方出入，巩固疗效[3]。

4.**蔡柏春**治施某某，女，47岁。赤白带多稠黏，且有气秽，腰酸肢软，脉弦急，苔薄腻。审为肝经有郁热，挟湿下注，带下赤多白少，用清化法。处方：生地炭、赤茯苓、萆薢各12g，炒黄柏、焦知母、赤芍各6g，丹皮炭、焦山栀各4.5g，鸡冠炭、贯众炭、椿根皮、墓头回、侧柏炭、莲房炭各9g，5剂。二诊：出血已止，白带仍绵绵，小腹作胀，腰酸腿软，头晕面浮，脉虚弦。出现虚象，但肝脾湿热未清，仍须清热化湿、疏肝理气：生地炭、赤茯苓、知母、萆薢、焦车前子（包）、椿根皮、炙乌贼骨各12g，炒黄柏、赤芍各6g，青皮、陈皮、川郁金、台乌药各5g，萹蓄草、川楝子（炒）、贯众、炒菟丝、肥玉竹各9g，5剂，服后基本治愈[5]。

5.**张承烈**治张某某，女，27岁，16岁时因“肠系膜淋巴结核”手术，婚后6年未孕，男方检正常。询知月经25~35天一行，经行不畅，量中等，色鲜。伴腹痛，带下黄白相兼，经前乳胀。7月25日初步印象：附件、输卵管不畅通。每次经净已10余日，带下颇多，色黄质稠，脉弦滑，苔薄黄腻。宗“治经先治带”之说，拟清热和湿止带（组方见方证），5剂。复诊：带下显著减少，仍宗原法再服7剂。经调治2个月余，带下痊愈。乃拟疏肝理气法佐以消化之品：柴胡6g，白蒺藜、娑罗子、丹参、椿根皮、橘核、滑石、忍冬藤各12g，香附、川楝子、小茴香各10g，红藤15g，炙甘草5g。经净后服乌鸡白凤丸、归肾丸。治疗1年余后受孕，于2年后冬顺产一男孩[2]。

引用文献

[1] 杨守仁.治疗崩漏症的经验和体会[J].上海中医药杂志，1963，(10)：29.

[2] 张承烈.不孕症治八法[J].中医药学报，1984，(4)：15.

[3] 周慕丹.清理湿热在妇科临床中的意义[J].新医药学杂志，1974，(7)：15.

[4] 陈可冀.清宫医案研究[M].北京：中医古籍出版社，1990：1977.

[5] 蔡柏春.带下病治验[J].新中医，1979，(5)：32.

（五）肾阴消灼候（肝肾湿热郁蒸变证1）

肝肾湿热证，湿热下注肝肾，气血交炽，久必耗伤肾阴，损伤阴络，变为肾阴消灼之候。为邪盛伤正之候，时病学家称湿热下注。以下焦气血交炽之脉症为主，兼见阴液消涸之脉症。

通称：湿热下注。

内含病例：[中医]癃闭，淋证，血尿。**[西医]**慢性肾盂肾炎急性发作，右输尿管结石，肾盂积水伴肾下垂，尿路感染。

病因病机：肝肾湿热蕴炽，因湿热下注肝肾，交炽于气血之分，损伤阴络，逼血妄行，消涸肝肾阴液，为邪盛伤正之候。

证象组合：气炽+血炽+阴涸+血溢

主症：【津气蕴炽】症象：①尿时尿道灼热刺痛。②少腹胀满刺痛，腹坠不适。③口干不眠，尿短色赤黄。**舌象：**①舌苔薄微黄。②苔黄干。③黄腻。**脉象：**脉数，弦滑。

【血热蕴炽】症象：①低热。②烦躁。③血尿。舌象：舌红。

副症：【气化不行】症象：①尿频，尿急。②小便不通。③小便淋涩，时欲小便而不利。

【阴液消涸】症象：①头眩晕，耳鸣。②盗汗。③心烦不寐。舌象：舌红苔少。脉象：①脉细弦。②脉濡细而数。

宾症：【络脉不和】症象：①腰酸胀。②长期腰酸坠痛，劳累则更甚。③腰痛如折。

【络血妄行】症象：小便见血，无刺痛。

治则：当急清利下焦湿热，以祛邪为主，兼以滋养阴液以扶其正。

方症：

1.泄热化湿、凉血止血方证：王少卿方[1]。治腰酸坠痛，劳累则更甚，小便见血，无刺痛。详见病案1。

黄柏、粉丹皮各6g，地榆炭、小蓟炭、蒲黄炭（包）、车前子（包）、知母、泽泻、续断肉、川杜仲、旱莲草各9g，大生地、飞滑石（包）各12g。

2.滋阴益肾、清利湿热方证：徐精诚方[2]。治肾阴不足，湿热下注，慢性肾盂肾炎，详见病案3。

生熟地各25g，龟板30g，黄柏、知母、木通各10g，萹蓄15g，车前子、板蓝根各20g，甘草6g。

论著和讨论

1.本证候肝肾湿热内蒸，交炽于下焦气血之分，损伤阴络，消耗阴液，其治则当急清下焦肝肾气血之热为主，以救阴液之焚，兼治清滋阴液以扶其正。王华明按："淋证投八正散本无异议，但因患者阴虚体质，若利之太过，则阴虚火旺，故口干加剧，胃阴受伤，症无改善。周老运用一阴煎适大补其已亏之阴，以治其本；加鸭跖草清热利湿，以治其标。又加川花椒辛热阳药，看似抱薪救火，实为反佐之法，以阳求阴。张景岳所言：'善补阳者必于阴中求阳，则阳得阴助而生化无穷；善补阴者必于阳中求阴，则阴得阳升而泉源不竭。周老子临床善用反佐之法，屡获良效。'"[3]

2.血尿：严二陵说：本例（见病案2）患者，肾阴虚亏，水不涵木，肝火偏胜，湿热下注膀胱；乃正虚邪实之证。方用小蓟饮子加减，取生地、白芍、穞豆衣以养阴；竹叶、山栀以清热；小蓟、蒲黄、藕节以止血；仙鹤草、阿胶珠、平地木以养阴止血；加三七粉吞服，以加强止血之功。尿血止后，则以补肾为主，兼佐柔肝之品。用桑寄生、川断肉、狗脊、杜仲以补肾；女贞子、旱莲草以柔肝；龙骨、牡蛎、金樱子、芡实以固涩；千年健、制首乌、制黄精、六味地黄丸以益肾固本[4]。

病案举例

1.王少卿治陈姓，男，47岁。几年来经常腰背酸楚，近日尿次不多，但有血尿，精神稍差。7年前X线摄片，诊断为右肾盂结石。服中西药后症状缓解。体检：血压148/80mmHg，右侧肾区有叩击痛。尿常规检查：蛋白（+），糖（-），白细胞（8~12~15个），红细胞（20~50~40个）。X线摄片：右肾大小肾盏及肾盂呈明显扩张，左肾显影（35分钟腹部加压片）；右肾较卧位时下降约2个椎体，输尿管下端有如花生米大之结石阴影，左肾及膀胱均见充盈显影（40分钟去压立位片）。诊断：①右输尿管结石；②肾盂积水伴肾下垂。治疗经过：长期腰酸坠痛，劳累则更甚；小便见血，无刺痛。肾气不足，湿邪滞留，积久化热；湿热相搏；结石乃生。治以泄热化湿、凉血止血（组方见方证）。上方隔天服1剂，共服20余剂，腰酸痛已除，血尿消失。治以清热化石：小蓟炭、大生地、蒲黄炭（包）、木通、牛膝、车前子（包）、海金沙（包）、杜仲、滋肾通关丸（吞）各9g，金钱草15g，鸡内金6g，滑石粉（包）12g。上方加减，又连服30剂左右，症状缓解，至3月后晨，于小便中排出结石2枚，大者如花生米，小者如绿豆，此后诸症渐次消失[1]。

2.严二陵治血尿：邱姓，男，28岁。11月间，突然腰痛如折，不能端坐。当时做小便常规检查，镜检所见：红细胞满视野。初诊：腰脊酸楚，偏右尤甚，小溲深黄且混，脉弦细且数，苔薄、边尖带红。肾阴久虚，肝火偏盛，湿热下注，致阴络损伤而血下溢。治以养阴清热，化湿和络：穞豆衣12g，生甘草2.1g，小蓟炭、蒲黄炭、焦山栀各4.5g，藕节炭、竹叶、萹蓄草、仙鹤草、白芍、桑寄生各9g，琥珀末1.2g（吞），服3剂。复诊：腰脊酸楚减而未除，小溲深黄。小便常规检查：红细胞（++）。续于前法：生地炭12g，贯众炭、阿胶珠、蒲黄炭（包煎）、仙鹤草、平地木、千年健、茜草根各9g，桑寄生12g，炒小蓟4.5g，生甘草梢2.1g，三七粉1.2g（吞服），5剂。三诊：尿血已止，溲混已清。小便常规检查：红细胞（-），遗精之后，腰酸乏力，苔薄少华，脉沉弦。治以益肾培元，巩固其本：大生地、制黄精、煅龙骨、女贞子、川断肉、金樱子、杜仲各9g，黑大豆、煅牡蛎、芡实各12g，旱莲草4.5g，知柏八味丸9g（包煎），服3剂。四诊：尿血屡发之后，肾阴耗伤未复，脑髓虚亏；连进益肾固本之剂，精神较振，未见遗精，腰脊疼痛渐消，脉弦小，尺部少力。再予巩固其本：首乌藤30g，制女贞、桑寄生、黑大豆各12g，旱莲草4.5g，狗脊、川断肉、仙鹤草、千年健、白芍、制黄精、六味地黄丸（包煎）各9g。服药后，症状逐渐减轻，尿中红细胞逐渐减少，至12月18日，小便检查结果：红细胞（-）；此后，又间有红细胞出现；至次年3月10日以后，做多次尿常规检查，尿中红细胞均未发现。12月8日曾做肾盂造影：左肾下体病变可疑（？），次年4月，复做肾盂造影，肾盂全部显影[4]。

3.徐精诚治低热：张某，女，45岁，患慢性肾盂肾炎10余年，每年急性发作数次，每次于急性发作前必有一段时间的低热，这一病变预兆已成规律。就诊时：低热，烦躁，兼有尿频，一日八至十次，尿急，尿时尿道灼热疼痛，尿短色赤，腰酸胀，腹坠不适，头眩晕，舌苔黄腻，脉数。据证诊断为“肾阴不足，湿热下注”，即与滋阴益肾、清利湿热（组方见方证），4剂。复诊：低热退，尿已畅，尿道灼热及疼痛亦减轻，溺转淡黄，腰酸，腹坠消失，舌苔黄，仍守上方，4剂。三诊：低热复起，小便一日四至六次，尿时仍有轻度灼热，腰疼胀，舌苔浅黄，脉数，上方加鱼腥草20g、银花15g。四诊：低热又退，尿畅已无灼热疼痛感，每日小便三至四次，色淡，复与上方3剂，服后诸症消失[2]。

4.周光英治尿路感染（淋证）：钱某某，女，56岁。1周来小便频数、短涩，刺痛，伴有腰痛、耳鸣、头眩目花等症。尿常规检查：尿蛋白（++），白细胞（+++），红细胞（++）。前医曾投清热泻火、利水通淋之八正散治疗1周，症无改善，反见口干欲饮，食欲下降，舌苔薄，质红，脉弦。证属肾阴虚亏，湿热下注。治拟滋养肾阴，清下焦湿热：生地、熟地、白芍、麦冬、丹参、牛膝各9g，炙甘草、川花椒各3g，鸭跖草16g。3剂后小便频数、短涩、刺痛消失，口干好转，耳鸣、腰痛亦除，食欲增进。复查尿常规：尿蛋白、红细胞、白细胞均已转阴性。为巩固疗效，再嘱续服原方2周。其后随访未发[3]。

引用文献

［1］王少卿.中医药治疗输尿管结石2例［J］.上海中医药杂志，1966，（2）：61.
［2］徐精诚.低烧辨证论治［J］.浙江中医学院学报，1983，（6）：20.
［3］王华明等.老中医周光英运用一阴煎的经验［J］.上海中医药杂志，1983，（8）：7.
［4］严二陵.临诊医案2则［J］.上海中医药杂志，1966，（1）：32.

（六）肾阴虚炽候（肝肾湿热郁蒸变证2）

肝肾湿热证，湿热久炽于下焦，耗伤肾阴，深陷阴分，扰动精血，气为肾阴虚炽之候。杂病学家称为湿热下注，或阴虚火旺之证。以热炽下焦阴分之脉症为主，可兼见阴虚之脉症。

通称：湿热下注，阴虚火旺。

内含病例：［中医］淋浊，血精，血尿，阳强，附骨疽，瘖疮。**［西医］**慢性前列腺炎，骨膜炎，阴茎结核。

病因病机：肝肾湿热虚炽，因湿热久蕴下焦，耗伤肾阴，蕴炽于阴分，扰动精室，损伤阴络，逼血妄行，而成阴虚火炽之证。

证象组合：阴虚+阴炽+精滑+血溢

主症：【阴虚失养】症象：①头晕耳鸣。②心悸失眠，记忆力减退健忘。③精神不振。④腰酸肢软。**舌象：**舌质淡红，苔薄黄。**脉象：**脉沉弱，右寸洪大。

【阴热蕴炽】症象：①自觉身热。②心中烦热。③口干，口渴喜饮。④口中黏腻，厌食恶心。⑤尿频，小便短涩，尿道灼痛，余沥不净，小溲深黄且混。⑥大便肛门灼热，大便干。⑦前尿道龟头部痛甚，阳强易举，射精时疼痛。⑧龟头部有硬结，痛溃流少许稀黄水。⑨会阴部胀麻隐痛。⑩足胫骨肿胀，着骨疼痛，入夜尤甚，午后皮肤微红微热。**舌象：**①舌苔薄，舌质红，边尖带红。②舌苔黄腻，中心灰色。③舌苔薄腻微黄。**脉象：**①脉弦，脉弦滑。②脉小数。③脉弦细且数。

副症：【阴精不固】症象：①尿浑浊。②尿后带有败精。

【经脉失养】症象：①腰痛无力，腰脊酸楚。②睾丸坠痛。

宾症：【气化不行】症象：①小便不利。②小腹胀痛。

【络血妄行】症象：小便常有带血的精液溢出。

治则：当急清阴分之湿热，以保其阴液，兼以清滋肾阴，以助其正而救其阴；亦祛邪以匡正之法。

方症：

1.知柏八味汤加减证：许履和方[1]。养阴清热、强壮筋骨，治骨膜炎，肿胀疼痛，皮肤微红微热，并有粟状小红点，详见病案2。

炙知母、山萸肉各4.5g，川黄柏、丹皮各6g，怀山药、泽泻、茯苓、川续断（盐水炒）、怀牛膝各9g，大生地12g，炙龟板15g先煎。

2.滋阴补肾，利水渗湿方证：周光英方[2]。治前列腺炎（血精），小便有带血精溢出，腰酸肢软。详见病案3。

生地、熟地、白芍、麦冬、牛膝、丹参、桂枝、茯苓、生姜各9g，炙甘草3g，大枣6枚。

论著和讨论

1.本证候湿热下注，耗伤肾阴，蕴炽于阴分，扰动精血，其治则以清滋阴液为主，兼以清利湿热、养正除邪为法。

2.疳疮：许履和说：阴茎生疮，古代文献皆列于“疳疮”门内。现代医学有“阴茎结核”之名，大概由肝肾阴亏，湿热下注所致。临床上对前阴疾患，一般以“实证治肝”“虚证治肾”为治疗原则。治肝，即泻肝经之实火，如龙胆泻肝汤之属；治肾，即滋阴泄火，如六味丸、大补阴丸之类。从虚论治，治疗本例，获效甚显[1]。

3.附骨疽：许履和说：多生于四肢长骨，相当于现代医学所称的“骨髓炎”，对于它的治疗，大多主张温通，直至清代陈士铎《洞天奥旨》乃出清化湿热一法，主方用五神汤及化骨至神丹，至于用六味地黄汤以治疗本病，倚未见及。我们认为，肾主骨，疽生于骨，与肾脏有密切关系，如果临床出现阴虚火旺之象者，用滋肾泄火之知柏地黄汤自无不合[1]。

4.前列腺炎：薛进方说：有急、慢性之分，但多数患者常无急性阶段。临床表现：①疼痛：常有尿道疼，腰酸疼，睾丸坠痛，精索、会阴部不适。②泌尿系症状：尿频，排尿不尽，或余沥不净，或尿中夹白浊败精。③性功能紊乱；可有遗精、阳痿、早泄，或强阳，射精时疼痛。④神经官能症：常有心悸失眠，头晕耳鸣，记忆力减退，精神不振，周身无力等。用方：萆薢、生地、山药、山萸肉、茯苓各12g，益智仁、黄柏、石菖蒲、栀子、赤芍各9g，丹皮、当归、甘草各6g，泽泻4.5g。若劳累后症状明显加重，或兼睾丸坠疼，精索静脉曲张者，可加服补中益气丸。若腰疼较重，精冷清稀，体虚畏寒者，去黄柏、栀子，加服金匮肾气丸。总合诸药性能，具有清热利湿、养阴补肾、分清去浊、通淋等功用，能治劳淋，膏淋，遗精白浊，小便涩疼，余沥不净，腰疼，耳鸣头眩，心悸健忘。

5.血精（前列腺炎）：王华明说：本案肾阴亏损，虚火扰动阴血，以致精液带血。又因肾阴亏虚，湿浊瘀阻，下焦不通，以致小便频数，淋漓不畅。周老运用一阴煎中生地、熟地、麦冬、白芍滋养已亏之阴血，清泻下焦之虚火。方中加茯苓、生姜、大枣、桂枝，通阳利湿。叶天士言：“败精宿于精关，宿腐因溺强出，新者又瘀在里。经年累月，精与血并皆枯槁，势必竭绝成劳不治。”故周老用丹参、牛膝清除败精，祛瘀生新，又配杜仲补肾强腰，诸法同施，补中有攻，血精逐渐得止[1]。

病案举例

1.**丁甘仁**治谢左：淋浊积年不愈，阴分已亏，而湿热未清。肾与膀胱为表里，肾阴不足，不能潜伏元阳，致浮阳溢入膀胱，蕴成湿热。拟育阴清化，缓图功效：大生地12g，云茯苓、潼蒺藜、怀山药各9g，山萸肉、粉丹皮、福泽泻各4.5g，黄柏炭2.4g，威灵仙、熟女贞、芡实各6g，猪脊髓（酒洗）2条[3]。

2.**许履和**治钮某某，男，24岁，未婚，2月25日入院。患者经常站立工作，8个月前出现右小腿内侧发麻，继则肿胀疼痛，曾经中西医治疗1个月，肿痛未得减轻，摄片诊断为“右胫骨中下段骨膜炎”，乃来我院住院治疗。诊得右足胫骨中下段肿胀，着骨疼痛，入夜尤甚，午后皮肤微红微热，并有粟状小红点，外观胫骨粗大，全身无寒热，口渴喜饮，小溲黄少，大便2~3日一行，质干，苔薄脉弦。认证由久立伤骨，湿热下注，而成附骨疽症，内服五神汤加味以清化湿热，并先后配服小金丹、醒峒丸，并用金黄膏、紫金锭外敷，八将膏外贴，将近2个月，症状未见改善，当时舌尖红，夜来口渴，鼻燥咽干，脉细带数，因思此症不仅系湿热下注，而且阴虚有火，故从养阴清热、强壮筋骨论治，方取知柏八味汤加减（组方见方证）。10%黄连水湿敷。上法处理4日，局部疼痛即减轻，全身症状亦好转，经过1个月，诸症基本消失，但胫骨仍现粗大，嘱其出院调养，出院后仍服原方。1个月后恢复工作，疼痛未见复发。体会：本例辨证之着眼处，在午后局部微热微痛，布有粟状红疹，尤其是入夜口渴兼咽干鼻燥，舌尖红而脉细数，阴虚火旺之象显著，所以改用六味以滋阴，知柏以泄火，阴渐复，火渐降，其痛随之消失。基本痊愈出院。追访半年，未见复发[1]。

3.**周光英**治前列腺炎（血精）：刘某某，男，58岁。两年前小便频数，淋漓不畅，经某医院泌尿科检查：前列腺肥大。前列腺液化验：浅黄脓样，有黏丝，卵磷脂小体减少，上皮细胞较多，红细胞7~8个/高倍视野，白细胞8~12个/高倍视野。西医诊断为“前列腺炎”。经各种抗生素治疗，症无改善。近两月来小便常有带血的精液溢出，腰酸肢软。患者素有胃脘痛与高血压病史，现血压：180/100mmHg。口干，自觉身热，舌苔薄，舌质红，脉弦。中医辨证属肾阴亏虚，湿热下注。治拟滋阴补肾，利水渗湿（组方见方证）。治疗两周后夜尿明显减少，由原每晚四五次，减少至每晚1次。又续服上方四五剂后尿中血精基本消失，腰酸亦好转。患者一年来常用本方调理，复查：仅前列腺略肿大外，余无特殊，血压稳定[2]。

4.**薛进方**治薛某某，34岁。患者建房施工过于劳累，积劳生热，小便短涩，尿道灼痛，余沥不净，大便肛门灼热。口中黏腻，厌食恶心，头晕耳鸣，心悸失眠，记忆力减退，精神不振，阳强易举，射精时疼痛，会阴部胀麻隐痛，腰痛无力，睾丸坠痛。休息时减轻，劳累后加重。诊见：舌苔黄腻，中心灰色，脉沉弱。西医检查：细菌培养为埃希菌，前列腺液白细胞（++），药物敏感试验，高度敏感药物红霉素、庆大霉素、卡那霉素，诊为慢性前列腺炎。用西药20余天无效，改服中药，曾用龙胆泻肝汤、八正散，拟萆薢分清饮，共服50余剂均不见效。后用本方加服补中益气丸。10剂症减，20剂症好转，30剂诸症若失。

5.李洪成治侯某某，男，30岁，1998年3月8日，腰痛不能俯仰，舌干边尖红，苔黄腻，脉滑，龙胆泻肝汤加减：柴胡、龙胆草、黄柏各10g，生地、赤芍、焦栀各12g，当归、黄连、木通、酒军、生甘草各6g，车前子、茯苓、虎杖各15g。药后症状好转，原有遗精腰酸，拟方：熟地、茯苓、金樱子、黄芪各15g，生地、菟丝子、怀山药、芡实、丹皮、车前子、虎杖各12g，山萸、泽泻、黄柏、知母、生白术各10g。7剂。症状大减，服知柏地黄丸调养。

引用文献

[1] 许履和.六味地黄汤运用于外科临床的经验体会[J].江苏中医，1966，(7)：36.
[2] 王华明等.老中医周光英运用一阴煎的经验[J].上海中医药杂志，1983，(8)：8.
[3] 沈仲理.丁甘仁临证医集[M].上海：上海中医药大学出版社.2000：182.

第六章　燥证门（16证74候）

【关键词】外燥，内燥，虚燥，温燥，燥热，风燥，凉燥，燥热，燥火，燥痰，燥湿。

燥证有内外之分，**外燥**为实证，外感燥邪为病，为秋令之时气；**内燥**为虚证，为脏腑津液精血不足以濡养，以致燥气内起，为虚证，故通称为**虚燥**。外感燥邪，以秋令为主，然久旱无雨，气候干燥，感受之者，亦属燥邪。初秋炎暑始退，气尚温热，感之即为**温燥**、**燥热**；深秋初凉，风中挟燥，感之称为**风燥**、**凉燥**；夏月久旱无雨，赤地千里，无湿可蒸，虽为暑热，不兼湿浊，亦属燥热之例。此外尚有伏燥一证，系由秋伤于燥，未即发病，蕴伏于肺，至冬春而发者。

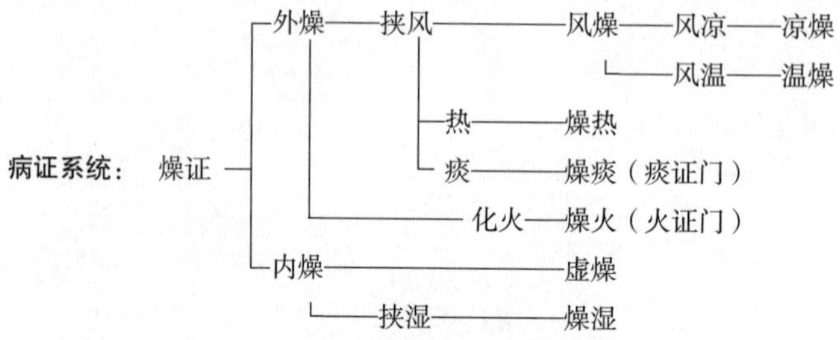

图3-6-1　燥证门证候结构图

古人对燥的属性有两种说法，如雷少逸云："深秋燥令气行，人体肺金应之，肌肤干槁而燥，乃火令无权，故燥属凉，谓属热者非矣……燥气侵表，病在乎肺，入里病在肠胃，其余肝燥肾燥，血枯虚燥，皆属内伤之病。"[1] 但古人又有"水流湿，火就燥"之说，认为燥为阳邪。可知，诸燥病传化多为火化，而无水化之变，其传化为：凉→温→热→火，决无逆转之传。其实，如费伯雄说的："立秋以后，湿气去而燥气来。"[2] 系久旱无雨引起的燥，天气并不寒冷，是为**温燥**。这应该是"火就燥"，无水而燥；还有一种，就是深秋以后的干燥，因为气温冷，水凝结了，如北方冬季的"干冷"，这便是**凉燥**。俞根初曰："秋深初凉，西风肃杀，感之者多病风燥，此属燥凉，较严冬风寒为轻。若久晴无雨，秋阳以曝，感之者，多病温燥，此属燥热，较暮春风温为重。"[3]

对人而言，尚有**内燥**一说。内燥为虚，起之于渐，或在病后，或久病之中，或酒色过度，或失血过多，亦有过服温燥，在上则为津气、气液之虚，在中则为气血之虚，在下则为精血之枯，统称虚燥。如兼有内湿，则为燥湿共处，虚实夹杂之**燥湿**证。如伏暑秋燥，以夏月受暑不发，至秋感秋燥而发病，肺燥脾湿，滋润肺燥，则腻滞脾湿；燥利脾湿，又耗津助燥。

燥证之治，总当以濡润为法，古云："火就燥"，燥者干燥之谓，必以水湿滋润之，以除其燥，此其大法。治燥证，当保津而勿伤津，汗、吐、下等攻邪之法，均在所忌。举凡温燥香烈，亦非燥证所宜，均在禁例。

第一节　风燥证类（1证4候）

风燥，系风、燥合邪之病，即风中夹燥以伤人为病。秋深初凉，多为风寒夹燥，通称为凉燥，故古人谓"燥为次寒"。若风温、风热挟燥，则称之为温燥。故风燥之病，即指凉燥，其病在上焦，风伤于上，燥亦从上受，且风喜郁表，故风燥之病，以肺卫之证为主。致其传化，以风为阳邪，燥邪从火，风燥势必转温化火。故风燥不解，必转温化热，而转为温燥、燥热之证，由上焦而渐及中焦。

风燥之治，总当疏风润燥为法，何廉臣曰："治宜祛风润燥"[3]，然风寒尚重者，宜辛温而疏之，辛苦以润之；风渐化热，或风中挟热者，宜辛凉以疏之，甘凉以润之。

一、肺卫风燥证（风燥证本病）（4候）

肺卫风燥证，为外感风邪挟燥之证，发于秋令。发于初秋，天气高热之时，则为风热挟燥，亦称温燥；发于深秋气凉之时，则为风寒挟燥，通称凉燥，总属风中挟燥之证，故通称为风燥。风邪外受，必伤于卫，燥邪上受，则多伤于肺。伤于卫者与伤风证相类，唯兼有燥象，故又称为伤风夹燥；伤于肺者，则直称风燥犯肺。

肺卫风燥证，风邪偏重者，则郁遏卫气，是为表证；燥邪偏重者，则多郁伤肺气，是为里证；风燥并重者，则郁遏上焦清阳之气，而为表里兼见之证。致其传变，以风为阳邪，燥亦从火，风燥不解，易于化热，而为郁蒸、蕴蒸之证。甚则耗伤肺气肺津，而为气液两伤之虚实夹杂之证。

风邪伤于上焦，治则总宜疏风润燥为主。何廉臣曰“宜用辛凉甘润，清宣气机”[3]为法。叶天士亦云：“清邪中上，当以辛凉清润，不可表汗，以伤津液。”[4]风寒挟燥，风寒尚重者，治法又当温而润之，何拯华曰：“温润以开通上焦，上焦得通，则燥自解。”[5]然若风渐化热，或风热夹燥者，自当以甘凉清润之法为宜，即叶天士“当用轻药，以清上焦”[4]之法。叶氏云：“初起治肺为急，当以辛凉甘润之方，气燥自平而愈。”[3]

证候别称：燥伤于上，风燥犯肺，伤风夹燥，凉燥犯卫，燥热伤肺，邪烁肺阴，温邪上伏，风温干肺化燥，风邪郁蒸化燥。

病名：［中医］伤风夹燥，感冒，凉燥，风燥，温燥，阴虚温邪，冬温入肺，风温化燥，秋暑燥气，咳嗽，燥咳，喘咳，失音。

证候系统：详见图3-6-2。

本证————清气失宣候、肺气失宣候

转证————卫气失宣候、清气郁遏候、清阳郁遏候

变证————清气郁蒸候、气液郁蒸候、清气蕴蒸候、肺失清肃候

图3-6-2 肺卫风燥证证候结构图

引用文献

［1］雷丰.时病论［M］.北京：人民卫生出版社，1964：108，109.

［2］张元凯，时雨苍，杨伯棠，等.孟河四家医集［M］.南京：江苏科学技术出版社，1985：30.

［3］俞根初.重订通俗伤寒论［M］.上海：上海科学技术出版社，1959：258，263，264，324.

［4］叶天士.临证指南医案［M］.上海：上海卫生出版社，1958：56，58.

［5］何廉臣.重印全国名医验案类编［M］.上海：上海科学技术出版社，1959：183.

（一）肺气失宣候（肺卫风燥本证）

肺卫风燥证，初感风燥之邪，由口鼻上受，郁遏于肺气，致肺失宣降之权，是为肺气失宣之候。时病学家称为风燥犯肺之证，为风燥之初期见证。见症以肺气失其宣降之脉症为主。

通称：风燥犯肺。

内含病例：［中医］燥咳。［西医］哮喘性支气管炎。

病因病机：肺卫风燥郁遏，或因感秋令风燥，或风温、风热郁久化燥，蕴于肺络，伤津耗液，致清肃不行，宣降失司而成“金寒水冷”之候。

证象组合：气郁+清窍

主症：【气机不宣】症象：①咳嗽痰黏，咳嗽阵作，痰少。②周身酸痛。③纳少口干。④形寒。**舌象：**①舌尖红。②舌红苔白腻。**脉象：**①脉浮滑。②脉小滑。

副症：【气机不降】症象：咳嗽气急，不能平卧。

宾症：【清窍不宣】症象：喉痒。①口燥。②声哑、喉咙焦燥。③耳胀，耳内时鸣。④喉际汩汩有声。

治则：当以祛风润燥为法，风去则甘缓柔以清燥。

方证

1.温润辛金法证：雷少逸方[1]。治无痰干咳，喉痒胁疼。详见论著。

蜜炒紫菀、蒸百部、蜜陈皮各3g，松子9g，款冬花4.5g，叭达杏仁（去皮尖）6g，加冰糖15g为引。

2.三拗汤加味证：黄文东方[2]。治肺燥感寒，气失清肃而咳嗽阵作，痰少，形寒口燥，详见病案1。

炙麻黄2.4g，杏仁、苏子、蒸百部、前胡、清炙枇杷叶（包）各9g，生甘草4.5g，炙紫菀12g，炙白前、炙款冬各6g。

3.杏仁桑叶汤证：黄文东方[2]。治哮喘性支气管炎，咳嗽气急，不能平卧，周身酸痛，详见病案1。

黄芩、陈皮、生甘草各4.5g，杏仁、前胡、桑叶、桑白皮、百部各9g，炙紫菀、海蛤壳各15g。

论著和讨论：本证候风燥内犯肺卫，肺失清肃，宣降失常，即雷少逸所谓：“秋分之后，先伤乎燥，燥气内侵乎肺，当时未发，交闭藏之令乃发，斯为金寒水冷之咳，斯为金寒水冷之咳也。前论秋燥条中，是为燥之新邪；此论干咳，是为燥之伏气。其症咳逆乏痰，即有痰亦清稀而少，喉间干痒，咳甚则胸胁引疼，脉沉而劲，舌苔白薄而

少津，当用温润辛金法治之（组方见方证）。如胸胁痛者，可加旋覆、橘络；咳逆艰难者，再加松子、款冬。”[1]故治则当本上燥治气之旨，遵叶天士所云“上焦不肃，用微苦辛以宣通”，祛风润燥。然风凉尚重者，则当兼温宣肺气，即雷少逸所主之温润辛金之法。

病案举例

1.黄文东治李某某，女，28岁。由于肺燥感寒，气失清肃，而咳嗽阵作，痰少，形寒口燥，已经1个月，用散寒清肺、顺气化痰之法而治愈。后因感冒，阵咳又作，仍以上法，宣肃同用（组方见方证）。上方出入，共服6剂，咳嗽即止[2]。

又治哮喘性支气管炎：张某某，男，32岁，咳嗽时发已10余年，每秋冬加剧，咳嗽气急，不能平卧，周身酸痛，纳少口干，舌红，脉小滑。肺燥受寒，气失清肃，发作已有月余，外邪未彻，燥痰留恋肺络，治以清肺散寒，治咳平喘之法（组方见方证）[2]。

2.萧龙友治风热喘咳：齐执中，男，60岁，近日因感风热化痰，成为喘咳，或不能起行，亦不安卧，耳内时鸣，喉际汩汩有声。法当从事清降：南沙参、天花粉、苦杏仁、苦桔梗、真郁金、甘草、知母、贝母各9g，薄荷梗、西防风、半夏曲、生姜各6g，灵磁石（先煎）、云茯苓块12g，鲜荷梗1尺。二诊：服前方多剂，病去八九。但痰尚未尽，耳鸣未减，肝胃有热，肺气尚虚，法当从本治：南沙参、天花粉、云茯苓、灵磁石（先煎）各12g，苦杏仁、苦桔梗、京贝母、甘枸杞、干生地各9g，嫩白前、肥知母、甘菊花各6g，生甘草3g[3]。

引用文献

［1］雷丰.时病论［M］.北京：人民卫生出版社，1964：119.

［2］上海龙华医院.黄文东医案［M］.上海：上海人民出版社，1977：1，6.

［3］萧龙友等.现代医案选（第五辑）［M］.北京：人民卫生出版社，2008：238.

（二）清阳郁遏候（肺卫风燥转证）

肺卫风燥证，风燥受之于外，风凉偏重，郁遏上焦清阳之气，不得宣展于内外，是为清阳郁遏之候。时病学家通称为凉燥犯卫之证，为燥病之表郁重证。见症以表阳郁遏之脉症为主，但可兼见燥郁上焦之症象。

通称：凉燥犯卫。

内含病例：［中医］凉燥。

病因病机：肺卫风燥郁遏，因凉燥风燥上干肺卫，清阳不司宣展，内郁胸中，不得上达空窍，外发腠理，气机失其宣降，即何廉臣所谓“卫气失和，津液凝涩”[1]之候。

证象组合：阳郁+表郁+气郁

主症：**【阳气不宣】症象**：畏寒。**舌象**：苔薄白干。

【腠理不宣】症象：①无汗。②身热。③肌肤干燥。**脉象**：①脉右浮涩滑。②脉右弦涩。

【气机不宣】症象：①胸满。②咳嗽。③干咳连声。

副症：**【清空不宣】症象**：头胀痛。

【气机不降】症象：气逆。

宾症：**【清窍不宣】症象**：①鼻塞。②唇燥咽干。

【经气不宣】症象：骨节疼痛。

治则：温润以宣通上焦清阳之气为主，清阳得以宣展于内外，则表里之证可解。

方证

1.苦温平燥法证：雷少逸方[2]。治燥气侵表，头微痛，畏寒无汗，鼻塞咳嗽。《内经》云：燥淫所胜，平以苦温，佐以酸辛。

杏仁9g，陈皮、荆芥穗、前胡、桔梗各4.5g，苏叶、蜜桂枝、酒白芍各3g。

2.香苏葱豉汤加减证：何拯华方[3]。温润以开通上焦，上焦得通，则凉燥自解。详见病案2。

光杏仁、紫菀、淡香豉各9g，鲜葱白4枚，苏叶梗、新会皮、前胡、炙百部各4.5g，桔梗3g，炙甘草1.8g。

论著和讨论

本证候风凉夹燥，上干肺卫清阳之分，气机失其宣降，俞根初说：“凉燥犯肺者，初起头痛身热，恶寒无汗，鼻鸣而塞，状类风寒，唯唇燥嗌干，干咳连声，胸满气逆，两胁窜疼，皮肤干痛，舌苔白薄而干，扪之戟手，温燥伤肺者，初起头疼身热，干咳无痰，即咯痰多稀而黏，气逆而喘，咽喉干痛，鼻干唇燥，胸懑胁疼，心烦口渴，舌苔白薄而燥，边尖俱红。”[1]治则以宣通上焦清阳为主，即何廉臣所主：“凉燥初起，宜用辛润，开达气机为君，如杏仁、牛蒡、葱白、豆豉、前胡、桔梗之属，寒重者，加以温润，如蔻仁、橘红、生姜、红枣皮之属；邪机闭遏，在上焦，咳嗽胸懑，痰黏气逆者，加以通润，宣畅上气，如远志、苏子、紫菀、百部之属。”[1] 何拯华曰：“遵经旨以苦温为君，佐以辛甘，温润以开通上焦，上焦得通，则燥自解。”[3]

病案举例

1.郑惠中治风燥伤卫案：陈汉山，年24岁，立冬前西风肃杀，燥气流行，感其胜气而发病。头胀微痛，畏寒无汗，鼻塞咳嗽，气逆胸懑，身热唇燥，肌肤干槁。脉右浮滑，左弦涩，舌苔白薄，弦则为风，涩则为燥，滑则为痰。脉症相参，乃感秋凉之燥风，即徐洄溪所谓病有因风而燥者，宜兼治风是也。《内经》谓燥淫所胜，平以苦温，佐以酸辛。故以杏仁之微苦温润为君，生白芍之微酸，桂枝木之微辛为臣，时至秋燥，每多咳逆，故佐前、桔以宣肺，使蜜枣以润肺，肺气宣畅，则燥气自然外解矣：光杏仁9g，生白芍4.5g，桂枝木2.4g，前胡6g，苦桔梗3g，蜜枣1枚（劈）。次诊：连进2剂，鼻塞通而头痛止，微汗出而寒热除，唯咳嗽胸懑依然，脉左虽柔，右仍浮滑，此燥邪不去，则肺不清，肺不清，则咳闷不止。治以疏肺消痰，仿程氏止嗽散加减：甜杏仁（去皮）、紫菀各9g，蜜炙橘红3g，蜜枣1枚（劈），炒瓜蒌皮6g，蜜炙百部、苏子各4.5g，金橘脯2枚（切片）。3剂后，咳嗽大减，胸懑亦除，寝食精神复旧。后以橘红、麦冬泡汤代茶，辛以通气，甘以润肺，忌口一旬，调理而痊[3]。

2.何拯华治凉燥犯肺：单增康，年36岁，秋深初凉，西风肃杀，适感风燥而发病。初起头痛身热，恶寒无汗，鼻鸣而塞，状类风寒，唯唇燥咽干，干咳连声，胸满气逆，两胁窜疼，皮肤干痛。脉右浮涩，左弦紧，舌苔白薄而干，扪之戟手，此《内经》所谓“大凉肃杀，华英改容，胸中不便，嗌塞而咳”是也。遵经旨以苦温为君，佐以辛甘，香苏葱豉汤去香附，加杏仁、百部、紫菀、前胡、桔梗等，温润以开通上焦，上焦得通，则凉燥自解（组方见方证）。次诊：2剂后，周身津津微汗，寒热已除，胁痛亦减。唯咳嗽不止，痰多气逆，胸前满闷，大便燥结，脉右浮滑，左手弦紧已除，舌苔转为滑白，此肺气之膹郁，虽已开通，而胸腹之伏邪，尚多闭遏也。治以辛滑通润，流利气机，气机一通，大便自解。用五仁橘皮汤加蒌、薤：甜杏仁（去皮杵）、瓜蒌仁（杵）各12g，柏子仁（杵）、松子仁（去皮杵）各9g，生姜1.2g，拌捣全瓜蒌15g，干薤白（捣）6g，蜜炙橘红3g。1剂而便通咳减，再剂而痰少气平，后用清金止嗽膏，日服2瓢，调养数日而痊。附清金止嗽膏方：藕汁、梨汁各120g，姜汁、萝卜汁、白蜜各90g，杏仁（去皮）、川贝（去心）各60g，瓷瓶内炭火熬膏，不时噙化[3]。

引用文献

［1］俞根初.重订通俗伤寒论［M］.上海：上海科学技术出版社，1959：258，263.
［2］雷丰.时病论［M］.北京：人民卫生出版社，1964：111.
［3］何廉臣.重印全国名医验案类编［M］.上海：上海科学技术出版社，1959：183，184.

（三）气液郁蒸候（肺卫风燥变证1）

肺卫风燥证，燥热偏重，耗伤气液，而风邪尚郁于外，而成气液郁蒸之候。为虚实夹杂之燥证。其见症虽以津液消灼之症象为主，但仍可见表郁与上焦气郁之症象。

通称：燥伤津气。

内含病例：［中医］温燥。

病因病机：肺卫风燥虚郁，因风燥郁蒸，燥热偏重，伤耗肺气肺津，气液已伤，而风邪尚郁，表气失展，腠理不宣；肺气郁遏，宣降失职，而成虚夹郁蒸之证。

证象组合：液灼+气虚+表郁+气郁

主症：【津液消灼】症象：①干咳无痰。②痰稀而黏。③唇干口燥。④心烦口渴，渴欲饮水。⑤鼻衄鲜红，⑥溲少便艰。**舌象：**①舌白薄而燥边尖红。②舌红苔薄黄。**脉象：**细数。

【气虚不充】症象：精神昏倦。**脉象：**脉虚。

【腠理不宣】症象：①寒热，身热。②头痛。

副症：【清窍不利】症象：①咽喉干痛。②鼻干唇燥。③咳嗽音嘶，燥气上逼肺卫。

【气机不宣】症象：胸满胁痛。

宾症：【气机不降】症象：气逆而喘。

治则：虽当以清燥救液为主，但仍当佐以轻宣达邪之品，以解其郁遏。

方证

加减清燥救肺汤证：《通俗伤寒论》方[1]。适用于头痛身热，心烦口渴，鼻干唇燥，干咳无痰，即咯痰亦多稀而黏，甚或带血，气逆而喘，咽喉干痛，声音嘶嗄，脉细数，舌边尖红，苔白薄而燥。详见论著。

冬桑叶9g，杏仁6g，冰糖水炒石膏、麦冬、柿霜、南沙参各4.5g，生甘草2.4g，鸡蛋白2枚，秋梨皮15g。

论著和讨论

本证候因风燥内蕴，风郁不宣，热蒸伤气耗液，虚而夹实之证，其治则当以清燥生津增液为主，佐以轻宣郁遏之品，即俞根初说："若久晴无雨，秋阳以曝，感之者多病温燥。此属燥热，较暮春风温为重。然间有夹暑湿内伏而发。温燥伤肺者，初起头疼身热，干咳无痰，即咯痰多稀而黏，气逆而喘，咽喉干痛，鼻干唇燥，胸懑胁疼，心烦口渴，舌苔白薄而燥，边尖俱红。以辛凉为君，佐以苦甘，清燥救肺汤加减（组方见方证）。气喘者加蜜炙苏子6g，鲜柏子仁9g，鲜茅根15g；痰多者加川贝9g，淡竹沥（冲）2瓢，瓜蒌仁（杵）15g；胸闷者加梨汁2瓢，广郁金汁4匙；呕逆者加芦根汁2瓢，鲜淡竹茹12g，炒黄枇杷叶30g，凉润以清肃上焦。"[1]

病案举例

1.叶天士治陆，秋暑燥气上受，先干于肺，令人咳热。此为清邪中上，当以辛凉清润，不可表汗，以伤津液：青竹叶、连翘、天花粉、杏仁、象贝、六一散。又：脉右大，瘅热无寒。暑郁在肺，当清气热，佐以宣通营卫：桂枝白虎汤加麦冬。又：热止，脉右数，咳不已：知母、生甘草、麦冬、沙参、炒川贝母、竹叶[2]。

又治陆，偏冷偏热，肺气不和，则上焦不肃，用微苦辛以宣通：薄荷梗、桑叶、象贝母、杏仁、沙参、黑山栀[2]。

又治某，脉右大，痦咳寐安，病在气分：桑叶、川贝母、知母、地骨皮、梨汁、蔗浆，熬膏[2]。

又治陈（半岁），冬温入肺，胶痰化热，因未纳谷之身，不可重药消痰通利：炒麦冬、桑叶、大沙参、甜杏仁、地骨皮[2]。

2.高令山治李姓，女，19岁，初春多风干寒，离沪返乡，一路劳累，随感燥邪，始觉头痛，稍伴寒热，咳嗽无痰，咽干喉痛，唇干口燥，渴欲饮水，鼻衄鲜红，溲少便艰，舌红苔薄黄，脉细数，燥邪迫金，液伤肺燥，当养阴清肺、润燥止咳，仿清燥救肺汤化裁：北沙参、寸麦冬、玉竹、川石斛、阿胶珠、玄参各9g，枇杷叶12g，鲜芦根30g，川贝粉（吞）、生甘草各3g，4剂愈[3]。

引用文献

［1］俞根初.重订通俗伤寒论［M］.上海：上海科学技术出版社，1959：258，260.
［2］叶天士.临证指南医案［M］.上海：上海卫生出版社，1958：56，59，221，249.
［3］高令山.咳嗽的辨证施治［J］.上海中医药杂志，1965，(6)：16.

（四）肺失清肃候（肺卫风燥变证2）

肺卫风燥证，风燥久蕴上焦，耗损肺中津液，肺气失其清肃之常，是为肺失清肃之候。时病学家称为燥热伤肺、邪烁肺阴之证。以燥热蒸灼肺津脉症为主，兼肺气升降失常之症象。

通称：燥热伤肺，邪烁肺阴。

内含病例：［中医］燥咳，阴虚风温。

病因病机：肺卫风燥蕴蒸，因风燥内蕴，灼伤肺中津液，震动肺络，扰动络血，肺气失其清肃之令，为燥蒸津伤之证。

证象组合：津伤+气热+气郁+血溢

主症：**【津液消灼】症象**：①咳吐黏痰，痰黏稠，咳痰吐稠黄。②大便不爽，大便难。**舌象**：舌绛津少。**脉象**：脉虚涩。

【气机不宣】症象：①胸痞，干咳。②胸胁引痛。③咳痰清稀而少。**舌象**：苔薄白少津。**脉象**：脉沉劲，浮滑。

副症：**【清窍不利】症象**：①咽干，咽痒。②喉间干咳。③咽痛晡甚。④声嘶哑干。

【津气蕴蒸】症象：①夜热。②头剧痛。③头胀。**脉象**：①寸关脉大，脉右大。②小滑。③脉右坚。

宾症：**【络血妄行】症象**：①咳血。②痰中夹血，日轻夜重。

【气机不降】症象：①咳呛上气。②喘不能卧。

治则：当遵叶天士上燥治气之旨，以清肃肺气为主，清润肺燥，以救肺津；宣降肺气，调其升降。

方证

1.立止咳血膏证：何幼廉方[1]。治寻常咳血妄行。每服一小匙，日二夜一，空心服，十日即愈。如久病损肺咳血，五更服此，上下午服琼玉膏，一月亦愈。

剪草一斤，地锦二斤，野百合、黑木耳、白及、没石子各一两，鲜藕节二两，鲜枇杷叶去毛筋净、鲜刮淡竹茹、鲜茭白根各八两，先煎去渣，滤净，入净白蜜一斤，奎冰糖八两，煎浓成膏。

2.清宣滋润法证：赖良蒲方[2]。治呛咳甚剧，有时痰中带血，声音嘶嗄，大便燥结，详见病案7。

杏仁、连翘、桑叶、紫菀、牛蒡子、菊花各6g，薄荷、桔梗各4.5g，玉竹15g，天门冬、瓜蒌仁各9g，生甘草3g。

论著和讨论

本证候风燥内蕴于肺，耗伤肺中津液，扰动血络，气失清肃，其治则当清肺润燥、宣降肺气为法。何廉臣说："素饮烧酒，及吸水旱烟过多，一经风燥犯肺，干咳失血者。治宜祛风润燥，清燥救肺汤、桑杏蒌贝汤二方增减。止血加地锦、藕节；清火加枯黄芩、寸麦冬；降痰加竹沥、梨汁；降气加白前、蜜炙苏子；补血加生地、鲜藕。继用胡氏保肺雪梨膏（雪梨60枚压取汁20杯，生地、白茅根、生藕合取汁10杯，白萝卜、麦冬、荸荠合取汁5杯，再入白蜜1斤，饴糖8两，竹沥1杯，柿霜30g，熬成膏，每饭后及临卧取汁1杯，冲开水服之。并治肺痿失血，肺痈大势已退，余热未除，多服自愈。须痛戒烟酒方除根。胡在兹先生方）。终用参燕麦冬汤（北沙参、麦冬各9g，光燕条3g，奎冰糖12g）清补肺脏以善后。"[1]"如咳犹不止，痰中兼有血丝血珠者，防变肺痿、肺痨，宜早服吴氏宁嗽丸（南沙参、桑叶、薄荷、川贝母、前胡、茯苓、甜杏仁、竹沥半夏各60g，苏子、橘红各30g，生薏苡仁90g，炙甘草15g，各研细末，用川石斛30g、生谷芽60g，煎汤法丸，每服6~9g）。夜服五汁猪肺丸（雄猪肺一具去筋膜，藕汁、蔗汁、梨汁、茅根汁、百合汁各1碗代水，将猪肺入白砂罐内煮烂滤去渣，再将肺之浓汁煎成如膏，量加白莲粉、薏苡仁粉、粳米粉、川贝末、人乳共捣为丸，每服6~9g）。清金保肺，止嗽宁血以除根。"[1]"感秋燥而伤肺，烁津液而化黏痰，当用辛凉润剂，陆氏桑杏蒌贝汤加减，或用五汁饮：鲜竹沥、梨汁、莱菔汁各2瓢，鲜石菖蒲汁1小匙，薄荷油3滴，重汤炖温服。"[1]

病案举例

1.**叶天士**治某二五，邪烁肺阴，咳嗽咽痛，晡甚：玉竹、南沙参、冬桑叶、川石斛、玄参、青蔗浆。

又治戎，咽阻咳呛，两月来声音渐低，按脉右坚，是冷热伤肺：生鸡子白、桑叶、玉竹、沙参、麦冬、甜杏仁[2]。

又治邱，向来阳气不充，得温补每每奏效。近因劳烦，令阳气弛张，致风温过肺卫以扰心营，欲咳心中先痒，痰中偶带血点。不必过投沉降清散，以辛甘凉理上燥，清络热，蔬食安闲，旬日可安（风温化燥）：冬桑叶、玉竹、大沙参、甜杏仁、生甘草、薏苡仁。糯米汤煎[2]。

又治陆二三，阴虚体质，风温咳嗽，苦辛开泄肺气加病，今舌咽干燥，思得凉饮，药劫胃津，无以上供。先以甘凉，令其胃喜。仿经义虚则补其母：桑叶、玉竹、生甘草、麦冬（元米炒）、白沙参、蔗浆[2]。

又治陈二三，阴虚温邪，甘寒清上（阴虚感温邪）：白沙参、甜杏仁、玉竹、冬桑叶、南花粉、生甘草[2]。

2.**赖良蒲**治燥咳：苏某某，女，64岁，季夏，呛咳上气，声嘶嗌干，痰中夹血，日轻夜重。倚息不得卧，伴有头剧痛、大便难，历时月余。脉象两尺虚涩、寸关俱大、舌绛津少、食欲不振。诊断：风热郁久化燥，肺失清肃之令。疗法：叶香岩以上燥治气，下燥治血立法，兹师其意。处方：沙参12g，天门冬、麦门冬、瓜蒌仁、杏仁、紫菀、枇杷叶各9g，桑叶、菊花各6g，生甘草3g，水煎服。服3剂后，头痛止、咳嗽减、可安枕卧、知饥加餐、已得更衣，按原法加减主之：北沙参12g，怀山药、天门冬、黑芝麻、栝楼实各9g，牛蒡子、百部、杏仁、苏子各6g，生甘草3g，水煎服。连服4剂，咳减十分之七，痰中血净、大便通畅、脉象冲和、舌润津生、夜能安卧，改投补土生金、养营滋燥之品善后：玉竹12g，生地黄、天门冬、怀山药、当归、白芍、茯苓各9g，牛蒡子、紫菀、料豆衣各6g，水煎服。自按：风热灼伤气分，津液不布，郁而生燥，水精不下，故便结如栗，治以清肃上焦，则肺窍得开，而大便自行，源头得清而末流亦洁矣[3]。

又治燥咳：周某某，男，32岁，仲秋，呛咳甚剧，有时痰中带血，声音嘶嗄，大便燥结，脉象细数，舌苔干燥。诊断：燥邪伤及肺阴，医作痨治益剧；舍脉从症，参合时令辨析，病因属燥，非损证也。议用清宣滋润法（组方见方证），水煎服。4剂减轻，原方去连翘、菊花、牛蒡子、桑叶，加马兜铃3g，芦根12g，冬瓜子6g，6剂痊愈。自按：《素问》曰："燥化于天，热反胜之，治以辛凉，佐以苦甘。"喻嘉言及叶天士皆有"燥气化火"之论，药用辛凉甘润，今本此旨[3]。

3.**何廉臣**治马左，肺燥，咽干，咳吐黏痰，胸痞，治宜清润：甜杏仁、广郁金、紫菀各9g，冬桑叶、白前各6g，杜马兜铃、瓜蒌皮、炙枳壳各4.5g，冬瓜子12g[4]。

引用文献

[1] 俞根初.重订通俗伤寒论[M].上海：上海科学技术出版社，1959：310，324.
[2] 叶天士.临证指南医案[M].上海：上海卫生出版社，1958：53，59，249.
[3] 赖良蒲.蒲园医案[M].南昌：江西人民出版社，1965：89，91.
[4] 萧龙友等.现代医案选（第五辑）[M].北京：人民卫生出版社，2008：120.

第二节 温燥证类（1证5候）

温燥者，燥而温，温、燥合邪之病。为秋初气温，燥邪流行，感之为温燥之病。风燥不解，化温化热，风去燥存，亦可转为温燥之证。温燥为燥而温，燥热为燥而热，故温燥轻而燥热重，然温燥不解，亦易化热而转为燥热之证。温燥为阳邪，先伤于上，肺先受之，必耗伤肺津，肺津原于胃中水谷精气，肺津伤必累及于胃液，故温燥多肺胃之证。病虽在上，已累及中焦，为上中二焦之证。

一、肺胃温燥证（温燥证本病）（5候）

肺胃温燥证，系燥挟温热之证，较温热证则轻，较风燥证则重。风燥可以化热传为温燥，而温燥化热，亦可转为燥热。与风热挟燥之风燥，亦称温燥者有别。其病多发于秋初，气候温热之时，秋温挟秋燥而发为温燥之证；或由秋温或由风燥，过投辛散，耗伤津液而化燥者，亦可转为肺胃温燥之症。

温燥伤及肺胃，先耗其肺津胃液，致胃不能行水津于肺，则肺气更燥；肺乏津液以敷布，则无雾露之溉，是故温燥虽伤于上中肺胃，而其病变却在于肺之津气，致肺失肃降之权，继则耗及胃液，若再延误失治，终必伤及阴液，急则可转发为白喉等危急重证，缓则可转变为肺痿、肺痨，遂入损门。

肺胃温燥证，温燥虽伤于上中肺胃，而发病则多现于肺脏，古人所谓“燥伤肺”。故其治则当以清肺润燥为主，即叶天士所谓“甘寒润降以肃肺金”之法。俞根初曰：“甘润佐辛润，化气生津以活痰”[1]，巢崇山亦云：“火浮于上，清肃不行，急清肃上中，豁痰润燥。”[2]

证候别称：燥热上郁，燥痰上逆，温燥伤肺，肺燥咳嗽，风温化燥，燥伤肺胃，阴虚伏热，热劫阴液。

病名：［中医］温燥，燥咳，久咳，气喘，温毒喉蛾，白喉，阴虚咽痛，麻后喘，太阴伏暑，久热。

证候系统：详见图3-6-3。

本证————清气失宁候、肺失宣降候

转证————清气蕴蒸候、肺失清肃候、气液虚逆候

变证————气阴蕴蒸候、气阴消灼候、阴液消灼候

图3-6-3 肺胃温燥证证候结构图

引用文献

［1］俞根初.重订通俗伤寒论［M］.上海：上海科学技术出版社，1959：260.

［2］秦伯未.清代名医医案精华［M］.北京：人民卫生出版社，2006：470.

（一）清气失宁候（肺胃温燥本证）

肺胃温燥证，温燥上受，吸自口鼻，上干清道，扰乱上焦清气，是为清气失宁之候。叶天士谓为燥热上郁之证。其见症以清窍症象显明，但必兼见燥热蕴蒸之脉症。

通称：燥热上郁。

内含病例：［中医］温毒喉蛾。［西医］化脓性扁桃体炎，滤泡增生。

病因病机：肺胃温燥蕴逆，因温燥受自口鼻，蕴于上焦，肺津受其熏蒸，扰乱上焦清气，上干清道，逆于清空，而成温燥蕴蒸，燥热上郁之轻证。

证象组合：气蒸+空窍不利

主症：**【津气蕴蒸】症象**：①恶寒壮热。②口干，口气秽臭。③大便不通。**舌象**：苔黄腻。**脉象**：脉浮数。

副症：**【清空不宁】舌象**：舌白。

宾症：**【清窍不利】症象**：①咳嗽无痰，咳甚胸部作痛。②两侧喉蛾焮红肿痛，并有腐点，吞咽困难，胸闷不舒。③咽喉壁黏膜有红色颗粒簇聚。

治则：当甘凉以润燥清肺为主，佐以轻清宣肺之品，以达其郁。

方证

清咽宁咳法证：汤承祖方[1]。治滤泡增生，虚火上升郁于咽喉，咳嗽月余无痰，咳甚胸部作痛，咽喉壁黏膜有红色颗粒簇聚，详见病案1。

润玄参12g，桔梗、射干、金果榄、丹皮各6g，山豆根、挂金灯、赤芍、瓜蒌皮各9g，甘草4.5g。

论著和讨论

本证候温燥上郁，扰于清道，蒸及肺津，治则当以清燥润肺为主，佐以轻宣肺气以达其邪。陆文彬说："《温病条辨·上焦篇》论：'温毒咽痛喉肿'之病机谓'少阴主君火，少阳主相火，相济为灾……治法总不能出李东垣普济消毒饮之外，其方之妙，妙在以凉膈散为主'，近贤丁甘仁论本病则因'肺胃有热'，'风温（热）、疫疠之邪，引动肝胆之火'。盖以咽喉为肺胃之门户，肺胃热而内关白腐、咽喉肿痛、苔黄腻，风温热毒壅肺，故恶寒、壮热而脉浮数。本案用薄荷、菊花、牛蒡、前胡，疏风散热；玄参、麦冬、板蓝根、连翘、桔梗，清肺胃而利咽喉；瓜蒌、贝母，涤痰热而散结。因取清热解毒，宣肺散结，俾轻可去实也。与近人张公让治喉蛾经验方（玄参、薄荷、升麻、射干、连翘、牛蒡、桔梗、甘草、山豆根）相媲美，遇是证者均可酌情选用。"[2]

病案举例

1.沈仲圭治温毒喉蛾（化脓性扁桃体炎）：沈某，男，34岁，病起急剧，恶寒壮热，T39.5℃，西药未效，两侧喉蛾焮红肿痛，并有腐点，吞咽困难，胸闷不舒，大便不通，口气秽臭，纳谷不香，苔黄腻，脉浮数，拟清肺解毒、散结消肿：玄参、前胡、寸麦冬、川贝母、菊花、牛蒡子、板蓝根各6g，连翘、射干各4.5g，桔梗3g，薄荷2.4g，瓜蒌9g，1剂热退，大便畅行，喉蛾虽红，腐点已消，继前方出入，2剂愈[2]。

2.汤承祖治花某某，女，45岁。形体肥胖，面无病容，唯咳嗽月余无痰，中西药物治疗无效，影响睡眠，咳甚胸部作痛，胃纳佳，二便调，脉和，舌苔薄。检视口腔：发现咽喉壁黏膜有红色颗粒簇聚，现代医学称"滤泡增生"，此虚火上升郁于咽喉，病本在此，发为咳嗽，乃与清咽宁咳法（组方见方证）。二诊：服上方3剂，咳嗽休止，咽喉部红色颗粒消失，脉苔如前，原方巩固3剂。按：本例之咳嗽历时月余，中西药物多次治疗无效，细审证情属阴虚郁火上干咽喉之故，用玄参、山豆根、射干等清咽药而愈[1]。

3.李洪成治陈某某，男，1岁半，1997年10月26日，咳嗽如呛，咳声如破，舌红苔薄，指纹红而细，透风关：荆芥、川贝各4g，薄荷3g，桔梗、前胡、杏仁各5g，白前、南沙参、牛蒡子各10g，麦冬、银花、葶苈子、苏子各6g，3剂。症状明显好转，守方3剂。

引用文献

［1］汤承祖.咳嗽医案五则［J］.中医杂志，1980，(6)：15.
［2］陆文彬.沈仲圭老中医临床治验选析［J］.中医杂志，1980，(4)：13.

（二）清气蕴蒸候（肺胃温燥转证1）

肺胃温燥证，吸受温燥之邪，由肺及胃，蕴蒸于上焦清气，肺胃之气失于宣降，是为清气蕴蒸之候，时病学家通称为温燥伤肺之证。其见症虽以肺胃宣降失常之症象显明，但必兼见热蒸肺胃津气之脉症，并以之为主。

通称：温燥伤肺。

内含病例：［中医］温燥，燥咳。

病因病机：肺胃燥热郁蒸，因温燥上受，由肺及胃，燥郁清气，不得舒展，温渐化热，伤及清津，肺胃肃降无权，即何拯华所谓"气为燥郁，不能布津"[1]之候。

证象组合：气郁+气热

主症：**【气机不宣】症象**：①干咳无痰，咳痰不爽。②胸闷。③胸胁刺痛。④痰少而稠黏，咯痰多稀而黏。**脉象**：脉右浮数，左弦涩。

【津气蕴蒸】症象：①身热壮热。②心烦口渴。③呼气烘热。④面赤。⑤小便赤涩。**舌象**：舌红苔薄白燥。**脉象**：①脉浮数。②细数。

副症：**【清窍不利】症象**：①咽喉干痛。②声音嘶哑。③鼻干唇燥。④鼻流浊涕。⑤干咳咽痒。

【气机不降】症象：①气逆而喘。②呕逆，息粗有声。

宾症：**【清空不宁】症象**：①头痛。②头胀。

治则：当以轻清上焦、清热润燥为法。

方证

加减清燥救肺汤证：《通俗伤寒论》方[2]。头痛身热，心烦口渴，鼻干唇燥，干咳无痰，即咯痰亦多稀而黏，甚或带血，气逆而喘，咽喉干痛，声音嘶嘎，脉细数，舌边尖红，苔白薄而燥。详见论著。

冬桑叶9g，杏仁6g，冰糖水炒石膏、麦冬、柿霜、南沙参各4.5g，生甘草2.4g，鸡蛋白2枚，秋梨皮15g。

2.养阴清肺汤证：《重楼玉钥》方[2]。功能养阴清肺、凉血解毒，治烂喉。

生地黄30g，麦冬18g，玄参24g，生甘草6g，薄荷9g，贝母、丹皮、白芍各12g。

论著和讨论

本证候温燥内蕴肺胃，燥郁化热，清津不布，吴鞠通说："太阴伏暑，舌赤，口渴，汗多，加减生脉散主之：沙参、麦冬、生地各9g，五味子3g，丹皮6g，细水5杯煮2杯，分温再服。水煎服。"[3]其治则以轻宣上焦为主，兼清热润燥，以救清津，故俞根初曰："温燥伤肺，以辛凉为君，佐以苦甘，清燥救肺汤加减（组方见方证），气喘者加蜜炙苏子3g、鲜柏子仁9g、鲜茅根15g，痰多者加川贝9g、淡竹沥（冲）2瓢、瓜蒌仁（杵）15g，胸闷者加梨汁2瓢、广郁金汁4匙，呕逆者加芦根汁2瓢、鲜淡竹茹12g、炒黄枇杷叶30g。"[2]

病案举例

1.何拯华治王敬贤，年35岁，温燥伤肺。秋深久晴无雨，天气温燥，遂感其气而发病。初起头疼身热，干咳无痰，即咯痰多稀而黏，气逆而喘，咽喉干痛，鼻干唇燥，胸懑胁疼，心烦口渴。脉右浮数，左弦涩，舌苔白薄而干，边尖俱红，此《内经》所谓"燥化于天热反胜之"是也。遵《经》旨以辛凉为君，佐以苦甘，清燥救肺汤加减：炙桑叶9g，冰糖水炒生石膏、瓜蒌仁（杵）各12g，原麦冬、南沙参、柿霜（分冲）各4.5g，光杏仁6g，生甘草2.1g，制月石0.6g，先用鲜枇杷叶（去毛筋）、雅梨皮各30g，二味煎汤代水。次诊：连进辛凉甘润，肃清上焦，上焦虽渐清解，然犹口渴神烦，气逆欲呕，脉右浮大搏数者，此燥热由肺而顺传胃经也。治用竹叶石膏汤加减，甘寒清镇以肃降之：生石膏（杵）18g，毛西参、竹沥夏、原麦冬各4.5g，生甘草1.8g，甘蔗浆（冲）2瓢，鲜竹叶30片，雅梨汁（冲）2瓢，先用野菰根、鲜茅根（去皮）各60g，鲜刮竹茹9g煎汤代水。三诊：烦渴已除，气平呕止，唯大便燥结，腹满似胀，小溲短涩，脉右浮数沉滞，此由气为燥郁，不能布津下输。故二便不调而秘涩，张石顽所谓：燥于下必乘大肠也。治以增液润肠，五汁饮加减：鲜生地汁、雅梨汁、生莱菔汁各2大瓢，广郁金3支（磨汁约2小匙），用净白蜜30g，同四汁重汤炖温，以便通为度。四诊：1剂而频转矢气，2剂而畅解燥矢，先如羊粪，继则夹有稠痰，气平咳止，胃纳渐增，脉转柔软，舌转淡红微干，用清燥养荣汤调理以善其后。白当归身3g，生白芍、肥知母、细生地各9g，生甘草1.5g，天花粉6g，蔗浆2瓢，蜜枣2枚（劈），连投4剂，胃渐纳谷，神气复元而愈[1]。

2.柳贯先治燥咳：郎君，年63岁，中年失偶，身长而瘦，木火体质，适感秋燥而发病。干咳喉痒，胸胁刺痛，头胀肌热，鼻流浊涕。舌红苔干，脉浮而数，乃温燥引动肝热冲肺也。润肺清肝，用桑叶、知母、贝母、蒌、芦为君，以清燥救肺，竹茹、瓜络、夏枯、苏子为臣，以清络平肝，佐以薄荷、梨皮之辛凉甘润，以疏风燥，使以生甘草，调胃和药：霜桑叶、夏枯草、瓜蒌皮各6g，紫苏子3g，苏薄荷、生甘草各1.5g，肥知母4.5g，川贝母、淡竹茹、丝瓜络各9g，水芦根30g，雅梨皮15g[1]。

3.李进爵治孙荣英，女，33岁。咳嗽气粗，口渴多饮已1周，脉来数而有力，舌赤苔微腻，身热不已，咳嗽兼喘，痰少而稠黏，呼气烘热，面赤烦渴引饮，小便赤涩，咽喉干痛：竹叶、粳米（荷叶包）各15g，生石膏60g，党参、半夏、川贝各6g，寸麦冬9g，生甘草3g，雪梨汁1杯，嘱多食雪梨，1剂身热烦渴大减。石膏减为30g，1剂，身热烦渴基本消失，唯咳未痊，杏仁、川贝母、紫菀、桑白皮、款冬花、天冬各6g，五味子1.5g，白蜜30g，2剂愈[4]。

引用文献

［1］何廉臣.重印全国名医验案类编［M］.上海：上海科学技术出版社，1959：185，187.
［2］俞根初.重订通俗伤寒论［M］.上海：上海科学技术出版社，1959：260，270.
［3］吴鞠通.温病条辨［M］.福州：福建科学技术出版社，2010：45.
［4］李进爵.竹叶石膏汤临床运用点滴体会［J］.江苏中医，1966，(7)：34.

（三）肺失清肃候（肺胃温燥转证2）

肺胃温燥证，温燥蕴蒸肺胃，消灼肺胃阴液，肺金失其清肃之令，是为肺失清肃之候。时病学家通称为肺燥咳嗽，或风温化燥，燥伤肺胃之证。其见症以燥蒸肺津之脉症为主，但必兼见肺胃津液消灼之脉症。

通称：肺燥咳嗽，风温化燥，燥伤肺胃。

内含病例：［中医］肺燥，燥咳。

病因病机：肺胃温燥蕴蒸，或因秋盛温燥，或风燥，风温，春温，过投辛散，伤津化燥，消灼肺胃津液，扰动络血，致肺失清肃之常，而成吴鞠通所谓"燥伤肺卫阴分之候"。

证象组合：液灼+气蒸+气郁+血溢

主症：**【津液消灼】症象**：①口渴。②痰黏艰涩难出。③痰多白沫。④口舌干燥。⑤大便燥结。**舌象**：舌尖红痛，苔干。**脉象**：脉细弦小数。

【气机不宣】症象：①咳嗽声多痰少。②干咳。**舌象**：舌苔薄。**脉象**：脉弦。

副症：**【清窍不利】症象**：①咽干。②咽痒。③咽阻。④音嘶。

【津气蕴蒸】症象：①发热。②思得凉饮，咽壁红。

宾症：【络血妄行】症象：①呛血。②痰血。③鼻衄。

【气机不降】症象：①呛咳不已。②呛则气火上升。③头痛。

治则：当清养肺胃之津液为主，以滋润其肺燥，佐以宣降肺气之品。

方证

沙参麦冬汤证：又名沙参麦冬饮。吴鞠通方[1]。功能清养肺阴，生津润燥。治燥伤肺胃，津液亏损，症见咽干口渴，干咳少痰，舌红少苔。详见论著。

沙参、麦门冬各9g，玉竹6g，甘草3g，桑叶、白扁豆、天花粉各4.5g。水煎服。

论著和讨论

本证候温燥内蕴，消灼肺胃津液，肺气失其肃降，叶天士有“当以甘寒润降，以肃肺金”[2]，“用清养胃阴，是土旺生金意”[2]，并谓“不可概以辛散”[2]。故其治则当以清滋肺胃津液，以润其肺燥，以复其清肃之常。吴鞠通说：“燥伤肺胃阴分，或咳或热者，沙参麦冬汤（组方见方证）主之。……久咳久热者，加地骨皮9g。”[1]费伯雄说：“肺热而咳，上焦微喘，肌表漫热，口燥咽干者，玉环煎主之：玉竹、沙参、蛤粉各四钱，羚羊角一钱五分，麦冬、贝母各二钱，石斛、蒌皮各三钱，梨汁半杯冲服。”[3]俞根初说：“肺燥脾湿，先与辛凉解表，轻清化气，葱豉桔梗汤加紫菀、杏仁辛润利肺以宣上，上焦得宣，气化湿开，则用加减半夏泻心汤去半夏加川贝9g、芦笋60g，苦辛淡滑以去湿，湿去则暑无所依，其热自退，热退而津气两伤。液郁化痰者，则用二冬二母散加味（淡天冬、提麦冬、知母各3g，川贝母、南北沙参各9g，梨汁、竹沥各2瓢，姜汁3滴，和匀同冲）甘润佐辛润，化气生津以活痰，痰少咳减，终用加减玉竹饮子（生玉竹、川贝母各9g，西洋参、浙苓、紫菀各6g，蜜炙橘红、桔梗、炙甘草各2.4g）气液双补，兼理余痰以善后。”[4]

病案举例

1.叶天士治某，春温嗽痰，固属时邪，然气质有浓薄，不可概以辛散，且正在知识发动之年，阴分自不足，以致咳呛失血，当以甘寒润降，以肃肺金：鲜枇杷叶、甜杏仁、南沙参、川贝母、甜水梨、甘蔗浆[2]。

又治某，风温客邪化热，劫烁胃津，喉间燥痒呛咳，用清养胃阴，是土旺生金意（风温化燥伤胃阴），金匮麦门冬汤[2]。

又治陈，秋燥，痰嗽气促：桑叶、玉竹、沙参、嘉定花粉、苡仁、甘草、蔗浆。又，用清燥法：桑叶、玉竹、沙参、苡仁、甘草、石膏、杏仁[2]。

2.巢崇山治气阴并亏之质，肝火最易升腾，外风乘之，引动积饮，肺气滞塞，咳呛气急。曾投散风清热，气急渐平，而咳呛未已，痰多白沫，呛则气火上升，左边头痛，咽喉亦觉燥干。脉小数左细弦，舌苔微黄，尖红而痛，火浮于上，清肃不行，有孕在怀，急宜清肃上中，豁痰润燥，不致多呛，而牵动胎元也：沙参、云茯苓、苏子、杏仁、竹茹、蜜瓜蒌皮、浮石、川贝母、白芍、白薇、橘红、紫菀、冬瓜子、枇杷叶[5]。

3.张聿青治宋媪，咳嗽咽燥，清肃太阴，咳仍不减，夜重日轻，舌干咽燥，肺肾阴虚，虚多实少，宜兼治本：北沙参、甜杏仁、茯苓各9g，川贝母6g、川石斛、青蛤散各12g，前胡3g，桔梗2.4g，枇杷叶（去毛）4片，琼玉膏12g，2次冲服[6]。

4.孙宝楚治咳嗽：马某某，女，67岁。眩晕已经10年，卧床3个月，饮食俱废，阳化内风，肝肾下损。近日暴感燥邪为咳，痰吐稠黄。本虚标实，治宜甘寒清润：干沙参、肥玉竹、滁菊花、干芦根各9g，大麦冬、川贝母各6g，天花粉12g，生甘草1.5g[7]。

5.汤承祖治燥咳：黄某，男，40岁，喉痒咳嗽少痰，已2个月余，纳食、二便均正常，脉弦，舌苔薄，咽壁红。郁热上干，肺燥咳嗽，清咽肃肺法调治：黄射干、山豆根、麦冬、知母各9g，生地黄、桑白皮各12g，白桔梗6g，川贝母、粉甘草各4.5g。7剂。3年后来诊头痛病，告知上方服7剂后咳嗽痊愈[8]。

引用文献

[1] 吴鞠通.温病条辨[M].福州：福建科学技术出版社，2010：50.

[2] 叶天士.临证指南医案[M].上海：上海卫生出版社，1958：53，58，74.

[3] 张元凯，时雨苍，杨伯棠，等.孟河四家医集[M].南京：江苏科学技术出版社，1985：50.

[4] 俞根初.重订通俗伤寒论[M].上海：上海科学技术出版社，1959：260.

[5] 秦伯未.清代名医医案精华[M].北京：人民卫生出版社，2006：470.

[6] 张聿青.张聿青医案[M].上海：上海科学技术出版社，1963：149.

[7] 孙宝楚.学习和运用叶天士养胃阴法的体会[J].新医药学杂志，1977，(6)：39.

[8] 汤承祖.咳嗽医案五则[J].中医杂志，1980，(6)：14.

（四）气液虚逆候（肺胃温燥转证3）

肺胃温燥证，温燥内蕴肺胃，耗伤肺胃气液，肺胃气机失降，而成气液虚逆之候。时病学家通称为燥伤肺胃之证。其以气机上逆之症象显明，但必兼有热蒸肺胃与气液两伤之脉症。

通称：燥伤肺胃。

内含病例：［中医］温燥，燥咳。［西医］病毒性肺炎。

病因病机：肺胃温燥虚逆，因温燥久蕴肺胃，耗伤肺胃气液，燥邪蒸于内，气机失其宣降之常，而反上逆，是为正虚气逆之证。

证象组合：液灼+气逆+气虚

主症：**【津液消灼】症象**：①身热汗出。②烦渴，口渴饮水。③唇红口干。④烦躁谵语。⑤头额微汗。⑥尿赤短少。⑦大便干结。⑧形体消瘦。**舌象**：①舌镜面无津。②舌质红，苔薄黄少津。**脉象**：脉细数。

【气机冲逆】症象：①呕逆。②咳逆，剧咳无痰。③气促，气急鼻扇。**舌象**：舌苔净，质偏红。**脉象**：脉弦。

副症：**【气机不宣】症象**：①胸闷，胸痛。②咳嗽，咳痰微黄，咳嗽痰少。

宾症：**【气虚不充】症象**：①形气日衰。②头重。③耳聋目瞀。④自汗盗汗溱溱。**脉象**：①脉濡数。②脉细。

治则：当清滋肺胃气液为主，以润其燥，佐以宣降气机，以降其逆。

方证

1.桑麦汤证：李聪甫方[1]。治温燥形气日坏，身热汗出，头重胸闷，耳聋目瞀，烦渴呕咳，详见病案1。

霜桑叶、菊花、麦冬、鲜石斛、鲜竹茹、枇杷叶、玄参、生粳米各10g，丹参、天花粉各7g，川贝母、川郁金各5g，生甘草3g。

2.益气清燥法证：汤承祖方[2]。治肺气虚燥，清肃无权，咳嗽痰少，呼吸不平，大便干结难解，脉细，舌净。详见病案2。

太子参、甜杏仁、瓜蒌皮、炙百部、炒苏子各9g，北沙参、冬瓜仁、火麻仁各12g，粉甘草3g，枇杷叶3片。

论著和讨论

本证候温燥内蕴既久，消灼肺胃气液，气机失其宣降，其治则当益气滋液，以清润肺胃为主，佐以宣降气机之品，虚实兼顾。汤承祖按：无痰之咳多肺燥，肺燥有内因、外因之不同。本例（病案2王某某案）临床症状为肺阴虚，因此用沙参、麦冬、知母为滋阴主药，配伍药物7种，清气生津润燥、止咳敛汗。咳瘥之后出现肝阳偏升，胃气不足，益肝阴健脾胃而告愈。又按：（病案2俞某案）沙参、甜杏仁、冬瓜仁、瓜蒌皮、百部、枇杷叶具养阴润肺作用，对燥咳有良效，太子参补气，火麻仁润肠，苏子降气，病起2个月，药服12剂瘥。肺与大肠相表里，肺燥则可影响大便结。养肺润肠，上下兼治，咳止气平，大便亦调[2]。

病案举例

1.李聪甫治温燥：万某某，女，40岁，患温病近月不瘥，形气日坏，身热汗出，头重胸闷，耳聋目瞀，烦渴呕咳，烦躁谵呓，月经停闭，舌呈镜面无津，脉濡数。方拟增液润燥。滋复胃液（组方见方证），以观成效[1]。

2.汤承祖治阴虚燥咳：王某某，女，28岁，工人。初诊：剧咳无痰已10余日，自汗盗汗溱溱，纳食可。二便调，脉弦，舌苔净、质偏红。阴虚肺燥，清肃无权。养阴益肺、清燥宁咳：北沙参、大麦冬、肥知母、瓜蒌皮各9g，生蛤壳18g，乌梅肉、黄射干、生甘草各4.5g，炙桑皮、浮小麦各12g。二诊：药服3剂，剧咳已稀，汗减，余无它症，脉弦，舌苔薄，舌质之红已淡于前。药既有效，原法进治。原方加枇杷叶膏30g，分2次冲入，4剂。三诊：咳嗽渐稀，汗渐敛，经水适行第3天。脉弦，舌苔薄黄。15日原方进治，4剂。四诊：汗敛已两日，咳呛已很少，肺阴渐复，肺气渐清，脉苔好于前，拟膏剂润肺宁咳。枇杷叶膏240g，早晚各服30g开水冲服。五诊：咳止经行净，头昏时轻时重，胃纳欠佳，大便调，脉细弦，舌苔薄。肺之症状消失，肝阳时而偏升，胃气不足。拟益肝阴和脾胃：甘枸杞子、制首乌、白蒺藜9g，粉甘草4.5g，陈皮6g，桑椹子、熟女贞、紫丹参、焦谷芽各12g。3剂。患者四月份患伤风来诊，告知上方3剂服后即愈[2]。

又治俞某，男，8岁，学生。病起2个月余，咳嗽痰少，呼吸不平，纳食尚可，大便干结难解，脉细，舌净。肺气虚燥，清肃无权，肺与大肠相表里。益气清燥法为治（组方见方证）。4剂。二诊：咳减气平，纳便自调，脉细弦，舌苔薄。虚燥之象好转，再以原方加减治之。上方去杏仁、冬瓜仁、苏子、火麻仁、枇杷叶，加桔梗6g。4剂。三诊：咳大减，夜卧呼吸有痰声，纳食、二便均正常，脉细弦，舌净。原方加炒苏子9g，服完4剂病瘥[2]。

3.胡居息治燥伤肺胃：刘某某，男，11岁。1980年10月15日就诊。患儿1个月来发热咳嗽，口渴饮水，胸痛气促，尿赤短少，大便干结。曾用青、链、卡那霉素等西药治疗20余天罔效。症见咳痰微黄，唇红口干，气急鼻扇，头额微汗，形体消瘦。血白细胞7.8×10^9/L，中性粒细胞0.48，淋巴细胞0.54，血沉16mm/h，体温38℃。胸透为病毒性肺炎。舌质红，苔薄黄少津，脉细数。证属燥伤肺胃，治宜益气生津、清养肺胃。处方：种洋参5g（煎水代茶频饮），北沙参、生地各20g，玄参、白芍、麦冬、紫菀各12g，贝母、丹皮、郁金各6g，黄芩10g，甘草3g。4剂。二诊：药后自感舒适，发热，咳嗽，口渴等有好转，原方再进6剂。三诊：诸症大减，方已奏效，守方出入续服6剂，临床症状消失，胸透复查两肺清晰而愈[3]。

引用文献

［1］李聪甫.李聪甫医案［M］.长沙：湖南科学技术出版社，1979：36.
［2］汤承祖.咳嗽医案五则［J］.中医杂志，1980，（6）：14.
［3］胡居息.辨证治疗病毒性肺炎的体会［J］.江西中医药，1983，（5）：16.

（五）阴液消灼候（肺胃温燥变证）

肺胃温燥证，温燥久羁肺胃，消灼肺胃阴液，阴液已涸，而燥邪转炽，正虚邪实，是为阴液消灼之候。叶天士称之为“热劫阴液”，近贤蒲辅周则称为“阴虚伏热”之证。其见症以津液与阴液枯涸之脉症为主，但可见内热炽甚，正衰邪实之症象。

通称：阴虚伏热，热劫阴液。

内含病例：［中医］久热。

病因病机：肺胃温燥虚炽，因温燥久蕴肺胃，消灼津液，伤残阴液，正气衰败，热邪深陷，阴液被劫，无力托邪外达，而成正衰邪盛之危重坏证。

证象组合：气炽+阴涸+液灼

主症：**【津气蕴炽】症象**：①久热不退，腹额热。②热蒸汗泄。③胸高息促，喉中痰鸣。④腹胀，腹热不饥。⑤溲浑黄不赤。⑥便闭结。

【阴液消涸】症象：①久热消瘦虚羸，形容枯削，色苍不泽，肌肤甲错。②睡卧露睛，倏寐倏醒，力不能转侧，言不足以听。③耳聋。④心下愠愠液液。⑤肢体振掉，四肢微清。⑥大解酱黑色，大便泻青黑水。**舌象**：舌红绛。**脉象**：①脉细数。②六部皆沉伏而数。

副症：**【津液消灼】症象**：①口渴唇焦。②齿枯。③上腭干涸。④少尿。**舌象**：①舌苔薄黑无津。②苔色灰黑。**脉象**：①脉数虚。②脉微数，按之不鼓。

治则：当以滋养气阴、固正为主，不可攻邪，待其气阴得复，自可祛邪外达。

方证

1.炙甘草汤证：叶天士方[1]。治热劫阴液，上腭干涸，腹热不饥，舌红口渴，脉数虚，详见病案1。

炙甘草、阿胶、生地、麦冬、人参、麻仁。

2.清润汤证：李聪甫方[2]。治温燥长热不退，极消瘦，口渴唇焦，胸高息促，喉中痰鸣，详见病案2。

霜桑叶、鲜芦根、鲜石斛、瓜蒌仁、枇杷叶、麦冬、火麻仁、鲜竹茹各10g，肉苁蓉、生白芍、杏仁各7g，川贝5g，枳壳3g。

论著和讨论

本证候温燥久羁，消灼津液，劫伤阴液，正气衰败，邪热虽盛，亦无法攻邪，当以滋养气阴为主，以固其本。待气阴得复，能与邪争，自可托邪外达而解，蒲辅周曰：“津枯液竭，热邪深陷，除益气生津，扶阴救液，别无良法。”又云：“邪陷正却而气液两伤，非持续性养阴生津之剂，使正气有可能与病邪一战而复，不能奏功。”[3]

病案举例

1.叶天士治热劫阴液：张，脉数虚，舌红口渴，上腭干涸，腹热不饥。此津液被劫，阴不上承，心下温温液液，用炙甘草汤（组方见方证）[1]。

2.赖良蒲治昌某某，女，21岁，咳嗽气促，唾如胶漆，咽干舌燥，便闭尿赤，脉沉细虚数，苔黄有朱点，清燥救肺：玉竹12g，麦冬、石膏各9g，枇杷叶、桑叶、川贝母、阿胶各6g，旋覆花、芝麻各4.5g，甘草3g，6剂。沙参麦冬汤，6剂愈[4]。

3.蒲辅周治温病误补：回忆前30年，有同道苟君年35岁，其人清瘦，素有咳嗽带血。仲春受风，自觉精神疲乏，食欲不振，头晕微恶寒，午后微热，面潮红，咳嗽。众皆以本体阴虚，月临建卯（农历二月），木火乘金为瘵，以清燥救肺为治，重用阿胶、天冬、麦冬、生地、熟地、百合、沙参、知母、贝母、地骨皮、丹皮之类，出入互进。至四月初，病势转增，卧床不起，渐渐神识不清，不能语言，每天必排出青黑水1次，量不多，予以清稀粥能吞咽。适蒲老于四月中旬返里，其妻延诊，观其色苍不泽，目睛能转动，齿枯，口不噤，舌苔薄黑无津，呼吸不便，胸腹不满硬，少尿，大便每日中午仍泻青黑水1次，肌肤甲错，不厥不痉，腹额热，四肢微清，脉象六部皆沉伏而数。蒲老断为阴虚伏热之象，处以复脉去麻仁加生牡蛎、西洋参，1日1剂［炙甘草、干生地、麦冬（连心）18g，白芍12g，阿胶（烊化）15g，生牡蛎30g，西洋参9g，流水煎，温服，日2次，夜1次］。服至10剂后，病势无甚变化。诸同道有问蒲老“只此一法”者？蒲老答：“津枯液竭，热邪深陷，除益气生津，扶阴救液，别无良法。”蒲老坚持让患者服至15剂而下利止，原方去牡蛎续服至20剂，齿舌渐润，六脉渐达中候，服至23剂，脉达浮候，其人微烦。是夜之半，其妻请蒲老出诊，说病有变，往视，四肢厥冷，战抖如疟状，脉闭，乃欲作战汗之象，嘱仍以原方热饮之，外以热敷小腹、中脘、两足，以助阳升，希其速通。这时正胜邪却，得汗则生；邪胜正却，不汗则危。不一会汗出，烦渐息。次日往视，汗出如洗，神息气宁，脉象缓和，仍与复脉加参，大汗3昼夜，第4日开始能言，又微黏汗三旦夕，自述已闻饭香而口知味。继以复脉全方加龟板、枸杞、西洋参，服10余剂，遂下床第行走，食欲增强，终以饮食休息之而渐次恢复。蒲老曰：“掌握初诊，是临床的重点，凡初诊必须详审有无新感，若有新感，无论阳虚阴虚之体，必先解表，庶免遗患，今既因误补，邪陷正却而气液两伤，非持续性养阴生津之剂，使正气有可能与病邪一战而复，不能奏功。”[3]

4.李聪甫治肖某某，男，13岁，温邪化燥，肺阴受伤，长热不退，皮骨仅存，热蒸汗泄，口渴唇焦，胸高息促，喉中痰鸣，耳聋不知所闻，睡卧露睛，用手触其腹则表情痛楚，胸部白痦，脉细数，舌质红绛。清温滋燥，增液润下（组方见方证）[2]。

5.王九峰治始得病，不恶寒，发热而渴，溲赤不寐，服发表消导等剂，汗不出，热不退，延今40余日。形容枯削，肢体振掉，苔色灰黑。前后大解共13次，酱黑之色，逐次渐淡至于黄，溲亦浑黄不赤，昼夜进数十粒薄粥四五次，夜来忽寐忽醒，力不能转侧，言不足以听。脉微数，按之不鼓。年及中衰，体素羸弱，伏邪虽有欲解之势，元气渺无驱逐之权。邪热纵横，真阴枯涸，势必邪正俱败，危如朝露，急宜峻补，冀其五液三阴一振，正复不能容邪，从中击外，庶几一战于表，得战汗则解。生脉散加生地、归身、茯神、远志、枣仁、芦根。扶邪敛气，辅正祛邪，服后竟得战汗，寒战愈时，厥回身热，汗出如浴，从朝至暮，浸汗不收，鼻息几无。真元几脱，急以前方连服2剂。两进前方，浸汗旋收，诸症悉退，唯精神慵倦，醒睡若迷，此邪退正复之机[5]。

引用文献

［1］叶天士.临证指南医案［M］.上海：上海卫生出版社，1958：275.
［2］李聪甫.李聪甫医案［M］.长沙：湖南科学技术出版社，1979：37.
［3］中国中医研究院.蒲辅周医案［M］.北京：人民卫生出版社，2005：81.
［4］赖良蒲.蒲园医案［M］.南昌：江西人民出版社，1965：90.
［5］王之政.中医古籍珍稀抄本精选·王九峰医案［M］.上海：上海科学技术出版社，2004：19.

第三节　燥热证类（6证43候）

燥热证，燥而热也；与湿而热之湿热证相对应。其义有二，一为时令病因之燥邪：初秋气热未消，秋阳以曝，燥必挟热，吸受之者，即为燥热；然而夏令炎暑，久旱无雨，赤地千里，暑无湿挟，暑热之气，直犯上中，亦为燥热之邪。二为外邪入里，伤津化燥之燥热；不仅风燥、温燥失治误治，化热化燥，可转为燥热之证；温、暑传于气分，伤津化燥化热，以及伤寒内传入里，化燥化热等，均可转为燥热证。此外瘟疫、温毒、时毒传里化燥，与夫伏气温、暑、湿、燥等内溃化热化燥等，亦皆可转为燥热之证。故燥热之证，非仅限于秋令时病所独有，举凡六淫从阳化火之变，均可出现燥热之证。故燥热之证，四时皆有，其始虽病因各异，终必归之于燥热一证。

燥热所犯，肺津胃液首当其冲，故燥热证以肺胃燥热证为本病；病变在于气分，气分不解，则必内陷入营，心主营，以致营分燥热，或由肺胃气分而入，或由营分溃出气分，均可为气营蒸灼之变。故心肺、心胃燥热证，直至燥热尽归营分之心营燥热证，为燥热证之心肺合病。燥热久羁，不得透解，由上中深入下焦肝肾，肝主血，肾主水，燥热燔灼血分，则为肝肺燥热证；耗伤下焦之阴液，中下燥热并发，即古人所谓“阳明燥热有余，少阴肾水不足”之证，故肺肝、肾胃燥热证，为燥热证之并病。燥热之证，其病之变，总由灼伤津液而起，其治则总以撤热救津为急务，古人有云：“存得一分津液，即解得一分燥热。”但清热不胜苦寒，以免苦寒化燥，更伤津液。余如汗、下、利小便等法，都恐有损于津液，自当慎用。

证候系统：详见表3-6-1。

表3-6-1　燥热证证候结构表

本病	合病	并病
肺胃燥热证	心肺燥热证、心胃燥热证、心营燥热证	肝肺燥热证、肾胃燥热证

一、肺胃燥热证（燥热证本病）（22候）

肺胃燥热证，为燥热证之本病，系燥热之邪蒸灼于肺胃气分之证。风燥、温燥失治，化热传于肺胃；或伤寒、温暑失误化热化燥，传于肺胃气分之证，亦有暑热直犯肺胃，或伏气温、暑、燥热外溃阳明气分，均可成为本证，即《伤寒论》所称之阳明证，温病家称之为手太阴温、暑，气分燥热证，肺胃燥热证。为燥热之邪，蒸灼于上中气分，以消灼肺津胃液为主要病机，轻则蒸于上焦，清气清津，受其热蒸；重则归于中焦，以胃腑为主，何秀山曰："邪热传入胃经，外而肌腠，内而肝胆，上则心肺，下则小肠膀胱，无不受其蒸灼，但尚为散漫之浮热，未曾结实。"[1]燥热内燔，煎熬津液，或炽逆于上，或煎迫于下，或扰乱于中，升降错乱，清浊混淆，而成吐、利、霍乱诸症。剧者内闭心窍，陡动肝风，所谓阳明燥极生风之变，陈平伯曰："火动则风生，风扇则火炽，外窜督脉则成痉，上窜脑中为厥。"[1]或气分不得透解，势必内陷入血，叶天士有云："气分热邪未去，渐次传入血分"[2]，而有两燔气血之证。以上皆邪实之变。

上中燥热，必然消耗肺津胃液，耗伤元气，因而有邪实夹虚之变，徐洄溪曰："热极津枯。"[3]喻嘉言亦谓："如火燎原，津液内涸。"[3]吴坤安则云："温邪劫伤肺胃之津也"[4]"烁干胃中津液。"[4]其更有甚者，如吴鞠通所云阴液元气两伤。可见肺胃燥热，首伤津气，所耗气液，终损气阴，是由实而虚之变。急则可致闭脱危候，缓则有发为噎膈、消渴等痼疾。

燥热蒸灼于肺胃，消灼肺津胃液，其治则首当撤热救津，即急清肃肺胃之燥热，以救肺胃之津液为务，古人有："救得一分津液，则退得一分邪热。"自古以辛凉重剂、清透燥热为主，甘寒救津为佐，为肺胃燥热证之不二法门。俞根初曰："宜清透而不宜攻下，辛凉泄热为君，佐以甘寒救液。"[1]吴坤安亦谓："胃火一清，则津液生而烦渴解，汗止身凉矣。"[4]宜清而不宜下，宜辛凉而不宜苦寒，为治肺胃燥热证之要则。苦寒化燥，固非燥热所宜，即清下之法，亦易伤津，亦非散漫无形燥热所宜。

证候别称：阳明证，气分燥热证，阳明温病，阳明暑病，白虎汤证，三阳合病，温热犯肺，暑热犯肺，燥热犯肺，风燥化热，手太阴温热，胃火冲逆，邪热内陷，热迫津泄，热极津枯，温邪劫液，燥热耗液，燥热伤津，暑热伤津，暑伤气津，暑泻伤津，暑伤元气，气液两虚，气血两燔，气营两燔，暑温伤阴，阴虚伏热，热盛神昏，热闭包络，热炽风动，暑动肝风，热深厥深，厥微热微，假寒真热，阳证似阴，内闭外脱，阴阳闭脱，化源欲绝，化源竭绝，亡阴，风热入络，燥热入络。

病名：［中医］太阴温病，太阳中暍，阳明中暍，中暑，劳倦中暑，新产伤暑，太阴伏暑，手太阴暑温，暑热，阳明暑疟，瘅疟，暑瘵，夏季热，温病，阳明温热，温病火郁，温病兼冲气上冲，伏温，温病晚发，温病伤阴，风温，风温犯肺，春温，冬温，伏温，温疟，热病，热病兼暑，湿温化燥，温疫，温热中挟秽浊，麻毒化火，肺热喘嗽，火咳，麻后喘，温毒犯肺，肺燥咯血，痉病，阳厥，热厥，暑厥，热入血室，暑热霍乱，热泻，燥泻，暑泻，暑热痢，风热夹积，积热泻，癃闭，血尿，消渴，尿崩症，胃热呕吐，热呃，暑温热呃，秋燥呃逆，噎膈，热痹，阴虚痹痛，痿躄，热痿，食复，战汗，汗闭症，亡阴，阴阳交，发颐，烂喉痧，喉蛾。

证候系统：详见图3-6-4。

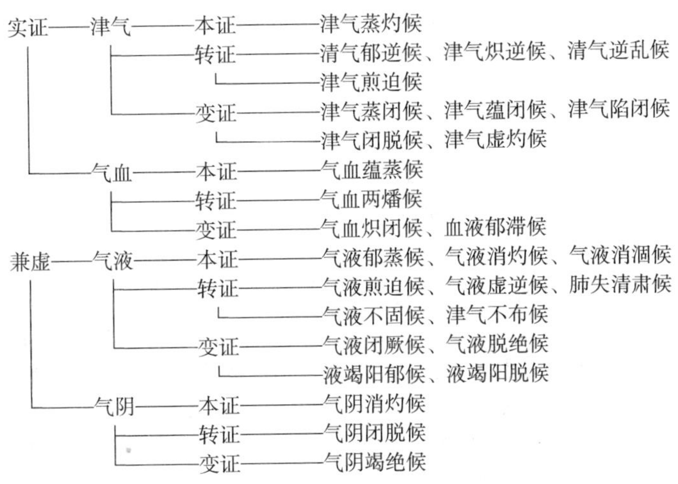

图3-6-4　肺胃燥热证证候结构图

引用文献
［1］俞根初.重订通俗伤寒论［M］.上海：上海科学技术出版社，1959：94，182，428.
［2］叶天士.临证指南医案［M］.上海：上海卫生出版社，1958：245.
［3］徐衡之，姚若琴.宋元明清名医类案［M］.长沙：湖南科学技术出版社，2006：244，321.
［4］吴坤安.伤寒指掌［M］.上海：上海科学技术出版社，1959：卷一45，卷四2，6.

（一）津气蒸灼候（肺胃燥热实证 · 津气本证）

肺胃燥热证，系外邪化热化燥，由上焦而传入中焦，蒸灼肺胃津液，为热盛伤津之津气蒸灼之候。伤寒家称之为阳明证，而温热家又称为气分燥热证，亦称阳明温病或暑病。可见于外感诸病之化热化燥之从阳化火过程初期，既未化火传腑，又未内陷营血，其见症以肺胃热灼津伤之脉症为主，即所谓大热、大渴、大汗、脉洪大等“四大”特征，为诊断依据。

通称：阳明证，气分燥热证，阳明温病，阳明暑病，白虎汤证。

内含病例：［中医］太阴温病，阳明中暍，中暑，太阴伏暑，手太阴暑温，冬温，伏温，温疟，热病。［西医］肺部（金黄色葡萄球菌）感染。

病因病机：肺胃燥热蕴灼，由新感温暑或伤寒失误，化热传里，或伏气温热从阳明外溃，均可化燥化热，蒸灼肺胃，消烁津液而成，内外皆热之候。俞根初曰“但为散漫无形之燥热，未曾结实”[1]之证。

证象组合：热灼+津伤

主症：**【津气蕴灼】症象**：①大热汗出。②大烦喜冷。③恶热。④面赤。⑤热甚气喘。⑥头汗出。⑦斑疹隐隐。⑧尺肤热甚。**舌象**：舌质偏红，苔全剥呈镜面舌而不燥。**脉象**：①浮洪大浮滑。②脉数。

副症：**【津液消灼】症象**：①大渴饮冷。②溺短赤热。③面垢。④鼻干燥不得眠。⑤口唇燥裂，唇焦。⑥口咽干思凉饮。⑦汗不出。**舌象**：燥裂生刺，苔黄燥。**脉象**：脉微弱沉伏。

宾症：**【神志昏蒙】症象**：①谵语发狂。②遗尿。③身重不能转侧。

治则：总以辛凉重剂、撤热救津为主，常以白虎汤为其主方，伤寒家统称之为白虎汤证。

方证

1.白虎汤证：张仲景方。清热生津。治阳明经热盛，或温热病气分热盛，症见高热头痛，发热不恶寒，口干舌燥，烦渴引饮，面赤恶热，大汗出，舌苔黄燥，脉洪大有力或滑数。

知母六两，石膏一斤，炙甘草二两，粳米六合。水煎，分三次服。

2.加味白虎汤证：陈士铎方[2]。急救胃火，治发狂气喘，发汗如雨，登高而呼，弃衣而走，此阳明胃火，热郁于胸也。

人参二两，石膏、麦冬各三两，知母、茯苓各五钱，甘草一钱，半夏三钱，竹叶二百片，糯米一撮，水煎服。

3.新加白虎汤证：俞根初方[1]，从仲景方加减。辛凉泄热以清里，清肝胃辛凉心肺。详见论著。

苏薄荷1.5g，拌研生石膏24g，鲜荷叶1角包，陈仓米9g，白知母12g，益元散9g包煎，鲜竹叶30片，嫩桑枝2尺切寸。先用活水芦笋60g，灯心1.5g同石膏粉先煎代水。

4.二鲜饮证：蒲辅周方[3]。治外感热病，高热不退，烦渴引饮，或时有谵语，目赤气粗，或汗不出，脉浮数。

鲜芦根90g，鲜竹叶30g。

论著和讨论

本证候燥热蒸灼肺胃，消烁津液而成，仲景说：“问曰：阳明病外证云何？答曰：身热，汗自出，不恶寒，反恶热也。”（《伤寒论》182条）“伤寒，脉浮，发热无汗，其表不解，不可与白虎汤。渴欲饮水，无表证者，白虎加人参汤主之。”（《伤寒论》170条）俞根初曰：“邪热传入胃经，身灼热，汗自出，不恶寒，反恶热，口大渴，心大烦，揭去衣被，斑点隐隐，溺短赤热。甚则谵语发狂，舌尖红，苔边白中黄，脉右浮洪而数，左亦弦大。此外而肌腠，内而肝胆，上则心肺，下则小肠膀胱，无不受其蒸灼。但尚为散漫无形之燥热，未曾结实，宜清透而不宜攻下之阳明外证也。”[1]何秀山亦云：“是以热汗烦渴，皮肤隐隐见疹，溺短赤热，甚则咳血昏狂。但尚为散漫之浮热，未曾结实，邪既离表，不可再汗。邪未入腑，不可早下。故以白虎汤法辛凉泄热，甘寒救液为君。外清肌腠、内清腑脏。”[1]

治则但当以辛凉重剂，清透胃火以救其津液，吴坤安曰：“按阳明热不得越，上蒸于首而头汗出者，不恶寒而恶热，寒湿客抟于经，而头汗出者，必恶风恶寒。”[4]“如大热汗出，大烦大渴，脉洪大浮滑，不恶寒，反恶热，舌苔黄燥者，宜白虎汤主之。胃火一清，则津液生而烦渴解，汗止身凉矣。”[4]

俞根初说：“冷风引发伏温者，初起必头疼身热，微恶风寒，继则灼热自汗，渴不恶寒，咳嗽心烦，尺肤热甚，剧则鼻鼾多眠，语言难出，状如惊痫，手足瘛疭，面若火熏，舌苔初则白薄，边尖红燥；继即舌赤苔黄，甚或深红无苔。脉寸尺浮洪，且盛而躁，乃外风引动内热。与新加白虎汤（组方见方证）辛凉泄热以清里。”[1]又说：“膜原温邪，一传阳明而外溃，必灼热心烦，大渴引饮，不恶寒，反恶热，甚或神昏谵语，胸膈间斑疹隐隐，便闭溺涩，舌苔初则糙白如粉，边尖俱红，或舌本红而胎薄白，继即舌红起刺，中黄薄腻甚，甚或边红中黄，间现黑点，如热势犹盛，斑疹隐隐者，新加白虎汤更增炒牛蒡子、大青叶各9g，速透其斑疹。”[1]“冬温伏暑，初起自汗恶热者，即当清解伏暑，竹叶石膏汤去半夏加野菰根60g、鲜茅根（去皮）30g、灯心1.5g。”[1]“（小儿胎疟）热多寒少者，先与白虎汤加草果仁0.6g、炒常山0.9g，辛凉清痰以截之，继与五汁一枝煎去紫苏旁枝、生姜汁二味，加冰糖3g重汤炖，温服，轻清甘润以补之。”[1]

吴鞠通：“太阴温病，脉浮洪，舌黄，渴甚，大汗面赤，恶热者，辛凉重剂白虎汤主之。”[5]“形似伤寒，但右脉洪大而数，左脉反小于右，口渴甚，面赤，汗大出者，名曰：暑温在手太阴，白虎汤主之；脉芤甚者，白虎加人参汤主之。”[5]“手太阴暑温，或已经发汗，或未发汗，而汗不止，烦渴而喘，脉洪大有力者，白虎汤主之。脉洪大而芤者，白虎加人参汤主之。身重者，湿也，白虎加苍术汤主之。汗多，脉散大，喘喝欲脱者，生脉散主之。”[5]“太阴伏暑，脉洪大，渴甚，多汗者，仍用白虎法。”[5]

雷少逸：倪氏谓：交立夏以来，久伏之气，随时令之热而触发，故初病即发热汗出，口渴心烦，不恶寒而反恶热，脉来洪大之象，是为热病也。《医通》曰：邪非外来，故但热而不恶寒，热自内发，故口燥渴而多引饮，其邪既郁为热，不得复言为寒。合而观之，热病因伏气者了然，然较晚发更发于晚，比诸温更伏于深。初起之时，宜用清凉透邪法（鲜芦根、石膏、连翘、竹叶、淡豆豉、绿豆衣）。热势不衰，继用清凉荡热法（连翘12g，煨石膏、细生地各15g，西洋参、盐炒知母各6g，生甘草2.4g，粳米1撮）[6]。

病案举例

1.叶天士治脉洪大，烦渴汗出，阳明中暍的系白虎汤候也，石膏、甘草、麦冬、知母、粳米[7]。

又治暑疟：朱，舌黄烦渴，身痛，心腹中热躁，暑热不解为疟，经言暑脉自虚，皆受从前疲药之累瘁，石膏、知母、生甘草、炒粳米、麦冬、竹叶[8]。

2.马元仪治伤寒六日，两脉微弱，面垢遗尿，自汗谵语，身重不能转侧，此三阳合病也。汗下两不可用，发汗则偏于阳，而津液伤；攻下则偏于阴，而真气损。唯有白虎一法主解热而不碍表里，诚为善法。但三阳病脉当浮大，今微弱不起，以邪热抑遏，不得外达，非阳衰脉微之比，待清其壅，则脉自起耳。石膏、知母、甘草、粳米[9]。

3.王孟英治陈足甫室，怀妊九月，而患疟。目不能瞑，口渴自汗，便溏气短。医进育阴清解法数剂，不应；改用小柴胡一剂，而咽疼舌黑，心头绞痛。孟英过诊曰：右脉洪滑，虽舌黑而苔，固无恙也。病由伏暑，育阴嫌其滋腻。小柴胡乃正疟之主方，古人谓为和剂，须知是伤寒之和剂，在温暑等证不特手足异经。而人参、半夏、姜、枣皆不可轻用之。药虽有黄芩之苦寒，而仲圣于伤寒之治，犹有渴者，去半夏加栝楼根之文，古人立方之严密，何后人不加体察耶！投以竹叶石膏汤四剂，疟止，便秘，口渴不休。予甘凉濡润法数剂，忽腹鸣泄泻，或疑寒凉所致。孟英曰：吾当以凉药解之，人莫识其意。问难终朝，语多不备录。果以白头翁汤两啜而愈[7]。

4.钱苏斋治阳明伏暑，杨缠业，年40岁余，忍饥耐寒，操作勤劳，故暑邪内伏而不觉。至岁暮天寒，乃广发而不可遏，时小除夕，风雪严寒，天将薄暮，病起方三日也。病者袒胸卧，床无帏帐，大渴恶热气粗，遍身汗如雨淋。脉洪大而数，舌薄黄无苔垢，此即仲景《伤寒论》之阳明热病也。但病在经而不在腑，邪在气而不在营，风雪严寒中，见此大热大寒之症，其人阳气素盛，邪气向外而欲自解也。用竹叶石膏汤加减，以驱阳明经气分之暑邪，虽在天寒，药能对症，无庸顾虑也：生石膏（研细）90g，生甘草3g，天花粉、麦冬肉、肥知母、大竹叶、香粳米各9g，2剂后，即热退身凉，稀粥调养，未再服药而竟愈[9]。

5.原明忠治吴某某：男，62岁，感冒发热，体温38~39℃，咳嗽吐黄痰黏稠，用抗生素治疗半月无效，痰培养为金黄色葡萄球菌，西医诊断：“肺部（金黄色葡萄球菌）感染。”口唇燥裂，口咽干思凉饮，舌质偏红，苔全剥呈镜面舌而不燥，脉数（106次/分），辨证：肺胃燥热证。治法：清肺胃燥热，化痰止咳。方用凉膈散、白虎汤加减：栀子、甘草各9g，大黄5g，黄芩、百部、麦冬、知母各15g，连翘、生石膏各30g，银花20g，水煎。服4剂，咳嗽吐黄痰减少，体温37℃，余无变化。原方加天冬15g，6剂。咳少量白痰，脉转缓较有力，舌质变淡红，已生薄白苔。原方去大黄又进6剂，诸症消失而愈[11]。

引用文献

［1］俞根初.重订通俗伤寒论［M］.上海：上海科学技术出版社，1959：94，182，225，231，243，269.
［2］柳长华.陈士铎医学全书［M］.北京：中国中医药出版社，1999：787.
［3］中国中医研究院编.蒲辅周医疗经验［M］.北京：人民卫生出版社，2005：115.

［4］吴坤安.伤寒指掌［M］.上海：上海科学技术出版社，1959：卷一45，50.
［5］吴鞠通.温病条辨［M］.福州：福建科学技术出版社，2010：29，38，40，45.
［6］雷丰.时病论［M］.北京：人民卫生出版社，1964：62.
［7］徐衡之，姚若琴.宋元明清名医类案［M］.长沙：湖南科学技术出版社，2006：376，535，572.
［8］叶天士.临证指南医案［M］.上海：上海卫生出版社，1958：319.
［9］何廉臣.重印全国名医验案类编［M］.上海：上海科学技术出版社，1959：115.
［10］原明忠.光莹舌（镜面舌）的虚实寒热辨［J］.北京中医学院学报，1984，（3）：29.

（二）津气炽逆候（肺胃燥热实证·津气转证1）

肺胃燥热证，燥热内蕴不解，热邪转炽，肺胃失其肃降之权，里热冲逆于上，是为津气炽逆之候。吴坤安称为胃火冲逆之证。其见症以肺胃气机失降，里热上逆之症象为显明，但必兼见里热津伤之脉症。

通称：胃火冲逆。

内含病例：［中医］温病兼冲气上冲。

病因病机：肺胃燥热蕴逆，因燥热内蕴肺胃，热炽于内，灼伤肺胃津液，肺胃失其肃降之令，里热挟冲气上逆，而成里热冲逆之证。

证象组合：气炽+气逆+津灼+气滞

主症：**【津气蕴炽】症象**：①灼热，潮热往来。②颧赤。③自汗。④小腹如烙，便秘溺赤。⑤神烦谵语。**舌象**：①舌苔黄燥。②根黑。**脉象**：脉洪滑。

【气机冲逆】症象：①呕逆，呕恶入口即呕。②呃忒。③咳喘不得卧。④胸闷。

副症：**【津液消灼】症象**：①烦渴。②频吐涎沫。③面黧形瘦。④痰色黄稠。**脉象**：脉涩数。

宾症：**【气机不利】症象**：①胁痛。②面浮跗肿。

治则：当以辛凉重剂，以撤其里热，而救其津液，佐以重镇以降其里热之逆气。

方证

白虎汤加减证：张锡纯方[1]。以清阳明之热，而以降冲兼镇肝之品辅之。详见病案3。

生石膏（研细）90g，生赭石（研细）30g，生龙骨、生牡蛎、白知母各24g，生杭芍18g，清半夏9g，厚朴4.5g，甘草6g。

论著和讨论

本证候燥热内炽于肺胃，肺胃之气不能肃降，挟里热冲逆于上，其治则在于急撤肺胃之燥热，以保肺胃之津液；佐以苦降重镇之品，以泄热镇冲、标本兼顾之法。吴坤安说："胃火冲逆：凡阳明热病，舌苔燥黄，烦渴呕恶，脉来洪滑，米饮入口即呕，唯凉水可纳者，宜白虎汤重加活水芦根主之。"[2]张锡纯说："医家用石膏，未有与赭石并用者。即愚生平用石膏，亦未尝与赭石并用，恐其寒凉之性，直侵下焦也。然遇有当用之病而用之，则病当之，非人当之。如此症，不重用石膏，则阳明之大热不除，不重用赭石，则上逆之冲气莫制，此所以并用之而无妨碍也。"[1]

病案举例

1.**王孟英**治毛允之，戊午冬患感，初治以温散，继治以滋阴，延至次春，病日以剧。凤山僧补以升、柴、芪、术，丁卯桥下以轻粉、巴霜杂药偏投，形神日瘁。孟英视之：脉来涩数，上溢呃忒，口腻虽觉嗜饮，而水难下咽，频吐涎沫，便秘溺赤，潮热往来，少腹如烙，按之亦不坚满。此病原属冬温，治以表散，则津液伤而热乃炽；继以滋填，热邪愈锢；再施温补，气机更窒。升、柴、芪、术欲升其清，而反助其逆；巴霜、轻粉欲降其浊，而尽劫其阴。病及三月，发热不是表邪；便秘旬余，结涩非关积滞。且脉涩为津液之已伤，数是热邪之留着。溢乃气机为热邪所壅，而不得下行，岂非温邪未去，得补而胶固难除，陡使其内烁真阴，上熏清道，以致一身之气，尽失肃清之命。法当搜剔余邪，使热去津存，即是培元之道，伸其治节，得浊气下趋，乃为宣达之机，以北沙参、麦冬、知母、天花粉、兰草、石斛、丹皮、黄芩、桑叶、栀子、黄连、木通、银花、橘皮、竹茹、芦根、橄榄、枇杷叶、荸荠、海蜇等出入为方，服之各恙递减，糜粥渐加，半月后始得大解，而腹热全消，谷食亦安。乃予滋阴善后而痊[3]。

又治张肯江妹，暮冬患感，朱某进温散药数服，病日剧。孟英视之：目瞪不语，面赤气逆，昼夜需人抱坐，四日不着枕矣，乃冬温挟痰，误提而气，不肃降也。以旋、赭、杏、贝、天花粉、茅根、冬瓜子、紫菀、薤白、瓜蒌仁、苏子、石菖蒲、竹沥为剂，萝卜汤煎，三剂大便行，而能卧矣。自言胸中迷闷，改用小陷胸合三子养亲，加沙参、知母、旋、贝、竹茹、枇杷叶数剂，热退知饥而愈[3]。

又治王炳华子患感，叶某用温散药而气逆碍卧，王秉衡作肾虚不能纳气治，连服大剂温补，喘嗽益剧，面浮跗肿，抬肩自汗，大渴胁痛。乞治孟英，已半月不交睫矣，诊其脉右部弦大而强舌根黑苔如煤者两条，面黧形瘦，幸而大解溏泄，得能消受许多误药，径予旋、赭、黄连、枳实、瓜蒌、苏子、杏仁、紫菀、生石膏、萝卜汁，六大剂始能就枕。而大渴不止，脘腹反形痞胀，按之坚痛，乃去旋赭，少加白芥子、半夏、薤白，兼令日啖北梨数十枚，服旬日，胸腹皆舒，苔色尽退。唯嗽未已，改用西洋参、杏贝、芦根、知母、冬瓜子、天花粉、柿霜、杷叶、竹沥十余剂，嗽止而跗肿，渴泻亦皆霍然矣，凡啖梨三百余斤，闻者莫不诧异[3]。

2.张聿青治周左，进泻肺开痰，导热下行，上升之气，十退三四，痰亦稍爽。然热势仍不见衰，左肋痛减，而痰色黄稠，频渴欲饮，神烦胸闷，舌质转红，边尖大有绛意，谵如梦语，两颧红赤，脉数滑大，左部小濡，右部搏指，良由蕴结之气分渐开。而霍霍痰鸣，肺胃之邪热尚炽，火与痰激，故霍然有声。热灼津亏，故频渴而欲饮，症势较前略定，而鸱张之下，非大有起色，不足以全大局，刻下所急者，痰鸣气逆，最关重系。然邪势不泄，液即为痰，古人所谓：痰即有形之火，火即无形之痰，正此意也。拟清金肃肺之中，参以辛凉重剂，必得应手始臻妥治耳：杏仁泥9g，广郁金（磨冲）1.8g，炙桑叶6g，法半夏、炒知母各4.5g，赤白苓12g，竹茹、广橘红（盐水炒）各3g，枇杷叶（去毛）6片，煅石膏、芦根各18g[4]。

3.张锡纯治温病兼冲气上冲：郑伯恕，年52岁，其人素有痰饮，偶有拂意之事，肝火内动，其冲气即挟痰饮上涌，连连呕吐痰水。季春之时，因受感冒成温病，温热内传，触动冲气，又复上冲。表里壮热，渴嗜饮水，痰水上泛，屡屡咳吐，呃逆哕气，连连不除，两胁作胀，大便3日未行。脉象左部弦长，右部洪滑而长，重按皆甚实，舌苔白厚，中心微黄，此温病之热，已入阳明之腑，又兼肝火挟冲气上冲也。当重用白虎汤以清阳明之热，而以降冲兼镇肝之品辅之（组方见方证），煎汤3茶盅，分3次温饮下。将药3次服完后，热退气平，脉亦较前和平。其大便仍未通下，遂将石膏、龙骨、牡蛎各减半，再煎服1剂，大便通下痊愈[1]。

引用文献

［1］何廉臣.重印全国名医验案类编［M］.上海：上海科学技术出版社，1959：224.

［2］吴坤安.伤寒指掌［M］.上海：上海科学技术出版社，1959：卷三73.

［3］徐衡之，姚若琴.宋元明清名医类案［M］.长沙：湖南科学技术出版社，2006：368，369.

［4］张聿青.张聿青医案［M］.上海：上海科学技术出版社，1963：41.

（三）津气煎迫候（肺胃燥热实证·津气转证2）

肺胃燥热证，燥热炽盛于肺胃，不得外达，下迫大肠，协迫津液下泄，是为津气煎迫之候。时病学家称为邪热内陷之证。以热盛津泄之症象显明，但必兼见肺胃热炽与津伤之脉症。

通称：邪热内陷，热迫津泄。

内含病例：［中医］温病，冬温，热泻，暑泻。

病因病机：肺胃燥热蕴炽，因肺胃燥热不解，下传大肠，逼其津液外泄，或邪火不能杀谷，致水谷下泄。

证象组合：气炽+津泄+津灼+气滞

主症：【津气蕴炽】症象：①发热大汗。②心中烦热，胸腹如焚。③烦躁。④二便灼热。**舌象：**舌红，苔白薄微黄。

【热迫津泄】症象：①泻出稠黏黄黑。②吃汤下汤，吃水下水。③腹泻如注。

副症：【津液消灼】症象：①小便赤热，无尿。②口渴喜凉。③懊烦不寐。④口腔及舌体溃烂。**舌象：**舌光干燥。**脉象：**①脉右大无力。②脉反沉细。

宾症：【气机不利】症象：腹痛拒按。

治则：当急清肺胃燥热，以救津液为主，燥热得除，自无迫津下泄之患。慎不可妄行止涩，反滞其邪，泻利必更加甚，必有张聿青所谓“液劫神昏”[1]之变。

方证

1.清凉涤暑法证：雷少逸方[2]。治暑温、暑热、暑泻、秋暑，泻出黏稠，小便赤热，面垢有汗，口渴喜凉，通体热似火炎。详见论著。

水飞滑石、去心连翘、白茯苓各9g，生甘草2.4g，青蒿4.5g，白扁豆、通草各3g，加西瓜翠衣1片入煎。

2.清凉饮加味证：敖保世方[3]。治壮热烦躁，腹泻无尿，口腔及舌体溃烂，详见病案3。

葛根、泽泻、茯苓、六一散（鲜荷叶包煎）各15g，黄芩、木通、竹叶、白芍各10g，生石膏30g，黄连、栀子各6g，水煎，少量多次分服。

论著和讨论

本证候肺胃燥热不从外达，下迫大肠，津液走泄，吴坤安曰："凡伤寒热邪正盛之时，必在阳明胃经，阳明以胃实为病，故大便不通。然火证往往下黄黑稠黏之物，此热邪下逼大肠，非痢也。虽通仍作不通论，只用清火解毒以治阳明，其利自止。……有阳明火证，邪火不杀谷，吃汤下汤，吃水下水，此有阳明实证可据，非若脾肾俱败者比，亦只清其火邪，其痢自止。"[4]张聿青更谓："上焦之热移入大肠，邪热不从外达，灼烁于内，阴津损伤，往往有液劫而神昏者。"[1]治则当清透肺胃燥热为主，以救其津液；燥热得除，其利自止。雷少逸说："考暑泻之证，泻出稠黏，小便热赤，脉来濡数，其或沉滑，面垢有汗，口渴喜凉，通体之热，热似火炎，宜以清凉涤暑法（组方见方证），用却燔蒸，譬如商飚然倏动，则炎歊自荡无余矣。如夹湿者，口不甚渴，当佐木通、泽泻。"[2]

病案举例

1. **萧琢如**治易某之子，年十余岁，患冬温，发热口微渴。延余过诊，舌无苔，脉浮数。余以辛凉平剂与之，嘱其频频进服，以愈为度，不拘剂数。阅数日复延诊：大渴大汗，脉洪大，询知主人疑药凉，三日仅用一剂。改方用白虎汤，方内生石膏八钱。未服，病增大泻，复延诊。原方加西洋参二钱，约以是日及晚，必服完三剂，明晨当有转机。而卧至次晨。诊视泻利止，各症减大半，仍嘱用原方，再服三剂，疾大瘳。改用甘寒养阴数服，平复如初[5]。

2. **张聿青**治包左，温邪将及二候，上焦之热移入大肠，发热便泄，懊烦不寐，频渴欲饮，耳窍失听，舌光无苔，干燥无津，脉左大，重按无力。邪热不从外达，灼烁于内，阴津损伤，往往有液劫而神昏者，不可不知，拟养津泄热：鲜石斛、鲜生地各18g，连翘、黑栀皮、香豉、滑石各9g，淡黄芩、桑叶各4.5g，桔梗3g，芦根30g。二诊：便泄已止，热势虽不甚盛，而仍神烦少寐，口渴欲饮，舌燥无津，既干且腻，右目红赤作痛，脉数左大。风温夹湿化热，由大肠还于肺胃，气燥津伤，拟流湿润燥，开泄风热：桑叶、薄荷、荆芥、连翘壳、朱茯神、桔梗、甘菊花、鲜石斛、晚蚕沙、辰灯心、白蔻仁末各0.9g，另用鲜芦根60g打汁调服[1]。

3. **敖保世**治廖某某，女，27岁，患者腹泻水样黏液便，呈喷射状，每日10~20余次，每次150~300ml左右，腹泻后或有少许鲜血从肛门滴出。伴呕吐已12天。在当地医院曾用氯霉素、黄连素，每日补液6000ml左右，治疗6天无效，于7月7日转县医院住院，治疗罔效，乃7月12日下午3时邀请会诊。询知患者7月1日上午在烈日下劳动，即感头痛，心中烦热，身热汗出，口渴思饮，下午带病出工，翌日，腹泻如注，日夜20余次，胸腹如焚，二便灼热。今壮热烦躁，腹泻无尿，口腔及舌体溃烂，舌红，苔白薄微黄，脉反沉细。虑为暑邪内扰阳明、邪热内陷之暑泻，治宜急急清暑益气，分利小便。先进独参汤：皮尾参15g，煎水频饮。后服清凉饮加味（组方见方证），水煎，少量多次分服。7月13日：患者精神好转，能张目视人，小便通畅，腹泻次数顿减，但二便仍感灼热，腹胀雷鸣，口干甚，体温趋于正常，自思饮食，嘱守原方加木瓜、乌梅各10g、石斛20g，取酸甘化阴之意，服1剂，腹泻明显好转，日夜仅2~3次，口舌溃烂近愈，索糜粥自养，但感腹胀加重。舌红无苔，唇燥，脉转数。守原方去石膏，加枳壳10g、怀山药30g，服2剂，症状消失，唯感四肢乏力，呼吸气短。此久泻伤元，中气不足，改服参苓白术散10余剂，益气补脾，于7月28日痊愈出院[3]。

引用文献

[1] 张聿青.张聿青医案[M].上海：上海科学技术出版社，1963：28.

[2] 雷丰.时病论[M].北京：人民卫生出版社，1964：36.

[3] 敖保世.清凉饮加味治愈危重"暑泻"一例报告[J].江西中医药，1983，(3)：13.

[4] 吴坤安.伤寒指掌[M].上海：上海科学技术出版社，1959：卷三25.

[5] 徐衡之，姚若琴.宋元明清名医类案[M].长沙：湖南科学技术出版社，2006：476.

（四）津气蒸闭候（肺胃燥热实证·津气变证1）

肺胃燥热证，燥热内蕴肺胃，不得透解，内闭神明，陡动肝风，是为津气蒸闭之候。时病学家通称为热炽风动之证。其见症以神昏风动之症象显明，但必有热灼与津伤之脉症为主。

通称：热炽风动，暑动肝风。

内含病例：[中医]热病兼暑，痉病，暑温。[西医]乙型脑炎。

病因病机：肺胃燥热蕴闭，因肺胃燥热不解，或更误与温热之剂，致热极化火，火甚生风，内闭心窍，引动肝风，陈平伯云："火动则风生，风扇则火炽，外窜督脉则成痉，上窜脑中则厥。"[1]

证象组合：热灼+神闭+津伤

主症：【津气蕴灼】症象：①面赤目赤唇红。②壮热心烦。③无汗，汗出如珠，自汗且多。④面垢。⑤恶热，大渴引饮。⑥斑疹隐隐。**舌象**：①舌苔纯黄无白。②舌苔黄厚。③干黄起刺。④黄腐满布。⑤舌上有白点满布如珍珠状。**脉象**：①脉弦滑数。②浮洪数疾。③脉象弦数。④脉左盛而躁，右洪盛而滑。**指纹**：青紫窜出气关。

【神志蒙闭】症象：①天庭青黯，神识昏迷。②双目直视，目上视，目瞪昏厥。③谵妄不识人神识昏乱，寻衣摸床。④哭笑无常，神志有时不清，不能行走。⑤二便不知，遗尿。**舌象**：舌黄腻。**脉象**：脉细劲，或伏坚。

指纹：纹则粗硬如露青筋，推之血不流利。

副症：【津液消灼】症象：①无汗，汗不得出。②口渴。③涎液黏滞。④齿燥面垢。⑤小便短赤。**舌象**：①舌赤苔黄焦干刺。②老黄带灰黑，满舌苔黑如煤，焦黑。③舌红苔少。④鲜红无苔。⑤紫红起刺。⑥绛而燥裂。⑦深紫而赤。⑧干而焦。**脉象**：脉洪数实。

【络脉不和】症象：①角弓反张。②手足瘛疭。③口噤鼻扇。④齘齿弄舌。

宾症：【气机不降】症象：①咳嗽气促。②喘息气粗，胸高息喘，喘促痰鸣，鼻翼扇动。

治则：当急清解肺胃燥热为主，以解其蒸灼而救其津液，兼以开窍息风，以醒神解痉。然病势危重，当救治从速，缓则内闭而外脱矣。

方证

1.加味人参白虎汤证：赖良蒲方[2]。泻热救津，治壮热无汗，咳嗽气促，摇头咬人，详见病案1。

生石膏15g，知母、天竺黄、葛根各6g，甘草3g，粳米9g，川贝母、西洋参各4.5g，水煎服，另安宫牛黄丸1粒化服。

2.羚麻白虎汤证：何拯华方[3]。甘寒咸降，息风镇痉，以涤热痰。详见病案2。

羚角片（先煎）、明天麻各2.4g，生石膏（研细）12g，知母6g，生甘草12g，蜜炙蜣螂1对，生莱菔汁、雅梨汁各1瓢（分冲）。

论著和讨论

本证候肺胃燥热化火，火盛动风，内闭心窍，外动肝风，俞根初说："热病兼暑者，一起即发热身痛，背微恶寒，头痛且晕，面垢齿燥，大渴引饮，心烦恶热，斑疹隐隐，烦则喘喝，静则多言，甚则谵语遗溺，大便或闭或泻，泻而不爽，其余变症，与前相同，舌苔纯黄无白，或干黄起刺，或黄腐满布，或老黄带灰黑，甚或鲜红无苔，或紫红起刺，或绛而燥裂，或深紫而赤，或干而焦，或胖而嫩。脉左盛而躁，右洪盛而滑，躁则血被火逼，盛滑则伏热外溃。此《内经》所谓：尺肤热甚，脉盛躁者，病温盛而滑者，病且出也。亦即石顽所云：后夏至日为热病，乃久伏之邪，随时气之暑热而勃发也。必先清其暑，以泄其热，初以新加白虎汤为主；继则清其余热，以保气液，竹叶石膏汤加减；终则均须实其阴，以补其不足。"[1]何廉臣亦云："湿热动风而发痉瘛者，卒然口噤，角弓反张，壮热自汗，口燥渴饮，手足瘛疭，目瞪昏厥，此《内经》所谓'诸热瞀瘛，皆属于火'是也。陈平伯所谓'湿热化火，火动则风生，风扇则火炽，外窜督脉则成痉，上窜脑中则为厥。'正《素问》所谓血之与气并走于上，则为大厥，厥则暴死是也。凡痉挛脉多浮弦，甚或弦急，舌多白滑，或白而糙，首当活络舒筋为君，佐以息风化湿。古方观音散加减：生薏苡仁、生明乳香、川桂枝、竹茹、生没药、茯苓、天麻、桑枝。时方陈氏息风胜湿汤：羚羊角、竹茹、秦艽、钩藤、丝瓜络、飞滑石、梗通草、鲜桑枝。痉瘛脉多弦数，甚则弦劲，舌多黄腻，甚或焦黄，指纹色多青紫而显明。若天庭青黯，目瞪直观，脉细劲，或伏坚，纹则粗硬如露青筋，推之血不流利，昏厥过24小时不醒者，则必其气不复返而死矣。初起时，首当息风定瘛为君，佐以豁痰泄热。古方竹叶石膏汤加减。时方羚麻白虎汤加减。"[1]

因而其治则当急清其肺胃之燥热，以降其火，兼以化痰开窍以醒神，平肝息风以镇痉。张锡纯曰："直清阳明为主，佐以息风舒筋。"何廉臣说："暑风初起，其症有二：……二面红灼热，目赤自汗，脊强肢瘛，此张寿甫所谓热动肝风，而脑筋妄行也，暑秽初起，壮热面红，目赤上视，齘齿弄舌，手足瘛疭，……暑动肝风者，舌黄或赤，脉多弦数，甚或弦滑，指纹青紫窜出气关。热渴汗多者，古方竹叶石膏汤主之，或新加白虎汤：生石膏、益元散、知母、西洋参、竹叶、荷花露。"[1]"其识灼热自汗，渴不恶寒，面赤唇红，手足瘛疭，口噤鼻扇，此因于胃肠积热致痉。即《内经》所谓气上不下，搏阳而为巅疾也……便通者，羚麻白虎汤：羚羊角、天麻、生石膏、知母、生甘草、粳米；或加减竹叶石膏汤：鲜竹叶、知母、瓜蒌仁、生石膏、天花粉、川黄连、竹沥半夏、鲜枇杷叶、淡海蜇、大荸荠，二味煎汤代水。临服药调下紫雪丹0.6g。"[1]

病案举例

1.赖良蒲治邹某某，女，3岁，夏初，壮热无汗，咳嗽气促，口渴心烦，摇头咬人，双目直视，神识昏迷，角弓反张，小便短赤，指纹浮粗深紫，透入命关。舌苔黄厚。风寒在表，误补气壅，化热灼阴，脉络受损。主以泻热救津法，予加味人参白虎汤主之（组方见方证）。连服2剂，热退汗出，神清渴止，改投养阴和络善后。生地9g，白芍、忍冬藤各6g，橘络、川贝母、桑叶各4.5g，甘草3g，水煎服。自按：表邪未尽，误投温补，如火添油，势成燎原[2]。

又治严某某，女，28岁，孟夏患感冒，医以辛温发散，劫夺津液，数日之间，高热神昏、大渴饮冷，心烦不眠，肌肤灼燥，得食即呕，口臭气粗，谵语无伦，脉象洪大有力，舌苔黄白干厚，芒刺满口。举家怆惶，急延予诊。春寒未解，郁化为热，由表达里，阳明津液耗损。主以清热救津之法，用加味人参白虎汤治之：西洋参6g，生石膏60g，知母、天花粉各12g，芦根18g，麦门冬、竹茹、粳米各9g，甘草6g，紫雪丹3g（另冲），煎服。一啜热退，诸症减轻。改投甘寒增液之法：生地15g，麦门冬、知母、白芍各9g，天花粉、玉竹各12g，甘草、竹叶各6g，水煎服。4剂诸症尽罢，渐进稀糜，数日康复。自按：阳明温热，犹未里结，然非大剂白虎，不足以奏肤功[2]。

2.何拯华治风痉似惊：章山麓之子，年5岁，去年冬，气暖失藏，今春寒温间杂，小儿上受风温，先伤肺经而起。初起寒热自汗，咳逆气粗，继即肢牵目窜，烦躁神蒙，痰壅鼻扇，甚至口噤痉厥。脉浮洪滑数，舌尖边红，苔滑微黄，脉症合参，即张仲景所谓"风温之为病，剧则如惊痫，时时瘛疭"，亦即徐嗣伯所谓"痰热相搏而动风，风火相乱则闷瞀"，病虽似惊而实非真惊也。初用桑菊饮加减，辛凉开肺，祛风泄热；继用羚麻白虎汤，加生莱菔汁、雅梨汁，甘寒咸降，息风镇痉，以涤热痰；善后用吴氏五汁饮加减，清余热以养胃阴：霜桑叶、滁菊花、京川贝（去心）各3g，钩藤、光杏仁各4.5g，苏薄荷2.1g，天竺黄2.4g，茯神木6g。次方：（组方见方证）。三方：甘蔗汁、雅梨汁、鲜生地汁各1瓢，生藕汁、生荸荠汁各半瓢，加枇杷叶露30g，重汤炖滚十余沸，温服。初方1剂不应，改服次方，叠进两头煎，大便解后，热减神清。终进三方，连服2剂，热净胃动。嘱用甘蔗雅梨煎汤，调理而痊[3]。

3.张锡纯治燥痉：陈秀山之幼子，年3岁，外感燥热而发。周身壮热，四肢拘挛，有抽掣之状，渴嗜饮水，大便干燥。婴儿脉不足凭，当舍脉从症，知系燥热引动其肝经风火，上冲脑部，致脑气筋妄行，失其主宰之常也。直清阳明为主，佐以息风舒筋：生石膏30g，生甘草、薄荷叶各3g，全蜈蚣2条，肥知母、钩藤钩各9g，生粳米6g，煎汤1盅，分2次温饮下。1剂而抽掣止，拘挛舒。遂去蜈蚣，又服1剂，热亦退净而愈[3]。

4.李泰治张，20余岁，三月间，脉浮数，大热大渴，气喘汗出，目上视，口中乱语，循衣摸床，时时咳痰不吐，人事全失，大便微泻，此肝胃热遏神明之证。青蒿、麦冬、茯神各9g，石膏、天竺黄、干生地各6g，桔梗、瓜蒌仁各4.5g，陈皮0.9g，川厚朴3g，1剂效，2剂愈[4]。

5.王继庵治王龙粉，女，14岁，高热抽搐，神志昏迷，遂至某某医院住院治疗，诊断为流行性乙型脑炎，经治1个月，抽搐昏迷现象稍有减轻，其他效果不显，家属要求出院，于9月22日来我院中医科门诊。高热抽搐，烦渴欲饮，神志有时不清，夜难入寐，不能行走，哭笑无常，溲黄，舌红苔少，脉象弦数。分析：壮热烦渴，为胃热亢盛；大便尚行，无阳明腑实之征；抽搐，乃系阳明无形热盛，肝风内动；神志不清，哭笑无常，乃热扰神明；心窍被蒙，先从清泄胃热、凉肝息风着手，以白虎汤加磁石、珍珠母、僵蚕、地龙、全蝎。服2剂后，烦渴抽搐均减，神志较清，唯头晕耳鸣，口唇不时颤动，口吐白沫，宗前方去石膏、甘草，加鲜生地、玄参、麦冬、鲜石斛、天花粉、川黄连。药后身热已退，抽搐停止，继以甘寒生津、镇心安神法。药用：鲜石斛、玉竹、麦冬、朱砂染茯神、九节菖蒲、南沙参、柏子仁、酸枣仁。服数剂后，而奏全功。迄今四月余随访，说笑如常，已到校恢复学习[5]。

引用文献

［1］俞根初.重订通俗伤寒论［M］.上海：上海科学技术出版社，1959：248，424，427，428.

［2］赖良蒲.蒲园医案［M］.南昌：江西人民出版社，1965：13，258.

［3］何廉臣.重印全国名医验案类编［M］.上海：上海科学技术出版社，1959：42，207.

［4］李洪成等.中医证候学［M］.北京：中国医药科技出版社，2008：764.

［5］王继庵.治愈两例流行性乙型脑炎后遗症简介［J］.江苏中医，1966，（7）：24.

（五）津气蕴闭候（肺胃燥热实证·津气变证2）

肺胃燥热证，燥热内盛，闭塞阳气，不能宣展于外，燥热炽闭于内，是为津气蕴闭之候。伤寒家通称为热深厥深之外假寒而内真热，阳证似阴之证，亦热厥或阳厥之证。其见症以阳气闭塞之厥逆、脉沉伏等脉症显明，与阴厥、寒厥极为相似。故必须细审必有热灼津伤之脉症可凭，方可定论。

通称：热深厥深，厥微热微，假寒真热，阳证似阴，三阳合病。

内含病例：［**中医**］阳厥，热厥，暑厥。［**西医**］流行性乙型脑炎。

病因病机：肺胃燥热蕴闭，因燥热内蕴肺胃，不得外达，炽盛于中，消灼津液，闭塞阳气，不得宣展于外，何廉臣曰："阳明热盛，热气闭塞空窍，热深厥深。"[1]而成内真热而外假寒之证。

证象组合：热灼+阳滞+神闭+津灼

主症：【津气蕴灼】症象：①发热面垢，头痛。②自汗，微热汗出。③心烦，烦躁，壮热，口渴。④颧赤，⑤斑如锦纹。⑥呕吐。⑦双目赤如血裹。**舌象：**舌尖红，苔白根黄腻。**脉象：**①脉滑。②沉滑搏数。

【阳气不行】症象：①面色苍白，四肢厥逆冷，手冷至肘，脚冷至膝，身重难以转侧。②口不仁，③由壮热烦躁而变为厥冷昏睡，呼之不应，周身厥冷。④轻则但指头寒。**脉象：**①脉沉弦带数。②微弱，脉细如无，③脉沉伏，寸口、趺阳脉皆无。

副症：【津液消灼】症象：①口渴引饮，前排齿燥。②尿短赤、浑赤。③便闭，大便实。④下利稀水臭秽难闻。⑤壮热无汗。**舌象：**舌干黑起刺。

【神志蒙闭】症象：①神昏谵语，神志昏迷。②遗尿。③沉沉昏睡，昏迷不醒，神昏不语，喉中痰鸣。④失语、抽搐。

宾症：【气机不宣】症象：①腹满。②腰痛。③默默不欲食。

治则：当急清解肺胃之内热，以解其闭塞。然病势危重，且冰炭不相容，生死反掌之际，差之毫厘，必谬之千里。

方证

1.竹叶石膏汤加味证：赖良蒲方[2]，治暑热伤阴，热深厥深。胃痛呃逆，濈濈自汗，心烦溲赤，手足冷过肘膝，六脉沉伏，详见病案3。

生石膏、鲜芦根各24g，肥知母、黑玄参、天花粉、麦门冬各9g，鲜竹茹、淡竹叶各6g，生甘草3g，粳米1撮，水煎服。

2.清宫白虎汤加味证：叶东升方[3]。治阳明温病，阳极似阴，心烦谵语。详见病案4。

清宫白虎汤加芦根、川贝母、薏苡仁、紫雪丹。

论著和讨论

本证候燥热蒸灼于肺胃，消灼津液，闭滞阳气，内真热而外假寒，仲景曰："伤寒脉浮滑，此以表有热，里有寒，白虎汤主之。"（《伤寒论》176条）"三阳合病，腹满身重，难以转侧，口不仁、面垢，谵语、遗尿。发汗，则谵语；下之，则额上生汗，手足逆冷；若自汗出者，白虎汤主之。"（219条）俞根初说："外寒内热，厥则但指头寒，热则微觉烦躁，默默不欲食，渴欲饮水，微热汗出，小便不利，舌苔浅黄薄腻，或正黄带微白，脉右沉滑搏指，左微弦而数。此外虽厥而里有热，仲景所谓：厥微热少。数日小便利，色白者热除，遂欲得食而病愈是也。法当辛凉泄热以利溺，新加白虎汤主之。"[4]

故其治则当急清透肺胃燥热，撤其内热而救其津液，内热一除，则内闭可解，而阳气自能宣展于外，而厥寒自解。即张仲景的"伤寒脉滑而厥者，里有热，白虎汤主之"（《伤寒论》350条）之法。即使脉微细或沉伏，亦不可误作阴证，妄行温补，马元仪曰："以邪热抑遏，不得外达，非阳衰脉微之比，待清其壅，则脉自起耳。"[5]何廉臣说："（温热）兼暑，病名暑温……若热深肢厥、神识昏迷者，热厥也，即热气闭塞空窍所致。必须辛凉重剂兼芳香开窍，如白虎汤加鲜竹叶、童桑枝、瓜霜、紫雪丹之类；挟痰者，加竹沥、竺黄、石菖蒲、川贝、白薇、新定牛黄清心丸、犀珀至宝丹等选用。"[1]

病案举例

1.吕沧洲治赵氏子，病伤寒十余日，身热而人静，六脉尽伏。俚医以为死人也，弗与药。吕元膺诊之，三部举按皆无，其舌苔滑，而两颧赤如火，语言不乱。因告之曰：此子必大发赤斑，周身如锦纹。夫脉，血之波澜也。今血为热邪所搏，淖而为斑，外见于皮肤。呼吸之气，无形可依，犹沟渎之水，虽有风不能成波澜，斑消则脉出矣。及揭其衾，而赤斑斓然，即用白虎加人参汤化其斑，脉乃复常。继投承气下之，愈。发斑无脉，长沙所未论，元膺盖以意消息耳[5]。

2.马元仪治伤寒六日，两脉微弱，面垢遗尿，自汗谵语，身重不能转侧。此三阳合病也，汗下两不可，用发汗则偏于阳而津液伤，攻下则偏于阴而真气损，唯有白虎一法，主解热而不碍表里，诚为善法。但三阳病脉当浮大，今微弱不起，以邪热抑遏，不得外达，非阳衰脉微之比。待清其壅，则脉自起耳[5]。

3.赖良蒲治暑厥：邓某某，男，30岁，胃痛呃逆，濈濈自汗，心烦溲赤，身微温而四肢厥冷，大渴引饮，得食辄呕。某医投附桂丁蔻理中汤，以致舌苔干黑起刺，手足冷过肘膝，六脉沉伏。诊断：暑热伤阴，热深厥深。法当清热生津，仿竹叶石膏汤加味主之（组方见方证），水煎服。自按：暑热伤及肺胃之阴，热象显然。乃前医失察，错认厥冷为三阴里寒，径投温补，则热深厥亦深，五内俱焚，亟投竹叶石膏汤加味：以玄参易人参，另加天花粉、竹茹、芦根等养胃生津，故1剂厥止，2剂津回舌润，呃逆不作，而脉反洪数。又服2剂，则脉静身凉，渴止思食矣[2]。

4. 叶东升治阳明温病：徐衣尧，男，23岁。初病时，前医认为少阴伤寒，连服真武汤加味数剂，症状增剧，下利，四肢微厥，烦渴喜饮，神昏谵语，肌热如焚。经另一医师诊断，也认为是少阴证，又连投白通、通脉四逆和云苓四逆汤加沉香、蛤蚧、鹿茸等5~6剂，病情更趋严重，请我会诊。患者脉滑数有力，舌浊中黄，下利稀水，臭秽难闻。我认为这是阳明温病，阳极似阴，而非少阴真寒。因邪热在里，逆传心包，所以心烦谵语。遂拟清宫白虎汤加芦根、川贝母、薏苡仁、紫雪丹一方，嘱连服2剂。服后，症状减半；继用竹叶石膏汤、甘露白虎汤、增液白虎汤等方续服而愈[3]。

5. 刘绍武：我于30年前曾治一人冬月患伤寒，40余日不解。病者由壮热烦躁而变为厥冷昏睡，呼之不应，喂以汤水，尚知下咽，已10余日。诊得周身厥冷，寸口、趺阳脉皆无，按腹则濡，启眼睑视之，双目赤如血裹。思得证情如此险恶而迁延10余日不败者乃正气尚未内溃，两目红赤乃火热之候，邪热内伏而阳不得伸，正热深者厥亦深之谓。遂投大剂白虎汤1剂，石膏重用1斤，知母亦用至5两，煎一大盆嘱频频灌服，进半剂遂热大作，病者苏而大呼："热死我了。"半日尽剂而热不退，撮药不及，时正值天降大雪，遂作雪球与啖，进大于拳者9枚，热退而安。所以目赤一症而断为热厥[6]。

引用文献

[1] 何廉臣. 重订广温热论［M］. 福州：福建科学技术出版社，2010：30.

[2] 赖良蒲. 蒲园医案［M］. 南昌：江西人民出版社，1965：19.

[3] 福建省中研所. 福建中医医案医话选编1［M］. 福州：福建人民出版社，1960：6.

[4] 俞根初. 重订通俗伤寒论［M］. 上海：上海科学技术出版社，1959：194.

[5] 徐衡之，姚若琴. 宋元明清名医类案［M］. 长沙：湖南科学技术出版社，2006：196，572.

[6] 刘绍武. 试论《伤寒论》"六经"当为"六病"［J］. 新中医，1979，(4)：15.

（六）津气闭脱候（肺胃燥热实证·津气变证3）

肺胃燥热证，燥热蕴蒸肺胃，不得外透，内闭神机，伤残津气，邪热内盛，正气欲脱，是为津气闭脱之候。时病学家通称为内闭外脱之证，亦称热深厥深之阳厥证。其见症以内闭与外脱之脉症同见，但仍须有热炽津伤之脉症为凭。

通称：热深厥深，内闭外脱。

内含病例：［**中医**］春温，热闭包络，热厥。［**西医**］腺病毒肺炎，麻疹合并支气管肺炎，心力衰竭，呼吸衰竭，胆囊炎伴渗出性腹膜炎中毒性休克。

病因病机：肺胃燥热闭脱，因燥热蕴蒸于内，伤残津气，炽盛内闭，正气不支，故内闭外脱同现。

证象组合：气炽+神闭+阳脱+津灼+气结

主症：【**津气蕴炽**】**症象**：①持续高热。②胸闷。③烦躁不安。④喘咳鼻扇。⑤疹出稀疏，色带紫暗。**舌象**：①舌质边尖颇红。②苔老黄无津。③苔黄中间黑而糙。**脉象**：脉沉细而数。

【**神志蒙闭**】**症象**：①深度昏迷状态，神昏谵语。②两目上视，眼球固定。③四肢抽搐。④四肢发凉，四肢厥冷，肢体厥冷。⑤面色黯黄。⑥痰壅咽间。

【**阳气脱绝**】**症象**：①面色苍白，面色苍灰，唯两颧红赤。②神昏不语，咳嗽无力，高度喘急，呼吸急促鼻翼扇动，间歇停止呼吸。③面唇肢端发绀，口唇紫绀。④两手循衣摸床或频频抓空。⑤口吐粉红色或红色泡沫。⑥大汗淋漓。**脉象**：①脉细数而促。②脉细微欲绝。③脉沉细欲绝，但有滑数之象。

副症：【**津液消灼**】**症象**：①唇焦、舌干、齿燥，脉细数无力。②小便短少而黄。**舌象**：①舌红无苔，舌边有溃疡。②舌红绛。③苔腻色灰。**脉象**：脉细数。

宾症：【**气机郁结**】**症象**：①胸高腹胀，无大便。②腹痛更剧，痛时难以忍受，两手握拳，紧咬牙关，呼吸急促。

治则：虽当固脱开闭同用，仍当以清解燥热、逐邪开闭为主，兼以益气生津以固其脱；邪去则正可安，过补必闭其邪。

方证

人参白虎汤加减证：杭旭初方[1]。扶正清热，解毒开窍，治面色苍灰，唯两颧红赤，四肢厥冷，烦躁不安，两手循衣摸床或频频抓空，两目上视，眼球固定，吐粉红色或红色泡沫。

别直参6g（炖水冲服），麦冬15g，生石膏60g，五味子、川贝母、知母各10g，黄连、生甘草各6g，银花20g，紫雪丹3g（后因缺货，改用神犀丹2粒）。

论著和讨论

本证候燥热内盛，壅闭神机，耗伤津气，元气难支，故闭脱同见，吴坤安说："（少阳中风耳聋）若三法后，目眩兼神昏语乱者，乃神散气脱之候，不治。"[2]然闭脱均由于邪盛，故杭旭初曰："重笃之证，危在旦夕，急宜扶正清热，解毒开窍以逐实邪。"[1]故救治之法，如魏长春所说："固脱开闭，临床上除单纯闭证或脱证外，犹有内闭外脱之证。《证治心得》曾指出：'乃缘脏腑之窒塞，而不尽关乎元气之虚脱耳。'邪实内壅，清窍昏蒙为闭；元气耗散，神明失用成脱。此时病邪猖獗，正不胜邪，为至急之候，常须开闭固脱，齐头并进。"[3]蒲辅周亦主"邪入包络闭证，肺之化源欲竭之象，虚实互见，治宜祛邪扶正并用，清热开窍，益气生津。"[4]但仍当以清解燥热以去邪为主，撤邪开闭，保津液以安其正；佐以益气生津以固其脱。

病案举例

1.**蒲辅周**治热闭包络（腺病毒肺炎），张某某，女，1岁半，因高热喘急5天，肺部叩诊有浊音，听诊有水泡音，并有大片实化。血化验：白细胞总数6.25×10^9/L，中性粒细胞0.44，淋巴细胞0.56，肝大2.5cm，体重7.6kg。急性病容。入院后曾用清热寒凉之剂治疗。于6月15日请蒲老会诊：患儿已呈深度昏迷状态，面色黯黄，痰壅咽间，咳嗽无力，高度喘急，并见下颌颤动及抬肩呼吸，四肢发凉，体温反降为37.8℃，而脉速达220次/分，呼吸72次/分。唇焦、舌干、齿燥，舌质绛，苔老黄无津，脉细数无力，据此乃热厥，邪入包络闭证，肺之化源欲竭之象，虚实互见，治宜祛邪扶正并用，清热开窍，益气生津，并紧密配合西医抢救措施。处方：西洋参6g，安宫牛黄散3g，先将西洋参煎水，分5次将牛黄散送下，两小时一服。抢救措施有：①随时吸出；②持续给氧气吸入；③静脉点滴血浆与毒毛旋花子K，并且在点滴器中段的小壶内加入1ml（0.25g）洛贝林；④鼻饲，每日3次米汤或水，每2~3小时，徐徐灌入中药；⑤肌内注射盐酸氯丙嗪2号合剂。中药服半剂后，而患儿之反应性加大，渐见咳痰松活，皮肤转红润，手心潮汗，体温再度升高，达41℃。辅以热水擦浴，使全身微汗徐出。至次日原方再服1剂，患儿之神识渐清，病情遂趋稳定。6月17日复诊：体温已近正常，喘减，神清，仍有咳痰，舌色正苔减少，脉右滑左数，此热闭已开，正气渐复，余邪未净，治以养阴清热：玉竹、天冬、玄参、细生地、石斛各6g，稻芽9g，麦冬4.5g，荷叶3g，服1剂，次日以原方加减，续进1剂。6月20日三诊：除尚有咳嗽及散在性肺部水泡音存在外，余症悉除，脉亦缓和，遂改用保和丸加减调和肺胃，兼化湿痰，以善其后，越5日痊愈[4]。

2.**吴驭周**治麻毒壅盛伤阴型：黄某某，男，1岁，西医诊断："麻疹合并支气管肺炎，心力衰竭。"经用西地兰、毒K、洛贝林、氨茶碱、氢可、冬非、吸氧、冰敷及抗生素等，抢救24小时，病情未见改善，请中医会诊。症见持续高热40℃左右，喘咳鼻扇，烦躁不安，面唇肢端发绀（氧气吸入）疹出稀疏，色带紫暗，舌红无苔，脉细数。辨证论治：此为麻毒壅盛，灼烁真阴，有内陷之势，亡阴之危。治宜养阴清肺、解毒透疹为大法。用竹叶石膏汤加升麻葛根汤、泻白散合方（方中用西洋参改重用沙参）。经中西医综合抢救后，病情转危为安（停氧气吸入），麻疹继出。但次日下午，突然体温下降36℃不回升，面唇又转青紫，四肢不温，气促鼻扇，脉与指纹均伏。继氧气吸入及注射强心针等，病情危重。即拟三拗汤加竹叶石膏汤（方用红参6g）1剂，药后3小时呼吸平顺，除去给氧，诸症改善，转危为安。第3日神志清醒，由于多天无大便，腹微胀，口气秽臭，脉细数，继进上方去红参改沙参加入郁李仁9g、玄明粉4.5g，轻下存阴。药后二便通畅，一切如常，12天痊愈出院[5]。

3.**章璋千**治患者王某某，女，34岁，诊断为胆囊炎伴渗出性腹膜炎中毒性休克，动员剖腹探查。但病情急转直下，趋于垂危。呼吸60次/分，血压下降至50/0mmHg，心率166次/分。组织内、外、中西医主治医师会诊。此时患者除上述症状外，尚有面色苍白，神昏不语，大汗淋漓，肢体厥冷，唇干齿燥舌红绛，苔腻色灰，脉沉细欲绝，但有滑数之象，大便3天未解，小便赤少。证属阳明热甚，热耗气阴。宜甘寒清热以救阴，补气回阳以固脱，即予人参白虎汤加减；别直参10g（另蒸服），生石膏30g（先煎），肥知母10g，淡竹叶10g。1剂，服后体温退至37.5℃，汗止，血压回升至110/64mmHg，且稳定，并解大便1次，下蛔虫5条。次日再诊：精神转佳，能坐起饮食。后调治周余痊愈出院。

按：大汗淋漓、肢体厥冷、脉细欲绝、苔腻等似属大汗亡阳，可与回阳救逆之剂，然舌红绛，唇干齿燥，脉有滑数之势，大便不解，T39.6℃，绝非亡阳之象，实是火极似水之状，所谓"热深厥亦深"。因此投以上方获效[6]。

引用文献

［1］杭旭初.中西医结合抢救中毒性休克的体会［J］.新中医，1981，（11）：20.
［2］吴坤安.伤寒指掌［M］.上海：上海科学技术出版社，1959：卷一62.
［3］魏长春.昏厥诊治举隅［J］.浙江中医药，1982，17（10）：440.
［4］中国中医研究院.蒲辅周医案［M］.北京：人民卫生出版社，2005：149.
［5］吴驭周等.治疗14例小儿麻疹肺炎的临床小结［J］.新中医，1974，（1）：33.
［6］章璋千.胆囊炎伴渗出性腹膜炎并中毒性休克一例治验［J］.江西中医药，1983，（2）：8.

（七）津气虚灼候（肺胃燥热实证·津气变证4）

肺胃燥热证，燥热蒸灼肺胃，日久必伤残津气，正气不支，热灼益盛，而成津气虚灼之候。时病学家通称为热伤元气，或暑伤元气之证。其见症以热灼肺胃津气之脉症为主，但必兼见气虚不足之脉症。

通称：燥热伤气。

内含病例：[**中医**] 劳倦中暑，太阳中暍，瘅疟，阳明暑疟，夏季热，暑温。[**西医**] 流脑后期。

病因病机：肺胃燥热虚灼，或因素体气虚，或病中误投汗下，损伤元气，或劳倦伤气，或延误失治，以致热灼于肺胃，津液消灼，而元气又不能支，而成正虚邪实之候。

证象组合：气灼+津灼+气虚+神蒙

主症：【**津气蕴灼**】**症象**：①灼热面赤，高热稽留，大汗出而热不退发热，日晡时为甚，间或上午亦出现高热，口渴欲饮。②烦躁不寐。③头痛如破。④恶热面红口臭。⑤申酉寒热，寒轻热重，或但热。⑥手足热甚。⑦小便深黄。**脉象**：脉洪大有力。

【**气虚失充**】**症象**：①体瘦色萎，两目无神，表情钝呆，呼吸微促，喘喝鼻扇。②汗出不止。③晕眩仆倒，昏睡懒言，无气以动。④恶寒恶风，间作寒战。⑤食欲不振。⑥下肢冷，四肢欠温。⑦遗尿下利，大便有时溏薄，有时挟稀，小便清长而有时数。**舌象**：苔微腻淡黄。**脉象**：虚大而芤，微细缓，躁疾不软，脉来濡数。

副症：【**津液消灼**】**症象**：①口渴烦躁饮冷。②咽干声嘎，口干唇裂，鼻孔里甚。③大便闭，尿多，不利，热赤。④肌肉消烁，皮肤干燥欠润，口唇舌质深红。**舌象**：舌光绛起刺，苔干燥。**脉象**：脉细数，紧小而急。

宾症：【**神志昏蒙**】**症象**：①神昏颠倒。②语言错乱。③烦躁不安。

治则：急清解其燥热，以救其津液，兼甘凉益气生津，以扶其正，所谓两清肺胃，保护化源之法。

方证

1.竹叶石膏汤证：张仲景方。功能清热生津，益气和胃。治热病之后，余热未清，气阴两伤，症见口干唇燥，泛恶，纳呆，舌质光红少苔，脉细数，或胃阴不足，胃火上逆，口舌糜烂，口渴，舌质红绛而干，脉细数，或消渴病，胃火炽盛，消谷善饥。也用于小儿夏季热。

竹叶二把，石膏、麦门冬各一升，半夏八两，人参、炙甘草各二两，粳米半升。水煎，分三次服。

2.人参白虎汤证：俞根初方[1]。甘凉救液，大生肺津，治胃汁枯涸，肺津将亡，身热不退，口燥渴，汗大出，脉见虚芤。详见论著。

西洋参、粳米（荷叶包）各9g，生石膏、知母各12g，生甘草3g。

论著和讨论

1.本证候肺胃燥热燔灼，津液消亡，元气不支，仲景说："阴气孤绝，阳气独发，则热而少气烦冤，手足热而欲呕，名曰瘅疟。若但热不寒者，邪气内藏于心，外舍于分肉之间，令人消铄脱肉。"（《金匮要略·疟病脉证并治》）因而其治则当于清热救津之中，参以益气扶元之品，以扶正清解。仲景曰："服桂枝汤，大汗出后，大烦渴不解，脉洪大者，白虎加人参汤主之。"（《伤寒论》26条）"伤寒，无大热，口燥渴，心烦，背微恶寒者，白虎加人参汤主之。"（169条）"伤寒，若吐若下后，七八日不解，热结在里，表里俱热，时时恶风，大渴，舌上干燥而烦，欲饮水数升者，白虎加人参汤主之。知母六两，石膏一斤（碎），炙甘草、人参各二两，粳米六合，上五味，以水一斗，煮米熟，汤成去滓，温服一升，日三服。此方立夏后立秋前，乃可服，立秋后不可服；正月二月三月尚凛冷，亦不可与服之，与之则呕利而腹痛。诸亡血虚家，亦不可与，得之则腹痛利者，但可温之，当愈。"（168条）"若渴欲饮水，口干舌燥者，白虎加人参汤主之。知母六两，石膏一斤（碎），甘草二两（炙），粳米六合，人参三两，上五味，以水一斗，煮米熟，汤成去滓，温服一升，日三服。"（222条）"太阳中热者，暍是也。汗出恶寒，身热而渴，白虎加人参汤主之。"（《金匮要略·痉湿暍病脉证》）

2.吴鞠通说："手太阴暑温，或已经发汗，或未发汗，而汗不止，烦渴而喘，脉洪大有力者，白虎汤主之，脉洪大而芤者，白虎加人参汤主之。"[2]"脉芤甚者，白虎加人参汤主之。"[2]"脉浮大而芤，汗大出，微喘，甚则鼻孔扇者，白虎加人参汤主之。"[2]"太阴伏暑，脉虚大而芤者，仍用人参白虎法。"[2]

3.吴坤安说："热久烦渴少气，竹叶石膏汤效，兼脘中痞闷不饥，加半夏。"[3]"动暑：行人农夫，于日中劳役得之，为中暍。暍即暑也，其症头痛，发躁恶热，扪之肌肤大热，大渴引饮，汗大泄，无气亦动，乃天热外伤元气，宜益气清暑为治，按仲景云：太阳中热，暍是也。汗出恶寒，身热而渴，白虎汤加人参主之。夫元气为热邪所伤，以致大热大渴，汗出不已，故以人参益气，石膏清暑，乃至精至当之法。"[3]

4.俞根初说："身热不退，口燥渴，汗大出，脉见虚芤者，胃汁枯涸，肺津将亡也，急宜甘凉救液为君，大生肺津，人参白虎汤（组方见方证）加鲜石斛12g、鲜生地18g、梨汁2瓢、鲜茅根15g。"[1]"胃阴虚者，申酉将寒热交作，寒轻热重，甚则但热不寒，少气烦郁，手足热甚，气逆欲呕，肌肉消烁，口渴自汗，舌苔黄燥起刺，中有直裂，脉右弦大而数者。《内经》所谓：阴气先伤，阳气独发，名曰瘅疟是也。胃阴虚疟，先与人参白虎汤加鲜石斛12g，蔗浆、梨汁（冲）各1瓢，甘寒法以退其热。继与麦门冬汤加减：原麦冬、建兰叶各9g，西洋参6g，生甘草2.4g，鲜官枣4枚，北秫米15g，仙半夏3g，鲜稻穗露（冲）30g，甘润法以救胃阴。”[1]

5.杜勉之治炎夏小儿高热，口渴尿多，无汗或少汗，可持续2~3月，清热保津汤：生地、生石膏、寸麦冬各6g，生甘草、竹叶各2.4g，连翘、糖参各4.5g。随症可加桑叶、北沙参、怀山药、扁豆、滑石[4]。

病案举例

1.**张路玉**治顾大来，年逾八旬，初秋患瘅疟，昏热谵语，喘乏遗尿。或者以为伤寒谵语，或者以为中风遗尿，危疑莫定。路玉曰：无虑。此三阳合病，谵语遗尿，口不仁而面垢，仲景暑证中原有是例。遂以白虎加人参，三啜而安[5]。

2.**雷少逸**治海昌张某，于暮春之初，突然壮热而渴。曾延医治，胥未中机。邀丰诊之，脉驶而躁，舌黑而焦。述服柴葛解肌及银翘散，毫无应验。推其脉证，温病显然。刻今热势炎炎，津液被劫，神识模糊，似有逆传之局，急用石膏、知母以祛其热，麦冬、鲜石斛以保其津，连翘、竹叶以清其心，甘草、粳米以调其中。服之虽有微汗，然其体热未衰，神识略清，舌苔稍润。无如又加呃逆，脉转来盛去衰，斯温邪未清，胃气又虚竭矣。照前方增入东洋参、刀豆壳，服下似不龃龉，遍体微微有汗，热势渐轻，呃逆亦疏，脉形稍缓，继以原法服一煎，诸恙遂退，后用《金匮》麦门冬汤为主，调理匝月而安[6]。

3.**金子久**治伏邪发现，旬余不解。病中强食，助邪之威。邪热不杀谷，蕴蓄于中焦，蒸化为痰，痰甚为火。火为无形之气，滋蔓无定，伤津伤液，在所不免。痰为有形之物，碍升碍降，理亦宜尔。热早轻暮重，语早清暮昏，痞不多。无形之热，尚无宣化之机，下亦少有质之垢，尚有蟠踞之势。喉有呕泛，脘有满闷。舌前半淡绛，后半薄白，脉左手细数，舌尚有润泽，脉颇有神韵。童质不足于阴，热证注重于阴，阴一日不复，邪一日不退。阴气伤，阳气亢，独热无寒，类似瘅疟。欲求退邪除热，务在存阴生津。有形之痰，再宜涤之，有质之垢，尚宜润之：两洋参、麦冬、糖石膏、知母、甘草、橘红、池菊、桑叶、瓜蒌皮、杏仁、竹茹、鳖甲[7]。

4.**钟金桔**治伤暑：倪某之女，7岁。夏月嬉戏园中，感受暑邪，至晚突发高热，体温39.5℃，口渴引饮，面微红，头痛，嗜卧，周身汗出，而头部较甚，体倦，下肢冷，小便短，不知饥，舌红无苔，脉浮数无力，经服青霉素片，热度未降。此因体质素虚，虚则腠理开，易于伤暑，暑热郁遏胃经，故口渴引饮。头为三阳之会，热气上冲，故头痛、嗜卧、汗出而头部较甚。汗出太过，故体倦而下肢冷。病在阳经，故脉浮数。拟用人参白虎汤加味，以参、芪补虚，麦、草存津，知、膏、淡竹清热。处方：党参、黄芪、麦冬、淡竹、知母各9g，石膏12g，甘草3g。服1剂后，热退汗止，口渴减，头痛愈，知饥能食。次诊照原方减轻其量，再进1剂，恢复正常[8]。

5.**李新平**治妻许小敏脑瘤术后高热不退：1995年6月13日~7月11日，妻在上海某某医院住院，第3次行“小脑血管网织细胞瘤”摘除术，术后恢复尚好。术后第6日忽发高热39℃余，无恶寒，发热稽留，经用青霉素、头孢曲松纳、甲硝唑、红霉素、氯霉素、磷霉素、头孢噻肟钠等抗生素静脉滴注，口服中成药“感冒退热冲剂”，整日冰敷，发热仍持续在39℃以上。连日抽脑脊液，均显毛玻璃样，细胞增多，血象亦不甚高。至第7天，发热亦在38.5℃以上，偶尔高过39℃，口干渴饮，汗出淋漓，瘛疭不安，泪淌悲观，神软懒言，血压下降，舌淡红苔白略腻，脉大略芤。要求医院方中医会诊未果，遂自拟：生石膏、知母、苍术、薏苡仁、甘草、银花等为方，在医院外药店捡药3剂，在泰兴路妻祖父家煎好，服1剂，当日即汗息热退。次晨又升至38.5℃，加生晒参又煎服2剂，热退未发。再观察几天出院。在上海妻外婆家调养3天，还景德镇，渐臻康复。

引用文献

[1] 俞根初.重订通俗伤寒论［M］.上海：上海科学技术出版社，1959：182，222.
[2] 吴鞠通.温病条辨［M］.福州：福建科学技术出版社，2010：29，38，40，45.
[3] 吴坤安.伤寒指掌［M］.上海：上海科学技术出版社，1959：卷四6，46.
[4] 杜勉之.以“清热保津汤”为主治愈小儿夏季热3例报道［J］.上海中医药杂志，1964，(8)：11.
[5] 徐衡之，姚若琴.宋元明清名医类案［M］.长沙：湖南科学技术出版社，2006：230.
[6] 雷丰.时病论［M］.北京：人民卫生出版社，1964：14.
[7] 秦伯未.清代名医医案精华［M］.北京：人民卫生出版社，2006：487.
[8] 福建省中研所.福建中医医案医话选编2［M］.福州：福建人民出版社，1963：208.

（八）气血蕴蒸候（肺胃燥热实证·气血本证）

肺胃燥热证，燥热内蕴肺胃，由气及血，气血两蒸，消灼津液，是为气血蕴蒸之候。其见症是以燥热蕴蒸于肺胃气血之脉症为主。

通称：燥热入血。

内含病例：[**中医**] 风温犯肺，温疫，温热中挟秽浊，发颐，喉蛾。[**西医**] 腮腺炎，颌下腺结石，急性牙龈脓肿，猩红热，登革热。

病因病机：肺胃燥热蕴蒸，多由风温、风热之邪，蕴蒸化燥，燥热由气入血，气血交蒸，不得透达，消灼肺胃津液。

证象组合：气蒸+血蒸+津灼

主症：【**津气蕴蒸**】**症象**：①高热汗出。②口干欲饮，口渴。③烦躁，胸闷烦乱不安，烦急。④口中热臭，⑤小便黄赤，便秘。⑥有时神昏谵语。**舌象**：舌红舌苔黄。**脉象**：①脉滑数。②脉洪数有力。③脉大而数，右寸两关并盛。④脉弦滑。⑤脉浮数带弦。⑥脉浮弦洪数。

【**血热蕴蒸**】**症象**：①周身皮肤可见隐隐红疹，红痧密布，皮肤猩红如涂丹。②两颧发赤。③痰血。**舌象**：①舌质红，舌赤。②舌红燥，苔淡薄。③舌绛苔黏腻。

副症：【**津液消灼**】**症象**：①壮热无汗。②口渴。③大便秘结。④小便短赤。**舌象**：舌红燥。

宾症：【**清窍不利**】**症象**：①龈肉疼痛。②咽痛水谷难以下咽。③双侧乳蛾红肿，上有黄白色斑点。④咽喉红腐。⑤舌体疼痛不能稍动。⑥左颌下腺肥大，按之坚硬，压痛显著，颌下痛掣至耳门。

治则：应清气凉血并重，以轻清之品，轻宣透达，使血分之邪，能速透于气分而解。

方证

1.板蓝根汤证：孔伯华方[1]。治腮腺炎，发颐发热，口渴烦急，详见病案2。

生石膏15g，蒲公英、黄芩、板蓝根、大青叶、桑叶、栀子炭、地骨皮、知母各9g，龙胆草、薄荷各4.5g，全瓜蒌18g，六神丸30粒。

2.清肺六二汤证：魏长春方[2]。治风温高热，咳喘或痰中带血。

桑皮、桑叶、地骨皮、枇杷叶、白茅根、杏仁、南北沙参各10g，鲜芦根15g，冬瓜子12g，知母6g，浙贝母8g。

3.竹叶石膏汤加味证：黄寿人方[3]。清宣透热，养阴增液。治温疫恶寒高热，神昏谵语，胸闷烦乱不安，详见病案4。

淡竹叶、连翘、金银花各12g，生石膏60g（先煎），肥知母、光杏仁、京赤芍各10g，生甘草6g，麦门冬15g，黑玄参30g。

论著和讨论

本证候燥热蕴蒸于肺胃，由气及血，不得透达，消灼津液，其治则当以清气凉血为主，药贵轻清以速透其蕴伏之邪为法，佐以甘寒，兼顾其津液。如本案（病案4）热邪由气入营，扰可透营转气，引邪外出。故用竹叶石膏汤加减。重在清热解，养阴增液。疹出邪透，热势渐减。复因阴液已伤，治以滋阴清热生津，以善其后[3]。

《孔伯华医集》编者按：发颐多因温毒所致，前贤已定治疗之大法，迄今常用普济消毒饮化裁，然于热实肿痛时加龙胆草极苦之味，其凉之性以胜之甚妥。孔伯华师用六神丸治发颐，效应极佳，并常嘱患者除口服外，同时日以十至十五粒研磨外涂，不仅解痛，且可促消，屡施屡效，积验颇多。孔师治双侧发颐（俗称蛤蟆瘟），立方中盐水炒橘核用至一两，佐以金铃子四钱。曾嘱余等："发颐可引睾肿睾痛，甚则此病虽愈，而将来可能绝嗣，不可不慎。"今日观之，所论确为真知灼见[1]。

病案举例

1.费绳甫治盛杏荪，常州人。壮热无汗，红疹满布，咽喉红肿白腐。舌绛苔黄，脉浮弦洪数。温热中挟秽浊，气血皆受燔灼，非用大型生津泄邪，两清气血，使邪热外泄，秽浊下行，势必深入脏腑。此症须参照温疫例治，非寻常喉症可比。处方：生石膏90g，犀角尖、酒炒黄连、轻马勃各3g，牡丹皮、薄荷叶各6g，净银花12g，牛蒡子、净连翘、天花粉、象贝母各9g，陈金汁60g，鲜芦根、竹沥各120g。进3剂，汗出淋漓，热渐退。照前方加鲜石斛15g，桑叶9g。进3剂，大便畅行，热势尽退。照方去牛蒡子、薄荷，加鲜生地120g，咽喉白腐皆消，唯口渴引饮，心烦不寐，方用：天冬、麦冬、大生地、川石斛、天花粉、川贝各9g，大白芍6g，南沙参12g，生甘草、鲜竹茹各3g，青皮甘蔗120g。连进5剂遂愈[4]。

2.孔伯华治赵男童，温毒发颐（腮腺炎），发热口渴，烦急，脉大而数，右寸两关并盛。治当凉降清解，兼内消之（组方见方证"板蓝根汤"）[1]。

3.王季春治汤某某，男，15岁。发热咽痛3天，水谷难以下咽，口渴，小便黄。体温39.1℃，双侧乳蛾红肿，影响气道，上有黄白色斑点，擦之可去，口中热臭，舌苔黄，舌质红，脉洪数有力。此邪热鸱张，毒火上攻，熏灼咽喉。即以小刀刺破肿胀乳蛾，吐出毒血呈深紫色，漱口后，喷上"吹药"，20分钟后自觉咽部舒坦甚多，以后，每2小时吹药1次。内服处方：焦山栀、银花、连翘、黄芩各9g，甘中黄4.5g，煅人中白12g，马勃3g，鲜生地30g，玄参15g，日服2剂。2天后体温正常，乳蛾肿已退，已能饮水、喝稀粥，但咽部仍有小痛，口干。热势虽退，阴液亦伤，需防死灰复燃，仍宗前意增损。处方：鲜生地30g，北沙参、鲜金斛、玄参、山豆根、西青果各9g，甘中黄4.5g，3剂后诸症悉解[5]。

4.黄寿人治温疫：王某，男，32岁。恶寒高热，两颧发赤，身热口渴，有时神昏谵语，胸闷烦乱不安，大便秘结，小便短赤，周身皮肤可见隐隐红疹，舌赤苔黄，脉浮数带弦。系热毒炽盛，熏蒸肺胃，侵入营分。治用清宣透热、养阴增液为法，方用竹叶石膏汤加味（组方见方证）。2剂。二诊：药后疹出邪透，汗出热退，大便已解。唯头昏神疲，口渴思饮，舌光赤，脉细数。系气阴不足，治以生津泄热。太子参15g，麦门冬24g，大生地24g，生石膏30g（先煎），生甘草6g，粳米1撮（布包），2剂。三诊：红疹渐消，唯有口干，舌光赤无津，脉细数，系阴伤津液未复。上方去石膏，加南、北沙参各30g。2剂。按：1945年武汉地区疫症流行（西医称登革热），沿门阖户，老少未能幸免，病势急促，病情甚重[3]。

5.李作森治猩红热：陈某某，男，11岁。二诊：检查：体温38.1℃，发热汗出，舌绛苔黏腻，咽喉红腐，时有烦躁，口渴，红痧密布，皮肤猩红，状如涂丹，便秘，尿黄，脉洪数。辨证：疫毒由表入里，痧毒炽盛，气血两燔。治则：清热，凉血，解毒，利咽。处方：板蓝根、大青叶、天花粉、连翘、石斛、山栀、黄芩、莱菔子、马勃各6g，甘草、生地各3g，玄参15g，银花12g，红萝卜3片为引，水煎服。新针：中脘（泻），三阴交双（补）、外金津（泻），外玉液（泻）。三诊：23日下午。检查：体温37℃，痧稍收，身微热，口干欲饮，舌绛稍淡，喉痛已解，腹痛较重，脉弦数。辨证：乃疫毒内陷，素有宿食，因而腹痛较剧。治则：清营解毒，健胃消食化滞。处方：玄参15g，银花、连翘、生地、麦冬、枳壳、建曲各6g，木通、甘草、郁李仁各3g，芦根12g。水煎服。四诊：24日下午。检查：体温36.8℃，热退，疹收，舌红润，腹痛已止，已大便2次，小便仍黄，脉来弦数。辨证：余毒未净。治则：清热解毒。处方：银花、连翘、焦山楂、建曲、天竺黄各6g，玄参、山药各9g，贝母、甘草各3g。水煎服。于10月5日随访已愈。嘱其加强调养护理[6]。

引用文献

［1］北京中医学会.孔伯华医集［M］.北京：北京出版社，1988：438，440.
［2］浙江省中医院.魏长春临床经验选辑［M］.杭州：浙江科学技术出版社，1984：13.
［3］黄寿人.黄寿人医镜［M］.武汉：湖北人民出版社，1983：143.
［4］费赞臣，费季翔.费绳甫的治疗经验［J］.新中医，1981，（12）：7.
［5］王庆其.王季春治疗喉科疾病经验［J］.浙江中医药，1982，17（11-12）：487.
［6］李作森.猩红热辨证论治的体会［J］.新中医，1980，（1）：21.

（九）气血两燔候（肺胃燥热实证·气血转证）

肺胃燥热证，燥热蕴于肺胃，气分不解，渐入血分，两燔于气血，是为气血两燔之候。时病学家亦有称作气营两燔者，为燥热之重证。叶天士云："恐其邪陷痉厥。五液暗耗，内风掀旋，岂得视为渺小之恙。"[1]见症以燥热燔灼于气血之脉症为主，甚则有热蒙神机症象。

通称：气血两燔，气营两燔。

内含病例：**［中医］**暑热咳血，暑疟，暑温伤阴，伏暑，热入血室。**［西医］**麻疹肺炎，败血症，继发性再生障碍性贫血，再生障碍性贫血性贫血感染肺炎，肺炎和亚急性细菌性心内膜炎。

病因病机：肺胃燥热蕴灼，因温暑之邪，气分不解，深入血分而成气血两燔之候，但亦有伏温由血分透出气分而成者，燥热燔灼于气血，消灼肺胃津液，甚则内蒙神机，而有痉厥之变。故吴坤安谓"热毒内燔，必致气血两伤"[2]之候。

证象组合：气灼+血炽

主症：**【津气蕴灼】症象**：①身热。②高热不退，夜间更甚。③卯辰发热。④寒热间日而来，热退多汗。⑤胸腹扪之灼手。⑥面目俱赤。⑦头痛而眩。⑧干呕烦渴，渴饮喜凉，口臭，口苦黏腻。⑨气促，气粗喘咳。**舌象**：舌苔黄而欠润。**脉象**：①脉数，右大。②脉弦洪滑数。③脉象滑数有力。④脉象浮洪。⑤按之洪大而来。⑥脉象迢迢有力。

【血热蕴炽】症象：①烦躁不眠。②忽然血涌盈升。③鼻衄如涌泉。④咳嗽痰多带血，咯血。⑤下肢有出血点。**舌象**：①舌绛。②舌紫。③舌苔中黄边绛。④舌红绛苔灰腻。**脉象**：脉左数右大。

副症：**【津液消灼】症象**：①烦渴。②口糜口干。③唇焦齿燥。④多汗，头面及手背有汗出。⑤头晕无汗，⑥面色灰黄。⑦小便赤，便秘，大便黏滞而稀。**舌象**：①舌赤。②舌质红绛而干。③苔灰黄粗糙。④苔褐根部黄腻。⑤舌苔黄糙。⑥苔黄燥。⑦苔黄腻根厚中裂干燥。**脉象**：脉虚细而数。

宾症：【神志昏蒙】症象：①热盛时则神志不清。②烦躁神昏。③耳聋。

治则：在于急清其气血，兼以清滋津液以垫托其邪，使之能透血分之热，转出气分而解。

方证

1.加减玉女煎证：吴鞠通方[3]。治太阴温病，气血两燔，脉数舌绛，烦扰不寐。

生石膏90g，玄参、知母各12g，细生地、麦冬各18g。

2.却暑调元法加减证：雷少逸方[4]，治暑咳，误用温药，咳血。详见论著。

石膏12g，滑石、白茯苓各9g，麦冬6g，粉甘草1.8g，粳米1撮为引。加杏仁、天花粉、旱莲草、生地。

论著和讨论

本证候温暑之邪化燥，两燔于气血之分，治则当以两清气血、透热转气为法，吴鞠通主“妇女温病，经水适来，脉数耳聋，干呕烦渴，辛凉退热，兼清血分，甚至十数日不解，邪陷发痉者，竹叶玉女煎主之：生石膏18g，干地黄、麦冬各12g，知母、牛膝各6g，竹叶9g。水8杯，先煮石膏、地黄得5杯，再入余4味，煮成2杯，先服1杯，候六时复之，病解停后服，不解再服。”[3]之法，仍以清透气分为主。燥热燔灼，消灼津液，故当兼以甘寒清滋肺胃津液，以垫托其蕴伏之邪外达。吴坤安说：“若感温邪，治不中窾，热毒内燔，必至气血两伤，如脉左数右大，烦渴口糜，舌赤唇焦是也，宜玉女煎。”[2]“若舌苔中黄边绛，齿燥唇焦，脉左数右大，此暑邪内燔，气血两伤也，玉女煎。”[2]雷少逸说：“暑咳之为病，独在暑月也。良由暑热下逼，先伤乎上。倘不知辨，以暑为湿，误用温药，扰动其络，络中血沸，而成吐血之疴。然则宜用却暑调元法（组方见方证）去东参、半夏，加杏仁、天花粉、旱莲草、生地治之。大概总宜清暑保金，庶不至蔓延虚损耳。”[4]

病案举例

1.叶天士治叶二八，仲景云：“阴气先伤，阳气独发，不寒瘅热，令人消烁肌肉。”条例下不注方，但曰以饮食消息之，后贤谓甘寒生津，解烦热是矣。今脉数，舌紫渴饮，气分热邪未去，渐次传入血分：生地、石膏、甘草、知母、粳米、白芍、竹叶心[1]。

又治沈氏，温邪初发，经水即至，寒热耳聋，干呕，烦渴饮。见症已属热入血室。前医见咳嗽，脉数舌白，为温邪在肺，用辛凉轻剂，而烦渴愈甚，拙见热深，十三日不解，不独气分受病，况体质素虚，面色黯惨，恐其邪陷痉厥。三日前，已经发痉，五液暗耗，内风掀旋，岂得视为渺小之恙！议用玉女煎两清气血邪热，仍有救阴之能（热邪内陷，液伤发痉）。玉女煎加竹叶心，武火煎1.5g[1]。

2.雷少逸治长洲叶某，忽然血涌盈升，身热口渴，速来求治于丰。抵其寓，见几上有参汤一盏，病者即询可服否。丰曰：姑诊其脉，辨其虚实可知。按之洪大而来，舌苔黄而欠润，此暑热内劫阳络之候，即《经》谓阳络伤，血从上溢是也。当从暑瘵治之，速清暑热以养其阴，参汤勿可服也。遂用玉女煎以生地易熟地，再加滑石、栝楼根、杏仁、桑叶，两日连尝4剂，咳血并止，身热亦退矣[4]。

又治暑疟热盛，逼血上吐：城南叶某之子，偶染疟疾，速丰诊之。脉象迢迢有力，寒热间日而来，口渴喜凉，热退多汗，此为暑疟。遂用清营捍卫法，去木贼，加藿香、草果、柴胡、甘草治之，服下疟势仍来，尤吐鲜红数口。复按其脉，转为弦大而数，必因暑热内炎，逼伤血络所致。思古圣有“治病必求其本”之训，此证暑热是本，吐血是标，可不必见病治病也。即用清凉涤暑法，去扁豆，加黄芩、知母治之。连进2剂，疟发渐早，热势渐轻，不知不觉而解，血恙亦未复萌[4]。

3.徐步云治暑温伤阴：欧某，女，24岁。发病于夏末，单热不寒，热度逐日上升（最高达40℃），历七八日不退。面目俱赤，头痛而眩，烦躁不眠，头面及手背有汗出，口干齿燥，小便赤，大便黏滞而稀，热盛时则神志不清。舌质红绛而干，苔灰黄粗糙，脉洪大而数。症系暑温邪由气入营，伤及阴分。治宜清热滋阴，稍佐清透之品：石膏24g，知母、麦冬、生地各12g，银花、连翘、玄参各9g，莲心6g，粳米少许。水煎后作二次服。服时加紫雪丹3g冲服。二诊：体温降为37.4℃，自汗不止，口渴稍减，微喘，脉浮而芤。仍按前法加减：石膏、知母各12g，竹叶、党参、麦冬各9g，五味子3g，粳米少许。三诊：漐漐自汗，口渴已减，小便清长，大便日下1次，体温下降为36.2℃，脉搏散大。乃阳气发泄太过，宜守阴留阳法，用生脉散加减：党参、麦冬、黄芪9g，五味子3g，浮小麦6g。另给予葡萄糖代茶。四诊：汗止过半，精神疲倦，伴有心悸。此乃汗出过多，阳气发泄未复，卫外失固，宜固卫益气：党参12g，黄芪9g，附子4.5g，五味子3g。连服数剂，诸症痊愈[5]。

4.张震夏治肺炎和亚急性细菌性心内膜炎：徐某某，男，20岁，高热、咳嗽、咯血3天入院，经西药消炎止血，咯血得控制，但高热不退，脉细数，舌红绛苔灰腻，口干且苦，大便不畅，为热入营血，气分之邪尚未尽彻，急宜清营凉血，并清气生津：鲜生地、生石膏、银花、连翘各30g，玄参12g，知母、寸麦冬各9g，广角粉（吞）、川黄连各6g，淡豆豉18g，早晚各1剂，3天热退尽（增液、化斑、黑膏合方），清营透热，生津存液[6]。

引用文献

［1］叶天士.临证指南医案［M］.上海：上海卫生出版社，1958：245，546.

［2］吴坤安.伤寒指掌［M］.上海：上海科学技术出版社，1959：卷四7，62.

［3］吴鞠通.温病条辨［M］.福州：福建科学技术出版社，2010：30，114.

［4］雷丰.时病论［M］.北京：人民卫生出版社，1964：59，75，95.

［5］福建省中研所.福建中医医案医话选编2［M］.福州：福建人民出版社，1963：9.

［6］沈庆法.学习张震夏先生治疗温病的经验［J］.中医杂志，1979，（9）：6.

（十）气血炽闭候（肺胃燥热实证·气血变证）

肺胃燥热证，燥热之邪，蕴于肺胃，由气入血，气血交炽，不得外达，必致内闭神机，而成气血炽闭之候。为燥热之危重险证。其见症以气血交炽之脉症为主，且可兼见神志蒙闭与肝风内动之险恶症象。

通称：温病火郁。

内含病例：［中医］湿温化燥，暑热。［西医］麻疹肺炎，乙型脑炎。

病因病机：肺胃燥热闭厥，因温暑蕴于肺胃，或延误失治，或误进温燥，致外邪化燥，气分不解，内窜入血，不得外达，必郁滞阳气，内闭神机，陡动肝风，风助火势，风火相煽，病最急险，而成痉厥重证。

证象组合：气炽+血炽+神闭+津灼+阳滞

主症：**【津气蕴炽】症象**：①壮热无汗。②大渴引饮。③胸闷喘咳，咳嗽气促，鼻扇息喘。④咽肿且痛。⑤大便秘结。**舌象**：苔黄。**脉象**：①脉浮弦数。②弦数。③洪数。④滑数。

【血热蕴炽】症象：①面颊红赤，唇红，眼赤，目眵多。②心烦不寐，躁扰不宁。③鼻衄，大便黑，④麻疹隐而不出，胸背疹点稠密，色褐不泽，疹出不畅，遍体隐约。**舌象**：舌红舌质深红。

指纹：深紫。**脉象**：①脉细而疾。②脉弦细数。

副症：**【神志蒙闭】症象**：①昏睡，昏迷不醒，神昏但不谵语。②谵语不识人，寻衣摸床。③二便不知。④不啼哭。

【络脉不和】症象：间有抽搐，眼上视。

宾症：**【津液消灼】症象**：①唇焦，口唇开裂，口干无液，耳聋。②齿燥面垢。③鼻扇孔黑，鼻干无涕。④肤热无汗。⑤无尿无便。⑥小溲清长。**舌象**：①舌红苔干而焦黄。②苔薄黑而燥。③舌焦黑如燥。④舌干绛起刺。

【阳气不行】症象：①厥冷。②遍体如冰。

治则：当以急清肺胃燥热为主，兼以开窍醒神，凉血息风，以定其痉厥。

方证

1.乙脑清气汤证：张震夏方[1]。治乙型脑炎，发热不退，神志昏迷，舌红苔干而焦黄，脉滑数。

银花、大青叶各30g，连翘、知母各15g，板蓝根60g，生石膏150g，生甘草9g。

2.乙脑清瘟败毒饮证：治同上[1]。

生石膏120g，知母24g，鲜生地、大青叶、板蓝根各60g，紫草30g，生赤芍、带心翘、山栀各15g。银花一般用15~30g，大青叶、板蓝根各30~60g，生石膏30~150g，多至250g，高热病人1日2剂。

论著和讨论

本证候温燥蕴炽于肺胃，气血交炽，内闭神明，陡动肝风，因而其治则当急清肺胃气血之燥热为主，兼以宣窍开闭以醒神，凉血清肝以息风。若得闭开风息，可望出险入夷。如病案1：诊视脉浮洪数疾，抉齿见舌上有白点满布如珍珠状。正如《疫证条辨》所载“较之紫赤黄黑芒刺者更重”。断为湿热闭于气分不得开泄，郁蒸肺胃，内逼营血，灼胃迫肺，逆传心包。法当导化湿浊，散解郁热，顾护津液为治[2]。

病案举例

1.李聪甫治湿温：王某某，女，16岁，起病壮热无汗，胸高气喘，鼻翼扇动，面颊红赤，大渴引饮，谵妄不识人，寻衣摸床，二便不知，齿燥面垢，舌苔焦黑如煤，脉洪数。清温滋液汤：生石膏15g，鲜生地、玄参、麦冬、鲜芦根、鲜石斛各12g，瓜蒌仁、知母、连翘心、天花粉、鲜竹茹各9g，川贝母、丹皮各7g，紫雪丹（兑服）2g，后加安宫牛黄丸1粒、鲜枇杷叶9g[2]。

2.李雨澍治暑热：高某，男，43岁。长夏得病，月初起恶寒发热，骨节疼痛，至中旬始就诊。其脉弦数，舌唇红，苔薄黑而燥，口渴，耳聋，鼻衄，小溲清长，大便黑，神昏但不谵语。此系暑热邪传阳明经证，胃腑无实，难任硝黄下夺，宜以辛凉重剂佐以甘寒之品，以白虎汤加减治之：生石膏15g，知母、麦冬、生地各9g，甘草4.5g，玄参12g。另用鲜芦根500g，杵碎去心，煎汤代水入药同煎。服2剂：黑苔退，舌红润，衄止，神清，唯肌热，小便短赤，以原方加滑石12g、木通6g、竹叶9g。翌晨，津回渴止，脉平缓，但四肢倦息。恐炉烬复燃，未敢温补，与竹叶石膏汤，病遂告愈[3]。

3.窦伯清治冯某某，男，8个月，发热已7天，涕泪，咳嗽，前日开始出疹子，今已3日，胸背弥漫，四肢无疹，昨日至今，昏迷不醒，鼻翼扇动，抽风数次，咳嗽频作，但不啼哭，口唇开裂，鼻干无涕，肤热无汗，无尿无便，开始给过风药（紫苏、荆、防等）1包，再未给任何治疗。患儿指纹深紫，舌质深红，苔黄，脉细而疾，口干无液，鼻扇孔黑，胸背疹点稠密，边缘不清、色褐不泽，四肢无疹。此麻疹未透。病初涕泪咳嗽，乃麻疹前期症状，误用风药，辛温伤阴，乃麻疹之大忌。疹出不透，频频咳嗽，昏迷抽搐，皆热毒伤阴，肺气不宣之故。治宜养阴复液，宣肺清热，仿《麻疹户晓》款疹汤意治之。处方：生地、芦根各3g，生石膏、天花粉各4.5g，钩藤、连翘、竹叶、赤芍各2.1g，桔梗、甘草各1.5g。1日1剂，分3次服。方义：生地、天花粉养阴生津，石膏、竹叶清热除烦，赤芍、连翘泻热解毒，桔梗、芦根宣肺泻热，钩藤、甘草定惊和中。共为养阴复液、宣肺清热之剂。

二诊：昨日前半夜药已服完，抽风1次，后半夜至今再未抽风，今日鼻翼已不扇动。诊视指纹，舌苔如前，脉细而数，四肢已现稀疏疹点，全身且有汗意。嘱其原方再服1剂。

三诊：药后神识已清，汗、液、涕、泪皆有，小便1次，指纹紫淡，舌质红、苔淡黄，脉细数，手足，心背疹点俱现，病已转危为安，本原方之意略为加减。处方：生地、玉竹、生石膏各3g，石斛、沙参、银花各4.5g，桑皮2.1g，麦冬6g，甘草1.5g。嘱服3剂。

越数日，家属来云：前日开始落屑，吃奶不多，口唇干燥，与清热解毒善后：银花、麦芽各3g，连翘、石斛、神曲各2.1g，竹叶、甘草各1.5g[4]。

4.张震夏治乙型脑炎：朱某某，男，7岁，入院8天，发热不退，神志昏迷，舌红苔干而焦黄，脉滑数：七叶一枝花、大青叶各30g，连翘12g，生石膏90g，知母9g，生甘草4.5g，郁金6g，2剂，热势下降，神志渐清，且可两手握物，脉滑，舌红苔光：赤芍15g，丹皮、青蒿、知母、生麦芽各9g，鲜生地30g，钩藤、郁金各6g，3剂又续服7剂，调理而愈[1]。

5.赵绍琴治徐某某，男，7岁，温病火郁，疹出不畅，感温3日，高热不退，外发红疹，疹出2日，遍体隐约，出而不畅，胸闷喘咳，咽肿且痛，心烦不寐，躁扰不宁，大便数日未下，舌干绛起刺，脉弦细数，此热郁营分，阴液已伤，疹出不透，当以凉营育阴、宣郁透疹为法：蝉衣3g，僵蚕6g，银花、连翘、钩藤各15g，生地、玄参各30g，紫草10g，茅根、芦根各20g，生大黄粉（冲）3g，安宫牛黄散0.3g，1剂疹透，热减神清，去安宫加北沙参15g，焦山楂、焦六曲、焦麦芽各10g，3剂而愈[5]。

引用文献

［1］沈庆法.学习张震夏先生治疗温病的经验［J］.中医杂志，1979，（9）：5.
［2］李聪甫.李聪甫医案［M］.长沙：湖南科学技术出版社，1979：27.
［3］福建省中研所.福建中医医案医话选编2［M］.福州：福建人民出版社，1963：9.
［4］窦伯清.麻疹未透［J］.新中医，1977，增刊（2）：47.
［5］赵绍琴.谈火郁证的治疗及体会［J］.中医杂志，1980，（10）：26.

（十一）气液郁蒸候（肺胃燥热兼虚·气液本证1）

肺胃燥热证，燥热蕴于肺胃，伤残肺胃气液，而燥热不得外达，郁蒸于内，而成气液郁蒸之候。其见症以热灼津伤与腠理不宣之脉症为主，可兼有气虚不足之症象。

通称：燥热伤津。

内含病例：［中医］风温，温病晚发，温疫，夏季热，痿躄。［西医］无汗症，大叶性肺炎。

病因病机：肺胃燥热虚（蒸）郁，因肺胃燥热内盛，日久耗伤气液，不能托邪外达，或更因表郁不宣，燥热蕴蒸于内，不得透解，而成正虚邪实、外郁内蒸之证。

证象组合：液灼+气虚+表郁+气郁

主症：**【津液消灼】症象**：①壮热无汗，日热夜凉，低热，肌肤干燥。②面红耳赤。③心中烦热，口渴欲饮，喜凉怕热。④烦渴引饮，口渴吐白沫。⑤懊侬，躁扰不安，神昏谵语。⑥身体消瘦。⑦大便干结，便泄溺赤。⑧咯痰黄脓。**舌象**：①舌红，舌干苔薄腻。②苔黄燥。③满舌裂纹。④苔剥。⑤舌苔白厚，舌边稍红，舌上津干。**脉象**：①脉弦滑。②弦细而数。③脉细数。④脉浮数沉滑。**指纹**：紫暗。

【气虚失充】症象：①疲乏少力。②溲多而清，小便频频。③脚无力。**舌象**：舌质淡苔薄白。

【腠理不宣】症象：①恶寒发热，全一身发胀，微恶寒。②全身皮肤燥痒。③身热无汗，汗少。④肢麻甚则作痛。**舌象**：苔薄白。**脉象**：①脉浮数。②脉象浮大。

副症：【清窍不宣】症象：①鼻塞。②声音沙哑。③头部闷胀，头痛。

【气机不宣】症象：①胸痛。②咳嗽。③纳差食少。

宾症：【气机不降】症象：①气逆而喘。②呕逆。

治则：当清滋肺胃气液为主，以垫托蕴伏之邪，佐以轻宣透表之品，以开肌表之郁，使燥热得以外达而解。

方证

1.六二清肺汤证：魏长春方[1]。治风温（左下大叶性肺炎）。宣肺达邪化痰，邪热壅肺，灼津炼液酿痰，恶寒发热，咯痰黄脓，或带铁锈色，详见病案3。

鲜芦根60g，茅根30g，桑白皮、桑叶、枇杷叶、浙贝母各9g，杏仁、知母、冬瓜子、南北沙参各6g。

2.清暑泄热，养阴固卫方证：董德懋方[2]。治夏季热，口渴欲饮，溲多汗少，躁扰不安，详见病案6。

沙参、银花、连翘各4.5g，薄荷2g，石膏6g（打碎先煎），淡竹叶、麦冬、天花粉各3g，鲜荷叶半张。

论著和讨论

本证候燥热久蕴肺胃，伤残气液，无力托邪外达，因而其治则当以清养肺胃气液为主，扶正清解；略佐宣透，以开其表郁。金寿山说："从（病案5）患者脉症表现，属肺气虚，不能宣散皮毛，肺阴亦不足，汗源亦少，故为汗闭。方中石膏、玄参、知母、太子参、生地、桑白皮，都属清燥热、补气阴之品，从清燥救肺汤化出，以治其本，佐葛根、薄荷（鸡苏散中有薄荷成分）以解肌疏表，是治其标。薛生白《湿热病篇》治暑邪闭于腠理无汗用六一散一两，薄荷叶三四分泡汤调下即能汗解，此方即仿其法。方中用山药以固肾气，时当暑令，见有低热，故用六一散以解之。鸡苏散与山药同用，通中有涩，不致有渗利过甚，小便更见增多之弊，用方照顾全局。"[3]

病案举例

1.缪仲淳治史鹤亭太史，丁亥春患瘟疫，头疼身热，口渴，吐白沫（胃热）。昼夜不休。医误谓太史初罢官归，妄投解郁行气药不效。又与四物汤益甚。诸医谢去，谓其必死。迎缪至，病二十余日，家人具以前方告。缪曰：误矣。瘟疫者，四时不正，伤寒之谓，发于春，故谓之瘟疫。不解又不下，使邪热弥留肠胃间，幸元气未尽，故不死。亟索淡豆豉约二合许炒香，麦冬一两许，知母数钱，石膏两许，一剂大汗而解。时大便尚未通，史问故。曰：昨汗如雨，邪尽矣。第久病津液未回，故大便不通。肠胃燥，非有邪也。今可食甘蔗三二株，兼多饮麦冬汤。不三日，去燥粪六十余块而愈。褚玄仁评：一诊重用豆豉、麦冬，意在滋阴以溃汗，配合石膏、知母清气热而保津，深合温病宜刻刻顾护阴液之旨，二诊以"补药之体作泻药之用"，属"增水行舟"之法，具见缪氏治疗感染性疾病师古而不泥古、承先启后的创造精神[4]。

2.过允文治温病晚发。潘伯石令郎，年14岁，素质阴亏，冬伤于寒，潜伏至春未发，夏初乃发。壮热无汗，神昏谵语，便泄溺赤，舌干懊侬。脉浮数沉滑，沉滑为伏温将发，浮数乃邪已外溃，唯时已初交夏令，故断为伏温晚发。生津托邪，使邪透汗出为首要：黑膏30g，前胡6g，连翘、天冬、知母各9g，薄荷（后入）4.5g，玄参、银花各15g，赤芍3g，白茅根（去心煎泻代水）120g，东垣凉膈散（开水先下）9g，服3剂，接服后方。二方：淡豆豉拌捣鲜生地60g，知母9g，前胡6g，生石膏（研细）30g，玄参、天冬、银花各15g，鲜竹叶30片，薄荷头（与石膏同打）6g，鲜茅根（去心，煎汤代水）120g，5剂，便泄止而汗不出。接服后方。三方：冬桑叶、前胡各6g，川贝母、川石斛、北沙参各9g，鲜枇杷叶5片（刷净），苏薄荷4.5g（白蔻仁1.5g同打，后入），豆豉15g，旋覆花（包煎）4.5g，白茅根（去心，煎汤代水）120g，服3剂，得战汗而解[5]。

3.魏长春治风温（左下大叶性肺炎）：许某某，男，23岁，5日前，起居不慎，卫外失司，风温上受，邪热壅肺，灼津炼液酿痰，恶寒发热，T39.2℃，咳嗽咯痰黄脓，或带铁锈色，右胸隐痛，口渴舌红，苔黄燥，脉浮数，法宜宣肺达邪化痰，自订六二清肺汤（组方见方证），1剂，恶寒已除，T37.3℃，再3剂体温复升38.8℃，头痛咳嗽多汗，加苦寒栀芩2剂，热未退，T38.2℃，表邪未尽，里热尚炽，新加麻杏石甘汤加减：麻黄1.5g，杏仁、黄芩、焦山栀、瓜蒌各9g，生石膏30g，炙甘草3g，天花粉12g，热仍未退。虑其热灼津伤，加鲜生地24g、鲜石斛9g，2剂热减，T37.8℃，稍有咳嗽，痰白量少，仍须清解：活芦根60g，茅根30g，黄芩、桑叶、瓜蒌仁、桑白皮、栀子、枇杷叶、杏仁、地骨皮、鲜石斛各9g，鲜生地24g，2剂，T37.7℃，微热去瓜蒌、地、斛加冬瓜子、知母、贝母各9g，3剂热退，痰少咳稀，脉缓舌红润，去栀芩加鲜竹茹9g，2剂咳愈。舌淡红，脉缓，拟养阴清肺善后：橘红、炙甘草各3g，孩儿参、茯苓、白芍、百合、杏仁、桑白皮、地骨皮各9g[1]。

4.金寿山治无汗证：蒋某某，男，28岁。患者从幼就有汗闭症。暑天烦热难忍，伴有低热，精神疲乏，口干，肢麻甚则作痛，溲多而清。历年来服中西药未效。患者除上症外，肌肤干燥，脉象弦细而数，满舌裂纹，苔剥，体温37.4℃。证属肺气肺阴不足，不能宣散皮毛，汗源亦少，试拟益气养阴、清燥润肺之法：生石膏（先煎）30g，玄参、生地、桑白皮各12g，鸡苏散（由滑石、甘草、薄荷组成，包煎）30g，太子参15g，知母、葛根、山药、阿胶（烊冲）各9g。10日后复诊：服前药7剂后，皮肤潮湿，有出汗感，其他诸症尽减，脉弦细不数，效不更方，治从原法，再服7剂。随访结果，服药14剂后，汗闭症痊愈，在暑天炎热日子里，汗出溱溱，肌肤湿润，低热也退。患者之弟年24岁，从幼亦有汗闭症，心烦而闷，溲多而面赤，见其兄病愈，遂于1977年7月22日同来诊治，诊其脉弦细带数，舌质红苔黄。治疗仍宗前法，服药7剂，汗闭症亦获痊愈[3]。

5. 董德懋治王某某，女，4岁，患儿六月下旬以来开始发热，日热夜凉，午后更显，体温在39~40℃左右，历时二十余天。口渴欲饮，溲多汗少，躁扰不安，饮食减少。体检无特殊发现。血化验检查：白细胞4.9×10^9/L，中性粒细胞0.5、淋巴细胞0.48，嗜酸性粒细胞0.2。西医诊断：小儿夏季热。在门诊口服过吗啉胍，并注射了201（即板蓝根）和热可平针剂，用药6天，罔效。转请董老诊治，按脉细数，察舌质淡苔薄白，指纹紫暗。拟清暑泄热，养阴固卫（组方见方证）。服3剂。二诊：药后体温下降，能进少量稀粥，较前安静。唯汗出不多，尿黄。按原方加滑石6g（包煎）、甘草1g，迭进4剂，发热渐平，汗出沾衣，口中微渴。嘱家长自取鲜荷叶1张煮粥，熟毕去荷叶饮粥，如此调服1周而痊愈[2]。

引用文献

［1］浙江省中医院.魏长春临床经验选辑［M］.杭州：浙江科学技术出版社，1984：64.

［2］赵纪生.董德懋医案四则［J］.江西中医药，1983，（1）：13.

［3］金寿山.癥瘕、无汗症的治验［J］.新医药学杂志，1978，（7）：25.

［4］褚玄仁.缪仲淳学术经验简介［J］.中医杂志，1980，（2）：5.

［5］何廉臣.重印全国名医验案类编［M］.上海：上海科学技术出版社，1959：216.

（十二）气液消灼候（肺胃燥热兼虚·气液本证2）

肺胃燥热证，燥热久蕴，耗伤肺胃气液，热邪不得外透，转灼于内，而成气液消灼之候。时病学家称为热极津枯，或称温邪劫液，或暑伤气津之证，为正虚邪实之候。其见症虽以热灼与液枯之脉症为主，亦可兼见气虚不足之脉症。

通称：热极津枯，温邪劫液，暑伤气津。

内含病例：［**中医**］伏温，春温证，新产伤暑，烂喉痧，食复。［**西医**］急性淋巴细胞白血病。

病因病机：肺胃燥热虚灼，因热蕴肺胃久不得透，耗损元气，消烁津液，或伏温外溃，因津液先伤，不能托透，均可成热炽津枯之候。

证象组合：津灼+液枯+气虚

主症：【津液消灼】症象：①表热有汗不解。②壮热有汗，喘息气粗。③午后烦蒸如温疟。④烦渴引饮，烦躁。⑤头痛面赤。⑥口糜气秽。⑦喉痛白腐，咽喉红肿溃烂，舌面亦稍有数处溃破。⑧咳嗽痰黄，气促。**舌象**：①舌红苔微黄而燥。②苔糙腻。③舌白。**脉象**：①脉细滑数。②脉洪数极大。

副症：【津液枯涸】症象：①口渴多饮，渴饮不饥。②心烦不寐。③咳嗽痰黏。④身无汗。⑤头胀身疼。**舌象**：①舌质红，苔少剥蚀。②舌绛起刺。③舌无苔，鲜红多芒刺。**脉象**：脉细数。

【气虚失充】症象：汗出如珠。**脉象**：①脉洪无力。②脉浮大而芤。

宾症：【神志昏蒙】症象：①热甚神志时糊。②猝然神昏颠倒，言语错乱。

治则：当撤热与增液并重，兼以益气扶元，虚实兼顾。

方证

1. 顾氏八仙玉液证：《通俗伤寒论》方[1]。清虚热以生津液。治春温兼寒下后，表里俱虚，液燥烦渴之轻者，详见论著。

鲜生地汁、藕汁各2杯，梨汁、蔗汁、人乳各1杯，先将鸡子白2枚，鲜茅根百支，龙眼7个，煎浓汁2杯，入前汁重汤炖温服。

2. 增液白虎汤证：口渴多饮，消谷善饥，舌红苔微黄燥，脉细数，阴虚燥热，耗损津液。

生地、玄参、寸麦冬、知母、石膏、粳米、甘草。

论著和讨论

本证候热蕴肺胃，津液先亏，热恋不解，治则当大剂甘寒，以救气液，以垫托蕴热，使之外达，以其邪盛正虚，以垫托无力，津液一复，蕴热外透，多有战汗之象。是以清透泄热亦不可少。吴坤安说："如发热，口糜气秽者，此温邪劫伤肺胃之津也，宜生地、石膏、知母、麦冬、天花粉、钗斛、梨皮之类主之。"[2]"温邪劫液：如发热不退，烁干胃中津液，以致口糜气秽，当用甘露饮、玉女煎之类。"[2]何廉臣说："（春温兼寒，下后）若表里俱虚，液燥烦渴者，重则用张氏竹叶石膏汤；轻则用顾氏八仙玉液（组方见方证），清虚热以生津液。"[1]

病案举例

1. **叶天士**治温邪有升无降，经腑气机交逆，营卫失其常度为寒热（是有新感），津液日耗，渴饮不饥，阳气独行，则头痛面赤。是皆冬春骤暖，天地失藏，人身应之，患此者最多，考古人治温病，忌表散，误投即谓劫津。逆传心包，最怕神昏谵语妄狂，是法以辛甘凉润为主，盖伤寒入足经，温邪入手经也。上润则肺降不致膹郁，胃热下移，知饥渴解矣：嫩竹叶、桑叶、杏仁、蔗汁、麦冬、生甘草、石膏（冰糖炒）[3]。

2. **余听鸿**治昭文幕友张筱洲之妻，生产正在酷暑，新产两朝，猝然神昏颠倒，言语错乱。余诊之见：喘息气粗，脉洪数极大，汗出如珠，口渴烦躁。余曰：此乃热中于里，逼阴外出而大汗，仲景白虎证也。即将席置地上，令产妇卧于地，用盆置井水于傍，使其安卧片时，神识渐清，气亦渐平，脉亦稍静，即拟仲景白虎合竹皮、竹叶之意，进以石膏、竹茹、竹叶、知母、白薇、鲜石斛、益元散、绿豆衣、丹皮、天花粉、青荷叶、西瓜翠衣、甘蔗汁大队甘寒之品，服后至晡，神清热减，仍令其移卧于床，进以稀粥，仍以甘凉之剂，调理而愈[3]。

3. **萧琢如**治李君思澄之侄女懿娟，年甫十二岁。夏历正月初间，得春温证，先是进服表散温燥等方，大热大渴大汗。延诊时见，其热渴异常，脉浮大而芤，身无汗，舌无苔，鲜红多芒刺，心烦不寐，米饮不入，症殊险恶，幸小便尚利。与《伤寒论》所云"小便利者，可治"相合。断为阴未全绝，犹存一线生机。今唯热渴，犹是白虎汤见症；然如身无汗，则是阳明津液被灼告竭，不能濡润皮肤之症；脉芤心烦，舌无苔而鲜红，多芒刺，则病邪已由卫而累及营矣，寖深矣。为疏白虎汤去黏米，加西洋参、蕤参、沙参、天花粉、生地、天冬、麦冬，大剂，少佐栀、连，频服。方内生石膏一两，一日夜尽三剂。次日患者反增出时时恶风证，初疑或兼新感，继审脉息如故，热渴略减，舌色微润，心烦亦少瘥，知其仍是《伤寒论》白虎汤中，原有兼症。仲师断不余欺。促其确守原方，日夜进服，再二日，各症始十愈七八。嗣后减轻分量，再进甘寒养阴。药饵不犯一毫温燥，三十余剂，各恙悉瘥，唯如云之鬓发手一抹而盈握，浅者纷纷堕地，皮肤飞削，如蛇蜕然，驯至手足爪甲，亦次第脱尽久而复生可见温病误表，真杀人不用刀矣[3]。

4. **蒲辅周**治温病战汗：刘姓妇，40岁，孟夏患温热，战汗后，脉静身凉，状如尸厥，其夫问曰："是脱阳邪?"师曰："非也，大热退后，身冷脉静，如天时酷热，骤然大雨，炎威顿息，风凉气爽矣。今呼吸平静，颇能安睡，黏汗不息，余热续出之象。"俟睡醒后，只以西洋参9g、大麦冬18g煎水频频与之，兼徐徐进清米汤，不可与食。戚人处以附子9g、西洋参9g，浓煎服之，服后1小时，而烦躁高热顿起，以致气促。师再以竹叶石膏汤重用西洋参，佐以苇根、玄参［西洋参、大麦冬、粳米、鲜苇根各15g，茯神、法半夏、竹叶各9g，生石膏（先煎）30g，玄参12g］，煎成频频与之，以代茶饮，而汗再出，热退气平，仍须进清米汤复其胃气，周晬时再予稀粥，末以和胃养阴法而愈[4]。

5. **李翼农**治廖某某，女，36岁，暑温自汗，又服发汗药，误伤津液，大汗出而热不退，口渴咽干，两目无神，呼吸微促，面红口臭，小便深黄，舌光绛，脉细数，宜解暑清热、扶正生津：鲜荷叶1块，西瓜皮、寸麦冬、石斛、知母各9g，玄参、生地、生石膏各15g，洋参、甘草各3g，高热退减，自汗稍止，去荷叶、西瓜皮、甘草，加六一散2.1g，热退，唯便秘尿少，舌光红，脉细数，去知母、石膏、洋参，加火麻仁、北沙参各15g，天花粉9g，便后神清气爽，去麻仁、天花粉，2剂，各症消失，唯胃纳不佳，去玄参、生地、麦冬，加豆卷、谷芽各15g，2剂愈。按：此暑温自汗，始宜清暑退热。而患者反为发汗药所伤，以至损液伤津。但汗出热不解，可见暑邪未退，故用荷叶、西瓜皮、洋参、石膏、知母清暑解热，玄参、生地、麦冬、石斛生津固液，使邪退而津液得生，故疗效亦为理想[5]。

引用文献

［1］俞根初.重订通俗伤寒论［M］.上海：上海科学技术出版社，1959：246.

［2］吴坤安.伤寒指掌［M］.上海：上海科学技术出版社，1959：卷四2，6.

［3］徐衡之，姚若琴.宋元明清名医类案［M］.长沙：湖南科技出版社，2006：469，475，531.

［4］萧龙友等.现代医案选（第五辑）［M］.北京：人民卫生出版社，2008：215.

［5］李翼农.暑热伤津［J］.新中医，1977，增刊（1）：20.

（十三）气液消涸候（肺胃燥热兼虚·气液本证3）

肺胃燥热证，燥热久蕴肺胃，伤残肺胃气液，邪热未尽，泉源将竭，是为气液消涸之候。时病学者通称为气液两虚；或称暑伤元气，暑伤气津之证，系气液虚甚，而邪恋不去之证。其见症以津液枯竭之脉症为主，兼见气虚不足之症象。

通称：气液两虚，暑伤气津，暑伤元气。

内含病例：［**中医**］春温，风温，中暑，暑温，暑热证，热痿，噎膈，消渴，瘅疟。［**西医**］真性红细胞增多症，真性红细胞增多症合并脑血栓形成，多发性神经炎，败血症后期。

病因病机：肺胃燥热虚灼，因温热久羁肺胃，消灼津液，或大汗大泻、大吐泻之后，或过服辛香苦燥之药，耗伤肺胃津液，尤以肺气胃液伤残，而成叶天士所云“胃津肺汁，因苦辛燥热烈气味，劫夺枯槁，泉源既竭”[1]之候。

证象组合：液枯+气虚

主症：**【津液枯涸】症象**：①形瘦面垢，颜面及上肢暗赤色，皮肤菲薄，肌肤甲错，浑身红斑。②身如炽炭，手不可近，久热，午后热增。③烦躁昏沉，夜多言呓语，神识不清，神昏谵语。④自汗多渴，渴饮不休，口干唇裂，唇焦舌黑。⑤终无点汗，其身如虫行皮中状。⑥头痛如劈。⑦呛咳。⑧咽喉干燥，甚则痛，食物滞涩难下，食虽下咽，膈间梗痛，寝不安，食不甘，不饥不食。⑨夜间饥而多食，不能入眠，食物易消，善饥，饮食虽倍，不为肌肉。⑩大便闭，溲溺欲出，小便热赤，尿管必痛，小便不通。**舌象**：①舌绛，苔微黄而干。②舌苔灰燥而干，③舌红罩黑。④苔干黑。⑤变白为黑，其坚硬似铁，其厚似甲，敲之嘎嘎有声。**脉象**：①脉象洪大鼓指。②脉长而不洪数。③紧小而急。④左脉细数。⑤脉涩。

【气虚失充】症象：①气短倦息，懒倦多汗。②四肢皆冷。③不饥不食。④小便频数，淋沥不尽，状似癃闭，甚则小便频数如泔。**舌象**：①舌质红苔薄。②白厚而干燥。**脉象**：①脉濡数。②脉虚。

副症：**【神气不振】症象**：①神思大瘁，语言懒倦。②神气如迷。

宾症：**【经脉失养】症象**：①骨节痛。②双下肢痿软无力，行动不稳。**脉象**：脉濡数。

治则：以甘寒增液为主，兼益气扶元，虽有邪热，不可强攻，恐泉源一绝，则无以救药。

方证

1.生脉散证：《景岳全书》引《医录》方[2]。治热伤元气，肢体倦怠，气短口渴，汗出不止，或金为火制，水失所生，而致咳嗽喘促，肢体痿弱，脚干眼黑等证，或久咳肺虚，咳嗽痰少，短气自汗，口干舌燥，脉虚者。

人参五钱，麦冬、五味子各三钱，水煎服。

2.五汁饮证：吴鞠通方[3]。治温病热甚，灼伤肺胃阴津，口中燥渴，咳唾白沫，黏滞不爽者。详见论著。

梨汁、荸荠汁、鲜苇根汁、麦门冬汁、藕汁（或用蔗浆）各酌量。和匀凉服。

3.三才汤证：吴鞠通方[3]。治暑邪久热，阴液两伤，久热，寝不安，食不甘，神识不清。详见论著。

人参9g，天冬6g，干地黄15g。

4.益胃汤证：吴鞠通方[3]。功能益胃生津。治阳明温病，下后汗出，胃阴受损，身无热，口干咽燥，舌干苔少，脉不数者。详见论著。

沙参9g，麦门冬、生地黄各15g，冰糖3g，玉竹4.5g。水煎服。

论著和讨论

本证候肺津胃液枯槁，喻嘉言所谓：“如火燎原，津液内涸。”[4]徐洄溪谓：“热极津枯。”[4]元气神气无以涵养。治则当以甘寒清滋为主，叶天士曰：“泉源既竭，当滋其化源。”[1]仲景曰：“凡病，若发汗，若吐，若下，若亡血，亡津液，阴阳自和者必自愈。”（《伤寒论》58条）“大汗之后，复发汗，小便不自利者，亡津液故也。勿治之，得小便利必自愈。”（59条）“阳明病，法多汗，反无汗，其身如虫行皮中状者，此以久虚故也。”（196条）吴坤安谓：“白厚而干燥者，此胃燥气伤也，宜加甘草，于滋润药中，使之甘守津还之意。”[5]俞根初曰：“（冬温伏暑）若湿去燥来，肺胃阴气不足者，当以金匮麦门冬汤加鲜稻露30g、蔗浆2瓢（同冲），清养气液以善后。”[6]

陈士铎说：“人有小便不出，中满作胀，口中甚渴，投以利水之药不应，人以为膀胱之火旺也，谁知是肺气之干燥乎。治法当益其肺气，助其秋令，水自生焉。方用生脉散治之。人参一两，麦冬二两，北五味子、黄芩各一钱，水煎服。或麦冬茯苓汤：麦冬三两、茯苓五钱，水煎服。”[7]吴鞠通说：“阳明温病，口渴甚者，雪梨浆沃之。吐白沫黏滞不快者，五汁饮沃之。”[3]“暑邪久热，寝不安，食不甘，神识不清，阴液元气两伤者，三才汤主之（组方见方证）。欲复阴者，加麦冬、五味子；欲复阳者，加茯苓、炙甘草。”[3]“但热不寒，或微寒多热，舌干口渴，此乃阴气先伤，阳气独发，名曰瘅疟，五汁饮（组方见方证）主之。（叶霖按：但热实气盛，阴液先伤，亦不可全恃救阴，而不泄热，赵氏以白虎汤加入育阴之品，最为两得。）制阳土燥金之偏胜，配孤阳之独亢，非甘寒柔润而何！此甘寒救胃阴之方也，欲清表热，则加竹叶、连翘；欲泻阳明独胜之热，而保肺之化源，则加知母；欲救阴血，则加生地、玄参；欲宣肺气，则加杏仁；欲行三焦，开邪出路，则加滑石。”[8]“阳明温病，下后汗出，当复其阴，益胃汤（组方见方证）主之。”[3]薛生白说：“暑月热伤元气，气短倦怠，口渴多汗，脉虚而咳者，宜人参、麦冬、五味子等味。”[9]曹炳章说：“凡疫证苔如积粉，此火极水化，若误认为寒，妄投温燥，其苔愈厚，津液愈耗，水不上升，二火煎熬变白为黑，其坚硬似铁，其厚似甲，敲之嘎嘎有声，语言不清，非舌卷也，专用甘寒以充津液，如五汁饮、增液汤之类。”[5]

病案举例

1.**喻嘉言**治钱某，患时气外感三五日，发热头疼，服表汗药，疼止热不清，口干唇裂。因而下之，遍身红斑，神昏谵语，食饮不入，大便复秘，小便热赤，脉见紧小而急。谓曰：此症全因误治所致，阳明胃经表里不清，邪热在内，如火燎原，津液内涸，以致神昏谵语，若斑转紫黑，则不可救矣。目今本是难救，但面色不枯，声音尚朗，乃平日保养，肾水有余，如旱田之侧下，泉未竭故。神虽昏乱，而小水仍通，乃阴气未绝之征，尚可治之。不用表里诸方，单单只一和法，取七方中小方，而气味甘寒者宜之，唯如神白虎汤足以疗此。盖中州元气已离，大剂急剂复剂，俱不敢用，虚热内炽，必甘寒气味方可和之耳。但方虽宜小，而服药则宜频，如饥人本欲得食，不得不渐渐与之，必一昼夜五七剂，为灌溉之法。庶几邪热以渐而解，元气以渐而生也。若小其剂，复旷其日，纵用药得当，亦无及矣。如法治之，更一昼夜，而病者热退神清，脉和食进，其斑自化[4]。

2.**叶天士**治脉濡数，中暑，暑为阳邪，昼属阳分，故张其势而烦渴；夜静属阴，邪逼于内，则多言呓语。经云：烦则呓语，静则多言。喘渴皆由体虚邪甚致，此经谓：暑伤气，原属虚证，未敢以凝寒苦清，侵伐元气：丝瓜叶三片，金石斛三钱，白知母四钱，飞滑石一钱，水煎滤清候冷，冲入西瓜汁一大茶杯[4]。

又治热久伤阴，津液不承，呛咳，舌红罩黑，不饥不食，肌肤甲错，渴饮不休，法当滋救胃液以供肺，唯甘寒为宜：麦冬、南天花粉、白沙参、冬桑叶、蔗浆（分两要重）[4]。

3.**徐洄溪**治常熟席湘北，患暑热证，已十余日，身如炽炭，手不可近，烦躁昏沉，聚诸汗药，终无点汗。余曰：热极津枯，汗何从生？处以滋润清芳之品三剂，头先有汗，渐及手臂，继及遍身而热解。盖发汗有二法，湿邪则用香燥之药，发汗即以去湿燥；病则用滋润之药，滋水即以作汗。其理易知，而医者茫然，可慨也！[4]

4.**雷少逸**治三湘刘某之子，忽患春温，热渴不解，计有二十朝来。始延丰诊，脉象洪大鼓指，舌苔灰燥而干，即以凉解里热法治之。次日黎明，复来邀诊，诣其处，见几上先有药方二纸，一补正回阳，一保元敛汗。刘曰：昨宵变证，故延二医酌治，未识哪方中肯？即请示之。丰曰：先诊其脉，再议。刘某伴至寝所，见病者覆被而卧，神气尚清，汗出淋漓，身凉如水，六脉安静，呼吸调匀。丰曰：公弗惧，非脱汗也，乃解汗也。曰：何以知之？曰：脉静身凉，故知之也。倘今见汗防脱，投以温补必阻其既解之邪，变证再加，遂难治矣。乔梓仍信丰言，遂请疏方。思邪方解之秋，最难用药，补散温凉，概不可施，姑以瓜蒌皮畅其气分，俾其余邪达表；穞豆衣以皮行皮，使其尽透肌肤。盖汗为心之液，过多必损乎心。再拟柏子、茯神养其心也，加沙参以保其津，细生地以滋其液，薏苡仁、甘草调养中州，更以浮小麦养心敛汗。连服2剂肢体回温，汗亦收住，调治半月，起居如昔矣[10]。

5.**盛循卿**治暑温（暑伤气津）：袁某某，男，61岁，体温38.5℃。发热10天，自汗，气短懒言，午后热增，口干喜饮，溲黄赤，肢倦神疲，舌质红苔薄，脉濡数。禀体阴虚复感暑邪，伤气耗津，津气欲脱。拟生脉散合清暑益气汤加减：沙参、麦冬、鲜生地、鲜石斛、知母各12g，淡竹叶、地骨皮各10g，青蒿6g，五味子4.5g，太子参30g（另煎服）。4剂后，身热已退，汗出减少，但仍神倦乏力，舌红苔薄，脉濡弱无力，拟宗前意善后：太子参、鲜石斛、冬瓜子、生谷芽、怀山药各12g，地骨皮、麦冬、制玉竹各10g。暑伤元气，尤耗津液。本例身热溲赤，为里有邪热；自汗、气短、口干神疲为津伤气虚，需防津气欲脱，故以沙参、太子参补益肺脾之气，麦冬养阴清肺，五味子固表敛肺，三味配合，具生津止渴、补气敛汗作用；青蒿、竹叶、生地清解暑热；知母、地骨皮退伏热。由于配伍得当，4剂后即热退汗止，再宗原意善后而愈[11]。

引用文献

[1] 叶天士.临证指南医案[M].上海：上海卫生出版社，1958：318.
[2] 张介宾.张景岳医学全书[M].北京：中国中医药出版社，1999：1612.
[3] 吴鞠通.温病条辨[M].福州：福建科学技术出版社，2010：31，64，119，120.
[4] 徐衡之，姚若琴.宋元明清名医类案[M].长沙：湖南科学技术出版社，2006：244，321，534，535.
[5] 曹炳章.彩图辨舌指南[M].南京：江苏人民出版社，1962：卷二3，23.
[6] 俞根初.重订通俗伤寒论[M].上海：上海科学技术出版社，1959：269.
[7] 柳长华.陈士铎医学全书[M].北京：中国中医药出版社，1999：897.
[8] 李顺保编注.温病条辨集注与新论[M].北京：学苑出版社，2004：179，180.
[9] 王士雄.温热经纬[M].沈阳：辽宁科学技术出版社，1997：50.
[10] 雷丰.时病论[M].北京：人民卫生出版社，1964：12.
[11] 郁加凡等.盛循卿医师治高热急症案例[J].浙江中医药，1982，17（10）：442.

（十四）气液煎迫候（肺胃燥热兼虚·气液转证1）

肺胃燥热证，燥热蕴灼于肺胃，不得外达，煎迫其津液，下走大肠，而成气液煎迫之候。时病学家通称为热迫津泄之证，亦称为暑泻伤津之证者。其见症以热灼与津泄之脉症为主，亦可兼见气虚不足之症象。

通称：暑泻伤津。

内含病例：［中医］暑热痢，燥泻，热泻。

病因病机：肺胃燥热虚灼，不得宣泄，或更误投温热，热邪势必逼迫津液下走大肠，肠中津液下泄，元气亦随之而消亡，为危在顷刻之证，救治若有差池，则可有生死反掌之变。

证象组合：气灼+液伤+液泄+气滞

主症：**【津气蕴灼】症象**：①灼热自汗，口干作苦，心烦口渴。②身热不退，午后较甚，昼夜烦躁，神昏气促。③唇红，目闭多眵，头胀疼。④咳嗽，痰白黏稠量少。**舌象**：舌赤苔黄。**脉象**：脉洪滑。

【津液消灼】症象：①眼睛失神，目眶凹陷，耳聋。②面黝，肌肉瘦削。③咽干齿板燥黑，渴饮无度。④呛咳不止。⑤溺短。**舌象**：舌红绛无苔或黄燥焦。**脉象**：脉弦细。

【热迫液泄】症象：①呕不下食。②泄泻不止，泻如竹筒倒水。③痢下稠黏。

副症：**【气机不利】症象**：①腹痛。②后重。

宾症：**【气虚失充】症象**：①身倦神疲，面色灰败，奄奄一息。②自汗不止。③四肢厥冷。**脉象**：脉濡数。

治则：当急撤其煎逼之燥热，以救其津液；绝不可妄投温燥止涩，以免变坏于顷刻。

方证

1.加味白虎汤证：钱苏斋方[1]。治风温暴泄，神昏，气促痰鸣，舌苔焦黄干燥，齿板面黝，目闭多眵，身灼热，渴饮无度。详见病案1。

鲜霍山石斛、生石膏、鲜生地、鲜芦根各60g，鲜沙参、川贝母、鲜竹叶、肥知母、麦冬肉、天竺黄片各9g，生甘草3g。

2.竹叶石膏汤证：林上卿方[2]。治暑泻伤津，高热，心烦口渴，眼睛失神，目眶凹下，四肢厥冷，甚则抽风。详见病案2。

竹叶、生石膏、沙参、麦冬、粳米各15g，半夏、甘草各4.5g。唇红舌赤加生地、玄参，泄不止加木瓜、扁豆。

论著和讨论

本证候肺胃燥热，下迫肠中，津液走泄，治则当急清其燥热，以救其津液，如何廉臣说：“肺为时令燥气所伤，初但身热微咳，消散疏利，劫伤肺气，已为非法，温补升提，更谬，反使肺气闭锢，则肺中之燥热，无处可宣，势必下移于大肠，肠胃之津液，随泻而泄，……今以清金润燥之剂，洁流清源，上下兼治，不止泻而泻反自止。”[1]何志雄认为：“泄泻其源在脾，脾主湿也。其本在肾，肾主水，司二便也。久泻不止，有由于中虚下陷，或寒湿偏盛，有由于命火不足，肾虚不能主水，肾上连肺，肺与大肠相表里，故亦有因肺之津气受伤，以致洞泄不止者。”[3]钱苏斋曰：“非甘寒急救其津液，不足以挽兹危局，若误认为脾病，予以温燥升补之药，必阴下竭而阳上厥矣。”[1]

病案举例

1.钱苏斋治华镜文室，年30岁，风温暴泄。产后弥月，新感风温，发热咳嗽，第三日经邻医徐某，投桂枝汤，乃作暴泄，症势大剧。泄泻一昼夜10余次，津涸神昏，气促痰鸣，舌苔焦黄干燥，齿板面黝，目闭多眵，身灼热，渴饮无度。脉弦而驶，症本风温犯肺，不与清解，反投辛温，肺热下移于大肠，乃作暴泄，《内经》所谓暴注下迫，皆属于热也。况产后营液先伤，利多又足亡阴，当此一身津液倾泻无余，非甘寒急救其津液，不足以挽兹危局，若误认为脾病，予以温燥升补之药，必阴下竭而阳上厥矣。欲存阴必先止下利，欲止泻必先清肺热。因以白虎汤为君、专救肺热，佐以甘凉诸品以救津液，不得谓泄泻之症，忌进寒凉也（组方见方证）。又方：塘西青皮甘蔗榨清汁1大碗，频频服之。用大剂甘寒，服竟日，而泻止津回，热解身凉，竟以大愈。后加西洋参、扁豆衣等，两日即痊[1]。

2.林上卿治邪热迫痢，陈某，女，25岁。患痢疾腹痛后重，下利黏臭，日夜无度，经他医治疗，未见效果。脉象洪滑，舌苔黄燥，口渴心烦，四肢厥冷，频频作呕而不能食。综合脉症，断为邪热蕴滞阳明，迫而成痢。拟竹叶石膏汤，取透热清里法（组方见方证）。复诊：照前方连服3剂，病情无大变化，仍以原方并另以生石膏9g，磨水冲服。服后呕止烦解，下痢减轻。遂依前法再连服3剂，诸症均愈。按：竹叶石膏汤加石膏磨水冲服，是我业师经验。我幼时学医时常见业师凡病用白虎汤之类，而不能应手时，则另加石膏磨水冲服而收效。此盖生石膏磨水冲服，可顿挫阳明蕴热上攻之势也[2]。

3.胡增达治暑湿伏邪，杨某，女，30岁。适逢夏令，乍晴乍雨，既感暑邪，又伤于湿。寒热，汗出，头眩，肢酸，脉数口渴。治宜清热解表为主，以柴葛白虎汤加减：柴胡、葛根、知母、杭芍各6g，石膏15g，天花粉9g，防风、黄芩各4.5g，甘草2.4g。连服2剂。二诊：恶寒已罢，里热犹炽，耳聋，烦躁不眠，泄泻，溲短。用甘露饮加减：生地、玉竹、玄参各6g，枇杷叶、茯苓、石斛各4.5g，麦冬9g，甘草2.4g。连服2剂。三诊：泄泻止，但烦躁不得眠，宜和阴降火，用黄连阿胶鸡子黄汤，连服3剂。四诊：二便正常，烦躁渐安，唯午后尚有潮热，口苦咽干，喜呕，治以扶正祛邪法，用小柴胡汤加地骨、杭芍、竹茹。连服2剂，诸症皆平[4]。

4.何志雄治一小孩，初起发热咳嗽，随见腹泻。以后咳嗽加重，痰白黏稠量少。腹泻亦由日三四次增加至十多次，身热不退。来诊时病孩肌肉瘦削，呛咳不止，身热午后较甚，其泻如竹筒倒水。故身倦神疲，舌红无苔，脉濡数。予千金苇茎汤去桃仁加北沙参、怀山药、扁豆、滑石、灶心土、甘草。服2剂发热咳嗽俱减，腹泻亦略为减少。按前方去灶心土加柿霜。两剂后腹泻停止，身热亦退，仍有微咳，后用异功散加北沙参、麦冬、五味子等调理而安。

按：柿霜乃柿中之精，功能润肺宁咳清肠，药虽平和，用之得当，亦可以愈危重之症[3]。

引用文献

[1] 何廉臣.重印全国名医验案类编[M].上海：上海科学技术出版社，1959：14，195.
[2] 福建省中研所.福建中医医案医话选编1[M].福州：福建人民出版社，1960：41.
[3] 何志雄.课余医话[J].新中医，1977，增刊（2）：55.
[4] 福建省中研所.福建中医医案医话选编2[M].福州：福建人民出版社，1963：10.

（十五）气液虚逆候（肺胃燥热兼虚·气液转证2）

肺胃燥热证，燥热久恋肺胃，伤残肺胃气液，致肺胃肃降无权，内热上逆，是为气液虚逆之候，时病学家则通称为胃火上逆之证。其实亦正虚夹邪之证。其见症虽以热灼与气逆之脉症为主，但必兼见气液伤残之脉症。

通称：胃火上逆，邪热犯肺。

内含病例：**[中医]**火咳，麻后喘，暑温热呃，秋燥呃逆。**[西医]**小儿肺炎。

病因病机：肺胃燥热虚逆，因燥热久羁或误用发散温燥，劫伤肺胃津液，元气大伤，热邪上逆而成，俞根初所谓“肺胃津亏气馁，余热挟胃火上升”[1]之候。

证象组合：液伤+气逆

主症：**【津液消灼】症象**：①热炽自汗，灼热无汗，热盛神昏。②面赤，唇红，唇齿干燥。③痰少而稠黏，咽喉干痛。④烦扰不宁，烦渴。⑤小便少。⑥便闭，大便二天未解。**舌象**：舌质干绛，舌红焦燥，舌赤苔微腻，苔黄糙白，舌苔黄腻而间带灰浊，无苔。**脉象**：脉滑数，脉来数而有力。右关中取鼓指。

指纹：深紫，已过气关。

【气机冲逆】症象：①气逆欲呕，呕逆不止，哕逆。②呃逆，日夜不止。③咳嗽连声不得卧。④声高息涌，喘而鼻扇，口唇青紫。⑤腹胀大。

副症：**【气机不宣】症象**：①咳嗽气粗。②身热不已。

宾症：**【气虚失充】症象**：①虚羸少气。②脸色苍白。**脉象**：脉浮而促。

治则：仍当以撤热救津为主，兼以益气降逆之品。

方证

1.竹叶石膏汤证：张仲景方。功能清热生津，益气和胃。治热病之后，余热未清，气阴两伤，症见口干唇燥，泛恶，纳呆，舌质光红少苔，脉细数，或胃阴不足，胃火上逆，口舌糜烂，口渴，舌质红绛而干，脉细数，或消渴病，胃火炽盛，消谷善饥。

竹叶二把，石膏、麦门冬各一升，半夏八两，人参、炙甘草各二两，粳米半升。水煎，分三次服。

2.加减竹叶石膏汤证：何拯华方[2]。治气液两虚，燥热内甚，壮热呕逆，舌红脉细。

生石膏18g，西洋参、竹沥半夏、寸麦冬各4.5g，生甘草1.8g，蔗浆、梨汁各2瓢，野菰根、鲜茅根各60g，鲜竹茹6g，代水。

论著和讨论

本证候肺胃燥热久恋，以致津亏气馁，火热上冲，仲景曰：“伤寒解后，虚羸少气，气逆欲吐，竹叶石膏汤主之。”（《伤寒论》397条）俞根初亦云：“（瘥后调理）虚羸少气：伤寒解后，肺胃津亏气馁，余热挟胃火上升，致虚羸少气，气逆欲吐者，胃有虚热，气不下降，竹叶石膏汤加竹茹、白薇主之。”[1]吴坤安说：“伤寒解后，虚羸少气，气逆欲吐者，竹叶石膏汤主之。此津液不足，故虚羸少气，虚火上炎，故气逆欲吐，宜养肺胃之阴，则津液复诸症自除矣。邵仙根评：肺胃津亏气馁，余热挟胃火上升，竹叶石膏汤却是正法，唯竹叶宜易竹茹。”[3]治则当清热为主，滋养气液兼以降逆，然热盛气逆，清降亦不可少。俞根初说：“上焦既清，若犹烦渴气逆欲呕者，则用竹叶石膏汤去半夏，加蔗浆、梨汁各两瓢，生姜汁两滴（冲），甘寒以滋养气液。终用清燥养荣汤加霍石斛9g，营阴双补以善后。”[1]吴坤安说：“伤津呕逆：凡霍乱大吐后，暑湿秽邪已去，胸中通泰，而干呕大渴，舌心绛燥无苔，此津液消耗也，急宜鲜生地、石斛、麦冬、天花粉、北沙参、绿豆衣之类养之。”[3]

吴鞠通说：“阳明温病，脉浮而促者，减味竹叶石膏汤主之：竹叶15g，石膏24g，寸麦冬18g，甘草9g。”[4]董废翁说：“阳证新瘥见呕，别无所因，此余热在胃脘也，竹叶石膏汤（淡竹叶、人参、甘草、半夏、麦冬、石膏。虚者，左归加天花粉，去茯苓）。如胃气既虚，邪热未退者，人参汤（人参、茯苓、知母、黄芩、葳蕤、白术、陈皮、芦根、竹茹、石膏）或葛根汤（葛根、麦冬、人参、甘草、半夏、黄芩、白术、茯苓）。”[5]王雨三说：“有声无物为哕。此症都由五脏津液亏极，五志火炎，金被火克，脾胃枯槁所致，宜用甘寒清润之药，如五汁安中饮加生地汁、麦冬汁、石斛汁、竹沥之类。”[6]

病案举例

1.**蒲辅周**治麻后余热不退：韩某某，女，9月。患儿麻疹后，持续发热不退，喘而鼻扇，口唇青紫，听诊肺部水泡音，化验：白细胞总数15.45×10^9/L，中性粒细胞0.5，淋巴细胞0.48，单核细胞0.02，兼之素有佝偻病，Ⅰ度营养不良，诊断：疹后肺炎。曾服宣肃化痰之剂，不应。会诊时，发热而喘，其脉滑数，舌红而苔糙白，由疹毒未净，余热稽留未清，蕴蓄肺胃，以致阴伤，治宜清热解毒兼益阴液，方用竹叶石膏汤加味：竹叶4.5g，麦冬、沙参、半夏各3g，生石膏、粳米、鲜苇根各9g，炙甘草、白通草各1.5g，1剂已，体温微降，但仍喘而鼻扇，唇青紫，咽间有少许痰，脉舌如前，原方去石膏、麦冬、甘草之甘凉，加薏苡仁6g、冬瓜仁9g之淡渗以宣肺闭，再进1剂。患儿体温继续下降，喘渐减，已无鼻扇，口唇亦不青紫，咽间仍有痰，肺部叩诊为浊音。此由肺失清肃，虽疹毒渐减，犹宜续清肺气、通阳涤痰：沙参6g，竹叶4.5g，薏苡仁、冬瓜仁、粳米、苇根各9g，法半夏、通草各3g，服2剂后，热退喘平，痰减脉缓，苔退，肺叩浊及水泡音渐消失[7]。

2.**袁桂生**治秋燥呃逆：李善门，年40岁余，先是李君病，经某医屡用汗药，微有呃逆。嗣又改延某医诊治，断为湿温病，用大承气汤。云非下则呃不能止，病家信之。谁知承气汤服后，不唯呃逆加甚，且不能坐不能言矣。呃逆不止，声震床帐。按其脉尚有胃气，视其舌质焦燥无津，此肺胃津液，因误下而大伤也。甘凉轻降，非专为治呃也，不过以其津枯气弱，命在垂危，姑以此药救其津液耳：北沙参、原麦冬、生玉竹、鲜石斛、干地黄各9g，川贝母4.5g，清炙甘草3g，湘莲肉10粒。次诊：此药服后，安睡2小时，呃声顿止，特醒后则呃又作。予因戒其家人，今日之药服后，宜任其熟睡，不可频繁呼唤，扰其元神，俟其自醒，则自然不呃矣：北沙参、原麦冬、生玉竹、鲜石斛、干地黄各9g，淡竹茹6g，川贝母4.5g，清炙甘草3g，湘莲肉10粒，枇杷叶（炒香）15g。第三日复诊：果如予言，呃全止，且能进粥安。唯神气呆滞，状若痴愚，其家甚以为忧，且恐予药之误。予曰：无恐也。再过半月，即不痴矣。因以六君子汤、养胃汤出入，培养胃气，接服数日而起。说明：据近世生理学家，谓呃逆由于横膈膜之痉挛，麦冬、地黄为补液制痉之圣药，故能止呃，特未见前人发明及此。唯痰滞壅阻人实证实之呃，则当先豁其痰，未可骤用此药也[2]。

3.**黄斌藩**治暑温误治并发呃逆：郑某，男，30多岁。六月间患暑温病。症见恶寒发热，头痛如劈，热盛则人事不知。发病已10天，曾延中西医诊治，有谓系痨疾，有谓系恶性疟疾；或用凉药，或用温药，不但无效，而且并发呃逆，日夜不止，汤药不能下咽。病者烦扰不宁，脸色红赤，唇齿干燥，大便秘结，舌苔黄腻而间带灰浊，脉象滑数，右关中取鼓指。本病是暑温误用燥药，热邪蕴结中焦所致。途以橘皮竹茹汤加石膏、竹叶与服。服后，热稍退，呃逆次数显著减少。后照原方合增液汤加减，连服5剂痊愈。

橘皮竹茹汤是治足阳明兼手太阴主药，能治胃火上冲，肺金失降。方中陈皮、半夏能降逆和胃，竹茹、枇杷叶、麦冬、沙参甘寒清肺，重用石膏泻火生津，所以1剂见效。后合增液汤加减，取其养阴润燥，因此又数剂而痊愈。处方一：橘皮3g，竹茹24g，沙参12g，麦冬15g，半夏4.5g，枇杷叶9g，石膏90g，鲜竹叶100片。处方二：麦冬、玄参各15g，生地、竹茹各24g，芦根30g，石膏60g，枇杷叶9g，沙参12g，粳米24g[8]。

4.**李健颐**治暑温伤肺：黄某，患暑温病已20多天。初起感觉肢体烦热，咳呛畏寒，右胁痛，不能着席。曾服止痛解热之药，未见效果。患者六脉浮大而数，口渴多汗，尿赤便燥，显系暑邪内蕴，热甚伤肺，致右胁作痛；肺司呼吸，清肃失权所以咳呛、烦渴、多汗。拟用清燥救肺汤加减：石膏、鲜西瓜皮各30g，鲜枇杷叶、鲜桑叶、南沙参各15g，火麻仁、杏仁、薤白、川楝子、川贝母各9g，佩兰叶4.5g，藿香梗6g。上药遵服3剂，症状逐渐好转，后用清络饮加紫菀、贝母、款冬花、杏仁、瓜蒌而收全功[8]。

引用文献

[1] 俞根初.重订通俗伤寒论[M].上海：上海科学技术出版社，1959：260，469.
[2] 何廉臣.重印全国名医验案类编[M].上海：上海科学技术出版社，1959：185，197.
[3] 吴坤安.伤寒指掌[M].上海：上海科学技术出版社，1959：卷二53，卷四59.
[4] 吴鞠通.温病条辨[M].福州：福建科学技术出版社，2010：61.
[5] 高鼓峰等.医宗己任篇[M].上海：上海科学技术出版社，1959：173.

［6］王雨三.治病法轨［M］.北京：学苑出版社，2015：155.
［7］中国中医研究院.蒲辅周医案［M］.北京：人民卫生出版社，2005：132.
［8］福建省中研所.福建中医医案医话选编1［M］.福州：福建人民出版社，1960：16，22.

（十六）肺失清肃候（肺胃燥热兼虚·气液转证3）

肺胃燥热证，燥热蕴蒸于肺胃，烁伤肺胃津液，肺失清肃之令，是为肺失清肃之候，时病学家称为燥热犯肺之证。其见症以肺气肃降失常之症象显明，但必兼有热灼与津伤之脉症。

通称：暑热犯肺，燥热犯肺，风燥化热，燥热耗液。

内含病例：［中医］风温，暑瘵，肺燥咯血，痿证，癃闭。

病因病机：肺胃燥热蕴蒸，因风温暑热，化燥化火，内蕴于肺胃，灼伤津液，肺气清肃之令不行，宣降失司，甚则伤络动血。

证象组合：津伤+气热+气郁+血溢

主症：**【津液消灼】症象**：①口渴唇焦，口燥咽干。②齿垢龂红。③咳逆乏痰，即有亦少，痰黄稠厚，黄绿黏痰。④皮毛枯槁。⑤小便不通，溺短赤热，便艰。⑥足痿不能行。**舌象**：①舌赤苔燥黄。②白燥。**脉象**：①脉濡滑而数，两寸有力而强。②虚数。

【气机不宣】症象：①但咳无痰，咳声清高。②胸闷胁痛。**舌象**：舌燥红绛。**脉象**：浮细数。

副症：**【清窍不利】症象**：①眦赤。②音喑。③咽燥作痛。④目酸觉干涩。

【津气蕴蒸】症象：①身灼热。②心烦面赤。③头胀。④自汗。⑤潮热。⑥眦赤。**舌象**：舌心黄，黄厚。**脉象**：脉浮洪数有力。

宾症：**【络血妄行】症象**：①咳血。②便艰多血。③咳吐血沫。

【气机不降】症象：①咳逆。②声高息涌。③气喘鼻扇。

治则：当以清解肺胃燥热为主，兼以生津润肺、宣降肺气为法。

方证

1.加减清燥救肺汤证：王香岩方[1]。治燥热耗液，头痛，咽干肌肤，灼热微汗。

西洋参、冬桑叶、鲜石斛、麦冬、川贝母、天花粉、冰糖炒石膏、杏仁、枇杷叶、淡竹茹、甜水梨皮。

2.人参白虎汤加味证：郑永成方[2]。治风火相袭，肺络受伤，肺燥咯血。

生石膏、鲜柏叶各36g，北沙参、粳米各9g，知母、甘草各4.5g，丝瓜络6g，藕片12g。

论著和讨论

本证候肺胃燥热，灼伤肺中津液，清肃无权，宣降失职，雷少逸曰："燥之伏气，化火刑金，宜清畅其肺，以理其燥，肺得清肃，则咳自平。"[3]故治则当清肃肺胃、生津润肺为主，兼以宣降肺气，热除则气自平，吴鞠通说："手太阴暑温，但咳无痰，咳声清高者，清络饮（鲜荷边、鲜银花、西瓜翠衣、丝瓜皮、鲜竹叶心各6g，鲜扁豆花1支）加甘草、桔梗、甜杏仁、麦冬、知母主之。"[4]雷少逸说："（暑咳）其脉濡滑而数，两寸有力而强，咳逆乏痰，即有亦少，或身热口渴，或胸闷胁痛，此皆暑热入肺之脉证也，宜用清宣金脏法加滑石、甘草治之……大概总宜清暑保金，庶不至蔓延虚损耳。"[3]"咳剧震动血络，喉痛吐红，脉转沉滑，或沉数，此燥气已化为火也，当用清金宁络法治之。"[3]何廉臣说："如暑邪由口鼻吸受，伤肺犯胃，津液郁结而化痰，痰因火动，当用辛凉重剂。竹叶石膏汤加枳实、竹沥（鲜竹叶、仙半夏各6g，生石膏24g，毛西参3g，生甘草1.5g，陈仓米100粒荷叶包煎，枳实汁2小匙、竹沥2大瓢和匀同冲）。"[5]姚国美说："若虚热上蒸，口燥咽干，渴不多饮，脉象虚软者，宜玉女煎加胆星、柿霜之类滋阴清化。"[6]

病案举例

1.张聿青治王左，音喑，咽燥作痛，便艰带血，风湿化火，灼烁肺胃，前投凉解不能应手，拟通地道而开天气，肺与大肠相表里故也：黑玄参、鲜石斛各12g，鲜生地30g，连翘壳、大麦冬、牛蒡子、玉泉散（包）、白桔梗各9g，射干2.1g，天花粉6g，上湘军（9g煎，9g磨冲），梨汁（冲）30g[7]。

2.张锡纯治热伏膈膜。赵君，年40岁许，伏气为病，不从外溃，转从上蒸。始则发热懒食，继则咳嗽，吐痰腥臭，大便数日一行。脉象滑实，右脉尤甚，舌有黄苔，此由伏气伏于膈膜之下，逼近胃口，久而化热，不外发为热病，转上透膈膜，熏蒸肺脏，致成肺病者也。投以大剂白虎汤，以生山药代粳米，又加利痰解毒之品：生石膏（捣细）90g，肥知母30g，生山药（杵）、清半夏各18g，瓜蒌仁（杵）24g，青竹茹12g，粉甘草、青连翘各9g，3剂后，病愈强半。又即其方加减，服至10余剂痊愈[8]。

3.雷少逸治鄂渚阮某之妾，干咳喉痛，缠绵匝月，始延丰治。未诊即出前方阅之，初用辛散之方，后用滋补之药，不但罔效，尤增咳血频频。细诊其脉，左部缓小，右部搏指，舌尖绛色，而根凝黄，此属燥之伏气化火刑金，虽干咳吐红，真阴未损，斯宜清畅其肺，以理其燥，肺得清肃，则咳自平，而血不止自止。即用桑叶、杏仁、马兜铃、浙贝母、栀皮、杷叶、瓜蒌壳、梨皮，再加橄榄为引。请服三煎，忌食煎炒之物，服下稍知中窍，继进3剂，遂获全可[3]。

4.蔡友敬治风温，蒋某，男，30多岁。初起发热，咳嗽，痰多黏黄，咳时胸胁作痛，烦躁口渴；曾服过桑菊饮1剂，症状没有减轻。就诊时痰中带血如铁锈色，气粗息高，齿垢，颧红，脉象洪数有力，舌苔黄厚。断为风邪热灼肺胃所致，急须宣肺泄热：麻黄4.5g，生石膏18g，北杏仁、桑白皮、北沙参、冬瓜仁各9g，生甘草2.4g。服1剂后，气喘渐平，痰血略减，宜仍泄热和阴：生石膏15g，桑白皮、大麦冬、天花粉、北杏仁、北沙参9g，苇茎30g。上药服后，痰血已止，脉平，但尚有轻微咳嗽，宜用清肃肺气法：川贝母4.5g，北沙参、冬瓜仁、北杏仁、大麦冬各9g，生薏苡仁15g。此方连服2剂后，诸症痊愈[2]。

5.李克淦治痿证，林姓男孩10岁，感冒失治，久患肺热咳嗽，开始全身皮毛枯槁，渐致足痿不能行，已1周，咳吐黄绿黏痰，声嘶，脉浮细数，舌红苔干黄，即《痿论》云："肺热叶焦，则皮毛虚弱急薄，着则生痿躄也。"景岳云："若热气留着不去，而及筋脉骨肉，则病生痿躄。"投麻杏石甘汤合玄麦甘桔汤：麻黄、桔梗各6g，杏仁、玄参、寸麦冬各9g，石膏15g，甘草3g，宣降清润肺气，从而使其余四脏得养，4剂后即能行[9]。

引用文献

［1］王香岩.医学体用［M］.南京：江苏人民出版社，1957：14.

［2］福建省中研所.福建中医医案医话选编1［M］.福州：福建人民出版社，1960：5，103.

［3］雷丰.时病论［M］.北京：人民卫生出版社，1964：59，119，124.

［4］吴鞠通.温病条辨［M］.福州：福建科学技术出版社，2010：41.

［5］俞根初.重订通俗伤寒论［M］.上海：上海科学技术出版社，1959：310.

［6］姚国美.姚国美医学讲义合编［M］.北京：人民卫生出版社，2009：188.

［7］张聿青.张聿青医案［M］.上海：上海科学技术出版社，1963：532.

［8］何廉臣.重印全国名医验案类编［M］.上海：上海科学技术出版社，1959：248.

［9］李克淦.《素问·痿论》临证举隅［J］.中医杂志，1984，(9)：18.

（十七）津气不布候（肺胃燥热兼虚·气液转证4）

肺胃燥热证，燥热久蕴肺胃，伤残肺胃气液，肺胃无力运化，而成津气不布之候，俗称天干地漏之证。以津液不能运化之上渴下尿不已之症象显明，但必兼见气虚与液涸之脉症。

通称：天干地漏。

内含病例：［**中医**］消渴。［**西医**］糖尿病。

病因病机：肺胃燥热虚滑，因燥热久蒸于肺胃，伤残气液，气虚液涸，无力运化水津，不能蒸腾于上，亦无力固摄于下，而成上干下滑之证。

证象组合：气虚+液涸+液滑

主症：【**气虚不充**】**症象**：①疲乏无力。②精神不振。③四肢肌肉酸痛。**脉象**：脉豁大而空。

【**气不化津**】**症象**：①口干渴饮水多，饮水无度而口干舌燥不能缓解。②口角白沫如胶。③胸中烧热，冷饮始快。**舌象**：苔白厚腻、中根部灰黑。**脉象**：脉弦滑。

副症：【**津液不固**】**症象**：小便频尿量多，夜间更甚。

宾症：【**津液枯涸**】**症象**：①身体消瘦。②面赤。③口干烦渴，喜冷饮。④胃中嘈杂。⑤尿色黄。⑥大便干秘。**舌象**：①舌质红。②舌暗红。③苔黄燥干少津。**脉象**：脉洪数。

治则：在于清解内蕴之燥热，以除其灼烁；益气增液，以助其蒸化，津液蒸腾于上则上不干，而下亦不滑矣。虽不以收摄，而可以收其固摄之效。

方证

加减石斛汤证：施今墨方[1]。治糖尿病，逐渐消瘦，口干渴饮水多，自觉胸中烧热，详见病案1。

鲜生地、酒制黄芩、寸麦冬、鲜石斛、野党参各10g，酒川黄连5g，玄参、天花粉、绿豆衣各12g，生黄芪30g，怀山药60g，鸡鸭胰子各1条。

论著和讨论

本证候燥热久蒸，伤耗肺胃气液，无力运化水津，而成上干下滑之证。因而其治则仍当清热生津为主，但必兼以益气增液，以运化其津气。如病案4，抗鹭娃说：舌质暗红可知非虚寒证候，舌苔白而厚腻又见舌中根部灰黑，为湿郁化热，肠燥屎结，属中焦火炽证。病者平素常常醇酒厚味，以致湿热积聚胃肠，消谷耗液，脏腑经络皆失濡养发为消渴。用药当急用甘寒养阴、生津润燥。二诊时，肠燥已除，针对湿浊未化，加用佩兰芳化祛浊而收效[2]。

卜庆贞：我们对临床上有气虚表现的4例新发成年型糖尿病患者采用张锡纯的玉液汤方加减治疗，经一年多随访，疗效尚满意，现报告如下：玉液汤加减方：黄芪、葛根、知母、怀山药、天花粉、五味子、生鸡内金，有胃火加黄连、黄芩；脾虚加党参；血瘀加丹参；肺热加桑白皮；有湿加苍术。疗程1年，最长随访至1年半。不用其他西药。治疗后体重均值为60.63±4.71kg，治疗后体重减轻的比值为8.47±6.31%。治疗后两月复查餐后2小时血糖为21.29±4.536μmol/L，24小时尿糖定量均为阴性。治疗1年后，再次复查糖耐量试验，4例血糖耐量曲线分别为：例1：14.2–26.3–28.4–15.1–14.2μmol/L；例2：18.5–42.3–27.7–2.2–11.9μmol/L；例3：18–32.2–34.2–27.7–25.4μmol/L；例4：18.7–28.3–33.8–16.7–15.1μmol/L。尿糖均为阴性[3]。

陆昌圣：糖尿病，属中医消渴范围，多因肺、胃、肾三脏热灼阴耗，水谷运输失常所致。素体阴虚，五脏柔弱者，每易在情志失调，饮食不节，过分疲劳时发病。笔者常以益气生津为治：黄芪16g，山药30g，桑皮、地骨皮、石斛、天花粉各15g。随症加减：上消者，多饮，多汗，加龙骨、牡蛎各30g，麻黄根12g，五味子6g；中消者，多食，多饮，加生石膏30g、知母12g、海浮石16g；下消者，多尿或遗精，加金樱子12g，覆盆子、川黄柏各9g。此方中之黄芪、山药、地骨皮、天花粉均有可靠之降低血糖作用。生石膏虽药理未明指有降血糖作用，但在治疗中消时，不仅使多食、口渴引饮之症缓解明显，而且对血糖和尿糖的降低，也有显著疗效，不能忽视[4]。

病案举例

1.**施今墨**治赵某，男，50岁，糖尿病数月，逐渐消瘦，口干渴饮水多，自觉胸中烧热，冷饮始快，小便频尿量多，精神不振，体倦无力，尿糖（+++），苔薄白，脉豁大而空。加减石斛汤（组方见方证）[1]。

2.**刘晓汉**：治李某某，男，45岁，口干烦渴，喜冷饮，每日饮水少则2~3个暖水瓶，小便频数，一夜达6~7次，排尿量达4500ml，尿色黄，疲乏无力。查体：超力型体质，面赤，舌质红，苔黄燥干少津，脉洪数。化验：血糖54μmol/L，尿糖（+++），酮体（+）。诊断：糖尿病，酮中毒型。中医辨证为消渴病，上消偏重。于1970年采用中药治疗。治则：润肺生津兼清胃热。党参、知母、玄参、石斛各9g，生石膏、天花粉各30g，川黄连6g，生地24g，寸麦冬15g，粳米为引水煎服。服药1周后，口渴饮水减轻，舌质微红，苔黄白稍有津。在原方上加沙参12g、玉竹15g，又服2周后，诸症消失，血糖21.6μmol/L，尿糖阴性，酮体（–），随访3年未见复发[5]。

3.**陆昌圣**治史某，男，31岁。2年前，适逢新春佳节，亲友聚会，强饮旺食，夜无虚夕。嗣后，食欲大增，餐必进饭1斤到1斤半，日夜引饮，饮不解渴，1日之进水量必须6~8个热水瓶之多。少食则饥饿难熬，少饮则咽如火燎，口干咽燥，苦不堪言。尿次频繁，尿量极多。体形骤削，体重日减。自甬来沪诊治。检尿糖（++++），空腹血糖：67μmol/L。消渴糖尿之证已具。方用：黄芪、桑皮、石斛、天花粉、海浮石各15g，山药、生石膏各30g，地骨皮16g，知母12g。经治月余，诸症日趋缓解，每餐2两、日饮2~3杯水即可，夜饮已除。复查尿糖（±），空腹血糖控制在27μmol/L上下。随嘱其继续服上方一阶段，以作巩固，唯方中去石膏、知母[4]。

4.**抗鹭娃**治易某，男，46岁，1周以来，饮水无度而口干舌燥不能缓解，口角白沫如胶，小便量多，夜间更甚，大便干秘，四肢肌肉酸痛，胃中嘈杂，每餐可食400g。检查：血糖17.3mmol/L，血清胆固醇5.52mmol/L，舌暗红、苔白厚腻、中根部灰黑，脉弦滑。此属胃火炽盛，肠燥伤津。治宜清热泻火，养阴生津；方用：生石膏30g，知母、天花粉、丹参、牡丹皮各10g，生甘草3g，生地黄、麦冬、石斛、火麻仁、郁李仁各15g。服药7剂，苔呈薄黄腻，饮水减少，饮食控制，二便通利，仍口干，四肢酸楚，查血糖15.7mmol/L。原方加生山楂15g，佩兰10g。又服7剂，苔薄白罩黄，已无浊腻，舌转红，口干明显减轻，夜尿已少，饮食控制。用药21剂后查血糖8mmol/L，血清胆固醇3.8mmol/L[2]。

引用文献

［1］祝谌予等.施今墨临床经验集［M］.北京：人民卫生出版社，1982：176.
［2］抗鹭娃.糖尿病辨舌论治［J］.中医杂志，1999，（9）：530.
［3］卜庆贞等.玉液汤加减治疗糖尿病4例［J］.上海中医药杂志，1983，（12）：22.
［4］陆昌圣.自拟方治糖尿病［J］.上海中医药杂志，1983，（8）：28.
［5］刘晓汉.中药治疗糖尿病的临床体会［J］.新中医，1976，（3）：28.

（十八）气液脱绝候（肺胃燥热兼虚·气液变证1）

肺胃燥热证，燥热蒸灼于肺胃，伤残肺胃气液，久则气虚液涸，元气难支，而成气液脱绝之候。时病学家称为化源欲绝之证。其见症除见有多脱绝之脉症外，尚有津液枯涸之脉症。

通称：化源欲绝。

内含病例：［**中医**］暑温伤阴。［**西医**］中毒性肺炎，乙型脑炎呼吸衰竭。

病因病机：肺胃燥热虚脱，多因发散太过，耗伤元气，消残津液，气虚不能固摄津液而外泄，气随液脱，俞根初曰："胃液将亡，肺气欲脱。"[1]吴鞠通所谓化源欲绝之候。

证象组合：液枯+液脱+气脱

主症：【津液枯涸】症象：①高热无汗。②面红似火。③口渴，口干舌燥，唇干，唇红。④鼻黑如烟熏。⑤小便少。⑥大便二天未解。**舌象：**①舌红少津。②舌质干绛无苔。③干燥无津。④苔薄白干。**脉象：**①脉细数。②脉虚细数。③脉左沉数。**指纹：**深紫，已过气关。

【津液脱竭】症象：①汗出渐多，汗出如浆，汗涌如油，汗出肤冷。②痰出如泉。③肌肤消烁，高热神昏，时有抽搐，两目上窜。**舌象：**①舌质淡红中有裂纹，苔根淡黄腻。②舌红少津，舌光剥。**脉象：**①脉虚细数，②脉促数。

副症：【气虚脱绝】症象：①面黄，面灰，脸色苍白，忽寒战肢抖。②汗多，汗太出。③肤冷息微，闭目不语。④大喘喝，气短息促，鼻扇，喉声如鼾。**脉象：**①微细欲绝。②浮大而芤。③散大。

宾症：【神气散脱】症象：①神倦多寐，嗜睡懒言，目瞑呻吟不息。②心悸。③面赤多言。④骚扰不安，心神烦躁。⑤昏迷，交睫郑声。**舌象：**舌质淡红中有裂纹，苔根淡黄腻。**脉象：**脉豁大无伦。

治则：当急急扶正固脱，以希冀于万一，脱回再议他图。

方证

生脉散证：《景岳全书》引《医录》方[2]。功能益气敛汗，养阴生津。治暑热伤气，气阴两伤，汗多体倦，气短口渴，或久咳肺虚，咳嗽痰少，短气自汗，口干舌燥，脉虚者。

人参五钱，麦冬、五味子各三钱，水煎服。

论著和讨论

本证候肺津胃液被夺，化源欲绝，元气将脱，陈士铎云："人有久嗽之后，急然大喘不止，痰出如泉，身汗如油，此汗出亡阳……用生脉散。"[3]何廉臣亦说："面赤多言，喘喝欲脱者，急用生脉散救之。"[1]何秀山说："津脱者，腠理开，汗大泄，宜人参固本汤合生脉散。"[1]治则当急急益气生津，以固其脱。蒲辅周曰：急宜扶正，不宜再攻。王香岩曰：气随汗脱，非甘润平淡，佐微咸，以益气生津，不足以希冀万一[4]。如由气液外脱而致亡阳者，当兼回阳以固脱，亦守阴留阳之法。吴鞠通说："太阴温病，脉浮大而芤，汗大出，微喘，甚至鼻孔扇者，白虎加人参汤主之。脉若散大者，急用之，倍人参。"[5]"手太阴暑温，汗多，脉散大，喘喝欲脱者，生脉散主之。"[5]

王香岩说：（风燥化热，久恋）不解，则肺津胃液被夺，清肃不行，化源欲绝，咳嗽，气逆，肌肤消烁，口渴欲饮，甚则汗出不摄，肺气欲脱（汗出盈溢，气随汗脱），脉促数，舌苔光脱，宜用：吉林参须、川贝母、叭哒杏仁、甘蔗汁、天花粉、藿山石斛、梨汁、生蛤壳、北沙参、官燕根、寸麦冬。此宗参麦合五汁饮加减者也。病至此极，非甘润平淡，佐微咸以益气生津，不足以希冀万一[4]。

马玉川：论治乙型脑炎呼吸衰竭：因暑热过盛而致的呼吸衰竭者，多见于气营两燔型的患者，症见高热神昏，时有抽搐，突然出现呼吸不规则，或叹气样呼吸，喉间尚无痰鸣，舌红少津，脉细数或微细欲绝。治以补气养阴，挽救虚脱。方用生脉散加味：人参20g，五味子12g，麦冬、生山药、炙黄芪30g，炙甘草6g。水煎400ml，频频鼻饲灌入。同时可配以针刺涌泉、太冲、内关等穴[6]。

病案举例

1.董废翁：曾治一人，季冬劳碌感冒，医峻用寒剂，遂致大喘，汗出如油，脉浮软，重用生脉散乃定……有病伤寒咳嗽，喉中声如鼾，与独参汤，服二三斤，病始全[7]。

2.程杏轩治柳圣依翁夫人，夏间病患热盛无汗，烦渴昏谵，旬余不解，脉数舌黄。与竹叶石膏汤，忽寒战肢抖，少顷汗出如浆，肤冷息微，闭目不语，脉虽虚，突然至数和缓不急疾。此正气不足，邪气鸱张，重用清剂驱之，邪不能留，遂与正争，是以战而汗出，邪虽从此而解，正亦由此而亏。且任其息养，切勿惊扰，元气来复，自然肤暖神苏，若骤进参附，诚恐余烬复炎，反为害矣。生脉散加茯神、玉竹、白芍、甘草，俟其苏醒与服，并啜粥以养胃气，唯神倦气怠，与辅正养阴和胃而愈[8]。

3.冉雪峰治汉口吕超伯之长子，已成年，患温病，多日热不退，至十四日，忽烦乱如狂状，随即大汗淋漓，肢厥肤冷，昏顿不知人。脉重按不绝，出入息匀，决不至脱，至夜半，得阴气之助，厥当回，汗出当止，果夜半汗止，手足温，神识渐清，热退病除。后以竹叶石膏汤、外台十味煎等清养清补收功[9]。

4.徐步云治暑温伤阴，欧某，女，24岁。发病于夏末，单热不寒，热度逐日上升（最高达40℃），历七八日不退。面目俱赤，头痛而眩，烦躁不眠，头面及手背有汗出，口干齿燥，小便赤，大便黏滞而稀，热盛时则神志不清。舌质红绛而干，苔灰黄粗糙，脉洪大而数。症系暑温邪由气入营，伤及阴分。治宜清热滋阴，稍佐清透之品。处方：石膏24g，知母、麦冬、生地各12g，银翘、玄参各9g，莲心6g，粳米少许。水煎后作二次服。服时加紫雪丹3g冲服。二诊：体温降为37.4℃，自汗不止，口渴稍减，微喘，脉浮而芤。仍按前法加减：石膏、知母各12g，竹叶、党参、麦冬各9g，五味子3g，粳米少许。三诊：漐漐自汗，口渴已减，小便清长，大便日下一次，体温下降为36.2℃，脉搏散大。乃阳气发泄太过，宜守阴留阳法，用生脉散加减：党参、麦冬、黄芪各9g，五味子3g，浮小麦6g。另给予葡萄糖代茶。四诊：汗止过半，精神疲倦，伴有心悸。此乃汗出过多，阳气发泄未复，卫外失固，宜固卫益气：党参12g，黄芪9g，附子4.5g，五味子3g。连服数剂，诸症痊愈[10]。

5.余日新治刘某某，女孩，4个月，3天前因发热喘咳，其父给服止痛退热散1/2包，服后大汗淋漓，高热不退，喘咳加剧。1975年8月6日入院检查：体温40℃，精神萎靡，面色苍白，喘促鼻扇，两肺可闻广泛中细湿性啰音，肺底较明显。白细胞16×10^9/L，中性粒细胞0.8，淋巴细胞0.45。X线检查：见到散在性大小不等的点片云雾状阴影。西医诊断："中毒性肺炎。"经肌内注射青霉素、链霉素、复方氨基比林、口服金霉素、氢化可的松、小剂量补液等措施。治疗2天，效果不显，转中医治疗。11时初诊：患儿发热无汗，体温40℃，气喘少咳，鼻翼扇动，脸色苍白，唇红，目瞑呻吟不息，曾一度两目上窜，但未抽搐，指纹深紫，已过气关，口渴，舌质干绛无苔，腹部微胀，小便少，大便2天未解，据此乃热灼阴伤、肺之化源欲竭之象。急宜益气生津，养阴清热：北沙参12g，麦冬、玄参各9g，白芍6g，地骨皮、生石膏各12g，五味子、生甘草各3g，1剂。下午4时二诊：药后，体温下降至38.6℃，它症仍旧，腹更胀大，听诊肠鸣音消失（西医诊断：中毒性肺炎合并肠麻痹），大小便未解。此系热邪稍减，但津液未复，过用寒凉，反致中阳失运，气机不利，故腹胀肠痹。治法一以补敛津气，一以理气温运。处方：北沙参、代赭石各15g，麦冬12g，白芍、地骨皮、杏仁、枳壳各9g，佛手6g，缩砂仁1.2g。服完头煎，是夜8时，小便已解，大便溏薄色黄，体温下降至37℃，腹胀减轻，烦定入睡。次日晨三诊：体温正常，烦渴已止，气息微促，舌质绛，舌干乏润，大便已解2次，腹胀大减。病已转机，仍宜益气养津、凉营温运。处方：北沙参、百合各15g，太子参、白芍各9g，怀山药、麦冬各12g，丹皮4.5g，缩沙仁0.9g，2剂。三日晨四诊：诸症俱罢，舌润津回，大便微溏，腹部微胀。予以补气健脾、理气和中之剂以善后：太子参12g，茯苓、扁豆、怀山药各9g，白芍6g，檀香3g，缩砂仁1.2g。2剂，每日1剂，服完痊愈出院[11]。

引用文献

［1］俞根初.重订通俗伤寒论［M］.上海：上海科学技术出版社，1959：182，427，453.
［2］张介宾.张景岳医学全书［M］.北京：中国中医药出版社，1999：1612.
［3］柳长华.陈士铎医学全书［M］.北京：中国中医药出版社，1999：778.
［4］王香岩.医学体用［M］.南京：江苏人民出版社，1957：15.
［5］吴鞠通.温病条辨［M］.福州：福建科学技术出版社，2010：29，40.
［6］马玉川.中医抢救"乙脑"呼吸衰竭［J］.上海中医药杂志，1983，（9）：14.
［7］高鼓峰等.医宗己任篇［M］.上海：上海科学技术出版社，1959：168，169.
［8］程杏轩.杏轩医案并按［M］.合肥：安徽人民出版社，1986：146.
［9］萧龙友等.现代医案选（第五辑）［M］.北京：人民卫生出版社，2008：61.
［10］福建省中研所.福建中医医案医话选编2［M］.福州：福建人民出版社，1963：9.
［11］余日新.小儿肺炎［J］.新中医，1981，（3）：26.

（十九）气液闭厥候（肺胃燥热兼虚·气液变证2）

肺胃燥热证，燥热内炽于肺胃，不得外达，内闭神机，郁滞阳气，是为气液闭厥之候。时病学家通称为热盛神昏之证，亦称热深厥深之证。其见症虽以热炽与神闭之脉症为主，但可兼见津液枯涸之脉症。

通称：热盛神昏，热深厥深。

内含病例：［**中医**］风温，暑温伤阴。［**西医**］支气管肺炎。

病因病机：肺胃燥热闭厥，因燥热内炽肺胃，不得外达，内窜闭窍，郁滞阳气，消烁津液，而成热炽内闭之证。津液已枯，邪热尚盛，正气难支，诚有内闭而致外脱之虑。

证象组合：气炽+液涸+神闭+阳滞

主症：【**津气蕴炽**】**症象**：①高热不退。②面目俱赤。③头面及手背有汗出，淋淋汗出。④烦躁不安，烦躁不眠。⑤烦渴。⑥头痛而眩。⑦时呕恶。⑧大便黏滞而稀。⑨小便赤。**舌象**：苔灰黄粗糙，苔黄罩灰。**脉象**：脉洪大而数。

【神志蒙闭】症象：①昏沉喜睡。②热盛时则神志不清。③欲寐未寐之际，谵如梦语。④躁扰扬手掷足，谵语无伦。

【阳气不行】症象：四肢厥逆。**脉象**：脉伏。

副症：【津液枯涸】症象：①口干齿燥，少津，鼻煤唇焦。②汗竟不出，泪汗均无。③小便全无。④咽中作痛，喉关偏右，白糜星布。⑤目大眦，及年寿间皆迸出血球。⑥干咳气急。**舌象**：①舌质红绛而干，舌绛赤。②舌绛无苔。③舌渐黑。**脉象**：①脉细数。②数濡滑。

宾症：【络脉不和】症象：①肢搐引动。②目上视。③循衣摸床。

治则：以清热增液为主，以解其炽烁之势，兼以清芬开窍，以开闭醒神。

方证

清燥救肺汤兼清胃热证：董廷瑶方[1]，治四肢厥逆，舌绛无苔，口干少津，干咳气急，详见病案4。

桑叶、枇杷叶、天花粉各9g，鲜沙参12g，生石膏、鲜生地各30g，川黄连1.8g，鲜石菖蒲、黄芩、川贝各4.5g，紫雪丹3g。

论著和讨论

本证候燥热内炽于肺胃，消烁津液，内闭神机，郁滞阳气。张聿青云："肺胃之阴津消灼，阴分愈亏，则火热愈炽，有虚脱之虞。"[2]故其治则当清热增液为主，以救其内炽，兼以开窍醒神，以解其内闭，先祖李泰用清热养阴豁痰，张聿青主泄热和阴，董廷瑶用清燥救肺汤兼清胃热。然肺胃津液已枯，深恐其化源竭绝而莫救。因此，张聿青有"勉拟泄热和阴一法，谋事在人，成事在天"[2]之叹。

病案举例

1. **张聿青**治痰火：某，素有痰喘，旧证前以辛温开饮，极着成效。又以劳勩，感邪于九日前，忽先寒后热，继但热不寒。刻今热势虽衰，而淋淋汗出，欲寐未寐之际，谵如梦语，肢搐引动，咽中作痛，喉关偏右，白糜星布，脉数濡滑，舌绛赤，苔黄罩灰，此由邪湿内蒸。所有浊痰悉化为火，致肺胃之阴津消灼，阴分愈亏，则火热愈炽，有虚脱之虞，勉拟泄热和阴一法，谋事在人，成事在天：金石斛、竹沥各12g，北沙参15g，朱茯神、大玄参、光杏仁、冬瓜子、煨石膏各9g，制半夏、炒黄川贝各4.5g，枇杷叶4片，青芦管24g。另：濂珠0.9g，川贝1.5g，犀黄0.09g，三味研末吹喉；枇杷叶并鲜竹茹代茶。二诊：泄热和阴，而清肺胃，咽痛糜腐大退，的属痰热化火烁阴，药既应手，姑宗前法扩充：北沙参15g，大麦冬、煨石膏、生薏苡仁、炒瓜蒌皮、光杏仁各9g，川贝母6g，青芦管24g，冬瓜子、竹沥各12g[2]。

2. **魏玉璜**治表侄凌二官，20岁，甲申夏，复患热证，呕恶不眠至7日，拟用白虎汤，以先日服犀角地黄而吐，疑为寒，不敢服。延一卢姓医至，诊其脉伏，按其腹痛。谓此病症非外感也，脉已全无危险甚矣。姑与回阳，脉复乃佳，所用胡芦巴、吴茱萸、肉桂、干姜、木香、小茴香、丁香、青皮、橘核等，约重三两余，令急煎服，盖是日夜半当战汗，故脉伏而厥痛，彼不审以为寒证也。乃用此方黄昏服下，即躁扰烦渴，扬手掷足，谵语无伦，汗竟不出，盖阴液为燥热所劫，不能蒸发矣。侵晨再亟诊，脉已出且洪数，而目大眦，及年寿间皆迸出血球，鼻煤唇焦，舌渐黑，小便全无。令以鲜地黄120g捣汁1茶杯，与之饮下，即熟睡片时。醒仍躁扰，再与白虎汤，加鲜地黄60g煎服，热渐退，神渐清。次日渐进粥，二白睛赤如鸠目，继而口鼻大发疮疡。改与大剂甘露饮20余日，始便黑粪甚伙，犹时时烦扰，服前方50余日，忽大汗自顶至足汗极鼻，自是痊瘳[3]。

3. **李泰**治张姓，30余岁，脉浮数，大热大渴，气喘汗出，目上视，口中乱语，循衣摸床，时时咳痰不吐，人事全失，大便微泻，此肝胃热逼神明之证：青蒿、麦冬、茯神各9g，石膏、京贝、天竺黄、干生地各6g，桔梗、瓜蒌仁各4.5g，陈皮0.9g，川厚朴3g，1剂效，3剂愈[4]。

4. **董廷瑶**治袁某某，男，2岁，高热6天，四肢厥逆，舌绛无苔，口干少津，干咳气急，烦躁不安，便溏腹软，面部细少紫斑，温热鸱张，阴分大耗，服清肺救阴，四肢已温，唯热高（T40.7℃），时有呕恶，神识尚清，但昏沉喜睡，脉细急数，泪汗均无，拟清燥救肺汤兼清胃热（组方见方证），病情已平，正气耗伤，神倦露睛：西洋参4.5g，移山参、麦冬、桑叶、枇杷叶各9g，鲜生地、芦根、茅根各30g，鲜石斛12g，生甘草2.4g，羚羊角1.8g[1]。

引用文献

[1] 董廷瑶等.小儿肺炎的辨证论治[J].上海中医药杂志，1964，(12)：33.
[2] 张聿青.张聿青医案[M].上海：上海科学技术出版社，1963：302.
[3] 江瓘，魏之琇.名医类案（正续编）[M].北京：中国中医药出版社，1996：349.
[4] 李洪成等.中医证候学[M].北京：中国医药科技出版社，2008：797.

（二十）液竭阳脱候（肺胃燥热兼虚·气液变证3）

肺胃燥热证，燥热久蕴肺胃，伤残肺胃气液，久则耗散阳气，而成液竭阳脱之候。时病学家亦通称为阴竭阳脱之证。其见症以津液枯涸与阳气脱绝之脉症同见。

通称：阴竭阳脱，阴阳闭脱。

内含病例：［**中医**］风温证，亡阳期，暑热坏证，内闭外脱。［**西医**］大叶性肺炎，腺病毒肺炎，呼吸衰竭，不完全的麻痹性肠梗阻，麻疹肺炎合并心力衰竭加呼吸衰竭。

病因病机：肺胃燥热虚脱，因燥热久蕴肺胃，伤残气液，渐及阳气，津液枯竭，阳气无所依附，而散脱于外，是为阴竭阳脱之证。

证象组合：液枯＋气脱＋阳脱

主症：【津液枯涸】症象：①高热无汗。②口唇干燥，口渴，虽渴欲饮不多，有时喜热饮。③烦躁不安。④忽手足拘挛，呻吟不断，抽搐。⑤疹色紫暗。⑥腹泻，水样有块，色绿。⑦胸高腹胀，3天无大便。⑧小便短少而黄。**舌象：**①舌红少津，苔薄白而干。②舌红无苔，舌边有溃疡。**脉象：**①脉左沉数，右浮大。②脉沉弦细无力。

指纹：粗大而黯，直透三关。

副症：【气虚脱绝】症象：①嗜睡，精神萎靡，形体倦怠。②面部色泽苍白。③气冷息微，语声低沉无力，④喘促气短，咳声不扬。**舌象：**舌色淡红，苔糙腻略带灰。**脉象：**脉细数而促。

宾症：【阳气脱绝】症象：①体温突然急剧下降，体温不升，见风寒凛凛感，欲盖衣被。②呼吸微弱，突然呼吸停止，心跳微弱。③面灰，四肢肤色苍白，末端轻度青紫。④汗多淋漓，肤冷汗出。⑤两足发凉，四肢按之不温，冷过肘膝。⑥瞀乱昏迷，深度昏迷，遗尿谵语，寻衣摸床，全身发绀。**脉象：**①脉沉微细，按无力，一息脉来七八至。②脉微而躁。③脉微欲绝。

治则：当急救气液，回阳固脱，以挽残局。阳脱在即者，又当急固阳气为主，以救其脱绝为先，阳回再补养其气液。

方证

1.参附生脉散加六神丸证：吴驭周方[1]。治麻疹肺炎合并心力衰竭＋呼吸衰竭（阴阳闭脱型），高热持续40℃，鼻扇，呼吸迫速，详见病案3。

人参、附片、麦冬、五味子，另：麝香、牛黄、珍珠各4.5g，冰片、蟾酥、雄黄各3g。水丸，百草霜为衣。

2.参附汤加味证：顾继昌方[2]。治右中肺炎，发热，咳嗽，胸痛，气促，四肢厥冷，详见病案4。

移山人参、熟附子、川象贝母各9g，炙甘草6g，鲜石斛、黄芪各15g，当归、朱茯苓各12g。

论著和讨论

本证候燥热伤残气液，津液枯竭，虚阳无依，而散脱于外，而其救治之法，亦当兼顾其液竭与阳脱。然病势至此，诚恐鞭长莫及。然背城借一，亦以尽人事而挽天机。顾继昌说："本例（病案4）血压下降，面色苍白，四肢厥冷，脉搏细弱等中毒性休克的症状，无疑是属于中医之亡阳虚寒证。病史中有高热、口渴、汗多、咳痰黄稠厚黏，这些属实热证表现，出现手足厥冷等症，是否由热深厥深、或内有真热外有假寒的存在。从临床观察分析，内有真热而外见假寒的病证，虽见手足逆冷、脉沉等症，但肢冷而身热不恶寒，反恶热，脉沉数而有力，更见烦渴，喜冷饮，咽干口臭，谵语，小便短赤，大便结或热痢下重，舌色深红，苔黄而干等症。本患者属于阳气衰亡虚寒之证。治疗上应急用大剂扶阳益气、回阳救逆。"[2]

病案举例

1.徐洄溪治芦墟连耕石，暑热坏证，脉微欲绝，遗尿谵语，寻衣摸床，此阳越之症，将大汗出而脱。急以参附加童便饮之，少苏而未识人也。亲以事往郡，戒其家曰：如醒而能言，则来载我。越三日来请，亟往果生矣。医者谓前药已效，仍用前方煎成未饮，余至曰：阳已回，火复炽，阴欲竭矣。附子入咽即危命，以西瓜啖之，病者大喜，连日啖数枚，更饮以清暑养胃而愈[3]。

又治阊门龚孝维，患热病，忽手足拘挛，呻吟不断，瞀乱昏迷。延余诊视，脉微而躁，肤冷汗出，阳将脱矣。急处以参附方，亲戚满座谓大暑之时，热病方剧，力屏不用，其兄素信余，违众服之身稍安，明日更进一剂，渐苏能言。余乃处以消暑养阴之方而愈[3]。

2.蒲辅周治阳虚欲脱（腺病毒肺炎）：陈某某，男，1岁半，入院前8日高热一直不退，咳嗽6天，伴有腹泻，日10多次，水样有块，色绿，近4天来下利减为日三四次，发黏绿色，食纳差，有时吐奶瓣，嗜睡，咳喘，小便正常。入院后即以青霉素小剂量穴位注射及中药麻杏石甘汤、麦门冬汤等方加味，病不解，改用金、红霉素、血浆输入及其他对症支持疗法亦未改善，于3月20日请蒲老会诊：患儿已深度昏迷，仍高热无汗，喘急痰阻，面灰腹满，唇干，舌红少津，苔薄白而干，指纹粗大而黯，直透三关，脉左沉数，右浮大，呈呼吸衰竭的危候，延长达两天半，堵塞性喘息样呼吸，肺大片实化，出现腹胀，逐渐发展到不完全的麻痹性肠梗阻。中西医共同讨论综合治疗，中医认为病程较长，邪稽不解，肺胃大伤，浊痰上逆，肺窍阻塞，属正虚邪实之象，急宜扶正，不宜再攻。治法主以益气生津，开窍化痰。处方：沙参、法半夏各4.5g，五味子10粒，诃子2枚，川贝母、竹茹各3g，射干、瓜蒌壳各2.4g，1剂，频频给服。次日加西洋参4.5g、知母1.5g续服；西医治疗措施：采用人工呼吸，随时吸痰，持续给氧气吸入，并以高渗盐水保留灌肠，补给血浆等。22日复诊：体温突然急剧下降，两足发凉，呼吸微弱，昏迷仍深，脉沉弦细无力，舌上少津。分析患儿阴津既伤，阳气又有欲脱之势，急宜回阳救脱，参附汤加石菖蒲主之。处方：西洋参6g、川附子3g、石菖蒲2.1g，浓煎频服。当夜四肢渐回温，由昏迷嗜睡状态转为微烦，痰能咳出。23日复诊：呼吸衰竭情况已缓和，痰亦不壅塞，诸般危象渐趋稳定，舌红津回，脉沉细稍有力，乃用生津益气：沙参6g，麦冬3g，五味子10粒，石菖蒲、远志各2.1g。调理五日，停药观察，痊愈出院[4]。

3.吴驭周治阴阳闭脱型：卢某某，男，9个月，西医诊断："麻疹肺炎合并心力衰竭、呼吸衰竭。"经用各种强心剂、兴奋呼吸剂、吸氧、冰敷、酒精浴及抗生素等等抢救24小时，仍未脱险，请中医会诊。次日症见：高热持续40℃，鼻扇，呼吸迫速，间歇停止呼吸5次，最长的一次为15分钟，面色及全身发绀，疹色紫暗，烦躁不安，胸高腹胀，3天无大便，小便短少而黄，抽搐，脉细数而促，舌红无苔，舌边有溃疡。辨证论治：此为内闭外脱，心阴衰竭。投以西洋参9g，煎水送紫雪散1支，以强心救阴、开闭固脱，将参渣继煲竹叶石膏汤加减分多次服食。经中西医抢救，药后4小时除脱氧气吸入，病情有所好转。第4日下午，突然呼吸停止，心跳微弱，体温不升，四肢冷，全身发绀。由中西医协同抢救。中医投以针刺呼吸点、人中、百会、内关、涌泉、合谷、足三里。经中西医抢救10分钟后呼吸恢复，但极不稳定，继投以参附生脉散、六神丸（组方见方证），3小时服1次，药后3小时病情渐趋稳定，转危为安。第5日，呼吸平顺，诸症改善，脉仍沉微细，舌红无苔，声音嘶哑。继进竹叶石膏汤（方中人参改重用沙参）加蝉衣、桔梗、千层纸、甘草等，2剂哭声如常，诸症改善，住院16天痊愈出院[1]。

4.顾继昌治张某，男，24岁，因发热、咳嗽、胸痛3天，四肢厥冷，气促，大汗淋漓1天而入院。报告：右肺中部模糊片影，提示"右中肺炎"。入院后治疗情况：住院后即肌内注射庆大霉素、青霉素，静脉滴注低分子右旋糖酐、碳酸氢钠、庆大霉素、青霉素、多巴胺、葡萄糖盐水等抗感染、抗休克、支持疗法。并给氧气吸入多种抢救措施，血压时升时降，第3天同时给输鲜血200ml，血压仍然不稳定，并见咳嗽剧烈，气短吸微，多汗淋漓，四肢不温，冷过肘膝，病情仍趋严重。第4天，请中医会诊，使用中药治疗。服中药前中医四诊所见证候：**望诊**：神志清楚，精神萎靡，形体倦怠，面部色泽苍白，口唇干燥，四肢肤色苍白，末端轻度青紫，舌色淡红，苔糙腻略带灰，汗多淋漓。闻诊：喘促气短，气冷息微，语声低沉无力，咳声不扬，被褥衣衫汗液臭味触鼻。问诊：口渴，虽渴欲饮不多，有时喜热饮，食欲差减，烦躁不能入睡，小便短少，大便稀少，胸闷刺痛，浑身潮湿不适，见风寒凛凛感，欲盖衣被。切诊：脉沉微细，按之无力，一息脉来七八至，四肢按之不温，冷过肘膝，胸腹不灼手，腹部柔软。中医临床诊断：风温证，亡阳期。中医药治疗经过：中医依据四诊所见及病情分析，对本例诊断为风温证。外邪乘正气之虚袭入，正虚邪盛，正不胜邪，而至阳气虚衰。我们的根据是：①患者体质素向孱弱，正气亏虚。先时起病为风雨淋湿所诱发，感受风寒外邪是肯定的。②继见高热、咳嗽、胸痛相继而作，可见来势较凶，因疑若一般外感之疾，未加重视及此而转重。入院时体温直降，不发热，也无神志不清、谵妄、烦躁及腹满坚实之阳明腑证，可见邪毒已经深入于内，由实转虚。患者多汗，面色苍白，气急喘促，血压测不到乃正虚邪盛，正不胜于邪害。多汗则阳气走泄，心肾之阳气俱衰，亡阳欲脱之证已见矣。③经用扶阳益气之药后，阳气挽回，中流得以砥柱。至于中期出现舌绛无苔，舌尖起刺，脉象细数，口唇干燥，这是热病发展过程中必然所见，为机体受焚灼，津液所耗之候。一旦津液回复，余热未清，低热绵绵，胃纳不增，就得转用轻清之剂，以调养胃气为主的治疗，绝对避免苦寒猛浪之味再伤阳气。综上辨证分析，本案分为三个阶段进行辨证立法，选方遣药。第一阶段：患者正气虚衰，因风寒化热，温毒内逼，伤津耗气，处于亡阳期；治当益气固阳，振奋心肾，回阳救逆。方用参附汤加味（组方见方证）。煎服1剂，于当天午后1~3点钟时分服。药后，当夜即熟睡，四肢有回暖、大出汗现象减轻，连服3剂后，元阳振复，四肢温暖如常，面色转红，脉来有力，病情稳定。第二阶段：症状改善，危险期已过，复见热病咳喘、口渴、舌红，即气阴两伤期。据辨证，津液亏涸，故治疗上转用大剂养阴生津，拟仿三才汤加味：大生地、鲜石斛、鲜芦根各30g，移山参、甜杏仁各9g，麦冬10g，生梨1只切碎，连服3剂，至3月29日再诊时，咳嗽有甚，阵阵呛作，痰黏稠不易吐出，稍有低热；此乃正气来复，与邪相争，陷里之热毒掀扬外达之象。治疗于原方加银花、橘络、苏子继续服之。第三阶段：经上法治疗后，诸症已基本消除，血压稳定，邪去正虚，仅感痿软无力，头晕，精神不振，偶有咳嗽咯稠痰，饮食不多，舌红苔薄，乃病后胃气虚衰，营阴尚未充足，属善后恢复期。治当醒脾和胃，薄淡清养、调理，尚功亏一篑。拟仿青蒿鳖甲汤加味：青蒿、生鳖甲、银柴胡、党参、南沙参、川石斛、百合、熟谷芽、象贝母、茯苓、麦冬、姜竹茹、知母、佛手等，随证选择组方应用，调治至痊愈出院[2]。

引用文献

［1］吴驭周，李加荣.治疗14例小儿麻疹肺炎的临床小结［J］.新中医，1974，(1)：33.

［2］叶治范等.对一气促汗多脉微肢厥血压下降病例的讨论［J］.上海中医药杂志，1983，(7)：13.

［3］徐衡之，姚若琴.宋元明清名医类案［M］.长沙：湖南科学技术出版社，2006：321，322.

［4］中国中医研究院.蒲辅周医案［M］.北京：人民卫生出版社，1972：159.

（二十一）气阴消灼候（肺胃燥热兼虚·气阴本证）

肺胃燥热证，燥热久蕴肺胃，消灼气液，久则伤残阴液，而成气阴消灼之候。时病学家通称为阴虚伏热之证。其见症虽以热灼津气与阴液之脉症外，必兼见气虚与阴液消涸之脉症，为虚多邪少之证。

通称：燥热伤阴。

内含病例：［**中医**］阴虚伏热。

病因病机：肺胃燥热虚灼，因燥热久羁不解，内陷入阴，耗伤气阴，热邪内陷不得外达，阴液日形消涸，即蒲辅周所谓"阴虚伏热"之候。

证象组合：气灼+阴灼+阴枯+气虚

主症：【**津气蕴灼**】**症象**：①午后热重，口渴多汗。②气喘鼻煽，时作呛，咳或喘或呕，胸高腹陷抬肩，胸腹满。③身灼热，额腹热。④腹胀，腹热不饥，便酱溏。⑤烦躁。⑥小便腺黄。⑦麻疹融合成片，色深而暗。**舌象**：①舌干红，苔黄燥。②苔灰黑。

【**阴热蕴灼**】**症象**：①低热，午后微热。②烦热难忍，面潮红。③咯痰带有血丝。④溲浑黄。**舌象**：舌干绛无苔。**脉象**：脉弦细、沉伏而数。

副症：【**阴液消涸**】**症象**：①色苍不泽，形体消瘦，形容枯削。②口干舌干，唇焦，鼻燥，上腭干涸。③心下愠愠液液，高热无汗。④大便秘结干燥，便青黑水，少尿。⑤四肢痹痛。**舌象**：①舌赤绛干。②舌色紫绛。③满舌裂纹，苔剥。④苔薄黑无津。

【**气虚失充**】**症象**：①呼吸不便，吸气短促，汗出发润，痰鸣音哑。②精神疲惫，乏力语微。③前囟软。④小便失禁，溲多而清。⑤四肢微清，肢体时作震颤。⑥肉瞤心跳。**脉象**：①脉虚大数疾。②脉弦细促，时时歇止。③虚数细无力。

宾症：【**神志昏蒙**】**症象**：①神志昏昏，神识不清，似醒非醒，似睡非睡。②耳失聪，口失语。③给水尚能吞咽。

治则：当急急清养气阴，清透伏热，即垫托与清透同法。若阴伤已甚，邪陷已深，唯宜清养气阴，以垫托之，待气阴渐复，托邪外出，则可正与邪争，战汗而解。

方证

1.竹叶石膏汤加减证：蒲辅周方[1]。治温病战汗，战汗后，脉静身凉，状如尸厥，详见病案1。

西洋参、大麦冬、粳米、鲜苇根各15g，茯神、法半夏、竹叶各9g，生石膏（先煎）30g，玄参12g，煎成频频与之，以代茶饮。重用西洋参，佐以苇根、玄参。

2.三甲复脉汤合清燥救肺汤加减证：何炎燊方[2]。治老年肺炎，发热喘咳，神志昏昏，似醒非醒，详见病案4。

生地、牡蛎、龟板、珍珠壳各24g，阿胶12g，甘草4.5g，麦冬、白芍、北沙参各15g，石膏30g，胡麻、北杏仁、桑叶各9g。

论著和讨论

本证候肺胃燥热，内陷入阴，消灼气阴，邪不外达，正气不支，因而其治则当以清养气阴为主，兼以清透内热为法。蒲辅周曰："津枯液竭，热邪深陷，除益气生津，扶阴救液，别无良法。"[1]吴鞠通说："诸气膹郁，诸痿喘呕之因于燥者，喻氏清燥救肺汤主之：石膏7.5g，霜桑叶9g，人参、杏仁泥各2.1g，炒胡麻仁（研）、甘草各3g，阿胶2.4g，麦冬（不去心）6g，枇杷叶去毛炙1.8g。水1碗煮六分，频频2~3次温服，痰多加贝母、瓜蒌，血枯加生地黄，热甚加犀角、羚羊角，或加牛黄。"[3]

何炎燊按：肺炎本是病在上焦。而此例（详见病案4）高龄患者，平素脏阴不足，阳气独亢，由于机体的内在因素起主要作用，故温邪上受，易化燥火，重劫其阴，阴竭于下，则上燥愈甚。同时孤阳上冒为厥（与邪陷心包不同），故用三甲复脉汤育阴潜阳，清燥救肺汤沃焦救焚，双管齐下。虽高年重病，亦能获愈[2]。

病案举例

1.蒲辅周治温病战汗：刘姓妇，40岁，孟夏患温热，战汗后，脉静身凉，状如尸厥，其夫问曰："是脱阳邪？"蒲老曰："非也，大热退后，身冷脉静，如天时酷热，骤然大雨，炎威顿息，风凉气爽矣。今呼吸平静，颇能安睡，黏汗不息，余热续出之象。”俟睡醒后，只以西洋参9g、大麦冬18g煎水频频与之，兼徐徐进清米汤，不可与食。戚人处以附子9g、西洋参9g，浓煎服之，服后1小时，而烦躁高热顿起，以致气促。蒲老再以竹叶石膏汤重用西洋参，佐以苇根、玄参（组方见方证），煎成频频与之，以代茶饮，而汗再出，热退气平，仍须进清米汤复其胃气，再以和胃养阴法而愈[1]。

2.**李健颐**治肺热喘嗽：陈某长媳，31岁。患咳嗽，左胁刺痛，烦躁不眠，喘息不得卧，咯痰带有血丝，四肢痹痛，肉瞤心跳，舌色紫绛。曾服过定喘汤、苏子降气汤、千金苇茎汤等方，均未见效果。我断为温热咳嗽，以清燥救肺汤去阿胶，加生芦根、生橄榄、瓜蒌实、葶苈子、玄明粉及安宫牛黄丸治之。连服2剂，热解喘平，继用清肺养阴法以善其后[4]。

3.**李泰**治郭孩，岁余，指纹紫隐，精神疲倦，午后热重，口渴心烦，肢冷作呕，腹胀气喘，大便泄青，小便腺黄，已10余日，此寒热陷里、气阴两虚之证：洋参芦0.9g，石膏3g，麦冬、云茯苓、白前、根厚朴、神曲、鳖甲、六一散各4.5g，大腹皮半扎，焦山栀2.4g，桂圆肉5个，陈皮0.6g，干车前草1颗，竹茹1球。3剂即愈[5]。

4.**何炎燊**治老年肺炎：李某某，女，87岁，感受秋温之邪，发热喘咳，X光透视诊断为“大叶肺炎”。以年老，不愿住院，用抗生素2日，发热喘咳如故。改服中药，用辛凉轻剂4天，未效，病情趋危。乃停药，又延3天，始抬来门诊。神志昏瞀，似醒非醒，似睡非睡，耳失聪，口失语，给水尚能吞咽。身灼热（39℃），气喘促，时作呛咳，大便秘结，小便失禁，肢体时作震颤。脉弦细促，时时歇止，唇焦，舌干绛无苔。用三甲复脉汤合清燥救肺汤加减（组方见方证）。连服2天，体温降至正常，喘减咳疏，神识渐清，去石膏、桑叶，加石斛、玉竹，又3剂，能言索食。改用麦门冬汤加石斛、怀山药、百合、橘皮善后调理，胃纳甚佳，今年已89岁，能步行四五里[2]。

5.**吴越人**先从一个“得”来谈起，谈一个无汗症病例：男性青年，从幼就有汗闭症，颇以为苦。伴有低热，口干，溲多而清。历年来向中西药求治未效。索视中医原方，大多用发汗药，未见寸效。求余诊时，恰逢暑令，烦热难忍，形体消瘦，脉弦细而数，满舌裂纹，苔剥体温37.4℃。无汗者本应发汗，但此病例，不能发汗，故从脉舌、体质、症状、时令考虑，遂用补肺气肺阴及清燥润肺之法。7剂之后，果然皮肤潮湿，有出汗感，脉象细弦亦不数。14剂后，汗闭症痊愈。正在暑天炎热日子里，汗出溱溱，肌肤湿润，低热也退，患者诧其神效。其实，益气发汗，养血发汗，养阴发汗，原属常法。我用清燥救肺汤方化裁，用石膏、玄参、知母、桑白皮，都属清燥热、补气阴之药，原不为奇。我之所“得”，关键在于夏令用药，因势利导。故方中佐以葛根，是从薛生白治暑邪闭于腠理而无汗，用六一散30g、薄荷12g，泡汤调下，悟出其理。充汗源而治本，解肌则不尽治其标也。其次，我之所“得”之二，溲多而清者，本固肾气。也正因为时令正有低热，故用六一散以解其暑，鸡苏散（即六一散加薄荷），以解其暑，而与山药同用，则通中有涩，涩中有通，汗出而溲少。用药看似矛盾，实则照顾到整体，所谓因人因时而异也[6]。

引用文献

[1] 中国中医研究院.蒲辅周医案[M].北京：人民卫生出版社，2005：81，82.

[2] 何炎燊.论育阴潜阳法的运用[J].新中医，1977，(4)：13.

[3] 吴鞠通.温病条辨[M].福州：福建科学技术出版社，2010：50.

[4] 福建省中研所.福建中医医案医话选编1[M].福州：福建人民出版社，1960：120.

[5] 李洪成等.中医证候学[M].北京：中国医药科技出版社，2008：801.

[6] 吴越人.文章得失寸心知[J].上海中医药杂志，1983，(8)：33.

（二十二）气阴竭绝候（肺胃燥热兼虚·气阴变证）

肺胃燥热证，燥热久蕴肺胃，烁伤气液，耗伤阴液，气阴难支，而成气阴竭绝之候。时病学家通常称之为化源竭绝，亦称亡阴之证。其见症除见元气、津液、阴精脱竭之脉症外，必有阴液枯涸之脉症同见。

通称：化源竭绝，亡阴。

内含病例：[中医]温病伤阴，血尿，亡阴，阴阳交。[西医]麻疹合并肺炎，心衰，溶血性贫血。

病因病机：肺胃燥热虚脱，因燥热久羁肺胃，由津气而深陷阴分，渐至阴液枯涸，元气难支，津液与阴精枯竭，而成化源竭绝之危殆之证。

证象组合：阴涸+气脱+液竭+阴竭

主症：**【阴液消涸】症象**：①心神烦躁，神昏躁扰，舌强语謇。②灼热口渴。③口干舌燥，唇裂齿燥，唇焦舌黑。④满面红光，油积一二分许。⑤暗红色浓黏尿小便六日不解，大便不通。⑥腿上大白水疱百余，根盘皆红，干热而燥。⑦骨立皮干。⑧手足心热，巩膜黄染，躯干疹痕紫黯。**舌象**：①舌燥无津。②干瘦红绛无苔。**脉象**：左脉皆洪大而数，右寸尤甚。

【气虚脱绝】症象：①面色苍白，神疲，虚羸少气，气短息促，举动气促，气促郑声。②发热汗多，汗流如雨，汗出肤冷。③全身肌肉颤动。④心动悸难耐，筋脉跳动。⑤不能进食，水浆不入。**舌象**：舌淡红少苔。**脉象**：①脉虚数，脉虚疾。②脉微而数。

副症：【津液脱竭】症象：①眼眶凹陷。②大便则日夜百数十次，始而粪，继而水，继而皆白沫。

宾症：【阴精脱竭】症象：①面若涂朱，神志不清，交睫郑声。②神昏耳鸣，僵卧不能动，目合肢冷。③手足瘛疭。④愈下愈热，狂躁不休。**脉象**：①脉虚而急疾。②脉犹躁疾有力，不软。③脉似有若无，趺阳脉幸未绝。

治则：当急急益气滋阴养液，以固其脱绝为主，然病势至此，诚恐鞭长莫及。

方证

1.生脉合三加龙牡法证：俞根初方[1]。治虚羸少气，气短息促，心神烦躁，脉虚急疾，详见论著。

别直参4.5g，寸麦冬、青竹叶各12g，北五味子1.5g，黄芪皮、龙骨、阿胶各9g，煅牡蛎15g，鸡子黄5枚，真茄楠香汁2匙。

2.三才汤合生脉散加味证：姚志雄方[2]。益气滋阴、解毒利尿，治麻疹合并肺炎，血尿，亡阴。

党参12g，生地、茅根各30g，天冬20g，五味子3g，丹皮10g，乌梅5枚，马齿苋80g。

3.三甲复脉汤加减证：张琪方[3]。清热增液，复脉潜阳，以救欲竭之阴。详见病案1。

生地、玄参、生石膏各50g，寸麦冬25g，白芍、龟板各20g，生牡蛎25g，人参、阿胶、甘草各15g，五味子10g。

论著和讨论

本证候燥热久恋肺胃，致伤残气液，耗伤阴液，正气难支，化源竭绝，救治之法当益气滋阴、生津增液，以滋其化而急挽其脱绝；或略兼清解，以缓和煎迫之势。若得阴复脱回，或有一线生机。俞根初说："虚羸少气，气短息促，口干舌燥，汗出肤冷，心神烦躁，脉虚而急疾者，胃液将亡，肺气欲脱也，急急益气固脱，增液宁神，孙氏生脉散参许氏二加龙牡汤法，力图急救，希冀侥幸于什一。"[1]

张琪按：（病案5）为温热劫阴，伤及厥、少二经，即《温病条辨》温热伤及下焦之证。由于热邪炽盛，心、肝、肾受累，出现神识不清，舌强语謇，手足瘛疭，心中憺憺大动，脉虚数等，热邪劫烁真阴，阴液被劫有欲脱之势，故急以复脉滋阴清热息风之法，以挽救欲竭之阴，药仅2剂，即转危为安，继以滋阴复脉善后至愈[3]。

病案举例

1.姚龙光治四月有蔡姓，20余岁。针刺腿，针眼翻开如翻花状，逾二日大发寒热。服九味羌活汤、银翘散加桑白皮等，则势转危笃。见病已热极，离床二三尺便觉热气袭人，神昏躁扰，舌向唇外舔咂，所异者满面红光，油积一二分许，以白纸拂拭，满纸皆油，若自油内拽出者；然小便六日不解，大便则日夜百数十次，始而粪，继而水，继而皆白沫，左腿上有大白水疱百余，根盘皆红，左膀微有润气，余均干热而燥，脉皆洪大而数，右寸尤甚。此本伏邪温症热积下焦已久，得九味羌活汤温升重剂，鼓动积热上升胸膈，适当其冲，故心肺如焚，势成焦痿；后服桑白皮、枳壳等重伤肺气，肺热无处宣泄，其上半身之真精，由肺逼而上出于面，故面有油积；其下半身之津液，由肺逼而下出于腿。肺主皮毛，且肺在右，气行于左，得高屋建瓴之势，故左腿水疱皆由津管逼出者也，左膀则位高气隔，津气难到，故仅有润气耳。肺有上窍，无下窍；膀胱有下窍，无上窍。一有降力，一有吸力，两脏时相感应，肺气绝则膀胱不化，故小便不通。肺与大肠相表里，肺热极则逼迫水谷下行，故始而粪是肠中宿垢皆下也；继而水，是肠中垢去胃中蓄水皆下也；又继而白沫，是肠胃皆空，肺脏之沫亦皆下也。病势至此，亦云极矣！唯声音尚朗，脉尚有力，是一线生机，尚未全绝，但非大剂养阴，不能回其枯槁之势，乃用杭鲜生地绞汁半斤渣入药，煎沙参二两，麦门冬、天门冬、玄参各四两，知母、黄芩、秋石各五钱化水与前汁另存和服，令药人大砂锅，内贮满河水，用炭火煎熬数沸后，使以小茶杯装药，频频与服，毋急进，毋间断，尽一日夜全行服下，亦莫断火，药煎至无汁为度。肺位最高，药入易过病所，唯缓缓进之，而用浸灌之法，最为得力。明日复诊，果油敛疱瘪，神清，脉转大，便亦少，连服三剂，人事安妥，便止溺行，改方调理一月，始能扶杖出门，逾年而生子肥白可爱[4]。

2.梁右斋治刘源生之母陈氏，年51岁，风热。风热客于会厌，咽痛音哑。医以养阴清肺，咽痛愈而胸闭，畏寒而恶食。易医以温表主之，遂变发热肢痛。又易医以桂麻姜辛投之，又变淋漓气馁头晕。医又谓病变冬温，投以达原饮，遂变气促郑声（喊叫乱言为谵语，声细语重为郑声），耳鸣舌燥，诸医束手，告以不治。症见：汗流如雨，面若涂朱，举动气促，神昏耳鸣，交睫郑声，舌燥无津，脉微而数，按之有神，根气尚在，犹可挽回于末路。清淡平补，以生津养神为主：西洋参、生甘草各2.4g，辰茯神、夜交藤、白芍各9g，鲜石斛12g，柏子仁6g，女贞子4.5g，乌芝麻（炒）15g，服5剂。复诊：汗收气平，神宁卧静，面红退，舌津生。以前方加鳖甲、龟板、熟地各12g，野台参1.5g，服30余剂。调养月余，身体方能复原[5]。

3.汪赤崖治张子春兄，江西人，年四十六。途中受热，到徽即病，延医服药至20余日，水浆不入，大便不通，唇焦舌黑，骨立皮干，僵卧不能动，目合肢冷，已议后事待尽，脉似有若无，趺阳脉幸未绝，此因邪热熏灼，津血已枯，形肉已脱，亡可立待。贫士无力服参，若仅以草木根皮滋养气血，一时何能速生？《经》云："精不足者，补之以味。"嘱市猪肉120g，米3合，切洗入锅内煮，候米肉融化，滤清取汁1碗，又取梨汁1大杯，生蜜半杯，与米肉汁相间缓缓呷下，如能吞咽，一昼夜令尽，至夜半，目微开，手微动，喉间微作呻吟，既已效矣，再如法行之，即此养其胃气，以生津液，濡其燥火，以回阴血，不可以他求也。如是3日，唇舌转润，退去黑壳一层，始开目能言，是夜大便行，初下燥屎，后微溏，脉稍能应指，再与六味地黄丸加减，匝月而愈[6]。

4.李健颐治暑湿挟热：俞某子，6岁，复日患头痛畏寒，身热自汗，四肢不仁，舌苔白滑中黄，胸发白疹数点。余断为暑湿挟热，郁于皮肤，应用吴氏银召散加杏仁、滑石、瓜络、扁豆花治之。奈因病孩年幼无知，不肯服药，延至十余日，深伏膜原，其热愈甚。余照原方加知母、麦冬，又不肯服，乃强灌之。服后汗出，身热稍退，诊其脉犹躁疾有力，又合白虎汤与之。服后汗又出，其热虽退而脉躁疾不软，不能进食。余见其汗出，而脉仍躁疾，不为汗衰，又不能食，病与《素问》所论阴阳交之症期相似，即汗出而脉尚躁盛者死。由此观之，某子之病，邪已深伏，恐难好转，遂辞之。后他医投玄明粉、洋泻叶，以为一下便可见功，无如愈下愈热，狂躁不休，翌日死亡。此乃因初热之时，不肯眼药之误，迁延多日，热传深薮，伏于肾阴故也。所以治热病者，宜先清热为第一要务，热能稍退，即可高枕候愈矣[7]。

5.张琪治温病：王某某，女，39岁，素有甲状腺功能亢进症，心悸少寐，眼球稍突，于本月17日突然发热恶寒，次日但热不恶寒，体温41℃，经用青霉素及口服四环素热稍退，但神志不清，舌强不能言，当即送某医院，经血尿检查及胸透，除白细胞略高外，余皆正常。因未确诊，病人日见危笃，神志不清，舌强语謇，身热T38℃，全身肌肉颤动，手足瘛疭，筋脉跳动，头痛恶心，唇裂齿燥，心动悸难耐，舌干瘦红绛无苔，脉虚数160次/分，温热侵入厥少二经，阴液被劫，水不涵木，肝风内动，急以清热增液，复脉潜阳，以救欲竭之阴（组方见方证），2剂热退，T36.8℃，脉90次/分，神清诸症消失，舌转红润，已脱险境，再滋阴复脉：甘草、人参、阿胶各15g，生地、玄参各30g，寸麦冬、白芍、龟板、牡蛎各20g，服药3剂，诸症悉除，舌转淡红而润，脉象滑，病已痊愈，随停药[3]。

引用文献

[1] 俞根初.重订通俗伤寒论[M].上海：上海科学技术出版社，1959：182.

[2] 姚志雄，江明英.麻疹并溶血[J].新中医，1981，(1)：31.

[3] 张琪.急症治验四则[J].上海中医药杂志，1983，(10)：23.

[4] 徐衡之，姚若琴.宋元明清名医类案[M].长沙：湖南科学技术出版社，2006：437.

[5] 何廉臣.重印全国名医验案类编[M].上海：上海科学技术出版社，1959：23.

[6] 项长生等.汪赤崖《新安医案》选介[J].中医杂志，1981，(2)：77.

[7] 福建省中研所.福建中医医案医话选编1[M].福州：福建人民出版社，1960：323.

二、心肺燥热证（燥热证合病1）（4候）

心肺燥热证，为温暑热邪由气入营之证，或伏温伏暑，由营分溃出于气分，皆系气营交蒸之候，新感温暑受自口鼻，肺先受邪，顺传则入胃肠，终在气分。如内传入营，上乘于心，则为逆传，故均称为坏证。然而伏气温暑，由营分外溃，转出气分，却为顺传，不可称为坏症，总属心肺同病。肺主气，心主血属营，始则在于气营，终则可耗伤营液，倘延误失治，燥火内闭，厥脱立至。

心肺燥热证，燥热内蕴心肺，邪轻病浅者，多偏扰气分，或上干清道，或内扰心神；其邪重病深者，则多偏炽于营分。初则蒸灼于气营，久必灼伤营液，极重者则有内闭外脱之变。

心肺燥热证，其病机以热灼气营为主，其治则总以清透气营为法：清润肺燥、凉透心营，何秀山有云："宜用辛润达邪，轻清泄热法，最忌苦寒冰伏，阴柔滋腻，致使气分之邪遏伏内陷，反成纯绛无苔。"[1]叶天士亦谓："宜先清营热，勿得滋腻为稳。"总宜轻清透达为主，务使营分之邪，速达气分而解。毋使内陷入血，即无厥脱之虑。

证候别称：心火上炎，火踞心包，热扰于心，心热移于小肠，春温上受，过气入营，气营两炽，逆传膻中，逆传心包，热深厥深。

病名：［中医］温热，伏温，温疫，春温病，冬温，风温坏证，暑温坏证，血分伏暑，暑厥，肺痹，麻疹坏证，亡阳，阳脱，心疟，心烦，不寐，舌疮，舌衄，头汗，癃闭。

证候系统：详见图3-6-5。

本证————清气失宁候、心神失宁候
转证————气营蕴蒸候、气营蒸灼候
变证————气营蕴闭候、营液蒸灼候

图3-6-5　心肺燥热证证候结构图

引用文献

［1］俞根初.重订通俗伤寒论［M］.上海：上海科学技术出版社，1959：442.

（一）清气失宁候（心肺燥热本证）

心肺燥热证，燥热内蕴心肺，外达气分，上干清道，扰动清气，而成清气失宁之候，杂病学家通称为心火上炎之证。其见症以清窍不利之喉舌症象显明，但必兼有心肺燥火内盛之脉症。

通称：心火上炎。

内含病例：［中医］舌疮，舌衄，头汗。

病因病机：心肺燥热蕴蒸，因燥热内蕴心肺，热烁津气，肺失清肃之权，心火扰乱清气，上干清道，致空窍失清宁之常。

证象组合：气蒸+清窍清空不利

主症：**【津气蕴蒸】症象**：①面色红润，两目有神。②发热。③时有心烦，烦躁。④口渴之甚，喜冷饮。⑤便秘。⑥溲赤。**舌象**：①舌红苔黄。②舌尖独赤起刺。③舌尖绛独干。**脉象**：①脉数。②脉滑数有力，寸部较浮。

副症：**【清空不宁】症象**：①头部轰热，常常以凉水洗头方感舒适。②头额部经常出汗。

宾症：**【清窍不利】症象**：①唇干舌燥，舌上无津，两唇开裂。②舌紫肿大而生大红点，舌疮，口舌糜烂，流涎拒食。③舌尖赤色作痛，如有针孔出血如线。④喉中干燥，声音嘶嘎。

治则：当清泻心火，凉润肺燥，使燥火肃降，则清气自复其清宁之常。

方证

1.导赤散证：钱乙方[1]。功能清心火，利小便。治心经热盛，症见口渴面赤，心胸烦热，渴欲冷饮，或心移热于小肠，口舌生疮，小便短赤，尿道刺痛等症。

生地黄、甘草、木通各等份（一方不用甘草，用黄芩）为粗末，每服9g，加竹叶水煎服。

2.清凉甘露饮证：秦伯未方[2]，治舌疮初起热甚者，详见论著。

犀角、石斛、银柴胡、茵陈、寸麦冬、枳壳、生地、黄芩、知母、甘草、枇杷叶。

3.生脉散加味证：姚国美方[3]，治心火亢盛，血为热迫，舌衄，血从舌出，详见论著。

人参、麦冬、五味子、生地、蒲黄。

论著和讨论

本证候因心肺燥热，内烁津气，上干清道，清气失其清宁，清窍失利。即陈士铎所云“心火太旺，刑金太甚”[4]之证。曹炳章说：“舌尖独赤起刺，心火上炎之故，犀角合导赤散以泻之，舌红中有裂纹如人字形者，心火燔灼，热毒上炎也。”[5]其治则当清润肺燥、清降心火为法。陈士铎说：“人有口渴之甚，舌上无津，两唇开裂，喉中干燥，遂至失音，人以为肺火之旺也，谁知心火太旺乎？未免刑金太甚，鸣金汤：黄连三钱，麦冬、玄参、生地各五钱，桔梗三钱，甘草、天花粉各二钱，水煎服。加味元冬汤亦可治：玄参、麦冬各一两，丹参三钱，北五味子一钱，水煎服。”[4]曹炳章说：“舌尖绛独干者，此心火上炎，其热在气分者必渴，以气热烁津也；热在血分，其津虽耗，其气不热，故口干而不渴也，宜导赤散加童便治之。”[5]“舌紫肿大而生大红点者，热毒乘心也，用导赤散加犀角、金汁治之，或稍加大黄。”[5]秦伯未说：“舌上疮毒，初起用导赤散加黄连，热甚者清凉甘露饮（组方见方证）……舌上出血名为‘舌衄’。初起舌上出现小孔如针眼，血自孔内渗出。由于心火上炎，血热妄行。孔色紫者为热甚，黑者防腐烂。宜服升麻汤，兼搽必胜散。”[2]姚国美说：“血从舌出，名曰舌衄。舌尖赤色作痛，如有针孔，出血如线者，属心火上炎，宜生脉散加生地、蒲黄（组方见方证）之类。”[3]

病案举例

1.陆慧丽治陈孩，女，21个月。发热5天，口腔溃疡3天，烦躁流涎不食，经西药治疗，未见疗效。检查：体温38.6℃，口干唇燥，口颊黏膜、舌面、硬腭、咽峡见散在直径20mm^{2}大小溃疡，齿龈红肿，咽部充血，舌红苔薄腻，脉数。辨证施治：发热烦躁，口舌糜烂，唇干舌燥，流涎拒食，便秘溲赤，舌红脉数。证属心脾积热，心胃之火上炎。治当清热泻火为主，方用：淡竹叶6g，芦根、生石膏各30g，生大黄（后下）2g，麦冬、沙参各9g，生甘草4.5g。2剂。外治以普鲁卡因2ml调珠黄散1支，敷于溃疡面，每日3次。第3天热退，溃疡面缩小。再予上方加甘中黄、车前子（包）9g。2剂。5天溃疡愈合出院[6]。

2.刘代庚治赵某某，男，51岁，农民。1978年9月21日初诊。头额部经常出汗，半年余。每于恼怒或天热时加重。自觉头部轰热，常常以凉水洗头，方感舒适。经常口干渴，喜冷饮，时有心烦，尿黄，大便干燥，经西医多次治疗无效。患者素体健康，有饮酒嗜好，爱吃辛辣。面色红润，两目有神，舌质红、苔黄，脉滑数有力，寸部较浮。此属上焦邪热郁蒸为患。治宜清上焦，散郁热：黄芩、黄连、大黄各10g，桑叶、竹叶各30g，木通10g，生甘草6g。急火少煎，分次服，日1剂。上方服2剂，全身舒服，自觉头目清爽，头汗减少，心烦已除，口渴大减。继服3剂，诸症若失。半年后，陪他人来诊，问之一切如常[7]。

引用文献

［1］李志庸.钱乙刘昉医学全书［M］.北京：中国中医药出版社，2005：29.

［2］秦伯未.秦伯未医学名著全书［M］.北京：中医古籍出版社，2003：308.

［3］姚国美.姚国美医学讲义合编［M］.北京：人民卫生出版社，2009：211.

［4］柳长华.陈士铎医学全书［M］.北京：中国中医药出版社，1999：939.

［5］曹炳章.彩图辨舌指南［M］.南京：江苏人民出版社，1962：卷二28，29，34.

［6］陆慧丽等.中药治疗小儿口疮25例［J］.上海中医药杂志，1983，(11)：20.

［7］刘代庚.汗证治验五则［J］.中医杂志，1981，(4)：42.

（二）气营蒸灼候（心肺燥热转证）

心肺燥热证，温暑之邪化热化燥，气分不解，内陷入营，致气营交炽，而为气营蒸灼之候。温热家通称为气营两炽之证。其见症以燥热蒸灼心肺气营之脉症为主，剧者可兼见液涸与神昏之症象。

通称：气营两炽。

内含病例：［**中医**］温病，伏温，温疫。

病因病机：心肺燥热蒸灼，因温热之邪，留滞上焦心肺之分，气分之热不解，蒸入营分，消灼津液，蒙扰心神，而成气营两炽之重证。

证象组合：气灼+营灼+液灼+神扰+神蒙

主症：【**津气蒸灼**】**症象**：①发热不已。②有汗。③口渴。④口气秽。⑤目眵。**舌象**：①舌苔白干。②苔红中黄。**脉象**：脉数。

【**营热蕴灼**】**症象**：①发热夜甚。②唇朱颧赤。③鼻衄。④发疹如丹。**舌象**：舌质红绛，尖干有刺。

副症：【**津液消灼**】**症象**：①喉燥引饮。②喉哑咽痛，唇肿咽疼，不能进饮。③口糜。④鼻干。⑤齿黑枯。⑥舌干短硬，难出语言。**舌象**：①苔灰黑。②苔燥色黑。

【**神志不宁**】**症象**：①心烦。②不寐。

宾症：【**神志昏蒙**】**症象**：①热炽神糊。②谵语。

【**气机不降**】**症象**：①咳嗽无痰。②气喘。

治则：当以清营透热、增液救津为主，使营分陷邪，能速达气分而解。

方证

犀角地黄汤加味证：王孟英方[1]。治唇肿咽疼，不能进饮，舌干短硬，难出语言。详见病案1。

犀角、生地、丹皮、赤芍、玄参、知母、银花、竹黄、天花粉、胆南星、石菖蒲、竹沥。

论著和讨论

本证候温邪化热，蒸灼心肺气营之分，消灼津液，蒙扰心神，周小农曰："邪热熏蒸，由气而营，深恐昏痉。"[2]张聿青亦谓："将有耗气伤阴等变矣。"[3]故治则当清营透热、增液救津为主，使营分之热，得以清透。何秀山说："若夫热邪传营，舌色必绛而无苔，其有舌绛中兼黄白苔者，及似苔非苔者，此气分遏郁之热，非血分也。宜用辛润达邪、轻清泄热法；最忌苦寒冰伏，阴柔滋腻，致气分之邪，遏伏内陷，反成纯绛无苔。"[4]吴坤安说："疫邪入上焦，如口糜丹疹，喉哑咽痛，舌苔红中间白，或白中兼红，此邪在肺与包络也。宜犀角、鲜生地、玄参、连翘、石菖蒲、川郁金、牛蒡子、射干、银花、人中黄之类。"[5]

病案举例

1.王孟英治邵秋子母，年近六旬，春患寒热如疟，病家又误，姜、桂频投，既而唇肿咽疼，不能进饮，舌干短硬，难出语言。复请孟英救疗，予犀角地黄汤加玄参、知母、银花、竹黄、天花粉、胆南星、石菖蒲、竹沥（组方见方证）之类六七剂，吐出极臭胶痰甚多，粥饮渐进[1]。

2.张聿青治某，气喘不定，痰多稠厚，苔白转黄，舌边尖红绛，唇朱颧赤，脉数至六至以外，夫风为阳邪，阳邪易于化火，所有痰浊尽从阳化，华盖之脏独当其炎，所以清肃之令不行，右降之权尽失，痰鸣气喘，谵如梦语，将有耗气伤阴等变矣：磨犀角尖1.2g，冬瓜子12g，生石膏15g，桑白皮、炒肥知母、炒川贝母各6g，马兜铃4.5g，杏仁泥、生薏苡仁各12g，瓜蒌霜、茯苓、连翘各9g，青芦管、枇杷叶（去毛）各30g[3]。

3.周小农治徐裕经筱舟……伏火复炽，喉转燥引饮，鼻干，齿黑枯，口气秽，身热有汗不解。述知早前曾经鼻衄，脉弦数，寸盛于尺；苔又灰黑，舌质绛，尖干有刺。再三思维，热与痰相倚，痰实由热邪烁津而成，矧伏热由气迫营深，恐阴津一干，动风昏痉。议用鲜石斛、沙参、玄参心、石膏、鲜生地、竹黄、川贝母、竹茹、瓜蒌、羚羊、丹皮、绿豆衣、银花露、梨汁。重九日同诊：鼻舌齿转润不枯，苔灰退，舌尖绛亦淡；唯口气仍秽，唇仍干，咳嗽，腹懑似有矢气。明明内有积痰，只以颈旁微布白瘖，同拟减轻前制，去石膏、羚羊，加青蒿露，复用复方豁痰清腑，水浸杏仁、西瓜仁、瓜蒌仁打取汁煎，同蜜、梨汁另服[2]。

又治吴阿合子，年8岁，戊辰清明诊：温病失治，误服地芍箴方，邪恋阳明，灼津涸液，咳嗽无痰。热炽神糊，目眵谵语。齿干，舌干无液，苔燥色黑；脉数，左部不振。邪热熏蒸，由气而营，深恐昏痉。玄参心、连心翘、黑山栀、全瓜蒌、丹参、鲜大青叶各9g，玉泉散、鲜生地各21g，鲜薄荷、竹茹、知母、丹皮各6g，银花12g，茅芦根60g，竹叶30片。梨汁1小杯、萝卜汁1盅、蔗浆1杯冲。另玳瑁1.5g，石菖蒲根0.6g，郁金、西月石各0.9g，研末，灯心汤冲服。1剂，苔黑已蜕，神清脉振。原方出入而愈[2]。

引用文献

[1]徐衡之，姚若琴.宋元明清名医类案[M].长沙：湖南科学技术出版社，2006：366.

[2]周小农.周小农医案[M].上海：上海科学技术出版社，1962：39，73.

[3]张聿青.张聿青医案[M].上海：上海科学技术出版社，1963：32.

[4]俞根初.重订通俗伤寒论[M].上海：上海科学技术出版社，1959：442.

[5]吴坤安.伤寒指掌[M].上海：上海科学技术出版社，1959：卷四23.

（三）气营蕴闭候（心肺燥热变证1）

心肺燥热证，燥热内蕴，由气入营，不得透解，上闭心神，陡动肝风，而成气营蕴闭之候。为温暑危重之证，温热学家通称为逆传膻中，或逆传心包之证。由于重证可见肢厥，故亦通称热深厥深之阳厥证。其见症除内闭风动之症象显明之外，必兼有气营两燕之脉症可凭。

通称：逆传膻中，逆传心包，热深厥亦深。

内含病例：［中医］春温病，冬温，暑厥，肺痹，心疟。

病因病机：心肺燥热蕴闭，因心肺燥热，蕴灼于气分，多由误治或失治，致内陷入营，如仍失清透，营热内闭心神，膻中不开，甚则引动肝风而成痉厥之候。

证象组合：液灼+营灼+神闭+络滞+神扰+阳郁

主症：**【津液蕴灼】症象**：①壮热不退，热如火，汗出不解。②大渴欲冷，烦渴。③咳喘痰臭。④目干无涕。⑤咽痛，喉哑龈烂。⑥腹胀。**舌象**：舌黄燥无津起刺。**脉象**：①脉浮洪数实大。②弦滑有力。

【营热蕴灼】症象：①丹疹，瘀瘖隐回。②呛血。③或兼赤利。**舌象**：①舌鲜红。②赤。**脉象**：脉弱而数。

副症：**【神志蒙闭】症象**：①神昏谵语。②神昏欲寐，昏闭不苏，不语不食。③昏狂。④摸床捉空。

【络脉不和】症象：①肢搐。②口噤。③舌瘖不语。

宾症：**【神志不宁】症象**：烦躁，烦扰。

【阳气不和】症象：①肢指时冷。②肢冷如冰。**脉象**：伏。

【气机冲逆】症象：①干呕。②喘咳。

治则：其救治之则当急清气营之燥热，兼以宣窍开闭，以救其急。

方证

1.加减银翘散方证：吴鞠通方[1]，辛凉兼芳香法。治心疟，热多昏狂，谵语，烦渴，详见论著。

连翘3g，银花2.4g，玄参、犀角、麦冬（不去心）各1.5g，竹叶0.9g。共为粗末每服15g煎成去渣，点荷叶汁2~3茶匙，日3服。

2.祛热宣窍法证：雷少逸方[2]。治温热、湿温之邪，窜入心包，神昏谵语，或不语，舌苔焦黑，或笑或痉。详见病案2。

犀角、鲜菖蒲各3g，连翘、川贝各9g，至宝丹1粒，加羚角、钩藤。

论著和讨论

本证候燥热蕴炽于气营，蒙闭心窍，引动肝风，赖良蒲曰："温热不解，由气入营，热入心包，津液被劫。"[3]即雷少逸所云"邪入心包，肝风内动"[2]之证。治则当急急清透气营之热，兼以宣窍开闭，邪透热退，心窍自开，故撤热仍为第一要法。热蒸生痰动风，化痰息风，亦应参用。陈子安云："内热转炽，热极变厥，《内经》所谓'热深厥亦深'即此意。拟用芳香开窍、甘寒生津、清热化痰大剂，以救垂危。"[4]

吴鞠通曰："热多昏狂，谵语烦渴，舌赤中黄，脉弱而数，名曰心疟，加减银翘散（组方见方证）主之。兼秽，舌浊，口气重者，安宫牛黄丸主之。"[1]吴坤安说："如初起发热，神呆不语，六脉沉细短数，似寐非寐，或烦躁狂言，此邪在心肾之间；或因受惊，痰乘包络，治宜清心豁痰，如茯神、百蕊草、菖蒲、天竺黄、川贝母、丹参、麦冬、钩藤、薄荷、辰砂之类，以清包络之痰，神自清矣。如舌形绛燥，口渴唇干，六脉沉数，前方宜加生地、丹皮、淡竹叶之类，以清心包之火，如大便秘结，不妨加犀角数分。"[5]"伏邪：凡痧瘄等症，外虽透达，易隐易回，而身热不除，渐加喘咳，腹胀咽痛，喉哑龈烂，神昏欲寐，或兼赤利等症者，此系失潮，伏邪在内，危症也。急宜散邪解毒，如犀角、连翘、牛蒡子、射干、玄参、杏仁、山楂肉、人中黄、净银花、西黄、通草之类。"[5]"疫邪入膻中，如见舌苔鲜红，神昏谵语，或发丹疹，或兼喉痛，疫邪逆传膻中也。非比伤寒客邪，无庸发散。亦非停滞里证，无庸消导。治当清血络，以防内闭。大宜解毒逐秽、宣窍开闭如犀角、连翘、玄参、生地、银花、人中黄、川郁金、石菖蒲、西黄、琥珀之类，兼用至宝丹。"[5]

病案举例

1.**周小农**治章菊蓝，女，2岁，暑气交蒸，咳嗽身热，热甚昏闭不苏，目干无涕。脉伏，舌红。稚体患此，极为危险，以暑厥兼肺痹也。连翘、黑山栀、薄荷、银花、益元散、杏仁、葶苈、粉沙参、鲜石斛、豆豉、鲜青蒿、鲜石菖蒲、鲜竹叶、紫雪丹。外治方：山栀仁、生矾、桃仁、蓖麻子、回春丹，研细，用干面、鸡子白、葱根捣和，敷脐。1剂药连哺二日方毕，目始活动，有呻吟声。其父又给琥珀抱龙丸1粒化服。越数日方出哭声，渐愈[6]。

2.**雷少逸**治春温误汗变证：城东章某，得春温时病，前医不识，遂谓伤寒，辄用荆、防、羌、独等药，一剂得汗，身热退清，次剂罔灵，复热如火，大渴欲冷，其势如狂。更医治之，谓为火证，竟以三黄解毒为君，不但热势不平，更变神昏瘛疭。急来商治于丰，诊其脉弦滑有力，视其舌黄燥无津。丰曰：此春温病也。初起本宜发汗，解其在表之寒，所以热从汗解，惜乎继服原方，过汗遂化为燥，又加苦寒遏其邪热，以致诸变丛生，当从邪入心包，肝风内动治之。急以祛热宣窍法（组方见方证），加羚角、钩藤，服1剂，瘛疭稍定，神识亦清，唯津液未回，唇舌尚燥，守旧法，除去至宝、菖蒲加入沙参、鲜生地，尝3剂诸恙咸安[2]。

3.**赖良蒲**治温热坏证，肖某某，男，20岁。1938年仲春，壮热不休，渴饮，口糜咽痛，摸床捉空，舌喑不语，历时匝月。舌干起刺，苔呈黄糙，脉象浮洪实大。温热不解，由气入营，热入心包，津液被劫。予清热救津、通窍宣络之法。以犀角地黄汤加味主之：犀角、赤芍、丹皮、竹茹各6g，鲜生地18g，天花粉12g，知母15g，建菖蒲、紫雪丹（另冲）各4.5g，生石膏60g，甘草6g，水煎服。3剂，神识略清，稍能言语，热渴减轻，脉亦较静，病有转机，原方加减再进：鲜生地15g，玄参、天花粉各12g，生石膏24g，知母、杭麦门冬各9g，连翘、竹茹各6g，建菖蒲、川贝母各4.5g，水煎服。4剂后，潮热谵语未罢，仍宗原意细进：生石膏24g，知母、玄参、天花粉、粳米各9g，竹叶、杭麦门冬各4.5g，芦根24g，甘草3g，水煎服。4剂热退神清，但脉虚盗汗脱力，改投滋阴善后：熟地黄12g，山萸肉4.5g，丹皮、泽泻各6g，怀山药、白茯苓、浮小麦、酸枣仁各9g，水煎服[3]。

4.**陈子安**治冬温：张某，男，25岁。初恶寒发热，寒轻热重，前医误以《伤寒论》治，服麻、桂辛温药无效。患者汗出不解，四肢如冰，神昏发痉，牙关紧闭，不省人事。此症系由外受风寒，触发内热，以致热迫营分。前投辛温方药，外寒虽解，但内热转炽，热极变厥，《内经》所谓"热深厥亦深"即此意。拟用芳香开窍、甘寒生津、清热化痰大剂，以救垂危。方用：川石斛、麦冬、芦根、蔗浆、藕汁、川菖蒲、京贝、远志，调安宫牛黄丸研冲送下。连服2剂后，夜半手足转温，痉厥稍平。继用石膏、洋参（磨汁）冲服。次早神识稍清，午后全身发热，脉搏浮数，舌苔微黄。遂于原方中再加鲜茅根30g，并佐以化痰安神之药，经过治疗10天，渐渐痊愈[4]。

引用文献

[1] 吴鞠通.温病条辨[M].福州：福建科学技术出版社，2010：49.
[2] 雷丰.时病论[M].北京：人民卫生出版社，1964：12.
[3] 赖良蒲.蒲园医案[M].南昌：江西人民出版社，1965：11.
[4] 福建省中研所.福建中医医案医话选编1[M].福州：福建人民出版社，1960：28.
[5] 吴坤安.伤寒指掌[M].上海：上海科学技术出版社，1959：卷二25，卷三43，卷四23.
[6] 周小农.周小农医案[M].上海：上海科学技术出版社，1962：23.

（四）营液蒸灼候（心肺燥热变证2）

心肺燥热证，温暑化热化燥，久羁心肺气营，耗伤津液，消灼营液，是为营液蒸灼之候。时病学家通称为伤寒坏症，或温暑坏症；温热家亦称逆传心包之证。其见症虽以营分热灼之脉症为主，但必兼见津液消灼之脉症，剧者亦可有神蒙风动之症象。

通称：逆传心包。

内含病例：［中医］风温坏证，暑温坏证，伏温，血分伏暑。

病因病机：心肺燥热蕴灼，因温热病误用辛温发汗，或误投温燥，助热化燥，损耗营分阴液，燥热直迫膻中，立有闭塞内窍之势。

证象组合：营灼+液灼+神扰+神蒙+络滞+阳郁

主症：**【营热蕴灼】症象**：①全身灼热，自汗出。②暮热，入暮热甚。③麻疹紫黯。④身发黄。⑤形瘦面赤，颧红唇赤。**舌象**：舌绛无苔。**脉象**：①左细数。②洪大数疾。③弦滑。

【津液消灼】症象：①唇焦舌渴，唇茧齿焦，口干，痰滞口臭。②皮肤干涩。③小便不利短赤。④溏泄。⑤二便不通。**舌象**：苔黑起芒刺。**脉象**：①细数无力。②右脉虚大。

副症：**【神志不宁】症象**：①心烦不寐，睡卧不安。②烦躁不安。

【神志昏蒙】症象：①身重，多眠睡，鼻息鼾，气急，痰鸣鼻扇。②神呆谵语，耳聋，谵语昏狂。③神昏不语，直视失溲。

宾症：**【络脉不和】症象**：①咬牙磨齿。②肢掣发痉，时瘛疭。

【阳气不和】症象：四肢如冰。

治则：当急急清心凉营增液为主，如内窍欲闭，先予芳香开窍，再清心营。热恋既久，津液成痰，故清化痰热之药，亦当参用。

方证

清宫汤证：吴鞠通方[1]。清解膻中之邪，治液涸内闭，神呆不语，舌謇肢厥。

玄参心、连心麦冬各9g，莲子心1.5g，竹叶卷心、连翘心、犀角尖（磨冲）各6g。热痰盛，加竹沥、梨汁各5匙；咯痰不清，加瓜蒌皮4.5g；热毒盛，加金汁、人中黄；渐欲神昏，加银花9g、荷叶6g、石菖蒲3g。

论著和讨论

本证候温热化燥，损耗营液，燥火直迫膻中，内窍立闭，黄少轩曰：“热毒壅盛，深入营血，劫烁营阴，阴液将竭。”[2]故陈子安曰：“证属温邪犯肺传胃，逆传心包。”[3]因而其治则当急急清营增液为主，病已危重，故仲景曰：“若发汗已，身灼热者，名风温。风温为病，脉阴阳俱浮，自汗出，身重，多眠睡，鼻息必鼾，语言难出。若被下者，小便不利，直视失溲，若被火者，微发黄色，剧则如惊痫，时瘛疭，若火熏之：一逆尚引日，再逆促命期。”（《伤寒论》6条）陈子安曰：“正气既衰，阴液亦损，若不急清心包之热，则恐正不敌邪，势必危殆。”[3]张景岳说：“其有血气本虚，用补相便，然温补既多，而病日昏愦，且见烦热难愈者，此其阳邪独亢，阴气不至，而虚中有热也，但改滋阴，以犀角地黄汤加黄芩、麦冬，或一柴胡饮加知母之类。此十补一清之法，一剂即效，其妙如神。”[4]

吴鞠通说：“太阴温病，不可发汗，发汗而汗不出者，必发斑疹，汗出过多者，必神昏谵语……神昏谵语者，清宫汤主之。牛黄丸、紫雪丹、局方至宝丹亦主之。”[1]“温毒，神昏谵语者，先与安宫牛黄丸、紫雪丹之属，继以清宫汤（组方见方证）。”[1]吴坤安说：“温邪吸入，由卫及营者，其舌先白后绛也。或竟入营分，则舌必绛赤，或红中兼微白，夜烦不寐，神呆谵语，宜犀角尖、鲜生地、淡竹叶、麦冬、连翘、石菖蒲、川石斛、丹皮之类，兼痰者加川贝母、天竺黄之类。”[5]

病案举例

1.**王孟英**治关颖庵患寒热，率投温燥，以致壮热不休。阮某用小柴胡和解之，治遂自汗神昏，苔黑舌强，肢掣不语，唇茧齿焦。许芷卿诊断：伏暑。病家疑便溏，不可服凉药。孟英诊曰：阴虚之体，热邪失清，最易劫液，幸得溏泄，邪气尚有出路，正宜乘此一线生机，迎而导之，切勿迟疑。遂与芷卿商投晋三犀角地黄汤，加知、麦、天花粉、西洋参、玄参、贝、斛之类。大剂服八九日，甫得转机，续予甘凉充液，六七剂，忽大汗如雨者一夜，人皆疑其虚脱。孟英曰：此阴气复而邪气解也。嗣后果渐安谷，投以滋补而愈[6]。

2.**张聿青**治左，肺热津亏，理宜燥渴，昨诊并不口渴，显系肺虽燥热，脾胃仍有湿邪遏伏，所以流化湿邪，俾清津可以上承。喻氏所以有流湿可以润燥之谈也。无如风化为火尽壅于肺，迭进清肺育阴，竟如杯水车薪，热循肺系，内犯膻中，以致时为谵语，火郁于内，发现于外，则两颧红赤，唇口朱红，红极发紫，脉数竟在六至以外。此时为之清金泄热存阴，固属定理，殊不知火从风化，其热也，釜中之火也；其风也，釜底之薪也，蒸热之势稍衰，釜底之薪未撤，薪在即火在。所以日前历历转轻，仍云不能把握者为此。刻下脉数，气口虽属带浮，按之似属少情。如欲解散其风，而撤其薪，以缓其燎原之势，救者自知不逮。不得已再拟清肺饮合清宫汤以尽绵力：犀角尖（磨冲）1.5g，连翘心、大麦冬（连心）、光杏仁各9g，赤茯苓、茯神、川贝母、炙桑白皮各6g，广郁金4.5g，北沙参15g，枇杷叶（去毛）、白茅根各30g，濂珠0.9g[7]。

3.陈子安治温邪逆传心包：王某，女，67岁。初患恶风寒热，寒轻热重。数日后，但热无寒，舌起芒刺，苔色转黑，神昏谵语，不省人事。证属温邪犯肺传胃，逆传心包。患者年老，正气既衰，阴液亦损，若不急清心包之热，则恐正不敌邪，势必危殆。遂拟清宫汤加减，以观后效：玄参心、生地黄、连心麦冬、竹叶心、犀角、京贝母、莲子心、天花粉、金石斛、石菖蒲、蜜银花、鲜梨汁、人乳。上药连服2剂，症状好转，身热稍退，神识清醒。遂按原方再加西洋参6g，续服10余剂而愈[3]。

4.林承泰治伏暑晚发：李某，男，45岁。夏间感受暑邪，潜入阴分，至深秋复感新邪而发。其症候发热自汗，入暮更甚，神识不清，耳聋妄语，痰滞口臭，舌绛无苔，口干齿燥，大便不通，小便短赤，左脉细数，右脉虚大。雷少逸云："伏天所受之暑，邪盛则患于当时，邪微则发于秋后。"此证虽受新邪，但暑热久伏血分，阴津已亏，故初病即现阴亏现象，所谓伏暑晚发也。治宜甘寒滋润，泻火补水，以清肺育阴为主。拟以清宫汤合生脉散，养阴凉血、补气生津，另加川贝母、瓜蒌以除痰润燥：玄参、生地、瓜蒌各12g，丹参、麦冬各9g，参须、川贝母、犀角、竹叶各6g，川黄连4.5g，五味子3g。三诊：神识稍清，但身热不减，舌津未回，痰滞口臭，心烦，二便不通。应宜养阴通下，改用增液汤加芦荟：玄参24g，麦冬15g，生地黄18g，芦荟6g。三诊：前方连服2剂，下颗粒状黑粪，热减，舌稍润，唯夜晚心烦不寐，脉象虚数。与复脉汤去麻仁加西洋参：炙甘草、生地黄各12g，东阿胶、西洋参各9g，白芍6g。四诊：精神好转，身热已退，唯夜寐欠安，时觉头晕，耳鸣，心悸。用六味地黄汤加蔓荆子、龟板，取其平制亢阳，益阴泻热：山萸肉、丹皮、蔓荆子、茯苓各9g，熟地黄15g，建泽泻4.5g，黑玄参、鸡骨淮各12g，龟板18g。服药后诸症均愈[8]。

5.黄少轩治麻疹热毒入营：杨姓，女，1岁3个月，形瘦面赤，麻疹已透全，色紫黯，皮肤干涩，神昏气急，痰鸣鼻扇，口唇紫红而干，舌干绛苔少，齿燥，小便日1~2次，短赤而臭，大便日数次，如胶如涎，臭秽异常，肢冷厥逆，指纹紫蓝达气关，脉洪大数疾，热毒壅盛，深入营血，劫烁营阴，阴液将竭，急清营解毒、开窍泄热：生地18g，玄参15g，牛蒡子、木通、知母各9g，川贝母、连翘各6g，杏仁12g，甘草3g，紫雪丹1支，1剂症减，加石斛12g，神清后加玉竹、天冬、知母等[2]。

引用文献

[1] 吴鞠通.温病条辨[M].福州：福建科学技术出版社，2010：32，147.

[2] 黄少轩等.麻疹热毒入营血1例治案[J].上海中医药杂志，1965，(11)：28.

[3] 福建省中研所.福建中医医案医话选编1[M].福州：福建人民出版社，1960：7，23.

[4] 张介宾.张景岳医学全书[M].北京：中国中医药出版社，1999：1026.

[5] 吴坤安.伤寒指掌[M].上海：上海科学技术出版社，1959：卷四5.

[6] 徐衡之，姚若琴.宋元明清名医类案[M].长沙：湖南科学技术出版社，2006：362.

[7] 张聿青.张聿青医案[M].上海：上海科学技术出版社，1963：39.

[8] 福建省中医研究所.福建中医医案医话选编（一）[M].福州：福建人民出版社，1963：23.

三、心胃燥热证（燥热证合病2）（5候）

心胃燥热证，为气分燥热深入血分之变证，由阳明胃经之燥热不得透解于外，则必内窜入血，上乘于心，而成心胃燥热燔炽于气血之候，于病机为逆。多见于温病，暑病或时毒、温毒、瘟疫，失治误治，化热化燥之时，如内蕴之燥热，化斑外透，可望由血分转出气分而解，则为顺证。如不得外透必深伏血络之中而为内斑、伏斑，则为逆候，多致不救。

如燥热之邪，深陷营血，蒸灼于营血之内，不得外达，必内窜心包，闭塞心窍，立有神昏窍闭之险；热炽则风动，最易陡动肝风，而有痉厥之变；邪盛内闭，正气不支，内窍不通，正气立脱，至内闭外脱，则措手莫及。故贵在未炽之先，急急清透，务使营血之邪，转出气分，方外透而解。何廉臣曰："用清营透络，解毒化斑而斑仍不透，往往用攻下逐毒，腑气一通而斑始大透。"[1]俞根初说"便通者，清凉解毒以透斑；便闭者，直攻三焦以逐毒"[1]之法。

证候别称：气营两炽，热伤营阴，气血两燔，阳明血热，暑扰阳明，暑热内闭血分，斑毒内伏，阳证阴脉，阳极似阴，阳极似阴，热极似寒，热深厥深。

病名：［中医］温病发斑，温毒发斑，伏斑，内斑，温热失血，春温，风温发痦，暑温病，阳明暑热，暑痫，伏暑，伏暑热痉，时毒，瘟疫，热厥，温疟致厥，火丹毒。

证候系统：详见图3-6-6。

气营——本证——气营蒸灼候
　　　└—转证——营阴消灼候
　　　└—变证——气营蕴闭候
气血——本证——气血两燔候
　　　└—转证——气血蒸炽候
　　　└—变证——气血炽闭候

图3-6-6　心胃燥热证证候结构图

引用文献

［1］俞根初.重订通俗伤寒论［M］.上海：上海科学技术出版社，1959：282，288.

（一）气营蒸灼候（心胃燥热证气营本证）

心胃燥热证，胃中燥热不得外达，由气入营，而成气营蒸灼之候，时病学家通常称为气营两炽之证。其见症以燥热蒸灼于气分与营分之脉症为主，可兼见津液消灼之症象，重者可出现神志昏蒙之症象。

通称：气营两炽。

内含病例：［中医］温病发斑，温邪误火成毒发斑。

病因病机：心胃燥热蕴灼，因燥热内蕴阳明，不得透解，由气入营，两燔气营，消烁津液，即曹炳章所云“乃心胃火燔，劫烁津液”[1]之证。心主乎营，营热甚者，其热极易蒙蔽心神，如有延误，最防热盛风动，骤变痉厥。

证象组合：气灼+营灼+液灼+神蒙

主症：【津气蒸灼】症象：①身热自汗。②高热不退。③不恶寒，神烦恶热。④口渴，口干。**舌象：**舌燥苔黄。**脉象：**右洪搏数。

【营热蕴灼】症象：①时时懊侬。②目赤心烦。③周身发斑如锦纹，发黑紫斑。④自利红水。**舌象：**①赤舌色绛。②绛紫而干。**脉象：**①左小数。②数且涩。③数而有中止。

副症：【津液消灼】症象：便闭。**舌象：**舌苔燥黑，中心干。

【神志不宁】症象：①心烦。②不眠。

宾症：【神志昏蒙】症象：①神昏谵语妄言，躁扰不安。②昏瞀耳聋，直视。③微喘。④不知饥渴。

【气机不降】症象：①呃逆。②胸闷气粗。

治则：当急清气营燥热，兼以甘寒生津增液，以托营热外达气分而解，即叶天士“透热转气”之法。

方证

化斑汤证：吴鞠通方[2]。功能清热凉血，滋阴解毒。治温病发斑，高热口渴，神昏谵语。

石膏30g，知母12g，生甘草、玄参各9g，犀角6g，粳米1合。水煎服。

论著和讨论

本证候燥热入胃，不得外达，由气入营，致气营交炽，消灼津液，因而其治则当两清气营之燥热为法。吴鞠通说：“阳明斑者，化斑汤（组方见方证）主之。”[2]“太阴温病，不可发汗，发汗而汗不出者，必发斑疹；汗出过多者，必神昏谵语。发斑者，化斑汤主之。发疹者，银翘散去豆豉，加细生地、丹皮、大青叶，倍玄参主之。禁升麻、柴胡、当归、防风、羌活、白芷、葛根、三春柳。神昏谵语者，清宫汤主之，牛黄丸、紫雪丹、局方至宝丹亦主之。”[2]曹炳章说：“再邪已入营，则舌色绛，胃火烁津，则中心干者，乃心胃火燔，劫烁津液，宜鲜生地、犀角、黄连、石膏等以清营热而救胃津，或白虎汤加犀、地、竹叶、莲心、黄连亦妙。若干绛延及舌尖者，为津干火盛，宜玉女煎，再加西洋参、天花粉、蔗浆、梨汁。”[1]董废翁说：“（斑疹）血热者，犀角地黄汤。俱可入酒芩、连、桔梗、连翘、玄参、薄荷叶、天花粉之类。热甚者（口干，舌燥黄苔），合白虎汤，以斑尽为度……斑已出而口干脉洪者，竹叶石膏汤化之，或配凉药一二味，生地、丹皮之属。洪而无力，兼体虚烦渴，本方加人参、麦冬、知母，令汗出自愈。”[3]

病案举例

1.**王孟英**治翁嘉顺亦染温病，初发热，即舌赤而渴，脉数且涩。孟英曰：非善证也。盖阴虚有素，值此忧劳哀痛之余，五志内燔，温邪外迫，不必由卫及气，自气而营，急予清营，继投凉卫，病来颇恶，治虽合法，势必转重。病果日重，昏瞀耳聋，自利红水，目赤妄言。孟英唯以晋三犀角地黄汤加银花、石膏、知母、石斛、栀子、贝母、天花粉、兰草、菖蒲、竹沥、竹茹、竹叶、凫茈（荸荠）、海蜇等，出入互用，至十余剂。舌上忽布秽浊垢苔，口气喷出，臭难向迩，手冷如冰，头面自汗。孟英曰：生机也，阴虚热邪深入，予一以清营凉卫之法，服已逾旬，始得营阴渐振，推邪外出，乃现此苔，唯本元素弱，不能战解，故显肢冷，而汗仅出于头面，非阳虚欲脱也。复予甘寒频灌，越三日，汗收热退，苔化肢温。自始至终，犀角共享三两许，未犯一毫相悖之药，继以滋填肾阴而康[4]。

2.周小农治温病案，陈席珍，年60岁余，住无锡。素体液亏无苔，花甲之年，倒账折阅，郁气不舒，肝失调畅为内因，丙午夏病温为外因。身热自汗，渴不恶寒，神烦恶热，时时懊侬。脉左小数，右洪搏数，舌红而绛，遂断为温邪郁火交蒸，最防热盛动风，骤变痉厥。用栀、翘、芦、竹、知、茹、郁、桔急疏清解为君，兼顾胃津，天花粉、石斛以佐之。处方：黑山栀、青连翘、广郁金（生打）、淡竹茹、天花粉、鲜石斛各9g，肥知母12g，桔梗3g，先用活水芦根60g、鲜淡竹叶12g煎汤代水。复诊：病势不衰，陈素信乩方，云：年周花甲，元阳大亏，若再投凉剂，必致生机骤绝。乩示附子理中汤：高丽参、炮姜、附子均重用。陈不敢服。至三候遍发黑紫斑，大显温热明症，热恋阴伤，舌至绛紫而干。始同意复诊，因议大剂化斑、双清气营，复方：生石膏（研细）30g，肥知母、玄参各15g，生甘草2.4g，生粳米（荷叶包）9g，犀角粉（药汤调下）3g。继以甘凉频投，如吴氏五汁饮之类，至四候热退净而愈，然亦险矣。噫，治病最虞有人中伤，若假神妄评，更为阴刻也[5]。

3.雷臻壁治温邪误火发斑，马某，13岁，初因恶寒发热，头痛，肢酸身疼，吐泻饱闷。医不知清解，反以灯火淬胸背数十壮，吐泻虽止，但高热十余日不退，便闭，心烦，神昏谵语，躁扰不安，微喘、直视，舌苔燥黑，不知饥渴，与水则咽，周身发斑如锦纹，脉数而有中止。此系温邪误火成毒发斑。盖心主神明而合脉，今神昏谵语，气喘直视，脉数中而一止，有心血不继之虞。乃处以人参化斑汤加减。方用石膏、知母清肺胃蕴热，犀角以通心神，洋参、麦冬以扶正，银花、牛蒡子、红花以解毒、清血、粳米培养中州，甘草调和诸药。服后烦扰稍宁，脉搏转佳，再进1剂而斑消，神清，能进稀粥。改用导赤散加减，以清余热[6]。

引用文献

［1］曹炳章.彩图辨舌指南［M］.南京：江苏人民出版社，1962：卷二29.

［2］吴鞠通.温病条辨［M］.福州：福建科学技术出版社，2010：32，69.

［3］高鼓峰等.医宗已任篇［M］.上海：上海科学技术出版社，1959：183.

［4］徐衡之，姚若琴.宋元明清名医类案［M］.长沙：湖南科学技术出版社，2006：361.

［5］何廉臣.重印全国名医验案类编［M］.上海：上海科学技术出版社，1959：214.

［6］福建省中研所.福建中医医案医话选编2［M］.福州：福建人民出版社，1963：320.

（二）气营蕴闭候（心胃燥热证气营变证）

心胃燥热证，燥热蕴于阳明，不得透解，内陷入营，上闭心窍，升动肝风，而成气营蕴闭之候。温病学家亦通称为气营两炽之证。由于系燥热之痉厥重证，故时病学家又通称为热深厥深之证。其见症以痉厥症象显明，但必兼见燥热内炽气营之脉症，并以此为主，方可认定其为阳证似阴之阳厥证。

通称：气营两炽，阳证阴脉，阳极似阴，热极似寒，热深厥深。

内含病例：［中医］暑温，暑痫，阳明暑热，伏暑，热厥。

病因病机：心胃燥热蕴闭，因温暑化燥，内蕴阳明，不得外达，内陷入营，营热上闭心窍，引动肝风，郁闭阳气，而成痉厥危重之证。

证象组合：气灼+营灼+神闭+阳闭

主症：**【津液蕴灼】症象**：①壮热。②或吐泻。③渴嗜冷饮，大渴饮冷。④鼻起烟尘。⑤遗溺便秘。⑥囟门饱满。**舌象**：①舌红苔薄黄。②苔色黄腻。③苔黄燥。④干黑而起芒刺。**脉象**：①脉弦洪数。②脉至滑数。③脉弦数。**指纹**：纹紫郁滞至气关。

【营热蕴灼】症象：①夜热更甚。②心中懊侬。**舌象**：①舌绛唇焦。②舌底绛而焦黑，干燥无津。③色紫肉碎，凝有血痕。④形短而厚，满舌俱起紫疱，大如葡萄，并有青黄黑绿杂色，腻苔罩于其上。

副症：**【神志蒙闭】症象**：①神昏谵语，神识不清，昏蒙，谵狂不安，呓语撮空，寻衣摸床。②喉中痰鸣，耳聋。③目张不语，两目直视，眼球固定，瞳孔缩小，对光反射消失。④昏不识人，而客未入室，彼反先知。⑤合目不省人事，牙关紧闭，气息全无。

【络脉不和】症象：①舌卷舌不能伸。②四肢抽搐，甚则角弓反张。③双目上窜，牙关紧急，口流涎沫。

宾症：**【神志不宁】症象**：①心烦，心中极热。②干呕烦躁，躁扰不宁，时欲起走。**脉象**：脉小弦。

【阳气不行】**症象**：①神呆肢冷，手足冰冷异常。②遍体如冰，探其胸腹，尚有微热。**脉象**：①脉更细，按脉至骨不见。②几绝如缕。③脉沉如无。**舌象**：苔白，舌白无胎。

治则：急当清芬通窍以开其闭而醒其神，清透气营以撤其邪，增液息风以和其络而解其痉。然病已至此，恐鞭长莫及，背城借一，不失其策，尽人事以挽天机。

方证

加味犀羚白虎汤证：余听鸿方[1]。治脉沉如无，四肢厥冷，无汗，神谵昏蒙，呓语撮空，遍体如冰，唯舌底绛而焦黑，干燥无津，详见病案4。

犀角3g，生石膏9g，羚角4.5g，知母12g，生甘草、玄参各24g，鲜生地15g，陈金汁30g，甘罗根汁1瓢，地龙3条，荷叶包。调至宝丹1粒，紫雪丹1.5g。

论著和讨论

本证候燥热蒸灼气营，闭塞心窍，陡动肝风，病势危殆，赖良蒲所谓："暑温内伏，热陷阳明厥阴。壮火食气，阳盛格阴，气闭不通。"[2]因而其治则自当以清解气营之燥热为主，庶不致误认为阴证而进温热，差之毫厘，谬之千里。然病势已极，救治非易，稍有差错，即可致一厥不返。叶天士有云："此热邪已入厥阴肝经，所谓热深厥深也。病全入里，极为棘手。"[3]吴鞠通说："小儿暑温，身热，卒然痉厥，名曰暑痫，清营汤主之，亦可少与紫雪丹。"[4]有云：阳明暑热内陷厥阴，引动肝风，突然壮热，或吐泻，神识不清，四肢抽搐，甚则角弓反张，牙关紧闭，两目直视，脉弦洪数，主清热息风：羚角、石膏、连翘、竹叶、生地、玄参、甘菊、桑叶、郁金、石菖蒲、牛黄丸、紫雪丹。喉有痰声：川贝母、胆南星、天竺黄、竹沥、姜汁。

病案举例

1. **叶天士**治张，未病先有惊恐，先寒战，后发热，心中极热，干呕烦躁，渴饮冷，仍不解渴，诊脉小弦，舌白无胎，曾肢冷如冰，此热邪已入厥阴肝经，所谓热深厥深也。病全入里，极为棘手，议用紫雪丹，开深伏之热结，取其芳香宣窍，冀得躁扰势缓，方有转机，紫雪丹二钱[3]。

2. **王孟英**治乔有南侄，甫五龄，发热数日，儿医予柴葛解肌汤一剂，肢搐而厥，目张不语。孟英诊曰：病是暑邪。治以风药，热得风而焰烈，津受烁以风腾。乃风药引起肝风。予王氏犀角地黄汤加羚角、生石膏、玄参、桑叶、菊花、银花、牡蛎、知母、麦冬、竹叶诸药，数服而愈[1]。

又治顾女患感十余日，耳聋不语，昏不识人，而客未入室，彼反先知。医以为祟，凡犀角、地黄、牛黄清心、复脉等汤，遍服无效。延诊于孟英。脉至滑数，舌不能伸，苔色黄腻，遗溺便秘，目不交睫者已四昼夜，胸腹按之不柔。予白虎汤去米、草加石菖蒲、玄参、犀角、鳖甲、天花粉、杏仁、竹叶、竹黄、竹沥，投一剂即谵语滔滔。孟英论曰：不语者，欲其语，是转机也。再投之，大渴而喜极热之饮。渠父母又疑凉药非宜。孟英姑应之曰：再服一剂，更方可也。三投之，痰果渐吐；四剂后，舌伸便下，神识渐清。乃去菖蒲、石膏、犀角、鳖甲加生地、石斛、麦冬、贝母，数剂热尽退，而痰味甚咸。又去杏、贝、竹黄加西洋参、牡蛎、龟板、苁蓉服之，痊愈[1]。

3. **余听鸿**治常熟颜姓，有病不能服药，延六七日，邀余诊之。脉沉如无，四肢厥冷，无汗，神谵昏蒙，呓语撮空，遍体如冰，唯舌底绛而焦黑，干燥无津。余曰：此乃热深厥深，阳极似阴，热极似寒也。当时即进以银花露一斤，再进以大剂白虎汤加犀角、生地、人中黄，煎好调服至宝丹、紫雪丹，罔效。明日再饮以银花露二斤，仍服原方：犀角八分，生地一两，石膏八钱，知母、人中黄各二钱，生草一钱，粳米汤代水，调至宝丹一粒，紫雪丹五分，服二剂如故。余思既是热深厥深，有此二剂，亦当厥回，如果看错，寒厥服此二剂，无有不死，何以不变不动，正令人不解。至明日，复诊神识已清，肢体皆温，汗出淋漓。问其母曰：昨日服何药？曰：昨日服黄梅天所积冷水五大碗，即时汗出厥回，神清疹透[1]。

4. **赖良蒲**治肖某某，男，50岁，1929年仲秋，壮热心烦，大渴饮冷，神昏谵语，不食不饥；两三日间，势濒危殆；中秋午后，突然变证，鼻起烟尘，牙关紧闭，气息全无。探其胸腹，尚有微热，诊其脉搏，几绝如缕；视其舌苔，干黑而起芒刺。诊断：素禀阳脏，夏伤于暑，深伏募原，被秋凉诱发，身热如焚，此乃壮火食气，阳盛格阴，气闭不通，故形静如死状。因体未全冷，乃知生机尚存。议用清营泻热利窍豁痰法，以犀角白虎汤加味治之：犀角尖、川贝母、天竺黄、西洋参各9g，生石膏12g，知母24g，甘草、紫雪丹（冲服各）6g。煎汤半碗，启齿徐徐渗入。通宵将药灌完，翌日黎明时果苏，自言腹中饥饿，欲饮米汤，竟进稀糜半碗。翌晨复诊，患者能坐起，脉搏已出，津回舌润、热减神清，言笑自若；仍守原法，再进3剂。继予养营阴、清胃热法，以甘露饮主之。数日之间，恢复健康。生地黄18g，熟地黄12g，天冬、麦冬、钗石斛各9g，条黄芩、枇杷叶、茵陈、甘草各6g，水煎服[2]。

引用文献

[1] 徐衡之，姚若琴.宋元明清名医类案［M］.长沙：湖南科学技术出版社，2006：363，370，463.

[2] 赖良蒲.蒲园医案［M］.南昌：江西人民出版社，1965：25.

［3］叶天士.临证指南医案［M］.上海：上海卫生出版社，1958：414.
［4］吴鞠通.温病条辨［M］.福州：福建科学技术出版社，2010：42.

（三）气血两燔候（心胃燥热证气血本证）

心胃燥热证，燥热蕴于胃，由气入血，内犯心包，是为气血两燔之候。时病家通称气血两燔，或阳明血热，暑扰阳明之证。见燥热蒸灼于气血之脉症为主，甚可见神志昏蒙之症象。

通称：阳明血热，气血两燔，暑扰阳明。

内含病例：［**中医**］伏暑与燥气交蒸，温疟致厥，火丹毒，温毒发斑。［**西医**］登革热极期，血小板减少性紫癜。

病因病机：心胃燥热蕴灼，因温暑化燥，蕴于阳明，气分不解，深入血分，胃热逆传，上及心包，蒙闭神明，消耗津液而成。

证象组合：气灼+血炽+液灼+神蒙

主症：**【津气蕴灼】症象**：①高热，多汗，汗出热不退。②烦躁。③口渴，大渴引饮，呕渴呕逆，口苦不食。④头痛如劈。⑤骨节烦疼。⑥小便黄赤热灼，二便不利。**舌象**：①苔薄黄。②舌苔厚浊，苔浊而黄。③苔黄燥。**脉象**：①洪数。②滑数。③脉弦滑而洪。④沉数。

【血热蕴炽】症象：①面红目赤，热甚于午后。②疹色为丹斑疹稠密。③下肢紫斑，全身紫斑，四肢青紫如锦纹，少顷蔓延全身，背部紫黑，胸腔青蓝，几无隙地，浮肿作痛。④全身肌肤发赤，发水疱，或溶汇而成片，内含黄色水液，剧痛不详。⑤出血，牙龈出血如泉涌，色鲜红，舌尖有出血点三枚色紫，溺血便血，便黑，汛不当期而至。⑥心烦睡卧不宁。**舌象**：①舌红。②舌赤或绛，前半截红绛而痛。③舌绛如朱。④舌绛起刺。**脉象**：①脉弦数。②脉象弦数，右盛于左。

副症：**【津液消灼】症象**：①壮热无汗。②环口燥裂。③小便短赤，溺痛。④大便干结。

宾症：**【神志昏蒙】症象**：①彻夜不瞑。②谵语妄言。③欲卧于地。

治则：当急清心胃，两清气血，佐以甘寒救津，以防其内窜闭厥。

方证

加减清瘟败毒饮证：彭玉林方[1]。治登革热极期，气血两燔，高热，甚于午后，多汗，汗出热不退，头痛如劈，骨节烦疼，斑疹稠密，或出血，面红目赤，详见论著。

石膏60g（先煎），知母、生地、黄柏、玄参、黄芩、栀子、丹皮、赤芍、连翘、桔梗、竹叶、板蓝根、甘草各12g。高热加新雪丹，便秘加大黄。

论著和讨论

本证候心胃燥热，燔灼于气血之分，气血俱热，消灼津液，即曹炳章所谓“心胃火燔，劫烁津液”之候。其治则当两清气血之热为主，兼以增液，以防其内闭之变。吴坤安说：“痧疹初起，舌绛如朱，疹色如丹，环口燥裂，大渴引饮，脉象洪数，乃阳明血热也，宜犀角、连翘、鲜生地、丹皮、赤芍、玄参、天花粉、银花、人中黄之类选用。继以大小甘露饮出入以救胃阴。”[2]彭玉林说：“登革热极期，气血两燔，主要脉症：高热，甚于午后，多汗，汗出热不退，口渴，头痛如劈，骨节烦疼，斑疹稠密，或出血，面红目赤，舌红或绛，苔黄燥，脉滑数或沉数。治法、清热凉血解毒。方药：加减清瘟败毒饮（组方见方证）。高热加新雪丹，便秘加大黄。”[1]

病案举例

1.王孟英治濮姓女，素禀阴虚，时发夜热，少餐不寐，仲夏患感发疹，汛不当期而至。孟英用犀、羚、知、贝、石膏、生地、栀、翘、天花粉、甘草、竹叶、芦根等，药疹透神清。唯鼻燥异常，吸气入喉，辣痛难忍，甚至肢冷。复于方中加玄参、竹茹、菊叶、荷秆，各患始减。而心忡吐沫，彻夜不瞑，渴汗便黑，改投西洋参、生地、麦冬、小麦、竹叶、黄连、珍珠、百合、贝母、石斛、牡蛎、龟板、蔗汁诸药而愈[3]。

又治许季眉室，仲秋患痁（注：有热无寒之疟），自作寒湿，治势益剧，其从子芷卿，以为挟风暑，连进清解病不减，孟英诊之脉弦滑而洪，体丰外汗，苔黄便血，呕渴妄言，彻夜不瞑，欲卧于地，乃伏痰内盛，暑扰阳明也。投大剂石膏、知母、犀角、玄参、石斛、银花、黄芩、天花粉、兰叶、竹沥三剂证始平，随以多剂肃清而愈[3]。

2.许映梁治温疟致厥：章某，体素弱，旬日前陡患疟疾，误服堵截之药，热反甚。自夜至午未退，谵语，溺痛，心烦呕逆，睡卧不宁。按脉六至，舌苔厚浊，前半截红绛而痛。此乃热邪入里，胃阴被劫之候。拟导赤散合青蒿养胃汤加味主之（即淡竹叶、生地、桑叶各6g，青蒿、知母、丹皮、地骨皮、石膏各4.5g，羚羊角、犀角各3g，粉甘草2.4g）。一以清利里热，一以引邪外出。服药后，至夜半热乃退尽。得以安眠。次早神清气舒，饮食能进；不过神倦而已。迨午后，忽然四肢逆冷，酣睡，察其舌前半仍是光绛，脉息二至，浮大有力。按此脉舌，必非虚寒阳脱之症，四逆理中辈，断不可用，若误用势必辛热劫阴，终至不治。遂断为：是病不离热深厥亦深之意，忆王士雄案中，有谓“大热之后必大厥，乃营卫未调，阳气未复之故，有身冷汗出至一昼夜者，斯时切不可误为亡阳，而妄用桂附之品，唯任其安卧，待其阳气恢复，手足自能转温。”据此，则章君之症，四肢厥冷，乃热退之吉兆。连服上方3剂，热退厥回，继进生脉散2剂，遂告痊愈[4]。

3.林紫宸治丹毒：林某，男，14岁。夏天多在烈日下行走，感受暑邪，复因运动后浴水，入夜乘凉沾露，暑湿两感。先觉全身紧束，发热自汗，体温40.2℃，头痛，肢酸，微嗽。经服西药及注射青霉素油剂后，体温降至40℃，次日全身肌肤发赤，次第发生大小不等之水疱，或衔接如联珠，或溶汇而成片，疱内含黄色水液，剧痛不详。脉洪数，舌赤苔浊而黄，大便微结，小便短赤，渴不欲饮，精神尚佳，但少气懒言，不时烦躁。暑湿交蒸，外束皮毛，入淫肌腠，致发热肤赤形成丹疱，此乃火丹毒之症。治拟利湿清热，兼和气理血，拟防己散加减。处方：防己、黄芪各6g，黄芩、荷叶、赤芍各9g，川芎、犀角各4.5g，生地15g。水煎频服。二诊：服药后，脉仍洪数有力，口渴甚，夜卧不安，但头痛少瘥。此为火灼毒亢，须大剂退热解毒药，扫其狂势。用清瘟败毒散。处方：生地21g，石膏30g，玄参、知母各12g，甘草3g，黄芩、赤芍、大青叶、桔梗、栀子、连翘各9g，升麻1.5g，黄连、丹皮、犀角各6g。三诊：连进2剂，头身痛减。体温退至39.2℃，仍照上方加减。处方：生地24g，黄芩、淡竹、丹皮各9g，赤芍、栀子、连翘、玄参、桔梗、知母各12g，黄连、犀角（磨汁冲）各6g，石膏36g，甘草3g。嘱1日夜服2剂，连服2天，外用新鲜精牛肉切薄片敷贴，以清火毒。四诊：连服4剂，口渴瘥，肌红及水疱均退，体温降至38℃，大便黄，小便较利，但睡中多梦，照原方玄参、知母各加3g，嘱两日中连服2剂。五诊：夜梦已无，肌赤疱痛全除，舌苔已退，大便畅而小便淡，体温接近正常。处方：犀角1.5g，黄连4.5g，生地12g，黄芩、赤芍、丹皮各6g，知母9g。水煎服。六诊：上药隔日一服，共服2剂，体温正常，水疱萎缩，症状消失。遂停药嘱静养一二星期而痊愈[4]。

引用文献

［1］彭玉林，刘博仁.辨证治疗登革热484例［J］.新中医，1980，（3）：37.
［2］吴坤安.伤寒指掌［M］.上海：上海科学技术出版社，1959：卷三41.
［3］徐衡之，姚若琴.宋元明清名医类案［M］.长沙：湖南科学技术出版社，2006：364，375.
［4］福建省中研所.福建中医医案医话选编2［M］.福州：福建人民出版社，1963：251，329.

（四）气血蒸炽候（心胃燥热证气血转证）

心胃燥热证，胃中燥热不得外达，由气入血，由胃乘心，蕴炽于内，而成气血蒸炽之候。时病学家称为斑毒内伏之证，为时病中危重之证。其见症除气血燥热内炽之脉症外，更可兼见阳气不行与神志昏蒙之闭厥脉症。

通称：斑毒内伏。

内含病例：［中医］温毒发斑，伏斑，内斑，时毒，瘟疫。［西医］流行性出血热，恶性大疱性多形红斑。

病因病机：心胃燥热蕴炽，系燥热内蕴于胃，不得透解于外，而内陷于血分，蕴炽于内，消灼津液，逼迫络血，甚者郁滞阳气，蒙闭心神，而成闭厥重证。

证象组合：气炽＋血炽＋液灼＋血溢＋阳滞＋神蒙

主症：【津气蕴炽】症象：①高热、发热心烦，暮后潮热。②耳热面红目赤。③气急，喘不得卧。④不欲见火，恶闻人声。⑤呃逆呕吐，口秽喷人。⑥咽喉肿痛。⑦脐腹隐痛，高热，咳嗽，咽干大渴，口苦不食，二便不利。**舌象：**舌黄黑，舌绛起刺。**脉象：**脉短滑。脉象弦数，右盛于左。

【血热蕴炽】症象：①心烦。②烦躁不眠，似躁非躁。③五色斑，斑疹并发，斑如针头稠密，紫黑成片。④左胁刺痛。⑤皮肤统红。⑥四肢青紫如锦纹，少顷蔓延全身，背部紫黑、胸腔青蓝，几无隙地，浮肿作痛。⑦黑便。**舌象：**①舌红点。②紫绛干。

副症：【津液消灼】症象：①口干饮冷。②唇焦咽干。③脘闷烦灼。④汗多，大渴引饮。⑤便闭尿赤。**舌象：**舌干苔燥。**脉象：**脉细数。

【络血妄行】症象：①痰血。②鼻衄。③齿衄。

宾症：【阳气不行】症象：①手足指冷。②作寒噤。③身热不扬。④耳聋足冷。**脉象：**①脉沉缓。②伏。

【神志昏蒙】症象：①昏不知人。②郑声作笑。③昏厥如尸。④手足躁扰。⑤神呆。⑥昏狂。**脉象：**脉静。

治则：当急驱气血之燥热，使伏热外达，则闭厥可除。

方证

1.犀羚三汁饮证：《通俗伤寒论》方[1]，清宣包络痰瘀法。治邪陷包络，挟痰瘀互结清窍，症必痉厥并发，终日昏睡不醒，或错语呻吟，或独语如见鬼，目白多现红丝，舌虽纯红，兼罩黏涎。详见论著。

犀角尖3g，带心翘6g，东白薇、广郁金（杵）、天竺黄（老式）各9g，皂角刺0.9g，羚角片、粉丹皮各4.5g，鲜石菖蒲汁2匙，淡竹沥、生藕汁各2瓢，三汁和匀同冲，先用犀羚二角。鲜茅根50支（去衣），灯心1.5g。活水芦笋30g煎汤代水，临服调入至宝丹4丸，和匀化下。

2.犀羚竹石汤证：《通俗伤寒论》方[1]。泻火息风以清心。治面红咽痛，目赤唇焦，脘闷烦灼，大渴引饮，耳聋足冷，神昏谵语，或身热不扬，暴注下迫。

犀角2.4g，羚角3g，鲜竹叶心9g，石膏18g，赤芍、连翘、紫草各6g，银花露（冲）60g。

3.解毒承气汤证：《通俗伤寒论》方[1]，峻下三焦毒火法。治脘闷烦灼，大渴引饮，口开吹气，臭秽喷人，耳聋足冷，便闭尿赤，神昏谵语。

银花、生山栀、青连翘、生大黄各9g，小川黄连、生川黄柏各3g，青子芩、小枳实各6g，西瓜硝1.5g，金汁（冲）30g，白头蚯蚓2支。先用雪水6碗，煮生绿豆60g，滚取清汁，代水煎药。

论著和讨论

本证候温热入于阳明，由气入血，由胃乘心，俞根初说："胃中血毒壅结，瘀热凝塞营卫而伏斑。"[1]"温毒发斑，当斑毒内伏之际，症反身热不扬，神识不清，胡言妄笑，甚或昏厥如尸，舌苔灰黑，中心黑晕，在斑毒暴出之时，每多斑疹并发，或斑夹疱疮，剧则皮肤统红，斑如针头，稠密紫黑成片，或杂烂、斑黑烂。症必面红咽痛，喉疼赤肿，甚则起腐，目赤唇焦，脘闷烦灼，大渴引饮，口开吹气，臭秽喷人，耳聋足冷，便闭溺赤，神昏谵语，甚或不语，如尸厥，舌紫苔黄，或黄腻带灰，甚则焦紫起瓣，或见黑晕，此皆发斑浅深轻重之阳证，有实无虚。便通者，宜与犀羚竹石汤（组方见方证）加活水芦笋60g，大青叶15g，清凉解毒以透斑；便闭者，解毒承气汤（组方见方证）加紫雪直攻三焦以逐毒。"[1]

治则当急急清透，使内热外达，何秀山说："若毒蕴便闭，又当以解毒承气、犀连承气等汤速下之，必里气通而伏斑随出。如果内伤脾阳，气虚下陷，脉虚大无力者，则以补中益气汤、人参三白汤等，升补中气以提透之。内伤肾阳，阳被阴遏，脉沉细或沉微者，则以真武汤加高丽参、鹿角尖，通脉四逆汤加人参、鹿茸，温化阴凝以补托之，二者必阳气通而虚斑乃出。盖温毒证内邪壅结，得凉泻药，疏通其里而斑出，与虚寒证阴气寒凝，得温补药，鼓舞其阳而斑出，其法虽殊，其理则一。若脾肾阴虚，冲任阴虚，则以张氏补阴益气煎、陶氏逍遥汤二方为主，随证加减。一则峻补其下，疏启其中；一则清补其阴，疏启其气，得屡次补托滋垫，而虚斑始出，又与阴证发热，得温补以鼓舞而出，同一理也。"[1]

俞根初说："大便虽通，发痉虽除，而神识昏厥如尸，手足躁扰，身热不扬，脉似沉缓，甚则沉伏，但舌仍灰黑、红点隐隐。此热陷太阴，防有伏斑内发，郁于阴络之中，而欲达不达也。急与犀羚三汁饮（组方见方证）加大青叶15g，凉血解毒，通络透斑，果能伏斑外达，自然毒透神清。"[1]

何秀山又说："时毒温疫，口鼻吸受，直行中道，邪伏募原，毒凝气滞，发为内斑，犹内痈之类。其症似躁非躁，耳热面红，目赤口干，手足指冷，或作寒噤，心烦气急，不欲见火，恶闻人声，甚则昏不知人，郑声作笑，其脉短滑，其舌苔多黄浊，中见黑点，或纯黑中见红点，或黑苔聚于中心。治宜宣通气血、解毒化斑为主：银花、连翘、僵蚕、钩藤勾、紫花地丁、赤芍、丹皮、紫草、山楂肉、人中黄等。得脉和神清，方为毒化斑解。但其斑发于肠胃嗌膈之间，肌肤间不得而见，往往不知为斑证，而误治者多矣。"[1]

何廉臣谓："其间有斑疹内伏，连用开透而不出，用消导法，如会解神曲汤加芦笋60g，细辛0.6g，往往斑出神清而愈。唯荤腥油腻与邪热斑毒，纽结不解，唇舌焦裂，口臭牙疳，烦热昏沉，予以寻常消导，病必不解，徒用清里，其热愈甚，设用下夺，其死更速，唯用秦皇士升麻清胃汤加枳壳、山楂肉（升麻1.5g，丹皮、枳壳各4.5g，鲜生地15g，川黄连2.4g，木通3g，甘草细梢2.1g，山楂炭6g），庶能清理肠胃血分中之膏粱积热，多获生全。"[1]又说："紫斑主凉血解毒，如犀角大青汤（邵氏《温毒病论》方）、小剂清温败毒饮（余师愚《疫证一得》方）、增损双解散（杨玉衡《寒温条辨》方）之类。黑斑蓝斑，主凉血攻毒，如拔萃犀角地黄汤加金汁、玄明粉（《温毒病论》方），十全苦寒救补汤（梁玉瑜《舌鉴辨正》方），加味凉膈散，增损三黄石膏汤加锦纹（《寒温条辨》方）之类。"[2]

吴坤安说：伏斑：凡伤寒邪入太阴，脉静神呆，舌心灰黑，防有伏斑，或时感之证，过经不解，舌苔灰黑，或中心黑晕，肌表不甚发热，脉象亦似沉缓，但神识不清，或郑声作笑，此阳邪陷入太阴，防有伏斑内发，其脉静身凉，非邪退正复也，乃阳邪陷入阴分也，法宜宣通气血、透提斑毒，以实证治之，如连翘、赤芍、银花、紫草、生山楂肉、槟榔、僵蚕、刺蒺藜、犀角尖、角刺之类，透之提之，斑疹外达，自然毒透神清[3]。

内斑，凡温疫时感，每有内斑，其斑发于肠胃，嗌膈之间，肌肤间不得而见，其脉短滑，似躁非躁，外证口干目赤，手足指冷，烦躁气急，不欲见光，恶闻人声，耳热面红，或作寒噤，或作喷嚏，昏不知人，郑声作笑，种种形证，皆内斑之验，治法亦宜宣通气血、解毒化斑，如连翘、地丁、赤芍、紫草、山楂肉、槟榔、银花、人中黄、白僵蚕、钩藤之类主之。俾得脉和神清，方为毒化斑解（邵仙根评：斑发于内，提透非宜，治法当宣通邪滞、解毒消斑、清营化热之剂）[3]。

若由失表失清，以致毒邪凝结于里，陷于太阴，每有发为五斑者，其症反脉静身凉，有似邪退正复之象，但看舌苔纯黄中见黑点，纯黑中见红点，或黑苔聚于中心，此皆生斑之验也。火重者，斑必红；毒深者，斑反白；若蓝斑则食毒俱足，胃将烂矣；紫斑发于少腹章门之间，毒传于肾也；黄斑发于手足唇口之上，毒归于脾也，均属危恶之症。治法亦只清解毒火，宣通气血。用犀角、连翘、赤芍、银花、川黄连、人中黄、瓜蒌皮、牛蒡子、槟榔、山楂肉、僵蚕、皂角刺之属，内外两解。若见面白目青，则阳气下陷，已属不治，此药又不可投。若见身上汗出津津，则元气已泄，其死尤速。盖病邪传里，虽病太阴，而三阴与之同病者也。所藉者，独一肺经而已。肺气开，则面红；肺气闭，则面白；若面黄，则胆气绝矣；身黄，则脾气绝矣[3]。

凡胃热乘心，则神昏狂乱、表实无汗者，三黄石膏汤；里实不便者，承气汤；无表里证而热极者，白虎解毒等汤（邵仙根评：胃热乘心，可用大黄黄连泻心汤，煎成，冲童便、莲心最效，甚则锉入犀角末、金汁）[3]。

如见舌苔白带灰黑色，或白中带黑点，或边黄中黑，或前半黄后半黑，或纯黄燥苔，或黄分八字，种种形色皆阳明太阴之验。外症身体灼热，口渴唇燥，左关数，右关滑，此阳明热邪内蕴，以致斑不得透，毒不得解，因与太阴为表里而传入也，急宜透之提之，不使毒邪陷入三阴，用二角、芩、连、连翘、牛蒡子、桔梗、薄荷等，使斑外达而解。如斑点隐隐不得外透，加角刺数分以透之。如大便秘而潮热谵语者，阳明为重，太阴为轻，下之可也[3]。

病案举例

1.赖良蒲治温毒发斑：昌某某，女，56岁，夏初，突然高热、咳嗽、咽干大渴、口苦不食、二便不利、四肢青紫如锦纹，少顷蔓延全身。背部紫黑、胸腔青蓝，几无隙地，浮肿作痛。舌绛起刺，脉象弦数，右盛于左。中西医药均无效。温邪陷入营分，血热毒盛发斑。主以清热化斑法，选用玄参化毒汤主之：玄参、生地各15g，生石膏30g，赤芍、竹叶、犀角各6g，紫草根、连翘、丹皮各9g，红花、蝉衣各3g，水煎服。5剂，各症减轻。遂改投清热养荣法善后：生地18g，白芍、玄参各12g，丹皮、大青叶、地骨皮各9g，粉甘草3g，栀仁6g，水煎服。3剂而愈。自按：大凡阳证误用热药，致邪毒内陷血分，均可发斑；如凉血解毒，其斑自化，若一误再误，必致不救[4]。

2.陈孟唐治2岁男童，恶性大疱性多形红斑，突然高热，T39.5℃，眼红流泪，口烂流涎，耳后颜面出现绿豆大小红疹，渐及躯干四肢，且有大疱，出现奇痒，肛门尿道口糜烂流黄水，全身皮肤对称性、散在鲜红或暗红色大小不等红斑，境界清楚，面颈胸前、臂、腿伸侧及臀部可见大疱，疱膜松弛，内有血清样液，头面焮肿，瘙痒无度，唇裂出血，极度烦躁，口渴引饮，小便短赤，大便溏，脉疾数，舌光绛，呼吸迫促，证属温病发斑，系热毒蕴于血分，外迫肌肤面发，犀角地黄汤出入，清热解毒、凉血化斑：广角、丹皮各6g，细生地、白芍、天花粉各12g，大青叶、川石斛、紫花地丁、知母各9g，生石膏24g，生甘草3g，4剂热退，T37.5℃，下肢红斑消退，头面转淡，咳嗽较剧，痰鸣辘辘，邪势虽减，肺胃尚有蕴热，原方合竹叶石膏汤出入：广角、丹皮各6g，竹叶、浙贝母、杏仁、芦根、木贼、决明子各9g，生石膏18g，法半夏、郁金各4.5g，炙甘草3g，4剂热退，诸症皆减。红斑消退，大疱亦干，唇血乃止，两眦红丝满布，大便转实，小便黄而少，舌边尖红赤，苔黄略腻，系心肺火毒未消，上方加减：广角、桃仁、生甘草各4.5g，丹皮、桔梗各6g，生地、竹叶、冬瓜子各9g，芦根12g，木通3g，黄连2.4g，2剂斑消，咳平而愈，三才汤加味清热养阴调理[5]。

3.谢良礼治少年11岁，突然鼻衄舌衄，头昏目眩，口渴饮冷，神志不清，继则胸腹四肢出现块状紫斑，发热心烦，脐中隐隐有痛，大便溏，小便黄，脉数，胃蕴热毒，灼伤血络而成，宜清热解毒、凉血化斑：犀角、川黄连各3g，鲜生地、黑栀、枇杷叶各9g，白茅根15g，童便炒茜草、童便炒白芍、阿胶珠各6g，童便炒西庄、知母、炒黑荆芥各4.5g，2剂诸症大减，唯口尚渴，加生石膏12g，3剂斑消饮食如常。

引用文献

［1］俞根初.重订通俗伤寒论［M］.上海：上海科学技术出版社，1959：192，282，283，285，287，308.
［2］何廉臣.重订广温热论［M］.福州：福建科学技术出版社，2010：121.
［3］吴坤安.伤寒指掌［M］.上海：上海科学技术出版社，1959：卷一52，58，卷二14，卷三36，38.
［4］赖良蒲.蒲园医案［M］.南昌：江西人民出版社，1965：15.
［5］陈孟唐等.治愈恶性大疱性多形红斑一例［J］.中医杂志，1966，（4）：13.

（五）气血炽闭候（心胃燥热证气血变证）

心胃燥热证，燥热蕴炽于胃，不得外达，内陷入血，上闭心窍，外滞阳气，而成气血炽闭之候，时病学家称为暑热内闭血分之证。其见症虽以神志蒙闭与阳气不行之痉厥症象显明，但必兼见燥热蕴炽于气血之脉症为主。

通称：暑热内闭血分。

内含病例：［**中医**］暑温病，春温，风温发瘖，伏暑热痉。［**西医**］乙型脑炎重型。

病因病机：心胃燥热蕴闭，因阳明燥热不得外达，内陷入血，气血交炽，消灼津液，蒙闭心窍，郁滞阳气，而成痉厥危重之证。

证象组合：气炽＋血炽＋神闭＋阳滞＋络滞＋液灼

主症：【**津气蕴炽**】**症象**：①身热如灼，汗出虽多，而热势仍炽。②面赤唇干。③大渴引饮。**脉象**：①脉象洪数。②脉滑数。**舌象**：苔黄燥。

【**血热蕴炽**】**症象**：①心悸烦闷，烦躁不安。②睡卧不宁。③热势上午轻，而午后及晚较重。④小便清长，大便黑色。**舌象**：①舌质绛红，光剥无苔。②舌鲜绛而强硬。

指纹：青紫，显于命关。

副症：【**神志蒙闭**】**症象**：①神志昏糊，时有惊哭，间或发笑。②神昏谵语，欲狂，神识昏迷，牙关紧闭，③言謇耳聋，目闭睛赤，呃逆。

【**络脉不和**】**症象**：①手足抽搐。②两目直视。③角弓反张。

宾症：【**津液消灼**】**症象**：①窍干，口干舌燥。②小便短少色赤黄。

【**阳气不行**】**症象**：四肢厥冷。**脉象**：脉沉伏而涩滞。

治则：以清开通窍以开其闭，以救其急；清透气血，凉血增液以撤其邪；病势急重，救治从速，稍缓恐难救矣。

方证

1.清瘟败毒散加清宫牛黄丸证：赖良蒲方[1]。治高热，呕吐腹泻，手足抽搐，两目直视，角弓反张，神识昏迷，牙关紧闭，详见病案3。

生石膏24g，生地、犀角、栀仁、黄芩、知母、赤芍、丹皮、竹叶各6g，玄参、连翘各9g，川黄连、桔梗各3g，清宫牛黄丸1粒化服。

2.犀角地黄合白虎加减证：颜芝馨方[2]。息风清热、凉血解毒，治伏暑热痉，热毒气血两盛，热势上午轻，而午后及晚较重，详见病案4。

鲜生地24g，生石膏30g，知母、天花粉、板蓝根、银花各9g，羚羊角片1.5g（先煎），鲜石斛15g，丹参、青连翘、人中黄各6g，鲜芦根（去节）30g，牛黄清心丸1粒去壳化服，另用原支犀角磨冲1.5g。

论著和讨论

本证候胃热内炽不得外达，气血交蒸，上闭心窍，消灼津液，救治之则，当以清芬开窍、开闭醒神以救其急；清热凉血，以撤其邪；佐以生津增液，以和其络，叶天士有"入血直须凉血散血"之训，参入活血散瘀之品，对开闭通络，亦在所必需。何廉臣说：若温毒时瘖，则较风热为尤重。其瘖有二三日而方透者，有四五日而终未透者，或身肢虽达而头面不透、咳声不扬、喘逆气粗、闷伏危殆者；又有一现即回、旋增喘促、狂躁闷乱、谓之隐早者；更有痧虽外达，而焮红紫滞，或目封，或眦赤，谵语神昏，便闭腹痛，或便泄无度。种种热盛毒深之象……先以瓜霜、紫雪丹，芳透于前，继以犀、羚、芩、连、丹皮、鲜生地、石膏、人中黄，大剂清凉解毒[3]。

病案举例

1.赖良蒲治曾某某，男，3岁，据代诉于1956年8月6日，突然高热，呕吐腹泻，手足抽搐，两目直视，角弓反张，神识昏迷，牙关紧闭，苔白，脉象洪数。诊断：暑温内伏，热陷阳明厥阴。法当清热解毒、养阴息风，以白虎汤加味治之：生石膏30g，知母12g，犀角、银花、连翘各6g，玄参、怀山药各9g，蜈蚣3条，甘草3g，芦根15g。煎汤鼻饲1剂，身热抽搐稍减，再剂神识略清，渐能吞咽；复诊改用清瘟败毒散加清宫牛黄丸（组方见方证）。连服2剂，神清搐止，略进流质，手能握物，后又改方如下：犀角3g，生地12g，银花、连翘、天竺黄、丹皮、白芍各6g，桑枝9g，丝瓜络3g，水煎服。次日体温正常，诸症好转，但下肢较软，不能起立，改投六味地黄汤加减主之：生地、怀山药各12g，丹皮、茯苓、怀牛膝、忍冬藤各6g，泽泻3g，石斛、北沙参各9g，水煎服。服药10剂，一切恢复正常，唯两脚仍软，仍按原方加续断桑寄生9g，病已脱险，休养观察[1]。

2.颜芝馨治伏暑热痉：热毒气血两盛，热势上午轻，而午后及晚较重，小便清长，大便黑色，心悸烦闷，脉滑数，舌绛苔黄燥，瘛疭，窍干，间或发笑。拟息风清热、凉血解毒，用犀角地黄合白虎加减（组方见方证）。温邪传入厥阴，前患痉厥，投大剂息风滋液之剂，神清痉止，诸症愈其大半[2]。

3.黄寿人治孙某，女，3岁。发热已3天，暑温病身热如灼，面赤唇干，烦躁不安，神志昏糊，时有惊哭。曾服退热剂，汗出虽多，而热势仍炽，口干舌燥，睡卧不宁，小便短少色赤黄，一日余饭水未进。观其舌质绛红；光剥无苔，指纹青紫，显于命关。乃思小儿脏腑娇柔，易寒易热，热炽最易伤阴，又经汗出如淋，便伤津液，是以邪热不去而内陷入营扰心，故见壮热神昏，须慎防津竭动风而致抽搐痉厥，急当以清热解毒、开窍宁神为治，乃予牛黄清心丸1粒合紫雪丹半分顿服。药后热势趋平，神识转清，此为佳兆。唯仍唇舌干燥，连呼口渴欲饮，小便仍短少，大便干，此系热邪将解而津伤未复，再宜养阴清热为法。方用：石膏30g，生地、玄参各15g，寸麦冬12g，知母、黄芩、郁金各6g，甘草3g。连进2剂后复诊，病情大减，热度已退，汗出气平神安，口已不渴，思进饮食，调理周余而愈。热邪最易伤津，治温病以增液保津为首务，何堪再任过汗，以竭其阴，更助邪势，故发汗热反不退而更见神昏，所见舌绛苔少是阴液亏损热入营分，内热传里，指纹青紫直达命关。“筋红浅现新成之邪，紫沉内热之症”，即指此而言。故初以牛黄清心丸合紫雪丹透邪泄热；清心解毒而收效，复以津伤未复，再以甘寒养液而收功[4]。

4.魏长春治徐某，女，49岁。受暑饮冷泄泻，自服止涩药后，泻止，但徙起神昏谵语，言謇耳聋，目闭睛赤，呃逆，四肢厥冷，脉沉伏而涩滞，舌鲜绛而强硬。证属暑热内闭血分。急用紫雪丹1.5g（先灌），桃仁、杜红花、赤芍、连翘、淡豆豉各9g，葱白5枚，鲜荷叶包益元散24g。服药后伏热外达，神识稍清，遍体壮热，欲去衣被，遗尿不禁，干咳，脉右弦滑、左滑数大，舌鲜红、苔黄黑。再拟清热凉血豁痰法治之：紫草、白薇、知母各9g，玄参、生石膏、淡竹沥（冲）各30g，生白芍15g，鲜生地、生牡蛎各24g，化龙骨12g，生甘草3g。服后热退、神清。继以竹沥、鲜茅根汁代饮，旬日后告愈。

此案体实证实：神昏谵语，舌强硬，鲜绛是热入血分之证；脉沉伏而涩滞是热闭未达之象。故用紫雪丹解毒开闭，桃、红、赤芍、连翘活血凉血、清热解毒，使邪热不与血结而易散，复加葱白作为反佐以通阳开闭。二诊伏热有外达之势，但血分之热未撤，故继用生地、白芍、紫草、玄参凉血，石膏、知母、竹沥清热化痰安神。细究此案得力之处，在于初诊不单用凉遏之品[5]。

引用文献

［1］赖良蒲.蒲园医案［M］.南昌：江西人民出版社，1965：17.

［2］萧龙友等.现代医案选（第五辑）［M］.北京：人民卫生出版社，2008：234.

［3］何廉臣.重订广温热论［M］.福州：福建科学技术出版社，2010：54.

［4］黄寿人.黄寿人医镜［M］.武汉：湖北人民出版社，1983：142.

［5］浙江省中医院.魏长春临床经验选辑［M］.杭州：浙江科学技术出版社，1984：25.

四、心营燥热证（燥热证合病3）（5候）

心营燥热证，为温热化燥、入营陷心之证，亦心肺合病之一，系温热病之坏证。新感温暑热邪，在气分不得透解，而内陷入营，甚则上干心包，内闭心脏，如伏气温暑，由营分溃出于气分，虽为佳兆，仍可由营入血，且逆传于心，亦属坏证，救治不当，即有内闭外脱之险。

心营燥热证，系温暑之邪，化热化燥，不得气分透解，内陷入营入血之证。无论新感温暑由气入营，或伏气温暑由营出气，总以营分之邪透出气分，则为顺传，为吉兆；如营分不解，深陷入血，而成营血交炽，甚则直入血分，而燔灼血液，于病机为逆。虽温热家未曾明言逆传，然邪陷病深，终非佳境。

心营燥热证，为燥热深陷营分血分之证，其治则必使营分之邪，转透出气分为顺，内陷入血则主逆，总宜清透营热，速其转出气分，切不可逼其入血，亦如仲景所云“一逆尚引日，再逆促命期”，谓不可一误再误也。叶天士明言：“入营犹可透热转气，入血直须凉血散血。”[1]何廉臣曰：“透营泄热，仍转气分而解。”[2]何秀山更谓：“急宜清透营热，使伏热转出气分，气宜卫泄，或从斑疹而解，或从狂汗而解。”[2]

证候别称：过卫入营，过气入营，暑热入营，热在营中，温邪扰血，温热入血，血分伏温，血热，少阴伏温，热陷血络，血分火烁，邪传膻中，邪干膻中，邪闭膻中，邪干（陷）心包，暑入手厥阴。手厥阴内闭，逆传心包，热陷心脏，痰蒙心窍，瘀塞心孔，内闭外脱。

病名：［中医］风温病，春温，春温伏肺，血分伏温，少阴伏温，手厥阴暑温，伤暑，暑风，伏暑，暑厥，失血，心经疟，温毒险症，热毒疔疖，痛丹。

证候系统：详见图3-6-7。

营分——本证——气营蕴蒸候
　　　——转证——营血蒸灼候、营液蒸灼候
　　　——变证——气营蕴闭候、营血蕴闭候
血分——本证——血液蕴蒸候
　　　——转证——血液燔灼候
　　　——变证——血液闭脱候

图3-6-7　心胃燥热证证候结构图

引用文献

［1］叶天士.临证指南医案［M］.上海：上海卫生出版社，1958：636.
［2］俞根初.重订通俗伤寒论［M］.上海：上海科学技术出版社，1959：233，245.

（一）气营蕴蒸候（心营燥热营分本证）

心营燥热证，系温暑之邪，化热化燥，由气入营之早期，病机尚浅，是为气营蕴蒸之候。温热学家常称之为过卫入营或过气入营之证。见症以气营两蒸之脉症为主，尤以营热内蒸之脉症显明。

通称：过卫入营，过气入营。

内含病例：［中医］春温伏肺，伏暑，心经疟。

病因病机：心营燥热蕴蒸，因温暑气分不得清解，渐入于营，或营分伏温，渐透出于气分，但营分之热蒸及心之经，尚未入心之络，为营分轻浅之证。

证象组合：气蒸+营蒸+神扰+神蒙

主症：**【津气蕴蒸】症象**：①发热不已。②消渴，烦渴不安。③唇焦舌渴。**舌象**：舌苔边赤心黄。**脉象**：脉数。

【营热蕴蒸】症象：①夜热转甚。②暮夜神识不清。**舌象**：舌红，舌赤。**脉象**：①脉虚。②脉来细弱。

副症：**【神志不宁】症象**：①神烦。②少寐。③多言。

宾症：**【神志昏蒙】症象**：①神昏。②谵语。

治则：当轻清透热为主，兼顾其津液，使入营分之热，能转透出气分而速解。

方证

叶氏犀地玄参汤证：《通俗伤寒论》方[1]。透营泄热，治热入营分，神烦少寐，脉数舌红，详见论著。

犀角、鲜生地、玄参、连翘、桑叶、丹皮、竹叶心、石菖蒲。

论著和讨论

本证候温邪由气分渐蒸及营分，叶天士曰："虑其邪陷心包，有痉厥之变。"[2]王九峰亦云："若投表散劫津，而痉厥至矣。"[3]当以轻清透解，清心凉营，或兼滋其津液，以达其陷邪，叶天士谓："伏暑热气，过卫入营，治在手厥阴。"[2]又谓："入营犹可透热转气。"[2]何廉臣说："乍入营分，神烦少寐，脉数舌红。犹可透营泄热，仍转气分而解，叶氏犀地玄参汤为主。"[1]即使邪由营分渐转出气分，亦当助其速透出气分而解。何廉臣说："邪热内闭，神昏谵语，必先辨其陷入之浅深，别其轻重以定方，如热初蒸及心之经，心烦多言，间有糊涂语，其邪虽陷，尚浅而轻，但须丹溪清心汤去硝黄，以泄卫透营可也。"[1]

病案举例

1.**叶天士**治程四二，秽热由清窍入，直犯募原，初头痛肌胀，今不饥痞闷，以苦辛寒法：杏仁、半夏、厚朴、橘红、竹叶、黄芩、滑石。又，脉虚，舌赤消渴。伏暑热气，过卫入营，治在手厥阴：竹叶、犀角、生地、麦冬、玄参[2]。

又治某，伏邪经旬，发热不解，唇焦舌渴，暮夜神识不清，虑其邪陷心包。有痉厥之变：犀角、卷心竹叶、鲜石菖蒲、连翘、玄参心、浙生地。又，化热液枯：生地、竹叶心、丹皮、玄参、麦冬、生白芍[2]。

2.**王九峰**治疟疾，舌苔边赤心黄，邪陷于里，化热动痰，致令热甚谵语烦渴不安，脉来细弱，心经疟也。若投表散劫津，而痉厥至矣：犀角、玄参、银花、连翘、麦冬辰砂拌、竹叶[3]。

引用文献

［1］俞根初.重订通俗伤寒论［M］.上海：上海科学技术出版社，1959：245，443.
［2］叶天士.临证指南医案［M］.上海：上海卫生出版社，1958：257，593，636.
［3］秦伯未.清代名医医案精华［M］.北京：人民卫生出版社，2006：253.

（二）营液蒸灼候（心营燥热营分转证）

心营燥热证，温暑化热入营，蒸灼津液，营液消耗，热不得外达，而成营液蒸灼之候。温热学家称为热在营中，或暑入手厥阴之证。以营热与液涸之脉症为主，重证可见神志症象。

通称：热在营中，暑入手厥阴。

内含病例：［中医］暑入手厥阴。［西医］败血症，毒血症早期，急性弥漫性血管内凝血。

病因病机：心营燥热蕴灼，因温暑失治入营，化热化燥，消灼营液，燥热上逼膻中，欲闭内窍，津液热炼成痰，痰热最易闭塞内窍。

证象组合：营灼+津灼+神扰+神蒙+络滞+阳郁

主症：【营热蕴灼】症象：①灼热。②口反不渴。③面赤。**舌象：**舌赤，起芒刺。**脉象：**脉弦滑。

【津液消灼】症象：①烦渴。②头面自汗。③唇焦舌燥，齿槁。④小便短赤。⑤大便不通。**舌象：**①苔黄黑燥。②芒刺。**脉象：**脉细数。

副症：【神志不宁】症象：①夜烦无寐。②夜寐不安。③心悸怔忡。

【神志昏蒙】症象：①神烦欲昏。②不省人事，时有谵语，谵语昏狂。③神呆不语，痰潮。④目常开不闭，或喜闭不开。

宾症：【络脉不和】症象：①痉厥。②抽搐。③舌謇。

【阳气不和】症象：肢冷。

治则：当清营增液，以透热转气为法。

方证

1.犀角玄参汤证：《温疫论》方[1]。治温疫发斑，斑色赤紫，狂言咽痛者。

犀角、玄参、升麻、射干、人参、黄芩、甘草。水煎服。

2.叶天士方证：治热入膻中，夜烦无寐，心悸怔忡，舌绛而干，不嗜汤饮。见病案1[2]。

犀角、鲜生地、黑玄参、连翘、石菖蒲、炒远志。

3.清营汤方证：吴鞠通方[3]。功能清营解毒，泄热养阴。治温邪传营，身热烦渴，或反不渴，时有谵语，烦躁不眠，舌绛而干，脉细数，或斑疹隐隐。详见论著。

犀角、玄参、麦冬、银花各9g，生地15g，竹叶心3g，黄连4.5g，丹参、连翘（连心用）各6g。水8杯，煮取3杯日3服。

论著和讨论

本证候燥火蕴灼营分，消灼营液，上逼膻中，治则当清心凉营增液为主，叶天士曰："乃营中之热，治在手经。"[2]内窍欲闭者，先于芳香开窍，再予清透，叶氏曰："邪入心包络中，深怕液涸神昏，当滋清去邪，兼进牛黄丸驱热利窍。"[2]神昏呆钝，或痰潮昏谵者，宜兼清化痰热。故叶氏又云："温邪逆传膻中，热痰蔽阻空窍，所进寒凉消导，徒攻肠胃，毫无一效，痰乃热熏津液所化，膻中乃空灵之所，是用药之最难，至宝丹芳香通其神明之窍，以驱热痰之结，极是。"[2]吴鞠通说："太阴温病，寸脉大，舌绛而干，法当渴，今反不渴者，热在营中也。清营汤去黄连主之。"[3]"脉虚，夜寐不安，烦渴舌赤，时有谵语，目常开不闭，或喜闭不开，暑入手厥阴也。手厥阴暑温，清营汤（组方见方证）主之；舌白滑者，不可与也。"[3]

病案举例

1.叶天士治陈妪，热入膻中，夜烦无寐，心悸怔忡，舌绛而干，不嗜汤饮，乃营中之热，治在手经（组方见方证）。又，鲜生地、玄参、天冬、麦冬、竹叶、茯神、金箔。又，阳升风动，治以咸寒：生地、阿胶、天冬、人参、川石斛、茯神、麦冬[2]。

又治陆六九，高年热病八九日，舌燥烦渴，谵语，邪入心包络中，深怕液涸神昏，当滋清去邪，兼进牛黄丸，驱热利窍（热邪入心包）：竹叶心、鲜生地、连翘心、玄参、犀角、石菖蒲[2]。

又治陈，温邪逆传膻中（见论著）……极是；但稚年受温邪，最易阴亏津耗，必兼滋清以理久伏温邪为正：犀角、鲜生地、玄参、连翘心、丹皮、石菖蒲，化服至宝丹[2]。

又治先厥后热，邪气蕴伏亦久，从传染而得。今脉数、舌红、头疼干呕、脘闷多，温邪已入心营，神烦欲昏，质系阴亏，怕其液涸，不必以斑疹为虑，清神斯邪不结蔽矣：连翘心、石菖蒲、鲜生地、玄参心、金银花、天竺黄，至宝丹一粒[4]。

2.毕维德治"败血症，感染性休克，急性弥漫性血管内凝血"：唐某，女，5岁，弛张热，无畏寒，出汗少，全身皮肤大小不等紫红色瘀斑，甚至成片，齿衄、鼻衄，色鲜红，轻咳，稍气喘，小便短赤，大便色黑，口苦咽干，昏睡间有躁动，筋脉拘急，T39.2℃，脉搏146次/分，血压50/20mmHg，急性重病容，浅昏迷，轻度脱水，四肢厥冷，脉细数，面色苍白，晦暗无华，舌质淡，边瘀斑。为热毒内蕴，迫血妄行则衄血，毒郁血络则发斑，出血过多则正气虚弱，此内闭外脱之危候，宜清营化斑、活血祛瘀、益气扶正，犀角地黄汤加味：犀角1.5g，丹皮10g，田七、甘草各3g，生地、蒲公英各12g，参须、炒蒲黄各9g，赤芍6g，银花、丹参各15g。因神志不清，故作保留灌肠，12小时用，2剂。第二日神志转清，改为口服，输全血200ml，24小时后，血压恢复。又进2剂，瘀斑明显减少，但午后低热，夜间微烦，面色淡白，舌淡红，苔薄黄，脉细数，热毒未清，气阴已亏，宜养阴清热、益气健胃，青蒿鳖甲汤加减：鳖甲、扁豆、太子参、白薇、银花各6g，青蒿5g，丹皮、云茯苓、知母各3g，生柏叶12g，3剂热退[5]。

引用文献

［1］陆拯编.王肯堂医学全书·证治准绳·伤寒［M］.北京：中国中医药出版社，1999：980.
［2］叶天士.临证指南医案［M］.上海：上海卫生出版社，1958：245，248.
［3］吴鞠通.温病条辨［M］.福州：福建科学技术出版社，2010：32，41.
［4］徐衡之，姚若琴.宋元明清名医类案［M］.长沙：湖南科学技术出版社，2006：533.
［5］毕维德等.小儿感染性休克合并急性弥漫性血管内凝血3例治验［J］.中医杂志，1982，（12）：23.

（三）营血蕴闭候（心营燥热营分变证）

心营燥热证，温暑化热化燥，营分不解，深陷入血，营血共灼，上闭心窍，陡动肝风，而成营血蕴闭之候，温热家通称为温邪扰血。热陷血络，或邪陷心包，逆传心包，邪干膻中，热陷心脏之证。其见症虽以神闭风动之症象显明，但必以营血共灼之脉症为凭。

通称：温邪扰血，热陷血络，邪陷心包，逆传心包，邪干膻中，热陷心脏。

内含病例：［**中医**］暑风，血崩并发暑厥。［**西医**］脓毒血症。

病因病机：心营燥热蕴闭，或由温暑化热，由营入血，或血分伏邪化热，外达于营，致营血共灼，上闭心窍，陡动肝风，而成痉厥危重之证。

证象组合：营灼+血蒸+神闭+络滞+阳郁

主症：【**营热蕴灼**】**症象**：①身热不退，汗出，面赤。②呼吸急促，日轻夜重。③口渴。**舌象**：①舌形绛缩。②舌绛苔黄。③舌质绛底而苔干黑。**脉象**：脉虚细数。

【**血热蕴蒸**】**症象**：①鼻煤裂血。②斑疹，胸部细红斑点隐隐，斑点紫小。③脓肿蔓延，体表出现小脓疱。④血崩，血漏。**脉象**：脉细数。

【**神志蒙闭**】**症象**：①昏昏沉沉，梦境纷纭，似梦非梦，似醒非醒，神烦欲昏。②神昏谵语妄言，甚则惊狂。③全不省人事，昏厥不语。④撮空理线。

副症：【**络脉不和**】**症象**：①舌謇。②牙关紧闭。③十指颤动。④四肢僵直。

【**神志不宁**】**症象**：烦躁不宁。

宾症：【**阳气不和**】**症象**：手足微冷。

治则：当清营凉血为主，芳香开窍为急，以救其困危。

方证

1.石氏犀地汤证：《通俗伤寒论》方[1]。治邪热直陷心脏，极深而重，厥后昏厥不语，全不省人事，详见论著。

犀角、鲜生地、连翘、银花、郁金、梨汁、竹沥、姜汁、鲜石菖蒲、芦根、灯心。

2.犀角地黄汤加味证：张云鹏方[2]。治温邪扰血（脓毒血症），高热烦躁、神昏，舌质红绛，详见病案3。

犀角、丹皮、黄芩、桃仁各10g，鲜生地、银花、薏苡仁各30g，赤芍、连翘各15g，生大黄6g，川黄连5g，芦根60g，紫雪丹3g（研吞），六神丸20粒（分2次服）。

论著和讨论

本证候燥热燔炽营血之分，上闭心窍，外动肝风，叶天士曰："暑风上受，首先犯肺，热蕴不解，逆传心包，肝阳化风，盘旋舞动。"[3]其救治之则，当急清营凉血，清心开窍，以救其急。吴坤安曰："营热：赤斑，舌苔鲜红者，营分血热也。神昏谵语，邪干膻中，病在手经，不可妄用风药，以劫胃津；亦不可纯用苦寒，直入中焦。法当清疏营分，轻透斑毒，如犀角尖、连翘心、玄参、丹皮、牛蒡子、银花、薄荷、人中黄之类。神昏加菖蒲数分、西黄二三分，以开心窍。"[4]又谓："手厥阴内闭：如温邪传于膻中，即干心包络，痰潮内闭，则神昏谵语，舌苔纯红起刺，此重症也，急宜清心开闭，用犀角、连翘、川贝母、天竺黄、川郁金、石菖蒲、净银花、钩藤、西黄之类主之。"[4]何廉臣曰："若厥后犹不清醒，反昏厥不语，全不省人事者，则邪热直陷心脏，极深而重，急用新定牛黄清心丸，或安宫牛黄丸，甚或瓜霜紫雪丹，调入石氏犀地汤（组方见方证）以开透之。犹可十全一二，或用加减服蛮煎（鲜生地15g，鲜金钗、知母、丹皮、辰茯神各6g，麦冬、木通、广陈皮、鲜石菖蒲各3g，犀角汁1瓢，西黄0.3g，《祝春渠歌方集论》方。）调入厥证返魂丹四五丸，亦可幸全十中之一。"[1]又说："舌绛干光，或鲜红起刺，症若闷瞀厥逆，日轻夜重，烦躁不宁，左脉弦数者，必此邪伏血分，深入阴经也，病多凶变。挽救之法，须审其火重而便通者，宜清，石氏犀角地黄汤；兼神昏蒙闭者，加瓜霜紫雪丹以宣心窍之络热；火重而便闭者，宜下，拔萃犀角地黄汤，兼风动痉厥者，重加羚角、龙胆草、清童便，以息肝胆之风火。"[5]

病案举例

1.叶天士治暑风上受，首先犯肺，热蕴不解，逆传心包，肝阳化风，盘旋舞动，神昏谵语，脉虚。急宜辛凉，开热疏痰。俾神魂复摄，斯无变幻。为今治法，须治上焦。苦降消克，是有形有质，非其治矣。犀角尖、焦丹皮、赤芍、卷心竹叶各6g，鲜生地30g，甘草15g，廉珠末0.9g研细冲入，连翘4.5g，白灯心1.5g，煎成，化服牛黄丸0.6g。冰糖120g，乌梅3g，煎汤代药。程（门雪）老批："代药"误。当是"代水"或"代茶"耳。程老按：此乃温邪热陷心包，凉营清温，安神宣窍，是其正法。然不用菖蒲、郁金芳开之品，而用甘草、灯心、珠粉者，正以其脉虚，非纯属热邪内陷心包实证，已作虚中夹实治矣。冰糖，乌梅煎汤，甘酸化阴，尤有妙想[3]。

2.方兰田治血崩并发暑厥：张环，女，33岁。小产后10日下田劳动，血崩昏倒，阴血耗损，外受暑袭，营阴涸竭。神昏汗出，不能言语，四肢僵直，十指颤动，牙关紧闭，身热面赤，脉虚细数，手足微冷。宜清热凉血解秽，拟犀角地黄汤加味，送服局方至宝丹：生地黄18g，杭白芍9g，牡丹皮4.5g，明银花12g，肥知母6g，川菖蒲（水煎）7.5g，冲黑犀角（磨汁）3g，化开至宝丹1颗。嘱其就齿缝灌入。复诊：服药2剂，神志稍清，血漏，汗出均减，而昏晕未瘥，继以滋补调理而安[6]。

3.张云鹏治温邪扰血（脓毒血症）：温热之邪，深入血分，则血热炽盛，见高热烦躁、神昏，舌质红绛；亦常见动血、动风之证。际此危急之时，凉血与攻下并用，其效益增。倪某某，男，28岁，1周前发现右臀有一脓肿，并逐渐向左侧腰背部蔓延，体表出现小脓疱，身热不退，呼吸急促，口渴，烦躁不宁，咳嗽不畅，大便3日不通，舌绛苔干黄，脉弦滑而数。精神恍惚，咽红，肺有啰音，肝可触及有压痛，血象检查，白细胞30.5×10^9/L，中性粒细胞0.85，淋巴细胞0.15。诊断为脓毒血症后，在西药救治的同时，中医辨证为热毒深入血分，邪势鸱张，内迫神明，病情危急，拟清热解毒、凉血通利（组方见方证）。2剂后，体温逐渐下降，肿块缩小；原方加减续服7剂，体温正常，诸症消失，再以调理脾胃善后[2]。

4.俞岳真治病者刘某某，年23岁，病温20多天不解，延至神识昏迷，撮空理线，脉细数，舌质绛底而苔干黑，视胸部细红斑点隐隐。叶氏《温热论》上说"斑点紫小点者，心包热也"，诊为热陷心包无疑。取用雷氏祛热宣窍法加生地黄、赤芍、丹皮，磨冲犀角3.6g，送服至室丹2粒（分2次，每次1粒），服药后安睡约4小时，醒后神志清爽，视舌上黑苔亦退，便索吃稀粥少许，此后又服清养滋液诸品而痊。忆我20岁时，也患过热陷心包，吃过犀角。病时昏昏沉沉，梦境纷纭，谵语，似梦非梦、似醒非醒，甚则惊狂。我父以雷氏祛热宣窍法，犀角只用3g左右，服后安睡3~4小时，醒后觉得精神异常清爽，不日而愈。热陷心包之病，只缘温热如烟如雾，蒸蒸内窍，君主之神明扰乱，所以昏谵狂乱，犀角直清血热，协牛黄至宝宣通内窍，其功不小。犀角通心，故热陷心包，历来必用犀角，犀角咸寒，不特解血中之热，尤善于通达内窍，免致热蔽，而大病自起。犀角磨浆冲药，其力始全，不得切片入煎，近来认为牛角可代。或许少效，佐用石菖蒲必须用鲜，干品香燥伤液，非温病陷心证所宜[7]。

引用文献

［1］俞根初.重订通俗伤寒论［M］.上海：上海科学技术出版社，1959：443.
［2］张云鹏.攻下法治疗急症介绍［J］.浙江中医药，1982，17（10）：444.
［3］潘华信.未刻本叶氏医案发微［M］.上海：上海中医学院出版社.1992：177.
［4］吴坤安.伤寒指掌［M］.上海：上海科学技术出版社，1959：卷三34，卷四5.
［5］何廉臣.重订广温热论［M］.福州：福建科学技术出版社，2010：14.
［6］福建省中研所.福建中医医案医话选编1［M］.福州：福建人民出版社，1960：204.
［7］俞岳真.挽救温病险重证的点滴经验［J］.浙江中医学院学报，1983，（6）：29.

（四）血液蕴蒸候（心营燥热血分本证）

心营燥热证，燥热留滞于血分，不得透解，蕴伏于内，自寻出路，则有血液蕴蒸之候，杂病学家通称为血热之证。其见症以血热与血溢之脉症为主，可兼见燥热伤津之脉症。

通称：燥热入血。

内含病例：［中医］伤暑，失血，热毒疔疖，痈丹。

病因病机：心营燥热蕴蒸，多由感受温暑之邪，化热内伏血分，其邪势虽不重，但燥热留于血分，蕴蒸于内，不得透达，消灼津液，扰动络血，甚则纷扰心神，是为血分温暑之轻证。然虽谓轻证，终属邪伏太深，如有失误，亦可生变，张聿青有"恐致厥脱"[1]的训示。

证象组合：血蒸+液灼+血溢

主症：【血热蕴蒸】症象：①心热心烦。②发热日轻夜重。③疔、疖、痈红肿热痛。**舌象：**舌赤。**脉象：**脉象弦大，数。

副症：【津液消灼】症象：①口干口渴。②咳痰黄韧，黏而不爽。③多汗。

宾症：【络血妄行】症象：①鼻衄如注。②下血不止。③痰中有血点。

治则：以清心凉血为主，兼以滋养津液，以垫托使之外达。切不可妄行止涩，以痼其邪。

方证

1.加味犀角地黄汤证：吴坤安方[2]。治温热之症，误用辛温动经血，或致衄，详见论著。

犀角、连翘、赤芍、丹皮、玄参、生地、牛膝、茜根、茅根。

2.解毒清热汤证：赵炳南方[3]。治疗、疖、痈，急性丹毒初起及一切体表感染初起。

蒲公英、野菊花、大青叶各30g，紫花地丁、蚤休、天花粉各15g，赤芍9g。

论著和讨论

本证候燥热内蕴血分，消灼津液，扰动血络，吴坤安说："温热之症，药宜凉解，误用辛温，而动经血，亦能致衄，宜清血分（组方见方证）之属，清之解之。"[2]因而其治则当以清心凉血为主，或兼以增液滋燥之法。吴鞠通说：太阴伏暑，舌赤，口渴，汗多，加减生脉散：沙参、寸麦冬、细生地各9g，五味子3g，丹皮6g[4]。

病案举例

1.缪仲淳治一奴伤寒热解后，复下血不止。主人以痢药投之，更甚。缪曰：此伤寒失表之余症也。用地榆、麦冬、知母、竹叶，以代仲景诸血症药，遂愈[5]。

2.张聿青治李左，鼻衄如注，脉象弦大，肺胃风热内迫，恐致厥脱：犀角尖1.5g，细生地、麦冬、黑山栀、玄参肉各9g，绿豆衣15g，酒蒸大黄6g，藕汁1杯，炒丹皮、生赤芍、白茅花各4.5g[1]。

又治吴右，向有鼻衄，势不甚盛，兹以不禁辛辣，以至3次衄血，皆有盈盂之多，阳络损伤也：侧柏炭、大麦冬、鲜荷叶络、白茯苓各9g，丹皮炭、鲜竹茹、当归炭各4.5g，白茅花3g，细生地12g，藕汁半杯[1]。

3.尤在泾治痰中有血点散漫，此心病也。口干心热，当是伤暑。因暑喜归心故耳：生地、茯神、扁豆、甘草、丹皮、竹茹、麦冬、藕汁[6]。

引用文献

[1] 张聿青.张聿青医案[M].上海：上海科学技术出版社，1963：213，214.

[2] 吴坤安.伤寒指掌[M].上海：上海科学技术出版社，1959：卷三2.

[3] 北京中医医院.赵炳南临床经验集[M].北京：人民卫生出版社，2006：336.

[4] 吴鞠通.温病条辨[M].福州：福建科学技术出版社，2010：45.

[5] 江瓘，魏之琇.名医类案（正续编）[M].北京：中国中医药出版社，1996：282.

[6] 柳宝诒等.增评柳选四家医案[M].南京：江苏科学技术出版社，1983：30.

（五）血液闭脱候（心营燥热血分变证）

心营燥热证，温暑化热化燥，气分不解，深陷血分，再加失误，邪闭心窍，正气不支而外脱，是为血液闭脱之候。时病学家仍通称为内闭外脱，或邪闭膻中之证，最为危候。楼英说："谵语妄言，身微热，脉浮大，手足温者，生；逆冷，脉沉细者，不过一日死矣"[1]。其见症虽以内闭与外脱之脉症显明，但必以血炽与津枯之脉症为凭。

通称：内闭外脱，邪闭膻中。

内含病例：［中医］温毒险症。［西医］中毒性肺炎，感染性休克，弥漫性血管内凝血，大肠埃希菌致败血症，中毒性休克，颅内多发性脓肿并败血症。

病因病机：心营燥热闭脱，因燥热由气入血，极烁津液，闭塞心窍，正气不支而外脱。

证象组合：血炽+神闭+液枯+气脱+血溢+络郁

主症：**【血热蕴炽】症象**：①发热口渴。②烦躁不安。③躯干散在出血点，斑色紫暗。④头痛如劈，头面臃肿。**舌象**：舌绛苔黄。

【神志蒙闭】症象：①神昏谵妄，并有幻视，耳聋。②昏迷烦躁。

副症：**【津液枯涸】症象**：①舌缩。②口干咽痛。③诸窍干涸燥裂，鼻煤裂血。④小便赤涩，无尿。⑤全身肌肤甲错，肌体肉削，枯槁如尸，按之灼热。**舌象**：①舌红绛无苔。②舌形绛缩。③舌苔焦黑，舌质干绛。④舌体萎缩蹇硬，语言难出。**脉象**：①脉细数无力。②脉细数而虚，重按无力。

【气虚脱绝】症象：①心慌胸闷。②咳嗽气喘。③发绀。④四肢厥冷，逆冷。⑤血压下降。**脉象**：①脉微细欲绝。②脉沉细。

宾症：**【络血妄行】症象**：龈血，鼻衄。

【络脉不和】症象：抽搐时作。

治则：当以清心开闭为主，兼固其气液以挽其脱，吴坤安谓："然亦十不救一矣。"

方证

1.扶正祛邪汤证：关幼波方[2]。治大肠埃希菌致败血症，中毒性休克。详见病案1。

西洋参、玄参、生地、丹皮、天花粉、赤芍各15g，五味子、知母、黄柏各10g，银花、麦冬各30g，远志、川贝各12g，鲜茅根60g，犀角粉、羚角粉各1.5g。

2.生脉散加味证：毕维德方[3]。治中毒性肺炎，感染性休克，弥漫性血管内凝血，中毒性肠麻痹。详见病案2。

参须9g，犀角1.5g，丹参、玄参、瓜蒌各12g，银花、寸麦冬各15g，五味子、红花各3g，川芎6g。

论著和讨论

本证候燥热内灼血分，消烁津液，上闭心窍，正气欲脱，故吴坤安有云："如暑邪初伤气分，发热口渴，失治则邪传膻中，舌形绛缩，小便赤涩，鼻煤裂血，耳聋神昏。此邪由气分蔓延及血分，最怕内闭外脱，急用犀角尖、石菖蒲、川郁金、鲜生地、银花、连翘、玄参、西黄之类。"[4]邵仙根评："邪热深入宫城，每多内闭外脱。"[4]朱敬修谓："温毒险症，火炽热盛，营血焦灼，津液大伤，即将阴竭，危在旦夕。"[5]救治之则当以清营凉血、清心开闭为主，兼固气液以挽其脱。邵仙根说："急用清心达邪，芳香开闭一法，如用牛黄清心丸、至宝丹、紫雪丹等，芳香开窍一法，然亦十不救一矣。"[4]然开闭与固脱兼顾，即如毕维德所主"正气将脱之危候，宜益气固脱、凉血化瘀"[3]之法，似更妥当。

病案举例

1.关幼波治大肠埃希菌致败血症，中毒性休克：某男，38岁，高热，四肢发凉，烦躁2天。近2个月来，食欲不振，腹泻，恶心，厌油。高热肢凉，烦躁不安，并有幻视，口干咽痛，心慌胸闷，舌红绛无苔，脉细数无力，血压下降。辨证：气阴两伤，毒热入营，热深厥深。治法：强心护阴，清营解毒（组方见方证"扶正祛邪汤"）[2]。

2.朱敬修治颅内多发性脓肿并败血症：胡某某，女，28岁，颅内多发性脓肿并发败血症，经开颅抗菌、补液、冬眠疗法及降颅内压等未好转，头痛如劈，高热神昏，热极生风，抽搐时作，全身肌肤甲错，斑色紫暗，肌体肉削，枯槁如尸，按之灼热，头面臃肿，诸窍干涸燥裂，舌苔焦黑，舌质干绛，舌体萎缩蹇硬，语言难出，饮食不进，脉细数而虚，重按无力，此温毒险症，火炽热盛，营血焦灼，津液大伤，即将阴竭，危在旦夕。宜增液救阴、凉血解毒，增液合犀角地黄汤加益气清热解毒之品：细生地500g捣汁，渣入煎，麦冬、玄参、蒲公英30g，银花、大青叶25g，洋参、白芍、赤芍、生甘草、丹皮各15g，犀角3g，6碗水煎3碗。另梨汁、马蹄汁、橙汁、金汁各半碗入生地汁及药分4次，3小时一服。另用冬瓜皮、苦瓜汁捣烂涂皮炎处，2剂热退面肿消，3剂能进食讲话。舌转润，间有低热抽搐，脉细。改三甲复脉定风珠法：生牡蛎、生地、桑椹子、阿胶各20g，白芍12g，龟板、淡菜各24g，洋参、麦冬各10g，鸡子黄2枚。二诊神气转佳，脉和缓，胃气亦增，最后以金斛、莲子、怀山药、麦冬、谷芽、白芍、桑椹子、女贞子等甘淡化阴、养胃育阴[5]。

3.毕维德治"中毒性肺炎，感染性休克，弥漫性血管内凝血，中毒性肠麻痹"。向某，男，8岁，咳嗽气喘近1天来，神志昏迷，谵妄躁动，无尿，衄血，腹胀，T38℃，血压测不到，重病容，昏迷，气喘，发绀，躯干散在出血点，无瘀斑，四肢厥冷，舌绛苔黄，脉微细欲绝，腹胀如鼓，肠鸣音消失，为毒热内炽，邪陷心营，瘀热郁于肌肤，则发瘀斑，络伤血溢则齿衄；热邪熏肺，则气喘，正气将脱则脉微欲绝，此为内闭外脱之危候，宜益气固脱、凉血化瘀，方用生脉散加味（组方见方证）。因肠麻痹，不宜进中药，先予胃肠压，1小时后肠鸣开始恢复。抽空胃液后，将浓煎中药少量多次从胃管注入。6小时后，血压上升92/60mmHg。24小时连进2剂，血压稳定，四肢较温，齿衄停止，微气喘，身微热，神疲口渴，舌红苔黄，脉细数，参须改太子参12g，去犀、芎、五味子加天花粉6g，甘草3g，2剂。第4日，热退，仍精神不振，纳差咽干，口渴舌红少津，脉细无力，为津亏胃弱，宜生津养胃：黄芩、麦冬、石斛、天花粉、银花、知母各9g，扁豆、麦芽各6g，甘草3g，7剂。住院12天，痊愈出院[3]。

引用文献

［1］楼英：中华医书集成·医学纲目［M］.北京：中医古籍出版社，1999：867.

［2］北京中医医院.关幼波临床经验选［M］.北京：人民卫生出版社，2006：283.

［3］毕维德等.小儿感染性休克合并急性弥漫性血管内凝血3例治验［J］.中医杂志，1982，（12）：24.

［4］吴坤安.伤寒指掌［M］.上海：上海科学技术出版社，1959：卷四39.

［5］蔡妙珊.朱敬修老中医的学术经验［J］.新中医，1981，（10）：14.

五、肝肺燥热证（燥热证并病1）（3候）

肝肺燥热证，为血分之燥热证。肺主气，肝主血，新感之病，则系由肺之气分已深陷肝之血分；伏气温暑之病，则由肝之血分溃发，必转达肺胃气分而解。是以肝肺燥热，从血分转出气分，是其外达之常，是为顺候。若不外达，久蕴营血，必深灼血液，甚则耗伤阴血，终致消灼阴液，病势转深，入肾转属下焦，则有阴竭阳越之变，当属逆候。

肝肺燥热证，血分燥热，必蒸灼营分，故其治则当以清营凉血为主，速使其血分燥热，透达营分，然后转出气分而解，所谓透热转气之法。若血分燥热，恋于血分，消灼血液，必致血液瘀滞，热不外达，王清任云："瘟毒在内烧炼其血，血受烧炼，其血必凝。"[1]故叶天士有"入血犹恐耗血动血，直须凉血散血"[2]之训。若血分燥热深陷阴分，消灼阴液，则凉血当兼以滋养阴液，以垫托之，务使血分燥热不致下传，以免伤残下焦真阴，而成败证。

证候别称：热灼营血，血分伏温，血热内蕴，逆传心包，热燔阴血，阴伤热炽，热深厥深，燥热入络，热伤阴血，余热伤阴。

病名：［中医］伏暑，温病发斑，热毒发斑，厥阴温病，伏温，暑热证，脉痿，痹证，倒经，丹毒，瓜藤缠，风癣，疖，血风疮。

证候系统：详见图3-6-8。

本证————营血蒸灼候、营血蕴闭候
转证————阴血消灼候
变证————血液蕴蒸候、血液郁滞候

图3-6-8　肝肺燥热证证候结构图

引用文献

［1］王清任.医林改错［M］.北京：人民卫生出版社，1991：47.
［2］叶天士.临证指南医案［M］.上海：上海卫生出版社，1958：636.

（一）营血蒸灼候（肝肺燥热本证）

肝肺燥热证，燥热由肺气深入肝血，蒸灼于营，而成营血蒸灼之候。温病学家通称为热灼营血之证，亦称为血分伏温之证。其见症以营血蒸灼之脉症为主，热邪内盛者可兼见神志昏蒙之症象。

通称：热灼营血。

内含病例：［中医］伏暑，温病发斑，血分伏温。［西医］过敏性紫癜，变亚败（成人斯蒂尔病）。

病因病机：肝肺燥热蕴灼，系新感温暑化燥，因延误失治，或误投温燥，逼迫气分之邪，内陷营血之分；或伏气温暑，由血分外溃入营，以致燥热蒸灼营血，扰营迫血，消灼津液，甚则蒙蔽神明，而成燥热重证。

证象组合：营灼+血蒸+液灼+神蒙

主症：【营热蕴灼】症象：①面红热盛，午后夜间为甚。②口干不喜饮。**舌象：**①舌绛。②舌润而无苔垢。③苔黄舌红绛。**脉象：**①脉软而或弦，或微数，或细数。②脉弦滑数。

【血热蕴蒸】症象：①鼻衄，口龈出血。②胸腹斑疹隐隐。③下肢出血性红斑，灼热瘙痒。④甚则肢冷。**舌象：**①舌鲜红无苔。②舌赤。**脉象：**①脉沉小数。②脉伏。

副症：【津液消灼】症象：①咽干。②口干喜饮。③大便干燥。

【神志不宁】症象：①口未渴而心烦恶热，烦躁，坐卧不宁。②夜寐不安，心烦不卧。③心悸气短。

宾症：【神志昏蒙】症象：神昏烦躁。

治则：急当清营凉血为主，务使内蕴之燥热，透达于气分而解。

方证

1.羚角清营汤证：《通俗伤寒论》方[1]。治暑陷营分，痰蒙心包，堵其神气出入之清窍，痉而且厥，舌绛赤。详见论著。

羚角片3g，鲜生地18g，焦山栀、银花、青连翘、血见愁各9g，生蒲黄4.5g，童便1杯冲。

2.柴芩清营汤加减证：李常度方[2]。治热毒入营，灼伤营阴。详见病案3。

柴胡、紫草、麦冬、连翘各15g，黄芩、赤芍、玄参各12g，生地、银花、丹参各30g，广角60g、黄连6g。

论著和讨论

本证候燥热蒸灼于营血之分，扰营迫血，消烁津液，王孟英曰："伏气温病，自里出表，乃先从血分而后达于气分。故起病之初，往往舌润而无苔垢，但察其脉软，或弦或数，口未渴而心烦恶热，即宜投以清解营阴之药，迨邪从气分而化，苔始渐布，然后再清其气分可也。"[1]其治则急当清营凉血，兼以清透，务使营血之热，转出气分而解，然热蕴既深，恐难一举清透，尤以伏邪温暑，王孟英曰："伏邪重者，初起即舌绛咽干，甚有肢冷脉伏之假象，亟宜大清阴分伏邪。继必厚腻黄浊之苔渐生，此伏邪与新邪先后不同处。更有邪伏深沉，不能一齐外出者，纵治之得法，而苔退舌淡之后，逾一二日，舌复干绛，苔复黄燥，正如抽蕉剥茧，层出不穷。不比外感温暑，由卫及气，自营而血也。秋冬伏暑，证势轻浅者，邪伏募原，深沉者亦多如此，苟阅历不多，未必知其曲折乃尔也。”[1]

何廉臣说：“若春夏秋感温热暑邪失血者，必兼身热心烦不卧等症，乃邪热扰营迫血所致。宜清营分之邪热为主，犀地清络饮去桃仁，以藕汁、广郁金汁易姜蒲二汁，轻则羚角清营汤（组方见方证）。”[1]“因外寒束内热，药宜辛凉开透，误用辛温而动经血，亦多致衄，治宜清血，犀地清络饮去桃仁、姜沥，加玄参、地锦、蜜炙剪草之属，清营宁络。”[1]

病案举例

1.**严绍岐**治温病发斑案王氏妇，年30岁余，素因血虚肝旺，适五月间病温，五日后始延予诊。面红热盛，神昏烦躁，口虽干，不喜饮，间有呃逆。脉沉小数，舌鲜红无苔，予断为邪在血分，将发斑也。以犀、羚、生地、大青叶清营透斑为君，桑、丹、芦、竹、杷叶宣络达邪为臣，佐二蒂以止呃也：犀角片（先煎）1.5g，鲜生地24g，冬桑叶6g，鲜竹茹9g，羚角片（先煎）3g，鲜大青叶15g，丹皮4.5g，真柿蒂30个。先用鲜水芦根、鲜枇杷叶（去毛，抽筋）30g，青箬蒂10个，鲜竹叶心12g，四味，煎汤代水。2剂斑出神清，呃除身凉。继以鲜石斛9g，鲜生地15g，甜梨肉、青甘蔗各30g，佛手片3g，金橘铺2枚，养胃阴而醒胃气，三服即胃动而痊[2]。

2.**刘燕池**治过敏性紫癜：赵某，女，51岁，因服感冒药片，20分钟后，发下肢出血性红斑，瘙痒难忍，灼热渐两臂，全身不适，发热烦躁，坐卧不宁，牙痛，大便稍干，口干喜饮，小便正常，心跳气短，夜寐不安，舌绛赤苔薄白，脉弦滑数，属阴虚血热，风毒留于肌腠，宜清热凉血、解毒祛风：大青叶、丹皮各12g，地骨皮、赤芍各9g，丹参、茅根、生地、玄参、银花、连翘、蒲公英各15g，阿胶珠、天花粉、木通、川贝各9g，甘草6g。后加犀角粉、竹叶各3g，木通9g，8剂愈[3]。

3.**李常度**治白某某，男，37岁，1980年2月14日第5次入院。反复寒战、发热4年。此次因畏寒、发热1天入院，要求中药治疗。住院治疗期间有关西医检查与首次住院相似，诊断变亚败。初诊症见畏寒、发热，有汗不多，咽红，全身酸痛，脉浮数，舌红苔白。辨证：风热犯卫。投以银翘散加重楼、大青叶、板蓝根。1日后发热剧增为40℃，畏寒减轻，口渴、舌红苔黄，脉洪大而数。辨证：阳明热盛。投以银芩白虎汤。二日后热型较为弛张热，每日波动在38.4~40℃之间，午后夜间为甚，汗出时感畏寒，胸腹斑疹隐隐，苔黄舌红绛，脉细数。辨证：热毒入营，灼伤营阴。给以柴芩清营汤加减（组方见方证）。每日1剂。3日后红疹遍发胸腹，随之体温下降。上方随症加减服用12剂后，症见低热，颧红，面部有潮热感，手足心热，关节酸软乏力，渴不多饮，舌红少苔，脉细数。辨证：余热伤阴，改用青蒿鳖甲散加味：青蒿、地骨皮、秦艽各12g，鳖甲、白芍、丹皮、阿胶各10g，生地、北沙参各30g。每日1剂。随症加减连服30剂，热退尽，诸症消除而停药[4]。

引用文献

[1] 俞根初.重订通俗伤寒论［M］.上海：上海科学技术出版社，1959：256，323，327.

[2] 何廉臣.重印全国名医验案类编［M］.上海：上海科学技术出版社，1959：219.

[3] 王永炎等.中国现代名中医医案精华（第5集）［M］.北京：人民卫生出版社，2010：20.

[4] 李常度.变应性亚败血症的中医辨证论治［J］.贵阳中医学院学报，1989，(2)：32.

（二）血液蕴蒸候（肝肺燥热变证1）

肝肺燥热证，燥热留于血分，不得外达，消灼津液，欲达不达，是为血液蕴蒸之候，杂病学家通常称之为血热内蕴之证。其见症以燥热内蒸血分，欲出不出之脉症为主。

通称：血热内蕴。

内含病例：［**中医**］倒经，热毒发斑，丹毒，瓜藤缠，风癣，疖，血风疮。［**西医**］过敏性紫癜，多形性红斑，结节性红斑，红斑狼疮，玫瑰糠疹。

病因病机：肝肺燥热蕴蒸，因燥热内蕴血分，内恋不得透解，消灼津液，扰动血络，欲达不能速达，即叶天士所云：“入血犹恐耗血动血。”

证象组合：血蒸+液灼+血溢

主症：【**血热蕴蒸**】**症象**：①四肢紫癜，以下肢为多，对称分布，色暗红，不痒。②全身起风团样皮疹，身痒，且有焮热如蚁咬状感。③红、肿、疼的小硬结，常反复发作，化脓溃破。④四肢红斑。**舌象**：舌红。**脉象**：①脉数。②脉象弦数。

副症：【**津液消灼**】**症象**：①心烦口渴。②无汗。③口干欲饮。④尿黄。⑤大便如羊粪。**舌象**：①舌红中心光剥，无苔。②舌苔燥腻。**脉象**：脉象细数。

宾症：【**络血妄行**】**症象**：鼻衄。

治则：当以凉血活血、清热散瘀为法；内清外透，以除其内恋之热邪。

方证

1.凉血五花汤：赵炳南经验方[1]。凉血活血、疏风解毒，主治盘状红斑狼疮初期，玫瑰糠疹（风癣），多形性红斑，及一切红斑性皮肤病初期，偏于上半身或全身散在性分布者。

红花、鸡冠花、凌霄花、玫瑰花、野菊花9~15g。

2.凉血五根汤：赵炳南经验方[1]。凉血活血、解毒化斑，治多形性红斑（血风疮），丹毒初起，紫癜，结节性红斑（瓜藤缠），一切红斑性皮肤病初期，偏于下肢者。

白茅根30~60g，栝楼根15~30g，茜根、紫草、板蓝根各9~15g。

3.清热凉血化瘀法证：郝朴方[2]。治过敏性紫斑，热毒郁结血分而发斑。详见病案2。

生地、玄参、银花各12g，连翘、益母草、丹参、丹皮、赤芍、白芍各9g，红花3g，茅根30g。

论著和讨论

本证候燥热内蕴于血分，消烁血液，热恋于内，欲达不达，因而其治则当以清热凉血、活血散瘀为主，亦叶天士"直须凉血散血"之法。如王仁说："疖是皮肤毛囊或皮脂腺的急性化脓性炎症。一般多发于夏季。任何部位都可以发生，而以颈项头面、背及腋下多见。但发于颈部者，少则几个，多则几十个，局部红肿，疼痛异常，此起彼伏，缠绵难愈。俗称发际疮，蝼蛄疖。我站自1970年以来，用'银蒲消疖汤'治疗多发性疖肿20余例，疗效满意。处方：金银花60g，蒲公英、紫花地丁、当归各15g，赤芍9g，白矾、甘草各6g。水煎服。每日1剂，连服3剂。小儿剂量按年龄酌减。"[3]

病案举例

1.王仁治王某某，男，40岁，颈部患红、肿、疼的小硬结，常反复发作，化脓溃破，此起彼伏已1年余。疼痛明显，难以转伸。经用磺胺、抗生素治疗，局部外搽泼尼松软膏等无好转，曾用新胂凡纳明治疗，效果也不佳。患者来我站就诊，要求服中药，即投服"银蒲消疖汤"3剂。1剂服后疼减，3剂痊愈。至今1年未见复发[3]。

2.何志雄治李某，年40岁，全身起风团样皮疹，无汗身痒，且有焮热如蚁咬状感。经中西医治疗数月未愈，自诉口干欲饮，胃纳不佳，大便如羊粪。诊视舌红中心光剥，无苔，脉象细数。证属胃阴不足，肌失润养。拟益胃生津，兼予祛风凉血解毒，方以益胃增液加减，药用党参、忍冬藤、生地各18g，北沙参、土茯苓各30g，玉竹24g，麦冬、玄参各15g，白蒺藜9g。服药4剂后，舌心光剥缩小，身焮热刺痛感基本消失，唯风团疹，身痒未尽除，前方加白鲜皮续服4剂。药后身痒已除，风疹未消，前方去白蒺藜、白鲜皮加丹参15g，再服3剂而愈[4]。

3.郝朴治过敏性紫斑：丁某某，男，15岁，以四肢紫癜，伴有鼻衄，便血、关节疼痛，诊断"过敏性紫癜"而住院治疗。经用西药能够控制症状，但停药则迅速复发。乃转中医治疗。患儿四肢紫癜，以下肢为多，对称分布，色暗红，不痒。伴有鼻衄，心烦口渴，尿黄，舌红脉数。实验室检查，血小板140×10^9/L，出血时间1分钟，凝血时间3分钟，骨髓象无异常。中医辨证为热毒郁结血分而发斑，按血热血瘀证治，以清热凉血，佐用化瘀法（组方见方证）。按上方服16剂，紫癜全部消退，衄血亦止。予养阴益气剂调理1周，痊愈出院[2]。

4.陈大年治倒经：黄某，经停将近1年，偶见口鼻出血，舌苔燥腻，脉象弦数。血室空虚，浮阳上扰，肺金被灼，先从肺胃两经调治：冬桑叶、连翘壳、天花粉、大丹参、泽兰叶、怀牛膝、益母草各9g，炒竹茹、炒甘菊各4.5g，川贝母粉1.5g（冲）；如便结者加生大黄3g。按：本病常兼见月经过少或闭经。治疗上除用清热凉血以治标外，还以丹参、泽兰、当归等养血通经，牛膝引血下行[5]。

引用文献

［1］北京中医医院.赵炳南临床经验集［M］.北京：人民卫生出版社，2006：345，346.
［2］郝朴.活血化瘀法临床应用的体会［J］.新中医，1975，（3）：19.
［3］王仁."银蒲消疖汤"治疗多发性疖肿［J］.新中医，1975，（1）：46.
［4］何志雄.胃虚津缺无汗身痒治验［J］.新中医，1980，（1）：16.
［5］王大增.著名中医妇科专家陈大年的临床经验［J］.上海中医药杂志，1983，（11）：11.

（三）血液郁滞候（肝肺燥热变证2）

肝肺燥热证，燥热内蕴血分，消灼血液，留滞入络，而成血液郁滞之候。杂病学家通称为燥热入络之证。其见症虽以络脉郁滞之症象显明，但必有血热与瘀滞之脉症同见。

通称：燥热入络。

内含病例：［**中医**］脉痿，痹证。［**西医**］动脉周围炎，败血症，感染性休克，弥漫性血管内凝血，四肢末端干性坏疽。

病因病机：肝肺燥热郁滞，因燥热内蕴血分，消烁血液，瘀滞络脉，甚则阻塞脉络，不得通利，而成血液瘀滞之证。

证象组合：血蒸+血滞+络滞+液灼

主症：【血热蕴蒸】症象：①面色红。②弛张热。③口干口苦。④心烦少寐。⑤齿衄。**舌象**：①舌红。②舌干尖红。③舌红绛，苔黄滑。**脉象**：①脉细数。②脉弦细数。

【血滞不行】症象：①面及双耳廓、颈、躯干散在针尖大小瘀斑。②双上肢前臂下段和腕关节以下，双足趾均呈紫黑色肿胀厥冷。

副症：【络脉不利】症象：①左肩关节疼痛，午后加重。②左肩、肘关节呈针刺样疼痛，日夜不休，自觉有灼热感。③两足不能任地。④稍吃热性药食，或动怒则感上身血管疼痛。

【络脉不和】症象：①四肢无力。②足痿弱。

宾症：【津液消灼】症象：①大便稍结。②小便黄热。**舌象**：舌红，中有裂纹，苔薄黄。

治则：当清热凉血增液以透达之，活血散瘀通络以疏利之，使热透瘀行，则络脉通利矣。

方证

1.增液汤合行气活血汤加味证：许秀平方[1]。治痹证，左侧肩关节至肘关节疼痛年余，局部不肿，自觉有灼热感。详见病案2。

生地20g，麦冬、玄参、海桐皮、石斛各10g，桑枝30g，苏木、木通、陈皮、枳壳、大活血、郁金各6g。

2.清营汤、导赤散、四妙勇安汤加减证：李克淦方[2]。治脉痿（动脉周围炎），两足不能任地，动怒则感上身血管疼痛，详见病案3。

生地、玄参、丹皮、寸麦冬、竹叶、银花、山栀各9g，丹参12g，黄连6g，牛膝15g，连翘心、甘草各3g。

论著和讨论

本证候燥热久蕴血分，消烁血液，瘀滞络脉，失于宣通，即《素问》："心气热，则下脉厥而上，上则下脉虚，虚则生脉痿，枢折挈胫纵而不任地也。"治则当以清热凉血散瘀、活血通络为法。路志正说：燥痹的主要病机是，阴血亏虚，津枯液涸。其表现为：肢体关节隐隐作痛，不红不肿，屈伸不利，口舌干燥，肌肤干涩，烦渴欲饮。成因有三：气运太过，燥气横逆，感而受之，燥痹乃成；寒湿痹过用大热辛燥之品，耗伤津液，使筋脉失濡而成；素体肝肾亏虚，阴津不足，筋脉、关节失于濡养，"不荣而痛"也。外燥致痹多兼风热之邪，其治则当滋阴润燥、养血祛风，方用滋燥养荣汤加减；内燥血枯酌用活血润燥生津散（当归、芍药、熟地、麦门冬、天门冬、瓜蒌、桃仁、红花）加减。因误治而成者，既有津血亏耗，阴虚内热，又多兼湿邪未净之证，其治较为棘手，滋阴则助湿，祛湿则伤津。故应以甘凉平润之品为主，佐以芳香化浊，祛湿通络。方用玉女煎去熟地，加生地、玄参、藿香、茵陈、地龙、秦艽等[3]。

病案举例

1.毕维德等治任某某，女，1岁，"败血症，感染性休克，弥漫性血管内凝血，四肢末端干性坏疽"。8天前水样腹泻，日10余次，伴呕吐和弛张热，T38℃，急性重病容，嗜睡躁动，轻度脱水，面及双耳廓、颈、躯干散在针尖大小瘀斑，双上肢前臂下段和腕关节以下，双足趾均呈紫黑色肿胀厥冷，逐渐向上漫延，但无疼痛，舌红绛，苔黄滑，脉细数，血压40/30mmHg。热邪内燔，气血郁阻，邪侵血络，发为阳毒，正气已亏，治疗原则：活血解毒，疏络达邪，略参补气之品。丹参15g，太子参、当归各9g，红花、丹皮、香附、乳没各6g，三七5g，通草、甘草、皂刺各3g，血竭1.5g，银花、大青叶各12g。第1天，血压回升80/50mmHg，第2天瘀斑减轻，第3天四肢紫黑转紫红，第6天明显好转。仍食少体倦，口渴，舌红淡，苔薄黄，脉细数，余毒未尽，气血不足，宜益气和营、清热解毒：当归、连翘、丹参、党参、沙参、麦芽各6g，银花9g，紫花地丁、大青叶、山药各10g，治疗月余，痊愈出院[4]。

2.许秀平治李某某，女，68岁。素体阴虚，肝肾不足，入暑贪凉，而致左肩关节疼痛。近4天来疼痛加剧，不能活动，稍触即痛，午后加重。口干口苦，心烦齿衄，饮食少进，大便稍结，小便色黄，舌红苔黄，脉细数。证属肝肾阴虚，感受外邪，筋脉失养。法宜滋补肝肾，养阴清热，甘寒通络。方用增液汤加味：生地、玄参、忍冬藤各12g，钩藤、石斛、海桐皮、白芍、威灵仙各10g，麦冬、桑寄生15g，桑枝、草决明30g。服6剂，疼痛大减，左上肢已能活动，夜卧较安，食纳知香。守原方继进5剂，诸症痊愈，嘱其用桑枝60g、杜仲10g，炖猪骨佐食，服10天善后[1]。

又治刘某某，男，31岁。左侧肩关节至肘关节疼痛年余，经中西医治疗（曾行可的松局部封闭和中药、针灸等治疗）未效，现症：左肩、肘关节呈针刺样疼痛，日夜不休。疼亦可放射到同侧颈项，头亦经常左侧歪斜，局部不肿，自觉有灼热感。心烦口干，饮食、二便尚可。舌红，中有裂纹，苔薄黄，脉弦细数。证属阴虚兼瘀，筋脉不利。法宜滋阴清热，活血通络。方用增液汤合行气活血汤加味（组方见方证）。服药20剂痛止，精神振奋，余无不适。处方：生地12g，麦冬、玄参、石斛、钩藤、忍冬藤、海桐皮、丝瓜络各10g，桑枝20g，山药15g，太子参30g，大活血6g，服10剂而愈[1]。

3.李克淦治脉痿（动脉周围炎）：王某，女，30余岁，因母病故，悲哀太甚，继发两足不能任地，小便黄热，心烦少寐，舌干尖红，脉细数，稍吃热性药食，或动怒则感上身血管疼痛，面色红，以心火上炎，灼伤营阴论治，清心养营，导赤引血下行之法，清营汤、导赤散、四妙勇安汤加减，重用牛膝引血下行（组方见方证），数剂，热象大减，调理月余即能步行就诊[2]。

引用文献

[1] 许秀平.治疗阴虚痹痛的点滴体会［J］.江西中医药，1983，(4)：41.
[2] 李克淦.《素问·痿论》临证举隅［J］.中医杂志，1984，(9)：18.
[3] 单书健等.古今名医临证金鉴·痹证卷（下）［M］.北京：中国中医药出版社，1999：179.
[4] 毕维德等.小儿感染性休克合并急性弥漫性血管内凝血3例治验［J］.中医杂志，1982，(12)：23.

六、肾胃燥热证（燥热证并病2）（4候）

肾胃躁热证为上中燥热，深入下焦之证，由气分深入阴分，上焦肺津，中焦胃液，下焦肾阴均受其燔灼，为虚实夹杂之候，景岳称之为："此虽阳明有余，而亦少阴不足。"[1]即阳明之燥热有余，少阴之肾水不足，故吴坤安又称为"阳亢阴竭"，即胃中燥热亢盛，肾中阴液欲竭，为虚实参半之证。稍浅者燥热尚蒸灼于气液，胃中邪热尚亢，而肾中阴液亦渐有伤；深者则燔烁及阴液，胃热尚亢，肾阴有伤，即吴坤安所谓："乃阳亢阴竭，胃汁肾液俱涸也。"[2]更有甚者，即如吴氏所云"胃中津液干涸，少阴肾水不支"[2]而成阴液枯涸之候。若再救治失宜，即有阴竭阳越之险。故吴氏有"胃汁肾液俱涸也，不治"[2]之训。

肾胃燥热证，为胃中燥热有余，肾之阴液不足之证，故其治则当损其有余，而补其不足。即胃燥偏亢，应以大清燥热为主，以存津救阴；肾阴偏涸，则当大滋肾水为主，吴坤安有云："阴液充溢，阳邪自解。"[2]然当此正衰邪盛之际，扶正祛邪，不可偏废。

证候别称：热伤气液，阳明有余，少阴不足，阴液枯竭，阴竭阳脱，内热灼筋。

病名：［中医］温病后期，温病伤阴，温病极期，暑热坏证，小儿疰夏，热痹，消渴，虚燥。

证候系统：详见图3-6-9。

本证————气液消灼候

转证————气阴消灼候、阴液消灼候、阴液虚燥候

变证————阴液枯涸候、阴竭阳越候

图3-6-9　肾胃燥热证证候结构图

引用文献

[1] 张介宾.张景岳医学全书［M］.北京：中国中医药出版社，1999：1254.
[2] 吴坤安.伤寒指掌［M］.上海：上海科学技术出版社，1959：卷一10，11，25.

（一）气液消灼候（肾胃燥热本证）

肾胃燥热证，燥热蕴于阳明，伤耗胃中气液，下逼肾液，是为气液消灼之候。时病学家通称为热伤气液之证。见症以燥热耗伤津液之脉症为主，可兼见气虚不足之脉症。

通称：热伤气液。

内含病例：［中医］消渴。［西医］糖尿病。

病因病机：肾胃燥热虚灼，因胃中燥热久羁，耗伤胃液，伤残元气，下迫肾液，而成气液两虚，燥热内盛之证。

证象组合：液灼+液涸+气虚+神蒙

主症：**【津液消灼】症象**：①口渴引饮。②消谷善饥。③尿频量多。**舌象**：①舌质红，苔黄白少津。**脉象**：①脉虚数无力。②滑数。**指纹**：淡紫达二关。

副症：**【津液枯涸】症象**：①肌肤消瘦。②唇红发皱，口干思饮。③心烦无汗，五心灼热。④目干。**舌象**：①舌红少苔。②舌赤无苔。

【气虚失充】症象：①终日神疲。②纳少喜卧。③身软无力。④头晕。**舌象**：舌淡苔白。**脉象**：脉浮大。

宾症：【神志昏蒙】症象：①入夜呓语。②昏沉。

治则：当清滋胃肾气液为主，兼以清热生津、益气扶元为法。

方证

1.消渴汤证：董建华方[1]。益气滋阴清热，治口渴引饮，消谷善饥，详见病案2。

山药、生石膏各30g，黄芪、天花粉各15g，生地、知母、玄参、寸麦冬、怀牛膝、茯苓、泽泻各10g，菟丝子12g。

2.滋阴降火汤证：李斯炽方[2]。治糖尿病，饮食倍增，尚感饥饿，头昏眼干，全身无力，详见病案3。

天花粉、石斛、葛根、麦冬、玄参、银花、知母、沙参各9g，山药、百合各12g，黄连6g，甘草3g。

论著和讨论

本证候燥热灼伤胃液，耗损元气，下迫肾液，治则当清养气液与清解燥热、扶正祛邪并重。董建华说：在论治上有肺热、胃热、肾虚之别，故程钟龄认为："治上消者，宜润其肺，兼清其胃；治中消者，宜清其胃，兼滋其肾；治下消者，宜滋其肾，兼补其肺。"在临床中，上、中、下三消的症状往往同时兼见，仅在程度上有轻重的不同，因此，在治疗上就必须三者兼顾。患者（详见病案2）有口渴、易饥、尿多等三消症状，据其脉证属肺胃有热，气阴两虚，故药用山药、生地、黄芪、天花粉、菟丝子、怀牛膝、泽泻等滋阴益气，调补肺肾；石膏、知母、玄参清肺胃之热。复诊时于原方去淡渗之品而加金樱子、山萸肉滋补肝肾，入黄连、连翘苦寒解毒而消疮疖。后期于滋阴清热之剂中加入少量肉桂温补肾阳，取其少火生气，使阴阳协调，水火相济[1]。

病案举例

1.刘晓汉治刘某某，男，49岁，口渴多饮（每日饮水约4000ml），多食（每次5~6两，一日三餐），多尿（每日排尿量达3000ml），逐日消瘦，体重由64kg降至52.5kg。查体：消瘦，舌质红，苔黄白少津，脉滑数。化验：血糖11.655mmol/L，尿糖（++），酮体（-）。诊断：糖尿病，非酮中毒型。中医辨证为消渴病，三消全具。曾用D860与优降灵治疗，一度血糖为7.38mmol/L，尿糖（±）但以后又复发，采用中药治疗，治则：清胃养阴，润肺生津，滋阴益肾。处方：天花粉60g，寸麦冬、沙参各15g，生石膏、玄参、石斛、知母各9g，党参12g，生地30g。服药1周后，口渴、多食均减轻。又照上方加六味地黄汤，连服10周后，多饮、多尿均减轻，多食控制每餐3两，脉沉细无力，舌苔黄白。又照上方加黄芪30g，连服2周；于11月下旬复查血糖为6.66mmol/L，尿糖（±），又照原方加枸杞子30g，12月末复查诸症消失。医嘱继续服药巩固疗效[3]。

2.董建华治李某某，男，30岁。2个月来口渴引饮，每日约饮水9磅许，消谷善饥，多食亦觉不饱，尿频量多，色白不清，身软无力，心悸，日益消瘦，体重在两个月内由55kg降至46kg。舌质略淡，苔薄白，脉象浮滑数。空腹血糖12.876mmol/L，尿糖（+++），查基础代谢率+50%，甲状腺稍大，皮肤无抓痕，心率100次/分，律齐。西医诊断为糖尿病。经用D860及苯乙双胍效不明显。辨证：肺胃蕴热，气阴两伤。益气、滋阴、清热（组方见方证），同时嘱其节制饮食。上药共服15剂，症状稍有改善，查尿糖（+++），心率90次/分，皮肤有散在小疮疖，舌质红少津，苔薄黄，脉象滑数。虚热尚炽，毒火浸淫肌肤。守上方去茯苓、泽泻之渗利，加黄连、连翘、金樱子解毒益肾。山药、生石膏各30g，黄芪15g，生地、知母、玄参、天花粉、麦冬、怀牛膝、金樱子、连翘各10g，菟丝子12g，黄连粉1.5g（冲），6剂。三诊：口干饮水减少，日饮水约5磅许，饥饿感亦减，疮疖渐消，心悸消失，查尿糖（+），守上法出入。山药、黄芪、生石膏各30g，生地、玄参、天花粉、连翘10g黄连粉（冲）、肉桂各1.5g，山萸肉12g，桔梗、升麻、柴胡各3g。四诊：上药连服10剂，口渴、善饥已可控制，大便稍顿，夜尿一二次，疮疖基本消退，查尿糖（-），尿常规（-），血糖5.8mmol/L，舌质红，苔薄白，脉象弦细数，症情缓和，继守上法化裁，同时撤去西药，又观察1周，症情平稳，查尿糖阴性，血糖正常，以上方为主，配制丸药以巩固疗效[1]。

3.李斯炽治糖尿病：江某某，男，成年，饮食倍增，尚感饥饿，头昏眼干，全身无力，舌红少苔，脉浮大，尿糖（+++），滋阴降火汤主之（组方见方证）[2]。

引用文献

［1］董建华.临证治验［M］.北京：中国友谊出版公司，1986：347，349.

［2］成都中医学院.李斯炽医案（二）［M］.成都：四川人民出版社，1978：170.

［3］刘晓汉.中药治疗糖尿病的临床体会［J］.新中医，1976，（3）：29.

（二）阴液消灼候（肾胃燥热转证1）

肾胃燥热证，久蕴胃中之燥热，消灼津液，渐深入肾阴，消涸阴液，而成阴液消灼之候。为正虚邪盛，张景岳所谓"阳明有余，少阴不足"之证。其以热炽与阴枯之脉症同见为主。

通称：阳明有余，少阴不足。

内含病例：［**中医**］温邪病后。［**西医**］慢性肾盂肾炎，急性口腔炎，舌炎。

病因病机：肾胃燥热虚炽，因燥热久蕴阳明，消灼津液，久则由气深陷入阴，消烁肾阴，渐至阴液消涸，而成正虚邪盛、阴枯热炽之证。

证象组合：热炽＋阴枯＋液灼

主症：【津气蕴炽】症象：①烦热口渴。②口苦作干。③头时胀痛，头痛。④舌燥唇焦，口舌糜烂气秽。⑤牙痛，牙宣口气，齿龈肿烂，时出脓血。⑥咽喉肿痛。⑦吐血衄血。**舌象：**舌苔中边紫，前半黄，后半紫；或前半白，后半红。**脉象：**①脉细弦。②脉浮洪滑大。③脉左数，右洪。

副症：【阴液消涸】症象：①形羸，形癯神乏，精明昏暗。②唇舌深赤。③潮热，抚其肌表，燥热而甲错，④掌心灼手尤甚。⑤腹肌瘠陷如舟。⑥痿软不起。**舌象：**①苔少舌质偏绛。②干光无苔。**脉象：**①脉虚数。②脉细数虚濡。③脉兼微数。

宾症：【津液消灼】症象：①饥烦，不欲食饮。②舌燥咽燥，口渴。③干咳。④便艰，大便秘结，二便艰涩。**舌象：**①苔揹淡黄。②黑而燥刺。**脉象：**右脉弦数，重按无力。

治则：当清滋阴液与清热生津增液并重，泻阳明燥热之有余，滋少阴肾水之不足，以助正清邪。

方证

1. 甘露饮证：张景岳方[1]。功能清胃滋阴。治阴虚胃热，烦热口渴，头痛牙痛，或吐血衄血，脉浮洪滑大。也用于急性口腔炎，舌炎而见口舌糜烂者。

滑石（飞）四两，石膏、寒水石、白术各二两，茯苓、泽泻各一两。一方加桂苓名桂苓甘露饮。

2. 玉女煎证：此方创自洁古老人，朱丹溪以为此心肺胃三经药也[1]。治胸中客热，牙宣口气，齿龈肿烂，时出脓血，吐血衄血，目睑垂重，常欲合闭，或即饥烦，不欲食饮，及目赤肿痛，不任凉药，口舌生疮，咽喉肿痛，疮疹已发，皆可服之。

石膏、熟地黄各9~15g，麦门冬6g，知母、牛膝各4.5g。水煎服。

论著和讨论

本证候燥热久蕴阳明，由津气深陷下焦阴分，津液消灼，阴液枯涸，正气已衰，内热尚盛，而成燥热有余，阴液不足之证。吴坤安谓："乃阳亢阴竭，胃汁肾液俱涸也。"[2]张景岳说："此虽阳明有余，而亦少阴不足，宜玉女煎主之。"[1]

故其治则亦以滋养阴液与清解燥热并重，扶正救阴，虚实兼顾。吴坤安说："凡见舌苔中黄边紫，前半黄，后半紫；或前半白，后半红，脉左数，右洪，外症潮热，舌燥唇焦，口糜气秽，齿衄烦渴。此景岳所谓'阳明有余，少阴不足'之症也。宜大小甘露、玉女煎之类，随症如减，无不应手。"[2]"（舌苔）若黑而燥刺，是阳经注入太阴之热邪，宜清火解毒，兼阳明治。如屡清不解，腹无痞满硬痛之症者，不可妄投承气；是胃中津液干涸，少阴肾水不支，宜大小甘露饮主之。"[2]"（伤寒瘥后调理）如其人阴分虚者，必有余热未尽，舌燥口渴，二便艰涩，脉兼微数等症，宜生金滋水饮；或甘露饮加减养之。"[2]少阴之阴不足，阳明之火有余，口燥龈腐，牙衄色淡，渗流不止，脉细数，舌光绛。吴谦说："若胃经虚火者，牙龈腐烂，淡血渗流不已，宜服二参汤（人参、玄参）及补中益气汤，加黄连、丹皮。"[3]何廉臣说："齿血，血从牙龈流出也。故一名牙宣，……如脉细数，舌光绛，口烂龈糜者，胃中虚火也。宜清热兼滋阴，新加玉女煎去石英、磁石，加骨碎补、黑蒲黄，外用冷醋水漱口，十灰散掺，内外并治，奏功更速。"[4]唐容川说："胃中虚火，口燥龈糜，其脉细数，血不足者，宜甘露饮，加蒲黄以止衄；玉女煎，引胃火以下行，兼滋其阴。"[5]

病案举例

1. 王旭高治少阴水亏，阳明火亢，鼻血不止，拟玉女煎合四生饮法：生地黄、鲜地黄、龟板、石膏、知母、玄参、北沙参、怀牛膝、茜草炭、血余炭、茅根汁、侧柏叶汁、鲜荷叶汁、艾叶汁[6]。

2. 周小农治张培子，十余岁，己未三月患温邪病后见症形羸，干咳，便艰，溲赤浑浊，痿软不起。脉虚数，苔揹淡黄。是脏阴大伤，余热尚蒸。宗吴氏甘苦合化阴气法，甘露饮加味，如石斛、生地、天冬、黄芩、黑山栀、北沙参、地骨、天花粉、桑皮、功劳子叶、白薇、珍珠母、黑芝麻等，出入为方。另嘱以甜杏仁、西瓜子去壳，杵烂，煮酪饮之。咳止便润，溲淡热清。续以香粳米粥、猪肺肚腰煮汤以养之，并饮人乳，渐能起坐。越半月，能步行，肤转润泽，肉渐壮复。拟石斛、丹皮、生地、山药、玉竹、天冬、麦冬、白芍、牛膝、龟板、鳖甲、西洋参，以清养脏阴。乃痊[7]。

3. 邹云翔治慢性肾盂肾炎：理某某，女，47岁，小便淋漓难净，口苦作干咽燥，头时胀痛，血压偏高，大便秘结，数日一行，苔少舌质偏绛，脉细弦，尿检：脓细胞（++），蛋白（+++），红细胞少许。养肺阴，益肾气，润肠濡肝和络：百合30g，鲜芦根（去节）60g，北沙参、黑芝麻各15g，寸麦冬、天花粉、海蛤粉、云茯苓、白蒺藜、桑寄生、川续断各9g，川贝母、天麻各4.5g，玄参12g，独活1.2g。滋肾丸1.2g。服5剂诸症消失[8]。

4.万荣轩治于祥文有女，年及笄，盛夏罹热病，入专科医院求治，历3个月，邪留连，热不解，医师诊为“迁延伤寒”。至秋凉，双亲以为无望，乞退出院。返家后，其父邀余为诊之。入室见形癯神乏，精明昏暗，唇舌深赤，干光无苔；抚其肌表，燥热而甲错，掌心灼手尤甚；复察胸腹，见虚里崩腾，腹肌瘠陷如舟；切其脉细数虚濡；汛以所苦，瞠目莫能答，知其两耳失聪。余以为证由温邪久羁，阴精被灼已甚。盖热之不除，责肾之少，耳之失聪，缘于阴精不得灌输乎上窍。当遵太仆之教，循壮水伏热之法，酌以吴氏增液汤，佐以葳蕤、丹参、牡丹、芍药、栝楼根等品，嘱日进1剂。使餐以鸡肉羹牛乳、水果汁，假五味子滋补其燥。经1周，邀再诊，热煞几近半，元神初复。增损前方，继服十许日，则两耳可闻，身热悉除矣。乃加意调护，少予药洱。历2个月，逆诸其门，则笑语嫣然，明慧如初矣[9]。

引用文献

［1］张介宾.张景岳医学全书［M］.北京：中国中医药出版社，1999：1254，1591，1683.

［2］吴坤安.伤寒指掌［M］.上海：上海科学技术出版社，1959：卷一10，11，58，卷二62.

［3］吴谦.御纂医宗金鉴［M］.北京：人民卫生出版社，1963：790.

［4］俞根初.重订通俗伤寒论［M］.上海：上海科学技术出版社，1959：328.

［5］王咪咪等.唐容川医学全书·血证论［M］.北京：中国中医药出版社，1999：97.

［6］柳宝诒等.增评柳选四家医案［M］.南京：江苏科学技术出版社，1983：226.

［7］周小农.周小农医案［M］.上海：上海科学技术出版社，1962：125.

［8］邹云翔.邹云翔医案选［M］.南京：江苏科学技术出版社，1981：104.

［9］马骥.万荣轩得效录［J］.中医药学报，1984，（5）：9.

（三）阴液虚燥候（肾胃燥热转证2）

肾胃燥热证，胃中燥热，灼伤胃液，烁损肾阴，肠中枯燥，是为阴液虚燥之候，杂病学家通称为虚燥之证。其见症以气机燥结之症象显明，但必兼有阴液枯涸之脉症。

通称：燥伤阴液。

内含病例：［中医］虚燥。

病因病机：肾胃燥热虚结，因燥热久羁阳明，灼伤胃中津液，耗伤肾中阴液，致肠内枯燥，余邪内结，系因虚致结之证。

证象组合：阴枯+液涸+气结

主症：**【阴液消涸】症象**：①面色壅热通红。②唇焦齿黑。③口燥咽干。④二便不通。⑤神昏沉。**舌象**：舌紫如猪肝，枯晦无津，紫燥。**脉象**：虚涩。

副症：**【津液枯涸】症象**：①大便不通。②舌燥口渴。③二便艰涩。**舌象**：舌苔黑燥。**脉象**：脉沉无力。

宾症：**【气机郁结】症象**：①胸满不能饮食。②胸痛闷。③气粗便秘。**舌象**：满舌黄胎，中间焦黑。**脉象**：脉之滑数，重按有力。

治则：唯有滋养阴液为主，以润肠燥，其结自解，所谓增水行舟之法。慎不可妄行攻下。

方证

小甘露饮证：《医宗已任编》方[1]。治脾劳实热，身体面目发黄，舌干咽喉肿痛。

栀子、黄芩、生地黄、升麻、桔梗、茵陈蒿、石斛、甘草。水煎服。

论著和讨论

本证候胃中津液干涸，少阴肾水不支，系因虚致结之证。或如吴坤安所云：“黑燥为阳明之热，腹无痞满硬痛，非承气证，只宜清解。若清之不应，是肠中燥矢与热邪固结，胃土过燥，肾水不支，胃中阴液已干。”[2]因而其治则以滋养阴液为主，以解其燥结。慎不可妄行攻下，再耗其阴液，吴坤安曰：“如舌形紫燥，唇焦齿黑，二便俱秘，此为阴中兼阳，可兼阳明以苔：犀角、地黄、甘露饮之类……不拘伤寒杂症，如见舌色紫如猪肝，枯晦绝无津液者，此肾液已涸，不治；痢疾见此苔，胃阴已竭，必死。伤寒更衣后，舌苔顿去，而见紫色如猪肝者，此元气下泄，胃阴已绝，不治。如舌苔去，而见淡红有神者佳。”[2]曹炳章云：“若黑而燥刺，是阳证注入太阴之热邪，宜清火解毒，兼阳明治。如屡清不解，腹无痞满，硬痛之症者，不可妄投承气，是胃中津液干涸，少阴肾水不支，宜大小甘露饮主之。”[3]吴鞠通曰：“阳明温病，下后二三日，下证复现，脉下甚沉，或沉而无力，止可与增液，不可予承气。”[4]吴坤安曰：“宜大小甘露饮，以救胃汁，阴液充溢，阳邪自解，二便自通。”[2]俞根初说：“如其人阴分虚者，必有余邪未尽，舌燥口渴，二便艰涩，脉兼微数等症，宜小甘露饮、叶氏养胃汤等清养之。”[5]

病案举例

1.杨乘六治李氏妇，年60岁余，患热证，胸痛闷，神昏沉，气粗便秘，发散消导增甚，脉之滑数，重按有力，面色壅热通红，满舌黄苔，中间焦黑。此食滞中宫，贲门壅塞，太阴之气阻而不运，阳明之气抑而不伸，郁而为火也。以大剂疏肝益肾汤，倍熟地与之，当晚下黑矢数十块，诸症大减。次日再诊，脉见浮洪，舌上焦燥黄苔尽脱，而其色反黑如炭。问曰：症减而舌反黑，何也？曰：向者食滞便秘，上下窍不通，火闷不舒，其焰不能上达，今与以纯阴之剂，使便得通，则壅塞之火随便泄去，而余火未尽者，复炎而上行，故舌反黑耳。前方加酸枣仁、当归、山栀以滋水清肝，舌黑退，再以生金滋水，及六君子加当归、白芍，痊愈[6]。

2.虞抟治族侄百一之子，因出痘大便秘结不通。儿医云：便实为佳兆。自病至痘疮愈后，不入厕者凡25日，肛门连大肠不胜其痛，叫号声达四邻外。医及予二三人议药调治，用皂角末及蜜煎导法，服以大承气汤及枳实导滞丸、飞备急丸皆不效，计无所出。予曰：此痘疮余毒郁热，结滞于大小肠之间而然。以香油一大盏令饮，自朝至暮亦不效。予画一计，令侍婢口含香油，以小竹筒一个套入肛门，以油吹入肛内。过半时许，病者自云：其油入肠内，如蚯蚓渐渐上行。再过片时许，下黑粪一二升止，困睡而安[7]。

引用文献

［1］高鼓峰等.医宗己任篇［M］.上海：上海科学技术出版社，1959：34.

［2］吴坤安.伤寒指掌［M］.上海：上海科学技术出版社，1959：卷一12，25.

［3］曹炳章.彩图辨舌指南［M］.南京：江苏人民出版社，1962：卷二31.

［4］吴鞠通.温病条辨［M］.福州：福建科学技术出版社，2010：66.

［5］俞根初.重订通俗伤寒论［M］.上海：上海科学技术出版社，1959：475.

［6］江瓘，魏之琇.名医类案（正续编）［M］.北京：中国中医药出版社，1996：347.

［7］虞抟.医学正传［M］.北京：人民卫生出版社，1965：294.

（四）阴液枯涸候（肾胃燥热变证）

肾胃燥热证，燥热久羁胃中，消涸胃液，烁伤肾液，以致阴液枯涸之候。时病学家常称为阴液枯竭之证，或热劫液枯之证。以中下阴液枯涸之脉症为主，亦可兼有阳气浮越之脉症。

通称：阴液枯竭。

内含病例：［中医］温病伤阴。

病因病机：肾胃燥热虚弱，因燥热久灼阳明，消涸胃中津液，烁伤肾中阴液，中下阴液枯竭，阴枯不能恋阳，孤阳无依，即有浮越之变，而成阴竭阳厥，病必危殆。

证象组合：阴枯+液涸

主症：**【阴液消涸】症象**：①心中愠愠液液。②临晚微寒热。**舌象**：黑而坚敛，焦刺如荔枝形。**脉象**：脉右数左虚。

【津液枯涸】症象：口燥咽干。**舌象**：舌干绛起裂。

副症：**【神气不振】症象**：①错语。②神倦欲眠，昏冒。

宾症：**【阳气浮越】症象**：①颧赤目红，舌疮，咽干火冲。②躁扰躁狂。

治则：邵仙根说："用大剂滋阴清热之法，药勿间断，希救万一。"[1]病势不甚深者，俞根初主之清滋法，叶天士之滋填法，当可挽救。

方证

叶氏加减复脉汤证：《通俗伤寒论》载方[2]。滋养阴液，肃清余热，用于伏暑善后。详见论著3。

北沙参、龙牙燕、阿胶、吉林参、麦冬、生地、白芍、炙甘草、石斛、鲜茅根。

论著和讨论

本证候燥热灼伤肾胃阴液，阴液枯竭，吴坤安虽谓：舌苔"若黑而坚敛，焦刺如荔枝形者，乃阳亢阴竭，胃汁肾液俱涸也，不治。若诸书但以黑苔为肾气凌心，水来克火，百无一治，庸有未验（邵仙根评：此系肾阴胃液俱竭，热阳亢极，阴涸而死，故曰不治，不得已用大剂滋阴清热之法，药勿间断，希救万一。又有以舌之五色分五脏，乃五行之死法，不足以测伤寒之变）。"[1]俞根初说："口燥咽干，舌干绛而起裂，热劫液枯者，宜清滋，清燥养荣汤去新会皮加鲜石斛、熟地露、甘蔗汁。"[2]何廉臣说："伏暑善后之法则：一以滋养阴液、肃清余热为主，如叶氏加减复脉汤（组方见方证），及甘露饮加西洋参、蔗浆汁，往往得育阴垫托，从中下焦血分复还气分，阴分转出阳分，少腹部及两腰部发白痦黑疹而解。"[2]

病案举例

叶天士治张五五，劳倦内伤，温邪外受，两月不愈，心中愠愠液液，津液无以上供，夜卧喉干燥。与复脉汤去姜、桂、参，三服后可加参，（劳倦感温阴液燥）[3]。

又治沈氏，温邪初发……脉右数左虚，临晚微寒热，复脉汤去姜、桂[3]。

引用文献

［1］吴坤安.伤寒指掌［M］.上海：上海科学技术出版社，1959：卷一11.

［2］俞根初.重订通俗伤寒论［M］.上海：上海科学技术出版社，1959：255，257.

［3］叶天士.临证指南医案［M］.上海：上海卫生出版社，1958：250，547.

第四节　虚燥证类（5证12候）

虚燥，为内燥，燥由内起，而非外受之邪燥。病由津液、血液、阴液枯涸，不能濡养于内外，则失其柔润而成燥证。多见于热病久病之后，或由内伤积劳积郁，五内火起，消耗阴血；或由新产失血过多；或由高年精血不足等，均可以致之。轻则外不能濡养筋脉而成痿躄，内不能润滑大肠而成燥结虚秘；重而急者，因燥生风，可致痉厥之变，缓则久虚不复，步入损门。

虚燥在上则为气液两枯之液燥，在中则为血液枯涸之血燥，在下则为精血枯竭之阴燥。其治则虽总宜滋养津液，填补精血以濡润其燥；然亦当分别三焦之法，即上燥在气，中燥在血，下燥伤阴，故上燥救津增液，中燥补血，下燥填阴，此其滋润虚燥之大法。

证候系统：详见表3-6-2。

表3-6-2　虚燥证证候结构表

	本病	合病	并病
上燥	肺胃虚燥证	心肺虚燥证	肺肾虚燥证
中燥	肝胃虚燥证	肝脾虚燥证	
下燥	肝肾虚燥证		

一、肺胃虚燥证（虚燥证上燥本病）（3候）

肺胃虚燥证，为肺胃气液不足，肺津胃液枯槁，以致虚燥内起，系液涸虚燥之证。多见于热病之后，或过投清下，或误与香燥，耗伤肺气，消烁胃液，而成气液两伤之燥证。轻则燥涩以滞气机，致宣降失利；重则内不能润滑大肠，为液枯肠燥，传导失职，则多燥结；久则外不能濡养筋脉，而筋枯脉燥，可发为痿躄。

肺胃虚燥证，病由肺气胃液两伤，不能濡润，以致虚燥内起，其治则总当甘寒滋养肺胃气液以濡润之，则虚燥自解。叶天士认为和补之法，药取甘寒以清上，不可妄行苦寒。一则苦寒化燥，反伤津液；二则苦寒更伤胃气。故吴鞠通曰："属下焦复脉法也，勿得轻与承气，轻与者，肺燥而咳，脾滑而泄，热反不除，渴反甚也。"[1]吴坤安亦云："以养阴退阳，阴液复，外可得汗而解，内可得便而解，即寒中亦有散邪之义也。"[2]

证候别称：久病津枯。

病名：［中医］凉燥犯肺，久咳，咳喘，呃逆，嗳噫，燥结，身酸疼，热痿。

证候系统：详见图3-6-10。

本证————气液虚滞候

转证————气液虚逆候、气液虚燥候

变证————气液消涸候

图3-6-10　肺胃虚燥证证候结构图

引用文献

［1］吴鞠通.温病条辨［M］.福州：福建科学技术出版社，2010：72.

［2］吴坤安.伤寒指掌［M］.上海：上海科学技术出版社，1959：卷二27.

（一）气液虚滞候（肺胃虚燥本证）

肺胃虚燥证，由久病肺胃津液已伤，元气未复，燥从内起，气机涩滞，而成气液虚滞之候，时病学家称为久病津枯之证。以上中气机郁滞之症象显明，但必兼有津枯与气弱之脉症。

通称：久病津枯。

内含病例：[中医]凉燥犯肺，久咳。[西医]冠状动脉硬化性心脏病合并支气管炎。

病因病机：肺胃虚燥虚滞，多由久病耗伤肺胃津液，元气不复，肺胃枯燥，气机涩滞，宣降失常，即缪仲淳所谓“久病津液枯，气弱不能送”[1]之虚滞证。

证象组合：液灼+气滞+气虚

主症：**【津液消灼】症象**：①干咳无痰，咽痒作呛。②面部潮红。③口苦。④大便秘结，大便不通。⑤晚上生眼屎。

【气机不利】症象：①肠胃鼓气。②腹痛。

副症：**【气机不宣】症象**：①胸中不快。②咳嗽头痛。③痰多不思食。

宾症：**【气虚失充】症象**：①面色黄白。②不思饮食。③心累气紧。**舌象**：舌苔薄。**脉象**：①脉象浮细。②脉微弱。

治则：当清养肺胃气液，以滋润其枯燥，以利其气机，略佐宣降气机之品，以除其涩滞，即滋养兼疏之法。

方证

1.五仁橘皮汤加味证：《通俗伤寒论》方[2]，辛温以流利气机，治凉燥犯肺，若犹痰多便闭，腹痛者。详见论著。

甜杏仁（研细）、松子仁各9g，全瓜蒌（生姜1.2g拌捣极烂）、紫菀、郁李净仁（杵）各12g，桃仁（杵）、柏子仁（杵）、前胡各6g，蜜炙广橘皮4.5g，干薤白（白酒洗捣）4枚。

2.泻白散加减证：周仲瑛方[3]。治久咳十余年，咳嗽持续不愈，秋冬为重，干咳无痰，咽痒作呛，详见病案3。

南沙参、炙桑皮各12g，甘草3g，诃子4.5g，地骨皮、炙百部、瓜蒌皮、枇杷叶各9g。

论著和讨论

本证候肺胃气液不足以濡润，气机涩滞，其治则当以清滋气液为主，以润其燥枯，兼以宣降气机之品，以利其宣降。俞根初说：“凉燥犯肺，若犹痰多，便闭腹痛者，则用五仁橘皮汤（组方见方证）加全瓜蒌（生姜1.2g拌捣极烂）、紫菀各12g，干薤白（白酒洗捣）4枚，前胡6g，辛温以流利气机，终用归芍异功散加减（当归身6g，白芍4.5g，潞党参、云茯苓、清炙甘草、蜜炙广陈皮各3g，金橘脯蜜枣各2枚切碎）气血双补以善后。”[2]

病案举例

1.缪仲淳治小青衣患伤寒，愈而复，复而愈，愈而再复，不知其几，病人面色黄白，六脉微弱，大便不通，胸中不快，亦不思食，此久病津液枯，气弱不能送，投人参15g、麦冬30g、枳壳24g，尽剂立解而瘥[1]。

2.李斯炽治心肺阴亏：王某，女，成年，咳嗽头痛，心累气紧，口苦不思饮食，肠胃鼓气，大便秘结，晚上生眼屎。西医诊断为冠状动脉硬化性心脏病合并支气管炎。诊得脉象浮细，此心肺阴亏兼胃失和降之候，治宜养心肺阴分、降气健胃：百合、火麻仁各12g，生地、知母、玄参、朱麦冬、当归、苏子、法半夏、谷芽各9g，怀山药15g，甘草3g。上方服4剂后，诸症俱告缓解，后续以上方加减服用数十剂后，病情即基本上得到控制[4]。

3.周仲瑛治患者王某，男，成人。久咳10余年，咳嗽持续不愈，秋冬为重，干咳无痰，咽痒作呛，面部潮红，舌苔薄，脉细。从气火犯肺，肺燥津伤论治，仿泻白散加减（组方见方证）。药服5剂，咳嗽显减，再服5剂，咳平[3]。

引用文献

[1] 江瓘，魏之琇.名医类案（正续编）[M].北京：中国中医药出版社，1996：282.
[2] 俞根初.重订通俗伤寒论[M].上海：上海科学技术出版社，1959：259.
[3] 周仲瑛.中医内科学[M].北京：中国中医药出版社，2003：81.
[4] 成都中医学院.李斯炽医案（一）[M].成都：四川人民出版社，1978：17.

（二）气液虚燥候（肺胃虚燥转证）

肺胃虚燥证，燥热灼伤肺胃气液，不能濡润大肠，传导失职，燥结肠道，而成气液虚燥之候。时病家称为燥结之证。其见症虽以肠道燥结之症象显明，但必兼有津枯与气弱之脉症。

通称：津枯燥结。

内含病例：［中医］燥结。

病因病机：肺胃虚燥虚结，因热邪灼伤肺胃气液，液枯则生燥，津液不能润滑大肠，致肠道干燥，不能行其糟粕，而成燥结之候，是燥由液枯而起。

证象组合：液灼+津枯+气结+气虚

主症：【津液消灼】症象：①身微热。②口微渴。③面微赤。④发热自汗。⑤食物易消，烦渴善饥，饮食虽倍，不为肌肉。⑥咽喉干燥，甚则痛，食物滞涩难下，食虽下咽，膈间梗痛。**舌象：**黄苔未净。**脉象：**脉微数。

【津液枯涸】症象：①大便燥结，大便十数日不通。②口干燥。③小便短涩，甚则小便频数如泔。

副症：【气机郁结】症象：腹满似胀。**脉象：**脉右浮数，沉滞，脉涩。

宾症：【气虚失充】脉象：脉大而虚。

治则：当以滋养肺胃气液为主，以润其枯燥，而行其燥结。不可妄行攻下，重伤气液。

方证

1.加减异功散证：张石顽方[1]。治肺胃气液两虚，大便干燥，腹满似胀。

党参、茯苓、蜜广陈皮、火麻仁各3g，天冬、麦冬各4.5g，生甘草1.5g，沉香汁2匙。

2.增液汤证：吴鞠通方[2]。功能增液润燥。治阳明温病，津液不足，大便秘结，口渴，舌干红，脉细稍数或沉而无力。

玄参30g，麦门冬、生地黄各24g。水煎服。

3.加减五汁饮证：何拯华方[3]。治气为躁郁，不能布津下输，气平呕止，大便燥结，腹满似胀，小溲短涩，脉右浮数沉滞，张石顽谓燥于下必乘大肠也。

鲜生地汁、梨汁、生莱菔汁各2大瓢，广郁金3支磨汁，净白蜜30g，重汤炖温服。

论著和讨论

本证候肺胃津液枯涸，不能润滑大肠，行其糟粕，由枯而燥，由燥而结，治则但当增液以润肠，当增液通便、增水行舟之法，则燥解而结除。吴坤安曰："宜养阴退阳，阴液复，余邪自退，大便自通矣。"吴鞠通曰："阳明温病，下后脉静，身不热，舌上津回，十数日不大便，可与益胃增液辈，断不可再与承气也。下后，舌苔未尽退，口微渴，面微赤，脉微数，身微热，日浅者亦与增液辈；日深舌微干者，属下焦复脉法也，勿得轻与承气。轻与者，肺燥而咳，脾滑而泄，热反不除，渴反甚也，百日死。"[2]

吴坤安说："化斑解毒之后，或汗解之后，尚有余热未退，大便虽闭，腹中调和者，只宜养阴退阳，甘露饮加减妙，阴液复，余邪自退，大便自通矣。"[4]姚国美曰："咽喉干燥，甚则痛，食物滞涩难下，此阳结于上，燥伤津液，法宜生津润燥，五汁饮（梨汁、荸荠汁、鲜芦根汁、麦门冬汁、鲜藕汁，或用蔗浆）主之。若食难下咽，隔间梗痛，大便秘，脉涩者，乃津枯失润，贲门难纳，宜噎膈膏（人参、牛奶、蔗汁、梨汁、芦根汁、龙眼汁、姜汁、人乳，熬膏蜜收。此缪仲淳秘方也），滋阴润导。"[5]

阳明燥火偏亢，消灼胃液，王雨三认为："胃火太盛，则食物易消，故食后即饥"[6]，烦渴善饥，饮食虽倍，不为肌肉，甚则小便频数如泔，主苦降柔润，王雨三曰："饮水多而小便不多者，谓上消，用消渴方"[6]，即：黄连一钱，天花粉三钱，生地汁、藕汁、牛乳各三匙，将黄连花粉为末，调服。王雨三又曰："右关脉洪数者，用泻胃散（生地、牡丹、石膏各三钱，黄连一钱五分，当归酒炒二钱，升麻五分）。"[6]"汗多口渴。胃火内燃，津液外越，见身热口渴之证。脉右关沉实且滑者，用调胃承气汤（大黄酒洗、芒硝各二钱，炙甘草一钱）。"[6]

病案举例

许叔微治一士人家病者二人，皆（伤寒）旬日矣。一则阳明自汗，大便不通，小便利，津液少，口干燥，脉大而虚，蜜煎导三易之，下燥粪得溏利而解[7]。

引用文献

［1］张石顽.中华医书集成·张氏医通［M］.北京：中医古籍出版社，1999：27.

［2］吴鞠通.温病条辨［M］.福州：福建科学技术出版社，2010：72.

［3］何廉臣.重印全国名医验案类编［M］.上海：上海科学技术出版社，1959：185.

［4］吴坤安.伤寒指掌［M］.上海：上海科学技术出版社，1959：卷一56.

［5］姚国美.姚国美医学讲义合编［M］.北京：人民卫生出版社，2009：241.

［6］王雨三.治病法轨［M］.北京：学苑出版社，2015：145，161.

［7］徐衡之，姚若琴.宋元明清名医类案［M］.长沙：湖南科学技术出版社，2006：5.

（三）气液消涸候（肺胃虚燥变证）

肺胃虚燥证，热邪耗伤肺胃气液，不能濡润于内外，气液立有枯涸之虑，是为气液消涸之候。虽病于上中，然气液得枯，叶天士有云："内风乘虚内扰，虑有痉厥变幻。"其见症以气虚与液枯之脉症为主，甚者可兼见经脉失养之症象。

通称：液涸筋枯。

内含病例：［中医］热痿，身酸疼。

病因病机：肺胃虚燥虚灼，因热病过投清下，或误与香燥耗伤肺气，消灼胃液，肺胃气液枯竭，不能濡润于内外。

证象组合：液枯+气虚+神虚+经脉

主症：**【津液枯涸】症象**：①久热不解。②面红耳赤。③心烦口渴。④咳呛咽干。⑤嘈杂易饥，善食而饥，⑥小便短赤热痛频数，淋沥不尽，状似癃闭。**舌象**：舌红。**脉象**：细数。

【气虚失充】症象：①皮色急薄，色白毛落。②胸满喘促，呼吸短促。**脉象**：促，脉右寸虚。

副症：**【神气不振】症象**：①神倦。②怔忡惊悸。

宾症：**【经脉失养】症象**：①足膝无力而不能任地。②骨酸背楚。

治则：当以滋补肺胃气液为主，以润其内外之枯燥。

方证

玉华煎证：费伯雄方[1]，适用于心烦惊悸，燥渴，面红耳赤，足膝无力任地，皮毛急薄，色白毛落，甚见咳喘胸满。

玉竹、五味子、寸麦冬、沙参、西党参、川续断、白云苓、白术、怀山药、牛膝、元米。

论著和讨论

本证候肺气虚弱，肺胃津液枯涸，燥从内起，因虚而燥，费伯雄曰："躁急热中，肺受熏蒸，叶焦成痿，不能散精于他脏，故痿起于肺也……《经》曰：肺热叶焦，则皮毛虚弱急薄，着则生痿也。其下又曰：所求不得，则发肺鸣，鸣则肺热叶焦，则此症全因肺阴耗散，肺气空虚所致。盖肺为主气之脏，肺伤则元气薄弱而不能下行，故足膝无力而不能任地，是肺痿即气痿也，玉华煎（组方见方证）主之。"[1]叶天士曰："津液未复，阳明脉络不旺。"[2]治则当以滋养气液以润其虚燥，如费伯雄所说："清金润肺，更培脾元。"即叶天士所谓"和补""甘缓"之法。

如陈士铎有大段论述：人有胃火熏蒸，日冲肺金，遂至痿弱不能起立，欲嗽不能，欲咳不敢，及至咳嗽又连声不止，肺中大痛，非肺痈之毒，乃肺痿之病也。治法宜泻其胃中之火，大补其肺经之气，然又不可徒补其肺中之气，更宜兼补其肾中之水。方用生津起痿汤：麦冬、玄参、熟地各一两，甘草二钱，甘菊花、金银花各五钱，天门冬三钱，天花粉、贝母各一钱，水煎服。紫花饮亦神：麦冬三两，桔梗、甘菊花、蒲公英各五钱，生甘草、贝母各二钱，生地一两，紫花地丁三钱，水煎服。胃火上冲于心，心中烦闷，怔忡惊悸，久则成痿，两足无力，不能动履，此总属胃火之盛，治法宜大益其肾中之水，少清其胃中之火，则胃气安而肾水生，自然上交于心也。方用清胃生髓丹：玄参一两，麦冬、沙参、甘菊花各五钱，熟地二两，北五味二钱，水煎服。石斛玄参汤亦佳：金钗石斛一两，玄参二钱，水煎服。……阳明之火，固结于脾，而不肯解，善用肥甘之物，食后即饥，少不饮食，便觉头红面热，两足乏力，不能行走，人以为阳明胃火之旺，以致成痿，谁知是太阴脾火之盛，以烁干其阴乎。治法益太阴之阴水以胜其阳明之阳火，方用调脾汤：人参、麦冬、甘菊花、薏苡仁、山药各五钱，玄参、芡实各一两，金钗石斛三钱，水煎服[3]。烦躁口渴，面红而热，时索饮食，饮后仍渴，食后仍饥，两足乏力，不能起立吐痰甚多，人以为阳明之实火也，谁知是阳明之虚火乎。故治痿之法，必须清胃火而加之生津、生液之味，自然阴长而阳消也。方用散余汤：生地、玄参、麦冬各一两，茯苓、人参各三钱，竹叶一百片，天花粉二钱，麦芽、神曲各一钱，水煎服。润胃汤亦效：人参五钱，麦冬二两，天花粉三钱，玄参、丹参各一两，甘草一钱，山楂二十粒，神曲二钱，水煎服[3]。

秦伯未说："心烦口渴，咳呛咽干，小便短赤热痛，脉象细数，门冬清肺饮（麦冬、人参、黄芪、当归、五味子、白芍、紫菀、甘草）合益胃汤（沙参、麦冬、玉竹、冰糖）。"[4]洪成曰：肺燥不生水，气化不及州都，咽干烦躁，呼吸短促。姚国美说："病后清气未复，（小便）频频欲解，淋沥不尽，状似癃闭者，法宜益气生津，不可渗利，人参散（人参、寸麦冬、川黄柏、炙甘草、生姜）主之。"[5]或生脉散，去五味子加大剂紫菀。姚国美说："口燥舌干，烦渴引饮，小便短少者，此肺阴受伤，燥现于上，名曰上消，宜二冬汤（天麦冬、天花粉、黄芩、知母、人参、甘草、荷叶）以清润之。"[5]

病案举例

叶天士治马，三五，风温热灼之后，津液未复，阳明脉络不旺，骨酸背楚，治以和补：生黄芪、鲜生地、北沙参、玉竹、麦冬、归身，蜜丸[2]。

引用文献

［1］张元凯，时雨苍，杨伯棠，等.孟河四家医集［M］.南京：江苏科学技术出版社，1985：70.

［2］叶天士.临证指南医案［M］.上海：上海卫生出版社，1958：243.

［3］柳长华.陈士铎医学全书［M］.北京：中国中医药出版社，1999：836，839.

［4］秦伯未.秦伯未医学名著全书［M］.北京：中医古籍出版社，2003：340.

［5］姚国美.姚国美医学讲义合编［M］.北京：人民卫生出版社，2009：198，207.

二、肺肾虚燥证（虚燥证上燥并病）（2候）

肺肾虚燥证，为肺肾阴液不足，肺津肾液不能自濡，燥从内起之证。肾为水脏，肾主水液，肺为水之上源，水之源头枯涸，则水泉必日形萎缩，故肺肾虚燥证，多由热病之后，肺中津液不足，以致肾水渐形消涸，而肺肾虚燥内起。亦有其人肾阴素亏，或更不慎酒色，夜不入寐，消耗肾阴，不能上涵清金，兼之龙相火起，烁伤肺阴，亦可致肺肾枯燥。前者病起外感所加，尚易回复；后者病由内伤，真元有损，最难调治。如内外合邪，根本已枯，最易竭绝。曹炳章云："乃真水衰竭，水不制火使然。"[1]周学海曰："证最难解，病由于内伤，其来以渐，是乃干柴烈火，不戢自焚者也。"[2]

肺肾虚燥证，起于外感病后，其病尚浅，唯气液两伤之变；深则耗及肾阴，而有阴液枯涸之患。尤以素体肾阴不足，龙相内动，内外合邪，急则真水枯竭，缓则坠入损门。故其治则总当大剂增液滋水，以救内焚，曹炳章曰："不宜凉药，宜重用壮水之剂，大禁凉剂。"[3]邵仙根曰："壮水制火之法治之，阴旺则浮火自平。"[3]

证候别称：燥气伤肺，肺燥伤阴，阴枯火炽，津液枯竭，水涸金枯，真水衰竭。

病名：［中医］春温两感，燥咳，燥泻，虚燥，阴枯，呃逆，肺痿。

证候系统：详见图3-6-11。

本证————肺失清肃候

转证————阴液消灼候

变证————阴液枯涸候、阴液虚燥候、肺阴失养候

图3-6-11　肺肾虚燥证证候结构图

引用文献

［1］曹炳章.彩图辨舌指南［M］.南京：江苏人民出版社，1962：卷二32.

［2］郑洪新.周学海医学全书［M］.北京：中国中医药出版社，1999：370.

［3］吴坤安.伤寒指掌［M］.上海：上海科学技术出版社，1959：卷三59.

（一）阴液消灼候（肺肾虚燥转证）

肺肾虚燥证，肺肾阴液不足，内热炽盛，消灼肺肾阴液，是为阴液消灼之候，时病学家通称为阴枯火炽之证，为正虚邪盛之证。其见症以肺肾阴枯与热炽于内之脉症同见。

通称：阴枯火炽。

内含病例：［中医］春温两感，消渴，燥泻。

病因病机：肺肾虚燥虚炽，或由其人肾阴素亏，或伏邪深踞少阴，消烁肾阴，或误投温燥，耗伤肺肾阴液，致燥热内炽，津液灼伤，阴液立有枯竭之势，而成阴枯火炽之证。

证象组合：气炽+阴枯+液灼

主症：【津气蕴炽】症象：①热灼不退，下午尤甚，头痛汗出。②口渴心烦。③时欲得食，食即便泄完谷，④气逆喘咳。⑤小便热，大便紧。**脉象：**寸关劲指甚锐，脉洪长。**舌象：**舌干黄黑。

副症：【阴液消涸】症象：①面额黧黑，形似烟熏，肌肉消瘦。②五心潮热。③夜不安卧。④眩晕，形倦莫支。⑤饥不欲食。⑥多饮多尿。**舌象：**舌无苔，抚如干板。**脉象：**①脉细涩。②脉虚浮大而数。

宾症：【津液消灼】症象：①口齿舌干燥异常。②鼻孔黑。

治则：当以清滋肺肾阴液为主，以救其焚，即景岳理阴托邪之法，不可妄投寒凉清下。

方证

1.理阴托邪方证：程杏轩方[1]。治春温两感，先寒后热，头痛汗出，热灼不退，口渴心烦，详见病案1。

熟地30g，当归9g，料豆、玉竹各15g，甘草3g，热减神安，舌稍转润，加沙参、麦冬、女贞子、石斛。

2.滋燥方证：谢映庐方[2]。治燥泻，除肠胃之燥，济津液之枯，五心潮热，肌肉消瘦，眩晕，面额黧黑，形似烟熏，口齿舌干燥异常，时欲得食，食即便泄完谷，详见病案2。

葳蕤、地黄、梨汁、蔗浆、蜂蜜、竹沥。

论著和讨论

本证候肺肾阴液枯涸，燥热内炽，正衰邪盛，阴液立有枯竭之势，先祖李泰认为是"陷燥伤阴"[3]，程杏轩说："少阴先溃于里，太阳复感于表，伤寒春温两感危殆之候。"[1]谢映庐说："下利奔迫，胸中不实，身体和温，即五心潮热，尚未至于大热躁扰，此因肺火肆虐，奔迫大肠。"[2]故其治则当大剂清滋肺肾阴液，以解其燥，而救其焚，谢映庐所谓："清肺火而存阴；壮水保金，……除肠胃激烈之燥，济经络津液之枯。"[2]

病案举例

1.程杏轩治吴尚时兄体素清癯，夏月病温，先寒后热，头痛汗出，热灼不退，口渴心烦，夜不安卧，形倦莫支，脉虚浮大而数，舌无苔，抚如干板，此春温两感，至危至急，治少阴先溃于里，太阳复感于表，伤寒春温两感危殆之候，初起悉宗景岳新方，理阴托邪，往往获效，无如此证津液既涸，再投姜附，则阴立亡。理阴托邪（组方见方证），进复脉左归渐愈[1]。

2.谢映庐治周祥彩，肌体肥盛，贯服斑龙丸。复患伤风感冒，微觉咳嗽气急。自进橘附汤，得小愈。但苦头眩难支，唯坐睡片刻少可，深以暴脱为虑。医者又以内伤为词，参芪日用，病势日增，渐至五心潮热，肌肉消瘦。一日眩晕时，忽饮龙眼汤一碗，觉少可，以后每发，悉皆倚之。病已逾年，请诊而求治焉。见其面额黧黑，形似烟熏，唇口齿舌，干燥异常，时欲得食，食已即便，所泄完谷不化，脉虽细涩，然寸关劲指甚锐。此症始因饮食之内焚，后加风寒外束，是内热而复外寒也。夫病之在身，始先居肺，肺为华盖，耸然居上。《经》曰：形寒饮冷则伤肺。今热伤于内，寒伤于外，故病咳嗽气急。热邪愈固，肺失清肃，无从输泄。由是身中之气，有升无降，所谓气有余，便是火，其头眩难支者，气升火亦升也。医者不揣病因大旨，耑守眩晕为虚，日进参、芪、龙眼，愈加锢闭，无一外隙可通，火既无出，只得奔走空窍。夫大肠者，肺之合也，下利奔迫，辛庚移热可知。时欲得食，消中之累又萌。至于完谷而下，固属火性急速，不及变化，正嘉言所谓其土已为火焚之焦土，而非膏沐之沃土，安可望其生化耶。经云：暴病非阳，久病非阴。今病经年余，洞泄半载，其为阳火甚明。其火属阳，其阴必伤，急救其阴，夫复何疑，可治者有二：两目尚明，瞳神光亮，上焦之阴未绝，一也；下利虽急，小水犹长，下焦之阴亦未绝，二也。况下利奔迫，胸中不实，身体和温，即五心潮热，尚未至于大热躁扰，可见所禀阴气丰厚。此因肺火肆虐，奔迫大肠，故取甘寒之味，专清肺火而存阴（组方见方证"滋燥方"）。取用葳蕤为君，专清肺热，乃水出高源，象乎天也。地黄为臣，壮水保金，乃子母相生，象乎地也。佐以梨汁、蔗浆、蜂蜜、竹沥，除肠胃激烈之燥，济经络津液之枯，象乎人也。下咽未久，便觉神魂返宅，安睡一晚。继进二剂，不饥不泄矣。至善后之法，仍从肺胃立方，节养百日，沉疴顿起[2]。

3.李泰治郭姓，男，6岁，七月间，脉洪，唇色水红，体外虽不甚热，但喜放冷处，人神清爽，大渴冷茶，日夜二壶，小便清勤又长，此陷燥伤阴之证。西洋参1.5g，熟地、牛膝、地骨皮各9g，银柴胡4.5g，麦冬、天冬、黄柏、玉竹、北枸杞各6g，3剂后加益智仁6g[3]。

又治辛姓，女，30余岁，八月间，脉洪长，日热重，不大渴，下午尤甚，气逆喘咳，卧床不起，舌干黄黑，鼻孔黑，饥不欲食，小便热，大便紧，已病1个月之久。此燥入肝肾之危证。西洋参0.9g，麦冬、熟地炭、制首乌各9g，地骨皮、丹皮各4.5g，当归、天花粉各6g，柴胡、建曲各3g，砂仁1粒，瓜蒌仁4.5g，6剂渐愈[3]。

引用文献

[1] 程杏轩.杏轩医案并按[M].合肥：安徽人民出版社，1986：208.

[2] 谢映庐.谢映庐医案[M].上海：上海科学技术出版社，1962：55.

[3] 李洪成等.中医证候学[M].北京：中国医药科技出版社，2008：853.

（二）阴液枯涸候（肺肾虚燥变证）

肺肾虚燥证，燥热内烁，肺肾阴液消涸，直至枯竭，是为阴液枯涸之候。温热学家常称之为津液枯竭之证。以津液与阴液枯涸之脉症为主，常兼阳气浮越之脉症，是为危重之候。

通称：津液枯竭，真水衰竭。

内含病例：[中医]阴枯，呃逆。

病因病机：肺肾虚燥虚损，因燥热烁伤肺肾阴液，肾为水脏，肺为水之上源，肺肾阴液枯涸，水源竭绝，生化无由，水竭津枯，阴枯不能恋阳，则孤阳无依，必浮越于外，立有脱绝之虞。

证象组合：阴枯+液涸+阳浮

主症：**【阴液消涸】症象**：①体瘦面青，五心潮热，足心如火。②口唇青，足冷。③小便频数。**舌象**：舌紫而干。**脉象**：①脉沉细。②细数。

【津液枯涸】症象：①唇口齿舌干燥。②口渴欲饮。③二便燥结。④不纳不饥。**舌象**：舌白厚苔黑焦。**脉象**：细涩。

副症：**【神气不振】症象**：①形倦莫支。②错语。

宾症：**【阳气浮越】症象**：①身灼热，子午热重寒轻，口干不渴。②颧红目红，咽间火冲，舌疮。③躁扰不宁，躁狂，扬手掷足。④汗出。⑤手足微厥。⑥痰涌喘急，干咳白痰。⑦呃逆。**脉象**：①脉洪大而空。②洪数无伦，③虚浮大数。

治则：当大滋少阴之水，以济其自焚。

方证

六味参麦汤证：吴坤安方[1]。治虚火上冒，目赤颧红，唇燥口渴，反发躁狂，详见论著。

生地、麦冬、人参、五味子、炙甘草、山茱萸、山药、茯苓、丹皮、泽泻。

论著和讨论

本证候燥热烁伤肺肾阴液，真水枯竭，龙相内动，火不归原，虚阳浮越，立有飞腾之势；龙居水中，水冷固不能藏，水热亦致腾空而去，林慎庵曰："黑苔舌，有水竭津枯一候，不宜凉药，宜重用壮水之剂，世多习而不察，率投苦寒，遗人夭殃，殊不知脉虚数，或微细；胸腹无胀满，日多错语，舌虽焦黑干枯，肿而生刺，乃真水衰竭，水不制火使然，大禁凉剂，以大剂生料六味地黄汤饮之；虚寒者，苔黑而松，加桂、附、五味子，则焦、黑、刺、肿，涣若冰释，此余所验。"[2]周学海谓："又有面赤烦躁，遍舌生疮生刺，敛缩如荔枝状，或痰涎涌盛，喘急，小便频数，口干引饮，两唇焦裂，喉间如烟火上冲，两足心如烙，脉洪数无伦，按之有力，扪其身烙手，此肾虚火不归原所致，证最难解。"[3]曹炳章曰："（舌）嫩红如新生，望之似润，而燥涸殆甚者，为妄行汗下，以致津液内竭也，多不治。"[2]

救治之法，当大滋肾水，以济其枯竭。吴坤安曰："有阴虚挟感，微见躁烦，医误认为阳明，用犀角、葛根等升提药，以致虚火上冒，目赤颧红，唇燥口渴，反发躁狂，有似阳证，但两足厥冷，舌形紫色，六脉洪大而空，或细而数，当以左归饮，或六味参麦（组方见方证）之类主之。邵仙根评：壮水制火之法治之，阴旺则浮火自平。"[1]又谓："若少阴烦躁同见，口渴唇燥，舌紫而干，脉细而数，手足微厥，躁扰不宁者，又当滋少阴之阴，左归固本之类主之。"[1]然张聿青则曰："存阴救津，兼清龙相，以平其冲逆之威，能否应手，非所敢知也。"[4]然病势至此，唯恐鞭长莫及。周学海曰："但病由内伤，其来以渐，是乃干柴烈火，不戢自焚者也。"[3]

病案举例

1.**张聿青**治时病八日，始则发热便泄，继而呃逆频频，便泄虽止，而表邪入里，遂致里热神烦，频渴欲饮，面色浮红，舌苔焦黑无津，脉象细数。此由邪热不从外达，转从内陷，劫烁阴津，所以满舌焦干，气火上冲，吸气不得入，所以频频呃逆，将有神昏发痉之变。勉拟存阴救津，兼清龙相以平其冲逆之威，能否应手，非所敢知也：大生地、阿胶珠、赤茯苓、大麦冬、生草、鲜竹茹、柿蒂、枇杷叶、大补阴丸[4]。

2.**胡友梅**治一杉木商人房劳感邪，脉沉细，舌白厚，眼红，口唇青，扬手掷足，症过五六日，津液枯竭，以六味丸、参麦散、大补阴丸，服后睡眠稍稳[5]。

3.**李泰**治谢姓，女，30岁，脉洪，子午热重寒轻，口干不渴，干咳年余，稍有白痰，两颧红热，体瘦面青，小便稍热，大便略紧。与六味地黄汤加麦冬12g，2剂大效。后加阿胶6g、叭哒杏仁4.5g，又4剂渐愈[6]。

引用文献

［1］吴坤安.伤寒指掌［M］.上海：上海科学技术出版社，1959：卷三58，63.
［2］曹炳章.彩图辨舌指南［M］.南京：江苏人民出版社，1962：卷二28，32.
［3］郑洪新.周学海医学全书［M］.北京：中国中医药出版社，1999：370.
［4］徐衡之，姚若琴.宋元明清名医类案［M］.长沙：湖南科学技术出版社，2006：828.
［5］福建省中研所.福建中医医案医话选编2［M］.福州：福建人民出版社，1963：303.
［6］李洪成等.中医证候学［M］.北京：中国医药科技出版社，2008：854.

三、肝胃虚燥证（虚燥证中燥本病）（2候）

肝胃虚燥证，为中焦虚燥之一，病起于胃阴不足以涵养肝脏，致肝木失养而肝燥内起，多见于热病久病之后；或由于其人素本血虚，血不养肝，血虚以致肝燥，反耗胃阴，致胃亦燥，多见于内伤之病。总由胃阴肝血不足，不能濡养肝胃，燥从内起。轻则胃阴消涸，通降不利，以致肠液枯涩，传导失职；重则血虚肝燥，枯木生风，木火上逆，证多变幻。

肝胃虚燥证，总关乎阴血之枯涸，故其治则总当滋养肝胃阴血为主，阴血得复，则内燥不起，胃得通降之权，则可润滑大肠，以利其传导；枯木得养，则肝柔不刚，木火安位，肝风不起矣；慎不可妄行通利清泄，更伤胃液，重耗阴血，则枯者愈枯，燥者愈燥矣。

证候别称：胃阴虚证，阴虚肠燥，阴虚火逆，阳升灼胃。

病名：［中医］阴虚挟温邪，风温热伏，劳倦更感温邪，脘腹痛，久吐，风燥，血燥，风秘，肠燥，噎膈，闭经，阴吹。

证候系统：详见图3-6-12。

本证————胃阴消涸候
转证————血液虚燥候、阴液虚燥候
变证————阴液枯涸候

图3-6-12　肝胃虚燥证证候结构图

（一）胃阴消涸候（肝胃虚燥本证）

肝胃虚燥证，系由胃阴消烁，不能柔肝，肝燥反加于胃，而成胃阴消涸之候，杂病学家通称为胃阴虚证。其见症以胃液枯涸之脉症为主，可兼见胃失宣降与气虚之脉症。

通称：胃阴虚证。

内含病例：［中医］久吐。

病因病机：肝胃虚燥虚弱，或因外邪耗伤胃中气液，消烁胃阴，不能柔肝，肝阳反加于胃；或因过服温燥，鼓动肝阳，内犯胃阴，均可致胃阴枯涸，胃气宣降失职，逆上而不能纳，而成肝胃虚燥之证。

证象组合：液枯+气虚+气郁

主症：**【津液枯涸】症象**：①内热。②口渴。③唇深红。④夜不成寐。⑤大便燥结。⑥梦遗。**舌象**：舌红糙有细裂纹。**脉象**：脉来细弦。

【气机不宣】症象：脘闷不食。

副症：**【气虚失充】症象**：①神倦嗜卧。②头晕，坐起即头眩难支。③心悸。**脉象**：脉来皆沉细无力。

宾症：**【气机不降】症象**：①粒米不能下咽，每日只饮米汤数匙。②久吐不止。

治则：宜酸甘化阴，大剂滋养肝胃气液为主，以解其枯燥，则胃之宣降自如，胃气得以通降，则上能纳谷矣。

方证

1.清养胃阴方证：费绳甫方[1]。治感冒后内热，心悸，口干，头晕，夜不成寐，大便燥结，详见病案1。

北沙参、青皮甘蔗各12g，大白芍6g，鲜芦根30g，川石斛、川贝母、大玉竹、大麦冬各9g，生甘草、陈皮各1.5g。

2.养胃汤证：魏长春方[2]。治呕吐，唇深红，舌红糙有细裂纹，脉细，详见病案2。

天冬、党参各9g，大熟地12g，白蜜（冲）30g，流开水泡服，夜寐欠佳加百合。

论著和讨论

本证候肝胃虚燥，消烁胃阴，而致胃阴枯涸。费绳甫说："此肝阳疏泄太过，精不藏而下泄。固涩精气，肝阳转逆升而上，销烁胃阴；胃阴虚，而气不下降，势将阴涸阳越。"[1]其治则当以滋养肝胃气液为主，以解其枯燥。《魏长春临床经验选辑》整理者按：本案唇深红，舌红有裂纹，脉细，是阴虚胃燥、津液不足之证，理应用甘润养胃。但患者呕吐，又忌甘腻，故用参、地、冬泡汁冲白蜜服，取其味薄，既能滋阴润燥，又不碍胃，此为通权达变之法也[2]。

病案举例

1.费绳甫治孙莲卿，上海人，患遗精。医用涩精固气，梦遗更甚，又加内热，口渴，粒米不能下咽，每日只饮米汤数匙，神倦嗜卧，坐起即头眩难支。脉来细弦。此肝阳疏泄太过，精不藏而下泄。固涩精气，肝阳转逆升而上，销烁胃阴；胃阴虚，而气不下降，势将阴涸阳越。治必清肝阳，养胃阴，使谷气内充，化生阴液，方有转机。处方：北沙参、冬瓜仁、生熟谷芽各12g，大麦冬、大白芍各6g，川石斛9g，甘草3g，白莲子10粒。进5剂，内热口渴皆退，每日可进米粥四五盏，再服5剂，能起坐，精神振作，每日可进干饭3盏。照方再服10剂，眠食如常，遗精亦止，病遂愈[1]。

又治镇江游桂馨之夫人，感冒后内热，心悸，口干，头晕，夜不成寐，大便燥结，每日只进米汤数匙，卧床不起，已月余。延余诊之，两手脉来皆沉细无力，此胃阴虚而气不下降，治必清养胃阴，方能挽救（组方见方证）。连进3剂大效，再进3剂而霍然病愈[1]。

2.魏长春治魏某某，女，40岁，呕吐7个月，久治效果不显著，唇深红，舌红糙有细裂纹，脉细，经闭1年，养胃润燥，以止吐逆（组方见方证）[2]。

引用文献

［1］费赞臣，费季翔.费绳甫的治疗经验［J］.新中医，1981，（12）：6.

［2］浙江省中医院.魏长春临床经验选辑［M］.杭州：浙江科学技术出版社，1984：89.

（二）血液虚燥候（肝胃虚燥转证）

肝胃虚燥证，由于燥热内盛，耗伤肝胃血液，风从内起，风燥血液，不能濡润大肠，而成血液虚燥之候，杂病学家通称为风秘或风燥之证。其见症虽以大肠燥结之症象显明，但必兼见血虚与阴枯之脉症，并以为主。

通称：风燥，风秘。

内含病例：［中医］血燥，风秘，肠燥，噎膈，闭经。**［西医］**食道狭窄。

病因病机：肝胃虚燥虚结，因燥热耗伤肝胃血液，虚燥内起，血虚阴枯，内风消烁则血燥，血燥则津液枯涸，而大肠燥结，而成血虚燥结之证。

证象组合：血虚+阴涸+气结

主症：【血虚失荣】症象：①形瘦，精神委顿。②夜寐多梦。③闭经。**脉象：**脉涩。

副症：【阴液枯涸】症象：①消渴善饥，口干，不思饮。②心中烦热。③小便频数。④只能进半流质食物，⑤有时吐白黏沫。**舌象：**舌尖红舌苔白而燥。**脉象：**①脉弦大。②脉细数。③脉沉涩。

宾症：【气机郁结】症象：①便闭干结，少腹发胀不适，肛门坠胀。②胸际闷胀微痛，饭后尤甚。

治则：但当滋养阴血，以濡润其燥结为法，不可妄行通下。

方证

1.通幽润燥汤证：张石顽方[1]。治肠燥便闭，时时欲解，肛门坠胀。

油归7.5g，桃仁、火麻仁、生大黄各3g，生地、熟地各4.5g，生甘草1.5g，红花0.3g，蜜升麻0.9g，槟榔汁3匙。

2.顺气开郁，养阴润燥方证：施今墨方[2]。治噎膈，食减便燥，津液干枯，渐至进食有时作噎，详见病案2。

薤白头、清半夏、怀牛膝、茜草根、川郁金各10g，代赭石（旋覆花6g同布包）、火麻仁各15g，全瓜蒌18g，杏仁6.5g，油当归12g，桃仁、炒枳实、广陈皮、天冬、麦冬各6g。

论著和讨论

本证候燥热耗伤肝胃血液，风起于内，风劫血燥，不能濡润大肠，而成燥结。俞根初说："风闭者，风胜则干也，由风热搏激，肺脏传于大肠。津液燥烁，传化则难。或其人素有风病者，亦多风闭；或肠胃积热，久而风从内生，亦能成闭。东垣润肠丸（当归尾、羌活、大黄、桃仁、麻仁蜜丸）主之，加味皂角丸亦主之。"[3]故其治则当滋养肝胃血液为主，兼以活血行气，以通其燥结。林珮琴说："气秘者，气不升降，谷气不行，善噫（肠燥便闭，时时欲解，肛门坠胀）……由津液枯涸者，苁蓉丸，五仁丸（桃仁、杏仁、柏子仁、郁李仁、松子仁、橘红）。由幽门不通者，通幽汤（当归、桃仁、红花、炙甘草、生地、熟地）。由素有风病而便秘者，皂角丸（皂角、枳壳）。"[3]尤在泾有云："宜养阴顺气，未可概予通下。"[4]王雨三曰："风为燥血之物，血燥则津液枯涸，而大肠燥结，左脉浮弦者是也，用滋燥养荣汤（当归酒洗三钱，生地、熟地各二钱，白芍炒、黄芩酒炒、秦艽各一钱五分，防风一钱，甘草五分）。"[5]姚国美说："便闭，消渴善饥，小便频数，脉弦大，乃风邪传于大肠，消耗津液，以致传导失职，较之燥结略殊，法当搜风润导，如麻仁丸（芝麻、杏仁、大黄、栀子）或皂角丸。"[7]

何梦瑶云："酒客多噎膈，食热酒者尤多，以热伤津液，咽管干涩，食不得入也。"中医无食道狭窄病名，综观脉证，是属噎膈之证。施（今墨）师治疗此病常用润养之剂屡屡奏效，以旋覆代赭汤、栝楼薤白半夏汤加减为主，佐以桃杏仁、油当归滑润之药，天冬、麦冬滋阴养津，郁金、枳实、茜草、陈皮等开郁顺气[2]。

病案举例

1.尤在泾治气郁不行，津枯不泽，饮食少，大便难，形瘦脉涩，宜养阴顺气，未可概予通下：生地、当归、桃仁、红花、枳壳、麻仁、甘草、杏仁。**诒按**：此气阻液枯之证，拟加鲜首乌。**孙评**：鲜首乌或鲜苁蓉，均是养液润下妙品[4]。

2.施今墨治贾某，男，79岁。平素嗜酒，数月以来，情怀抑郁，食减便燥，渐至进食有时作噎，咽下困难。现只能进半流质食物，硬食已有2个月不能进矣。胸际闷胀微痛，饭后尤甚，有时吐白黏沫，口干，不思饮，大便干燥，4~5日一行，夜寐多梦，精神委顿，体重减轻。经北大医院检查，谓为食道狭窄，未发现癌变。舌苔白而燥，脉沉涩。辨证立法：平素嗜酒，加之情志怫逆，气郁积聚，致使阴阳不和，三焦闭塞，咽噎不利，格拒饮食，渐至津液干枯，口燥便难。治宜顺气开郁，养阴润燥（组方见方证）。二诊：前方服3剂，诸症如前，胸际略畅，大便仍燥。前方加晚蚕沙、皂角子10g，再服5剂。三诊：服药5剂，自觉诸症有所减轻，能稍进馒头类食物，大便仍微干，二日一行，身倦少力。处方：薤白头10g，全瓜蒌25g，代赭石12g（旋覆花10g同布包），晚蚕沙10g（炒焦皂角子10g同布包），炒枳实、桃仁、杏仁、郁李仁各6g，火麻仁18g，茜草根、怀牛膝、野白术、川郁金各10g，油当归12g[2]。

3.刘奉五治闭经：刘某某，女，25岁，闭经3个月。平时月经延后，最长时达7个月之久，心中烦热，少腹发胀不适，大便干燥，舌尖红，脉细数。屡服调经成药，效果不显。证属阴津不足，灼血伤经。治拟滋阴清热，养津化燥。方用瓜石汤加减：瓜蒌、石斛、生地、玄参、益母草各15g，白芍16g，瞿麦、萹蓄、牛膝各12g，麦冬、马尾连各9g，2剂。二诊：服上方2剂，月经于12日来潮，大便转软，经量较往常增多，微有口干，脉滑，苔白。刘奉五认为闭经分虚实两大类。虚证又分脾虚、血虚、肾亏，阴血枯竭。实证分寒凝、气滞、血瘀、肝阳上亢。其中阴血枯竭一证，血本不虚，但因胃中燥热，伤阴灼津，阴津衰少，致使经血不能下行，其症状必见阴虚燥结发热[7]。

引用文献

[1]俞根初.重订通俗伤寒论[M].上海：上海科学技术出版社，1959：262，474.
[2]祝谌予等.施今墨临床经验集[M].北京：人民卫生出版社，1982：64.
[3]林珮琴.类证治裁[M].北京：中国中医药出版社，1997：479.
[4]柳宝诒等.增评柳选四家医案[M].南京：江苏科学技术出版社，1983：70.
[5]王雨三.治病法轨[M].北京：学苑出版社，2015：174.
[6]姚国美.姚国美医学讲义合编[M].北京：人民卫生出版社，2009：200.
[7]徐润.读《刘奉五妇科经验》有感[J].新中医，1979，(6)：58.

四、肝脾虚燥证（虚燥证中燥合病）（2候）

肝脾虚燥证，为血虚生燥之证，亦属中焦虚燥之一。脾统血，肝藏血，俱为主血之脏，血液不足，则不能滋养肝脾，致肝脾枯槁，虚燥即由此而起。多见于失血过多之人，或平素操劳、思虑、抑郁过度，积劳积郁，阴血暗伤，渐形枯槁而成。病属内伤，调治非易。

肝脾虚燥证，总由血虚而起，血虚则生内热，热久必耗及阴液，故初则内热蒸灼于血液，不解则耗伤阴液，阴血不足，外不能濡养筋脉而成筋痿，内不能润滑大肠而成风秘。甚则肝失濡养，枯木生风，风阳内动，则变症叠出，风阳入络，急则可致痉厥，缓则步入损门。

肝脾虚燥证，病由阴血不足以濡润肝脾所致，其治则当大剂滋养阴血为主，以濡润其燥；阴血充溢，则虚燥可解，内热可除，风阳自息；筋脉得养则舒，胃肠得养则传导自如。切忌过投寒凉，或误进辛燥香窜，反耗其血，竭其阴，动其阳，助其燥，添其变矣。

证候别称：热结液枯，阴亏邪实，血虚肝燥，血虚生风，风阳入络，血燥经枯。

病名：［中医］冬温伏暑，骨蒸内热，头晕，嘈杂，中络，筋痿。

证候系统：详见图3-6-13。

本证————血液虚燥候
转证————木火虚蒸候
变证————血液消涸候

图3-6-13　肺胃虚燥证证候结构图

（一）血液虚燥候（肝脾虚燥本证）

肝脾虚燥证，肝脾阴血不足，虚燥内起，或更加温暑内热，燥热更耗阴血，下传入肠，与肠中糟粕互结，而成血液虚燥之候，时病学家通称为热结液枯，或阴虚邪实之证。其见症虽以大肠燥结之症象显明，必兼有阴血枯涸之脉症。

通称：热结液枯，阴亏邪实。

内含病例：［中医］冬温伏暑。

病因病机：肝脾虚燥虚结，因肝脾阴血不足，本有虚燥内起，倘更有温暑内热，燥与热结，更耗阴血，下传大肠，与肠中糟粕相结，而成正虚邪结之证。

证象组合：血虚+阴涸+气结

主症：【血虚失荣】症象：①面黄唇淡。②形瘦。③精神委顿。④闭经。

副症：【阴液枯涸】症象：①口燥不喜饮。②便闭。③溲短赤涩。**舌象：**舌黑干燥如粟壳一层。**脉象：**脉沉弱无力。

宾症：【气机郁结】症象：①大便燥结。②胸腹灼热。

治则：当滋养肝脾阴血为主，兼以润下通降之法，扶正以通燥结。

方证

养荣承气汤证：《通俗伤寒论》方[1]，载吴又可《温疫论》。润燥兼下结热法。治热结液枯，病势尚缓者。详见论著。

鲜生地30g，生白芍6g，小枳实4.5g，川厚朴1.5g，油当归、白知母各9g，生大黄3g。

论著和讨论

本证候肝脾阴血内枯，燥热与肠中糟粕相结，而成阴血枯燥、燥热内结之证。其治则当滋养肝脾阴血，以解其枯燥，兼以润下通降，以除其燥结。故何廉臣曰："咸滑以去着，辛润以清燥，慎勿当下不下，徒用滋腻，俾邪无出路，转致伤阴。"[1]俞根初则谓："若寻常热结液枯，病势尚缓者，只须养荣承气汤（组方见方证），镇润以缓下之。"[1]"（冬温伏暑）若胸腹灼热，便闭溲赤者，伏暑里结胃肠也。养荣承气汤，润燥泄热，以微下之。阴液已枯者，张氏济川煎去升麻加雪羹（煎汤代水），增液润肠以滑降之。"[1]何廉臣说："阴亏甚而邪实宜下者，千金生地黄汤去芒硝，或养荣承气汤缓下之。即极虚不任下者，宜用雪羹加鲜生地汁、鲜冬瓜汁、玄参、瓜蒌仁、蜂蜜等汁、稍加姜汁之类。"[1]此外曹炳章尚有"小便清长，日见沉困，体不能动，脉沉弱无力，舌黑干燥如粟壳一层，以温润攻下法"[2]一法，是阴血兼阳气不足之燥结之证，亦别开生面之法。

病案举例

曹炳章治一高年阴液大亏，素有肝阳上亢之病，一经温暑之病，医者初误芳燥淡渗，大便不下，身热增剧，舌黑燥无津，继用甘寒阴柔，热退身凉，脉沉弱无力，舌仍干燥，硬如栗壳一层，口燥不喜饮，大便始终不下已十余日，小便清长，人体不能动。凡用凉泻之品，日见沉困。余谓此因初服芳燥重伤其津，继用凉润阴柔，而无助输运之品，故大便不下，甚则命火亦被熄灭，其肠中宿垢，同药汁冰伏下焦，以致气化失蒸腾之职，故仍口燥，舌仍干黑，而津液不能上升故也。余用熟地、麦冬、淡苁蓉以益肾阴，盐炒党参以立中气，炮姜、肉桂以温脾壮命火，大黄、玄明粉以消润导下，服一剂，大便即下盈斗。下后舌苔仍不退，唯口齿已润。后改用复脉汤加减五六剂，干苔脱去，如壳一片，舌质淡红，而光软无津，仍用复脉五六剂，则苔渐生，而胃纳始动，元气渐复。此亦为治老年水亏木旺，热病遇凉，立温润攻下之例也[2]。

引用文献

［1］俞根初.重订通俗伤寒论［M］.上海：上海科学技术出版社，1959：185，242，269.
［2］曹炳章.彩图辨舌指南［M］.南京：江苏人民出版社，1962：卷一19.

（二）血液消涸候（肝脾虚燥变证）

肝脾虚燥证，肝脾阴血不足，虚燥内起，消涸阴血，耗伤血液，经络失其所养，而成血液消涸之候。杂病学家称为血虚肝燥，或血燥经枯；亦称血虚生风，风阳入络之证。其见症虽以阴血消涸之脉症为主，但必兼见经络失养之症象。

通称：血虚肝燥，血虚生风，风阳入络，血燥经枯。

内含病例：［中医］中络，筋痿。

病因病机：肝脾虚燥虚损，因肝脾阴血虚弱，虚燥从内而起，耗损营血，消涸阴液，肝失柔润，致肝燥生风，风阳入络，经络之脉失养，而成血燥经枯之证。

证象组合：血虚+阴涸+经络

主症：**【血虚失荣】症象**：头眩，头目昏瞀。**脉象**：①脉浮弦。②脉象沉迟。

副症：**【阴液消涸】症象**：口苦咽干，唇焦。**舌象**：舌红朱点，苔燥黄。

宾症：**【络脉不荣】症象**：①筋急而挛。②口眼㖞斜。

【经脉不荣】症象：①肢体麻木疼痛。②腿不痛，反而不能行走，两腿肉缩。

治则：总当滋养肝脾阴血为主，以济其枯燥，兼以息风通络为法。

方证

1.水木华滋汤证：姚国美方[1]。适应风热伤营，肝血不足，筋急而挛，详见论著。

生地、当归、白芍、丹皮、栀子、木瓜、羚羊角、党参、白术、川续断、川牛膝、人乳、桑枝、茯苓。

2.清火息风通络法证：赖良蒲方[2]。治中风，头目昏瞀，口苦咽干，口眼㖞斜，左侧肩臂麻木疼痛不可举，详见病案1。

当归、白芍、菊花、钩藤、酒黄芩各9g，秦艽、蒺藜、甘草、丝瓜络各6g，桑枝15g。水煎服。

论著和讨论

本证候肝脾阴血枯燥，肝燥阳动生风，风阳入络，经络之脉失养。姚国美说："头眩，口苦，或筋急而挛，或宗筋弛缓，此名筋痿。一以风热伤营，肝血不足，治以水木华滋汤（组方见方证）。"[1]其治则总宜清滋肝脾阴血为主，以济其枯燥，兼以息风通络，以和其经脉。张安钦按：《寓意草》载喻嘉言治沈某病，因误药伤阴，乃用甘润之药而获效，思此案用意相同之处，可见前人见理甚明[3]。

病案举例

1.赖良蒲治中风。聂某某，女，42岁。1929年秋初，患头目昏瞀，口苦咽干，口眼㖞斜，左侧肩臂麻木疼痛不可举，脉象浮弦，舌苔黄燥有朱点。阳明络虚，阴亏挟热，内热生风，风热窜扰所致。予清火息风通络法主之（组方见方证）。服前方6剂，疗效不显，按原法加减再进：当归、白芍各9g，茯苓、桑枝各12g，玉竹15g，秦艽、橘络、旋覆花各6g，水煎服。4剂痛减脉缓，麻木见轻，改进补血营筋、追风镇痛之法：黄芪皮15g，白芍、桑寄生各12g，当归、川续断、钩藤、豨莶草各9g，秦艽、甘草各6g，水煎服。4剂诸症逐渐平复，但仍口眼㖞斜，议予养血息风、舒筋通络，以加味牵正散主之：黄芪皮15g，当归、天麻、钩藤、生石决明各9g，制白附、僵蚕、全蝎、菊花各6g，水煎，荆沥1杯和服。服6剂口眼俱正，痛定神清，再予养血柔肝、息风活络，匝月康复：鸡血藤胶18g，当归、酒白芍、桑寄生、生牡蛎各12g，川芎、僵蚕、片子姜黄各6g，天麻、茯神木各9g，水煎服。自按：初用清火息风通络；继以补血营筋和络，后进柔肝养血填窍，以致风静木恬，自无掉眩麻木掣痛之患[2]。

2.张安钦治肖某某，男，50岁。病已3年，初两腿疼痛尚能行走，后痛减仍须扶杖而行。近1年来，腿不痛，反而不能行走，曾服过不少祛风除湿药而未见效。见其唇焦苔黄，两腿肉缩，脉象沉迟。处方：鱼腥草、银花各15g，绿豆30g，甘蔗2节，鲜橘1个，每日1剂，不分次数，煎水当茶饮，连服3周，症状好转，唇焦津枯现象已去，食眠转佳。处方：鹿胶、潞党参、黄芪各15g，鸡内金、陈皮各9g，怀牛膝12g，上方连服3个月，同时佐以食物疗法，用脚板苕炖猪蹄常吃，又用薏苡仁、百合、冬苋菜粥调养，两腿大肉又渐丰满，能在室内行走如常[3]。

引用文献

[1] 姚国美.姚国美医学讲义合编[M].北京：人民卫生出版社，2009：202.

[2] 赖良蒲.蒲园医案[M].南昌：江西人民出版社，1965：4.

[3] 张安钦.风寒湿痹[J].新中医，1977，增刊（2）：19.

五、肝肾虚燥证（虚燥证下燥证）（3候）

肝肾虚燥证，为肝肾精血不足，虚燥内起，系下焦虚燥之证。由于肝主藏血，肾主藏精，血枯不足以养肝，则肝燥内起；肾精枯竭，根本动摇，肾水不能配阳，则肾燥内起。或起于热病、久病之后，热伤阴血，火焚阴枯；或妇人新产、多育，去血过多，耗伤阴血；或高年精血不足，本源已枯，均可致下焦虚燥之变。轻则外不能濡养筋脉，致经络失其营养；内不能濡润大肠，而致传导不利；重则血不养肝而肝燥，下吸肾水；或阴精不足以养肾而肾燥，不能涵养肝木，均可致急则木枯生风，风阳内动，则有痉厥之变；缓则阴枯内热，消烁血液，龙相内起，则有步入劳损之虞。故下燥涉及根本，病机深重，非上燥中燥可比。

肝肾虚燥证，病关下焦精血之不足，其治则但当滋养其精血，方可有济，偏于血虚液燥者，宜滋血以润其燥；

偏于精亏阴枯者，宜滋填阴精以济之。何廉臣曰：“血虚液燥，宜滋血润燥。”[1]俞根初亦谓：“下焦阴虚，则阴血枯燥，但壮其水，则泾渭自通。”[1]然肝肾虚燥，亏在精血，非单行草木可复，必需血肉有情之品，甘咸温润，滋填精血，以峻补之，可望渐渐回复。

证候别称：燥伤血脉，血虚液燥，血不荣筋，血虚生风，阴虚血燥，阴血枯燥，足厥阴液涸，肝肾阴液枯涸而败，阴枯战汗。

病名：［中医］少阴温病，热厥，虚燥，虚闭，中腑，虚痹，痿躄，痿证。

证候系统：详见图3-6-14。

本证————血液消涸候

转证————阴血虚燥候、阴液虚燥候

变证————阴血消灼候、阴液枯涸候

图3-6-14　肺胃虚燥证证候结构图

引用文献

［1］俞根初.重订通俗伤寒论［M］.上海：上海科学技术出版社，1959：238，474.

（一）血液消涸候（肝肾虚燥本证）

肝肾虚燥证，肝肾阴血虚弱，虚燥内起，消涸阴血，致经络之脉失养，是为血液消涸之候。杂病学家通常称之为血虚液燥，或血不荣筋，亦有称为燥伤血脉，血虚生风之证。其见症虽以经络之症象显明，但必兼有血虚与阴枯之脉症，并以之为主。

通称：血虚液燥，血不荣筋，燥伤血脉，血虚生风。

内含病例：［中医］虚痹。

病因病机：肝肾虚燥虚损，因肝肾阴血虚弱，虚燥内起，消涸阴液，耗伤营血，肝失柔养，不能荣养经络之脉，而成血虚液燥之证。

证象组合：血虚+液涸+经络

主症：【血虚失荣】症象：面色萎黄。**舌象：**舌淡红。**脉象：**脉虚数。

副症：【阴液消涸】症象：二便艰涩。

宾症：【络脉不荣】症象：筋瞤麻木。

【经脉不荣】症象：手足挛疼，肢节挛痛，伸缩不利。

治则：总当滋养肝肾阴血为主，以滋其燥，而濡养其经络之脉。

方证

1.加味逍遥散证：吴坤安方[1]，养血荣筋，治手足挛疼，二便艰涩，详见论著。

柴胡、当归、白芍药、白术、茯苓、炙甘草、熟地、枸杞、钩藤。

2.加味四物汤证：《通俗伤寒论》方[2]，滋血润燥，治血虚液燥，肢节挛痛，伸缩不利。详见论著。

当归、川芎、熟地、白芍、首乌、木瓜、枸杞子、甘菊。

论著和讨论

本证候肝肾阴血虚弱，虚燥内起，阴血枯涸，经络失养，吴坤安说：“伤寒如经发表多者，则津液内竭，血不荣筋，以致手足挛疼，二便艰涩，常以加味逍遥散加熟地、枸杞（组方见方证）、钩藤。邵仙根评：养血荣筋，兼以疏利的是正法。”[1]其治则总宜大滋肝肾阴血为主，以济其枯燥，而荣养经脉。张石顽说：“燥在血脉，多见风证，木无所畏也。燥本火气之余，故以滋燥养荣汤治外（生地、熟地各12g，当归、白芍各6g，秦艽、防风各3g，蜜川黄连1.8g，生甘草2.4g），大补地黄汤（生地、熟地、当归身、白芍、玄参、知母、黄柏、山药、山萸肉、甘枸杞、苁蓉，蜜丸，每服9g，空心盐汤下）治内，润燥养阴为第一义。”[3]何廉臣说：“如肢节挛痛，伸缩不利者，血虚液燥也；法宜滋血润燥，四物汤加首乌、木瓜、枸杞子、甘菊（组方见方证）。”[2]

病案举例

雷臻璧治张耀海，男，30多岁，身体素弱，因操劳过度，心悸自汗，痉挛不止，脉弦无力。此劳伤元气，血液不足，肝风内动之症。《经》云：治风先治血，血行风自灭。乃以复脉汤加味：炙甘草、麦冬、僵蚕各4.5g，吉林参、桂枝、酸枣仁、钩藤各6g，熟地、白芍、黄芪各9g，阿胶15g，姜枣引。1剂痉挛止。继用人参养荣汤加阿胶、麦冬之类，调理而安[4]。

引用文献
[1] 吴坤安.伤寒指掌[M].上海：上海科学技术出版社，1959：卷二49.
[2] 俞根初.重订通俗伤寒论[M].上海：上海科学技术出版社，1959：238.
[3] 朱文锋等.中华医书集成·张氏医通[M].北京：中医古籍出版社，1999：27.
[4] 福建省中研所.福建中医医案医话选编1[M].福州：福建人民出版社，1960：66.

（二）阴血虚燥候（肝肾虚燥转证）

肝肾虚燥证，肝肾阴血虚弱，燥从内起，伤阴耗血，致阴血枯燥，不能濡润大肠，而成阴血虚燥之候，杂病学家通称为阴虚血燥，或阴血枯燥之证。其见症虽以大肠燥结之症象显明，但必兼见阴血枯涸之脉症。

通称：阴虚血燥，阴血枯燥。

内含病例：[中医]虚燥，虚闭，痿躄。

病因病机：肝肾虚燥虚结，或因高年精血不足，或新产妇人去血过多，下焦阴虚，精血枯燥，而津液不润，致肠液干枯，即俞根初所谓"下焦阴虚，则阴血枯燥，津液不到，而肠脏干槁"[1]之候。

证象组合：阴虚+血虚+阴涸+气结

主症：**【阴虚失养】症象**：①腰脚乏力。②两足不能任身，自臀部以下痿软无力。**脉象**：脉象弦数。

【阴液消涸】症象：①面赤。②口干舌燥。**舌象**：①舌赤苔燥。②舌前半绛嫩，后根黑腻。**脉象**：脉细而涩。

副症：**【血虚失荣】症象**：①头目昏晕。②心烦不寐。**脉象**：脉芤涩。

宾症：**【气机郁结】症象**：大便闭结，便秘时时欲解，肛门坠胀，必得解而后快。

治则：大剂滋养肝肾阴血为主，济其枯燥，俞根初曰：使其津液流通，自能润下[1]。

方证

1.济川煎证：《景岳全书》方[2]。润肠通便，寓通于补，治疗体质虚损，大便闭结不通。

当归三五钱，牛膝二钱，肉苁蓉酒洗去咸二三钱，泽泻一钱半，升麻五七分或一钱，枳壳一钱，虚甚者不必用。水一盅半，煎七八分，食前服。如气虚者，但加人参无碍。如有火加黄芩，如肾虚加熟地。

2.加减六味汤证：治下焦阴虚，精血枯燥，津液不到而肠脏干槁。

熟地、当归身、茯苓、首乌、丹皮、泽泻、山药、苁蓉。

论著和讨论

本证候肝肾精血枯槁，以致肠燥者，治则以填补精血为主，俞根初曰："虚闭有二……下焦阴虚，则阴血枯燥，津液不到，而肠脏干槁，……治阴虚者但壮其水，则泾渭自通，六味地黄汤加淡苁蓉、白蜜主之，益血润肠丸（熟地、杏仁、火麻仁、枳壳、橘红、阿胶、淡苁蓉、苏子、荆芥、油归）、五仁丸等亦效。"[1]此景岳所谓："凡病涉虚损，而大便闭结不通，则硝、黄攻击等剂必不可用；若势有不得不通者，宜此（济川煎，见方证）主之。此用通于补之剂也，最妙最妙。"[2]陈士铎说："大便闭结者，其症口干舌燥，咽喉肿痛，头目昏晕，面红烦躁，是肾水之涸，方用濡肠饮：熟地二两，当归、肉苁蓉各一两，水煎空腹服。濡肠汤亦效：熟地、当归各一两，升麻五分，牛膝三钱，水煎服。"[3]

俞根初说："阴亏甚而邪实者，口干舌燥，心烦不寐，便闭已十余日，频转矢气，液枯肠燥，欲下不下，舌前半绛嫩，后根黑腻，脉细而涩，此景岳所谓：便虽不通，必不可用硝黄，而势有不得不通者，宜用通于补之剂也，法当滋阴润肠。张氏济川煎润利之，或用吴氏六成汤（熟地五钱，淡苁蓉三钱，当归二钱，天冬、麦冬、白芍各一钱），使其津液流通，自能润下。"[1]又说："（瘥后不便）治阳虚者，但益其火，则阴凝自化，苁蓉润肠丸（苁蓉、沉香、火麻仁）主之。老年者，黄芪汤送服半硫丸。"[1]

病案举例

1.王孟英治朱惇书妻患感，（经治）渐安眠食，唯大解久不行。孟英曰：腹无痛苦，虚体只宜润养，佐以苁蓉、麻仁、当归、生地等药，多服而下，遂愈[4]。

2.李聪甫治任某，女，22岁。体质清瘦，一日，恶寒发热，骨节疼痛，初作感冒治，投以去参败毒散，服后，汗出，寒热退，而两足不能任身，自臀部以下痿软无力。诊视脉象弦数，舌赤苔燥，大便闭结。此属阳明虚燥，宗筋失润，带脉不引，血不荣筋之痿证。当用东垣滋血润燥法：当归身、肉苁蓉、火麻仁（捣）、锦纹黄（酒制）、玄明粉（泡）各10g，杭白芍、郁李仁、苦杏仁、左秦艽各7g，西枳壳5g，粉甘草3g。复诊：下褐色粪便如弹丸，膝略能移动。燥火将伏，营血渐滋，继续滋阳明，润宗筋：生地黄、当归身、杭白芍、鲜石斛、肉苁蓉、北枸杞、麦门冬、宣百合各10g，左秦艽、川牛膝各7g，牡丹皮5g。服药20余剂，两足履地如常，食纳增益[5]。

引用文献

［1］俞根初.重订通俗伤寒论［M］.上海：上海科学技术出版社，1959：188，474.
［2］张介宾.张景岳医学全书［M］.北京：中国中医药出版社，1999：1582.
［3］柳长华.陈士铎医学全书［M］.北京：中国中医药出版社，1999：892.
［4］徐衡之，姚若琴.宋元明清名医类案［M］.长沙：湖南科学技术出版社，2006：361.
［5］李聪甫.李聪甫医案［M］.长沙：湖南科学技术出版社，1979：120.

（三）阴液枯涸候（肝肾虚燥变证）

肝肾虚燥证，热病久病，耗伤肝肾阴液，渐致下焦阴液枯竭，阴虚不能恋阳，孤阳浮越，立有厥脱之变，是为阴液枯涸之候。温热家称之为足厥阴液涸，或肝肾阴液枯涸而败之证。其见症以阴枯与阳浮之脉症为主。

通称：足厥阴液涸，肝肾阴液枯涸而败。

内含病例：［中医］热厥，少阴温病，阴枯战汗。

病因病机：肝肾虚燥虚损，或由热病久病，或温热之邪深入下焦，耗损肝肾阴液，阴液枯竭，不能恋阳，阳无所依，势必浮越于外，立有脱绝之虞，即吴坤安所谓“此正气久虚，阴液已涸”[1]之证。

证象组合：阴枯＋液涸

主症：**【阴液消涸】症象**：①身热面赤，手足心热甚于手足背。②齿黑唇裂。③耳聋。④肌肤甲错。⑤股肉尽脱。**舌象**：舌绛枯萎，舌形敛束。**脉象**：①脉结代。②细涩。

【津液枯涸】症象：①口干舌燥，咽干。②畏热喜冷。③不食。④便艰便秘。⑤小便少。**舌象**：①舌赤苔老。②舌绛裂纹。**脉象**：脉沉滑而数。

副症：**【神气不振】症象**：①神倦欲眠。②昏冒，神昏音涩。

宾症：**【阳气浮越】症象**：①身热面赤。②烦躁足厥。③寒热往来。④形象畏冷，心中如焚。⑤欲寐不寐，午间烦躁。⑥脐下动气筑筑振手。**脉象**：①脉虚大。②躁盛。

治则：当急急滋填肝肾阴液，以救其枯竭，而挽其厥脱；如正气得复，与邪交争，亦可得战汗而解。

方证

加减复脉汤证：吴鞠通方[2]。治温热病后期，邪热久留，阴液亏虚，症见身热面红，手足心热，口干舌燥，或神倦，舌质鲜红，脉象虚大者。详见论著。

炙甘草、生地黄、白芍药各18g，麦门冬15g，阿胶、火麻仁各9g。水煎服。

论著和讨论

本证候肝肾阴液枯涸，阴不恋阳，孤阳浮越，立有厥脱之变，何秀山云：“阴气衰于下则为热厥，必先多热，脉沉滑而数，畏热喜冷，或烦躁便闭，形证多昏冒。因乘醉入房，湿热下陷，酒气慓悍，肾水日衰，阳气独盛，阴水渐涸，令人发厥，宜壮水之主，六味地黄汤。以足三阳起于足趾之端，足三阴聚于足心之下。故热厥必从足下始，而阴虚之病，足心多热也。”[3]救治之则急当滋填肝肾阴液为主，以救其枯竭，而收浮阳；阴液得复，则厥脱可免，或可邪正交争，得战汗而解。吴坤安说：“伤寒过经不解，舌燥口渴，小便不利者，此发表风药太过，津液源竭也。宜左归饮去茯苓加麦冬、归、芍，以救津液，自然行矣。”[1]“足厥阴液涸：若温邪误治，邪必深入厥阴，神昏音涩，舌绛裂纹，欲寐不寐，午间烦躁，形象畏冷，心中如焚，此正气久虚，阴液已涸，宜复脉汤加减，如生地、麦冬、炙甘草、白芍、阿胶、丹皮、梨汁之类。”[1]“舌形敛束，伸不过齿，紫绛痿软，为肝肾阴液枯涸而败。”[4]曹炳章说：“舌虽绛而不鲜，干枯而痿者，肾阴涸也，急以阿胶、鸡子黄、生地、天冬等救之，缓则恐涸极无救矣。”[4]“舌灰齿煤，其脉细涩若无，身已不热者，此火过呈炭，须大剂补阴，宜熟地、西洋参、麦冬、阿胶、龟板、鸡子黄等，不必寒凉，以其病已无热也。”[4]

吴鞠通说：“邪在阳明久羁，或已下，或未下，身热面赤，口干舌燥，甚则齿黑唇裂，脉沉实者，仍可下之；脉虚大，手足心热，甚于手足背者，加减复脉汤（组方见方证）主之。（剧者加甘草至30g，地黄、白芍24g，麦冬21g，日三夜一服）。”[2]“温病耳聋，病系少阴，与柴胡汤者必死。六七日以后，宜复脉辈复其精。”[2]“温病已汗，而不得汗；已下，而热不退。六七日以外，脉尚躁盛者，重与复脉汤。温病误用升散，脉结代，甚则脉两至者，重与复脉，虽有他证，后治之。汗下后，口燥咽干，神倦欲眠，舌赤苔老，与复脉汤。”[2]“邪气久羁，肌肤甲错，或因下后邪欲溃，或因存阴得液蒸汗，正气已虚，不能即出，阴阳互争而战者，欲作战汗也，复脉汤热饮之。虚盛者加人参。肌肉尚盛者，但令静，勿妄动也。按：战者，阳极而似阴也。肌肤业已甲错，其津液之枯燥，固不待言。故以复脉加人参，助其一臂之力，送汗出表。”[2]

冉雪峰说："温邪久羁，与气血混为一家，清之不去，透之不出，七日来复，现十四日，为两七日，邪衰正复，邪正并争，方有此番遽变。唯此系病机转好而非转坏，若不战则邪终不除，病终不愈，战者正气伸张，体工抵御力强，祛邪外出。必前此于病程中方药治疗斡旋如法，乃有此最后转关之一着，否则内陷内攻，求其一战而不可得。古人云：正战时不必服药，则肢厥亦勿须讶矣。今病者脉重按不绝，出入息匀，决不至脱，如必防脱，备独参汤以待，然非至吸短呼长，汗出如油勿用。至夜半，得阴气之助，厥当回，汗出当止，再观邪去尽否商议治法。"[5]

病案举例

1.魏玉璜治杨氏子年二十许，四月初，以啖面过饱，午睡觉即身热头痛。医与消散，至七日而愈。两日后，因食水圆复病，仍与消运不应，乃以小承气下之，连下粪水二次，皆无燥矢。更医与厚朴、山楂、陈皮、枳壳之类。谷芽用至两许，月余病不减，而股肉尽落，粘痹如柴不食，日进米汤数盏，寒热往来，小便亦少。最后一医教用胆汁导之，胆入而粪不出；又用蜡烛探之，烛化而粪亦不出，其胆汁与烛油凝注下部，楚不可堪，呼叫之惨，四邻为动，时已四十余日，方治木。邀诊，以决早晚。察其脉弦而迢迢，尚有神气，其声尚明亮，按其腹不拒，至脐下若有物筑筑然，振手解衣视之，状如百钱梗起。其父曰：此必宿食不下而然。曰：非也，粪秽在肠，岂能跳动，此缘误下误消，伤其本元，肝肾之气不藏，亘亘奔突，《经》所云：动气是也。幸属少年尚可治。熟地45g，肉苁蓉15g，甘枸杞子30g，麦冬、当归各9g，2剂下黑燥矢尺余者二，胆油俱去，号呼顿息，始得睡。再按之，则若百钱者仍在，再与前剂不减，令办参数钱，勉措十金，仅得4.5g煎调前药服下，则泯然立能进食，唯寒热每日一作，知非本病，必卧室湫隘，天气暴暑，乘虚感疟也，且勿亟治，仍与前方减半。数日后饭食大增，乃以常山6g火酒炒透，五更煎服，寒热亦瘥[6]。

2.叶天士治金，怀妊五月得热病，久伤阴液，身中阳气，有升无降，耳窍失聪，便难艰涩，议用仲景复脉法，以生津液（热邪伤阴）：炙甘草、人参、生地炭、阿胶、天冬、麦冬、生白芍、麻仁[7]。

引用文献

[1] 吴坤安.伤寒指掌［M］.上海：上海科学技术出版社，1959：卷二50，卷四6.

[2] 吴鞠通.温病条辨［M］.福州：福建科学技术出版社，2010：105，106，111.

[3] 俞根初.重订通俗伤寒论［M］.上海：上海科学技术出版社，1959：437.

[4] 曹炳章.彩图辨舌指南［M］.南京：江苏人民出版社，1962：卷二4，30，31.

[5] 冉雪峰.冉雪峰医案［M］.北京：人民卫生出版社，2006：16.

[6] 江瓘，魏之琇.名医类案（正续编）［M］.北京：中国中医药出版社，1996：484.

[7] 叶天士.临证指南医案［M］.上海：上海卫生出版社，1958：512.

第五节　燥湿证类（3证10候）

燥湿证，系燥邪与湿邪共处之证。多属内燥兼挟内湿，亦有兼挟外燥外湿者。燥之与湿，本不相容，因感邪先后不同，所犯病位各异，而形成燥湿共存之证：如先有内湿，再感外燥；或先有内燥再感外湿。就其病位而言，湿邪总在于脾，而燥却有肺、胃、肾之分。故以肺燥脾湿之肺脾燥湿证，为上燥挟湿；胃燥脾湿之脾胃燥湿证，为中燥挟湿；而以肾燥脾湿之脾肾燥湿证，为下燥挟湿之证。

燥湿共存之证，其治最难措置，治燥法当滋润，而治湿又当温燥，滋润必腻滞其湿，温燥更助其燥，何廉臣曰："此时渗湿则劫阴，救阴则助湿，治必养阴逐湿，润燥合宜。"[1]

证候系统：详见表3-6-3。

表3-6-3　燥湿证证候结构表

上燥	中燥	下燥
肺脾燥湿证	脾胃燥湿证	脾肾燥湿证

一、肺脾燥湿证（燥湿证上燥证）（5候）

肺脾燥湿证，为燥邪湿邪同病，先有湿邪蕴伏于脾，再感燥邪上伤于肺，而成肺燥脾湿、燥湿同病之证。多见于伏暑秋燥，以夏月受暑不发，至秋感秋燥而发病，称为秋燥伏暑，亦伏暑晚发之例，亦或先感湿邪，或饮食之湿，先蕴于脾，后感秋燥于肺，可致肺燥脾湿之证。

燥为阳邪，湿属阴类，燥邪必伤耗阴液，而湿邪多郁滞阳气，故燥偏重者，必消烁气液；而湿偏重，则必郁滞津气。然久则湿邪化热，湿竭必自化燥，因而肺脾燥湿证最终必伤残气液。然而燥湿共存，最难分解，故后期亦有燥伤阴液，与湿伤阳气之错杂变证。

肺脾燥湿证，病为肺燥脾湿，滋润肺燥，则腻滞脾湿；燥利脾湿，又耗津助燥。其治则当润燥适中，无碍于燥，亦无助于湿，即如俞根初所曰："辛润利肺以宣上，上焦得宣，气化湿开。"[1]轻宣化气之法，用于初发之时，最为稳妥。久则当视其燥湿之孰轻孰重，燥伤肺津，当以甘凉清润以解肺燥；湿郁脾气，则当以苦辛淡利以除脾湿。

证候别称：肺燥脾湿，燥包湿，湿遏热郁，湿遏热伏，肺燥肠热，燥湿互胜。

病名：［中医］秋燥伏暑，肺燥脾湿，凉燥，湿热郁闭，燥泻，久泻，咳嗽气喘，肺痈，着痹，痿躄，湿痿，虚肿。

证候系统：详见图3-6-15。

本证————清气郁蒸候
转证————清气蕴蒸候
变证——湿重——清气郁逆候、清阳郁逆候
　└——燥重——气液煎迫候、气液消灼候、气液消涸候
　　└——气液郁滞候、气液不化候、液竭阳郁候

图3-6-15　肺脾燥湿证证候结构图

引用文献

［1］俞根初.重订通俗伤寒论［M］.上海：上海科学技术出版社，1959：260，265.

（一）清气郁蒸候（肺脾燥湿本证）

肺脾燥湿证，凉燥束于外，湿热蕴于里，上焦清气不得宣展，外郁不解，内热蕴蒸，而成清气郁蒸之候，时病学家称为秋燥伏暑、肺燥脾湿之证。其见症以表郁与里热之脉症为显明，但必兼有上焦气机郁遏之脉症。

通称：肺燥脾湿。

内含病例：［中医］秋燥伏暑。［西医］急性肾炎。

病因病机：肺脾燥湿郁蒸，因湿邪内蕴，再感风燥，郁于肺脾气分，上焦清气失于宣展，则腠理失宣，内则气失宣降，燥邪不解，湿热内蒸而成外郁内蒸之候。

证象组合：气郁+表郁+气蒸

主症：【气机不宣】症象：①干咳，咳嗽痰少。②胸胁窜痛。③烦闷不宁。④肢懈。⑤颜面轻度浮肿。**舌象：**舌苔白滑。**脉象：**脉右浮涩，左缓滞。

【腠理不宣】症象：①洒淅恶寒。②身痛。③浮肿一周。**舌象：**苔白。**脉象：**浮。

【津气蕴蒸】症象：①发热。②心烦。③渴不思饮，渴饮不多。④便泄不爽。⑤溺短赤热。**舌象：**苔糙。

副症：【清空不宣】症象：头晕头疼。

【清窍不利】症象：①鼻唇干燥。②咽喉干痛。

宾症：【气机不降】症象：气逆。

治则：当轻宣肺气为主，肺气一宣，清气可展，然后燥解湿除。

方证

1.加味葱豉桔梗汤证：俞根初方[1]。治秋燥伏暑，浅则多肺燥脾湿，洒淅恶寒，寒已发热，详见论著。

杏仁、紫菀、香豉各9g，桔梗、薄荷各3g，前胡、牛蒡子各4.5g，瓜蒌皮6g，炙甘草1.5g，鲜葱白4枚。

2.桑杏汤加减证：伍炳彩方[2]。治急性肾炎，热毒内陷，感受风燥。详见病案。

桑叶、北沙参、银花、蒲公英各9g，杏仁、浙贝母、防己、土茯苓、葫芦壳各6g，鲜梨1个（连皮切）。

论著和讨论

本证候肺燥脾湿，燥湿共处，湿蕴化热，凉燥束于外，湿热蒸于内，清气失于宣展，俞根初说："秋燥伏暑，当辨其挟湿、化火两端，如湿遏热郁者，浅则多肺燥脾湿，一起即洒淅恶寒，寒已发热，鼻唇先干，咽喉干痛，气逆干咳，肢懈身痛，渴不思饮，饮水即吐，烦闷不宁，胸胁胀疼，大腹满痛，便泄不爽，溺短赤热，舌苔粗如积粉，两边白滑。"[1]其治则当以轻宣上焦气机为先，使郁开热透，再图清里。俞根初曰："肺燥脾湿，先与辛凉解

表，轻清化气，葱豉桔梗汤（组方见方证）加紫菀、杏仁，辛润利肺以宣上，上焦得宣，气化湿开，则用加减半夏泻心汤去半夏加川贝9g、芦笋60g，苦辛淡滑以去湿，湿去则暑无所依，其热自退。热退而津气两伤。液郁化痰者，则用二冬二母散加味（淡天冬、提麦冬、知母各3g，川贝母、南北沙参各9g，梨汁、竹沥各2瓢，姜汁3滴和匀同冲），甘润佐辛润，化气生津以活痰，痰少咳减，终用加减玉竹饮子（生玉竹、川贝母各9g，西洋参、浙茯苓、紫菀各6g，蜜炙橘红、桔梗、炙甘草各2.4g）气液双补，兼理余痰以善后。”[1]如风郁温燥，又当轻宣佐以甘凉，清解其燥，甘淡以利其湿。

病案举例

伍炳彩治急性肾炎：奚某，男，4岁，初诊。浮肿1周，小便化验：蛋白（+），少量红、白细胞。浮肿前全身生疖肿数个，曾用青霉素治疗1周，疖肿好转，颜面轻度浮肿，小便化验无好转，咳嗽痰少，唇干鼻燥，渴饮不多，小便淡黄，苔白脉浮。证属热毒内陷，感受风燥。拟桑杏汤加减（组方见方证）。4剂。二诊：浮肿减轻，咳嗽唇干均有好转，疖肿全除，小便化验：蛋白（±），少量红细胞，苔白，脉浮，原方继服5剂。三诊：浮肿全消，诸症大减，苔白，脉寸浮，小便化验正常。拟下方以善后：桑叶、北沙参、银花、蒲公英各9g，杏仁、浙贝母、土茯苓、防己各6g，鲜梨1个。按：患者浮肿前有疖肿，显属热毒内陷，再感时令之燥，故用桑杏汤加解毒利湿药，浮肿渐消。由此可见，水肿而兼燥者亦有之，即医家所谓燥湿相兼也[2]。

引用文献

［1］俞根初.重订通俗伤寒论［M］.上海：上海科学技术出版社，1959：259，260.
［2］伍炳彩.解表法在肾炎中的运用［J］.江西中医药，1983，（2）：38.

（二）清气蕴蒸候（肺脾燥湿转证）

肺脾燥湿证，肺燥外袭，脾湿内蕴，郁遏上焦清气，化热内蒸，而成清气蕴蒸之候。时病家亦通称为湿遏热伏之证，俗称燥包湿。以湿郁上中气机与热蒸肺脾气分之脉症为主。

通称：湿遏热伏，燥包湿。

内含病例：［**中医**］秋燥伏暑。

病因病机：肺脾燥湿蕴蒸，因燥邪入肺，湿热内蕴，郁遏上焦清气，宣降失常，气郁热蒸，不得透达。

证象组合：气郁+气蒸

主症：【**气机不宣**】**症象**：①烦闷不宁。②胸胁胀疼。③咳嗽痰少。

【**津气蕴蒸**】**症象**：①发热，灼热。②心烦恶热。③渴不思饮，渴饮不多。④咳痰稠黏。⑤大腹满痛。⑥便泄不爽，溺短赤热。**舌象**：①舌苔粗如积粉，两边白滑。②舌苔粗糙。**脉象**：脉转洪数。

副症：【**清窍不利**】**症象**：①唇干鼻燥。②咽喉干痛。

【**气机不降**】**症象**：饮水即吐。

宾症：【**清空不宁**】**症象**：①头痛。②头眩。③头胀。

治则：当以辛开苦降为主，以宣化其湿热，佐以甘寒凉润以解其燥。

方证

1.加减半夏泻心汤证：《通俗伤寒论》方[1]。适用于蕴热不退，烦闷干咳，胸胁胀痛，干呕气逆，腹满，便溏不爽。详见论著。

黄芩、干姜、人参、炙甘草、川贝各9g，黄连3g，大枣3枚，芦笋60g。

2.吴氏三仁汤加减证：何拯华方[2]。芳透清化，治凉燥外解、湿开热透之候。详见病案。

光杏仁、生薏苡仁、青连翘各9g，牛蒡子（杵）4.5g，瓜蒌皮、淡竹叶、焦山栀皮各6g，香连丸、丝通草各3g，拌飞滑石15g，先用活水芦笋60g，灯心1.5g，北细辛0.6g，煎汤代水。

论著和讨论

本证候湿遏气机，热不外达，燥蕴于上，气机失其宣降之常，故何拯华称为“乃肺燥脾湿之候，即俗称燥包湿，湿遏热伏是也”[2]。其治则仍当辛以宣开其湿，苦以降其热，佐以甘寒润以除其燥。俞根初曰：“肺燥脾湿，先与辛凉解表，轻清化气，葱豉桔梗汤加紫菀、杏仁，辛润利肺以宣上，上焦得宣，气化湿开，则用加减半夏泻心汤（组方见方证）去半夏加川贝9g、芦笋60g，苦辛淡滑以去湿，湿去则暑无所依，其热自退。热退而津气两伤。液郁化痰者，则用二冬二母散加味（淡天冬、提麦冬、知母各3g，川贝母、南北沙参各9g，梨汁、竹沥各2瓢，姜汁3滴和匀同冲）甘润佐辛润，化气生津以活痰，痰少咳减，终用加减玉竹饮子（生玉竹、川贝母各9g，西洋参、浙茯苓、紫菀各6g，蜜炙橘红、桔梗、炙甘草各2.4g）气液双补，兼理余痰以善后。”[1]

病案举例

何拯华治罗守谦，38岁，肺燥脾湿。凉燥外搏，暑湿内伏，时至深秋而晚发。一起即洒淅恶寒，寒已发热，鼻唇先干，咽喉燥痛，气逆干咳，肢懈身疼，胸胁窜疼，脘腹灼热，便泄不爽，溺短赤热。脉右浮涩，关尺弦滞，舌苔粗如积粉，两边白滑，此喻嘉言所谓秋伤燥湿，乃肺燥脾湿之候，即俗称燥包湿，湿遏热伏是也。先与苦温发表，轻清化气，葱豉桔梗汤加减，辛润利肺以宣上，使上焦得宣，气化湿开：光杏仁、紫菀、淡香豉各9g，苦桔梗、苏薄荷各3g，前胡、牛蒡子（杵）各4.5g，鲜葱白4枚，炙甘草1.5g，瓜蒌皮6g。次诊：连进苦温辛润，开达气机，周身津津微汗，恶寒胸胁痛除。唯灼热口渴，心烦恶热，咳痰稠黏，便溏溺赤，脉转洪数，舌苔粗糙，此凉燥外解、湿开热透之候，法当芳透清化，吴氏三仁汤加减（组方见方证）。三诊：两进芳透清化，胸背头项，红疹白痦齐发，心烦恶热渐减。唯仍咳稠痰，口仍燥渴，腹尚灼热，大便反秘，溺仍赤涩，脉转沉数，舌赤苔黄而糙，此下焦湿热伏邪，依附糟粕而胶结也。治以苦辛通降，宣白承气汤加减，使伏邪从大便而解：生石膏（打）、光杏仁各12g，小枳实4.5g，鲜石菖蒲汁（冲）1小匙，生川大黄、汉木通各6g，瓜蒌仁（杵）15g，广郁金汁（冲）2小匙。四诊：1剂而大便先燥后溏，色如红酱，2剂而燥渴腹热均轻，舌苔黄糙大退，脉转软而小数，此伏邪渐从大便下泄也。下虽不净，姑复其阴，叶氏养胃汤加减，以消息之：北沙参6g，鲜生地汁（冲）2瓢，鲜石斛4.5g，原麦冬3g，雅梨肉汁（冲）2瓢，建兰叶3片（切寸，后入）。五诊：咳嗽大减，稠痰亦少，溺涩渐利，大便复秘，频转极臭矢气，腹热如前，脉仍小数，按之坚实，此浊热黏腻之伏邪尚多，与肠中糟粕相搏，必俟宿垢下至四五次，叠解色如红酱，极其臭秽之溏粪，而伏邪始尽，姑用缓下法以追逐之：野茭白根、童桑枝各30g，煎汤送陆氏润字丸，每吞4.5g，上下午及晚间，各服1次。六诊：据述每服1次丸药，大便1次，色如红酱而秽，然不甚多，便至4次，色转酱黄，5次色转老黄，6次色转淡黄，腹热已除，胃亦思食，诊脉软而不数，舌转嫩红，扪之微干，此胃肠津液两亏也。与七鲜育阴汤以善后：鲜生地、鲜枇杷叶（炒香）各15g，鲜石斛12g，鲜茅根30g，四味煎汤，临服，冲入鲜稻穗露、蔗浆、梨汁各2瓢。连进4剂，胃纳大增，津液精神复旧，后用燕窝冰糖汤，调理旬余而瘥[2]。

引用文献

［1］俞根初.重订通俗伤寒论［M］.上海：上海科学技术出版社，1959：260.
［2］何廉臣.重印全国名医验案类编［M］.上海：上海科学技术出版社，1959：198.

（三）清气郁逆候（肺脾燥湿湿重变证）

肺脾燥湿证，燥犯于肺，脾湿郁遏，上中清气郁滞，宣降失利，燥热上逆，是为清气郁逆之候。虽以气机上逆之症象显明，但必兼有上中气机郁滞与燥热内蒸之脉症，并以之为主。

通称：湿遏热蒸。

内含病例：［中医］肺燥脾湿。

病因病机：肺脾燥湿郁逆，因湿蕴于脾，复感秋燥，上犯于肺，上中清气失其宣降之机，中焦转输无权，燥热上逆，而成湿郁热逆之证。

证象组合：气郁+气蒸+气滞+气逆

主症：**【气机不宣】症象**：①干咳。②烦闷。③脘痞。

【津气蕴蒸】症象：①蕴热不退。②烦躁，谵语。③溺短赤热。**舌象**：舌苔粗如积粉，两边白滑。**脉象**：脉弦数。

副症：**【气机不利】症象**：①胸胁胀痛。②大腹满痛。③便泄不爽。

【气机冲逆】症象：①气逆。②干呕，饮水即吐。

宾症：**【清窍不宣】症象**：①鼻唇先干。②咽喉干痛。

治则：当以辛开其湿，以除其郁滞；苦降其热，甘润其燥，以解其燥热，湿开热降，其逆自平。

方证

1.加减半夏泻心汤证：《通俗伤寒论》方[1]。适用于蕴热不退，烦闷干咳，胸胁胀痛，干呕气逆，腹满，便溏不爽。详见论著。

黄芩、干姜、人参、炙甘草、川贝各9g，黄连3g，大枣3枚，芦笋60g。

2.增减黄连泻心汤证：《通俗伤寒论》方[1]，清泄包络心经实火法。治湿渐化火，胸胁胀痛，腹痛泄泻，烦躁谵语。详见论著。

小川黄连2.4g，青子芩、小枳实、仙半夏各4.5g，飞滑石18g，淡竹沥2瓢，生薏苡仁15g，生姜汁2滴同冲。先用冬瓜子30g、丝通草6g、灯心1.5g，煎汤代水。鲜石菖蒲叶4.5g搓熟生（冲）。

论著和讨论

本证候湿郁于外，热蒸于内，不得外达，挟燥邪上逆。其治则当辛宣化湿，以解其郁滞；苦降甘润，以除其燥热；湿开热降，自无上逆之患。俞根初说：秋燥伏暑，当辨其挟湿、化火两端，如湿遏热郁者，浅则多肺燥脾湿，一起即洒淅恶寒，寒已发热，鼻唇先干，咽喉干痛，气逆干咳，肢懈身痛，渴不思饮，饮水即吐，烦闷不宁，胸胁胀疼，大腹满痛，便泄不爽，溺短赤热，舌苔粗如积粉，两边白滑。肺燥脾湿，先与辛凉解表、轻清化气，葱豉桔梗汤加紫菀、杏仁，辛润利肺以宣上，上焦得宣，气化湿开，则用加减半夏泻心汤（组方见方证）去半夏加川贝9g、芦笋90g，苦辛淡滑以去湿，湿去则暑无所依，其热自退。若湿渐化火，胸胁胀痛，腹痛泄泻，烦躁谵语者用增减黄连泻心汤（组方见方证）[1]。

病案举例

1. **曹仁伯**：《内经》云："秋伤于湿，冬生咳嗽"。喻氏又改作"秋伤于燥，冬生咳嗽"。岂知初秋之湿，本从夏令而来，原为正气；若论其燥，则在中秋以后，其气亦为正令。二者相因，理所固然，势所必至。仲景已立方，独被飞畴看破，今人之用功，不如古人远矣。麦冬、半夏、甘草、玉竹、紫菀、泻白散[2]。

又治肺经咳嗽，嗽则喘息有音，甚则吐血。血已止，咳未除，右寸脉息浮弦，弦者痰饮也。良以饮食入胃，游溢精气，上输于脾，脾气散精，上归于肺，而肺气虚者，不能通调水道，下输膀胱，聚液为痰，积湿为饮，一俟诵读烦劳，咳而且嗽，自然作矣。补肺健脾，以绝生痰之源，以清贮痰之器。麦门冬汤合异功散，加薏苡仁、百合[2]。

引用文献

［1］俞根初.重订通俗伤寒论［M］.上海：上海科学技术出版社，1959：259，260.

［2］秦伯未.清代名医医案精华［M］.北京：人民卫生出版社，2006：146.

（四）气液消涸候（肺脾燥湿燥重变证1）

肺脾燥湿证，燥热偏盛，耗气伤液，津液日形枯涸，不能荣养经脉，而成气液消涸之候。其见症虽以经脉失养之症象显明，但必兼见气虚与液涸之脉症。

通称：液涸筋枯。

内含病例：［中医］痿躄。

病因病机：肺脾燥湿虚弱，因肺燥偏盛，耗气伤液，消灼津液，渐至枯涸，不能濡养经脉，气虚不能振奋神气，而成气液虚弱之证。

证象组合：液枯+气虚+经弱

主症：**【津液枯涸】症象**：①口渴。②便结。**舌象**：①舌绛无苔。②舌质及尖边红。③苔薄腻，苔薄黄腻。

【气虚失充】症象：头昏重。**脉象**：脉濡。

副症：**【神气不振】症象**：①怔忡惊悸。②神思大瘁。

宾症：**【经脉失养】症象**：①脚痿软，步履时站立不稳，扶掖亦不能站立。②腿胫萎缩，足躄不能行。③背痛。④颈筋强硬不舒。

治则：当以甘寒清滋气液，以润其燥，略佐甘淡苦坚，以除其湿，从缓调养，希冀康复。

方证

布精起痿汤证：吴承忠方[1]。治温热病后足痿不能行，或因温证服辛温药太过而成痿者。详见论著。

肥玉竹、炒薏苡仁各9g，天门冬、麦门冬、怀牛膝、怀山药、蒸白术、白茯苓各4.5g，蜜炙黄柏、炙甘草各2.4g。

论著和讨论

本证候肺燥消烁津液，伤残元气，气液枯涸，不能濡养经脉。其治则当以甘寒润燥增液为主，略佐清热渗湿之品。吴承忠说：布精起痿汤家传验方。本方对温热病后足痿不能行，或因温证服辛温药太过而成痿者，每有较好的效果（组方见方证）方义：本方乃宗"肺热叶焦，以致金燥水亏而成痿躄"，以及"治痿独取阳明"的治则而成。方中玉竹、天冬、麦冬，养胃生津，滋阴润燥；黄柏、茯苓、薏苡仁，清热渗湿；山药、白术、甘草，健补脾胃，山药补肺肾，牛膝强筋骨。且白术蒸用，以减其燥；因苦能化燥，故黄柏蜜炙，以和其苦[1]。

病案举例

吴承忠治章姓，女，1岁。1964年12月6日诊。患儿于今年9月中旬发热后（经西医治疗而热退），发现右脚痿软，扶掖亦不能站立，腿胫萎缩，较健侧枯细，口渴，便结，苔薄腻，舌质及尖边红。用布精起痿汤，剂量减半。

服药20剂后，撑扶能站立15分钟左右。服至40剂时，右下肢肌肉复原，与左侧一样，脚劲亦强，扶之能站很长时间。乃改服健步虎潜丸以巩固效果[1]。

又治刘姓，女，48岁。1964年7月26日诊。二足痿软，但能屈伸，乃阴虚温邪入络成痿。用布精起痿汤原方剂量。连服30余剂，步履较健，能料理简单家务。再服原方20剂而痊愈[1]。

又治陆姓，男，5岁。1964年8月28日诊。发热40℃（肛表），全身散发小疱疹，耳内流脓，经用抗生素、磺胺类治疗后，热退。热退后次日，右脚不能站立行走，口渴，苔薄黄腻。用布精起痿汤，药量改为原方的2/3。服药25剂后，步履较稳，仅走路时右脚举步迟缓。又服5剂后痊愈[1]。

引用文献

［1］李栩堂.用“布精起痿汤”治疗痿证3例［J］.上海中医药杂志，1966，（3）：104.

（五）气液不化候（肺脾燥湿燥重变证2）

肺脾燥湿证，肺燥偏盛，伤残气液，湿滞脾气，津气不化，而成气液不化之候。其见症虽以津气不化之症象显明，但必兼有气虚与液伤之脉症。

通称：液伤湿滞。

内含病例：［中医］虚肿。**［西医］**渗出性胸膜炎。

病因病机：肺脾燥湿虚滞，因肺燥内甚，耗气伤液，脾湿内滞，津气不化，运化无力，停蓄而为水气，而成液伤气虚而停水之证。

证象组合：液灼+气滞+津滞+气虚

主症：【津液消灼】症象：①咽干唇燥。②口苦。③尿微赤。④夜寐不安。**舌象：**舌质红，苔薄白。**脉象：**①脉数。②脉细数。

　　【津不化气】症象：面部浮肿。**舌象：**苔厚腻。

副症：【气化不行】症象：小便色赤。

　　【气机不利】症象：腹胀满痛。

宾症：【气虚失充】症象：①面色不华。②头晕。③全身乏力。④月经多。

治则：当清养气液为主，以助其正，兼以甘淡以利湿行水，扶正逐水，标本兼顾。

方证

清余热方证：何任方[1]，治热病后，余邪未清，面色不华，尿微赤，面部略有浮肿，详见病案。

野百合、干地黄、地蝼蛄、赤茯苓、天水散（包煎）各12g，北沙参、枸杞根皮、麦冬、冬瓜子皮各9g。

论著和讨论

本证候肺燥耗伤气液，湿滞津停为水，正虚邪盛，其治则当以滋养气液为主，兼甘淡利湿以行其水，亦助正逐水之法。何任说：热病后余邪未清，往往出现脉微数，口苦，尿赤，行动乏力，眠食欠安等自觉证。《金匮要略》有所谓“百合病”的论述，并提出治以百合地黄汤。口渴者加栝楼根，有热加滑石……本案用药，较《金匮要略》有所增益，如加沙参、麦冬以养阴生津，加地骨皮以清虚热，加赤茯苓、冬瓜子利尿去湿以消浮肿。古方通过合理增减而更获疗效，可从本案中得到启发[1]。

病案举例

何任治史某某，男，成人。热病以后，余邪未清，舌质红，苔厚腻，口苦，脉数，面色不华，尿微赤，面部略有浮肿，胃纳尚可，以清余热为治（组方见方证），嘱服4剂[1]。

又治李某某，女，30岁。因渗出性胸膜炎入院，身热已退，胸痛渐除，唯头晕，全身乏力，月经多，夜寐不安，小便色赤，脉细数，苔薄白，舌质红，口苦，以清余邪为治。处方：野百合、生地黄各12g，党参、竹叶卷心、天冬、麦冬各9g，车前子、甘草梢、大小蓟各6g，白茅根24g，3剂。二诊：昨日做胸透，谓积水已全消，小便色转黄，唯四肢乏力，头眩，咽干唇燥，苔腻，口苦，脉微数，以益肺清解为续。处方：野百合、生地黄、茯苓、薏苡仁、冬瓜子各12g，北沙参、党参、白术、天冬、麦冬、竹叶卷心各9g，白茅根24g，3剂。三诊：小便已清，夜寐欠安，脉细数，苔厚见于根部，口苦，以疏清为续。处方：柴胡4.5g，藿香6g，野百合、生地黄各12g，白茅根24g，焦酸枣仁、柏子仁、神曲、佩兰、天冬、麦冬、竹叶卷心各9g，4剂[1]。

引用文献

［1］何任.热病余邪［J］.新中医，1979，（4）：22.

二、脾胃燥湿证（燥湿证中燥证）（3候）

脾胃燥湿证，为胃燥脾湿之证。脾胃同居中焦，但脾为湿土，喜燥而恶湿；胃为燥土，喜湿而恶燥；或外受湿邪入里，或饮食积湿，内蕴于脾，而为脾湿；或温热耗伤胃液，或平素过啖香燥辛辣，耗伤胃阴，以致胃燥，燥湿相合，而成脾胃燥湿之证。始则燥伤胃之气液，湿滞脾之阳气，而成虚滞之候。久则湿郁化燥，燥热内燔，终至气液消涸，而成脾胃皆枯燥之变。

脾胃燥湿证，其始则燥湿互胜，终必湿竭而皆化为燥。故其治则初起必两顾其燥湿，清滋胃燥，清化脾湿，并行不悖，方克有济；终必以大滋气液以济其枯燥，略佐甘淡，以行其余湿，主次分明，方不致贲事。

证候别称：脾胃不和，肠燥便秘，阴虚内燥。

病名：［中医］脾瘅，呕逆，消渴，中消，低热，鼻衄，便秘。

证候系统：详见图3-6-16。

本证——————气液虚滞候
转证——————气液虚燥候、气液消灼候
变证——————气液消涸候

图3-6-16　脾胃燥湿证证候结构图

（一）气液虚滞候（脾胃燥湿本证）

脾胃燥湿证，胃液消灼而燥，脾气不足，内湿郁滞，气机宣通失利，是为气液虚滞之候，杂病学家通常称之为脾胃不和之证。其见症以胃液枯燥与脾虚湿滞之脉症为主。

通称：脾胃不和。

内含病例：［中医］脾瘅。［西医］“化疗”反应症。

病因病机：脾胃燥湿虚滞，或因过用温燥，或平素过食辛辣香燥，耗伤胃液而成胃燥，兼之脾气不足以运化，致湿滞于中，中焦气机通降不利，而成胃燥脾湿之证。

证象组合：液灼+气虚+气滞+气郁

主症：**【津液消灼】症象**：①形体消瘦，皮肤干燥，面无光泽，口唇失润。②心烦少寐。③口渴引饮，喉间多痰质黏。④低热失眠。⑤夜间盗汗。⑥食物口中发甜感。**舌象**：①舌赤苔薄稍干。②舌质红，苔灰白而干。**脉象**：脉数无力。

【气机不利】症象：腹胀。

副症：**【气机不宣】症象**：①食减纳呆，望食生畏。②脘闷不舒。③胸闷泛恶。

宾症：**【气虚失充】症象**：①体倦乏力。②大便溏薄。**脉象**：脉细濡。

治则：当清滋胃液以润其燥，益气补脾兼燥其湿，燥润并行而不悖，兼顾其燥湿。

方证

1.扶正养阴，清燥和中方证：赵子英方[1]。扶正养阴，清燥和中，形体消瘦，皮肤干燥，面无光泽，口唇失润，心烦少寐，体倦乏力，望食生畏，食减纳呆，脘闷不舒，详见病案1。

党参24g，麦冬、生地、生石膏、茯苓、白芍各15g，五味子、石斛、白术、陈皮、甘草各10g，水煎服。

2.甘温香燥健脾化痰，甘寒滋润柔养胃阴方证：姜春华方[2]。治中气受戕，脾运失健，津液化痰，胃阴告乏，胸闷泛恶，腹胀纳呆，大便溏薄，口渴引饮，详见病案2。

党参、石斛、麦冬、柏子仁、茯神各9g，黄芪、夜交藤各16g，陈皮、姜半夏各6g，砂仁1.6g。

论著和讨论

本证候胃燥脾湿，湿滞中焦气机，故其治则当清滋胃液，以濡润其燥；益气健脾，以运化其湿；燥润并施，通补兼用。贝润浦按：“（病案2）系结肠癌晚期术后转移，一度出现恶液质，化疗不能耐受，白细胞下降。（姜春华）老师组方着重后天之本，脾胃并重，用参、芪益气扶中，姜半夏、陈皮、砂仁香燥健脾化痰，石斛、麦冬、柏子仁滋养胃液，润燥兼施，刚柔并用，使脾健胃安，营血有源。老师说，此证苔虽灰白厚而干，不是腻，且舌质红，故可用养阴药而不碍脾；若苔厚腻，滋阴药就非所宜。”[2]

病案举例

1.赵子英治顿某某，男，55岁，5个月前，即有食物口中发甜感，初谓家人做饭加盐少或没加盐。随捡一盐块入口中咀食，竟像冰糖一样甜。又一次吃饺子，犹如食甜汤丸一般。由是方知是病。经本县及郑州市某医院检查，未明确诊断，精神压力很大，饮食逐渐减少。服中西药40余天亦效果不显，乃延余诊治。症见：形体消瘦，皮肤干燥，面无光泽，口唇失润，心烦少寐，体倦乏力，望食生畏，食减纳呆，脘闷不舒，舌赤苔薄稍干，脉数无力。余凝思片刻，悟得《内经》对"脾瘅"一证的论述，觉与此证有切合之处。据其脉证，诊为：阴虚生燥、脾胃失和的"脾瘅"证。治则：扶正养阴，清燥和中（组方见方证）。服上药3剂，饮食能辨五味，自觉病好过半。照原方继服3剂，味觉恢复正常，饮食增加，诸症皆愈。随访，停药至今，未见复发[1]。

2.姜春华治吕某某，女，68岁，患者因结肠癌术后淋巴转移，住院用西药化疗抗癌。其间大便大量下血，经姜老会诊用健脾止血药后便血渐止，化疗过程中出现胸闷泛恶，腹胀纳呆，大便溏薄，夜间盗汗，口渴引饮，喉间多痰质黏，消瘦乏力，低热失眠等症，白细胞下降至2.8×10^9/L，苔灰白而干，舌质红，脉细濡。证系病久中气受戕，脾运失健，津液化痰，胃阴告乏，治拟甘温香燥健脾化痰、甘寒滋润柔养胃阴（组方见方证）。此方服7剂后腹胀、便溏、口干、痰多均有好转，胃纳渐增，略有腰酸，小便频数，上方加桑螵蛸、覆盆子、菟丝子、补骨脂各9g兼益肾气，共服14剂，患者白细胞上升至5×10^9/L，诸症好转，化疗结束，顺利出院[2]。

引用文献

［1］赵子英.脾瘅（口甘）［J］.新中医，1980，（3）：30.
［2］贝润浦.老中医姜春华治疗某些疑难杂症的经验［J］.上海中医药杂志，1983，（12）：2.

（二）气液消灼候（脾胃燥湿转证）

脾胃燥湿证，燥热烁伤胃中津液，耗伤脾气，运化无力，余湿残存，而成气液消灼之候。其见症虽以气液伤残之脉症为主，但必兼有湿滞之症象，如舌苔灰黄腻等。

通称：燥伤气液。

内含病例：［中医］呕逆，消渴。

病因病机：脾胃燥湿虚灼，多由湿热之邪蕴蒸过久，消灼胃中津液，耗损脾之元气，气虚运化无力，致余湿残存，而成燥中夹湿之证。

证象组合：津灼+液枯+气虚

主症：**【津液消灼】症象**：口渴引饮，饮不止渴。**舌象**：①舌苔黄腻。②舌质灰色舌中剥痕。**脉象**：左脉滑数，右脉滑大。

副症：**【津液枯涸】症象**：①形瘦。②早暮不寐。**舌象**：舌质红。**脉象**：脉濡数。

【气虚不充】症象：①面色不华，神疲体倦。②身体酸楚。③小便频数。

宾症：**【神志昏蒙】症象**：昏沉。

治则：当甘凉清养气液，以除其燥热之中，佐以甘淡渗湿，或芳香苦燥之品，以分解之。

方证

1.甘凉清热，甘淡清湿方证：金子久方[1]。甘凉和胃以清热，治发热，风湿相搏，蒸化痰热，详见病案1。

西洋参、扁石斛、仙半夏、秫米、橘络、丝瓜络、茵陈、佩兰、山栀、茯神、通草、忍冬藤。

2.清热燥湿，润肺生津方证：刘甫白方[2]。清热燥湿、润肺生津，治糖尿病，口渴引饮，饮不止渴，小便频数，形瘦，详见病案2。

玄参、生地、麦冬、怀山药各15g，覆盆子、天花粉各12g，苍术、知母各10g。

论著和讨论

本证候燥热耗伤脾胃气液，脾气无力运化，致燥中夹有残留之湿邪，如金子久所说："受病之源，由于风湿相搏，由表入里，逐渐蒸化痰热。"[1]导致胃燥脾湿，多饮多食，形体日渐消瘦，舌质黄腻，或灰色舌中剥痕，其治则当大队甘寒清滋气液之内，佐以甘淡渗利、芳香苦燥之品，以除其余湿。即金子久"甘凉和胃以清热，参用甘淡入脾以清湿"[1]之法，西洋参、扁石斛以润燥，仙半夏、茵陈、佩兰、山栀以清湿。

病案举例

1.金子久治发热经旬，神志清爽，邪在气分，不在营分，先脘闷气逆，服保赤散遽然大下，继阳亢汗泄，投别直参，忽见热退，身体酸楚，早暮不寐，舌质灰色舌中剥痕，左脉滑数，右脉滑大。受病之源，由于风湿相搏，由表入里，逐渐蒸化痰热，现在大势已定，不过余波未平，治当甘凉和胃以清热，参用甘淡入脾以清湿（组方见方证）[1]。

2.刘甫白治曾某某，男，47岁，近2个月来多饮、多食、多尿，形体日渐消瘦，病情日益加剧，饮不止渴，尿频量多，白天20余次，夜间10余次，经医院检查：血糖测定13.32mmol/L，尿糖（+++），尿比重1.023，尿、酮体定性阳性。诊断为“糖尿病”，要求服中药治疗。初诊：口渴引饮，饮不止渴，小便频数，形瘦，面色不华，神疲体倦，舌质红，舌苔黄腻，脉濡数。辨证属消渴。治宜清热燥湿，润肺生津（组方见方证）。二诊：服前方30剂后，口渴减轻，苔腻渐退，脉转和缓。原方苍术减为5g，加生黄芪12g。三诊：前方服后，颇觉舒适。效不更方，继续坚持。历时4个月，口渴得止，尿量正常，尿糖阴性，血糖测定5.2mmol/L，均属正常。嘱其节制饮食，杜其复发[2]。

引用文献

［1］徐衡之，姚若琴.宋元明清名医类案［M］.长沙：湖南科学技术出版社，2006：870.

［2］湖南省中医药研究所.湖南省老中医医案选2［M］.长沙：湖南科学技术出版社.1981：88.

（三）气液消涸候（脾胃燥湿变证）

脾胃燥湿证，湿热入里，蕴蒸既久，伤残脾胃气液，渐至枯涸，经脉失其濡养，而成气液消涸之候，时病学家亦通称为阴虚内燥之证。其见症以中焦津液枯竭之脉症为主，可兼有神气两虚之脉症。

通称：阴虚内燥。

内含病例：［中医］中消，低热，鼻衄。［西医］口眼干燥和关节炎综合征，肾盂肾炎。

病因病机：脾胃燥湿虚弱，因湿热久羁中焦，伤残脾胃气液，渐形枯涸，内不能以涵养神气，外不能濡养经脉，而成中焦枯燥之证。

证象组合：液枯+气虚+经弱

主症：【津液枯涸】症象：①羸瘦，形体干瘦，肤干不润。②面色泛红，低热。③口渴，干燥无津，唇红皱皺，唇干而裂。④牙痛龈溃。⑤舌裂燥痛。⑥咽干音嘶干咳。⑦鼻衄。⑧消谷善饥。⑨大便燥结。**舌象**：舌红苔白厚微干，舌龟裂破碎。**脉象**：弦滑细数，沉细弦。

【气虚失充】症象：①肢软乏力。②纳滞。

副症：【神气不振】症象：①神疲。②合目即惊跳，不寐。③精神恍惚。

宾症：【经脉失养】症象：①全身酸痛。②关节酸痛。③步履不便。

治则：总宜大剂甘寒滋养气液为主，以救其枯竭。

方证

1.滋阴布津法方证：潘文奎方[1]。治口眼干燥和关节炎综合征，关节酸痛波及全身，口干乏津，详见病案1。

金刚刺12g，生地、石斛、黄精、太子参、天花粉、玉竹、茺蔚子、山药各10g，荷叶5g。

2.养阴清热方证：何任方[2]。治肾盂肾炎已好转，唯时有低热，唇干而裂，鼻衄咽干，详见病案2。

天冬、麦冬、石斛、玄参、瓜蒌仁、淡竹叶、神曲各9g，生地15g，白茅根30g，知母6g，甘露消毒丹15g（包煎）。

3.救阴生津，清热化湿方证：杨致嘉方[3]。消谷善饥，治神疲羸瘦，夜不能寐，详见病案3。

西洋参、天冬、麦冬、法半夏各9g，北沙参、天花粉、酸枣仁各15g，鲜石斛、竹茹各30g，枳壳6g，朱茯神、六一散各12g。

论著和讨论

本证候湿热久恋，耗伤中焦气液，而成脾胃枯燥之证，如口干乏津，唇舌干燥，牙痛干咳音嘶，大便燥结，舌面龟裂破碎，涩痛难忍；然脾气不足，无力运化，余湿残存，低热，关节酸痛波及全身，牙龈时有溃破，便艰，纳滞，其治则虽当大剂甘寒清养脾胃气液，以挽其枯竭，但仍当佐以甘淡以行其余湿，如荷叶、木瓜、法半夏、竹茹、六一散。

病案举例

1.潘文奎治“口眼干燥和关节炎综合征”：陈某某，女，42岁，关节疼痛四载，口干舌燥2年，初起低热，关节酸痛波及全身，继之口干乏津，唇舌干燥，牙痛干咳音嘶，大便燥结，舌面龟裂破碎，涩痛难忍，牙龈时有溃破，两目久视则昏糊不清，唇红皱皺，肢软乏力，形体干瘦，肤干不润，面色泛红，脉沉弦细，治用滋阴布津法（组方见方证），经治1个月，有所好转：金刚刺、土茯苓各15g，太子参12g，鹿衔草、威灵仙、玄参、生地、黄精、赤芍各10g，玉竹、木瓜各6g，3周低热罢，面色泛红如樱，拟滋阴和血、润燥通络：金刚刺15g，北沙参、丹参各12g，寸麦冬、玉竹、黄精、石斛、天花粉、威灵仙、茺蔚子各10g，甜柿霜6g，桃仁泥4g，后加滋养肾阴之黑芝麻、大黑豆、首乌复治1个月，已有唾液分泌，舌裂已愈，配合银耳汤、珍珠美容霜，重用养阴，少佐润燥调养[1]。

2. 何任治沈某，女，28岁。半年前患有肾盂肾炎，已好转，唯时有低热，唇干而裂，鼻衄咽干，便艰，纳滞，以养阴清热为治（组方见方证），5剂。6月2日复诊：纳滞已展，低热亦有好转。效不更方，原意续进：原方去甘露消毒丹，加沙参9g、鸡内金9g、炒谷芽15g、炒麦芽15g，7剂。6月24日三诊：上方连服14剂，低热已除，纳展，要求再服几剂调治：天冬、麦冬、玄参、石斛、瓜蒌仁、淡竹叶各9g，生地12g，5剂[2]。

3. 杨致嘉治林某某，男，45岁，平素嗜烟茶，时值夏令，消谷善饥，日食七八顿，且难用饱，神疲羸瘦，夜不能寐，合眼即惊跳，精神恍惚，口稍渴，舌质红，苔白厚微干，脉弦滑带细数，月余，服清热平肝燥湿，病反加重，属阴亏火旺湿遏，以大剂救阴生津、清热化湿、镇心安神之品（组方见方证），3剂，饥渐止，寐转安，原方增损，调治1个月而瘥[3]。

引用文献

[1] 潘文奎.关节酸痛、口干舌裂、面色泛红案[J].中医杂志，1980,（10）：32.

[2] 浙江中医学院.何任医案选[M].杭州：浙江科学技术出版社，1981：191.

[3] 吴美娜.杨致嘉老中医验案二则[J].浙江中医学院学报，1983,（6）：32.

三、脾肾燥湿证（燥湿证下燥证）（2候）

脾肾燥湿证，为脾湿肾燥，内外合邪，虚实相兼之证，脾湿来自于外受，为实邪；肾燥起于水亏，为虚邪，系外湿内燥、实湿虚燥之证。或由其人肾阴不足，水亏火亢，阴竭为燥；或温热深入下焦，耗损肾之阴液，以致肾燥。而其人脾湿素重，或脾湿下流，湿热伤阴，脾湿未已，肾燥复起，即可成脾湿肾燥之脾肾燥湿证。何廉臣曰："脾湿肾燥一证，外感夹内伤者居多，外感，多由于湿热未尽，阴液先伤；内伤多由于酒湿伤脾，色欲伤肾。外感已属难治，渗湿则劫阴，救阴则助湿。"[1]其为病也，湿邪总滞于脾肾之气，而燥邪则有浅深之分，浅则仅耗及气液，深则必伤及阴液阴血。

脾肾燥湿证，脾湿当燥，肾燥则当滋润，初始燥湿互胜，虚实错杂，故滋肾燥与燥脾湿，可兼顾并行。而久则伤及肾阴脾血，则必以滋阴养血以济其枯燥为主，兼以甘淡渗利以除其湿滞。总以润燥适中，通补得宜为则。

证候别称：阴虚湿滞，阴虚湿滞。

病名：[中医]耳聋，不寐，阴虚骨蒸，久热，虚黄，痿证。

证候系统：详见图3-6-17。

本证————气液郁滞候

转证————气阴虚滞候、阴血虚滞候

变证————阴血虚蒸候

图3-6-17　脾肾燥湿证证候结构图

引用文献

[1] 俞根初.重订通俗伤寒论[M].上海：上海科学技术出版社，1959：265.

（一）气液郁滞候（脾肾燥湿本证）

脾肾燥湿证，脾湿肾燥，多系湿热下流，耗伤肾阴，气液消灼而燥生，湿滞经隧，而成气液郁滞之候，时病学家通称阴虚湿滞之证。其见症以脾肾气液消灼之脉症为主。

通称：阴虚湿滞。

内含病例：[中医]耳聋。[西医]突发性耳聋。

病因病机：脾肾燥湿虚滞，系湿热久羁，脾湿下流，耗伤肾液，气液伤残，湿入经隧，郁滞经络，而成气液两虚而兼湿滞经络之证。

证象组合：液灼+气虚经络郁滞

主症：**【津液消灼】症象**：①口干不渴，饮亦不能滋干。②心烦易怒。③小便赤涩不利。④不寐汗出。**舌象**：舌红。**脉象**：脉细而数。

【经脉不利】症象：骨节隐痛。

副症：**【清空不宣】症象**：①头昏目眩，头昏胀闷。②耳鸣耳聋。**舌象**：苔白。

【络脉不利】症象：①骨节隐痛。②四肢窜痛。

宾症：**【气虚失充】症象**：①身酸楚，腰膝酸软。②疲乏无力。**舌象**：舌嫩红苔薄白。

治则：当清滋气液为主，佐以化湿之品。

方证

1.元米煎合参斛冬瓜汤证：《通俗伤寒论》方[1]。养阴逐湿，治脾湿肾燥，口干不渴，饮亦不能滋干，骨节隐痛不舒，溺亦赤涩不利。详见论著。

北沙参18g，川石斛、炒枇杷叶各12g，炒麦冬4.5g，带子丝瓜络、建兰叶各9g，先用糯米泔水泡生白术6小时，去术取泔水煎鲜冬瓜皮子各60g，熬取清汤代水。

2.六味地黄丸加减证：郁文骏方[2]。滋阴补肾，治肾阴亏损，精血不足，耳鸣耳聋，腰膝酸软，详见病案。

生地15g，泽泻、猪苓各12g，丹皮、北五味子各9g，葛根60g。水煎服。

论著和讨论

本证候脾肾气液两伤，而湿邪留滞经络，何廉臣说："脾湿肾燥一证，外感夹内伤者居多，外感多由于湿热未尽，阴液先伤；内伤多由于酒湿伤脾，色欲伤肾。"其治则当甘凉大滋气液，以濡润其枯燥；佐以芳淡化湿通络，以除其郁滞。故何廉臣有云："外感已为难治，其症口干不渴，饮亦不能滋干，骨节隐痛不舒，溺亦赤涩不利。此时渗湿则劫阴，救阴则助湿。治必养阴逐湿，润燥合宜。予每参用薛王两法。以元米煎合参斛冬瓜汤（组方见方证），尚多应手。"[1]薛生白说："湿热证，十余日，大势已退，唯口渴，汗出，骨节（雄按：吴本有'隐'字）痛（雄按：吴本下有'不舒小便赤涩不利'八字）。余邪留滞经络，宜元米汤泡於术，隔一宿，去术煎饮。"[3]

病案举例

郁文骏治何某某，女，34岁，患者1个月前，突然耳鸣耳聋，近日加重，经中西医治疗无效。耳鸣耳聋，头昏目眩，腰膝酸软，疲乏无力，舌红苔白，脉细而数。上述诸症，乃肾阴亏损，精血不足所致。盖因肾藏精，主髓，开窍于耳，生化不足，气血耗伤，穷必及肾，所以耳鸣耳聋，阴虚火旺，上扰精室清空，故头昏目眩，腰膝酸软，脉细而数。综上为肾阴亏损，阴虚火旺。治法：滋阴补肾。六味地黄丸加减（组方见方证）。水煎服，每天1剂，着服2~4剂，复诊：患者隔天前后共来诊4次，耳鸣耳聋及其他症状逐渐减轻，续用上方，共服10剂，听力恢复正常，随访1个月余，未复发[2]。

又治陈某某，男，44岁，患者1个月前，突然耳鸣耳聋加重，已20余天，经中西医治疗无效，耳鸣耳聋，头昏胀闷，心烦易怒，腰酸腿软，纳差乏力。舌嫩红苔薄白，脉细数。分析：同病案1。治法、方药均同病案1。患者连服10剂，听力完全恢复。随访1个月未复发。

治疗体会与分析：此二例突发性耳聋，均以六味地黄丸加减，并重用葛根。前者滋阴补肾是祖国医学的正治法（因缺枣皮，故用北五味子代）重加葛根二两何也？兹因目前西医认为突发性耳聋，原因尚有争论，有的认为是听神经炎，也有认为是内耳血行故障等。北京市耳鼻咽喉科认为是内耳血管痉挛。因葛根黄酮有改善内耳血液循环，并还能轻度促进细胞代谢作用，故如听神经炎所致，也有作用。他们单用葛根片1~3片（每片相当生药1.5g），日3次，配合肌内注射葛根黄酮100mg，日2次，需经治1~2个月见效，而我们吸取其现代医学研究之成果，并加大剂量2两（相当62g），和配合祖国医学的滋阴补肾之正法[2]。

引用文献

[1] 俞根初.重订通俗伤寒论[M].上海：上海科学技术出版社，1959：265.

[2] 郁文骏.六味地黄汤加减治愈突发性耳聋两例[J].新中医，1977，(2)：27.

[3] 王士雄.温热经纬[M].沈阳：辽宁科学技术出版社，1997：46.

（二）阴血虚蒸候（脾肾燥湿变证）

脾肾燥湿证，肾阴脾血两亏，燥以内起，蒸于阴血之分，消烁阴液，而成阴血虚蒸之候。杂病学家通称为阴虚骨蒸之证。虽以热蒸阴血之脉症显明，但必兼见阴虚与血亏之脉症。

通称：阴虚骨蒸。

内含病例：[中医]久热，虚黄。[西医]组织胞浆菌病播散型。

病因病机：脾肾燥湿虚蒸，因肾阴脾血两亏，燥从内起，与脾湿相蒸于阴血之分，消烁脾肾阴液，而成阴血虚蒸之候。

证象组合：阴虚+阴蒸+血虚+血蒸+阴涸

主症：【阴虚失养】**症象**：①心烦寐少，无汗。②全血细胞减少。**舌象**：少津。

【阴热蕴蒸】**症象**：发热以午后申时至夜间为甚，但热无寒、无汗。**舌象**：舌苔黄腻。**脉象**：脉细数。

副症：【血虚失荣】**症象**：①形体消瘦。②全血细胞减少。

【血热蕴蒸】**症象**：黄疸巩膜、全身皮肤黏膜黄染。**舌象**：舌质鲜红。

宾症：【阴液消涸】症象：①无汗。②纳少口黏。

治则：当滋阴养血为主，兼以清解脾肾湿热为法，亦扶正除邪之法。

方证

益阴清热，佐以化湿方证：雷庆安方[1]。益阴清热化湿，治湿热久留，阴液暗耗，虚实相兼。详见病案。

青蒿、鳖甲、茵陈、薏苡仁各30g，柴胡、地骨皮、佩兰、秦艽各15g，黄柏、炒知母、牡丹皮、白薇各12g，生地黄20g，甘草3g。水煎服。

论著和讨论

本证候脾肾阴血两亏，燥湿互蒸于阴血之分，其治则当滋阴养血为主，以补其虚，而濡其燥，兼以清化湿热，以解阴血之内蒸。雷庆安说：本案王某发热持续20余天而就诊，观其脉症，湿热蕴积未解且阴分受损，属肾阴耗损，湿热内蕴、虚实相兼的发热。相对合理的治法是选择既有滋阴清热之效，又无滋腻之性的药物，诸如生地黄、黄精、女贞子、旱莲草、白薇、地骨皮之类，加之清化退热药，使真阴得滋，湿化热清，而热邪自退。另外，观其病案中所选方药，据现代药理研究大多具有抗菌抗病毒、退热等诸多作用，有的药物如秦艽还有抗真菌的疗效，因而获效[1]。

病案举例

雷庆安治患者王某，男，57岁。因持续发热20余天，于1998年3月9日门诊以“上呼吸道感染可能”收入院。该患者20余天前无明显原因出现发热，体温波动在37.5~40℃之间，入院后三大常规、血培养、肥达反应、外斐反应等均未发现异常。B超及CT扫描提示：“弥漫性肝损伤，肝脾肿大”。骨髓穿刺检查示：“①符合感染性骨髓象。②粒系可见中毒性改变，红系增生偏低、巨核系未见异常。”入院后经抗炎、对症、支持疗法等治疗6天无效，后持续发热，并出现巩膜、全身皮肤黏膜黄染，肝功能损伤较前加重，全血细胞减少。停用所有西药转中医辨证施治。观其患者发热以午后申时至夜间为甚，但热无寒、无汗，形体消瘦，纳少口黏，心烦寐少，舌质鲜红少津、舌苔黄腻，脉细数。证属：湿热久留，阴液暗耗，虚实相兼。治宜益阴清热，佐以化湿（组方见方证），每日1剂。服2剂后，得大汗，尔后体温降至36.8℃，第3天体温复升至38℃，守原方再进1剂，得微汗，体温降至正常未再发热。为巩固疗效续守原方将青蒿减至15g，进5剂。体温保持正常，黄疸逐渐消退。复查血常规、肝功能均较前好转，舌质转淡红有津、苔薄黄腻，证属阴液得滋、湿热未净。治以益气养阴，佐以清热化湿：黄芪、玉竹、鳖甲、茵陈、薏苡仁各30g，银柴胡、生地黄各15g，炒知母、牡丹皮、黄芩、佩兰、地骨皮各12g，甘草3g。水煎服，每日1剂，连进7天。体温保持正常已15天。后转某上级医院进一步明确诊断。经骨髓穿刺检出组织胞浆菌孢子。诊断为“组织胞浆菌病播散型”。经大扶康针抗真菌及对症支持疗法，体温保持正常，无特殊自觉症状后，经骨髓穿刺复查：未检出组织胞浆菌孢子而出院[1]。

引用文献

[1] 雷庆安等.中药治疗组织胞浆菌病1例报告[J].中医杂志，1999，(9)：557.

第七章　火热证门（60证202候）

【关键词】外邪之火，内邪之火，实火，邪火，贼火，君火，相火，雷火，龙火，命火，正火，少火，邪火，壮火，虚火，郁火，气火。

火证与热证，火热同气，热者火之渐，火者热之甚，唯程度不同而已。火热之证甚繁，为病亦广，《素问·至真要大论》病机十九条，言火者十之八，言寒者十之二。程钟龄曰："朱丹溪复以虚实二字括之，可谓善言火矣。夫实火者，六淫之邪，饮食之伤，自外而入，势犹贼也；虚火者，七情色欲，劳役耗神，自内而发，势犹子也。"[1]火为六淫之末，六淫皆能化火，为外邪之火；痰饮、食滞、气郁、血瘀亦能化火，为内邪之火，均属实火、邪火，即程氏所谓贼火。然正气亦能化火，如心之君火，肝之相火，胆之雷火，肾之龙火，即命门之命火，藏则为正火，少火；动则亦可为邪火，壮火。少火生气，壮火食气，多为虚火。是故火证有内外虚实之分。内外之邪均可化火，则为实火之证；津液、元气、阴血的不足，以致正火内动，则为虚火之证，实火耗伤，为因实致虚，虚火炽烈，则为虚中夹实。火挟风、寒、湿、痰、食、郁亦成实火之证，燥火为实火之本证，余者均为兼夹之证，最终必归于燥火。

证候系统：详见图3-7-1。

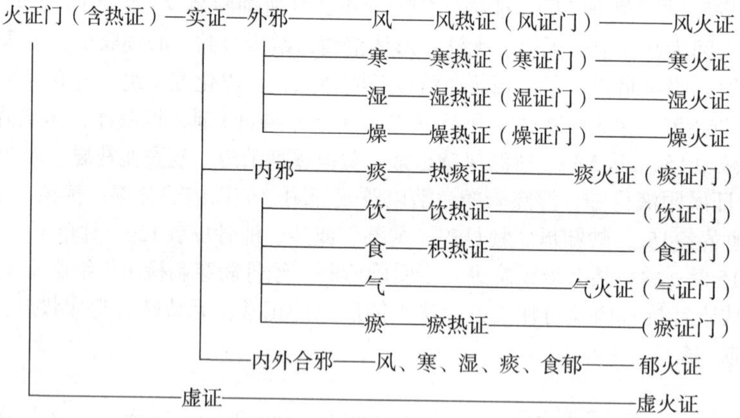

图3-7-1　火证（热证）门证候结构图

热对于人，似乎只有感觉，只是温度的不同。气候由温暖渐至炎热，邪易化火，且六淫皆能化火，四时均有火证。尤其当代，但凡有发热之病，都认为是热证，首选是银花、连翘等寒凉药。SARS如此，新冠肺炎也是如此，后来才渐渐认识到了主要寒湿致病，清热解毒之中方有苍术、麻黄、草果的加入，预防药才有玉屏风散的加入。这都是不用中医辨证，纯粹借用西药思维的表现，认为清热解毒就是消炎、就可杀死病毒。

口舌生疮、目生眼眵、皮肤疮疡、大便闭结等等，显见是火的症象。火邪大都是在里化火，本无感受问题，但夏令炎热，日下奔波劳役，或高温操作，或素嗜酸辣、炙煿、煎炒、炸爆等物，均为火邪外受之由。针对火证发病，主要在于查找化火、动火之由，内外之邪化火，先由于郁遏不解，病期有长有短，当视病邪而定，或过用发汗吐下，伤津耗液；或过用温燥，助热化火；气候温热，亦易耗伤津液，助热化火；或食用燥热之物，亦可助热化火。

火证之治则，当分别虚火实火，程钟龄论之甚详，其原则有："外火、风、寒、暑、湿、燥、火，及伤热饮食，贼火也，贼可驱而不可留；内火，七情色欲，劳役耗神，子火也，子可养而不可害。贼至则驱之，如消散清凉攻伐等药，皆可按法取用；子逆则安之，如补气滋水理脾等皆可按法施治。"[1]程氏驱贼火四法曰：发、清、攻、制。养子火四法曰：达、滋、温、引[1]。程氏又云："贼则宜攻，子则宜养，然有邪盛正虚之时，而用攻补兼行之法，或滋水制火之法，往往取效，是知养子之法。可借为驱贼之方，断无以驱贼之法，而为养子之理。盖养正则邪自除，理之所有，伐正而能保身，理之所无也。世人妄用温补以养贼者固多，而恣行攻伐以驱子者更复不少。"[1]

引用文献

［1］程国彭.医学心悟［M］.北京：人民卫生出版社，1963：7，8.

第一节　风火证类（7证19候）

风火证，火邪挟风之证。其证有二：有外风挟内火与内火生风之分。前者以内有伏火，复感外风而触发之风郁火炽之证，亦有外感风热不解，入里化火之证。后者系由素禀火旺，复受温热化火，火旺而动内风之证。其为病变，前者多在气分，后者多在营血。

外风触发内火，或风热入里化火，以肺胃证为本病，以肺胃气分病变为主。如合脾中积热化火鼓痰，上扰清阳，则为外风与内火合发之脾胃证。并肝胆木火而发，则为胆胃、肝胃之证，是为并病。火旺生风者，以肝胆证为本病，肝胆本系风木之脏，肝胆火旺，必动肝风，以肝胆素禀火旺，挟外热入里化火，而动肝风之本病。初始仍在气分，如营分伏邪，合胆中木火，上扰于心，而发心胆证，即为合病；营分热邪，并入肝血分，而成营血并炽之心肝证，是为并病。

风火证之治则，亦当分别其外风郁火与火动内风。外风郁内火，治则宜外散风郁、内降伏火为法。火旺而动内风，治则宜从清降为主，火降则风自息。切不可妄用风药，更扇动内风。总之风火证，其病变为风火交扇，风助火势，火借风威，故其发病急暴，传变亦速，势亦多凶险。

证候系统：详见表3-7-1。

表3-7-1　风火证证候结构表

	本病	合病	并病
外风	肺胃风火证	脾胃风火证	胆胃风火证、肝胃风火证
内风	肝胆风火证	心胆风火证	心肝风火证

一、肺胃风火证（风火外风本病）（4候）

肺胃风火证，为外风挟内火之本病，多因感受风温、风热、温毒之邪，内蕴肺胃化火，复为外风所束，或素有胃热化火，复感风温、风热之邪，内外合病，而为气分风火之证。外郁内炽，郁极而暴发，故其发病亦多暴，若延误失治，虽不入营入血，亦可蒙闭上中清阳，而成痉厥险证，谢映庐曰："在表失表，在里失里，延绵多日，遂成此候。"[1]

肺胃风火证，为外风郁束肺胃气分伏火，其病机为外郁内炽之证。初则郁蒸炽于上焦气分，即吴坤安所谓："邪在上焦空虚之所。"[2]气分不解，亦有渐入血分，而成气血交炽之变，即吴氏所云"阳明血热，邪从内传，已遍三焦"[1]之候，若更延误失治，风火挟痰，蒙闭上焦，阻塞清窍，即有痉厥之险，即张仲景所云：风温之为病，剧则状如惊痫之变。

肺胃风火证，风郁于外，火炽于内，郁炽于上中清气之分。其治则总当以清疏为法，雷少逸所谓："畅其肺，清其胃"[3]，吴坤安曰："风热不正之气，干于上焦所致，治宜散邪清热，不可一味寒凉"[2]，"必辛散为主，不可骤用寒凉，反闭其邪"[2]。又云："邪在上焦空虚之所，非苦寒直达胃中之药，可以治。病不能即解，即有昏痉之变。"[2]邵仙根亦云："邪在上焦，药宜轻清，频进而缓服。"[2]俞根初亦主："切忌骤用苦寒，亦禁浪用辛热。"[4]总宜疏散风邪，清泄伏火，即谢映庐所云："两彻内外之邪，使表里清而神识朗。"[1]"使风仍从外解，热从下出，其痰不治而自除，其风不截而自止。"[1]

证候别称：风火上蕴，风火壅盛，风温化火，胃热发斑，风火入络，火毒内攻，热盛生风。

病名：［中医］风温挟湿，风温兼伏气化热，风温化火，胃热发斑，风温丹痧，风温衄血，春温，暑风，刚痉，大头瘟，风温时毒，温毒发斑，发颐，风火喉证，风热喉痹证，鼻衄，风水。

证候系统：详见图3-7-2。

本证————清气失宁候、清气郁蒸候、清气郁炽候
转证————气血郁炽候、清气蕴炽候
变证————清阳郁闭候、气液郁滞候、清气虚陷候

图3-7-2　肺胃风火证证候结构图

引用文献
［1］谢映庐.谢映庐医案［M］.上海：上海科学技术出版社，1962：112，184.
［2］吴坤安.伤寒指掌［M］.上海：上海科学技术出版社，1959：卷一55，卷四16，17，31，55.
［3］雷丰.时病论［M］.北京：人民卫生出版社，1964：13.
［4］俞根初.重订通俗伤寒论［M］.上海：上海科学技术出版社，1959：272.

（一）清气失宁候（肺胃风火本证1）

肺胃风火证，风伤于上，火郁于内，不得外达，上扰清气，干于清道，是为清气失宁之候，杂病学家称之为风火上蕴之证。以清空清窍症象显明，但必兼见肺胃伏火内蒸之脉症。

通称：风火上蕴。

内含病例：［中医］大头瘟，风温时毒，温毒，发颐，风火喉症。**［西医］**流行性腮腺炎，急性扁桃体炎。

病因病机：肺胃风火蕴逆，或先感风温时毒之气，蕴于肺胃，或胃中素有蕴热积火，外感风邪，风郁于外，火伏于内，外风触动伏火，不得外越，上扰清气，干于清道，逆于清空，即张若帆所谓"风热外袭，痰瘀凝结，引动肺胃之火上升"之证。

证象组合：气蒸+空窍不利

主症：【津气蕴蒸】症象：①发热，恶寒发热，高热呛咳。②口干欲饮，舌燥唇干，口渴。③便秘尿赤。**舌象：**①舌边红，舌红。②苔薄腻。③苔白兼黄。**脉象：**①脉浮数，脉浮数有力。②脉浮滑数。③寸关脉浮洪而数。④脉细数。⑤左关弦滑而尚浮，右寸关仍滑。

副症：【清空不宁】症象：①头痛。②头胀，渐至耳聋。

宾症：【清窍不利】症象：①咽干，咽喉不利。②喉痛咽肿，喉痛欲闭。③颐肿，腮腺肿痛，耳前耳后肿，④头面红肿焮痛，目不能开。⑤目赤。⑥鼻塞，涎涕带血。⑦鼻中衄血。⑧咳嗽。

治则：当疏风清降为法，外解风郁，内降伏火，以挫其上逆之势。

方证

1.加减普济消毒饮证：吴鞠通方[1]。清热解毒，疏风散邪。治风热疫毒上攻的大头瘟证，症见恶寒发热，头面红肿焮痛，目不能开，舌红苔白兼黄，脉浮数有力。详见论著。

连翘、玄参、银花、板蓝根、桔梗各30g，薄荷、荆芥穗各9g，马勃12g，牛蒡子18g，僵蚕、甘草各15g，共为粗末，每服18g，重者24g，鲜芦根汤煎去渣服，约二时一服，重者一时许一服。

2.通圣消毒散加减证：《通俗伤寒论》方[2]。疏风解表，宣化上焦。治大头瘟，详论著。

荆芥、防风、川芎、白芷各3g，银花、连翘、牛蒡子、薄荷、焦山栀、滑石各6g，风化硝、酒炒生大黄、苦桔梗、生甘草各1.5g，先用犀角尖3g，大青叶15g，鲜葱白3枚，淡豆豉12g，活水芦笋60g，鲜紫背浮萍9g，用蜡雪水煎汤代水，重则日服2剂，夜服1剂，药须开水略煎。

3.陆氏桑薄银翘汤加减证：《通俗伤寒论》方[2]。治外感夹食因于风热，胸脘痞满，按之坚痛拒按，舌苔黄白相兼而厚。

冬桑叶、济银花各4.5g，苏薄荷、苦桔梗各2.4g，青连翘6g，光杏仁9g，广橘红、生枳壳各3g，生甘草1.2g，鲜淡竹叶30片。

目赤加滁菊花、夏枯草各6g，颐肿加鲜大青叶、天葵草各9g；牙疼加谷精草6g，北细辛0.6g，白知母9g；喉痧加牛蒡子4.5g，用水芦笋60g、青箬叶30g，煎汤代水。

4.银翘散加减证：陈绍园方[3]。治流行性腮腺炎，腮腺肿痛，皮色微红，明显压痛，发热口渴，不恶寒，或微恶寒，舌红苔薄白，脉浮数。

银花、连翘、牛蒡子、薄荷、荆芥、桔梗、柴胡、赤芍、板蓝根、夏枯草、甘草，咽痛加玄参、马勃、僵蚕，便秘加大黄。

论著和讨论

本证候风伤于上，引动肺胃伏火上逆，干于清道。吴鞠通说：温毒，咽痛喉肿，耳前耳后肿，颊肿，面正赤，或喉不痛但外肿，甚则耳聋，俗名大头温，虾蟆温者。普济消毒饮去柴胡、升麻（组方见方证）主之，初起一二日，再去芩、连三四日加之佳[1]。故其治则当外疏风邪，以解其郁；内清伏火，以降其上逆之势。然俞根初说：（大头瘟），法当内外并治，治之速，十全七八；不速治，十死八九。内治以辛凉发散、宣气解毒为主，轻则葱豉桔梗汤加牛蒡子、银花、大青叶各9g，蝉蜕4.5g，先用三豆汤（生绿豆30g，大黑豆18g，赤豆12g，青荷叶1圈）代水煎药，重则用通圣消毒散加减（组方见方证）疏风解表以宣上，上焦宣化。热毒尚盛，便结溺涩者，继与解毒承气汤，三焦分消以逐毒，毒去热减。终与清燥养荣汤加鲜茅根30g、西洋参6g，清养气液以善后。总之，此毒先肿鼻，次肿耳，从耳至头，上络脑后，结块则止，不散必成脓，故必内外兼治，始能消散，切忌骤用苦寒，如东垣普济消毒饮之芩、连并用，亦禁浪用辛热，如节庵荆防败毒散之羌独二活，贻误颇多[2]。

吴坤安说："邪结上焦，温邪从口鼻吸入，则上焦先受，气血与热邪混处胶固，必致清窍不利。凡寒热后，颐颌肿胀，咽喉疼痛，牙关紧闭，脉左小，右搏指者，皆邪结上焦所致也。当照疫证施治，宜连翘、牛蒡子、射干、马勃、滑石、银花、赤芍、薄荷、夏枯草、人中黄之类选用。"[4]"疫证先从颐颌肿起者，阳明热邪也；肿于耳之前后者，少阳风热也。并宜辛凉散之：二活、荆、防、连翘、黄芩、薄荷、玄参、牛蒡子、桔梗、犀角水汗之，阳明加升麻，少阳加柴胡、钩藤，解散后加清火解毒之品，净银花、人中黄之类。"[4]"疫证有兼咽喉肿痛者，必辛散为主，不可骤用寒凉，反闭其邪，宜荆防败毒散加桔梗、射干、马勃、牛蒡子之类。冬应寒而反温，感之多咽喉肿痛，寸关脉浮洪而数，舌燥唇干，宜甘桔汤加牛蒡子、薄荷、防风、射干、连翘、黄芩、银花、犀角水之类凉解之，以升阴消阳。"[4]"阳明之邪，首大肿；少阳之邪，肿于耳之前后也。治法不宜药峻，峻则药过其病，所谓上热未除，中寒复起，其死尤速，当少与，时时呷之，方用酒制芩、连、人中黄以解毒，荆、防、薄荷以去风，连翘、僵蚕、桔梗、牛蒡子以散结，头痛、恶寒、无汗，加二活以散寒，阳明引经，加升麻、犀角水，少阳引经加柴胡、天花粉，普济消毒饮妙。十余日，表证仍在者，亦用荆、防、薄荷微散之。"[4]"邪阻上焦，病起发热头胀，渐至耳聋，喉痛欲闭，鼻中衄血，此邪混气之象，邪在上焦空虚之所，非苦寒直达胃中之药可以治，病不能即解，即有昏痉之变，宜轻清理上为治，如连翘、马勃、牛蒡子、银花、射干、白金汁，如见呃忒加枇杷叶、竹茹。"[4]邵仙根评："如大便硬，加酒蒸大黄9g缓下之；若颊上面部肿赤者，属阳明，本方加石膏；耳之上下前后并额旁红肿者，属少阳本方加柴胡、天花粉；项下耳后赤肿者，属太阳本方加荆、防、羌活。"[4]

俞根初说："（痊后发颐）古方以普济消毒饮为主，发在耳后以柴胡、川芎为主，在项下以葛根、白芷为主，在项后或颠顶加羌活、薄荷。时方以连翘败毒散为主，如羌、独活、荆、防、连翘、赤芍、牛蒡子、桔梗、土贝、蒺藜、薄荷、银花、甘草之类。"[2]曹炳章说："按余治此症，常用吴氏加减消毒饮：如银花、连翘、蝉衣、僵蚕、牛蒡子、马勃、荆芥、玄参、薄荷、鲜生地捣豆豉。便闭加大黄等，辛凉疏散之剂，多则三剂必愈。如耳下有结核者，加粉重楼、天葵子。外治用水仙花根捣烂，和金黄散厚涂核上，数日即消散，此屡经试验法也。"[2]何廉臣说："温燥伤肺，轻者患风火喉证。吴氏普济消毒饮加减，辛凉轻清以解毒，外吹加味冰硼散。"[2]

病案举例

张若帆治周姓，女，27岁。10日西医门诊检查：扁桃体左（+）、右（++），无渗出物，体温39.2℃。白细胞总数8.2×10^9/L，其中中性粒细胞0.75，淋巴细胞0.23，嗜伊红性细胞0.03，大单核细胞0.01。诊断：急性扁桃体炎。用合霉素治疗2天。12日，体温38.2℃，扁桃体红肿未退，左侧扁桃体面积的1/2有假膜，较不易除，无出血。假膜培养：白喉杆菌（-）。患者有青霉素过敏史，以往对链霉素、合霉素不敏感。转中医治疗。当时症状：怕冷发热，喉痛咽干，便秘尿赤，头痛，欲呕，痰多，苔薄腻，舌边红，脉浮滑数；风热外袭，痰瘀凝结，引动肺胃之火上升，表邪尚未尽除。予去风清热，解毒消肿：天花粉、冬桑叶、板蓝根、挂金灯各9g，荆芥、防风、牛蒡子、黄芩各4.5g，桔梗3g，全瓜蒌12g，鲜芦根30g。服2剂。14日：喉痛仍有，肿势已减，体温37.7℃。改用普济消毒饮加减。服2剂而愈[5]。

又治急性扁桃体炎，高热呛咳，咽喉红肿，口干欲饮，四肢时凉时热，大便二日未解，腹胀满，小便多，舌红苔薄白，脉浮数。宣透汤：僵蚕4.5g，升麻、荆芥、射干、甘草各2.5g，桔梗、连翘、竹叶各3g，豆豉1.5g，薄荷2g，芦根12g，葱白3寸[5]。

又治李姓，女，22岁。20日门诊：头痛，发热，喉痛，体温38.7℃，苔薄腻，咽肿（+++），脉细数。处方：柴胡、荆芥、防风、牛蒡子各4.5g，薄荷叶2.4g，桑叶9g，桔梗、黄芩各3g，鲜芦根30g。服2剂。22日复诊：体温37.9℃，喉痛未除，苔薄黄腻，脉浮数，扁桃体红肿（+++），其上有黄白色渗出物，易拭除，不出血。诊断：急性扁桃体炎。风热化火，热毒上蕴。治以清热解毒消肿：天花粉、桑叶、板蓝根各9g，薄荷2.4g，赤芍6g，连翘、忍冬藤各4.5g，鲜芦根30g。另：锡类散1瓶，吹喉。服2剂而热退肿消[5]。

引用文献

[1] 吴鞠通.温病条辨[M].福州：福建科学技术出版社，2010：36.
[2] 俞根初.重订通俗伤寒论[M].上海：上海科学技术出版社，1959：270，272，307，472.
[3] 陈绍园.中医治疗小儿流行性腮腺炎53例报道[J].上海中医药杂志，1964，(11)：32.
[4] 吴坤安.伤寒指掌[M].上海：上海科学技术出版社，1959：卷四7，16，17，18，31，55.
[5] 张若帆.中医药治疗急性扁桃体炎4例[J].上海中医药杂志，1966，(1)：30.

（二）清气郁蒸候（肺胃风火本证2）

肺胃风火证，风郁于外，肺胃伏热不得宣达，蕴蒸于上焦清气之分，是为清气郁蒸之候，其见症以伏火蕴蒸肺胃气分之脉症为主，初期可见表郁之脉症。

通称：上焦风火。

内含病例：［中医］春温，风温兼伏气化热，鼻衄。

病因病机：肺胃风火郁蒸，风郁于外，热蒸于内，因风火之邪蕴蒸于肺胃气分，致上焦清气失于宣展，风邪不得宣散，郁火无从发泄，而成外郁内蒸之候。

证象组合：气郁+表郁+气蒸

主症：**【气机不宣】症象**：①胸脘满闷。②咳嗽吐痰。

【腠理不宣】症象：①怕风。②寒热日作。③周身似拘束酸软。**舌象**：舌苔白薄。**脉象**：脉浮。

【津气蕴蒸】症象：①表里反大热，热炽有汗，热以暮盛。②面赤，面部潮红。③口干口渴。④咽喉之间有热上冲。⑤便泄，便黑。⑥溺赤。⑦懊闷少寐。**舌象**：舌边尖红燥。**脉象**：①脉弦数，脉浮弦数。②脉象浮而微滑，右关重按甚实。③脉数大。④洪大而实。

副症：**【清空不宣】症象**：①头胀。②头痛抽掣，痛时觉胀，见风更剧。③昏眩。

【清窍不利】症象：①音哑。②咽痛喉肿。③鼻衄，鼻流浊涕。④目赤。

宾症：**【气机不降】症象**：气逆。

治则：当用轻宣清散，外散风邪以解外郁，内清伏热以透达之。

方证

1.菊花散证：《严氏济生方》方[1]。治风热上攻，头痛抽掣，昏眩，发热有汗，鼻流浊涕，痛时觉胀，见风更剧，或口干目赤，面部潮红，脉浮弦数。

菊花、石膏、防风、旋覆花、枳壳、蔓荆子、甘草、羌活。

2.辛以散风，苦以泄热方证：张聿青方[2]。治热炽胸闷鼻衄，咽痛便泄，详见病案1。

射干、郁金、马勃、荆芥、牛蒡子、银花、连翘、玄参、桔梗、杏仁、竹叶、枳壳、秦艽、黄芩。

3.辛凉疏解汤证：孔伯华方[3]。治寒热头痛，口干思冷，周身酸楚，详见病案3。

石膏、全瓜蒌各24g，知母、焦山栀、地骨皮、连翘、黄柏、黄芩、桑叶、辛夷各9g，鲜芦根、鲜茅根各30g，桑枝18g，竹茹15g，薄荷4.5g，通草3g，紫雪丹1.2g。

4.银翘白虎加减证：周小农方[4]。治春温，热炽汗多，懊闷少寐，热以暮盛，咳嗽口渴。详见病案4。

鲜薄荷、玉泉散、黑山栀、知母、连翘、郁金、银花、鼠黏、光杏仁、冬瓜子、芦茅根。

论著和讨论

本证候风火蕴蒸肺胃气分，上焦清气失展，治则当轻散外风之郁，轻清凉透以解其内热。吴坤安曰："风热不正之气，干于上焦，治宜散邪清热，不可一味寒凉"[5]，"必辛散为主，不可骤用寒凉，反闭其邪"[5]，"邪在上焦空虚之所，非苦寒直达胃中之药可以治，病不能即解，即有昏痉之变。"[5]邵仙根曰："邪在上焦，药宜轻清，频进而缓服。"[5]

病案举例

1.张聿青治居（童）：先是口碎作痛，四日前忽然热起，势甚炽张，胸闷懊烦，鼻衄便泄，兹则咽中作痛。舌红苔白，脉数滑大。此风邪先袭于上，复以时令之邪与湿相合，致一阴一阳之火，俱结于上。病属风温，方在五日，邪势炽甚之际，当是易进难退之时也。主辛以散风，苦以泄热（组方见方证），汗出邪势从外而泄[2]。

2.张锡纯治风温兼伏气化热案：陈百生将军，年46岁，因有事乘京奉车北上，时当仲夏，归途受风。其得病之翌日，即延为诊视。起居如常，唯觉咽喉之间有热上冲，咳嗽吐痰，音微哑，周身似拘束酸软。脉象浮而微滑，右关重按甚实，舌苔白色。知此症虽感风成温，而其热气之上冲咽喉，实有伏气化热内动也。病在初起，热虽不剧，而伏气之发动，必继有大热在后，宜少用表药解肌，重用凉药清里，石膏在所必需也。然膏粱之人其身体倍自郑重，当此病之初起而遽投以石膏重剂，彼将疑而不肯服矣，斯不得不先为开清解之剂也。处方：薄荷叶、连翘各9g，蝉衣6g，知母、玄参、天花粉各18g，生甘草6g，煎汤服。翌日复诊，言服药后，周身得微汗，而表里反大热，咳嗽音哑益甚。言之似甚恐惧。诊其脉洪大而实，左右皆然。愚曰：君欲速愈乎？能听我用药，甚非难事，但重用生石膏120g，加粳米9g，煎汤4茶盅，分4次徐徐温饮下，尽剂必愈，此事我能保险也。陈君闻之，欣然听从。遂命人向药房购整块生石膏（药房预轧细者恐溷有煅石膏）500g，自轧细，秤准120g，加粳米9g，煮至米熟，取清汤

4盅，先温服1盅，后两点钟服1次，果尽剂而愈[6]。

3.孔伯华治刘男，湿热内蓄，兼感时邪，寒热头痛，口干思冷，周身酸楚，苔白厚腻，脉大滑数。宜辛凉疏解，以通表里（组方见方证）[3]。

4.周小农治倪幼，沪北。戊戌患春温五日，热炽汗多，懊闷少寐，热以暮盛，咳嗽口渴。倪君铭三初用银翘散出入，未应。延余诊，脉洪大，便黑，溺赤。温邪甚重。因疏银翘白虎加减（组方见方证）等。服之热退身和。倪君以为胆大，然白虎应用，三证俱备，不嫌其早。热后癖块略动，以和中宣气，即愈[4]。

引用文献

［1］王道瑞.严用和医学全书［M］.北京：中国中医药出版社.2006：89.

［2］张聿青.张聿青医案［M］.上海：上海科学技术出版社，1963：31.

［3］周小农.周小农医案［M］.上海：上海科学技术出版社，1962：40.

［4］北京中医学会.孔伯华医集［M］.北京：北京出版社，1988：123.

［5］吴坤安.伤寒指掌［M］.上海：上海科学技术出版社，1959：卷四16，17，31，55.

［6］何廉臣.重印全国名医验案类编［M］.上海：上海科学技术出版社，1959：19.

（三）气血郁炽候（肺胃风火转证）

肺胃风火证，或外感风热失治误治，内陷入营血；或原有风热蕴郁于营血之分，由外感而触发，均可致风郁于外，而火炽气血，而成气血郁炽之候，其见症以火炽气血之脉症为主，可兼见表郁不宣之脉症。

通称：胃热发斑。

内含病例：［**中医**］温毒发斑，风温丹痧，风温衄血。［**西医**］许兰氏紫癜。

病因病机：肺胃风火郁炽，或因阳邪伏火，内蕴于气血之分，感触风邪而外发，即吴坤安所谓“此阳明内热为外感新邪引动而发”之候。

证象组合：表郁+气炽+血炽+液灼

主症：【腠理不宣】症象：①初起微寒，灼热无汗，身痛足冷。②其斑疹欲出未透。**舌象：**舌苔白。

【津气蕴炽】症象：①热壮，发热不已，汗出津津。②目赤如火。③咽痛，喉哑龈烂。④口臭牙疳，⑤脘闷，烦闷恶心。⑥阵阵腹痛。⑦喘咳。**舌象：**①舌苔中黄边白。②舌苔黄厚且干而无津。③或黄燥如刺。**脉象：**①脉来洪滑。②脉象弦数，右盛于左。③脉沉弦小数。④滑疾不静。**指纹：**色紫已至命关。

【血热蕴炽】症象：①烦热昏沉，神昏欲寐。②躁扰不安，不寐。③咳血衄血。④口腔上腭有红点显露。⑤斑赤如锦纹，丹疹。⑥四肢青紫如锦纹，背部紫黑，胸腹紫蓝，浮肿作痛。⑦赤痢。**舌象：**①舌红尖绛有刺，②舌红绛，尖部起刺。

副症：【津液消灼】症象：①口渴唇燥。②唇舌焦裂，鼻干咽干无泪。③干咳。④便闭溺涩。**舌象：**①舌苔干而无津。②苔浮似糜，边碎。

宾症：【清空不宣】症象：①头疼。②耳聋。

治则：当急清气血以解其内焚，但必兼以疏风宣表，以助其内热之外达。

方证

1.犀角地黄汤合银翘散证：吴鞠通方[1]。治太阴温病，血从上溢，详见论著。

犀角、生地黄、芍药、牡丹皮、金银花、连翘、桔梗、薄荷、牛蒡子、竹叶、荆芥穗、豆豉、甘草、鲜芦根。

2.凉膈散加减证：吴坤安方[2]。治阳明热病，阳明血热，邪从内发，已遍三焦，舌绛如朱，目赤如火，口燥唇裂，汗出津津，详见论著。

连翘、甘草、栀子、黄芩、薄荷、竹叶、石膏、牛蒡子、赤芍、人中黄。

3.升降散加味证：赵文魁方[3]。治鼻衄。治鼻衄，身热，脉沉弦小数，滑疾不静，指纹色紫已至命关，无泪，干咳，阵阵腹痛，观舌红绛，尖部起刺，详见病案2。

蝉衣、片姜黄各6g，僵蚕9g，鲜茅芦根各30g，炒牛蒡子2.1g，香犀角粉（冲）0.3g，紫雪丹（冲）1.5g。

论著和讨论

本证候外风内火，外郁内炽，胃中热盛，如周小农所云“温热挟风内袭，由气入营”[5]之候，势盛者，吴坤安云：“若见舌绛如朱，目赤如火，口燥唇裂，汗出津津，此阳明血热，邪从内发，已遍三焦，即阳明热病也。”[2]治则当以清解阳明气血之热为主，略参宣疏，以解风邪之外郁，使毒火外透，吴鞠通说：“太阴温病，血从上溢者，犀角地黄汤合银翘散（组方见方证）主之；有中焦病者，以中焦法治之。”[1]吴坤安曰：“凡遇发热身痛，口渴唇燥，或初起微寒，即发热不已，舌苔中黄边白，或黄燥如刺，脉来洪滑，此阳明内热为外感新邪引动而发也。宜犀角、连翘、牛蒡子、薄荷、黄芩、葛根、防风、木通之类清解之。若见烦闷呕恶，足冷耳聋，脉沉伏，或浮躁者，此斑疹欲透也，亦用此方透斑解毒，渴而干呕者，加芦根1握。”[2]“切忌风药升散，宜凉膈散去芒硝、大黄加石膏、牛蒡子、赤芍、鲜生地、牡丹皮主之；大便秘者去硝留黄。如斑疹已透，只宜清解毒火，微兼养阴，柴、葛升提之品俱不可投。”[2]然何廉臣曰：“若因肝火甚而热结不下者，另吞更衣丸3g，最效。唯荤腥油腻，与邪热斑毒，纽结不解，唇舌焦裂，口臭牙疳，烦热昏沉，予以寻常消导，病必不解，徒用清里，其热愈甚，设用下夺，共死更速。唯用秦皇士升麻清胃汤（升麻1.5g，丹皮4.5g，鲜生地15g，小川黄连2.4g，细木通3g，生甘草细梢2.1g，生枳壳4.5g，炒山楂肉6g）。庶能清理肠胃血分中之膏粱积热，多获生全。”[4]清解兼疏，清透为主，以宣疏助其郁火外达。为至当不易之法。

吴坤安说：“胃热：发斑，舌苔黄燥者，胃中热极也。从阳明治犀角、连翘、黄芩、黄连、银花、牛蒡子、葛根、薄荷之类，不可过用风药。”[2]“凡痧瘖等症，外虽透达，易隐易回，而身热不除，渐加喘咳，腹胀咽痛，喉哑龈烂，神昏欲寐，或兼赤利等症者，此系失潮伏邪在内，危症也。急宜散邪解毒，如犀角、连翘、牛蒡子、射干、玄参、杏仁、山楂肉、人中黄、净银花、西黄、通草之类。”[2]

又说：“如斑已透，当清火解毒以化之，如连翘、赤芍、玄参、丹皮、天花粉、知母、黄芩、净银花、人中黄之类，脉洪大加石膏，舌绛色加鲜生地。温毒：秋应凉而反热，冬应寒而反温，或天时亢旱久燥，温疫流行，发为赤斑丹疹，其毒弥满三焦，目赤舌绛，汗出津津，切忌风药升散，宜凉膈散去芒硝、大黄加石膏、牛蒡子、赤芍、人中黄（组方见方证），大便秘者去硝留黄。”[2]“若遇天时亢旱，热疫流行，毒蕴三焦，目赤舌绛，斑疹丹赤，汗出津津，阳明血热，便闭，宜凉膈散去芒硝加鲜生地、牛蒡子、人中黄清之。”[2]“如见身发斑疹，舌黄燥厚，当凉膈疏斑，如连翘、薄荷、生山栀、石膏、牛蒡子、杏仁、枳实、黄芩之类。”[2]

俞根初说：（阳证发斑）应下失下，其斑当欲出未透之时，症必热壮脘闷，躁扰不安，头疼鼻干，咽干口燥，呻吟不寐，便闭溺涩，舌苔由白转黄。轻则嫩黄薄腻，重则深黄带灰，脉右洪盛，滑数，数大过于左手者，此胃热大盛，当下不下，火毒外溃而发斑也。宜与柴芩清膈煎去柴胡，加生葛根3g、炒牛蒡子9g、活水芦笋60g、鲜茅根30g（上二味煎汤代水），开上达下以清中，务使斑与便并出[4]。

病案举例

1. **周小农**治钱味青，中华轮局。其子十余岁，素体瘦弱。己未五月廿八日诊：寒热四日，遍发红痧，头额为甚，成片似丹，身腹轻少，足厥不暄，口渴少寐，目红咳嗽。脉右数甚，舌红尖绛有刺。温热挟风内袭，由气而营，气逆血沸，恐其熏蒸灼喉。拟鼠黏、翘、蝉、象贝母、赤芍、玄参、僵蚕、薄荷、栀、豉、忍冬藤、地丁、茅芦根。另以晚蚕沙、西河柳、桑枝，煎，熏洗其足。服药后，额上丹状已化匀齐，身发较多，足厥略暖，瘖点亦布，少寐目红，咳嗽咽中不舒。脉右数，舌尖绛，苔浮似糜，边碎。温热熏灼津血，拟上法参入清营解毒：连心翘、银花、知母、玄参、川石斛、蒡、贝、赤芍、丹皮、紫草、辰砂拌木通、生甘草、茅芦根、灯草。另玳瑁0.9g、郁金1.2g、川贝母0.9g，研细，灯心汤服。瘖有回象，足胫尚发，目红已退，咳嗽，夜仍少麻，脉数，苔蜕纯绛有刺。营血之热邪甚炽，津液被伤。拟生津清气，凉营解毒，以达蕴热：鲜沙参、霍石斛、鲜竹茹、知母、连翘、银花、绿豆衣、牛蒡子、赤芍、瓜蒌皮、鲜生地、丹皮、蝉衣、茅苇茎。另犀角末0.6g、辰砂0.3g、川贝母1.2g，研末，灯心汤下。热退寐酣，大便自解，脉靖，唇舌之绛均淡，唯嗽不退。拟清肃余邪：石斛、生甘草、银花、绿豆衣、黑豆衣、柿霜、甜杏仁、玉竹、牛蒡子、川贝母、紫菀、僵蚕、蝉衣、茅根。此红痧血热津涸，故凉营润津得效，倘投温燥必变[5]。

2. **赵文魁**治鼻衄：某王府长孙某某，男，3岁，1920年春，身热，鼻衄已三四天，邀请诸名医往诊，众说纷纭，有谓血热者应予凉血泄火；有谓伤寒误汗而热势增重者，其处方皆炭类药物，以黑能止血故也。病家犹豫不决。时北京适有德国医生狄伯尔大夫，以新法电焊血管，手术之后鼻血虽止而血竟从口涌出如喷，热势有增无减。病家心急如焚，急邀先父往诊。其脉沉弦小数，滑疾不静，指纹色紫已至命关，无泪，干咳，阵阵腹痛，观舌红绛，尖部起刺，舌苔黄厚且干而无津，细看口腔上腭有红点显露，参症合脉，遂曰：“此风温蕴热，内迫营血，误服辛温，津液重伤，卫营合邪，化而为疹，热郁不得宣泄，上迫作咳，血溢于上，发为鼻衄，且胃肠积滞互阻，郁疹内闭，火郁至深，邪无出路。急以升降散开其火郁之闭，兼予活血凉营，化滞导热下行，希图营热减，疹外透，衄自止。”（组方见方证）并嘱其家长曰：药后三小时当疹出衄止，见腹中痛，大便下即刻更方。服药后患儿安睡，至晚六时全身疹出，身热略减而鼻衄已止，腹微痛，且大便一次。次日二诊：药后身热渐减，疹出甚密，两目神情清爽，鼻衄未作，昨夜安寐通宵，此佳象也。今诊两脉滑数，两关仍属有力，舌苔根黄尖红，指纹虽紫已退至气关，咳嗽较前亦轻，仍以开郁闭、泄营热、急急透疹为务，辛温香燥皆非所宜，并嘱避风寒，节饮食，防其热盛增惊：僵蚕9g，炒牛蒡子3g，蝉衣、杏仁、片姜黄、黄芩各6g，鲜芦茅根各30g，玄参12g，川贝母3g，紫雪丹（分冲）0.9g。又两日后三诊：疹出已透，身热大减，眠食皆安，脉象中取滑数，唇红，苔化，咳轻而大便每日1次。此气机宣畅，营热外透，再以泄化余热，当以和阴养营、调达气血为治。沙参、赤芍、焦三棱各9g，川贝母3g，细生地15g，玄参12g，鲜茅根30g[3]。

赵绍琴按：本病属于风热温邪蕴郁，卫气不宣。热入营血，火热上逆，热迫血行，灼伤血络，故发鼻衄。俗医见衄即用凉血，兼清肺热，似属无误，但病属卫气分之郁闭，邪热无外达之路，而必然内迫，此时妄用清营凉血之一派寒凉，则气机愈加闭塞，邪无出路，故衄血不止，病无愈期。后虽用电焊血管，但内热不清，岂能取效！先父从咳嗽之声，以及舌、上腭所见，认定为疹闭不出，故疏卫以开其郁闭，方取杨栗山升降散，撤外清里，俾邪热外有出路，而疹得以透，复以犀角，紫雪辈重剂，凉血清营、泄热镇痉，以夺其上逼之炎威。处方灵思巧构，切中病机，故奏效迅捷而能力挽狂澜[3]。

3.赖良蒲治昌某某，女，56岁，突然高热咳嗽，咽干大渴，口苦不食，二便不利，四肢青紫如锦纹，少顷蔓延全身，背部紫黑，胸腹紫蓝，几无隙地，其着色处加以浮肿作痛，中西医少效，后延余诊，舌绛起刺，脉象弦数，右盛于左，知为血热毒盛，传于皮肤，为温毒发斑之候，主以玄参化毒汤去荆、防、当归尾，加紫草、丹皮、蝉衣，1剂知，5剂已，改清热养营，数日而安[6]。

4.陈超治许兰氏紫癜：杨右，7岁，1周来腿痛及肘下疼痛，下肢出现紫红斑疹，左下肢有肿胀，舌白薄，脉平，系温毒发斑，拟清热化斑：黑栀仁、玄参、竹叶各9g，黄连3g，生地、薏苡仁各12g，连翘、银花各15g，青黛、知母、大青叶各6g，甘草、丹皮各4.5g。复诊：两腿皮疹减少，已无疼痛，浮肿大部消退，舌薄黄，脉平，去知母、黑栀、大青叶，加川牛膝、防己各6g，皮疹浮肿消尽，无自觉不适[7]。

引用文献

[1] 吴鞠通.温病条辨[M].福州：福建科学技术出版社，2010：30.

[2] 吴坤安.伤寒指掌[M].上海：上海科学技术出版社，1959：卷一54，55，卷三35，34，43，卷四20，55.

[3] 赵绍琴.著名老中医赵文魁医案选[J].上海中医药杂志，1983，(7)：12.

[4] 俞根初.重订通俗伤寒论[M].上海：上海科学技术出版社，1959：282，308.

[5] 周小农.周小农医案[M].上海：上海科学技术出版社，1962：82.

[6] 赖良蒲.蒲园医案[M].南昌：江西人民出版社，1965：15.

[7] 陈超等.治疗过敏性紫癜的疗效观察报告[J].中医杂志，1958，(2)：111.

（四）清阳郁闭候（肺胃风火变证）

肺胃风火证，延误失治，风郁于外，火炽于胃，猝闭上焦清阳，不得宣展于内外，而为清阳郁闭之候，其见症以外闭与内炽之脉症为主。

通称：风火郁闭上焦。

内含病例：[中医]风温。

病因病机：肺胃风火郁闭，因风伤于肺，火蕴于胃，风郁火炽，清阳猝闭，不得发越，郁火上冲，风闭经脉而成上中郁闭急证。

证象组合：阳滞+表郁+津炽+气逆+经滞

主症：【阳气不行】**症象**：①四肢指尖微冷。②四肢厥逆。**舌象**：舌苔灰白。

【腠理不宣】**症象**：头微汗出，遍体无汗。

【津气蕴炽】**症象**：①高热不退，潮热不退，胸腹灼热。②汗出淋漓。③口燥，唇焦齿燥，七窍干燥。④烦热大作，烦扰啼哭，夜间尤甚。⑤神昏谵语。⑥小水短赤。⑦大便三日未行。**舌象**：①舌尖略有红刺。②舌红苔黄糙厚。**脉象**：脉沉数有力。

副症：【气机冲逆】**症象**：①胸紧气促。②黏涎满布。

【经脉不利】**症象**：①四肢疼痛，不能运动。②四肢不知痛痒。③手足抽搐，角弓反张。

宾症：【气机不宣】**症象**：胸紧。

【清空不宣】**症象**：耳聋。

治则：当通阳以外宣表郁，清降以内解里炽，表里两彻其邪，以解其急。

方证

1.防风通圣散证：《宣明论方》方[1]。疏风解表，清热泻下。治外感风邪，内有蕴热，表里皆实，恶寒发热，头痛眩晕，口苦口干，咽痛不利，大便秘结，小便短赤，及疮疡肿毒。

防风、连翘、麻黄、薄荷、荆芥、白术、栀子、川芎、当归、白芍药、大黄、芒硝、石膏、黄芩、桔梗各一两，甘草二两，滑石三两。为粗末，每服二钱，加生姜三片，水煎服。

2.升降散加味证：杨栗山方[2]。功能透气畅机、通腑宣火，治过用寒凉之品，阳气被遏，升降无权，火郁不发，邪热入营。详见病案3。

蝉衣、僵蚕、片姜黄、杏仁各6g，生大黄粉（冲）、薄荷各3g，银花20g，连翘15g，芦根30g，九节菖蒲10g。

论著和讨论

本证候风郁火炽，不得发越，郁火冲逆于上，清阳猝闭，不能宣达于外，谢映庐曰“在表失表，在里失里，延缠日久，风无出路”而成此候，“乃风、热、痰三字合而为病”[1]。治则当疏解风郁，宣通清阳，兼以清降火逆。赵绍琴主“急当透气分，畅气机，以调升降；通腑实，宣郁火，以醒神志”[2]。故谢映庐曰：“使风仍从外解，热从下出，其痰不治自除，其风不截自止。防风通圣散开水调灌。”[1]

病案举例

1.谢映庐治傅妪，四肢疼痛，不能运动，致烦热大作，汗出淋漓，耳聋口燥，胸紧气促，四肢不知痛痒，风淫于内，治以甘寒，清火息风：桂枝、白芍、槟榔、薄荷、黄芩、石膏、麦冬、白芥子、甘遂、竹沥、寒水石。便艰却无痞满，尚属枯焦：生地、丹皮、白芍、薄荷、枇杷叶、矾石、牙皂、石膏、芒硝、薏苡仁、胆南星、竹沥。终用生地、石斛、玉竹、麦冬、薏苡仁、天冬、石膏、地骨皮、芝麻、竹沥、蔗汁[1]。

又治姜德华之子二岁，潮热不退，胸紧气促，用尽柴、前、陈、半、枳、桔、芩、连，遂尔手足抽搐，角弓反张，烦扰啼哭，夜间尤甚，灯火汤药杂投无效，体肥面白，唇焦齿燥，舌苔灰白，黏涎满布，舌尖略有红刺，胸紧气促，七窍干燥，小水短赤，大便通而不燥，潮热异常，四肢指尖微冷，乃风、热、痰三字合而为病，在表失表，在里失里，延缠日久，风无出路，痰愈胶黏而热愈甚，考古唯防风通圣散（组方见方证），正为分清表里，兼能祛风泻热，使风仍从外解，热从下出，其痰不治自除，其风不截自止。防风通圣散开水调灌，大解1次，其哭稍定，反张略止，随进通圣散方除麻黄、白术加瓜蒌仁、槟榔2剂，下胶痰数块如鸡子大，黏结腥臭异常，乃自身中津液，痰涎愈蒸愈结之物，病随药愈[1]。

2.赵绍琴治温病误治，火郁神昏：黄某某，男，43岁，感温六七日，持续高热，曾注青链霉素，并投大剂寒凉如石膏、黄连、犀角、紫雪、安宫牛黄丸之类，病反日深，高热不退，头微汗出，遍体无汗，四肢厥逆，胸腹灼热，神昏谵语，小便短赤，大便3日未行，舌红苔黄糙厚，脉沉数有力，其症温邪本在气分，过用寒凉，阳气被遏，升降无权，火郁不发，邪热反被逼入营，最畏痉厥之变，急当透气分，畅气机，以调升降；通腑实，宣郁火，以醒神志，杨栗山升降散加味（组方见方证），2剂遍体小汗，热退身凉，脉静神清告愈[2]。

引用文献

［1］谢映庐.谢映庐医案［M］.上海：上海科学技术出版社，1962：72，183.

［2］赵绍琴.谈火郁证的治疗及体会［J］.中医杂志，1980，(10)：26.

二、脾胃风火证（风火外风合病）（3候）

脾胃风火证，为外风与内火之相合证，系由中焦脾胃，素有积热化火，偶为外风所束，郁而暴发之证，即马元仪所称“邪风外扇，实火内燔，表里邪结之候”[1]，谢映庐称为：“真风火证，风乘火势，火借风威”[2]，其发也暴，故其发病多急暴险重。轻则上扰空窍清虚之所，重则内闭清阳，阻塞经隧，不能畅行于四肢；甚则鼓动痰火，闭塞诸窍，而成徐灵胎所谓“痰火充实，诸窍皆闭”[3]之候。此时风火正盛，正气不支，内窍一闭，元气立脱，而有厥脱之危候。故轻可致头风、头痛，重则每致卒中、厥脱。

脾胃风火证，系外风触发中焦郁火，风束于外，火起于脾。其治则当外散风郁，内挫炎威，表里双解，使风静火平，可解其急暴，尤以散风为第一要着。张仲景曰：“火气虽微，内攻有力，焦骨伤筋，血难复也。”但仍主“脉浮宜以汗解”，并谓：“欲自解者，必当先烦，烦乃有汗而解，何以知之，脉浮故知汗出而解。”谢映庐亦谓：“攻其汗，则邪可尽达，自然风静火平，合乎火郁发之之义。”并说：“风火交炽，势甚暴急，重用甘草，以缓火势。”[2]何廉臣亦主“散风以泄热”[4]。是苦泄一法，亦不可少，故马元仪主“上下分消，表里交治，攻发之中，仍用温养，斯汗不伤于过，下不伤于峻也”[1]。

证候别称：风火上攻，风火交炽，胃中伏火，真风火证，痰热动风。

病名：［中医］头风，风火牙痛，火郁，热痹，风火证，风中府，真中风，肺中风。

证候系统：详见图3-7-3。

本证————清气失宁候
转证————清气郁炽候
变证————清阳不行候、清阳蒙闭候、清气厥脱候

图3-7-3　脾胃风火证证候结构图

引用文献

[1] 张志斌.温病大成·第五部[M].福州：福建科学技术出版社，2008：847.
[2] 谢映庐.谢映庐医案[M].上海：上海科学技术出版社，1962：111，112.
[3] 叶天士.临证指南医案[M].上海：上海卫生出版社，1958：819.
[4] 俞根初.重订通俗伤寒论[M].上海：上海科学技术出版社，1959：352.

（一）清气郁炽候（脾胃风火转证）

脾胃风火证，外感风邪，引动脾胃积热化火，不得泄越，郁炽于上焦气分，是为清气郁炽之候，时病学家通称为风火交炽，或火郁之证。其见症以表郁与里炽之脉症同见，并可见清空、清窍之症象。

通称：风火交炽，火郁，胃中伏火。

内含病例：［中医］头风。

病因病机：脾胃风火郁炽，因风郁于外，积火蕴于脾胃，上扰上焦清气不得宣展，外则腠理不宣，内则气失宣降，郁火不得外达，上扰清空清窍，而成外郁内炽之候。

证象组合：气郁+表郁+气炽+空窍

主症：【腠理不宣】症象：①恶风，恶寒，无汗。②面唇俱白。③瘾疹红块。**舌象：**舌红苔白薄。

【津气蕴炽】症象：①浑身大热，潮热畏寒、大汗淋漓。②面红。③不眠。④口苦口干。⑤食已即饥。⑥大便秘结，小便短赤，或二便阻滞。⑦疮疡肿毒。**舌象：**舌红苔黄厚而干。**脉象：**①脉寸弦，两关洪大之至，②脉细数。

副症：【清空不宁】症象：①头痛，眩晕。②两耳痛引脑后。

【清窍不利】症象：①目赤。②牙紧唇肿。③咽痛不利，咽喉窒塞。④牙关紧闭，口中流涎。

宾症：【气机不宣】症象：四肢怠惰。

【气机不降】症象：作恶。

治则：当以宣泄火郁为法，即外散风邪之郁，内泄中焦之火，表里双解之。

方证

1.川芎茶调散证：《太平惠民和剂局方》方[1]。功能疏散风邪，升清泄热。治外感风邪，偏正头疼，或颠顶作痛，或恶寒发热，目眩鼻塞，苔薄白，脉浮滑者。

薄荷、香附各250g（近代常用方为细辛30g），川芎、荆芥各125g，防风45g，白芷、羌活、甘草各60g。为末，每服6g，饭后茶水调服。

2.泻黄散证：又名泻脾散。钱乙方[1]。功能泻脾胃伏热。治脾胃伏火，热在肌内，口燥唇干，口疮口臭，烦热易饥，及脾热弄舌等症。

藿香叶21g，黑栀子3g，石膏15g，甘草90g，防风120g。上药同蜜，酒微炒香，为粗末，每服3~6g，水煎服。

论著和讨论

本证候风火蕴炽，不得宣达于外，谢映庐说："但风火交炽，势甚暴急，重用甘草，以缓火势。"[1]治则应以宣泄郁火为主，即何廉臣所谓："辛凉散风以泄热。"[2]然映庐又云："攻其汗出，则邪可尽达，自然风静火平，合乎火郁发之之义。"[1]参用苦降，以平火威，亦釜底抽薪之意。即马元仪所主"轻扬发表，使邪从汗而散于上，通幽利水，使邪从便而泄于下"[3]表里双解之法。

病案举例

1.谢映庐治陈元东，连日微觉恶寒，两耳痛引及脑，服川芎茶调散即浑身大热，面红目赤，牙紧唇肿，咽喉窒塞，瘾疹红块，攒发满项。遂将茶调散原方加甘草五钱，急煎与服，药一入喉，微汗热退疹消，头目俱清，一时人事大爽。此伏邪只到肌表，宜乎逼蒸发热，头目赤肿，皮肤疙瘩，盖发犹未透耳。乘机再剂，解肌败毒，攻其汗出，则邪可尽达，自然风静火平，合乎火郁发之之义。但风火交炽，势甚暴急，重用甘草五钱，以缓其火势，甘以缓之。法遵经旨，有何奇哉？[1]

又治傅毓尚长子，潮热畏寒，服羌防柴葛，热愈甚，大汗淋漓，四肢怠惰，食已即饥，大便甚艰，或二便阻

滞，牙关紧闭，口中流涎，面唇俱白，脉寸弦，两关洪大之至，胃中伏火，以泻黄散：防风、藿香、山栀、石膏、甘草加蒺藜、升麻、大黄、蜂蜜[1]。

2.马元仪治一妇人，四旬外，头痛发热，口干便秘，不眠已月余矣，此邪风外扇，实热内燔，表里邪结之候。亦发表攻里而不愈者，药不胜病耳，今上下分消，表里交治，而于攻发之中，仍用温养，斯汗不伤于过，下不伤于峻也。用荆、防、薄荷、麻黄，轻扬发表，使邪从汗而散于上，大黄、芒硝、栀子、滑石，通幽利水，使邪从便而泄于下；黄芩、连翘清其上，白芍、甘草和其中，桔梗、石膏开其肺，川芎、归、芍养其肝，1剂而减，3剂而安[3]。

引用文献

［1］谢映庐.谢映庐医案［M］.上海：上海科学技术出版社，1962：111，112.

［2］俞根初.重订通俗伤寒论［M］.上海：上海科学技术出版社，1959：352.

［3］江瓘，魏之琇.名医类案（正续编）［M］.北京：中国中医药出版社，1996：328.

（二）清阳不行候（脾胃风火变证1）

脾胃风火证，风邪外受，引动中焦积热化火，不得外达，郁滞上焦清阳，不得宣行肌腠经隧，是为清阳不行之候，其见症虽以经络之症象显明，但必兼见外郁与内炽之风火脉症。

通称：风火入络。

内含病例：［中医］热痹。

病因病机：脾胃风火郁滞。风郁于外，火炽于内，清阳不得宣行肌腠，经络郁滞，郁火不得泄越，外窜经络，深入血脉。

证象组合：阳郁+经络滞+表郁+气蒸

主症：【阳气不行】症象：①面色枯黑。②不渴。③纳呆。**舌象：**苔灰白。**脉象：**脉弦紧而数。

【经脉不利】症象：①十指肿痛。②两膝关节灼热红肿疼痛，而强硬，屈伸不利。

【络脉不利】症象：四肢关节酸楚。

副症：【腠理不宣】症象：微寒微热。

宾症：【津气蕴蒸】症象：①高热不解（体温39.6℃）。②烦扰。③汗出。④口渴。**舌象：**苔黄燥。**脉象：**脉滑数。

【气机不降】症象：胸膈壅滞。

治则：当以宣泄郁滞为主，宣发外郁，使郁火有泄越之途。

方证

1.防风通圣散证：《宣明论方》方[1]。功能疏风解表，清热泻下。详见病案1。

防风、连翘、麻黄、薄荷、荆芥、白术、栀子、川芎、当归、白芍药、大黄、芒硝、石膏、黄芩、桔梗各30g，甘草60g，滑石90g。为粗末，每服6g，加生姜3片，水煎服。

2.清热宣痹汤加减证：张浠虬方[2]。清热通络宣痹，疏风胜湿。治高热不解，四肢关节酸楚，两膝关节灼热红肿疼痛，而强硬，屈伸不利，苔黄燥，脉滑数。详见病案2。

生石膏（先下）、天花粉、忍冬藤、威灵仙各30g，豨莶草、薏苡仁各15g，知母、桂枝、黄柏各10g，甘草3g。

论著和讨论

本证候风郁火炽，清阳不行，郁火内窜，深入脉络。张仲景所谓："微数之脉，慎不可灸。因火为邪，则为烦逆，追虚逐实，血散脉中；火气虽微，内攻有力，焦骨伤筋，血难复也。"（《伤寒论》116条）故治则仍当外散风郁，内泄积火，表里双解之法。故张仲景有云："脉浮，宜以汗解，用火灸之，邪无从出，欲自解者，必当先烦，烦乃有汗而解，何以知之？脉浮，故知汗出解。"（116条）兼以通利，导火下行。

病案举例

1.谢映庐治江妪下元素虚，今秋四肢十指肿痛，手足不能运动，有时右边肿甚，即右边痛甚，微寒微热，苔灰白，面色枯黑，二便略通，不渴，脉弦紧而数，时劲于指。表里风热之证，防风通圣散（组方见方证）一剂，每日连进二剂，一剂而大便通，肿消肢软，二剂连泄黑粪两次，得汗痛止身轻。惟步履尚艰，舌苔变黄，颇思饮茶，再进一剂，复泄二次。下午除硝、黄加葛根，泄止渴住、其病如失[1]。

2.张浠虬治孙某，男，31岁。1周来高热不解（体温39.6℃），四肢关节酸楚，两膝关节灼热红肿疼痛，而强硬，屈伸不利，甚则不能下床活动，汗出，口渴，纳呆，苔黄燥，脉滑数。血沉78mm/h，抗"O"833单位，血白细胞15.0×10^9/L，中性粒细胞0.85。曾用青霉素、柴胡注射液等无效。证属感受风邪，入里化热，流注经络关节，诊为热痹，治拟清热通络宣痹，佐以疏风胜湿，予清热宣痹汤加减（组方见方证）。服3剂后，热势渐挫（体温37.8℃），关节疼痛亦随体温下降而减轻，口仍渴，此邪热未彻，继进前方加防己15g。服5剂热退，关节肿痛亦基本好转，唯膝关节活动仍感不利，原方去威灵仙，加当归、赤芍、川牛膝，调理2周，复查血沉、抗“O”已正常。后用养血补气通络药10剂以善后，半年后追访已参加工作[2]。

引用文献

[1] 谢映庐.谢映庐医案[M].上海：上海科学技术出版社，1962：73.
[2] 吴大真等.现代名中医内科绝技[M].北京：科学技术文献出版社，1993：223.

（三）清阳蒙闭候（脾胃风火变证2）

脾胃风火证，风闭于外，火炽于中，不得泄越，猝闭上焦清阳，诸窍闭塞，是为清阳蒙闭之候，谢映庐称为真风火证。可见于真中风或中腑之证。其见症急险，以神昏痉厥为显明症象，但必兼有风火内炽之脉症，方可认定。

通称：真风火证。

内含病例：［中医］风火证，风中府。

病因病机：脾胃风火郁闭。其人脾胃素有积热，猝中外风，风闭于外，火炽于内，猝然蒙蔽清阳，不司旋运，火窜入心，神机猝闭而成，风火猝中重症。

证象组合：阳滞+气炽+神闭+气郁+络滞

主症：【阳气不行】症象：①畏寒。②手足俱厥。**脉象：**脉伏。

【津气蕴炽】症象：①大热不寒。②面唇俱赤。③气粗似喘。④心烦不安。⑤大便秘结，二便俱阻，⑥腹满胀或痛拒按。⑦或龂齿磨牙。**舌象：**①舌质暗红，苔黄厚而腻。②舌苔外黄，内黑有芒刺。**脉象：**①脉弦劲有力。②脉关洪滑。③六脉急数。④沉而数。

【神志蒙闭】症象：①突然倒仆，神昏不省人事，或语无伦次。②口中流涎，胶痰满口。③合目鼾睡。④遗尿。

副症：【气机不宣】症象：①胸闷。②胸痞。③腹痛。④腹满。

【气机不降】症象：①痰声如锯，痰涎壅盛。②恶心呕吐。

宾症：【络脉不利】症象：①右半身不遂。②牙关紧闭。③口噤㖞斜。④两目上视。⑤四肢搐搦，手足牵引。⑥颈项强直，全身僵硬。⑦遍体痿软，状若无骨。

治则：风火猝闭，清窍与内窍皆闭，清阳不司运展，先予开关，通关稀涎诸散搐鼻、擦牙、吹喉等法，并以针刺醒神通经，内以宣发阳气与通降火热并重，以开内窍之闭。

方证

1.防风通圣散证：《宣明论方》方[1]。功能疏风解表，清热泻下。详见论著。

防风、连翘、麻黄、薄荷、荆芥、白术、栀子、川芎、当归、白芍药、大黄、芒硝、石膏、黄芩、桔梗各30g，甘草60g，滑石90g。为粗末，每服6g，加生姜3片，水煎服。

2.祛风至宝丹证：《医宗金鉴》方[2]。喻嘉言曰：此中风门不易之专方也。详见论著。

防风、连翘、麻黄、薄荷、荆芥、白术、栀子、川芎、当归、白芍药、石膏、黄芩、桔梗、甘草、滑石、全蝎、天麻、细辛、白附子、羌活、独活、黄柏、黄连、僵蚕。喻嘉言曰：防风通圣散除大黄、芒硝，再加人参补气，熟地益血，黄柏、黄连除热祛风，蜜丸，弹子大，每服1丸，茶酒任下。

论著和讨论

本证候风火猝闭，清窍与内窍皆闭，清阳不司运展，徐灵胎说：“痰火充实，诸窍皆闭。”[3]治则：宣窍开闭，以急救之。刘河间说：“若风中腑者，先以加减续命汤，随证发其表；若忽中脏者，则大便多秘涩，宜以三化汤通其滞。”[4]吴昆说：“风热壅盛，表里三焦皆实，此方（防风通圣散，组方见方证）主之。”[1]吴谦说：“祛风至宝汤：祛风至宝中风热，浮数面赤热而烦，通圣加蝎天麻细，白附羌独连柏蚕。注：中风热，谓不论经络脏腑，风邪中腑热之人也。浮数，谓六脉浮数也。热而烦，谓身热心烦也。通圣，谓防风通圣散。”[2]

病案举例

1.徐灵胎治王叙揆，手足麻木而痰多，体本丰腴，又善饮啖，一日忽昏厥遗尿，口噤手拳，痰声如锯，医进参、附、熟地等药，煎成未服，脉洪大有力，面赤气粗。此痰火充实，诸窍皆闭，以小续命汤去桂、附加生军末3g，3剂有声，5剂能言，后以消痰养血药调之，一月步履如初[3]。

2.谢映庐治熊妇，年十七岁，起日畏寒发热，次早大热不寒，不知人事，牙关紧闭，面唇俱赤，胶痰满口，遍体痿软，状若无骨，二便俱阻，六脉急数，此真风火证，风乘火势，火借风威，所以猝倒无知。宜两彻内外之邪，先以稀涎散吐之，随以疏风清热、通关开痰：荆芥、防风、连翘、薄荷、大黄、玄明粉、黄连、南星、僵蚕、草乌、牙皂、甘草、姜汁、竹沥，后以生津调养[5]。

3.黄锦芳治曹姓儿，年10余岁，脉伏不见，牙关紧急，口不能言，手足俱厥，口红而燥，大便数日不解，手足牵引不伸。吹药以开其关：麻黄、防风、皂角、乌药各3g，细辛0.9g，桂枝、川厚朴各6g，杏仁10粒，枳实2.4g，黄连1.5g，大黄9g，2剂。手足颇活，大便未行，口有臭气，舌有燥苔，脉微见，身有潮热，加葛根、黄芩，厥退，手足皆热，大便顿解而愈[6]。

4.廖维藩治中风：廖某，女，40岁。忽然昏倒，不省人事，两目上视，口眼㖞斜，四肢搐搦，全身僵硬，脉沉而数。沉为在里，数则为热。此因肝火亢盛，气血上攻所致。《内经》所谓“血之与气，并走于上，是为大厥”者是也。急当泻其内热，息其肝风。用大剂防风通圣散浓煎，徐徐灌下；并针右风池、合谷及刺十井穴出血。二诊：四肢已无抽搐，但神呆，不语不食。仍进前方，并加针人中、承浆、风府、风池、合谷、颊车等穴。三诊：神识清醒，诸症显减，能说话、进食。再进前方并依前法再刺各穴，不数日而痊愈[7]。

引用文献

[1] 吴崑.中华医书集成·医方考［M］.北京：中医古籍出版社，1999：6.

[2] 吴谦.御纂医宗金鉴［M］.北京：人民卫生出版社，1963：471.

[3] 叶天士.临证指南医案［M］.上海：上海卫生出版社，1958：819.

[4] 金元四大家医学全书·病机气宜保命集［M］.天津：天津科学技术出版社，1994：128.

[5] 谢映庐.谢映庐医案［M］.上海：上海科学技术出版社，1962：112.

[6] 江瓘，魏之琇.名医类案（正续编）［M］.北京：中国中医药出版社，1996：307.

[7] 福建省中研所.福建中医医案医话选编2［M］.福州：福建人民出版社，1963：52.

三、胆胃风火证（风火外风并病1）（2候）

胆胃风火证，为外风挟内火之证，系由风热内陷，挟胆中木火，郁而暴发之证，以其发病急重，多为挟温毒所致，悉为外郁内炽之候。胆为少阳，吴坤安曰：“盖少阳本属相火，温邪与相火，同气相招也。”[1]“少阳以木火为用，温邪内发，必借少阳为出路。”[1]并谓：“盖少阳属木火，风中其经，亦同气相感，风动火炎。”[1]故其发病多急暴而险重。风而挟温者，只郁遏上焦清气，风挟寒者，必郁闭上焦清阳；外风得散，内热转炽，必由气入血，而为气血交炽之证。

胆胃风火证，为外感风热温邪，挟少阳木火而发，外郁内炽之证。其治则总当外疏风热、内降木火为法，故吴坤安有云：“此皆胆火内盛，上走空窍而然，不拘伤寒杂症，以少阳相火治之。”[1]又谓：“此木火之邪，当从少阳治。”[1]仲景有不可行三法之戒：“少阳不可发汗，发汗则谵语。”“不可吐下，吐下则悸而惊。”

证候别称：少阳木火上炎。

病名：［中医］黄耳伤寒，风热挟湿温时毒，风温时毒，大头瘟，热入血室。

证候系统：详见图3-7-4。

本证————清气郁炽候

转证————清阳郁闭候

变证————木火郁炽候

图3-7-4　胆胃风火证证候结构图

引用文献

[1] 吴坤安.伤寒指掌［M］.上海：上海科学技术出版社，1959：卷一9，42，60，62.

（一）清阳郁闭候（胆胃风火转证）

胆胃风火证，风火内蕴胆胃，上扰清气，风凉郁闭于外，伏火炽逆于里，而成清阳郁闭之候，其见症以表阳郁闭与内火蕴炽之脉症为主。

通称：风火郁闭。

内含病例：［中医］风温时毒，黄耳伤寒，大头瘟。

病因病机：胆胃风火郁闭，因感温热内伏，继受风凉，郁而暴发；风郁于外，火蕴于内，挟胆中木火循经上冲，清阳郁闭，不司转运，而成阳闭火逆之证。

证象组合：阳闭＋表闭＋火炽＋气逆

主症：【阳气不行】症象：寒重热轻。**舌象：**舌苔白。

【腠理不宣】症象：①发热恶寒。②体痛。③背脊拘挛窜痛。**舌象：**苔白腻带黄。**脉象：**脉浮弦。

【津气蕴炽】症象：①目赤口苦。②头面漫肿焮红。③两耳轮黄，耳中筑筑作痛。④溲热便溏。**舌象：**舌红。**脉象：**脉右浮数。

副症：【气机冲逆】症象：呃逆。

【经脉不利】症象：①遍体束痛，身楚。②脊强背直。

宾症：【气机不宣】症象：①咳浊痰。②胁下窜痛。

【清空不宣】症象：头痛。

治则：当以宣通阳气，以解郁闭为先，再议清降郁火。

方证

1.荆防败毒散加减证：《通俗伤寒论》方[1]。辛散风毒以解表，治黄耳伤寒。详见论著。

荆芥、防风、薄荷、连翘、牛蒡子各9g，柴胡、前胡各4.5g，羌活、独活各3g，橘红、枳壳、桔梗各6g，紫金片、生甘草各3g，研粗末，每服21g开水泡取清汤，随漱随咽，日二服，夜二服。

2.聪耳芦荟丸证：《通俗伤寒论》方[1]。辛凉开达，疏风散寒以发表，苦寒清利，解毒泻火以治里。治黄耳伤寒。详见论著。

生熟川大黄、芦荟、青黛、柴胡各15g，龙胆草、黄芩、山栀、当归、青皮各30g，青木香、杜胆星各6g，当门子1.5g，神曲糊丸，每服2.4~3g。

3.普济消毒饮加减证：丁甘仁方[2]。治头面漫肿焮红，寒热日夜交作，详见病案。

防风、桔梗、酒制黄芩各3g，炒牛蒡子6g，马勃、生甘草、软柴胡、酒川黄连各2.4g，炙僵蚕、板蓝根各9g。

论著和讨论

本证候风郁闭于外，火炽逆于内，郁闭不开，火无从而降，俞根初说："黄耳伤寒：风温时毒，先犯少阳，续感暴寒而发，乃太少两阳合病。……发热恶寒，脊强背直，状如刚痉，两耳轮黄，耳中策策作痛，舌苔白中带红，……脉左浮弦，右浮数者，法当内外兼施，内治以荆防败毒散加减（组方见方证），辛散风毒以解表，表解痉止。"[1]因而其治则当宣通表阳为先，以解其郁闭。何廉臣说："黄耳伤寒，其症两耳红肿黄亮，扪之焮热而痛，两腮亦红肿痛甚，耳中望之红肿，时有黄涎流出，策策然疼，声如蝉噪，两目白及眼睑，亦皆发黄，身热体痛，恶寒无汗，背脊拘挛窜痛，强直难伸，不能转侧，溺短赤涩，脉右濡滞，左浮弦略紧，舌苔白腻带黄，边尖俱红，断其病由风热挟湿温时毒，作流行性中耳炎治。以麻黄连翘赤小豆汤加味（略）送下聪耳芦荟丸（组方见方证）辛凉开达，疏风散寒以发表。苦寒清利，解毒泻火以治里。"[1]

病案举例

丁甘仁治陶右，头面漫肿焮红，寒热日夜交作，前医投以承气，进凡3剂，病象依然不减。夫身半以上，天之气也，为诸阳荟萃之枢。外感风温之邪，引动胆火上升，充斥清窍，清阳之地，遂如云雾之乡。承气是泻胃中实热，病在上焦，戕伐无故，所以病势有进无退。东垣普济消毒饮专为此病而设，加减与之以观进退（组方见方症）[2]。

又治朱左，头面肿大如斗，寒热口干，咽痛腑结，大头瘟之重症也。头为诸阳之首，唯风可到，风为天之阳气，首犯上焦，肝胃之火，乘势升腾，三阳俱病，拟普济消毒饮加减：荆芥穗、酒制黄芩各4.5g，防风、桔梗各3g，炒牛蒡子6g，软柴胡、酒川黄连、马勃、生甘草各2.4g，连翘壳、炙僵蚕、酒制大黄、板蓝根各9g。二诊：肿势较昨大松，寒热咽痛亦减，既见效机，未便更张。荆芥穗4.5g，防风、酒制黄芩、桔梗各3g，薄荷叶、酒川黄连、马勃各2.4g，炒牛蒡子6g，生甘草1.8g，大贝母、炙僵蚕、连翘壳、板蓝根各9g。三诊：肿消热退，咽痛未愈，外感之风邪已解，炎炎之肝火未靖也。再与清解：冬桑叶、银花、连翘壳各9g，生甘草1.8g，甘菊花6g，桔梗3g，丹皮4.5g，马勃2.4g，黛蛤散15g，鲜竹叶30张[2]。

引用文献

［1］俞根初.重订通俗伤寒论［M］.上海：上海科学技术出版社，1959：274，275，276.

［2］丁甘仁.丁甘仁医案［M］.上海：上海科学技术出版社，1960：231，232.

（二）木火郁炽候（胆胃风火变证）

胆胃风火证，延误失治，外郁未解，木火转炽，而成木火郁炽之候，伤寒家称之为少阳木火上炎。妇人经期感冒，风热乘虚内陷血分，扰动少阳木火者，通称为热入血室。其见症除阳气郁滞之脉症外，尤以木火内炽之气分、血分之脉症显明。

通称：少阳木火上炎。

内含病例：[中医]热入血室。

病因病机：胆胃风火郁炽，多因延误失治，如仲景所云："若已吐下发汗，温针。"激动少阳木火，或妇女经期，外邪直陷血分，均可致郁滞未解，而木火已盛，气血交炽，为木火郁炽之候。

证象组合：气滞+气炽+血炽

主症：【气机不利】症象：①烦满。②腹满。③少腹胀痛，时时呕逆。

【津气蕴炽】症象：①消渴。②二便不通。③头汗出，口苦咽干。**舌象**：①舌质红苔薄黄。②苔黑中有红点。**脉象**：脉弦数有力。

副症：【血热蕴炽】症象：月经量少不利。**舌象**：舌鲜红起刺。

【神志昏蒙】症象：谵语，高热时语言谵妄。

宾症：【阳气不和】症象：①发热恶寒如疟状，全身酸痛，午后寒热往来。②手足乍温乍冷。**脉象**：寸浮而紧。

【清空不宁】症象：头痛。

治则：当清降木火，以解其内焚为主，但仍当参以清疏少阳之法。

方证

小柴胡汤加减证：龚子夫方[1]。治邪热内陷少阳，热入血室，全身酸痛，午后寒热往来，高热时语言谵妄，口苦咽干，时时呕逆，舌质红苔薄黄，脉象弦数有力，详见病案。

北柴胡、西党参、酒黄芩、京赤芍、嫩青蒿、法半夏各10g，天花粉15g，淡生姜3片，大红枣3枚，生甘草5g。水煎服。

论著和讨论

本证候外有少阳之气郁滞，内有少阳之木火炽盛，仲景曰："若已吐、下、发汗、温针，谵语，柴胡汤证罢，此为坏病，知犯何逆，以法治之。"（《伤寒论》267条）"伤寒腹满，谵语，寸口脉浮而紧，此肝乘脾也，名曰纵，刺期门。"（108条）治法当于清降木火，以救其气血之焚，仍当参以清疏少阳之郁滞，吴坤安谓："如见舌起红刺，或黑中有红点，外证发热恶寒如疟状，手足乍温乍冷，烦满，消渴，谵语，二便不通，脉弦而数，方用柴、芩、川黄连、鲜生地、丹皮、栀子、钩藤、薄荷等以复散风木之郁，使邪复出少阳而解。"[2]"往来寒热，头汗出者，火邪熏灼上炎也。邵仙根评：少阳木火上炎而头汗，亦屡见之。"[2]

病案举例

龚子夫治李某某，女，32岁。因感冒经水适来，少腹胀痛，月经量少不利，全身酸痛，午后寒热往来，高热时语言谵妄，口苦咽干，时时呕逆，舌质红苔薄黄，脉象弦数有力，断为邪热内陷少阳，病属热入血室，拟小柴胡汤加减（组方见方证）主之，3剂而愈[1]。

引用文献

［1］龚子夫.试析《伤寒论》中的血证［J］.江西中医药，1983，(5)：50.

［2］吴坤安.伤寒指掌［M］.上海：上海科学技术出版社，1959：卷一49，70.

四、肝胃风火证（风火外风并病2）（3候）

肝胃风火证，为风火内蕴，胃火炽盛，燔灼于肝木，外风引动内风，风火交炽之证。多由风热外感失治，入里化火；或素有胃中积热，或平素肝火风阳内盛，外热入里，挟内火为患，而成内外合邪，二火交炽，故其病发急重，或上逆于空窍，或内炽于津气，剧者则风火交煽，而有风动痉厥之变；其势缓者，或入血而留滞血分，或入阴而耗损阴液，亦多转顽痼之疾。

肝胃风火证，系外风引发内风，胃火与肝火交炽，风助火势，火假风威，风火交煽，病势紧急。其治则虽当疏散外风，平息内风，而清降肝胃交炽之火，尤为要紧，古人云：火旺则生风，火降则风息，故清降内火，实为要酌；尤以通降胃火，能顿挫上炎之威，而平其燎原之势，更在诸法之先，实为济急所必需。

证候别称：风热上受，上焦风火，风火上炎，三阳风热证，热窜隧络，热炽风动，火旺生风，热盛神昏，阴虚火旺，水亏火亢。

病名：[中医]头晕，头痛，头风，偏头痛，眩晕，口眼㖞斜，脓涕，鼻渊，鹅口疮，牙痛，暴盲，热痹，伏热，疫痢，急惊风，冷风引发伏温，风温痉，阳明痉证，中风闭证，风疹块，瘾疹，痦瘰，脓疱疮。

证候系统：详见图3-7-5。

本证————清气失宁候

转证————木火炽逆候、气血郁炽候

变证————津气蒸闭候、津气炽闭候

图3-7-5　肝胃风火证证候结构图

（一）清气失宁候（肝胃风火本证）

肝胃风火证，风火内蕴，挟木火上逆，扰动上焦清气，上干清道，是为清气失宁候。杂病学家称为风热上受，或上焦风火之证。以清空清窍之症象显明，但必兼见风火上炽之脉症。

通称：风热上受，上焦风火。

内含病例：［中医］头晕，头风，偏头痛，口眼㖞斜，脓涕，鼻渊，鹅口疮。**［西医］**面神经麻痹，鼻炎，三叉神经痛，颌关节炎，齿龈炎。

病因病机：肝胃风火郁逆，因风火内蕴肝胃，风郁于外，火炽于内，不得外达，上逆清道，清空失宁，清窍不利，上焦清气受其扰动，而失其清宁之常。

证象组合：气热+空窍不利

主症：【津气蕴蒸】症象：①心烦多怒，性急易怒。②口苦咽干，口鼻干燥，唇红。③小便赤。④大便秘结，大便四日未解，腹胀。**舌象：**①舌质红，舌红暗。②苔稍黄。③苔黄腻。④苔黄厚而燥。**脉象：**①脉弦数有力，②双脉稍浮数。③左关弦滑而尚浮，右寸关仍滑。④脉细数。

副症：【清空不宁】症象：①头昏痛，偏左头痛甚剧。②头晕耳鸣，每至中午或天热则头晕增剧，且胀痛，③面麻皮胀。**脉象：**脉浮弦。

宾症：【清窍不利】症象：①口眼㖞斜，口角流涎，不能碰触。②目珠胀，视物模糊。③颊车、颧骨部灼热潮红。④面颊拘急，口不能开。⑤颌关节稍肿大，有压痛，活动不利。⑥脓涕奇多。⑦鼻常流清涕，有时较黏，量多。⑧目赤。⑨口舌唇皆白点连成片状，且蔓延扩散向咽部，不吮乳。

治则：当外疏风郁，内清肝胃，以泄降其伏火，以复上焦清静之常。

方证

1.芎犀丸证：《通俗伤寒论》方[1]。清热通络，治温热伏于血络，蕴酿蒸变，而从火化，素有肝胃气痛，外感风寒，郁热头痛，牙龈肿痛。

川芎、龙脑、石膏各12g，西洋参、浙茯苓、细辛、炙甘草各6g，犀角、生山栀各3g，阿胶4.5g，麦冬9g，蜜丸如弹子大，辰砂为衣，每服1丸，食必细嚼，茶酒住下。

2.菊花茶调散加减证：何廉臣方[1]。辛凉散风以泄热，治头风辛散过汗，头痛愈剧，彻夜叫号，详见论著。

滁菊花、苏薄荷、嫩桑芽、荆芥穗、制香附、夏枯花、苦丁茶、荷叶边各3g，炙甘草1.5g，细研为散，食后茶清调服6g。

3.疏风清热汤证：程门雪方[2]。治偏左头痛，目珠胀，口干舌燥，脉浮弦，详见病案3。

蔓荆子、苦丁茶、藁本各3g，薄荷、炒川芎各2.4g，钩藤、桑叶、菊花各9g，熟石膏12g，酒黄芩4.5g，荷叶边1圈。

4.清宣汤证：干祖望方[3]。治涕黄症，脓涕奇多，质黄而稀，鼻塞，运动及擤净可缓解，两耳憋气，头昏伴痛，苔薄，脉实。详见病案5。

龙胆草、黄芩、川芎各3g，山栀、苍耳子各10g，白芷、辛夷、桑叶、薄荷各6g，芦根30g。

5.钩藤僵蚕汤证：李斯炽方[4]。治面神经瘫痪，口眼向右歪斜，左唇肿，详见病案1。

蒺藜、钩藤、白芍各12g，丹皮、菊花、黄芩、僵蚕、葛根各9g，酒炒大黄、蝉衣、防风各6g，全蝎3g，甘草7g。

6.三叉汤证：赵锡武方[5]。治三叉神经痛特效方。

生石膏24g，粉葛根18g，赤芍、钩藤、苍耳子、柴胡、蔓荆子各12g，黄芩、荆芥、薄荷、甘草各9g，全蝎6g，蜈蚣3条。

论著和讨论

本证候风郁于外，肝胃伏火内炽，上逆清道。其治则当清疏肝胃风火为主，外散风邪，内降伏火。如何廉臣说：若素有头风，偶患风寒者，每见服香苏葱豉汤，一二剂汗出身凉，往往头痛愈剧，彻夜叫号，此由辛散过汗，激动风火，重伤血液，故痛益甚。当用菊花茶调散加减（组方见方证）辛凉散风以泄热，外用蓖麻贴法（蓖麻、乳香各1.5g，麝香0.09g同捣烂成饼，贴太阳穴上，如痛定，急于头上解开头发出气，即去药饼）或用透顶散搐法（细辛3茎，公丁香7粒，甜瓜蒂、赤小豆各7粒，梅冰0.15g，麝香0.3g，前四味先研细末，后入冰麝同研极匀，盛小口瓶中，紧塞瓶口，令患人口含清水、随左右摇一豆大许于鼻中，良久涎出即安，不愈，3日后再搐），痛久不愈，须防起翳以害目[1]。

病案举例

1.施今墨治真中风口眼㖞斜：王某，男，35岁，风从上受，热聚腮颊，面颊拘急，口不能开，强之则两腮痛甚，视物模糊，大便秘结，舌吐不出，质甚红，六脉弦数。牵正一方：龙胆草、独活、薄荷梗、蝉衣、酒川芎、石菖蒲各4.5g，草决明、连翘、片姜黄各10g，蒲公英15g，石决明18g，牛蒡子、桑叶、全蝎、风化硝各6g，全瓜蒌24g。3剂便通口张，去龙胆草、山慈菇、蝉蜕、川军，加川芎4.5g、全蝎6g、菊花10g，再服3剂[6]。

2.程门雪治申某某，男，成年，偏左头痛甚剧，目珠胀，口干舌燥，脉浮弦，疏风清热（组方见方证）治之。二诊：偏头痛、目珠胀、口干舌燥减轻，昨有寒热、肢体酸楚，原方出入治之[2]。

3.李斯炽治汪某某，女，24岁，面神经瘫痪，口眼向右歪斜，左唇肿，头昏痛，性急易怒，口鼻干燥，大便秘结，口苦尿黄，舌红苔黄，脉弦数。疏肝胆与胃中郁热兼以祛风缓急（组方见方证），4剂，口眼已不歪斜[4]。

4.区少章治蒋某某，男，44岁。右侧颌关节疼痛半个月。于半月前开始，自觉右侧下颌关节疼痛，影响张口活动，近周来颌关节部位稍肿胀，疼痛加剧，影响至颌部及太阳穴附近。经某医院诊治，诊断为颌关节炎。经服抗生素、消炎止痛片及颌关节普鲁卡因封闭，均无见效。痛苦面容，右侧颌关节稍肿大，有压痛，活动不利，唇色较红，舌质红，苔稍黄，双脉稍浮数。诊断：颌关节炎，中医认为是阳明、少阳二经之火犯络所致。治法宜清热泻火：丝瓜络、生石膏各12g，赤芍、桑叶、夏枯草、竹茹、甘菊各9g，甘草2.4g，钩藤12g。上药服1剂后，颌关节疼痛减轻，连服3剂，颌关节及其附近，疼痛消失，张口活动自如，颌关节肿胀消除而痊愈[7]。

5.张恒泉治李某之子，口内起白点3天，经某医治疗无效。口内白点一天比一天多，不吮乳。查：口舌唇皆白点连成片状，且蔓延扩散向咽部，不吮乳。拟方：生地3g，白蒺藜、淡竹叶各2g，木通4g，蝉蜕、甘草各1g，舌焦无津加石斛3g，2剂。不分次数频频喂服。外用鹅口末药3g，分10次，每隔2小时1次将末药蘸放在舌上。次日复诊：口舌内白膜全部退清，能吮乳。勿须再处方，用完上药痊愈。治疗应内服与外搽并用，内服以清热解毒、祛风解表为主。自拟钩藤汤：生地、淡竹叶各3g，白蒺藜、钩藤各2g，木通4g，蝉蜕、甘草各1g。不大便者加大黄2g，此是15天以内的婴儿分量，可按年龄大小增减。并配合搽口末药，除去口内的白膜防止落而再生。搽口末药组成：天然硼砂50g，明雄黄20g，牛黄、儿茶各3g，人中白10g。上5味共研极细末，再过蹁细瓶贮备用。每治愈一例鹅口疮3~5g便足够。用洁净的竹片或明亮光滑的纸片醮黄豆大的末药放在婴儿舌上即可[8]。

引用文献

[1] 俞根初.重订通俗伤寒论[M].上海：上海科学技术出版社，1959：352.

[2] 上海中医学院.程门雪医案[M].上海：上海科学技术出版社，2002：112.

[3] 陈国丰.干祖望耳鼻喉科医案选粹[M].北京：人民卫生出版社，1999：294.

[4] 成都中医学院.李斯炽医案（二）[M].成都：四川人民出版社，1983：37.

[5] 北京西苑医院.赵锡武医疗经验[M].北京：人民卫生出版社，2005：92.

[6] 祝谌予等.施今墨临床经验集[M].北京：人民卫生出版社，1982：18.

[7] 区少章.颌关节炎[J].新中医，1977，增刊（2）：32.

[8] 张恒泉.婴儿鹅口疮[J].新中医，1981，(3)：24.

（二）气血郁炽候（肝胃风火转证）

肝胃风火证，风火内蕴肝胃，风郁于外，内火不得外达，由气入血，致两炽于气血之分，而成气血郁炽之候，其见症以表郁与热炽气血之脉症同见。

通称：风火入血。

内含病例：[中医]风疹，瘾疹，痞瘤，脓疱疮。[西医]急性荨麻疹，皮肤瘙痒症。

病因病机：肝胃风火郁炽，因风火内蕴肝胃，或失于宣解，或误进补涩，致伏火不得外达，由气入血，而成风郁于外，火炽于气血之分，欲达不达之候。

证象组合：表郁+气炽+血炽+液灼

主症：【腠理不宣】症象：风疹，此起彼伏，瘙痒不已。

【津气蕴炽】症象：①目赤，口气臭秽。②红斑胸腹为甚。③烦热口渴。④小便黄。⑤大便燥结。**舌象：**苔黄腻。**脉象：**脉数有力。

【血热蕴炽】症象：①时有鼻衄。②红色斑疹，胸腹部尤甚剧痒，斑块色红而痒，红斑昼伏夜现。③瘙痒难忍时以冷水敷贴即稍感舒适。④口唇周围及眼睑生疮，红肿弥漫，稍痒。**舌象：**①舌质红少津。②舌红暗。**脉象：**脉细数。

副症：【津液消灼】症象：大便燥结。**脉象：**脉细数。

宾症：【清空不宣】症象：①头痛。②耳聋。

治则：当外宣以散风邪之郁，使伏火有外出之途；清热降火、凉血活血以解蕴伏之火。

方证

1.痦癗丸证：赵炳南方[1]。治急性荨麻疹（痦癗）、皮肤瘙痒症（瘾疹）等。

防风、川大黄、玄明粉、川芎、当归尾、薄荷各9g，荆芥、白术各12g，麻黄3g，连翘30g，赤芍、焦山栀、粉甘草、滑石块、生石膏、条黄芩、苦参、苍耳子各15g，共末水泛丸每3~9g，日2~3次。

2.解毒活血汤化裁证：徐文达方[2]。清热解毒、凉血活血，佐祛风止痒，治风疹血热搏结，火毒内盛。详见病案2。

大生地24g，玄参15g，徐长卿、地骨皮各15g，生甘草6g，红花2g，桃仁、当归、丹皮、赤芍、柴胡、连翘、葛根、生大黄（后入）各10g。

3.凉血清荣搜风方证：张元奎方[3]。治风疹，瘙痒不已，红斑隐现，详见病案3。

制首乌、苦参、葎草、乌梢蛇各30g，僵蚕、白蒺藜、生大黄（后下）各10g，防风、生甘草各6g，荆芥穗15g。

论著和讨论

本证候风郁于外，火炽于内，气血之热，欲达不达。徐文达说："血热搏结，火毒内盛。"[2]张元奎说："因红斑昼伏夜现，且胸腹为甚，属阴属血，斑块色红而痒，乃血热生风之候。"[3]其治则当外散风郁，内清气血，使伏火外达而解。如《赵炳南临床经验集》编者按：（病案1）中医称为黄水疮，多发于夏、秋季，以儿童为多。系因肺胃蕴热，外受湿毒而致。较轻者一不需内服药，单纯外用药即可治愈。较重者，除了清热解毒之外，还应当注意利湿。赵老医生的习惯用药，即如病例中所举。此外还可用成药如赛金化毒散、犀角化毒丹。热盛时尚可用少量紫舌散。外用药物可使用二妙散、如意金黄散蜜水调上，痒感明显时可用花椒油调上，或用化毒散软膏薄敷。或用败酱草、公英适量煎水轻轻外洗，或用鲜地黄全草煎水轻洗局部。禁食鱼腥发物和用手搔抓[1]。

病案举例

1.赵炳南治脓疱病，侯某，女，17岁，主诉：面部起脓疱流脓水已10多天。面部生脓疱，抓后出脓水，经某医院诊为"传染性脓疱病"，曾服"牛黄清热散"等药不效，遂来我院门诊。检查：上额、耳下、背部均有如黄豆大样脓疱，边缘潮红，皮损有糜烂、渗出，部分已结黄色痂皮。尤以上额部皮损较多。脉象：弦数。舌象：舌苔薄白，舌质红。中医辨证：肺胃蕴热，外受湿毒。立法：清热解毒利湿。方药：龙胆草、栀仁、泽泻、木通、丹皮、大青叶各9g，黄芩3g，连翘12g，金银花、六一散各15g，服药3剂后，面部、耳部糜烂、渗出减轻，基底仍潮红，表面偶有脓疱及痂皮。又服3剂，皮损基底潮红消退，未再见新生脓疱，已显露出正常皮肤。临床治愈[1]。

2.徐文达治汪某，男，41岁。1982年9月15日初诊。全身发出黄豆大红色疹斑，胸腹部尤甚，剧痒，烦热口渴，时有鼻衄，小便黄，大便燥结。瘙痒难忍时以冷水敷贴即稍感舒适。舌质红少津，脉数有力。曾治疗数天无效。此属血热搏结，火毒内盛。治拟清热解毒、凉血活血，佐祛风止痒，方用解毒活血汤化裁（组方见方证），5剂。9月21日复诊：服药后，诸症大减，去生大黄、红花、柴胡，加银花15g、蝉衣6g。3剂后病除[2]。

3.张元奎治白某，女，45岁，今春以来，每于夜间出现风疹，此起彼伏，瘙痒不已，经多处医治，未见明显疗效而来我院诊治。察其红斑隐现，大小不一，尤以胸腹部为甚，夜间因瘙痒而不安。追询发病前曾患感冒，感冒未愈，急于服用红参约30g及少量阿胶，嗣后即发现红斑。此因外邪未清，服用参、胶而滞邪，以致闭门留寇。闻其口气臭秽，舌质红，苔黄腻，脉细数。因红斑昼伏夜现，且胸腹为甚，属阴属血，斑块色红而痒，乃血热生风之候，治拟凉血清荣搜风（组方见方证）。3剂。复诊：服药后，自觉像吹凉风一般舒服，红斑显著消退，3天来仅发1次，且局限在颈部，苔转薄，脉细数。原方加紫草10g，5剂。随访，红斑治愈[3]。

引用文献

[1] 北京中医医院.赵炳南临床经验集[M].北京：人民卫生出版社，2006：139，358.

[2] 郑惠虹.徐文达老师治疗风疹验案[J].浙江中医学院学报，1983，(6)：31.

[3] 张元奎.服参不当致红斑治验[J].浙江中医学院学报，1983，(6)：32.

（三）津气蒸闭候（肝胃风火变证）

肝胃风火证，风火内蕴，胃火燔肝，引动肝风，风火相煽，上闭神机，而成津气蒸闭之候，时病学家通称为热炽风动之证，为重笃危候。其见症亦以热炽与风动神闭之脉症为主。

通称：热炽风动。

内含病例：［中医］急惊风，冷风引发伏温，风温痉。

病因病机：肝胃风火蕴闭，多因感受风温入里化火，或外风触发伏热，不得外达，胃火炽盛，引动肝火，火旺生风，风火交煽，神机骤闭，而成痉厥并臻之危重大证。即张仲景所谓风温之为病，剧则状如惊痫，时瘛疭，而若火熏之候也。

证象组合：气灼+神闭+液灼+络滞+气逆

主症：【津气蕴灼】症象：①头身热，发高热。②面目赤，面红，面若火熏。③自汗出。④口燥渴饮。⑤足反冷，或恶风。⑥躁动。**舌象：**①舌苔初则白薄，边尖红燥。②舌红苔白。**脉象：**脉弦数。

【神志蒙闭】症象：①神昏谵语。②昏睡露睛，不省人事。③鼻鼾多眠，语言难出。④一痉即厥，喉间痰鸣，语言不出，状如惊痫。

副症：【津液消灼】症象：①目眵。②大便未解。③小便短赤。**舌象：**①舌赤苍黄。②甚或深红无苔。

【络脉不和】症象：①颈项强急，头亦动摇，咂唇弄舌，目眶瞤动。②手足抽掣。③猝口噤，背反张。④手足瘛疭。指纹：青紫直透命关。

宾症：【气机不降】症象：①咳嗽。②甚则气逆痰涌，气喘鼻扇，喉间痰鸣。

治则：当以清热息风为主，兼以芳香开窍以醒神，以救其急。

方证

羚角钩藤汤证：《通俗伤寒论》方[1]。功能平肝息风，清热止痉。治肝经热盛，热极动风而致的高热不退，烦闷躁扰，手足抽搐，甚至神昏，发为痉厥，舌绛而干，脉弦而数，及妊妇子痫，产后惊风等症。

羚羊角4.5g，桑叶6g，川贝母12g，鲜生地、鲜竹茹各15g，钩藤、菊花、茯神、白芍药各9g，生甘草2.4g。水煎服。

论著和讨论

本证候风火内蕴，肝胃火炽，火动风生，风火交炽，而成痉厥危重之证。何廉臣说："按其症候，（风温痉）则头身热，面目赤，猝口噤，背反张，自汗出，足反冷，或恶风，或咳嗽，甚则气逆痰涌。风盛者，颈项强急，头亦动摇，目眶瞤动，手足抽掣。热盛者，灼热大汗，神昏谵语，口燥渴饮，咂唇弄舌。痰盛者，一痉即厥，喉间痰鸣，语言不出，不省人事，此张仲景所谓风温之为病，剧则状如惊痫，时瘛疭，而若火熏之候也。"[1]

救治之则当急清肝胃之火以息肝风，芳香开窍以醒神明。俞根初主"冷风引发伏温者，剧则鼻鼾多眠，语言难出，状如惊痫，手足瘛疭，面若火熏，舌苔初则白薄，边尖红燥；继即舌赤苍黄，甚或深红无苔。里热大盛，已见风动瘛疭者，速与羚角钩藤汤，甘咸静镇以息风，终与人参白虎汤加鲜石斛、梨汁、蔗浆等，甘寒救液以善后。"[1]何廉臣说："宜用辛凉正法，轻者用辛凉轻剂，重者用辛凉重剂。如本论（荣斋按：本论二字，系指《温病条辨》，以下同）上焦篇银翘散、白虎汤之类。伤津液者加甘凉。如银翘散加鲜生地、麦冬。玉女煎，以白虎合冬、地之类。神昏谵语，兼用芳香以开膻中。如清宫汤、牛黄丸、紫雪丹之类。愈后用六味、三才、复脉辈，以复其丧失之津液。风温咳嗽致痉者，用桑菊饮、银翘散辛凉例。"[1]

病案举例

景西堃治小儿急惊风，1岁5个月，因闻火车鸣笛惊吓，突发高热：T40.5℃，抽搐，躁动，尿青，目吊，气喘鼻扇，不省人事，醒后啼哭不安，目有眵，面红纳呆，大便1日未解，小便短赤，曾呕吐奶汁样鲜血块，舌红苔白，脉弦数，指纹青紫直透命关，白细胞30.6×10^9/L，中性粒细胞0.8，淋巴细胞0.18，以清热镇惊、息风化痰：蝉衣、甘草、天竺黄各1.5g，僵蚕4.5g，银花6g，连翘、生石膏各9g，菊花、羚角、知母各3g，牛蒡子2.4g，1剂热退搐止[2]。

引用文献

［1］俞根初.重订通俗伤寒论［M］.上海：上海科学技术出版社，1959：91，231，423.

［2］景西堃.小儿急惊风1例治验［J］.上海中医药杂志，1965，(11)：26.

五、肝胆风火证（风火内风本病）（2候）

肝胆风火证，为阳火化风之本证，为内因风火之证，或因外感风热、风燥，燥热入里，或因情志过激，激动肝胆木火，与外邪悉从火化，以助肝阳，肝阳亢盛，亢阳过盛亦从火化，火旺生风，而成风火之证，或上窜空窍而为头风、鼻渊，横窜而入经络，所谓风阳入络之候。蒲辅周曰："由本体肝胆热甚，兼受风邪，因滞不解。"[1]是因素体肝阳胆火亢盛为本，与外感风燥化火，而何廉臣所云"风毒久踞，多从火化"[2]，吴鞠通亦谓"燥气化火"[3]，张千里更谓"风燥之火，上烁肺金，金不制木，肝阳化风，上扰清空"[4]。故虽曰内因，与外邪亦有关联。其所以不同于风阳者，以亢阳悉从火化，且多与外邪有关。其治则不在于镇潜，而当以清降，不在于息风，而当轻宣以清疏，故与风阳证有别。故何廉臣有云"轻清宣上，成绩最多"[2]，蒲辅周亦主"清泄肝胆，祛风邪"[1]之法。

证候别称：上焦风火，肝火内燔，肝火上冲，肝阳上亢，风阳入络，风热入络。

病名：［中医］头痛，眩晕，头风，鼻渊，眼眨，子肿，痹痛。

证候系统：详见图3-7-6。

本证————清气失宁候

转证————木火炽逆候

变证————血液郁滞候

图3-7-6　肝胆风火证证候结构图

引用文献

［1］中国中医研究院.蒲辅周医案［M］.北京：人民卫生出版社，1972：179.

［2］俞根初.重订通俗伤寒论［M］.上海：上海科学技术出版社，1959：352.

［3］吴鞠通.温病条辨［M］.福州：福建科学技术出版社，2010：50.

［4］秦伯未.清代名医医案精华［M］.北京：人民卫生出版社，2006：333.

（一）清气失宁候（肝胆风火本证）

肝胆风火证，热蕴肝胆，热盛生风，风火上扰，清气失其清宁，上干清道，而成清气失宁之候，杂病学家通称为上焦风火，亦有称为肝火内燔之证。其见症虽以清空清窍之症象显明，但必兼见肝胆火炽之脉症。

通称：上焦风火，肝火内燔。

内含病例：［中医］头风，鼻渊，眼眨。

病因病机：肝胆风火蕴逆，或外感风热风燥，或因情志激动，引动肝火，致肝胆木火上升，扰乱清气，上走空窍，致失其清宁之常。

证象组合：气蒸+空窍不利

主症：【津气蕴蒸】症象：①身热。②口干。③心烦，烦躁不寐。④小便色黄，大便干燥。**舌象：**舌红，边缘不齐，苔黄微腻。**脉象：**①脉数。②脉象浮取微浮，沉取弦细有力。

副症：【清空不宁】症象：①头昏头胀。②头痛如掣，额痛。

宾症：【清窍不利】症象：①目赤。②目眩。③两眼眨动频仍，时缓时剧。④耳鸣耳聋耳痒，耳内潮湿作痒，耳流脓。⑤鼻窍不通，时流黄水，浊涕稠黏，腥臭难闻。⑥咽痛，咽腭干燥。⑦咳呛见血，咯有凝血。

治则：当轻清以宣其风郁，苦凉以降其木火，不可妄投滋腻或漫用沉降。

方证

1.羚角荷翘汤证：《通俗伤寒论》方[1]。轻清宣上，适应头风，风毒久踞。详见论著。

羚角片3g，苏薄荷2.4g，青连翘、夏枯花、苦丁茶、焦山栀皮各4.5g，鲜荷叶边9g，鲜青菊叶7片。

2.聪耳达郁汤证：《通俗伤寒论》方[1]。治黄耳伤寒，火清毒解，耳鸣时闭。详见论著。

冬桑叶、夏枯草、鲜竹茹、焦山栀、碧玉散、鲜生地各6g，女贞子9g，生甘草1.2g，鲜石菖蒲汁4匙冲。

3.清肝透顶汤证：费伯雄方[2]。适应阳邪外烁，肝火内燔，鼻窍不通，时流黄水。

羚角、石决明、夏枯草、丹皮、玄参、桔梗、蝉衣、桑叶、薄荷、橄榄。

4.清肝汤证：秦伯未方[3]，治肝经湿热，耳内潮湿作痒。

青蒿、菊叶、薄荷、连翘、苦丁茶、荷叶。

论著和讨论

本证候肝胆木火上扰清气，空窍不利，如何廉臣说："头风一症，往往标寒而本热，况属风毒久踞，多从火化，当用轻清宣上，如羚角荷翘汤（组方见方证）成绩最多。外用一滴金（人中白、干地龙各6g共研细末，羊胆汁为丸，芥子大，每用一丸，新汲水一滴化开，滴鼻内）时时注入鼻孔，奏功尤捷。"[1]其治则宜清降肝胆风火为主，以撤其上炎之势。高辉远按："朱丹溪有'五志烦劳，皆属于火'之说，在临床上是屡见不鲜的。本例（见病案3）患者情志过急，水不足以濡，肝胆之火旺，又兼风邪，风火相煽，故头痛目眩，心烦尿黄，脉弦细有力，乃虚中有实之象（肝火旺实，肾水不足）。采用清热降火，养阴祛风，虚实互治，先以汤剂折其既燃之势，继以滋水濡养，丸剂缓图其已平之火。虚实缓急，各有次第，故收到一定疗效。"[4]

陈士铎说："无端鼻流清水者，久则流涕，又久则流黄浊之物，如脓如髓，腥臭不堪闻者，流至十年（多年不愈），探渊丹亦能奏功：辛夷一钱，当归、生地五钱，麦冬二两，茯苓、天花粉各三钱，黄芩、桔梗各二钱，白芍一两，水煎服。"[5]吴鞠通说："燥气化火，清窍不利者，翘荷汤主之：薄荷、连翘、黑栀皮4.5g，生甘草3g，桔梗9g，绿豆皮6g。水2杯煮取1杯，顿服之。日服2剂，甚者日三服。加减法：耳鸣者加羚羊角、苦丁茶，目赤者加鲜菊叶、苦丁茶、夏枯草，咽痛者加牛蒡子、黄芩。"[6]俞根初说：黄耳伤寒"火清毒解，尚觉耳鸣时闭者，终以聪耳达郁汤（组方见方证）肃清余热以善后。"[1]吴坤安说："瘥后耳聋：伤寒身凉后，尚有耳鸣、耳聋等症，乃余邪留于少阳故也。宜养阴药中如柴胡、菖蒲、钩丁、池菊、通草、荷叶之类，以清解少阳之郁。"[7]

病案举例

1.**叶天士**治高，温邪上郁清空，目赤头胀，咳呛见血，此属客病，不必为内损法：连翘、黑山栀、草决明、桑叶、薄荷梗、荷叶边、苦丁茶、天花粉，药用急火煎[8]。

2.**张千里**治向有跗肿，或大小足趾痛不能行，每发必纠缠累月。近心境动扰，先觉脚痛，继以齿痛，延及左半头额颧颊，甚至身热，左耳流脓，迄今两旬，耳脓及额俱痛，而彻夜不能成寐，烦躁益增。咽腭干燥，耳鸣口干，咯有凝血，食少便难。脉两关见弦，素体操劳忧郁，由来久矣。心脾营虚是其质，近来复感风燥之火，上烁肺金，金不制木，肝阳化风化火，上扰清空，肺胃津液，皆为消烁，是以现症种种，虚实混淆，宜先用甘凉濡润，以存津液，以化虚燥：鲜生地、知母、胡麻仁、夏枯草、茅根、驴皮胶、麦冬、杭黄菊、西洋参、桑叶、石决明、酸枣仁、川芎、川贝母[9]。

3.**蒲辅周**治刘某，男，38岁。经常头痛，目眩，心烦，已数年，性情急躁，记忆力显著减退，小便微黄，大便如常，食纳尚佳，脉象浮取微浮，沉取弦细有力，舌红，边缘不齐，苔黄微腻。属肝胆火旺兼外感风邪，宜清热降火为主，佐以养阴祛风：桑叶、菊花、僵蚕、炒山栀、玄参各6g，甘草3g，刺蒺藜、荷叶各10g，石决明15g，川芎、藁本、龙胆草、丹皮、木通各5g，服3剂。复诊：头痛消失，但时有头晕，脉转弦细缓，已不浮，舌苔减少，余症同前。拟滋阴养血兼调肠胃，以丸药缓图：当归尾、川芎、丹参、炒山栀各10g，干地黄18g，白芍、玄参各12g，菊花、地骨、蒺藜、决明子、石斛、肉苁蓉、胡麻仁、黑芝麻（炒研）各15g，建曲、制香附各30g。共研细末，和匀，炼蜜为丸，每丸重9g，每日早晚各服1丸，细嚼，白开水送下。连服2料，诸症悉平。嘱其颐养性情，勿使肝胆相火再炽[4]。

4.**熊济川**治周某，男，4岁，近1年来，两目眨动频仍，大便干。迭经中西医治疗，时缓时剧，指纹隐约，脉数。症象肝经风热，治以清泻肝热，仿"泻青丸"加减：龙胆草、黑山栀、熟大黄、防风各4.5g，晚蚕沙、谷精草各9g，草决明15g，生甘草3g。二诊：服前方5剂，眼眨渐减，大便转稀，小便色黄，仍宗前法加杭菊花9g、蝉衣4.5g。三诊：眼眨已减，但大便仍干，小便仍黄，风热尚未尽除，再宗前法加车前仁9g。四诊：眼眨已恢复正常，唯不思饮食，自汗出，脾胃不和，治当理脾和胃以善后。处方：鲜藿香9g，炒谷芽、炒麦芽、炒扁豆、炒白术、生牡蛎、地骨皮各12g，北条参9g，浮小麦24g，广陈皮6g，白蔻仁、炙甘草各3g。按：《小儿药证直诀》说，目属肝，风入于目，上下左右如风吹，不轻不重，儿不能任，故目连札也。又明确指出，治肝用泻青丸。此案之论证处方，法即本此。但余只师其法而不拘于方，在钱氏"泻青丸"的基础上加以化裁，取原方中之龙胆、山栀、防风、熟大黄以清肝经风热，加蚕沙、草决明、谷精草，加强清肝泻热之力，去当归、川芎、羌活，避免辛散助热之弊，二诊加菊花、蝉衣以祛风，三诊加车前以清热利尿，四诊用理脾和胃以善后。标本先后，各得所宜[10]。

引用文献

［1］俞根初.重订通俗伤寒论［M］.上海：上海科学技术出版社，1959：275，352.

［2］张元凯，时雨苍，杨伯棠，等.孟河四家医集·医醇賸义［M］.南京：江苏科学技术出版社，1985：46.

［3］秦伯未.秦伯未医学名著全书·临证备要［M］.北京：中医古籍出版社，2003：297.

［4］中国中医研究院.蒲辅周医案［M］.北京：人民卫生出版社，1972：25.

［5］柳长华.陈士铎医学全书［M］.北京：中国中医药出版社，1999：753.

［6］吴鞠通.温病条辨［M］.福州：福建科学技术出版社，2010：50.
［7］吴坤安.伤寒指掌［M］.上海：上海科学技术出版社，1959：卷二56.
［8］叶天士.临证指南医案［M］.上海：上海卫生出版社，1958：73.
［9］秦伯未.清代名医医案精华［M］.北京：人民卫生出版社，2006：333.
［10］熊济川.眼眩［J］.新中医，1977，增刊（二）：50.

（二）木火炽逆候（肝胆风火转证）

肝胆风火证，肝火素旺，肝阳化火，木火交炽而风动于内，上扰空窍，而成阳气亢逆之候，杂病学家通称为肝火上冲，或肝阳上亢，或风阳入络之证。其见症虽以清空清窍之症象显明，但必兼见肝胆风火炽逆之脉症。

通称：肝火上冲，肝阳上亢，风阳入络。

内含病例：［中医］头痛，眩晕，子肿。**［西医］**高血压，梅尼埃病，先兆子痫。

病因病机：肝胆风火蕴逆，素禀肝旺，火旺生风，引动木火交炽，亢逆于上，上扰空窍，内扰心神，外窜络脉，而成风阳上逆之证。

证象组合：阳浮+气逆+空窍+神扰+络郁

主症：【津气蕴炽】症象：①颜面发红，面红唇焦。②口渴烦热。③口苦咽干舌干。④唇紫而肿。⑤大便秘结，溲赤。**舌象：**①舌红，苔黄。②舌边尖红而多刺，苔薄。**脉象：**①脉弦紧有力，沉取尤甚。②弦疾，脉弦数。③脉弦劲。④脉数有力。⑤脉弦滑而实。

【清空不宁】症象：①颠顶痛彻目。②头痛眩晕旋运，昏晕欲仆，头重足轻。③耳鸣，右耳如塞。④目眩，眼花闪发。⑤脱发。

副症：【气机冲逆】症象：恶心呕吐。

【气机不利】症象：①心中疼热，饥不欲食。②脘痛。

宾症：【神志不宁】症象：①烦躁失眠。②急躁易怒。③多梦。

【阳气不和】症象：①两足易冷。②肢体拘急。③麻木。④项强。

治则：当清降肝胆风火，以挫木火上逆之势；或兼轻清风热，或兼重镇亢阳，使其风火自息。

方证

1.犀角丸证：《圣济总录》方[1]，适应肢体拘急，头痛旋运。

犀角、防风、天麻、人参、丹砂各30g，独活、川芎、羚角各45g，僵蚕、南星、全蝎、麝香各15g，龙脑0.3g，蜜丸，荆芥清茶下。

2.降压调肝汤证：魏长春方[2]，治高血压，头痛目眩，昏晕欲仆，烦躁失眠，血压升高，脉弦劲，舌红。

谷精草15g，旱莲草、夏枯草、野菊花、决明子、地龙、怀牛膝、桑寄生、钩藤各10g。

论著和讨论

本证候肝胆之火内盛，木火交炽，亢逆于上。《素问·至真要大论》云："诸风掉眩，皆属于肝"，"诸热瞀瘛，皆属于火"。刘炯夫说："时当厥阴行令，劳伤风动，烦劳则张，风阳化火，上扰清窍。"[3]治当清降肝胆风火为主，以降木火之上逆。姚国美说："发热，咳嗽，头昏目眩者，此风邪挟热，法宜辛凉散风，桑菊饮（杏仁、连翘、薄荷、桑叶、菊花、苦桔梗、生甘草、苇根）主之。"[4]有云：肝阳上亢，头痛头晕，颜面发红，耳鸣，恶心呕吐，眼花闪发，头重足轻，两足易冷，有时麻木，大便秘结，脉弦紧有力，沉取尤甚：夏枯草、杜仲炭、菊花、生牡蛎、怀牛膝各9g，黄芩、钩藤各6g，桑叶、旋覆花各4.5g，生石决明15g，生代赭石12g，便结加玄明粉、瓜蒌仁、西军。

病案举例

1.施今墨治邢某，男，19岁，性情粗暴，急躁易怒，时感头昏后头痛，以睡前后为甚，稍一用脑即痛，多梦脱发，苔黄，脉弦疾。苦寒泻肝，潜阳制亢及养血法：酒洗龙胆草、天麻各5g，黄菊、杜仲、川续断、沙苑子、蚕沙、生龙骨、生牡蛎、生熟地各10g，蔓荆子、北细辛各3g，酒黄芩、酒黄柏、酒川芎各6g，白蒺藜15g[5]。

2.章肖峰治头痛（蛛网膜下腔出血）：郑某某，男，24岁，突起剧烈头痛，恶心呕吐七八次，神志清楚，项强，脉数有力，大便秘结，舌红苔黄，断为肝火上冲，投丹溪一味茶调散：大黄（酒炒3次）30g茶调服，热在上部，非苦寒直走肠胃所能治酒炒茶调欲其先升后降，使清空之火得以下泄，次晨便泻1次，头痛遂轻，改酒炒大黄15g，菊花、酒黄芩、桑叶各10g，天麻6g，石决明20g，3剂头痛再减，去大黄加山栀、黄连、川芎等清热息风，头痛消失，唯头晕，生地、玄参、寸麦冬、女贞子、旱莲草、石决明、菊花、石斛、钩藤等甘寒柔剂，滋肾之液以祛热，缓肝之急以息风，治疗共半月，痊愈出院[6]。

3.刘炯夫治风火交煽，上扰清窍：刘某某，男，30岁，1975年3月20日诊。2天前，因疲劳引起头晕目眩，昏甚欲倒，头痛抽掣，右耳如塞，面红唇焦，口苦咽干，便秘溲赤，舌红苔黄，脉弦数。西医诊为梅尼埃病。时当厥阴行令，劳伤风动，“烦劳则张”，风阳化火，上扰清窍。“诸风掉眩，皆属于肝”，“诸热瞀瘛，皆属于火”，从风火论治黄芩、白芍、山栀各10g，菊花6g，钩藤12g，甘草3g，另煎羚羊角2g（兑服）。6剂而愈。本例年壮阳旺，风火妄动，上扰清空，用黄芩汤加味，取其清火息风，折其炎上之势，遂其曲直之性[3]。

4.庞泮池治晚期妊娠中毒症（心肝火旺型）：陆姓，女，23岁。第1胎，妊娠9个月。因头晕、头痛来本院做产前检查。血压190/90mmHg（基础血压90/60mmHg），浮肿（++），尿蛋白（+），眼底检查：动脉变细，有痉挛。诊断为先兆子痫而入院。经用西药先兆子痫药水、盐酸氯丙嗪、维生素B等，血压未见下降，症状亦未见改善。乃加用中药治疗。初诊：怀孕9个月，头晕头痛，口渴烦热，脉弦滑而实，苔薄，舌边尖红而多刺。体素壮实，因胎火上扰，引动心肝之火，于是木火交炽而动风；急当泻火清心。龙胆草、黄芩、丹皮各4.5g，钩藤（后入）12g，生石决明（先煎）30g，炒山栀、赤芍、牛膝各9g。服2剂。二诊：药后血压稍降，头痛已除，口苦而渴，小溲黄浊，苔薄黄，舌尖红而多刺，脉弦滑数。临盆即届，胎火亢甚，心肝之火未清。再予清心降火，佐以引产之品。原方加知母、泽兰各9g，川黄柏6g，薏苡仁12g。服3剂。产后血压下降，自130/90~120/80mmHg，症状改善[7]。

引用文献

［1］赵佶.圣济总录［M］.北京：人民卫生出版社，1982：202.
［2］浙江省中医院.魏长春临床经验选辑［M］.杭州：浙江科学技术出版社，1984：20.
［3］刘炯夫.眩晕十例［J］.浙江中医药，1981，16（5）：218.
［4］姚国美.姚国美医学讲义合编［M］.北京：人民卫生出版社，2009：153.
［5］祝谌予等.施今墨临床经验集［M］.北京：人民卫生出版社，1982：188.
［6］章肖峰.急症验案举隅［J］.中医杂志，1984，（9）：16.
［7］庞泮池.辨证分型治疗晚期妊娠中毒症28例［J］.上海中医药杂志，1966，（1）：27.

六、心胆风火证（风火内风合病）（2候）

心胆风火证，为火旺生风之风火证，风从内生，而非外来之风，多由伏气温热深伏营血之内，挟胆中木火而动，正火与邪火交炽，火旺则风生，病在营血，故有营分血热，胆火炽营之称，即吴坤安所谓：“此温邪伏于少阴，而发于少阳之表也。”[1]称之为少阳温病，以手少阴心主营血，是为心胆同病。吴氏谓为“胆火炽而营分热，证非轻渺。”[1]其病机轻则营热自达于气分，而为气营共灼，重则营热内陷血分，而为营血两炽；炽灼既久，必然耗伤营分阴液，而为虚灼之候。

心胆风火证，为心营伏火挟胆中木火共炽之证。其治则总当清营凉血，透热生津，清降木火为法，以解木火之内焚，吴坤安曰：“清胆腑之热，兼解营分之邪，热毒自解矣。”[1]增液生津以护其阴，亦为要着，吴氏有云：“滋少阴之水，而少阳之火自解矣”[1]，即增液救焚之法。虽谓风火，但切不可用风药疏散，以耗津助火，故吴氏曰：“清解木火之郁，……故大忌汗散”[1]；又谓：“大忌风药”[1]，是只可增液而不可耗津之则。

证候别称：少阳温病，木火大炽，气营两炽，胆火炽营，营分血热。

病名：［中医］温热，温病发斑，热入血室。

证候系统：详见图3-7-7。

本证————气营蒸灼候
转证————营血蒸灼候
变证————营阴消灼候

图3-7-7　心胆风火证证候结构图

引用文献

［1］吴坤安.伤寒指掌［M］.上海：上海科学技术出版社，1959：卷一9，28，67.

（一）营血蒸灼候（心胆风火转证）

心胆风火证，多由温热内伏少阳，不得外达，内溃营血，木火大炽，是为营血蒸灼之候，时病学家称之为少阳温病，或木火大炽，或营分血热之证。其见症以营血两灼之脉症为主。

通称：少阳温病，木火大炽，营分血热。

内含病例：［中医］热入血室。

病因病机：心胆风火蕴灼，因温邪伏于少阳，伏温化火，深入营血之分，木火大炽，燔灼于营血之分，扰蒙心神，激腾经血。

证象组合：营灼+血蒸+液灼+神蒙

主症：【营热蕴灼】症象：夜热反炽。**舌象：**舌绛赤。**脉象：**脉数。

【血热蕴蒸】症象：①颧红。②胸前红疹。③经水适来。**舌象：**舌红起刺。

副症：【津液消灼】症象：烦渴。

【神志不宁】症象：烦躁不宁。

宾症：【神志昏蒙】症象：①神昏。②昼日明了，暮则谵语。

治则：总当清营凉血，兼降心胆木火为法。

方证

吴坤安方证：吴坤安方[1]。以清胆腑之热，兼解营分之邪，热毒自解矣。详见论著。

鲜生地一二两，犀角、连翘、黄芩、薄荷、丹皮、黑栀、钩藤、银花。

论著和讨论

本证候少阳伏温，深入营血，与胆中木火大炽，仲景曰："妇人伤寒，发热，经水适来，昼日明了，暮则谵语如见鬼状者，此为热入血室，无犯胃气及上二焦，必自愈。"（《伤寒论》145条）治则宜清营凉血，兼降胆中木火，吴坤安说："至四五日，舌苔纯红起刺，烦躁不宁六七日，耳聋颧红，神昏谵语，或汗出不解，或斑疹透于胸前，此时木火大炽，营分血热已极，大忌风药劫液，宜用（组方见方证）之属，以清胆腑之热，兼解营分之邪，热毒自解矣。"[1]又说："凡温病热病，初起皆纯热无寒，热病发于阳明；温病发于少阳，当从何法断之？但看舌苔黄燥，为阳明热病；绛赤，为少阳温病。温病宜用犀角、栀、翘、鲜生地、丹皮之类，以解木火之郁，大忌汗散。"[1]"如纯红、鲜红起刺，此胆火炽而营分热，急宜犀角、翘、丹等清解之。"[1]"舌绛赤，外症耳聋目赤者，为温病从少阳发出也，宜犀角、鲜大青叶、栀、翘、鲜生地、丹皮之类，以解木火之郁，大忌汗散。"[2]

病案举例

叶天士治张，伏气热蕴三焦，心凛热发，烦渴，遍体赤斑，夜躁不寐，两脉搏数。羚羊角、犀角、连翘心、玄参心、鲜生地、银花、天花粉、石菖蒲[3]。

又治吴氏，热病十七日，脉右长左沉，舌痿饮冷，心烦热，神气忽清忽乱，经来三日患病，血舍内之热气，乘空内陷，当以瘀热在里论病。但病已至危，从蓄血如狂例。细生地、丹皮、制大黄、炒桃仁、泽兰、人中白[3]。

引用文献

［1］吴坤安.伤寒指掌［M］.上海：上海科学技术出版社，1959：卷一9，28，66.

［2］曹炳章.彩图辨舌指南［M］.南京：江苏人民出版社，1962：卷二29.

［3］叶天士.临证指南医案［M］.上海：上海卫生出版社，1958：278，547.

（二）营阴消灼候（心胆风火变证）

心胆风火证，风火蕴灼于营分，久必耗伤阴液，消烁营阴，是为营阴消灼之候，时病学家通称为胆火炽营之证。其见症以风火蒸灼于营阴脉症为主，兼见阴液消涸之脉症。

通称：胆火炽营。

内含病例：［中医］耳聋。

病因病机：心胆风火虚灼：胆胃温热失治，化火动风，挟胆中木火，消灼营阴，吴坤安所谓："胆火炽，而营分热……此温邪伏于少阴，而发于少阳之表也，症匪轻渺。"[1]

证象组合：营灼+阴灼+阴涸+神蒙

主症：【营热蕴灼】症象：发热夜甚。**舌象：**①舌赤。②舌纯红。③鲜红起刺。**脉象：**脉数。

【阴热蕴灼】症象：寒热往来，发于午后。

副症：【阴液消涸】症象：①发热口渴，舌燥口干。②耳聋。**脉象：**脉浮之洪数，沉之空虚。

【神志不宁】症象：烦躁通夜不眠。

宾症：【神志昏蒙】症象：神昏欲睡，神昏谵语。

【络脉不和】症象：头痛如劈。

治则：当大滋阴液以垫托之，使伏热外达而解。

方证

犀羚二鲜汤证：原《疫痧草》方[1]。治烂喉痧，痧点虽透，而喉烂极盛，口渴神烦，舌绛唇干，脉弦大，火炽液亏者。

鲜生地、金汁各30g，鲜沙参12g，焦山栀、银花、青连翘、玄参各9g，象贝母4.5g，小川黄连、甘中黄各3g，人中白、马勃各1.5g。先用白犀角3g，羚角片4.5g，生石膏60g，煎汤代水。

论著和讨论

本证候胆胃风火挟胆中木火，消灼营阴，吴坤安说："如纯红，鲜红起刺，此胆火炽，而营分热，急宜犀角、翘、丹等清解之。"[2]治则当清营养阴，兼降木火，叶天士曰："议治胞络之热。"[3]大滋阴液，以垫托其邪外达，即吴坤安所谓："如不解，此温邪伏于少阴，而发于少阳之表也，症匪轻渺，速宜重加鲜生地、麦冬、玄参之类，以滋少阴之水，而少阳之火自解矣，大忌风药。"[2]

病案举例

1. 叶天士治胡，脉数，舌赤耳聋，胸闷，素有痰火，近日冬温，引动宿病，加以劳复，小溲不利，议治胞络之热：鲜生地15g，竹叶心3g，丹参、玄参各4.5g，石菖蒲根、陈胆星各1.8g[3]。

2. 陈正昭治陈某，男，10岁，1934年春三月，初病发热口渴，神昏谵语，请吾醴名医荣仁甫先生诊治，热退神清，但当午寒战已，发热口渴，头痛如劈，喊叫达旦，神昏欲睡，饮食不思，舌质赤绛，连更数方，其病不退，再召荣诊，奈辞之不能，只得召余会诊。脉浮之洪数，沉之空虚，即经所谓"脉虚血虚"是也。今温热灼肾水，木燥，风火挟肝络上攻颠顶，是以头痛如劈，厥阴与少阳为表里，表邪入里，故亦寒热往来，发于午后者，阳邪陷入阴分也。叶天士《春温篇》有养阴息风法：生地15g，首乌9g，西洋参、羚角、犀角尖、阿胶各3g，麦冬、菊花、天花粉、玄参各6g，钩藤、桑叶各4.5g，甘草2.4g。1剂头痛减，4剂病痊愈[4]。

又治刘水仙，14岁，1940年春二月中旬，发热头痛口渴，医以伤寒治之增剧，连更数医，愈加危险，发热不退，舌燥口干，神昏懒言，夜间头痛如劈，寒热时来，通夜不眠，诊之浮部洪数，沉部细软，此温热伤阴，宜养阴息风：生地12g，羚角1.5g，玄参、栀仁、川贝母、菊花、钩藤、连翘、丝瓜络、桑叶、天花粉各6g，甘草3g，连服6剂，病去七八，去栀、钩藤、瓜络，加首乌、麦冬数剂而痊[4]。

引用文献

[1] 何廉臣.重订广温热论[M].福州：福建科学技术出版社，2010：91.

[2] 吴坤安.伤寒指掌[M].上海：上海科学技术出版社，1959：卷一9.

[3] 叶天士.临证指南医案[M].上海：上海卫生出版社，1958：246.

[4] 陈孝风.陈正昭温病验案[J].江西中医药，1959，(1)：25.

七、心肝风火证（风火内风并病）（3候）

心肝风火证为因火生风之风火重证，系由热邪直入心肝血分，化火内炽，引动肝风，风火相煽，险情迭出，救治殊难。凡温暑、风热之邪深入血分，或即病，或不即病，蕴于心肝，多暴发痉厥之症。是故有中暑、暑风、暑痫、暑厥、刚痉、中腑与丹毒致痉等病。

温暑等热邪，直犯心肝血分，与君相之火相合，邪火与正火交炽，火旺生风，致肝风内动，火乘风势，风助火威，风火交煽，故病多暴发而危重，倘能自达于气分者，其证稍轻；若不能自达，而反内陷心窍者，其证则重，救治亦难，每致窍闭风动，木火自焚而莫救，故程杏轩有"邪已入脏，断难驱逐"[1]"大人暑入心包，十中难拯一二"[1]之叹。

心肝风火证，系火旺生风之证，欲治其风，当先治其火。其治则当以凉血清透为主，务使蕴伏心肝血分之火，速速转出气分而解；视其病势近表者，略参宣透，使之由肤腠而解；近于胃肠者，稍加攻荡，使之大便而去。如窍闭内焚者，当先与清热开窍、清营益阴、凉肝息风之法，吴坤安曰："此邪过营，已及血分也。夫心主血，邪干血分，渐成内闭，风药燥血，固宜大禁，即苦寒直走肠胃，亦非温邪逆入膻中心主所宜。"[2]然病势至此，邪已归脏，救治殊难。

证候别称：风火入血，斑疹内陷，热陷血络，邪陷心包，逆传心包，邪干膻中，痰蒙心窍，瘀塞心孔，暑入厥阴，热动肝风，厥阴厥热，内闭外脱。

病名：[中医]暑温，中暑，暑风，暑痫，暑厥，暑热卒中，春温，冬温伏暑，血分伏温，丹毒致痉，痉症，急惊风，癫痫。

证候系统：详见图3-7-8。

本证————营血郁闭候

转证————营血蕴闭候

变证————木火蕴闭候、木火闭厥候

图3-7-8　心肝风火证证候结构图

引用文献

［1］程杏轩.杏轩医案并按［M］.合肥：安徽人民出版社，1986：170，173.

［2］吴坤安.伤寒指掌［M］.上海：上海科学技术出版社，1959：卷四7.

（一）营血郁闭候（心肝风火本证）

心肝风火证，风火内陷营血，不得外达，内闭心窍，引动肝风，而成营血郁闭之候，时病学家通称为风火入血，或斑疹内陷之证。其见症以风火内闭之痉厥症象显明，但必兼有表郁与营血蒸灼之脉症，并以之为主。

通称：风火入血，斑疹内陷。

内含病例：［中医］丹毒致痉。**［西医］**急性播散性脑脊髓炎。

病因病机：心肝风火郁闭，因感受风热，热陷营血，郁久化火，或火热蕴伏营血，外感风邪而触发，失于清透或误投辛温发散，表未解而伏火转炽，上蒙心包，陡动肝风，而成内外俱闭，营血炽甚之闭厥重证。

证象组合：表郁+营灼+血灼+神蒙+阳郁+络滞

主症：【腠理不宣】脉象：脉多浮数。

【营热蕴灼】症象：①身热如火。②身热汗出。**舌象：**多鲜红。**脉象：**弦滑而数。

【血热蕴灼】症象：赤若丹砂，形似锦纹，其痛非常。**舌象：**舌红刺。**脉象：**脉弦数。指纹：紫青。

副症：【神志蒙闭】症象：①神志昏迷。②谵语，躁动不安。③双目闭而不睁。④二便失禁。

【阳气不和】症象：肢冷。

宾症：【清空不宣】症象：头晕。

【络脉不和】症象：①项背反张。②手足瘛疭。③两眼左右转动。

治则：急当宣透外郁，以开其外闭，使蕴伏之火得以外透，转出卫分，分解其势，兼用清透营血，以解其内灼之风火；清心化痰，清芬开窍，以开其内闭。

方证

1.银翘浮萍汤证：《通俗伤寒论》方[1]。治丹毒致痉初期，身热如火，赤若丹砂，形似锦纹，其痛非常，详见论著。

金银花、连翘、牛蒡子、生甘草、苦桔梗、鲜竹叶、水芦根、紫背浮萍草。药汤调下五福化毒丸。

2.五味化毒汤证：《通俗伤寒论》方[1]。治丹毒致痉初期，身热如火，赤若丹砂，形似锦纹，其痛非常，项背反张，手足瘛疭。详见论著。

金银花、野菊花、紫花地丁草、蒲公英、紫背天葵草。调下犀角解毒丸。

3.加减羚羊钩藤汤证：李常春方[2]。凉肝息风，清心化痰。治痰热阻闭心包络，热引肝风。详见病案1。

羚羊角（另煎）1.5g，钩藤、川贝母、防风、薄荷、地龙、天竺黄各7.5g，生地12g，白芍、全蝎各9g，天麻、柴胡各6g，僵蚕3g，蝉衣1.5g，细辛2.1g。安宫牛黄丸，早、晚各服半丸。

4.清营汤加减证：李常春方[2]。凉肝息风，清心化痰宁神。治热闭心络，热引肝风。详见病案1。

犀角0.9g，川黄连1.5g，生地、玄参、珠茯神各13.5g，炒酸枣仁、钩藤各9g，五味子、天冬各7.5g，薄荷、龙胆草各3g，蝉衣、僵蚕各2.1g，天竺黄6g。

论著和讨论

本证候风郁于外，火炽于内，蒙闭神明，何廉臣说："若身热如火，赤若丹砂，形似锦纹，其痛非常，项背反张，手足瘛疭，此因于丹毒致痉，即孙真人所谓丹毒皆风热恶毒所为，入腹则杀人也。脉多浮数，舌多鲜红，指纹紫青。"[1]其治则当外宣风邪以开表，清营凉血以彻里，兼以清芬开窍以解内闭；然营血炽甚，表里皆闭，救治非易。何廉臣说："初用银翘浮萍汤（组方见方证）药汤调下五福化毒丸，或用五味化毒汤（组方见方证）调下犀角解毒丸。"[1]

病案举例

1.李常春治杨姓，男，8岁。入院前10余天，曾受其父训斥，恐惧万分，旋即出现沉默寡言，孤独懒散。继之，阵发性兴奋不安，哭笑无常，喃喃自语，有迫害妄想。每天发作2~3次，每次持续十几分钟至半小时。意识不清，生活不能自理。经某医院神经科门诊诊察后转往精神病院。近2天来，病情加重，发病时二眼向左斜视，右上、下肢不自主舞动，有时一侧肢体抽动，体温逐渐升高，达38.5~39.3℃。腰椎穿刺：脑压较高（100滴/分），脑脊液常规及糖、蛋白、氯化物定量均在正常范围。血常规：白细胞11.1×10^9/L，中性粒细胞0.8。血沉：5mm/h。因疑脑器质性病变，转来我院。患儿既往体健。5岁时曾患过麻疹、猩红热。1年前头部曾跌伤，但无昏迷史。近患头癣。平时性情孤僻、聪明。父有肺结核病史，外祖父有精神病史。体检：浅昏迷，体温37.6℃，脉搏100次/分，眼球结合膜充血。四肢有发作性舞动，挤眉弄眼。肌张力时高时低。腱反射：上肢活跃，下肢迟缓。诊断：急性播散性脑脊髓炎。治疗经过：精心护理。应用多种维生素、抗生素、可的松、抗癫痫药及人工冬眠措施，于呼吸暂停时行人工呼吸。并由中医协同施治。中医辨证施治情况摘录如下：2月27日：神志昏迷已1个月之久。身热汗出，两眼左右转动，手足抽搐、躁动，二便失禁，脉弦滑而数。系痰热阻闭心包络，热盛引动肝风。宜凉肝息风、清心化痰。拟加减羚羊钩藤汤（组方见方证）。3月7日：抽搐停止，双目闭而不睁，神昏谵语，躁动不安，脉弦数。仍循原法，略侧重清心宁神，拟清营汤加减（组方见方证）。另：安宫牛黄丸，早、晚各服半丸。3月14日：病情无进退，脉弦、右大于左：犀角片、羚羊角各0.9g，柴胡4.5g，白芍、玄参各10.5g，薄荷、菊花、钩藤、五味子各9g，生地16.5g，天竺黄7.5g，伸筋草、诃子各3g，蝉衣2.1g，酸枣仁12g。另：牛黄清心丸，早、晚各服半丸。3月26日：神志清楚，无抽搐，饮食好，二便正常。停服汤药，以清心宁神之剂为散服：朱砂、川贝母各4.5g，琥珀0.9g，赤金箔5张，牛黄1.5g。上药共为细末，分为5包，每天早、晚各服1包。另：牛黄清心丸，早、晚各服半丸。4月10日出院。出院时，语言清晰，智能良好，常吵闹奔跑，劝阻无效，左上肢活动不灵。出院4个月后，精神行为恢复正常，左上肢肌力恢复，功能正常。本例发病时间及重笃的经过，当属春温。热邪久不解，因而灼液为痰。热痰阻闭包络，神志被蒙，故神昏谵语。热陷厥阴，引动肝风，故手足躁扰、抽搐。予清心化痰、凉肝息风之剂而获效[2]。

2.李泰治产后十日，脉沉细数，前一日叫头痛，次日即口不能言，肢不能动，有时似呆，目不转睛，不知呼唤，或偶能摇头，或注视不语，予以食物，则尽情吃尽，不与则日夜不食，面指血色如常，屎尿皆在裤内，此产后风痰瘀夹杂之证，宜清疫开痰去瘀治之：犀角9g，西洋参、薄荷各1.5g，生地、全归各6g，细辛0.6g，建菖蒲0.9g，天竺黄4.5g，川芎、防风、尖贝母各3g，朱砂0.3g，2剂开声，3剂渐愈[3]。

引用文献

［1］俞根初.重订通俗伤寒论［M］.上海：上海科学技术出版社，1959：425，426.

［2］李常春.中西医综合治疗急性播散性脑脊髓炎［J］.上海中医药杂志，1966，(3)：96.

［3］李洪成等.中医证候学［M］.北京：中国医药科技出版社，2008：921.

（二）营血蕴闭候（心肝风火转证）

心肝风火证，为温暑内陷营血，不得外达，上闭心窍，陡动肝风，而成营血蕴闭之候，为急重凶险之证，温病学家常称为热陷血络证。又有邪陷心包，逆传心包，邪干膻中，痰蒙心窍，瘀塞心孔，内闭外脱等称。虽以神闭风动之痉厥症象显明，但必兼见营血内灼之脉症。

通称：热陷血络，邪陷心包，逆传心包，邪干膻中，痰蒙心窍，瘀塞心孔，内闭外脱。

内含病例：［中医］暑痫，暑厥，暑热卒中，冬温伏暑，血分伏温，暑温，中暑，暑风，春温。

病因病机：心肝风火蕴闭，因风温暑热，过卫入营，直陷血分，上传膻中，蒙闭心包，即杏轩曰："手足厥阴相表里，肝风痉厥，蝉联而至，心肝为脏，邪已入脏，断难驱逐。"

证象组合：营灼+血蒸+神闭+络滞

主症：【营热蕴灼】症象：①面赤。②高热不退。③汗出。**脉象：**脉虚细数。

【血热蕴蒸】症象：潮热夜甚，或发丹疹。**舌象：**舌赤苔黄。**脉象：**脉数左甚。

【神志蒙闭】症象：①神呆。②神识不清。③昏迷不省。

副症：【络脉不和】症象：①手足瘛疭。②颈项强直，四肢僵直。③角弓反张。④牙关紧闭。⑤指颤动。

【神志不宁】症象：烦闷躁扰。

宾症：【阳气不和】症象：手足微冷。

治则：当急急清泄营血之火，开窍息风并重。

方证

1.羚角钩藤汤证：《通俗伤寒论》方[1]。功能平肝息风，清热止痉。治肝经热盛，热极动风而致的高热不退，烦闷躁扰，手足抽搐，甚至神昏，发为痉厥，舌绛而干，脉弦而数，及妊妇子痫、产后惊风等症。详见论著2。

羚羊角4.5g，桑叶6g，川贝母12g，钩藤、菊花、茯神、白芍药各9g，生甘草2.4g，鲜生地、鲜竹茹各15g。水煎服。

2.犀角地黄汤加味证：方兰田方[2]。治血崩并发暑厥，神昏汗出，不能言语，四肢僵直，十指颤动，牙关紧闭，身热面赤，脉虚细数，详见病案1。

生地黄18g，杭白芍9g，牡丹皮4.5g，明银花12g，肥知母6g，川菖蒲7.5g（水煎），冲黑犀角3g（磨汁），化开至宝丹1颗。

论著和讨论

本证候温暑入营迫血，上闭心包，陡动肝风，救治之则总以清营凉血、开窍息风为要。即吴鞠通曰："小儿暑温，身热，卒然痉厥，名曰暑痫，清营汤主之，亦可少与紫雪丹。"[3]"大人暑痫，亦同上法，热初入营，肝风内动，手足瘛疭，可于清营汤中加钩藤、丹皮、羚羊角。"[3]吴坤安曰："风温之邪，入于营分不解，以致舌赤音低，神呆潮热，脉数左甚，或发丹疹，此邪过营，已及血分也。夫心主血，邪干血分，渐成内闭，风药燥血，固宜大禁，即苦寒直走肠胃，亦非温邪逆入膻中心主所宜，须犀角、玄参、鲜生地、川郁金、菖蒲、丹皮、银花、西黄之类主之。"[4]俞根初说："若湿竭化燥，热极发痉者，误治居多，择用清燥养荣汤、羚角钩藤汤。随证加减以救误。"[1]

俞根初说："少阴伏气温病，骤感春寒而发者，如肝风内动，横窜筋脉，手足瘛疭者，急用羚角钩藤汤息肝风以定瘛疭。"[1]"冬温兼伏暑：痉厥并臻，状如惊痫者，伏暑内陷，足厥阴肝脏也，羚角钩藤汤（组方见方证）加紫雪，息风开窍，以急救之。"[1]何秀山说："夏令新受暑热，昏迷若惊，此为暑厥，即热气闭塞孔窍所致。其邪入络，以牛黄丸、至宝丹，芳香利窍可效，神苏已后，用清凉血分，如连翘心、竹叶心、玄参、鲜生地、银花、绿豆衣、麦冬之属，此症初起时大忌风药，暑火之邪，得风药而更炽矣。"[1]程杏轩说："暑喜伤心，心者，君主之官，神明出焉。顷问病原，蔑知应对。足征邪犯心包，神明为之紊乱，按心肝为脏，邪已入脏，断难驱逐。且手足厥阴相表里，肝风痉厥，蝉联而至，预期一候，恐有风波。"[5]"凡诊暑证，二三日间，视病者神识微呆，即是邪入之征……外用黄土摊地上，铺荷叶置病人其上，紫雪、牛黄蜜调涂舌上。"[5]

病案举例

方兰田治血崩并发暑厥：张环，女，33岁。小产后10日下田劳动，血崩昏倒，阴血耗损，外受暑袭。神昏汗出，不能言语，四肢僵直，十指颤动，牙关紧闭，身热面赤，脉虚细数，手足微冷。诊断：阴血耗损，外受暑袭，营阴涸竭。宜清热凉血解秽，拟犀角地黄汤加味，送服局方至宝丹（组方见方证）。嘱其就齿缝灌入。复诊：服药两剂，神志稍清，血漏、汗出均减，而昏晕未瘥，继以滋补调理而安[2]。

引用文献

［1］俞根初.重订通俗伤寒论［M］.上海：上海科学技术出版社，1959：208，244，268，443.
［2］福建省中研所.福建中医医案医话选编1［M］.福州：福建人民出版社，1960：204.
［3］吴鞠通.温病条辨［M］.福州：福建科学技术出版社，2010：42.
［4］吴坤安.伤寒指掌［M］.上海：上海科学技术出版社，1959：卷四7.
［5］程杏轩.杏轩医案并按［M］.合肥：安徽人民出版社，1986：170，174.

（三）木火蕴闭候（心肝风火变证）

心肝风火证，风火内蕴，由气及血，肝火上窜，蒙闭心神，木火交炽，而成木火蕴闭之候，温病学家通称暑入厥阴，或热动肝风之证。其见症虽以神闭风动之症象显明，但必兼风火内炽气血之脉症。

通称：暑入厥阴，热动肝风。

内含病例：［**中医**］痉证，急惊风。［**西医**］脑炎，乙型脑炎后遗症。

病因病机：心肝风火蕴闭，因风火内燔心肝，由气入血，木火交炽，风火上逆，上闭心窍，陡动肝风，而成风火气血闭炽之证。

证象组合：气炽+血炽+神闭+气逆

主症：**【津气蕴炽】症象**：①发热多汗，高热。②便秘便干。③溲频尿黄。**舌象**：苔腻。**脉象**：脉细滑而数。

【血热蕴炽】症象：①面红颧赤。②烦躁哭闹。③目赤唇焦。**舌象**：舌红绛。**脉象**：脉左浮数。

副症：**【神志蒙闭】症象**：①神气昏瞀。②神志恍惚。③大小便不能自控。

【络脉不和】症象：①四肢瘫痪。②抽搐频作。③舌强不能言。

宾症：**【气机冲逆】症象**：头痛呕吐。

【气机不利】症象：胸胁胀痛，气胀。

治则：当清泄心肝风火，以解气血之内炽，降木火之内焚，兼以化痰息风，以开窍和络，解其内闭。

方证

羚角钩藤汤加减证：张锡君方[1]。清热凉肝，息风止痉。治急惊风由暑热炽盛，引动肝风所致。详见病案2。

桑叶、菊花、地龙、黄芩、蚤休、僵蚕各9g，钩藤（后下）12g，石决明（先煎）、蒲公英各30g。羚羊角粉3g，分作6包，1日3次，1次1包，药汤送服。紫雪丹6g，每日2支，分2次服。

论著和讨论

本证候风火内陷心肝，由气入血，热炽风动，内闭心窍，高热昏迷，剧烈抽搐，角弓反张，咬牙切齿，其治则当急清气血之热，以降木火之内焚，兼以化痰息风以开窍和络。余朋千按：病案2“乃火热内陷厥阴，引动肝风，故高热抽搐。张（锡君）师以凉肝息风、清热止痉之法，用煎剂、散剂配合治疗，1周热退而痉止。”[1]

病案举例

1.李庭玉治小侄，不满3岁，一晚忽全身发热，不食不睡，移时痉挛、惊厥，两眼球向上翻，角弓反张，咬牙切齿，大喊大叫不止，口舌已咬破，几欲暴脱之象，急用牛黄0.3g、朱砂0.6g，冲服，即能安睡，次日活动如常[2]。

2.张锡君治肖某，男，2岁，患儿8月2日突然高热抽搐，神志恍惚，急去某医院检查：体温39.5℃，脉搏159次/分，呼吸26次/分。白细胞总数13.1×10^9/L，中性粒细胞0.71，淋巴细胞0.2，以“高热惊厥”收入院。3小时后头痛、呕吐、神昏。脑脊液常规：无色，清，压力72mmHg，细胞总数430个，白细胞130个，单核细胞0.7，多核细胞0.3，潘氏反应（+），拟诊为“脑炎”。治疗后症稍减，但抽风未止，故请中医会诊。张师诊为急惊风，由暑热炽盛，引动肝风所致。治以清热凉肝、息风止痉，方以羚角钩藤汤加减（组方见方证）。2剂后神清痉减，体温38℃，1周后抽搐停止。但发现左下肢瘫痪，后以滋阴养肝、活血通络数月而愈[1]。

3.常青治曹某，男，6岁。患儿于7月28日发病，次日即高热昏迷（体温40.2℃），剧烈抽搐，角弓反张而送绍兴某医院，经腰椎、骨髓穿刺等检查，确诊为乙型脑炎（极重型），住院抢救后基本脱险。但出现严重后遗症，连日用药无效而自动出院。现症体温38℃，面红颧赤，烦躁哭闹，四肢瘫痪，抽搐频作，舌强不能言，便干，尿黄，大小便不能自控，舌红绛，苔腻，脉细滑而数，予以清心开窍、养阴息风、豁痰通络：广角（先煎）、天竺黄、鲜石菖蒲、广地龙各10g，生地、忍冬藤各20g，赤白芍、嫩钩藤各15g，蝉衣9g，全蝎、玄明粉各5g，鲜竹沥分冲各2支，3剂。二诊：服药后，体温降至37.2℃，舌红有津，哭闹大减，饮食有增；二便能自控。但舌强足痉依然，脉转缓和，前方去玄明粉加秦艽15g，5剂。三诊：体温正常，精神安和，纳谷转馨，并能自行站立和移步，但舌强仍不能言，故易方大定风珠加桑寄生24g，忍冬藤加至50g，蝉衣、菖蒲加至12g。叠进30余剂而愈[3]。

引用文献

[1] 余朋千.张锡君治疗小儿急惊风的经验[J].江西中医药，1983，(1)：2.
[2] 李庭玉.“气化”探讨[J].新中医，1977，(2)：48.
[3] 常青.“乙脑”后遗症[J].浙江中医学院学报，1983，(3)：22.

第二节　寒火证类（6证17候）

寒火证，系外寒郁遏内火之证。必先伏火于内，然后感新寒而发为外郁内炽之火证，古人亦称为郁火之证。与风火有相似之处，然风为阳邪，化火最速，外风常为伏火所同化；而寒为阴邪，不可与火同化，故以表里寒热错杂之证为主。

寒火之证，一由感寒未发，深伏于里，或更挟痰食，郁久化火；一由先受温暑热邪，蕴伏于里化火；一由素喜辛辣香燥炙烤、烟酒等物，积热化火；一由素怀悒郁，思想过度，失眠少寐，火起于中，均可以成内火；一冒外寒相加，触动而发为外寒内炽之证。

外寒必先伤于卫，内火常蕴伏于胃肠，外寒郁于肺卫，触动胃肠伏火而发者居多，故以肺胃、胃肠寒火证为寒火本病；若素体肝胆火旺，与寒火相合，则发为胆胃、肝胃寒火之证，是为寒火合病；如内火上并于心营，内灼营血；或深伏于肾，肾阳不足；与外寒并发为心肺、肺肾寒火之证，是为寒火之并病。

寒火之证，其病机属总外寒郁遏内伏之火。其治则总当外散寒邪，以解其外郁；内清伏火，以除其内炽；表里双解之法；外寒不解，则伏火亦不得外泄，伏火不泄，必致内窜生变。

证候系统：详见表3-7-2。

表3-7-2 寒火证证候结构表

	本病	合病	并病
寒重火轻	肺胃寒火证 胃肠寒火证	胆胃寒火证 肝胃寒火证	心肺寒火证 肺肾寒火证

一、肺胃寒火证（寒火寒偏重本病）（4候）

肺胃寒火证，为肺卫寒邪郁遏胃中伏火之证，或胃中原有伏火，感外寒触发，或温暑热邪已传入胃化火，复受新寒外束，不得外越而成；寒邪偏重，则外郁卫阳，内遏清阳；内火偏盛，则郁炽于肺胃津气；若外郁之寒邪不解，伏火不得外透，则有内窜之变，窜入营而营卫同病，入血而气血两炽之候，可见于新感温暑、瘟疫、温毒，亦可见伏气温暑，小儿肺痹、顿咳、麻疹、胎疟亦可见本证。

肺胃寒火证，外有寒郁，内有火炽。其治则总当外散寒邪以解表，内清胃火以透达；表里两解其寒火，速解气分之邪，毋使气分之火，内窜入营入血，则无变幻之虞。外郁不开，则内火无从发泄，故俞根初曰："大发其汗以泄热"[1]，亦火郁发之之法。然而若外寒不甚，内火偏亢，则当以清透为主，略兼宣发即可；古人有云："微见恶风寒者，不可辛温发汗，亦不必兼顾风寒，里热外达则风寒自解。"

证候别称：太阳两伤风寒，客寒包火，火郁，表里俱实，三阳合病，风寒发痉，肺气窒痹。

病名：［中医］伏温，伏暑，麻疹，暑疟，温疟，胎疟，风温时毒，赤膈伤寒，感寒咳血，小儿痉厥，风温痉证，瘟疫，阳毒发狂，肺闭，肺痹，哮喘，喉痧，牛皮癣。

证候系统：详见图3-7-9。

本证————津气郁炽候
转证————清阳郁逆候、清阳郁炽候、清阳郁闭候
变证————营卫郁炽候、气血郁炽候

图3-7-9 肺胃寒火证证候结构图

引用文献

［1］俞根初.重订通俗伤寒论［M］.上海：上海科学技术出版社，1959：290.

（一）津气郁炽候（肺胃寒火本证）

肺胃寒火证，外感风寒，触动胃中之火，不得宣发于外，郁炽肺胃气分，消灼肺胃津液，而成津气郁炽之候，多见于伏气温暑之病。其见症以内火炽灼肺胃气分之脉症为主，可兼见阳气郁遏不宣之脉症。

通称：寒郁火炽。

内含病例：［中医］伏温，伏暑，麻疹，暑疟，温疟，胎疟。

病因病机：肺胃寒火郁炽，因温暑热邪先蕴伏于肺胃，感风寒而触发，寒郁于外，阳气不得宣发，火炽于中，郁热不能外透，而成外郁内炽之重证。

证象组合：阳郁+气炽+液灼+气滞

主症：【阳气不宣】症象：①发热恶风寒，无汗。②大热而恶寒，且发战栗，卧重衾中，仍嫌不温。③寒时则厥，神昏肢冰，半时许吐痰数口。④斑疹不透。⑤周身酸楚身痛。⑥耳根发凉。⑦手足凉。**舌象：**①苔黄舌红，②苔腻白厚。**脉象：**①沉细而滞。②脉浮右大于左。

【津气蕴炽】症象：①肌肤灼热。②壮热多汗大汗，不恶寒反恶热。③热多寒少。④气粗。⑤心烦不眠，烦躁不安。⑥目赤唇红，大渴口渴喜冷。⑦口秽喷人。⑧咽喉肿痛，乳蛾两颗，色如石榴子。⑨神昏妄语，⑩尿赤便结，频溺短缩。**舌象：**①苔黄质红。②舌赤苔黄腻。③苔色黄腻垢浊。**脉象：**①浮数。②脉来洪滑且数。③滑数。

副症：【津液消灼】症象：①形体消瘦。②面色少华。③口大渴喜冷。④目痛鼻干齿板燥。⑤便闭。⑥咳嗽痰黄。**舌象：**苔秽干无津。**脉象：**细数。

【清空不宁】症象：①头痛，头昏。②鼻塞。

宾症：【气机不利】症象：胸膈烦闷。

【气机不降】症象：①气粗。②咳痰白稠。③呕恶不纳，呕逆。

治则：当以清降肺胃气分之郁火为主，佐以宣通阳气，以解其风寒之外郁，使伏火有宣泄之途。

方证

1.桂枝白虎汤证：张仲景方。治温疟，其脉如平，身无寒但热，骨节疼烦，时呕。也用于风湿热痹。

石膏一斤，知母六两，炙甘草二两，粳米六合，桂枝三两。为粗末，每15g，水煎温服。

2.辛凉宣透法证：蒲辅周方[1]。治重症麻疹，高达夜益甚，气粗无汗，手足发凉，详见病案4。

生麻黄、甘草各3g，生石膏9g，桔梗4.5g，僵蚕、前胡、莱菔子（炒）、杏仁各6g，香豆豉12g，葱白2寸，水煎服。

论著和讨论

本证候热伏肺胃，寒郁阳气，阴邪外郁，阳火内炽，外郁不解，内火不透，邵仙根曰："舌苔边红，中心燥白，乃上焦气分无形之热，其邪不在血分，切勿妄投滋腻血分之药，宜轻清凉解为治。清膈上无形客热，其邪不在血分，妄投滋腻必增病矣。"[2]曹炳章亦云："四边色红中心干或白燥，外症烦渴烦热者，乃上焦气热灼津，宜急散无形之热，此非邪入血分，勿用血药。"[3]治则当宣通阳气，清降透热，外郁一开，内火外达而解；若外寒不甚，内火偏亢者，则当以清透为主，略兼宣发，有曰："微见恶风寒者，不可辛温发汗，亦不必兼顾风寒，里热外达，则风寒自解。"邵仙根说："凉膈散去芒硝、大黄加石膏，能清膈上无形客热，其邪不在血分，妄投滋腻必增病矣。"[2]

病案举例

1.叶天士治丁，脉右数，左小弱，面明，夏秋伏暑，寒露后发，微寒多热，呕逆身痛。盖素有痰火，暑必挟湿，病自肺经而起，致气不宣化，不饥不食，频溺短缩，乃热在气分。当与温疟同例，忌葛柴足六经药，桂枝白虎汤加半夏[4]。

2.过允文治温疟兼痰厥案：吴氏妇，年28岁，肺素有热，先伤于寒，后伤于风。先微寒，后大热，寒时则厥，神昏肢冰，半时许吐痰数口，则厥回而热，大渴大汗，气促便赤。《金匮要略》论温疟与《内经》互异，然阴气伤为瘅疟，肺有热为温疟，乃是定论，不必拘于微寒与不寒也。此症先微寒，后大热，脉右洪，苔白薄者，温疟也。然来时则厥，吐痰则醒，明有宿痰内蕴，乘疟窃发，互相为患，故断为温疟兼痰厥。桂枝白虎汤加减，以杏、知、芦根清透伏热为君，天花粉、石菖蒲、玉枢丹豁痰开窍为臣，佐桂枝以辛散外寒，使甘草以调和诸药也：川桂枝1.2g，天花粉、肥知母各9g，鲜石菖（剪碎，生冲）3g，活水芦根（去节）30g，生石膏（研细）15g，玉枢丹（磨汁，研冲)2盅，生粉甘草1.5g。1剂知，2剂已。唯痰未尽除，用外台竹沥饮加减：淡竹沥2瓢，生姜汁2~3滴，梨汁2瓢，加水略滚，温服，调理以善后，服3剂，痰除胃动而愈[5]。

3.丁佑之治暑疟。杨国梁，年45岁，暑热内伏，被新凉外触而发。先寒后热，每日一发，寒少热多，口渴心烦，汗多气粗。脉象洪数，右部尤甚，舌苔黄腻，此由暑热内蕴阳明，新感逗引而外溃也。治宜急清暑热以顾津液，延恐津液干枯，变症百出，势已燎原，非辛凉重剂不能见效，拟桂枝白虎汤加味：川桂枝0.9g，生石膏（研细）30g，肥知母12g，金银花、大连翘、天花粉各9g，生甘草1.5g，生粳米1撮。1剂知，2剂效，3剂愈[5]。

4.蒲辅周治重症麻疹：王某某，男，7岁，发热咳嗽已3天。体温高达41℃以上，夜益甚，气粗无汗，手足发凉，时有妄语，烦躁不安，唇红目赤，微咳嗽，似眼泪汪汪，耳根微凉，舌赤苔黄腻，脉象浮数，分析脉症虽属冬温，有欲出麻疹之候，治宜辛凉宣透之法（组方见方证）。越2日，前方已服完2剂，麻疹初透，但仍未彻，色黯，目赤，鼻衄，腹痛下利，微有喘咳，舌赤，苔黄，脉数，此肺胃热甚，下迫大肠，治宜清宣解毒：鲜苇根15g，牛蒡子、前胡各4.5g，银花、连翘、桑皮、淡竹叶各6g，生石膏9g，黄芩、生甘草各3g，淡豆豉12g，葱白2寸，连进2剂。病已7日，疹透热退，目赤全退，喘平利止，唯午后尚微热，稍有呛咳，此余热未尽、胃阴未复之象。宜清热生津，以善其后：北沙参、麦冬、淡竹叶各6g，甘草3g，生石膏、枇杷叶各9g，服2剂，余热亦清而痊愈[3]。

高辉远按：重症麻疹（见病案4）初起即高热妄语，为表热虽盛，里热已露，而表闭无汗以致肢冷气促，治法亦乘其势，急开其表，俾邪有外出之路，所以古人对于表里郁闭，三焦壮热无汗主以三黄石膏汤，故疹出表通而下利随作，又急于宣透诸药中加黄芩一味，苦寒直降以泻其里热，所以三诊而疹透热退[3]。

引用文献

[1] 中国中医研究院.蒲辅周医案［M］.北京：人民卫生出版社，2005：123.

[2] 吴坤安.伤寒指掌［M］.上海：上海科学技术出版社，1959：卷一22.

[3] 曹炳章.彩图辨舌指南［M］.南京：江苏人民出版社，1962：卷二25.

[4] 叶天士.临证指南医案［M］.上海：上海卫生出版社，1958：318.

[5] 何廉臣.重印全国名医验案类编［M］.上海：上海科学技术出版社，1959：131，242.

（二）清阳郁逆候（肺胃寒火转证1）

肺胃寒火证，寒郁于外，火炽于内，挟痰饮上逆于肺，清阳失于宣展，而成清阳郁逆之候，杂病学家通称为肺气窒痹之证。伤寒家亦称之为太阳两伤风寒之证。其见症除有显明之肺气窒闭之症象外，亦可见阳郁与表郁不宣之脉症。

通称：太阳两伤风寒，肺气窒痹。

内含病例：［**中医**］肺痹，哮喘。［**西医**］右下肺炎，右结核性胸膜炎。

病因病机：肺胃寒火郁逆，因风寒外感于肺，温热邪火内蕴于胃，寒邪郁遏清阳之气，不司展转，伏火欲达不达，邪热迫肺，与水饮痰热互结。而逆冲于肺，致肺失宣降之机，而成周小农所谓“寒温入肺，气机窒痹”[1]之候。

证象组合：阳郁+表郁+气逆+气郁

主症：【阳气不宣】症象：①啬啬恶寒，淅淅恶风，翕翕发热。②面色苍白，口唇紫绀，两目斜视，牙关紧闭。③鼻干口渴。④惊厥，颈项微强。⑤肢寒。⑥小便热赤。**舌象：**苔略腻，舌质红。**脉象：**①脉虚数。②脉数无力。③左寸浮紧。右尺洪实。

【气机冲逆】症象：①咳嗽气急，呼吸迫促。②气喘不得卧，痰鸣如锯，张口气喘鼻扇，涕泪惧无，卧有鼾声。③哮喘气急心累，呼吸迫促，喉中有水鸡声，唇色紫暗。④呕乳。

副症：【腠理不宣】症象：①发热恶寒，无汗。②壮热不退，朝轻暮重。③体痛，骨节痛。④肌肤干涩，不得汗。**舌象：**①苔薄腻而黄。②苔薄黄微干。**脉象：**①脉浮紧而滑数。②脉浮数。指纹：纹红。

【气机不宣】症象：①胸中痞塞。②烦躁，烦懊多啼，啼声不亮。③气分短促，咳嗽剧烈，咳声窘迫。④痰多而清稀，痰黏稠不爽，脓痰腥臭。⑤沉困不食。**脉象：**气口脉沉数。

宾症：【清空不宣】症象：头痛。

治则：宣降肺气、化痰逐饮之外，当宣泄表里郁闭之寒火，标本同治，方可速救其危殆。

方证

1.麻杏甘石汤证：张仲景方。功能宣泻郁热，清肺平喘。治热邪壅肺，发热，咳嗽气喘，甚则鼻翼扇动，口渴，有汗或无汗，脉浮滑而数。

麻黄四两，杏仁五十个，炙甘草二两，石膏半斤。水煎，分二次服。

2.大青龙汤证：张仲景方。功能发汗解表，清热除烦。治风寒表实证，并里热者，症见发热恶寒，身疼痛，不汗出而烦躁，脉浮紧。

麻黄六两，桂枝、炙甘草各二两，杏仁四十枚，生姜三两，大枣十枚，石膏如鸡子大。水煎，分三次服。

论著和讨论

本证候风寒郁于肺，伏热蕴于胃，郁痹清阳之气，宣降失司，丁甘仁曰：“寒邪外束，痰饮内搏，支塞肺络，清肃之令不行，气机室塞不宣。”[2]吴坤安说：“若身热无汗，口渴而喘者，此外寒束内热也，宜麻杏甘石汤，以解肺分之邪，其喘立止。”[3]其治则以宣发阳气、清降伏热为主，即宣肺清胃，化痰逐饮，以利升降，而解气机之窒痹。吴坤安曰：“外感寒邪，内束伏火，咳喘烦渴，气口脉沉而数者，宜外散寒邪，内清肺火，麻杏甘石汤加桑皮、枯芩、桔梗主之。”[3]

病案举例

1.丁甘仁治寒邪外束，痰饮内搏，支塞肺络，清肃之令不行，气机室塞不宣，寒热无汗，咳嗽气喘，难于平卧。胃有蕴热，热郁而烦躁，脉浮紧而滑数，苔薄腻而黄，宜疏外邪以宣肺气，化痰饮，而清胃热，大青龙加减：蜜炙麻黄、云茯苓、橘红、炙款冬、川桂枝、象贝母、半夏、旋覆花、石膏、杏仁、生甘草[2]。

2.李伯鸿治伤寒误遏：俞金宝，年30岁余，伤寒误遏。旅行遇雨，感冒发热，中医误用白虎汤，以致表邪内陷，寒热如疟，西医误以金鸡纳霜止疟，而病遂剧。啬啬恶寒，淅淅恶风，翕翕发热，鼻干口渴，头痛骨节痛，咳喘烦躁，小便热赤。左寸浮紧，右尺洪实，脉症合参，乃太阳两伤风寒，邪从热化，内犯肺经也。张氏冲和汤加减，以羌活治太阳肢节痛为主，副以防风祛风寒，苍术去风湿，芷、芎除头痛，片黄芩清肺热，木通、赤茯苓导赤利水，甘草缓急，解表后，则治肺热，而咳当止矣。处方：羌活6g，防风、黄芩、白芷、木通各4.5g，苍术、川芎各3g，赤茯苓18g。又方：葶苈、紫菀各9g，牵牛、宋公夏各6g，桑白皮、地骨皮各12g，桔梗3g，苏子4.5g，赤茯苓18g，天津红4枚。翌日汗出痛止，咳仍未除，服后治肺方3剂而愈[4]。

3.周小农治李根富，江北。其子1岁，辛酉正月，身热5日，烦懊多啼，啼声不亮，呕乳，张口气喘鼻扇，涕泪惧无，卧有鼾声，肢寒纹红，苔薄黄微干。卧于风口，寒温入肺，气机窒痹，故二便俱少，有肺胀之险。

栀、豉、竹茹、郁金、菖蒲、竹黄、枳实、杏仁、麻黄、煨石膏、代赭石、马兜铃、冬瓜子、甜葶苈、茅根、苇茎、回春丹。外用栀仁、桃仁、回春丹，加葱、面、鸡子白捣，敷脐。服药后，汗解，热大退，张口气喘亦定，便解痰涎，烦躁亦松。予前胡、杏仁、瓜瓣、枳、茹、郁金、马兜铃、茅芦根。另月石、竹黄、雄精末以清余蕴。愈[1]。

4.**袁树森**治袁某之子，男，3岁，初起微热咳嗽流涕，曾用西药磺胺类、青霉素类无效。面色苍白，口唇紫绀，两目斜视，惊厥，颈项微强，呼吸迫促，鼻翼扇动，痰鸣如锯，牙关紧闭，脉浮数，麻杏甘石汤加回春丹，继进川贝1.5g，杏仁、桑白皮、前胡、甘草各3g，瓜蒌仁6g，麻黄、苏子各2.4g。连服2剂而愈[5]。

5.**李斯炽**治哮喘：杜某某，女，65岁，发病1个月余，心累气紧，呼吸迫促，喉中有水鸡声，胸中痞塞，唇色紫暗，咳嗽吐痰，痰多而清稀，以寒饮论治，哮喘益甚，眼鼻干燥，面部发肿，口干咽痛，小便黄赤，脉浮滑，舌淡红，苔黄腻。治当宣散透表，降气祛痰，清热除湿，佐以养肺，射干麻黄汤加减：麻黄、桔梗各6g，瓜蒌20g，法半夏、杏仁、前胡、黄芩、射干、茯苓、紫菀、款冬花各9g，甘草3g。药后自觉哮喘已松缓80%[6]。

引用文献

［1］周小农.周小农医案［M］.上海：上海科学技术出版社，1962：138.

［2］秦伯未.清代名医医案精华［M］.北京：人民卫生出版社，2006：517.

［3］吴坤安.伤寒指掌［M］.上海：上海科学技术出版社，1959：卷一37，卷三87.

［4］何廉臣.重印全国名医验案类编［M］.上海：上海科学技术出版社，1959：74.

［5］福建省中研所.福建中医医案医话选编2［M］.福州：福建人民出版社，1963：220.

［6］成都中医学院.李斯炽医案（二）［M］.成都：四川人民出版社，1983：93.

（三）清阳郁炽候（肺胃寒火转证2）

肺胃寒火证，由外寒郁闭，内火不得泄越，郁遏上中清阳，不得宣展于内外，燥火郁炽于内，是为清阳郁炽之候，时病学家通称为客寒包火、火郁、表里俱实、三阳合病之证。其见症以表寒与里热俱盛之脉症为主。

通称：客寒包火，火郁，表里俱实，三阳合病。

内含病例：［**中医**］瘟疫，阳毒发狂，肺闭。［**西医**］小儿肺炎。

病因病机：肺胃寒火郁炽，因风寒外束，邪火内炽，清阳不司宣发于内外，郁火炽甚于里，而成表里郁炽之重症。

证象组合：阳郁+表郁+气郁+气炽

主症：【**阳气不宣**】**症象**：①恶寒，且发战栗。②四肢不温。③腰以下，畏寒厚覆，两足僵直。**舌象**：苔白腻。**脉象**：①脉数无力。②按脉则沉细而滞。

【**腠理不宣**】**症象**：①恶风。②身大热而恶寒。③壮热无汗，肌肤干涩。④斑欲出未透。⑤身痛如披杖。**脉象**：①脉浮弦。②脉浮紧。**舌象**：薄白。

【**津气蕴炽**】**症象**：①大热不寒，壮热面赤，目赤，唇焦红，胸腹灼热如焚。②烦躁不眠，神志模糊，目睛微定，不啼无泪。③极度烦躁，狂躁，掀衣发狂，怒目而视，牙关略紧，扬手掷足，逾垣上屋。④口大干，饮水不辍。⑤大便不下，便闭溺涩，大便水样，日3~4次，色深褐秽臭。⑥胸前板痛，腹有微痛。**舌象**：①苔黄厚，质红绛而干。②舌苔燥黄焦刺。③苔黄灰焦。④舌燥裂。**脉象**：①脉洪滑数大，右甚。②脉数有力。③脉纯躁无静，刚劲冲指。指纹：紫射关透甲。

副症：【**清空不宣**】**症象**：头痛，头痛如裂。

【**气机不宣**】**症象**：①胸满，咳声窘迫。②脘闷，沉困不食。

宾症：【**气机不降**】**症象**：呼吸气粗急促，胸高抬肩，痰声辘辘。

【**清窍不利**】**症象**：①目赤唇燥。②咽干口干，鼻塞鼻干。

治则：当急急清泄郁火，然火郁当发之，故清泄之中必兼宣发阳气，以解郁遏，方可取郁开火泄之效。

方证

1.三黄石膏汤证：《外台秘要》方[1]。发汗，清热，解毒。治外感表证未解，三焦里热已炽，症见壮热无汗，身体拘急，面赤目赤，鼻干口渴，烦躁不眠，神昏谵语，鼻衄，脉滑数，或发斑者。

石膏、黄连、黄柏、黄芩各二两，豆豉一升，栀子十枚，麻黄三两。水煎，分三次服。

2.狂证夺命丹证：《通俗伤寒论》方[2]。治温热病狂妄不得汗，热毒壅闭，精神将竭，渴欲引水。

釜底墨、灶突墨、梁上倒挂尘、青子芩、小麦奴、麻黄各30g，川黄连45g，雄精9g，辰砂6g，西黄4.5g，珍珠粉3g，蜜丸。

论著和讨论

本证候风寒外郁，燥火内炽，即吴坤安曰：“疫邪传里，目赤面红，六脉洪大，舌黄燥刺，此热毒传遍三焦，经络闭塞，荣卫不通，以致汗不得出，斑不得透，大热烦渴不解，宜三黄石膏汤去黄柏，加连翘、银花、牛蒡子，表里兼解之，俾汗斑并透而解，妙在麻黄、石膏。”[3]治则当外发寒郁，使内火有外泄之途；内泄伏火，以解其内焚，表里双解。俞根初曰：“发狂无汗者，新加白虎汤加葱豉，凉泄郁热以出汗，汗仍不出，而热甚狂乱者，三黄石膏汤加辰砂、连翘心各3g，竹叶卷心9g，大发其汗以泄热，热泄汗出，其狂自止。”[2]吴坤安亦谓：“瘟疫发于春夏之间，必热证为多，如初起即大热大渴，目赤唇焦，烦躁不宁，六脉洪滑，舌苔燥黄焦刺，急用三黄石膏汤去黄柏，加连翘汗之。取汗在于速，一服无汗即再进之，得汗热退为愈。若延至四五日，毒遍三焦，表里俱病，用三黄石膏汤加连翘、银花，表里兼解之，其妙在麻黄、石膏二味不可去一，此方通解三焦表里，治疫最妙。”[3]“阳毒发狂，逾垣上屋者，霹雳汤调下鹊石散6g，或用人中黄9g开水下，或水调瓜蒂末吐痰。”[3]若燥火内结，又当兼以攻下，谢映庐有“邪热内结，如火燎原。急症急攻”[4]之法，亦表里双解之法。

病案举例

1.**喻嘉言**治赵公太史，孟冬患伤寒，进白虎汤，其热稍缓，次日进人参白虎汤，热势转重，壮热不退，肌肤枯涩，咳声窘迫，沉困不食，脉数无力，用麻杏石甘汤[5]。

2.**余听鸿**治赵惠甫先生之孙卓士，夫热极似寒之症最难辨别，是年九月间，忽起呕泻，邀余诊之，进以芳香理气，淡以分泄。至明日，舌苔白而转红，脉滞而转滑，呕吐已止。再进以辛凉甘淡，存阴泄热，至黄昏忽然发狂，持刀杀人。至明日，合家无策。余曰：热透于外，非泻不可。即进以三黄石膏法：黄连、黄柏各三钱，黄芩、栀子、淡豆豉各五钱，大黄、石膏各二两，煎浓汁二大碗。余曰：多备而少饮，缓缓作数次服之。服一杯即泻稀粪，又服一杯又泻稀粪，连服四杯，连泻四次，神识稍倦，狂躁略减，药已尽过半矣，扶之使睡，呓语不休，如痴如狂，即进以存阴清热之剂：生牡蛎、鲜沙参各四两，玄参、麦冬、细生地、金石斛、石膏、竹沥各二两，鲜竹芯一两，大剂灌之，即能安寐。明日醒仍呓语，神识或浑或清。后每日服竹叶石膏汤一剂：西洋参、姜半夏各钱半，麦冬五钱，石膏一两，鲜竹叶四钱，生甘草一钱，知母三钱，粳米二两，此方共服二十余剂，而神气亦清，呓语亦止。此症共服石膏二十余两而愈[5]。

3.**谢映庐**治车觐廷妻，傅羽仪令爱也。初日，恶寒发热，次日大热不寒，饮水不辍，唇焦红，舌燥裂，大便闭，胸前板痛，烦躁莫当，脉纯躁无静，刚劲冲指，此邪热内结，如火燎原。急症急攻，凉膈散重用大黄，煎药时已掀衣发狂，怒目而视，牙关略紧，面红目赤，扬手掷足，日进2剂即清，半月后口角盛怒时，见微热。某日申酉自觉难支，卒时声音悉闭，奄奄一息，脉寸浮数，尺中紧涩，似乎上下阻截，问其所苦，但点额摇头，腰以上发热，去被扬手摸胸，腰以下，畏寒厚覆，两足僵直，法宜先开肺气，乌药顺气散1剂，通体微汗，胸前亦宽，下身发热，脚可屈伸，唯声音虽出犹不清，时仍哑，进泻白散合白虎加桂枝汤泻热清肺1剂，潮热悉退，声音清亮，再剂病失，保肺生津调理而健[4]。

4.**曹济民**治支气管肺炎、心力衰竭：王姓，男，1岁，T40.2℃，形体壮实，面色潮红而垢，神志模糊，目睛微定，痰声辘辘，肌肤无汗，四肢不温，胸腹灼热如焚，极度烦躁，不啼无泪，呼吸气粗急促，胸高抬肩，小便少，色黄赤，大便水样，日3~4次，色深褐秽臭，苔黄厚，质红绛而干，脉数有力，指纹紫射关透甲，属肺闭邪热炽盛，表里俱热，势有内闭之险，急清热解毒、宣肺开窍：石膏30g，黄芩4.5g，川黄连1.8g，黄柏、麻黄各3g，淡豆豉、焦山栀各9g，猴枣散、紫雪丹各0.9g，2剂汗出热减（T38.4℃），神志安宁，气急鼻扇亦减，啼哭有泪，大便转干，苔黄化薄，质红干，脉转缓，阴伤未复，改宣肺泄热、养阴生津，麻杏石甘汤合三鲜汤：麻黄2.4g，杏仁9g，石膏24g，甘草1.8g，鲜石斛、鲜生地、鲜沙参各30g，3剂，热退喘平[6]。

引用文献

［1］王焘.外台秘要方［M］.北京：人民卫生出版社.1955：43.
［2］俞根初.重订通俗伤寒论［M］.上海：上海科学技术出版社，1959：290，292.
［3］吴坤安.伤寒指掌［M］.上海：上海科学技术出版社，1959：卷三57，卷四13，19.
［4］谢映庐.谢映庐医案［M］.上海：上海科学技术出版社，1962：14.
［5］徐衡之，姚若琴.宋元明清名医类案［M］.长沙：湖南科学技术出版社，2006：246，462.
［6］曹济民.病案讨论——小儿肺炎2例［J］.上海中医药杂志，1964，（3）：23.

（四）气血郁炽候（肺胃寒火变证）

肺胃寒火证，风寒外郁，郁火内炽，不得外达，由气入血，气血交炽，是为气血郁炽之候，其见症，以表郁与气血交炽之脉症为主。

通称：寒火入血。

内含病例：［中医］感寒咳血，喉痧，牛皮癣。［西医］猩红热。

病因病机：肺胃寒火郁炽，多由温暑内伏于胃，外感风寒而触发，寒郁于表，腠理不宣，郁火不得外越，由气入血，气血交炽，消灼津液，而成外郁内炽之证。

证象组合：表郁+气炽+血炽+液灼

主症：**【腠理不宣】症象**：①发热恶寒。②咳嗽剧烈，夜不安枕。③左臂骤然作痛。**舌象**：舌苔白腻。**脉象**：①脉象两寸浮数。②脉浮紧。

【津气蕴炽】症象：①口苦思凉饮。②喉痧咽峡疼痛。③大便未行。④小便黄而短。**舌象**：舌苔黄。**脉象**：两关弦数，两尺滑。

【血热蕴炽】症象：①周身发出红疹。②身痒如针刺状。③五心烦躁。④咳血。

副症：**【津液消灼】症象**：①口渴多饮。②唇焦齿燥。③唇舌焦裂。

宾症：**【清空不宣】症象**：头痛。

治则：当宣散外寒以解表，清气凉血以泄火，表里分解之法。

方证

1.加味麻黄汤证：施今墨方[1]。治咳嗽剧烈，发热咳血，大便不通，详见病案1。

赤芍药、白芍药、炙白前、炙前胡、大蓟炭、小蓟炭各6g，炒川桂枝、苦桔梗各4.5g，炙苏子、片姜黄、炙紫菀、白杏仁、酒黄芩各10g，嫩桑枝30g，白苇根、白茅根各15g，炙麻黄、炙甘草、紫雪丹各3g（温开水分2次冲服）。

2.加减升降散证：蒲辅周方[2]。治喉痧（猩红热），咽峡疼痛，发热恶寒，周身出红疹，详见病案2。

桑叶、荆芥、僵蚕、连翘、银花各6g，蝉衣、生甘草各3g，牛蒡子、苦桔梗、酒制大黄、升麻各4.5g，生石膏15g，浮萍、玄参各9g，葱白3寸。

3.牛皮癣用方：赵锡武方[3]。疏风解表，清热解毒。治牛皮癣。

白蒺藜30g，苦参、皂角刺、蝉衣、当归尾各12g，生石膏、薏苡仁、葛根、海桐皮、白鲜皮各18g，麻黄6g，甘草、杏仁、白芍、桂枝、生姜各9g，大黄3g，大枣7枚。

论著和讨论

本证候肺胃寒火证，寒郁于表，火炽于气血。因而其治则当外散表寒，内泄郁火，表里双解。俞根初说：风温时毒，先犯少阳阳明，续被暴寒搏动而发，乃三阳合病，状类伤寒，以其胸膈赤肿热痛，故见形定名曰：赤膈伤寒，病亦多发于春令。初起先发热恶寒，头疼身痛，继即胸膈焮赤肿疼，甚或外发紫疱，舌苔边红，中黄糙起刺，甚或黄中夹现黑点，脉左浮弦急数，右洪盛弦滑者，法当内外兼施。内治轻则荆防败毒散加减冲犀角汁1瓢，金汁30g；重则通圣消毒散加减（组方见方证），表里双解以逐毒[4]。

病案举例

1.施今墨治表寒里热案：刘某，男，38岁。1周之前，暴感风寒，左臂骤然作痛，咳嗽剧烈，夜不安枕，经服药及针灸治疗，未见显效，昨晚忽又咳血，大便4日未下，体温38.8℃。舌苔黄，脉浮紧。辨证立法：脉象浮紧，浮则为风，紧则为寒，风寒痹阻经络，左臂骤痛。肺主皮毛，风寒客肺，症见咳嗽，大便不通，内热甚炽，遂致咳血。基本以五解五清法治之（组方见方证）。二诊：前方去大小蓟炭、紫雪丹，加旋覆花6g，新绛4.5g（前2味药用布包）。三诊：药服2剂，左臂痛已好，体温正常，咳嗽减轻，但周身似有气窜走，酸楚不适，夙病偏头痛又现。处方：杭白芍、酒地龙各10g，片姜黄、蔓荆子、旋覆花各6g，白蒺藜15g，炒川桂枝、炙甘草各3g，红新绛4.5g（布包）[1]。

2.蒲辅周治喉痧（猩红热），吴某某，女，30岁。初诊：患者发热恶寒，周身发出红疹，始于耳后颈部，随而蔓延，1日内遍及全身，痒如针刺状，咽峡疼痛，脚发湿气，两手浮肿，五心烦躁，口苦思凉饮，大便4日未行，小便黄而短，舌苔白腻，脉象两寸浮数，两关弦数，两尺滑，此由风热湿合而为病，表里不通，气营并阻，治宜双解（组方见方证），2剂。二诊：服后，红疹出透，两下肢尤多，两耳流黄水微觉疼，两手指肿，骨酸痛，周身皮肤刺痒，咽峡疼，食欲不振，大便2次量少，舌苔减退，脉同上，拟清血解毒：银花、地骨皮各9g，连翘、黄芩、僵蚕、淡竹叶、丹皮、栀子各6g，酒制大黄、绿升麻各4.5g，生石膏15g，生甘草、黄连各3g，再服2剂。三诊：面部及两手之红疹渐退色，并有少许脱皮，胸腹背及两下肢仍有红疹，目痛畏光，耳流黄水，喉痛，夜发热，腹泻数次，红黄而稀溏，小便少，脉左沉细，右沉弦，舌苔薄黄，原方去升麻加银花藤15g，细生地、荷叶各12g，4剂。四诊：一般情况好转，胸部红疹亦退色而脱皮，两下肢仍有残余红疹，咽、口、鼻均干燥，耳流黄水减少，大便通，小便清，已不发热，此属湿热未尽之象，治宜苦辛淡渗：茯苓皮、桑皮、茵陈、滑石、银花、荷叶各9g，薏苡仁、豆卷各12g，黄芩、杏仁、猪苓各6g，通草3g，3剂。五诊：全身红疹退尽，昨日两手足均开始脱皮，咽间微有痰阻，两脚发湿气，耳流水大减，全身发软，食、眠、便属正常，舌苔秽腻，脉沉弦，仍宜续清余毒，再利湿热养阴解毒以善其后：茵陈、豆卷、银花藤、连翘、蒲公英、荷叶各9g，土茯苓、薏苡仁各15g，黄柏、黄芩各4.5g，川郁金6g，细生地12g，甘草梢3g，3剂后停药观察，诸症消失，食欲增进，逐渐康复[2]。

引用文献

［1］祝谌予等.施今墨临床经验集［M］.北京：人民卫生出版社，1982：4.
［2］中国中医研究院.蒲辅周医案［M］.北京：人民卫生出版社，2005：181.
［3］北京西苑医院.赵锡武医疗经验［M］.北京：人民卫生出版社，2005：116.
［4］俞根初.重订通俗伤寒论［M］.上海：上海科学技术出版社，1959：277.

二、胆胃寒火证（寒火寒偏重合病）（3候）

胆胃寒火证，为外寒挟胃火，与胆中木火合病之证，多系外寒如解，里热挟胃中痰食化火与胆中木火相合而发病，伤寒家称少阳阳明；表寒尚盛者，伤寒家称表未解尚在太阳，故又称三阳合病。

少阳为一身表里上下气机运行之枢机，邪气郁滞，则枢机转枢不灵，初则为外郁内蒸，不解则可转为外郁内炽；若延误失治，燥火结实，则有外郁内结之变。

胆胃寒火证，为外寒郁遏，阳明燥火合胆中木火为病，其病涉及枢机之郁滞。其治则总当疏利枢机，清降木火为主，外散寒郁，内清胃火，三阳合治为法。

证候别称：三阳合病，少阳阳明，热结在里，阳明结热在里。

病名：［中医］少阳阳明，温疟，伏暑阴疟。

证候系统：详见图3-7-10。

本证————枢机郁蒸候
转证————枢机郁炽候
变证————枢机郁结候、木火郁炽候

图3-7-10　胆胃寒火证证候结构图

（一）枢机郁蒸候（胆胃寒火本证）

胆胃寒火证，寒郁于外，火盛于内，内陷于胆，失其疏利之权致枢机不利，而成枢机郁蒸之候，张仲景称之为三阳合病，虽以腠理开合失调之寒热往来为显明症象，但必具有外寒与内炽俱盛之脉症。

通称：三阳合病。

内含病例：［中医］温疟，伏暑阴疟。

病因病机：胆胃寒火郁蒸，系外郁之表寒未解，内伏之燥火已炽，郁滞胆气，致少阳转枢不利，表阳失和，腠理不调，气机宣降失司，为表里阴阳不和之重证。

证象组合：阳郁+表郁+气郁+气蒸

主症：【阳气不和】症象：①身疼无汗。②身尚恶风。③头项强。④但欲眠睡。⑤发必在暮夜阴盛之际，每至平旦交阳分始退。**脉象：**脉象沉弦。

【腠理不调】症象：①先寒后热，热多寒少。②发寒时，身痛无汗，发热时，口渴恶热。

【津气蕴蒸】症象：①身热恶风，发热亦甚，日晡潮热无汗。②口渴恶热喜饮。③鼻燥口干。④目合则汗。⑤小便短赤。⑥大便泻利。**脉象：**①脉象弦数。②脉左弦右洪。

副症：【气机不宣】症象：①胁下满。②胸胁痛满。③饮食不进。**脉象：**脉浮大，上关上，寸关数，尺稍和。

【气机不降】症象：呕恶。

宾症：【清空不宁】症象：①头痛如破。②彻夜不寐。

治则：当外散表寒，内降郁火，兼疏利少阳枢机，以调和其表里阴阳，亦和解三阳之法。

方证

1.麻石抒阳汤证：陈士铎方[1]。治伤风四五日，身热恶风，头项强，胁下满，口渴。

柴胡、石膏各二钱，白芍五钱，麻黄、陈皮各三分，半夏一钱，茯苓三钱，水煎服。

2.柴芩双解汤证：《通俗伤寒论》方[2]。和解表里法重剂，亦为调剂阴阳、善止寒热之良方也。详见论著。

柴胡、青子芩、猪苓各4.5g，生葛根、防风各3g，羌活2.4g，知母6g，生石膏（研）12g，白蔻仁末（冲）、炙甘草各1.8g。

论著和讨论

本证候外寒郁表，内火炽盛，少阳枢机失转，表里阳气失和。仲景曰："三阳合病，脉浮大，上关上，但欲眠睡，目合则汗。"（《伤寒论》268条）即俞根初所谓："若发寒时，身痛无汗；发热时，口渴恶热。太阳表证未罢，阳明里证已急，则为少阳寒热之重证。"[2] 因而其治则虽当以疏利枢机为主，但必兼外散表寒与内清伏火之法，即三阳合治之法。俞根初说："柴芩双解汤（组方见方证）主之。"[2]

陈士铎说："盖春温之症，风伤于少阳也。少阳为半表半里，凡三阳之表，俱可兼犯，而三阳之症，即可同征。不比伤寒之邪，由太阳以入阳明，而太阳之症未去；由阳明以至少阳，而阳明之邪尚留；由少阳以入厥阴，而少阳之病仍在。故治春温之症，止消单治少阳，而各经之病尽愈，不必连三阳而同治也。方用加味逍遥散、麻石抒阳汤亦神。"[1]

病案举例

1.**陆肖愚**治臧茗泉，患伤寒发热，鼻燥口干，呕恶，胸胁痛满，小水短赤，大便泻利。或投柴苓汤，反增头痛如破，彻夜不寐，已三日。脉之左弦右洪，寸关数，两尺稍和，以柴葛解表为君，黄芩、石膏、知母清腑为臣，枳、桔宽中为佐，竹茹、甘草平逆为使。1日2剂，呕止痛减，热仍未退，卧仍未安，溺赤便泻如故。因去知母、黄芩、竹茹，倍柴葛加生姜5片，亦1日2剂，热迟安卧，泻亦止矣，口尚微渴，以天花粉、麦冬、甘草、陈皮、黄芩、桔梗、枳壳扶元气，清余热，4剂已而安。后10余日，复身热谵语，如见鬼状，舌黑有刺，大便3日不行，日轻夜重，脉沉有力，两尺带弦，用枳实、黄连、瓜蒌仁、桃仁、白芍、槟榔、玄明粉，2剂，诸症悉减，而大便未行，用桃仁10枚煎汤，下润字丸4.5g，痊愈后以清气养荣汤调理之。此少阳阳明证，初治不误，以表力未至，故余证如故，去知母、黄芩太骤，故表解后变为里证，待下而后愈。桔梗、枳壳亦未合法[3]。

2.**王经邦**治温疟：陈逢年，年50岁，前医误作湿温症治。日晡潮热无汗，渴喜冷饮，饮食不进，身尚恶风，脉象弦数，此因风发之伏气温疟也。宜柴、葛以解表热，知、芩以退里热，半夏以和阴阳，参、甘以扶元气，加葱白、竹叶，引里热以达表，仿柴葛解肌汤之意：川柴胡、生葛根各3g，肥知母9g，淡黄芩4.5g，生甘草2.4g，法半夏、海南参各6g，鲜竹叶30片，鲜葱白3个。服1剂，骤然战栗，遍体大汗，不省人事，病家惊惶。余曰：此伏邪外达之象也，俗称发溅，正虚邪胜，不能相敌之故。即时神清能言，原方去柴、葛、葱白，加生石膏、水芦根，专清伏热，连服2剂而痊[4]。

3.**王景祥**治伏暑阴疟：胡炳火，年20岁，素因体质羸瘦，性情懈怠，长夏暑湿内伏，深秋凉气外束，新感引动伏邪而发。发热恶寒，先寒后热，热多寒少，发作有时，4日一度，发必在暮夜阴盛之际，每至平旦交阳分始退。脉象沉弦，参之以症，考《金匮要略》云："疟脉自弦。"弦而且沉，则为阴疟也。阴疟以提邪外出为要务，故用细辛合小柴胡法，从少阴提出少阳为君，然病因伏暑，故又佐桂枝白虎法，则和解剂中，含有透发之义也：嫩桂枝、川柴胡各3g，生石膏（研细）24g，肥知母12g，炙甘草2.1g，北细辛1.5g，淡枯黄芩2.4g，姜半夏9g，鲜生姜3片，大红枣3枚。服2剂，邪从汗解，疟变为间日一度，时间亦提早在日晡时分。遂将原方去细辛，加炒常山4.5g、草果1.8g，2剂而愈[4]。

引用文献

［1］柳长华.陈士铎医学全书［M］.北京：中国中医药出版社，1999：813.

［2］俞根初.重订通俗伤寒论［M］.上海：上海科学技术出版社，1959：53，110.

［3］江瓘，魏之琇.名医类案（正续编）［M］.北京：中国中医药出版社，1996：289.

［4］何廉臣.重印全国名医验案类编［M］.上海：上海科学技术出版社，1959：122，241.

（二）枢机郁炽候（胆胃寒火转证）

胆胃寒火证，外寒不解，胃火已炽，不得外达，入犯少阳，郁滞枢机，燥火与木火内炽，而成枢机郁炽之候，伤寒家通称为少阳阳明之证。亦称为三阳合病。其见症以燥火与木火共炽之脉症为主，但可兼见表阳失和与上中气机郁滞之症象。

通称：少阳阳明。

内含病例：［中医］三阳合病，少阳阳明。

病因病机：胆胃寒火郁炽，多由外寒入里，或夹痰食，日久化热化火，滞于胆胃，燥火与木火内炽，清阳之枢机郁遏，表里不通，失于疏利，即孙文垣所曰：阳明少阳二经之症[1]。

证象组合：阳郁+表郁+气郁+气炽

主症：【阳气不和】症象：①恶寒。②鼻塞。③筋掣。**舌象：**苔白腻。**脉象：**脉之两寸关弦而微数。

【腠理不调】症象：往来寒热。**脉象：**脉浮弦。

【津气蕴炽】症象：①身热，发热，汗出不解。②口渴，烦渴。③谵语。④心烦不得寐，心悸、难寐。⑤大便秘结，数日不大便。⑥下利而不畅，失溲便溏。**舌象：**舌燥。**脉象：**①脉弦有力。②脉洪大。③脉滑。

副症：【气机不降】症象：①呕恶。②呕不止。③呕吐而下利。

【气机不宣】症象：①胸闷胸满。②胸胁苦满。③郁郁微烦。④心下急，心下痞硬，心中痞硬。⑤胁大痛。⑥背痛。

宾症：【清空不宁】症象：①头痛。②耳聋。③目赤。

治则：当疏利枢机、清降郁火为法，更则当兼以通下阳明燥火，使郁火得以下行，即和解兼下之法。

方证

大柴胡汤证：张仲景方。功能和解少阳，泻下热结。治少阳热邪未解，阳明里热壅盛，症见往来寒热，胸闷呕恶，郁郁微烦，心下痞硬，下利而不畅，脉弦有力。

柴胡八两，枳实四枚，生姜五两，黄芩、白芍药各三两，半夏半升，大枣十二枚，大黄二两。水煎，分三次服。

论著和讨论

本证候胆胃寒火多由外寒于外，火炽于内，枢机郁遏，表里不通，因而其治则虽以疏利枢机、清降木火为主，但必兼以通降阳明燥火，使郁火下行而泄。张仲景曰："太阳病，过经十余日，反二三下之，后四五日，柴胡证仍在者，先与小柴胡。呕不止，心下急，郁郁微烦者，为未解也，与大柴胡汤下之则愈。"（《伤寒论》103条）"伤寒发热，汗出不解，心中痞硬，呕吐而下利者，大柴胡汤主之。"（165条）何廉臣按："伏温之邪，由春夏温热之气蒸动而出，此其常也。亦有当春夏之间，感冒风寒，邪郁营卫而为寒热，因寒热而引动伏气，初起一二日，第见新感之象，意其一汗而解，乃得汗后，表证略减而里热转甚，昧者眩其病状，几若无可把握。不唯此新邪引动伏邪之症，随时皆有，治之者须审其伏邪与新感孰轻孰重。若新感重者，先撤新感，兼顾伏邪；伏邪重者，则专治伏邪，而新感自解。若中焦挟有形食积浊痰，则邪热蒸蕴，每每乘机入胃，热结于中，而为可攻之症。"[2]

病案举例

1.**孙文垣**治张二官，发热头痛，口渴，大便秘结，三日未行，脉洪大。曰：此阳明少阳二经之症。用大柴胡汤，行三五次，所下皆黑粪，夜出臭汗，次日清爽，唯额上仍热，用白虎汤加葛根、天花粉。因食粥太早，复发热咳嗽，口渴殊甚且恶心，用小柴胡加枳实、山栀、麦芽，次日渴不可当，改以白虎汤加麦冬、天花粉，外与辰砂益元散，以井水调服15g，热始退，渴始定。不虞夜睡失盖，复受寒邪，天明又大发热，人事不知，急用小柴胡汤加升麻、葛根、前胡、薄荷，汗出热退，神思大瘁，四肢皆冷，语言懒倦，且咳嗽，以生脉散加石斛、百合、大枣、白芍，服后咳嗽寻止，精神日加，饮食进而愈[1]。

2.**陆养愚**治周两峰，头痛身热，又舟行遇风几覆，比至家，胁大痛，耳聋烦渴，谵语。医来诊忽吐血盘许，辞去。陆至血已止而喘定，脉之两寸关弦而微数，两尺果沉而不起。盖证属少阳，弦数宜矣；胁痛耳聋，亦少阳本症；两尺不起，亦自有故。《经》云：南政之岁，阳明燥金司天，少阴君火在泉，故不应耳。吐血者，因舟中惊恐，血菀而神慑，为热所搏也；谵语者，三阳表证已尽，将传三阴也。先以小柴胡和之，俟坚实而下之，旬日当愈。因与2剂，明日胁痛减，耳微闻，但仍谵语，胸膈满闷。舌上薄黄苔，仍以小柴胡加桔梗、黄连，日服1剂。2日胸膈少宽，而苔黑有刺，大便不行约7日矣，乃以润字丸9g煎汤送下。至夜更衣身洁，诸症顿失，后去枳、桔加归、芍调理，旬日而起[1]。

3.**袁桂生**治温病发斑：潘君，年约30岁，暮春伏气内发，新凉外束，然当时尚未现有热症。发热恶寒，头疼身痛，胸闷不思饮食，握其手臂，其热烁手，脉右浮滑，左弦紧，舌边尖红，苔薄白滑，知其病重，非寻常之感冒也。姑以葱豉汤合二陈汤加蒡、翘、枳、桔等，先行疏解新邪：鲜葱白3枚，淡香豉、青连翘各9g，仙半夏、生枳壳各4.5g，广橘红、苦桔梗各3g，炒牛蒡子6g。次诊：服后恶寒退，而心烦不得寐，胸闷作恶，脉滑舌燥，数日不大便，踌躇久之，乃毅然以大柴胡汤，重用大黄急下之：川柴胡3g，淡黄芩4.5g，仙半夏、小枳实、生白芍各6g，生大黄9g，鲜生姜2片，大红枣2枚。服后，下稀粪水五六次，前症尽退，但不思食而已[2]。

4.**陈子超**治邪热蕴遏内实：王国钦，男，30岁。自认体虚，恣食补品，温热内聚，脾胃升降失司。今清浊混淆，邪势无由透露，定必乘隙内侵，上腾则头痛、目赤、心悸、难寐；阻络则筋掣、背痛、胸胁苦满；下迫则失溲便溏。此证邪热蕴遏，枢轴失灵，《内经》所谓"脾气不输，胃气乃厚"，是其因也。拟大柴胡汤出入为治生大黄、净芒硝各15g，绿枳壳、四川厚朴、北柴胡、枯黄芩、苦杏仁各6g，杭白芍9g，绵茵陈18g。次诊：昨药有效，全赖通降阳明。但脉息尚弦，舌苔仍垢，胸部犹感不舒，大便虽通未畅，无非热邪虽减，余焰未清之故。仍宜前法，接续追之，冀其一鼓荡平，庶无复发之患：北柴胡、四川厚朴各4.5g，杭白芍、生大黄各9g，绿枳实6g，净芒硝12g，绵茵陈15g[3]。

5.**胡希恕**治己病，冯世纶曰：故不能一见高龄，便畏用大黄、生石膏。胡老83岁时，冬月发热39.8℃，症见胸满，恶寒鼻塞，苔白腻，脉浮弦，因是三阳合病，故服大柴胡汤合葛根汤加生石膏，1剂而愈。故凡病毒性感冒，发热时间不论1~2天或是逾月，有适证者即可用之[4]。

引用文献

［1］江瓘，魏之琇.名医类案（正续编）［M］.北京：中国中医药出版社，1996：281，288.
［2］何廉臣.重印全国名医验案类编［M］.上海：上海科学技术出版社，1959：217.
［3］福建省中研所.福建中医医案医话选编1［M］.福州：福建人民出版社，1960：34.
［4］冯世纶.胡希恕老中医应用大柴胡汤验案［J］.北京中医学院学报，1984，（4）：19.

（三）枢机郁结候（胆胃寒火变证）

胆胃寒火证，多由外寒入里，与胃中痰食相搏，化火燥结于里，与胆中木火共炽，而成枢机郁结之候，张仲景称之为“热结在里”之证。后世伤寒家直称“阳明结热在里”之证。其见症以胃肠燥结之脉症为主，但可兼见表阳不和与气失宣降之症象。

通称：热结在里，阳明结热在里。

内含病例：［中医］少阳阳明。

病因病机：胆胃寒火郁结，因寒邪入里，失治化火，上郁清阳之枢机，下结胃肠，而成上郁下结之候。

证象组合：阳郁+表郁+气郁+气炽+气结

主症：【阳气不和】症象：①头痛畏寒。②四末觉微清。

【腠理不调】症象：①往来寒热。②疟，寒少热多。

【津气蕴炽】症象：①身热，身大热，自汗，日晡所发潮热。②烦渴。③不得卧。④郁冒，人事昏惑，神恍惚。⑤多谵妄语，重则神糊烦躁，起卧如狂。⑥已而微利。⑦里急后重，下痢红白。⑧遍体皆赤斑。**舌象：**舌苔黄。**脉象：**①洪大。②洪大而实。③弦数劲指。

副症：【气机郁结】症象：①胸痛，胸胁满而呕。②腹痛拒按。③大便不通。**舌象：**舌上胎黑而燥如芒刺。**脉象：**脉沉实，尺寸脉俱大，两手沉实而滑。

【气机不降】症象：①喜呕。②呕吐。③呕逆。

宾症：【清空不宁】症象：①头痛。②目痛鼻干。

治则：当以疏利枢机为主，兼以通降胃肠燥火为法。

方证

1.柴胡加芒硝汤证：张仲景方。治伤寒不解，胸胁满而呕，日晡所发潮热。

柴胡二两十六铢，黄芩、人参、甘草（炙）、生姜（切）各一两，半夏二十铢（本云：五枚，洗），大枣（擘）四枚，芒硝二两。上八味，以水四升，煮取二升，去滓，内芒硝，更煮微沸，分温再服。不解，更作（《伤寒论》104条）。

2.大柴胡汤证：《通俗伤寒论》方[1]。和解兼轻下法。

柴胡6g，姜半夏、小枳实、黄芩各4.5g，鲜生姜、生赤芍各3g，生大黄1.8g，大黑枣2枚（去皮）。

论著和讨论

本证候寒邪化火上郁枢机，下结胃肠，即吴坤安所谓：“伤寒汗出不解十余日，结热在里，心下痞硬，呕吐下利，复往来寒热者，大柴胡汤主之。此热邪从少阳而结于阳明，故合治之。”[2]谢映庐认为是“热邪内陷，气血怫郁，充斥三焦，表里内外交困”[3]之候，王旭高曰：“伏邪挟积，阻塞中宫，此乃食积蒸痰，邪热化火，痰火上蒙，怕其风动痉厥。”[4]

其治则当以疏利少阳枢机，与通降阳明燥火为法。仲景曰：“伤寒十余日，热结在里，复往来寒热者，与大柴胡汤；但结胸，无火热者，此为水结在胸胁也；但头微汗出者，大陷胸汤主之。”（《伤寒论》136条）又主先以小柴胡汤以解外，后以柴胡加芒硝汤主之，即“伤寒瘥以后，更发热，小柴胡汤主之。脉浮者，以汗解之；脉沉实者，以下解之。”（394条）

而后世王旭高则曰：“邪积聚于阳明，法当通下。”[4]谢映庐亦谓：“当表里交攻。”[3]而仲景云：“医以丸药下之，此非其治也。”所谓“丸药”即含巴豆之类攻下之成药，即许叔微所云：“医者用巴豆药下之，阳明结热在里，非大柴胡、承气等不可。巴豆止去积，不能荡涤邪热蕴毒。”[5]且巴豆大热之性，非胃肠燥火所宜，故仲景谓“非其治也”。

病案举例

1.许叔微治一乡人伤寒身热，大便不通，烦渴郁冒。医者用巴豆药下之，顷得溏利，宛然如旧。予视之，阳明结热在里，非大柴胡、承气等不可。巴豆止去积，不能荡涤邪热蕴毒。亟进大柴胡等，三服得汗而解[5]。

又治人病伤寒，心烦喜呕，后来寒热。医以小柴胡与之，不除。许曰：“脉洪大而实热结在里，小柴胡安能治之。仲景云：‘伤寒十日余，热结在里，复往来寒热者，与大柴胡汤。’”三服而病除。盖大黄荡涤蕴热，伤寒中要药也。大黄不须酒洗，生用为有力[6]。

又治一人病伤寒身热，目痛鼻干，不得卧，大便不通，尺寸脉俱大，已数日，一夕汗出。许谓：速以大柴胡下之。二服而愈[6]。

2.王海藏治一人病伤寒，心烦喜呕，往来寒热。医以小柴胡与之，不除。许曰：“脉洪大，而实热结在里，小柴胡安能去之。仲景云：‘伤寒十余日，热结在里，复往来寒热者，与大柴胡汤。’”三服而病除。大黄荡涤蕴热，伤寒中要药。王叔和云：若不用大黄，恐不名大柴胡，须是酒洗，生用为有力[5]。

3.滑伯仁治一人病伤寒，他医皆以为痉证，当进附子，持论未决。伯仁切其脉，两手沉实而滑，四末觉微清，以灯烛之，遍体皆赤斑，舌上苔黑而燥如芒刺，身大热，神恍惚，多谵妄语。滑曰：此始以表不得解，邪气入里，里热极甚。若投附必死，乃以小柴胡剂，益以知母、石膏饮之，终夕三进。次日以大承气汤下之，调理兼旬乃安[5]。

4.王旭高治伏邪挟积，阻塞中宫，疟发日轻日重，重则神糊烦躁，起卧如狂，此乃食积蒸痰邪热化火，痰火上蒙，怕其风动痉厥，脉沉实，而舌苔黄，邪积聚于阳明，法当通下。仿大柴胡例：柴胡、黄芩、川厚朴、枳实、瓜蒌仁、半夏、大黄。昨日疟来，手足寒冷，即时腹中气胀，上塞咽喉，几乎发厥，但不昏狂耳，此乃少阳疟邪，挟内伏之痰浊，上走心包，为昏狂；下乘脾土，为腹胀。前日之昏狂病机，偏在阳明。故法从下夺。今腹胀，舌白脉细，病机偏在太阴，法当辛温通阳、转运中枢为要矣。随机应变，急者为先，莫谓用寒用热之不侔也：干姜、陈皮、茯苓、草果、熟附片、川厚朴、白蔻仁、槟榔、丁香、通草[4]。

5.谢映庐治疟：吴秀华，时值秋尽，头痛畏寒，略有潮热，食减便泄，寒少热多，自汗口渴，自服理中丸，次日疟发颇重，与石膏、知母，热势虽轻，却无退刻，里急后重，下痢红白，烦渴谵语，人事昏惑，脉弦数劲指，上则呕逆胸痛，下则下痢逼迫，中则腹痛拒按，身虽发热，尚有头痛畏寒，此热邪内陷，气血怫郁，充斥三焦，表里内外交困，当表里交攻，大柴胡汤，寒热红白顿除，谵语亦息，除枳实再进而安，后与甘寒而健[3]。

引用文献

［1］俞根初.重订通俗伤寒论［M］.上海：上海科学技术出版社，1959：57.

［2］吴坤安.伤寒指掌［M］.上海：上海科学技术出版社，1959：卷一60.

［3］谢映庐.谢映庐医案［M］.上海：上海科学技术出版社，1962：5.

［4］秦伯未.清代名医医案精华［M］.北京：人民卫生出版社，2006：173.

［5］江瓘，魏之琇.名医类案（正续编）［M］.北京：中国中医药出版社，1996：9，12，17.

［6］徐衡之，姚若琴.宋元明清名医类案［M］.长沙：湖南科学技术出版社，2006：4，5.

三、心肺寒火证（寒火寒偏重并病）（2候）

心肺寒火证，为外有寒邪郁遏，内有伏火蒸炽，寒邪与火邪并发之证，以肺主卫，心主营，寒郁于肺卫，火炽于心营而成，心肺营卫同病之证，必先有邪火蕴伏于营血之分，继感新寒而触发；多由先受温暑等阳邪，内舍营血，外感新寒触动引发，为伏气温暑之病。或温热化火已内窜入营，而肺卫又感新寒郁遏，伏火不得外达内陷者，则系新感温热之病变。如肺闭、小儿麻疹内陷等均可见本证。

心肺寒火证，为肺卫寒郁，心营火炽并发之证，外寒轻则仅郁遏卫气，外寒重则郁闭卫阳；伏火轻则蒸灼营血，伏火重则火炽营血；外寒不解，则伏火不得外达，必致内窜，闭塞心窍，甚则引动肝风，而成风动痉厥之闭证。

心肺寒火证，系外寒郁束，内火燔炽之证，外寒不解，内火不得透达。其治则自当以解表散寒为先，表解则伏火有外透之途；然而火热内盛，必耗伤津液，津液伤则汗液无源，若强发其汗，必更竭其汗源，欲救汗源，当存津液，欲存津液，当速解其内火之炽灼，故此时之治则，又当以清透营血为主，伏火外达，则表寒自开，毋需大发大散，故有人云：“微见恶风寒者，不可辛温发汗，亦不必兼顾风寒，里热外达则风寒自解。”只需略佐轻宣辛散之品，稍开卫分之寒即可，吴坤安曰：“如兼头痛恶寒，可加羌活以撤太阳之邪，自能得汗而解，若用风药发表，则液燥火炽，反无汗而加剧矣。"[1]故清透之中必兼清润存津之品，以滋其汗源，即俞根初所谓："使其阴气外溢，漐漐微汗以解表"[2]，"使津液外达，微微汗出以解表"[2]。

证候别称：客寒包火，风火入血，斑疹内陷。

病名：[中医]春温兼寒，伏温，外寒引发伏暑，冬温伏暑，肺闭，麻疹内陷。

证候系统：详见图3-7-11。

本证————营卫郁炽候

转证————营血郁蒸候

变证————营血郁闭候

图3-7-11 心肺寒火证证候结构图

引用文献

［1］吴坤安.伤寒指掌［M］.上海：上海科学技术出版社，1959：卷一41.

［2］俞根初.重订通俗伤寒论［M］.上海：上海科学技术出版社，1959：254，267.

（一）营卫郁炽候（心肺寒火本证）

心肺寒火证，外寒触发营分伏火，寒邪郁滞于卫阳，伏火炽灼于气营，而成营卫郁炽之候，时病学家称之为客寒包火之证。其见症以卫阳郁滞与气营交炽之脉症同见为主。

通称：客寒包火。

内含病例：[中医]春温兼寒，伏温。

病因病机：心肺寒火郁炽，先有温热之邪内伏心肺营分，继感外寒，郁闭卫阳，而触发伏温，外则寒邪郁闭腠理，内则营热透达于气分，气营炽灼，而成外寒内热闭炽之候。

证象组合：阳滞+表郁+气炽+营灼

主症：**【阳气不行】症象**：①恶寒。②肢冷，厥逆。**舌象**：苔白。

【津气蕴炽】症象：①发热，壮热。②口渴口苦。③目赤多眵。**舌象**：苔黄干。**脉象**：脉数。

【营热蕴灼】症象：①热甚于夜。②心烦不寐。③神昏谵语，时抽搐。**舌象**：舌绛赤。

副症：**【腠理不宣】症象**：①恶风寒。②无汗。

【经脉不利】症象：筋骨疼痛，强直。

宾症：**【清空不宣】症象**：头痛如劈。

治则：当通阳散寒以解表郁，内清气营以透伏火，亦表里寒热同治之法。

方证

凉解方证：吴坤安方[1]。治外寒引动营分伏温。

犀角、连翘、黄芩、薄荷、栀子、豆豉、淡竹叶。

论著和讨论

本证候内有伏热灼炽于气营，外有阴寒郁闭于卫阳，病势急重，治则当急急外通卫阳，以发散阴寒，内清气营以透达心肺。然吴坤安则谓："如初起恶寒，即发热不已，目赤多眵，舌苔焦刺，口渴多饮，唇皴齿燥，脉来洪滑，此内有伏火，外感新邪而发，当以阳明为主，治宜凉解之，如犀角、连翘、黄芩、薄荷、栀子、豆豉、淡竹叶之类。如兼头痛恶寒，可加羌活以撤太阳之邪，自能得汗而解，若用风药发表，则液燥火炽，反无汗而加剧矣。"[1]

病案举例

柳宝诒治马，发热夜重，舌红根浊，头痛当巅，腰脊酸痛，温邪内发于阴，湿积阻窒于气，病已六七日，而邪机未能外达。拟从阴透阳，疏中化气，俾得速达，免致生变。鲜生地豆豉打、苏叶、葛根、黄芩、赤茯苓、枳实、白薇、白蔻仁、川黄连、茅根、生姜。二诊：伏邪深入于阴，不得外透，神色萎黄，舌绛而晦，脉沉细而数，已经旬日，而外热不扬，病势非轻。急当疏达。鲜生地豆豉打、当归、川芎、桂枝、柴胡、生姜、连叶苏梗、郁金、杏仁、丹皮炭、山栀、茅根、葱白头[2]。

引用文献

［1］吴坤安.伤寒指掌［M］.上海：上海科学技术出版社，1959：卷一41.

［2］柳宝诒.柳宝诒医案［M］.北京：人民卫生出版社，1965：24.

（二）营血郁蒸候（心肺寒火转证）

心肺寒火证，温暑阳邪，内蕴营血之分，感触外寒而发，外则表郁不宣，内则营血蒸灼，而成营血郁蒸之候，见症以营血交蒸之脉症为主，但必兼见表郁不宣之症象。

通称：营分伏温。

内含病例：［中医］外寒引发伏暑，冬温伏暑。

病因病机：心肺寒火郁蒸，先有暑温热之邪，深伏营血之分，再触感外寒郁于卫气，引动营血之火热而暴发，外则腠理不宣，内则营血蒸灼，而成卫寒血热，外寒内火之候。

证象组合：表郁+营蒸+血蒸+神扰

主症：**【腠理不宣】症象**：①恶风恶寒。②无汗。③肢厥冷。**脉象**：脉关尺沉弦小数。

【营热蕴蒸】症象：①发热日轻夜重。②面垢齿燥。③口干不喜饮，饮即干呕，咽燥如故。**脉象**：脉左弦，两寸独数。

【血热蕴蒸】症象：①胸腹灼热如焚。②恶热。③目赤唇红。**舌象**：①舌鲜红起刺。②深红无苔。

副症：**【清空不宣】症象**：①头痛。②头晕。

【神志不宁】症象：①心烦。②躁扰不宁。

宾症：**【经气不宣】症象**：肢节挛痛。

治则：当以清透营血之伏热为主，略兼轻宣辛散之品，以解其寒郁，不可过投温散，强劫其汗，夺其津液，助其内焚。

方证

1.七味葱白汤证：《通俗伤寒论》俞氏经验方[1]，方载《外台秘要》。养血发汗法。

鲜葱白3~4枚，生葛根、原麦冬各3~4.5g，细生地4.5~9g，淡豆豉6~9g，鲜生姜1~2片，百劳水4碗煎药。以长流水盛桶中，以竹竿扬之数百，名百劳水。

2.加减葳蕤汤证：《通俗伤寒论》方[1]。滋阴清热，发汗解表。治头痛身热，恶风无汗或有汗不多，口燥咽干，小便数，舌赤苔薄白而干，脉浮弦细数。详见论著。

生葳蕤6~9g，生葱白2~3枚，桔梗、苏薄荷各3~4.5g，东白薇1.5~3g，淡豆豉9~12g，炙甘草1.5g，红枣2枚。

论著和讨论

本证候暑温之邪，深伏营血，化热化火，消灼阴血，再感外寒触发，其治则当以清透伏热为主，略佐轻宣辛散之品，稍开卫分之寒，伏热一达，表寒自开，无须大发大散，反耗阴液。又以阴液先伤，清透之中，必用滋润品以垫托之。即俞根初所谓："伏暑，若邪舍于营，外寒激动而发者，一起即寒少热多，日轻夜重，头痛而晕，目赤唇红，面垢齿燥，心烦恶热，躁扰不宁，口干不喜饮，饮即干呕，咽燥如故，肢虽厥冷，而胸腹灼热如焚，舌色鲜红起刺，别无苔垢，脉左弦数，右弦软，先与加减葳蕤汤（组方见方证）加青蒿脑、粉丹皮，滋阴宣气，使津液外达，微微汗出以解表。"[1]亦助汗源之法。

俞根初说："冬温伏暑，一起即头痛壮热，咳嗽烦渴，或无汗恶风，或自汗恶热。舌多鲜红深红。脉两寸独数，或两关尺沉弦小数者，此新感冬温，引发伏暑，《内经》所谓：阴气先伤，阳气独发，乃冬令温燥之重证也。病较秋燥伏暑，尤为晚发而深重。初起无汗恶风者，先与辛凉透邪；血虚者，七味葱白汤（组方见方证）；阴虚者，加减葳蕤汤，使其阴气外溢，漐漐微汗以解表。"[1]

病案举例

尤在泾治热不止，头痛不已，紫斑如锦纹，咽痛，表里邪盛，最为重证。犀角、豆豉、赤芍、玄参、牛蒡子、丹皮、黄芩、甘草。再诊：去豆豉、丹皮，加桔梗、鲜生地、射干[2]。

引用文献

［1］俞根初.重订通俗伤寒论［M］.上海：上海科学技术出版社，1959：47，254，267.

［2］柳宝诒等.增评柳选四家医案［M］.南京：江苏科学技术出版社，1983：43.

四、胃肠寒火证（寒火火偏重本病）（3候）

胃肠寒火证为外寒与肠中燥火并发之证，或素有食滞与伏热相搏而化火，或表邪入里，与胃中痰食，肠中糟粕依附化火，更受外寒郁触而发之表寒内火、火结肠胃之证，故亦称表里两感，伤寒家称为太阳阳明证。

胃肠寒火证，其病机总属外寒内火、外郁内炽之变，而其初始，外寒郁遏，必先犯上中清阳之气，而为表里同病，继则独炽于中焦阳明气分，炽灼津气。若或延误失治，则有内火上逆、阳虚火炽之变。

胃肠寒火证，外寒郁于表，燥火炽于里，表里同病。其治则自当外散风寒以解表郁，内泄燥火以除里结，双解表里之法。马元仪有云："轻扬发散，使邪从汗而发散于上；通幽利便，热从便泄于下"[1]，即俞根初开上达下以清中之法。

证候别称：表里俱实，里实兼表，肺气郁逆，少阴伏温。

病名：［中医］太阳阳明为病，伤寒挟滞，春温，冬温，伏暑，夹阴伤寒，挟阴温病，肺风痰喘，失下发斑，马脾风。

证候系统：详见图3-7-12。

本证————清气郁炽候

转证————津气郁炽候

变证————清阳虚炽候

图3-7-12　胃肠寒火证证候结构图

引用文献

［1］张志斌.温病大成·第五部［M］.福州：福建科学技术出版社，2008：847.

（一）清气郁炽候（胃肠寒火本证）

胃肠寒火证，寒邪郁于外，燥火炽于胃肠之内，清气失于宣展，郁火不得外达，而成清气郁炽之候，时病学家通称为表里俱实之证。其见症以表郁与胃肠火炽之脉症同见为主，亦可兼有上中气失宣降之症象。

通称：表里俱实。

内含病例：［中医］失下发斑，春温，冬温。［西医］病毒性感冒。

病因病机：胃肠寒火郁炽，多系胃肠素有宿热，或外邪入里化火，失于通下；且为外寒郁束，清气失于宣展，致表郁腠理不宣，里郁气失宣降，胃肠宿热不得外达，郁而化火，炽灼中焦津气，而成马元仪所云"风寒外束于肌表，实热内结于阳明"之证。

证象组合：表郁+气炽+气郁

主症：【腠理不宣】症象：①形寒恶风，恶寒。②浑身骨疼。③不得汗。④斑当欲出未透之时。⑤一身及面目悉黄。⑥嗜卧。⑦筋脉牵掣不停。**舌象：**苔白腻。**脉象：**①脉浮。②脉弦浮大。

【津气蕴炽】症象：①发热。②热壮口干。③鼻干咽干口燥，唇齿干燥。④躁扰不安，烦躁不眠，⑤便闭溺涩。⑥腹部拒按。**舌象：**①朱点甚多，舌苔淡黄。②舌苔由白转黄，轻则嫩黄薄腻，重则深黄带灰。**脉象：**①右洪盛滑数，数大过于左手。②脉浮滑数，两关较大。

副症：【清空不宁】症象：头痛。

【清窍不利】症象：鼻塞，鼻干。

宾症：【气机不宣】症象：①胸满短气。②脘闷。③咳嗽不爽。

【气机不降】症象：①恶心呕吐。②气逆喘促。

治则：当外发表寒，内泄里热，表里双解之法。

方证

1.防风通圣散证：《宣明论方》方[1]。功能疏风解表，清热泻下。治外感风邪，内有蕴热，表里皆实，恶寒发热，头痛眩晕，口苦口干，咽喉不利，大便秘结，小便短赤，及疮疡肿毒。

防风、连翘、麻黄、薄荷、荆芥、白术、栀子、川芎、当归、白芍药、大黄、芒硝、石膏、黄芩、桔梗各一两，甘草二两，滑石三两。为粗末，每服二钱，加生姜三片，水煎服。

2.柴芩清膈煎证：《通俗伤寒论》俞氏经验方[2]。攻里兼和解法，治斑当欲出未透，热壮脘闷，躁扰不安，头疼鼻干咽干口燥，详见论著。

川柴胡2.4g，生大黄（酒浸）、生枳壳、薄荷、青子芩各4.5g，苏苦桔梗3g，焦山栀9g，青连翘6g，生甘草1.8g，鲜淡竹叶36片。

论著和讨论

本证候风寒郁闭于表，燥火燔炽于里，表里均急，俞根初说："（阳证发斑）应下失下，其斑当欲出未透之时，症必热壮脘闷，躁扰不安，头疼鼻干，咽干口燥，呻吟不寐，便闭溺涩，舌苔由白转黄，轻则嫩黄薄腻，重则深黄带灰，右洪盛滑数，数大过于左手者，此胃热大盛，当下不下，火毒外溃而发斑也。宜与柴芩清膈煎（组方见方证）去柴胡，加生葛根3g、炒牛蒡子9g、活水芦笋60g、鲜茅根30g（上二味煎汤代水），开上达下以清中，务使斑与便并出。”[2]其治则当发表攻里，以双解表里为法。马元仪曰：“轻扬发散，使邪从汗而发散于上，通幽利便，热从便泄于下。”[3]华钧珊亦谓：“表里双解法，以大黄釜底抽薪，急下存阴；合麻黄宣肺开表，透邪外出。”[4]

病案举例

1.**喻嘉言**治陈平叔，秋患三疟，孟冬复受外寒，遂寒热频作，医者以为疟后虚邪，不知其为新受实邪也。投以参、术补剂，转致奄奄一息，迁延二月，昏昏嘿嘿，家已治木，漫延西昌。诊之脉弦浮大，而短气鼻干，不得汗，嗜卧，一身及面目悉黄。与阳明中风条，过经二十余日不解，悉同此例，但未至于不尿，腹满加哕耳。西昌以为脉未大坏，九分可治，但筋脉牵掣不停，只恐手足痿废，吾今用法，治则兼治，然仲景止有大柴胡汤两解表里之法，而无治痿之法，因以防风通圣散（组方见方证）成方减白术，取荆、防、麻、薄、桔梗为表药，硝、黄、芩、翘、栀、膏、滑石为里药，原与大柴胡之制相仿，内有芎、归、芍药，正可领诸药深入血分，而通经脉，减白术者，以前既用之贻误，不可再误耳。当晚连服二剂，第一剂即觉相安，第二剂大便始通，少顷睡去，体间津津有汗，次早再诊，筋脉不为牵掣，但阳明胃脉洪大反加，随用大剂白虎汤加柴胡、天花粉、芩、柏、连翘、栀子一派苦寒，连进十余剂，其舌始不向唇外吮咂，神谵始渐清，粥饮始渐加，经半月始起坐于床，经一月始散步于地。略一过啖，即腹痛便泄俨似虚证。西昌全不反顾，但于行滞药中加用柴胡、桂枝升散，余邪不使下溜而变痢，以取愈。然后改用葳蕤、天冬、麦冬略和胃气，间用人参不过五分，缘此证所受外邪不在太阳，而在阳明故[1]。

2.**马元仪**治头痛发热，口干便秘，不得安卧。此邪风外炽，湿热内燔，表里邪结之候。当上下分消其势，表里交治其邪。斯汗不伤表，下不伤里（此阳明实证，起于风温，与伤寒异治，当甘寒清里而表自通也）。防风、荆芥、薄荷、大黄、芒硝、山栀、石膏、桔梗、滑石、黄芩、连翘（方有本领，即选用通圣散也。荆、防、薄、麻轻扬发散，使邪从汗而发散于上，硝、黄、栀、滑通幽利便，热从便泄于下，芩、连清上，芍、草和中，桔梗、石膏开肺，归、芎、白芍养肝）[3]。

3.**华钧珊**治瑞安陈之遴观察，患冬温口大干，一旬余大便不下，头痛，身壮热。之遴自拟方不效；余曰：腊月，非麻黄、大黄并用不可。即用防风通圣丸服之而热退。唯口仍干，渐服滋阴药而愈。柴中元按：之遴自拟方，若用于风温暴感。未属有误。唯其证系少阴伏邪，发自肺胃，里热已盛，表里俱闭，津液受灼，故见口大干、便不下、身壮热等症，先用轻清之剂，杯水车薪，故不效。更方用表里双解法，以大黄釜底抽薪，急下存阴；合麻黄宣肺开表，透邪外出。选成方与证情恰合，故即获效。邪退而继以滋阴善后，亦伏气温病治疗之常[4]。

引用文献

［1］徐衡之，姚若琴.宋元明清名医类案［M］.长沙：湖南科学技术出版社，2006：252.

［2］俞根初.重订通俗伤寒论［M］.上海：上海科学技术出版社，1959：56，282，283.

［3］张志斌.温病大成·第五部［M］.福州：福建科学技术出版社，2008：847.

［4］柴中元等.华钧珊先生临床经验举隅［J］.浙江中医学院学报，1985，（6）：34.

（二）津气郁炽候（胃肠寒火转证）

胃肠寒火证，寒邪郁于表，阳气不得宣发，燥火炽于里，消灼胃肠津液，而成津气郁炽之候，伤寒家称之为里实兼表，俞根初称为“此为太阳转属阳明之热结”之证。其见症有表阳郁遏与里热燥结之脉症并存。

通称：里实兼表。

内含病例：［中医］太阳阳明为病，伤寒挟滞，春温，伏暑。**［西医］**流行性乙型脑炎。

病因病机：胃肠寒火郁炽，素有食滞，与伏热相搏而化火，更感外寒，表里同病。或表邪入里，郁久化热，或湿郁化热化燥，与胃中痰食，肠中糟粕依附化火，更受外寒郁束阳气而发，而成表寒内热、火结胃肠之候。

证象组合：阳郁+气炽+气滞

主症：【阳气不宣】症象：①恶寒发热。②微微恶风，脊背微寒。③肢冷。④无汗。⑤浑身骨疼，身痛如披杖。⑥口淡。⑦嗜睡。**舌象：**①舌苔薄白。②苔薄腻而黄。**脉象：**①脉浮缓。②脉浮而紧。③脉浮，右大于左。

【津气蕴炽】症象：①身热十余日不解。②蒸蒸发热，微烦。③烦热汗出。④日晡潮热。如疟状，日晡所发热。⑤目微赤。⑥小溲短赤。⑦腹满微喘。⑧不大便六七日。⑨暴烦下利日十余行。**舌象：**舌苔淡黄。**脉象：**脉浮滑而数。

副症：【津液消灼】症象：①口干唇焦，唇齿干燥，口苦咽干。②大便闭结，小便短涩。③暴利。**舌象：**舌苔中心秽干无津。脉象：右洪数。

【清空不宁】症象：①头痛，头痛如裂。②鼻塞。

宾症：【气机不利】症象：①大便数日不行。②胸腹满微硬。③腹有微痛。④腹满而痛。⑤腹部拒按。⑥脘闷不舒。脉象：脉实。

【气机不降】症象：①咳嗽不爽。②微喘。

治则：当外宣表阳，里下燥结，即俞氏所谓攻里兼解表之法。

方证

1.厚朴七物汤证：张仲景方，治腹满，发热十日，饮食如故，脉浮而数。

厚朴半斤，甘草、大黄各三两，大枣十枚，枳实五枚，桂枝二两，生姜五两。上七味，以水一斗，煮取四升，温服八合，日三服。呕者加半夏五合，下利去大黄，寒多者加生姜至半斤。

2.桂枝加大黄汤证：张仲景方。治太阳病误下，邪陷太阴，表证未罢，腹满疼痛，大便燥结不通。详见论著。

桂枝、生姜各三两，芍药六两，大黄、甘草各二两，大枣十二枚。水煎，分三次服。

3.葱豉汤加味证：蒲辅周方[1]。治伏暑（流行性乙型脑炎），高热不退（体温40.2℃），头痛无汗，目微赤，胸腹满微硬，详见病案4。

瓜蒌仁（打）、香豆豉各15g，黄连4.5g，青连翘、玄参各9g，鲜芦根24g，银花、郁金、炒枳实各6g，葱白（连须）3寸，紫雪（冲）3g。

论著和讨论

本证候胃肠邪火结实，外寒郁遏阳气，表寒内热，治以宣通阳气与通降肠胃燥结并重。若阳气郁遏显明者，可持用仲景先汗后下之法，或审其“脉实者宜下之，脉虚浮者宜发汗”。仲景曰：“伤寒，不大便六七日，头痛有热者，与承气汤；其小便清者，知不在里，仍在表也，当须发汗；若头痛者，必衄，宜桂枝汤。”（《伤寒论》56条）“病人烦热，汗出则解；又如疟状，日晡所发热者，属阳明也。脉实者，宜下之。脉浮虚者，宜发汗。下之，与大承气汤；发汗，宜桂枝汤。”（240条）“发汗后，恶寒者，虚故也；不恶寒，但热者，实也，当和胃气，与调胃承气汤。”（70条）“太阳病未解，脉阴阳俱停，必先振栗，汗出而解，但阳脉微者，先汗出而解；但阴脉微者，下之而解。若欲下之，宜调胃承气汤。”（94条）“太阳病三日，发汗不解，蒸蒸发热者，属胃也，调胃承气汤主之。”（248条）“病者腹满，按之不痛为虚，痛者为实，可下之。舌黄未下者，下之黄自去。”（《金匮要略·腹满寒疝宿食病脉证治》）俞根初说：“太阳阳明，凡太阳病，发其汗，汗先出不彻，表邪未净，肢冷身热，微微恶风，腹满而痛，大便不通，舌苔浅黄薄腻，黄中带白，脉右洪数，左尚浮缓，即仲景所谓：胃中干燥，因转属阳明。不更衣，内实大便难者，此为太阳转属阳明之热结也。宜以攻里兼解表，法厚朴七物汤治之。”[2]

若延误以致胃液被劫，不堪大汗攻下者，仲景曰：“本发汗而复下之，此为逆也，若先发汗，治不为逆。本先下之而反汗之，为逆；若先下之，治不为逆。”（《伤寒论》90条）“太阳病，先下而不愈，因复发汗，以此表里俱虚，其人因致冒，冒家汗出自愈。所以然者，汗出表和故也；里未和，然后复下之。”（93条）“阳明中风，口苦咽干，腹满微喘，发热恶寒，脉浮而紧，若下之，则腹满，小便难也。”（189条）吴坤安说：“太阴腹满而痛，自利不渴者，因于寒；咽干而渴者，因于热。因于寒，湿土自病，宜理中温之；因于热病，必关于阳明，或暴烦下利，或发黄便硬，此脾家热，即属胃家之热，为转属阳明之症，宜从阳明治。”[3]蒲辅周权变之法，只以葱豉通阳微汗，瓜蒌仁、枳实润下通里。

仲景又说：“伤寒脉浮而缓，手足自温者，系在太阴，太阴当发身黄；若小便自利者，不能发黄。至七八日，虽暴烦下利，日十余行，必自止。以脾家实，腐秽当去故也。”（278条）“本太阳病，医反下之，因尔腹满时痛者，属太阴也，桂枝加芍药汤主之；大实痛者，桂枝加大黄汤（组方见方证）主之。”（279条）“太阴为病，脉弱，其人续自便利，设当行大黄、芍药者，宜减之，以其人胃气弱，易动故也。”（280条）吴坤安说：“若湿热伤于太阴之里，又当从大便而出，故至七八日，暴烦下利，虽日十余行，不必治之。以脾家实，所积腐秽，行尽自止矣。盖不须温，亦不须下也。”[3]

病案举例

1.**丁甘仁**治伤寒挟滞，太阳阳明为病。身热十余日不解，脊背微寒，脉浮滑而数，口干不多饮，唇焦，苔薄腻而黄，五六日不更衣。太阳之邪未罢，阳明之热熏蒸，肠中浊垢不得下达也。拟桂枝白虎汤加减，疏太阳之邪，消阳明之热，助以通腑，阳明有胃实，当下之条：川桂枝、生甘草、玄明粉、竹茹、石膏、瓜蒌、川大黄、半夏、姜、枣[4]。

2.**杨燧熙**治春温：陈济川，年55岁，幼年完婚太早，后伤酒色而患淋浊，服止涩药过早，毒逼于内，致腿缝生鱼口之症数月。显系内因阴虚，外因温邪而发。头痛，恶寒发热，浑身骨疼，大便数日不行，小溲赤，口不渴，腹部拒按，唇齿干燥，咳嗽不爽，脘闷不舒。脉浮滑数，两关较大，舌苔淡黄，朱点甚多。脉症合参，断为温病，此《内经》所谓“冬不藏精，春必病温”也。先进桑菊饮加减以清热，继投调胃承气汤加味以下积：霜桑叶、大贝母、瓜蒌皮、杭白菊各9g，炒黄芩、京赤芍各4.5g，薄荷叶2.4g，枇杷叶（去毛筋净）、净连翘、苦桔梗、光杏仁各6g，生甘草1.5g。接方：金银花、瓜蒌皮、净连翘、黑山栀、川石斛各9g，生甘草3g，生大黄6g，玄明粉（冲服）、毛知母各4.5g，荸荠3枚。初剂热解，2剂便行，3剂即能起立，可吃稀糜饮少许。后以滋养法，调理两三剂而康健[5]。

3.蒲辅周治伏暑（流行性乙型脑炎）：王某某，男，28岁，住某医院已3日，会诊时，已服辛凉苦寒数剂，高热不退（T40.2℃），头痛无汗，目微赤，胸腹满微硬，大便未行，鼻塞，舌苔中心秽干无津，舌质不绛，口不渴，尿少，嗜睡，但神志清，微烦，脉浮，右大于左，总观脉症乃胃阴已伤、表里郁闭之候，详询病程经过，在入院前，误服辛温药2剂，胃阴被劫。入院后，又进辛凉苦寒，热邪被遏，因议其症：脉浮头痛鼻塞，壮热无汗是表邪郁闭之象，胸腹满微硬，微烦，苔干，大便未行，乃里闭之征，治宜急救胃阴，宣通表里，俾郁闭之邪热，从表里两解，此权变之法，合宜而施之（组方见方证）。服后，大便利，浑身微汗出，热退，次日复诊体温降至37℃，烦除睡安，舌上津回，诸症悉平，脉象缓和，继以益胃养阴之品，连进3剂，一切正常，胃纳亦佳，遂停药以饮食调理，痊愈出院[1]。

4.樊廷林治伤寒表实证：韩某某，女，43岁，昨起恶寒发热，头痛如裂，身痛如披杖，曾服中药解表剂及西药解热镇痛剂：欲取汗出，未能如愿，舌苔薄白，脉浮紧，口淡，大便3日未解，腹有微痛，遂投麻黄汤加芒硝1剂：麻黄、杏仁各10g，桂枝8g，炙甘草6g，芒硝（冲）15g。二诊：服药后2小时腑通汗出，诸症尽除，唯饮食不香，再拟保和丸2剂。按：麻黄汤是《伤寒论》中辛温解表、逐邪发汗之首方，因其与纯阳之剂，发散之力峻猛，原方运用不多，若用之得当，亦可一战成功，此方加芒硝者，意在通腑以助解表[6]。

引用文献

［1］中国中医研究院.蒲辅周医案［M］.北京：人民卫生出版社，2005：76.

［2］俞根初.重订通俗伤寒论［M］.上海：上海科学技术出版社，1959：183.

［3］吴坤安.伤寒指掌［M］.上海：上海科学技术出版社，1959：卷二5，6.

［4］秦伯未.清代名医医案精华［M］.北京：人民卫生出版社，2006：518.

［5］何廉臣.重印全国名医验案类编［M］.上海：上海科学技术出版社，1959：226.

［6］樊廷林.伤寒表实证［J］.新中医，1981，（1）：30.

（三）清阳虚炽候（胃肠寒火变证）

胃肠寒火证，外感阴寒，内蓄燥火，或素体阳虚，或延误失治，阳气已虚，而燥火内炽，是为清阳虚炽之候，为表里寒热、虚实错杂之证。其见症以阳虚与火炽之脉症为主，更可兼有阳气外郁之症象。

通称：阳虚伏火。

内含病例：［**中医**］夹阴伤寒，挟阴温病，少阴伏温。

病因病机：胃肠寒热虚炽，或素禀脾肾阳虚，更感阴邪，或更误投清下，重伤阳气，或误进辛热升燥，耗伤胃肠津液，致肠胃燥火内炽，而成阳虚火炽、寒热虚实夹杂之证。

证象组合：阳虚+气炽+阳郁

主症：**【阳气不振】症象**：①人事昏愦，语言轻微，昏沉不食。②通身如火，犹衣被不离。③头眩嗜卧。④便泄不渴。**脉象**：脉数大空虚，尺倍洪盛。

【津气蕴炽】症象：①发热如蒸，咽中干，夜间发热，大热不恶寒转恶热，掀去衣被，扬手踯足，身渐汗出。②烦躁昼夜不寐。③夜来谵语。④时忽痛泄。⑤痢成猪肝鱼脑败浊。

副症：**【阳气不宣】症象**：①四肢时冷。②身重恶寒。③厥冷。

【气机不宣】症象：①胸满。②胸膛板结。

宾症：**【气机不降】症象**：吐逆。

治则：当回阳驱阴，与通降燥火并进，以解其错杂之邪。

方证

附子泻心汤证：张仲景方。治心下痞而恶寒汗出者。

大黄二两，黄连、黄芩、炮附子（另煮取汁）各一两。前三味以开水渍泡去滓，入附子汁，分二次服。

论著和讨论

本证候脾肾阳气不足，阴邪郁遏，而胃肠燥火内盛；阳虚阴盛，燥火又炽，寒热虚实错杂之证，治则当两解阴阳虚实之证，仲景有先驱阴复阳，阳回再下其燥火之法，仲景曰："证象阳旦，按法治之而增剧，厥逆咽中干，两胫拘急而谵语。师曰：言夜半手足当温，两足当伸，后如师言，何以知此？答曰：寸口脉浮而大，浮为风，大为虚，风则生微热，虚则两胫挛。病形象桂枝，因加附子参其间，增桂令汗出，附子温经，亡阳故也。厥逆咽中干烦躁，阳明内结，谵语烦乱，更饮甘草干姜汤，夜半阳气还，两足当热，胫尚微拘急，重与芍药甘草汤，尔乃胫伸，以承气汤微溏，则止其谵语，故知病可愈。"（《伤寒论》30条）

喻嘉言则有先助阳发表以散外寒，再温壮中阳以复其脾阳，然后参以苦降清火，两调其寒火之法。后世则有清泄燥火之中兼以驱阴回阳；或驱阴回阳之中佐以攻下燥火之法，当视其表、里、寒、热、缓、急、轻、重而施。仲景曰："伤寒脉浮，自汗出，小便数，心烦，微恶寒，脚挛急，反与桂枝，欲攻其表，此误也。得之便厥，咽中干，烦躁吐逆者，作甘草干姜汤与之，以复其阳。若厥愈足温者，更作芍药甘草汤与之，其脚即伸；若胃不和谵语者，少与调胃承气汤；若重发汗，复加烧针者，四逆汤主之。"（《伤寒论》29条）

病案举例

1.**喻嘉言**治陈汝明病利，发热如蒸，昏沉不食，第三日危急将绝，脉数大空虚，尺倍洪盛，此内有湿热与时令外热相合，又犯房劳，而为骤寒所乘，故发热身重，昏沉不食，痢成猪肝鱼脑败浊，与麻附细辛汤1剂，表散外邪，得汗后热微减，再以附子理中汤2剂，热退身轻，改连理汤服至旬余痊安[1]。

2.**齐有堂**治王玉珏，未发谵语，外见头眩嗜卧，身重恶寒，便泄不渴，夜间发热，渐加大热，不恶寒转恶热，掀去衣被，扬手踯足，身渐汗出，渐至大汗，其势无解，明日亦复如是，半月无效，用黄芪、白术、炮姜、附子、半夏、故纸，重加大黄，下燥矢即不发热[2]。

3.**谢映庐**治龚初福，初起畏寒发热，腹痛而呕，医以柴胡、当归之属治之，更加大热。继以藿香、砂仁温中之药，愈加沉重，以致人事昏愦，言语轻微，通身如火，犹衣被不离，四肢时冷，有如疟状，时忽痛泄，昼夜不寐，急通经络，兼以直降郁火，附子泻心汤：附子通经，大黄、芩、连降火，诸症悉除。唯不寐，加入温胆汤，四剂而痊[3]。

引用文献

［1］陈熠.喻嘉言医学全书［M］.北京：中国中医药出版社，2000：391.

［2］徐衡之，姚若琴.宋元明清名医类案［M］.长沙：湖南科学技术出版社，2006：405.

［3］谢映庐.谢映庐医案［M］.上海：上海科学技术出版社，1962：4.

五、肝胃寒火证（寒火火偏重合病）（1候）

肝胃寒火证，系由肝胃之寒，挟肝胆木火而发之证候，或肝寒挟胃火之证，或外感寒邪，或恣食生冷。或素体虚寒，入于肝胃，郁遏肝胆木火而发；或胃中素有宿热，肝寒犯胃，宿热化火，而成肝寒胃火之证。故其病机多在于肝胆木火之变，或寒郁而木火上逆，或寒郁而木火内炽，久则寒火互结。病总不离肝胃，伤寒家通常称之为厥阴寒热错杂之证。肝胃寒火证，总属寒热错杂之证。其治则自当寒热两投：或温肝胃而兼降木火，或温肝而兼疏泄胃火，寒温并用，双解其寒火。

证候别称：厥阴证，脏寒，厥阴寒热错杂之证。

病名：［中医］蛔厥，热入血室，寒疝。

证候系统：详见图3-7-13。

本证————木火郁逆候

转证————木火郁炽候

变证————肝气郁结候

图3-7-13　肝胃寒火证证候结构图

（一）木火郁逆候（肝胃寒火本证）

肝胃寒火证，胃寒入肝，郁遏肝胆，木火不得伸发，而冲逆于上，是为木火郁逆之候，为寒郁火逆之证。伤寒家通称为厥阴证，脏寒，或蛔厥之证。其见症虽以气机冲逆之症象显明，但必兼见寒郁阳气与热炽津伤之脉症。

通称：厥阴证，脏寒，蛔厥。

内含病例：［中医］蛔厥。［西医］胆道蛔虫。

病因病机：肝胃寒火郁逆，或素体虚寒，或外感阴寒，或过食生冷，寒入肝胃，郁遏肝胆木火，不得伸越，而冲逆于上下，上冲于胃，下迫大肠，寒郁阳气，火灼津液，而成寒热错杂之证。

证象组合：气郁+气逆+气蒸+津泄+阳郁+液灼

主症：【气机不宣】症象：①脘痞呕恶。②不思纳谷。**舌象：**舌常色。

【气机冲逆】症象：①气上撞心，心中疼热。②突发上腹阵阵钻痛，痛时如绞，辗转不安。③心胸格拒，干呕，呕恶益频，呕逆，或吐痰涎浊沫，或吐酸苦黄绿之水，呕吐青绿黑臭之水，或黄黑浊饮。④饥而不欲食，食则吐蛔。

【津气蕴蒸】症象：①体温渐高，热仍不退。②烦躁无暂安。**脉象：**脉象滑数。

副症：【清空不宁】症象：眩晕，目不能开。

【热迫津泄】症象：①利不止。②或下蛔。

宾症：【阳气不和】症象：①寒热。②大汗淋漓。③四末微冷，四肢厥冷。**脉象：**①脉微。②脉细小而沉。**舌象：**苔薄白。

【津液消灼】症象：消渴。

治则：当温散阴寒与清降木火并重，以解其冲逆之势。

方证

乌梅丸证：张仲景方。功能温脏安蛔。治蛔厥，烦闷呕吐，甚则吐蛔，时发时止，得食即呕，手足厥冷，腹痛时作。

乌梅三百枚，细辛、炮附子、桂枝、人参、黄柏各六两，干姜十两，黄连十六两，当归、蜀椒各四两。蜜丸，如梧桐子大，每服十丸，日三次。

论著和讨论

本证候肝胃阴寒，郁遏木火，不得伸发，而冲逆于上下，为寒热错杂之证。仲景曰："厥阴之为病，消渴，气上撞心，心中疼热，饥而不欲食，食则吐蛔，下之，利不止。"（《伤寒论》326条）又说："伤寒脉微而厥，至七八日肤冷，其人躁无暂安时者，此为脏厥，非蛔厥也。蛔厥者，其人当吐蛔。今病者静，而复时烦者，此为脏寒，蛔上入其膈，故烦，须臾复止，得食而呕，又烦者，蛔闻食臭出，其人常自吐蛔。蛔厥者，乌梅丸主之。又主久利。"（338条）。

吴坤安曰："按厥阴气撞热疼，知饥不纳，食则吐蛔等症，总属肝胃之病，因胃中虚寒，肝风袭胃，相火挟浊阴上冲，故致斯症。治法当以苦辛酸寒热并用，如川黄连、吴萸、黄芩、干姜、茯苓、半夏、川花椒、乌梅之类。"[1]"凡伤寒暑湿之症，有呕吐青绿黑臭之水，或黄黑浊饮，或兼吐蛔，此邪已犯厥阴，因胃中空虚，肝风乘虚袭胃，所吐之物乃胃底肠中之阴浊，被肝风翻腾，遂至逆涌，而上出于口，俗名胃底翻是也。治宜泄厥阴以安阳明，如桂枝、白芍、川黄连、吴茱萸、半夏、茯苓、椒、梅之类，以泄厥阴，次用人参、代赭石、茯苓、半夏、干姜、川黄连、乌梅之类以安胃镇逆，若其人阳明虚馁，不禁酸苦，又当安胃为主，微兼泄肝，宜人参、姜、连、吴萸、白芍、茯苓、半夏、乌梅、代赭石之类主之。"[1]

故其治则亦当寒温并用，辛苦温燥，以温脏祛寒；苦寒清降，以平其木火；佐以酸收，以敛其肝气之冲逆。吴坤安曰："肝邪犯胃：按吐蛔，仲景列于《厥阴篇》内则为肝邪犯胃可知。凡伤寒，如见寒热干呕，心胸格拒，或吐痰涎浊沫，或吐酸苦黄绿之水，或吐蛔下蛔，皆属厥阴乘犯阳明，治宜泄肝和胃，如川黄连、桂枝、乌梅、（炒黑）川花椒、生白芍、盐水炒淡吴茱萸、黄芩、茯苓之类，如泄肝和胃不效，乃胃中虚空若谷，客气逆犯上冲，须镇逆安胃，宜人参、茯苓、半夏、代赭石、炒川花椒、乌梅肉、川楝子之类。"[1]

病案举例

1.雷少逸治新定章某患伤寒六七日来，身热如焚，前医初用辛散，继用苦寒，热仍不退，更加呕逆吐蛔，四末微冷，急来求治于丰。诊其脉细小而沉，舌苔白薄，丰曰：此阴阳错杂之证，将成蛔厥之征。思先哲云："杂病吐蛔，责于热；伤寒吐蛔，责于寒。"即用椒、姜以温其中，桂枝以透其表，参、附以扶其正，连、梅以安其蛔，更佐豆蔻和中止呕也。令服一剂，呕逆已定，四末转温，唯躯热未清，姑守旧方，除去姜、附，加入芩、柴一服中机，后议数方并效，调理半月得安[2]。

2.吴箣方治万秋荣，男，30岁，气上冲胸，胸中疼热，脉沉细，肢末时凉，呕吐特甚，四日来昼夜不已，其味酸涩，为寒热错杂之证：川黄柏、西党参、桂枝、附子、北细辛各1.8g，川黄连4.5g，全当归、川花椒各1.2g，乌梅、干姜各3g，法半夏3.6g[3]。

3.郑长松治寒热交错，蛔动上扰。韩姓，女，38岁。妊娠2月起，脘痞呕恶，不思纳谷，历时月余。6天前思食生冷，用之太过，突发上腹阵阵钻痛，呕恶益频。痛时如绞，辗转不安，大汗淋漓，四肢厥冷，痛过除有脘痞不舒，毫无它苦。3日来阵痛频发，体温渐高，诊得舌常色，苔薄白，脉象滑数。辨证论治：恣食生冷，寒邪伤胃，蛔动不安而为蛔厥。衡之病因，观其脉证，乃寒热交错、蛔动上扰之证。立寒热并用、安蛔止痛之法，投乌梅丸增损施治：乌梅18g，白芍15g，党参、当归各12g，延胡、川花椒各9g，桂枝、吴萸、干姜、黄芩、黄连、黄柏各6g，细辛3g，水煎服。1剂即痛安热退。续服2剂，诸苦若失。按：仲景云："脏寒，蛔上入膈。"本例即恣食生冷太过，致胃气虚寒，蛔动上膈而为病，病后体温增高，脉来见数，实寒热交错之候，"蛔虫得酸则静"，故以乌梅为君，蛔静则痛止；川花椒、吴萸、桂枝、干姜、细辛温脏散寒，安蛔回厥；黄芩、连、柏清热安胎，平降上逆之冲气；白芍、延胡和中止痛。厥后气血不免扰乱，故加党参、当归奠安气血，蛔厌之味，斯方俱有，蛔得之则不堪而伏[4]。

引用文献

[1] 吴坤安.伤寒指掌［M］.上海：上海科学技术出版社，1959：卷二32，35，卷三78.
[2] 雷丰.时病论［M］.北京：人民卫生出版社，1964：131.
[3] 景德镇市中医院.吴匊方医案［M］.景德镇：景德镇人民出版社，1960：19.
[4] 郑长松.妊娠蛔厥治验［J］.上海中医药杂志，1983，（11）：28.

六、肺肾寒火证（寒火火偏重并病）（4候）

肺肾寒火证，为外寒与阳虚内火并发之证。外寒郁于肺，引动肾中伏热，而肾阳又虚，上、下、寒、热、虚、实并发，病情错杂，病势险重，伤寒家常称之为太阳少阴两感之证。温热家则称之为挟阴温病，或少阴伏温之证。多由肾阳有虚，寒邪内伏化热，许叔微曰："此阴中伏阳也，仲景法中无此证，世人患此者多。"[1]后世医家认为仲景只有"夹阴伤寒"纯阴之证，并无"夹阴温病"寒热错杂之证。是证有说始于《素问·金匮真言论》"藏于精者，春不病温"之说。征之临床实践，并非尽然。

肺肾寒火证，寒郁于肺，火起于肾，虽各自居于上、下二焦，而为病则无不关乎清阳，由于肾阳不足，不能鼓动清阳以宣展于内外，虽系邪实之证，无不兼挟阳虚，虽有外寒郁闭，与内火燔炽，必有阳气不足之虚，因而总系表、里、阴、阳、寒、热、虚、实错杂之证。

肺肾寒火证，同具表、里、阴、阳、寒、热、虚、实夹杂，因而其治则亦当发表、清里、温阳、理虚同法，许叔微有云："若用热药以助之，则为阴所隔绝，不能导引真阳，反生客热，用冷药则所伏真火愈见销铄。"[1]故必调配得当，方可解其错杂之证。

证候别称：阴中伏阳，太阳少阴同病，邪陷少阴。

病名：［中医］客寒包火，挟阴温病，少阴伏温，失音。

证候系统：详见图3-7-14。

本证————清阳失宣候
转证————清阳怫郁候
变证————清阳虚闭候、阳气虚炽候

图3-7-14　心肺寒火证证候结构图

引用文献

[1] 江瓘，魏之琇.名医类案（正续编）［M］.北京：中国中医药出版社，1996：12.

（一）清阳失宣候（肺肾寒火本证）

肺肾寒火证，外寒郁遏于肺，肾阳不足以鼓动，清阳之气不得宣展于上，亦为清阳失宣之候，其见症以上焦气机郁遏之症象显明，但必兼见阳气无力鼓动之脉症。

通称：寒闭阳郁。

内含病例：［中医］失音。［西医］喉肌软化症。

病因病机：肺肾寒火郁遏，因外寒郁于肺，引动肾中之火上升，郁遏上焦清阳之气，又以肾阳不足以鼓动，致清阳不能宣展于上焦，致空窍失宣，气机宣降失常。

证象组合：阳郁+气郁+空窍

主症：**【阳气不宣】症象**：①背后怕冷。②色夭不泽。**舌象**：舌胖淡，苔腻水滑。**脉象**：①脉弦紧。②或数疾。③沉细。

【气机不宣】症象：①胸膈窒闷。②纳呆脘痞。③短气。④欲咳不能咳。

副症：【清空不宣】症象：两目乏神。

【清窍不宣】症象：①失音。②咽痛。

宾症：【气机不降】症象：清痰上溢。

治则：温阳宣发为主，以助阳散寒；或佐以清降，以平其内火，表里寒热虚实同治之法。

方证

麻黄附子细辛汤证：张仲景方。原名麻黄细辛附子汤。功能温经助阳，解表散寒。治素体阳虚，外感风寒，症见无汗恶寒较甚，发热较轻，脉不浮反沉者。

麻黄二两，附子一枚，细辛二两。水煎，分三次服。

论著和讨论

本证候寒郁于外，火起于肾，阳气不足以鼓动，清阳失宣于上。张石顽说："若暴哑声不出，咽痛异常，猝然而起，或欲咳而不能咳，或无痰或清痰上溢，脉多弦紧，或数疾无伦，此大寒犯肾也。麻黄附子细辛汤温之，并以蜜制附子噙之，慎不可轻用寒凉之剂。"[1]其治则当温阳宣散，以驱外寒之郁，略佐清降，以平上升之火；外散内清，助阳除邪。华钧珊说：（潘）星如曰："余之亲戚孙某，患喉痛，凡本草之治喉者，服之殆偏，唯附子未用，可试之乎？"余谓：《本草纲目》原有治喉之说，可先将此药一片，以口衔之，如不嫌辛辣，则其气相投，为可服之证。后星如以此告孙，孙从余言，将附子置口中，反觉爽快，遂用淡附子1.5g煎汤，一服而愈。盖服苦寒之品已久，非附子不能解，《纲目》之言可信也[2]。

病案举例

路志正治喉肌软化症：潘姓女，34岁，教师，反复咽疼失音近4个月来，咽疼音哑，抗菌、消炎及清热解毒，清燥救肺，反胸膈窒闷，纳呆脘痞，气短，背后怕冷，体重下降，面形瘦弱，面夭不泽，两目乏神，舌胖有齿印，质淡，苔腻水滑，脉沉细，系风寒外束，失于宣散，苦寒早投，阴柔过用，致寒邪内闭，客于少阴，上逆会厌，形成太少两感，本虚寒而少阴标热之喉喑重症，急以温经散寒治其本，涤热利咽治其标，仿麻黄附子细辛汤合大黄附子汤、甘草汤意化裁，制小其服：麻黄1.5g，附片、生甘草各3g，细辛0.03g，生大黄1.5g，青果12g，半夏6g，2剂，胸膈舒，背寒除，少能发音，仍不能说话，为标热得去，阴霾之邪有蠲除之势，肾阳有来复之机。去大黄加沙苑子以益肾气，又服14剂，能说简单语言，唯经常感冒，予补中益气丸8袋，每次6g，日二，外感解，气短亦轻，声音较前清晰。但身倦乏力，腰酸膝软，下肢浮肿，白带多而清稀，舌瘦质淡，苔薄白，脉沉细尺弱，脾肾阳虚，宜温补脾肾，佐以利咽：党参、白术、附子、仙灵脾、菟丝子、沙苑子、茯苓、山药、玉蝴蝶、蝉衣，5剂，针左照海、右三阴交、廉泉，愈[3]。

引用文献

［1］张璐.中华医书集成·张氏医通［M］.北京：中医古籍出版社，1999：102.

［2］柴中元等.华钧珊先生临床经验举隅［J］.浙江中医学院学报，1985，（6）：35.

［3］路志正.医话二则［J］.中医杂志，1980，（9）：21.

（二）清阳怫郁候（肺肾寒火转证）

肺肾寒火证，外寒引动伏火，上扰清阳，不得宣展于内外，而怫郁于表里，而成清阳怫郁之候，时病学家称之为阴中伏阳之证，与外寒包火相似，唯其火来自于肾，且肾阳已虚，虚中伏火，与通常客寒包火之证有别。其见症以阳气怫郁之脉症为主，但可兼见表郁与上焦气郁之症象。虽谓"寒在皮肤，热在骨髓"，但非阳极似阴之阳厥证。

通称：阴中伏阳。

内含病例：［中医］寒闭，火郁。

病因病机：肺肾寒火郁滞，系外寒引动肾中伏火，阴邪郁滞于外，内火不得发越，蕴伏于里，清阳不得宣泄于外，怫郁于表里，不得透发，病势深沉，外则表阳不宣，内则气失宣降，郁火欲达不达，而成所谓"寒在皮肤，热在骨髓"阴中伏阳之证。

证象组合：阳郁+阳滞+表郁+气郁

主症：【阳气不宣】症象：①身大寒。②指末背冷。**脉象：**六脉沉伏不见，深按至骨，却似牢而有力。

【阳气怫郁】症象：①身大寒反不欲近衣。②内热烦乱口渴。③烦躁狂热。**舌象：**①舌苔绛，底浮白甚。②或嫩红胖大。**脉象：**脉沉伏按之紧数。

【腠理不宣】症象：①身温无汗。②脊痛。**舌象：**舌底绛浮白。

副症：【清空不宣】症象：头痛。

【气机不宣】症象：①气塞填胸。②胸满。

宾症：【气机不降】症象：恶心。

【清窍不宣】症象：咽痛。

治则：仍当破阴行阳，清降内火，并行不悖，所谓旋转阴阳之法。

方证

1.来复丹证：《太平惠民和剂局方》引杜先生方[1]。破阴结，旋转阴阳。治夏季贪食生冷，暑热内伏，霍乱吐泻，脘腹疼痛。

硝石、硫黄、玄精石各一两，五灵脂、青皮、橘皮各二两。醋煮米糊为丸，梧桐子大，每服三十丸，空腹粥饭送下。

2.破阴丹证：《通俗伤寒论》载方[2]。许氏破阴达阳法，使水升火降，得汗而解。治伏阳者，寒在皮肤，热在骨髓。详见论著。

阿硫黄、水银各15g，镕结成砂加青陈皮各7.5g，各为细末，面糊丸如桐子大，200粒，冷盐汤下服。

论著和讨论

本证候阴凝于外，阳火郁伏，阴中伏阳，许叔微云："若用热药以助之，则为阴所隔绝，不能导引真阳，反生客热，用冷药则所伏真火愈见销铄，须用破散阴气，导达真火之药，使水升火降，然后得汗而解。"[3]治则当破阴行阳与清降伏火并重，遵许学士破阴达阳之法，使阴凝得开，伏火外达，汗出而解。俞根初说：一因两肾之间有命门，其中虽藏阴精，而却含真火。火性热伏，气从阳化者多，故病多阴中伏阳。伏阳者，身虽大寒，反不欲近衣，胸满恶心，头痛脊疼，指末虽冷，而内热烦躁，舌苔绛，底浮白甚，或嫩红胖大。若六脉沉伏不见，深按至骨，却似牢而有力，此寒在皮肤，热在骨髓。许学士所谓：阴中伏阳是也。伏阳证，当遵许氏破阴达阳法，使水升火降，得汗而解。重用破阴丹（组方见方证）服后，若烦躁狂热，手足躁扰，此伏阳外达也，不必惊慌，须臾神定而睡，汗出热退，而病除矣。或用来复丹4.5~6g热童便下。小便连解青黑色，其热亦退，盖少阴与太阳为表里，破阴丹使伏阳从足太阳经外泄，来复丹使伏阳从足太阳腑下泄，方虽不同，而交通阴阳之功则一，终以育阴养胃法，调理收功[2]。吴鞠通说："暑邪误治，胃口伤残，延及中下，气塞填胸，燥乱口渴，邪结内踞，清浊交混者，来复丹主之。"[4]

病案举例

许叔微治一人得疾，六脉沉伏不见，深按至骨，则弱紧有力，头疼身温烦躁，指末背冷，胸中满恶心。更两医矣，医者不识，止投调气药。许因诊视曰："此阴中伏阳也。仲景法中无此证，世人患此者多。若用热药以助之，则为阴所隔绝，不能导引真阳，反生客热，用冷药则所伏真火愈见销铄，须用破散阴气、导达真火之药，使火升水降，然后得汗而解。"乃授以破阴丹200粒作一服，冷盐汤下，不半时烦躁狂热，手足躁扰。其家大惊，许曰："俗所谓换阳也。"须臾稍定，略睡，身少汗，自昏达旦方止，身凉而病除[3]。

引用文献

[1] 刘景源校.太平惠民和剂局方［M］.北京：人民卫生出版社，1985：200.

[2] 俞根初.重订通俗伤寒论［M］.上海：上海科学技术出版社，1959：199.

[3] 江瓘，魏之琇.名医类案（正续编）［M］.北京：中国中医药出版社，1996：12.

[4] 吴鞠通.温病条辨［M］.福州：福建科学技术出版社，2010：119.

（三）清阳虚闭候（肺肾寒火变证1）

肺肾寒火证，外寒过甚，郁闭表阳，内火炽灼，更兼肾阳不足以鼓舞，清阳不得外达，而成清阳虚闭之候，时病学家亦通称为太阳少阴两感之证。其见证虽以表郁与里热之脉症同见，但必兼有阳虚与神志蒙闭之脉症。

通称：太阳少阴同病。

内含病例：［中医］客寒包火。［西医］流行性脑脊髓膜炎。

病因病机：肺肾寒热虚闭，因外寒触发伏火，寒邪郁闭于表，伏火不得外达，上闭清阳，不得宣展内外，外则腠理不宣，内则神志蒙闭，兼肾阳不足，而成正虚邪闭之危重证。

证象组合：阳虚+表郁+气灼+神闭+经络郁滞

主症：【阳气不振】**症象**：①面色黑滞。语言轻微。②通身如火，犹衣被不离。③四肢时冷。④身蜷足冷，⑤半渴不渴。⑥大便溏泄。⑦周身遍布紫色瘀斑。**脉象**：脉沉细。

【腠理不宣】**症象**：①身热，恶寒。②无汗皮肤枯涩。③头痛甚剧。**舌象**：苔薄白。**脉象**：脉浮缓。

【津气蕴灼】**症象**：①壮热不退。②口渴，唇焦。③心烦，昼夜不寐。④咽喉红痛，时忽痛泄。**舌象**：舌质赤。

副症：【神志蒙闭】症象：①人事昏愦。②神志时清时昧。③谵语无伦。

【经脉不利】症象：项强。

宾症：【气机不降】症象：①胸膛板结。②饮则呕吐宿食、痰涎，喷射性呕吐。

【络脉不和】症象：舌卷。

治则：以助阳宣发为主，以解其外闭，使伏火得以外达；佐以清降内火，以除其内炽；扶正达邪以开闭之法。

方证：大青龙汤加附子证：翟冷仙方[1]。治太阳少阴两感，发热畏寒，头痛项强，喷射性呕吐，吐出宿食、痰涎，周身出现紫色瘀斑，神志时清时昧，详见病案。

麻黄（去节，先煎去沫）、桂枝、炙甘草、光杏仁各9g，生石膏45g，熟附片6g，红枣6枚，生姜3片。水煎，每隔2小时服1次。

论著和讨论

本证候因寒闭于表，火炽于内，阳气不振，正虚邪闭。其治则当以助阳发表以开其外闭为主，兼以清降内火以解其内炽，表里寒热并施之法。翟冷仙认为：本例头痛项强，发热恶寒，心烦，为太阳中风；由风邪袭表，致上焦不通，玄府闭塞，卫气不得泄越；当此之时，唯取汗法，若以发热项强误认为肝风内动或阳明积热而以牛黄丸或紫雪丹遏之，则反致邪热内陷而病更重。口渴，呕吐宿食痰涎，咽痛，肢冷，为寒伤少阴。因其太阳少阴同病，故以大青龙汤加附子，一以解表清里，一以温少阴之寒[1]。

病案举例

翟冷仙治庄姓，女，8岁。夜间突然发热，畏寒，头痛，项强，喷射性呕吐，吐出宿食、痰涎，周身出现紫色瘀斑，神志时清时昧。至7日上午来院诊治。体温40.1℃，血检：白细胞：28.7×10^9/L，其中嗜中性粒白细胞：0.95，淋巴细胞：0.07；脑脊液常规检查：浑浊、乳白色，白细胞：1.2×10^9/L，中性粒细胞：0.96，淋巴细胞：0.04，血糖：0.56mmol/L以下，蛋白（+++）。初步印象：流行性脑脊髓膜炎。其家属要求中药治疗。中医诊治：头痛。项强甚剧，身热，恶寒，无汗心烦，口渴欲饮，饮则呕吐宿食、痰涎，咽喉红痛，周身遍布紫色瘀斑，肢冷，舌质赤，苔薄白，脉浮缓。证属太阳少阴两感；拟大青龙汤加附子（组方见方证）。服上方2剂后，至3月8日，头痛项强、发热恶寒等症减退，肢冷转温，呕吐亦止，体温降至39.4℃，但紫斑未消。血检：白细胞：15.1×10^9/L，其中嗜中性粒白细胞：0.88，淋巴细胞：0.12。原方中石膏加至75g。再服2剂（服法如前）。3月9日：诸症已基本消退，但头仍有阵发性轻度疼痛。仍用原方，再服1剂（服法如前）。前后共服药5剂，诸症均已消失，神情活泼[1]。

引用文献

[1] 翟冷仙等.大青龙汤加附子治疗流行性脑脊髓膜炎[J].上海中医药杂志，1966,(3)：98.

（四）阳气虚炽候（肺肾寒火变证2）

肺肾寒火证，寒邪外郁，内火燔炽，阳虚于里，阳滞于表，而成阳气虚炽之候，温热家通称为挟阴温病，或少阴伏温。其见症以阳虚、阳滞与气炽、血炽之脉症同见。

通称：邪陷少阴。

内含病例：[中医]挟阴温病，少阴伏温。

病因病机：肺肾寒火虚炽，因外寒引动肾中伏火，肾阳已虚，而内火又炽，阳虚不能鼓动，阴邪郁滞于外，内火不得外达，炽灼于气血之分，甚则有上蒙痉厥之变。

证象组合：阳虚+气炽+血炽+阳滞

主症：【阳气不振】症象：①汗多。②肢冷。③嗜寐神迷。④谵语郑声。⑤大便溏泄。⑥咳有痰声。**脉象：**脉已沉细。

【津气蕴炽】症象：①身热有汗不解。②气急胸闷。③神识模糊。

副症：【血热蕴炽】症象：咳嗽痰多夹红点。

宾症：【阳气不行】症象：渴喜热饮。

治则：总当助阳祛寒，与清降内火，并进同治，以解寒热虚实之证。

方证：加味麻黄附子汤证：柳宝诒方[1]。治恶寒发热，神情呆钝，倦卧耳聋，时或烦躁，足冷及膝，指尖耳鼻冷，脉迟细而弱，呕恶不能纳水饮，舌苔浓燥微灰。详见论著。

麻黄制豆豉，附子制大生地，桂枝制白芍，人参、牛膝、玄参、淡芩、羚羊、生牡蛎。

论著和讨论

本证候因外寒郁滞，阳气不振，内火炽灼，寒热虚实夹杂。柳宝诒说："设其人肾阳虚馁，则邪机冰伏，每有半化半伏、欲达不达之症。如外面热象炽盛，或已见昏谵、痉厥之候，而少阴之伏邪尚有未经化热，仍留滞于阴分者。此时就热象论，已有热扰厥阴之险，清泄之药不容缓。而内伏之邪，又以肾气内馁，不能化达。设专用凉泄，则邪机愈滞：设用温化，又属抱薪救火。辗转之间，内则阴液干涸，外则邪热蒙闭。迟之一二日，即不可挽救矣。此等症情，在温病中，为最险重之候。"[1]治则当助阳祛寒以解其阴凝，清降其内火，以救其内焚，以夺其痉厥之途。柳宝诒主张："此证邪伏少阴，喻氏仿仲景少阴病治例，用麻黄附子细辛汤及麻黄附子甘草汤两方以透邪，增入生地以育阴扶正（组方见方证），其用意颇为切当……如用麻黄汁制豆豉，附子汁制生地，至凉肝息风治标之药，仍宜随症参入。"[1]

病案举例

丁甘仁治初起风温为病，身热有汗不解，咳嗽痰多，夹有红点，气急胸闷，渴喜热饮，大便溏泄。迭投辛凉清解，润肺化痰之剂，似亦近理。然汗多不忌豆豉，泄泻不忌山栀，汗多伤阳，泻多伤脾，致邪陷少阴，神不守舍，痰浊用事，蒙蔽清阳，气机堵塞。今见神识模糊，谵语郑声，汗多肢冷，脉已沉细，喉有痰声，嗜寐神迷，与逆传厥阴者迥然不同，急拟回阳敛阳，肃肺涤痰，冀望真阳内返，痰浊下降：吉林参、熟附片、牡蛎、龙骨、朱茯神、远志、仙半夏、川象贝母、桑叶、桑白皮、扁豆衣、薏苡仁、冬瓜子、竹沥、猴枣[2]。

引用文献

［1］曹洪欣等.温病大成第二部•温热逢源［M］.福州：福建科学技术出版社，2007：1315.

［2］秦伯未.清代名医医案精华［M］.北京：人民卫生出版社，2006：524.

第三节　湿火证类（15证51候）

湿火之证，系由湿热郁极化火而成。湿热有外感内伤之分，故湿火亦可分外感与内伤：外感由于感受暑、湿之邪，或伤寒、温病夹湿，传里化火；内伤则系饮食之湿热内聚，郁久化火而成。其病机总属湿郁于外，火炽于内之郁炽证。更可挟心之君火，肝胆之相火，肾之龙火，邪火与正火交炽，为病更甚。故其为病，除时病之暑湿、湿热、湿温等病外，更多见于杂病。在中焦可致泻痢黄疸疟疾，在下焦可致热疝淋浊经带崩漏等病。

外感之湿火，多起自肺胃，故肺胃湿火证，为外感湿火之本病。不解则下传入肠，则为胃肠合病；或入于肝胆，与枢机与木火并发，是以胆胃、肝胃湿火证，是为外感湿火之并病。均在气分传变，温热家称为顺传。如由气入营，则称之为逆传，故心肺、心胃、心营湿火证，亦属气营合病；如并入肝血、肾阴，而为心肝、心肾之湿火证，亦属外感湿火之并病。

内伤之湿火证，多起自脾胃，是为内伤湿火之本病。传之于肝，则为肝脾合病；下并于肾，则为脾肾湿火证，为内伤湿火之并病。内伤之湿火，亦有起自于肝胆者，虽亦关乎饮食，如茶酒油荤过度，亦多与情志有关，是以肝胆湿火证为本病；上合于肺，为肝肺合病；下并于肾，故肝肾湿火证亦为并病。然而内湿外湿，并非截然分开，常多内外合邪，相互传变，以上分类，仅是其大概。

湿火之证，治则总当以清利为主，使湿火之邪从二便而去。然火自湿来，湿为黏腻浊邪，虽已化火，而未尽之湿，尚难速解，故其势多缠绵，变幻亦多，不同于燥火，一下即可尽净。故俞根初曰："伏邪层出不穷，往往经屡次缓下，再四清利，而伏邪始尽。"[1]

证候系统：详见表3-7-3。

表3-7-3　湿火证证候结构表

本病	合病	并病
肺胃湿火证、脾胃湿火证、肝胆湿火证	胃肠湿火证、心肺湿火证、心胃湿火证、心营湿火证、肝脾湿火证、肺肝湿火证	胆胃湿火证、肝胃湿火证、心肝湿火证、心肾湿火证、脾肾湿火证、肝肾湿火证

一、肺胃湿火证（湿火外湿本病）（3候）

肺胃湿火证，为外感湿火本病，为气分之湿火证。或由新感暑温、暑湿，暑热直犯肺胃气分；或由伏暑、湿温溃发于上中二焦，均可成为肺胃湿火证。胃为足阳明之经，故温热家亦通称为阳明证。其病机为湿遏于外，火炽于内，亦称湿热热伏，见于暑温、暑热、伏暑、湿温诸病。

肺胃湿火证，其病机虽为湿遏于外，火炽于内，然湿邪尚重者，多蕴炽于上焦，郁滞清气，即张聿青所云："搏结于胸膈之间，阳明之分，气机被阻。"[2]金子久则谓："流连气分，蔓延三焦。"[3]火偏重者，消灼津液，则多居中焦胃中，即所谓阳明证，即何廉臣所云："湿竭化燥，热炽阳明。"[1]气分不解，或延误失治，亦可内深入血，而成气血交炽之候，或久羁不解，耗伤气液，亦有邪实正虚之变。

肺胃湿火证，病关上中二焦。其治则总以清肃肺胃为主，即如叶天士所云："清理上中为要。"[4]何廉臣亦云："盖湿热一证，肃清肺胃，如溽暑炎蒸，凉风骤起，顷刻湿收热退，如登清凉界中矣。"[5]以其病机为湿遏火炽，故俞根初主："法当芳透淡渗，温化清宣，湿开热透，继以苦降辛通，甘淡渗湿肃清之。"[1]

证候别称：湿遏热伏，湿遏热炽，阳明暑证，热结旁流，暑热内陷，邪陷少厥，暑伤元气。

病名：［中医］湿温，暑湿，暑温，暑热，伏暑内发，暑厥，暑厥兼肺痹，暑泻，噤口痢，自汗，麻后喘。

证候系统：详见图3-7-15。

本证——————清气失宁候、清气蕴炽候

转证——————津气郁炽候、津气蒸灼候、津气煎迫候

图3-7-15　肺胃湿火证证候结构图

引用文献

［1］俞根初.重订通俗伤寒论［M］.上海：上海科学技术出版社，1959：254，266，269.

［2］张聿青.张聿青医案［M］.上海：上海科学技术出版社，1963：55.

［3］秦伯未.清代名医医案精华［M］.北京：人民卫生出版社，2006：492.

［4］叶天士.临证指南医案［M］.上海：上海卫生出版社，1958：260.

［5］何廉臣.重订广温热论［M］.福州：福建科学技术出版社，2010：11.

（一）清气蕴炽候（肺胃湿火本证）

肺胃湿火证，湿热内蕴化火，炽于肺胃，上中清气失其宣降之常，是为清气蕴炽之候，时病学家亦通称为湿遏热伏之证。张聿青曰："湿热之邪，心肝之火，搏结于胸膈之间，阳明之分，气机被阻，阴液暗耗，其所以渴不喜饮者，挟痰湿故也。势恐肝阳化风，有痉厥昏蒙之变。"见症虽以火炽肺胃气分之脉症为主，但可兼见上中气失宣降之症象。

通称：湿遏热伏。

内含病例：［中医］伏暑内发，湿温，暑湿。［西医］流感。

病因病机：肺胃湿火蕴炽，因湿热不解，湿遏热伏，热渐化火，清气郁遏，久失宣降，湿不得开，热不得透，而成张聿青所谓："搏结于胸膈之间，阳明之分，气机被阻。"[1]金子久谓："流连气分，蔓延三焦。"[2]

证象组合：气郁+气炽

主症：【气机不宣】症象：①胸闷纳呆。②脘闷胸满。③咳嗽痰黏。④腹胀。**舌象：**①舌苔白糙。②腻白。

【津气蕴炽】症象：①身热不退。②潮热，午后入夜更甚。③自汗，无汗，汗出不畅。④口苦口渴。⑤膈间烦闷特甚，神糊烦懊。⑥大便不畅，便溏自利，便秘溲赤。**舌象：**①舌质红，苔黄腻。②罩灰黑。③舌尖赤燥，近根黄腻带浊。**脉象：**①滑数。②细弦而数。

副症：【清窍不利】症象：①咽喉肿痛。②两侧扁桃体肥大。

【气机不降】症象：①恶心呕吐。②干呕。③噫逆。

宾症：【清空不宁】症象：头痛昏重。

治则：当以宣降上中气机，清降郁火为法。

方证

1.大橘皮汤证：《通俗伤寒论》方[3]，温化湿热法，详见论著。

广陈皮、赤茯苓各9g，飞滑石12g，槟榔汁4匙冲，杜苍术3g，猪苓6g，泽泻4.5g，官桂0.9g。

2.增减黄连泻心汤证：《通俗伤寒论》方[3]，清泄包络心经实火法，详见论著。

小川黄连2.4g，青子芩、小枳实、仙半夏各4.5g，飞滑石18g，淡竹沥2瓢，生薏苡仁15g，生姜汁2滴同冲。先用冬瓜子30g，丝通草6g，灯心1.5g，煎汤代水。鲜石菖蒲叶4.5g搓熟生（冲）。

3.加味连朴饮证：何廉臣方[3]。功能清热化湿，调和肠胃。治呕吐泄泻，胸闷，不思饮食，舌苔黄腻等，详见论著。

厚朴、黄连、石菖蒲、半夏、豆豉、焦山栀、芦根、黄芩、枳实。水煎服。

论著和讨论

本证候湿遏热伏，热不得透，流连气分，渐次化火，俞根初说："若邪舍于营，外寒激动而发者，一起即寒少热多，日轻夜重，头痛而晕，目赤唇红，面垢齿燥，心烦恶热，躁扰不宁，口干不喜饮，饮即干呕，咽燥如故，肢虽厥冷，而胸腹灼热如焚，脐间动气跃跃，按之震手。"[3]叶天士曰："清理上中为要。"[4]金子久曰："宜用甘凉泄其蒸腾之热，参苦寒泄其氤氲之湿。"[2]然俞根初则谓："若肥人多湿，虽感冬温伏暑，仍多湿遏热伏者，法当芳透淡渗、温化清宣，大橘皮汤（组方见方证）去官桂、槟榔，加焦山栀、青连翘各9g，活水芦笋60g，灯心1.5g，北细辛0.6g（煎汤代水），湿开热透，继用增减黄连泻心汤（组方见方证），苦降辛通、甘淡渗湿以整肃之。终以香砂二陈汤，加黄草川斛9g，鲜石菖蒲3g，拌炒生谷芽9g，金橘脯2枚，温健胃气以善后。"[3]吴坤安说："在中焦，则舌苔微黄黏腻，痞闷胸满，或目黄舌白，口渴溺赤，宜湿热兼治，用泻心法：半夏、陈皮、赤茯苓、枳实、川连、通草之类。"[5]何廉臣说："病在中焦气分者，酌用王氏连朴饮加味（组方见方证），苦辛通降以清胃气。"[3]

病案举例

1.**叶天士**治张，舌白罩灰黑，胸脘痞闷，潮热呕恶，烦渴汗出，自利，伏暑内发，三焦均受，然清理上中为要：杏仁、滑石、黄芩、半夏、厚朴、橘红、黄连、郁金、通草[4]。

2.**金子久**治表来之风寒，里伏之暑湿，一时并发，时必猛烈，大热七八日，才得开凉，潮热一二夜，尚不退舍，始终无汗，邪何由泄，流连气分，蔓延三焦，口淡无味，舌见腻白，脉息细弦而数。据述向来脉静，尚无可虑，否则非宜用甘凉泄其蒸腾之热，参苦寒泄其氤氲之湿：川黄连、山栀、酒制黄芩、石斛、佩兰、青蒿子、银花、连翘、瓜蒌皮、竹皮、郁金、橘皮[2]。

3.**张聿青**治张右，病经一候，形寒已罢，热势不解，汗出不及下体，膈间烦闷特甚，呕恶时作，卧寐不安，小溲赤少，大便不爽，寸关沉，按弦数，左更上溢寸外，舌尖赤燥，近根黄腻带浊。此皆湿热之邪，心肝之火，搏结于胸膈之间，阳明之分，气机被阻，阴液暗耗，其所以渴不喜饮者，挟痰湿故也。势恐肝阳化风，有痉厥昏蒙之变，议泻胸膈之邪热，清心肝之火，冀得躁平安寐，庶免变端，录方明裁：羚羊片2.1g，郁金、制半夏、酒炒丹皮各4.5g，囫囵连翘6g，木通、薄荷各2.4g，香豉、瓜蒌仁各9g，姜汁炒细川黄连、枳实各1.5g，玄明粉2.4g（化水磨冲），竹茹3g，去节芦根24g[1]。

4.**何廉臣**治张左，44岁，湿温化火，内热自汗，口苦而燥，溺黄赤，便不畅，治宜清化分消：新会皮、黄芩各4.5g，瓜蒌皮、焦山栀、知母、青连翘各9g，青宁丸6g，飞滑石（包煎）18g，鲜淡竹叶40片，嫩桑枝2尺[6]。

又治王左，伏暑挟食，下午热盛，胸闷胃钝，溺赤热，治宜清化兼消：枳壳、佛手片、鸡内金、黄芩各4.5g，焦山栀、青连翘、木香槟榔丸各9g，青蒿6g，飞滑石（包煎）12g，嫩桑枝2尺[6]。

引用文献

[1] 张聿青.张聿青医案[M].上海：上海科学技术出版社，1963：55.
[2] 秦伯未.清代名医医案精华[M].北京：人民卫生出版社，2006：492.
[3] 俞根初.重订通俗伤寒论[M].上海：上海科学技术出版社，1959：254，257，269.
[4] 叶天士.临证指南医案[M].上海：上海卫生出版社，1958：260.
[5] 吴坤安.伤寒指掌[M].上海：上海科学技术出版社，1959：卷四62.
[6] 萧龙友等.现代医案选（第五辑）[M].北京：人民卫生出版社，2008：116，118.

（二）津气蒸灼候（肺胃湿火转证1）

肺胃湿火证，暑湿内蕴肺胃不解，暑渐化火，湿竭化燥，湿火渐成燥火，燔灼肺胃，而成津气蒸灼之候，时病学家通常称之为阳明暑热证。其见症以火灼肺胃津气之脉症为主。

通称：阳明暑证。

内含病例：[中医]伏暑，暑温，自汗。

病因病机：肺胃湿火蕴灼，系外受暑湿，或伏暑内发，延误失治，暑渐化火，湿渐化燥，湿火变而为燥火，津液暗伤，而成阳明暑证。

证象组合：气灼+液灼+神蒙

主症：【**津气蕴灼**】**症象**：①大热。②喜冷。③汗出，头痛呕吐。**舌象**：①舌红苔黄腻。②苔黄厚。**脉象**：①脉洪数。②脉寸尺沉细，两关洪数。

副症：【**津液消灼**】**症象**：①大烦渴饮冷。②自觉胃脘内阵发性烘热，热气外窜，随即汗出浸衣，睡眠欲醒尤易发作。③干呕。④唇燥。⑤小便不利如血。⑥大便秘结。

宾症：【**神志昏蒙**】**症象**：谵语。

治则：自当清肃肺胃燥火为主，略佐甘淡以分利其余湿。

方证

1.三石汤证：吴鞠通方[1]。治暑温蔓延三焦，邪在气分，身热汗出不解，烦闷欲呕，溺赤，舌滑微黄者。详见论著。

飞滑石、寒水石、杏仁、银花（花露更妙）各9g，生石膏15g，炒竹茹、白通草各6g，金汁（冲）1酒杯。水5杯，煮成2杯，分2次温服。

2.新加白虎汤证：《通俗伤寒论》方[2]，清肝胃辛凉心肺法。治热动肝风，热渴汗多者。详见论著。

苏薄荷1.5g拌研生石膏24g，鲜荷叶1角包陈仓米9g，白知母12g，益元散9g（包煎），鲜竹叶30片，嫩桑枝2尺切寸。先用活水芦笋30g、灯心1.5g同石膏粉先煎代水。

3.通利州都法证：雷少逸方[3]，治湿遏热郁，身热有汗，烦渴溺赤，苔黄泽，脉洪数。详见论著。

白茯苓、飞滑石各9g，泽泻4.5g，土炒苍术2.4g，车前子6g，通草、苦桔梗各3g，河水煎服。

论著和讨论

本证候暑湿久羁肺胃，暑渐化火，湿遏化燥，湿火转为燥火，消灼津液，治则仍同于燥热，叶天士曰："宜辛寒以彻里邪。"[4]法当辛凉重剂以清肃肺胃而救津液，略兼甘淡，以渗未尽之湿邪；或辛苦以开其余湿。何廉臣曰："凡胃家湿热，郁蒸肺气，致肺气不能敷布水精外达下行，必见烦渴、多汗、斑疹、停饮、发黄等症。如热汗时出，大渴引饮，轻者用芦根饮子加天花粉、知母之类；重者用白虎汤加鲜竹叶、鲜枇杷叶之类，清肺气，泄胃热；虚者，加西洋参或珠儿参。盖湿热一证，肃肺清胃，如溽暑炎蒸，凉风骤起，顷刻湿收热退，如登清凉界中矣。"[5]

吴鞠通说："暑温，蔓延三焦，舌滑微黄，邪在气分者，三石汤（组方见方证）主之。"[1]吴坤安说："暑入阳明，凡大热大渴，干呕唇燥，舌苔黄厚，六脉洪数。此暑邪入于阳明也，黄连香薷饮及益元散；大热大渴大汗者，白虎汤。"[6]"如冒暑饮酒，引暑毒入于肠内，酒与暑并，大热大渴，小便不利，其色如血，宜五苓去桂术加川黄连、银花、滑石。"[6]马良伯云："舌正赤，苔如积粉不滑，外证若烦热发渴，亦当以白虎汤清内热也。"[7]俞根初说："（伏暑）传胃而暑重湿轻者，则用新加白虎汤（组方见方证）加连翘、牛蒡子，辛凉透发，从疹痦而解。"[2]雷少逸却说："考湿热之见证，身热有汗，苔黄而泽，烦渴溺赤，脉来洪数是也，当用通利州都法（组方见方证）治之。如大便秘结，加瓜蒌、薤白，开其上以润其下。如大便未下，脉形实大有力者，是湿热夹有积滞也，宜本法内加玄明粉、制大黄治之。"[3]

病案举例

1.**叶天士**治杨，秋暑内烁，烦渴，喜得冷饮，脉右小弱者，暑伤气分，脉必芤虚也。此非结胸证，宜辛寒以彻里邪：石膏、知母、厚朴、杏仁、半夏、姜汁[4]。

2.**张聿青**治夏左，风热感受于上，伏暑窃发于内，胃气闭郁，阳郁不伸，发热甚重，暑蒸湿动，热与湿合，熏蒸肺胃，遂致咳嗽气逆如喘，痰多稠厚，有时带红，左胁肋作痛，唇焦口渴欲饮，舌红苔黄，隐然有霉燥之意，脉数浮弦。风为阳邪，本易化火，伏暑既深，尤易化热，两邪相并，化热生火，上迫肺金，阴伤络损，所以左胁为之作痛也。症方5日，邪势正炽，有昏喘之虞，拟和阴肃肺，导热下行，即请商裁：煨石膏、冬瓜子各15g，盐半夏1.8g，川贝母6g，光杏仁、大天冬、滑石各9g，冬桑叶4.5g，生薏苡仁12g，通草3g，芦根30g，竹叶16片，以滑石、芦根汤代茶。二诊：和阴肃肺，导热下行，唇焦舌霉，口渴俱减，热势略和。而气逆咳嗽，仍然不定，痰红青绿之色虽退，而痰多盈碗，胸膺胁肋俱觉作痛，不能转侧，火迫金伤，液滞为痰，络气因而不宣。症起六日，热方炽甚，恐络气闭阻，降令不行而喘甚生变。拟降肺化痰宣络，即请商裁：广郁金1.2g，盐橘络、通草各3g，光杏仁（去尖打）、滑石各9g，马兜铃4.5g，旋覆花6g，冬瓜子、枳壳、生薏苡仁各12g，青葱管2茎，青芦尖30g。以冬瓜子煎代茶[8]。

3.**肖俊逸**治王某某，13岁，7月12日初诊。头痛呕吐，高热不退（39~40℃），烦渴饮冷，大便秘结3天，脉洪数。此属邪入气分，里热炽盛。治当清热生津：用生石膏、板蓝根各30g，肥知母、藿香叶各10g，天花粉12g，炒黄芩6g，炒僵蚕9g。日2剂，连服4剂，诸症悉减，后去藿香，余药减量，再进4剂乃愈[9]。

引用文献

[1] 吴鞠通.温病条辨[M].福州：福建科学技术出版社，2010：74.

[2] 俞根初.重订通俗伤寒论[M].上海：上海科学技术出版社，1959：255.

[3] 雷丰.时病论[M].北京：人民卫生出版社，1964：106.

[4] 叶天士.临证指南医案[M].上海：上海卫生出版社，1958：257.

[5] 何廉臣.重订广温热论[M].福州：福建科学技术出版社，2010：11.

[6] 吴坤安.伤寒指掌[M].上海：上海科学技术出版社，1959：卷四39，41.

［7］曹炳章.彩图辨舌指南［M］.南京：江苏人民出版社，1962：卷二23.
［8］张聿青.张聿青医案［M］.上海：上海科学技术出版社，1963：79.
［9］刘师中.肖俊逸医师治急证经验［J］.江西中医药，1983，（2）：2.

（三）津气煎迫候（肺胃湿火转证2）

肺胃湿火证，暑湿化火，内炽肺胃，下陷大肠，煎迫津液下泄，而成津气煎迫之候，时病学家亦通称为热结旁流之证。虽以热迫津泄之症象显明，但必以火炽与气滞之脉症为主。

通称：热结旁流，暑热内陷。

内含病例：［中医］暑湿，暑热，暑泻。

病因病机：肺胃湿火蕴炽，多由感受暑湿之邪，内蕴肺胃化火，不得外达，下陷大肠，煎迫津液下泄，阻滞气机，而成热结津泄之证。

证象组合：气炽+津泄+液灼+气滞

主症：【津气蕴炽】症象：①壮热汗出，汗多而热不衰。②嗜睡谵语。③烦躁不安。④疹痦现于颈项。⑤四肢厥冷。**舌象：**①舌质灰燥。②舌尖红绛。**脉象：**①脉数滑。②左脉数滑，右脉促数。

【热迫津泄】症象：利下，大便稀泻。

副症：【津液消灼】症象：①口渴不止。②痦不明。**舌象：**舌苔灰黑焦干。

宾症：【气机不利】症象：①胸痞，嗳噫不畅。②腹痛拒按，疼痛及于少腹。

治则：仍当清降肺胃湿火为主，虽通仍作不通论，以解其煎迫之势。

方证

1.东垣凉膈散法证：金子久方[1]。清热行气，荡涤积滞，治秋感触引暑湿，食滞壅阻气机。详见病案1。

制大黄、石膏、山栀、连翘、枳壳、瓜蒌仁、法半夏、橘红、羚羊角、竹茹、芦根、郁金。

2.张锡钝通变白头翁汤法证：李健颐方[2]。扶正祛邪，治初感暑温，误投下剂，致暑热内陷。详见病案2。

白头翁、黄芩各6g，秦皮、杭白芍、杏仁、桔梗、女贞子各9g，怀山药30g，知母、南沙参各12g。

论著和讨论

本证候暑湿入里化火，下陷大肠，煎迫津液，阻滞气机。金子久曰："流利之气不通，则热不能衰；积滞之垢不夺，则热亦不衰。表汗多，再汗徒伤其表；里积多，急下亦可存津。"[1]治则当清降肺胃湿火，以解其煎迫之势；通降气机，以行其湿滞；燥结于内，亦当参以通利以除其内结。叶霖说："在外感温热传里，热邪由肺胃下注大肠，下利谵语，胸痞脉数者，宜黄芩、黄连、银花、广陈皮、半夏、天花粉之属，或兼凉润，沙参、麦冬亦可参用。"[3]

病案举例

1.金子久治秋感触引暑湿，食滞壅阻气机。邪逐渐化热，食逐渐化痰，食非饮食之食，询是瓜果为有形之物，势必阻清阳之气，气不通则升降易窒，邪不达则流行易阻。气郁邪郁，化燥化火，无形之气，热外腾于皮毛，发为斑疹；有形之食滞，内阻于脏腑，酿成疼痛，疹痦现于颈项，疼痛及于少腹。痦不明，痛拒按。八日以来，二次大便，此非垢滞下夺，乃是热迫旁流，汗多而热不衰，转侧而寐不宁，噫嗳频升而不畅，浊痰溢泛而不出，舌质灰燥，舌尖红绛，左脉数滑，右脉促数。流利之气不通，则热不能衰；积滞之垢不夺，则热亦不衰。表汗多，再汗徒伤其表。里积多，急下亦可存津。仿用东垣凉膈散法（组方见方证），可涤肠中有形之垢，可清膈间无形之热，一方皆可兼顾，庶无偏胜之弊[1]。

2.李健颐治暑热内陷：李禹仙，39岁。初感暑温，误投下剂，致暑热内陷。身热汗出，四肢厥冷，大便稀泻，腹中疼痛，烦躁不安，口渴不止，舌呈灰黑，焦干无津，脉数而滑，精神倦怠，嗜睡谵语。诊断：暑温误下，正气大虚，阴液内竭，不能上滋口唇，故口渴烦躁，舌苔灰黑；热邪陷胃，胃弱不振，故为泄泻；久泻精神伤耗，故神倦嗜睡；邪热扰心，心神不宁，故谵语不休。病已多日，邪盛正衰，急当扶正祛邪，才能收效。仿张锡纯通变白头翁汤法，重加桔梗升提肺气，杏仁滋润利肺。因肺与大肠相表里，肺得桔梗升提，杏仁滋润，则肺之治节得行，大肠之传导有权，泻自可止（组方见方证）。二诊：脉平舌净，精神清爽，口微渴，泻止。依前方加西洋参4.5g，玄参9g。连服3剂，病已痊愈，唯精神尚未恢复，食欲不佳。再与怀山药60g（轧细末）和鸡蛋1枚蒸服，1日3次，调养月余，恢复健康[2]。

引用文献

［1］秦伯未.清代名医医案精华［M］.北京：人民卫生出版社，2006：486.
［2］福建省中研所.福建中医医案医话选编1［M］.福州：福建人民出版社，1960：18.

［3］李顺保等.温病条辨集注与新论［M］.北京：学苑出版社，2004：241.

二、胃肠湿火证（气分湿火合病）（5候）

胃肠湿火证，伤寒家称阳明腑实证之一。为胃中湿火，下移大肠与肠中糟粕相搏，湿竭津伤而成之燥结证候，病由湿热化火，湿竭化燥而成，故亦常见于湿温、暑湿、伏暑等病之中后期，病起在气分，气分不解，湿火内陷，伤血亦可转入血分，而成气血交炽之候。

胃肠腑实，治当通下，多无传变。唯下后燥结虽去，而气液已伤，余邪留滞，多有虚滞、虚结之患。若当下失下，邪火不得下泄，或上逆而为冲逆，或下迫而成泻利；甚则内闭神明，外闭阳气，即有闭厥之变，若下不如法，湿火不去，正气反伤，邪胜正虚，亦多虚闭，甚则闭脱之险。

胃肠湿火证，为胃中湿火，下行入肠，与肠中糟粕搏结，而成之燥结证。其治则总当通降肠中燥结，以逐其湿火，然叶天士曰："伤寒邪热在里，劫烁津液，下之宜猛；此多湿邪内搏，下之宜轻。伤寒大便溏为邪已尽，不可再下；湿温病大便溏为邪未尽，必大便硬，慎不可再攻也，以粪燥为无湿矣。"[1]何廉臣更谓："设使大剂攻下，走而不守，则必宿垢不行，反行稀水，徒伤正气，变成坏证。"[2]

证候别称：湿竭化燥，阳明腑实证，阳明少阳合病，伏热阳结，热结旁流，热盛神昏，火旺生风，热陷厥少，阳盛格阴，内闭外脱。

病名：［中医］阳明少阳合病，阳明腑实，阳毒，湿温，暑温挟湿，凉燥，阳明痉证，中暑，暑厥，呕逆，痛泄，大瘕泄，湿热痢疾，热痢，伏暑痢，暑毒赤痢，噤口痢，疫痢闭脱，关格，肠结，癃闭。

证候系统：详见图3-7-16。

本证————津气燥结候
转证————津气炽逆候、津气煎迫候、气血煎迫候、气液虚燥候
变证————津气炽闭候、津气闭厥候、津气闭脱候

图3-7-16 胃肠湿火证证候结构图

引用文献

［1］叶天士.临证指南医案［M］.上海：上海卫生出版社，1958：637.
［2］俞根初.重订通俗伤寒论［M］.上海：上海科学技术出版社，1959：242.

（一）津气燥结候（胃肠湿火本证）

胃肠湿火证，肺胃湿火，下移入肠，与肠中糟粕搏结，消灼津液，化燥化火，而成津气燥结之候，时病学家通称之为湿竭化燥之证。即伤寒家亦通称为阳明腑实证，或阳明少阳合病。其见症虽以燥结之脉症为主，但必兼有湿火内炽胃肠之脉症。

通称：湿竭化燥，阳明腑实证，阳明少阳合病。

内含病例：［中医］阳明少阳合病，阳明腑实。［西医］急性胰腺炎。

病因病机：胃肠湿火蕴结，多见于温暑里证，湿竭化燥，由湿热黏腻之邪与肠中糟粕相搏而结实，灼伤津液，化燥化火而成湿火腑实之证。

证象组合：气炽+液灼+气结+神蒙

主症：【津气蕴炽】症象：①潮热。②汗出手足较甚。③烦躁。④口干。⑤大便解多不爽，溏如败酱胶饴。**舌象：**苔黄不甚燥。

【气机郁结】症象：①痞满燥实。②脐旁硬痛不可忍。③大便闭。**脉象：**脉沉数，沉实搏指。

副症：【津液消灼】症象：①大便闭结。②小便赤涩。**脉象：**脉小弦。

宾症：【神志昏蒙】症象：神昏谵语。

治则：当下其燥结为主，燥结去，则湿火可除。

方证

1.厚朴三物汤证：张仲景方。治腹满痛而大便秘者。

厚朴八两，大黄四两，枳实五枚。水煎，分三次服。

2.大柴胡汤证：张仲景方。功能和解少阳，泻下热结。治少阳热邪未解，阳明里热壅盛，症见往来寒热，胸闷呕恶，郁郁微烦，心下痞硬，下利而不畅，脉弦有力。

柴胡八两，枳实四枚，生姜五两，黄芩、白芍药各三两，半夏半升，大枣十二枚，大黄二两。水煎，分三次服。

3.更衣丸证：《时方歌括》方[1]。治肠胃燥结，大便不通，能润肠导下，长于清导无形之结热。

朱砂15g，芦荟21g。取酒少许和丸，每服3.6g，好酒送服。

论著和讨论

本证候黏腻湿热与有形渣相搏，仲景曰："痛而闭者，厚朴三物汤（组方见方证）主之。"（《金匮要略·腹满寒疝宿食病脉证治》）。吴坤安说："如见痞满燥实，脐旁硬痛，不可忍者，下症也，急以承气汤下之。此以提吐为逆，达下为顺也。"[2]"若伤寒未经过汗，六七日，经脉动惕，其肉不瞤，潮热谵语，大便闭结，小便赤涩，以手按脐旁硬痛，此有燥矢也，加味大柴胡汤。"[2]姚国美说："满腹胀急，大便秘，小便赤，饮食如故，口干身热，脉大者，此热气壅满，名曰热胀。或以中满分消丸中下分消，或以推气丸（陈皮、槟榔、枳实、黄芩、大黄、黑丑、黄连、厚朴）行气泄热。"[3]

叶天士曰："伤寒邪热在里，劫烁津液，下之宜猛；此多湿邪内搏，下之宜轻。伤寒大便溏为邪已尽，不可再下；湿温病大便溏为邪未尽，必大便硬，慎不可再攻也，以粪燥为无湿矣。"[4]故何廉臣曰："设使大剂攻下，走而不守，则必宿垢不行，反行稀水，徒伤正气变成坏症。"[5]章虚谷亦云："盖暑湿黏腻，须化气缓攻，不同伤寒化热而能结，须成苦峻下以行之也。"[6]

叶德铭说："通下法是温病中运用最多的一种治疗方法，柳宝诒说：'胃为五脏六腑之海，位居中土，最喜容纳，邪热入胃，则不复它传，故温热病热结胃腑，得攻下而解者，十居六七。'家父曾治一温热内结，腑气不通者，迭投承气诸方，大便虽通而不畅，热邪虽减而不撤，病势亦难瓦解，药病原属相符，何以缠绵难愈？盖此证服承气汤后，胃中有形之燥屎虽得荡涤，而无形之热结未能清除，邪无出路，非用大苦大寒，不能涤其胶固之邪。考更衣丸（组方见方症）方，朱砂为汞体，性寒重坠下达，芦荟为树脂，味苦质润，二药合用，能润肠导下，即拟更衣丸6g，开水缓缓吞服，次日大便畅通，状如胶漆，症情由此而好转。承气汤与更衣丸，均是苦泄之方，同为下法，前者能下有形之燥屎，后者长于清导无形之结热。"[1]

病案举例

1.萧琢如治江右黄某，初患外感，诸医杂治十余日，疾益剧。自云肚腹硬痛，手不可按，傍晚身微热汗出，手足较甚，小便黄，大便不利，粒米不入口已三日矣，审视舌色鲜红，苔黄不甚燥，脉沉实搏指。乃就大承气原方增加分量，药完二剂下黑粪甚多，今晨进稀粥少许，各症十愈七八。为改用大柴胡减轻大黄，又二剂黑粪始尽，病如失。《伤寒论》云：阳明少阳合病，脉滑而数者，有宿食也，宜大承气汤[7]。

2.张伯臾治急性胰腺炎：郑某某，女，23岁，昨日中午过食油荤，上腹剧痛拒按，向腰部放射，发热恶心欲吐，口干便闭，苔薄黄腻，脉小弦。败酱红藤汤主之：生大黄（后下）、玄明粉各9g，枳实12g，生山楂15g，红藤、败酱草各30g，代水（128例除2例坏死性胰腺炎无效外，均短期痊愈，平均2.4~3.6天）[8]。

3.李新平治曾某某，女，41岁，2004年9月17日，突发右下腹痛，阵发性加剧，并伴呕吐，麦氏点压痛，反跳痛阳性，诊断：肠痈。苇茎汤合大承气汤：桃仁12g，红花6g，苡仁、厚朴各15g，芦根、冬瓜子、赤芍、生军、枳实、玄明粉各10g，1剂，泻下腥臭而愈。

引用文献

[1] 叶德铭.温病证治几种通变法的体会［J］.浙江中医学院学报，1983，(2)：31.
[2] 吴坤安.伤寒指掌［M］.上海：上海科学技术出版社，1959：卷三95，卷四61.
[3] 姚国美.姚国美医学讲义合编［M］.北京：人民卫生出版社，2009：244.
[4] 叶天士.临证指南医案［M］.上海：上海卫生出版社，1958：637.
[5] 俞根初.重订通俗伤寒论［M］.上海：上海科学技术出版社，1959：242.
[6] 王士雄.温热经纬［M］.沈阳：辽宁科学技术出版社，1997：43.
[7] 徐衡之，姚若琴.宋元明清名医类案［M］.长沙：湖南科学技术出版社，2006：474.
[8] 严世芸等.张伯臾医案［M］.上海：上海科学技术出版社，1979：51.

（二）津气煎迫候（胃肠湿火转证1）

胃肠湿火证，胃中湿热，下注大肠，化火煎迫，肠中津液下泄，是为津气煎迫之候，时病学家通称为热结旁流之证。虽以热迫津泄之症象显明，但必兼见胃肠火炽与液灼之脉症。

通称：热结旁流。

内含病例：［中医］痛泄，大瘕泄。

病因病机：胃肠湿火蕴炽，因湿热内蕴胃肠，湿渐化热，热渐化火，或与肠胃糟粕相搏，湿热黏腻之邪，渐化为燥结，迫其肠中宿垢下泄，肠中津液亦与之俱下，而成火迫津泄之证。

证象组合：气炽+津泄+液灼+气滞

主症：**【津气蕴炽】症象**：①发热，壮热。②烦躁不寐。③口渴。④小便赤涩且有热痛。**舌象**：舌红苔黄腻。**脉象**：脉洪大而数。

【热迫津泄】症象：①暴注下迫，垢腻臭秽，下黄黑稠黏。②完谷不化，吃汤下汤，泻出如射，肛门焦痛。③自利不爽，里急后重。④腹痛泄泻，日夜无度。

副症：**【津液消灼】症象**：①小便赤涩。②口渴。③面垢。**舌象**：舌光干燥。**脉象**：①脉右大无力。②脉濡滑。

宾症：**【气机不利】症象**：①腹中拘急。②腹胀痛。③痛一阵泻一阵。

治则：当急急清降胃肠湿火，以解其煎迫之势，兼以甘淡通利，以分解其湿；如已成燥结，又当参以通降，以下其燥结。

方证

1.四苓合芩芍汤证：吴鞠通方[1]。治自利不爽，欲作滞下，腹中拘急，小便短。详见论著。

茯苓、猪苓、泽泻、白术、黄芩、白芍。

2.加减芩芍汤证：吴鞠通方[1]。治脾热，发热口渴，脉弦洪而腹痛。详见论著。

白芍9g，黄芩、厚朴、广陈皮各6g，黄连4.5g，煨木香3g。水煎服。忌油腻生冷。

3.苦泄清凉汤证：适应暴注下迫，垢腻臭秽，或下黄黑稠黏，或邪热不杀谷，吃水下水，脉洪大或数。

白芍、生甘草、焦山栀、茯苓、泽泻、黄芩、枳壳、木通、川黄连。

论著和讨论

本证候胃肠湿火迫其宿垢下泄，治则急急以苦寒清降其湿火，兼甘淡渗利其湿邪，以分利其湿热；如已结实，亦当先用硝黄下其燥结，然后再与清利。虽通仍作不通论，即通因通用之法。如吴鞠通说："自利不爽，欲作滞下，腹中拘急，小便短者，四苓合芩芍汤（组方见方证）主之。"[1]"滞下已成，腹胀痛，加减芩芍汤（组方见方证）主之。"[1]吴坤安云："发热口渴，脉弦洪而腹痛者，属脾热，芍药黄芩汤。"[2]

何廉臣说："溏泄者，肠垢污积，湿兼热也。其证脉数，溲赤涩，所下稠黏垢秽，宜黄芩芍药汤合益元散：黄芩9g，白芍15g，益元散24g。"[3]"有大瘕泄者，里急后重，每至圊而不能便。似痢非痢，所下皆是粪水，茎中痛，乃寒湿化为湿热也，宜八珍散（木通、车前子、焦栀子、萹蓄、瞿麦、滑石、甘草梢、大黄、灯草）加木香、槟榔。"[3]

雷少逸说："火泻，即热泻也。《经》云：暴注下迫，皆属于热。暴注者，卒暴注泻也；下迫者，后重里急也。其症泻出如射，粪出谷道，犹如汤热，肛门焦痛难禁，腹内鸣响而痛，痛一阵，泻一阵，泻复涩滞也，非食泻泻后觉宽之可比，脉必数至，舌必苔黄，溺必赤涩，口必作渴，此皆火泻之证也。张介宾曰：热胜则泻，而小水不利者，以火乘阴分，水道闭塞而然，宜用通利州都法去苍术，加苓、连治之。"[4]

病案举例

1.黄涵德治湿热内蕴：何某，男，20岁。初因感受暑邪，发热不适，服草药而愈。不数日，又发热头痛，神志昏迷。经注射并服西药治疗，10余日热退，但又患腹泻。延某医治疗，断为中气虚弱；挟有寒湿，用温脾燥湿之药，连服10余剂，腹泻未减，而反生肿胀。发语短促，欲作喘状，面垢微浮，有时干咳无痰，全身肿胀，右胁下尤甚，喜左侧卧，不易转动。脉沉状，舌苔黄腻，边缘粗糙，所泻皆污垢稀水，小便赤涩且有热痛。参合脉症，断为湿热内蕴，热结旁流，宜先去肠中燥屎，再以清暑利湿之剂继之：朴硝（冲开水先服）18g，通草4.5g，扁豆衣、猪苓、泽泻各6g，飞滑石、茯苓、薏苡仁、赤小豆各9g。清水煎后分2次服。二诊：诉服朴硝后约1小时，腹中鸣响，泻下污浊稀水甚多，中夹燥屎几十团，腹泻从今大减。再服煎剂后，小便通利，肿胀渐消，精神见爽，但胸胁尚觉胀闷，脉转细数而濡。乃照前方去赤小豆，加北沙参、莲肉、冬瓜子各6g。三诊：脉虽细而不数，略有和缓之象，腹泻已止，肿胀全消，但胸膈饱闷，饮食无味。知系久病气虚，运化迟滞，乃拟运中利湿之剂：茯苓、莲肉、怀山药各9g，薏苡仁15g，白豆蔻、白术各3g，冬瓜子、猪苓、潞党参各6g。连服数剂后，再以六君子汤加减，继续调理而恢复健康[5]。

2.谢楚材治热泻：罗继永，50多岁。平时喜食烧烤辛辣之品，又因夏季回乡途中感染暑气，到家后即感烦躁，夜不安寝，第二天口渴，小便闭塞，大便洞泄，食入即泻，脉象洪数。这是三焦火炽所致。究其病因，心与小肠相表里，脏盛腑火也炽，其热结于膀胱，所以小便闭塞；胃与脾气本相通，胃气热，脾气亦热，食物入胃为热而直迫大肠，故大便洞泄。若不通利小便，热气难以外泄。随即用白颈蚯蚓7条，通草30g，将蚯蚓捣烂，以通草冲服；外用小田螺21个，和白盐捣烂，贴在脐部，不久小便通利。再用生栀子21个，炒黑去皮蒸服，大便正常方中内取蚯蚓咸寒泻热，通草退热通水；外取田螺退热利水，白盐咸寒润下，内外挟攻，疗效迅速。再用栀子苦寒色赤入心，泻心肺三焦火邪，使热从小便外泄。服后热降气和，气和溲通，泾渭分清[7]。

3.肖俊逸治李某某，男，19岁。身热不退，腹痛泄泻，日夜无度，口渴尿赤已1周，舌红苔黄腻，脉濡滑。此属湿热蕴结肠道，治宜清热解毒。处方：大黄、黄连、丹皮、赤芍、黄芩各9g，金银花18g。日2剂，连服3日。二诊：午后热低，腹痛轻，大便每日7~8次，原方再进3剂，日1剂。三诊：热不甚，腹痛止，大便每日1次，食欲增进，原方化裁再服旬日，热退苔化复康[6]。

引用文献

[1] 吴鞠通.温病条辨［M］.福州：福建科学技术出版社，2010：99，100.

[2] 吴坤安.伤寒指掌［M］.上海：上海科学技术出版社，1959：卷二9.

[3] 俞根初.重订通俗伤寒论［M］.上海：上海科学技术出版社，1959：384，385.

[4] 雷丰.时病论［M］.北京：人民卫生出版社，1964：36.

[5] 福建省中研所.福建中医医案医话选编（二）［M］.福州：福建人民出版社，1963：19.

[6] 刘师中.肖俊逸医师治急证经验［J］.江西中医药，1983,（2）：1.

[7] 福建省中医研究所.福建中医医案选编（一）［M］.福州：福建人民出版社，1960：148.

（三）气血煎迫候（胃肠湿火转证2）

胃肠湿火证，湿火由胃入肠，由气入血，煎迫肠中津液与血液，以致津液与血下泄，是为气血煎迫之候，以火迫津泄与血溢之症象显明，但必见湿火气血交炽之脉症，并以之为主。

通称：湿火迫血。

内含病例：［**中医**］湿热痢疾，热痢，伏暑痢，暑毒赤痢，噤口痢。［**西医**］急性出血性坏死性肠炎，肠伤寒肠出血。

病因病机：胃肠湿火蕴炽，因湿火下行入肠，由气及血，煎迫肠中津液，损伤肠络，致肠液与络血下注，而成痢疾之患。其势虽较燥火稍缓，若湿火与肠中糟粕相搏，而燥结于内者，其势亦多急重。

证象组合：气炽+血炽+津泄+血溢+气滞+阳滞+神蒙

主症：【津气蕴炽】症象：①发热，身热气促。②蒸热汗出，头汗不止。③咽干口干口苦，口渴音微，思饮冷水。④面垢。⑤心中疼热，呕恶。⑥小便短赤而涩，溺则管痛。**舌象：**①舌苔白腻微黄。②苔黄。**脉象：**①脉弦稍数。②脉象弦滑稍数。③脉滑数。④洪大。

【血热蕴炽】症象：①烦躁，夜间烦热，彻夜不瞑。②手心灼热。③口干不渴。④目赤唇红。**舌象：**①舌光红无苔，或绛。②舌质瘦，舌红尖有细微芒刺，苔薄白略干。**脉象：**脉细濡数。

副症：【热迫津泄】症象：突然腹泻，下利黄水，水样便。

【络血妄行】症象：①大便泻出红水，滞下呈稀糊状，色暗红，或为鲜血，鲜红光泽，或色深紫，或有凝块紫亮。②赤白胨，下脓血。③咳血苔黄或无苔而绛，脉滑数。

【阳气不行】症象：①面色灰白。②四肢厥冷，四肢冷过肘膝。**脉象：**①脉细，脉搏细弱。②脉象沉细而缓。③脉伏。**舌象：**舌质淡红，苔白微干。

宾症：【神志昏蒙】症象：①烦躁不安。②神志昏沉。③高热神昏，热壮神昏，汗出不止，势濒于危，孟英按脉洪数七至，口渴苔黄，洞泻如火，小溲不行。

【气机不利】症象：①腹满胀痛，不排气，大便不畅。②滞下，腹痛异常，腹痛如绞。③腹胀腹痛，痛而下坠，里急后重，肠中逆阻似闭，腹痛在下尤甚。④上腹部拒按，阵发剧痛。⑤热气上冲，呕恶，呕吐。

治则：当两清气血之湿火，以解其交炽之势，兼以甘淡渗湿、理气通肠为法。

方证

1.白头翁汤证：张仲景方。功能清热解毒，凉血止痢。治热痢下重，腹痛里急，便脓血。

白头翁二两，黄柏、黄连、秦皮各三两。水煎，分二次服。

2.黄连解毒汤加味证：姚国美方[1]。苦寒泄热，凉血燥湿。治身热烦躁，头汗，下脓血或鲜血，或深紫，腹痛后重，小便赤涩。

黄芩、黄连、黄柏、栀子、银花、马齿苋、陈萝卜菜。

论著和讨论

本证候阳明湿热化火，熏蒸肠内，其势稍缓，然火毒内伏，仲景曰："下利，寸脉反浮数，尺中自涩者，必清脓血。"（《伤寒论》363条）"下利，脉数而渴者，今自愈。设不瘥，必清脓血，以有热故也。"（367条）"热利，下重者，白头翁汤主之。”（371条）“下利，欲饮水者，以有热故也，白头翁汤主之。”（373条）叶天士曰：“夫暑邪之伤，由口鼻吸气而入，邪与水谷交混，蒸变湿热，酿为积滞脓血，肠胃气窒，欲解不能通爽，遂变里结后重。”[2]治则仍当急急清降为主，然热自湿中来，故清降仍当兼以利湿，故何廉臣曰：“至于赤痢为血分之邪，湿热多者，以行湿清热为主，如炒黄芩、炒银花、滑石、木香、山楂炭之类，兼见紫块或稠黏，用黄芩、延胡索、桃仁、赤芍行瘀治之。若血色鲜浓紫厚者，则为热盛，宜用白头翁汤，或初起势盛，里急后重，脉有力者，加制大黄下之。”[3]苦寒化燥，清降更能燥湿，故为主药。如肠中已有燥结者，又必兼以通降，以下其燥结，燥结一除，湿火无依，自然外解。

吴鞠通说：“内虚下陷，热利下重，腹痛，脉左小右大，加味白头翁汤主之。白头翁、黄芩各9g，秦皮、黄连、黄柏、白芍各6g。水8杯煮取3杯，分3次服。”[4]“噤口痢，热气上冲，肠中逆阻似闭，腹痛在下尤甚者，白头翁汤主之。”[4]俞根初说：“若厥而兼呕，胸胁烦满，热利下重，继即便血，甚或圊脓血，舌紫胎黄，脉寸浮数尺弦涩，此包络挟胆火而肆虐，仲景所谓‘厥深热亦深’，《内经》所谓‘暴注下迫，皆属于热；阴络伤，则血下溢’是也。法当凉血清肝以坚肠，加味白头翁汤主之。”[3]“冬温伏暑，目赤唇红，咳血便脓者，加味白头翁汤加竹茹、地锦各15g，大青叶、滁菊花各9g，白茅根60g，清肝坚肠以并治之。”[3]姚国美亦云：“若下利纯赤，脉象弦数，后重而腹不痛者，乃肝风夹热下行，宜白头翁汤苦泄疏风。”[1]有云：唯以调气凉血为最稳，其药以四制香附、带壳春砂为最良，其次白头翁、白桔梗、炒银花、炒香鲜荷叶，又次佛手片、鲜茉莉、玫瑰瓣、代代花之属，凉血莫炒于芩、连、柏、芍、蒿等品。

病案举例

1.王孟英治吴尔纯八月下旬患滞下，腹痛异常，形瘦，脉数而弦，口渴音微，溺涩，乃阴分极虚，肝阳炽盛，伏暑为痢，治法不但与寒痢迥异，即与他人之伏暑成痢者，亦当分别用药也，予白头翁汤加知母、天花粉、银花、丹皮、金铃子、延胡、沙参、苓、连服之，次日复视，痢减音开，而右腹痛胀拒按，为加冬瓜子、乌药、鼠矢，三剂而消，滞下亦愈，唯薄暮火升，面赤自汗，重加介类潜阳而痊[5]。

又治高绿卿室，孟夏分娩，发热初疑蒸乳，数日不退，产科治之，知挟温邪，进以清解，而大便溏泄，遂改温燥，其泄不减。张某予参、芪、姜、术、鹿角、肉果等药，泄泻愈甚，连服之，热壮神昏，汗出不止，势濒于危。孟英按脉洪数七至，口渴苔黄，洞泻如火，小溲不行。书白头翁汤加石膏、犀角、银花、知母、天花粉、竹叶、栀、楝、桑叶予之，次日复诊，脉证较减，仍用前方，大剂凉解。服至七剂，泻全止，热尽退，乃去白头翁汤加生地、玄参、茹、贝，服半月，始解黑色燥矢而眠，食渐安第，腑脏之邪虽已清涤，而从前温补，将热邪壅滞于膜络之间者，复发数瘾于胸乳之间。孟英令其恪守前法，复入蒲公英、丝瓜络、橘叶、菊叶等药，服至百剂，始告痊愈，而天癸亦至[5]。

2.黄仲权治产后伏暑痢：阎氏妇，年24岁，夏月感受暑湿，至秋后娩时，恶露太多，膜原伏暑，又从下泄而变痢。痢下红白，里急后重，日夜40余次，腹痛甚则发厥，口极苦而喜饮，按其胸腹灼手。脉息细数，细为阴虚，数则为热。此张仲景所谓“热痢下重者，白头翁汤主之”是也。然此症在产后，本妇又每日厥十余次，症已棘手，严装待毙，偃卧如尸。余遂晓之曰：病势危险极矣，然诊右脉尚有神，或可挽救，姑仿仲景经方似消息之。亟命脱去重棉，用湿布复心部，干则易之，方用大剂白头翁汤加味，苦寒坚阴以清热为君，甘咸增液以润燥为臣，佐以酸苦泄肝，使以清芬透暑，力图挽回于万一：白头翁12g，北秦皮、炒黄柏、淡条黄芩各6g，金银花18g，生炒杭芍、益元散各9g，盐炒川雅连、陈阿胶（烊冲）各3g，鲜荷叶1张。次月复诊，痛厥已除，痢亦轻减，遂以甘凉濡润，如鲜石斛、鲜生地、鲜藕肉、鲜莲子、甘蔗等味，连服5剂，幸收全功。然此症虽幸治愈，同业者谤声纷起，皆谓产后不当用凉药。噫，是何言欤，皆不读《金匮要略》之妇人方，故执俗见以发此诽议。甚矣，古医学之不讲久矣[6]。

3.余勉堂治伏暑赤痢：郑某，男，40岁。发热呕恶，渴欲引饮，腹中疼痛，下痢脓血，溺短赤涩，脉弦数，舌红苔黄。病因夏伤于暑，伏热在内，至秋多饮酒浆，湿热相搏，致成滞下。治宜清暑利湿，导滞为主：银花、连翘各9g，川黄连、木通各3g，白芍、黄芩、葛根、山楂炭、萝卜干各6g，六一散（冲）15g。二诊：身热已减，但仍下痢，滞黏带赤，里急后重，脉舌如前。以前方去葛根、连翘，加大黄、丹皮。三诊：无热，口不渴，腹痛下痢较瘥。前方续服。四诊：腹不痛，下痢显减，大便稀，脉和缓，舌苔薄白。前方去白芍、大黄、丹皮，加藿香、荷叶，连服2剂，症状消失。后以健脾治导之剂，继续调理而痊愈[7]。

4.李洪成于20世纪70年代初，治本单位冯副主任之幼子，3岁左右，突患高热赤痢，频下纯血，一日三易其西药，病无少缓；求治于余，当即付与白头翁汤加味1剂，嘱其一晚连续服用多次，从晚九时服至黎明，热退痢止；当日上午八时，见患孩已安睡，十时左右，患孩突然烦躁啼哭，但言腹痛，按之腹微胀，有压痛，舌心有黄腻厚苔如蚕豆大，脉之洪数，认定肠中燥结未下，因与小承气汤，一服至十二时左右，果下燥矢一段；又安然入睡。至下午五时左右，其父来言，患孩又辗转不安，昏沉思睡而不能入睡；因往视之，患孩脸色皖白，四肢清凉，脉转沉细，舌苔已退，质转淡红，当即认为湿本伤脾，加之下后脾阳伤残，即拟附子理中汤1剂；翌日上班往视，见患孩已与父母共桌就餐，除神色略差外，别无异常，嘱停药观察；至下午下班往视，已坐床玩耍，神情尚可，嘱其停药，饮食调养，遂愈[8]。

5.**张琪**治腹痛下血：刘某某，女，43岁，诊断为急性出血性坏死性肠炎。入院后继之出现高热神昏，经抗生素及抗休克抢救，血压上升，高热下降，但神志昏沉，腹满胀痛，大便不畅，滞下呈稀糊状色暗红，不排气，呕吐，手心灼热，体温37.6℃，上腹部拒按，阵发剧痛，20天来粒米不进，身体羸瘦，舌光红无苔，脉象弦滑稍数，此毒热内炽，郁滞不下，病情危笃，经与该院协商，停用西药。急以清热解毒、理气化滞法治疗：白头翁25g，黄芩、枳实各15g，银花、贯众、白芍各30g，川黄连、木香、甘草各10g，槟榔20g，莱菔子16g，煎服日2次。二诊：服上方3剂，腹胀痛大减，用药当时能排气，药后又四五天未大便，呕吐2次，手心热，体温37.6℃，经灌肠排出少量大便呈条状，舌光红，脉象弦滑，宗前法治疗：白头翁、银花、白芍各30g，黄芩、川黄柏、木香、甘草各10g，贯众26g，大黄7.5g，枳实16g，莱菔子15g，槟榔20g。三诊、四诊：继用上方5剂，大便日一次条状，腹痛大减，精神好转，每餐进食二两，体温36.5℃，脐右下侧仍痛拒按，舌光红，脉象弦稍缓。此腑气通，毒热大减，宗前方增减：川黄连、黄柏、木香、甘草、山楂各10g，贯众20g，银花、白芍各30g，黄芩、枳实、寸麦冬各15g，炮姜7.5g，槟榔20g。五诊、六诊：服上方加减7剂，脉微小，体温36.1℃，大便通畅，食欲增，精神大好，每天能下地活动2~3次，腹无不适感，舌根出现薄苔。此胃气复之兆，决定当日出院。处以开胃理气清热之剂善后：槟榔20g，神曲、山楂、枳实、莱菔子各15g，麦芽、白芍各30g，木香、川黄连、甘草、生姜各10g。七诊：出院后继服上方4剂，诸恙皆除，停药。

按：本案为急性出血性坏死性肠炎，病情危笃。经某医院抢救休克虽已解除，笔者会诊时神志尚不太清，时明时昧，腹满胀痛不大便，无矢气，低热，呕吐不进食，舌光红，脉弦滑而数。辨证为毒热炽盛，郁滞不下，正虚邪实之证，始用清热解毒、理气化滞之剂，初步取效。但仍呕吐腹胀，不大便，腑气不通，毒热无出路，故二诊加入大黄以泄热通腑。三诊排气较多，未呕吐，已大便，此气体虽下行，但因肠蠕动减弱，不能一味泻热，故四诊加入炮姜、桂枝辛开温通，促进肠蠕动。服药后大便得通，诸恙悉减。继用此方，大便通畅，毒热下行，病情转机。最后用辛开温通、清热导滞而竟全功[9]。

引用文献

[1] 姚国美.姚国美医学讲义合编［M］.北京：人民卫生出版社，2009：184，185.

[2] 叶天士.临证指南医案［M］.上海：上海卫生出版社，1958：373.

[3] 俞根初.重订通俗伤寒论［M］.上海：上海科学技术出版社，1959：195，268，391.

[4] 吴鞠通.温病条辨［M］.福州：福建科学技术出版社，2010：103，137.

[5] 王孟英.回春录新诠［M］.长沙：湖南科学技术出版社，1982：264，363.

[6] 何廉臣.重印全国名医验案类编［M］.上海：上海科学技术出版社，1959：129.

[7] 福建省中研所.福建中医医案医话选编2［M］.福州：福建人民出版社，1963：43.

[8] 李洪成等.中医证候学［M］.北京：中国医药科技出版社，2008：966.

[9] 张琪.急症治验四则［J］.上海中医药杂志，1983，(10)：22.

（四）津气炽闭候（胃肠湿火变证1）

胃肠湿火证，湿火蕴于胃肠，与肠中糟粕相搏，湿竭化燥，燥结化火，不得下泄，炽闭于中，是为津气炽闭之候，温热家通称为火旺生风，热盛神昏，或阳明痉证之证。病势重笃，痉厥并臻。其见症以神闭风动之症象显明，但必兼有胃肠火炽与燥结之脉症，并以之为主。

通称：火旺生风，热盛神昏，阳明痉证。

内含病例：［中医］暑温挟湿。［西医］乙型脑炎。

病因病机：胃肠湿火蕴闭，因湿热久郁气分，湿竭化燥，热炽化火，闭结肠胃，浊热壅闭，上蒸心脑，下灼肝肾。

证象组合：气炽+神闭+络滞+液灼+燥结

主症：【津气蕴炽】症象：①壮热。②脘腹灼手。③有微汗不恶寒但恶热。④口渴心烦。⑤呼吸急促，喉间痰鸣。⑥小便短少而黄，大便十日未通。**舌象：**①舌质红。②苔黄厚腻。③苔黄起刺。**脉象：**①脉洪数。②脉弦滑。③滑大而数。

【神志蒙闭】症象：①热甚烦乱。②神志昏糊，时有谵语。③神识昏迷，不语。④谵语妄笑，撮空。

副症：【津液消灼】症象：①大便不通。②溺赤短涩。③渴喜热饮。**舌象：**①舌苔黄刺干腻。②或兼灰。③黄躁黑刺。

【气机郁结】症象：①脘腹拒痛。②腹部胀硬，痞满燥实坚。③腹痛呕吐。**脉象：**①右沉弦数实。②沉小而实。③沉微似伏。

宾症：【络脉不和】症象：①手足抽搐。②发痉。③舌卷囊缩，四肢浮肿。

治则：当急下其燥结，以清降湿火之内炽，火降则闭开风息矣。

方证

1.小承气汤加味证：《通俗伤寒论》方[1]。治热结在胃，胃火炽盛，湿火转成燥火，垢浊熏蒸，腐肠烁液，详见论著。

厚朴、枳实、大黄加川黄连3g，至宝丹2颗急救之。

2.调胃承气汤合紫雪丹证：吴炽善方[2]。治湿温久羁，高热不语，神识昏迷，七日大便未通，苔黄起刺，脉来数大而滑。详见病案2。

大黄、玄明粉各4.5g，甘草2.4g，紫雪丹0.9g。

论著和讨论

本证候如俞根初所谓："此脾中湿浊与胃中热结而成下证也。"[1]俞根初说："其人素多湿热，外感伤寒夹食，一传阳明，热结在胃，胃火炽盛，湿火转成燥火，垢浊熏蒸，腐肠烁液，发痉撮空，谵语妄笑，按其脘腹，壮热灼手，大便不通，溺赤短涩，甚或二便俱闭，舌苔黄刺干腻或兼灰，扪之涩而戟手，脉右沉弦数实，左亦弦数搏指。"[1]何廉臣主："急下其邪，以决壅闭。"[3]"慎勿当下不下，徒用滋腻，俾邪无出路，转致伤阴，亦忽迟回顾虑致令失下，失下则邪愈盛而正愈衰，后即欲下而不可得。"[3]俞根初曰："急急开泄下夺，承接未亡之阴气于一线。"[1]何廉臣亦谓："若阴柔滋腻药多，虽用大黄，亦恐不解……盖速下其邪，即所以存津液也。"[3]

吴炽善说：湿温证有忌下之说，吴鞠通云："下之则洞泄。"此指初起而言，恐下早转令脾阳下陷也。本例（见病案2）证为湿热秽浊阻于肠胃，热郁不退，里气不舒，遂生诸症。和缓下之，俾使湿热随从出也。若拘"湿温忌下"，则将难获愈矣[2]。

病案举例

1.黄锦清治卢某之子，男，6岁，前4日开始发热，腹痛呕吐，大便5日未解，四肢浮肿，胃纳减退，脉洪数，舌绛苔燥黄，小便短赤，口渴心烦，体温40.6℃，有微汗，神昏谵语，腹部胀硬，不恶寒但恶热，身上有出血点，诊断为阳明腑证，表邪入里，化热化燥，所谓"胃家实"也，治宜攻下实邪：大黄、连翘、白芍各6g，厚朴、柴胡各3g，黄芩9g，未效，加银花、杏仁各9g，竹茹3g，另牛黄丸1粒，下黑粪甚多，蛔虫2条，腹软，肿微消，伴咳嗽气急，仍未脱险，前方加竹茹9g，续进清火解热2剂而愈[2]。

2.吴炽善治湿温久羁：姜炳木，男，6岁。平日娇养，杂食恣进，盛夏感受湿热之气，内外合邪，遂成湿温之症。初起寒热无汗，烦扰不宁，舌苔薄白而滑，口渴而不多饮。因幼稚无知，不肯服药，迁延5日，症渐转剧，热甚烦乱，时发谵语。其祖母认为"鬼祟"，求神拜佛，又延2日，症至危笃。其父由外乡赶回，急来请余往诊。症见高热不语，神识昏迷，7日大便未通，苔黄起刺，脉来数大而滑。断为湿热久郁气分，肠道闭塞不通，故大便不下，浊气上蒙，则神志不清。总因湿热化燥，闭结胃腑所致，投以调胃承气汤合紫雪丹（组方见方证）。服后约三时许，得下焦粪2次，热遂大减。次日复诊，神识较清，身尚灼热，口渴不甚，苔转微黄而厚腻。此里热尚盛，湿亦未化也。处以王氏连朴饮出入，用黄连、厚朴、石菖蒲、黄芩各3g，栀子4.5g，芦根、活石各6g。连进2剂，诸症悉除，唯懒语不思食，乃中气虚弱。只嘱其注意饮食调养，不数日恢复如常[2]。

3.楼星煌治暑温挟湿，蕴蒸阳明（乙型脑炎）：徐某某，男，6岁。患乙型脑炎住院治疗已近半月，病情有所好转，但今日中午起，突呈神志昏糊，时有谵语，呼吸急促，喉间痰鸣，手足抽搐，小便短少而黄，大便10日未解，体温38.6℃，舌质红，苔黄厚腻，脉弦滑。此乃阳明热结湿蕴，邪热上冲心神，属气热动风，亟拟泻下热结、开窍醒神：生石膏（先煎）20g，生大黄（后入）、玄明粉、知母、焦山楂、杏仁、六一散（包）各6g。紫雪丹1.5g调服，服药1剂，泻下秽臭粪便，热势渐退，神识转清，抽搐已停。2剂后，体温降至37.4℃。续以养阴健脾调治半月，痊愈出院。按：此例为暑温挟湿，蕴蒸阳明，腑气壅塞，热毒上冲而致热闭[4]。

引用文献

［1］俞根初.重订通俗伤寒论［M］.上海：上海科学技术出版社，1959：185.

［2］福建省中研所.福建中医医案医话选编2［M］.福州：福建人民出版社，1963：206，289.

［3］何廉臣.重订广温热论［M］.福州：福建科学技术出版社，2010：12，13.

［4］楼星煌.清热通下法在温热病的应用［J］.浙江中医学院学报，1985，（6）：26.

（五）津气闭脱候（胃肠湿火变证2）

胃肠湿火证，湿火内蕴胃肠，与肠中糟粕搏结，邪火内盛，正气不支，火闭神明，阳气欲脱，而成津气闭脱之候，亦内闭外脱之证。既有燥结内闭之脉症，又同见阳气欲脱之脉症。

通称：内闭外脱。

内含病例：［**中医**］疫痢闭脱。［**西医**］中毒性细菌性痢疾。

病因病机：胃肠湿火闭脱，或由其人素体阳气不足，或湿火内结，应下失下，邪盛正衰，火邪内炽，内窍已闭，阳气不支，势将外脱，是为内闭外脱危笃之证。

证象组合：气炽+神闭+阳脱+燥结+液灼

主症：【**津气蕴炽**】**症象**：①高热汗淋。②躁则惕而不安。**舌象**：舌苔厚腻，根苔灰腻而腐。**脉象**：滑。

【**神志蒙闭**】**症象**：①神昏，谵语。②手足瘛疭。**脉象**：左弦涩。

【**阳气脱绝**】**症象**：①气短息促。②四肢冷。③静则独语如见鬼，循衣摸床。**脉象**：①脉寸微，右脉虚微。②伏微细。

副症：【**津液消灼**】**症象**：①大便不通。②下痢赤白，兼夹绿色。

宾症：【**气机郁结**】**症象**：①胸中大实，胀满欲死。②中州坚块高突，拒按作痛，矢气频转。③腹满不舒，腹痛里急后重。**脉象**：脉尺坚实。

治则：当斟酌于闭脱之势，攻邪与救脱之轻重缓急，温通下达，以力挽之。

方证

1. **蜜煎导法证**：《通俗伤寒论》方[1]。治气虚甚而邪实，大便十余日不通，矢气频转，腹满不舒。详见论著。

用好蜜煎成膏子一二时许，将皂荚、麝香、细辛0.09g研末和蜜捻成条子，放入肛门中，其便即通。

2. **参草姜枣汤证**：《通俗伤寒论》方[1]。培元养正，治蓄血气虚甚而邪实者。详见论著。

别直参9g，炙粉甘草3g，鲜生姜1.5g，大红枣4枚。

3. **温脾汤证**：董廷瑶方[2]。温通下达，治疫痢闭脱（中毒性细菌性痢疾），以力挽之，详见病案2。

淡附、当归各4.5g，干姜、炙甘草各3g，肉桂1.5g，酒浸大黄、玄明粉、炒白芍各9g，党参6g。

论著和讨论

本证候湿火内结胃肠，内闭神明，正气不支，阳气欲脱，仲景所谓："脉反微涩者，里虚也，为难治，不可更与承气汤也。"（《伤寒论》214条）费伯雄曰："结胸失下，以致胸中大实，元气大亏，不下则胀满而死，下之则元气随脱，所谓下亦死、不下亦死也。然于死中求活，须一面攻下，一面保真，如黄龙汤一法：人参、大黄并用，用意虽佳，然究竟互相牵制，补者不补，而攻者不攻；不若先服攻下之剂，俟药力已达病所，随后即服保纳元气之剂以收摄之。因自制承气（大承气汤先服，俟滞气稍动）保真汤（人参、附子、紫河车、当归、五味子、菟丝子、姜、枣），十中可救三四。"[3] 马元仪则主："正气夺而邪气盛，证实脉虚，法在不治，先补后攻。"[4] 俞根初则主"气虚甚而邪实者，气短息促，四末微冷，大便至十余日不通，矢气频转，腹满不舒，躁则惕而不安，手足瘛疭；静则独语如见鬼，循衣摸床，舌淡红，苔前中截娇嫩而薄，后根灰腻而腐，脉寸虽微，两尺沉部反坚。此仲景所谓微涩者，里虚最为难治，不可更与承气汤也。法当培元养正，参草姜枣汤（组方见方证）提补之，外用蜜煎导而通之（组方见方证）。"[1] 如闭脱其势稍缓者，温通下达，挽正祛邪，即费氏所谓"一面攻下，一面保真"，亦不失其背城一策。

病案举例

1. **马元仪**治发热七日，神气昏愦，语言谵妄，按其心胸间痛不可近。诊其脉左三部虚涩，右关尺微弱无神，此脉不应证。中痛为实，脉微弱为虚。发热谵语为阳，而脉虚涩为阴。证阳脉阴，证实脉虚，皆为难治，所谓枝叶未害而本实先拨也。当峻补元气，以俟气充而邪解，拟桂附理中汤：人参、炙草、干姜、附子、白术、肉桂[4]。

2. **董廷瑶**治疫痢闭脱（中毒性细菌性痢疾）：郭某，女，7岁，下痢赤白2天，里急后重，日10余行。高热神昏，汗淋（T 39.5~40℃），纳呆作恶，脉伏微细，舌苔厚腻，是疫毒下痢，积热蕴郁，冷实不清，内闭欲脱也。病势危重，亟须温脾汤，温通下达，以力挽之（组方见方证）。热毒外泄，痢次反增，日十七八次，赤白黏胨，兼夹绿色，热和神清（T 38.3℃），阳回肢温，吐恶亦戢，脉细数，舌红苔化。病有转机，然郁滞未清，尚须苦寒泄热：葛根、酒黄芩各6g，水炒黄连2g，白头翁、川黄柏各4.5g，秦皮、银花炭、马齿苋、扁豆花、车前子各9g，12剂。去秦皮、川黄柏加酒炒赤芍、酒炒苦参，续7剂，热度已平，痢下初和，但便溏泄，面浮形萎，舌淡苔厚，脉滑软数，痢后土虚，脾阳不振，再温中消滞：党参、酒黄芩各4.5g，焦白术、山楂炭各9g，炮姜、广木香各2.4g，肉桂1.5g，陈皮、厚朴各3g，煨葛根6g，7剂。大便仍溏，脉细弱，温运固涩以善后：党参4.5g，姜炭3g，焦术、粳米、石莲子、石榴皮炭、赤石脂各9g，5剂出院[2]。

引用文献

［1］俞根初.重订通俗伤寒论［M］.上海：上海科学技术出版社，1959：188.

［2］王霞芳.董廷瑶治热病重症验案［J］.中医杂志，1984，(9)：13.

［3］张元凯，时雨苍，杨伯棠，等.孟河四家医集［M］.南京：江苏科学技术出版社，1985：59.

［4］徐衡之，姚若琴.宋元明清名医类案［M］.长沙：湖南科学技术出版社，2006：572.

三、胆胃湿火证（气分湿火并病1）（6候）

胆胃湿火证，系胃中湿热与胆中木火并发之证。由吸入温暑之邪，直行中道，蕴于募原胆胃之间，挟胃中水谷，与胆中木火，化火并发之证。胃为阳明之腑，胆属少阳之腑，故伤寒家亦称为少阳阳明之病。

胆胃湿火证，邪伏募原，蕴于胆胃之间，邪出于胃，则郁遏上中清阳之气，继则炽灼胃中津气，不解，则多下移大肠，依附肠中糟粕，搏结而成腑实之证。伏邪出于胆，则郁遏转枢之机，挟胆中木火而动，或内结上中，或炽于内，或逆于上，终则留滞胆腑。

胆胃湿火证，病在上中，居于表里之间。其治则当以疏利清降为主，表里双解之，俞根初曰："法当苦辛开泄，双解表里之热。"[1]并谓："辛凉微散以解外，外邪从微汗而解；温化清渗，使湿热从小便而解。"[1]若胃中之邪，传入大肠，依附肠中糟粕，俞氏又主："苦辛通降，从大便而解"[1]，唯"湿在胃肠之外，热在胃肠之中，其湿热黏腻之伏邪，亦多与肠中糟粕相搏，蒸作极黏腻臭秽之溏酱矢……必俟宿垢下至五六次，或七八次，而伏邪始尽。"[1]故何拯华亦主"宽胸脘以缓通"[2]。

证候别称：邪伏募原，少阳阳明，湿遏热伏，湿热蕴结肝胆，湿热郁结肝胆。

病名：［中医］膜原伏暑，伏暑实证，暑疟，湿温，湿疟，脾瘅，热厥，厥阴病，阳明温病。

证候系统：详见图3-7-17。

胃——本证——清阳郁炽候、津气郁炽候
└——转证——津气蒸炽候
胆——本证——枢机郁炽候
├——转证——枢机郁结候
└——变证——木火郁逆候、胆气郁滞候

图3-7-17　胆胃湿火证证候结构图

引用文献

［1］俞根初.重订通俗伤寒论［M］.上海：上海科学技术出版社，1959：254，255.

［2］何廉臣.重印全国名医验案类编［M］.上海：上海科学技术出版社，1959：112.

（一）清阳郁炽候（胆胃湿火偏胃本证）

胆胃湿火证，湿热内蕴膜原，外感寒邪而触发，郁遏清阳，失于宣展，伏邪不得外达，热郁化火，炽于胆胃，是为清阳郁炽之候，时病学家通称为募原不达之证。其以表阳郁遏与里热炽滞之脉症同见。

通称：膜原湿火。

内含病例：［中医］膜原伏暑。

病因病机：胆胃湿火郁炽，先感暑湿之邪，致湿热蕴伏募原，继感外寒，郁遏清阳，失于宣展，伏邪久则化火，熏蒸胆胃，寒湿郁清阳，伏火炽中焦，无从泄越而成郁炽之候。

证象组合：阳郁+表郁+气郁+气炽

主症：【阳气不宣】症象：①恶寒。②体痛。③肢懈，肢楚。④口腻。⑤口燥不渴。**舌象：**苔白腻而厚。**脉象：**右沉滞。

【腠理不宣】症象：身热恶寒无汗。**脉象：**左弦紧。

【津气蕴炽】症象：①身热自汗，身热午后较重。②口渴。③大便或秘，或溏色如红酱。④溺黄浊而热。**舌象：**苔满布如积粉。

副症：【清空不宣】症象：头痛，头晕。

【气机不宣】症象：①胸痞脘闷。②胃不欲食。

宾症：【气机不降】症象：恶心。

【清窍不利】症象：咽喉不利。

治则：当宣发表阳，清利郁火，表里两解之法。

方证

新加木贼煎证：《通俗伤寒论》俞根初方[1]。辛凉微散以解表，治伏暑。详见论著。

木贼4.5g，淡豆豉、夏枯草、焦山栀各9g，桑叶、制香附、丹皮各6g，炙甘草1.5g，鲜葱白3枚，鲜荷梗2寸。

论著和讨论

本证候寒湿外郁清阳，湿火蕴炽胆胃，故治则当以宣泄郁遏为主，清降蕴伏之郁火。俞根初曰"辛凉微散以解外，外邪从微汗而解；温化清渗，使湿热从小便而泄"的表里双解之法。俞根初说：伏暑，邪伏膜原而在气分者，病浅而轻：外寒搏束而发者，初起头痛身热，恶寒无汗，体痛肢懈，脘闷恶心，口或渴，或不渴，午后较重，胃不欲食，大便或秘或溏，色如红酱，溺黄浊而热。继则状如疟疾，但寒热模糊，不甚分明，或皮肤隐隐见疹，或红或白，舌苔初则白腻而厚，或满布如积粉，左弦紧，右沉滞。先以新加木贼煎（组方见方证），辛凉微散以解外，外邪从微汗而解，暂觉病退，而半日一日之间，寒虽轻而热忽转重。此蕴伏膜原之暑湿，从中而作。固当辨其所传而药之，尤必辨其暑与湿孰轻孰重[1]。

病案举例

1.**何廉臣**治包左，伏暑兼寒，咳嗽，寒热，胃钝，溺赤热，治宜芳淡兼疏。杏仁、瓜蒌皮、焦山栀、淡豆豉、青连翘各9g，广皮红、薄荷各4.5g，青蒿6g，葱白3枚，嫩桑枝2尺[2]。

2.**邵佐清**治梁阿芬，女，30岁，形寒身热，胸痞脘闷，头晕肢楚，口燥不渴，自汗，病经月余，颇堪缠绵，治与宣化：杏仁10.5g，枳壳5.4g，老紫蔻2.4g，橘皮4.5g，青蒿、炒黄芩各7.2g，扁豆衣、广郁金、瓜蒌皮、大豆卷各9g。二诊：前进宣化，诸恙较瘥，余邪未尽，进清余邪：焦山栀10.5g，炒黄芩7.2g，晚蚕沙15g，蔻衣2.4g，广郁金、瓜蒌皮、扁豆衣、泽泻各9g，炒谷麦芽18g，枳壳5.4g，灯心0.6g[2]。

引用文献

[1] 俞根初.重订通俗伤寒论[M].上海：上海科学技术出版社，1959：253，254.

[2] 萧龙友等.现代医案选（第五辑）[M].北京：人民卫生出版社，2008：118，124.

（二）津气蒸炽候（胆胃湿火偏胃转证）

胆胃湿火证，暑湿内蕴胆胃募原之间，暑重于湿，湿从热化，终至化燥化火，蒸炽气津，而成津气蒸炽之候，时病学家亦通称为邪伏募原之证。伤寒家亦称为少阳阳明证。其见症以火炽与津伤之脉症为主。

通称：邪伏募原，少阳阳明。

内含病例：[中医]膜原伏暑，伏暑实证，暑疟，湿温。

病因病机：胆胃湿火蕴炽，由暑湿内伏胆胃募原之间，暑重于湿，湿从热化，久则化燥化火，蒸炽胃中津液，甚则上蒙心胸，结滞肠胃，而成火炽津伤之证。

证象组合：气炽+液灼+气滞+神蒙

主症：【津气蕴炽】症象：①状如疟疾，但寒热模糊不甚分明。②寒轻热重。③但热不寒，热甚于夜，壮热汗出，汗出热不解。④身热虽退，胸腹之热不除。⑤心烦自汗。⑥渴喜冷饮。⑦或皮肤隐隐见疹，或红或白。⑧泻利不爽。⑨腑行燥结，大便不通，小溲短赤。**舌象：**①舌苔腻黄。②舌苔黄而糙涩，甚或深黄而腻。③或起芒刺，④或起裂纹。**脉象：**①脉象濡滑而数。②右弦洪搏数，左弦数。③脉弦滑。

【津液消灼】症象：①口渴引饮，渴喜冷饮。②面垢齿燥唇焦。③便闭溺赤涩少。**舌象：**①尖紫，苔燥黄，黄而糙涩，起芒刺。②苔黑底黄，甚则转灰转黑。③或糙或干。④或焦而起刺。⑤或燥而开裂。**脉象：**①脉弦数。②脉小带数。

副症：【清窍不利】症象：①头痛如劈。②耳聋唇焦咽紧。③鼻衄。

【气机不利】症象：①脘闷。②脐腹膨胀。③或呕或呃，呕恶。④咳嗽，呼吸粗促，痰血咳嗽。**舌象：**①舌苔初则白腻而厚。②或满布如藕粉。③继则由白转黄。**脉象：**脉沉弦而不数。

宾症：【神志昏蒙】症象：①昏瞀，夜多谵语，呓语，神昏谵语舌强。②辗转反侧，烦躁无奈。③手足瘛疭。④四肢厥冷。

治则：当以清利凉解、清热救津为法。如余湿不净者，仍当佐以通阳化湿。邪结胃肠，仍当借苦辛通降以缓下之。

方证

1.**竹叶石膏汤证：**张仲景方。功能清热生津，益气和胃。治热病之后，余热未清，气阴两伤，症见口干唇燥，泛恶，纳呆，舌质光红少苔，脉细数，或胃阴不足，胃火上逆，口舌糜烂，口渴，舌质红绛而干，脉细数，或消渴病，胃火炽盛，消谷善饥。也用于小儿夏季热。

竹叶二把，石膏、麦门冬各一升，半夏八两，人参、炙甘草各二两，粳米半升。水煎，分三次服。

2.柴胡白虎汤证：《通俗伤寒论》方[1]。治寒热往来，寒轻热重，心烦汗出，口渴引饮，脉弦数有力。详见论著。

柴胡3g，石膏24g，天花粉、粳米各9g，黄芩4.5g，知母12g，甘草2.4g，鲜荷叶1片。

3.新加白虎汤证：《通俗伤寒论》方[1]，从仲景方加减。清肝胃辛凉心肺法。治热动肝风，热渴汗多者。详见论著。

苏薄荷1.5g拌研生石膏24g，鲜荷叶1角包陈仓米9g，白知母12g，益元散9g包煎，鲜竹叶30片，嫩桑枝2尺切寸。先用活水芦笋30g、灯心1.5g同石膏粉先煎代水。

4.枳实导滞汤证：《通俗伤寒论》方[1]，下滞通便法。治寒热模糊，身热虽退，胸腹之热不除，苔灰黑或焦或刺。详见论著。

小枳实6g，酒洗生大黄、尖槟榔、薄川厚朴、青连翘各4.5g，净山楂肉、六和曲、老紫草各9g，小川黄连1.8g，细木通2.4g，生甘草1.5g。

5.蒿芩清胆汤证：《通俗伤寒论》方[1]。功能清胆，利湿，和胃。治寒热如疟，寒轻热重，胸痞作呕，舌红苔白腻，脉濡数者。详见论著。

青蒿4.5~6g，黄芩4.5~9g，制半夏、枳壳、陈皮各4.5g，赤茯苓、竹茹、碧玉散（即滑石、甘草、青黛）各9g。水煎服。

论著和讨论

本证候暑湿内蕴胆胃，化燥化火，火炽津伤。俞根初说："暑疟初起，寒轻热重，口渴引饮，心烦自汗，面垢齿燥，便闭溺热，或泻不爽，舌苔黄而糙涩，甚或深黄而腻，或起芒刺，或起裂纹。右弦洪搏数，左弦数者。疟因于暑，《金匮要略》所谓：'弦数者，多热是也。'治先与蒿芩清胆汤（组方见方证）清其暑，暑热化燥者，则用柴胡白虎汤（组方见方证）清其燥，若兼肢节烦疼者，去柴芩加桂枝（1.5g）以达肢，兼胸痞身重者，去柴、芩、天花粉加苍术3g以化湿；肺中气液两亏者，去柴芩加西洋参（4.5~6g）以益气生津。"[1]

其治则当以清利胆胃为主，以除其湿火而保其津液。仲景说："太阳与少阳合病，自下利者，与黄芩汤。"（《伤寒论》172条）"下利脉反弦，发热身汗者，自愈。"（《金匮要略·呕吐哕下利病脉证治》）若余湿未净，郁滞阳气者，仍当略佐通阳化湿之品，俞根初又曰："邪伏膜原，继则状如疟疾，但寒热模糊不甚分明，或皮肤隐隐见疹，或红或白，甚或但热不寒，热甚于夜，夜多谵语，辗转反侧，烦躁无奈，渴喜冷饮，或呕或呃，天明得汗，身热虽退，而胸腹之热不除，日日如是。速则三四候即解，缓则五七候始除，舌苔初则白腻而厚，或满布如藕粉，继则由白转黄，甚则转灰转黑，或糙或干，或焦而起刺，或燥而开裂，此为伏暑之实证，传胃而暑重湿轻者，则用新加白虎汤（组方见方证）加连翘、牛蒡子辛凉透发，从疹痦而解；传二肠则伏邪依附糟粕，即用枳实导滞汤（组方见方证），苦辛通降，从大便而解。解后暂用蒿芩清胆汤清利三焦，使余邪从小便而解，然每有迟一二日热复作，苔复黄腻，伏邪层出不穷，往往经屡次缓下，再四清利，而伏邪始尽。邪虽尽而气液两伤，终以竹叶石膏汤去石膏，加西洋参、鲜石斛、鲜茅根、青蔗汁，甘凉清养以善后。"[1]

病案举例

1.何书田治里邪既达，舌苔又见黄滞，身微热而大便不通，脉沉弦而不数，知阳明宿邪未尽，少阳余热未清，颇有淹缠之势，兹用小柴胡参小承气法，再视进止：柴胡梢、炒枳实、陈皮、广藿梗、淡黄芩、炒厚朴、全瓜蒌、赤茯苓、肥知母、青麟丸[2]。

2.丁甘仁治初起寒热，继则脐腹膨胀，右臂部酸痛，连及腿足，不能举动，小溲短赤，腑行燥结，舌苔腻黄，脉象濡滑而数。伏邪湿热挟滞，互阻膜原，枢机不和，则生寒热，厥阴横逆，脾失健运，阳明通降失司，则生膜胀痹痛，由于风湿经络之病，连及脏腑，弥生枝节。姑宜健运分消，化湿通络，冀其应手为幸：清水豆卷、茯苓皮、枳实炭、嫩白薇、冬瓜子、通草、全瓜蒌、郁李仁、西秦艽、火麻仁、木防己、肥知母、地枯萝[2]。

3.李聪甫治伏暑：曾某某，男，40岁，起病恶寒发热，头痛身疼，屡用羌、独、柴、防，汗出热不解，病变手足瘛疭，呕恶昏瞀，四肢厥冷，呓语喃喃，脉弦数，苔燥黄。当从枢解，治以转枢泄热：青蒿、瓜蒌仁、鲜竹茹、鲜枇杷叶、连翘心、益元散各10g，淡青子芩、焦山栀、玄参各7g，川郁金5g，鲜芦根13g，左金丸3g[3]。

又治湿温：虞某某，男，20岁，壮热汗出，耳聋唇焦，咳嗽呕恶，呼吸粗促，谵语神昏，苔黄腻，脉弦滑。宣湿化热汤主之：青蒿、杏仁、豆卷、瓜蒌仁、鲜竹茹、赤茯苓、益元散各10g，淡青子芩、郁金、佩兰梗、焦山栀、炒六曲各7g，鲜芦根12g[3]。

4.汪问九治董某，温病8日不解，医用柴葛，而热剧动风。神昏便闭，溺赤涩少，头痛如劈，耳聋，鼻衄，痰血咳嗽，咽紧心烦，痉厥，危险万状，脉小带数，苔黄尖紫，舌强谵语。年当弱冠，成婚不过百日，须防阴伤液涸。参看色脉，邪已陷入阴分，几成内闭之象，姑先清温解热以挽天机：金银花12g，飞滑石18g，川通草、大竹叶各4.5g，淡枯黄芩6g，建连翘、天花粉、光杏仁各9g，石菖蒲1.8g，鲜苇根30g。二诊：热减便通，泄泻溺红，神清，耳窍少灵，唯咳嗽加紧，痰黏而带血点，骨节烦痛，右寸关脉滑如珠，温邪已渐外现，不致陷入厥阴蒙蔽清阳，拟清肺胃蓄热：杭茶菊、鲜石斛、鸡苏散各12g，粉丹皮6g，建连翘、淡条黄芩、忍冬藤各9g，霜桑叶、炒知母各6g，川黄连2.1g，赤小豆皮4.5g，鲜茅根、鲜苇根各30g，熬水煎药，外用金银花露代茶饮之。三诊：热退痛减，溺长色黄，口渴干黏，咳嗽多痰，脘仍烦闷，都是湿热上蒸见症，照前方去条芩、川黄连、忍冬藤、赤小豆皮，加天花粉、杏仁、枇杷叶[4]。

引用文献

［1］俞根初.重订通俗伤寒论［M］.上海：上海科学技术出版社，1959：219，254.
［2］秦伯未.清代名医医案精华［M］.北京：人民卫生出版社，2006：195，544.
［3］李聪甫.李聪甫医案［M］.长沙：湖南科学技术出版社，1979：17，25.
［4］萧龙友等.现代医案选（第五辑）［M］.北京：人民卫生出版社，2008：79.

（三）枢机郁炽候（胆胃湿火偏胆本证）

胆胃湿火证，湿火内蕴，郁滞胆胃，枢机失转，郁火下注入肠，与糟粕搏结，炽灼于中，不得外达，而成枢机郁炽之候，时病学家通称为邪伏膜原，或少阳阳明之证。其见症以表阳郁滞与胆胃湿火内炽之脉症为主，更可兼见上中气机郁滞之症象。

通称：少阳阳明，邪伏膜原。

内含病例：［中医］湿疟。

病因病机：胆胃湿火郁炽，因温暑蕴伏胆胃，湿邪郁遏，木火不得发越，清阳之气失其转枢，膜原郁火下陷胃肠，与肠中糟粕依附，搏结于中，欲达而不速达，而成湿郁火炽之候。

证象组合：阳郁+表郁+气炽+气郁

主症：**【阳气不和】症象**：①面白唇苍，欲睡。②面色黑滞。③昏睡露睛，目瞪上视。④默默不食。**舌象**：①舌苔满布，舌苔白腻而厚。②舌苔秽浊而厚。**脉象**：①脉息缓滞。②脉数而滞，左浮滞沉数。③脉六部俱无。

【腠理不调】症象：①寒热类疟，凛寒起伏，多在午后与夜间，冷时虽拥被犹寒，热时亦有微汗。②口臭便难。**舌象**：舌苔边白中黄。**脉象**：脉沉弦。

【津气蕴炽】症象：①遍身熇热内炽，汗出不清。②午前发热，夜半始退。③身热退，而胸腹之热不除，不恶寒反恶热。④烦躁不安。⑤口苦口渴。⑥溲浊黄赤。⑦大便秘或溏臭。⑧腹脐作痛拒按。⑨神昏气绝，龂齿咬牙，昏睡上视。**舌象**：①舌红，苔黄。②黄糙。③舌红刺苔黄腻间现黑点。④深紫苔满布堆积如粉。**脉象**：①脉浮洪数。②两脉沉实。

副症：**【气机不降】症象**：①膈闷欲呕。②呕恶。

【气机不宣】症象：①胸脘痞满。②脘痞，烦闷。③胸腹郁闷。④胸胁苦满。⑤胁痛。⑥咳声低微。**脉象**：脉象弦急。

宾症：**【清空不宁】症象**：①头疼。②耳聋。③目赤。

治则：因而其治则当疏利枢机、泄降湿火为主，亦和解兼下之法，以双解表里之热。

方证

1.达原饮证：吴又可方[1]。功能开达膜原，辟秽化浊。治瘟疫或疟疾邪伏膜原，先憎寒而后发热，继而但热不寒，汗出不清，胸闷呕恶，口干饮少，溲黄赤，大便或秘或溏而臭，或发热傍晚益甚，头疼身痛，舌苔垢腻，脉数。

槟榔6g，厚朴、知母、芍药、黄芩各3g，草果、甘草各1.5g。水煎服。

2.柴芩清膈煎证：俞根初方[2]。攻里兼和解法，何秀山按：少阳表邪，内结膈中，此为少阳阳明，攻里清膈之良方。详见论著。

川柴胡2.4g，生大黄（酒浸）、生枳壳、薄荷、青子芩各4.5g，苏苦桔梗3g，焦山栀9g，青连翘6g，生甘草1.8g，鲜淡竹叶36片。

3.加味栀子柏皮汤证：适应寒热往来，呕吐不已，面色黧黑，咳牵筋掣，小便短赤黄浊，舌红苔黄腻，脉滑大。

炒栀子、茵陈、旋覆花、赤茯苓、泽泻、杏仁、海金沙各9g，川黄柏、桔梗、木通各3g，生甘草4.5g，赤芍15g，薏苡仁12g，片姜黄6g，龙胆草1.5g。

论著和讨论

本证候胆胃湿火，湿郁火炽，表里不通，热结在里，即何拯华曰："邪从阳明经腑而外溃也。"[1]治则当疏利枢机，开泄郁火，表里双解之法。姚龙光曰："极苦极辛以清降上焦，俾浊邪下行。"[3]俞根初所谓："膜原伏邪，因春寒触动而发者，继即寒热类疟，口苦胁痛，甚则目赤耳聋，膈闷欲呕，舌红起刺，中黄薄腻，甚或边红中黄，间现黑点。外寒一解，即表里俱热，热结在里，法当苦辛开泄，柴芩清膈煎（组方见方证）双解其表里之热。"[2]故谢映庐曰："表里两和，汗利热退身安。"[4]唯火中有湿，何拯华云："此浊热黏腻之伏邪与肠中糟粕相搏"，当"宽胸脘以缓通"[1]。

病案举例

1.姚龙光治昏厥。余姻亲蒋伯渠之侄女，年二十，秋间病寒热，市医为之表散2剂而愈。隔二日，天将明时，忽来叩门，而速予往。予至则病者神识昏迷，已如尸寝，据云三更时，一觉烦闷，便目闭神昏，气绝片刻则醒，醒片刻又绝，半夜已气绝五次。诊其脉六部俱无，面色一团黑滞，舌苔秽浊而厚，此本伏邪因受感而且寒热，一为表散便解，其伏邪犹未动也，然是即药线也，为今夜发病之兆矣。其秽浊有形之邪，伏藏既久，蓄势必紧，如地雷火发势之暴烈，难以言喻，故一发则上犯心肺，五脏皆邪气弥满焉，得不神昏窍闭如尸寝乎？但邪在胸膈，难用下夺之法令，急刺其四末，透风泄邪，另用黄连等极苦极辛之剂，以清降上焦，俾浊邪下行，神气稍清，然后再按法正治，刺后即连灌煎药二剂，果神气稍转。

明日复诊：脉仍未出，病仍如旧，乃仿达原饮方，用川厚朴、苍术各三钱，草果仁（打碎后下）、木香各一钱，枳壳、黄芩各二钱，川黄连钱半，大黄五钱，芒硝四钱，水煎与服，周时始得大解，粪如烂酱，臭恶不堪，人事始清。但下后恶寒战栗，床帐动摇，举家忙乱。予初闻之亦颇惊骇，以下后复作寒战，古人谓为犯忌，在下后三戒之内。继而自悟曰：此病与伤寒大承气证有别，承气证邪热燥粪结于肠胃，一下则热清结解，不当再见表证。若再见寒热，非认病不真，下之不当，即正虚而成坏症，故下后忌此也。此病乃伏邪为患秽浊污垢之气，蓄之既久，非独脏腑间邪气积满，即经络中邪气，亦皆充斥脏腑，窒塞之时，气机壅闭，经络之邪无可发泄，故病虽极重，而无寒热头痛症也。今大便一行，腑气稍通，经络之邪，始得外发，此刻既有大寒，寒后定有大热，热后定有大汗通身，外邪皆可因之解散，实此症之幸事也。大热汗直至足，果如所言，是日即未服药。第四日复诊：脉则浮弱而数，不甚受按，面上黑滞未退，肢体软弱，心烦腹痛，溺仍未清，舌苔仍垢腻，舌本深紫，此邪气尚重也，原方加大腹皮三钱与服，至三更行大便甚多，仍臭恶不可近。第五日复诊：各症俱减，面色稍转，脉反实大，数而有力，舌苔厚腐浮起，知其积滞已动，乘势利导，不难扫除尽净也。原方减去芒硝二钱，再与服一剂，服讫，连行大便两次，几有半桶，舌苔退尽，脉来弱小，人事安妥，亦能稍食薄粥。前此数日，粒米未能入口也。但神虚体弱，终日欲寐，恶闻响声，知邪去正虚，为制健脾利气之方，加以饮食调理月余，始能起床，两月始能健旺。其受病之深，发病之重不多见也，若非体壮年轻，何可望其生全哉[3]。

2.谢映庐治黄应保之子，四岁，潮热不退，医以消导发散，渐变昏睡露睛，默默不食。参、术愈加昏睡，目瞪上视，牛黄抱龙丸致遍身熇热内炽，舌苔满布，达原饮得汗热渐减，次早仍热如前。又以达原饮加玄明粉，一剂表里两和，汗利热退身安。转方以清脾饮加乌梅（柴胡、黄芩、青陈皮、厚朴、草果、茯苓、白术、生姜、甘草，一方加槟榔，大渴加麦冬、知母），疟止。不加详审，误治而死者，不知几许：黄培苏儿悉同此证，误以发散消导，养阴理脾，误治变痉，神昏热炽，舌苔堆积如粉，龂齿咬牙，明是温疟确据，阳明胃热已极，犹以养阴理脾，疟邪愈闭，出路无由，为可惜也[4]。

3.何拯华治伏暑：王珊卿，年34岁，夏季吸受暑气，为湿所遏，潜伏膜原，至秋后新凉逗引而发。初起恶寒发热，午后夜间较重，状似疟疾而不分明，恶心胸闷，口干不喜饮，至晨得汗，身热始退，而胸腹之热不除。日日如是，已有一候。脉息缓滞，左浮滞沉数，舌苔白腻而厚。脉症合参，此膜原湿遏热伏，伏邪欲达而不能速达也。仿达原饮加减，故用朴、果、槟榔，开湿郁以达原为君，栀、翘、蒿、薷，凉透伏暑为臣，然犹恐其遏而不宣，又以芦根、细辛为佐，助其清宣疏达，使以荷梗者，不过取其清芬消暑，通络利溺耳：薄川厚朴、西香薷各3g，草果仁2.4g，焦山栀、青连翘各9g，海南子、青蒿脑各4.5g，鲜荷梗5寸（切），活水芦笋60g，北细辛1.5g先煎清汤代水。次诊：迭进2剂，达膜原而解外邪，外邪解而热不除，汗自出，不恶寒，反恶热，口转渴，便闭溺黄，苔转黄糙，脉右转浮洪，左转浮数，此伏暑发现，邪从阳明经腑而外溃也。法当表里双解，仿凉膈散加减：焦山栀、青连翘、陆氏润字丸各9g，青子芩、青蒿脑各4.5g，拌飞滑石（包煎）18g，鲜竹叶30片，灯心5小帚。三诊：胸腹痞满，按之软而作痛，大便解而不多或略多而仍觉不爽，溺赤涩或黄浊，此由浊热黏腻之伏邪，与肠中糟粕相搏，宜用加味小陷胸汤，加陆氏润字丸，宽胸脘以缓通之：瓜蒌仁（杵）15g，竹沥半夏、小枳实各6g，小川连3g，陆氏润字丸9g，拌滑石（包煎）18g，先用鲜冬瓜皮子120g、西瓜翠衣60g煎汤代水。四诊：连进2剂，服一煎，大解1次，再服再解，不服不解，如此服4次，大解亦行4次，而伏邪解而不尽，热仍减而不退，唯舌红苔薄而无质地，脉转小数，乃邪少虚多，阴虚火亢之候，法当增液救阴，肃清余热，仿甘露饮加减：鲜生地18g，鲜石斛9g，原麦冬、淡天冬、西洋参各4.5g。青蔗浆1瓢，雅梨汁2瓢，熟地露30g（三汁同冲），先用炒香枇杷叶（去毛筋净）30g，鲜茅根（去皮）60g，煎汤代水。迭服3剂，得育阴垫托，从中下焦血分复还气分，先一日出凉汗，继发白痦而热始全除，胃气渐复而愈[1]。

4.朱梅南治湿疟，余某，男，28岁。因浴日栉风，一日忽咳嚏并作，涕泪交流，头昏眼眩，骨节酸楚，继而寒热呕吐，烦躁不安，胸胁苦满，虽服解表祛邪之药，而病势难已。面白唇苍，欲睡，午前发热，夜半始退，大便数日未通，小溲短赤。诊其脉象弦急，舌苔边白中黄，咳声低微。细察此为暑郁肤表，湿蕴三焦，枢机失转，邪无从出，病虽日久，未可言虚，拟柴胡汤加减，取表里双解法：北柴胡12g，杭芍、枯黄芩、生大黄各9g，半夏6g，枳实、知母、草果各4.5g。服1剂便解，2剂而病愈[5]。

引用文献

[1] 何廉臣.重印全国名医验案类编[M].上海：上海科学技术出版社，1959：112.
[2] 俞根初.重订通俗伤寒论[M].上海：上海科学技术出版社，1959：243.
[3] 徐衡之，姚若琴.宋元明清名医类案[M].长沙：湖南科学技术出版社，2006：440.
[4] 谢映庐.谢映庐医案[M].上海：上海科学技术出版社，1962：187.
[5] 福建省中研所.福建中医医案医话选编2[M].福州：福建人民出版社，1963：36.

（四）枢机郁结候（胆胃湿火偏胆转证）

胆胃湿火证，湿热内蕴胆胃，或挟胃中食滞，枢机转枢失利，郁而化火，下注大肠，与肠中糟粕相搏，而成枢机郁结之候，时病学家亦通称为少阳阳明并病，现代杂病学家则称为湿热蕴结肝胆之证。其见症以胆胃气机郁结之症象显明，但必兼有表阳不和与胆胃火炽之脉症。

通称：少阳阳明并病，湿热蕴结肝胆。

内含病例：**［中医］**胁痛。**［西医］**胆结石，胆囊炎。

病因病机：胆胃湿火郁结，因温暑湿郁化火，内蕴胆胃，上郁于胸中，枢机失转，下结胃肠，或挟食滞而成。

证象组合：阳郁+表郁+气郁+气炽+气结

主症：**【阳气不和】症象**：突然寒战发热。**舌象**：舌淡红，苔薄黄微腻。

【腠理不调】症象：①发热恶寒。②畏寒高热。

【津气蕴炽】症象：①口苦咽干。②大便秘结。③尿深黄。④面目轻度黄染，发黄。**舌象**：①舌红苔黄白腻。②舌苔薄白中根黄。③舌苔厚腻微黄。④舌苔黄腻。**脉象**：①脉弦数。②脉弦大。

副症：**【气机郁结】症象**：①右上腹疼痛拒按，发作时痛如绞如刺。②右胁痞硬疼痛，甚则撑及中脘。③满闷作胀。④腹胀纳呆。

【气机不降】症象：①泛恶呕吐。②呕吐黄水。

宾症：**【清空不宁】症象**：头痛头晕。

治则：当以疏利肝胆以利枢机，兼以通降胃肠，以通燥结；使之表里双解。

方证

1.加味大柴胡汤证：林宗广方[1]。治急性胆囊炎，胆石症。

柴胡、广木香、生大黄（后下）各6g，半夏、炒黄芩、广郁金、枳实、玄明粉（冲）各9g，川黄连2.1g。

2.清胆汤证：旅大市第二人民医院外科急腹症研究组方[2]。清热利胆，通里攻下。治急性梗阻性、化脓性胆管炎，在输液、胃肠减压、抗休克等综合措施及支持疗法下应用。

柴胡21g，茵陈21~30g，金钱草、双花各30g，黄连6g，黄芩、栀子、大黄、枳壳、玄明粉各9g，郁金15g。热深厥逆加生脉散，有瘀加当归、红花活血化瘀，高热昏迷加犀角粉0.9g，冲服（40例39例治愈）。

3.利胆汤证：青岛市台西医院急腹症研究小组方[3]。治急性胆囊炎，胆石症。

双花、大青叶、金钱草、茵陈、大黄各30g，黄芩、芒硝各9g，知母、柴胡、厚朴各15g，郁金12g。体温不降加石膏30g、丹皮9g；腹胀加木香、枳壳；呕加姜半夏、竹茹、代赭石。

论著和讨论

本证候湿热内蕴胆胃，枢机失转，邪无从出，肝胆失疏，热结胃肠，董建华所谓“肝胆湿热郁滞，胃腑实邪燥结，证属少阳阳明并病"[4]之候。其治则当疏泄肝胆，以利枢机；与通利胃肠，以通其内结。杜勉之按：胆为"中清之腑"，以通降下行为顺，本例（见病案1）因湿热郁蒸肝胆，疏泄失职，以致气郁血瘀，瘀滞胆道。故以通腑泄热、疏肝利胆为法，湿热一除，腑气一通，其病自愈[5]。

蔡景高说：用大柴胡汤治疗胆道疾患，是从辨证论治出发，是用古方灵活地治疗今病的一个范例，也充分体现古代的方剂组织严密，疗效卓著，使用得当，在临床上可以获得很显著的效果。仲景提出本方的适应范围重点在于少阳与阳明证合病，既有胸胁苦满、往来寒热、心烦、喜呕等症状，又进一步发展为呕吐不止，上腹部拘急痞硬，热结便秘或旁流，从上述7例胆道疾患的主要症状和体征来看，全部有右上腹剧痛或疼痛，其中3例不但局部压痛，而且有肌肉紧张的痞硬现象；4例有呕吐，大多较剧烈且有黄绿苦水吐出；大便秘结的5例，另2例为便秘与便泄交替；寒颤发热表现为往来寒热的4例，发热的1例，我们拿握了以上四大主证，来灵活地加减运用大柴胡汤，实践证明辨证是准确的[6]。

病案举例

1. **杜勉之**通腑泄热，治胆囊炎：周某某，男，41岁，入院前3天中餐进食肥肉后，当日下午全腹饱胀不适，当夜右上腹剧痛，翌日即面目全身发黄，尿黄，伴畏寒发热，右上腹持续性疼痛，向右肩放射，于发病第4天转入我院住院治疗。检查：巩膜黄染，周身皮肤发黄，体温38.8℃，右上腹胆囊区压痛（+），墨菲征（+），血检：白细胞$19 \times 10^9/L$，中性粒细胞0.78，淋巴细胞0.22，诊断：急性胆囊炎，胆石症。延中医会诊。症见身如橘色，右上腹疼痛拒按，腹胀纳呆，3天未进食，便秘，尿深黄，脉弦数，舌淡红，苔薄黄微腻。证属湿热郁蒸肝胆，胆道瘀塞，治宜通腑泄热、疏肝利胆，选用大柴胡汤合茵陈蒿汤加减：大黄、柴胡、山栀、枳实、神曲、广木香、厚朴各10g，茵陈、虎杖各30g。2剂后，得大便2次，3剂后痛止纳增，原方去木香、厚朴、川楝子，加银花、连翘各10g，15剂后诸恙悉退[5]。

2. **谢兆丰**治唐某某，男，30岁。右上腹阵阵剧痛。入院后，经检查诊断为胆石症、胆囊炎。中医会诊：患者胃脘偏右阵阵剧痛，痛处摸到如乒乓球大小的肿块，拒按，伴有畏寒高热，体温39.5℃，巩膜、皮肤黄染，呕吐黄苦水，食欲不振，大便五六日未解，尿赤，舌苔厚腻微黄，脉弦数。辨证：乃湿热蕴结肝胆，以致肝胆失疏，气机郁滞而痛。治拟疏肝行气，利胆排石。用胆道排石汤加减：木香、柴胡各6g，金钱草、海金沙、玄明粉（冲服）各20g，郁金、枳壳、黄芩、延胡索各9g，大黄（后入）16g。服药4剂，大便日泻数次，疼痛减轻，身热已退。又按遵义医学院"总攻"方案总攻3次，共服药16剂，疼痛基本解除，肿块消失[7]。

3. **董建华**治杨某，女，36岁。有疟疾及胆结石病史。平时脘胁痞闷不舒，偶有胀痛，发作时痛如绞如刺，饮食不香，口苦腻，时有低热。1周前，突然寒战发热，右胁痞硬疼痛，甚则撑及中脘，满闷作胀，口苦泛恶呕吐，面目轻度黄染，大便3日不行，腹部按之紧张，有压痛，溲黄，舌苔薄白中根黄，脉弦大。肝胆湿热郁滞，胃腑实邪燥结，证属少阳阳明并病，拟大柴胡汤加减：柴胡、青子芩、枳实、生大黄各10g，生姜2g，延胡索、白芍各12g，玄明粉（冲）9g，郁金粉6g，分3次送服，2剂后，寒热退净，腑邪已下，但脘腹仍闷不舒，胁胀按之仍痛，舌苔化薄。原方去玄明粉、生姜，生大黄改用制大黄6g，加金钱草15g、木香4g，继服5剂。脘胁痞胀基本缓解，继续调治而安[4]。

引用文献

[1] 林宗广.急性胆囊炎69例临床分析及其病机、治疗初探[J].中医杂志，1964,(3): 1.

[2] 旅大市二院.中西医治疗急性梗阻性化脓性胆管炎[J].新医药学杂志，1976,(6): 19.

[3] 青岛台西医院.中西医结合治疗急性梗阻性化脓性胆管炎22例临床观察[J].新医药学杂志，1976,(6): 22.

[4] 董建华等.浅谈《伤寒论》少阳病的证治三要[J].北京中医学院学报，1984,(1): 11.

[5] 杜勉之.通法在急腹症中的应用举例[J].江西中医药，1983,(5): 19.

[6] 蔡景高.大柴胡汤治疗胆道疾患[J].江苏中医，1962,(1): 17.

[7] 谢兆丰等.在临床运用木香配伍的经验[J].上海中医药杂志，1983,(9): 21.

（五）木火郁逆候（胆胃湿火偏胆变证1）

胆胃湿火证，湿火内蕴，湿郁于胃，热蒸于胆，内动木火，上中下迫，而成木火郁逆之候，时病学家亦通称为厥阴寒热错杂之证，故吴坤安曰："暑湿内蒸，其邪渐结厥阴之界"[3]，俞根初则谓："寒格于下，热拒于上，火逆水泻之错杂证也"[1]。然病关乎胃，故吴鞠通仍称为阳明温病。其见症以木火上冲下迫之症象显明，但必兼见阳郁与内热同见之脉症。

通称：厥阴病，阳明温病。

内含病例：［中医］湿温。［西医］胆囊炎。

病因病机：胆胃湿火郁逆，多由温暑内蕴，湿郁于胃，热蒸于胆，蒸动胆中木火，上冲下迫，而成湿郁火逆之证。俞根初则谓："下寒上热，热在膈脘，水在肠中"，"寒格于下，热拒于上，火逆水泻之错杂证也"。或有兼挟郁怒内因者，故吴坤安曰："暑湿内蒸，其邪渐结厥阴之界"[3]，"肝火犯胃，恒因恼怒而得"[3]。

证象组合：气郁+气逆+气蒸+津泄+阳郁

主症：【气机不宣】症象：①胸闷胸痞，不思饮食。②心下痞硬，胸前胀满如馒首，善太息。③胁痛腹胀。**脉象：**脉细而伏。

【气机冲逆】症象：①干呕，呕吐酸水。②食入即吐。③吐蛔拒纳。④嗳腐食臭。⑤心痛。

【津气蕴蒸】症象：①身热不解，午后低热。②口苦而渴。③小便色黄。**舌象：**舌白腻微黄。**脉象：**两关紧盛。

副症：【清空不宁】症象：①头痛。②耳聋。

【热迫津泄】症象：①腹中雷鸣。②下利。

宾症：【阳气不和】症象：①面色萎黄不泽。②少气乏力。③身重。④头疼骨痛。⑤口渴喜饮热汤。⑥寒热冷汗。⑦大便溏薄。**脉象：**①脉弦而涩。②脉弦细而濡数。

【津液消灼】舌象：舌苔黄白相兼。

治则：以辛开苦泄为法，辛以开其湿郁，苦以泄其郁火，然后木火自宁，而无冲逆之患。

方证

1.生姜泻心汤加减证：俞根初方[1]。治寒格于下，热拒于上，火逆水泻之错杂证，详见论著3。

生姜汁（冲）1小匙，干姜1.8g，姜半夏9g，川黄连2.4g，青子芩4.5g，米炒潞党参6g，大红枣（劈）4枚。加淡竹茹9g、枇杷叶（去毛筋炒黄）15g，止其吐。

2.三仁汤化裁证：李斯炽方[2]。治胆囊炎，胁痛腹胀，胸闷不思饮食，进食则呕吐，详见病案3。

柴胡、枯黄芩、厚朴、法半夏、竹叶、郁金、枳实各9g，滑石、冬瓜子各12g，白蔻仁3g，木通6g。

论著和讨论

本证候胆胃湿火，湿郁于外，火逆于中，上冲下迫。俞根初说："下寒上热，热在膈脘，水在肠中，心下痞硬，嗳腐食臭，腹中雷鸣下利。医误吐之，遂致水食入口即吐；复认作热结旁流，更逆以下，从此下利不止，舌苔黄白相兼，脉弦而涩。此寒格于下，热拒于上，火逆水泻之错杂证也。当清上热开寒格为君，佐以益气健胃，先与生姜泻心汤去甘草（组方见方证），加淡竹茹9g，枇杷叶（去毛筋炒黄）15g，止其吐。继与乌梅丸（乌梅肉30个，干姜30g，川黄连48g，细辛、淡附片、桂枝、川黄柏、潞党参各18g，炒川花椒、当归各12g，各研细末加醋与蜜，共杵2000下，丸如梧桐子大，先服10丸，日3服，稍加至20丸，禁生冷滑物食臭等）止其利。"[1]

治则当辛开其湿郁，苦降其火逆，吴坤安说："邪陷厥阴：伤寒暑湿，温热之邪，若身热不解，口渴胸痞，耳聋干呕，吐蛔拒纳，此暑湿内蒸，其邪渐结厥阴之界，乃险症也，宜川黄连、半夏、枳实、菖蒲、茯苓、黄芩、干姜苦辛以开内结。"[3]"肝火犯胃：凡痞胀，食入即吐，并呕酸水，口渴舌黄，此肝火犯胃，恒因恼怒而得（主佐金伐木，解郁和中，越鞠丸合左金），宜吴萸、川连、半夏、茯苓、厚朴、枳实、姜汁、竹茹之类主之。"[3]吴鞠通说："阳明温病，干呕，口苦而渴，尚未可下者，黄连黄芩汤主之；不渴而舌滑者，属湿温。黄连黄芩汤方：黄连、黄芩、香豆豉各6g，郁金4.5g，水5杯煮取2杯，分二次服。"[4]

病案举例

1.陆祖愚治潘衷弦母，年60岁余，平时多郁多火，因劳伤感冒，次早仍然饮食，晡时遂发寒热，头疼骨痛，呕吐酸水，冷汗心痛。一医知其平日多郁多火，乃引《经》云："诸呕吐酸，皆属于热"，投以清凉，其痰愈甚，吐蛔数条，脉之两关紧盛，两尺虚空。乃风寒饮食之故，用橘、半、枳、桔、山楂、朴、藿、芷、桂枝、姜、砂，服后症少减。次日复伤饮食，症仍剧，夜不得卧。先用乌梅丸9g以安蛔，随用槟榔、青皮、枳实、厚朴、山楂、陈皮、半夏、炮姜、藿香、黄连、姜、砂之类宽其中；又用面皮炒熨中脘。旬日后，用小承气汤加玄明粉，去燥矢2次，调理半月而愈[5]。

2.周小农治李阿记妻，年40岁余。庚申四月霍乱转筋，针治数次，泻止，而胸前胀满如馒首，饮水则吐，脉细而伏，舌白，渴不多饮。询知平日向有肝气，是肝逆胃气不降。胸前红疹隐约不透，枢机否塞，防其闭厥。用旋覆花、代赭石、半夏、川黄连、苏叶、吴萸、蚕沙、丝瓜络、菖蒲、川石斛、蓬莪术、制香附、郁金、枇杷叶、伏龙肝。另伽楠香、狗宝各0.3g，玉枢丹1.5g，研末，冲服。先嘱进酱油汤，吐减，煎剂匀服。不吐，再服末药。投剂呕止，气逆未平，知因忿怒动肝，胁痛，口渴，喜饮热汤，身热转显，身有时振，兼咳，脉起转数。审知会经风卧，伏暑冒寒挟气，恐转热病。栀、豉、橘叶络、旋覆花、郁金、川楝子、新绛、枳壳、川黄连、苏叶、宋半夏、石斛、川厚朴、菖蒲、牛蒡子、枇杷叶、茅根。另飞龙夺命丹0.6g、伽楠香0.3g、雄精0.6g，研服。服后得汗安寐，渴减身凉，原方减轻续投而愈[6]。

3.李斯炽治胆囊炎：陈某某，男，68岁，1个月前即胁痛腹胀，胸闷不思饮食，进食则呕吐，四肢乏力，头痛身重，午后低热，小便色黄，大便溏薄，少气乏力，面色萎黄不泽，两足不能任地，脉弦细而濡数，舌白腻微黄，疏肝运脾、清利湿热为主，三仁汤加减化裁（组方见方证）。药后呕吐已止，能稍进饮食，大便稍爽，药物加减再进[2]。

引用文献

［1］俞根初.重订通俗伤寒论［M］.上海：上海科学技术出版社，1959：195.
［2］成都中医学院.李斯炽医案（二）［M］.成都：四川人民出版社，1983：1.
［3］吴坤安.伤寒指掌［M］.上海：上海科学技术出版社，1959：卷三73，79.
［4］吴鞠通.温病条辨［M］.福州：福建科学技术出版社，2010：69.
［5］江瓘，魏之琇.名医类案（正续编）［M］.北京：中国中医药出版社，1996：322.
［6］周小农.周小农医案［M］.上海：上海科学技术出版社，1962：116.

（六）胆气郁滞候（胆胃湿火偏胆变证2）

胆胃湿火证，湿火内蕴胆胃，郁滞胆胃气机，是为胆气郁滞之候，现代杂病学家通称为湿热郁结肝胆之证。其见症以胆胃气机郁滞之脉症显明，但可兼见内热与阳气不和之脉症。

通称：湿热郁结肝胆。

内含病例：［中医］黄疸，胁痛。**［西医］**慢性肝炎，间质性肝炎，胆囊炎，胆石症，毛细胆管炎。

病因病机：胆胃湿火郁滞，因湿火内蕴，郁滞胆胃气机，内不利于气机之宣降，外不利阳气之运行，湿火不得泄越，蒸灼津液，久则凝滞而成结石。

证象组合：气滞+气蒸+气郁+阳郁

主症：【气机不利】症象：①右胁部痛，牵及右肩酸痛。②腹胀腹部膨满，鼓肠。③食后作胀。**舌象：**①舌白腻微黄。②黄厚。**脉象：**①脉左关浮弦。②弦大。

【津气蕴蒸】症象：①午后低热。②口干且苦。③黄疸，身面目黑黄。④小便色黄，尿黄黑。⑤大便燥结。⑥常鼻衄。**舌象：**①舌苔黄腻。②舌中有干黄苔。**脉象：**右脉滑大。

副症：【气机不宣】症象：①心下痞满。②胸闷纳呆，不思饮食。

【气机不降】症象：①恶心。②嗳气。

宾症：【阳气不和】症象：①面色萎黄。②大便溏薄。**舌象：**苔薄。**脉象：**脉弦细而濡数，脉弦细。

治则：当疏利胆胃气机，通降胃肠湿火，已成结石者，又当参以排石消石之品。

方证

1.大小汤证：岳美中方[1]。治慢性肝炎，胁部微痛，心下痞满，轻度黄疸长期不退，详见病案1。

柴胡、白芍、法半夏、黄芩各9g，川大黄、枳实各6g，生姜12g，大枣4枚，糖瓜蒌30g，川黄连3g。

2.大柴胡汤加味证：岳美中方[1]。治慢性胆囊炎，右胁肋疼痛，微有发热恶心，食欲不振，详见病案1。

柴胡、滑石、鸡内金各12g，白芍、黄芩、半夏各9g，枳实、川大黄各6g，生姜15g，大枣4枚，金钱草24g。

论著和讨论

本证候湿火郁滞胆胃，气机运行失利，湿火内蒸，津液聚结。其治则当以疏利胆胃气机为主，以解其郁滞，兼以通降胃肠，以逐其湿火。《岳美中医案集》编者按："大柴胡汤为治'少阳证少，阳明证多'者，能消除严重性胸胁心下郁窒感，舌多干燥有黄苔，易便秘，腹肌紧张。因少阳证少，阳明证多，故去小柴胡中之参草，以免助阳窒胃。大黄与芍药配合使用，可以治腹中实痛；枳实、芍药配合使用，可以治腹痛烦满不得已。本方有解热、泻实、除烦、缓痛诸作用。关于小陷胸汤，程知云：'以半夏之辛散之，黄连之苦泻之，瓜蒌之寒润涤之，皆所以除热散结于胸中也。'何廉臣谓：'此汤是苦辛开泄法，治伏火熏蒸津液，液郁为痰者。此法与苦寒清泄有别，清泄是直降，一意肃清伏火；开泄是横开，兼能清化痰浊，分际最宜斟酌。叶天士所谓舌白不燥，或黄白相间，或灰白不渴，慎不可乱投苦泄，虽有脘中痞痛，宜从苦辛开泄是也。'这一病例（见病案1），按中医辨证，左脉浮弦为柴胡汤证，右脉滑大为陷胸汤证，因之取大柴胡汤、小陷胸汤合剂治之，残余黄疸很快消失，自觉脘满亦基本解除，同时谷丙酶亦随之下降至正常。经方若能用之得当，确能取到如鼓应桴的捷效。"[1]

病案举例

1.岳美中治慢性肝炎：姬某，男，33岁，轻度黄疸长期不退年余，胁部微痛，心下痞满，舌中有干黄苔，脉左关浮弦，右脉滑大。大柴胡汤合小陷胸汤（组方见方证）主之[1]。

又治慢性胆囊炎：李某，女，右胁肋部发痛与压痛，常有微热，恶心，食欲不振，腹部膨满，鼓肠嗳气，脉弦大，大柴胡汤加味（组方见方证）主之[1]。

又治患者何某某，女，35岁，患者自觉胆囊区疼痛20多年，时轻时重，经治未愈，于前年5月突然出现黄疸，当时诊断为急性黄疸型传染性肝炎，经服药及输液等治疗后，黄疸好转而出院。出院后胆区仍疼痛不减，于同年9月份，高热40℃后出现黄疸，同时于右肋下胆囊区出现一拳大肿块，诊断为胆石症，该院在高热40℃下急予手术治疗，术中发现胆囊内有大量结石，因术中大出血无法取石，行胆囊、十二指肠吻合术及造瘘引流。此后因黄疸不退又行二次手术，于去年10月10日转入北京某医院住院治疗，诊为：①慢性胆囊炎，胆石症。②胆道术后形成胆瘘。③毛细胆管炎，间质性肝炎。④门脉高压，脾动脉结扎术后。于住院3个多月期间，虽经多方治疗，黄疸等上述病情未改进，于今年1月30日出院。于4月3日来我院就诊，身面目黑黄，胆瘘不愈合，尿黄黑，大便时干，经常鼻衄，黄疸指数100单位，血胆红素188.1 μmol/L，舌苔黄腻，脉大。投予大柴胡汤加三金二石及茵陈：柴胡、滑石各24g，黄芩、酒制大黄各10g，半夏、生姜、郁金各9g，白芍、海金沙、内金、石韦各12g，大枣4枚，金钱草、茵陈各31g，郁金9g，枳壳6g，每日1剂，水煎2次分服，前方服用40剂。至5月20日，患者一般情况明显好转，鼻衄减轻，结石陆续由瘘管排出，瘘管已愈合，面色黑黄变淡，大便发黑，尿由黑转黄。黄疸指数降至50单位，血胆红素降至102.6 μmol/L，舌质淡红，右脉偏数，仍用前方加栀子15g，每日1剂，继续服用至7月19日，前方又服60剂，鼻衄已止，余症均消，食纳转佳，舌苔正常，左脉滑数，黄疸指数正常，胆红素降至25 μmol/L。前方剂量减半，加桂枝9g、茯苓10g，嘱再服一段时期。9月19日复查：胆红素15.9 μmol/L，患者一般情况尚好，精神尚佳，只有嗳气、矢气、大便时稀，偶有胁胀痛背酸，出虚汗和背部发冷现象，且已恢复工作。舌质稍暗，脉大。此属病后体虚，正气未复，肝胃不和，给予柴胡桂枝汤加旋覆花，以疏肝和胃降逆，为其善后[2]。

2. 姜春华治慢性胆囊炎：谈某，女，59岁，患病3年，胆区胀痛，反射两肋背肩，头两侧胀痛，恶心，纳差，腹胀，大便秘结，苔黄厚，脉弦数，加味柴胡汤主之：柴胡、黄芩、法半夏各9g，白芍15g，生姜3片，枳实、大黄各6g，郁金、金钱草各30g，大枣5枚。5剂，大便通，腹胀痛均减，续方5剂[4]。

3. 黄文东治陈某某，女，42岁，6年前患胆囊炎，每年发作，近来右胁时时疼痛，牵及右肩酸痛，纳呆，食后作胀，面色萎黄，口干且苦，大便燥结，尿黄苔薄，脉弦细，此为肝胆湿热未清，气机郁滞，化火伤阴，拟摅肝沥胆，泻火养阴：柴胡6g，制大黄、赤白芍、元胡、木香、郁金、寸麦冬、玄明粉各9g，金钱草30g，沙参12g[3]。

引用文献

[1] 中国中医研究院.岳美中医案集［M］.北京：人民卫生出版社，2005：54，61.
[2] 岳美中.黄疸、胆石症［J］.新中医，1979，(6)：25.
[3] 上海龙华医院.黄文东医案［M］.上海：上海人民出版社，1977：150.
[4] 戴克敏.姜春华教授治疗胁痛案例［J］.辽宁中医杂志，1987，(4)：2.

四、肝胃湿火证（气分湿火并病2）（3候）

肝胃湿火证，为胃湿与肝火并发之证。系由胃中湿火，内犯于肝，触动肝中木火，冲逆于内，上冲下迫，由气及血，邪火与正火交炽，甚则炽及阴液，温病家称为厥阴温病，暑入厥阴，或厥阴之疟，或迫血液、阴液下行而为五色痢、噤口痢。

肝胃湿火证，其始则为胃湿肝火，继则湿竭化燥，肝胃交炽。故其治则总当和胃泄肝，然和胃一法，其始湿郁，当温胃化湿为主以安其胃，即吴坤安：“治宜泄厥阴以安阳明，苦辛酸寒热并用。如泄肝和胃不效，乃胃中虚空若谷，客气逆犯上冲，须镇逆安胃。”[1]久则湿竭化燥，湿火已成燥火，又当清降燥火以和其胃，即如徐正奎所云“胃腑燥热，肝火上炎，胆胃失降之故。法以通胃腑，泻肝火，泄胆热”[2]为法。

证候别称：木火上炎，暑入厥阴。

病名：**［中医］**暑湿，湿温，厥阴病，蛔厥，热厥，厥阴疟，五色痢，噤口痢，胁痛，胃痛，呕血，消渴。

证候系统：详见图3-7-18。

本证————木火郁逆候
转证————木火升逆候
变证————木火炽逆候

图3-7-18　肝胃湿火证证候结构图

引用文献

[1] 吴坤安.伤寒指掌［M］.上海：上海科学技术出版社，1959：卷二36，卷三79.

[2] 徐正奎.胃脘痛7例的辨证体会[J].江苏中医，1965，(4)：21.

(一)木火郁逆候(肝胃湿火本证)

肝胃湿火证，湿浊郁滞胃阳，肝中木火不得伸越，郁极而动，上冲下迫，而成木火郁逆之候，温热家称之为暑入厥阴之证。与伤寒厥阴证相同，唯病因有异。其见症虽以木火上冲下迫之症象显明，但必兼有阳郁与内热之脉症同见。

通称：厥阴病。

内含病例：[中医]厥阴病，蛔厥，厥阴之疟，噤口痢。

病因病机：肝胃湿火郁逆，系暑湿热邪入胃，郁遏肝胆木火，上逆乘胃，下迫于肠，挟湿火而冲逆于上下，仲景称之为厥阴病。

证象组合：气郁+气逆+津泄+气蒸+阳郁+液灼

主症：**【气机不宣】症象**：①痞结。②心胸格拒。③胸腹板实。④声音不出。⑤饥不欲食。

【气机冲逆】症象：①有气从小腹上冲。②气上撞心，心中疼热。③气逆欲呕，呕恶水液不下，作哕，食则吐蛔，吐酸苦黄绿水，吐痰涎浊沫，或黄黑浊饮，呕时周身牵引，直至足心。④腹痛胀。

【津气蕴蒸】症象：①身热，身热如焚，劳则发热。②静而时烦。③中心如焚。④入暮谵语。**舌象**：舌苔黄中带灰黑。

副症：**【清空不宁】症象**：①耳聋。②神蒙。

【热迫津泄】症象：①便溏下利。②下利血水。③腹痛久痢。④下蛔。

宾症：**【阳气不和】症象**：①寒热似疟夜作。②先厥后热。③四肢不热，肢寒。④冷汗。**舌象**：舌灰润。**脉象**：①脉滞而沉。②细小而沉。

【津液消灼】症象：口渴。

治则：当温胃以化湿，清降以撤热，湿开热降，则木火不逆，而肝胃自和。

方证

1.乌梅丸证：张仲景方。功能温脏安蛔。治蛔厥，烦闷呕吐，甚则吐蛔，时发时止，得食即呕，手足厥冷，腹痛时作。

乌梅三百枚，干姜十两，黄连十六两，当归、蜀椒各四两，细辛、炮附子、桂枝、人参、黄柏各六两。蜜丸，如梧桐子大，每服十丸，日三次。

2.椒梅汤证：吴鞠通方[1]。治暑邪深入厥阴，上下格拒者。详见论著。

黄连、黄芩、干姜、人参、半夏各6g，生白芍、炒黑川花椒、去核乌梅各9g，枳实4.5g。水8杯，煮取3杯，分三次服。

3.减味乌梅丸法证：吴鞠通方[1]。治厥阴三疟，日久不已，劳则发热，或有痞结。详见论著。

半夏、黄连、干姜、吴萸、茯苓、桂枝、白芍、川花椒炒黑、乌梅。

论著和讨论

本证候肝胆木火，冲逆于胃，胃失和降，吴坤安说："按厥阴气撞热疼，知饥不纳，食则吐蛔等症，总属肝胃之病，因胃中虚寒，肝风袭胃，相火挟浊阴上冲。"[2]"凡伤寒暑湿之症，有呕吐青绿黑臭之水，或黄黑浊饮，或兼吐蛔，此邪已犯厥阴，因胃中空虚，肝风乘虚袭胃，所吐之物乃胃底肠中之阴浊，被肝风翻腾，遂至逆涌，而上出于口，俗名胃底翻是也。"[2]故治则在泄肝和胃，叶天士有云："今上下格拒，当以桂枝黄连汤为法，参以厥阴引经，为通理之使，俾冲得缓，继进通补阳明，此为治厥阴章旨也。"[3]

吴坤安说："(胃底翻)治宜泄厥阴以安阳明，如桂枝、白芍、川黄连、吴茱萸、半夏、茯苓、椒梅之类，以泄厥阴，次用人参、代赭石、茯苓、半夏、干姜、川黄连、乌梅之类以安胃镇逆。若其人阳明虚馁，不禁酸苦，又当安胃为主，微兼泄肝，宜人参、姜、连、吴萸、白芍、茯苓、半夏、乌梅、代赭石之类主之。"[2]"(厥阴气撞热疼)治法当以苦辛酸寒热并用，如川黄连、吴萸、黄芩、干姜、茯苓、半夏、川花椒、乌梅之类。"[2]"若身热耳聋，口渴，胸腹板实，入暮谵语，呕逆吐蛔，舌苔黄中带灰黑，此湿热之邪结于厥阴之界，病势最险，宜川黄连、枳实、半夏、茯苓、菖蒲、乌梅、姜汁之类治之。"[2]"凡四肢不热，中心如焚，舌灰黑，消渴，心下板实，呕恶吐蛔，寒热似疟者，此暑邪陷于厥阴也，病势最危，治宜酸苦泄热、扶正祛邪，须人参、枳实、川黄连、干姜、黄芩、白芍、椒梅。"[2]"阴浊犯胃：有气从小腹上冲，为呕为胀，所吐皆黑绿苦水，此属下焦阴浊，冲逆犯胃，厥阴秽气上逆也。宜川花椒、乌梅、连制茱萸、茯苓、醋炒川楝子、盐水炒小茴香、姜汁炒黑栀子等以制肝逆。胃气虚者加人参。"[2]

吴鞠通说："暑邪深入厥阴，舌灰消渴，心下板实，呕恶吐蛔，寒热下利血水，甚至声音不出，上下格拒者，椒梅汤（组方见方证）主之。”[1]“厥阴三疟，日久不已，劳则发热，或有痞结，气逆欲呕，减味乌梅丸法（组方见方证）主之。”[1]“久痢，伤及厥阴，而上犯阳明，气上撞心，饥不欲食，干呕腹痛，乌梅丸主之：乌梅、细辛、干姜、黄连、当归、附子、蜀椒（炒焦去汗）、桂枝、人参、黄柏。”[1]

病案举例

1.**叶天士**治吐蛔，凡蛔虫上下出者，皆属厥阴乘犯阳明，内食入胃，呕吐痰涎浊沫，如仲景《厥阴篇》中先厥后热同例。试论寒热后，全无汗解，谓至阴伏邪既深，焉能隔越诸经，以达阳分？阅医药方初用治肺胃后，用温胆茯苓饮。但和胃治痰，致深伏厥阴之邪未达，前进泻心汤，苦可去湿，辛以通痞，仍在上中。服后胸中稍舒，逾时稍寐，寐后呕吐浊痰，有黄黑之形。大凡色带青黑，必系胃底肠中逆涌而出。老年冲脉既衰，所谓冲脉动，则诸脉皆逆。自述呕吐之时，周身牵引，直至足心。其阴阳跷维，不得自固，断断然矣。仲景于半表半里之邪，必用柴芩。今上下格拒，当以桂枝黄连汤为法，参以厥阴引经，为通理之使，俾冲得缓，继进通补阳明，此为治厥阴章旨也：淡干姜、桂枝、川花椒、乌梅、川黄连、细辛、茯苓[3]。

又治脉沉弦，腹痛呕吐，鼻煤舌绛，面带青晦色，夏秋伏暑发热，非冬月，乃误表禁食，胃气受伤，致肝木上干胃土，蛔虫上出，遂成重病，常而厥逆之虑，拟进泄肝和胃，得痛止呕缓，冀有转机：川花椒、川黄连、乌梅、干姜、人参、茯苓、生白芍、川楝子[3]。

又治邪陷疟后变痢，伤及厥阴，症见气上撞心，饥不能食，干呕腹痛，全是肝病。肝为至阴之脏，相火内寄，仲景治法不用纯刚燥热之药，以肝为刚脏故也。令正交土旺，土木为雠，五日内未为稳当：人参、炒当归、炒白芍、炒乌梅肉、茯苓、淡吴萸、生香附汁、真北秦皮[3]。

2.**余听鸿**治叶姓妇，素有肝气胸痹，发时脘痛。受暑湿见寒热，胸脘阻格作呕，戴姓医进以胃苓汤加藿香、苏梗，此方亦属不错，乃服之，反甚，邀余诊之。脉滞而沉，汗冷作哕，脘中作硬，按之甚痛而拒按。余视此症，乃热邪挟湿内陷，为小陷胸症无疑。进小陷胸汤法一剂，明日更重，诊脉仍滞不起，舌灰润，作哕频频，汤液不入，胸中格如两截，拒按作痛，且谵语言涩不出，汗冷撮空，余竟不解。问病家曰：“大便何如？”曰：“大便已溏数日。”余思小陷胸汤已错，又属太阴证矣。即进四逆加人参，余思此证下利，虚痞作哕，肢寒。显然浊阴上犯，虽不中病，谅亦不远。即将此方与服，余归即细心思之，因忆《温病条辨·下焦篇》中有：暑邪深入厥阴，舌灰心下板实，呕恶，寒热下痢，声音不出，上下拒格者，有椒梅汤法。此证颇切，黄昏病家至寓云：“服药似乎肢温汗少，神识仍蒙，作哕，便溏不止。”余曰：“将二次药煎好，以仲景乌梅丸四钱，将药汁煎化灌之。”服后，胸膈渐开，利止哕平，而能安寐。明午夜诊，神清言爽。余即将乌梅丸原方改作小剂，服二剂而痊愈[4]。

3.**谢映庐**治邹锦元之妻，小腹绞痛，里急泄泻，每欲小便，腹筋牵引阴中。投理脾涩剂月余不瘳，势甚危笃，继复呕吐，汤水不入，胸以上发热，腰以下畏寒，脉弦数，此木邪乘土，下寒上热，当推关格之例治之，进退黄连汤：川黄连、干姜、人参、半夏、桂枝、大枣加蜀椒、乌梅、吴茱萸、木瓜、川楝子，月余重病，不过三服而安[5]。

4.**蔡友敬**治暑入厥阴：欧阳某，女，28岁。素有脘痛胸痹之疾。夏初进城，途中受暑，恶寒发热，胸脘格拒作呕。某医进以平胃散加味，服之更甚。脉沉，汗出，苔垢，脘中痞硬作痛，甚则拒按。余诊为暑邪挟湿内陷。先用半夏、黄连、瓜蒌、郁金、枳实等味，亦不应，已病势反甚。脉仍沉，舌转灰润，呕恶频频，胸格如两截，按之仍拒，大便溏。因思《温病条辨》下焦篇有暑邪深入厥阴，用椒梅汤法，乃改用黄连、黄芩、生芍、枳实、党参、半夏各6g，乌梅9g，干姜1.5g。服后，胸膈渐舒，呕恶及便溏均止，遂按原方去干姜，加陈皮，续服2剂而愈[6]。

引用文献

[1] 吴鞠通.温病条辨[M].福州：福建科学技术出版社，2010：119，133，136.

[2] 吴坤安.伤寒指掌[M].上海：上海科学技术出版社，1959：卷二32，33，35，36，卷三75，卷四40.

[3] 秦伯未.清代名医医案精华[M].北京：人民卫生出版社，2006：55，56，79.

[4] 徐衡之，姚若琴.宋元明清名医类案[M].长沙：湖南科学技术出版社，2006：457.

[5] 谢映庐.谢映庐医案[M].上海：上海科学技术出版社，1962：110.

[6] 福建省中研所.福建中医医案医话选编2[M].福州：福建人民出版社，1963：13.

（二）木火升逆候（肝胃湿火转证）

肝胃湿火证，湿热内蕴肝胃化火，与肝之木火交炽，由气入血，两炽气血之分，上冲于胃，激动血络，而成木火升逆之候，以气逆与血溢之症象显明，但必兼湿火两炽气血之脉症。

通称：湿火迫血。

内含病例：［**中医**］呕血。［**西医**］上消化道出血，十二指肠球部溃疡伴出血，幽门不完全性梗阻。

病因病机：肝胃湿火蕴逆，因湿火内蕴，胃火引动肝火，邪火与木火交炽，由气入血，两炽于气血之分，上冲于胃，激伤血络，致络血妄行。

证象组合：气炽+血炽+气逆+血溢+气滞

主症：【津气蕴炽】症象：①口渴欲冷饮。②口苦。③口臭喷人。④嘈杂。⑤大便未行，小便黄。**舌象：**苔黄腻。**脉象：**①弦数。②脉滑数。

【血热蕴炽】舌象：①舌红。②边尖红。**脉象：**脉小弦。

副症：【气机冲逆】症象：①呕逆。②吞酸。

【络血妄行】症象：①吐血，呕吐咖啡色。②大便漆黑气秽量多。

【气机不利】症象：①胃脘不适。②胃胀腹满。

宾症：【神志不宁】症象：心悸。

【清空不宁】症象：①头晕。②晕厥。

治则：当以清降肝胃为主，以平其木火，挫其上逆之势，则火降而血络自宁。

方证

清热泻火，泄浊止呕方证：陈之才方[1]。治呕血，呕吐咖啡色内容物，详见病案1。

黄连6g，生甘草3g，黄芩、山栀各9g，枳实、姜竹茹各4.5g，芍药20g。另：生大黄粉3g，白及粉9g调匀，每日3次，每次4g。

论著和讨论

本证候湿火内蕴肝胃，与木火交炽于气血，上冲于胃，激伤血络。如张海清所说："胃中积热，灼伤络脉，血外溢而吐，兼见一派胃热证候。"[2]其治则当急急清降肝胃，以折其冲逆之势，火降则其血自宁。湖南省中医药研究所按：（见病案2）为饮酒过多，湿热内蕴，热伤胃络，迫血上行。胃主受纳，喜润恶燥，胃中热甚，则失和降而上逆，急宜苦寒泻火，折其上炎之势。吐血止后，即宜减去大黄等苦寒之品，若过用苦寒，反使胃中气阴难复[2]。

病案举例

1.**张伯臾**治十二指肠球部溃疡伴出血：阮某某，男，68岁，有高血压病史10余年，时常头晕心悸，近来胃脘不适，嘈杂吞酸，昨起大便色黑，量多，曾晕厥1次，口苦，苔黄腻，脉小弦，溃疡止血汤主之：炒黄连2.4g，炒黄芩、白及片、制半夏各9g，大黄炭6g，槐花炭12g，佛手片4.5g[3]。

2.**张海清**治朱某某，男，62岁。平素嗜酒，近来疲劳过度，饮酒过多，突然吐血，经某医院检查为"上消化道出血"，决定手术，而家属和病人要求中药治疗。当时患者除吐血外，有胃胀腹满，口渴，欲冷饮，大便二日未行，小便黄等症，察其舌红苔黄腻，脉滑数。此因胃中积热，灼伤络脉，血外溢而吐，兼见一派胃热证候，法当苦寒泻热、凉血止血。方用泻心汤加味：川黄连、生大黄、全当归、生白及各6g，淡黄芩12g，小生地15g，粉丹皮、藕节炭各10g，白茅根20g，三七粉2g。将黄连等7味煎取浓汁，大黄、白及、三七研末调入，少量多次慢慢咽下。1剂后，吐血渐止，原方继服2剂。二诊：血止，大便通畅，小便稍黄，但精神倦怠，口渴，苔黄，脉滑。此为胃中余热未尽，气阴受伤。原方去大黄、黄连、黄芩，加麦冬、玉竹、玄参各12g，以甘寒养阴，5剂。三诊：口不渴，思食少，苔薄白，脉沉缓。用益气养阴和胃，促使气阴恢复。党参、怀山药、莲肉、生地各12g，玉竹、麦冬、当归各10g，白术、枳壳、甘草各6g。10剂，平复[2]。

3.**陈之才**治呕血：王某某，男，73岁，男，胃病史10余年，曾黑便昏厥，20多年来，日饮高粱酒二两许，近5天来，中上腹作胀，稍食即吐，呕吐咖啡色内容物二三次，上厕时昏厥冷汗，大便隐血（++++），血压110/70mmHg，心率110次/分，血红蛋白78g/L，诊断：十二指肠球部溃疡伴出血、幽门不完全性梗阻，苔黄腻、舌边尖红，脉弦数，口臭喷人，大便漆黑气秽，湿热久蕴，胃络损伤，胃气上逆则呕吐、呕血并作，下渗则为后血，治从清热泻火，泄浊止呕（组方见方证）。1剂后，当晚大便5次，呕止、大便转黄，苔转薄腻，舌转淡红，停粉剂，原方3剂以巩固[1]。

引用文献

［1］陈之才，倪克中.幽门不完全梗阻医案四则［J］.中医杂志，1986，(6)：22.

［2］湖南省中研所.湖南省老中医医案选（二）［M］.长沙：湖南科技出版社.1980：26.

［3］严世芸等.张伯臾医案［M］.上海：上海科学技术出版社，1979：59.

（三）木火炽逆候（肝胃湿火变证）

肝胃湿火证，湿邪郁遏，热郁化火，邪火与肝火交炽，以致木火上炎，是为木火炽逆之候，时病学家称之为木火上炎之证。以木火上炎之空窍症象显明，但可兼见湿火内炽之脉症。

通称：木火上炎。

内含病例：［中医］暑湿，湿温，胁痛，胃痛。

病因病机：肝胃湿火蕴逆，多由温暑内蕴，入胃化火，引动肝火，邪火与正火交炽，以致木火上炎。

证象组合：气炽+气逆+气滞+阳郁+空窍

主症：【津气蕴炽】症象：①身壮热，身热灼肤，汗出。②口渴而不喜饮。③脘嘈懊侬。④大便秘结难解，大便下而不畅。⑤小便发热涩疼。⑥形瘦色苍。**舌象：**舌质前半红绛，后半腻白。**脉象：**①脉两关弦数。②数大，③左尺沉实有力，两寸沉细。

【清空不宁】症象：①头额疼痛，太阳穴筋脉跳胀。②头晕。③鼻干。④眼赤目痛，视物如恍。⑤耳聋。

副症：【气机冲逆】症象：①心窝部有热气上升。②呕逆，痰涌如潮。

【气机不利】症象：①心下板痛拒按。②胁痛如割。

宾症：【神志不宁】症象：①烦躁不寐，失眠。②急躁易怒。

【阳气不和】症象：右手发麻而木。

治则：当清降木火，以挫其炎威，而平其上逆之势。

方证

通胃腑，泻肝火，泄胆热方证：徐正奎方[1]。治胃痛，心下板痛拒按，详见病案3。

龙胆草、柴胡、黄芩、酒制大黄、香附、枳实、竹茹、焦山栀、全瓜蒌、车前子。

论著和讨论

本证候暑湿化火，内蕴胃腑，触动肝火，邪火与正火交炽，致木火上炎。金子久曰："肝胆之风火，盘旋于上；肺胃之暑湿，占据于中。清阳窒阻，浊痰蟠踞，气机通降更形妨碍。"[2]久必耗伤津液，故金氏又云："阳动风升，阴虚火生。风胜则燥，火炎则干。风从肝胆而出，火从心肾而来。燥在于津，干在于液、木火上炎，风从于络，阴愈延愈耗，阳益胜益炽。"[2]其治则总当清降木火，以挫其上炎之势。自当滋养阴液、镇潜风阳，即如金氏所主："咸寒入阴，介类潜阳，所谓壮水之主，以制阳光也。"[2]然湿浊尚重者，当如金子久所云："羚犀灵介，泻肝胆之风火，以利清窍；芩连沉降，泄肺胃之暑湿，以宣气机。"[2]湿竭化燥者，当如徐正奎所主"胃腑燥热，肝火上炎，胆胃失降之故。法以通胃腑，泻肝火，泄胆热"[1]之法。

病案举例

1.**金子久**治耳聋目痛，匪伊朝夕；肢麻头晕，由来亦久。七十有九之高年，五脏精衰之现象，若非偏枯，便有中风，迩来右目红肿，视物如恍，昨日身体发热，脘嘈懊侬，顷加呕泛，时或口渴，舌质前半红绛，后半腻白，脉象左手刚大，右手数大。肝胆之风火，盘旋于上；肺胃之暑湿，占据于中。清阳窒阻，浊痰蟠踞，气机通降更形妨碍，羚犀灵介，泻肝胆之风火，以利清窍；芩连沉降，泄肺胃之暑湿，以宣气机：犀角、羚羊、黄连、黄芩、橘红、仙半夏、藿梗、佩兰、池菊、荷叶、茯苓、竹茹。又，阳动风升，阴虚火生。风胜则燥，火炎则干。风从肝胆而出，火从心肾而来。燥在于津，干在于液。烦躁懊侬，手足掣动，剧于暮夜，瘥于日昼。木火上炎，右目起红流泪；风从于络，右手发麻而木。舌质光绛，后半薄腻，脉象弦滑，右部柔软。痰韧厚不多出，食糜粥尚少进，阴愈延愈耗，阳益胜益炽。耄年患此，何堪维持。咸寒入阴，介类潜阳，所谓壮水之主，以制阳光也：西洋参、麦冬、玄参、生地露、白芍、鳖甲、石决明、池菊、丹皮、川贝母、茯神、炙甘草[2]。

2.**徐正奎**治胃痛：陆某某，女，44岁，素有关节酸痛及轻度胃痛，因服草乌、羌独活、桂枝、细辛等辛温燥烈药20余剂，关节酸痛稍减，胃痛却略增，今春又添头痛阵作。夏秋之交，胃痛剧增，胃纳大减，头痛亦增，形瘦色苍，伛偻蜷曲，侧卧床上，自称心下板痛拒按，心窝部有热气上升，则头额疼痛，两太阳穴筋脉跳胀，大便6~7天1次，燥结难解，小便时发热涩疼，脉右寸关滑大，左尺沉实有力，舌淡红，薄黄苔，属素体阴虚，过投温燥，灼烁清津，使胃腑燥热，肝火上炎，胆胃失降。以通胃腑，泻肝火，泄胆热（组方见方证），2剂。大便2次，胃痛、头痛均减，停药复发如初，原方加川黄连、玄明粉3剂，二便畅利痛止。夜深时尚感轻微头痛：当归、龙胆草、黄芩、川黄连、焦山栀、石决明、枳实、竹茹、碧玉散、决明子清肝胆之火，润肠胃之燥，3剂。头痛止，乃以一贯煎加石斛、滁菊、决明子、络石藤、木瓜柔肝养胃，泄风和络，调治而安[1]。

3.**华钧珊**治台州陈大令患湿温，其初起时身壮热，胁痛如割，痰涌如潮，大便下而不畅，身热灼肤，眼赤鼻干，口渴而不喜饮。按脉两关弦数，两寸沉细。此乃热伏肝经，其大便下而不畅者，正热结膀胱之证，非泻肝热，必不能愈。方用当归龙荟丸9g，葛根4.5g，生甘草3g。一服而胁痛愈，大便畅，热势退。次日用清燥救肺汤而愈。

按：此案系肝经伏热从肺胃发出，华氏选用成方当归龙荟丸直折郁伏之热从下泄，立收截断逆转之效。湿温常为缠绵难愈之病，但观此案，可知治之得法。时师治湿温，习用三仁汤之类，但绝少立见转机者，故此等治案，最值得研究[3]。

引用文献

［1］徐正奎.胃脘痛7例的辨证体会［J］.江苏中医，1965，（4）：21.
［2］秦伯未.清代名医医案精华［M］.北京：人民卫生出版社，2006：490.
［3］柴中元等.华钧珊先生临床经验举隅［J］.浙江中医学院学报，1985，（6）：34.

五、心肺湿火证（血阴湿火合病1）（3候）

心肺湿火证，为肺胃湿火证逆传之心肺合病变证，系湿火由肺及心，由气入营，由营入血之内陷变证，邪火内陷，证多急暴凶险，多由湿温、暑温、伏暑等病，湿渐化火，未得宣泄，反从内陷，故多闭厥之变，甚则有内闭外脱之险。

心肺湿火证，湿火逆传由肺及心，由气入营。其治则当急急清透，使气分之邪外达而解，不致内陷入营；如已内陷，气营、气血两燔，犹可透热转气，使营血之邪，转透出气分而解；湿火蒸灼津液，煎熬成痰，势必兼化痰宣窍，以防内闭；邪火必灼伤肺津营液，故又当参以养液，以垫托其邪而防其脱。

证候别称：过气入营，热搏血分，热闭内窍，湿温内陷，阳证似阴，内闭外脱。

病名：［中医］胸痹，心悸，伏暑，暑温，湿温，胎黄，热厥，暑厥。

证候系统：详见图3-7-19。

本证————气营蕴蒸候
转证————营液蒸灼候
变证————营血郁闭候、气液闭厥候、气血闭脱候

图3-7-19 心肺湿火证证候结构图

（一）气营蕴蒸候（心肺湿火本证）

心肺湿火证，湿热不解，由肺犯心，过卫入营，肺气之热，渐入心营，而成气营蕴蒸之候，温病学家通称为气营共蒸之证。若再失误，立有内闭心包之虞。其见症以火炽气营之脉症为主，重者可兼见内蒙心神之症象。

通称：过气入营。

内含病例：［中医］伏暑，湿温。

病因病机：心肺湿火蕴蒸，系暑湿温热之邪，过卫入营，肺主气属卫，心主血属营，气分不解，渐陷入营，气营共蒸，张聿青曰："此湿蒸成痰，热郁成火"[1]，湿火交相蒸腾，痰浊上蒙心神，若不速撤其邪，必致蒙闭心包，闭塞清窍。

证象组合：气蒸+营蒸+神扰+神蒙

主症：【津气蕴蒸】症象：①热势起伏，壮热不为汗解。②口燥引饮。③心胸窒闷，则呼吸之气有出无入，痰黏难出。④小溲短少，大便秘结。**舌象：**苔黄浊。**脉象：**脉沉而数。

【营热蕴蒸】症象：①面赤目红。②热起烦扰，胸闷烦躁，夜烦不寐。③赤疹密布。**舌象：**舌尖边俱绛。

副症：【神志不宁】症象：①心烦。②不寐。③交睫惊跳。

宾症：【神志昏蒙】症象：神昏谵语。

治则：当两清气营之热，使陷入营分之邪，仍透出气分而解。

方证

1.清营透卫法证：叶熙春方[2]。治湿温，壮热不为汗解，胸闷烦躁，神昏谵语，口不渴饮，详见病案2。

川贝母、炒香豉各4.5g，带心连翘、滑石（包煎）各12g，黑栀9g，竹叶卷心40个，炒牛蒡子、橘红各6g，白蒺藜、鲜石菖蒲根各7.5g，鲜芦根（去节）60g，灯心1束。牛黄至宝丹1粒（分2次吞）。

2.透邪宣窍，清营解毒证：孙朗川方[3]。治湿温窜营，头痛，咳嗽，喷嚏，鼻涕，恶寒发热，午后热甚，详见病案3。

竹叶、薏苡仁各24g，银花、连翘各15g，生山栀、香豉各9g，玄参18g，芦根48g，枯黄芩6g，玉泉散36g，叶氏神犀丹1粒。

论著和讨论

本证候湿热化火，蒸腾于气营，上扰心神，湿蒸为痰，蒙蔽心窍，治则当急急清透气营，兼淡泄，使内陷营分之邪，仍透出气分而解；更佐化痰宣窍，以免窍闭痉厥。张聿青曰："此湿蒸成痰，热郁成火，亟为清泄，参以化痰，避免痉厥。事济与否，非所敢知也。"[1]

病案举例

1.张聿青治某左，热盛之时，心胸窒闷，则呼吸之气有出无入，呼吸烦扰，刻刻欲厥，而脉虽数，甚觉沉细，苔虽浊，多半白腻，舌心黑，仍属浮灰，安有如此，烦热已经旬日而不克，化火者显系中阳不足，而痰湿郁遏，迭进辛开，胸间喘呼，虽得稍平，脉转糊滑，苔白转黄，颧红目赤，稍一交睫，辄觉惊跳，此湿蒸成痰，热郁成火，亟为清泄，参以化痰，避免痉厥。事济与否，非所敢知也：羚羊角6g，广郁金、九节石菖蒲各1.5g，炒枳实3g，黑山栀、制半夏、益元散各9g，鲜竹茹4.5g，陈胆星2.1g。二诊：前进直清肝胆，大势稍定，略能安寐，懊烦扰乱，亦稍退轻，脉数较爽，舌苔焦黄亦化，但热仍起伏，起则依然烦扰，面赤目红，舌绛苔黄，赤疹密布，肌表之风，三焦之暑，太阴之湿，悉经化火，充斥三焦，非大苦不足以泄热，非大寒不足以胜热也：雅连、犀角尖各1.5g，连翘、粉丹皮各6g，郁金4.5g，竹叶心30片，益元散、黑栀、瓜蒌仁、杏仁各9g，黄芩4.5g，鲜荷梗2尺[1]。

2.叶熙春治湿温：麻竹香，女，32岁，湿温18日，壮热（T39℃）不为汗解，胸闷烦躁，神昏谵语，口不渴饮，小溲短少，大便秘结，舌尖边俱绛，中有白腐，脉沉而数，此系湿温不从气分化解，窜入营分，有痉厥之虑，用清营透卫之法（组方见方证）。1剂。复诊：热度减低，神识已见清醒，胸闷较宽，大便未行，白瘖尚未畅透，此营分之邪虽有外泄之机，仍未畅达：瓜蒌皮、黑栀、芫荽子各9g，丹皮6g，鲜菖蒲根3g，滑石12g，川贝母、炒香豉、郁金、橘红各4.5g，竹叶卷心40个，鲜芦根2尺（去节），灯心1束。2剂。三诊：白瘖虽透，正气尚虚，湿温余邪仍未尽化，所以热度尚有起伏，唯胸闷气塞已宽，入夜能眠，当不致再有变化，续拟扶正，佐以清化：太子参、炙前胡4.5g，炒香白薇7.5g，薏苡仁、苦杏仁、赤茯苓、姜竹茹、清水豆卷9g，橘红、宋半夏、藿梗6g。2剂。四诊：诸恙已平，大便亦行，其肠胃宿垢将净[2]。

3.孙朗川治湿温窜营：陈菊生，女，20岁，病起经旬，头痛，咳嗽，喷嚏，鼻涕，恶寒发热，午后热甚，胸中懊侬，四肢倦怠，夜烦不寐，神昏谵语，痰黏难出。口燥引饮，脉象弦紧，舌苔黄浊，便秘溲赤。证属湿温。湿为阴邪，旺于阴分，故午后热甚。蕴湿成温，邪热由卫窜营，侵扰心包，故神昏谵语。亟宜透邪宣窍、清营解毒为治（组方见方证）。二诊：服昨药后，烦犹见瘥，神志略清，谵语减少；仍见口干喜饮，痰黏难咯，舌苔黄燥，脉象弦数，邪热未尽。仍宜前法续治竹叶24g，薏苡仁24g，枯黄芩6g，玄参18g，牛蒡子、川贝母、生山栀各9g，银花、连翘各15g，芦根48g，玉泉散36g，叶氏神犀丹1粒。三诊：经服前药2剂，神清热退，并下黑色燥屎数枚，夜寐得安，但仍干咳痰黏，尿短而赤，尚宜清胃肃肺：竹叶、薏苡仁各30g，生石膏48g，知母、连翘各15g，银花18g，玄参24g，苇茎60g，牛蒡9g，甘草3g。四诊：诸恙均瘥，仍依前法以收全功[3]。

引用文献

[1] 张聿青.张聿青医案[M].上海：上海科学技术出版社，1963：78.

[2] 萧龙友等.现代医案选（第五辑）[M].北京：人民卫生出版社，2008：50.

[3] 福建省中研所.福建中医医案医话选编1[M].福州：福建人民出版社，1960：9.

（二）营液蒸灼候（心肺湿火转证）

心肺湿火证，湿火蕴炽营分，久必耗伤津液，消灼营液，邪不易达，而成营液蒸灼之候，为湿火入营危重之证。伤津劫液，化源浩绝，有风动痉厥之变。其见症以营热与液伤之脉症为主，可兼见神志症象。

通称：热搏血分，热闭内窍。

内含病例：[中医]伏暑，湿温，暑温。

病因病机：心肺湿火蕴灼，因暑湿之邪入营失误，以致化燥化火，消灼营液，湿火上逼膻中，内窍欲闭。

证象组合：营灼+液灼+神扰+神蒙+络郁+阳郁

主症：**【营热蕴灼】症象**：①身灼热，高热如焚，手不可近。②目红。③红瘖。**舌象**：舌绛无苔。**脉象**：脉象弦数。

【津液消灼】症象：①大渴饮冷。②咽燥，唇燥齿光。③小便短赤。**舌象**：①舌红糙无津。②舌苔焦黑无津。**脉象**：脉象细数无伦。

副症：**【神志不宁】症象**：①胸闷殊甚。②心中烦躁。③烦渴不寐。

【神志昏蒙】症象：①神识昏迷。②目视无神。③梦语如谵。

宾症：【络脉不和】症象：舌强。

【阳气不和】症象：肢厥。

治则：当予清心凉营增液之外，应兼用芳化淡渗以开未尽之湿。

方证

生津凉营方证：丁甘仁治湿温，以清炎炎之威，冀其津生邪却，出险入夷为幸[1]。

鲜生地、天花粉、川贝母、生甘草、粉丹皮、冬桑叶、银花、白薇、羚羊片、朱茯神、带心连翘、茅芦根、鲜石斛、鲜竹叶。

论著和讨论

本证候暑湿化燥化火，消灼营液，上逼膻中，故丁甘仁曰："此温已化热，湿已化燥，燥火入荣，伤阴劫津，有吸尽西江之势，化源告竭，风动痉厥之变，恐在目前。"[1]其治则当以清心凉营增液为主，兼芳淡分解其湿邪，以解其蒸灼之湿火。周小农曰："宜开展气机、清养津液以达伏邪。"[2]然津液已伤，故何廉臣曰："唯有救其将绝之阴，方有希冀。"丁甘仁亦主"亟拟大剂生津凉营，以清炎炎之威，冀其津生邪却，出险入夷为幸"[1]。

病案举例

1. **丁甘仁**治湿温十六天，身灼热，有汗不退，口渴欲饮，烦躁少寐，梦语如谵，目红溲赤，舌红糙无津，脉象弦数，红瘖布于胸膺之间。此温已化热，湿已化燥，燥火入营，伤阴劫津，有吸尽西江之势，化源告竭，风动痉厥之变，恐在目前。亟拟大剂生津凉营，以清炎炎之威，冀其津生邪却，出险入夷为幸（组方见方证）[1]。

2. **周小农**治嫠妇萧程氏，程厚坤之姊。素体阴亏，夜则足灼，茹素，体更荏弱。庚申九月患伏暑晚发，医用疏解清热常法，至二十日起伏转重，昏谵不能转侧。乃弟初延普仁西医诊治，谓跷尻之蚊叮而酿热。于左臂针药水二次，其臂红肿而热仍恋。廿四日延诊，脉左弦数，右虚濡，唇燥齿光，舌红而干，音低懒言，目视无神，咽干，舌不能咂，胸闷殊甚。邪伏不达，气液均亏。宜开展气机、清养津液以达伏邪：金石斛、沙参、黄连、麦冬、青蒿、白薇、玉竹、白通草、天花粉、竹叶、茅芦根。另菖蒲、郁金、玳瑁、川贝，研服。胸前发白瘔数次，胸闷渐泯，身热亦轻。复诊一以清养达邪为法。渐能转侧，自述所苦，瘔蜕而便已旬余不解。拟沙参、麦冬、生地、玄参、鲜首乌、郁李仁、甜杏仁、火麻仁、梨肉、白蜜、泻叶之类。仍不解。嗣进蓖麻子油匙许，数次，方解干矢尺许，坚硬如铁。外热更微，身软如痿，手不能举，解溲需人，眠则犹处云雾，足胫尚灼。遵暴痿属百合例，进清气和营、润养络隧。百合、生地、丹皮、茯神、石斛、玉竹、黄柏、女贞、旱莲草、牛膝、稆豆、山药、谷芽、黄精之类，出入为方。食转馨旺，夜寐亦酣，舌润较无病时为佳，溲亦清淡，手渐胜物，起坐食饮。唯臂之针疮溃穴甚大，转就疡科薄贴，并自行食疗而痊[2]。

引用文献

［1］秦伯未.清代名医医案精华［M］.北京：人民卫生出版社，2006：524.

［2］周小农.周小农医案［M］.上海：上海科学技术出版社，1962：70.

（三）气血闭脱候（心肺湿火变证）

心肺湿火证，湿火内蕴心肺，或因延误失治，湿火由气入血，不得外达，内闭清窍，正气不支，而成气血闭脱之候，时病学家通称为内闭外脱之危重险证。其见症虽以内闭与外脱之脉症显明，但必兼见湿火气血交炽之脉症，并以为主。

通称：内闭外脱。

内含病例：［中医］暑厥。［西医］乙型脑炎，脑水肿，呼吸衰竭。

病因病机：心肺湿火闭脱，系湿火内蕴心肺，或因延误失治，湿火由气及血，气血交炽，不得外透，内闭心神，陡动肝风，外闭阳气，正气难支，渐至脱绝。

证象组合：气炽+血炽+神闭+气脱+阳滞

主症：【津气蕴炽】症象：①壮热。②二便不通。③泻不爽。**舌象：**舌多黄赤浊腻。

【血热蕴炽】症象：①面红。②目赤。③烦躁。**舌象：**舌质红绛少苔。**指纹：**紫赤不鲜。

副症：【神志蒙闭】症象：①神识昏迷。②谵语。

【气虚脱绝】症象：①呼吸气微或渐断不续，呼吸节律不整而喘，叹息样呼吸渐呈潮式呼吸。②瞳仁缩小。**脉象：**①脉芤。②脉细微。③或促。

指纹：青黑直出命关者。

宾症：【络脉不和】症象：①上视。②齘齿弄舌。③手足瘛疭。

【阳气不行】症象：①唇鼻青紫。②四肢厥逆。脉象：脉多沉伏。

治则：当清宣湿火以开闭，滋补气液以救脱，然病势至此，纵有良方，犹恐鞭长莫及矣。

方证

1.清芬辟疫汤证：《通俗伤寒论》方[1]。清芬宣窍，适用于心肺湿火证，治壮热面红，目赤上视，龂齿弄舌，手足瘛疭，神识昏迷，四肢厥逆，二便不通，或泻不爽。详见论著。

苏薄荷、佩兰叶、芦根、青蒿、鲜石菖蒲、白茅根。暑秽闭窍者，舌苔垢腻，脉芤而喘，指纹青黑直出命关。加玉枢丹2粒或至宝丹1粒。

2.导赤宣肺汤证：马玉川方[2]。功效宣肺利水，清泻心火，治乙型脑炎：能减轻脑水肿和预防脑疝发生。呼吸衰竭，先服用生脉散加味，详见病案。

生地、滑石、茅根各30g，木通、杏仁、生草梢、黄连各10g，丝瓜络25g，桑白皮、竹叶各12g。水煎500ml，分2次鼻饲灌入。

论著和讨论

本证候湿火内蕴心肺，内闭清窍，神闭风动，正气欲脱，马玉川曰："心肺同居胸中，邪热过盛，热毒内陷心包，心火亢盛则煎灼肺阴，致使肺之气阴两虚，宗气不足，肺络闭阻而呼吸失司。"[2]救治之则，当开闭与救脱并行。而马玉川则主："应投以清心泻火、宣通肺络之剂，使邪热从小便排出，心火得泻，肺气得宣。"[2]皆宣化湿邪、清降火炽以开闭之法；祛邪开闭，虽迫在眉睫，然气脱在即，益气救液，固脱之法亦不可缓，不然恐有一脱而逝，莫可措手矣。何廉臣曰："暑秽初起，壮热面红，目赤上视，龂齿弄舌，手足瘛疭，神识昏迷，四肢厥逆，二便不通，或泻不爽，此叶天士所谓：热气闭塞孔窍，昏迷若惊，是为暑厥也。暑秽闭窍者，舌多黄赤浊腻，脉多沉伏，指纹紫赤不鲜；若脉芤而喘，大汗息促，指纹青黑直出命关者，此内闭外脱之危候，治宜清芬宣窍为主，舌苔垢腻者，清芬辟疫汤（组方见方症）调下玉枢丹2粒或至宝丹1粒。"[1]

病案举例

马玉川治乙型脑炎：心肺同居胸中，邪热过盛，热毒内陷心包，心火亢盛则煎灼肺阴，致使肺之气阴两虚，宗气不足，肺络闭阻而呼吸失司。症见高热神昏，烦躁谵语，唇鼻青紫，呼吸气微或渐断不续，瞳仁缩小，舌质红绛少苔，脉细微或促（此即相当于脑水肿或脑疝形成）。应投以清心泻火、宣通肺络之剂，使邪热从小便排出，心火得泻，肺气得宣。方用导赤宣肺汤（组方见方证）。此法有宣肺利水、清泻心火之功效，能减轻脑水肿和预防脑疝发生。1975年，我院因甘露醇、山梨醇等脱水剂不足，曾采用此方试用，获得一定疗效。必要时，还可投以通利大便之剂，以"急下存阴"，通肠救肺，其对于"乙型脑炎"之脑水肿兼有大便秘结者，疗效更优。同时，还可配用针刺外关、三阴交、涌泉、水道等穴。

治乙型脑炎呼吸衰竭，对于呼吸衰竭的抢救，针灸亦为有效方法之一。患儿张勇，男，4岁。1975年8月17日以"发热、嗜睡、呕吐3天"之主诉（代）入院。经查体及脑脊液检查诊断为"乙型脑炎"。入院后3日高热神昏，出现脑水肿，肺部感染，经鼻灌入中药清瘟败毒饮和西药对症治疗，病情逐渐稳定。入院第13天突然出现呼吸衰竭，表现为呼吸节律不整，叹息样呼吸渐呈潮式呼吸。经给吸氧，静脉滴入洛贝林、654-2、尼可刹米等药物均无效。约7小时后自主呼吸终于停止。因心跳尚好，立即给持续人工呼吸。30分钟后改为电针治疗，针刺太冲、涌泉（双侧），开始以较强电流，约2分钟后自主呼吸恢复，但浅而快。半小时后停止电流，呼吸幅度很快减弱，几近停止。复给通电后，患儿呼吸幅度迅速增大，但节律仍不齐，深度不匀。经减小电流量仍持续保留电针12小时后，呼吸节律逐渐匀齐，遂停用电针。服用生脉散加味，2剂后改用导赤宣肺汤加人参10g，配合西药对症治疗1周后，病情好转，再未出现呼吸衰竭。其后以三甲复脉汤加减治疗。共住院69天，基本痊愈出院[2]。

引用文献

［1］俞根初.重订通俗伤寒论［M］.上海：上海科学技术出版社，1959：427.

［2］马玉川.中医抢救"乙脑"呼吸衰竭［J］.上海中医药杂志，1983，（9）：14.

六、心胃湿火证（血阴湿火合病2）（3候）

心胃湿火证，亦为肺胃湿火证心胃合病，系胃中湿火不解，逆传于心，亦为湿火由气入营，逆传之证，系由胃中气分湿热不得透解，化火内陷入营入血，甚则逆传心包，多见于湿温、暑温失治、误治化火内陷所致；小儿胎毒化火，亦可见本证。湿火蒙闭心包，亦称湿蒙，火炽内闭，阳气不行，亦可见厥逆，亦属热深厥深之例，终属闭厥之候。

心胃湿火证，系由湿热熏蒸于胃，先在气分，不解则渐入营血，吴坤安曰："凡暑必挟湿，湿为重浊之邪，暑乃熏蒸之气，热处湿中，湿热相蒸，阻于气分，当治在手太阴；若治不中窾，其邪无处发泄，则渐走营分，侵入血中。”[1]初则入营而为气营蒸灼之候，久则入血，而为气血两燔，或营血蒸灼；甚则内闭心窍，而成闭厥重证危候，即吴鞠通所云：“暑邪不解，深入血分成厥。”[2]终必耗伤胃液，而如叶天士所谓：“暑热内扰，耗胃液而损血络。”[1]

心胃湿火证，系胃中湿火，由气入营、入血之证。其治则当急急清透气营，或两清气血，使内陷之邪，由营血转出气分而解。然热自湿中来，热处湿中，故又当兼以芳淡，以化未净之湿，而开湿浊之蒙，即吴坤安所谓“宜泄湿以透热”[1]之法。湿热交蒸，津液成痰，痰浊蒙闭者，又当兼以清痰宣窍；火灼津液，津液消涸，故又当兼以清滋胃中津液。叶天士有云：“芳香，宣窍逐秽，斯锢热可解，浊痰不黏……清营分，滋胃汁，始可瞻顾。”[3]

证候别称：气营两炽，气血交炽，湿热伤阴，邪干营血，邪灼心包，热深厥深。

病名：［中医］湿温，暑温，暑热，暑热挟湿，伏暑，湿蒙，热痢，阳厥证，胎毒欲痉，痞满。

证候系统：详见图3-7-20。

本证————气营蒸灼候

转证————气血两燔候、营血蒸灼候

变证————气血炽闭候、营阴消灼候

图3-7-20　心胃湿火证证候结构图

引用文献

［1］吴坤安.伤寒指掌［M］.上海：上海科学技术出版社，1959：卷四44，卷一22.

［2］徐衡之，姚若琴.宋元明清名医类案［M］.长沙：湖南科学技术出版社，2006：622.

［3］叶天士.临证指南医案［M］.上海：上海卫生出版社，1958：262.

（一）气营蒸灼候（心胃湿火本证）

心胃湿火证，湿热内蕴于胃，湿郁热化为火，气分不解，内陷心营，而成气营蒸灼之候，温病学家通称为气营两炽之证。其见症以湿火交炽于心胃气营之脉症为主，剧者可兼见心神蒙扰之症象。

通称：气营两炽。

内含病例：［中医］湿温。

病因病机：心胃湿火蕴灼，系湿热交蒸，湿遏于外，热郁化火，内窜入营，湿火消灼，津液暗消，蒙扰心神，而成气营湿火内陷重证。

证象组合：气灼+营灼+液灼+神扰+神蒙

主症：【津气蒸灼】症象：①发热有汗不解。②烦渴。③便闭，溺赤。**舌象：**苔黄，根带灰霉。**脉象：**脉数右部沉郁。

　　【营热蕴灼】症象：午后发热，夜甚。**舌象：**舌红。**脉象：**左部弦大。

副症：【津液消灼】症象：①烦渴而不欲饮。②全身倦息。

　　【神志不宁】症象：①心烦。②无寐。

宾症：【神志昏蒙】症象：神昏谵语。

　　【气机不降】症象：①胸闷不舒。②气粗。

治则：以芳淡化湿渗湿为主，兼以咸苦，清营降火。

方证

1.退热泄湿方证：张聿青方[1]。退热泄湿，治发热有汗不解，夜甚无寐，胸闷不舒，详见病案1。

羚羊片、淡芩、光杏仁、赤苓、生米仁、连翘壳、郁金、滑石块、通草、生梨汁、芦根、白蔻仁。

2.清宫汤加减证：骆朝聘方[2]。治湿温全身倦息，食欲不振，头晕，肢酸，详见病案2。

银花、连翘、麦冬、丝瓜络、川贝母、知母、天竺黄、天花粉、荷叶各9g，石膏24g，羚羊尖0.3g。

论著和讨论

本证候湿遏于外，热郁化火，湿火交蒸，气营并灼。张聿青说：“无形之邪，有形之湿，熏蒸不化，遂致清津不能上供，阴液由此渐亏，恐化燥而神机不运，渐成昏蔽。”[1]其治则当泄湿透热、两清心胃气营为法。吴坤安曰：“热因湿邪遏伏，宜泄湿以透热，如犀角、滑石、茯苓皮、猪苓、薏苡仁、茵陈、黄柏之类。”[3]务使内陷心营之邪，转透出气分而解。

病案举例

1. **张聿青**治温邪将及两候（即十天），发热有汗不解，夜甚无寐，胸闷不舒，烦渴而不欲饮，脉数右部沉郁，左部弦大，舌红苔黄，根带灰霉，无形之邪，有形之湿，熏蒸不化，遂致清津不能上供，阴液由此渐亏，恐化燥而神机不运，渐成昏蔽，拟退热泄湿（组方见方证），即请商裁[1]。

2. **骆朝聘**治湿温：王某，女，17岁。初起全身倦怠，食欲不振，头晕，肢酸，胸腹满闷，午后发热，烦渴，便闭，溺赤，苔黄，迁延10余日，经治未愈，热甚则神昏谵语，脉濡而缓。此系湿热内蕴，证属湿温。治宜清热化湿为主：银花、连翘、佩兰、黄芩、川贝母、藿香各6g，丝瓜络、北杏仁各9g，石膏、寒水石各24g，白蔻仁4.5g。二诊：服药后，胸闷稍舒，痰涎减少，唯午后发热仍盛：银花、连翘、木通、黄芩、藿香各6g，丝瓜络、北杏仁、川郁金各9g，石膏25g，竹叶心20条。三诊：热仍不减，唇干口渴，神志不清，脉濡而滑，舌苔黄。此乃浊邪蒙蔽清窍之象，当以清宫汤加减（组方见方证）治之。四诊：一般症状有瘥减，但晚间尚有发热、谵语。此乃热邪留阴分，拟青蒿鳖甲汤加减，以入阴搜邪：青蒿6g，鳖甲、知母、黄芩、枳壳、杭芍、天花粉各9g，生地2.4g，薏苡仁12g，滑石15g。五诊：夜间已不发热，但小便尚短少，仍当清热利湿：枳壳、天花粉、竹茹、丝瓜络、北山楂、银花、连翘各9g，黄芩、木通、川贝各6g，生石斛、寒水石各12g，薏苡仁18g。六诊：服药后，热已尽退，唯津液已亏，应清热保津以善其后：竹叶、玄参、麦冬、沙参、甘草各9g，半夏、茯神、生地各6g，石膏、石斛各18g。连服3剂痊愈[2]。

引用文献

[1] 徐衡之，姚若琴.宋元明清名医类案［M］.长沙：湖南科学技术出版社，2006：828.
[2] 福建省中研所.福建中医医案医话选编2［M］.福州：福建人民出版社，1963：17.
[3] 吴坤安.伤寒指掌［M］.上海：上海科学技术出版社，1959：卷一22.

（二）气血两燔候（心胃湿火转证）

心胃湿火证，湿火内蕴于胃，气分不得透解，深陷营血，炽灼心胃气血之分而成气血两燔之候，温病学家亦称气血交炽之证。其见症以湿火交炽心胃气血之脉症为主，剧者可兼见火炽神蒙之急重症象。

通称：气血交炽。

内含病例：［中医］湿温，暑温。

病因病机：心胃湿火蕴灼，因暑湿温热之邪，气分不解，深入血分，由胃及心，消灼津液，蒙闭神明。

证象组合：气灼+血炽+液灼+神蒙

主症：**【津气蕴灼】症象**：①壮热多汗。②面赤，烦渴。③气粗似喘。④项发白痦。**舌象**：①舌边烂，舌中白。②舌苔满布而厚腻。**脉象**：①右脉滑。②脉象弦坚而数。

【血热蕴炽】症象：①心烦，不卧。②夜间烦躁，寐中错语。③咯痰带血，衄血不止，便血，大便或血或黑。④胸现红疹。**舌象**：①舌绛。②舌淡绛有刺。**脉象**：①脉形细数。②脉细数虚而啄指。③左脉数。

副症：**【津液消灼】症象**：①渴饮。②溲涩。③便溏。**脉象**：脉大而虚。

宾症：**【神志昏蒙】症象**：①神昏谵语。②狂躁妄言。③耳窍蒙蔽，耳聋无闻。④手足抽掣。

治则：当清胃凉心、两清气血为主，略佐甘淡以清利余湿。

方证

犀角地黄汤加减证：吴鞠通方[1]。治暑温，暑邪不解，深入血分成厥，衄血不止，夜间烦躁，详见病案2。

飞滑石、犀角、冬桑叶、羚羊角、玄参、鲜芦根、细生地、丹皮、鲜荷叶边、杏仁泥。

论著和讨论

本证候胃中湿火，由气入血，气血两燔，消灼津液。即吴坤安所谓："凡暑必挟湿，湿为重浊之邪，暑乃熏蒸之气。热处湿中，湿热相蒸，阻于气分，当治在手太阴。若治不中窍，其邪无处发泄，则渐走营分，侵入血中，其症即为湿温重症。"[2] 吴鞠通所谓："暑邪不解，深入血分成厥。"[1] 其治则当急清心胃气血，以解其燔炽之势，兼以甘淡以渗利余湿。热灼津伤，更当顾及胃中津液，故吴坤安主："治当急清三焦，如滑石、石膏、寒水石、杏仁、银花、竹茹、枳实、通草、金汁之类。嗣用犀角、连翘、银花、鲜生地、玄参、川贝母、知母、淡竹叶、绿豆皮之类，清营分以养胃阴。"[2] 金子久曰："热证以津液为注重，治法以甘凉为扼要，加轻清之品以宣肺气，参灵介之类以潜肝阳。"[3]

姚国美说：血液冲口而出，重则辟辟弹指，其出无声，病关于胃，名曰吐血……若脉大而虚，烦渴自汗，气粗似喘者，多因暑热内扰，耗胃津而伤血络，或与枇杷叶散（香薷、厚朴、甘草、麦冬、木瓜、枇杷叶、白茅根、陈皮、丁香）清暑降逆，或与清络饮（鲜荷叶边、西瓜翠衣、鲜扁豆花、鲜银花、丝瓜皮、鲜竹叶心）凉血和络[4]。

病案举例

1.王孟英治周子因，体素弱，偶患间疟，黄某用首乌、鳖甲、姜、枣等药，病日以甚，加以参、桂，狂躁妄言。孟英视之：面赤舌绛，溲涩便溏，渴饮汗多，脉形细数，是暑证也。予玄参、银花、知、芩、茹、贝、竹叶、荷杆、莲心、西瓜皮为剂，寻愈[1]。

2.吴鞠通治暑温：世人悉以羌、防、柴、葛治四时杂感，竟谓天地有冬，而无夏不亦宽哉，以致暑邪不解，深入血分成厥。衄血不止，夜间烦躁，势已胶固难解，焉得速功（组方见方证）[1]。

3.金子久治浊蒙清阳，耳窍蒙蔽，痰阻气机，胸次为闷。热腾于无形之气，邪阻于有形之血。前次胸现红疹，现在项发白痦。素蓄之邪，伤及阴分，大便或血或黑；新加之秋暑，迫入阳分，头面或热，或汗，寐中错语，甚而手掣，左脉数，右脉滑，舌边烂，舌中白。两清气营，借化痰热：鲜石斛、芦根、茅根、生苡、白杏、竹沥、煅石膏、茯神、胆南星、菖蒲、枇杷叶、桑叶[3]。

又治热蒸营分为疹，热蒸气分为痦，疹痦两发，邪不足去，为日已有一旬。正气有所不逮，神识昏糊，诚防内闭；手足抽掣，又虑外厥。脉弦数而滑，舌淡绛有刺，热证以津液为注重，治法以甘凉为扼要，加轻清之品以宣肺气，参灵介之类以潜肝阳：西洋参、石膏、知母、炙甘草、玄参、连翘、羚羊、钩藤、芦根、竹沥、胆南星、石决明[3]。

引用文献

［1］徐衡之，姚若琴.宋元明清名医类案［M］.长沙：湖南科学技术出版社，2006：375，622.

［2］吴坤安.伤寒指掌［M］.上海：上海科学技术出版社，1959：卷四44.

［3］秦伯未.清代名医医案精华［M］.北京：人民卫生出版社，2006：486，487.

［4］姚国美.姚国美医学讲义合编［M］.北京：人民卫生出版社，2009：212.

（三）气血炽闭候（心胃湿火变证）

心胃湿火证，湿火内蕴于胃，上扰于心，由气入血，气血交炽，上闭心窍，外滞阳气，而成气血炽闭之候，时病学家亦通称为热深厥深之阳厥证。见症虽以内外闭塞之症象显明，但必兼有湿火交炽心胃气血之脉症可凭。

通称：热深厥深，阳厥证。

内含病例：［中医］湿蒙，暑热，伏暑，胎毒欲痉。

病因病机：心胃湿火闭厥，系阳明暑湿化热化火，上乘于心，气血交炽，肝风内动，神明闭塞，即赖良蒲所谓："为暑热中伤，热入心营，痰火内闭，是乃热深厥深之候。"[1]

证象组合：气炽+血炽+神闭+络郁+液灼+阳滞

主症：【津气蕴炽】症象：①面赤壮热。②自汗。③大渴饮冷，烦渴。④口鼻气粗。⑤小溲红黄。⑥大便闭结。**脉象：**①脉多洪数。②六脉弦数。

【血热蕴炽】症象：①心烦。②目赤。**舌象：**①尖端红绛如朱。②舌多紫红。**脉象：**脉细数不洪大。

副症：【神志蒙闭】症象：①神识昏迷，不语，或睡中独语一二句，形貌似醉。②目闭。

【络脉不和】症象：手足瘛疭。

宾症：【津液消灼】症象：①唇焦。②口干不饮水。③舌心干燥。

【阳气不行】症象：肢厥。**脉象：**两尺不绝如缕。指纹：纹亦青紫。

治则：当急急清降交炽之火，兼以清芬开窍，生津增液，可望闭开厥回。

方证

1.叶氏神犀丹证：《通俗伤寒论》方[2]。治湿蒙，偏于热重者。详见论著。

犀角（磨汁）、鲜石菖蒲各18g，鲜银花48g，鲜生地120g，三味捣汁；青连翘30g，上青黛27g，青子芩18g，淡香豉24g，玄参21g，人中黄、老紫草、天花粉各12g，上药各生晒研细，以各汁捣和，将豆豉煮烂为丸，每重9g，开水调服之。

2.清心通络法证：赖良蒲方[1]。治暑热，高热心烦，大渴饮冷，自汗肢厥，详见病案2。

黄连、黄柏各3g，栀仁、赤芍、黄芩、天竺黄、尖贝母各6g，麦门冬9g，菖蒲、橘络各4.5g，芦根15g。

3.润燥救液清热化湿证：宋鹤年方[3]。治伏暑，大热，烦渴，便涩，尿赤，详见病案3。

玄参、麦冬、葛花、银花、天花粉、扁豆花各9g，鲜苇茎72g，生地18g，鲜竹心160条，滑石24g，甘草3g，玉竹15g，紫雪丹（冲）1.5g，水煎服。

论著和讨论

本证候湿暑热邪化火，炽于气血，蒙闭心窍，引动肝风，赖良蒲说："《经》谓：'在天为热，在地为火，其性为暑。’暑火为病，易入心营；火动痰生，内闭心窍，因而神昏肢厥，热深厥深；以清营通络，泄热宣窍，是为正治。”[1] 其治则当急清降交炽之火，兼开窍息风，火炽液枯者，仍当清降化湿之外，兼以救液，宋鹤年曰：“此系伏暑阴液亏竭，症颇危殆。治法宜润燥救液，加以清热化湿为主。”[3] 俞根初说：“（湿蒙）偏于热重者，加叶氏神犀丹（组方见方证），开水调服之。”[2] 何廉臣说：“若面赤目闭，浑身壮热，小溲红黄，大便闭结，口鼻气粗，手足瘛疭，此因于胎毒致痉。即万密斋所谓：半岁之真搐，乃胎毒至酷至烈者也。脉多洪数，舌多紫红，纹亦青紫。胎毒发痉，初用胡连甘草汤（胡黄连、生甘草、淡竹叶、鲜生地、木通）调下解毒延龄丹（收儿脐带寸许，焙研末1.5g，小川黄连0.75g，飞辰砂0.3g，蜜和为丸）0.9g，药汤下，以逐毒定痉。或用三豆银翘汤（生扁豆、生绿豆、黑料豆、银花、连翘、生甘草）调下生熟解毒丸（生炒青子芩、生炒川黄柏、生炒胡连各3g，生炙甘草各2.4g，上擂水为丸，如小米大，辰砂雄黄为衣）每服10丸。”[2]

董废翁说：伤寒五六日，渐变神昏不语，或睡中独语一二句，目赤唇焦，口干，不饮水，稀粥与之则咽，不与则不思，六脉细数而不洪大，心下无痞，腹中不满，大小便如常。或传至十日以来，形貌如醉。此热传手少阴心经也，不可下，宜栀子黄连黄芩汤。若脉浮者，病在丙，导赤散。脉沉者，病在丁，泻心汤。若脉浮沉俱有力者，是丙丁俱有热，可以导赤、泻心各半服之。或有用犀角地黄汤者，此解阳明经血中热，近于是也[4]。

病案举例

1. 周小农治伏暑：王阿顺其妻寒热起伏，信巫停药，热炽神糊，厥而不省，脉之濡数者已伏，目睁苔灰，鼻管黑燥无涕，手足厥而胸前热，生育既多，且有带证，阴液耗，暑热内窜矣。余拟鲜沙参、鲜竹茹、鲜石菖蒲、连翘心、川黄连、黑山栀、青蒿、荷梗、茅根、竹叶心、芦根，而以幽芳开郁之至宝丹化服。复诊时口虽未言，目能动转，身能稍动。脉稍起，苔略润。再剂加鲜石斛、天花粉等。苔润，鼻窍之黑燥已退，以指探之湿润。手足转暖，稍能言语。嗣后一以通枢机、清伏热为法。热循止，肢渐暖矣[5]。

2. 赖良蒲治暑热：张某某，男，24岁。高热心烦，大渴饮冷，自汗肢厥，神识昏迷，粒食不纳，呻吟床笫。诊其脉，两尺不绝如缕，视其舌，尖端红绛如朱。为暑热中伤，热入心营，痰火内闭，是乃热深厥深之候，议用清心通络法（组方见方证）。煎汤半碗，徐徐渗入，半日而苏；2剂人事稍清，脉搏已出，津回舌润，仍守原意，再进两剂，热减神清，渴止厥回，又予清营增液法：生地黄、芦根各18g，丹皮、知母、白薇、连翘各8g，赤芍6g，龟板24g，甘草3g，牛黄清心丸半粒，水煎服。服2剂，症状消失，以滋养胃阴法收功[1]。

3. 宋鹤年治伏暑：唐锺官，男，35岁。大热，烦渴，便涩，尿赤，六脉弦数，舌心干燥。此系伏暑阴液亏竭，症颇危殆。治法宜润燥救液，加以清热化湿为主（组方见方证）。二诊：服药后，口渴稍止，舌心稍润，唯烦热尚在，仍按前法加减：鲜竹叶心18g，麦冬、玄参、牛蒡子各9g，川贝母、栀子各6g，豆豉4.5g，鲜活芦根48g，六一散30g，赤小豆12g，至宝丹（炖匀冲）1粒，水煎服。三诊：进前2剂，病势好转，睡卧安宁，舌润，尿稍清，脉象较前稍静，仍以清热、化湿和救液为主：鲜苇茎72g，麦冬、玄参、连翘、银花各9g，鲜竹心200条，天水散30g，木通4.5g，细生地、赤豆各15g，川贝6g，水煎服。四诊：诸恙均瘥，尚有微热，仍宜清其余邪：鲜梨皮18g，鲜苇茎48g，连翘、银花、淡竹叶、扁豆花、牛蒡子各9g，六一散30g，赤小豆15g，洗薏苡仁24g，瓜络、赤茯苓各12g，水煎服。计服药4剂而愈[3]。

引用文献

[1] 赖良蒲.蒲园医案［M］.南昌：江西人民出版社，1965：22.

[2] 俞根初.重订通俗伤寒论［M］.上海：上海科学技术出版社，1959：425，442.

[3] 福建省中研所.福建中医医案医话选编1［M］.福州：福建人民出版社，1960：24.

[4] 高鼓峰等.医宗己任篇［M］.上海：上海科学技术出版社，1959：175.

[5] 周小农.周小农医案［M］.上海：上海科学技术出版社，1962：61.

七、心营湿火证（血阴湿火合病3）（4候）

心营湿火证，为湿火深入营分之证，亦属肺胃湿火证与心营合病，湿火逆传之证，即叶天士所谓：过卫入营，逆传心包，故有伏暑入营、伏暑内陷、热搏血分、热闭心窍、湿温乘心包之称，又以心为手少阴，心包为手厥阴，故又称暑入厥阴、暑陷厥少等。多由暑邪化火，即暑湿、暑温、暑热、伏暑等失治化火所致。湿温失治、误治化火，所谓“湿竭化燥”，亦有本证。

心营湿火证，湿火之邪，在气分不得透解，内陷入营，初则气营两蒸，久则灼伤营液，若不速予清透，势必深陷入血，而为气血或营血两蒸之候，湿为火炽，津液凝聚为痰，故湿火多兼挟痰浊，火传心包，痰闭内窍，而多致内闭痉厥，邪盛正气不支，则有内闭外脱之变。

心营湿火证，其治则总以清营透热为主，使内陷营分之邪，转出气分而解，毋使再陷入血；更兼化痰宣窍，以防窍闭痉厥。然火从湿来，清透仍当兼以泄湿，吴坤安云："热因湿邪遏伏，宜泄湿以透热。"[1]邵仙根评："泄湿透热，湿去则热自解。"[1]当参芳香开窍以开内闭，叶天士曰："清络热必兼芳香，开里窍以清神识，若重药攻邪，直走肠胃，与包络结闭无干涉也。"[2]

证候别称：过气入营，温邪入营，热入心营，伏暑入营，气营两炽，血液受劫，热陷血络，暑邪入心，邪陷心包，逆传心包，邪干膻中，湿温乘心包，痰蒙心窍，暑热深陷，温毒内陷，内闭外脱。

病名：暑湿，暑温，暑热，中暑，暑热坏证，伏暑内陷，湿温，温热挟痰，闭脱，血瘖疮。

证候系统：详见图3-7-21。

本证————气营蕴蒸候

转证————气营蒸灼候、营液蒸灼候

变证————气营蕴闭候、营血蕴闭候、气血闭脱候

图3-7-21　心营湿火证证候结构图

引用文献

［1］吴坤安.伤寒指掌［M］.上海：上海科学技术出版社，1959：卷一22.

［2］叶天士.临证指南医案［M］.上海：上海卫生出版社，1958：410.

（一）气营蕴蒸候（心营湿火本证）

心营湿火证，肺胃湿热不得透解，化火入营，以致气营交蒸，而成气营蕴蒸之候，温病学家通称过气入营，或暑邪入心之证。其见症以湿火交蒸气营之脉症为主，剧者亦可兼神志蒙扰之症象。

通称：过气入营，暑邪入心。

内含病例：［中医］暑湿，伏暑内陷。

病因病机：心营湿火蕴蒸，因暑蒸湿浊或温邪挟湿，由气分渐入营分，湿热蒸腾，上蒙心神。虽为湿热入营轻证，若再失误，恐蒙闭心包。

证象组合：气蒸+营蒸+神扰+神蒙

主症：【津气蕴蒸】症象：①发热不已。②不饥微痞。③胸闷。**舌象：**苔白，上浮黏腻。

【营热蕴蒸】症象：①面赤。②神呆。**舌象：**舌绛。

副症：【神志不宁】症象：①心烦。②夜寐不安。

宾症：【神志昏蒙】症象：夜间神昏，间有谵语。

治则：当以清营透热为主，泄湿化痰以防痰湿内闭。

方证

清透方证：何廉臣方[1]。治伏暑内陷，内热，胸闷胃钝，夜间神昏。详见病案。

焦山栀、青连翘、广郁金、瓜蒌皮各9g，细木通3g，玳瑁、佛手柑、鸡内金各4.5g，青蒿脑6g，益元散（包煎）12g，鲜淡竹叶30片。

论著和讨论

本证候湿热交蒸于气营，热被湿遏，不得外透。周小农曰："温热挟痰，内窜营络，恐其内陷厥阴而致昏痉。"[2]吴坤安曰："暑入营分：凡身热，心烦面赤，舌绛神呆，夜寐不安，此暑邪入心也，辰砂六一散加川郁金、川黄连之类，或犀角尖、鲜生地、石菖蒲、川郁金、连翘、银花之类。"[3]其治则原当凉营泄热，但湿遏于外，当以泄湿为主，吴坤安曰："绛舌上浮黏腻质，暑兼湿浊欲蒸痰，恐防内闭，芳香逐秽：犀、珀、菖、蒲、滑、郁含。"[3]邵仙根评："痰多可用西黄、天竺黄之属。暑蒸湿浊则成痰，暑湿兼秽，恐蒙闭心包，故用菖蒲、郁金，借其芳香逐秽；犀角以透营分暑邪；琥珀、滑石清暑利湿。舌苔白底绛者，热被湿遏，不得外透也，用犀角、滑石等药，泄湿透热，湿去则热自解矣。"[3]更兼化痰宣窍，以防窍闭痉厥。

病案举例

1.何廉臣治李左，伏暑内陷，内热，胸闷胃钝，夜间神昏，防厥，治宜清透（组方见方证）[1]。

2.周小农治温邪挟气，湿痰积交阻：张赞卿母，72岁，患寒热，转但热胸痞，咳嗽痰腻……热届四候，恋而未清。今晨热炽神糊，妄言，口渴，遍发斑疹。脉数左弦，苔转灰黑。温热挟痰，内窜营络，恐其内陷厥阴而致昏痉。金石斛、鲜沙参各24g，丹皮、牛蒡子、玉泉散（荷叶包）、竹黄、辰麦冬各9g，鲜生地、鲜薄荷各21g（同打），

银花6g，绿豆衣21g，竹茹3g，石菖蒲2.4g，生蛤壳30g。外用鲜竹叶30片，白茅根、萝卜各60g，冬瓜90g煎代水。另万氏牛黄清心丸1粒、犀角尖0.3g、川贝母1.5g，研，另服斑透汗达，苔煤减布白，加玳瑁、雄精[2]。

引用文献

[1] 萧龙友等.现代医案选[M].北京：人民卫生出版社，2008：119.
[2] 周小农.周小农医案[M].上海：上海科学技术出版社，1962：36.
[3] 吴坤安.伤寒指掌[M].上海：上海科学技术出版社，1959：卷四38，卷一22.

（二）气营蒸灼候（心营湿火转证1）

心营湿火证，温暑内蕴肺胃化火，气分不解，上犯于心，内陷入营，致气营交灼，是为气营蒸灼之候，温病学家通称为温邪入营，或气营两炽之证。其见症以气营两灼之脉症为主，可见湿竭化燥伤津之舌苔灰黑之象。

通称：气营两炽，温邪入营。

内含病例：[中医]湿温，邪入心包，温热挟痰。

病因病机：心营湿火蕴灼，多由温暑内蕴肺胃化火，或延误失治，气分燔灼不解，内陷入营，气营交炽，灼伤津液，内蒙神明，而成内闭危重之证。

证象组合：气灼+营灼+液灼+神蒙

主症：【津气蒸灼】症象：①热炽热势不挫，至夜则剧。②口渴。**舌象：**①苔转灰黑。②舌苔中黑边绛。**脉象：**脉息弦滑而疾。

【营热蕴灼】症象：①面红目赤。②口燥不欲饮。③遍发斑疹。④带血。⑤龈瓣如浆，咳唾粉红。⑥大便色黑如酱。**舌象：**①舌绛苔少。②舌苔中黑边绛。**脉象：**脉数左弦。

副症：【津液消灼】症象：咳嗽痰黏。**舌象：**苔转灰黑。

【神志不宁】症象：①心烦。②不眠。

宾症：【神志昏蒙】症象：①神糊。②妄言，时有谵语。③肢逆。

【气机不降】症象：①咳嗽。②气喘。③呃逆。

治则：当两清气营，以保其津液，兼以甘淡芳化，以分解其湿，佐以清芬开窍，以开闭醒神。

方证

1.苇茎汤证：又名《千金》苇茎汤。孙思邈方[1]。功能清肺化痰，逐瘀排脓。治肺痈，症见咳吐腥臭黄痰脓血，胸中隐隐作痛，咳时尤甚，口干咽燥，脉浮数者。

苇茎二升，薏苡仁、冬瓜仁各半升，桃仁三十枚。水煎，分二次服。

2.清宫汤证：吴鞠通方[2]。功能清心热，养阴液。治温病误用汗法，汗出过多，耗伤心液，邪陷心包而致的神昏谵语。详见论著。

玄参心、连心麦门冬各9g，莲子心1.5g，竹叶卷心、连翘心、犀角尖（磨汁冲服）各6g。水煎服。

3.加减清宫汤证：吴鞠通方[3]。治湿温，邪入心包，神昏肢逆。详见论著。

犀角3g，连翘心、赤小豆皮各9g，玄参、竹叶、银花各6g。

论著和讨论

本证候温暑化火，不得透解，由气内陷入营，气营交炽，消灼津液，蒙闭神明。吴鞠通说："暑温，蔓延三焦，舌滑微黄，邪在气分者，三石汤主之，邪气久留，舌绛苔少，热搏血分者，加味清宫汤主之。神识不清，热闭内窍者，先与紫雪丹，再与清宫汤（组方见方证）。"[2]其治则当两清气营，以救其津液，佐以甘淡以分解其余湿。吴鞠通说："湿温，邪入心包，神昏肢逆，清宫汤去莲心、麦冬，加银花、赤小豆皮（组方见方证），煎送至宝丹或紫雪丹亦可（叶霖按：湿温，邪入心包，此方宜去玄参、银花，可加丹皮、郁金、石菖蒲以开之，若因火痰内闭，更加牛黄、天竺黄、川贝母、竹沥之属，以清火豁痰。设谵语神昏狂乱，舌见红心点点者，非加黄连、金汁不解）。"[3]

病案举例

1.周小农治温病神昏谵语：某姓，寒热有汗，不解。解表清热化痰后，热势不挫，苔转灰黑，龈瓣如浆，咳唾粉红，依然昏语。用清宫汤、苇茎汤（组方见方证）、知母、枯黄芩、天花粉、竹茹、竹黄等。一剂神清，面红亦敛，目赤亦退。舌上本自觉有物，至此灰黑退而润。然汗疹并透，痰白如丝，甚韧，带血丝，视灯犹炬，肺胃之火尤炽。用泻白散、苇茎汤，加鲜生地、麦冬、青蛤、玉泉散、竹叶、枇杷叶等出入加减。数剂，热退痰稀而愈[4]。

2.郑品端治温邪入营：林秋记，肌热不撤，至夜则剧，咳嗽痰黏，带血，神识欠清，时有谵语。脉息弦滑而疾，舌苔中黑边绛，口燥不欲饮，大便色黑如酱，脉证互参，显为温邪入营，湿浊蒙蔽心包也，拟清宫汤加味为主：犀角末、连翘心、鲜竹心、玄参心、麦冬心、莲子心、鲜瓜蒌、川贝母、鲜竹茹、黄郁金、紫雪丹[5]。

引用文献

［1］《中医大辞典》编辑委员会.简明中医辞典［M］.北京：人民卫生出版社，1979：420.

［2］吴鞠通.温病条辨［M］.福州：福建科学技术出版社，2010：74.

［3］李顺保.温病条辨集注与新论［M］.北京：学苑出版社，2004：172.

［4］周小农.周小农医案［M］.上海：上海科学技术出版社，1962：41.

［5］福建省中医研究所.福建中医医案医话选编（第二辑）［M］.福州：福建人民出版社，1963：362.

（三）营液蒸灼候（心营湿火转证2）

心营湿火证，湿火内蕴入营，或因延误失治，久必耗伤营液，而成营液蒸灼之候，时病家通称之为热入心营，血液受劫之证。故虽以营热内灼之脉症为主，但必兼见津液消灼之脉症，剧者亦可见内闭风动之症象。

通称：热入心营，血液受劫。

内含病例：［中医］暑热坏证。

病因病机：心营湿火蕴灼，温暑之邪化火，内陷入营，失治误治，以致湿竭化燥，消灼营液，湿火上逼膻中，内窍欲闭。

证象组合：营灼+液灼+神扰+神蒙+络郁

主症：【营热蕴灼】症象：①身热，高热如焚，手不可近。②心中烦躁。**舌象：**①舌绛苔少。②舌红而有大红点。**脉象：**脉象细数无伦。

【津液消灼】症象：①舌黑咽燥。②烦渴，大渴饮冷。③声哑不语。④小便短赤。**舌象：**舌苔焦黑无津。

副症：【神志不宁】症象：不寐。

【神志昏蒙】症象：神识昏迷。

宾症：【络脉不和】症象：①时瘛疭。②肢掣。③舌强。④牙关紧闭。

【阳气不和】症象：①肢厥。②体渐冷厥。

治则：当于清心凉营增液之外，兼以芳开凉淡，以化未尽之湿，芳香开窍，以防内闭。

方证

生脉散合犀角地黄汤证：赖良蒲方[1]。治暑热坏证，心中烦躁，大渴饮冷，神识昏迷，声哑不语，高热如焚，手不可近，小便短赤，舌苔焦黑无津，脉象细数无伦。详见病案。

洋参、白芍、犀角、丹皮、天竺黄、连翘各9g，麦门冬15g，五味子、黄连各3g，生地24g，天花粉12g，水煎服。

论著和讨论

本证候温暑化燥化火，消灼营液，上逼膻中。吴坤安说："舌红而有大红点者，营热甚也。"[2]又说："舌黑咽燥，烦渴不寐者，热入心营，而血液受劫也。"[2]其治则当以清心凉营增液为主，佐以芳淡分解其湿，即清而兼滋之法。赖良蒲按："此证（详见病案）初起，医作伤寒论治，用羌防辛温发散，以致抱薪救火，烦渴转增；继进滋腻，如油入面，气机愈窒，旬日之间，酿成坏证。此非清凉大剂，不足以转危为安。"[1]何拯华说："（日射病）前哲谓直中心包者非？直清脑热为首要，先以诸葛行军散搐鼻取嚏，继以犀、地、紫雪为君，桑、丹、益元，引血下行为臣，佐以银、翘，清神识以通灵，使以荷花露，消暑气以退热也。犀角尖、紫雪丹各1.5g，生地18g，桑叶、丹皮各6g，益元散、连翘各9g，银花4.5g，荷花露30g。"[3]何廉臣按："方用犀角地黄汤加减合紫雪，似此急救之古方，当然一剂知，二剂已。"[3]

病案举例

赖良蒲治暑热坏证：何某某，男，18岁，夏月，心中烦躁，大渴饮冷，神识昏迷，声哑不语，高热如焚，手不可近，小便短赤，舌苔焦黑无津，脉象细数无伦。诊断：感受暑热，误用辛温，伤津劫液，继进滋腻，阻遏气机，酿成坏证。疗法：议用凉解里热法，以生脉散合犀角地黄汤（组方见方证）主之。日进2剂，连服3日，热退神清，津回舌润，语言恢复，脉转和平，继进知柏八味丸，滋水育阴，匝月痊愈。鲜生地18g，怀山药、胖大海、丹皮、知母各9g，云茯苓6g，泽泻、山萸肉、川黄柏各3g，天花粉12g，水煎服[1]。

引用文献

［1］赖良蒲.蒲园医案［M］.南昌：江西人民出版社，1965：23.

［2］曹炳章.彩图辨舌指南［M］.南京：江苏人民出版社，1962：卷二7，33.

［3］何廉臣.重印全国名医验案类编［M］.上海：上海科学技术出版社，1959：103.

（四）营血蕴闭候（心营湿火变证）

心营湿火证，湿火不得外透，内陷营血，营血交炽，蒙闭心窍，是为营血蕴闭之候，叶天士称为暑热深陷，热陷血络之证。后世温病家更有邪陷心包、逆传心包、邪干膻中、痰蒙心窍等之称。总属危重急证。虽以内闭风动之症象显明，但必兼见湿火交灼于营血之脉症。

通称：暑热深陷，热陷血络，邪陷心包，逆传心包，邪干膻中，痰蒙心窍。

内含病例：［中医］伏暑入营，湿温乘心包，暑温。

病因病机：心营湿火蕴闭，湿温伏暑，蕴入营血，化火挟湿，不得外透，上传膻中，蒙闭心包，甚则陡动肝风，而成痉厥并臻之候。

证象组合：营灼+血蒸+神闭+络郁+阳郁

主症：【营热蕴灼】症象：①持续高热，热以夜甚。②烦渴。③口渴但不欲多饮。**舌象：**①舌质红绛，舌尖微露红绛，苔腻而润。②纯绛鲜泽。③舌绛苔干黑。**脉象：**脉沉细疾数。

【血热蕴蒸】症象：①胸部细红斑点隐隐，周身皮肤满布紫红色斑疹，有黄色液体渗出，背部皮疹已连接成片。②腮腺、睾丸肿胀疼痛。**舌象：**①舌鲜红燥刺。②焦红或缩。③舌现红星点点。④紫干，圆硬。

【神志蒙闭】症象：①半昏迷状态，昏糊。②时有谵语，欲躁。③神识昏呆，闭目不语。**脉象：**二脉郁伏。

副症：【络脉不和】症象：①手足牵引。②发痉。

【神志不宁】症象：时烦躁不安，入夜尤甚。

宾症：【阳气不和】症象：①表热不扬，肢体反不发热。②四肢不暖，肢冷，脚尖少温。

治则：当以清透营血之陷邪为主，佐以芳香开窍，急开其闭以醒神。

方证

1.叶氏犀角地黄汤加味证：《通俗伤寒论》方[1]。治伏暑，若在上焦营分者。详见论著。

犀角尖、鲜生地、银花、连翘、广郁金、鲜石菖蒲、鲜大青叶、粉丹皮、竹叶卷心、鲜茅根、野菰根、安宫牛黄丸。

2.加减清宫汤证：吴鞠通方[2]。治湿温，邪入心包，神昏肢逆。详见论著。

犀角3g，连翘心、赤小豆皮各9g，玄参、竹叶、银花各6g。

3.清营汤和黄连解毒汤加减证：孙克平方[3]。治“血瘖疮”，持续高热，半昏迷，时有谵语，烦躁不安，入夜尤甚，口渴但不欲多饮，周身皮肤满布紫红色斑疹，有黄色液体渗出。

银花、玄参、生地、板蓝根、土茯苓、蒲公英各30g，连翘24g，生槐花、地丁、赤芍、粉丹皮各15g，川黄连4.5g，黄柏、木通、黄芩各9g，竹叶6g。另广角粉6g（分冲）。

论著和讨论

本证候湿火内陷营血，蒙闭心包，陡动肝风，病势险恶。叶天士云：“热邪内闭则外脱，（眼戴口张，痰声辘辘，身热肢冷，脉如丝，邪已入脏不可为矣）岂非至急。”[4]孙克平云：“暑湿热毒之邪淫于肌表，弥漫三焦，陷入营血，随时有内闭外脱、阴阳离绝之危险。”[3]治当清透营血，火中有湿，略带芳淡，兼芳香开窍，急开其闭。吴坤安说：“苦湿温症，舌现红星点点，此热毒乘心，必神昏谵语，宜苦寒之品治之。狂乱者，非黄连、金汁不解，如无金汁，以人中黄代之。”[5]何廉臣云：“（伏暑）若在上焦营分者，酌与叶氏犀角地黄汤加味（组方见方证）。亦可重用生玳瑁代犀角。清上焦以凉透心营。若邪犯包络，舌色纯绛鲜泽者，前汤调下安宫牛黄丸。舌罩一层垢浊薄苔者，调下局方至宝丹，芳香宣窍以清包络。”[1]“湿热内陷胞络，身热神昏，四肢不暖，用犀角、玄参、连翘心、石菖蒲、银花、赤豆皮煎送至宝丹，乃清热通窍，芳香辟秽法。”[1]“湿温化火，窜经入络，内陷心脏，陡动肝风也。治宜大剂犀地清神汤，重加瓜霜、紫雪丹，清心透络，泻肝息风，或用加减神犀汤合犀、珀、至宝丹，清营解毒，通血宣窍，急救得法，尚可十全三四。”[1]有云：湿尚胜者，去玄参、银花加丹皮、郁金、石菖蒲以开之，兼痰火内闭，加牛黄、天竺黄、川贝母、竹沥之属以清火豁痰。

叶天士曰：“清络热必兼芳香，开里窍以清神识，若重药攻邪，直走肠胃，与胞络结闭无干涉也。”[4]吴鞠通说：“（湿痉）邪入心包，用清宫汤去莲心、麦冬，加银花、赤小豆皮一法，用紫雪丹一法，银翘马勃散一法。”[2]吴坤安曰：“邪入营分：如湿温之邪入于血络，舌苔中黄边赤，发为赤斑丹疹，神昏谵语，宜清疏血分以透斑，佐芳香逐秽以开闭，犀角、连翘、赤芍、银花、牛蒡子、菖蒲、郁金、玄参、薄荷、人中黄之类。”[5]

病案举例

1.叶天士治杨，暑由上受，先入肺络，日期渐多，气分热邪逆传入营，遂逼心包络中，神昏欲躁，舌音缩，手足牵引，乃暑热深陷，谓之发痉。热闭在里，肢体反不发热，热邪内闭则外脱，岂非至急！考古人方法，清络热必兼芳香，开里窍以清神识。若重药攻邪，直走肠胃，与胞络结闭无干涉也。犀角、玄参、鲜生地、连翘、鲜菖蒲、银花，化至宝丹四丸[4]。

2.**俞岳真**治刘某某，23岁，病温20多天不解，延至神识昏迷，撮空理线，脉细数，舌绛苔干黑，胸部细红斑点隐隐，热陷心包，雷氏祛热宣窍法（犀角、连翘、川贝母、鲜石菖蒲）加生地、赤芍、丹皮，磨冲犀角3.6g，至宝丹2粒，药后睡约4小时，醒后神志清爽，黑苔亦退，后服清养滋液诸品而痊[6]。

引用文献

［1］俞根初.重订通俗伤寒论［M］.上海：上海科学技术出版社，1959：209，241，257.

［2］吴鞠通.温病条辨［M］.福州：福建科学技术出版社，2010：167.

［3］孙克平."血痱疮"危重病治愈一例［J］.新中医，1978，(6)：28.

［4］叶天士.临证指南医案［M］.上海：上海卫生出版社，1958：410.

［5］吴坤安.伤寒指掌［M］.上海：上海科学技术出版社，1959：卷一23，卷四55.

［6］俞岳真.挽救温病险重证的点滴经验［J］.浙江中医学院学报，1983，(6)：29.

八、心肝湿火证（血阴湿火并病1）（3候）

心肝湿火证，为血分之湿火证，或因温暑失误化火内陷，由气入血，或温暑蕴伏于血分，由血分而溃出于气分，总属湿火炽灼于心肝气血之变，为肺胃气分湿火与心肝血分湿火并发之病。常挟木火而动，火炽风动，木火生风，故亦称暑风，系内风而非外风，与风中挟暑之暑风有别。

心肝湿火证，或由肺胃气分内陷心肝血分，或由心肝血分溃出于肺胃气分，均为气血两炽之候，如气分之邪，尽入于血，或血分之邪不得达于气分，而燔灼血液，则病尤深重。如扰动肝之木火，与心之君火交炽，则多木火变证，剧则内闭心肝而有痉厥之险。

心肝湿火证，系湿火燔炽于心肝血分之危重急证。其治则当急急凉血泄火以清透之，务使血分伏火转透出气分而解。薛生白曰："湿热证，上下失血或汗血，毒邪深入营分，走窜欲泄。当凉血泄火以救阴。"[1]是以出血乃血分伏火自寻出路，故不可止涩，急须清泄伏火，则血络自宁。化斑外达，亦血中伏火外透之途径，当遵吴坤安所主"清疏血分以透斑，佐芳香逐秽以开闭"[2]，亦助伏火外透之法。

证候别称：伏暑入营，热入血络，温病发斑，肝火上逆，暑入厥阴，热动肝风。

病名：伏暑，暑风，伏暑感秋燥，赤疹，火丹，急黄，头痛，茧唇风，狐惑，带下。

证候系统：详见图3-7-22。

本证————气血郁炽候、气血蕴蒸候

转证————血液燔灼候

变证————木火炽逆候、木火蕴闭候

图3-7-22　心肝湿火证证候结构图

引用文献

［1］王士雄.温热经纬［M］.沈阳：辽宁科学技术出版社，1997：48.

［2］吴坤安.伤寒指掌［M］.上海：上海科学技术出版社，1959：卷四55.

（一）气血蕴蒸候（心肝湿火本证）

心肝湿火证，湿火内蕴心肝，交蒸于气血之分，透发于外，是为气血蕴蒸之候。其见症有湿火交蒸于气血内外之脉症可凭。

通称：湿火入血。

内含病例：［**中医**］赤疹，火丹。［**西医**］带状疱疹。

病因病机：心肝虚火蕴蒸，因湿火内蕴心肝，交蒸于气血之分，内则消灼津液，外则透发于肌肤，是为心肝湿火之轻证。

证象组合：气蒸+血蒸+液灼

主症：【津气蕴蒸】症象：①发热。②心烦，坐卧不安。③小便黄。**舌象：**舌苔黄，苔根黄腻。**脉象：**脉弦数。

【血热蕴蒸】症象：①遍身痒疹，瘙痒难忍，疹色鲜红。②胸胁部近乳处起泡状疹，簇状水疱晶莹肿胀，灼热或赤或紫，剧痛，皮肤赤红。**舌象**：舌红或红绛。**脉象**：脉细数。

副症：**【津液消灼】症象**：①咳嗽多痰。②大便量少而干。**舌象**：舌红少苔。**脉象**：脉细数。

宾症：**【清窍不利】症象**：咽痛。

治则：当直清泻其心肝之湿火，以解气血之交蒸。

方证

龙胆泻肝汤合五味消毒饮证：艾儒棣方[1]。清热除湿，解毒止痛，治火丹（带状疱疹），簇状水疱晶莹肿胀，灼热或赤或紫，或有脓痂。详见论著。

龙胆草、柴胡、泽泻、车前子、木通、生地黄、当归、黄芩、栀子、金银花、野菊花、蒲公英、紫花地丁、紫背天葵。外用二味拔毒散（雄黄、明矾）浓茶调涂。

论著和讨论

本证候湿火内蕴心肝，交蒸于气血之分，邪火既已外达，故其治则当直清心肝气血，以泄降其湿火。如艾儒棣治带状疱疹：29例全部痊愈，最短病程3天，最长病程10天，平均5天。尤其是剧烈疼痛很快消失，愈后不后遗疼痛症状。分为轻、中、重三型治之。轻型：15例，火丹初起1~2日，皮肤色红，小栗粒状疱疹，灼热疼痛，舌红，脉弦。外用二味拔毒散（为《医宗金鉴》方，由雄黄、明矾等分为末组成），调浓茶水涂患处，数次疼痛消失，3日内痊愈（因邪毒轻，一般不用内服药）。中型：8例，病已3~4日。患处灼热剧痛，有簇状水疱晶莹肿胀，皮损长约20~30cm，或数处，皮肤赤红，舌质红，脉弦数。治以清热解毒除湿，以龙胆泻肝汤内服，外用二味拔毒散调浓茶水涂患处。常内服2~4剂中药，症状消失，5日内痊愈。重型：6例，疱疹已5~7日或更久，皮肤损害数处，灼热或赤或紫，或有脓痂，肿胀明显，剧烈疼痛，伴全身发热，心烦，坐卧不安，纳呆，小便黄，舌质红、苔黄，脉数。治以清热除湿，解毒止痛，以龙胆泻肝汤加五味消毒饮治之（组方见方证）。外用二味拔毒散调茶水涂患处。常内服4~6剂中药，症状消失，10日内痊愈[1]。

余国俊说："我试用瓜蒌散，不论肝经实火还是肝胆湿热，均投以此方，奏效快捷且不留后遗症者不胜枚举。临证体验多年，乃确信此方完全符合带状疱疹之基本病机，完全可以作为专方来使用。若辨病与辨证相结合，专方与辨证选方相结合，必稳收高效。唯方中主药大瓜蒌，现已难觅。我一般用瓜蒌仁30~50g，瓜蒌壳15~20g，生甘草、红花各10g，显效后可酌减主药用量。"[2]学生乙说："清代医家王学权也盛赞瓜蒌仁的特殊功效，他在《重庆堂随笔》一书中说：'栝楼实（瓜蒌仁）润燥开结，荡热涤痰，夫人知之；而不知其疏肝郁、润肝燥、平肝逆、缓肝急之功有独擅也。'"[2]

病案举例

1.**曹鹤如**治缠腰火丹：潘某某，女，4岁，1周来，胸胁部近乳处起泡状疹，咳嗽多痰，大便量少而干，舌苔根黄腻，质、尖红，脉弦数。以龙胆泻肝汤加银花、连翘、蒲公英、地丁、益元散、川大黄等，减当归、泽泻。2剂后，水泡结痂，痒除痛止[3]。

2.**艾儒棣**治杜某某，男，64岁，左侧头颈、左肩及胸胁数处起疱疹1周，赤肿胀，延及耳，下颌有脓痂，周围水肿，剧痛时每晚用盐酸哌替啶以止痛，服用它药无效，舌红，脉数。治以清热解毒，除湿止痛，用龙胆泻肝汤合五味消毒饮内服，外用二味拔毒散调浓茶水涂患处。2剂后诸症大减，疱疹消失，又再进3剂，5日而愈[1]。

3.**李新平**治陈某某，女，30岁，2006年6月13日初诊：乳痈，多年不哺，今生二胎，左乳焮红肿硬不通，疼痛异常，脉滑疾。治以清热解毒，透毒散结：炮甲珠4g，橘核12g，蒲公英、银花、天葵子、三棱、留行子各10g，地丁草、杭菊各8g，鹿角霜6g。2剂乳通质软而愈。

又治李某某，女，78岁，2010年3月18日初诊：带状疱疹，左耳有疱疹，自耳后至面颊放射性疼痛，如电阵作，口眼右斜，发作已近两周，在南昌以"面瘫"用"牵正散"治疗无效。余以阿昔洛韦静脉滴注两天，拟龙胆泻肝汤加味服：龙胆草、黄芩、当归、野菊、地龙、苏木、青木香各10g，木通、川芎各6g，车前子、泽泻各12g，柴胡、赤芍、生地、焦栀各15g。3剂症状缓解，又3剂愈。

引用文献

［1］艾儒棣.中医药治愈带状疱疹29例［J］.新中医，1981，（9）：36.

［2］余国俊.中医师承实录［M］.北京：中国中医药出版社，2006：212.

［3］曹鹤如.治愈一例缠腰火丹［J］.江苏中医，1965，（3）：3.

（二）血液燔灼候（心肝湿火转证）

心肝湿火证，湿火内蕴心肝，邪不外达，尽居血分，上蒙心包，内迫营血，而成血液燔灼之候，温病学家通称为热入血络，或温病发斑之证。其见症总以火炽血分之脉症为主，或见血溢，或见斑疹，剧者可见神志昏蒙之症象。

通称：热入血络，温病发斑。

内含病例：［中医］伏暑入营，急黄。**［西医］**急性传染性黄疸型肝炎，成人斯蒂尔病。

病因病机：心肝湿火蕴灼，多因气营之热不得透达，内陷入血；或伏邪不得外溃，尽炽于心肝血液之分，上蒙心包，外郁血络，煎迫血溢，络血妄行，而成薛生白所云"毒邪深入营分，走窜欲泄"[1]之证。

证象组合：血炽+液灼+血溢+神蒙

主症：【血热蕴炽】症象：①高热午后、夜间为甚，汗出时感畏寒。②胸腹斑疹隐隐，赤斑丹疹。③黄疸迅速加深。**舌象：**①舌红苔少。②舌质红绛，苔黄而燥。**脉象：**①脉弦数。②脉滑数。

【津液消灼】症象：①唇焦齿枯。②口渴。③咽干。④二便不畅。**舌象：**①舌光绛。②根有黑地。**脉象：**脉细数。

副症：【络血妄行】症象：①上下失血。②汗血。③鼻衄。**脉象：**脉弦数而急疾。

宾症：【神志昏蒙】症象：①烦躁不宁。②神昏谵语，耳聋痰鸣。③惊惕抽搐。

治则：总当以清透血热为主，凉血活血以解血分之伏火。

方证

1.增液汤加减证：林英藩方[2]。治热侵入营分，胃液涸竭，将有痉厥之变。详见病案1。

生地、丹皮、麦冬、川贝母、青蒿、鳖甲、佩兰、淡竹、鲜荷、芦根、碧玉散、紫雪丹。

2.清热解毒，凉血开窍方证：范春如方[3]。治急性传染性黄疸型肝炎，热毒内陷心包，扰乱神明，津液被灼，肝风惊厥堪虞，详见病案2。

鲜生地、玄参心、连翘心、绵茵陈、板蓝根各30g，玳瑁（先煎）、赤芍、丹皮、鲜石菖蒲各9g，紫草24g，广郁金10g，羚羊粉（吞）1.5g，安宫牛黄丸（研吞）1粒。

3.柴芩清营汤加减证：李常度方[4]。治热毒入营，灼伤营阴。详见病案3。

柴胡、紫草、麦冬、连翘各15g，黄芩、玄参、赤芍各12g，广角60g，生地、银花、丹参各30g，黄连6g。

论著和讨论

本证候心肝湿火内炽血分，不得外达，走窜上下，煎迫血液，蒙闭心包。范春如曰："热毒内陷心包，扰乱神明，津液被灼，肝风惊厥堪虞。"[3]薛生白说："湿热证，上下失血或汗血，毒邪深入营分，走窜欲泄。宜大剂犀角、生地、赤芍、丹皮、连翘、紫草、茜根、银花等味。热逼而上下失血汗血，势极危，而犹不即坏者，以毒从血出，生机在是。大进凉血解毒之剂，以救阴而泄邪，邪解而血自止矣。血止后，须进参耆善后乃得。"[1]

故其治则当急急清透血分之热，凉血活血为主，叶天士有明训："入血乃恐耗血动血，直须凉血散血。"吴坤安说："邪入营分，如湿温之邪入于血络，舌苔中黄边赤，发为赤斑丹疹，神昏谵语，宜清疏血分以透斑，佐芳香逐秽以开闭：犀角、连翘、赤芍、银花、牛蒡子、菖蒲、郁金、玄参、薄荷、人中黄之类。"[5]"发黄兼发斑者，无非热毒郁结所致，宜犀角、连翘、赤芍、栀子、茵陈、黄柏、牛蒡子、薄荷、银花之类主之。"[5]

病案举例

1.**林英藩**治老友任某之子善基，年14，秋末发热30余日不解，瘦骨嶙峋，唇焦齿枯，耳聋，神昏，谵语，惊惕，更五六医无一效。余往诊，其脉弦数而急疾，舌光绛，根有黑地，间有鼻衄，二便不畅。审系伏暑晚发，成为秋邪之候，今邪热已侵入营分，胃液涸竭，将有痉厥之变，当用增液汤加减（组方见方证）。计两日夜服3剂，汗透遍身，热减神清，谵语惊惕稍定，唯舌尚光绛，口燥咽干，不时仍有谵语、鼻衄。照前方减去青蒿、鳖甲、佩兰，加入犀角、玄参、茅根。赓服2剂，诸症俱瘥，将原方略为更改，续服3剂而痊愈[2]。

2.**范春如**治王某某，女，36岁。患者以急性传染性黄疸型肝炎收住入院。入院时尿胆原阳性，凡登白试验直接阳性，谷丙转氨酶400单位以上，黄疸指数50单位。两天后，黄疸迅速加深，并出现高热40.6℃，烦躁不宁，旋即神昏谵语。西医除补液外，加用激素、维生素C等治疗。于1966年12月18日邀中医会诊。脉弦数，舌质红绛，苔黄而燥。热毒内陷心包，扰乱神明，津液被灼，肝风惊厥堪虞。拟清热解毒，凉血开窍（组方见方证）。服后烦躁较定，体温降至38.8℃。3剂后热退神清。去鲜菖蒲、羚羊粉、安宫牛黄丸，加金银花、大蓟、小蓟、白毛藤各30g，白鲜皮9g，片姜黄6g，绛矾丸（包）10g等出入加减。共服15剂，黄疸退清，肝功能正常而出院。按：本病例发病迅速，全身金黄，高热烦躁，神昏谵语，中医属于"急黄"症范畴。舌质红绛，为热毒入营的特征；苔黄燥，脉弦数，热毒内炽，津液被灼，有动风之虑。亟投大剂清热息风、凉血解毒、开窍之剂，乃得热退神清，继进清热利胆退黄之剂，终告痊愈[3]。

3.**李常度**治白某某，男，37岁，1980年2月14日第5次入院。反复寒战、发热4年。1976年3月不明原因骤起发热，每日体温波动在37~39.4℃之间，发热时伴寒战，全身酸软不适，咽喉和关节疼痛，全身反复出现荨麻疹和斑丘疹，汗出后热稍退。住院期间先后用过多种广谱抗生素治疗1个月，发热不退。经内科大会诊，考虑变亚败。每日给予静滴氢化可的松200mg，2天后体温下降，诸症减轻。改用泼尼松每日40mg，逐渐减量，激素疗程共2个月。痊愈出院后无后遗症，能胜任轻度日常工作。以后每年2~4月上述症状复发，均诊断变亚败，用激素治疗而缓解。使用激素期间，曾3次发生上消化道出血，诱发糖尿病。此次因畏寒、发热1天入院，要求中药治疗。住院治疗期间有关西医检查与首次住院相似，诊断变亚败。初诊症见畏寒、发热，有汗不多，咽红，全身酸痛，脉浮数，舌红苔白。辨证：风热犯卫。投以银翘散加重楼、大青叶、板蓝根。1日后发热剧增为40℃，畏寒减轻，口渴，舌红苔黄，脉洪大而数。辨证：阳明热盛。投以银芩白虎汤。3日后热型为弛张热，每日波动在38.4~40℃之间，午后、夜间为甚，汗出时感畏寒，胸腹斑疹隐隐，苔黄舌红绛，脉细数。辨证：热毒入营，灼伤营阴。给予柴芩清营汤加减（组方见方证）。每日1剂。3日后红疹遍发胸腹，随之体温下降。上方随证加减服用12剂后，症见低热，颧红，面部有潮热感，手足心热，关节酸软乏力，渴不多饮，舌红少苔，脉细数。辨证：余热伤阴。改用青蒿鳖甲散加味：青蒿、地骨皮、秦艽各12g，生地、北沙参各30g，鳖甲、白芍、丹皮、阿胶各10g。每日1剂。随证加减连服30剂，热退尽，诸症消除而停药[4]。

引用文献

［1］王士雄.温热经纬［M］.沈阳：辽宁科学技术出版社，1997：48.
［2］福建省中医研究所.福建中医医案医话选编（第二辑）［M］.福州：福建人民出版社，1963：297.
［3］姜达歧，蔡丽乔.老中医范春如治疗黄疸的经验［J］.上海中医药杂志，1983，（8）：4.
［4］李常度.变应性亚败血症的中医辨证论治［J］.贵阳中医学院学报，1989，（2）：32.
［5］吴坤安.伤寒指掌［M］.上海：上海科学技术出版社，1959：卷四55，13.

（三）木火炽逆候（心肝湿火变证）

心肝湿火证，湿火内蕴心肝，挟木火上逆，邪火与正火交炽，是为木火炽逆之候，杂病学家通称为肝火上逆之证。其见症虽以冲逆于上之症象显明，但必兼有湿火内炽之脉症。

通称：肝火上逆。

内含病例：［中医］头痛。［西医］颅内血肿。

病因病机：心肝湿火蕴逆，因心肝湿火挟木火上逆，上扰清空，内扰神明，郁滞气机，阻滞阳气，而成气火上逆之证。

证象组合：津炽+气逆+扰空+扰神+气滞

主症：**【津气蕴炽】症象**：①口渴烦躁。②口干喜冷。③两目红赤。④唇红声嘶。**舌象**：舌红，苔黄腻略干。**脉象**：①脉弦或兼数。②脉弦数而劲。

【清空不宁】症象：①头痛如劈。②头昏脑胀。

副症：**【气机冲逆】症象**：恶心呕吐，呕吐频繁。

【气机不利】症象：心中疼热。

宾症：**【神志不宁】症象**：①烦躁不安，呻吟叫骂之声不断，烦躁无暂安时，甚至摔物殴人。②昼夜不寐。

【阳气不和】症象：①表情淡漠，意识模糊，反应迟钝。②语言謇涩。③右手脚无力，行走持物困难。

治则：当以清泻心肝湿火为主，兼镇降木火之上逆。湿火下泄，木火自宁，即无上逆之患。

方证

龙胆泻肝汤加减证：易珍瑜方[1]。治肝火炽盛，头痛剧烈，烦躁不安，呕吐频繁，详见病案1。

龙胆草、柴胡、黄芩、山栀、木通、车前、泽泻、生地、当归、甘草、石决明、三七。

论著和讨论

本证候心肝湿火，挟木火上逆，因而其治则当以清降心肝木火为主，务使其湿火下泄，则木火自无上逆之患。如易珍瑜说："头痛肝病型，头痛如劈，头昏脑胀，口渴烦躁，恶心呕吐，或血压、脑压升高，舌苔黄，脉弦或兼数者属肝火，治宜清肝泻火，方用龙胆泻肝汤加石决明。若病延日久，精神抑郁，多疑善虑，悲喜失常者属肝郁，治宜疏肝解郁，方用逍遥散合甘麦大枣汤加减。"[1]

病案举例

1.易珍瑜治唐某某，男，24岁。从5米多高处后仰跌下，枕部着地，确诊为枕骨骨折，颅内血肿，以拒绝手术来诊。头痛剧烈，烦躁不安，口干喜冷，呕吐频繁，表情淡漠，意识模糊，反应迟钝，语言謇涩，右手脚无力，行走持物困难，抗阻和肢体坠落试验阳性，血压170/90mmHg，舌苔黄腻，脉弦数。辨证属肝火炽盛，予龙胆泻肝汤加减（组方见方证），治疗半月后病情好转，续用活血化瘀、养血安神、补肾健脑之法调治1年而愈。1979年随访，患者已恢复高空作业[1]。

2.李洪成治华意电器公司财务科酆某，因酒醉骑车下坡摔伤头部，头痛异常，住院1周，先后经景德镇第三、第二医院治疗，毫无轻减。邀洪成往视，见其头痛如劈，日夜无暂缓时，呻吟叫骂之声不断，烦躁无暂安时，甚至摔物殴人，昼夜不寐，两目红赤，唇红声嘶，饮食不进，甚至拒绝用药，诊其脉弦数而劲，舌红苔黄腻略干，认为乃酒动肝火，木火上逆所致，因疏龙胆泻肝汤加酒制大黄、代赭石、生石决明等，直泻其心肝，镇降木火。1剂即痛减安睡，翌日即无烦躁之象，再2剂，头痛全止，苔转薄黄，脉弦不数，再疏清解调理而安，20年未留后遗症[2]。

引用文献

［1］易珍瑜.辨证分型治疗闭合性颅脑损伤［J］.浙江中医药，1982，17（9）：418.

［2］李洪成，李新平，李新晔.中医证候学［M］.北京：中国医药科技出版社，2008：1009.

九、心肾湿火证（血阴湿火并病2）（3候）

心肾湿火证，为湿火深入血分、阴分之变证。湿火由气分炽及血分，深陷阴分，烁迫阴液，由上焦深入下焦，既深且重，多系暑湿化火不解，内陷所致，故古人称为伏暑虚证，以其火灼伤阴，实中夹虚；或发为杂病，如溺毒入血，溺血，赤淋，赤浊等。总属湿火炽灼阴血所致。

心肾湿火证，系由气分湿火不解，内陷入血，而传之于心，则有气血交炽之候，血分不解，势必深入阴分，心火下行入肾，灼伤肾阴，而为阴血交炽，甚则煎迫阴血，久则伤耗肾阴，煎迫阴液，肾水日枯，肾火独亢，上扰心主，而致君相之火不宁。均为实中夹虚，阴伤火炽之证。

心肾湿火证，为湿火炽灼于血分、阴分之证。故其治则总当急急凉血泄热以保其阴液。在心则为血热，当兼疏透血热以外达气分；在肾则为阴分之热，当兼淡利水道，使湿火从下而泄。皆因势利导之法。

证候别称：火邪逆乘心包，血分湿热，少阴病，阴枯火炽，虚火妄动，心肾不交，心火下移小肠，溺毒入血。

病名：暑热，伏暑虚证，伏暑阳陷，热淋，血淋，溺血，血精，赤带，淋浊。

证候系统：详见图3-7-23。

本证————气血蒸炽候

转证————阴血蕴炽候

变证————阴血煎迫候、阴液煎迫候、肾阴消灼候

图3-7-23　心肾湿火证证候结构图

（一）气血蒸炽候（心肾湿火本证）

心肾湿火证，湿火内蕴，心火下迫，肾火上逆，心肾交炽于气血之中，而成气血蒸炽之候，其见症虽以神志症象显明，但必兼见心肾气血交炽之脉症。

通称：溺毒入血，火邪逆乘心包。

内含病例：［中医］暑热。

病因病机：心肾湿火蕴炽，因湿火内炽，心火下迫于肾，肾火上炽于心，心肾交炽，气血并灼，消灼津液，迫动络血，蒙蔽心神，阻滞阳气，而成闭厥重证。

证象组合：气炽+血炽+液灼+血溢+阳滞+神蒙

主症：【津气蕴炽】症象：①发热不退。②口苦。③溲短赤热。**舌象：**舌苔薄黄。**脉象：**脉沉数。

【血热蕴炽】症象：①心烦失眠。②唇舌赤肿，燥裂。**脉象：**脉沉细数。

副症：【津液消灼】症象：①口渴咽干唇干，唇舌燥裂。②小便赤涩，点滴如稠。**脉象：**两寸瞥瞥虚大，关寸小弱，按久六脉皆虚。

【络血妄行】症象：衄血。

宾症：【阳气不行】症象：脉象：六脉沉细短数。

【神志昏蒙】症象：①神昏不语，不时烦扰。②神昏谵语。③烦躁狂言。

治则：宜清心凉血，兼以通利水道以引心火下行。

方证

导赤泻心汤证：《通俗伤寒论》方[1]。通窍开闭，利溺逐毒，治溺毒入血，血毒攻心，甚则血毒上脑。详见

论著。

鲜生地、木通、甘草梢、淡竹叶、小川黄连、青子芩、山栀、知母、辰砂拌茯神、寸麦冬、益元散。

论著和讨论

本证候湿火内蕴心肾，交炽气血。俞根初谓："若兼神昏谵语，溲短赤热者，此君火被相火蒸逼，水不制火，而神明内乱，陶节庵所谓'过经不解'是也。治宜清火利水，导赤清心汤主之。"[1]何廉臣则曰："溺毒入血，血毒攻心，甚则血毒上脑，其症极危。"[1]故其治则总当清降心火，凉血清利，导心火下行。何廉臣亦主："急宜通窍开闭，利溺逐毒，导赤泻心汤（组方见方证）调入犀珀至宝丹。或导赤合加味虎杖散（鲜生地、鲜杜牛膝各30g，淡竹叶4.5g，生甘草梢、木通各3g，茺蔚子9g，冲琥珀末1.5g，冲麝香0.3g）调入局方来复丹6~9g，尚能幸全一二，此皆治实闭之开透法也。"[1]故吴坤安云："如斑疹已透，而热邪未退，舌绛神呆，语言颠倒，小便赤涩，点滴如稠，此热结小肠所致。夫小肠结，则火邪逆乘心包，故神昏，急用导赤散加川黄连、连翘、赤小豆、栀子等，以清小肠之热，则便利而神清矣。"[2]

病案举例

张路玉治一人，途次患伤寒，经吴门泊舟求治。询之，自渡淮露卧受寒，恣饮烧酒发热。在京口服药，行过两次，热势略减，而神昏不语，不时烦扰。见其唇舌，赤肿燥裂，以开水与之则咽，不与则不思。察其两寸瞥瞥虚大，关寸小弱，按久六脉皆虚。曰：此热传手少阴经也。与导赤泻心汤，一啜神识稍宁。泊舟一日夜，又进二帖，便溺自知。次早解维再诊，脉静神安，但与小剂五苓去桂易门冬二帖，嘱其频与稀糜可收功[3]。

引用文献

［1］俞根初.重订通俗伤寒论［M］.上海：上海科学技术出版社，1959：194，445.

［2］吴坤安.伤寒指掌［M］.上海：上海科学技术出版社，1959：卷一68.

［3］江瓘，魏之琇.名医类案（正续编）［M］.北京：中国中医药出版社，1996：287.

（二）阴血煎迫候（心肾湿火变证1）

心肾湿火证，湿火内蕴，心火下迫肾阴，血分、阴分交炽，煎迫血液与阴精，而成阴血煎迫之候。其见症虽以下焦阴血煎迫之症象显明，但必以湿火交炽于血分、阴分之脉症为主。

通称：下焦湿火。

内含病例：［中医］血精，赤带，淋浊。［西医］乳糜尿，霉菌性阴道炎。

病因病机：心肾湿火蕴炽，湿火内蕴于心，下迫于肾，交炽于血分与阴分，煎迫血液与阴精，消涸阴液。

证象组合：血炽+阴炽+血溢+阴涸+气滞

主症：**【血热蕴炽】症象**：①面赤，心烦，失眠。②虚烦不寐，怔忡懊侬，多梦。③溲时有灼热感，排尿时终末血尿。④两下肢内侧生许多小红疹，发痒搔破感热痛。**舌象**：①舌质绛。②舌深红。③舌尖芒刺。④舌苔薄黄。**脉象**：脉沉细数。

【阴热蕴炽】症象：①昏睡不省。②舌咽作痛。③小便如泔。④小便尿黄，灼热，溲时刺痛。⑤小腹热。⑥腰疼伴下腹、会阴部疼。⑦外阴奇痒灼痛。**舌象**：舌红苔少。**脉象**：脉细数，左尺有力。

副症：**【络血妄行】症象**：①尿血。②血精。③赤带绵注。

宾症：**【阴液消涸】症象**：①口燥咽干，口苦口渴。②头晕。③腰酸，腰腿酸重。**舌象**：苔薄黄少津。**脉象**：脉弦细。

治则：当以清心凉血为主，佐以甘淡清利，以分利其湿，亦可导心火下行；阴伤者佐以清养阴血，祛邪兼复其阴。

方证

1.导赤清心汤证：《通俗伤寒论》方[1]。从导赤泻心汤加减，清降包络心经虚热法。详见论著。

鲜生地18g，辰茯神、粉丹皮各6g，细木通1.5g，原麦冬（辰砂染）3g，益元散（包煎）9g，淡竹叶4.5g，莲子心30支（冲），辰砂染灯心20支，莹白童便1杯（冲）。

2.滋阴利湿汤证：程门雪方[2]。治淋浊，小便如泔，有时带血。详见病案1。

阿胶珠、益元散、萆薢、赤猪苓、泽泻、石韦、鸡内金、滋肾通关丸（包煎）各9g，小生地、海金沙各12g，丹皮6g，知母4.5g，藕节4支。

3.黄连导赤散证：姚寓晨方[3]。清心凉血，泄热束带，治霉菌性阴道炎，心经热盛，灼伤带脉，赤带绵注，外阴奇痒灼痛，坐卧不安，面赤尿黄，苔少舌红。详见病案2。

人中白、淡竹叶、生山栀、苦参各10g，川黄连3g，木通6g，大生地15g，生甘草5g，丹皮12g，黛衣灯心2g。

4.小蓟饮子加减证：张浦生方[4]。凉血止血，清利湿热，治肝肾阴亏，虚火内生，血络受损。详见病案5。

小蓟炭、地榆炭、玄参、仙鹤草各15g，生地、滑石各30g，蒲黄、黑栀、淡竹叶各10g，当归、木通、甘草各5g，丹皮3g。

论著和讨论

本证候湿火内蕴于心，下注于肾，血阴交炽，煎迫阴血。何廉臣说："心经遗热于膀胱，膀胱热结则尿血，症见虚烦不寐，或昏睡不省，或舌咽作痛，或怔忡懊侬，治宜凉血泄热，导赤清心汤（组方见方证）去茯、麦，加焦山栀、瞿麦、琥珀。"[1]因而其治则总当以凉血清利为法。张浦生按："（病案5）血精，先以治下焦热之小蓟饮子加减以凉血止血，投五剂即见成效。但阴虚火旺是本病之机理，因而血止络宁后应滋养肝肾，佐以凉血止血，以巩固疗效，方中知母、黄柏滋阴平相火；生地、白芍养阴，凉血止血；地榆炭、仙鹤草止血。又因湿易伤下焦，与热互结，在治疗中参用淡竹叶、滑石、茯苓、车前子等清热渗利之品。"[4]

病案举例

1.**程门雪**治淋浊：朱某某，男，42岁，小便如泔，有时带血，小腹热，溲时刺痛。湿热郁于下焦，宣化不行。苔薄，脉弦，先拟育阴清热，4剂。二诊少腹热渐见减轻，小溲浑浊如泔，睾丸坠胀，再从前方加减之（组方见方证），4剂[2]。

2.**姚寓晨**治霉菌性阴道炎：曹某，女，45岁，1年半来赤带绵注，外阴奇痒灼痛，坐卧不安，面赤尿黄，苔少舌红，心经热盛，灼伤带脉，拟清心凉血，泄热束带，黄连导赤散（组方见方证），10剂，心烦赤带明显减轻，为防复发，以十倍加天花粉、怀山药、寸麦冬、当归、血竭蜜丸，服2月余，症状消失，片检阴性[3]。

3.**陈生贵**治吕某某，男，39岁，乳糜尿3月，溲时有灼热感，但不疼痛，逐渐加重。近半月来，两下肢内侧生许多小红疹，发痒，搔破感热痛。咽干口苦口渴，心烦失眠，腰腿酸重。舌苔薄黄，舌质绛。脉沉细数。辨证属阴虚火旺，膀胱湿热。治以清热为主，佐以滋阴利湿：生地、萆薢各12g，玄参、赤芍、丹皮、川黄柏、二花（金银花）、竹叶、土茯苓、山栀各9g，木通、生草梢各6g。服4剂，每日1剂。乳糜消失，红疹亦退，诸症减轻。乳糜尿至今未复发[5]。

4.**翟所铁**治血精症：谢某，男，37岁，肉眼血性精液3~4年，近1年余加剧，数日前排尿时终末血尿，腰疼伴下腹、会阴部疼，头晕，口干燥，尿黄，多梦，舌深红，舌尖芒刺，苔薄黄少津，脉细数，左尺有力。乃心肾阴虚，阴虚化热，热迫血行，血随精出，宜清热降火，育阴凉血：连翘、川黄柏、泽泻各12g，生地、女贞子各18g，旱莲草、赤小豆各24g，丹皮9g，大小蓟、石韦、白薇、怀牛膝各15g，土茯苓30g，甘草梢4.5g。15剂，腰疼好转，未见血精，甘草梢易枸杞子12g，20余剂，未再血精。改滋阴补肾以巩固：枸杞子、怀牛膝、云茯苓、白薇各15g，旱莲草4g，女贞子、细生地各18g，桑寄生30g，丹皮、杜仲炭、泽泻、连翘各12g。30余剂，检查已完全正常[6]。

5.**张浦生**治杜某某，男，31岁，婚后9月，每次房事发现紫红色血性精液已有半年，并随房事间隔天数增长而血色更深，量更多，头晕，腰痛，小便灼热，苔薄白，舌质红，脉弦细。此为新婚房劳，肝肾阴亏，虚火内生，精室血络受损，治拟凉血止血，佐以清利湿热，方拟小蓟饮子加减：小蓟炭、地榆炭、仙鹤草、玄参各15g，生地、淡竹叶、滑石（包）各20g，蒲黄炭（包）、黑山栀各10g，当归、木通、甘草各5g，丹皮3g。嘱服5剂，并忌辛辣之品。复诊：药后精液中血色淡。精液镜检：精子形态活动正常，红细胞少量。生地、地榆炭各15g，知母、白芍、淡竹叶、女贞子、旱莲草、车前子（包）、泽泻各10g，川黄柏、丹皮各5g，茯苓、仙鹤草各12g。连服10剂后血精消失，精神好转，余症亦除。至今未见复发[4]。

引用文献

［1］俞根初.重订通俗伤寒论［M］.上海：上海科学技术出版社，1959：330.

［2］上海中医学院.程门雪医案［M］.上海：上海科技术出版社，2002：190.

［3］董建华，王永炎.中国现代名中医医案精粹（第3集）［M］.北京：人民卫生出版社，2010：257.

［4］张浦生.血精［J］.浙江中医学院学报，1983，（6）：39.

［5］陈生贵.乳糜尿治验［J］.新中医，1976，增刊（二）：14.

［6］翟所铁.中医中药治疗"血精"1例体会［J］.新医药学杂志，1979，（5）：10.

（三）肾阴消灼候（心肾湿火变证2）

心肾湿火证，湿火内蕴心肾，心火下迫于肾，气血交炽，火伤血络，消涸肾阴，是为肾阴消灼之候，杂病学家通称为心火下移小肠之证。其见症虽以肾之气化失常症象显明，但必兼见心火气血交炽之脉症，并以之为主。

通称：心火下移小肠。

内含病例：[**中医**]热淋，血淋。[**西医**]急性膀胱炎。

病因病机：心肾湿火蕴炽，系湿火内蕴心肾，心火下移于肾，气血交炽，消灼肾阴，火伤血络，气化不行，水道不利，肾络失和。

证象组合：气炽+血炽+阴涸+津滞+络滞+血溢

主症：【**津气蕴炽**】**症象**：①面红，微热汗出。②口渴喜饮。③小便频急，涩痛而赤，小便夹浊刺疼。④肛门至阴茎坠胀难忍。**舌象**：苔腻。

【**血热蕴炽**】**症象**：①心烦少寐，烦扰不安。②舌唇暗红，舌干不欲多饮。③尿血疼痛。④昏睡不省，怔忡懊侬。**舌象**：舌红。**脉象**：脉细数。

副症：【**气化不行**】**症象**：①少腹胀。②淋漓割痛。③小便点滴不畅。④余沥不尽。

【**阴液消涸**】**症象**：①虚热起伏。②舌咽作痛。③头昏心悸。**舌象**：①舌红而干。②舌红中裂。**脉象**：①脉弦小。②脉弦细无力。

宾症：【**络脉不和**】**症象**：①腰酸痛。②下肢酸。

【**络血妄行**】**症象**：①尿血。②赤浊。

治则：总当以清心凉血为主，兼以通利水道，泄其湿火。

方证

1.导赤八珍散加味证：《通俗伤寒论》方[1]。去毒通淋，治染毒赤淋。详见论著。

鲜生地、滑石（包煎）各18g，瞿麦、萹蓄、海金砂（包煎）、焦山栀各9g，淡竹叶6g，木通、生大黄各3g，生甘草梢2.4g，先用土茯苓、鲜车前草、去皮鲜茅根各30g，煎汤代水。

2.导赤清心汤加味证：《通俗伤寒论》方[1]。凉血泄热。治心经遗热于膀胱，膀胱热结。详见论著。

鲜生地、粉丹皮、细木通、益元散（包煎）、淡竹叶、莲子心（冲）、辰砂染灯心、莹白童便（冲）、焦山栀、瞿麦、琥珀。

3.丹栀导赤散证：蒲辅周方[2]。清心泻火，治郁热下注的膀胱炎。详见病案1。

甘草梢、黄连各1.5g，白木通、竹叶各3g，生地、藕节各9g，焦山栀、丹皮各2.4g，香附9.5g。

4.加味导赤散证：黄文东方[3]。治急性膀胱炎。详见病案3。

生地、黄芩、萆薢各15g，竹叶、乌药各9g，生甘草4.5g，木通3g，小蓟30g。

论著和讨论

本证候心肾湿火，气血交炽，水道不利。何廉臣说："如症见淋漓割痛，小便点滴不畅者，此为染毒赤淋。治宜去毒通淋，导赤八珍散加味（组方见方证）煎汤代水。若无淋毒，但心经遗热于膀胱，膀胱热结则尿血，症见虚烦不寐，或昏睡不省，或舌咽作痛，或怔忡懊侬，治宜凉血泄热，导赤清心汤（组方见方证）去茯、麦，加焦山栀、瞿麦、琥珀。如神散：阿胶、栀子、车前子、黄芩、甘草。伤暑烦渴，小便赤涩不利，脉虚数，主生脉散加川黄连、滑石、竹叶、生地汁。"[1]林珮琴说："溺血与血淋异，痛为血淋，出精窍；不痛为溺血，出溺窍。小溲自利，后沥血点，痛如血淋，小蓟饮子。小水不利，赤浊淋闭，大分清饮。"[4]其治则总以清心凉血，通利水道为法。陈士铎说："人有小便不通，点滴不能出，急闷欲死，心烦意躁，口渴索饮，饮而愈急……治法泻心中之火，兼利其膀胱，则心肾气通，小便亦通矣。方用凉心利水汤：麦冬30g，茯神15g，莲子心3g，车前子9g。"[5]

沈金鳌说："（赤浊）有由心经伏暑者，宜四苓散加香茹、麦冬、人参、莲肉。"[6]李用粹说："胞移热于膀胱，则溺血。（《内经》）是溺血未有不本于热者，但有各脏虚实之不同耳……全无疼痛，血从精窍而出，非若血淋茎痛，血随溺窍而出也……暴热实火，宜甘寒清火……实热，用导赤散加山栀、黄芩、淡竹叶、赤苓。"[7]王雨三说："（赤白浊）热证，茎中流浊，热痛如刀割，脉洪实者，（似血非血，似溺非溺——陈士铎语）用小蓟饮子，吞疗肾滋本丸。"[8]姚国美说："夏月受暑，邪传小肠，以致心烦口渴，小便赤涩者，法宜益元散、西瓜汁之类甘寒清解。"[9]"火伤血络，血液流溢，与溺俱下，痛不可忍，脉沉数有力，名曰血淋，法宜凉血泄热，鸡苏饮（薄荷、竹叶、滑石、木通、小蓟、生地）主之，甚则加黄连、黄柏之类。"[9]"病有劳伤心脾，或少年天癸未足，强力入房，或壮年施泄无度，精不及化，以致精血杂下，名曰赤浊。心虚夹热者，则心烦不寐，治以莲子清心饮；肾虚挟热者，则茎中滞涩，宜琥珀散：琥珀、海金沙、没药、乳香、炒蒲黄、通草。"[9]

秦伯未说："淋证挟血者为'血淋'。初起血色红紫，脉数有力者属实热，宜清热凉血，用小蓟饮子。延久血色淡红，疼痛不甚，脉虚带数者，宜养阴止血，用茜根散。"[10]

病案举例

1.蒲辅周治热淋（膀胱炎）：王某，女，60岁，小便短频，尿道下坠感，尿道口不适，微热汗出，下肢酸，大便量少，舌唇暗红，苔薄黄腻，脉沉细数，治宜清心泻火，拟导赤散加味（组方见方证）[2]。

2.邵佐清治陶杏姑，女，67岁，1958年11月24日初诊。脱力受湿，兼受感冒，形寒身热，遍身肢节酸楚，治以疏邪宣湿通络：荆芥、薄荷各5.4g，碧玉散（包煎）、晚蚕沙（包煎）各14.1g，焦山栀、连翘各10.5g，威灵仙、瓜蒌皮各9g，老紫蔻（杵）2.4g，灯心0.6g。二诊：前进疏邪宣湿通络，诸恙向安，宜靖余邪：焦山栀、连翘、炒麦芽各10.5g，炒黄芩、焦鸡内金各7.2g，丝瓜络12g，银花9g，广陈皮4.5g，碧玉散（包）14.1g，灯心0.6g[11]。

3.黄文东治急性膀胱炎：黄某某，女，28岁，昨起小便频急，涩痛而赤，腰酸少腹胀，心烦少寐，舌红苔腻，脉细数。湿热蕴蓄下焦，膀胱气化不利，血得热而下利，证属血淋，拟凉血滋阴，清利湿热，加味导赤散（组方见方证）[3]。

4.李聪甫治尿血：朱某某，男，70岁，血从尿道而出，尿反点滴不净，肛门至阴茎坠胀难忍，头昏心悸，烦扰不安，舌干不欲多饮，脉弦细无力。心热遗肾，导赤散加味：生地12g，木通、怀牛膝、蒲黄炭、丹皮炭、甘草梢、竹叶心各6g，生白芍9g，白茅根10g[12]。

5.张伯臾治王某某，男，20岁，血淋一年，反复发作，发时尿频且痛，量少色赤，腰酸痛，顷诊血淋又发，尿时刺痛并有余沥不尽，尿检：红细胞：++++，舌红中裂边暗，脉弦小。君相火旺，湿热下袭膀胱血分，滋阴凉血，清化湿热：生地、茜草根各18g，炒川黄连、生甘草各3g，炒黄柏6g，泽泻、炒丹皮各9g，旱莲草、萆薢各12g，大小蓟各15g[13]。

引用文献

［1］俞根初.重订通俗伤寒论［M］.上海：上海科学技术出版社，1959：330.

［2］中国中医研究院.蒲辅周医疗经验［M］.北京：人民卫生出版社，2005：194.

［3］上海中医学院附属龙华医院.黄文东医案［M］.上海：上海人民出版社，1977：260.

［4］林珮琴.类证治裁［M］.北京：中国中医药出版社，1997：472.

［5］柳长华.陈士铎医学全书［M］.北京：中国中医药出版社，1999：895.

［6］沈金鳌.中华医书集成·杂病源流犀烛［M］.北京：中医古籍出版社，1999：188.

［7］李用粹.中华医书集成·证治汇补［M］.北京：中医古籍出版社，1999：200.

［8］王雨三.治病法轨［M］.北京：学苑出版社，2015：171.

［9］姚国美.姚国美医学讲义合编［M］.北京：人民卫生出版社，2009：207，208，210.

［10］秦伯未.秦伯未医学名著全书［M］.北京：中医古籍出版社，2003：371.

［11］萧龙友等.现代医案选［M］.北京：人民卫生出版社，2008：123.

［12］李聪甫.李聪甫医案［M］.长沙：湖南科学技术出版社，1979：93.

［13］严世芸，郑平东，何立人.张伯臾医案［M］.上海：上海科学技术出版社，1979：85.

十、脾胃湿火证（中焦内湿湿火本病）（5候）

脾胃湿火证，为湿火本病之一，多系内伤湿火之证。由饮食所积之湿热化火，脾湿胃火，相互蒸炽而成，亦可由感受暑湿、秽浊之邪，湿蕴于脾，热蒸于胃，与内停之湿热相合，郁蒸化火，而成湿火之证。湿遏化火，必归于胃，甚则下灼大肠。常与肠中糟粕相搏，而成阳明证，故亦称阳明暑温。湿火交蒸，常致发黄而为阳黄之疾。

脾胃湿热化火而成湿火证，多与肠中糟粕相搏而成蒸炽之势，渐成吴鞠通所云“湿气已化，热结独存”[1]之证。甚则由气入血，而成交炽之候，湿火证甚于湿热，证多险。吴坤安有云：“若邪从阳经传入太阴，则热愈深，毒愈甚。”[2]或挟痰浊而上蒙清窍，迷漫神机，闭塞内窍而成闭证。然而通降太过，又有伤脾胃气液，每多致脱，谢映庐曰：“克伐过伤脾胃，中土困惫，遂使津液下陷，不能上升，否则中土告尽不救矣。”[3]

脾胃湿火证，湿遏火炽，其治则当急急宣湿泄火，以挫其势。叶天士曰：“三焦壅遏，浊气弥漫，辛香逐秽宣通，是一定法。”[4]然脾胃实火，必假大肠以为出路，汪廷珍有云：“湿热入胃腑，方可议下，虽云化热，究从湿来，大抵温病诊舌为要，见黄燥方可议下，黄而不燥，仍用宣泄，以驱之入胃，或用苦温助之化燥，见黄方可用苦泄，黄白相兼，或灰白色，仍用开提，以达之于肺，不可误也。”[1]故俞根初云：“阳明证多而太阴证少，苦降辛通为君，佐以凉淡。”[5]徐荣斋亦谓：“黏腻湿热，与有形渣滓相搏，亦主缓化而行，磨荡而行。”并谓：“设使大剂攻下，走而不守，则必宿垢不行，反行稀水，徒伤正气，变成坏症。”[5]此脾胃湿火与胃肠湿火治有不同之处。

证候别称：阳明经湿热，阳明腑实症，湿温化火，气分窒塞，暑热伤气。

病名：湿热证，湿热挟积，温热挟湿，阳明暑温，阳黄，阳黄内闭，热暑，鼻衄，秽浊，热痹，伤寒戴阳，阴脱，气脱。

证候系统：详见图3-7-24。

本证————津气郁炽候、津气蒸炽候
转证————气血蒸炽候、血液郁滞候
变证————清阳蒙闭候、气液脱绝候

图3-7-24 脾胃湿火证证候结构图

引用文献

[1] 吴鞠通.温病条辨[M].福州：福建科学技术出版社，2010：74.

[2] 吴坤安.伤寒指掌[M].上海：上海科学技术出版社，1959：卷二13.

[3] 谢映庐.谢映庐医案[M].上海：上海科学技术出版社，1962：199.

[4] 徐衡之，姚若琴.宋元明清名医类案[M].长沙：湖南科学技术出版社，2006：539.

[5] 俞根初.重订通俗伤寒论[M].上海：上海科学技术出版社，1959：192，242.

（一）津气蒸炽候（脾胃湿火本证）

脾胃湿火证，湿火内蕴脾胃，不得宣解，下传大肠，与肠中糟粕相搏，化燥化火，蕴炽于中焦，而成津气蒸炽之候，时病学家亦通称为阳明腑实之证。其见症以湿火蒸炽中焦之脉症为主，可兼见肠胃气机滞结之症象。

通称：阳明腑实证。

内含病例：［中医］湿热挟积，阳黄，阳明暑温。

病因病机：脾胃湿火蕴炽，因中焦湿热不解，下传入肠，与肠中糟粕相搏化燥化火，而成阳明腑实之证。

证象组合：气炽+液灼+气滞+神蒙

主症：【津气蕴炽】症象：①发热午后尤重。②胸腹灼热。③心烦恶热。④面目俱赤，目黄而赤。⑤自汗出。⑥气粗烦喘。⑦便结溺赤。⑧大便热泻，多败浆色溏粪。**舌象：**舌苔黄腻带灰，中见黑点。**脉象：**①脉右洪数，②甚或大坚而长。

【津液消灼】症象：①口燥咽干。②渴欲饮水。③自汗。④唇焦齿燥。⑤溲短赤涩。**舌象：**①黄燥，②苔芒刺。

副症：【清窍不利】症象：①耳聋。②目赤。③唇焦。④齿燥。

【气机不利】症象：①胸满痞，恶心，中脘按之微痛不硬。②脘闷。③腹满腹痛。④大便不解。**脉象：**①脉沉实。②濡细数。

宾症：【神志昏蒙】症象：①时时谵语。②目不识人。③郁冒。

治则：以清利中焦湿火为主，邪未结实者仍当以宣泄为先，邪已结实，则当以通下为法。

方证

1.大黄硝石汤证：张仲景方。治黄疸，腹满，小便不利而赤，自汗出，表和里实者。

大黄、黄柏、硝石（后入）各四两，栀子十五枚。水煎，顿服。

2.增减黄连泻心汤证：《通俗伤寒论》方[1]。从仲景方加减。清泄包络心经实火法。详见论著。

小川黄连2.4g，青子芩、小枳实、仙半夏各4.5g，飞滑石18g，淡竹沥2瓢，生薏苡仁15g，生姜汁2滴同冲。先用冬瓜子30g，丝通草6g，灯心1.5g，煎汤代水。鲜石菖蒲叶4.5g搓熟生冲。

3.杏仁石膏汤证：吴鞠通方[2]。治黄疸，属三焦里证，中痞恶心，便结溺赤，脉沉。详见论著。

杏仁、半夏各15g，石膏24g，山栀、黄柏各9g，枳实汁每次3茶匙冲，姜汁每次3茶匙冲。水8杯，煮取3杯，分3次温服。

论著和讨论

本证候脾胃湿火，与糟粕相搏而成燥实之证。仲景曰："伤寒，脉浮而缓，手足自温者，是为系在太阴。太阴者，身当发黄；若小便自利者，不能发黄。至七八日，大便硬者，为阳明病也。"（《伤寒论》187条）即徐荣斋所谓"此黏腻湿热，与有形渣滓相搏"。吴鞠通谓："湿气已化，热结独存。"治则当从清下。仲景云："师曰：病黄疸，发热烦喘，胸满口燥者，以病发时火劫其汗，两热所得。然黄家所得，从湿得之。一身尽发热而黄，肚热，热在里，当下之。""黄疸腹满，小便不利而赤，自汗出，此为表和里实，当下之，宜大黄硝石汤：大黄、黄柏、硝石各四两，栀子十五枚，顿服。"（《金匮要略·黄疸病脉证并治》）然邪未结实，仍从俞根初说："热重于湿，始虽恶寒，后但热不寒，目黄而赤，唇焦齿燥，耳聋脘闷，胸腹灼热，午后尤重，心烦恶热，大便热泻，溲短赤涩，舌苔黄腻带灰，中见黑点，脉右洪数，甚或大坚而长。此由其人中气素实，故阳明证多，而太阴证少也。苦降辛通为君，佐以凉淡，增减黄连泻心汤（组方见方证）清解之。若始虽便泻，继即便闭，舌起芒刺者加更衣丸（4.5~6g），极苦泄热，其便即通。”[1]“（伏暑）传脾而湿重暑轻者，先用大橘皮汤加茵陈、木通，温化清渗，使湿热从小便而泄。然脾与胃以膜相连，湿在胃肠之外，热郁在胃肠之中，其湿热黏腻之伏邪，亦多与肠中糟粕相搏，蒸作极黏腻臭秽之溏酱矢，前方酌加枳实导滞丸、更衣丸等缓下之。必俟宿垢下至五六次，或七八次，而伏邪始尽。”[1] 曹炳章说：“白苔渐退，而舌心反见裂纹者，此湿热已转燥矣。”[3]

吴鞠通说：“阳明暑温，湿气已化，热结独存，口燥咽干，渴欲饮水，面目俱赤，舌燥黄，脉沉实者，小承气汤各等分下之。”[2] 汪廷珍按：“湿热入胃腑方可下。虽云化热，究从湿来，故枳、朴、大黄等分用也。大抵温病诊舌为要，痞满之证，见黄燥方可议下。黄而不燥，仍用宣泄，以驱之入胃，或苦温助之化燥，见黄方可用苦泄（泻心、陷胸之属）。黄白相兼，或灰白色，仍用升提（三香、杏、蔻、枳、桔之属）以达之于肺，不可误也。”[2] 故下之宜缓。徐荣斋云：“如舌苔黄厚而滑，脉息沉数，中脘按之微痛不硬，大便不解，此黏腻湿热，与有形渣滓相搏，按之不硬，多败浆色溏粪，宜用小陷胸汤合朴黄丸，或枳实导滞丸等，缓化而行，重者合神芎导水丸，或陆氏润字丸等，磨荡而行。设使大剂攻下，走而不守，则必宿垢不行，反行稀水，徒伤正气，变成坏症。”[1] 吴鞠通说：“黄疸脉沉，中痞恶心，便结溺赤，病属三焦里证，杏仁石膏汤（组方见方证）主之。”[2]

病案举例

张袖东治湿热挟积：罗某，男，18岁。壮热，口渴，自汗，身重，胸痞，腹痛，小便短赤，大便不通，经某中医治疗数日无效。其脉濡细，舌苔黄。审属湿热挟积为病，主以苍术白虎汤，合小承气加陈皮。白虎清胃热，苍术去湿，川厚朴去滞，陈皮利气，枳壳宽胸，佐大黄通大便，利前阴。1剂后二便俱通，热退过半，腹痛亦止。2剂痊愈[4]。

引用文献

［1］俞根初.重订通俗伤寒论［M］.上海：上海科学技术出版社，1959：192，242，255.

［2］吴鞠通.温病条辨［M］.福州：福建科学技术出版社，2010：74，92.

［3］曹炳章.彩图辨舌指南［M］.南京：江苏人民出版社，1962：卷二23.

［4］福建省中医研究所.福建中医医案医话选编（第二辑）［M］.福州：福建人民出版社，1963：22.

（二）气血蒸炽候（脾胃湿火转证1）

脾胃湿火证，湿火内蕴中焦，气分不得透解，内窜入血，以致气血交炽，而成气血蒸炽之候，其见症以湿火交炽于脾胃气血之脉症为主，剧者亦可见内闭外厥之症象。

通称：湿火入血。

内含病例：［中医］鼻衄，湿温化火。**［西医］**肠伤寒，急性心肌炎并发伪膜性肠炎。

病因病机：脾胃湿火蕴炽，因湿火内蕴中焦，炽于气分，不得宣泄，内陷入血，致气血交炽，消灼津液，剧者外闭阳气，内蒙神明。

证象组合：气炽+血炽+液灼+血溢+阳滞+神蒙

主症：【津气蕴炽】症象：①壮热不已，腹大热，或晡热，手足不欲暖盖。②面赤，气粗。③口苦。④大腑闭结不通，腹胀。⑤小便黄。**舌象：**①舌质红，苔黄中厚。②舌苔黄腻而厚。**脉象：**①弦数有力。②沉弦而实。

【血热蕴炽】症象：①目黄心烦。②渴不欲饮。③红色疱疹融合成片。④遍身红斑。**舌象：**①舌质红。②紫绛无苔。

副症：【津液消灼】症象：①唇齿焦燥。②口渴。②小便赤涩。③便秘。④便泄无次数。**舌象：**①苔黄燥，②纯黄纯黑。**脉象：**脉濡数。

【络血妄行】症象：鼻衄。

宾症：【阳气不行】症象：声音低微。

【神志昏蒙】症象：①神志迷糊，喃喃自语。②神昏谵语，循衣摸床。③精神萎靡，表情呆滞。

治则：当以急急清降中焦气血为主，以撤气分之火热，防其闭厥。

方证

1.吴氏养营承气汤加减证：《通俗伤寒论》方[1]。凉血泻火以保胃液。详见论著。

鲜生地、生白芍、老紫草、白知母、小枳实、真川厚朴、生大黄酒浸汁、鲜茅根。

2.加味大黄黄连泻心汤证：姚国美方[2]。苦泄凉血，治鼻衄，阳明燥火逼血上行。详见论著。

大黄二两，黄连一两，生地、茅根、天花粉。开水浸渍，分二次服。

3. **竹叶石膏汤加减证**：丁学成方[3]。治肠伤寒，恶寒发热，继而身热缠绵，详见病案2。

竹叶、丹皮、青蒿、薏苡仁、茯苓各15g，石膏（先煎）40g，麦冬、天花粉、败酱草各20g，甘草10g，生地12g，生大黄3g，水煎服，每日1剂。

论著和讨论

本证候脾胃湿火，两炽于气血之分。其治则总当清泄脾胃之气血，即何廉臣所主“若在中焦血分者，酌与吴氏养营承气汤加减（组方见方证）凉血泻火以保胃液”[1]之法。然吴坤安曰：“若邪从阳经传入太阴，则热愈深，毒愈甚，舌见纯黄纯黑，唇齿焦燥，目黄面赤，腹大热，或晡热，手足不欲暖盖，小便赤涩。舌无芒刺者，热毒暴下也；舌起芒刺者，大便不通也。三阴无窍，俱借阳明为出路，故兼见阳明证者为轻。大便通者，只宜清里解毒；大便不通者，兼导之清之。清里解毒，如犀角、芩、连、栀、翘、银花、人中黄之类；导下，如枳实、厚朴、槟榔、大黄之类（阳邪传入太阴热症）。”[4]则血分之邪即可转出气分而解。如姚国美说：“（鼻衄）若潮热便秘，心烦而渴者，此阳明燥火，逼而上行，宜大黄黄连泻心汤加黄芩、生地、花粉、茅根之类（组方见方证）苦泄凉血。”[2]

病案举例

1. **雷少逸**治须江毛某，患伤寒之病，壮热不退，计半月来，调治失法，变为神昏谵语，循衣摸床，舌苔黄燥，脉来沉实，此伤寒误治之变证也。速宜攻下之剂，荡热保津，即以大承气汤加生地、石膏，煎一大剂，薄暮服次煎。至四更时分，得硬屎数十枚，谵语渐少，手足渐定，肌肤微汗，身热退清，神识亦稍省矣。复将原方煎服，服下又得硬屎数枚，脉缓舌润，改炙甘草汤除桂枝、姜、枣，加柏子仁、茯神，连服数煎，得全瘥耳[5]。

2. **郗霈龄**治急性心肌炎并发伪膜性肠炎：患者体温39.4℃，神志迷糊，喃喃自语，声音低微，头面浮肿，红色疱疹融合成片，遍身红斑，上半身尤重，按之不退色，口不渴，时有泛恶，吐出食物，便泄无次数，尿短赤，舌紫绛无苔，脉弦数。暑湿外感，化热入营，毒热炽盛，欲犯心包，湿热中阻，清浊不分，以致泄泻无度。治以清热解毒，凉血化斑，佐以分利：银花、滑石各60g，连翘、玄参、天花粉各18g，丹皮24g，赤芍9g，蒲公英、车前子各15g，败酱草、生薏苡仁、白鲜皮各30g，生甘草12g。2剂，热退神清，斑疹见退，大便日解5次，舌绛苔心薄白，加木通、鲜藿香各6g，鲜生地60g，鲜芦根30g。3剂，小便自利，大便正常，红斑消退，身有潮汗，皮痒脱屑，予养阴清热之剂，以尽余邪：银花60g，连翘18g，丹皮24g，玄参、赤芍各9g，蒲公英、鲜生地、车前子各15g，败酱草、白鲜皮各30g，藿斛、生甘草各12g，凌霄花6g，桔梗3g，木通4.5g，另用滑石粉30g，黄柏粉9g，冰片3g，外扑，3剂愈[6]。

3. **龚子夫**治刘某某，男性，45岁。鼻出血不止已7天，经耳鼻喉科治疗，局部止血等方法均无效，遂转中医治疗，见患者面赤气粗，脉细弦数有力，舌质红，苔黄中厚，大便6天未解，腹胀，素嗜烟酒。臆断为阳明郁热太盛，迫血妄行。投以大黄黄连泻心汤加味：生大黄（后下）、川黄连、小枳实各10g，大生地20g，白茅根30g。服药2剂，大便转泻，鼻衄随之亦止[7]。

4. **丁学成**治查某某，男，22岁。患者30天前开始恶寒发热，继而身热缠绵（体温波动在37.5~39.5℃），曾住院治疗20余天，用青霉素等补液抗感染治疗无效，体温仍时起彼伏，拟诊为“伤寒”，于1987年12月4日转本院。转入时患者体温39.2℃，精神萎靡，表情呆滞，脘痞纳呆，渴不欲饮，舌质红，苔黄腻，脉濡数，腹平软，肝未触及，脾肋下2cm。常规：白细胞4200/mm^3，中性60%，淋巴40%。血肥达氏试验：“O”“H”均为1∶640，甲、乙、丙均为1∶320。确诊为“伤寒”，留院观察治疗，用氯霉素等药静滴，同时口服复方新诺明等又连续治疗6天，体温仍不稳定，白细胞计数下降至3200/mm^3，停用氯霉素等改用中医中药治疗。结合病史，综观脉症：属湿温之邪缠绵气分，久热损伤阴津。治宜清热利湿，养阴护津。方用竹叶石膏汤加减（组方见方证），连服3日，大便畅行3次，发热渐次下降。效不更方，原方又服3天，热退身和而愈[3]。

引用文献

［1］俞根初.重订通俗伤寒论［M］.上海：上海科学技术出版社，1959：257.

［2］姚国美.姚国美医学讲义合编［M］.北京：人民卫生出版社，2009：211.

［3］丁学成.竹叶石膏汤加减治疗“伤寒”一得［J］.贵阳中医学院学报，1989，(1)：38.

［4］吴坤安.伤寒指掌［M］.上海：上海科学技术出版社，1959：卷二13.

［5］雷丰.时病论［M］.北京：人民卫生出版社，1964：130.

［6］郗霈龄.伪膜性肠炎中医辨证施治的体会［J］.中医杂志，1980，(3)：12.

［7］龚子夫.试析《伤寒论》中的血证［J］.江西中医药，1983，(5)：48.

（三）血液郁滞候（脾胃湿火转证2）

脾胃湿火证，湿火内蕴脾胃，不得宣泄，内窜血络，蕴蒸血液，郁滞络脉，而成血液郁滞之候。其见症以络脉郁滞之症象显明，但必兼有血热与液灼之脉症。

通称：湿火入络。

内含病例：［中医］热痹。

病因病机：脾胃湿火郁滞，因湿火内蕴脾胃，气分不得宣泄，内陷血络，致热蒸血液，郁滞络脉。

证象组合：血蒸+血滞+络滞+液灼

主症：**【血热蕴蒸】症象**：①面色潮红。②壮热不已。③双下肢稍热。**舌象**：舌质深红。**脉象**：脉洪滑。

【血滞不行】症象：其肌肉稍遇触动，痛苦更难名状。

副症：**【络脉不利】症象**：①猝然四肢红肿疼痛，行动不能。②双下肢发热疼痛至膝，夜间尤甚。

【络脉不和】症象：①筋脉抽掣。②屈伸不利。

宾症：**【津液消灼】症象**：①口苦。②大腑闭结不通。③小便黄。**舌象**：①苔少稍黄。②舌苔黄腻而厚。**脉象**：脉象沉弦而实。

治则：当清泄脾胃气血之湿火，不可妄施风药，以防伤阴动火。

方证

白虎汤加味证：刘付明昌方[1]。清阳明湿火，除湿止痛，活血通络。详见病案1。

石膏60g，知母、川牛膝、怀山药、川木瓜各15g，甘草9g，薏苡仁、丹参、鸡血藤各30g，2剂，水煎服。

论著和讨论

本证候湿火内陷脾胃血络，蒸炽血液，郁滞络脉。叶德铭曰："湿热蕴于阳明，阳明经腑之气不通，经隧壅塞不利，湿盛则肿，火盛则痛，况阳明束筋骨而利机关，宜流利，不宜壅塞，壅塞不通则痛。"[2]其治则仍当以清泄脾胃湿火为主，佐以凉血通络。故叶德铭曰："其治法以承气荡涤阳明之腑实，以白虎清除阳明之经热，益以忍冬藤、生苡仁、川黄连、淡竹茹之属，清化湿热。""'痛则不通，通则不痛'，乃痛之病机与治法，痛之因颇多，如气阻不通则痛，血瘀不通则痛，寒闭亦可致痛，热壅亦能为痛等。故其治亦不可拘于一法。"[2]

病案举例

1.刘付明昌治蓝某，女，72岁。因患大热病后，双下肢发热疼痛至膝，夜间尤甚，不能入睡，常须抬高下肢并用湿毛巾敷或冷井水浸泡后方能减轻。经多家医院中西药治疗均无显效，于1978年4月12日来院治疗。查患者面色潮红，双下肢稍热，食欲、大小便正常，舌质深红，苔少稍黄，脉洪滑，诊为阳明之火证，治宜清阳明湿火，除湿止痛，活血通络。投予白虎汤加味（组方见方证）。复诊：自觉发热疼痛减轻，嘱依原方将石膏量改为45g，续服3剂。三诊：下肢发热疼痛已愈，余无不适，舌质淡红，苔少而白，六脉平和。守原方将石膏改为石斛15g，再服2剂，以巩固疗效。随访半年未见复发。

按：患者4年前患大热病，正值6月暑令之时，暑发阳明，阳明与太阴相表里，治疗不当，致火热下移，与湿邪相结郁于下肢，故发热疼痛，缠绵难愈，张锡纯《医学衷中参西录》谓：白虎汤清阳明之火（石膏解肌），木瓜、薏苡仁除湿，丹参活血通脉，鸡血藤和血养血，牛膝善走下肢，引药下行，故服药后能取效。因石膏性寒凉，后期乃改以石斛保养胃阴，以巩固疗效而臻康复[1]。

2.叶德铭治翁某，猝然四肢红肿发痛，壮热不已，大腑闭结不通，行动不能，筋脉抽掣，屈伸不利，呼号痛苦，不绝于耳，其肌肉稍遇触动，痛苦更难名状，脉象沉弦而实，舌苔黄腻而厚，口苦，小便黄。此乃湿热蕴于阳明，阳明经腑之气不通，经隧阻塞不利，湿盛则肿，火盛则痛，况阳明束筋骨而利机关，宜流利，不宜壅塞，壅塞不通则痛，其治法以承气荡涤阳明之腑实，以白虎清除阳明之经热，益以忍冬藤、生苡仁、川黄连、淡竹茹之属，清化湿热，大腑渐通，肿痛递减而愈。此症系热痹，非风寒湿三气之痹痛，大多发病较急，呈现一系列的热病症状，先由脏腑经络蓄热已深，湿火乘机为害，故投以清凉苦泄胜湿清火而获效[2]。

引用文献

［1］刘付明昌.双下肢发热疼痛［J］.新中医，1981，（10）：31.

［2］叶德铭.温病证治几种通变法的体会［J］.浙江中医学院学报，1983，（2）：32.

（四）清阳蒙闭候（脾胃湿火变证1）

脾胃湿火证，湿火内蕴脾胃，湿火交炽，不得宣泄，挟痰浊上蒙清窍，神明内乱，是为清阳蒙闭之候，为闭厥重证，叶天士称为气分窒塞之证，以示与营血证之区别。其见症以神志闭厥之症象显明，但必兼见湿火内炽中焦之脉症。

通称：气分窒塞。

内含病例：［中医］阳黄内闭，秽浊。

病因病机：脾胃湿火郁闭，因吸受秽邪，膜原先病，邪气分布，营卫皆受，气分窒塞，上中下三焦交病，湿热挟痰浊，蒙蔽清窍，迷漫神机，内窍闭塞。

证象组合：阳滞+气炽+神闭+气郁+络滞

主症：**【阳气不行】症象**：①微热不扬。②渴不多饮。**舌象**：舌白。

【津气蕴炽】症象：①身热暮重。②热蒸头胀。③周身发黄鲜明。④便色褐如胶状。⑤溲赤，小便不通。**舌象**：舌苔干灰腻。**脉象**：脉弦数有力。

【神志蒙闭】症象：昏睡，不省人事，梦语如谵。

副症：**【气机不宣】症象**：①胸闷。②胸痞。③腹痛。④腹满。⑤不食。

【气机不降】症象：呕逆。

宾症：**【络脉不利】症象**：①牙关紧闭。②身痛。③手足蠕动。

治则：当芳香开窍以醒神，宣泄湿火以分消。

方证

1. 芳香通神，淡渗宣窍证：叶天士方[1]。治吸受秽邪，膜原先病，呕逆。详见病案1。

薏苡仁、茯苓皮、猪苓、大腹皮、通草、淡竹叶，牛黄丸2丸。

2. 茵陈蒿汤、栀子柏皮汤合安宫牛黄丸加减证：杨护生、张绍宗方[2]。治黄疸昏迷。详见病案3。

茵陈30g，生栀子、生大黄各9g，黄柏、郁金各6g，银花15g，菖蒲、丹皮各4.5g，甘草3g。用水3碗，煎取1碗，稍和后，加入安宫牛黄丸2粒，烊化均匀，分作数次，用鼻饲法，徐徐灌下。

论著和讨论

本证候脾胃湿火，湿郁火炽，湿浊迷漫，清窍蒙闭，郁火内炽，神明内乱，即丁甘仁所谓“湿热挟痰，易于蒙蔽清窍，清阳之气失旷”[3]。治则当以清宣开闭为急务。叶天士曰：“三焦壅遏，浊气弥漫，辛香逐秽宣通，是一定法。”[4]又云：“气分窒塞，当以芳香通神，淡渗宣窍，俾秽湿浊气，由此可以分消。”[1]丁甘仁云：“生津而不滋，化湿而不燥，清宣淡渗，通利三焦，勿使邪陷厥阴是为要策。”[3]而郁火大甚者，芳香化浊开窍之外，更当苦寒泄热通腑，以急挫其势。

病案举例

1. 叶天士治某，吸受秽邪，膜原先病，呕逆；邪气分布，营卫皆受，遂热蒸头胀，身痛经旬，神识昏迷，小水不通，上中下三焦交病，舌白，渴不多饮，是气分窒塞。当以芳香通神，淡渗宣窍，俾秽湿浊气，由此可以分消（组方见方证）[1]。

又治湿浊内蒸，瘀热发黄，三焦壅遏，浊气弥漫，又非有形质滞，此辛香逐秽宣通，是一定法，日期既多，恐浊闭神昏，另以银花汤化至宝丹二粒：绵茵陈、白豆蔻、茯苓皮、厚朴、煨草果、滑石、杏仁、木通、鲜菖蒲根汁。复诊：绵茵陈、厚朴、江枳实、草果仁、细木通、黑山栀、云茯苓、黄柏[4]。

2. 丁甘仁治身热旬余，早轻暮重，夜则梦语如谵，神机不灵，遍体色黄，目黄溺赤，口干欲饮，舌干灰腻，脉象左弦数、右濡数，伏邪湿热，逗留膜原，如盦酱然。湿热挟痰，易于蒙蔽清窍，清阳之气失旷，加之呃逆频频，手足蠕动，阴液暗耗，冲气上升，内风扇动，湿温黄疸互相为患，颇虑痉厥之变，急拟生津而不滋，化湿而不燥，清宣淡渗，通利三焦，勿使邪陷厥阴是为要策：天花粉、朱茯神、鲜石菖蒲、黑山栀、益元散、柿蒂、嫩钩藤、西茵陈、嫩白薇、炒竹茹、白茅根[3]。

3. 杨护生、张绍宗治黄疸昏迷：王某，男，15岁。4月30日患者自觉头晕，食欲锐减，四肢酸软，但无发热，偶有畏冷，能照常游玩。5月1日自觉疲倦思睡，不思饮食，大便深黄色，尿短呈棕色，皮肤逐渐黄染、发痒。无衄血，无腹疼腹泻史，呕吐一次带蛔虫一条。检查：发育中等，营养欠佳，语言不合作，思睡，全身皮肤及巩膜黄染。体温38℃，舌苔黄厚，心音稍快无杂音，肝区叩击痛。无斑疹，腹壁及提睾反射消失，克氏征（±），巴宾斯基征（-）。化验室检查：红细胞99万/mm^3，血色指数3，白细胞31400/mm^3，中性94%，淋巴6%，出血时间2.5s，凝血时间1.5s，凡登白反应直接（-），间接（+）。印象：①急性肝萎缩。②溶血性黄疸。用青霉素、金霉素、葡萄糖、肾上腺激素（ACTH）、维生素C等治疗。5月3日病情无好转，黄疸加深，神识昏迷，化验室检查：红细胞83万/mm^3，血色指数2.5，白细胞39800/mm^3，中性96%，淋巴4%。西医治法除仍按昨日处理外，并输血200ml，请中医会诊。患者昏睡，神识昏迷，不省人事，牙关紧闭，周身发黄，颜色鲜明，表有微热。据称大便通1次，色褐如胶状，小便短赤，脉弦数有力。此乃湿热熏蒸阳明太阴，发为黄疸，上犯心包，清窍为之闭塞，神明失其主宰，以致神识昏迷，急宜芳香化浊开窍、苦寒泄热通腑。方用茵陈蒿汤、栀子柏皮汤合安宫牛黄丸加减（组方见方证）。5月4日复诊：昨日进药后神识较清，大便畅通1次，黄疸较退，诸症均减，言语疲微，体温降至37℃，仍守昨方去安宫牛黄丸，加局方至宝丹3g。5月5日三诊：神识已完全恢复正常，大便每日畅通1次，黄疸续见显著减退，再予泄热化湿，清利余邪：茵陈18g，栀子、赤茯苓、大黄、连翘、滑石各9g，黄柏、泽泻各6g，郁金、木通各4.5g，银花、薏苡仁各12g，甘草3g。服药后病情继续好转，至5月9日基本治愈，根据患者要求，同意出院调养[2]。

引用文献

［1］叶天士.临证指南医案［M］.上海：上海卫生出版社，1958：266.
［2］福建省中医研究所.福建中医医案医话选编（第二辑）［M］.福州：福建人民出版社，1963：138.
［3］秦伯未.清代名医医案精华［M］.北京：人民卫生出版社，2006：550.
［4］徐衡之，姚若琴.宋元明清名医类案［M］.长沙：湖南科学技术出版社，2006：539.

（五）气液脱绝候（脾胃湿火变证2）

脾胃湿火证，或误进温散，耗伤津液，或过投寒凉，克伐脾胃，以致元气与津液暴脱，是为气液脱绝之候，时病学家亦通称暑热伤气，或气脱、阴脱之证。其见症以气脱与液脱脉症显明，同时可兼见神气散脱之脉症。

通称：暑热伤气。

内含病例：［**中医**］伤寒戴阳，阴脱，气脱，热暑。

病因病机：脾胃湿火虚脱，多因过投克伐，或辛温发散，或攻下太过，亡其津液，损伤脾气，肺脾元气欲绝。

证象组合：液枯+液脱+气脱+神脱

主症：【**津液枯涸**】**症象**：①烦躁无汗。②齿燥耳聋，鼻孔黑似烟熏，唇红口圈青黑。③声哑。④咽干引饮。**舌象**：①舌质绛而苔焦。②舌卷而焦赤。

【**津液脱竭**】**症象**：①汗泄神昏。②泻下如注，多泻冷沫。③二便失禁。**脉象**：①脉必沉伏。②或微弱无力。③弦细芤迟。

副症：【**气虚脱绝**】**症象**：①气急。②呼吸微弱，少气无神，目不明。③面色苍白，息微昏沉。④时昏眩不省，晡时为甚。⑤肢末冷，手颤。**舌象**：舌色淡晦少神。**脉象**：①脉细如丝而疾数。②寸脉浮大，按之似无。③伏。

宾症：【**神气散脱**】**症象**：①面色红似火炙，神识模糊，神志昏沉，如痴如迷。②躁扰不安，心中懊侬，起卧不安。③口噤，抽搐，循衣摸床。**脉象**：寸脉大急疾。

治则：当急固肺脾之气，兼顾津液，以固其脱。

方证

1.举陷参芪煎证：《通俗伤寒论》方[1]。治清伐攻下太过，下泻不止，以致阴脱。详见论著。

文玄参、黄芪、泽泻各6g，炒白术、茯苓、陈皮、柴胡、升麻各3g，炙甘草1.5g，姜、枣、灶心土为引。

2.生脉散合保元汤证：《通俗伤寒论》方[1]。清理肺胃，治气脱者，目不明。详见论著。

人参、麦冬、五味子、甘草、肉桂、黄芪、糯米。

论著和讨论

本证候克伐损伤中焦，以致肺脾气虚，津液下脱。谢映庐曰："全因克伐，过伤脾胃，中土困惫，遂使津液下陷，不能上升……否则厥逆反张，中土告尽不救矣。"[2]俞根初说："因消伐攻下太过，下泻不止，以致阴脱，心中懊侬，起卧不安，下泻不止，神志昏沉，肢冷息微，语不接续，如痴如迷，舌色淡晦少神。脉必沉伏，或微弱无力。宜举陷参芪煎（组方见方证）。"[1]治则当急固其气液，以挽其脱绝，何秀山说："气脱者，目不明，宜生脉散合保元汤（组方见方证）。"[1]谢映庐曰："当大固中州，兼保肺生津……若妄用苦寒，定然神机寂灭。"[2]

病案举例

1.范文学治申叔旆触热过梁溪，归而眩晕麻瞀，发热便秘，服黄连香薷不应。用凉膈散，便通。或时昏眩不省，或时四肢清冷，而晡时为甚。诊之，脉弦细而芤，此暑伤心包，阳气郁伏，所以有似阴寒也。与生脉合保元，清理肺胃，则包络自宁矣[3]。

2.齐有堂治一书生，患呕吐泻利，烦躁抽搐，咽干引饮，作惊风治，病渐昏沉，此脾气虚弱，乃伤热暑也。与人参3g，寸麦冬9g，五味子13粒，酒炒黄连2.4g，甘草1.2g，冷服1剂，少顷即睡，醒来病去如失[4]。

3.谢映庐治脾胃困惫：胡永隆之子3岁，其弟久隆之子4岁，夏季患烦渴吐泻，俱付幼科医治。（余治永隆之子已愈）久隆见余治效之速，始投余治，抱出一视，大为惊骇，面现五色，唯目中神采尚存，生机只在于此。谓曰：此症全因克伐，过伤脾胃，中土困惫。其唇红口圈青黑，脾胃败也；鼻准黄而两颧独白，肺气败也。败症丛生，本属不治，幸得五色之中，尚有润泽，真脏尚未枯槁，兼之目中睛光了然，虽有呕吐，犹时可纳粥，即有泄泻……犹在方败未绝之界……拟四君加附子合生脉未服，进辛散寒凉致厥逆反张而殒。克伐过伤脾胃，中土困惫，盖脾胃一虚，失其转输之职，关门失禁，所入水谷，遂走肛门而出，遂使津液下陷，不能上升，当大固中州，兼保肺生津，否则厥逆反张，中土告尽不救矣。若妄用苦寒，定然神机寂灭[2]。

4.张锡纯治伤寒戴阳：王瑞亭，年40余，仲冬之时，感受风寒，两三日间，烦躁无汗，原是大青龙汤症，医者误投以桂枝汤，烦躁益甚。表里俱觉发热，头微觉疼，舌苔白而微黄。脉象洪滑，两尺似不任重按，此乃伤寒成温，热入阳明之腑，而犹微兼表证也。宜以大剂凉润之品，清其腑中之热，而少加表散之药辅之：生石膏90g（捣细，唯不可煅，用煅则伤人），玄参30g，青连翘9g，粳米15g，煎至米熟，取汤2茶杯，为其两尺脉象不实，嘱其分多次，徐徐温饮下，不欲其寒凉下侵，或致滑泻也。孰意病家忽患所嘱，竟将其药顿饮之。药力直趋下焦，上焦之燥热未除，下焦之泄泻转增。半日之间，连泻数次，多带冷沫，面色红似火炙，鼻孔黑似烟熏，关前脉大于从前一倍，数至七至，其精神骚扰不安，知其已成戴阳险症。急用野台参30g，煎汤冲童便（须四岁以上童子）半茶盅，置药碗凉水盆中，候极冷顿饮下。又急用玄参、生地、知母各30g，煎汤1大碗备用。自服参后，屡诊其脉，过半点钟，脉象渐渐收敛，至数似又加数，遂急将备用之药熬极热，徐徐饮下，一次止饮一口，阅两点钟，将药服尽，周身微汗而愈[5]。

5.王荣墀治暑热伤气：卞连灶，男，60岁，暑天汗泄过多，体液有亏，以致大便燥结，多日不通，自服大黄，当晚泻下如注，面赤身热，气急声哑，神识模糊，肢末冷，六脉虚，按之似有似无。口噤，舌质绛而苔焦。气虚于外，液亏于内。肺主气，气为血帅，气虚故脉亦虚，且汗为心液，汗泄复下，致成逆候。疗法：拟与生脉散，用石柱参（代人参）以补肺气，麦冬清肺气，五味子敛肺气，一补一清一敛，使能津回气充脉复。石柱参15g，麦冬30g，五味子6g，水煎服。二诊：神识转清，脉象亦回，但身热尚未全解，口渴，舌苔仍厚。照前方加米泔汁频饮，以复胃阴。三诊：诸症略减，但觉胸中懊侬不寐。拟用栀子豉汤以清热解烦，使水火既济，阴阳调和。四诊：脉和缓，诸症均愈，并能索食，嘱用麦片调冰糖及牛肉汁，按时少量与之，以免食复[6]。

引用文献

[1] 俞根初.重订通俗伤寒论[M].上海：上海科学技术出版社，1959：448，453.

[2] 谢映庐.谢映庐医案[M].上海：上海科学技术出版社，1962：199.

[3] 江瓘，魏之琇.名医类案（正续编）[M].北京：中国中医药出版社，1996：339.

[4] 徐衡之，姚若琴.宋元明清名医类案[M].长沙：湖南科学技术出版社，2006：419.

[5] 何廉臣.重印全国名医验案类编[M].上海：上海科学技术出版社，1959：77.

[6] 福建省中医研究所.福建中医医案医话选编（第一辑）[M].福州：福建人民出版社，1960：16.

十一、肝脾湿火证（中焦内湿湿火合病）（3候）

肝脾湿火证，为湿滞于脾，火动于肝，湿郁火炽之证，系脾与肝湿火合病之证候。多系内伤与外感合发之病证，或其人脾湿胃热素重，或更感时令湿热，更由其人肝火素旺，中焦湿热触动肝火，而成肝脾湿火交炽之证。湿火郁炽，蒸达于外，则发黄疸；煎迫于内，则为痢疾、肠风、便血等病。多由中焦湿热之邪，郁久化火，不得外达，内窜入肝，触动肝火所致。

肝脾湿火证，系由脾湿郁遏肝火，不得宣泄，多移于胃肠，与宿食糟粕相搏，结实于里，《伤寒论》称为瘀热在里，热不得越，病尚在气分。气分不解，势必内陷血分，而为气血交炽之证。甚则深入阴分，炽灼阴血，其病尤深重。

肝脾湿火证，为脾湿郁遏肝火，炽灼津液。其治则当以急急宣化湿浊，通降郁火为主，使湿从火降，湿从小便而去，火从大便而泄，庶免内陷入血灼阴之变。俞根初曰："轻则清利小便为君，荡涤黄液佐之……使黄从小便去，尿如皂角汁，色正赤，一宿腹减；重则荡涤黄液为君，清利小便佐之……使黄从大便去，迭解恶臭粪而愈。"[1]

证候别称：瘀热在里，火伤阴络，湿火闭厥，燔灼厥阴。

病名：阳黄，谷疸，酒疸，疫黄，急黄，鼓胀，腹痛，湿热痢，便血，吐血，脐血，鼻衄。

证候系统：详见图3-7-25。

本证————津气蒸炽候

转证————气血蒸炽候、阴血煎迫候

变证————气血炽闭候

图3-7-25　肝脾湿火证证候结构图

引用文献

[1] 俞根初.重订通俗伤寒论[M].上海：上海科学技术出版社，1959：187.

（一）津气蒸炽候（肝脾湿火本证）

肝脾湿火证，湿热内蕴中焦，触动肝火，湿火交炽于肝脾，津气炽灼，而成津气蒸炽之候，张仲景称为瘀热在里之证。以湿火蕴炽肝脾津气脉症为主，剧者可兼见神志昏蒙之症象。

通称：瘀热在里。

内含病例：［中医］阳黄，谷疸，酒疸。［西医］黄疸型肝炎，毛细胆管型肝炎，重症肝炎。

病因病机：肝脾湿火蕴炽，多由脾胃湿热内盛，或更感湿暑之气，不得宣泄，触动肝火，致湿郁于脾，火动于肝，湿郁火炽，多移于胃肠，与胃中宿食、肠中糟粕相搏，结实于里，阻滞气机，消灼津液，甚则上蒙清窍。

证象组合：气炽+液灼+气滞+神蒙

主症：【津气蕴炽】症象：①高热不退，发热肢热。②面赤烦喘。③头汗出，身无汗。④口苦，口泛苦味，口渴。⑤心胸不安，心中懊侬，夜不安寐。⑥面色发黄，身目黄而鲜明，皮肤瘙痒。⑦小便黄赤灼热，深如浓茶。⑧便秘腹胀。⑨大便色如陶土。⑩四肢疲乏，纳呆，厌食油腻。**舌象：**舌红苔黄腻。**脉象：**①脉弦数，或弦数滑。②脉浮数。③脉右滑数。

【津液消灼】症象：①口渴，渴引水浆。②大便秘结。③小便短赤。④白带淋漓。**舌象：**①苔黄质绛。②苔糙起刺。③黄燥。**脉象：**脉细数。

副症：【清窍不利】症象：①鼻干。②不食，食即头眩。

【气机不利】症象：①右胁痛，两胁胀闷。②胸膈烦满。③脘中胀痛，心中热痛，中痞。④腹满，有时腹痛。⑤口吐黄汁，恶心呕吐。**舌象：**苔白。**脉象：**左弦滞、沉。

宾症：【神志昏蒙】症象：①昏昏嘿嘿。②烦扰不宁。③谵语。

治则：当以急泻肝脾湿火为主，以挫其蒸炽之势，而救其津液，防其内闭之变。

方证

1.茵陈蒿汤证：张仲景方。功能清热利湿。治湿热黄疸，症见一身面目尽黄，黄色鲜明，发热，头汗出，身无汗，口渴，腹微满，小便短赤等。

茵陈蒿六两，栀子十四枚，大黄二两。水煎，分三次服。小便当利，尿如皂角汁状，色正赤，一宿腹减，黄从小便去也。

2.栀子大黄汤证：张仲景方。治酒疸发黄，心中懊侬或热痛，亦治伤寒食复。

栀子十四枚，豆豉一升，枳实五枚，大黄一两。

论著和讨论

本证候脾湿郁滞，肝火内炽，郁火不得宣泄，结于胃肠。俞根初曰："阳明病，发热汗出，热从汗越，不能发黄，但头汗出，而身无汗，剂颈而还，小便不利，渴饮水浆，腹微满者，身必发黄，黄而鲜明如橘子色，甚则面目金黄，间或口吐黄汁，甚则心中懊侬，或热痛溺赤黄浊，舌苔黄腻糙而起刺，脉右滑数，左弦滞，此为瘀热在里，热不得越而成，阳黄也。"[1]治则宣化湿浊，通降郁火。俞根初说："轻则清利小便为君，荡涤黄液佐之。茵陈蒿汤（绵茵陈30g，用水5碗，煎成4碗，分2次煎，焦栀子14枚，酒炒生川军3g，成1碗服）调下矾硫丸（绿矾30g，倭硫黄3g，麦粉90g，黑枣肉60g，捣匀炼丸，每服0.9至1.5g），使黄从小便去，尿如皂角汁，色正赤，一宿腹减；重则荡涤黄液为君，清利小便佐之，栀子大黄汤（焦栀子9g，酒炒生川军4.5g，小枳实3g，淡香豉4.5g）调下矾硫丸，使黄从大便去，迭解恶臭粪而愈。唯形色枯燥如烟熏者，阳黄死证也，不治。"[1]即李松藩所主"泻肝胆郁火，理脾土湿热"[2]之法，重者如林英藩曰："由于肝火上炎，湿热内蕴，来势凶急，若不急施稍峻之降火、泻肝、祛湿、清胃之剂，则邪热烧烁，阴液告竭，病情更趋于恶化。"[2]

仲景曰："谷疸之为病，寒热不食，食即头眩，心胸不安，久久发黄，为谷疸，茵陈蒿汤（组方见方证）主之。""酒黄疸，心中懊侬，或热痛，栀子大黄汤（组方见方证）主之。"（《金匮要略·黄疸病脉证并治》）"阳明病，发热汗出者，此为热越，不能发黄也。但头汗出，身无汗，剂颈而还，小便不利，渴引水浆者，此为瘀热在里，身必发黄，茵陈蒿汤主之。"（《伤寒论》236条）"伤寒七八日，身黄如橘子色，小便不利，腹微满者，茵陈蒿汤主之。"（《伤寒论》260条）吴鞠通说："阳明温病，无汗，或但头汗出，身无汗，渴欲饮水，腹满，舌燥黄，小便不利者，必发黄，茵陈蒿汤主之：茵陈蒿18g，栀子、生大黄各9g。水8杯，先煮茵陈，减水之半，再入2味，煮成3杯，分3次服，以小便利为度。"[3]吴坤安说："阳明发黄，乃胃家移热于脾，必二便秘，茵陈蒿汤。"[4]"二便俱秘，小腹胀满者，此转属阳明也，宜茵陈蒿汤。"[4]

病案举例

1.罗谦甫治一儿，季夏身体蒸热，胸膈烦满，皮肤如溃橘之黄，眼中白睛亦黄，筋骨痿弱，不能行立，此由季夏之热加以湿令而蒸，热薄于经络，入于骨髓，使脏气不平，故脾逆乘心，湿热相合而成。此疾也，盖心火实，则身体蒸热，胸膈烦满；脾湿胜，则皮肤如溃橘之黄；有余之气，必乘己所胜而侮不胜，是肾肝受邪，而筋骨痿弱不能行。《内经》云：脾热色黄，而肉蠕动。又言：湿热成痿。岂不信哉？所谓子能令母实，则泻其子也。盖脾土退其本位，肾水得复，心火自平矣。又《经》曰治痿独取阳明，正谓此也。乃以加减泻黄散主之。方以黄连、茵陈各五分，黄柏、黄芩各四分，茯苓、栀子各三分，泽泻二分，作一服煎热服，食前一服减半，待五日再服而愈[5]。

2.陈作仁治湿热阳黄症案：万方鼎，年64岁，此人好饮酒，数斤不醉，适至6月湿暑当令，又饮酒过量，致有黄疸重症。壮热不退，面目遍身色如老橘，口渴思饮，大小便秘，日渐沉重，卧床不起。六脉沉实而数，舌苔黄燥。察其致病之由，参以脉症，知系湿热阳黄重症也。阳黄症宜清解，因仿仲景茵陈蒿加大黄栀子汤主之。以茵陈蒿利湿清热为君，以大黄、厚朴通大便为臣，以栀子清心肾之热为佐，加木通利水道，使邪由前阴分走不至停滞为使：茵陈蒿30g，真川厚朴、汉木通各4.5g，生锦纹、炒黑山栀各9g。此方连进2剂，二便均通，黄亦稍退，脉象亦较前柔和。仍照原方减去木通，加云茯苓9g、六一散12g包煎，续进2剂，至4日黄症已退过半，但年高气弱，不宜过于攻伐，因照原方减去大黄，加薏苡仁12g。又接服4剂，未10日而黄症逐渐痊愈矣[6]。

3.梁子超治实热黄疸：叶某，男，44岁。右上腹部闷胀微痛，全身不爽，微热，已历月余。近日来全身皮肤发黄，食欲不振，大便不畅，小便如茶色，有灼热感。脉弦紧而数，舌苔微黄。此症由湿热交并所致，治宜清热利湿。绵茵陈60g，大黄15g，山栀子、黄柏各9g，枳实7.5g。二诊：服药后，得稀便三四次，腹闷渐爽，其他无变化。绵茵陈60g，茯苓30g，银花45g，甘草4.5g，栀子9g。早晚各服1剂。三诊：黄疸渐退，小便较清长，自感轻快，脉象尚数而有力。茵陈45g，栀子、枳壳各7.5g，银花、茯苓各24g，车前9g，甘草3g。早晚各服1剂。四诊：黄疸明显消退，腹部无胀闷之感，食欲增进。绵茵陈24g，银花、茯苓各15g，党参、白术各9g，栀子6g，甘草3g。连服2剂，黄疸完全消退，其他症状均消失[7]。

4.林英藩治湿热内蕴发黄：刘清官，男，18岁。于本年4月中旬，突恶寒发热，头痛呕吐，继即发现小便黄赤，两目巩膜发黄，翌日遍身肌肤均现黄色，经医治罔效，遂来我院求治。症见憎寒壮热，烦扰不宁，精神昏蒙，谵语，呕吐，舌苔滑浊，遍身黄疸，自诉右胁下及中脘胀痛异常。检查患处隆起如手掌大，有压痛。小便短赤，大便不畅。脉象弦滑数而有力。本症由于肝火上炎，湿热内蕴，来势凶急，若不急施稍峻之降火、泻肝、祛湿、清胃之剂，则邪热烧烁，阴液告竭，病情更趋于恶化，遂投以干瓜蒌15g，川连、煮夏、白檀香、延胡、川楝、川朴各4.5g，焦栀6g，锦纹黄7.5g，绵茵12g，白毛藤24g，丹参、玄明粉各9g。连服两剂，二便通畅，热渴烦扰并中脘胁下疼痛俱瘥，但小便尚黄赤，黄疸未尽退。此里枢已转，肝阳伏火未清也。遂于前方减去白檀香、延胡、川楝，加枯芩、胆草、甘露消毒丹等味，服数剂而瘳[2]。

5.李泰治汪姓，男，50岁，脉细数，身目尽黄，发热不恶寒，小便赤，头晕痛，心时懊憹，胸满干呕，素好饮酒，此酒疸。茵陈、葛花、桑皮、赤茯苓各9g，焦山栀、砂仁、苍术各3g，白芍15g，川黄柏、大黄各4.5g[8]。

引用文献

[1] 俞根初.重订通俗伤寒论［M］.上海：上海科学技术出版社，1959：187.

[2] 福建省中医研究所.福建中医医案医话选编（第一辑）［M］.福州：福建人民出版社，1960：138，140.

[3] 吴鞠通.温病条辨［M］.福州：福建科学技术出版社，2010：71.

[4] 吴坤安.伤寒指掌［M］.上海：上海科学技术出版社，1959：卷二10，13.

[5] 徐衡之，姚若琴.宋元明清名医类案［M］.长沙：湖南科学技术出版社，2006：73.

[6] 何廉臣.重印全国名医验案类编［M］.上海：上海科学技术出版社，1959：177.

[7] 福建省中医研究所.福建中医医案医话选编（第二辑）［M］.福州：福建人民出版社，1963：135.

[8] 李洪成，李新平，李新晔.中医证候学［M］.北京：中国医药科技出版社，2008：1027.

（二）阴血煎迫候（肝脾湿火转证）

肝脾湿火证，湿火内蕴肝脾，或因延误失治，邪炽血分不解，深陷阴分，耗伤阴液，煎迫阴血，是为阴血煎迫之候，杂病学家通常称为火伤阴络之证。其见症虽以络伤血溢之症象显明，但必兼见火炽阴血与阴液消涸之脉症，并以之为主。

通称：火伤阴络。

内含病例：［中医］便血，湿热痢，吐血，脐血。

病因病机：肝脾湿火虚炽，系湿火内蕴肝脾，火炽血分，不得泄越，或更因延误失治，深陷阴分，阴血交炽，煎迫阴血，耗伤阴液，烁伤阴络，即张聿青所谓“良由湿热未清，湿热损伤营分，阴络内伤”[1]之证。

证象组合：血炽+阴炽+血溢+阴涸+气滞

主症：【血热蕴炽】症象：①烦热。②肛门烙热。**舌象：**舌红少苔。**脉象：**脉弦细数。

【阴热蕴炽】脉象：脉细数。

副症：【络血妄行】症象：①吐血。②便血。③痢下皆成紫黑脓血。④脐中流血。

宾症：【气机不利】症象：腹痛。

【阴液消涸】症象：①面色少华，神疲乏力。②舌糜。③口渴。**脉象：**脉细而弱。

治则：当清泻肝脾湿火，兼以凉血育阴，祛邪兼顾其虚。

方证

黄连阿胶汤证：张仲景方。治阴虚火旺而致的心中烦，失眠，舌红苔燥，脉细数。

黄连四两，黄芩、芍药各二两，鸡子黄二枚，阿胶三两。前三药水煎，阿胶烊入，待稍冷纳鸡子黄搅和，分三次服。

论著和讨论

本证候湿火内炽肝脾，煎迫阴血，耗伤阴液。其治则当清泻肝脾湿火，兼以凉血育阴，即张聿青所谓“育阴泄热，养血育阴而固阴络”[1]之法。陈士铎说：“人有脐中流血者，其血不十分多，夹水流出，治大小肠之火，仍须以治肾为主。障脐汤亦甚神：大黄五分，当归、生地各一两，地榆三钱，水煎服。”[2]有云：阴虚肝旺，血热妄行，脉弦细数，舌红，吐血或便血，宜养肝平肝止血，芍药甘草汤合左金丸加生地、茅根、丹皮、阿胶、藕节。

张子久等按（见病案2）：“湿热成痢，法当清热化湿、导滞和血为先，然前医却投以肉蔻、诃子、扁豆等一派固涩之品，以致止涩太早，留邪为患。热毒不祛，迁延日久，正气日虚，邪热益甚，其势危殆！此皆前医辨证不明所致，正如《景岳全书·泄泻》所说，泻痢中虚实寒热，‘若四者不明，则杀人甚易也’。至此患者热毒炽盛，内蕴肠胃，伤及血分，且正虚邪陷，亟当标本兼顾。方用白头翁汤，以清热凉血解毒，其加阿胶珠者，取其滋阴清热、止血除烦之功。因用药对的，药后渐见起色。唯邪热见挫，津液耗伤，正气虚甚，故复加人参、麦冬、石斛等益气养阴生津之品。终以生脉散等甘柔和营之药以善其后，以奏全功。”[3]

病案举例

1.**张聿青**治黄左，肠红止而复来，腹中疼痛，良由湿热未清。再从苦泄之中，兼和营卫：当归炭、荆芥炭、苍术（麻油炒黄）各3g，炙黑红鸡冠花、血余炭、黄柏炭各9g，炒丹皮、炒槐花各6g，左秦艽、炒枳壳、白术各4.5g，川黄连炭0.9g[1]。

又治洪左，肛门烙热稍退，然便血仍然不止，脉象细数，的是湿热损伤营分，阴络内伤。再拟养肝滋阴壮水：生地炭15g，黄柏炭、当归炭、酒炒白芍各4.5g，川黄连炭1.2g，炒黑樗白皮9g，丹皮炭、地榆炭、清阿胶、炒槐花各6g。二诊：育阴泄热，便血递减。药既应手，当为扩充：炙生地12g，炙黑樗白皮、炙元武板（先煎）、茯神各9g，泽泻4.5g，丹皮炭、炒槐花、清阿胶、黄柏炭、当归炭、白芍各6g。三诊：便血递减。再养血育阴而固阴络：清阿胶9g，丹皮炭、地榆炭、酒炒白芍、炒槐花、赤小豆各6g，炒黑樗白皮、蒲黄炭各3g，炙龟甲心18g，大生地12g，建泽泻4.5g，藕节2枚[1]。

2.**范文虎**治邵老婆婆，湿热郁久成痢，热偏重也，已一月有余，神疲乏力，脉细而弱。前医以肉蔻、诃子、扁豆之类治之，痢下愈益加重，腹痛，痢下皆成紫黑脓血，日下50余行，烦热口渴，病势极其危险。白头翁、北秦皮、黄柏、川黄连、驴胶珠各9g。二诊：下痢稍减，津耗液损，舌已见糜，虚甚之故也。白头翁、北秦皮、川黄连、黄芩、麦冬、人参、霍山石斛各9g。三诊：稍瘥，守前法。白头翁、北秦皮、川黄连、黄芩、人参、霍山石斛、麦冬各9g。四诊：痢下继续好转，脉仍细弱，舌红少苔，面色少华，元气虚，一时难复也。莲子肉、人参、五味子、麦冬、枸杞子、酸枣仁各9g，川黄连6g[3]。

又治徐君，热痢日久，津枯液涸，心肝火炽。炒黄芩、阿胶、生白芍各9g，川黄连3g，鸡子黄2枚。按：本案所用之方，系仲景治少阴病阴虚阳亢，心烦不得卧的“黄连阿胶汤”。是病热痢日久，耗津损液，肾水不足可知，水不济火，心火有余；水不涵木，肝阳上亢，故曰“心肝火炽”。面对一派阴虚阳亢的临床见症，范老仅以“热痢日久，津枯液涸，心肝火炽”十二字就概括了主要病证和病机。移用黄连阿胶汤治痢，乃异病同治之法，《医宗必读》谓：“黄连阿胶汤……治温毒下痢脓血。”《卫生宝鉴》亦有“热毒入胃，下痢脓血，治用仲景黄连阿胶汤”之说。范老运用此法，亦可谓得伤寒方之妙义。总之，本方具有养阴和营，泄热除烦，止血止痢的功效，用于罹病日久，邪热未净，而阴虚液少的证候，颇合机宜[3]。

引用文献

［1］张聿青.张聿青医案［M］.上海：上海科学技术出版社，1963：219，220.

［2］柳长华.陈士铎医学全书［M］.北京：中国中医药出版社，1999：767.

[3] 张子久，贝时英，张迪蛟等.著名老中医范文虎治疗痢疾的经验[J].上海中医药杂志，1983，(7)：7.

（三）气血炽闭候（肝脾湿火变证）

肝脾湿火证，湿火内蕴肝脾，气血交炽，再有延误失治，必致内闭心窍，外滞阳气，而成气血炽闭之候，为湿火闭厥之危重证候。其见症以内闭与外厥之症象显明，但必兼见肝脾气血交炽之脉症，并以之为主。

通称：湿火闭厥，燔灼厥阴。

内含病例：[中医]急黄，鼓胀。[西医]重症肝炎，肝昏迷，亚急性肝坏死。

病因病机：肝脾湿火闭厥，因湿火燔炽于肝脾气血之分，未得宣泄，或更延误失治，湿火上闭心窍，外滞阳气，陡动肝风，而成痉厥重证。

证象组合：气炽+血炽+神闭+络滞+液灼+阳滞

主症：**【津气蕴炽】症象**：①壮热。②全身黄染如橘子色。③小便短少深黄，小便红浓茶色。④腹胀，无大便。⑤腹膨便溏。⑥恶心，进食呕吐。**舌象**：苔黄厚腻。**脉象**：①脉弦数。②六脉沉而弦数有力。

【血热蕴炽】症象：①身目深黄色。②唇干紫。③右少腹皮肤出血斑，皮肤瘀点，瘀斑青紫。④衄血便血。⑤注射针眼溢血。**脉象**：脉细弦数。**舌象**：①舌红。②苔黄质绛。

副症：**【神志蒙闭】症象**：①精神萎靡，时欲寐，神志似清似糊，嗜睡。②目闭口张，喉中痰鸣，醒时躁扰。③烦躁不安。④神昏谵妄。⑤意识朦胧，烦躁痉厥。

【络脉不和】症象：①肢搐。②颈项强直。③牙关紧闭。④两目上视。

宾症：**【津液消灼】症象**：高热无汗。**脉象**：脉濡数。

【阳气不行】症象：①四肢厥冷。②全身水肿。③中等度腹腔积液，腹胀难忍。④尿少。**舌象**：苔呈白黄腻。**脉象**：六脉沉而弦数有力。

治则：当清泻肝脾湿火，与芳香开窍醒神并重，以挽其危殆。然病势至此，唯恐有鞭长莫及之虞。

方证

1.犀角地黄汤加减证：张镜人方[1]。凉血祛瘀，清热醒神，治湿热壅遏，热灼厥阴，逼乱心神。详见论著。

广犀角15g，鲜生地30g，赤芍、白芍、丹皮、连翘、荷叶、生蒲黄各9g，安宫牛黄丸2粒，全身加茵陈30g，焦山栀、生大黄各9g，衄血加土大黄、茜草各15g，便血加侧柏叶15g，地榆炭9g。

2.黄连解毒汤合犀角地黄、茵陈蒿汤加味证：张家振方[2]。泻火解毒利湿，凉血止血，治黄疸（重症肝炎类白血病反应），畏寒发热，恶心厌油，肤目尿黄，皮下瘀斑，臀部青紫，注射针眼溢血，腹腔积液，踝下浮肿，大便潜血阳性，意识朦胧，烦躁痉厥。

黄连、黄柏、栀子、丹皮、郁金、酒大黄各4g，犀角5g（先煎），生地、旱莲草各6g，赤芍3g，茵陈9g，败酱草8g。

论著和讨论

本证候湿火交炽肝脾气血之分，内闭心窍，外滞阳气，而成内闭外厥之危重证候。张镜人曰："热毒熏蒸，多由湿热邪毒壅遏所致。热毒燔灼厥阴，逼乱心神，木火升腾，胆液泄越，故临床表现为壮热昏谵，全身黄疸。络损血溢，故衄血便血。《诸病源候论》因黄发血候：'此由脾胃大热，热伤于心，心主于血，热气盛，故发黄而动血。'《余师愚疫病篇·疫证条辨》：'心主神，心静则神爽，心为烈火所燔，则神不清而谵语。'肝阳化风，故两手震颤。舌苔黄质绛，示湿重热淫。脉细弦数，示火旺阴伤。"[1]其救治之法，当急急清泻心肝气血，清气凉血，通利二便，急驱其邪，兼以芳香开窍以醒神，平肝息风，救其痉厥，即张镜人所主"凉血祛瘀，清热醒神"之法："犀角地黄汤加减（组方见方证）。每日一剂，水煎二次，侧头位缓缓灌服，或鼻饲。全身黄加茵陈30g（后下），焦山栀、生大黄（后下）各9g；衄血加土大黄、茜草各15g；便血加侧柏叶15g，地榆炭9g。阳明太阴，湿热久郁，郁甚则少火皆成壮火，热毒乘心，兼侵肝胆，肝失疏泄，胆液不循常道，浸溢肌肤，形成高热昏谵，发黄动血，症重病危，急宜进服安宫牛黄丸以化秽浊而复神明，由于邪热充斥，络脉瘀凝，牛黄丸的芳香利窍，还须配合犀角地黄汤的清营泄热，《医宗金鉴》删补名医方论称：'此方虽曰清火，而实滋阴，虽曰止血，而实去瘀，瘀去新生，阴滋火熄，可谓探本穷源之法。'尝览《证治准绳》举生干地黄、干荷叶、丹皮煎汤调生蒲黄末治狂言谵语（女科·卷五）。因取干荷叶一味通心，托邪外出，生蒲黄甘凉入血，二味与犀角、生地、赤芍、丹皮同用，颇有祛瘀清神的效验。"[1]

病案举例

1.邹良材治周某，男，50岁。患者慢性肝炎病史，近病情急剧恶化，黄疸进行性加深，入院后诊断为慢性重症肝炎，虽予积极抢救，病情却日趋严重，故邀请邹老会诊。当时证情：患者神志似清似糊，有深度黄疸，中等度腹水。诉腹胀难忍，尿少。苔呈白黄腻，舌质红，脉象弦数。证属急黄，并见鼓胀。系由湿热熏蒸，水毒潴留，内犯神明。方宗化湿清热、解毒利水之旨，从茵陈蒿汤合胃苓汤化裁：茵陈、金钱草各30g，川厚朴、黄柏各5g，苍术、山栀各10g，制大黄8g，板蓝根、车前草、茯苓各15g。另吞服万氏牛黄清心丸，每次服半粒，6小时一次。进服3剂，病情似无甚进退，受邀再次会诊。患者除上述症状外，复诉说睾丸有上缩及小溲欲解不爽之感，乃加入乌药15g，茴香3g，以疏肝行气，并以沉香粉、琥珀粉各1g吞服，以增强行气利水之功。服用3剂，小便畅行，每日达2000ml以上。患者顿觉腹部松快，神志转清，黄疸、腹水逐渐消退。后守原方续行调治，终于转危为安。月余之后，瘥复出院[3]。

2.余章文治王某某，男，8岁，于1978年9月20日就诊。患孩于9月10日突然起病，头痛，恶冷发热无汗，身软乏力，心烦欲呕。经大队卫生所拟为感冒治疗3天，上述症状未见减轻，继而出现全身黄染，胸腹背部有散在的出血点，而转某医院住院治疗，诊断为“重症黄疸型肝炎”。通过数天治疗，病情日趋加重，黄染加深，全身水肿、腹膨，神志不清。第7天医院告危，要求另转他院，而患孩父母不愿意，即出院回家，于当天下午3时左右邀余出诊。当时证见：高热无汗，嗜睡，目闭口张，唇干紫，喉中痰鸣，醒时躁扰，全身黄染如橘子色，尤以巩膜更甚，全身水肿，四肢按之没指，掌纹消失，腹部膨隆过胸，青筋暴露，脐突出，身体不能自转侧，小便短少深黄，大便6日未解，舌质绛、苔黄厚，六脉沉而弦数有力。中医辨证为急黄（热毒炽盛）：热毒炽盛，故高热烦躁；内陷营血，迫血妄行而现出血点；蒙闭心包，上扰清空则出现嗜睡或躁扰；蕴结脾胃，脾失运化，湿邪流布则水肿腹膨；肝病累胆，暑湿熏蒸胆汁外泄则身目俱黄。拟清热解毒泻下为主，佐以利胆祛湿宣窍：黄连3g，炒山栀、黄柏各9g，生大黄8g，龙胆草4g，金银花20g，板蓝根15g，茵陈20g，川贝母、石菖蒲、炒枳实各6g，六一散、竹茹各12g，郁金、犀角（先煎）各5g，服2剂。二诊：服药后，大便通畅，排出黑色稀粪，一日数次，高热退半，神清安静，痰鸣消失，唇紫转红，稍能进食，唯无汗、黄染、水肿、腹膨、小便短少深黄如故，舌质红、苔黄厚，脉沉而弦数。照上方去大黄、川贝母、石菖蒲、竹茹、枳实，加茯苓9g，炒枳壳6g，服2剂。三诊：热退尽，黄染略减，舌苔薄黄，脉浮而弦数，但无汗、水肿、腹膨，小便短少仍如故。中医辨证：虽热毒已折，但表束无汗，湿热仍蕴结于内，脉由沉转浮，邪有外出之征。《金匮要略》云：“诸病黄家，但利其小便，假令脉浮，当以汗解之。”拟清热解暑透表，利胆祛湿为主，佐以疏肝理气，活血化瘀：黄连2g，黄柏、大腹皮、茯苓、制鳖甲各9g，炒山栀、泽泻、丹参各8g，银花15g，板蓝根、六一散各12g，香薷、银柴胡各6g，青皮、陈皮、郁金各5g，服3剂。四诊：额见微汗，黄染已退三四，水肿、腹膨略减。继上方加重香薷至20g，服3剂。五诊：头身大汗，其色如淡黄柏汁，小便色黄略长，除巩膜稍黄外，身黄水肿已基本退尽，腹膨减半。恐汗出过多而伤津液，去香薷，继原方5剂。六诊：巩膜黄染退尽，腹微膨，身软乏力，舌质淡红、苔薄黄白相兼，脉微弦。中医辨证：邪去而正气已伤，余热尚存。扶正健脾和胃为主，佐以疏肝理气，兼清余热：党参、茵陈各12g，土炒白术、五味子各8g，茯苓9g，甘草5g，山楂炭7g，陈皮、银柴胡各6g，山药、金银花各10g，服3剂。七诊：精神大振，饮食增加，腹平而软，二便通畅，能下床活动。为巩固疗效，使患孩早日康复，再照上方服5剂。以后访查数次，患孩一切正常，身体健壮，今已上学[4]。

3.张家振治曾某某，女，3岁，目黄、肤黄、尿黄4天入院。始病畏冷，发热，翌日纳呆，厌恶油腻，目黄尿黄，服茵陈蒿汤治疗3天，病进症重。素体健康，家族中无类似病史。体温37.8℃，目、肤橙黄，肝大3cm，质中偏软，苔黄腻，脉濡缓，余无特殊。血红蛋白70g/L，红细胞385万/mm^3，白细胞7500/mm^3，中性68%，淋巴32%，尿深黄，尿蛋白镜检、隐血均阴性，尿三胆试验（+++），黄疸指数100单位，凡登白直接、间接反应（+++），麝浊10单位，锌浊18单位，谷丙转氨酶200单位（纸片法）。超声波检查肝肋下3cm较密2级微小波，胆、脾正常。入院后予保肝治疗。翌日下肢皮肤见散在出血点，加维生素K_1、氢化可的松静滴，青霉素、链霉素治疗2天，体温39℃，目、肤、尿黄加深，精神萎靡，时欲寐，恶心，进食呕吐，皮肤瘀点、瘀斑增多，臀部青紫，注射针眼溢血，腹水征（+），踝下浮肿。心率130次/分，心尖2级收缩期杂音。血红蛋白40g/L，红细胞250万/mm^3，白细胞115000/mm^3，中性83%，淋巴17%，见幼红细胞，中毒性颗粒，血小板5万/mm^3，出血时间8分，凝血时间5分，大便隐血（+），感染性骨髓象。加能量合剂、肌苷静滴，输鲜血100ml。当晚高热39.5~40℃，意识朦胧，烦躁痉厥，频繁恶心，进食呕吐，腹膨便溏，针眼溢血难止，皮肤瘀点、瘀斑增多。舌苔黄腻，质红绛，脉濡数。肝肋下1cm，质软，脾肋下3cm。腱反射迟钝。血红蛋白35g/L，红细胞200万/mm^3，白细胞275000/mm^3，中性84%，淋巴16%，非蛋白氮60mg/dl，二氧化碳结合力45容积%。黄疸指数150单位，凡登白直接、间接反应（++），麝浊100单位，锌浊18单位，谷丙转氨酶200单位。超声波检查：肝波迟钝，肋下1cm，脾肋下3cm。西医诊断：重症肝炎类白血病反应；中医诊断：急黄。肝胆湿热炽盛，郁而化火，毒邪内陷营血。宜泻火解毒，清热利湿，凉血止血。用黄连解毒汤合犀角地黄、茵陈蒿汤加味（组方见方证）。输鲜血100ml，15%葡萄糖500ml加精氨酸和维生素B_6、C、K_1静脉滴注，黄连素2mg足三里双侧封闭，板蓝根、田基黄注射液肌内注射。治疗7天并小量输血3次，黄疸和皮肤瘀点、瘀斑明显减退，食欲增加，精神好转，能起床玩。体温36.5~37.5℃，肝肋下1.5cm，质中偏软，脾肋下2cm。黄疸指数90单位，凡登白直接、间接反应（+），麝浊8单位，锌浊16单位，谷丙转氨酶120单位。血红蛋白62g/L，红细胞370万/mm^3，白细胞9500/mm^3，中性60%，淋巴40%。嗣后以田基黄注射液、西药保肝治疗以及中药茵陈、板蓝根、败酱草、茯苓各6g，郁金、猪苓、泽泻各4g，白术、生黄芪、黄精、旱莲草各5g，煎汤内服。治疗2月余，血常规、肝功能、肝脾超声均正常[2]。

引用文献

［1］张镜人.昏迷的证治［J］.中医杂志，1981，（7）：56.

［2］张家振.治疗重症肝炎类白血病反应1例体会［J］.中医杂志，1982，（9）：39.

［3］朱世楷，尤松鑫.邹良材肝病诊疗经验［M］.南京：江苏科学技术出版社，1983：103.

［4］余章文.中医辨证治愈重症肝炎一例报告［J］.新中医，1981，（1）：45.

十二、脾肾湿火证（中焦内湿湿火并病）（1候）

脾肾湿火证，为脾胃湿热下注于肾，脾肾并发之证。多系中焦湿热素盛，或更感湿热暑邪，与脾胃湿热相搏，不得泄越，下注于肾，湿伤肾阳，热耗肾阴，故初期多挟肾阳不足之证，久必烁灼肾阴，而成阴虚火炽之证。亦有阴阳两伤，而湿郁火炽之阴阳虚实夹杂之变证。

脾肾湿火证，湿伤阳气，火耗阴液。其治则总当助正祛邪，虚实兼顾：或助阳兼以清泄，或养阴兼以清利，或扶正以祛邪，或逐邪以匡正，当视邪正虚实缓急而斟酌其补泻轻重。

证候别称：湿火下注，阴虚火炽。

病名：头痛，呕吐，如疟，尿血，膏淋。

证候系统：详见图3-7-26。

本证————阳气虚炽候

转证————阳气虚逆候

变证————肾阴消灼候

图3-7-26　脾肾湿火证证候结构图

阳气虚逆候（脾肾湿火转证）

脾肾湿火证，湿火内蕴，湿伤脾肾之阳，浊邪内盛，邪火内炽，清阳不升，浊阴上逆，而成阳气虚逆之候，其见症虽以阴浊上逆之症象显明，但必兼见阳虚阴盛之脉症。

通称：阳虚火逆。

内含病例：［**中医**］呕吐。［**西医**］急性肾衰竭。

病因病机：脾肾湿火虚逆，系湿火内蕴，湿伤脾肾之阳，阳气不振，阴浊内盛，湿火挟阴浊上逆，而成寒热虚实夹杂之证。

证象组合：阳虚+气逆+阳滞+气滞+阳浮

主症：【**阳气不振**】**症象**：①面色㿠白，面色萎黄。②嗜睡不醒，精神极为委顿。**脉象**：脉细。

【**气机冲逆**】**症象**：①恶心呕吐甚剧。②不能进食。

副症：【**阳气不行**】**症象**：皮肤瘙痒。

【**气机不利**】**症象**：腹中痞满不舒。**舌象**：舌苔腻。

宾症：【**阳气浮越**】**症象**：精神烦躁不安。

治则：当于清泄脾肾湿火之中，兼以温助脾肾阳气，以降其阴浊上逆。

方证

温肾解毒汤证：徐嵩年方[1]。温补脾肾之阳，荡涤三焦浊气。详见论著。

紫苏、六月雪、绿豆、丹参各30g，党参、白术各15g，半夏、熟附子（先煎）各9g，黄连、砂仁（后下）各3g，土大黄（或生川大黄）9~15g，生姜6g。

论著和讨论

本证候脾肾湿火内盛，兼有脾肾阳虚，湿火挟阴浊上逆。其治则当以清泄脾肾湿火与温壮脾肾阳气并重。即徐嵩年等所说："（温肾解毒汤）是从《千金方》温脾汤衍化过来的。温脾汤中的大部分药物在本方中被采用，不同之处在于，温肾解毒汤在解毒药的应用方面有了显著的加强。全方具有温补脾肾之阳，荡涤三焦浊气之作用。方用黄连、土大黄（或生大黄）苦寒解毒，通便泄浊，兼以止血；丹参祛瘀生新；绿豆、六月雪清热利湿，为解毒要药；附子温肾暖脾，合参、术益气健脾；生姜温中止呕；半夏和胃降逆；紫苏理气、和中、解毒（组方见方证）。加减应用：如见下肢轻度浮肿选用半枝莲；皮肤瘙痒加白鲜皮、地肤子；腰痛、尿中有管型加扦扦活（别名接骨木）；腹水腹胀，大小便不利，加用黑白丑粉、小茴香粉、生大黄粉各等分，分装胶囊，每日服3.6g，分4次吞服。"[1]

病案举例

徐嵩年治王某某，男，9岁。患儿2个月前因上唇人中处生一疖肿，伴有发热，经注射青霉素后治愈。但于2周后全身浮肿，日益加剧，并迅速出现肾功能衰竭，收住第某人民医院儿科，经会诊，诊断为急进性肾炎，急性肾功能衰竭。入院后曾竭尽全力抢救，包括用潘生丁静脉滴注，利尿合剂，速尿一天总量达560mg，口服泼尼松，静脉滴注环磷酰胺，另做腹膜透析10余次，经上述治疗，病情未见根本改善，邀徐老会诊。诊见患儿面色㿠白，精神委顿，纳食甚少，恶心呕吐，皮肤瘙痒。证属正气已虚，邪毒内扰，脾胃升降失职。治拟温肾解毒，和胃泄浊：紫苏、半枝莲、地肤子、生绿豆、六月雪各30g，党参、土大黄、白鲜皮各15g，黄连4.5g，半夏12g，熟附子（先煎）、生姜皮各9g。另用生晒参4.5g煎汁代茶。上方加减连续服用20余天，症情日趋好转，恶心呕吐已除，皮肤瘙痒已止，复查肾功能一次比一次好转，已拔除腹膜透析管，腹部创口已经愈合，利尿剂也全部停止，并停用环磷酰胺，激素也在逐步递减，患儿已能下床活动。初诊后的2个半月随访，患儿肾功能稳定在正常范围[1]。

又治宋某某，女性，55岁。患者有慢性尿路感染史，1年来发现肾功能衰竭，症情逐日加剧，1977年8月初诊时患者已不能进食，恶心呕吐甚剧，腹中痞满不舒，精神烦躁不安，又伴嗜睡不醒，精神极为委顿，由人搀扶而来就诊。面色萎黄，呈严重贫血貌，血红蛋白5g%，肌酐高达11.2mg%，二氧化碳结合力25容积%，尿素氮125 mg%，血压134/90mmHg，舌苔腻，脉细，症属尿毒症晚期已伴有精神症状，病势重危，辨证认为脾肾亏竭，邪浊上壅，蒙蔽清窍，治以温肾解毒，泄浊开窍：紫苏、茯苓、绿豆、半枝莲、灶心土（包）各30g，党参、土大黄、泽泻各15g，黄连4.5g，生甘草6g，熟附子9g，半夏12g。西药用乳酸钙、碳酸氢钠等，药后症情明显好转，神志转清醒，恶心呕吐也减，精神略振，以后一直守原方加减，中间断续用过少量的白参及辅酶A。患者目前已能单独来就诊，精神尚佳，恶心呕吐消失，胃纳仍欠佳，下肢偶有抽筋现象，复查血红蛋白为7.2g%，肌酐下降至6.4mg%，尿素氮76 mg%，随访1年半，患者症情仍稳定[1]。

引用文献

［1］徐嵩年，陈以平.治疗肾功能衰竭的经验体会［J］.新医药学杂志，1979，（3）：18，19.

十三、肝胆湿火证（下焦湿火本病）（3候）

肝胆湿火证，为湿火蕴炽于肝胆之证，亦为内伤湿火之本病之一。虽亦由于饮食厚味，醇酒荤腥，炙烤之物太过，更与情志有关，肝胆之气抑郁失疏，气郁化火，与饮食之热相搏而发为肝胆湿火之证。湿火蕴于肝胆，挟木火而动，有升无降，故有胆火上逆，或火气上逆之称。湿郁肝气化火，亦称肝郁化火。与单纯由气郁生火之气火，并非同一证。亦有外受湿热暑气，中焦不解，而转入肝胆者，亦必其人肝胆内火素重，外邪挟内火而发为肝胆湿火之证。时病学家以肝为厥阴，胆属少阳，故又称之为厥阴脏证，少阳风火。以肝胆风木之脏，火旺必动其风，是亦称之为风火，然与肝燥生风之风火，又当有别。

肝胆湿火证，系由湿热内传肝胆，必挟木火内动，有升无降，上升不已，即俞根初所谓："此阳经热邪传入足厥阴脏本病也。"[1]轻则循少阳经脉上升，清空清窍受其病；重则肝木之邪横克于胃，下迫于肠，上冲于心，皆木火冲逆之变；久则留于肝，郁滞肝气，耗伤肝阴。

肝胆湿火证，湿郁火炽，木火内动。故其治则总当疏利佐以清泄，即疏利肝胆之气，清泄湿火之炽，何廉臣所谓"苦辛开泄"[2]，俞根初所主"大泻肝火"[1]，苦降兼以渗利，以降火泄湿，湿火一除，则木火自宁矣。

证候别称：少阳风火，风火入络，肝胆实火，肝胆湿热，肝郁化火，厥阴脏证，肝火头痛，胆火上逆，肝气郁滞，肝脾不调，阴虚肝燥，阴虚肝横。

病名：头痛，眩晕，阳黄，黄疸，肝痈，胁痛，臌胀。

证候系统：详见图3-7-27。

本证————清气失宁候

转证————木火郁炽候

变证————木火炽逆候、肝气失疏候

图3-7-27　肝胆湿火证证候结构图

引用文献

［1］俞根初．重订通俗伤寒论［M］．上海：上海科学技术出版社，1959：189.

［2］何廉臣．重订广温热论［M］．福州：福建科学技术出版社，2010：12.

（一）清气失宁候（肝胆湿火本证）

肝胆湿火证，湿火内蕴于肝胆，挟木火循少阳之经脉上逆空窍清道，阳邪犯清，致上焦清气失于宁静，是为清气失宁之候，时病学家亦通称为少阳风火，风火入络之证。其见症虽以清空、清窍之症象显明，但必兼见肝胆火炽之脉症。

通称：少阳风火，风火入络。

内含病例：［中医］头痛。［西医］交通性脑积水，急性结膜炎，急性中耳炎，外耳道炎，鼻前庭、外耳道疖肿。

病因病机：肝胆湿火蕴逆，湿热蕴于肝胆，挟木火上逆，循少阳经脉，上干清道，扰动清气，致空窍失于宁静，而成火扰清窍之证。

证象组合：气蒸+清空清窍

主症：**【津气蕴蒸】症象**：①发热烦躁，寒热往来。②口干口苦。③口渴多饮。④胸胁不利，胁痛。⑤大便秘结。**舌象**：①舌质淡赤，光滑少苔。②舌红苔黄。**脉象**：①脉弦数。②脉三部弦硬而大。③脉象滑数，右关兼弦。

副症：**【清空不宁】症象**：①头痛似刀劈。②头痛，头目眩晕。③恶心，有时呕吐。

宾症：**【清窍不利】症象**：①目赤，复视，有色带。②耳聋，耳鸣，耳痛，波及颈颞，耳内外肿痛，耳肿，③齿浮龈肿，口唇破碎。**舌象**：舌尖红，苔薄腻。

治则：当急泻其木火，略兼疏利肝胆之清气，则火下降而不上逆，清气自复清静之常，然后空窍自宁。

方证

龙胆泻肝汤证：《医方集解》方[1]。治肝胆经实火湿热，胁痛耳聋，胆溢口苦，目赤耳肿，筋痿阴汗，阴肿阴痛，白浊溲血。

龙胆草、柴胡、泽泻、车前子、木通、生地黄、当归、黄芩、栀子、甘草。

论著和讨论

本证候肝胆湿火上逆，津气蕴蒸，清空清窍为之不宁、不利。因而其治则总当以清泻肝胆湿火为法。如王大增按："本案为肝经之火上扰引起的头痛、齿龈浮肿，口唇破碎等症，故仿龙胆泻肝汤意，取龙胆草、山栀泻肝胆之实火；取丹皮、泽泻清膀胱之火，使湿热从小便出；一味丹参功同四物，与桑寄生合用，共养肝肾之不足。本方妙在泻中有补，清中有养。可见陈师辨证之严谨，用药之精确。如此者调理数周而诸症若失。"[2]

病案举例

1.孙文垣治一妇人耳内外肿痛，胸胁不利，寒热往来，小便不调。此肝火伤血，先用龙胆泻肝汤四剂，诸症顿退，又用加味逍遥散而愈。又因怒复作，用小柴胡汤而痊[3]。

2.曹慧蓉等治急性化脓性中耳炎：张某，男，25岁，多年来均左耳流脓反复发作，伴有头痛耳疼，自觉耳中常闻蝉鸣，重听。鼓膜中心性小穿孔，黏性脓培养为绿脓杆菌，对各种抗生素均不敏感。中医辨证属肝胆之火夹虚风上升。拟龙胆泻肝汤加蒲公英、紫花地丁、磁石、蝉蜕、全蝎等。服4剂后，耳疼头晕消失，鼓室干燥[4]。

3.陈大年治杨某：经前头痛似刀劈，齿浮龈肿，口唇破碎，冲海有热，肝火内炽，舌尖红，苔薄腻，脉弦数。拟以养营清热而调月事：龙胆草3g，焦山栀、蔓荆子、大丹参、制香附、泽泻、茺蔚子、桑寄生各9g，炒丹皮、炒赤芍各4.5g[2]。

4.刘春圃治聂某某，男，13岁。1971年9月15日初诊。患儿自幼智力发育差，说话不清。2个月来头痛，恶心，有时呕吐，今晨抽风一次，经某医院做气脑造影未见异常，脑脊液化验正常，脑电图广泛中度异常，双视乳头水肿，拟诊为"交通性脑积水"，介绍来我院治疗。临证所见：头痛，恶心，复视、有色带，纳差，舌质淡赤，光滑少苔，脉象滑数、右关兼弦，二便如常。辨证：肝胃结滞，郁热生风。治法：清热导滞，镇惊通窍。药物：路路通、漏芦各15g，菖蒲、郁金、龙胆草、青皮各12g，枳实、甜葶苈各6g，通草、全蝎各3g，土鳖虫（打）2.4g。服药5剂，头痛较轻，呕吐停止。连服20剂，头痛已为阵作，抽搐止，精神尚好。唯视物发黑，时有色带，再以清泄肝热治之：决明子30g，青葙子（布包）24g，夜明砂15g，龙胆草、牛膝、黄芩、佩兰各12g，广木香、丹皮各9g，土鳖虫（打）3g，当归龙荟丸（冲服）3g。服药10剂，头痛尽消，右目视物中之黑影已消，左目在卧起时的一霎间，稍见有黑影，时有耳鸣，舌赤，脉弦滑，再以上方加生地15g，知母、黄柏各9g，连服10余剂，头已不痛，色带尽消，视力佳，面色红活。复去某医院检查，谓视乳头水肿消失，神经系统正常，脑积水临床治愈。愈后10个月，其祖父来院述，患儿一切正常[5]。

引用文献

［1］汪昂.中华医书集成·医方集解［M］.北京：中医古籍出版社，1999：118.

［2］王大增.著名中医妇科专家陈大年的临床经验［J］.上海中医药杂志，1983，（11）：11.

［3］江瓘，魏之琇.名医类案（正续编）［M］.北京：中国中医药出版社，1996：573.

［4］曹慧蓉，朱文虎.中西医合作治疗急性化脓性中耳炎［J］.上海中医药杂志，1965，（1）：31.

［5］刘春圃.中医治疗脑积水的经验体会［J］.新医药学杂志，1978，（5）：5.

（二）木火郁炽候（肝胆湿火转证）

肝胆湿火证，湿火内蕴肝胆，郁滞气机，由气及血，气血交炽，挟木火内动，而成木火郁炽之候，杂病学家通称为肝胆实火之证。其见症虽以肝胆气机阻滞之症象显明，但必兼见肝胆气血交炽之脉症，并以之为主。

通称：肝胆实火。

内含病例：［**中医**］阳黄，黄疸。［**西医**］胆道出血，胆囊炎，胆石症，坏死后肝硬变。

病因病机：肝胆湿火郁炽，系湿火内蕴肝胆，湿阻气机，火炽于内，挟木火内炽于气血之分，郁滞清阳之气，甚则上蒙清窍，内扰神明，而成湿滞火炽之证。

证象组合：气滞+气炽+血炽+神蒙+阳郁

主症：**【气机不利】症象**：①右侧胁肋胀痛。②上腹部胀满，上腹绞痛，右脘部压痛拒按，食油腻物品则胀痛加剧，牵引右肩背亦痛。③恶心，呕吐，呕吐绿水，不饥不食。

【津气蕴炽】症象：①寒战发热，高热不退。②口苦咽干，喉窒咽痛。③口渴引饮。④双目巩膜及全身皮肤发黄。⑤大便不畅，大便不通。⑥小便黄赤，小便量少黄浊。⑦白带淋漓。**舌象**：①质淡红。②舌红苔黄腻。③舌苔黄白厚腻。**脉象**：①脉弦数。②脉弦滑数。③脉洪数。

副症：**【血热蕴炽】症象**：①面红目赤。②唇部焦干略红。③面目黄染。④引流管内流出鲜血并有血块堵塞。**舌象**：①舌质红。②苔黄质绛。**脉象**：脉弦细数。

【神志昏蒙】症象：烦躁不安，夜不寐。

宾症：**【阳气不和】症象**：①寒热往来。②汗出淋漓。③面色觥白。④精神疲倦，无力。**舌象**：舌光剥无苔呈镜面舌，质淡红少津。**脉象**：脉沉细。

【清空不宁】症象：头痛，眩晕。

治则：当疏利肝胆之气，以除其郁滞；清泻肝胆气血，以泻其湿火。即疏肝理气，清热利湿。

方证

龙胆泻肝汤证：叶光华方[1]。治坏死后肝硬变，右上腹痛，发热，黄疸。详见病案4。

龙胆草15g，黄芩、栀子、泽泻、木通、车前子、当归各9g，柴胡12g，甘草6g，生地30g。

论著和讨论

本证候湿火内蕴，湿阻肝胆气机，火邪内炽于气血之分。因而其治则当以疏利肝胆之气机，清泄气血之湿火为法。姚国美说："头如锥刺作痛，甚则如劈，烦热脉数，于肝胆则兼眩晕口苦，龙胆泻肝汤主之。"[2]"血从耳孔中出，名曰耳衄，或抽掣作痛，或头昏耳聋，脉弦数者，乃少阳风火伤络，治以龙胆泻肝汤。"[2]"血随小便而出，痛者为血淋，不痛者为溺血……其症少腹胀满，胸肋刺痛，或寒热往来，宜龙胆泻肝汤加郁金、青黛之类。"[2]

病案举例

1.左荫黄治周姓，男，37岁。身热（体温40.8℃），形寒，无汗，口干而热，思饮，呕吐绿水，右上腹部阵发性剧痛，并向肩背部放射，剑突下拒按，扪之有块状物（胆囊肿大），巩膜皮肤如橘黄色，大便8天未解，小溲短赤，舌质红，根黄腻，脉洪数。证由肝胆气滞，湿热内阻。治以疏肝利胆，化湿清热：茵陈蒿15g，软柴胡4.5g，炒枳实、天花粉、生山栀、龙胆草、广郁金、决明子、萹蓄各9g，黄芩6g，金银花、大黄各12g。（服2剂）2日后复诊：药后汗出，身热形寒渐减，腑气已通，解燥矢2枚，呈褐色，腹部渐软，痛势减退，但腹部仍拒按，舌绛无苔。湿热化燥，由营入血。治以生津凉血，清热荡积：茵陈蒿18g，连翘壳、决明子、丹皮、广郁金、生山栀、金银花、赤芍、玄明粉（分冲）各9g，龙胆草6g，鲜石斛、大黄各12g，鲜芦根1尺（去节）。（服1剂）服上药后，身热形寒消失，体温已接近正常，大便先后解2次，舌润津回，腹痛减，巩膜、皮肤色黄渐退，小便赤色渐淡。再予疏肝利胆、清化湿热之剂。前后共服药10剂，休息数天，症状消失而出院[4]。

2.**胡肇基**治潘某某，男，23岁。旬来发热，怠倦无力，上腹部胀满不适，卧则重坠感，恶心，呕吐，不饥不食，口渴引饮，大便不畅，小便量少黄浊。症见：体温38.2℃，精神疲倦，双目巩膜及全身皮肤发黄，重按右胁有胀痛感，唇部焦干略红，咽部轻度充血。血检肝功能：转氨酶1000单位以上，脑磷脂絮状反应（+++），硫酸锌浑浊度11单位。舌苔黄白厚腻，质淡红，脉弦滑数。证属：肝经湿热黄疸。诊为阳黄黄疸。治则：泻肝通腑，清利湿热。方药：龙胆草、木通各9g，柴胡、栀子、黄芩、赤芍、泽泻各12g，生地、白花蛇舌草各18g，绵茵陈30g，玄明粉24g（冲服，通便后停服）。患者服药2剂，热退，大便6至7次，水样，秽臭异常，腹胀较轻。连续服药1周，精神、食欲好转，黄疸消退，小便微黄。再服药2周，精神回复，症状消失。继续服药，食量比未病前增加。因治疗过程较长，方中药物，间有减去泽泻、车前子，改用麦芽、鸡内金、木瓜、蚕沙等。治疗1个月后，按照上方加减出入，隔日服药1剂，共治疗2个月，肝功能复检正常[3]。

3.**施维锦**治赵某某，男性，27岁，半月前因右上腹痛、发热、黄疸5天，在当地剖腹探查，发现胆囊胀大，胆总管增粗，胆道及肠内均为血液。作胆囊切除、胆总管引流术。术后反复周期性出血、休克，转来我院。经再次手术探查，在胆总管内取出死蛔虫1条及血块后，未见明显出血点。分别冲洗左、右肝管并做胆道造影，未见明显异常，再次做胆总管引流术。但第二次手术后7天又从T管内引流出血液，每次约200~700ml，伴心悸、头晕、冷汗。给肾上腺素1mg溶于生理盐水200ml中冲洗胆道，静脉滴注对氨基苄胺等无效。术后20天出现右侧胁肋胀痛，寒热往来，烦躁不安，口苦咽干，面、目轻度黄染，舌质红，苔黄腻，脉弦细数。证属肝胆实热，热入营血，迫血妄行，给予龙胆泻肝汤合凉血止血之品：龙胆草、半夏各6g，柴胡、黄芩、山栀、黄柏各9g，茵陈、藕节炭各15g，陈皮4.5g，阿胶珠、蒲黄炭各12g，参三七1.5g（吞）。首剂内服后血即止。连服6天后去阿胶、蒲黄炭、藕节炭、参三七，增以蒲公英、金钱草等，以加强清热利胆之效。12天后夹T管，无不适，遂拔管出院[5]。

4.**叶光华**治坏死后肝硬变：朱某某，男，24岁，上腹痛伴有寒战发热48小时入院，腹痛放射至右肩背，小便量少，大便如常，舌红苔黄腻，脉弦数，体温39.4℃，血白细胞20600/mm^3，中性93%。抗生素及激素治疗后，体温波动在36.2~40℃，剖腹探查，病理报告："坏死后肝硬变"。予龙胆泻肝汤（组方见方证）水煎服1剂，体温很快由38.3℃降至36.4℃，连服8剂，体温保持在36~36.8℃，血白细胞4900/mm^3，中性78%，精神食欲基本好转而出院。继服龙胆泻肝汤加减方16剂，随访，6年来健康[1]。

引用文献

［1］叶光华.龙胆泻肝汤治疗"坏死后肝硬变"1例介绍［J］.中医杂志，1979，（12）：54.

［2］姚国美.姚国美医学讲义合编［M］.北京：人民卫生出版社，2009：151，212，214.

［3］胡肇基.龙胆泻肝汤的临床运用［J］.新中医，1976，（4）：46.

［4］左荫黄.胆囊炎的证治（47例临床疗效）［J］.上海中医药杂志，1966，（4）：144.

［5］施维锦.胆道出血的中西医结合非手术治疗［J］.新医药学杂志，1978，（7）：36.

（三）木火炽逆候（肝胆湿火变证）

肝胆湿火证，湿火内蕴，触动肝胆木火，邪火与正火交炽，上下逆冲，是为木火炽逆之候，时病学家通称为厥阴脏证，杂病学家通称为肝郁化火，肝火上逆或胆火上逆之证。其见症以气火冲逆之症象显明，但必兼见肝胆火炽之脉症，并以之为主。

通称：厥阴脏证，肝郁化火，肝胆湿热，胆火上逆。

内含病例：［中医］肝火头痛，眩晕。［西医］蛛网膜下腔出血。

病因病机：肝胆湿火蕴逆，系湿火内蕴肝胆，挟肝胆木火内动，正火与邪火交炽，冲逆于上下，上干清道，下逆肠间，内扰神明，外郁阳气，是为肝胆气火冲逆之证。

证象组合：气炽+气逆+气滞+清空+神扰

主症：**【津气蕴炽】症象**：①低热不解，脸色微红，面潮红。②口干苦而渴，消渴。③目赤唇深红近紫。④牙痛出血。⑤大便秘结。⑥小便色黄，小便赤热，热痛。⑦溺血赤涩。⑧或便脓血。**舌象**：①舌紫赤。②苔薄黄。③舌红苔腻微黄。④苔黄。**脉象**：①脉弦滑。②脉弦劲有力。③脉弦数。④脉弦数实。

【清空不宁】症象：①头晕呕吐，似觉周围物体旋转。②头顶部疼痛而有灼热感，痛处肿起绵软，用冷敷头痛可暂缓。③头痛剧烈，头痛如裂。④耳聋。

副症：**【气机冲逆】症象**：①气上冲心，心中疼热，饥不欲食，食则吐蛔。②嗳气作酸，干呕。③呕吐频繁，吐酸，间吐鲜血。④时作呃逆。⑤发则有热气上冲。⑥夜间开目，时觉有光，可在暗中见物，但瞬即逝失。

【气机不利】症象：①泄利下重，虽泄不爽。②胁痛欲痉。

宾症：【神志不宁】症象：①胸中嘈杂，心中烦，干呕，不能安睡。②烦躁失眠。

【阳气不和】症象：有时下肢抽搐。

治则：当急泻其交炽之火，以平其木火之逆。

方证

龙胆泻肝汤加味证：陈逸苏方[1]。治头部发热，剧痛如裂，有热气上冲，目赤，唇深红近紫，面潮红，自觉房屋旋转，眩晕吐酸，间吐鲜血，胁痛，口干苦而渴。详见病案1。

酒炒龙胆草、生地、车前子各15g，炒栀子、泽泻、酒炒黄芩各9g，甘草、钩藤、姜竹茹各6g，酒炒当归2.4g。

论著和讨论

本证候湿火内蕴肝胆，与木火交炽，冲逆于上下。俞根初曰："邪热传入厥阴脏证，口苦，消渴，气上冲心，心中疼热，饥不欲食，食则吐蛔，或泄利下重，虽泄不爽，或便脓血，或溺血赤淋，舌紫赤，脉弦数，此阳经热邪传入足厥阴脏本病也。法当大泻肝火，龙胆泻肝汤去柴胡加白头翁（三钱）、胡连（一钱）主之。"[2]其治则当急泻肝胆之火，以镇木火之冲逆。王雨三曰："肝木犯胃。其证胸脘不舒，呕吐酸水，脉弦数者，乃肝木犯胃之证也，用戊己丸（黄连三钱，吴茱萸五分，白芍三钱）。若左关脉旺盛者，用龙胆泻肝汤。"[3]

何廉臣说："如湿热郁遏肝胆经脉，耳聋干呕者，宜用连茹橘半汤加条芩、胆草、石菖蒲等苦辛开泄；胁痛及欲痉者，重加羚角、石决明、海蛤壳、童便等以咸降之，既能泄肝，又能化湿，两不相悖。"[4]姚国美说："呕逆吞酸，胸胁胀满，善太息，甚则食入即呕，脉弦者，此木郁夹热，横中扰胃，宜左金丸，佐金伐木；或越鞠丸，解郁和中。"[5]"若胸中嘈杂似饥，心烦干呕，嗳气作酸者，乃木郁化火，宜左金丸和肝泄热。"[5]

病案举例

1.陈逸苏治头部发热剧痛，每春秋之交，即发作一次，发则头痛如裂，有热气上冲，目赤，唇深红近紫，面潮红，二目紧闭，开则房屋旋转，眩晕吐酸，间吐鲜血，胁痛，口干苦而渴，不能安睡，夜间开目，时觉有光，可在暗中见物，但瞬即逝失，用冷敷头痛可暂缓，小水短赤涩热痛，大便三四日一行，脉弦数实，先泻肝经实火，再议舒行腑气，龙胆泻肝汤加味（组方见方证），2剂，4小时服一次，症减大便未行，用五仁丸仿东垣通幽法：制大黄、柏子仁、郁李仁、火麻仁、生地各15g，甘草6g，2剂下圆润黑亮结粪甚多，诸症去，唯口苦胁痛夜烦，仍与龙胆泻肝汤加酒制大黄9g，再4剂愈[1]。

2.张谷才治陶姓，男，51岁，蛛网膜下腔出血11天，头痛剧烈，呕吐频繁，有时下肢抽搐，低热不解，小便色黄，大便略秘结，脉弦劲有力，舌红苔腻微黄。病由肝火偏亢，血热妄行，治宜泻肝息风，凉血止血。龙胆草、三七粉各3g，丹皮、竹茹各6g，泽泻、菊花、生地、赤芍、钩藤各9g，川牛膝15g，头痛减轻，抽搐停止，但发热未解，呕吐未平，体温38℃，苔灰腻黄，中心焦黑，脉弦数。肝风虽平，肝火未尽，痰浊内阻，血出未止。龙胆草、参三七粉各3g，川牛膝15g，丹皮、僵蚕各6g，黄芩、茯神、菊花各9g，胆南星4.5g，3剂，云南白药2瓶（分8次，日4次），重症渐减。重在止血，轻在清热，改龙胆草1.5g，黄芩6g，5剂，云南白药2瓶，服法如前，基本控制，但坐起头昏，苔灰白，痰瘀未净。龙胆草1.5g，赤芍、红花、桃仁各9g，僵蚕、胆南星各6g，川牛膝15g，陈皮4.5g，三七粉3g，5剂，能下床活动，再5剂以巩固疗效[6]。

3.杨绍先治头痛：袁某某，女，52岁，头痛10余日，右侧尤甚，阵发性加剧时有灼热感，脸色微红，时作呃逆，口舌干苦，苔黄，大便干燥，7日未解，溲黄，脉弦数，住院无效，延杨老会诊。杨老曰：此乃肝火上冲所致。处方：龙胆草、生栀子、黄芩、柴胡、泽泻、木通、柿蒂、大黄各6g，生地黄、车前仁、当归、生赭石各9g，生甘草3g，2剂。二诊：服完2剂，呃止，头痛大减，大便已解1次，上方去柿蒂，加白芍9g，2剂。三诊：症状消失，上方去大黄，3剂。随访至今未复发[7]。

又治眩晕：刘某某，女，38岁，4天前突然头晕呕吐，似觉周围物体旋转，继则头顶部疼痛而有灼热感，痛处肿起绵软，左侧头部亦感掣痛，并伴左上牙疼痛出血，口干苦，苔薄黄，烦躁失眠，小便赤热，脉弦滑。处方：龙胆草、生栀子、柴胡、泽泻、当归各6g，生地黄15g，生甘草3g，黄芩、木通、白芍、川牛膝、赭石各9g，2剂。呕吐止，头痛大减，余症亦有好转，照上方再进4剂而痊愈[7]。

引用文献

［1］陈逸苏.临床漫谈［J］.中医函授通迅，1961，(15)：23.

［2］俞根初.重订通俗伤寒论［M］.上海：上海科学技术出版社，1959：189.

［3］王雨三.治病法轨［M］.北京：学苑出版社，2015：144.

［4］何廉臣.重订广温热论［M］.福州：福建科学技术出版社，2010：12.
［5］姚国美.姚国美医学讲义合编［M］.北京：人民卫生出版社，2009：236，251.
［6］张谷才.中风（蛛网膜下腔出血）［J］.新中医，1977，增刊（1）：21.
［7］张良尧，陈宗国，徐广昌.杨绍先中医师运用龙胆泻肝汤的经验［J］.江西中医药，1983，（2）：34.

十四、肺肝湿火证（下焦湿火合病）（1候）

肝肺湿火证，系肝火犯肺，肝肺合病之证。由其人肝火素旺，或外感温暑热邪，触动肝火，上犯于肺，而成肝肺湿火之证，杂病学家通常称之为木火刑金，或木扣金鸣之证。其症虽在于肺，而其病却系之于肝。故其病机初期以肝火蕴炽上焦清气为主，其证稍轻；重则引动肝之木火上逆，但均在肝肺气分；如失于清解，势必由气入血，即可有气血交炽之变。

肝肺湿火证，病由肝火犯肺，其症虽在肺，其因直系于肝。故其治则不在治肺，而在治肝，即当清泻肝火，以平其上逆之势，则肺气自复其清肃之常。此即辨证求因，审因论治之法。

证候别称：肝火犯肺，时邪挟肝火，木火刑金。

病名：伤寒，感冒风温，内挟肝经湿热，肺痈，喉蛾。

证候系统：详见图3-7-28。

本证————清气蕴炽候
转证————木火炽逆候
变证————气血蒸炽候

图3-7-28　肝肺湿火证证候结构图

清气蕴炽候（肺肝湿火本证）

肝肺湿火证，肝火上逆犯肺，炽于上焦清气，上干清道，而成清气蕴炽之候，杂病学家称之为肝火上逆或肝火犯肺之证，时病学者则称为时邪挟肝火之证。其见症虽以清窍症象显明，但必兼有肝火内炽之脉症，并以之为主。

通称：肝火犯肺，时邪挟肝火。

内含病例：［中医］伤寒，感冒风温，内挟肝经湿热，喉蛾。

病因病机：肝肺湿火蕴炽，多由其人肝火素旺，外感温热之邪，或因误投温散，引动肝火，上逆于肺，蕴炽于上焦清气，上干清窍，宣降失司，而成肝火上逆犯肺之证。

证象组合：气郁+气炽+空窍

主症：**【气机不宣】症象**：①痰咳，痰黏带血丝。②胁痛。

【津气蕴炽】症象：①恶寒，继而高热，发热不退，汗少。②面部潮红。③口渴，渴不欲饮。④唇红焦干，口干舌焦，口泛苦味。⑤烦躁不寐。⑥小便短赤。⑦大便干结，或后阴微痛。⑧白带淋漓。**舌象**：①舌苔黄白。②苔黄质绛。③舌苔老黄而厚，表面蔽浮黑苔。**脉象**：①脉浮弦数。②脉弦滑数。

副症：**【清窍不利】症象**：①咽部充血，喉窒，咽喉灼痛，双侧喉核肿大。②耳听不聪。

【气机不降】症象：①呕吐。②咳嗽，咽痛。

宾症：**【清空不宁】症象**：头痛。

治则：以清泻肝火为主，肝火降则无上逆之患，清气自复其清肃之常。

方证

龙胆泻肝汤加减证：胡肇基方[1]。解表通腑，清利湿热，治恶寒高热，剧烈头痛，四肢乏力，伴有痰咳，汗少口渴，小便黄，大便干结。详见病案3。

葛根、生地各18g，龙胆草、木通各9g，柴胡、黄芩、栀子、泽泻各12g，羚羊角（先煎）2.4g，玄明粉（冲服）24g。

论著和讨论

本证候肝胆湿火上犯于肺，蕴炽于上焦清气，上干清道。故其治则不在于泻肺，而在于清泻肝胆之火，肝胆火降，则肺气自清，上焦清气自肃。胡肇基说："龙胆泻肝汤在临床上的运用，主要是以泻肝胆经湿热为主。由于肝胆互为表里，肝气性喜条达而主疏泄，不受郁遏，郁则经气逆，胆即生热。因此，肝热与胆火相挟，上炎则症见目赤肿痛，咽喉溃烂，挟湿热下注则症见小便淋沥，腰痛，血尿，一旦肝气被郁，即所谓'气有余便是火'。'气火偏旺'，内挟湿热，疏泄失职，运化吸收受阻，则症见胸胁胀痛，腹痛，黄疸。因'肝为刚脏'，故发病多有急剧……加减法：本方当归味甘性辛温，对肺胃热毒内蕴，肝火上炎的'喉蛾'，应减去。加入板蓝根以泻火解毒，为解瘟疫之毒和肺胃经实火热毒之要药。再加入赤芍以凉血祛瘀，其效更著。若表证重者，宜用薄荷以辛凉解表，但药量要用重些（约三钱，后下）。若胃热壅盛，口苦，口臭，大便秘结，舌苔黄厚，则以釜底抽薪、通腑泄热之法，可用玄明粉五至八钱，冲服。"[1]

病案举例

1.胡友梅治谢姓富人，房事受寒致发热不退，头痛面赤，口干舌焦，渴不欲饮，小水短赤，脉沉细，经用麻黄附子细辛汤、黄芪建中汤、柴胡加芒硝汤无效，上焦火邪太盛，下焦本无甚症状，泻后足部无力，头痛如故，睡眠不稳，耳听不聪，症系阴火上乘，与大补阴丸滋阴补肾，药后症轻，按此加减续服，最后阴部微痛，小便不甚顺利，改服龙胆泻肝汤（龙胆草、黄芩、栀子、泽泻、木通、车前、当归、生地、柴胡、甘草）告愈[2]。

2.张汝伟治某妇，年四十余，高热，喉窒咽痛，苔黄质绛，口泛苦味，大便旬日未更，小便短赤，脉弦数，用润下便通，热更高增，胁痛，夜不安寐，白带淋漓。诸医谓大便下而热反高，援伤寒例为不治之症。余用龙胆泻肝汤加珍珠母丸为方，服一剂，热度即退；改方去柴胡，服二剂，即热退而诸恙均平[3]。

3.胡肇基治黄某，男，55岁，鼻咽癌病史，经放射治疗后，两年来反复检查，无特殊发现。现病起9日，开始恶寒，继而高热，剧烈头痛，四肢乏力，伴有痰咳，汗少口渴，小便黄，大便干结。症见：体温39.6℃，面色萎黄，精神疲乏，唇红焦干，咽部充血。X光胸透：右上肺陈旧性结核。血象：白细胞总数6200/mm^3，嗜酸性2%，中性72%，淋巴26%。舌苔老黄而厚，表面蔽浮黑苔，脉浮弦数。证属：感冒风温，内挟肝经湿热。治则：解表通腑，清利湿热（组方见方证）。患者服药后，当夜泻下大便粒状及水样4次，体温稍降。入睡后，汗出淋漓，顿觉轻快。翌日复诊，体温38℃，全身症状减轻，再服1剂，临床症状治愈。继用清热甘露饮加减以清余热[1]。

又治梁某某，男，11岁，发热近一旬，夜间较甚（体温高达40℃），曾在某医院急诊多次治疗，退而复热。病孩自诉头痛，咽喉灼痛，饮食咽下痛楚困难，伴有咳嗽，痰黏带血丝，尿黄，大便未解4日。症见：体温39.2℃，面部潮红，右眼白睛轻度充血，咽部红，双侧喉核肿大，表面有小块状脓样物分泌，右腭下起肿核，如白果大，有压痛感，唇红干燥。舌苔黄白，脉弦滑数。证属：温毒塞肺，肝火上炎。诊为喉蛾。治则：清热解毒，泻肝胆火。方药：龙胆草、木通各9g，栀子、黄芩各12g，甘草6g，车前子、生地、板蓝根、蒲公英、白花蛇舌草各18g，每日服2剂。患者服药后，体温下降至38.5℃，大便1次，头痛略减，咽痛如前。再按前方服2剂，体温37.8℃，咽痛明显减轻，腭下肿核消退，喉核脓样物退落[1]。

引用文献

［1］胡肇基.龙胆泻肝汤的临床运用［J］.新中医，1976，(4)：44，45.
［2］福建省中医研究所.福建中医医案医话选编（第二辑）［M］.福州：福建人民出版社，1963：303.
［3］张汝伟.谈谈用"龙胆泻肝汤"的经验［J］.上海中医药杂志，1964，(5)：38.

十五、肝肾湿火证（下焦湿火并病）（5候）

肝肾湿火证，为湿火深入下焦，炽灼肝肾之证，为肝火下流于肾，肝肾并发之证，多由其人素禀阳盛，多火少水，或由中焦积热下流，或外受湿暑之热内传，深入下焦肝肾，或挟肝木之相火，或动肾中之龙火，邪火与正火交炽。浅则蕴炽于气分，深则内犯血分、阴分，或动肝血，或灼肾阴，终成阴虚火炽之候，故急则淋、浊、疝、痔、痈，缓则虚淋、痿躄、阳强、阳痿，以及妇人经、带、崩、漏等。

肝肾湿火证，为湿热下注肝肾化火之证，病在下焦，杂病学家通称为湿热下注之证。其治则当因势利导，以清利为法，清泻其火，通利其湿，使湿火下行而解，兼清宁龙相之火，毋使其上扰心君而致君相不宁，木火通明。故在肝则当清凉其血热，在肾则当清降其阴火，以顾肝肾阴血，最终仍须兼养其阴。何廉臣有云："一面养阴通窍，一面化湿泄热，其症自愈。"[1]

证候别称：湿热下注，毒疮内陷，膀胱湿热，阴虚火旺，阴枯火炽，木火通明，心肾不交。

病名：黑疸，阳水水肿，热淋，癃闭，虚淋，血尿，赤白浊，小便不禁，遗精，血精，阳痿，阳强，热疝，肝疝，阴汗，阴肿，阴疮肿，阴痒，阴挺，阴慝，前阴臊臭，月经不调，经漏，滑胎，痿躄，囊痈，悬痈，下疳，便毒。

证候系统：详见图3-7-29。

本证————清气不化候、木火郁炽候
转证————气血蕴炽候、肾阴消灼候、肾阴虚炽候
变证————阴液消灼候、君相失宁候

图3-7-29　肝肾湿火证证候结构图

引用文献

［1］何廉臣.重订广温热论［M］.福州：福建科学技术出版社，2010：13.

（一）木火郁炽候（肝肾湿火本证）

肝肾湿火证，湿火内蕴，湿郁肝气，引动木火，交炽于气血，而成木火郁炽之候，其见症虽以肝肾气血两炽之脉症为主，但可兼见肝肾阳郁与气滞之症象。

通称：湿火迫血。

内含病例：［**中医**］月经不调，经漏。［**西医**］功能失调性子宫出血。

病因病机：肝肾湿火郁炽，系湿火内蕴肝肾，湿郁肝气，失其疏泄之能；引动木火，邪火与正火交炽于气血之分；外郁致阳气失和，内逆致清窍不宁，而成气郁火炽之证。

证象组合：气郁+气炽+血炽+神蒙+阳郁+清空

主症：【**气机不利**】**症象**：①胸闷。②胁肋刺痛。③少腹满痛。④经前乳房及小腹胀痛。⑤颜面及四肢浮肿。**脉象**：脉沉涩有力。

【**津气蕴炽**】**症象**：①潮热。②汗出。③口干喜凉饮。④口苦咽干。⑤五心烦热。⑥大便不爽，肛门灼热。⑦小便黄，有热感。**舌象**：苔黄腻。**脉象**：脉弦。

副症：【**血热蕴炽**】**症象**：①面红晦滞。②睡眠不安，失眠。③月经先期，量多夹块，拖日难尽，色紫黯。④月经后期，量少色黑有块。**舌象**：①舌红少津。②舌质红绛。③苔薄黄。**脉象**：左关细数。

【**神志昏蒙**】**症象**：梦呓。

宾症：【**阳气不和**】**症象**：膝关节时痛。**舌象**：舌质淡红，中心有黄腻苔。

【**清空不宁**】**症象**：①头痛头晕，头昏目眩。②头顶有热感。

治则：当以疏利肝肾气血，清利肝肾湿火为主，泻火凉血，化湿利气。

方证

龙胆泻肝汤加减证：林永华方[1]。治月经先期，量多夹块，拖日难尽，色紫黯，口苦咽干，潮热，经前乳房及小腹胀痛，脉弦，舌质红绛，苔薄黄。详见病案2。

龙胆草、炒黄芩、焦山栀各9g，炒车前子、大生地各15g，软柴胡、丹皮、泽泻各12g。

论著和讨论

本证候肝肾湿火内盛，交炽肝肾气血，郁滞下焦气机。如蒲辅周说："由湿热郁闭三焦，络脉阻塞，肝失疏泄，胆火上蒸（湿郁则化热，热郁则血结），以致月经不利。"[2]因而其治则当清疏肝肾，泻火凉血，佐以渗利以分解其湿邪，即蒲辅周所主"清热利湿，解郁活络，消瘀行滞"[2]之法。胡肇基说："本方以龙胆草泻肝胆湿热为主药，辅以黄芩、栀子清肝胆实火，木通、泽泻、车前子清利湿热，大利前阴，使湿热有所从出，柴胡能疏肝郁、清胆热，并为肝使主药，以甘草缓肝急，和中解毒。从药物的组成看，大多是泻肝清热之品，加以火盛必劫阴液，故用生地、当归，滋养肝血，使邪去而正不伤，而妙在泻肝之剂，反佐补肝之药，实有泻中寓补之义。总之，归纳起来，十药的配合，具有疏肝清胆、散泻郁热、泻肝火、清湿热的疗效。"[3]

病案举例

1.蒲辅周治月经不调：葛某某，女，41岁，已婚，患者月经失常已久，每月后期，量少，色黑有块，来时少腹胀痛，并有头痛头晕，午后五心烦热，汗出，口干喜凉饮，失眠，两下肢膝关节时痛，偶尔面和四肢浮肿，大便不爽，肛门灼热，小便黄而有热感。脉沉涩有力，舌质淡红，中心有黄腻苔。根据脉症，由湿热郁闭三焦，络脉阻塞，肝失疏泄，胆火上蒸，以致月经不利，形成上述诸症状，治宜清热利湿，解郁活络，消瘀行滞。拟龙胆泻肝汤加减兼当归龙荟丸并进：龙胆草、炒栀子、枯黄芩、柴胡、白通草、泽泻各4.5g，细生地、车前子各9g，麦门冬、鸡血藤各6g，当归尾、甘草梢各3g，水煎取汁，送当归龙荟丸3g，连服3剂。复诊：服药后烦热、汗出、口干俱减，月经来潮色转淡红，偶尔尚见黑色，血块已减，量仍不多，仍感头痛，少腹胀，胃脘不舒，消化欠佳。脉右三部细数，左寸、尺沉数，左关细数，舌红少津，苔黄中心有裂纹。壮火虽挫，病势略减，但消化力弱，未可急攻，主继续宣通郁热、和络消瘀为治，以越鞠加味，做成小剂缓图，以顾胃气：炒栀子、制香附、川芎、炒苍术、建

曲、郁金、桃仁、川萆薢、当归尾各30g，刺蒺藜、桑枝各60g，血竭花、没药各15g，怀牛膝45g，共研为粗末，和匀，分20包，每日煎1包，分2次热服。服后诸症消失，食欲增进，月事亦畅通，腹胀及血块均亦消失[2]。

2.林永华治周某某，35岁，已婚，月经过多已10年，月经先期，量多夹块，拖日难尽，每次行经期需11~12天，色紫黯，口苦咽干，潮热，经前乳房及小腹胀痛，末次月经7月11日，脉弦，舌质红绛，苔薄黄。处方见方证。5剂后，诸症有好转。末次月经8月11日，量减少，持续6天净。原方加茜草15g，槐米30g。7剂后，患者又自行续服10余剂。1年后随访，月经周期转正，行经期仍持续8~10天，经量减少1/2。因服药不便，自行停药[1]。

引用文献

［1］林永华.辨证治疗功能性子宫出血［J］.浙江中医药，1978，4（5）：19.

［2］中国中医研究院.蒲辅周医案［M］.北京：人民卫生出版社，2005：91.

［3］胡肇基.龙胆泻肝汤的临床运用［J］.新中医，1976，（4）：44.

（二）气血蕴炽候（肝肾湿火转证1）

肝肾湿火证，湿火内蕴肝肾，蒸炽下焦气血，郁滞肝肾气机，是为气血蕴炽之候，杂病学家通常称之为湿热下注之证。总以下焦肝肾症象显明，但必兼见肝肾气血两炽之脉症。

通称：湿热下注。

内含病例：［**中医**］血尿，赤白浊，血精，滑胎，阳痿，阴汗，阴肿，热疝，肝疝，阴疮肿，阴肿，阴痒，阴挺，阴慝，囊痈，悬痈，下疳，便毒，前阴臊臭。［**西医**］肾结核血尿，习惯性流产，子宫脱垂。

病因病机：肝肾湿火蕴炽，系湿火内蕴肝肾，郁滞下焦气机，蒸炽肝肾气血，而成下焦湿火内盛之证。

证象组合：气炽+血蒸+气滞+气郁

主症：【津气蕴炽】症象：①憎寒恶热，憎寒壮热，寒热往来，日晡寒热。②面赤身热目赤，脸色及眼球略黄。③头晕，头昏目眩，头顶有热感。④口舌干燥，口苦耳聋。⑤大便干结。⑥尿黄，溺多赤淋，小便灼热，便后有余沥，前阴常闻臊臭。⑦溺孔流浊而觉灼热，茎出白物如脓，举则急痛，茎中作痛，痛极发痒，挺纵不收，出白物如精，随小便而下，龟头肿起水泡，阴茎肿，或缩或挺或痒。⑧阴囊红肿潮湿，奇痒脱皮，或阴囊皮肤红赤，灼热痛痒，夜晚瘙痒益甚，局部水泡糜烂，黄水浸淫。睾丸痛肿，阴囊肿痛，皮肿光亮，发热疼甚，得热愈甚，阳痿而睾丸发冷，阴汗津润。⑨白带淋漓，或色黄而臭，质稠，气甚腥秽，阴道内或外阴部瘙痒，时出黄水，阴疮肿，阴户灼热肿痛，子户中突生一物状如坚筋，色赤，胀痛不便起止，时流黄水，有腥臭味。⑩便毒肿痛。**舌象**：①舌红。②苔黄滑。③微黄腻。④苔黄腻。⑤舌苔厚黄。**脉象**：①脉弦劲滑数。②脉左弦，脉弦数，③脉洪数有力。④脉沉数。

【血热蕴蒸】症象：①面红晦滞。②心烦易怒，睡眠不安，夜不能寐，寐则多梦。③全身红疹瘙痒，④口腔黏膜充血起疱疹，唇肿。⑤血尿，腰足筋骨酸痛。⑥茎中痛如锥刺刀割。⑦紫红色血性精液。**舌象**：①舌质红。②舌边、尖绛，苔薄白。③舌质紫绛，舌苔黄腻。④苔薄质晦暗。**脉象**：①脉弦细。②脉细涩。

副症：【气机不利】症象：①胁肋刺痛。②腰痛。③少腹痞胀。④少腹胀痛。

【气机不宣】症象：①胸闷。②胁胀不舒。

宾症：【气机不降】症象：呕逆。

治则：当以急泻其肝肾湿火为主，清热凉血，更兼淡渗利湿，以分解之。

方证

龙胆泻肝汤加味证：何廉臣方[1]。凉肝泻火，治肝经遗热，血尿，筋痿茎疼。详见论著。

龙胆草、木通、泽泻、车前子、柴胡、黄芩、赤芍、生地、焦山栀、丹皮、郁金、青黛。

论著和讨论

本证候肝肾湿火内蕴，交炽于下焦气血之分。何廉臣说："如由肝经遗热者，（血尿）必兼少腹满，胁肋刺痛，口苦耳聋，寒热往来，溺多赤淋，甚则筋痿茎疼，治宜凉肝泻火，龙胆泻肝汤加丹皮、郁金（组方见方证），轻则清肝达郁汤去荷、菊加龙胆草、生牛膝梢、鲜车前草。"[1]《医宗金鉴》注："妇人阴挺，或因胞络损伤，或因分娩用力太过，或因气虚下陷，湿热下注。阴中突出一物如蛇，或如菌如鸡冠者，即古之㿗疝类也。属热者，必肿痛小便赤数，宜龙胆泻肝汤。"[2]因而其治则总当以清泻肝肾之湿火为主，以清利下焦气血为法。王雨三说："中此梅毒，都由狎妓宿娼而来，间有遗传之毒而致此赤白浊之患者，其证腰足筋骨均酸痛，茎中痛如锥刺刀割，溺孔流浊而觉灼热者是也，宜用鲜土茯苓一两，苦参大黄各五钱，甘草梢、牛膝梢、黄柏、赤芍、防风各三钱，煎服之甚效。"[3]秦伯未说："平时阳事易举，多因相火偏旺，用龙胆泻肝汤。"[4]"阴长不收，《医学纲目》称为'阴纵'，系肝经蕴热，用小柴胡汤加黄连、黄柏，外用丝瓜汁调五倍子末涂之。"[4]

有云：热疝睾丸肿痛，龙胆泻肝汤。肝经湿热下注，阳痿而睾丸发冷，阴汗津润，小便黄赤，便后有余沥，臊气，主龙胆泻肝汤或柴胡胜湿汤。升麻、柴胡、羌活、茯苓、泽泻、黄柏、龙胆草、甘草、当归尾、防己、五味子、麻黄根。

病案举例

1.**孙文垣**治阴挺：一妇有隐疾，子户中突生一物，初长可三寸，今则五寸许矣，状如坚筋，色赤，大可拱把，胀而且痛，不便起止，憎寒壮热，寝食俱减，赧于言，欲求自尽，逡巡百日矣。孙曰：乃阴挺症也。厥阴肝经之脉，女子下系庭孔，湿热则阴挺，犹木有湿热而生蕈也。（毕竟纵不热，则挺收为是。）与以龙胆泻肝汤及猬皮散，当归、黄芩、牡蛎、猬皮、赤芍为末，每用二钱，空心服，米饮汤调下。去后数月来报云：前症果痊[5]。

2.**薛立斋**治肝疝：杜举人名京，年逾三十，阴囊湿痒，茎出白物如脓，举则急痛，此肝疝也，用龙胆泻肝汤而愈。有阴茎肿，或缩或挺或痒，亦以此药治之。《图书集成医部全录·薛立斋医案》按：肝疝又名筋疝，《沈氏尊生书》谓"筋纵痒痛，出白津者，此即筋疝也，宜龙胆泻肝汤主之"。可知本病为肝胆湿热下注之证[5]。

3.**蒲辅周**治前阴疮肿：邹某某，男，62岁，1960年6月28日往诊。患者龟头肿起水泡已10余日，有2个溃疡，经内服外治，肿溃未消，腹股沟淋巴腺亦肿大，脉洪数有力，舌红，苔黄腻，小便黄，大便正常。其人体壮实，善饮酒，喜水果。属酒火水湿郁蒸，湿热注入下焦。以清热利湿为治。龙胆草（酒炒）、黄芩（酒炒）、焦栀子、黄柏（盐水炒）、木通各4.5g，赤小豆、山茵陈、豆卷各9g，泽泻、甘草梢、萆薢各6g。复诊：诸症如前，饮食和大小便俱正常，黄苔略减，脉势稍缓，原方去黄芩加银花藤12g，土茯苓15g，水煎温服。三诊：龟头溃疡渐愈，肿消，黄腻苔再减，脉右缓和，左关微弦数，继以清利湿热为治。土茯苓15g，银花藤、豆黄卷、蒲公英（布包）、山茵陈、川萆薢各9g，泽泻6g，炒栀子4.5g，甘草梢、炒黄柏、白通草各3g，服后肿消溃平而愈[6]。

4.**梁申**治梁某某，女，26岁，患者婚后6年，连续流产4次。每次怀孕后都服安胎丸，不但无效，反而加快流产。第5次怀孕后不再服安胎丸，孕后5个月就诊，证见口苦，脸色及眼球略黄，小便黄赤，舌边尖绛，苔黄滑，脉弦滑数，食欲正常。但此次未服安胎丸，未见流产先兆。根据脉证，此属肝胆火旺，只有泻火才能安胎。急处龙胆泻肝汤治之：龙胆草、山栀子、泽泻、车前子各6g，黄芩、生地各9g，木通、当归各4.5g，柴胡、甘草各3g，水煎服，每日1剂。服3剂后，症状逐渐减退。续服3剂停药。后足月顺产。此后再怀孕3胎，均足月顺产，再未发生流产现象[7]。

5.**李洪成**于1964年治原建国瓷厂工会主席谭某之子，肾结核血尿，住院多日不能止，应邀往视，面色萎黄，舌偏红，苔薄黄腻，脉弦略数，自言夜不能寐，寐则多梦，认为系肝火内盛所致，与龙胆泻肝汤出入，3剂血尿即消失[8]。

引用文献

［1］俞根初.重订通俗伤寒论［M］.上海：上海科学技术出版社，1959：330.

［2］吴谦.御纂医宗金鉴［M］.北京：人民卫生出版社，1963：560.

［3］王雨三.治病法轨［M］.北京：学苑出版社，2015：172.

［4］秦伯未.秦伯未医学名著全书［M］.北京：中医古籍出版社，2003：350.

［5］江瓘，魏之琇.名医类案（正续编）［M］.北京：中国中医药出版社，1996：613，634.

［6］中国中医研究院.蒲辅周医案［M］.北京：人民卫生出版社，2005：190.

［7］梁申.习惯性流产［J］.新中医，1974，（6）：28.

［8］李洪成，李新平，李新晔.中医证候学［M］.北京：中国医药科技出版社，2008：1048.

（三）肾阴消灼候（肝肾湿火转证2）

肝肾湿火证，湿火内蕴，肝火下注于肾，气血交炽，消涸阴液，阻滞膀胱，气化不行，是为肾阴消灼之候，杂病学家亦通称为湿热下注之证，或称膀胱湿热之证。其见症以膀胱气化不利之症象显明，但必兼见肝肾湿火两炽气血之脉症，并以之为主。

通称：湿热下注，膀胱湿热。

内含病例：［中医］热淋，癃闭。［西医］尿路感染，急性膀胱炎，前列腺肥大。

病因病机：肝肾湿火蕴炽，因湿火内蕴，肝火下注于肾，交炽气血，消涸肾阴，阻滞膀胱，气化不利，甚则郁滞肾络，灼伤血络，迫血妄行。

证象组合：气炽+血炽+阴涸+血溢+络郁

主症：**【津气蕴炽】症象**：①寒战，发热。②发热口渴汗出。③面部潮红，呼吸粗促。④口干，口苦，干呕。⑤常有尿意，迫不及待，小便不禁，小便频数，尿量极少，尿道刺痛。⑥大便干结。⑦腹胀，腰酸坠。**舌象**：①舌苔黄白厚腻，质淡红。②苔黄腻。③根部较厚。**脉象**：①左关滑数。②脉弦滑，左关尤甚。③脉弦滑而数。④脉急数。

【血热蕴炽】症象：①神志烦躁。②阴户肿胀，溃烂不堪，臭秽之极。**舌象**：舌红，苔薄黄。**脉象**：脉弦数。

副症：【气化不行】症象：①小便短涩不利，尿频量少，色黄浑浊，色如浓茶。②小便涩痛，小便淋秘，尿道灼热，点滴难下，溺则号痛不已。③少腹胀满。④腹胀，腹痛，腰腹掬胀。⑤二便虚急。⑥小便癃闭。

【阴液消涸】症象：①面赤有油垢。②唇红齿燥。③烦躁不安。④汗出如浴。⑤梦遗。**脉象**：脉濡细而数。**舌象**：舌质红。

宾症：【络脉不和】症象：腰痛绵绵，腰足筋骨酸痛。

【络血妄行】症象：①尿血。②小便浑浊，红白相兼。

治则：当以清泻肝肾为主，降火凉血，兼以淡渗通利，以分解其湿火，而保其阴液。

方证

龙胆泻肝汤兼龙荟丸证：谢映庐方[1]。疏泄肝胆，清热导湿，宣通分利，治淋病湿热下陷，聚于肝经血分，发热口渴，小便淋秘，溺则号痛不已。详见病案1。

龙胆草、木通、泽泻、车前子、柴胡、黄芩、赤芍、生地、焦山栀、甘草、当归、黄连、黄柏、大黄、青黛、芦荟、木香、麝香。

论著和讨论

本证候湿火下注，肝火灼肾，交炽气血，阻滞气化，消灼肾阴，烁伤肾络。王雨三说："肝经之脉，绕阴器而行，主疏泄者也。且火性急速，以助肝之疏泄，故有小便不禁之证（腹胀，常有尿意，迫不及待——笔者注），左关脉滑数是也，宜用泻青丸（龙胆草、大黄各二钱，黑栀子三钱，羌活、川芎一钱，防风、当归酒洗各一钱五分）。"[2]何廉臣说："病中遗滑，湿热袭入精窍，小便涩痛者，导赤散合加味虎杖散，一面养阴通窍，一面化湿泄热，其症自愈。"[3]其治则当以清利肝肾湿火为主。张志千云："新病以实证、热证居多，同时考虑到淋病治法，古人有忌汗、忌补之说，故以疏泄肝胆，清热导湿，宣通分利为法。"[4]

林珮琴说："至赤白浊，由心动于欲，肾伤于色，强忍不泄，败精流溢窍端，时有秽物，如疮之脓，如眼之眵，淋沥不断，由精败而腐居多，亦有湿热流注而成者，须分便浊精浊……当分精瘀精滑，精瘀者先理其离宫腐浊，古方用虎杖散。"[5]吴鞠通说："小便淋浊，茎管痛不可忍……由房事不遂而成。余曰：溺管与精管异途，此症当治精管为是。用虎杖散法，现无虎杖草，以杜牛膝代之。"[6]姚国美说："腹胀，小便不利，解则色黄浑浊，此湿热下壅膀胱，法宜渗利苦泄，七正散主之：车前子、赤茯苓、山栀、木通、龙胆草、萹蓄、生甘草、灯心、竹叶。"[7]

裴慎说："按反复辨证，极具巧思，而成功在于一问，可知四诊之不可偏废。淋病多属肾虚膀胱生热所致，但亦有肝胆经湿热下注者。叶天士以为'淋属肝胆'，言其本也，程钟龄以为'淋为膀胱湿热所致'，言其标也。如色脉合辙，龙胆泻肝汤确有标本兼治之妙。"[4]

病案举例

1.**谢映庐**治淋病：傅瑞廷之女，年十龄，时值六月，发热口渴，小便淋秘，溺则号痛不已。医以利水之药，渴热不减，而阴户肿胀，以三黄、马齿苋敷之，遂则溃烂不堪，臭秽之极，腰胯结核，稍有解尿，则痛号日甚。少腹胀满难堪，余视斯证，内外色脉，悉火象，独唇舌不燥，此湿热下陷，聚于肝经血分，故清利无效。幼女冲任未通，亦无热入血之证。因询食桃子颇多，盖未熟之桃，最能助肝燥血。处龙胆泻肝汤兼龙荟丸（组方见方证），大便下血一瓯，小便乃利，阴溃自愈[1]。

2.**胡肇基**治源某某，女，42岁。自诉寒战发热反复发作已2天，小便尿管刺痛，二便虚急，腰腹掬胀，干呕，口渴，尿频量少，色如浓茶，大便结少。症见：体温40.2℃，神志烦躁，汗出呻吟，面部潮红，咽部红，呼吸粗促，唇红齿燥。小便常规：蛋白（+），红细胞（+），白细胞（++）。舌苔黄白厚腻，质淡红，脉急数。证属：肝经湿热，下迫膀胱。诊为膀胱湿热。治则：泻肝通腑，清利湿热。方药：龙胆草、木通各9g，柴胡、栀子、黄芩各12g，生地、泽泻、车前子、小蓟、白花蛇舌草各18g，玄明粉（冲服）24g。患者服药后，当日泻下大便3次，胶黏黑色，体温下降至38.6℃，神志略为安静。再服2剂（去玄明粉），热退汗止，舌苔明显退薄，尿量增加，尿管通快。继服2剂，症状基本消失，但腰部仍感酸痛。尿常规复查：蛋白（+），白细胞（+）。照前方去小蓟加台乌、沉香，连服4剂，腰痛已除，二便通利。尿常规复查正常，停药[8]。

3.**何子淮**治张某某，33岁。经转第3天量多色红，伴小血块，小便刺痛频数，尿量极少，腰酸坠，口干，舌红，苔薄黄，脉弦数。治宜清利，佐以凉血调冲：蒲公英、车前草、玉米须各30g，生地、丹皮、生甘草各9g，淡竹叶15g，瞿麦12g，荷叶、川黄柏、黄芩炭各4.5g，服2剂，尿频尿痛已除，月经净，续拟原方出入，以求巩固[9]。

4.汪正聪治徐某某，男，19岁。因暑月务农于烈日之下，突然发作小腹胀痛，小便短涩不利，汗出如浴，面赤有油垢，烦躁不安，视其舌质红，苔黄腻，脉濡细而数，系暑热湿浊下阻膀胱所致。急用六一散10g，鲜地龙7条（韭菜地里的），白糖适量，将地龙、白糖放在碗内，待化为水，除去筋膜，再加冷开水半碗，调服六一散。服药约半小时后，小便即利。令其卧床静养，并给以清淡饮食，从此病未再发[10]。

5.杨绍先治癃闭：李某某，男，60岁，1979年9月初诊。10天前出现小腹痛，嗣后小便癃闭，尿道灼热，点滴难下。西医诊为前列腺肥大，住院数日全靠导尿。伴口苦，苔黄，根部较厚、大便干结，脉弦滑、左关尤甚。处方：龙胆草、柴胡各6g，生地黄12g，黄芩、车前仁、泽泻、木通各9g，生栀子、当归、大黄、川牛膝各8g，生甘草3g，1剂。服后约6小时许小便即能自行解出，但量不多，余症稍减，照方再进3剂而痊愈出院。半年后，上症又发，继服取效[11]。

引用文献

［1］谢映庐.谢映庐医案［M］.上海：上海科学技术出版社，1962：159.

［2］王雨三.治病法轨［M］.北京：学苑出版社，2015：170.

［3］何廉臣.重订广温热论［M］.福州：福建科学技术出版社，2010：13.

［4］裴慎.龙胆泻肝汤的古今验案选述［J］.浙江中医药，1965，（11）：33.

［5］林珮琴.类证治裁［M］.北京：中国中医药出版社，1997：453.

［6］吴鞠通.吴鞠通医案［M］.北京：人民卫生出版社.1960：256.

［7］姚国美.姚国美医学讲义合编［M］.北京：人民卫生出版社，2009：206.

［8］胡肇基.龙胆泻肝汤的临床运用［J］.新中医，1976，（4）：49.

［9］何子淮.调冲十法［J］.浙江中医药，1978，4（5）：25.

［10］汪正聪.治小便不利九法［J］.江西中医药，1983，（1）：29.

［11］张良尧，陈宗国，徐广昌.杨绍先中医师运用龙胆泻肝汤的经验［J］.江西中医药，1983，（2）：34

（四）肾阴虚炽候（肝肾湿火转证3）

肝肾湿火证，湿火内蕴肝肾，消涸肾阴，久则内陷阴分，肾阴日耗，湿火内炽，而成肾阴虚炽之候，杂病学家亦通称为阴虚火旺之证。其见症虽有气化不利之症象，但必兼见阴虚与火炽之脉症，并以之为主。

通称：阴虚火旺。

内含病例：［中医］虚淋，血精，痿躄。**［西医］**精囊炎，肾萎缩，乳糜血尿。

病因病机：肝肾湿火虚炽，系湿火内蕴肝肾，或延误失治，或清利太过，耗伤肾阴，湿火内陷阴分，肾阴日损，内火犹炽，甚则煎迫精血，肝肾经脉失养，而成虚多邪少之证。

证象组合：阴虚+阴炽+精滑+血溢+经弱

主症：【阴虚失养】症象：①形体消瘦。②两脚渐细。

【阴热蕴炽】症象：①脊热。②脚跟热痛。③小腹冤热。**舌象：**苔黄腻。**脉象：**脉细弱数。

副症：【阴精不固】症象：①热精自遗。②带多稠黏。

【经脉失养】症象：①腰酸腰痛。②两足痿弱难行。

宾症：【气化不行】症象：①小便频数不利。②小腹胀满。③小便涩痛。

【络血妄行】症象：①精液带血。②尿血。

治则：当以滋养肾阴为主，兼以清降湿火为法。

方证

知柏地黄丸加味证：李斯炽方[1]。治精囊炎，入房后精液带血。详见病案3。

生地、丹皮、泽泻、茯苓、山药、冬瓜子各12g，知母、黄柏、玄参、芦根、枣皮各9g，小蓟、白茅根各15g。

论著和讨论

本证候湿火久羁肝肾，耗伤肾阴，煎迫精血，虚多邪少。何廉臣说："湿袭精窍，阴虚多火者，其证腰酸背热，脚跟热痛，两足痿弱难行，男子精热自遗，女子带多稠黏，每用虎潜丸及加味二妙丸，以渐图功。"[2]其治则总当以滋养肝肾阴液为主，兼以清利湿火为法。李兰舫曰："乳糜血尿，多由湿热内蕴，伤营动血所致，湿性黏腻，多阻滞气分，唯热邪易于入营伤络，故欲治其血，必须明辨其因，详审湿热盛衰。本例血尿屡进清利之法，湿去热留，阴伤络损，如更进清利，徒伤其阴，营络损伤益甚，正犯《内经》'毋虚虚，毋实实'之戒。初治投以清营养阴、和络止血，继以养阴生津，滋水以熄余焰，后期复入填精益肾之品，培其本元，辨证求因，药随证转，获效颇如理想。"[3]姚国美说："小便频数不利，小腹胀满不渴，腰脚痿弱者，乃阴虚夹热，膀胱气化不行，宜滋肾丸益阴清热，佐以化气。”[4]

病案举例

1.李兰舫治吴某某，男，35岁，患血尿经年，时止时发，经南京医院检查，诊断为乳糜血尿，服海群生血尿暂停。1968年血尿复见，经某中医院治疗，服清利湿热药月余，无明显进步，血尿晨轻暮重，行动则血块增多，尿道有灼热感，头晕，心悸，口干，脉象细数，苔光薄舌质红。辨证为湿热伤营，热重于湿，营阴暗耗，阴伤络血不守，治从清营养阴止血：生地24g，丹皮炭、炒白芍、黄柏炭、炒知母，黑山栀各9g，炒蒲黄（包）、阿胶珠各12g，仙鹤草、槐花各15g。服药旬日，血尿渐轻，唯见口干，舌红前半光绛。更方为：生熟地、石斛、天冬、生白芍各12g，龟板（先煎）24g，女贞子、仙鹤草、首乌藤、旱莲草各15g，以养阴生津。继服20余剂，乳糜血尿未再出现，仅有轻度头晕。原方加入山萸肉、枸杞子、淡菜等煎成膏剂以善其后，随访至1974年底未见复发[3]。

2.李斯炽治精囊炎：戴某某，男，32岁，入房后精液带血，形体消瘦，面白不泽，神态萎靡，一身困倦，四肢无力，饮食无味，脉细弱数，舌苔黄腻。精液检：红细胞（++），白细胞少许，革兰氏阴性杆菌。知柏地黄丸加味（组方见方证）主之[1]。

3.兰国强治右肾萎缩伴右肾功能不全：刘某某，女，45岁，6年前右输尿管取石术后，腰痛面浮肿，小便涩痛，淋漓不尽。尿常规：红细胞（+++），白细胞（++），脓球（++）。舌红苔薄黄，脉沉细滑。为阴虚火旺挟湿，当滋阴清热，利湿通淋，六味地黄汤加减：生地、茯苓各20g，枣皮、怀山药、泽泻、枸杞子、茅根、藕节、大小蓟各15g，丹皮、知母各12g，黄柏10g，甘草6g。半月后，腰痛明显减轻，血尿消失，浮肿消退，仍有少量白细胞，去茅根、藕节，加蒲公英18g、白花蛇舌草15g，服药1个月，症状全部消失[5]。

引用文献

［1］成都中医学院.李斯炽医案（二）［M］.成都：四川人民出版社，1983：157.

［2］俞根初.重订通俗伤寒论［M］.上海：上海科学技术出版社，1959：266.

［3］李兰舫.乳糜尿治疗八法［J］.浙江中医药，1978，4（4）：21.

［4］姚国美.姚国美医学讲义合编［M］.北京：人民卫生出版社，2009：206.

［5］兰国强.六味地黄汤加减治验［J］.贵阳中医学院学报，1989，（1）：32.

（五）君相失宁候（肝肾湿火变证）

肝肾湿火证，肝火下扰于肾，上扰于心，相火擅权，君火不宁，邪火与正火交炽，耗伤肾阴，逼迫精血，而成君相失宁之候，杂病学家通称木火通明，亦通称为心肾不交之证。其见症以阴虚与火扰之脉症为主，亦可有火逼精血之症象。

通称：木火通明，心肾不交。

内含病例：［中医］遗精，阳痿，阳强，小便不禁。

病因病机：肝肾湿火虚炽，因湿火内蕴，肝火扰肾扰心，相火扰动君火，邪火与正火交炽，消灼肾阴，逼迫精血。

证象组合：阴虚+阴炽+神扰+精滑+血溢

主症：**【阴虚失养】症象**：①头晕，耳鸣。②神疲体倦。③胫酸。④阳痿。**脉象**：脉象细数。**舌象**：苔光薄舌质红。

【阴热蕴炽】症象：①口干苦，目赤。②尿黄，尿赤，溲浑赤，尿道有灼热感，茎中痒痛。③小便不禁。④大便干结。⑤阴茎易举，阳强不倒。**脉象**：①脉弦数有力。②脉左关尺弦大。**舌象**：舌苔黄燥，质红。

副症：**【神志不宁】症象**：①噩梦不能安睡。②心悸。

【阴精不固】症象：遗精。

宾症：**【络血妄行】症象**：尿血。

治则：当以清降君相之火为主，兼以滋养阴液为法。

方证

1.三才封髓丹证：曹仁伯方[1]。又名三才封髓丸。功能补肾泻火，健脾开胃。治脾肾不足，遗精腰酸，食欲不振，精神疲乏等症。详见病案1。

天门冬、熟地黄、党参、黄柏、砂仁、炙甘草22.5g。

2.龙胆泻肝汤证：李东垣方[2]。功能泻肝经湿热。治肝经实火而致的胁痛，口苦，目赤，耳聋，耳肿；肝经湿热下注而致的小便淋浊，阴肿，阴痒，妇女带下。详见论著。

龙胆草、生地黄、当归各0.9g，柴胡、泽泻各3g，车前子、木通各1.5g（近代方有黄芩、栀子）。水煎服。

论著和讨论

本证候湿火久羁肝肾，相火扰动君火，所谓“木火通明”。邪火与正火交炽，消灼肾阴，煎迫精血，正虚火炽。曹仁伯曰：“厥阴肝脏又有湿热助其相火，火动乎中，必摇其精，所谓肝主疏泄也。”[1]有说：有梦遗精……如脉来左手关脉弦数，阴茎易举，或茎中痒痛，常欲如小便，此为肝经湿火下注，可用龙胆泻肝汤以泻肝火。裴慎说：“按小便不禁，多见于年衰气弱，或中风及大病后因气不固摄所致。肝家郁之证，尚属仅见。误补复发，龙胆泻肝汤（组方见方证）既清‘转炽之郁热’，并泻补药所致之湿浊，医其疾而又医其‘药’，可知医理非止一端，辨证论治，贵在灵活。”[2]

治则当急泻君相之火，兼养其阴液；或先清泻其心肝与肾之湿火，火去再养其阴，故曹仁伯曰：“虚则补之，未始不美；而实则泻之，亦此证最要之义。”[1]裴慎按：“精之主宰在于心，精之藏制在于肾，心肾气虚，则精自遗。故填精镇心，为治遗泄常法。但亦肝热而致遗精者，因主闭藏者肾，主疏泄者肝，两脏皆有火而上系于心，肝又为肾之子，木焚则水自沸，故相火擅权则君火不宁，乃噩梦作而精元不守，龙胆泻肝汤中有导赤散以清君火，加知柏以去肾热，朱丹溪所谓‘精滑专主湿热’者，颇与本案合辙。”[2]有曰：阳强不倒，柴胡清肝汤，柴胡、人参、山栀、黄芩、川芎、连翘、桔梗、甘草；或小柴胡汤加川黄连，大剂行其湿热，少佐黄柏，降其气逆，外用丝瓜汁调五倍子末敷之即愈；或龙胆泻肝汤。

病案举例

1.**曹仁伯**：肾者主蛰，封藏之本，精之处也。精之所以能安，其处者全，在肾气充足，封藏乃不失其职。虚者反是，增出胫酸、体倦、口苦、耳鸣、便坚等证，亦势所必然。然左尺之脉浮而不静，固由肾气下虚，而关部独弦、独大、独数，舌苔黄燥，厥阴肝脏又有湿热助其相火，火动乎中，必摇其精，所谓肝主疏泄也。虚则补之，未始不美；而实则泻之，亦此证最要之义。天冬、生地、党参、黄柏、炙甘草、砂仁、龙胆草、山栀、柴胡。再诊：大便畅行，口中干苦亦愈，左关之脉大者亦小，唯弦数仍然，尺亦未静，可以前方增损。三才封髓丹（组方见方证）加茯神、龙胆草、柏子仁。三诊：久积之湿热，下从大便而泄，然久病之体，脾肾元气内亏，又不宜再泻，当以守中法。异功散加白芍、荷叶蒂、秫米。四诊：大便已和，脉形弦数，数为有火，弦主乎肝，肝经既有伏火，不但顺乘阳明，而且容易摇精，精虽四日未动，究须小心。三才封髓丹加陈皮、白芍。另猪肚丸：苦参、白术、牡蛎、猪肚[1]。

2.**李中梓**治小便不禁：俞玄倩，忧愤经旬，忽小便不禁。经李治愈，后因他医误补复发。再求治，李曰：肝家素有郁热，得温补而转炽。以龙胆泻肝汤加鸡肠服之，四剂即止，更以四君加黄连、山栀，一月而痊[3]。

3.**某医**治阳痿：庐，男，36岁，患阳痿，头眩，口苦，尿赤，脉弦数，以肝胆湿下注论治，连进龙胆泻肝汤4剂，诸症全除。再进滋阴八味丸，迄未复发[2]。

4.**某医**治遗精：刘，男，素嗜烟酒，湿热内蕴，肝火炽盛，扰动精府，致噩梦遗精，不能安睡，头晕神疲，口苦干，溲浑赤，大便干结，脉弦数有力，舌苔黄质红。用龙胆泻肝汤加知、柏等味而愈[2]。

引用文献

[1] 柳宝诒等.增评柳选四家医案[M].南京：江苏科学技术出版社，1983：158.

[2] 裴慎.龙胆泻肝汤的古今验案选述[J].浙江中医药，1965，(11)：34.

[3] 李中梓.中华医书集成·医宗必读[M].北京：中医古籍出版社，1999：181.

第四节　燥火证类（13证65候）

燥火证，燥火者，燥而后火也，亦有内外之分。外感总由温热暑燥等阳邪，或风寒化热，耗伤津液而化燥；或由湿邪，湿竭化燥，由燥热而后化火。举凡风、寒、暑、湿、温、燥均可化燥化火，而成燥火之证。内伤之火，或由饮食积久化热化燥，然后亦成燥火之证。或情志之火，尤以肝、胆、心、肾之君、相、龙、雷之火，暗耗阴液，亦可致燥动火。然燥火之证，总以外因为多，内外合邪者尤多，故多见于外感病之中期、后期，证多急重险恶。内因所致者，多见于杂病，其病较缓，其证亦善。然内火素重者，常易招外邪，尤易招风寒之邪，虽感风寒，却易与内火同化，且化火极速。虽谓外感触发内火，而实为内火易招外邪也，前贤“下不厌早”之说，恐亦基于此耶。

外感之邪化燥化火，多起于上、中二焦，阳邪灼伤肺津胃液，而化燥化火，是为外感燥火证之本病；下传大肠，或由胃入脾，与宿食、糟粕互结，而为胃肠、脾胃合病之燥火证；如胃火横入于胆，挟胆中木火而动，是为胆胃并发之燥火证。以上病变均在气分，即温热家所称之顺传之证。所谓逆传者，系由肺胃气分上传于心，邪由气分传入营血，故心胃、心肝之燥火，为气分与营血合病之证。如更深入下焦阴分，伤及肾阴，而成心肾、肺肾之虚实并发之燥火证，均系逆传之变证。以上均为外邪或内外合邪之燥火证。内火发病，因肝胆而起，因情怀不遂，肝郁化火，是为内发燥火之本病；肝火上乘于肺，横犯中焦，以致肝肺、肝胃、肝脾合病；肝火下吸肾水，致肝肾龙雷之火并发，即内伤燥火之并病。

火性急速，故燥火之证，病多急重，燎原之势莫制，阴津立有竭绝之虞。其治则贵在急急清泻其火，以救其津液，火泄津回，病亦不难速解。若延误失治，火炽津枯，津液枯竭，每致厥脱而莫可措手，故仲景有云："一逆尚引日，再逆促命期。"

证候系统：表3–7–4。

表3–7–4　燥火证证候结构表

病因	本病	合病		并病
外火	肺胃燥火证	气分	胃肠燥火证、脾胃燥火证	胆胃燥火证
		血阴	心胃燥火证、心肝燥火证	肺肾燥火证、心肾燥火证
内火	肝胆燥火证	肝肺燥火证、肝胃燥火证、肝脾燥火证		肝肾燥火证

一、肺胃燥火证（燥火外火本病）（6候）

肺胃燥火证，为上、中焦气分燥火之证，多由风、热、温、暑等阳邪吸自口鼻，内传肺胃气分，久未得解，耗伤肺津胃液，以致化燥化火，可见于新感、温暑中期，亦可见于伏气、温暑溃发之时，其病尚浅，治疗得法，变证尚少，倘延误失治，亦难免内陷，入营入血，甚则逆传入心。

肺胃燥火证，燥火蕴炽于上、中二焦，轻则上扰清气，重则蒸炽津液。如不得清解，每有由气入血，气血两炽之患。如久恋不解，必伤残气液，即成正虚邪实之证。若有失误，则邪盛内闭，正气不支，而有厥脱之变。

肺胃燥火证，燥火炽灼，耗伤肺津胃液。其治则总宜辛甘凉润，清肃肺胃，甚则可参以苦降通下，使燥火下行，以保存津液，津液存即无内陷之忧。故邪未结实者，自当以清为主，何廉臣有云："上焦邪气开通，天气下降，地气自随之而运行。"[1]所以清解亦可作清泄之用。清之不去，然后再兼苦泄或咸润以清泄之。如已结实，则以急下为宜，下后未除，再行清解可也。

证候别称：风热上受，上焦风火，客寒包火，邪热壅肺，风温犯肺，燥热犯肺，阳明腑实，二阳并病，太阴阳明俱病，阳明经腑俱热，湿竭化燥，暑伤阳络，温毒入营血，热盛神昏，阳明痉症，逆传心包，内闭外脱。

病名：温病，春温兼寒，春温变症，风温，冬温，阳明伏温，伏暑，瘟疫，结胸转脱，麻疹喘促，咯血，暑瘵，鼻衄，吐血，便闭，冬温喉痛，齿痛，白喉，风热白喉，鼻渊，风火喉症，烂乳蛾，喉痹重症。

证候系统：详见图3–7–30。

本证————清气失宁候、清气郁炽候、清气蕴炽候、津气蒸炽候
转证————气血郁炽候、气血蕴炽候、气血蒸炽候、气液消灼候、肺失清肃候
变证————津气炽闭候、津气闭脱候

图3–7–30　肺胃燥火证证候结构图

引用文献

［1］俞根初.重订通俗伤寒论［M］.上海：上海科学技术出版社，1959：264.

（一）清气失宁候（肺胃燥火本证1）

肺胃燥火证，燥火内蕴肺胃，上扰清气，逆于清道，致空窍失利，是为清气失宁之候，杂病学家亦通称为风热上受，或上焦风火之证。其见症以清空与清窍症象显明，但必兼见肺胃燥火内炽之脉症，与风热、风火之证有别。

通称：风热上受，上焦风火。

内含病例：［中医］冬温喉痛，齿痛，白喉，鼻渊，风火喉症，烂乳蛾。［西医］鼻窦炎，鼻息肉，急性扁桃体炎，慢性咽炎。

病因病机：肺胃燥火蕴逆，或先感风热于上，或感受风燥，蕴于肺胃，不得宣解，耗伤津液而化燥化火，上扰清气，逆行清道，蒸炽于空窍，而成火炽上焦之证。

证象组合：气蒸+空窍不利

主症：【津气蕴蒸】症象：①面赤，发热，壮热不退。②口渴引饮，烦渴。③口苦咽干，口秽重浊。④咳嗽。⑤项肿。⑥便秘便干。⑦小便黄赤。⑧腹胀痛拒按。⑨手足冰冷，时有手足抽动。⑩神疲昏睡。**舌象：**①舌苔黄腻。②舌红苔黄燥。③苔薄。**脉象：**①脉滑数。②脉洪数。③脉沉实而数。**指纹：**紫暗。

副症：【清空不宁】症象：①头昏。②头胀头痛。

宾症：【清窍不利】症象：①鼻阻塞，流黄色黏脓涕。②口干咽痛，咽部充血。③两侧扁桃体焮红肿大，表面满布奶白色伪膜。④呼吸喘促，鼻翼扇动，喉中痰声如拽锯，语声嘶哑，饮食则呛。⑤舌体肿胀出血。⑥齿痛。⑦喉痹失音。

治则：当以清泄其肺胃燥火为主，火降热泄，清气自宁。

方证

1.疏邪利咽，清热解毒方证：朱大年方[1]。治烂乳蛾（急性渗出性扁桃体炎），风热夹胃火互结咽喉，咽疼，两侧乳蛾上有白色腐块，头胀痛，口渴引饮。详见病案1。

银花、连翘、僵蚕各9g，马勃、黄连、生甘草各3g，生石膏30g，桔梗2.4g，射干6g，板蓝根15g，汗出热降，去僵蚕加焦山栀9g，生石膏改60g。

2.清瘟败毒饮加减证：张侨保方[2]。清肃肺胃，泻火解毒，清利咽喉。治肺胃热毒，熏蒸咽喉。详见病案4。

生石膏15g，生大黄（后下）12g，银花、连翘各10g，知母、黄芩、生甘草、牛蒡子、赤芍各6g。

3.辛夷清肺饮证：华良才方[3]。疏风散邪，清热利浊，治鼻息肉复发，常易感冒，鼻阻塞，头昏，头痛，流黄色黏脓涕，口苦咽干，便干溲黄。详见病案5。

辛夷、苍耳子、焦山栀、炙枇杷叶、百合各10g，生甘草、知母、麦冬各8g，煅石膏15g，炒黄芩、升麻各6g。

论著和讨论

本证候肺胃燥火，上扰清道，逆于空窍。其治则当清泻肺胃之燥火，火降则清气自宁，空窍自清，故俞根初说："冬温，喉痛齿痛者，竹叶石膏汤去半夏加制月石1.2~1.5g，青箬叶9~15g，玄参9~12g，外吹冰硼散，辛甘凉润，肃清肺胃。"[4]邵仙根亦云："邪伤上焦，蕴于肺胃，喉痹失音等象，较大头瘟之肿在肌表者，更深一层矣，此症邪干肺胃，当用射干以发肺邪，石膏以泻肺热，犀角以解胃毒，大黄以疏胃壅，方为正治。"[5]姚国美说："血从舌出，名曰舌衄，舌尖赤色作痛，如有针孔，出血如线者，属心火上炎，宜生脉散加生地、蒲黄之类；舌体肿胀者，属胃热，宜竹叶石膏汤加蒲黄、藕节之类。二者均属火热偏亢，故重清凉苦降。"[6]如见腹胀便闭，苔黄燥，脉沉实，燥火已结阳明者，又当峻下热结以急图之。

徐永岳按："白喉之症发病急骤，是急性呼吸道传染病之一。古代医家称为'白缠喉风'，认为是疫疠之气吸入口鼻，内应肺胃。咽喉是肺胃之门户，肺胃二经疫毒火邪在内蒸腾，迫之于上而成此症。一般可分疫毒、阴虚两类，其症又可分轻、中、重三型。本例（见病案2）是白喉之重型，属疫毒阳热偏盛所致，笔者根据本院叶延春老中医的经验，治疗以清解疫毒为主，方中以苦寒泻火解毒的大黄为君；玄参咸寒，清热解毒散结；金果榄苦寒清热解毒，消肿止痛；川贝化痰止咳，清热散结；天花粉清热生津，消肿排毒；枳实行气消痰散结；薄荷疏风清热，辛凉透表；甘草清热解毒，调和诸药；皂荚能治咽喉痹塞，除痰止喘咳；生萝卜又有清热止渴，宽中化痰，利大小便的作用，取汁代茶，能助药效。本方经用多年，效果甚满意，但对虚火上干肺胃，蒸迫咽喉的阴虚白喉不宜使用。"[7]

病案举例

1.朱大年治烂乳蛾（急性渗出性扁桃体炎）：季姓，女，11岁，壮热10天不退，咽红疼痛，两侧乳蛾上有白色腐块，头胀痛，口渴引饮，小便黄赤，脉数，苔薄。此风热夹胃火互结咽喉，此疏邪利咽，清热解毒（组方见方证），汗出热降，去僵蚕加焦山栀9g，生石膏改60g，2剂热退，诸症消退[1]。

2.徐永岳治郑某某，女，12岁，1974年9月20日初诊。患者发热、咽喉疼痛数天后在当地治疗，诊断为白喉，因疗效不显著转来我院。查患者发热，口渴，项肿，便秘3天未解，咽部充血，两侧扁桃体焮红肿大，表面满布奶白色伪膜，呼吸喘促，鼻翼扇动，喉中痰声如拽锯，语声嘶哑，饮食则呛，口秽重浊，舌红苔黄燥，脉洪数。伪膜直接涂片检查有白喉杆菌。处方：大黄、金果榄、川贝母、天花粉各12g，玄参24g，枳实9g，甘草、薄荷各4.5g，小皂荚1.5g，2剂，水煎服。同时用生萝卜5斤捣汁当茶饮。二诊：大便得通，热退，扁桃体肿势减半，白色伪膜残存，呼吸较畅，痰声轻微，语音较清，能稍进软食，唯咳嗽较剧。原方大黄改用6g，皂荚改用1g，加牛蒡子、瓜蒌壳9g继服2剂。三诊：上症已除，唯喉部稍红不适，干咳少痰，精神倦怠，胃纳欠佳，舌红少苔，脉细数。此乃病后正气虚弱，肺胃阴津不足，拟滋养阴液、调理脾胃之剂以善后，选用《时疫白喉捷要》"养正汤"加减：玉竹、麦冬、川贝母、酒白芍各9g，山药、生地、茯苓、天花粉、北沙参各12g，太子参18g，3~5剂以善后[7]。

3.陈海涛治王某某，女，3岁半。5日前因天气炎热夜宿于外，次日即恶寒发热，因失治而致高热（体温40.5℃）面赤，口渴频频饮水，咽痛，双乳蛾肿大，腹胀痛拒按，小便短赤，舌红苔黄燥，脉沉实而数。初病为外感风热，热毒上炎，因失治而邪热传里，蕴于胃肠，耗津伤液，形成阳明腑实。治宜峻下热结，解毒利咽：大黄4g，芒硝、枳实、玄参各5g，厚朴、寸麦冬各6g，银花10g，射干8g，服1剂后，大便一行，腹胀减，热清神安。出院带养阴利咽之药3剂而愈[8]。

4.张侨保治包某某，男，9岁。1977年冬，发热，咳嗽，咽喉疼痛，吞咽困难而去某医院就诊。经检查：体温39.5℃，双侧扁桃体高度充血肿大。血化验：白细胞13500/mm^3，中性68%，淋巴32%。诊断：急性扁桃体炎。因青霉素过敏而转中医治疗。患儿呈急性病容，痛苦表情，口干咽痛，尿黄便结，苔黄，脉数。此属肺胃热毒，熏蒸咽喉。法当清肃肺胃，泻火解毒，清利咽喉。用清瘟败毒饮加减（组方见方证）。1剂后，大便通下，秽浊极臭，咽痛见减，体温降至38.8℃，苔薄黄，守前方去大黄，加麦冬10g。继服3剂，热已退清，精神转佳，咽喉仍有干痛感，扁桃体正常，苔微黄，以北沙参、麦冬、桔梗、甘草、天花粉养咽润喉而愈[2]。

5.华良才治杨某某，女，50岁。1983年2月23日初诊，自述患右侧慢性化脓性鼻窦炎合并鼻息肉已8年，1980年11月曾做过右侧鼻息肉摘除术，术后2年鼻息肉复发，常易感冒，致使鼻窦炎反复发作，于半月前因操持家务过劳及患感冒失治，又现鼻阻塞、头昏、头痛、流黄色黏脓涕、口苦、咽干、便干溲黄等症，脉滑数，舌苔黄腻。鼻腔检查：右侧中鼻道有息肉2个，中鼻甲息肉样变性，鼻腔有多量黄色黏液脓性分泌物，左鼻腔未见明显病变。1980年11月曾做过X线拍片检查：右侧上颌窦黏膜肥厚，并有2个圆顶状突出影。诊断为右侧慢性上颌窦炎并有息肉增生。曾动员做鼻腔息肉摘除及上颌窦根治术，未接受后者。临床诊断为右侧慢性化脓性上颌窦炎急性发作（过敏+感染性）。中医辨证属于虚实错杂，寒热交夹型。先予辛夷清肺饮（组方见方证）疏风散邪，清热利浊。服药8剂，鼻阻塞、头昏头痛、口苦咽干等症减轻，黄脓涕已止。建议做右侧鼻腔息肉摘除术。术后1周，开始服补中益气汤和苍耳子散加减35剂。1985年6月26日随访，自述2年多来很少感冒，即使感冒症状也轻，未曾引起鼻窦炎发作，鼻腔息肉亦未见复发[3]。

引用文献

［1］朱大年.治验烂乳蛾1例［J］.上海中医药杂志，1965，（11）：27.
［2］张侨保.温病发热治法四则［J］.江西中医药，1983，（1）：5.
［3］华良才.化脓性鼻窦炎证治［J］.浙江中医学院学报，1985，（6）：22.
［4］俞根初.重订通俗伤寒论［M］.上海：上海科学技术出版社，1959：268.
［5］吴坤安.伤寒指掌［M］.上海：上海科学技术出版社，1959：卷四31.
［6］姚国美.姚国美医学讲义合编［M］.北京：人民卫生出版社，2009：211.
［7］徐永岳.白喉治验［J］.新中医，1980，（1）：15.
［8］陈海涛，朱新年.通下法为主治疗高热验案介绍［J］.中医杂志，1982，（12）：17.

（二）津气蒸炽候（肺胃燥火本证2）

肺胃燥火证，燥火内蕴，炽灼肺胃津液，甚则下传入肠，与糟粕搏结，而成津气蒸炽之候，时病学家通称为阳明腑实证，或二阳并病，太阴阳明俱病，阳明经腑俱热，或湿竭化燥之证。其见症以火炽与津伤之脉症为主，剧者可兼见神志昏蒙之症象。

通称：阳明腑实证，二阳并病，太阴阳明俱病，阳明经腑俱热，湿竭化燥。

内含病例：**［中医］**温病，春温变症，风温，阳明伏温，伏暑。**［西医］**大叶性肺炎。

病因病机：肺胃燥火蕴炽，系肺胃燥火不解，由上焦蔓延，传入肠中，与胃肠糟粕相搏，无形之热渐变为有形之实火。

证象组合：火炽+津灼+气滞+神蒙

主症：**【津气蕴炽】症象**：①大热，身热灼手，日晡益甚。②胸膈灼热，脘腹灼热。③少腹热灼如焚，至下午尤甚，坐卧不安，苦难名状，夜不安寐。④面色红赤，气粗声高。⑤大汗淋漓。⑥心烦，烦躁不安。⑦口苦唇赤，大烦渴。⑧便秘。⑨尿短赤极臭。⑩赤斑，周身如锦纹。**舌象**：①舌苔边黄。②苔黄燥。**脉象**：①弦数有力。②右脉沉伏而数，左脉小实。

【津液消灼】症象：①唇焦烦渴。②渴欲饮水。③咳嗽痰多痰黏。④小便短涩而赤，大便闭结。**舌象**：①舌红苔黄燥。②黄糙，中心部黑燥而厚，起刺。**脉象**：①脉象细数。②脉尽伏。

副症：**【清窍不利】症象**：①咽喉肿痛。②口舌生疮。③目赤。④咳呛，干咳。

【气机不利】症象：①胸膺板闷，胸痛脘闷。②胃脘拒按，腹胀痛拒按。③腹满不大便。

宾症：【神志昏蒙】症象：①时时谵语，神昏妄笑。②骂詈狂乱，不避亲疏，弃衣而走。

治则：当以急急清泄肺胃燥火为主，甚则兼以通降下泄，速驱其燥结之邪。

方证

1.凉膈散证：《太平惠民和剂局方》方[1]。功能清热解毒，泻火通便。治外感热病，肺胃热盛，症见高热头痛，烦躁口渴，面赤唇焦，咽喉肿痛，口舌生疮，大便秘，小便赤。详见论著。

连翘二斤半，大黄、甘草、芒硝各二十两，栀子、黄芩、薄荷各十两。上药为粗末，每服二钱，加竹叶七片，蜂蜜少许，水煎服。

2.凉膈白虎加减证：王德藩方[2]。清阳明之热，治但热不恶寒，日晡益甚，面红唇赤，烦躁大汗，时时谵语，咳嗽痰黏。详见病案4。

石膏、粳米各18g，甘草3g，青蒿、黄芩各4.5g，知母、淡竹叶、连翘、栀子各9g。

论著和讨论

本证候肺胃燥火渐传中焦，入肠中与糟粕相搏，化燥化火。吴坤安说："如见目赤唇焦，舌黄燥刺，大热烦渴，汗出津津，此阳明血热火盛，切忌风药升散，宜凉膈散（组方见方证）加石膏。"[1]薛生白说："湿热证，发痉神昏笑妄，脉洪数有力，开泄不效者，湿热蕴结胸膈，宜仿凉膈散。若大便数日不通者，热邪闭结肠胃，宜仿承气微下之例。"[3]曹炳章亦云："四边色红，中心干或黄，并烦渴烦热者，乃上焦气热烁津，急用凉膈散，散其无形之热，勿用血药。"[4]治则以清下为法，尚未结实者，以清为主。何廉臣曰："浊热黏腻之伏邪，依附胃肠渣滓者，则攻之一法又未可缓施。或用苦泄，枳实汁、酒浸生大黄之类；或用咸润法，如风化硝、玄明粉之类；或用滑降，如泻叶、炒瓜蒌皮、鲜圆、皂仁、郁李仁之类。但下宜适中，不可太过，且上焦邪气开通，天气下降，地气自随之以运行，又何必峻下乎？"[5]仍以清宣上、中焦为法，清之不去，然后再兼苦泄或咸润。如已结实，则以急下为宜，下后未除，再行清解。

病案举例

1.吕沧洲治一人，病伤寒十余日，身热而人静，两手脉尽伏（似阴证）。俚医以为死也，弗与药。吕诊之，三部举按皆无，其舌苔滑，而两颧赤如火（似戴阳），语言不乱。因告之曰：此子必大发赤斑，周身如锦纹。夫脉血之波澜也，今血为邪热所搏，淖而为斑，外见于皮肤，呼吸之气，无形可依，犹沟隧之无水，虽有风不能成波澜，斑消则脉出矣。及揭其衾而赤斑烂然。即用白虎加人参汤化其斑，脉乃复常，继投承气下之愈[6]。

2.周小农治福生轿役，佚其姓，患温邪挟积，绵延至二旬外，热恋渴饮，咳嗽痰多，脉洪，舌红中有薄白。察前医处方，由银翘散而白虎汤，均已用过。谛思其故，风为阳邪，辛凉及甘寒已进，曷以热仍不退。因按其腹，才上手即呼痛。乃知积横于中，气不舒展，温邪熏蒸，津化为痰。不祛其积，邪不得撤。因疏连翘、黑山栀、杏仁、象贝母、淡子芩、薄荷、竹叶、风化硝、枳实、竹茹、瓜蒌仁，另鲜梨汁、荸荠汁、萝卜汁等温服。便解渐通，热渐退凉，不数剂而愈[7]。

3.王德藩治包姓妇，名依珠者，年59岁，因患寒热头痛，经服六和汤数剂不愈，更服六和汤加桂附数剂而病加剧。细察患者，但热不恶寒，日晡益甚，面红唇赤，烦躁大汗，时时谵语，咳嗽痰黏，大便3日未通，小便短涩而赤，脉象沉数有力，舌质鲜红，中有小片黄苔，渴喜热饮。余见患者一切症象均属阳证，独以渴喜热饮，颇觉跷蹊。盖论上述脉症当用白虎，但喜热饮又为白虎之大忌，何况乡人本畏石膏如虎乎！筹思再再，乃悟此病本因过服热药，以热济热，遂呈热极似阴之象，因而渴喜热饮也。急宜先清阳明之热，主以凉膈白虎加减治之（组方见方证）。方中去硝黄者，以其虽三日未便，尚无腹满之症，且年长病延，当以经症为急；改薄荷为青蒿者，因时值夏月，取青蒿能清暑辟秽也。因念乡人甚畏石膏，故方中只用18g，嘱其服后如见安爽，当晚可再服1剂。果病家见方中有石膏，乃大加考虑，经余再三陈说乃释。翌日复来邀诊，说昨已遵嘱服药2剂，今晨烦热已减，小便已畅，不再热饮，唯昨晚睡中尚有谵语一两次。察脉舌如昨，咳痰仍黏，乃照前方倍用石膏，再加清肺化痰之药2剂，并以甘油栓导肠。三诊时，热净，大便已通，诸症均已。继以沙参、麦冬、海蛤、竹茹、川贝母、麦芽、内金之类，清热养阴，健运脾胃，以善其后[2]。

4.连建伟治朱某某，男，54岁，病起5日，先觉头痛咳呛，继而胸膈灼热，烦躁不安，腹满不大便，舌苔黄燥，右脉沉伏，左脉小实。证属风温，太阴阳明俱病，治宜上清下泄，用凉膈散加减：生大黄（后入）、玄明粉（冲）、知母各6g，生甘草4.5g，银花15g，连翘、黄芩、黑山栀、淡竹叶、象贝母、光杏仁各9g，芦根30g，3剂。复诊：大便得解，头痛烦热亦见好转，唯咳呛夜剧，苔仍黄燥，脉来略数。再拟清肃太阴，通泄阳明：银花15g，连翘、黄芩、黑山栀、象贝母、光杏仁、牛蒡子各9g，知母6g，全瓜蒌（仁打）18g，芦根30g，生大黄4.5g，生甘草3g，3剂。服药后病愈。按：本例患者头痛咳呛，证属太阴；而烦热腹满不大便，舌苔黄燥，则温邪已传至阳明。其右脉沉伏，左脉小实，乃阳明里实，气血塞滞之征，最宜细辨。方取凉隔散加减，能使上中二焦之邪热上清下泄，则诸症自解[8]。

5.楼星煌治阳明伏火（大叶性肺炎）：徐某某，女，19岁，患左侧大叶性肺炎，住院治疗已逾半月，高热消退，但X线复查仍见左肺中下阴影，血检白细胞、中性细胞数增高，曾使用多种抗生素，未能获效。症见胸痛脘闷，心烦口苦，纳减神疲，便秘4日，舌苔边黄、中心部黑燥而厚，脉象细数。证属阳明邪热与燥矢互结，内灼津液，治拟通腑泻积，清泄伏热：生石膏（先煎）30g，知母、生大黄（后入）、玄明粉（冲）、枳实、川厚朴、焦山栀、淡豆豉各9g，生甘草4.5g。服药2剂，大便始通，黑苔渐退。4剂后，大便通畅，黑苔退净，脉转沉缓，血检白细胞数恢复正常。继用养阴生津，健脾培本之剂调治廿余剂，X线复查左侧中下阴影吸收消失，痊愈出院[9]。

引用文献

[1] 吴坤安.伤寒指掌［M］.上海：上海科学技术出版社，1959：卷四14.
[2] 福建省中医研究所.福建中医医案医话选编（第一辑）［M］.福州：福建人民出版社，1960：307.
[3] 王士雄.温热经纬［M］.沈阳：辽宁科学技术出版社，1997：43.
[4] 曹炳章.彩图辨舌指南［M］.南京：江苏人民出版社，1962：卷二27.
[5] 俞根初.重订通俗伤寒论［M］.上海：上海科学技术出版社，1959：264.
[6] 江瓘，魏之琇.名医类案（正续编）［M］.北京：中国中医药出版社，1996：15.
[7] 周小农.周小农医案［M］.上海：上海科学技术出版社，1962：35.
[8] 连建伟.风温［J］.浙江中医学院学报，1983，(2)：49.
[9] 楼星煌.清热通下法在温热病的应用［J］.浙江中医学院学报，1985，(6)：27.

（三）气血郁炽候（肺胃燥火转证1）

肺胃燥火证，新感风寒郁于外，肺胃燥火交炽于气血之分，不得宣达于外而炽灼于内，是为气血郁炽之候，其见症虽以肺胃气血交炽之脉症为主，但必兼见表郁不宣之症象。

通称：气血交炽。

内含病例：［**中医**］麻疹喘促，喉痹重症。［**西医**］麻疹病毒肺炎。

病因病机：肺胃燥火郁炽，因燥火先蕴于肺胃，感风寒新邪而触发，新邪外郁于表，伏火不得外达，由气入血，交炽于内，为外闭内炽之重证。

证象组合：表郁+气炽+血炽+液灼

主症：【**腠理不宣**】**症象**：①壮热无汗。②头面身躯散在稀疏斑丘疹，色淡红。**舌象**：舌红苔薄白。

【**津气蕴炽**】**症象**：①壮热。②口干欲饮。③便秘，便泄，溲赤。④咽痛红肿，喉关以内白腐满布，喉肿关小。⑥气促鼻扇。**舌象**：①苔薄腻。②舌红苔黄。**脉象**：①脉数。②脉滑数大。

【**血热蕴炽**】**症象**：①胸闷懊烦。②鼻衄。③散在斑丘疹，色红而活。**舌象**：舌质红。

副症：【**津液消灼**】**症象**：口碎作痛。

宾症：【**清空不宣**】**症象**：头痛。

治则：当宣表透邪与清解肺胃气血之伏火并用，使伏火外达而解。

方证

1.大剂泄热方证：张聿青方[1]。治喉痹重症，肺胃之热蕴结，痧疹并发，喉关以内白腐满布。详见病案1。

郁金、桔梗各4.5g，山豆根、京玄参、牛蒡子、大贝母、连翘各9g，羚羊片（先煎）6g，生石膏（打）、射干各2.1g，茅根（去心）、芦根（去节）各30g，鲜荷叶21g。

2.麻杏甘石汤加味证：陈汉京方[2]。清热透疹宣肺，治发热咳嗽，出疹，气促鼻扇。详见病案2。

麻黄、生甘草、川黄连、紫草各3g，杏仁、山栀、桃仁各9g，黄芩12g，红花2.4g，牛蒡子、前胡各4.5g，石膏、大青叶各30g。

论著和讨论

本证候新邪外郁于表，伏火炽于气血，不得外达。张聿青说："时令之邪与湿相合，致一阴一阳之火，俱结于上。"[1]其治则当于清解肺胃气血之伏火中，略佐宣散透表，以透热外达。如陈汉京说："（麻疹肺炎治疗）第一阶段：以透疹为主。疹透后再用清热解毒药，用量轻微。此种方法治疗麻疹肺炎多不顺利，即使单独使用中药治愈，亦多迁延时日，退热时间较长……第二阶段：在透疹的基础上增加清热解毒药的剂量及服药次数，在临床上治疗效果有改进……但对疹前肺炎、出疹不顺者，或痧毒壅盛的重型病例疗效不满意……第三阶段：透疹与大剂清热解毒药并进，并在透疹法中佐以活血及芫荽子汤液蒸汽吸入法。此阶段治疗效果有了显著的进步，尤其对疹前肺炎、疹出不顺者或较重的肺胃壅热型及气血两燔型病例，取得比较满意的疗效。用药情况：1.透疹佐以活血药加红花、桃仁，或以芫荽子煎汤蒸汽吸入。2.透疹药与大剂清热解毒药同时并进，三拗汤或麻杏石甘汤加川连、黄芩、山栀、大青叶等。若壮热，皮疹密布，痧毒壅盛，加紫草、丹皮、赤芍、神犀丹、羚角粉。3.养阴药在高热出疹期如见舌尖红起刺即应加用。”[2]

病案举例

1.张聿青治居童，先是口碎作痛，四日前忽然热起，势甚炽张，胸闷懊烦，鼻衄便泄，兹则咽中作痛，舌红苔白，脉数滑大。此风邪先袭于上，复以时令之邪与湿相合，致一阴一阳之火，俱结于上，病属风温，方在五日，邪势炽甚之际，当是易进难退之时也。泡射干、广郁金（冲）各1.8g，马勃、炒银花各4.5g，连翘壳10.5g，荆芥、桔梗各3g，牛蒡子、玄参、杏仁泥各9g，竹叶心16片。竹叶心、桔梗二味代茶。改方加黄芩酒炒秦艽。二诊：前进辛以散风，苦以泄热，汗出，邪势从外而泄，而肺胃之热蕴结，痧疹并发而不少衰，痛不少减，脉数滑大，舌红边绛，喉关以内白腐满布，喉肿关小微咳，此炉烟甫熄，余烬复燃，肺胃之热冲斥于中，喉疳重症，出入极为迅速，恐火烁肺金，而致气喘，商请专门名家酌夺（组方见方证）。三诊：昨进大剂泄热，热势大为轻减，喉肿较退，痛势大轻，涎水之自涌者，至此渐能下咽，脉洪大略收。火风之灼烁肺胃者，已退三舍，当乘胜而助鼓再进。羚羊片6g，玄参肉、牛蒡子、连翘、黑山栀各9g，鲜石斛18g，生石膏21g，泡射干1.8g，荆芥3g，苦桔梗0.6g，鲜荷叶络12g，茅根（去心）、芦根（去节）各30g[1]。

2.陈汉京治周某某，女，7岁半，因发热咳嗽7天、出疹2天、气促1天，于1965年2月22日入院。入院检查：体温40.3℃，气促鼻扇，头面、躯干散在斑丘疹，四肢稀少，色红而活，咽红肿，舌红苔薄，脉数，心率144次/分，两肺散在湿啰音，腹软，肝肋下刚触及，白细胞11500/mm^3，多核79%。胸片：两侧支肺炎（++），以右肺为显。咽培养：肺炎双球菌（+++）。入院给服中药清热透疹宣肺（组方见方证）。以后原方出入，每日2剂。入院第3天，体温已正常，出疹第4天，皮疹齐而色尚红。白细胞6750/mm^3，多核70%。以后3天，热平咳减，湿啰音少。自2月28日起改中药养阴清热药，日服1剂，3月6日中午身热突升至39.7℃，一般好，咽稍红，肺无啰音。白细胞21600/mm^3，多核87%。再服清热解毒药，热降至正常。白细胞12100/mm^3，多核85%，体温平后2天出院。出院2周后胸片复查，支肺炎已吸收，腺病毒补体结合试验第一次阴性，第二次是1：4阳性[2]。

又治曹某某，男，4岁，因发热咳嗽5天、出疹2天、气促1天，于1965年6月5日下午8时入院。入院检查：体温38.4℃，咳嗽，气促鼻扇，头面身躯散在稀疏斑丘疹，色淡红，四肢更少，舌质红，苔薄腻，咽红肿，心率168次/分，两肺背部散在干湿啰音较细，肝脏肋下1.5cm，剑突下2.5cm，质软，脾脏肋下1cm。白细胞5300/mm^3，多核73%；咽液培养：肺炎双球菌（-）；胸片：肺纹模糊，伴散在模糊浸润，支肺炎（+）。入院后4小时体温骤升至41.2℃，即给服透疹宣肺、清热解毒之剂：麻黄、红花各2.4g，甘草、粉前胡各4.5g，川黄连3g，黄芩12g，光杏仁、生山栀、炒牛蒡子、桃仁各9g，生石膏、鲜茅根、鲜芦根30g。次日壮热，无汗，体温仍41℃（肛表），气促鼻扇，神疲，心率190次/分，两肺散在湿啰音，皮疹未见增多，中药前方继服，另予芫荽子30g煎汤外擦及蒸汽吸入。经两次芫荽子汤蒸汽喷雾后，患儿开始头部及胸部微微汗出，心率渐缓至168次/分，体温逐渐下降，6月7日（入院第3天）晨，皮疹透齐之后已渐消退，体温降至37.8℃（肛表），气促鼻扇减轻，心率152次/分，两肺背部散在中等水泡音。继续予以中药治疗，身热降至37℃，未再升起。复查：白细胞4600/mm^3，多核61%。一周后胸片复查，支肺炎吸收好转中[2]。

引用文献

[1] 张聿青.张聿青医案［M］.上海：上海科学技术出版社，1963：31.
[2] 陈汉京.麻疹并发肺炎74例的临床分析［J］.中医杂志，1966,（2）：15，17.

（四）气血蕴炽候（肺胃燥火转证2）

肺胃燥火证，燥火内蕴，炽灼于肺胃气分，火势内逼血络，气血交炽，而成气血蕴炽之候，时病学家通称为暑伤阳络之证。其见症虽以失血之症象显明，但必以肺胃火炽之脉症为主。

通称：暑伤阳络。

内含病例：**［中医］**咯血，暑瘵，鼻衄，吐血。**［西医］**特发性血小板减少性紫癜。

病因病机：肺胃燥火蕴逆，因燥火内炽肺胃，由气逼血，烁伤阳络，气血交炽，多由外伤温暑热邪，内服燥热或辛辣醇酒炙烤动火之物，内外合邪所致。

证象组合：气炽+血炽+气滞+血溢

主症：**【津气蕴炽】症象**：①面色赤如火燎，目赤，呼吸气粗。②口臭，口渴，大渴喜饮冷水。③汗出如雨。④头痛如破。⑤烦热，胸中闷热如焚，狂叫。⑥神疲肢厥。⑦便秘。⑧小便黄短。⑨咽痛。**舌象**：①苔薄黄。②苔黄而干。**脉象**：①脉弦大略数。②脉数洪有力，右盛。

【血热蕴蒸】症象：①膈中烦扰不宁，形瘦烦躁。②不得卧。③吐血衄血，吐血盈口而来，鼻衄如注，咳嗽痰血，大量咯血不止，咯血如泉涌，狂吐血块不止。④四肢散发性青紫瘀点。**舌象**：①舌红绛。②舌鲜红。**脉象**：脉弦细数。

副症：【气机不利】症象：胸痛。

【气机不宣】症象：①胸闷痒咳。②头目不清。

宾症：【气机不降】症象：①咳逆上气。②气喘。

治则：以急急清泄肺胃燥火为主，火去则络血自宁，切不可妄行止涩，以至闭锢火邪，血必不止。

方证

犀角地黄汤加味证：张聿青方[1]。治肺胃风热内迫，鼻衄如注，脉弦大。详见病案2。

犀角1.5g，细生地、寸麦冬、黑栀、玄参各9g，丹皮、赤芍各4.5g，绿豆衣15g，酒制大黄6g，藕汁2杯，茅花45g。

论著和讨论

本证候燥火内炽肺胃气分，内逼血络，烁伤阳络，热血妄行。雷少逸称为火载血上，云："暑瘵者，骤然吐血衄血，头目不清，烦热口渴，咳嗽气喘，脉象浮取则洪，中取则空，沉取复有。此因盛暑之月，相火用事，火烁肺金，复燃阳络，络血上溢所致。"[2]吴坤安曰："暑瘵，盛暑之月，火能烁金，不禁辛酒，脾火暴甚，劳热躁扰，火动心脾，令人咳嗽，气喘，骤然吐血衄血，头目不清，膈中烦扰不宁。即童稚老夫，间有此病，昧者以为劳瘵，不知火载血上，非真阴亏损而为虚劳者比也。宜清暑凉血，如荷叶汁、鲜生地、玄参、知母、石膏、郁金、连翘、杏仁、象贝之类。"[3]仲景曰："夫吐血，咳逆上气，其脉数而有热，不得卧者，死。"（《金匮要略·惊悸吐血下血胸满瘀血病脉证治》）其治则不可止涩，但当清泄肺胃之火，凉血降火，肃清络热，则血络自宁，即雷少逸所谓："当清暑热以保肺，清络热以止血。如初起体实者，宜以清宣金脏法加枯芩、黑栀治之。体弱者，宜以却暑调元法去石膏、半夏、粳米，加鲜地、鲜斛、鲜藕节治之。如未止，再加丹皮、旱莲草可也。"[2]

陈士铎说："人有感触暑气，一时气不得转，狂呕血块不止者，此暑邪犯胃也。其症必头痛如破，汗出如雨，口必大渴，发狂乱叫……方用（解暑止血汤）：青蒿、石膏各一两，荆芥（炒黑）三钱，当归、麦冬、玄参各五钱，大黄一钱，水煎服……此症亦可用散暑止血汤甚神：大黄、石膏、生地各三钱。"[4]何廉臣说："若失血后热退身凉，神清气静者，邪热已去也。审无别疾他故，只以生藕汁，或童便，日服1~2杯，以济其阴可也，不必穷治。或服玉露饮（大白萝卜1个，切下蒂，挖空，入白糖填满，仍盖定，以线扎紧，取鲜稻上露3碗，煮极烂，以纱笼罩露1宿，炖温，空腹服，善治邪热伤肺胃营分而吐血者，并治烟酒过度，致咳血失血久不愈，均验）尤多收效。"[5]还说："若热盛烁肺、络伤咯血者，必须凉血降火，肃清络热，如白虎汤重加鲜竹茹、鲜茅根、童便等之类；血再不止，加鲜生地、犀角汁。"[6]

病案举例

1.张聿青治李左，鼻衄如注，脉象弦大，肺胃风热内迫，恐致厥脱。组方见方证[1]。

2.周小农治张姓，沪南陶业。肝木素旺。丙午冬，以冬令滋补，服成药高古粉及艾罗治肺药水，渐觉胃中灼热，药仍不停，且喜西酒炙燔，习为常事。丁未正月廿五日天暄，仍披重裘，饮酒，食锅面，并入浴室洗浴，遂吐血盈口而来，自服三七、藕节等，不止。延诊，脉洪数右盛，苔黄。火升气逆，痒咳咽痛，面赤胸闷。是胃蕴热毒，复感温邪。疏方连翘、黄芩、生地、犀角、黑山栀、石斛、茜草、郁金、竹茹、天花粉、旋覆花、代赭石、芦根、十灰丸。服后气平，血大减，火犹上升，耳闻轰灼，面赤足冷，尚防涌溢。复诊：用黄芩、石斛、青蛤、百合、丹皮、黑山栀、蒲黄、玄精石、旱莲草、玄参、枇杷叶、芦根、十灰丸。痰血止，热从下泄，便灼溲赤，颧赤虽退，鼻灼，睛白时红，咽痒频咳，右关尺仍洪而数。三诊：用石斛、黄芩、象川贝母、冬瓜子、竹茹、沙参、知母、玉泉散、女贞、旱莲草、枇杷叶。各症循减。余迁居至北市，渠延同业江君。因其便泄，不知腑热未清，漫道清药之累，径用理中、四神、炮姜、吴萸，杂以温涩。如是者约半年，泄终不止。至戊申正月，火升灼热，舌绛光剥，喉赤如焚，大热连宵而卒，深可惜也[7]。

3.钟志明治黄某某，男，46岁，1982年7月6日晚上，突然鼻衄不止，来本院急诊，经用维生素K、维生素C，及药棉蘸副肾素药液塞鼻，衄血暂止。次日晨起，衄血复作，再次来院急诊。化验血小板2.4万/mm^3。西医诊为原发性血小板减少性紫癜。余观病者，形瘦烦躁，面红目赤，四肢散发性青紫瘀点，溲赤便结，舌红苔薄黄，脉弦细数。证属胃热炽盛，灼伤营血，迫血妄行，络脉瘀阻。治宜清泄肺胃之火，凉血止血，佐以化瘀：生地30g，生石膏100g，赤芍、丹皮、黄芩、川牛膝各10g，白茅根、旱莲草、花蕊石、生山楂各20g，丹参15g，凌霄花8g，甘草6g。3剂后，紫斑消退，衄血自止，诸症悉除，恐其余邪未尽，再进3剂，化验血小板10.6万/mm^3，遂告痊愈[8]。

引用文献

［1］张聿青.张聿青医案［M］.上海：上海科学技术出版社，1963：213.
［2］雷丰.时病论［M］.北京：人民卫生出版社，1964：59.
［3］吴坤安.伤寒指掌［M］.上海：上海科学技术出版社，1959：卷四48.
［4］柳长华.陈士铎医学全书［M］.北京：中国中医药出版社，1999：763.
［5］俞根初.重订通俗伤寒论［M］.上海：上海科学技术出版社，1959：327.
［6］何廉臣.重订广温热论［M］.福州：福建科学技术出版社，2010：31.
［7］周小农.周小农医案［M］.上海：上海科学技术出版社，1962：153.
［8］钟志明.出血证治三例［J］.江西中医药，1983，（2）：4.

（五）气血蒸炽候（肺胃燥火转证3）

肺胃燥火证，燥火内蕴肺胃，或更加失治误治，气分之火，内窜入血，致气血交炽，而成气血蒸炽之候，温病学家亦通称为温毒入营血之证。其见症以燥火交炽肺胃气血之脉症为主，剧者可见外厥内闭之重笃症象。

通称：温毒入营血。

内含病例：［**中医**］瘟疫，风温，冬温，鼻衄，风热白喉。［**西医**］咽白喉，剥脱性皮炎，特发性血小板减少性紫癜。

病因病机：肺胃燥火蕴炽，因温邪失治误治，化火伤津，由气入血，火逼肺胃，即张仲景所谓“实以虚治，因火而动”之候。气血交炽，消灼津液，逼迫络血，甚则内闭神明，外阻阳气，而有内闭外厥之变。

证象组合：气炽+血炽+液灼+血溢+阳滞+神蒙

主症：**【津气蕴炽】症象**：①寒战，高热无汗。②身不恶寒，蒸蒸发热，有汗不解，头额汗多。③日晡潮热，有低热。④面赤烦躁，难寐。⑤大渴饮冷。⑥头痛如劈。⑦咽关红肿且痛。⑧气闷，咳吐脓痰腥臭，气促胸闷且疼。⑨小便短赤，溺赤如血。⑩大便秘结。**舌象**：①舌苔垢黄且厚。②苔黄燥。③苔深黄干。**脉象**：①脉滑数。②脉弦滑而数。③脉来右洪数，左弦数。④脉沉数。

【血热蕴炽】症象：①唇暗红。②斑如锦纹红活。③身散在紫斑。④全身皮肤呈鱼鳞状，不断剥脱，皮色红赤，灼热奇痒。**舌象**：①舌尖绛，苔黄白相间。②舌质红，苔根微黄。③舌红苔少。④舌红绛，尖有裂纹和瘀斑。**脉象**：①脉细数。②脉来细弦。

副症：**【津液消灼】症象**：①高热无汗。②面色灰暗，色如油光。③舌刺唇焦，鼻干口燥，咽燥，前板齿燥。④上吐下利。**舌象**：①舌干绛。②舌心黑。③苔根黑。**脉象**：脉细弱而数。

【络血妄行】症象：①鼻衄。②呕吐血。③血痰黄稠夹血丝。④二便血。⑤皮肤黏膜出血点。

宾症：**【阳气不行】症象**：肢冷。

【神志昏蒙】症象：①昏睡状，神志不清，时或躁动。②神昏谵语，谵妄。

治则：急当清泄肺胃燥火，凉血泻火，顿挫其急迫之势，以解其危殆之急。内闭者，兼芳香开窍以醒其神；便秘者，兼苦泄通降以下其结。

方证

清瘟败毒饮加味证：适应寒战高热无汗，头痛如劈，面赤肢冷，烦躁谵妄，舌刺唇焦，上吐下利，脉浮数或沉数，以及皮肤黏膜出血，或呕吐血，或二便血等症[1]。

犀角4.5g，生石膏30g，酒黄芩、生地、知母、焦山栀、玄参、鲜竹叶、菊花、银花、青蒿各9g，丹皮、桔梗、赤芍、川黄连、甘草各6g，僵蚕12g，连翘15g。

论著和讨论

本证候燥火内炽肺胃，消灼津液，逼迫络血，病势急剧。仲景曰：“太阳病，以火熏之，不得汗，其人必躁。到经不解，必清血，名为火邪。”（《伤寒论》114条）“脉浮、热甚，而反灸之，此为实。实以虚治，因火而动，必咽燥吐血。”（《伤寒论》115条）其治则当急急清泄肺胃气血之燥火，以救内焚之急。叶鉴清曰：“邪势方张，津液已伤，诚恐骤变痉厥，勿谓言之不豫也。”[2]张赞臣说：“热结肠胃，郁火浮游于上，而成咽喉或鼻病者，应用这个治则，往往可以取效。因为邪热化火传里，燔灼脏腑阴液，上熏咽喉或鼻窍，除出现阴伤之证外，最突出的症状是大便隔日或数日一次，腹部胀满不适等，则宜用本法治疗。常用药物如生地、瓜蒌仁、火麻仁、玄参等。本例鼻后孔出血患者，始用清热凉血养阴之剂，效果不应。复诊时，进一步了解到大便干结不通，得知病虽表现在上部，但因热结肠胃，郁火沸腾于上，肺与大肠相表里，肠胃热结不得外泄，鼻出血则不易停止，故治法上不专清热凉血养阴，加入火麻仁、瓜蒌仁润下通腑之品，使蕴结于肠胃之热从大便而去，上升鼻窍之郁火亦可随之减退乃至消失，鼻出血自能得到控制。此即古人所谓‘病在上，治在下’的意思，故收到十分满意的效果。”[3]

病案举例

1. **罗民毅**治可的松引起的剥脱性皮炎：郑女，30岁，高热，用醋酸泼尼松后，全身皮肤呈鱼鳞状，糠皮样脱屑，不断剥脱，皮色红赤，灼热奇痒，日晡潮热，咳吐脓痰腥臭，烦躁难寐，视物不清，形体消瘦，不思饮食，大便干结，小便红赤，舌红绛，尖有裂纹和瘀斑，苔深黄干，脉细数。治以养阴润肺、泻火解毒，佐以活血，清瘟败毒饮加减：犀角、黄连、甘草各6g，黄芩、栀子、丹皮、丹参、紫草各12g，赤芍、当归各9g，石膏、生地、玄参各60g，寸麦冬30g，银花15g，藏红花3g。1剂好转，2剂大减，减量加阿胶6g，2剂，肤色趋正常，稍觉头目昏眩，除阿胶加竹叶6g，小剂而愈[4]。

2. **李泰**治李姓，男，30岁，脉右洪左数，高热不退，胸板咳嗽气促，口渴饮冷，大便闭，小便赤，傍晚谵语扯衣，此瘟疫危证。犀角2.4g，芦根45g，青蒿、瓜蒌仁各9g，尖槟榔、法半夏、石膏、天花粉、麦冬各4.5g，大黄、芒硝各6g，甘草、柴胡各3g。复诊：微热，喘咳，心烦。玄参9g，瓜蒌仁、地骨皮各6g，紫菀、焦山栀各3g，叭哒杏仁、前胡、浙贝母、连翘、天麦冬各4.5g，甘草1.5g，2剂渐愈[1]。

3. **张赞臣**治钱某某，女，25岁。患者鼻出血倒流至口咽部7天，经用维生素C、K和肾上腺色腙等治疗，未见好转。1977年3月22日住入某医院治疗，鼻出血未止，伴有头晕作胀，鼻干，检视鼻中、下甲充血，鼻中道无脓，鼻咽后壁有血下流至咽部，以右侧为明显，拟诊为“鼻后孔出血”。请张老诊治。按其脉来细弦，视其舌质红，苔根微黄。辨证为肺胃积热，上迫鼻窍，即予清热凉血养阴药物3剂。二诊时，鼻出血未见明显改善，大便干结，有低热（37.2~37.7℃）。治用养阴通下法，于原方加入火麻仁9g，瓜蒌仁12g，服药后，大便一日一行，鼻衄即止。再调治7天痊愈出院[3]。

4. **关幼波**治张某某，男，5岁，会诊日期1971年1月25日。因大口吐血、鼻出血2小时急诊入院。1月初发现颈部、前胸散在出血点，用力搓澡即连接成片。1月24日晨6时突然鼻出血不止，随即大吐血，为紫色血块。当日急诊住院。下午又连续3次出鼻血、呕血。曾输血200ml，给予多种止血剂、泼尼松等。1月25日晨4时，右鼻孔又开始出血，烦躁不安，心率加速，并呈昏睡状，呼吸微弱，当即输血100ml。下午请会诊。当时症见：面色苍白，高热（39℃），全身散在紫斑，昏睡状，神志不清，时或躁动，大便秘结，2日未解，小便短赤。血红蛋白91g/L，血小板11000/mm^3。舌苔黄燥，舌心黑，脉滑数。西医诊断：原发性血小板减少性紫癜。辨证：温毒入于营血，迫血妄行，以致吐衄。清热解毒，凉血活血：生石膏25g，玄参、丹皮各12g，生地、麦冬、天花粉、生甘草各15g，大黄炭、白及、阿胶珠各6g，鲜茅根60g，银花30g，藕节10g，荷叶炭3g，犀角粉（冲服）1.5g。服上方后，体温降至38℃，未再出血。26日傍晚神志清楚，进流食，停输液，未见新鲜出血点。27日鼻孔少量出血。上方去白及、天花粉、荷叶炭、生甘草，加沙参、生龙牡各15g，赤芍6g，青蒿10g，三七粉、羚羊角粉（冲服）各1.5g。1月30日，出血止，未见新鲜出血点，体温正常，按原方加减。复查血红蛋白118g/L，血小板35000/mm^3。紫斑大部消退，精神体力好转，出院继服中、西药。血小板维持在2~3万/mm^{3}之间，服用牛皮胶3周后，血小板上升至68000/mm^3，继服1个月后，血小板上升至20万/mm^3。4年后随访，身体健康，未再复发[5]。

5. **王少华**治陶某某，男，37岁，形寒已罢，发热未已，体温39.2℃，4日来有汗不解，头晕疼，面赤口渴欲饮，咳嗽频作，痰黄稠夹血丝，气促胸闷且疼。证属风温犯肺，唇裂鼻干口燥。叶氏谓：“风夹温热而燥生，清窍必干。”昨夜突然神昏谵语烦躁，小便短赤，发病后未大便，脉滑数，舌尖绛，苔黄白相间，逆传之局已成，仿叶香岩“胞络受病”治法：乌犀角尖0.9g，生地12g，川黄连1.5g，带心翘、带心麦冬、郁金、牛蒡子各9g，生石膏15g，九节菖蒲3g，鲜竹沥1匙，牛黄清心丸2粒。1剂毫无进展。逆传之势方兴未艾，而便秘腹满拒按，顺传之象亦见矣，参入宣白承气汤以两顾之，去黄连、寸麦冬、牛黄清心丸加大黄9g，全瓜蒌30g。1剂便行热减，神志渐清，喘势大减，去菖蒲、郁金加川贝6g、桑白皮9g，减大黄6g，逐渐向愈[6]。

引用文献

[1] 李洪成，李新平，李新晔.中医证候学[M].北京：中国医药科技出版社，2008：1063，1064.

[2] 何廉臣.重印全国名医验案类编[M].上海：上海科学技术出版社，1959：227.

[3] 郑昌雄.张赞臣在五官科临床运用养阴法的经验[J].上海中医药杂志，1979，(5)：18.

[4] 罗民毅.可的松引起剥脱性皮炎1例治验[J].上海中医药杂志，1965，(11)：33.

[5] 高益民.关幼波老中医对血证的辨治经验[J].新中医，1979，(6)：11.

[6] 王少华.急症医案选[J].中医杂志，1982，(5)：16.

（六）津气炽闭候（肺胃燥火变证）

肺胃燥火证，燥火内蕴肺胃，不得透解，燥火内盛，津气燥结，上犯心包，蒙闭心神，陡动肝风，而成津气炽闭之候，伤寒家亦通称为热盛神昏，或阳明痉症。温热家仍通称逆传心包之证。其见症虽以窍闭风动之症象显明，但必以肺胃燥火内结之脉症为主。

通称：热盛神昏，阳明痉症，逆传心包。

内含病例：［中医］冬温。

病因病机：肺胃燥火蕴闭，系燥火内蕴肺胃，不得透解，或更加失治误治，消灼津液，燥火内结阳明，不得下行，必上窜心包，闭塞神明，引动肝风，而成闭厥危重之证。

证象组合：气炽+神闭+液灼+气结+络滞

主症：**【津气蕴炽】症象**：①壮热不退，肌肤灼热。②呼吸急促，咳嗽有痰。

【神志蒙闭】症象：①神昏狂躁。②直视耳聋。

副症：**【津液消灼】症象**：**舌象**：苔黑。**脉象**：脉沉细数。

【气机郁结】症象：大便秘结。**脉象**：脉象沉伏。

宾症：**【络脉不和】症象**：①目瞪口噤。②不语。③舌卷。

治则：当清下其内闭之燥火，兼以芳香开窍，急开其内闭，闭开风息，即可步入坦途。

方证

1.五合汤证：李聪甫方[1]。清营存阴，清热导下，治冬温邪传少阴，壮热不退，耗伤阴精，呼吸急促，口噤不语，神昏直视耳聋，详见病案1。

生石膏15g，知母、连翘、天花粉、川贝母、鲜枇杷叶、锦纹大黄、玄明粉各10g，玄参、麦冬、鲜竹茹、瓜蒌仁、鲜生地各13g，川郁金7g，紫雪丹2g。

2.清热通下开窍方证：魏长春方[2]。治阳明热毒上冲，形寒发热，日益加重，肌肤灼热，大便秘结，神昏狂躁，目瞪口噤，脉象沉伏。详见病案2。

鲜生地、生石膏各30g，知母、生大黄（后下）各12g，生甘草3g，活水芦根1尺，玄明粉（冲）9g，安宫牛黄丸1粒（研灌）。

论著和讨论

本证候燥火内炽肺胃，消灼津液，燥火内结，不得下行，反上闭心包。魏长春曰："阳明者胃也，胃之支脉，贯络心包。邪热胶结阳明，上熏包络，扰乱神明。"[2]而成危急重证。救治之则，当急急清下肺胃燥火，以通降其燥结，兼以芳香开窍，以解其内闭。魏长春说："《伤寒论》'津液外出，胃中燥，大便必硬，硬则谵语'，'若剧者，发则不识人，循衣摸床，惕而不安，微喘直视'，'但发潮热，手足漐漐汗出，大便难而谵语者，下之则愈，宜大承气汤'，既阐明了阳明腑实有昏迷之变，又明示了治则，足供后世绳墨。仲景制订的三承气汤及后世增订的增液承气、宣白承气等，均为'釜底抽薪，急下存阴'之代表方剂，用于热结阳明，上扰心神之昏厥证疗效卓著。"[2]

病案举例

1.李聪甫治冬温：赵某某，男，22岁，壮热不退，呼吸急促，口噤不语，直视耳聋，咳嗽有痰，舌卷苔黑，脉沉细数。邪传少阴，被寒气所遏，五合汤（组方见方证）。4天之内，连服8剂，目能转，口能言，咳嗽有痰，大便先硬后溏如酱黑色，舌质润，黑苔退。原方去硝黄，热退身安[1]。

2.魏长春治张某，9岁。病起5日，始则形寒，继则发热，日益加重，肌肤灼热，大便秘结，神昏狂躁，目瞪口噤，脉象沉伏。阳明热毒上冲，急拟清热通下开窍（组方见方证）。药后便下4次，热势得挫，目睛能向四面转动，自诉头痛，此佳兆也；继以白虎、紫雪加银、翘、地治之，药后热退，乃改以清热化湿法调理而安。通下泄热开窍：阳明者胃也，胃之支脉，贯络心包。邪热胶结阳明，上熏包络，扰乱神明，故用安宫牛黄丸开窍，白虎、承气泄热通腑。二诊熏蒸之势得缓，神识已清，病有转机，但仍有反复之虞。故继用清泄开窍为法以收全功[2]。

引用文献

［1］李聪甫.李聪甫医案［M］.长沙：湖南科学技术出版社，1979：38.
［2］魏长春.昏厥诊治举隅［J］.浙江中医药，1982，17（10）：438，439.

二、胃肠燥火证（气分燥火合病1）（17候）

胃肠燥火证，为肠胃积热，化燥化火之证，通称阳明腑实证。由外感六淫之邪化热，传入胃肠，与肠中糟粕相搏，消灼肠液，化燥化火而成。内伤宿食化热，亦可化燥化火。邪传胃肠，于病机为顺。古人谓："阳明无复传。"谓邪入胃肠，即可循肠下泄，不复有它传。然而治疗不当，所谓应下失下，或下不得法，其变证亦复不少，且多凶险重证，痉厥闭脱，均可立至。

胃肠燥火证，即伤寒家所称阳明腑实之证，为邪热由胃入肠，与肠中糟粕相搏，灼伤肠中津液，化燥化火而成。张仲景谓："此亡津液，胃中干燥，因转属阳明。""不更衣，内实，大便难者，此名阳明也。"（《伤寒论》181条）故称"胃中有燥矢"。然俞根初则曰："凡伤寒邪传入里，温热病热结于里，皆属阳明腑证。"[1]是伤寒、温病皆有之证。由内伤饮食积热，由胃入肠，化燥化火，亦有此证，其病势虽稍缓，然病机则一。杂病家虽不直言其为阳明腑证，然仲景曾明言："所以然者，本有宿食故也。"（《伤寒论》241条）是故阳明腑证，必挟胃中宿食积热而成。

胃肠燥火证，就其病机而言，其邪轻势缓者，但炽于上焦，扰动清气，以其火性炎上所致，多见于饮食内伤积热之病。其邪重势急者，多为时病外感之证。其中又有浅深之分：病机较浅者，但炽于阳明气分，初则炽灼津气，久则耗伤气液；病机较深者，则深入阳明血分，而为气血交炽之证。久羁不解，则可深陷阴分，或为气阴，或为阴血，直至耗伤阴液之变。然其变证，则多系失治误治所致，或当下失下，或下不得法，以致延误时机，邪火炽烈，津液日消，元气日耗，邪实正虚。邪实则可转闭转厥，正虚则可致脱，故延误失治，则痉、厥、闭、脱，均在所难免。故仲景有"一逆尚引日，再逆促命期"（《伤寒论》6条）之说。不可以"阳明无复传"而大意失误也。

胃肠燥火证，邪火由于入肠与糟粕搏结，而成"燥矢"，故仲景主下其燥矢，使燥火随之下泄而解。徒用清凉，不能除其燥结，燥火必不能除。古人有云："扬汤止沸，不如釜底抽薪。"故攻下燥结一法，实为治疗胃肠燥火证之不二法门。故伤寒家常称之为"承气汤证"。然而前哲有谓："发表未除，不可攻里；上盛未除，不可下夺。"[1]曹炳章亦谓："大便虽闭，而未至痞、满、硬、痛，尚属胃家热而未实，宜清不宜攻。"[2]仲景于攻下一法，亦有轻重缓急之分：证轻势缓者，宜"少少与之，微和之，令小安"，重证势急者，则"可攻之，急下之"，唯"初头硬，后必溏，不可攻之"（《伤寒论》209条），"须小便利，屎定硬，乃可攻之"（《伤寒论》251条）。是故攻下亦必得其法，庶可"毋失正，毋致邪"。

证候别称：阳明腑实，燥火上逆，热冲头脑，胎毒积热，火热迫注，热结旁流，火旺生风，气虚火结，暑热伤津，温热入血，热病化燥，阳明痉症，阳盛格阴，真热假寒，阳极似阴，热深厥深，邪入少阴，阳病见阴，内闭外脱。

病名：伤风挟食，伤寒，劳力感寒，阳明腑实症，阳明痉症，阳厥，温疫，温热，阳明温病，春温，热病，伏气温热，伏热，湿温化燥，温病发斑，温毒发斑，温毒发痘，温热失血，风温逆传心包，暑温，中暑，伤暑，伏暑病，伏暑化燥，伏暑化火，产后实热，妊娠温病，火喘，麻毒闭肺，火呃，呕逆，腹痛，便闭，积热化泻，热结旁流，协热下利，热泻，噤口痢，便血，疫痢，赤痢，奇恒痢，暑毒赤痢，伏热五色痢，消渴病，中消偏重，痨瘵咯血，眉棱骨痛，眩晕，头痛，口疳，食复。

证候系统：详见图3-7-31。

津气——本证—清气失宁候、胃失和降候、津气蒸炽候
├——转证—津气燥结候、津气炽逆候、津气煎迫候
└——变证—津气陷闭候、津气炽闭候、津气闭厥候、津气虚闭候
　　　│ 津气闭脱候、气液消灼候、气液煎迫候、气液虚逆候
　　　└—气液虚燥候、气液闭厥候、液竭阳脱候

气血——本证—气血蒸炽候
├——转证—气血燥结候、气血煎迫候
└——变证—气血炽闭候、气血虚炽候、气阴消灼候
　　　└——阴液消灼候、阴液闭厥候

图3-7-31　胃肠燥火证证候结构图

引用文献

［1］俞根初.重订通俗伤寒论［M］.上海：上海科学技术出版社，1959：112，305.

［2］曹炳章.彩图辨舌指南［M］.南京：江苏人民出版社，1962：卷三7.

（一）津气蒸炽候（胃肠燥火·津气本证）

胃肠燥火证，外感寒温之邪，内传入里化热，与胃肠宿食、糟粕相搏，化燥化火，蒸炽阳明气分津液，而成津气蒸炽之候，时病学家通称为阳明腑实之证。其见症以胃肠燥火蒸炽津气之脉症为主，重者亦可兼见神志昏蒙之症象。

通称：阳明腑实。

内含病例：［中医］伤寒，温热，伏暑病，伏气温热。

病因病机：胃肠燥火蕴炽，由外感寒、温之邪，传里化热，与胃肠宿食、糟粕相搏，化燥化火而成，为有形燥实之证，仲景称为“胃中有燥矢”，阳明腑实之证。

证象组合：气炽+液灼+气滞+神蒙

主症：**【津气蕴炽】症象**：①发热多汗，身微热，无汗，壮热头疼，潮热多汗，恶热。②面目俱赤，息粗。③胸闷，心中懊侬而烦躁。④手足漐漐汗出。⑤大便七八日不通。**舌象**：苔老黄。**脉象**：①脉右滑数而实。②脉转实大有力，长大而实。③洪大无伦。

【津液消灼】症象：①大便硬，大便秘。②小便数，溺赤短涩而浊。③咽喉作燥，口渴。④唇齿焦黑如墨。**舌象**：①舌绛。②苔薄焦燥无津。③苔干黑芒刺。**脉象**：脉数。

副症：**【清窍不利】症象**：目中不了了，睛不和。

【气机不利】症象：腹满，转矢气。**脉象**：脉沉数有力。

宾症：**【神志昏蒙】症象**：谵语，神昏如睡。

治则：当清下胃肠燥结，以撤其燥火。

方证

1.小承气汤证：张仲景方。功能泄热通便，除满消痞。治阳明腑证，谵语，便硬，潮热，胸腹痞满，及痢疾初起，腹痛，里急后重。

大黄四两，厚朴二两，枳实三枚。水煎，分二次服。

2.大承气汤证：张仲景方。功能软坚润燥，破结除满，荡涤肠胃，急下存阴。治阳明腑实，大便秘结，胸脘痞闷，腹部胀满，硬痛拒按，甚则潮热谵语，苔黄厚而干或焦黄起刺，脉沉实，属于里热实证。

大黄四两（后入），厚朴八两，枳实五枚，芒硝三合（冲）。水煎，分二次服。

论著和讨论

本证候胃肠燥火与糟粕相搏而成燥实之证，治则总宜攻下，然证有轻重缓急，故仲景云症轻势缓者，宜“少少与，微和之，令小安”；症重势急者，内有燥矢，则“可攻之，急下之”，唯“初头硬，后必溏，不可攻之”，“须小便利，屎定硬，乃可攻之”。此外仲景尚有试探性用药之法，即“若不大便六七日，恐有燥屎，欲知之法，少与小承气汤，汤入腹中，转矢气者，此有燥屎也，乃可攻之，若不转矢气者，此但初头硬，后必溏，不可攻之”。

仲景曰：“若胃气不和，谵语者，少与调胃承气汤。”（《伤寒论》29条）“伤寒吐后，腹胀满者，与调胃承气汤。”（《伤寒论》249条）“以承气汤微溏，则止其谵语，故知病可愈。”（《伤寒论》30条）“阳明病，潮热，大便微硬者，可与大承气汤，不硬者，不可与之。若不大便六七日，恐有燥屎，欲知之法，少与小承气汤，汤入腹中，转失气者，此有燥屎也，乃可攻之，若不转失气者，此但初头硬，后必溏，不可攻之，攻之必胀满不能食也。欲饮水者，与水则哕。其后发热者，必大便复硬而少也，以小承气汤和之。不转失气者，慎不可攻也。”（《伤寒论》209条）“阳明病，其人多汗，以津液外出，胃中燥，大便必硬，硬则谵语，小承气汤主之。若一服谵语止者，更莫复服。”（《伤寒论》213条）“太阳病，若吐，若下，若发汗后，微烦，小便数，大便因硬者，与小承气汤和之愈。”（《伤寒论》250条）

“阳明病，下之，心中懊侬而烦，胃中有燥屎者，可攻。腹微满，初头硬，后必溏，不可攻之。若有燥屎者，宜大承气汤。”（《伤寒论》238条）“得病二三日，脉弱，无太阳柴胡证，烦躁，心下硬；至四五日，虽能食，以小承气汤，少少与，微和之，令小安；至六日，与承气汤一升。若不大便六七日，小便少者，虽不受食，但初头硬，后必溏，未定成硬，攻之必溏；须小便利，屎定硬，乃可攻之，宜大承气汤。”（《伤寒论》251条）“伤寒六七日，目中不了了，睛不和，无表里证，大便难，身微热者，此为实也，急下之，宜大承气汤。”（《伤寒论》252条）“阳明病，发热汗多者，急下之，宜大承气汤。”（《伤寒论》253条）“少阴病，得之二三日，口燥咽干者，急下之，宜大承气汤。”（《伤寒论》320条）“少阴病，六七日腹胀不大便者，急下之，宜大承气汤。”（《伤寒论》322条）“病解能食，七八日更发热者，此为胃实，大承气汤主之。”（《金匮要略·妇人产后病脉证治》）

吴鞠通说：“面目俱赤，语声重浊，呼吸俱粗，大便闭，小便涩，舌苔老黄，甚则黑有芒刺，但恶热不恶寒，日晡益甚者，传至中焦，阳明温病也。脉浮洪躁甚者，白虎汤主之；脉沉数有力，甚则脉体反小而实者，大承气汤主之。”[1]“阳明温病，诸证悉有而微，脉不浮者，小承气汤微和之。阳明温病，汗多谵语，舌苔老黄而干者，宜小承气汤。”[1]俞根初说：“重者阳明病，潮热多汗，津液外出，胃中燥，小便数，大便必硬，硬则谵语，腹大满，便不通，舌苔老黄，脉右滑数而实，此胃中热结移入小肠也。法当苦寒泻火，佐以辛通，小承气汤缓下之，微和胃气，勿令大泄下。”[2]“如斑疹既透，依然壮热谵语，大便闭结，溺赤短涩而浊者，热结小肠火腑也，急与小承气汤去川厚朴，加川黄连、木通各3g，清降其小肠之热结，则二便利而神清矣。”[2]吴坤安说：“阳经热邪传里，销烁肾液，以致胃中大实，病已转属阳明，故用承气急下。”[3]

病案举例

1.**许叔微**治一人病伤寒八九日，身热无汗，时时谵语，时因下后，大便不通三日矣。非躁非烦，非寒非痛，昼夜不得卧，但心中无晓会处，或时发一声如叹息之状。许诊之曰：此懊侬、佛郁二证俱作也。胃中有燥者，承气汤下燥屎二十余枚，得利而解。仲景云：阳明病下之，心下懊侬微烦，胃中有燥屎者，可攻。又云：病者小便不利，大便乍难乍易，时有微热怫郁，不得卧者，有燥屎也，承气汤主之。《素问》云：胃不和，则卧不安。此夜所以不得眠也。仲景云：胃中燥，大便坚者，必谵语。此所以有时发谵语也。非躁非烦，非寒非痛，所谓心中懊侬也。声如叹息，而时发一声，所谓外气佛郁也。燥屎得除，大便通利，胃中安和故，其病悉去也[4]。

又治一士人家病者二人，皆（伤寒）旬日矣。一则身热无汗，大便不通，小便如涩，神昏如睡，诊其脉长大而实，用承气汤下之而愈[4]。

2.**雷少逸**治胃实温病：山阴沈某，发热经旬，口渴喜冷，脉来洪大，舌苔黄燥而焦。丰曰：此温病也，由伏气自内而出，宜用清凉透邪法，去淡豆豉、竹叶、绿豆衣，加杏仁、瓜蒌壳、天花粉、甘草治之。服1剂未中肯綮，更加谵语神昏，脉转实大有力，此温邪炽盛，胃有燥屎昭然，改用润下救津法加杏霜、枳壳治之。午前服下，至薄暮，腹内微疼，先得矢气数下。交子夜，始得更衣，有坚燥黑屎十数枚，继下溏粪色加败酱，臭不可近，少顷遂熟寐矣，鼾声如昔，肤热渐平。至次日辰牌方醒，醒来腹内觉饥，啜薄粥1碗，复脉转为小软，舌苔已化，津液亦生。丰曰：病痊愈矣，当进清养胃阴之药。服数剂，精神日复耳[5]。

3.**袁桂生**治伏暑：陈祝山，年约30岁。今年7月患伏暑病，延某医诊治，服药四五日不效。壮热头疼，胸闷，咽喉作燥，口渴溲赤，大便七八日不通。脉数，舌绛，苔薄焦燥无津，盖暑热蕴伏肠胃热结之病。当先通大便，以解肠胃之焚：生大黄、生枳壳、淡黄芩、原麦冬、天花粉各6g，玄明粉9g，生甘草1.5g。次诊：此药服后，得大便2次，热全退，头痛亦轻，舌苔转白腻，脉缓不数，小便仍红，知饥欲食。乃易方以清润等品，以解余邪：青连翘、生薏苡仁、北沙参、天花粉各9g，佩兰叶3g，川贝母6g。三诊：越2日，又复发热，口渴胸闷，是余邪欲出也。以小陷胸汤合小柴胡汤加减：瓜蒌仁（杵）12g，小川黄连3g，仙半夏、淡黄芩各4.5g，青连翘9g，全青蒿6g，生甘草1.5g，川柴胡2.4g。接服2剂，得汗而安[6]。

4.**章次公**治任男，发热6日，其热势不甚壮，神色迷蒙状，便秘多日，时作呕，苔垢腻。此阳明腑实证，当急下存阴。全当归、白芍、生枳实、姜半夏、石菖蒲各9g，全瓜蒌、莱菔子、玄明粉各12g，生大黄6g，川厚朴2.4g[7]。

5.**包国材**治温热伤阴：陈某，20余岁。秋初得温热病，已10日左右。口渴，神昏，唇齿焦黑如墨。问其所苦，欲言不得。前医视为伤寒，用柴胡、芩、连等品，病益剧。察其脉洪大无伦，左寸尤甚。此症乃热邪伤及阴分，致心包被蒙，非急下存阴，势必燎原莫遏。进大黄15g，枳实9g，甘草3g。是日下黑粪甚多。越日热减神清，改与大剂甘露饮（熟地、生地、天冬、麦冬、枇杷叶、黄芩、枳壳、石斛、茵陈），一日1剂，连服数日而愈[8]。

引用文献

［1］吴鞠通.温病条辨［M］.福州：福建科学技术出版社，2010：60，62.
［2］俞根初.重订通俗伤寒论［M］.上海：上海科学技术出版社，1959：183，244.
［3］吴坤安.伤寒指掌［M］.上海：上海科学技术出版社，1959：卷二18.
［4］徐衡之，姚若琴.宋元明清名医类案［M］.长沙：湖南科学技术出版社，2006：5，6.
［5］雷丰.时病论［M］.北京：人民卫生出版社，1964：15.
［6］何廉臣.重印全国名医验案类编［M］.上海：上海科学技术出版社，1959：114.
［7］朱良春.章次公医案［M］.南京：江苏科学技术出版社，1980：41.
［8］福建省中医研究所.福建中医医案医话选编（第二辑）［M］.福州：福建人民出版社，1963：3.

（二）津气燥结候（胃肠燥火·津气转证1）

胃肠燥火证，燥火内蕴胃肠，失于清泄，燥火与胃中宿食、肠中糟粕搏结，而成津气燥结之候，时病学家亦通称为阳明腑实之证。其病势尤为急重，见症以胃肠津气燥结之症象为主，可兼见胃肠火炽与津伤之脉症。

通称：阳明腑实。

内含病例：［中医］阳明腑实，伏暑化燥，产后实热，妊娠温病。**［西医］**麻痹性肠梗阻。

病因病机：胃肠燥火蕴结，系伤寒化热入里，温暑传里化火，皆因失误致邪火下传大肠，与胃中宿食、肠中糟粕相搏，消灼津液而成燥矢，结实于里，即仲景所云"此亡津液，胃中干燥，因转属阳明"之证。

证象组合：气炽+液灼+气结+神蒙

主症：【津气蕴炽】症象：①申酉潮热。②恶热烦躁，张目不眠。③手足汗。④大渴引饮，口渴不思饮。⑤喘冒不得卧。⑥头痛如劈。**舌象**：舌苔黄干。**脉象**：脉弦滑数有力。

【气机郁结】症象：①心下痛满，绕脐作痛，坚硬拒按。②腹胀日加，全腹均有压痛及反跳痛，无排气排便。③腹中转矢气。④大便胶闭，大便不通。**脉象**：①脉沉实右滑。②脉沉有力。

副症：【津液消灼】症象：①小便不利，黄赤短数。②咽干，咽痛。③口渴引饮。**舌象**：①舌黄燥起刺。②黑刺。

宾症：【神志昏蒙】症象：①谵语发狂。②昏不识人。③舌挛，语言不正。

治则：当急下胃肠燥结，以救其津液，即急下存阴之法。

方证

1.大承气汤证：张仲景方。功能软坚润燥，破结除满，荡涤肠胃，急下存阴。治阳明腑实，大便秘结，胸脘痞闷，腹部胀满，硬痛拒按，甚则潮热谵语。

大黄四两（后入），厚朴八两，枳实五枚，芒硝三合（冲）。水煎，分二次服。

2.调胃承气汤证：张仲景方。功能通便软坚，和胃泄热。治阳明病，热邪结胃，口渴，心烦或谵语，腹满，便秘，舌苔正黄，脉滑数者。

大黄四两，炙甘草二两，芒硝半升。水煎服。

论著和讨论

本证候邪火下传大肠，与胃中宿食、肠中糟粕相搏，消灼津液，化燥内结。仲景曰："太阳病，若发汗，若下，若利小便，此亡津液，胃中干燥，因转属阳明。不更衣，内实，大便难者，此名阳明也。"（《伤寒论》181条）"病人不大便五六日，绕脐痛，烦躁，发作有时者，此有燥屎，故使不大便也。"（《伤寒论》239条）治则当急下存阴，下其燥矢，使燥火随之下泄而解。仲景又曰："大下后，六七日不大便，烦不解，腹满痛者，此有燥屎也，所以然者，本有宿食故也，宜大承气汤。"（《伤寒论》241条）"脉阳微而汗出少者，为自和也；汗出多者，为太过。阳脉实，因发其汗，出多者，亦为太过。大过者，为阳绝于里，亡津液，大便因硬也。"（《伤寒论》245条）"发汗不解，腹满痛者，急下之，宜大承气汤。"（《伤寒论》254条）"腹满不减，减不足言，当下之，宜大承气汤。"（《伤寒论》255条）

俞根初曰："凡伤寒邪传入里，温热病热结于里，皆属阳明腑证，手足汗，发潮热，不大便，小便不利，腹胀满，绕脐痛，心烦恶热，喘冒不得卧，腹中转矢气，甚则谵语发狂，昏不识人，大便胶闭，或自利纯青水，仲景所谓急下之，而用三承气汤者是也。"[1]曹炳章云："然舌苔虽黄，而未至焦老裂纹起刺，大便虽闭，而未至痞满硬痛，尚属胃家热而未实，宜清不宜攻。必再验其舌形黄厚焦老，中心裂纹，或起刺，腹中硬满胀痛，方用承气下之则安。"[2]吴坤安秉承仲景法度："若潮热自汗，不恶寒，反恶热，六七日不大便，腹胀满，绕脐痛，烦躁谵语，喘冒不得卧，腹中转矢气，或自利纯清水，咽燥口渴，舌苔燥黄起刺，脉沉实滑数者，阳明实热里证，地道不通，燥矢为患也。其脉沉实滑数，心下痛满，坚硬及脐腹者，大承气汤急下之；如大便不甚坚燥，腹满硬痛不甚者，小承气汤微和之；如大便燥硬而证未剧，心下不甚胀满者，调胃承气汤润燥以和之。"[3]

俞根初说："太阳病，若发汗，若吐后，邪仍不解，蒸蒸发热，不吐不下，心烦，腹胀满，舌苔正黄，脉右滑大，此热已结胃，胃腑不和也。法当泻热润燥，佐以和胃，调胃承气汤微下之。"[1]"总以舌干口燥，大便不通，手按胸胁脐腹硬满而痛，手不可近，频转矢气，方是急下之证。前哲谓发表未除，不可攻里；上盛未除，不可下夺，真先后缓急之定例也。"[1]何秀山曰："若右脉坚大，重按沉滞有力，便秘已五六日，脐下按之痛甚者，此为大肠气郁而实也。当用大承气汤急下之。"[1]曹炳章说："凡白苔变黄，由黄变黑，刮之不脱，湿之不润者，岁寒邪传里化火，热极伤阴也，甚则芒刺干焦罅裂，宜用苦寒以泻阳，急下以救阴，由白渐黄而灰黑者，传经症也，或生刺点燥裂，不拘在根在尖，皆宜急下。"[2]

病案举例

1.钱存济治春温夹食案：张修臣子，年12岁，初因伤风发热，头痛自汗，不寒而渴，余投以麻杏甘石汤，加薄荷、银花，1剂即愈。后因误食鲫鱼半碗，其症复作，他医进以辛燥，病转剧。目肿如桃，头痛如劈，烦躁谵语，大渴引饮，潮热自汗，小便短数，大便不通，胃胀拒按。脉象滑实，舌绛苔燥。合病因脉症参之，此胃实症也。夫外邪初解，胃气必虚，正宜清淡滋养，以生津液，乃不戒于口，恣食荤腥，停滞于胃，复进辛燥，助阳耗液，食积得阳明燥化，致胃经所统属之地，皆结实不通。故目肿头痛者，阳明燥火上冲也。烦躁谵语者，胃热上蒸神经也。大渴引饮者，胃津竭而求救于水也。潮热者，阳明旺于申酉，实则得旺而剧也。自汗者，津液外泄也。小便短数者，津液下逼也。大便不适者，肠有燥屎也。病既内外皆实，自宜急下，以泻悍热之气，而敛将绝之阴也。以大承气汤原方，先煎枳、朴，继纳大黄，次入芒硝，盖取生者气锐而先行，熟者气钝而和缓之义，欲使芒硝先化燥屎，大黄继通地道，而枳、朴除其积滞，皆所以通泄大肠而逐热也。厚朴15g，枳实、大黄各12g，芒硝9g，以水3碗，先煮枳、朴，取3碗，去滓，纳大黄，煮取1碗，去滓，纳芒硝熔化，顿服。服1剂，下燥屎数十枚，诸恙霍然，即占勿药，令以米饮调之，一周而愈[4]。

2.毛凤冈治热病化燥案：王珊卿，年32岁，立夏后多食米糕，食积化火，触动伏热而暴发。前医用消导药2剂，病势反剧。身灼热，汗自出，不恶寒，反恶热，口渴引饮，谵语发狂，便闭溺涩，苔厚焦黑。脉洪数实而有力。脉症合参，此伏热化燥，《伤寒论》所谓"阳明之为病，胃家实""表里皆热，热结在里"是也。仿喻西昌硝黄甘膏汤急下存阴例，以救济之：玄明粉（后冲）9g，生川大黄12g，生石膏（研细）30g，生甘草1.5g。次诊：1剂而略便燥矢，狂热渐减，再剂而燥便甚多，热退不渴，神疲嗜卧。醒后神识转清，舌红微干，脉虚数，改用吴氏五汁饮，养胃阴以善后：甘蔗汁、雅梨汁、鲜芦根汁各2大瓢，生荸荠汁、生藕汁各1大瓢，重汤炖温服。连服3日，诸症皆平而瘥[4]。

3.郑叔渔、庄虞卿治刘式聪乃室，年逾四稔，体强。胃肠实热。初患温热，又复生产，邪热乘虚而陷入阳明，遂成实热之症。单热不寒，舌黑口渴，两耳无闻，腹痛胸满，大便旬余不解。脉左手沉数，右手沉实。脉症合参，此手足阳明实热症也。口渴舌黑，邪火内焚者，火极似水也。大便闭，耳无闻者，热蒸清窍也。夫胃气以下行为顺，今为邪热蕴结，失其下行之效用，遂致腹痛胸满，病已结热在里，非下夺决无生理，勿守丹溪产后以大补气血为主之诫，宜遵景岳产后有火，不得不清，有内伤停滞，不得不开通之训。俟下后病退，再服调补之剂。急则治标，仿仲景治产后实热例，用大承气汤以夺其邪。下后，即用归、芍、地以养其血，元、麦、生草以滋其液，治分标本先后，庶无实实虚虚之弊。生大黄9g，芒硝4.5g，川厚朴、枳实各3g。水6杯，先煮枳、朴，后纳硝、黄，煮取3杯，分2次服，1剂知，即勿服。又方：当归身、生白芍、破麦冬各9g，大生地12g，玄参4.5g，生甘草2.4g。1日大便利，耳能闻，舌黑退，胸腹舒，改服次方，旬余就痊[4]。

4.余勉堂治阳明温病：阮某，20余岁。患温热病已10余日，渐至神昏，不知人事，易数医，或用至宝、紫雪，或投白虎，均告无效。按其脉，两尺独大，寸关沉实，热势羁留不解，腹满，唇燥。此热结阳明腑实之证。温邪蒸郁，蕴结于中，热气内灼，乱其神明。内实宜下，使内热从大便而出，则津液得存，邪火可除，而神明得清。本症非秽毒，不宜用至宝、紫雪；病无大渴、烦躁，白虎汤亦不适用。遂予大承气汤（大黄、厚朴、枳实、朴硝）1剂，服后大便得解，热势渐轻。翌日复诊，脉转和缓，神志清晰，再予清凉生津药，病遂愈[5]。

5.李健颐治陈某，40岁，患温热病，曾医治无效。细诊其脉模糊不清，神识朦胧，耳聋而目直视，气喘急促，大便秘结，小便失禁。察以前所服方药，多系安宫、至宝之类，而透邪涤热的药物竟未见用过。我认为此病是由于初起时医治不得法的缘故。凡热病现神昏、谵语等症状，其原因不是邪入心包，就是阳明热结。叶天士说："温邪上受，首先犯肺，逆传心包……"又说："温病久不解，必致成里结；里结于何在，阳明胃与肠也。"此病初起失于透邪达热，迁延日久，致成里结。前医不察，反误认为邪入心包，而屡用安宫、至宝等药，既不能荡涤肠胃实热，反引致阳明热结实证，所以狂妄谵语，日甚一日。宜投以大剂承气汤急下阳明热结。服后，下黑粪甚多，一切症状减轻，神识渐清，继予人参白虎汤以善其后。由此可知温病神昏谵语，当细辨其致病原因，不可一见神识不清，就轻易投以安宫、至宝等药[5]。

引用文献

[1] 俞根初.重订通俗伤寒论［M］.上海：上海科学技术出版社，1959：112，183，305，306.

[2] 曹炳章.彩图辨舌指南［M］.南京：江苏人民出版社，1962：卷三7，卷二26.

[3] 吴坤安.伤寒指掌［M］.上海：上海科学技术出版社，1959：卷一46.

[4] 何廉臣.重印全国名医验案类编［M］.上海：上海科学技术出版社，1959：231，246，250.

[5] 福建省中医研究所.福建中医医案医话选编（第二辑）［M］.福州：福建人民出版社，1963：6.

[6] 福建省中医研究所.福建中医医案医话选编（第一辑）［M］.福州：福建人民出版社，1960：6.

（三）津气煎迫候（胃肠燥火·津气转证2）

胃肠燥火证，燥火与肠中糟粕相搏结，不得下行，迫其津液下泄，而成津气煎迫之候，伤寒家称为热结旁流之证，杂病家称为积热化泻，后世亦有称为协热下利者。其因"火热而泻"则同，但"热结"与"协热"则有区别。其见症以热迫津泄之泻利症象显明，但必兼见燥火内结肠中之脉症，并以之为凭。

通称：热结旁流，协热下利。

内含病例：［中医］热结旁流，积热化泻。

病因病机：胃肠燥火蕴炽，因胃肠燥火与肠中糟粕相搏，而成燥结之证，又失于通下，燥火不得外泄，迫其津液而下，而成内实外泄之候，古称"热结旁流"。

证象组合：气炽+津泄+气滞+液灼

主症：【津气蕴炽】症象：①身热，潮热。②谵语。③不得眠。④躁热不欲衣被，扬手掷足。**舌象：**①舌黄。②舌苔黄厚焦燥。③苔黑燥而厚。**脉象：**①脉滑疾。②脉沉滑数。③右手重按实而有力。

【热迫津泄】症象：①腹痛水泻。②下痢纯清水或黄沫，无粪，色纯青而气臭恶。**脉象：**脉沉数。

副症：【津液消灼】症象：①懊侬。②口燥咽干，舌干唇焦。③口渴引饮。④小便赤涩。

宾症：【气机不利】症象：①腹硬，腹胀，按其脐则痛，按其心下至少腹有硬痛处。②脐腹绞痛。**脉象：**脉沉滑有力。

治则：当以通泄其胃肠燥结为主，切不可妄行止涩，禁锢其邪，必致生变。

方证

1. 大承气汤证：张仲景方。热结旁流，虽下利清水臭秽，而腹满痛不减，按之坚硬，口干舌燥，脉滑数。

大黄四两（后入），厚朴八两，枳实五枚，芒硝三合（冲）。水煎，分二次服。

2. 调胃承气汤证：张仲景方。功能通便软坚，和胃泄热。治阳明病，热邪结胃，口渴，心烦或谵语，腹满，便秘，舌苔正黄，脉滑数者。

大黄四两，炙甘草二两，芒硝半升。水煎服。

3. 小承气汤证：张仲景方。功能泄热通便，除满消痞。治阳明腑证，痢疾初起，腹痛，里急后重。

大黄四两，厚朴二两，枳实三枚。水煎，分二次服。

论著和讨论

本证候胃肠燥火内结大肠，邪火不得外泄，迫其津液而下泄，虽通仍作不通论。仲景曰："少阴病，自利清水，色纯青，心下必痛，口干燥者，可下之，宜大承气汤。"（《伤寒论》321条）吴坤安曰："如伤寒热症，下痢纯清水或黄沫，潮热腹硬，脉沉滑有力者，此名旁流。因肠中有燥矢阻塞，水浆从旁渗出，病在阳明，非关脾也，导去燥矢，其痢自止。"[1] 治当急下其燥矢，通降火结，即通因通用之法，但必按其心下至少腹有硬痛处，方为急下之燥结症。仲景曰："伤寒十三日，过经，谵语者，以有热也，当以汤下之。若小便利者，大便当硬，而反下利，脉调和者，知医以丸药下之，非其治也。若自下利者，脉当微厥，今反和者，此为内实也，调胃承气汤主之。"（《伤寒论》105条）"太阳病二日，反躁，凡熨其背而大汗出，大热入胃，胃中水竭，躁烦，必发谵语；十余日，振栗，自下利者，此为欲解也。故其汗从腰以下不得汗，欲小便不得，反呕，欲失溲，足下恶风，大便硬，小便当数，而反不数及不多，大便已，头卓然而痛，其人足心必热，谷气下流故也。"（《伤寒论》110条）"下利，谵语者，有燥屎也，宜小承气汤。"（《伤寒论》374条）"下利，三部脉皆平，按之心下坚者，急下之，宜大承气汤。下利脉迟而滑者，实也，利未欲止，急下之，宜大承气汤。""下利，脉反滑者，当有所去，下之乃愈，宜大承气汤。下利已瘥，至其年月日时复发者，以病不尽故也，当下之，宜大承气汤。"（《金匮要略·呕吐哕下利病脉证治》）

吴鞠通说："阳明温病，纯利稀水，无粪者，谓之热结旁流，调胃承气汤主之。"[2]"阳明温病，下利谵语，阳明脉实或滑疾者，小承气汤主之。脉不实者，牛黄丸主之，紫雪丹亦主之。"[2] 叶霖说："在伤寒，阳明谵语下利，为脾液不收，而气陷于下，多不治；在温疫，舌黄，谵语而自利，可与小承气，或小陷胸酌用，若按其心下至少腹有硬痛处，则与大承气以下之。"[3] 俞根初说："重者少阴病，口燥咽干，心下痛，腹胀不大便，或自利清水，色纯青而气臭恶，舌深红，苔黑燥而厚，脉右沉数而实，左细坚数搏，此少阴邪从火化，合阳明燥化而成下证也。法当急下存阴，大承气汤加犀角3g、鲜生地30g，峻泻之。"[4]

病案举例

1. 许叔微治一人伤寒下利，神昏多困，谵语，不得眠，或者见下利，便以谵语为阴虚证，与小承气汤得解，结散利止[5]。

2. 李念莪治王月怀，伤寒至五日，下利不止，懊侬腹胀，按其脐则痛，六脉沉数，此协热自利，中有结粪，小承气汤倍大黄，果得结粪利止，懊侬遂安[5]。

3. 孙兆治东华门窦大郎患伤寒，经十余日，口燥舌干而渴，心中疼，自利清水，投小承气汤，遂大便通，得睡，明日平复[6]。

4. 吴宗熙治积热化泻案：郑友嘉，年12岁，初因伤暑发热，腹痛水泻。服济众水而泻止，热与痛更甚。继服香薷饮，病益增剧。改服白虎汤等药，亦不觉其效，病延七八天。午后热甚，夜分谵语，舌苔黄厚焦燥，口渴引饮，脐腹绞痛。脉沉滑数，右手重按实而有力，此阳明实症，化为痛泻也。《伤寒论》曰："阳明病，谵语有潮热，反不能食者，肠中有燥屎五六枚也。"盖胃有支路上通于心，故热盛蒸心则为谵语，燥屎在大肠则腹痛，夜分潮热者，阳明旺于申酉之时也。初因伤暑自泻，邪有去路，乃其吉兆。反遽止之，留于肠胃，劫烁津液。苟非急下救阴，则燎原之势，安能遏乎。仿三一承气汤加减。《经》云："热淫于内，治以咸寒，火淫于内，治以苦寒。"故君大黄之苦塞以泻热，臣芒硝之咸寒以软坚，更佐甘草之和，以缓硝黄直下之性，俾肠胃积热，皆得从容下行，复使以枳实行气宽中，直达幽门，俾积热速从大肠排泄也。生大黄9g，粉甘草4.5g，芒硝12g，枳实3g。上药3味，先煎去滓，再纳芒硝，更上火微煎令沸，分2次温服。次诊：服后3小时，大便下坚粪数枚，再服余药，少顷秽粕杂下，腹痛顿止，是夜谵语不作。余热未净，改用甘寒退热法。生石膏、生芦根、原麦冬各9g，白知母7.5g，甘草1.5g，粳米100粒，淡竹叶6g，煎汤，日服1剂。3日而痊，稀粥淡养数天，平复如常[7]。

引用文献

［1］吴坤安.伤寒指掌［M］.上海：上海科学技术出版社，1959：卷三25.
［2］吴鞠通.温病条辨［M］.福州：福建科学技术出版社，2010：62，63.
［3］李顺保.温病条辨集注与新论［M］.北京：学苑出版社，2004：241.
［4］俞根初.重订通俗伤寒论［M］.上海：上海科学技术出版社，1959：185.
［5］徐衡之，姚若琴.宋元明清名医类案［M］.长沙：湖南科学技术出版社，2006：5，202.
［6］江瓘，魏之琇.名医类案（正续编）［M］.北京：中国中医药出版社，1996：18.
［7］何廉臣.重印全国名医验案类编［M］.上海：上海科学技术出版社，1959：265.

（四）津气陷闭候（胃肠燥火·津气变证1）

胃肠燥火证，燥火内蕴胃肠，与肠中糟粕搏结，不得下行，逼迫津液下泄，或更因失治误治，致燥火愈炽，上蒙神明，外阻阳气，是为津气陷闭之候，为内闭外厥之危重之证，时病学家通称为阳盛格阴之证，亦有称为热结旁流者。其见症虽以内闭外厥之症象显明，但必兼见胃肠火炽与津泄之脉症。

通称：阳盛格阴，真热假寒，热结旁流。

内含病例：［中医］伏热。［西医］乙型脑炎。

病因病机：胃肠燥火蕴闭，系胃肠燥火与糟粕相搏，燥结内实，燥火迫甚，津液外泄，不能因势利导，或更与温热助其火炽，上蒙神明，外阻阳气，而有“体厥”“脉厥”之象，成闭厥重笃之证。

证象组合：气炽+津泄+阳滞+神蒙+液灼+气滞

主症：**【津气蕴炽】症象**：①发热，躁热大作，胸腹久按灼手。②面赤紫，满布油污，目赤不闭。③烦躁不宁。④烦渴。⑤头痛，头昏。⑥舌干咽喉肿痛。⑦哕声连续。⑧燥屎，脐围燥矢显然，块而应指。⑨大便秘。**舌象**：舌红，苔黄燥。**脉象**：①脉沉实且滑。②沉数有力。③滑数有力。

【热迫津泄】症象：①日泻稀水十余行，色黯绿，气腥腐，臭气极重，下利纯青黑粪水。②周身多汗，质黏气臭，腐气引人发呕。

副症：**【津液消灼】症象**：①身热无汗。②渴思冰水。③小便赤涩痛甚。④大便胶闭。**舌象**：①质深绛。②苔褐燥龟裂。③苔起芒刺。④齿龈尽复坏血。

【阳气不行】症象：①目闭无汗。②身冷如冰。③四肢微厥，手足厥寒，指甲青黑。**脉象**：六脉细小如丝。

宾症：**【气机不利】症象**：①哕声连连。②腹满微硬，脐周似有压痛。③脘满腹胀，按之痛甚。

【神志昏蒙】症象：①热壮，神昏谵语。②四肢痉挛。③烦躁不宁，手足妄动，有欲狂之势。

治则：当从“热结旁流”之治“通因通用”，通泄燥结，以泄降其燥火，则可闭开厥回。

方证

调胃承气汤加味证：吴宗让方[1]。治下利真热假寒，下利，目闭，身冷。详见病案3。

朴硝7.5g，大黄4.5g，黄芩3g，黄连、甘草各2.4g。

论著和讨论

本证候胃肠燥火内结，迫其津液外泄，上蒙神明，外阻阳气，内真热而外假寒。其治则当急急通降其燥结，使胃肠燥火下行，则诸症均解。但当分别其结实轻重，而用或急下，或缓下之法，其未至大实满，苔未老黄者，只宜小承气汤和之，如日久正虚者，则以润字丸缓下之。俞根初曰：“凡口燥舌干，苔起芒刺，咽喉肿痛，脘满腹胀，按之痛甚，渴思冰水，小便赤涩，得涓滴则痛甚，大便胶闭，或自利纯青水，臭气极重，此皆里真热之证据。唯通身肌表如冰，指甲青黑，或红而温，六脉细小如丝，寻之则有，按之则无，吴又可所谓‘体厥’‘脉厥’是也。但必辨其手足自热而至温，从四逆而至厥，上肢则冷不过肘，下肢则冷不过膝，按其胸腹久之又久则灼手，始为阳盛格阴之真候。其血必瘀，营卫不通，故脉道闭塞，而肌肤如冰，治宜先用烧酒浸葱白、紫苏，汁出，用软帛浸擦胸部、四肢，以温助血脉之运行。内治宜桃仁承气汤急下之，通血脉以存阴液。然病势危笃如斯，亦十难救一矣。”[2]

高辉远按：“此（见病案2）患症见腹满微硬，谵语欲狂，热结旁流，目赤肢厥，身热无汗，脉沉数有力，乃里闭表郁之征，虽屡用清热解毒养阴而表不解，必须下之，下之则里通而表自和，不必泥于脑炎忌下之禁。”[3]

病案举例

1.陆肖愚治吴煦野子，年23，精神素旺。清明自馆中归，有房事，五更小解，忽脐下作痛，肠中雷鸣，小便不利，明日遂发寒热头痛。医来告以酒后犯远归之戒。医疑是阴症伤寒，以理中汤2剂，令一日夜服之。次日，呕逆大作，烦躁口渴，饮食不进，昼夜不卧，已3日矣。诊之，其脉左弦右洪，寸关有力，尺部尚和，面赤戴阳，乃与柴葛解肌2剂。病家因述远归阴虚，投理中不减，咸拟倍加参、附。陆曰：脉症俱阳，纵有房事，阴未尝虚，若再投参、附，不可为矣。令今夜必服此2剂，庶不传里。病者心虚，止服1剂。明早诊之，症不增剧，脉仍洪大并两尺亦大。曰：热邪已入腑，日晡必剧。以白虎汤2剂与之，病者犹豫。谓曰：今日怕石膏，明日大黄也怕不得。延挨未服，而烦渴躁热大作，且有谵语。遂连进2服，热略不减，再以前方2剂与之，至五更始得少睡。早间诊视，两尺沉实，舌苔已厚。改用小陷胸汤送润字丸3g，至晚又进3g，夜半出燥屎数十枚，热减泻止。又服枳实、黄连至数十剂。少用滋补即痞隔，饮食不能进。调治2月，方得痊愈[4]。

2.蒲辅周治热结旁流：梁某某，男，28岁，诊断为流行性乙型脑炎。病已6日，曾连服中药清热、解毒、养阴之剂，病势有增无减。会诊时，体温高40.3℃，脉象沉数有力，腹满微硬，哕声连续，目赤不闭，无汗，手足妄动，烦躁不宁，有欲狂之势，神昏谵语，四肢微厥。昨日下利纯青黑水。此虽病邪羁踞阳明、热结旁流之象，但未至大实满，而且舌苔秽腻，色不老黄，未可与大承气汤，乃用小承气汤法微和之。服药后，哕止便通，汗出厥回，神清热退，诸症霍然，再以养阴和胃之剂调理而愈[3]。

3.吴宗让治下利真热假寒：吴某之孙，2岁。病下利，目闭，身冷。前医认为少阴证，投以理中、四逆之剂，势转危笃，请我会诊。诊其脉，寻按均不可得。据前医云，脉绝已半日矣。余细思，若脉绝半日，岂有生机尚在？其中必有原因。遂启齿观察，见其舌苔黄燥；再视其肛门，周围红赤异常；验其大便，则甚黏腻；下利虽频，而量极少，与少阴之下利清谷大相悬殊。此系伏热，热深厥深，故见身冷脉伏。内真热而外呈寒象也。遂依“热淫于内，治以咸寒，佐以苦甘”之旨，与调胃承气汤加味（组方见方证）。服后数小时，下黑粪甚多，脉出，肢温，知渴索饮。次日按原方续服1剂，竟告获愈[1]。

4.张仁溪治刘某，男，11岁，1975年7月28日晚急诊入院。发热，头痛头昏，便秘5天。西医诊断：乙型脑炎。行吸氧、降温、止惊、降低颅内压、抗炎、能量合剂等治疗2天余，病情未明显好转，故邀中医会诊。会诊时体温39.5℃，神昏谵语，烦躁不宁，手足妄动，身热无汗，四肢微厥，目赤不闭，腹满微硬，脐周似有压痛，哕声连续，舌红，苔黄，脉滑数有力。昨晚下利纯青黑粪水。辨证为邪羁阳明，热结旁流。治宜泻热通便，拟调胃承气汤：生大黄、芒硝（烊化）各20g，炙甘草6g。3剂，先取1剂煎服，后取2剂药同煎汤保留灌肠，药后3小时许，患者2次大便臭秽异常。翌日，热退神清，汗出厥回，诸症霍然。后以清热、养阴、和胃之剂善后调理，7剂，痊愈出院[5]。

5.万荣轩治热结旁流案：眇叟张姓者，佚其名。年逾耳顺，尝寓水晶街之北端，夏罹热病，媪来延诊之。初至门，便感病气侵鼻。入室，询叟病之颠末。媪称：渠之初病类冒寒，发热头疼，渐则多汗口渴，四末清冷，不识人者2日矣。临塌视之，见叟面赤紫，满布油污，神昏热壮，四肢痉掣，手足厥寒，周身多汗，质黏气臭，腐气引人发呕。启被察其腹，脐围燥矢显然，块而应指。更询前后之通闭。媪谓：日泻稀水10余行，色黯绿，气腥腐。撬齿观其舌，质深绛，苔褐燥龟裂，齿龈尽复坏血。持其脉，沉实且滑。盖以病感时气，邪入化热，燔灼于里，与宿食结，肠中津液旁流而下，荏苒则必阴液涸竭矣。以为治必急下燥矢，泻热救阴，当有生理。拟以大承气与黄连解毒汤之合方，使煎成启齿灌入之。1剂尽，下如卵石状燥矢10许枚。翌日乞再诊，以燥矢未尽除，增损原方，再下若干枚。嗣腹松软，下利自止，热退汗消，神识转清，邪势已溃矣。延再诊，以伤阴耗液，元气难复，转拟养营增液之法，着服五七日，素餐静息，月余渐瘳焉[6]。

引用文献

［1］福建省中医研究所.福建中医医案医话选编（第二辑）［M］.福州：福建人民出版社，1963：235.

［2］俞根初.重订通俗伤寒论［M］.上海：上海科学技术出版社，1959：114.

［3］中国中医研究院.蒲辅周医案［M］.北京：人民卫生出版社，2005：75.

［4］江瓘，魏之琇.名医类案（正续编）［M］.北京：中国中医药出版社，1996：290.

［5］张仁溪.调胃承气汤治疗流行性乙型脑炎一例［J］.江西中医药，1983，（2）：7.

［6］马骥.万荣轩得效录［J］.中医药学报，1984，（5）：9.

（五）津气炽闭候（胃肠燥火·津气变证2）

胃肠燥火证，燥火内蕴胃肠，与肠内糟粕搏结，燥火不得下泄，上蒙心神，引动肝风，是为津气炽闭之候，为痉厥危重之证，时病学家通称为火旺生风之证，伤寒家亦称阳明痉症。其见症虽以痉厥闭证之症象显明，但必兼见胃肠燥火内结之脉症，并以之为主。

通称：火旺生风，阳明痉症。

内含病例：［**中医**］暑温，阳明腑证，阳明痉症。［**西医**］病毒性脑炎，蛛网膜下腔出血，急性脊髓灰质炎，急性肝炎，破伤风，肠梗阻。

病因病机：胃肠燥火蕴闭，因胃肠燥火不得下泄，火性上炎，势必上蒙心神，火炽风动，肝风陡起，风火相煽，病势至急至危。仲景云："脉弦者生，涩者死。"（《伤寒论》212条）

证象组合：气炽+神闭+液灼+气结+络滞

主症：【津气蕴炽】症象：①遍体壮热，身热气粗，大汗汗出渍衣，申酉潮热，热愈甚恶热，手足汗出。②面色红赤，面色黧黑，唇红而燥。③大渴引饮。④口臭齿垢结瓣。⑤胸闷心烦，躁扰不宁。⑥发斑如锦纹。⑦头痛甚。**舌象：**舌尖红，舌燥苔黄腻。**脉象：**①脉数盛，脉见数实，六脉俱数甚。②右三部长而沉滑，左手略平，脉沉弦数，沉实而长。

【神志蒙闭】症象：①神倦嗜睡，意识不清，时谵语神昏，昏不知人，不识亲人，语言错乱。②目闭神昏，牙关紧闭，循衣摸床，撮空理线。③烦躁不安，发狂。④直视，恍惚或痴呆。**脉象：**①脉沉伏。②沉迟有力。

副症：【津液消灼】症象：①无汗烦渴。②唇干燥咽干。③鼻如烟煤。④溲浓赤，小便短涩。④大便不通。**舌象：**①舌焦黄起刺裂纹。②焦黑。**脉象：**脉弦细。

【气机郁结】症象：①便不通，大便数日不行。②胃中满闷。**舌象：**苔白腻。**脉象：**右脉沉弦数。

宾症：【络脉不和】症象：①口噤，项强直，舌卷缩，舌短语謇。②龂齿上视，角弓反张，头摇手痉，手足抽搐，脚痉挛，四肢僵直。②闭目扰动，两目直视。

治则：当以急急攻下燥结为主，兼以清心开窍，清肝息风。

方证

1.白虎承气汤证：清下胃腑结热法，俞氏《通俗伤寒论》经验方[1]。何秀山按："胃之支脉，上络心脑，一有邪火壅闭，即堵其神明出入之窍，故昏不识人，谵语发狂，大热大烦，大渴大汗，大便燥结，小便赤涩等症俱见。是方白虎合调胃承气，一清胃经之燥热，一泻胃腑之实火，此为胃火炽盛，液燥便闭之良方。"详见论著。

生石膏（细研）24g，生大黄、陈仓米（荷叶包）各9g，生甘草2.4g，白知母12g，玄明粉6g。

2.大承气汤证：《通俗伤寒论》方[1]。急急峻下存阴为君，佐以息风开窍，急救之。脉弦者生，涩者死。详见论著。

大承气汤加犀角6g，羚角9g，紫雪2.4~3g。

3.牛黄泻心汤证：《通俗伤寒论》方[1]。两清心胃以泻火。发狂便结者，凉泻实火以通便，便仍不畅，而热闭狂昏者。详见论著。

西牛黄、辰砂各1.5g，生大黄9g，梅冰0.3g，共研，先用生姜汁1滴，白蜜2小匙，和开水调服。

论著和讨论

本证候胃肠燥火不得下泄，上蒸心脑，下结大肠，陡动肝风。《金匮要略·痉湿暍病脉证》曰："痉为病，胸满口噤，卧不着席，脚挛急，必龂齿，可与大承气汤。"其救治之则当以急急通下胃肠燥结为主，兼以开窍息风为法。俞根初曰："急急峻下存阴为君，佐以息风开窍。"[1]"热病，谵语发狂，烦渴大汗，大便燥结，小便赤涩，咽干腹满，昏不识人者，急与白虎承气汤（组方见方证）加至宝丹，开上攻下，以峻逐之。"[1]

吴鞠通说："阳明温病，无汗，小便不利，谵语者，先与牛黄丸；不大便，再与调胃承气汤。"[2]"阳明温病，下之不通，邪闭心包，神昏舌短，内窍不通，饮不解渴者，牛黄承气汤主之……即用前安宫牛黄丸2粒，化开调生大黄末9g，分二服，先服一半，不知再服。"[2]

俞根初说："危者阳明病，不大便五六日，至十余日，申酉时发潮热，不恶寒，独恶热，身重短气，腹满而喘，频转矢气，手足濈然汗出，躁则头摇手痉，谵语发狂，静则独语，如见鬼状，循衣摸床，剧则昏厥不识人，目睛不了了，甚则两目直视，舌苔焦黄起刺，兼有裂纹，甚或焦黑燥裂，或如沉香色苔，苔中后截生芒刺黑点，脉右沉弦数实，左弦数而劲，此胃小肠热结，上蒸心脑，下移大肠也。急急峻下存阴为君，佐以息风开窍，大承气汤加犀角6g，羚角9g，紫雪2.4~3g（组方见方证），急救之，脉弦者生，涩者死。"[1]"发狂便结者，白虎承气汤加芦笋、竹叶芯，凉泻实火以通便，便仍不畅，而热闭狂昏者，牛黄泻心汤（组方见方证）两清心胃以泻火，火泄热清，其狂自愈。（邵仙根主大黄黄连泻心汤，冲童便、灯心最效，甚则入犀角末、金汁）"[1]"夹斑毒者，胸闷心烦，起卧无定，静躁不常，斑点隐隐，壮热无汗，舌苔纯黄边黑，中见红点，阳毒发狂，解毒承气汤加紫雪丹（药汤调下）2.4g，活水芦笋60g，大青叶（与方中绿豆煎汤代水）24g，峻逐毒火以泻阳。阳毒虽解，而斑发未透，神识昏迷者，犀地清络饮加三黄泻心丸（川黄连9g，青子芩、煨甘遂各6g，西牛黄、广郁金各4.5g，猪心血1枚，为丸，重3g，朱砂为衣，药汤调下）开窍透斑以清神，神清斑透，其病自痊。”[1]“赤膈伤寒，内火尚盛，神昏谵语，便闭溺涩者，急用解毒承气汤加紫雪，泻火逐毒以清神。”[1]

何秀山说：“失下者，以白虎承气汤下之。痰盛者，佐以礞石滚痰丸，火盛者，佐以当归龙荟丸，皆狂证应用之正方。”[1]何廉臣说：“（温痉）其证灼热自汗，渴不恶寒，面赤唇红，手足瘛疭，口噤鼻扇，此因于胃肠积热致痉，即《内经》所谓气上不下，搏阳而为巅疾也。便闭者，三黄五色丸（小川黄连、青子芩、生大黄各15g为末，雪水泛丸，如芝麻大，分作五份，一份辰砂为衣，一份青黛为衣，一份腰黄为衣，一份轻粉为衣，一份芦荟为衣）。乳子服5粒，小儿服15粒，余视年龄酌加，通用竹叶灯心汤调下。”[1]“若壮热惊啼，面红目赤，上视龂齿，便闭溺涩，角弓反张，手足瘛疭，此因积热致痉，即陈士铎所谓小儿积热者，表里俱热也。脉：积热发痉，脉多沉数，舌多深红，指纹多青。便闭者，凉膈加羚羊汤（薄荷、连翘、生大黄、焦山栀、青子芩、生甘草、羚羊角、玄明粉、淡竹叶、白蜜）。便通者，四物镇痉汤（羚羊角、浙茯苓、生石膏、淡竹沥）。善后之法，或用鞠通五汁饮（雅梨汁、麦冬汁、荸荠汁、生桃汁、鲜芦根汁），或用蔗浆，和匀凉服，重汤炖温。”[1]

病案举例

1.雷少逸治伤寒调治失法变证：须江毛某，患伤寒之病，壮热不退，计半月来，前医当汗不汗，当下不下，调治失法，变为神昏谵语，循衣摸床，舌苔黄燥，脉来沉实，此伤寒误治之变证也。速宜攻下之剂，荡热保津，倘以硝、黄为砒鸩者，则不可救。即以大承气汤加生地、石膏，煎一大剂，午后服头煎，未见动静，薄暮服次煎，至四更时分，得硬屎数十枚，谵语渐少，手足渐定，肌肤微汗，身热退清，神识亦稍省矣。次日复邀丰诊，脉形仍实不柔，舌苔尚少津液，此余热未净也，当守原方，再服一剂。其兄恐药力太过。丰曰：必要脉象转柔，舌苔转润，里热始尽，否则余邪复聚，遂难治矣。复将原方煎服，服下又得硬屎数枚。其兄急来问曰：次煎可服否？丰曰：往诊再议。幸得脉转平缓，舌苔亦见有津，改用仲景炙甘草汤除去桂枝、姜、枣，加入柏子、茯神，连服数煎，得全瘥耳[3]。

2.陈桂英治误补成瘟：刘某，女，25岁。初因热病，阴津受劫，误服温补，致成痉病。肌热面赤，唇青甲紫，头痛项强，角弓反张，口渴，耳聋，神志模糊，肢挛腰硬，腹胀便秘，小便不禁。诊断：热盛伤津，经脉失养。《经》云：“热淫于内，治以咸寒，佐以甘苦。”拟用三根白虎汤合调胃承气法主之，证之“急下存阴”之旨，亦无悖矣。生石膏60g，知母9g，芦根、茅根、芦笋根各30g，锦纹黄6g，芒硝12g，甘草3g，玄参15g，小生地18g。初投2剂，汗出便解，热退神清，去承气，再用白虎合甘寒之品，医治旬日，痉愈[4]。

3.李聪甫治陶某某，女，7岁。发热数日，忽然昏迷不醒，目闭不开，两手拘急厥冷，牙关紧闭，角弓反张，二便秘涩。诊视脉伏不应指，口噤，舌不易察，面色晦滞，手压其腹则反张更甚，其腹必痛。《金匮要略》云：“痉为病，胸满口噤，卧不着席，脚挛急，必龂齿，可与大承气汤。”此为厥深热深，议用急下存阴法。炒枳实、制厚朴5g，锦纹黄（泡）、玄明粉（泡）10g。复诊：抉齿连续灌服，服药后一时许，扰动不安，呻吟一声，泻下黏液夹血的粪便极多，痉止厥回。更进1剂，热退神清，但口渴甚，腹部阵痛拒按，显然“胃家实”也。杭白芍、飞滑石各10g，炒山栀、淡黄芩、炒枳实、牡丹皮各5g，天花粉、锦纹黄（泡）各7g，川黄连、粉甘草各3g。复诊方服至3剂，渴止，二便畅利而愈[5]。

4.张云鹏治中风闭证（蛛网膜下腔出血）：中风卒中期，病机多是肝阳暴亢，风痰上扰，血随气逆而菀于上，临床见便闭不通，以承气汤通下开窍，佐清热平肝。只有腑通热泄，引血下行，气随血下，方能使病机逆转。孟某某，男，29岁，高热头昏，烦躁不安，旋即不省人事，时或清晰，目不了了，面色红晕，呼吸气粗，两手撮动，大便不通，小溲黄赤，舌尖红，苔滑腻，唇焦，脉弦数有力。腰椎穿刺得均匀血性液体，双侧巴宾斯基征和查多克征均阳性；血压110/76mmHg，白细胞16000/mm^3，中性94%，淋巴6%。诊断为蛛网膜下腔出血。中医辨证：血随气逆，热毒内蕴；为阳明腑实。除西药常规救治外，中药用通导腑气，解毒开窍：生熟大黄各6g，玄明粉（后入）、鲜菖蒲、郁金、人中黄、黄芩各9g，银花30g，芦根、茅根各60g，大青叶、连翘各15g，莱菔汁1杯（冲），至宝丹1粒（研冲）。灌服1剂后，大便通，神识清，但体温不退，守原方续服2剂，体温正常。继用化痰解毒和健脾养心之剂，调理半个月后，痉愈出院[6]。

5.许云斋治急性脊髓灰质炎：杜女，6岁，体温40.2℃，项背强直，角弓反张，卧不着席，神志昏迷，不省人事，时而口噤，时而龂齿，时而谵语，胸满腹胀，7日未大便，脉沉数有力，舌红苔黄腻。为阳明实热痉症，急下清热存阴，大承气汤：大黄、芒硝各9g，川厚朴15g，枳实6g，1剂。6小时内大便3次，粪干色黑，硬块很多，痉症消失。18小时内，微见清醒，脉转缓大，舌转淡红，改芳香开窍，清热生津，安宫牛黄丸、竹叶石膏汤去半夏。3剂神清，左下肢不能伸屈转动，脉缓弱，苔淡白，宜补营卫，兼导气血下行，加味黄芪五物汤，配合针灸按摩10余日，痿躄愈[7]。

引用文献

［1］俞根初.重订通俗伤寒论［M］.上海：上海科学技术出版社，1959：183，184，248，277，289，290，292，424，425，426.
［2］吴鞠通.温病条辨［M］.福州：福建科学技术出版社，2010：62，66.
［3］雷丰.时病论［M］.北京：人民卫生出版社，1964：130.
［4］福建省中医研究所.福建中医医案医话选编（第一辑）［M］.福州：福建人民出版社，1960：66.
［5］李聪甫.李聪甫医案［M］.长沙：湖南科学技术出版社，1979：176.
［6］张云鹏.攻下法治疗急症介绍［J］.浙江中医药，1982，17（10）：443.
［7］许云斋.治愈小儿严重痉症一例报道［J］.中医杂志，1963，（11）：15.

（六）津气闭厥候（胃肠燥火·津气变证3）

胃肠燥火证，燥火内炽肠胃，失于清下，燥结于里，内闭神明，外闭阳气，而成津气闭厥之候，为阳邪内闭之危笃之证，即时病学家所称之阳盛格阴，内真热而外假寒之阳厥证。其以内闭外厥之症象显明，极似阴寒之厥证，必须细审有胃肠燥火内炽之脉症存在，方可为凭。

通称：阳盛格阴，阳极似阴，热深厥深，真热假寒。

内含病例：**［中医］**阳盛格阴，阳厥，热结旁流。**［西医］**病毒性脑炎。

病因病机：胃肠燥火闭厥，多由失治误治，当下不下，或更进燥热，助其燥火，致胃肠燥火不得下泄，阳火炽盛，渐至阳气不得宣通，神气渐闭而成闭厥之危重证候，所谓阳极似阴，火极反兼水化，热深厥深之证。

证象组合：气炽+阳滞+神闭+液灼+气结

主症：**【津气蕴炽】症象**：①发热不退，身大热有汗不解。②气粗促，秽气喷人。③面赤目赤，唇红，恶热。④遍体赤斑。⑤胸胁烦满。⑥溲赤涩痛。**舌象**：①舌边尖绛。②苔黄。③舌上苔黑而燥如芒刺（胎黑不可凭为实燥，如芒刺则可凭矣）。**脉象**：①弦大缓滑，右滑大躁甚。②沉数有力。③沉实而滑。④趺阳脉大。**指纹**：紫赤。

【阳气不行】症象：①面白面晦。②寒栗。③周身冷甚。④四末觉微清，时常痉厥冷厥。⑤肢体如冰。**舌象**：黄腻满布。**脉象**：沉细伏绝。

副症：**【津液消灼】症象**：①恶热大汗。②烦渴口干。③唇燥舌焦，鼻干咽干。④口鼻出血。⑤便闭。⑥小便短赤。⑦粪水自流。⑧遗溺。**舌象**：①中心灰黑。②苔老黄黑点。③全舌紫光暗，并无浮苔。**脉象**：左弦坚搏数。

【神志蒙闭】症象：①神恍惚。②昏沉不语，目闭不开。③神昏多谵语，发狂。④不知人事，手足躁扰，躁扰喘急。⑤角弓反张，四肢抽搐。

宾症：**【气机郁结】症象**：①胸闷，胸痞作痛。②胸腹满坚拒按。③腹中石硬而板。④大便燥结。

治则：当急下胃肠燥结，以泄其燥火，则可望厥回神清，若再贻误，必当难救矣。

方证

1.凉膈散证：《太平惠民和剂局方》方[1]。功能清热解毒，泻火通便。治外感热病，肺胃热盛，症见高热头痛，烦躁口渴，面赤唇焦，咽喉肿痛，口舌生疮，大便秘，小便赤。详见论著。

连翘二斤半，大黄、甘草、芒硝各二十两，栀子、黄芩、薄荷各十两。为粗末，每服二钱，加竹叶七片，蜂蜜少许，水煎服。

2.白虎承气汤证：《通俗伤寒论》方[2]。清下胃腑结热法，清胃经燥热，泻胃腑实火，治胃火炽盛，液燥便闭，昏不识人，谵语发狂，大热大烦，大渴大汗。详见论著。

生石膏（细研）24g，生大黄、陈仓米（荷叶包）各9g，生甘草2.4g，白知母12g，玄明粉6g。

论著和讨论

本证候胃肠燥火内结，阳火不得下泄，渐至阳气郁滞不通。即喻嘉言所云：“凡伤寒病初得发热，煎熬津液，鼻干、口渴、便秘，渐至发厥者，不问而知为热也。”[2]吴云峰说：“阳厥者，外感六淫，初起头疼，身热口干，脉数或变，乍凉乍冷，有似阴证，但寒不过肘膝，冷不过一时，大便闭结，目红溺赤，此热邪入里，气血不得宣通，所谓阳极发厥，火极似水也。”[2]俞根初说：“阳厥证初起，必头痛发热，然后入于三阴，变为四肢逆冷，或时乍温，其症必便结躁烦，谵语发渴，不恶寒，反恶热。”[2]治则当急急攻下，所谓“急下存阴”之法，故历来时病学家均主大承气汤。俞根初曰：“厥阴阳明证，重者热陷尤深，四肢虽厥，指甲紫赤，胸胁烦满，神昏谵语，消渴恶热，大汗心烦，大便燥结，溲赤涩痛，舌苔老黄，甚则芒刺黑点，脉右滑大躁甚，左弦坚搏数，此厥阴火亢，合阳明热结而成下证。仲景所谓脉滑而厥，厥深热亦深也。法当清燥泻火，散结泄热，四逆散缓不济急，白虎承气汤（组方见方证）加广郁金（9g磨汁冲）润下之。”[2]吴鞠通说：“阳明温病，面目俱赤，肢厥，甚则通体皆厥，不瘛疭，但神昏，不大便七八日以外，小便赤，脉沉伏，或并脉亦厥，胸腹满坚，甚则拒按，喜凉饮者，大承气汤主之。”[3]

然王肯堂则曰：“失下热极，以致身冷脉微而昏冒将死者，若急下之，则残阴暴绝而死，盖阳气竭而然也，不下亦死。宜凉膈散（组方见方证），或黄连解毒汤养阴退阳，积热渐以宣散，则心胸再暖，脉渐以生。”[1]马良伯说：“若全舌紫光暗，并无浮苔者，阳极似阴也，多不可救，急下之，间有得生者。”[4]

病案举例

1.**滑伯仁**治一人病伤寒。他医皆以为痉证，当进附子，持论未决。伯仁切其脉，两手沉实而滑，四末觉微清，以灯烛之，遍体皆赤斑，舌上苔黑而燥如芒刺，身大热（苔黑不可凭为实燥，燥如芒刺则可凭矣，身大热为关键），神恍惚，多谵妄语。滑曰：此始以表不得解，邪气入里，里热极甚，若投附必死，乃以小柴胡剂益以知母、石膏饮之，终夕三进。次日以大承气汤下之，调理兼旬乃安[1]。

2.**王肯堂**治余云衢太史，形气充壮，饮啖兼人。辛卯夏六月，患热病，肢体不甚热，时或扬手掷足，如躁扰状，昏愦不知人事，时发一二语，不了了，而非谵语也。脉微细如欲绝。有谓是阴症宜温者，有谓当下者。时座师陆葵日先生，与曾植斋、冯琢庵二太史，皆取决于王。王谓：是阳病见阴脉，法在不治。然素禀如此，又值酷暑外炽，过啖酒醴肉炙，宜狂热如焚，不大便七日矣，姑以大柴胡汤下之。时用熟大黄6g，而太医王雷庵力争，以为太少，不若用大承气。王曰：如此脉症，岂宜峻下？待大柴胡不应，而后用调胃承气。再不应，后用小承气以及大承气未晚也。服药，大便即行，脉已出，手足温矣。乃谓雷庵曰：设用大承气，宁免噬脐之悔哉。继以黄连解毒数剂而平。七月初，遂与陆先生同典试南京，不复发矣。明年，王请告归里，偶得刘河间《伤寒直格论》读之，中有云：蓄热内甚，脉须疾数，以其极热蓄甚，而脉道不利，致脉沉细欲绝。俗未明造化之理，反谓传为寒极阴毒者。或始得之阳热暴甚，而便有此症候者，或两感热甚者，通宜解毒，加大承气汤下之。下后热少退而未愈者，黄连解毒汤调之。或微热未除者，凉膈散调之。或失下热极，以致身冷脉微而昏冒将死者，若急下之，则残阴暴绝而死，盖阳气竭而然也。不下亦死，宜凉膈散或黄连解毒汤，养阴退阳，积热渐以宣散，则心胸再暖，脉渐以生。然后抚卷而叹曰：古人先得我心矣。余太史所患，正失下热极，以致身冷脉微而昏冒欲绝也。下与不下，大下与微下，死生在呼吸间不容发。呜呼！可不慎哉。宜表而出之，以为世鉴[1]。

3.**喻嘉言**治黄长人犯房劳，病伤寒，守不服药之戒，身热已退。十余日外，忽然昏沉，浑身战栗，手足如冰。举家忙乱，亟请余至。一医已合就姜桂之药矣，余适见而骇之。姑俟诊毕，再三辟其差谬。主家自疑阴证，言之不入，又不可以理服。只得与医者约曰：此一病，药入口中，出生入死，关系重大。吾与丈各立担承，倘至用药差误，责有所归。医者曰：吾治伤寒三十余年，不知甚么担承。余笑曰：吾有明眼在此，不忍见人活活就毙，吾亦不得已耳。如不担承，待吾用药。主家方才心安，亟请用药。余以调胃承气汤，约重五钱，煎成热服半盏。少顷，又热服半盏。其医见厥渐退，人渐苏，知药不误，辞去。仍与前药服至剂终，人事大清，忽然浑身壮热，再与大柴胡一剂，热退身安[5]。

4.**余听鸿**治泰兴王姓妇，始而发热不甚，温散、凉散、温补后，愈服愈危，奄奄一息，脉伏气绝。时正酷暑，已备入木。吾师偕余细看，面不变色，目睛上反，唇色尚红，其形似未至死。后将薄纸一张盖其口鼻，又不见鼓动，气息已绝。按脉亦绝。吾师左右踌躇曰：未有面色不变，手足尚温而死者。后再按其足上太冲、太溪，其脉尚存。曰：未有见足脉尚存，而手脉已绝者，必另有别情。即将其衣解开，按其脘中石硬而板，重力按之，见病人眉间皮肉微动，似有痛苦之状。吾师曰：得矣！此乃大结胸之证也。非水非痰，是补药与热邪搏结而成，医书所未载也。即书大黄、莱菔子、瓜蒌皮各一两，厚朴、枳实、芒硝各三钱，先煎枳、朴、莱、蒌，后纳大黄，滤汁再纳芒硝，滤清。将病人牙关撬开，用竹箸两只插入齿中，将药汁渐渐灌入。自午至戌，方尽一剂。至四更时，病人已有气息。至天明，稍能言语，忽觉腹中大痛。吾师曰：病至少腹矣，当再服原方半剂。腹大痛不堪，下燥矢三十余枚，而痛即止，后调以甘凉养胃[6]。

5.**程杏轩**治许静亭翁夫人，病延诊，据述产后十二朝，初起洒淅寒热，医投温散不解，即进温补，病渐加重，热发不退，口渴心烦，胸闷便闭。时值溽暑，病人楼居，闭户塞牖。诊脉弦数，视舌苔黄。告静翁曰：夫人病候乃产后感邪，医药姑息，邪无出路，郁而为热，今日本欲即用重剂清解，恐生疑畏，且与一柴胡饮试之，但病重药轻，不能见效，明早再为进步。并令移榻下楼，免暑气蒸逼。诘朝视之，脉证如故，舌苔转黑。众犹疑是阴证。予曰：不然，阴阳二证，舌苔皆黑。阴证舌黑，黑而润滑，病初即见肾水凌心也；阳证舌黑，黑而焦干，热久才见，薪化为炭也。前方力薄，不能胜任，议用白虎汤加芩连。饮药周时，家人报曰：热退手足微冷。少顷又曰：周身冷甚。静翁骇然，亦谓恐系阴证，服此药必殆。予曰：无忧。果系阴证，前服温补药效矣。否则昨服柴胡饮死矣。安能延至此刻。此即仲景所谓“热深厥亦深”也，姑待之。薄暮厥回复热，烦渴欲饮冷水。令取井水一碗与饮，甚快。予曰：扬汤止沸，不若釜底抽薪。竟与玉烛散下之。初服不动，再剂便解黑矢五六枚，热势稍轻。改用玉女煎数剂，诸候悉平，调养经月而愈[7]。

引用文献

［1］江瓘，魏之琇.名医类案（正续编）［M］.北京：中国中医药出版社，1996：17，348.
［2］俞根初.重订通俗伤寒论［M］.上海：上海科学技术出版社，1959：186，435，440.
［3］吴鞠通.温病条辨［M］.福州：福建科学技术出版社，2010：62.
［4］曹炳章.彩图辨舌指南［M］.南京：江苏人民出版社，1962：卷二34.
［5］陈熠.喻嘉言医学全书［M］.北京：中国中医药出版社，1999：380.
［6］徐衡之，姚若琴.宋元明清名医类案［M］.长沙：湖南科学技术出版社，2006：463.
［7］程杏轩.杏轩医案并按［M］.合肥：安徽人民出版社，1986：3.

（七）津气虚闭候（胃肠燥火·津气变证4）

胃肠燥火证，燥火内蕴胃肠，延误失治，邪火内炽，耗伤津气，正虚邪盛，内闭清窍，是为津气虚闭之候，若再延误，必致内闭外脱而莫救。其见症虽以火炽胃肠与内闭神志之脉症为主，但必兼见气虚与液枯之脉症。

通称：暑热伤津。

内含病例：［**中医**］中暑，伤暑。［**西医**］肾衰，烧伤。

病因病机：胃肠燥火虚闭，多由延误失治，燥火内炽，耗伤气液，燥结不得下泄，反而上闭神明，正虚邪盛，深恐邪闭正脱。

证象组合：气炽+神闭+气虚+液灼+气结

主症：【**津气蕴炽**】**症象**：①全身暴热，高热无汗，日晡潮热。②面赤双目如火。③大渴引饮，喜凉恶热，④夜不能寐，躁扰不宁，入夜谵语不休。⑤大便秘结。⑥小便赤痛。⑦骨节疼痛，头痛如裹。**舌象**：①舌苔黄刺干涩。②中心黄黑。**脉象**：脉弦实而数。

【**神志蒙闭**】**症象**：①神志模糊，时而烦躁不宁，手足扰动。②不省人事，谵语烦躁，妄笑妄哭，如见神灵。

副症：【**气虚不充**】**症象**：①忽然晕倒。②心神昏乱，静则郑声，重语喃喃不休，躁则惊惕不安。**脉象**：脉两寸陷下。

【**津液消灼**】**症象**：①口舌干燥，咽干。②唇焦唇裂，齿燥齿焦。**舌象**：①舌绛无苔。②舌质红绛干敛。③苔焦黑无津。**脉象**：①脉象细数。②脉象沉弦细数。

宾症：【**气机郁结**】**症象**：①肚腹膨胀。②腹痛拒按。③呕恶频频。**舌象**：舌苔焦黑而干。**脉象**：关尺细坚而结。

治则：当于清下燥结之中，佐以清滋气液之品，扶正以逐邪，虚实兼顾。

方证

1.复脉汤调下妙香丸证：《通俗伤寒论》方[1]。大补阴气以提神，幽香开窍以清心，治精神衰弱而邪实者，应下失下，邪热未除。详见论著。

辰砂9g，巴霜3g，冰、麝、西黄、腻粉各0.9g，金箔5小张另研极细，入黄蜡9g，白蜜1匙，同炼匀和药为丸，每30g作30丸，弱者二三丸，壮者四五丸，大便通即止服。

2.清暑救津方证：李翼农方[2]。治暑从燥化，入阴伤津，高热无汗，大渴引饮，喜凉恶热，骨节疼痛，头痛如裹，双目如火，面赤唇焦，咽干齿燥，便秘，小便赤痛。详见病案2。

鲜荷叶2块，西瓜皮15g，生石膏、玄参、生地各24g，天花粉、知母、麦冬各12g，甘草3g，紫雪丹1.5g（开水冲服），井底浸冬瓜适量，切薄片外敷头部，鲜蕉叶铺床而卧。

3.承气合黄连解毒汤加减证：陈瑞春方[3]。治烧伤，火热销灼，热毒化火，神志模糊，时而烦躁不宁，手足扰动。详见病案3。

生地30g，生大黄、玄明粉（冲）、枳实、黄连、黄芩、石斛、炒黑山栀各10g，麦冬、银花、连翘各15g。

论著和讨论

本证候胃肠燥火内结，上闭神明，耗伤气液，正虚邪盛。故其救治之则，当滋养气液，清下燥结，扶正逐邪。俞根初曰："精神衰弱而邪实者，应下失下，邪热未除，静则郑声重语，喃喃不休，躁则惊惕不安，心神昏乱，妄笑妄哭，如见神灵，大便不通，溺赤涓滴，舌苔芒刺干涩，脉两寸陷下，关尺细坚而结。此由邪盛正虚，神明被迫，故多瞀乱之象也。急急大补阴气以提神，幽香开窍以清心，复脉汤调下妙香丸（组方见方证）。标本兼顾，庶可挽救于什一。"[1]

李翼农按："暑温高热无汗，法宜香薷清暑发汗。为何反不用香薷？因暑热伤津，舌绛无苔，若再发汗，则重伤津液，违反了‘无虚虚，无实实’之禁。暑邪闭塞腠理，故无汗。方用荷叶、西瓜皮、石膏、知母清暑解热。井底浸冬瓜、鲜蕉叶，取其凉润降温。一旦暑清热解，腠理已开，则汗自出了。高热谵语，恐邪入心包，投以紫雪，冀安未受邪之地。舌光绛无苔，用增液汤生津护液。阴已受伤，以‘三甲’潜阳育阴，以退阴中余热[2]。

病案举例

1.李庭玉治李某某，男，45岁，因田间劳动，天热缺水，忽然晕倒，不省人事，全身暴热，口舌干燥，小便赤，大便不通，脉细数。诊为水亏火旺，形成燥结。治当清热养阴，急下以存津：生地、石膏各30g，白芍、天花粉、大黄各24g，枳实12g，玄明粉18g。服1剂，身热稍瘥，大便未动。原方大黄加为45g，又服1剂，大便通，诸症消失[4]。

2.李翼农治翟林，男，50岁，1958年6月28日门诊。高热无汗，大渴引饮，喜凉恶热，骨节疼痛，头痛如裹，双目如火，面赤唇焦，咽干齿燥，大便秘结，小便赤痛，夜不能寐，谵语烦躁，舌绛无苔，脉象细数，按之有力。此暑从燥化，入阴伤津，以清暑救津为急务。（组方见方证）复诊：服药后大汗出，身热稍退，诸症减轻，仍大便秘，小便少，舌光绛，脉细数。前方去荷叶、西瓜皮、紫雪丹，加大黄、玄明粉（后下）各9g。三诊：大便3次，大汗出，诸症锐减，舌红脉数。前方去大黄、玄明粉、天花粉、生石膏、知母，加北沙参24g，石斛、白薇各9g，白芍15g，2剂。四诊：神清气爽，但午后面潮红，舌光微红，脉细数。上方去白薇，加龟板、鳖甲、牡蛎各30g（3味先煎），3剂病愈[2]。

3.陈瑞春治魏某某，男，32岁，因烧伤面积达80%以上而入院。症见神志模糊，时而烦躁不宁，手足扰动，口渴引饮，唇裂齿焦，大便秘结，小便短赤，舌苔焦黑而干，中心黄黑，脉弦实而数。体温39.8℃。本病因于烧伤，火热销灼，热毒化火，故以承气合黄连解毒汤加减（组方见方证）。即服频饮，日进2剂。服上药头煎后，神志稍定，躁扰略减，病人入睡，约2小时许有便意，即下柏油样大便，溏粪异臭。继进第二煎，病人又入睡，其状酣静，呼吸均匀。醒后又进第二剂，大便连续泻下5~6次，量不甚多，色黑稀溏。第二天，病者已清醒，体温降至37.8℃，脉数弦实减，舌苔薄黄，遂减药量，再进1剂。第三天，体温正常，饥而思食，进稀粥养息调理。后结合西药外治，逐渐恢复[3]。

4.舒友元治谢某某，男，55岁，发热8天，少尿3天，颜面潮红，球结膜充血，皮肤及黏膜可见出血点，腹胀，有压痛及反跳痛，双肾区有叩击痛，小便每日量150~200ml，血红蛋白110g/L，白细胞28600/mm^3，中性81%，淋巴19%，血小板6万，尿蛋白（++++），尿素氮76mg/dl。入院后给予利尿、支持疗法等对症治疗，症状无明显好转，夜晚说胡话，血压上升至154/96mmHg，准备人工肾治疗。面目发红，躁扰不宁，入夜谵语不休，肚腹膨胀，腹痛拒按，腰痛，大便秘结，小便短少，呕恶频频，口渴思饮，舌质红绛干敛，苔焦黑无津，脉象沉弦细数。邪热入营，腑实内结，津液枯竭。投以养阴清营，攻下燥结。药用生地、玄参、大黄（后下）、芒硝（冲服）各30g，寸麦冬、知母、连翘各15g，黄柏、竹叶各10g，黄连6g。服药翌日，大便5次，腹胀腹痛即减，入夜谵语亦稀。继以原方化裁连进3剂，尿量达400ml以上。2天后顺利进入多尿期。住院35天，痊愈出院[5]。

5.张乔松治曹某某，男，28岁。农历十月，得伤寒病，发热恶寒，头痛汗出，脉浮缓，苔薄白而润。脉症合参，诊为太阳中风证，予以桂枝汤1剂，热减汗止，但仍不了了。后即随证给药，病情未见好转。继则日晡潮热，食欲不振，时有烦躁，但不太甚，大便七八天未解，小便淡黄，病延一旬余而日趋恶化，终则昏迷不知人。以上所用方药，均系老师诊治。我见曹某病反加重，拟就处方：生地、怀山药、天花粉各15g，玄参、麦冬、生石膏、大黄各30g，知母、神曲、麦芽、枳壳各9g，甘草3g，玄明粉（冲）4.5g，粳米1撮。请老师审核后认为，患者素体欠佳，当此奄奄一息之际，元气脱败即在眼前，然药量太大，大下虽能治病，但元气亦随之而亡。商讨后，将大黄改为15g，即取药煎服，徐徐灌下。日暮前给药，至夜半，排出多量黑色水样大便，夹有枣大硬屎十多粒。大下后须臾，患者神志渐清，索水饮，潮热退，能进饮食。但下后却造成大便失禁，时时流出水样大便，此乃用药不当之误。老师以赤石脂、禹余粮各9g，煮水代茶饮而愈[6]。

引用文献

［1］俞根初.重订通俗伤寒论［M］.上海：上海科学技术出版社，1959：189.

［2］李翼农.暑热伤津［J］.新中医，1977，增刊（1）：20.

［3］陈瑞春.略谈《伤寒论》的救阴法［J］.中医杂志，1982，（11）：60.

［4］李庭玉."气化"探讨［J］.新中医，1977，（2）：48.

［5］舒友元.运用下法治疗流行性出血热［J］.上海中医药杂志，1983，（11）：17.

［6］张乔松.治疗阳明腑实证点滴经验［J］.浙江中医学院学报，1985，（6）：33.

（八）津气闭脱候（胃肠燥火·津气变证5）

胃肠燥火证，延误失治，燥火内结，内闭神机，耗伤气液，正气难支，势至散脱，是为津气闭脱之候，亦属内闭外脱之重笃之证。其见症必先见热炽与内闭之脉症，继则逐渐出现脱象，但仍须审得胃肠燥结与液枯之脉症，方可为凭。

通称：内闭外脱。

内含病例：［**中医**］伤风挟食。［**西医**］感染性休克。

病因病机：胃肠燥火闭脱，系胃肠燥火内结，更加延误失治，燥结不除，燥火上闭神明，耗伤气液，正气不支而散脱，为邪实正脱之危证。

证象组合：气炽+神闭+阳脱+液灼+气结

主症：【**津气蕴炽**】**症象**：①持续高热。②发热昼轻晚剧。③日晡潮热。**脉象**：①脉弦。②沉按细数有力。

【**神志蒙闭**】**症象**：①烦躁不安，不眠妄见。②谵语直视，独语如见鬼，不识人。③神昏不省人事。

【**阳气脱绝**】**症象**：①精神软弱，声音低微，呻吟不已。②惕而不安。③大汗淋漓。④喘急。⑤下利。⑥手足厥冷，肢逆。⑦循衣摸床，撮空理线。⑧面色、口唇皆紫绀，两目微睁而上视，瞳孔对光反射迟钝。**脉象**：①脉涩。②脉急疾。③脉有促代。④脉浮，按之散大而数。⑤脉浮数而空。

副症：【**津液消灼**】**症象**：①大便不通，燥渴。**舌象**：①舌质红绛，舌生芒刺。②苔光剥，唇绀而燥。③舌有黑苔。**脉象**：脉细数。

宾症：【**气机郁结**】**症象**：①腹胀如鼓，疼痛难忍。②中脘痞闷。

治则：当审其闭与脱之轻重缓急，斟酌其逐邪与固脱之先后，然病势至此，亦难望回天。

方证

生脉散合调胃承气汤加减证：杭旭初方[1]。攻补兼施，治右上腹阵发性剧痛，伴呕吐黄水，不能进食。

麦冬、鲜生地、太子参各30g，五味子10g，广木香（后下）20g，玄参、炒枳实、制大黄（后下）各15g，生甘草6g，另配西洋参1支（约6g，炖水冲服），1剂三煎。

论著和讨论

本证候胃肠燥火内结，上闭心神，耗伤气液，正气不支而渐致散脱。仲景曰：“夫实则谵语，虚则郑声。郑声者，重语也。直视谵语，喘满者死，下利者亦死。”（《伤寒论》210条）救治之法：仲景主大承气汤以逐燥结，而救其脱，因脱由邪致，邪去或可免其脱。“伤寒，若吐若下后不解，不大便五六日，上至十余日，日晡所发潮热，不恶寒，独语如见鬼状。若剧者，发则不识人，循衣摸床，惕而不安，微喘直视，脉弦者生，涩者死。微者，但发热谵语者，大承气汤主之。若一服利，则止后服。”（《伤寒论》212条）亦祛邪以匡正之法。而吴坤安却谓：“循衣摸床，此为危恶之候，阳明里热之极，脉弦者生，脉涩者死，以弦长胃气尚存，可下承气故也。然亦危极矣，盖生者未必尽生，而死者断无可生之理。”[2]陆养愚曰：“面不黑黯，犹可救。”[3]故许叔微仅敢用小承气汤以小而和之，然亦破釜沉舟之计也。（见病案1）后世以益气、增液之品，入承气汤中，扶正固脱与驱结开闭，两法并施，似较为稳妥。

何廉臣说：“伏气温病，其邪始终在气分流连者，多从战汗而解……且汗解之后，胃气空虚，当肤冷一昼夜，待气还自温暖如常矣……此时宜令病者安舒静卧，以养阳气来复，旁人切勿惊惶，频频呼唤，扰其元神，使其烦躁。但诊其脉，若虚软和缓，虽倦卧不语，汗出肤冷，却非脱症；若脉急疾，躁扰不卧，肤冷汗出，便为气脱之症。”[4]

病案举例

1.**许叔微**治一人病伤寒，大便不利，日晡发潮热，手循衣缝，两手撮空，直视喘急，更数医矣，见之皆走。此诚恶候，得此者，十中九死。仲景虽有症而无治法，但云：脉弦者生，涩者死。已经吐下，难于用药，谩且救之，若大便得通而脉弦者，庶可治也。与小承气汤一服，而大便利，诸疾渐退，脉且微弦，半月愈[3]。

2.**陆养愚**治汤二老病伤寒，已发汗矣。后忽下利身热，头痛昏愦，误汗误温，致不眠妄见，烦躁谵语，四肢厥逆，脉浮，按之散大而数，沉按细数有力，当用调胃承气汤，日数已久，元气将脱，不得竟下，用人参6g，送润字丸15g，下燥矢数十枚，利减半，手足稍温[3]。

又治朱晴川内，先感风邪，后伤饮食，发热头疼，中脘痞闷，医以牛黄散下之，泻两三行，而热不减，痞亦不宽。两服，泻两三行，热不减而痞更甚。又医曰：泻而热不减者，虚热也；通而胀不减者，虚痞也。乃用人参、白术、黄芪、甘草补之。初服无进退，至4剂，神昏不省人事，手足厥冷，舌有黑苔，脉浮数而空。喜面不黑黯，犹可救，乃以枳实15g，黄连9g，人参2.1g，麦冬3g，五味子10粒，灯心煎汤下。2剂，人事稍清，六脉略有神，热亦减半。又2剂，热仍剧，大便五日不下，姑以润字丸9g下之，便通而热退。自此，一日不服人参则自汗，力不能支；三日不投润字丸，则便闭而热发。直至人参服过一斤，润字丸数两而后愈[3]。

引用文献

[1] 杭旭初.中西医结合抢救中毒性休克的体会[J].新中医，1981，(11)：18.

[2] 吴坤安.伤寒指掌[M].上海：上海科学技术出版社，1959：卷一52.

[3] 江瓘，魏之琇.名医类案（正续编）[M].北京：中国中医药出版社，1996：11，289，321.

[4] 何廉臣.重印全国名医验案类编[M].上海：上海科学技术出版社，1959：214.

（九）气液虚逆候（胃肠燥火·津气变证6）

胃肠燥火证，燥火久留胃肠，燥结不去，气不下行，反从上逆，耗伤气液，而成气液虚逆之候，亦属危重之险证。其见症除气机冲逆之症象显明外，必兼见气液两虚之脉症。

内含病例：[中医]呕逆，噤口痢。[西医]不全性肠梗阻，机械性肠梗阻，中毒性肠麻痹，感染性休克，肺炎。

病因病机：胃肠燥火虚逆，因燥火久留胃肠，燥结于中，不得下行，反挟燥火上冲，胃气失下降之司，肠亦无传导之能，耗伤胃肠气液，而成虚而火逆之证。

证象组合：液灼+气逆+气虚

主症：【津液消灼】症象：①心烦，五心烦热特甚。②口干渴。③口唇干裂，津枯舌硬。④两眼眶下陷。⑤大便秘结，尿少。⑥腹胀痛，腹部膨隆拒按，肠鸣音消失。⑦腹大如鼓，左脐旁突出。⑧下痢黑滞，如屋漏水。**舌象：**①舌红起芒刺。②苔黄而干。③舌暗红，苔干焦。④舌光如镜。**脉象：**①脉实大而数。②右关滑数。③脉浮弦而数。④脉细数。

【气机冲逆】症象：①胸闷气急。②哕逆。③呕吐酸苦水，呕吐黑水，食入即吐。

副症：【气机不宣】症象：胸闷，恶心呕吐。

宾症：【气虚不充】症象：神疲。**脉象：**脉细小。

治则：当大滋胃肠气液，兼通泄肠中燥结，以泄其燥火。燥火得除，胃肠之气自然下行，而无上逆之患。

方证

1.仿新加黄龙汤证：张伯臾方[1]。治中毒性肠麻痹、感染性休克、右下肺炎。详见病案3。

皮尾参、玄明粉、枳实各9g，北沙参、石斛各30g，寸麦冬、当归各12g，玄参18g，生大黄6g，川厚朴3g，淡竹沥1支。

2.增液承气汤加味证：徐学云方[2]。治阳明腑实，阴液亏损，心烦，口干渴，食入即吐，口唇干裂，两眼眶下陷，腹部压痛，尤以上腹为甚，舌红起芒刺，苔黄而干。详见病案4。

黑玄参、麦门冬各30g，细生地20g，生大黄12g，芒硝（冲服）6g。

论著和讨论

本证候燥火内结胃肠，不得下行，反而上逆，耗伤气液，正虚邪实。蔡中慧曰："下既不通，势必上逆，喘厥之险，迫在眉睫。"[3]其治则当大滋胃肠气液，以助其推送之力；清泄肠中燥结，以清降其燥火。燥火一除，胃肠之气自然下行，而无上逆之患。蔡中慧曰："急当攻之，然高年气阴已伤，虽胀不宜枳、朴之推逐，亦不宜大黄之攻下，虑其苦寒伤胃也，拟润燥解结之法，加重以镇逆之品，为去实而不伤正之计。"[3]王雨三说："（哕逆）如右关脉滑数者，是胃火上冲而致也，宜用调胃承气汤加石斛汁、生地汁、麦冬汁、茅根汁、梨汁、蔗汁、竹沥、牛乳之类。"[4]

病案举例

1.陈正昭治陈绍棠，男，20岁。6月冒暑，下痢赤白，服药已愈。至8月初，进肉食滋补，次日下痢黑滞，如屋漏水，口渴呕逆，腹痛，畏寒发热，初服发表消导，寒热止，但口渴呕逆，水谷入口即吐，势成噤口险症，前医又投柴、朴等辛温助热，津枯舌硬，五心烦热特甚，脉浮弦而数。断系伏暑，由于药误，津液亏耗，阳明胃热冲逆为患，法宜生津安胃，庶可挽回生机。西洋参、枇杷叶、白芍各6g，麦冬、花粉、生地、石斛各9g，枳壳4.5g，云连、甘草各3g，连服8剂，另以梨汁、竹茹、藕汁、姜汁、砂糖频频呷之，呕止津回。后改米洋参、生地、白芍、云黄连、白头翁、秦皮、玉竹、花粉、石斛、粉甘草等调治，数剂而安[5]。

2.蔡中慧治高年机械性肠梗阻：刘姓，女，72岁，腹痛达1星期之久，继而腹胀便闭，压痛，同时有恶心感，腹大如鼓，左脐旁突出，舌光如镜，脉实大而数，大便周余不行，呕吐黑水。下既不通，势必上逆，喘厥之险，迫在眉睫，急当攻之，然高年气阴已伤，虽胀不宜枳、朴之推逐，亦不宜大黄之攻下，虑其苦寒伤胃也，拟润燥解结之法，加重以镇逆之品，为去实而不伤正之计。净芒硝150g，鲜莱菔2500g煮汤服，生赭石30g研吞。药后呕吐已止，腹中鸣声辘辘，良久不息，并得矢气，大便1次，稀水量少，色如咖啡，舌脉如昨，唇红齿干，喘咳面浮。再从原意参入清养肃降之品。玄参、南沙参、川石斛、女贞子、穞豆衣、牛蒡子、苏子、冬瓜子各9g，寸麦冬6g，赭石18g，白芍、茯苓、玄明粉各6g，橘白3g。大便4次，色褐量多，臭秽异常。肠结已开，加瓜蒌皮9g，大便又解4次，高突已平，喘咳亦退，舌深红光亮无苔。血液被伤，当更进一层。生地、川石斛、玄参、寸麦冬、穞豆衣、冬瓜子、南沙参、瓜蒌皮、赤茯苓各9g，白芍6g，牡蛎12g，小麦30g，人参须4.5g，橘白3g，调养收功[3]。

3.张伯臾治右下肺炎、感染性休克、中毒性肠麻痹：蒋某某，女，58岁，咳嗽、发热2天，体温39.7℃，胸闷气急，腹胀痛，恶心呕吐，尿少便秘，神疲，腹部膨隆拒按，肠鸣音消失，舌暗红，苔干焦，脉细小（组方见方证）[1]。

4.徐学云治吴水生，男，28岁，1981年1月13日就诊。素有胃痛吐酸病史，本次感寒发病，即呕吐，日10余次，呈水样胃内容物，伴恶寒发热，腹痛。于当地卫生所"输液"治疗不效，遂自采紫苏等治疗3天，恶寒发热减，仍呕吐酸苦水并食入即吐，心烦，口干渴，大便结。经多处治疗，西医诊断为"不全性高位肠梗阻？水电解质紊乱"，用补液、补钾、止呕之品效不显，13日乃转中医治疗。初诊：心烦，口干渴，食入即吐，口唇干裂，两眼眶下陷，腹部压痛，尤以上腹为甚，大便结。舌红起芒刺，苔黄而干，脉细数。辨证为阳明腑实，阴液亏损，拟滋阴攻下。方选增液承气汤加味（组方见方证）。仅服1剂，呕吐即止，解黑色软便2次，腹痛减，思食。次日再进1剂，解水样黑色便三四次，腹不痛，食粥半碗，口干好转。因大便色黑，虑为热伤血络。治宜滋阴养血，兼以泻热：玄参20g，生地、赤芍、麦冬各15g，丹参、当归各12g，大黄10g，甘草3g。5剂药诸症消失，食欲增进，大便稀软，略有头昏乏力之症。此仍病后正未全复，以叶氏养胃汤加减善后而愈[2]。

引用文献

［1］严世芸，郑平东，何立人.张伯臾医案［M］.上海：上海科学技术出版社，1979：18.

［2］徐学云.增液承气汤治愈频繁呕吐一则［J］.江西中医药，1983，(3)：8.

［3］蔡中慧.治愈高年肠梗阻一例报告［J］.中医杂志，1963，(10)：20.

［4］王雨三.治病法轨［M］.北京：学苑出版社，2015：155.

［5］陈孝风.陈正昭先生遗著之一（温热病医案）［J］.江西中医药，1958，(9)：29.

（十）气液虚燥候（胃肠燥火·津气变证7）

胃肠燥火证，由于失治或误治，燥火久留胃肠，燥结于内，耗伤津液，损伤元气，而成气液虚燥之候。其见症以大肠燥结之症象显明，但必兼胃肠火灼与津枯、气虚之脉症，并以之为主。

通称：燥伤气液。

内含病例：［中医］消渴病，口疳。［西医］口腔霉菌病，糖尿病。

病因病机：胃肠燥火虚结，多由失治误治，致胃肠津液枯涸，燥从内起，火由燥成，燥火与糟粕相结，而成燥结之候，即张仲景所谓"津液内竭"。

证象组合：液灼+液枯+气结+气虚

主症：【津液消灼】症象：①日晡潮热。②身大凉，独腹热未除。③口干欲饮而不解渴。④大便未行，腹软无所苦。⑤满口疳蚀，痛不能食，言语模糊。**舌象**：①舌红尖剥，满布燥黄苔。②舌苔厚黄燥刺。**脉象**：①脉弦滑有力。②脉滑数有力。

【津液枯涸】症象：①形体消瘦，多食消瘦。②口干少津。③口渴多饮多尿，大便秘结，尿少。**舌象**：①舌质红绛。②极黄而瓣裂。③灰黑不退，或滋润，或不润，亦不燥者。**脉象**：脉必虚微无力。

副症：【气机郁结】症象：①腹胀痛，腹中板实，按其脐腹，则双眉紧皱。②大痛难忍，二便不通。**舌象**：中心呈褐色，扪之干糙。**脉象**：脉沉滑。

宾症：【气虚不充】症象：①神疲，精神萎靡。

治则：燥结于里，不可峻攻，唯以清滋气液润通之，虚不甚者可略兼通下，以缓下为宜。

方证

《千金》地黄汤证：张石顽方[1]。治热风心烦及脾胃热壅食不下。

生地黄汁2合，麦冬汁、白蜜各1瓢，竹沥2瓢，生姜汁4滴，玉竹、知母、天花粉、茯神、鲜生地、地骨皮各6g，石菖12g。

论著和讨论

本证候胃肠津液枯涸，燥火内结。仲景曰："阳明病，本自汗出，医更重发汗，病已瘥，尚微烦不了了者，此必大便硬故也。以亡津液，胃中干燥，故令大便硬。当问其小便日几行，若本小便日三四行，今日再行，故知大便不久出，今为小便数少，以津液当还入胃中，故知不久必大便也。"（《伤寒论》203条）治则当滋润津液，兼以润燥通结。仲景云："阳明病，自汗出，若发汗，小便自利者，此为津液内竭，虽硬不可攻之；当须自欲大便，宜蜜煎导而通之。若土瓜根及大猪胆汁，皆可为导。"（《伤寒论》233条）吴坤安亦云："舌中有黄燥苔者，肠中有燥矢也，然腹无硬痛之状，只宜养阴润燥，不可妄用下法。"[1]还说："又有累经汗下，而灰黑不退，或滋润，或不润，亦不燥者，脉必虚微无力，此因汗下太过，伤阴使然，急宜救阴津，因不得用硝黄，亦不可用姜附。"[1]即张石顽所主："极黄而瓣裂者，为胃液干枯，宜增液汤即下之。"[1]然势急者，亦当大剂滋液，兼以涤肠。

俞根初说："凡热病后，身大凉，独腹热未除，此脾火内甚也。养阴药中加生白芍自除。但此症唯伏暑晚发最多，多属肠胃积热，雪羹汤送服陆氏润字丸最妙。"[2]吴坤安说："腹中板实，大痛难忍，二便不通，舌苔厚黄燥刺，脉弦滑有力，此邪结于肠胃中也，宜大承气汤下之。如高年气弱，须用以枳实、槟榔、生大黄、生梨、鲜生地等，以养肠胃之阴，缓下之可也。"[3]

病案举例

汪明德治朱某某，女，73岁。1976年1月下旬因腹痛、腹泻经当地诊断为痢疾，给服和注射氯霉素、黄连素等治疗后，病情好转。2月1日中医会诊：痢止后大便已7日未行，腹软无所苦，满口疳蚀，痛不能食，言语模糊，口干欲饮而不解渴，食少，仅进少量流质。脉沉滑，舌红尖剥，满布燥黄苔，中心呈褐色，扪之干糙。证属初痢失于通导，积滞未去，湿热未净，化燥伤津。拟方：鲜石斛（先煎）、玄参各30g，麦冬、生地各24g，另用西瓜翠衣30g煎汤代饮。服后，次日下深酱色臭胶屎多量，日2~3次［粪便隐血试验（+++）］，疳蚀及黄厚黏苔逐渐减之。复查：白细胞15700/mm^3，中性90%，单核1%，淋巴8%。口腔科认为：口腔霉菌病仍难解释白细胞升高原因。内科意见：除口腔霉菌外，还有消化道霉菌存在，更难排除霉菌性败血症和霉菌性肺炎。西药除静滴葡萄糖盐水、氯化钾、维生素C外，余停用。2月4日复诊，服上方2剂后，神情较前清朗，口仍干痛，饮不解渴，觉饥，疳蚀尽剥，舌如镜面而干。宿垢已去，胃阴未复。拟方：鲜石斛（先煎）、粳米各30g，麦冬24g，玄参15g，北沙参、生地各12g，另以米汤、蔗浆、橘汁代饮。6日复查：白细胞8400/mm^3，中性79%，淋巴21%，大便隐血（++）。前方服4剂后，诸症皆瘥，胃纳渐振。续予鲜石斛（先煎）、粳米各30g，制玉竹9g，麦冬15g，炙甘草4.5g，北沙参12g，青甘蔗煎汤代水煎药，薄粥、藕粉代饮，调理善后。19日随访痊愈[4]。

引用文献

［1］曹炳章.彩图辨舌指南［M］.南京：江苏人民出版社，1962：卷二8，27，30.
［2］俞根初.重订通俗伤寒论［M］.上海：上海科学技术出版社，1959：473.
［3］吴坤安.伤寒指掌［M］.上海：上海科学技术出版社，1959：卷四58.
［4］汪明德.痢疾变证（霉菌性二重感染）［J］.浙江中医药，1978，4（4）：48.

（十一）气液闭厥候（胃肠燥火·津气变证8）

胃肠燥火证，燥火内蕴肾肠，延误失治，燥结于中，消灼津液，阻滞阳气，而成气液闭厥之候，时病学家亦通称为阳极似阴，真热假寒之阳厥证。其见症虽可见厥逆等类似阴寒之症象，但以燥火内炽胃肠之脉症为主。

通称：阳极似阴，真热假寒，阳厥。

内含病例：［中医］阳厥，伤寒，阳明温病，春温。

病因病机：胃肠燥火闭厥，因胃肠燥火失于攻下，或更用温燥发汗，耗伤津液，致燥火结于中，消灼津液，内蒙神明，外闭阳气，而成闭厥重证。

证象组合：气炽+神闭+阳滞+液枯+络滞

主症：**【津气蕴炽】症象**：①壮热无汗。②秽气直喷。③五六日不更衣。**舌象**：黄腻之苔满布。**脉象**：①脉弦大。②脉沉数。

【神志蒙闭】症象：①烦躁。②谵语发狂。③昏沉不语，目闭不开，遗溺不禁。

【阳气不行】症象：①四肢厥冷，肢冷如冰。②周身冷甚。**脉象**：缓滑。

副症：**【津液枯涸】症象**：①无汗。②便闭。③溲短。**舌象**：①舌焦无津。②舌苔霉黑。**脉象**：脉细而数。

宾症：**【络脉不和】症象**：①筋脉动惕。②项背反张。③四肢挛急。

治则：当以急下存阴为主，兼以清滋气液，以助其正气，亦扶正祛邪之法。

方证

1.承气汤加味证：王孟英方[1]。治春温，昏沉不语，肢冷如冰，黄腻苔，秽气直喷。详见病案1。

大黄、玄明粉、银花、石斛、黄芩、竹茹、玄参、石菖蒲。

2.清热生津存阴方证：丁甘仁方[1]。生津清热，下则存阴，治伤寒两候，壮热无汗，舌焦无津。详见病案2。

生石膏、生甘草、肥知母、鲜生地、玄参、鲜石斛、郁李仁、火麻仁、天花粉、茅根、芦根、青宁丸。

论著和讨论

本证候胃肠燥火内结，上蒙神明，外阻阳气，熏灼津液，化源欲绝。丁甘仁曰："由阳明而传厥阴，风动痉厥，恐在目前，急生津清热，下则存阴。"[1] 治则当急急通下，所谓急下存阴之法，更兼大滋津液以救化源。王孟英更谓："继治叶某、季某，咸一下而瘳。唯吴妇郑姓，皆下至十余次始痊。"[1] 此诚扬汤止沸，不若釜底抽薪之谓。

病案举例

1.**王孟英**治王皱石弟患春温，始则谵语发狂，连服清解大剂，遂昏沉不语，肢冷如冰，目闭不开，遗溺不禁，医皆束手。孟英诊其脉弦大而缓滑，黄腻之苔满布，秽气直喷，投承气汤加银花、石斛、黄芩、竹茹、玄参、石菖蒲（组方见方证），下胶黑矢甚多，而神稍清，略进汤饮。次日去硝黄加海蜇、萝卜、黄连、石膏，服二剂而战解肢和，苔退进粥，不劳余力而愈。孟英继治叶某、季某，咸一下而瘳。唯吴妇郑姓，皆下至十余次始痊[1]。

2.**丁甘仁**治伤寒两候，壮热无汗，谵语烦躁，舌焦无津，脉沉数，肢反逆冷，五六日不更衣，此邪已化热，由阳明而传厥阴，阴液已伤，风动痉厥，恐在目前，急拟生津清热，下则存阴[1]。（组方见方证）

3.**郑敏生**治阳明温病：郑某之子，男，10岁，患温热病，四肢厥冷，便闭，溲短，脉细而数，舌苔霉黑，被有一层芒刺，渴喜热饮。其症寒热征象俱见，一时颇难诊断。按其腹，热可炙手。索阅前方，乃四物加桂枝、丹皮等药，方悟此症乃阳明温病。热邪虽传里，但仍属气分为病，误服辛温血分之药，变生诸症。气邪阻滞，热邪内郁，故腹热如焚；阳气被遏，不能外达，故四肢厥冷；且津液亦不能布达，故渴喜热饮；火毒内蕴，滞而不化，故舌呈霉黑，且便闭溲短。法当清热解毒，润下救津，拟予增液、白虎、承气三方，出入加减治之。方用增液救其将枯之津，白虎彻气分热邪，承气导热下行，银花、连翘解其热毒。服药2剂，下粪臭黑，热邪得解，而诸症亦减。继以增液汤加天花粉、石斛、知母、连翘等清火养胃之药，病乃告愈。生地15g，玄参、麦冬各12g，石膏（先煎）18g，知母、大黄各7.5g，玄明粉4.5g，银花、连翘、天花粉各9g[2]。

4.**钱文才**治张男，10岁，在床上爬来爬去，四肢厥冷，烦躁不宁，病约半月，舌苔黑而干燥，脉沉数，大便闭结，小便赤涩，至夜则神昏谵语，屡更医而病势不减。予曰：脉症互参，肠胃有蕴结之热，外现假寒之象，古人所谓热深厥深是也。病期半月，阳明胃液大伤，用甘蔗汁恣饮先增胃液，继以承气汤急下存阴：生大黄（后下）、玄明粉、连翘、银花各9g，枳实6g，甘草3g，瓜蒌仁12g。服后便出溏粪如河泥而臭秽，神志清醒，手足温和，改甘寒解毒：鲜石斛、麦冬、连翘、银花、黑栀、知母、玄参各9g，川黄连2.1g，生甘草3g。连服2剂而愈[3]。

又治姚妇，23岁，病起2日，壮热有汗，面赤口渴，脉数，神识昏愦，舌光绛无苔。余暗忖病甫2日，即伤阴耗液一至于此，乃急投大剂石斛、生地、黄芩、黄连、栀子、石膏、玄参、麦冬等。2剂病势依然。乃思温病下不嫌早，而在前方内加入大黄、玄明粉、瓜蒌仁、枳实等。服后颇松，共六诊而告愈[3]。

引用文献

［1］徐衡之，姚若琴.宋元明清名医类案［M］.长沙：湖南科学技术出版社，2006：366，887.

［2］福建省中医研究所.福建中医医案医话选编（第二辑）［M］.福州：福建人民出版社，1963：206.

［3］钱文才.阳明府症三例［J］.江西中医药，1958，（7）：20.

（十二）气血蒸炽候（胃肠燥火·气血本证）

胃肠燥火证，燥火内蕴胃肠，气分不解，深入血分，而致气血交炽，是为气血蒸炽之候，温病学家通称温热发斑之证。其见症虽以血热与血溢之症象显明，但必兼燥火内炽胃肠之脉症，并以之为主。

通称：温热入血。

内含病例：［**中医**］温毒发斑，温毒发痘，温热失血，风温逆传心包，伏暑化火。［**西医**］流行性出血热。

病因病机：胃肠燥火蕴炽，总由温暑热邪，深入阳明胃肠，化燥化火，不得外泄，内陷血分，以致气血两炽，或外发斑疹，或伤络失血，甚则内蒙神明，外阻阳气，而成吴鞠通所谓"内壅特甚"之候，稍有延误，恐有内闭外厥之变。

证象组合：气炽+血炽+液灼+血溢+阳滞+神蒙

主症：**【津气蕴炽】症象**：①身大热，汗出热不解。②胸腹灼热如焚，心窝热似沸汤。③烦渴欲饮冷水。④面目红赤，头痛气粗，龈肿口臭。⑤腹胀绞痛。⑥大便秘结。⑦便溏不爽，肛门灼热。⑧溺赤。**舌象**：①苔黄中厚。②苔黑芒刺。**脉象**：①脉象洪大有力。②脉沉实而滑。

【血热蕴炽】症象：①身热日轻夜重。②恶热心烦，烦躁不宁，不寐。③面目红赤，唇红。④漱水不欲咽。⑤遍体赤斑。⑥衄血，齿龈出血。⑦痘疮紫黑。**舌象**：①舌质红绛，中带黄浊。②舌黄尖红起刺。**脉象**：①脉来细弦数。②脉细弦数有力。

副症：**【津液消灼】症象**：①面垢齿燥。②口渴。③便秘溲赤。**脉象**：脉弦细数。

【络血妄行】症象：①鼻衄。②齿衄，出血如绵索。

宾症：【阳气不行】症象：四肢清冷。脉象：脉沉迟。

【神志昏蒙】症象：①精神恍惚。②神昏谵妄。

治则：当以清泄胃肠燥火为主，兼以清营凉血为法。燥火得除，自无迫血之患。

方证

犀连承气汤加味证：《通俗伤寒论》方[1]。咸苦泄降，治齿血，胃有实火。详见论著。

犀角汁2瓢，川黄连2.4g，枳实4.5g，鲜生地汁6瓢，生大黄9g，真金汁（冲）30g。加藕节、童便。

论著和讨论

本证候阳明燥火，内逼血分，以致气血两炽，内壅特甚。治则当急急清下，以决其壅，扬汤止沸，不如釜底抽薪。即何廉臣所云："齿血，血从牙龈流出也，故一名牙宣。甚有盈碗成盆，如线索牵拽而出，症见身热口渴，龈肿溺赤便闭者，胃有实火也，治以咸苦泄降，犀连承气汤加藕节、童便（组方见方证）。轻则大便通利者，不必凉泻，但用清解，犀角清络饮去桃仁、姜蒲二汁，加藕汁、童便。"[1]而吴鞠通则曰："斑疹，阳明证悉具，外出不快，内壅特甚者，调胃承气汤和之，得通则已，不可令大泄，大泄则内陷。"[2]又说："阳明温病，下后疹续出者，银翘散去豆豉，加细生地、大青叶、玄参、丹皮汤主之。"[2]"阳明温毒发痘者，如斑疹法，随其所在而攻之。温毒发痘，如小儿痘疮，或多或少，紫黑色皆秽浊太甚，疗治失宜而然也。虽不多见，闻亦有之，随其所在而攻。谓脉浮，则用银翘散加生地、玄参，渴加天花粉，毒重加金汁、人中黄，小便短加芩、连之类。脉沉内壅者，酌轻重下之。"[2]何廉臣说："因阳明失下，热瘀在里而衄者，证必兼漱水不欲咽，治宜清下，养营承气汤去归草加茅根、丹皮、生川牛膝等，釜底抽薪。"[1]

病案举例

1.**滑伯仁**治一人病伤寒，他医皆以为痉证，当进附子，持论未决。伯仁切其脉，两手沉实而滑，四末觉微清，以灯烛之，遍体皆赤斑，舌上苔黑而燥如芒刺，身大热（苔黑不可凭为实，燥如芒刺则可凭矣，身大热为关键），神恍惚，多谵妄语。滑曰：此始以表不得解，邪气入里，里热极甚，若投附必死。乃以小柴胡剂益以知母、石膏饮之，终夕三进，次日以大承气汤下之，调理兼旬乃安[3]。

2.**黄锦清**治风温逆传心包：董某，男，38岁。三月间感受风邪，身热口渴，自汗，恶风，头痛，干咳，五六天不已，病势逐渐发展，高热，口渴，气粗，汗出热不解，大便秘结，头痛剧烈。服中西药无效，转增谵语，不寐，神志不清。脉象洪大有力。舌苔红绛，中带黄浊。诊断为风温逆传心包。证系邪热入里，内结阳明之腑，劫夺津液，故见大便秘结，口渴，烦躁等症。病势由气入营。拟以清热通下养阴之品，用大承气合犀角地黄汤与之：大黄、生地、白芍各9g，厚朴、枳壳各4.5g，朴硝、丹皮、犀角各6g。二诊：服后下酱色稀粪甚多，味臭浊秽，热度渐退，头疼大减，神志清醒。原方续服1剂。三诊：又下酱粪甚多，症大好转，腹饥思食，头痛痊愈，精神转好，能安眠不烦，仅有微热，继改拟清热生津之剂：银花、连翘、玄参、天花粉、石斛、生地、麦冬各9g，甘草3g。连服2剂痊愈[4]。

3.**池泉清**治伏暑邪从火化：张某，男，23岁，体素结实，1957年秋游泳受凉，初起头晕，微寒发热，呕吐2次，继而高热神昏谵语，人事不省。某医以桂枝汤加石膏投之，继以大承气下之，又延某西医注射，均无效。后邀余往诊。切其脉沉迟，触其心窝热似沸汤，面红目赤，便秘溲少，舌黄尖红起刺，齿龈出血，口臭，渴欲饮水，胸现红斑。此非单纯阳分实热之症候，乃夏伤于暑湿，潜伏阴分，复感新邪，故骤然高热，邪从火化，水虚火炎，胃成焦土，营血亏损，法当以养阴凉血为正治。生石膏24g，知母、锦纹黄、黄芩各6g，黄连4.5g，生地、麦冬、玄参各12g，芒硝9g，犀角2.1g。服1剂小便排出似血，再剂便下黑漆水3次，热稍退。二诊仍神昏谵语，躁扰不安，唯舌苔黄褐已去。依前方去硝黄，再加黄柏、山栀各9g。连服2剂，神识已定，但仍渴甚，自诉心窝如焚，需人按摩。再依原方加重玄参、生地、莲子10枚使服之。翌晨诸症渐失，并嘱以鲜茅根、鲜车前草、鲜麦冬，煎汤代茶冷服复原[4]。

4.**舒友元**治流行性出血热：尤某某，男，30岁，面目红赤，白睛肿如胨胶，面部浮肿，间或鼻衄，紫斑显露，腰如锤击，大腹膨隆，绞肠腹痛，痛而拒按，大便秘结，小便短少，舌红绛，苔黄焦，脉弦细数。邪已入血分，但腑实已成，予凉血滋阴，通腑祛瘀：犀角、红花各6g，生地、玄参、茅根、大黄、芒硝各30g，赤芍20g，丹皮、麦冬、枳实各15g，桃仁10g。2剂，腑气已通，泻黑色稀便，面浮、腰腹痛缓解。原方化裁3剂，药尽剂后即进入多尿期[5]。

引用文献

[1] 俞根初.重订通俗伤寒论[M].上海：上海科学技术出版社，1959：323，328.
[2] 吴鞠通.温病条辨[M].福州：福建科学技术出版社，2010：69，70.

［3］江瓘，魏之琇.名医类案（正续编）［M］.北京：中国中医药出版社，1996：17.
［4］福建省中医研究所.福建中医医案医话选编（第二辑）［M］.福州：福建人民出版社，1963：7，24.
［5］舒友元.运用下法治疗流行性出血热［J］.上海中医药杂志，1983，（11）：17.

（十三）气血燥结候（胃肠燥火·气血转证1）

胃肠燥火证，燥火内蕴胃肠，燥结于中，气分不解，深逼血分，气血交炽，甚则内闭神明，外闭阳气，而成气血燥结之候，稍有延误，立有外闭内厥之变。其见症虽有气血交炽之脉症可凭，但必以肠中燥结之症象为主。

通称：燥火入血。

内含病例：［**中医**］痨瘵，温疫。［**西医**］肺结核，流行性出血热。

病因病机：胃肠燥火蕴结，多由温暑化热，内蕴阳明胃肠，与肠中糟粕搏结，化燥化火，由气逼血而成，古人有“胃为多气多血之海，又为统血之脏，胃火内燃，则血液沸腾”之说，甚则有何廉臣所谓“上蒸心脑，下烁肝肾”[1]之变，而成气血燥火实证。

证象组合：气炽+血炽+液灼+气结+阳滞+神蒙

主症：【**津气蕴炽**】**症象**：①身热如焚，亢热灼手，不恶寒但恶热。②面红目赤。③口中秽气喷人。④头痛似劈，泛泛欲吐。⑤腰痛如杖。**舌象**：①苔黄黑燥。②舌苔干黑，芒刺满口。**脉象**：脉象洪数，实大有力。

【**血热蕴炽**】**症象**：①心烦烦躁，胸膈烦满，不得卧。②斑疹隐隐。③吐血，痰中带血。**舌象**：舌红绛。**脉象**：脉细数。

副症：【**气机郁结**】**症象**：①腹痛阵阵，腹痛拒按。②痞满燥实坚。③大便秘结。**舌象**：舌干苔燥。**脉象**：沉弦滞，按之实。

【**津液消灼**】**症象**：①无汗。②鼻、齿、舌均黑。③口渴思饮冰。③便秘，小便赤涩。**舌象**：苔黑燥焦涸。**脉象**：脉细数。

宾症：【**阳气不行**】**症象**：①四肢发厥。②渴喜热饮。**脉象**：脉沉小似伏。

【**神志昏蒙**】**症象**：①谵妄神昏，手足躁扰，发狂奔走。②舌卷囊缩。

治则：当以急下肠中燥结为主，以泄其燥火，则无扰血之患。

方证

1.犀连承气汤证：《通俗伤寒论》方[1]。咸苦泄降，治湿热气结，上蒸心脑，下烁肝肾。详见论著。

犀角汁2瓢，川黄连2.4g，枳实4.5g，鲜生地汁6瓢，生大黄9g，真金汁（冲）30g。

2.解毒逐秽方证：舒友元方[2]。治淫热火毒盛于阳明，经腑同病，气营两燔。详见病案5。

石膏100g，知母、寸麦冬、大黄、紫草、板蓝根各15g，生地20g，山栀10g，法半夏、甘草各6g。

论著和讨论

本证候因阳明胃肠燥火与肠中糟粕搏结，由气入血，而成气血交炽之急重之候。故其治则当清解气血，兼急下肠中燥结。俞根初谓：“危者少阴病，热陷神昏，似寐如醉，谵语妄笑，甚则不语如尸，六七日至十余日，大便不通，腹热灼手，小便赤涩涓滴，脉沉弦而涩，按之牢坚，左小数坚搏，此少阴少火悉成壮火，合并阳明燥热而成下证也。亟亟开泄下夺，泻燎原之邪火，以救垂竭之真阴，犀连承气汤（组方见方证）加西黄（五分）、麝香（五厘）急拯之。”[1]何廉臣也说：“若舌苔黄如沉香色，或黄黑而燥，脉沉实而小，甚者沉微似伏，或四肢发厥，或渴喜热饮，脘腹按痛，痞满燥实坚悉具。痞满者湿热气结，燥实坚为燥矢，甚则上蒸心脑，下烁肝肾，烦躁谵语，舌卷囊缩，宜犀连承气汤（组方见方证）急下之。阴伤者，加鲜生地、玄参、知母、川黄柏之类足矣。盖速下其邪，即所以存津液也。”[1]症见胸膈烦满，大便秘不得卧，脉实大有力，应治以咸寒苦泄。王雨三曰：“胃为多气多血之海，又为统血之脏，胃火内燃，则血液沸腾而吐血。右关脉必滑数，用调胃承气汤加生地、墨旱莲、石斛、知母等。”[3]

病案举例

1.陆肖愚治史洞庭室，四月间，患头痛发热，脉洪数见于气口，用清解药2剂，大约柴、葛、栀、芩之类。一医谓头痛身热，乃太阳证，而遽用柴、葛，不引邪入阳明少阳乎？汗未得而遽用栀、芩寒凉之品，表邪何由而解？不将传里乎？用大青龙汤2剂，病家止服1剂，夜间遍身如煅，口渴咽干，已有谵语矣。明日又以为非伤寒，乃痛风也，用羌活、独活、首乌、牛膝等2剂，乃登高而歌，弃衣而走，骂詈不避亲疏。再求诊，乃令数妇人絷之，谓洞庭曰：此阳证也，扰之益剧，当以言宽论之。果如言而止。因先用糖水法灌之，势便缓，随以白虎加玄明粉、芩、连、瓜蒌仁、犀角数剂，而骂詈止，时或妄言，知大便久不去也。以润字丸9g投之，夜出燥矢约20枚。然谵语犹未全止，仍进前汤，又以丸药6g投之，出燥矢数枚，溏便少许。又3日方思粥饮，以清气养荣汤调理之[4]。

2.周小农治吴高明，30余岁，嗜酒。农忙曲蘖，伏热甚重，恰值冬旱气燥，壮热仅1日，先寒后热，得汗复热，裸体外奔，力大肢强，需数人按住。延诊，脉伏不起，鼻黑，牙舌均黑，按腹作痛。素本嗜饮，兼挟积滞，横阻中焦，悍气上冲头脑，故一病即狂厥，危险之极。拟清热导积，开窍安神。先予七液丹一方，嘱化服。疏方：紫雪丹3g，灯心汤化服。鲜薄荷根、黑山栀、连翘心、光杏仁、丹皮各9g，鲜菖蒲3g，竹茹6g，鲜石斛、鲜沙参各15g，茅芦根（洗剪）60g，鲜生地2.1g、豆豉9g同捣，紫菀6g，鲜竹叶30片，莱菔汁1杯。复诊：得便数行，狂定，牙舌黑退，面鼻黑不退，复拟三黄石膏出入：黑山栀、淡竹叶、连翘心、川黄柏各9g，鲜生地24g，生雅连2.1g，木通3g，生甘草梢2.4g，玉泉散、鲜沙参各21g，芦根1尺。另磨犀角0.3g、磨生大黄1.5g，冲服。服1剂，其家延巫禳解，且与面汤，病复重。三诊：伏火复炽，牙舌再黑，按其脐腹作痛，是燥屎未尽也。再清阳明腑证。前方去二汁，加鲜石斛15g，莱菔汁1杯，风化硝3g。七液丹、润字丸各9g，吞服，与剥净苦参子仁50粒同进。积下，牙舌黑蜕。其家又延医调治，竟愈[5]。

3.黄锦清治阳明腑证：卢某之子，男，6岁，4天前开始发热，腹痛呕吐，大便5天未解，四肢浮肿，胃纳减退，脉洪数，舌质绛而苔燥黄，小溲短赤，口渴心烦，体温40.6℃，有微汗，神昏谵语，腹部胀硬，不恶寒但恶热，身上有出血点，诊断为阳明腑证。阳明病表邪入里，化热化燥，所谓“胃家实”是也。治宜攻下实邪为主。唯阳明腑证，最易耗伤津液，液亏邪热更炽，所以攻下热邪尚须注意存津。大黄、连翘、白芍各6g，厚朴、柴胡各3g，黄芩9g。二诊：脉洪数，舌苔黄，神昏谵语，腹胀硬疼痛，大便不通，口渴，心烦不宁。此邪热传里上蒸，病势较为严重。照上方加银花、瓜蒌仁各9g，另清心丸1粒。三诊：脉数舌赤，热渐退，下黑粪甚多，并蛔虫2条，腹软，肿微消，伴有咳嗽气急。症虽有好转，仍未脱险。照前方加竹茹9g。四诊：脉转滑数，舌微黄，热退神清，腹饥思食，口渴喜饮，咳嗽有痰。肺与大肠相表里，阳明余热上蒸于肺，拟清阳明之火，解太阴之热。银花9g，连翘、白芍、竹茹、生地、桑白皮各6g，瓜蒌15g，枳壳3g，甘草1.5g。连服2剂，诸症大减，再服2剂，痊愈出院[6]。

4.黄孝明治流行性出血热：裘某某，男，34岁，患者因发热、头痛、腰痛、恶心、呕吐5天，少尿、便秘2天入院。入院检查：面、颈、胸呈明显酒醉貌，眼睑浮肿，球结膜充血，上腭及两腋下均有针尖样出血点，体温38.5℃，脉洪数，舌绛苔黄。经用清瘟败毒散加减2剂后，体温退，但大便仍不畅，腹胀腹痛拒按，24小时尿250ml，舌绛燥起刺，脉沉实有力。辨证为阳明实热，胃津枯燥，急拟增液通腑以急下存阴：生地、麦冬各30g，玄参24g，生大黄、玄明粉（冲）各15g，桃仁10g。1剂后，大便通，解出稀薄水样便约500ml，腹胀腹痛缓解，全身情况明显好转，当天大小便总量达2800ml，进入多尿期，住院15天出院[7]。

5.舒友元治向某某，男，44岁，发热、头痛、腰痛伴恶心呕吐4天。检查：体温39.2℃，酒醉貌，两腋下皮肤及口腔黏膜可见密集针尖大小出血点，腹软，有压痛，双肾区叩击痛，血红蛋白160g/L，红细胞493万/mm^3，白细胞12200/mm^3，中性61%，淋巴39%，血小板8.1万，尿蛋白（++++），颗粒管型（++）。入院后给予扩容、抗炎等治疗，症见身热如焚，头痛似劈，面红目赤，斑疹隐隐，口渴思饮冰，泛泛欲吐，口中秽气喷人，大便秘结，舌红苔黄，脉象洪数。淫热火毒盛于阳明，经腑同病，气营两燔。予以解毒逐秽（组方见方证），服2剂，大便通畅，腹痛缓解。续服原方2剂，体温正常，越期进入多尿期，后随症施治，共服药10剂，住院12天，痊愈出院[2]。

引用文献

［1］俞根初.重订通俗伤寒论［M］.上海：上海科学技术出版社，1959：185，242.

［2］舒友元.运用下法治疗流行性出血热［J］.上海中医药杂志，1983，（11）：16.

［3］王雨三.治病法轨［M］.北京：学苑出版社，2015：151.

［4］江瓘，魏之琇.名医类案（正续编）［M］.北京：中国中医药出版社，1996：346.

［5］周小农.周小农医案［M］.上海：上海科学技术出版社，1962：27.

［6］福建省中医研究所.福建中医医案医话选编（第二辑）［M］.福州：福建人民出版社，1963：206.

［7］黄孝明.养阴法治疗流行性出血热的临床体会［J］.浙江中医学院学报，1983，（2）：29.

（十四）气血煎迫候（胃肠燥火转证·气血2）

胃肠燥火证，燥火内蕴胃肠，气分不解，内迫血液，燥火内逼，肠中肠液与血液下注，而成气血煎迫之候，时病学家通称为火热迫注之证。其见症以火逼大肠，肠液与血液下注之症象显明，但必兼见燥火内炽胃肠气血之脉症，并以之为主，剧者亦可见内闭外厥之症象。

通称：火热迫注。

内含病例：［中医］便血，疫痢，赤痢，奇恒痢，暑毒赤痢，伏热五色痢。［西医］急性坏死性肠炎并麻痹性肠梗阻，急性中毒性菌痢。

病因病机：胃肠燥火蕴炽，因阳明燥火不得宣越，内燔于气血之分，直逼肠中，津液、血液下泄，虽邪火亦由此下行，然胃肠则难堪邪火之煎熬，故吴坤安曰："此热毒内攻肠胃也，不治则烂矣。"[1]

证象组合：气炽+血炽+津泄+血溢+气滞+阳滞+神闭

主症：【津气蕴炽】症象：①面色晦暗。②高热微恶寒。③身热，腹热烙手，汗出不止。④烦渴引饮，喜冷恶热。⑤口臭气粗，口燥唇焦，口苦不思食，鼻如烟煤。⑥小便不利，小便短赤，小便短赤涓滴。**舌象**：①舌苔白腻微黄。②苔黄或苔燥，或腻浊，或粗黄。③舌苔黄燥如刺。④或焦黑。**脉象**：①脉弦稍数。②脉洪数。③脉滑数有力。④脉象滑实而略数。

【血热蕴炽】症象：①唇赤颧红，目赤。②烦躁。**舌象**：①舌红刺如杨梅状。②无苔而绛。**脉象**：脉弦数。

副症：【热迫津泄】症象：①下利肠垢黏液，肛门如烙。②洞下如火。③下利臭水。

【络血妄行】症象：①咳血。②下利鲜血，血水样大便，下如烂肉汁，腥臭，夹脓血。③便下脓血黏液，赤多白少。

【气机不利】症象：①噤口，并频频呃逆，呕吐，吐出食物残渣。②脐腹大痛，痛而下坠，脐周剧痛，少腹切疼灼热。③肚腹坚膨。④大便里急后重。

宾症：【阳气不行】症象：①脸面㿠白。②四肢厥逆。③惊厥齘齿。**舌象**：舌质淡无华，舌苔滑腻，舌根灰黄而浊。

【神志昏蒙】症象：①时有谵妄，谵语。②扬手掷足。③昏不知人。**脉象**：①缓小沉涩。②脉伏。

治则：当急泻胃肠炽烈之燥火，清气凉血，通利气机，因势而利导之，亦通因通用之法。

方证

1.消炎化毒汤证：费伯雄方[2]。治灼热烦躁，脐腹大痛，里急后重，下痢脓血，或臭水，或如烂肉汁。

黄芩、川黄连、大黄、银花、甘草、天花粉、木通、青皮、当归、赤芍、竹叶。

2.地榆散证：董废翁方[3]。治伤寒热毒不解，日晚即壮热腹痛，便利脓血。

地榆、犀角屑、黄连、葛根、黄芩、栀子。上㕮咀，每服五钱，水一盏，入薤白五寸，同煎温服。

3.釜底抽薪法证：丁佑之方[4]。治暑毒赤痢，里急后重，纯赤滞下，腹疼。详见病案3。

生大黄、原麦冬、玄参、连翘、玄明粉（冲）、金银花各9g，川黄连3g，枳实6g，厚朴4.5g，鲜生地15g。

4.小承气合葛根芩连汤加味证：罗时来方[5]。以通腑导滞，祛邪撤热，保津存液，治急性菌痢。详见病案5。

大黄（后下）、黄连各9g，厚朴、枳实、炒黄芩各8g，陈皮3g，葛根、金银花、白芍、生地黄各10g。

论著和讨论

本证候阳明燥火内燔胃肠，直逼其津血下注。仲景曰："若脉数不解，而下不止，必协热便脓血也。"（《伤寒论》258条）钱苏斋曰："夏秋暑热，留于肠胃，得油腻积滞，或瓜果生冷，酝酿遏抑而成。"[4]治则当急急清下，因势利导，急驱其毒火，以保其津血。丁佑之曰："唯釜底抽薪，冀秽毒下行，或可挽回。"[4]喻嘉言曰："此症一团毒火蕴结在肠胃之内，其势如焚，救焚须在顷刻。若二三日外，胃肠枯腐矣。"[6]

吴坤安说："疫邪传里，毒攻肠胃，脐腹大痛，下利鲜血，或黑臭水，小便不利，身热大渴，六脉洪数，舌苔黄燥如刺，或红刺如杨梅状，当急治之，宜鲜生地60g，生大黄、净银花各15g，黄连3g，黄芩、丹皮、赤芍各4.5g，生甘草1.5g，清之下之。（继用鲜生地数两代大黄与之，以养阴解毒。势稍缓者，黄芩汤加川黄连、银花、丹皮，血痢加丹皮、槐花、川续断清之。）"[1]邵仙根评："此火毒热邪直入肠胃而伤血络之正法。"[1]"舌燥苔黄，中黑通尖，下利臭水者，肠胃腐败也，十不救一。"[7]

叶霖说："奇恒利者，阳并于阴，薄为肠澼，其脉缓小沉涩，血温身热者死；热见七日者，死。盖因阳气偏剧，阴气受伤，是以脉小沉涩。此证急宜大承气汤泻阳养阴，缓则遂成不救。若不知奇恒之因，见脉气和缓，而用平和之剂，多见偾事。"[8]何廉臣说："肠热下血，宜以凉血泄热，（胡在兹）地柏清肠汤：鲜生地18g，生柏叶12g，银花、茜草、赤芍、夏枯草、血见愁、紫葳花各6g，鲜茅根、生藕各60g。继用脏连六味丸：熟地15g，山茱萸、山药、赤茯苓、丹皮、泽泻、川黄连各9g，白矾3g，嵌柿饼焙焦二枚，入猪大肠内，同糯米煮熟，去米，共捣为丸，每服二三钱，朝晚空肚服。"[9]

病案举例

1.喻嘉言：朱孔生，年二十岁，形体清瘦，素享安佚，夏月因构讼，奔走日中，暑湿合内郁之火而成痢疾，昼夜一二百次，不能起床，以粗纸铺于褥上，频频易置，但饮水，不能进食，其痛甚厉，肛门如火烙，扬手掷足，躁扰无奈。余诊其脉弦紧劲急，不为指挠，谓曰：此症一团毒火蕴结在肠胃之内，其势如焚，救焚须在顷刻。若二三日外，胃肠枯腐矣。于是以大黄四两，黄连、甘草各二两，入大砂锅内煎，随滚随服。服下，人事稍宁片刻。少顷，仍前躁扰。一昼夜服至二十余碗，大黄俱已煎化，黄连、甘草俱煎至无汁。次日病者再求前药，余诊毕见脉势稍柔，知病可愈。但用急法，不用急药，遂改用生地、麦冬各四两，另研生汁，而以天花粉、丹皮、赤芍、甘草各一两，煎成和汁，大碗咽之。以其来势暴烈，一身津液随之奔竭，待下痢止，然后生津养血，则枯槁一时难回。今脉势既减，则火邪俱退，不治痢而痢自止，岂可泥润滞之药而不急用乎？服此药，果然下痢尽止，但遗些少气沫耳。第三日，思食豆腐浆。第四日，略进陈仓米清汁。缓缓调至旬余，方能消谷。亦见胃气之存留一线者，不可少此焦头烂额之客耳[6]。

2. **陈憩南**治伏热五色痢案：林兆臣，年36岁，七月中旬，偕友登山涉水，满携香蕉、龙眼，借以充饥，归途遇雨，入夜即发热恶寒，天明病痢，辗转误治，致动五脏郁火，四肢厥冷，身热腹痛，右脐旁跳动，一分钟约行二三次，青白黄红，臭秽令人欲呕，合目谵语，奄奄一息。六脉细数带弦，沉分有神。余谓病家曰：冤哉此症也！《书》曰大实有羸状，其是之谓乎。核原症内伤生冷，外感风寒，当时若照夹食伤寒例治之，愈矣。乃细阅前医诸方，类皆实实，妄企邀功，今畏虚虚，争先卸手。查近世治痢专书，列入死症者五条：一曰发热不休，亡阴也；二曰饮食不入，邪伤胃也；三曰发呕，毒上攻也；四曰状如豚肝，大小肠烂也；五曰下血如屋漏，脾气败也。今发热虽不休，而有时畏冷，饮食虽不入，然啖生梨尚能知味，至于呕则无之，粪杂五色，原非豚肝，更衣纵频，岂曰屋漏，倘能施医缓之妙术，犹可延晋景以尝新。主“热淫于内，治以咸寒”之旨，先用犀角3g，生磨开水冲，次用鲜金银花带叶1撮，荸荠14粒，生萝卜30g，青皮梨留皮去心1个捣取汁，令少沸温服。继用汤药，专以清宣五脏郁火，清热宣郁汤主之（自制验方）：羚角片（先煎）、玄明粉（冲）、钩藤钩、淡竹叶、牡丹皮各4.5g，苏麦冬6g，生石膏（研细）、地骨皮各12g，白头翁、金银花、肥知母、杭白芍各9g。1剂积秽尽下，神识稍清，再1剂诸恙大减，3剂能食。嗣养阴和胃，病遂霍然[4]。

3. **丁佑之**治暑毒赤痢案：张唯慎，年25岁，内有宿食，兼夹暑热。里急后重，初起红白相兼，继则纯赤，滞下腹疼，苔黄溺赤，呕逆不食。脉象滑数，滑有宿食，数即热征，滑而兼数，暑热食积互蕴肠胃，闭塞不通，致成噤口赤痢。此时祛暑不及，消食不遑，唯有釜底抽薪一法，以冀秽毒下行，或可挽回。（组方见方证）1剂平，2剂微效，3剂大效，后调理半月而安[4]。

4. **林英藩**治热痢谵妄：潘某，男，21岁。秋间突患腹痛泻痢，以为感寒挟滞，不以为意，讵料病情加剧，高热六七天，微恶寒，头痛，呕吐，神烦口燥，时有谵妄，腹痛剧烈，日夜下痢数十次，然所下些微，间杂脓血肠垢，下时额汗如珠，号叫痛楚，小便短赤涓滴。体温39.7℃，面色暗晦，唇赤颧红，舌苔滑腻，舌根灰黄而浊，脉象滑实而略数。互参脉症，为火热迫注所攻。《内经》有“暴注下迫，皆属于热”。又云：“里急不得便，是有火也。”先宜清热燥湿，和血调气；继以宣解暑湿，调理脾胃之药。和血则便脓自止，调气则后重自除。拟以加减芍药汤与之：原槟榔、生熟芍、锦大黄各6g，粉甘草3g，当归尾、黄连、黄芩各4.5g，木香、马齿苋各2.4g，鲜荷叶15g。上方于两昼夜连服2剂，腹痛下痢等均见减轻，谵妄烦渴症状亦同时消除，但舌苔尚见黄浊而滑腻，溺仍短赤，下痢日夜尚有30余次。乃就前方去荷叶，加银花炭、益元散，连服数剂，始告痊愈[10]。

5. **罗时来**治蔡某某，女，7岁，1980年7月18日入院。发热，解血水样便2次，门诊疑为“急性菌痢”收入传染病科。进院后，嗜睡，满腹胀痛，肠鸣音减弱，无矢气，大便呈酱黑色，按“急性菌痢”治疗3天无效，且病情日益加重。发热39.5℃，大便镜检：黏液（+），白细胞（++），脓球（+），蛔虫卵（+），潜血（+++）。X线胸腹透视：肠腔广泛胀气。21日上午扩大会诊，诊为“急性坏死性肠炎并麻痹性梗阻”。下午转内科，并邀中医会诊。症见高热，腹满胀痛拒按，下利频频，量少色如酱，欲解不得，不矢气，恶心欲吐，口干唇红。舌苔黄腻，质红，脉滑数。辨证为湿热内蕴，壅滞肠腑，郁而化燥，阴津受伤，急投小承气合葛根芩连汤加味，以通腑导滞，祛邪撤热，保津存液。（组方见方证，1剂）同时用导滞承气汤（厚朴、枳实、黄连、大黄、槟榔、沉香、木香、橘皮）保留灌肠，1日2次。二诊：灌肠20分钟后，泻下棕红色大便，量较多，内有蛔虫一条，腹部胀痛明显减轻，肠鸣音增进，发热38.2℃，神倦懒言，语音低弱，口干，舌质干红，苔黄。此气阴两虚，依法守方加红参益气扶正。三诊：满腹胀痛已去大半，大便溏，色黄，带有黏液，4~5次/日，发热37.8℃，全身乏力，口干舌红。停止灌肠。守方，大黄改为6g再进。服至26日，大便黏液消失，腹痛停止，食欲略增，但仍神疲懒言，舌红。另拟红参、葛根、石斛各9g，白芍10g，炒麦芽12g，怀山药15g，神曲、鸡内金、黄连、知母各8g为方，调理4天出院[5]。

引用文献

［1］吴坤安.伤寒指掌［M］.上海：上海科学技术出版社，1959：卷三27，卷四19.
［2］张元凯，时雨苍，杨伯棠，等.孟河四家医集［M］.南京：江苏科学技术出版社，1985：81.
［3］高鼓峰等.医宗己任篇［M］.上海：上海科学技术出版社，1959：164.

[4] 何廉臣.重印全国名医验案类编 [M].上海：上海科学技术出版社，1959：268，370，371.
[5] 罗时来.通腑法在热病急症中的运用 [J].江西中医药，1983，(6)：7.
[6] 徐衡之，姚若琴.宋元明清名医类案 [M].长沙：湖南科学技术出版社，2006：253.
[7] 曹炳章.彩图辨舌指南 [M].南京：江苏人民出版社，1962：卷二27.
[8] 李顺保.温病条辨集注与新论 [M].北京：学苑出版社，2004：324.
[9] 俞根初.重订通俗伤寒论 [M].上海：上海科学技术出版社，1959：329.
[10] 福建省中医研究所.福建中医医案医话选编（第二辑）[M].福州：福建人民出版社，1963：44.

（十五）气血炽闭候（胃肠燥火·气血变证1）

胃肠燥火证，燥火内结胃肠，由气及血，气血交炽不解，内闭神明，外阻阳气，而成气血炽闭之候，为内闭外厥之重笃之证，时病学家亦通称为阳证似阴，热深厥深，或真热假寒，热厥之证。其见症虽以闭厥之症象显明，但必有燥火交炽胃肠气血之脉症为凭。

通称：阳证似阴，热深厥深。

内含病例：[中医] 真热假寒，热厥，春温，温病发斑，麻毒闭肺。[西医] 麻疹肺炎，脑膜炎。

病因病机：胃肠燥火蕴闭，系阳明燥火因循失清失下，上蒸心脑，内动肝风，外格阳气，而成俞根初所云“火旺生风，逼乱神明之危候”[1]。

证象组合：气炽+血炽+神闭+络滞+液灼+阳滞

主症：【津气蕴炽】症象：①热壮汗多，身热有汗不解，头汗出时，汗濈濈然。②申酉潮热，不恶寒，独恶热。③面色深赤，面垢，若敷油垢。④心烦恶热，烦渴索冷饮。⑤手足濈然汗出。⑥短气而喘，咳嗽气促，鼻扇，呃逆。⑦胸高腹胀，扪其腹，腹热灼手，硬满坚实，深探之，磊砢应手。⑧便秘频转矢气。⑨便溏不爽，肛门灼热。⑩小便赤涩涓滴。**舌象：**①苔黄厚干燥。②舌苔焦黄起刺，兼有裂纹。③焦黑燥裂。**脉象：**①脉浮弦数。②脉沉弦数实。③脉息滑数。③脉数疾。④脉洪实有力。

【血热蕴炽】症象：①身热日轻夜重。②目赤，目眵多，唇红。③烦躁不宁，胸闷心烦，起卧不定，静躁不常，揭去衣被，扬手掷足。④斑点隐隐，赤斑红赤鲜明，手足胸背均满布，而脊背中尤为稠密。⑤胸腹之表赤疹十数颗，大及黍粒，麻疹隐而不出。⑥背部生小疮。⑦口干不知饮。**舌象：**①舌红。②舌质绛。③舌红，尖有芒刺。**脉象：**左脉弦数而劲。

副症：【神志蒙闭】症象：①昏睡，昏不识人，鼾声大作，昏沉不语如尸。②言语时清时乱，谵语发狂，谵妄不休，妄笑。③双睛瞪圆，直视不瞬，目睛不了了。④静则独语如见鬼状，循衣摸床，撮空理线。

【络脉不和】症象：①手动唇动，痉瘛振掉不辍。②间有抽搐，手足瘛疭，眼上视。③躁则头摇手痉。④口噤齿龄，颈项强直，脊强反张，目直如呆，神昏痉厥。

宾症：【津液消灼】症象：①壮热无汗。②面垢齿燥，鼻孔四周黯似烟熏，鼻孔如烟煤。③唇焦揭卷，齿垢，咽干，口干喜饮，饮即干呕，咽燥如故。④大便燥结。⑤溺赤涩痛。**舌象：**①缩如球状苔。②黧黑龟裂。③舌苔干黑，满布芒刺。

【阳气不行】症象：①身重。②四肢厥冷，四肢冰冷。③四肢虽厥，胸腹灼热如焚。④指甲青白。**脉象：**沉迟滑实。

治则：当急泻胃肠燥火，以解其气血交炽之势，则可望闭开厥回。

方证

1.犀连承气汤证：《通俗伤寒论》方[1]。咸苦泄降，治湿热气结，上蒸心脑，下烁肝肾。详见论著。

犀角汁2瓢，川黄连2.4g，枳实4.5g，鲜生地汁6瓢，生大黄9g，真金汁（冲）30g。

2.白虎承气汤证：《通俗伤寒论》方[1]。清下胃腑结热法，为胃火炽盛，液燥便闭之良方。详见论著。

生石膏（细研）24g，生大黄、陈仓米（荷叶包）各9g，生甘草2.4g，白知母12g，玄明粉6g。

3.解毒承气汤证：俞根初方[1]。峻下三焦毒火法。何秀山按：“疫必有毒，毒必传染，症无六经可辨，故喻嘉言从三焦立法，殊有卓识。”详见论著。

银花、生山栀、生大黄、青连翘各9g，小川黄连、生川黄柏各3g，青子芩、小枳实各6g，西瓜硝1.5g，金汁（冲）30g，白头蚯蚓2只，先用雪水六碗，煮生绿豆60g，滚取清汁，代水煎药。

4.三黄泻心丸证：《通俗伤寒论》方[1]。开窍透斑以清神，治胸闷心烦，起卧不定，静躁不常，斑点隐隐，壮热无汗，舌苔纯黄边黑，中见红点。详见论著。

川黄连9g，青子芩、甘遂各6g，西黄、郁金各4.5g，猪心血丸，朱砂为衣。

论著和讨论

本证候阳明燥火上闭心神，引动肝风。俞根初说："危者阳明病，不大便五六日，至十余日，申酉时发潮热，不恶寒，独恶热，身重短气，腹满而喘，频转矢气，手足濈然，汗出躁则头摇手痉，谵语发狂，静则独语如见鬼状，循衣摸床。剧则昏厥不识人，目睛不了了，甚则两目直视，舌苔焦黄起刺，兼有裂纹，甚或焦黑燥裂，或如沉香色苔，苔中后截生芒刺黑点，脉右沉弦数实，左弦数而劲，此胃小肠热结，上蒸心脑，下移大肠也。急急峻下存阴为君，佐以息风开窍，大承气汤加犀角6g，羚角9g，紫雪2.4~3g，急救之。脉弦者生，涩者死，此要诀，切记之。"[1]"危者少阴病，热陷神昏，似寐如醉，谵语妄笑，甚则不语如尸，六七日至十余日，大便不通，腹热灼手，小便赤涩涓滴，脉沉弦而涩，按之牢坚，左小数坚搏，此少阴少火悉成壮火，合并阳明燥热而成下证也，亟亟开泄下夺，泻燎原之邪火，以救垂竭之真阴，犀连承气汤加西黄1.5g，麝香0.15g，急拯之。"[1]

治则当急急攻下燥火，以急救之。俞根初曰："热极动风，则手足瘛疭，口噤齿龂，由痉而厥，溺赤涩痛，大便燥结……如犹谵语发狂，烦渴大汗，大便燥结，小便赤涩，咽干，腹满，昏不识人者，急与白虎承气汤（组方见方证）加至宝丹，开上攻下以峻逐之。如已风动痉厥者，急与犀连承气汤（组方见方证）加羚角、紫雪，息风宣窍以开逐之。"[1]"热邪烁营，逆传心包而闭者，身热口渴，烦躁而动，揭去衣被，扬手掷足，循衣摸床，撮空理线，便闭溲短，舌质绛，苔黄焦或黑糙，此因实热转闭，脉必沉实而数。便闭者，宜服犀连承气汤加鲜生地18g，连翘9g主之，牛黄丸、紫雪丹、至宝丹临证酌加之。"[1]"若因循而失清失下，神昏谵语，手足发痉，甚则昏厥，舌苔黄黑糙刺，中见红点，脉右沉数，左弦数者，此由湿热化火，火旺生风，逼乱神明之危候也，急与犀连承气汤加羚角6g，紫雪1.5g，开泄下夺以拯之。"[1]"（发狂伤寒）夹斑毒者，胸闷心烦，起卧无定，静躁不常，斑点隐隐，壮热无汗，舌苔纯黄边黑，中见红点……解毒承气汤（组方见方证）加紫雪丹2.4g，活水芦根60g，大青叶24g，峻逐毒火以泻阳。阳毒虽解，而斑发未透，神识昏迷者，犀角清络饮加三黄泻心丸（组方见方证）开窍透斑以清神，神清斑透，其病自痊。"[1]

何廉臣说："如黄燥黑燥而有质地，此胃肠实火，浊热壅闭，清窍因之亦闭，宜犀连承气汤急下之，以决壅闭。阴虚者加鲜生地、玄参、活水芦根、鲜冬瓜子等轻清滑利之品，滋燥养阴足矣。若阴柔滋腻药多，虽用大黄，亦恐不解，是滋阴转致伤阴也。"[1]

病案举例

1.**陈孝风**治小女陈火秀，4岁，1937年3月14日，感春温，初进辛凉解肌轻剂，2剂不应，苔黄，烦躁，脉洪数，改辛凉重剂白虎汤加味，仍不见效。急请同乡潘医师会诊，脉洪实有力，舌苔干黑，谵语，颈项强直，齿露唇裂，鼻干烟尘，大便秘结，拟白虎承气2剂，大便下黑矢2次，如胶油状，身热如火，更加沉重，改进生津养阴，病更加亢进。只得托人至醴城接先父返家治疗，脉滑实有力，症状加剧，脊强反张，目直如呆，神昏痉厥。先父云：此春温实邪重症，若不早下，温热深入肠胃，必釜底皆焚，此病始因下之太迟，既而又因下之不坚，危险极矣。幸脉象尚有滑实之象，实症见实脉，尚有一线生机。拟大剂除瘟化毒，合滋液救焚加减：生大黄、石斛、生地、紫石英、滑石、寒水石各9g，芒硝、栀仁、黄柏各4.5g，银花、连翘各6g，云黄连、西洋参各3g，甘草2.4g，羚角磨兑服。1剂稍下黑屎，臭秽难闻，2剂连下数次，4剂神清目活，诸症减半。改生津撤热法：西洋参、犀角、炙甘草各3g，石斛、生地各9g，天花粉、麦冬各6g，梨汁、蔗汁兑服。又服4剂而痊。但病虽治愈，因温热灼脑，营血大伤，重产生耳聋声哑，发音不准等后遗症，至今未愈[2]。

2.**陈务斋**治真热假寒案：何仲西，年30岁，不究卫生，过饱过醉，复食生果，以致消化不良，物质停留肠胃，蓄湿郁而生热。又因冷水洗浴，寒邪外束，火热内郁，正气不畅，血凝不运。恶寒战栗，四肢厥冷，腹中胀满，大便不行。继则人事不省，面青唇白，目直口开，脉厥气微，全体俱厥，指甲青白，舌白微涩。诊既无脉，四肢厥直，体亦冻冷，胸间微暖，气息似绝，以手按口鼻，亦无气息动静，以鹅绒按鼻门，始见微动，断是假死。以手探其舌微涩，定是真热假寒之症。谅因醉饱太过，正气不运，消化不良，脾胃郁结，二便不通，蕴聚上逼入心，适遇冷水洗浴，外寒一束，血气顿停不运，则昏懵无知。前医谓中寒之症，以重剂附桂理中汤治之，过为燥逼，热邪攻心，关窍闭塞，而心之英灵尽丧，故为昏倒，肢体俱厥，气脉俱绝。外面所现寒凝，内则实热之症，当急急救治，缓则无效矣。汤剂用羚犀莲珀汤，取羚、犀、莲心、竹沥，清心攻热，通窍化痰为君；生大黄、木通、玄明粉，推荡大肠而通小水为臣；白芍、黄芩、钗斛，泻火平肝，润胃生津为佐；茯神、琥珀，镇心宁神而挽英灵为使。急煎频频灌下，待数时药尽后，四肢渐软，竟刻而脉始隐隐微微。再将方连2服频灌，次日则脉起而弦数，面唇红润，目已转睛，肢体不厥，小便已得点滴，略能言语。又用大承气汤，加犀角、莲心、竹沥、茯神，取其清心宁神，通关化痰，推荡肠胃，泄其郁热。服后则精神略好，唯燥渴连连，诊脉仍数，又用平胃润燥汤，取其生津清热，降火利水。羚犀莲珀汤方：羚羊角4.5g，磨犀角尖、黄芩肉、钗石斛各9g，莲子心3g，生大黄、玄明粉、云茯神各12g，淮木通、生白芍、血琥珀（末冲）各6g，煎后，加竹沥1大碗冲和服。次方：大承气汤加犀莲竹沥茯神方。生大黄、云茯神各15g，川厚朴6g，川枳实、磨犀角尖各9g，玄明粉12g，莲心24g，煎后加竹沥1小碗冲和服。三方：平胃润燥汤。钗石斛、肥知母、天花粉、生地黄各9g，生石膏15g，淡竹叶4.5g，破麦冬、云茯苓各12g，生白芍、川厚朴各6g，煎服。3日人事已醒，肢体厥除，脉复能言，5日大小便如常，食量略进，10日元气已复[3]。

3.吴驭周治麻毒闭肺喘息型：黄某某，男，2.5岁。西医诊断：麻疹肺炎。经用物理降温、“冬非”、抗生素等治疗24小时，症状未见好转，请中医会诊。证见高热41℃，间有抽搐，眼上视，昏睡，咳嗽气促，鼻扇，多天无大便，胸高腹胀，舌红唇焦苔黄，脉浮弦数。背部生一小疮，眼红赤，目眵多。麻疹隐而不出。辨证论治：此为麻毒闭肺，逆传心包，下困大肠。治宜清上泄下。先服紫雪丹1支，后用麻杏甘石汤加水牛角、钩藤、锦大黄、玄明粉、黄芩、银花、天葵，煎服。服药后2小时开始热退，继于当晚大便得解后热退至38℃，神清。次日麻疹反而透出，全身满布，鲜红成块，住院9天痊愈出院[4]。

4.王少华治春温神昏：有用承气攻下，无论外感热病或内伤杂病，一旦出现神昏谵语，说明心经受邪，病情危笃，多以至宝、安宫清开，或苏合香丸温开。但也有用开窍药不效者。曾治一潘姓女病人，21岁，壮热已5天，有汗，初烦躁，继而神昏谵语，面赤唇焦，口干不知饮，病后未大便，齿垢，舌红，尖有芒刺，苔黄厚干燥，脉数。证属春温热传心包，治以清心开窍：水牛角、玄参、连翘、麦冬、川黄连、菖蒲、银花、川贝母、竹叶卷心、至宝丹（分吞）。服2剂，里热未减，神昏谵语依旧，口气秽臭，大便未通。始仿“但见一证便是，不必悉具”之意，拟从阳明着手，改用俞氏犀连承气合调胃承气意：水牛角30g，川黄连、甘草各3g，鲜生地15g，麦冬10g，连翘、大黄各9g，枳实、玄明粉各6g。1剂后，大便畅下，身热渐退。谵语即止，神识渐清。继予上方去枳实、玄明粉，加淡竹叶30g，数剂而愈。本例从起病季节、骤然发作，及症状表现看，符合春温热入心包的诊断，但投清宫、至宝不应。舛错之处，实系泥于常法。便秘，苔黄，口气秽臭，显系胃中积热上冲于心，当属气营两燔；神昏谵语，虽在于心，而来自气分胃热。单用清心开窍，犹之扬汤止沸；下法荡涤，是为釜底抽薪。且温病非比伤寒，伤寒下其滞，温病下其热，热退神当自清[5]。

5.万荣轩治热病发厥案：赵君正元者，同窗友也，时年不惑，精医技，且谙西学。一年酷夏罹热证，族人来，邀为诊之。趋寓所，质夫人以终始。答谓：伊婴疾将十日，初仅寒热，体不适。邻医某，投以表剂，弗效。嗣证转加，热壮汗多，烦渴索冷饮，便秘腹胀，谵妄不休，进则四肢冰冷，人事不觉矣。临榻诊之，见其面色深赤，若敷油垢，鼻孔四周，黯似烟熏，神昏息迫，鼾声大作，双睛瞪圆，直视不瞬，唇焦揭卷，牙关噤急。撬齿察其舌，蜷缩如球状，塞于咽中，苔黧黑龟裂，满布芒刺。抚其肌表，热势猛，汗濈然出，四肢厥寒，冷逾肘膝，痉瘛振掉不辍。胸腹之表，见赤疹十数颗，大及黍粒。扪其腹，硬满坚实，深探之，磊砢应手，久按之，则感热自内发，脉沉迟滑实。余以为：证属温邪炽于阳明，里实既甚，痞满燥坚；热极于里，致阳郁不得伸，热深厥亦深；火邪上僭，干扰神明，则为昏愦痉瘛。治拟清下兼施之法，料能济其急，当取重剂白虎汤与大承气为合方，益以乌犀角汁及栀、芩辈，煎取汁，命家人启齿徐徐灌入之。半日尽，一剂竟，腹中鸣，大便通。所下污物，状类凝胶，色黯如煤，气奇臭，捶之不可开。翌朝复诊，证未差，神未清，腹底骨突未尽除。依原方增损之，更下浊物若干。三日再诊，脘腹柔软，神识转清，身凉汗止，肢厥已和，脉沉弱和缓矣。唯大热之余，气津烁耗，体躁烦悗。继酌竹叶石膏汤与吴氏增液汤之合方，着服四五剂，且嘱宁神节食，将息如法。经旬往探，形神渐旺。月半后，驱车来访，谢以“恩同再造”之语[6]。

引用文献

［1］俞根初.重订通俗伤寒论［M］.上海：上海科学技术出版社，1959：183，185，192，241，248，289，290，441.

［2］陈孝风.陈正昭温病验案［J］.江西中医药，1958，（9）：27.

［3］何廉臣.重印全国名医验案类编［M］.上海：上海科学技术出版社，1959：263.

［4］吴驭周，李加荣.治疗141例小儿麻疹肺炎的临床小结［J］.新中医，1974，（1）：33.

［5］王少华.前事不忘后事之师［J］.浙江中医药1982，17（7）：290.

［6］马骥.万荣轩得效录［J］.中医药学报，1984，（5）：8.

（十六）气血虚炽候（胃肠燥火·气血变证2）

胃肠燥火证，燥火久炽于胃肠，气血伤残，燥火内结，消灼津液，上蒙神明，是为气血虚炽之候，而成正虚邪实之证。其见症虽以燥火交炽气血之脉症为主，但可兼见气血虚弱之脉症，剧者亦可见闭脱危象。

通称：燥火夹虚。

内含病例：［中医］赤痢。

病因病机：胃肠燥火虚炽，或由其人素体气血不足，或病中延误失治，耗伤气血，致气血两虚，而胃肠燥火尚交炽于气血之分，正虚邪实，诚恐立有内闭外脱之虞。

证象组合：气虚+血虚+气炽+血炽+神蒙+液灼

主症：【气虚失养】症象：精神萎靡。脉象：脉右弦涩。

【血虚失荣】症象：面色㿠白。舌象：舌质淡无华。脉象：①脉左细数。②脉搏细速。

【津气蕴炽】症象：①发热。②口渴，烦渴引饮。③心下硬满，脐周剧痛。④便闭不通。④腹痛腹泻，下利纯清水。舌象：舌苔干黄起刺，根带黑色。脉象：①脉弦数。②脉两尺细坚而搏。

副症：【血热蕴炽】症象：①烦躁。②下血。③血水样大便，腥臭。

【神志昏蒙】症象：①昏谵妄笑。②两目斜视。③循衣摸床，撮空理线。

宾症：【津液消灼】症象：①口干。②口鼻干燥。舌象：黄干，起刺，根黑。

治则：虽当急下其胃肠燥结，以解其气血交炽之势，但必兼以益气养血，以扶其正气，挽正逐邪，或可免其闭脱之虑。

方证

黄龙汤证：《伤寒六书》方[1]。功能扶正攻下。治热病应下失下，心下硬满，下利纯清水，发热，烦躁，口渴，谵语，精神萎靡，属气血亏损，邪实正虚者。

大黄、芒硝、厚朴、枳实、人参、当归、桔梗、甘草。加姜、枣，水煎服。

论著和讨论

本证候胃肠燥火内结，当下失下，气血已衰，邪火正盛。俞根初曰："气血两亏而邪实者，证本应下，耽误失下，邪火壅闭，耗气烁血，以致循衣摸床，撮空理线，两目斜视，昏谵妄笑，便闭已十余日，甚或有数十日不通，舌苔干黄起刺，根带黑色，脉右弦涩，左细数，两尺细坚而搏。"[1]救治之则，当挽正以逐邪结。然俞根初曰："证虽气消血枯，而邪热独存，补之则邪火愈甚，攻之则气血不胜，补泻不能，两无生理。然与其坐以待毙，莫若含药而亡。勉用陶氏黄龙汤（组方见方证），或可回生于万一。"[1]

病案举例

陈芝高治陈某某，女，28岁，因腹痛腹泻半天入院。脐周剧痛，呕吐2次，吐出食物残渣，大便20余次，开始未注意大便性状，随后发现解血水样大便，腥臭，烦渴引饮。昨晚入院后，呕吐1次，吐出大量食物残渣，伴死蛔虫1条，口渴，大便10余次、血水样、极腥臭、量小，发热，心翳，尿短赤。患者平素不能任受寒凉之品。体检：腋温39.2℃，血压104/70mmHg。舌质淡无华，脉弦数。发热，口渴，脉数，下血，均属于热，舌淡是失血太多所致。病属热毒炽盛，迫血下行，宜去邪安正，不可畏虚用补，采用"通因通用"法，用小承气汤加凉血解毒之品，但病者素体阳虚，加以失血太多，加党参扶元益气，仿陶节庵黄龙汤意。大黄（后下）6g，枳实、茜草、栀子各9g，厚朴（缺）、黄连各4.5g，槐花12g，白芍、党参各24g。水煎服。第2日：腋温38℃，大便量多而次数减少，其色褐，不甚鲜红，口渴已减，尿少，苔黄白，舌质淡，脉软。药已中肯，遂前方减枳实、栀子、厚朴，加枳壳、黄芩各9g，党参30g再进。水煎服。另服云南白药，1天2次，每次0.2g。第3日：热毒减轻，不宜再下，与凉血止血为主，佐以扶元解毒。黄连4.5g，黄芩9g，白头翁、侧柏叶、槐花各12g，党参24g，白芍、茯苓各18g。水煎服。第4日：未有大便，转矢气，尿渐长，口渴，知饥，苔黄白，脉细软，仍宜禁食。上方去侧柏叶，加甘草3g，2剂。第6日：邪热已退，脾胃虚弱，气机不运，改予香砂六君汤加减2剂。第7日：汗多，尿水，恶风，舌心苔黄，脉细。气虚显然，予归芍四君汤合玉屏风散加减。党参、小麦各24g，白术、白芍各15g，茯苓18g，甘草3g，当归、黄芪各12g，防风6g，4剂。病情日见好转，于第12日痊愈出院[2]。

引用文献

［1］俞根初.重订通俗伤寒论［M］.上海：上海科学技术出版社，1959：188，189.

［2］陈芝高.通因通用法治愈大便下血［J］.新中医，1977，(5)：19.

（十七）阴液消灼候（胃肠燥火·气血变证3）

胃肠燥火证，燥火久羁胃肠，灼伤津液与阴液，燥结于内，不得下行，阴液消涸，是为阴液消灼之候，其见症以燥火内炽与阴液消涸之脉症同见。

通称：燥火伤阴。

内含病例：［中医］春温重症，食复。

病因病机：胃肠燥火虚炽，因燥火久羁，耗伤胃肠津液，消涸阴液，燥火内结，不得下行，而为阴枯邪结之证。

证象组合：气炽+阴枯+液灼

主症：【津气蕴炽】症象：①壮热不退，汗多口渴。②热蒸汗泄，额上多汗。③胸高息促，喉中痰鸣。④胸腹烦满，叹息。⑤腹胀，大便旬余不适。⑥谵语，咬牙。⑦头额青筋忽现忽隐，间或胀大。**舌象**：①舌黄厚底绛，②苔金黄色。**脉象**：①脉滑数。

副症：【阴液消涸】症象：①久热消瘦虚羸。②睡卧露睛。③耳聋。④口燥咽干。⑤足冷。**舌象**：①舌红绛。②舌苔干黑。**脉象**：脉细数。

宾症：【津液消灼】症象：①口渴唇焦，目眵。②大便不通。**脉象**：脉沉而有力。

治则：当大滋其阴液，清下其燥结，助正以逐邪之法。

方证

1.增液汤证：吴鞠通方[1]。功能增液润燥。治阳明温病，津液不足，大便秘结，口渴，舌干红，脉细稍数或沉而无力。详见论著。

玄参30g，麦门冬、生地黄各24g。水煎服。

2.护胃承气汤证：吴鞠通方[1]。治下后数日，热不退，或退不尽，口燥咽干，舌苔干黑，或金黄色，脉沉而有力。详见论著。

生大黄、玄参、细生地、麦冬（连心）各9g，丹皮、知母各6g。水5杯，煮取2杯，先服1杯。得结粪止，后服不便，再服增液汤。

3.增液承气汤证：吴鞠通方[1]。功能滋阴增液，泄热通便。治温病热结阴亏，燥屎不行，下之不通，口干，舌绛苔黄。详见论著。

玄参30g，麦门冬、生地黄各24g，大黄9g，芒硝4.5g（冲）。水煎，分3次服。

论著和讨论

本证候燥火耗伤胃肠阴液，内结不得下行。吴鞠通说："下后数日热不退，或退不尽，口燥咽干，舌苔干黑，或金黄色，脉沉而有力者，护胃承气汤（组方见方证）微和之；脉沉而弱者，增液汤（组方见方证）主之。"[1]虽有燥结，不可急攻，其治则当大滋阴液，以助其燥结下行，所谓增水行舟之法。吴鞠通曰："阳明温病，下之不通，津液不足，无水舟停者，间服增液，再不下者，增液承气汤（组方见方证）主之。"[1]邪盛者，滋阴可兼清导以逐其燥结；正衰者，但滋其阴液，不可参以通下，唯养阴润导，以养正除结。故吴氏又云："若其人阴素虚，不可行承气者，增液汤主之。服增液汤已周十二时，观之若大便不下者，合调胃承气汤微和之。"[1]总以滋为本，以通为则，滋后不能通者，必参以通下。

吴坤安说："伤寒更衣后，舌苔顿去，而见紫色如猪肝者，此元气下泄，胃阴已绝，不治。如舌苔去而见淡红有神者佳。"[2]"白苔干硬如砂皮者（俗名水晶苔），此邪热在表时，津液已干燥，后虽入胃，不能变黄，宜增液承气汤下之。下后白苔润泽者生。"[2]薛生白说："津枯邪滞，宜鲜生地、芦根、生首乌、鲜稻根等味，若脉有力，大便不通者，大黄亦可加入。"[3]颜芝馨曰："使大便一行，釜底抽薪，诸邪皆能下降矣。"[4]

病案举例

颜芝馨治大病新瘥食复：昨日诊视变幻颇多，目眵，肝热也；足冷，食填胸中，脾气不行也；谵语，胃热蒸心也；平素咬牙，病热更甚，胃热气走其络也；寒热中气不和，木邪凌土也；叹息，中气闭塞，升降失司也；蒸蒸自汗，阳明之邪未清也；头额青筋忽现忽隐，间或胀大，肝经之热，升降不定也。诊脉滑数，舌黄厚底绛，额上多汗，胸腹烦满，大便2日不通，此胃中宿食，挟余热内结成实之证，非通利大便不可，至于平昔先天不足，当护其阴，议用增液汤存其阴，调胃承气和其胃气，使大便一行，釜底抽薪，诸邪皆能下降矣。玄参12g，鲜石斛、鲜生地各15g，天花粉、生大黄各9g，知母、玄明粉（分冲）各6g，生甘草2.4g[4]。

引用文献

［1］吴鞠通.温病条辨［M］.福州：福建科学技术出版社，2010：63，66.
［2］曹炳章.彩图辨舌指南［M］.南京：江苏人民出版社，1962：卷二3，34.
［3］王士雄.温热经纬［M］.沈阳：辽宁科学技术出版社，1997：49.
［4］萧龙友等.现代医案选［M］.北京：人民卫生出版社，2008：234.

三、脾胃燥火证（气分燥火合病2）（3候）

脾胃燥火证，为饮食积热，化燥化火之证。病多由平素过啖辛辣炙煿、膏粱厚味，以致脾胃积热；或更受外邪风热入里，与之相搏，耗伤津液，渐致化燥化火而成。其为病，上扰空窍，则有牙宣、口疮之病；中消胃液，则有中消、嘈杂之症；横滞经络，则有中腑、风痱之患，多为杂病诸症。

脾胃燥火证，病由中焦积热，或挟外感风热入里，化燥化火而成。其治则当清泻其积热，以抉其壅滞，则燥火可除。故刘河间曰："其治则泻，令气弱阳衰土平而愈。"[1]沈金鳌亦主"导之"之法。外挟风热者，可略参升散，因其势而轻扬之；津液已伤者，清泻中必兼甘凉，增其津液，即苦降柔润合法。

证候别称：脾胃伏火，胃阴虚，胃液干涸，胃虚液涸。

病名：牙宣，口疮，中风风痱，中风中脏腑之闭证，胃阴虚，消渴。

证候系统：详见图3-7-32。

本证————清气失宁候

转证————阴液消灼候

变证————清阳蒙闭候、胃阴消涸候

图3-7-32 脾胃燥火证证候结构图

引用文献

[1] 刘完素，张从正，李杲，等.金元四大家医学全书[M].天津：天津科学技术出版社，1994：129.

（一）清气失宁候（脾胃燥火本证）

脾胃燥火证，燥火内壅脾胃，不得下行，势必上行清道，扰动上焦清气，是为清气失宁之候，杂病学家称为脾胃伏火之证。其见症虽以清空、清窍症象显明，但必兼中焦燥火内蒸之脉症。

通称：脾胃伏火。

内含病例：[**中医**]牙宣，口疮。[**西医**]复发性口腔溃疡，急性牙龈脓肿，弥漫性牙周炎。

病因病机：脾胃燥火蕴逆，多因平素饮食积热，或感外风触发胃中积热，蒸灼于脾，壅滞于中，化燥化火，上扰清气，上干清道，空窍失于宁静之常。

证象组合：气蒸+空窍不利

主症：【**津气蕴蒸**】**症象**：①壮热烦渴，口干口渴，口燥而热，口气臭秽。②心中时热。③烦热不眠，④尿黄赤。⑤便干，大便秘结。**舌象**：①舌质红。②舌苔白腻。③苔黄，苔黄厚。④舌红无津。**脉象**：①脉弦滑。②脉数有力。③脉象洪实。④脉细数。

副症：【**清空不宁**】**症象**：眩晕。

宾症：【**清窍不利**】**症象**：①目赤唇裂。②上下唇反复肿胀破溃，口臭流涎。③唇鼻生疮。④口舌溃烂生疮，⑤舌体肿胀，舌尖、舌体溃疡。⑥牙龈周围红肿，龈肉疼痛，牙龈红肿疼痛，龈肿齿衄，牙宣出血。⑦咽喉干痛，咽部及扁桃腺溃疡多处，周围充血水肿，且有假膜覆盖。

治则：当苦寒沉降，导其下行，以抉其壅滞；略兼升散，急撤其上逆之燥火，使清气自宁，空窍自清。

方证

1.凉膈散证：刘河间增订方[1]。功能清热解毒，泻火通便。治肺胃热盛，高热头痛，血热上涌，烦躁口渴，目赤唇裂，面赤唇焦，咽喉肿痛，口舌生疮，便秘，小便赤，小便不利。

连翘、滑石各9g，甘草3g，焦栀子、通草各4.5g，黄芩、竹叶各6g，薄荷1.5g。大便秘及腹胀加大黄、芒硝各6g。

2.清胃散证：李东垣方[1]。治胃有积热，上下牙痛，牵引头脑，满面发热，其牙喜寒恶热，或牙龈溃烂，或牙宣出血，或唇口颊腮肿痛。

生地黄、牡丹皮、黄连、当归、升麻。一方加石膏。

3.黄连上清丸证：中成药。苦寒降火，治肺胃热盛，头昏耳鸣，齿龈肿痛，口舌生疮，咽喉红肿，暴发火眼，大便燥结，小便黄赤。本方来自《万病回春》洗肝明目散加减[2]。

黄连250g，栀子、荆芥穗、黄芩、连翘、桔梗、白芷、蔓荆子各2kg，川芎、防风、黄柏、生石膏、薄荷，甘草各1kg，菊花4kg，大黄8kg，旋覆花0.5kg。水丸，每服9g。

论著和讨论

本证候中焦燥火不得下行，壅滞于中，逆于空窍。其治则当清泻脾胃积热，以抉其壅滞，则燥火下行，自无上扰之患。郑昌雄按："本病例（见病案5）系热毒伤阴为患，自当应用养阴泻火之剂。此即古人所谓'泻阳之有余，即所以补阴之不足'的说法。对于邪热伤阴之证，张老认为，苦燥之药与养阴之品同用，反有润燥作用。这是张老辨证用药的巧妙之处，值得我们仔细体验。"[3]

病案举例

1.赖良蒲治胡某，女，3岁，壮热烦渴，口腔溃烂，大便结，小便黄，脉洪数，苔黄厚，口作臭气。胃热熏蒸，心火上炎。主清胃降火法，予玉女煎合凉膈散治之：生地9g，麦冬6g，知母、连翘、牛膝各4.5g，栀仁、竹叶、熟大黄各3g，生石膏15g。2剂，热退渴止，大便通利，仿甘露饮意：生地9g，天冬、麦冬、钗斛各4.5g，枇杷叶、甘草各3g，茵陈6g。4剂而愈[4]。

2.杨参天治裘姓，5岁。3天前曾发热，热退后口臭流涎，口舌溃烂，影响食欲。烦躁不安，口气臭秽，龈肿齿衄，不喜饮食，舌苔白腻，小便呈乳白色。肛温37.8℃。此乃脾胃积热熏蒸使然。治以清胃火为急务：生石膏9g，黄连、黄芩各2.4g，丹皮3g，黛蛤散（包）9g，银花6g，焦山栀、人中白、玄参各4.5g。上药服3剂后，诸症消失[5]。

3.北京医学院附属口腔医院口腔内科中草药小组治张某某，男，37岁，3年来口腔溃疡反复发作，上下唇反复肿胀破溃，发作似与值夜班有关，每隔1~2周发作1次，伴有口干口渴，尿黄便干。检查：上下唇、舌尖及颊部均有多发散在、大小不等、形状不规则的溃疡，周围黏膜充血范围比较大。舌质红，苔黄，脉数有力。证属脾胃伏火，以清热凉血，泻火通便为治：生地、赤芍、银花、黄芩、竹叶、紫草、车前子、茯苓、牛膝、酒制大黄。二诊溃疡基本愈合，舌质仍红，继以上方加减连服4剂。5周后来诊，一直未发生溃疡，以口炎一号、二号巩固疗效。

附：①口炎一号：黄芩、桔梗、麦冬、天冬、知母、丹皮、白芍、生熟地、五味子、党参、泽泻、黄柏、怀牛膝、甘草。②口炎二号：生石膏、知母、栀子、马尾连、赤芍、生地、藿香、麦冬、茯苓、陈皮、木香、牛膝。③口炎三号：生黄芪、白芍、陈皮、党参、升麻、当归、茯苓、山药、黄精、石斛、黄芩、竹叶。④消炎合剂：金银花、连翘、黄芩、桔梗、草河车、紫草、赤芍、生地、大青叶、玄参、酒制大黄、当归、野菊花、蒲公英[6]。

4.赵国仁治阳明津亏，虚火上炎：张某某，女，33岁。1年来牙龈红肿疼痛，咀嚼无力，遇热增剧，咽喉干痛，口燥而热，大便秘结，舌红无津，脉细数。曾由外院诊为弥漫性牙周炎。胃肠津液不足，虚火循经上炎，治宜养阴生津，清火通腑，玉女煎出入：生地、生石膏（先煎）各30g，知母、麦冬、玄参、鲜石斛、焦山栀各10g，生大黄、生甘草各5g。服5剂，腑气得通，津液内生，诸恙悉减，连诊5次告愈[7]。

5.张赞臣治牙龈痈：潘某，男，43岁。患者牙龈周围红肿，龈肉疼痛。舌淡红，脉弦滑。拟诊为"急性牙龈脓肿"。证由热毒内蕴，上逆牙龈而成。治宜养阴泻火之法。玄参、胡黄连、生甘草各2.5g，肥知母、丹皮、黄芩、焦山栀、赤芍各9g，金银花12g，鲜芦根30g。上方服2剂后，龈肉红肿疼痛已减，再予上法继治2次而愈[3]。

引用文献

［1］吴仪洛.成方切用［M］.太原：山西科学技术出版社.2009：242，384.

［2］《中医大辞典》编辑委员会.简明中医辞典［M］.北京：人民卫生出版社，1979：762.

［3］郑昌雄.著名老中医张赞臣在五官科临床运用养阴法的经验［J］.上海中医药杂志，1979，(5)：17，18.

［4］赖良蒲.蒲园医案［M］.南昌：江西人民出版社，1965：267.

［5］杨参天.治疗口腔溃疡2例［J］.上海中医药杂志，1966，(4)：152.

［6］北京医学院附属口腔医院口腔内科中草药小组.复发性口腔溃疡中医治疗的初步体会［J］.新医药学杂志，1973，(12)：15.

［7］赵国仁.慢性牙周炎的辨证施治［J］.浙江中医药，1982，17(8)：367.

（二）清阳蒙闭候（脾胃燥火变证1）

脾胃燥火证，脾胃积热化火，或为外风引动，上壅清窍，闭塞清阳，神机猝闭，而成清阳蒙闭之候，即杂病学家通称之中风腑症，为急重危证。其见症以猝闭内外之症象显明，但必兼见中焦燥火内炽之脉症。

通称：燥火内闭。

内含病例：［**中医**］中风风痱，中风中脏腑之闭证。［**西医**］脑出血。

病因病机：脾胃燥火郁闭，多由膏粱酒肉太过，脾胃积热内壅，阻滞气机，燥火内盛，上闭神机，清阳之气不能周流于肌腠经络而成。

证象组合：阳滞+气炽+神闭+气郁+络滞

主症：【**阳气不行**】**症象**：①半身不遂。②四肢不举。**脉象**：脉缓大有力。

【**津气蕴炽**】**症象**：①面色红赤。②大便未下，二便阻隔。③腹满胀或痛拒按。**舌象**：舌质暗红，苔黄厚而腻。**脉象**：脉弦劲有力。

【**神志蒙闭**】**症象**：①突然倒仆，人事不省。②神气昏瞀。③语无伦次。④龂齿磨牙。

副症：【**气机不宣**】**症象**：胸膈痞满。

【**气机不降**】**症象**：①痰涎壅盛，喉间痰声拽锯，不能吐出。②恶心呕吐。

宾症：【**络脉不利**】**症象**：①口角歪斜。②颈项强直。

治则：当急下其中焦之壅滞，以撤其上逆之燥火，可望其闭开神苏。

方证

1.三化汤证：刘河间方[1]。治中风二便不通。详见论著。

厚朴、大黄、枳实、羌活各等分。为粗末，每服三两，水煎，频频服之，以微利为度。

2.搜风顺气丸证：中成药。治肠胃积热而致的胸膈痞满，大便燥结，肠风下血，痔疮，瘘疮，腰膝酸痛等症。本方来自《景岳全书》圣惠搜风顺气丸加味[2]。详见论著。

大黄155g，山药、车前子、火麻仁、郁李仁、牛膝各90g，独活、枳壳、防风、菟丝子、槟榔各30g。蜜丸，每服9g，日2次。一方有山茱萸。

论著和讨论

本证候积热内壅，脾胃燥火不泄，上闭清阳，致清阳之气不司旋运。刘河间说："《经》所谓太过则令人四肢不举。又曰：土太过则敦阜。阜，高也；敦，厚也。既厚而又高，则令除去。此真所谓膏粱之疾，非肝肾经虚。"[1]故其治则当急急通降燥火，壅滞一除，清窍可开，清阳自运，经络通利。故刘河间曰："其治则泻，令气弱阳衰土平而愈。或三化汤（组方见方证）、调胃承气汤，选而用之，若脾虚则不用也。"[1]沈金鳌云："风痱病有由脾实者，由膏粱过甚之故，故用搜风顺气丸（组方见方证）以导之，有由脾虚者，由饮食失节之故，故用八宝回春汤以调之。"[2]喻嘉言说："四肢不举，有虚有实。阳明虚，则宗筋失润，不能束骨而利机关。阳明实，则肉理致密，加以风邪内淫，正气自不周流也。虚用六君子汤，实用三化汤合承气汤。"[3]"膏粱太过，积热内壅者，为脾土瘀实，宜泻以开其壅。"[3]有云：中腑，神气昏瞀，痰涎壅盛，或语无伦次，颈项强直，恶心呕吐，二便阻隔，腹满胀或痛拒按，或龂齿磨牙，历来均主三化汤微利之。吴昆曰："二便微利，则三焦之气无所阻塞，而复其传化之职矣，故曰三化。此方唯实者可用，虚者勿妄与之；若实者不用，则又失乎通达之权。"[4]

病案举例

朱树宽治周某，男，45岁，患者5天前因饮酒过度，加之心情不舒，出现突然倒仆，人事不省。脑CT报告示：脑出血。经吸氧、吸痰，静滴甘露醇等治疗5天，患者仍昏迷不醒，右半身不遂，喉间痰声拽锯，不能吐出。察面色红赤，口角歪斜，舌质暗红，苔黄厚而腻，脉弦劲有力，大便已6日未下。诊为中风中脏腑之闭证，遂以大黄30g急煎，鼻饲送服安宫牛黄丸。数小时后，患者解下大量臭秽粪便，质地坚硬，神志逐渐清醒，但仍言语不利，右半身瘫痪。再予大黄15g，瓜蒌仁30g，枳实、厚朴、羌活各10g。服3剂后，上肢已能轻微活动，但尚不能抬离床面。继服5剂，右上肢能抬举，同时下肢及语言功能均有不同程度的恢复。复诊见舌苔变薄，脉象转缓，遂以黄芪赤风汤加味调治月余，逐渐向愈[5]。

引用文献

[1] 刘完素，张从正，李杲，等.金元四大家医学全书[M].天津：天津科学技术出版社，1994：129.

[2] 沈金鳌.中华医书集成·杂病源流犀烛[M].北京：中医古籍出版社，1999：262.

[3] 陈熠.喻嘉言医学全书[M].北京：中国中医药出版社.1999：242，244.

[4] 吴昆.中华医书集成·医方考[M].北京：中医古籍出版社，1999：5.

[5] 朱树宽.羌活善治中风偏瘫[J].中医杂志，1999，(9)：519.

（三）胃阴消涸候（脾胃燥火变证2）

脾胃燥火证，燥火久羁中焦，消灼脾胃津液，伤残中气，而为胃阴消涸之候，杂病学家通称为胃阴虚，或胃液干涸，胃虚液涸之证。其见症以胃腑津液枯涸之脉症为主，可兼见中气不足与胃失和降之脉症。

通称：胃阴虚，胃液干涸，胃虚液涸。

内含病例：[中医]胃阴虚，消渴。[西医]糖尿病。

病因病机：脾胃燥火伤阴，因脾胃燥火久恋，中焦津液消涸，中气伤残，渐致胃阴枯涸，而成中焦气液两虚之证。

证象组合：液涸+气虚+气郁

主症：【**津液枯涸**】**症象**：①烦渴，口渴多饮，口干少津。②善饥，能食不便。③小便频数如泔，尿频多，④大便秘结。**舌象**：舌质红绛，苔黄燥。**脉象**：脉滑数有力。

【**气机不宣**】**症象**：①减食，不饥，不食不便。②脘中常闷。

副症：【**气虚不充**】**症象**：形体消瘦。

宾症：【**气机不降**】**症象**：口吐涎沫，色黄气秽，败浊不堪。

治则：当以大滋脾胃气液为主，兼以清降中焦燥火，即苦降兼柔润之法。

方证

1.大清饮证：《不居集》方[1]。治脾经实热，轻手扪之不热，重按至筋骨又不热，不轻不重，在轻手重手之间，乃热在肌肉，遇夜尤甚，心烦，怠惰嗜卧，四肢不收，无气以动。

知母、石斛、木通各4.5g，生石膏15~21g，一方有麦冬。

2.清胃生津，养阴润燥方证：刘晓汉方[2]。治消渴病，中消偏重。详见病案。

大黄、芒硝（冲）、火麻仁、甘草、知母各9g，生石膏、天花粉各30g，川黄连6g，粳米为引，水煎服。

论著和讨论

本证候燥火久留中焦，消涸脾胃津液，耗伤中气，气液两虚。吴坤安说：“伤寒有不便而能食者，致新推陈，仓廪滋益，自能通利，不便无忧也。”[3]邵仙根评：“不便能食，阴亏而胃无邪滞也，液亏则不便，胃无邪故能食，一味滋阴养液，阴液充足，大便自通。”[3]其治则当以滋养脾胃气液为主，兼以清降中焦燥火为法。陈士铎说：“人有热气入胃，火郁成痰，痰色黄秽，败浊不堪，人以为热痰作祟，谁知是胃火之未消乎。治法不必治痰，补胃气之虚，少加散火抒郁之味……方用疏土汤……亦可用玄石花粉散：石膏二钱，茯苓五钱，白术、天花粉、玄参各三钱，水煎服。”[4]姚国美说：“烦渴善饥，饮食虽倍，不为肌肉，甚则小便频数如泔，此为阳明燥火偏亢，消灼胃液，名曰中消，宜黄连消渴方（黄连、天花粉各为末一斤，生地汁、白藕汁、牛乳各一升）苦降柔润。”[5]

病案举例

刘晓汉治康某某，男，28岁，每日进食4~5次，每次最多可食8两，逐日消瘦，体重减轻（由135斤降至124斤），伴有口渴多饮（每日能饮1~2暖水瓶），尿量达1000ml，大便秘结。查体：形体消瘦，舌质红绛，苔黄燥，口干少津，脉滑数有力。化验：血糖280mg%，尿糖（++），酮体（+）。诊断：糖尿病，酮中毒型。中医辨证为消渴病，中消偏重。治则为清胃热兼生津，养阴润燥（组方见方证），服药3剂后，大便缓下，口渴烦躁均减轻，饮食得以控制，每日3餐，每餐4~5两。又改投：生石膏、天花粉各30g，大生地、寸麦冬各15g，知母、川黄连各6g，玄参、石斛、丹皮、甘草各9g，水煎服。连服2周后，饮食量明显减少，每餐3两，口渴多饮减轻，体力逐渐恢复，大便稍干。又照原方减去生石膏改用玉竹15g，又服3剂，诸症消失。化验：血糖120mg%，尿糖（－），酮体（－）。追踪7年无复发[2]。

引用文献

［1］吴仪洛.成方切用［M］.太原：山西科学技术出版社.2009：404.

［2］刘晓汉.中药治疗糖尿病的临床体会［J］.新中医，1976，（3）：28.

［3］吴坤安.伤寒指掌［M］.上海：上海科学技术出版社，1959：卷三97.

［4］柳长华.陈士铎医学全书［M］.北京：中国中医药出版社，1999：914.

［5］姚国美.姚国美医学讲义合编［M］.北京：人民卫生出版社，2009：199.

四、胆胃燥火证（气分燥火并病）（3候）

胆胃燥火证，为胃中燥热，挟胆中木火，并发燥火之证，故古人称为少阳腑证，或少阳阳明，二阳并病等。邪火与正火交炽，以胆火与胃火互炽，胆胃均为腑，故称为少阳腑证，与胃肠燥火证称阳明腑证有别。

胆胃燥火证，系胃中燥火与胆中木火并发之证。其由胃火引动木火者，则病机偏于阳明（胃），为上中清气之患。其由少阳之邪，传入阳明，胆火与胃火相并，则病机偏于少阳（胆），为少阳枢机转枢不利之候。

胆胃燥火证，以胆中之邪归入胃腑，即可假胃肠为出路，于病机亦为顺传，故治之得法，不难一举清下而解。张仲景有云：“少阳不可发汗，发汗则谵语，此属胃。胃和则愈；胃不和，烦而悸。”（《伤寒论》265条）然当下不下，或下不得法，邪留胆腑，亦有变幻。其治则当以疏利为主，兼以清下，即所谓和解兼清，和解兼下之法。欲速除胆胃之燥火，必当以清下通利为法；病关上中清气之枢机，故又必须加以疏利，以利其转枢。是以疏利枢机，清下胆胃，为其不易之法。

证候别称：少阳腑证，阳明腑实证，少阳阳明，二阳并病，阳极似阴，真热假寒。

病名：伤寒，少阳腑证，阳厥，疫毒发黄，春温，间疟，伏暑，暑疟，低热，潮热。

证候系统：详见图3-7-33。

偏胃——本证————清气蕴炽候
　　├——转证————津气蒸炽候
　　└——变证————气血炽闭候
偏胆——本证————枢机郁炽候
　　└——转证————枢机郁结候

图3-7-33　胆胃燥火证证候结构图

（一）气血炽闭候（胆胃燥火偏胃变证）

胆胃燥火证，燥火内蕴胆胃，不得宣泄，燥结于中，燥火由气入血，气血交炽不解，内闭神明，外阻阳气，而成气血炽闭之候，亦为内闭外厥之危重证候。时病学家亦通称为热深厥深、阳厥之证。其见症虽以内闭外厥之症象显明，但必兼见胆胃气血交炽之脉症。

通称：热深厥深。

内含病例：［**中医**］热厥。［**西医**］急性胆道感染伴感染性休克。

病因病机：胆胃燥火闭厥，系燥火内蕴胆胃，延误失治，燥火内结，由气入血，气血交炽，消灼津液，内闭神明，外阻阳气，而成内闭外厥危重之证。

证象组合：气炽+血炽+神闭+络滞+液灼+阳滞

主症：**【津气蕴炽】症象**：①发热，呼吸急促，胸痞气喘。②烦躁。③腹疼痛，腹胀满。④大便不通。⑤便黄赤。**舌象**：苔焦黄。**脉象**：脉数大，重按似无力。

【血热蕴炽】症象：黄疸。**舌象**：舌质红。

副症：**【神志蒙闭】症象**：①神志不清，昏蒙。②时有谵语。

【络脉不和】症象：扬手掷足。

宾症：**【津液消灼】症象**：渴不多饮。**舌象**：舌苔中黄带黑而干涩。

【阳气不行】症象：四肢不温，四肢尖冷。**脉象**：脉伏。

治则：当遵仲景“厥应下之”之法，急下其胆胃燥结，两清其气血，以解其闭厥。

方证

清热攻下，芳香开窍方证：张云鹏方[1]。治热厥邪盛（急性胆道感染伴感染性休克）。详见病案2。

生大黄（后下）、连翘、郁金、生地各30g，枳实、黄芩、栀子各15g，川厚朴、丹皮各12g，芒硝（冲）24g，银花、金钱草、茵陈各60g，木香18g，赤芍9g。

论著和讨论

本证候胆胃燥火内结，交炽气血，内闭外厥，为极危重之证。仲景曰：“伤寒，一二日至四五日厥者，必发热。前热者，后必厥；厥深者，热亦深；厥微者，热亦微。厥应下之，而反发汗者，必口伤烂赤。”（《伤寒论》335条）其救治之则当急下其燥火，两清其气血。张云鹏说：“热厥邪盛（急性胆道感染伴感染性休克），《伤寒论》有‘厥应下之’的经验，后世医家，对厥症治疗亦多主张‘急下’法，强调速战速决，以防疾病发展。笔者遇热病休克者，也常用清热攻下而取效。”[1]

病案举例

1.李泰治谌梅香，女，42岁，七月间患皮寒骨烧，头晕身胀，胸痞不食，少气懒言，倦卧沉重，脉虚大。前医用参、芪、归、胶、麻、桂、羌活、独活、夏、朴、薄荷、生姜等，1剂即昏蒙，再剂昏蒙更深。改用犀、地、芩、连、冬、膏、知、柴、甘草等，服后更加昏迷不省。邀往诊得脉数大，重按似无力，舌苔中黄带黑而干涩，渴不多饮，胸痞气喘，心烦，四肢尖冷，为温热已聚胃腑，急下之证，急宜扶正泻下，清化痰热。柴胡3g，犀角、西洋参各0.9g，法半夏、枳实、厚朴、麦冬各4.5g，生大黄、芦根、青蒿各9g，天花粉、白云苓、泻叶各6g，甘草1.5g。2剂热退过半，神清，思食粥，自述胸中阵阵发热，系胸中痰火未下，原方去泻叶，生大黄改为6g，再加洋参0.6g，玄明粉、丹皮、生白芍各4.5g，再2剂，病即痊愈[2]。

2.张云鹏治吴某某，女，48岁，右上腹疼痛伴发热、黄疸已1周。烦躁，神志不清，胆囊肿大，压痛明显，血压70/40mmHg。血象检查：白细胞21100/mm^3，中性92%，淋巴3%，黄疸指数500。诊断为急性胆道感染伴感染性休克。在西药救治的同时，邀中医会诊。神志不清，时有谵语，扬手掷足，呼吸急促，腹胀满，大便4日不通，小便黄赤，四肢不温，舌质红，苔焦黄，脉伏。为肝胆热毒，腑气闭塞，邪入营血，上扰清窍，治以清热攻下，芳香开窍（组方见方证）。另用生大黄60g，枳实、川厚朴、芒硝、莱菔子各30g，煎汁200ml灌肠。1剂后，大便通，神志清，舌质仍红，苔焦黄，仍予原药减量，续服2剂，腹胀减轻，血压回升，血象检查正常。病情好转，要求出院[1]。

引用文献

［1］张云鹏.攻下法治疗急症介绍［J］.浙江中医药，1982，17（10）：443.

［2］李洪成，李新平，李新晔.中医证候学［M］.北京：中国医药科技出版社，2008：1113.

（二）枢机郁炽候（胆胃燥火偏胆本证）

胆胃燥火证，外感之邪不解，内蕴胆胃，化热化火，郁炽于上中二焦，致枢机转枢不利，是为枢机郁炽之候，伤寒家亦通称少阳阳明证。其见症虽以转枢不利之脉症为主，但必兼有燥火内炽胆胃之脉症。

通称：少阳阳明。

内含病例：［中医］春温，间疟，伏暑，暑疟。

病因病机：胆胃燥火郁炽，多因失误，外感之邪入里化热，或引动内伏之暑热，郁热化燥化火，蕴于胆胃，胸中清阳之气，失其转枢之能，成气机郁滞而燥火内炽之证。

证象组合：阳郁+腠理+气郁+气炽

主症：【阳气不和】症象：寒热如疟，热多寒少，汗出热减。**舌象：**舌质红，苔黄燥。**脉象：**脉弦数。

【腠理不调】症象：寒热往来。

【津气蕴炽】症象：①寒则战栗，热则妄言，午后壮热，热炽昏沉。②口渴口干而苦。③烦躁不安，④尿赤短少。**舌象：**①苔色黄腻垢浊。②舌苔黄燥。③黑燥。**脉象：**①脉弦数而促。②脉右浮滑。③洪滑且数。

副症：【气机不降】症象：①胸闷作恶。②咳嗽多痰。

【气机不宣】症象：①胸胁痛。②脘胁痞闷。③默默不欲食。

宾症：【清空不宁】症象：头痛。

治则：当疏利兼以清解，火炽大盛者，当清凉兼以攻下，速泄其郁火，以挫其势。

方证

和解少阳、清泄里热方证：盛循卿方[1]。治春温（热在少阳阳明），谨防邪入营血。详见病案3。

柴胡、黄芩、竹沥半夏、生石膏、青蒿、知母、佩兰各10g。

论著和讨论

本证候郁热化燥化火，转枢不利，气失宣降，郁火内炽。其治则当宣疏胆胃之郁，清解其内炽之火。如《浙江中医学院学报》编辑部按："本例（见病案3）为少阳阳明之春温症，昔人治春温热在少阳胆经，均以黄芩汤直清里热，但盛（循卿）师认为单用苦寒清热无透邪作用，且方中白芍不免有酸收之弊。故改用柴胡透邪泄热；加青蒿助柴胡透邪并清阴分伏热；午后壮热烦渴，尿赤汗出，为无形邪热充斥阳明胃肠，故以石膏清彻邪热，知母润燥养阴。用药简练，见效迅速，在乎辨证准确。"[1]

病案举例

1.**孙文垣**治程好吾，季春患两太阳痛，胸胁稍痛，口渴便泻，左脉浮弦而数，中按有力，右关滑大，此春温也。予柴胡、前胡、葛根、粉甘草、青皮、黄芩、知母、桔梗、半夏曲、石膏，夜半后得微汗，因起大便感风，续又发热，口渴烦躁，用石膏9g，知母、柴胡各6g，葛根、黄芩各3g，粉甘草、桔梗各1.5g，竹叶20片，两进而汗出热解，诸症悉平，四肢尚倦，口微干，语言乏力，以生脉汤加薏苡、石斛、甘草、白芍、黄芩，调养如初[2]。

2.**王孟英**治庄芝阶，年七十矣，患间疟寒则战栗，热则妄言，脉弦数而促，苔黑口干，是素有热痰，暑邪内伏，予知母、天花粉、玄参、石斛、黄芩、竹茹、连翘、海蜇、萝卜、莲子心等药，数啜瘳[3]。

又治闻氏妇，孟夏患间疟，而妊身八月，数发后热炽昏沉，腰痛欲坠。孟英诊脉来洪滑且数，苔色黄腻垢浊。予芩、知、竹茹、竹叶、银花、桑叶、丝瓜络、石斛、石膏、石菖蒲，一剂而痊[3]。

3.**盛循卿**治春温（热在少阳阳明）：周某某，女，24岁，体温39℃。感受温热邪毒，郁于少阳胆经，寒热如疟，热多寒少，脘胁痞闷，默默不欲食已半个月。近1周来，午后壮热，口干而苦，烦躁不安，尿赤短少，汗出热减，系邪热有内传阳明之势，无形热炽胃肠，舌质红，苔黄燥，脉弦数。治宜和解少阳，清泄里热，谨防邪入营血。（组方见方证）4剂后，寒热渐退，口渴亦减，小溲转清，纳谷渐思。近日盗汗，神倦乏力，舌苔淡黄而腻，脉细弦。拟益气健脾，化湿苏胃，以善其后：党参、佩兰各10g，茯苓、谷芽、薏苡仁、滑石各12g，陈皮5g，浮小麦30g，续服4剂而愈[1]。

引用文献

［1］本刊编辑部.壮心未与年俱老——访我院特邀顾问盛循卿主任医师［J］.浙江中医学院学报，1987，(2)：3.
［2］江瓘，魏之琇.名医类案（正续编）［M］.北京：中国中医药出版社，1996：331.
［3］徐衡之，姚若琴.宋元明清名医类案［M］.长沙：湖南科学技术出版社，2006：374，375.

（三）枢机郁结候（胆胃燥火偏胆转证）

胆胃燥火证，其见症燥火内蕴胆胃，挟胃中痰食，燥结于中，阻滞枢机，而成枢机郁结之候，时病学家亦通称为少阳阳明之证。其见症虽以燥火内结胆胃之脉症为主，但必兼见枢机失转之脉症。

通称：少阳阳明。

内含病例：[中医]低热，潮热。[西医]肝脓肿，胆囊炎。

病因病机：胆胃燥火郁结，系燥火内蕴胆胃，挟胃中痰食，化为燥结，阻滞枢机，致转枢不利，表阳失和，燥结于中，气失通降。

证象组合：阳郁+表郁+气郁+气炽+气结

主症：【阳气不和】**症象**：每晚先手足发冷。**脉象**：脉沉细，重按有力。**舌象**：舌苔黄，左半边白。

【腠理不调】**症象**：①寒热如疟，寒热往来。②日晡潮热。③每晚先手足发冷，继则身热。

【津气蕴炽】**症象**：①热重寒轻。②颜面焮红。③口苦口干舌燥。④巩膜黄染。⑤心烦懊侬。⑥神志朦胧，夜间谵语。⑦尿赤短。⑧粪溏，色褐如酱。**舌象**：①舌赤苔黄厚。②舌苔黄厚堆积。③焦燥如锅巴。**脉象**：脉右弦大而数。

副症：【气机郁结】**症象**：①心下痞硬。②两胁胀满，右胁疼痛颇甚。③腹满而痛。④脐旁结硬。⑤脘腹胀满剧痛。⑥小便癃闭，大便不通，大便干燥。

【气机不降】**症象**：①胸胁苦闷。②时欲泛恶，呕逆不欲食。③呃逆频频。④噫气频作。

宾症：【清空不宁】**症象**：头痛。

治则：当通利胆胃，以逐其燥结，更兼疏利枢机，以利其宣降。

方证

柴芩清膈煎证：俞根初方[1]。攻里兼和解法，治热结膈中，膈上如焚，寒热如疟，热重寒轻，心烦懊侬，口苦而渴，大便不通，腹满而痛，舌赤苔黄。详见论著。

川柴胡2.4g，生大黄（酒浸）、生枳壳、薄荷、青子芩各4.5g，苦桔梗3g，焦山栀9g，青连翘6g，生甘草1.8g，鲜淡竹叶36片。

论著和讨论

本证候燥火内结胆胃，阻滞枢机，气失通降。其治则当通利胆胃燥结，兼以疏利枢机为法。俞根初曰："少阳阳明，热结膈中，膈上如焚，寒热如疟，热重寒轻，心烦懊侬，口苦而渴，大便不通，腹满而痛，舌赤苔黄，脉右弦大而数，左弦数而搏，此仲景所谓误发汗而利小便，胃中燥烦而实，大便难是也。轻则和解，兼攻下法，大柴胡汤主之。重则攻里兼和解法，柴芩清膈煎（组方见方证）主之。"[1]又说："若邪从火化，蒸痰壅气，轻则膈上如焚，心烦懊侬，寒热便闭者，用柴芩清膈煎攻其里以和解。"[1]

冯世纶按："原病（见病案4）为外感之属，未诊时表证已罢而往来寒热，两胁下胀满，口干舌燥，便干，苔黄，显系少阳阳明并病，为大柴胡汤之适应证，以口舌干燥故加生石膏。药证相应，故服之即验。有人谓年高体弱，脉见沉细，大黄、生石膏岂敢轻用？实际年龄的大小并不能说明正气的盛衰，更不能说明病邪的强弱、进退。本患者每晚高烧，说明正邪有相争之力，胁满、便干、苔黄是少阳阳明实热内结，实非虚证，故不能一见高龄，便畏用大黄、生石膏。胡（希恕）老82岁时，冬月发烧39.8℃，证见胸满、恶寒鼻塞、苔白腻、脉浮弦，因是三阳合病，故服大柴胡汤合葛根汤加生石膏，1剂而愈。故凡病毒性感冒，发烧时间不论1~2天或是逾月，有适证者即可用之。"[2]

病案举例

1.张云鹏治阿米巴肝脓肿：李姓，男，30岁，寒热往来，一日二三度发，体温39℃，先寒战，持续2~3小时，全身汗出淋漓，而热渐解，右胁疼痛颇甚，发热时疼痛加重，心烦口苦，时欲泛恶，大便3日未通，病在少阳，兼及阳明之腑。清肝胆郁火，导阳明腑气：柴胡、赤芍、黄芩、郁金各12g，枳实、生大黄、芒硝各6g，姜半夏、制香附各9g，甘草4.5g，银花、连翘各15g。大便得通，寒热次数减少，4剂热退清，又19剂，胁痛基本消除，好转出院[3]。

2.叶橘泉治胆囊炎：陈某某，男，81岁，头痛发热住院，出现目黄，二便不通，呃逆3个月，经中西药治病情加重，颜面焮红，巩膜黄染，神志朦胧，呃忒频频，胸胁苦闷，心下痞硬，发热弛张，上午37.5℃，下午38℃，脉沉细，重按有力，舌苔黄厚堆积，焦燥如锅巴，夜间谵语。为少阳阳明积热，郁蒸而发黄疸，肝胆郁火上逆，中焦升降之机窒，则发呃忒，小便癃闭，亦六腑结热所引起。当急以大承气汤下阳明之热结，大柴胡汤泄少阳之郁火：北柴胡、枳实、竹沥夏、生大黄、山栀、风化硝各9g，黄芩、白芍、川厚朴各6g，川黄连5g，鲜竹茹12g。2剂呃大减，身热渐退，夜间尚有呓语，因年高去硝黄加麻仁、瓜蒌仁9g。2剂呃止，目黄退，焦黄之苔呈松化之象，但暮热又升37.5℃，大便又不下，昼日安静，夜则呓语叫喊，按其腹脐旁结硬，有抵触物。此肠中有宿屎，大柴胡合大承气汤加味：柴胡、黄芩、枳实、厚朴、赤芍各6g，知母8g，桃仁、大黄、芒硝各9g，甘草5g。3剂，大便虽下而量少，仍昼夜呓语叫喊，苔剥落，舌质光滑红嫩，脉沉细，按之有力，面色红润，少腹急结。此桃仁承气汤证，合增液汤加减：桃仁9g，桂枝、黄芩各6g，甘草、赤白芍各5g，生地、寸麦冬各10g，当归、风化硝各8g，大黄7g。3剂后，排黑垢，呓妄骤止，7剂安[4]。

3.徐精诚治王某，女，40岁，有急慢性胃肠炎史，经断年余，低热8个月，日晡来潮，脘腹胀满剧痛周余，左脘为甚，拒按，大便秘结，2~3日一行，粪溏色褐如酱，尿赤短，呕逆，厌食，噫气频作，口苦口干，脉数，102次/分，舌赤苔黄厚。为阳明腑实，湿热瘀结，即与通瘀泻实，清热祛湿化瘀：大黄（泡）、芒硝（冲）、厚朴、枳实、川楝子、玄参、法半夏、柴胡各9g，木香6g。4剂，大便通畅，胀痛缓解，再3剂，低热已退，大便日2次，色黄，与一般清化之品，调理善后。月余后月经随之来潮，诸恙悉除[5]。

4.胡希恕治秋某某，男，75岁，1982年1月22日初诊。1980年10月下旬感冒发热，体温38.7℃，用庆大霉素等治疗，热不退，几天来每晚先手足发冷，继则身热，体温在39℃以上，口干舌燥，两胁胀满，呕逆不欲食，大便干燥，舌苔黄，左半边白，脉沉细。大柴胡汤加生石膏：柴胡18g，半夏12g，黄芩、白芍、枳壳、生姜各10g，大枣4枚，大黄3g，炙甘草6g，生石膏45g。3剂而症减，但大便仍干，增大黄为6g，继服3剂，诸症消失，停药1个月未见复发[2]。

引用文献

[1] 俞根初.重订通俗伤寒论[M].上海：上海科学技术出版社，1959：184，344.
[2] 冯世纶.胡希恕老中医应用大柴胡汤验案[J].北京中医学院学报，1984，(4)：19.
[3] 张云鹏.急性发热的辨证施治探讨[J].上海中医药杂志，1965，(8)：12.
[4] 马永华.叶橘泉医案一则[J].中医杂志，1981，(7)：22.
[5] 徐精诚.低烧辨证论治[J].浙江中医学院学报，1983，(6)：19.

五、心胃燥火证（血分燥火合病1）（6候）

心胃燥火证，为胃中燥火由气分内陷营血之证，系由阳明温热不得从气分外透，化火内陷，深入营血，上干心包，而成气营、气血交炽之重证，调治失宜，或延误失治，亦多痉厥闭脱之变。亦有感受温暑，邪轻未能即发，蕴伏营血之内，由胃中饮食之热触发，化燥化火而成，故时病学家亦称之为阳明营分之证。

心胃燥火证，其病机为气营、气血交炽之变。营分浅于血分，故气营共灼之证，多由新感温暑之邪失误，以致由气入营，其变较速，其证多重而急险；气血交炽者，以蕴伏较深，不易暴发，且感邪必轻，故不能即病，必由外邪触发，因而其发病较轻，但难速除。然亦有由营入血者，其变亦多急重，故又当别论。

心胃燥火证，为胃火传心，燥火由气入营入血。其治则当两清气营、气血之燥火，而又以清泄阳明胃火为主，辛凉甘寒重剂，急清阳明之燥火，以救阳明之津液；甚则苦咸通降，于法亦不忌。所谓扬汤止沸，不如釜底抽薪，故急撤阳明之腑热，亦复相宜，气分之火一撤，营血之火，即可随之外达，此心胃燥火之治重在阳明之理。

证候别称：气营两炽，气营两燔，阳明营分，邪入营血，火热入血，气血两燔，暴注下迫，燥火迫血，温邪扰血，心火燔灼，逆传心包，心火内动，心脾积热，热深厥深，阳极似阴，热极似寒，心营暗炽，营液暗伤。

病名：暑风，暑温，暑热，伏暑，春温热传心包，秋温，赤膈伤寒，温病发斑，斑疹，热厥，疔毒走黄，喜笑症，口疮，齿衄。

证候系统：详见图3-7-34。

气营——本证——气营蒸灼候
　　├——转证——营血蒸灼候
　　└——变证——气营蕴闭候、营阴消灼候
气血——本证——气血蕴蒸候
　　├——转证——气血两燔候、气血蒸炽候、气血煎迫候
　　└——变证——气血炽闭候

图3-7-34　心胃燥火证证候结构图

（一）气营蒸灼候（心胃燥火气营本证）

心胃燥火证，温暑之邪，内蕴化燥化火于胃，气分不解，内陷心营，而成气营蒸灼之候，时病学家通称为气营两炽，或气营两燔之证。其见症以燥火内炽阳明气分与心营之脉症为主，重者可见神志昏蒙之症象。

通称：气营两炽，气营两燔。

内含病例：［中医］暑风，温邪，暑温。［西医］乙型脑炎普通型。

病因病机：心胃燥火蕴灼，系温暑之邪化火，深入阳明气分，不得透解，内陷入营，消灼津液，蒙扰心神，而成心胃气营火炽之重证。

证象组合：气灼+营灼+液灼+神扰+神蒙+气逆

主症：**【津气蒸灼】症象**：①大热不退。②大热大渴。③气粗烦躁。④自汗。⑤头痛项强。⑥大便未解。**舌象**：苔色灰厚。**脉象**：①六脉滑数无力。②脉滑数有力。

【营热蕴灼】症象：①目赤。②心烦。**舌象**：①舌尖露绛。②舌绛。③舌红少苔。**脉象**：左部数。

副症：**【津液消灼】症象**：①渴无一息一停。②舌强，语言不清。**舌象**：①舌心黑如墨。②苔色转黑。**脉象**：右手俨若鱼翔。

【神志不宁】症象：烦躁不安。

宾症：**【神志昏蒙】症象**：①神志朦胧，神昏如醉，如癫，目瞪不识人。②神昏，谵语。③瘛疭。

【气机不降】症象：①痰嗽。②气促。③呕吐。

治则：当以急清心胃气营之燥火为主，以救其津液，庶免内陷闭厥之变。

方证

白虎合清营汤加减证：戴桂满等方[1]。治高热头痛，呕吐项强，神志朦胧。详见病案3。

银花、连翘、玄参各15g，板蓝根、大青叶各30g，石膏60g，知母、甘草各6g，丹皮9g，大黄粉3g（冲），芒硝1.5g（冲）。另紫雪丹1g，安宫牛黄丸1粒，每6小时交替研服。

论著和讨论

本证候燥火深入阳明，由气入营，上蒸心包。治则当以清泄心胃气营为主，兼以生津滋液，以救其焚，如胃腑燥实，大便不通者，又必参以苦咸通降以泄之，亦釜底抽薪之法，庶免内陷入血而致闭厥变证。如戴桂满等说："妊娠病温，古人皆以四物汤加减用之，谓护胎为要，恐来害妊，如热极用井底泥蓝布浸冷覆盖腹上等退热法，是保护胎元之意。然叶氏提出'要看邪之可解处''不可认板法'。按卫气营血辨证论治，阐明祛邪为护胎，护胎要祛邪的辩证关系，临床省察病情，立意祛邪，有是证则投是药，每每邪祛正安，母子康健。"[1]

病案举例

1.江应宿治孙子华，赴试南都，六月初旬，梦遗，畏寒惊惧，重裘厚被，取汗过多，身热，六脉滑数无力，与清暑益气汤。次日，舌强，语言不清，如癫，目瞪不识人。江曰：此为暑风。与人参白虎汤加胆南星、僵蚕、秦艽、天麻、竹沥、姜汁，渐愈。数日后，舌心黑如墨，与黄连解毒汤、凉膈散，不退，与犀角地黄汤而愈[2]。

2.王孟英治许自堂孙，患感，延至秋杪，证交二十八日，诸医束手。孟英诊之，左部数，右手俨若鱼翔，痰嗽气促，自汗瘛疭，苔色灰厚，渴无一息一停，垂危若是。孟英曰：据脉莫能下手，吾且竭力勉图。于是先以竹叶石膏汤加减，至五剂，气平嗽减，汗亦渐收，苔色转黑，舌尖露绛，改投玄参、生地、犀角、石膏、知母、天花粉、竹叶、银花等药。又五剂，瘛疭渐减，舌绛渐退，病者闻鼓乐喧阗，即谵妄不安，神昏如醉。夜邀孟英视之，予紫雪一钱余，神即清爽，仍用前方重加竹沥，服八剂，始解黑如胶漆之大便，而黑苔渐退，右脉之至数始清，唯烦渴不减。令其恣啖北梨，舌才不燥，痰出亦多，又六剂，舌色乃淡，溲出管痛，热邪得从下行矣。凡十二日之间，共服大剂寒凉，已二十四剂，计用犀角三两有奇，而险浪始平。续以前法缓制，服六剂，又解胶矢五次，手足始知为已有。又五剂，筋络之振惕始定，略能侧卧，呓语乃息，渐进稀糜，继灌甘润充其胃汁。七八剂后，渴止知饥，脉皆和缓。又浃旬，谷食乃复。又旬余，便溺之色始正。前后共下黑矢四十余次，苔色亦净，授滋填善后而康[2]。

3.戴桂满等治王某某，23岁，1977年9月11日入院。妊娠8个月，高热（39℃），头痛，呕吐项强，神志朦胧，烦躁不安，大便4日未解，舌红少苔，脉滑数有力，经脑脊液检查，诊为乙型脑炎普通型。证属暑温气营两燔，治宜清气解毒，凉营开窍，兼以通腑泄热，白虎合清营汤加减（组方见方证）。2剂后，神志清楚，热退，便解，舌红少苔，脉弦滑，余热未净，阴分已虚，再进清热解毒养阴之剂。连服4剂，诸症悉退，观察数日无任何不适及后遗症，23日病愈出院。于10月14日足月顺产，产后母子健康[1]。

引用文献

［1］戴桂满，金淑琴.妇人温病论治［J］.浙江中医药，1982，17（7）：320.

［2］徐衡之，姚若琴.宋元明清名医类案［M］.长沙：湖南科学技术出版社，2006：131，367.

（二）营血蒸灼候（心胃燥火气营转证）

心胃燥火证，心胃燥火内蕴，气营不解，深陷入血，营血同灼，而成营血蒸灼之候，时病学家通称为阳明营分或心火燔灼之证。以气、营、血交炽之脉症为主，均可兼神志昏蒙症象。

通称：心火燔灼，阳明营分，邪入营血，逆传心包。

内含病例：［中医］暑热，秋温。［西医］乙型脑炎（危重型），坏疽性舌炎。

病因病机：心胃燥火蕴灼，因温暑热邪在气分不解，或误投辛温，伤津助热，化火化燥，燥火深陷营血之分，燔灼营血，激沸络血，蒙扰心神。韩雷丰曰："暑热炽盛，邪入营血，逆传心包。"

证象组合：营灼+血蒸+液灼+神扰+神蒙

主症：**【营热蕴灼】症象**：①夜热转盛。②面红赤，唇红。③口干渴，口燥但欲漱水不欲咽。**舌象**：①舌质红绛。②舌深绛。**脉象**：脉弦数。

【血热蕴蒸】症象：①衄血。②目红。③口舌水疱，破溃溢出血水，疼痛。**舌象**：舌红起刺或红星、白星。

副症：**【津液消灼】症象**：①大热大渴，渴引冷饮。②唇焦。③气粗烦躁。④大便秘结。⑤下痢黄水。⑥呕吐。**舌象**：苔黄带黑。**脉象**：脉大而数。

【神志不宁】症象：①心烦不卧。②烦躁。

宾症：**【神志昏蒙】症象**：①嗜睡，神昏语乱。②妄见如狂。③神呆不语。④抽搐。

治则：当急急清营凉血，以撤心胃燥火为主，则营血之邪，亦可随之外达，而神清络宁。

方证

1.清热息风，芳香开窍方证：韩雷丰方[1]。治乙型脑炎（危重型）。详见病案1。

生石膏（先煎）、大青叶、芦根各30g，天花粉、知母、银花、钩藤各12g，白菊、连翘各9g，菖蒲、郁金、甘草各6g。另紫雪丹6g，分4次冲服。

2.秋温汤证：孔伯华方[2]。治秋温，壮热口渴，渴引冷饮，神昏谵语，势将发狂。详见病案2。

石膏60g，僵蚕、龙胆草、甘中黄、蝉衣各9g，鲜茅根、鲜芦根各30g，薄荷、莲子芯各6g，银花15g，酒制大黄4.5g，竹茹24g，瓜蒌、黄柏、知母、滑石、鲜菖蒲根各12g，紫雪丹1.5g，玄明粉2.4g，安宫牛黄丸1粒。

3.清心凉血汤证：干祖望方[3]。治坏疽性舌炎，舌背、上腭出水泡，破溃溢出血水，疼痛，脉细。

水牛角（另煎）、山栀、生地、白茅根、丹皮各10g，川黄连1.5g，赤芍6g，灯心3扎，甘中黄3g（包煎）。服1剂，并珠黄散（牛黄、珍珠、冰片、煅石膏）3支吹口。

论著和讨论

本证候燥火燔灼于心胃营血之分，蒙扰心神，激沸络血。仲景曰："阳明病，口燥，但欲漱水不欲咽者，此必衄。"（《伤寒论》202条）叶霖曰："外感温邪，见大热大渴，目赤舌绛，气粗烦躁，甚至神昏谵语，下痢黄水者，乃风热之毒深入阳明营分，宜犀角、连翘、玄参、川贝母、赤芍、丹皮、鲜生地、人中黄之属，病虽危候，间有生理。"[4]其治则当急清泄心胃燥火，以清营凉血为法。故何廉臣谓"清营宁络"。吴坤安曰："宜犀角、生地、丹皮、山楂、川郁金、净银花、赤芍、连翘、川连之属，以清络中之瘀热，大便秘者，加制大黄尤妙。"[5]亦釜底抽薪之法。

吴坤安说："若湿温症，舌现红星点点，此因热毒乘心，必神昏谵语，宜苦寒之品治之。狂乱者，非黄连、金汁不解。"[5]石顽云："红舌中起红星，心包火炎也，消膈散主之。若舌淡红尖起紫色蓓蕾星点，乃热毒中心血也，时疫酒湿梅毒等证皆有之，宜犀角、大青叶、银、翘、金汁等解之。舌红而起白星点者，乃心火有邪也。若红舌上起白星点，如珍珠者，乃火极水化之象，较之紫赤黄苔上芒刺者更重，瘟疫多见此舌，即宜解毒清泄。"[6]

病案举例

1.韩雷丰治黄某某，男，8岁。患儿发热、呕吐、嗜睡3天。半日来出现神智昏迷，烦躁，抽搐，面红赤，口干渴，唇红，舌质红绛，苔黄带黑，脉弦数。西医诊断：乙型脑炎（危重型）。中医辨证：暑热炽盛，邪入营血，逆传心包。治则：清热息风，芳香开窍。（组方见方证）二诊：体温39.4℃，抽搐减轻，但仍烦躁，腹胀，大便4天未解，脉弦滑数。犀角1.5g（可用水牛角30~60g代），生石膏45g，知母9g，大青叶18g，郁金、菖蒲各6g，大黄12g，连翘、银花、芒硝各15g。另清心牛黄丸1个，分2次服。三诊：体温38℃，抽搐大减，神智稍清，二便已解，腹胀减轻，但仍间有嗜睡，舌质较润，脉弦缓。石膏30g，高丽参6g（另炖，如无高丽参可用党参30g代），麦冬、天花粉、玄参、知母各12g，菖蒲、郁金各6g，淡竹叶9g，甘草3g。另至宝丹1个，分2次冲服。四诊：体温37.6℃，诸症减轻，但目睛还未能活动，间有微搐，脉左弦带劲，右弦数。犀角0.9g（可用水牛角30~60g代），生地、玄参、钩藤各12g，白芍、白菊、丹参各9g，郁金、菖蒲、甘草各6g。五诊：体温36.8℃，目睛已灵活，抽搐已除，精神好转，但四肢仍感疲乏，脉较缓迟。孩儿参、石斛、谷芽各15g，沙参12g，白芍、生地各9g，菖蒲6g，甘草3g。服药后精神好转，诸症消失，胃口佳，脉较缓和，无后遗症，痊愈出院[1]。

2.孔伯华治邵男，秋温，初未得解，邪遂深陷，神昏谵语，势将发狂，口渴冷饮，壮热便秘，脉大而数。亟宜辛凉芳化降热（组方见方证）[2]。

引用文献

［1］韩雷丰.对暑温的证治和体会［J］.新中医，1975，(3)：41.
［2］北京中医学会《孔伯华医集》整理小组.孔伯华医集［M］.北京：北京出版社，1988：108.
［3］干祖望.口腔急症验案［J］.四川中医，1987，(7)：32.
［4］李顺保.温病条辨集注与新论［M］.北京：学苑出版社，2004：243.
［5］吴坤安.伤寒指掌［M］.上海：上海科学技术出版社，1959：卷一23，卷三4.
［6］曹炳章.彩图辨舌指南［M］.南京：江苏人民出版社，1962：卷二8，9.

（三）气营蕴闭候（心胃燥火气营变证）

心胃燥火证，燥火内炽，由气入营，不得外达，蒙闭心窍，陡动肝风，而成气营蕴闭之候，为痉厥危重之证，时病学家通称为热深厥深，或阳极似阴，热极似寒之证。其见症虽以窍闭风动之症象显明，但必兼见心胃气营火炽之脉症。

通称：热深厥深，阳极似阴，热极似寒。

内含病例：［中医］暑风，暑温挟痰化火，伏暑。**［西医］**乙型脑炎。

病因病机：心胃燥火蕴闭，系燥火内炽阳明胃腑，失治误治，邪不外达，内陷入营，上闭心窍，陡动肝风，阻滞阳气，而成痉厥危候。

证象组合：津灼+营灼+神闭+络滞+阳滞

主症：【津液蕴灼】症象：①壮热如焚。②头部灼热。③口干，舌时时外伸。④鼻中烟煤。⑤大便不通。⑥小便黄臭短少。**舌象：**①苔灰黄而干。②苔黄黑而燥。**脉象：**脉弦硬。

【营热蕴灼】症象：面红耳赤，唇红。**舌象：**质红。**脉象：**脉细数。

副症：【神志蒙闭】症象：①神识昏迷。②循衣摸床。③小便失禁。④妄言狂走，傍午尤甚。

【络脉不和】症象：①颈项强直。②牙关紧闭。③两目上视，瞳孔散大。④抽搐。

宾症：【神志不宁】症象：①心烦。②不寐。③躁扰。

【气机冲逆】症象：①干呕。②呃逆。

【阳气不和】症象：四肢厥冷。**脉象：**脉伏。

治则：总以清泄心胃燥火，清心凉营为主，以芳香开闭为先，以冀转机。

方证

1.凉血解毒方证：林大鹏方[1]。治暑热内陷，窜入厥阴。详见病案1。

犀角2.1g，菖蒲1.5g，朱砂1.2g，丹皮、玄参、麦冬、银花、黄连各4.5g，钩藤、生地、连翘、赤芍各9g，竹叶12g。上药水煎，分3次鼻饲。

2.调胃承气汤合清营汤加减证：罗时来方[2]。治乙型脑炎，通腑泄热，清营养阴，平肝息风。详见病案3。

犀角、黄连各6g，生地黄9g，玄参、麦门冬、连翘、大黄（后下）、玄明粉（分2次调服）各8g，竹叶5g，金银花10g，全蝎4g，蜈蚣1条。

论著和讨论

本证候燥火蕴炽心胃，气营两燔，不得外达，内闭风动，即罗时来所谓“阳明热盛，邪无出路，热陷心包，闭窍动风”[2]之证。救治之法当急急清泄心胃燥火，两清气营，开窍息风，或可转危为安；如腑实便闭，仍须佐以通腑泄热，所谓扬汤止沸，不如釜底抽薪。如罗时来说：“在热病急症中，若能合理运用通腑法，确有‘恶秽一去。邪毒从此而清，证脉从此而退’之效……毒随便解：热病易化燥伤阴，阴伤则胃肠燥结，腑气不通，变证蜂起，通腑泄热，使毒随便解，是治疗热病的关键……施之得当，常能截断病邪，促使病情转安。正如刘宝怡说：‘温热病热结胃腑，得攻下而解者，十居六七。’但通腑法务必在辨证思想指导下应用，切忌盲目乱通，亦勿通之太过，应中病即止，以免耗津损液，引起变证。”[2]

病案举例

1.林大鹏治高某之女，3岁，病由暑热内陷，窜入厥阴，致肝阳大炽，时时发痉，上熏脑窍，头部灼热，神识昏迷，四肢厥冷，颈项强直，牙关紧闭，循衣摸床，两目上视，瞳孔散大，脉伏，舌苔黄黑而燥，大便4天不通，小便黄臭短少，症势危急。先用芳香开窍，以冀转机：至宝丹1粒，采取西法分2次鼻饲。二诊：服药后，便通2次，色黑而臭，黏腻带溏，手足转温，热势稍降，唇焦咬牙，左口角抽动，发痉，烦扰不安，脉浮数，舌苔黄黑，神识不清。改用安宫牛黄丸继之：安宫牛黄丸1粒，亦分2次鼻饲。三诊：脉转洪大有力，舌苔黑。痉挛，烦扰稍瘥。但四肢尚厥，神识未清，症势虽有转机，然里热仍炽，须防真阴枯涸。急宜清热解毒，救液透邪：竹叶15g，石膏30g，知母、玄参、麦冬、银花、连翘、沙参各9g，甘草2.1g，紫雪丹1.5g。上药水煎，再分5次鼻饲，1时1次。四诊：热已稍减，但仍昏迷，上肢温，下肢冷，舌苔黑。法取凉血解毒（组方见方证）。五诊：手足回温，痉止热减，舌苔转润，脉数而弦，但神识未清。依照前方再服1剂。六诊：两目尚能转动，但神识仍昏，面黄唇红，脉细数。再照前方，分6次鼻饲。七诊：神识稍清，状尚疲倦，喜睡不语，口干，稍能吞咽，但不喜饮，小便利，舌苔带黑。邪气虽解大半，而津液已亏。拟以咸寒清热，甘润养阴法，主以三甲复脉汤：白芍、麦冬、火麻仁各6g，炙甘草1.5g，生地、龟板、鳖甲各9g，牡蛎15g。上药水煎，分5次口服，每2时1次。八诊：精神已清，但不喜说话，睡时露睛，唇色淡红，脉细而弱。拟加味生脉：北沙参、麦冬、石斛、枸杞子、石决明各9g，五味子3g。上药水煎，分5次口服，每2时1次。服后症已消失。再处前方加味生脉散1剂，以善其后[1]。

2.陈正昭治彭女，16岁，七月间发热头痛身疼，医以伤寒治之，用九味羌活汤等，致高热神识不清，语无伦次，大便不通，颈项强直，气喘痰鸣，脉洪大急数，此阳明胃热上窜包络，予清热宣络法：黄连、黄芩、犀角、甘草各3g，栀子仁6g，石膏18g，大黄、知母、石斛、竹叶心、连翘、生地各9g。另加牛黄丸兑服，连服4剂，神清便通，气平痰息，去大黄、石膏，加洋参少许，半月始痊[3]。

3.李泰治杨姓，男，40岁，七月间，脉实，热不太重，面红耳赤，口渴便闭，妄言狂走，傍午尤甚，此内热发狂。犀角、尖贝母各2.4g，丹皮、焦山栀、柴胡、黄芩各4.5g，大黄、芒硝各9g，甘草3g，云黄连1.5g。1剂未效，加泻叶4.5g，2剂得效，硝、黄、草减半，去泻叶，加石膏、知母、麦冬各4.5g，继服而愈[4]。

4.孙宝楚治乙型脑炎重型（痰热证）：张某某，女，17岁，暑温邪入营分，痰热蔽阻心宫，以清营平肝宣窍：乌犀粉1.2g，钩藤、银花、丹皮各15g，生石决明30g，带心翘12g，石菖蒲6g，天竺黄9g，鲜竹叶4.5g。次日，体温39.6℃，大便1次，鸱张之势稍戢，脉转弦硬，鼻中烟煤，暑温挟痰化火，风火相煽，清血分温毒，宣膻中痰热：神犀丹1粒，天竺黄、生大黄各9g，川黄连2.4g，带心翘12g，石菖蒲4.5g，丹皮、银花各15g，竹叶心30片。一剂，体温39℃，再剂，体温38℃，大便续更，舌转粉红，根苔亦化，唯神识朦胧，按腹痛楚。再清腑泄热，宣窍息风：去川连、丹皮、银花，加珍珠母30g，风化硝、瓜蒌皮各9g，体温37.4℃，热退舌转淡[5]。

5.罗时来治王某某，男，4岁，1969年8月11日入院。发热1天，今晨热度突然增高，按之灼手，中午呕吐2次，呈喷射状，抽搐3次，不省人事，急诊入院。经脑脊液检查确诊为“乙型脑炎”，邀吾会诊。证见壮热如焚（40.5℃），神昏抽搐，两眼上吊，颈项强直，小便失禁，大便从发病至今未解，口干唇红，舌时时外伸，舌苔灰黄而干，质红，脉细数。辨证为气营两燔，热盛动风，拟清营汤合白虎汤加大青叶、板蓝根、羚角、钩藤、全蝎、紫雪丹等，用药3天无效，高热持续不退，昏迷抽搐依旧。14日见腹部胀大，按之坚实，舌苔灰黄而燥，质红，思为阳明热盛，邪无出路，热陷心包，闭窍动风，即用调胃承气汤合清营汤加减，以通腑泄热，清营养阴，平肝息风。（组方见方证）日服2剂，频频鼻饲。当晚11时，肠鸣矢气，随后泻下恶臭粪便甚多，腹胀顿消，2小时后体温降至39℃，次日晨降为38℃，抽搐停止，昏迷时清，诸症减轻。守方减全蝎、蜈蚣、玄明粉，加白芍9g，2剂。拔除鼻饲管，经口慢慢灌服。17日体温基本正常，神志清楚，每餐能进稀饭一小碗。但神软无力，失语不言，后用温胆汤去半夏加郁金、麦门冬、川贝母及六味地黄汤调理半月而愈[2]。

引用文献

［1］福建省中医研究所.福建中医医案医话选编（第二辑）［M］.福州：福建人民出版社，1963：208.

［2］罗时来.通腑法在热病急症中的运用［J］.江西中医药，1983，（6）：7.

［3］陈孝风.陈正昭先生遗著之一（温热病医案）［J］.江西中医药，1958，（9）：29.

［4］李洪成，李新平，李新晔.中医证候学［M］.北京：中国医药科技出版社，2008：1120.

［5］孙宝楚.流行性乙型脑炎8例治愈小结［J］.江苏中医，1966，（7）：23.

（四）气血两燔候（心胃燥火气血转证1）

心胃燥火证，胃中燥火，气分不解，内陷入血，以致气血交炽，甚则内蒙心神，而成气血两燔之候，杂病学家称为火热入血之证。以血热内炽之脉症显明，但必兼胃火内炽之脉症。

通称：火热入血。

内含病例：［**中医**］齿衄，斑疹，疔毒走黄。［**西医**］血友病，过敏性紫癜，结节性红斑，败血症。

病因病机：心胃燥火蕴灼，常由胃中燥火，不得泄越，内陷入血，致气血交炽，消灼津液，甚则蒙蔽神明，而成心胃燥火重证。

证象组合：气灼+血炽+液灼+神蒙

主症：【**津气蕴灼**】**症象**：①壮热汗出。②口渴喜饮。③热势内焚。④烦躁。⑤咽峡痛，咽喉肿疼。⑥剧烈腹痛。⑦小便短赤。**舌象**：苔黄，苔黄焦。**脉象**：①脉滑数。②洪数。③弦数。④脉数有力，脉数实。

【**血热蕴炽**】**症象**：①鼻衄，齿衄不止，便血。③紫癜、瘀斑融合成片。④下肢皮下结硬，灼热深红，或紫红而赤，色如鸡冠。⑤下肢关节红肿热痛。⑥面目浮肿，疮顶黑陷，周围皮色瘀黯，按之稍硬，疮虽小而痛剧。**舌象**：①舌红，或舌红少苔。②舌质深绛。

副症：【**津液消灼**】**症象**：便秘尿赤。

宾症：【**神志昏蒙**】**症象**：甚则昏瞀，神志不清。

治则：当以清泄心胃之燥火为主，以两清气血为法，毋使其内闭痉厥。

方证

1.解毒凉血汤证：赵炳南方[1]。治毒热入于营血，相当于败血症阶段。详见论著。

犀角0.6~1.2g，生地炭、双花炭、白茅根、天花粉、蚤休各15~30g，莲子芯、紫花地丁各9~15g，生山栀仁6~12g，生甘草6g，川黄连9g，生石膏30~120g。

2.犀角地黄汤加味证：黄耀燊方[2]。凉血清热解毒，治火毒内陷，疔毒走黄。详见病案4。

水牛角（磨汁）、鲜生地、紫花地丁、野菊、金银花、生石膏（先煎）各30g，丹皮、大青叶、黄连各9g，赤芍12g，半枝莲15g。2剂，每日1剂。

论著和讨论

本证候胃中燥火，深陷入血，气血交炽，剧者上蒙心神。其治则当急清心胃，凉血泻火。如《赵炳南临床经验集》编者按："解毒凉血汤（组方见方证）适用于皮、外科感染性疾病，毒热入于营血，相当于败血症阶段。方中犀角镑清热凉血，解毒定惊；生地炭、双花炭能入血分清血分之毒热，又能养阴护心，根据赵老医生经验，两药同伍可有犀角之功能；地丁、蚤休清热解毒；花粉、白茅根、莲子心养阴凉血清心；栀子、黄连清三焦毒热而重点在于清心热；生甘草解毒调和诸药。煎煮方法用生石膏先煮水后，去渣煮群药，以增强清热之功。"[1]

病案举例

1.宗言顺治结节性红斑（热势内焚，气营两燔型）：皮下硬结数目多，体且大，形若马钱子，或如梅、李，甚则更大，灼热深红，或紫红而赤，色如鸡冠，关节红肿热痛，壮热汗出，甚则昏瞀，烦躁口渴，咽峡痛，便闭尿赤，舌苔浅黄，舌质深绛，或舌红少苔，脉滑数或洪数、弦数。此时热毒方兴，火热扰神，治宜清热解毒，泻火安神。生石膏、鲜茅根各30g，知母12g，黄连、甘草、木通各3g，黄芩、栀子各9g，生地15g，黄柏6g。咽喉肿疼，加板蓝根、山豆根、玄参、大青叶等；高热神昏，加安宫牛黄丸或紫雪丹三四分，分2次冲服[3]。

2.黄耀燊治刘某某，男，38岁。初诊时间：1973年6月2日。患者面生小疮，搔破挤压后，随即恶寒不适。曾请医诊视，予以解表发散药，疗效不显。翌日，热从里出，再诊，再投清解之剂，热痛未减，转来就诊。患者面目浮肿，疮虽小而痛剧，且疮顶黑陷，周围皮色瘀黯，按之稍硬。畏寒已罢而壮热烦渴，出汗，神志不清，大便结，小便短赤，舌质红，苔黄焦，脉数实。此为火从风煽，迫毒内陷，疔毒走黄。治按凉血清热解毒法，用犀角地黄汤加味（组方见方证）。服后疮敛，热退神清，再剂善后，痊愈。

按：本例为疔毒走黄，相当于现代医学败血症范围。此例本因火毒炽盛，机体不御，病灶外见于面部，实则形小根深热重，热毒入血分，内攻脏腑，发展为走黄，属里实证，由于搔破挤压而诱发。前医按内科外感风寒论治，投以解表、清解之剂，未能控制。其实，患者之恶寒为阳胜夺阴之寒，非外感风寒之恶寒。中医有"一分恶寒则有一分表证"之说。外科恶寒表证，为正邪斗争反映之一，其病势甚速，常骤出现高热，热入血分，出现恶寒壮热，神昏谵妄，即从脓毒血症转为败血症之类证候，病势猛，病情重[2]。

3.冯朝政等治吕某，男，23岁。齿衄，血友病拔牙后出血不止，诊断：甲型血友病，西药止血无效，脉滑数，舌红苔黄，龈红，属胃火上炎，血随火动，以清热解毒，泻心汤合石膏知母汤加减：黄连、黄芩各6g，生石膏、白茅根各30g，知母、仙鹤草各15g，石斛、茜草炭各12g，生甘草9g。1剂出血明显好转，加大黄、焦山栀、党参、生地、枳壳、山豆根，共6剂，完全止血[4]。

4.郭辉雄治刘某，14岁，1978年10月25日邀余会诊。患者因皮肤紫癜、鼻衄3天入院，诊断为过敏性紫癜，经用激素治疗1周，鼻衄止；但皮肤紫癜此起彼消，新的瘀斑融合成片，且出现剧烈腹痛、便血。小便短赤，口渴喜饮，舌红苔黄，脉数有力。审此乃热盛迫血，热瘀互结，络损血溢之故，宜清热解毒，凉血活血：水牛角、生地、丹皮、赤白芍、丹参、甘草、炒枳壳、连翘、知母、地榆炭、大黄。服药3副，腹痛减轻，诸症未已。继进3副，腹痛定，便血止，遂去大黄、枳壳、地榆炭。见其皮肤瘀斑未消，舌红少津，乃加玄参、石斛、紫草养阴凉血。宗方增损，调理月余而愈[5]。

引用文献

［1］北京中医医院.赵炳南临床经验集［M］.北京：人民卫生出版社，2006：337.

［2］黄耀燊.疔毒走黄［J］.新中医，1975，(5)：21.

［3］宗言顺.62例结节性红斑临床治疗的初步探讨［J］.中医杂志，1964，(9)：14.

［4］冯朝政，尚志英.中药治疗血友病拔牙后出血［J］.中医杂志，1980，(4)：9.

［5］郭辉雄.过敏性紫癜的证治体会［J］.北京中医学院学报，1985，(1)：26.

（五）气血煎迫候（心胃燥火气血转证2）

心胃燥火证，阳明燥火，气分不解，内陷入血，上蒙心神，下迫大肠，是为气血煎迫之候，时病学家亦通称暴注下迫，或燥火迫血之证。其见症以燥火内迫肠液与血液之症象显明，但必兼见火炽阳明气血之脉症，剧者更可兼有神昏肢厥之症象。

通称：暴注下迫，燥火迫血，热深厥深。

内含病例：［中医］赤膈伤寒。［西医］重症肝炎。

病因病机：心胃燥火蕴炽，阳明燥火，由气入血，胃火乘心，蒙闭于上，下入迫肠，煎迫津液，烁伤血络，逼血妄行，外则阻滞阳气，而有热深厥深之变。

证象组合：气炽+血炽+神闭

主症：**【津气蕴炽】症象**：①壮热。②自汗。③口渴。④面垢唇焦鼻煤。⑤咽痛。⑥呕逆。⑦小便不通。**舌象**：①焦黄。②苔灰黑。③黑燥。**脉象**：①脉弦数。②洪滑。

【血热蕴炽】症象：①面赤。②烦躁不安。③发斑紫赤。**舌象**：舌红绛。

副症：**【热迫津泄】症象**：下利暴注下迫。

【络血妄行】症象：①痢血频迫。②自利溏黑。③便血。④衄血。⑤呕血。

【气机不利】症象：①腹内攻痛。②后重。

宾症：**【阳气不行】症象**：①厥冷。②语言难出。

【神志昏蒙】症象：①神昏，呓语，谵妄。②发痉。

治则：当以急急清泄阳明燥火，凉血泻热为主，以解其内焚急迫之势。

方证

1.犀角大青汤证：邵步青方[1]。咸寒苦泄，治发斑咽痛，下利后重，心烦不寐。详见论著。

犀角、大青叶、玄参、生甘草、升麻、黄芩、黄连、黄柏、栀子。

2.犀羚竹石汤证：俞根初方[2]。泻火息风以清心。治赤膈伤寒，呓语痉厥，暴注下迫。详见论著。

犀角2.4g，羚角3g，鲜竹叶心9g，石膏18g，赤芍、连翘、紫草各6g，银花露（冲）60g。

3.清瘟败毒饮加减证：孟宪益方[3]。治重症肝炎，发热口渴，烦躁不安，舌红绛，苔灰黑或焦黄，衄血，呕血，便血，谵妄昏迷，脉洪滑数，或弦数。详见病案2。

犀角5g，板蓝根、赤芍各20g，鲜生地、石膏各60g，川黄连、知母、生大黄、生山栀、连翘、竹叶心各9g，桔梗、生甘草、参三七粉各3g，黄芩、玄参、丹皮各12g。每日3次。

论著和讨论

本证候阳明燥火上扰于心，下迫于肠，内扰于血。俞根初说："（赤膈伤寒）若呓语痉厥，暴注下迫者，急以犀羚竹石汤（组方见方证）调下至宝丹一粒，泻火息风以清心。"[2]治则当清降阳明燥火，兼清心凉血，即何廉臣所云："若温毒夹斑带疹，色赤如丹，甚或紫红，胃经血热上蒸心包也，急宜缪氏竹叶石膏汤（《古方选注》方），甚则犀角大青汤（邵步青《温毒病论》方）肃清胃热，凉透血络，使斑疹发透，则温毒自解。"[1]势甚者当参张石顽"急下存阴"[4]，即釜底抽薪之法，急挫其炎威，而解其煎迫之势。

雷少逸说："《准绳》云：暑气成痢者，其人自汗发热，面垢呕逆，渴欲引饮，腹内攻痛，小便不通，痢血频迸者是也。拟以清凉涤暑法去青蒿、瓜翠，加黄连、荷叶治之。"[5]

病案举例

1.张石顽治温热。徽商黄以宽，风温十余日，壮热神昏，语言难出，自利溏黑，舌苔黑燥，唇焦鼻煤。先前误用发散消导药数剂，烦渴弥甚。石顽曰：此本伏气郁发，更遇于风，遂成风温。风温脉气本浮，以热邪久伏少阴，从火化，发出太阳，即是两感变患最速，今幸年壮质强，已逾三日六日之期，证虽危殆，良由风药性升，鼓激周身元气，皆化为火，伤耗真阴，少阴之脉，不能内藏，所以反浮。考诸南阳先师原无治法，而少阴例中则有救热存阴，承气下之一证可借。此以迅扫久伏之邪，审其鼻息不鼾，知肾水之上源未绝，无虑其直视失溲也。时歙医胡展敷在坐，同议凉膈散加人中黄、生地黄，服后下溏粪三次，舌苔未润，烦渴不减，此杯水不能救车薪之火也。更与大剂凉膈，大黄加至二两，兼黄连、犀角三分，方能热除，于是专用生津止渴，多服而愈[4]。

2.孟宪益治重症肝炎：湿热化火，迫血妄行型。发热口渴，烦躁不安，舌红绛，苔灰黑或焦黄，衄血，呕血，便血，谵妄昏迷，脉洪滑数，或弦数，以大剂泻火解毒，清营凉血，清瘟败毒饮加减（组方见方证）[3]。

引用文献

［1］何廉臣.重订广温热论［M］.福州：福建科学技术出版社，2010：119.

［2］俞根初.重订通俗伤寒论［M］.上海：上海科学技术出版社，1959：277.

［3］孟宪益.重症肝炎的辨证施治［J］.中医杂志，1984，(4)：24.

［4］徐衡之，姚若琴.宋元明清名医类案［M］.长沙：湖南科学技术出版社，2006：225.

［5］雷丰.时病论［M］.北京：人民卫生出版社，1964：40.

（六）气血炽闭候（心胃燥火气血变证）

心胃燥火证，燥火内炽阳明，气分不解，深陷入血，气血交炽，上闭心窍，陡动肝风，是为气血炽闭之候，时病学家通称为温邪入血之证，为危重险证。张云鹏曰："热毒深入血分，邪势鸱张，内迫神明，病情危急。"[1]其见症以内闭风动之痉厥症象显明，但必以燥火内炽阳明气血之脉症为凭。

通称：热深厥深，热极似寒，温邪扰血。

内含病例：［中医］春温热传心包，秋温，疔疮走黄。［西医］流行性脑脊髓膜炎，重症肝炎，脓毒症，产碱杆菌败血症，肾病综合征，肾衰竭。

病因病机：心胃燥火蕴闭，因温暑入里，化火伤津，内窜入血，胃火乘心，气血交炽，引动肝风，蒙闭神明而成痉厥闭证。

证象组合：气炽+血炽+神闭+液灼+络滞+阳滞

主症：**【津气蕴炽】症象**：①发热或壮热不退，呼吸急促。②口渴烦躁，张目不眠。③腹部板硬，大便不通。④黄疸鲜明而深，如橘子色。**舌象**：①苔黄。②舌苔干燥。**脉象**：①脉洪大而数，脉洪数呈八九至。②脉弦滑数。

【血热蕴炽】症象：①面赤目赤唇红。②烦躁。③上则鼻衄、齿衄、白睛充血，下则大便下血。④斑疹外露。⑤脓肿蔓延，小脓疱。**舌象**：①舌红。②舌绛，舌质深绛。

副症：**【神志蒙闭】症象**：①神昏，谵语呢喃，神识错乱，日轻夜剧，甚至裩衣裸体。②狂躁不宁。③昏迷不省。

【络脉不和】症象：①抽搐。②痉。

宾症：**【津液消灼】症象**：小便短少，大便秘结。**舌象**：①焦黄。②苔灰黑。

【阳气不行】症象：厥。

治则：当急急清泄阳明燥火，泻热凉血，并芳香开窍，以救其急。

方证

1.清瘟败毒饮合大承气汤证：孟宪益方[2]。治重症肝炎（湿热疫毒化火，上扰心神）。详见病案5。

犀角5g，大青叶20g，生石膏30g，川黄连、黄芩、京赤芍、丹皮、玄参、生大黄、玄明粉（冲）各12g，知母10g，鲜生地60g，竹叶心9g，安宫牛黄丸1~2粒，羚角粉、牛黄粉各2g（冲）。

2.疔疮走黄膏证：顾伯华方[3]。凉血清热解毒，治疔疮走黄。

鲜生地、银花、紫花地丁各30g，丹皮、赤芍、黄芩、生山栀、半枝莲、草河车、野菊花各9g，黄连4.5g，连翘18g，生甘草3g。神昏加安宫牛黄丸1~2粒，便秘加生大黄、玄明粉，舌干加鲜石斛、玄参。

论著和讨论

本证候阳明温暑化火入血，上乘于心，内陷于肝，心神骤闭，肝风陡动。治则当急清泄阳明燥火，急驱其邪，清解气血以息风，清心豁痰以开窍。何廉臣曰："如黄燥黑燥而有质地，此胃肠实火，浊热壅闭，清窍因之亦闭，宜犀连承气汤急下之，以决壅闭。阴虚者，加鲜生地、玄参、活水芦根、鲜冬瓜子等轻清滑利之品，滋燥养阴足矣。若阴柔滋腻药多，虽用大黄亦恐不解，是滋阴转致伤阴也……气虚甚而邪实宜下者，参黄汤。阴亏甚而邪实宜下者，《千金》生地黄汤去芒硝，或养荣承气汤缓下之。即极虚不任下者，宜用雪羹加鲜生地汁、鲜冬瓜汁，玄参、瓜蒌仁、蜂蜜等汁，稍加姜汁之类，咸滑以去着，辛润以清燥，慎勿当下不下，徒用滋腻，俾邪无出路，转致伤阴。"[4]

病案举例

1.赖良蒲治春温：吴某某，女，24岁，客冬偶感不适，春初自以为虚，服羊头蒸参、附、天麻，旋即壮热烦渴，神昏谵语，头身尽痛，张目不眠，小便短少，大便秘结，脉象洪大，舌苔干燥。阳明温热鸱张，有逆传心包之势。议先用釜底抽薪法，以调胃承气汤主之。大黄24g，甘草6g，玄明粉、连翘、枝仁各9g，水煎服。服1剂，下后热势不减，改投白虎汤以御其热。生石膏30g，知母、天花粉15g，连翘、粳米9g，甘草6g，水煎服。2剂，热势稍退。但仍谵语呢喃，神识错乱，甚至褫衣裸体，日轻夜剧，脉洪数呈八九至，舌质深绛，乃热邪自营入血之候，予犀角地黄汤加味。犀角、赤芍、丹皮、白薇、黄芩各9g，生地黄30g，知母、天花粉各12g，建菖蒲、羚羊角、紫雪丹（另冲）3g，水煎服。4剂热退渴止，知饥纳谷，脉转冲和，予以养营滋液，连服3剂，调理而痊。洋参、五味子各3g，玄参、酸枣仁各12g，天门冬、麦门冬、柏子仁、当归各9g，生地24g，丹参、白芍各6g，水煎服[5]。

2.**张云鹏**治温邪扰血（脓毒症）：倪姓，男，28岁，右臀脓肿，渐向左腰背蔓延，体表现小脓疱，身热不退，呼吸急促，口渴烦躁，大便3日不通，舌绛苔黄，脉弦滑数，热毒深入血分，邪势鸱张，内迫神明，病情危急，拟清热解毒，凉血通利。犀角、丹皮、黄芩、桃仁各10g，鲜生地、银花、薏苡仁各30g，赤芍、连翘各15g，生大黄6g，川黄连5g，芦根60g，紫雪丹3g，六神丸20粒。2剂，体温渐降，肿块缩小，加减再7剂，体温正常，诸症消失，调理脾胃善后[1]。

3.**刘寿山**治流脑：龚某某，女，4.5岁，2天前突发高热，头痛，呕吐，至今日中午神志昏迷，全身有瘀斑，尤以胸背为多。颈项强直，咬牙，抽搐，口唇青紫，舌绛，脉细数，体温39℃，两侧瞳孔散大，心率120/分钟，律整音弱。血检：白细胞1480/mm^3，中性92%，淋巴8%。诊断：邪犯心营，引动肝风。治以清营解毒，开窍息风。用凉营清脑汤（磨冲犀角3g，生地、菊花各12g，丹皮9g，川连、龙胆草各4.5g，银花、生石决、玄参、大青叶、钩藤各15g，全蝎6g，甘草3g）加菖蒲4.5g，茅根、赤芍各9g，沙参15g，服1剂，并配合西药静脉滴注葡萄糖、考的松、磺胺嘧啶。次日，神清，体温下降为38℃，舌红，脉数无力。原方去菖蒲、龙胆草，加党参、代赭石各9g，并停西药，服1剂，体温降至37℃，口渴微烦，头痛项微强，舌红少津，脉虚数，用竹叶石膏汤去半夏，加银花、菊花、钩藤、石斛、丹参各6g，4剂而愈[6]。

4.**王宁**治产碱杆菌败血症：范某，男，9岁，因高热、昏迷、四肢抽搐1天来诊。神昏抽搐，面赤唇红，腹部板硬，斑疹外露，舌红，脉洪大而数，为阳明热盛，侵入营血，拟清营泄热，清宫汤加味。犀角4.5g，生地、丹皮、生山栀各9g，银花30g，连翘、钩藤各12g，败酱草90g，生大黄、黄芩、黄连各6g，紫雪丹3g。先服安宫牛黄丸半粒，4小时后腹泻1次，为黑褐色黏液便，恶臭。次晨，神志渐清，腹部仍坚硬拒按，加寸麦冬9g，大青叶15g，大便2次，量多，神志转清，腹软平坦，舌红脉数，右侧肢体活动欠佳，予竹叶石膏汤加减，以清余热。竹叶、寸麦冬、山栀、地龙、玄参各9g，连翘、钩藤、败酱草各15g，甘草、木通各4.5g，黄连6g，桑枝12g，灯心3g。4剂，肢体活动自如，痊愈出院，无后遗症[7]。

5.**孟宪益**治重症肝炎，湿热疫毒化火，上扰心神型：发热或壮热不退，黄疸鲜明而深，如橘子色，目赤口渴，烦躁，继则狂躁不宁，甚则抽搐痉厥，昏迷不省，舌红绛，苔灰黑或焦黄，脉洪数大，以大剂泻火解毒通下，清瘟败毒饮合大承气汤、安宫牛黄丸、紫雪丹或羚角粉、牛黄粉（组方见方证）[2]。

引用文献

[1] 张云鹏.急性发热的辨证施治探讨[J].上海中医药杂志，1965，(8)：11.

[2] 孟宪益.重症肝炎的辨证施治[J].中医杂志，1984，(4)：24.

[3] 顾伯华.中西医综合治愈疔疮“走黄”20例报道[J].上海中医药杂志，1965，(9)：23.

[4] 俞根初.重订通俗伤寒论[M].上海：上海科学技术出版社，1959：241，242.

[5] 赖良蒲.蒲园医案[M].南昌：江西人民出版社，1965：9.

[6] 刘寿山，彭述宪.133例流行性脑脊髓膜炎分型和治疗.[J].新中医，1975，(6)：33.

[7] 王宁.清营汤加减治愈产碱杆菌败血症1例[J].中医杂志，1981，(5)：29.

六、心肝燥火证（血分燥火合病2）（8候）

心肝燥火证，为热邪蕴于心肝，与君相之火相合而化燥化火之证。其因有内外之分，外因由外感温暑热邪，尤以暑邪为多，古人云“暑喜伤心”，火由温暑所化，邪火由营入血，多血液燔灼之候，见于温热时病；内因则多由劳心太过，或思虑，或郁怒等激动君相之火所致，火起于内，多木火自病，火炽气血之候，且多见于杂病。

心肝燥火证，古人以肝为木脏，心为火脏，故尝称之为木火通明之证。以心肝二脏均主于血，然二者又相互关联，其发病必涉及血液。偏于心者，以心主营，多为营血同病，且多因外邪由营入血所致，于病机为逆，故多危重之证；偏于肝者，系肝胆木火自病，多属内伤，其病稍缓，然病关情志，调治非易；或外邪引动木火，其病亦多急重，但调治较易。

心肝燥火证，其病机不外血热内炽与木火内焚。故其治则自当清心凉血与清降木火。何廉臣曰：“当清心透络，泻肝息风……大剂以降泄之。”[1]吴坤安更谓：“风药燥血，固宜大禁，即苦寒直走肠胃，亦非温邪逆入膻中心主所宜。”[2]火炽血分之证，自古视作坏病。叶天士云：“清疏血分，轻剂以透斑，芳香逐秽以开内窍。”[3]何廉臣谓：“清营解毒，通血宣窍，急救得法，尚可十痊三四。”[1]是故心肝燥火证，温热家谓病已入脏，伤寒家亦称病入厥少二阴，救治非易。

证候别称：热伤阴络，血分火烁，热伤血络，热蔓延血分，血虚火炽，暑入厥少，暑入厥阴，温热动风，热动肝风，热深厥深，阳证似阴，内闭外脱，肝火上逆，木火通明，火载血上，血逆，心火内动，火踞心包。

病名：温热，风温，春温，热病，伏气，温病发斑，阳毒发斑，温毒险症，瓜瓤瘟，暑热，暑厥，伏暑，暑风，暑入少阴，暑入厥阴，客忤痉，中暑伤神，中暑坏症，风痱，心风，狂躁，舞蹈狂，囟门突起，吐衄，咯血，便血，肌衄，大衄，甲血，倒经，闭经。

证候系统：详见图3-7-35。

血液——本证——血液蕴蒸候
　　——转证——血液燔灼候、血液消灼候
　　——变证——血液闭厥候、血液闭脱候、阴液闭厥候
气血——本证——木火炽逆候
　　——转证——木火升逆候
　　——变证——木火蕴闭候、木火虚炽候、心神失宁候

图3-7-35　心肝燥火证证候结构图

引用文献

［1］俞根初.重订通俗伤寒论［M］.上海：上海科学技术出版社，1959：241.
［2］吴坤安.伤寒指掌［M］.上海：上海科学技术出版社，1959：卷四7.
［3］叶天士.临证指南医案［M］.上海：上海卫生出版社，1958：278.

（一）血液蕴蒸候（心肝燥火血液本证）

心肝燥火证，燥火内蕴，入蒸心肝血分，逼血妄行，消灼津液，是为血液蕴蒸之候，时病学家通称为热伤阴络之证。其见症虽以络血妄行之症象显明，但必有心肝火炽血分之脉症为凭。

通称：热伤阴络。

内含病例：［**中医**］咯血，便血，肌衄。［**西医**］风湿性心脏病，二尖瓣狭窄。

病因病机：心肝燥火蕴蒸，多由温暑之邪，延误失治，内蕴心肝，深陷血分，蒸灼血络，逼血妄行。

证象组合：血蒸+液灼+血溢

主症：【**血热蕴蒸**】**症象**：①身热。②面赤颧红，唇红。③心烦不卧。**脉象**：脉洪大。

副症：【**津液消灼**】**症象**：大便闭。

宾症：【**络血妄行**】**症象**：①失血，咯血，齿衄，便血，鲜红光泽，或色深紫，或有凝块紫亮。②血从毛孔中射出如箭。

治则：当以清泻心肝之燥火为主，兼凉血止血以和阴络。

方证

1.羚角清营汤证：《通俗伤寒论》方[1]。治感温热暑邪失血者，必兼身热心烦不卧。详见论著。

羚角片3g，鲜生地18g，焦山栀、银花、青连翘、血见愁各9g，生蒲黄4.5g，童便1杯（冲）。

2.凉血地黄汤证：《医宗金鉴》方[2]。治心肺火盛，逼血从毛孔中射出如箭。详见论著。

生地9g，黄连、当归各4.5g，甘草、生山栀、玄参各3g，黄芩6g。

3.大黄连柏汤证：姜春华方[3]。治咯血（二尖瓣狭窄），面赤颧红，唇红，脉洪大。详见病案1。

大黄9g，黄柏、黄连各6g。

论著和讨论

本证候心肝燥火内陷入血，蒸烁血液，损伤血络，逼血妄行。俞根初曰：“温热新瘥，或十日，或半月，忽然下血者，由于初起失汗，邪不外达，而内入阳邪热甚，热伤阴络，而血下溢也。治以清营凉血和络之法，如生地、丹皮、地榆、川续断、槐米、白芍、薏苡仁、炒黑荆芥、白茅根、脏连丸治之自愈。阴虚火旺者，脏连六味丸尤捷。”[1]何廉臣亦云：“若春夏秋感温热暑邪失血者，必兼身热心烦不卧等证，乃邪热扰营迫血所致。”[1]其治则当

清泻心肝之火，清营凉血以和络止血。何廉臣说："宜清营分之邪热为主，犀地清络饮去桃仁，以藕汁、广郁金汁易姜蒲二汁，轻则羚角清营汤（组方见方证）若失血后热退身凉，神清气静者，邪热已去也。审无别疾他故，只以生藕汁，或童便，日服一二杯，以济其阴可也，不必穷治。或服玉露饮（大白萝卜1个，切下蒂，挖空，入白糖填满，仍盖定，以线扎紧，取鲜稻上露3碗，煮极烂，以纱笼罩，露一宿，炖温，空腹服，善治邪热伤肺胃营分而吐血者，并治烟酒过度，致咳血失血久不愈，均验），尤多收效。"[1]

何廉臣说："轻则大便通利者，不必凉泻，但用清解，犀地清络饮去桃仁、姜蒲二汁，加藕汁、童便。"[1]"若粪后下血，鲜红光泽，或色深紫，或有凝块紫亮者，此为肠热下血，宜以凉血泄热。地柏清肠汤（鲜生地18g，生侧柏叶12g，银花、茜草、赤芍、夏枯草、血见愁各9g，紫葳花6g，先用鲜茅根、生藕各60g，胡在兹先生验方）煎汤代水，继用脏连六味丸（熟地15g，山萸肉、山药、赤苓、丹皮、泽泻、川连各9g，白矾3g，嵌柿饼焙焦2枚，入猪大肠内，同糯米煮熟，去米，共捣为丸，每服6~9g，朝晚空腹服）。"[1]

吴谦说："血箭，一名肌衄，由心肺火盛，逼血从毛孔中射出如箭，宜服凉血地黄汤（组方见方证）。外用桃花散：石灰半升，水泼成末，与大黄45g同炒，以灰红为度，去大黄筛细，凉水调敷，或醋调京墨凉涂，其血即止。"[2]吴坤安说："伤寒解后，复有下血者，乃失汗之余邪也，当清之，生地、丹皮、地榆、川续断、槐米、魁芍、薏苡仁、炒黑荆芥之类，治之自愈。"[3]邵仙根评："病解下血，由于初起失汗，邪不外达，而内入阳邪热盛，热伤阴络，而血下溢也。治以清营凉血和络之法。"[3]

病案举例

姜春华治风湿性心脏病二尖瓣狭窄所致咯血：一青年女性，主诉吐血约一日许。面赤，颧红，唇红，未见血虚现象，脉洪大，大便秘。体实证实。用生大黄、黄柏、黄连（组方见方证），苦寒直折，大便通，血立止，脉亦和[4]。

引用文献

[1] 俞根初.重订通俗伤寒论[M].上海：上海科学技术出版社，1959：327，328，329，474.

[2] 吴谦.御纂医宗金鉴[M].北京：人民卫生出版社，1963：896.

[3] 吴坤安.伤寒指掌[M].上海：上海科学技术出版社，1959：卷二58.

[4] 姜春华.姜春华论医集[M].福州：福建科学技术出版社，1986：560.

（二）血液燔灼候（心肝燥火血液转证）

心肝燥火证，燥火内炽心肝，深陷入血，消灼津液，迫血妄行，是为血液燔灼之候，时病学家通称血分火烁，或热伤血络之证。其见症虽以络血妄行之症象显明，但必以火炽血分与津液消灼之脉症为主，剧者可兼有神志症象。

通称：血分火烁，热伤血络。

内含病例：[中医]风温，热病，伏气，温病发斑，瓜瓤瘟，囟门突起。[西医]肺结核，系统性红斑狼疮。

病因病机：心肝燥火蕴灼，多由温暑延误失治，或温热内伏血分，由内溃发，即何秀山所谓"热病血分火烁"[1]，火炽血分，消灼血液，迫伤血络，甚则蒙蔽神明。

证象组合：血炽+液灼+血溢+神蒙

主症：【血热蕴炽】症象：①面红目赤唇红，颧赤。②身热，高热不退。③烦躁，夜躁不寐。④气喘汗出，⑤遍体赤斑，或出血瘀。⑥囟门突起，按之浮软。**舌象：**①舌红或紫暗，苔黄白腻。②舌质紫绛，舌边有瘀点，苔黄。**脉象：**脉弦细数。**指纹：**色紫。

【津液消灼】症象：①唇燥大渴，思凉饮，口苦不食。②小便赤涩。③全身无力，肌肉酸痛，关节疼痛。**舌象：**①光面舌，舌绛光干裂。②舌苔尖红根黑。③边红中黑。④红中带黑点。**脉象：**①脉数。②脉数而软。

副症：【络血妄行】症象：①鼻流衄血，齿缝出血。②咯血。③吐衄。④呕血如汁。⑤便血。

宾症：【神志昏蒙】症象：①精神恍惚，眼闭。②神昏语乱，谵语。③抽搐。

治则：当急急清泻心肝之火，凉血增液以和血络。

方证

1.加味犀角地黄汤证：《通俗伤寒论》方[1]。治热病血分火烁，烦躁谵语，脉数舌绛。详见论著。

犀角一两，生地黄八两，芍药三两，牡丹皮二两。水煎，分三次服。

兼疹，加连翘、牛蒡子、紫草、大青叶；兼斑，加玄参、大青叶、野菰根、鲜茅根；呕血，加醋炒生大黄、小川黄连、淡竹茹、地锦；下血，加茅根、槐蕊、青蒿脑、地榆炭；血瘀，加桃仁、丹参、益母草、延胡索；风痉，加羚角、滁菊、钩藤、童便；昏厥，酌加紫雪、绛雪、行军散、至宝丹之类；毒盛，加金汁、人中黄、贯众、紫花地丁、紫金片之类。

2. 红斑解毒汤证：赵炳南方[2]。治系统性红斑狼疮，高烧不退，红斑或血瘀。详见论著。

生玳瑁10~12g，干地黄30~60g，银花、玄参、石斛各15~30g，白茅根30g，丹皮、知母各9g，天花粉、黄柏各15g。

论著和讨论

本证候燥火内炽心肝血分，消灼血液。吴坤安曰："有因风温之邪，误汗动血，有因三阳热盛，沸腾经血，皆致吐衄。凡见眼闭目红，神昏语乱，烦躁漱水，皆热伤血络之症也。"[3]其治则当急清心肝之火，凉血增液。故吴坤安曰："宜犀角、生地、丹皮、山楂、川郁金、净银花、赤芍、连翘、川黄连之属，以清络中之瘀热。大便秘者，加制大黄尤妙。"[3]"凡见舌苔尖红，根黑，或边红中黑，或红中带黑点，面红目赤，唇燥口渴，齿缝出血，或鼻流衄血，此少阳毒盛火抑，斑不得透，腠理闭塞，以致阳邪陷入太阴。此病由于失表失清，急宜清解，用犀角、连翘、牛蒡子、黄芩、薄荷、丹皮、玄参、鲜生地、浮银花之类，以化斑解毒。"[3]"瓜瓤瘟，胸高而起，呕血如汁是也，生犀饮。"[3]何秀山云："血分火烁，烦躁谵语，脉数舌绛者，以《千金》犀角地黄汤为主（组方见方证）。"[1]

赵炳南说："系统性红斑狼疮（毒热炽盛），高烧不退，面部或其他部位红斑，或出血瘀，全身无力，肌肉酸痛，关节疼痛，烦热不眠，精神恍惚，或时神昏，谵语抽搐，或吐、衄、便血，口渴思凉饮，舌红或紫暗，苔黄白腻，或光面舌，脉数而软。法宜清热解毒，凉血护阴。经验方（组方见方证）。"[2]

病案举例

1. 叶天士治张，伏气热蕴三焦，心凛热，发烦渴，遍体赤斑，夜躁不寐，两脉数搏：羚羊角、犀角、连翘心、玄参心、鲜生地、金银花、天花粉、石菖蒲[4]。

2. 王孟英治沈悦亭妻齿衄，五日不止，去血已多，诸方不应。孟英脉之弦滑上溢，投犀角、泽兰、玄参、旋覆、生地、花粉、茯苓、牛膝、桃仁、泽泻而安。继而询其经事，本月果已愆期，盖即逆行之候也。继以滋阴清热，乃渐康复[5]。

3. 李泰治辛姓，男，20岁，四月间，脉洪，大热大渴，气喘汗出，颧赤，鼻衄不止，口苦不食，病已二日。犀角1.5g，生地、青蒿各6g，黄芩3g，西洋参0.9g，茅根7寸，白芍、藕节、炒蒲黄各9g，丹皮、炒黑荆芥各4.5g，1剂效，3剂愈[6]。

4. 黄芝芳等治沈某某，男，31岁，患肺结核已6年，左肺浸润病灶，左上空洞结核，身热咯血，胸闷且痛，头昏口渴，面容苍白，肌肤萎黄，舌淡无华，苔偏右黄腻，脉弦数。阴虚火旺，络伤血溢，从清热止血：犀角尖（吞）0.9g，赤芍、白芍、焦山栀、侧柏炭、蚕豆花各9g，炒青子芩4.5g，黛蛤散、茜根、仙鹤草各12g，鲜生地、鲜茅根、鲜芦根各30g。经清火后热减，血停止[7]。

引用文献

[1] 俞根初.重订通俗伤寒论[M].上海：上海科学技术出版社，1959：249.

[2] 北京中医医院.赵炳南临床经验集[M].北京：人民卫生出版社，2006：311.

[3] 吴坤安.伤寒指掌[M].上海：上海科学技术出版社，1959：卷一69，卷三4，卷四32.

[4] 叶天士.临证指南医案[M].上海：上海卫生出版社，1958：278.

[5] 王孟英.王孟英医案绎注[M].北京：学苑出版社，2009：208.

[6] 李洪成，李新平，李新晔.中医证候学[M].北京：中国医药科技出版社，2008：1130.

[7] 黄芝芳，汪钟贤，徐惠方.肺结核大咯血的辨证论治（附35例临床资料分析）[J].上海中医药杂志，1964，(1)：28.

（三）血液闭厥候（心肝燥火血液变证）

心肝燥火证，燥火内炽心肝血分，不得外达，上闭心窍，内动肝风，外滞阳气，而成血液闭厥之候，温病学家通称热蔓延血分，或阳证似阴之证。其见症虽以窍闭风动之痉厥症象显明，但必以兼见火炽心肝血分之脉症为凭。

通称：热蔓延血分，阳证似阴。

内含病例：[中医]暑厥，伏暑。[西医]败血症。

病因病机：心肝燥火闭厥，系温暑化燥化火，内陷心肝血分，不得外达，上闭心窍，内动肝风，外滞阳气而成闭厥重证。

证象组合：血炽+神闭+阳滞+血溢+液灼

主症：【**血热蕴炽**】**症象**：①壮热面红，目赤。②烦热不眠。③红斑，斑色紫黯。**舌象**：①舌纯绛。②色紫干。③或圆硬。

【神志蒙闭】症象：①神呆昏乱。②神昏谵语。③闭目不语。④烦则狂言乱语，静则郑声独语，或笑。

副症：【络脉不和】症象：①痉挛上视。②龂齿弄舌。③舌缩，语言难出。④手足瘛疭，抽搐时作，饮食不进。

【阳气不行】症象：①四肢厥逆。②全身无力。舌象：苔灰润。脉象：脉濡似伏。

宾症：【络血妄行】症象：①鼻衄不止。②吐、衄。③便血。

【津液消灼】症象：①鼻煤裂血。②口渴思凉饮。③二便不通。④泻不爽。舌象：①舌体萎缩。②舌苔焦黑。脉象：脉细数。

治则：当急清心肝之火，兼芳香开窍以醒神。古人谓邪已内陷心脏，救治实非易事。

方证

清热解毒开窍豁痰方证：左荫黄等方[1]。治重型败血症，高热昏迷，四肢抽搐。详见病案4。

广犀角3g，银花、丹皮、连翘心、鲜石斛各12g，竹叶卷心、天竺黄、带心麦冬、赤芍、白金丸各9g，细生地18g，石菖蒲6g，猴枣散1瓶，安宫牛黄丸1粒，1剂后加羚角1.2g，至宝丹1粒。

论著和讨论

本证候燥火内炽心肝血分，内闭心窍，引动肝风，闭滞阳气。叶天士曰："由气分之邪热，蔓延于血分矣……今则入于络，津液被劫。"[2]徐荣斋曰："如舌色紫干，或纯绛，或圆硬，或黑苔，神昏谵语，或笑或痉，甚则晕厥，闭目不语，此由湿温化火，窜经入络，内陷心脏，陡动肝风也。"[3]故救治之则当急清心肝之火，凉血增液，兼芳香开窍，以救其急。叶天士主："清疏血分，轻剂以透斑，更参入芳香逐秽，以开内窍。"[2]俞根初亦主："邪舍于营，剧则手足瘛疭，昏厥不语，或烦则狂言乱语，静则郑声独语，舌色鲜红起刺，别无苔垢。若已痉厥并发者，速与犀羚三汁饮，清火息风，开窍透络，定其痉以清神识。若神识虽清，而夜热间有谵语，舌红渐布黄腻，包络痰热未净者，宜清肃，玳瑁郁金汤去紫金片，加万氏牛黄丸（二颗药汤调下）。"[3]徐荣斋曰："内陷心脏，陡动肝风也。治宜大剂犀地清神汤，重加瓜霜、紫雪，清心透络，泻肝息风，或用加减神犀汤合犀珀至宝丹，清营解毒，通血宣窍。急救得法，尚可十全三四。"[3]吴坤安云："风药燥血，固宜大禁，即苦味沉寒，直走肠胃，亦非温邪逆入膻中心主所宜。"[4]

何廉臣又说："暑秽初起，壮热面红，目赤上视，龂齿弄舌，手足瘛疭，神识昏迷，四肢厥逆，二便不通，或泻不爽。此叶天士所谓热气闭塞，孔窍昏迷若惊，是为暑厥也。舌上无苔者，石氏犀角地黄汤（犀角尖、银花、鲜生地、连翘、活水芦根、鲜石菖蒲、广郁金、梨汁、竹沥、姜汁少许）调下风霜紫雪丹0.6g，或用陆氏犀羚镇痉汤（犀角、羚羊角、鲜生地、玄参、银花、连翘、人中黄、竹沥）调下至宝丹1颗。痉定神苏以后，或用清肺轻剂，滑络饮（鲜荷叶边、鲜银花、西瓜翠衣、鲜扁豆花、鲜丝瓜皮、鲜竹叶）主之，或用清凉血分，四汁二心汤（鲜生地汁、雪梨汁、西瓜汁，生藕汁，先用卷心竹叶50支，用水2碗，煎取清汤，将四汁和入，约煎20余沸，冲入莲子心20支，时时灌饮）主之。"[3]"（春温兼寒入血）昏厥不语者，（凉血泻火方内）加至宝丹，或王氏新定牛黄清心丸，幽香通窍，开内闭以清神识，此泄卫清气，透营凉血，皆使上焦之邪热，从外而解。"[3]

病案举例

1.**叶天士**治严，舌边赤，昏谵，早轻夜重，斑疹隐约，是温湿已入血络。夫心主血，邪干膻中，渐至结闭，为昏痉之危。苦味沉寒，竟入中焦；消导辛温，徒劫胃汁，皆温邪大禁。议清疏血分，轻剂以透斑，更参入芳香逐秽，以开内窍。近代喻嘉言申明戒律，宜遵也。犀角、玄参、连翘、银花、石菖蒲，先煎至六分后，和入雪白金汁1杯，临服研入周少川牛黄丸1丸[2]。

又治某，初病伏暑，伤于气分，微热渴饮，邪犯肺也。失治邪张，逆走膻中，遂舌绛缩，小便忽闭，鼻煤裂血，口疮耳聋神呆，由气分之邪热，蔓延于血分矣。夫肺主卫，心主营，营卫二气，昼夜行于经络之间，与邪相遇，或凉或热。今则入于络，津液被劫，必渐昏寐，所谓内闭外脱。鲜生地、连翘、玄参、犀角、石菖蒲、金银花[2]。

2.**周小农**治暑厥：徐姓内弟，甲子夏身热，病已匝月，热人营血，鼻衄四日不止。脉濡似伏，苔灰润。神昏，按腹皱眉。询病中尚能食饭，连日卧舟日晒，是暑厥也。拟银翘、黑山栀、丹、茹、益元散、赤芍、鲜生地、侧柏、生雅连、木通、枳实、竹叶、茅芦根，七液丹化服。玳瑁、辰砂，研末，开水下。覆杯而苏，衄亦循止。此因家贫，故用玳瑁之清心营热毒以代犀角也[5]。

3.**左荫黄等**治重型败血症（金黄色葡萄球菌引起）：周姓，男，18岁，高热昏迷14小时，四肢抽搐，口吐白色黏沫，内带血丝，小便失禁，双目凝视，呼吸深大，有异常腐败性气味，双扁桃体肿大有脓液，舌绛脉弦数。清热解毒，开窍豁痰（组方见方证）。1剂后加羚角1.2g，至宝丹1粒。药后，体温36℃，能识人，舌紫绛无津，根灰暗，甘苦寒合剂：细地黄30g，鲜石斛、寸麦冬各18g，朱茯神、丹皮12g，石菖蒲4.5g，玄参24g，羚角0.9g，天竺黄、白金丸各9g，生山栀6g，朱灯心5寸，鲜芦根2尺，至宝丹1粒。1剂神清热退[1]。

引用文献

［1］左荫黄，姜公任.中西医合作治愈重型败血症1例（金黄色葡萄球菌引起）［J］.上海中医药杂志，1965，(11)：32.

［2］叶天士.临证指南医案［M］.上海：上海卫生出版社，1958：259，278.

［3］俞根初.重订通俗伤寒论［M］.上海：上海科学技术出版社，1959：241，246，254，427，428.

［4］吴坤安.伤寒指掌［M］.上海：上海科学技术出版社，1959：卷四7.

［5］周小农.周小农医案［M］.上海：上海科学技术出版社，1962：24.

（四）木火炽逆候（心肝燥火气血本证）

心肝燥火证，由肝火上扰，触动心火，心肝火亢，上逆空窍，是为木火炽逆之候，杂病学家通称为肝火上逆之证。其见症虽以清空不宁症象显明，但必兼见心肝火旺之脉症，并以之为主。

通称：肝火上逆。

内含病例：［中医］风痱，闭经。［西医］高血压，蛛网膜下腔出血。

病因病机：心肝燥火蕴逆，多因素体阳盛，或郁怒伤肝，肝郁化火，肝火扰动心火，致心肝热甚，阳火上亢，干于清空，气逆不降，神志不宁，为木火炽逆于上之证。

证象组合：气炽+清空+气逆+气滞+神扰+阳郁

主症：**【津气蕴炽】症象**：①低热面赤。②口苦口干舌干。③小便色黄。④大便秘结。**舌象**：①舌边尖红，苔薄黄。②舌质红，舌苔黄腻而干，苔黄燥。③舌质光红起刺，苔根白腻。**脉象**：①脉弦有力。②脉弦数。③脉右滑大，左滑弦。

【清空不宁】症象：①眩晕。②头痛剧烈，两目发黑。③面部烘热，耳鼻灼热。

副症：**【气机冲逆】症象**：呕吐频繁。

【气机不利】症象：心中疼热，饥不欲食。

宾症：**【神志不宁】症象**：①易怒。②心烦。

【阳气不和】症象：①下肢发凉。②下肢抽搐。③右半身无力，如被风吹状。**脉象**：脉细。

治则：当清泻心肝之燥火，以降木火之上亢。

方证

1.凉膈散加减证：刘保尚方[1]。治高血压，眩晕头痛，心烦口苦，面赤便秘。详见病案2。

竹叶、连翘心、黄芩、栀子、菊花、钩藤、石决明、玄参心、白芍、丹皮。热甚加龙胆草，便秘加芒硝、大黄。

2.止血化瘀方证：刘春圃方[2]。平肝清热，滋阴凉血，止血化瘀，治蛛网膜下腔出血。详见病案5。

生地、白茅根、决明子各31g，大蓟25g，广木香、知母、黄柏各9g，苦丁茶、藕节各15g，白芍、黄芩各12g，玄明粉、汉三七各3g，广犀角6g。

论著和讨论

本证候心肝燥火内炽，阳火上亢，有升无降。其治则当以清泻心肝燥火为主。刘渡舟曰："火动于内，阳亢于上，治当泻火。"[3]张谷才按："蛛网膜下腔出血，中医认为属于中风的范围，发病的原因多由肝火上炎，肝风内动，痰湿内蕴所致。治疗的方法，有清热息风，有平肝潜阳，有泻肝清心，有息风化痰等法，但疗效均不能令人满意。本病根据现代病理，出血多因先天性脑动脉瘤破裂引起。由于血液流到蛛网膜下腔，刺激脑膜，产生头痛、呕吐、抽搐等症状。因此治疗蛛网膜下腔出血，必须首先止血，但是出血虽然为发病的主要原因，而血液流出后，留于颅内，阻止血液的流行则变为瘀血，所以治疗的方法，不但要止血，还必须配以活血祛瘀，否则症状不会消失，病不易痊愈。"[4]

黄敬行等说："凉膈散是治疗火热亢盛、阳明燥实的代表方剂，功能清疏膈热，泻下燥实，所以刘保尚老中医采用本方去薄荷（薄荷质轻而性味辛窜雄烈，常见重用薄荷后引起衄血、咳血，血压过高者应慎用，以免辛窜动血，引起中风），加清心平肝之品，效果很满意。"[1]

刘渡舟等说："大黄黄连泻心汤证。原文：'心下痞，按之濡，其脉关上浮者，大黄黄连泻心汤主之。'（《伤寒论》154条）注解：痞，属气机痞塞，内实无物，故按之则濡（同软）。'其脉关上浮者'，关脉候中焦，浮为阳脉，主邪浅不深，如是，可判断其人心下有热邪而使气机不和作痞。因其有热而作痞，则心烦、吐衄、舌黄、尿赤等证，亦可连类及之。治用大黄黄连泻心汤清热消痞。大黄二两，黄连一两。上二味，以麻沸汤二升渍之，须臾绞去滓，分温再服。按：宋·林亿云：'看详大黄黄连泻心汤，诸本皆二味；又后附子泻心汤，用大黄、黄连、黄芩、附子，恐是前方中亦有黄芩，后但加附子也。故后云附子泻心汤，本云加附子也。'方解：大黄黄连苦寒泻火，因热痞按之濡，非同实邪可比，故以滚汤浸药，又少顷即饮，取其气而薄其味，则清热消痞的作用限于气分，而不令大泻下”[5]。

病案举例

1.刘渡舟治孙某，男，60岁。病鼻衄而心烦，心下痞满，小便色黄，大便不爽，舌苔黄，脉寸、关皆数。辨为心胃之火，上犯阳络，胃气有余，搏而成痞。用大黄9g，黄连、黄芩各6g，以麻沸汤浸药，只饮一碗，其病应手而愈[3]。

2.刘保尚治高血压脑病：李某某，男，55岁，血压194/120mmHg，平素心肝热盛，经常头晕失眠，恣食热性食物，初见脘腹剧痛，痛止而见头晕头痛，午后身热，烦躁谵语，甚则发狂，大便4日未通，小便短赤，肢厥舌蹇，舌质红赤，苔焦黄，脉弦劲，重按实。属阳明热盛，腑实燥结，热扰心包。处凉膈散加牛黄清心丸（组方见方证）[1]。

3.张谷才治陶姓，男性，51岁，患者于2月8日即感头痛恶心，心烦不安，经服头痛片，头痛有所减轻，但有时还剧痛，12日饭后突然头痛加剧，两目发黑，下肢抽搐。于12日转来门诊，腰椎穿刺，抽出均匀血性脑脊液，拟诊为“蛛网膜下腔出血”，于1972年4月13日收住省工人医院。初诊：蛛网膜下腔出血11天，头痛剧烈，呕吐频繁，有时下肢抽搐，低热未解，小便色黄，大便略秘结，脉象弦劲有力，舌红苔腻微黄。病由肝火偏亢，血热妄行，治宜泻肝息风，活血止血：龙胆草3g，粉丹皮、竹茹各6g，泽泻、生地黄、赤芍、杭菊花、钩藤各9g，川牛膝15g，三七粉3g（分2次服）。3剂。复诊：服泻肝息风，凉血止血药3剂，头痛有所减轻，抽搐基本停止，但发热未解，呕吐未平，体温38℃，舌苔灰腻而黄，中心焦黑，脉弦而数，肝风虽平，肝火未尽，痰浊内阻，血出未止，改用泻火化痰，凉血止血为佳：龙胆草3g，川牛膝15g，丹皮、白僵蚕、淡竹茹各6g，制南星4.5g，黄芩、茯神、杭菊花各9g，参三七粉3g（服2次），另外云南白药2瓶（分8次服，日服4次）。3剂。三诊：服泻肝化痰，活血止血药后，头痛解除，呕吐平静，发热下降，舌苔灰黑渐消，饮食增多，重症渐减，原方加减，重在止血，轻在清热。原方改龙胆草为1.5g，黄芩为6g，再服5剂，云南白药2瓶，服法如前。四诊：连服泻肝息风，凉血止血药后，蛛网膜下腔出血症状基本控制，但坐起头昏，尚须喂食，舌苔灰白，肝火已平，出血已止，唯瘀痰未尽，用原方重在化痰祛瘀：龙胆草1.5g，赤芍、散红花、桃仁泥各9g，白僵蚕、制南星各6g，川牛膝15g，陈皮4.5g，三七粉3g（服如上）。5剂。五诊：症状消失，能下床活动，饮食正常，精神渐复，沿用原方出院调治，再服5剂，以巩固疗效[4]。

4.朱南孙治王某某，女，21岁，患者14岁初潮，经期尚准。1971年因精神刺激闭经，嗣后月经不调。近又闭经3月，情绪抑郁，心烦易怒，腑行艰结，头痛口干，舌质光红起刺，苔根白腻，脉细。辨证为心肝火旺，冲任失调。治以清火养血，柔肝调冲：川黄连1.2g，莲子心4.5g，钩藤、生地各12g，赤芍、白芍、柏子仁、龙胆泻肝丸（吞）各9g，黄芩、菊花、枸杞子各6g，玫瑰花2.4g。服3剂后，经水即行，神经症状亦减[6]。

5.刘春圃治蛛网膜下腔出血：冯某某，男，40岁，7天前突然昏迷，抢救清醒后，头痛剧烈，发热，体温38℃，神情委顿，左半身不全瘫痪，语言謇滞，纳少，便秘7日未下，舌肿赤干，苔黄燥，脉右滑大，左滑弦，为肝气逆，血分热，脉络伤，阻塞清窍，平肝清热，滋阴凉血，止血化瘀（组方见方证）。2剂大便下2次，头痛大减，左半身活动力增，热退，眠少，龂齿，舌红苔薄黄，脉弦滑。拟通窍达络，清心豁痰，平肝息风：全瓜蒌、珍珠母、海浮石、桑寄生、首乌藤、决明子各31g，石菖蒲、木瓜、远志各12g，知母、黄柏、胆南星、川郁金各9g，全蝎6g，伸筋草15g，玄明粉1.5g，牛黄清心丸1丸。3剂，头痛未作，语謇显好，左肢活动好，大便燥，舌淡红，脉弦滑。生石膏18g，胆南星、知母、黄柏各9g，苏木4.5g，全瓜蒌31g，川牛膝、橘红、石菖蒲、络石藤各12g，伸筋草15g，牛黄清心丸1丸。继清滋达络，共治3个多月愈[2]。

引用文献

[1] 刘保尚，黄敬行，刘珉，等.高血压脑病医案一则[J].新医药学杂志，1976，(10)：45，46.

[2] 刘春圃老中医经验总结小组.蛛网膜下腔出血与癫痫治验介绍[J].新医药学杂志，1979，(5)：11.

[3] 刘渡舟，任应秋.伤寒论通俗讲话　伤寒论证治类诠[M].上海：上海科学技术出版社，2009：59.

[4] 张谷才.中风（蛛网膜下腔出血）[J].新中医，1977，增刊(1)：21.

[5] 刘渡舟，聂惠民，傅世垣.伤寒挈要[M].北京：人民卫生出版社，2006：154.

[6] 朱南孙，乐秀珍.妇科四期神经精神症状治疗体会[J].浙江中医药，1978，4(5)：6.

（五）木火升逆候（心肝燥火气血转证）

心肝燥火证，燥火内盛，引动肝火，木火上逆，气血交炽，而成木火升逆之候，杂病学家通称为火载血上，或血逆之证。以血溢于上下之症象显明，但必兼有心肝火炽气血之脉症。

通称：火载血上，血逆。

内含病例：［中医］吐衄，便血，倒经。

病因病机：心肝燥火蕴逆，多由平素血虚火旺，或加以醇酒炙煿之物，外火引动内火，正火与邪火交炽，火扰血络，火载血上，有升无降。

证象组合：气炽＋血炽＋气逆＋血溢＋气滞＋神扰＋清空

主症：**【津气蕴炽】症象**：①口燥口苦。②心烦，心中烦热。③易汗。④二便赤热。**脉象**：脉弦数。

【血热蕴炽】症象：①面色暗红。②颊赤，火升颧红。③唇舌红赤。④月经量少色红。**舌象**：①舌质稍红。②舌尖红紫。**脉象**：①心脉独大。②脉来小弦。

副症：**【气机冲逆】症象**：①咳逆时作。②呃逆。③呕恶。

【络血妄行】症象：①鼻衄。②周期性吐衄。③吐血盈盆。④便血如注。⑤大便不爽而黑。**脉象**：脉来芤数。

【气机不利】症象：①胸胁苦闷，胸胁烦满。②胸胁热痛。

宾症：**【神志不宁】症象**：①心悸。②烦躁不眠。③躁扰不安，手足躁扰。

【清空不宁】症象：①头眩。②头痛。

治则：当急泻心肝之火，以平其上逆之势，兼以凉血清络，则血络自宁，而无血逆之患。

方证

1.拔萃犀角地黄汤加味证：《通俗伤寒论》方[1]。治血虚火旺。详见论著。

白犀角、川黄连各3g，鲜生地45g，生大黄9g，青子芩6g。加白芍、白薇、童便、金汁。

2.三黄犀角汤证：《通俗伤寒论》方[1]。治热逼血溢，血失仍多，唇舌红赤。详见论著。

生川大黄、青子芩、粉丹皮各6g，加醋炒黑、鲜生地各30g，生赤白芍各9g，黑犀角、盐水炒川黄连各2.4g，淡竹茹15g。

3.倒经汤证：谢应彪方[2]。清热凉血平肝，引血下行，治倒经。详见论著。

鲜生地、珍珠母（先煎）各30g，丹皮炭12g，焦山栀、荆芥炭、黄芩各6g，牛膝炭15g，生甘草3g，每日1剂。

论著和讨论

本证候心肝燥火内盛，火气沸腾，阳乘阴络，迫血妄行，是火载血上。故何廉臣曰："唯外感温热，内夹愤怒，怒则气逆，血从上溢而大吐者，必见胸胁热痛，口燥心烦，二便赤热，手足躁扰等症。"[1]柳宝怡亦谓："木火亢盛，阴血沸腾。"[4]仲景曰："心气不足，吐血，衄血，泻心汤主之。"(《金匮要略·惊悸吐血下血胸满瘀血病脉证治》)俞根初说："血虚火旺者，拔萃犀角地黄汤（组方见方证）加白芍、白薇、童便、金汁等以通降之。"[1]因而其治则当急泻心肝之火，凉血降逆，以平木火之亢逆。何廉臣说："宜用龙胆泻肝汤去柴、归、车、泽，加醋炒川黄连、广郁金、川楝子、代赭石等，以清肝火而止血。血失仍多，而精神声色，起居如常，唇舌红赤者，尚属热逼血溢，宜三黄犀角汤（组方见方证）大剂以泄降之。外用清盐卤一盆，令病患坐浸两足。"[1]

姚国美说："血液冲口而出，重则辟辟弹指，其出无声，病关于胃，名曰吐血。胃热偏胜，血溢于上者，胸膈烦满，大便秘，不得卧，脉实大有力，宜犀角地黄汤加大黄、黄连之类咸寒苦泄。"[3]"（呕血）若头眩口苦，躁扰不安，脉象弦数者，此肝胆风火内炽，血液随之上行，法宜苦降，当归芦荟丸（酒洗当归、酒洗龙胆草、炒栀子、炒黄连、炒黄柏、炒黄芩各一两，酒浸大黄、青黛、芦荟各五钱，木香二钱，麝香五分，蜜丸）主之。"[3]

谢应彪说："治倒经一症，多为血分有热或肝气肝火上冲而致经血向上妄行的实证。以未婚女青年多见。本人参照古方芩连四物汤、丹栀逍遥丸、顺经汤等方意，以清热凉血平肝，引血下行为治疗原则，自拟"倒经汤"一方（组方见方证），共医治13例患者，疗效满意。"[2]于周期性吐衄前服完5剂，如无效，再于下个月周期性吐衄前煎服5剂。疗效观察：共治疗13例，无效2例[2]。

有云：平素血虚火旺加以醇酒炙煿之物，热气沸腾，阳乘阴络，迫血妄行，吐血，口干舌燥，脉数，主清降，生地黄汤合四生丸：生地、川牛膝、丹皮、黑栀、玄参、白芍、寸麦冬、郁金、三七、荷叶、侧柏叶、生艾叶。吐血，胸膺闷塞，两手脉滑大者，犀角地黄汤加枳壳汁、铁锈水伐肝宁胃。

病案举例

1.尤在泾治心脉独大，口干易汗，善怒血逆，此心阴不足，心阳独亢，宜犀角地黄汤。犀角地黄汤加茅根、甘草、山栀[4]。

2.曹仁伯治昨日所溢之血，盈盆成块而来。无怪乎其厥矣。幸得厥而即醒，夜半得寐，其气稍平。今日仍然上吐，脉来芤数，火升颧红，咳逆时作，大便不爽而黑。阳明胃腑必有伏热。防其再冒再厥。犀角地黄汤加三七、牡蛎、龟板、枇杷露。柳宝诒：此与下条皆木火亢盛，阴血沸腾之证[4]。

3.谢应彪治陶某某，女，23岁，社员，未婚。近1年来，经前1天鼻衄鲜血，每月如此，鼻衄之后，月经量少色红，心中烦热，性情急躁，舌质稍红，脉来小弦，此乃血热伤络，并夹肝火上冲，导致经血妄行，给予“倒经汤”6剂，于经前1周服完。该月经前即未见鼻衄，经量恢复正常，随访观察已3年多，一直未见复发，目前已结婚生育过1胎[2]。

引用文献

［1］俞根初.重订通俗伤寒论［M］.上海：上海科学技术出版社，1959：328，463.
［2］谢应彪.倒经治验［J］.新中医，1976，增刊（1）：31.
［3］姚国美.姚国美医学讲义合编［M］.北京：人民卫生出版社，2009：212，213.
［4］柳宝诒等.增评柳选四家医案［M］.南京：江苏科学技术出版社，1983：30，118.

（六）木火蕴闭候（心肝燥火气血变证1）

心肝燥火证，燥火内炽，木火自焚，正火与邪火交炽，内闭心窍，陡动肝风，而成木火蕴闭之候，时病学家通称为温热动风，或暑入厥阴，热动肝风之证。杂病学家仍通称木火通明之证。其见症以内闭风动之痉厥症象显明，但必兼见心肝燥火内炽气血之脉症。

通称：暑入厥阴，热动肝风。

内含病例：［**中医**］木火通明，温热动风，暑热。［**西医**］流行性脑脊髓膜炎。

病因病机：心肝燥火蕴闭，系温暑化燥入里，或内热化火，内蕴心肝燥火，热动肝风，以助木火，致木火自焚，蒙闭君相，火炽风动，风火相煽，而成痉厥危重之证。

证象组合：气炽+血炽+神闭+络滞+气逆

主症：【**津气蕴炽**】**症象**：①持续高热，壮热面赤。②口中气热，唇焦口燥。③大汗。④便闭，溺涩。**舌象**：苔深黄燥。**脉象**：①弦数。②沉数。③洪大左甚。

【**血热蕴炽**】**症象**：①夜间热甚。②面色深红，目赤唇红。③心烦恶热。④身发瘀点，口唇青紫。**舌象**：①舌红绛。②绛燥。③暗晦。**脉象**：①脉细数。②左脉弦劲。**指纹**：青紫浮红。

副症：【**神志蒙闭**】**症象**：①倏然昏倒，人事不知，神志不清，两目瞪视，面色发青。②神昏谵妄，时烦躁狂言。③神呆不语，似寐非寐。④肢厥。

【**络脉不和**】**症象**：①颈项强直，拘急，筋脉拘疼。②手足抽搐颤抖，身亦微微动弹不止。③角弓反张。④头痛头摇，上视惊啼，目瞪口噤。⑤牙关紧闭，舌强不语，舌不能出。

宾症：【**气机冲逆**】**症象**：①喉塞咽干，痰壅。②气逆干呕。③气冲脘疼。④气上冲心，甚则惊悸。

【**气机不利**】**症象**：①胸胁胀痛，气胀。②腹满痛。

治则：当以急急清泻心肝之燥火为主，兼以开窍息风，以救其急。

方证

加减犀羚二鲜汤证：何廉臣方[1]。适应痉厥昏迷，谵语狂妄，气上冲心，瘛疭抽搐，夜分热甚，舌紫而干燥暗晦，左脉弦劲。

鲜生地、陈金汁、鲜茅根各30g，鲜石斛、黄芩、银花、连翘、池菊各9g，玄参、白薇各15g，川黄连、甘中黄、犀角、羚角各3g，人中白1.5g。

论著和讨论

本证候心肝燥火内炽，木火内焚，君相蒙闭，热炽风动，风火相煽。何廉臣谓：“心肝壮火致痉，即《内经》所谓诸风眩掉，皆属于肝也。”[2]

治则当急急清心凉肝以解木火之焚，息风开窍以解君相之蒙。吴鞠通曰：“以清心胆之邪为要。”[3]雷少逸曰：“暑风之病，良由暑热极盛，金被火刑，木无所畏，则风从内而生，此与外感风邪之治法，相悬霄壤，若误汗之，变证百出矣。夫木既化乎风，而脾土未尝不受其所制者，是以卒然昏倒，四肢搐搦，内扰神舍，志识不清，脉多弦劲或洪大，或滑数。总当去时令之火，火去则金自清而木自平，兼开郁闷之痰，痰开则神自安而气自宁也，拟用清离定巽法佐以郁金、川贝治之。倘有角弓反张，牙关紧闭者，宜加犀角、羚羊；痰塞喉间有声者，宜加胆星、天竺；服药之后，依然昏愦者，宜加远志、菖蒲。然而证候至此，亦难治矣。”[4]吴坤安说：“初起发热，神呆不语，六脉沉细短数，似寐非寐，或烦躁狂言，此邪在心肾之间；或因受惊，痰乘包络，治宜清心豁痰。如茯神、百蕊草、菖蒲、天竺黄、川贝母、丹参、寸麦冬、钩藤、薄荷、辰砂之类，以清心包之痰。如舌形绛燥，口渴唇干，六脉沉数，前方宜加生地、丹皮、竹叶之类，以清心包之火，如大便秘结，不妨加犀角数分。”[5]

彭述宪治流行性脑脊髓膜炎热灼营血型：持续高热，夜间热甚，神昏谵妄，颈项强直，角弓反张，手足瘛疭，身发瘀点，舌红绛，脉细数或弦数。清营解毒，开窍息风，凉营清脑汤：犀角（磨冲）3g，生地、菊花各12g，丹皮9g，川黄连、龙胆草各4.5g，银花、生石决明、玄参、大青叶、钩藤各15g，全蝎6g，甘草3g。加减：神昏不语者，化服安宫牛黄丸一粒；痰涎壅盛者，去生地，加胆南星6g，天竺黄9g；正虚邪陷，高热烦躁，神昏肢冷，面色苍白灰暗，瞳孔散大，抽搐，舌红少津，脉细数者，去丹皮、龙胆草、石决明、菊花、全蝎，加参须6g，麦冬、茯神、怀山药各12g；里实便秘者，去生地、龙胆草、菊花、石决明，加大黄9g，玄明粉（后入）6g[6]。

病案举例

1.吴鞠通治六脉洪大之极，左手更甚，目斜视，怒气可畏，两臂两手卷曲而瘛疭，舌强不语三四日，面赤身热，舌苔中黄边白。暑入心包胆络。以清心胆之邪为要，先与紫雪丹。连翘、羚羊角、竹茹、金银花、暹罗犀角、丹皮、麦冬、细生地、桑叶、天冬、鲜荷叶[3]。

2.何拯华治燥痉昏厥案：金阿生，年3岁，素因胎热，现因秋令久晴，新感燥热而发。头痛身热，唇焦齿干，神烦惊啼，继则脊强肢瘛，气升痰壅，甚则昏厥。指纹青紫，直窜命关，舌干苦焦，此吴鞠通所谓燥气化火，消烁津液，亦能致痉也。首当清热息风。然痉厥兼臻，肝风挟痰，直冲神经，故佐以至宝丹之开窍清神，以定昏厥也：青连翘、冬桑叶、鲜竹叶、滁菊花各3g，钩藤6g，鲜生地、乌玄参各4.5g，宣木瓜2.1g，局方至宝丹1粒，研纳，药汤调下。次诊：神气虽清，常欲烦躁，肢瘛虽静，伤多痰喘，时而鼻扇，时而惊啼，此皆燥火烁肺，肺气欲痹之危候。急宜五汁饮调猴枣，以润降之：生莱菔汁、鲜雅梨汁、淡竹沥各1瓢，荸荠汁半瓢，杏仁精10滴，真猴枣0.3g。用五汁饮，重汤炖温，调下猴枣，缓缓与服。三诊：痰喘已平，咳逆大减，唯昏昏欲睡，懒于语言，气怯神弱，身不转动，幸而指纹已隐，燥去津回。用樊氏五汁饮，甘润育阴，和中养胃，复其神气以善后：鲜石斛6g，鲜生地汁、鲜梨汁、青蔗浆各2瓢，生藕汁1瓢，佛手花0.3g。先将鲜石斛煎百余沸，滤取清汁1杯，再将鲜生地等4汁，煎10余沸，冲入佛手花，乘热即服。调养4日，诸症悉平，胃动纳谷而痊[7]。

3.李泰治某男，10岁，脉数，热重不退，面红耳赤，眼火灿烂，狂言乱语，当午尤甚，二便正常，此火热攻心。云黄连、焦山栀、黄芩、黄柏、柴胡各3g，丹皮、宝贝母、天花粉各2.4g，甘草0.9g，2剂即愈[8]。

4.俞岳真治热动肝风：为温病常见之证。肝为风木之脏，其合在筋，温热久羁，津液耗伤，则肝失涵养，出现种种险候，无所不有，《通俗伤寒论》之羚角钩藤汤极效，雷少逸祛热息风法亦佳。这二方都用羚羊角，此角须先煎1~2小时，药性始出，羚羊角须药房炮过的，若生角切片，虽真无益。举一例如下：解放前某年，鲍某某，男，20岁。病温日久，延至神志不清，两目瞪视，手足颤抖抽搐，身亦微微动弹不止，牙关紧闭，脉弦数。为热动肝风，羚角钩藤汤加味。次日复诊，风定神清，再与清养生津之品而痊。温病险证，犀羚之物，确为要药，紫雪丹、牛黄清心丸中，都是犀角、羚羊角二物合用。犀角凉血解毒，偏入心经血分；羚羊角平风舒筋，偏入肝经气分。若欲二者兼顾，则犀、羚同用[9]。

引用文献

［1］何廉臣.重订广温热论［M］.福州：福建科学技术出版社，2010：75.

［2］俞根初.重订通俗伤寒论［M］.上海：上海科学技术出版社，1959：424.

［3］秦伯未.清代名医医案精华［M］.北京：人民卫生出版社，2006：107.

［4］雷丰.时病论［M］.北京：人民卫生出版社，1964：58.

［5］吴坤安.伤寒指掌［M］.上海：上海科学技术出版社，1959：卷二25.

［6］刘寿年，彭述宪.133例流行性脑脊髓膜炎分型和治疗［J］.新中医，1975，（6）：33.

［7］何廉臣.重印全国名医验案类编［M］.上海：上海科学技术出版社，1959：210.

［8］李洪成，李新平，李新晔.中医证候学［M］.北京：中国医药科技出版社，2008：1140.

［9］俞岳真.挽救温病险重证的点滴经验［J］.浙江中医学院学报，1983，（6）：30.

（七）木火虚炽候（心肝燥火气血变证2）

心肝燥火证，燥火内蕴，木火内动，正火与邪火交炽，耗伤营阴，肝风内动，而成木火虚炽之候，温热家通称为阴虚风动之证。其见症虽可见神志症象，但必以燥火交炽心肝气血与营阴不足之脉症为凭。

通称：阴虚风动。

内含病例：［中医］中暑坏症，暑风，温热，客忤痉。

病因病机：心肝燥火虚灼，因温暑热邪蕴蒸营内，或误投温热，或延久失治，或平素阴亏，肝阳易动，致营阴大亏，引动肝阳，风火上升，而成阴亏风动，厥脱堪危。

证象组合：气炽+血炽+阴虚+气滞+神蒙+阳郁

主症：**【津气蕴炽】症象**：①汗出热不除。②口干口苦。③忽头痛不止。**舌象**：苔黄。**脉象**：脉大无伦，时有促象。

【血热蕴炽】**症象**：①面赤。②吐血。③梦中呓语。**舌象**：舌质紫绛。**脉象**：脉弦细数。

副症：【阴虚失养】**症象**：①发热无汗。②两目忽然不见，双目如盲。

【气机不利】**症象**：胸痞。

宾症：【阳气不和】**症象**：面时青时赤。**舌象**：舌青。

【神志昏蒙】**症象**：①不省人事。②手足抽搐。③咬牙嚼舌。④手足蠕动，或痉。

治则：当清泻心肝燥火，滋养阴液，以镇潜风阳，标本兼顾。

方证

复脉汤加减证：黄仲权方[1]。治中暑案，双目如盲，寒热胸痞，手足抽搐，不省人事。详见病案。

磨犀角0.9g，磨羚羊1.5g，天竺黄、益元散（包煎）、整寸麦冬、生杭芍各9g，龟板、生鳖甲、左牡蛎（生打）各18g，阿胶珠6g，鲜石斛12g。

论著和讨论

本证候温暑失误，消灼营阴，以致阴液大亏，陡动肝阳，风火上升，正虚邪实。薛生白云："温热症，数日后，忽汗出热不除，或痉，忽头痛不止者，营液大亏，厥阳风火上升，宜羚羊角、蔓荆子、钩藤、玄参、生地、女贞子等味。"[2]治宜清透心肝，以熄营内之火灼，更宜大剂滋养阴液，以息风阳，扶正祛邪，标本兼顾。何廉臣说："客忤痉（俗谓惊吓），按小儿神怯气弱，或见非常之物，听非常之响，或失足落空跌仆之类，百证中或有一二，非小儿所有痉病，皆因于惊吓也，证现发热，或有汗，或无汗，面时青时赤，梦中呓语，手足蠕动，宜复脉汤，去参、桂、姜、枣，加丹参、丹皮、犀角，补心之体，以配心之用。大便结者，加玄参。溏者，加牡蛎。汗多神不宁，有恐惧之象者，加龙骨、整琥珀、整朱砂块（取其气、而不取其质）。"[3]

病案举例

黄仲权治中暑案：吴氏妇，年40岁，妊娠6个月，平素阴亏，肝阳易动，中暑风后，两目忽然不见。本镇诸医，只知保胎，不知治病，病遂剧变。双目如盲，寒热胸痞，继即肝风大动，手足抽搐，不省人事，咬牙嚼舌，面赤吐血。脉大无伦，时有促象，舌青。随即警告病家曰：胎已不保，系为邪火灼伤，只能专顾妊妇，但得病势转机，腐胎自落，不足虑也。先以毛珀1.2g，研入六一散12g中，开水澄清调服，通灵入心，冲开恶血，保存元神。服后肝风即息，随立标本兼顾之方，以挽救之（组方见方证）。因牙关时开时闭，灌药不易，只能零星时服。次日复诊，热退人省，两目能见，诸恙大减。于前方减犀、羚不用，加生地、玄参、麻仁，再服3剂，朽胎已落，产妇无苦。后2日，忽吐鲜血3口，心中嘈辣，神魂摇摇，不能自主。询知因守俗例，产后必服砂糖胡椒水，以下恶血。随告病家，时际长夏，况在阴虚风动之体，厥脱堪虞，不俟终日，改服童便，去瘀生新，清热养阴，随开大定风珠与服，舌上吹以锡类散，接服多剂甘寒，2旬乃痊[1]。

引用文献

［1］何廉臣.重印全国名医验案类编［M］.上海：上海科学技术出版社，1959：102.

［2］王士雄.温热经纬［M］.沈阳：辽宁科学技术出版社，1997：46.

［3］俞根初.重订通俗伤寒论［M］.上海：上海科学技术出版社，1959：430.

（八）心神失宁候（心肝燥火气血变证3）

心肝燥火证，心肝之火内动，扰乱心神，而成心神失宁之候，杂病学家通称为心火内动，或火踞心包之证。其见症虽以心神不宁之症象显明，即轻则不寐失眠，重则错乱发狂，但必兼有心肝火炽之脉症。

通称：心火内动，火踞心包。

内含病例：［中医］中暑伤神，心风，狂躁。［西医］癔病。

病因病机：心肝燥火蕴蒸，多由情怀不遂，或思想无穷，或更感外邪之热，内动心肝之火，扰乱心神，消灼津液，蒙蔽神明，内外合邪而成。

证象组合：气蒸+神扰+液灼

主症：【神志不宁】**症象**：①心下痞塞，纳呆，时呆坐不语，不食不寐。②时烦躁，不能自由，坐卧不安，彻夜不眠，时烦扰妄言。③渐致急躁易怒，时解衣捶胸哭骂。④突然精神失常，手舞足蹈，狂言乱语。**脉象**：脉数。

副症：【津气蕴蒸】**症象**：①唇红面赤。②鼻眼觉有热气。**舌象**：舌红苔薄腻黄。**脉象**：脉洪大而实。

宾症：【津液消灼】**症象**：口干舌燥。

治则：当清泻心肝之火，安神以宁心。病关情志，更当怡情养性，则可望得痊。

方证

1. 加味清心汤证：李用粹方[1]。治心经蓄热，时烦躁，鼻眼觉有热气。详见论著。

连翘、甘草、山栀、大黄、薄荷、朴硝、黄连、黄芩、菖蒲、天花粉、茯神、麦冬、丹参、远志、牛黄。

2. 加味安神汤证：廖丹甫方[2]。治中暑伤神，精神失常，手舞足蹈。详见病案1。

朱砂4.5g，生地24g，川黄连9g，滑石30g，白芍18g，甘草6g。

论著和讨论

本证候心肝之火内动，扰乱心神，蒙蔽神明，致心神不宁。其治则当以清泻心肝之火为主，兼以滋液养心安神。若燥火内盛，狂躁，便闭者，必兼以通下以速撤其燥火。更当怡情静养，宽怀修性，以期得痊。李用粹说："癫因心火：有心经蓄热，发作不常；或时烦躁，鼻眼觉有热气，不能自由；有类心风，稍定复作。宜清心汤，加菖蒲……之类（组方见方证）。"[1]脉数当清心泻火，万氏牛黄丸。

病案举例

1. 廖丹甫治曾某，男，30岁。夏日耕作，突然精神失常，手舞足蹈，狂言乱语。诊其脉洪大而实，唇红面赤。断为中暑伤神之候，宜清热解暑，安神定志。方用加味安神汤（组方见方证）。连服2剂，恢复正常[2]。

2. 毛长岭治癔病：岳某，男，21岁，因婚姻不遂，致心下痞塞，纳呆，渐致坐卧不安，彻夜不眠，急躁易怒，时解衣捶胸哭骂，住院月余，疗效不显，面红气促，躁动不宁，胸中闷热，已六七日不大便，舌红苔黄厚，关脉弦滑而数，证属肝郁化火，邪火扰动心神，发为狂躁，大黄黄连泻心汤加味：大黄、木香各15g，川黄连9g，黄芩12g，代赭石30g。2剂，解燥屎数枚，神志稍安，次日又狂，大黄增至21g，泻6次污水样便，患者卧床安睡，但仍独坐出走哭泣，予甘麦大枣汤合四逆散，疏肝解郁，补脾安神：炙甘草、小麦各30g，柴胡9g，白芍18g，枳实12g，大枣10枚。服20剂而愈，1年后告知未复发[3]。

3. 李洪成治游氏，女，约40岁，突发神志失常，时烦扰妄言，时呆坐不语，不食不寐，见其舌红苔薄腻黄，脉数。因问得系中暑自服十滴水1瓶，后即发此病，故断为暑热内伤心神所致，与辰砂六一散，并嘱多饮绿豆汤，翌日即清醒[4]。

引用文献

[1] 李用粹.中华医书集成·证治汇补［M］.北京：中医古籍出版社，1999：148.
[2] 福建省中医研究所.福建中医医案医话选编（第二辑）［M］.福州：福建人民出版社，1963：69.
[3] 毛长岭.经方治疗神经官能症［J］.中医杂志，1986，(6)：19.
[4] 李洪成，李新平，李新晔.中医证候学［M］.北京：中国医药科技出版社，2008：1142.

七、心肾燥火证（阴分燥火并病1）（4候）

心肾燥火证，为火炽阴伤之证，邪火炽及心肾，心主血，肾主真阴，火烁心肾则阴血枯竭，而成水亏火亢之候，即古人所谓"真阴欲竭，壮火复炽"。或由外受温暑之邪，内陷心肾，或外感风寒，内伏阴分，郁久化热，热甚则伤耗阴血，或更因其人素体阴亏火旺，内外合邪，化燥化火而成。其为病，偏于心则多血分热证，偏于肾则为阴伤火炽。以其伤及心肾阴血，激动心之君火，肾中龙相之火，邪火与正火交炽，阴伤则火亢，火亢则阴愈竭，故多险恶变证。何廉臣曰："由欲火与伏火交蒸，深恐转瞬阴竭。"[1]俞根初则谓："转瞬间，阴竭则死。"[1]叶天士有云："少阴肾液先亏，温邪深陷阴中，厥阳内风上冒。"[2]故多闭、厥、脱绝之变。其治则总当泻火救阴。何廉臣曰："急宜救阴泄浊，峻泻其交蒸之火，以存真阴。"[1]俞根初亦谓："切忌妄与发表，亟亟清里救阴，急泻交蒸之火，以存阴液。"[1]叶天士有云："护下焦之阴，清解温热之深藏，以冀万一。"[2]

证候别称：心火上炎，心火下移小肠，心火内动，虚火妄动，心肾不交，亢龙失制，热入营血，热入精室，暑入厥少，暑伏阴分，阴虚火旺，水亏火亢，少阴火化证，阳证似阴，热深厥深，内闭外脱，阴竭厥脱。

病名：伤寒，瘟疫，少阴火化证，少阴伏温，少阴伏暑，夹阴温病，热入精室，温病发斑，阳厥，风动厥脱，尿血，热淋，狂笑，口舌生疮。

证候系统：详见图3-7-36。

偏心——本证——气血蕴蒸候
偏肾——本证——阴血蕴炽候
　　├——转证——阴枯火炽候、阴液煎迫候
　　└——变证——阴液闭厥候、阴血闭脱候、阴液厥脱候

图3-7-36　心肾燥火证证候结构图

引用文献

［1］俞根初.重订通俗伤寒论［M］.上海：上海科学技术出版社，1959：244，336.

［2］徐衡之，姚若琴.宋元明清名医类案［M］.长沙：湖南科学技术出版社，2006：534.

（一）阴血蕴炽候（心肾燥火偏肾本证）

心肾燥火证之阴血蕴炽候，为心肾之火，内蕴阴血之中，燥火内盛，灼伤阴液，杂病家亦通称为热入营血之证。其见症以火炽阴血之脉症为主。

通称：热入营血。

内含病例：［**中医**］温病发斑，尿血。［**西医**］过敏性紫癜（肾型）。

病因病机：心肾燥火蕴炽，常由温热失治，燥火内陷心肾，蒸炽于心之营血与肾之阴液之中，消灼阴液，扰动营血，甚则蒙其心神。

证象组合：阴炽+血炽+阴涸

主症：【**血热蕴炽**】**症象**：①紫癜色紫红。②血尿。**舌象**：紫燥，质红。**脉象**：脉数。

【**阴热蕴炽**】**症象**：时觉烘热。

副症：【**阴液消涸**】**症象**：①口干欲饮，唇焦齿黑。②二便俱秘，大便干结。**舌象**：舌燥，苔薄而干。

宾症：【**神志昏蒙**】**症象**：躁扰不宁。

治则：当以清解阴血之火为主，兼以养阴滋液。

方证

犀角地黄汤出入方证：朱良春方[1]。清营解毒，凉血消瘀。治热入营血。详见病案。

生地黄12g，水牛角、粉丹皮、甘枸杞子、旱莲草各10g，生大黄（后下）、炙僵蚕各5g，生甘草3g。

论著和讨论

本证候温热化火，内陷心肾，火炽阴血，消灼阴液。其治则当清解心肾之火，凉血滋阴，虚实兼顾。吴坤安说："舌形紫燥，唇焦齿黑，二便俱秘，此为阴中兼阳，可兼阳明以治，犀角地黄、甘露饮之类。"[2]

朱良春说："此证始则高热，继见紫癜、尿血，其发病机理，酷似温病热入营血、耗血动血之候，邪热内窜，迫血妄行，血溢脉外，即成瘀血。故紫癜既是出血之征兆，亦是瘀滞之表现。方从犀角地黄汤出入，泻心胃之淫热，滋不足之真阴。生地与大黄配伍，专泻血分瘀热；枸杞子除滋养肝肾外，并有止衄作用；僵蚕，《别录》称其能"灭诸疮瘢痕"，临床试用发现能加速紫癜消退，殆因其有达肌表、化瘀滞之功故也。"[1]

病案举例

朱良春治热入营血：陆某某，男，9岁，半月前先发高热，继则臀部及两下肢出现紫癜，伴见酱油状血尿，诊断为"过敏性紫癜（肾型）"。迭经抗过敏、抗感染，使用激素、维生素及对症治疗，有所好转，但症情仍不稳定，紫癜及血尿时轻时剧。顷诊臀部及两下肢有散在瘀点，色紫红，按之不褪色，时觉烘热，口干欲饮，大便干结。舌质红，苔薄而干，脉数。尿检：蛋白（++），白细胞（+），红细胞（+++），透明管型少许。良以邪热内窜营血，迫血妄行，外溢于肌肤则发斑，内渗于下焦则尿血，亟宜清营解毒，凉血消瘀（组方见方证）。4剂后大便畅行，紫癜渐消，烘热显减，口干转润。尿检：蛋白少许，白细胞（+），红细胞（+）。瘀热渐清，阴伤渐复，上方去生大黄，续进5剂，紫癜全消，转予益肾培本之剂，共服14剂而愈。5个月后随访，一切正常[1]。

引用文献

［1］朱良春.医学微言［M］.北京：人民卫生出版社，1995：293.

［2］吴坤安.伤寒指掌［M］.上海：上海科学技术出版社，1959：卷一12.

（二）阴枯火炽候（心肾燥火偏肾转证）

心肾燥火证之阴枯火炽候，为燥火内陷心肾，灼伤肾阴，肾水不足以制心火，而成阴虚火亢之候，杂病家通称为阴虚火旺，水亏火亢之证，伤寒家则称为少阴火化之证。其见症以阴枯与火炽之脉症为主。

通称：阴虚火旺，水亏火亢，少阴火化证。

内含病例：［**中医**］伤寒，瘟疫，少阴火化证。［**西医**］流行性出血热。

病因病机：心肾燥火虚炽，多由伤寒失治，或温热、瘟疫失治，内陷心肾，致心肾燥火内盛，耗伤阴液，肾水不足以济心火，而成水竭于下，火亢于上之势，即吴鞠通所谓"真阴欲竭，壮火复炽"之证。

证象组合：阴涸+气炽+神扰

主症：【**阴液消涸**】**症象**：①眩晕，肌肤枯燥，腰痛。②少尿，溺短。③多尿。④口舌干燥，咽干，口渴引饮。

舌象：舌红苔光，舌黑且燥。**脉象**：脉左细数搏指。

副症：【津气蕴炽】**症象**：①发热壮热。②头痛。③恶心呕吐。**舌象**：舌红尖绛。**脉象**：脉右反大而虚软。

宾症：【神志不宁】**症象**：心烦少寐不得卧，怔忡。

治则：当以滋养阴液，清降燥火，虚实兼顾为法。

方证

黄连阿胶汤证：张仲景方。治阴虚火旺而致的心中烦，失眠，舌红苔燥，脉细数。

黄连四两，黄芩、芍药各二两，鸡子黄二枚，阿胶三两。前三药水煎，阿胶烊入，待稍冷纳鸡子黄搅和，分三次服。

论著和讨论

本证候心肾燥火烁伤阴液，水亏火亢。吴坤安说："此传经热邪，扰动少阴之阴，肾水亏，则君火旺，故以芩连泻心，胶黄育阴，且鸡子黄色赤而通心，阿胶色黑而通肾，坎离合治，自然热清而烦解。"[1]治则当以滋阴降火为主。仲景曰："少阴病，得之二三日以上，心中烦，不得卧，黄连阿胶汤主之。"（《伤寒论》303条）吴鞠通说："少阴温病，真阴欲竭，壮火复炽，心中烦，不得卧者，黄连阿胶汤主之。"[2]俞根初亦云："水为火烁，心烦不寐，肌肤枯燥，神气衰弱，咽干溺短，舌红尖绛，脉左细数，按之搏指，右反大而虚软。此外邪挟火而动，阴虚而水液不能上济也，治宜壮水制火，阿胶黄连汤主之。"[3]姚国美也说："失血后眩晕，怔忡，夜不能寐者，因亡血过多，肝脏失养，法宜育阴息风，补肝养荣汤主之，黄连阿胶汤亦主之。"[4]俞根初又曰："虚烦不寐者，余火扰动也，黄连阿胶汤清滋之。心火内炽不寐者，慎勿骤补，宜清养为主，如西洋参、生地、麦冬、黄连、甘草、小麦、百合、竹叶、莲心、茯神，或加阿胶，或鸡子黄、珍珠粉，审证酌加。"[3]

病案举例

1. **曾月根**治少阴伤寒：曾丽常，34岁，辛苦异常，日夜劳瘁，一经感寒，邪传少阴，即从火化。一身手足壮热，不能语言，舌黑且燥，脉微细而数。论中微细为少阴病之提纲，数者热也。凡操劳者病入少阴，从热化者多，从寒化者少，今一身手足壮热，所谓火旺生风，风淫末疾也。少阴肾脉挟喉咙，萦于舌底，其火一升，故舌强不能言。舌黑者，现出火极似水之色也。黄连阿胶汤主之。方用黄连、黄芩之大苦大寒以折之，白芍之苦平以降之，又取鸡子黄定离中之气，阿胶填坎中之精，俾气血有情之物交媾其水火，则壮热退而能言，热退而舌不黑矣。黄连12g，阿胶9g，黄芩3g，白芍6g，鸡子黄2枚。上4味先煮3味去滓，纳阿胶烊化尽，后纳鸡子黄，温服。初服2剂，病势渐平，再服1剂，诸症皆退，唯两脚拘挛。后服白芍15g、甘草9g，2剂而瘥。以芍药、甘草含有人参气味，血得补则筋有所养，筋舒则拘挛自除[5]。

2. **黄孝明**治张某某，女，35岁，1981年11月10日入院。患者发热、头痛、腰痛5天，恶心呕吐、少尿2天，入院诊断：流行性出血热发热期。经用中西医结合治疗4天后，越过低血压少尿期，进入多尿期。但患者口舌干燥，口渴引饮，心烦少寐，舌红苔光。辨证为肾水不足，水火不济，心阳偏亢。方用：川黄连3g，阿胶、乌梅、酸枣仁、生白芍各10g，生地30g，天麦冬各15g。服上药2剂后，阴虚渐复，心火已平，口渴已衰其大半，舌红转润。继用六味地黄汤加减滋肾固摄收功，住院12天出院[6]。

引用文献

[1] 吴坤安.伤寒指掌［M］.上海：上海科学技术出版社，1959：卷二17.
[2] 吴鞠通.温病条辨［M］.福州：福建科学技术出版社，2010：107.
[3] 俞根初.重订通俗伤寒论［M］.上海：上海科学技术出版社，1959：193，470.
[4] 姚国美.姚国美医学讲义合编［M］.北京：人民卫生出版社，2009：155.
[5] 何廉臣.重印全国名医验案类编［M］.上海：上海科学技术出版社，1959：81.
[6] 黄孝明.养阴法治疗流行性出血热的临床体会［J］.浙江中医学院学报，1983，（2）：30.

（三）阴血闭脱候（心肾燥火偏肾变证1）

心肾燥火证之阴血闭脱候，为燥火炽于心肾阴血之分，消涸阴液，上闭心神，正气不支，渐至阴竭而脱绝，最为危重之证。时病家亦通称为内闭外脱，或热入精室之证。其见症虽以闭脱之症象显明，但必兼见心肾阴枯与火炽之脉症，并以之为主。

通称：内闭外脱，热入精室。

内含病例：［中医］少阴伏温，夹阴温病，热入精室。

病因病机：心肾燥火闭脱，系燥火蒸灼于心肾阴血之分，消烁阴液，上闭心神，内动肝风，阴液消涸，正气不支。欲火与伏火交蒸，转瞬间阴竭则死。

证象组合：血炽+阴炽+阴涸+神闭+气脱

主症：【**血热蕴炽**】**症象**：身痛无汗。**舌象**：舌苔初则紫绛而圆，终则深紫而赤。**脉象**：脉右洪盛而躁。

【**阴热蕴炽**】**症象**：①面多油光。②尺肤热甚。③腰疼如折。④男则梦泄遗精，女则带下如注。**舌象**：紫而干晦，色如猪腰。**脉象**：脉左反细弦搏数。

副症：【**阴液消涸**】**症象**：①口干齿燥。②小便赤涩稠黏，状如血淋。**舌象**：舌胖嫩，苔根黄黑，或干或焦。

【**神志蒙闭**】**症象**：①烦躁狂言。②昏厥不省。

宾症：【**气虚脱绝**】**症象**：①两目上视，或斜视。②舌卷囊缩。③时时欲厥。

【**络脉不和**】**症象**：①厥回则痉，痉后复厥。②筋惕肉瞤。

治则：当急泻心肾阴血之火，以救其气阴，而挽其厥脱。

方证

陶氏逍遥汤证：《通俗伤寒论》方[1]。治热入精室，泻交蒸之火，以存阴液。详见论著。

西洋参、知母各9g，鲜生地30g，辰砂1.5g（拌包），飞滑石9g，生甘草细梢2.4g，韭根白2枚，两头尖40粒（盐水略炒包煎），先用犀角3g、青竹皮30g煎汤代水。小便点滴痛甚者，加杜牛膝9g，当门子（冲）0.09g。

论著和讨论

本证候燥火交蒸于阴血之分，迅即有阴竭脱绝之变。俞根初说："膜原温邪，因春寒触动而发……在阴分者，初起微微恶寒，身痛无汗相同，唯面多油光，尺肤热甚，口干齿燥，烦躁狂言，腰疼如折，小腹重痛，男则梦泄遗精，女则带下如注，小便赤涩稠黏，状如血淋，兼厥阴肝病，气上撞心，时时欲厥，厥回则痉，痉后复厥，筋惕肉瞤，甚则两目上视，或斜视，舌卷囊缩，舌苔初则紫绛而圆，继即胖嫩，根黄黑，终则深紫而赤，或干或焦，甚则紫而干晦，色如猪腰……若右洪盛而躁，左反细弦搏数，此《内经》所谓'冬不藏精，春必病温。病温虚甚，死'。亦即喻西昌所谓'既伤于寒，且不藏精，至春同时并发'是也。"[1]"热入精室，较热入血室为尤深，欲火与伏火交蒸，转瞬间阴竭则死，俗称夹阴温病，即属此证。"[1]

其救治之则当急急清泻心肾之火，益气滋阴，以防脱绝。何廉臣曰："如热入精室，即俗称夹阴温病，较夹阴伤寒尤险。由欲火与伏火交蒸，深恐转瞬阴竭，急宜救阴泄浊，峻泻其交蒸之火，以存真阴。如陶氏逍遥汤及滋任益阴煎加减（本方去砂仁、熟地、炙甘草，加烧裈散、槐米、白薇、生甘草细梢，熟地露代水煎药）。神气昏厥者，外用通窍透邪法（用安宫牛黄丸两颗研细，用银花露调和成饼，安入心下，上罨对剖白鹁鸽半只，用帛扎紧，一俟鸽有臭气即揭去之）犹可十救三四。"[1]

俞根初说："切忌妄与发表，亟亟清里救阴，陶氏逍遥汤（组方见方证）急泻其交蒸之火，以存阴液；继与加味知柏地黄汤（知母、山药、浙苓各9g，川黄柏1.5g，山萸肉3g，丹皮、泽泻各4.5g，犀角汁、童便各1杯（冲），先用熟地24g，切丝泡汤代水煎药），滋阴降火，以交济心肾；后与甘露饮加减（淡天冬、提麦冬各6g，生地、熟地各12g，霍石斛9g，生玉竹12g，炒橘白2.4g，建兰叶9g）；终与坎气潜龙汤，滋填任阴，以镇摄浮阳。"[1]

病案举例

叶天士治席，脉左数，右缓弱，阳根未固，阴液渐涸，舌赤微渴，喘促，自利，溲数，晡刻自热，神烦呓语。夫温邪久伏少阴，古人立法，全以育阴祛热，但今见症，阴分固有伏邪，真阳亦不肯收纳，议仿刘河间浊药轻投，不为上焦热阻，下焦根蒂自立，冀其烦躁热蒸渐缓。熟地炭、茯苓、淡苁蓉、远志炭、川石斛、五味子，饮子煎法。又，晚诊，阴中伏邪，晡时而升，目赤羞明，舌绛而渴，与育阴清邪法。生地炭、玄参心、川石斛、炒麦冬、犀角、石菖蒲。又，脉左数右软，舌干苔白，小溲淋沥，吸气喘促，烦汗，肾阴不承，心神热灼蒙闭，议以三才汤滋水制热。三才加茯神、黄柏、金箔。晚进周少川牛黄清心丸一服。又，昨黄昏后诊脉，较诸早上，左手数疾顿减，唯尺中垂而仍动，呓语不已，若有妄见。因思肾热乘心，膻中微闭，神明为蒙，自属昏乱，随进周少川牛黄丸一服，俾迷漫无质之热，暂可泄降。服后颇安。辰刻诊脉濡小，形质大衰，舌边色淡，下利稀水。夫救阴是要旨，读仲景少阴下利篇，上下交征，关闸欲撤，必以堵塞阳明为治。以阳明司阖，有开无阖，下焦之阴，仍从走泄矣，议用桃花汤。人参、赤石脂、炮姜、白粳米。又，晚服照方加茯苓。又，脉左沉数，右小数，暮热微汗，时烦，辰刻神清，虚邪仍留阴分，议用清补。人参、茯苓、川石斛、炙甘草、黑穞豆皮、糯稻根须。又，金匮麦门冬汤[2]。

引用文献

［1］俞根初.重订通俗伤寒论［M］.上海：上海科学技术出版社，1959：243，336.

［2］叶天士.临证指南医案［M］.上海：上海卫生出版社，1958：251.

（四）阴液闭厥候（心肾燥火偏肾变证2）

心肾燥火证之阴液闭厥候，为燥火内陷心肾阴中，消涸阴液，阳气上亢，蒙闭神机，虚中邪炽之重候，时病家通称为暑入厥少，或暑伏阴分之证。其见症虽以闭厥之症象显明，但必兼见阴枯与火炽之脉症，并以之为主。

通称：暑入厥少，暑伏阴分。

内含病例：［**中医**］少阴伏暑。

病因病机：心肾燥火闭厥，常由温暑之邪，失治内陷心肾阴分，火炽阴中，消涸阴液，厥阳风动，上蒙神明，外窜络脉，而成阴枯火炽之重证。

证象组合：气炽+神闭+阴枯+气逆

主症：【**津气蕴炽**】**症象**：①颧红目赤。②壮热。③烦躁。④口臭喷人。⑤便闭溲赤。⑥子午躁扰。**舌象**：舌绛苔薄黄。**脉象**：脉数大。

【**神志蒙闭**】**症象**：①神昏痉厥。②神志似明似昧，妄语。

副症：【**阴液消涸**】**症象**：①耳聋。②唇茧苔焦舌缩。③齿燥龈血。**舌象**：舌干绛。

【**络脉不和**】**症象**：①舌强，语音不出。②寐则惊惕。③角弓反张。④手足瘛疭。

宾症：【**气机冲逆**】**症象**：①躁时心痛。②呼吸似喘。③二便不通。

治则：当开窍醒神与清热存阴并进，以虚实兼顾为法。

方证

复脉加味证：李竹溪方[1]。清心透邪，安神定魂，治伏暑晚发，汗出半身，热退复起，耳聋妄语，神志似明似昧，唇茧苔焦，齿燥龈血，口臭喷人，便闭溲赤。详见病案1。

炙甘草3g，干生地18g，麦门冬（连心）、东阿胶（另炖冲）、杭白芍、黑玄参各9g，火麻仁6g，龟板（生打）30g，河水2盏，文武火煎7味，取1盏，烊胶一半服，渣再如法，服时调下至宝丹2颗。

论著和讨论

本证候燥火内炽阴中，厥阳风动，上蒙神明，神机闭塞，虚中邪实。叶天士说："少阴肾液先亏，温邪深陷阴中，瘛痉已见，厥阳内风上冒。"[2]其救治之则当急急开窍醒神以开闭厥，滋养清解以存阴液。吴鞠通有云："痉厥神昏，舌短烦躁，手少阴证未罢者，先与牛黄、紫雪辈，开窍搜邪，再与复脉汤存阴，三甲潜阳。临证细参，勿致倒乱。"[3]

病案举例

1.**叶天士**治舌缩，语音不出，呼吸似喘，二便不通，神迷如寐，此少阴肾液先亏，温邪深陷阴中，瘛痉已见，厥阳内风上冒，本质素怯，邪伏殊甚，实为棘手。议护下焦之阴，清解温热之深藏，以冀万一。阿胶、鲜生地、玄参、鲜石菖蒲、川黄连、童子小便[2]。

2.**李竹溪**治伏暑晚发：胡长卿，年十岁，夏伤于暑，潜伏阴分，复感新邪触发，已逾两候，初经老友胡君馥生治疗，方药清解不谬。汗出半身，热退复起，耳聋妄语，神志似明似昧，唇茧苔焦，齿燥龈血，口臭喷人，便闭溲赤，子午二时躁扰不安，躁时自言心痛，需人按摩，过此渐安，安则不痛而寐，寐则惊惕。两脉数大，此《已任篇》所云"秋时晚发，感症似疟"，即伏暑之症候也。第伏有浅深，邪有轻重，质有强弱之当别耳。此病年稚质薄，元阴未充，先天不足，伏邪深入重围，根深蒂固，所以汗难骤达，邪难骤退，已延两候，邪从火化，累及阴维，水虚火炎，胃成焦土，恐犯温病虚甚死之危候，无怪胡君不肯独任其肩，幸脉尚不弱，尚可希冀邪溃。新邪当先达表，伏邪当先清里，里清表自解也。此病此时，不独里有伏邪，已觉阴维见症，阴分已伤，法当甘润咸寒，急救阴维，育阴滋水，拟复脉加龟板、玄参，以龟板能通任脉，止心痛，玄参能制浮火上游，更佐至宝丹，清心透邪，安神定魂。（组方见方证）二诊：夜分觉安，子时仍躁，心痛已减，龈血依然，转多红色，且焦苔未退，口气仍然熏人。转用玉女煎，去熟地之腻守，易生地之滋清，阴维已立，大便可通，仍倍加玄参之柔润，既多矢气，可望更衣。生石膏（研细）18g，大生地9g，肥知母4.5g，大麦冬、生牛膝各6g，黑玄参15g，河水煎服，渣再服。三诊：业已更衣，龈血亦止，热仍不退，日间觉安，夜寐欠逸，躁减烦增，是邪欲溃，而阴来复，中土松而心火炎，仍属阴虚阳胜之兆。因与阿胶鸡子黄汤泻南补北，加生草泻火，以驭苦寒，细生地凉心，石斛养胃，冀其夜得安眠，始可无虞。小川连2.4g，泡黄芩1.8g，杭白芍、东阿胶（另炖）各9g，细生地12g，金石斛6g，生甘草2.1g，鸡子黄1杯（后纳，搅匀）河水先煎六物一盏，复渣再煎一盏，去渣，纳砂罐中，先以胶冲入和匀，复纳鸡子黄搅匀，先服一盏，余药隔水炖之，逾六小时再服。四诊：昨夜安眠，热未全退，焦苔去而转黄，底仍焮红，脉左平静，右寸关仍搏指，乃上焦余邪未净，改以竹叶石膏汤加细生地、金石斛，又取甘凉，可许来朝热退。鲜竹叶20片，生石膏15g，仙半夏4.5g，西洋参3g，水炙草2.1g，拣寸麦冬6g，细生地12g，金石斛9g，米泔水煎服。五诊：昨服甘凉，正当三候，天明津津汗出，热退，舌红亦淡，苔黄未净，知其内热无多，且知饥啜粥，胃气渐开，一意甘凉，前方再进，当此九仞之功，谨当加意防护。另嘱日啜京腿清汤，借血肉有情之品，食养尽之，再为善后之策。停药数日，十八潮热又作，口苦，苔复黄厚，耳根发颐，焮硬红肿，此因畏药停诊，失于善后，且连日进谷，正气胜而余热自寻出路也。此时水仙难觅，红肿之处，嘱以醋磨金果榄浓汁搽之，方拟栀豉合温胆，去生姜、橘皮，用生草，加金银花、连翘、赤小豆，仿食复法，兼清上焦而愈。黑山栀3g，炒香豉、炒枳实各4.5g，炒竹茹、鲜半夏、天花粉、青连翘各6g，云茯苓、金银花、赤小豆（杵）各9g，生甘草2.1g，河水煎服[1]。

引用文献

［1］何廉臣.重印全国名医验案类编［M］.上海：上海科学技术出版社，1959：117.
［2］徐衡之，姚若琴.宋元明清名医类案［M］.长沙：湖南科学技术出版社，2006：534.
［3］吴鞠通.温病条辨［M］.福州：福建科学技术出版社，2010：111.

八、肺肾燥火证（阴分燥火并病2）（2候）

肺肾燥火证，为燥火伤阴，阴枯火炽之证，多系感受温暑燥热，外邪入里，延误失治，化火伤阴耗液所致，亦称阴虚火旺。但与虚火之因虚致火有别，邪实正虚，非正虚致邪者比，邪火内炽，肺肾阴液日伤，救治不当，则化源有欲绝之势，阴液有将涸之危。

肺肾燥火证，为火烁肺肾阴液之证，其病机为火炽与阴枯共存，浅则消灼阴液，深则消涸真阴，肾藏天一之真水，而肺又为水之上源，燥火消灼肺肾，下烁肾水，上竭化源，若救治失当，则化源有欲绝之势，真阴有涸竭之虞；阴液将竭，阳火独亢，阴不济阳，亦有厥阳暴脱之虑。

肺肾燥火证，火炽与阴枯并存，欲救其阴，当先除其火。其治则总当清肺泻肾，清火滋燥，以救肺肾之阴液。吴鞠通曰："欲解燥者，先滋其干，不可纯用苦寒也，服之反燥甚。"[1]当治以甘苦合化阴气一法。此外清源洁流，亦为治肺肾燥火之大法。何廉臣曰："当清其肺，肺为肾水之上源，肺清则水清。"[2]病深者又有启肾水之上输，以滋其化源之法。前者重在清肺以治肾，后者重在滋肾以救肺，均为法中之法。

证候别称：温邪化燥，燥邪内陷，热劫阴液，阴枯火炽，肺燥肠热，厥阳暴脱，阴竭阳脱。

病名：温病，阳明温病，伏暑，暑湿化燥，燥泄。

证候系统：详见图3-7-37。

本证——————气阴消灼候
转证——————阴液消灼候
变证——————阴液煎迫候

图3-7-37　肺肾燥火证证候结构图

引用文献

［1］吴鞠通.温病条辨［M］.福州：福建科学技术出版社，2010：72.
［2］俞根初.重订通俗伤寒论［M］.上海：上海科学技术出版社，1959：330.

（一）阴液消灼候（肺肾燥火转证）

肺肾燥火证，燥火久炽肺肾，消烁肺津肾阴，致阴液枯涸，而燥火尚炽，是为阴液消灼之候，时病学家通称为阴枯火炽之证。其见症以阴枯与火炽之脉症同见。

通称：阴枯火炽。

内含病例：［中医］伏暑，阳明温病。

病因病机：肺肾燥火虚炽，因温暑热邪久羁，或伏气温热伏于阴分，或误投燥热发散之剂，致热邪化火化燥，上克肺金，下煎肾水，化源有欲绝之势，津液有将涸之虞，为正虚邪盛，仍属阴枯火炽之候。

证象组合：热炽+阴枯+液灼

主症：**【津气蕴炽】症象**：①亢热无汗。②烦渴不眠，躁扰。③小溲赤热。**脉象**：脉弦而数。

副症：**【阴液消涸】症象**：①两颊深紫若胭脂。②口干不欲食。③腰痛。④小便少，无尿。**舌象**：舌光绛无液。**脉象**：①脉小数。②弦大而涩。③脉沉数。

宾症：**【津液消灼】症象**：①喜饮不食。②大便秘结。③小便不利。

治则：当以滋养阴液与清泻燥火并重。

方证

1.冬地三黄汤方证：吴鞠通方[1]。甘苦合化阴气法。治阳明温病，无汗。详见论著。

麦冬24g，细生地、玄参各12g，黄芩、黄连、黄柏各3g，苇根汁（冲）、银花露（冲）各半酒杯，生甘草9g，水8杯，煮取3杯，分3次服，以小便得利为度。

2.甘露饮加减证：何拯华方[2]。增液救阴，肃清余热。治伏暑，邪少虚多，阴虚火亢之候。详见病案2。

鲜生地18g，鲜石斛、淡天冬、原麦冬、西洋参各4.5g，青蔗浆1瓢，雅梨汁2瓢，熟地露30g（三汁同冲）。先用炒香枇杷叶（去毛筋净）30g，鲜茅根（去皮）60g，煎汤代水。

论著和讨论

本证候燥火劫伤肺肾阴液，阴枯阳亢，正虚邪盛。治则当以滋养阴液为主，兼以清降阳火。阴伤阳扰，致汗反不出而干燥，热反不退，急与甘寒润泽与之，以救阴济阳，则症自平，若再与疏泄，必致阴竭而厥阳暴脱矣。故吴鞠通曰："温病，小便不利者，淡渗不可与也，忌五苓八正辈。"[3]叶霖按："此言阴竭之小便不利，故不可淡渗。若属热结，自当清利。非凡温病小便不利，皆不可淡渗也。"[3]"阳明温病，无汗，实证未剧，不可下，小便不利者，甘苦合化，冬地三黄汤（组方见方证）主之。"[1]"温病燥热，欲解燥者，先滋其干，不可纯用苦寒也，服之反燥甚。"[1]"下后无汗，脉不浮而数，清燥汤主之。麦冬、细生地、玄参各15g，知母6g，人中黄4.5g，水8杯，煮取3杯，分3次服。"[1]

何廉臣则谓："若虚甚而神气消索，一无实热现象者，甘凉犹不中的，宜用甘平温润之剂，如参麦、六味、加减复脉之类，频进垫托之，切勿见其无速效而中途易法，致令不救。余每见伏邪因中无砥柱，内含空虚，乘虚而陷，得育阴垫托，从中、下焦血分，复还气分，于胸、腹、缺盆、肩、颈、肘、臂等部位发痦而解。若枯白无水，则又为阴涸之象，证多不治。"[4]并谓："大势瘥后，一以育阴潜阳为主，三甲复脉汤加减，或以叶氏加减复脉汤，育阴垫托，往往有从里达表，舌起白苔，伏邪由汗而解。将欲汗时，脉必浮缓，苔必宣松；汗解后，白舌苔有即退者，有迟一二日始退者，必得苔净脉静身凉，舌之两旁再生薄白新苔，方为邪尽。"[4]魏玉璜说："感冒微嗽，专科与发散太过，反致身热不退……乃以荆、防、广、半、芎、苏、前、桔诸燥药，鼓动三焦之火，至阳扰而热盛。宜以甘寒润泽与之，则症自平。"[5]若再与疏泄，必致阴竭而厥阳暴脱矣。

病案举例

1.魏玉璜治陈士华兄，武生也，随乡试伊迩，日与朋友练习技勇。忽感冒，医治月余不效，脉之弦大而涩，外症不发热，大便秘，小便少，两额深紫若胭脂，腰痛，口干不欲食，所服药类皆燥散之品。此少阴不足，劳伤外感，治之失宜，热邪内陷，法当内托，令其汗出自愈。用熟地、生地、枸杞子、石斛各9g，瓜蒌仁、黄芩各6g，傍晚服下。黄昏，胸膈胀闷欲绝，躁扰异常，其家大恐，以为用补必死矣，怒持药瓯掷之门外，环视涕泣。一更后，忽大汗如雨，衣被沾湿。汗止即索粥，连进两盏，已而酣睡达旦。明晨延诊，脉已圆滑，颊赤亦退第，困乏无力耳。因问夜来胀闷汗出之故。曰：病因前药劫其津液，外邪乘虚内结。今以大剂甘润投之，即借其热结之力，蒸郁勃发，乃一涌而汗出邪散，此所谓内托之法也。令以前方再服4剂，病即起矣，如言而愈[5]。

2.何拯华治伏暑：王珊卿，34岁，连进缓下，而伏邪解而不尽，热仍减而不退，唯舌红苔薄而无质地，脉转小数，乃邪少虚多，阴虚火亢之候。法当增液救阴，肃清余热，仿甘露饮加减（组方见方证）。叠服3剂，得育阴垫托，从中、下焦血分复还气分，先一日出凉汗，继发白痦而热始全除，胃气渐复而愈[2]。

引用文献

[1] 吴鞠通.温病条辨[M].福州：福建科学技术出版社，2010：65，71，72.

[2] 何廉臣.重印全国名医验案类编[M].上海：上海科学技术出版社，1959：112.

[3] 李顺保.温病条辨集注与新论[M].北京：学苑出版社，2004：264.

[4] 何廉臣.重订广温热论[M].福州：福建科学技术出版社，2010：13，14.

[5] 江瓘，魏之琇.名医类案（正续编）[M].北京：中国中医药出版社，1996：329，336.

（二）阴液煎迫候（肺肾燥火变证）

肺肾燥火证，燥火内炽肺肾，消烁肺津肾阴，煎迫阴液，下走大肠，而成阴液煎迫之候，俞根初称为肺燥肠热之证，杂病家亦称为燥泻之证。其见症虽以热迫液泄之症象显明，但必兼见火炽与阴枯之脉症，并以之为凭。

通称：肺燥肠热，燥邪内陷。

内含病例：[中医]燥泄，暑湿化燥。

病因病机：肺肾燥火虚炽，或因燥邪内陷，或暑湿化燥，或如魏之琇所云"过于温散，助其燔燎，伤其阴液，其内燔之火，尽入于肺，若伤寒传里然。肺热甚则下迫大肠而为痢矣"[1]。俞根初曰："燥邪与暑湿困遏，化燥伤津之象。"[2]总由燥火内迫阴液所致。

证象组合：阴枯+气炽+液泄+神蒙

主症：【津气蕴炽】症象：①身热。②面赤。③不眠。④咳甚。⑤腹热如焚，肠中切痛，按之痛甚。**脉象**：脉按之弦数而躁。

【**热迫液泄**】**症象**：下利频并，里急后重，肛门热痛，艰涩难行。

副症：【**阴液消涸**】**症象**：①形容惨晦。②口燥。**舌象**：①舌苔干燥起刺，兼有裂纹。②舌苔淡白而薄，杂露红点。**脉象**：脉浮而虚。

宾症：【**神志昏蒙**】**症象**：焦急不堪。

治则：以滋养阴液为主，润其枯燥，兼以苦寒解其燥火之内迫。

方证

阿胶黄芩汤证：《通俗伤寒论》方[2]。甘凉复酸苦寒，清润肺燥以坚肠。治肺燥肠热，喉痒干咳，咳甚则痰黏带血，血色鲜红，胸胁窜痛，腹热如焚，大便水泄如注。详见论著。

陈阿胶、青子芩各9g，甜杏仁、生桑皮各6g，生白芍3g，生甘草2.4g，鲜车前草、甘蔗稍各15g，先用生糯米30g开水泡，取汁出代水煎药。

论著和讨论

本证候燥火烁灼，肺肾阴液，下走大肠。俞根初说："（秋燥伤寒）若暑从火化者，浅则多肺燥肠热，上则喉痒干咳，咳甚则痰黏带血，血色鲜红，胸胁窜痛；下则腹热如焚，大便水泄如注，肛门热痛，甚或腹痛泄泻，泻必艰涩难行，似痢非痢，肠中切痛，有似硬梗，按之痛甚，舌苔干燥起刺，兼有裂纹。"[2]治当滋养阴液，清润肺肾，解其火炽，以救阴液。魏之琇曰："但养其荣气，润燥清热，病自愈也。"[1]俞根初曰："宜用阿胶黄芩汤（组方见方证），甘凉复酸苦寒，清润肺燥以坚肠。"[2]

病案举例

1.魏之琇治孙敦夫女，十岁许，冬日感冒寒嗽，专科与发散太过，反致身热不退，更医投六君子加炮姜、五味子，一剂热退矣。而咳嗽转甚，下利频并，里急后重，中有白脓。医以热退为药对证，再与之，则面赤口燥，恶食不眠……与生熟地、枸杞子各四钱，天麦冬、瓜蒌仁各钱半。乃诧曰：今病已泄泻，又从而滑利之剂，不增剧乎？余笑曰：第服之，病自减。乃始进半盅，觉咳嗽稍瘥，遂连进二剂，果愈四五。再以前方加酒制黄芩、酒制白芍各一钱，不二剂，衄血一小盏，全安。或问故，曰：儿禀素弱，所病即俗名火伤风也，不治亦愈。乃以荆、防、广、半、芎、苏、前、桔诸燥药，鼓动三焦之火，至阳扰而热盛。后医谓虚是矣。宜以甘寒润泽与之，则证自平。乃用六君燥补，加以炮姜之辛温，五味子之酸敛，借人参之力而热退。其内燔之火尽入于肺，若伤寒传里然，肺热甚则下迫大肠而为痢矣。其中白脓乃燥金壅热所化，与痢疾正同，兹但养其荣气，润燥清热，病自愈也。又问：何以知其当衄。曰：初时下痢，则火从下泄，痢止，余热反走诸络而上溢，否则炮姜、五味子之性，何由稍释？其衄也，亦犹伤寒阳明热邪得红汗而解矣[1]。

2.萧琢如治秋燥泄泻：黄君，年30岁，秋病燥泄，日数十度，身热微咳。以粗阅医书，初服消散药，不应。继进疏利，亦不应。易以温补升提，病势愈剧，特来延诊。形容惨晦，焦急不堪，舌苔淡白而薄，杂露红点，脉浮而虚。余曰：此等症候，从前名家，唯喻嘉言知之，有案可稽。若时医则无从问津，服药不对，宜其愈治愈乖也。仿喻治吴吉长乃室救误之方，病者犹疑信参半，乃命家人就邻舍取喻氏书，请为指示。余为检出受阅，并告以屡试屡验，切勿疑阻自误。陈阿胶（烊冲）9g，生桑皮、地骨皮各15g，苦桔梗4.5g，青子芩6g，生甘草3g。连服7剂，平复如初[3]。

引用文献

［1］徐衡之，姚若琴.宋元明清名医类案［M］.长沙：湖南科学技术出版社，2006：294.

［2］俞根初.重订通俗伤寒论［M］.上海：上海科学技术出版社，1959：259，361.

［3］何廉臣.重印全国名医验案类编［M］.上海：上海科学技术出版社，1959：195.

九、肝胆燥火证（燥火内火本病）（2候）

肝胆燥火证，为内因燥火之本病。多由其人素体肝火内盛，或更加情怀不遂，内动肝火，或饮食积热，嗜辛酗酒之类，热蓄肝胆，致燥火内盛，而成肝胆燥火之证。肝主乎升，且火性上炎，肝火内动，木火内焚，故其病机总以上逆为患。或上干清道，扰及空窍；或上逆上、中二焦，肺胃失其主降之权，气机有升无降。剧者火旺生风，肝风内动，风火交煽，闭塞清窍，而成风动闭厥之重证。

肝胆燥火证，总由内动肝胆之木火，肝火有余，相火失其本位，则必上逆为患。其治则总当清降其木火，伐木之有余，以平其上逆之势，上逆得平，则相火自安其位。

证候别称：肝火上炎，肝火上逆，肝火惊风。

病名：肝火头痛，肝火外障，耳肿痛，倒经，胆瘅，急惊风，痉症。

证候系统：详见图3-7-38。

本证——————清气失宁候

转证——————木火升逆候

变证——————木火蕴闭候

图3-7-38　肝胆燥火证证候结构图

（一）清气失宁候（肝胆燥火本证）

肝胆燥火证，肝郁化火，挟胆中木火上逆，上扰清道，空窍不利，是为清气失宁之候，杂病学家通称为肝火上炎之证。其见症虽以清空清窍症象显明，但必以肝胆火炽之脉症为主。

通称：肝火上炎。

内含病例：［中医］肝火外障，肝火头痛，耳肿痛。［西医］血管神经性头痛，化脓性耳廓软骨膜炎，急性乳突炎。

病因病机：肝胆燥火蕴逆，因肝郁化火，挟胆腑木火上逆，扰动上焦清气，干于清道，以致清空不宁，清窍不利。即赵金铎所云："系肝火血热上干清灵之府。"[1]

证象组合：气蒸+空窍不利

主症：**【津气蕴蒸】症象**：①发热烦躁。②面目红赤如醉酒状。③口渴多饮，时欲饮冷。④口苦咽干。⑤大小便皆不利，小便黄赤，大便时干时稀，大便秘结。**舌象**：①舌红苔少。②舌红苔黄。**脉象**：①洪大鼓指。②弦数有力。

副症：**【清空不宁】症象**：①头目眩晕。②全头胀痛，脑颅欲裂。③太阳痛，两太阳穴经脉怒张。

宾症：**【清窍不利】症象**：①头目瞀闷。②目赤，目始红肿，白星翳叠出，黑珠有浮翳膜，隐涩难开。③耳廓溃疡流脓，红肿灼痛，牵引头痛。④乳突触痛，耳中疼痛，波及颈颞。

治则：当清泻肝胆之火，以平其上逆之势。

方证

1.栀子清肝汤证：陈自明方加减[2]。治肝火风热上攻，耳痛，耳聤，耳中津液结块。

山栀子、菖蒲、柴胡、当归、黄芩、黄连、丹皮、甘草、牛蒡子。

2.加减泻青丸证：胡光慈方[3]。治高血压头痛，气实便结，脉三部弦硬而大。

防风、龙胆草、焦山栀、大黄、黄芩、川牛膝。

3.泻肝汤证：干祖望方[4]。治急性乳突炎，耳中疼痛，日趋严重，波及颈颞，口干而苦，大便秘结，头痛目赤，乳突触痛，舌红苔黄，脉弦数。详见病案2。

龙胆草、黄芩各3g，生地、车前子、夏枯草、菊花、白蒺藜、钩藤（后下）各10g，桑叶6g，石决明30g，荷叶半张，羚角粉1支（分3次吞服）。

4.羚角胆草汤证：干祖望方[5]。清肝泻火，消肿止痛。治化脓性耳廓软骨膜炎，证属肝胆火热上灼，耳廓红肿。

羚羊角粉3g，每天冲服1次。龙胆草6g，黄芩、山栀、夏枯草、苦丁茶、蚤休、生地、洋泻各10g，甘中黄3g。外用九一散少许渗于溃处，覆以黄连膏纱布，每日换药1次。

论著和讨论

本证候肝胆燥火上逆清道，干扰清空清窍。其治则当清泻肝胆之火，以平其上逆之势，则清气自宁，空窍自利。姚国美说："发热口苦，胸胁胀满，耳聋者，此少阳热邪弥漫，上干清窍，法宜苦降，黄芩汤（黄芩、炙甘草、芍药、大枣）主之。"[6]"烦躁口苦，头目昏眩，脉弦而数，此少阳火邪上行，法宜苦降，黄芩汤主之。"[6]

干祖望治化脓性耳廓软骨膜炎：本病初起，耳廓发热，疼痛剧烈，感染处红肿明显，触之稍硬。进而疼痛更甚，呈搏动性跳痛，手不可近，红肿迅速扩大，以致除耳垂外，全部耳廓红肿发紫，脓成后有波动感。全身发热，烦躁，夜不能寐。脓肿溃后，疼痛减轻，但可形成溢脓瘘管，长期不愈。这时耳廓即如被蚕食般腐蚀，终至全部耳廓软骨坏死殆尽。中医称本病为断耳疮，喻其耳廓断送之意。须内治外治配合，大法不离乎清热解毒。内治：肝胆火热上攻。耳廓红、肿、热、痛俱盛，发热，口渴，烦躁，小便短赤，大便秘结。治宜清热泻火，解毒消肿，轻症用玉神汤；重症方选黄连解毒汤或龙胆泻肝汤加减。以大苦大寒之龙胆草、黄芩、黄连为主药，一般用量在3~10g，以直入肝胆经脉清热泻火之山栀、夏枯草、苦丁茶等为助，用量在10~15g。同时在方中配伍生地、泽泻、甘中黄等，既可协助清热，又能免除苦燥伤阴之弊。耳痛剧烈，牵掣颞侧头部者，是属肝火兼有阳亢，此时可以另用羚羊角粉冲服，每次0.5g，每天2次。羚羊角本是清热平肝息风之品，唯《本草纲目》谓："疮肿瘰疬……羚羊角能散之，相火寄于肝胆，在气为怒……羚羊角能降之。"[7]

病案举例

1.孙文垣治肝火外障：吴小峰与弟小川俱病目，其目始红肿，次加太阳痛，继以白星翳迭出。脉之，小峰濡缓而大，血缕贯瞳仁，暮则痛。小川则洪大鼓指，黑珠有浮翳膜，隐涩难开，大小便皆不利。故于小峰用补……于小川用泻，内用泻肝汤及当归龙荟丸，外用象牙、冰片末点之，七日痊愈。《经》云："实者正治，虚者从治。"小川之证，惟厥阴肝火炽盛，肝常有余，有余者泻之，正治也[8]。

2.干祖望治急性乳突炎：常某，女，42岁，右耳疼痛1周，日趋严重，波及颈颞，口干而苦，大便秘结，头痛目赤，乳突触痛，舌红苔黄，脉弦数。肝阳挟火，拟清肝以挫其势（组方见方证）。并治急性中耳炎、外耳道炎，耳鸣耳聋，眩晕[4]。

又治刘某某，男，40岁。右耳溃烂流脓，红肿热痛。按上法（组方见方证）用药3剂，肿痛消减，溃处如前。停用羚羊角粉。原方加银花10g，续服13剂，外治法如前。溃处渐收敛。继用生黄芪、当归各15g，银花30g，甘中黄4g，外用生肌散加黄连膏。10天后，疮口收敛而愈[5]。

3.赵金铎治血管神经性头痛：金某某，男，45岁，突然全头胀痛，脑颅欲裂，不堪忍受，痛甚以头触墙，缓解时头目瞀闷不聪，口苦咽干，时欲饮冷，食不甘味，卧不安席，面目红赤如醉酒状，两太阳穴经脉怒张，舌红苔少，大便时干时稀，小便黄赤，两寸关弦数有力。系肝火血热上干清灵之府，自拟凉血清肝汤：生地15g，丹皮、赤白芍、菊花、枳壳各9g，玄参12g，龙胆草、柴胡、酒制大黄各6g，决明子30g，甘草5g。3剂，痛渐止，后因工作紧张，逾1月复发，原方6剂告愈[1]。

引用文献

［1］赵金铎.治疗血管神经性头痛五法［J］.中医杂志，1981，（5）：11.

［2］秦伯未.秦伯未医学名著全书［M］.北京：中医古籍出版社，2003：298.

［3］胡光慈.中医内科杂病证治新义［M］.成都：四川人民出版社，1958：9.

［4］俞无名，干千.中国百年百名中医临床家丛书·干祖望［M］.北京：中国中医药出版社，2001：74.

［5］韦振德，唐蔚，林中昌，等.全国名老中医验方选集［M］.北京：学术书刊出版社，1989：456.

［6］姚国美.姚国美医学讲义合编［M］.北京：人民卫生出版社，2009：145，205.

［7］严道南.干祖望中医五官科经验集［M］.南京：江苏科学技术出版社，1992：26-28.

［8］江瓘，魏之琇.名医类案（正续编）［M］.北京：中国中医药出版社，1996：568.

（二）木火蕴闭候（肝胆燥火变证）

肝胆燥火证，燥火内炽肝胆，气血交炽，火炽内动肝风，风火上逆，内闭神明，而成木火蕴闭之候，杂病学家通称为肝火惊风之证。其见症以内闭风动之痉厥症象显明，但必以肝胆火炽气血之脉症为主。

通称：肝火惊风。

内含病例：［中医］急惊风，痉症。

病因病机：肝胆燥火蕴闭，系肝火挟胆腑木火，内炽气血，火炽风动，风火交煽，气火上逆，上闭清窍，外滞络脉，而成痉厥急重之证。

证象组合：气炽+血炽+神闭+络滞+气逆+气滞

主症：**【津气蕴炽】症象**：①壮热。②咽干。③便闭。④溺塞。**舌象**：①苔多深黄。②苔黄厚。**脉象**：脉必弦数。

【血热蕴炽】症象：①目赤唇红。②时烦躁。③惊悸。**舌象**：①舌必紫赤。②舌赤干绛。**指纹**：皆青紫浮红。

副症：**【神志蒙闭】症象**：①面色发青。②昏睡谵语。

【络脉不和】症象：①上视惊啼，目上视或斜视，头摇或头仰，牙关紧闭，项强。②四肢抽搐。③角弓反张，身反折强直。

宾症：**【气机冲逆】症象**：喉塞。

【气机不利】症象：胸胁胀痛。

治则：当急泻肝胆之火，以息其风；通窍下痰，以开其闭而救其急。

方证

1.龙胆泻肝汤证：《局方发挥》方[1]。治肝胆经实火，恼怒感触，呕恶呃逆，气不畅遂，胸胁挛痛。

酒炒龙胆草、酒炒栀子、酒炒生地、炒黄芩、泽泻、木通、车前子、酒当归、柴胡、生甘草。

2.加减《千金》龙胆汤证：治壮热惊悸，头摇或头仰，牙关紧闭，项强。详见论著[2]。

龙胆草、白蒺藜、丹皮、黄芩各4.5g，羚角、川黄连各3g，浙贝母6g，僵蚕、生石决明、茯神、杏仁、钩藤、全瓜蒌、菊花、白芍各9g，甘草2.4g。

论著和讨论

本证候肝胆燥火内炽气血，火炽风动，气火上逆，闭塞清窍，内动肝风。何廉臣曰："若初起目赤唇红，上视惊啼，角弓反张，手足发搐，咽干喉塞，甚或头摇，此因于心肝壮火致痉，即《内经》所谓诸风眩掉，皆属于肝也。"[3]救治之则，当急泻肝胆之火，两清气血，以平其木火上逆之势，肝火得降，则肝风自息。然通关开窍，如牙关紧闭，用乌梅擦之，昏睡用卧龙丹取嚏，挟痰上涌者，用何氏小红丸等，亦急救必须之法。何廉臣说："脉必弦数，舌必紫赤，苔多深黄，指纹皆青紫浮红。便闭热盛者，用当归龙荟丸。挟痰上涌者，用何氏小红丸（羚羊角屑3g，飞辰砂1.5g，真猴枣0.9g，巴豆霜0.3g为末，绿豆粉糊为丸，如黍米大），乳子服1丸，一岁者2丸，二三岁者3丸，冰糖汤化下。便通溺塞者，用导赤泻心汤：鲜生地、黄芩、淡竹叶、小川连、汉木通。"[3]

重庆市第一中医院：加减《千金》龙胆汤（组方见方证），镇痉解毒法。适应证：壮热惊悸，头摇或头仰，牙关紧闭，项强，四肢抽搐，目上视或斜视，面色发青，昏睡谵语，时烦躁，身反折强直，时轻时重。加减法：如牙关紧闭，用乌梅擦之；昏睡用卧龙丹取嚏；舌赤干绛加生地15g；谵语加犀黄0.6g；痰甚加竹沥30g；苔黄厚，不大便加生大黄、玄明粉各4.5g；壮热无汗加淡豉9g，犀角2.4g；热甚舌尖绛，爪甲色红不活，此热甚液涸，去龙胆草、芩、连，倍白芍，加生地、玄参各9g[2]。

病案举例

1.费绳甫治镇江游桂馨之子，发热口干，苔黄溲赤，肢掣发厥，诊脉弦洪滑数，此急惊风也。邪热入里，三焦火盛，引动肝风上翔。治必生津清热，邪热外泄，肝风自平。天花粉、川贝各9g，甘草0.9g，羚角、薄荷叶、酒黄芩各3g，冬桑叶、黑栀、连翘、竹茹各4.5g，鲜芦根60g。服2剂，汗出热退而安[4]。

2.王诇余治蒲某之子，4岁，因惊发热，咳嗽痰多，口渴，便溏色青，继则眼吊，神迷瘛疭，四肢厥冷，指纹青紫，从内侧斜出命关，舌苔黄浊，面色青白。此症因惊伤肝，肝木炽动，动则生风，风火乘金劫液，危候踵至。应以清肺解热，平肝息风为主。羚羊角3g，桑皮6g，地骨皮、银花、连翘、鲜竹茹、白芍各9g，胆南星、枳壳、丹皮各4.5g，石决明15g。服药后汗出热退，神清厥回，嗽除痰少，吊眼瘛疭均止，便净仍溏，口渴、苔黄如故，指纹退至气关，色青微紫。肝风虽息，里热未除，当以清热平肝涤痰为上策。石决明18g，飞滑石、薏苡仁各15g，银花、杭芍、连翘、竹茹各9g，枯黄芩、枳壳、胆南星各4.5g，连服2剂而愈[5]。

引用文献

[1] 裴慎.龙胆泻肝汤的古今验案选述[J].浙江中医药，1965，(11)：34.
[2] 重庆市第一中医院.流行性乙型脑炎中医治疗方案初稿[J].中医杂志，1956，(10)：514.
[3] 俞根初.重订通俗伤寒论[M].上海：上海科学技术出版社，1959：424.
[4] 张元凯，时雨苍，杨伯棠，等.孟河四家医集[M].南京：江苏科学技术出版社，1985：384.
[5] 福建省中医研究所.福建中医医案医话选编（第二辑）[M].福州：福建人民出版社，1963：216.

十、肝肺燥火证（燥火内火合病1）（3候）

肝肺燥火证为气血交炽之证，系由肺经气分之火，挟肝经血分之火交炽为病，必由其人素有肝火，而又感温热之气上袭于肺，或寒伏肺中，久郁亦从火化，引动肝火，相合为病。肝火上逆，反助邪火以灼肺金，故有木火犯肺与木火刑金之称。

肝肺燥火证，肺主气，肝主血，故其病机总属肝肺气血交炽。或由肺火引动肝火，是由气入血之证，多挟外感时邪；或由肝火上逆于肺，是由血及气之证，多属内因肝气自病。由外邪引发者，其病多急重，但救治得宜，不难速解；而肝气自致之病，常为木火自焚，其证亦多急重，且较难速解，若有延误，终成劳损之根。

肝肺燥火证，总属木火犯肺，气血交炽之证。其治则总当平其木火，两清气血，泻肝清肺，为其大法。费伯雄曰："肝火蕴结，骤犯肺穴，火性上炎，迫血上行。"[1]故俞根初主"泻火清金以保肺"[2]，以泻肝为主，使木火不犯于肺。而清肺亦可平肝，所谓清金可以平木。泻肝清肺，两不相悖，最终仍须养阴柔肝以善后。故马培之主"甘寒泄热和阴"[3]，俞根初亦主"滋养津液以善后"[2]。

证候别称：肝火灼肺，木火犯肺，木火刑金，阴虚火旺。

病名：咯血，鼻衄，温热失血，咽痛，烂白喉，风温，冬温，冬温兼寒，伏寒化火。

证候系统：详见图3-7-39。

本证————清气失宁候

转证————木火升逆候

变证————阴血蕴炽候

图3-7-39　肝肺燥火证证候结构图

引用文献

［1］张元凯，时雨苍，杨伯棠，等.孟河四家医集［M］.南京：江苏科学技术出版社，1985：46.

［2］俞根初.重订通俗伤寒论［M］.上海：上海科学技术出版社，1959：268.

［3］徐衡之，姚若琴.宋元明清名医类案［M］.长沙：湖南科学技术出版社，2006：784.

（一）清气失宁候（肝肺燥火本证）

肝肺燥火证，肝火内盛，挟肺胃燥火，扰动清气，上逆空窍，而成清气失宁之候，杂病家通称为肝火灼肺之证。其见症虽以空窍症象显明，但必兼见肝火上炽之脉症，并以之为主。

通称：肝火灼肺。

内含病例：［中医］烂白喉，咽痛。

病因病机：肝肺燥火蕴逆，多由肝火素盛，或外感温燥之邪，内蕴于肺，或食辛热之物，致胃中积热，引动肝火，肝火挟肺胃之热，逆于上焦，灼伤津液，上扰清空清窍，而成肝肺火炽之证。

证象组合：气蒸+空窍不利

主症：**【津气蕴蒸】症象**：①面红。②干咳无痰。③气喘。④便秘，小便短。**舌象**：舌苔干燥。**脉象**：①脉沉滑有力。②脉微细而数。

副症：**【清空不宁】症象**：头掣痛。

宾症：**【清窍不利】症象**：①喉痛，咽红肿甚，颈肿。②喉内肿起一粒，形如枣核。③上腭红肿。④舌强。

治则：虽当以清肺保津为先，但必以清泻肝火为主，以挫其上逆之势。

方证

养阴解毒汤证：陈光铎方[1]。治白喉。详见论著。

鲜生地、银花各30g，玄参、麦冬、板蓝根、黄芩各12g，大青叶18g，生甘草、马勃各4.5g，焦山栀、木通各9g，龙胆草6g。

论著和讨论

本证候肝火挟肺胃之热，逆于上焦，消灼津液，上干空窍，其治则固当以清泻肺胃之火，以救上焦之津液为重，但必须以清降肝火为主，以平其上逆之势，则上焦之火热可以下行。

陈光铎治白喉，养阴解毒汤（组方见方证）。咽红肿甚加丹皮、赤芍各9g，生石膏12g；热重加银花、连翘各12g；颈肿加僵蚕、大贝母各9g；便秘加玄明粉、清宁丸各6g；小便短加泽泻6g；咳嗽加天冬、马兜铃各6g；痰多气急加杏仁、枇杷叶各9g，竹沥18g；胸闷加神曲6g，枳壳4.5g。吹药：天花粉、西月石各60g，生石膏（甘草水浸一宿）、琥珀各12g，炉甘石90g，象牙屑9g，煅人中白6g，青黛12g，煅青果粉9g，玄明粉90g，冰片0.9g，共研细末吹患处[1]。

病案举例

1.**郑永成**治邱某，男，47岁，热毒伏于肺胃，妄食辛燥，感寒而发。初起寒热头痛，继则舌强，喉痛，上腭红肿。经治未效，延及月余。脉微细而数。此肺胃燥火上迫，致肺液受灼，急用养阴清肺汤合导赤散加风化硝，以泻火救肺：麦冬、生地各12g，甘草、薄荷、川贝母、丹皮、淡竹叶、木通各6g，杭芍、风化硝各9g。2剂肿痛减，再2剂，下黑粪3次，肿痛均愈。去风硝，继服2剂，诸症痊愈[2]。

2.**林子渊**治张川奇，男，20岁，初感微热恶寒，继则喉内肿起一粒，形如枣核，已经1月，干咳无痰，气喘，脉沉滑有力，舌苔干燥，面色淡红，张口困难，发音不大，茶汤难下。因感秋燥，肺气先伤，清肃无权，肺热上蒸，痰火郁结于喉间，宜清肺化痰。射干、夏枯草各12g，海藻18g，浙贝母、牛蒡子、浮石各9g，另用生橄榄和生莱菔分别捣汁，各1杯代茶。药后，咽喉通利，口能开，声较大，肿物缩小，茶汤能进。生橄榄汁2茶杯，洋桃汁、甘蔗汁各1大茶杯，代茶，再生食适量生橄榄。2周后，肿物完全消失[3]。

引用文献

［1］陈光铎.中医药治疗白喉97例的疗效初步观察［J］.上海中医药，1965，（11）：7.

［2］福建省中医研究所.福建中医医案医话选编（第二辑）［M］.福州：福建人民出版社，1963：266.

［3］福建省中医研究所.福建中医医案医话选编（第一辑）［M］.福州：福建人民出版社，1960：284.

（二）木火升逆候（肝肺燥火转证）

肝肺燥火证，肝火内盛，上逆于肺，内炽气血，木火上逆，冲逆迫血，而成木火升逆之候，杂病学家通称为木火刑金之证。其见症虽以气逆与血溢之症象显明，但必兼见肝火内炽之脉症，并以之为主。

通称：木火犯肺，木火刑金。

内含病例：［**中医**］咯血，鼻衄。［**西医**］支气管扩张，慢性支气管炎，慢性纤维空洞型肺结核。

病因病机：肝肺燥火蕴逆，因肝火内炽，上逆犯肺，交炽气血，木火上逆，气机有升无降，烁伤阳络，迫血妄行，即费伯雄所谓"肝火蕴结，骤犯肺穴，火性炎上，通血上行"[1]之证。

证象组合：气炽+血炽+气逆+血溢+神扰+气滞

主症：**【津气蕴炽】症象**：①身热，面色赤如火燎，呼吸气粗。②舌干，鼻干口燥欲饮，口臭，口干口渴，喜饮冷水，胸中闷热如焚。③口干咽燥，喉部有热气上冲感。④大便干燥，大便秘结，小便黄短。**舌象**：①苔薄黄。②苔黄而干。**脉象**：①脉弦。②脉弦数。③脉弦大略数。

【血热蕴炽】症象：①低热。②面赤颧红。③烦躁易怒。**舌象**：①舌红苔薄腻。②舌鲜红。③舌红绛，边尖深红。④舌光红。**脉象**：①脉弦细数。②脉洪数有力。

副症：**【气机冲逆】症象**：①动则气急。②咳逆上气，咳喘。

【络血妄行】症象：①痰中带血，鲜红紫暗相兼。②大量咯血不止，咯血如泉涌，口鼻皆呛出鲜血，夹有紫血块。③鼻衄。④神疲肢厥。

【气机不利】症象：①两胁作胀，左胁隐痛，胸痛胁胀。②胸闷不舒，胸闷痛。

宾症：**【神志不宁】症象**：①烦躁。②急躁易怒。

【清空不宁】症象：头胀。

治则：当急清降木火，以平其冲逆之势，则可气降而血止，切不可妄投止涩，反锢其邪。

方证

1.泻白散加味证：黄文东方[2]。治支气管扩张，痰中带血，鲜红紫暗相兼。详见病案1。

桑白皮、桑叶、黄芩、生甘草各9g，地骨皮、生地、地榆、炙紫菀、黛蛤散各15g，枇杷叶12g。

2.泻心汤加味证：余亚东方[3]。治纤维空洞型肺结核大咯血，鲜红有泡沫。详见病案3。

大黄、黄芩、黄连、黑栀子、侧柏叶各10g，鲜茅根20g，鲜生地30g，田七粉（冲服）6g，童便1杯（冲）。

论著和讨论

本证候肝火内盛，木火犯肺，气逆不降，迫血妄行。其治则当急急清泻肝木，清降木火，以顿挫其冲逆之势。火降则血络自宁，而血不妄行矣。费伯雄说："鼻衄之证，其平日肺气未伤，只因一时肝火蕴结，骤犯肺穴，火性炎上，逼血上行，鼻衄，面赤舌干，两胁作胀，烦躁头胀，脉弦数，自制豢龙汤一方，专治衄血，无不应手而效。羚角、牡蛎、石斛、沙参、寸麦冬、贝母、夏枯草、丹皮、炒黑荆芥、薄荷、茜草、牛膝、茅根、藕汁。"[1]

张春余按："（病案4）高年气虚，痰热瘀浊互相兼夹，姜老用百合片益气养阴，清热化痰，并加生大黄一味'斡旋虚实，通和气血'，消瘀通络，竟奏止血之功。百合片是姜老治疗咳喘、支气管扩张症的经验方。方中百合、黄芪、白及、五味子益气养阴、补益肺肾，蛤粉、半夏、小蓟、百部既能清热化痰、止咳定喘，又能化瘀、止血、补肺。此方适用于久咳、咯血、痰多、喘促者，亦可制成片剂，每日3次，每次3g，临床应用多在5~7天见效[5]。

病案举例

1.黄文东治支气管扩张：朱某某，女，26岁，去年9月咯血，约500ml，3月前再次咳嗽痰中带血，鲜红紫暗相兼，胸痛胁胀，急躁易怒，腰酸痛，鼻干，口燥欲饮，舌红苔薄腻，脉弦细数。肺有燥热，肝火灼肺，迫血妄行，拟平肝清肺，宁络止血（组方见方证）[2]。

又治李某某，男，74岁，咳血4月余，痰如白沫，有时左胁隐痛，口干，动则气急，苔薄脉弦。拟清肺平肝，和络止血，加味泻白散主之：桑白皮、地骨皮、黛蛤散、炙苏子各12g，北沙参、杏仁、丹皮、赤芍、黄芩各9g，桃仁、制川大黄各4.5g[2]。

又治王某某，女，35岁。患者素有慢性支气管炎，10年来时常咳血，痰中带血甚多，胸闷痛，上身热，大便干燥，苔薄，脉细弦而数。属肝火犯肺，肺络受伤，拟清肺平肝、和络止血，加味黛蛤散主之：桑白皮、地骨皮、枇杷叶各12g，仙鹤草、白茅根各30g，麦冬、侧柏叶、竹茹、制川大黄各9g，黛蛤散15g[2]。

2.陆孝夫治施某某，男，46岁，患两肺结核已12年半，诊断为“慢性纤维空洞型肺结核吸收好转期”。1个月前在某医院每周2次轮流艾灸大椎、肺俞、膏肓、足三里等穴，每穴艾灸5~7壮，共灸治9次。灸后口干咽燥，喉部有热气上冲感。4天前起烦热颧红，咳逆上气。今晨突然大咯血，量多色鲜，夹有紫血块。缓慢静脉注射脑垂体后叶素10个单位，及肌内注射肾上腺色腙，无效。脉弦数，舌苔薄黄，舌质绛，边尖深红，烦躁易怒，口咽干燥，便闭溲赤。证属肺肾阴虚，水不涵木，肝阳上亢，肺络迸裂。治拟平肝泻火，清热止血，大黄黄连泻心汤合黄连阿胶汤增损：生川大黄（后下）、黄芩、白芍、阿胶（另烊冲）、南北沙参、天麦冬各9g，黄连6g，羚羊角粉0.9g（吞），珍珠母30g，生地15g，十灰散18g（包），紫雪丹2g（吞）。2剂后，血止大半，便解咳减，烦怒得除。上方大黄改为大黄炭6g，黄连减为3g，又2剂，咯血渐止，脉细数，舌边尖深红，用养阴宁血善后。（《伤寒论》第116条说：“微数之脉，慎不可灸。因火为邪，则为烦逆，追虚逐实，血散脉中，火气虽微，内攻有力，焦骨伤筋，血难复也。”）[4]

3.余亚东治大咯血：吴某，男，23岁，1968年5月就诊。患者于1966年与人殴斗，胸背部负伤，当即咯血数口，未及时治疗，此后经常咳嗽，胸痛，间断咯血，夜热盗汗，1年数次到县医院住院治疗，诊为纤维空洞型肺结核已3年。因劳累，突然咯血，鲜红带有泡沫，量约半痰盂，送来箬溪医院治疗。其咯血如泉涌，口鼻皆呛出鲜血，用脑垂体素加入葡萄糖中静脉推注等无效，乃转中医。其脉洪数有力，面色赤如火燎，呼吸气粗，口臭，口渴，喜饮冷水，频呼胸中闷热如焚，大便秘结，小便黄短，舌鲜红，苔黄而干，拟泻心汤加味（组方见方证）。服药1剂，咯血大大减少，2剂，基本止住，仅见痰中带有血丝，改用和血散瘀之品，后配合抗痨药调治半年而愈，至今5年未再咯血。按：火煎热迫，血如鼎沸，出似泉涌，观血证之最者莫过于此，余以苦寒降逆之剂，直折火势，效如桴鼓[3]。

4.姜春华治李某某，男，64岁。咳喘反复发作已7年。近月发病，气促憋闷，咳喘剧烈，吐大量黄绿色痰，时伴咯血，舌质青，苔薄腻，脉弦数。心率128次/分，呼吸34次/分，双肺下部及背部可闻及散在的细小干、湿啰音及哮喘音。X线胸部平片示：双下肺纹理增多紊乱，肺野透亮度增加，膈肌位置下降，肋间隙增宽。支气管碘油造影报告：右肺下叶内基底段中度囊柱扩张改变。诊断为“肺气肿、哮喘性支气管炎、支气管扩张”。痰热壅肺，瘀浊互阻，治宜清热化痰，消瘀通络：百合10g，白及、五味子、蛤粉各8g，黄芪、半夏、小蓟、百部各5g，生大黄（后下）6g。7剂，水煎服。复诊：药后咯血逐渐停止，黄绿色痰液明显减少，咳喘、胸闷、气促大有改善，继进7剂，诸症消失，嘱带百合片成药出院服用。半年后随访，病情稳定，未见咯血[5]。

引用文献

［1］张元凯，时雨苍，杨伯棠，等.孟河四家医集［M］.南京：江苏科学技术出版社，1985：46.
［2］上海中医学院附属龙华医院.黄文东医案［M］.上海：上海人民出版社，1977：20，22，23.
［3］余亚东.农村常见急症举例［J］.江西中医药，1983，(4)：40.
［4］陆孝夫.肺痨误灸致咯血治例［J］.浙江中医药，1982，17（11-12）：517.
［5］张春余.姜春华教授治疗咳喘的经验［J］.中医药学报，1983，(5)：41.

（三）阴血蕴炽候（肝肺燥火变证）

肝肺燥火证，肝火内盛，上犯于肺，火炽血热，内陷入阴，消灼阴液，而成阴血蕴炽之候，杂病学家亦通称为木火刑金或阴虚火旺，迫血妄行之证。其见症虽以火炽血分之出血症象显明，但必兼有火炽阴分与阴液消涸之脉症。

通称：木火犯肺，木火刑金，阴虚火旺。

内含病例：［**中医**］风温，冬温，冬温兼寒，伏寒化火，温热失血。［**西医**］浸润性空洞型肺结核。

病因病机：肝肺燥火蕴炽，多由素体阴虚肝旺，或更由外感失治误治，引动肝火，上犯于肺，炽灼阴血，消涸阴液，迫血上行。

证象组合：阴炽+血炽+阴涸

主症：【**血热蕴炽**】**症象**：①发热。②寐不安。③咳呛胁肋牵痛。③痰中夹红，咯出大口鲜血，咳血、吐血盈盆。④便血如注，便下黑粪。**舌象**：舌质红，苔黄而燥。**脉象**：①脉弦芤而数。

【**阴热蕴炽**】**症象**：①低热。②潮热盗汗。③五心烦热。**脉象**：脉象沉细弦数，两寸模糊。

副症：【**阴液消涸**】**症象**：①口苦咽干。②大便不通。③小便短赤。**舌象**：舌苔转黄。

宾症：【**神志昏蒙**】**症象**：①神识时明时昧。②发厥。

治则：当泻肝之木火，清肺之燥热，以凉血养阴为法。

方证

1.人参泻肺汤加减证：《通俗伤寒论》方[1]。清火消痰宁络，治寒伏肺中，久从火化，上焦血滞痰凝。详见论著。

西洋参、片黄芩、连翘各4.5g，桑白皮、焦山栀、甜杏仁各9g，枳壳、桔梗、薄荷各1.5g，酒制大黄2.4g，竹茹12g，送下葛氏保和丸。

2. 上下出血方证：丁甘仁方[2]。养阴凉营，清肺降气。治吐血，便血如注。详见病案2。

西洋参、粉丹皮、炙白苏子、玄参、桑叶、茜草根、羚羊片、川贝母、侧柏叶、甜杏仁、犀角尖、鲜竹茹、茅芦根。

论著和讨论

本证候肝火上逆犯肺。丁甘仁曰："由阴分大伤，肝火内炽，蓄瘀留恋，复感新邪，蕴袭肺胃，引动木火上炎，损伤血络，血不归经，邪不外达。《书》云：夺血者，不可汗。然不汗，则邪无出路……此阴分素亏，君相之火内炽，逼冲任之血妄行，假肺胃为出路。肺受火刑，肺炎叶举，清肃之令不得下行，颇虑血涌暴脱之险。"[2]马培之有云："阴分已伤，虑有痉厥之变。"[3]其治则当以泻肝清肺为主，兼以养阴凉血为法。即丁甘仁所主："亟拟养阴凉荣，清肺降气，冀水来制火，火降气平。气为血帅，气平则血自易下行。"[2]

俞根初说："(冬温兼寒者)表解寒除，胁痛咳血者，桑丹泻白汤加地锦15g，竹沥、梨汁各2瓢，泻火清金以保肺。终与七鲜育阴汤滋养津液以善后。"[1]何廉臣说："寒伏肺中，久亦都从火化，即上焦血滞痰凝，亦属因火所致，便当专清其火，佐以消痰宁络，人参泻肺汤加减（组方见方证），送下葛氏保和丸。知母、贝母、天冬、款冬、天花粉、薏苡仁、马兜铃、生地、紫菀、百合、百部、生姜、阿胶、当归身各9g，紫苏6g，五味子、薄荷、甘草各3g，饴糖60g。"[1]

病案举例

1. 马培之治风温外感：肺胃之痰火内蕴，始则咳呛，继之发热，已经八朝，曾经发厥，神识时明时昧，痰中夹红，痰热蒙蔽于上，日前便下黑粪。滞浊已行，而肺胃之痰热未降，脉象沉细弦数，两寸模糊，阴分已伤，虑有痉厥之变，拟甘寒泄热和阴：石斛、麦冬、天花粉、丹皮、青蒿、大贝、橘红、瓜蒌皮、杏仁、淡竹叶、鲜梨。复诊：温邪热势稍缓，肺胃之痰火未降，频作咳呛，而痰出不爽，咳甚则面颊发红而汗出，神识不清。痰热蒙蔽于上，气降则痰行，神识亦爽，今晨便血成块，热入营分，逼血下行，脉象弦数，两寸已不模糊，似有转机，仍拟甘寒育阴，清热降痰：天麦冬、南沙参、瓜蒌仁、川贝母、海浮石、丹皮、马兜铃、橘红、鲜石斛、杏仁、桔梗、蛤粉、梨汁、枇杷叶露[3]。

2. 丁甘仁治包左，仲秋，上失血，下便血，治愈之后，季冬又发，吐血盈盆，便血如注，发热形寒，头痛骨楚，咳嗽胁肋牵疼，艰于转侧，舌苔罩白，脉象浮滑芤数。良由阴分大伤，肝火内炽，蓄瘀留恋，复感新邪，蕴袭肺胃，引动木火上炎，损伤血络，血不归经，邪不外达。书云：夺血者，不可汗。然不汗，则邪无出路。病已入险，用药最难着手，暂拟轻剂解表，以透其邪，清营祛瘀，引血归经，冀其应手为幸。炒黑荆芥、桑叶、丹皮、清豆卷、薄荷叶、茜草根、侧柏炭、川象贝母、马勃、鲜竹茹、白茅根、白茅花、参三七、藕汁。服药后，烦躁得汗，表热头痛均已减轻，温邪虽有外解之势，而吐血不止，咳呛胁肋牵痛，寐不安，便血依然，舌苔转黄，脉弦芤而数。此阴分素亏，君相之火内炽，逼冲任之血妄行，假肺胃为出路。肺受火刑，肺炎叶举，清肃之令不得下行，颇虑血涌暴脱之险。亟拟养阴凉营，清肺降气，冀水来制火，火降气平。气为血帅，气平则血自易下行。然乎？否乎？质诸高明。（组方见方证）投养阴凉荣，清肺降气之剂，吐血大减[2]。

3. 赵聚凯治刘某某，女，17岁。低热盗汗已4月余，发热加重1周，咯血3天。经透视检查，诊断为浸润性空洞型肺结核，而收住入院。入院后给予脑垂体后叶素10单位加入10%葡萄糖20ml静脉注射，肌注链霉素，口服田三七粉，每次3g，1日3次，咯血未能控制。第2天会诊，患者发热，体温39℃，刺激性频咳，不时咯出大口鲜血，一次10~30ml，并有口苦咽干，潮热盗汗，五心烦热，大便不通3~4天，小便短赤，舌质红，苔黄而燥，脉呈芤象。此属阴虚火旺，迫血妄行。给予泻下降火，滋阴清热。药用大黄、穿心莲各12g，生地、旱莲草各15g，白茅根30g。病人服药1剂，数小时后大便即通，解出干结大便，咳嗽、口苦胸烦明显减轻，咯血减少，自觉较舒服。原方大黄改9g，继进2剂后，咯血停止，体温正常，食欲增加[4]。

引用文献

［1］俞根初.重订通俗伤寒论［M］.上海：上海科学技术出版社，1959：268，324.
［2］秦伯未.清代名医医案精华［M］.北京：人民卫生出版社，2006：539.
［3］徐衡之，姚若琴.宋元明清名医类案［M］.长沙：湖南科学技术出版社，2006：784.
［4］赵聚凯.泻下法在肺部疾病中的运用［J］.新中医，1977，(5)：24.

十一、肝胃燥火证（燥火内火合病2）（5候）

肝胃燥火证，为肝之木火，与胃火合而为病，邪火与正火交炽之证。或由外感温暑之邪，化热入胃，或胃腑素多积热，胃热化火，胃火引动肝火；或由其人素有肝郁，或肝火素旺，肝火挟胃中积热而发，均可成肝胃燥火之证。

肝胃燥火证，其病机总为肝胃二火交炽，以胃为气多血少之腑，肝为藏血之脏，火炽肝胃，总属气血交炽之证。但有病偏于胃与偏于肝之分：偏于胃者，胃火素盛，不得宣泄，内犯于肝，引动肝火而发，系胃火犯肝，由气入血之变，病在胃腑，其病较浅，腑病治之较易；偏于肝者，系素体肝火内盛，横逆于胃，挟胃中燥火而发，邪火与正火交炽，证多急暴险重，且木火自病，其病则深，脏病治之较难。

肝胃燥火证，或由胃火并于肝，或由肝火逆于胃，皆系气血交炽，纯阳无阴，有升无降之证。其治则总当泄降肝之木火，清泻胃之燥火，尤以清泄胃腑燥火为主，胃火下行，则肝火并可随之下泄，亦所谓扬汤止沸，不如釜底抽薪之谓也，故俞根初主“甘寒复咸苦寒，清润胃燥以泄肝”[1]之法。

证候别称：肝火上炎，肝火上逆，阳火上逆，肝火逆冲，肝阳上亢，暑入厥阴，热动肝风，热盛神昏，肝火厥逆，厥阳犯胃，胃燥肝热，伏暑挟冲气上逆，火迫血络，阴枯火炽，厥阴厥热，热深厥深，内闭外脱。

病名：肝火头痛，目眦出血，鼻衄，耳溃疡，吐血，咯血，温病，春温，温热闷症，秋燥伏暑，暑热，暑温，暑痫，泄泻，干呕清涎，火呃，中腑，阳厥证，急黄，血脱，热入血室。

证候系统：详见图3-7-40。

偏胃——本证——清气失宁候
偏肝——本证——木火升逆候、木火炽逆候
　　├——转证——木火蕴炽候、阴液煎迫候、木火虚炽候、木火虚逆候
　　└——变证——木火蕴闭候、木火闭厥候

图3-7-40　肝胃燥火证证候结构图

引用文献

［1］俞根初.重订通俗伤寒论［M］.上海：上海科学技术出版社，1959：261.

（一）清气失宁候（肝胃燥火偏胃本证）

肝胃燥火证，胃中燥火挟肝之木火上逆，上扰清气，干于清道，而成清气失宁之候，杂病学家通称为肝火上炎，亦称肝阳上亢之证。其见症虽以空窍之症象显明，但必兼见肝胃火炽之脉症，并以之为主。

通称：肝火上炎，肝阳上亢。

内含病例：［**中医**］肝火头痛，目眦出血，鼻衄，耳溃疡。［**西医**］高血压。

病因病机：肝胃燥火蕴逆，多由其人素嗜辛辣炙烤之物，或嗜酒成性，胃火素旺，内动肝火，胃火挟木火上逆，扰动上焦清气，上干清道，致清空不宁，清窍不利。

证象组合：气蒸+空窍不利

主症：【津气蕴蒸】症象：①面红口干，颧赤极重。②口苦咽干。③心烦多怒，易怒喜食。④大便闭结，腹胀。⑤小溲短赤。**舌象：**①舌红苔黄。②苔黄厚而燥。**脉象：**①脉数实。②脉弦数有力。

副症：【清空不宁】症象：①头痛如刺。②头晕耳鸣，每至中午或天热则头晕增剧，头胀痛。

宾症：【清窍不利】症象：①目眦出血，干涩畏光，眼角赤，烂肉如珠。②鼻衄如注。③耳底溃疡不敛。

治则：当清降肝胃之燥火，泄热凉血，以挫其上逆之势，火降热泄，则清气自宁。

方证

1.大黄汤证：章次公方[1]。治鼻衄如注，高血压。详见病案2。

生大黄、黄柏、丹皮、草决明各9g，川黄连2.4g，生石膏60g，赤芍6g，茺蔚子、桃仁各18g。

2.通里去实，平肝潜阳方证：叶执中方[2]。治阳明燥实，肝阳上亢。详见病案4。

大黄12g，芒硝（冲）6g，钩藤、夏枯草、槐米各15g，龙胆草6g，紫贝齿24g，水煎服。

论著和讨论

本证候胃火内盛，挟肝火上逆，扰于清道。其治则当以清降肝胃之火为主，以清气凉血为法。姚国美说：“血

自目眦而出，名曰目衄，病属燥火夹风，上犯肝窍，燥火偏盛者，干涩畏光，眼角赤肉如珠，宜玉女煎加黄芩、龙胆草之类。”[3]

朱良春按：“此案（见病案2）为肝胃火旺，迫血妄行。苦寒直折，甘寒泻火，切中病机，火降热除，则血自安。若不辨病因而见血止血，泛用一般止血药，则难以见效。生大黄苦寒善泄，不仅能通肠行瘀，尤善清中上焦积热及血中伏火，对鼻衄、牙宣、咯血、吐血均宜。茺蔚子、桃仁用量较大，除引血下行以治其衄，并具有降压之功。”[1]

病案举例

1.**孔伯华**治谢男童，肝胃实热太盛，耳底溃烂不敛，两颧赤色极重，易怒喜食，脉数实。治当清泻：生石膏15g，地骨皮、瓜蒌各9g，银花、栀子、知母各6g，石决明18g，竹茹12g，甘草1.5g，薄荷、枳实各3g，太极丸1粒（分二次和）[4]。

2.**章次公**治孙男，血压如此之高（200/120mmHg），鼻衄如注。苦寒直折，甘寒泻火，大黄汤（组方见方证）主之，若用止血药则误矣[1]。

3.**王著础**治肝火头痛：郑某某，女，34岁，素性急躁。盛怒之下，旋见头痛如刺，面红口干，大便闭结，小溲短赤，舌红苔黄，脉弦数。乃恼怒伤肝，肝火偏亢，有升无降使然。用龙胆泻肝汤以清泄厥阴，加大黄以通降阳明为治，2剂而愈[5]。

4.**叶执中**治某某，男，50岁，自述头晕耳鸣，每至中午或天热则头晕增剧，且胀痛，心烦多怒，口苦咽干，小便赤，大便4日未解，腹胀，胃纳减。血压180/110mmHg。脉弦数有力，苔黄厚而燥。诊为阳明燥实，肝阳上亢。通里去实，平肝潜阳（组方见方证）。进药2剂后大便已通，头晕头痛大减，血压降为160/100mmHg，脉弦缓。前方去龙胆草、大黄、芒硝，加桑叶、甘菊各9g，改紫贝齿15g，继进5剂，上证均除，血压为140/90mmHg。改用炒槐米、草决明各9g，冬桑叶6g，开水冲泡代茶饮，以善其后[2]。

引用文献

[1] 朱良春.章次公医案[M].南京：江苏科学技术出版社，1980：82.
[2] 叶执中.眩晕[J].新中医，1980，(1)：14.
[3] 姚国美.姚国美医学讲义合编[M].北京：人民卫生出版社，2009：212.
[4] 北京中医学会《孔伯华医集》整理小组.孔伯华医集[M].北京：北京出版社，1988：484.
[5] 王著础.龙胆泻肝汤的临床运用[J].福建中医药，1964，(5)：33.

（二）木火炽逆候（肝胃燥火偏肝本证）

肝胃燥火证，胃火内盛，激动肝火，二火交炽，致木火上逆，是为木火炽逆之候，时病学家通称阳火上逆之证。其见症以清空与冲逆之症象显明，但必以肝胃燥火内炽之脉症为主。

通称：阳火上逆。

内含病例：[**中医**]头痛。[**西医**]耳源性脑积水，良性颅内高压症，假性脑瘤，流行性脑脊髓膜炎。

病因病机：肝胃燥火蕴逆，或因感温暑之邪化热入胃，或因胃中素有积热，胃热化火，激动肝火，二火交炽，致木火上逆，冲胃犯清，内扰神明，外滞阳气，将成痉厥之变。

证象组合：气炽+气逆+气滞+清空+神扰+阳郁

主症：【**津气蕴炽**】**症象**：①发热。②面红唇干。③口干不甚喜饮，渴喜冷饮，口渴烦躁。④大便燥结。⑤小溲短赤。**舌象**：①舌紫赤。②苔黄厚粗糙。**脉象**：①脉数有力。②右滑大，左脉弦数有力。

【**清空不宁**】**症象**：①头痛如劈，颈项强疼。②头剧烈疼痛，痛苦异常，时作哭叫，两目直视，颅缝裂开。③头痛如刺。④头胀。⑤眩晕。

副症：【**气机冲逆**】**症象**：善呕，呕吐以早晨为甚。

【**气机不利**】**症象**：上腹有压痛。

宾症：【**神志不宁**】**症象**：①神情烦躁，心烦不眠，睡眠不安。②呈半昏迷状态。

【**阳气不和**】**症象**：①精神委顿。②两下肢无力，不会站。

治则：当急急清泄胃中燥火，泻肝降逆，以顿挫其冲逆之势，釜底抽薪，以速撤其炎威。

方证

清热安脑汤证：彭述宪方[1]。治流行性脑脊髓膜炎，壮热不寒，头痛如劈，颈项强直。详见病案3。

生石膏30~60g，知母12g，银花、连翘、芦根、钩藤各15g，大青叶30g，僵蚕6g，甘草、龙胆草各3g，苦丁茶12g。

论著和讨论

本证候胃腑燥火挟肝火内炽，木火上逆，有升无降，其治则当以清泄肝胃燥火为主，以顿挫其上逆之威。刘寿年说："（流脑）壮热不寒，头痛如劈，颈项强直，剧烈呕吐，口渴烦扰，抽搐，或神识半昏，苔黄干，脉洪数或弦数。治则：清热解毒，息风镇痉。处方：清热安脑汤（组方见方证）。加减：津气受伤，汗多神疲，舌干少津，脉虚数者，去龙胆草、连翘、苦丁茶，加参须、竹叶各6g，玄参、麦冬、天花粉各12g；热毒内结，腹胀便闭，神昏谵妄，脉沉数而实者，去连翘、龙胆草、知母、芦根，加大黄、枳实、天花粉各9g，芒硝6g（后入）；气血两燔，高热谵语，肌肤发斑，甚至吐衄，舌红苔黄者，加生地、玄参各15g，丹皮、山栀各9g；痰壅抽搐甚，加蜈蚣2条，天竺黄、贝母各9g[1]。

病案举例

1.**彭述宪**治张某某，女，19岁，4天前畏寒发热，头痛呕吐，服中西药未见好转，头痛如劈，颈项强疼，呕吐剧烈，口渴烦躁，呈半昏迷状态，体温达40.5℃，舌红，苔黄，脉弦数，巴氏征（+）。血象：白细胞11600/mm^3，中性84%，淋巴16%。脑脊液：浑浊，白细胞310/mm^3，蛋白试验阳性，糖减少。为热毒内炽，上扰心神。治以清热解毒，息风镇痉。用清热安脑汤（组方见方证）加川黄连3g，竹叶6g，代赭石15g。服1剂，体温降至38℃，神清，头痛减轻。原方去龙胆草、川黄连，1剂热退，但头晕胀痛，项强不能转侧，口渴，唇焦，舌红，苔薄黄，脉虚数。用竹叶石膏汤去半夏，加银花15g，钩藤、石决明、丝瓜络、桑叶各9g，并针刺风池、百会、太阳、合谷、外关、后溪。治疗5天痊愈出院[1]。

2.**刘春圃**治柏某某，男，12岁，患儿于3个月前曾2次感冒，继之出现阵发性头痛，右颞为甚，晚上疼痛加重，经用中西药物及针灸治疗，无明显好转，呕吐以早晨为甚。1周来病情加重，胃纳不佳，伴有胃痛。既往有双耳流脓史。脑电图检查：广泛中度异常。腰穿：压力190mm水柱，细胞数610个/mm^3，白细胞1个/mm^3，糖56mg/dl，蛋白24mg/dl，氯化物定量712.5mg/dl。囊虫补体结合试验（-）。超声波检查：中线无移位。查大便：有钩虫卵。脑造影：脑室系统均显影，中度扩大，余无异常发现。右颈动脉造影显示脑积水征。查体：神清，对话正常，痛苦面容，颈不强直，双侧瞳孔等大等圆，对光反应好，双视乳头水肿，双眼球活动时有水平震颤（向右）。诊断：耳源性脑积水，颅内压增高。患者住院17天，经用脱水剂及抗生素等药物治疗，并抽脑脊液约400ml，病情无明显好转，痛势不除，准备行去骨片减压术，因家长不同意，而来我院治疗。临证所见：头剧烈疼痛，痛苦异常，时作哭叫，两目直视，神情烦躁，右上腹有压痛，大便12天中只下2次，且燥结，舌赤苔黄，脉数，右滑大，左弦。辨证：阳明实热，气逆上冲，经络受阻。治法：清热解毒，泄实通便。药物：生石膏30g，大青叶15g，龙胆草、竹茹、黄芩、佩兰各12g，郁金9g，薄荷6g，广木香4.5g，川大黄3g，羚羊粉（冲服）0.9g。服药1剂，头痛已轻，大便下1次，腹痛消失。神清，两目清亮，舌赤，脉滑大。再以上方加银花、苦丁茶各15g，服药1剂，头痛大轻，略感发胀，自述心内畅快，大便日行1次，能够谈笑玩耍，舌质赤，苔薄黄，诊脉弦滑。再以原法出入：生石膏30g，蒲公英、板蓝根、苦丁茶各15g，银花、黄芩、龙胆草各12g，郁金、知母、黄柏各9g，土鳖虫3g。患儿连续服药20余剂，头痛基本消失，已无其他不适。再去某医院检查，一般状况良好，眼底视乳头上、下、鼻侧缘稍模糊，其他均正常，并嘱继续观察，如无症状则不必处理。因患儿欲回原籍，带药10余剂回去服用。1个月后来京复查，症状完全消失。检查无异常而停。患儿1年半后随同家长来我院并再到某医院复查，谓无脑积水征象，临床已治愈[2]。

又治王某，男，1岁4个月。初诊：良性颅内高压症，假性脑瘤。家长代述：半月前发热，呕吐，嗜睡，去某医院治疗。病历记载：意识清，烦躁不安，颈软，无出血点，前囟1cm×1cm，不饱满，心率140次/分，有力，呼吸音粗糙，腹平软，肝脾不大，体温38℃。查尿正常，腰穿压力400mm水柱，脑脊液清，常规及生化未做。头颅X线侧位平片报告：①颅内压增高征。②蝶骨及额骨水平部交界处有骨质吸收破坏，蝶鞍增大。超声波检查：中线未见移位。诊断：颅内压增高，脑积水。临证所见，测头围49.5cm，两耳间距29.5cm，额枕间距29cm，囟门1.1cm，颅缝裂开，两下肢无力，不会站（病前已经会走），睡眠不安，舌红苔黄，唇干，大便燥结，脉数，体温38℃，精神委顿。辨证：余热失清，上蒙清窍。治法：清热解毒开窍。药物：生石膏、鱼枕骨、焦麦曲各12g，银花、蒲公英各9g，龙胆草、郁金、枳壳、菖蒲、木通、荷叶各6g，玄明粉1.5g，羚羊粉（冲服）0.3g。服药5剂，体温退至37.5℃，睡眠渐安，余如前。再以上方加生地、黄芩、丹皮各6g，后以此方加减连服20余剂，体温降至正常，精神佳，颅缝尚未闭合，头皮静脉显见，自己已能扶着东西走。经治疗2个月，头围未增，囟门已闭，再以健脾和胃通络法治之：焦麦曲15g，陈皮、冬葵子、路路通、建曲、鹿角霜各9g，槟榔片、木通、云苓皮、枳壳、郁金各6g。经巩固1个月，病情稳定，囟门闭合，颅缝闭合，精神佳，智力好，四肢活动如常，临床治愈[2]。

3.**漆济元**治李某某，男，12岁，学生。1975年4月20日住传染病房。患者4月15日微恶寒，发热头痛，伴有呕吐，至18日病情加重，头痛较剧，颈项强疼，口渴烦躁，20日上午呈半昏迷状态入院。检查体温40℃，巴氏征（+）。血象：白细胞15600/mm^3，中性84%，淋巴16%。脑脊液：浑浊，白细胞310/mm^3，蛋白试验阳性，糖减少。

西医诊断为流行性脑脊髓膜炎。23日中医会诊，见患者神志昏迷，烦躁谵语，唇红裂，小便黄，大便3日不解，苔黄，脉浮数。诊断为热毒内盛，上扰心神。治以清热解毒，镇痉开窍。方药：银花、连翘、芦根各15g，钩藤12g，竹叶、石斛各10g，大黄6g，黄连3g，生石膏、石决明各20g，紫雪丹2支，1日2剂。热减为38.5℃，神清，口渴，大便已解，舌苔淡黄，脉数，照前方去大黄加麦冬10g，天花粉6g，1日1剂。2剂后热退唇润，舌红无苔，脉虚略数。改用条参15g，麦冬、石斛、银花、连翘、钩藤、黄精、怀山药、竹叶、白芍各10g，枳壳6g，调治1周痊愈出院[3]。

引用文献

［1］刘寿年，彭述宪.133例流行性脑脊髓膜炎分型和治疗［J］.新中医，1975，(6)：33.

［2］刘春圃.中医治疗脑积水的经验体会［J］.新医药学杂志，1978，(5)：5，6.

［3］漆济元.中医治疗急重病验案八则［J］.江西中医药，1983，(3)：10.

（三）木火蕴炽候（肝胃燥火偏肝转证1）

肝胃燥火证，胃中燥火挟肝火内炽，胃气肝血交炽，不得泄越，蒙扰心神，而成木火蕴炽之候，时病学家称为热盛神昏证。以燥火内炽肝胃气血之脉症为主，剧者可兼有神志症象。

通称：热盛神昏。

内含病例：［**中医**］中腑，急黄。［**西医**］蛛网膜下腔出血，高血压脑病，急性肝坏死，肝昏迷。

病因病机：肝胃燥火蕴炽，或由外感温暑之邪，入胃化热，或胃腑素有积热，胃热化火，激动肝火，二火交炽于胃气与肝血，不得外泄，必内蒙神机，如救治失宜，立有闭厥之虞。

证象组合：气炽+血炽+神扰+神蒙

主症：【**津气蕴炽**】**症象**：①高热面赤，午后身热，汗出不彻。②头晕头痛，头痛如劈。③口渴，咽痛渴饮。④目中不了了，睛不和。⑤腹胀气粗，腹满便秘，频转矢气。⑥小便短赤。**舌象**：①舌苔黄腻。②苔黄厚。③苔焦黄。**脉象**：①脉象数实洪滑。②脉弦劲，重按实。

【**血热蕴炽**】**症象**：①面红目赤。②肤目均黄。③烦躁。**舌象**：①舌红。②质深红。③舌绛苔裂。**脉象**：左弦数。

副症：【**神志不宁**】**症象**：①心烦失眠。②烦躁不宁。③狂躁。

宾症：【**神志昏蒙**】**症象**：①神志昏迷，谵语。②昏睡抽搐，喉中痰鸣，舌强语謇。③昏厥，甚则发狂。

【**阳气不和**】**症象**：①体温不甚高。②面瘫，手足不遂。③四肢拘挛，肢厥。

治则：当以急泻肝胃燥火为主，凉血息风，芳香醒神，以防其痉厥之变。

方证

1.养阴清热方证：马光冉等方[1]。治中腑，高热面赤，脉数，舌绛苔干黄。

朱连翘、黑栀、生川大黄、朱寸麦冬、鲜石斛、鲜生地、玄参。或配苏合香丸、至宝丹。

2.冬温汤证：孔伯华方[2]。辛凉芳解。治冬温，热实于中，时邪所袭，寒热口渴，便秘谵语，舌苔黄糙，脉大而数。

石膏、鲜芦根、青竹茹、全瓜蒌各30g，僵蚕、地骨皮、大青叶、龙胆草、知母、郁李仁各9g，莲子心、薄荷各6g，银花15g，酒制大黄3g，紫雪丹1.8g。

3.凉肝息风、通腑解毒法证：魏长春方[3]。治火旺生风，风助火势，劫伤阴津。详见病案4。

羚羊角（磨冲）0.9g，玄参、生地、天花粉各24g，淡豆豉、生大黄（后下）、玄明粉（冲）、钩藤（后下）各9g，金汁水（分冲）60g，生甘草3g。

论著和讨论

本证候胃腑燥火挟肝火内动，二火交炽气血，不得泄越，蒙扰心神。董廷瑶曰："化火传里，热结阳明，胃脉通心，灵窍被堵。"[4]故其治则当急泻肝胃之燥火，凉血息风，芳香醒神，以救其急。尤以急下通腑，釜底抽薪，最为要着。燥火下撤，可免内闭痉厥之变。喻嘉言说："俾内不召风，外无从入之路。且甘寒一可息风，二可补虚，三可久服，何乐不用耶？"[5]

魏长春说："《疫疹一得》：'疫证循衣摸床撮空，此肝经淫热也，肝属木，木摇风生，风自火出。'总观本案之证（见病案4），邪毒炎热，内窜厥阴，木摇风动为其本，肠燥便秘为其变。故以羚羊角、钩藤平肝息风为主；重用玄参、生地、天花粉凉血清热，生津养阴；金汁水清热解毒；大黄、玄明粉通腑泄热，使邪热有外出之路。用药如用兵，凡新病重症，药量须足，并贵在神速，否则杯水车薪，无济于事。"[3]

病案举例

1. **董廷瑶**治急黄（急性肝坏死，肝昏迷）：杨某某，女，19岁，湿热炽盛，发为黄疸，变化迅速，病甫3日，化火传里，热结阳明，胃脉通心，灵窍被堵，神志昏迷，肤目均黄，目中不了了，睛不和，狂躁肢搐，腹满便秘5天，频转矢气，体温虽不甚高，而脉象数实，苔黄腻，质深红，小溲赤，汗出不彻，瞳孔扩大，对光反射及角膜反射均消失。拟大承气汤急下存阴，紫雪丹辟瘟解毒：川厚朴6g，枳实、玄明粉各9g，大黄12g，紫雪丹（鼻饲）3g。腑气仍未下行，发热持续，舌苔已化，质露红绛，汗出颇多，小便反少。改白虎汤法：生石膏60g，知母、天花粉各9g，生甘草4.5g，陈粳米、鲜生地各30g，鲜竹叶50片。下宿矢半盂，色深黯，热势即松，神志顿清，目睛明了，饥而索食，舌苔滋润，脉尚数，肤目仍黄，小溲赤，毒火尚重，仍进白虎汤：生石膏30g，知母6g，生甘草3g，陈粳米18g，鲜生地、滑石各15g，黄芩9g。神志全清，胃和思食，身黄渐淡。清其余邪，调其胃气：茵陈、连翘、佩兰各15g，生甘草2.4g，淡子芩6g，滑石12g，橘白3g，生谷芽9g[4]。

2. **刘保尚**治高血压脑病：李某某，男，55岁，患者平素心肝热盛，头晕心烦失眠，病前曾恣食鸡、酒等，病初脘腹剧痛，痛止后，头痛头晕，午后身热，烦躁谵语，甚则发狂，或昏睡抽搐，喉中痰鸣，大便4日未通，小便短赤，肢厥舌謇，苔焦黄，脉弦劲，重按实。证属阳明热盛，腑实燥结，热扰心包。急于攻下泄热，釜底抽薪，先予芒硝9g，温开水溶灌，2小时舌稍伸。处凉膈散：生大黄、芒硝、竹叶、栀子、黄芩、连翘心各9g，钩藤、白芍各15g，甘草6g。牛黄清心丸3粒。大便1次，色黑稀便，极臭秽，神识逐渐转清，诉头晕而痛，胸中烦热如焚，口干渴。再剂，血压由200/140mmHg降至180/130mmHg，腹泻1次，量多色黄，自诉头晕失眠，心烦口干，舌红苔薄白而干，脉弦劲。此肝肾阴虚，阳明液亏，肝阳上亢。拟滋阴增液，平肝潜阳：玄参、珍珠母、代赭石各30g，寸麦冬、白芍、钩藤、牛膝各15g，生地24g，菊花、芒硝各9g，甘草6g。牛黄清心丸2粒。血压170/106mmHg。石决明易珍珠母，去牛黄清心丸，服7天，病情稳定出院[6]。

3. **刘春圃**治蛛网膜下腔出血：李某，男，53岁，突然昏厥，抢救数日后，神志清，左半身不遂，右面瘫，头晕头痛，反应迟钝，面赤，记忆力减退，舌强语謇，烦躁，舌淡苔白滑，脉滑稍大，血压190/110mmHg。心肝火郁，痰浊阻塞清窍。当清心肝之热，兼以通窍化痰：决明子、生石膏、龙胆草、桑寄生、瓜蒌仁各31g，黄芩、川牛膝、郁金各12g，夏枯草、苦丁茶各15g，菖蒲、胆南星各9g。3剂，血压降至160/100mmHg，诸症好转，仍有烦躁。加莲子心3g，远志9g，去夏枯草。3剂，血压110/80mmHg，诸症好转，舌淡红，脉滑，以益气通络为主：黄芪、桑寄生、山药各31g，当归身15g，枸杞子、陈皮、石菖蒲、黄芩、龙胆草各12g，杜仲、胆南星各9g，瓜蒌仁25g，再造丸1丸。服药5个月，临床治愈[7]。

4. **魏长春**治杨某，女，10岁。壮热便秘，神昏谵语，四肢拘挛，烦躁不宁，头痛如劈，面红目赤，咽痛渴饮，舌红，苔黄厚，脉数。火旺生风，风助火势，劫伤阴津。急拟凉肝息风、通腑解毒法（组方见方证）。连服2剂，热势减，头痛瘥，烦躁宁，神识清，目睛赤纹亦退，口渴欲饮，舌红苔黄，脉细。阴分已伤，邪热尚炽，继用紫雪丹、钩藤、石决明、白菊花、鲜生地、鲜石斛、银花、连翘等味，续进数剂，诸恙咸安[3]。

引用文献

[1] 马光冉，冷作胜，程文斌.针刺配合中药治疗脑血管意外疗效观察［J］.江苏中医，1965,（4）：25.
[2] 北京中医学会《孔伯华医集》整理小组.孔伯华医集［M］.北京：北京出版社，1988：116.
[3] 魏长春.昏厥诊治举隅［J］.浙江中医药，1982，17（10）：439.
[4] 董廷瑶，萧子佛，朱树德.中西医综合治疗“急黄”1例［J］.上海中医药杂志，1964,（11）：20.
[5] 陈熠.喻嘉言医学全书［M］.北京：中国中医药出版社，2000：243.
[6] 刘保尚，黄敬行，刘珉，等.高血压脑病医案一则［J］.新医药学杂志，1976,（10）：45.
[7] 刘春圃老中医经验总结小组.蛛网膜下腔出血与癫痫治验介绍［J］.新医药学杂志，1979,（5）：11.

（四）木火虚炽候（肝胃燥火偏肝转证2）

肝胃燥火证，燥火久蕴肝胃，气血交炽，耗伤阴液，木火内焚，而成木火虚炽之候，时病学家通称为阴枯火炽之证。俞根初则称之为胃燥肝热之证。其见症以燥火交炽肝胃气血之脉症为主，但必兼见阴液不足之脉症，剧者可见危急之神志症象。

通称：阴枯火炽，胃燥肝热。

内含病例：［中医］秋燥伏暑，暑温。

病因病机：肝胃燥火虚炽，因感受温暑之邪，化热入胃，胃火激动肝火，燥火交炽气血，消灼阴液，而成阴枯火炽之重证。

证象组合：气炽＋血炽＋阴虚＋气滞＋阳郁＋神蒙

主症：【津气蕴炽】症象：①寒热头痛。②灼热自汗。③大渴引饮，饮不解渴，唇焦。④舌卷恶心，痰咯不出。⑤便燥溺涩，或里急欲便而不得，或后重欲圊，欲了而不了。**脉象**：脉洪大。

【血热蕴炽】症象：①心中懊侬，心烦恶热。②躁扰不宁，时欲起走。③男子睾丸疝痛。④妇人少腹连腰牵痛，脐间动气，按之坚而震手。⑤便脓血。**舌象**：舌绛。

副症：【阴虚失养】症象：筋脉拘痛，不能转侧。

【气机不利】症象：①气逆干呕。②时而气冲脘痛。

宾症：【阳气不和】症象：四肢厥冷。

【神志昏蒙】症象：①双目上窜，牙关紧急，口流涎沫。②四肢抽掣，手足瘛疭，寻衣摸床。

治则：当清养阴液与清泻肝胃燥火并进，扶正以除邪，虚实兼顾之法。

方证

1.清燥养荣汤加减证：《通俗伤寒论》方[1]。甘寒复咸苦寒，清润胃燥以泄肝。治秋燥伏暑，暑从火化。详见论著。

鲜生地15~24g，知母8g，生白芍6~9g，天花粉9g，生甘草2.4g，梨汁（冲）2瓢。加龙胆草（盐水炒）2.4g，川黄柏1.8g，白薇12g。

2.养胃柔肝汤证：李聪甫方[2]。治暑温，寒热头痛，双目上窜，牙关紧急。详见病案。

生石膏16g，鲜生地、鲜石斛、鲜竹茹、瓜蒌仁、连翘心、玄参、寸麦冬、生白芍各10g，鲜芦根13g，白薇、川贝各7g，羚羊角2g。

论著和讨论

本证候肝胃燥火久炽，耗伤阴液，阴枯火炽。俞根初曰："（秋燥伏暑）若暑从火化者……深则多胃燥肝热，大渴引饮，饮不解渴，灼热自汗，四肢虽厥，而心烦恶热，时而气逆干呕，时而气冲脘痛，筋脉拘痛，不能转侧，甚则手足瘛疭，状如惊痫，男子睾丸疝痛，妇人少腹连腰牵痛，脐间动气，按之坚而震手，便多燥结，或便脓血，或里急欲便而不得，或后重欲圊，欲了而不了。"[1]其治则总当以滋养阴液与清泻肝胃燥火并重。即俞根初所云："胃燥肝热，则用清燥养荣汤去归、橘，加龙胆草（盐水炒）2.4g，川黄柏1.8g，白薇12g，甘寒复咸苦寒，清润胃燥以泄肝。风动瘛疭加羚角4.5g，莹白童便（冲）1杯。大便燥结者加风化硝9g，净白蜜30g（二味煎汤代水）。"[1]

病案举例

李聪甫治暑温夹痫，火热内燔：尹某某，男，19岁，癫痫两三月一发，约一时而苏。忽寒热头痛，双目上窜，牙关紧急，四肢抽掣，口流涎沫，心中懊侬，手足瘛疭，舌卷恶心，痰咯不出，四肢厥冷，寻衣摸床，躁扰不宁，时欲起走，脉洪大，舌绛唇焦。暑邪是主要矛盾，当投重剂甘寒清暑而救阴（组方见方证）。复诊无增减，眼珠较灵活，去羚羊角，加丹皮7g，广郁金5g。三诊：目不上窜，瘛疭缓解，内闭稍弛，续增济阴液，涤化痰热[2]。

引用文献

[1] 俞根初.重订通俗伤寒论[M].上海：上海科学技术出版社，1959：259，261.

[2] 李聪甫.李聪甫医案[M].长沙：湖南科学技术出版社，1979：22.

（五）木火蕴闭候（肝胃燥火偏肝变证）

肝胃燥火证，胃火引动肝火，二火交炽，挟木火上逆，蒙闭心窍，陡动肝风，而成木火蕴闭之候，时病学家通称为暑入厥阴，或热动肝风之证。其见症虽以内闭风动之症象显明，但必兼见火炽肝胃气血之脉症，并以之为主。

通称：暑入厥阴，热动肝风。

内含病例：［中医］春温，暑温，暑痫。［西医］乙型脑炎。

病因病机：肝胃燥火蕴闭，多由感受温暑之邪，入胃化火，阳明燥火炽盛，内陷厥阴，胃火挟木火上逆，气血交炽，内动肝风，风火相煽，风助火势，火假风威，劫伤阴津，内闭心窍，而成痉厥重证。

证象组合：气炽+血炽+神闭+络滞+气逆

主症：【津气蕴炽】症象：①壮热，无汗，肢凉。②大渴引饮，咽痛渴饮。③头痛如劈。④腹胀，便结，便秘。**舌象**：①舌红苔薄黄。②苔黄厚，苔黄燥。**脉象**：①脉数。②脉弦数鼓指。

【血热蕴炽】症象：①面红目赤，口唇干燥。②烦躁不宁。**舌象**：①舌红。②舌质深绛，苔薄而干。**指纹**：纹紫郁滞至气关。

副症：【神志蒙闭】症象：①神志欠清，神志昏迷，眼球固定，瞳孔缩小，对光反射消失，囟门饱满。②神昏谵语。③欲狂。

【络脉不和】症象：①突然惊叫一声，旋即两目直视，牙关咬紧。②手足颤动。③四肢抽搐。④角弓反张。

宾症：【气机冲逆】症象：喉中痰鸣。

【气机不利】症象：①胸胁胀痛。②脘腹满痛。

治则：当急清泄肝胃燥火，清气凉血，以解其内焚；芳香开窍，化痰息风，以救其内闭。

方证

1.春温汤证：孔伯华方[1]。治春温，神昏谵语欲狂，大渴引饮。详见病案1。

生石膏、芦根各30g，莲心、地骨皮、薄荷、黄连、桃仁、杏仁各6g，银花18g，知母、僵蚕、黄柏、龙胆草各9g，生鳖甲4.5g，鲜菖蒲12g，安宫牛黄丸1粒。

2.平肝泄热，清心豁痰方证：陈贻达方[2]。治风火鸱张，挟痰上壅，累及心包致痉。详见病案2。

羚角1.5g，石膏、竹茹各30g，全蝎2.4g，青黛3g，芦根48g，栀子、黄芩各9g，黄连、贝母、丹皮、人中黄各6g，莲芯4.5g，紫雪丹1.8g。

论著和讨论

本证候肝胃燥火炽盛，气血交炽，木火上逆，蒙闭心窍，陡动肝风。故救治之则，当以急急清泄肝胃燥火为主，清气凉血，以解其内炽之火；清心开窍，化痰息风，以救其内闭痉厥。魏长春云：“（平肝凉血泻火）厥阴禀风木而内寄相火，其合在筋。若邪热炽盛，内陷厥阴，耗灼阴津，则木失所养，动而生风，风火相煽，筋脉失濡，如是则瘛疭昏愦，抽搐惊痫在所难免。此时唯以平肝泄邪，清热救阴为先务，俟其肝热清，肝阳平，木得柔和，则风息痉止，神识聪慧。”[3]

病案举例

1.孔伯华治春温：滑女，热邪深陷，神昏谵语欲狂，口渴引饮，服清疏之品略转，而证仍实，脉伏数。拟重剂辛凉芳通（组方见方证）。连服3剂痊愈[1]。

2.陈贻达治林某之子，6岁，高热，头痛呕吐，颈项微强，西医治疗7天，症转肢厥神昏，两目上视，口噤痰鸣，搐搦，小便短赤，舌苔老黄，脉弦数而动。系肝胆风火鸱张，挟痰上壅，累及心包致痉。主平肝泄热，清心豁痰（组方见方证）[2]。

3.张谷才治黄姓，女，6岁。高热神昏谵语，四肢抽搐，角弓反张，脉弦数，苔黄燥。此为热邪入营，肝风内动。治当清营开窍，镇肝息风：安宫牛黄丸1粒（分3次服），钩藤、知母、玄参各10g，黄连、龙胆草各2g，赭石15g，石膏40g，薄荷1g。服药2剂，热渐降，神渐清，但抽搐、角弓反张仍存。原方去牛黄丸、石膏、黄连，加羚羊角粉1g（分2次服），青黛6g（冲服）。2剂，抽搐停止，热退神清后用清热养阴调治[4]。

4.王公仁治乙型脑炎：陈某某，女，1岁，突然惊叫一声，旋即两目直视，四肢抽搐，神志欠清。检见：体温40℃，神志昏迷，眼球固定，瞳孔缩小，对光反射消失，囟门饱满，喉中痰鸣，无汗肢凉，舌红苔薄黄，纹紫郁滞至气关。诊断为乙型脑炎重型。《温病条辨》云：“小儿暑温，身热卒然痉厥，名曰暑痫。”此乃暑温入里，逆传心包，热甚动风，热痰蒙心。治宜清热息风，化痰开窍：石膏24g，羚羊角2g，板蓝根、钩藤各10g，丹皮、郁金、扁豆、知母各6g，天竺黄8g，僵蚕5g，安宫牛黄散1瓶（鼻饲）。同时合用甘露醇、洛贝林、复方氯丙嗪等。抢救2天，病情好转，神清能饮水，体温38℃，但有咳嗽，伴第一心音减弱，心率146次/分，肝肋下2.5cm，剑下4.5cm，肺部闻及湿啰音。舌红欠润，疑有心肌炎、肺炎存在。中医认为热病伤阴，气阴两亏，心气亏虚，血运无力而瘀血在肝，拟益气养阴兼活血祛瘀：参须5g，生鳖甲10g，麦冬、生牡蛎、白芍、全地、黄芩、生地各6g，丹参8g。4剂，患儿玩笑自如，带药3剂出院。半年后随访，无后遗症[5]。

引用文献

[1] 北京中医学会《孔伯华医集》整理小组.孔伯华医集[M].北京：北京出版社，1988：101.

[2] 福建省中医研究所.福建中医医案医话选编（第二辑）[M].福州：福建人民出版社，1963：221.

[3] 魏长春.昏厥诊治举隅[J].浙江中医药，1982，17（10）：439.

[4] 张谷才.从《衷中参西录》谈赭石的作用和应用[J].江西中医药，1983，（2）：26.

[5] 王公仁.中医急症治验五则[J].江西中医药，1983，（3）：15.

十二、肝脾燥火证（燥火内火合病3）（2候）

肝脾燥火证，为肝火挟脾中湿热化燥化火之证，由外感温暑热邪内陷入肝，挟肝火乘脾，脾为湿土，肝火与脾中湿热合而化火，或脾胃素有积热，肝火挟积热而化火，致脾气肝血交炽，煎迫脾中阴血而下达大肠，多成痢疾，久则留滞大肠，而成脏毒痔血。俞根初曰：“此包络挟胆火而肆虐，仲景所谓‘厥深热亦深’，《内经》所谓‘暴注下迫，皆属于热。阴络伤，则血下溢’是也。”[1]近人陈杏澜亦谓：“操劳过度，阴虚内热，迫及肝经，波动相火，更兼暑热相并，而成便血。”[2]

肝脾燥火证，系燥火内炽，煎迫肝脾阴血之重证。其治则当以急急清泻肝脾燥火为主，急挫其内焚煎迫之势，以救其阴血为务。肝脾皆内藏阴血之脏，稍有失误，则血枯阴涸，立有厥脱之虞。故叶天士有云：“春温内陷下痢，最易厥脱。”[3]雷少逸亦谓：“不可偏言乎湿，而投渗利，利之益伤其阴。”[4]

证候别称：春温内陷，内陷营血，邪伏厥阴，少阴热化下利。

病名：瘟疫热毒，春温内陷，暑热，伏暑，衄血，热毒赤痢，热痢，燥痢，血痢，便血，五色痢，阴虚痢，脏毒下血，内痔下血，带下，多发性余毒流注。

证候系统：详见图3-7-41。

本证——气血蒸炽候

转证——气血煎迫候

变证——阴血煎迫候、阴液煎迫候

图3-7-41　肝脾燥火证证候结构图

引用文献

［1］俞根初.重订通俗伤寒论［M］.上海：上海科学技术出版社，1959：195.

［2］福建省中医研究所.福建中医医案医话选编（第二辑）［M］.福州：福建人民出版社，1963：115.

［3］叶天士.临证指南医案［M］.上海：上海卫生出版社，1958：363.

［4］雷丰.时病论［M］.北京：人民卫生出版社，1964：40.

（一）阴血煎迫候（肝脾燥火变证1）

肝脾燥火证，燥火久羁，内陷阴血之分，灼伤阴血，迫其阴血下溢，而成阴血煎迫之候。其见症虽以火迫阴血下溢之症象显明，但必兼见火炽肝脾阴血之脉症，并以之为主。

通称：火迫阴血。

内含病例：［**中医**］春温内陷，伏暑，热毒赤痢，热痢，燥痢，血痢，便血，五色痢，阴虚痢。［**西医**］慢性溃疡性结肠炎。

病因病机：肝脾燥火蕴炽，多由温暑化火，久羁肝脾，或因误治伤阴，或素体阴虚，燥火久恋，内陷入阴，内迫阴血外溢，耗伤阴液，渐致阴枯火炽，正伤邪盛，立有厥脱之虞。

证象组合：血炽+阴炽+血溢+阴枯

主症：**【血热蕴炽】症象**：①一身手足尽热。②面红目赤唇红。③胸胁烦满，心中灼热。**舌象**：①舌紫苔黄。②苔黄腻。**脉象**：脉左弦长，右洪滑。

【阴热蕴炽】症象：①发热不高。②日间畏寒，夜间烦热。③口干，尚不作渴。**脉象**：细数。

副症：**【络血妄行】症象**：①便下清血，大便下紫血甚多。②痢下赤白，痢下五色，里急后重。

宾症：**【阴液消涸】症象**：①口涩咽干，渴欲饮水。②身体熯燥，憔悴不堪。③虚坐努责。④肢厥。**舌象**：①舌光苔净。②舌燥而黑。③舌质淡红，舌边呈细小赤点，干而无津。**脉象**：①脉弦小。②脉散乱，尺弦涩。

治则：当急泻肝脾之燥火，滋养肝脾阴液，挽正以祛邪，或可免其厥脱之险。

方证

1.白头翁汤合黄连阿胶汤意方证：张仲华方[1]。治暑湿热病下痢，赤白垢腻。详见病案1。

白头翁、秦皮、丹皮、黄连、地榆炭、白芍、荷蒂、炒黄柏、阿胶。

2.脏毒汤证：张伯臾方[2]。治慢性溃疡性结肠炎，腹痛里急后重，赤白脓，或鲜血。详见病案5。

槐花炭、薏苡仁各15g，炒防风、焦山楂、焦六曲、脏连丸各9g，炒赤芍、阿胶各12g，陈皮4.5g，甘草6g，红藤、败酱草各30g。

论著和讨论

本证候肝脾燥火久羁，耗伤阴血，阴枯火炽，阴血外泄。仲景说：“少阴病八九日，一身手足尽热者，以热在膀胱，必便血也。”（《伤寒论》293条）“下利，寸脉反浮数，尺中自涩者，必清脓血。”（《伤寒论》363条）当于清泻肝脾燥火之中，兼以凉血滋阴，扶正除邪，以防其厥脱之变。仲景曰：“产后下利，虚极，白头翁加甘草阿胶汤主之。白头翁、阿胶、甘草各二两，秦皮、黄连、柏皮各三两。”（《金匮要略·妇人产后病脉证治》）

薛雪说：“痢久伤阴，虚坐努责者，宜用熟地炭、炒当归、炒白芍、炙甘草、广皮之属。”[3]吴坤安说：“风中厥阴本经，脉微浮，风邪外出，故欲愈也，不浮而沉，则风邪入里，木郁不舒，则下克脾土，必变热利下重，渴欲饮水之症，宜白头翁汤主之。”[4]雷丰说：“阴虚患痢，里急欲便，坐久而仍不得便者，谓之虚坐努责，不可偏言乎湿，而投渗利，利之益伤其阴，如当归、白芍、生地、丹皮、阿胶、泽泻及石莲等品，随证加减可也。”[5]

病案举例

1.**张仲华**治暑湿热病下痢：始系赤白垢腻，昼夜数十余次，旬日后，痢虽减而纯下血矣，伤及肝肾，病情最深，非易治者。姑先清热存阴，宗厥阴下痢之条，拟白头翁汤合黄连阿胶汤意（组方见方证）[1]。

2.**雷少逸**治阴虚之体患五色痢：鄂渚余某之甥，患痢两月余矣，憔悴不堪，夜不成寐，渴饮不食，脉数苔无，取观所下之痢，五色杂见。丰曰：此五色痢也，乃凶症耳。余某颇谙医药，即告之曰：甥体素系阴亏，今痢久缠，真阴益加虚损。先生谓：五色痢究系温热未尽耶？抑亦真阴有损耶？丰曰：石顽有云，痢下五色，脓血稠黏，滑泄无度，多属阴虚。今此证分明，久痢伤肾，下焦不摄，即先哲所谓阴虚痢是也。斯时即有湿证所彰，亦不能投之渗利，当用银花、生地、白芍、黄芩四者，均炒为炭，阿胶炒珠，山药炒黄，与陈皮、石莲合为一剂，连尝三四服，遂中肯矣。登圊略减数遭，唯口渴寐少，脉转小数，欠力欠神，此气血津液皆亏损也。照前方除去枯黄芩，加入东参、炙甘草、夜交藤服数剂，更为合拍。后用六味合四君为主，调治月余，始得痊可[5]。

3.**庄虞卿**治热毒赤痢：卢从之，年逾四旬，体弱，平时阴虚，目疾时作，夏受暑而不觉，至秋后乃发赤痢。手足麻木，腹中绞痛，下痢纯赤，小便涩少。脉左关弦长，右手虚缓。脉症合参，此暑邪与积热下陷足厥阴肝。肝主筋，所以手足筋麻；肝主痛，所以腹痛；肝藏血，肝病而失其藏血之司，所以血痢时下。种种现象，莫非肝病。治宜滋养肝血，清解伏热。用阿胶、归、芍，以养其肝血；白头翁、川黄连、黄柏、黄芩、秦皮、丹皮，以清肝经之湿热；再加金银花、生甘草、滑石，以解暑而清热毒。陈阿胶（烊冲）、油当归、粉丹皮、白头翁各4.5g，生白芍、双宝花各9g，青子芩、小川黄连、川黄柏、北秦皮各3g，生甘草2.4g，飞滑石（包煎）9g，每日服2剂。三日痢减，七日诸恙悉退，十日其病霍然矣[6]。

4.**陈杏澜**治便血：潘某，男，45岁。因劳顿伤暑，迫为下血。初起自觉心中灼热，食欲减退，继见下腹部不舒，时有胀闷，胀则大便，随下鲜血甚多，一日三五次，但无里急后重及腹痛。脉左弦长，右洪滑，舌赤。此乃操劳过度，阴虚内热，迫及肝经，波动相火，更兼暑热相并，而成便血。治以清心凉肝，兼消暑热，少佐甘平，以健脾胃，俾暑消火平，而血自能归经：鲜荷叶、秦皮、知母、生地各9g，侧柏、白头翁、白茅根、山药各15g，黄柏6g，龙胆草4.5g，甘草3g。二诊：脉象弦长洪滑俱减，便血已止，心中自觉凉爽。拟清补兼施，以善其后：白头翁、秦皮、侧柏、地骨、杭芍、熟地、山萸、芡实各9g，白术6g，怀山药15g，甘草3g。三诊：精神舒适，食欲亦振，脉转和缓，但尚四肢乏力。再以前方去侧柏、地骨，加茯苓。续服3剂，强健如常[7]。

5.**张伯臾**治慢性溃疡性结肠炎：骆某某，男，46岁，腹痛里急后重，或为赤白胨，或为鲜血，日闷畏寒，夜间烦热，日三四行，苔黄腻，脉弦小。脏毒汤（组方见方证）主之。另青黛、皂角各4.5g，白及6g，研，水100ml灌肠[2]。

6.**李泰**治某男，19岁。5月间，脉洪，一日夜大热不退，忽然大便下紫血甚多，半日已有5次，面红目赤，头晕，不太渴，此燥逼大肠之证。生地、地榆、阿胶各9g，黄连3g，丹皮、麦冬、地骨皮各4.5g，洋参1.5g，鸡蛋黄1枚。1剂效，2剂即愈[8]。

引用文献

［1］秦伯未.清代名医医案精华［M］.北京：人民卫生出版社，2006：192.

［2］严世芸，郑平东，何立人.张伯臾医案［M］.上海：上海科学技术出版社，1979：80.

［3］王士雄.温热经纬［M］.沈阳：辽宁科学技术出版社，1997：52.

［4］吴坤安.伤寒指掌［M］.上海：上海科学技术出版社，1959：卷二29.

［5］雷丰.时病论［M］.北京：人民卫生出版社，1964：40，54.

［6］何廉臣.重印全国名医验案类编［M］.上海：上海科学技术出版社，1959：367.

［7］福建省中医研究所.福建中医医案医话选编（第二辑）［M］.福州：福建人民出版社，1963：115.

［8］李洪成，李新平，李新晔.中医证候学［M］.北京：中国医药科技出版社，2008：1175.

（二）阴液煎迫候（肝脾燥火变证2）

肝脾燥火证，燥火久羁肝脾，内陷入阴，消涸阴液，煎迫阴液下泄，是为阴液煎迫之候，叶天士称为邪伏厥阴之证，时病学家据《伤寒论》亦称为少阴热化下利之证。其见症虽以热迫阴液下泄之症象显明，但必兼见肝脾火炽与阴枯之脉症，剧者可见神志症象。

通称：邪伏厥阴，少阴热化下利。

内含病例：［中医］春温内陷，暑热。

病因病机：肝脾燥火虚炽，因外受温暑之邪，或因误治，化火内陷肝脾，迫灼阴液下泄，而成阴枯火炽之证。

证象组合：气炽+液泄+阴枯+神蒙

主症：**【津气蕴炽】症象**：①发热。②颠痛，头痛如破。②心烦不眠。③心中疼热。④口苦而有臭味。**舌象**：苔黄而干。**脉象**：脉数甚。

【热迫液泄】症象：①腹疼下利，下利脓血，里急后重。②下利如烟，虚坐努责。

副症：**【阴液消涸】症象**：①口干咽燥微渴，耳聋。②肌肉尽削。③溲短，无溺。④腰膝酸重，下肢轻度浮肿。**舌象**：舌质红绛，苔黄无津而干。**脉象**：①脉小紧。②脉象细数而弦。

宾症：**【神志昏蒙】症象**：①神识有时不清。②谵语。

治则：当以清滋肝脾阴液，清泻肝脾燥火，挽正除邪为法，庶可免其厥脱之变。

方证

加减黄连阿胶汤证：吴鞠通方[1]。治春温内陷，下利。详见论著。

黄连、阿胶各9g，黄芩6g，炒生地12g，生白芍15g，炙甘草4.5g。

论著和讨论

本证候燥火内陷，灼烁肝脾阴液，以致阴液走泄，最易厥脱。仲景曰："少阴病，咳而下利，谵语者，被火气劫故也，小便必难，以强责少阴汗也。"(《伤寒论》284条）王孟英曰："暑热胶锢，阴气受烁。"[2]叶天士曰："邪伏厥阴，恐致变痉。"[3]治则当急急清降燥火，滋养阴液，以救阴，遵吴鞠通"救阴为主"之则。养阴清热，稍佐甘润滋肠，缓解急迫，即王孟英"育阴涤热"之法。吴鞠通说："春温内陷下利，最易厥脱，加减黄连阿胶汤（组方见方证）主之。"[1]

病案举例

1. **叶天士**治陈氏，温邪经旬不解，发热自利，神识有时不清，此邪伏厥阴，恐致变痉。白头翁、川黄连、黄芩、北秦皮、黄柏、生白芍。又，温邪误表，劫津神昏，恐致痉厥。炒生地、阿胶、炒麦冬、生白芍、炒丹皮、女贞子[3]。

又治某，春温内陷下痢，最易厥脱。川黄连、阿胶、淡黄芩、炒生地、生白芍、炙甘草[3]。

2. **王孟英**治徐有堂妻，病痢，医作寒湿治，广服温补之剂，痢出觉冷，遂谓沉寒，改投燥热。半月后，发热无溺，口渴不饥，腹疼且胀，颠痛不眠。孟英察脉弦细，沉取甚数，舌绛无津，饥肉尽削，是暑热胶锢，阴气受烁，予北沙参、苁蓉、苓、斛、楝、芍、银花、桑叶、丹皮、阿胶，合白头翁汤为剂。药后症减，痢出热臭，改育阴涤热[2]。

3. **黄少杰**治少阴阴虚：缪某，男，41岁。初患头痛及关节疼，曾服用过桂枝汤、九味羌活汤，均无效。就诊时脉小紧，头痛如破，关节仍痛，烦扰不寐，下利不止。这是少阴阴虚证。因心火不下交，所以自利；肾水不上承，所以烦躁；水不济火，火气上炎，所以头痛如破；火铄津液，筋骨无以濡润，所以骨节疼痛；再用表药，愈虚其阴，所以不寐。主与黄连阿胶汤，以清热滋阴，而交阴阳。服药后不久，就能安睡。醒时症状瘥减甚多，再依照前方，嘱连服2剂而愈[4]。

4. **高一迅**治少阴热化下利：许某之妻，25岁。患下利症，曾投六君、理中等方，病不愈。按脉细数，舌绛而干，不渴，心烦，溲少。此系少阴热化下利，阴虚阳盛之候，遂以黄连阿胶汤与之，尽3剂而安。阿胶、白芍各9g，黄芩3g，川黄连4.5g，鸡子黄2枚[4]。

5. **洪孔雀**治痢疾误下伤阴：谢某，男，64岁，业医。初因外感暑气，内伤饮食，腹痛下痢，经自服大承气汤加麦芽、山楂2剂无效。后改请某医治疗，又用大承气汤加槟榔、黑丑等药，服后腹痛加剧，里急后重更甚，口干微渴，小便短少，脉象细数而弦。本病原系暑邪挟积，开始时只须清暑消导就可获愈，但前医误用峻剂，以致中气受伤，邪热内陷，灼伤阴液。治疗方法，应着重养阴消热，而稍佐甘润滋肠以缓解急迫：川黄连、黄芩各6g，白芍12g，阿胶9g，水煎，加蜂蜜1小杯调服。服后，下痢减少，里急后重亦轻，脉象和缓，但下腹部还有微痛，口仍干燥，食欲不振。这是邪热将退，阴液未复的现象。仍按原方去蜂蜜，加玄参、生地、甘草，以滋水制火，养阴和血。连服2剂获愈[5]。

引用文献

［1］吴鞠通.温病条辨［M］.福州：福建科学技术出版社，2010：102.

［2］徐衡之，姚若琴.宋元明清名医类案［M］.长沙：湖南科学技术出版社，2006：378.

［3］叶天士.临证指南医案［M］.上海：上海卫生出版社，1958：362，363.

［4］福建省中医研究所.福建中医医案医话选编（第二辑）［M］.福州：福建人民出版社，1963：29.

［5］福建省中医研究所.福建中医医案医话选编（第一辑）［M］.福州：福建人民出版社，1960：47.

十三、肝肾燥火证（燥火内火并病）（4候）

肝肾燥火证，为火邪深入下焦，挟龙相之火，消灼肝肾营血阴液之证，亦火炽阴伤之证。多见于热病后期，外因温暑邪热久羁不解，内陷下焦，深入肝肾营血阴分，触动肝之相火，肾之龙火，二火失藏，与邪火交炽，消烁阴血阴精，而致真阴欲竭，壮火复炽，正不胜邪，即有厥脱之变。

肝肾燥火证，系邪火深入下焦，消烁肝肾阴血之重证。病略浅者，尚偏在肝之阴血；病深重者，则偏伤肾之阴精。邪火消烁天一之肾水，先天之本，真阴伤残，阴精有立涸之势，龙火有飞腾之虞，阴枯不能恋阳，即有孤阳外越，飞焰腾空，有一瞬即逝之险。

肝肾燥火证，总属火炽阴伤之证。其治则总当急泻其交炽之火，以救其欲绝之阴。阴伤虽当育阴，但阴伤由于火炽，故仍当以泻火为急。俞根初有云："阴虚有火，慎勿骤补、峻补，苦坚清养为宜。"[1]

证候别称：阴虚火炽，阴虚火旺，水亏火亢，少阴火化证，阳证似阴，热深厥深，厥阳暴脱。

病名：自汗，盗汗，鼻衄，目衄，尿血，便血，痢脓血，消渴，阳厥，厥脱。

证候系统：详见图3-7-42。

本证————阴血消灼候
转证————肾阴虚炽候、阴枯火炽候
变证————阴血闭厥候、阴液厥脱候

图3-7-42　肝肾燥火证证候结构图

引用文献

［1］俞根初.重订通俗伤寒论［M］.上海：上海科学技术出版社，1959：469.

（一）阴血消灼候（肝肾燥火本证）

肝肾燥火证，燥火久羁，深入下焦肝肾，阴血炽灼，耗伤阴血，煎迫阴液，灼伤血络，而成阴血消灼之候。其见症以火逼阴液与络血之症象显明，但必兼见阴血两虚与火炽阴枯之脉症，并以之为主。

通称：燥火内迫。

内含病例：［中医］自汗，盗汗，鼻衄，目衄，尿血，便血，皮肤枯燥。

病因病机：肝肾燥火虚炽，多由燥火久恋，深入肝肾，炽灼阴血，耗血伤阴，煎迫阴液，烁伤血络，而成阴血虚而火炽于内之证。

证象组合：阴虚+阴热+阴枯+血虚+血溢+液泄

主症：**【阴虚失养】症象**：瘦削。

【阴热蕴炽】症象：①颜面潮红，颧红。②心烦，睡多梦恶。③上冲头痛。④入夜茎头发热如火燎。**脉象**：①细数。②两尺脉来弦数。

副症：**【阴液消涸】症象**：肌肤干涩粗糙。**舌象**：舌红干绛。**脉象**：寸脉独芤。

【血虚失荣】症象：①唇色淡白。②目眩。

宾症：**【络血妄行】症象**：①口鼻出血。②目眦出血。③溺出鲜血如注。④便血。

【热蒸液泄】症象：①盗汗淋漓。②自汗。

治则：当滋养肝肾阴血，清泻肝肾燥火，以虚实兼顾为法。

方证

1.当归六黄汤证：李东垣方[1]。功能滋阴清热，固表止汗。治阴虚有火而致的盗汗发热，面赤口干，颧红瘦削，心烦唇燥，便难尿赤，舌红干绛，脉细数等。

当归、生地黄、熟地黄、黄连、黄芩、黄柏各等分，黄芪加一倍。为粗末，每服15g，水煎服。心烦加竹叶、辰砂。

2.温清饮证：沈金鳌方[2]。一名解毒四物汤，治颜面潮红，上冲头痛，口鼻出血。

当归、熟地、白芍、川芎、黄芩、川黄柏、川黄连、山栀、生地各3g。

论著和讨论

本证候燥火内陷肝肾，耗血伤阴，煎迫阴血，阴血虚而燥火内炽。俞根初说："瘥后自汗盗汗，虽皆属虚。然温热瘥后，多由余热未清，心阳内炽，以致蒸蒸燔灼，津液外泄而汗出，为阴虚有火，慎勿骤补、峻补，苦坚清养为宜。苦坚如当归六黄汤加减，以育阴泻火；固表清养，如西洋参、生地、麦冬、黄连、甘草、小麦、百合、竹叶、茯苓、莲心之类。”[3]其治则当以滋养阴血与清泻肝肾燥火并用，以助正清解。如吴坤安说：“伤寒瘥后，余热盗汗不止者，阴虚有火也，当归六黄汤（组方见方证）加减。”[1]陈士铎说：“人有肠澼下血，另作一派喷唧而出，且有力而射远，四散如筛，腹中大痛，是气血下陷之极。治法升其阳气，泻其湿热之毒。方用升和汤：陈皮、甘草各五分，熟地、白芍各五钱，当归、黄芪、车前子各三钱，生地二钱，丹皮、升麻、黄芩各一钱，水煎服。升陷汤亦神：人参、当归各五钱，熟地、白芍各一两，丹皮、荆芥、车前子各三钱，甘草、黄连各五分，水煎服。”[4]

程钟龄说：“心主血，心气热，则遗热于膀胱，阴血妄行而溺出焉。又肝主疏泄，肝火盛，亦令尿血。清心，阿胶散主之（阿胶、丹参、生地、黑地、丹皮、血余炭、寸麦冬、当归）；平肝，加味逍遥丸主之。凡治尿血，不可轻用止涩药，恐积瘀于阴茎，痛楚难当也。”[5]姚国美说：“（目眦出血）风偏盛者，目眩，常流血泪，宜生地黄饮子（生熟地、枸杞、阿胶、白芍、天冬、黄芩、侧柏叶、地骨皮）加蚕沙、蒺藜、蛇胆、陈皮之类清火息风。”[6]秦伯未说：“肌肤干枯粗糙，多由血虚生燥。《内经》称为‘索泽’，刘河间所谓‘诸涩枯涸，干劲皴揭，皆属于燥’。用生血润肤饮，方内少佐桃仁、红花，取其润燥和血，不同于祛瘀。生熟地、天麦冬、当归、黄芪、黄芩、桃仁、红花、瓜蒌、五味子。”[7]

病案举例

1. 俞东扶治一妇人眼中忽有血如射而出，或缘鼻下，但血出多时，即经不行，乃阴虚相火之病，遂用当归尾、生地、酒炒杭芍、柴胡、黄柏、知母、条黄芩、侧柏叶、木通、红花、桃仁水煎，食前服，数剂愈。俞震按：眼衄多是肾阴虚，肝火旺，此却是倒经[8]。

2. 费绳甫治方茂才得奇疾，入夜茎头发热如火燎，黎明方退，请外科治，误认下疳，敷以末药，反增肿痛。延余诊治，两尺脉来弦数，此郁火，非毒火也。即洗去敷药，投以养阴清火之剂。处方：川黄柏、明天冬、大生地各9g，生龟板、女贞子各12g，肥知母、牡丹皮各6g。1剂肿消，2剂热退病愈[9]。

引用文献

［1］吴坤安.伤寒指掌［M］.上海：上海科学技术出版社，1959：卷二57.
［2］沈金鳌.妇科玉尺［M］.上海：上海卫生出版社，1958：154.
［3］俞根初.重订通俗伤寒论［M］.上海：上海科学技术出版社，1959：469.
［4］柳长华.陈士铎医学全书［M］.北京：中国中医药出版社，1999：862.
［5］程国彭.医学心悟［M］.北京：人民卫生出版社，1963：157.
［6］姚国美.姚国美医学讲义合编［M］.北京：人民卫生出版社，2009：212.
［7］秦伯未.秦伯未医学名著全书［M］.北京：中医古籍出版社，2003：283.
［8］俞震.古今医案按［M］.上海：上海科学技术出版社，1959：247.
［9］张元凯，时雨苍，杨伯棠，等.孟河四家医集［M］.南京：江苏科学技术出版社，1985：369.

（二）阴枯火炽候（肝肾燥火转证）

肝肾燥火证，燥火久炽下焦，肝肾阴液消涸，阴液已枯，燥火尚炽，而成阴枯火炽之候，时病学家通称为少阴火化之证，杂病学家亦称为阴虚火旺，或水亏火亢之证。其见症以肝肾阴枯与燥火内炽之脉症同见。

通称：阴虚火旺，水亏火亢，少阴火化证。

内含病例：**［中医］**肾阴虚疟。

病因病机：肝肾燥火虚炽，因燥火久炽肝肾，消涸肝肾阴液，阴液已枯，邪火尚炽，而成阴枯火炽之证。

证象组合：阴枯+气炽+神扰

主症：**【阴液消涸】症象**：①两颧微红。②口燥，唇焦齿燥。③腰脊酸痛。④足后跟痛。⑤两腿痿软。⑥梦泄遗精。**舌象**：①舌绛胖嫩。②舌黑燥而无刺。**脉象**：脉洪数无力，左关尺沉细虚数。

副症：**【津气蕴炽】症象**：先热后寒，寒短热长，发于子时者，每至午时而热方退净。

宾症：**【神志不宁】症象**：心烦。

治则：当滋养阴液以助其正，清降燥火以除其邪，即滋阴降火之法。

方证

阿胶黄连汤加味证：《通俗伤寒论》方[1]。清敛法以截其疟。治间日发疟，先热后寒，寒短热长，腰脊酸痛，心烦口燥，两颧微红，足后跟痛，梦泄遗精，两腿痿软。详见论著。

陈阿胶（烊冲）4.5g，生白芍6g，小川黄连（蜜炙）1.8g，鲜生地18g，青子芩3g，鸡子黄一枚，加首乌12g，炙鳖甲15g。

论著和讨论

本证候肝肾燥火久炽，烁伤阴液，阴已枯而火尚炽。吴坤安云："绛舌者，因实热症误补、温补，灼伤真阴，或误服滋补，腻涩酸敛胶黏，实热引入阴分，俾郁火耗烁真阴，致现此舌，而为阴虚难疗矣。"[2]其治则当以滋养阴液与清降燥火并用，虚实兼顾。俞根初说："肾阴虚者，间日发疟，先热后寒，寒短热长，发于子时者，每至午时而热方退净，腰脊酸痛，心烦口燥，两颧微红，足后跟痛，甚或梦泄遗精，两腿痿软，舌绛胖嫩，或舌黑燥而无刺……左关尺沉细虚数者，《内经》所谓病藏于肾，因遇大暑，或有所用力，邪气与汗皆出，名曰温疟是也……先与阿胶黄连汤加制首乌12g，炙鳖甲15g，清敛法以截其疟；继与坎气潜龙汤，滋潜法以复真阴。"[1]

病案举例

雷少逸治四明沈某之室，诞后将匝月以来，忽然壮热汗多，口渴欲饮。有谓产后阴虚，阳无所附；有谓气血大虚，虚热熏蒸。皆用温补之方，严禁寒凉之药。见病者忽尔尫羸，日晡发热，益信其为蓐痨。愈增热补，更加唇焦齿燥，舌绛无津。复议用导龙入海，引火归原之法，尤加气急神昏。丰往诊，两手之脉，皆大无伦，曰乃瘅疟也。此即古人所谓阴气先伤，阳气独发，不寒瘅热，令人消烁肌肉。当用甘凉之剂治之，若再踌躇，阴液立涸，必不可救矣。即用甘寒生津法加西洋参、紫雪丹治之。头煎药下，未见进退，次煎似有欲寐之形，大众见之，无不疑昏愦之变。复来请诊，脉象稍平，唇舌略润，诸恙如旧，但增手战循衣。丰曰：此阴阳似有相济之意，无何肝风又动之虞。仍守原章，佐以阿胶、龟板及鸡子黄，令其浓煎温服。是夜安神熟寐，热势大衰，次早诊之，诸逆证皆已屏去，继以清滋补养，调理两月方瘳[3]。

引用文献

［1］俞根初.重订通俗伤寒论［M］.上海：上海科学技术出版社，1959：222.

［2］曹炳章.彩图辨舌指南［M］.南京：江苏人民出版社，1962：卷二30.

［3］雷丰.时病论［M］.北京：人民卫生出版社，1964：97.

（三）阴血闭厥候（肝肾燥火变证1）

肝肾燥火证，燥火久羁肝肾，炽灼肝血肾阴，不得泄越，消涸阴液，蒙闭心神，阻滞阳气，而成阴血闭厥之候，时病学家亦通称热深厥深，或阳证似阴，阳厥之证。其见症虽以闭厥之症象显明，但必兼见火炽阴血与阴液枯涸之脉症，并以之为凭。

通称：阳证似阴，阳厥。

内含病例：［中医］热深厥深。

病因病机：肝肾燥火闭厥，燥火久炽，深陷下焦，炽灼肝血肾阴，消涸阴液，上闭心神，内动肝风，外阻阳气，而成闭厥重证。

证象组合：血热+阴热+阴涸+神闭+阳滞+络滞

主症：**【血热蕴炽】症象**：渴不喜饮。**舌象**：舌红肿嫩。

【阴热蕴炽】症象：①暮热朝凉。②颧红。**脉象**：脉沉数。

副症：**【阴液消涸】症象**：①齿槁。②溺短或闭。③便燥。**舌象**：苔焦紫。

【神志蒙闭】症象：神气昏愦。

宾症：**【阳气不行】症象**：手足厥冷。

【络脉不和】症象：脊强反折。

治则：当清泻肝肾燥火，清滋肝肾阴液，慎不可误认阴证而妄行温补，则南辕而北辙矣。

方证

青蒿地骨皮汤证：《通俗伤寒论》载方[1]。治热烁肾阴，火盛便燥者。详见论著。

青蒿子、地骨皮、冬桑叶、知母、丹皮、生川黄柏、玄明粉、白蜜。

论著和讨论

本证候燥火深陷下焦，炽灼肝血肾阴，内闭神明，外阻阳气，而成闭厥重证。何廉臣曰："若初起暮热朝凉，渴不喜饮，颧红齿槁，脊强反折，手足厥冷，溺短或闭，此因于热烁肾阴，即《内经》所谓病藏于肾，阴虚阳盛也。"但为阴枯火炽，不与一般闭厥同，当清泻肝肾燥火，凉血养阴，不可行香开凉泄，重伤其阴液，而犯虚虚之戒。何廉臣说："脉多沉数，舌红胖嫩，苔或焦紫。火盛便燥者，青蒿地骨皮汤（组方见方证）。阴虚溺塞者，用三汁饮（鲜生地汁2瓢，雅梨汁1瓢，解晕草根汁1瓢，重汤滚数沸）调下知柏六味丸10粒。"[1]

病案举例

吴鞠通治周，五十二岁，壬戌年七月十四日，暑邪不解，深入血分成厥，衄血不止，夜间烦躁，势已胶锢难解，焉得速功。飞滑石、犀角、冬桑叶、羚角、杏仁各9g，鲜芦根30g，玄参、细生地、丹皮各15g，鲜荷叶边1张，今晚1剂，明早1剂。十五日，厥与热似乎稍缓，据云夜间烦躁亦减，是其佳处。但脉弦细沉数，非痉厥所宜，急育阴而敛阳，复咸以制厥法：生地、生鳖甲、玄参、麦冬各18g，犀角、羚角、丹皮、桑叶各9g，生白芍12g，日服2剂。十六日，脉之弦刚者大觉和缓，沉者已起，是为起色。但热病本属伤阴，况医者误以伤寒温燥药五六剂之多，无怪乎苔燥如草也。议启肾液法：玄参30g，天冬、沙参、银花、犀角各9g，丹皮、麦冬各15g，鳖甲24g，桑叶6g，日服3剂。十七日，前方加细生地18g、连翘4.5g、鲜荷叶边9g。再按：暑热之邪，深入下焦血分，身半以下，地气主之，热来甚于上焦，岂非热邪深入之明征乎？必借芳香以为搜邪之用。不然，恐日久胶锢之邪，一时难解也。一日热邪不解，则真阴正气日亏一日矣，此紫雪丹之必不可少也。紫雪丹4.5g，分3次服。十八日，厥已回，面赤，舌苔干黑芒刺，脉沉实有力，十余日不大便，皆下症也。人虽虚，然亦可以调胃承气汤小和之：生大黄15g、玄明粉9g、生甘草9g，先用一半煎1茶杯，缓缓服，俟夜间不便再服下半剂。服半剂即解黑大便许多，后便用此方：麦冬、大生地、鳖甲各30g，白芍18g。十九日，大下宿粪若许，舌苔化而未滋润，脉仍洪数，微有潮热，除存阴无二法：沙参、天冬、炙甘草各9g，大生地30g，鳖甲、牡蛎各15g，麦冬、生白芍各18g，丹皮12g，日服2剂。二十一日，小便短而赤甚，微咳，面微赤，尺脉仍有动数之象。议甘润益下，以治虚热，少佐苦味，以治不尽之实邪，且甘苦合化阴气而利小便也。按：甘苦合化阴气利小便法，举世不知，在温热门中诚为利小便之上上妙法。盖热伤阴液，小便无由而生，故以甘润益水之源；小肠火腑，非苦不通，为邪热所阻，故以苦药泻小肠而退邪热。甘得苦则不呆滞，苦得甘则不刚燥，合而成功也。生鳖甲24g，玄参15g，麦冬、生白芍各18g，沙参、麻仁、阿胶、丹皮各9g，炙甘草12g，古勇连3g，日2剂。二十二日，已得效，仍服2剂。二十三日，复脉复苦法，清下焦血分之阴热：玄参、生鳖甲、麻仁、麦冬、炙甘草各15g，生白芍18g，天冬6g，阿胶、丹皮各9g，日服2剂[2]。

引用文献

［1］俞根初.重订通俗伤寒论［M］.上海：上海科学技术出版社，1959：424.
［2］吴鞠通.吴鞠通医案［M］.北京：人民卫生出版社.1960：77.

（四）阴液厥脱候（肝肾燥火变证2）

肝肾燥火证，燥火久羁肝肾，火邪不得泄越，内闭神明，外动肝风，阴枯不能恋阳，孤阳有飞越之险，是为阴液厥脱之候，杂病学家通称为厥阳暴脱之证。其见症以闭脱之脉症先后共现，但仍以阴枯与火炽之脉症为凭。

通称：厥阳暴脱。

内含病例：［中医］厥脱。

病因病机：肝肾燥火厥脱，因燥火久羁肝肾，耗伤阴液，邪火内炽，上蒙心神，陡动肝风，而阴液已枯，阴不恋阳，孤阳无依，而浮越飞腾将脱矣。

证象组合：气炽+阴枯+神闭+阳浮+气脱

主症：**【津气蕴炽】症象**：壮热面赤。**舌象**：舌苔薄黄，中心干而微黑。

【阴液消涸】症象：①双目如盲。②大便滑泄或溏。

副症：**【神志蒙闭】症象**：不省人事，谵语无伦。

【络脉不和】症象：①咬牙嚼舌。②手足抽搐。③循衣摸床，乱动不休。

宾症：**【阳气浮越】症象**：①寒热胸痞。②面赤吐血。③心中嘈辣。

【气虚脱绝】症象：神魂摇摇，不能自主。**脉象**：脉大无伦，时有促象。

治则：以补养真阴为主，所谓养阴退阳之法。不可妄行寒凉开泄，必致枯竭而无救矣。

方证：**峻补真阴方证**：张锡纯方[1]。济阴以应阳。治肾阴将竭，肝风已动。详见论著。

熟怀地黄60g，生怀山药、玄参、大甘枸杞各30g，真阿胶12g，甘草9g，多煎频进，必得汗出通体。

论著和讨论

本证候燥火内炽，内闭外厥，阴液枯竭，阳无所附，立有浮越脱绝之势。故虽有阳盛内闭之变，不可更行开泄，但当滋填阴液，以救其竭绝，所谓养阴退阳之法。阴液复则阳邪自退，而内闭可开。如张锡纯说："两目清白，竟无所见，循衣摸床，乱动不休，谵语不省人事。其大便从前滑泻，此时虽不滑泻，每日仍溏便一两次。脉浮数，右寸之浮尤甚，两尺按之即无。因此证目清白无见者，肾阴将竭也；手循衣摸床者，肝风已动也。病势之危，已至极点。幸喜脉浮，为病还太阳。右寸浮尤甚，为将汗之势。其所以将汗而不汗者，人身之有汗，如天地之有雨。天地阴阳和而后雨，人身亦阴阳和而后汗。此证尺脉甚弱，阳升而阴不能应，汗何由作？当用大润之剂，峻补真阴，济阴以应其阳，必能自汗。遂用熟地、玄参、阿胶、枸杞之类（组方见方证）……即日大汗而愈。审是，则发汗原无定法，当视其阴阳所虚之处，而调补之，或因其病机而利导之，皆能出汗，非必发汗之药始能汗也。”[2]

病案举例

1.**王孟英**治金录卿室患温，顾听泉连进轻清凉解，而病不减，气逆无寐，咳吐黏痰，舌绛咽干，耳聋谵语。旬日外，孟英诊之，曰：体瘦脉细数，尺中更乱，竟是阴气先伤，阳气独发，所谓伤寒偏死下虚人。再四研诘，乃知发热前一日，陡然带下如崩，是真液早经漏泄矣。否则药治不讹，胡忽燎原益炽？痉厥之变，不须旋踵。勉以西洋参、生地、二冬、女贞、旱莲、玄参、犀角、黄连、鸡子黄、知母为方。另用石斛、龟板、鳖甲各四两，左牡蛎一斤，煮汤代水煎药，服两剂，果不能减。后服签方温药（附、桂、干姜），四肢拘挛而逝[3]。

2.**蒲辅周**治同道荀君，年三十五岁，其人清瘦，素有咳嗽带血，仲夏受风，自觉精神疲乏，食欲不振，头晕微恶寒，午后微热，面潮红，咳嗽。众皆以本体阴虚，月临建卯（农历二月），木火乘金为痨，以清燥救肺为治，重用阿胶、天冬、麦冬、生地、熟地、百合、沙参、知母、贝母、地骨皮、丹皮之类，出入互进。至四月初，病势转增，卧床不起，渐渐神识不清，不能语言，每午必排出青黑水一次，量不多，与以清稀粥能吞咽。观其色苍不促，目睛能转动，齿枯，口不噤，舌苔薄黑无津，呼吸不便，少尿，肌肤甲错，不厥不痉，腹额热，四肢微清，六脉沉伏而数，师断为阴虚伏热之象，处以复脉去麻仁加生牡蛎、西洋参：炙甘草、干生地、麦冬（连心）各18g，白芍12g，阿胶15g，生牡蛎30g，西洋参9g，流水煎，温服，日二次，夜一。服至十剂后，病势无甚变化。诸同道有讥之曰：“子只此一法耳。”师曰：“津液枯竭，热邪深入，除益气生津、扶阴救液，别无良图。”服至十五剂而下利止，去牡蛎续服至二十剂，齿舌渐润，六脉渐达中候，服至二十三剂，脉达浮候，其人微烦。是夜之半，其妻叩门，谓病有变，往视，四肢厥冷，战抖如疟状，乃欲作战汗，嘱仍以原药热服之，外以热敷小腹、中脘、两足，以助阳升，冀其速通。斯时也，正胜邪却，得汗则生，邪胜正却，不汗则危。少顷汗出，烦渐息，次日往视，汗出如洗，神息气宁，脉象缓和，仍与复脉加参，大汗三昼夜，第四日开始能言，又微汗三旦夕，自述已闻饭香而口知味。继以复脉全方加龟板、枸杞、西洋参，服十余剂，遂下床行走，食欲增强，终以饮食休息之而渐次复原[4]。

引用文献

［1］刘越.张锡纯医案［M］.北京：学苑出版社，1999：115.
［2］张锡纯.医学衷中参西录［M］.石家庄：河北人民出版社，1974：191，192.
［3］徐衡之，姚若琴.宋元明清名医类案［M］.长沙：湖南科学技术出版社，2006：360.
［4］萧龙友等.现代医案选［M］.北京：人民卫生出版社，2008：214.

第五节　郁火证类（8证19候）

郁火证，亦称郁热，系自身阳气因郁化热化火之证。多由风、寒、湿、痰、食等内外阴邪，郁遏气机，阳气不得宣泄，郁久化火，即成郁火之证。《景岳全书》云：“郁则结聚不行，乃致当升不升，当降不降，当化不化，而郁病作矣。”[1]但其与风、寒、湿邪郁遏内火所致之风火、寒火、湿火等证不同，系原有内火，再感阴邪而发之证。与情怀悒郁，或郁怒伤肝，气郁化火之气火证，亦有区分。湿竭化火，或食积化火，热痰化火等湿火、积热、痰火等证，亦非郁火范畴。

郁火证，为内外阴邪郁遏，阳气郁久化火之证。其证大致可分为肺胃与肝胆两大类。肺胃之郁火，以胃阳久郁化火为主，故以肺胃郁火证为本病；肺胃合脾之郁火证，为合病；肺胃并发心火之心胃郁火证，为并病。肝胆郁火证，是以肝胆木火郁滞为主，故以肝胆证为本病；肝火上犯心肺，则有心肝、肝肺郁火证，视为合病；肝火横犯中焦，而成肝胃、肝脾之郁火证，则为并病。

郁火证由阴邪郁遏，自身阳气化火。其治则不宜一概清泻之，应遵《素问·六元正纪大论》“火郁发之”之大法，总宜以宣泄郁遏为主，使阳气发越，则可使郁火外达而解。张景岳云：“凡火所居，其有结聚敛伏者，不宜蔽遏，故当因其势而解之、散之、升之、扬之，如开其窗，如揭其被，皆谓之发，非独止于汗也。”[1]如概投清泻，使阴邪愈凝，阳气愈郁，火气愈不得外泄，必然转炽于里，变端莫测。

证候系统：详见表3-7-5。

表3-7-5　郁火证证候结构表

病因	本病	合病	并病
外郁	肺胃郁火证	脾胃郁火证	心胃郁火证
内郁	肝胆郁火证	肝肺郁火证、心肝郁火证	肝胃郁火证、肝脾郁火证

引用文献

［1］张介宾.张景岳医学全书［M］.北京：中国中医药出版社，1999：513.

一、肺胃郁火证（郁火外郁本病）（3候）

肺胃郁火证，为外邪内陷入里，不得宣泄，郁于肺胃化火之证，为上中郁火之本病，以病在肺胃，伤寒家称之为太阳阳明合病，或阳明病、温疫。温热郁滞肺胃，不得宣泄，亦有本证。郁滞不解，内火转炽，亦可成蕴炽之候。郁火入血发斑，称为阳毒，下陷入肠，可转为痢疾，甚则有外闭内脱之变。

肺胃郁火证，外邪郁于肺胃，胃阳久郁化火，初则郁蒸于上焦清气之分，表里之气失于宣通，郁火不得发泄，怫郁于内外，甚则挟肺胃之气上逆，气机有升无降。稍有贻误，郁火转炽转盛，由气迫血，剧者郁火上冲下迫，亦有内闭外脱之虞。

肺胃郁火证，总属外邪内陷、气郁火炽之证。其治则总当以宣郁泄火为主，以宣达上焦气郁，清泄肺胃伏火为法，即古人所谓邪在胸膈，宜开之宣之，以泄胸膈间热邪，气郁不开，则伏火不降。故谢映庐有云："攻其汗出，则邪可尽达，自然风静火平，合符火郁发之之义。"[1]

证候别称：太阳阳明合病，上焦风火，湿热阻气，阳毒发斑，热深阳郁，阳极似阴，外闭内脱。

病名：伤寒，阳明病，春温，风温挟痰挟食，风热挟痰，湿热，温疫，火泻，泻血，温毒痧疹，麻疹，瘾疹，劳复，虚烦，烦乱，久热，青盲，口疮。

证候系统：详见图3-7-43。

本证————清气郁蒸候

转证————清气怫郁候、清气郁逆候

变证————气血蒸炽候、气血煎迫候

图3-7-43　肺胃郁火证证候结构图

引用文献

［1］谢映庐.谢映庐医案［M］.上海：上海科学技术出版社，1962：112.

（一）清气郁蒸候（肺胃郁火本证）

肺胃郁火证，外有风寒之郁，内有伏火之蒸，肺胃气机郁滞，清气失于宣展，而成清气郁蒸之候。其见症除以表郁里蒸之脉症为主外，必兼见上中气机郁遏，宣降失常与空窍失利之症象。

内含病例：［**中医**］劳复，虚烦，久热，青盲。［**西医**］视神经萎缩。

病因病机：肺胃郁火郁蒸，多由外受风寒之邪，失于表散，或更加误进滋补，郁遏化火，火邪内蕴肺胃，清气失于宣展，致表郁不解，火邪郁蒸于里，不得宣达于外，而成外郁内蒸之候。

证象组合：气郁+表郁+气蒸+空窍

主症：【**气机不宣**】**症象**：①胸烦闷。②胃脘痞满。③食少。④咳嗽痰多。**脉象**：弦长。

【**腠理不宣**】**症象**：①恶寒，怕冷风。②身热畏风，无汗。③形寒足厥。④腰腿酸痛。**脉象**：脉紧数。

【**津气蕴蒸**】**症象**：①发热自汗，热以暮盛。②心烦，懊闷少寐。③口渴。④口秽。⑤溲黄，溺赤，便黑。**舌象**：舌黄浊腻。**脉象**：①脉微洪。②脉洪大。

副症：【**清空不宣**】**症象**：①头昏如蒙。②头额痛。③头部两侧及两眼外眦不定时灼痛。

【**清窍不利**】**症象**：①目痛。②突然双目碜涩，继而视物不清，目珠有时发胀。③鼻干不得眠。

宾症：【**气机不降**】**症象**：①干呕，气逆，嗳气。②痰涎甚多。

治则：当外宣表郁，内清肺胃，以宣降上中气机为法。

方证

1.升麻葛根汤证：《阎氏小儿方论》方[1]。又名平血饮。适应发热微恶寒，自汗干呕，目痛鼻干不得眠，头额痛，脉微洪或弦长。

升麻9g，葛根、白芍药各6g，炙甘草3g。加姜水煎服。或倍芍药加桂枝。

2.柴葛解肌汤证：原《伤寒六书》方[2]。功能解肌清热。治外感风寒，寒邪化热，症见恶寒渐轻，身热增盛，头痛肢楚，目痛鼻干，心烦不眠，眼眶痛，舌苔薄黄，脉浮微洪。

柴胡、白芷、黄芩、白芍各12g，葛根、生石膏各15g，桔梗、羌活、甘草各6g。

论著和讨论

本证候火邪郁于肺胃，清气失于宣展，表里之气皆郁。仲景曰："大病瘥，劳复者，枳实栀子豉汤主之。"（《伤寒论》393条）治则当外散寒邪，内清郁火，宣泄清气之郁遏，使怫郁之火外达，所谓"火郁发之"之法。吴坤安说："伤寒瘥后，元气未复，余邪未清，稍加劳动，其热复作，即多语、梳头、洗面、更衣之类，皆能致复。既经复热，必有余火，余邪结于中，所以仲景主以枳实栀子豉汤。盖豆豉撤表邪，栀子清里热，枳实开胸中余邪之结。凡治劳复，当以此方为主。如兼呕恶痞满，加半夏、竹茹；如见舌黄口渴，加黄芩、连翘；如兼饱闷挟食，加山楂肉、麦芽；如兼头疼恶寒，加苏荷、葱白；如兼寒热，寒多加桂枝、紫苏，热多加柴、芩。一二剂后，必复汗而解，此屡试屡验者。不可妄投补中，以致闭邪增病。"[3]邵仙根评："此与但虚无邪之劳复自是二种。"[3]

病案举例

1.周小农治龙泉庵僧微明。丁巳二月下旬诊：身热，见风则畏，已经二月。脉紧数，舌浊而腻，痰多咳嗽，气逆口秽。是冬令膏滋，既有感邪，仍不停服，客邪为补堵塞，故热久不退。连翘、荆芥、冬瓜子、马兜铃、郁金、杏仁、瓜蒌、竹茹、枇杷叶、前胡、芦根。另以鲜萝卜、生西瓜子洗净，煎汤代水。服3剂。续诊：痰吐辘辘，咳嗽转轻，形寒足厥，口渴，溲黄，无汗，邪仍不撤。疏豆豉、山栀、前胡、荆芥、杏仁、薏苡仁、青蒿、枳实、竹茹、新会红、瓜瓣。另顺气消食化痰丸。三诊：下午形寒减，痰亦少，唯里热未止。苏梗子、瓜瓣、杏仁、薏苡仁、苍耳子、路路通、秦艽、丝瓜络、前胡、象贝母、瓜蒌、桑枝。四诊：热减，背尚作寒，痰咳已平。春寒为补束缚，不能底撤，再为搜剔蕴邪。豆卷、桔梗、秦艽、山栀、枳壳、苍耳子、枫果、竹茹、杏仁、柴胡、桑枝、保和丸。热渐全止[4]。

2.陈达夫治青盲（视神经萎缩）：毛某某，女，28岁，突然双目磣涩，继而视物不清，目珠有时发胀，头昏如蒙，头部两侧及两眼外眦不定时灼痛，一瞬即过，精神萎靡，少气，中西医治一年无效，双眼视力均为0.03，伴怕冷风，腰腿酸痛，食少嗳气，胃脘痞满，痰涎甚多。此为风邪留滞三阳，干犯三阴，闭塞目中玄府，宜疏解三阳经风邪，使三阴受干之邪仍从三阳外达，则目中玄府自开，柴葛解肌汤主之（组方见方证）。10剂，双眼视力恢复至0.4。两月后恢复到1.5，共服40余剂。唯头痛未愈，去甘草加松节30g，炒白附子、草豆蔻各9g，胆南星3g。头仍微痛，去白芷、羌活、桔梗、黄芩、石膏，加当归、川芎、生地各12g，木瓜9g。半年后，诸症悉愈[2]。

引用文献

［1］吴仪洛.成方切用［M］.太原：山西科学技术出版社.2009：125.

［2］王明杰.陈达夫眼科学术思想和经验介绍［J］.中医杂志，1982，（5）：13.

［3］吴坤安.伤寒指掌［M］.上海：上海科学技术出版社，1959：卷二59.

［4］周小农.周小农医案［M］.上海：上海科学技术出版社，1962：32.

（二）清气怫郁候（肺胃郁火转证）

肺胃郁火证，风湿热邪，郁遏肺胃，清气不得宣展，气机升降失常，阳气怫郁于内外，是为清气怫郁之候。其见症虽以阳气怫郁之脉症显明，但必兼有气失宣降与内火蕴蒸之脉症，并以之为凭。

通称：湿热阻气。

内含病例：［**中医**］春温，湿热，风热挟痰。

病因病机：肺胃郁火郁滞，因外感风湿热邪，失于宣解，或更加误进温补，外郁不解，内热郁于肺胃，清气失于宣展，气机宣降失司，内火不得泄越，阳气怫郁于内外。

证象组合：气郁+气蒸+怫郁+空窍

主症：【**气机不宣**】**症象**：①膈闷，痞胀，甚则胀及少腹拒按。②咳嗽多痰。③腹胀引及脊膂两肋刺疼。④大便旁流，大便泄青色水粪。

【**阳气怫郁**】**症象**：①身热如炽，有时淅沥畏寒，时有寒热。②烦热益甚，心烦麻乱，谵语。③口干，唇焦，鼻准白亮。④满面青筋扛起，十指黑筋扛起。⑤四肢筋掣，腰际酸楚，经水淋漓。**舌象**：苔黄浮腻，尖红边刺。**脉象**：脉滑数，按之虚濡。**指纹**：紫。

副症：【**津气蕴蒸**】**症象**：①身热。②口渴。③大便不解。④小便不利，溺涩赤短。**舌象**：苔黄厚满不燥。**脉象**：①脉滑数。②左关弦数，右手滑劲。

【**气机不降**】**症象**：①冲气上逆，呕恶喘促。②气喘汗出，喉间痰声辘辘。③汤饮不能下咽。

宾症：【**清窍不利**】**症象**：咽紧。

【**清空不宣**】**症象**：头重。

治则：当以宣降肺胃气机为主，兼以清降内火为法。

方证

1.枳桔汤加味证：王孟英方[1]。治湿热阻气，升降失调，身热痞胀，少腹拒按。详见病案1。

枳桔汤加白前、紫菀、射干、马兜铃、杏仁、厚朴、黄芩、芦根。

2.辛凉清风，润燥豁痰方证：梁右斋方[2]。治风热夹痰，满面青筋扛起，痰声辘辘。详见病案2。

冬桑叶、川贝母各2.4g，钩藤、丝瓜络、瓜蒌仁、淡竹茹各4.5g，嫩桑枝6g，白池菊3g，枇杷露、旋覆露合成30g（分冲）。

3.先开肺气，推热下行方证：汪问九方[3]。治春温，头重膈闷，咳嗽多痰，冲气上逆，呕恶喘促，四肢筋掣，腹胀引及脊膂两肋刺疼，腰际酸楚，咽紧口干，经水淋漓，心烦麻乱，身热如炽，有时淅沥畏寒。详见病案3。

苦杏仁、黄郁金、生石膏各9g，射干2.4g，紫菀茸3g，枇杷叶、桑白皮各6g，川通草、苏子霜各4.5g，鲜苇根3尺，藕节4个。

论著和讨论

本证候外感之邪郁滞肺胃，清气怫郁，气失宣降。即王孟英所云："湿热阻气，升降失调。"[1]汪问九称为"中脘气机窒塞，肺胃蓄热蒸腾"[3]之证。其治则当以宣降肺胃气机为主，兼以清降内火为法。汪问九曰："不能以寻常温热为例，非先开肺气，推热下行，不足以驱温邪。"[3]慎不可误作实火，而妄行清下。故王孟英有"不宜承气、紫雪"[1]之戒。

吴坤安说："膈闷心烦，痞满而喘急者，热痰内闭也。宜栀豉汤，加郁金、瓜蒌仁、枳实、杏仁之类，开之宣之。"[4]

病案举例

1.王孟英治韩尧年，年甫逾冠，体素丰而善饮，春间偶患血溢，广服六味等药。初夏患身热痞胀，医投泻心、陷胸等药，遂胀及少腹，且拒按，大便旁流，小溲不行，烦热益甚，汤饮不能下咽，谵语唇焦。改用承气、紫雪，亦如水投石。延余视之，黄苔满厚而不甚燥，脉滑数而按之虚软，不过湿热阻气，升降不调耳。以枳桔汤加白前、紫菀、射干、马兜铃、杏仁、厚朴、黄芩，用芦根汤煎。一剂谵语止，小溲行；二剂旁流止，胸渐舒；三剂可进稀糜；六剂胸腹皆舒，粥食渐加。改投清养法，又旬日得解燥矢而愈[1]。

2.梁右斋治风热夹痰：朱永兴之幼子，两岁，客腊发现痰病，三月有余。前医屡以搜风化痰，燥热温中，愈服愈重，奄奄一息。满面青筋扛起，遍身瘦如鸡骨，喉间痰声辘辘，气喘汗出，十指黑筋扛起，时有寒热口渴，大便泄青色水粪，溺涩赤短，唯瞳神灵活。纹紫脉数，青筋扛起，大便泻青，此厥阴经风热为病。以辛凉清风，润燥豁痰（组方见方证）。一剂知，二剂痰热均减，至四剂病若失[2]。

3.汪问九治史某，春温九日不解，阅孙先生方极其清和而病益加剧，莫名其故。诊脉左关弦数，右手滑劲，苔黄浮腻，尖红边刺，鼻准白亮，头重膈闷，咳嗽多痰，冲气上逆，呕恶喘促，四肢筋掣，腹胀引及脊膂两肋刺疼，腰际酸楚，咽紧口干，经水淋漓，心烦麻乱，身热如炽，有时淅沥畏寒，大便经旬不解，溺赤短数。《难经》谓"阳维为病苦寒热"，此系矫维失司，厥阳肝郁，挟受风湿侵袭阳明，上蒸阻肺，肺与大肠相表里，上窍不开，下腑难宣，不能以寻常温热为例，非先开肺气，推热下行，不足以驱温邪（组方见方证）。二诊：热减痛瘥，早间下粪三粒如弹，小便亦见少畅，胃虽略进米汤，中脘依然不舒，尚觉恶心头目昏沉，咳嗽加紧，癸水仍旺而色紫，右手脉劲少减、滑大异常，苔黄中酱。明明肺气已宣，湿热凝注难驱，姑用冬花散推荡腑气：款冬花蕊、大麦芽、姜竹茹、生石膏、苦杏仁、淡子芩各9g，炙苏子、炒枳实各4.5g，炒紫菀3g，降香2.1g，桑白皮、炒知母各6g，鲜桑枝尺半，苇根3尺。三诊：热清痛减，溲通，口仍干，咳嗽重而多痰，头颠痛，胸脘饱闷，恶心已除，脉来两关弦滑、右寸劲大，苔退大半。中脘气机窒塞，肺胃蓄热蒸腾，昭然若揭，当以苦辛泄降法主之：飞滑石24g，全瓜蒌12g，炒知母、淡豆豉、枇杷叶各6g，吴萸连3g，杏仁、炒麦芽、姜竹茹、黄郁金各9g，鲜苇根3尺。四诊：温邪已解，癸水已止，咳轻，胃尚呆钝，苔清色红，脉形细数。原是邪去阴伤，余热未净故也，法宜清热和胃：冬桑叶、忍冬藤、香稻芽各9g，六和曲、炒知母、连翘、天花粉各6g，广陈、南薄荷各3g，砂仁壳、贡川贝各4.5g，檀香2.4g，干荷叶1块[3]。

引用文献

［1］叶天士等.临证指南医案［M］.上海：上海卫生出版社，1958：825.

［2］何廉臣.重印全国名医验案类编［M］.上海：上海科学技术出版社，1959：26.

［3］萧龙友等.现代医案选［M］.北京：人民卫生出版社，2008：82.

［4］吴坤安.伤寒指掌［M］.上海：上海科学技术出版社，1959：卷三 14.

（三）气血煎迫候（肺胃郁火变证）

肺胃郁火证，郁火内蕴肺胃，失于宣透，不得外达，由气入血，下逼大肠，而成气血煎迫之候，时病学家亦通称热深厥深，阳极似阴之证。其见症虽以热迫大肠之症象显明，但必兼有气血交炽与内闭外厥之脉症，并以之为主。

通称：外闭内脱，阳极似阴，热深阳郁。

内含病例：［中医］伤寒，温热病，火泻，泻血。

病因病机：肺胃郁火蕴炽，系肺胃内蕴郁火，外郁风寒，内火不得外透，反逼肠中，煎迫肠中津液，灼伤阴络而成，多成外闭内脱。

证象组合：气炽+血炽+津泄+血溢+气滞+阳滞+神闭

主症：【津气蕴炽】**症象**：①胸至少腹热甚灼手。②鼻干。③口渴不止，渴喜凉饮。④小便黄赤涩痛。**舌象**：苔黄黑而燥。**脉象**：①脉浮数。②脉数而滑。

【血热蕴炽】**症象**：①心烦，烦躁不安。②目眦赤，唇红燥。**脉象**：脉浮虚兼数，重按濡数无力。

副症：【热迫津泄】**症象**：①大便黄黑稠黏。②溏泄而极臭。③下时肛门热痛。

【络血妄行】**症象**：下鲜血。

【气机不利】**症象**：腹中疼痛。

宾症：【阳气不行】**症象**：①肌表不发热，或微热。②恶寒无汗，拥被向火。③四肢厥冷，指甲青紫。

【神志蒙闭】**症象**：①耳聋。②神迷，嗜睡谵语。③喘促。

治则：当急外宣郁遏，内泄郁火，以解其闭脱之险。

方证

邵氏热郁汤证：《通俗伤寒论》方[1]。轻扬发表解其外，而外不闭。详见论著。

苏薄荷3g，青连翘、瓜蒌皮、青子芩、青蒿脑各4.5g，焦山栀、广郁金各9g，桔梗3g，生甘草1.8g，鲜竹叶30片。

论著和讨论

本证候外寒内热，寒郁于表，火炽于里。何廉臣云："（热深阳郁，外闭内脱例）凡伤寒温热病，多由兼风兼寒之候，不先祛风散寒以解表，早用苦寒直降，致表不解而邪反陷入内。"[1]"外闭者，邪束阳郁之谓也；内脱者，阳盛阴涸之谓也。"[1]治则当外宣表郁，内泄郁火。俞根初云："先以轻扬发表解其外，而外不闭，如邵氏热郁汤（组方见方证）、五叶芦根汤（藿香叶、薄荷叶、佩兰叶、荷叶各4.5g，先用枇杷叶30g，活水芦根36g，鲜冬瓜60g，煎汤代水）之类；以撤热存阴者救其内，而内不脱，如缪氏竹叶石膏汤（生石膏、鲜西河柳各15g，苏薄荷、荆芥、蝉衣、炒牛蒡子、生葛根、知母、麦冬各4.5g，生甘草3g，玄参6g，竹叶30片，冬米1撮，凡温毒痧疹，热壅于肺，逆传心包，喘咳烦闷，躁乱狂越者，非此方不治）、加减竹叶石膏汤（西洋参、仙半夏各3g，生石膏15g，生甘草2.4g，麦冬4.5g，青蔗浆9g，生姜汁2滴，淡竹叶30片，鲜茅根30g，鲜稻穗3支），皆可酌用以奏功。一方并治，表里双解，如《外台》三黄石膏汤（麻黄1.8g，淡豆豉9g，小川连、生山栀、生川柏各3g，青子芩6g，生石膏15g）。"[1]

何廉臣说："目眦赤，或眼白现红丝，鼻干，唇红燥，耳聋心烦，渴喜凉饮，舌苔黄黑而燥，小便黄赤涩痛，大便黄黑稠黏，或溏泄而极臭，或下鲜血，下时肛门热痛，胸至少腹热甚，按之灼手，一身肌表反不发热，虽热亦微，恶寒无汗，反欲拥被向火，甚则四肢厥冷，指甲青紫。脉浮虚兼数，重按濡数无力。"[1]

病案举例

李健颐治李禹仙，39岁，初感暑温，误投下剂，致暑热内陷，身热汗出，四肢厥冷，大便稀泄，腹中疼痛，烦躁不安，口渴不止，舌呈灰黑，焦干无津，脉数而滑，精神倦怠，嗜睡谵语，病已多日，邪盛正衰，急当扶正祛邪，才能收效。仿张锡纯通变白头翁汤法，重加桔梗升提肺气，杏仁滋润利肺。白头翁、黄芩各6g，秦皮、白芍、杏仁、桔梗、女贞子各9g，怀山药30g，知母、南沙参各12g。二诊：脉平舌净，精神清爽，口微渴，泻止。加西洋参4.5g，玄参9g。3剂，病愈。再以怀山药60g研末，和鸡蛋1枚搅匀蒸服，1日3次，调理月余，恢复健康[2]。

引用文献

［1］俞根初.重订通俗伤寒论［M］.上海：上海科学技术出版社，1959：451.

［2］福建省中医研究所.福建中医医案医话选编（第一辑）［M］.福州：福建人民出版社，1960：18.

二、脾胃郁火证（郁火外郁合病）（2候）

脾胃郁火证，为脾气郁滞，胃火不得发泄之证，或因风、因湿、因食，郁滞脾气，健运失职，脾不主升，胃不能降，清气郁遏，致胃火不得宣泄，而成中焦郁火之证。其为病也，则三焦失司：干于上焦，则清气失宁；郁于中焦，则清阳之气怫郁；滞于下焦，则多致肠中浊气上逆。脾胃清气不升，而成中气逆乱之候。故虽火郁中焦，而三焦均受累。

脾胃郁火证，脾胃居于中州，为三焦之中枢，故中焦郁火，必累及三焦。其治则虽仍当遵“火郁发之”之法，但宜三焦分治，即先开其上，继疏其中，终逐其下。务使郁开滞行，火热自除。

证候别称：脾热内伏，上焦风火，脾胃火郁。

病名：口疮，口臭，懊侬怫郁证，潮热，发热，胸痹。

证候系统：详见图3-7-44。

本证———清气失宁候
转证———清气怫郁候、清阳怫郁候
变证———清阳郁炽候

图3-7-44　脾胃郁火证证候结构图

（一）清气失宁候（脾胃郁火本证）

脾胃郁火证，脾湿郁遏，胃火不得宣泄，上扰清气，干于清道，是为清气失宁之候，杂病学家称为上焦风火，或脾热内伏之证。其见症虽以空窍之症象显明，但必兼见胃火内蒸之脉症。

通称：脾热内伏，上焦风火。

内含病例：［中医］口疮，口臭。

病因病机：脾胃郁火蕴逆，或因风寒，或因湿郁，脾不主升，胃不主降，胃阳化火上逆，清气失于清宁，上走空窍，失于宁静之常。

证象组合：气蒸+空窍不利

主症：**【津气蕴蒸】症象**：①口渴饮冷。②寐则头与胸前大汗如漉。②口臭。**舌象**：苔黄腻。**脉象**：①脉濡数。②脉洪大。

副症：**【清空不宁】症象**：①头胀痛，大痛引急如掣，头筋扛起。②目中如有风吹状，目珠与眉棱、太阳俱酸痛。

宾症：**【清窍不利】症象**：口疮，口臭。

治则：当升宣郁遏与清降胃火并重，郁遏一解，火自下行，而无上扰之患。

方证

1.加味升麻汤证：程国彭方[1]。治头痛属胃火上冲者，其脉洪大，口渴饮冷，头筋扛起。

升麻、葛根、赤芍、甘草、石膏、苏薄荷。

2.泻黄散证：又名泻脾散，钱乙方[2]。功能泻脾胃伏热。治脾胃伏火，小儿脾热木舌、弄舌，走马牙疳（气虚湿热）等症。

藿香叶2.1g，黑栀子3g，石膏1.5g，甘草2.25g，防风1.2g。水煎服。

论著和讨论

本证候脾气郁而不升，胃火逆而不降，上走空窍，治则当以升脾气，降胃火为主，清升则郁遏可解，胃火可降，空窍自宁。

病案举例

1.李怀兹治一少年，形体肥盛，患伤寒昏热，或用表药得汗，遂谵妄躁乱，用凉膈散加黄连而热除，但头痛经月不止，昼则目珠与眉棱、太阳俱酸痛，夜则大痛引急如掣，目中如有风吹状，以热掌按之，稍觉爽快，寐则头与胸前大汗如漉，左脉紧细，右脉浮缓。服茶调散，用搐鼻法，不应；用养血药亦不应。或问于张飞畴，张曰：此热邪虽从内泄，而寒痰袭于经中，因体肥不能外泄，所以流连不解，《内经》所谓其人肥，则为目风，眼寒是也。治当解营分郁闭之火，除经络沉冱之寒，授以三因芎辛汤加生石膏半两，数日必能获效。如法服之果愈[3]。

2.谢兆丰治口臭：孙某某，女，53岁。口臭晨起尤甚，不可近人，口干引饮，伴有头痛，苔黄腻，脉濡数。此脾热内伏，治以泻脾经伏火：防风、生甘草、生栀子各5g，生石膏30g（先煎），藿香、佩兰各10g，黄芩6g，川黄连1.5g。6剂，口臭消除，余症亦消失[4]。

引用文献

［1］程国彭.医学心悟［M］.北京：人民卫生出版社，1963：122.

［2］龚廷贤.中华医书集成·万病回春［M］.北京：中医古籍出版社，1999：244.

［3］江瓘，魏之琇.名医类案（正续编）［M］.北京：中国中医药出版社，1996：294.

［4］谢兆丰.用清脾泻火法治疗口臭［J］.中医杂志，1981，（9）：12.

（二）清阳怫郁候（脾胃郁火转证）

脾胃郁火证，外感风寒，失治误治，郁遏脾胃，阳气郁久化热，怫郁于内外，而成清阳怫郁之候，杂病学家通称为脾胃火郁之证。其见症以上中阳气怫郁之症象为主，可兼见表阳郁遏与上中气郁之脉症。

通称：脾胃火郁。

内含病例：［**中医**］发热，胸痹。［**西医**］病毒性心肌炎。

病因病机：脾胃郁火郁滞。蒲辅周说："若脾胃虚，过食冷物，复损伤脾胃，阳气抑郁；或先有外感治疗不当，犯凉遏、误补，热郁于内。"[1]郁久化火，不得宣泄，致怫郁于内外。

证象组合：阳郁+怫郁+表郁+气郁

主症：【阳气不宣】症象：忽觉恶寒，须臾战栗，如丧神守。**脉象：**①脉细数紧。②或缓弱无力。

【阳气怫郁】症象：①热如火燎，扪之灼手，四肢更甚，昼夜不减。②长期低烧。③四肢发热。④肢节烦疼。⑤口苦，尿赤。⑥心慌。**舌象：**舌苔薄白，舌边红。**脉象：**①脉数。②脉左关弦数有力。

【腠理不宣】症象：恶寒发热。

副症：【清空不宣】症象：①头晕。②头痛项强。

【气机不宣】症象：①胸胁满。②胸闷痛。③心悸短气。

宾症：【气机不降】症象：恶心。

【清窍不宣】症象：咽痛咳嗽。

治则：当以升发脾胃阳气为主，以宣散其郁火，慎不可妄投寒凉抑遏之剂。

方证

1.火郁汤证：刘河间方[2]。治火郁于中，四肢发热，五心烦闷，皮肤尽赤。详见论著。

连翘，薄荷，黄芩，栀子，葛根，柴胡，升麻，白芍药。水煎服。

2.升阳散火汤证：李东垣方[3]。治四肢发热，肌表热如火燎，扪之烙手。详见论著。

升麻、葛根、白芍药、羌活、独活、人参各15g，柴胡9g，防风7.5g，生甘草6g，炙甘草9g。为粗末，每服15g，水煎服。

论著和讨论

本证候脾胃阳气郁遏，郁火不得宣泄，怫郁于内外。故其治则当以升散阳气为主，以宣泄其郁火。蒲辅周有云："若脾胃虚，过食冷物，损伤脾胃，阳气抑郁；或先有外感治疗不当，犯凉遏、误补，热郁于内，以致长期低烧，头晕、口苦，或见热如火燎，扪之灼手，宜升阳散火汤或火郁汤。这都是从升麻葛根汤套出来的，有升有散，升的是脾阳，散的是郁热，本'火郁发之'的理论。"[1]慎不可见热投凉，更加抑遏其阳气，郁火愈不泄，致生变端。蒲辅周说："因升阳散火汤（组方见方证）中有人参、甘草、大枣，脾弱气虚、疲乏者用之；外感郁闭者用火郁汤，调和肝胆胃之功能，升散郁结之热，胸胁满可合用越鞠丸。"[1]

李用粹说："郁火发热，左关弦数有力，或缓弱有力，肌肉如火，筋骨如烧，扪之烙手，或昼夜不减，或夜分即热，天明暂缓。其热必手足四肢更甚，缘脾主四末，热伏地中故也。此症亦有因血虚而得者，亦有胃虚过食生冷，阴覆乎阳，郁遏阳气于脾土之中者，宜用'火郁发之'之法，火郁汤主之（组方见方证）。"[2]"郁火恶寒：有素病虚热，忽觉恶寒，须臾战栗，如丧神守。此火郁清道，抑遏阳气于脾土，不得外越，故手足厥冷。乃火极似水，热极反兼水化。自觉其寒，非真寒也。外症口苦溺赤脉数。宜升阳散火汤。"[2]

病案举例

王国三治徐某某，男性，36岁，2月前突然感受风寒，头痛项强，肢节烦疼，恶心胸痛，心悸短气，恶寒发热，体温38.6℃，心率172次/分，住入某医院，拟诊断为"病毒性心肌炎"，治疗月余，病情好转出院。但项强头痛终未减轻，近日体温又升至37.2~37.8℃之间，安静休息时脉搏90次/分以上，下床稍活动，脉搏即在140次/分以上，心慌，胸闷痛，四肢发热，皮肤灼手，舌苔薄白、边红，脉细数紧。证属太阳风寒之邪未解，抑遏阳气，郁于手少阴心经而发病。火郁则发之，予升阳散火汤加减。党参、白芍、羌活、独活各9g，生甘草、炙甘草、防风、葛根各6g。水煎服。二诊：服1剂药后，通身汗出，汗后浑身轻爽，头痛项强已去大半，肢热消失，心慌胸闷痛减轻，体温降至37.3℃以下，舌转淡红，脉数象减、紧象去。前方加重剂量，并加柴胡以助升阳散火之力。再服5剂。党参15g，生炙甘草各9g，防风、白芍各15g，羌活、独活、葛根、柴胡各9g。水煎服。三诊：诸症再减，体温正常，休息时脉搏80次/分左右。效不更方，再进5剂。四诊：精神食欲均佳，体温未再升高，头痛项强未再作，脉搏70~90次/分之间，活动稍多时略感胸闷，舌质正常，脉转虚缓。郁火散解，阳气得伸，但中气已虚，转以补气升阳法，以善其后。黄芪、党参各15g，生、炙甘草各6g，陈皮3g，升麻3g，白芍9g，防风6g。水煎服。上方服2周后停药，诸症消失。继续休息约1个月，恢复工作，病未再发[4]。

引用文献

［1］中国中医研究院.蒲辅周医疗经验［M］.北京：人民卫生出版社，2005：47.
［2］李用粹.中华医书集成·证治汇补［M］.北京：中医古籍出版社，1999：52，67，71.
［3］刘完素，张从正，李杲，等.金元四大家医学全书［M］.天津：天津科学技术出版社，1994：129.
［4］王国三.略谈《脾胃论》风燥升阳药的应用［J］.新医药学杂志，1978，(12)：1.

三、心胃郁火证（郁火外郁并病）(2候)

心胃郁火证，为客热郁于心胃之间，挟心火而动之证，多由外邪化热入里，不得宣达，郁于胃腑，或清下之后，余热内留胃中，致胃热上乘，犯于包络，甚则蒙闭心窍。故张仲景谓："若下之，则胃中空虚，客气动膈。"（《伤寒论》221条）俞根初曰："客热之气，乘虚而内陷心包胃络之间。"[1]热邪上犯心胸，不得发越，火踞心包，"乃包络热郁之闷证也"[1]。

心胃郁火证，其病机总属客热郁滞于心胃包络，病在上焦。其治总宜轻剂，以轻宣其郁热，慎不可投重剂，反过其病所。故俞根初曰："法当微苦微辛，轻清开透。"[1]

证候别称：郁热闷证，痰气交阻。

病名：懊侬怫郁证，头汗，痧疹内陷。

证候系统：详见图3-7-45。

本证————清气怫郁候

转证————津气郁炽候

变证————清气郁闭候

图3-7-45　心胃郁火证证候结构图

引用文献

［1］俞根初.重订通俗伤寒论［M］.上海：上海科学技术出版社，1959：185.

（一）清气怫郁候（心胃郁火本证）

心胃郁火证，胃热之邪不净，内蒸于心包之络，上焦清气怫郁，郁火不得宣泄，而成清气怫郁之候，时病学家通称为郁热闷证，或懊侬怫郁证。其见症以上焦阳气怫郁之症象为主，但可兼见上中气郁与火炽之脉症。

通称：郁热闷证。

内含病例：［中医］懊侬怫郁证。

病因病机：心胃郁火郁滞，多由热病胃热未净，热邪内蕴于心胃之间，致清气失于宣展，阳气怫郁于上焦胸膈之处。

证象组合：气郁+气蒸+怫郁+空窍

主症：**【气机不宣】症象**：①胸中窒，心窝苦闷，心下结痛。②腹满，饥不能食。③时叹息，短气。**舌象**：舌苔白滑微黄或灰白。**脉象**：两寸陷下。

【阳气怫郁】症象：①虚烦不眠。②心中懊侬，反复颠到，卧起不安。③心愦愦怵惕烦躁。④间有谵语。**脉象**：①脉浮而紧。②左寸细搏数。

副症：**【津气蕴蒸】症象**：①身热不退，发热汗出。②烦渴烦热。③但头汗出。④口苦。**舌象**：苔黄。**脉象**：右关弦滑。

【气机不降】症象：①呕逆。②欲呕不得呕。③胸满而喘，腹满而喘。

宾症：【清窍不利】症象：咽燥鼻干。

【清空不宣】症象：头痛头晕。

治则：当用轻剂以宣泄心胃郁火为主，慎不可用重剂清下，反增其郁遏。

方证

1.连翘栀豉汤证：《通俗伤寒论》方[1]。微苦微辛，轻清开透，治客热内陷心包胃络之间，心中懊侬，反复颠倒，心窝苦闷，甚或心下结痛，卧起不安，或心愦愦怵惕烦躁。详见论著。

连翘、栀子、淡豆豉、广郁金各9g，枳壳、桔梗各2.4g，辛夷（拌捣）0.9g，橘络3g，白蔻仁末1.2g。

2.栀子解郁汤证：费伯雄方[2]。治胸脘烦闷，心神焦躁。

黑栀、瓜蒌、连翘、薄荷、葛根、苏梗、豆豉、郁金、竹叶、茅根。

论著和讨论

本证候热邪郁于心胃，清气失宣，阳气怫郁于里，即仲景所谓"若下之，则胃中空虚，客气动膈"（《伤寒论》134条）。俞根初曰："阳明病，外证未解，不先辛凉开达，而遽下之，则胃中空虚，客热之气乘虚而内陷心包胃络之间，轻则虚烦不眠，重即心中懊侬，反复颠倒，心窝苦闷，甚或心下结痛，卧起不安，或心愦愦怵惕烦躁，间有谵语，饥不能食，但头汗出，舌苔白滑微黄，或淡黄光滑，或灰白不燥，脉左寸细搏数，或两寸陷下，右关弦滑。此外邪初陷于心胃之间，乃包络热郁之闷证也。"[1]治则当以轻清宣泄为主。即俞根初所谓："法当微苦微辛，轻清开透，连翘栀豉汤（组方见方证）主之。"[1]吴坤安曰："此阳明内热欲出之表，为阳明半表半里之症，斯时汗下两忌，唯宜吐法以越胸中之邪，栀子豉汤主之。呕加半夏，腹满加枳实，身黄加黄柏、茵陈。"[3]"火踞心包，上焦不清而烦者，左寸脉必躁动，舌燥尖红，当以栀子豉汤加川连、连翘心、淡竹叶、钩藤钩之类主之。"[3]

仲景曰："发汗后，水药不得入口，为逆。若更发汗，必吐下不止。发汗、吐下后，虚烦不得眠；若剧者，必反复颠倒，心中懊侬，栀子豉汤主之，若少气者，栀子甘草豉汤主之；若呕者，栀子生姜豉汤主之。"（《伤寒论》76条）吴鞠通解释说："太阴病得之二三日，舌微黄，寸脉盛，心烦懊侬，起卧不安，欲呕不得呕，无中焦证，栀子豉汤主之。"[4]"下后虚烦不眠，心中懊侬，甚至反复颠倒，栀子豉汤主之。若少气者，加甘草。若呕者，加姜汁。"[4]有解释云：热邪上犯心胸，不得发越，胸中懊侬不得眠，甚则反复颠倒，短气，当宣涌苦泄，栀子豉汤。胃虚，虚烦少气者，佐以调中理气，栀子甘草豉汤。胃逆而呕者，佐以辛开，栀子生姜豉汤。

关于栀子豉汤的运用，仲景还有很多论述。"发汗，若下之，而烦热，胸中窒者，栀子豉汤主之。"（《伤寒论》77条）"伤寒五六日，大下之后，身热不去，心中结痛者，未欲解也，栀子豉汤主之。"（《伤寒论》78条）"伤寒下后，心烦腹满，卧起不安者，栀子厚朴汤主之。"（《伤寒论》79条）"阳明病，脉浮而紧，咽燥口苦，腹满而喘，发热汗出，不恶寒，反恶热，身重。若发汗则躁，心愦愦，反谵语。若加温针，必怵惕、烦躁不得眠。若下之，则胃中空虚，客气动膈，心中懊侬，舌上胎者，栀子豉汤主之。"（《伤寒论》221条）"下利后，更烦，按之心下濡者，为虚烦也，宜栀子豉汤。"（《伤寒论》375条）

仲景嘱咐："凡用栀子汤，病人旧微溏者，不可与服之。"（《伤寒论》81条）

病案举例

1.江应宿治都事靳相庄，患伤寒十余日，身热无汗，怫郁不得卧，非躁非烦，非寒非痛，时发一声如叹息之状。医者不知何证，迎予诊视，曰：懊侬怫郁证也。投以栀子豉汤一剂，十减二三，再以大柴胡汤下燥屎，怫郁除而安卧，调理数日而起[5]。

2.俞长荣治方某，患病二三日，寒热往来，心烦喜呕，脉弦，少阳证非常明显，因患者不敢服经方，另请医生，断为暑邪挟湿症，用苓、夏、藿、蔻、青蒿、果仁、厚朴花、竹茹、薏苡仁、芦根之类加减。三剂寒热虽有稍减，但心烦更甚，而至欲吐又不得吐，捶胸揭衣，坐卧非是，即《伤寒论》"反复颠倒"。与小柴胡去参、夏、枣、姜，合栀子豉汤：香豉9g，生栀子、北柴胡、黄芩各6g，炙甘草3g。并预先说明，服后不久可能会吐。服后十几分钟，果然大吐，吐出物除食物残渣外，大半是痰饮酸水。吐后胸中觉宽畅，且因大吐之际兼发了许多汗，寒热症状也因而解除[6]。

引用文献

［1］俞根初.重订通俗伤寒论［M］.上海：上海科学技术出版社，1959：185.

［2］张元凯，时雨苍，杨伯棠，等.孟河四家医集［M］.南京：江苏科学技术出版社，1985：59.

［3］吴坤安.伤寒指掌［M］.上海：上海科学技术出版社，1959：卷一45，卷三61.

［4］吴鞠通.温病条辨［M］.福州：福建科学技术出版社，2010：31，68.

［5］江瓘，魏之琇.名医类案（正续编）［M］.北京：中国中医药出版社，1996：23.

［6］福建省中医研究所.福建中医医案医话选编（第二辑）［M］.福州：福建人民出版社，1963：313.

（二）清气郁闭候（心胃郁火变证）

心胃郁火证，胃中郁火不得宣泄，逆于上焦，清气失于宣展，郁火挟痰浊上逆，是为清气郁闭之候。其见症以外郁与内蒸之脉症为主，兼见气逆上冲之症象。

通称：痰气交阻。

内含病例：［中医］痧疹内陷。

病因病机：心胃郁火郁闭，胃中郁火不得宣泄，逆于上焦，清气失于宣展，内外不得宣通，火炽于内，冲逆于上，甚则逆于心窍。

证象组合：表郁+气蒸+气郁+气逆

主症：**【腠理不宣】症象**：①发热，汗泄不畅。②痧疹不肯外达。③四末微冷，且抽搐有如惊风之状。

【津气蕴蒸】症象：①烦躁懊侬，神迷。②热注下迫，自利，黏腻不爽。**舌象**：舌苔薄腻而黄。**脉象**：脉滑数不扬。

副症：**【气机不宣】症象**：咳嗽痰多。

【气机冲逆】症象：①喘促。②泛泛呕恶。

宾症：**【清窍不宣】症象**：①咽阻。②鼻塞。

【清空不宣】症象：头痛。

治则：急当轻宣以开其郁，芳香以开其闭，使郁火得以下行，庶可免内闭外脱之变。

方证

开其结闭方证：叶天士方[1]。治气血壅遏，痧疹不肯外达，痰气交阻。详见病案1。

连翘心、飞滑石、石菖蒲、炒金银花、射干、通草，煎化牛黄丸1丸。

论著和讨论

本证候胃中郁火上逆心包，清气郁闭。丁甘仁说：“此乃风温伏邪，蕴袭肺胃，蓄于经络，不能泄越于外，势有内陷之象，肺邪不解，反移大肠则便溏，阳明之邪不达，阳不通行则肢冷，今种种病机，恐有痧疹内伏也。”[2]叶天士曰：“伏热更炽，邪郁则气血壅遏，痧疹不肯外达，痰气交阻，渐入心包络中，有内闭外脱之忧。”[1]其治则当轻清宣泄上中郁火，芳香以开内窍，凉淡以利下窍，使郁火得以下行。叶天士曰：“法当开其结闭，消毒解其膻中之壅，必得神清，方保无变。”[1]

病案举例

1.**叶天士**治费，暴寒骤加，伏热更炽，邪郁则气血壅遏，痧疹不肯外达，痰气交阻，神迷喘促，渐入心包络中，有内闭外脱之忧。热注下迫，自利黏腻不爽，法当开其结闭，消毒解其膻中之壅。必得神清，方保无变（组方见方证）[1]。

2.**丁甘仁**治王幼，发热八日，汗泄不畅，咳嗽痰多，烦躁懊侬，泛泛呕恶，且抽搐有如惊风之状，腑行溏薄，四末微冷，舌苔薄腻而黄，脉滑数不扬。前师作慢惊治，用参、术、苓、半、贝齿、竹黄、钩藤等，烦躁泛恶益甚。此乃风温伏邪，蕴袭肺胃，蓄于经络，不能泄越于外，势有内陷之象，肺邪不解，反移大肠则便溏，阳明之邪不达，阳不通行则肢冷，今种种病机，恐有痧疹内伏也。亟拟疏透，以冀弋获：荆芥穗、连翘、枳实炭、炒竹茹、藿梗各4.5g，葛根6g，蝉衣、薄荷、桔梗各2.4g，淡豆豉、银花炭、赤茯苓各9g。二诊：服疏透之剂，得汗甚多，烦躁泛恶悉减，面额项颈之间，有红点隐隐，即痧疹之见象，咳嗽痰多，身热不退，舌质红，苔薄腻而黄，脉滑数。伏温之邪有外达之机，肺胃之气，窒塞不宣。仍从辛凉清解，宣肺化痰，冀痧透热退则吉。去淡豆豉加紫背浮萍[2]。

引用文献

［1］叶天士.临证指南医案［M］.上海：上海卫生出版社，1958：279.
［2］丁甘仁.丁甘仁医案［M］.上海：上海科学技术出版社，1960：14.

四、肝胆郁火证（郁火内郁本病）（2候）

肝胆郁火证，为郁火之又一本病，病由肝胆抑郁，致肝之生气不振，胆腑之转枢失利，木火内郁，不能宣泄而成。或由外邪化热，内蕴肝胆，郁久化火所致，即俞根初所谓“邪热传入厥阴经证，此阳经热邪传入足厥阴经标病也”[1]。或由于平素喜嗜油腻之物，辛辣炙烤之味，内热蕴于肝胆，亦可致木火内郁，而成肝胆郁火之证。

肝胆郁火证，其病机总系肝胆之气郁滞失疏，木火不得宣泄，而郁炽于内，气郁与火炽为其主体病变，轻则外郁内蒸，重则外郁内炽，初则炽蒸气分，久必由气入血，而为气血交炽之变。

肝胆郁火证，无论由于外因，或由于内因，或内外合邪所致，均以气郁与火炽为其病变主体，其治则自当以疏利肝胆，兼以清降木火为法。故何秀山曰："疏肝达郁为君……清泄肝火为臣，佐以青橘叶清芬疏气。"[1]亦寓"火郁发之"之意。

证候别称：邪热传厥阴经证，肝火上冲，热入血室。

病名：类疟，经行发热，肝火头痛，乳衄。

证候系统：详见图3-7-46。

本证————枢机郁蒸候

转证————木火郁蒸候

变证————木火升逆候

图3-7-46　肝胆郁火证证候结构图

引用文献

［1］俞根初.重订通俗伤寒论［M］.上海：上海科学技术出版社，1959：88，189.

（一）枢机郁蒸候（肝胆郁火本证）

肝胆郁火证，外感温暑之邪，热邪失于宣泄，内蕴肝胆，郁滞枢机，邪热挟木火内蒸，而成枢机郁蒸之候，俞根初称为邪热传厥阴经之证。其见症以表阳失和，腠理不调之脉症显明，但必兼见肝胆气郁与木火内蒸之脉症，并以之为主。

通称：邪热传厥阴经证。

内含病例：［**中医**］类疟，经行发热。

病因病机：肝胆郁火郁蒸，多由外感温暑之邪，失于宣泄，热邪内蕴肝胆，郁滞枢机，气失宣降之常，转枢失利，内热不得外达，挟木火内蒸于上。

证象组合：阳郁+腠理+气郁+气蒸

主症：【**阳气不和**】**症象**：①一身筋挛。②指头冷。③手足乍温乍冷。②先冷后热，入夜发作，深夜热退。**舌象**：舌暗苔黄。

【**腠理不调**】**症象**：寒热类疟，先冷后热，热重寒轻。

【**津气蕴蒸**】**症象**：①热重寒轻。②口苦。**舌象**：舌紫苔黄。**脉象**：脉左弦滑。

副症：【**气机不宣**】**症象**：①胁疼。②胸满而痛。③纳少。

【**气机不降**】**症象**：欲呕。

宾症：【**清空不宁**】**症象**：①头痛。②耳聋。③目赤。

治则：当疏利肝胆以转枢机，宣气达郁；清泄肝胆，以降木火。

方证

1.清肝达郁汤证：《通俗伤寒论》方[1]。清疏肝郁法，从加味逍遥散加减。以疏肝达郁为君，清泄肝火为臣，佐以清芬疏气。此清肝泄火，疏郁宣气之良方。详见论著。

焦山栀9g，生白芍、滁菊花各4.5g，当归须、广橘白各3g，川柴胡、苏薄荷（冲）各1.2g，粉丹皮6g，清炙甘草1.8g，鲜青橘叶5片（剪碎）。

2.加味四逆散证：《通俗伤寒论》方[1]。清泄肝热，治热入厥阴经证，一身筋挛，寒热类疟。详见论著。

川柴胡、小川黄连各2.4g，生枳壳、生白芍各4.5g，生甘草1.5g，制香附、霜桑叶各6g，童桑枝（切寸酒炒）2尺，广郁金（磨汁冲）2匙。

3.和解少阳，佐清血热方证：徐升阳方[2]。治经行发热，热入血室，先冷后热，入夜发作，深夜热退。详见病案2。

柴胡、黄芩、半夏、丹皮、竹茹、青蒿各10g，当归、白芍、郁金各12g，陈皮、甘草各5g。

论著和讨论

本证候热邪内蕴肝胆，枢机失利，宣降失常，木火上逆。其治则当清疏肝胆，清降木火。俞根初曰："邪热传入厥阴经证，一身筋挛，寒热类疟，热重寒轻，头痛胁疼，耳聋目赤，轻则但指头冷，重则手足乍温乍冷，胸满而痛，舌紫苔黄，脉左弦滑。此阳经热邪，传入足厥阴经标病也。法当清泄肝热，清肝达郁汤（组方见方证）主之，或用四逆散加制香附、霜桑叶6g，小川黄连2.4g，童桑枝（切寸酒炒）2尺，广郁金（磨汁冲）2匙等（组方见方证）疏通之。”[1] 何秀山说：“肝喜畅遂条达，达则无病，俗所谓肝气病者，皆先由肝郁不伸也。郁于胸胁，则胸满胁痛，郁于肠间，则腹满而痛，甚则欲泄不得泄，即泄亦不畅。故以丹溪逍遥散法，疏肝达郁为君，然气郁者多从热化，丹溪所谓气有余便是火也。故又以栀、丹、滁菊清泄肝火为臣，佐以青橘叶清芬疏气，以助柴、薄之达郁。此为清肝泄火，疏郁宣气之良方。”[1]

病案举例

1.吴匊方治符炳林，男，44岁，往来寒热，热重寒轻，呕恶口苦，胸胁疼痛痞满，舌本红赤，便窒溺热，责在少阳，宗柴胡剂：北柴胡、法半夏、郁金、桔梗各4.5g，淡枯黄芩、枳实各6g，瓜蒌仁、碧玉散各9g，川黄连1.8g，炒山栀、生竹茹各3.6g[2]。

2.徐升阳治高某，女，34岁。连续3个周期，经前1天，先冷后热，体温38~39.5℃，入夜发作，深夜热退，连续发作6~7天，经净方罢，发热时口苦欲呕，纳少，脉弦，舌暗苔黄。为热入血室发热，以和解少阳，佐清血热（组方见方证）。6剂，下月经潮，寒热未作，守方6剂愈[3]。

引用文献

［1］俞根初.重订通俗伤寒论［M］.上海：上海科学技术出版社，1959：88，189.

［2］景德镇市中医院.吴匊方医案［M］.景德镇：景德镇人民出版社，1960：65.

［3］徐升阳.经行发热的辨证施治［J］.中医杂志，1979，（11）：43.

（二）木火升逆候（肝胆郁火变证）

肝胆郁火证，肝胆气机郁滞，郁火不得宣泄，挟木火内炽，由气及血，冲逆失降，而成木火升逆之候。其见症以木火冲逆之症象显明，但必兼见肝胆气机郁滞与气血交炽之脉症，并以之为主。

通称：郁火迫血。

内含病例：［中医］乳衄。［西医］乳头状瘤。

病因病机：肝胆郁火蕴逆，多由肝胆气机郁滞，内火不得泄越，交炽于气血，挟木火上逆，扰乱清空，而迫血外溢。

证象组合：气炽+血炽+气逆+血溢+气滞+神扰+清空

主症：**【津气蕴炽】症象**：①性情急躁，易怒好气。②面红，头面时有烘热感。③口干苦。**脉象**：脉弦略数。

【血热蕴炽】舌象：舌质边尖红，苔薄白。**脉象**：脉细弦。

副症：**【气机冲逆】症象**：呕恶，呃逆。

【络血妄行】症象：鲜血渗溢。

【气机不利】症象：①两侧乳房胀痛。②少腹胀痛。③乳晕中部可扪及如桂圆核大核子。**脉象**：①脉弦涩。②脉弦劲。

宾症：**【神志不宁】症象**：烦躁不安。

【清空不宁】症象：头晕昏痛。

治则：当疏利肝胆气滞，两清气血，以泄降木火之上逆。

方证

1.清肝解郁，凉血止血方证：顾维超方[1]。治乳衄，血色鲜红，量较多。详见病案1。

柴胡2.4g，黄芩、龙胆草、白芍、丹皮、青皮、郁金各9g，黄连3g，生地、仙鹤草各15g，小蓟30g，茜草根12g，香附6g。

2.丹栀逍遥散加减证：许履和方[2]。治乳衄，性急多怒，乳房及右少腹胀痛。详见病案2。

炒丹皮、白芍、白术、川贝各6g，黑山栀、当归、橘叶、金铃子、制香附各9g，柴胡3g，甘草1.5g，青陈皮各4.5g。

论著和讨论

本证候肝胆气机郁滞，郁火交炽气血，挟木火冲逆于上。其治则当疏利肝胆气机，清降木火，以解气血之交炽。许履和说：“此病（见病案2）由情怀不畅，肝气郁结而起，所以治疗方法，自当以疏肝解郁为主法，局方逍遥散为主方。但气郁者多从火化，丹溪所谓‘气有余便是火也’，故临证时尚宜斟酌去取。笔者常用的药物是：柴胡、白芍各3g，橘叶、炒丹皮、黑山栀、夏枯草、当归、制香附、侧柏炭各9g，青皮4.5g，藕节炭2个，生甘草0.15g。方中柴、橘以疏肝解郁，丹、枝、夏枯以清泄肝火，归、芍以滋养肝血，香附、青皮以行气解郁，增强柴胡疏肝解郁功能，侧柏、藕节以凉血止血，甘草以调和诸药，合而用之，成为清泄肝火，疏肝理气之良剂。”[2]

病案举例

1.顾维超治李某某，女，42岁。患者自诉于来诊前5天，偶尔发现右胸部衬衣上有血迹，随即解衣，见血自右乳头流出，血色鲜红，量较多，用手挤压，血若乳汁涌出状。近日来间断发作。询知患者素来性情急躁，易怒好气。近日自觉头晕昏痛，头面时有烘热感，口干苦，两侧乳房胀痛。诊见患者面红，查右乳晕中部可扪及如桂圆核大核子1个，质不甚硬，可活动，压之诉痛，伴见鲜血渗溢。舌质边尖红，苔薄白，脉弦略数。此因郁怒伤肝，肝火迸气郁于中部，逼血妄行而作乳衄。治当清肝解郁，凉血止血（组方见方证）。3剂，水煎服。二诊：服药后右乳头已不出血，仅于挤压时有血珠溢出。因前方既效，仍按前方去黄连、龙胆草，加山栀子9g，夏枯草12g。2剂。三诊：初、二诊共服药5剂，乳衄已止，以手挤压，亦未见出血，而乳部核子已缩小如黄豆大，现仅觉右乳房胀痛，再拟丹栀逍遥散，加青皮、夏枯草、牡蛎。续服5剂。并嘱患者平日心情舒畅，忌食辛辣之品。于同年12月中旬追踪观察，患者旧恙未再发作，亦无不适感。查其右乳晕中部核子亦已消失[1]。

2.许履和治乳衄（乳腺导管内乳头状瘤）：朱某某，女，50岁。患者半月前右乳头突然流出血水，在某某县人民医院诊断为“乳头状瘤”，建议手术治疗，患者有顾虑，而来医疗队就诊。当时根据患者性急多怒，乳房及右少腹胀痛，口干苦，脉细弦等症，给服汤药（组方见方证）。3剂乳衄渐少，6剂乳衄已止，左乳房及右少腹胀痛亦除，但右乳头挤之尚有黄水流出。再服3剂，黄水消失。其面色少华，夜寐不佳，除用原方调理外，并配服归脾丸6g，1日2次，以善其后。本例病机侧重于肝，由郁怒伤肝，肝火内炽，血不内藏所致，所以治疗以丹栀逍遥散加减，重在清肝泄火，中途由乳头流血水转为流黄水，仍守原法治疗，黄水亦很快消失，最后又出现心脾两虚之象，而配服归脾丸收功[2]。

引用文献

[1] 顾维超.乳衄[J].新中医，1975，(3)：21.

[2] 许履和.中医治疗“乳导管乳头状瘤”的体会[J].新中医，1977，(4)：25.

五、肝肺郁火证（郁火内郁合病1）(2候)

肝肺郁火证，为肺郁肝火之证，系由风、寒、痰、饮等阴邪郁于肺，肺气膹郁，不能疏泄于肝，致木火不得宣泄，木火反侮于肺而成。多因外感风寒，或内停痰饮，阴邪郁滞，肺失宣降之权，致肝失疏泄，木火不能宣泄而冲逆于上。其为病也，或上冲于肺，肺失肃降；或怫郁气血，表里不宣；或郁蒸于内，耗伤气液，损及肺金，则易步入劳损之门。其治则总宜升散怫郁，疏肝宣肺，兼以清降木火，亦“火郁发之”之意。

病名：发颐，劳风，喉痹，肺痿。

证候系统：详见图3-7-47。

本证————清气郁逆候

转证————木火虚蒸候

变证————木火虚逆候

图3-7-47　肝肺郁火证证候结构图

(一)木火虚蒸候（肝肺郁火转证）

肝肺郁火证，火郁肝肺既久，耗伤气液，郁火挟木火内蒸，是为木火虚蒸之候，曹仁伯称为劳风之证。其见症以上焦内热与液灼之脉症为主，尚可兼见肝肺气郁与阳气不和之症象。

通称：气虚火郁。

内含病例：[中医]劳风，喉痹。

病因病机：肝肺郁火虚蒸，多由外感风寒热邪，郁遏肝肺，久恋不解，郁火挟木火内蒸，耗伤气液，郁遏肺气，郁滞肝阳。

证象组合：气虚+气蒸+液灼+神扰+气郁+阳郁

主症：【气虚不充】症象：①头晕。②肢软乏力。

【津气蕴蒸】症象：①所见之痰，或薄或浓，或带血色。②咳吐浊涕青黄之痰。**脉象：**脉左关独见浮弦且数。**舌象：**舌质暗红。

【津液消灼】症象：①口干欲饮，饮而不多。②音烁。**脉象：**脉沉细带数。**舌象：**舌质暗红，苔薄。

副症：【神志不宁】症象：心烦不宁。

【清空不宁】症象：头痛头晕。

宾症：【阳气不和】症象：①恶风。②项强。③寒热分争。

【气机不宣】症象：①胸闷。②咳嗽呕恶。

治则：当以宣疏肝肺之郁，清降郁火、清滋气液为法，虚实兼顾，从容调治。

方证

1.秦艽鳖甲散证：罗天益方[1]。功能滋阴养血，清热除蒸。治骨蒸劳热，症见肌肉消瘦，唇红颊赤，四肢困倦，盗汗，咳嗽，脉细数。详见论著。

柴胡、鳖甲、地骨皮各30g，秦艽、当归、知母各15g。为粗末，每服15g，加青蒿5叶，乌梅1个，水煎服。

2.柴前连梅煎证：曹仁伯用方[1]。治劳风，咳嗽呕恶，痰或薄或浓，或带血色，或见青黄。详见论著。

柴胡、前胡、川黄连、乌梅、薤白、猪胆汁、童便、猪脊髓。

论著和讨论

本证候肝肺气郁，郁火挟木火内蒸，消灼气液，邪恋不解。曹仁伯曰："劳风一门，咳吐浊涕青黄之痰，由劳碌伤风，恋而不化，最为难治。"[1]其治则当宣疏肝肺之郁，清降木火，兼清滋其气液，以调治之。曹仁伯说："浅者，秦艽鳖甲（组方见方证），表虚汗多者，黄芪鳖甲；深则柴前连梅煎（组方见方证），《千金》法也。此皆劳风之治也。至于芎枳二味，以治寒郁化火之咳；合二母以泻肺之母；泻白散，以清泄肺脏；四物桔梗汤，以引清血分，皆在所常用也。"[1]

病案举例

曹仁伯治伤风不醒，咳嗽呕恶，所见之痰，或薄或浓，或带血色，左关脉独见浮弦且数，小有寒热。此损证之根也，《千金》法治之：苏叶、党参、川黄连、乌梅、橘红、川贝母、柴胡、杏仁、桑皮、地骨皮。咳嗽吐出青黄之痰，项强恶风，音烁，寒热分争，是名劳风。服秦艽鳖甲煎（秦艽、鳖甲、地骨皮、柴胡、青蒿、当归身、知母、乌梅）而更甚者，当进一层治之。再诊：进前方，咳嗽大减，所出之痰，仍见青黄之色，身热虽轻，咽中苦痛，脉形弦细数。风邪未尽，中下两虚，制小前方之外，参入猪肤法，一治身热，一治咽痛，柴前连梅煎合猪肤汤加党参、天花粉[1]。

又治咳嗽时盛时衰，粉红痰，后变为青黄，劳风之根也。柴胡、前胡、乌梅、川黄连、薤白、童便、猪胆汁、猪脊筋。再诊：进劳风法，咳嗽大减，红痰亦无，但痰色尚带青黄，左关脉息弦硬不和，肝胆留邪，容易犯肺胃俞也，毋忽。麦冬、沙参、淡子芩、炙甘草、白芍、川贝母、青黛、广陈皮[1]。

引用文献

［1］柳宝诒等.增评柳选四家医案［M］.南京：江苏科学技术出版社，1983：106，107，111.

（二）木火虚逆候（肝肺郁火变证）

肝肺郁火证，火郁肝肺，木火内蒸，耗伤气阴，肺失肃降，肝木挟肺气上逆，而成木火虚逆之候。其见症以肝火炽逆于肺之脉症为主，但必兼有气阴两虚之脉症。

通称：阴虚火逆。

内含病例：［中医］肺痿重症。

病因病机：肝肺郁火虚逆，多由外感风热之邪，延误失治，外邪内陷，郁遏肝肺，木火内动，消灼气阴，挟肺气上逆，而成虚逆之证。

证象组合：气虚+阴虚+气逆+气炽+清空+气滞+阳郁

主症：【气虚失养】症象：①心中空豁。②动劳气促。**脉象**：脉象虚细。

【阴虚失养】症象：腰背酸痛。**舌象**：舌红。**脉象**：①脉细而数。②脉形濡细，左部带涩。

【气机冲逆】症象：①咳嗽不已，暮甚。②咯血，痰中夹红，甚则巨口咯出，鲜紫不一，或带粉红。

副症：【津气蕴炽】症象：①身热连绵，凛凛畏风。②痰色黄稠，带青绿，而其气甚秽。**舌象**：苔心霉黑。**脉象**：①右寸关微浮。②脉数两关滑大，不能重按。③脉洪大搏指。

【清空失宁】症象：胸胁刺痛。

宾症：【气机不利】症象：有时腹满。

【阳气不和】症象：寒热，周身寒冷。

治则：当以清肝肃肺，清化痰热为主，兼以滋养气阴，虚实兼顾。

方证

养阴柔肺肃肝方证：马培之方[1]。治咳嗽痰中夹红，巨口咯出，鲜紫不一。详见病案1。

南沙参、丹参、丹皮、合欢皮、茜草、牛膝、杏仁、贝母、茯神、参三七、瓜蒌子、生瓜子壳、石决明、藕节。

论著和讨论

本证候肝肺郁火内蒸，消灼气阴，木火上逆，肺失肃降。张聿青说："痰色仍带青绿，心中空豁，脉象虚细，舌红苔心霉黑，痰热上盛，真水下虚……的是风热痰郁于肺胃，遂有火烁金伤之势。"[2]其治则当清肃肝肺，清热化痰，兼清养气阴，即马培之"养阴柔肺肃肝，以安荣分"[1]之法。张聿青亦谓："此即伤风成劳是也……兹则去其邪，而保其正。"[2]"清化不应，勉拟壮水以制阳光，以希造化。"[2]

病案举例

1.马培之治始因外风激动脾湿，而生咳嗽，继之痰中夹红，甚则巨口咯出，鲜紫不一，或带粉红，腰背酸痛，脉洪大搏指，动劳气促。脾肾阴亏，阴浮于上，络外之瘀不清，肺气不能下荫于肾，心肾不交，卧不能寐，宜养阴柔肺肃肝，以安荣分（组方见方证）[1]。

2.张聿青治胡左，肺感风邪，邪郁肺卫，以致咳嗽不已，身热连绵，肺合皮毛，肺邪未泄，所以凛凛畏风，因邪致咳，因咳动络，络损血溢，日前咯血数口，血止而咳逆如前，脉细而数，右寸关微浮。此即伤风成劳是也。咳因邪起，因咳成劳，兹则去其邪，而保其正，明知鞭长莫及，然人事不得不尽，备方就质高明：前胡、象贝母、鲜薄荷、桔梗、茯苓、生熟莱菔子、连翘、牛蒡子、杏仁泥、桑叶、梨皮、炒黑丹皮[2]。

又治张左，咳嗽不减，痰不爽利，色带青绿，下虚上实，清金润肺：川贝母6g，光杏仁、炒瓜蒌皮、冬瓜子、生薏苡仁、白茯苓各9g，蜜炙桑叶3g，黑栀皮4.5g，青芦管24g，枇杷叶膏（分2次服）1.5g。痰色仍带青绿，心中空豁，脉象虚细，舌红苔心霉黑，痰热上盛，真水下虚，再上下分治：玉泉散、光杏仁、炒瓜蒌皮、冬瓜子各9g，川贝母、阿胶珠各6g，桑叶4.5g，水炒竹茹3g，枇杷叶（炙，去毛）4片。心中空豁较退，苔霉、痰绿、呛咳俱减，的是风热痰郁于肺胃，遂有火烁金伤之势，再用喻氏清燥救肺法：阿胶珠、光杏仁、煨石膏、冬瓜子各9g，生甘草0.9g，浮石12g，桑叶、川贝母各4.5g，枇杷叶（去毛）4片，芦根30g。用喻氏法，病退十六，效方再望应手：阿胶珠、冬瓜子、煨石膏各9g，桑叶4.5g，生甘草0.9g，川贝母、地骨皮各6g，干枇杷叶3片，肺露（冲）30g。咳嗽较定，而痰阻肺之支络，欲咳稍舒，舌心灰润，再开痰降肺：光杏仁、冬瓜子、炒瓜蒌皮、茯苓各9g，海浮石6g，郁金4.5g，枳壳、桔梗、桑叶各3g，池菊4.5g，枇杷叶4片[2]。

又治张左，哮喘多年，肺伤吐血，渐至咳嗽痰多，痰色黄稠，兼带青绿，有时腹满，运化迟钝，脉形濡细，左部带涩，肺胃并亏，而湿滞中州，且作缓兵之计：海蛤粉、冬瓜子、牛膝炭、煨磁石、云茯苓各9g，川贝母、炙款冬各6g，淡秋石3g，炙紫菀4.5g，金水六君丸18g（分2次服）。二诊：痰饮凭凌于上，肾阴亏损于下，饮聚则成痰，阴虚则生热，热痰交蒸，所以咳血频来，痰黄青绿。热蒸痰郁，痰带臭秽，脉细濡数，腹中不和，将成肺痿重症，再作缓兵之计：南沙参、冬瓜子、海蛤粉各9g，橘红（盐水炒）2.4g，炒枳壳3g，川贝母、炙款冬、清阿胶、炒天冬各6g，沉香曲、生谷芽各4.5g[2]。

又治夏左，湿热熏蒸不解，化火伤阴，虚火挟浊上炎，咳嗽暮甚，痰色青绿，而其气甚秽，脉数两关滑大，不能重按。清化不应，勉拟壮水以制阳光，以希造化：北沙参、大麦冬、炙桑皮、大生地、冬瓜子、煨石膏、炙款冬、地骨皮、川贝母、川百合、肥知母[2]。

引用文献

［1］徐衡之，姚若琴.宋元明清名医类案［M］.长沙：湖南科学技术出版社，2006：777.
［2］张聿青.张聿青医案［M］.上海：上海科学技术出版社，1963：122，157，166，170.

六、心肝郁火证（郁火内郁合病2）（3候）

心肝郁火证，为肝之郁火上乘于心之证。总由情怀不遂，积劳积郁，肝郁不得疏泄，木火内动，上犯心主，相火上临君火之位，君相共炽，木火通明。其为病也，始则郁蒸于气分，气机郁滞，继则必由气及血，则血行亦失其畅利，终成气滞血瘀，郁火不得宣泄之证。

心肝郁火证，为肝气郁而木火不得宣泄，郁火郁蒸于心肝之证。其治则总以疏利郁滞，宣泄木火为法：初则疏利气机，久必兼以疏其血络。更当怡情养性，慎其口腹，则可免其郁火再起。

证候别称：厥阴伤寒。

病名：脏躁，百合病，不寐，癫证，温疟伤阴，伏暑疟，心痛，胆黄证，倒经，月经后期，不孕症。

证候系统：详见图3-7-48。

本证———木火郁蒸候

转证———木火炽逆候、木火升逆候

变证———木火虚炽候、木火虚逆候

图3-7-48 心肝郁火证证候结构图

（一）木火郁蒸候（心肝郁火本证）

心肝郁火证，郁火内蕴心肝，木火内动，上扰心君，二火内蒸，是为木火郁蒸之候。其见症虽以心神不宁之症象显明，但必兼见气郁与热蒸之脉症，并以之为主。

通称：郁火内扰。

内含病例：［**中医**］脏躁，百合病，瘥后昏沉。［**西医**］癔病，精神分裂症。

病因病机：心肝郁火郁蒸，或由素性抑郁，肝气失疏；或由骤受惊恐，心火不宁；或病后遗热未清，内蕴心肝，均可致火郁心肝，君相二火内动，木火不得宣泄，郁蒸于内，致心神失宁。

证象组合：气郁+气蒸+血蒸+清空+神扰+阳郁

主症：【**气机不宣**】**症象**：①情志抑郁，戚戚太息，不饥不食。②胸胁痞闷，心胸烦闷。③双乳作胀。**脉象**：脉弦细。

【**津气蕴蒸**】**症象**：①潮热。②发热口苦。③溲赤便秘，小溲不畅。**舌象**：苔黄腻。**脉象**：脉弦数滑。

【**血热蕴蒸**】**症象**：①手足心热。②本当经净，而反量多不净。**舌象**：①舌质红苔白，舌尖红赤。②舌质边红苔薄腻。**脉象**：①脉细数。②脉象弦细。

副症：【**清空不宁**】**症象**：头目昏重。

【**气机不降**】**症象**：呕恶。

宾症：【**阳气不和**】**症象**：①面色青白。②寒热似疟。③昏沉。④肢体抖颤，双腿抖颤难以自控。

【**神志不宁**】**症象**：①心烦易怒，烦躁不安。②梦寐失宁，夜寐多梦。③神思恍惚，有“身长”“腿短”诸般幻觉。④寐时惊哭，时欲悲哭，如有神灵状。⑤心悸气短。

治则：当宣疏心肝之郁，清解木火之蒸，更当以养心安神为要。

方证

1.养心安神，宣郁开窍方证：谢海洲方[1]。治情志抑郁，心烦易怒，善太息。详见病案1。

百合、郁金、滑石、豆豉各12g，生地15g，浮小麦30g，大枣7枚，莲心3g，菖蒲、黄芩、川楝子、炙甘草各9g。

2.甘麦大枣汤合丹栀逍遥散加减证：潘澄濂方[2]。抑肝舒郁，和血调经。详见病案2。

当归9g，柴胡、炙甘草各4.5g，丹皮10g，黑山栀、朱茯苓、制香附、血余炭、生白芍各12g，淮小麦30g，红枣6枚。

论著和讨论

本证候郁火内蒸，心肝君相二火内动，木火内蒸，心神不宁。潘澄濂说：“怒气伤肝，迫血妄行，心神躁动。”[2]其治则当宣疏心肝之郁，清解木火之蒸，养心安神，以调和解之。吴坤安说：“伤寒瘥后十余日，或半月，渐至昏沉者，皆缘发汗未尽，余邪在于心包故也。或兼潮热，或兼寒热似疟，宜连翘、栀子、豆豉、麦冬、菖蒲、淡竹叶、钩藤、丹参之类，清之解之。”[3]

病案举例

1.谢海洲：殷某，女，24岁。初诊治缘因失恋，遂现烦躁不安，心悸气短，肢体抖颤，有“身长”“腿短”诸般幻觉，历时已半载，曾经某某医院诊为“精神分裂症”。现证：情志抑郁，心烦易怒，善太息，时欲悲哭，双腿抖颤难以自控，手足心热，频频欲食，双乳作胀，夜寐多梦，寐时惊哭，小溲不畅，月经欠调，脉细数，苔白舌质红，尖尤红。诊断为百合病。拟养心安神，宣郁开窍（组方见方证）。7剂。7剂药罢，肢颤消失，14剂后已无悲哭之状。上方去栀子、豆豉，增入黄连、鸡子黄以滋阴清热。服药2月后，除偶现幻觉外，精神状态较前灵活，已可上班工作[1]。

2.潘澄濂治洪某，女，34岁。患者月经如期而来，于行经第2天，因故争吵，郁郁不乐，第5天本当经净，而反量多不净，突于深夜悲伤啼哭，如有神灵状，达旦始休，次日夜间，又复发作，自诉心悸而烦，胸胁痞闷，舌质边红苔薄腻，脉象弦细。证属怒气伤肝，迫血妄行，心神躁动。宜抑肝舒郁，和血调经，拟甘麦大枣汤合丹栀逍遥散加减（组方见方证）。服3剂后，悲伤欲哭症状消失，经事亦净，但仍夜寐多梦不安，尚有少量白带。乃于原方减去丹皮、血余炭，加酸枣仁、枳壳、乌贼骨、茜草等加减，连服10余剂而缓解。但本例每逢经期前后，或遇感冒发热，稍加情绪激动，每年总有2~3次复发[2]。

引用文献

［1］谢海洲.谢海洲医学文集［M］.北京：中医古籍出版社，2004：296.

［2］盛增秀，潘毓仁，施仁潮，等.中国百年百名中医临床家丛书·潘澄濂［M］.北京：中国中医药出版社.2006：276.

［3］吴坤安.伤寒指掌［M］.上海：上海科学技术出版社，1959：卷二55.

（二）木火炽逆候（心肝郁火转证）

心肝郁火证，肝郁不疏，化火上逆，扰乱心神，心肝火炽，是为木火炽逆之候。其见症虽以心神不宁之症象显明，但必兼有肝郁与火炽之脉症，并以之为主。

通称：肝火郁炽。

内含病例：［**中医**］不寐，癫证，胆黄证。

病因病机：心肝郁火蕴逆，系肝气内郁化火，扰动心火，二火内炽，致木火上逆，上扰清空，内扰心神。

证象组合：气炽+气逆+气滞+神扰+清空+阳郁

主症：【**津气蕴炽**】**症象**：①发热口苦。②溲赤便秘，大便五六天一至如羊粪。③身目黄染。**舌象**：①舌尖红赤，苔黄腻。②舌苔薄白尖赤。③舌红苔白。**脉象**：①脉弦数滑。②脉象弦细。

【**清空不宁**】**症象**：头目昏重。

副症：【**气机冲逆**】**症象**：脘胁胀痛。

【**气机不利**】**症象**：①心胸烦闷，戚戚太息。②胸闷胁痛。

宾症：【**神志不宁**】**症象**：①神思恍惚，健忘。②梦寐失宁，少寐不寐。③心悸而烦。④惊悸震颤，易惊恐。

【**阳气不和**】**症象**：①面色青白。②纳呆倦怠，不饥不食。③精神痴呆，表情抑郁，甚则坐立不知。

治则：当疏利肝气之郁，清泻木火之炽，兼以镇降其逆。

方证

1.茯神散加减证：尤逸林方[1]。治胆黄证。详见病案1。

茯神、麦冬、酸枣仁各15g，黄芩、大黄各10g，菖蒲、远志、胆南星、甘草各5g，羚角粉3g。

2.柴胡桂枝龙骨牡蛎汤证：柯利民方[2]。治顽固性不寐证。详见病案3。

柴胡、青子芩、半夏、党参、当归各15g，桂枝、酒制大黄各7.5g，生龙骨、生牡蛎、炒酸枣仁、代赭石各25g，夜交藤20g，朱砂面2.5g（冲服），水煎服。

论著和讨论

本证候肝郁化火，内动心火，二火交炽，致木火上逆。可见于尤逸林所说的“惊恐过度，惊则气乱，恐则气下，肝胆疏泄失职，胆汁外溢”[1]的胆黄证；亦可见于韩百灵所说的“肝郁气滞，郁久化热，胞络受阻”[3]的不孕症。其治则当疏利肝气，以解其郁，清泻木火，以撤其内炽，兼以镇降之品，以安其神而降其逆。尤逸林说：“《景岳全书》云：‘胆黄证，凡大惊、大恐及斗殴伤者皆有之。尝见有虎狼之惊，突然丧胆而病黄者，其病则骤；有酷吏之遭，或祸害之虑，恐怖不已而病黄者，其病则徐。’上二例，一实一虚，一热一寒，显然可辨。前者为胆腑郁热，故参用大黄、黄芩通腑泄热，菖蒲、羚羊、朱砂、铁粉清热镇惊安神，法取‘惊者平之’之意。后者兼见寒凝湿阻，故用参、术、附、姜、桂温阳培土，菖蒲、龙齿安神定志。至于丹参、姜黄、郁金、虎杖、橘络，为利胆退黄而设。”[1]

病案举例

1.尤逸林治胆黄证：徐某某，男，18岁学生，自前家中不慎失火，伤亡两妹，近日头目昏重，神思恍惚，梦寐失宁，惊悸震颤，不饥不食，脘胁胀痛，心胸烦闷，戚戚太息，发热口苦，溲赤便秘，身目黄染，舌尖红赤，苔黄腻，脉弦数滑。黄疸指数16，凡登白氏直接阳性，肝胆俞穴压痛。此惊恐过度，惊则气乱，恐则气下，肝胆疏泄失职，胆汁外溢，治以清泄郁热而通神明，茯神散（《太平圣惠方》方）加减（组方见方证）。2剂诸症渐减，唯惊悸太息依然，黄疸未退，去大黄、羚角，加丹参15g，铁粉30g，朱砂2g，茵陈20g。5剂黄疸消退，调理半月复学[1]。

2.韩百灵治朱某某，29岁。婚后3年不孕。月经后期，经量涩少，经前乳胀，素善太息，少腹坠胀，经期尤甚，胸胁胀闷，心烦呃逆，手足灼热，经后诸症皆减。舌红少苔，脉弦滑有力。有阑尾炎并发腹膜炎病史。就诊前2个月曾做子宫输卵管碘油造影，呈部分通畅象。基础体温测定3个月，均呈双相曲线。证属肝郁气滞，郁久化热，胞络受阻。治以调肝通络为主，佐以清热凉血：白芍40g，怀牛膝、通草各20g，当归、生地、王不留行、竹茹、川楝子、丹皮、栀子各15g，生甘草、皂角刺各5g。服后心烦乳胀大减，呃逆消失，前方去竹茹、丹皮、栀子，加枳实15g，连服2月余即孕，娩一男婴[3]。

3.柯利民治顽固性不寐证：李某，22岁，女，患不寐证10年，久经中西医治疗，均未见效，每晚服速可眠4片，方能入睡3个小时。1971年12月请柯老诊治，主诉心悸而烦，胸闷胁痛，善太息，易惊恐，纳呆倦怠，月经按期量少，大便五六天一至如羊粪。望形体消瘦，面色青白，舌苔薄白尖赤，脉象弦细。此乃肝郁气滞，肝阳偏盛，上扰心君，神魂不安于宅而致不寐证，治宜疏肝理气，镇惊安神。处以柴胡桂枝龙骨牡蛎汤（组方见方证），嘱服10剂。药后症状大减，每晚可睡眠6~7个小时，大便通畅，饮食量增加，精神较前旺盛，其他症状亦大有好转，舌苔薄白，脉弦缓。效不更方，继服10剂，后以补心丹调治半月，以巩固疗效。6年后随访再未复发[2]。

又治癫证：于某，女，21岁，其母代述，患病已6个多月，因和车间领导吵架而得。现精神痴呆，心悸而烦，少寐健忘，甚则坐立不知，饮食不进，可达五六天之久。经几个医院治疗，效果不显。望其表情抑郁，面色青白，舌红苔白，脉象弦细，此乃肝郁气滞之癫证，治宜疏肝理气重镇法。处以柴胡桂枝龙骨牡蛎汤10剂，水煎服。二诊：服药后大便泄泻日5~6次，服到5剂后大便日2~3次，心烦、少寐均好转，日思饮食，舌脉同前，药已中病，仍宜前方。酒制大黄减量，再服10剂。三诊：服完药后症状大见好转，能与同志正常交往，饮食、睡眠正常，心烦、多梦均好转，仍以前方稍加出入。服药共半年，已告痊愈。于61年转银行上班工作[2]。

引用文献

［1］尤逸林.胆黄证［J］.浙江中医药，1982，17（10）：447.
［2］柯世隆.柯利民老中医运用柴胡桂枝龙骨牡蛎汤的经验［J］.北京中医学院学报，1985,（3）：20.
［3］谢彦.韩百灵治疗不孕症经验介绍［J］.浙江中医药，1982，17（11-12）：484.

（三）木火虚炽候（心肝郁火变证）

心肝郁火证，外感温暑热邪内蕴，郁于心肝，气血交炽，灼伤阴液，木火内炽，而成木火虚炽之候，时病学家通称为热陷厥阴之证。其见症以气血交炽之脉症为主，可兼见阴虚与阳郁之症象，剧者常兼见神志症象。

通称：郁火伤阴。

内含病例：［中医］温疟伤阴，伏暑疟坏病。

病因病机：心肝郁火虚炽，多由外感温暑，失治误治，热邪化火，内陷于肝，气血交炽，烁伤阴液，木火内焚，上蒙心神，如张以章所云“邪由少阳渐及厥阴，热迫心包”[1]之证。

证象组合：气炽+血炽+阴虚+气滞+阳郁+神蒙

主症：【津气蕴炽】症象：①午后潮热。②口渴咳嗽。③头痛，耳鸣。④小便短黄。**脉象：**脉来弦数，按之搏指，右部更甚。

【血热蕴炽】症象：①面红。②烦躁。**舌象：**舌绛津干。

副症：【阴虚失养】舌象：舌绛津干。

【气机不利】症象：①胸胁胀满，胸痞。②腹痛。

宾症：【阳气不和】症象：四肢振颤。

【神志昏蒙】症象：①猝然晕仆。②间日有动静，静之日，则目张齿噤，舌謇神呆，身不热，动之日，热来则弃衣欲奔，手舞足蹈，见灯则似吴牛喘月，莫可名状。③神昏谵语。

治则：当滋养阴液，清透郁火，清泄心肝，剧者当参以芳香开窍，以防窍闭痉厥。

方证

青蒿鳖甲汤加减证：李竹溪方[2]。治伏暑疟坏病，申酉壮热，热来弃衣欲奔。详见病案1。

青蒿梗9g，生鳖甲15g，细生地12g，霜桑叶4.5g，粉丹皮、天花粉、酒炒肥知母各6g，生甘草2.1g。至宝丹1粒（研细，用药汤调下）。阴阳水各1盏，煎成1盏，午前一服，余渣子煎服，煎如前法。

论著和讨论

本证候温暑之邪内陷入肝，化火不得外达，烁伤阴液，上蒙心神。李竹溪说：“木火披猖，不受禁锢之象。”[1]张以章说：“凉风外袭，郁火内发，表里交争，故往来寒热。缠绵日久，正气已虚，其邪由少阳渐及厥阴。热迫心包，故神昏谵语烦躁。热劫真阴，则舌绛而津干。”[2]其治则当养阴救液，清泄心肝，以制木火。张以章曰：“亟宜养阴救液为主，兼予清泄少阳厥阴邪热。”[2]李竹溪亦云：“伏邪内乱，速宜透解，第邪势鸱张，或进或退，不得不从事养阴透邪。仿青蒿鳖甲汤加减，参以至宝丹，以通灵之品，借松机枢。”[1]

病案举例

1.李竹溪治伏暑疟坏病案：王乐生，年十八岁。伏暑晚发化疟，来在阴分，三次后以金鸡勒霜截止，伏邪内郁，不得外泄。猝然晕仆，已经四日，据述间日有动静。静之日，则目张齿噤，舌謇神呆，身不热。动之日，申酉时间身乃壮热，热来则弃衣欲奔，手舞足蹈，见灯则似吴牛喘月，莫可名状，逾三四小时，得小汗乃静，静则如前，口总不言。脉来弦数，按之搏指。病势初来，有似卒中症，以日来情形脉象，又为卒中必无之理……予独取其母口中之动静二字，偶得其机，兼参脉象，乃问其母病前可曾患疟否。答曰：然。问：愈否？答曰：疟来三次，急欲进店，自以西药止之，到店三日，即发见此病。予曰：是矣。乃告其母曰：此仍是疟也。不过邪伏少阴，重门深锁，少阳木火内横，少阴营液被劫，机枢不灵，以致口噤舌强神呆也。而目独张者，目为火户，邪火尚欲自寻路出，故不问病之动静，目总炯炯而不闭，此疟之变象也，亦即木火披猖，不受禁锢之象也。足见阴分之疟，其势未杀，不宜早截之征。所幸退时尚有小汗，仍可开达，倾邪外出。伏邪内乱，速宜透解，第邪势鸱张，或进或退，不得不从事养阴透邪。仿青蒿鳖甲汤加减，参以至宝丹，以通灵之品，借松机枢。（组方见方证）二诊：服2剂，目合能言，舌能伸缩，苔色老黄而焦，津少。唯动日上灯之时，则大呼满房红人，满屋皆火，起欲外奔，总属阴不制阳，火从目泄而眩也。改以加减炙甘草汤，作乙癸同源之治。另加玄参，制上游之浮火以制肾，川黄连泻亢上之丙火以坚肾，亦仿泻南补北之义。炙甘草3g，干生地18g，连心麦冬、陈阿胶（烊冲）、杭白芍各9g，生酸枣仁（猪胆汁拌）4.5g，黑玄参12g，小川黄连（盐水炒）1.8g。河水5杯，煎取2杯，顿服，渣再煎服。一派养阴涤热，十日病全消灭，胃纳日强而愈[1]。

2. 张以章治温疟伤阴：张某，男，十九岁。初起寒热往来，热多寒少，头痛，口渴，耳鸣，小便短黄。前医断为疟疾，用过清脾饮及柴芩温胆汤等，治疗十余日未效。近增咳嗽烦躁，午后潮热，神昏谵语，四肢振颤。望其面色微红，舌绛津干。诊脉弦数，右部更甚。此乃温疟伤阴。盖冬令凉风外袭，郁火内发，表里交争，故往来寒热。缠绵日久，正气已虚，其邪由少阳渐及厥阴，热迫心包，故神昏谵语烦躁。热劫真阴，则舌绛而津干。亟宜养阴救液为主，兼予清泄少阳厥阴邪热：生地、鳖甲各15g，玄参、麦冬、地骨皮各12g，知母9g，银柴胡、连翘心、莲子心各4.5g，青蒿3g，羚羊角1.5g。二诊：服前方2剂后，谵语、振颤均除，口渴亦减。仍步前法，略事加减：前方去羚羊角，加石决明24g，白芍9g。三诊：寒热告愈，口渴烦躁并除，舌转红润。遂按前方去青蒿、银柴胡、莲子心、连翘心，加牡蛎24g，龟板15g，金钗、石斛各6g。连服4剂而安[2]。

引用文献

[1] 何廉臣.重印全国名医验案类编［M］.上海：上海科学技术出版社，1959：124.
[2] 福建省中医研究所.福建中医医案医话选编（第二辑）［M］.福州：福建人民出版社，1963：38.

七、肝胃郁火证（郁火内郁并病1）（2候）

肝胃郁火证，为肝之郁火犯胃之证，多因风寒湿痰，或过投寒凉等，抑遏肝之生气，致肝失疏泄之权，木火郁而暴逆乘于胃，挟胃火而发病，与情怀悒郁，或郁怒伤肝，气郁化火之气火证有别。

肝胃郁火证，其病机总由肝之生气不振，木火不得宣泄，逆行于胃，多为外阴内阳之证。或上干清道，致清空失宁；或横逆于内，致胃气失和；或挟胃气上逆，以致胃失和降；甚则猝闭胃气，可猝致闭厥。费伯雄有云："肝为将军之官，其体阴，其用阳，故为刚脏，一有郁结，气火俱升，上犯胃经，痛连胁肋。"[1]

肝胃郁火证，外郁内炽，外阴内阳。其治则当疏利肝郁，兼以清降木火，务使肝之生气得振，以复其疏泄之权，则郁火得以下行，而无上逆之患。

证候别称：火郁中焦。

病名：偏头痛，积热头痛，肝胃气痛，郁火胃痛，胃脘痛，肝胃郁热，带下，恶阻，肝胃郁热型恶阻，阳厥。

证候系统：详见图3-7-49。

本证————清气失宁候、胃气失和候
转证————木火郁逆候
变证————气液虚逆候

图3-7-49　肝胃郁火证证候结构图

引用文献

[1] 张元凯，时雨苍，杨伯棠，等.孟河四家医集［M］.南京：江苏科学技术出版社，1985：86.

（一）清气失宁候（肝胃郁火本证）

肝胃郁火证，外有风寒湿痰食等阴邪之郁遏，肝胃郁火不得泄越，上扰清气，干于清道，致空窍不利，是为清气失宁之候。其见症虽以空窍症象显明，但必兼有内火郁蒸之脉症。

通称：郁火上扰。

内含病例：[中医]偏头痛，积热头痛。[西医]化脓性鼻窦炎，急性上颌窦炎。

病因病机：肝胃郁火蕴逆，或外因风寒湿邪郁遏，或因有痰食郁滞，使肝不能升，胃失其降，郁而化火，上扰清气，干于清道，致空窍失于宁静之常。

证象组合：气蒸+空窍不利

主症：**【津气蕴蒸】症象**：①发热而渴。②口干苦。③大便干结。④小便黄赤。**舌象**：①苔黄。②或微黄。**脉象**：①脉细数。②弦数。

副症：**【清空不宁】症象**：①头痛胀热，近烟火尤甚。②偏头痛反复发作，呈持续性抽痛，每延及头颠及项部。③恶心呕吐。**脉象**：脉浮滑。**舌象**：舌淡嫩，苔薄白。

宾症：**【清窍不利】症象**：①目红发痒。②目眩，耳鸣。③鼻塞，涕出黄稠量多，有腥臭。

治则：当宣散其阴邪之外郁，清降其郁火之内炽。

方证

1.羌活冲和汤证：《医学入门》载方[1]。治太阳风寒，邪从热化，内犯肺经，啬啬恶寒，淅淅恶风，翕翕发热，鼻干口渴，头痛骨节痛，咳喘烦躁，小便热赤，左寸浮紧，右尺洪实。详见论著。

羌活、防风、黄芩、白芷、川芎、细辛、苍术、生地、生甘草、生姜、葱白。

2.祛风清热方证：蒲辅周方[2]。治积热头痛。详见病案1。

桑叶、菊花、焦山楂各4.5g，荆芥、蝉衣、炒枳壳、焦栀子各3g，夏枯草9g，白蒺藜、草决明、荷叶各6g。

3.石膏散证：姚国美方[3]。治热邪弥漫，头热胀痛，近烟火尤甚，发热而渴，脉浮大。

石膏、川芎、甘草、葱白、茶叶。

4.柴胡清肝汤证：干祖望方[4]。治化脓性鼻窦炎。详见病案3。

柴胡、黄芩、木通各5g，山栀、菊花、枳壳、苍耳子、知母各10g，甘草3g，藿胆丸5g，每日2次。

5.吴茱萸汤加味证：李皓平方[5]。温肝散寒，降逆止呕，佐以清热解肌。治偏头痛。详见病案4。

吴茱萸、大枣各15g，党参、葛根、生姜各30g，黄连10g，菊花12g。

论著和讨论

本证候肝胃郁火不能泄降，上逆空窍。王雨三说："郁怒伤肝，肝气上逆而作痛，或呕吐清水致胸膈胀满，脉左关弦长者，是肝气证也。用逍遥散掺入瓜蒌薤白半夏汤。"[6]治则当升解其郁，兼降其火，使郁开火降，空窍自宁，切不可一味苦泄，或漫用升散。苦泄则郁不能解，升散则伤津助火。其外郁之阴邪尚重者，当寓清降于疏散之中；郁火阳邪尚重者，则寓轻疏宣散于清降之中。李梴说："服食过厚，素有痰火，时常鼻塞流涕，声重咳嗽，略被外感则甚者，防风通圣散，或大黄、黄芩等分为丸，白水下。"[1]"伤寒表初喜限暖，伤寒恶寒，初起未发热时，喜限人藏身密衣被；若发热者，昼夜不止，俱宜量体汗之。大概太阳证见，羌活冲和汤（组方见方证）。"[1]

欧阳履钦说："偏头痛一证多因肝胆风邪上攻，病久邪入于络，经络瘀阻，则不免气滞痰凝，偶有寒暑郁怒所触，则举发无常。此方妙在重用川芎，佐以白芷，使其辛窜走头，以香附行气，芥子涤痰，柴胡引入少阳经，使其直达病所，发挥其疏导经络作用，然诸药多辛烈窜散，又用郁李仁、白芍柔润之品以佐之，甘草以协和之。散偏汤：郁李仁、柴胡、甘草各3g，川芎30g，白芷1.5g，白芍15g，香附6g，白芥子9g。"（姚济苍《证治辑要》）

慢性鼻窦炎肝胆郁热型：鼻塞不通，涕稠厚浑浊如脓，量多，头痛剧烈，口干苦，大便秘结，急躁易怒，鼻黏膜充血，舌红苔黄，脉弦数有力。治宜泻肝清肺。常用抑金散、龙胆泻肝汤。典型处方如：龙胆草3g，夏枯草、鱼腥草、山栀、苍耳子、桑叶、桑白皮各10g，黄芩5g，薄荷6g，芦根30g。并可合用藿胆丸，每次5g，每天3次[4]。

病案举例

1.蒲辅周治积热头痛：巩某某，男，10岁，1963年10月14日初诊。4个月前，曾一度高热伴有恶心，继而发生头痛头晕，虽经治疗数月，但至今不愈，其头痛部位在两颞、后脑、前额及眉棱骨，常发无定处。且自有此病以来，食纳不佳，大便干结似羊粪，大便化验有蛔虫卵。脉象沉弦细数，舌质正常，苔白腻。此为营养过多，食积生热，以致肝胃不和，郁热上蒸，治宜调和肝胃，疏利积热：柴胡、竹茹、炒枳实各3g，白芍、焦山楂各4.5g，炙甘草2.1g，黄连1.5g，吴萸0.6g，麦芽6g，生姜2片。复诊：服前方3剂，头晕减，头痛如前，食纳仍不佳，食后胃胀，偶有嗳气吞酸，大便先干后稀，肛门发痒，目内有红丝作痒，舌质正常无苔，脉浮弦细数。因挟有风热，改用祛风清热为治（组方见方证）。三诊：上方服3剂，头痛、头晕显著减轻，饮食增加，小便正常，大便如前，目红发痒未减，脉弦细数，舌如前。风热已解，积热未除，治法仍为理脾消积：三棱、莪术、青皮、陈皮、芜荑各3g，甘草1.5g，芦荟、胡黄连各2.4g，神曲、焦山楂各4.5g，使君子、川楝子、麦芽各6g。连服3剂，头痛、头晕、目痒诸症完全消失，食、眠、便俱正常[2]。

2.秦伯未治一中年男性，经常头痛，恼怒即发，感冒亦发，服辛散轻剂便止，脉沉弦带数，舌边尖稍红，性情急躁，夜寐不安，头痛心烦，失眠时饮白酒少许，亦能缓解，疏达方主之：白芍、丹皮、绿萼梅各10g，柴胡、栀子、黄芩各8g，薄荷、青黛、甘草各6g[7]。

3.干祖望治化脓性鼻窦炎：李某某，男，16岁。左侧鼻塞，涕出黄稠量多，略有腥臭，已3年，时作时休。近3天来发热，头痛，沁及左颞，晨轻暮重，口干苦，不思纳谷，小溲黄赤。体温38℃。检查左侧颧弓、眉心处均有轻度压痛，鼻黏膜充血，左侧中鼻甲红肿明显，鼻道内有少许黏脓性分泌物，拭净后作低头引流，脓涕复出。舌苔微黄，脉弦数。证系胆热移脑，清窍蒙浊。治宜清泄肝胆，化浊通窍。（组方见方证）3天后鼻塞、头痛缓解，但黄涕仍多。原方再进3剂，诸恙告退[4]。

又治刘某，男，22岁。鼻病4年多，所苦者头疼、头昏，涕多而黄，通气以两次手术而改善。检查：鼻道稍有分泌物潴积。舌薄苔，脉弦。泻胆热、除脾湿、养肺阴三部曲可循序以进：龙胆草、黄芩、柴胡3g，山栀、夏枯草、鸭跖草、菊花、苍耳子各10g，辛夷、白芷各6g，7剂煎服。二诊：头痛大减而黄涕敛迹[8]。

4.李皓平治黄某某，男，50岁，偏头痛反复发作10年余，痛发时或左或右，而以右侧为多。呈持续性抽痛，阵发性加剧，剧痛时每延及头颠及项部；每月发作2~3次，持续数小时或数天，伴恶心呕吐、耳鸣，食欲不振。近10天来发作加剧，经服利眠宁、颅痛定、烟酸等药未效。症见：形体瘦弱，神倦乏力，懒言，血压120/80mmHg，舌淡嫩，苔微黄，脉细数。此属厥阴头痛。实由寒滞肝脉，唯寒邪久郁，渐趋化热。治宜温肝散寒，降逆止呕，佐以清热解肌。（组方见方证）[5]

引用文献

［1］李梴.医学入门［M］.天津：天津科学技术出版社，1999：772，1042.

［2］中国中医研究院.蒲辅周医案［M］.北京：人民卫生出版社，2005：171.

［3］姚国美.姚国美医学讲义合编［M］.北京：人民卫生出版社，2009：150.

［4］严道南.干祖望老中医在五官科运用清肝法的经验［J］.辽宁中医杂志，1985，（9）：18.

［5］李皓平.厥阴头痛［J］.新中医，1981，（8）：16.

［6］王雨三.治病法轨［M］.北京：学苑出版社，2015：157.

［7］秦伯未.秦伯未医文选［M］.长沙：湖南科学技术出版社，1983：121.

［8］陈国丰.干祖望耳鼻喉科医案选粹［M］.北京：人民卫生出版社，1999：290.

（二）木火郁逆候（肝胃郁火转证）

肝胃郁火证，阴邪郁遏，肝气失疏，气郁化火，木火上逆，胃气失降，而成木火郁逆之候，杂病学家称为肝胃郁热之证。其见症以冲气上逆之症象显明，但必兼见肝胃气郁与火炽之脉症。

通称：肝胃郁热。

内含病例：［**中医**］胃脘痛，肝胃郁热型恶阻，带下。［**西医**］胆道蛔虫，慢性盆腔炎。

病因病机：肝胃郁火郁逆，常由外受阴寒，或过食生冷，郁遏阳气，肝胃气郁，木火不得宣泄，挟胃气冲逆于上，甚则下迫大肠，而成郁火上逆下迫之证。

证象组合：气郁+气逆+气蒸+津泄+阳郁+液灼+清空

主症：**【气机不宣】症象**：①两胁胀满，脘腹胀痛。②纳少。

【气机冲逆】症象：①上腹阵阵剧痛，痛时弯腰屈膝，捧腹喊叫，痛牵肩背。②呕恶频作，时吐酸水，伴有血液。③腰及小腹胀坠隐疼，时缓时急，小腹尤甚，且触压痛。

【津气蕴蒸】症象：①心烦易怒。②口苦咽干，口干而渴。③睡眠不宁。④大便不畅，大便稍干。⑤小便短黄。⑥月经紊乱，量少色黯。⑦性生活接触痛。**舌象**：①舌胀色赤，舌红苔微黄。②苔黄中剥。③苔黄白兼有，稍腻。**脉象**：①脉象弦滑。②脉沉滑而数。③脉弦细。

副症：**【清空不宁】症象**：①头痛眩晕。②头顶及两侧时感疼痛。

【热迫津泄】症象：带下黄白相兼。

宾症：**【阳气不和】症象**：①面色青黄，较瘦弱乏力，精神不振。②皮肤怕触凉水，畏风冷。③性欲减退。

【津液消灼】症象：口苦而干。

治则：当宣化其阴邪，以解其郁遏；清降其木火，以平其上逆。

方证

1.疏肝理气，清热止呕方证：秦继章方[1]。治肝胃郁热型恶阻。详见病案1。

当归、炒白术、茯苓、姜竹茹、广木香各9g，醋白芍、生地各12g，柴胡、甘草各3g，姜黄连2.4g，吴茱萸1.5g，陈皮、苏梗各6g，石斛15g，伏龙肝30g。

2. 平肝和胃，降逆安蛔方证：郑长松方[2]。治肝盛犯胃，气逆蛔扰。详见病案2。

生栀子、白芍各16g，川楝子、延胡各12g，半夏、楝皮各9g，生干姜各3g，水煎服。

3. 乌梅丸加减证：罗珍春方[3]。治带下，腰及小腹胀坠隐疼，带下黄白相兼。详见病案3。

防风、荆芥、桂枝各5g，细辛、干姜、川花椒各3g，当归、连翘、赤芍各6g，黄连4g，黄柏、焦山栀各8g。

论著和讨论

本证候阴邪郁遏肝胃，木火不得泄越，挟胃气上逆下迫。郑长松曰："木横犯土，胃气不降，虫随气逆，上窜胆道而致病蛔厥。"[2]其治则当宣化阴邪，以解其郁遏，清降木火，以平其冲逆。观病案3，腰及小腹胀坠隐疼，带下黄白相兼，量中等，月经紊乱，量少色黯，性生活接触痛，迁延年余，西医诊为慢性盆腔炎是理所当然。脉弦滑，苔黄白稍腻，考虑为湿热；性欲减退，考虑为虚；时缓时急，考虑为气，都是从局部分析，焉有不错？从郁火着眼，可谓透彻，廿剂而愈，情理之中。珍春师兄，真先父之首徒也！

病案举例

1. 秦继章治赵某，女，21岁。停经2月余，10天前胃纳欠佳，不思饮食，继则恶心呕吐，时吐酸水，两胁胀满，头目眩晕，近2天伴有血液，时心烦，口干而渴，大便稍干，面色青黄，较瘦弱乏力，精神不振，脉沉滑而数，舌红苔微黄。肝胃郁热型恶阻，宜疏肝理气，清热止呕（组方见方证）。后去吴茱萸加藕节12g、厚朴4.5g而愈[1]。

2. 郑长松治肝盛犯胃，气逆蛔扰：赵姓，女，30岁，1976年9月24日诊。妊娠3月，旬日前上腹阵阵剧痛，痛时弯腰屈膝，捧腹喊叫，痛牵肩背，呕恶频作。医院检查诊断为"胆道蛔虫"。住院治疗3天后痛止，昨日疼痛辄发，病情依故。旧有头痛眩晕，心烦易怒宿疾，孕后恶阻纳少，口苦咽干，诊得舌胀色赤，苔黄中剥，脉象弦滑。辨证论治：旧有头痛眩晕，心烦易怒，乃阴虚阳亢之明征，孕后血聚养胎，阴血益虚，肝阳愈亢，木横犯土，胃气不降，虫随气逆，上窜胆道而致病蛔厥，脉证互勘，证属肝盛犯胃，气逆蛔扰，治宜平肝和胃，降逆安蛔（组方见方证）。药后须臾，即入梦乡，醒后安之若素。迭进2剂，诸恙悉除，月后蛔厥复发，守方又进2剂遂瘥[2]。

3. 罗珍春治张某，女，32岁，近年来，头顶及两侧时感疼痛，腰及小腹胀坠隐疼，时缓时急，小腹尤甚，且触压痛。皮肤怕触凉水，畏风冷，饮食尚可，大便一般，小便短黄，带下黄白相兼，量中等，月经紊乱，量少色黯，性生活接触痛，性欲减退，脉弦滑，苔黄白兼有，稍腻。迁延年余，多方医治，反复发作，甚感苦恼，几处医院皆诊为慢性盆腔炎。观前中医药方，多为疏肝泄热，利湿解毒，行气活血，养阴益气之品，观其脉症，当属湿热火邪内郁之证，冲任为之失调之候，拟发火郁，清邪热为治（组方见方证）。3剂，诸症大减，后连续六诊，随证稍行加减，共22剂，年余顽疾，竟获痊愈，未见复发[3]。

引用文献

［1］秦继章.中医药治疗妊娠恶阻［J］.上海中医药杂志，1965，(12)：27.

［2］郑长松.妊娠蛔厥治验［J］.上海中医药杂志，1983，(11)：28.

［3］罗珍春.浅谈"火郁发之"［J］.江西中医药，1997，(2)：48.

八、肝脾郁火证（郁火内郁并病2）（3候）

肝脾郁火证，为肝火乘脾之证，多系外邪抑郁，肝气不升，横逆于脾，致脾气不能升举清阳之气，木火不得伸泄，而成肝强脾弱之证，故多虚蒸虚逆之候。即《伤寒论》厥阴病篇厥热进退之症，亦古人所谓"火郁清道，抑遏阳气于脾土，不得外越"，故又有火郁之称。病后劳复、食复，亦因过劳、过食，伤其脾土，致清气不升，而成火郁而复热之候。

肝脾郁火证，其病机总由肝郁化火乘脾，成肝旺脾虚之变，轻则为气虚火蒸之虚蒸，甚则或怫郁于外，或下陷入肠，或上逆入胃；剧者或损伤胃络，或内闭阳气，则有血溢、闭厥之变。

肝脾郁火证，为外郁内火之变。故其治则当疏泄肝脾之郁，清降肝脾之火。然肝旺脾虚亦为其主体病机，故抑肝扶脾亦为主要法则。即清疏肝之郁火，必兼益气理脾。虽谓虚实兼顾，然必以清泄郁火为主。

证候别称：厥阴厥热进退。

病名：食复，劳复，乳泣，筋痹，吐泻，五更泄，腹痛，呕血，厥阴病，阳厥。

证候系统：详见图3-7-50。

本证————清气虚蒸候、木火虚蒸候

转证————木火虚逆候

变证————木火闭厥候

图3-7-50　肝脾郁火证证候结构图

（一）清气虚蒸候（肝脾郁火本证1）

肝脾郁火证，脾气已虚，肝郁失升，郁热不得宣泄，郁蒸上中气分，而成清气郁蒸之候，伤寒学家常称为劳复、食复之证。其见症以上中气分郁蒸之脉症为主，可兼见气虚不足之脉症。

通称：气虚郁火。

内含病例：［中医］食复，劳复。

病因病机：肝脾郁火虚蒸，多由病后或产后，脾气已虚，或过劳、过食，重伤脾气，不能升举，肝气郁而生热，而成郁热内蒸之证。

证象组合：气虚+气蒸+气郁

主症：**【气虚不充】症象**：①心不得宁。②耳聋。

【津气蕴蒸】症象：①热退复热，身热自汗。②四肢苦烦热。③头痛。④口干不渴，喜漱水不欲咽。**舌象**：苔薄黄。**脉象**：脉弦数。

副症：**【气机不宣】症象**：①胸痞。②胸闷。③饮食不下。

宾症：**【气机不降】症象**：气促。

治则：当以升清泄热为主，兼以益气理虚，助正清邪，调其虚实。

方证

小柴胡汤证：张仲景方。功能和解少阳。治少阳证，往来寒热，胸胁苦满，默默不欲饮食，心烦喜呕，口苦，咽干，目眩，脉弦，妇人伤寒热入血室，及疟疾等。

柴胡八两，黄芩、人参、炙甘草、生姜各三两，半夏半升，大枣十二枚。水煎服。

论著和讨论

本证候脾气已虚，肝郁生热，郁蒸于上中气分。许叔微曰："劳心之所致，神之所舍，未复其初，而又劳伤其神，荣卫失度，劳复也。"[1]当以益脾气，升泄郁热为法，切不可行消伐。仲景曰："妇人在草蓐，自发露得风，四肢苦烦热，头痛者，与小柴胡汤（组方见方证）；头不痛但烦者，此汤（《千金》三物黄芩汤）主之"（《金匮要略·妇人产后病脉证治》）。如已经消伐而伤及阴液者，当参以清养之品，以助正达邪。俞根初说："劳神而复者，宜归脾汤。"[2]

病案举例

1.滑伯仁治一人病伤寒后劳复发热，自汗，经七日，或以为病后虚劳，将复补之。滑曰：不然，劳复为病，脉浮，以汗解，奚补为。以小柴胡汤三进，再汗而安[1]。

2.许叔微治一人患伤寒，得汗数日，忽身热自汗，脉弦数，心不得宁，真劳复也。许诊之曰：劳心之所致，神之所舍，未复其初，而又劳伤其神，荣卫失度，当补其子，益其脾，解其劳，庶几得愈。授以补脾汤佐以小柴胡汤解之[1]。

3.江应宿治率口何姓者，在济患伤寒，后食肉复。医与利药下之，下后身热耳聋，口干不渴，喜漱水，不欲咽，是热在经。予视之曰：此误下亡阴，犹有表证，与小柴胡去半夏加天花粉、山栀、麦冬、五味、归、芍、生地，一服减半，四剂良愈[1]。

引用文献

［1］江瓘，魏之琇.名医类案（正续编）［M］.北京：中国中医药出版社，1996：17，18，23.

［2］俞根初.重订通俗伤寒论［M］.上海：上海科学技术出版社，1959：456.

（二）木火虚蒸候（肝脾郁火本证2）

肝脾郁火证，脾虚肝郁，木火内蒸，而成木火虚蒸之候。其见症虽以肝热内蒸与消灼津液之脉症为主，但可兼见肝气郁与脾气虚之脉症。

通称：气虚郁火。

内含病例：［中医］乳泣。

病因病机：肝脾郁火虚蒸，脾气已虚，肝郁失疏，气郁化热，内动木火，郁蒸于内，消灼津液，上扰清空，阳气失和。

证象组合：气虚+气蒸+液灼+神扰+清空+阳郁+气郁

主症：**【气虚不充】症象**：头晕。

【津气蕴蒸】症象：①咽干口苦，喜冷饮。②乳房胀痛，乳房并有热感。③入睡多梦。④小便短赤。舌

象：①舌边尖红。②舌质红。③苔黄，苔薄黄。**脉象**：六脉弦数。

【津液消灼】症象：①面部有色素沉着。②乳汁滴沥，自行外溢清稀乳汁，淋漓不断。

副症：【神志不宁】症象：心烦。

【清空不宁】症象：头痛。

宾症：【阳气不和】症象：肢凉。

【气机不宣】症象：胁肋胀痛。

治则：当清疏肝郁，以泄其郁热；更兼理脾培土，以补其虚。

方证

丹栀逍遥散加减证：易成吉方[1]。治肝经郁热，乳汁自出。详见病案1。

柴胡、丹皮、白术、茯苓、栀子各9g，当归、生杭芍、蒲公英各15g，黄芩12g，生甘草3g，水煎服。

论著和讨论

本证候脾虚肝郁，木火内蒸。易成吉说："此属肝经郁热，乳汁自出。治宜疏肝解郁清热。"[1]其治则当升泄肝郁之木火，以解其内蒸，兼益气理脾，以扶其虚，疏肝理脾，调其虚实。刘可成说："妇人妊娠，乳汁先下，症名'乳泣'，古籍有此证记载。沈金鳌《妇科玉尺》云：'有未产前而乳汁自出者，谓之乳泣，生子多不育，此无药可服。'"[2]

病案举例

1.易成吉治卞某某，女，25岁，已婚。初孕3月余，精神抑郁，烦躁易怒，胸闷，喜叹息，头痛口苦。又因家务事，怒动肝火，旋即出现左侧乳房胀痛，日甚一日。周余后，左乳头自行外溢清稀乳汁，淋漓不断，前来就诊。检查：面部有色素沉着，胸部皮色正常，两乳头着色，乳房丰满，未扪及结节肿块，心音有力，心率稍快，节律整，无闻及杂音，双肺（-），腹部未查。诊见脉象弦数，舌质红，苔薄黄。印象：此属肝经郁热，乳汁自出。治宜疏肝解郁清热，丹栀逍遥散加减（组方见方证）。每日1剂，连进3剂而愈。20余天后，又因生气，左乳胀痛，乳汁外溢。复诊，仍按上方予3剂，并嘱戒动气。随访未见复发[1]。

2.刘可成治丁某某，女，24岁。患者怀孕第一胎，未产前乳汁自出，经多方治疗无效，待胎儿产后，乳汁清薄，婴儿形体干瘦而夭折。隔年2月又受孕，5月中旬开始乳中常自流出黄色乳汁，以后逐渐增加，滴沥不止，有如屋漏，夏月胸襟常湿。患者鉴于怀第一胎有此症，婴儿夭折，故至某医院求治，但未愈。7月上旬来我处诊治，自诉乳汁常有流出，乳房胀痛，头晕，咽干喜冷饮。诊得脉象弦数，舌质红。前医用补养气血止乳之剂无效，辨证当为肝经郁热而致，法用疏肝和营，佐以清血热之品，处丹栀逍遥散加生地、柴胡、白术、茯苓各9g，栀仁、生地、酒白芍各12g，当归10g，丹皮8g，薄荷6g，甘草5g。口服1剂后，症状即明显好转，再服3剂，诸症均除，足月产1女孩。随访1年，母女皆康健[2]。

又治李某某，女，23岁。患者于1月受孕，5月3日晨起床时发现衣襟湿润。因初怀孕，爱人又在外，羞于告人，病情日趋严重，才告知其母而就医。经治疗无效，于6月12日就诊于我。自诉：乳汁滴沥，下乳须衬毛巾，以防湿透胸襟，胁肋胀痛，乳房并有热感，头晕，咽干口苦，入睡多梦，小便短赤。观其舌边尖红苔黄，切得六脉弦数，辨证也属肝经郁热所致，法用疏肝和营，佐以清热定志之品，处以丹栀逍遥散加川楝、龙胆草、合欢皮治之。服2剂后，诸症减轻，又3剂后，乳汁已止，余症也消。患者求服营养药以善后，我告之曰："此病不是胃气虚，而是肝经郁热所致，不须服补品，只要情志舒畅就不会复发。"前2月已产一男孩，发育良好，母亦健康[2]。

引用文献

[1] 易成吉.初孕未产妇乳汁自出[J].新中医，1975，(1)：30.

[2] 刘可成.丹栀逍遥散治疗乳泣[J].浙江中医药，1982，17(8)：369.

（三）木火闭厥候（肝脾郁火变证）

肝脾郁火证，肝郁不舒，化火内犯于脾，木火不得发泄，闭炽于内，阳气不得通行，而成木火闭厥之候，伤寒学家通称为厥阴病厥热进退之证。其见症虽以内炽与外厥之症象显明，但可兼有气郁症象，甚则可有神志症象。

通称：厥阴厥热进退。

内含病例：[**中医**] 厥阴病，阳厥。

病因病机：肝脾郁火闭厥，因肝郁不疏，肝气内犯于脾，气机失其宣降之常，木火不得宣泄，闭炽于内，阳气不得宣行，甚则内闭心神，而成厥热进退之证。即古人所谓："火郁清道，抑遏阳气于脾土，不得外越……热极反兼水化。"

证象组合：气炽+神闭+阳滞+气郁

主症：【津气蕴炽】症象：①发热汗出，身热进退，汗雨下，内热如焚，胸胁烙手。②咽痛口干，口伤烂赤。③心烦梦多。④发热而利，便脓血。⑤大便干结。⑥小溲赤热。**舌象：**舌红，舌苔黄厚。**脉象：**脉数。

【神志蒙闭】症象：①语言惶惑，头晕眼花。②谵妄呼笑不识人。

副症：【阳气不行】症象：①手足冰凉，先厥后热。②厥而下利。③阵阵憎寒，四肢逆冷。**脉象：**脉沉弦数。

【络脉不和】症象：胁肋胀疼。

宾症：【气机不宣】症象：胸闷不舒。

【气机不降】症象：痰涎作声。

治则：不必芳香开窍，但当疏利肝郁，清泄郁火，即可厥回神苏。

方证

1.四逆散证：张仲景方。功能透解郁邪，调和肝脾。治热厥，症见手足厥逆，身热，或脘腹疼痛，或泄利下重，脉弦。

炙甘草、枳实、柴胡、白芍药各十分，为末，每服一方寸匕，冲服，日三次。

2.四逆散加人参方证：卢不远方[1]。治身热进退，舌苔黄厚，汗雨下，胸胁烙手。详见病案1。

炙甘草、枳实、柴胡、白芍药加人参24g。

3.杨栗山升降散加减证：赵绍琴方[2]。治情志不遂，木郁化火，胁肋胀疼，胸闷不舒，阵阵憎寒，四肢逆冷。详见病案3。

僵蚕、香附、豆豉各10g，蝉衣、柴胡、片姜黄、山栀各6g。

论著和讨论

本证候肝郁犯脾，郁火内炽，外闭阳气，木火不得宣泄，而成闭厥之证，与邪火内闭、逆传心包之闭厥有别。仲景曰："伤寒，先厥后发热而利者，必自止，见厥复利。"（《伤寒论》331条）"伤寒，始发热六日，厥反九日而利。凡厥利者，当不能食，今反能食者，恐为除中。食以索饼，不发热者，知胃气尚在，必愈，恐暴热来出而复去也。后日脉之，其热续在者，期之旦日夜半愈。所以然者，本发热六日，厥反九日，复发热三日，并前六日，亦为九日，与厥相应，故期之旦日夜半愈。后三日脉之而脉数，其热不罢者，此为热气有余，必发痈脓也。"（《伤寒论》332条）"伤寒，先厥后发热，下利必自止，而反汗出，咽中痛者，其喉为痹。发热无汗，而利必自止，若不止，必便脓血，便脓血者，其喉不痹。"（《伤寒论》334条）"伤寒一二日至四五日，厥者必发热，前热者后必厥，厥深者热亦深，厥微者热亦微。厥应下之，而反发汗者，必口伤烂赤。"（《伤寒论》335条）"伤寒病，厥五日，热亦五日，设六日当复厥，不厥者自愈。厥终不过五日，以热五日，故知自愈。"（《伤寒论》336条）"凡厥者，阴阳气不相顺接，便为厥。厥者，手足逆冷者是也。"（《伤寒论》337条）"伤寒厥四日，热反三日，复厥五日，其病为进。寒多热少，阳气退，故为进也。"（《伤寒论》342条）

治则以疏利肝郁为主，兼以清泄郁火。赵绍琴说："证属木郁化火，当调气机而开其郁，畅三焦以泄其火。"陈士铎说："人有日间忽然发热，一时厥去，手足冰凉，语言惶惑，痰迷心窍，头晕眼昏，此阳厥也，乃阴血不归于阳气之中，而内热如焚，外反现假寒之象。治法泻其在内之火，则内热自除而外寒自散。方用安厥汤：人参、天花粉、炒栀子、茯苓各三钱，玄参、白芍各一两，麦冬、生地各五钱，柴胡五分，白薇、甘草各一钱，水煎服。黄连定厥汤亦效：黄连二钱，当归、麦冬各五钱，玄参一两，贝母三钱，菖蒲五分，水煎服。"[3]

又说："人有日间发厥，而夜间又厥，夜间既厥，而日间又复再厥，身热如火，痰涎作声，此乃阴阳相并之厥也……宜于泻阳之中，而用补阴之药；于抑阴之内，而用补阳之剂……提阳出于阴……升阴入于阳……方用旋转阴阳汤：人参、柴胡各一钱，白术、白茯神、当归、天花粉、麦冬各三钱，白芍、生地各五钱，附子一分，炒栀子二钱，水煎服……息争汤亦甚效：柴胡、神曲各二钱，甘草一钱，炒栀子、天花粉各三钱，茯苓五钱，生地一两，水煎服。"[3]

病案举例

1.**卢不远**治蜀孝廉阮太和，身热进退，舌苔黄厚，缠绵匝月，用疏散轻剂，热退复热，谵妄呼笑不识人，形瘦骨立，汗雨下，内热殊甚，胸胁烙手，脉尚有神，用人参八钱入四逆散中（组方见方证），一剂而谵妄定，三剂而热邪清矣……用四逆使热外出，加人参俾神内凝，气复邪散，是以生耳[1]。

2.**郑震竺**治伤寒热厥：陈永吉，年18，初夏勤劳过度，伏热体酸，勉从苦力运动，意欲因出汗而免药，至晚遂发头痛。医用石膏、生地、麦冬之类，越3日而病剧。手足厥冷，不省人事，耳若无闻，头不着枕，面色及唇皆白，唯指甲红活。脉左右俱伏，切诊已无可考，寒热从何分别，况症属危急，热药非可轻试。即嘱其兄取冷水1大杯，扶之令饮，一服而尽。遂知其口渴伏热，热深厥深，误服阴凝之品，遏热之所致也。达郁通阳，泄热宣痞，内解外达，血脉畅行，阳气舒畅，而热厥自愈矣。川柴胡、汉木通各4.5g，杭白芍12g，粉甘草2.4g，炒枳实、苏黄芩各6g，藏红花2.1g。1剂知，2剂已，静养3日，能如常做事矣[4]。

3.赵绍琴治孙某，男，47岁，情志不遂，胁肋胀疼，胸闷不舒，阵阵憎寒，四肢逆冷，心烦梦多，大便干结，小溲赤热，舌红口干，两脉沉弦略数，病已两月有余。证属木郁化火，当调气机而开其郁，畅三焦以泄其火，杨栗山升降散加减（组方见方证）。2剂，诸症悉减，再2剂而愈[2]。

引用文献

［1］江瓘，魏之琇.名医类案（正续编）［M］.北京：中国中医药出版社，1996：284.

［2］赵绍琴.火郁证的治疗及体会［J］.中医杂志，1980，（10）：25.

［3］柳长华.陈士铎医学全书［M］.北京：中国中医药出版社，1999：803，804.

［4］何廉臣.重印全国名医验案类编［M］.上海：上海科学技术出版社，1959：75.

第六节　虚火证类（11证31候）

虚火证，因虚致火，虚而有火之证，亦称阴火之证。气、血、阴、阳之虚，均可以动火，皆属虚火。又以气虚、阳虚所致之虚火，称为阴火，而血虚、阴虚所致之虚火，自可称之为“阳火”。阴火可用温热甚至燥药，而“阳火”则温热燥药不可沾唇，唯清滋凉润而已。以此用来区分虚火之阴阳。

虚火之证，多起于内伤，如起居饮食失当，或思想无穷，或操劳过度，或房室失节，或产后、经期失养，或病后失调，或药饵失当，均可耗伤气、血、阴、阳。而何廉臣所云“多由外感做成内伤”者，以伤寒、温暑等耗伤灼烁，津、气、阴、血有伤，或清凉攻伐，克伤阳气，皆可致虚动火。然而又当以内因为主，外因为客，即素体气、血、阴、阳不足，所谓多火少水之体，或阳虚多寒之躯，外受六淫所感，内有药饵失误，内外合因，虚火骤起。君、相、龙、雷之火，皆人身之正火，涵蓄内藏，则为少火以生气，失其涵养而不藏，则可转为壮火而食气。若有外邪，邪火与正火交炽，其势尤烈。

虚火证，可按三焦分属。上焦虚火以心火内动为主，因气液不足以养心火所致，故以心肺虚火证为本病。如因阴血不足以养肝，致相火内动，君相相合，木火通明，则为心肝虚火之证，是为合病。若由肾水不足，不能上济心火，而心火上炎，则为心肾虚火证，是为并病。

中焦虚火有二,一为脾胃虚火证，由饮食劳倦，耗伤中气，致阴火起于内，一为肝胆虚火证，由阴血失养，肝燥生火，二者均为中焦虚火之本病。肝火横行中焦，乘于脾胃，而为肝胃、肝脾虚火证，是为合病。肝火上并于肺，木反侮于金，而成肝肺虚火证，是为并病。

下焦虚火，以肾之龙火内动为主，龙居水中，水热则龙不能居，水寒龙亦不能藏，故有阳火与阴火之分，然总属下焦虚火之本病。肾火飞腾，合于肺，成肺肾虚火之证，是为合病。肾之虚火并于胃，则为肾胃虚火证，是为并病。

虚火证，总由气、血、阴、阳之虚，以致虚火内动。其治则总当以益气、养血、滋阴、助阳为主，不可过用寒凉，于降火无益，反足以伤正助火，故与实火证治有别。

证候系统：详见表3-7-6。

表3-7-6　虚火证证候结构表

病位	本病	合病	并病
上焦	心肺虚火证	心肝虚火证	心肾虚火证
中焦	脾胃虚火证、肝胆虚火证	肝胃虚火证、肝脾虚火证	肝肺虚火证
下焦	肝肾虚火证	肺肾虚火证	肾胃虚火证

一、心肺虚火证（上焦虚火本病）（2候）

心肺虚火证，为气液两虚，心火内动，火从内起之证。总由肺气、心液不足，心火无液相济而自旺，心火乘肺，再耗肺津，肺燥而热，而成虚火之证。俞根初曰：“元气虚衰，不能收摄阴火。”[1]故亦有阴火之称。

心肺虚火证，其病机总由肺气、心液不足，无以涵养心火，致君火内动，心神失灵，久之亦可累及心阳，甚则可致虚火内炽，阴阳气不相续，以致暴厥。其治则宜益肺气，滋心液，以敛其火，而安其神。

证候别称：阴火。

病名：百合病，虚烦，煎厥，气虚中暑。

证候系统：详见图3-7-51。

本证————心神失宁候

转证————液竭阳郁候

变证————气液虚闭候

图3-7-51　心肺虚火证证候结构图

引用文献

［1］俞根初.重订通俗伤寒论［M］.上海：上海科学技术出版社，1959：436.

（一）心神失宁候（心肺虚火本证）

心肺虚火证，气液不足以涵养心神，心火内动，内干于肺，液伤肺燥，心无所缚，而成心神失宁之候。其见症以心神不宁之症象显明，但必兼见内热与液灼之脉症。

通称：心火内动。

内含病例：［中医］百合病。

病因病机：心肺虚火蕴蒸，多由思虑忧伤，或热病伤液，致气液内耗，不能涵养君火，心火内动，内蒸于肺，气热液伤，心神不宁。

证象组合：气蒸+神扰+液灼

主症：【神志不宁】**症象**：①心烦，焦躁，虚烦不耐，时说胡话，若有神灵，莫可名状。②不寐，彻夜不眠。③昏昏默默，神情恍惚，坐卧不安。④心悸不宁。

副症：【津气蕴蒸】**症象**：①头痛。②口苦。③小便黄赤。**舌象**：①苔略黄。②苔白腻。

宾症：【津液消灼】**症象**：大便干结。**舌象**：舌质红，微有薄苔。**脉象**：①脉细数不静，而两寸尤甚。②脉细滑。

治则：当清滋肺之气液，以解其燥，导火下行，以安其神，则火不内扰，心神自宁。

方证

百合地黄汤证：张仲景方。治百合病，欲食不能食，欲卧不能卧，欲行不能行。详见论著。

百合七枚，生地黄汁一升。以水洗百合，渍一宿，白沫出，去其水，更以泉水二升，煎取一升，去滓，纳地黄汁，煎取一升五合，分温再服。

论著和讨论

本证候气液不足以涵养心神，肺热液燥，心神不宁。吴孚先曰："此病名百合，虽在脉，实在心肺两经，以心合血脉，肺朝百脉故也。盖心藏神，肺藏魄，神魄失守，故见此症。良由伤寒邪热，失于汗下和解，致热伏血脉而成。"[1]仲景曰："百合病者，百脉一宗，悉致其病也。意欲食复不能食，常默默，欲卧不能卧，欲行不能行，饮食或有美时，或有不用闻食臭时，如寒无寒，如热无热，口苦，小便赤，诸药不能治，得药则剧吐利，如有神灵者，身形如和，其脉微数。每溺时头痛者，六十日乃愈；若溺时头不痛，淅然者，四十日愈；若溺快然，但头眩者，二十日愈。其证或未病而预见，或病四五日而出，或病二十日或一月微见者，各随证治之。"（《金匮要略·百合狐惑阴阳毒病脉证治》）

其治则当以滋液清火为主，液增火降，则心神自宁。仲景曰："百合病，发汗后者，百合知母汤主之……百合病，下之后者，滑石代赭汤主之……百合病，吐之后者，百合鸡子汤主之……百合病，不经吐、下、发汗，病形如初者，百合地黄汤主之（组方见方证）……中病，勿更服，大便当如漆。百合病，一月不解，变成渴者，百合洗方主之……百合病，渴不瘥者，栝楼牡蛎散主之……百合病，变发热者，百合滑石散主之。"（《金匮要略·百合狐惑阴阳毒病脉证治》）夏学传按："本例（见病案4）因患'上感'，高热汗出，致使心肺阴伤，百脉失养，心神不宁而成。属阴虚内热，用百合地黄汤养阴清热，佐以安神而治愈。"[2]

病案举例

1.吴孚先治一人病昏昏默默，如热无热，如寒无寒，欲卧不能卧，欲行不能行，虚烦不耐，若有神灵，莫可名状。此病名百合，虽在脉，实在心肺两经，以心合血脉，肺朝百脉故也。盖心藏神，肺藏魄，神魄失守，故见此症。良由伤寒邪热，失于汗下和解，致热伏血脉而成。用百合30g，生地汁半盅，煎成2次服，必候大便如漆乃瘥[1]。

2.朱南孙治赵某某，女，28岁，妊娠五月，因受精神刺激，突然昏仆，经治神志转清，但心神不宁，时说胡话，小便黄赤，大便干结，脉细滑，苔白腻。辨证为精血注胎，惊悸伤心，治宜养血宁心：淮小麦30g，甘草3g，大枣5

枚，生地、百合、黑穞豆各12g，白芍6g，莲子心4.5g，姜川黄连1.5g。服药半月，神识全清，症状悉除，唯大便仍干结，上方加苁蓉、黑芝麻养血润肠。届月顺产一女，母女皆健[3]。

3.**陈克正**治江某某，男，45岁，由家属陪来代诉。患者向来身体尚好，少有疾病，1个月多前因吵架后出现夜游症，夜间入睡后，突然起床在屋外行走，良久又回床而卧。起初家人不介意。数日又夜游，问其为何夜出？病者称未有夜出。于是引起家人和邻里注意。开始三五日一发，近来越发越近，或隔夜一次，或每夜一次。白天问之，均谓未曾夜出，仅见神思恍惚，烦躁不安。虽仍可参加田间劳动，但效力很差。曾在当地卫生所服过镇静剂，如苯巴比妥等，不见有效，故来求诊。望其面色，不见异常。问其便食，尚属一般。切其脉，细数不静，而两寸尤甚。察其舌，质地偏红，且微有薄苔。反复询问病者感何不适？病人默坐于椅上，称唯感心悸不宁，有所焦躁，口味时苦，小便色黄而已。乃思《金匮》百合病："意欲食复不能食，常默默，欲卧不能卧……口苦，小便赤……如有神灵者，身形如和，其脉微数。"与此病例颇为相似，即诊为阴血不足，心肺火旺，用百合地黄汤加味：百合10g，生地12g，川黄连3g，知母、白芍、当归、茯神各9g，生石决明15g，珍珠母30g，远志、炙甘草各4.5g。服药3剂，二日来已不见夜游，自觉心悸烦躁不安之象大有好转。再服3剂，夜游已无，脉舌也见好转。带回安神补心丸2瓶，以巩固疗效。1年后遇其家人，谓病愈后一直很好[4]。

4.**夏学传**治刘某某，男，43岁。患者于20余天前，患"上呼吸道感染"，高热数天，后汗出热退。伴有头痛，口苦，心烦，小便黄赤，尤以心烦不寐日渐严重。近1周来，甚至彻夜不眠，神情恍惚，坐卧不安，整天还得家人陪伴。曾用中西药安神镇静，其效甚微。观其神态，不是辗转不安，就是沉默寡言。舌质红，苔略黄，脉弦细数。投以百合地黄汤加味：百合20g，生地15g，知母10g，麦冬、茯神、滑石各12g，酸枣仁18g，甘草3g，7剂。1周后，每晚可睡三四小时，心烦不安减轻。继守前方5剂，小便已清，脉细，舌稍红，每晚睡眠可达四五小时。前方去知母、滑石、麦冬，加扁豆、陈皮理脾健胃，10剂。前后经1个月调治，诸症悉平[2]。

引用文献

［1］江瓘，魏之琇.名医类案（正续编）［M］.北京：中国中医药出版社，1996：284.

［2］夏学传.对"百合病"的认识和治疗［J］.浙江中医学院学报，1983，（5）：34.

［3］朱南孙，乐秀珍.妇科四期神经精神症状治疗体会［J］.浙江中医药，1978，4（5）：6.

［4］陈克正.夜游症与百合病［J］.中医杂志，1981，（6）：42.

（二）气液虚闭候（心肺虚火变证）

心肺虚火证，肺气、心液不足，虚火内动，若更受暑热，内外之火合煎，气机猝闭，是为气液虚闭之候，时病学家称之为气虚中暑，或煎厥之证。其见症以气机猝闭之症象显明，但必兼见火炽液灼之脉症，并以之为凭。

通称：气虚火闭。

内含病例：［中医］阴火，煎厥，气虚中暑。

病因病机：心肺虚火虚闭，因肺气、心液不足，虚火内动，再触暑热，二火相煎，气不能续而闭厥。俞根初曰："煎厥之因于元气虚衰，不能收摄阴火。"[1]龙范之则云："汗出表疏，外热煎迫，气不相续所致。"[2]

证象组合：液灼+气虚+气郁+气闭

主症：**【津液消灼】症象**：①身热自汗。②口吐血沫。**脉象**：脉软数。

【气机闭塞】症象：①卒仆发厥。②耳目如废。

副症：**【气机不宣】症象**：胸闷大息。**舌象**：舌白。

宾症：**【气虚不充】症象**：①昏昧。②心中愦愦。

治则：当以益气滋液为主，兼清降内火，其闭自开。

方症：**黄芪人参汤证**：《通俗伤寒论》方[1]。治煎厥，元气虚衰，阴火不摄。详见论著。

人参、黄芪、生地、寸麦冬、五味子、天冬、黄柏、炙甘草。

论著和讨论

本证候肺气、心液已伤，虚火内动，更感暑热，二火煎迫，气不相续而厥，非实邪闭厥可比。其治则不可行香开苦泄，更伤其气，当补肺气，滋心液，略佐清降，使气液得回，其闭自开。俞根初说："煎厥之因于元气虚衰，不能收摄阴火，而昏昧卒仆发厥，脉软数者，宜黄芪人参汤。"[1]

病案举例

1.**张锡纯**治伤寒夹痰：毛姓，年30余。其人素有痰饮，曾患痰症甚剧，愚为治愈。隔数月又得伤寒症，经他医治愈两次，皆因饮食过度反复。卧床眩晕不起，头微痛，面有火色，畏食凉物，大便数日未行，舌苔淡而润，脉洪长有力。投白虎汤清解愈后，隔两日陡然反复，痰涎壅盛，连连咳吐不竭，精神恍惚，言语错乱，身体颤动，脉平和，微嫌胃气不甚畅舒。因过戒饮食而复也，勿须用药，饱食即可愈矣[3]。

2.龙范之治煎厥：杨某某，男，21岁，盛夏至长圻墋贩货，负重太多，行至中途，猝然倒卧，身热自汗，耳目如废，心中愦愦，口吐血沫，此煎厥症也，原因负重远行，汗出表疏，外热煎迫，气不相续所致。拟用东垣清暑益气加减：黄芪、党参、白术、云茯苓、苍术、六曲、陈皮、麦冬、五味子、炙甘草、当归、知母、黄柏、防风、姜、枣。2剂效[2]。

引用文献

［1］俞根初.重订通俗伤寒论［M］.上海：上海科学技术出版社，1959：436.

［2］萧龙友等.现代医案选［M］.北京：人民卫生出版社，1960：27.

［3］何廉臣.重印全国名医验案类编［M］.上海：上海科学技术出版社，1959：83.

二、心肝虚火证（上焦虚火合病）（3候）

心肝虚火证，为阴血不足而动火之证，由心肝阴血不足以涵养，心之君火、肝之相火失济而内动，而成虚火之证。多见于大病、久病之后，或由新产失血，或操劳思虑过度，暗耗心肝阴血所致。

心肝虚火证，本系阴血不足之体，阴不济阳，心肝无阴血以涵养，则君相之火内动，或为心神不宁，或君相不宁。若更挟外邪内陷，或外邪内伏化火，邪火挟正火交炽，其势较烈，少火变为壮火，虚火内挟实火，轻则木火虚蒸、虚炽，甚则耗及阴液，终至阴枯火炽，剧则木火自焚，阴竭阳厥。

心肝虚火证，病由阴血不足以济君相之火而致君相之火内动，如挟邪火而动，则少火变成壮火。其治则总当以养阴为主，兼以清降。若挟外火而动，更当清泄阴分之邪火，如热不得泄，必致阴竭而死。

证候别称：心肾不交，君相偏亢，虚火妄动，虚火扰神，阴虚火炽，阴虚火旺，虚阳外越。

病名：心悸，不寐，夜游症，脏躁，花癫，盗汗，梦遗，热病，胁痛，崩漏，茧唇风。

证候系统：详见图3-7-52。

本证————心神失宁候、君相失宁候

转证————木火虚蒸候、木火虚炽候

变证————心阴虚滞候、肝阴虚滞候

图3-7-52　心肝虚火证证候结构图

（一）君相失宁候（心肝虚火本证）

心肝虚火证，虚火内扰心肝，君相之火不得安宁，火炽阴分，烁伤阴液，而成君相不宁之候，杂病学家通称虚火妄动，或心肾不交、阴虚火动之证。其见症以阴虚火炽与神志不宁之脉症为主，亦可兼见火扰精血之精滑血溢之症。

通称：虚火妄动，心肾不交。

内含病例：［中医］梦遗，花癫，脏躁。

病因病机：心肝虚火虚炽，多由思想无穷，或房事过度，而动心肝之火，内炽阴分，耗伤阴液，扰动精室，煎迫血络，而成阴虚火动之证。

证象组合：阴虚+阴炽+神扰+精滑+血溢

主症：**【阴虚失养】症象**：①疲倦困顿。②甚则阳痿不振。

【阴热蕴炽】症象：①面红颧赤。②心热口渴。③盗汗舌干。④易举易泄。**舌象**：舌干而红。

副症：**【神志不宁】症象**：①烦恼，神烦不宁。②怔忡。③思想不宁，见美妇而心动，闻淫声而色移，听女音而神驰。④妇女见男子抱住不放，以为情人，罔识羞耻，甚至裸体奔走。⑤身热发狂，言无非淫乱之语，所喜无非欢愉之事，一拂其言，一违其事，则狂妄猝发，见神见鬼。**脉象**：①脉左寸独旺。②脉必弦出寸口。

【阴精不固】症象：①梦寐遗泄。②闭目即遗。

宾症：**【络血妄行】症象**：①失血，血色鲜红。②痰带血丝，吐黑血。

治则：当以清泻心肝之火为主，兼以养阴安神，则君相自宁，无扰精血矣。

方证

1.莲心清火饮证：《辨证录》载方[1]。治心气素虚，力难久战，阳痿不振，易举易泄，见美妇而心动，闻淫声而色移，听女音而神驰。详见论著。

玄参、生地各15g，丹参9g，山药、芡实、麦冬各30g，莲子心6g，北五味1.5g，天冬3g，水煎服。

2.加减散花去癫汤证：《通俗伤寒论》方[2]。治脏躁、花癫（情欲狂）。详见论著。

生白芍30g，当归、麦冬各15g，焦山栀、玄参、辰茯神、杜牛膝各9g，川柴胡6g，生甘草、白芥子、鲜石菖蒲各3g，当门子（冲）0.15g。

3.莲子清心饮证：姚国美方[3]。治劳心太过，神浮不伏，梦境迷离遗泄。详见论著。

人参、黄芪、甘草、地骨皮、柴胡、黄芩、麦冬、赤茯苓、车前仁、石莲肉。

论著和讨论

本证候心肝虚火内盛，扰动君相之火，耗伤阴液，煎迫精血。陈士铎说："怒气伤肝，忽然梦遗，久而不止，凡增烦恼，泄精更多。其症两胁多闷，火易上升于头目，饮食倦怠，发躁发胀，人以为肝气之动也，谁知是肝血之燥乎（心肝火旺）。方用润木安魂汤：当归、白芍各一两，甘菊花、金樱子各三钱，茯苓、白术各五钱，炒栀子一钱，北五味、甘草各五分。人有心气素虚，力难久战，然又思慕美色，心中怦怦，遂至梦遗。其症阳痿不振，易举易泄，日日梦遗，后且不必梦亦遗，见美妇而心动，闻淫语而色移，听女音而神驰，往往走失不止，面黄体瘦，自汗夜热，人以为心肾之两虚也，谁知是心包之火大动乎……此症用莲心清火汤（组方见方证）亦效。"[1]其治则当以清泻心肝之火为主，兼以养阴安神。姚国美说："（遗精）病为劳心太过，神浮不藏，合眼则梦境迷离，遗泄不常，怔忡盗汗，治以柏子养心丸。若火偏盛，而神不宁者，遗必有梦，治以莲子清心饮（组方见方证）。"[3]

陈士铎说："妇人一时发癫，全不识羞，见男子而如怡，遇女子而甚怒，往往有赤身露体而罔顾者，此乃肝火炽盛，宜泻其肝火，补其肾水，而兼舒其郁闷之气，方用散花丹：柴胡、天花粉各三钱，白芍、熟地、玄参各二两，当归、生地各一两，陈皮一钱，炒栀子、茯神各五钱。栀连泻火汤亦甚效：生地一两，当归、丹皮各五钱，炒栀子、天花粉各三钱，黄连二钱，吴茱萸一钱，水煎服。"[1]"人有易喜易笑，狂妄谵语，心神散乱，目有所见，乃心热耳，必以清心为主，心清而狂自定矣。方用清心丹……解妄汤亦效：人参一两，黄连、茯神、柏子仁、玄参、丹参各三钱，生枣仁五钱，甘草一钱，肉桂二分，水煎服。"[1]"人有身热发狂，言无非淫乱之语，所喜无非欢愉之事，一拂其言，一违其事，则狂妄猝发，见神见鬼，是心包之热，应泻心包之火，卫主汤：人参、玄参各一两，茯苓、麦冬、生地各五钱，天花粉、丹皮各三钱。正气汤亦神效：人参、熟地各一两，玄参、麦冬各二两，菖蒲一钱，白芥子三钱，水煎服。"[1]

何廉臣说："治悲苦狂……脏躁，以加减散花去癫汤（组方见方证）。治情欲狂：妇女思慕男子不得，忽然发狂，见男子抱住不放，以为情人，罔识羞耻，甚至裸体奔走，脉必弦出寸口，此名花癫，俗称发花呆，皆有特效。"[2]李健颐说："盖心为君，肝肾为相，未有心火动相火不随之者。梦交梦遗，因无形之火动，成有形之精遗。治疗之法，宜先安心神，并摒除邪念，静神养气，病即除矣。余曾疗数十病例，均采补心固肾，效如桴鼓：酸枣仁、龙齿、牡蛎各15g，知母、黄柏各6g，柏子仁9g，熟地12g，西洋参、当归各4.5g，朱砂2.4g，清水空心温服。"[4]

病案举例

李健颐治陈某，女，28岁，素性躁急，寡言善怒，一日因跌倒受惊，胸前惕惕跳动，入夜烦躁不寐，夜半忽奔跑屋外，独坐不语，旋即啼笑妄骂，不避亲疏。次日延诊，见面色艳红，鼻准微青，面颧紫赤，目瞪直视，舌苔黄浊，六脉沉滑，左关带弦。断为心肝二经火炽而发狂，遂与清心泻肝之剂：生竹叶心、莲子心、山栀子各9g，川黄连、石菖蒲、远志各4.5g，柴胡、龙胆草、条黄芩各6g，白石英60g。服后，夜间稍能安睡。次日再服次煎，逐渐清醒。继与原方4剂而收全功[4]。

引用文献

［1］柳长华.陈士铎医学全书［M］.北京：中国中医药出版社，1999：786，788，789，884.
［2］俞根初.重订通俗伤寒论［M］.上海：上海科学技术出版社，1959：294.
［3］姚国美.姚国美医学讲义合编［M］.北京：人民卫生出版社，2009：258.
［4］福建省中医研究所.福建中医医案医话选编（第一辑）［M］.福州：福建人民出版社，1960：61，322.

（二）木火虚蒸候（心肝虚火转证1）

心肝虚火证，心肝气液不足，虚火内起，蒸动木火，消灼津液，扰动心神，而为木火虚蒸之候，杂病学家通称为君相二火偏亢之证。其见症虽以木火上扰之症象显明，但必兼见内热蕴蒸与气液不足之脉症。

通称：君相偏亢。

内含病例：［中医］不寐，盗汗，心悸，茧唇风，脏躁。［西医］高血压性心脏病，甲状腺功能亢进，神经官能症，精神分裂症，剥脱性皮炎。

病因病机：心肝虚火虚蒸，因素体心肝阴液不足，虚火内起，君相二火偏亢，木火内蒸，消灼气液，逆行清空，上扰心神，而成虚蒸之证。

证象组合：气虚+气蒸+液灼+神扰+清空+气郁+阳郁

主症：【气虚不充】症象：①面容憔悴，形体消瘦。②头晕，倦怠，四肢无力，纳呆。③胸闷短气。④筋惕肉瞤。

【津气蕴蒸】症象：①面潮红，眼红。②骨蒸潮热，五心烦热，手足心热，胃部灼热。③心烦，每天黎明醒后，自觉心中难受不舒。④汗出，盗汗。⑤口干苦，思冷饮。⑥大便干，小溲黄。⑦月经先后不定，经色暗红，夹有血块。**舌象：**①舌赤。②舌尖赤，苔薄白。**脉象：**①脉弦劲有力。②脉弦数。③脉弦滑。

【津液消灼】症象：①口舌干燥，并有麻辣感，咽干口渴欲饮。②两眼枯涩不润。③唇红，上下口唇干焦结硬壳，脱皮。④盗汗消瘦。**舌象：**①舌瘦，舌质红，无苔。②舌偏红苔少。③舌尖深红，有少许朱砂点。④舌面少苔，舌绛或深红、暗红、紫红。**脉象：**①脉细数。②脉弦细。

副症：【神志不宁】症象：①性急好动，心烦易怒，烦躁。②不寐，难入睡，多梦，睡中易醒。③怔忡，心悸而烦。④精神恍惚，多忧善虑，或悲或喜，喃喃自语，有时放声大哭。

【清空不宁】症象：①头晕，头痛。②头目昏眩。③有时头胀痛，耳鸣，眼红。

宾症：【阳气不和】症象：周身疼痛，引及胁肋，其痛楚难于名状。

【气机不宣】症象：①胸满胁胀，胁痛。②胸闷善太息。③食饮无味，胃纳呆钝，二便失畅。

治则：当滋养气液以和其阴，清降木火以制其亢。

方证

1.育阴清热法证：李斯炽方[1]。治高血压性心脏病，心肝阴亏，阳亢化火，心累头晕，脉象弦劲有力，唇红舌赤。详见病案1。

鲜石斛、寸麦冬、天花粉、玄参、焦枫、丹皮、龙胆草、枯黄芩、连翘、知母各9g，薄荷6g，甘草3g。

2.养阴清心饮证：中医研究院东直门医院内科冠心组方[2]。治冠心病，君相二火亢害，伤其心阴肝阴。详见论著。

生地、沙参（或玄参）、麦冬、赤芍、川楝子、青木香、川牛膝、珍珠母。

3.酸枣仁汤化裁：李吉康方[3]。治精神分裂症，心肾阴亏，肝阳上亢，夜眠不安，精神忧郁，啼哭乱写，渐至夜不成寐，或编“歌曲”，或独自“讲演”，甚或怒目打人。

玉竹18g，白芍、山药（生）各12g，知母、远志（生）各4.5g，丹参、酸枣仁（炒）各9g，白薇、郁金各6g，甘草3g。

论著和讨论

本证候气液不足，心肝火动，君相偏亢，致木火内蒸上扰。陶志达说：“思虑劳神过度，暗耗心脾阴血，症见食饮无味，胃纳渐减，大便干结，舌质红无苔，为脾阴受伤。脾阴既伤，一不能上济心火，二不能滋填脑髓，治宜以养脾为主，佐以养血宁心安神之品。”[4]其治则当以滋养气液为主，兼以清降木火。章永红等按：“失眠多用重镇安神或柏子仁、夜交藤等滋养安神之药，二至丸用者不多。《景岳全书》云：‘凡思虑、劳倦、惊恐、忧疑及别无所累而常多不寐者，多因真阴精血之不足，阴阳不交，而神有不安其定耳。’本例用二至丸，主要针对劳倦用脑而致阴血不足这个病机，因而获效。然单用量要大些，方能取效。”[6]

“心肝君相二火，亢则害，容易伤其心阴肝阴，其主要证征：脉弦滑或细数，舌绛或深红、暗红、紫红，心悸怔忡，胸闷短气，汗出不寐，多郁易怒，头晕头痛，血压高居多（72%）。养阴清心饮（组方见方证）。（治冠状动脉硬化性心脏病72例，平均治疗11.3月）”[2]

病案举例

1.李斯炽治心肝阴亏，阳亢化火：孙某，男，31岁。主诉：心累头晕。西医诊断为高血压性心脏病。诊得脉象弦劲有力，唇红舌赤。此心肝阴亏，阳亢化火之象，用育阴清热法（组方见方证）。上方共服4剂，诸症即告缓解，血压亦趋正常[1]。

2.陶志达治神经官能症：伍某某，男，40岁，长期睡眠欠佳，难入睡，多梦，睡中易醒，每晚只睡3~4小时，胸翳闷，心烦，胃部灼热不适，食饮无味，胃纳渐减，大便干结，面潮红，头痛头晕，舌质红无苔，脉弦数。血压140/90mmHg。处方：钗斛、玄参、丹参各15g，麦冬9g，玉竹24g，白芍18g，百合、夜交藤各30g，栀子4.5g。服药1剂，当晚能睡5小时多，继进数剂，能睡6小时，各症俱减。嘱其照上方时时服之，以巩固疗效[4]。

3.谢海洲治林某某，女，39岁，半年前其长女突然病故，遂精神恍惚，心悸怔忡，头晕烦躁，夜寐不宁，或悲或喜，反复无常，有时喃喃自语，有时放声大哭，多忧善虑，面容憔悴，形体消瘦，骨蒸潮热，周身疼痛，引及胁肋，其痛楚难于名状，胃纳呆钝，二便失畅。据云曾多方治疗，迄未获效。适值我医疗小分队前往该地巡诊，来就医。按脉察证，四诊合参，病系肝郁化火，累及中土，上扰心神，下灼肾阴。治拟滋养肝肾为主，略参疏利，用魏柳洲法稍事化裁治之。至于宽慰颐养工夫，尤为家属所当留意者也。处方：北沙参、川楝子、粉丹皮、当归身、寸麦冬各9g，生地黄、瓜蒌仁、炙桑皮各6g，枸杞子12g，乌梅肉3g，2剂。二诊：诸症或除或减。纳已增，寐渐安，全身及胁肋疼痛均见减轻，唯仍时有头晕。拟增平肝扶脾之品于前方之内：北沙参、川楝子、粉丹皮、当归身各9g，怀山药、枸杞子各12g，金石斛、生地黄各6g，乌梅肉、石决明各3g，白蒺藜、薏苡仁各18g。药后，诸症悉除，病告痊愈。嘱其家属注意劝慰，以免再发。按：此例患者，延及半年，其病程可谓久矣，殃及四脏（肝、心、脾、肾）[5]。

4.章永红等治失眠：林某某，男，38岁，因工作劳累，每天熬夜至半夜三更，而出现失眠1周，伴有眼红、心烦，有时头胀痛，纳减，舌偏红苔少，脉弦细。处方：二至丸，每日40g，分2次用温开水送服。连服3天，诸症消失，每晚安睡[6]。

5.姜浩治常某某，女，31岁，近4个月五心烦热，盗汗消瘦，失眠心悸，性急好动，二目干涩。眼球突出，甲状腺肿大，血管杂音（+），心率90次/分。吸碘-131率试验：2小时75.2%，6小时90%，24小时80.5%，高峰前移。T_3：800ng/dl，T_4：30μg/dl。苔少，舌瘦红绛，脉细数。证系阴虚火旺，痰湿内结。治宜滋阴清热，化痰散结：生地、酸枣仁各20g，玄参、夏枯草各15g，胡黄连、银柴胡各10g，知母12g，浮小麦、生牡蛎（先煎）各30g。水煎，日1剂，分2次服。上方略有加减，连进45副，诸症基本消失。复查T_3、T_4均恢复正常。给补心丹与知柏地黄丸口服以巩固疗效。随访1年，上班至今，自觉良好[7]。

引用文献

［1］成都中医学院.李斯炽医案（第一辑）［M］.成都：四川人民出版社，1978：21.

［2］中医研究院东直门医院内科冠心组.辨证施治冠心病——养阴清心饮组72例分析［J］.新医药学杂志，1977，（11）：16.

［3］沈更生.治验癫狂症1例［J］.上海中医药杂志，1966，（2）：71.

［4］陶志达.脾阴虚的初步探讨［J］.新中医，1978，（6）：7.

［5］谢海洲.谢海洲医学文集［M］.北京：中医古籍出版社，2004：379.

［6］章永红，王美霞.二至丸的临床运用［J］.上海中医药杂志，1983，（12）：23.

［7］姜浩.辨证治疗甲状腺功能亢进症30例［J］.北京中医学院学报，1984，（6）：16.

（三）木火虚炽候（心肝虚火转证2）

心肝虚火证，心肝阴虚，君相二火偏亢，致木火内炽，心神蒙蔽，而成木火虚炽之候，杂病学家通称为虚火扰神之证。其见症虽以神志昏蒙症象显明，但必兼见心肝气血交炽之脉症，并以之为主。

通称：阴虚火炽，虚火扰神。

内含病例：［**中医**］热病。［**西医**］偏执性精神障碍。

病因病机：心肝虚火虚炽。或由热病伤阴，余热内蕴心肝，或平素积劳积郁，内耗肝阴，或误进升补，伤阴动火，致阴虚不足以养心肝，虚火内动，君相二火偏亢，木火内炽气血，蒙蔽心神，而成阴虚火炽之证。谢海洲称为“水火不济，虚火扰神”[1]之候。

证象组合：气炽+血炽+阴虚+神蒙+阳郁+气滞

主症：【**津气蕴炽**】**症象**：①口苦心烦。②双目作胀。**脉象**：左寸浮洪，两尺沉细数搏。

【**血热蕴炽**】**舌象**：舌质红。

副症：【**阴虚失养**】**症象**：月事不调。**舌象**：舌形圆大，嫩红苔少。**脉象**：脉沉细无力。

【**神志昏蒙**】**症象**：①神烦不寐，心悸胆怯，恍惚不安，交睫则惊恐非常，倏醒则叫呼不宁。②终日唠叨，躁则语言错乱，静则独语如见鬼。③烦极时如狂，语无伦次，脉细数。

宾症：【**阳气不和**】**症象**：倦怠少力。

【**气机不利**】**症象**：脘胀纳呆。

治则：当滋阴养血以济心肝，清降木火以除内炽。内火得降，自无蒙扰心神之患。

方证

阿胶黄连汤加味证：《通俗伤寒论》方[2]。滋阴清火法。治神烦不寐，心悸胆怯，恍惚不安，躁则语言错乱。详见论著。

陈阿胶、生白芍、小川黄连（蜜炙）、鲜生地、青子芩、鸡子黄、半夏、秫米、酸枣仁、茯神。

论著和讨论

本证候阴虚不足以养心肝，君相二火偏亢，木火内炽气血，为阴虚火炽之证。其治则当滋养阴液以柔肝，清降木火以安神。何秀山说："（热病）神烦不寐，心悸胆怯，恍惚不安，躁则语言错乱，静则独语如见鬼，交睫则惊恐非常，倏醒则叫呼不宁，脉左寸浮洪，两尺沉细数搏，舌形圆大嫩红者，以阿胶黄连汤加半夏、秫米、酸枣仁、茯神（组方见方证）为主。盗汗，加黄芪皮、竹茹、淮小麦之类。怔忡，加朱砂、西黄、玳瑁、珍珠粉之类。挟痰，加竹沥、天竺黄、胆南星、川贝之类。血厥，加白薇、当归身、龙齿、牡蛎之类。昼夜不得交睡者，加猺桂与川黄连同研糊丸吞下。神识近于痴癫者，加《局方》妙香丸、至宝丹之类。"[2]

病案举例

1.**谢海洲**治偏执性精神障碍：患者魏某某，女，47岁，1982年2月22日初诊。素性抑郁孤僻，近1年坐立不宁，怀疑爱人对己不诚，终日唠叨，双目作胀，口苦心烦，脘胀纳呆，倦怠少力，夜寐不安，月事不调，脉沉细无力，苔薄舌质淡。否认遗传病史。曾于某某医院诊为"偏执状态"。辨证为水火不济，虚火扰神，拟养心安神，健脾养脑：川黄连5g，阿胶、茯苓各15g，远志、白薇各12g，黄芩、大青盐各10g，白芍18g，桂圆肉、生地各20g，生麦芽、浮小麦各40g，鸡子黄10枚，大枣10枚，首乌藤50g，莲心6g，共研为粉，制蜜丸重6g，每次2丸，日2次。磁朱丸5袋，每次1/3袋，日服3次。服药1料，纳谷已香，坐立已安，夜寐略安。继以养心安神，补脑通络法：川黄连5g，阿胶、黄芩、炙甘草、琥珀粉各10g，白芍、制首乌、龙眼肉、地黄各15g，浮小麦20g，大枣7枚，桑椹、胡桃仁各30g，百合12g，鸡子黄10个，共研为粉，另加金樱子膏60g，不足加蜜，制丸，丸重8g，每次2丸。服药40天，疑虑之状显著改善，家庭关系渐趋和缓。守方服药4月，已近常人，9个月后随访，心绪平和，夫妻和睦[1]。

2.**吴菊保**治吴某，女，34岁，1974年5月14日来诊。其母代诉。患者于20天前顺产第3胎，恶露已净，因缺乳用生黄芪（累积一斤）炖鸡，服后心烦失眠，自购眠尔通内服不见好转，反见加重。近2日心迷神乱，昼夜翻来覆去，不能成寐，烦极时如狂，语无伦次，无端小事亦能发怒。察其舌脉，舌质红，苔少，脉细数。辨证为阴虚阳亢之不寐。乃因产后失血之体，过用益气升阳之药，耗伤阴气，心火游离所致。处方：黄连、白芍、黄芩各9g，阿胶12g（另炖冲服），鸡子黄2枚（冲服），试投1剂。次晨来告，服药1剂后，昨晚入睡，今早神清，原方再进2剂而愈[3]。

引用文献

［1］谢海洲.谢海洲医学文集［M］.北京：中医古籍出版社，2004：297.
［2］俞根初.重订通俗伤寒论［M］.上海：上海科学技术出版社，1959：249.
［3］吴菊保.黄连阿胶汤治阴虚火旺失眠症［J］.新中医，1979，（5）：16.

三、心肾虚火证（上焦虚火并病）（3候）

心肾虚火证，为阴液不足，心肾之火内动之证。多由思虑过度，暗耗心液，致心失所养，而君火内动，或房室失节，耗损肾阴，水亏火亢，龙火不安其宅，而浮越于上，扰动心火，心火亢盛，水不上济，而成心肾虚火之证。

心肾虚火证，其病机总由阴亏火旺，阴不济阳所致。轻则虚火上炎，扰于清窍，重则心火上亢，不交于肾，肾水不足，不济于心，而成心肾不交之候，甚则挟龙火内动，上扰心神，而为君相失宁之候，久则虚阳浮越，内扰阴水，而有火不归原，或阴虚不固之变。

心肾虚火证，为阴虚火动之证，其治则总当滋养阴液，以涵心肾，清降君相，以制其亢，然肾水久亏，龙火失藏，浮越于上，又当佐以温肾之品，以引火归原，而不可一味清泻。

证候别称：心火上炎，心肾不交，水火不济，虚火妄动，虚阳浮越。

病名：舌衄，舌痒，口疮，狐惑，耳鸣，失眠，健忘，小便频数，遗尿，遗精，阳痿，下肢厥冷。

证候系统：详见图3-7-53。

本证————清气失宁候
转证————心肾不交候、君相不宁候
变证————火不归原候

图3-7-53　心肾虚火证证候结构图

（一）清气失宁候（心肾虚火本证）

心肾虚火证，心肾阴液不足，虚火内动，火性上炎，上扰清气，干于清窍，是为清气失宁之候，杂病学家通称为心火上炎之证。其见症以清窍不利之症象显明，尤以舌为心窍，其症最著，但必兼有内火炽灼之脉症。

通称：心火上炎。

内含病例：［中医］舌衄，舌痒，耳鸣，口疮，狐惑。［西医］溃疡性口腔炎，贝赫切特综合征。

病因病机：心肾虚火蕴逆，多缘素禀阴虚多火之体，或更加思虑操劳，心肾火动，上扰清气，干于空窍，致心之苗窍不利。

证象组合：气蒸+空窍不利

主症：**【津气蕴蒸】症象**：①口燥咽干，不欲多饮。②口苦咽干，口干舌燥。③心烦躁，难寐心烦，夜不能寐。④多盗汗。⑤手足心热。⑥大便干结。**舌象**：①舌尖稍红，尖绛。②舌红少苔。③苔黄。**脉象**：①脉细弦。②脉细数。③脉象左尺较右尺浮大。

副症：**【清空不宁】症象**：耳鸣如蝉鸣，或似水沸，朝轻暮重，头晕乏力。

宾症：**【清窍不利】症象**：①舌衄。②舌尖部发痒，痒时彻心，坐立不定，难于忍受。③舌体肿胀而痛，舌心少苔，舌边、舌根有数个小溃疡点。④口腔内多处溃疡，剥脱糜烂。⑤眼干涩，有异物感，视物模糊，畏光流泪。**脉象**：脉缓弱。

治则：当滋养心肾之阴液，清降其内火，并导之下行，则无上扰之患。

方证

1.生地黄汤证：程国彭方[1]。滋阴降火，治热盛吐血，痰血紫晦而暗，持续数日，或数十日，不断咳嗽，胸胁疼痛。又治肾阴不足，虚火上炎，脉数内热，口干舌燥。详见论著。

生地9g，牛膝、丹皮、黑栀各3g，丹参、玄参、麦冬、白芍各4.5g，郁金、广三七、荷叶各2.1g，陈墨汁、清童便各半杯。

2.加味两归汤证：干祖望方[2]。养阴清热通窍。治神经性耳鸣，肾水不足，心火上炎，耳窍不利，两耳鸣如蝉鸣，朝轻暮重，夜寐多梦，心烦不安，舌红少苔，脉细数。

黄连1.5g，灯心3扎，熟地、竹叶、麦冬、酸枣仁、柏子仁、覆盆子、墨旱莲各10g，石菖蒲5g。

3.复脉汤合黄连阿胶汤加减证：戴明生方[3]。治狐惑，高热3天，继而口腔、面颊、舌唇、阴囊部多处出现痛性溃疡。详见病案3。

干地黄、麦冬各15g，白芍、黄连、黄芩、生甘草各6g，龟板30g，石斛、阿胶各9g，竹叶12g，五味子3g。

论著和讨论

本证候心肾阴虚，虚火内动，上干清窍。岳美中说："口疮为病，实火者，十之八九，虚火为患，十居一二。实火当清宜下，虚火当补。本例（病案4）主要特点，是每食煎、熬、熏、炙的滋膏厚味或劳累后则发，其脉左尺浮大。左尺浮大者，乃肾水衰惫之征，故以滋肾养阴，佐以清虚火，防止其虚火上炎，则口疮得以治愈。"[4]其治则当滋养阴液，清降心火，导其下行。有云：肾阴不足，虚火上炎，脉数内热，口干舌燥，主滋阴降火，六味地黄丸或生地黄汤（组方见方证）。

戴明生体会："眼－口－生殖器三联症，祖国医学无此名，根据临床表现与'狐惑'相似。《金匮要略》：'蚀于喉为惑，蚀于阴为狐。'《千金方》又述狐惑'由温毒气所为'。"[3]

病案举例

1.章次公治欧男，舌衄时发时止，古人以为心火上炎，现代谓血液缺乏凝固物质，胶地汤主之：阿胶30g，干地黄、仙鹤草各18g，女贞子、旱莲草各12g，藕节、小蓟各15g[5]。

2.黄惠安治舌尖奇痒：谢某某，女性，48岁，自诉近几年来，舌尖奇痒难忍，反复发作。虽涂擦土槿皮酊（癣药水），或以针挑破痒处再敷以食盐，亦仅能稍减片刻，复如故。曾经西医治疗，未能获效。乃随夫前来就诊。现证：患者无寒热，但觉舌尖部发痒，痒时彻心，坐立不定，难于忍受，曾以土槿皮酊涂擦，痒未见减，无奈何乃取剪刀剪去舌尖少许，欲定其痒，但剪后痛痒交加，苦痛万状。余证尚可，纳稍减，尿清利，大便自调。神清，形瘦，脉缓弱，舌尖稍红，苔黄。处方：麦冬、生地各15g，泽泻、丹皮、白术、盐炒黄柏、防风、榔片各9g，甘草6g，3剂。复诊：自诉药进3剂，舌尖痒减轻，心稍安，胃纳渐增，尿清利，大便调。查脉缓细无力，舌尖稍红，苔淡黄。原方继进6剂。三诊：舌尖痒大减，心神安静，胃纳可，二便调。查脉缓细无力，苔边白中淡黄。处方：知母、盐炒黄柏、丹皮、荆芥、乌梅各9g，麦冬15g，地骨皮、泽泻、防风、百部各12g，甘草6g，3剂。四诊：舌尖痒继续减轻，一般情况可。查脉缓，舌淡红，苔白薄。原方继进3剂。五诊：自诉舌尖一点也不痒了，心安神爽，食欲正常，二便调，但稍觉咽干，舌微胀感。脉缓，舌淡红，苔白薄。处方：麦冬、沙参、地骨皮各15g，百部12g，知母、乌梅、陈皮各9g，甘草6g，3剂。患者共服中药18剂而舌痒病除，迄今近2年未发[6]。

3.戴明生治黄某某，男，成人，1971年10月5日起连续高热3天，体温39.7℃，继而口腔、面颊、舌唇部多处出现痛性溃疡，阴囊处出现较大面积溃疡，流黄水，下肢出现多形性红斑数个，另背部有散生的小疱疹，胸闷咳嗽。在某某市口腔医院诊断为"眼－口－生殖器三联症"。曾用抗生素、激素（泼尼松）以及中药治疗，高热已退，阴囊溃疡趋向愈合。但口腔、面颊、唇部黏膜溃疡迁延不愈，多形性红斑间歇出现，常年低热37.4~38℃左右，坚持服维生素类、肾上腺皮质激素和中药，达6年之久，病情时轻时重，轻时可做轻微工作，重时语言、进食、行走困难，病者痛苦异常，于1976年4月21日来中医门诊。患者两眼干涩，有异物感，视物模糊，畏光流泪，结膜轻度充血呈淡红色，内外眦有少量白色分泌物。印象：慢性结膜炎。口腔内多处溃疡，左侧颊部黏膜有2cm×3cm，上唇黏膜有1cm×1cm大小剥脱糜烂，舌体肿胀而痛，舌心少苔，舌边、舌根有数个小溃疡点，口苦咽干，心烦躁，夜不能寐，多盗汗，手足心热，体温37.5℃，心悸，心率102次/分，心律齐，未闻明显杂音。胃纳可，脉细数，腰部有色素沉着斑，边缘清楚，结合成片，背部和下肢处有数个铜钱大小的瘢痕，周围发红，中心伴有炎症的小疱疹，用消毒针刺皮肤，在其部位出现小脓疱，生殖器皮肤无异。诊断：眼－口－生殖器三联症。拟复脉汤合黄连阿胶汤加减（组方见方证），5剂。外敷青黛散涂于口腔溃疡面。停服西药泼尼松。复诊：病者心烦、口干已减，夜已安，余症未减，舌脉为前，原方再服10剂。三诊：病者精神大为好转，口腔、面颊、唇部黏膜大片溃疡变浅，趋向愈合。舌体正常，舌有薄白新苔，斑疹渐匿，因未出现新的症状，仍守前法，连服原方15剂，竟获全功。后嘱病者服知柏地黄丸每日2次，每次9g，1个月，以巩固前效。追访1年未见复发[3]。

4.岳美中治某女性患者，年40余，印度尼西亚人，于1955年因患胆囊炎切除胆囊后，常有消化道功能紊乱现象，及溃疡性口腔炎（以下简称口疮），近2年来口疮频作，每因吃煎、熬、熏、炙、多油的食物或劳累后即发作，下肢无力，月经35天一行，于1962年2月14日初诊，脉象左尺较右尺浮大。此乃肾阴不足，虚火上浮之候，法当滋阴降火，以六味地黄丸加味作汤剂用：生地12g，山萸肉、山药、丹皮、泽泻各6g，茯苓、竹叶各9g。服5剂，至2月20日，口疮大减，体力较前增加，大便一日一行，脉象同前。原方加黄柏1.5g，玉竹9g，以清肾火。又服5剂，至2月28日，口疮已愈。吃油煎食物或劳累后，左侧舌边有欲生口疮之征象，但未形成，脉象同前。仍以前方加减服至3月5日，虽因工作繁忙，舌边稍感不适，但未发生溃疡。至4月2日，前方共服15剂，口内仍有不适感，但月余未发口疮。此久亏不可速补之候，故建议常服六味地黄丸以善其后[4]。

引用文献

［1］程国彭.医学心悟［M］.北京：人民卫生出版社，1963：111.
［2］严道南.干祖望老师对通窍药物的运用［J］.南京中医学院学报，1984，(4)：26.
［3］戴明生.中药治愈眼－口－生殖器三联症一例［J］.新中医，1977，(5)：30.
［4］岳美中.口疮［J］.新中医，1978，(6)：21.
［5］朱良春.章次公医案［M］.南京：江苏科学技术出版社，1980：84.
［6］黄惠安.舌尖奇痒、面尘［J］.新中医，1976，(3)：21.

（二）心肾不交候（心肾虚火转证）

心肾虚火证，肾水不足以济心火，则心火独亢，不能下交于肾水，而成心肾不交之候，杂病学家称为水火不济之证。虽以阳浮于上，心火亢盛之脉症显明，但必兼肾阴不足之脉症。

通称：心肾不交，水火不济。

内含病例：［中医］失眠，阳痿，下肢厥冷。

病因病机：心肾虚火虚逆，或因素体阴亏少水，肾阴亏虚，或思虑过度，暗耗心阴，心火偏旺，致心火亢于上，不能下交于肾，肾水不足，不能上济于心，而成心肾不交，水火失济之证。

证象组合：阴虚＋阳浮＋神扰＋阴涸＋精滑

主症：**【阴虚失养】症象**：①四心灼热。②腰酸腰痛，胫酸。③神疲不支。④阳痿。**脉象**：①脉细稍数。②脉弦细而数。

【阳气浮越】症象：①头晕而眩。②耳鸣咽干，口干唇红。③心内烦热。④多梦汗出。⑤腰以下厥，寒冷彻骨，麻木，痒如虫行。**舌象**：①舌质红，苔薄黄，中心少苔。②舌质色绛，少苔。**脉象**：脉左寸细数，重按多疾。

副症：**【神志不宁】症象**：①心烦不寐，躁乱，反复转侧。②夜卧惊惕，或梦中惊醒，夜卧惊乱，怔忡不安。③神思恍惚，似寐非寐，忽睡忽醒。④彻夜不眠。

【阴液消涸】症象：①长期间歇低热，寝汗，五心灼热。②口干舌燥。③大便干燥，小溲短赤。**舌象**：①舌红少苔。②光红无苔，尤以舌尖赤而突出，宛如草莓之状。

宾症：**【阴精不固】症象**：小便余沥。

治则：当滋养其阴液之不足，清降心火之上亢，使水升火降，则水火既济，心肾相交矣。

方证

黄连阿胶汤证：刘渡舟方[1]。治失眠，夜晚则心中烦乱，不能成寐。详见病案4。

黄连12g，黄芩3g，阿胶、白芍各10g，鸡子黄2枚。

论著和讨论

本证候肾水不足，心火偏亢，心肾不交，水火失济。秦昌遇说："心血虚不得卧。症：心烦躁乱，夜卧惊起，口燥舌干，五心烦热，此心血不足，心火太旺之症也。因：曲运神机，心血耗尽，阳火旺于阴中，则神明内扰，而心神不宁，不得卧之症作矣。脉：左寸细数，沉按多疾；若见钩洪，心火旺极；肝脉若数，木火通明；尺脉若数，水竭火盛。"[2]

其治则当泻南补北，交通心肾，而达到水火既济。君火位于上，必下济于肾水，方可阳施阴化，而不致水寒，肾水在下，必上滋于心火，方使心火不至于独亢，而成《素问·生气通天论》所云"阴平阳秘，精神乃治"。故刘渡舟曰："此证实为火上水下，阴虚而挟火也。治当泄火以下降，滋水以上升，务使水火既济，其病则愈。"[1]秦昌遇说："阴虚则阳必旺，故心血不足，皆是火症，宜壮水之主，以制阳光。治宜滋阴降火，用归芍天地煎、黄连安神丸；虚人，天王补心丹。"[2]

郑昌雄说："心肾不交失眠证，头晕而眩，耳鸣心烦，口干唇红，胫酸，忽睡忽醒，或彻夜不眠，小溲短赤，舌红苔少，脉细数……养气阴以滋肾而治其本，和元阳以宁心而治其标。黄连阿胶汤加味：川黄连、黄芩各4.5g，白芍、女贞子、旱莲草各9g，阿胶6g，琥珀4.5g，鸡子黄1枚。舌绛加北沙参、寸麦冬、石斛，头眩痛加龙齿、牡蛎，寐不熟加酸枣仁、远志、夜交藤，心中虚烦加栀子、豆豉。"[3]

病案举例

1.郑昌雄治洪某某，女，24岁，过多浏览、诵读劳心，常夜卧难寐，假寐纷梦，头眩心悸，健忘惊惕，喉干神疲。舌质中绛，苔薄，脉虚弦带数。弦乃肝阳上亢，数系心火独胜，肝心俱胜，神魂何以安存！火旺灼阴，五志火动，阴津被耗，无以上承，虚火既炎，诚难下降，少火变为壮火，岂不食气。水火既失互济，阴阳各偏其位，致生此证。治宜养气阴以交水火，泻心阳而安神明。处方：黄连、黄芩、琥珀（先煎）各4.5g，白芍、女贞子、旱莲草、石斛各9g，阿胶6g（炖冲），龙齿、牡蛎各15g（先煎），鸡子黄一个（搅冲）。服2剂。复诊：服后，夜寐颇安，头眩、心悸、神疲稍减，唯口干、舌质中绛犹在。药能应病，毋庸更张，前意扩充。照上方加麦冬、北沙参各9g。服3剂。三诊：服上方后，已能安寐，精神颇佳，口干亦止，舌中绛略退。原方再服1剂，以资巩固[3]。

2.陈瑞春治章某某，女，53岁，病者有肺结核病史，长期间歇低热，寝汗，五心灼热，夜不成寐，烦躁多梦，大便干燥，小便黄，舌质红，苔薄黄，中心少苔，脉细弦而数，拟用降火滋阴的黄连阿胶汤加味：黄连、黄芩、知母各6g，白芍、丹皮各10g，阿胶5g（烊服），生地、百合各15g，浮小麦30g，鸡子黄1枚（冲）。服上药5剂，诸症悉减，夜能安睡，继以清肺养阴调理[4]。

3.郑光忠治朱姓，男，中年，因外感燥热之邪，经新药治后热退咳减，转而舌糜、心烦不寐，就诊于余。见其舌红尖糜少苔，脉带浮数，遂以肺燥移热于心，心火上亢，神明失主论，予黄连阿胶汤（川黄连12g，青子芩、白芍、阿胶各10g，鸡子黄2枚）合导赤散（生地15g，木通、竹叶、生甘草各6g）2剂。2月后复诊，云前心烦不寐证经治过即愈，直认神方。因近又作而复购原方2剂，却未应，要予更方。诊其舌红少苔，脉细稍数。询其因，悉自旬来新建之喜而操心劳力，恒夜以继日，遂致心烦不寐，且感四心灼热，腰酸腰痛，耳鸣咽干，神疲不支。考其原委，究其脉证，良由操劳过度，起居失常而致心肾阴血暗耗，水火失济。乃疏之以六味地黄合生脉散出入（生地、生牡蛎各30g，山萸肉、五味子、阿胶各10g，丹皮6g，太子参20g，珠麦冬、白芍各12g，鸡子黄2枚，灯心2扎）。5剂以痊[5]。

4.刘渡舟治失眠：姓李的男性患者，长期以来患失眠之证，服了很多镇静安眠的药物，效果不明显。他的证候特点是，每到夜晚则心中烦乱，在床上辗转反侧，而不能成寐。严重时，必须马上跑到空阔地方，心里才略觉畅快。切脉弦细而数，视其舌则光红无苔，尤以舌尖赤而突出，宛如草莓之状，而格外醒目。细析此证，心烦不寐，反复转侧，则烦而且躁矣。跑至旷野，其烦稍定，神旷而火不聚也。由于病起心火，故切脉为数，阴虚于内，则脉来弦细，故知火动而阴亦伤也。舌光红无苔，主阴伤而有热；尖如草莓，则主心火独焚，而水不上升也。综合观之，此证实为火上水下，阴虚而挟火也。治当泄火以下降，滋水以上升，务使水火既济，其病则愈。方用黄连阿胶汤（组方见方证）。用黄连、黄芩之苦寒下降，以清心火之上炎；阿胶、鸡子黄之甘润滋阴，以补心肾之阴；白芍敛阴补血，以平阴虚之阳亢。阿胶、鸡子黄为有情之品，峻补阴虚，实非草木所能及[1]。

引用文献

[1] 刘渡舟.少阴病阴虚热化证治浅谈[J].北京中医学院学报，1985，(1)：21.

[2] 秦昌遇.中华医书集成·症因脉治[M].北京：中医古籍出版社，1999：133.

[3] 郑昌雄.加味黄连阿胶汤治疗心肾不交失眠证[J].上海中医药杂志，1963，(12)：21.

[4] 陈瑞春.略谈《伤寒论》的救阴法[J].中医杂志，1982，(11)：60.

[5] 郑光忠.《伤寒论》黄连阿胶汤证治探讨[J].北京中医学院学报，1984，(6)：29.

（三）火不归原候（心肾虚火变证）

心肾虚火证，肾阴不足，心火上亢，阴虚不复，龙火失藏，虚阳浮越于上，为火不归原之候，杂病学家亦通称为虚阳浮越之证。其见症虽以阴虚与阳浮之脉症为主，以火炎于上之症象显明，但必兼有阳气不振之脉症。

通称：虚阳浮越。

内含病例：［中医］口疮，失眠，小便频数。

病因病机：心肾虚火虚逆，系肾阴不足，心火内动，肾水失养，水热致龙火失藏，虚阳浮越于上，真阳不居于下，而成真火不得居宅之证。

证象组合：阴虚+阳浮+阳虚+空窍+血滑

主症：**【阴虚失养】症象**：①头晕。②两眼圈微黑。③大便干结，小便色黄赤。**舌象**：苔薄腻，边有缨线。**脉象**：脉细弦带数。

【阳气浮越】症象：①头晕。②唇红赤。③夜寐失眠。④心烦，性情急躁。⑤小便频数，不能自禁，大便努责时精液自出。**舌象**：①舌尖绛。②舌红，中心有小裂痕。

副症：**【阳气不振】症象**：白天神倦。**舌象**：根苔薄白而滑。**脉象**：①脉沉弦滑。②脉沉细。

【清空不宁】症象：头晕。

宾症：**【清窍不利】症象**：①口糜口干。②舌尖碎痛，唇舌糜碎。③咽喉干痛。④口颊、牙龈亦痛。

【络血不固】症象：①咯吐血丝。②鼻衄。

治则：当于滋阴降火之内，略佐甘温辛热之品，以引火归原。

方证

滋肾汤证：邹云翔方[1]。治口糜口干，舌尖碎痛，咽喉干痛等。详见病案1。

生蒲黄15g，大生地、玄参、党参各12g，寸麦冬、远志、龟板、盐知母、云茯苓各9g，盐川黄连、肉桂各0.9g，生甘草2.4g。

论著和讨论

本证候阴虚于下，火动于内，龙火失藏，虚阳浮越于上，真阳不得居宅。俞长荣曰："因肾阴不足，虚阳浮越，虚阳妄动、封蛰失职，膀胱失约而致。"[2]其治则当于滋阴降火之中，少佐温热，以引火归原。龙火居宅，封蛰有权，则无上越下溢之患。即如俞长荣所谓："虚阳妄动，封蛰失职，治宜滋肾清心，引火归原。"[2]

俞长荣说："（病案2）小便频数而且失禁，据《张氏医通》引王节斋曰，'盖火邪妄动，水不能宁'，此说可从。伴滑精，是火动精关所致。唇赤、舌红、脉数，都可作为火动佐证。治以养阴清心为主。然病已两载，且舌苔薄白而滑，可知此火并非实火，乃是龙火妄动，故于大阵阴药中少佐肉桂引火归原。"[2]

病案举例

1.**邹云翔**治赵某某，男，32岁，工作疲劳，夜深不寐，以致口干，舌尖碎痛，咽喉干痛，妨碍饮食，其后口颊、牙龈亦痛，唇舌糜碎，大便干结，舌尖绛，脉沉细。系心营耗亏，肾阴不足，无以上承。壮水滋肾，泻南补北，引火归原（组方见方证），糜愈便通[1]。

2.**俞长荣**治小便频数，因肾阴不足，虚阳浮越，膀胱失约而致，治宜引火归原。一男性，小便频数已2年，屡治不效，近日每天小便次数竟多达30余次，且不能自禁。小便色黄赤，伴见大便努责时精液自出，唇红赤，舌红，中心有小裂痕，根苔薄白而滑，脉沉弦滑。拟诊虚阳妄动，封蛰失职，治宜滋肾清心，引火归原。处方：熟地、玄参、莲子、玉竹、天冬、知母、黄柏（盐炒）、淡竹叶、肉桂、甘草。连服9剂，小便频数不禁、滑精等症基本控制，仍按原方略予加减，续服6剂痊愈[2]。

3.**杜顺福**治李某，女，27岁，头晕，夜寐失眠，白天神倦，两眼圈微黑，心烦，性情急躁，事不遂意。脉细弦带数，苔薄腻，边有缨线。肝郁火刑，上炎于心，肾不相济。治拟柔肝解郁，交通心肾：炒酸枣仁、肥知母、朱茯苓、石菖蒲各12g，五味子10g，川芎、黄连各3g，磁石（先煎）30g，肉桂（后下）1.5g，红枣15g，生甘草6g。服药6剂后，肝血得养，心火下潜而交通于肾，故寐安症瘥，舌缨线消退[3]。

引用文献

［1］邹云翔.邹云翔医案选［M］.南京：江苏科学技术出版社，1981：260.

［2］俞长荣，俞宜年.引火归原法举隅［J］.新中医，1981，（12）：43.

［3］杜顺福.舌缨线与情志关系的临床反映［J］.上海中医药杂志，1983，（8）：21.

四、脾胃虚火证（中焦虚火本病1）（3候）

脾胃虚火证，为脾气不足以升举，胃阳郁而化火之证。由于其火起于元气不足，故又称为阴火。李东垣曰："若饮食失节，寒温不适，则脾胃乃伤；喜怒忧恐，损耗元气。既脾胃气衰，元气不足，而心火独盛。心火者，阴火也。"[1]然东垣所谓"心火"，应为胃火。不仅东垣有"胃病则气短、精神少而生大热"[1]之说，《素问·调经论》亦早有论及："有所劳倦，形气衰少，谷气不盛，上焦不行，下脘不通，胃气热，热气熏胸中，故内热。"由此可见，由于"形气衰少，谷气不盛"，以致"上焦不行，下脘不通"，清阳之气郁于胃中，胃阳生热化火，故曰"胃气热，热气熏胸中"。

脾胃虚火证，其病机总由脾气虚弱，胃阳化火。因脾为湿土，胃为燥土，故其始则为燥湿互胜，脾胃不和之候，既久必致清气不升，甚则反而下陷，日久不复，脾阳亦衰，虚阳失敛而浮越于上。故东垣有"始为热中，表虚亡阳，不任外寒，终传寒中，多成痹寒矣"[1]之说。

脾胃虚火证，火由脾气不足，清阳之气失于升举，郁于胃中生热化火。其治则总当以补脾气，升清阳为主。清气上升，浊阴下降，胃阳不郁，其火自敛，故禁用苦寒，唯甘温是用。此即东垣"甘温除大热"之法："以辛甘温之剂，补其中而升其阳，甘寒以泻其火则愈矣……大忌苦寒之药损其脾胃。"[1]

证候别称：脾胃不调，燥湿互胜，脾虚阴火证，阴火上炎，阴火上乘，气虚发热。

病名：嘈杂，眩晕，口疮，口疳，口糜，牙龈疼痛，久泻，久热，狐惑，阴阳毒。

证候系统：详见图3-7-54。

本证————脾胃不和候

转证————清气不升候、清气虚陷候

变证————虚阳浮越候

图3-7-54　脾胃虚火证证候结构图

引用文献

［1］李东垣.金元四大家医学全书·脾胃论［M］.天津：天津科学技术出版社，1994：564，574，575，592.

（一）脾胃不和候（脾胃虚火本证）

脾胃虚火证，脾气虚弱，无力运行，胃阳郁而生热化燥，脾为湿土，胃为燥土，燥湿互胜，而为脾胃不和之候，杂病学家称为脾胃失调证。其见症以脾气虚弱与胃液燥热之脉症共见为主。

通称：脾胃不调，燥湿互胜。

内含病例：［**中医**］嘈杂。［**西医**］十二指肠球部溃疡，胃下垂。

病因病机：脾胃虚火虚滞，为脾气不足，运化无力，胃气郁滞，阳气不得宣泄，以致生热化燥，消灼津液，而成脾虚胃燥之证。

证象组合：气虚+气滞+液灼+气郁

主症：【**气虚不充**】**症象**：①素体瘦弱，神疲肢倦。②头晕。③大便素溏，大便不实，常呈淡黄色稀糊状，④白带多淋漓。**脉象**：脉迟而右部稍弦。

【**气机不利**】**症象**：①晨起胃脘有气包突起。②脘腹胀满，入暮较甚，至下半夜尤甚，从心下用手向左胁下按之则痛。**脉象**：右部稍弦。

副症：【**津液消灼**】**症象**：①胃中灼热，饥时尤甚，饮冷则舒。②食下不久即感胃中灼热（早晨空腹时则无此感）。③通身皮肤灼热，手足心热。④大便秘结，结如羊矢，小便黄热。**舌象**：舌根苔微黄腻。**脉象**：脉细数而虚弱。

【**水谷不分**】**症象**：①腹泻，便稀溏。②稍嗜寒凉食物则肠鸣下利。

宾症：【**气机不宣**】**症象**：①面黄肌瘦，表情呆滞。②胸闷。

【**气机不降**】**症象**：嗳气。

治则：当温补脾气，清润胃燥，以调其脾胃。

方证

异功散证：万友生方[1]。甘温除热法。治十二指肠球部溃疡和胃下垂。详见病案。

人参、茯苓、白术、甘草、陈皮加山楂、六曲、麦芽。

论著和讨论

本证候脾气不足，胃液化燥。其治则当补其脾气，润其胃燥，以调和之。当遵东垣之法，“以辛甘温之剂补其中而升其阳，甘寒以泻其火则愈……大忌苦寒之药损其脾胃。”[2]

万友生按：“从本例（见病案：李某某，男）胃中灼热是食后即作而空腹则止，并伴有脘腹胀满、嗳气吞酸、神疲肢倦来看，李东垣根据《内经》“有所劳倦，形气衰少，谷气不盛，上焦不行，下脘不通，胃气热，热气熏胸中，故曰内热”而提出的“饮食不节则胃病，胃病则气短精神少，而生大热”的理论，是符合临床实际的。这种胃中灼热之症，是因脾脏气虚不运，胃腑谷气停滞，而阴火内焚所致。它和阴虚而阳火炽盛的胃中灼热、饥时尤甚、大便但结不溏、舌干红、脉细数之症不同。后者属于阴虚阳火的虚热证，必须甘寒才能清其热；前者属于气虚阴火的虚热证，必须甘温才能除其热（虽然本例所用的异功散，一般看作平补之剂，但仍属于甘温范畴）。两者阴阳大别，是不容混淆的。”[1]

病案举例

万友生治李某某，男，5l岁。久患十二指肠球部溃疡和胃下垂。胃中灼热已10余年，虽然胃纳尚可，但食下不久即感胃中灼热（早晨空腹时则无此感），继而脘腹胀满，入暮较甚，至下半夜尤甚，嗳气吞酸，从心下用手向左肋下按之则痛。平素大便不实，常呈淡黄色稀糊状，间或成条，最近3日大便结如羊矢，日行3次而量甚少。神疲肢倦，舌根苔微黄腻，脉迟而右部稍弦。当时有实习学生随诊，他从当前主症胃中灼热而大便结如羊矢，苔黄，脉弦着眼，认为病属脾胃阴虚内热所致，主张采用甘寒养阴清热法，选用增液汤等方。经过共同深入细致地分析，才认识到本例实属脾之气虚不运而胃之阴火时起的热中证，这可从其胃中灼热而大便素溏、神疲肢倦、脉弦而迟上看出来。因此放弃了甘寒清热法，采取了甘温除热法。投以异功散加山楂、六曲、麦芽。初服2剂，胃中灼热稍减，大便转成软条，并减为日行1次，虽仍嗳气，但不吞酸。再服2剂，胃中灼热减半，嗳气渐除，而时时矢气，自觉舒适。唯食后仍感脘腹胀满，乃守上方加枳实、半夏，又服2剂，胃中灼热全除，脘腹胀满大减。此后常服上方，胃中灼热未再发生，脘腹胀满全除[1]。

又治李某某，女，49岁。素体瘦弱，患胃中灼热已三四年，饥时尤甚，饮冷则舒，通身皮肤灼热，手足心热，晨起胃脘有气包突起，约半小时自消，大便秘结，小便黄热，白带多，头晕，脉细数而虚弱。按脾胃阴虚内热证论治，投以增液汤加石斛、生石膏、生甘草。服4剂，胃中灼热稍减，气包未再发生。但因大便仍然秘结不行，乃用增液汤合泻心汤以清下之。再进3剂，胃中灼热未见续减，大便依然艰涩难下，患者迫切要求通便，因予增液承气汤2剂，仅服1剂，即感胃中异常难受，虽得微泻几次而不畅，食欲大减，精神疲甚，患者不敢再服，而别求医治。按：这是我临床辨证不细的一例挫手案。本例实属脾胃气阴两虚的阴火证。虽然从其胃中灼热而饥时尤甚、饮冷则舒，并伴有皮肤灼热、手足心热、便秘尿黄、脉细数等症来看，确属胃中阴虚内热所致，宜用甘寒养阴清热。但从其体素瘦弱、白带多、头晕、脉虚弱等症来看，可见脾气素虚。脾虚则饮食不为肌肉，而身体消瘦；脾虚则清阳不升，湿浊下注，带脉不固，而白带淋漓；并由脾气虚导致阴血虚，引起虚火内炽，而现胃中热、皮肤热，手足心热，脉虽细数而虚弱等症。其大便秘结不行，不仅是阴虚肠燥，更主要的是中气虚弱而无力传导，故虽润以增液而仍不下，攻以硝黄，虽得微泻而不畅，且觉胃中异常难受。可见本例虽属脾胃气阴两虚之证，但其病机的主要方面则在于脾气虚。本当遵守东垣之法，“以甘温之剂补其中而升其阳，甘寒以泻其火则愈”。并应知本证是“大忌苦寒之药泻胃土”的。但因当时辨证不细，未见及此，初投甘寒养胃之增液法，尚属以次为主，虽未中肯，犹有微效；继用苦寒则属损其不足，故使中气不支而致胃中异常难受。这就毋怪乎患者别求医治了[1]。

引用文献

［1］万友生.略谈脾虚阴火与甘温除热［J］.新医药学杂志，1978，（10）：12.
［2］李东垣.金元四大家医学全书·脾胃论［M］.天津：天津科学技术出版社，1994：575.

（二）清气虚陷候（脾胃虚火转证）

脾胃虚火证，脾气虚弱，无力升举，致清阳之气下陷，胃中郁火上升，是为清气虚陷之候，杂病学家通称为气虚发热之证。或脾虚阴火证，其以脾气虚陷与胃火内蒸之脉症共见。

通称：气虚发热，脾虚阴火证。

内含病例：［**中医**］久泻，久热。［**西医**］贝赫切特综合征，结节性红斑。

病因病机：脾胃虚火虚陷，因脾气虚弱，升举乏力，致清阳之气不升，反而下陷，胃中郁火，蕴蒸于里，而成气虚阴火内蒸之证。

证象组合：气虚+气蒸+气郁+气陷

主症：【气虚不充】症象：①形体瘦弱，精神萎靡。②头晕，心悸，神疲肢倦，纳呆。③手足常冷。④畏风自汗，先有汗而后无汗。⑤夜不安寐，时时惊叫。⑥但不饮冷水，喜饮热水，脘腹胀满。**舌象**：舌质有齿痕。**脉象**：脉象沉细无力。

【津气蕴蒸】症象：①身热而烦，身热高达39.5℃，低热，久热不退，头痛。②唇红而干燥，或渴不止。③入暮烦扰不宁，稍睡即醒，心烦失眠，多梦。④胸背部红疹密布。⑤大便结。⑥尿少色黄而臊甚，小便短少，⑦口内灼热干疼，喜用冷水漱口，但不饮冷水，喜饮热水。⑧口腔内黏膜、舌尖及阴部溃疡。⑨下肢有结节性红斑。**舌象**：①舌红苔黄。②舌质红，边有齿痕，苔白黄而腻。**脉象**：脉洪大。**指纹**：紫红。

【气机下陷】症象：①腹泻日四五次，溏粪色黄而臭甚，且带馊气，有时夹白脓，带泡沫。②久泻不止，完谷不化，肠鸣腹胀。③便溏。④阴囊下坠。

副症：**【气机不宣】症象**：渴不多饮，不思食。

宾症：**【气机不降】症象**：气高而喘。

治则：当以温补中气，升举清阳为法，即“甘温除大热”之法。

方证

补中益气汤证：肖振辉方[1]。治狐惑、阴阳毒（贝赫切特综合征），形体瘦弱，口内灼热干疼，喜用冷水漱口，但不饮冷水，喜饮热水，头晕，心烦失眠，神疲肢倦。详见病案2。

炙黄芪、陈皮、升麻、柴胡各15g，党参、炒白术各12g，全当归10g。

论著和讨论

本证候脾气虚弱，清阳之气下陷，胃中郁火上逆。李东垣曰：“故脾证始得，则气高而喘，身热而烦，其脉洪大而头痛，或渴不止，其皮肤不任风寒而生寒热。盖阴火上冲则气高，喘而烦热，为头痛，为渴，而脉洪。脾胃之气下流，使谷气不得升浮，是春生之令不行，则无阳以护其荣卫，则不任风寒，乃生寒热，此皆脾胃之气不足所致也。”[2]

其治则当补益中气，升举清阳，散其郁火，即“甘温除大热”之法。如万友生所说：“脾虚阴火病证主要表现在两方面，即一方面是脾脏气虚下陷的气短神疲、肢倦嗜卧、大便泄泻等虚寒证，另一方面是心胃阴火上冲的身热烦渴、头痛面热、胃中灼热、脉洪大等虚热证。”这种虚热的阴火证，虽身热而日晡反减，虽气喘而短少怯弱，虽头痛面热胃热而时作时止，虽渴欲冷饮而多饮则胀，虽脉洪大而按之无力，它和白虎汤所主治的阳明病实热证是似同实异的。所以李东垣在用当归补血汤治血虚发热证中指出：“证象白虎，唯脉不长实有辨耳，误服白虎汤必死。”但血虚发热和脾虚发热又同中有异，因为血虚发热是属血虚所致，故只须用当归补血汤，即补气生血的甘温除热法；脾虚发热则是由于脾胃气虚导致血虚，同时升降失调，清浊混乱而成，故宜用补中益气汤，即在补气生血中升清降浊的甘温除热法。必须明确的是，补中益气汤是在用黄芪、人参、甘草、白术、当归补气生血的同时，辅以升麻、柴胡、陈皮升清降浊，从而达到甘温除热的目的。正由于本方具有补气生血和升清降浊作用，气足血生则心之虚火自降，清升浊降而胃之虚火亦平，故为脾胃元气不足导致阴火亢盛并甘温除热的主方[3]。

病案举例

1.万友生治潘某某，女，2岁。患儿出生后不久，即大便溏泄不止，继而发热不退。曾在某专区人民医院住院，先用西药治疗无效，后虽由该院一老中医用安宫牛黄丸暂时退热，但出院不久又复发热不退。近日身热高达39.5℃，而手足常冷，先有汗而后无汗，腹泻日4~5次，溏粪色黄而臭甚，且带馊气，有时夹白脓，带泡沫，尿少色黄而臊甚，渴不多饮，不思食，白天精神萎靡，入暮烦扰不宁，稍睡即醒，不愿盖被。昨在某中医院门诊，再进安宫牛黄丸而身热反高达40℃，舌红苔黄，指纹紫红。投以补中益气汤去当归，重用参、芪、术、草，坚持服用1个多月，逐渐泻止热退，食增神旺。经巩固治疗3个多月，始痊愈[3]。

又治华某，男，1岁。患儿久泻不止，久热不退，已2个月。近日身热波动在37.5~40℃之间，泄泻日夜多达16~17次，完谷不化，肠鸣腹胀，精神萎靡，小便短少，阴囊下坠，唇红而干燥，渴不多饮，不思食，胸背部红疹密布，夜不安寐，时时惊叫，舌红苔黄，指纹紫红。投以补中益气汤去当归，加葛根、山楂、六曲、麦芽。初服4剂，身热即退，泄泻减为日夜4~5次；继服4剂，泄泻减为日夜3次，粪渐成条而色转黄，腹胀肠鸣消除，胃纳渐增，胸背部红疹基本消失；更服4剂，病获痊愈[3]。

按：这两例都是比较典型的脾虚阴火证的治验。因为它们都显著地呈现着脾脏气虚下陷和心胃阴火上冲的全部症候。如在脾脏气虚下陷方面，两例都是以久泻不止为其主症，并伴有食欲不振、腹胀肠鸣、精神萎靡、手足常冷或阴囊下坠等症；在心胃阴火上冲方面，两例都是以久热不退为其主症，并伴有渴不多饮、夜寐不安、烦扰或惊叫，或胸背部红疹密布、唇红而干燥，或舌红苔黄、指纹紫红等症。因此，两例都采用了甘温除热法的补中益气汤方（只是由于久泻不止，肠滑不固，不得不减去当归而已），并都获得了较好的效果。但第二例由于病程较短，病情较轻，故收效较快。第一例则因病程较长，病情较重，故方中参、芪、术、草用量较大，而且经过较长时期的服用，才逐渐取得了稳固的疗效[3]。

2. 肖振辉治周某某，男，36岁，1978年8月5日就诊。患者于去年夏开始，发现口腔内黏膜、舌尖及阴部溃疡，未予及时治疗，以后时有低热，关节疼痛，并发现下肢有结节性红斑。曾考虑为狐惑、阴阳毒之类疾病，采用清热、解毒利湿、滋阴降火之类方药，如《金匮要略》甘草泻心汤、赤小豆当归散等内服，锡类散外敷。西医曾用过抗生素、维生素、激素，外用消炎药，均罔效。溃疡反复发作，时轻时重。检查：口腔内颊黏膜、软腭、舌尖部等处散在有多个烧灼样疼痛溃疡，呈椭圆形，直径2~5mm不等，边界明显，基底平坦，中心凹陷，表面附有灰白色纤维膜，周围有红晕，阴囊及阴茎、龟头有弥漫性溃疡，有少许浅灰色脓垢黏附在溃疡面上。两下肢小腿前有结节性红斑多处，斑色暗红，直径约1~2cm左右。体温37.8℃，心、肺、肝、脾正常，白细胞总数6800/mm^3，血沉30mm/h，梅毒血清反应阴性。诊断：白塞氏综合征。患者形体瘦弱，口内灼热干疼，喜用冷水漱口，但不饮冷水，喜饮热水，头晕，心烦失眠，神疲肢倦，纳呆，大便结，近2月来有低热，舌质红，边有齿痕，苔白黄而腻，脉象沉细无力，证属脾虚阴火证，治宜甘温除热，投予补中益气汤（组方见方证）。服1剂，疼痛即有减轻，3剂后大便开始正常。前后共服20余剂（停用西药），治疗过程中溃疡面分泌物减少，逐渐愈合结痂，体温降至正常，两下肢结节性红斑痊愈，精神、睡眠好转。最近随访患者，2年多来未再复发，身体健康[1]。

引用文献

［1］肖振辉.补中益气汤治疗白塞氏综合征［J］.浙江中医药，1982，17（8）：347.

［2］李东垣.金元四大家医学全书·脾胃论［M］.天津：天津科学技术出版社，1994：574.

［3］万友生.略谈脾虚阴火与甘温除热［J］.新医药学杂志，1978，（10）：10，11，12.

（三）虚阳浮越候（脾胃虚火变证）

脾胃虚火证，脾气久虚，累及脾阳，虚阳不敛而浮越于上，是为虚阳浮越之候，杂病学家亦通称为阴火上炎之证。其见症虽以虚火上浮之症象显明，但必兼见阳虚与阴盛之脉症。

通称：阴火上炎。

内含病例：［**中医**］口疮，口疳，口糜。［**西医**］口腔溃疡。

病因病机：脾胃虚火厥脱，脾气久虚，累及脾阳，虚阳不敛，浮越于上。朱丹溪曰："因中焦土虚，且不能食，相火冲上无制。"[1]尤在泾亦云："胃虚食少，肾水之气逆而乘之，则为寒中，脾胃虚衰之火，被迫上炎。"[2]

证象组合：阳虚+阳浮+阳滞+阳脱

主症：**【阳气不振】症象**：①形体瘦弱，面色虚浮少华，目下微肿，神疲肢倦。②头昏眼花，头晕心悸，纳呆，不知味。③唇甲色淡。④畏风自汗。⑤浮肿便溏，大便不实，晨泄溏便，量多而臭。⑥膝盖酸痛。**舌象**：①舌边有齿印，苔滑润。②舌质淡而润，少苔，中段花剥。**脉象**：①脉象沉细无力。②脉沉缓。③脉虚细近数。

【阳气浮越】症象：①低热。②头晕。③心烦失眠，急躁易怒，夜寐烦躁，多梦。④口渴喜热饮。⑤唇舌溃疡流涎甚臭，舌缘及舌底有溃疡不甚痛。⑥喉中如有异物堵塞。⑦唇红。**脉象**：脉两寸弱，关弦大，尺沉细。**舌象**：舌质红，边有齿痕，苔白黄而腻。

副症：**【阳气不行】症象**：①下肢有轻度指凹性浮肿，时值盛夏，仍常觉肢冷。②手足逆冷。③脘腹胀满，肚腹作痛。④大便结。**舌象**：苔白腻。

宾症：**【阳气脱绝】症象**：①胸腹冷汗。②肉瞤筋惕，四肢厥逆。

治则：慎不可见火投凉，当遵尤在泾"土温则火敛"之法，温补脾胃，以摄虚火。

方证

附子理中丸证：朱日升方[3]。治反复性口疮多年，灼痛不安。详见论著。

附子、党参、白术、干姜、甘草，或噙官桂亦妙。

论著和讨论

本证候脾气虚及脾阳，虚阳失敛，浮越于上。其治则当温补脾土，以敛其浮阳。朱丹溪说："口疮服凉药不愈者，因中焦土虚，且不能食，相火冲上无制，用理中汤。人参、白术、甘草补土之虚，干姜散火之标，甚则加附子，或噙官桂亦妙。"[1]

朱日升说："复发性口疮为常见病，症见口腔黏膜或舌边有散在性溃疡，小则如豆，大则如钱，上披脓苔，周边微红微肿，灼痛流涎，影响进食和说话。有些病人反复发作，迁延多年。一般说来，此系胃火上炎所致，内服清泻胃火的泻黄散等，可以治愈。但是，有些病人用上述寒以治热的方法无效。反之，根据'热因热用'的原理，改用附子理中丸，却效如桴鼓。例如：朱某，男，成人。患复发性口疮多年，发则灼痛不安，服用清热药、核黄素及抗生素，局部搽锡类散，不但不效，反而日见溃疡扩大。换用附子理中丸，则灼痛先止，溃疡渐愈。此法应用多年，屡有效验。后读《丹溪心法・口齿七十八》有云，‘口疮，服凉药不愈者……甚则加附子，或噙官桂亦妙’，其理始明。”[3]

病案举例

1.**蒲辅周**治口疮：周某，男，33岁，多年来常生口腔溃疡，时发时愈，现口黏膜、舌及牙龈等处都仍有溃疡，历时较久未愈，3个多月来，每晨一次溏便，量多而臭，食欲不佳，不知味，口渴喜热饮，形体清瘦，口唇红，脉两寸弱，关弦大，尺沉细，舌质红，微有黄腻苔。属中虚脾热，宜益气清脾，方宗封髓丹加减：炙甘草、荷叶各6g，黄柏（盐水炒）、炒白术、党参各4.5g，砂仁3g，大枣4枚。4剂，症状均减，加生扁豆9g，荷叶6g。5剂，口疮愈，但大便尚未成形，关节酸，口微干喜饮，脉寸小，尺大，关弦虚，舌质正常无苔。据脉舌属脾肾阳气不足之征，宜脾肾分治，每日早服补中益气丸6g，晚服金匮肾气丸6g。蒲辅周临床证明封髓丹乃补土服火之方，土虚则浮热上炎，常用于多年反复发生的口疮，脉虚者屡效[4]。

2.**柯雪帆**治口疳：刘某，女，35岁，产后起始，唇舌溃疡已7年，每月发作二三次，流涎甚臭，头昏眼花，心慌纳差，大便如常，膝盖酸痛。每劳累则发作加剧。脉沉细，舌边有齿印，苔滑润。清阳不升，阴火上炎，试用东垣法：党参、生黄芪、当归、川黄柏、怀牛膝各9g，生甘草4.5g，黑附块6g，升麻、细辛、木通各3g。上方加减服两周，发作减轻[5]。

3.**刘公望**治口糜：张某，女，50岁。1980年7月诊治。1年来，口腔溃疡反复发作，曾服清心泻脾滋阴等药，达百余剂，并常服维生素B族药物，病均不愈。近来又见浮肿便溏，纳呆失眠，急躁易怒，喉中如有异物堵塞。观面色虚浮少华，目下微肿，下肢有轻度指凹性浮肿，时值盛夏，仍常觉肢冷，唇甲色淡（血红蛋白100g/L），舌质淡而润，少苔，中段略有花剥现象，舌缘及舌底有溃疡4处，大如黄豆，边缘微红，触痛不明显，饮食时也不甚痛，脉沉缓。脉症合参，证属脾虚寒证。忆《金匮钩玄》有用理中丸治口疮的记载，因处方如下：台参15g，干姜、肉桂各5g，白术、茯苓、佩兰各10g。水煎服，日1剂。先后服此方30剂而愈。加减药物有乌梅、黄精、黄芪、葛根、紫草、当归等。随访半年，口疮未见复发[2]。

按：朱丹溪曰：“口疮服凉药不愈者，以中焦元气不足，虚火泛上无制。用理中汤，甚者加附子，或噙肉桂亦可。”（《金匮钩玄》卷第二）明代王肯堂也曾说，治口糜“非干姜不愈”。清代尤在泾曾以人参、白术、干姜、茯苓、甘草煎剂，冷饮，分数次服用以治口疮，并说：“土温则火敛，人多不能知。”并解释其病机说：“胃虚食少，肾水之气逆而乘之，则为寒中，脾胃虚衰之火，被迫上炎，作为口疮，其症饮食少思，大便不实，或手足逆冷，肚腹作痛是也。”（《静香楼医案》续记）。至于本证出现梅核气等兼症，也可看作是由于脾虚生痰，诱发肝郁所致，故实脾则肝自调，诸症悉除[2]。

引用文献

[1] 朱震亨.丹溪心法[M].北京：中国书店，1986：319.

[2] 刘公望.金元四家治法方剂应用举隅[J].江西中医药，1983，(5)：22，23.

[3] 朱日升.热因热用　塞因塞用[J].中医杂志，1986，(5)：68.

[4] 中国中医研究院.蒲辅周医案[M].北京：人民卫生出版社，2005：177.

[5] 柯雪帆.对脾胃内伤学说的认识和用于临床的体会[J].上海中医药杂志，1979，(4)：12.

五、肝胆虚火证（中焦虚火本病2）（3候）

肝胆虚火证，为阴血虚而肝胆动火之证，为虚火本病之一，因阴血消涸，不能涵养肝木，火从内起，多由热病久病，邪火深陷阴血之中，消灼阴血，致阴血枯涸，肝胆失养，木火内动，即张聿青所谓“由阴虚而木火内炽”[1]之证。

肝胆虚火证，其病总由阴血不足，木火内动。或因虚致火，仍属正火内动，病势略轻。若由外感温暑，内陷阴血化火，则邪火与正火交炽，其病势则重。轻者为虚蒸之候，重者则为虚炽之证。若久延失治，势必伤及阴血，而成虚多邪少之患。

肝胆虚火证，阴血已伤，木火内动。其治则总当以滋养阴血为主，参以清降木火，即张聿青“和阴参以酸苦涌泄”[1]之法。若由外邪内陷阴分，邪火与正火交炽者，更当参以清透，即俞根初所主“清透阴分郁热，使转出阳分而解”[2]。总之，阴血已枯，虚火内炽，诚恐正不胜邪，阴竭而亡。若不急救垂绝之阴，则大事去矣。

证候别称：血虚肝燥，阳陷入阴。

病名：伏暑，温疟，痎疟，肝阴虚疟，阴疟，久热，亡血发热，虚劳骨蒸，食复，热入血室，月经先期，崩漏。

证候系统：详见图3-7-55。

本证————木火虚蒸候

转证————木火虚炽候

变证————血液消灼候、阴血虚蒸候

图3-7-55　肝胆虚火证证候结构图

引用文献

［1］张聿青.张聿青医案［M］.上海：上海科学技术出版社，1963：100.
［2］俞根初.重订通俗伤寒论［M］.上海：上海科学技术出版社，1959：255.

（一）木火虚蒸候（肝胆虚火本证）

肝胆虚火证，元气已虚，外邪内陷肝胆，木火内动，郁蒸于里，而成木火虚蒸之候，其见症虽以热蒸肝胆之脉症为主，但可兼见肝胆气郁与气虚之症象。

通称：气血交蒸。

内含病例：［中医］热入血室，食复，亡血发热。

病因病机：肝胆虚火虚蒸，多由病后或妇人经期，元气内虚，外感寒温之邪内陷肝胆，木火内动，郁蒸不能外达，消灼津液，上干空窍，扰乱神志，即赖良蒲所谓“邪热内陷，盘踞半表半里，累及肝胆二经”[1]之证。

证象组合：气虚+气蒸+液灼+神扰+清空+阳郁+气郁

主症：**【气虚不充】症象**：①面色苍白，神疲体倦，通身酸软。②饮食少思。③白带淋漓。**舌象**：舌淡边红苔白。**脉象**：①脉弦细数无力。②左关脉沉涩。

【津气蕴蒸】症象：①发热恶寒，午后寒热往来，日晡发热而不恶寒。②口干不渴，喜漱水不欲咽，烦渴。③口苦咽干，下血。④头汗至颈。⑤小便稍黄，大便不畅。**脉象**：脉象弦数。

【血热蕴炽】症象：①午后高热。②发热时左膝关节疼痛，稍肿。③红色皮疹。④心神烦躁。⑤寒势甚微，而热则五心烦躁。⑥唇红。**舌象**：舌绛苔薄白。**脉象**：脉象细数。

副症：**【神志不宁】症象**：①心悸心烦。②谵语，似狂非狂。

【清空不宁】症象：耳聋。

宾症：**【阳气不和】症象**：腹部疼痛。

【气机不宣】症象：胸胁翳闷，胸胁胀满。

治则：当清降木火，更当参以益气与疏郁，使郁热外达，则虚火自平。

方证

加减小柴胡汤证：赖良蒲方[1]。和解少阳，治热入血室，经水适来，腹部疼痛，白带淋漓，通身酸软，耳聋烦渴，语言谵妄，午后寒热往来，口苦咽干，脉弦数。详见病案2。

柴胡12g，条黄芩、天花粉、丹皮、青蒿、党参各9g，生地黄15g，赤芍、生姜各6g，甘草3g，大枣4枚。水煎服。

论著和讨论

本证候元气内虚，外邪内陷，木火郁蒸，消灼津液，其治则当以清降木火为主，但必兼以益元气，疏肝郁，益津液以和调之，则虚火自熄。陈士铎说：“春月伤风，下血谵语，头汗出……热入血室，似狂而非狂……头有汗至颈而止……治法散其气，引热外出……导热汤。当归、白芍、丹皮各三钱，柴胡二钱，黄芩、甘草、天花粉各一钱。水煎服……清室汤亦效。柴胡、黄芩、半夏各一钱，丹皮三钱，枳壳五分，白芍五钱。”[2]

病案举例

1.江应宿治率口何姓者，在济患伤寒后，食肉复，医与利药下之，下后身热耳聋，口干不渴，喜漱水不欲咽，是热在经。予视之曰：此误下亡阴，犹有表证。与小柴胡去半夏加天花粉、山栀、麦冬、五味子、归、芍、生地，一服减半，四剂良愈[3]。

2.赖良蒲治热入血室：文某某，女，30岁，经水适来，腹部疼痛，白带淋漓，通身酸软，耳聋烦渴，语言谵妄，午后寒热往来，口苦咽干，脉象弦数，舌绛苔薄。经来感冒，邪热内陷，盘踞半表半里，累及肝胆二经。主以和解少阳法，以加减小柴胡汤治之。（组方见方证）4剂而愈[1]。

3.蔡荣治亡血发热：吴某某，男，21岁，于1天前被重约1吨石块压轧右下肢，膝内外侧有大块软组织创伤出血，小腿胫骨上1/3粉碎性骨折，伤时因流血过多，曾发生出血性休克，经当地县医院抢救，输血、清创缝合及夹板固定处理，转送来我院进一步治疗。检查：入院时神志清楚，体温39℃，血压稳定，患肢肿痛，伤口渗血。入院后，患肢整复固定，伤口换药处理，输血600ml，内服清热解毒，或凉血消瘀，或稍加补托中药，先后使用激素及青霉素、四环素、红霉素、庆大霉素等。但两周以来，仍持续发热，体温在37.5~39.5℃之间，右腿肿痛色黯，伤口流黄液，血培养无菌。患者面色苍白，神疲体倦，日晡发热，而不恶寒，心悸心烦，胸胁翳闷，微渴出汗，饮食少思，小便稍黄，大便不畅，舌淡边红苔白，脉弦细数无力。诊断：①右膝开放性压轧伤。②右胫骨上1/3粉碎性骨折。③持续发热原因待查。辨证：亡血发热（肝侮脾虚，血不归经）。停激素、抗菌药，使用中药治疗。治宜先清肝养血，复壮健脾胃。拟小柴胡汤去半夏加味：柴胡9g，黄芩12g，党参、当归、丹皮、栀子、木通各12g，赤芍15g，甘草4.5g，2剂。服药翌日起，热退至正常，按原方加黄芪30g，5剂，体温未见回升。患者热退神清，腿肿黯渐消退，伤口黄液减少，其余症状悉减。再拟四君子汤加首乌、白芍、郁金、怀山药、薏苡仁，壮健脾胃，以固其本[4]。

引用文献

[1] 赖良蒲.蒲园医案 [M].南昌：江西人民出版社，1965：245.
[2] 柳长华.陈士铎医学全书 [M].北京：中国中医药出版社，1999：811.
[3] 江瓘，魏之琇.名医类案（正续编）[M].北京：中国中医药出版社，1996：23.
[4] 蔡荣.脾胃与肾命 [J].新中医，1978，(3)：4.

（二）木火虚炽候（肝胆虚火转证）

肝胆虚火证，外感温暑热邪，内陷入肝，化火伤阴，气血交炽，而成木火虚炽之候。其见症以肝胆气血交炽之脉症为主，可兼见阴虚与阳郁之脉症。

通称：虚火内蒸。

内含病例：[**中医**] 伏暑，温疟，痎疟，久热，虚劳骨蒸。[**西医**] 成人斯蒂尔病。

病因病机：肝胆虚火虚炽，或因素体阴虚多火，或因温暑失治，内陷入肝，化火伤阴，阴虚不能涵养肝木，邪火挟木火自焚，即张聿青所谓"由阴虚而木火内炽"[1]之候。

证象组合：阴虚+气炽+血炽+气滞+神蒙+阳郁

主症：【**津气蕴炽**】**症象**：①先热后寒，热多寒少。②口渴引饮，喜得凉饮。③小便短少。**脉象**：脉弦数。

【**血热蕴炽**】**症象**：①午后高热。②发热时左膝关节疼痛，稍肿。③红色皮疹。④心神烦躁。⑤寒势甚微，而热则五心烦躁。⑥唇红。**舌象**：舌绛，舌苔薄白。**脉象**：脉象细数。

副症：【**阴虚失养**】**症象**：脉细数，左部微弦。**舌象**：舌绛津干。**脉象**：尺部反浮大，重按而虚。

【**神志昏蒙**】**症象**：入夜即发谵语。

宾症：【**阳气不和**】**症象**：面色苍白。

【**气机不利**】**症象**：①胸痞。②腹痛。

治则：当以滋养阴液为主，兼以凉血透邪，清降木火，以救其焚，即张聿青所主"和阴而参酸苦涌泄"[1]之法。

方证

1.青蒿鳖甲汤加减证：吴宗熙方[2]。治温疟，先热后寒，热多寒少。详见病案2。

生地黄、原麦冬、地骨皮各12g，玄参、知母、生鳖甲各9g，羚角（先煎）、莲子心各3g，银柴胡、青蒿各2.4g。

2.加味秦艽鳖甲汤证：马荫笃方[2]。治成人斯蒂尔病，高热已年余之久，发热时左膝关节疼痛，稍肿，同时伴有多型性大小不等的红色皮疹，面色苍白。详见病案3。

生鳖甲15g，秦艽、生白芍、柴胡、黄芩各6g，知母、生地、地骨皮、青蒿各9g，丹皮4.5g，当归、乌梅肉各3g。

论著和讨论

本证候阴液已虚，肝胆木火内动，或挟外邪化火，二火交炽，重耗阴液。其治则当滋养阴液，清降木火，凉血透邪。故吴宗熙曰："此时非大救津液，安能遏其燎原乎。"[2]喻嘉言曰："治温疟，当知壮水以救其阴，恐十数发而阴精尽，尽则真火自焚，顷之死矣。"[4]马荫笃按："本例（见病案3）之变应性亚败血症（成人斯蒂尔病），颇似祖国医学中记载的虚劳骨蒸，阴虚发热。临床见病儿面色苍白，唇红舌绛，脉象细数，困倦无力，皆阴虚骨蒸之象。"[3]

病案举例

1.张聿青治某，寒热稍减，寒势甚微，而热则五心烦躁，喜得凉饮。脉细数，左部微弦。营卫阴阳不和，皆由阴虚而木火内炽，再和阴而参酸苦涌泄。制首乌、炙鳖甲各12g，淡黄芩2.1g，香青蒿、当归炭各4.5g，炒木瓜3g，炒白芍6g，生、熟甘草各0.6g，大南枣2枚[1]。

2.吴宗熙治温疟案：陈御花，年50岁，内有伏暑，外感秋凉，两邪相搏，遂变痎疟。初感秋凉，发热恶寒，数日后忽变痎疟，先热后寒，热多寒少，逐日增剧，已延月余。入夜即发谵语，心神烦躁，口渴引饮，小便短少。脉左右手寸关两部俱弦数，尺部反浮大，重按而虚，舌绛津干，此久疟伤阴之症也。《素问·疟论》曰："夏伤于暑，秋必痎疟。"又曰："先热后寒，名为温疟。"盖由凉风外袭，郁火内发，表里交争，故往来寒热。缠绵日久，正气已虚，其邪已由少阳延及厥阴矣。热迫心包，故谵语烦躁，热劫真阴，则舌绛津干，此时非大救津液，安能遏其燎原乎。喻嘉言曰："治温疟当知壮水以救阴，恐十数发而阴精尽，尽则真火自焚而死。"此论甚中窍要，宜宗其意以治之。故用生地、玄参、麦冬为君，以壮水救阴，地骨、知母、莲子心为臣，以退少阴之热，羚角、鳖甲为佐，以泄厥阴之热，银柴胡、青蒿为使，以解少阳之标。（组方见方证）服药二日而谵语平，三日而寒热止，始终以此方加减，再服3剂而愈矣。计共服药8剂，调治一星期而平复[2]。

3.马荫笃治马某，男，3岁半。患儿午后高热已年余之久，发热时左膝关节疼痛，稍肿，同时伴有多型性大小不等的红色皮疹，面色苍白，午后体温波动在38~40℃之间。高热时神智清晰。曾在河南医学院附属医院住院检查，白细胞12000~21000/mm^3，血沉30.37mm（第1小时末），抗链"O"333单位，X线透视、骨髓培养、脑脊液培养、肥达氏试验、嗜异性凝集试验、布氏杆菌凝集试验均为阴性。经有关单位病历会诊，最后确诊为"变应性亚败血症"（成人斯蒂尔病）。曾用多种抗生素治疗均无效，后用泼尼松、四环素及维生素B、维生素C联合治疗，症状稍有缓解，停药后症状如故。检查：心肺正常，肝在肋下2cm，脾未触及，脉象细数，唇红，舌绛，舌苔薄白。给以加味秦艽鳖甲汤（组方见方证）。每日1剂，水煎2次，药汁分4次服，每4小时服1次。患儿服上方1剂后热退，继服5剂，一直未再发热，红疹全部消失，纳食增加，精神大振，舌质转淡红。照原方继服10剂而诸症消失。停药观察9个月未再复发[3]。

引用文献

［1］张聿青.张聿青医案［M］.上海：上海科学技术出版社，1963：100.

［2］何廉臣.重印全国名医验案类编［M］.上海：上海科学技术出版社，1959：241.

［3］马荫笃.变应性亚败血症1例治验［J］.新医药学杂志，1977，(6)：17.

［4］雷丰.时病论［M］.北京：人民卫生出版社，1964：81.

（三）阴血虚蒸候（肝胆虚火变证）

肝胆虚火证，外感热邪，内陷肝胆阴血之分，热蒸阴血，阴血耗伤，而成阴血虚蒸之候，时病学家通称阳陷入阴之证。其见症以阴血交蒸之脉症为主，可兼见阴枯与血虚脉症。

通称：阳陷入阴。

内含病例：［中医］热入血室，肝阴虚疟，阴疟。

病因病机：肝胆虚火虚蒸，多由其人素体阴血不足，或更外感温暑之邪，内陷肝胆阴血之分，消灼阴血，郁火不得外透，消涸阴液，而致阴液枯涸。

证象组合：阴虚+血虚+阴蒸+血蒸+阴涸

主症：**【阴虚失养】症象**：①身体枯瘦。②腰痛。

【阴热蕴蒸】症象：①暮热早凉，汗解渴饮。②寒热发于申酉时，每至寅卯时微汗而热退。③低热日久不退。④耳聋口苦。**舌象**：舌红少苔。**脉象**：左关尺弦小搏数。

副症：**【血虚失荣】症象**：①面黄唇白。②头目晕眩。③神倦肢怠，时时欲睡。④肢节酸痛。⑤筋脉拘挛。

【血热蕴蒸】症象：①骨蒸发热。②唇红颧赤，甚或红如胭脂。③神烦。④夜多谵语，耳聋口苦。**舌象**：①舌绛无苔。②舌紫而赤。**脉象**：脉细数。

宾症：**【阴液消涸】症象**：①消瘦。②热退无汗。③渴饮。④便结尿少，溺涩。**脉象**：左关脉沉涩。

治则：当清滋阴血与凉透内热并行，以扶正祛邪。

方证

1.清骨散证：王肯堂方[1]。功能清阴分虚热。治阴虚潮热或低热日久不退，消瘦，唇红颧赤，舌红少苔，脉细数。

银柴胡4.5g，胡黄连、秦艽、鳖甲、地骨皮、青蒿、知母各3g，甘草1.5g。水煎服。

2.青蒿鳖甲汤加减证：章虚谷方[2]。功能养阴透热。治温病后期，夜热早凉，热退无汗。详见论著。

青蒿脑、生鳖甲、当归须、新绛、生地、白薇、银柴胡、地骨皮、鲜茅根、来复丹。

3.柴蒿鳖甲汤证：朱瑞生方[2]。治热入血室，昼则脉静身凉，夜则发热脉数。详见论著。

柴胡、黄芩、麦冬、栀子各6g，青蒿4.5g，生鳖甲、白芍、丹皮各9g，鲜生地12g，生甘草3g。水5杯，煎2杯，分两次服。

论著和讨论

本证候肝胆阴血不足，外邪化热，内陷阴血之分，致阴血交蒸，阴液枯涸。故俞根初曰："邪既尽，而身犹暮热早凉者，阳陷入阴，阴分尚有伏热也，可用清燥养荣汤加鳖血柴胡2.4g、生鳖甲15g、青蒿脑4.5g、地骨皮15g，清透阴分郁热，使转出阳分而解。解后则以七鲜育阴汤（鲜生地、鲜茅根各15g，鲜石斛12g，鲜稻穗2支，鲜雅梨汁、鲜蔗汁各2瓢（冲），鲜枇杷叶去毛炒香9g）滋养阴液以善后。"[2]其治则当清滋其阴血，凉透其伏热。吴鞠通云："邪气深伏阴分，混处气血之中，不能纯用养阴，又非壮火，更不得任用苦燥。"[3]刘仕昌曰："邪伏阴分，不能纯用滋阴，更不能苦寒直折，因滋阴则愈恋邪，苦寒能化燥伤阴，皆与病情不合。今患者午后发热之前有短时恶寒之感，此为正气渐复，欲与邪争，治宜因势利导，一面扶正养阴，一面透邪，使阳匡阴复则气津自足，邪去则其热自退。"[4]吴鞠通说："脉左弦，暮热早凉，汗解渴饮，少阳疟偏于热重者，青蒿鳖甲汤主之。"[3]"夜热早凉，热退无汗，热自阴来者，青蒿鳖甲汤主之。青蒿、知母各6g，鳖甲15g，细生地12g，丹皮9g。水9杯，煮取2杯，日再服。"[3]

俞根初说："肝阴虚者，疟发间日，日暮时寒轻热重，发于申酉时者，每至寅卯时微汗而热退，身体枯瘦，头目晕眩，肢节酸痛，筋脉拘挛，腰痛溺涩，少腹胀满，舌紫而赤，甚或红如胭脂，左关尺弦小搏数。先与加减追疟饮（生首乌12g，当归6g，生白芍9g，清炙甘草1.5g，青蒿脑、银柴胡各4.5g，生鳖甲15g，地骨皮18g，醋炒青皮2.4g，井水、河水合煎），清敛法以截其疟，继与四物绛覆汤加陈阿胶6g，炙鳖甲15g，清滋法以濡血络。"[2]"（小儿胎疟）病在阴分血虚者，夜热神烦，则以首乌鳖甲汤（生首乌、炙鳖甲各3g，乌梅肉0.6g，冰糖2.4g，用雪水滚水2盅，煎成1盅，去渣温服）清滋阴血以截之。"[2]

何廉臣说："若在下焦阴分血室者，酌与章氏青蒿鳖甲汤加减（青蒿脑……来复丹。虚谷治热入血室，邪结血分，长热不退，夜多谵语，左关脉沉涩，服二三剂后，夜即安睡至晓，畅解小便，色深碧，稠如胶浆，谵语止，热即退，历验。较吴氏青蒿鳖甲煎，效尤速），透络热以清镇血海。"[2]朱瑞生说："妇人病温，经水适来或适断，热入血室，耳聋口苦，昼则脉静身凉，夜则发热脉数，柴蒿鳖甲汤（组方见方证）。"[2]

病案举例

1.马培之治阴分素亏，肝阳又旺，兼有暑湿伏邪入于阴分，后感外寒之引动，致成大疟，脉来弦数不静，左大于右，胸腹不舒，防血疾再见，则为患非轻。拟和营达邪：当归、青蒿、川贝母、茯苓、法半夏、炙鳖甲、丹参、青皮、枳壳、薏苡仁、生姜、荷叶[5]。

2.陈作仁治伏邪阴疟：方子清，38岁，素因饮食不节，又因发疟之后，妄投截疟丸，以致邪入愈深，屡止屡发。病延三年，三日一发，发时寒热相等，形体消瘦，面黄唇白。六脉沉细微弦兼滑。察其病因，参合脉症，知其邪陷阴经，根深蒂固，此即俗名三阴疟之候也。凡三阴疟，须先将阴邪提至阳分，然后设法和解，始能除根，因用鳖甲首乌常山饮主之。盖首乌、鳖甲皆能养阴，常山可以由阴而达阳，故以之为君，柴胡、黄芩调营卫、除寒热为臣，大当归养血，兼扶正气为佐，半夏、陈皮行气化痰，建曲扶脾以助消化，甘草、姜、枣和中，兼调和诸药，共成和解之功以为使。制首乌12g，炙鳖甲、大当归、炒建曲各9g，炒常山、法半夏各6g，广陈皮4.5g，川柴胡、酒条黄芩、炙甘草各3g，生姜3片，大红枣5枚（剖破）。此方连进2剂，即提至一日一发，脉转浮滑。仍照原方加煨草果3g、云茯苓9g，又进2剂，疟疾已止。唯正气尚虚，又以八珍汤，微加陈皮、半夏，仍以姜、枣为引，接服数剂，此后永未再发矣[6]。

3.郑海厓治疟疾：赖某，男，60岁。秋间患疟疾，先服中药未愈，因急于取效，乃服奎宁丸数日，疟虽未发，但神倦肢怠，时时欲睡，寐则微热，醒则热退。诊其脉沉而数，舌绛无苔。寐属阴，醒属阳，寐则热，此热从阴分而来，宜用青蒿鳖甲汤治之，以鳖甲退阴热而搜邪，青蒿透邪外出，天花粉、知母清气分之热，丹皮泻血中之热。青蒿6g，鳖甲9g，知母3.6g，天花粉、丹皮各4.5g。服药后，病即痊愈[7]。

4.刘仕昌治低热两年余：患者王某某，女，20岁。1980年12月23日复诊：经服清暑益气汤月余，体温趋向减低，午后37.6℃左右，自觉症状改善，饮食稍增，每餐约进一小碗。然自诉午后有恶寒感约一小时，随后低烧至深夜，晨起热自退，无汗。舌质淡红而少苔，脉弦细数。此属叶天士、王孟英所谓"时邪类疟"之证。《温病条辨》云："夜热早凉，热退无汗，热自阴分来，青蒿鳖甲汤主之。"夜热早凉，是邪热伏于阴分之证。邪伏阴分，不能纯用滋阴，更不能苦寒直折，因滋阴则愈恋邪，苦寒能化燥伤阴，皆与病情不合。今患者午后发热之前有短时恶寒之感，此为正气渐复，欲与邪争，治宜因势利导，一面扶正养阴，一面透邪，使阳匡阴复则气津自足，邪去则其热自退。取原方与小柴胡汤、青蒿鳖甲汤加减施治。党参、鳖甲各20g，柴胡、黄芩、丹皮各10g，生地、天花粉各15g，知母、首乌各12g，青蒿、炙甘草各6g。嘱患者于午前寒热出现之前服药，以此方略作增减继服十余剂，疗效较显著。1981年1月10日再诊：诸症悉减，午后及晚间体温持续波动在37~37.4℃之间，尚感轻度头晕，有时胁下隐疼，饮食、二便基本正常。舌嫩苔白净，脉弦细而较前有力。宜继续调养气血，兼以舒畅气机，冀能退尽虚热。党参15g，茯苓、白芍、丹参、地骨皮、白薇各12g，当归、郁金、素馨花、胡黄连各6g，炙甘草3g。随证加减，如法服药，至1月20日，体温退至正常范围，自觉舒适。临床观察十余天，症状无反复，未再发热。嘱其注意饮食，加强锻炼，增强体质，以巩固疗效[4]。

引用文献

［1］吴仪洛.成方切用［M］.太原：山西科学技术出版社.2009：397.

［2］俞根初.重订通俗伤寒论［M］.上海：上海科学技术出版社，1959：222，225，255，257，408.

［3］吴鞠通.温病条辨［M］.福州：福建科学技术出版社，2010：96，109.

［4］刘仕昌.低热两年余治验［J］.新中医，1981，（9）：29.

［5］秦伯未.清代名医医案精华［M］.北京：人民卫生出版社，2006：239.

［6］何廉臣.重印全国名医验案类编［M］.上海：上海科学技术出版社，1959：145，146.

［7］福建省中医研究所.福建中医医案医话选编（第二辑）［M］.福州：福建人民出版社，1963：36.

六、肝胃虚火证（中焦虚火合病1）（2候）

肝胃虚火证为阴虚而肝火犯胃之证。由素体阴血不足，无以濡养肝木，木枯生火，或热病之后阴伤血枯，肝木失养，亦可致虚火内动，木火逆于胃，必消烁胃液，胃火亦从此而起，而成肝胃虚火之证。

肝胃虚火证，其病机总属阴虚肝火乘胃，故有阴虚肝燥，阴虚肝横，厥阳犯胃，肝胃不和等称。初起为气阴两伤，木火内逆，久则可烁伤阴血，以肝主藏血，虚火久羁，必耗伤血液，甚则烁伤血络，迫血妄行，血溢过多，则气随血脱，而有气血脱绝之变。

肝胃虚火证，火起于阴虚，由阴虚失养，然后始有虚火内起，是由虚而致火，火炽则阴更伤残。其治则自当以滋养阴液为主，略佐清解即可。慎不可过投苦寒，反化燥伤阴。周仲瑛曰："可在大队酸甘凉润的滋阴药中，酌情少佐黄连、黄芩、山栀等苦寒之品清胃泄肝，取酸苦相伍，泄热存阴，苦甘合化，泄热润燥之意。"[1]

证候别称：阴虚肝燥，阴虚肝横，厥阳犯胃，肝胃不和，热久伤阴，气随血脱，失血致脱，气血两脱，气血暴脱。

病名：胃脘痛，暑热，伏暑赤痢，虚热，呕血，便血。

证候系统：详见图3-7-56。

本证————木火虚逆候

转证————血液消灼候

变证————气血厥脱候、气血脱绝候

图3-7-56　肝胃虚火证证候结构图

引用文献

［1］周仲瑛.漫谈"酸甘化阴"法——治疗胃脘痛［J］.新中医，1975，（6）：18.

（一）木火虚逆候（肝胃虚火本证）

肝胃虚火证，阴虚肝火犯胃，虚火内炽，木火上逆，耗伤肝胃气阴，是为木火虚逆之候，杂病学家通称为阴虚肝燥，阴虚肝横，或厥阳犯胃，肝胃不和，虚火灼胃之证。其见症虽以胃气郁滞之症象显明，但必兼见肝胃阴伤与内热之脉症。

通称：阴虚肝燥，阴虚肝横，厥阳犯胃，肝胃不和。

内含病例：［中医］胃脘痛。

病因病机：肝胃虚火虚逆，因肝胃阴虚，木火上逆犯胃，郁滞气机，炽灼胃液，耗伤气阴，甚则上扰清空，外郁阳气。

证象组合：气虚+阴虚+气逆+气炽+清空+气滞+阳郁

主症：【气虚失养】症象：①倦怠乏力，眼睑疲乏。②心悸短气。③食欲不振。

【阴虚失养】症象：①心中懊侬。②唇赤。**舌象：**舌红少苔。**脉象：**脉细数。

【气机冲逆】症象：泛酸。

副症：【津气蕴炽】症象：①嘈杂烧灼。②口干味苦，渴而多饮。③心中烦躁易怒。**舌象：**舌红绛，苔薄黄。**脉象：**脉象弦数。

【清空失宁】症象：①眩晕。②头痛。③眉棱骨痛。

宾症：【气机不利】症象：①脘中烧灼，热辣疼痛。②痛势急迫。③大便不畅。

【阳气不和】症象：寒热，周身寒冷。

治则：以滋养肝胃阴液为主，略佐清降木火为法。

方证

1.沙参益胃汤加味证：陈瑞春方[1]。滋养胃阴。治肝胃火郁，胃脘烧灼疼痛。详见病案2。

沙参15g，麦冬、石斛、天花粉各12g，青木香6g，瓦楞粉、竹茹、佛手、炒枳壳各9g。

2.一贯煎加味证：陈瑞春方[1]。治胃热烧灼感减轻，舌偏红少苔，脉仍弦细。详见病案2。

生地、沙参各15g，怀山药18g，白芍、石斛各12g，当归、川黄连、川楝各6g，佛手、枳壳、枸杞子各9g。

论著和讨论

本证候阴虚肝火犯胃，木火上逆，郁滞气机，炽灼胃液，耗伤气阴。周仲瑛说："因火盛伤津而胃热内炽，脘中烧灼热辣疼痛，痛势急迫，心中懊侬，口苦口燥，渴而多饮，唇赤，苔黄质红绛，脉细数。"[2]故其治则当以清滋肝胃阴液为主，略佐清降木火，流利气机。即周仲瑛所云："可在大队酸甘凉润的滋阴药中，酌情少佐黄连、黄芩、山栀等苦寒之品清胃泄肝，取酸苦相伍，泄热存阴，苦甘合化，泄热润燥之意。但不能过予苦寒清火之品，必须采取滋阴制火，以润胜燥的原则，因苦药有劫伤胃阴之弊，对胃阴不足的虚火症尤当慎用、少用，叶天士即曾提出'慎勿用苦燥劫伤胃汁'的告诫。"[2]

陈瑞春治肝胃火郁："①症候与病机，胃脘部疼热，痛势急迫，心中烦躁易怒，嘈杂泛酸烧灼，口干味苦，大便不畅，舌苔薄黄或舌红少苔，脉象弦数。本症因于肝气郁结，火热犯胃。肝胃火郁故胃脘疼热刺痛，烦躁易怒，嘈杂烧灼。肝火胃热上乘则口干口苦，苔黄，脉弦。如肝火胃热伤阴，则大便不畅，舌红少苔，脉弦细而数，此为热已伤阴之征。②治疗大法：疏肝泄热，益胃养阴。慎勿用香燥，忌刚用柔。③常用方药：一贯煎、滋水清肝饮、龙胆泻肝汤加减。前二方重在滋养肝阴，为治本之法；后一方直折肝胆之火，只宜治标。"[1]

病案举例

1.周仲瑛治卜某某，男，38岁。胃痛5~6年，时时发作，此次发作持续2周不已。上腹脘部疼痛，痛势烧灼如辣，有压痛，自觉痞闷胀重，纳食不多，食后撑阻不适，口干欲饮，头昏，舌质光红中裂，无苔，脉细。是属胃阴耗伤，胃失濡润，而致纳运不健，胃气失和。治予酸甘凉润，和胃调气。麦冬、大生地各12g，炙甘草2.4g，白芍9，乌梅4.5g，山楂肉、橘皮各6g。药服3剂，脘痛灼热痞胀、食后撑阻等症均止，舌苔新生，唯入晚脘部微有闷感。原方再服3剂，症状消失[2]。

2.陈瑞春治王某某，男，43岁。患者自觉胃脘部疼热已1年多，经常感觉胃脘部烧灼样疼痛，大便干燥，二三天一次，口干喜凉饮，有时泛酸，夜寐多梦，烦躁易怒，舌苔薄黄质红，脉弦细小数，用滋养胃阴法，仿沙参益胃汤加味主治，3剂。（组方见方证）二诊：胃脘部烧灼疼痛未减，渴饮减轻，泛酸已止，大便较前舒畅，夜烦易怒依然，舌质偏红，仍有黄苔，脉象仍同前。据此，病情虽有缓解，但肝郁胃热之象并无改善，前方加龙胆草、焦山栀各9g，川黄连6g，5剂。三诊：胃热烧灼感减轻，渴饮已平，夜能静卧，人形安静，但舌质偏红少苔，脉仍弦细，改用一贯煎加味，10剂。（组方见方证）四诊：胃中烧灼感已除，舌质比前转淡红，饮食二便正常，睡寐安静，宗前法去黄连续服以巩固疗效。按：本案初诊抑肝泻火之力不足，胃热亦未得清，故疼热均不减。二诊加重清泄肝胃实火之品，胃中疼热始平。此例用药既要养阴不碍胃，又要苦寒不伤阴，药物的选择，剂量的权衡，务在恰到好处[1]。

引用文献

[1] 陈瑞春.略论胃痛从肝论治［J］.新中医，1979，(3)：21.

[2] 周仲瑛.漫谈"酸甘化阴"法——治疗胃脘痛［J］.新中医，1975，(6)：18.

（二）血液消灼候（肝胃虚火转证）

肝胃虚火证，肝火灼胃，耗伤津液，内烁血分，消灼血液，是为血液消灼之候，其见症虽以血热蒸灼之症象显明，但必兼有血虚与液枯之脉症。

通称：热久伤阴。

内含病例：［**中医**］伏暑赤痢，暑热，虚热。

病因病机：肝胃虚火虚蒸，多由素体血虚，或失血之后，血液本虚，或热病余热内陷，与虚火共炽于血分，消灼津液，渐至血液枯涸。

证象组合：血虚+液涸+血蒸

主症：【血虚失荣】症象：①色白肌瘦，膝软。②心眩不饥。**脉象：**脉左细软。

副症：【血热蕴蒸】症象：①热灼发热不退。②气升咳逆。**舌象：**舌赤。**脉象：**①脉虚数无力。②脉寸大。

宾症：【津液枯涸】症象：①身体枯瘦。②皮肤甲错，或痛或痒，宛如虫行。③汗多口渴。④见食欲呕。**脉象：**脉右滑数。

治则：当大滋气液为主，佐以凉血清热。虽有血虚，慎不可温补，虽有内火，慎不可苦寒。

方证

甘寒生津泻热方证：俞根初方[1]。治感后之虚热。

麦冬、生地、丹皮、北沙参、西洋参、鲜石斛、梨汁、蔗浆、竹沥、鲜茅根之类。

论著和讨论

本证候虚火内炽肝胃血分，消灼血液，耗伤气液。俞根初说："病后身体枯瘦，皮肤甲错者，又有热毒为病，气血被其煎熬，瘥后饮食渐进，气血滋生，润皮肤而滋筋骸，或痛或痒，宛如虫行，最是佳境，不过数日，气血通畅而自愈矣。"[1]其治则当以大滋其气液为主，兼以凉血清热。虽有血虚，慎不可贸然温补。俞根初有云："凡人身天真之气，全在胃口，津液不足即是虚，生津液即是补虚，故以生津之药，合甘寒泻热之药，以治感后之虚热。如麦冬……鲜茅根之类（组方见方证），皆为合法。"[1]

病案举例

1.**叶天士**治郭，热伤元气，血后咳逆，舌赤，脉寸大。鲜生地、麦冬、玉竹、地骨皮、川石斛、竹叶心。又，心眩不饥，热灼气升。鲜生地、玄参、丹参、郁金汁、银花、竹叶心、绿豆皮[2]。

2.**王孟英**治朱叶氏，上年四月分娩，七月患赤痢，其家谓产后之病，不敢服药，延至今春，肌消膝软，见食欲呕。孟英诊之，左细软，右滑数。伏暑为病，幸未误药。予沙参、陈仓米、归、芍、续断、木瓜、扁豆、连、斛、石莲、荷蒂、柿蒂、枇杷叶、橘皮为方，送驻车丸而愈[3]。

3.**程杏轩**治王以仁翁乃郎，年五岁，夏月病逾两旬，诸药罔效，发热不退，汗多口渴，色白肌瘦，切脉虚数无力。阅前方，悉皆清散之属。翁问病势何如，答曰：极重。又问此为何病，予曰：暑病也，初治甚易，医不如法，热久伤阴，元气被伐，犹幸肝风未动，急宜养阴，保金生水，尚有生机。方用首乌、料豆皮、扁豆、沙参、玉竹、麦冬、五味子、石斛、茯苓、丹皮。令取稻露煎药，守服四剂，汗止热退。更进麦味地黄汤，神采渐转，唯饮食欠旺，参用六神散，餐加无复[4]。

引用文献

［1］俞根初.重订通俗伤寒论［M］.上海：上海科学技术出版社，1959：470，475.

［2］叶天士.临证指南医案［M］.上海：上海卫生出版社，1958：74.

［3］徐衡之，姚若琴.宋元明清名医类案［M］.长沙：湖南科学技术出版社，2006：378.

［4］程杏轩.杏轩医案并按［M］.合肥：安徽人民出版社，1986：42.

七、肝脾虚火证（中焦虚火合病2）（1候）

肝脾虚火证，为肝脾气阴两虚，虚火内动之证。多由内伤而起，或其人素体阴血不足，无以濡养肝木，或思虑过度，阴血暗耗，肝火内动，或饮食劳倦，耗伤脾气，阴火内起，而肝火乘脾，亦可耗伤脾气，所谓"壮火食气"，均可成肝脾虚火之证。

肝脾虚火证，以肝主血属阴，脾主气为阳，肝之阴血不足，则虚火内起，脾之元气不足，则阴火上乘，肝之虚火旺盛，亦能耗伤元气，脾之阳气虚弱，亦不能化生阴血。故其病机总属气阴两虚，虚热内蒸。始则木火偏胜，继则耗伤气血，终必损及气阴。

肝脾虚火证，其火由虚起，故治火当补其虚。其治则当以补脾之元气，滋养肝之阴血为主，兼以清降其火。如脾气大虚，阴火上盛者，更可参以甘温补脾之品，即尤在泾所谓"土温则火敛"之法。

病名：眩晕，头痛，心悸，瘿瘤，面尘，黧黑斑，虚斑，鼻衄，齿衄，五疳，耳聋。

证候系统：详见图3-7-57。

本证————木火虚蒸候
转证————气血虚蒸候
变证————气阴虚蒸候

图3-7-57　肝脾虚火证证候结构图

（一）木火虚蒸候（肝脾虚火本证）

肝脾虚火证，肝阴脾气不足，肝脾虚火内起，木火内蒸，消耗气阴，而成木火虚蒸之候。以气虚与内热之脉症同见，可兼见上扰神志与清空之症象。

通称：气虚肝火。

内含病例：［中医］眩晕，头痛，心悸，瘿瘤，面尘，黧黑斑。［西医］甲状腺功能亢进症。

病因病机：肝脾虚火虚蒸，系肝阴不足，脾气虚弱，虚火内起，灼伤气阴，木火内蒸，上扰心神，干于空窍。

证象组合：气虚+气蒸+神扰+清空+阳郁

主症：【气虚不充】症象：①面苍白而浮，面目黄浮，神疲体倦，形瘦色萎。②气短，倦怠乏力，手抖。③胸胁翳闷，不思纳谷，纳少腹胀。④便不成形。⑤自汗盗汗。**舌象：**①舌胖暗有齿印，尖有红刺。②苔薄净。③苔薄白。**脉象：**①脉细数弱。②脉弦细数无力。③脉细弱。④脉象缓细。

【津气蕴蒸】症象：①午后潮热，日晡发热而不恶寒。②畏热汗出，微渴。③口干口苦。④纳旺易饥。⑤小便稍黄，大便干结。⑥咳嗽痰稠。**舌象：**①舌边、尖红，苔白。②苔白中黄腻。③舌苔淡黄。**脉象：**脉细数。

副症：【神志不宁】症象：①性急易怒。②心悸心烦。③夜眠不安，寐少梦多。

【清空不宁】症象：①眩晕，遇劳则眩。②经前后头顶痛。③目干涩。④口舌生疮。⑤面部皮肤脂溢增多，颜面（特别是口颊部）黧黑斑，形如尘土。

宾症：【阳气不和】症象：寒热，周身寒冷。

治则：当清滋肝阴，补益脾气，清降木火。

方证

1.加减逍遥散证：朱丹溪方[1]。治肝火眩晕，遇劳必眩。详见病案1。

当归、白术、茯苓、白芍、柴胡、丹皮、熟地、川黄柏、炙甘草。

2.二参三黄汤证：罗元恺方[2]。治经前后头顶痛，口舌生疮，经后面目浮虚。详见病案2。

生地、熟地、桑椹、女贞子、党参、太子参、钩藤各15g，黄精30g，怀山药25g，甘草6g，生龙牡30g，杭菊10g。

3.柴芍地黄汤证：黄惠安方[3]。治面尘，由肝肾郁火，瘀阻孙络所致。详见病案4。

柴胡、白术、玄参、泽泻、丹皮各9g，白芍、茯苓、怀山药各12g，生地15g，甘草4.5g。

论著和讨论

本证候肝脾气阴不足，虚火内动，木火上逆。如柯雪帆说："本病（见病案3）未见纳呆、便溏，何以也认作是脾胃气虚？纳呆、便溏是脾胃的消化功能减退，而本病是脾胃化生元气阴血的功能减退，元气不足则阴火上乘。因此，亦属脾胃内伤疾病，而且是比较典型的脾胃内伤疾病。"[4]治则当清养肝脾气阴，兼清降木火，方用逍遥散、柴芍地黄汤等加减。

病案举例

1.朱丹溪治肝火眩晕：黑瘦人肾水亏少，肝枯木动，复挟相火，上踞高巅而眩晕，谓风胜则地动，火得风而旋焰也。相火妄动，遇劳必眩者，加减逍遥散（组方见方证）。或加山栀、薄荷，舒郁尤捷[1]。

2.罗元恺治杜某，女，39岁，近年余经前后头顶痛，口舌生疮，经后面目浮虚，胃纳差，平素血压偏低，曾患梅尼埃病。现经水适净，面色较黄，苔薄白，脉细弱。血虚肝旺，虚火上炎，兼有脾虚，宜滋肾养肝，佐以健脾益气，方用二参三黄汤（组方见方证）[2]。

3.柯雪帆治瘿瘤（甲状腺功能亢进症）：张某某，女，33岁。初诊：1977年10月21日。1975年起有甲亢，今年7月复发。疲乏，心跳快，手抖，易怒，纳旺，一天吃一斤二两还感饥饿，自汗盗汗，夜眠不安，口干口苦，目干涩，形瘦，甲状腺轻度肿大、无结节，眼裂右侧略增宽。脉细数（120次/分），舌稍带胖嫩，苔薄净。用东垣法。主方：生熟地（有时以黄精代用）、炒党参、黄柏、黄芩、焦白术、穞豆衣各9g，黄连1.5g，生甘草4.5g，生黄芪15g，玄参12g，生牡蛎30g。上方加减调理，2个月后有明显好转，到1978年5月，症状基本消失，脉率72次/分左右，食量每天9两，无饥饿感，甲状腺不大，但眼睛仍干涩，视力无提高[4]。

4.黄惠安治黄某某，男性，25岁，未婚。患者自诉经常失眠多梦，口苦，胸烦，面部皮肤脂溢增多，颜面口颊部皮肤渐变灰黑难看，故不欲外出，怕招人笑。多方求医未效，特来就诊。表情沉郁，颜面（特别是口颊部）黧黑斑，形如尘土，以手摸其面部，则满手油脂。脉象缓细，舌苔淡黄。诊断：面尘。由肝肾郁火，瘀阻孙络所致。投柴芍地黄汤加减。（组方见方证）服4剂。复诊：自诉服上方4剂药后，面部皮肤脂溢减少，口颊部黧黑斑减褪，口苦、失眠、心烦诸症亦随之好转。查：脉缓细，舌苔淡黄。方既对证，无须增减，继投原方4剂。三诊：自诉面部脂溢大减，颜面口颊部黧黑斑尽褪，口不苦，食欲、二便如常。查：脉缓，苔薄白，颜面润泽。仍投原方4剂，以巩固疗效。患者欣然而去[3]。

5.姜浩治陈某某，女，39岁，脖子增粗年余，伴心悸汗出，但因工作繁忙，未曾就医，于1982年10月因生气，病情加重而来院诊治。心悸气短，倦怠乏力，寐少梦多，畏热汗出，性急易怒，纳少腹胀，便不成形，体重下降12斤。甲状腺肿大，血管杂音（+），心率120次/分。苔白中黄腻，舌胖暗有齿印，脉细数弱。证系脾虚肝旺，气阴两虚，痰湿内阻。治宜清肝健脾，益气养阴，化痰消瘿：丹皮、山栀、陈皮、马尾连各10g，玄参12g，茯苓15g，夏枯草、太子参、炒山药、酸枣仁各20g，生牡蛎（先煎）30g。水煎，日1剂或间日1剂，分2次服。上方略出入连进73剂，诸症方愈。心率72次/分。随访1年疗效巩固[5]。

引用文献

［1］李用粹.中华医书集成·证治汇补［M］.北京：中医古籍出版社，1999：100.

［2］广州中医学院.罗元恺医著选［M］.广州：广东科学技术出版社，1980：208.

［3］黄惠安.舌尖奇痒、面尘［J］.新中医，1976，(3)：22.

［4］柯雪帆.脾胃内伤学说的认识和用于临床的体会［J］.上海中医药杂志，1979，(4)：12.

［5］姜浩.辨证治疗甲状腺功能亢进症30例［J］.北京中医学院学报，1984，(6)：16.

八、肝肺虚火证（中焦虚火并病）（4候）

肝肺虚火证，为肝之阴血虚而生火犯肺之证。肝失阴血所养，肝燥而火从内起，反侮肺金，而成肝肺虚火之证。或由于素体阴血不足，或更加思虑过度，暗耗阴血，或郁怒伤肝，消灼阴血，或热病久病之后，热邪久羁，耗伤阴血，均可致肝火内起，上干肺金，耗损肺气，灼伤肺津，损伤肺络。古人亦称为木火刑金之证。

肝肺虚火证，起于肝之阴血不足，肝火内起，灼伤肺金，故其病机始则为木火内盛，耗伤肺之津气，损伤肺之血络，继则蒸灼肝肺气阴，终必更加灼烁阴血。

肝肺虚火证，总由气阴两虚，肝火犯肺，肺失清肃，故其治则当清养气阴以柔其肝，则虚火自熄，清肃肺金，则宣降有常。即马培之所谓“养阴柔肺肃肝，以安荣分”[1]。

证候别称：木火刑金，阴虚火旺，阴虚劳热，气血暴脱。

病名：虚劳，咯血，吐血，咳血，下血，倒经，热入血室，瘀露不断，瘴疟，阴虚发热，冬温咳嗽，盗汗。

证候系统：详见图3-7-58。

本证————木火虚逆候

转证————气阴蕴蒸候、气阴消灼候、气阴虚蒸候

变证————阴血虚蒸候、阴血消灼候、气血厥脱候

图3-7-58 肝肺虚火证证候结构图

引用文献

［1］徐衡之，姚若琴.宋元明清名医类案［M］.长沙：湖南科学技术出版社，2006：777.

（一）木火虚逆候（肝肺虚火本证）

肝肺虚火证，肝阴不足，肝火偏亢，木火内盛，上逆肺金，肺失肃降，是为木火虚逆之候，杂病学家称为木火刑金之证。其见症以木火冲逆症象显明，但必以气阴两虚与内热之脉症为主。

通称：木火刑金。

内含病例：［**中医**］虚劳，咯血，经期吐咳血，倒经。［**西医**］肺结核，肺不张，子宫内膜异位症。

病因病机：肝肺虚火虚逆，系肝阴不足，肝火偏亢，木火内动，上冲于肺，肺失清肃，木火挟肺气上逆，火载血上，故多失血之证。

证象组合：气虚+阴虚+气逆+气炽+清空+气滞+阳郁

主症：**【气虚失养】症象**：①面浮神疲。②面容消瘦，形瘦色萎。③不思纳谷。④头眩心悸。**舌象**：①舌质淡红。②舌淡胖。**脉象**：脉细。

【阴虚失养】症象：①凛寒潮热，午后潮热，颧红颊赤。②时有低热，掌心发热。③心烦。④盗汗，⑤腰酸腿软。**舌象**：①舌红。②舌绛，尖有红刺。③舌少津。**脉象**：①脉细数。②脉弦细数。

【气机冲逆】症象：①咯血。②咳血不止，每日少则痰中带血，多则咳吐数十口鲜红挟有血块。③经行吐血，咳血，经血点滴不至，自觉气从少腹上冲，即咳吐血。**脉象**：①脉弦数。②脉弦数有力。

副症：**【津气蕴炽】症象**：①发热心烦，烦躁。②口渴，口苦，口干咽燥。③咳痰不爽，咳嗽痰稠。④大便干结。**舌象**：①舌绛苔微黄。②苔薄黄。③舌苔黄干。**脉象**：脉虚弦。

【清空失宁】症象：头晕甚。

宾症：**【气机不利】症象**：①胸胁刺痛。②右胸隐痛，右胁胀痛，肝区作胀。

【阳气不和】症象：①寒热，周身寒冷。②不思食。

治则：当以清降木火，凉肝肃肺为主，佐以清养肝肺气阴之品，标本兼顾。

方证

1.补管汤证：章次公方[1]。止涩，用于咯血、咳血。

生血余、牛角鰓各12g，化龙骨9g，共为末，每吞5g，日3次。

2.仙花汤证：章次公方[1]。治咯血盈口，脉数。

仙鹤草、花蕊石各30g，白芍、桑叶、桑白皮、白及各9g，阿胶24g，甜杏仁12g，粉甘草3g。

3.补肺泄肝汤证：黄文东方[2]。益肺气，健脾胃，佐肃肺顺气清热。治肺结核、肺不张，气阴不足，肝火有余，脾胃不运，咯血潮热，咳嗽痰稠，胸隐痛，肝区胀。详见病案1。

炙黄芪、炒白术、杏仁、百部、知母各9g，炙甘草3g，半夏、陈皮、青蒿、炙鸡内金各4.5g。

4.仿寒降汤加减证：张谷才方[3]。治肺结核咳血。详见病案3。

代赭石20g，黄连2g，白芍15g，竹茹6g，甘草4g，瓜蒌仁、阿胶、丹皮各10g。

5.养阴清热，引血下行方证：郑连山方[4]。治倒经，素体阴虚，血热伤络，迫血妄行。详见病案5。

生地、玄参、枸杞子、丹参、丹皮、茜草、牛膝、郁金、玉竹、白薇、泽泻各10g。

论著和讨论

本证候肝阴不足，肝火偏亢，木火上逆，肺失肃降。其治则当急则治标，以清降木火为主，平其上逆之势，同时凉肝肃肺，兼清养肝肺气阴，标本兼顾。唐容川说："逍遥散气味较薄，故纯于和肝。凡肝有郁火，胸胁刺痛，头眩心悸，颊赤口苦，寒热盗汗，少食嗜卧，无不治之。"[5]故有云：若肝木偏旺，木火刑金而咳血，症见烦躁口渴，胸胁刺痛，头眩心悸，颊赤口苦，发热盗汗，治宜调肝宁血，如逍遥散加丹皮、黑栀之类。

病案举例

1.黄文东治俞某某，女，31岁，肺结核、肺不张3年，经常咯血，午后潮热，咳嗽痰稠，右胸隐痛，肝区作胀，面浮神疲，形瘦色萎，不思纳谷，大便干结，舌淡胖尖有红刺，脉细。补肺泄肝汤主之。（组方见方证）症状缓解，后拟滋阴清肺，疏肝和胃之法善后：南沙参、炙甘草、桑叶、桑白皮、银柴胡、玄参、青蒿、白蒺藜、海蛤壳、白薇、白前、竹茹、郁金[2]。

2.朱良春治子宫内膜异位症：陈某某，女，35岁，月经闭止，每月咯血5~6日，已年余。颧红掌热，口干咽燥，腰酸腿软，舌红，脉弦细数。八脉隶于肝肾，肝肾不足，水不涵木，气火冲激，冲任失调，致血不循经，灼伤肝络，逆而倒行。宜滋养肝肾，清肺凉血，而调冲任：生地20g，枸杞子、生白芍、制首乌、黄芩、桑白皮、小蓟各12g，旱莲草15g，生大黄、怀牛膝各10g。10剂，诸症见瘥，月事已行，咯血未作，舌红略淡，脉小弦。肺热已清，肝肾之阴未复，予杞菊地黄丸善后。数年月经一直正常[6]。

3.张谷才治高，男，48岁，肺结核咳血两月，经注脑垂体后叶素，服补肺汤、咳血方等清热止血药，咳血不止，每日少则痰中带血，多则咳吐数十口鲜红挟有血块，潮热，心烦口干，大便两日一次，脉细数，舌绛苔微黄。病由心肝火旺，血热妄行。治当降火凉血，仿寒降汤加减（组方见方证）。加减服药10剂，潮热退，咳血渐止而愈，改黄芪鳖甲汤加减调治[3]。

4.吴剑云治咳血：徐某某，男，50岁，1981年4月曾因反复咳血在当地医院住院数月，用过多种抗生素、止血药，仍咳嗽不愈，痰中带血。于同年10月来我院中医科住院治疗，诊断为肺结核并咯血（经X光摄片证实为右侧浸润型肺结核）。证见咳嗽痰多，痰中带血，时有低热，掌心发热，舌质淡红，苔薄黄，脉虚弦。住院后1周左右，又大咯血1次，经用中西药3天不见效果，邀余会诊，当即改服代赭石（先煎）30g，生地15g，党参、阿胶各10g，白及、侧柏炭各9g，藕节5枚，生龙牡（先煎）各15g，田七粉（冲服）1g。服1剂，咯血大减，3剂后咳血止[7]。

5.郑连山治倒经：杨某某，36岁。1979年10月初诊：1978年1月曾行右侧卵巢囊肿切除术，术后3个月，经行吐血。经前第1天先吐血，量多，卧床不能动，动则更多、有块，继则经行，量一般，头晕甚，腰酸，便干，舌少津，咽干，脉细。证属素体阴虚，血热伤络，迫血妄行，治拟养阴清热，引血下行。（组方见方证）6剂。二诊：经将临期，再拟养阴清热，引血下行。生地、丹参、丹皮、茺蔚子、茜草、牛膝、黑山栀、郁金、泽兰、枳壳、制香附各10g，陈皮5g。5剂。三诊：药后吐血量减少，经量较前为多。经后继服原方10剂。后临经前又服原方6剂，吐血由少而止，至今未见复发[4]。

引用文献

［1］朱良春.章次公医案［M］.南京：江苏科学技术出版社，1980：78，79.
［2］上海中医学院附属龙华医院.黄文东医案［M］.上海：上海人民出版社，1977：27.
［3］张谷才.从《衷中参西录》谈赭石的作用和应用［J］.江西中医药，1983，(2)：26.
［4］许建人.老中医郑连山治疗倒经21例［J］.上海中医药杂志，1983，(8)：10.
［5］唐容川.唐容川医学全书［M］.北京：中国中医药出版社，1999：87.
［6］朱良春，陈淑媛，陈淑范.葆春轩医案选（续）［J］.中医杂志，1979，(12)：18.
［7］吴剑云.运用降冲止血法治疗血证之一得［J］.江西中医药，1983，(6)：10.

（二）气阴消灼候（肝肺虚火转证）

肝肺虚火证，外邪久羁肝肺，耗伤气阴，挟虚火内动，消涸阴液，而成气阴消灼之候，为正虚邪盛之证。其见症以气阴两虚与气阴交灼之脉症为主，剧者可兼有神志症象。

通称：阴虚火炽。

内含病例：［中医］虚热。

病因病机：肝肺虚火虚灼，多由素体气阴不足，外感温暑，化热内陷，由气及阴，挟虚火内灼，耗气伤阴，甚则上蒙心神而成。为正衰邪盛之证。

证象组合：气灼+阴蒸+阴涸+气虚+神蒙

主症：【津气蕴灼】症象：①发热。②烦渴引饮。③焦躁不宁。④咳嗽胸闷，胸满。

【阴热蕴蒸】症象：①单热不寒，发于午后，寒热不清。②时有喘咳，日晡益甚。**脉象：**脉之细数而急，尺带弦。

副症：【阴液消涸】症象：①面色枯瘁，形肉削瘦。②面色青中带黑。**脉象：**脉弦细而濡。**舌象：**舌苔黑刺。

【气虚不充】脉象：脉浮之虚，沉之涩。

宾症：【神志昏蒙】症象：①神气不清。②神昏错语。③热躁谵语。

治则：当以清养气阴为主，兼清解其内热，扶正除邪，虚实兼顾。

方证

补气养阴方证：马元仪方[1]。治发热半月，神昏错语，面色青中带黑。详见病案2。

人参、熟首乌、枳壳、茯神、广陈皮、半夏曲、桔梗、丹皮。二剂后加白芍、当归身、川石斛。

论著和讨论

本证候肝肺气阴不足，虚火内动，外邪内陷，重伤气阴，正衰邪盛。薛生白说："脉微涩而虚，虚则气少，涩则阴伤，此元气津液两伤之候也。"[1]其治则当益气养阴，清解内热。马元仪曰："乃津液元气两亏之候，法宜补气则阴火自敛，养阴则神气自爽。但津液元气枯竭之极，所恐者，药之假不能济其真水火也。"[1]

病案举例

1.薛生白治偶感风寒，误投麻黄，汗出不止，语音短怯，神气不收，面色白枯，时有寒热，脉微涩而虚，虚则气少，涩则阴伤，此元气津液两伤之候也。当阴阳两补：人参、茯苓、首乌、炙甘草、广陈皮、半夏曲、白芍、丹皮，渐加苍术[1]。

2.马元仪治发热半月，神昏错语，面色青中带黑。诊其脉浮之虚，沉之涩，乃津液元气两亏之候，法宜补气则阴火自敛，养阴则神气自爽[1]。（组方见方证）

又治发热神昏，谵语胸满，舌苔黑刺，面色枯瘁，时有喘咳，日晡益甚。此肝木内鼓心火上炎，肺金失养，而胃土无滋也。为定开结滋燥法：瓜蒌仁、枳壳、桃仁、苏子、杏仁、半夏曲、芦根。服后倦卧片时，神气颇清，右脉亦透，但涩象不减，重按少神，舌上苔刺去而复生。虽有转机，但津液元气枯竭之极，所恐者，药之假不能济其真水火也。转用：人参、生首乌、知母、生地、川黄连、芦根。两剂后，涩象渐减，胸满顿释，面色转泽，眠睡颇安，但舌苔未尽去，中脘以下尚有滞闷。此上焦津液虽回，而中州运化失职也。前方加枳实、山楂，一剂而中满释。转用：人参、石斛、茯神、酸枣仁、当归身、白芍、橘红、贝母、生地、炙甘草、麦冬、川黄连。服后周身发疹，表间微热，此余邪尽从外达。用：荆芥、牛蒡子、干葛根、防风、杏仁、桔梗、前胡、苏子、薄荷。诸症悉已。用：人参、制首乌、白芍、茯苓、鳖甲、丹皮、石斛、半夏曲、甘草[1]。

又治冯太史，因客邸无聊，挟妓为乐，值内虚之际，又苦暑热，因而昼夜发热，烦渴引饮，焦躁不宁。脉之细数而急，尺带弦，神气不清。此房劳过度，真阴受亏，阳往乘之也。且烦渴，身热，神昏，火邪内扰，外淫已极。当此盛夏，火炎土燥，垂绝之阴，其足以供燔灼者几何？若不急救其阴，大事去矣。用生首乌二两为君，以救肝肾之阴，佐以黄连、知母、柴胡、黄芩、枳壳、半夏曲、橘红、杏仁化痰之品。一剂而神气清，再剂而大便解，热减大半。再与人参、制首乌、鳖甲、丹皮、白芍、甘草调和阴阳之剂而热退，又以人参逍遥散而安[2]。

3. 马培之治久病阴伤，脾胃不和，伏邪不尽，寒热不清，咳嗽胸闷，形肉削瘦，脉细数。防入损门，宜养阴、和中、肃肺之治：生首乌、青蒿、当归、半夏、杏仁、川贝母、橘红、茯苓、谷芽、鳖甲、石斛、荷叶、生姜[1]。

引用文献

[1] 徐衡之，姚若琴. 宋元明清名医类案 [M]. 长沙：湖南科学技术出版社，2006：573，589，784.
[2] 江瓘，魏之琇. 名医类案（正续编）[M]. 北京：中国中医药出版社，1996：349.

（三）阴血虚蒸候（肝肺虚火变证1）

肝肺虚火证，素体阴血不足，肝火内动，上干肺金，虚火内蒸阴血之分，而成阴血虚蒸之候，杂病学家通称为阴虚劳热之证。其见症以阴血蕴蒸之脉症为主，但必兼有阴血不足之脉症。

通称：阴虚劳热。

内含病例：[**中医**] 阴虚发热。[**西医**] 结核性腹膜炎，急性淋巴细胞白血病。

病因病机：肝肺虚火虚蒸，多由素体阴血不足，肝火内动，上干肺金，或兼挟外热内陷，蕴炽于肝肺阴血之分，灼伤阴血，消涸阴液，而成阴虚内热之证。

证象组合：阴虚+血虚+阴蒸+血蒸+阴涸

主症：【**阴虚失养**】**症象**：消瘦。**脉象**：脉弦细。

【**阴热蕴蒸**】**症象**：①夜热早凉。②盗汗。**脉象**：脉细数。

副症：【**血虚失荣**】**症象**：①头晕。②心悸。③五心烦热。**舌象**：舌质红，苔薄白。

【**血热蕴蒸**】**症象**：①日晡潮热，尚有形寒，精神较差。②疲劳即发热，形寒。③鼻血。④腹痛。**舌象**：舌质红。

宾症：【**阴液消涸**】**症象**：①汗出甚多。②唇燥，口舌多燥。③口渴，口干喜饮。④盗汗。**舌象**：舌质红无苔。

治则：当滋养阴液，凉血透热，标本兼顾。然病入损门，调治非易。

方证

青蒿鳖甲汤加味证：秦伯未方[1]。治急性淋巴细胞白血病，高热。详见病案2。

生地、鳖甲、黄芪、升麻、青蒿、桑叶、丹皮、前胡等。

论著和讨论

本证候内热深陷肝肺阴血之分，消涸阴液，耗损阴血，邪伏深沉。其治则当滋养阴液，凉血透热，扶正托邪，使伏邪转透外达而解。如贾镜环治阴虚发热：午后发热，五心烦热，口干喜饮，盗汗，纳呆，舌质红无苔，脉细数。治则：滋阴清热。用青蒿鳖甲汤：青蒿、醋鳖甲、白芍、生地、丹皮、银柴胡。加减：①口渴甚者加天花粉、麦冬；②盗汗多者加生龙骨、生牡蛎；③纳呆食少者加炒谷芽、白扁豆、沙参、麦冬[2]。

贾迎春等按："朱丹溪认为：'阳常有余，阴常不足。'小儿尤其如此，故小儿阴虚发热很多。阴虚则生内热，治法当以养阴为主，佐以清热。此例（见病案4）以青蒿鳖甲汤合地骨皮散加减化裁，其意即在于此，加龙骨、牡蛎者，以阴虚盗汗，亟宜收摄而用之。"[2]

病案举例

1. 金子久治先有汗出沾衣，邪伤于表，继有血溢鼻窍，热伤于营。两日来大热速减，四日间潮热仍作，其间尚有形寒，状似痒疟之象，起于晡后，热甚于暮。身体为之多动，口舌为之多燥，脘腹欠适，腹笥鸣响，寤寐多谧，神识清爽，舌质愈薄，脉象益虚，三焦决渎失司，小溲甚短，六腑输泻失职，大肠尚闭。清营中之伏热，即以潜肝胆之阳，泄气分之郁火，借以涵肺中之津：西洋参、鲜石斛、鲜生地、丹皮、茅根、鲜竹叶、银花、连翘壳、青蒿、知母、瓜蒌皮、鳖甲。风不能息，加桑菊以潜之[3]。

2. 秦伯未治急性淋巴细胞白血病：女性患者，高热40℃以上，3月来不规则发热，疲劳即发，伴有形寒，咳嗽头晕，心悸，温温欲吐，唇燥，汗出甚多，脉细数。青蒿鳖甲汤加味（组方见方证）[1]。

3.贝叔英治吉某某，男，14岁。患儿发热2月，体温波动在37.2~37.8℃，夜热早凉，口渴盗汗，精神较差，食欲不振，实验室检查除抗“O”为1：625外，其他均在正常范围，舌质红，苔薄白，脉弦细。证属阴虚发热，用青蒿鳖甲汤加减：大生地12g，青蒿、牛蒡子、玄参各9g，知母、丹皮各6g，桔梗4.5g，甘草3g。连服25剂，体温波动在36.2~37℃之间，面色改善，舌质如常，复查抗“O”已降至小于200，追访数月，未再发热[4]。

4.贾镜环治李某某，女，14岁，因发热，腹疼而于1979年2月入院。经检查左下腹有压痛，血沉50mm/h，肥达试验阴性，钡剂灌肠，考虑降、乙状结肠交界处粘连，诊断为结核性腹膜炎。曾用红霉素、链霉素、青霉素两周，发热不退，体温波动在38~39.9℃之间。中医会诊：证见下午发热盗汗，消瘦，腹痛，纳呆食少，舌质红无苔，脉细数。证属阴虚发热，治以养阴清热。方以青蒿鳖甲汤合地骨皮散加减：青蒿、白芍、五味子各4.5g，鳖甲、银柴胡、台参、麦冬各6g，生地、地骨皮各9g，丹皮3g，生牡蛎15g。用药1剂，体温降至正常，又以生脉散合四物汤调理，体温一直平稳，于3月30日出院[2]。

引用文献

［1］秦伯未.秦伯未医文选［M］.长沙：湖南科学技术出版社，1983：462.

［2］贾迎春，郭连素，木易等.贾镜环老中医对小儿内伤发热病的治疗［J］.新中医，1981，(5)：15.

［3］徐衡之，姚若琴.宋元明清名医类案［M］.长沙：湖南科学技术出版社，2006：866.

［4］贝叔英.中西医结合治疗“小儿低热”的初步探讨［J］.新医药学杂志，1978，(10)：26.

（四）阴血消灼候（肝肺虚火变证2）

肝肺虚火证，素禀阴血不足，肝火内动，上干肺金，损伤血络，消涸阴液，是为阴血消灼之候，杂病学家亦通称为阴虚火旺，或木火刑金之证。其见症虽以络血妄行之症象显明，但必兼见阴分热炽与阴血不足之脉症。

通称：阴虚火旺。

内含病例：［中医］冬温咳嗽，下血，吐血，咯血。［西医］浸润型肺结核。

病因病机：肝肺虚火虚炽，多由素体阴虚多火，或外热内陷阴分，消涸阴液，损伤血络，耗伤阴血，而成阴虚火炽之证。

证象组合：阴虚+阴炽+血虚+血溢+阴涸

主症：【阴虚失养】症象：①心烦，寐不安。②惊恐，四肢觉冷。**脉象：**脉小弱。

　　　【阴热蕴炽】症象：①颧红掌热。②咳嗽咽痛。**舌象：**舌红。**脉象：**①脉弦细数。②脉象细数。

副症：【阴液消涸】症象：①口干咽燥。②干咳无痰。**舌象：**舌质红而干燥。

　　　【血虚失荣】症象：①颜面苍白，精神委顿。②头昏身倦。③心悸。

宾症：【络血妄行】症象：①咯血，色鲜红夹血块。②下血如崩。

　　　【热蒸液泄】症象：①小便频数。②盗汗淋漓。

治则：当滋养阴血与清降内火并用，亦标本兼顾之法。

方证

黄连阿胶汤证：张仲景方。治阴虚火旺而致的心中烦，失眠，舌红苔燥，脉细数。

黄连四两，黄芩、芍药各二两，鸡子黄二枚，阿胶三两。前三药水煎，阿胶烊入，待稍冷纳鸡子黄搅和，分三次服。

论著和讨论

本证候虚火内陷肝肺阴分，消涸阴血，损伤络血。其治则当滋养阴血，清降伏火，扶正除邪，标本兼顾。陆孝夫说：“在大咯血时，用大黄黄连泻心汤配合黄连阿胶汤，并加用羚羊角粉、珍珠母，平肝镇静，釜底抽薪，疗效显著。如见咯血过多，面皖汗出，神情淡漠，脉微细者，用独参汤益气固脱。咯血断续不止，加三七粉，或花蕊石散。先祖父陆少槎曾按照上述治则配制‘神效止血丸’，疗效很好。临床对肺痨咯血，及辨证属于阴虚火旺，心火上炎，或肝火犯肺，脉数舌绛，或黄苔而舌质红者，每运用上述治法。用此法抢救大咯血患者，往往能化险为夷。对咯血涌多，神昏脉数舌绛者，宗平肝凉血，清热开窍之意，去羚羊角，改用紫雪丹，每次冷开水吞服2至3克，根据病情日服1–4次，疗效满意。”[1]

病案举例

1.张石顽治郑墨林室，素有便红，怀妊七月，正肺气养胎时，患冬温咳嗽，咽痛如刺，下血如崩，脉反小弱而数。黄连阿胶汤二剂。血止后去黄连，加葳蕤、枳实、桔梗、人中黄，四剂安[2]。

2.尤在泾治吐血得劳与怒即发，脉小数，微呛。病在肝心，得之思虑劳心，宜早图之，勿使延及肺家，则吉。阿胶、丹皮、牛膝、丹参、小蓟炭、三七、藕汁、童便。再诊：前方去丹参、三七、藕汁、童便，加生地、白芍、茺蔚子。又丸方：六味丸加阿胶、五味子、小蓟炭、莲须，水泛丸[3]。

3.陆孝夫治陈某某，女，31岁，两年前患两肺上部浸润型肺结核，10天前在某医处艾灸肺俞（双）、膏肓（双）等穴，共4次。昨晚突然咯血约1000ml左右，色鲜红夹血块，心烦，寐不安。患者惊恐，四肢觉冷，口干咽燥，干咳无痰，脉象细数，舌质红而干燥。证属阴虚误灸，迫血妄行，治拟养阴安神，清热止血，黄连阿胶汤加味：黄连6g，黄芩、白芍、阿胶（另烊冲）、北沙参各9g，麦冬、生地各12g，甘草5g，茅根1扎去心，鸡子黄2枚捣冲，十灰散（包）18g。2剂后血止大半，诸症好转，黄连改用4.5g，又2剂，诸症均瘥[1]。

引用文献

［1］陆孝夫.肺痨误灸致咯血治例［J］.浙江中医药，1982，17（11-12）：517.

［2］徐衡之，姚若琴.宋元明清名医类案［M］.长沙：湖南科学技术出版社，2006：226.

［3］柳宝诒等.增评柳选四家医案［M］.南京：江苏科学技术出版社，1983：27.

九、肝肾虚火证（下焦虚火本病）（7候）

肝肾虚火证，为阴血不足而火动于下焦之虚火证，由阴血不足以涵养肝肾，以致肝之相火，肾之龙火，内动失藏而成虚火之证。尤以肾阴不足以配阳，阴不恋阳，致阳亢于上，而成虚火，古人称为火不归根，或称阴火，以其来自下焦阴分，水中之火，但与肾阳不足之虚阳浮越不同。以其水亏火亢，故又称之为亢龙，龙火蛰居水中，水冷不藏，水热亦不能藏，同属龙火，却有阴阳不同。

肝肾虚火证，总由其人阴血素亏，或由于操劳、思虑过度，或经产失血过多，或房室伤精，以致精血暗伤，火动于中。尤以热病后期，邪热深陷阴中，消灼阴血，邪火与龙相并合，其火尤烈，消阴耗血，致有精枯髓热之变。真水日耗，水不制火，阴不配阳，则阳亢于上。费伯雄有云："阴虚阳亢，龙雷之火冲激。"[1]何廉臣则谓："其火不归根，即为龙雷之火。"[2]即龙雷不藏。朱丹溪曰："肾水亏少，肝枯木动，复挟相火，上踞高巅。"[3]肝肾阴虚，相火上逆，扰及心主，则致君相失宁。肾水不足，可致木火亢盛，而吴坤安又有"少阳相火大炽，反逼少阴，二少失司，病匪轻浅"[4]，是肝火过亢，反伤肾水。故肝肾虚火，虽有偏肝之相火偏亢，与偏肾之龙火上腾之分，然二者互为因果，肝肾母子之脏，古人有"乙癸同源"之说，实难断然分开。

肝肾虚火证，以下焦肝肾阴虚为本，邪火挟龙相内动。其治则总当滋其阴而降其火，古人所谓"壮水之主，以制阳光"之法。对于滋补肾阴，补其先天之水，何廉臣有云："非柔润静药，及血肉有情之品，大剂滋填不可。"[2]然而阴虚木旺，肾水不足，相火偏亢，又当斟酌其偏盛偏虚，而分别其补泻缓急。吴坤安云："急宜解木火之郁，以救其少阴之水"[4]，即以清泄相火为主；"如不应，急当滋少阴之水，以济少阳之火"[4]，即滋水涵木之法。至于阴不配阳，龙雷之火浮越，又当遵何氏龙雷之火"以育阴潜阳"[2]之法。或引火归原，导龙入海，使水升火降，心肾相交，然后水火既济，龙相归藏，则不致有烈焰飞腾之变。

证候别称：阴虚发热，邪留阴分，阴虚内热，阴枯火炽，阴虚火亢，阴虚火旺，虚火妄动，虚火上炎，虚阳上越，阴虚阳亢，阴枯阳亢，阳气暴逆，二少失司，相火上逆，龙雷沸腾，龙火上僭，龙火浮越，亢龙，火不归根，水亏木旺，心肾不交，水火不济，心火亢盛，血枯，热迫冲任，下损瘘厥。

病名：冬温伏暑，虚热，久热，夜热，潮热，失眠，盗汗，虚喘，虚呃，眩晕，耳鸣，口疮，口糜，牙痛，暴吐血，鼻衄，齿衄，耳衄，血淋，赤浊，遗精，梦遗，滑精，血枯经闭，月经过多，倒经，暴崩，经漏，崩漏，阴阳易，色复，阴汗，肾痿，骨痿。

证候系统：详见图3-7-59。

本证———阴血虚蒸候、阴血消灼候、肾阴虚炽候

转证———血液消涸候

变证———阴枯火炽候、龙雷不藏候、阴虚失纳候、君相失宁候

└———心肾不交候、火不归原候、阴精不固候、真阴虚损候

图3-7-59　肝肾虚火证证候结构图

引用文献

［1］章永红，王美霞.二至丸的临床运用［J］.上海中医药杂志，1983，（12）：23.

［2］俞根初.重订通俗伤寒论［M］.上海：上海科学技术出版社，1959：266，326.

［3］李用粹.中华医书集成·证治汇补［M］.北京：中医古籍出版社，1999：100.

［4］吴坤安.伤寒指掌［M］.上海：上海科学技术出版社，1959：卷一70.

（一）阴血消灼候（肝肾虚火本证1）

肝肾虚火证，肝肾阴血不足，虚火内动，炽灼于阴血之分，而成阴血消灼之候，亦称为阴虚内热，或热迫冲任之证。其见症以阴虚内热与络血妄行之脉症为主，可兼见血虚之症象。

通称：阴虚内热，热迫冲任。

内含病例：［**中医**］月经过多，倒经，崩漏。［**西医**］子宫内膜炎。

病因病机：肝肾虚火虚炽，因素禀肝肾阴血不足，虚火内动，炽灼肝血肾阴之分，消涸阴液，逼血妄行，而成阴虚火炽之证。

证象组合：阴虚+阴炽+血虚+血溢+液泄

主症：【**阴虚失养**】**症象**：①腰胯酸胀。②右胁胀痛。**脉象**：脉濡细。

【**阴热蕴炽**】**症象**：①两颧微红。②咽干、口苦。③腹内热涩隐痛。**舌象**：苔薄黄。**脉象**：脉沉滑无力。

副症：【**阴液消涸**】**症象**：心烦口渴。**舌象**：舌苔黄干。**脉象**：脉弦数有力。

【**血虚失荣**】**症象**：①面色无华。②头昏目蒙，头晕。③乏力，肢节酸软，四肢倦怠。**舌象**：舌质淡，苔薄腻。**脉象**：脉细弦。

宾症：【**络血妄行**】**症象**：①月经先期而行，量多。②经逾期不止，量多，色红，质稠。③月经应断未断而反多，断续不已。④经期吐咳血，经血点滴不至，自觉气从少腹上冲，即咳吐血。

【**热蒸液泄**】**症象**：①小便频数。②盗汗淋漓。

治则：当滋养肝肾阴血，泻火凉血增液。

方证

1.大安荣煎加减证：王大增方[1]。治月经先期，量多，四肢倦怠。详见病案1。

生地炭12g，炒白芍、川黄柏、阿胶、醋香附、秦艽、川续断、炒酸枣仁、大麦冬各9g，丹皮4.5g，砂仁2.4g，白茅根30g。

2.保阴煎加味证：吕敬江方[2]。治子宫内膜炎，月经逾期（36天）不止，量多，色红，质稠，腹内热涩隐痛。详见病案2。

生地、熟地、白芍、怀山药各12g，续断、党参、陈棕炭各15g，黄芩、黄柏、益母草、阿胶（烊化）各9g，艾叶6g，甘草4.5g。

3.顺经汤证：余国俊方[3]。治倒经，经期吐咳血，经血点滴不至，右胁胀痛。详见病案3。

酒洗当归、熟地、丹皮各15g，酒白芍6g，白云苓、沙参、炒黑荆芥穗各10g。

论著和讨论

本证候肝肾阴血虚弱，虚火内炽肝血肾阴，消涸阴液，逼血妄行。其治则当滋养阴血与清火凉血并用。王大增说："中医治疗月经不调，很重视血分药与气分药的配合应用，认为调经之法，固然要重视奇经八脉的关系，但亦不能忽视调肝。因肝喜条达，不宜拂郁，郁则气滞血亦滞。夫气主煦之，血主濡之；气为血帅，气行则血行，气滞则血凝。故主张调经必先理气，以行气开郁配合血分药，治月经不调。用药以香附、乌药、木香、肉桂等加入养血药中，行气开郁，逐寒祛瘀，以改善局部经血之运行，使'旧血散而新血生'，就不致有经血凝滞之患。"[1]

病案举例

1.王大增治经事先期6天而行，量多，四肢倦怠，苔薄腻，脉濡细。荣分有热，热迫冲任，大安荣煎加减（组方见方证）。后加熟地炭、首乌、炒藕节各12g，狗脊9g[1]。

又治年已50岁，月经应断未断而反颇多，断续不已，面色无华，头昏目蒙，肢节酸软，脉细弦，苔薄腻。养荣柔肝，引血归经：大熟地30g(15g炒炭)，白芍、枸杞子、炒酸枣仁、桑寄生、川黄柏各9g，远志4.5g，川黄连0.9g，煅牡蛎15g，乌贼骨、鸡冠花炭各12g，藕节炭4个[1]。

2.吕敬江治罗某某，女，23岁。患者于1973年1月结婚，4月10日因故自愿终止妊娠，行人工（电吸）流产。此后未再受孕，月经周期延后，常为50天或2月一次，量中等，色、质正常，经前后均无不适感，未治。1974年12月28日因经闭两月，来我院妇检发现宫体前倾、屈，细小，双侧附件增厚。"给予求偶素治疗，未效，经行如前。1976年7月6日，月经来潮，量多，持续20天不净，26日来我院妇科行诊断性刮宫，病理报告称："小量零碎增生期子宫内膜，间质慢性炎症细胞浸润"。诊断为"子宫内膜炎"。1976年8月12日来诊，症见月经逾期（36天）不止，量多，色红，质稠，无块，伴腹内热涩隐痛，腰胯酸胀，头晕，乏力，咽干，口苦，两颧微红，舌质淡，苔薄黄，脉沉滑无力。诊断为血热兼气阴两虚，肝肾不足。治宜凉血清热，养阴益气，调理肝肾，方用保阴煎加味（组方见方证），每天一剂。服5剂而血量大减，15剂而血止病愈。嘱停药观察至11月8日再诊，谓9、10两月，月经应期而至，量、色、质均正常，7天干净，无不适感。考虑血出日久，正气受损，病已痊愈，当调气血，改用八珍汤加香附、丹皮、陈皮调理助孕。1977年6月15日追访，用本方连服10剂即停药，后怀孕，11月顺产一婴，发育正常[2]。

3.余国俊治倒经：王某某，女，20岁。患浸润性肺结核5年，久服抗痨药，性急善怒，每月咳鲜血一次。忽加重，抢救脱险，但血未全止，适逢经期，用加味麦门冬汤不效，经血点滴不至，右胁胀痛，自觉气从少腹上冲，即咳吐血，心烦口渴，舌苔黄干，脉弦数有力。《傅青主女科》顺经汤（组方见方证）主之。1剂血止，又服5剂，乞未复发[3]。

引用文献

［1］王大增.随师临诊中的一些体会［J］.上海中医药杂志，1965，(4)：12，13.

［2］吕敬江.子宫内膜炎［J］.新中医，1980，(6)：22.

［3］余国俊.倒经治验一则［J］.中医杂志，1980，(11)：30.

（二）肾阴虚炽候（肝肾虚火本证2）

肝肾虚火证，肝肾阴虚，虚火内炽，肝火下迫，消灼肾阴，烁伤肾络，而成肾阴虚炽之候。其见症虽以肾之血溢与精滑症象显明，但必兼见阴虚与火炽之脉症，并以之为主。

通称：阴虚火炽。

内含病例：［中医］血尿，血淋，赤浊。［西医］过敏性紫癜肾炎。

病因病机：肝肾虚火虚炽，因肝肾阴虚，肝火内炽，下迫肾阴，烁伤血络，而致气化不行，甚则内扰精室。

证象组合：阴虚+阴炽+血溢+精滑

主症：**【阴虚失养】症象**：①面色皖白。②头晕耳鸣。③健忘失眠。④下肢无力。**脉象**：尺脉浮大而虚。

【阴热蕴炽】症象：①面颊浮红，眼睑微肿。②内热心烦。③手心热。④口燥咽干，咽充血疼痛。⑤小便赤热，大便干燥。**舌象**：舌质红，苔薄黄，间有裂纹。**脉象**：①脉弦细而数。②脉沉细数。③两尺脉细数无力。

副症：**【阴精不固】症象**：①不梦自遗。②带多稠黏。

【经脉失养】症象：腰脊痿弱不举，腰胯酸楚。

宾症：**【气化不行】症象**：①小便频数不利，时欲小便而不利。②少腹气坠。

【络血妄行】症象：①血尿持续不止。②小便除挟血块外，尚有黏稠带血之滑物，痛楚甚。③赤浊，④下肢散在紫红色斑点。

治则：当滋养肾阴，以助其阴而济其火；泻火凉血，以制其炽灼而保其阴血。

方证

1.理血汤加减证：桃红方[1]。治血淋，小便皆血，尿时痛楚难言。详见病案2。

生怀山药30g，生龙骨、生牡蛎各18g，茜草、龙胆草各6g，杭芍、白头翁、阿胶、生栀子各9g，海螵蛸、甘草梢各12g。

2.滋肾养阴，清热宁血方证：郭辉雄方[2]。治皮肤紫癜，血尿。详见病案3。

黄柏、知母、生地、丹皮、女贞子、茯苓、泽泻、茅根、小蓟、旱莲草、桑椹、地骨皮、竹叶。

论著和讨论

本证候肝肾阴虚，肝火内迫，消灼肾阴，烁伤肾络。其治则当以滋养肾阴与清火凉血并重，标本兼顾。如汪汝麟说："(赤浊）菟丝子丸，补肾利水。菟丝子、茯苓、山药、沙苑子、车前子、石斛、牡蛎（煅）、远志肉。菟丝、茯苓、山药甘温补脾，沙苑子苦温固精，车前子甘寒渗湿，牡蛎咸以清热，石斛淡以清胃，远志苦泄热，能通肾气上达于心。"[3]

病案举例

1.金谷城治某患儿，男，11岁，过敏性紫癜肾炎2年。血尿持续不止，血压较高（130~140/80mmHg)，头晕，面色皖白，下肢无力。尿检：红细胞计数12500/mm³。最近有咽红充血疼痛。证属肝肾阴亏挟外感风热，拟补益肾阴，佐以疏风清热：怀山药、水牛角（先煎）各30g，蒲公英、板蓝根各15g，生地、熟地、山萸、丹皮、杜仲、桑寄生、当归、失笑散（包）、菟丝子各9g，茅根2扎，7剂。二诊：尿检红细胞26个/mm³，血压110/70mmHg。原方杜仲改牛膝9g，14剂。三诊：尿检红细胞26个/mm³，面色转红，体力增加，无头晕。原方去蒲公英，14剂[4]。

2.桃红治张某某，男，34岁，1年前因拉车用力过猛而劳倦，当晚睡觉后醒来小解，始觉疼痛，当时未予介意，自己喝盐开水1碗（当地习惯认为，盐开水有清热泻火作用)。继则小便时茎中疼痛加剧，并带血块。以后小便皆血，尿时痛楚难言。自病迄今，曾服中药百余剂，注射青、链霉素不下百余针，均未见效。患者因事到石柱，来我院求治。初用五淋散加味，连服4剂，并注射青霉素4天，病未减轻。后由我接治。据患者所述，并视其所服过之方40余剂，均为通淋利水之药，不外萹蓄、瞿麦、木通、滑石之属。愈利液愈枯，现小便除挟血块外，尚有黏稠带血之滑物。小解时，必以头抵墙或物，痛楚甚。诊其脉，弦细而数，察其舌质红，苔薄黄，间有裂纹。脉证合参，断为“血淋”。治宜清热凉血。查一般治血淋之方，有小蓟饮子、牛膝煎等。参考《医学衷中参西录》之理血汤加减。（组方见方证）上方连服5剂，病情大有好转。患者忽因事去别地，病又增剧，急返我院，仍宗前方，连进7剂，病竟获痊愈。半年后来信，言未再发[1]。

3.郭辉雄治肖某，男，8岁。患儿皮肤紫癜、血尿1月余。诊断为过敏性紫癜肾炎。曾用抗生素、激素治疗，其效不显，转求治于余。视其眼睑微肿，面颊浮红，下肢散在紫红色斑点，压不退色。口干，手心热，小便短赤，舌质红，苔薄黄。查尿常规：蛋白（+），红细胞（++）。审此系热邪灼伤肾阴，虚火内扰，迫血外溢。治宜滋肾养阴，清热宁血。（组方见方证）守上方化裁3月余，尿蛋白、血尿消失，诸症霍然。凡治肾炎，要善于守方，不能操之过急，否则取效则难[2]。

引用文献

［1］桃红.血淋治验［J］.新中医，1976，增刊（2）：13.

［2］郭辉雄.过敏性紫癜的证治体会［J］.北京中医学院学报，1985，（1）：26.

［3］汪汝麟.证因方论集要［M］.北京：中医古籍出版社，1986：397.

［4］金谷城.小儿血尿的辨证论治［J］.新医药学杂志，1976，（8）：32.

（三）阴枯火炽候（肝肾虚火变证1）

肝肾虚火证，肝肾阴虚，虚火内炽，消涸阴液，是为阴枯火炽之候，杂病学家通称为阴虚火旺之证。其见症以阴液枯涸与虚火内炽之脉症为主。

通称：阴虚火旺。

内含病例：［中医］潮热，血痢。**［西医］**慢性前列腺炎。

病因病机：肝肾虚火虚炽，因肝肾素本阴虚，水不济火，虚火内炽，重伤阴液，而成阴枯火旺之证。

证象组合：阴枯+气炽+神扰

主症：【阴液消涸】症象：①面黑神疲体瘦。②潮热盗汗，足心热，足胫亦热。③口燥咽干，腰胯酸楚。④头昏耳鸣。⑤尿后白浊，夜寐遗精。**舌象：**舌红。**脉象：**脉沉细数。

副症：【津气蕴炽】症象：①身热口渴。②少腹不适，会阴、肛门坠痛。③大便干燥，小便黄热，小便涩赤，④痢血色紫。**脉象：**脉象洪数。**舌象：**舌红苔黄厚。

宾症：【神志不宁】症象：健忘失眠。

治则：当大滋肾阴，清降内火，即王太仆所谓“壮水之主，以制阳光”之法。

方证

知柏地黄加味证：李有文方[1]。治慢性前列腺炎，尿后白浊，夜寐遗精。详见病案2。

生地、山药、泽泻、茯苓、山茱萸、桑寄生、车前子各12g，丹皮、知母、五味子各6g，黄柏9g，六一散16g。

论著和讨论

本证候肝肾阴虚，虚火内炽，阴液枯竭，水不济火。其治则总当滋补阴液，清降内火。王雨三说：“邪火烁干肾水，故腰亦作痛。见证身热口渴，小便涩赤，脉象洪数者是也。用知柏八味丸。”[2]秦伯未说：“肾虚湿热下注，足心热，足胫亦热，小便黄赤，用知柏地黄丸加秦艽。”[3]

病案举例

1.李泰治汪姓，20余岁，脉细数，面黑头昏，神疲体瘦，五心阴烧，日夜不退，小便微热，大便甚紧，此阴虚津枯。熟地12g，山茱萸、山药各6g，丹皮、泽泻、云茯苓、胡黄连各4.5g，火麻仁9g，6剂愈[4]。

又治一妇人，33岁，前年8月患红白痢，后转纯红，有时下血4~5日，日夜5~6次，带紫色，常自遗出，有时可间歇7~8日，此久病伤阴之休息痢。熟地、鱼鳔各12g，山药、山茱萸各6g，黄芩3g，砂仁1.5g，丹皮、茯苓、阿胶、泽泻各4.5g。3剂见效。加升麻0.9g、柴胡1.5g，又3剂渐愈[4]。

2.李有文治慢性前列腺炎：光某，男，45岁。原有肺结核，继患肝炎，素体阴虚挟湿，近1年，尿后白浊，夜寐遗精，潮热盗汗，口燥咽干，腰胯酸楚，少腹不适，会阴、肛门坠痛，头昏耳鸣，健忘失眠，大便干燥，小便黄热，舌红苔黄厚，脉沉细数。此阴虚火旺，兼挟湿浊，予滋阴降火，佐化湿浊，知柏地黄加味（组方见方证）。5剂症减，继10剂症大减，会阴、肛门仍坠，肝区亦疼。上方加减：生地、山药、泽泻、茯苓、枸杞子、川楝子、丹参各12g，车前子、赤芍、白芍各10g，黄柏、知母各6g，当归尾9g。15剂诸症基本消失，后以知柏地黄加枸杞子、车前子、丹参、川楝子、白芍、菟丝子、芡实、莲肉，红糖、蜜熬膏常服，半年后随访，无任何不适[1]。

引用文献

［1］李有文.慢性前列腺炎治验2例［J］.中医杂志，1982，（2）：43.

［2］王雨三.治病法轨［M］.北京：学苑出版社，2015：163.

［3］秦伯未.秦伯未医学名著全书［M］.北京：中医古籍出版社，2003：348.

［4］李洪成，李新平，李新晔.中医证候学［M］.北京：中国医药科技出版社，2008：1264，1265.

（四）龙雷不藏候（肝肾虚火变证2）

肝肾虚火证，肝肾阴虚，水不济火，龙雷之火内动，冲逆于上，而成龙雷失藏之候，杂病学家通称为阴虚火旺，或阴虚阳亢之证，古人亦称龙雷沸腾，龙火浮越，亢龙，火不归根，虚火上炎，相火上逆等。其见症以阳火上冲之症象显明，但必兼见阴虚与阳浮之脉症，并以之为凭。

通称：阴虚火旺，阴虚阳亢，龙雷沸腾，龙火浮越，亢龙，火不归根，虚火上炎，相火上逆。

内含病例：**［中医］**眩晕，耳鸣，口疮，牙痛，暴吐血，鼻衄，齿衄，耳衄，月经过多，暴崩，经漏。**［西医］**口腔溃疡，功能失调性子宫出血。

病因病机：肝肾虚火虚逆，系肝肾阴虚，水不济火，阴不配阳，致龙雷之火内动，厥阳上逆，干于清道，冲逼络血，而成阴虚阳亢之证。

证象组合：阴虚+阳浮+空窍+血溢+气逆

主症：**【阴虚失养】症象**：①身高体瘦，皮肤色黑。②腰腿酸软，两脚酸软。③夜则发热盗汗，遗精。**舌象**：舌偏红苔薄少。**脉象**：①脉弦细无力。②脉虚数，脉细数，脉沉细数无力。③尺脉沉数，或弱或躁。

【阳气浮越】症象：①面目红赤，面赤足冷至膝，头部发热。②头重脚浮。③口干思饮，饮水不多。④五心烦热，经前烦躁易怒，烦扰不安，夜寐梦多，不寐，心荡神驰。**舌象**：①舌红无苔。②舌质红绛，苔薄干。**脉象**：①脉数有力。②脉数寸关尤甚。

副症：**【清空不宁】症象**：①头痛甚则痛时如有火热上攻泥丸。②头晕，晨起头晕更甚，动则加剧。③头面牙耳阵痛。

【清窍不利】症象：①耳鸣，耳若蝉鸣，耳塞。②牙根酸软，牙龈浮肿。③口腔溃烂。④舌痛有时咽部溃烂。⑤喉咙作痛。

宾症：**【络血妄行】症象**：①暴吐血，血色鲜红，吐黑血。②鼻衄，成流不止者。③齿血，晨起口中热腥味异常，每吐浊血色痰一口，牙不宣而出血，齿缝出血，多则血流盈盏。④耳内出血涓涓不绝。⑤月经周期不定，血量或多或少，色红黑有块，月经过多色黯，经漏不止，阴血暴崩。

【气机冲逆】症象：①时有恶心，胃痛。②痰嗽必甚。

治则：当大滋肝肾之阴，清降龙相之火，镇潜亢阳，凉血增液，以制其升腾之势。

方证

1.两泻汤证：陈士铎方[1]。壮水制火，治吐黑血，痰嗽必甚，口渴思饮，夜则发热盗汗，遗精，耳鸣不寐，脉细数。

白芍、丹皮、地骨皮、玄参各一两，炒黑栀子9g，水煎服。

2.玉竹封髓丹证：蒲辅周方[2]。益阴增液，补土伏火，治口腔溃疡，口腔溃烂，属阴虚液少，虚火上犯，舌痛有时，咽部溃烂，头面牙耳阵痛，头部发热，头晕耳鸣，疲劳，两脚酸软，口干思饮，饮水不多，时有恶心，胃痛，小便黄，月经周期不定，血量或多或少，色红黑有块，舌红无苔，脉沉细数无力。

玉竹、天冬、干生地各9g，盐川黄柏4.5g，砂仁、炙甘草各3g，蜂蜜为引。

3.生熟地方证：张伯臾方[3]。治暴吐血，血色鲜红，脉虚数。

大生地15~30g，熟地30~60g，参三七3~9g，丹皮9g，荆芥炭4.5g。

论著和讨论

本证候肝肾阴亏，水不济火，阴不配阳，龙雷之火内动，挟厥阳上逆。其治则当滋阴潜阳为主，以制其升腾为法。古人以为其病机，为阴虚阳亢，龙火浮越，火不归根，故有亢龙之称，主法为育阴潜阳，导龙入海。缪仲淳曰："阳交于阴而诸病自已尔。"[4]陈士铎说："耳中出血者，涓涓不绝，流三日不止而人死矣。此病世不尝有，然而实有其症也。耳者，肾之窍也，耳中流血，自是肾虚之病，然而肾虚，血不走胃，不从口出，而偏从耳出者，正有其故。故必须急止之。方用填窍止氛汤，用截流汤亦神效：熟地60g，生地、寸麦冬各30g，三七末9g，菖蒲3g，水煎服。1剂即止血。"[1]"人有久吐血，百计止之而不效者，盖血犯浊道也。夫火不盛与气不逆，则血俱不吐，当知气逆由于火盛，欲治气逆，必须降火。不若壮水以镇阳火之为得也。方用壮水汤：熟地90g，生地30g，炒黑荆芥

6g，三七9g，童便1碗。”[1]

何廉臣说：“（衄血）肝旺气冲者，轻则桑丹泻白汤去橘、枣，加白芍、白薇、鲜茅根等，重则新加玉女煎，尤为镇肝纳冲之要剂，其火不归根，即为龙雷之火，滋任益阴煎加龙牡以育阴潜阳。”[5]姚国美说：“头痛耳鸣，或兼牙根酸软，甚则痛时如有火热上冲泥丸者，乃肾阴不足，龙火浮越，法宜壮水之主，以制阳光，主以知柏八味丸加玄参、龟板、枸杞、桑椹、蒺藜之类。”[6]

病案举例

1.**缪仲淳**治贺函伯乃正，小产后阴血暴崩，作晕恶心，牙龈浮肿，喉咙作痛，日夜叫号不绝。仲淳曰：此证因失血过多，阴血暴亏，阳无所依，火空则发，故炎上，胸中觉烦热，所谓上盛下虚之候也。法当降气，气降则火降矣，火降则气归元，而上焦不烧热，齿龈肿消，喉咙痛止，阳交于阴而诸病自已尔。苏子、麦门冬、白芍、青蒿子、牛膝、五味子、鳖甲、生地黄、甘枸杞子、枇杷叶、川续断、酸枣仁、童便、橘红、郁金汁[4]。

2.**张仲华**治鼻衄盛发，成流不止者，已3日。面赤足冷至膝，脉数寸关尤甚。血去过多，心荡神驰，阴亏内热之体，厥阳化火上逆，扰动脉络，血行清道，从高灌注而下，非若吐红之易，定血有几何？岂堪如此长流，拟仿志火升腾治例，用凉血滋降法：犀角2.1g，炒女贞子4.5g，黄连1.5g，熟地18g，青铅1枚，炙龟板30g，旱莲草3g，煅磁石15g，阿胶（蛤粉拌炒）、咸水炒牛膝各4.5g，童便1杯[7]。

3.**林永华**治傅某某，43岁，已婚，1976年8月13日初诊。主诉：月经过多已2年，每10多天来潮一次，量多持续8~9天净，色黯。头晕，耳鸣，五心烦热，腰膝酸软，经前烦躁易怒，夜寐梦多，末次月经7月23日，持续20天干净，脉弦细无力，舌质红绛、苔薄干。辨证为阴虚内热。处方：败龟板、荠菜、槐米、马齿苋各30g，炙樗皮12g，炒白芍、香附炭、黄芩炭、蒲黄炭各9g，生地炭15g。7剂后复诊，出血逐渐减少，服至第7剂时血止。诸症好转，唯夜梦仍多，脉弦细，舌质红绛，仍以养阴清热，佐以安神。原方去荠菜、马齿苋、蒲黄炭，加生甘草9g，淮小麦、红枣各30g。共服30余剂。1年后随访，月经周期已转正，行经5~6天。但患者上述更年期症状未明显好转，拟用甘麦大枣汤为主，并加用养阴清热之剂调理[8]。

4.**孔庆洛**治连某某，50岁，身高体瘦，皮肤色黑，时感头晕，耳鸣耳塞，多次检查无高血压。近闭经2个月，自谓已绝经。前日偶食辛燥物，晨起头晕更甚，动则加剧，鼻衄2次，量较多，舌红，脉稍弦。检查血压150/90mmHg。西医诊断：更年期综合征。中医辨证：素察阴虚，入更年期后，肾阴更损，水不涵木，阳亢于上。处方：生地、龟板各15g，白芍、旱莲草、侧柏叶、女贞子各9g，炒知柏、广角各6g。2剂后，衄不再发，头晕减，前方去广角，加丹皮、牛膝，连服4剂，症状渐失，复查血压正常[9]。

5.**章永红等**治齿衄，戴某某，男，32岁，肝大数年，近月来，经常齿衄，晨起口中热腥味异常，每吐浊血色痰一口，身体消瘦，时有肝区隐痛，偶有恶心，舌偏红苔薄少，脉弦细。处方：二至丸，每日30g，分两次吞服。连服半月，齿衄止，口中热腥味消失。

按：《医醇賸义》云：“盖胃为外腑，职司出纳，为水谷蓄泄之要区，其中并无一丝一点之血。即牙宣出血一症，不过胃火炽盛，肉不附骨，故血热而上涌。其牙不宣而出血者，乃阴虚阳亢，龙雷之火冲激胃经所致。”本例患者齿缝出血，牙并不宣，然血亦不甚多，虚火亦不甚重，故用二至丸治之而愈[10]。

引用文献

[1] 柳长华.陈士铎医学全书 [M].北京：中国中医药出版社，1999：763，764，766.
[2] 中国中医研究院.蒲辅周医疗经验 [M].北京：人民卫生出版社，2005：248.
[3] 严世芸，郑平东，何立人.张伯臾医案 [M].上海：上海科学技术出版社，1979：55.
[4] 江瓘，魏之琇.名医类案（正续编）[M].北京：中国中医药出版社，1996：726.
[5] 俞根初.重订通俗伤寒论 [M].上海：上海科学技术出版社，1959：325.
[6] 姚国美.姚国美医学讲义合编 [M].北京：人民卫生出版社，2009：152.
[7] 柳宝诒等.增评柳选四家医案 [M].南京：江苏科学技术出版社，1983：356.
[8] 林永华.辨证治疗功能性子宫出血 [J].浙江中医药，1978，4（5）：19.
[9] 孔庆洛.妇女更年期综合征的中医辨证论治 [J].新医药学杂志，1979，（3）：40.
[10] 章永红，王美霞.二至丸的临床运用 [J].上海中医药杂志，1983，（12）：23.

（五）阴虚失纳候（肝肾虚火变证3）

肝肾虚火证，肝肾阴亏，水不济火，阳不纳阴，龙相之火内动，挟厥阳上逆，而成阴虚失纳之候，杂病学家亦通称阴枯阳亢，或阳气暴逆，相火上逆之证。其见症以冲逆之症象显明，但必兼见阴虚与阳亢之脉症，并以之为主。

通称：阴枯阳亢，阳气暴逆，相火上逆。

内含病例：［**中医**］虚喘，虚呃。

病因病机：肝肾虚火虚逆，系肝肾阴亏，水不济火，龙雷之火内动，阴不纳阳，阳亢不入于阴，而成阴气大亏，阳气暴逆之证。

证象组合：阴虚+气逆+阴涸+阳浮

主症：【**阴虚失养**】**症象**：①腰酸，腰脊酸痛，跟疼。②耳聋眼花。③遗精带下。**脉象**：脉细弱。

【**气机冲逆**】**症象**：①冲任脉动，虚咳，虚喘，虚痰，虚呃。②自脐下直冲至胸嗌间而呃，发声迟缓，挟脐动脉直至中脘，动势粗壮，与呃声相应，重按则呃止。③或有呃升，或有嗳气。④气填胸中，呕而无物，吐而有痰。

副症：【**阴液消涸**】**症象**：①虚热，骨蒸盗汗。②小便短，小溲频数，色见红赤。**脉象**：①脉细数。②脉左关尺细弦数。**舌象**：①舌边淡绛，舌中干灰。②舌糙黄无液。③舌质胖嫩，根或灰黑淡薄。

宾症：【**阳气浮越**】**症象**：①面赤颧红，两颧嫩红，目如鸠眼。②头晕耳鸣，目眩心悸。③沉沉欲寐，默默乱语。④寐中纷纷梦扰，手指跃跃跳动。**脉象**：①脉滑大劲数，搏指不柔。②左部脉象小数弦劲，右部脉数搏指。

治则：当滋填肝肾之阴，镇降冲逆之火，使阴能纳阳，阳入于阴，则冲逆可平。然病势至此，精枯髓热，根本动摇，已有阴阳离决之虞。

方证

镇肝熄风汤加减证：李东海方[1]。平肝潜阳，降气镇逆。治肝肾阴亏、肝阳偏亢之失眠眩晕等。详见病案1。

生代赭石30g，生龙骨、生牡蛎各20g，怀牛膝、生龟板、玄参、麦冬、白芍、生地各15g，川楝子、甘草各6g。

论著和讨论

本证候肝肾阴亏，龙雷内动，阴不纳阳，阳浮于上，而成冲逆之证。治当滋填肝肾阴液，以配其阳，助其收纳；镇潜亢逆之阳，使归之于阴，亦导龙入海之法。金子久有云："未能汲汲于滋腻，又难急急乎温养，调治为难，已见一斑，舍保津存液外，别无方法可采。"[2]何秀山说："精枯髓热，腰脊酸痛，遗精带下，骨蒸跟疼，冲任脉动，两颧嫩红，耳聋眼花，脉左关尺细弦数，舌质胖嫩，根或灰黑淡薄者，以二加龙蛎汤去姜附，加大补阴丸为主。虚咳，酌加沙苑子、天冬、野百合真柿霜之类。虚喘，酌加灵磁石、北五味子、秋石拌捣甘枸杞子、玄精石泡水磨沉香汁之类。虚痰，酌加淡竹盐拌炒胡桃肉、秋石水拌炒沙苑子之类。虚呃，酌加青铅、铁落、盐水炒银杏、刀豆子、沉香水炒怀牛膝之类。虚热，酌加银柴胡、地骨皮、青蒿，炙鳖甲之类。"[3]何廉臣曰："唯屡下后及病久，与夫老人虚体，妇人产后，阴气大亏，阳气暴逆，自脐下直冲至胸嗌间而呃者，《内经》所谓病深者其声哕是也。急用六味地黄汤加大补阴丸、紫石英、沉香汁，或可挽救一二。"[3]

吴坤安说："阴火冲逆：如六脉细数，面赤颧红而呃者，阴火上逆也，都气饮，加胡桃肉、柿蒂以纳之。"[4]姚国美说："气从少腹上冲而呃，发声迟缓，病关于肾。头眩耳鸣，骨蒸盗汗，小便短，（面赤颧红），脉细数者，此肾阴亏损，虚阳上浮，宜大补阴丸或都气丸加磁石、刀豆子之类以助其收纳。"[5]秦伯未说："（耳鸣）肾亏阴火上炎，或用脑过度，《内经》所谓'髓海不足则脑转耳鸣'。多伴有头晕目眩，心悸腰酸，脉象细弱。脑为髓海，髓属于肾，治疗皆主滋补，用补肾丸（熟地、菟丝子、当归、苁蓉、山茱萸、黄柏、知母、补骨脂），亦可加磁石镇静。"[6]

病案举例

1.李东海治李某某，男，40岁，曾患神经衰弱、高血压10余年，近3个月来精神紧张，后则失眠多梦，眩晕耳鸣，心中烦热，左上肢阵发性麻木，渐觉活动不利。检查：血压150/95mmHg，舌红少苔，脉弦长有力。证属肝肾阴亏，肝阳偏亢，治宜镇肝息风，予镇肝熄风汤加减（组方见方证）。每日1剂，连服3剂，每晚睡8小时左右，无恶梦，眩晕烦躁好转。继服6剂，血压130/90mmHg，眩晕和上肢麻木等症状消失[1]。

2.金子久治两旬病热，精神甚觉狼狈，津液益形竭蹶，沉沉欲寐，默默乱语，寐中纷纷梦扰，手指跃跃跳动，津液愈耗，风阳愈动，设或气上汗泄，便是束手无策。大便后闭已有七日，小溲频数，色见红赤，纳食似废，所进仅有糜汤，中乏砥柱。客气乘机上逆，或有呃升，或有嗳气，昨夜忽有气填胸中，呕而无物，吐而有痰，左部脉象小数弦劲，右部脉数搏指，舌边淡绛，舌中干灰。肺胃气燥，肝胃阴亏，最紧要者，中脘窒塞，未能汲汲于滋腻，又难急急乎温养，调治为难，已见一斑，舍保津存液外，别无方法可采。西洋参、麦冬、熟地黄、苁蓉、建兰叶、糯稻根须、旋覆花、代赭石、川贝母、茯苓、牡蛎。后加龙齿、首乌、白芍、茯神、秋石、龟板、鳖甲、瓜蒌仁、藿斛、知母、玄参、杏仁、竹茹、橘红等，气不上冲去旋覆花、代赭石[2]。

引用文献

［1］李东海.代赭石配方临床治验［J］.基层医刊，1981，（6）：28.

［2］徐衡之，姚若琴.宋元明清名医类案［M］.长沙：湖南科学技术出版社，2006：867.
［3］俞根初.重订通俗伤寒论［M］.上海：上海科学技术出版社，1959：249，250.
［4］吴坤安.伤寒指掌［M］.上海：上海科学技术出版社，1959：卷三84.
［5］姚国美.姚国美医学讲义合编［M］.北京：人民卫生出版社，2009：239.
［6］秦伯未.秦伯未医学名著全书［M］.北京：中医古籍出版社，2003：297.

（六）君相失宁候（肝肾虚火变证4）

肝肾虚火证，肝肾阴虚，虚火内动，龙相失藏，上扰于心，君火内起，而成君相失宁之候，杂病学家亦通称水亏木旺，虚火妄动，心肾不交，或坎离失调之证。其见症以阴虚与火炽之脉症为主，必兼见上扰心神与下动精血之症象。

通称：水亏木旺，虚火妄动，坎离失调，心肾不交。

内含病例：［**中医**］冬温伏暑，梦遗，滑精。［**西医**］慢性肾炎，高泌乳素血症。

病因病机：肝肾虚火虚炽，系肝肾阴虚，龙相之火内炽，上扰心神，君火内起，下扰精室，冲激血海，而成阴虚火动，坎离失调之证。

证象组合：阴虚+阴蒸+神扰+精滑+血溢

主症：【**阴虚失养**】**症象**：①腰酸痛。②眼花。③心悸。**舌象**：舌边红刺。**脉象**：细弱。

【**阴热蕴蒸**】**症象**：①颧骨泛红，阵发烘热，足冷口干。②五心烦热，汗出。③口苦口臭。④脘嘈，少腹胃脘发热。⑤小水淋浊，小溲频数而赤。**舌象**：①舌红糙，苔薄，舌边有缨线。②舌质红绛，苔薄白。③苔黄腻，舌暗红。**脉象**：①脉弦。②脉细数。③尺脉洪大。④脉左关尺大。

副症：【**神志不宁**】**症象**：①心烦，夜寐欠安，性情烦躁易怒。②左少腹睾丸气上攻胸，心神狂乱。

【**阴精不固**】**症象**：①男子遗精梦泄，女子带多。②滑精时作，昼犯亦不自禁。

宾症：【**络血妄行**】**症象**：①衄血目青。②血崩。③经汛每月两转，量多色鲜。④溢乳，经停瘕痛。

治则：当滋养肝肾之阴液，清降龙相之火亢，兼以清心安神，以静君相，而调心肾。

方证

三才封髓丹加黄连证：《通俗伤寒论》方[1]。治瘥后遗精，因火动者。详见论著。

天门冬、熟地黄、人参各15g，黄柏150g，砂仁45g，炙甘草22.5g，加黄连。

论著和讨论

本证候肝肾阴虚，龙相之火内炽，上扰心君，致君相失宁。其治则当滋养肝肾之阴液，清降龙相之火，兼以清心安神。俞根初说："（冬温伏暑）男子遗精梦泄，女子带多血崩者，伏暑下陷冲任也。滋任益阴煎加醋炒白芍12g，东白薇15g，陈阿胶9g，清童便（冲）1杯，清滋冲任，以封固之。"[1]又说："瘥后遗精，病后遗精，因火动者多，宜清余热，固精封髓丹主之，三才封髓丹加黄连（组方见方证）亦主之，以此症黄连、黄柏二味，最是要药也。"[1]杜顺福谓："滋肾泻火，平调坎离，水火既济。"[2]然后则无扰动上下之患。

邹滋九说："如龙相交炽，阴精走泄而成者，用三才封髓丹、滋肾丸、大补阴丸，峻补真阴，承制相火，以泻阴中伏热为主。"有云：有梦遗精，尺脉洪大，舌边红刺，是相火内炽，阴精走泄所致，治宜清泄相火，宜用封髓丹（黄柏、砂仁、炙甘草），如阴已虚，用三才封髓丹或大补阴丸等。秦伯未说："两颧属肾，颧骨泛红，均属水亏虚火上浮，常见于痨瘵证，尤其是'肺痨'证。肺痨出现颧红，亦由金不生水，阴虚阳浮于上，不是肺脏本病，故多肺肾同治，同八仙长寿丸（麦冬、五味子、生地、山萸、山药、丹皮、茯苓、泽泻）。"[3]

病案举例

1.孔伯华治于男，肝肾俱热，又兼气郁，每遇激怒，遂致少腹脘次发热，精关不固，时作滑精，昼犯亦不自禁，脉左关尺大。治以清平滋摄：生牡蛎15g，盐芡实、盐知母、旋覆花、代赭石、酸枣仁、盐菟丝、朱茯苓、朱茯神、砂仁、盐黄柏各9g，盐橘核、合欢花各12g，石决明24g，朱莲芯、矾郁金各6g，桑寄生18g，藕30g。二诊加盐水炒胡桃肉一枚，黑芝麻9g，又4日，共7日，遗精渐少[4]。

2.林永华治王某某，女，29岁，未婚。初诊：近数月来，经汛每月两转，量多色鲜，持续4~5天净，伴五心烦热，口苦心烦，夜寐欠安，末次月经10月15日。脉细数，舌质红绛，苔薄白。辨证为血（实）热型。大生地、枸杞子各18g，地骨皮、辰茯苓、女贞子各12g，鹿衔草、槐米各30g，炒白芍、旱莲草各9g，茜草15g，7剂。复诊：诸症好转，尤以潮热改善最显。仍感头晕，夜梦多，脉舌如前。仍用上方并加重大生地为24g，7剂。三诊：诉月经已转正，末次月经11月15日，经量亦有明显减少。诸症已有好转，唯睡眠欠佳，脉细，舌质红，苔薄。原方去枸杞子、鹿衔草、旱莲草，加淮小麦、红枣各30g，生甘草5g，7剂。半年后随访，月经正常，诸症减轻[5]。

3.姚寓晨治“闭经泌乳综合征”：王某某，女，36岁。眼花心悸，溢乳脘嘈，经停瘕痛，苔黄腻，舌暗红，此心肾交济失司，肝木疏泄太过，火愈甚则阴愈亏。夫肝与心乃母子相生，拟实则泻其子，直折其上炎之势：左金丸、丹参、柏子仁、秋石、焦山栀各9g，大生地15g，木通5g，竹叶心6g，琥珀末3g。肝经上窜之火渐平，唯夜寐不宁，月信杳然，溢乳腰酸，苔薄舌红，脉细小弦。营阴亏乏，肾水虚衰，上不能济心火，下无以益冲任，宜滋养肾水，以泄心火，而调奇经：龟板30g，生地、熟地各15g，山茱萸、柏子仁、卷柏、泽兰叶、交泰丸各10g，阿胶12g，怀牛膝20g，每周5剂。连服1个月，溢乳停止，月经未潮，原方8倍加猪脊髓150g和蜜丸，每日2次，每次10g。2月余月经来潮，量少色紫红有块，腰微酸，腹微胀。肾虚胞脉失养，气滞营血不和，再调益以理冲任：炙龟板30g，山茱萸、菟丝子、生地、熟地、丹参、桑寄生各12g，全当归、川芎、赤芍、白芍、香附各10g，7剂。六味地黄丸缓调[6]。

4.杜顺福治谢某某，女，51岁。初诊日期：1982年4月10日。年逾半百，绝经有载，天癸竭，肾气衰，水不涵木，肝郁火旺，阵发烘热，汗出，口臭，性情烦躁易怒，脉弦，苔薄，舌边有缨线，血压146/92mmHg。治拟滋肾泻火，平调坎离：生地30g，知母、焦山栀、白芍、枸杞、益母草、泽泻各12g，丹皮10g，佩兰15g，仙茅6g，地骨皮25g。服药5剂，水火既济，症状基本缓解，舌缨线消失[2]。

5.姜春华治黄某某，女，51岁，有慢性肾炎史8年，经常浮肿，近日加甚，腰酸痛，足冷，口干升火，小溲频数而赤，舌红糙，脉细数。尿检：红细胞（++），蛋白（++），有管型。证属肾元不固，阴精下渗，阴阳两虚，气化不利而虚火反动。治拟滋肾清火与暖肾强腰并用，阴阳互调。基本方：生地、玄参、黄柏、枸杞子、川续断、狗脊、杜仲各9g，黑大豆、黄芪各30g，红眉梢、六月雪各15g，仙茅、大红袍、鹿衔草各16g。此方加减服用1个月，浮肿退，诸症平，复检小便阴性，管型消失，随访半年未发。

按：此例慢性肾炎阴阳两损，故既有浮肿、腰酸、足冷等阳虚之症，又有口干升火、溲赤舌红等虚热之象。老师用生地、玄参、黄柏、枸杞、黑大豆滋肾清热；用杜仲、狗脊、川续断、仙茅、黄芪暖肾强腰，滋水暖肾。条缕清楚，融合有度。大红袍、红眉梢、六月雪、鹿衔草是老师治疗慢性肾炎的辨病药，有强壮补肾，调整阴阳，改善肾小管血液循环，保护肾脏功能的作用，配入复方，体现了老师辨证论治与为病寻药结合的用药法度。是方不用滋腻填补，也不用辛热壮阳，崇尚阴阳互求，水火同协，补中有动，温中有清，调节肾脏的自身功能，稳妥收效，堪称妙法[7]。

引用文献

［1］俞根初.重订通俗伤寒论［M］.上海：上海科学技术出版社，1959：268，474.

［2］杜顺福.舌缨线与情志关系的临床反映［J］.上海中医药杂志，1983，(3)：21.

［3］秦伯未.秦伯未医学名著全书［M］.北京：中医古籍出版社，2003：289.

［4］北京中医学会《孔伯华医集》整理小组.孔伯华医集［M］.北京：北京出版社，1988：378.

［5］林永华.辨证治疗功能性子宫出血［J］.浙江中医药，1978，4(5)：19.

［6］姚寓晨，姚石安.中医药治愈2例闭经泌乳综合征［J］.中医杂志，1981，(9)：33.

［7］贝润浦.著名老中医姜春华治疗某些疑难杂症的经验［J］.上海中医药杂志，1983，(12)：3.

（七）真阴虚损候（肝肾虚火变证5）

肝肾虚火证，肝肾阴亏，虚火内动，水不制火，真水日耗，真阴枯竭，精枯髓热，而成真阴虚损之候，杂病学家通称为下损痿厥之证。其见症虽以阴虚与内热之脉症为主，但必兼有虚火上扰空窍，下迫精血之症象。

通称：下损痿厥。

内含病例：［中医］肾痿，骨痿。

病因病机：肝肾虚火虚损，因肝肾阴亏火旺，水不制火，或更加外感之热，或内蕴之热，挟火而动，火热蒸灼，真水日耗，上则扰空窍，下逼精血，伤精耗髓，真阴枯竭，骨枯而痿，而成下焦真阴虚损之候。

证象组合：阴虚+阴蒸+气逆+空窍+血溢+精滑

主症：**【阴虚失养】症象**：①腰脊痿弱不举。②脚膝无力，两足痿弱难行。③骨枯而痿，两脚渐细，行步艰难，立则腿颤。**脉象**：脉尺浮大而虚。

【阴热蕴蒸】症象：①内热心烦而渴。②腰酸背热。③小腹冤热。④腿跟热痛，自觉两足极热，上冲股膝。⑥小便赤。**脉象**：①脉数。②脉细数无力。

【气机冲逆】症象：①咳甚吐食，虚咳虚喘虚痰。②不食。

副症：**【清空失养】症象**：头晕。

【清窍不利】症象：耳鸣，耳聋。

宾症：**【络血不固】症象**：咳血。

【阴精不固】症象：①男子精热自流，遗精梦泄。②女子带多稠黏。③饮一溲一，尿如膏脂。

治则：当滋阴补肾，补先天之水，不可复用热药以灼其阴。然虽滋填真阴，清降内火，生精填髓，亦难急切图功。

方证

1.虎潜丸证：朱丹溪方[1]。又名健步虎潜丸。功能滋阴降火，强壮筋骨。治肝肾不足，筋骨痿软。详见论著。

黄柏240g，龟板120g，干姜15g，知母、熟地黄、陈皮、白芍药各60g，锁阳45g，虎骨30g。糊丸或蜜丸，每服9g。

2.滋阴补髓汤证：费伯雄方[2]。治骨痿。详见论著。

生地、龟板、黄柏、知母、虎骨、枸杞、当归、党参、茯苓、白术、狗脊、川续断、猪脊髓。

3.大造丸证：姚国美方[3]。补精益肾，佐以苦坚。治骨痿，脚膝无力，腰脊不举。详见论著。

黄柏、龟板、杜仲、川牛膝、陈皮。

论著和讨论

本证候肝肾阴枯火炽，精枯髓耗，真阴枯竭。其治则当滋阴降火，填精补髓，以渐图之。费伯雄曰："或外感之热，或内蕴之热，皆消阴耗髓，故骨枯而痿也。滋阴补髓汤（组方见方证）主之。"[2]何廉臣亦曰："湿袭精窍，阴虚多火者，其证腰酸背热，脚跟热痛，两足痿弱难行，男子精热自遗，女子带多稠黏，每用虎潜丸（组方见方证）及加味二妙丸，以渐图功……唯阴虚挟湿，因燥利太过，湿竭化燥，肾水亏而肝火鸱张，上则烁肺咳血，下则逼动冲任，男子遗精梦泄，女子带多髓枯，酿成下损痿厥重证，数见不鲜，多由外感而做成内伤，非柔润静药，及血肉有情之品，大剂滋填不可。"[1]

陈士铎说："素常贪色，加之行役劳瘁，伤骨动火，复又行房鼓勇大战，遂至两足痿弱，立则腿颤，行则膝痛，卧床不起，然颇能健饭易消，人以为食消之症也，谁知是肾火之盛，引动胃火以成肾痿乎……急宜大补肾水，以制阳光。方用起痿降火汤……此症用充髓汤（熟地、玄参、金钗石斛、牛膝、女贞子）亦妙。"[4]

李用粹说："阴虚痿者，酒色过度，下焦肝肾之火，燔灼筋骨，自觉两足极热，上冲腿膝，酸弱痿软，行步艰难，不能久立，脉来涩弱，或左脉虽大，按之无力，宜峻补精血，以扶肝肾。"[5]林珮琴说："（骨痿）肝肾阴虚，足热枯痿者，填精髓。牛骨髓、猪骨髓、鹿筋胶、羊肉胶、熟地、杞子、牛膝、青盐。或滋阴大补丸：熟地、山茱萸、山药、茯苓、牛膝、杜仲、五味子、巴戟、小茴香、苁蓉、远志、石菖蒲、枸杞、红枣。"[6]姚国美说："饮一溲一，面黑体瘦，腰脚乏力者，此肾阳亏损，不能蒸化水气，故在上则津不升而消渴，在下则气不固而溺多，名曰下消……若溺如膏脂，少腹冤热，两腿渐细，乃热逼精泄，真阴枯竭，宜大补阴丸（知母、黄柏、龟板、熟地）封蛰下元。"[3]"脚膝无力，腰脊不举，名曰骨痿，脉数而渴者，乃虚热暗伤阴精，宜大造丸（组方见方证）补精益肾，佐以苦坚。"[3]

病案举例

1.叶天士治高年液涸风动，酒湿气蒸，足趾曾经腐疡，经年来或麻痹，或牵掣，不能转侧，已成筋骨之痿。兼之火升眩晕，头面清窍，常似不爽，大便艰涩，五日始一更衣。阳气不能潜伏，阴液日就枯槁，老来痿躄，原无复元之法。诊得脉数动疾，温燥之补，无益反害，仿丹溪虎潜之制，稍为加减，冀得津液少存，亦安闲永年之算，非攻病也。大生地、天冬、肉苁蓉、怀牛膝、生白芍、虎骨胶、柏子仁、知母、川黄柏[7]。

2.朱梅南治周某，男，20岁。因坐卧湿地，后觉四肢酸痿，经治两手渐能动，而足胫削麻，步履维艰，多方治疗，未见显效。近日五心作热，二便欠畅，脉弦数无力，舌苔微黄。此系督脉及宗筋为病，阳明为宗筋之会，虚则失养，无以束筋骨、利关节。拟先理督脉，兼取阳明，以健步虎潜丸加减：熟地、败龟板各24g，知母15g，黄柏、当归各6g，怀牛膝、杜仲、虎胫骨、杭芍、木瓜、狗脊各9g，川芎4.5g，忍冬藤、活芦根各36g，栝楼根24g。连服10余剂，渐见肢体运动灵活，不及1个月，行走如常[8]。

引用文献

［1］俞根初.重订通俗伤寒论［M］.上海：上海科学技术出版社，1959：266.

［2］张元凯，时雨苍，杨伯棠，等.孟河四家医集［M］.南京：江苏科学技术出版社，1985：71.

［3］姚国美.姚国美医学讲义合编［M］.北京：人民卫生出版社，2009：199，202.

［4］柳长华.陈士铎医学全书［M］.北京：中国中医药出版社，1999：838.

［5］李用粹.中华医书集成·证治汇补［M］.北京：中医古籍出版社，1999：175.

［6］林珮琴.类证治裁［M］.北京：中国中医药出版社，1997：336.

［7］秦伯未.清代名医医案精华［M］.北京：人民卫生出版社，2006：40.

［8］福建省中医研究所.福建中医医案医话选编（第二辑）［M］.福州：福建人民出版社，1963：81.

十、肾胃虚火证（下焦虚火并病）（3候）

肾胃虚火证，为肾胃阴虚火炽之证。肾为胃之关门，或胃阴不足，胃火亢盛，下吸肾水，或肾阴素亏，虚火上犯于胃，均可成肾胃阴虚火炽之证。其病机以胃火下伤肾阴者略浅，肾火上犯于胃者则深。浅则虚火蕴蒸于胃气、肾阴，继则灼伤气液；深者火起于肾，消灼阴液，久则阴损及阳，虚阳浮越，火不归原。

肾胃虚火证，为肾胃阴液不足，虚火内炽。其治则总当清滋肾胃之阴液，清降肾胃之燥火，亦滋阴降火之法。

证候别称：阴虚火旺，阴枯火炽，虚阳浮越，虚火上炎。

病名：虚斑，癫狂，口疮，口疳，狐惑，齿血，鹤膝风。

证候系统：详见图5-7-60。

本证————气阴蕴蒸候
转证————阴液消灼候
变证————火不归原候

图5-7-60　肾胃虚火证证候结构图

（一）气阴蕴蒸候（肾胃虚火本证）

肾胃虚火证，胃火久亢不解，下吸肾水，耗伤肾阴，而成气阴蕴蒸之候，杂病学家通称为火炽阴枯之证。其见症以火蒸胃津与肾阴之脉症为主，但必兼有肾胃阴液枯涸之症象。

通称：火炽阴枯。

内含病例：［**中医**］虚斑，癫狂。［**西医**］血小板减少性紫癜。

病因病机：肾胃虚火蕴蒸。常由胃中蕴热，久羁不解，或因失治误治，胃火炽盛，下吸肾阴，烁伤肾水，消涸阴液，而成阴枯火炽之证。

证象组合：气蒸+阴蒸+阴涸

主症：【**津气蕴蒸**】**症象**：①心胸烦躁。②状若癫狂。

副症：【**阴热蕴蒸**】**舌象**：舌偏红。**脉象**：脉弦细数。

宾症：【**阴液消涸**】**症象**：①憔瘦。②口渴喜饮。

治则：当标本兼顾，虚实共法。即大滋肾胃之阴液，大清肾胃之内火，滋阴清解为法。

方证

1. 甘露饮证：《景岳全书》方[1]。治阳暑发热烦躁，水道不利，及状若癫狂，当食而怒，啮盏折箸，不可遏抑，详见病案1。

滑石（飞）四两，石膏、寒水石、白术各二两，茯苓、泽泻各一两，甘草（炙）二两。

2. 玉女煎加减证：陈伯英方[2]。治血小板减少性紫癜，鼻衄齿衄，属血去阴伤，虚火升腾，并见心胸烦躁，口渴喜饮，舌偏红，脉弦细数。详见病案2。

生熟地各12g，砂仁2.4g，生石膏、芦根、白茅根、丹参各15g，女贞子、旱莲草、天花粉、藕节、侧柏叶各9g，盐水炒牛膝、知母、炒黄芩各6g。

论著和讨论

本证候胃火久炽不解，下耗肾水，火炽阴枯。其治则当大滋肾胃阴液，清降肾胃内火，虚实兼治为法。陈伯英说："关于衄血的成因，中医认为属火者居多。如邵新甫说：'衄之为患，总由乎火，外为六淫之变化，内因五志之掀腾。'本案无外感'六淫'见证，故只能考虑'五志掀腾'。患者'经前烦躁易怒，两乳作胀，经期更甚'，这是肝气郁结的主要征象；而'月经错后一周至一月不等'，亦可从肝气郁结求得解释，即所谓'经水过期不至，血气凝滞'。根据中医理论，'郁则少火而成壮火'，故凡肝气郁结者，久必化火。火性炎上，灼伤阳络，'阳络伤则血外溢，血外溢则衄血'。张聿青说：'天下无倒行之水，故人身无逆上之血。水有时而倒行，风激之也；血无端而逆上，火激之也。体无端而有火，木所生也，木何以生火，郁则生火也。'这对解释肝郁化火、火炎失血的整个病理过程，颇为形象、得体。"[2]

病案举例

1. 魏玉璜治表侄凌二官，年二十余，丙子患热症，初愈，医即与四君、干姜、巴戟诸气分温补药，久之益觉憔瘦，状若癫狂，当食而怒，则啮盏折箸，不可遏抑。所服丸药，则人参养荣也。沉绵年许，其母问予，予曰：此余症未清，遽投温补所致。与甘露饮（组方见方证），令服10余剂遂痊[3]。

2.陈伯英治冯某，女，23岁。7月26日七诊：昨日经净，此次经期较过去为短。唯感心胸烦躁，口渴喜饮，舌偏红，脉弦细数，此血去阴伤，虚火升腾之象，用玉女煎加减（组方见方证）。10剂，煎服。8月8日八诊：患者自6月29日起，未发生鼻衄齿衄，7月4日起皮肤未发现新的紫癜，目前旧紫癜已消退净尽，昨在原医院复查血小板为138000/mm^3，乃嘱停药观察。随访半年后，到原医院复查血小板为148000/mm^3，其余无不适[2]。

引用文献

［1］张介宾.张景岳医学全书［M］.北京：中国中医药出版社，1999：1683.

［2］陈伯英.血小板减少性紫癜［J］.新中医，1976，总34（增刊1）：16.

［3］江瓘，魏之琇.名医类案（正续编）［M］.北京：中国中医药出版社，1996：349.

（二）阴液消灼候（肾胃虚火转证）

肾胃虚火证，胃中燥火久羁，下吸肾水，虚火内盛，消灼肾胃阴液，而成阴液消灼之候，杂病学家亦通称阴虚火旺，或阴枯火炽之证。其见症以胃火内炽与阴液枯涸之脉症为主。

通称：阴虚火旺，阴枯火炽。

内含病例：［中医］口疮，齿血。**［西医］**复发性阿弗他溃疡。

病因病机：肾胃虚火虚炽，因胃火久羁不解，灼伤胃中津液，下吸肾水，消涸肾中阴液，而成阴枯火炽之证。

证象组合：气炽+阴涸+液灼

主症：【津气蕴炽】症象：①喉中觉有热气上冲。②口干，晨起口干渴，喜饮水。③口臭。④齿血，口烂龈糜，龈易出血。⑤舌尖、上唇内侧有黄豆大小的溃疡，周围充血水肿，舌边缘有瘢痕。⑥尿频、尿痛。**舌象：**舌质红，苔薄黄。

副症：【阴液消涸】症象：①手心发热。②腰酸乏力。③夜寐欠安。**舌象：**舌偏红苔少。**脉象：**脉弦细数。

宾症：【津液消灼】症象：心烦懊侬。**舌象：**舌光绛。**脉象：**脉细，脉弦细。

治则：当以滋养肾胃阴液为主，兼以清解肾胃之火。

方证

1.新加玉女煎证：《通俗伤寒论》方[1]。治齿血，口烂龈糜，脉细数，舌光绛。详见论著。

生石膏（研）、大熟地（切丝）各18g，东白薇12g，怀牛膝4.5g，石决明（杵）15g，原麦冬（朱染）9g，知母6g，秋石（化水炒）0.3g，青盐陈皮3g，加碎补、黑蒲黄。

2.育阴清解方证：顾伯棠方[2]。治口腔溃疡，疼痛妨咽，心烦懊侬。详见病案2。

川石斛、天花粉、茯苓、连翘各9g，北沙参、黑玄参、生龟板、四季青各12g，生甘草4.5g。

论著和讨论

本证候胃火消灼津液，烁伤肾中阴液，其治则当滋养肾胃之阴液，清解肾胃之虚火，亦滋阴降火之法。如何廉臣说："（齿血）如脉细数，舌光绛，口烂龈糜者，胃中虚火也，宜清热兼滋阴，新加玉女煎（组方见方证）去石英、磁石，加骨碎补、黑蒲黄。"[1]

章永红等按："《医碥》云：'大抵不能食由于胃满，而致满非一，有寒气滞于胃而满者，有热气壅于胃而满者，有湿痰不运而满者，有命门火衰致脾胃虚寒而满者，有肾水不足，虚火上冲而满者。'又云：'其有饥而不能食者，脾热则消谷，而饥本欲食，因胃脘枯槁不能纳，或火热上冲，或痰涎上壅，食不得下也。'本例为久病肾阴虚亏而致虚火上冲，胃阴耗损而不受纳，故用二至丸加味治之而获效。"[3]

病案举例

1.北京医学院附属口腔医院口腔内科中草药小组治王某某，男，35岁，10余年来口腔溃疡反复发作，波及唇、颊、舌等部位，最近几个月来连续不断，此起彼伏，重迭发生几无间隔期，每次愈合要1个月左右，发作块数多少不等，一般为2~3块。曾久服清火清热中药及各种维生素，效果不显著。素日腰酸乏力，晨起口干渴，喜饮水，口臭，龈易出血。曾患过肺结核，做过肺叶切除手术。检查：舌尖、上唇内侧有黄豆大小的溃疡，周围充血水肿，舌边缘有瘢痕。舌质红，苔薄黄，脉弦细。证属阴虚火旺，以养阴清热为治。处方：生熟地、地骨皮、丹皮、山药、茯苓、枸杞子、冬虫草、石斛、玄参、泽泻。有时改服地黄丸。经过一阶段调理后，一年半来在唇、舌只偶尔有小发作，多为一块，且发作轻，愈合快。最近5个月来口腔情况稳定，没有溃疡发生[3]。

2.顾伯棠治吴某某，女，41岁，口腔溃疡已10余年，此愈彼起，疼痛妨咽，多方久治，疗效不显，心烦懊侬，夜寐欠安，伴尿频、尿痛。尿液检查：蛋白少许，白细胞（++），红细胞（+）。中段尿培养：有副大肠杆菌生长。检查：口舌、牙龈、颊黏膜溃疡散在如米粒，舌质红苔薄，脉细。治宜清热利湿：川黄连、甘中黄各3g，连翘、茯苓、天花粉、车前子（包）各9g，淡竹叶、木通各6g，鲜芦根、朱夜交藤各30g。以青吹口散外用。连服14剂，口腔溃疡新发已少，尿频、尿痛亦解，尿液检查正常，但午后两颧烘热，口渴不饮，精神倦怠，舌质红苔薄，脉细，宜育阴清解（组方见方证），以青吹口散外用。共服80剂左右，口腔溃疡痊愈，再以麦味地黄丸，滋阴降火以巩固，随访至今未复发[2]。

3.章永红等治纳减：张某某，女，48岁，素有妇女病，两个月来，食欲不振，每日不足四两，喉中觉有热气上冲，口干，有时手心发热，舌偏红苔少，脉弦细数。处方：女贞子、墨旱莲、芦根各30g，生地24g，知母12g，丹皮15g，6剂。当日服1剂，晚上胃口即开。原方继服3剂，食欲恢复如常[4]。

引用文献

［1］俞根初.重订通俗伤寒论［M］.上海：上海科学技术出版社，1959：328.

［2］顾伯棠.复发性口疮治例［J］.浙江中医药，1982，17（10）：449.

［3］北京医学院附属口腔医院口腔内科中草药小组.复发性口腔溃疡中医的治疗初步体会［J］.新医药学杂志，1973，（12）：12.

［4］章永红，王美霞.二至丸的临床运用［J］.上海中医药杂志，1983，（12）：23.

（三）火不归原候（肾胃虚火变证）

肾胃虚火证，肾胃阴虚火动，消灼阴液，久则阴损及阳，致肾阳失藏，浮越于上，而成火不归原之候，杂病学家通常称为虚阳浮越，或虚火上炎之证。其见症虽以虚火上炽之症象显明，但必兼见阴虚与阳浮之脉症，且有肾阳不足之脉症可凭。

通称：虚阳浮越，虚火上炎。

内含病例：［**中医**］口疳，小儿口疮，狐惑。［**西医**］口腔扁平苔藓，贝赫切特综合征。

病因病机：肾胃虚火虚逆，因肾胃虚火久炽，消涸阴液，阴损及阳，肾阳亦虚，致虚阳无依，浮越于上，干于清道，损及血络，是为虚火上炎之证。

证象组合：阴虚+阳浮+阳虚+空窍+血溢

主症：【**阴虚失养**】**症象**：①小便有灼热感。②尿黄便干。**舌象**：鲜红无苔。**脉象**：脉细数。

【**阳气浮越**】**症象**：①面部下午升火颧红。②烦躁。③少寐。

副症：【**阳气不振**】**症象**：①口不渴。②白带多。**脉象**：脉细。**舌象**：苔薄。

【**清空不宁**】**症象**：眩晕眼花，昏冒不省。

宾症：【**清窍不利**】**症象**：①口腔破溃，左颊黏膜扁平苔藓形成溃疡。②舌中心呈苔藓样破溃，口角流涎，痛不能食。③舌颊及外阴部溃疡疼痛。

【**络血不固**】**症象**：鼻衄，齿衄。

治则：当于滋阴清降之中，少佐温热之品，以引火归原，导龙收窟。

方证

导阳归肾汤加减证：黄新吾方[1]。治狐惑，虚火炎于上，湿热注于下。详见病案1。

生蒲黄（包）、麦门冬、肥知母各10g，川黄连2g，川黄柏5g，生地黄、川石斛、黑玄参、败龟板各15g，肉桂粉（冲）1g，生甘草3g，去节鲜芦根30g。

论著和讨论

本证候肾胃虚火，耗伤肾阴，久则阴损及阳，肾阳不入于阴，致龙火不归于窟，虚阳浮越。其治疗当于滋阴清降之中，略佐温热之品，以引火归原。黄新吾说："导阳归肾汤是治疗由虚阳上越所致之口舌痛的有效方剂，以口舌烂碎痛，口干而不欲饮，面部升火，而下肢怕冷，心烦，少寐，脉细少力，或用他法无效者为应用标准，若系肺胃实火所致口舌糜痛，则不适用。组成是：生蒲黄（包煎）、大生地、败龟板、川石斛、大麦冬、黑玄参各9g，炒黄柏3g，肉桂粉0.6g（冲），川黄连0.9g，生甘草3g。生蒲黄、川黄连泻心火，麦门冬、生甘草助之，生地黄、败龟板、黑玄参、川石斛、川黄柏补肾真阴而生血，肉桂借咸寒滋肾之力，归入肾宅，而安肾阳，以此真阳归原，龙潜大海。本方是根据反佐疗法和泻南补北的理论而组成。凡属于心营肾阴不足，虚阳无制，浮越于上，表现为上实下虚者，皆为其适应范围。如气虚者，可加太子参、路党参等；血虚者，可加当归、白芍等；肝阳旺者，可加龙齿、珍珠母之类；挟有湿热者，可加苍术、薏苡仁、芦根、茅根之类。"[1]

病案举例

1.孙谨臣治小儿口疮，钱某，女，4岁，形体不丰，素喜香甜，口腔破溃，常累月不收，舌中心呈苔藓样破溃，鲜红无苔，口角流涎，痛不能食，脉细数，尿黄便干。属脾胃阴虚，虚火上炎，以敛阴摄阳，调其水火：玄参、寸麦冬、细生地、白芍各6g，鲜石斛15g，甘草3g，银花4.5g，生龙骨12g，肉桂1.5g。3剂，溃疡已敛，再3剂即愈。每隔5~10日用淡菜、慈茹煎汤饮之[2]。

2. 黄新吾治狐惑：胡某某，女，50岁。近半年来口舌和外阴常有溃疡，某医院诊断为白塞氏病。曾用激素和中药清热解毒剂治疗，疗效甚微。近两月来，舌颊及外阴部溃疡疼痛，小便有灼热感，白带多，大便偏干，面部下午升火颧红，烦躁，口不渴，少寐。脉细，苔薄。虚火炎于上，湿热注于下。治拟兼顾法，用邹氏导阳归肾汤加减（组方见方证），连服35剂，口舌及外阴部溃疡均愈合。随访1年，未见复发[1]。

又治口疳：俞某某，男，61岁。患口腔扁平苔藓已10多年。近17个月来，左颊黏膜扁平苔藓形成溃疡，约1.0cm×1.5cm大小，疼痛。曾用养阴清热、清热解毒、清肺胃养肝肾和泻火之剂内服外搽，疗效皆不满意。按脉细，苔薄。《内经》云："奇之不去，则偶之……偶之不去，则反佐以取之，所谓寒热温凉，反从其病也。"师其意，用反佐以取之，方从"导阳归肾汤"加减：生蒲黄（包）、生地黄、黑玄参、南沙参各15g，川黄连、生甘草各2g，炒黄柏5g，肉桂粉（冲）1g，怀牛膝、枸杞子各10g，去节鲜芦根30g。5剂服完后，溃疡面显著缩小，疼痛亦减轻。脉象左部略弦。原方加白芍15g，服5剂，疼痛消失，溃疡愈合[1]。

引用文献

［1］黄新吾.邹云翔医师的"导阳归肾汤"在口腔疾病的运用［J］.上海中医药杂志，1979，(6)：5，6.
［2］孙浩.孙谨臣治疗小儿脾胃病的经验［J］.中医杂志，1980，(4)：11，12.

第八章　气证门（23证56候）

【关键词】气，脏腑之气，气郁，气虚，气瘀证，气痰证，气火证。

气证，为脏腑气机郁滞，流行失畅，脏气自病，而非外来之邪。气本脏腑所具有，为脏腑之主要功能，通称为**脏腑之气**。古人云："流行者，谓之气。"是气以流行为体，以升降出入为用。脏腑之气应流行有序，则升降出入自如，畅行而无阻滞，是为人体之正气。其有流行不畅，升降出入错乱而失序，则为气之为病，正气转变而为邪气，而视之为病因。气之流行不畅，若受外邪相干所致，其病仍属外邪为病，不属于气病。然有其人本有**气郁**，而偶感外邪触动，而发为内外合邪之病。如夹气伤寒、中恶、痧秽等，亦属外感夹证，仍为外邪病证。此就气病实证而言，如气病之虚证，即**气虚**证，则属虚证门。

气病之因，病起于七情失调，《素问·举痛论》有云："怒则气上，喜则气缓，悲则气消，恐则气下，惊则气乱，思则气结。"七情太过，必致气机升降出入失序，则气病内起；实证气病，多起于恚怒与忧思，致脏腑气机郁滞，发而为气郁之症。气机郁滞，不得疏解，久必滞及于血液与津液；气为血帅，气行则血行，气滞则血滞，气郁既久，必致血滞血瘀，而成**气瘀**之证；津液之流行，亦在气之运化，气机郁滞，则致津液流行，亦多阻滞，久则成痰停饮，是为**气痰**之证。此外气郁化火，尤以肝藏相火，肝郁既久，必致相火内动，每致气火并发，而为**气火**之证。

证候系统：详见图3-8-1。

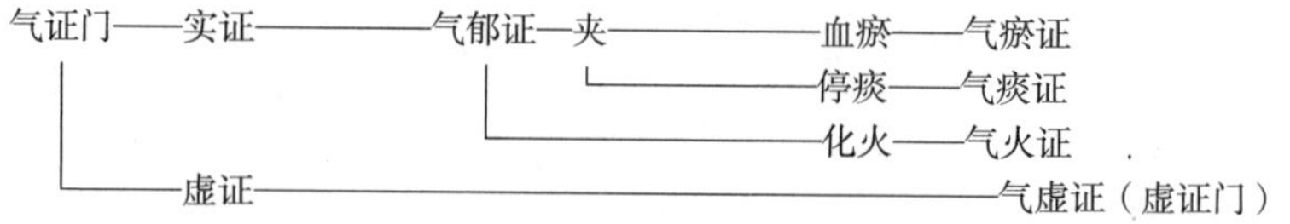

图3-8-1　气证门证候结构图

气无形无色，难以捉摸，有人说：你把气拿出来给我看看！但气有气道，行有轨迹，动有力道，并非无序可循。郁气由于情志不舒，七情失调，如心情抑郁，唉声叹气，以致胃肠不舒，月经不调，甚至神经衰弱诸证，亦有不少与气郁有关。气郁而甚则气血瘀阻，是为气瘀证。气病实证，皆起于气郁，从气郁源头而言，病关情志，或因于瘀滞，或因于痰阻，或因于火，则为气痰证、气火证。气滞血瘀，其治当行气消瘀，以疏利气血；气郁痰滞之证，治当理气解郁，以畅其气机，而行其津液；化痰触饮，以抉其郁滞；气火证，气郁化火也。气郁火炽，气火并发，多指肝郁化火，故亦称郁火，火为阴邪所郁，火郁不得宣泄，治当遵《素问·六元正纪大论》旨："火郁发之。"气郁、气瘀、气痰、气火常病关情志，情志致病，虽有药治，然草木无情，实难治七情失调之病。古人常有"药逍遥而人不逍遥，奈何"之叹。是故怡情养性，戒怒节忧，永葆怀宽气畅，则郁气自解，即"心病还须心药医"。

第一节　气郁证类（7证17候）

气郁证，为气病实证之本病，气瘀、气痰、气火，皆气郁并发之证。气郁之证，为脏腑气机郁滞之证，乃脏气自病。病起于情怀不遂，七情郁结，或忧思气结，或郁怒暴怒伤肝，或悲忿伤肺，均可致脏气内郁，升降失调，在上则为肺气膹郁，在中则为脾气郁结，在下则为肝气郁滞。气郁之证，尤以肝气郁滞为多，以肝为刚脏，性喜疏泄，七情不逆，均可致肝失条达，不能疏泄，脏腑之气失其通畅，故肝郁之证，脾、胃、肺、肾之气，多受其累。故素称气郁之证，多指为肝郁，而肝郁亦概之为气郁。然上中肺脾之气郁，亦有不尽起于情志者，如形寒饮冷，以致痰饮郁滞于肺，饥饱失调，致饮食郁滞于脾，诸如此类，则不可尽责之于肝，故古代有六郁之称。

气郁证，为脏腑本气自病之证。古云"流行者，谓之气"，气失其流行之常，即为病态。升降出入，为气之流行常序。上焦肺气失其宣降之常，则为肺气之郁；中焦脾主升清，胃主降浊，脾胃升降有失，则为脾气之郁。肝喜条达，主乎疏泄，气之所以有升降出入，流行有序，全赖肝之疏通调节，肝气郁滞，则疏泄失职，上则肺之宣降，中则清浊之升降，下则肾之气化施泄，均受其累矣。是故肝气之郁，实为诸气郁之总源，肝气郁逆，横于中焦，而脾胃之气受其戕伐，即可为肝胃、肝脾合病。上逆于肺，下郁于肾，致肺气不能制肝，肾气不能通肝，而肝气愈郁，因而肝病与肺病、肾病并发为并病。

证候系统：详见表3-8-1。

表3-8-1　气郁证证候结构表

	本病	合病	并病
上焦气郁	肺胃气郁证		肝肺气郁证
中焦气郁	脾胃气郁证	肝脾气郁证	
下焦气郁	肝胆气郁证	肝胃气郁证	肝肾气郁证

一、肺胃气郁证（上焦气郁本病）（2候）

肺胃气郁证：系上焦气郁之本病，病因肺气膹郁，不主宣降，渐至胃气亦郁，既不主纳，亦不主降，而成中上之气皆郁，甚则肺气不宣，胃气不降，不能通调水道，下输膀胱，以至肾之气化不行，水道不利。肺气之郁，虽在上焦，而其病机，则关乎中下。古人谓肺主一身之气化，肺气宣行，则各脏腑之气亦行，肺气膹郁，宣降失职，气化不行，则三焦之气化，亦不得而行。

肺胃气郁证，病机在于肺气之膹郁，其治则以治肺为主。肺居上焦，主乎气之宣降，肺气得宣，则能下降于胃，通行三焦。是以当宣发肺气，则膹郁可除。然宣肺之法，宜轻不宜重，吴鞠通有云“上焦如羽，非轻不举”[1]，徐之才亦有轻可去实之法，即采用轻灵清虚之品，以宣举肺气，肺气得宣，则膹郁可解，宣降有序矣。

证候别称：肺气膹郁。

病名：［中医］胸痹，失音，呃逆，噎膈，气淋，癃闭。

证候系统：详见图3-8-2。

本证————清气怫郁候

转证————胃失和降候

变证————肾气失宣候

图3-8-2　肺胃气郁证证候结构图

引用文献

［1］张元凯.温病条辨［M］.福州：福建科学技术出版社，2010：149.

（一）清气怫郁候（肺胃气郁本证）

肺胃气郁证，肺气内郁，失于宣降，致上焦清阳之气，怫郁于内，是为清气怫郁之候，杂病学家通称为肺气膹郁之证。其见症以上焦气郁之症象为主，或兼有内热与空窍之症象。

通称：肺气膹郁。

病名：［中医］胸痹，失音，呃逆。

病因病机：肺胃气郁郁滞，多由情怀抑郁，或悲愤过度，肺气失于宣展，郁遏上焦，致清阳之气怫郁，宣降失常，空窍失宣，久则气郁生热。

证象组合：气郁+怫郁+气蒸+空窍

主症：【气机不宣】症象：胸膺窒塞不舒，似闷非闷。

【阳气怫郁】症象：似痛非痛，似胀非胀，苦难名状。

副症：【津气蕴蒸】症象：①蕴热。②潮热。③口燥渴。④口苦。⑤肌肉烦痛。⑥溺短赤涩。**舌象：**舌有瘀点。**脉象：**脉弦。

【气机不降】症象：呃逆，食入尤甚。

宾症：【清窍不利】症象：失音。

【清空不宣】症象：①头痛。②眩晕。

治则：当以轻灵之品，轻宣肺气，以利宣降，慎不可妄投重剂，反增郁抑；如延绵日久，亦可气郁入络，当兼轻宣通络之品。病久气虚者，可兼益气升举。

方证

1. 轻灵宣络理气方证：叶德铭方[1]。治气机窒塞，络道不通。详见病案2。

丝瓜络、玫瑰花、橘络、淡竹茹、路路通、大腹皮、白通草、佛手花、豆蔻花、忍冬藤。

2. 升阳血府逐瘀汤证：刘树农方[2]。治呃逆，呃逆，食入尤甚。详见病案2。

生黄芪、防风、粉葛根、升麻、赤芍、白芍各9g，香白芷1.6g，紫丹参12g，陈皮6g，川芎、生甘草各3g。

论著和讨论

本证候肺气内郁，失于宣展，清阳之气怫郁，气失宣降。叶德铭说："清络宣通，徐之才有轻可去实之法，采用轻灵之药，能治实邪之病，颇耐玩味。在临床上往往见到投重剂而无效，服轻剂而奏功。叶天士医案中处方大都以轻灵为主，陆九芝有'不谢方'。药物多是轻灵之品，看似平淡无奇，其实确有至理，故其收效甚捷。"[1]

治则当轻宣肺气为主，不可施以重剂。沈雄伟指出：血府逐瘀汤"用生黄芪，不取其补中，而用以活血。对生黄芪有活血作用，我们百思不解。刘树农老师说：生黄芪活血之说，在古代早有记载。如《别录》中有'逐五脏间恶血'之说；在《本经疏证》中有黄芪'性虽温补，而能通调血脉，流行经络，可无碍于壅滞也'的记载。果然，病者服一剂而呃逆大减，再剂而完全消失。于此，我们体会到辨证固不易，而论治尤为难。至于：理、法、方、药中的'理'字，实包含极广博的内容。"[2]有载：由高声叫号致失音，蝉衣、射干、桔梗、玄参、牛蒡子、薄荷、天花粉、玉蝴蝶、郁金等。

病案举例

1. 叶德铭曾治朱姓妇，年逾四旬，患温热之后，胸膺窒塞不舒，似闷非闷，似痛非痛，似胀非胀，苦难名状，多医不效，其中辛宣泄化之品，用之已多，如三仁汤、小陷胸汤、栝蒌薤白汤，以及菖蒲、郁金、远志、广木香、佛手柑、青陈皮等，遍尝无效。检阅诸方，颇合病情，治非不善，法非不妥，何以病之缠绵难愈？再四思维，"久痛入络，久病入络"，此证气机窒塞无疑，络道必然不通，非清络无以宣通其气，遂以（组方见方证）等，轻灵宣络理气，竟获痊愈[1]。

2. 刘树农治呃逆一症，在古代称"哕"。一般认为病机为胃气失于和降所致。但刘老却用升阳活血法亦获良效。如王某某，17岁。两年多来，每天都接二连三地打呃逆，食入尤甚，别无所苦，并不妨碍睡眠。前医均作胃气上逆，迭进镇逆软痞的旋覆花代赭石、温中益气的丁香柿蒂、化痰理气的橘皮竹茹等汤加减方，迄未见效。故在1980年4月至刘老师处求诊。刘老师察其脉证，确认病机属胃失降和。对前医所进诸药已竭尽和胃降逆之能事而不效，乃从《温疫论》"鸟之将飞，其身必伏"的比喻中引出欲升必先降，欲降必先升的见解，体现了辩证法思想，故宗李东垣升阳法，复参血府逐瘀汤意（组方见方证）[2]。

引用文献

［1］叶德铭.温病证治几种通变法的体会［J］.浙江中医学院学报，1983，（2）：32.

［2］沈雄伟.随师刘树农教授临证偶得［J］.上海中医药杂志，1983，（12）：16.

（二）肾气失宣候（肺胃气郁变证）

肺胃气郁证，肺气膹郁，失其宣降之权，不能行其水道，下输膀胱，气化不行，而成肾气失宣之候，其见症虽以下焦气化不行之症象显明，但必见上焦气机郁滞之脉症。

通称：肺失宣降。

病名：［中医］气淋，癃闭。［西医］前列腺肥大并感染，老年前列腺炎。

病因病机：肺胃气郁郁滞，因肺气郁于上，失其宣降之权，不能下行水道，化气膀胱，致上则气机郁滞，下则气化不行。

证象组合：气化+气滞+络郁

主症：**【气化不行】症象**：①尿频尿急尿痛，尿出艰难，小便点滴。②继则小便闭塞，小便不出，涓滴不通，尿不得出，榨胀异常。**舌象**：①舌苔如常。②舌红苔少。**脉象**：①脉浮滑略弦。

副症：**【气机不利】症象**：①小腹充盈，呼吸短促。②小腹急痛。③咳嗽胸闷，胸背胀闷，心悸慌乱。**脉象**：脉细弦滑。

宾症：**【络脉不和】症象**：腰痛。

治则：当宣肺气以治其上，不可更行渗利，强通其下，必致下窍愈不得通，上气愈郁。

方证

1. 舒驰远方证：舒驰远方[1]。治癃闭（前列腺肥大并感染）。

白蔻仁、砂仁、半夏、肉桂、桔梗、生姜。

2.提壶揭盖，佐以滋肾方证：杨君柳方[2]。治前列腺肥大并感染，起腰及小腹疼痛，小便点滴，继则小便闭塞。详见病案2。

炙紫菀、白前、知母、川黄柏、杏仁、云茯苓各10g，广陈皮9g，安桂3g，百部12g，甘草5g，桔梗、车前仁、北沙参各15g。

论著和讨论

本证候肺气上郁，致下焦肾气失宣，气化不行，朱丹溪曰："肺为上焦，而膀胱为下焦，上焦闭，则下焦塞。譬如滴水之器，必上窍通，而后下窍之水出焉。"[3]其治则当以宣畅肺胃之气为主，略佐淡渗之法，不可专事通利，舒驰远云："有为蓄尿过多，膀胱满甚，胀翻出窍，尿不得出，榨胀异常者，名为癃闭，不可用五苓，愈从下利，其胀愈加，而窍愈塞，尿愈不得出，法宜白蔻宣畅胸膈，砂仁、半夏醒脾开胃，肉桂化气，桔梗开提，生姜升散，如吸壶盖揭起则出之意，使上焦得通，中枢得运，而后膀胱之气方能转运，斯窍自顺，而尿得出。"[1]即所谓"提壶揭盖"之法。林佩琴说："（闭癃）癃为滴沥不爽，治分在气在血。以渴与不渴辨之，渴而不利，或黄或涩，热在上焦气分也。宜清肺气而滋水源，黄芩清肺饮：黄芩、栀子或加盐、豉。"[4]姚国美说："病有寒热，深入胞中，或强忍小便，水气迫于胞中，小腹急痛不得小便者，名曰转胞。寒水偏胜者，与畅达散（紫苏、半夏、白蔻仁、桔梗、茯苓、肉桂）宣疏开提。"[5]"小便涓滴不通，诸药不效，或服药即时吐出，或服攻下药不利，宜用宣上法，以木通、老葱煎汤服，顷时探吐，再服再吐，以尿通为度。"[6]

病案举例

1.丁甘仁治王左，三焦者，决渎之官，水道出焉。上焦不宣，则下焦不通，以肺为水之上源，不能通调水道，下输膀胱也。疏其源则流自洁，开其上而下自通，譬之沉竹管于水中，一指遏其上窍，则滴水不坠，去其指则管无余水矣，治癃闭不当如是乎？苦桔梗、黄柏（盐水炒）、知母（盐水炒）各3g，带皮杏仁、赤茯苓、六一散（包）、土牛膝根各9g，炙升麻2.4g，黑山栀4.5g，肉桂心（饭丸吞服）0.6g，鲜车前草汁、鲜藕汁（二味炖温冲服）各60g[7]。

2.李泰治某男，脉急，微寒热，张目，口中乱叫，小便三日不通，小腹榨胀异常，此癃闭症。桔梗9g，白蔻仁2.4g，砂仁、法半夏各3g，安桂4.5g，生姜1片。外用：石螺丝、蚕豆苗、砂糖共捣烂敷脐下，4小时即通[8]。

3.杨君柳治杨某某，男，73岁。3月21日起腰及小腹疼痛，小便点滴，继则小便闭塞，西医检查诊为前列腺肥大并感染。经用抗生素，留置导尿，能暂时缓解，但终不能自行排尿，建议手术治疗，因家属害怕，而商治于余。患者兼见呼吸短促，咳嗽胸闷，舌红苔少，脉浮滑略弦，小腹充盈。证属肺气不宣，肾阴亏虚。拟提壶揭盖，佐以滋肾（组方见方证），5剂。4月11日二诊：代诉服伍剂后咳嗽大减，小便亦通，但量少不粗，腰及小腹微痛，脉浮滑尺弱，仍守前法加减，生地、牛膝、怀山、前仁各15g，云茯苓、女贞子各12g，丹皮9g，泽泻、川黄柏、知母、杏仁各10g，安桂5g，桔梗18g。5剂。4月27日三诊：代诉尽剂后，小便通畅，量多而粗，腰及小腹疼痛消失精神转佳，继服5剂，并忌红锅煎炒及腥发之物。随访三月正常。按：本例针对咳嗽胸闷，年高腰痛等肺气不宣，肾阴亏虚的见证，采用"提壶揭盖"法，先开通上源使水道通利。方中重用桔梗上行开发，配杏仁、紫菀之辈宣肺降气，云茯苓、前仁利水渗湿，北沙参养肺阴，全方共济而有开提肺气、利尿通癃之效。后合六味地黄汤进退而收全功[2]。

4.李洪成治程某70余岁，患老年前列腺炎，反复发作，尿急尿频尿痛，甚是痛苦，西药消炎点滴无效；余以龙胆泻肝汤数服而愈；2月后，因心绞痛住院，出院后又患急性胃肠炎，经西药点滴消炎后，呕泻虽止，但腹胀痛未已，经服理中汤而愈。不久又发尿频尿急尿痛，再与龙胆泻肝，尿痛稍减，尿频尿急不减，一晚约15次，约20分钟一次，尿急临盆，需等待数秒钟，始能点滴极少尿液，且割痛异常，并称尿急时，感胸背胀闷，心悸慌乱，舌苔如常，脉细弦滑；因思其病机不在下焦，应属肺气失宣，下迫膀胱，故尿频，因膀胱无尿，故点滴难出。因摒弃通利诸法，改投宣肺之紫菀、杏仁、桔梗、瓜蒌皮、薤白、枳壳、丹参、郁金等合导赤散，因久病体弱，加生黄芪、太子参益肺气，4剂后，诸症悉除，每晚仅有3~4次小便，且无尿痛、尿困难之感[8]。

引用文献

［1］舒驰远.伤寒集注［M］.北京：人民军医出版社，2009：135.

［2］杨君柳.提壶揭谥法治愈隆闭一例［J］.江西中医药，1983，（2）：57.

［3］朱震亨.丹溪心法［M］.北京：北京市中国书店出版，1986：436.

［4］林佩琴.中华医书集成·类证治裁［M］.北京：中医古籍出版社，1999：486.

［5］姚国美.姚国美医学讲义合编［M］.北京：人民卫生出版社，2009：208.

［6］南京中医学院.简明中医内科学［M］.上海：上海科学技术出版社.1959：372.

［7］沈仲理.丁甘仁临证医集［M］.上海：上海中医药大学出版社.2000：179.

［8］李洪成.中医证候学［M］.北京：中国医药科技出版社，2008：1283.

二、脾胃气郁证（中焦气郁本病）（2候）

脾胃气郁证：系中焦气郁之本病，病由脾胃郁滞，或思虑抑郁，或食滞不化，致中焦气机郁滞。脾胃主乎中枢，清气之所以升，浊气之所以降，皆赖乎脾胃中枢，中枢郁滞，脾气不能行健运之权，胃气不主降浊，脾气不能升清，致清不升、浊不降，脾不能化，胃不主纳，则清浊相混，脾胃不和，升降失度矣。初则中气由郁滞而致郁结，继则耗伤胃中气液，终必损及脾阳。甚则脾气不能为胃行其津液，气不能行，津液停而化水，气不利则水亦不行，而成水气之患。

脾胃气郁证，为中焦气郁之证，其治则当遵吴鞠通所主“治中焦如权”之则，急予疏利中枢，消导积滞，通降气机，以速除其滞结。但不可妄行攻下，俞根初有云“若用攻药通之，虽或暂通而其闭益甚矣。或迫之使通，因而下血者，惟当顺气，气顺则便自通矣。”[1]

证候别称：气滞胃痛，胃气上逆，中气郁滞，中虚气滞，阳虚寒滞，气郁结聚，气水郁滞。

病名：［中医］胃脘痛，胃气痛，呕吐，恶阻，呃逆，腹胀，婴儿腹胀，虚胀，腹痛，便秘，气闭，气肿，气鼓。

证候系统：详见图3-8-3。

本证————脾胃郁滞候、胃气失和候

转证————脾气虚滞候

变证————中气郁结候、津气郁滞候

图3-8-3　脾胃气郁证证候结构图

引用文献

［1］俞根初.重订通俗伤寒论［M］.上海：上海科学技术出版社，1959：474.

（一）胃气失和候（脾胃气郁本证）

脾胃气郁证，脾气郁滞，不能运化，致胃不能宣纳，气不下行而反上逆，是为胃气失和之候。杂病学家通称为气滞胃痛，或称为胃气痛之证。以胃气郁滞之症象为主，但可兼见气失宣降之脉症。

通称：气滞胃痛。

病名：［中医］胃气痛。［西医］慢性胃炎，萎缩性胃炎。

病因病机：脾胃气郁郁滞。因脾气郁滞，不能为胃运化，致胃气郁滞不行，上不能宣纳，下不能通降流气，而成胃气壅滞之证。

证象组合：气郁+气滞

主症：**【气机不宣】症象**：①胸闷，胸中气塞，时太息。②脘胁痞满。③不思饮食。**舌象**：苔薄腻。**脉象**：①脉涩。②脉缓。

副症：**【气机不利】症象**：①胃多气隐隐作痛，食后更甚。②胃脘胀痛胃脘上下作痛，走窜不定，嗳噫矢气则痛稍快，痛时隆起作胀，痛止则平而无迹。③甚则攻刺胀痛。④甚痛引背脊。**舌象**：苔黄。**脉象**：脉弦。

宾症：**【气机不降】症象**：①反胃嗳气。②吐酸烧心。③泛吐清水。

治则：当以疏利脾胃气机为主，以行其壅滞。中气流行，则宣降有序。

方证

胀痛方证：董建华方[1]。气滞胃痛，胃脘胀痛，反胃嗳气，吐酸烧心。详见病案1。

香附、苏梗、橘皮、枳壳、大腹皮、香橼皮、佛手。

论著和讨论

本证候脾气郁滞，以致胃气内壅，失其宣降之常。其治则当以疏利脾胃气机为主，气一通利，则宣降自如。董建华说：“香苏饮不燥不腻，不寒不热，在此方基础上，适当加入通降之品，组成胀痛方。伴胁肋胀痛，口苦泛恶，肝郁不舒加柴胡、青皮、郁金疏肝解郁，腹胀便秘加酒制大黄或瓜蒌、炒莱菔子导滞通腑，如顽固腹胀，反复不愈，改鸡内金散：鸡内金、砂仁、香橼皮或木香、沉香。”[1]有论述云：气结不散，阻滞宣降，胃脘上下作痛，走窜不定，嗳噫矢气则痛稍快，痛时隆起作胀，痛止则平而无迹，胸中气塞，时太息，甚则攻刺胀痛，脉涩或弦，宜芳香化气，以散其结，四七汤或沉香降气散加甘松、伽楠香。

病案举例

1.董建华治慢性胃炎：宋某某，男性，46岁。胃痛反复发作近1年，经常胃胀多气，有时伴有隐隐作痛，食后脘胀更甚，不思饮食，二便无异常。西医诊断为慢性胃炎，胃酸低。舌苔黄，脉缓。患者胃胀多气，食后更甚，系气滞食阻，胃失和降，予胀痛方治疗：香附、橘皮、枳壳、香橼皮、焦三仙、大腹皮各15g，炒鸡内金、佛手、砂仁各4.5g，木香6g。服6剂后，胃脘胀痛明显好转，食欲增加。后按原方加减服十余剂，胃胀基本控制[1]。

2.章次公治周某，女，素有胃气痛宿疾，时发时愈，心境不佳，胃痛复发，甚痛引背脊，甚以为苦：旋覆花、青皮、沉香曲、延胡索、香橼皮、佩兰梗各9g，代赭石18g，杏仁15g，绿萼梅3g。胃痛瘥前方增益之：白苏子、六神曲、杏仁、薏苡仁、白芍各12g，旋覆花、半夏、香橼皮各9g，青皮、陈皮、炙远志各5g，粉甘草2.4g[2]。

又治单某，女，以脘腹痛为主诉，其痛作辍无常，此气痛也，病甫三日，洒然毛耸，苔白脉数，当以疏邪里气之剂，而疏邪理气药实有镇痛之效：羌活、防风、紫苏、延胡索、娑罗子、旋覆花各9g，桂枝、九香虫、青皮各5g，香橼皮6g，腹痛消失，恶露亦除，饮食后脘痛又作，进流质，作消化不良论治：生枳实、生鸡内金、薤白头、姜半夏、谷芽、麦芽各9g，橘皮、佛手各5g，左金丸2.4g[2]。

3.章庆云治萎缩性胃炎：孙某某，男，35岁。初诊1980年12月16日。胃痛数年，胃镜检查诊断为萎缩性胃炎，长期服用温补脾胃之理中、建中等剂不见缓解。近日上脘疼痛加剧，胸闷嗳气，泛吐清水，喜暖喜按，纳少，神疲乏力，大便不实，苔薄腻，证虽属脾胃虚弱，然胸闷嗳气，脉细弦，均为气滞之症，此时若用温补脾胃之药，恐欲速而不达，当以疏肝理气畅中之法先开其道：苏梗5g，香附、清炙甘草、大腹皮、郁金、炒谷麦芽（各）10g，陈皮、枳壳各6g，丹参18g，白蔻仁3g。以上方略为加减变化连续服药将近1月，症状大减，后又以黄芪建中汤、四君等健脾和胃方调治，临床症状基本消失。1981年10月6日复查，纤维胃镜诊断为浅表性胃炎[3]。

引用文献

［1］董建华.谈谈治疗胃脘痛的经验［J］.新医药学杂志，1977，(10)：13，14.
［2］蒋敏达.章次公先生治疗胃脘痛的经验［J］.中医杂志，1981，(1)：12，13.
［3］陆同天.章庆云运用香苏散治疗脘腹痛的经验［J］.上海中医药杂志，1983，(9)：10.

（二）中气郁结候（脾胃气郁变证）

脾胃气郁证，中焦气机郁滞，脾胃升降失职，中枢不利，而成中气郁结之候，杂病学家通称为气郁结聚之证。其见症以中焦气郁结聚之脉症为主，可兼见气机冲逆之症象。

通称：气郁结聚。

病名：［中医］气闭，婴儿腹胀。［西医］先天性巨结肠，小儿肺炎合并心衰。

病因病机：脾胃气郁郁结，因脾气郁滞，运化失职，渐致中焦气机郁结，胃气不降，谷道不通，浊气上逆，而成郁结气逆之证。

证象组合：气结+气滞+气逆

主症：**【气机郁结】症象**：①痞满。②便秘。③无矢气。④面唇青暗，昏睡气喘，四肢清凉。**舌象**：①舌淡红苔白腻。②舌质略淡，淡黄腻苔。**脉象**：脉沉。**指纹**：沉暗。指纹青粗。

副症：**【气机不利】症象**：①腹痛。②心腹痞闷。③胁肋膨胀。④腹胀，腹胀如鼓。⑤得矢气则减。⑥腹胀满如球，肚皮绷急，脉络暴露，脐心突起。**舌象**：舌苔薄白。**脉象**：脉弦。**指纹**：红。

宾症：**【气机冲逆】症象**：①气逆，呃逆频作。②多噫。③气喘，胸高喘促。④呕逆。⑤夜啼吐乳。

治则：当以疏利中焦气机郁结为主，则气自下行，慎不可妄行攻下。

方证

1.六磨汤证：《通俗伤寒论》方[1]。下气通便，治多噫，心腹痞闷，胁肋膨胀。

上沉香、尖槟榔、小枳实、广木香、台乌药、生大黄（各用原支），用开水备磨汁2匙。仍和开水1汤碗服。

2.消积汤证：罗元恺方[2]。治先天性巨结肠，详见病案1。

莱菔子、云茯苓、谷芽各10g，青皮3g，佛手、鸡内金各5g，薏苡仁15g，麦芽12g，钩藤6g。

3.仿四磨汤加味证：李聪甫方[3]。治出生儿腹胀大如蛙，按之柔软无疼痛，时夜啼吐乳，指纹红，舌苔薄白。详见病案2。

广陈皮、花槟榔、炒枳壳各2g，广木香、莱菔苑各1g，蝉衣5个。

论著和讨论

本证候脾气郁滞，健运无权，中气郁结，胃不主降，下气不通，浊气上逆。其治则当以疏利中焦气机为主，以通降其郁结；但不可妄行攻下。俞根初有云："气闭者，气内滞而污物不能行也，其脉沉，其人多噫，心腹痞闷，胁肋膨胀，若用攻药通之，虽或暂通，而其闭益甚矣。或迫之使通，因而下血者，惟当顺气，气顺则便自通矣，苏子降气汤加枳壳、杏仁主之，重则六磨汤主之。”又说：“若郁火伤中，气逆痞满，腹痛便秘者，即用六磨饮子下气通便以畅胸腹，必俟里热清，痞满解，始可用白术和中汤温脾胃以善后。”[1]

病案举例

1.罗元恺治婴儿气臌（先天性巨结肠）：梁某某，男，40天，13天开始腹胀，腹胀满如球，肚皮绷急，无矢气，仅排少量粪水，腹胀不减，脉络暴露，可见巨大肠型，脐心突起，可扪及柔软巨大肿块，无矢气，呃逆频作，舌淡红苔白腻，指纹沉暗。属气滞不通，升降失司，肠道积滞，浊气壅塞。行气导滞，除湿散满（组方见方证）。后有矢气，呃逆稍减[2]。

2.李聪甫治李某某，女，出生婴儿，腹胀大如蛙，按之柔软无疼痛，乳便正常，一月后，有时夜啼、吐乳，指纹红，舌苔薄白。断为胎气不和，遗传及子，仿四磨汤加味（组方见方证）服至40余剂完全消失，哺乳增进[3]。

3.李洪成治一婴，出生38天，住妇幼医院，据述诊断为小儿肺炎合并心衰，抢救数日，仍昏睡气喘，其姑从抢救室强行抱出，来我院门诊，当时见患儿面唇青暗，昏睡气喘，并不啼哭，四肢清凉，指纹青粗，舌质略淡，上有淡黄腻苔；见其胸高喘促，腹胀如鼓，询知数日大便未行，当即认为中焦郁结，浊气上逆所致，予六磨汤加味1剂，通宵频频灌服，至天明得大便一次，胀消喘平；翌日上午复诊，已张目活动，并能吮乳，继服1剂，后调理数日，即行康复[4]。

4.李新平治余某，男，42岁，2009年5月22日，腹胀滞泻，嗳气口腻，脉滑，六磨汤加味：广木香15g，槟榔、柴胡各12g，乌药、枳实、法半夏、黄柏、郁金、鸡内金各10g，沉香、生军各6g，黄芩9g，甘草4g，3剂。25日，症状缓解，柴胡15g，黄芩、沉香各8g，法半夏、郁金、香附、枳壳、丹参各12g，鸡内金、槟榔、红木香、乌药各10g，3剂，愈。

引用文献

［1］俞根初.重订通俗伤寒论［M］.上海：上海科学技术出版社，1959：344，474.
［2］广州中医学院.罗元恺医著选［M］.广州：广东科学技术出版社，1980：236.
［3］李聪甫.李聪甫医案［M］.长沙：湖南科学技术出版社，1979：210.
［4］李洪成.中医证候学［M］.北京：中国医药科技出版社，2008：1287.

三、肝胆气郁证（下焦气郁本病）（3候）

肝胆气郁证：系肝郁之本病。肝为刚脏，性条达而喜疏泄，病由情怀不遂，或郁怒或暴怒伤肝，致肝气抑郁，失其调达之性，疏泄之权，而成肝气郁滞之本病，通称肝郁，为通常所称之气郁证。肝郁之气，除本脏受病外，更多累及他脏，横犯脾胃，上逆于肺，下入于肾，皆肝郁之合并之病证。

肝胆气郁证，肝气郁滞，必累及胆腑，肝胆本为表里之脏腑，仍属本脏自病。轻则肝气郁滞，甚则气由郁滞而内结，而为肝气郁结。其变则为肝气由郁结而冲逆于上下内外，而为肝气横逆之变，日久则气血暗耗，而成虚实夹杂、肝气失调之证。

肝胆气郁证，病由肝气失疏，郁滞于本脏，其治则遵《经》旨“木郁达之”。当以疏利肝之气机，使畅其条达之性，而复其疏泄之能；然肝气之郁，病起于七情失调，药为草木无情之品，只可疏利于当时，而难断其情根，故怡情养性，戒怒节愁，宽怀自养，更贵于药治。

证候别称：肝郁，气郁，肝气郁滞，肝气郁结，肝气郁逆，血虚肝横，血虚肝燥，阴虚肝横，少阴病四逆。

病名：［中医］胁痛，脘腹痛，脘胁痛，胸胁胀满，痛泻，奔豚，手臂痛，痛经。

证候系统：详见图3-8-4。

本证———肝气失疏候

转证———肝气郁结候、肝气横逆候

变证———肝气失调候、肝阴虚滞候

图3-8-4　肝胆气郁证证候结构图

（一）肝气失疏候（肝胆气郁本证）

肝胆气郁证，肝气不疏，失其条达之性，以致肝气郁滞于内，不得疏泄，而成肝气失疏之候，杂病学家通称为肝气、肝郁、气郁，或肝气郁滞，亦有称为肝气郁结之证。其见症以肝气郁滞于内之脉症为主，亦可兼见气郁气逆与阳气不和之症象。

通称：肝郁，肝气郁滞，气郁，肝气郁结，肝气聚结。

病名：［中医］胁痛，脘腹痛，痛经，乳胀痛，乳衄，乳核。**［西医］**经前期紧张症。

病因病机：肝胆气郁郁滞，多由情怀不遂，肝气失疏，失其条达之性，肝气不得疏泄，郁滞于内，致气机不利，甚则肝络失和，肝阳内郁。

证象组合：气郁+气滞+络郁+阳郁

主症：【气机不宣】症象：①身心不快。②善太息，呼吸不利。③脘闷。④食纳欠馨。**舌象：**舌苔薄白。

【气机不利】症象：①脘腹隐痛，有时作胀，上下走窜无定，引及肩背，痛不可按。②小腹隐隐胀痛不舒，少腹痛上下不定。③胁肋时胀。④经前则小腹胀痛，痛而下坠，胸胁亦感胀痛，经后则痛止。⑤经将临期，乳房作胀，牵引及胁部、腋下疼痛。**舌象：**苔腻。**脉象：**①脉左弦。②脉弦数。③弦滑脉细弦。④脉象沉弦。

副症：【络脉不和】舌象：舌紫。

【气机不降】症象：①泛恶。②嗳气。

宾症：【阳气不和】症象：①性躁多怒。②头痛。③行经量少，色红而微紫。

治则：当以疏利肝气为主，通利其气机，而复其条达之性。慎不可妄行滋腻滞气，或温补助火。

方证

1.柴胡疏肝汤证：黄文东方[1]。功能疏肝行气，活血止痛。治脘腹隐痛，详见病案2。

柴胡、降香、木香各6g，延胡索、香附、郁金、陈皮、半夏、当归各9g，红花4.5g。水煎服。

2.疏肝理气饮证：调气以和血。治胸脘痞闷，或食后作痛，或胀满不舒。

制香附、苏叶梗、蜜延胡索各12g，枳壳、青皮、通草各3g，当归6g，乌药、佛手各2.4g，葱管1.5g（冲）。

论著和讨论

本证候肝气失于疏泄，郁滞于里，其治则当以疏利肝气之郁滞为主。姚国美说："肝气痛者，痛引少腹，上下无定，溲便难，宜逍遥散加降香、金铃子、橘核以疏肝调气。若胁痛不能转侧，善太息，为病兼少阳，主以柴胡疏肝散。偏左者多属血分，宜疏肝和血，如枳芎散加当归；偏右者则与肺气有关，宜辛温理气，如推气散。"[2]王雨三说："肝郁不舒，其气上逆而胁痛，左脉弦而痛在左者，用柴胡疏肝散掺入失笑散。"[3]

病案举例

1.章次公治唐女，上月经行因郁怒而阻，回下黄水数日。此番经逾旬日而行，将行少腹酸胀，腰酸如折；始则淋漓，继则大血块色黑，腰酸所苦如故。原来经之生理虽在卵巢，亦受神经系之支配。古人调经多用疏肝，即此理也：醋炒柴胡、小茴香、香甘松、大川芎、香橼皮各6g，延胡、旋覆花（包）、川楝子、炒丹皮各9g，失笑散（包）12g，肉桂末1.8g（分3次吞），半硫丸6g（分2次吞）[4]。

2.黄文东治汤某某，女，34岁，脘腹经常隐痛，有时作胀，上下走窜无定，引及肩背，饮食大便正常，舌紫苔腻，脉细弦。去年秋曾患菌痢。情绪抑郁，肝气不舒，久痛入络，拟疏肝理气，化瘀止痛，柴胡疏肝汤（组方见方证）。6剂腹胀消失，疼痛减轻，守原方[1]。

3.谢兆丰治痛经：鲍某某，女，17岁，经前则小腹胀痛，痛而下坠，胸胁亦感胀痛，经后则痛止，行经量少，色红而微紫，伴有头痛、嗳气，情绪急躁，食纳欠馨，舌苔薄白，脉象沉弦。辨证：肝气郁结，气机不利，经行不畅，而致经期腹痛。治拟疏肝行气，调经止痛：台乌药、制香附、醋延胡、白芍、当归各9g，川芎、木香各6g，柴胡、甘草各5g。服药6剂，腹痛止。嘱患者每至经前服药5剂。经连服3次，经潮，小腹胀痛告愈[5]。

4.陈大年治李某：经将临期，预感乳房作胀，牵引及胁部、腋下疼痛，泛恶，小腹隐隐胀痛不舒，肝气抑郁，中焦不得舒展，拟以调化：荔枝核、橘核、制香附、醋炒山楂核、全瓜蒌（切）、留行子各9g，炒青皮、炒柴胡、香白芷各3g，广郁金、炒白芍各4.5g。本方重在疏泄肝气。陈师喜用醋炒山楂核，取其醋为酸，酸入肝之意，山楂核能活血理气止痛[6]。

引用文献

［1］上海龙华医院.黄文东医案［M］.上海：上海人民出版社，1977：114.

［2］姚国美.姚国美医学讲义合编［M］.北京：人民卫生出版社，2009：164.

［3］王雨三.治病法轨［M］.北京：学苑出版社，2015：162.

［4］朱良春.章次公医案［M］.南京：江苏科学技术出版社，1980：269.

［5］谢兆丰.在临床运用木香配伍的经验［J］.上海中医药杂志，1983，（9）：21.

［6］王大增.著名中医妇科专家陈大年的临床经验［J］.上海中医药杂志，1983，（11）：12.

（二）肝气横逆候（肝胆气郁转证）

肝胆气郁证，肝气失疏，郁结于内，不得宣泄，冲逆于上、下、内、外，是为肝气横逆之候，杂病学家通称为肝气郁结之证。虽以肝气冲逆之症象显明，但必兼见肝气郁滞之脉症。

通称：肝气郁结。

病名：［**中医**］少阴病四逆，奔豚，痛泻。［**西医**］十二指肠溃疡，胃肠神经官能症，慢性结肠炎，结肠过敏。

病因病机：肝胆气郁郁逆，因肝气郁滞，不得疏泄，滞结于里，久必横行，冲逆于上、下、内、外，而成肝气冲逆之证。

证象组合：气滞+气逆+气郁+阳郁

主症：【气机不利】症象：①脘腹作胀。②腹中痛、脐腹痛有按痛。③右腋下肿块，按之软而有气鼓之感，左侧腹部，发现小块2~3个，不坚，重按则有酸痛感。**舌象：**苔少。**脉象：**①脉弦。②脉沉弦，重取有力。

【气机冲逆】症象：①发则由少腹上冲胸痛。②嗳气吞酸。③或咳。④或悸。⑤或小便不利，小便时多时少。⑥大便欠畅，泄下利重。⑦伴黑便。⑧午前胸腹如常，午后腹胀，膨大如鼓，扣之有声，坐卧不安，痛苦万状。

副症：【气机不宣】症象：①胸闷嗳气。②纳呆。

宾症：【阳气不和】症象：①形神委顿，语声低微，表情淡漠，寡言，面晦无泽，面白无华，眉宇色青。②四肢欠温，四肢逆冷。③头痛。④平素心烦易怒。⑤夜不得寐。**脉象：**脉细弱无力。**舌象：**舌苔白腻。

治则：仍当以疏利肝气，以通泄其滞结，滞结一散，则无横逆之患。

方证

1.四逆散证：张仲景方。功能透解郁邪，调和肝脾，治热厥症，症见手足厥逆，身热，或脘腹疼痛，或泄利下重，脉弦者。

炙甘草、枳实、柴胡、白芍药各十分。为末，每服一方寸匕，冲服，日3次。

2.疏肝气方证：张赞臣方[1]。调和肠胃，治脘腹作胀，左侧腹部小块，详见病案1。

炒白芍、炒乌药各6g，制香附、陈香橼皮、麸炒枳壳各4.5g，佛手花、木香各2.4g，带壳砂仁、野蔷薇花各3g，茯苓9g，吴萸1.5g，脾约麻仁丸9g（包煎）。

论著和讨论

本证候肝气郁滞，滞结不散，横行冲逆，其治则当以疏利肝气之滞结为主，郁气疏泄，则无横逆之患。仲景曰："少阴病，四逆，其人或咳，或悸，或小便不利，或腹中痛，或泄利下重者，四逆散（组方见方证）主之。咳者，加五味子、干姜各五分，并主下利。悸者，加桂枝五分。小便不利者，加茯苓五分。腹中痛者，加附子一枚，炮令拆。泄利下重者，先以水五升，煮薤白三升，煮取三升，去滓，以散三方寸匕，内汤中，煮取一升半，分温再服。"（《伤寒论》318条）

病案举例

1.张赞臣治患者：陈姓，女，42岁。患者8年前发现右腋下有肿块，微有痛感，未能确诊。至6年前，腹部亦有小块，攻撑作痛，检查认为无妇科病症；X线胃肠检查，亦未发现溃疡病症及其他异常，无内脏下垂之根据。至3年前，腹部膨胀与疼痛加剧，多休息则症状稍轻，劳累后即加重。至今虽经多方检查和治疗，仍未能确诊为何种肿块，症状亦未减轻。

初诊：久病体质虚弱，形神委顿，语声低微，面白无华，眉宇色青，始时右腋下肿块，按之软而有气鼓之感；继则脘腹作胀，按其左侧腹部，发现小块二三个，不坚，重按则有酸痛感。近来更觉精神疲乏，胸闷嗳气，四肢欠温，脉细弱无力，舌苔白腻，大便干结，三四日或一周一行。证非瘰疬，癥瘕可比，属肝气横逆，气血两亏。先予疏肝气，调和肠胃（组方见方证）。二诊：药后尚感舒适，精神较好，纳食稍振，经来量少而腹部更见滞胀。原方去茯苓、乌药，加丹参6g，厚朴花3g，采芸曲9g（包煎）。三诊：月经已净，精神较为自然，口苦黏腻亦减，时有心慌气怯，嗳气时作，脘腹气滞攻撑略轻，但按之仍有块累累，右腋肿块依然，脉细弱，舌苔白腻。再予疏肝理气，调和胃肠：炒白芍6g，制香附、郁金、丹参、麸炒枳壳、陈香橼皮各4.5g，佛手花2.4g，带壳砂仁、厚朴花各3g，淡吴萸1.5g，野蔷薇花3g，瓜蒌皮仁（各）9g，脾约麻仁丸12g（包煎）。自四诊至六诊间，宗三诊处方出入，药后胸脘渐次舒松。七诊至八诊，因患者感冒新邪，发热2天后方退，月经来临时，少腹又感滞胀，故加丹参、红花等味。至九诊时，月经已净，腋下之肿块已不显著，稍劳后少腹滞胀感亦轻，但易心慌、情绪激动，前方去行经活血之品，加水炙远志4.5g，并恢复半天工作。十诊：恢复半天工作之后，下午尚觉神疲乏力，腹块已无，腹胀亦减，唯在烦恼与情绪欠佳时，尚感腹部隐约胀痛，心慌气怯，略有白带。久病之体，气血两亏。改予理气养营扶正：炒白芍、制香附、郁金、陈香橼皮、麸炒枳壳、全当归各4.5g，佛手花2.4g，野蔷薇花3g，丹参、茯苓、生熟薏苡仁、忘忧草各9g，土炒白术6g，脾约麻仁丸12g（包煎）。十一诊：诸恙均瘥，唯易于疲劳，月经又将来临，少腹又感作胀，舌苔糙腻尚未尽化。再予前法；原方加杜红花1.5g。3月后随访，患者已全天工作，诸症已除[1]。

2.陈敬康治奔豚（十二指肠溃疡）：刘某，男，脐腹痛一年余，有按痛，剧痛发时，由少腹上冲胸痛，头痛，上腹却无按诊痛，伴黑便，嗳气吞酸，脉弦苔少，用金匮奔豚汤2剂疼痛缓解，3剂消失。去柴、芩加茯苓、白术，连服一月半，龛影消失[2]。

3.陈源生治胃肠神经官能症：杨某某，女，42岁，午前胸腹如常，午后腹胀，膨大如鼓，叩之有声，坐卧不安，痛苦万状，平素心烦易怒，大便欠畅，小便时多时少，纳呆，日仅进三两，夜不得寐，表情淡漠，面晦无泽，形体稍胖，寡言，脉沉弦，重取有力，属肝郁气滞，脾运失权，枢机不畅而致升降失常之候，当疏肝解郁，理气行滞，转运阴枢，调其升降。因患病日久，应内外并治，四逆散合四磨饮化裁：柴胡、木香、乌药、槟榔各9g，白芍、枳壳各12g，甘草6g，通草根18g，鸡血藤30g，外用莱菔子、橙子叶各250g，莲须大葱500g，生姜60g共切碎捣烂，炒热略加白酒布包外熨胸腹。频得矢气，胸腹舒常畅，便下亦爽，腹满大减，再予疏肝理气，佐以利水：柴胡、陈皮、桑皮各9g，白芍、枳壳、大腹皮各12g，茯苓皮24g，冬瓜皮、鱼腥草各30g及通草根18g，数剂诸症若失[3]。

4.张学能治何某某，女，61岁。初诊（1979年7月9日）：慢性腹泻，反复缠延已4年，其发与饮食、寒热、情志等失调有关。曾作大便培养，乙状结肠镜及X线胃肠摄片等检查，诊断为：慢性结肠炎、结肠过敏。近1月来，因家庭琐事，情志不畅，旧恙复发，脘胁作胀，肠鸣攻痛，痛则泻下，日3~4次，心烦不寐，寐则梦多，舌淡红苔薄白，脉小弦。大便化验无异常。此乃肝郁侮脾。《经》曰："肝欲散，急食辛以散之""肝苦急，急食甘以缓之"（《素问·脏气法时论》）。"损其肝者，缓其中"（《难经·十四难》）。治宜辛散甘缓，拟四逆散、甘麦大枣汤、桂枝龙牡汤等方出入：炒柴胡4.5g，炒白芍12g，淮小麦、煅龙骨各15g，大枣5枚，炙桂枝6g，煅牡蛎30g，炙甘草、炒白术、茯苓各9g。7剂。二诊：胁胀腹痛大减，腹泻减至日1~2次，夜寐仍差，舌脉同前，予原方加酸枣仁9g。7剂。三诊胁胀腹痛均除，大便软而成形，日行1次，夜能安寐。嘱原方再服7剂后停药[4]。

引用文献

［1］张赞臣.气瘿与腹块治案1则［J］.上海中医药杂志，1966，（2）：64.
［2］陈敬康.溃疡病移位疼痛的中医诊断治疗［J］.江苏中医，1965，（5）：14.
［3］陈源生.四逆散临床运用经验［J］.新医药学杂志，1975，（7）：45.
［4］张学能.李中梓九个泄泻治法的临床运用［J］.中医杂志，1982，（6）：53.

（三）肝气失调候（肝胆气郁变证）

肝胆气郁证，肝气郁滞，失于疏泄，郁逆于内，耗伤气血，而成肝气失调之候，为肝郁之虚实失调之证，杂病学家亦通称为肝气郁逆之证。其见症仍以肝气郁滞之脉症为主，但可兼见气血不足与阳气失和之脉症。

通称：肝气郁逆。

病名：［**中医**］胸胁胀满。［**西医**］附件炎，慢性肝炎。

病因病机：肝胆气郁虚滞，因肝气失疏，郁滞不解，久必耗伤气血；或其人平素劳郁交伤，气血已虚，而肝气郁滞内逆，而成肝郁而虚实失调之证。

证象组合：气虚+血虚+气郁+气滞+阳郁

主症：【**气虚失充**】**症象**：①全身乏力，动则气短不续。②饮食甚少。③大便稀溏。④频频自汗，怕冷。**舌象**：舌淡苔少。**脉象**：脉弦细。

【**气机不宣**】**症象**：嗳气呕吐酸水。

副症：【**气机不利**】**症象**：①胸中满痛。②胸胁胀满，胸胁胀满作痛。③两胁痛抵少腹，两胁及少腹胀痛。④少腹作痛，上下无定。⑤左小腹长出小包，渐大如鸡蛋，能移动。**脉象**：脉左关弦长。

【**血虚失养**】**症象**：①头晕。②鼻衄。③形色淡白。

宾症：【**阳气不和**】**症象**：时有寒热。

治则：当疏利肝气之郁滞，与补养肝之气血，两者兼顾，平调以和解之。

方证

1.佛手丸证：《饲鹤亭集方》方沈仲圭加减[1]。治慢性肝炎，肝肿大，转氨酶高，肝郁脾弱，胸胁胀满，不思饮食。

佛手、香橼、金铃子、太子参、莲肉、神曲、炒酸枣仁各9g，柴胡3g，茅根、银花各12g。

2.二白二核汤证：李斯炽方[2]。治附件炎，左小腹小包如鸡蛋，能移动，详见病案3。

太子参、白术、槟榔、荔核、青皮、橘核、柴胡、茯苓、厚朴各9g，小茴6g，白芍、金铃炭各12g。

论著和讨论

本证候因肝气郁滞，内逆不解，而气血已虚，其治则当疏利肝气之中，兼以益气养血之品，以和调其虚实。王雨三说："郁怒伤肝，肝气上逆而作痛，或呕吐清水致胸膈胀满，脉左关弦长者，是肝气证也。用逍遥散掺入瓜蒌薤白半夏汤。"[3] 姚国美说："肝气痛者，痛引少腹，上下无定，溲便难，逍遥散加降香、金铃子、橘核以疏肝调气。"[4]

病案举例

1.尤在泾治劳郁交伤，营卫不和，胸中满痛，时有寒热与六淫外感不同，宜和养气血，逍遥散加枳朴[5]。

2.曹仁伯治肝脉布于两胁，抵于少腹，同时作痛，肝病无疑。肝旺必乘脾土，土中之痰浊湿热，从而和之为患，势所必然。逍遥散：柴、荷、苓，术、归、芍，草，加栀、丹。合化肝煎[5]。

3.李斯炽治附件炎：陈某某，女，40岁，左小腹长出小包，渐大如鸡蛋，能移动，动则气短不续，全身乏力，两胁及少腹胀痛，饮食甚少，大便稀溏，一日2~3次，频频自汗，嗳气怕冷，舌淡苔少，脉弦细。属肝郁脾虚气滞，疏肝补脾，温通少腹之后，嗳气减轻，食纳增进，时转矢气，本原方意，加荔枝核、橘核，增强驱散小腹包块（组方见方证）[2]。

引用文献

［1］沈仲圭.治肝十法［J］.新中医，1981，(10)：16.

［2］成都中医学院.李斯炽医案（二）［M］.成都：四川人民出版社，1983：190.

［3］王雨三.治病法轨［M］.北京：学苑出版社，2015：157.

［4］姚国美.姚国美医学讲义合编［M］.北京：人民卫生出版社，2009：164.

［5］柳宝诒.增评柳选四家医案［M］.南京：江苏科学技术出版社，1983：57，140.

四、肝胃气郁证（下焦气郁合病1）（2候）

肝胃气郁证，系肝气犯胃之证，常由暴怒忧郁，七情郁结以致肝气抑郁，不得疏泄，横逆乘胃，胃失和降，而成肝胃气郁之症，常见肝胃气痛，亦称肝气犯胃，其发病急暴者为肝气横逆，胃中浊气失降，骤闭清气，通称为中气、气厥或类中风之例。

肝胃气郁证，其病显于胃，其病机在于肝，肝气郁逆，横行于胃，而胃病矣，其治则重在于疏利肝气，肝郁得解，自无逆行犯胃之患，不治胃而胃病自已。

证候别称：肝气犯胃，肝胃不和，肝气上逆，肝气横逆。

病名：［中医］肝胃气痛，呕吐，呃逆，中气，气厥。

证候系统：详见图3-8-5。

本证————胃气失和候

转证————胃失和降候

变证————清气闭厥候

图3-8-5　肝胃气郁证证候结构图

（一）胃气失和候（肝胃气郁本证）

肝胃气郁证，肝气郁滞，失于疏泄，横行犯胃，致胃气失其宣降之常，而成胃气失和之候，杂病学家通称为肝气犯胃。或称肝胃不和，肝胃气痛之证。其见症以气机郁滞于肝胃之脉症为主，可兼见胃气失于宣降之症象。

通称：肝气犯胃，肝胃不和。

病名：［中医］肝胃气痛。［西医］慢性胃炎，十二指肠溃疡。

病因病机：肝胃气郁郁滞，多由情怀不遂，肝气郁滞，不得疏泄，横行犯胃，致胃气郁滞，宣降失常，而成肝胃不和之证。

证象组合：气郁+气滞

主症：【气机不宣】**症象**：①心下痞满。②脘胁痞满时欲叹息。③纳呆不思饮食。④胸痞。**脉象**：脉弦。

副症：【气机不利】**症象**：①攻刺作痛游走不定。②痛时隐隐闷结。③胸臆相引得嗳则宽。④痛连胁肋背脊。

⑤脘胀。**脉象**：脉涩或结。

宾症：【气机不降】症象：①吞酸。②呕吐。③嗳气。

治则：当疏利肝气为主，兼以通降胃气，以通利肝胃气机为法。

方证

1.十香丸证：《成方切用》载方[1]。治气滞寒滞诸病。

木香、沉香、小茴、香附、荔核、泽泻、乌药、陈皮、丁香等份，皂角烧烟为末，糊丸。

2.沉香降气散证：《通俗伤寒论》方[2]。治阴阳壅滞，气不升降，胸膈不舒，脘腹胀满，喘促短气，干呕烦满，咳嗽痰涎等症。

沉香、砂仁各3g，制香附、盐炒甘草各12g，蜜延胡索、川楝子各3g。

3.安东散证：《通俗伤寒论》方[2]。治气滞胃痛，胃气上逆，反胃嗳气。

苏罗子、瓦楞子（醋炙）各120g，陈香橼、陈木瓜各2只，生哈壳3斤，研末每服9g，赤砂糖调服。

4.胀痛方证：董建华方[3]。治气滞胃痛，胃脘胀痛，反胃嗳气，吐酸烧心。

香附、苏梗、橘皮、枳壳、大腹皮、香橼皮、佛手。

5.四逆散合小陷胸汤加味证：陈瑞春方[4]。疏肝行气，辛开苦降。治胃脘疼痛牵引两胁胀痛，腹胀气滞食后更甚，大便不畅，口苦黏腻，舌黄白相兼，脉象弦实。详见病案3。

柴胡、黄连、甘草各6g，白芍、枳实、法半夏、川木香各9g，瓜蒌皮、佛手片各12g。

论著和讨论

本证候肝气郁滞，横行犯胃，胃气失和，宣降不利。其治则当以疏利肝气为主，兼以调气和胃为法。何廉臣说："（风寒挟诸痛证）上逆者使之下行，苏子降气汤（苏子、前胡、橘红、仙半夏各钱半，当归、川朴各一钱，炙甘草五分，沉香汁两匙冲），苏子降香汤（苏子一钱，降香八分，冬桑叶、炒丹皮各钱半，川贝、丹参、广郁金各二钱，枇杷叶去毛筋净五钱，生藕汁一杯冲），沉香降气散（组方见方证），安东散（组方见方证）。"[2]

陈瑞春：肝郁气滞：①症候与病机：胃脘胀满，痛连两胁，按之则舒，嗳气频作，精神抑郁，食纳减少，大便不畅，脉弦而缓，舌苔薄白而兼黄。本症由于肝气郁结，横逆犯胃，故胃脘痛连两胁。因其气机阻滞，胃气不顺故嗳气频作，食纳减少等症丛生。肝郁湿滞故脉弦而缓，若肝郁化火，则脉弦而数。②治疗方法：以疏肝理气为主。肝气条达，气机畅利，胃不受侮，疼痛自止，此即"治肝可以安胃"的意思。③常用方药：四逆散加味。若腹胀气滞甚加佛手、木香，大便稀软加神曲、茯苓，嗳气泛酸加左金丸、瓦楞子；口多涎沫加吴茱萸、草果；口苦苔黄加黄连、黄芩；脘痛特甚加郁金、香附或延胡索、乳香、没药；食少纳差加神曲、麦芽、鸡内金[4]。

沈仲圭：余思胃及十二指肠溃疡，属于中医肝胃失调，本例脉弦细而数，口苦尿黄，属肝郁化火，侮其所胜，宜清火抑木，和胃调气，方用黄连、吴茱萸、白芍、木瓜、香附、延胡索、青皮、半夏、茯苓、砂仁、藿香、麦芽、薏苡仁、瓦楞子，另用散药：乌贼骨、赤石脂、生甘草、鸡内金各30g，白及、香橼皮各15g，研末，每服6g，食前温开水服下，日三次。（系蒲辅周方）[5]。

病案举例

1.**尤在泾**治胁下素有痞气，时时冲逆；今见中满，气攻作痛，吞酸呕吐，能俯而不能仰。此厥阴郁滞之气，侵入太阴之分，得之多怒且善郁也。病久气弱，不任攻达；而病气久郁，亦难补养为掣肘耳。姑以平调肝胃之剂和之，痛定食进，方许万全：半夏、广皮、川楝子、橘核、茯苓、青皮、炙甘草、木瓜[6]。

2.**李泰**治某女，20余，脉沉细，微有寒热，胸前痛，日夜呼号不已，面唇指甲俱青，时呕酸苦，已7日，此肝胃寒痛。姜厚朴、荜澄茄各4.5g，神曲、煨白芍、当归、樟蓉子各9g，云黄连1.5g，砂仁、吴茱萸、沉香、白檀香、广木香、郁金各3g[7]。

3.**陈瑞春**治张某某，男，43岁，患者十二指肠溃疡多年，曾服用调理脾胃，行气止痛药未效。主诉胃脘疼痛牵引两胁胀痛，腹胀气滞食后更甚，大便不畅，口苦黏腻，舌黄白相兼，脉象弦实。诊为肝郁气滞，拟疏肝行气合辛开苦降法，方用四逆散合小陷胸汤加味（组方见方证）。服上药10余剂后，疼痛消失，大便通畅，饮食倍增，收到近期疗效。继以六君子汤加味，调理善后，半年内痛未复发。按：肝郁犯胃，气机壅滞者，以四逆散疏肝和胃，合小陷胸汤辛开苦降，肝胃气顺，病即缓解。笔者以上两方合用，治疗十二指肠溃疡而见肝郁气滞症者，经治多例均获良效[4]。

4.**黄一峰**治慢性萎缩性胃炎：陈某某，女，36岁，胃病10年，痛无定时，劳累后疼痛加剧，近来消瘦明显食欲不振，纳后脘胀，嗳气，胸痞，偶有吞酸，舌淡红苔薄白微腻，脉细弦。平素寡言抑郁，情志不舒，木失调达，肝气侮脾，和降失常，拟疏肝理气，苦辛泄降：龙胆草、吴茱萸各1.5g，青皮、陈皮、紫菀各5g，绿萼梅、香附、鸡内金、乌梅、白芍、刺猬皮各9g，砂仁2g，麦芽15g，7剂。脘胀胸痞顿减，继以调肝和胃连续治半年，症状基本消失，胃镜复查，有所好转[8]。

5.孟庆锡治李某，男，34岁，素无胃肠疾病，近因情绪影响致纳呆，不食饮食，两胁疼痛，脘腹饱胀，嗳气或矢气后腹部舒适，口干苦，脉弦，苔薄黄，疏肝理气，以调气散和小柴胡加减：柴胡、藿香、苏梗、乌药、黄芩各10g，旋覆花9g，木香6g，川楝子12g，砂仁3g，3剂。诸证消失[9]。

引用文献

［1］吴仪洛.成方切用［M］.太原：山西科学技术出版社.2009：176.

［2］俞根初.重订通俗伤寒论［M］.上海：上海科学技术出版社，1959：354.

［3］董建华.谈谈治疗胃脘痛的经验［J］.新医药学杂志，1977，(10)：14.

［4］陈瑞春.略论胃痛从肝论治［J］.新中医，1979，(3)：20.

［5］沈仲圭.十二指肠溃疡治验［J］.新中医，1977，(2)：14.

［6］柳宝诒.增评柳选四家医案［M］.南京：江苏科学技术出版社，1983：57.

［7］李洪成.中医证候学［M］.北京：中国医药科技出版社，2008：1295.

［8］何焕荣.黄一峰老中医对胃肠疾病的治疗经验［J］.新医药学杂志，1979，(5)：5.

［9］孟庆锡.谈谈胃肠功能障碍的辨证施治［J］.中医杂志，1980，(1)：58.

（二）清气闭厥候（肝胃气郁变证）

肝胃气郁证，肝气上逆，鼓动胃中浊气，干于上焦，清气猝闭，而成清气闭厥之候，杂病学家通称为中气，或气厥之证。其见症以郁怒之后，猝然昏厥为主要症象，亦可兼见胃气宣降失常之症象。

通称：肝气暴逆。

病名：［**中医**］中气，气厥。［**西医**］癔病性昏厥。

病因病机：肝胃气郁闭厥：因怒鼓动肝气，肝气上逆，胃气失降，浊气上壅，致上中二焦清气猝闭，而成闭厥之候。

证象组合：气郁+气闭

主症：【**气机不宣**】**症象**：①愦然默默。②胸膈胀满或痛。③痞闷。

副症：【**气机闭塞**】**症象**：①卒然仆倒，不知人事。神昏不语，面色潮红，双目微闭，周身僵直，饮食不进。②手足冰冷，两手时呈不规则舞动。③神糊虽清，仍气郁不语，状如痴呆。**舌象**：苔薄白，舌边尖红。**脉象**：①脉沉弦兼数。②脉沉弦或伏。

宾症：【**气机不降**】**症象**：①胸膈喘满，口无痰涎，但出冷气。②呕逆。

治则：当以芳香理气以开闭，闭开再以理气调肝，使肝气不逆，则胃浊下降。

方证

仁香汤证：温中流气法，《通俗伤寒论》俞氏经验方[1]。治素有肝气，一受痧秽，即胸膈烦闷，络郁腹痛，夏秋最多。

白蔻仁（分冲）、广木香各1.8g，杜藿香、生香附、广陈皮各4.5g，春砂仁（同煎）2.4g，白檀香1.5g，母丁香1.2g，生甘草0.9g，淡竹茹9g。

论著和讨论

本证候肝气暴逆，胃浊失降，上闭清气，因而救治之则，当急与芳香开窍，以调气开闭为法。俞根初说："(夹痞伤寒）怒郁不泄，昏厥不语者，先用通关取嚏，次用仁香汤去丁香、白蔻，烊冲紫金片。""薄厥：因大怒则形气绝，血菀于上，使人薄厥，宜犀角地黄汤，加消瘀降气之品，或八味顺气散（人参、白术、青皮、陈皮、茯苓、白芷、乌药、甘草）……气厥之证有二，气虚气实，皆能为厥，实则形气愤然，卒倒肢冷，口无涎沫，其脉沉弦或伏，顺气调肝，四磨饮、乌药顺气汤之类。"何秀山按："吾绍通称痧气，故以二仁、五香为君，芳香辟秽，辛香流气；臣以广皮疏中，竹茹通络，使以些许生甘，以缓和辛散之气，此为疏肝快脾，辟秽散痧之良方。用处虽多，亦勿过投，免致耗气劫液。"[1]

病案举例

1.周兆民治章某某，女，54岁，患者七年前因家事争执，曾突然倒地，发为昏厥不语，周身僵直之症，经某医院诊为癔病性昏厥，经治而愈。此次，因与乡邻争吵，暴怒之下，突然倒地，昏厥不语，前医曾投四逆散1剂，无效而邀余诊。时患者昏厥不语已二日，面色潮红，双目微闭，周身僵直，两手时呈不规则舞动，喘气，苔薄白，舌边尖红，脉沉弦兼数；证属气逆阳升，肝风内动致厥。治则以顺气开郁、平肝潜阳息风：枳壳、花槟榔各6g，乌药、沉香各5g，石决明（先煎）、代赭石（先煎）各20g，木香3g，钩藤、佛手片、天麻各10g，2剂。二诊：服上方1剂后，昏厥僵直即消除，然感胸闷不舒，时以叹息为快，自觉口苦头眩，烦躁易怒，苔薄黄，脉弦数，是为肝气郁勃，内热由生，宜疏肝理气，开郁清热继之：嫩柴胡、生草各5g，玫瑰花3g，焦山栀6g，白芍、当归、丹皮、白菊花、茯苓各10g，石决明20g（先煎），5剂。按：患者暴怒气逆而厥，是属气厥实证，面色潮红，周身僵直，乃气逆阳升风动所致，故予五磨饮子顺气开郁，伍以决明、赭石、钩藤、天麻平肝息风潜阳。药后昏厥，僵直消除，而口苦眩晕，胸闷，烦躁易怒。乃肝经郁火萌动为患，处以丹栀逍遥散，叠5剂而愈[2]。

2.谢兆丰治卜某某，女，28岁。患者因丈夫骤得急病而死，日夜悲哭不休，以致气厥昏倒，不知人事。经西医抢救稍醒，但神昏不语，饮食不进。中医给予疏肝行气，开窍解郁之法。方以五磨饮子加味：木香、槟榔各6g，沉香、檀香各5g，乌药、枳实、郁金、石菖蒲、远志、制香附各9g。服药3剂，神糊虽清，仍气郁不语，状如痴呆。又宗原方3剂，煎汤送服苏合香丸，早晚各服1丸，共服2丸，已能开口说话。后以木香调气散合逍遥散加减，疏肝理气、解郁，调理而愈[3]。

3.李洪成治陶某之妇，1964年因邻居诬其盗米，被派出所拘询，回家后长吁短叹，随之渐昏沉不语。其夫远航未回，家中仅有年幼小女，未予关顾，至翌日，呼叫不醒，始告知单位领导。船队书记至其家查看后，认为危在旦夕，不敢挪动，因邀我往诊。见其僵卧如尸，鼻息其微，四肢厥冷，脉沉细滑，询知其发病之由，认为系中气气厥，因予苏合香丸2颗，化水徐徐灌服，至午后开始叹气，服至晚，始开目说话。后与四磨汤加味调理2剂而安[4]。

引用文献

［1］俞根初.重订通俗伤寒论［M］.上海：上海科学技术出版社，1959：75，76，344，436.

［2］周兆民.平肝息风法为主治疗癔病性昏厥［J］.浙江中医学院学报，1983，(3)：27.

［3］谢兆丰.在临床运用木香配伍的经验［J］.上海中医药杂志，1983，(9)：21.

［4］李洪成.中医证候学［M］.北京：中国医药科技出版社，2008：1297.

五、肝脾气郁证（下焦气郁合病2）（5候）

肝脾气郁证，系肝气犯脾之证，多为郁怒伤肝，或七情郁结，致肝气郁抑，不能疏泄，肝气内郁，横逆犯脾；或由于劳倦忧思太过，脾气不能升肝，致木郁土中，肝气郁于脾；或脾气本虚，而肝木乘之，均可致肝脾气郁之证。通称肝脾郁结，或脾虚肝旺，木郁土中，素称之郁证或肝郁，多为本证。马元仪曰："此甲木内郁，生气不荣，阳明受病。"[1]

肝脾气郁证，或肝郁之气犯脾，或脾虚以致肝郁，前者称为"土败木贼"，后者称为"土不安木"。虽均为肝气犯脾，肝旺脾虚之证，但前者多偏于肝旺，故有肝气失疏，甚则横逆之候；后者多偏于脾虚，故有脾气虚滞，或气阴虚滞、阴血虚燥之候。

肝脾气郁证，其病机总属肝郁脾虚，肝强脾弱。治则总当疏肝和脾，扶土抑木为其大法。叶天士谓："东垣每用调和脾胃，疏泄肝木，最属近理。若守中之补，及腻滞血药皆左。"[2]然肝脾郁久，必暗耗气血阴液，故马元仪又谓："为和风可以达之，阴雨可以滋之。"[1]虽忌守补，而平调虚实，亦当为大法。

证候别称：肝气犯脾，肝木乘脾，木郁土中，土木不舒，风木犯脾，脾虚肝逆，脾虚肝旺，脾虚肝郁，肝脾郁结，肝气上逆，大肠虚燥。

病名：［中医］腹痛，腹胀，气痞，低热，顽固性发烧腹痛，泻泄，久泻，虚泻，经临便溏，便秘，干咳，痛经，阴吹，白天磨牙症。

证候系统：详见图3-8-6。

本证————肝气失疏候

转证————肝气横逆候、脾气失运候

变证————肝气失调候、脾气虚滞候、气阴虚滞候

图3-8-6　肝脾气郁证证候结构图

引用文献

［1］徐衡之，姚若琴.宋元明清名医类案［M］.长沙：湖南科学技术出版社，2006：577.

［2］叶天士.临证指南医案［M］.上海：上海卫生出版社，1958：452.

（一）肝气失疏候（肝脾气郁本证）

肝脾气郁证，肝气失疏，内郁犯脾，脾气亦因之而郁滞不行，证由肝郁气滞而起，故仍为肝气失疏之候，杂病学家称为肝气犯脾之证。其见症虽以脾气郁滞之脉症显明，但必可兼见肝气内郁之脉症。

通称：肝气犯脾。

病名：［中医］腹痛，腹胀，气痞，肠胀气症。［西医］胃肠神经官能症。

病因病机：肝脾气郁郁滞，因肝气抑郁，失于疏泄，肝气横逆犯脾，脾气亦因之而郁滞，升降失利，甚则阳气与络脉不和。

证象组合：气郁+气滞+络郁+阳郁

主症：【气机不宣】症象：①神疲乏力。②水谷不能进。**舌象**：苔薄白腻。**脉象**：细弦。

【气机不利】症象：①脐腹下隐痛阵作，食则剧痛，苦痛难忍。②腹胀上下，矢气少，腹胀而痛，右少腹时现突起一块，按之则上移，或左窜，并不固定，肠鸣辘辘。③大便干结，大便数日未行。**舌象**：①舌红无苔少津。②舌苔厚腻微黄。**脉象**：①脉沉细涩。②脉弦涩间见。

副症：【络脉不和】症象：胁肋胀痛，不能转侧。

【气机不降】症象：①泛恶。②嗳气。

宾症：【阳气不和】症象：口干。

治则：当以疏利肝气为主，兼以利气和脾，肝脾共调。

方证

1.棱莪四逆散证：蒲辅周方[1]。治腹胀上下，消化不好，口干矢气少，大便干结，详见病案2。

柴胡、炒枳实、青皮、陈皮、通草各3g，白芍6g，炙甘草1.5g，三棱、莪术、大腹皮、郁李仁、决明子各4.5g，木香2.4g。

2.疏肝理气，畅通腑气方证：章庆云方[2]。治胃肠神经官能症，详见病案3。

苏梗5g，陈皮、枳壳各6g，香附、清炙甘草、乌药、大腹皮、炒谷芽、炒麦芽、郁金各10g，瓜蒌15g。

论著和讨论

本证候因肝气失疏，横逆犯脾，脾气亦滞。其治则仍当以疏利肝气为主，兼以利气和脾为法。如蒲辅周所治腹胀，书编者按曰："（病案2）属肝气郁滞，脾胃功能失调。治宜疏肝和胃，用四逆散加味。肝气郁结，肠胃积滞，配用三棱、莪术甚效。"[1]祝谌予说："本案（病案1）为胃肠型神经官能症，系以四七汤、小乌附汤、旋覆花代赭石汤、瓜蒌薤白散等方综合化裁。用瓦楞子、牡蛎等以为软坚化积之用。据患者云：服第一方后矢气极多，腹胀顿消，极为畅快。然胀满并未根除。服第二诊方，腹胀消后，亦不再起，遂告痊可。"[3]

病案举例

1.施今墨治金某，男，32岁。病已月余，腹胀而痛，右少腹时现突起一块，按之则上移，或左窜，并不固定，肠鸣辘辘，但不腹泻，且间见大便干结，饮食睡眠正常，经单位诊疗所诊断为消化不良肠胀气症。舌苔厚腻微黄，脉弦涩间见。辨证立法：平时饥饱不匀，加之情志郁结，日久胶痰固积，留滞于六腑，郁气火充塞于上焦，气血失其常候，脏腑不能传导，清阳不升，浊阴不降，升降失调，遂发气痛，当以理气为法治之：川厚朴、青皮炭、苏梗、桔梗、陈皮炭、炒枳壳各5g，香附炭、云茯苓各10g，莱菔缨、莱菔子、台乌药、法半夏各6g。二诊：前方服7剂，腹胀减轻，胸间堵闷，并有一硬块，按之则痛，大便干。仍遵前方，增加药力：青皮炭、陈皮炭、紫油朴、苏梗、桔梗、炒枳壳各5g，瓦楞子（生牡蛎15g，同布包，先煎）30g，代赭石（与旋覆花6g，同布包）、香附炭、薤白头各10g，全瓜蒌25g，法半夏、台乌药各6g，炙甘草3g，晚蚕沙（与炒皂角子10g，同布包）10g。三诊：服药6剂胀痛全消，大便通畅，希配常方，以防再发。嘱其将二诊方留用，稍觉胀满即服2~3剂[3]。

2.蒲辅周治曾某，女，54岁，初诊：消化不好，自觉上下气不通，大便干燥如球状，有时隔日一次，矢气少，口干，小便正常。脉沉细涩，舌红无苔少津。属肝胃不和，气郁所致。治宜疏肝和胃，散郁结。用四逆散加味（组方见方证）7剂。二诊：药后腹胀显著减轻，上下气已通，有矢气，大便已不干燥。脉沉弦细，舌正红无苔。津液渐复，前方去决明子，加鸡内金4.5g。3剂。三诊：腹胀再减，大便又偏干燥。舌正无苔，脉缓和。前方去甘草，加决明子4.5g。3剂。四诊：腹胀已微，食后稍胀，食纳转佳，自觉腹内有水气，大便时自觉无力推动。脉沉弦细，舌正无苔。病势好转，宜于理气药中，兼顾中气，攻补并进，宜小剂缓图：竹柴胡、炒枳实、青陈皮、槟榔、白术、太子参、焦楂、路路通各15g，白芍、肉苁蓉、炮鸡内金、炒麦芽、茯苓各30g，炙甘草4.5g，三棱、莪术、郁李仁各22.5g，木香12g，上药共研为粗末，和匀，分成30小包，每日纱布包煎1包，用水300ml，慢火煎取100ml，分早晚二次温服，以资巩固[1]。

3.章庆云治胃肠神经官能症：富某某，男，31岁。初诊1982年7月26日。脐腹下隐痛阵作已3年。数日前宿疾又作，前往某医院急诊，经各种检查未见阳性体征，拟诊为胃肠神经官能症。观患者形体消瘦，神疲乏力，水谷不能进，食则剧痛，大便数日未行，苦痛难忍，苔薄白腻，脉细弦。此肝气内扰，腑气不畅。治拟疏肝理气，畅通腑气（组方见方证）。服药3剂后症状明显好转，腹痛几无，精神较振，苔薄白，脉细。腑气通但不畅，再拟前法，原方瓜蒌增至30g，续服7剂后病瘥[2]。

引用文献

［1］中国中医研究院.蒲辅周医疗经验［M］.北京：人民卫生出版社，2005：174.

［2］陆同天.章庆云运用香苏散治疗脘腹痛的经验［J］.上海中医药杂志，1983，(9)：10.

［3］祝谌予.施今墨临床经验集［M］.北京：人民卫生出版社，1982：317，316.

（二）肝气横逆候（肝脾气郁转证1）

肝脾气郁证，肝郁失疏，肝气横逆，内犯脾胃，上逆下迫，失降错乱，而成肝气横逆候，杂病学家通称脾虚肝逆，或肝气上逆之证。故其见以肝气冲逆于上下之脉症为主，可兼见肝郁脾虚阳气不和之脉症。

通称：脾虚肝逆，肝气上逆。

病名：［中医］腹胀痛，阴吹。［西医］左穹隆增厚。

病因病机：肝脾气郁郁逆，因肝气内郁，不得疏泄，横行于脾胃，上冲下迫，升降错乱，清浊混淆，而成脾虚肝逆之证。

证象组合：气郁+气滞+气逆

主症：**【气机不利】症象**：①腹痛较剧，痛不欲食，食后腹胀。②下腹胀痛，左侧较甚，左腰亦痛。③胸胁胀满或作痛。④胸乳作胀，下腹窜气作痛。**舌象**：苔薄腻。**脉象**：①脉虚或弦。②脉左胜右虚。

【气机冲逆】症象：①上吐涎沫，下泄腹痛。②气上逆则呕，下注则腹痛。③呕逆，呕吐频作。④阴道排气。

副症：**【气机不宣】症象**：①胸闷嗳气。②纳呆，脘闷少食。

宾症：**【阳气不和】症象**：①夜不安寐。②头晕神疲，记忆力减退。③便溏。**舌象**：苔白腻。**脉象**：脉弦细。

治则：当以疏利肝气之郁滞为主，兼以扶脾疏滞，以和调中焦；或兼以镇逆降气，以平其冲逆。

方证

调肝脾汤证：黄文东方[1]。治下腹胀痛，左侧较甚，左腰亦痛，详见病案1。

当归、白芍、白术、柏子仁、香附各9g，青皮、陈皮、木香、炙鸡内金各6g，焦六曲、炒麦芽、谷芽各12g，煅瓦楞子15g。

论著和讨论

本证候因肝气失疏，横逆中焦，脾胃升降失序。其治则当疏利肝气为主，兼以调和脾气为法，亦疏肝理脾之法。王雨三说："肝木犯胃，土虚木旺，木犯中土，中土失运化之机，致胸膈胀满，或作痛，或呕逆，左脉盛而右脉虚，宜用黄芪建中汤加川连、代赭石。"[2]姚国美说："呕逆饮食，格格不纳，胸膈痞满，善噫，乃邪循冲脉上逆，法宜理气降浊，旋覆代赭石汤（旋覆花、人参、生姜、大枣、代赭石、甘草、半夏）主之。呕逆吞酸，胸胁胀满，善太息，甚则食入即呕，脉弦者，此木郁夹热，横中扰胃，宜左金丸（黄连、吴萸），佐金伐木，或越鞠丸（香附、苍术、川芎、炒栀子、神曲），解郁和中。"[3]

病案举例

1.黄文东治杨某，女，31岁，下腹胀痛，左侧较甚，左腰亦痛，气上逆则呕，下注则腹痛，食后腹胀，大便干结，夜不安寐，头晕神疲，记忆力减退，苔白腻，脉弦细。肝气横逆，脾胃健运失常，拟养血疏肝，调气和中（组方见方证）7剂。症状缓解，再予前法[1]。

2.徐升阳治阴吹：周某某，32岁，半年来阴道排气，无特殊气味，劳动后增剧，坐起时频频发作，经前一周余，胸乳作胀，便溏，下腹窜气作痛，白带少，脉弦，舌正常，妇检左穹隆增厚，属肝郁气滞克脾，以疏肝理脾：柴胡、当归、白芍、香附、木香、枳实、川楝子各10g，白术、茯苓、郁金、丹参各12g，甘草6g，3剂去丹参、甘草加牛膝、益母草，6剂，经本月略感乳胀，阴吹泄泻未作，去丹参、川楝子、枳实，加枸子、覆盆子、菟丝子，6剂，治疗3个周期6~12剂，阴吹未发，经前诸症亦解[4]。

引用文献

［1］上海龙华医院.黄文东医案［M］.上海：上海人民出版社，1977：115.

［2］王雨三.治病法轨［M］.北京：学苑出版社，2015：157.

［3］姚国美.姚国美医学讲义合编［M］.北京：人民卫生出版社，2009：236.
［4］徐升阳.阴吹病机及治验［J］.上海中医药杂志，1983，（11）：25.

（三）脾气失运候（肝脾气郁转证2）

肝脾气郁证，肝失疏泄，气滞于脾，脾失运化之能，致水谷不分，是为脾气失运之候，杂病学家通称为风木犯脾，肝木乘脾，或木郁土中之证。其见症虽以水谷不分之泄泻症象显明，但必兼见肝脾气郁之脉症。

通称：风木犯脾，肝木乘脾，木郁土中。

病名：［**中医**］久泻。［**西医**］慢性结肠炎。

病因病机：肝脾气郁郁滞，由于肝失疏泄，肝气内郁于脾，脾气郁滞，运化无权，致水谷不分，而成肝脾郁滞之证。

证象组合：津泄+气滞+气郁

主症：【**水谷不分**】**症象**：泄泻下利。**脉象**：脉缓。

副症：【**气机不利**】**症象**：①腹鸣。②脘腹疼痛，痛连胸胁，嗳气则舒。③泻前腹痛腹中鸣响，并多矢气，便后仍有滞痛感。④泄泻色青。⑤胁痛。**舌象**：①苔薄腻微黄。②舌红苔黄腻。**脉象**：①脉弦。②脉弦滑。③脉细弦。④脉虚弦。

宾症：【**气机不宣**】**症象**：①不思饮食。②噫气食少。③甚则呕逆。

治则：当疏肝和脾为法。疏利肝气以解肝郁，理气健脾以和其脾，助其健运之能，所谓培土泄木之法。

方证

1.大顺汤证：费伯雄方[1]。疏肝解郁，理气和脾，治肝郁下痢，胁痛腹痛，噫气食少。

蒺藜、橘饼各12g，郁金、茯苓各6g，乌药、白术、广皮、厚朴、青皮、枳壳各3g，木香1.5g，煨姜3片。

2.调肝和脾汤证：程门雪方[2]。治大便泄泻，腹中气窜，详见病案2。

炒白术、防风炭、广陈皮、炙鸡内金、炒车前子各4.5g，炒川黄连1.2g，银花炭、茯苓、焦六曲各9g，炒白芍、泽泻、大腹皮、炒扁豆衣各6g。

论著和讨论

本证候肝气郁于脾，脾气郁滞，失其运化之能，其治则当以疏利肝气为主，兼以运化脾气为法。王雨三说："盖风入于肝，则肝木太盛，而横克脾土。脾土被克，则不能泌清别浊，而运化水湿，故作泻也。其证形寒腹痛，泄泻清水，左脉浮弦者，用痛泻要方，甚效。"[3]姚国美说："腹中奔响作痛，痛即泄泻，色青，脉弦者，乃木土不舒，宜肝脾两治，痛泻要方主之：炒白术、炒白芍、陈皮、防风。"[4]有云：七情气郁，肝木乘脾，下利胁痛腹痛，噫气食少，甚则呕逆，脉弦，主培土泄木，痛泻要方和解肝煎（陈皮、半夏、厚朴、茯苓、苏叶、芍药、砂仁、生姜）。

病案举例

1.程门雪治大便泄泻，腹中气窜，牙根肿痛，脉虚弦，苔薄尖红。肝脾气机不和，虚火上炎，土厚则火自敛。拟方以消息之（组方见方证）[2]。

又治杨某某，男，39岁，腹鸣泄泻，泻前腹痛，胃纳不佳，已有半年之久，拟予温中运化法：防风炭、焦白芍、诃子肉、焦六曲、炒谷芽、炒麦芽各9g，淡吴茱萸2.4g，公丁香、广木香、青皮、陈皮各3g，荷蒂4枚。药后泄泻已止，腹痛亦瘥，前法出入[2]。

2.张伯臾治慢性结肠炎（盲肠升结肠黏膜增粗）：孙某某，男，64岁，腹泻缠绵七月余，初起日行十余次，现二三次，脘腹胀痛，痛连胸胁，嗳气则舒，纳少，脉细弦，苔薄腻；肝郁乘脾，湿滞阻肠，拟疏肝理脾和胃化湿，痛泻要方加味：炒防风、炒白术、广木香、佛手、橘皮、橘叶各9g，白芍、枳壳、大腹皮各12g，生薏苡仁15g，5剂。好转，纳谷不馨，脉细弦，苔薄根腻。去佛手，加怀山、焦楂、焦六曲各12g，10剂明显好转，未见复发[5]。

3.章庆云治慢性结肠炎：罗某某，女，52岁。腹泻7年，数月来，腹泻腹痛迭起，服黄连素可稍缓解，药停则诸证又起。刻诊脘腹疼痛，腹中鸣响，神疲乏力，大便不实，日行2~3次，便后仍有滞痛感，苔薄腻微黄，脉缓。素体虚弱，脾运不健，气机受阻。治拟健脾和胃利气：苏梗、陈皮、枳壳各6g，香附、清炙甘草、白术、白芍、防风、炒谷芽、麦芽、黄芩、六曲、茯苓各10g。服上药4剂，症状缓解，唯觉腹中稍有隐痛，大便虽不实，但已转日行一次，便后滞痛已除，苔薄、脉细。气滞肝胃不和，治仍以理气调和肝胃。予前方去六曲、枳壳，加丹参18g，郁金、山楂肉各10g。服上药7剂，症已减大半。后用香砂六君汤调治而收全[6]。

4.李新平治于某某，女，58岁，行胆道手术2次，并发"胰腺炎"一次，胆道安置支架，2011年5月31日，在门诊按胆囊炎治疗许久，脘腹疼痛愈甚，食后痛甚，噫气，大便不爽，苔腻脉滑，香砂六君子汤加味：广木香、法半夏、生军、厚朴、白及各10g，砂仁、陈皮各8g，党参、苡仁各15g，炒白术、茯苓、香附、柴胡各12g，干姜5g，甘草4g，3剂。6月3日，症状好转，胃脘不痛，仍感不适，胸闷，上方去生军、苡仁、厚朴，加郁金、法半夏各12g，茯苓15g，鸡内金、瓜蒌仁、瓜蒌皮、薤白各10g，甘草5g，3剂。治愈。

引用文献

［1］张元凯.孟河四家医集［M］.南京：江苏科学技术出版社，1985：81.
［2］上海中医学院.程门雪医案［M］.上海：上海科学技术出版社，2002：208，209.
［3］王雨三.治病法轨［M］.北京：学苑出版社，2015：132.
［4］姚国美.姚国美医学讲义合编［M］.北京：人民卫生出版社，2009：166.
［5］郑平东.张伯臾老中医治疗慢性肠炎的经验［J］.中医杂志，1980，（6）：12.
［6］陆同天.章庆云运用香苏散治疗脘腹痛的经验［J］.上海中医药杂志，1983，（9）：10.

（四）肝气失调候（肝脾气郁变证1）

肝脾气郁证，肝气失疏，肝气犯脾，久则暗伤肝血脾气，而成虚实相兼之肝气失调之候，杂病学家通称为肝脾郁结，或称脾虚肝旺，木郁土中，土木不舒之证。见症以气血两虚与肝气郁滞之脉症同见，更可兼有肝阳失和之寒热证象。

通称：肝脾郁结，脾虚肝旺，木郁土中，土木不舒。

病名：［**中医**］低热，顽固性发烧，腹痛，虚泻，干咳，白天磨牙症。［**西医**］肠结核。

病因病机：肝脾气郁虚滞，或因肝气内郁，不得疏泄，横犯于脾，或脾气本虚，不能升举肝气，致木郁土中，生气不荣；久则暗耗肝血脾气，以致气血日耗，肝失所养，肝气更郁，而成虚实夹杂失调之证。

证象组合：气虚＋血虚＋气郁＋气滞＋阳郁

主症：【**气虚失充**】**症象**：①面色苍黄，神疲肢楚，少气乏力，倦怠懒言，神思不快，终日戚戚，恶寒倦卧。②胃呆纳少。③溲清便溏，便溏不爽，腹泻缠绵，或夹黏液水泡。④白带绵绵不绝。**舌象**：①舌淡苔薄。②苔白腻。**脉象**：①脉濡弦。②脉沉迟。

【**气机不宣**】**症象**：①胸闷嗳气。②胸胁痞闷。③纳少。④干咳。**舌象**：苔薄腻。**脉象**：脉细弦。

副症：【**气机不利**】**症象**：①胁脘胀闷。②脘腹胀痛，痛连胸胁，嗳气则舒。③胃脘作痛，牵连胸胁，嗳气不舒。④腹胀满痛，肠鸣不断，有时便秘。

【**血虚失养**】**症象**：①面苍形瘦。②头晕目眩，腰痛。**舌象**：舌质淡滑。**脉象**：两脉虚弦。

宾症：【**阳气不和**】**症象**：①恶寒发热。②上午怕冷，午后低热。③腹痛之前，右手指冷起，渐上至头，如冷水浇灌，由上而下，而腹大痛，继便身大热，热退痛止。④白天磨牙。

治则：当补养肝血脾气为主，兼以疏利肝气，以解其郁滞，虚实同调，扶土抑木之法。

方证

逍遥散证：《太平惠民和剂局方》方[1]。功能疏肝解郁，健脾养血。适应肝脾郁结，土木不舒，阳气不行，神思不快，终日戚戚，恶寒倦卧，胸胁痞闷。

柴胡、当归、白芍药、白术、茯苓、炙甘草各30g。为粗末，每服6g。加煨姜1块，薄荷少许，水煎服。

论著和讨论

本证候肝气内郁，横加于脾，肝血脾气日衰，虚实夹杂，治则当补益肝脾气血，兼疏利肝气为法，亦扶脾疏肝之法。陈士铎说："人有腹痛至急，两胁亦觉胀满，口苦作呕，吞酸欲泻，而又不可得，此乃气痛也。方用逍遥散加减最妙：柴胡、白术、甘草、陈皮、神曲各一钱，白芍五钱，茯苓三钱，当归二钱，水煎服。人有腹痛，从右手指冷起，渐上至头，如冷水浇灌，由上而下，而腹乃大痛，继而遍身大热，热退则痛止，或食或不食，或过于食而皆痛也。初则一年一发，久则一月一发，发久则旬日一发也。是阳气大虚，方用独参汤。用阴阳和合汤亦效：白术、白芍各五钱，人参二钱，甘草、柴胡各一钱，枳壳五分，水煎服。白术、人参各6g，白芍15g，炙甘草、柴胡各3g，枳壳1.5g，陈皮2.4g。"[2]

病案举例

1.**马元仪**治恶寒发热，倦怠懒言，神气怯弱，两脉虚弦，此甲木内郁，生气不荣，阳明受病也。唯和风可以达之，阴雨可以滋之，逍遥散[3]。

2.**周兰若**治杨某某，22岁，白带绵绵不绝，面色苍黄，神疲肢楚，胃呆纳少，胁脘胀闷，溲清便溏，脉沉迟，苔白腻。开郁扶脾，一伸木气，一健脾运。完带汤加减：苍术、青皮、陈皮、党参、白芍各6g，荆芥炭、醋柴胡各2.4g，白术、山药、白芷、炒川芎各15g，4剂。带止纳增，守方15剂收全功[4]。

3.**李斯炽**治肠结核：荀某某，女，41岁，12年前腹泻，时发时止，2年前逐日加重，日拉稀便数次，或夹黏液水泡，有时便秘，腹胀满痛，肠鸣不断，胸闷嗳气，食欲不振，少气乏力，上午怕冷，午后低热，睡眠欠佳，右上腹压痛，脉弦细，舌质淡滑。为肝郁乘脾，拟四君温胆，补气和胃安神加疏肝运脾、温阳行水之品：党参、金铃炭、茯苓、白术、当归、香附各9g，白芍12g，柴胡、吴茱萸、木香、小茴各6g，甘草3g。4剂后，已见显效脘腹胀痛大减，便溏、失眠亦好转。葛根芩连汤合香连丸加除湿之品2剂，大便已不见黏液[5]。

4.王祥钦治顽固性发烧腹痛：男，33岁，2年余，体温（T）36.8~39℃之间，原因未明，长期脘腹疼痛，低热，纳差消瘦，心情不畅，属肝郁气结偏热证型，以逍遥散加减：柴胡、当归、茯苓各12g，白术、甘草、地骨皮、法半夏、川楝子各10g，4剂，体温38℃以上降至37.5℃，共服60余剂热退，白细胞降至正常，至今7年未发[6]。

5.余克涌治邹某某，男性，52岁，患胃下垂九年，屡服补中益气汤升提举陷不效。近两年来，形体日见消瘦，面色无华，胃纳甚差，脘腹饱胀，食后尤甚，胃中终日辘辘有水声，常有不规则疼痛，嗳气喜太息，两胁偶有胀痛，舌质淡，苔薄白，脉小弦。X线胃肠钡餐检查：立位胃小弯角切迹在髂嵴连线以下3.5cm，胃大弯弧点最低点在髂嵴连线以下10.5cm，胃张力明显减退；意见：胃下垂Ⅲ度。辨证为肝郁气滞，肝脾失调。治宜调和肝脾，兼补脾胃。方用四逆散加味：柴胡9g，枳实、白芍各18g，怀山、党参各30g，炙甘草3g。共服药80剂，诸恙悉除。X线胃肠钡餐复查见：胃小弯角切迹在髂嵴连线以上，胃大弯在髂嵴连线下4cm，胃张力强，排空快；意见：无异常发现。迄今9年，未见复发[7]。

引用文献

［1］刘景源.太平惠民和剂局方［M］.北京：人民卫生出版社，1985：308.

［2］柳长华.陈士铎医学全书［M］.北京：中国中医药出版社，1999：743，744.

［3］徐衡之，姚若琴.宋元明清名医类案［M］.长沙：湖南科学技术出版社，2006：577.

［4］陈予舟.周兰若先生治疗带下经验介绍［J］.江苏中医，1965，(8)：32.

［5］成都中医学院.李斯炽医案（二）［M］.成都：四川人民出版社，1983：121.

［6］王祥钦.中医药治疗顽固性发烧腹痛1例［J］.中医杂志，1982，(4)：30.

［7］余克涌.四逆散加味治疗胃下垂25例的体会［J］.江西中医药，1983，(6)：21.

（五）脾气虚滞候（肝脾气郁变证2）

肝脾气郁证，脾气已虚，不能升举肝气，致肝气郁滞于脾，而成脾气虚滞之候，杂病学家通称为脾虚肝郁，或木郁土中之证。其见症以脾气虚弱与肝气郁滞之脉症同见。

通称：脾虚肝郁，木郁土中。

病名：［中医］腹痛，经临便溏，痛经。

病因病机：肝脾气郁虚滞，多由脾气先虚，升举无力，致肝气内郁脾中，古人有云“中焦属土，土既虚，不能升木，木即郁于土中”，而成脾虚肝郁之证。

证象组合：气虚+气滞+气郁

主症：【气虚失充】症象：①面色浮黄。②神疲，行动乏力。③纳减，便溏。④面部四肢浮肿。⑤月经量少色淡。⑥白带多，质清稀。**舌象：**舌质淡，苔薄白腻。**脉象：**脉弦细。

【水谷不分】症象：经临大便溏薄。

副症：【气机不利】症象：①肠鸣终日不已。②腹胀减食微痛，腹部胀痛。③脘腹及两乳房发胀，乳头疼痛。

宾症：【气机不宣】症象：胸闷叹息。

【气机不降】症象：嗳气吞酸。

治则：当以补脾培中为主，兼以疏利肝气，亦培中抑木之法。

方证

1.安土汤证：陈士铎方[1]，治肠鸣终日不已，嗳气吞酸，无有休歇。

白芍、白术各一两，茯苓三钱，苍术、神曲各二钱，柴胡、甘草、炮姜各一钱，水煎服。

2.理气和中方证：陈大年方[2]。治经临大便溏薄，详见病案3。

醋炒香附、焦白术、炒扁豆、桑寄生各9g，新会皮4.6g，春砂壳、煨木香各3g，艾叶炭1.5g，石莲肉4枚。

论著和讨论

本证候脾气先虚，不能升肝，致肝气郁于脾中，其治则当以培补脾气为主，以补其虚兼以疏利肝脾之气，以行其滞，叶天士有云：“东垣每用调和脾胃，疏泄肝木，最属近理。若守中之补，及腻滞血药皆左。”[3]陈士铎说：“肠中自鸣，终日不已，嗳气吞酸，无有休歇，人以为脾气之虚也，谁知是肝气之旺乎。故治肠鸣之病，不必治肠，治脾土而已。亦不必专治脾土，治肝木而已。肝木之风静，脾土之气自静也。方用安土汤（组方见方证），香栀平肝饮亦佳：炒栀子三钱，茯苓、白芍、白术各五钱，陈皮、甘草各一钱，香附二钱，水煎服。”[1]

病案举例

1.**叶天士**治暑伤中气：某，长夏腹胀减食，微痛，是暑伤在气分，东垣每用调和脾胃，疏泄肝木，最属近理。若守中之补，及腻滞血药皆左。人参、广陈皮、白芍、茯苓、麦芽、益智[3]。

2.**曹仁伯**治中焦失治为痛，以治中汤为法，是正治也。不知中焦属土，土既虚不能升木，木即郁于土中，亦能作痛，以逍遥散佐之，更属相宜。治中汤、逍遥散、雪羹[4]。

3.**陈大年**治陈某：经事过期7天而行，经临大便溏薄，伴有腹部胀痛，乳胀嗳气，面色浮黄，舌苔燥腻尖红，脉细数。脾土不足，气郁失宣，拟理气和中（组方见方证）。本案乃为脾虚气滞，《经》云：“知肝传脾，当先实脾。”故以焦白术、炒扁豆等健脾和中，以醋炒香附以疏肝理气[2]。

4.**高秋松**治张某某，34岁，8年前曾育一胎，后因精神刺激，渐至胸闷叹息，纳减，神疲。近6年来，每于经前半月开始，脘腹及两乳房发胀，乳头疼痛，继而面部，四肢浮肿，便溏，日2~3次，经来之前，体重常比平时增加近四斤，行动乏力，月经周期尚准，量少色淡，3天即净，白带多，质清稀，舌质淡，苔薄白腻。脉弦细。曾用温肾健脾，利尿止泻，理气调经等法，疗效欠佳。证属肝郁胃阻兼脾虚，治拟疏肝理气，健脾和胃，以基本方加党参、苍术、白术、砂仁，连服2个疗程，诸症消失，又过4月而孕。笔者通过临床实践，认为本症多因肝郁气滞，胃失和降，并影响冲任所致。根据“木郁达之”的原则，采用柴胡、制香附、郁金、麦芽、蒲公英、白蒺藜、青皮、茯苓、薏苡仁、怀山药为基本方，按临床辨证加减，于预感月经前有胸闷乳胀之日开始，每日1剂，至月经来潮第1日止，为1个治程，连服3个治程为1个疗程。轻者1个疗程，重者2~3个疗程，一般可取得较满意的疗效[5]。

引用文献

［1］柳长华.陈士铎医学全书［M］.北京：中国中医药出版社，1999：936.

［2］王大增.著名中医妇科专家陈大年的临床经验［J］.上海中医药杂志，1983，（11）：12.

［3］叶天士.临证指南医案［M］.上海：上海卫生出版社，1958：452.

［4］柳宝诒.增评柳选四家医案［M］.南京：江苏科学技术出版社，1983：137.

［5］高秋松.经前乳胀证治［J］.浙江中医药，1978，4（5）：20.

六、肝肺气郁证（下焦气郁并病1）（1候）

肝肺气郁证，为肝气犯肺之证，古人喻为木扣金鸣。系由情怀不遂，肝气素郁，失其疏泄之权，肝气反逆行犯肺，致肺气膹郁，不能制肝，则肝气愈逆，而肺气愈郁，久则生痰化火，而成气痰气火之证，甚则损气耗血，渐次坠入损门。

肝肺气郁证，其病在于肺，其本在于肝，木不扣金，则金不自鸣。其病机总由肝气内郁，失于疏泄，致肺气膹郁，宣降失利；甚则肝气横逆，上行犯肺，挟肺气上逆，而成肝肺气逆之候，其变证则为肝肺气郁，疏泄宣降猝废，致上焦清气骤闭，而成闭厥之证；或气不下行水道，通输膀胱，致肾有气化失司之变。

肝肺气郁证，总由肝郁气逆犯肺，致肺气膹郁，而不能制肝，其治则当以疏肝理气为主，以解肝气之郁滞，兼以宣降肺气，肺气不郁则能制肝，自无肝气犯肺之变。

证候别称

肝气犯肺，肝气犯肺，木扣金鸣，气郁结胸。

病名：［中医］久咳，胸胁痛，气厥，癃闭。

证候系统：详见图3-8-7。

本证————肝气失疏候

转证————清气闭厥候

变证————肾气失宣候

图3-8-7　肝肺气郁证证候结构图

（一）清气闭厥候（肝肺气郁转证）

肝肺气郁证，肝气抑郁，上逆犯肺，肺气膹郁，失其宣降，以致上焦清气猝闭，而成清气闭厥之候，其见症虽以上焦气机骤闭之症象显明，但必兼见肝肺气郁之脉症。

通称：气郁结胸。

病名：[**中医**]气厥。[**西医**]慢性支气管炎并感染。

病因病机：肝肺气郁郁闭，因肝气失疏，内郁犯肺，肺气膹郁，失宣降之权，致上焦清气猝闭而厥。

证象组合：气郁+气闭+气逆

主症：【**气机不宣**】**症象**：①胸中窒闷。②两目显赤。③手足麻木，不能走动。**舌象**：舌质淡，苔中黑微白黄（食物染苔）。**脉象**：脉沉细稍弦数。

副症：【**气机闭塞**】**症象**：①手足发麻。②视物昏暗。③胸闷欲厥。④继而抽搐，人事不知。

宾症：【**气机不降**】**症象**：甚则喘气，张口抬肩。

治则：当疏肝理气，宣降肺气为法，使肝气疏泄，郁滞得解，不致犯肺逆上。

方证

理气宽胸方证：吉良晨方[1]。治气厥，胸闷欲厥，抽搐，人事不知，详见病案3。

广郁金、合欢皮、苦桔梗、荷叶梗、丝瓜络、炒莱菔子（打）各10g，生杷叶24g。

论著和讨论

本证候肝气犯肺，肺气膹郁，气失宣降，猝然闭塞，其治则当以疏肝理气，宣降肺气为法。吉良晨按：（病案3）由家长殴打致成肝气犯肺，气机不畅，因而引起“气郁结胸”之重症，虽有“胸闷欲厥，继而抽搐，人事不知”等证出现，亦属肝气失和，阳升风动，清窍一时阻塞，但无积痰上逆，口流涎沫、目睛上视等痫症的症状，故与痫症有别。因此病是由气郁而致，系气郁结胸之候，以“抑者散之”“木郁达之”之治则：使郁滞之气通畅，肝气不致犯肺。本方取广郁金、合欢皮解郁理气，苦桔梗入肺善利胸膈之气，荷叶梗通气，能升清降浊，生枇杷叶合炒莱菔子有降气、下气作用，可使浊气下行，辅以丝瓜络通行经络，上方目的是解郁疏肝，宣肺降气，不使肝气犯肺，则胸中气结得解矣[1]。

病案举例

1.**龚子才**治刘司寇，患卒倒不省人事，口眼相引，手足战掉，一医作风治，一医以痰火治，俱罔效。诊之，六脉沉数，气口紧。此非风非痰，乃气夹食也。其家人始悟曰：适正食之际，被恼怒所触，遂致如此。用行气香苏散加木香、青皮、山楂即愈[2]。

2.**盛用敬**治一妇卒厥，昏昏若醉梦，手足筋牵，盛诊之，六脉俱脱。忽有麻衣者在侧，问其人，则病者之婿也。问其服，妻之服也。问其妻子，死仅半月，死以产后症。忽悟曰：此病必忧郁所致。以木香流气饮投之，一服而瘥[2]。

3.**吉良晨**治高某某，男，14岁。主诉：一个月前，因其淘气被家长打后，即有胸闷憋感，甚则喘气，张口抬肩，其父误以为孩子不服，又连续进行殴打，致使病情加重，手足发麻，胸闷欲厥，继而抽搐，人事不知，视物昏暗。曾经西医作“癫痫”治疗一月无效。来诊正值发病，胸中窒闷，两目显赤，手足麻木，不能走动，舌质淡，苔中黑微白黄（食物染苔），脉沉细稍弦数。辨证：肝气犯肺，气机不畅，为气郁结胸之症。治法：和肝理气，肃肺宽胸（组方见方证）。1剂后，矢气甚多，且味秽臭，胸闷减轻，2剂证势再减，3剂后病未发作。复诊时因证解，患儿面带笑容，状如常人，仍嘱上方隔日一剂。6剂尽服胸中已畅，一直病未再发，又守上方3剂，竟告痊愈[1]。

4.**李新平**治江某某，男，73岁，2005年4月13日，呛咳痰少，咳甚则喘，心慌心悸，胸胁乳房胀痛，舌红光剥，脉弦数，为慢性支气管炎并感染，有“胰腺炎”史，属气阴两虚，肝气犯肺：党参、桑白皮、郁金、南沙参各12g，麦冬、地骨皮、香附、杏仁、瓜蒌仁各10g，五味子5g，知母、薤白各8g，青黛、黄芩各6g，海蛤壳15g，3剂，舌苔复，症状好转。

引用文献

[1]吉良晨.气郁结胸[J].新中医，1981，(8)：14.

[2]江瓘，魏之琇.名医类案（正续编）[M].北京：中国中医药出版社，1996：311.

七、肝肾气郁证（下焦气郁并病2）（2候）

肝肾气郁证，系肝气郁于肾之症，总由失志抑郁伤肝，不能疏达，肝气郁滞于下焦，与肾气相搏，而为肝肾气郁之证，通称肝肾郁结。其病机总由肝郁，失其疏泄之权，肝气不能疏达于肾，致肾气亦郁滞不行，而失其化气与施泄之能。故其病初则在于肝，终必及于肾，轻则肾气失其宣化，重则肝肾之气互结，久必归于肾络，亦由气及血之变。其治则自当以疏利肝气为主，兼以宣化肾气为法。标本兼顾，肝肾同治。

证候别称：肝肾郁结。

病名：[**中医**]气癃，腰痛，疝痛偏坠，狐疝，水疝，肝疝，阳痿，经行发热。

证候系统：详见图3-8-8。

本证————肾气失宣候

转证————肾络失宣候

变证————肾气郁结候

图3-8-8　肝肾气郁证证候结构图

（一）肾气失宣候（肝肾气郁本证）

肝肾气郁证，肝气郁滞，下及于肾，肝失疏泄之能，致肾气亦不能宣化，而成肾气失宣之候，其见症以肾气不化之症象显明，但必兼见肝肾气机郁滞之脉症。

通称：肝失疏泄。

病名：［中医］气癃。

病因病机：肝肾气郁郁滞，因肝气内郁，下及于肾，肝气失于疏泄，致肾气亦郁滞，不行水道，气化不及州都。

证象组合：气化+气滞+络郁

主症：【气化不行】**症象**：①小便不行。②小便频数，量少窘急，腹部觉胀。

副症：【气机不利】**症象**：①腹满引背怏怏然。②小腹满膨胀左侧更甚。③小腹䐜胀引腰而痛。

宾症：【络脉不和】**症象**：①腰髀痛。

治则：当以疏利肝气为主，或佐以宣利肾气，通行水道为法。

方证

疏肝理气方证：余听鸿方[1]。治气癃，小腹满膨胀，左侧更甚，详见病案。

川楝子9g，广陈皮、香附、郁金各6g，橘皮4.5g，官桂、广木香各1.5g，葱管3尺，浓汁送下，通关丸。

论著和讨论

本证候肝气郁滞，下及于肾，肾气失于宣化，不能化气行水，其治则仍当以疏利肝气为主，故余听鸿曰“专于利水无益，疏肝理气，自然可通”[1]，略佐化气行水之品亦在必需。蔡华说：“逍遥散为《和剂局》名方，临床多用于血虚肝郁引起的月经不调，胸胁胀痛，头晕目眩，食欲减退等症。虽治病繁多，但鲜见论及溲溺不利等证。唯清代赵羽皇对逍遥散解释时云：‘肝苦急，急食甘以缓之。肝性急善怒，其气上行则顺，下行则郁，郁则火动而诸病生矣。……发于下则少腹疼疝而或溲溺不利；凡此诸证，何莫非肝郁之象乎？’……少腹部属肝经循行部位，如情志郁怒，肝失疏泄波及下焦，则可致少腹胀满疼痛，会阴部不适，便意频作，小溲不利等诸症杂现。服逍遥散后，肝复条达，上下诸症自然恢复。”[4]

费伯雄说：“肾胀者，腹满引背，央央然腰髀痛。肾本属水，寒气乘之，水寒则成冰，气益坚凝，坎中之真阳不能外达，故腹满引背，时形困苦。腰髀痛则下元虚寒，营血不能流灌也。当温肾祛寒，温泉汤（自制）主之：当归、牛膝各6g，杜仲9g，附子2.4g，补骨脂（核桃肉拌炒）4.5g，小茴香、乌药、广皮、青皮各3g，木香1.5g，姜3片。”“膀胱胀者，少腹满而气癃。膀胱主藏津液，气化则出。盖水气循下焦而渗入膀胱，津液之藏，皆由气化渗入，然后能出。寒气上逆，则水气窒塞不通，故少腹满而小便癃也。当理气行水，俾寒水得真阳而通利，既济汤（自制）主之：当归、牛膝、瞿麦、车前各6g，肉桂、沉香各1.5g，广皮3g，泽泻4.5g，苡仁、葵花子（炒研同煎）各12g。”“小肠胀者，小腹䐜胀，引腰而痛。小肠为受盛之官，居胃之下，受盛水谷而厘清浊，水液渗于前，糟粕归于后。寒气上逆，则化物不出，故小腹䐜胀、引腰而痛也。当分理水谷，俾二便通行，则胀满自解。通幽化浊汤（自制）主之：枳壳、青皮、酒炒木通各4.5g，车前、赤苓各6g，蒌仁、炒谷芽各9g，厚朴、乌药各3g，木香1.5g，姜3大片。”[2]秦伯未说：“妇人小溲频数，量少窘急，腹部觉胀，多因肝气郁结，不能疏泄，宜舒气微利，不可止涩，用逍遥散加车前子。”[3]

病案举例

1.**余听鸿**治李姓妇，孀居有年，40余，素体丰肥，前为争产事一致成讼，郁怒伤肝后即小腹膨胀，左侧更甚，小便三日不通，某医进五苓、导赤等法，具无效。余曰：此乃肝气郁结，气滞不化，厥阴之脉绕于阴器，系于廷孔，专于利水无益，疏肝理气，自然可通（组方见方证），1剂即通。明日更方而去[1]。

2.**蔡华**治王某，女，53岁，2012年4月9日就诊。尿频、尿急反复发作2年余。10天前因劳累、情志不舒而复发，曾输液一周未见明显好转。现小便频数，尿急，量少，一日二十余次，严重时一小时数次，少腹不适，口微苦，舌红苔白稍腻，脉弦数。诊为肝气郁结，小便不利，方用丹栀逍遥散加减：当归、白芍、茯苓、滑石、淡竹叶、牡丹皮、栀子各10g，白术12g，车前子15g，柴胡、薄荷、甘草各6g。3剂，诸症消失，随访数月未曾反复[4]。

引用文献

[1] 徐衡之，姚若琴.宋元明清名医类案［M］.长沙：湖南科学技术出版社，2006：466.
[2] 张元凯.孟河四家医集［M］.南京：江苏科学技术出版社，1985：76，77.
[3] 秦伯未.秦伯未医学名著全书［M］.北京：中医古籍出版社，2003：371.
[4] 蔡华.加减逍遥散治女性尿道综合征［N］.中国中医药报，2014.06：25.

（二）肾气郁结候（肝肾气郁变证）

肝肾气郁证，肝肾气机郁滞，不得疏泄，久必郁滞之气内聚，结而不散，是为肾气郁结之候，杂病学家称为肝肾郁结之证。虽以肾气郁结之症象显明，但必兼有肝气郁滞之脉症。

通称：肝肾郁结。

病名：［**中医**］疝痛偏坠，狐疝，水疝，肝疝。［**西医**］阴囊鞘膜积液，结核性附睾炎。

病因病机：肝肾气郁郁结：肝肾气机郁滞，日久不得疏泄，郁滞之气，渐聚渐结，不得自散，而成肝肾气结之证。

证象组合：气滞+气结+气化

主症：【**气机郁结**】**症象**：①小腹攻冲作痛，气攻呕逆。②疝气不散，偏坠而痛或不痛。③阴囊肿胀如壶。

副症：【**气机不利**】**症象**：气从小腹上冲而痛。

宾症：【**气化不行**】**症象**：小便不利。

治则：当以疏利肝肾之气为主，以通滞散结；如气滞渐至水滞，又当参以行水之品。

方证

天台乌药散证：李东垣方[1]。行气疏肝，散寒止痛。治寒凝气滞而致的小肠疝气，小腹牵引睾丸痛。

乌药、木香、茴香、青皮、高良姜各15g，槟榔2个，川楝子10个，巴豆10粒。先将巴豆微打破，同川楝子用麸炒，候黑色，去巴豆及麸，余药研细末，每服3g，温酒送服。

论著和讨论

本证候肝肾气机郁滞，渐形聚结不散，其治则当以疏利肝肾之气为主，以行滞散结。林佩琴说："《经》云：从少腹上冲心而痛，不得前后，为冲疝。言气上冲心，二便不通，能上而不能下。木香散。"[2]姚国美也说："气从少腹上冲而痛，状若奔豚，名曰冲疝，乃下焦阴寒上逆，法宜温散，佐以苦降，与木香散：木香、陈皮、高良姜、干姜、诃子、枳实、豆蔻、黑丑、川芎。"[3]又说："有气聚则痛作有形，气散则痛止无形，名曰瘕疝。若寒凝小肠，痛多绕脐，寒凝膀胱，小腹胀满，有时作痛，不得小便，均宜温化，与天台乌药散、加味五苓散分治之。"[3]何秀山说："气疝者，其证上连肾俞，下及阴囊，偏坠而痛或不痛，此得之忿怒号哭，气郁而胀，悒郁不泄故也。内服辛香利气，如气疝饮（吴萸、炒川连、人参、白术、白芍、陈皮、甘草、生姜），聚香饮子（乳香、沉香、檀香、藿香、木香、丁香、广郁金、乌药、桔梗、延胡、肉桂、甘草、姜、枣），外治以微针出气，而愈更速。"[4]

林佩琴说："别有小肠气，名曰气癀。痛引腰脐，天台乌药散。"[2]曹炳章说："疝气初病在气分之间，聚则塞痛，高突攻冲，散则鸣响，上嗳气，下泄气而休，宜青木香散（青木香、槟榔各二钱，川楝子三钱，淡吴萸、炮川乌、小茴香各一钱，乌药、橘核、木通各钱半，降香八分，公丁香四分，食盐少许、生研为末、以酒水各半，葱白五枚、煎汤调送之、少顷再进、一日三服）最效。"[4]姚国美说："寒盛则气化不行，小腹攻冲作痛，小便不利，宜天台乌药散以温化之。"[3]

陈增铨说：睾丸鞘膜积液，是小儿常见疾病之一，中医称为"偏坠"。我业师刘竹林遗授一验方，以疏肝理气为主，经临床验证10多例，效果良好。药物组成：柴胡2.4g，荔枝核、黄皮果核、川楝子各6g，小茴香1.5g。橘核4.5g，青皮、木香、枳壳、草果各1.8g，水煎，加白砂糖少许，空腹服，每隔3~4天服1剂[5]。

病案举例

1.叶天士治汪，自云郁怒不已，夏季忽起腹胀，医以快气疏滞汤药，其胀竟入小腹下坠，青筋外突，胀甚延及肾囊，乃肝疝之症，议子和法（郁怒肝疝肿胀）：归须、橘核、青木香、青皮、小茴、黑山栀、青葱管[6]。

2.孔伯华治徐男，肝气郁滞，迫湿邪下行入络，发为狐疝，业经数月，脉关中弦滑，两尺细伏。当柔肝渗化，以通膀胱：连皮苓、炒秫米、盐炒橘核、山楂核15g，槟榔炭3g，代赭石、旋覆花、小茴、佛手、大腹绒、苏子霜各4.5g，升麻0.6g，柴胡0.9g，川楝子、车前子各6g，荔核、法半夏各9g[7]。

3.谢秋声治阴囊鞘膜积液（水疝）：洪某某，男，52岁，肿胀如壶，坐卧作胀，行走重坠，曾抽水50~200ml，色黄澄清，服下药40剂，全部吸收，至今8个月未复发，曾服大剂利水药无效。天台乌药散、补中益气汤加减：盐炒柴胡、炒白芍各12g，橘荔核各6g，小茴、青皮、陈皮、枳壳、厚朴各2.4g，乌药、川楝子、丹参、炙升麻、炙黄芪各9g，广木香、炙甘草各3g。外敷方：肉桂1.5g，炙乳香、没药各2.4g，腰黄、片姜黄、炒赤芍各9g，制川乌、制草乌各2.4g，共末，陈酒白蜜调成糊状，煮温热敷局部，每天2次，每次1小时，每料用一周[8]。

4.**武长春**治结核性附睾炎：张姓，男，27岁，右侧睾丸坚硬作痛，已八九月，脉濡弦细数，苔白而腻，乃肝气不畅，逆于经络，郁久化热，煎熬津液为痰，痰气结聚所致，以疏肝理气，行水消痰软坚；当归、白芍、生牡蛎、夏枯草、海藻、茯苓各9g，柴胡12g，薄荷1.2g，甘草、川楝子、乌药各2.4g，1剂变软，痛反重，加乳香、没药各1.2g，又2剂后，以3剂为散，服半月[9]。

5.**陈增铨**治杨某某，男，5岁，素体健康，于1971年冬，发现右侧睾丸肿大，如龙眼核大，服药未见效果。一年后，患处逐渐肿大，曾到梅县人民医院检查，确诊为右侧睾丸鞘膜积液，拟用手术治疗，其父母不同意，遂来我院门诊。证见：阴囊偏右肿大，如鸡蛋大，表面光滑，有压痛，纳少，便溏，苔白，系属肝失疏泄，运化失常所致。用上方去枳壳，加山楂、神曲各4.5g，服4剂后，阴囊水肿大减，大便正常，食欲增进，改用原方再服8剂，鞘膜积液消失而愈，至今三年，未见复发[5]。

引用文献

［1］李杲.金元四大家医学全书·医学发明［M］.天津：天津科学技术出版社，1994：750.

［2］林佩琴.中华医书集成·类证治裁［M］.北京：中医古籍出版社，1999：445，447.

［3］姚国美.姚国美医学讲义合编［M］.北京：人民卫生出版社，2009：171，172，248.

［4］俞根初.重订通俗伤寒论［M］.上海：上海科学技术出版社，1959：395，396.

［5］陈增铨.小儿鞘膜积液验方［J］.新中医，1975，（3）：32.

［6］叶天士.临证指南医案［M］.上海：上海卫生出版社，1958：429.

［7］北京中医学会.孔伯华医集［M］.北京：北京出版社，1988：393.

［8］谢秋声.中医中药治疗阴囊鞘膜积液1例［J］.上海中医药杂志，1965，（1）：封三.

［9］武长春.中医药治疗睾丸肿大1例［J］.上海中医药杂志，1965，（8）：14.

第二节　气瘀证类（7证17候）

气瘀证，因气致瘀之证，系由气机郁滞以致络血瘀滞，由气及血之证。其证有二：一由肺胃气郁，致心血瘀滞之心肺气瘀证，病属上焦；一由肝气郁滞，致肝血瘀滞之肝胆气瘀证，病属下焦。

上焦肺胃气机郁滞，宣降失序，相傅失职，致血运失常，瘀滞心络，而成上焦心肺气瘀之证。其变仅限于心、肺、胃。而下焦肝气郁滞，失其疏泄之性，致肝血内瘀，而成气瘀之证，不仅波及胆腑，而成肝胆气瘀证，为其原发本病。且肝胆气瘀横于脾胃，致中焦脾胃亦气滞血瘀，为肝胆与脾胃之合病。肝之气瘀，上犯于心、肺，下犯于肾络，则为心肝、心肺、心肾并发之并病。是肝之气瘀，可遍及脾、胃、心、肺、肾诸脏腑。

病由气滞血瘀，其治则总当行气消瘀，以疏利气血；病关情志，更当怡情养性，以畅其气，气行则血亦行，气畅则血亦畅。

证候系统：详见表3-8-2。

表3-8-2　气瘀证证候结构表

	本病	合病	并病
上焦	心肺气瘀证		
下焦	肝胆气瘀证	肝胃气瘀证、肝脾气瘀证	心肝气瘀证、肝肺气瘀证、肝肾气瘀证

一、心肺气瘀证（上焦气瘀本病）（1候）

心肺气瘀证，上焦肺胃气机郁滞，宣降失序，清阳之气失于宣展，肺气失其相傅之能，致心络瘀滞，而成心肺气滞血瘀之证。多由外感郁遏肺胃，气郁津液不行，停滞为痰为饮，郁滞肺胃气机；或情怀悒郁，肺气膹郁，亦可致肺气失其宣降之常。故其病机始则为肺气郁痹，致上焦清阳之气失于宣展，由气郁及于血，气郁络痹；久必耗伤气液，终至伤及心阴，而心肺病已深重。故其治则总当通阳宣痹，宣降肺气，活血通络，气血通利，则郁滞可行。

证候别称：胸阳痹阻。

病名：［中医］胸痹，心痛。

证候系统：详见图3-8-9。

本证————清阳郁痹候
转证————气液虚滞候
变证————心阴虚滞候

图3-8-9　心肺气瘀证证候结构图

（一）清阳郁痹候（心肺气瘀本证）

心肺气瘀证，肺气膹郁，气失宣降，上焦清阳失展，肺气相傅失职，致心络瘀滞，而成清阳郁痹之候，杂病学家通称为胸阳痹阻之证。其见症以心肺气郁络痹之脉症为主，可以兼见阳郁不宣之症象。

通称：胸阳痹阻。

病名：［**中医**］心痛。［**西医**］冠状动脉硬化性心脏病，心绞痛，完全性右束支传导阻滞。

病因病机：心肺气瘀郁滞，多由肺气内郁，宣降失常，津液留滞为痰成饮，阻遏胸中，清阳之气失于宣展，肺气不能宣通脉络，致络痹瘀滞，而成气失宣通，心脉瘀滞之证。

证象组合：阳郁+气郁+络瘀

主症：【**阳气不宣**】**症象**：①面色较暗。②有冷汗出。

【**络脉不宣**】**症象**：①胸闷痛，心前区时感闷痛，痛引左肩，重延至颈背。②四肢麻木。**脉象**：①脉细带数，时有结代，早搏频繁。②脉沉涩而短。**舌象**：①舌质偏紫，苔白薄腻。②舌质紫暗。

副症：【**气机不宣**】**症象**：①胸闷。②心悸，心慌。③气短。**舌象**：舌胖苔薄腻。**脉象**：脉细弦滑。

【**气机不降**】**症象**：干呕，吐涎沫。

宾症：【**络瘀血溢**】**症象**：咯呛血沫。

【**清窍不宣**】**症象**：目干羞明。

治则：当以宣通胸阳，宣降肺气，行气消瘀，通阳宣痹之法。

方证

1.温通心阳，理气化瘀方证：黄文东方[1]。治心悸（冠心病），详见病案1。

桂枝、降香、炙甘草、青皮、陈皮各6g，瓜蒌皮、旋覆花梗、郁金、赤芍、白芍、枸杞子各9g，茶树根30g。

2.膈下逐瘀汤化裁证：郝朴方[2]。治冠心病，常感胸闷痛，有心绞痛发作，详见病案2。

当归尾、红花各12g，丹参24g，制香附、薤白、赤芍各9g，降香、郁金、川芎、瓜蒌各15g。

论著和讨论

本证候肺气内郁，胸阳失展，心络瘀滞，气郁络痹。其治则当以通阳宣痹，理气化瘀为法。龙华医院按：下列病案1“患者胸闷，心悸，脉结代已久，诊断为‘冠心病’，在初诊一月前心电图检查：频发性室性早搏。初诊时脉象结代。病由胸阳痹阻，气失宣通，络脉瘀塞，血流不畅所致。首用桂枝薤白瓜蒌汤合旋覆代赭汤加减，以温通心阳为主。黄医师所以未用薤白头、代赭石，前者因有强烈的葱蒜气，患者曾服此药，容易引起泛恶；后者因患者经常胸闷，用重镇之品，恐引起窒闷感。方中旋覆梗消痰顺气，郁金理气解郁，降香降气宽胸，瓜蒌滑润散结，此四味有不同程度的‘扩冠’或降血脂作用。茶树根对控制早搏有一定的疗效。二诊时患者口干，故去桂枝、降香之辛温。后续予原方加减，先后共计服药30余剂，胸闷已除，心悸基本消失，脉无结代，遂携药离沪返京。”[1]

病案举例

1.黄文东治心悸：吴某某，女，52岁，胸闷，心悸及早搏已二年，近一年来早搏频繁，北京某医院诊断为“冠心病”。同年11月5日在上海某医院检查心电图：心率94次/分，频发性室性早搏，胸透：主动脉伸展迂曲，左室稍丰满。目前胸闷心慌，睡眠时好时差，四肢麻木，目干羞明。脉细带数（88次/分），时有结代，舌胖苔薄腻。此乃胸阳痹阻，气失宣通，络脉瘀塞，血流不畅。治拟温通心阳，理气化瘀（组方见方证）6剂。二诊：12月20日。上方共服12剂。自觉心悸胸闷，下肢麻木等症均减。心率82次/分，早搏10次/分左右。再守原意：瓜蒌皮、旋覆花梗、郁金、赤芍、白芍、枸杞子各9g，炙甘草、佛手干各6g，茶树根30g。4剂。末诊：1975年1月7日。上方加减共服18剂。胸闷已除，心悸基本消失。脉细带数（88次/分），无结代。心电图复查提示：窦性心动过速（103次/分）。患者治疗1月，服药30剂，症状明显改善，早搏消失，离沪回京[1]。

2.郝朴治张某某，男，52岁，有高血压、动脉硬化史，1年来常感胸闷痛，有心绞痛发作，经检查诊为冠心病，休息治疗。病情每有反复，曾服中药补益剂罔效。患者形体稍胖，面色略暗，心前区时感闷痛，心悸气短，睡眠不实，胃纳欠佳，脉来细弦而滑，舌苔白薄腻，舌质偏紫。由于瘀血阻滞，胸阳不振，心脉瘀阻，心肌失养所致。予活血化瘀、通阳化痰法治之。仿膈下逐瘀汤化裁（组方见方证）。服药5剂，胸闷痛即感减轻。按原方治疗1月余，心绞痛未曾发作，诸症悉减。但感乏力神倦，乃于活血化瘀中佐益气养血之品：党参、降香、全当归各12g，丹参24g，黄芪、红花、川芎、郁金各15g，麦冬、赤芍、制香附各9g。按上方治疗3月余，症状基本消除，精神好，饮食，二便正常。检查血压、胆固醇、心电图均在正常范围。乃恢复工作，随访3月，情况良好[2]。

3.周鸣岐治赵某某，45岁，干部。5年前因阵发性心前区痛，经某某医院诊为慢性冠性动脉供血不足，室性早搏，服硝酸甘油类可缓解。近半年来阵发性心前区痛加重胸闷憋气，心悸气短，头晕耳聋，胃纳不佳，倦怠乏力腰膝酸软，严重时可见面色苍白，四肢厥冷，甚至昏厥，形体消瘦，面色少华，舌质红有瘀斑苔淡白，脉沉细短结代。血压94/56 mmHg，胆固醇350mg%，甘油三酯375mg%，心电图示：T：Ⅱ、Ⅲ、avF、V_3~V_5呈先负后正双相，频发室性早搏多呈间位性，慢性冠状动脉供血不足。证属心阳不振，心脉闭阻。治宜温助心阳，宣通脉络：瓜蒌、丹参各25g，薤白、寸冬各15g，延胡索、桂枝、人参、五味子、制附子、炙甘草各10g。心绞痛重时配服冠心苏合丸，芳香温通以止痛。连服12剂后，胸闷心前区痛改善，心悸气短好转，仍头晕耳聋耳鸣，腰酸腿软，纳呆乏力，脉沉细结代，舌质红，苔白腻。属气阴两虚，再以补肾益气，健脾养心，活血通络为治：巴戟、党参、女贞子、黄芪、山萸肉、寸冬、白术、淫羊藿各200g，五味子、炒杜仲、红花、川芎各150g，杞果400g，丹参850g，当归500g，茜草300g，三七250g，丁香50g。上方枸杞、杜仲、巴戟、山萸肉、党参、五味子、三七、红花、当归、丹参用酒浸泡，余药水煎浓缩与浸泡液混合，每服30ml，1日2次。服药后月余病情显著好转。于1978年6月9日复诊，近年来心前区痛未再发作，心悸气短消失，且体力大增、食欲增进，每日步行上下班，脉沉缓，舌苔正常，血压升至140/80mmHg，胆固醇210mg%，甘油三酯为228mg%，心电图示：T：Ⅱ、Ⅲ、aVF、V_3~V_5仍呈先负后正双相，但较前两次负相变浅，频发室早消失[3]。

引用文献

［1］上海中医学院附属龙华医院.黄文东医案［M］.上海：上海人民出版社，1977：67.
［2］郝朴.活血化瘀法临床应用的体会［J］.新中医，1975，(3)：19.
［3］田元祥.内科疾病名家验案评析［M］.北京：中国中医药出版社，2000：31.

二、肝胆气瘀证（下焦气瘀本病）（1候）

肝胆气瘀证，系下焦气瘀本病，病由肝气郁滞，久则入络，气滞渐至血滞，气瘀渐至血瘀，而成肝胆气瘀之证。轻则郁滞于枢机，致转枢不利，病浅而轻；重则气郁血滞，而气滞血瘀；久则气血郁结，或结于胆，或结于肝，则病深且重。其治则虽总当利气活血，以疏通气血为主，但初期病浅，当兼以疏利枢机，病久而深者，又当兼以散结软坚。

证候别称：络瘀在肝，肝络瘀滞，肝络瘀阻，肝气郁滞，肝气郁结，肝气结聚，肝胆气结，胆胃气结。

病名：［**中医**］郁症，热入血室，脘胁痛，胁痛，瘀痛，痛经，闭经，难产，恶露不行，儿枕痛，崩漏，产后恶血上冲，不孕，不育，乳癖。

证候系统：详见图3-8-10。

本证————枢机郁滞候、肝络失宣候
转证————气血郁滞候
变证————气血郁逆候

图3-8-10　心肺气瘀证证候结构图

（一）气血郁滞候（肝胆气瘀转证）

肝胆气瘀证，肝气郁滞，疏泄失职，致血滞不行，气瘀交阻，而成气血郁滞之候，杂病学家称为肝气郁滞，或肝气郁结之证。虽以肝气郁滞之脉症显明，但必兼见血滞络瘀之脉症。

通称：肝气郁滞，肝气郁结。

病名：［**中医**］瘀痛，痛经，闭经，难产，恶露不行，崩漏，不孕，不育，儿枕痛。［**西医**］宫缩乏力，性功能低下，不排精。

病因病机：肝胆气瘀郁滞，因肝气久郁，失其疏泄之能，以致络血瘀滞；气瘀交阻，气血不行，即韩百灵所谓“肝气郁滞，脉络不畅，冲任不资，胞脉受阻”[1]之证。

证象组合：气滞+血滞+阳郁

主症：【气机不利】症象：①脐周围疼或右上腹痛。②脘腹剧痛。③下腹胀痛，少腹胀痛。④腰腹胀痛甚剧。⑤胸脘痞闷，中脘满闷，纳差。⑥胸胁胀闷，时太息，胸胁胀满不休。⑦两乳作胀。⑧两胁胀痛。⑨久产不下。**舌象：**舌苔薄白。**脉象：**脉沉弦。

副症：【血滞不行】症象：①刺痛不移，夜间尤甚。②经来量少难下，腹胀更甚。③经闭不行。④不排精。⑤月经来潮，色紫暗而有块，少腹痛坠。⑥恶露甚少，时有紫色小血块。⑦淋漓不断，突然下血量多，血行不畅，色紫暗成块，块下痛减，少腹拒按。⑧少腹时痛，痛剧拒按。⑨产后腹痛拒按。**舌象：**①舌紫，苔薄腻。②舌红有瘀点，苔白腻。③舌边有瘀斑，苔薄。**脉象：**①脉弦涩。②脉沉涩。

宾症：【阳气不和】症象：①精神抑郁不乐，沉默不语。②形体消瘦，面容少华，周身困倦不适。③性急烦躁易怒。④形寒发热，汗出颇多。⑤口干目眩。**舌象：**白腻。**脉象：**脉濡弱。

治则：当疏肝理气，活血祛瘀，以通行之。

方证

1.红花当归散证：孙崧樵《妇科易知录》方。适应经痛属于气滞血凝。

红花4.5g，当归9g，牛膝、苏木、川芎各3g，赤芍6g，枳壳1.8g，莪术2.4g。

2.和营调经法证：丁甘仁方[2]。适应月经不调兼下血块等。

全归、白芍、香附、丹参、茺蔚子各15g，藏红花（笔者按：所有丁氏医案均用2.4g，故存疑）、青皮、陈皮、砂仁壳各4.5g，月季花6g，泽兰叶、云茯苓各9g。

3.理气祛瘀法证：丁甘仁方[2]。适应气血瘀滞而致经闭或经行腹痛。

当归身、赤芍、红花、泽兰、桃仁、失笑散、香附、延胡索各9g，台乌、砂壳、橘皮、橘叶、竹节香附各4.5g，醋煎冲服。

4.丹参泽兰汤加减证：姚兴华方[3]。疏肝理气，活血通经，治肝气郁结，血瘀经闭。

丹参、泽兰、赤芍、益母草各12g，银柴胡、全当归、香附各9g，广木香、白蔻仁各4.5g，延胡索、枳壳各6g，甘草3g。

论著和讨论

本证候肝郁由气及血，气郁而致血瘀，气血交阻，不得通行。其治则当以疏肝理气，活血祛瘀为法。仲景曰："产后腹痛，烦满不得卧，枳实芍药散主之。枳实烧令黑、芍药等份"（《金匮要略·妇人产后病脉证治》)。"带下经水不利，少腹满痛，经一月再见者，土瓜根散主之：土瓜根、芍药、桂枝、䗪虫各三两，酒服方寸匕，日三服"（《金匮要略·妇人杂病脉证并治》)。

病案举例

1.宋鞠舫治汤妇，难产后七朝，恶露甚少，胸脘痞闷，少腹胀痛，形寒发热，汗出颇多，舌苔白腻，脉濡弱，大便五日不行。通瘀佐化邪润肠：桂枝炒白芍、茺蔚、佩兰、青皮、泽兰、生蒲黄、茯神、薏苡仁、六曲、牡蛎；便通汗敛，恶露甚少，舌中已剥，脉较有神：酒当归、郁金、杜仲、泽兰、川芎、茺蔚、炙甘草、青皮、赤白芍、姜炭、桃仁、佩兰、茯苓、茯神、谷芽；苔剥已补，瘀血仍少，汗出如油，汗后肢冷，再佐调气：酒制当归、姜炭、桂枝炒白芍、郁金、桃仁、龙骨、蒲黄、谷芽；诸恶渐退，舌光脉弱，归脾汤：北沙参、姜炭、酒制当归、绵杜仲、炒冬白术、炙甘草、酒炒川芎、嫩芪、青皮、茯苓神、桂桂炒白芍、茺蔚子、怀山[4]。

2.方仁渊治殷，初诊，肝为将军之官，病则侮脾凌金，气逆作痛，由脘及腹，癸事亦为之不行，病由厥阴而及冲任，建功不易：香附、肉桂、炒白芍、延胡索、桃仁、小茴、炒当归身、苏叶、乌药、砂仁、白薇、青皮。温脾疏肝既合，仍宗其意：香附、白薇、茯苓、吴茱萸、炒白芍、乌药、沉香、当归身、砂仁、青皮、五灵脂。脘腹已，腹痛未净，肝邪之不平，亦由瘀阻所致：香附、白薇、当归尾、泽兰、灵脂、乌药、青皮、丹皮、桃仁、砂仁、炒白芍、吴茱萸[5]。

3.何子淮治赵某某，26岁，工人。月经初潮15岁，素来准确，但经量少，腹胀，近因情志抑郁，经来量少难下，腹胀更甚，脉弦涩，治宜理气调冲：乌药、香附、当归、川芎、泽兰、大腹皮、陈香橼各9g，丹参、虎杖各15g，广木香、月季花各4.5g，白蔻仁花2.4g，服3剂，经行畅，腹胀除[6]。

4.韩百灵治坂本某某，40岁。日本教授。1976年初夏诊。婚后10余年不孕，形体消瘦，精神抑郁，性情急躁，无故易怒，胸胁胀满，手足心热，胃纳不佳，厌食油腻，小便短赤，大便常秘，经期乳胀，经来涩少，紫暗有块，小腹坠胀，经后自减。舌红，苔微黄，脉弦涩。证属肝气郁滞，脉络不畅，冲任不资，胞脉受阻，不能摄精成孕。治以调肝理气通络法：当归、赤芍、川牛膝、王不留行、川楝子、通草、瓜蒌、丹参、香附各15g，川芎10g，皂角刺、生甘草各5g，隔日1剂。3剂后脉证如前，食欲不振，身体倦怠，此因肝气乘脾，脾失健运之故，前方加白术、山药各15g。3剂后经期胸闷，乳房及小腹胀痛减轻，食欲好转，但腰酸痛，原方去皂刺、瓜蒌，加了川续断、寄生各14g，嘱其久服，1977年春回国，翌年春，坂本教授的丈夫大石博士来信说：归国后不久，夫人即怀孕，生一女婴。为纪念中国，借用松花江的“花”字，取名为大石花。并向中国医生表示感谢[1]。

5.陈大年治周某，经转超前2天，腹痛，胀盛于痛，腰酸难支。皆属气滞瘀阻，从宣气和络而利机关：全当归、制香附、炒延胡、茺蔚子、川续断、丹参各9g，煨金铃、紫苏梗、炒白芍各4.5g，月季花5朵，赤砂糖1匙。按：本案用延胡金铃散为主方，使气血通调，痛得减矣。月季花为甘温通利之品，多用者可能引起便溏腹泻，故对脾胃虚弱者慎用。赤砂糖活血化瘀，与月季花同用，共奏活血调经、通利化瘀之功[7]。

引用文献

［1］谢彦.韩百灵治疗不孕症经验介绍［J］.浙江中医药，1982，17（11~12）：484.

［2］沈仲理.丁甘仁临证医集［M］.上海：上海中医药大学出版社.2000：370，371.

［3］姚树锦.姚兴华老中医治疗月经病经验［J］.浙江中医药，1978，4（5）：10.

［4］萧龙友.现代医案选（第五辑）［M］.北京：人民卫生出版社，2008：107.

［5］吴之谦.方耕霞先生医案摘要［J］.江苏中医，1965，（5）：32.

［6］何子淮.调冲十法［J］.浙江中医药，1978，4（5）：21.

［7］王大增.著名中医妇科专家陈大年的临床经验［J］.上海中医药杂志，1983，（11）：11.

三、肝胃气瘀证（下焦气瘀合病1）（3候）

肝胃气瘀证：系肝气犯胃，久则而成为气滞血瘀之证。初由肝气郁滞，横逆犯胃，久则气滞血亦滞，气血淤滞于胃络，而成肝胃气瘀证。轻则肝胃失和，由胃气郁滞渐至胃络郁滞，以致郁结；甚则肝气上逆，致胃失和降；重则气逆血亦逆，致胃之络瘀血溢，气冲血逆而上，而成危重之证。

肝胃气瘀证，其病始于肝而犯于胃，其治则自当以疏利肝气为主，兼以和胃之气，行血以消瘀，更当通降肝胃之气，使之下行，则无上逆之患。

证候别称：肝气犯胃，肝逆犯胃，肝胃失和，胃气瘀结，瘀阻胃络，气逆血溢，络瘀血溢。

病名：［中医］胃脘疼，瘀痛，痞痛，血逆，噎嗝，哕厥，呕血，唾血。

证候系统：详见图3-8-11。

本证————胃气失和候、胃络失和候

转证————胃失和降候

变证————气血郁逆候

图3-8-11　肝胃气瘀证证候结构图

（一）胃络失和候（肝胃气瘀本证）

肝胃气瘀证，肝郁气瘀，阻滞于胃，胃之血络亦形瘀滞，而成胃络失和之候，杂病学家仍通称为肝气犯胃，或瘀阻胃络之证。其见症以胃之气血郁滞脉症为主，可兼见胃之络瘀血溢与肝气郁滞之脉症。

通称：肝气犯胃，瘀阻胃络。

病名：［中医］胃脘痛，瘀痛。［西医］十二指肠球部溃疡，慢性萎缩性胃炎。

病因病机：肝胃气瘀郁滞，因素有肝郁，气瘀阻滞胃络，胃气失其通降，胃络瘀阻失通，甚则络瘀血溢。章庆云曰：“此乃肝气犯胃，病久致气滞血瘀，阻塞络道。”[1]

证象组合：络瘀+气滞+血溢+气郁

主症：【络脉不利】症象：①痛定不移。②脘胁作痛，发冷喜按，喜热饮。**舌象：**舌紫，暗红少苔。**脉象：**脉沉涩，迟细短。

【气机不利】症象：①至晚心腹刺酸。②血后仍痛。③胃脘胀痛，胃脘痛有定处，按之痛剧，或痛如刀割，食后痛甚。④胃脘部闷结胀痛，不泛酸。**舌象：**苔白腻，质暗有瘀斑。**脉象：**脉弦。

副症：【络瘀血溢】症象：①吐血。②大便色黑。③经常隐血。**舌象：**①舌质紫暗。②舌边有瘀点。**脉象：**脉象缓涩。

【气机不宣】症象：食后梗塞。

宾症：【气机不降】症象：①吐酸。②食不得入。③嗳气频作。

治则：当以疏利肝胃气机，化瘀通络，以和降肝胃为法。化热者兼以清降，化寒者兼以温通。

方证

1.膈下逐瘀汤证：王清任方[2]。功能活血祛瘀，行气止痛。治瘀血在膈下，形成积块，或小儿痞块，痛处不移，卧则腹坠者。

五灵脂、川芎、牡丹皮、赤芍药、乌药各6g，延胡索3g，当归、桃仁、红花、甘草各9g，香附、枳壳各4.5g。水煎服。

2.延胡索散证：沈金鳌方[3]。治血结胸，胸腹痛连腹胁背膂，上下攻刺痛，痛不可忍，手不可按，甚则搐搦者。

延胡索、当归、炒蒲黄、赤芍、官桂各3g，片姜黄、木香、乳香、没药各2.1g，炙甘草1.5g，为粗末，加生姜3片，水煎服。

3.瘀痛1号方证：董建华方[4]。治又痛又胀，以痛为主，血瘀轻型胃疼。

川楝子、延胡索、香附、陈皮、枳壳、大腹皮。

如郁久化火烧心吐酸，配左金丸，煅瓦楞子，如喜暖畏寒加高良姜、甘松散寒止痛；心烦喜呕，舌红苔黄加栀子、竹茹；头身困重胸脘痞闷，苔黄腻，脉濡缓加藿香、佩兰、芦根、滑石、黄芩清化湿热。

4.瘀痛2号方证：董建华方[4]。治十二指肠球部溃疡，瘀久入络，痛处固定不移。

炙刺猬皮、炒九香虫各3g，炒灵脂、川楝子、玄胡、制乳香、没药、香附、香橼皮、佛手。出血多除乳香、没药加蒲黄炭、阿胶珠、白及、三七粉化瘀止血。

论著和讨论

本证候肝之气瘀阻滞胃络，胃气失其通降之常，胃络瘀阻不通，其治则当以理气消瘀为主，以和其胃络。陈瑞春说："肝胃血瘀：①症候与病机：胃脘痛有定处，按之痛剧，或痛如刀割，食后痛甚，大便色黑，经常隐血，甚或吐血，舌质紫暗，舌边有瘀点，脉象缓涩。本症多因久痛入络，胃络损伤，肝血瘀滞故经常便血。血瘀气滞，阻而不通，故痛处不移而拒按，舌质瘀点是瘀血阻滞之征。②治疗大法：活血化瘀，理气止痛。气血畅利，通则不痛。但应视病者的虚实寒热而伍佐运用。③常用方药，失笑散，丹参饮等。气虚者加黄芪、党参，营血不足加阿胶、赤白芍、当归，阴虚舌红脉数加生地、玄参、丹参、丹皮，出血不止可加田三七、白及，或炮姜炭，侧柏炭温以止血，或赤芍、桃仁、红花化瘀止血。"[5]

黑龙江省祖国医药研究所、哈尔滨市中医院研究室认为溃疡病瘀血型："脉象沉涩，舌紫无苔，大便色黑，胃脘胀痛，痛时定痛不转移，食后阻塞碍于下行，宜膈下逐瘀汤：桃仁、牡丹、乌药、延胡索、当归、川芎、红花、枳壳、香附。"[6]

病案举例

1.王旭高治肝胃气痛，痛久则气血瘀凝；曾经吐血，是阳明胃络之血，因郁热蒸迫而上也。血止之后，痛势仍作，每发于午后。诊脉小紧数，舌红无苔。乃血去阴伤，而气分之郁热仍阻于肝胃之络，而不能透达。宜理气疏郁，取辛通而不耗液者为当：川楝子、延胡索、郁金、香附、茯苓、陈皮、旋覆花、姜栀、白螺蛳壳、左金丸[7]。

2.董建华治十二指肠球部溃疡：郭某，男，38岁。胃脘刺痛反复发作4年，空腹胃痛，刺痛拒按，痛处固定不移，烧心吐酸黑便，舌微红，苔薄黄腻，脉弦细，为气滞血瘀，郁久化火，且有伤络征象，瘀痛2号方加减（组方见方证），6剂；空腹胃疼大减，惟脘胀倒饱，食欲差，去芍、草、连、萸加枳壳、砂仁、香附、大腹皮行气宽中开胃理脾，脘痛基本消失[4]。

3.陈瑞春治李某某，男，45岁，患胃溃疡多年，经钡剂诊断为"十二指肠球部变形"。自述经常胃脘疼痛，痛甚如刀割不能按，遇有精神不舒畅，则疼痛加剧。大便检查潜血阳性，食纳差，形瘦弱，舌润质暗，脉细涩。此属血瘀气滞而中气不足之征，治宜止血定痛，行气化瘀为主。方用失笑散合丹参饮加味：炒蒲黄、檀香木、田七粉（冲服）各6g，丹参12g，砂仁4.5g，五灵脂、延胡索、香附各9g，生黄芪15g，党参12g，3剂。二诊：疼痛减，出血止，精神好转，嘱继进上方5剂。三诊：疼痛多日未发，大便潜血阴性，脉象缓而有力，用补气益胃法，疏方归芪六君子汤加味：生黄芪、怀山各15g，党参、丹参、茯苓各12g，当归、白术、佛手、香附、郁金各9g，炙甘草、川芎、陈皮各6g，10剂。四诊：精神好转，临床症状消失，脉象舌苔如常，拟用参苓白术散加黄芪、丹参，继进10剂。后以上方改汤为散，诸药研末，每日早晚各服一次，每次9~15g，作善后调理。经上述治疗，一年多来病未复发，形体丰满。按：胃痛日久，疼痛如刀割，大便潜血，是胃络损伤，肝郁血瘀之征，治疗当止痛行瘀。但本案胃病日久，中气亏损，加之失血耗气，所以，在活血化瘀之中应佐以补气，使之止血消瘀，益气补虚同时建功[5]。

4.黄一峰治李某某，男，34岁，胃痛11年，先后3次出现柏油状便，今3月上腹规律性疼痛，嘈杂偶有吞酸，纳减，苔中腻边瘀紫，脉濡涩，此久有胃痛，更加劳力致络伤血瘀，用缓逐其瘀法：桂枝3g，白芍12g，龙胆草1.5g，灵脂9g，延胡索10g，炙甘草5g，丹参、乌贼骨各15g，吴茱萸、参三七各2g，7剂，痛定苔腻亦化[8]。

5.章庆云治胃炎、十二指肠球部溃疡：吴某某，男，51岁患胃脘痛近30年，去年GI提示："十二指肠球部溃疡，胃炎。"曾有上消化道出血，近日胃脘部闷结胀痛，嗳气频作，不泛酸，纳谷不馨，苔白腻，质暗有瘀斑，脉弦。曾多次服用香苏散和柴胡疏肝汤，症不见减。细察脉证，此乃肝气犯胃，病久致气滞血瘀，阻塞络道，故久不愈。治拟疏肝和胃，理气化瘀。方以香苏散合丹参饮，佐加活血化瘀之品：苏梗5g，香附、九香虫、炙乳香、没药、黄芩、清炙甘草各10g，丹参18g，陈皮6g，沉香0.6g，白蔻仁2g，佛手花3g。服药3剂后，疼痛闷胀均减，食欲增加。上方略有增减渐进40余剂后，症状基本稳定，复查GI见溃疡明显好转[1]。

引用文献

[1] 陆同天.章庆云运用香苏散治疗脘腹痛的经验[J].上海中医药杂志，1983,（9）：10.

[2] 王清任.医林改错[M].北京：人民卫生出版社，1991：31.

[3] 沈金鳌.中华医书集成·杂病源流犀烛[M].北京：中医古籍出版社，1999：246.

[4] 董建华.谈谈治疗胃脘痛的经验[J].新医药学杂志，1977,（10）：14，15.

[5] 陈瑞春.略论胃痛从肝论治[J].新中医，1979,（3）：22.

[6] 哈尔滨市中医院.中医诊疗溃疡病25例介绍[J].中医杂志，1958,（11）：783.

[7] 柳宝诒.增评柳选四家医案[M].南京：江苏科学技术出版社，1983：279.

[8] 何焕荣.黄一峰老中医对胃肠疾病的治疗经验[J].新医药学杂志，1979,（5）：7.

（二）胃失和降候（肝胃气瘀转证）

肝胃气瘀证，肝气郁血瘀，阻滞于胃，胃气失其通降之权，气逆于上，而成胃失和降之候，杂病学家通称肝逆犯胃之证。以胃气上逆之症象显明，但必以肝胃气血郁滞之脉症为主。

通称：肝逆犯胃。

病名：［中医］血逆，噎嗝，哕厥。**［西医］**贲门痉挛，幽门梗阻，胃溃疡，萎缩性胃炎，食道狭窄症。

病因病机：肝胃气瘀郁逆，因肝气郁滞血瘀，气瘀阻滞胃腑，胃气失其通降之权，肝气挟胃气冲逆于上，而成胃气失降之证。

证象组合：气逆+气郁+气滞

主症：【气机冲逆】症象：①硬食不下，咽下困难，渐至进食作噎，时吐白沫。②食物反流，食入即吐。③嗳气泛酸，呕吐酸水，食不得入。④恶心，呕吐。⑤时欲哕，哕及则厥。

副症：【气机不宣】症象：①食后胃脘不舒。②胸胁苦满。③胸闷，胸闷胀微痛。④咽中不适。⑤饮食减少。⑥口干不思饮。⑦大便干结。

宾症：【气机不利】症象：①脘胁作痛。②胃脘阵痛。③食后心下胀满，脘腹胀闷。④进干食则噎。**舌象：**①舌青紫，苔黄腻。②舌苔白燥。**脉象：**①脉沉弦细。②脉沉涩者。

治则：当疏降肝胃之气，以平其冲逆之势，利气消瘀，以通利其郁滞。

方证

1.肝胃二气丹证：《通俗伤寒论》方[1]，专治肝逆犯胃，脘胁作痛，呕吐酸水，食不得入，兼治酒膈湿郁等证，大有奇效。

第一次：醋煅赭石、煅石决明、煅瓦楞子、路路通各240g，旋覆花120g，新绛、乌药各60g，青葱管1把，煎浓汁。

第二次：附子、吴茱萸、延胡索、灵脂、蒲公英、佛手柑各30g，当归60g，制香附45g，炙甘草27g，取净末。

第三次：沉香、公丁香各30g，木香、砂仁、川黄连各45g，麝香1.5g，和匀，量加曲糊捣丸，每粒重4.5g阴干，辰砂衣，每服1丸，重者2丸，玫瑰花冰糖汤化下。

2.开郁汤证：施今墨方[2]。治食道狭窄症，胸闷胀微痛，硬食不下，咽下困难，详见病案1。

薤白、旋覆花、蚕沙、炒皂子、茜根、怀牛膝、桃仁、杏仁、白术、川郁金各10g，糖瓜蒌25g，代赭石、油当归各12g，枳实、郁李仁各6g，火麻仁18g。

3.降气汤证：关幼波方[3]。治贲门痉挛，嗳气泛酸，恶心呕吐，详见病案4。

生瓦楞子、刀豆子、赤白芍各30g，当归、木瓜、藕节各12g，旋覆花、代赭石、杏仁、橘红、红花、香附、玫瑰花各10g，砂仁、升姜各4.5g。

论著和讨论

本证候肝胃气瘀阻滞，胃气失其通降，肝胃气逆上冲，如李用粹说："（吐血）坠堕闪铿，气逆气郁，误行补涩，则瘀蓄于胃，心下胀满，食入即吐，名曰血逆。"[4]其治则当以疏降肝胃为主，以降其冲逆；行气消瘀，以通利其郁滞。《关幼波临床经验选》按：（如病案4）贲门痉挛和食道外良性肿物这两个病，都是通过西医学的物理检查而确诊的。根据临床见症，属于中医学“噎膈”病的范畴。……还包括了西医学所诊断的“膈肌痉挛”以及“食道恶性肿瘤”和“胃癌”等疾患。中医学对“膈”病的病理早有论述，如张景岳所说：“噎膈一证，必以忧愁思虑，积劳积郁或酒色过度损伤而成，盖忧思过度则气结，气结则施化不行，酒色过度则伤阴，阴伤则精血枯涸，气不行则噎膈病于上，精血枯涸则燥结病于下。”关幼波老医生根据其整体情况进行分析，以食物作噎，梗塞难下为其临床主要表现。中医学认为此属“气滞血瘀”之证，关老医生体会这类病多是“发病于气而受病于血”……实属气滞血瘀之候，此时单以行气甚至破气之法已无济于事。必当“行气活血”，而以“活血化瘀”为重点。因此在用药方面以赤芍、红花、泽兰、延胡索、当归、丹参、益母草、藕节、地龙等活血化瘀之品随症加减。另用香附、郁金、枳壳、苏梗旨在理气、行气，以助其行血化瘀之力。关老医生善用旋覆花、代赭石医治此类疾病，认为二药相伍具有平肝镇逆止呕引药下行之功，且有镇痛的作用。凡属上中焦之病均可选用，尤以气凝痰血客于膈上而致病者用之更妙。配合杭白芍、木瓜之类酸敛养血柔肝之品，止痛的效果更为理想[3]。

病案举例

1.**施今墨**治食道狭窄症：贾某，男，79岁，平素嗜酒，数月以来，情怀抑郁，胸闷胀微痛，饮食减少，硬食不下，咽下困难，渐至进食作噎，时吐白沫，口干不思饮，大便干结，四五日一行，夜寐多梦，舌苔白燥，脉沉涩者。宜顺气开郁，养阴润燥（组方见方证）[2]。

2.**章次公**治陈右，时欲哕，哕极则厥，此非寻常胃病。民间单方当其厥时有用阿魏吞服之法，此法意在排泄气体；气体之来源实在神经系，故古籍有肝气之称。《金匮》之奔豚，其气上冲，亦此类也。炙乳没各4.5g，蓬莪术、生枳实、薤白头、莱菔子、娑罗子、佛手、海南片、阿魏各9g，天台乌6g，五灵脂、沉香曲各12g。共研细末，每吞1g，1日3次。药后从未发厥，排泄气体、镇静神经之效也[5]。

3.**黄文东**治胃角小弯部溃疡、慢性中度萎缩性胃炎伴糜烂、轻度不典型增生：黄某某，女，45岁，胃疼2年余，近半年加剧，终日不休，时抽掣刺痛，厌食拒按，但欲热饮，近2月来恶心，呕吐，除热开水外，食后10分钟即完全吐出，形寒肢冷，胁痛口淡，头晕头胀，心悸失眠，面色暗黑，声音低微，曾有呕血，黑便史，舌青紫，苔黄腻，脉弦细。肝胃同病，胃气上逆，湿热交阻，宿瘀停留，先泄肝热，调气化瘀：代赭石、蒲公英、丹参、失笑散各15g，旋覆花梗12g，延胡索、川楝子、白蒺藜、姜竹茹、姜半夏各9g，川黄连3g，吴茱萸1.5g，7剂，呕吐止，守方1周，胃中烧灼，痛有定处，终日不休。前方加重化瘀：煅瓦楞子30g，丹参、蒲公英、瓜蒌皮、失笑散各15g，制香附、广木香、桃仁各9g，炒白芍12g，左金丸4.5g，7剂剧痛以除，守方2周。仅终日隐痛，舌渐转红，再调气化瘀：煅瓦楞子、八月札各30g，蒲公英、炒白芍、丹参、瓜蒌皮、南沙参、生熟薏苡仁各15g，延胡索、川楝子、炙鸡内金各9g，炙甘草6g，治疗2月胃痛消失，胃镜复查：未见溃疡，印象：轻度慢性萎缩性伴浅表性胃炎[6]。

4.**关幼波**治贲门痉挛：李某，女，24岁，进食后胃脘堵呛4年，胃脘不舒，嗳气泛酸，恶心呕吐，胃脘阵痛片刻自行缓解，继而脘腹胀闷，大便干，小便利。造影显示：贲门部明显狭窄，苔薄白，脉沉弦。用降气汤（组方见方证）[3]。

5.**徐景藩**治沈某，男，40岁，病已8年，情志抑郁，夜寐不佳，渐难以入寐，心神不定，精神倦怠，咽中不适，胸闷，近增食物反流，食少形瘦，症状逐渐加重，舌紫，苔薄白，脉细。证由气滞而致血瘀痰阻，治以理气行瘀化痰。药用：炙柴胡、合欢皮各10g，川芎、红花、法半夏、桃仁、川厚朴、苏梗、合欢花各6g，朱茯苓12g，怀牛膝10g，玉蝴蝶3g，琥珀粉，睡前吞服，15剂，明显改善，加减调治2月，逐渐恢复工作[7]。

引用文献

[1] 俞根初.重订通俗伤寒论［M］.上海：上海科学技术出版社，1959：354.
[2] 祝谌予.施今墨临床经验集［M］.北京：人民卫生出版社，1982：64.
[3] 北京中医医院.关幼波临床经验选［M］.北京：人民卫生出版社，2006：251，254.
[4] 李用粹.中华医书集成·证治汇补［M］.北京：中医古籍出版社，1999：130.
[5] 朱良春.章次公医案［M］.南京：江苏科学技术出版社，1980：99.
[6] 俞雪如.黄文东运用调气法治疗胃痛的经验［J］.中医杂志，1981，(6)：12.
[7] 徐景藩.对食道功能性疾病的证治体会［J］.中医杂志，1981，(6)：56.

（三）气血郁逆候（肝胃气瘀变证）

肝胃气瘀证，肝气郁滞，瘀血内蓄，气瘀阻滞于胃，肝气上冲，瘀血逆出，而成气血郁逆之候，杂病学家通称为气逆血溢，或络瘀血溢之证。其见症虽以胃之气逆血溢症象显明，但必兼见肝之气血郁滞之脉症为凭。

通称：气逆血溢，络瘀血溢。

病名：［中医］呕血，唾血。

病因病机：肝胃气瘀郁逆，因肝郁血瘀，阻滞于胃，肝失疏泄，致气机不利，血滞不行，肝气上逆，挟络中瘀血外溢，而成气逆血溢之证。

证象组合：气滞+血滞+气逆+血溢

主症：**【气机冲逆】症象**：①胸中气塞，气逆。②胸闷嗳气。③嘈杂似饥。**脉象**：弦急。

【络瘀血溢】症象：①痰血。②呕血，紫黑血块。③口中血腥气。④吐黑血。⑤唾血有块。

副症：**【气机不利】症象**：①胸胁作痛。②胸闷难堪，痞满。③腹痛。**脉象**：沉而有力。

宾症：**【血滞不行】症象**：先见胸胁疼痛发闷，其血必紫成块，出血后症反减。**脉象**：①脉必带涩。②脉细迟。**舌象**：舌苔白腻。

治则：以疏降肝胃，行血消瘀为主，以导血下行，其血自止，慎不可妄行止涩，瘀血不去，血必不止。

方证

1.瘀热汤证：曹仁伯方[1]。治吐黑血，胸膈痞塞少和，咳嗽略减。

旋覆花、新降、葱管、苇梗、枇杷叶，参三七磨冲。

2.苏子降气汤证：《通俗伤寒论》方[2]。治大怒气盛者，口中多血腥气，甚则气逆血溢，更或痰中见血，详见论著。

炙苏子、制香附、郁金、焦山栀、丹皮、山楂各4.5g，降香、醋炒红曲各3g，红花1.2g，童便1杯。

3.四生地黄汤证：《通俗伤寒论》方[2]。使血复其道，不致奔脱，治衄血因太阳感寒，表邪虽解，血尚不止之轻症。详见论著。

鲜生地15g，生柏叶、焦山栀、玄参心各9g，郁金6g，黑丹皮、丹皮各4.5g，广三七2.4g，生艾叶0.6g，荷叶汁、京墨汁、童便各2瓢（冲）。

4.立止吐血膏证：《通俗伤寒论》方[2]。使血复其道，不致奔脱，治衄血因太阳感寒，表邪虽解，血尚不止之重症。犀地清络饮去桃仁、姜、蒲冲下。

鲜生地500g，生锦文90g，桑叶、丹皮、血见愁、北牛膝各60g，土三七、苏子、降香各30g，冰糖120g，收齐，每服24~30g。

论著和讨论

本证候肝胃气血瘀滞，郁气冲逆于上，挟络中瘀血外奔，故古人以“必先见胸胁疼痛发闷，其血必紫成块，出血后症反减，脉必带涩，宜行血祛瘀为主，四物汤加醋炒大黄、桃仁、红花、丹皮、香附之类”。李用粹说：“《经》云：怒则气逆，甚则呕血。……若六脉弦急，血菀于上，名曰薄厥。六郁汤治之。”[3]其治则当疏降肝胃之气逆，行血消瘀，以导血下行，以止其血逆，故何廉臣曰：衄血“有因太阳感寒，……如表邪虽解，血尚不止者，则以止血为第一法，庶血复其道，不致奔脱，轻则四生地黄汤（组方见方证），最稳而效。重则犀地清络饮去桃仁、姜、蒲二汁，冲下立止吐血膏（组方见方证）。……血止之后，其离经而未吐出者，则为瘀血，必亟为清除，以免后患，故以消瘀为第二法。上焦之瘀，多属阳热；五汁一枝煎加陈酒、童便，最为轻稳。重则俞氏桃仁承气汤加减。下焦之瘀多属阴凝，少腹逐瘀汤加减。其他广郁金、参三七、生川牛膝、醋炒生大黄等，皆有迅扫之功，而为去瘀之要药，均可随症酌加。”[2]何秀山亦云：“因于大怒气盛者，口中多血腥气，甚则气逆血溢，更或痰中见血，宜从气郁血瘀治，苏子降气汤（组方见方证），甚则加醋炒生大黄4.5g，桃仁9粒，调下香砂宽中散。”[2]姚国美说：“血来热涌，其出有声如蛙，名曰呕血。或因暴怒血随气逆，证兼胸胁作痛，宜旋覆代赭汤加香附、青黛、栀子、沉香之类，平其肝气，其血自宁。……唾血频频，其出无声，胸胁胀痛，嘈杂似饥，唾血有块，触事易怒者，乃肝郁生热，木土不舒，宜加味丹栀逍遥散加花蕊石、紫降香、合欢花、绿萼梅之类，以条达之。”[4]

病案举例

1.**王旭高**治素患呕血，血止复发。现有胸痛，时时嗳气，舌苔白腻，脉细而迟。此胃中有瘀血挟痰浊为患也：旋覆花、郁金、杏仁、瓜蒌仁、紫菀、代赭石、茯苓、贝母、降香、枇杷叶。诒按：血证中之变例。拟加丹参、桃仁[5]。

2.**曹仁伯**治宿积黑血，从吐而出。胸之痞塞少和，肺之咳嗽略减，是瘀血也。从上出者为逆，究非善状。瘀热汤：旋、降、葱、苇、枇叶。参三七磨冲。再诊：所瘀之血，从下而行，尚属顺证。因势导之：当归、丹参、桃仁、灵脂、蒲黄、茯神、远志、牛膝[1]。

3.**李兰舫**治吴某某，女，46岁。支气管扩张史4年，反复咯血，量多少不等，血深浅不一。一周前外感风热，头痛、发热、恶风，咽喉红痛，咳痰带血。进银翘散后，外感得解，但咳血不断，多则盈口鲜红，少则零星瘀黯，痰多黄稠，左胸隐痛且闷，口干喜饮，苔薄黄、舌边质红，脉细滑数。此肺阴素虚，肺络不固，风热引发宿疾，络伤血溢。经治外邪虽去，瘀热内结，络损未复。治拟瘀热汤加味：旋覆花（包）、炙杷叶（包）、桑皮叶、黄郁金各12g，茜草炭、黛蛤散（包）、侧柏叶各15g，三七粉（冲）5g，青葱管5支，鲜芦根120g，煎汤代水。服药五帖，咳血渐止，胸痛缓解，痰转稀白，唯残红不净，色暗不鲜，续予清热化瘀，护肺和络：旋覆花（包）、炙杷叶（包）、知贝母、麦冬各12g，茜草炭、百合、白及各15g，先煎鲜芦根60g，蛤粉炒阿胶10g，三七粉5g（冲）。服药2周病愈，随访八月，咳血未发。[6]

引用文献

［1］柳宝诒.增评柳选四家医案［M］.南京：江苏科学技术出版社，1983：117.

［2］俞根初.重订通俗伤寒论［M］.上海：上海科学技术出版社，1959：325，345.

［3］李用粹.中华医书集成·证治汇补［M］.北京：中医古籍出版社，1999：131.

［4］姚国美.姚国美医学讲义合编［M］.北京：人民卫生出版社，2009：212.

［5］李兰舫.瘀热汤应用一得［J］.江苏中医杂志，1986（9）：46.

四、肝脾气瘀证（下焦气瘀合病2）（6候）

肝脾气瘀证：系肝郁犯脾，渐致气滞血瘀之证。先由肝气素郁，逆行横脾，脾气亦滞，肝失疏泄之能，脾乏运化之权，肝脾同病。始则气滞血瘀，终至气血瘀结；久病则肝之生气不振，脾之健运无能，肝血脾气暗耗，而成气血虚实夹杂之证；甚则气郁不能行其津液，郁滞而为停水，血瘀久则亦可化水，初则津气不化，水气泛溢而为肿；久则气瘀互结而成气裹血胀危重之候。

肝脾气瘀证，其病始于肝，而终于脾。其治则自当以疏利肝气之郁滞为主，肝气得舒，则疏泄有权，自能行脾之气滞；且气行血亦行，气郁得畅，瘀血亦可随之而行。然瘀滞已成，行血消瘀之品，亦当随之，则气血无郁滞之患，自然无津液郁滞停水之变；若水液已成，气瘀与水互结，又当遵《灵枢·水胀》“恶血当泻不泻，衃以留止，日以益大，……可导而下”之法。

证候别称：肝脾失和，气血不和，肝旺侮脾，肝脾积聚，蓄血中焦，阴虚肝横，气裹血胀。

病名：［中医］胁痛，腹痛，瘀痛，痛泻，腹胀，脾胀，肝胀，心肝胀，臌胀，气胀，气臌，血蛊，血胀，痛经，闭经，恶露不净。

证候系统：详见图3-8-12。

本证————肝气横逆候

转证————气血郁滞候、气血失调候

变证————气血瘀结候、气血虚结候、血液郁结候

图3-8-12　心肺气瘀证证候结构图

（一）肝气横逆候（肝脾气瘀本证）

肝脾气瘀证，肝气内郁，肝血瘀滞，气瘀横逆于脾，致脾失运化之职，是为肝气横逆之候，杂病学家通称为肝木克土，肝脾不和之证。见症虽以脾气失其运化之痛泄症象显明，但必兼有肝气横逆与肝阳失和之脉症为主。

通称：肝脾失和。

病名：［中医］痛泻。［西医］过敏性结肠炎。

病因病机：肝脾气瘀郁逆，因肝郁气滞血瘀，横逆于脾，脾气失其健运之能，致肝气冲逆，脾气郁滞，阳气失和。

证象组合：气滞+气逆+气郁+阳郁

主症：**【气机不利】症象**：①腹胀，腹痛泄泻。②少腹隐痛，少腹疼痛。③脐上有条索状块物。

【气机冲逆】症象：①嗳气。②腹胀，腹痛泄泻，痛则大便，便带黏脓，每逢情绪波动痛泻加重。③下半夜觉左侧脐旁现鸡卵大一包块，按之软，坠胀疼痛，向小腹走窜攻冲，包块处觉热，至鸡鸣时即开始腹泻，泻时肛门窘迫不爽，为黏液便，泻后腹内包块不见。

副症：**【气机不宣】症象**：脘闷少食。

宾症：**【阳气不和】症象**：①面色青黄枯瘦。②时有低热。③夜晚烦热，噩梦惊骇。④口干不欲饮，口腥臭。**舌象**：①舌质红，有瘀斑。②舌尖边现青紫。③苔薄白，苔薄白而干。**脉象**：①脉弦细。②脉虚弦。③脉沉细而涩。

治则：不在于治脾，而在于治肝，即疏利肝之气血为主，行气消瘀为法。

方证

膈下逐瘀汤证：王清任方[1]。功能活血祛瘀，行气止痛。治瘀血在膈下，形成积块，或小儿痞块，痛处不移，卧则腹坠者。

五灵脂、川芎、牡丹皮、赤芍药、乌药各6g，延胡索3g，当归、桃仁、红花、甘草各9g，香附、枳壳各4.5g。水煎服。

论著和讨论

本证候肝郁气瘀横逆于脾，脾气郁滞，运化失职。其治则当以疏利肝之气血为主，行气消瘀，以制其横逆，则脾不受制，自复其运化之常。如误行补涩治脾，不仅无益于脾，反更抑滞于肝，肝气愈加横逆，故王清任谓膈下逐瘀汤治“泻肚日久，百方不效者。”[1]

王清任说：肠胃之外，无论何处，皆有气血。气有气管，血有血管，气无形不能结块，结块者必有形之血也。血受寒则凝结成块，血受热则煎熬成块。竖血管凝结则成竖条，横血管凝结则成横条，横竖血管皆凝结，必接连成片，片凝日久，厚而成块。既是血块当发烧。要知血府血瘀必发烧。血府，血之根本，瘀则殒命。肚腹血瘀不发烧。肚腹，血之稍末，虽瘀不致伤生。无论积聚成块在左肋、右肋、脐左、脐右、脐上、脐下，或按之跳动，皆以此方（即膈下逐瘀汤）治之，无不应手取效。病轻者少服，病重者多服。总是病去药止，不可多服。倘病人气弱，不任克消，原方加党参三、五钱皆可，不必拘泥[2]。

病案举例

1.**陈继明**治过敏性结肠炎：王某某，42岁，腹泻3年，时作时愈，日2~3行，便后有黏液，少腹隐痛，面色青黄，脉虚弦，苔薄白，断为肝木克土，予痛泻要方加味，20余剂有小效，后得知经前一周腹泻更甚，日4~6次，经来少腹冷痛，经夹瘀块，经后泻减，日1~2次，舌暗红有瘀斑，脉弦有涩意，一派瘀阻胞宫之象，王清任膈下逐瘀汤谓治“泻肚日久，百方不效者”（组方见方证），5剂，经行腹痛腹泻已罢，三载宿疾，竟告痊愈[1]。

2.**刘亚光**治郭某某，女，48岁，患者从6年前冬季开始发生腹泻，经中西药物多方治疗无效，时好时发，近来症状加剧。主诉，每天晚上，下半夜，即觉左侧脐旁现鸡卵大一包块，按之软，坠胀疼痛，向小腹走窜攻冲，包块处觉热，至鸡鸣时即开始腹泻，泻时肛门窘迫不爽，为黏液便，泻后腹内包块不见，诸症暂平，至下夜晚亦复如此。望患者面色苍黄枯瘦，询之，口干不欲饮，口腥臭，夜晚烦热，噩梦惊骇，食纳不香，苔薄白而干，舌尖边现青紫，脉沉细而涩，综观脉症，此是瘀血为患，瘀血停于肠间，致现包块，血瘀气滞，走窜攻冲，腑气不能畅达，故泻时不爽，瘀血不消，致久泻不已。症虽发于鸡鸣，而实非肾阳虚的五更泻，治宜活血祛瘀，切不可温补脾肾，固涩止泻。检阅以往服方药，大多四神丸，理中汤及真人养脏汤之品，故而不效。笔者改用王清任膈下逐瘀汤（赤芍、川芎，桃仁、红花、当归、甘草、枳壳、五灵脂、延胡索、香附、丹皮、乌药），1剂，服后腹内剧痛，随下黑色腥臭之黏液粪便甚多，前阴亦来血，至后，腹内包块消失，痛泻均止。清代王清任，善用活血消瘀以治多种宿疾奇症，其所著《医林改错》中载膈下逐瘀汤能治肾泻、久泻，诚有卓见，实为后世医家广开了一新法。本例久泻五年之余，遍投温补不效，经仔细辨证后，认定是瘀血为患，按王氏法治之，竟见奇效，足见前人的宝贵经验应当很好继承，并加以发扬。然腹泻原因甚为复杂，因于瘀血者实在少见，医者在临床之时应处常知变，法外求法[3]。

3.**张润轩**治王某某，女，40岁，腹痛泄泻1年余。见症少腹疼痛；痛则大便，便带黏胨，每逢情绪波动痛泻加重。脘闷腹胀，嗳气少食。脐上有条索状块物，时有低热，舌质红，有瘀斑，苔薄白，脉弦细。证属气滞血瘀，肝脾失和，治宜疏肝理气，活血化瘀：川楝子、延胡索、乌药、赤芍、丹皮各9g，白芍12g，丹参15g，三棱、莪术、甘草各6g。15剂后，诸症均减，大便成形，但仍带黏胨。脉弦，舌质稍暗，苔薄。续服20剂后，诸症消失。按：本例乃气滞血瘀，肝脾失和之证。故用川楝子、延胡索、乌药疏肝理气止痛，丹参、赤芍、三棱、莪术、丹皮活血化瘀，白芍、甘草酸甘化阴，缓急和中[4]。

引用文献

[1] 陈继明.临证辨误录[J].中医杂志，1981，(11)：20.

[2] 王清任.医林改错[M].北京：人民卫生出版社，1991：30.

[3] 刘亚光.久泻治验[J].新中医，1976，增刊(1)：37.

[4] 张润轩.活血化瘀治疗泄泻[J].上海中医药杂志，1983，(10)：27.

（二）气血郁滞候（肝脾气瘀转证1）

肝脾气瘀证，肝郁血瘀，阻滞于脾，脾气郁滞，气郁血滞，是为气血郁滞之候，杂病学家亦通称为蓄血在中焦之证。其以肝脾气郁与血滞之脉症为主，可兼见肝脾阳气失和之症象。

通称：蓄血在中焦。

病名：［**中医**］脾胀，腹痛，痛经，闭经。［**西医**］复发性肠套叠，血卟啉病。

病因病机：肝脾气瘀郁滞，因肝之气郁血滞，阻滞于脾，脾气阻滞不行，气滞瘀阻，肝脾阳气失和。

证象组合：气滞+血滞+阳郁

主症：**【气机不利】症象**：①腹痛时发，痛连脘腹，痛剧叫嗥，辗转不安，汗出淋漓，但时停时作。②大腹胀满最为痛苦。③脐周胀闷疼痛，得矢气则胀痛消失，重者有呕吐者不能进食。④脐腹右侧疼如刀割，且痛终日无休止，按之不减。⑤脘痛串胁。**舌象**：舌苔白腻。**脉象**：脉弦滑。

副症：**【血滞不行】症象**：①面色晦暗，身体羸瘦。②上腹疼痛，疼痛时非常剧烈，多呈间歇性，夜间尤甚。③疼痛日久，痛有定处，痛如针刺，夜间加剧。④胀痛在左胁疼如刀割。⑤呕吐物如山楂水样，呈咖啡色。尿皆呈黄红色、红色、咖啡色。**舌象**：①舌质暗红，舌红苔薄。②舌边瘀斑。③舌质青紫，苔白。**脉象**：①脉弦细。②脉沉细而涩。③脉涩弦。

宾症：**【阳气不和】症象**：①面色萎黄晦暗，面色苍黄枯瘦。②纳少便溏。③精神萎靡不振。④肢厥。**舌象**：舌苔黄而厚浊。**脉象**：脉弦细数。

治则：当疏利肝脾气血之郁滞，利气消瘀，以通利其阻滞。

方证

1.和血逐邪汤证：《通俗伤寒论》方[1]。治脾胀，蓄血脾络，脘痛串左胁，脉涩肢厥。

鳖血柴胡、荆芥、香附、苏梗、秦艽、姜皮各4.5g，川厚朴、枳壳各3g，川芎2.4g，益母草、泽兰各9g，绛通3g。

2.五枝松针汤证：《通俗伤寒论》何廉臣方[1]。治脾胀，蓄血在中焦者属脾络，脘痛串胁，痛在左胁者居多，肢厥，脉涩。

嫩苏梗4.5g，桂枝1.5g，樟枝、桃枝各9g，醋炒桑枝2尺，松针24g。

3.膈下逐瘀汤证：钟华等方[2]。理气开郁，活血逐瘀。治血卟啉病，脐周围疼或右上腹痛，刺痛不移，夜间尤甚，呕吐咖啡色物，尿红若咖啡色。

灵脂、川芎、丹皮、红花、枳壳各6g，当归、桃仁、赤芍、延胡索、乌药、香附各9g，甘草4.5g。

论著和讨论

本证候肝脾气郁血瘀，阻滞不得通利，其治则当以疏利肝脾气血为主，利气消瘀以除其郁滞。何廉臣说："蓄血在中焦者属脾络，证必脘痛串胁，脉涩，肢厥，痛在左胁者居多，故名脾胀，和血逐邪汤（组方见方证）甚效，五枝松针汤（组方见方证）亦验，重则金匮鳖甲煎丸12~15g或加宽膨散（叶氏验方）3g，奏效最捷。"[1]

钟华治血卟啉病：性别、年龄：8例患者中，男2例，女6例；6~14岁6例，40~50岁2例。病程：均在6天以上，2例半个月。症状与体征：在8例患者中，5例于脐周疼痛，3例于右上腹疼痛。疼痛时非常剧烈，多呈间歇性，夜间尤甚。一例右上腹疼痛患者呕吐物如山楂水样，呈咖啡色。患者均食欲欠佳，重者有呕吐者不能进食。尿皆呈黄红色、红色、咖啡色。一例肝肋下0.5cm。其余心肺正常，肝未扪及、脾未肿大。诊断依据：8例患者均经实验室检查，尿卟啉阳性。处方：膈下逐瘀汤（组方见方证），水煎服，每天1剂（儿童药量酌减）。气滞血瘀是阻塞脏腑不通，而致"不通则痛"。刺痛定着不移，是血瘀偏重之证。脉弦涩，皆为肝郁气滞血瘀之象。痛有常处而不移动者，死血也。死血加当归尾、桃仁、五灵脂、延胡索之类以活之。所以膈下逐瘀汤中枳壳、延胡索、香附可疏肝理气止痛，当归、川芎、赤芍、桃仁养血活血化瘀，甘草补脾益气，以达到消除疼痛的作用。中医学认为"六腑以通为用""血气疏通，通则不痛"。治则：理气开郁，活血逐瘀[2]。

病案举例

1.钟华治吴某某，女，40岁因右上腹疼痛，于大队医疗站治疗5天无效，于1975年6月10日到院治疗。到院后疼痛剧烈，呕吐3次，呕吐物如山楂水样，咖啡色，潜血阴性，心肺正常，肝未扪及，体温正常。初诊：胆道疾病？用氯丙嗪（冬眠灵）等对症治疗，效果不佳。于起病后第8天验尿卟啉阳性，用膈下逐瘀汤3剂，每天1剂，服1剂痛减大半，服完3剂，症状与体征完全消失，复查尿卟啉阴性[2]。

2.董廷瑶治周某某，男，4岁，2年来先后4次肠套叠，腹痛时发，痛剧叫嗥，辗转不安，但时停时作。今腹痛又发，来诊时舌红苔薄，汗出淋漓，根据病史，辨证为血瘀气滞，治以活血行气，使通则不痛也：当归尾6g，赤芍、桃仁泥、醋炒五灵脂、延胡索各9g，土红花、乳香、炒没药各4.6g，官桂3g，广木香2.4g。2剂。二诊：服上药后，痛已停止，腹部转软，便下通利，药已见功，原法继进，以杜其根：当归尾、延胡索各6g，赤芍、白芍、桃仁泥、川楝子、醋炒五灵脂各9g，广木香2.4g，乳香、土红花、炒没药各4.5g。4剂。以后从未发作[3]。

又治傅某某，女，6岁，经常腹痛，已有年余，时作时止，舌苔薄白，面色萎黄。有11次肠套叠史。证属络瘀，兼夹虚寒，治以温通活血：桂枝2.4g，白芍、当归尾、桃仁泥各9g，土红花、延胡索各4.5g，炙甘草2g，淡干姜1.5g，饴糖（冲服）30g。2剂。二诊：腹痛尚有，痛连脘腹，舌苔白腻，面色萎黄，虽有寒湿夹杂，究与肠套叠有关，再以活血行气主之：当归尾、醋炒五灵脂、桃仁泥各9g，红花、炒枳壳各4.5g，延胡索、赤芍各6g，广木香2.4g，陈皮、官桂各3g。4剂。三诊：腹痛已减，且已轻松，昨曾下蛔1条，舌苔薄润，便下通调，再以活血为主，略参杀虫之品：当归、桃仁泥、川楝子、槟榔各9g，红花、延胡索、炒枳壳各4.5g，赤芍6g，炒柴胡3g。4剂。四诊：血活络通，腹痛不作，胃纳正常，便下通调，再拟调气和血，以善其后：党参、赤芍、当归、延胡索各6g，炙甘草、广木香、陈皮各3g，炒枳壳4.5g，焦白术、台乌药各9g。5剂。以后从未发作[3]。

3.蔡会元治气滞血瘀，胃脾两伤：吴某某，男，成年，胃脘反复疼痛，不欲手按，按之较甚，已二三年，脐周胀闷而痛，得矢气则胀痛消失，每食肥腻则大便烂，便后不爽，面色萎黄晦暗，舌苔黄而厚浊，脉弦细数，左脉偏旺。曾经当地医治多年未效。辨证：脘腹胀痛多年，局部拒按，面色晦暗，此为气滞血瘀，每食肥腻则便烂，便后不爽，面色萎黄，舌苔厚浊不化，是脾虚健运失职，脾胃俱病，左脉偏旺（弦细数）。一是肝旺乘脾犯胃而为脘痛，一为肝肾阴虚阳亢。故此证当忌暴饮暴食，或情绪激动，以防止胃肠血症。治疗先宜柔肝和胃，理气活血，继则调理脾肾。乃用胃痛基本方合失笑散化裁：党参12g，白芍18g，川楝子、台乌药、尖槟榔、蒲黄、五灵脂各9g，上沉香3g（后下），吴萸3g，黄连4.5g，2剂。复诊：药后脘腹胀痛明显减轻，胃纳佳，舌苔较净，因昨晚食竹笋，腹胀痛不适，此为竹笋性寒而滞，难消化，依上方川楝子、台乌药各加至12g，并加厚朴9g，理气消胀。三诊：服药3剂，各症继续好转，面色萎黄中微见红润，脘部压痛不明显，病人感到全身轻松，信心很大。后因故离穗，未能继续就诊。应病人要求，给予兼顾脾肾之方：党参、怀山药各18g，黄芪15g，白芍、茯苓、枸杞子、川楝子、台乌药各12g，上沉香3g（后下），白术9g，佛手6g，口苦苔黄厚加黄连4.5g。并嘱按初诊方续服6~10剂后，再服上方。后未再复痛[4]。

4.孟庆锡治王某某，女，52岁，两月来，脐腹右侧疼如刀割，且胀终日无休止，按之不减，食欲增重，脉弦，舌边有瘀斑，属气滞血瘀，以舒气活血，佐以化气，调气散合失笑散加减：乌药15g，木香9g，川楝子、陈皮、槟榔、苏梗、防风各12g，五灵脂、生蒲黄各10g，焦六曲、焦山楂、焦麦芽各4.5g，3剂疼痛显减，三诊伴有恶寒加附子、干姜、甘松各10g，胀痛消失一年未发[5]。

引用文献

［1］俞根初.重订通俗伤寒论［M］.上海：上海科学技术出版社，1959：444.

［2］钟华等.应用“膈下逐瘀汤”治疗血卟啉病［J］.新中医，1976，（4）：35.

［3］董廷瑶.小儿复发性肠套叠的治验［J］.新医药学杂志，1979，（3）：20.

［4］蔡会元.治疗胃脘痛的体会［J］.新中医，1979，（6）：41.

［5］孟庆锡.谈谈胃肠功能障碍的辨证施治［J］.中医杂志，1980，（1）：59.

（三）气血失调候（肝脾气瘀转证2）

肝脾气瘀证，肝脾气滞血瘀，久则必耗伤脾气肝血，而成气血俱虚，而又气血郁滞，虚实共存之气血失调之候，杂病学家通称为气血不和之证。见症以气虚血虚与气滞血瘀之脉症共见，并以实证显明。

通称：气血不和。

病名：［中医］瘀痛，痛经，经闭，恶露不净。［西医］瘀积性胃炎（十二指肠陈旧性溃疡），膜性痛经。

病因病机：肝脾气瘀虚滞，因气血不足而又气滞血瘀，多见于经期产后，常人亦有肝脾郁结日久，以至气血虚实并存者，即陈士铎所谓“气血亏损凝滞不通”之候。

证象组合：气虚+血虚+气滞+血滞+经络+阳气

主症：**【气虚失养】症象**：①形体憔悴，面容晦滞，环唇黧黑，面色不泽，精神委顿。②食欲不思，纳呆。③大便溏。④白带多。**舌象**：苔白腻。**脉象**：右关弦迟。

【血虚失荣】症象：①头昏。②心悸。③腰酸痛。**舌象**：舌淡红无苔。**脉象**：左关弦大，寸尺俱沉涩。

【血滞不行】症象：①妇人腹中急痛，怀娠，腹中疠痛。②月经常推后，颜色暗紫，紫黑有块，量多，来潮时，少腹刺痛，并有白色组织落下。③产后恶露不净，量不多色淡，时有紫色小血块。④经闭不行。⑤少腹胀痛，偏于左侧，有一硬块，如鸡卵大。**舌象**：①舌质暗红，苔薄白。②舌紫暗无华。**脉象**：脉迟涩而弱。

副症：**【气机不利】症象**：①胃痛阵痛，剧痛引胸背，横贯两胁，中脘有形攻撑，板滞不舒，泛泛呕恶清水。②左腹及胁肋胀痛，活动时更甚。③腹中时胀时热，脘腹满闷，漉漉作响，矢气则舒。④经前即觉乳房、胸脘及胁腹部胀痛。**脉象**：①脉沉弦。②脉弦滑。③脉上盛下不足。**舌象**：舌苔薄白。

【经脉不和】症象：①遍体疼痛，时痛时止。②周身按之痛。③腰痛。

宾症：【络脉不和】症象：①手指挛急。②睡后腰背酸痛，起床即减。③麻木现于一处，终日不除。

【阳气不和】症象：口干。

治则：当以疏利气血，行气消瘀为主，兼以益脾气、养肝血，虚实共调，通补之法。

方证

柴胡舒肝汤证：冰玉堂方，治肝脾郁结，气血衰少，经闭不行，腹中时胀时热。

柴胡、当归、酒制白芍各6g，炒白术、白云苓、炙甘草、香附、郁金、砂仁、泽兰、生地、丹皮。

论著和讨论

本证候肝脾气血不足，而又肝气郁滞，瘀滞不行，俞根初说："唯屡经通逐而痛益甚者，属虚痛，……偏热者四物绛覆汤，濡润血络以缓和之。"[1]治则当补肝血，益脾气，兼疏利气机，消瘀和络，以调补之，叶氏称为通补之法，或以通为补，或以补助通，或通补兼施，均系和调之法。如仲景曰"妇人怀娠，腹中㽲痛，当归芍药散主之。当归三两，芍药一斤，泽泻、川芎各半斤，茯苓、白术各四两，上六味，杵为散，取方寸匕，酒和，日三服"（《金匮要略·妇人妊娠病脉证并治》）。"妇人腹中诸疾痛，当归芍药散主之"（《妇人杂病脉证并治》）。陈士铎说："人有遍身疼痛，殆不可忍，然有时止而不疼，是气血亏损，凝滞而不通，方用忘痛汤：当归一两，黄芪二两，肉桂二钱，天花粉三钱，延胡索、秦艽各一钱。化凝汤亦妙：当归、茯苓各五钱，黄芪一两，肉桂五分，柴胡、甘草、羌活、半夏各一钱，水煎服。"[2]秦伯未说："睡后腰背酸痛，起床活动后，即渐轻减，属气血凝滞，络脉不和，用舒筋汤（当归、白芍、白术、甘草、片姜黄、羌活、海桐皮），配合按摩疗法。"[3]"手指挛急不能伸直，腕部以上活动如常，俗呼'鸡爪风'。血不养筋，复受风寒收引，用加味姜黄散：片姜黄、羌活、白术、当归、白芍、甘草。"[3]沈金鳌说麻木"若经年累月，无一日不木，乃死血凝滞于内，而外挟风寒，阳气虚败，不能运动，先用桂、附为向导，乌药、木香行气，当归、阿胶、桃仁、红花活血，木通、牙皂、穿山甲通经络，待病减，用八珍汤大补气血，无不验"[4]。

病案举例

1. **曹仁伯**治瘀血腹痛，法宜消化。然为日已久，脾营暗伤，又当兼补脾阴为妥：归脾去芪术，加丹参、延胡索[5]。

2. **蒲辅周**治陈某，产后恶露不净40天，量不多色淡，时有紫色小血块，腰酸痛，周身按之疼，下半身尤甚，左少腹痛，左腰至大腿上1/3处有静脉曲张，食欲欠佳，大便溏，小便黄，面色不泽，脉上盛下不足，右关弦迟，左关弦大，寸尺俱沉涩，舌淡红无苔，由产后调理失宜，致营卫不和，气血紊乱，恶露不化，宜调营卫和血消瘀：桂枝4.5g，白芍6g，茯苓9g，炒丹皮、桃仁各3g，炮姜2.4g，大枣4枚，5剂，恶露已尽，腰腹腿疼消失，脉沉弦微数，舌淡无苔，瘀滞已消宜气血双补，十全大补丸[6]。

3. **钱元龙**治瘀积性胃炎（十二指肠陈旧性溃疡）：曹某某，男，41岁，胃痛10载，每因操劳过度，或饮食不节，则经常发作。近旬日来阵作，剧痛引胸背，横贯两胁，中脘有形攻撑，板滞不舒，泛泛呕恶清水，食欲不思，精神委顿，形体憔悴，面容晦滞环唇黧黑，苔白腻，舌紫暗无华，脉迟涩而弱，由脾胃阳微，寒湿积滞，气滞血瘀，以益气温中，化瘀通络：生黄芪、党参各12g，苍术、当归、赤芍、桃仁、红花各9g，桂枝、川芎、柴胡、枳壳各6g，5剂加减，继17剂后合吴茱萸汤加减，痊愈[7]。

4. **刘洪祥**治张姓，33岁。10多年来，月经多是40余天来潮1次，量多，色紫黑成块，持续7天。每在经前即觉乳房、胸脘及胁腹部胀痛，经行时则上述症状消失，而发生少腹胀痛，偏于左侧，有一硬块，如鸡卵大，且有腰痛，白带多、质稠有臭味，舌苔薄白，脉弦滑。结婚15年未生育。证由肝郁气滞、血行不畅所致。治以疏肝解郁、行气活血，兼清郁热：柴胡、赤芍、白芍、白术、茯苓、蒲黄、木香各9g，丹参15g，金银花炭18g，炒五灵脂、青皮、香附、贯众炭、椿白皮各12g。服3剂。腹痛减轻，腹中作响，行经持续天数较前减少。上方继服4剂。2月22日：腹痛已基本消失，唯食欲不佳。上方加砂仁4.5g、薄荷4.5g。又服4剂。5月5日：症状已全部消失。为巩固疗效，再予加味逍遥丸半斤。此后，月经按期来潮[8]。

5. **忻德宇**治浦某某，女，25岁，未婚，月经自初潮后，周期基本正常。月经潮时腹痛较烈，伴腰酸，潮时5~7天，量多杂有瘀块，并有白色组织落下，经产院检查，为完整之子宫内膜，二年后8月24日初诊：月经周期正常，末次月经于7月30日来潮，腹痛甚剧，位于少腹中部，有束紧下坠感，腰部酸楚，至第3天脱落完整之内膜，其痛势始缓，至5天而净，舌质暗红，苔薄白，脉弦滑，即以四物汤、金铃子散加生白术、炙甘草、制香附、川续断。临经前3天加失笑散。行经时痛势较缓，痛时较短，经量略少，内膜脱落两大块。9月3日复诊以八珍汤加黄芪、制香附。此后以前二方，视病情略予更动，至第3次行经时，未见内膜落出，尚有腹痛隐隐稍有胀感。后其同事来诊，谈及该病员二年来未再复发。在月经将来及来潮时腹痛，应用桃红四物合失笑散加减：全当归12g，赤芍、酒炒延胡索、制香附、五灵脂各10g，生炒蒲黄、川芎、桃仁各5g，红花4.5g。兼虚寒者：加艾炭、炮姜各6g，兼伴有血热证者：加丹皮10g，炒黄芩6g。子宫内膜脱落后，腹痛骤缓而至消失，经血渐止，立即更予八珍汤加黄芪。膜性痛经部分病例伴有经前期乳房胀痛或乳房结块触痛，以及胸闷、恶心、头晕、易于激怒等症，可用逍遥散加减：柴胡、川芎、青皮、陈皮、绿萼梅各4.5g，当归12g，橘叶6g，酒炒延胡索、川楝子、娑罗子、路路通、香附各10g（乳房结块者，加王不留行、炙穿山甲片各10g）[9]。

引用文献

［1］俞根初.重订通俗伤寒论［M］.上海：上海科学技术出版社，1959：351.

［2］柳长华.陈士铎医学全书［M］.北京：中国中医药出版社，1999：771.

［3］秦伯未.秦伯未医学名著全书·临证备要［M］.北京：中医古籍出版社，2003：321，345.

［4］沈金鳌.中华医书集成·杂病源流犀烛［M］.北京：中医古籍出版社，1999：284.

［5］柳宝诒.增评柳选四家医案［M］.南京：江苏科学技术出版社，1983：138.

［6］高辉远.蒲辅周医案［M］.北京：人民卫生出版社，1972：112.

［7］钱元龙.血府逐瘀汤的临床应用［J］.江苏中医，1965，(5)：18.

［8］刘洪祥.对107例痛经的辨证施治［J］.上海中医药杂志，1966，(5)：191.

［9］忻德宇.膜性痛经诊治一得［J］.浙江中医药，1978，4（5）：15.

（四）气血瘀结候（肝脾气瘀变证1）

肝脾气瘀证，肝郁血瘀，横行犯脾，肝脾气瘀郁滞，久则瘀结，而成气血瘀结之候，杂病学家通称为肝脾积聚之证。其见症虽以脾气郁结之臌胀症象显明，必兼见肝脾瘀结之脉症。

通称：肝脾积聚。

病名：［**中医**］臌胀，气胀，气臌。［**西医**］肝硬化，脾肿大，肝脾肿大。

病因病机：肝脾气血郁结，由肝气内郁，渐致血瘀，气血瘀滞于脾，渐致肝脾气瘀结聚，如何廉臣曰“多因七情郁结，气道壅隔，上不得降，下不得升，……多因于情志内伤，愤怒抑郁无不动肝，肝纵乘肺”，日久不解，“势必肝横乘脾，脾失健运”[1]，而成气胀气臌之病。

证象组合：气结+血结+气滞+阳郁

主症：【**气机郁结**】**症象**：①胸腹胀满四肢瘦削。②腹胀减食，食益腹胀，按之臌。**舌象**：舌苔薄白。**脉象**：脉弦滑。

【**血滞瘀结**】**症象**：肝脾肿大，肝疼。**舌象**：舌质青紫，苔白。**脉象**：脉弦细。

副症：【**气机不利**】**症象**：①胸满膈塞，气逆息粗。②腹胀，腹虽胀大，按之尚软。

宾症：【**阳气不和**】**症象**：①面色晦暗，身体羸瘦。②精神萎靡不振，乏力。③纳少便溏。**舌象**：舌苔淡。**脉象**：脉弦细。

治则：当以疏利肝脾气机为主，兼以消瘀破结，以通散其结聚。

方证

1.聚宝丹证：《和剂局方》方[1]，善治气胀，兼治男妇翻胃呕吐，饮食不降，胃脘寒痰结阻，及诸气胀痛，产后血气攻心，小儿天吊作痛，啼叫不已。

真沉香、广木香、春砂仁各6g，血竭、乳香各4.5g，延胡索3g，麝香2.4g，没药1.5g，共研细末，糯米为丸，如弹子大，约重1.5g，用辰砂4.5g为衣，通用葱汤磨服。

2.绿萼梅花丸证：王孟英曰：此方用药颇奇，分量多寡亦难测识，而功效甚著[1]。

党参、茯苓、益智、砂仁各9g，制香附60g，滑石210g，山药、黄芪各4.5g，甘松、莪术各6g，远志7.5g，桔梗3g，炙甘草2.1g，用绿梅花90g，丹皮240g，煎汤煮前药，晒干为末蜜丸，每重3g开水化服。

3.三仁绛覆汤证：《通俗伤寒论》方[1]，治气郁成臌。

瓜蒌仁12g，柏子仁9g，桃仁、泽兰、新绛各6g，当归须、旋覆花各4.5g，葱须0.9g，用鲜茅根60g、全丝瓜络3g，煎汤代水。

4.达郁宽中汤证：何廉臣验方[1]。通气宽胀，治气胀，胸腹胀满四肢瘦削。

沉香片、川柴胡各1.5g，莱砂散、当归须、真川厚朴、陈香橼皮各3g，生鸡内金9g，白芍15g，用晚蚕沙15g，鲜茅根60g，葱须1.5g，煎汤代水。

5.消臌蛛连丸证：何廉臣验方[1]。专治气郁成臌。

白蜘蛛10只，蚕绵灰、小川黄连各15g，紫猺桂、麝香各1.5g，共研细匀，藕粉为丸，如小绿豆大，每服3g。

论著和讨论

本证候肝脾气瘀，聚结不散，病起于气，久则瘀于血，故何廉臣说：“气胀，多因七情郁结，气道壅隔，上不得降，下不得升，胸腹胀满四肢瘦削，《内经》所谓‘浊气在上，则生腹胀是也’，治宜升清降浊，达郁宽中汤（组方见方证）磨冲聚宝丹（组方见方证）1丸，先通其气以宽胀，继用宣清导浊汤加减：蚕沙、拌滑石各12g，赤茯苓、猪苓各15g，蜜炙皂子、竹节香附各3g，泽兰9g，葱须1g，（叶案方）降浊分清以除根。”[1]故其治则虽当疏利气血，消瘀散结，仍当偏重通利肝脾气滞为主。

近时印会河更提出宣开肺气一法，“气胀，只有从三焦这条‘元气之所终始’的‘气道’中加以驱除。考三焦这一‘孤府’，它上通于肺，下达膀胱，而肺乃是主周身之气的，故欲治三焦，使气道通畅，势不能舍开理肺气而它求”，“治宜舒肝开肺，以利三焦”之法[2]。

何廉臣说：“气臌，多因于情志内伤，愤怒抑郁无不动肝，肝纵乘肺，气逆息粗，胸满膈塞，腹虽胀大，按之尚软，《内经》所谓‘诸气膹郁，皆属于肺。’叶天士所谓‘初病在气也’，每服四七绛覆汤送下陈香团散（陈香团连穰1枚，大胡桃连皮2枚，砂仁去壳6g，各煅存性，研细每服3g。方载张石顽《本经逢源》）理气宽膨以消胀，继用陈麦草汤（陈麦秆草15g，生麦芽6g，陈大麦须、莱砂散各3g。廉臣方）送下佛手丸（鲜佛手用银柴胡9g煎汤拌炒切片，鲜香团去子用川楝子9g煎汤拌炒，冬桑叶、川贝母、炒酸枣仁、建曲、莲肉各150g，太子参3g，研末，先将佛手、酸枣仁煎浓汤泛丸，再用糯米饮汤泛上，每服3g。凌氏《饵鹤亭集方》）舒畅气机以善后，往往十全七八。”“若失治，及病人不能戒怒，势必肝横乘脾，脾失健运，腹胀减食，食益䐜胀，按之如鼓，形瘦肢削，溺涩而急，《内经》所谓如鼓，皆属于热。叶天士所谓‘久必入络是也’，每用三仁绛覆汤（组方见方证）送下消臌蜘蛛丸（组方见方证），泄肝运脾以消臌。俾腹胀转软而宽，用五汁一枝煎送下绿萼梅花丸（组方见方证），辛润通补以除根，似此治法，亦可十全一二。”[1]

印会河治肝性腹胀：从多次失败中找到的一条出路，证明这种气胀，只有从三焦这条“元气之所终始”的“气道”中加以驱除。考三焦这一“孤府”，它上通于肺，下达膀胱，而肺乃是主周身之气的，故欲治三焦，使气道通畅，势不能舍开理肺气而它求。为此，我想到紫菀、桔梗这两味药，在临床常见呼吸道气郁、气闭；由气不主宣而造成气逆喘咳，痰出不爽的多种疾病中，常常是行之有效的，故而我就选用了这两味药作为开利肺气以通三焦的主要药物。并结合治肝炎初起时的常用方逍遥散加减，治久瘀所可用的介类虫类药物，于是便组成了我治疗肝性腹胀的“抓主症”用方，而名为舒肝开肺方，定药如下：柴胡、广郁金、桃仁、䗪虫、紫菀、桔梗各10g，当归15g，赤芍、丹参、生牡蛎（先下）各30g，川楝子12g。本方经使用多年，愈病动以百计[2]。

病案举例

1.印会河治早期肝硬化腹胀：高某，男，45。患肝硬化五年（经本市某医院确诊），病除检有肝脾肿大，肝中等以上硬度，食道静脉曲张等以外，自诉以大腹胀满最为痛苦。历经中西医长期治疗，从未一效。来诊时面色晦暗，身体羸瘦，纳少便溏，精神萎靡不振。舌质青紫，苔白，脉弦细。病由肝血瘀结，气道受阻引起，证属肝性腹胀，治宜疏肝开肺，以利三焦：柴胡、广郁金、桃仁、土鳖虫、桔梗、紫菀各10g，赤芍30g，当归、丹参各15g，生牡蛎（先下）60g，川楝子12g（按本病因坚积深痼，故加重牡蛎，减丹参量）[2]。

又治不明原因腹胀：孟某，男，62。患腹胀半年余，从未发现过肝炎病史。经多方使用西药治疗（病人的儿子即为当地西医内科大夫），无效，后又改请当地中医治疗，服过中药较长时间，腹胀有增无已。且腹皮日见增大（但无移动性浊音，未出现腹水）。检视前服中药处方，类皆行气、破气、理气之剂。询病人两胁之部，不觉有痛感及不适，检肝、脾均正常大小，肝功未见异常。唯舌苔略腻，故初诊时即未按肝性腹胀论治，而用平陈汤（即平胃散、二陈汤的合方）加减治之，借以燥湿和胃，以畅气机，乃药入如饮白水，不效依然。在不得已的情况下，乃试以前方治肝性腹胀之方治之，令服5剂，病人来复诊时则谓，此方服后，1剂知，2剂退，5剂服毕，则病已霍然，观察半年[2]。

2.何锡峰治李某某，男，49岁，主诉：自1961年患肝炎，经治疗无明显疗效，病情继续发展，1968年7月经河南医学院、“开专”医院确诊为肝硬化脾肿大。证见腹水微量，腹部胀，肝部疼，乏力，肢体消瘦食减，面色暗。住某医院治疗，未效，出院后来我科就诊。证见：舌苔淡，脉弦细。肝功能检查：脑磷脂胆固醇絮状试验（+），高田氏（±），硫酸锌浊度试验9单位，硫酸锌絮状试验（+）。诊断为脾滞血瘀型。治则：舒肝化瘀为主。方用：当归、红花、赤芍、桃仁、延胡索、丹参、三棱、莪术、香附、沉香、土元（土鳖虫）、茯苓、枳壳、穿山甲、瓦楞子、鳖甲、片姜黄、党参、生麦芽等加减。经五个月的治疗，肝功能检查结果：脑磷脂胆固醇絮状试验（-），高田氏（+），硫酸锌浊度试验8单位，硫酸锌絮状试验（-），临床症状全部消失，已参加劳动，经过7年之后走访，身体无不适[3]。

引用文献

[1] 俞根初.重订通俗伤寒论[M].上海：上海科学技术出版社，1959：371，377，378.
[2] 印会河.论肝性腹胀[J].北京中医学院学报，1984，(5)：18.

［3］何锡峰.肝硬化中医辨治［J］.新中医，1976，（4）：28.

（五）气血虚结候（肝脾气瘀变证2）

肝脾气瘀证，肝脾气滞血瘀，结聚既久，必然耗伤脾气肝血，而成虚实夹杂之气血虚结候，系正气已虚气瘀郁结之证。其虽以气血滞结之脉症显明，但必兼见肝血脾气两虚之脉症。

通称： 气血瘀结。

病名：［中医］ 臌胀。**［西医］** 病毒性肝炎，早期肝硬化，进行性贫血。

病因病机： 肝脾气瘀虚结，因肝郁血瘀，横阻于脾，肝脾气血瘀结，久则耗伤肝血脾气，而成正虚瘀结之证。

证象组合： 血结+气结+血虚+气虚+阳郁

主症：【血滞瘀结】症象： 肝大2.5cm，脾大6cm，质硬。**舌象：** 舌质瘀紫。

【气机郁结】症象： ①午后腹胀满。②右胁作痛，两胁胀痛。**脉象：** 左脉带弦。

副症：【气虚失养】症象： ①面色苍白，面色晦滞。②面目虚浮。③四肢乏力。④胃纳呆。⑤腹痞满而不实，按则舒服。**脉象：** ①脉细软。②右脉虚躁动无力。③六脉沉微。

【血虚失荣】症象： ①头晕。②心悸。③失眠。**舌象：** ①舌淡胖嫩，苔白。②舌质嫩红，苔薄白，稍干。

宾症：【阳气不和】症象： ①低热。②口渴欲饮。③溺赤。

治则： 疏利肝脾气血，消瘀散结为主，兼以补益脾气，滋养肝血，扶正散结，虚实兼顾。

方证

逍遥散加减证： 黄光驰方[1]。治腹胀满，痞满而不实，溺红赤，面色苍白略浮肿。详见病案1。

北黄芪、党参、绵茵陈各15g，白术、白芍各12g，炙甘草4.5g，当归9g，柴胡、枳壳各6g，丹参、鳖甲（先煎）各30g。

论著和讨论

本证候肝脾气瘀聚结，久必耗伤气血，虚而瘀结。江杨清认为："病在肝，而从脾胃论治，正合仲景'见肝之病，知肝传脾，当先实脾'之旨，土实木不能侮，而肝体得养，遂其柔顺之性。张（泽生）老对不少慢性肝炎、肝硬化腹水，重在辨证，从肝脾两经入手，扶土抑木，使症状逐步获得改善，肝功能恢复。"[2]其治则当以疏利肝脾气血，消瘀散结为主，兼以益脾气养肝为辅，虚实兼顾为法。刘赤选说："《内经》记载四乌贼骨一芦茹丸，治血结肝伤，芦茹即茜根，性味甘凉带苦涩，能清热柔肝，养血止血。乌贼骨即海螵蛸，性味咸平，二药合用，肝大能消，肝痛能止，对慢性肝炎早期肝硬化亦有一定功效。"[3]

病案举例

1.**黄光驰**治陈某某，女，40岁，以前曾有肝炎病史。近数天来见头晕，心悸，胃纳呆，溺赤。在公社医院治疗时检查肝大2.5cm，脾大6cm，质硬。谷丙转氨酶460单位，麝香草酚浊度试验12单位，硫酸锌浊度试验20单位，脑磷脂胆固醇絮状试验（+++），红细胞2.5×10^{12}/L。西医诊断：①早期肝硬化。②进行性贫血。给予输血，曾用维生素B_1、B_{12}、C片、肝太乐、肝精等效果不稳定，建议切脾。因病家不同意，后转请当地一老中医诊治。处方用龙胆草、菊花、泽泻、木通等一派苦寒药，服后觉得症状更甚。余诊其六脉沉微，舌淡胖嫩，苔白，症见腹胀满，溺红赤，面色苍白，略带浮肿。细按其腹，痞满而不实，按则舒服。此属虚而非实证。拟方（组方见方证），3剂。二诊：症见大减，精神较佳，腹已不胀，唯小便仍如前。守前方去白术加旱莲草、糯稻根各15g，10剂。三诊：症状日见好转，肝脾均缩小，贫血状态已基本纠正，西医认为已没有开刀必要。继用前方为基本方作加减，时而加入桃仁9g、红花6g，以活血化瘀，时而加入泽泻、车前，以利小便，时而加入知母、佛手各6g，以防久服北黄芪燥滞。如此40多剂后，各方面症状均已消失，仅小便时有黄色，在原方基础上去当归加桑椹。共服药60余剂后，患者始恢复工作。于一年后在地区人民医院检查肝功能正常，其中谷丙转氨酶100单位，总蛋白71g/L，白蛋白41g/L，球蛋白30g/L[1]。

2.**刘赤选**治石某某，男，24岁。因食欲减退，恶心呕吐，饮食厌油腻，小便黄赤，眼巩膜皮肤黄染，住某某院。检查：肝大肋下1cm，质软有压痛及叩痛，脾未扪及，腹部呈鼓音，肠鸣音稍亢进。化验：红细胞54×10/L，血红蛋白155g/L，白细胞总数7.8×10/L，分类：多核74%，淋巴26%，黄疸指数70单位，谷丙转氨酶710单位，白蛋白41.3g/L，球蛋白23.2g/L，小便检查：蛋白微量，超声波检查：肝区较密微小波型，轻度腹水。诊断为病毒性肝炎，给大量葡萄糖、维生素C、激素、三磷酸腺苷、胰岛素、血浆、茵陈蒿汤等静滴，内服肝太乐，复方维生素B 7天，除黄疸稍减退外，其余症状未见明显改善。邀我会诊后逐渐停服激素和西药。症见右胁作痛，腹胀低热头晕失眠，四肢乏力，口渴欲饮，舌质嫩红，苔薄白，稍干，右脉虚躁动无力，而左脉带弦。属脾虚肝郁，肝阴亏损，治以健脾舒肝，养阴活血。用四君子汤合四乌贼骨一芦茹丸加味：茜根、白芍、云茯苓、白术、党参各12g，海螵蛸、当归须、炙甘草各9g，橘络2.5g，葱须1撮清水煎服，日服1剂，连服11剂。再诊：面色明净，食欲好转，右胁不胀，仍有低热，失眠多梦，自汗盗汗，头晕肢软，舌质淡红，脉比前稍好转。超声波检查腹水消失，仍用前法：党参、白术、白芍、首乌各12g，云茯苓18g，炙甘草6g，肉苁蓉9g，茜根1.2g，糯稻根、浮小麦各15g，橘络1.5g，清水煎服，连服17剂。三诊：仍有低热，手颤，腹部微胀，口渴欲饮，脉细数带涩，舌质暗红带紫，苔微黄薄，此为肝郁脾滞，胃肠湿热，治以通络活血，化湿清热：茜根24g，橘络3g，赤小豆、土茵陈各30g，海螵蛸、泽泻各12g，内金、春砂仁（后下）、大腹皮各9g，葱须1撮，清水煎服。每天1剂，共服26天。药后精神食欲良好，复查肝功能：黄疸指数4单位，谷丙转氨酶 40单位，白蛋白41.5g/L，球蛋白17.5g/L，病已治愈，出院后追踪2年半未见复发。按：本例胁痛为脾虚肝郁和肝阴亏损。右脉躁动无力，左脉带弦，躁动。清·吴鞠通名之曰动数，属肝阴亏损，肝阳上亢，气郁不舒，故先健脾舒肝，养阴活血，继则通络活血，化湿清热取效[3]。

3.张泽生治严某，男，39岁。肝病年余，食少，午后腹胀，两胁胀痛，饮食，二便尚正常，面目虚浮，面色晦滞，脉细软，舌质瘀紫、苔薄白，肝病及脾，脾虚气不化湿，拟从健脾和胃，理气化湿：党参、炒白术、大腹皮各9g，广木香8g，炒建曲、炒薏苡仁各12g，法半夏5g，生姜2片，炒枳壳、青皮、陈皮、香橼皮各4.5g。连服一旬，两胁痛除，腹胀大减，饮食亦增，再于前方加桃仁、红花、桂枝等温阳化瘀之品，调理月余，面浮黯晦不泽，舌质紫瘀等症均退，精神亦正常[2]。

引用文献

［1］黄光驰.气臌治验［J］.新中医，1975，（6）：47.

［2］单兆伟.张泽生医案医话集［M］.南京：江苏科学技术出版社，1981：153.

［3］刘赤选.瘀证与胁痹［J］.新中医，1979，（3）：18.

（六）血液郁结候（肝脾气瘀变证3）

肝脾气瘀证，肝之气郁瘀滞，横阻于脾，肝脾气瘀聚结，脾气不运化，津液停蓄为水，而成血液郁结之候，为气、血、水互结之证，杂病学家通称为气裹血胀之病。虽以水、气聚结之脉症显明，但必兼肝络瘀结之脉症。

通称：气裹血胀。

病名：［**中医**］臌胀，肝胀，脾胀，心肝胀，血蛊，血胀。［**西医**］门脉性肝硬化腹水。

病因病机：肝脾气瘀郁结，因肝之气郁血瘀，气瘀阻滞于脾，脾失运化之权，不能行其水津，停蓄而为水气，而成气、瘀、水互结之证。

证象组合：血结+津滞+气结+气化+络滞

主症：【**血滞瘀结**】**症象**：①面色滞黄，面目黧黑。②右胁胀痛，痞结胁下。③爪夹青紫。④大便色黑。⑤痞结少腹大腹隆然，青筋怒起。**舌象**：舌深紫赤而暗，青紫。

【**津不化气**】**症象**：①腹胀如臌。

副症：【**气机郁结**】**症象**：①胁下满痛引少腹。②腹胀膨隆，腹部胀满，始则朝宽暮急。③胃纳呆滞。④体瘦。**舌象**：舌苔白厚。**脉象**：脉沉弦。

【**气化不行**】**症象**：小便短少。

宾症：【**络脉不利**】**症象**：①腹起红丝。②青筋怒张。③青筋暴露。④手足红缕赤痕。

治则：当以疏利肝脾气血为主，利气消瘀以散其结聚，则停水自行。

方证

1.消瘀荡涤汤证：李洪成方。活血化瘀。治血蛊则腹胀如鼓，青筋横绊腹上。

水蛭、当归、雷丸、红花、枳实、白芍、牛膝、桃仁。

2.加减消瘀汤证：李洪成方。理气活血，化瘀去癥。治气裹血胀，胁下满痛，痛引少腹，腹起红丝，重则青筋亦露。

生鳖甲18g，生牡蛎、茵陈、白茯苓各12g，三棱、赤芍、柴胡、枳壳各6g，青皮、莪术、香附、延胡索、生甘草各9g。

3.麝香木香丸证：戴巧宝方[1]，活血化瘀，行气活血，治右胁下疼痛，腹部胀满。

广木香90g，乳香、没药、血竭、孩儿茶、桑皮、广木香、巴豆霜各60g，麝香3g，和水作丸，每次0.6~0.9g，每日或隔日，半夜或晨起服1次。

论著和讨论

本证候肝脾气瘀郁结，脾失运化而津液停水，俞根初说："气裹血胀，即心肝胀，一名血胀，烦心短气，卧寐不安，甚则胁下满痛，痛引少腹，腹起红丝，重则青筋亦露，舌色深紫而赤。"又说："血蛊则腹胀如鼓，青筋横绊腹上，或手足有红缕赤痕，甚则爪甲青紫，小便利，大便黑，舌色紫赤而暗，甚或青紫。"并说："血蛊，用当归大戟汤送下五胀分消丸（全归30g，大戟15g，蜣螂4只），一俟虫下瘀降，胀退十之六七，即以白术和中汤随症加减，调补脾胃以善后。”其治则为疏利肝脾气血，消瘀散结为法。何秀山说：“血胀，木香槟榔丸送下琥珀人参丸：党参、灵脂酒炒各30g，紫瑶桂、生附子各15g，赤茯苓、川芎、沉香、穿山甲酒炒各9g，研匀浓煎苏木汁为丸，每服4.5~6g，早晚各一。张石顽曰：此方人参与灵脂并用，最能浚血，为血蛊之的方也。”何廉臣说：“血胀，多因络瘀，或早服截疟药，胀在右边者为肝胀，在左边者为脾胀，或妇人寒郁子宫，子宫积瘀，胀在少腹者为石瘕，《内经》所谓恶血不泻，衃以留止，日以益大，可导而下之是也。治宜行血通络，二仁通幽汤：桃仁9粒，郁李仁6g，小茴0.9g拌炒川楝子3g，藏红花1.5g，当归尾、酒炒生大黄各4.5g，桂枝尖1.2g（叶案验方），磨冲良方桃奴丸：桃奴、延胡索、豕鼠矢、香附、官桂、砂仁、灵脂、桃仁各9g，共研为丸，如弹子大，约重3g，辰砂为衣，先通其瘀以消胀，继用四物绛覆汤，养营活络以善后。”何秀山又说：“积久成痞，痞散为臌者，木香槟榔丸送下消痞丸：生香附醋炒120g，延胡索醋炒45g，归尾60g，川芎、红花、浮海石、瓦楞子火醋淬各30g，醋打面糊为丸，如桐子大，每服40~50丸，每多默收敏效。”[2]

病案举例

1. **杨安时**治刘某某，女性，43岁，腹胀腹水，历时3月，曾诊断为“门脉性肝硬化腹水”，经治未效，近更增剧，腹胀膨隆（腹围102cm），青筋怒张，右胁胀痛，胃纳呆滞，体瘦，面色滞黄，小便短少，舌苔白厚，脉沉弦，此为脾虚失运，肝失条达，气滞湿阻，水道不利，发为臌胀。治宜疏肝理脾，除湿散滞：柴胡、白芍、当归、茯苓、白术、鳖甲、郁金、香附、厚朴、大腹皮、车前子各10g，枳壳7g，炙甘草5g，水煎服，每天1剂。复诊：服药10剂后腹胀稍减，小便较利，胃纳稍可，增有鼻衄，于前方去柴胡、香附，加茅根10g、丝瓜络10g以凉血止血。三诊：服上方5剂，衄止，腹隆渐低平（腹围94cm），小便仍欠利，右胁时有刺痛，扪之有块，质硬压痛，腹壁青筋显露，苔白厚，舌质较紫，脉沉弦而缓，此不仅气滞湿阻且有血瘀，仍宗前法加消瘀散结：丹参、车前子各15g，赤芍、鳖甲、茯苓、白术、泽泻各10g，鸡内金、田三七、炙甘草各5g，莪术7g。水煎服，每天1剂。四诊：服上方10剂，病情明显缓解，小便增多，腹水渐消（腹围82cm），腹胀大减，青筋微露，右胁刺痛轻微，尚神倦乏力，于前方加黄芪、党参10g，以扶正气，嘱继服10剂。五诊：腹胀腹水消失，胁下痞块渐缩小，胃纳尚欠佳，体瘦，神倦少气，脉沉缓，苔白薄，治宜补益气血，调理肝脾：党参、黄芪、当归、白芍、茯苓、白术、鳖甲、郁金各10g，陈皮、广木香、炙甘草各5g。服上方月余，胃纳，精神渐佳，体质渐复，能从事体力劳动，后未再发。按：本例是因内伤肝脾，疏泄及运化失职，升降失利，清浊相混，气滞湿壅，脉络瘀阻，隧道不利，水湿潴留，渐成臌胀。治宜疏肝理脾，去湿导滞。由于肝郁脾滞，日久导致血瘀，血瘀不去，气机难复，必须加以消瘀散结，故病情即渐缓解，而见消退。腹胀腹水既消，正虚未复，继宜补益气血，调理肝脾，以善其后，而防复发[3]。

2. **范春如**治施某某，男，40许。平素膏粱太过，黄疸退后，右胁下疼痛，腹部胀满，始则朝宽暮急，继则大腹隆然，青筋怒起，曾经某某医院诊断为肝硬化腹水，治疗无效。其时形体瘦削，面目黧黑，纳少溲短。证属肝脾交困，气滞血瘀，水气不行。拟达肝健脾、行气活血，方用四逆散、逍遥散、桃红四物汤、香砂六君子汤等方，以及鳖甲与茴香同用，白芥子、炒厚朴、砂仁、炒蟾干、枳实、炒白术、蟋蟀干、虫笋（野外因生虫而死的笋）等出入加减，药用陈葫芦瓢煎汤代水。6剂后一身大汗，小溲如注，腹部顿宽。出诊十余次，服药百余剂，前后约历7个月，终得痊愈。按：本病例黄疸日久，正虚邪不能达，以致土败木贼，营气失从，臌胀已成，治之非易。方用肝脾同治，邪正兼顾，并行不悖。又范老体验，臌胀病腹胀尿少者对舟车、禹功等逐水峻剂，间亦使用，但往往取快一时，日后反滋变端，不如行气活血、软坚行水之法稳妥[4]。

引用文献

[1] 钱元龙.“麝香木香丸”治疗晚期血吸虫病初步报告［J］.江苏中医，1957，(2)：24.

[2] 俞根初.重订通俗伤寒论［M］.上海：上海科学技术出版社，1959：361，362，364，365，366，372.

[3] 杨安时.臌胀［J］.新中医，1981，(8)：15.

[4] 姜达歧.老中医范春如治疗黄疸的经验［J］.上海中医药杂志，1983，(8)：5.

五、心肝气瘀证（下焦气瘀并病1）（2候）

心肝气瘀证系肝郁血瘀上犯于心之症，常由情怀不遂，肝气郁滞，渐致肝血瘀滞，后因郁怒或暴怒，激动肝之气瘀上逆于心包，郁滞包络，致心络不通；迫及心主，则心主失明，而成心肝气血淤滞之证，轻则发为胸痹心痛，甚则可致闭厥重证，即俞根初所云“因大怒则形气绝，血菀于上，使人薄厥”。

心肝气瘀证，病由肝之气瘀，上犯于心所致，其治则自当以疏利心肝之气血瘀滞为主，即俞根初所主“消瘀降气之品”，使肝之逆气得降，瘀滞得行，则心络无阻滞之患，心主无闭塞之忧。然病关情志，更当怡情养性，又非药力所能及。

证候别称：血脉瘀阻，血菀于上。

病名：［中医］胸痹，心痛，心悸，血厥，薄厥，肝厥，不寐，癫疾。

证候系统：详见图3-8-13。

本证———心络失宣候
转证———肝阴虚滞候、心阴虚滞候
变证———清气闭厥候、木火郁滞候

图3-8-13　心肝气瘀证证候结构图

（一）心络失宣候（心肝气瘀本证）

心肝气瘀证，肝郁气瘀，上犯于心，阻滞包络，络脉瘀滞，而成心络失宣之候，杂病学家通称为血脉瘀阻之证。其见症虽以心络瘀滞之脉症显明，但必兼见气郁与瘀滞之脉症。

通称：血脉瘀阻。

病名：［中医］心悸，心痛。［西医］风湿性心脏病，心绞痛，慢性心肌梗死，冠状动脉硬化性心脏病，高血压动脉硬化性心脏病，阵发性房性快速性心律失常。

病因病机：心肝气瘀郁滞，因肝郁气瘀，阻滞心包之络，致络脉瘀滞，气郁不宣，血滞不行，心神失宁，甚则络瘀血溢。

证象组合：络滞+血滞+气郁+血溢

主症：**【络脉不利】症象**：①胸疼，刺痛。②左肩臂痛。③臂内肘腕一线痛。**舌象**：舌苔薄白质暗。**脉象**：脉细弦滑，脉弦、促、结代交替。

【气机不宣】症象：①烦满短气。②胸闷嗳气隐痛，窒闷。③呼吸困难。④下肢浮肿怕冷。

副症：**【血滞不行】症象**：①面色略暗。②目干羞明。③四肢麻木。**舌象**：①舌胖苔薄腻。②舌偏紫苔白薄腻。③舌淡青，苔薄腻。**脉象**：细带数，时有结代，脉涩小。

【神志不宁】症象：①卧不安。②心悸（夜间尤甚），早搏心慌。

宾症：**【络瘀血溢】症象**：衄血。

治则：当宣利心肝之气血为主，利气消瘀，以通其络脉。

方证

1.双解泻心汤证：费伯雄方[1]。治寒邪上犯于心，阴阳相争，厥逆作痛。

黄连、附子、远志、丹参、茯神、郁金、广木香、沉香、合欢皮、灯心、生姜。

2.通梗汤证：施今墨方[2]，治慢性心肌梗死良效。

九香虫、灵脂、玄胡、香附各10g，丹参12g，三七粉3g，木香6g。

论著和讨论

本证候肝气瘀滞，阻滞心包之络，络脉瘀滞，气郁不宣。其治则当以宣利心肝气血，行气消瘀为法。费伯雄说："《经》曰：心胀者，烦心短气，卧不安。心本纯阳，寒邪来犯，阴阳相战，故烦满短气而卧不安也。治之之法，但须发其神明，摧荡邪气，使浮云不能蔽日，自然离照当空，太阳之火，不烦补助也。离照汤主之：琥珀、广皮、青皮各3g，丹参、茯神各9g，柏子仁、郁金各6g，灯心3尺，朱砂、沉香、姜皮各1.5g。"[1]

病案举例

1.秦伯未治男性，39岁。心前区刺痛，间断性发作已有12年。近来发作较频，放射至左肩臂，特别是两臂内侧肘腕之间一线作痛，伴胸闷，心悸，睡眠不安，脉细数。拟和心血，通心气：丹参10g，红花、郁金、旋覆花、远志各9g，菖蒲5g，酸枣仁、橘络各12g。服半个月，疼痛次数减少，程度亦轻，续以养心为主，佐以调气和血：人参、生地、寸麦冬、桂枝、远志、酸枣仁、丹参、西红花、血竭、郁金、香附、乳香、檀香、三七等，随症加减。服至8个月，次数明显减少，由刺痛转为隐痛，后加服大活络丹，每日半丸，十余天愈[3]。

2.黄文东治风湿性心脏病术后心悸：沈某某，女，48岁，胸脘隐痛，窒闷，嗳气，下肢浮肿怕冷，两颧潮红，口干，头痛，甚至半夜痛醒，舌淡青，苔薄腻，脉结代，月经量少，数月一次，心房颤动，心房率428次/分，心室率80次/分。通阳行血汤：炙甘草、当归、赤芍、白芍、郁金、桃仁、麦冬各9g，桂枝、降香各4.5g，茶树根30g[4]。

3.陈可冀治黄某，男，51岁，以心慌、气短、胸闷反复发作9个月、加剧3天为主诉。自述"脉律不齐"已逾12年，未予治疗。9个月前因劳累而突感心慌、气短、胸闷，先后在本市两家医院就诊，当时查血压160/110mmHg，心电图示窦房阻滞、频发房性早搏。近3天来心慌、气短、胸闷加重，终日惶惶不安，激动或活动后尤甚。于1978

年4月20日入院，诊断：高血压动脉硬化性心脏病，阵发性房性快速性心律失常。结合既往有明确实房传导阻滞情况，考虑有窦房结功能不全。中医诊断。心悸。入院后经用益气养阴法、养阴活血安神法、养阴清热安神法以及心得宁90mg/d治疗，症状改善不大，每天短阵房性心动过速仍然频发，不可胜数，在卧床情况下，犹不时发作。血统变学检查。血栓长度11mm，干重5mg，全血黏度比6.53，血浆黏度比1.90，按“血脉瘀阻”论治。于5月4日及22日先后以冠心B号（丹参、赤芍、川芎、红花、降香）10g及5%葡萄糖液250ml静脉滴注，计2个疗程（20天），6月2日结束。点滴后症状稍有改善，但心律不齐犹存，仍心悸（夜间尤甚），胸闷，胸痛，舌苔薄白、质暗，脉弦、促、结代交替。分析病情，证属肝失疏泄，气滞血瘀，血不养心，心神不宁，取调肝理气，活血宁心法：川芎、赤芍、合欢皮、羌活各12g，柏子仁9g，珍珠母24g，夜交藤、丹参各30g。水煎服，一日2次。2剂后，心律失常消失。5月8日心得宁减量为45mg/d。此后，除6月10日出现偶发房性早搏（15次/10分）外，每日多次听诊及心电图检查，均属正常心律。守上方继续服用40余天，心律仍正常。未再出现房性早搏或阵发性房性心动过速，血压亦正常。因有胸闷，曾于6月12日始。相继在原方基础上加薤白18g、肉桂6g、瓜蒌18g，以宽胸通阳，加药后胸闷消失。6月24日遥测心电图连续监测2小时，示正常心律，无异常发现。心得宁于6月26日停用。以后多次间断心电图遥测，均正常，乃于7月18日出院。出院时血统变学检查，血栓长度9mm，干重2mg，全血黏度比6.22[5]。

4.**武维屏**治陈某某，女性，37岁，缘于心悸易惊胸闷2月而就诊。患者初始每于精神紧张之时，先觉心悸气短、心前区闷痛，后症情日益加重，继之出现头晕乏力，时自汗出，四肢欠温而颤抖，脉象细数，舌淡苔薄黄而腻。证属肝郁乘脾，心神不宁。故当镇心安神，兼顾肝脾：珍珠母（先煎）、生龙齿（先煎）各30g，旋覆花（包）、郁金、川芎、当归、车前子（包）各10g，佛手6g，党参20g，桂皮、炙甘草各3g。上方连服20付，心悸渐平，胸痹亦减，仍觉头昏、神疲纳差，故于上方加谷麦芽以开胃消食，充其化源，再20余付，诸症均安。嘱服养血安神之品以防复发[6]。

引用文献

［1］张元凯.孟河四家医集［M］.南京：江苏科学技术出版社，1985：86，75.

［2］祝谌予.施今墨临床经验集［M］.北京：人民卫生出版社，1982：106.

［3］秦伯未.秦伯未医文选［M］.长沙：湖南科学技术出版社，1983：455.

［4］上海龙华医院.黄文东医案［M］.上海：上海人民出版社，1977：77.

［5］陈可冀.中医药学临床验案范例［M］.北京：新世界出版社，1994：19.

［6］武维屏.治疗心悸四法［J］.北京中医学院学报，1984，（2）：22.

（二）清气闭厥候（心肝气瘀变证）

心肝气瘀证，肝气郁血瘀，猝犯心主，闭塞上焦清窍，心主失明，而成清气闭厥之候，古人称为血菀于上之证。见症以上焦猝然闭塞之闭厥症象为主，可兼见上焦气失宣降之脉症。

通称：血菀于上。

病名：［中医］血厥，薄厥，肝厥。

病因病机：心肝气瘀闭厥，多由素体肝郁血瘀，或因郁怒，或暴怒，激动肝气血瘀，上逆于心，致上焦清窍猝然闭塞，宣降失常，而成闭厥重证。

证象组合：气郁+气闭

主症：**【气机不宣】症象**：胸闷。

副症：**【气机闭塞】症象**：①不语如喑。②形厥如尸。**脉象**：①脉伏。②沉而弦细。

宾症：**【气机不降】症象**：口涌血沫。

治则：救治之则当急急宣开上焦闭塞为先，以救其闭厥。

方证

三合绛覆汤证：《通俗伤寒论》方[1]。治不语如喑，形如尸。

新绛、当归须各4.5g，旋覆花、郁金、白薇各9g，葱管5寸，桃仁7粒，苏合香丸1粒。

论著和讨论

本证候肝气挟瘀，猝然上逆犯心，气滞血瘀，阻塞胸中，清气骤闭，治则以急急芳香开闭为主，以救其闭厥。古人有云“气返则生，不返则死”，故当救其闭厥为先。闭开再调气行瘀，即俞根初所主“消瘀降气之品”。俞根初曰：“薄厥因大怒则形气绝，血菀与上，使人薄厥，宜犀角地黄汤加消瘀降气之品，或八味顺气散：人参、白术、青陈皮、茯苓、白芷、乌药、甘草。”“（怒后）不语如喑，形如尸者，宜犀角地黄汤：犀角3g，鲜生地9g，丹皮、赤芍各6g，加桃仁、当归尾、白薇，厥证返魂丹等甘咸以平之，芳香以宣之。”[1]何秀山说：“若发自阴经，郁积伤中，形厥如尸者，用三合绛覆汤（组方见方证）。”[1]

病案举例

1.**叶天士**治盛四九，脐上心下热炽，咽喉间陈腐气，遂神昏仆厥，经时汗出而醒，病来口涌血沫，乃膻中热拥，以致心窍受蒙。若非芳香清透，不能宣通络中瘀痹：生乌犀角、天竺黄、丹参、郁金、云神各30g，石菖蒲15g，麝香3g，冰片1.5g，各生研，野赤豆皮煎汤泛丸，竹叶汤送下6g，食后服[2]。

2.**吴鞠通**治高氏，45岁，肝阳上窜，因怒即发，十余年矣。《经》云：久病在络，岂轻药可效？再肝厥之证，亦有寒热之不同。此证脉沉而弦细，其为寒也无疑。大凡寒厥必死，今不死者，以其为腑厥而非脏厥也。现胁下有块有声，经色紫黑。议先用温通络脉法：半夏15g，新绛纱、降香末、旋覆花、生香附、桂枝嫩尖、桃仁炭各9g，川花椒（炒黑）、当归须各6g，煮2杯，2次服。3帖[3]。

3.**冉雪峰**治气厥：陈姓，江苏人，其爱人病心膈痛，突尔昏迷不知人，脉参伍不调，时或一止，病已多年，或3~5个月一发，或半年一发，或1个月数发不等，轻则心膈痛，重则痛剧而昏瞀，轻则一时半时，重则2~3时方醒。《素问》云：血之与气，并走于上，则为大厥，厥还者生，厥不还者死。亦有不还者，一丝不续则真机绝，不可忽视。因取许叔微白薇一方：白薇12g，当归须9g，人参须6g，甘草3g，加苏合香丸如大豆大3粒，分3次化开灌下，隔半时一次，不醒再服1剂。服药2次，未终剂已醒。以越鞠归脾加减，半调半疏，停药逾1月，其病复作，仍用白薇汤为主，加石决明、龙齿、石菖蒲、天竺黄、琥珀、熊胆、缬草、朱砂作丸常服，后数月未发[4]。

引用文献

［1］俞根初.重订通俗伤寒论［M］.上海：上海科学技术出版社，1959：346，436.
［2］叶天士.临证指南医案［M］.上海：上海卫生出版社，1958：408.
［3］吴鞠通.吴鞠通医案［M］.北京：人民卫生出版社，1960：173.
［4］冉雪峰.冉雪峰医案［M］.北京：人民卫生出版社，2006：21.

六、肝肺气瘀证（下焦气瘀并病2）（1候）

肝肺气瘀证，为肝郁气瘀上犯于肺之证，多由平素肝气内郁，失其疏泄之性，致肝血瘀滞；气瘀不行，上逆于肺，肺气失其宣降之权，甚则瘀滞肺络，或肺气不能通调水道，下输膀胱，水津停蓄，剧者泛滥全身，而成水气之病。

肝肺气瘀证，病起于肝之气血瘀滞，上逆犯肺，肺失宣降。其治则自当以疏利肝之气血为主，兼以宣降肺气为法；肝之逆气得平，瘀滞可行，即无上逆犯肺之虑。

证候别称：血瘀化水。

病名：［**中医**］耳鸣，耳聋，胸肋骨痹，血肿，血分，心悸，癃闭。

证候系统：详见图3-8-14。

本证————肺络失宣候
转证————清气虚陷候
变证————津气不化候

图3-8-14 肝肺气瘀证证候结构图

（一）津气不化候（肝肺气瘀变证）

肝肺气瘀证，肝气郁滞，肝血瘀滞，上逆于肺，肺失宣降，水道不利，而成津气不化之候，杂病学家通称为血瘀化水之证。其虽以津气不化之脉症显明，但必兼肝瘀与肺郁之脉症。

通称：血瘀化水。

病名：［**中医**］血肿，血分，心悸。［**西医**］风湿性心脏病，二尖瓣狭窄，慢性心衰，结核性渗出性心包炎，早期缩窄性心包炎。

病因病机：肝肺气瘀郁滞，因肝之气郁血瘀，上逆犯肺，肺气失其宣降之权，不能通调水道，下输膀胱，津液停滞为水，而成血瘀水气之病。

证象组合：阳滞+津滞+气郁+气化

主症：【**阳气不行**】**症象**：①面色无华。②面黄。③头晕疲乏。④全身乏力。⑤夜间盗汗。**舌象**：舌质深暗，舌苔白薄腻。**脉象**：①脉沉细。②脉小而涩。③涩数不调。

【**津不化气**】**症象**：①颜面、下肢浮肿，多肿在足，皮间赤丝红缕。②口干不饮。**舌象**：苔黄腻乏津。

副症：【**气化不行**】**症象**：小便不利，短少。

宾症：【气机不宣】症象：①胸闷呼吸困难，活动为甚，于转动或起床时，心区掣痛，固定不移。②胃满，胸腹胀满。③不眠，心慌气短。

【气机不降】症象：①咳嗽。②嗳气吐酸。③气喘不能卧。

治则：当疏降肝肺之气为主，利气消瘀，兼以行水为法。

方证

1.加味香苏散证：李洪成方，治经血先闭，血瘀化水，而现浮肿。

橘红、防已、木通、苏叶、生姜、紫金皮、赤小豆、丝瓜络、青木香、香附。

2.通经丸证：李洪成方，治经血先闭，血瘀化水，而现浮肿，皮肤间红痕赤缕满布。

当归尾、赤芍、生地、川芎、牛膝、灵脂、红花、桃仁、香附、琥珀，加酒砂糖，血寒加肉桂。

3.膈下逐瘀汤化裁证：李树勋方[1]。治结核性渗出性心包炎，详见病案2。

当归尾9g，赤芍、丹皮、郁金、生蒲黄、玄胡、枳壳各4.5g，川芎、红花、桃仁、桔梗各3g，灵脂、乌药、香附各6g。

论著和讨论

本证候肝郁气瘀，上逆犯肺，肺失通调之权，而成水气之病。其治则当以疏降肝肺，利气消瘀为主，兼以行水为法。沈金鳌说："血肿一症，尤为奇害，其为状，四肢浮肿，皮肉间必有红痕赤缕，皆由血溢离经，留滞于中，与水湿相化，因变为水也（宜调荣饮，或酌用代抵当汤）。"李洪成说："浮肿在足，主加味香苏散（组方见方证），透络行气。"金鳌又说："有产后肿满，喘息而渴，小便不利者，大调经散（黑豆15g、茯苓10g、琥珀1.05g，每末9g，紫苏汤下，日三服）。"[2]或通其经脉，通经丸（组方见方证）。

病案举例

1.蒲辅周治心悸（风湿性心脏病、二尖瓣狭窄、慢性心衰）：舒某，48岁，女，下肢肿胀，失眠，彻夜不寐，心慌气短，常服西药利尿剂，小便才多，自觉胃空，嗳气吐酸，胃部隆起，按之不痛，舌有麻木感，口干不敢饮，不知咸味，头晕疲乏，个性急躁，月经量少，经期不舒，面黄，脉寸尺沉细，两关弦大而急，舌质深暗，苔黄腻乏津。由于心肺早有损伤，因之血瘀气滞，目前肝胃火甚，宜先调肝胃，温胆汤加味。茯苓、玉竹各9g，法半夏6g，炙甘草1.5g，枳壳2.4g，竹茹、广陈皮各3g，核桃肉2枚，3剂。后加泽泻3g，又3剂，脉转沉弦细数，舌质仍暗，黄苔见褪，改疏肝活血化瘀。血府逐瘀汤：赤芍、当归、桃仁、红花各4.5g，干生地9g，川芎、柴胡、枳壳、桔梗各3g，川牛膝6g，3剂又3剂，足仍浮肿，昨夜稍有气喘，咳嗽无痰，脉右沉濡，左沉微弦，舌暗，中心微有黄腻苔，据脉改调营卫，温阳利水：桂枝、炙甘草、熟附片各2.4g，白芍、白术各3g，茯苓、煅龙骨各9g，煅牡蛎6g，生姜2片，大枣2枚，3剂。足肿显减，但胃脘微痛，小便正常，咳嗽吐白痰，脉左寸沉细关虚弦，右寸浮弦关弦滑，迟沉细，舌暗中根薄白腻苔，由轻感引起肺胃失调，标本兼治：茯苓、法半夏各9g，广木香4.5g，炙甘草、乌药、木香各1.5g，枳壳、砂仁各3g，焦山楂6g，生姜3片，4剂，后加厚朴4.5g，红花、血竭各3g，4剂。改丸方调理：白人参、茯苓、茯神、白术、柏子仁、丹参、牛膝、杜仲、狗脊、泽泻、川续断、补骨脂各15g，广陈皮、法半夏、远志、菖蒲、炙甘草各9g，酸枣仁30g，胡桃60g，蜜丸，每丸6g，早晚各1丸，感冒时停服。以后一切症状消失而停药[3]。

2.李树勋治刘某霞，女，13岁，3个多月前因结核性渗出性心包炎，行心包穿刺术3次，抽液475ml，后复发为早期缩窄性心包炎，心慌气短，呼吸困难，活动为甚，于转动或起床时，心区掣痛，固定不移，轻咳，胸腹胀满，全身乏力，夜间盗汗，食欲欠佳，平时好气易怒，面色无华，舌苔白薄腻，脉小而涩，可触及"奇脉"（即吸气时脉搏显著变弱或消失），颈静脉怒张，肝脾肿大，颜面下肢浮肿。病历3月余，气滞血瘀，病久入络，拟活血逐瘀，调气止痛。仿膈下逐瘀汤化裁（组方见方证），6剂心痛气短消失，"奇脉"消失，浮肿减退，至18剂后已无自觉症状，颈静脉不怒张，肝脾缩小，停药观察2月余，情况良好[1]。

3.李洪成治米某，女，50余岁，患"风湿性心脏病，二尖瓣狭窄，慢性心衰"，胸闷心悸，气喘，数月不得卧床，全身浮肿，舌暗红，苔白腻，脉细涩数不调，初投防已黄芪汤加味，5剂未见进退；后细察下肢肿甚，皮间满布红丝赤缕，因断为气血瘀滞，津气不化，改投膈下逐瘀汤加泽兰叶、益母草、茜草根、赤小豆等，疏利血络，行气消瘀，5剂浮肿大退；原方出入，继服10余剂，肿退喘平，夜可安卧，后调理渐安[4]。

引用文献

［1］李树勋.缩窄性心包炎一例治验［J］.中医杂志，1965，（1）：24.

［2］沈金鳌.中华医书集成·杂病源流犀烛［M］.北京：中医古籍出版社，1999：94，101.

［3］高辉远.蒲辅周医案［M］.北京：人民卫生出版社，1972：17.

［4］李洪成.中医证候学［M］.北京：中国医药科技出版社，2008：1340.

七、肝肾气瘀证（下焦气瘀并病3）（3候）

肝肾气瘀证：系肝之气郁血滞，瘀滞于肾之症，始由肝气下郁于肾，渐至血络瘀滞，肝肾气血瘀结，肝之疏泄，肾之气化，均失其职，古人云：气结不舒，血欲行而气不应，而成肝肾气瘀之证。其病机初则为气郁血滞，久则必致气血瘀结。郁滞既久，亦多耗伤肾阴肝血，或更伤脾气，因而有阴血虚滞；或气血虚结等虚实夹杂之候，妇人多为痛经，或月经不调，男子则多为狐疝，奔豚，瘕疝。而其治则，总宜疏利肝肾，行气消瘀之大法。

病名：［中医］经期发热，痛经，闭经，血崩，经期便血，少腹癖块，石瘕，狐疝，奔豚，疝气，瘕疝。

证候系统：详见图3-8-15。

本证———气血郁滞候、气血郁逆候
转证———阴血虚滞候
变证———肝气郁结候

图3-8-15　心肺气瘀证证候结构图

（一）气血郁滞候（肝肾气瘀本证1）

肝肾气瘀证，肝肾气郁，肝失疏泄之职，肾失气化之能，致血滞不行，而成肝肾气血郁滞之候，其见症以肝肾气血瘀滞之脉症为主。

通称：气血瘀滞。

病名：［中医］经期发热，痛经，闭经。［西医］原发性不孕。

病因病机：肝肾气瘀郁滞，多由肝气内郁，失其疏泄之性，致肾气亦滞，血瘀不行，而成肝肾气滞血瘀之证。

证象组合：气滞+血滞+阳郁

主症：**【气机不利】症象**：①胸闷。②两乳胀痛。③小腹胀痛，小腹胀坠。④腰背疼痛。**舌象**：舌苔白薄。**脉象**：脉弦滑，两尺数滑。

副症：**【血滞不行】症象**：①量少色紫带有血块。经行每每愆期。②少腹阵阵刺痛，行经时则少腹剧痛，有坠胀感，痛剧拒按。③腰部刺痛。④月经突然闭止，经闭不行。**脉象**：①脉象细涩。②脉形涩小。③脉弦涩。④六脉沉涩而细。⑤脉弦细。**舌象**：①舌质暗红少苔。②舌暗苔薄白。③舌质紫暗，苔白腻。

宾症：**【阳气不和】症象**：①头晕目眩。②心悸烦躁、夜不安寐。③月经期每天下午发热，经净后发热自愈。

治则：自当以疏利肝气为主，兼疏利肾气；血瘀由于气阻，故祛瘀仍当利气。

方证

1.柴胡四物汤证：施今墨方[1]。治闭经，心情郁郁，腰背疼痛，食少头晕，详见病案1。

柴胡、砂仁、玫瑰花、酒川芎各5g，赤芍、白芍、生地、熟地、厚朴花、佛手花、炒丹皮、月季花、炒丹参各6g，酒浇益母草12g，酒当归、佩兰叶、泽兰叶、潼蒺藜、白蒺藜各10g，炙甘草、桂枝各3g，细辛1.5g。

2.疏肝调经法证：张承烈方[2]。治原发性不孕，月经周期先后不定，经行腹痛，详见病案5。

柴胡6g，赤芍、白芍、香附、川楝子、白蒺藜、泽兰、茯苓各10g，丹参12g，玫瑰花、炙甘草各5g。

论著和讨论

本证候病起于肝气之郁滞，其治则当疏利肝肾气滞为主，兼以行血消瘀为法。陈晓平按：经期发热临床上比较少见，但在中医学文献中很早即有不少记载。《济阴纲目》云："潮热有时，为内伤，为虚。"又云："经前潮者，血虚有滞，经后潮者，血虚有热。"《女科指掌》说："血去阴虚内热生……热定如潮不失期。是太冲停瘀血。"根据上述理论，本案应属肝郁气滞化热成瘀，日久肝脾受损。因妇人以血为主，血生于脾而藏受于肝。若精气无损情志调和，则气顺血和百脉充实，冲盛任通则月事正常。反之，情志忧郁，必导致肝气郁滞，日久成瘀，或劳倦充血不调，冲任受损，形成月经量少紫色，胸闷及少腹、乳房胀满。肝为刚脏，体阴而用阳，七情内伤肝气郁而不达，日久化火克伐中州。脾胃运化失司，精血生化不充，肝失濡养，肝阴不足，则虚火上扰，所以出现经期午后发热、头晕目眩、心悸失眠易怒等症[3]。

病案举例

1.施今墨治闭经：张某，女，23岁，平素行经错后，近因家事不顺，心情郁郁，经闭不行，腰背疼痛，食少，头晕，日渐消瘦，舌暗苔薄白，六脉脉沉涩而细。情志不舒，气滞血瘀，以疏肝活血法（组方见方证）治之[1]。

2.刘洪祥治刘姓，26岁。16岁月经初潮后，按时行经，白带不多。近四五年来，每逢行经时则少腹剧痛，有坠胀感，腰部刺痛，乳房发胀，经血量少、色紫有块，月经过后则腹痛腰痛消失。当时行经已2天，舌质紫暗，苔白腻，脉弦滑。证由气滞血瘀所致。治以行气导滞活血：丹参15g，赤芍、白芍、炒五灵脂、槟榔、香附各12g，蒲黄、广木香、乌药各9g，肉桂4.5g。服2剂。4月15日：服上药后，月经又来潮1次，无痛苦。唯此次行经延期5天，色黑有块，少腹有坠痛感，舌苔白腻，脉滑。上方又服2剂后，月经已正常[4]。

3.陈晓平治王某某，女，29岁，未婚。17岁开始月经来潮，月经周期先后无定期，7~10日方净，量少色紫带有血块。头晕目眩，月经期每天下午发热体温在37.5~38℃左右，经净后发热自愈，第2次月经来潮，症状同前。为此反复发作历时10余年，经治疗未效。近几月来，头晕目眩、心悸烦躁、夜不安寐，昨天月经来临，量少色紫挟块，少腹阵阵刺痛，胸闷两乳胀痛，脉象细涩，舌质暗红少苔。此乃肝郁气滞，郁久化火伤阴之故，先予疏肝理气解郁，养阴活血为治：软柴胡、酒延胡各3g，全当归、制香附、生白芍各9g，地骨皮、粉丹皮、红花各6g，生地、失笑散（包）各12g，4剂。复诊；体温37.7℃，药后经行畅通，少腹刺痛消失，经色深红无血块，今天月经渐少，胸闷乳房胀痛亦有减轻；唯腰酸心悸失眠等症仍在，脉象细濡、舌质转红。观症切脉，血瘀已解，气滞得畅，因病经数年，肝脾受损，冲任失调，再予解郁和血，调理冲任为主：台乌药、怀山药各12g，甘枸杞子15g，制香附、丹参、川续断、狗脊、潞党参、生地、熟地、山萸肉、菟丝子各9g，北五味子4.5g，6剂。半年后，患者从安徽来信致谢：谓月经正常，经行发热消失。首诊以疏肝理气行血为主，选用《金鉴》地骨皮饮合失笑散加减。二诊，晕眩心悸失眠等症未除，故再用调治冲任，解郁补血为主[3]。

4.叶熙春治裘某，经行每每愆期，量甚少，小腹胀痛，此非无血，乃为气阻，舌苔白薄，脉形涩小。宜温养冲任：小茴香炒当归、青皮、四制香附、红花、炙川芎、制川断、炙艾叶炭、潼蒺藜、丹参、木香拌白芍、炒杜仲、酒炒大生地、炮姜炭。二诊时经行如期，量较前增，少腹胀不若前甚，唯带多腰酸，寐不酣。予上方去青皮、红花、炮姜，加炒酸枣仁、煅牡蛎、龙齿[5]。

5.张承烈治原发性不孕：任某某，女，26岁。5月12日就诊。妇检正常，配偶健康。唯月经周期先后不定，经行腹痛较著，脉弦细，舌苔薄腻。时值经前，治拟疏肝调经法（组方见方证），5剂。复诊：服药后乳胀，小腹胀坠，脉弦细，两尺数滑，舌紫，苔薄腻，经水将届，法拟疏导：丹参、牛膝各12g，桃红、红花、泽兰、当归、制香附、延胡索各10g，失笑散15g，炙甘草5g。4剂。三诊：服药后第2天月经来潮，量多色鲜，乳胀消失．腹痛显著减轻。今经水已净，脉舌无殊，治拟补肾养肝：菟丝子、紫石英、仙鹤草各15g，鹿角霜、阿胶、香附各10g，枸杞子、川续断、桑寄生、淫羊藿各12g，炒艾叶5g，红枣6枚。7剂上药拟于月经净后第三日服，服药期间忌房事。上方调治3月后，于8月停经，尿妊娠试验证实早妊，次年5月分娩一女。两年后生育第3胎，即扎管，术后健康[2]。

引用文献

［1］祝谌予.施今墨临床经验集［M］.北京：人民卫生出版社，1982：234.

［2］张承烈.不孕症治八法［J］.中医药学报，1984，(4)：13.

［3］陈晓平.经期发热［J］.新中医，1977，增刊(2)：41.

［4］刘洪祥.对107例痛经的辨证施治［J］.上海中医药杂志，1966，(5)：192.

［5］李学铭.著名中医叶熙春治疗月经不调的经验［J］.上海中医药杂志，1983，(10)：16.

（二）气血郁逆候（肝肾气瘀本证2）

肝肾气瘀证，肝肾气郁，瘀血内滞，肝气不得疏泄，反冲逆于上下，是为气血郁逆之候。其见症以肝气冲逆于上下之症象为主，但必兼见肝肾气血郁滞之脉症。

通称：络瘀血溢。

病名：［**中医**］痛经，血崩，经期便血。［**西医**］子宫内膜异位症，青春期功血病。

病因病机：肝肾气瘀郁逆，因肝肾气郁，血瘀不行，肝气郁不得疏，冲逆于上下，以致络瘀血溢，而成因瘀滞而气逆，因气逆而血溢之证。

证象组合：气逆+血溢+气滞+血滞

主症：【**气机冲逆**】**症象**：①头晕目眩。②泛泛欲吐。③恶心呕吐。④急躁易怒。⑤昏厥肢冷。

【**络瘀血溢**】**症象**：①经血暴下，色红有块。②色紫红偏多，有瘀块。③腹痛便血。**舌象**：舌质红，苔薄少津。**脉象**：脉沉细数。

副症：【**气机不利**】**症象**：①胸胁胀闷。②经前乳胀。③经行腹痛。**舌象**：苔薄腻。**脉象**：脉细弦。

宾症：【**血滞不行**】**症象**：①少腹疼痛拒按。②腰痛如折。③经闭不行。

治则：当以疏利肝肾气血为主，行气消瘀，则肝气得疏，而无冲逆之患；瘀不阻络，则血自归经，而无外溢之变。

方证

疏肝理气方证：朱良春方[1]，治经前乳胀，泛泛欲吐，腹痛，怯冷恶寒，详见病案2。

柴胡5g，生白芍、留行子、泽兰叶各12g，当归、荔核、淫羊藿各9g，青陈皮6g，紫石英15g，甘草2g。

论著和讨论

本证候肝肾气郁血瘀，肝气因郁滞而冲逆，其治则当以疏利肝肾气血为主，行气祛瘀，使肝气得以疏泄，则不致冲逆于内外。陈淑媛等按：子宫内膜异位症，前人称之为倒经或逆经，在妇科病中并不罕见，其发病率在住院病人中占2%~16%。古籍文献中对经行吐衄的记载较多，而异位至直肠者，似与《傅青主女科》所载“经前大便出血”颇相吻合。本症的病因病机，多责之肝经郁热或肺肾阴虚，这两例的临床所见，是与之一致的。如（病案2）是肾阴阳失调，肝郁气滞，冲任亏虚，而致癸水失于常轨之“经前大便下血”症。傅青主云：“妇人有行经之前一日大便先出血者，……谁知是经流于大肠乎!”（注：子宫内膜异位至直肠，傅氏在300多年前明确指出是月经流于大肠，同时还提到“治法若止大肠之血，则愈止而愈多；若击动三焦之气，则更拂乱而不可止”。）要注意治病求本之旨[1]。

病案举例

1.**陈丹华**治顾云，40岁，痛经已有3年，每次经前后少腹疼痛甚剧。现值经后4天，前后阴掣痛甚剧，小腹坠胀，有冷感，腰酸痛，素多抑郁，情绪沉闷，舌苔薄白，脉象却弦。症乃肝气郁桔，血虚寒蕴，治当疏肝理气，和血温经：柴胡、小茴香3g，制香附6g，当归、延胡索、川楝子、川断、杜仲9g，白芍12g，橘核12g，吴茱萸1.5g，炙甘草4.5g。连服3天。二诊：药后少腹胀痛即愈，今朝经潮，周期27天，经量正常，经色褐红，腰酸微胀，少腹未来胀痛，亦无冷感：柴胡3g，制香附、当归、丹参、川断、杜仲、川楝子各9g，橘核15g，砂仁3g。连服5天[2]。

2.**朱良春**治子宫内膜异位症（直肠下端）：张某某，女，32岁，月经先紊乱，继而闭止，届期腹痛便血周余渐止，经前乳胀，泛泛欲吐，腹痛，怯冷恶寒，倍于常人，性情急躁，迭治未愈，苔白微腻，脉细弦，属肾阴肾阳失调，肝郁气滞，冲任亏虚，癸水失于常轨之候，宜调燮阴阳，补益冲任，疏肝理气（组方见方证），6剂，便血止，唯泛泛欲吐未已，腹隐痛，加延胡索12g，姜竹茹9g，8剂，月事将届期，乳胀，腰酸，白带增多，苔薄腻，脉细弦：当归、淫羊藿、柴胡各9g，生地、女贞子、炒延胡索、留行子、橘荔核、紫石英、生甘草、桑寄生各12g，5剂[1]。

3.**徐剑泉**治青春期功能性子宫出血病：田某，女，15岁，患者去年底月经初潮，以后经血月增多，经期延长，持续7~8天。近2月经血暴下，色红有块，少腹疼痛拒按，胸胁胀闷，腰痛如折，口渴喜冷饮，头晕目眩，怠倦乏力，面色苍白少华，便干溲黄。舌质红，苔薄少津，脉沉细数。化验检查：血红蛋白86g/L，白细胞3.7×10^9/L，血小板计数80×10^9/L，中性59%，淋巴40%、此由肝肾阴亏，先天不足，复因热扰血海，冲任失约，本虚标实，其病使然，证属崩漏，予疏肝理气，凉血止血，化瘀清热。继用补肝益肾，调复冲任为法。先拟经前方：银柴胡、醋制香附、蒲黄炭、茜草炭、月季花各9g，五灵脂、延胡索、川楝子、仙鹤草、地榆炭各12g，茅根18g，益母草、生地炭各15g，3剂。经前3日服。二诊：经如期至，药后血量大减，已无血块，持续5日净。余证次第减轻。按原治疗方案，拟经后方：女贞子、枸杞子、红鸡冠花、补骨脂、当归各12g，旱莲草、月季花、菟丝子、覆盆子、淫羊藿各9g，阿胶珠（烊化）、黄芪、益母草、怀山药各15g。每2日1剂，与经前方交替服用，即经前3日服前方，经净后服本方，经连续服药3个周期后，恢复正常[3]。

引用文献

[1] 朱良春.葆春轩医案选（续）[J].中医杂志，1979,（12）：18，19.

[2] 陈丹华.痛经症的初步经验介绍[J].江苏中医，1956,（2）：139.

[3] 杨越明.徐剑泉医案数则[J].贵阳中医学院学报，1989,（2）：17.

（三）肝气郁结候（肝肾气瘀变证）

肝肾气瘀证，肝肾气郁血滞，久不疏散，内结于肝，而成肝气郁结之候，其见症以肝气结聚攻冲之脉症为主，可兼见气郁与阳气不和之脉症。

通称：肝肾气结。

病名：[中医]狐疝，奔豚，疝气，瘕疝，寒疝。

病因病机：肝肾气瘀郁结，因肝肾气滞血瘀，肝气内郁，久则结聚不散，攻冲于内，不得泄散。

证象组合：气滞+气结+气郁+阳郁

主症：**【气机不宣】症象**：满闷。

【气机郁结】症象：①阴囊偏坠时上时下。②小腹有形如卵上下来去。③聚则塞痛，高突攻冲，散则鸣响。④疝瘕坚结，肛门胀痛。

副症：【气机不利】症象：①痛不可忍。②绕脐绞结攻痛。③少腹或脐旁下引睾丸或掣胁下或掣腰痛不可忍。

【气机不降】症象：呕吐。

宾症：【阳气不和】症象：①面色苍白。②触事善怒。

治则：当以疏利肝气之郁滞，消瘀攻结为法，甚则可予攻逐而通下之。

方证

1.胡芦巴丸证：《景岳全书》载方[1]，专治小肠疝气，偏坠阴肿，小腹有形如卵，上下来去，痛不可忍，或绞结绕脐，攻刺呕吐者。

胡芦巴（炒）500g，大巴戟（炒）、川乌（炮，去皮）各180g，川楝子（炒）560g，茴香600g，吴茱萸（汤浸7次，炒）300g，酒糊为丸，如梧桐子大。每服15~20丸。

2.加味六郁汤证：姚国美方[2]，疏肝调气，治少腹作痛，上下无定，结聚不散，面色苍苍如死。

当归、川芎、白芍、香附、栀子炭、小茴、半夏、苍术、云皮、灵脂、乌药、官桂。

论著和讨论

本证候肝肾气血瘀结，肝气内聚而结，仲景曰“阴狐疝气者，偏有小大，时时上下，蜘蛛散主之：蜘蛛（熬焦）十四枚，桂枝半两，为散取八分一匕，饮和服，日再服。蜜丸亦可”（《金匮要略·趺蹶手指臂肿转筋阴狐疝蛔虫病脉证治》）。因而其治则当以疏肝调气，攻瘀散结为法。吴鞠通说：“寒疝，少腹或脐旁，下引睾丸，或掣胁，下或掣腰，痛不可忍者，天台乌药散主之：乌药、木香、小茴、高良姜、青皮、槟榔各15g，川楝子10枚，巴豆22粒，微打破，加麸数合同炒，巴豆黑透为度，去豆麸，但以川楝子同前药研极细末，黄酒和服3g，不能饮者姜汤代之，重者日再服，痛不可忍者，日三服。”[3]曹炳章说：“疝气初病在气分之间，聚则塞痛，高突攻冲，散则鸣响，上嗳气，下泄气而休，宜青木香散（青木香、槟榔各6g，川楝子15g，吴茱萸、川乌、小茴各3g，乌药、橘核、木通各4.5g，降香2.4g，公丁香1.2g，食盐少许，生研为末，以酒水各半，葱白5枚煎汤调送之，少顷再进，一日三服）最效。”[4]

俞根初说：“瘕疝，宜开郁正元散，茴香橘核丸：小茴、竹节香附各15g，青皮24g，橘核、桃仁各90g，延胡索、川楝子、当归须、杜牛膝各45g，山甲珠30g，柏子仁9g，葱白汁捣丸，朱砂为衣每服4.5g，淡盐汤下。”[4]

姚国美说：“肝气痛者，痛引少腹，上下无定，溲便难，宜逍遥散加降香、金铃子、橘核以疏肝调气。甚则色苍苍如死状，触事善怒，宜加味六郁汤（组方见方证）。”“疝有气聚则痛作有形，气散则痛止无形，名曰痂疝，证兼呕逆满闷为病属肝，多得于肝愤啼哭，与立效散：山楂炭、川楝子、茴香、枳实、焦山栀、苍术、青皮、香附、吴茱萸。”[2]

病案举例

吴鞠通治通廷尉久疝不愈，时年六十八岁，先是通廷尉外任时，每发疝，医者必用人参，故留邪在络，久不得愈。至乙丑季夏，受凉复发，坚结肛门，坐卧不得，胀痛不可忍，汗如雨下，七日不大便。余曰：“疝本寒邪，凡坚结牢固，皆属金象，况现在势甚危急，非温下不可。”①亦用天台乌药散一钱，巴豆霜分许，下至三次始通。②通后痛渐定，调以倭硫黄丸，兼以金匮蜘蛛散，渐次化净。以上治验二条，俱系下焦证，以出阳明坚结下法，连类而及[5]。

引用文献

［1］张介宾.张景岳医学全书［M］.北京：中国中医药出版社，1999：1714.
［2］姚国美.姚国美医学讲义合编［M］.北京：人民卫生出版社，2009：164，172.
［3］吴鞠通.温病条辨［M］.福州：福建科学技术出版社，2010：128.
［4］俞根初.重订通俗伤寒论［M］.上海：上海科学技术出版社，1959：396，463.
［5］吴鞠通.温病条辨［M］.福州：福建科学技术出版社，2010：56.

第三节　气痰证类（5证11候）

气痰证，为气郁生痰之证，故又称为郁痰之证。痰由气郁而起，气郁为本，痰滞为标。病多起于内伤情志不遂，或忧郁悲伤过度，或郁怒暴怒，以致肺肝气机郁抑，不能畅行津液，津液郁滞，停聚生痰，而成气郁痰滞之证，亦有由外感风寒，或猝吸秽浊之气，触动内停之气痰，而发为内外合邪之病。久则痰气搏结而成瘤疾。甚则气逆痰阻，猝致闭厥。

气痰之证，总关肺肝，肺主一身之气，肺气膹郁，则失其敷布之权，致水津不能四布，停滞而成痰，多合胃中津液，停痰蓄饮，而成肺胃气痰证，是为气痰本病。肝主疏泄，肝气郁滞，失其疏泄之性，津液运行失畅，亦可致肺、胃、脾之津停成痰；肝气上逆于肺，致肺肝气郁，肺失敷布之权，肺中津液停痰，而为肝肺气痰证，肝气横于脾胃，中焦气机失其运化之能，致脾胃津液郁滞成痰，是肝郁合脾胃之痰之合病。肺痰上逆于心，蒙蔽心窍，则为肺痰并于心，而为心肺气痰之证；肝气鼓痰上并于心，而成心肝气痰之证，均为气痰并病。

气痰之证，病由气郁生痰，气郁痰滞之证。其治则自当理气解郁，以畅其气机，而行其津液；化痰蠲饮，以抉其郁滞。然气痰之证，多关情志，病在于情怀，故药治之外，更当怡情养性，免忧戒怒，方保无虞。

证候系统：详见表3-8-3。

表3-8-3　气痰证证候结构表

本病	合病	并病
肺胃气痰证	肝肺气痰证、肝脾气痰证、肝胃气痰证	心肺气痰证、心肝气痰证

一、肺胃气痰证（气痰本病）（2候）

肺胃气痰证：系肺胃气郁生痰之证，由忧思或悲忿过度，致肺气抑郁，不能敷布津液，肺津胃液郁滞成痰，而成肺胃气郁痰滞之证；或郁于胸中或停于胃脘，致清阳之气失其升降之机而为病。或郁滞于上，清气不能宣展；或气逆于上，痰随气升。急则闭塞清窍，而成闭厥之证；缓则阻结清窍，则有痰结膈塞之变。

肺胃气痰证，病由气郁痰滞，其治则总顺气化痰，宣降肺胃，使上中气机得畅，则津液自无停蓄成痰之患，即古人所谓“当视其痰之所因，而治其本”。然何秀山则谓：“痰与气搏，气为痰腻而滞，痰为气激而上。”[1]是故顺气必兼化痰，气无痰腻，则气不致郁滞。

证候别称：痰气壅塞。

病名：［中医］眩晕，耳鸣，哮喘，呕吐，呃逆，梅核气，痰结，痰厥。

证候系统：详见图3-8-16。

本证————清气失宣候
转证————清气郁逆候
变证————清气郁结候、清气闭厥候

图3-8-16　肺胃气痰证证候结构图

引用文献

［1］俞根初.重订通俗伤寒论［M］.上海：上海科学技术出版社，1959：346.

（一）清气郁逆候（肺胃气痰转证）

肺胃气痰证，肺胃气郁痰滞，胸中清气郁遏，失于宣展，气激痰逆于上，而成清气郁逆之候，其见症以逆气上冲之症象显明，但必兼见肺胃气机郁滞之脉症，并以之为主。

通称：痰阻气逆。

病名：［中医］哮喘，呕吐，呃逆。［西医］哮喘。

病因病机：肺胃痰气郁逆，因痰气郁滞肺胃，阻遏上中清阳之气，失其宣展之能，致肺胃失下降之权，逆气上冲而成。

证象组合：气郁+气蒸+气滞+气逆

主症：**【气机不宣】症象**：①胸脘痞满。②短气。③咳嗽。④渴喜热饮。**舌象**：舌滑。**脉象**：脉右糊滞。

【津气蕴蒸】症象：①热不外扬。②神情烦闷。**脉象**：脉右弦滑。

副症：**【气机不利】症象**：①胸膈刺痛。②中脘痞阻。**舌象**：苔白滑腻。

【气机冲逆】症象：①气喘。②噫气。③呃逆。④喉中痰鸣，多痰。⑤呕吐不纳。

宾症：**【清窍不宣】症象**：头目晕眩。

治则：当以宣降肺胃气痰为主，以顿挫其冲逆之势。

方证

1.橘皮竹茹汤证：①张仲景方。功能益气清热，降逆止呕。治久病体弱，或胃虚有热，气逆不降而致的呃逆或干呕。

橘皮二斤，竹茹二升，大枣三十枚，生姜八两，甘草五两，人参一两，水煎，分三次服。

②又名济生橘皮竹茹汤：严用和方[1]。治胃热多渴，呕哕不食。

赤茯苓、橘皮、枇杷叶、麦门冬、竹茹、半夏各一两，人参、炙甘草各五钱。为粗末，加生姜五钱，水煎服。

2.增减旋覆代赭汤证：《通俗伤寒论》方[2]。治气逆痰郁，喘满、噫气。

旋覆花、代赭石各9g，吴茱萸0.3g，仙半夏、新会皮各4.5g，川黄连1.8g，香附6g，沉香汁2匙，鲜竹茹12g、鲜枇杷叶30g代水。

论著和讨论

本证候痰与气搏，郁滞于肺胃，失其下降之权，逆气上冲，何秀山曰："因于痰与气搏者，气为痰腻而滞，痰为气激而上，必多喘满、噫气，宜从气逆痰郁治，增减旋覆代赭汤（组方见方证）调下（香砂宽中散）。"治则当宣疏肺胃气郁，豁痰降逆，即何廉臣顺气化痰之法。何廉臣说："因胃中痰饮阻气而呃者，以消痰降气为主，二陈汤加旋覆花、代赭石。"[2]滞逆甚者，当遵陈粹吾"痰气交阻，气机有升无降，急与破滞降逆兼扶正：四磨汤急则治标"之法。姚国美说："心下痞硬，短气善噫者，乃清阳不宣，浊阴阻于胸廓，法宜升清降浊，旋覆花代赭石汤主之：旋覆花、人参、生姜、大枣、代赭石、生甘草、半夏。"[3]

病案举例

1.张聿青治丁某，男，热不外扬，神情烦闷，中脘痞阻，哕恶呕吐，不能容纳，头目晕眩，渴喜沸饮，脉左弦滑，右糊滞，停饮窒滞气机，恐发痉，发呃：半夏、竹茹、广木香、郁金、川厚朴、枳实、白蔻仁、天麻、生熟香附、玉枢丹[4]。

2.李泰治40天婴儿，胸部扇动，喉声如扯锯，食乳即吐，乳从口鼻喷出，二便二日皆无，此痰气郁阻肺胃之危证。法宜开郁化痰，畅气止呕治之：郁金、桔梗各1.5g，尖槟榔、枳壳、蜜枇杷叶、浙贝母各2.4g，陈皮0.6g，母丁香、广木香各0.3g，天竺黄3g，1剂即效，2剂渐愈[5]。

3.陈粹吾治柯某某，男，老年，素患哮喘，咳嗽胸闷，不得安卧，体力日乏，今忽加剧，上气喘促，喉中痰鸣，口张额汗，仰俯不能收持，脉虚弦而数，唇舌青紫，苔白滑腻，询知今因情志怫郁，病乃转重，此痰气交阻，气机有升无降，急与破滞降逆兼扶正，四磨汤急则治标：人参、槟榔、乌药各3g，沉香末1.5g（冲），2剂，六小时煎服1剂，一日服净，药后喘平哮止，次日咳出痰涎甚多，胸膈乃宽[6]。

引用文献

［1］王道瑞等.严用和医学全书［M］.北京：中国中医药出版社.2006：20.
［2］俞根初.重订通俗伤寒论［M］.上海：上海科学技术出版社，1959：250，346.
［3］姚国美.姚国美医学讲义合编［M］.北京：人民卫生出版社，2009：235.
［4］张聿青.张聿青医案［M］.上海：上海科学技术出版社，1963：71.
［5］李洪成.中医证候学［M］.北京：中国医药科技出版社，2008：1347.
［6］王锡光.陈粹吾杂病医案三则［J］.中医杂志，1981，（12）：19.

（二）清气郁结候（肺胃气痰变证）

肺胃气痰证，肺气内郁，胃中津液成痰，气郁痰滞，渐致上中气机郁结，而成清气郁结之候，其见症以上中肺胃气机郁结之脉症为主。

通称：痰气郁结。

病名：［中医］梅核气，痰结。

病因病机：肺胃气痰郁结，因肺气膹郁，夹胃中湿痰，郁遏清气，结滞于上中，致肺胃宣降失司，而成气郁痰结之证。

证象组合：气郁+气结

主症：**【气机不宣】症象**：①短气。②胸闷。③不思饮食。④咳逆无痰。

【气机郁结】症象：①心下痞硬。②腹胀便结。③脘腹胀满。**脉象**：脉沉迟。

副症：**【气机不降】症象**：①食物自噎即出。②善噫。

宾症：**【清窍不宣】症象**：①咽中如有炙脔。②咽中如有物梗，吐之不出咽之不下。

治则：当疏利肺胃气机，化痰散结，甚则兼以镇降，使气痰下行。

方证

1.枇杷叶煎证：《通俗伤寒论》载叶案验方[1]，肃肺气以平喘肿。适用于喉间如有物梗，咽之不下，吐之不出，自噎既转，主利其通降。

枇杷叶（去毛筋净剪碎）30g、茯苓皮15g先煎代水，杏仁10粒，薏苡仁9g，淡豆豉、滑石各4.5g，黑栀皮、通草3g。

2.半夏厚朴汤加味证：朱曾柏方[2]。理气降逆，化痰散结，治气痰郁结咽喉，似有物梗塞，吐之不出，咽之不下，甚则胸胁胀满不适，或胸脘疼痛。

姜半夏、厚朴、茯苓、苏叶（量须小）、生姜、桔梗、玄参（量须大）。胸胁痞硬加生牡蛎、旋覆花、枳壳行气散结；久病肺胃津液受伤，必重用沙参、太子参、党参、玉竹滋养气阴。

论著和讨论

本证候肺胃气郁，津聚成痰，与清气郁结，如仲景曰"妇人咽中如有炙脔，半夏厚朴汤主之：半夏一升，厚朴三两，茯苓四两，生姜五两，紫苏叶二两"（《金匮要略·妇人杂病脉证并治》）。其治则当疏利肺胃痰气为主，以解其郁结。何廉臣曰："咳逆无痰，喉间如含炙脔，咯之不出，咽之不下者，此燥痰黏结喉头也，名曰痰结（即梅核气），法当散结活痰，加味柑桔汤：生甘草1.5g，桔梗、苏梗、紫菀、白前、橘红、香附、旋覆花，口含清化丸：川贝母30g，甜杏仁15g，青黛3g，共末，生姜汁少许，和冰糖捣丸，樱桃大含化咽之。"[1]蒲辅周亦曰："气滞热郁，三焦不利，宜开胸降逆。"[3]

病案举例

1.蒲辅周治梅核气：张某，男，42岁，自觉咽喉不舒畅，渐有梗阻之象，继则食道天突穴处，似有堵物，咯之不出，咽之不下，自觉梗阻之物增大如鸡子，妨碍吞咽，甚则微痛，不能食硬食物，经常大便闭结，腹胀且痛，不思饮食，胸部不适，平时头痛头晕，形体消瘦，脘腹胀满，嗳气厌食，小便黄，睡眠不实多梦，脉沉弦迟，舌正红苔薄白带秽，属气滞热郁三焦不利，宜开胸降逆：全瓜蒌15g，薤白、法半夏各9g，黄连2.4g，炒枳实、降香各3g，川厚朴4.5g，郁李仁、路路通、片姜黄各6g，3剂，肠鸣矢气多，腹胀转松，续调三焦，宣通郁热，加通草3g，5剂，咽已舒畅，腹胀已除，唯大便干燥，脉沉弦细，舌正苔退，去黄连加柏子仁6g，火麻仁9g，5剂，若吃硬物咽尚微觉阻滞，宜继调肝胃并清余热，5剂汤药后，再服丸剂，一月以资巩固，上午煎服，越鞠丸6以解郁热，晚冲蜜30g以资阴液[3]。

又治梅核气：杨某，男，65岁，十年来，自觉咽中梗阻，胸闷不畅，晨起多痰，舌淡苔黄腻，脉沉滑。治宜开胸降逆，理气豁痰：苏梗、厚朴、陈皮、大腹皮、白芥子、炒莱菔子、路路通、白通草、竹茹各3g，半夏、茯苓、薤白各6g，降香1.5g。10剂。症状减轻[4]。

2.徐景藩治痰气交阻证：钱某，男，42岁，五个月来，咽中不适，如有物梗阻，若有痰液黏于咽喉，心胸懊侬，苔薄白，脉小滑，症状发作与加重常与情绪有关。证由痰气交阻治宜理气解郁，化痰散结，半夏厚朴汤加减：半夏、厚朴、橘皮各6g，苏梗、郁金各10g，茯苓12g，生姜2片，吴茱萸、白蔻仁各3g，麦芽15g，甘草3g，10剂症状改善。咽中有黏痰咯出，口干舌微红，去朴苏吴茱萸加寸麦冬、射干、玉蝴蝶等，10剂病渐向愈（服法日3夜一服，即多次频服）[5]。

引用文献

[1] 俞根初.重订通俗伤寒论[M].上海：上海科学技术出版社，1959：314，369.

[2] 朱曾柏.关于几种"痰病"的辨证论治[J].新医药学杂志，1974，(10)：26.

[3] 高辉远.蒲辅周医案[M].北京：人民卫生出版社，1972：27.

[4] 中国中医研究院.蒲辅周医疗经验[M].北京：人民卫生出版社，2005：252.

[5] 徐景藩.对食道功能性疾病的证治体会[J].中医杂志，1981，(6)：55.

二、肝肺气痰证（气痰合病1）（2候）

肝肺气痰证：系肝气犯肺生痰之证，病由七情郁结，肝气郁而不畅，失其疏泄，上犯肺气，肺气因而郁滞，不能布其津液，津液聚而成痰，而成痰气互滞之证，即古人所谓七情气郁，结滞痰涎之证。其病机初则郁滞上焦，清阳之气失其宣展，其病尚浅而轻；久郁滞阻肺络，而成郁痹之候，久不解散，可渐致郁结难解之证，则病深而重矣。

肝肺气痰证，肝肺气郁，肺痰阻滞，故其治则总宜理气化痰，疏而达之。而尤当疏解肝郁，以清其源，即古人所主"宣其气郁""调气开郁""疏肝解郁"等法。然宣肺化痰以治其标，亦在所必需。然病关情志，更当怡情养性，以畅其情怀，则肝气不郁，而无上逆侮肺之患。肺气宣畅，敷布有权，则津液行而痰无由生。

证候别称：肝气逆肺，气郁痰结，气痰瘀结。

病名：[中医]胃脘痛，胸胁痛，梅核气，悬饮，瘿瘤，石瘿，乳癖，乳癖虚寒型。

证候系统：详见图3-8-17。

本证————肺气郁痹候

转证————清气郁结候

变证————肝气郁结候

图3-8-17　肝肺气痰证证候结构图

（一）肺气郁痹候（肝肺气痰本证）

肝肺气痰证，肝气内郁，上逆于肺，肺失敷布之权，津液郁滞成痰，气痰交阻于肺络，而成肺气郁痹之候，其见症虽以肺失宣降之脉症显明，但可见气滞与络瘀之症象。

通称：肝气逆肺。

病名：［中医］胸胁痛，梅核气。

病因病机：肝肺气痰郁滞，因肝气内郁，痰滞于肺，宣降失利，肝气挟肺气上逆，甚则瘀滞肺络，即古人所谓“七情郁结，结成痰涎，肺道不利，上气喘咳”之证。

证象组合：气郁+气滞+络瘀

主症：**【气机不宣】症象**：①发热恶寒。②咳嗽，咳痰。

【气机不利】症象：①胁痛。②咳引胁痛。③左胁不时攻痛，甚则厥逆，喜热汤。④右胸胁突然剧痛。**脉象**：左关沉小带弦，右弦滑。**舌象**：①苔薄白。②舌质淡红。③苔黄腻兼黑如杨梅色少津。④舌苔黄糙。

副症：**【气机不降】症象**：①上气。②痞满痰壅。③喘急。**脉象**：①脉滑数而浮。②脉寸浮滑，关尺沉滑微数。

【络瘀血溢】症象：咯呛紫血。

宾症：**【清窍不宣】症象**：喉中如破絮，或如梅核，咯之不出，咽之不下。

治则：当于宣疏肝肺之气，疏而达之；化痰降逆，肃而降之。

方证

仿导痰汤加减证：蒲辅周方[1]。治胸胁痛，详见病案4。

姜南星、苏梗、广陈皮各4.5g，法半夏、竹茹、炒白芥子、僵蚕各6g，枳实、片姜黄、柴胡各3g，川芎2.4g，生甘草1.5g，生姜3片。

论著和讨论

本证候肝肺气痰郁滞，肺道不利，肺络瘀阻，肝肺气逆，其治则当宣疏肝肺之气，兼以化痰降逆为法。姚国美说：“喉间痰涎稠黏，状如破絮，或结如梅核，吸门为之不利，食不得入，此痰壅气阻，宜《和剂》四七汤（制半夏、茯苓、苏叶、厚朴、生姜、红枣）顺气化痰。”[2]沈金鳌说：气痰，七情郁结，痰滞咽喉，形如败絮，或如梅核，咯不出咽不下，胸膈痞闷，宜清火豁痰丸：大黄、白术、枳实、陈皮、山栀、半夏、黄连、黄芩、南星、贝母、连翘、花粉、茯苓、神曲、白芥子、玄明粉、青礞石、青黛、甘草、沉香[3]。

李用粹说：“凡胁痛年久不已者，乃痰瘀结成积块，肝积肥气在左，肺积息贲在右，发作有时，虽皆肝木有余，肺积膹郁，不可峻攻，主以二陈汤，加柴胡、青皮，气加香附、枳壳，火加胆草、芍药，痰加南星、苍术。”[4]费伯雄说：“营卫不调，肺气满则肺叶皆举，微喘胁痛，泻肺汤主之：全瓜蒌一个，桑皮、杏仁各9g，苏子4.5g，沉香1.5g，茯苓、郁金各6g，苡仁12g，枳壳、橘红各3g，姜二片。”[5]有云：七情郁结，结成痰涎，肺道不利，上气喘咳，胁痛，主止嗽散加香附、贝母、黑栀，或理气化痰四七汤加杏仁、桔梗，或加白芍、金橘。

病案举例

1. **曹仁伯**治肝居人左，左胁不时攻痛，甚则厥逆，左关沉小带弦，是肝气郁而不升也；右脉弦滑，舌苔薄白，喜饮热汤，又有湿痰内阻。当兼治之。推气散合二陈汤。**诒按**：用推气散以疏肝郁，合二陈汤以治湿痰，竟如两扇题作法[6]。

2. **孔伯华**治姚女，产后脾湿血燥，肝热上犯，肺失清肃，遂作喘咳，稀涎极盛，肺络湿热所郁，是以易致外邪侵袭，脉滑数而浮，当清疏凉化之：杏仁、清半夏、知母、生橘核、茯苓皮各9g，黛蛤粉18g，苏叶3g，苏子4.5g，旋覆花、代赭石各6g，鲜苇根30g，薄荷1.5g。2剂[7]。

3. **章次公**治史女，肺主皮毛，咳剧而恶寒较甚；肝失条达，因拂逆而右胁作痛：炮附片、醋炒柴胡各4.5g，北细辛1.8g，旋覆花、白芍、娑罗子各9g，青皮6g，甘草3g[8]。

4. **蒲辅周**治胸胁痛：杨某，女，51岁，平素胃脘隐痛，咳嗽吐痰，睡眠不佳，胃纳不振，昨日右胸胁突然剧痛，脉寸浮滑，关尺沉滑微数，舌质淡红，苔黄腻兼黑如杨梅色少津，属痰火，为外感风邪所闭，宜调肺胃，清痰火，祛风邪，表里两解，以微苦微温法，仿导痰汤加减（组方见方证），3剂痛止，咳痰已减，唯脘闷头晕，脉弦缓而滑，苔减退，去片姜黄、川芎、苏梗、僵蚕、柴胡加菖蒲3g，川厚朴4.5g，黄连1.5g[1]。

5.吴匊方治潘金娥，女，53岁，发热恶寒，咳痰，胁痛，舌苔黄糙，脉弦滑。为痰湿交阻，拟香附旋覆花汤：香附、新会皮、半夏、浙贝母各6g，旋覆花、淡豆豉、薏苡仁、神曲各9g，厚朴、抚川芎、葱白各3g，枳壳、降香各4.5g[9]。

引用文献

［1］高辉远.蒲辅周医案［M］.北京：人民卫生出版社，1972：26.
［2］姚国美.姚国美医学讲义合编［M］.北京：人民卫生出版社，2009：241.
［3］沈金鳌.中华医书集成·杂病源流犀烛［M］.北京：中医古籍出版社，1999：354.
［4］李用粹.中华医书集成·证治汇补［M］.北京：中医古籍出版社，1999：170.
［5］张元凯.孟河四家医集［M］.南京：江苏科学技术出版社，1985：85.
［6］柳宝诒.增评柳选四家医案［M］.南京：江苏科学技术出版社，1983：158.
［7］北京中医学会.孔伯华医集［M］.北京：北京出版社，1988：286.
［8］朱良春.章次公医案［M］.南京：江苏科学技术出版社，1980：53.
［9］景德镇市中医院.吴匊方医案［M］.景德镇：景德镇人民出版社，1960：19.

（二）肝气郁结候（肝肺气痰变证）

肝肺气痰证，肝气内郁，肺痰内滞，气痰互阻，渐致郁结不散，是为肝气郁结之候，见症以肝气郁结症象为主，可见肝气郁滞与阳气不和症象。

通称：气痰瘀结。

病名：［**中医**］瘿瘤，石瘿，乳癖。［**西医**］甲状腺肿大，甲亢，甲状腺瘤，乳腺小叶增生，乳腺肿瘤。

病因病机：肝肺气痰郁结，因肝气内郁，失其疏泄之性，肺失敷布，津液成痰，气痰交阻，郁结不散，即蒲辅周所谓“多由情志不舒，肝失条达，痰气凝结”之证[1]。

证象组合：气郁+气结+阳郁

主症：【**气机不宣**】**症象**：①胸中郁闷。②胸闷口苦。

【**气机郁结**】**症象**：①胁满而痛。②颈瘿肿硬，拳头大小，触之质软无压痛，有多个结节，质较坚硬，无压痛，皮色如常，表面光滑，推之不移动。③乳中结核，两乳坚硬肿块，推之不动。④两乳肿块大如核桃，坚硬如石，疼痛不已。**舌象**：①舌质淡晦。②舌苔淡黄腻。③舌淡苔白腻。**脉象**：脉来弦滑。

副症：【**气机不利**】**症象**：①胸引两胁串痛。②腹满。

【**气机不降**】**症象**：恶心呕吐。

宾症：【**阳气不和**】**症象**：①寒热如疟。②失眠。③心悸。④头晕昏，两侧痛。⑤面额黄滞，面色苍白。⑥平素性情急躁易怒。⑦少气乏力，动则心累。⑧手颤，手足麻木。**脉象**：①脉弦缓。②脉细弦。

治则：疏利肝肺气滞，理气化痰散结，即蒲辅周“理气化痰，软坚散结”之法[1]。

方证

1.治瘿方证：蒲辅周方[1]。理气化痰，软坚散结。治瘿瘤，由情志不舒，肝失条达，痰气凝结。

海带、海藻、昆布、海蛤各30g，泽泻、连翘、薄荷、诃子、橘皮、贝母、青皮、桃仁、夏枯草、栀子、香附、莪术、川芎、木香、青盐、琥珀各15g，猪羊靥各5对（洗净脂膜焙干），共末，蜜丸重9g，饭后临卧各含1丸。

2.消瘿汤证：西安市中心医院方[2]。甲状腺功能亢进。

昆布、海藻、黄药子各15g，制南星、法半夏、槟榔、莪术、夏枯草、广木香各9g，煅牡蛎30g，肿大明显加贝母、鳖甲。

3.黄药脂海藻汤证：沈玉明方[3]。治甲状腺瘤24例，无效1例，服药1.5~3个月。

酒炒黄药脂15g，海藻12g，昆布、浙贝母、夏枯草各10g，煅牡蛎、海石各30g，青陈皮6g。口干舌红无苔加玄参、生地；胸闷，胁胀加郁金、香附；手足震颤加钩藤、珍珠母；脾虚，便溏乏力加白术、怀山、扁豆；大便干燥加玄明粉；痰多加姜半夏、茯苓。

论著和讨论

本证候肝肺气痰交阻，结聚不散，其治则当疏利肝肺之气滞，理气化痰以散其结。如贾堃认为理气消瘿、化痰解凝乃治疗甲状腺癌之大法：甲状腺癌继续发展，不但吞咽受限，并出现胸闷、咳嗽、多痰，有时发胀疼痛，舌暗灰，苔薄白或腻苔，脉弦滑。此属痰湿凝聚。这时癌毒更炽，且灼液成痰，进一步妨碍了气血运行的通畅，需理气消瘿，化痰解凝，以攻其结。可用海莲汤：海藻、昆布各12g，牡蛎、夏枯草、半枝莲各30g，土贝母、黄药子、陈皮各10g，清半夏15g，料姜石60g，并用平消片，或补石丸以助软坚散结、活血化瘀之效。方义：本方用海藻、昆布、牡蛎、夏枯草、清半夏散结化痰，软坚消瘿；用土贝母、黄药子、半枝莲清热解毒；用陈皮、姜石健胃坤气，降逆镇冲。各药配伍，有软坚散结、清热解毒、燥湿化痰、理气止痛、解凝消瘿之功[4]。

病案举例

1.**李聪甫**治乳中结核（乳腺小叶增生）：王某某，29岁，两乳坚硬肿块，推之不移，肤色如常，初起小如梅核，渐大如李，右硬于左，按之隐隐作痛，经将至变大，经后复小。面额黄滞，食纳不旺，胸中郁闷，脉弦缓，舌如常。属肝脾郁结，法当疏肝解郁，和血软坚：全当归、白蒺藜、昆布、海藻、赤芍各10g，川芎、北柴胡、山慈菇各5g，川郁金、制香附、酒青皮各6g，蒲公英13g，鹿角霜15g。20剂，硬块变软，按之移动，缩小过半，另拟方：党参、白术、茯苓、当归身、酒白芍、法半夏、陈皮、甘草间服，80余剂，硬块消失[5]。

2.**李斯炽**治乳腺肿瘤：肖某某，女，30岁，两乳肿块大如核桃，坚硬如石，疼痛不已，少气乏力，动则心累，手足麻木，不思饮食，头晕昏，两侧痛，月经长期紊乱，面色苍白，形体消瘦，脉细弦，舌质淡晦。属忧郁伤肝，肝郁乘脾，以疏肝消瘰，补益气血为主：柴胡、青皮、玄参、山甲、鹿角霜、浙贝母、当归、赤芍各9g，丝瓜络、牡蛎各12g，瓜蒌21g，甘草6g。续服10余剂，乳房硬块变软，疼痛停止。原方加减50余剂肿块消散未复发[6]。

3.**缪树群**治许某某，女，23岁，诉颈部长包块已8个月，近两月长势很快，经芜湖市某医院诊断为甲状腺癌，拟用手术治疗，患者不愿手术。检查：包块位于结喉左侧，如鸡蛋大，椭圆形，质较坚硬，无压痛，皮色如常，表面光滑，推之不移动。平素性情急躁，形体不丰，食欲二便如常，舌淡苔白腻，脉弦。诊为石瘿。症届情志内伤，肝脾气逆。肝气郁滞日久，血随气滞而成瘀，脾气不宣，则致湿聚为痰。气、痰、血互相胶结，遂成此症。治以化痰软坚，理气活血，宗海藻玉壶汤法：夏枯草、海藻、昆布、海浮石、法半夏、浙贝母、当归、制香附各9g，黄药子15g，陈皮、山慈菇各4.5g，水煎服，每日1剂。并辅以火针外治：患处皮肤常规消毒后，以左手固定肿块，右手持26号1寸毫针，放酒精灯上烧红针尖，对准患处皮肤迅速刺入（注意避开血管），深达肿块中部，每次10~15刺，刺毕涂以2%红汞液，隔日1次。上方服至6剂，火针3次后，肿块即见缩小，服至30剂，火针15次后，肿块完全消失。为巩固疗效，将上方药料加5倍量，研末制蜜丸，每日2次，每次9g，开水送服，迄今将近8年，未复发[7]。

4.**沈玉明**治金某，女，15岁，两年前患甲状腺腺瘤，曾嘱其手术割除，患者畏惧。检肿瘤（4.5×4.5）cm^3大，自觉颈部有不适感，吞咽稍受影响。处以黄药脂海藻汤加减：酒炒黄药脂12g，海藻、昆布、夏枯草、浙贝各10g，青陈皮各5g，煅牡蛎（打）30g，炒橘核20g。每日1剂，共进75剂后肿瘤完全消失，随访1年均正常[3]。

引用文献

[1]中国中医研究院.蒲辅周医疗经验[M].北京：人民卫生出版社，2005：129.

[2]李增烈.消瘿汤治疗甲状腺功能亢进症的初步临床观察[J].新医药学杂志，1974，(10)：40.

[3]沈玉明.黄药脂海藻汤治疗甲状腺腺瘤[J].浙江中医学院学报，1983，(6)：17.

[4]单书健.古今名医临证金鉴·肿瘤卷[M].北京：中国中医药出版社，1999：299.

[5]李聪甫.李聪甫医案[M].长沙：湖南科学技术出版社，1979：138.

[6]成都中医学院.李斯炽医案（二）[M].成都：四川人民出版社，1983：188.

[7]缪树群.石瘿[J].新中医，1980，(2)：24.

三、肝胃气痰证（气痰合病2）（3候）

肝胃气痰证，系肝气郁滞胃腑停痰之证。病因情怀悒郁，肝失疏泄，肝气不畅，郁而犯胃，致胃中津液停滞而生痰涎，是为肝胃气郁痰滞之证。

肝胃气痰证，其病机有三：一上犯胸中，致清阳之气郁滞，甚则胸阳郁痹，终致清气郁结，多成噎膈痼疾；二犯胃腑，浅则胃气失其和降，深则郁滞胃阳，久必耗伤胃之阳气，或伤残胃气胃液，终可入血，伤及胃络；三郁滞于肝，则肝之木火为病，轻则郁滞木火，不得宣泄，重则木火冲逆于上，久必入血，而见气滞血瘀，或伤残肝之阴血，而成虚实夹杂之证。

肝胃气痰证，为肝胃气郁停痰之证，痰因气郁而生，是病起于气。其治则在于疏利肝胃气郁，使肝能疏泄，津液则无停滞，痰无由而生。然痰亦可滞气，何秀山有云："痰与气搏，气为痰腻而滞，痰为气激而上。"故化痰亦当并重，痰去则气顺，气亦无郁滞之患矣。

证候别称：肝气化风上逆，肝胃不和，肝胃失调，肝胃失降，冲气上逆，肝气上逆，肝木横逆，痰湿交阻，肝气郁结。

病名：［中医］胃脘痛，胃寒痛，胃痛便血，痞结，肝气，呃逆，噫嗳，反胃，吐利，胁痛，眩晕，耳鸣，不寐，肝厥，温病变症，闭经，乳病。

证候系统：详见图3-8-18。

犯上：本证————清阳失位候
犯胃：本证————胃气不醒候
转证——————胃失和降候
变证——————胃阳失和候、肝气失调候

图3-8-18　肝胃气痰证证候结构图

（一）清阳失位候（肝胃气痰犯上本证）

肝胃气痰证，肝气犯胃，鼓动胃中津液成痰，上犯胸中，上干清道，阴乘阳位，而成清阳失位之证，杂病家通称之为肝气化风上逆之证。其见症虽以空窍之症象显明，但必兼阳郁、气郁与气逆之脉症。

通称：肝气化风上逆。

病名：［中医］眩晕，耳鸣。［西医］神经官能症，神经性高血压，耳源性眩晕。

病因病机：肝胃气痰郁逆，多因素有肝郁气滞，肝气犯胃，鼓动胃中津液成痰，气升痰逆，上郁胸中，阴乘阳位，清阳之气不能上达。

证象组合：阳滞+气郁+气逆+空窍

主症：【阳气不行】症象：右半身麻木窜痛。**脉象：**脉沉而弱。

【清空不宣】症象：①头晕。②耳鸣，失聪。

副症：【气机冲逆】症象：①嗳气上逆，不得矢气。②胸闷泛恶。③呕吐。**舌象：**舌红苔滑。**脉象：**脉濡数。

宾症：【气机不宣】症象：①胸闷，食后胸闷。②喉间有痰。③脘中瘕气。

治则：当疏降肝胃之气滞，化痰降逆，以和肝胃。

方证

平眩汤证：黄文东方[1]。治耳源性眩晕，详见病案2。

珍珠母30g，穞豆衣、菊花、白芍、姜竹茹、茯苓、青皮、陈皮、白蒺藜、旋覆花各9g，代赭石30g，生姜3片，佛手9g。

论著和讨论

本证候肝气鼓动胃浊，上干清道，清阳失位，阴浊上逆，即邢鹂江云“肝气化风上逆与胃浊相阻所致”。其治则当疏降肝胃气痰为主，以平肝降胃为法。刘渡舟说：眩晕要与头昏相鉴别，头昏在古书中也称“昏冒”，指患者感觉头目昏糊不清，如压如裹、如醉如迷。金人成无己在《伤寒明理论》中所谓“昏迷”者，即是指的这种症状。他说：“运为运转之动，世谓之头旋者是也；冒为蒙冒之冒，也谓之昏迷者是也。”古人对眩晕病因病机的认识大多以虚实分之，其属实者无非风、痰、火；其属虚者多为阴阳气血不足。古人所谓“无痰不作眩”“无风不作眩”和“无虚不作眩”的说法，正是这种认识的反映。……在实证眩晕之中，由风、火、痰所致者最多，这是因为头为至高之地，唯风与火能抵达，而痰既能生风，又能随风而升。故息风清火、化痰是实证眩晕的三大治法[2]。

病案举例

1.**沈仲圭**治骆某，女，西医诊断：神经官能症，神经性高血压。自觉症状，右耳失聪，右耳鸣，右半身麻木窜痛，大便干结，嗳气上逆，不得矢气，食后胸闷，脘中瘕气。血压最高190/120mmHg，另有子宫肌瘤检查：心电图正常，尿化验正常。诊脉沉而弱。处方：用香附、苏梗、半夏、茯苓、白蒺藜、金铃子、郁金、杏仁泥、郁李仁各9g，青皮、陈皮、绿萼梅各6g，生甘草4.5g。另用越鞠保和丸，每服6g，日服3次。3月21日复诊。上方服5剂后，嗳气见好，头痛，失眠，右半身麻木均见好。自觉气仍不下行，咽干。处方：前方去杏仁泥，改火麻仁。再服5剂，丸改加味左金丸。次诊方服后，诸证悉愈，遂恢复工作[3]。

2.**黄文东**治耳源性眩晕：李某某，女，20岁，头晕耳鸣，房屋旋转，胸闷泛恶，时作时止，喉间痰多，病历数月。脉细数，苔白腻。肝阳挟痰，上扰清窍。拟平肝和胃，化痰降逆（组方见方证）。药后咯痰增多，呕吐已瘥，眩晕亦减，再宗前意[1]。

3.**邢鹂江**治戚某某，女，48岁，两日来呕恶不平，昨夜猝然眩晕，呕吐，舌红苔滑，脉濡数，病起适值经后，此乃气血暴虚，秽浊阻中，肝气化风上逆与胃浊相阻所致：旋覆花5g，代赭石24g，半夏、橘皮、姜竹茹各6g，泽泻、蒺藜、白芍、佩兰各10g，焦山楂、焦六曲各12g，3剂大减，再3剂诸症消失[4]。

引用文献

［1］上海龙华医院.黄文东医案［M］.上海：上海人民出版社，1977：107.

［2］单书健.古今名医临证金鉴·头痛眩晕卷［M］.北京：中国中医药出版社，1999：329.

［3］沈仲圭.神经官能症［J］.新中医，1975，(5)：22.

［4］邢鹂江.旋覆代赭汤的应用体会［J］.中医杂志，1981，(2)：17.

（二）胃失和降候（肝胃气痰犯胃转证）

肝胃气痰证，肝之郁气，横逆于胃，肝气挟胃中痰浊上逆，有升无降，是为胃失和降之候，杂病学家通称为冲气上逆，或称肝气上逆，肝胃气逆之证。其见症虽以气机冲逆之症象为显明，但必兼见肝胃气机郁滞之脉症，并以之为主。

通称：冲气上逆，肝气上逆。

病名：［中医］呃逆，噫嗳，胁痛，胃脘痛，反胃。［西医］十二指肠溃疡伴幽门不全性梗阻，神经性呕吐。

病因病机：肝胃痰气郁逆，素有肝郁气滞，肝气逆于胃，挟胃中痰浊上逆，致气机有升无降，胃气失通降之能。

证象组合：气逆+气郁+气滞

主症：**【气机冲逆】症象**：①嗳气频频，噫气不除。②恶心呕吐。③食入即吐，食入片刻即吐。④呕逆不已，饮食格格不纳。⑤呕吐清水或酸水。⑥气从胃膈上冲咽。⑦或朝食暮吐，暮食朝吐，吐出宿食为大量清水，气味酸臭。⑧呃逆，声短频响。⑨自觉有气由胃脘上冲至脑而散。

副症：**【气机不宣】症象**：①胸膈满闷。②胸闷脘痞。③饮食甚少。④面带苦忧，心情抑郁。**舌象**：①舌淡红，苔薄白，舌苔薄腻。②苔白腻。③苔白厚。**脉象**：脉象濡滑。

宾症：**【气机不利】症象**：①胸脘作痛。②脘腹作痛，脘痛引背，吐后可得缓解。③两胁胀满，胁痛。④胃气上冲胸胁，下及少腹攻注疼痛。⑤上腹胀痛，有水声。⑥背部酸痛。**舌象**：舌苔黄腻。**脉象**：①脉细数。②脉弦。③脉弦滑。④脉沉弦。

治则：当以镇降冲逆之气为先，但必以疏降肝胃气滞，理气化痰，以除其郁滞。

方证

1.旋覆二陈汤证：程门雪方[1]。和胃安中，治胃气不和，噫嗳频频。

旋覆花、竹沥半夏各6g，煅代赭石、辰茯苓各9g，橘红、炒竹茹各4.5g，佛手花、炒香枇杷叶各2.4g。

2.旋覆代赭汤合丁香散加减证：巢伯舫方[2]。温中化湿，和胃降逆，治经常呃逆，声低缓而频，日夜不停，胃脘常痛，泛吐酸水，变身关节酸痛，色苔薄腻，脉濡。

苏梗、半夏、枳壳、旋覆花各9g，厚朴6g，生代赭石12g，白蔻仁3g，柿蒂7个，丁香2.1g，采云曲15g，生姜3片。

论著和讨论

本证候肝气犯胃，挟胃中痰浊上逆，气机有升无降，其治则虽当以镇降逆气为先，但必以疏降肝胃，理气化痰为主，以解除其郁滞。董废翁曰："凡呕不止，挟虚者，旋覆代赭石汤妙。不虚者，旋覆花一味，煎汤调下代赭石一二钱。"[3]姚国美说："呕逆，饮食格格不纳，胸膈痞满，善噫，甚则食入即呕，乃邪循冲脉上逆，法宜理气降浊，旋覆代赭汤主之。""呃逆，胸膈满闷，噫气不舒者，此冲脉不降，清浊相干，宜旋覆花代赭石汤，或丁香柿蒂散之类，以宣降之。"[4]

病案举例

1.蒲辅周治龚某，男，70岁，呃逆频作，嗳气响亮，有时自觉气从小腹或胁肋部上冲咽喉，偶有胸闷塞憋气，胃纳减少，稍多吃更不舒适，形瘦性急躁，脉沉细弦微数，舌暗苔秽腻，属肝胃气逆，宜疏肝和胃降逆：茯苓、旋覆花各9g，广陈皮4.5g，法半夏、醋制代赭石、竹茹、柿蒂、麦芽、苏梗各6g，伏龙肝30g，3剂显减，加木瓜3g，降香1.5g，5剂，症愈[5]。

2.陈登铠治林某，春得春温，延至夏间，经治症状大半消失，只是呃逆频作，喉间如水鸡声，大便数日一通，时尚呕吐，左脉弦而微急，右颇有力。此热病之后，津液受伤，脾虚胃燥，肝气上逆，以降逆润燥生津，大半夏加减：煮半夏、苏梗各6g，西参4.5g，竹茹、蜜砂仁各9g，芦笋18g，长流水3杯，冬蜜12g顺扬500遍，煎服。便通，呃稀，温胆加味：西参4.5g，竹茹、茯苓各9g，枳壳3g，陈皮2.4g，煮半夏、川贝母各6g，芦根15g，甘草1.5g，柿蒂3个，2剂，呃平病愈[6]。

3.牟重临治反胃：黄某某，男，67岁。患"胃病"已有30余年，经常胃痛嘈杂，4天前饮食不节，致上腹胀痛，恶心呕吐，服过中药理气、消积等剂无效，症状渐加重，食入片刻即吐，或朝食暮吐，暮食朝吐，吐出宿食为大量清水，气味酸臭，脘痛引背，吐后可得缓解，心烦口渴，大便干结。视其形体瘦削，嗳气频频，上腹胀满，有水声，舌苔黄腻，脉细数。年老久病，胃气虚亏，通降失司，痰阻气逆，治宜扶正降逆：党参、旋覆花、竹茹各9g，代赭石21g，半夏、枳壳各6g，黄连4.5g，伏龙肝30g，甘草3g，生姜3片，大枣5枚。服药前后给扎腕踝针，取下1（双），留针2小时，翌日吐止，上方去枳壳、伏龙肝，加麦冬、白蔻仁，2剂后能进食，继调治10余剂愈。按：症见烦渴、苔黄腻、脉数，为痰郁化热之象，故加黄连、枳壳、竹茹清除痰热。本例是十二指肠溃疡伴幽门不全性梗阻，后因患急腹症，于手术中证实。临床上本方对胃神经官能症，急、慢性胃炎，胃扩张，溃疡病等所致嗳气呃逆，都有一定效果[7]。

4.**张雨农**治神经性呕吐：杜某某，男，60岁，因终日苦闷不乐，遂气郁而作呕。初不以为意，半年后，病情加剧。乃赴东郊地段医院治疗，诊为"神经性呕吐"。服药月余，罔效。遂邀余诊治。患者面带苦忧，心情抑郁，自觉有气由胃脘上冲至脑而散（此属逆气上冲），纳呆，食入即吐（此系肝木乘脾之，脾胃不和），苔白腻，脉弦。凡此种种症候，皆由气郁所致。肝气横逆常犯胃，胃浊不降必呕吐。治宜疏肝解郁，安胃降冲。拟旋覆代赭汤合四逆散化裁：旋覆花21g，赭石、藿香各15g，半夏、青皮、陈皮、白术、柴胡、杭菊、枳壳、郁金各9g，甘草3g，共8剂。上方服完后，呕吐止，不再有气上冲，纳仍差，此久吐伤胃，中阳大虚之故，当温补之可望病愈。宗旋覆代赭汤加重党参，予之治疗，党参30g，白术、云茯苓、旋覆花、赭石、半夏、藿香各9g，大枣3枚，甘草3g，六曲15g，生姜3片，服5剂后，诸症悉除而愈，后追访良好[8]。

5.**李振华**治董某，女，69岁，1985年9月9日初诊。患者年初即呃逆，喉间呃呃连声，昼夜不止，两胁胀满，脘腹不舒，纳食欠佳。前医曾用丁香柿蒂散加减治之，服药多帖亦未能除。时止时发，夜坐不得卧，寝食俱劣。舌淡红，苔薄白，脉沉弦。证属肝郁气滞，胃失和降，气逆上冲。应疏肝解郁，降逆和胃：代赭石15g，旋覆花、厚朴花、云茯苓、广陈皮、川楝子各12g，大刀豆30g，法半夏、沉香曲、刺蒺藜、嫩百蕊草、四花青皮、炒谷芽、炒稻芽各10g。二诊：服药物7剂，呃逆大减，能安然入寐，饮食亦与日俱增，脉势和缓，胸胁脘腹仍时有作胀。再依原法出入，上方去茯苓、陈皮、嫩百蕊草、炒谷麦芽，加郁金、炒枳壳、生姜、大枣。三诊：服药3剂，诸恙悉平。嘱原方药再进3剂，以善其后[9]。

引用文献

[1]上海中医学院.程门雪医案[M].上海：上海科学技术出版社，2002：156.
[2]巢伯舫.呃逆症证治经验介绍[J].上海中医药杂志，1964，(11)：12.
[3]高鼓峰.医宗己任编[M].上海：上海科学技术出版社，1959：172.
[4]姚国美.姚国美医学讲义合编[M].北京：人民卫生出版社，2009：236，238.
[5]高辉远.蒲辅周医案[M].北京：人民卫生出版社，1972：31.
[6]福建省中医药研究院.福建中医医案医话选编（第二辑）[M].福州：福建人民出版社，1963：338.
[7]牟重临.谈谈旋覆代赭汤的临床运用[J].新医药学杂志，1977，(12)：13.
[8]张雨农.旋覆代赭汤临证应用体会[J].新中医，1978，(3)：36.
[9]董建华.中国现代名中医医案精华·第1集[M].北京：人民卫生出版社，2010：28.

（三）胃阳失和候（肝胃气痰犯胃变证）

肝胃气痰证，肝郁气滞，肝气与胃中痰浊，郁滞胃阳，失其通降之能，而成胃阳失和之候，杂病学家通称为肝胃失调之证。其见症虽以肝胃气滞之脉症显著，但必兼见肝胃阳气郁滞之脉症，并以之为主。

通称：肝胃失调。

病名：[中医]胃寒痛。[西医]胃窦炎，溃疡病。

病因病机：肝胃气痰郁滞，因肝气郁滞，挟胃中痰浊，郁滞胃腑，肝胃阳气失于宣通，气机宣降失利，如黄一峰云"情怀郁怫，素肝气失疏，浊饮痰气郁结，胃失通降"[1]所致。

证象组合：阳郁+气滞+气郁

主症：【**阳气不宣**】**症象**：①怕冷喜睡。②喜热饮。③晚上尤甚。④面色苍白。**舌象**：舌质胖，苔白腻滑。**脉象**：①脉小弦。②弦结。

【**气机不利**】**症象**：①胃痛时发，胀满，痛连背胁。②嘈杂烧灼。③沥沥有声。④腹胀。⑤大便艰涩。**脉象**：脉弦滑。

副症：【**气机不宣**】**症象**：①饮食纳呆。②胸闷。

宾症：【**气机不降**】**症象**：①泛吐酸水。②嘻气。

治则：仍当以疏利肝胃气机之郁滞，但必兼以温通肝胃阳气，理气化痰为法。

方证

1.温降汤证：黄文东方[2]，治胃窦炎，详见病案2。

炮姜、肉桂各3g，姜半夏、青皮、陈皮、紫苏、白芍、旋覆花、制香附、玄胡各9g，木香6g，煅瓦楞子30g。

2.半夏玄胡汤证：李聪甫方[3]，治十二指肠球部溃疡，详见病案3。

制半夏、白蒺藜、酒炒川楝、酒炒玄胡各7g，云茯苓、酒白芍各10g，广陈皮、制香附各5g，澄茄2g，广木香、左金丸各3g。

3.驱寇汤证：陈无咎方[4]，沈仲圭加减，治肝胃失调，胃脘胀痛连及胁背，食后痛甚，胸闷嗳气，苔薄白，脉弦细。溃疡病实证有效。

半夏、茯苓、焦山楂、香附、白芍、娑罗子、煅瓦楞子各9g，乳香6g，荆芥、木香各3g，白蔻仁1.5g，陈皮、柴胡各4.5g。

论著和讨论

本证候肝气挟胃中痰浊，郁滞胃阳，肝胃阳气失于宣通，胃气通降失利，其治则当以温通肝胃阳气为主，理气化痰，通降气机为法。如《黄文东医案》编者按：本例（病案2胃窦炎案）胃痛初起，由于受寒停食，多属于气滞作痛。因在发作后忽于治疗，以致胃气失于和降，容易引起发作，故时发时愈。在用药方面，主以肉桂、炮姜辛温止痛，佐以紫苏散寒，白芍缓中，加入理气和胃之品，在发作时可以取效。但于不发作时，必须用和胃理气为主，佐以温中，不但防止复发，又能使脾胃健旺，增强抗病能力，故久病得以治愈[2]。

病案举例

1.章次公治梁某，男，平素嗜酒，酒能生湿生痰，4~5日来胃部隐隐作痛，此方燥湿化痰，但能戒酒淡食，其湿痰自然消耳：生冬白术、制半夏、薤白、旋覆花、延胡索、青皮各9g，广陈皮5g，白苏子12g，台乌6g[5]。

2.黄文东治胃窦炎：李某某，男，18岁，胃痛时发时愈9年，发时剧痛，泛吐酸水，不能饮食，痛后怕冷喜睡，苔白腻，脉小弦。胃中有寒，气失和降，气聚则痛，治以温中止痛，理气降逆（组方见方证），发作时服7剂。不发作以和胃调气佐温中之法，遂愈[2]。

又治胃小弯溃疡：梁某某，男，42岁，胃脘嘈杂泛酸，嗳气，痛时有烧灼感，怕冷，晚上尤甚，喜热饮，苔薄腻，脉弦滑。脾胃虚寒，肝气横逆，胃失和降，气滞作痛，拟温中止痛，泻肝和胃：香附、木香、半夏、川楝子、白芍、党参、陈皮各9g，荜茇4.5g，煅瓦楞子30g。连服21剂，胃痛亦瘥，晨起嗳气恶心，口黏腻，脉弦滑，原方加厚朴[2]。

3.李聪甫治十二指肠球部溃疡：沈某某，男，34岁，中脘疼痛，沥沥有声，噫气腹胀，饮食呆纳，面色苍白，大便艰涩，苔白滑，脉弦结。胃气不降，津液不行，水饮停聚而痛，当和胃导饮（组方见方证）。药后，胃痛止，溏粪黑如漆，便时汗出眩晕，手足逆冷，乃阴络伤而血内溢，当益气养胃，引血归经：党参、於术、苓、归、白芍、陈皮、荆、草[3]。

4.黄一峰治慢性胃窦炎：孙某某，女，34岁，胃痛3年，近3月胀痛明显，泛酸，嗳气，食减1/3，苔薄白微胖，脉微弦，近因丧母，情怀郁怫，素肝气失疏，浊饮痰气郁结，胃失通降。疏肝理气为主，以开中焦：龙胆草、吴茱萸各1.5g，青陈皮、旋覆花各5g，代赭石30g，香附10g，半夏、川楝子各9g，煅瓦楞子30g，丁香烂饭丸20g，服药半月，嗳气吞酸皆平，加高良姜、茯苓、瓜蒌通阳彻饮，俾阳气得宣，庶可向安，3个半月后，胃痛基本消失，透视胃窦及胃体黏膜正常[1]。

引用文献

[1] 何焕荣.黄一峰老中医对胃肠疾病的治疗经验[J].新医药学杂志，1979,(5): 5.
[2] 上海龙华医院.黄文东医案[M].上海：上海人民出版社，1977：142，118.
[3] 李聪甫.李聪甫医案[M].长沙：湖南科学技术出版社，1979：108.
[4] 沈仲圭.治肝十法[J].新中医，1981,(10): 16.
[5] 蒋敏达.章次公先生治疗胃脘痛的经验[J].中医杂志，1981,(1): 13.

四、肝脾气痰证（气痰合病3）（2候）

肝脾气痰证：系肝气犯脾，脾郁生痰之证，病由情怀不遂，忧思郁结，肝气失于疏泄，脾气失于运化，致脾湿生痰，而成肝脾气郁痰滞之证，脾湿痰郁，反壅滞肝木，致肝木失其条达之性，轻则上中清气郁滞，气机宣降失利；甚则肝气横逆，乘脾犯胃；重则致肝脾郁结，由气及血。故秦伯未有云："阴分亏耗，肝旺脾弱，有酿成干血痨之忧。"[1]其治则总当疏利肝脾气滞，除湿化痰，以助其运化。然肝脾气痰之证，病多关系情志，故药治之外，更当怡情养性，宽怀自处，则可望渐起。

证候别称：肝气逆中，肝强脾弱，肝脾气结，痰阻闭经。

病名：［中医］胸胁痛，胃气痛，腹痛，气喘，噎膈，闭经。

证候系统：详见图3-8-19。

本证————肝气横逆候
转证————肝气失调候
变证————中气郁结候

图3-8-19　肝脾气痰证证候结构图

引用文献

［1］朱云达.著名老中医秦伯未治疗胃脘痛的经验［J］.上海中医药杂志，1983，（10）：17.

（一）肝气横逆候（肝脾气痰本证）

肝脾气痰证，肝气内郁，不得疏泄，横逆乘脾犯胃，气机郁滞而冲逆于上，是为肝气横逆之候，其见症以气滞与气逆之症象为主，可兼见阳气失和之脉症。

通称：肝气逆中。

病名：［中医］胃气痛。［西医］耳源性眩晕。

病因病机：肝脾气痰郁逆，因肝气郁滞，失其疏泄之性，肝气自横，乘脾犯胃，冲逆于上，气机郁滞，阳气失和。

证象组合：气滞+气逆+气郁+阳郁

主症：**【气机不利】症象**：①胸腹胁肋痞塞胀痛。②腹胀。③大便不实。**舌象**：舌苔白腻。**脉象**：脉象弦滑。

【气机冲逆】症象：①噫气。②泛酸吐痰涎。③恶心呕吐。

副症：**【气机不宣】症象**：①胸闷太息。②食欲不振。

宾症：**【阳气不和】症象**：①头胀，头昏目眩。②口淡，便溏。③潮热少汗。**脉象**：脉形细弦而带数。

治则：当以疏利肝脾之气滞，化痰开郁，以降其冲逆。

方证

1.调理肝胃方证：秦伯未方[1]。治潮热少汗，头胀胸闷，泛酸，吐痰涎，详见病案1。

左金丸（包煎）2.1g，白蒺藜9g，竹沥、半夏、广郁金各6g，柴胡3g，炒枳壳、橘白络、佛手柑、青蒿梗、炒竹茹各4.5g，路路通9g。

2.健脾舒肝，升清降浊方证：刘炯夫方[2]。治肝郁脾困，湿浊中阻，头昏目眩，详见病案2。

法半夏、茯苓、藿香各10g，陈皮、香附、郁金各6g，柴胡9g，茵陈、白术各12g，薄荷、甘草各3g。

论著和讨论

本证候肝气内郁，横逆犯脾，脾湿生痰，气逆痰升，其治则当疏利肝脾之滞气，化痰开郁，以调解之。朱云达按：本例（病案1）属肝气横逆乘脾犯胃的典型病例。秦（伯未）师用左金丸以黄连止吐，吴茱萸行气止痛，柴胡、郁金、白蒺藜疏肝解郁，青蒿梗退潮热，竹沥、半夏和胃降逆，佛手柑、橘络白健脾理气、和中消滞，竹茹开胃郁，使胃中上逆之气下行，路路通治月经不调，故初诊服药后即见效。二诊针对潮热少汗头胀，用柴胡、扁豆衣、白薇、炒条黄芩等退热，配伍他药，以竟全功。秦师云：胃气痛从肝胃施治，以理气为主，但需细致辨证；理气药性多辛燥，易耗气阴，对肝血不足，肝火偏旺者慎用；魏玉璜的一贯煎，在滋养中佐以疏肝，治胃病伤阴者可采用[1]。

病案举例

1.秦伯未治杜某某，女。初诊：潮热少汗，头胀胸闷，泛酸，吐痰涎，腹胀，大便不实，脉形细弦而带数。得之半载以上，经事已停3月。阴分亏耗，肝旺脾弱，有酿成干血痨之忧。暂予调理肝胃，方候明政（组方见方证）。二诊：泛酸、吐痰涎已止，胸闷腹胀亦轻，潮热少汗，头胀，大便未实，经血内闭，肝旺脾弱，耽延则成痨怯，再宗效法出入：炒柴胡、枳壳、佛手柑、橘络白、炒条黄芩各4.5g，白薇、广郁金、竹沥、半夏各6g，白蒺藜、扁豆衣、路路通各9g[1]。

2.刘炯夫治肝郁脾困，湿浊中阻：柯某某，女，40岁，中年失偶，复患肝炎。由于头昏目眩已久，迩来日益增剧，恶心呕吐，胸腹胁肋痞塞胀痛，太息噫气，食欲不振，口淡，便溏，舌苔白腻，脉象弦滑。西医诊断为耳源性眩晕。辨证属肝郁脾困，湿阻清阳。治当健脾舒肝，升清降浊（组方见方证）。5剂效，10剂愈[2]。

引用文献

［1］朱云达.著名老中医秦伯未治疗胃脘痛的经验［J］.上海中医药杂志，1983，（10）：17.

［2］刘炯夫.眩晕十例［J］.浙江中医药，1981，16（5）：219.

（二）肝气失调候（肝脾气痰转证）

肝脾气痰证，肝气犯脾，脾湿生痰，痰气交阻，气机不利，久则肝血脾气暗伤，是为肝气失调之候，杂病学家通称为肝强脾弱之证。其见症虽以肝脾气机郁滞之脉症显明，但必兼见气血两虚之脉症。

通称：肝强脾弱。

病名：［中医］闭经，腹痛，气喘。

病因病机：肝脾气痰虚滞，因肝气内郁犯脾，脾湿生痰，痰气交阻，气机不利，耗伤脾气肝血，而成气血虚而肝脾滞，虚实失调之证。

证象组合：气虚+血虚+气郁+气滞+阳郁

主症：**【气虚失充】症象**：①面色淡黄，精神疲倦。②甚则浮肿，气短。③食少便溏，口淡无味。④腰酸带下。**脉象**：①脉缓而弱。②脉净虚。**舌象**：舌淡苔白腻。

【气机不宣】症象：①胃纳呆食欲不振。

副症：**【气机不利】症象**：①腹胀。②腹痛时作。③两乳发胀。④气喘，服顺气药不效。**舌象**：苔腻。**脉象**：①脉弦。②脉弦缓而见滑象。

【血虚失养】症象：①心悸。②经闭不行。

宾症：**【阳气不和】症象**：四肢不温。

治则：当疏利肝脾，理气化痰以除其郁滞；补脾气、养肝血以补其虚，虚实同调之法。

方证

1.四杜汤证：程门雪方[1]。治左腹时痛，详见病案1。

醋炒软柴胡、枳实炭各3g，焦白芍、橘叶、广陈皮、炒白术各4.5g，炙甘草、春砂壳各2.4g，半夏、炒川续断、炒杜仲各6g，左金丸1.5g，炒谷芽、炒橘核各12g。

2.归芍六君子汤证：康良石方[2]。治气喘，详见病案2。

白术、白芍、当归、人参、茯苓、半夏、橘皮、炙甘草。

3.柴芍六君子汤加味证：陈瑞春方[3]。治闭经，详见病案3。

柴胡、广陈皮各6g，党参12g，茯苓15g，甘草4.5g，白芍、白术、法半夏、郁金、益母草、绿萼梅、代代花各9g。

论著和讨论

本证候肝脾气血已虚，而肝脾气痰阻滞，虚实不调。如陈瑞春说："脾虚闭经的特点是：面色淡黄，精神疲倦，四肢不温，甚则浮肿，心悸气短，食少便溏，腹胀，口淡无味，脉缓而弱，舌淡苔白腻等。治疗当以补脾益气养血为主。方用四君子汤加当归、川芎之类。"[3]故其治则当疏利肝脾气痰，更兼补脾气、养肝血，虚实同调。如陈瑞春按：本例（病案3）产后血亏，心脾已伤，所以月事不潮。李东垣说："脾胃俱虚……少食而肥，虽肥而四肢不举"。患者脾胃运化失常，脾阳不振，唯体形逐渐肥胖，但精神困倦，食欲减退，仍属脾不健运的表现。因为脾虚不摄，导致心血不足，血不足以养肝，肝失所养，肝郁不畅，所以情志不快，乳房部位为肝脉所布，胀痛是肝郁之征。根据这两种表现，认定为脾虚及肝，肝郁害脾，互为因果，导致脾虚肝郁，月经因而不潮。治疗以六君子汤健脾燥湿化痰，佐以柴胡、白芍疏理肝气，加郁金、绿萼梅、代代花等，均系从疏肝着眼，肝既调达，脾得运化，虽未予行血活血之品，实在也是见病求因，按病因治疗，故效验还是满意的[3]。

病案举例

1.程门雪治朱某某，女，成年，左腹时痛，胃纳呆，兼腰酸带下，脉弦，苔腻。姑以四逆散为主，调和肝脾，育肾束带（组方见方证）治之。二诊，原法尚觉合度，出入续进[1]。

2.康良石治李妇，年60余，患气喘，服顺气药不效。诊其脉净虚，拟补气血加顺气理痰之药，用（组方见方证），而病途愈[2]。

3.陈瑞春治闭经：黄某某，25岁，患者主诉闭经2年多。并经多方调治，诸如桃红四物汤等方，先后服用多次，未见显效。询其病史，2年前生小孩后，一直经水未潮，自觉身体逐渐肥胖，体重不断增加，而精神反见困倦，食欲不振。性情急躁，每个月之中有1星期左右两乳发胀。脉弦缓而见滑象。综诸脉症，拟为脾虚肝郁闭经，故以柴芍六君子汤加味（组方见方证）。嘱服4剂以观动静。1月后托人转告，上药服3剂经水即潮，疗效甚捷[3]。

引用文献

［1］上海中医学院.程门雪医案［M］.上海：上海科学技术出版社，2002：166.

［2］福建省中医药研究院.福建中医医案医话选编（第二辑）［M］.福州：福建人民出版社，1963：316.

［3］陈瑞春.脾胃学说在妇科临床上的运用［J］.新中医，1976，增刊（1）：23.

五、心肺气痰证（气痰并病）（2候）

心肺气痰证，系肺胃气痰，上犯于心之证。肺胃气痰郁滞上焦，不得宣解，阻滞包络，内蒙心窍，而成心肺气郁痰滞之证。其病机仍在上焦，胸中清阳之气阻滞，肺阳失其敷布之功，心阳失其离照当空之能，气痰瘀滞，渐致胸阳郁痹之候，久则结聚不散，而成郁结之证。其治则当宣肺气、通心窍，顺气化痰，通阳宣痹，以展胸中清阳之气，气顺痰消，自无阻滞之患。

证候别称：胸阳痹阻，气虚痰滞，阳虚痰滞。

病名：［中医］胸痹，心痛。

证候系统：详见图3-8-20。

本证————清阳郁痹候

转证————清气虚滞候

变证————清阳虚滞候

图3-8-20　心肺气痰证证候结构图

（一）清阳郁痹候（心肺气痰本证）

心肺气痰证，肺胃气痰不解，上阻胸中，清阳之气痹阻，心肺络脉郁滞，而成清阳郁痹之候，杂病学家通称为胸阳痹阻之证。其见症虽以心肺郁阻之症象显明，但必兼见阳气不宣与络脉郁滞之脉症。

通称：胸阳痹阻，气虚痰滞。

病名：［中医］胸痹。［西医］冠状动脉硬化性心脏病，无痛性心绞痛，广泛性心肌缺血，频发室性早搏。

病因病机：心肺气痰郁滞，由平素肺胃气郁多痰，气痰郁滞胸中，清阳之气痹阻，胸阳不得宣展，气机宣降失常，心肺络脉不利，甚则络瘀血溢。

证象组合：阳郁+络郁+气郁+血溢

主症：**【阳气不宣】症象**：①颜面苍白。②畏寒乏力。③发则汗出肢厥，瘫软无力。**舌象**：舌胖苔薄腻，苔白腻。**脉象**：①脉细弦。②脉细带数。

【络脉不宣】症象：①四肢麻木，下肢为甚。②舌头坚硬不能言语。

副症：**【气机不宣】症象**：①胸中懊侬，难以名状。②胸满闷时痛。③咳嗽痰多胸堵塞感，心胸闷乱心悸，心动悸。**脉象**：脉浮滑。

【气机不降】症象：大便干结。

宾症：**【络瘀血溢】症象**：血压不稳，心电图示：广泛性心肌梗死。**脉象**：脉结代。

【清窍不宣】症象：①头眩。②目干羞明。

治则：当宣降气痰，佐以开窍通络，以通阳宣痹为法。

方证

1.丹蒌汤证：程门雪方[1]。治心悸，胸满闷时痛，头眩寐不安，梦多，详见病案1。

薤白头、瓜蒌皮、云茯苓、半夏各9g，丹参15g，白檀香、广木香各2.4g，菖蒲1.3g，广陈皮、酒制黄芩各4.5g。

2.扶正理气活血汤证：张伯臾方[2]。治无痛性心肌梗死，胸闷神倦，动则汗出。详见病案2。

朝鲜白参（另煎冲）、山茱萸、全瓜蒌各12g，熟附片（先煎）、薤白、红花各6g，麦冬、当归各18g，制半夏、生川军各9g，炒川连3g。

3.通心理气汤证：黄文东方[3]。温通心阳，理气化瘀。治冠心病，胸中懊侬，心悸不宁，胸脘胀痛，兼有大便干结，详见病案3。

桂枝、降香各4.5g，全瓜蒌12g，郁金、半夏、陈皮各9g，赤芍15g，炙甘草6g，茶树根30g。

论著和讨论

本证候气痰交阻胸中，清阳不司旋转，气滞络郁，其治则自当以宣疏心肺气痰，通阳宣痹为法。《黄文东医案》

编者按：本例（病案3）亦系集体讨论进行辨证处方。拟方时原用薤白头，黄医师认为本品虽有通阳作用，但患者胸中懊侬，时觉胀痛，服之恐引起恶心，故去之。加入半夏、陈皮等降逆调气之品，与桂枝之辛温通阳相配，其效益佳[3]。

病案举例

1.程门雪治心悸：心动悸，胸满闷时痛，头眩，寐不安，梦多，苔薄，脉细弦。拟瓜蒌薤白、丹参饮加味（组方见方证）。二诊，诸恙见减，原方加川桂枝1.5g再进[1]。

2.张伯臾治广泛性心肌梗死（无痛性）：袁某，女，59岁，胸闷神倦，动则汗出，畏寒便秘，血压不稳，心电图示：广泛性心肌梗死，脉细而迟，苔薄腻。心脏虚弱而瘀滞交阻，颇虑厥脱之变，治宜扶正理气活血佐以通腑（组方见方证）。药后，胸闷已舒，汗止，大便得解，血压稳定，苔腻渐化，脉小滑，瘀滞已化，心脏气血两亏，再拟调补[2]。

3.黄文东治冠心病：钱某某，男，70岁，初诊：胸中懊侬，难以名状，表现为气机痞塞之象，与邪郁胸中者不同。心悸不宁，胸脘胀痛，兼有大便干结等症。舌质淡胖，苔白腻，脉结代。（患者自述发现此病已三年，最近心率每分钟82次，早搏三四次，心电图提示：偶发室性早搏）心阳不振，气滞血瘀。治拟（组方见方证）6剂。二诊：胸中懊侬，十去其七，胸脘胀痛消失。苔白腻，舌质胖。脉弦无结代（心率每分钟78次，律齐）。再守原意原方去半夏加苍术9g，6剂[3]。

引用文献

［1］上海中医学院.程门雪医案［M］.上海：上海科学技术出版社，2002：70.
［2］严世芸.张伯臾医案［M］.上海：上海科学技术出版社，1979：36.
［3］上海龙华医院.黄文东医案［M］.上海：上海人民出版社，1977：72.

（二）清气虚滞候（心肺气痰转证）

心肺气痰证，肺胃气郁痰滞，滞于胸中，清阳之气失于旋运，久则耗伤肺气，而成清气虚滞之候，其见症虽以上中肺胃气机郁滞之脉症显明，但必兼见心肺气虚之脉症。

通称：气虚痰滞。

病名：［**中医**］胸痹。［**西医**］冠状动脉硬化性心脏病，心绞痛。

病因病机：心肺气痰虚滞，因其人平素气虚不足，或久病耗伤心肺之气，而气痰又阻滞胸中，清气失其宣展，气机宣降失利，而成气虚夹郁滞之证。

证象组合：气虚+气滞+气郁

主症：【**气虚失充**】**症象**：①足软无力，疲乏。②下肢麻。③气短，心慌心跳。⑤头晕头痛。⑥汗出。**舌象**：舌淡红。**脉象**：①脉缓弱。②沉细涩。

【**气机不利**】**症象**：①胸痛彻背。②胃痛牵至心区及背。③腹胀。**舌象**：①舌淡苔白。②薄黄腻。**脉象**：脉弦细。

副症：【**气机不宣**】**症象**：①胸闷。②心中痞塞。

宾症：【**气机不降**】**症象**：时时欲吐。

治则：当于理气化痰，宣通郁滞之中，佐以补益心肺之气，两顾其虚实。

方证

1.补气宣痹汤证：李斯炽方[1]。治冠状动脉硬化性心脏病，胃部疼痛，牵扯至心区及背部，胸闷，详见病案1。

太子参、茯苓、柏子仁、黄精各12g，白术、法半夏、厚朴、瓜蒌壳、香附、天花粉、丹参各9g，山药15g，薤白6g，甘草3g。

2.栝楼薤白半夏汤合橘枳姜汤化裁证：赵锡武方[2]。治冠状动脉硬化性心脏病，心前区痛，胸闷短气，心中痞塞，详见病案2。

全瓜蒌、生黄芪、党参各30g，薤白、半夏、橘皮各15g，枳实、生姜各12g，桂枝10g，炒白术、炙甘草各9g，干姜6g。

论著和讨论

本证候心肺气虚，而痰气交阻，上中气机宣降失利。其治则以理气化痰，以宣通郁滞为主，兼以补益心肺之气，虚实兼顾为法。李斯炽曰：《难经・六十难》说“其五脏气相干，名厥心痛”。本案常自觉五脏有病，其在未发心痛之前而先见胃痛，并伴有胸闷腹胀、欲呕等消化道症状，其属胃气冲逆可知。《灵枢・厥病》篇说：“厥心痛腹胀胸满，心尤痛甚，胃心痛也。”当为久患肝病克制脾胃，使脾胃气虚，运化无力，故见胸闷、食少、腹胀、欲呕、舌淡、脉弱、小便微黄、苔微黄腻等脾虚胃滞症状，劳累则气耗，忧郁则气滞，劳累忧郁使脾胃愈虚愈滞而发为胃痛，胃络通心，胃气不降则上逆冲心。其早年患神经衰弱，睡眠一直不好，心阴已属不足，心脉本已失养，再加劳累忧郁及胃气冲逆，致使心脉不畅，故心痛卒然而发。心阳不宣则累及胸背，不但使心痛彻背，而且更加重了胸闷症状。脾胃气虚更兼心脉不畅，使下肢气血供应不足而发为两足麻软、行走无力等症。为脾虚胃滞为主，又兼心阴不足，胸阳失旷之证。治当补气运脾，兼以养心开痹，故用太子参、白术、茯苓、甘草、黄精以补心脾之气，用法半夏、厚朴、香附以运脾行气；加柏子仁、丹参、花粉、山药以养心益胃；加瓜壳、薤白以通阳开痹。[1]

病案举例

1.李斯炽治冠心病：王某某，男，56岁，素有神经衰弱，近因忧郁劳累，先觉胃部疼痛，牵扯至心区及背部，胸闷，腹胀时时欲呕，下半身麻，足软无力，行走困难，小便微黄，脉缓而弱，舌淡红，苔微黄腻。补气运脾，养心宣痹（组方见方证）。4剂心痛大减，余症也改善，自感心情舒畅，知饥欲食[1]。

2.赵锡武治桦某，男，56岁，冠心病5年，今年8月心绞痛发作，每日2~3次，胸痹心痛，心悸气短，乏力便溏，食欲不振，寸脉弱，关脉弦，舌淡苔白者，当从心胃同治，兼理中阳（仿栝楼薤白半夏汤合橘枳姜汤化裁，组方见方证），诸症减轻。酌加当归、细辛、熟地、淫羊藿、巴戟天等温肝滋肾之品，20余剂后诸症消失。次月查心电图已正常[2]。

引用文献

［1］成都中医学院.李斯炽医案（二）［M］.成都：四川人民出版社，1983：78.
［2］朱邦贤.赵锡武冠心病证治六法举要［J］.上海中医药杂志，1998，（6）：4.

第四节　气火证类（4证11候）

气火证，气郁化火之证。气郁火炽，气火并发，多指肝郁化火，故亦称郁火。而实则不同，郁火者，火为阴邪所郁，火郁不得宣泄之证，故其治则当遵《经》旨“火郁发之”之法。而气火者，肝气郁久而化火，其火多为肝木自身之火，其火不宜发越，而当泄降，以制其亢逆之势，此气火与郁火之不同处。

气火证，病发于肝气之郁，故肝胆郁火证，为气火之本病。肝之气火横逆，乘脾犯胃，合脾胃而为病，故肝胃、肝脾气火证，为气火之合病。肝之气火，上并于肺，与肺并发，而成肝肺气火证，为气火证之并病。

证候系统：详见表3-8-4。

表3-8-4　气火证证候结构表

本病	合病	并病
肝胆气火证	肝胃气火证、肝脾气火证	肝肺气火证

一、肝胆气火证（气火本病）（2候）

肝胆气火证系肝胆气郁化火之证，为气火之本病。病起于七情郁结，或更加郁怒暴怒，激动肝胆木火，以致郁气与相火爆发而成气火之证。古人所谓七情郁结，内动肝火，或“因事触怒，相火暴发”之证，通称为肝郁化火之证。

肝胆气火证，火由气郁而起，气郁不得泄越，木火内炽，初则为郁滞，木火郁炽，甚则升逆；久则必致郁结；初病在气，久必入络，由气及血。

肝胆气火证，气郁化火，气火并发，其治则总当疏利肝胆之气，清降肝胆之火，故俞根初等有“平其气以清泄之”[1]、平肝和血以疏达之、降泄之等法。

证候别称：胆气不利，肝火犯胃，肝火上逆，气火郁滞。

病名：［中医］脘胁痛，胁痛，头痛，男乳肿块。

证候系统：详见图3-8-21。

本证————胆气郁滞候
转证————木火郁炽候
变证————木火升逆候

图3-8-21　肝胆气火证证候结构图

引用文献
［1］俞根初.重订通俗伤寒论［M］.上海：上海科学技术出版社，1959：462.

（一）胆气郁滞候（肝胆气火本证）

肝胆气火证，肝郁化火，郁滞胆腑，肝胆气滞，木火内炽，而成胆气郁滞之候，杂病学家通称为胆气不利，或亦通称肝火犯胃之证。其见症以肝胆气机郁滞，与肝气上逆之症象为主，但必兼见肝胆火盛之脉症。

通称：胆气不利，肝火犯胃。

病名：［中医］脘胁痛，胁痛。

病因病机：肝胆气火郁滞，因肝胆气郁化火，郁滞胆腑，腑气内阻，木火不得宣泄，而转炽于内，肝气挟木火上逆。

证象组合：气滞+气郁+气蒸

主症：**【气机不利】症象**：①右胁不舒，胁痛，脘胁痛或作或止。②痞满，或结于左胁之下。

【津气蕴蒸】症象：①面赤身热。②口苦目赤。③口燥唇焦，口渴，喜冷畏热。④胸中懊侬，胃脘嘈杂泛酸，心腹刺酸吐出。⑤便秘溺赤。**舌象**：舌黄。**脉象**：①脉数实。②弦数。

副症：**【气机不宣】症象**：①心下痞满。②胸闷纳呆。

【气机不降】症象：①呕吐臭秽。②呕逆酸苦。③吞酸。

宾症：**【阳气不和】症象**：①睡眠不安。②心悸。③胆怯。**舌象**：苔薄腻。**脉象**：脉细。

治则：当疏利肝胆之气，清降肝胆之火，兼和其胆胃为法。

方证

1.后辛汤证：费伯雄方[1]。治呕逆，胆气不利，胸中懊侬。

柴胡、广皮、枳壳、姜汁炒栀子皮各3g，郁金、当归、茯苓、合欢花各6g，蒺藜12g，佛手1.5g。

2.泻肝汤证：黄文东方[2]。治胃脘嘈杂泛酸，详见病案1。

柴胡、郁金、延胡索、黄芩、瓜蒌皮各9g，合欢皮15g，煅瓦楞子30g。

论著和讨论

本证候肝胆气郁化火，阻滞胆腑，胆气不利，逆气犯胃，吴坤安说："若怒动肝火，或怒后加餐而成痞满，或结于左胁之下，舌黄口渴脉弦数，或兼胁痛吞酸：左金丸加川郁金、枳实主之。"[3]其治则当疏利肝胆之郁滞，清降肝胆之木火为法。费伯雄说："胆胀者，胁下痛胀，口中苦，善太息。胆为中正之官，决断出焉。肝虽强，非胆不能断。但气血皆少，为清静之腑，寒气干之，故胁痛口苦；气郁不舒，故善太息也。当轻扬和解，后辛汤（组方见方证）主之。"[1]李用粹说："吞酸，小疾也，然可暂不可久，久而不愈，为膈噎反胃之渐也。主以二陈汤，加吴萸、黄连（左金丸），顺其性而抑之，佐以山栀、苍术、茯苓，以行湿热。……如朝食甘美，至晚心腹刺酸吐出者，此血虚火盛，宜加归、芎。"[4]李梴曰："当归龙荟丸：当归、龙胆草、大栀子、黄连、黄芩、黄柏各一两，大黄、芦荟各半两，木香一钱半，麝香半钱。为末，蜜丸小豆大。每二三十丸，姜汤下。治肝蕴风热，时发惊悸，筋惕肉瞤、瘛疭搐搦，头目昏眩，神志不宁，狂越骂詈，胸膈咽嗌不利；又治湿热胁痛及食积因大饱、劳力、行房胁痛，肠胃燥涩，一切火热等证。"[5]

病案举例

黄文东治胃脘嘈杂泛酸：徐某某，女，32岁，右胁不舒，睡眠不安，心悸，胆怯，口苦，常在经期发作，苔薄腻，脉细。肝气郁结，横逆犯胃，上扰心神，拟疏肝理气，和胃安神五剂，嘈杂泛酸未除，大便已润，睡眠进步，前方加清化苦降之品（组方见方证）[2]。

引用文献
［1］张元凯.孟河四家医集［M］.南京：江苏科学技术出版社，1985：77.
［2］上海龙华医院.黄文东医案［M］.上海：上海人民出版社，1977：128.
［3］吴坤安.伤寒指掌［M］.上海：上海科学技术出版社，1959：卷三15.
［4］李用粹.中华医书集成·证治汇补［M］.北京：中医古籍出版社，1999：143.
［5］李梴.医学入门［M］.天津：天津科学技术出版社，1999：1222.

（二）木火升逆候（肝胆气火变证）

肝胆气火证，肝气内郁，失其疏泄之性，气机郁滞，木火内炽，升逆于上，而成木火升逆之候，其见症虽以肝气郁逆之症象显明，但必兼见木火内炽之脉症。

通称：气火郁滞。

病名：［中医］胁痛。

病因病机：肝胆气火蕴逆，因肝气内郁，郁久化火，气火内滞，肝气郁逆，木火内炽气血，上扰心神，干于清道，甚则气逆血溢。

证象组合：气炽+血炽+气滞+气逆+血溢+神扰

主症：**【津气蕴炽】症象**：①口干苦。②口渴喜饮。③声哑口干舌裂。④小便赤。**舌象**：舌绛苔黄。**脉象**：①脉左关独大。②弦数。③弦滑。

【血热蕴炽】症象：①目赤。②痛处觉热。**舌象**：舌绛。

副症：**【气机冲逆】症象**：气从少腹上冲于心。

【络血妄行】症象：衄血，痰血。

【气机不利】症象：①胁肋时作胀。②两胁大痛，胁肋作痛，呼吸不利，手不可按。③小腹季肋牵引作痛，痛连阴器，小腹痛胀。

宾症：**【神志不宁】症象**：①性躁多怒。②夜卧常觉惊恐。

【清空不宁】症象：①头目不清。②眩晕，晕厥。

治则：当以疏利肝气为主，以除其郁滞；清降木火，以解其内炽。

方证

加味金铃子散证：《通俗伤寒论》方[1]，治怒动肝火，胁肋作痛，呼吸不利，手不可按。

川楝子9g，蜜延胡索、赤芍、焦栀子各4.5g，枳壳、青皮、橘红、通草各3g，生甘草1.5g。

论著和讨论

本证候肝郁气滞，木火内炽，肝气挟木火冲逆，其治则当以疏利肝气之郁滞，清降其木火之郁炽。秦昌遇说："胁肋时胀，夜卧常惊，口渴多饮，腹大如怀，小腹季胁牵引作痛，痛连阴器，此肝火不得卧也。或因恼怒伤肝，肝气怫郁，或尽力谋虑，肝血有伤，肝主藏血，阳火扰动血室，则夜卧不宁矣。脉左关独大，或见弦数，或见弦滑。……恼怒伤肝，肝火拂逆，疏肝散（柴胡、苏梗、青皮、钩藤、山栀、白芍药、广皮、甘草）。谋虑伤肝者，四物汤加山栀、川连。"[2] 陈士铎说："人有横逆骤加，一时大怒，叫号骂詈，致两胁大痛而声哑者，必素有火性，肝脉必洪大而无伦次，眼珠必红，口必大渴呼水，舌必干燥而开裂，当急用平肝泻火，急用平怒汤：白芍三两，丹皮、当归各一两，荆芥（炒黑）、炒栀子各五钱，天花粉三钱，甘草一钱，水煎服。平怒散亦妙：白芍、丹皮各一两，当归五钱，焦山栀、牛膝各三钱，甘草、柴胡、广木香各一钱，枳壳八分。"[3]

李用粹说："小腹为至阴之位，厥阴所属。……热郁，以四逆散，加黄连、山栀、黄芩、香附。……小腹胀痛，用当归、芍药、川芎、柴胡、青皮、吴萸、甘草之类。"[4]

病案举例

曹仁伯治胃脘当心而痛，脉形弦数，舌绛苔黄，口干苦，小便赤。一派火热之象，气从少腹上冲于心，岂非上升之气自肝而出，中挟相火乎。化肝煎：赤芍、青皮、栀子、泽泻、丹皮、陈皮、川贝。脘痛下及于脐，旁及于胁，口干心悸，便栗溺黄，脉弦而数，此郁气化火也。化肝煎合雪羹[5]。

引用文献

［1］俞根初.重订通俗伤寒论［M］.上海：上海科学技术出版社，1959：357.
［2］秦昌遇.中华医书集成·症因脉治［M］.北京：中医古籍出版社，1999：131.
［3］柳长华.陈士铎医学全书［M］.北京：中国中医药出版社，1999：738.
［4］李用粹.中华医书集成·证治汇补［M］.北京：中医古籍出版社，1999：160.
［5］柳宝诒.增评柳选四家医案［M］.南京：江苏科学技术出版社，1983：137.

二、肝胃气火证（气火合病1）（5候）

肝胃气火证，系肝之气火犯胃之证，良由素有肝气抑郁，失于疏泄，肝气不畅，郁久化火，气火横乘于胃，致肝火上逆，胃不主降，而成有升无降之气火证候，统称肝火犯胃或肝火上逆，肝胃不和，均系气与火上逆之证。

肝胃气火证，其病机总由于肝气肝火犯胃，其始则由气火犯胃，胃失通降；肝气挟胃气上逆，胃气不降。久则肝火内盛，木火冲逆，甚则血随气上，气血上冲，其病最急。或由气火失治，或过投辛温燥热利气之品，耗伤胃中气液，损及肝之阴血，则有虚实夹杂之变。其治则虽总当疏肝降火，但不可过投香燥，气愈不得降，阴血愈枯，火必反盛。

证候别称：肝火犯胃，肝胃失和，胃不和降，肝火上逆，肝气横逆，肝气化火，胃络受伤，厥阴气结，阴虚气逆，阴虚肝燥，阴虚肝横。

病名：［中医］胃脘痛，脘胁痛，脘腹痛，呃逆，恶阻，呕吐，呕血，经行吐衄。

证候系统：详见图3–8–22。

本证————胃气失和候、胃失和降候

转证————木火郁逆候、木火升逆候、木火炽逆候、气血郁逆候

变证————木火虚逆候、气液虚逆候、肝阴虚滞候

图3–8–22　肝胃气火证证候结构图

（一）胃气失和候（肝胃气火本证1）

肝胃气火证，肝气郁滞化火，气火犯胃，胃气郁滞，通降失司，是为胃气失和之候，杂病学家通称为肝火犯胃，或肝胃失和之证。虽以胃气郁滞之症象显明，必见肝气化火之脉症。

通称：肝火犯胃，肝胃失和。

病名：［中医］脘胁痛。［西医］浅表性胃炎，慢性胃炎。

病因病机：肝胃气火郁滞，因肝气化火，气火犯胃，阻滞胃腑，胃气不利，通降失常，而成肝胃气滞之证。

证象组合：气郁+气滞

主症：【气机不宣】症象：①口干苦。②纳少。③面目虚浮。**脉象：**①脉细弦。②脉细缓。**舌象：**苔薄腻。

副症：【气机不利】症象：①脘胁痛，其痛或作或止。②中脘隐痛，饭后腹胀微痛。③脘腹疼痛阵发，有压痛喜暖熨，形寒肢冷。④口燥唇焦，喜冷畏热。⑤便秘溺赤，便秘腹泻交替出现。**舌象：**苔白腻。**脉象：**脉数实。

宾症：【气机不降】症象：①嗳气泛酸。②呕吐臭秽。

治则：当以清疏肝胃气滞为主，泻肝和胃为法。

方证

1.统旨清中汤证：清中理气，治脘胁痛，其痛或作或止，喜冷畏热[1]。

黄连、山栀、陈皮、茯苓、半夏、甘草、草豆蔻。

2.补土疏木汤证：黄文东方[2]。治胃脘胀气，隐隐作痛，详见病案3。

茯苓12g，陈皮6g，白术、香附、郁金、延胡索、川楝子、白芍、黑栀各9g。

论著和讨论

本证候肝郁化火，气火犯胃，胃失通降之司，其治则当以清疏肝胃气机为主，泻肝和胃为法。程国彭说："（心痛）热痛者，舌燥唇焦，溺赤便闭，喜冷畏热，其痛或作或止，脉洪大有力，《统旨》清中汤（组方见方证）主之。"[1]脘胁痛，或口渴面赤，身热；或呕吐臭秽，脉数实，亦主清中理气，清中汤；或清利郁热，金铃子散加黄连、山栀。

病案举例

1.**李泰**治龙姓，女，20余岁，脉弦数，恶寒发热而渴，忽然胸前刺痛，舌中黄边白，小便微热，大便略紧，此胃热气痛。焦栀子9g，乳没6g，云黄连、甘草各3g，草豆蔻1.2g，酒制大黄、枳实、厚朴、香附、川芎、青木香、檀香各4.5g[3]。

2.**黄文东**治赵某某，女，50岁，胃脘胀气，隐隐作痛，嗳气，面目虚浮，腰痛，月经无定期量少，脉细缓，苔薄腻。脾运不健，肝胃失调。拟健脾调气，疏肝和胃（组方见方证）[2]。

3.**张伯臾**治慢性胃炎：吴某某，女，20岁，脘腹剧痛阵发如锥，经久不愈，有压痛，喜暖熨，形寒肢冷，动则头晕心悸，口干纳少，苔薄白腻，脉细。久痛入络，寒热夹杂，拟理气活血，温中泄热：制香附、川楝子、延胡索、炒赤芍、炒白芍、黑栀各9g，当归、丹参各15g，炙甘草、干姜各3g，炒川芎、炒柴胡、乌梅各6g。药后剧痛未作，再守原意[4]。

又治慢性胃炎：耿某某，女，40岁，半年来，中脘隐痛，食后作胀，泛恶吞酸，便秘腹泻交替出现，口干苔白脉细。肝气横逆，侮脾犯胃，久郁化热，胃热脾弱，拟清肝胃之热，和中助运：炒川黄连、砂仁各2.4g，炒吴茱萸1.5g，炒白术6g，枳壳、苏梗、鸡内金各9g，橘红4.5g，丹参12g，檀香3g。泛恶吞酸已止，中脘隐痛，纳胀，继续调养[4]。

4.**章庆云**治浅表性胃炎：汪某某，女，59岁。初诊1981年7月9日。每餐饭后腹胀微痛，嗳气泛酸，口干苦，大便秘结，常依赖通便药解大便，外院胃镜提示浅表性胃炎，脉细弦，苔白腻，肝胃不和，气机受阻，治拟疏肝和胃理气：苏梗、陈皮各6g，丹参18g，香附、清炙甘草、黄芩、白芍、郁金、荷叶、荷梗、炒谷芽、炒麦芽各10g，瓜蒌30g，川厚朴花、玫瑰花各3g。二诊：服药7剂，症状减轻，胸脘不舒，大便隔日一行，苔薄腻，脉细弦。肝胃

不和，气滞不畅。治以上方增损：苏梗5g，陈皮6g，瓜蒌30g，香附、清炙甘草、荷叶梗（各）、八月札、黄芩、白芍、炒谷芽、炒麦芽、山楂肉各10g。服上药1月余，症状消失，便纳如常[5]。

引用文献

［1］程国彭.医学心悟［M］.北京：人民卫生出版社，1963：124.
［2］上海龙华医院.黄文东医案［M］.上海：上海人民出版社，1977：131.
［3］李洪成.中医证候学［M］.北京：中国医药科技出版社，2008：1371.
［4］严世芸.张伯臾医案［M］.上海：上海科学技术出版社，1979：43，44.
［5］陆同天.章庆云运用香苏散治疗脘腹痛的经验［J］.上海中医药杂志，1983，（9）：10.

（二）胃失和降候（肝胃气火本证2）

肝胃气火证，肝气化火，横行犯胃，肝气挟胃气上逆，致胃气有升无降，而成胃失和降之候，杂病学家通称为肝火犯胃，或肝火上逆之证。其见症以胃气冲逆之征象为显，但必兼见肝火内盛之脉症。

通称：肝火犯胃，肝火上逆。

病名：［中医］呃逆，恶阻。

病因病机：肝胃气火郁逆，因肝气化火犯胃，肝气挟胃气上逆，致胃气郁滞，通降失司，胃气有升无降。

证象组合：气逆+气郁+气滞

主症：【气机冲逆】**症象**：①呃逆。②入口即吐。③呕吐酸，水口泛苦水。④频频嗳气。⑤食则作恶。**舌象**：①舌黄。②舌苔薄黄。**脉象**：①左脉弦数。②细弦。③脉弦滑。

副症：【气机不宣】**症象**：不思食。

宾症：【气机不利】**症象**：①痞胀。②大便干结。

治则：当疏利肝胃之气滞，清降肝胃之逆气。

方证

济生橘皮竹茹汤加减证：徐景藩方[1]。治经常嗳气吐出食物，或反流至咽，详见病案1。

橘皮、竹茹、柿蒂、法半夏各6g，生甘草3g，生大黄5g，枇杷叶、刀豆子各10g，代赭石20g。

论著和讨论

本证候肝气化火犯胃，胃气郁滞，肝气挟胃气上逆，何廉臣说：“（王孟英治呃）疏肝降逆，多用萸、连、旋、赭、延、铃，五磨饮子等品。”[2]其治则当疏利肝胃之气郁，清降肝胃之逆气。吴坤安说：“凡痞胀，食入即吐，并呕酸水，口渴舌黄，此肝火犯胃，恒因恼怒而得，宜吴茱萸、川黄连、半夏、茯苓、厚朴、枳实、姜汁炒竹茹之类主之。”[3]“如呃逆，舌黄而渴，左脉弦数，此肝火上逆，为呃逆也。宜川黄连、吴茱萸、黑栀、代赭石、枇杷叶、半夏、茯苓之类降之。”[3]

病案举例

1.**徐景藩**治程某，女，21岁，病史近2年，经常嗳气，并吐出食物，或反流至咽，又复咽干，口干，大便干结，4~5日1次，消瘦，舌尖微红，脉细弦，1月来嗳气尤频，不能自主，证属肝胃郁热，胃失和降，方用济生橘皮竹茹汤加减（组方见方证），调治半月，大便日行，生大黄减为3g，病程中反复前后共服百余剂，形体渐盛，症状不著，原月经3~4月1潮，后亦调整，病渐向愈，改丸剂巩固[1]。

2.**董德懋**治妊娠恶阻：徐某某，女，25岁。缘由前日下午食酸菜汤后，阵阵恶心。翌日腹痛不适，呕吐3次，系胃内容物。家人误为食物中毒即送我院住院治疗。给予对症处理后，腹痛减轻，然恶心、呕吐依然如故。董老诊视时，患者频频嗳气，口泛苦水，不思食，食则作恶，脉弦滑，舌苔薄黄。问其月经情况，不肯真言，遂作妊娩试验（+），后听其母言已停经2月。结婚4月，心情不畅，精神怫郁。董老认为，本症属肝郁气滞，木火上炎，逆而犯胃所致。《灵枢·经脉》篇说：“肝所生病者，胸满呕逆。”肝胆互为表里，肝气既逆，胆火亦随之而升，症见呕苦吐酸，胸胁腹部疼痛，肝气郁结，气机失于条达而嗳气不止。治以清肝和胃，理气开郁：吴萸、甘草各3g，黄连、柴胡、白芍、苏叶各9g，陈皮、枳壳各6g，竹茹1团，服药5剂，呕恶停止，治愈出院[4]。

引用文献

［1］徐景藩.对食道功能性疾病的证治体会［J］.中医杂志，1981，（6）：55.
［2］俞根初.重订通俗伤寒论［M］.上海：上海科学技术出版社，1959：250.
［3］吴坤安.伤寒指掌［M］.上海：上海科学技术出版社，1959：卷三73，83.
［4］赵纪生.董德懋医案四则［J］.江西中医药，1983，（1）：15.

（三）木火炽逆候（肝胃气火转证1）

肝胃气火证，肝气内郁，化火犯胃，木火内炽，挟胃中宿食化火上逆，而成木火炽逆之候，时病学家称为厥阴气结之证。以火炽与气逆之脉症为主，可兼见肝胃气机郁滞之脉症。

通称：厥阴气结。

病名：［中医］脘腹痛。［西医］急性胰腺炎（水肿型）。

病因病机：肝胃气火蕴逆，多由其人素有肝气内郁，肝气化火，木火内炽，气火犯胃，挟胃中宿食化火，炽逆于上，俞根初曰："此厥阴气结，合阳明热结而成下证。"[1]

证象组合：气炽+气逆+气滞+神扰+阳郁+清空

主症：【津气蕴炽】症象：①发热不恶寒。②口苦。②小便短赤。③大便艰，便闭。**舌象：**①舌尖，舌边红赤。②苔黄。**脉象：**①脉右滑左弦数。

【清空不宁】症象：头痛。

副症：【气机冲逆】症象：①气上撞心。②呕吐黄绿苦水。③气逆而喘。

【气机不利】症象：①胸闷，腹满。②心中疼热。③左侧胁肋疼痛，痛引胸肩。**舌象：**苔厚腻而黄。**脉象：**脉弦数带涩。

宾症：【神志不宁】症象：胸膈烦闷。

【阳气不和】症象：四肢微厥。

治则：当急急通降其气火，以散其结而降其升逆。

方证

大柴胡汤加减证：谢兆丰方[2]。治急性胰腺炎，左上腹部疼痛，并阵发加剧，痛时放射至左肩，伴呕吐。详见病案。

柴胡、黄芩、大黄（后下）、郁金、炒枳实、延胡索各10g，黄连2g，番泻叶15g，木香6g。

论著和讨论

本证候肝气化火，挟胃中宿食化火，气火炽逆于上，而不得下行，其治则当急通降其气火，散结降逆，俞根初曰："其人素有肝气，伤寒六七日，热陷在里，气上撞心，心中疼热，呕吐黄绿苦水，胸膈烦闷，气逆而喘，四肢微厥，腹满便闭，舌边紫苔黄浊，脉右滑左弦数，此厥阴气结，合阳明热结而成下证，仲景所谓厥阴下之是也。法当苦辛通降，下气散结，六磨饮子去木香，加广郁金9g磨汁主之。沉香、槟榔、枳实、广木香、台乌、生大黄各10g，各磨汁2匙。"[1]

病案举例

谢兆丰治急性胰腺炎（水肿型）：凌某某，女，32岁，昨晚10点钟左右，突感左上腹部疼痛，并阵发加剧，痛时放射至左肩，伴呕吐。查：T 38.6℃，血压120/80mmHg，急性病容，表情痛苦，腹肌稍紧张，左上腹压痛，无反跳痛，巩膜无黄染，白细胞18.1×10^9/L，中性82%，尿淀粉酶256U，血淀粉酶256U（温氏法）。西医予青、链霉素，阿托品等治疗。邀中医会诊，见其左侧胁肋疼痛，痛引胸肩，呕吐3~4次，不思饮食，发热不恶寒，小便短赤，苔厚腻而黄，脉弦数。辨证：湿热郁蒸，脾胃气滞。治以清热通便，理气止痛（组方见方证），连服4剂，大便连泻4~5次，疼痛减轻，呕吐止，体温37.8℃，进食少量，苔白腻，脉弦稍数。仍宗原方去黄连、番泻叶，进2剂。体温正常，左胁疼痛消失，食纳日增，精神转佳，唯脘部稍有胀感，时嗳气，苔白，脉弦。拟理气健脾调治：柴胡、黄芩各5g，炒枳壳、木香、佛手各6g，白芍、炒白术、茯苓、青皮、陈皮各9g。服2剂，诸症消失。复查：尿淀粉酶16U，血淀粉酶32U。于1980年10月4日痊愈出院[2]。

引用文献

［1］俞根初.重订通俗伤寒论［M］.上海：上海科学技术出版社，1959：186.

［2］谢兆丰.急症验案二则［J］.江西中医药，1983，(6)：14.

（四）气血郁逆候（肝胃气火转证2）

肝胃气火证，肝气内郁，失其疏泄之性，气火逆其于胃，胃络瘀滞，气逆迫血上溢，而成气血郁逆之候，其见症以气逆与血溢之症象显明，但必兼见气郁与瘀滞之脉症。

病名：［中医］呕血，经行吐衄。

病因病机：肝脾郁火郁逆，素有肝气内郁化火，冲激于胃，气郁血滞，气逆血溢，即俞根初曰："因事触怒，相火暴发。""大怒者，其志愤激，则气血易于奔迫而无所节制，《经》所谓怒则伤志也。"[1]

证象组合：气滞+血滞+气逆+血溢

主症：**【气机冲逆】症象**：①呕恶。②呃逆。③气逆喘呼。④气不畅遂，烦躁不安。**脉象**：①脉多弦浮躁盛。②左脉滑数。

【络瘀血溢】症象：①吐衄，经行吐衄。②大怒吐血色紫气逆。③甚则呕血。

副症：**【气机不利】症象**：①胸胁满痛，胁痛。②身热胸闷，心中懊憹。③甚则痛厥。**脉象**：①脉弦滑。②弦动。

宾症：**【血滞不行】症象**：①月经量少色深红。②痛经唇暗。**舌象**：舌暗尖红边有瘀斑。**脉象**：①弦涩。②沉弦搏坚。

治则：不可妄行止涩，当疏利气血之瘀滞，清降其气火之上逆。

方证

1.苏子降香汤证：《通俗伤寒论》方[1]。治大怒愤激，怒则伤志，气血奔迫，失血，甚则痛厥，脉多浮弦躁盛。详见论著。

苏子、香附各4.5g，降香3g，川贝母、郁金、焦山栀、旋覆花各9g，竹茹、白薇各6g，葱须0.9g（冲）。

2.舒肝降血汤证：罗元恺方[2]。治经行吐衄，详见病案2。

丹参、佛手各12g，牛膝、生地、山楂肉、茵陈、寄生各15g，丹皮、赤芍、黑栀各9g，柴胡、藿香各6g，郁金、茯苓、怀山药各10g。

论著和讨论

本证候肝气内郁化火，逆行于胃，气郁血滞，气逆血奔，其治则不可妄行上涩，法当疏利肝胃气血之郁滞，清降气火之上逆，气火得平，则无气逆血奔之患。即如俞根初说："大怒者，其志愤激，则气血易于奔迫而无所节制，《经》所谓怒则伤志也，脉多浮弦躁盛，症多失血，甚则痛厥，仍宜苏子降香汤（组方见方证），加蜜炙延胡索、醋炒大黄、盐水炒川黄连等，以降泄之。""伤寒瘥后，因事触怒，相火暴发，因而余热复作。身热胸闷，心烦懊憹，气逆喘呼，甚则胁痛，呕血，脉多弦浮躁盛，或弦劲，或弦涩，或沉弦搏坚，先宜苏子降香汤加桑叶、丹皮、银柴胡、地骨皮平其气以清泄之。"[1]有云：七情郁结，内动肝火，吐衄而胸胁满痛，或呕恶，呃逆，气不畅遂，烦躁不安，左脉滑数，主平肝和血以疏达之，丹栀逍遥散或苦辛降气，如苏子、郁金、降香、丹皮、山栀、瓜蒌、橘白等。

陈士铎说："人有大怒吐血，色紫气逆，两胁胀满作痛，此怒气伤血，不能藏而吐也。平肝止血散：白芍二两，当归一两，炒黑荆芥三钱，甘草一钱，丹皮、炒栀子各二钱。"[3]

病案举例

1.王旭高治血色紫而有块。此属肝火乘胃，瘀凝上泛也。仿缪仲醇法：鲜生地、醋炒大黄、蒲黄炒阿胶、丹皮、黑栀、苏子、白芍、炒扁豆、降香、枇杷叶、藕汁。诒按：此肝火冲激于血络所致，最易留瘀致病，故用药如此。若再加茜根炭、三七，似于瘀血一面，更为着力[4]。

2.罗元恺治蔡某某，女，25岁，两年前偶有经前鼻衄，诊为"倒经"。一个多月前突然大量鼻衄，鲜红夹块，一昼夜未能止血，6天出血2000ml，住院18天方暂止。疲倦，睡眠欠佳，烦躁不安，纳差，面色晦黄，月经周期不定，量少色深红，痛经唇暗，舌暗尖红边有瘀斑，苔白微黄厚腻，脉弦滑。此为经行吐衄，属肝郁化火，火气上逆，兼脾虚湿郁。治宜引血下行，佐健脾化湿（组方见方证）3剂。胃纳转佳，睡眠好，加养血和肝[2]。

引用文献

[1] 俞根初.重订通俗伤寒论［M］.上海：上海科学技术出版社，1959：462，463.

[2] 广州中医学院.罗元恺医著选［M］.广州：广东科学技术出版社，1980：187.

[3] 柳长华.陈士铎医学全书［M］.北京：中国中医药出版社，1999：764.

[4] 柳宝诒.增评柳选四家医案［M］.南京：江苏科学技术出版社，1983：223.

（五）气液虚逆候（肝胃气火变证）

肝胃气火证，肝气化火犯胃，阻滞胃气，失其通降，耗伤气液，气反上逆，而成气液虚逆之候，杂病学家通称为阴虚气逆之证。虽以胃气冲逆之症象显明，但必见气液两虚之脉症。

通称：阴虚气逆。

病名：［中医］呕逆。［西医］胃神经官能症合并习惯性便秘。

病因病机：肝胃气火虚逆，因肝气化火，横逆犯胃，胃失通降之能，气火耗伤气液，而成阴虚气逆之证。

证象组合：液灼+气逆+气郁+气虚

主症：**【津液消灼】症象**：心烦面红，口干。**舌象**：①舌质较红、苔干而少津、根部微黄苔剥起裂。②苔薄少津。**脉象**：脉细而弦。

【气机冲逆】症象：干呕频频。

副症：【气机不宣】症象：胸脘痞闷。

宾症：【气虚失充】症象：精神疲倦。

治则：虽当疏降肝胃之逆气，但必兼以益气增液，以和调其虚实。

方证

阴虚气逆方证：叶秉仁方[1]。治阴虚气逆，胃神经官能症合并习惯性便秘。详见病案。

鲜金石斛30g，沉香片3g。以此两药为主，再加太子参15g，代赭石30g，紫苏叶2.4g，黄连1.2g，姜竹茹4.5g。

论著和讨论

本证候肝气化火犯胃，胃失通降，气液已伤，虚实夹杂，其治则当疏降肝胃之气逆，必兼益气增液，以和调其虚实，即叶秉仁“滋胃阴而顺气，泄肝逆而护阴。刚柔相济”之法。叶秉仁说：“阴虚气逆，石斛、沉香可制：阴虚指胃阴之虚，气逆指肝气之逆。盖病人久呕，胃津必伤、胃虚则肝气更为亢逆而呕吐不止。症状每见干呕频频，心烦面红、胸脘痞闷，口干苔剥起裂或苔薄少津，脉细而弦，治当滋阴清热、平降逆气。我常用石斛配沉香为主。酌情选用北沙参、麦冬、绿萼梅、制半夏、陈皮、竹茹等。石斛性味甘寒，功专滋养胃阴，如用鲜品，清热之力尤胜；沉香性味苦辛，功能泄降逆气，两药配合，滋胃阴而顺气，泄肝逆而护阴。刚柔相济，疗效较好。”[1]

病案举例

叶秉仁近年治一高姓女病人，患胃神经官能症合并习惯性便秘。大便数天不解，脘腹胀满，呕吐频繁，用西药氯丙嗪等止呕效果不明显。因思其胃气不降，是由腑气之不通，遂用硝、黄与降气镇呕药同用，结果大便依然不解，呕吐反而更甚。再进西药果导片，腹胀非但不减，反增腹痛。细察患者尚有精神疲倦、舌质较红、苔干而少津、根部微黄等症征，实属胃之气阴两伤，肝经气火上逆。改方（组方见方证），服1剂后呕减，3剂后呕止，能进稀粥。而大便仍不解。给服更衣丸4.5g便即行。可能是由于肝逆一平，胃气得降。加以滋补气阴。所以服更衣丸好比顺水推舟。不费牛蒡子[1]。

引用文献

［1］叶秉仁.治呕经验谈［J］.新医药学杂志，1977，(6)：34.

三、肝脾气火证（气火合病2）（3候）

肝脾气火证，系肝之气火犯脾之证，良由素体肝郁多火，横乘于脾，郁于中焦，致脾气郁滞，运化无权，而成肝脾气火郁滞之证。其病机总在于肝气内郁化火，初则为肝气失于疏泄，郁滞于脾；继则肝火内盛，不得泄越，冲逆于上；甚则与脾中宿食化火，炽逆于内。其变实则气火互结中焦，虚则耗伤气液，气火燥结，为虚实夹杂之证。肝脾气火证，其病在于郁气与内火，其治则总当疏利肝脾气滞，清降肝脾内火，气火得以下行，则无内扰之患。

证候别称：肝脾不调，肝脾失和，肝气犯脾，肝气郁结。

病名：［中医］腹痛，痛经，慢性痢疾，肠结关格，盗汗，虚秘。

证候系统：详见图3-8-23。

本证————肝气失疏候、肝气失调候

转证————津气炽逆候

变证————中气郁结候、气液虚燥候

图3-8-23　肝脾气火证证候结构图

（一）肝气失疏候（肝脾气火本证1）

肝脾气火证，肝气内郁，失于疏泄，郁久化火，气火横行犯脾，是为肝气失疏之候，杂病学家仍通称为肝脾不调，或肝气犯脾之证。其见症虽以脾气郁滞之症象显明，但必兼见肝火内郁之脉症。

通称：肝脾不调，肝气犯脾。

病名：［中医］腹痛。［西医］慢性痢疾。

病因病机：肝脾气火郁滞：肝气郁滞，失于疏泄，郁久化火，内乘于脾，脾气郁滞，升降失常，阳气失和，蒲辅周曰：“属肝脾不调，肝胆郁热。”

证象组合：气郁+气滞+络郁+阳郁

主症：【气机不宣】症象：周身疲乏无力，纳差。

【气机不利】症象：①腹痛腹热。②腹中急痛，时作时止。③盘脐作痛。④痛不耐按，喜寒恶热。⑤胃不痛而胀。⑥大便夹黏液，有后重。**脉象**：①脉两关弦细。②脉弦洪，左关脉洪数。③沉数。**舌象**：舌红苔黄腻。

副症：【络脉不和】症象：少腹季肋牵引作痛。

【气机不降】症象：嗳气。

宾症：【阳气不和】症象：①平时易急躁。②心烦，睡眠不佳。③发热，口渴。④小便少而黄，小便赤涩。

治则：当以疏利肝脾之气，以导其滞；清解肝脾之火，以除其热。

方证

1.四逆散合香连左金丸加味证：蒲辅周方[1]。治痢疾（慢性痢疾），夹黏液，后重，详见病案。

柴胡、枳实各4.5g，白芍6g，炙甘草3g，吴茱萸0.9g，川黄连2.4g，木香2.1g，乌梅2枚。

2.苦温宣泄佐方证：治心火下传，小肠郁热，腹中急痛，时作时止[2]。

栀子、乌药、黄连、香附、白芍、生甘草、木香。

论著和讨论

本证候肝郁气火犯脾，脾气郁滞，姚国美说："腹中急痛，时作时止，热手按之不减，脉洪数者，此火热之气郁于小肠，法宜苦温宣泄，可与栀子、乌药、黄连、木香、香附之类（组方见方证）治之。""腹中急痛，心烦溺赤，脉沉数者，此小肠寒火互郁，宜栀子、乌药、黄连、木香、香附之类苦温宣泄。"[2]其治则当疏利肝脾之气滞，清降肝脾郁火为法。吴坤安说："发热口渴，脉弦洪而腹痛者，属脾热，芍药黄芩汤。腹痛欲吐利，烦躁饱闷者，防痧毒，当刺委中、少商等穴。"[3]王雨三说："肝木挟火以犯脾胃，亦有盘脐作痛之症。痛不耐按，喜寒恶热，小便赤涩，左关脉洪数者是也，用龙胆泻肝汤加青皮、白芍。"[4]

病案举例

蒲辅周治痢疾（慢性痢疾）：高某，女，39岁，下痢脓血半年，近2月每日大便3~5次成型，夹黏液，有后重，不发热，周身疲乏无力，纳差，胃不痛而胀，嗳气不适，月经正常，平时易急躁，小便少而黄，尿道内有发痒的刺激感，睡眠不佳，脉两关弦细，舌红苔黄腻，属肝脾不调，肝胆郁热，宜调脾胃和肝胆，四逆散合香连左金丸加味（组方见方证），隔2天1剂，5剂，痢止，时胃痛口发酸，肠鸣，去乌梅加白术4.5g，5剂，诸症愈，再5剂[1]。

引用文献

[1] 高辉远.蒲辅周医案[M].北京：人民卫生出版社，1972：63.
[2] 姚国美.姚国美医学讲义合编[M].北京：人民卫生出版社，2009：167，248.
[3] 吴坤安.伤寒指掌[M].上海：上海科学技术出版社，1959：卷二9.
[4] 王雨三.治病法轨[M].北京：学苑出版社，2015：164.

（二）肝气失调候（肝脾气火本证2）

肝脾气火证，肝胆气郁化火，内犯于脾，日久不解，耗伤脾气肝血，而成虚实相兼之肝气失调候，杂病学家通称肝脾失和，或肝气郁结之证。其见症虽以肝郁气火之脉症显明，但必兼见肝血与脾气两虚之症象。

通称：肝脾失和，肝气郁结。

病名：[中医]痛经。[西医]经前期紧张症，更年期综合征。

病因病机：肝脾气火虚滞，因肝气久郁化火，横行犯脾，日久不解，耗伤脾气肝血，气血已虚，而气火郁滞，而成虚实不调之证。

证象组合：气虚+血虚+气郁+气滞+阳郁

主症：【气虚失充】症象：①纳少。②时有便溏。③月汛超前，量多色艳。

【气机不宣】症象：①胸闷。②纳呆。③嗳气。

副症：【气机不利】症象：①胁肋时胀，胁胀痛。②两胁及乳房胀痛，乳头亦感触痛。③至行经则少腹始胀继痛。**脉象**：脉弦。**舌象**：苔糙。

【血虚失养】症象：①经常头晕，耳有堵塞感。②心悸胆怯。③夜眠不安，少寐多梦。④经期不定，量少，色黑。

宾症：【阳气不和】症象：①头痛。②性躁易怒，性情急躁。③口苦，背及脸部有阵热感。**舌象**：舌红，苔薄黄微腻。**脉象**：脉弦数。

治则：当调补肝脾气血，兼以清疏肝郁之气火，两调其虚实以和之。

方证

1.丹栀逍遥散加川楝方证：孔庆洛方[1]。治更年期综合征（肝气郁结型），详见病案2。

丹皮、焦山栀、白芍、白术、柴胡、当归、茯苓、薄荷、煨姜、炙甘草、川楝子。

2.小柴胡汤加减证：刘长江方[2]。和解少阳，疏利枢机，治经前期紧张症，详见病案3。

柴胡、黄芩、党参、当归各15g，川芎、炙甘草、生姜各10g，大枣6枚，水煎服。

论著和讨论

本证候肝气化火，气火内犯于脾，耗伤肝血脾气，虚实失调，其治则当调补肝脾气血，清疏肝郁气火，虚实两调以和之。有人说：胁肋时胀，性躁易怒，脉弦数者，宜平肝清热，丹栀逍遥散合左金丸。治疗原则应该是疏肝理气，泄热和中。方中柴胡、当归、白芍、薄荷解郁柔肝止痛，丹皮、栀子清肝泄热，白术、茯苓、甘草、生姜和中健胃。左金丸中黄连清泄胃火，吴茱萸辛散肝郁，以补原方之未备。若为火邪已伤胃阴，可加麦冬、石斛。

病案举例

1.周兰若治陈某某，30岁，先哲谓"诸气之升责之肝，诸气之苑亦责之肝"。肝体阴而用阳，宜疏泄条达为顺，其经足厥阴，环阴器，循少腹，与冲脉密切相关，患者情怀抑郁，厥阴经气失宣，木郁生火，热扰血海，所以月汛超前，量多色艳，经前一周即感胸闷乳胀，乳头亦感触痛，至行经则少腹始胀继痛，纳少、嗳气，易怒烦躁，脉弦，苔糙，拟疏肝郁，调冲脉：柴胡、薄荷各2.4g，茯苓、当归身、生鳖甲、路路通各12g，蒸冬白术、白芍、丹皮、乌药、枸杞各6g，制香附、黑山栀各4.5g，牡蛎21g，经前服4剂。药后，经前乳胀、经行腹痛均有好转，原方除白芍，加丹参9g，娑罗子12g。服7剂，月候及诸恙均瘥，续以原方去丹皮、山栀，加绿萼梅3g，平地木12g，善后[3]。

2.孔庆洛治翁某某，43岁，经期不定，量少，色黑，经常头晕，耳有堵塞感，胁胀痛，口苦，性情急躁，夜眠不安，背及脸部有阵热感，脉弦。西医诊断：更年期综合征；中医辨证肝气郁结型。先以丹栀逍遥散加川楝（组方见方证）治之，每日1剂。1周后，头晕、阵热、胁痛均减退，后以六味地黄丸滋其阴液以善后，诸症逐渐消失[1]。

3.刘长江治经前期紧张症，高某某，女，27岁，未婚，近2年来，每于行经前三四天开始出现头痛，两胁及乳房胀痛，心悸胆怯，少寐多梦，纳呆，时有便溏，经行之后，诸症皆消；18岁初潮，29天一行，3~4天净，经血量中等，无血块，无痛经，检查：发育正常，营养良好，舌红，苔薄黄微腻，脉弦。中医辨证：少阳之胆与厥阴之肝互为表里，共主阴阳之枢，妇人经血按月下行，少阳经气失和，厥阴之气失疏，阴阳之枢不利，经血下行失调，冲任及胞宫失充，故见经前诸症。治宜和解少阳，疏利枢机，小柴胡汤加减（组方见方证）。嘱患者于行经前1周服药，每剂煎服3次，每日1剂，连服5剂。如法服药3个周期，共服上方15剂，诸症平而病愈[2]。

引用文献

［1］孔庆洛.妇女更年期综合征的中医辨证论治［J］.新医药学杂志，1979,（3）：40.

［2］刘长江.运用小柴胡汤治疗休作有时性病证举隅［J］.中医药学报，1984,（6）：46.

［3］陆文彬.周兰若先生治疗痛经的经验［J］.浙江中医药，1978，4（5）：13.

（三）津气炽逆候（肝脾气火转证）

肝脾气火证，肝气内郁化火，横行犯脾，与脾中宿食化火，滞炽于内，冲逆于上，而成津气炽逆之候。其见症以火炽与气逆之脉症为主。

病名：［**中医**］腹痛。［**西医**］急性胰腺炎，妊娠晚期合并重症急性水肿型胰腺炎。

病因病机：肝脾气火蕴逆，因肝郁化火，气火犯脾，与脾中宿食化火内炽，不得下泄，反冲逆于上。史济柱曰："证为肝胆气滞，脾胃失和，腑气不通。"

证象组合：气炽+气逆+液灼+气滞

主症：【**津气蕴炽**】**症象**：①发热恶寒。②大便不通。

【**气机冲逆**】**症象**：呕吐不止。

副症：【**津液消灼**】**症象**：①大便不通。②小便不利。③口渴。

宾症：【**气机不利**】**症象**：①腹痛，腹胀。②中上腹部剧烈疼痛。**脉象**：脉弦。**舌象**：舌苔薄。

治则：当以疏泄肝脾气火为主，以导下通降。气火下泄，即无上逆之患。

方证

1.疏泄和中通滞方证：史济柱方[1]。治急性胰腺炎，详见病案1。

软柴胡、玄明粉各4.5g，广郁金、黄芩、白芍、姜半夏、生大黄（后下）各9g，炒枳实12g。

2.加减清胰汤证：袁今奇方[2]。治妊娠晚期合并急性水肿型胰腺炎。详见病案2。

柴胡、生白芍各15g，胡黄连、川黄连、木香、生甘草、生大黄、芒硝、黄芩各9g，川楝子、延胡索、郁金、香附各12g。

论著和讨论

本证候肝郁化火，气火与脾中宿食相搏，不得下行，化火上逆，其治则以疏泄肝脾为主，通降导滞为法。如袁今奇按：本例考虑妊娠晚期合并重症急性胰腺炎。虽经大量解痉止痛剂、抗生素及胃肠减压等救治，病势未得控制。中医诊为肝郁气滞，湿热积滞阻遏肠胃，不通则痛。乃急投疏肝理气、清热解毒、通里攻下之剂，是以药到病除。其间因虑硝黄有损胎之虞，而改用他方，则病势复增。故宗《素问·六元正纪大论》"有故无殒，亦无殒也"之意，切中病机，下不含糊。此非孟浪偾事也，笔者认为此类病人，用加减清胰汤治疗一般需以5~7天为宜。时间过短，邪未祛净，每易复发；时间过长，邪却正伤，恐生他变[2]。

病案举例

1. **史济柱**治仑某，女，21岁，昨感中上腹部剧烈疼痛，伴有呕吐，检验尿淀粉酶1024单位，诊断为急性胰腺炎，经用解痉和抗感染药治疗无好转。体温37.9℃，中上腹部偏左有压痛，脉弦，舌苔薄。辨证为肝胆气滞，脾胃失和，腑气不通。拟予疏泄和中通滞（组方见方证）。药后大便得利，腹痛渐轻，连续服药4剂，1天热退，3天腹痛消失，第4天复查血尿淀粉酶均正常而出院[1]。

2. **袁今奇**治陈某某，女，23岁，怀孕8月余，平素体健，病前晚餐进食肥肠汤和玉米面条。12月30日晚8时许，突感上腹部偏左呈持续性胀痛，逐渐加重，呕吐4次，为未消化食物和胆汁。用颠茄、阿托品及杜冷丁（哌替啶），未止痛，于12月31日5时急诊入院。患者腹痛呻吟不已，体温37.8℃，脉搏90次/分，血压110/70mmHg。心肺听诊无异常发现。腹膨隆、上腹压痛明显，宫底剑突下一指，肠鸣音减弱。实验室检查：白细胞8.2×10^9/L，中性85%，淋巴12%，单核3%；血淀粉酶256温氏单位；病后24小时尿淀粉酶2084温氏单位。胸腹透视无异常。诊断：妊娠晚期合并急性水肿性胰腺炎。入院后亟禁食、水，静滴四环素，肌内注射（肌注）阿托品、链霉素、补液等治疗，腹痛有增无减，呈阵发性加剧。1月1日，体温38.9℃，白细胞10.1×10^9/L，中性90%，腹痛进一步加重；腹部广泛压痛，反跳痛阳性，肠鸣音弱，胎心音好，宫口未开。内、外、妇三科急诊会诊考虑合并腹膜炎，因其晚期妊娠，决定暂不用手术，报病危，严密观察，用青霉素320万U、庆大霉素24万U、普通胰岛素16U，每12小时静滴一次，并加强解痉止痛药物的应用。经24小时观察，症状仍无减轻，继续恶化，乃改投中药治疗。于1月2日凌晨服加减清胰汤（组方见方证）1剂。药后一时许，患者腹中鸣响，随即排臭秽稀便1次，顿时腹痛明显减轻，并安静入眠。次日投原方2剂，排稀便3次，其痛渐缓，能进流质。1月4日，因虑其硝黄攻下峻猛，唯恐伤及胎儿，更以香砂六君合银翘之属。药后8时许，其痛复作，病情加剧，肌注阿托品、杜冷丁依旧无效。此时又邀内、外、妇三科急诊会诊，排除新的并发症存在。当夜复投原方（1月2日方），即又排稀便两次，其痛若失。1月5日、6日连服原方2天后，腹痛完全消失，饮食有增，病情稳定。患者于1月28日足月产1子，产后母子均佳。随访8年，本病未见复发[2]。

引用文献

［1］史济柱.辨证治疗急性胰腺炎81例疗效观察［J］.浙江中医药，1981，16（5）：208.

［2］袁今奇.中医药治愈妊娠晚期合并急性胰腺炎［J］.上海中医药杂志，1983，（12）：22.

四、肝肺气火证（气火并病）（1候）

肝肺气火证，为肝之气郁化火犯肺之证，亦通称木火刑金之证。多由情怀不遂，肝气内郁，失其疏泄之性，气郁化火，上犯于肺，肺失肃降之权，而成肝肺气火之证。其病机总由肝气悒郁，木火不得宣泄，上逆犯肺，轻则滞其宣降，重则冲逆肺络，久必耗伤阴液，总系肝之气火上逆所致。其治则总当疏其肝气，清降木火，兼以清肃肺气，利其宣降为法。

证候别称：肝气上逆，木火刑金。

病名：［中医］胸痛，咳血，咯血，咽痛。

证候系统：详见图3-8-24。

本证————木火横逆候

转证————木火升逆候

变证————木火虚逆候

图3-8-24　肝肺气火证证候结构图

（一）木火虚逆候（肝肺气火变证）

肝肺气火证，肝气化火，木火犯肺，日久耗伤气阴，气阴两虚，木火上逆，是为木火虚逆之候，杂病学家亦称木火刑金之证。以火炽与气逆之脉症显明，可兼见气阴两虚之脉症。

通称：木火刑金。

病名：［中医］咯血，咽痛。

病因病机：肝肺气火虚逆，因肝气郁而化火犯肺，肺失肃降，久必耗伤气阴，木火更炽，冲逆于上。蒋见复说："属肝家气火内盛，肺胃之阴被伤，肝火载气上逆，络损而血溢。"[1]

证象组合：气虚+阴虚+气逆+气炽+气滞+阳郁

主症：**【气虚失养】症象**：①头晕。②肢软乏力。**舌象**：舌淡红，苔薄腻。

【阴虚失养】症象：咽痛每于日晡为甚。**脉象**：脉沉细带数。

【气机冲逆】症象：①咯血，每逢疲劳或情怀抑郁则发。②咽中气堵。③自觉乳头有气外冲。**脉象**：脉弦。

副症：**【津气蕴炽】症象**：①喉中干痛，如干茅草梗于喉间，吞咽时微痛，得饮后咽痛暂时缓解，常因情志不遂而加剧。②口干欲饮，饮而不多。③微咳痰黏。**舌象**：质暗红苔薄。

【清空失宁】症象：①眩晕。②头痛。

宾症：**【气机不利】症象**：①胸闷。②两乳作痛。

【阳气不和】症象：①周身寒冷。②满面青白。

治则：当清滋肝肺气阴，以柔肝肃肺；清降木火，疏降肺肝，以平其冲逆，虚实并调。

方证

1.养阴清肝，降气止血方证：蒋见复方[1]。治咯血，每逢疲劳或情怀抑郁则发，详见病案1。

粉沙参、南沙参、寸麦冬、平地木、旱莲草、茜根炭各9g，青蛤散15g，左金丸1.5g，炒苏子、仙鹤草、藕节炭各12g，旋覆花6g。

2.解郁柔肝清咽方证：王季春方[2]。治喉中干痛，如干茅草梗于喉间，详见病案2。

银柴胡、白芍、射干各9g，郁金10g，玄参、天花粉各12g，白玫瑰、焙桔梗各4.5g，甘草3g。

论著和讨论

本证候肝郁化火犯肺，耗伤气阴，木火冲逆于上，其治则当滋养气阴以柔肝肃肺，疏肝降肺以降其木火，而制其冲逆。傅宗翰说：气之为病，导致出血，大体不越气迫、气虚两类。所谓气迫者，大多为气逆或气盛而血动，常由精神刺激所致，其中尤以郁怒伤肝最为多见。气逆血奔可致呕血、咯血；血随火升，从清窍而出则为鼻衄。古云"气有余，便是火"，故气能化火，火能耗气，二者都能动血见红，唯其症情则同中有异，演变有别。火性炎上，若气之冲和有偏，则清者化浊，顺者反逆，流者反滞；是以咳血者，气呛胸满；呕血者，嗳噫呃逆，夹食吞酸；咯血者，喉中常窒。而且此类患者多禀赋刚强，情绪偏激，常有心烦懊侬之诉。治疗气逆之血证，陈士铎之"治血必先理气"；唐容川之"止血之法虽多，而总莫先于降气"；缪仲淳之"宜降气不宜降火"皆是为血而治气。清气即是清火，但还有平之、顺之、降之多种含义。气不妄动，血乃自安[3]。

病案举例

1.蒋见复治谢某，女，76岁，咯血，每逢疲劳或情怀抑郁则发，昨因动怒，今晨鲜血满口，微咳，痰黏，咽中气堵，两乳作痛，自觉乳头有气外冲，脉弦，舌淡红，苔薄腻，属肝家气火内盛，肺胃之阴被伤，肝火载气上逆，络损而血溢，拟养阴清肝，降气止血（组方见方证），3剂血止[1]。

2.王季春治王某某，女，57岁。恙起半载，喉中干痛，如干茅草梗于喉间，吞咽时微痛，口干欲饮，饮而不多，得饮后咽痛暂时缓解，旋即如旧。头晕胸闷，肢软乏力。咽痛每于日晡为甚，常因情志不遂而加剧。检查：咽部不肿，有少许红丝，舌质暗红，苔薄，脉沉细带数，此肝气郁结，肾阴不足，化火上炎所致。先以解郁柔肝清咽治之（组方见方证），5剂。外用"吹药"，日4次。药后咽喉干痛好转，胸宇舒展，食纳稍增，仍感乏力头晕，上方加入益肾之品：枸杞子12g，玄参、白蒺藜各10g，甘菊花、白芍、山萸肉、射干、麦冬各9g，绿萼梅4.5g，甘草3g，6剂。再诊好转，继服原方7剂。以后咽痛时缓时发，但逐渐好转，仍以上方加减，计调治2月余，诸证全消，精神得振，可任正常劳动[2]。

引用文献

［1］蒋见复.略论辨证施治［J］.上海中医药杂志，1965，（5）：1.

［2］王庆其.王季春治疗喉科疾病经验［J］.浙江中医药，1982，17（11）：488.

［3］单书健.古今名医临证金鉴·血证卷［M］.北京：中国中医药出版社，1999：185.

第九章　瘀证门（22证87候）

【关键词】瘀证，寒瘀，瘀热，外伤闪挫，离经成瘀，络血瘀阻，血行瘀滞。

瘀证，常称为**血瘀证**，或**瘀血证**。血液流行于脉管之内，循环不息，由于内外因素影响所及，致血行郁滞，渐致血液凝聚，留滞而成瘀血。如由于**外伤闪挫**撞击致瘀，发病则速；或由诸失血之后，或妇人经产之期，**离经之血**成瘀；或久病后期，病邪由气入络，**络血瘀阻**；或大病之后，阳气虚弱，行血无力，致**血行瘀滞**等，其发病则缓。

证候系统：详见图3-9-1。

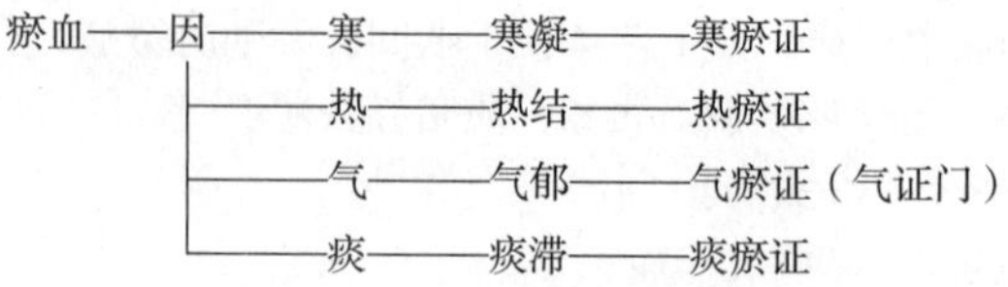

图3-9-1　瘀血证证候结构图

瘀有寒热之分，寒瘀为阳气不能鼓动，致血液凝滞成瘀，即吴坤安所云“血因寒而凝也”；热瘀则系热邪入血，热与血搏，渐成瘀血，张仲景有云“热之所过，血为之凝滞”(《金匮要略・肺痿肺痈咳嗽上气病脉证治》)。然亦有寒瘀久郁化热，或因热邪触动宿瘀，均可成为热瘀。此外因气郁而停瘀者，称为气瘀，《杂病源流犀烛》云：“气运乎血，血本随气以周流，气凝则血亦凝矣。”[1]又有因痰致瘀，或因瘀致痰，所谓老痰死血之痰瘀证，即如丹溪所云“肺胀而嗽，或左或右，不得眠，此痰夹瘀血碍气而病”[2]，唐容川曰：“内有瘀血，则阻碍气道，不得升降，是以壅而为咳。……须知痰水之壅，由瘀血使然。”[3]此外尚有久病气血虚弱，不足以鼓动，血行缓慢，渐致停瘀者，是因虚而致瘀之证，但仍需分别其寒热，仍当纳入寒瘀热瘀之内，不过夹虚而已。

瘀血有三态：离经成瘀，络血瘀阻，血行瘀滞。离经成瘀，出于外则咳血、咯血、便血、衄血，瘀于皮下、体内则局部肿痛、瘀斑，痛处不移；络血瘀滞，青筋暴露，或红丝赤缕；血行瘀滞，或体表肿块坚硬，或体内坚癥不移，或小腹满硬，或肌肤甲错，或肢体肿胀消长。这三种状态之间可以互相转化，络血瘀阻、血行瘀滞可以造成瘀血离经，甚至血脱而亡；离经成瘀，也可以造成或加重络血瘀阻、血行瘀滞。从西医学来看，离经成瘀只是现象，络血瘀阻系关全身或局部血管压力的表现，血行瘀滞则是功能下降的一种状态，比如心衰、肝硬化等影响全身体质衰退的一种状态。血者阴之质也，随气营运。气盛则血充，气衰则血竭。气着则血滞，气升则血腾。故血之运，气运之。即瘀血之行，亦气之行。血之流行，在于气之推动，所谓气为血帅，气行则血行，气滞则血瘀，故治瘀之则，行瘀必先行气，气行则血行。瘀有寒热两性，气寒则血行凝滞，气热亦可致血凝瘀滞，故血瘀有寒瘀、热瘀之分。寒瘀则温而行之，热瘀则清而行之，此其大法。瘀因气郁而起则为气瘀证，气滞血瘀，其治则总当行气消瘀，以疏利气血；因痰滞而起则为痰瘀证，治当消痰化瘀以消化之，其重而深者，则当攻痰逐瘀，以荡涤之。

引用文献

［1］田思胜.沈金鳌医学全书［M］.北京：中国中医药出版社.1999：583.
［2］朱丹溪・金元四大家医学全书・丹溪心法［M］.天津：天津科学技术出版社，1994：1149.
［3］唐容川.中华医书集成・血证论［M］.北京：中医古籍出版社，1999：52.

第一节　寒瘀证类（5证16候）

寒瘀证，是因寒而致血瘀内蓄之证。即吴坤安所云“血因寒而凝也”，是寒瘀多由于受阴寒而起，举凡感受寒湿阴邪，或过啖生冷，郁遏阳气，不能鼓动血脉，致血行迟滞，久则瘀积内蓄，而成寒瘀。其病机多关乎于肝，以肝能藏血，为血之海，肝阳受郁，则失其疏泄之能，不能行乎血脉之中，致血行缓慢，迟滞凝瘀。妇人以肝为先天，故寒瘀之证，多见于妇人，尤以经期产后，血室血海空虚，阴寒之邪，极易直犯于肝，故古人常称为寒中厥阴，或下焦阴证蓄血之病。是以肝肾寒瘀证，为寒瘀证之本病；肝之寒瘀，横行乘脾犯胃，与脾胃相合，而成肝胃、肝脾寒瘀证，是为寒瘀证之合病；肝之寒瘀，上并于心肺，而成心肝、心肺寒瘀之证，是为寒瘀之证并病。

寒瘀之证，总系瘀起于寒，阴寒郁滞，阳气不能通行血脉所致。其治则总当温热通阳，以鼓动肝阳，行其瘀滞，谢映庐曰：“血得寒则凝泣而不行，非温不通。”[1]温通血脉，实为寒瘀不二法门。

证候系统：详见表3-9-1。

表3-9-1　寒瘀证证候结构表

本病	合病	并病
肝肾寒瘀证	肝胃寒瘀证、肝脾寒瘀证	心肝寒瘀证、心肺寒瘀证

一、肝肾寒瘀证（寒瘀本病）（7候）

肝肾寒瘀证，为肝肾寒盛凝瘀之证，为寒瘀之本病。系由阴寒之气伤及下焦，肝肾阳气被遏，肝血因寒而瘀滞。血因寒而凝，多见于妇人经产之期，偶受寒冷之气，由冲任之脉而瘀滞肝肾之络。故多见于经期之痛经、闭经，与产后之血气痛，如寒凝内结多成癥瘕，古称石瘕。男子亦有下焦寒湿，以致瘀滞肝肾之络，瘀积督脉而成血瘀腰痛。

肝肾寒瘀证，其病机轻则寒瘀郁滞营血，气血运行为之不利；重则郁滞肝肾阳气，络脉为之瘀滞。致其变证，急则闭塞肝阳，剧则可致厥脱；缓则气血瘀结，不得消散。

肝肾寒瘀证，总由阴邪郁遏下焦肝肾之阳气，以致寒凝血瘀，其治则当以温通肝肾阳气为第一要义，阳气通行，则寒凝可解，而瘀滞可行，即“血得寒则凝泣而不行，非温不通”。

证候别称：经络瘀阻，寒伤肢络，脉道闭阻，寒凝血瘀阻络，肝寒瘀凝，冲任寒凝，胞宫寒冷，瘀积督脉，瘀积肾络，阴证蓄血，下焦寒瘀，下焦阴证，瘀血凝结，络瘀血溢。

病名：［中医］痛经，崩漏，血瘀崩漏，产后血气痛，经期房后受寒腹痛，经期痛厥，痛厥，产后腹痛，血晕，产后恶露上冲，胞衣不净，死胎，下焦蓄血，阴证蓄血，血虚风痹，脱疽，脱发，石瘕，痞证，积块，肠痈，肾虚腰痛，血瘀腰痛。

证候系统：详见图3-9-2。

本证————营血失宣候、营卫不行候、气血郁滞候、气血郁逆候
转证————肝阳失宣候、肾阳失宣候、肾络失宣候
变证————肝阳闭塞候、阳气厥脱候、气血瘀结候、气血虚结候

图3-9-2　肝肾寒瘀证证候结构图

引用文献

［1］谢映庐.谢映庐医案［M］.上海：上海科学技术出版社，1962：169.

（一）营血失宣候（肝肾寒瘀本证1）

肝肾寒瘀证，阴寒入血，血凝瘀滞，郁滞于肝肾络脉，阳气营血不得通行，而成营血失宣之候，杂病家通称之为经络瘀阻，或寒伤肢络，脉道闭阻之证。其见症以阳气与营血郁滞不行之脉症为主。

通称：经络瘀阻，寒伤肢络，脉道闭阻。

病名：［中医］脱疽，血虚风痹。［西医］血栓闭塞性脉管炎，血栓性静脉炎，多发性神经炎，脂膜炎。

病因病机：肝肾寒瘀郁滞，多由外受阴寒之气，寒凝血瘀，郁滞肝肾阳气，阻滞肝肾络脉，而成阳气与营血不能宣通之候。

证象组合：阳滞+血滞+络滞

主症：【阳气不行】症象：①面色皖白，面色苍白或萎黄。②患肢发冷，肤色苍白或暗紫。③脚痛时轻时重，遇寒则增剧。④发热头痛乏力，恶心纳差。**舌象：**①舌质胖嫩，有齿痕。②舌淡苔薄白。③苔薄白腻。**脉象：**①脉细弦，脉细弦而紧。③脉细弱。③细涩。④甚则极微细，或摸不到。⑤脉滑数。

【络脉不宣】症象：走路腿脚酸胀麻木。

副症：【血滞不行】症象：①皮肤光亮而色紫暗。②甚则痛不能寐。③全身肌肉关节疼，四肢间歇性发生皮下结节。**舌象：**①色暗，或带紫色，舌紫，苔薄黄。②舌红苔白中夹黄。**脉象：**①脉弦涩。②趺阳、太溪脉微弱。③局部足背动脉不能触及。

宾症：【络脉不利】症象：①足踝部上下均有肿胀，肤色暗褐。②右臂肿痛，局部有小结节，触痛明显，举动不便，喜热敷。③抽痛发热，不能持久。④下肢肿胀疼痛剧烈，每夜哭泣。⑤腓肠肌发硬。⑥下肢严重肿胀，小溲短黄。⑦手足指趾麻痛肿胀，指肤燥裂色萎黄，灰白相兼，呈豆腐渣样剥脱，稍一触动，即呼痛不止。⑧大小鱼际

肌萎缩。⑨指趾甲残脱不全。⑩足背暗褐不荣，足底肌肉萎缩。

治则：当温通肝肾阳气，祛寒消瘀活血通络为法。

方证

1.血府逐瘀汤证：颜乾麟方[1]。治血栓性静脉炎，点滴引起栓塞，局部小结节，触痛明显，详见病案1。

当归、生地、红花、牛膝各9g，桃仁12g，枳壳、赤芍、甘草各6g，柴胡3g，桔梗4g，川芎4.5g，水煎服。加附子、桂枝各9g，鹿角粉（吞）3g。

2.通窍活血汤加减证：王渭川方[2]。治左股深静脉（有栓塞），功能不全，左下肢严重肿胀，步行困难，详见病案3。

浮萍参、蜜柴胡、牛膝各6g，茯苓皮、鱼腥草各24g，红花6g，桃仁、桂枝、赤芍、白芍、当归、川芎各9g，鸡血藤、山萸肉各18g，麝香0.15g。

3.阳和汤加减证：邓铁涛方[3]。治血栓闭塞性脉管炎，小腿疼痛，肤色暗褐，逐渐加重，详见病案4。

丹参、牛膝、玄参各15g，当归、桂枝、熟地、鸡血藤、鹿角胶（烊化）各9g，麻黄、白芥子、炮姜炭各3g，川芎12g。

4.温经通络汤证：赵炳南方[4]。治血栓闭塞性脉管炎（初期，脱疽），雷诺病初期，静脉曲张（炸筋腿），象皮腿，关节痛（痹证）。

鸡血藤、鬼箭羽、全丝瓜、赤芍、白芍各15~30g，海风藤、桂枝、路路通、祁艾、全当归各9~15g，鬼见愁6~12g。

论著和讨论

本证候寒瘀阻滞肝肾络脉，阳气与血液郁滞不通，邓铁涛曰："此属寒伤肢络，脉道闭阻，血气壅滞为患。"[3]其治则当以通阳祛寒，消瘀通络为法。

如江苏省中医研究所临床研究室治疗血栓闭塞性脉管炎[5]。

1.寒凝血瘀证：面色苍白或萎黄，舌淡或带紫色，或舌胖有齿痕，脉细弦或细涩，甚则极微细，或摸不到。患肢发冷，肤色苍白或暗紫，脚痛时轻时重，遇寒则增剧，甚则痛不能寐，走路腿脚酸胀麻木，或抽痛发热，不能持久，趺阳、太溪脉微弱。

①活血去瘀汤：治寒凝血瘀轻证。当归、赤芍、红花、桃仁、乳香、没药、桂枝、生姜。

②活血温经汤：治寒凝血瘀重证。当归、赤芍、乳香、没药、桂枝、丹参、鸡血藤、牛膝、附子、干姜。肾阳虚加鹿角片、淫羊藿，脾气弱加生黄芪、党参。

2.寒郁化热证：痛苦容貌，面色憔悴，疼痛大都剧烈，抱膝而坐，日夜不安，食欲不振，精神倦怠，寒热起伏。舌苔白腻或黄腻，舌质紫或带红。脉弦数或滑数，患肢皮色暗红，但仍怕冷，脚趾红肿，皮薄发光，或起黄疱如茧壳，或溃烂发黑，轻者仅一二趾变坏，重者常为数趾同时受累，或竟传遍五趾，延及脚背脚底。趺阳与太溪脉摸不到，委中脉也常见微弱或消失。创面败水浸淫，肉色灰暗，深可伤及筋骨。

①活血温经汤：治寒郁化热轻证，疼痛上达大腿髀枢者。当归、赤芍、丹参、桂枝、寄生、地龙、牛膝、草乌、独活、秦艽、杜仲、麻黄。

②当归四逆汤合活血温经汤：治寒郁化热重证，当归、赤芍、白芍、桂枝、细辛、木通、丹参、乳香、没药、鸡血藤、牛膝、附子、干姜、生甘草。热毒甚，舌红苔黄腻，皮薄发光，脚趾红肿，或起黄疱，溃烂发黑，加银花、蒲公英、玄参、川黄柏。

3.温洗法：治患肢苍白紫暗，怕冷无溃疡。桂枝、干姜、乳香、没药，煎后过滤，温水浸，每日一二次。

病案举例

1.颜乾麟治血栓性静脉炎案：朱某某，男，32岁，患者因上呼吸道感染高热，静脉滴注葡萄糖而引起右臂静脉栓塞。经各种抗生素与各种方法治疗无效后，来我中医科求诊。检查：右臂肿痛已半年多，局部有小结节，触痛明显，举动不便，喜热敷，脉细弦而紧，舌紫。手臂为手六经之交会，若湿阻瘀滞，脉络必将痹塞，当予温通，血府逐瘀汤（组方见方证），水煎服。加附子、桂枝各9g，鹿角粉（吞）3g。服药4剂，症状减轻，患者信心大增。按原方连续服56剂而愈，随访3年良好[1]。

2.王殿祥治脂膜炎：胡某某，男，23岁，全身肌肉关节疼，四肢间歇性发生皮下结节3年余，大如核桃，小如枣核，质硬与皮肤粘连，不活动自觉有僵硬感，伴头痛乏力，恶心纳差，T 39℃以上，持续两周左右，自行消退，舌红苔白中夹黄，脉滑数，宜祛瘀通络：泽兰、赤芍、当归、红花、桂枝、青皮、香附、牛膝各9g，山甲、地龙、桃仁各6g，三七3g，威灵仙、鸡血藤各15g，丹参18g，6剂，体温正常，疼痛减轻，9剂，结节消散，继21剂竟收全功，7年未复发[6]。

3.王渭川治陈某某，女，42岁，4月8号初诊：左下肢静脉曲张术后肿胀已5月余，加重3月多。经某某医院检查，均认为系左股深静脉（有栓塞）功能不全，作血管造影未成功，既往史：有痛经及轻度子宫脱垂。西医诊断：左下肢深静脉功能不全（左下肢静脉曲张，浅静脉结扎术后）。中医辨证：左下肢严重肿胀（重度水肿，皮肤发亮，脚背隆起，轻按即有深凹陷），步行困难，素有轻度阴挺，腰剧痛，食少，睡眠不好，必须将患肢架高2市尺及裹腿布，才能减轻胀痛，小溲短黄，苔薄黄，脉弦涩。此属气虚挟湿，经络瘀阻，治宜益气除湿、活血通络。使湿化络通，其肿自消。方用通窍活血汤加减（组方见方证）。二诊：连服上药6剂后，患肢肿胀显著减轻，睡眠时已不需要架高患肢，脚背肿消后未再起，小溲清长，食欲增加，余症亦有所减轻，舌淡红，苔黄，脉微弦兼涩。为加强消肿散结、活络化瘀，于上方加蒲黄、糯米草、水蛭、仙鹤草等续服。以后数诊，病情续有好转，效未更方，治疗中曾先后加减用过续断、木瓜、冬瓜仁、川贝母、鸡内金、砂仁、黄芪、木香、九香虫、党参、冬虫夏草等药。至5月19日，患者共服药17剂，患肢肿胀基本消退，仅脚趾尚微肿，患者恢复半日工作，以后仍本原方加减调理，脚趾浮肿亦渐消退。至8月2日，完全恢复工作。复查左膝下5cm处周径为36cm，健侧为35.8cm，左踝上5cm处之周径为24.2cm，健侧为24cm，活动自如，感觉如常。随访2月未复发。按：本病例的治疗，是以王清任《医林改错（一）》书中所载之“通窍活血汤”为基础进行加减的。考王氏立方之旨，在于治头面、四肢、周身血管血瘀之症[2]。

4.邓铁涛治符某某，女，35岁，1977年8月，觉两小腿疼痛，左腿尤甚，嗣后疼痛加剧，左侧足踝部上下均有肿胀，肤色暗褐，逐渐加重，经北京市第六医院检查，确诊为血栓闭塞性脉管炎。患者有足膝受寒史，初诊时左侧下肢肿胀疼痛剧烈，每夜哭泣，夜不成眠，并有明显腓肠肌发硬，小腿下部及足背按之深陷，局部皮肤光亮而色紫暗，足背动脉不能触及，趾冷掣痛、以踇趾为尤甚，且色紫暗，面色㿠白，舌质胖嫩，色暗，苔薄白，脉细弱。患者卧床月余，不能起床活动，此属寒伤肢络，脉道闭阻，血气壅滞为患，病名脱疽。治以益血祛瘀，通络定痛为主：丹参、桑寄生、鸡血藤各30g，当归、生地、白芍各15g，牛膝12g，乳香（后下）、没药（后下）各6g，桃仁、川芎、茜根、炙甘草各9g。外洗方：豨莶草60g，银花藤30g，川芎6g，艾叶15g，羌活、独活、水蛭、虻虫各9g，另加生葱、酒醋各30g，共煎熏洗。自以上方加减治疗月余，腿肿逐渐见消，痛渐止，能安睡，能扶杖行走，但数九以来，于天气太冷时下肢痛胀时有小发作，舌质微暗，脉如前，足背动脉仍未能触及，治以活血定痛解毒为主：丹参、银花各18g，牛膝12g，当归尾、赤芍、生白芍、川芎、茜根、没药各9g，肉桂5g，玄参30g，红花、炙甘草各6g。外洗用：玄参15g，银花藤30g，川芎18g，肉桂、羌活、独活各9g，泽兰12g。1978年4月10日：以上方加减治疗3个多月，诸症有继续好转，足肿全消，肤色紫暗已退，左足背动脉已可触及，患者开始户外活动，舌质正常，脉仍较沉细。治以温经养血，活血通络为主，阳和汤加减（组方见方证）。外治方大致同前，隔日一洗。患者自第三季度起，基本上2天服1剂药，于1978年9月恢复上半班，后停用外治方，以下方收功：生黄芪24g，当归、丹参、赤芍、白芍、桂枝、川芎、生甘草各9g，桃仁6g，玄参18g，鸡血藤12g。后经追访，患者已获痊愈，并于1979年下半年起上全班，迄今未见复发，行动完全正常[3]。

5.傅元萍治多发性神经炎（因服呋喃妥因引起）：王某某，男，47岁，手足指趾麻痛肿胀，极端痛苦，面憔形羸，指肤燥裂色萎黄，灰白相兼，呈豆腐渣样剥脱，大小鱼际肌萎缩，指趾甲残脱不全，痛觉过敏，稍一触动，即呼痛不止，足背暗褐不荣，足底肌肉萎缩，苔薄白腻，脉细弦，夜间尤重，血虚风痹，营卫不通，经络阻滞不通则痛，以养血活血，调和营卫，祛瘀生新，通络止痛：桂枝、赤芍、伸筋草、熟地、当归、丝瓜络各10g，白芍、丹参各30g，川芎9g，制乳香、制没药各12g，薏苡仁60g，忍冬藤、威灵仙各20g，甘草6g，3剂麻痛略减，肿胀好转，痛觉过敏已罢：当归、制乳香、没药各12g，川芎、生地、丝瓜络各10g，白芍、牛膝各15g，丹皮、鸡血藤、忍冬藤各30g，薏苡仁60g，地龙、僵蚕粉、木瓜各6g，加减160余剂，诸症悉除，已参加生产劳动[7]。

引用文献

[1] 颜乾麟.血府逐瘀汤治验[J].新中医，1975，(1)：36.
[2] 王渭川.静脉曲张术后肿胀[J].新中医，1977，增刊(2)：27.
[3] 邓铁涛，余瀛鳌.脱疽治验[J].新中医，1981，(3)：22.
[4] 北京中医医院.赵炳南临床经验集[M].北京：人民卫生出版社，2006：345.
[5] 江苏省中研所.中医中药治疗血栓闭塞性脉管炎120例[J].中医杂志，1966，(1)：17.
[6] 王殿祥.泽兰汤化裁治愈1例脂膜炎[J].新医药学杂志，1976，(12)：24.
[7] 傅元萍.多发性神经炎1例治验[J].中医杂志，1981，(7)：77.

（二）营卫不行候（肝肾寒瘀本证2）

肝肾寒瘀证，寒凝血瘀，阻滞肝肾，耗伤阳气与营血，营卫无力通行，是为营卫不行之候，杂病家通称之为寒凝血瘀阻络之证。其见症虽以经脉与络脉之症象显明，但必兼见阳气与营血不足之脉症。

通称：寒凝血瘀阻络。

病名：[**中医**] 脱疽，脱发。[**西医**] 可逆性低温冷凝素症，闭塞性脉管炎，（指）趾端营养性溃疡，心源性动脉栓塞性脱疽，背痈。

病因病机：肝肾寒瘀虚滞，多系寒湿阴邪入络，寒凝血瘀，阻塞经脉络脉，耗伤阳气，损及营血，致营卫无力通行，寒瘀郁滞不去，而成虚实不调之证。

证象组合：气虚+营虚+阳滞+经滞+络滞

主症：**【气虚失养】症象**：①面色苍白无华。②精神萎靡。③头目眩晕。④语言低怯。**舌象**：舌淡红，苔薄白。**脉象**：①右细。②细弱有歇止。③左脉沉弦，右侧桡动脉搏动消失。

【阳气不行】症象：①面色青白微肿，肤色暗晦。②肢厥，下肢厥冷，剧烈疼痛，患处紫赤，趾色灰暗。③上肢冷痛，右手不温，遇凉疼痛加重。**舌象**：①舌苔薄白腻，舌尖红。**脉象**：①脉沉细。②脉沉细缓。③脉沉细涩。④脉沉缓。

副症：**【经脉不利】症象**：①蹒跚跛行。②趾节剧痛。③足背暗红，趾端暗黑。④食指尖端有干性坏死。⑤背部肿物，疼痛难当，夜间尤甚。⑥左肩部半球状的肿物，疮根散漫，触之木然，色不焮红，肿囊上有结子。

【络脉不利】症象：①颜面及四肢麻木加重，疼痛隐隐。②在寒冷环境下，身体暴露部位，如手足指（趾）、鼻尖、耳翼等处，发生青紫，发凉麻木，甚至刺痛。**脉象**：①足背脉动微弱。②趺阳脉未按及。**脉象**：舌质色紫，舌苔薄白。

宾症：**【营虚失养】症象**：①形容憔悴。②关节酸痛。③手足抽筋。④脱下毛发干枯无根。⑤头皮痒如虫行。⑥头顶痛。⑦夜寐多梦。**脉象**：右细左弦。**舌象**：舌质偏红，苔厚白。

治则：当益气通阳，养营补血，以助营卫之运行；活血消瘀，以通其经络脉之阻滞。

方证

1. 当归四逆汤加减证：刘绍武方[1]。治闭塞性脉管炎，溃疡较为严重。

当归、丹参、益母草、蒲公英、鸡血藤、留行子、玄参、黄芪各30g，鹿胶、川牛膝、桂枝、川花椒各9g，赤芍、川郁金、银花、党参各15g，附子、通草各6g，大枣10枚。

2. 顾步汤合阳和汤加减证：山东中医学院附院方[2]。治血栓闭塞性脉管炎（偏阴型），详见病案4。

黄芪、党参、石斛、牛膝、当归、鸡血藤、赤芍、红花、麻黄、炮姜、乌梢蛇、肉桂、熟附子、川花椒、茯苓。

3. 温经通络，活血化瘀法证：蚌埠医学院附院方[3]。治可逆性低温冷凝素症。

淡附片、桂枝各3~9g，鹿角霜、赤芍各15g，黄芪、党参各30g，丹参、鸡血藤各15~30g，桃仁、红花、当归、川芎各9g。

论著和讨论

本证候寒瘀耗伤阳气营血，阻滞经络之脉，虚实不调。王清任说："伤寒、瘟病后头发脱落，各医书皆言伤血，不知皮里肉外血瘀；阻塞血路，新血不能养发，故发脱落，无病脱落，亦是血瘀。"[4]其治则当益气养营，消瘀通络，虚实共调。如刘绍武治闭塞性脉管炎：10例有3例病期在2年以上，溃疡较为严重，分列服65、120、180帖，均获痊愈。症见下肢厥冷，剧烈疼痛，患处紫赤，尚未溃破，病期在2个月到3年之间。6例服20~100帖痊愈，另一例已作交感神经切除，服20帖，疼痛基本消失，厥冷亦转温，因其他原因停药，后情况不明。用方：当归四逆汤加减（组方见方证），煎2次，分3服[1]。

蚌埠医学院附院吴连生等治可逆性低温冷凝素症8例：在寒冷环境下，身体暴露部位，如手足指（趾）、鼻尖、耳翼等处，发生青紫，发凉麻木，甚至刺痛，病程1月到20年，多数在1年内，符合中医寒凝血瘀阻络之证，用温经通络，活血化瘀法（组方见方证），疗程最短9天，最长45天，平均26天，消失2例，减轻3例，无效3例[3]。

病案举例

1. 顾选文治两下肢闭塞性脉管炎：陈某某，男，43岁，1950年前发生右踇趾溃疡及趾端麻木、疼痛，多次手术。1961年8月，趾端营养性溃疡，趾节剧痛，形容憔悴，足背暗红，趾端暗黑，脉沉细，足背脉动微弱，此沉寒痼冷，血瘀阻络，以温经散寒，和营通络：炙黄芪、丹参、桂枝、全当归、红花、赤芍、牛膝、银花、连翘、丹皮各9g，桑枝18g，制乳香、制没药各4.5g。10剂疼痛减轻。调治3个月愈[5]。

2. 施汉章治闭塞性脉管炎，十二指肠球部溃疡：简某，男，36岁，左小腿肌肉微消瘦，第二趾端溃疡，有坏死组织和脓性分泌物，中趾骨显露，皮肤呈紫褐，疼痛难忍，入夜则剧，伴脘痛，得热及按则疼减，食减吐清水，面色苍白无华，精神萎靡，趺阳脉未按及，脉沉细缓，舌淡红，苔薄白，为中阳不振，寒邪乘袭经脉。虚寒性脱疽，治以温中补虚，和胃解毒：当归12g，生黄芪、炙黄芪、甘草各6g，炒白芍、银花、石斛、怀牛膝各15g，生姜3

片，红枣3枚，饴糖30g，肉桂3g，砂仁1.8g，党参、陈皮各4.5g。《金鉴》神灯照法烤局部。后去党参、砂仁、生姜加干姜，愈后以归芪建中加鸡血藤、怀牛膝为丸巩固。藤黄膏外敷：藤黄、白蜡各120g，香油500g。腐肉不脱，剪除改敷海马拔毒生肌散：海马、甲珠、雄黄、黄柏、东丹各15g，麝香1.5g，炙全蝎、片姜黄各7.5g，炙蜈蚣10条，生甘草12g，冰片3g，研细末。熏洗方：苏木、红花各15g，官桂、细辛各9g，干姜、乳香、没药、千年健、鸡血藤、银花、樟脑各15g，透骨草30g，熏洗膝关节内侧上下部位，日2~3次，1剂可用3天，肉芽新生改生肌玉红膏外敷[6]。

3.奚九一治心源性动脉栓塞性脱疽：许某，女，35岁，有风湿性心脏病4年，突发左下肢剧痛，手术摘栓后，痛止复痛，左足踝以下，肌肤浮肿厥冷，趾色灰暗，左中趾尖枯黑，两足背及腘动脉均不能扪及，股动脉左弱右强，右足趾有叩痛感，面色青白微肿，语言低怯，肢厥，脉细弱有歇止，97次/分：移山参、淡附片、炒白术、川牛膝各9g，炙黄芪30g，鸡血藤60g，红花6g，桂枝4.5g，忍冬藤15g，大黄䗪虫丸1.5g，参三七3g，7剂，足肿消转暖，痛缓，近日两肩肘关节作痛，举动不利，予益气养血，温痹通络：红参、红花各6g，炙黄芪、制首乌各15g，制川乌、苍术、川牛膝各9g，熟地24g，鸡血藤45g，炙甘草、桂枝各12g，3剂，腿足肢节诸痛均定，即去红参、桂枝、茅苍术加党参30g，黄芪45g，8剂。后守方加减而愈[7]。

4.山东中医学院附院血栓闭塞性脉管炎研究小组治随姓，男，39岁，因左足发凉、疼痛已1年多，于1961年5月5日住院。1960年2月间，左小腿发生疼痛。此后，足部发凉、疼痛加重，蹈趾呈紫红色，行路困难。曾在某医院诊断为血栓闭塞性脉管炎，曾作腰交感神经节切除、硫酸镁注射和封闭疗法等，均无明显效果。检查：面色萎黄。左小腿及足部发凉，蹈趾呈紫红色，足背动脉搏动消失，舌苔薄白，舌质色紫，脉沉细涩。诊断：血栓闭塞性脉管炎（偏阴型）。治疗经过：予补气养血、温经散寒、活血通络法。内服顾步汤合阳和汤加减（组方见方证），连服60剂后，主要症状消失，仅足趾端微发凉。基本痊愈。于7月5日出院。1965年6月随访：患者出院8个月后，完全恢复健康，未再复发，能参加轻农业生产劳动，一般行路无障碍，仅在天气变化时左足有不舒感觉[2]。

5.郝朴治血栓闭塞性脉管炎：王某某，男，32岁。右上肢作冷、疼痛，并逐渐加重9个多月。诊断为血栓闭塞性脉管炎，乃延中医治疗。患者右上肢冷痛，右手不温，遇凉疼痛加重，食指尖端有干性坏死，右侧桡动脉搏动消失。左脉沉弦。乃瘀血阻滞，经络不通，气血失于温养所致，以活血祛瘀，温通经络法治之：当归尾12g，赤芍、桂枝、白芷、片姜黄、乳香、没药、红花、桃仁、苏木各9g，丹参、黄芪各15g。服药30剂，疼痛明显减轻，食指尖端溃烂处已愈合。予原方加炙川乌9g，加强温经通络作用。继服50余剂，疼痛基本消除。予养荣丸，活络丹巩固之。随访半年未复发，并已参加劳动[8]。

引用文献

［1］刘绍武.当归四逆汤加减治疗血栓闭塞性脉管炎10例［J］.上海中医药杂志，1965,（8）：19.

［2］山东中医学院附属医院血栓闭塞性脉管炎研究小组.中医治疗血栓闭塞性脉管炎80例床观察［J］.上海中医药杂志，1966,（5）：176，177.

［3］吴连生.温经通络活血化瘀法治疗可逆性低温冷凝集素症［J］.中医杂志，1981,（11）：43.

［4］王清任.医林改错［M］.北京：人民卫生出版社，1991：22.

［5］顾选文.中医药治疗闭塞性脉管炎2例［J］.上海中医药杂志，1965,（3）：19.

［6］施汉章.中医药治愈脱疽1例［J］.上海中医药杂志，1965,（8）：20.

［7］奚九一.综合治疗心源性动脉栓塞性脱疽3例［J］.上海中医药杂志，1965,（5）：15.

［8］郝朴.活血化瘀法临床应用的体会［J］.新中医，1975,（3）：20.

（三）肝阳失宣候（肝肾寒瘀转证1）

肝肾寒瘀证，阴寒内犯肝肾，郁滞肝阳，寒凝血瘀，肝阳不得宣通，而成肝阳失宣之候，妇科学家通称为肝寒瘀凝，或冲任寒凝，或胞宫寒冷之证。其见症以寒瘀阻滞肝肾阳气之脉症为主，可兼见阳气怫郁之症象。

通称：肝寒瘀凝，冲任寒凝，胞宫寒冷。

病名：［中医］痛经，产后血气痛，经期房后受寒腹痛。［西医］不孕症。

病因病机：肝肾寒瘀郁滞，多由经期产期，感受阴寒之气，郁滞肝肾，寒凝血瘀，郁遏肝阳，不能宣通，而成钱元龙所称“寒气内袭，气结血凝”之证[1]。

证象组合：阳滞+气滞+气郁+阳郁

主症：**【阳气不行】症象**：①面色晦滞，精神委顿，脸色苍黑，有瘀斑，面色紫印，齿龈紫黑。②恶寒肢冷。③少腹发凉，有下坠感，少腹冷坠绞痛难忍，房事后少腹隐隐阵痛，自觉冷气自少腹上冲。④经色紫黑或褐色，量少有块，经量少而色暗淡不泽。⑤经事愆期，过期不来，经来过多。⑥恶露不下。⑦清稀白带，如胶胨状，或夹有黄色。**舌象**：①舌质紫暗。②舌边有瘀斑。③舌苔薄白。**脉象**：①脉沉细涩。②脉涩而不畅。③脉迟涩。

【气机不利】症象：①经期少腹胀痛，感腰部及小腹胀痛，少腹疼痛剧烈，乃至汗出呕吐，剧则昏厥。②少腹部有下垂胀满感。③满腹作胀，手不可按。④胁肋乳房亦酸胀不适。⑤左胁时疼。**舌象**：①苔薄白腻微黄。②苔厚腻。**脉象**：脉象沉弦。

副症：【气机不宣】症象：①胸闷太息。②胸腹痞满。③胸紧气促。④食欲锐减。

宾症：【阳气怫郁】症象：①性情乖违。②畏寒发热。③日晡发热如潮，大便干结。④手心灼热。⑤口干。⑥夜寐不安，失眠。⑦环唇青紫肿胀痒痛甚至起泡。**舌象**：舌暗红。

治则：当以温通肝阳，祛寒行瘀为主，兼以疏肝理气，气血共调。

方证

1.黑神散证：《产育宝庆集》方[2]，治妇人产后恶露不尽，胞衣不下，攻冲心胸痞满，或脐腹坚胀撮疼，及血晕口噤，产后瘀血诸疾，并皆治之。

熟干地黄、当归、赤芍、蒲黄、肉桂心、干姜、甘草、黑豆、童便。

2.温经汤加味证：彭德初方[3]。治不孕症，腰部及小腹胀痛。

党参15g，当归、白芍、法半夏、阿胶各12g，吴萸、麦冬、延胡索各10g，粉丹皮7g，川芎6g，肉桂、艾叶各5g，甘草3g。

3.少腹逐瘀汤加味证：李正东方[4]。疏肝理气，活血祛瘀，调经止痛，治痛经，详见病案2。

小茴香、肉桂各3g，干姜、没药、川芎、全当归各6g，蒲黄、延胡索、五灵脂、赤芍、桃红、红花各10g。

论著和讨论

本证候寒犯肝肾，寒凝血瘀，郁滞肝阳，阳气不得宣通，其治则当遵谢映庐曰“血得寒则凝泣而不行，非温不通”[5]，以温通肝阳，祛寒行瘀，兼以疏肝理气，通调气血之法。

李正东按：冲为血海，“为十二经之海”，能调节十二经之气血，任主胞胎。《灵枢·五音五味》篇云：“冲脉任脉，皆起于胞中，上循背里，为经络之海，其浮而外者，循腹右上行，会于咽喉，别而络唇口。”《素问·骨空论》：“任脉者……上颐循面入目。”冲任寒凝，瘀血内阻。血瘀于口唇而致环唇青紫肿痛。血瘀肌肤则皮肤发生紫印。故有“血瘀牙床紫”“血瘀紫印脸”之说。《医林改错》用少腹逐瘀汤以温之疏之，“疏其气血，令其条达而致和平”“血和则经脉流行”。故任脉通，冲脉盛，则月事行，诸证悉除矣[4]。

病案举例

1.谢映庐治孙康泰内人，产后一日，畏寒发热，恶露不下，满腹作胀，手不可按，胸紧气促，危急之极，产后受寒，血得寒则凝泣而不行，非温不通，先予失笑散6g，次进黑神散，重用姜、桂加漆渣、山楂。泄泻腹痛，口渴，从釜底暖蒸：苓、桂、补骨脂、姜炭、木瓜、甘草[5]。投之渴泻腹痛俱止。

2.钱元龙治产后2月，月经来潮，房事不慎，寒凉不避，致少腹隐隐阵痛，三月余，食欲锐减，胸腹痞满，自觉冷气自少腹上冲，夜寐不安，少腹部有下垂胀满感，日晡发热如潮，大便干结，形体虚弱，脉迟涩，苔厚腻，舌暗红，由产后气血未复，冲任空虚，不慎房事，寒气内袭，气结血凝，以温经理气，活血和络：当归、白芍、红花、桃仁、牛膝各9g，桂枝、枳壳、柴胡、生姜、小茴香各6g，2剂痛减，5日出院[1]。

3.刘洪祥治马姓，23岁。近3年多来，每于行经前即乳胀、腹痛，至经净后消失。经血色黑而成块，持续4~6天，断续不畅，少腹发凉，有下坠感。平时白带甚多，如胶胨状，或夹有黄色。结婚3年未生育。舌质紫暗，苔薄白，脉弦。证由寒凝血滞所致。治以温经散寒，兼以行滞活血：当归、丹参、桃仁各12g，川芎、肉桂、木香、赤芍、乌药、天冬各9g，吴萸、干姜各6g。服5剂。一年后自诉前证于服药5剂已愈，现已怀孕5个月，唯呕吐不欲食。用桂枝汤加党参、陈皮各9g，竹茹12g。服2剂。未再来就诊[6]。

4.李正东治于某某，女，26岁，未婚，半年来，每当经期来潮，环唇青紫肿胀痒痛甚至起疱。言语纳食不便。半月不消，方有好转，下次经期又复发。近三个月更甚。前来就医。追问月经情况，经期正常，经色紫黑或褐色。量少有块，少腹冷坠绞痛难忍。面色紫印，齿龈紫黑，舌质紫暗，舌边有瘀斑，舌苔薄白，脉沉细涩。证属冲任（虚）寒凝，瘀血内阻。治以温经活血，散瘀止痛。用少腹逐瘀汤加味（组方见方证），服药3剂，环唇肿胀痛痒消除。唇面部分紫色已转红润。继进9剂。经期已到，月经来潮，经色转红，量多块少，少腹冷坠绞痛及环唇肿胀痛痒未出现，口唇齿龈及面部颜色已红润。随访经水调畅，未复发[4]。

又治张某某，女，19岁，未婚，3个月来，每次经期，口唇青紫，肿痒以上唇肿甚。经色黑量少有块。经期少腹胀痛。舌质暗、苔薄白，脉沉细涩。此属冲任寒凝，瘀血内阻。投少腹逐汤瘀加香附、红花，以疏肝理气、活血祛瘀调经止痛：小茴香3g，干姜、肉桂、蒲黄各6g，香附、延胡各12g，五灵脂、全当归、赤芍、川芎、没药、红花各10g，服药6剂，症状大减。继服3剂告愈[4]。

引用文献
［1］钱元龙.血府逐瘀汤的临床应用［J］.江苏中医，1965，（5）：18.
［2］刘景源.太平惠民和剂局方［M］.北京：人民卫生出版社，1985：319.
［3］彭德初.痛经不孕［J］.新中医，1981，（2）：29.
［4］李正东.经期口唇紫肿验案［J］.新中医，1981，（10）：29.
［5］谢映庐.谢映庐医案［M］.上海：上海科学技术出版社，1962：169.
［6］刘洪祥等.对107例痛经的辨证施治［J］.上海中医药杂志，1966，（5）：191.

（四）肾络失宣候（肝肾寒瘀转证2）

肝肾寒瘀证，寒凝血瘀，阻滞肾之络脉，血行凝泣，而成肾络失宣之候，杂病学家通称为瘀积肾络，或血瘀腰痛之证。其见症以肾络阻滞之脉症为主。

通称：瘀积肾络。

病名：［中医］血瘀腰痛，腰痛。

病因病机：肝肾寒瘀郁滞，多因感受阴邪，寒凝血瘀，阻滞肾之血络，血行凝泣不得通行，而成瘀积肾络之证。留章杰曰："此系因寒湿之邪阻于筋骨、脉络，致气血运行不畅。"

证象组合：络滞+血滞+气滞+气化

主症：**【络脉不利】症象**：①腰髀酸楚疼痛。②腰脊痛不可忍，转侧困难，步行维艰。**舌象**：舌质淡红，苔薄白。**脉象**：脉平稍细。

副症：**【血滞不行】症象**：①腰板硬，不能起立。②两腰偻废，卧床彻夜痛叫，痛如刀刺。③日晡烦躁，微有潮热。**脉象**：脉沉涩。

宾症：**【气化不行】症象**：尿痛尿少，余沥不尽。

【气机不利】症象：小腹急痛。

治则：当以祛瘀通络，兼以温通肾阳，以行其瘀，亦温而通之之法。

方证

1.桃仁承气汤加味证：喻嘉言方[1]。治两腰偻废，卧床彻夜痛叫。详见病案1。

桃仁、大黄、桂枝、炙甘草、芒硝，多加肉桂、附子。

2.种福堂方加减证：留章杰方[2]。治血凝腰痛，腰板硬，不能起立，转侧困难，详见病案3。

红花、当归、防风、牛膝各9g，威灵仙15g，穿山甲6g，赤芍12g（独活改片姜黄4.5g）。

论著和讨论

本证候寒瘀阻滞肾络，血行凝泣不得宣通，其治则当以祛瘀通络为主，兼以温通肾阳，以祛阴邪而行其瘀滞，温而通之。喻嘉言说："（病案1）此非昔人之已试，乃一时之权宜也，然有自来矣。仲景于结胸证，有附子泻心一法，原是附子与大黄同用。但在上之症气多，故以此法泻心。然则在下之症血多，独不可仿其意，而合桃仁、肉桂以散腰间之血结乎？后江古生乃弟，伤寒两腰偻废痛楚，不劳思索，径用此法，二剂而愈。"[1]

病案举例

1.喻嘉言治张令施乃弟伤寒坏证，两腰偻废，卧床彻夜痛叫，百治不效，求治于余，其脉亦平顺无患，其痛则比前大减。余曰：病非死证，但恐成废人矣。此证之可以转移处，全在痛如刀刺，尚有邪正互争之象；若全然不痛，则邪正混为一家，相安于无事矣。今痛觉大减，实有可虑，宜速治之。病者曰：此身既废，命安从活，不如速死。余蹙额欲为救全，而无治法，谛思良久，谓热邪深入两腰，血脉久闭不能复出，止有攻散一法。而邪入既久，正气全虚，攻之必不应，乃以桃仁承气汤，多加肉桂、附子（组方见方证），二大剂与服。服后即能强起，再仿前意为丸，服至旬余全安[1]。

2.谢映庐治徐伯昆，长途至家，醉饱房劳之后，腰痛屈曲难行，以肾虚治，渐次沉困，转侧不能，每日晡，心狂意躁，微有潮热，痛楚异常。卧床一月，几成废人，此症先因长途扰其筋骨之血，后因醉饱乱其营卫之血，随因房劳耗其百骸之精，内窍空虚，湿热扰乱，血未定静，乘虚而入，聚于腰肾之中。此误在用补，以桃仁承气汤加附子、玄参、乳香数剂，下恶血数升而愈[3]。

3.留章杰治王某某，男，30岁，搬运东西不慎扭伤，感左腰不适酸痛。10天后行冷水浴后感腰酸痛，未行治疗。后期症状逐渐加重，于10月4日因腰板硬，不能起立，转侧困难，步行维艰而入院治疗。查其舌质淡红，苔薄白，脉平稍细，表情苦楚。此系因寒湿之邪阻于筋骨、脉络，致气血运行不畅，故病人腰痛，而不能起立，甚则转侧困难。因扭伤未愈，复得寒湿，证为血凝腰痛。先用种福堂方加减（组方见方证），服2剂。10月6日药后能转侧，上方加延胡9g，肉桂1.2g，续断9g，服2剂。10月8日，各症更减，转侧灵活。再进2剂。10月10日能起床并步行数步，舌淡润。后按10月4日方去片姜黄加独活、延胡各9g，肉桂1.2g，分2次冲服，共进3剂，药后行动正常。按：此例只用二方加减，前方为祛瘀，活血解寒止痛，后为安腰止痛祛湿之方[2]。

引用文献

［1］陈熠.喻嘉言医学全书［M］.北京：中国中医药出版社，2000：382.
［2］孙祝岳.留章杰老中医治痹症经验［J］.新中医，1977,（2）：12.
［3］谢映庐.谢映庐医案［M］.上海：上海科学技术出版社，1962：149.

（五）肝阳闭塞候（肝肾寒瘀变证1）

肝肾寒瘀证，寒凝血瘀，郁阻肝络，猝闭肝阳，而成闭厥重证，是为肝阳闭塞之候，由于先痛后厥，故妇科学家通称为痛厥之证。其见症虽以阳气闭厥之脉症显明，但必先有气滞与血瘀之症象，并以之为主。

通称：痛厥。

病名：［中医］产后腹痛，经期痛厥，血晕。

病因病机：肝肾寒瘀郁闭，多由经产之期，血海空虚，感受阴寒之邪，寒凝血瘀，郁滞肝气，猝闭肝阳，而成先痛后厥之闭厥证。

证象组合：阳闭+气滞+气逆+怫郁

主症：**【阳气闭塞】症象**：①面色青白，苍白。②气息微细。③四肢不温，手足厥冷。④痛甚欲厥，头额冷汗滚流，言语支吾不答。⑤昏厥，人事昏迷。**舌象**：①舌质暗淡。②舌淡白。③苔薄白。**脉象**：①沉紧。②弦紧。③沉微欲绝。

【气机不利】症象：①胸胁胀满。②少腹阵发性刺痛拒按，经行痛剧。③经量极少。④恶露不畅。

副症：**【气机冲逆】症象**：上吐下泻。

【气机不宣】症象：饥不欲食。

宾症：**【阳气怫郁】症象**：①头晕。②口干。③小便色赤，大便秘结。

治则：当急以温通肝阳，以温经散寒；活血祛瘀，以通其闭厥。

方证

1.生化汤合四逆汤加味证：陈润章方[1]。治产后昏厥，面色苍白，气息微细，肢厥，详见病案1。

当归15g，炮姜、川芎、川芎各6g，肉桂2.1g，附子12g，甘草3g，桃仁10粒，炒荆芥4.5g。

2.温经散寒，行血调冲方证：何子淮方[2]。治痛经，痛厥，面色苍白，手足厥冷，详见病案2。

附子、淡吴萸、艾叶、干姜、炙甘草各4.5g，肉桂3g，红花、制没药、延胡各9g，炒当归12g，川芎15g。

3.失笑散加味证：高陛三方[3]。治产后少腹刺痛，痛甚欲厥，详见病案3。

五灵脂、蒲黄各25g，肉桂心10g，当归、怀牛膝、延胡索、酒炒大黄、桃仁各15g。

论著和讨论

本证候阴寒外袭，寒凝血瘀，猝闭肝阳，如高陛三曰"产后百脉空虚，寒邪乘之，气凝血滞，寒邪内闭，阳气受遏"[3]，而成闭厥重证。其治则当以温通肝阳，以温经散寒，活血祛瘀，以通其厥。徐荣斋说："热入血室，夏令为甚，寒入血室，亦夏令为多，因妇人之性，多喜凉而恶热，虽或经水适来适止，平时尚知小心，夏令则不甚措意；或贪受凉风，或饮食生冷，或坐卧凉地，皆能乘虚袭入，故寒入血室以后，有经阻不行者，有经来腹痛者，有小腹胀满者，有泄泻不止者；虽不尽然，而因此者颇多，待病势已成而欲治之。患者已忘其受病之原，医者何从知其得病之本，故或指为气郁，或指为血虚，或疑为宿瘀，或疑为蓄水，从无一人能确立病名者；余谓此皆可以寒入血室名之。况以上诸病，其现症多往来寒热，与热入血室相类，不妨以小柴胡汤治之。"[4]

病案举例

1.陈润章治产后昏厥：刘二妹，36岁，产后昏厥，面色苍白，气息微细，四肢微厥，人事昏迷。按脉沉微欲绝，舌苔淡白。此因产后血虚，寒邪外袭，阴寒内盛，阳气被遏，故发昏厥。拟以生化汤合四逆汤加味治之（组方见方证）。上药连进2剂，睡至半夜而苏。自觉恶寒发热，少腹疼痛。此寒邪与恶露相搏，正气渐复，邪有外出之象，宜因势而疏解之。拟生化汤加桂枝、柴胡、益母草等与服。2剂后，寒热腹痛均止。但身体羸弱，继用人参养荣及十全大补汤，调理两月而愈[1]。

2.何子淮治鲍某某，19岁，未婚，月经初潮15岁，经期规则，经行下腹胀痛，但不影响日常生活，二年前适值行经，淋雨受寒，当天经水骤停，腹痛较甚。以后逐月加重，近月经行痛剧，上吐下泻，时伴昏厥。本次经行第一天，痛厥又作，面色苍白，手足厥冷，头额冷汗滚流，言语支吾不答，经量极少，舌淡白，脉弦紧。治宜温经散寒，行血调冲（组方见方证）服2剂。痛缓血块下，量转多。下月来潮前，即服上方，连服3月，痛经未见复发[2]。

3.高陞三治王某，女，24岁，产后四日（第一胎），恶露不畅，头晕，口干，面色青白，胸胁胀满，少腹阵发性刺痛，拒按，痛甚欲厥，四肢不温，小便色赤，大便秘结，舌质暗淡，苔薄白，脉象沉紧。分析：产后百脉空虚，寒邪乘之，气凝血滞，故少腹刺痛而拒按，寒邪内闭，阳气受遏，则面色青白，四肢不温，脉象沉紧也是寒邪内停，阳气不宣之象，治宜活血化瘀，温经散寒，拟失笑散加味（组方见方证），4剂，水煎服，一日2次，红糖水送服。复诊：恶露大增，腹痛骤减，大便已行，诸症好转；现仍觉头晕、乏力、纳少、腹胀、少腹微痛，舌质淡红，苔薄白，脉象沉细。难邪已散，瘀滞已解，当以和血益气法以扶正，拟四物汤加减：川芎、党参、白芍、熟地、制香附各15g，当归、山药各20g，怀牛膝10g，鲜姜6g，上方3剂，诸症皆愈[3]。

引用文献

[1] 福建省中医药研究院.福建中医医案医话选编（第二辑）[M].福州：福建人民出版社，1963：191.

[2] 何子淮.调冲十法[J].浙江中医药，1978，4（5）：22.

[3] 高陞三.产后腹痛辨治三则[J].中医药学报，1984，（4）：35.

[4] 俞根初.重订通俗伤寒论[M].上海：上海科学技术出版社，1959：411.

（六）气血瘀结候（肝肾寒瘀变证2）

肝肾寒瘀证，寒凝血瘀，阻于肝肾，蓄于下焦，渐形结聚，是为气血瘀结之候，妇科家通称之为瘀血凝结之证。其见症以下焦积块有形，为其主要症象，并必兼见气机郁结之脉症。

通称：瘀血凝结。

病名：[中医]石瘕，痞证，积块，产后腹痛。**[西医]**急性破裂型宫外孕，宫外孕，硬皮病，下肢静脉曲张，象皮腿。

病因病机：肝肾寒瘀郁结，因寒瘀阻滞肝肾之络，蓄于下焦，滞阻气机，气血互结，渐至积聚成形，而成结聚癥瘕之病。

证象组合：气结+血结+气滞+阳郁

主症：【气机郁结】症象：①腹痛。②腹胀如鼓，腹大如箕。③小腹坠胀，手不能近。④痞塞不通。⑤大便秘结。**舌象：**苔白。**脉象：**脉沉细弦紧。

【血滞瘀结】症象：①小腹硬。②下腹肿块。③少腹积块疼痛，停经，漏血，产后恶露不畅，少腹阵发性刺痛拒按。**舌象：**舌质紫暗，有瘀点，苔薄白。**脉象：**脉沉细涩。

副症：【气机不利】症象：①胸胁胀满。②腹胀疼痛。③大小便困难。

宾症：【阳气不和】症象：①颜青，面色稍黄。②四肢不温。

治则：当温通肝肾阳气，以温经；逐瘀破气，以攻坚消结。

方证

1.导气丸证：蒲辅周方[1]。治诸痞证，亦治小肠疝气痛，症见腹胀如鼓，痞塞不通。

青皮、水蛭、胡椒、茴香、莪术、虻虫、槟榔、斑蝥虫、三棱、干漆、吴茱萸、黑丑，赤芍、川楝子、石菖蒲、桃仁、干姜、硇砂、大附子、青盐。上十对药，均以同等分同炒，去后者，留前者十味为末，酒糊丸，每6g紫苏汤下，壮实者加3g，小孩减半。

2.当归饮血竭散合剂证：蒲辅周方[1]。温通破坚，治石瘕，腹拒按，大如箕，详见病案1。

当归、川芎、桃仁、赤芍、延胡索各6g，醋制鳖甲15g，吴萸4.5g，肉桂、槟榔、青皮、木香、莪术、三棱、大黄、血竭各3g。浓煎温服。

3.当归四逆汤加味证：景瑞生方[2]。治产后瘀血凝结，少腹左侧积块疼痛剧烈，温经逐瘀。详见病案2。

桂枝、当归、香附各12g，赤芍、木通、延胡索、莪术、生姜各9g，吴茱萸、肉桂各6g，细辛、甘草各3g，童便一杯，烧酒一杯。腹痛减，二便舒，加桃仁、红花各9g。

4.琥珀散活血化瘀方证：于盈科方[3]。治疗宫外孕，休克状态，内出血未稳定，详见病案4。

当归、丹皮、延胡索、乌药、寄奴各15g，三棱10g，肉桂、白术各5g，生芍20g，琥珀面每次冲服5g，每4小时服药一次。

5.伸筋草洗方证：赵炳南方[4]。治硬皮病（皮痹阻），下肢静脉曲张，象皮病。

伸筋草、祁艾、桑枝各30g，透骨草、刘寄奴、官桂、穿山甲各15g，苏木、草红花各9g。

论著和讨论

本证候寒瘀阻滞下焦，肝肾之气与寒瘀互结，而成坚积症结，其治则当以温通肝肾阳气，逐瘀破气，以攻坚消结为法。赖显荣按：腹中积块一证，古人有积聚、癥瘕、痃癖、痞块等病名，积和癥皆有形可征，瘕和聚皆聚散无常，究其病机，不外血瘀、气滞、寒凝、食积数种，多病肝脾二经，其中尤以与足厥阴肝经的关系最密切。景岳谓："积聚之病，凡饮食、血气、风寒之属，皆可致之。"巢元方氏谓："癥瘕者，皆由寒温不稠，饮食不化，与脏气相搏结所生也。"《难经》以积为阴气，聚为阳气。本篇病例，痛而有形，痛定不移，多为积为癥，为阴气，当归四逆汤本为厥阴方，一切阴寒凝结之气滞血瘀，皆可用以温通，景瑞生先生以此方为基础加味，治疗腹中积块，攻补兼施，既无攻击过当之虞，大有启门驱贼之势，允为中肯。[2]

病案举例

1.**蒲辅周**治石瘕：陈姓，女，23岁，月经三月多未潮，渐渐腹胀疼痛，小腹硬，手不能近，连日流血，时多时少，坠胀难受，食欲减少，某医院检查，认为"是妊娠，已五六月"，而患者自知非孕，观其颜青，舌色紫，扪其腹，拒按，大如箕，脉象沉弦涩，去年12月中旬，正在经期，随夫运货，自此月经停止，下月应至不至，蒲老指出："此病实非孕也，腹大如箕非三月孕形，腹胀痛而小腹坠甚，拒按而坚，亦非孕象，且连日流血而腰不痛，又不似胎漏。此必经期用力太过，兼之途中感受冬候严寒所致。"《灵枢·水胀》篇曰："石瘕生于胞中，寒气客于子门，子门闭塞，气不得通，恶血当泻不泻，衃以留止，日以益大，状如怀子，月事不以时下，皆生子女子，可导而下。"此女体素健壮，主以当归饮、血竭散合剂（组方见方证）浓煎温服。此方仍温通破坚之剂，服1剂，下掌大黑血一片，痛稍减，坠胀不减，脉仍如故，乃以原方再进，并随汤药送化癥回生丹1丸。次日其妹来告："服药一时许，患者突然昏倒，不知人事，手足亦冷，见下衣皆湿，宽衣视之，皆为血块，大如碗者一枚，余如卵者数枚，色多瘀黑，不一会，手足自温，神志渐清，今日有恶心，不思食，昨日之药，能否再服？"患者自觉小腹胀痛俱减，但觉尚有似茄子硬块未去，蒲老思之良久说："大积大聚、衰其半而止，大毒治病，十去其六，况血海骤空，胃虚不纳，宜急扶胃气。"原方止后服，易以异功散加味：党参9g，白术、茯苓、炙甘草、当归、白芍各6g，砂仁、香附、陈皮各3g，生姜3片，大枣4枚。嘱服2剂。越3日，其妹来告："患者服药后，胃口已好，睡眠亦安，已不流血，唯连下豆渣状物，今晨复下卵大硬块，色白，坚如石，弃之厕中。"惜未将其送化验室分析。再以十全大补，连服3剂，诸证皆除，唯全身浮肿。蒲老告之曰："此虚肿也。"仍以十全大补，肉桂易桂枝又进3剂，身肿消失，精神渐复，停药，以饮食调理，又1月恢复健康，月经应期而至，一切如常[1]。

2.**景瑞生**治蔡某芝，23岁，产后匝月，瘀血凝结，少腹左侧积块疼痛剧烈，呈阵发性。胃纳不佳，脉沉细弦紧，苔白润，当归四逆汤加味，温经逐瘀（组方见方证），2剂积块全消，桂附理中汤、香砂六君子丸调理[2]。

又治陈某琼，25岁，产后20多天，左少腹疼痛，满40天后，该侧有一积块，按之硬，大小便困难，腹痛加剧，不思食，全身状况虚弱，脉沉细涩，苔白，当归四逆汤加味，温经逐瘀：桂枝、当归、香附各12g，白芍、木通、延胡索、莪术、生姜各9g，吴茱萸、肉桂各6g，细辛、甘草各3g，腹痛减，二便舒，加桃仁、红花各9g，积块已软，周围已消，仅余中间一小块，拟少腹逐瘀汤加减，通瘀行气：当归、香附、赤芍、莪术各12g，五灵脂、桃仁、三棱、延胡索、红花、生姜各9g，蒲黄、官桂、吴茱萸各6g，甘草3g，积块全消，后服八珍汤等调养[2]。

3.**潘颂寅**治曲某某，女，24岁，不规则阴道流血2个多月，腹痛，下腹扪及一肿块50多天。2个月前因停经40多天后出现阴道流血5~6天，伴有腹痛，贫血等，住某某医院，诊断为不完全流产。经治疗10天，未效而出院。不久再度阴道流血，腹痛，下腹扪及包块，来我院诊为"宫外孕"住院。患者食欲不振，大小便正常，以往月经规则，有腿痛史。检查：体温37.3℃，血压130/70mmHg，面色稍黄，舌质稍紫暗，有瘀点，苔薄白，脉细涩。妇科检查；外阴（-），阴道（-），宫颈，宫体大小正常，后位，活动受限，左侧穹窿部扪及包块，有三个多月妊娠大小，不活动，有压痛，右侧附件（-），侧穹窿穿刺抽出血液，内有小凝血块。超声波检查：前后径11.25cm，有液性平段，血常规正常。诊断：宫外孕（包块型）。治疗：病人一般情况良好，决定单用中药治疗。拟用少腹逐瘀汤加减：赤芍、生地、三棱、莪术、当归、仙鹤草、小茴、炮姜、木通、山楂、麦芽、谷芽各9g，水煎服，4剂。二诊：食欲渐进，自觉腹痛减去大半，血止，包块已软。超声波复查；前后径缩至7.5cm，内有低小波。因腿痛原方去木通，以乳香、没药、五灵脂、羌活、独活等药酌情加减，共服20剂，每日1剂。三诊：复查肿块有70多天妊娠的大小，包块缩小不明显，但食欲良好，腿痛已止，愿带药出院。处方：三棱、莪术、乳香、没药、川芎、香附各9g，车前子（布包）31g，20剂，每日1剂。四诊：肿块缩小到6cm×4cm大小，照上方续服6剂。后两次妇科检查，除左侧附件增粗外，无特殊发现。期间，月经二次均按时来潮，嘱停药。共服药50余剂[5]。

4.**王秀霞**治疗宫外孕：用琥珀散是我院已故老中医于盈科老师首先应用的。早在1960年他用本方治疗一例急性破裂型宫外孕，当病人是处于休克状态，内出血未稳定，本决定立即手术，但患者是本院儿科医生，平素有血小板减少病史，因此本人拒绝手术，害怕手术中出现进行性出血，紧急会诊时，于老提出按中医辨证可用活血化瘀治疗，当时病人愿求一试，因此在输血补液的前提下，试用中药治疗，随即处方（组方见方证），经服用4剂后病情稳定，转危为安，以后又按本方加减调服，直至痊愈，盆腔未遗留任何炎症包块。在以后的临床过程中，采用保守法治疗宫外孕时，一直是沿用本方进行治疗，疗效可靠。优点是血肿吸收的速度快，常遇到一些初经外院诊疗，病情稳定，但已形成了较硬的炎性包裹，因此吸收的较慢，如一开始就用本方治疗，则这种病情较少，而且程度也较轻，疗程可相应缩短，在有条件保守治疗宫外孕时，本方值得推广应用[3]。

引用文献

[1] 高辉远.蒲辅周医案[M].北京：人民卫生出版社，1972：85.
[2] 赖显荣.当归四逆汤加味治腹中积块[J].江苏中医，1965，(7)：18-19.
[3] 王秀霞.琥珀散治疗宫外孕[J].中医药信息，1985，(3)：19.
[4] 北京中医医院.赵炳南临床经验集[M].北京：人民卫生出版社，2006：398.
[5] 潘颂寅.宫外孕[J].新中医，1980，(3)：27.

（七）气血虚结候（肝肾寒瘀变证3）

肝肾寒瘀证，寒瘀结于下焦，而气血已虚，气血互结，虚实夹杂，是为气血虚结之候，其见症以气血瘀结与气血两虚之脉症同见。

通称：气虚瘀结。

病名：[**中医**]崩漏，胎坠胞衣不净，死胎。[**西医**]宫外孕（陈旧性），输卵管妊娠。

病因病机：肝肾寒瘀虚结，因寒瘀结滞肝肾，与气互结，或其人气血素虚，或血出过多，气随血去，而气血两虚，虚实夹杂，实中夹虚。

证象组合：血结+气结+气虚+血虚+阳郁

主症：【**血滞瘀结**】**症象**：①小腹阵痛不移，如针刺样拒按。②阴道流血不止，出血量多，挟血块，并下肉状物一块。**舌象**：舌质淡有瘀斑点，苔白润。

【**气机郁结**】**症象**：腹胀满。**脉象**：①脉沉弦。②脉滑有力。

副症：【**气虚失养**】**症象**：①精神疲惫，语声怯弱。②乏力。③肢寒。**舌象**：舌淡。**脉象**：脉沉细。

【**血虚失荣**】**症象**：①面皖，面黄无华。②形体羸瘦。③腰脊酸楚。④经来如崩。**舌象**：舌暗淡苔薄。**脉象**：①脉细涩。②脉沉细涩。

宾症：【**阳气不和**】**症象**：①面色晦暗。②手足厥冷。③发热恶寒。④少腹疼痛喜热。

治则：当温通逐瘀破气，以攻其结，兼以益气养血，以扶其正，助正以攻结。

方证

1.宫外孕方证

不稳定型：丹参9~15g，赤芍、乳香、没药、桃仁各6~9g。

休克型：虚脱重加人参，四肢厥逆加附子，包块型加三棱3~6g，莪术6g。

外敷：麝香0.6g，樟脑6g，血竭、银珠各9g，松香15g。

2.脱花煎加味证：龚子夫方[1]。治死胎，流出酱油色恶臭液体，详见病案3。

当归尾15g，川芎、川牛膝、车前子、红花、孩儿参、厚朴各10g，肉桂5g。

3.加味佛手散证：何少山方[2]。治胎坠胞衣不净，腹痛阵作，下肉状物块，血如崩，详见病案4。

当归60g，川芎、黄芪各24g，阿胶12g，炙艾炭、桃仁、熟大黄炭各6g，莲房30g。

论著和讨论

本证候寒瘀与肝肾之气，互结下焦，气血已虚，虚实夹杂。杨守仁说："祖国医籍中虽无子宫外孕之名，但本病临床症状，与经停腹痛、癥瘕积聚、崩漏等病症颇相类似。用中药治疗本病，必先由妇产科检查确诊，适宜于保守疗法者，治之往往有一定的效果；倘病势急剧，输卵管破裂较大，出血过多，或腹腔宿瘀，腹疼持续，或白细胞增高，有感染倾向者，应及时作手术治疗。"[3]其治则虽当逐瘀破气，以攻其瘀结，但必兼以益气养血，以扶正补虚，助正攻结，虚实兼顾。龚子夫说：脱花煎出《景岳全书·新方八阵》，治"凡临盆将产者，宜先服此药，催生最佳，并治产难经日或死胎不下俱妙"，可随证加减，"若气虚困剧者，加人参随宜……"。本例兼气虚气滞，人参价昂，易孩儿参，加厚朴，奏效颇速[1]。兰州医学院治9例输卵管妊娠：7例有效，服药8~29剂，22~25剂占5例。胶艾汤加减：五灵脂、蒲黄、阿胶各15~30g，艾叶、地黄各15g，当归、甘草各9g，芍药12g，丹参30g，川芎6g，阴道出血加炒蒲黄、炒艾叶、全当归、杭白芍、三七粉，或云南白药，或加地榆炭、血余炭。有肿块加赤芍、桃仁、丹皮、牛膝、三棱、莪术、山楂炭等。腹胀满加香附、陈皮、木香、乳香、没药、没药等。少腹下坠，佐补中益气汤[4]。

病案举例

1.杨守仁治杨某某，38岁，停经2月，突然小腹阵痛，阴道流血不止，已7天，穿刺诊断子宫外孕，予活血祛瘀，2剂未效，腰脊酸楚，头晕目眩，面㿠神倦，肢寒，饮食减少，脉沉细而弦，舌质淡，乃冲任络脉损伤，瘀血凝滞，而血分已亏，中阳亦微，拟局方黑神散加味：熟地12g，当归、炒白芍、留行籽、蒲黄、瞿麦各9g，炙甘草、官桂各3g，炒莪术6g，炮姜炭4.5g，炒黑大豆15g，黄酒60g，童便半杯，2剂下瘀块1枚，腹痛渐缓，下血亦减，小腹尚有下坠感，此余瘀未净，仿少腹逐瘀汤法：炒小茴1.5g，炮姜炭2.4g，官桂1.8g，炒延胡索、五灵脂、炒蒲黄、川芎各4.5g，制没药、炙甘草各3g，当归身9g，炒白芍6g，痛减血淡改八珍汤加炮姜、谷芽调理而愈[3]。

2.郝朴治宫外孕：蔡某某，女，26岁，结婚4年未孕。月经周期正常，二月来月经停止，一周来阴道不规则出血，伴下腹痛。妇科检查，诊断"宫外孕"（陈旧性）。而收容住院，拟手术治疗，因患者拒绝手术，乃邀中医会诊。患者出血量多，挟血块，下腹痛甚，拒按，脉滑有力。乃属瘀血阻滞，其出血乃因"瘀血不去新血妄行"，治以活血止血：当归、丹参各12g，乳香、没药、蒲黄炭、五灵脂各9g。服药5剂，出血即止，腹痛明显减轻。原方又进10剂，腹痛已不明显，且能下床活动。但感无力、气短，心悸，此气血两虚之象，原方去蒲黄炭、五灵脂，加党参12g、黄芪15g，药26剂，临床症状基本痊愈。妇科检查宫体右后方有一鸽卵大包块，质硬，边界清，系瘀血未全吸收。乃于原方加三棱、莪术各9g以加强祛瘀作用。共治疗68天，痊愈出院[5]。

3.龚子夫治死胎：叶某某，35岁。患者前6胎均顺产，本次妊娠5个月后自觉胎动减弱，产科检查未闻及胎音，疑死胎，予中药未应，亦未复诊。至妊娠8个月时，因发热来诊，查体温38℃，妇检未闻及胎音，宫口未开，诊断为死胎合并感染，因无条件手术取胎，改用中药治疗。患者神志清楚，形体羸瘦，发热恶寒，二便通利，脉沉细涩，舌质淡有瘀点，苔白润。辨证为血虚气滞兼有瘀血，投脱花煎加味：当归尾15g，川芎、川牛膝、车前子、红花、孩儿参、厚朴各10g，肉桂5g，1剂。当晚9时许服第1煎，10时半服第2煎，至11时感子宫收缩疼痛，阴道流出少量暗红色血液，次晨5时半破水，流出酱油色恶臭液体，随后流出一死胎，肌肉已腐，色紫黑，有恶臭，胎头水囊样，继而娩下胎盘，尚完整，共出血300ml左右。仍感腹痛，体温37.7℃，再投桃红四物汤加减，以清瘀血（组方见方证），1剂后，下恶露少许，腹痛已除，体温转为正常（36.9℃），脉沉见起，舌仍淡白。再服理血之剂3剂：当归、丹参、山楂炭、白芍各10g，川芎5g，红花3g。痊愈出院[1]。

4.何少山治胎坠胞衣不净：黄某，20岁，未婚。初诊：1979年12月7日。患者停经75天，上月漏红，量少色鲜，淋沥不断已20余天。昨起腹痛阵作，血量骤增，夹杂血块，并下肉状物1块，今仍血多如崩。自叙有性生活史。妇检：阴道血污，宫颈口开一指，子宫前倾屈，宫体略大，轻度压痛，妊娠试验阴性，不全流产收入病房。诊见面黄无华，精神疲惫，语声怯弱，舌暗淡苔薄，脉细涩。此乃胎坠胞衣不净，瘀阻胞宫，血难归经，法当祛瘀生新，通补相济，投加味佛手散（组方见方证）1剂。药后于次日清晨下紫黑色韧质肉膜状物一块，鸽卵大小（病检：蜕膜退变），出血遂减，小腹仍有隐痛，前法踵进。三诊时血少将净，腹痛消失，继以人参生化汤调治而愈，小产胞衣不净，常致下血不止，而未婚先孕者，妄投峻药，更具危险。《经》云"人有所堕坠，恶血内留"（《灵枢·邪气脏腑病形》篇），该女漏下日久，奇经内损，冲任气虚，故胎堕且胞衣残留，瘀阻胞宫，血难归经故外溢。佛手散在《女科正宗》言其"胎动服之即安，胎损服之即下"，具双向调节功能。盖因"子未下补则益其子，子已下补则益其母，益子而胞衣之气连，益母则胞衣之气脱"（《辨证录》），加黄芪、胶艾等通盛各经之气血，以推送残余胞衣及瘀污，一经排除，血自归经[2]。

引用文献

[1] 龚子夫.脱花煎下死胎［J］.浙江中医药，1978，4（5）：43.
[2] 何少山.妇科常见急症论治举要［J］.上海中医药杂志，1983，（9）：18.
[3] 杨守仁.中医药治疗子宫外孕2例［J］.上海中医药杂志，1964，（9）：21.
[4] 崔志孝.中西医合作治疗9例输卵管妊娠观察［J］.上海中医药杂志，1965，（4）：19.
[5] 郝朴.活血化瘀法临床应用的体会［J］.新中医，1975，（3）：20.

二、肝胃寒瘀证（寒瘀合病1）（2候）

肝胃寒瘀证，为肝之寒瘀犯胃之证，或素有肝寒瘀滞，或更有中阳素虚，致肝之寒瘀犯于胃络，而为肝胃寒瘀之证。其病机轻则寒瘀郁滞，肝气失疏，横逆于胃；甚则寒瘀郁滞胃络，阻滞胃气，甚则络瘀血溢；剧者寒瘀内盛，肝阳不振，而致阴盛阳越之重证。其治则总当温通肝胃阳气，理气祛瘀，温经逐寒为法。

证候别称：肝寒犯中，阴盛格阳，阴证似阳。

病名：［中医］胃脘疼，血瘀脘痛，湿温少腹胀痛。

证候系统：详见图3-9-3。

本证————肝气横逆候
转证————胃络失和候
变证————阳气虚逆候

图3-9-3　肝胃寒瘀证证候结构图

（一）肝气横逆候（肝胃寒瘀本证）

肝胃寒瘀证，寒瘀郁滞，肝气失于疏泄，冲逆于上，胃气通降失司，而成肝气横逆之候，杂病学家亦通称肝寒犯中之证。以胃气郁滞与肝气上逆之脉症为主，可兼见阳气失和之脉症。

通称：肝寒犯中。

病名：［**中医**］胃脘疼。［**西医**］十二指肠球部溃疡，胃下垂。

病因病机：肝胃寒瘀郁逆，因寒瘀郁滞，肝气失疏，横逆于胃，胃气失其通降之权，肝气冲逆于上，而成肝气逆胃之证。

证象组合：气郁+气滞+气逆

主症：【**气机不利**】**症象**：①胃痛反复发作。②右侧腹痛阵作。③按之稍减，食后痛加，汗出溱溱。**舌象**：苔薄腻。**脉象**：脉弦紧。

【**气机冲逆**】**症象**：①脘腹跳动，旁及两胁。②噫气连连，昼夜不已。③吞酸多。

副症：【**气机不宣**】**症象**：①胸中窒塞。②饥不欲食。

宾症：【**阳气不和**】**症象**：①神疲乏力。②四肢欠温。③大便溏结不一。**舌象**：①舌青苔薄腻。②苔黄腻。**脉象**：①脉弦细。②脉濡软。

治则：当以温通肝胃阳气，镇降肝胃逆气为主，兼以理气消瘀为法。

方证

1.乌梅汤证：黄文东方[1]。治脘腹时觉跳动，旁及两胁，详见病案1。

乌梅、炙甘草各4.5g，赤芍、白芍、旋覆花、茯苓、丹参各9g，肉桂心2g，煅赭石30g，降香3g。

2.理气祛瘀，和胃止痛方证：胡建华方[2]。治右侧腹痛阵作，食后痛加，汗出溱溱，详见病案2。

苏梗、香附、延胡索、小茴香、台乌、鸡内金、炒麦芽、谷芽各6g，青皮、陈皮、枳壳各4.5g，肉桂1.5g，桃仁9g。

3.升清降浊温阳止逆调中祛瘀方证：黄一峰方[3]。治十二指肠球部溃疡，胃下垂，详见病案3。

炙升麻、公丁香、参三七（冲）各2g，高良姜、附片各1.5g，香附10g，柿蒂3个，刀豆子15g，煅代赭石30g，五灵脂9g，沉香末、肉桂（冲）各1g。

论著和讨论

本证候寒瘀郁滞，肝气横逆，胃失通降。其治则当温通肝胃阳气，镇降肝胃逆气；行气消瘀，以和肝胃。如《黄文东医案》编者按："本例由于情志不舒，肝郁气滞，引起肝气犯胃，胃肠不和，故重点用乌梅、芍药酸以制肝，肉桂辛以入血，炙甘草以和胃，并配理气化瘀降逆之品加以调治。黄医师常用乌梅丸方，治疗肝胃不和而见脘闷、胸胁疼痛、走窜不定、口苦、泛恶等症。认为乌梅丸是苦辛酸同用的代表方，既可治蛔虫病，亦能应用于肝胃不和、寒热错杂等病症。"[1]

病案举例

1.黄文东治瞿某某，女，61岁，脘腹时觉跳动：旁及两胁，跳动则神疲乏力，舌青苔薄腻，脉弦细。病已月余，因肝气犯胃，胃肠不和。酸以制肝，辛以活血，甘以和胃，加入顺气降逆之品，乌梅汤（组方见方证）3剂。后加姜半夏2剂，症状减轻，加减再进[1]。

2.胡建华治沈某某，男，13岁，右侧腹痛阵作，按之稍减，已逾半月，大便如常，饮食欠佳，食后痛加，汗出溱溱，精神萎靡，苔薄腻，脉弦紧，宜理气祛瘀，和胃止痛（组方见方证），4剂大减，再3剂愈[2]。

3.黄一峰治十二指肠球部溃疡、胃下垂：崔某某，男，37岁，胃病10年，先后4次合并胃出血，平时吞酸多，近一月多来，噫气连连，昼夜不已，胃痛反复发作，大便溏结不一，四肢欠温，苔黄腻，脉濡软，良由脾阳衰弱，清浊相混，久痛必入络，以升清降浊，温阳止逆，调中祛瘀（组方见方证），连10剂，噫气得平，脘痛见减，予以调气温中，消积化瘀之丁香烂饭丸，每日12g，丸方缓图，以资巩固[3]。

引用文献

［1］上海龙华医院.黄文东医案［M］.上海：上海人民出版社，1977：186.
［2］胡建华.继承黄文东老师学术经验的初步体会［J］.上海中医药杂志，1964，(2)：3.

［3］何焕荣.黄一峰老中医对胃肠疾病的治疗经验［J］.新医药学杂志，1979，(5)：6.

（二）胃络失和候（肝胃寒瘀转证）

肝胃寒瘀证，肝之寒瘀，阻滞胃络，胃气失通降之权，胃络阻痹，甚则络瘀血溢，是为胃络失和之候，其见症以胃络瘀阻之脉症为主，可兼见胃失通降，与络瘀血溢之脉症。

通称：气虚瘀结。

病名：［中医］血瘀脘痛。［西医］十二指肠球部溃疡。

病因病机：肝胃寒瘀郁滞，或由其人脾胃阳气素虚，肝之寒瘀犯胃，郁滞胃气，通降失司，阻滞胃络，络瘀血溢。

证象组合：络滞+气滞+络瘀+气郁

主症：**【络脉不利】症象**：①胃脘疼如刺如绞，触按则甚，有时刺痛欲厥。②久痛部位不移，午后则剧，黄昏则甚，子夜痛甚。③平素喜暖。**舌象**：①舌淡苔白。②舌质暗淡，苔薄黄少津。**脉象**：①脉迟细而短。②脉迟弱。③脉缓。

【气机不利】症象：痛得温则减。**舌象**：舌白薄。**脉象**：脉象弦紧。

副症：**【络瘀血溢】症象**：①大便色黑。②便下紫色。**脉象**：脉形弦细而数。

【气机不宣】症象：食纳不振。

宾症：**【气机不降】症象**：①嗳气频多，噫气连连，吞酸。②血后呃逆，作止不常，食热辣即呃。

治则：当温通肝胃之阳气为主，理气消瘀，降胃气，通胃络为法。

方证

1.活血化瘀通络证：叶秉仁方[1]。治十二指肠球部溃疡，脘痛不移，上腹发冷喜按，详见病案3。

煅瓦楞24g，桃仁、全当归、川楝子、赤芍、白芍、延胡索各10g，失笑散18g，佛手6g，九香虫5g，炒麦芽12g，炙甘草、血竭（吞）各3g。

2.失笑散加味证：高陞三方[2]。治产后心痛及产后腹痛，疼痛逐渐加重，触按则甚，有时刺痛欲厥，详见病案4。

五灵脂20g，生蒲黄、丹参、延胡索、制香附各15g，赤芍、怀牛膝各25g，川芎7.5g，桂枝10g。

论著和讨论

本证候寒瘀阻滞肝胃，胃失通降，络脉瘀阻。其治则当温通肝胃阳气，理气消瘀为法。高鼓峰说："血痛者，胸膈刺痛，(脉必濡涩)食可进，四物汤加大黄、桃仁、红花主之。"(亦有宜用理中汤加肉桂、桃仁、红花者，须因症施之。)[3]《医学从众录》载："景岳曰：呃逆症，谓其呃之连声，无不由于气逆。……张石顽曰：平人饮热汤及食椒、姜即呃者，为胃中有寒痰死血，死血用韭汁、童便下越鞠丸，虚人用理中汤加蓬术、桃仁，痰加茯苓、半夏。"[4]

病案举例

1.吕用晦治从子园丁，忽咯血求诊。视其血，鲜红中间有紫小块，脉之濡涩，色白。问胸中作恶否？曰然，时颇作痛，直映至背。予曰：知之矣。用桃仁泥三钱，红花三钱，合理中汤，加肉桂一钱。戒之曰：频服之，必有黑血大至，待黑尽而鲜者来，乃再来告！园丁如言，吐瘀积数升，胸痛即平，复再求诊，则脉圆实矣。与以理胃养荣之剂，复用填补命门丸子一料，痊愈[3]。

2.曹仁伯治病分气血，不病于气，即病于血。然气血亦有同病者，即如此病，胃脘当心而痛，起于受饥，得食则缓，岂非气分病乎？如独气分为病，理其气即可向安。而此痛虽得食而缓，午后则剧，黄昏则甚，属在阳中之阴，阴中之阴之候，其为血病无疑。况但头汗出，便下紫色，脉形弦细而数，更属血病见证。但此血又非气虚不能摄血之血，乃痛后所瘀者，瘀则宜消，虚则宜补，消补兼施，庶几各得其所。治中汤合失笑散，另红花、玄明粉为末和匀，每痛时服6g[5]。

3.叶秉仁治十二指肠球部溃疡：苏某，男，33岁，半载前先见黑便，续发脘痛，部位不移，伏卧较舒，上腹发冷喜按，胃纳极少，苔薄白，舌质无紫气，脉迟细而短，服温中理气罔效，久痛入络，拟活血化瘀通络（组方见方证），5剂痛减食增，连服15剂，胃痛消失，食欲渐旺[1]。

4.高陞三治李某某，女，35岁，产后恶露淋漓，少腹胀痛而累及右上腹，约产后20天时，恶露已止，右上腹疼痛逐渐加重，触按则甚，有时刺痛欲厥，用杜冷丁（哌替啶）才能缓解，过后即复发，纳食减少，头痛，全身乏力，小便正常，大便秘结，舌质暗淡，苔薄黄少津，脉象弦紧。分析：本案系产后上腹痛，亦可称产后心痛及产后腹痛，妇人产后百脉空虚，阴血亏损，感受寒邪，气血凝滞及败血上攻心腹，而致心腹绞痛欲厥。治宜行气活血，化瘀止痛，方拟失笑散加味（组方见方证），3剂，水煎服。复诊：服药1剂后，疼痛减轻。次日腹痛，患者将药加倍服用后，痛缓。现头晕，纳少，右上腹痛，拒按，大便6日未解，舌质红，苔黄少津，脉象弦数，考虑是瘀血闭结蕴久化热证，拟桃仁承气汤加减：桃仁、酒制大黄、五灵脂、制香附各15g，桂枝、炙甘草、芒硝各7.5g，怀牛膝25g，枳壳10g，3剂，水煎服。三诊：大便已行，上腹及少腹疼痛明显减轻，苔薄白，脉弦细数，以上方更改投之：桃仁、制香附、赤芍各15g，桂枝、酒制大黄、炙甘草各7.5g，怀牛膝20g，枳壳10g，3剂，水煎服。服药后诸症好转，纳食大增，腹痛消失，告获痊愈[2]。

5.曹鸣高治焦某，男，30岁，胃脘疼10余年，加剧3个月：持续不止，如刺如绞，平素喜暖，胃寒嗳气频多，大便色黑，舌淡苔白，脉迟弱，此属久病不复，脾胃虚寒，气血郁滞，虚实兼夹，先予温中降逆，行气活络：炮姜炭、上肉桂、炙甘草各3g，吴茱萸1.5g，旋覆花、白芍各9g，煅瓦楞20g，小青皮4.5g，五灵脂6g，3剂。嗳气已除，白天疼减，子夜仍著，喜进热饮，大便颜色稍浅，予温中健脾，理气活血，缓急止痛：炮姜炭、炙甘草、制乳香、没药各3g，熟附片、小青皮各4.5g，炒白术、川楝子各9g，五灵脂、木瓜各6g，地榆炭、大白芍各12g，5剂，胃痛白天不作，子夜亦缓，知饥欲食，食后作胀，肠鸣辘辘，加木香、陈皮、香附等理气畅中，症情大有好转，痞胀疼消失，唯肠鸣仍存，转大建中汤加味：川花椒、炮姜、党参、白术、饴糖、附片、白蔻仁等，20剂愈[6]。

引用文献

［1］叶秉仁.杂谈偶记［J］.中医杂志，1980，（11）：24.

［2］高陞三.产后腹痛辨治三则［J］.中医药学报，1984，（4）：36.

［3］高鼓峰.医宗己任编［M］.上海：上海科学技术出版社，1959：76，133.

［4］林慧光.陈修园医学全书［M］.北京：中国中医药出版社.1999：674.

［5］柳宝诒.增评柳选四家医案［M］.南京：江苏科学技术出版社，1983：135.

［6］王兴华.曹鸣高治疗胃脘痛验案［J］.中医杂志，1986，（5）：16.

三、肝脾寒瘀证（寒瘀合病2）（3候）

肝脾寒瘀证，为寒瘀郁滞肝脾之证，寒瘀留滞肝脾，久必耗损肝血脾气，甚则伤残肝脾阳气，故肝脾寒瘀证，其病机多属本虚标实，虚实夹杂之证。阳虚瘀滞，气虚血弱，肝阳失和；久则阻滞营血卫气，以致营卫不行而有痿痹之患；或气滞血瘀，气血互结，而有结聚之变，终成难愈之痼疾。其治则虽不离温通肝脾阳气，以温经祛寒，理气消瘀，又当益脾之气，养肝之血，以调补其虚，虚实并调，标本兼顾。

证候别称：寒凝血瘀，气虚血瘀，气虚瘀结。

病名：［中医］腹痛，小腹痛，痛经，崩漏，久泻，痿证，脉痹，疟母，血积，臌胀，积聚。

证候系统：详见图3-9-4。

本证————肝阳失和候

转证————营卫不行候

变证————气血瘀结候、气血虚结候

图3-9-4　肝脾寒瘀证证候结构图

（一）肝阳失和候（肝脾寒瘀本证）

肝脾寒瘀证，寒瘀郁滞，伤残肝脾阳气，耗伤肝血，本虚标实，而成肝气失和之候，杂病家通称之为寒凝血瘀之证。其见症虽以寒瘀郁滞之脉症显明，但必兼见肝脾阳虚与血虚脉症，并以之为主。

通称：寒凝血瘀。

病名：［中医］腹痛，小腹痛，痛经，久泻。［西医］肠粘连，慢性结肠炎。

病因病机：肝脾寒瘀虚滞，因寒瘀郁滞肝脾，伤残肝脾阳气，耗伤肝血，肝脾气机不利，阳气失和，而成本虚标实之证。

证象组合：阳虚+气滞+气郁

主症：【阳气不振】症象：①面色㿠白。②形寒怯冷，畏寒尤以背部为甚。③手足不温，四肢厥冷。④腹痛，小腹冷痛，得热则痛减，喜温喜按。⑤便溏，大便多行，大便质软夹黏胨。⑥白带多。⑦色紫黑成块状，块下痛减。⑧下肢轻度浮肿。**舌象：**①舌淡苔薄白。②舌质暗，苔白。③舌有瘀斑。**脉象：**①脉细涩。②脉沉紧。③脉沉迟而涩。

【气机不利】症象：①腹痛阵发，脘腹疼痛，痛甚则大便。②经行腹痛，经欲行而腹痛增剧。③少腹刺痛。④疼痛得温稍减。脉象：①脉弦。②脉细弦。

副症：【血虚失养】症象：①形体消瘦，面色晦暗，疲乏无力。②头昏头痛。③心慌气短。④腰酸，腰膝酸痛。⑤月经错后，色淡量少。舌象：苔光。脉象：脉细弦。

【气机不宣】症象：腹胀纳呆。

宾症：【阳气不和】症象：①心悸。②皮肤瘙痒。

治则：当温通肝脾阳气为主，以温经祛寒，兼以养血，理气行瘀，虚实同治，标本兼顾。

方证

1. **当归四逆汤加减证**：魏长春方[1]。治手术后肠粘连，腹痛阵发，恶心呕吐，脉濡，舌淡苔白，详见病案1。

当归、白芍各9g，桂枝、通草、生姜、炙甘草各3g，北细辛、桔梗、吴茱萸各1.5g，红枣4枚。

2. **养血暖宫汤加减证**：姚兴华方[2]。治痛经，得热则痛减，形寒怯冷，详见病案3。

丹参12g，当归、杭白芍、香附、益母草各9g，广木香、小茴、桂枝各4.5g，吴萸、艾炭各6g，甘草、干姜各3g。

3. **温经化瘀益气健脾方证**：周鸣岐方[3]。治产后冒秋雨劳作，小腹冷痛，详见病案5。

炮姜、吴茱萸各7.5g，炒小茴、当归、西党参、茜草、焦白术各20g，川芎10g，五灵脂、延胡索各15g。

4. **少腹逐瘀汤加制香附证**：何任方[4]。治痛经，腰酸，畏寒尤以背部为甚，详见病案2。

蒲黄、五灵脂各6g，当归、白芍、制香附、延胡各9g，干姜、没药各3g，小茴香1.5g，川芎、桂枝各4.5g。

论著和讨论

本证候肝脾寒瘀，郁滞气机，耗伤阳气肝血，本虚标实。其治则当温通肝脾阳气为主，兼以养血，理气行瘀。《魏长春临床经验选辑》整理者按："本案（病案1）西医诊为肠粘连。察其脉舌，属虚寒之证，魏长春老宗'寒者热之''通则不痛'的治则，以温通为法，用《伤寒论》当归四逆汤合《金匮要略》排脓散加减治之。其中白芷辛香走窜，活血行气与当归有异药同功之效。迭进12剂后，患者气血畅行，腑气通调，寒凝散，瘀结解，呕恶止，腹痛除。"[1]张润轩按：本例（病案3）属寒湿凝结，气机受阻，病久由气入血，瘀结曲肠，故用当归、川芎、桃仁、红花、赤芍活血，五灵脂、延胡索、山楂、丹参化瘀，香附、砂仁、大枣、煨姜理气温中（李彦洪整理）[5]。

病案举例

1. **魏长春**治手术后肠粘连：方某某，女，25岁，阑尾炎穿孔引起腹膜炎，术后腹痛时作，温通药可缓解，今感寒又作，恶心呕吐，脉濡，舌淡苔白，仍以温通为法，药后腹痛未止，脉迟，前法出入再进（组方见方证）2剂，药后恶心止，精神振，继续治疗[1]。

2. **姚兴华**治吉某某，女，30岁多，1965年7月26日初诊，身体素虚，经常腹痛，喜温喜按，疲乏无力，头昏头痛，心慌气短。月经错后，色淡量少，经欲行而腹痛增剧，白带多，婚后三年不孕。现经后五天，眠食尚佳。舌质淡，苔薄白。脉细弦。证属气血虚寒、月经后期，治宜温经养血，理气散寒。方用养血暖宫汤加减（组方见方证），服3剂后，腹痛减轻，精神增加，白带减少，仍遵前意增减。前方去香附、益母草、桂枝、干姜、吴萸，加枸杞子12g，菟丝子、山药各15g，白术、茯苓各9g。服3剂，症状消失[2]。

3. **张伯臾**治石某某，男，44岁，少腹刺痛，大便质软夹黏胨，日行二三次，畏寒，病延年余，脉细涩，舌苔净。寒湿瘀滞，邪结曲肠，病久入络，拟少腹逐瘀汤，通因通用：桂枝、川芎、红花各6g，炒赤白芍、桃仁各9g，当归15g，木香4.5g，小茴香3g，失笑散（包）12g。7剂。二诊：药后大便昨日减至一次，量多夹黏胨，少腹痛减，脉舌如前。上方去木香加香连丸（分吞）4.5g。连服21剂。三诊：大便正常，便前腹部稍感隐痛，脉弦小，舌苔薄，湿瘀虽化，脾气尚弱，拟温通调治：桂枝6g，炒白芍、当归各12g，煨姜3g，大枣5枚，炙甘草、广木香、小茴香各4.5g。稍加减连服30余剂[6]。

4. **周鸣岐**治王某某，女，37岁，生育2胎，第二胎刚满月，冒秋雨劳作，适逢经来第一天，至夜小腹痛，经来量多，色紫有块。经来20余天，头昏乏力，小腹冷痛，喜热喜按，色紫黑成块状，块下痛减，腰膝酸痛，手足不温，而喜热饮，纳呆便溏，下肢轻度浮肿，舌有瘀斑，脉沉迟而涩，苔薄白，面色晦暗，精神疲倦，证属寒凝血瘀，脾阳不振，本虚标实之证，先温经化瘀为主，佐益气健脾（组方见方证），4剂，经血渐少，腹痛已除，血块消失，再健脾固经，益气养营：焦白术、薏苡仁、茯苓各20g，肉豆蔻、吴茱萸、阿胶、艾炭各10g，党参、当归各15g，砂仁10g，黄芪30g，诸症悉除。时感腰酸腿沉，脉沉缓无力，再补肝肾，健脾胃，益气养营：川续断20g，杜仲10g，川牛膝、狗脊、白术、骨碎补、党参、茯苓、当归各15g，黄芪30g[3]。

5. **张润轩**治史某某，女，36岁，8个月来，腹痛腹胀，大便溏泄，日行8.5次。多次大便常规检查，基本正常，间有少量白细胞。钡剂灌肠摄片诊为慢性结肠炎。症见形体消瘦，面色晦暗，腹胀纳呆，脘腹疼痛，痛甚则大便。

大便软、间有白色黏胨。疼痛得温稍减，脉细弦，舌质暗，苔白。证属寒凝气结，血瘀曲肠，治宜活血化瘀，理气温中：土当归、赤芍、桃仁各10g，川芎、红花、香附各9g，延胡、砂仁、五灵脂各6g，焦山楂、丹参各15g，煨姜小块，大枣3枚。6剂后，诸症悉蠲，大便日一行，食欲正常，精神振作。3年后随访，终未再作[5]。

6.**何任**治王某，女，成，经行腹痛，腰酸，畏寒尤以背部为甚，苔光脉弦，以去瘀止痛为治（组方见方证），5剂。此案以少腹逐瘀汤加制香附，5剂而寒散，瘀去痛止。虽苔光而未投滋阴生津之品。瘀去而气机条达，血行畅通，津液上承[4]。

引用文献

［1］浙江省中医院.魏长春临床经验选辑［M］.杭州：浙江科学技术出版社，1984：96.

［2］姚树锦.姚兴华老中医治疗月经病经验［J］.浙江中医药，1978，4（5）：11.

［3］周鸣岐.活血化瘀法治疗崩漏的体会［J］.中医杂志，1981，（7）：44.

［4］何任.妇科纪略（二）［J］.浙江中医学院学报，1985，（6）：2.

［5］张润轩.活血化瘀治疗泄泻［J］.上海中医药杂志，1983，（10）：27.

［6］郑平东.张伯臾老中医治疗慢性肠炎的经验［J］.中医杂志，1980，（6）：13.

（二）营卫不行候（肝脾寒瘀转证）

肝脾寒瘀证，寒瘀郁滞肝脾，耗伤卫气营血，阻滞经络，营卫气血失于通行，是为营卫不行之候，杂病家称为气虚血瘀之证。虽以经络阻滞之症象显明，必兼见气虚与营虚之脉症。

通称：气虚血瘀。

病名：［**中医**］痿证，脉痹。［**西医**］进行性肌营养不良症，无脉症。

病因病机：肝脾寒瘀虚滞，因寒瘀郁滞肝脾，耗伤卫气营血，阻滞经络，郁滞阳气，致营卫无力通行；气血不畅，脉道阻塞，经脉肌腠失却濡养。

证象组合：气虚+营虚+阳滞+经滞+络滞

主症：【气虚失养】症象：①头晕眼花，两耳蝉鸣。②肌肉消瘦，肌肉痿软。③手足无力。④饮食减少。**脉象：**脉象缓软。

【阳气不行】症象：肤色暗晦。**舌象：**舌质偏红，苔厚白。

副症：【经脉不利】症象：①全身有僵硬感。②肢体麻痹，疼痛隐隐。③关节酸痛。④手足抽筋。⑤指趾冷麻。劳动则可减轻，休息反见加重。⑥蹒跚跛行。

【络脉不利】症象：①面色暗滞，多黑斑。面部麻木。②舌质两边及口唇均有大片青紫色瘀斑，两少腹亦有大片棕色斑块。**脉象：**按之六脉俱息，双臂测无血压。

宾症：【营虚失养】症象：①头发腋毛易于脱落，皮肤干燥而瘙痒。②慢性溃疡面，久久不能愈合，亦不化脓。

治则：当益气养营，行血祛瘀，以通行经络为法，虚实兼顾，标本同治。

方证

补阳还五汤加减证：沈宗国方[1]。功能补气，活血通络。治补气活血，破瘀通络，佐以祛湿。左侧颜面及四肢麻木加重、疼痛隐隐，头目眩晕。详见病案2。

黄芪、当归各30g，桂枝、赤芍、茯苓皮、川芎、丹皮、三棱各10g，桃仁、玄参各12g，红花6g，鹿茸（冲）3g。

论著和讨论

本证候寒瘀郁滞，耗伤卫气营血，经络阻滞，气血无力通行。如张海峰等讨论：进行性肌营养不良症，据西医介绍为一种和遗传因素有关的肌肉疾病，但本患者尚未发现有关线索。本病以四肢痿软不用为特点，当属于中医的痿证范围。……《素问·太阴阳明论》指出“脾病而四肢不用何也？……四肢皆禀气于胃，而不得至经，必因于脾，乃得禀也。今脾病不能为胃行其津液，四肢不得禀水谷气，气日以衰，脉道不和，筋骨肌肉，皆无气以生，故不用焉。”这段话明确地指出，脾脏在痿证发病中的重要作用。本病例腹泻得之于前，饮食减少不耐饥饱出之于后，其脾虚可知，但其虚不重在脾不健运，而重在脾不升清，故还出现有胸闷气短、两寸脉弱等症状。脾不升清何以会导致四肢不用呢？因为“饮入于胃，游溢精气，上输于脾，脾气散精，上归于肺，通调水道，下输膀胱，水精四布，五经并行”。用补中益气汤助脾升清，水谷的精微之气得以上升至肺，由肺再输布于五脏六腑，肌肉筋骨，肌肉得到饮食精微的营养鼓动，自然会变“不用”为“有用”了[2]。

益气养血，活血行瘀，以通行经络，亦通补兼施之法。张海峰等说：上面这些论述，还只适合于本病例治疗的第二阶段。在第一阶段，病者唇后有瘀斑，少腹部又有大片斑块，面色暗滞，瘀血症状比较突出。再者，毛发脱落也说明了这一点，如《医林改错》中指出“不知皮里肉外血瘀，阻塞血路，新血不能养发，故发脱落”，用通窍活血汤治疗脱发。瘀血阻滞经络，“脉道不利”，妨碍了饮食精微的运行输布，四肢肌肉得不到充分的营养，这也是本病例发病的原因之一。因而用补阳还五汤益气活血化瘀，为后一阶段补中益气汤的应用起到了扫清道路的作用。应该指出，本病两个阶段的治疗，并不是截然分开的，而是互有联系的。第一阶段虽以活血化瘀为主，而黄芪的益气也起到了重要作用。第二阶段虽以益气升清为主，亦加用了赤芍、丹参等，合当归以养血活血。此外，在治疗过程中，根据病人有心悸心慌、胸闷、寸脉弱的特点，提示病人有心阳虚弱的情况存在，故很长时间合用了桂枝甘草汤，以温养心阳，补益心气，这对于活泼血行，祛除瘀血，当然也是有所帮助的[2]。

病案举例

1. 张海峰治黄某某，男性，40岁，1974年6月底患泄泻，经治愈。但一星期后发现右手拧不动自来水龙头，左手亦觉无力，拧不干手巾，继而发现下肢亦无力，难以蹲下。此后手足无力日益明显，症状逐渐加重，以致体重减轻，肌肉痿软，上肢不能上举，穿衣脱衣也需他人帮助，平卧时抬头困难，下肢不能自行蹲下站起，大便时要扶着凳子，不能上下公共汽车。手脚及小腿显得肥大，由穿39码鞋改穿41码鞋。全身有僵硬感。下午3~4点钟后，上述无力症状稍有减轻，而与睡眠、休息却无关系。经省市几个医院检查，均诊断为进行性肌营养不良症（假性肥大型）。但无家族史。经治疗数月，未能控制病情。1975年3月10日初诊证见：肌肉消瘦痿软（身高1.68米，体重98斤），头发、腋毛易于脱落，右手肘后部及右眼眶上部各有一慢性溃疡面，久久不能愈合，亦不化脓，皮肤干燥而瘙痒，口不干，饮食减少，既不能饱食又不耐饥饿，二便尚调，面色暗滞，多黑斑，舌质两边及口唇均有大片青紫色瘀斑，两少腹亦有大片棕色斑块，脉象缓软，病属“痿证”，乃气虚血瘀所致，治宜益气活血化瘀。用补阳还五汤加牛膝：黄芪30~120g，川芎6g，当归尾、桃仁、赤芍、地龙、川牛膝各9g。每剂煎三次服。继续用西药ATP、维生素B_{12}以及蜂皇浆配合治疗。加强病人的思想工作，树立起战胜疾病的信心，并进行积极的锻炼。服药30多剂，其中黄芪由30g增至60g，最重时按王清任原剂量用至160g，至5月12日，患者自觉肢体较前有力，活动功能稍有进步，毛发脱落基本得到控制，但皮肤瘙痒加重，有轻度心悸心慌，脉仍缓软，两寸较沉弱，其他症状同前。仍守上方，加桂枝6g，炙甘草12g，黄芪用量渐减为30g，服药50多剂，肢体较前有力，上肢抬举较高，能半蹲下捡东西，两处慢性溃疡点逐渐好转，少腹部棕色斑块稍退，毛发开始有新的生长。但患者皮肤干燥，瘙痒甚为严重。7月23日至8月23日，初宗血燥生风之意，用滋燥养荣汤以润燥息风，后宗“诸痛疮痒，皆属于心”之说，用炙甘草汤加减以补心养血。8月23日，患者全身瘙痒减退，但感胸闷，仍有心悸心慌，动则略感气短，两寸脉仍弱，当以脾虚气陷为主要矛盾，乃改用健脾升气，佐以活血化瘀，以补中益气汤加味：黄芪30g，党参15g，升麻、柴胡、桂枝各6g，陈皮3g，当归、白术、赤芍、炙甘草各9g。共服30多剂，至10月31日，手能上举，可自己穿衣服，下肢能慢慢蹲下，面色较前明亮，两处慢性溃疡基本愈合，唇舌及少腹部斑块逐渐消退，病情继续好转。坚持用补中益气汤合桂枝甘草汤加赤芍治疗。或加丹参以养血活血，或加知母以防其温燥，或加怀牛膝强壮筋骨。半年服药近百剂，四肢力量逐渐恢复，形体较前丰满（114斤），能生活自理，上下公共汽车，且能扒上货车，一步能跨三个阶梯，步行十余里也不觉怎么累，食欲较前好转，胸闷短气消失，手脚小腿恢复正常，唇舌及少腹部瘀斑也基本消失。渐愈[2]。

2. 沈宗国治余某某，男，24岁。按之六脉俱息，双臂测无血压。两年来头晕眼花，两耳蝉鸣，关节酸痛，手足抽筋，指趾冷麻。劳动则可减轻，休息反见加重。四个月前某晨，醒来顿感左侧颜面及四肢麻木加重、疼痛隐隐，头目眩晕尤剧，失去活动能力。遂服民间验方：风不动、大通筋、梅花入骨丹等，并注射维生素B_{12}与体针治疗，断断续续，四个多月，未能见效。检查：胸透左心室轻度增大。心电图提示：窦性心律，左心室传导阻滞及肥厚。血常规：白细胞11.1×10^9/L，中性48%，淋巴50%，伊红4%，血红蛋白120g/L。抗O：500单位（本院标准333单位）。初诊：形体丰满，肤色暗晦，舌质偏红、苔厚白，肢体麻痹，疼痛隐隐，四肢无力，蹒跚跛行，左面部麻木，左眼无反射。遍切桡腕无脉搏，测之双臂无血压。细析病情，乃风湿之邪潜伏，横肆肌骱，阻滞经脉，致气血不畅，脉道阻塞，血压及六脉因之偃息，经脉肌腠失却濡养，麻痹疼痛相继而发。故治宜补气活血，破瘀通络，佐以祛湿。俾气行血畅则脉现，瘀消络通则痹除，方取补阳还五汤加减（组方见方证），3剂。二诊：药后自感浑身舒畅，气力增添，颜面及左手足麻痛均减，精神稍振。切之寸、关、尺已有伏脉应指，测之血压出。现80/46mmHg。瘀滞开通，血脉初畅，如钥启锁，切中病机。继遵前方，稍调药量。处方：黄芪、当归各30g，桂枝、赤芍、桃仁、丹皮、茯苓皮、川芎、三棱各10g，玄参15g，红花6g，鹿茸（冲）5g，3剂。三诊：头面及肢体麻痹疼痛继续减轻，步履有力，脉象细结，血压：左臂110/98mmHg、右臂110/90mmHg。效果明显，宜当巩固，照上方调整药量，加党参以增益气之力。处方：黄芪、当归各34g，赤芍、桃仁各10g，党参、茯苓皮、玄参各12g，丹皮、桂枝、川芎、三棱各6g，红花3g，鹿茸（冲）3g，4剂。四诊：舌淡红，苔薄白。左脉弦细、右脉弦滑。左手已能上举过肩，并能握拳。血压：左臂105/85mmHg，右臂115/90mmHg。头晕肢麻大减。照上方去鹿茸，连服40余剂，诸恙悉平。随访9年未见复发，血压脉搏正常，正常参加劳动[1]。

引用文献

［1］沈宗国.血脉痹阻（无脉症）[J].新中医，1981，(5)：34.

［2］张海峰.进行性肌营养不良症一例治验［J］.新中医，1977，(4)：32.

（三）气血瘀结候（肝脾寒瘀变证）

肝脾寒瘀证，寒瘀阻滞肝脾，郁滞肝脾气机，失于消散，久必气瘀互结，而成气血瘀结之候，其见症以气血聚结之积块症象为主，可兼见气机郁滞与阳气不和之脉症。

通称：寒瘀结聚。

病名：［**中医**］疟母，血积。

病因病机：肝脾寒瘀郁结，因寒瘀阻滞，肝脾气血不行，久则渐积渐聚，以致气血互结，不得消散，阻滞气机，郁遏阳气。

证象组合：气结+血结+气滞+阳郁

主症：【**气机郁结**】**症象**：腹胀如鼓。**脉象**：脉左关弦结。

【**血滞瘀结**】**症象**：①左胁下痞块疼痛。②满腹至心下硬满而痛。③脐下至少腹积块。**舌象**：舌紫暗。**脉象**：脉沉细。

副症：【**气机不利**】**症象**：①痛引少腹。②痞塞不舒。

宾症：【**阳气不和**】**症象**：①夜不入寐。②乏力。③小溲黄且痛。**舌象**：①舌灰白。②苔薄白。**脉象**：①脉弦。②右软弱。

治则：当温通肝脾阳气，破气逐瘀，以消散其结聚。

方证

1.当归四逆汤温通加活血祛瘀方证：景瑞生方[1]。治积块，满腹至心下硬满而痛，详见病案1。

当归、桂枝、豆豉各12g，赤芍、桃仁、木通、红花、延胡索、儿茶、莪术、生姜、干漆（烧烟尽取末3分冲）各9g，细辛、甘草各3g，吴茱萸、肉桂各6g。

2.鳖甲牡蛎汤证：李聪甫方[2]。治疟母，左胁下疼痛有痞块，日渐增大，详见病案2。

制鳖甲12g，云茯苓、酒白芍、醋楝子、生牡蛎各10g，制香附、山楂炭、醋延胡索各7g，醋青皮5g，广木香、北柴胡各3g，油安桂1g，甘草梢2g。

论著和讨论

本证候寒瘀阻滞气血，渐致气血瘀结不散，郁滞肝脾气机，阳气失和，因而治则，当温通肝脾阳气，行气逐瘀，以消散其结聚。如《李聪甫医案》编者按："'壮人无积，虚人则有之'，久疟脾脏肿大，尤为显著。鳖甲消痞软坚、疏肝理脾，尚虑肝气之散以克制脾机，腹内动气不宁，何况攻伐之剂能不慎用？《内经》谓'大积大聚，衰其大半而止'。在此久疟中虚之病，不用峻剂，免伤气血。"[2]

病案举例

1.景瑞生治冷某秀，32岁，初暴崩下血不止，后腹渐胀大，前医误为孕，予阿胶等补血安胎，致瘀血凝积，胶结难解，腹胀如鼓，已三月余，满腹至心下硬满而痛，脉沉细，舌紫暗质红，此病在血分，拟当归四逆汤温通，加活血祛瘀药（组方见方证），药后腹痛甚，嘱热敷少腹，次日下血块六寸长，腹胀大小唯脐下仍有茶杯大积块，瘀血既去，当兼理气：桂枝、当归、香附各12g，白芍、木通、延胡索、青木香、莪术、生姜各9g，细辛、甘草各3g，吴茱萸、肉桂、广木香各6g，积块消，调理而愈[1]。

又治熊某秀，35岁，郁久伤肝，脐下至少腹一碗大积块，腹胀满，初按硬，久揉即软已二月，脉沉细，苔淡白，舌边尖紫，此病在气分，当归四逆汤加行气逐瘀：桂枝、当归、香附各12g，白芍、木通、延胡索、三棱、莪术、生姜各9g，甘草3g，肉桂、吴茱萸各6g，4剂，全消；柴芍六君2剂，归脾2剂，愈[1]。

又治钟某琼，58岁，食伤脾胃：腹胀满，脐起积块碗大年余未愈，满腹硬痛，胃纳日减，脉沉迟而弦紧，苔白，此肝脾失和，寒凝气滞而成聚症。当归四逆汤加养血散寒，行瘀活血：桂枝、当归各12g，白芍、木通、三棱、莪术、血竭、儿茶、生姜各9g，吴茱萸、肉桂各6g，细辛、木香、甘草各3g，4剂，块消大半，因食伤脾胃而起，标症已减，以理中培本为主：泡参15g，白术、三棱、莪术、生姜各9g，均姜、吴茱萸、肉桂各6g，广木香、甘草各3g，3剂，积块全消，后调补气血而愈[1]。

2.李聪甫治疟母：黄某某，男，19岁，曾患痎疟，左胁下疼痛有痞块，日渐增大如拳，按之辘辘有声，将有年余，小溲黄且茎痛，脉左关弦结，右较弱，舌灰白。肝病及脾，脾脏肿大，法当消积化痞，疏肝软脾（组方见方证）。复诊胁痛减，小溲仍黄茎痛，大便溏薄，积块顽硬，原方去牡蛎、楂炭，加酒炒黄芩、左金丸各3g，助脾制肝。硬肿软缩，胁痛可轻按，茎痛减轻，睡时腹内积气转动不宁，此肝气散漫不收，脾机受制之故，改金铃子7g，去黄芩、甘草，加当归身10g，山萸肉5g，续服多剂，块痛消失[2]。

引用文献

［1］赖显荣.当归四逆汤加味治腹中积块［J］.江苏中医，1965，(7)：17，18.

［2］李聪甫.李聪甫医案［M］.长沙：湖南科学技术出版社，1979：42.

四、心肝寒瘀证（寒瘀并病1）（2候）

心肝寒瘀证，为心肝阳气郁滞，致血凝瘀滞之证。或因外感风寒湿邪，内陷心肝；或因积劳积郁，郁滞心肝阳气，均可致寒生于内。心主营，肝主血，寒滞则血行迟缓，渐而凝滞，是为心肝寒瘀之证。内可留滞心肝之络，外可留滞经隧、关节，留于心肝之络则发为心痛，留于关节则发为痛风，产后积瘀挟寒，上闭清阳，可为闭厥重证，俗称瘀血攻心。

心肝寒瘀证，总系阴寒致瘀之证，寒则阳气郁滞，不能行其营血，以致寒凝血瘀，其治则在于温通心肝之阳气，阳行则血行，而瘀血可去，何廉臣曰："以通瘀散寒，宣通络脉为正法"。[1]

证候别称：上焦蓄血，瘀血攻心，血毒攻心，寒凝经脉，瘀留经隧。

病名：［中医］心痛，血结胸，寒斑，晕厥，历节痛疯。

证候系统：详见图3-9-5。

本证————心络失宣候

转证————肝阳失宣候

变证————清阳闭厥候、营血失宣候

图3-9-5　心肝寒瘀证证候结构图

引用文献

［1］俞根初.重订通俗伤寒论［M］.上海：上海科学技术出版社，1959：236.

（一）心络失宣候（心肝寒瘀本证）

心肝寒瘀证，寒瘀郁滞心肝，肝气失于疏泄，心肝寒瘀血行不畅，致心之络脉郁滞，是为心络失宣之候，时病学家通称为上焦蓄血之证。其见症虽以心络瘀滞之症象显明，但可兼见气郁与血滞之脉症。

通称：上焦蓄血。

病名：［中医］心痛，血结胸。［西医］冠心病变异型心绞痛。

病因病机：心肝寒瘀郁滞，因寒瘀郁滞，心肝阳气不舒，肝气失其疏泄之能，血行郁滞，心之络脉不宣，心神失宁，甚则络瘀血溢。

证象组合：血滞+气郁+络滞+络瘀+神扰

主症：**【络脉不利】症象**：①胸痛引背胁。②胸中攻刺作痛，痛有定处不移，转侧若刀锥之刺，痛引肩臂。**脉象**：①脉细。②脉细数。

【气机不宣】症象：①胸痛气闷，胸痹痛厥。②两胁胀痛，清晨六时左右发作。③抑郁不乐。④纳呆，嗳气。**脉象**：脉弦。

副症：**【血滞不行】症象**：①面色乍红乍白。②畏冷。③肢厥。**舌象**：舌质黯苔薄白。**脉象**：脉沉涩或结代。

【神志不宁】症象：①烦躁。②夜卧不安。

宾症：**【络瘀血溢】症象**：咯血紫暗，或有瘀块。

治则：当温通心肝阳气，行气化瘀，以通其络脉为法。

方证

1.补肝汤证：《医宗必读》方[1]，治胸痛，肝虚者，痛引背胁。

山茱萸、甘草、肉桂心、桃仁、细辛、茯苓、防风、柏子仁、大枣，水煎服。

2.加味桂枝红花汤证：《通俗伤寒论》方[2]。横开旁达，治血结胸，脉细肢厥，胸痹痛厥。

桂枝、赤芍、炙甘草、红花、桃仁、蛤壳、生姜、大枣。

论著和讨论

本证候寒瘀郁滞，心肝阳气，气滞血瘀，心络不得宣通。秦伯未说："胸痛中有属于心脏病引起的，痛时偏在左侧，有如针刺，重者牵及肩臂内侧作痛，常有胸闷气窒，呼吸不畅，稍有劳动即觉心慌心悸，脉象或数或迟或代，多不规律。”[3]其治则当温通心肝阳气，以行气消瘀，而通络脉。何廉臣说：“蓄血在上焦者，属心包络，证必脉细肢厥，胸痹痛厥，故曰血结胸，法宜横开旁达，加味桂枝红花汤（组方见方证）；若舌红燥，脉弦数者，陶氏用犀角地黄汤加大黄、桃仁、红花、枳实最为合法。”[2]秦伯未说：“我常用人参、丹参、生地、麦冬、桂枝、阿胶、三七、郁金、檀香、血竭、藏红花等作为基本药，扶心气，活心血，随证加减，效果良好。”[3]

李洪成综述：血心痛。姚国美说：“若胸中攻刺作痛，势不可忍，面色乍红乍白，脉沉而涩，乃瘀血上冲，名曰杀血心痛，治以失笑散。”[4]即瘀血内积胸膈，上冲心包，胸中攻刺作痛，痛引肩臂，何廉臣形容：“痛有定处而不移，转侧若刀锥之刺，遇夜则甚，甚则神思如狂，面色暗黑，或吐紫血，或便如黑漆。”[5]为程国彭所谓心痛之血痛者[6]，脉细数，或结代，主化瘀行血，加味失笑散：五灵脂、蒲黄、延胡索、降香、泽兰、三七。

病案举例

李祥国治史某某，男，44岁，心绞痛已4年，诊为冠心病变异型心绞痛。以往用活血化瘀治疗收到一定效果，嗣后，胸痛气闷，两胁胀痛，有规律的在每日清晨六时左右发作，且伴有抑郁不乐，纳呆，嗳气，畏冷诸证，舌质暗苔薄白，脉弦。据其发作时间为肝木当旺之时，本当有助于心，而不发心痛，今心痛发作，系肝郁，疏泄不及，血不养心，心失所养而为痛。遂以疏肝理气为主，以活血化瘀为辅，并顾及体素肾阳不足：柴胡、郁金、白芍、延胡、川芎、桂枝、羌活各12g，丹参30g，细辛3g，制附片（先煎）、炙甘草各9g，水煎服。上方3剂后，晨起之胸痛、胁胀消失，饮食日增，心情愉快，夜寐转佳，畏冷情况改善，守方观察20余天，症状未发。本例既重视了病人血瘀情况，又考虑到了致成血瘀原因是肝的疏泄失常，故采用疏肝理气为主，活血化瘀为辅兼以温阳的治则而收效。对肝郁日久，气滞血瘀表现突出的病例[7]。

引用文献

［1］李中梓.中华医书集成・医宗必读［M］.北京：中医古籍出版社，1999：161.
［2］俞根初.重订通俗伤寒论［M］.上海：上海科学技术出版社，1959：444.
［3］秦伯未.秦伯未医文选［M］.长沙：湖南科学技术出版社，1983：126.
［4］姚国美.姚国美医学讲义合编［M］.北京：人民卫生出版社，2009：164.
［5］何廉臣.重订广温热论［M］.福州：福建科学技术出版社，2010：155.
［6］程国彭.医学心悟［M］.北京：人民卫生出版社，1963：124.
［7］李祥国.冠心病心绞痛脏腑辨证的临床意义［J］.新中医，1980，（6）：24.

（二）营血失宣候（心肝寒瘀变证）

心肝寒瘀证，寒瘀留滞，心肝营血之中，阳气不通，血滞不行是为营血失宣之候，杂病学家通称于瘀留经隧之证。其见症以络脉瘀滞之症象显明，但必兼见阳气不通之脉症。

通称：瘀留经隧。

病名：［中医］历节痛风。

病因病机：心肝寒瘀郁滞，因外感寒湿，深入血络，以致寒凝血瘀，郁滞营血，阳气不得宣通，络脉因而不利，寒瘀留滞经隧关节。

证象组合：阳滞+血滞+络滞

主症：【阳气不行】症象：重着不移。

　　　【络脉不宣】症象：①历节麻痛。②皮肤麻木不仁。

副症：【血滞不行】症象：①皮肤筋脉青紫。②目现紫点。

宾症：【络脉不利】症象：肩背腰腿及周身疼痛，痛有定处。

治则：当温通阳气为主，以散寒通瘀，则营血自行，络脉自利。

方证

1.当归䗪虫丸证：又名通络消蛊丸，叶天士方[1]，载《夹痛伤寒勘语》。专治络瘀单胀。

当归须60g，䗪虫、桃仁、延胡索、山楂炭各30g，蜣螂、甲片、五灵脂各15g，酒煮黑大豆、赤小豆汁泛丸，每服3g，陈酒下。

2.桃仁䗪虫丸证：《通俗伤寒论》方[1]。通瘀散寒，治肩背腰腿及周身疼痛，周痹者使之走窜。

桃仁90g，䗪虫、炙蜣螂、炒五灵脂各30g，桂枝尖15g，炒蜀漆9g，用老韭白根捣汁泛丸，每服6g，桑枝、松枝煎汤下。

3.龙鲤宣痹丸证：《通俗伤寒论》方[1]。通瘀散寒，宣通络脉，治肩背腰腿及周身疼痛，周痹者使之走窜。

酒炒地龙30g，蜣螂、全蝎、山甲（俱酒炒）各15g，蜂房、川乌各9g，乳香6g，麝香0.9g，酒煮黑大豆汁泛丸，每服3g，陈酒下。

论著和讨论

本证候寒凝血瘀，寒瘀郁滞营血，阳气不行，络脉不利，其治则当以温通阳气，以散寒祛瘀，通利络脉为法。何廉臣曰："若肩背腰腿及周身疼痛，痛有定处，重着不移者，寒凝血瘀也，以通瘀散寒，宣通络脉为正法。身痛逐瘀汤加减（全当归、光桃仁、络石藤各9g，片姜黄、杜红花、川芎各2.4g，怀牛膝、五灵脂酒炒、虎头蕉、秦艽各4.5g，清炙甘草2.1g，王清任经验方）化小续命丹（小活络丹原方加羌活、天麻、僵蚕各60g，白附子、全蝎、辰砂、雄黄轻粉各30g，片脑4.5g，当门子1.75g，同研细末，后入冰麝研匀，糯米粉糊丸，每丸计重1.5g，蜡匮，一名神授保生丹、较小活络丹功用尤宏，轻服1丸，重服2丸）。外用冯了性酒遍擦周身痛处（用洋绒布浸擦），内外并治。""历节麻痛者，气血凝滞也。法宜通气活络，千金防己汤加五灵散。"[1]

病案举例

叶天士治鲍四四，风湿客邪，留于经络，上下四肢流走而痛，邪行触犯，不拘一处，古称周痹。且数十年之久，岂区区汤散可效。凡新邪宜急散，宿邪宜缓攻。蜣螂虫、全蝎、地龙、穿山甲、蜂房、川乌、麝香、乳香、制末，以无灰酒煮黑大豆汁泛丸[2]。

引用文献

［1］俞根初.重订通俗伤寒论［M］.上海：上海科学技术出版社，1959：236，238，355.
［2］叶天士.临证指南医案［M］.上海：上海卫生出版社，1958：394.

五、肝肺寒瘀证（寒瘀并病2）（2候）

肝肺寒瘀证，为肝之寒瘀，上逆犯肺之证。肺居上焦，主气，为清阳之气所居。寒瘀阻滞，肺气失其宣降之权，清阳之气，失其宣展于上。故浅则清气失宣，重则清阳郁遏；久则肝瘀与肺气相搏，而致气郁血滞；剧则郁滞肝阳，肝阳失其宣通。

肝肺寒瘀证，总属肝瘀与肺气互为郁滞之证。其治则总当宣通肝肺阳气为主，疏利肝之气血，宣降郁滞之肺气，以调其肝肺，为其大法。

证候别称：气血瘀凝，瘀阻脑络，上焦蓄血，瘀滞肝络。

病名：［中医］头痛，偏头痛，眩晕，鼻渊，血渴，胁痛。

证候系统：详见图3-9-6。

本证————清阳失宣候
转证————肝阳失宣候
变证————气血郁滞候

图3-9-6　肝肺寒瘀证证候结构图

（一）清阳失宣候（肝肺寒瘀本证）

肝肺寒瘀证，肝之寒瘀上犯于肺，郁遏上焦清阳之气，不能宣达于空窍，而成清阳失宣之候，见症以清空清窍之症象显明，但可兼见阳气不宣之脉症。

通称：气血瘀凝，瘀阻脑络。

病名：［中医］头痛，偏头痛，眩晕。［西医］外伤性眩晕，右上颌窦黏液囊肿。

病因病机：肝肺寒瘀郁遏，多由外伤蓄瘀，或肝郁血瘀，寒瘀上犯于肺，郁遏上焦清阳之气，不得宣达于上，致清空清窍失于宣通。

证象组合：阳郁+气郁+空窍

主症：**【阳气不宣】症象**：①四肢酸软。②睡眠不实。**舌象**：舌质暗红，舌苔薄白。**脉象**：①脉象弦涩。②脉沉涩。③脉虚。

【气机不宣】症象：纳食不馨。

副症：**【清空不宣】症象**：①头顶而项背一直麻至两踵，其人终日昂首，不敢俯视。②头痛不止。③头痛偏于左侧，痛如锥刺，夜不能眠。④头目晕眩，前额及顶部呈刺痛感。⑤右侧太阳穴闷胀、疼痛隐隐然，渐至眉棱骨痛，呈深在性钝痛。

【清窍不宣】症象：①眼白珠红丝较多，红丝终处现紫色瘀点较明显。②右瞳充血，泪水盈眶。③右眼眶微紫。

宾症：**【气机不降】症象**：有恶心感，无呕吐物。

治则：当以宣通阳气为主，以温经散寒；活血消瘀以行经通络。

方证

1.葛根汤合桂枝茯苓丸证：叶执中方[1]。治低头觉从头顶而项背一直麻至两踵，详见病案2。

葛根、麻黄、生姜、炙甘草、大枣、桂枝、茯苓、丹皮、桃仁、芍药。

2.活血化瘀证：张觉人方[2]。治右上颌窦黏液囊肿。详见病案3。

当归、丹参、鳖甲（先煎）、茯神各12g，川芎、赤芍、乳香、柴胡各9g，三七6g（碾末冲服），夏枯草30g。每天1剂，每剂日煎服3次，酒少许为引。

3.行气行瘀通络证：沈妙福方[3]。治外伤性眩晕，前额及顶部呈刺痛感，有恶心感，详见病案4。

羌活20g，炙黄芪30g，炒当归、川芎、牛膝、桃仁各15g，桔梗9g，红花6g，另加青葱管10g后入。

论著和讨论

本证候寒瘀郁遏，阳气失于宣通，不能上达。张觉人说：本案（病案3）属中医学偏头风范畴，又称偏头痛，其痛暴作，痛势甚剧，痛解如常人，多属肝经风火所致。然本证经久不愈，久病入络，久痛必瘀，瘀血癥积清窍故以囊肿为患。笔者根据“留者攻之”的治疗原则，抓住“不通则痛”这一病机，选用血府逐瘀汤化裁治疗，其中当归、赤芍、丹参、三七、红花等活血化瘀，鳖甲、穿山甲、昆布、夏枯草软坚散结以治本，川芎、茯神、乳香行气止痛治其标，柴胡、酒为引载诸药直达病所。诸药合用使瘀血散而肿物化，四年宿恙随之而愈。本案还说明上颌窦囊肿不一定要手术摘除，采用中药治疗不但不影响疗效，且可免除病员一刀之痛苦[2]。

治则当温通阳气，活血化瘀，以行经通络。叶执中说：桃仁承气汤（桃仁、大黄、桂枝、炙甘草、芒硝），治下部蓄血；用调胃承气汤（大黄、炙甘草、芒硝）加桃仁，以逐瘀蓄从下而去。然无温通药相与协济，不足以深入血分，无达表药散发其势，不足以绝瘀蓄来源，亦不足以解除上部症状。方中桂枝，实一药三用。可见经方配伍巧妙，耐人寻味。此方合葛根汤（葛根、麻黄、桂枝、生姜、炙甘草、芍药、大枣），以治头部受伤后，瘀血未去，遗留种种不良症状的，亦常有效[1]。

病案举例

1.李鸿翔治吴某某，男，46岁。患者于1959年开始患偏左头痛，时轻时重，每逢郁怒加剧。历医乏效，多年来很少参加劳动。1963年9月16日因事动怒，剧痛难忍，第3日来诊，用西药索密痛、氯丙嗪等镇痛剂，效果不显，转来我室治疗。诊时头痛偏于左侧，痛如锥刺，夜不能眠，饮食及其他均正常。脉象弦涩，舌苔无异常，察左眼白珠红丝较多，红丝终处现紫色瘀点较明显。细询病史，得知病者在8~9年前，头部曾因修理风车被木棍击伤，当时微觉疼痛，亦不在意，此后头痛经常发作。余忽悟及病属气血瘀凝，必须采用久痛入络、其治在血的方法，药用川芎4.5g，红花2.4g，当归头、桃仁、赤白芍、大枣各6g，生姜2片，葱3根。上药服2剂后，痛势略减，但仍颇痛苦，沉思良久，觉得非方不对症，乃沉疴顽疾非重剂不能胜病，原方加重用量，改为：川芎12g，当归头、桃仁、赤芍各9g，白芍、大枣各6g，红花4.5g，葱3根，升麻2.4g。服3剂后，痛势全消，夜能入眠，唯感头目昏晕，续拟四物汤2剂。多年头疾，由此治愈。追访一年余，参加劳动未复发[4]。

2.叶执中治一炊事员，忘其姓氏。秋天拆除大架，另一人失手，将一块笨重木料，落在其头顶上，当时昏倒在地。抢救愈后，留一症状，每一低头，便觉从头顶而项背一直麻至两踵，其人终日昂首，不敢俯视，1年多治不显效，痛苦异常。我适至其地巡回医疗，遂予诊治。初用葛根汤合桃仁承气汤，继用葛根汤合桂枝茯苓丸（组方见方证）方。服药近20剂，遂愈[1]。

又治栾姓妇，劳动时被车把撞击头部，从此头痛不止，已半年多。嘱服葛根汤合桂枝茯苓丸方，数剂痛止。但每隔1~2月即又发作，每发作时，其人按前方自服数剂则又止。1年后始不复发[1]。

3.张觉人治周某某，男，34岁，患者得头痛证，已逾四年。缘于1972年春3月某天清晨，突然为患，初起只觉头右侧太阳穴闷胀、疼痛隐隐然，渐至眉棱骨痛，随之而来右瞳充血，泪水盈眶，一时间头部呈深在性钝痛。当即由家属送往市三医院，经内科按神经头痛处理而缓解。事后不久，头痛又作，且较前次为重，再去三医院，经放射科拍片诊断为右上颌窦黏液囊肿。拟进行手术治疗，因患者有顾虑而出院，以至1973、1974、1975逐年偏头痛呈阵发性加剧，早期为发作性，后为持续性。每每发作，或注射安痛定，或作穴位封闭疗法。直至今年9月，痛势更觉难当，一日发作2~3次。再用前法治疗，当时虽有缓解，药后依然如故。患者苦不堪言，遂来门诊部要求中药治疗。来诊时呈痛楚面容，患侧不红不肿，视其右眼眶微紫，目呈几丝赤缕。脉乃沉涩，舌质暗红。脉证合参，可知血瘀较甚。据证拟案，治当活血化瘀（组方见方证），每天1剂，每剂日煎服3次，酒少许为引。先后用上方加减，或加红花，或以穿山甲代鳖甲，或用昆布易夏枯草，从1976年10月4日始至10月30日止，共服药26剂，患者症状消失。停药数天后，再去三医院拍右上颌窦黏液囊肿复查片，报告囊肿明显吸收。随访至今1年来，未再复发[2]。

4.沈妙福治外伤性眩晕：季某某，女，54岁。眩晕半月，因与人纠纷，头部被拳击，自述当时头部未见有外伤血肿，又经脑电图及脑CT检查，均未见异常，予以脑复新（吡硫醇）等对症治疗而乏效。刻下头目晕眩，前额及顶部呈刺痛感，有恶心感、无呕吐物，纳食不馨，四肢酸软；睡眠不实，脉虚，舌苔薄白。体检未见明显异常。瞳孔等大等圆，对光反射好，颈软，心肺听诊均未闻异常。证属：瘀阻脑络（外伤性眩晕），治拟行气行瘀通络（组方见方证）。以3剂试治，有效。复诊加熟地黄10g，砂仁6g，朱茯苓12g，续服1周，眩晕止而停药[3]。

引用文献

［1］叶执中.桃仁承气汤［J］.新中医，1974，（1）：25.
［2］张觉人.偏头痛［J］.新中医，1978，（3）：18.
［3］沈妙福.话羌活治眩晕［J］.中医杂志，1999，（9）：517.
［4］李鸿翔.顽固性头痛治验体会［J］.浙江中医药，1965，（11）：10.

（二）气血郁滞候（肝肺寒瘀变证）

肝肺寒瘀证，肝之寒瘀，上犯于肺，肺气郁滞，宣降失司，肝血肺气互滞，而成气血郁滞之候，伤寒家称为上焦蓄血之证。以肝血与肺气郁滞之脉症为主，可兼见阳气不和之症象。

通称：上焦蓄血。

病名：［中医］血渴。［西医］海绵状血管瘤。

病因病机：肝肺寒瘀郁滞，因寒瘀郁滞肝血肺气，气血互滞，宣降失司，血滞不行，以致阳气不和。

证象组合：气滞+血滞+阳郁

主症：**【气机不利】症象**：胸满。**脉象**：脉微大来迟。

副症：**【血滞不行】症象**：①腹不满，其人言我满。②血瘤色紫红。**舌象**：舌暗红苔薄白。**指纹**：红暗滞。

宾症：**【阳气不和】症象**：①唇痿舌青。②口燥，但欲漱水不欲咽。③下午低烧。

治则：当温通肝肺阳气为主，活血化瘀，宣降气机，气血同调为法。

方证

通窍活血汤加味证：何登科方[1]。治海绵状血管瘤，下午低烧，患处增大，详见病案。

赤芍、川芎各6g，白芷、生姜各9g，桃仁、红花各12g，大枣5枚，老葱白3个，黄酒加水煎另吞麝香少许。

论著和讨论

本证候寒瘀郁滞肝血肺气，气滞血瘀，阳气不和。仲景曰“病人胸满，唇痿舌青，口燥，但欲漱水，不欲咽，无寒热，脉微大来迟，腹不满，其人言我满，为有瘀血”（《金匮要略·惊悸吐血下血胸满瘀血病脉证治》），其治则当温通肝肺阳气，活血祛瘀，理气通络。林佩琴说：“如吐衄停瘀，属上部，必漱水不欲咽，犀角地黄汤。”[2]唐容川说：“瘀血在里则口渴，所以然者，血与气本不相离，内有瘀血，故气不得通，不能载水津上升，是以发渴，名曰血渴，瘀血去则不渴矣，四物汤，加枣仁、丹皮、蒲黄、三七、花粉、云苓、枳壳、甘草，小柴胡汤加桃仁、丹皮、牛膝，皆治之。”[3]

病案举例

何登科治海绵状血管瘤：何孩，男，8个月，出生后面、胸即有红痣数片，近3个月来，下午低烧，患处增大，并新发多处，面、颈、胸、脐、腹满布红痣如米、豆、枣大，紫红色，质软，边缘整齐，局部有温热感，指纹红暗滞，舌暗红苔薄白，为气血阻滞之象，当活血祛瘀，理气通络，通窍活血汤加味（组方见方证），1剂分3天服，服3天，停1天，外涂药酒：山甲、三七、赤芍、红花、川芎、桃仁、杏仁、青皮、白芷各12g，研末，用白酒2斤浸泡，涂药一日数次，10剂有转瘪倾向。继血府逐瘀汤：当归、川芎、赤芍、牛膝各18g，桃仁、红花各30g，桔梗、枳壳、柴胡、白芷、生地各12g，研粗末分15包，每日1包，加葱白1枚，生姜1片，大枣1枚，黄酒加水煎服，香麝香少许，临睡前服。药后病体变瘪，小者消失过半，残留者转淡，停内服药半年消失[1]。

引用文献

［1］何登科.海绵状血管瘤的治验［J］.中医杂志，1982，（4）：42.
［2］林佩琴.中华医书集成·类证治裁［M］.北京：中医古籍出版社，1999：317.
［3］唐宗海.中华医书集成·血证论［M］.北京：中医古籍出版社，1999：45.

第二节　瘀热证类（8证43候）

瘀热证，或称热瘀证，或因热致瘀，或因瘀生热，瘀而有热之证，张仲景称为“瘀热在里”，通称蓄血之证。或因热邪入血，血热致瘀；或因热邪入里，触动宿瘀；或宿有血瘀，郁久化热；总属瘀血与火热相搏之证。古代有上焦蓄血与下焦蓄血之分，是以临床症状出现部位而定：膈以上见症为上焦蓄血，如“血结胸”；膈以为下焦蓄血，如“热入血室”；并以肠中蓄血之小腹痛，称为“膀胱蓄血”，然瘀热证三焦俱有。上焦瘀热在于心，以心主血，属营，为营血瘀滞之证；中焦瘀热在于胃，以胃为气血之海，多气多血之乡，为气血瘀滞之证；下焦瘀热在于肝，以肝藏血，为血之海，女子之血室，最易停瘀蓄血。上中焦之瘀热，多因热邪燔灼所致，多见于外感热病之中后期，即《伤寒论》之瘀热在里，与温病之热入营血；下焦瘀热，其因则繁；或外伤跌扑，或情怀悒郁，肝气郁滞等内因；或热入血室，尤以妇人经产，恶血内蓄为多；而男子之败精污浊，亦可致下焦蓄血。

上焦瘀热证，为营血郁滞之证；以心主营血，故以心肺瘀热证为本病；心主营，肝藏血，心肝相合，为心肝瘀热证，是为上焦瘀热之合病。中焦瘀热，以阳明胃腑瘀热为主，故以肺胃瘀热证为本病；瘀热下流入肠，与肠中糟粕相搏，则为胃肠瘀热证，是为胃肠合病。下焦瘀热在于肝，故以肝肾瘀热证为本病；下焦瘀热犯于中焦，合脾胃为肝胃、肝脾之瘀热证，为下焦瘀热之合病；瘀热上逆于肺，并肺而成肝肺瘀热证，即下焦瘀热之并病。

瘀热之证，瘀与热搏，其治则总当清热消瘀为法，重者则必兼攻逐；上焦之瘀热证，多从化瘀消瘀，即温病家之散血活血之法；中下焦瘀热，多从攻逐，使瘀热从下窍而去。此其大法。

证候系统：详见表3–9–2。

表3–9–2　瘀热证证候结构表

	本病	合病	并病
上焦	心肺瘀热证	心肝瘀热证	
中焦	肺胃瘀热证	胃肠瘀热证	
下焦	肝肾瘀热证	肝胃瘀热证、肝脾瘀热证	肝肺瘀热证

一、心肺瘀热证（上焦瘀热本病）（2候）

心肺瘀热证，为上焦瘀热之本病，古人称之为上焦蓄血，多由肺气膹郁，失其宣降之权，不能相辅心主，行其血脉，致血滞于上焦，渐积成瘀化热而成。心肺瘀热之证，瘀热结于上焦，轻则郁蒸于血液之内，甚者必阻滞心包之络，久必耗伤心阴，累及心阳，而成本虚标实之变。心主血，肺主气，心肺瘀热证，必气郁血滞，气血同病，故其治则总当凉血化瘀，宣降气机，心肺气血同治，以调和之。

证候别称：上焦蓄血，瘀热入络，心血瘀阻。

病名：［中医］胸痹，心痛，心悸，顽固性失眠，舌痛，中风失语，水肿。

证候系统：详见图3–9–7。

本证————心络失宣候
转证————气血郁滞候
变证————心阴虚滞候

图3–9–7　心肺瘀热证证候结构图

（一）心络失宣候（心肺瘀热本证）

心肺瘀热证，瘀热内蕴，郁滞心肺，肺气宣降失常，心包络脉阻滞，而成心络失宣之候，时病学家通称为上焦蓄血之证。以心之络脉阻滞之脉症为主，且可兼见肺气失其宣降之症象。

通称：上焦蓄血。

病名：［中医］胸痹，心痛。［西医］急性心肌梗死，心绞痛。

病因病机：心肺瘀热郁滞，因瘀热郁滞心肺，肺气失其宣降之常，瘀热阻滞心包之络，上焦气机失宣，络脉血滞不行，心神失宁，甚则络瘀血溢。

证象组合：络滞+血滞+气郁+神扰+络瘀血溢

主症：【络脉不利】症象：左胸心区痛。舌象：舌红燥。脉象：脉弦数。

【气机不宣】症象：①胸痹痛厥。②肢厥。

副症：【血滞不行】症象：痛有定处。舌象：苔少舌暗。脉象：脉细涩。

【神志不宁】症象：①心跳心慌，怔忡。②痛时心慌，大汗出。

宾症：【络瘀血溢】症象：①爪甲青瘀。②齿衄。

治则：当以清心凉血，活血化瘀为主，兼以宣降肺气为法，气血共调。

方证

1.血府逐瘀汤证：王清任方[1]。功能活血祛瘀，行气止痛。治胸中血瘀，血行不畅，症见头痛，胸痛日久不愈，或呃逆日久不止，或内热烦闷，心悸失眠，傍晚潮热等。

当归、生地黄、红花、牛膝各9g，桃仁12g，枳壳、赤芍药各6g，桔梗、川芎各4.5g，柴胡、甘草各3g。水煎服。

2.补气活血化瘀法证：房定亚方[2]。治急性心肌梗死，频发心绞痛，痛有定处，痛时心慌，大汗出，稍活动皆可引起发作，详见病案。

党参、红花、生大黄、苏木各9g，黄芪、赤芍、生地、生山楂各15g，瓜蒌皮30g，苦参12g。

论著和讨论

本证候瘀热郁滞心肺，郁遏肺气，阻滞心络，唐容川说："血虚，则神不安而怔忡；有瘀血，亦怔忡。"[3]何廉臣说："蓄血在上焦者，属心包络，证必脉细肢厥，胸痹痛厥，故曰血结胸，法宜横开旁达，加味桂枝红花汤（桂枝汤加红花、桃仁、蛤壳）；若舌红燥，脉弦数者，陶氏用犀角地黄汤加大黄、桃仁、红花、枳实最为合法。"[4]其治则当以清心凉血，活血化瘀为主，兼以宣降肺气为法。王清任说："心跳心忙（慌），用归脾安神等方不效，用此方（指血府逐瘀汤）百发百中。"[1]

病案举例

房定亚治急性心肌梗死：傅某某，女，71岁，频发心绞痛，形体干瘦，痛有定处，痛时心慌，大汗出，稍活动如翻身、小便皆可引起发作，脉细涩，苔少舌暗。《内经·脉要精微论》曰："细则气少，涩则心痛。"为气虚血瘀，用补气活血化瘀法（组方见方证），10余剂，心绞痛基本控制[2]。

引用文献

[1]王清任.医林改错[M].北京：人民卫生出版社，1991：28.

[2]房定亚.治急性心肌梗死并发症验案[J].新医药学杂志，1977，(11)：20.

[3]唐宗海.中华医书集成·血证论[M].北京：中医古籍出版社，1999：4.

[4]俞根初.重订通俗伤寒论[M].上海：上海科学技术出版社，1959：444.

（二）气血郁滞候（心肺瘀热转证）

心肺瘀热证，瘀热郁滞心肺，肺气失宣降之常，心血瘀滞，阳不入阴，是为气血郁滞之候。见症以气滞血瘀之脉症为主，但必兼见阳气不和之症象。

通称：血热扰神。

病名：[中医]顽固性失眠。

病因病机：心肺瘀热郁滞，因瘀热郁滞上焦，肺气失其宣降，心血瘀滞，心阳不能入于阴，阳气失和，心神不宁。

证象组合：气滞+血滞+阳郁

主症：【气机不利】舌象：苔黄腻。脉象：脉细弦有力。

副症：【血滞不行】症象：①面色黧黑无华，神萎。②皮肤甲错。③胸背有汗斑。④两目红丝。⑤下肢麻木。舌象：舌紫而腻。脉象：脉涩。

宾症：【阳气不和】症象：①彻夜不眠。②少能入睡，睡则乱梦纷纭。③头晕且痛，头部觉有异物笼罩，思想不易集中。

治则：当以清热祛瘀为主，兼以宣降气机；气血疏利，瘀热去，则阳气入阴而自和矣。

方证

血府逐瘀汤证：颜德馨方[1]，治顽固性失眠，彻夜不眠，乱梦纷纭，详见病案1。

当归、赤芍、红花、桃仁各9g，生地12g，川芎、枳壳、桔梗、柴胡、牛膝各4.5g，甘草3g。

论著和讨论

本证候瘀热郁滞上焦，肺气心血瘀滞，心阳不能入阴，阳气不和，《灵枢·大惑论》："卫气不得入于阴，……不得入于阴则阴气虚，故目不瞑矣。"治则宜以清热祛瘀为主，兼宜降肺气为法。颜德馨说："失眠原因虽多，但基本均系阳不入阴，心肾不交所引起。前医重以养血安神罔效。《医林改错》指出：'夜不能睡，用安神养血药治之不效者，此方若神。'该患者面部色素沉着，舌紫，脉细涩，皆为瘀滞窍络之征。此方调畅气血，祛瘀生新，即'衡法'之治，加磁朱丸，相得益彰。此方启示对色素沉着亦有效果，用之多有验者。"[1]

病案举例

1.颜德馨治林某，女，34岁，失眠数载，屡进养血安神之剂，夜梦纷纭依然，甚则彻夜不寐；伴心悸，健忘，面色萎黄，兼有色素沉着，舌淡紫苔薄，脉细涩。瘀滞窍络，心神受制，以血府逐瘀汤（组方见方证）主之。二诊：祛瘀生新，畅达气血，渐能入睡，夜梦亦减，脉细涩已起，舌淡紫苔薄净，前法合度，义无反顾。上方加磁朱丸（吞）9g，连服四十余帖，已能安睡，面色转华，色素沉着消退，精神亦佳[1]。

又治长期失眠案：刘某某，男，35岁，顽固性失眠已有10多年，每于夏季尤剧，甚至彻夜不眠，初服安眠药尚有小效，后即服极量亦无反应。近日头部觉有异物笼罩，思想不易集中，影响工作和学习。《内经》云："阳气不能入于阴之分，故目不瞑。"失眠的原因虽多，但一般均系阳不入阴，心肾不交所引起。查患者脸部瘀斑累累，两目红丝，脉涩，舌紫而腻，乃为瘀滞窍络。《医林改错》指出："夜不能睡，用安神养血药治之不效者，此方若神。"血府逐瘀汤（当归、生地、红花、牛膝各9g，桃仁12g，枳壳、赤芍、甘草各6g，柴胡3g，桔梗、川芎各4.5g，水煎服）。服3剂后渐能入睡，精神胃纳亦有好转，继续服药至30剂，症见痊愈。复以归脾丸、补心丹交替服用而预后，迄未复发。按：笔者父亲颜德馨医师用此方治顽固性失眠症多验，常喜加用磁珠丸6g，另吞，有相得益彰之妙[2]。

2.李皓平治吴某，男，30岁。自1973年11月开始出现有规律的心跳间歇，每于上午11时左右及晚上入睡后出现，发作时伴有胸闷及心慌感，因而夜睡不宁，精神日差。经心电图检查，诊为"间歇性期外收缩。"1974年2月22日入某某医院住院，诊为"频发性室性早跳"。血压118/88mmHg，心率52~64次/分，肺（-），曾先后用过中、西药治疗，效果不显。5月20日邀予会诊，症见面色晦暗，神疲乏力，食欲、二便正常，心慌心跳同前，舌质淡嫩偏干，舌苔薄白，舌下静脉紫暗，脉弦细涩而结。心血瘀阻，气阴两虚。治应活血祛瘀，益气养阴安神：①血府逐瘀汤：川芎、赤芍、当归、柴胡、桔梗、枳壳、牛膝各10g，桃仁12g，生地18g，川红花6g，甘草5g。②天王补心丹加减：生地20g，当归、麦冬、石菖蒲（后下）各10g，酸枣仁、丹参、白芍、太子参各12g，茯苓15g，五味子、远志各6g。以上二方交替服食，日服1剂。按上法治疗20余天，间歇性心跳现象较前明显减少，仅有早晚偶尔出现，精神大为好转，全身乏力之状已消失，于6月12日出院，继续门诊治疗。至8月下旬，间歇性心跳已基本消失，仍按前法继续服药，至9月下旬，脸色红润，精神振作，一如常人。为善后之计，于10月开始，嘱每天睡前用淡盐汤送服归脾丸10g，每隔1周服参桂汤一次（红参10g另炖，肉桂心1g冲服），至11月停药。1979年4月函访，未见复发[3]。

引用文献

［1］颜乾麟.颜德馨医案医学话集［M］.北京：中国中医药出版社，2010：27，28.
［2］颜乾麟.血府逐瘀汤治验［J］.新中医，1975，（1）：36.
［3］李皓平.心律不整［J］.新中医，1980，（4）：20.

二、心肝瘀热证（上焦瘀热合病）（10候）

心肝瘀热证，为心肝血热挟瘀之证，或外感之邪化热内陷营血，或血分伏火内蕴，致血凝成瘀，或因劳心郁怒，心肝火动于内，或因跌扑闪挫，或因持重努力，致瘀血凝滞，郁久化热。此外小儿偶受惊骇，惊则心肝气乱，怫郁生热成瘀，均可以致血热而凝瘀。

心肝瘀热证，心肝共主营血之分，其病机总由营血蓄瘀，内挟心肝木火内动之证。故其病机概分为瘀热郁滞与瘀热蕴蒸：瘀热郁滞，气血失其宣通，木火不得宣泄，轻则怫郁于外，或冲逆于上，甚则气血上逆，络瘀血溢；或留滞于营血，与经隧孙络之间；如瘀阻内盛，郁遏木火，郁滞心神肝魂；剧者瘀塞心窍，则有闭厥之变。瘀热蕴蒸，系由营血之热内盛，瘀热交蒸，蒸炽于心肝气血之分，木火内炽，甚则消灼血液，络血妄行；剧者内炽营血，则有内动肝风，蒙闭心神之变。

心肝瘀热证，总系营血热甚瘀滞之患，其治则总宜清营凉血以除其热，散血活血以行其瘀。何廉臣有云："宜清热逐瘀兼行，使之一齐顿解。"[1]

证候别称：瘀血类伤寒，上焦蓄血，瘀塞心孔，阴虚肝燥，邪入厥阴，瘀血攻心，热蒸血瘀，热陷血络，瘀血阻络，瘀结孙络，血气痹阻经络，瘀血阻隧，瘀结脉络，气血瘀阻，脉络不通，热结血室，下焦蓄血，下焦瘀热蓄血。

病名：[中医]瘀血发热，久热不退，瘀血头痛，顽固性头痛，头晕喜忘，不寐，多寐，嗜睡，偏瘫，痛痹，热痛，脉痹，暴痿，肾痈，热毒型脱疽，猫眼疮，乳衄，肌衄，大衄，倒经，心痛，暑湿，湿热，热闭，薄厥，热入血室，蓄血发狂，产后狂躁，子痫，阳痫，血瘀癫痫，阴囊萎缩。

证候系统：详见图3-9-8。

郁滞——本证————气血怫郁候、木火炽逆候
　　　——转证————气血郁逆候、营血失宣候、血液郁滞候
　　　——变证————木火郁滞候、木火郁闭候、木火闭厥候
蕴蒸——本证————血液燔灼候
　　　——转证————营血蕴闭候
　　　——变证————气血蒸炽候、气血炽闭候

图3-9-8　心肝瘀热证证候结构图

引用文献

[1] 俞根初.重订通俗伤寒论[M].上海：上海科学技术出版社，1959：322.

（一）气血怫郁候（心肝瘀热郁滞本证1）

心肝瘀热证，瘀热郁滞心肝，气郁血滞，阳气怫郁于内外，而成气血怫郁之候，其见症以阳气怫郁于内外之脉症为主，可兼见表郁与气郁之症象，但实非表郁之证，古人称之为瘀血类伤寒之证。

通称：瘀血类伤寒。

病名：[中医]瘀血发热，久热不退，肾痈。

病因病机：心肝瘀热郁遏，多因外伤，或手术出血，或经产出血，瘀滞于内而化热；小儿除外伤更有偶受惊恐，惊则气乱，气血错乱，致气滞血瘀，阳气怫郁于内外，气失宣降之常，甚则血随气上而失血。

证象组合：表郁+阳郁+血溢+气郁

主症：**【腠理不宣】症象**：①恶寒发热。②面色黄。

【阳气怫郁】症象：①突然高热，稽留不退，午后两度热势上升，至早则稍降，自觉并不发热，低热不退。②烦躁不安，或惊悸不安。③甚至角弓反张。④面无热色，唇痿。⑤口不渴，其人但漱水而不欲咽，时有口干感（饮而不解）。⑥夜睡时，头往上耸，两脚必厥冷。⑦腹满，外形正常。⑧右胁下痛而不移，少腹必急结。⑨大便自调，小便亦利。⑩日渐消瘦，乏力。**舌象**：①舌色暗。②舌青，苔薄腻。**脉象**：①脉弦紧。②脉涩。③脉弦涩。**指纹**：沉而不现。

【络血妄行】症象：①咳血。②吐血。

副症：**【气机不宣】症象**：略有咳嗽。

【气机不降】症象：吐、泻。

宾症：**【清空不宣】症象**：夜睡头往上耸（头痛）。

治则：不可见表发表，但当理气活血，祛瘀行滞，以和其里，里和表自解。

方证

血府逐瘀汤证：许寿仁方[1]。治小儿瘀血发热，高热不退，或低热不退，详见论著。

当归、赤芍、生地、川芎、桃仁、红花、枳实、柴胡、生甘草、桔梗、川牛膝。

论著和讨论

本证候瘀热郁滞心肝，气郁血瘀，阳气怫郁于内外，尤在泾说：“瘀血发热者，其脉涩，其人但漱水而不欲咽，两脚必厥冷，少腹必结急，是不可以寒治，不可以辛散，但通其血，则发热自止。”[2]《岭南卫生方附录》载：“人有恶寒发热，状似伤寒……须审其日前曾有跌坠挫闪拳踢之情。”其治则当理气活血，祛瘀行滞，瘀滞得行，则佛郁可解。如许寿仁治小儿瘀血发热，或高热不退，或低热不退，烦躁惊悸不安，甚则角弓反张，面色黄，或咳或吐或利，睡时头往上耸，凡因跌跤而发热，任何解药无效者，指纹沉而不现，一例畏风怕冷，虽或夏亦厚絮裹体之症。血府逐瘀汤（组方见方证）。血府逐瘀汤治小儿瘀血证。其病由小儿跌跤而起：①夜睡头往上耸。②略有咳嗽。③一二天内突然高热。④有时呈角弓反张。⑤面色黄。⑥指纹沉而不现。⑦睡中惊悸或惊醒。⑧热度稽留，服解热

药无效。⑨夏季应与夏季热鉴别。戴会禧小儿用量：鲜生地、红花、全当归、牛膝各3g，赤芍、枳壳各2.1g，川芎、桔梗、甘草各1.5g，柴胡0.9g，桃仁3.9g[1]。

章真如说：（许寿仁）小儿瘀血发热用血府逐瘀汤，常起到立竿见影之妙。不知有多少小孩，因久热不退经各种治疗无效，先生首先询问是否曾跌跤，用药一剂则应手而愈。即或没有跌跤，或突然受惊后发热，或无故发热，按照先生经验仍然是瘀血内阻，亦可用血府逐瘀汤治愈。先生治瘀的经验，将症状归纳为六点：①一、二、三天内突然高热，但其他之热之兼证不明显；②夜睡时，头往上耸，或惊悸不安，并略有咳嗽；③烦躁不安、有时甚至角弓反张；④面色黄，但其他如人；⑤指纹沉而不现；⑥热度稽留不退，用任何解热药无效者。以上症状不必悉具，凡因跌跤而引起发热，用解热药无效时，即可诊断为瘀血症。又此症在夏天最易与小儿夏季热相混淆，在初起时亦易误诊为上呼吸道感染、扁桃腺炎，伴有吐、泻的易误诊为肠胃炎，须加以鉴别。用血府逐瘀汤治疗时，剂量应据小儿年龄酌定，往往一药而愈[3]。

病案举例

1.蒲辅周治血瘀发热（肾痈）：王某某，男，11岁，因发热15天，于1959年2月23日住某医院。住院检查摘要：血化验：白细胞总数9.15×10^9/L，中性75%，淋巴23%，单核2%，血沉1小时43mm，2小时88mm。嗜异性凝集1/10。心电图：①窦性心律不齐。②中间型心电位。③心电图大致正常。咽培养：有甲种链球菌。初步诊断：①双侧支气管淋巴腺结核，左侧已纤维化。②高热待查。曾给予链霉素、青霉素、对氨基水杨酸钠，异烟肼、氯霉素、金霉素等药物，并服中药青蒿鳖甲汤加味等，养阴清热之剂。而患儿之高热持续月余之久，未见减退，最高体温达42℃，每日午后两度热势上升，至早则稍降。虽然体温在40℃以上，而患者自觉并不发热。于3月23日请蒲老会诊，其脉弦涩，其舌色暗，面无热色，右胁下痛而不移，口不渴，大便自调，小便亦利，蒲老默思良久曰：此血瘀发热也。观其体温虽高而自觉反不热，是无表热可知；口不渴，便亦不结，是无里热又可知，脉弦涩，胁痛不移而舌质暗，是血瘀发热，已可征信。遂议用活血化瘀之法，方用血府逐瘀汤加减：当归尾、赤芍药、川芎、炒枳壳、西红花、北柴胡、制没药各4.5g，干生地9g，净桃仁、干地龙、川牛膝各6g，苦桔梗、生甘草各3g。连服1周，其中或加生鳖甲、生牡蛎；或加延胡索、血竭。而午后发热略有下降趋势。在此期间，曾作腰椎穿刺，脑脊液：压力不高，蛋白（-），细胞数个。X线腹部平片，疑为腹腔肿物；钡灌肠，结肠未见异常；淋巴结活组织病理检查，疑为慢性增生性淋巴腺炎。但对患者午后发热，从西医学看，原因仍属不明，右胁下疼痛，仍固定不移，脉仍弦涩，舌质仍暗，精神似稍佳，宜继续以活血化瘀为主，原方再进，并佐以小金丹，早晚各服1丸。1周后，体温继续有所下降，右胁下痛点亦有减轻，食纳稍佳，精神益见好转。遂续服原方至4月12日，午后之热已低，胁痛消失，大便曾见黑粪，舌暗稍减而脉细，改为2日1剂，盖因胁痛止而大便下黑粪，此乃瘀血渐去之象，故缓其势而续和之，使瘀尽去而正不伤。至5月5日，热退已2周余，停药亦已达一周，而患者体重渐增，由入院29.5kg增至31kg，舌色红活而不暗，脉象缓和而不弦涩，精神、体力均渐恢复正常。最后化验：白细胞总数7.6×10^9/L，中性50%，淋巴44%，单核6%，血沉1小时2mm。并经泌尿系静脉造影，可能符合临床肾痈之诊断[4]。

2.颜乾麟治低热不退案：周某某，女，36岁，患者低热延绵已达数年，经某某医院各方面检查，已排除肺结核，风湿，尿道感染及肝脏疾患所引起的低热。同时，在治疗上也用了各种方法，俱不见效。患者日渐消瘦，乏力，时有口干感（饮而不解），腹满，外形正常，无明显月经异常史。脉弦紧，唇痿舌青，苔薄腻。仲景云："腹不满，其人言我满，为有瘀血。"瘀热内阻，气血乖违，故低热，腹满。唇、舌为血华之处，唇痿舌青，是血脉瘀滞之证候。处方：血府逐瘀汤（当归、生地、红花、牛膝各9g，桃仁12g，枳壳、赤芍、甘草各6g，柴胡3g，桔梗、川芎各4.5g，水煎服）加马鞭草。服至30剂时，热退，腹满亦消，他证悉除[5]。

引用文献

［1］戴会禧.从实践中体会到"血府逐瘀汤"的效果［J］.中医杂志，1958，（5）：313，314.
［2］尤在泾.金匮翼［M］.上海：上海卫生出版社，1957：卷三36.
［3］章真如.许寿仁先生的学术思想及其贡献［J］.新中医，1979，（5）：12.
［4］高辉远.蒲辅周医案［M］.北京：人民卫生出版社，1972：166.
［5］颜乾麟.血府逐瘀汤治验［J］.新中医，1975，（1）：37.

（二）木火炽逆候（心肝瘀热郁滞本证2）

心肝瘀热证，瘀热郁滞心肝，木火不得宣泄，郁炽于内，反冲逆于上，是为木火炽逆之候，见症以木火上逆之症象显明，但可兼见气郁与火炽之脉症。

通称：肝火上扰。

病名：［中医］瘀血头痛，顽固性头痛，不寐。［西医］脑震荡后遗症，脑外伤，血管痉挛性头痛，右额叶肿瘤。

病因病机：心肝瘀热蕴逆，因瘀热郁滞，木火不得宣泄，郁炽于内，冲逆于上，上扰清宣，内动心神，气机不利，阳气不和。

证象组合：气炽＋气逆＋气滞＋清空＋神扰＋阳郁

主症：**【津气蕴炽】症象**：①面部潮红。②面部浮肿，颜面色泽深绛。③口干不欲饮。④四肢热。⑤双目隐隐现红丝。**舌象**：①舌质深红，苔黄。②舌质暗红，有瘀斑，舌边有青纹，苔薄黄。③苔黄干。④舌质紫红。⑤舌紫而腻。**脉象**：①脉浮洪滑大。②脉两关均弦长。

【清空不宁】症象：①头胀痛，头痛如裂，剧时其痛如劈，头顶剧痛。②上午头痛隐隐，下午头疼如刀刺，头部觉有异物笼罩。③头痛如刺，头痛呈针扎样。④前额肿胀。⑤眩晕。⑥鼻流血水。⑦项强肩背痛。⑧头脑懵懵，衣不知热，食不知味。

副症：**【气机冲逆】症象**：恶心、呕吐。

【气机不利】症象：①胸闷。②少腹胀疼。

宾症：**【神志不宁】症象**：①彻夜不眠，思想不易集中。②多梦。③心慌。④急躁易怒。⑤神采飞扬，谈笑自若。

【阳气不和】症象：①面色晦暗，眼眶周围灰黑。②四肢发麻，下肢乏力。③经行血块，色不鲜。**脉象**：①脉弦涩。②脉细涩。③脉细弦。**舌象**：①舌质紫。②舌质紫暗。③舌边有紫斑。

治则：当凉血祛瘀为主，疏降木火，以平其冲逆。

方证

血府逐瘀汤证：柳并耕方[1]。治瘀血头痛，上午头痛隐隐，下午头疼如刀刺，局部脉络隆起，详见病案2。

当归、生地、红花、枳壳、赤芍、川芎、牛膝各9g，桃仁12g，柴胡、甘草各6g，桔梗7.5g，水煎服。

论著和讨论

本证候瘀热郁滞心肝，木火郁炽于内，冲逆于上，治则当凉血祛瘀为主，兼以疏降木火为法。王清任说："查患头痛者，无表证，无里证，无气虚、痰饮等症，忽犯忽好，百方不效，用此方（即血府逐瘀汤）一剂而愈。"[2]

本候与同证的气血怫郁候同用血府逐瘀汤主治，有什么异同吗？前候为阳气怫郁于内外的瘀血类伤寒之证，有外伤、手术史，或小儿惊恐史；本候却是肝火上逆，肝主藏血，血因热瘀。两者病因相同，故治法上都以活血化瘀、疏散为主。将许寿仁方与柳并耕方相比较，方剂组成一样，均重用牛膝配化瘀药降逆，前方的川芎、桔梗较本候用量为轻，着重于和，所谓里和表自解也。

病案举例

1.**范文虎**治徐某某，壮年，操劳忧虑，心神交瘁，久之酿成失眠，往往终宵不能合目。今岁入夏以来，失眠变本加厉，历经医治罔效。至今已达3夜还未入睡，头脑懵懵，衣不知热，食不知味，……面虽㿠白而神采飞扬，谈笑自若，双目隐隐现红丝，脉两关均弦长，舌边有青纹。患者爰因思虑郁结日久，气与血进而为瘀，瘀血不去则眠终不安，故投血府逐瘀汤治之：桃仁12g，红花、当归、川芎、怀牛膝、参三七、大生地、京赤芍各9g，柴胡、炒枳壳各6g，炙甘草3g。二诊：后此2月，复来求治，言旬日来又苦失眠，但不若前次之甚……两关仍弦。依然实证也，因有头痛目赤、胁胀等肝火上炎症象，正如柯韵伯所云："肝火旺，则上走空窍，不得睡。"改用龙胆泻肝汤：黄芩、小生地、泽泻、车前子、黑山栀、木通各9g，龙胆草4.5g，生甘草3g，柴胡、当归各6g。5剂，夜眠全安，肝火上炎症象亦除[3]。

2.**柳并耕**治瘀血头痛：柳某某，男，54岁，先两太阳穴头痛，渐及全头均疼，曾使用中西药物治疗未效，历时6载，患者曾一度放弃治疗，但疼痛益甚，后来上午头痛隐隐，下午头疼如刀刺，局部脉络隆起，用热敷，疼稍适。诊脉弦涩，舌质紫红，此病上午疼微，下午疼剧，热敷疼减，是属血虚挟瘀之症。盖头为诸阳之首，贼风阻于经络，与气相搏，郁而为疼，此所谓初疼在气，久疼入络之义。所以前服一派疏散风寒之药，均不适应，而以祛寒通络为治，用血府逐瘀汤法（组方见方证）。连服四剂，头痛减轻，显是瘀血下行。前方继进3剂，疼痛遂愈。由此可知，贼风之犯头经，如不及时发散，必致经脉阻塞，则非解表剂所能疏通，故以祛风通络而获愈[1]。

3.**黄耀燊**治脑震荡后遗症：吴某某，男，29岁，1973年3月16日初诊。患者于1972年12月30日被机器压伤头部，当时不省人事，昏迷约20分钟，即送当地卫生院，诊为："脑震荡"，经治疗好转出院。但头胀痛、眩晕、胸闷，经常恶心、呕吐。长期失眠，精神忧郁，愁眉不展（离婚一年多，又受了伤，精神上的打击较大），因此又被怀疑为精神病，要送来广州精神病院检查。但患者没有去精神病院检查，而来我院就诊。诊查：见患者精神忧郁，表情淡漠，懒言，对答清楚，面色晦暗，眼眶周围灰黑，四肢发麻，胃纳欠佳，舌质暗红，有瘀斑，苔黄干。处方：丹参15g，土鳖、地龙、山栀子各9g，石斛15g，麦冬、茺蔚子各12g，珍珠母30g（先煎），4剂，每天1剂。二诊：来诊时见精神大有好转，因大便秘结，照原方加瓜蒌仁12g，生地24g。4剂，每天1剂。三诊：自觉精神大有好转，情绪开朗，头痛、头晕减，四肢发麻减，食欲增加，舌质暗红，舌尖紫斑未减，苔已变为淡黄。在原方基础上加减：丹参15g，地龙、麦冬、菟丝子、黄芩各9g，土鳖、川芎各3g，石斛15g，灵磁石（先煎）30g。继续服药，诸症慢慢减轻。仍有心慌，有时睡眠不足，觉头晕、头胀等。以后转为以补养肝肾为主。用药如熟地、怀山、山萸肉、枸杞子、菟丝、旱莲草、女贞、五味子等。最近来诊，继续好转而无反复[4]。

4.颜乾麟治顽固性头痛：王某某，女，38岁，患者长期头痛，时发时止，作时头痛如裂，无呕吐发热，自觉胸闷不舒，急躁易怒，经治无效，笔者适至嘉山工作，经介绍来诊。王清任云："查患头痛者，无表证，无里证，无气虚痰饮等症，忽犯忽好，百方不效，用此方（即血府逐瘀汤）一剂而愈"。今患者兼有失眠，多噩梦，经潮时症状加剧，伴有少腹胀疼，血块，色不鲜，脸色晦滞，脉细弦，舌质紫暗，其症属于血瘀所致。正如《证治汇补》所云"瘀血相搏，皆能为痛"，清不升而浊不降，血府逐瘀汤最为合拍（当归、生地、红花、牛膝各9g，桃仁12g，枳壳、赤芍、甘草各6g，柴胡3g，桔梗、川芎各4.5g，水煎服）加全蝎粉（吞），3剂后症状，明显减轻，再服6剂即愈，月经亦正常[5]。

5.易珍瑜治李某某，男，26岁。上午被铁器击伤前额，伤后有短时间不省人事，鼻流血水，头痛如刺，恶心呕吐，前额肿胀，上下眼睑有明显瘀斑、肿胀，神志清楚，瞳孔等大，脉浮大。诊断为颅底骨折、脑震荡。辨证属血瘀型。予当归、赤芍、三七、丹皮、川芎、石菖蒲、白芷、乳香、没药、花蕊石、黑蒲黄，加减服7剂，出血停止，头痛消失。后以宁神补脑收功。血瘀型：头痛如刺，损伤部位多有瘀斑、肿胀，或昏不识人，或语言謇涩，或舌暗不语，治宜活血化瘀、行气止痛，方用通窍活血汤加减。若内出血较多较快，合并昏迷，单侧瞳孔扩大者，应用手术治疗[6]。

引用文献

［1］柳并耕.头痛治验两则［J］.新中医，1977，(4)：31.

［2］王清任.医林改错［M］.北京：人民卫生出版社，1991：26.

［3］孙幼立.范文虎先生失眠医案一则［J］.中医杂志，1963，(7)：15.

［4］黄耀燊.颅脑外伤治验二则［J］.新中医，1977，增刊（2)：29.

［5］颜乾麟.血府逐瘀汤治验［J］.新中医，1975，(1)：36.

［6］易珍瑜.辨证分型治疗闭合性颅脑损伤［J］.浙江中医药，1982，17（9)：418.

（三）营血失宣候（心肝瘀热郁滞转证1）

心肝瘀热证，瘀热郁滞，营血不行，络脉瘀滞，而成营血失宣之候，杂病学家通称为瘀血阻隧或称瘀结孙络，血气痹阻经络之证。其见症以络脉阻滞之症象为主，可兼见阳气与血行郁滞之脉症。

通称：瘀结孙络，血气痹阻经络，瘀血阻隧。

病名：［中医］偏瘫，痛痹，暴痿，猫眼疮。［西医］多形红斑，肋间神经痛。

病因病机：心肝瘀热郁滞，或因跌扑，或因持重，致瘀血停滞于血络，郁滞既久，瘀从热化，瘀热内阻，致营血失于宣通，血络因而失于通利。

证象组合：阳滞+血滞+络滞

主症：**【阳气不行】症象**：①关节酸痛。②筋脉酸楚。③足发凉疼痛。

【络脉不宣】症象：①麻木现于一处，终日不除。②筋脉时痛时止。③四肢多形红斑。**舌象**：舌紫暗边有小瘀点。**脉象**：脉缓濡而细。

副症：**【血滞不行】症象**：①皮肤筋脉青紫。②目现紫点。③腿弯青紫细筋。**舌象**：舌红苔黄腻。**脉象**：左脉弦涩，脉数。

宾症：**【络脉不利】症象**：①肢节刺痛，停着不移。②肩痛，臂痛，腰疼，腿疼，或周身疼痛，经久不愈。③局部肌肉肿起跳痛。④左半身麻木，左瘫。⑤双足痿软难举。

治则：以清宣营血为主，祛瘀清热通络，如俞根初曰"络通瘀去，则筋络之内伤自愈矣"[1]。

方证

1.身痛逐瘀汤证：王清任方[1]。功能活血行气，祛瘀通络，利痹止痛。治血气痹阻经络，肩痛，臂痛，腰疼，腿疼，或周身疼痛，经久不愈。

秦艽、羌活、香附各3g，当归、桃仁、红花、牛膝各9g，川芎、甘草、没药、五灵脂、地龙各6g。水煎服。

2.桃红四物汤加减证：谢义达方[2]。治多形红斑（猫眼疮）风湿型，鲜红或外红内紫，伴丘疹水疱，自觉灼热，关节酸痛，详见病案2。

当归、茜草、桃仁、丹参、腊梅花各9g，赤芍、路路通各10g，丹皮6g，紫草12g，鸡血藤30g，或加竹节三七5g，红花、白芷各5g，丝瓜络9g。

3. 加味生料四物汤证：清宣营血，治左半身麻木。

生地、当归尾、赤芍、川芎、桃仁、红花、紫荆皮、蚕沙。

论著和讨论

本证候血瘀既久，郁滞化热，瘀热郁滞营血，不得宣通，王雨三说：“（左手不举）瘀血。此症或由跌仆，或由持重而起，致瘀血凝滞于筋络间。其证筋络酸楚，皮肤筋络青紫，左脉弦涩者，是瘀血证也，宜用当归、红花、川芎、赤芍、苏木、泽兰、片姜黄、陈酒等，将此药内服外擦甚效。”[3] 其治则当清热凉血，祛瘀通络为法。俞根初说：“若筋脉时痛时止，或愈或发者，宿瘀结在孙络也。四物绛覆汤调乳香定痛散（明乳香、净没药、生怀牛膝各15g，川芎、白芷、赤芍、丹皮、生地各22.5g，炙甘草6g，为末）以补血活络，络通瘀去，则筋络之内伤自愈矣。”何廉臣说：“若肩背腰腿及周身疼痛，痛有定处，重着不移者，寒凝血瘀也。以通瘀散寒，宣通络脉为正法，身痛逐瘀汤加减。”“肢节刺痛，停着不移者，瘀血阻隧也；法宜消瘀活络，趁痛散加减。”[1]“虽然，消瘀当分部位，消一身经络之瘀，如王氏身痛逐瘀汤（组方见方证）。”[1] 有云：麻木现于一处，终日不除，目现紫点，当祛瘀通络，可用身痛逐瘀汤加赤芍、桃仁，甚者加蒲黄、苏木。瘀从热化，泄热化瘀，用清宣瘀热法：活芦笋、鲜枇杷叶、旋覆花、新绛、青葱管、广郁金。

病案举例

1. 李翼农治暴痿：刘某某，男，约20岁，夏月双足痿软难举，面色如常，舌如平人，脉缓濡而细，似无所苦，唯腿弯上下有青紫细筋，乃痧毒闭络，先刺其青筋出血，疏清热透络，破瘀解毒，如西红花、桃仁、当归尾、赤芍、枳壳、川芎、地丁草、蒲公英、银花等味，逆下紫黑血，一剂能举，不再剂而愈[4]。

2. 谢义达治多形红斑（猫眼疮）：侯某某，女，21岁，手、臂、足背、小腿对称性圆形和不规则圆形的虹彩状斑，服扑尔敏、泼尼松2个月无效。斑紫暗色，压之色淡，部分斑疹中心有水疱，个别皮疹中心凹陷，舌质紫暗，边缘有瘀点，脉弦涩。属心经血热，脾经蕴湿，复感风邪，致气滞血瘀而成。以清热凉血，理气活血，化瘀消斑：赤芍、丹参各10g，川芎、红花、白芷各5g，丹皮、竹节三七各6g，茜草、丝瓜络各9g，腊梅花、路路通各12g，紫草15g，鸡血藤30g，服3剂痊愈，随访至今未复发[2]。

3. 李新平治李某某，男，45岁，2009年1月11日，肋间神经痛，痛则如掣，舌质边尖红，疏肝理气，清热活血，桃红四物汤加味：赤芍、生地各15g，川芎8g，当归、乌梅各12g，桃仁、桂枝、法半夏、黄柏、车前子各10g，红花、木通各6g，黄连5g，2剂。12日，药后症状缓解，守上方3剂而愈。

又治张某某，女，24岁，2010年4月28日，述近半年来，两颊长满粉刺，色红，挤出饭粒状物，月经行经时仅两三天，经量少。属肝经瘀热，营血失宣，拟清热凉血，活血祛瘀，血府逐瘀汤加减：桃仁、生地、当归、柴胡、焦栀、香附各12g，赤芍、益母草各15g，红花、木通各6g，川芎、龙胆草各8g，黄芩、车前子、莪术各10g，3剂，用茶水调绿豆粉外敷。5月4日复诊，面部粉刺未发，原发者已收结痂。8日，加强化湿，引火下行，上方去川芎、益母草、莪术、焦栀、柴胡，加黄柏12g，苡仁15g，川牛膝、苍术各8g，甘草4g，5剂，症状好转。2011年2月22日，痤疮复发，上方5剂，渐褪。

引用文献

[1] 俞根初. 重订通俗伤寒论 [M]. 上海：上海科学技术出版社，1959：236，238，322.

[2] 谢义达. 辨证治疗多形红斑45例 [J]. 上海中医药杂志，1983，(11)：26.

[3] 王雨三. 治病法轨 [M]. 北京：学苑出版社，2015：156.

[4] 李翼农. 验案三则 [J]. 中医杂志，1964，(10)：25.

（四）血液郁滞候（心肝瘀热郁滞转证2）

心肝瘀热证，心主血脉，肝主血络，瘀热郁滞心肝，络脉之血郁滞，灼伤津液，而成血液郁滞之候，杂病学家称为瘀结脉络之证。以络脉瘀滞之症象为主，必兼血热与液灼之脉症。

通称：瘀结脉络。

病名：［中医］热毒型脱疽，热痛，脉痹。［西医］血栓闭塞性脉管炎，疼痛性股血肿，髂股静脉血栓形成，结节性红斑，急性骨髓炎。

病因病机：心肝瘀热郁滞，因瘀热郁滞心肝，不能通行血脉，致络血瘀滞不行，血液运行不通，瘀结血络，久必化热，消灼津液。

证象组合：血蒸+血滞+络滞+络郁+液灼

主症：【血热蕴蒸】症象：①两足充血潮红。②痛时两足焮红而热，遇热则甚，得凉则安。③关节疼痛，灼热红肿。④双下肢浮肿疼痛，肿痛发烧。⑤患肢剧痛肿胀，红肿热痛，甚则穿破流脓。**舌象**：①舌红。②舌质红绛。③舌苔薄白。④苔黄。**脉象**：①脉数。②脉弦数。③滑数。④弦细数。

【血滞不行】症象：①下肢严重肿胀，皮肤发白甚则发绀。②青筋暴露，疼痛剧烈。③下肢结节肿硬，按之则疼，其色浅深不一。**舌象**：舌质淡苔白腻。**脉象**：①脉弦缓。②脉沉细。③脉沉弱。

副症：【络脉不利】症象：①左足发凉疼痛，趾端肿胀，起黄色水疱，溃烂气臭，针刺样剧痛。②患肢皮肤暗红而肿，溃烂疼痛，脓水淋漓。③第二趾溃疡色黑，足背皮肤枣红色，有向上蔓延之势。**脉象**：足背动脉、胫后动脉和腘动脉搏动均消失。

【络脉不和】症象：左腿麻木。

宾症：【津液消灼】症象：①发热汗出。②烦热口渴，口干渴而能饮。③大便秘结，小溲黄。**舌象**：舌赤苔少。

治则：当以清热凉血，化瘀通络为主，兼以增液，日久气虚者，更当参以益气之品，以助其运行。

方证

1.四妙勇安汤证：《验方新编》方[1]。功能清热解毒，活血止痛。治热毒型脱疽（血栓闭塞性脉管炎），患肢皮肤暗红而肿，溃烂疼痛，脓水淋漓，烦热口渴，舌红脉数。

玄参、金银花三两，当归、金银花各二两，甘草一两。水煎服。

2.活络通脉汤证：李兴培等方[2]，治血栓闭塞性脉管炎。曾治一例患者13天后，脚背动脉搏动恢复侧支循环广泛建立，不到两个月症状消失，功能恢复。

当归、生地、黄芪各12g，玄参18g，银花24g，蒲公英、地丁草、土茯苓、丹参各15g，红花、生甘草、乳香、没药、延胡索各9g。

上肢加片姜黄9g，下肢加川牛膝9g，恶寒甚加附片、肉桂、干姜、细辛、吴茱萸、清酒等，阴虚酌加石斛、麦冬、玉竹、瓜蒌等，热重加连翘、菊花、西黄丸，局部肌肉肿起跳痛（移行性静脉炎）加丹皮、赤芍、当归尾、泽兰、薏苡仁，便秘加桃仁、酒制大黄、玄明粉、郁李仁。

3.清热活血汤证：赵炳南方[3]。治急性骨髓炎，高热寒战，患肢剧痛肿胀，详见病案3。

银花、蒲公英、鸡血藤各30g，连翘12g，紫草、当归、丹参、红花、陈皮、赤芍各9g，草河车、土贝母各15g。

4.抵当汤加味证：温光远方[4]。治产后下肢栓塞性静脉炎，发热，下肢浮肿疼痛，详见病案4。

水蛭、虻虫、桃仁各6g，大黄、木通各3g，银花、冬瓜子各30g，当归、赤芍、泽泻各9g。

5.血府逐淤汤加减证：薛良珍方[5]。治疼痛性股血肿，详见病案5。

黄芪30g，当归12g，川芎、生地、桃仁、牛膝、路路通、丝瓜络各9g，柴胡、枳壳、红花、甘草各6g。

论著和讨论

本证候瘀热郁滞心肝，血脉阻结，瘀热消灼津液，其治则当以清热凉血，祛瘀通络为主，兼以增液为法。如薛良珍说："疼痛性股血肿、髂股静脉血栓形成，多发生于左下肢，因妊娠、产后、术后及长期卧床等因素致血流缓慢，血液凝固性增高，静脉壁损害，和内膜损害，导致血栓形成，病多急骤，疼痛剧烈，尤以大腿内侧股三角区疼痛更甚，左下肢严重肿胀，皮肤发白甚则发绀，青筋暴露，属瘀血兼有气虚，血府逐瘀汤加黄芪益气助运。"[5]

宗言顺治结节性红斑血瘀络阻、血热偏重型：下肢结节肿硬，形若吴茱萸或槐实，其硬如鼻尖，按之则疼，其色浅深不一，也有朝浅暮深者，关节疼痛，或灼热红肿，发热一般38℃以下，汗出，大便秘结，小溲黄，舌赤苔少，脉弦数，滑数，或弦细数，治以凉血化瘀，活血通络，软坚消结为主，佐以清利下焦湿热：紫草、丹参、银花各12g，赤芍、茜草、防己各9g，牙皂、木通各4.5g，甲珠6g，海藻15g，蒲公英18g，关节红肿疼甚者，加醒消丸12g，心烦不宁，舌质深绛者加局方牛黄清心丸[6]。

病案举例

1.蒋宗木治血栓闭塞性脉管炎：张某某，男，28岁，左足发凉疼痛，趾端肿胀，起黄色水疱，溃烂气臭，针刺样剧痛，经截趾愈后，第二趾又发，予鸡血藤、甘草各30g，玄参、银花各60g，水煎日3服，2剂疼减，10剂痛止，15剂腐去新生而愈[7]。

2.顾选文治左下肢闭塞性脉管炎：谷某某，男，45岁，第二趾营养性溃疡，左足疼痛剧烈，难以忍受，左腿麻木，第二趾溃疡色黑，足背皮肤枣红色，有向上蔓延之势，苔薄腻，脉沉细，足背动脉搏动消失，瘀结脉络，久则化热，以清热和营解毒：鲜生地24g，银花30g，玄参、蒲公英各15g，白芍12g，牛膝、甘草各9g，当归丸18粒，10剂，疼痛大减。加丹皮、野菊各9g，黄连粉4g，外敷10%黄连水，10剂，疼痛基本缓解，溃疡收口。后肢冷麻木，神疲，脉细加温通：桂枝6g，细辛2.4g，鹿角胶12g。当归丸24粒（4次服）。连服16剂，临床症状消失出院。

作股动脉造影血管充盈良好，无闭塞，皮肤略有色素沉着[8]。

3.赵炳南治急性骨髓炎：李某某，女，37岁，外伤后左手食指感染20多天，患肢剧痛肿胀，红肿热痛，甚则穿破流脓，疼痛难忍，味恶臭。神倦懒言，食欲不振，便干溲赤，发病急，高热寒战，治宜清热解毒，活血内托（组方见方证）。药后疮口血水较多，微痛，患指前端仍肿，换药时从疮口内脱出腐骨一块，治法同前。[3]

4.温光远治王淑君，女，25岁。产后双下肢疼痛浮肿60余天，2月前足月分娩一女婴。产后第13天觉发热，左下肢浮肿疼痛，行走不便，确诊为产后左下肢栓塞性静脉炎，曾2次住院治疗，使用链霉素、四环素等治疗，20天后症状缓解出院。后双下肢浮肿疼痛又日趋加重，而来中医院就诊。检查：舌质淡苔白腻，脉沉弱。双下肢高度浮肿，腓肠肌压痛明显，踝关节背屈时双侧腓肠肌亦疼痛。中医辨证：新产之妇气血俱虚，恶血内阻，气血瘀滞于经络化为热毒，著于下肢经脉之间，而致肿痛发烧。中医诊断：脉痹。治则：活血化瘀，清热利湿。方用抵当汤加味（组方见方证）3剂，每天1剂水煎服。药后双下肢肿胀、疼痛减轻，原方银花改为15g，再加银花藤30g，连续服药12剂，三诊：病情明显好转，双下肢肿胀大减，两腿仍有疼痛酸沉感，自觉两腿发热，舌象正常，脉沉缓。以清热养血通脉之剂：银花藤30g，银花12g，连翘、当归、天花粉、川贝各9g，桑寄生18g，甘草节6g，冬瓜子15g。又连服20余剂而基本痊愈[4]。

5.薛良珍治脱疽（疼痛性股血肿、髂股静脉血栓形成）：吴某某，24岁，足月妊娠，剖宫产后1月，突感左下肢疼痛难忍，拒按，辗转反侧，左下肢明显肿胀，按之无凹陷，皮肤发白，舌体胖嫩，质紫蓝，苔白厚腻，脉细涩。为气虚血瘀，阻滞经脉。治宜补气行气，理气活血，通经活络。血府逐瘀汤加减：黄芪30g，当归12g，川芎、生地、桃仁、牛膝、路路通、丝瓜络各9g，柴胡、枳壳、红花、甘草各6g，药渣湿热敷以助药力，1剂疼骤减，3剂痛止肿消，皮肤转红，再6剂，巩固疗效，5年未复发[5]。

引用文献

［1］吕民.中医治疗动脉栓塞性坏疽症的成效［J］.中医杂志，1956，(8)：410.
［2］李兴培.治疗三例血栓闭塞性脉管炎初步报告［J］.中医杂志，1964，(2)：24.
［3］北京中医医院.赵炳南临床经验集［M］.北京：人民卫生出版社，2006：112.
［4］温光远.抵当汤加味治疗产后栓塞性静脉炎［J］.北京中医学院学报，1984，(2)：38.
［5］薛良珍.疼痛性股血肿治验［J］.贵阳中医学院学报，1989，(1)：44.
［6］宗言顺.62例结节性红斑临床治疗的初步探讨［J］.中医杂志，1964，(9)：13.
［7］蒋宗木.治愈血栓闭塞性脉管炎1例［J］.上海中医药杂志，1964，(2)：4.
［8］顾选文.中医药治疗闭塞性脉管炎2例［J］.上海中医药杂志，1965，(3)：19.

（五）木火郁闭候（心肝瘀热郁滞变证1）

心肝瘀热证，瘀热郁滞心肝，气郁血滞，木火郁闭，神明内乱，而成木火郁闭之候，时病学家亦通称邪入厥阴之证，杂病学家亦称为瘀血攻心之证。其见症虽以神志蒙闭之症象显明，但必兼见瘀热内炽之脉症。

通称：邪入厥阴，瘀血攻心。

病名：［中医］暑湿，湿热，产后狂躁。

病因病机：心肝瘀热郁闭，因瘀热郁滞，心肝气郁血滞，木火不得宣越，瘀热内炽，蒙闭心神，神明内乱，而成薛生白所谓“邪入厥阴，主客浑受”之证。

证象组合：气郁+神闭+神扰+气炽

主症：**【气机不宣】症象**：①面色浊闷。②胸闷太息，痰多口黏。

【神志蒙闭】症象：①昏迷默默，目直。②神气昏迷，不省人事。③狂躁妄言，脱衣揭被，时欲奔走。**脉象**：脉细涩。

副症：**【神志不宁】症象**：①夜不得眠。②烦躁不安。

宾症：**【津气蕴炽】症象**：①面赤目赤。②高热，口渴。③汗出。④腹痛便闭。⑤头痛头晕。**舌象**：①舌暗赤。②边尖红绛。③舌苔黄。**脉象**：脉沉弦细数。

治则：当清热凉血，通瘀破滞，以泄其瘀热，其闭自开。

方证

1.安心汤加味证：李聪甫方[1]。治产后狂躁，高热，面赤目赤，脱衣揭被，狂躁妄言，详见病案1。

全当归30g，川芎15g，生地、苏木、丹皮各10g，生蒲黄6g，青荷叶1块。

2.薛氏三甲散加减证：张镜人方[2]。治邪入厥阴，发热壮甚，昏迷默默。详见病案2。

柴胡、山甲珠、僵蚕、桃仁各9g，土鳖虫（和酒少许）3只，鳖甲（醋炒）、炒赤芍各15g。

论著和讨论

本证候瘀热郁滞心肝，气郁血瘀，瘀热内炽，蒙闭神明，其治则当以清热凉血，通瘀破滞为法。唐容川说："瘀血攻心，心痛头晕，神气昏迷，不省人事，无论产妇及吐衄家，有此证者，乃为危候。急降其血，而保其心，用归芎失笑散，加琥珀、朱砂、麝香治之；或归芎汤，调血竭、乳香末，亦佳。"[3]李聪甫按：产后恶露不净，败血攻心，症状极似阳明热证之谵狂。但不同于阳明热证，口渴不欲多饮，小便则见清长。它的症状特征为惊狂幻见，在于产后一二日发生，须考虑其恶血未净，不可擅用寒凉，轻则生化汤，重则本方（安心汤加味，组方见方证）图治，不致偾事[1]。

病案举例

1.李聪甫治产后狂躁：石某某，35岁，分娩后一日，忽然高热，面赤目赤，脱衣揭被，狂躁妄言，时欲起床奔走，口渴不欲多饮，恶露未净，腹中作痛，溲清便闭，汗出，舌暗赤，脉沉弦细数。必恶露不净，蓄血如狂，傅青主：败血攻心，仿其和血逐瘀，安心汤加味（组方见方证）。一剂而狂躁定，身热退；再剂而恶露下，人事清[1]。

2.张镜人治邪入厥阴：多由暑湿入侵，心主阻遏，热邪夹湿，交固血脉，厥阴灵气不通，发热壮甚，昏迷默默。薛生白《湿热病篇》："湿热证七八日，口不渴，声不出，与饮食亦不却，默默不语，神识昏迷，进辛香凉泄，芳香逐秽俱不效，此邪入厥阴，主客浑受。"舌苔黄边尖红绛，脉细涩，破滞通瘀，泄络搜邪，薛氏三甲散加减（组方见方证）[2]。

引用文献

［1］李聪甫.李聪甫医案［M］.长沙：湖南科学技术出版社，1979：153.
［2］张镜人.昏迷的证治［J］.中医杂志，1981，(7)：56.
［3］唐宗海.中华医书集成·血证论［M］.北京：中医古籍出版社，1999：44.

（六）木火闭厥候（心肝瘀热郁滞变证2）

心肝瘀热证，瘀热内蕴心肝，木火内炽，心神蒙闭，肝风陡动，是为木火闭厥之候，其见症以窍闭风动之症象显明，但必见有木火内炽与阳气郁滞之脉症。

通称：瘀阻风动。

病名：［**中医**］子痫，阳痫，血瘀癫痫，癫痫大发作。［**西医**］外伤性癫痫，脑囊虫。

病因病机：心肝瘀热闭厥，多由其人素有宿瘀化热，瘀热郁滞心肝，木火内盛，瘀热蒙闭心神，肝火化风入络，窍闭风动，阳气不行，而成痉厥重证。

证象组合：气炽+神闭+阳滞+络郁+气郁

主症：【**津气蕴炽**】**症象**：①头痛目眩睛疼，耳鸣不休，头晕头痛时发。②心悸烦热。③神志不清，急躁易怒。④寐不宁，常惊梦。⑤大便偏干。**舌象**：①舌暗红。②舌尖红。**脉象**：脉细数。

【**神志蒙闭**】**症象**：癫痫发作，昏倒不省人事。

副症：【**阳气不行**】**症象**：①四肢酸软乏力。②肢体疼痛，周身关节烦痛。③行路不能自立。④口渴不欲饮。⑤面青唇紫。**舌象**：①苔白不厚。②唇舌青紫。③舌有瘀斑瘀点。**脉象**：脉细涩。

【**络脉不和**】**症象**：①目吊口噤，双目上视。②颈项强直。③手足抽搐。④全身痉挛乍作乍止。⑤眼神发呆，言语不利。**舌象**：舌紫暗，瘀点多处。

宾症：【**气机不宣**】**症象**：①心胸窒闷。②呼吸短促。

【**气机不降**】**症象**：①泛恶欲呕。②口吐白沫。**脉象**：脉弦滑。

治则：当清降心肝木火，祛瘀息风，活血通络，以救其闭厥。

方证

血府逐瘀汤加减证：李文瑞方[1]。治血瘀癫痫（脑囊虫），昏倒不省人事，抽搐，详见病案3。

当归、桃仁、生地、红花、牛膝、三棱、莪术、全蝎各10g，川芎、枳壳、柴胡、桔梗各6g，赤芍15g，鸡血藤30g，蜈蚣2条，甘草3g。

论著和讨论

本证候瘀热郁滞心肝，木火内炽，蒙闭心神，陡动肝风。如哈荔田说："子痫病人应用活血化瘀药，目的只在于通经活络，畅运血行，不可峻利攻破，以损胎元，尚需掌握以下指征：如素性多郁，既往月经不畅，经期腹痛，下血夹块等，发病后有唇舌青紫，舌有瘀斑瘀点，浮肿伴见赤缕红丝，以及腹痛，肢体疼痛，心悸烦热，口渴不欲饮，产后恶露不下不畅等。"[2]其治则当以清降心肝木火，祛瘀通络息风为法。哈荔田说："常用药物如丹参、琥珀、赤芍、寄奴、乳香、没药、苏木、茜草等，一般多选一、二味配伍应用（产后则牛膝、蒲黄、灵脂之类亦可酌加），并配以麻仁、郁李仁、黑芝麻、桑椹等滋阴润便类药物，则效果尤佳。如上述瘀血指征不明显，则可酌用当归、泽兰之类养血和血，一般不会出现不良反应。”[2]

病案举例

1. **黄耀燊**治外伤性癫痫：孙某，女，13岁，出生后第34天，因照管不好跌倒。当时即昏迷不醒，头部可见一血肿，即送当地医院诊治，诊断为蛛网膜下腔出血，经抢救治疗，出血停止。伤后第3天，发现小孩抓拳样抽动。6个月后发现小孩右侧上下肢活动不灵；经针刺治疗有好转。5年前第一次癫痫发作，昏倒，神志不清，口吐涎沫，双目上视，手足抽搐。第一次发作后，每隔数月，最长间隔1年发作1次。但最近二三年来，发作极为频繁，每1~3小时发作一次，采用针灸及3次埋线后，有所好转，已控制到白天基本不发作，但晚上仍每1~3小时发作一次。因此来广州诊治。途中舟车劳顿了一整天，癫痫频频发作，症状亦较平时严重，且有小便失禁。诊查：患孩神疲体倦，记忆力差，难入寐，头顶部浮肿，右手肌力增强，活动不灵，不能握笔及持筷，肌肉萎缩，胃纳欠佳，长期进食半流质。舌尖红，苔白，脉细数。治则：祛瘀，通络，清（心）热：鲜竹叶芯、麦冬、菊花、土鳖各9g，蜈蚣3条，田七末（冲）3g，赤芍、地龙、益母草各12g。3剂，每日1剂。二诊：服上药3剂后，癫痫未见发作，睡觉好，并且中午亦能睡（过去在家中午睡不好），胃纳转佳，脉弦数，舌质红，白苔变薄。照上方6剂，每日1剂。继续照上方随症加减一二味药，服用共25天。癫痫无发作，天气变化和加强活动亦无诱发（过去常是诱因），且服药至第10剂后，右手变得灵活，能听指挥，并开始右手练习写字，记忆力有所恢复，头顶部浮肿亦消失，食欲增，能随家人一起吃饭，改变了过去只能进食半流质的习惯[3]。

2. **李文瑞**治血瘀癫痫（脑囊虫）：孙某某，男，53岁，癫痫大发作，重则日达8次，每次15~20分钟，均为突然昏倒，不省人事，四肢抽搐，颈项强直，口吐白沫，醒后识人，肢软乏力，继则入睡，常因激动气急，或惊梦，亦可引起大发作，3次囊虫补体结合试验均为阳性，大发作之后，小发作不断，头晕头痛时发，眼神发呆，言语不利，耳鸣不休，心悸怔忡，急躁易怒，四肢酸软乏力，周身关节烦痛，行路不能自立，需人扶，纳少寐不宁，常惊梦，大便偏干，苔白不厚，舌紫暗，瘀点多处，脉细涩。予活血化瘀法，血府逐瘀汤加减：熟地、赤芍、白芍各15g，生地、当归、牛膝、桃仁、红花各10g，桔梗、枳壳各6g，川芎、甘草各3g，丹参、生黄芪各30g，7剂，药后只发1次，加玉竹15g，另加蛇蜕末每日2次，每次3g，开水服，偶有一过性小发作，舌红无瘀点，脉细弦，（组方见方证），未发作，症状消失，囊虫试验（-）[1]。

3. **哈荔田**治子痫：王某之妻，27岁，妊娠甫近7月，肢面俱肿，头痛目眩，泛恶欲呕，一日突发，肢搐神迷，目吊口噤，全身痉挛乍作乍止，面青唇紫，少顷搐定，脉弦滑，舌暗红，边有瘀斑，烦热心悸，头痛睛疼，此子痫也。因素体血虚，怀孕期间，血聚养胎，阴血更亏，阴虚则火旺，火旺则化风，肝风鸱张，血不养筋，逐有是症，前者头痛目眩，泛恶欲呕，已是内风欲动之兆。先予熊胆0.6g，研末，冲入竹沥水15g，即服以清热解痉，兼祛痰涎（无熊胆可以蛇胆、鸡胆代）：当归、刘寄奴、黑芝麻、钩藤各12g，杭白芍24g，桃仁、红花、寸麦冬、僵蚕、地龙、条黄芩、雅连各9g，紫贝齿15g，头煎服下，抽搐渐平；二煎头痛亦减，再剂搐痛未作。唯口干纳差，肿势依然。再育阴清热，养血活血，兼舒筋化湿：当归、六曲、女贞子各12g，赤芍、白芍、南红花、宣木瓜、寸麦冬、玉竹、僵蚕各9g，茯苓皮15g，香附、黄芩、黄连各6g，2剂[2]。

引用文献

[1] 李文瑞.脑囊虫1例治验[J].新医药学杂志，1979，(6)：42.
[2] 哈荔田.漫谈子痫及其治疗[J].中医杂志，1982，(4)：20.
[3] 黄耀燊.颅脑外伤治验二则[J].新中医，1977，增刊(2)：29.

（七）血液燔灼候（心肝瘀热蕴蒸本证）

心肝瘀热证，瘀热内蕴心肝，热陷入于血分，燔灼血液，迫血外溢，是为血液燔灼之候，杂病学家通称为热蒸血瘀之证。其见症以血热与血溢之脉症为主，可兼见津液消灼，甚则神志昏蒙之症象。

通称：热蒸血瘀。

病名：[中医]肌衄，大衄。[西医]血小板减少性紫癜，过敏性紫癜热毒蕴结型。

病因病机：心肝瘀热蕴灼，多由热邪内陷血分，热蒸血瘀，瘀热内炽，消灼津液，迫血妄行，甚则瘀热内蒙神明。

证象组合：血炽+液灼+神蒙+血溢

主症：**【血热蕴炽】症象**：①面色潮红。②周身瘀斑，大块连融，色鲜艳，灼热，每逢月经来临更甚。③皮肤灼热。**舌象**：①舌红夹瘀点。②舌有瘀斑。③舌下脉络紫粗。④苔薄黄，苔淡黄。**脉象**：脉弦滑数。

【津液消灼】症象：①面色苍黄。②头昏肢倦。③口苦口干咽干。④心烦口渴。⑤小便短赤，大便干结。**舌象**：舌干苔黄。**脉象**：脉细数。

副症：【络血妄行】症象：①鼻衄齿衄。②呕吐紫色血块。③便血大便黑。④小便红。⑤月经先期。

宾症：【神志昏蒙】症象：①似寐非寐。②神昏谵语或不语。

治则：在于清热凉血为主，活血化瘀，佐以养阴增液。

方证

清热凉血，止血化瘀证：漆济元方[1]。治瘀斑，下肢为多，不痛不痒，月经来临更甚，不能起床，甚则皮肤灼热，详见病案2。

牛角粉、茅根各20g，生地30g，赤芍、丹皮各10g，旱莲草、女贞子、藕节、丹参各15g，桃仁6g，红花5g，甘草3g。

论著和讨论

本证候热蒸血瘀，瘀热内蒸，消灼津液，如漆济元治疗肌衄（血小板减少性紫癜），认为属热毒郁结血分[1]；钟志明治鼻衄不止，辨证是血热妄行，气阴受伤，络脉瘀阻[2]。其治则当以清热凉血，化瘀增液为法。毕士佐说："治过敏性紫癜热毒蕴结型：面色潮红，心烦口渴，小便短赤，大便干燥，舌干苔黄，脉弦滑数，周身瘀斑，大块连融，色鲜艳，灼热，或伴其他出血（衄血或便血），方药：生地18g，玄参、银花各12g，丹皮、赤芍、白芍、当归各9g，板蓝根24g，红花、丹参各15g，凌霄花、参三七粉各3g，茅根60g。"[3]

病案举例

1.**钟志明**治甘某某，女，9岁，鼻衄不止，量约500~600ml，同时，呕吐三次紫色血块约300~400ml，伴大便黑，小便红，急诊入某西医院，化验血小板18×10^9/L，诊断为原发性血小板减少性紫癜。经输血四次共2000ml，并用止血芳酸（氨甲苯酸）、泼尼松等20余天，鼻衄、齿衄仍不止，病情危笃，建议转上海治疗。余观其形瘦神疲，面色㿠白，四肢及胸背部有紫蓝色瘀斑，瘀点20余处，咽干，口苦心烦，便黑尿红，脉细而数，舌红夹瘀点，苔薄黄。辨证血热妄行，气阴受伤，络脉瘀阻。治宜清热凉血，益气养阴，兼以化瘀止血：洋参、凌霄花各6g，生地、花蕊石各20g，赤芍、丹皮、茜草、丹参各10g，白茅根、旱莲草、生山楂各15g，甘草5g。服上方4剂，衄血渐止，紫癜隐退。因缺洋参易黄芪10g，续服10剂，呕衄、便血皆止，紫癜消退，面色转红，精神转佳，食欲增进。化验血小板98×10^9/L。观察3月，病情稳定[2]。

2.**漆济元**治倪某某，女，28岁，全身皮肤出现大小不等紫黄色瘀斑，反复发作已八月余。近月加重，瘀斑以下肢为多，不痛不痒，出现多时两下肢有二三十处之多，大者有五分钱币大，小者如大头针头大，头昏肢倦，每逢月经来临更甚，不能起床，口苦口干，甚则皮肤灼热，面色苍黄，胃纳差，月经先期，小便黄，舌有瘀斑，苔淡黄，舌下脉络紫粗，脉细数。曾数次住院治疗，反复发作，未能根治。本次检查：血小板50×10^9/L，血红蛋白60g/L，红细胞25.6×10^{12}/L，白细胞8.5×10^9/L，中性65%，淋巴34%，嗜酸球3%。西医诊断为血小板减少性紫癜。中医诊断为肌衄，属热毒郁结血分，治以清热凉血，止血化瘀（组方见方证）4剂。头昏减轻，紫斑未新发现。守前方去牛角粉加条参15g，当归10g。5剂后头昏基本消失，能起床走路，紫斑小者消失，大者色淡，小便正常，食增，舌淡红，脉细。改处以条参、旱莲草、生地各15g，当归、赤芍、丹皮、女贞子、丹参、藕节各10g，孩儿茶8g，香附5g，甘草9g。共服中药三周，紫癜消失。检查血小板90×10^9/L，血红蛋白95g/L，红细胞38.5×10^{12}/L，白细胞7.2×10^9/L。六个月察正常[1]。

引用文献

[1] 漆济元.中医治疗急重病验案八例[J].江西中医药，1983,(3)：10.
[2] 钟志明.出血证治三例[J].江西中医药，1983,(2)：3.
[3] 毕士佐.中西医结合治疗过敏性紫癜[J].新医药学杂志，1976,(12)：22.

（八）营血蕴闭候（心肝瘀热蕴蒸转证）

心肝瘀热证，瘀热内蕴心肝，陷营入血，瘀与热搏，闭塞心窍，肝风内动，是为营血蕴闭之候，时病学家通称为热陷血络，或称上焦蓄血，瘀塞心孔之证。见症虽以窍闭与风动之症象显明，但必兼见营血瘀热内蒸之脉症，并以之为主。

通称：上焦蓄血，热陷血络，瘀塞心孔。

病名：[中医]热闭，湿热证。

病因病机：心肝瘀热蕴闭，或因胸中素有宿瘀，或伏火蕴伏血分，久则血凝成瘀，邪火挟瘀；或更挟痰而成，瘀塞心孔；或痰瘀互结清窍之候，何秀山所谓"瘀热为互，阻遏机窍"[1]，而成热闭心窍危重之证。

证象组合：营灼+血蒸+神闭+络郁+神扰+阳郁

主症：【营热蕴灼】症象：①面红。②壮热口渴。③无汗。**舌象：**①舌绛口干。②舌赤而燥。③舌无苔。**脉象：**

①脉沉弦劲。②脉滑数。

【血热蕴蒸】症象：①不恶寒，但发热。②时欲漱口不欲咽。③目白多现红丝。④口吐血沫。⑤大便黑而易，大便血水。**舌象**：①舌虽纯红，兼罩黏涎。②舌色紫暗，扪之且湿。**脉象**：①数而有力。②脉左伏。

【神志蒙闭】症象：①神识昏蒙。②不省人事，遗尿。③谵语或不语。④终日昏睡不醒，或错语呻吟，或独语如见鬼。⑤发躁欲狂，头摇目瞪，手足躁扰。

副症：【络脉不和】症象：①两手搐搦。②口噤目斜。③除食指外，余皆抽掣。

【神志不宁】症象：①心烦不寐。②烦躁欲狂。

宾症：【阳气不和】症象：①身微热。②肢冷。③厥逆。

治则：救治之则，单用清凉芳开，必难开透，必须以清营凉血为主，佐以化瘀通络，挟痰者更兼清化痰热，瘀痰一开，则窍启神清。

方证

1.犀地清络饮证：《通俗伤寒论》俞氏经验方[1]。清宣包络瘀热法，治不恶寒，但发热，无汗，心烦谵语，舌绛口干，手足躁扰，甚则发狂，大便色黑。此瘀热内结，热陷包络神昏，非痰即瘀，必轻清灵通，始能开窍而透络。

犀角汁4匙冲，粉丹皮6g，青连翘（带心）、生赤芍各4.5g，淡竹沥2瓢和匀，鲜生地24g，原桃仁9粒去皮，生姜汁（冲）2滴。先用鲜茅根30g，灯心1.5g，煎汤代水。鲜石菖蒲汁2匙冲。

2.犀羚三汁饮证：《通俗伤寒论》方[1]。清宣包络痰瘀法。治邪陷包络，挟痰瘀互结清窍，症必痉厥并发，终日昏睡不醒，或错语呻吟，或独语如见鬼，目白多现红丝，舌虽纯红，兼罩黏涎。详见论著。

犀角尖3g，带心翘6g，皂角刺0.9g，羚角片、粉丹皮各4.5g，东白薇、广郁金（杵）、天竺黄（老式）各9g。淡竹沥、生藕汁各2瓢，鲜石菖蒲汁2匙，三汁和匀同冲。先用犀羚二角，鲜茅根50支（去衣），灯心1.5g，活水芦笋30g，煎汤代水。临服调入至宝丹4丸，和匀化下。

论著和讨论

本证候营血伏火，何秀山认为犀地清络饮（组方见方证）为“热陷包络神昏，非痰迷心窍，即瘀塞心孔，必用轻清灵通之品，始能开窍而透络”[1]。治则当以清营凉血为主，佐以化瘀通络为法。叶天士说：“热传营血，其人素有瘀伤宿血在胸膈中，挟热而搏，其舌色必紫而暗，扪之湿，当（凉膈散）加入散血之品，如琥珀、丹参、桃仁、丹皮等。不尔，与瘀血与热为伍，阻遏正气，遂变如狂、发狂之证。”[2]俞根初说：“神识昏蒙，谵语或不语者，伏暑内陷手厥阴包络也。若痰迷清窍，玳瑁郁金汤以开透之；瘀塞心孔，犀角清络饮以开透之；痰瘀互结清窍，犀羚三汁饮（组方见方证）以开透之。”[1]

吴鞠通说：“时欲漱口不欲咽，大便黑而易者，有瘀血也，犀角地黄汤主之。犀角地黄汤方（甘咸微苦法）：干地黄30g，生白芍、丹皮、犀角各9g，水5杯，煮取2杯，分两次服，渣再煮1杯服。”[3]吴坤安说：“上焦蓄血，因不得汗，不能发斑而蓄血也。其脉人迎必紧，紧者数而有力之象也。外症面红舌燥，发躁欲狂，或头摇目瞪，大便下血水，两手除食指之外，其余各指皆抽掣是也。宜犀角、桃仁、生地、赤芍、当归尾、丹皮、丹参、郁金之类，清之行之。”[4]何秀山说：“若舌色紫暗，扪之且湿，乃其人胸膈中素有宿瘀与热相搏。宜鲜生地、犀角、丹皮、丹参、赤芍、郁金、天花粉、桃仁、藕汁，凉血化瘀。否则瘀热为互，阻遏机窍，遂变如狂发狂之证。”[1]薛生白说：“湿热证，经水适来，壮热口渴，谵语神昏，胸腹痛，或舌无苔，脉滑数，此邪陷营分，宜大剂犀角、紫草、茜根、贯众、连翘、鲜菖蒲、银花露等味。淦按：茜根，不若以丹皮、赤芍易之。”[5]

病案举例

周小农治严横林妻，年30余，经事已少。夏五月下旬，天暑，屋向西晒，感受热邪，经来不多。自服红花煮酒，腹痛沃吐血沫，两手搐搦，口噤目斜，不省人事，遗尿不知。脉沉弦劲，左伏，舌不得见。卧处甚热，逼近炉灶。暑邪引冲脉之血上逆，热入营血，内风陡动，痉厥之象，危险万分。勉拟清热息风，和营化瘀法：丹皮、丹参、明天麻、竹茹各6g，青蛤散、钩藤各15g，七孔决明30g，益元散9g（荷叶包），玳瑁、茜草炭各4.5g，鳔胶9g（蛤粉炒松），童便1盅，银花、单桃仁各9g。另西血珀1.5g，上犀黄0.09g，羚羊角0.21g，参三七0.9g，研末如霜，冲服。疏方后，嘱用乌梅擦牙，口竟不开。其夫用火刀凿去一齿，药方灌之，1剂而醒[6]。

引用文献

[1] 俞根初.重订通俗伤寒论［M］.上海：上海科学技术出版社，1959：83，268，442.

[2] 叶天士.临证指南医案［M］.上海：上海卫生出版社，1958：638.

[3] 吴鞠通.温病条辨［M］.福州：福建科学技术出版社，2010：111.

[4] 吴坤安.伤寒指掌［M］.上海：上海科学技术出版社，1959：8.

［5］王士雄.温热经纬［M］.沈阳：辽宁科学技术出版社，1997：48.
［6］周小农.周小农医案［M］.上海：上海科学技术出版社，1962：23.

（九）气血蒸炽候（心肝瘀热蕴蒸变证1）

心肝瘀热证，瘀热内蕴心肝，邪热与瘀血互结，交炽于气血之分，是为气血蒸炽之候，时病学家通称为热结血室，亦称下焦蓄血之证。其见症虽以神志昏蒙之症象显明，但必兼见瘀热蕴炽于气血之脉症，并以之为主。

通称：热结血室，下焦蓄血。

病名：［中医］蓄血发狂，热入血室。［西医］精神分裂症。

病因病机：心肝瘀热蕴炽，或因其人素有宿瘀，或经产之期，外感邪热入里，热蒸成瘀；邪火与宿瘀互结，交炽于气血之分，消灼津液，迫血妄行，甚则蒙蔽神明，郁滞阳气，将成闭厥重证。

证象组合：气炽+血炽+液灼+血溢+阳滞+神蒙

主症：**【津气蕴炽】症象**：①面红，鼻准尚明亮。②发热口渴，舌燥。③少腹拘急胀满，少腹痛硬，拒按，大便闭，或通而色黑。④腹胀，大便不通。**舌象**：苔黄，舌红苔黄燥。**脉象**：①脉弦滑有力。②脉洪数有力。③六脉沉数有神。④脉沉实。⑤脉右长。

【血热蕴炽】症象：①至夜发热，面红目赤。②心烦热，烦躁不安，通宵失眠，不能合目。③舌痿饮冷。④胸胁间有痛处。⑤少腹，脐下按之较坚，略感悸动，稍有压痛。**舌象**：舌紫暗扪之潮湿。

副症：**【津液消灼】症象**：①舌燥。②小便短赤。③大便干结。**舌象**：舌干。

【络血妄行】症象：①小便利，大便黑。

宾症：**【阳气不行】脉象**：脉左沉。

【神志昏蒙】症象：①神志恍惚，日夜兴奋异常，自言自语，滔滔不绝，神气忽清忽乱。②性情急躁，坐卧不安，胡言乱语。③谵语，如见鬼状，似狂非狂。④发躁欲狂，语言无伦，啼哭无常，高歌大叫，不辨亲疏。

治则：当急于通降瘀热，行气活血，速下其瘀结。

方证

桃核承气汤证：张仲景方。治下焦蓄血，少腹拘急胀满，大便色黑，小便自利，谵语烦渴，至夜发热，其人如狂。

桃仁五十个，大黄四两，桂枝、炙甘草、芒硝各二两（冲）。水煎，分三次服。功能破血下瘀。

论著和讨论

本证候邪火与瘀热，交炽于气血之分，蒙蔽神明，郁滞阳气。王清任说：“癫狂一症，哭笑不休，詈骂歌唱，不避亲疏，许多恶态，乃气血凝滞脑气，与脏腑气不接，如同做梦一样。”[1]何廉臣说：“热入血室，少腹痛硬，大便闭，或通而色黑，脉沉实，夜热甚时，则脉洪数，昏狂谵语，加减桃仁承气汤（组方见方证）主之。”[2]

故救治之则，当急急通降瘀热，行气活血，速下其瘀结。吴鞠通说：“热病经水适至，十余日不解，舌痿饮冷，心烦热，神气忽清忽乱，脉右长左沉，瘀热在里也。加减桃仁承气汤主之。加减桃仁承气汤方（苦辛走络法）：制大黄、炒桃仁各9g，细生地18g，丹皮12g，泽兰、人中白各6g。水8杯，煮取3杯，先服1杯，候六时得下黑血，下后神清渴减，止后服，不知渐进。”[3]吴坤安说：“蓄血，但发热口渴，语言无伦，小便利，大便黑，或胸胁间有痛处，或因血郁心脾，如见鬼状，药不宜凉，亦不宜热，当用川郁金、参三七、生山楂肉、红花、全归、桃仁、延胡、香附、丹参、泽兰之类，和之行之。如舌润不渴者，加肉桂温之；舌燥便秘，加酒制大黄行之。”[4]

病案举例

1.**叶天士**治吴氏，热病十七日，脉右长左沉，舌痿饮冷，心烦热，神气忽清忽乱，经来三日患病，血舍内之热气，乘空内陷，当以瘀热在里论病，但病已至危，从蓄血如狂例：细生地、丹皮、制大黄、桃仁、泽兰、人中白[5]。

2.**李健颐**治热入血室：黄某长媳，29岁。怀孕数月，因患温热病，热迫而胎堕。小产后，热盛，神昏谵语。前医以产后恶露未尽，不敢用凉药，给予生化汤加银花、黄芩、牛黄清心丸。服2剂，热势更甚，烦躁欲狂。改请西医治疗，仍未见效。诊时，患者面赤，鼻准尚明亮，六脉沉数有神，产后恶露不多，腹胀，大便10余日未通。根据症状断为热结血室及胃肠之实证。嘱病家先用冷水敷患者心胸，继投以大黄30g，桃仁15g，水蛭、虻虫、甘草各6g，生石膏120g，知母24g，紫雪丹3g。服1剂，夜半排出黑便2次，神识稍清。次日复诊，仍照原方再服，又解大便2次，并下恶露甚多。再以前方将大黄减至15g，服2剂热退神清，继以清营汤连服3~4日而愈[6]。

3.**朱师墨**治文某，20余岁，月经一直正常，求子心切，长期服用温热补方，停经3个月，常觉烦躁不安，面赤舌燥，通宵失眠，不能合目，日夜兴奋异常，自言自语，滔滔不绝，突然发狂，啼哭无常，高歌大叫，不辨亲疏，脉洪数有力，舌紫暗，面红目赤，大便秘结，下腹痞硬拒按，为瘀热闭经，导致蓄血发狂，用抵当汤合桃仁承气汤加减：水蛭、虻虫、桃仁、红花、䗪虫各9g，大黄、芒硝各12g，7剂，每日多次，狂势渐得抑制，但仍精神异常，不辨亲疏，改用“血症方”加减：大黄、桃仁、红花、当归、赤芍、川芎、三棱、莪术、五灵脂、生蒲黄各9g，丹参15g，7剂后，月经始通，量少色乌，改大黄为6g，8剂始得经量增加，色泽较红，腹痞好转，但神志仍恍惚，改和血通络，豁痰开窍，先用汤药，后用膏方，约经半年，才得月经正常，神志恢复[7]。

4.罗继峰治田某某，女，19岁，静卧于床，两目呆视，眼结膜轻度充血，舌红苔黄滑，脉弦滑有力。其父代诉，半月前表情淡漠，有时答非所问，起初未加介意，于11日前晨起，口出乱言，翻箱倒柜，弃衣抛物，不避亲疏，后赤脚沿村乱跑，骂詈叫号，无法劝止，某医生按精神分裂症，给以苯巴比妥肌内注射，静卧一夜，药力过后，依旧如前。诊后认为，症属肝热痰迷心窍，施以清热化痰，镇静安神方药，收效不大，家长焦急送县医院治疗。7天仍未见好转，出院复邀余诊治。见病者神志恍惚，自言自语，眼结膜充血，舌红苔黄燥，脉弦滑有力。因其体质素弱，加之病已近月余体液亏损，故给予5%葡萄糖1000ml静脉补液，并服化痰清热、镇静安神中药。经上述处理，病有好转，神志较为清楚，但数日后患者又见性情急躁，坐卧不安，面红目赤，胡言乱语，行动不能制约，出屋投井，幸被挽回。再详参脉症，为何服上方不见寸效？思之良久，仍悟患者系女性，又正青春，恐与月事有关。《伤寒论》云：“太阳病不解，热结膀胱，其人如狂，……腹急结者，……宜桃核承气汤。”问其月经，知有2月未行，检查其少腹，脐下按之较坚，略感悸动，稍有压痛。于是诊断为热入血室，血瘀胞宫，瘀热上扰神明之患。以桃仁承气汤加味：桃仁15g，大黄、芒硝各6g，灵脂9g，蒲黄、甘草各3g，2剂。药后神志较前安静，能自理生活，药已见效，守上方2剂。数天后再诊，月事已通，血黑有瘀块，神清语晰，对答自如，精神振作。再拟当归、生地、白芍各9g，川芎3g，菖蒲6g，柏子仁15g，3剂以巩固疗效。月余后，因感冒外邪，神情稍有躁动，即来就诊。诊其寒热往来，脉弦，月事不通等，处以小柴胡汤加逐瘀活血之品，2剂而愈。追访近4年，一切正常[8]。

5.李洪成于1964年治原市委食堂庶务长之妻，患癫狂年余，曾往省精神病院住院治疗多次，确诊为精神分裂症，反复发作，因得知其患病后，一直经闭不行，当即按蓄血发狂，予以桃仁承气加味，以逐下其瘀热；服后得泻黑粪，其狂即止；后与逐瘀通经，抵当汤加味，数剂后即经行，癫狂告愈。随后探知，可料理家务矣[9]。

引用文献

[1] 王清任.医林改错[M].北京：人民卫生出版社，1991：58.
[2] 俞根初.重订通俗伤寒论[M].上海：上海科学技术出版社，1959：408.
[3] 吴鞠通.温病条辨[M].福州：福建科学技术出版社，2010：115.
[4] 吴坤安.伤寒指掌[M].上海：上海科学技术出版社，1959：卷四69.
[5] 叶天士.临证指南医案[M].上海：上海卫生出版社，1958：547.
[6] 福建省中医药研究院.福建中医医案医话选编（第一辑）[M].福州：福建人民出版社，1960：230.
[7] 朱师墨.我治疗闭经的经验[J].中医杂志，1979，(11)：31.
[8] 罗继峰.瘀血发狂[J].新中医，1981，(5)：39.
[9] 李洪成等.中医证候学[M].北京：中国医药科技出版社，2008：1433.

（十）气血炽闭候（心肝瘀热蕴蒸变证2）

心肝瘀热证，热邪与宿瘀相搏，交炽于气血之分，消灼津液，蒙闭心窍，陡动肝风，而成气血炽闭之候，时病学家亦通称为下焦瘀热蓄血之证。为瘀热闭厥之危重证候。其见症虽以窍闭与风动之症象显明，但必兼有瘀热交炽气血之脉症，并以之为主。

通称：下焦瘀热蓄血。

病名：[**中医**]薄厥，热入血室。[**西医**]肝性昏迷。

病因病机：心肝瘀热炽闭，多由其人素有宿瘀，或妇人经产之期，外感热邪，内陷入血，热蒸血瘀，瘀热交炽于气血之分，消灼津液，内闭心窍，陡动肝风，郁滞阳气，而成闭厥重证。

证象组合：气炽+血炽+神闭+络郁+液灼+阳滞

主症：**【津气蕴炽】症象**：①壮热。②腹热如烙。③畏明口渴，口秽喷人。④脘闷腹胀拒按。⑤胸腹痛，胸腹胁肋结痛。⑥少腹痛楚，小腹窜痛、胀痛，带下如注，腰痛如折。⑦大便秘结，便秘未解。⑧气逆痰多。**舌象**：①舌苔黄腻，舌尖绛。②苔色干黄尖绛。③舌底苔灰黑，黄焦浮铺苔上，且黏厚板实。**脉象**：①脉滑数。②脉洪滑且数。③脉象弦大而数。④脉弦数搏指。

【血热蕴炽】症象：①面赤目赤，壮热神昏，入暮较甚。②烦躁不宁。③大便色黑且亮如柏油样，大便溏黑，小便自利。④瘀露极少。⑤经来即止。**舌象**：①舌光红。②青紫而燥。③质紫红。④舌尖深绛，边紫兼青。**脉象**：①脉细数。②左脉弦涩。

副症：【神志蒙闭】症象：①神昏谵语，昏迷不醒，耳聋目闭。②谵语，甚则神思如狂。③突狂躁谵妄，头摇咬牙，力气甚大，甚至欲刎欲缢，势不可制。

【络脉不和】症象：①斜目弄舌。②手足瘛疭。

宾症：【津液消灼】症象：①口渴。②齿燥。③小溲短涩，溺无。**舌象：**舌燥。

【阳气不行】症象：手足厥冷。**脉象：**脉沉弦。

治则：当急急以清营凉血，与通降瘀热并行，速下其瘀结，兼以清芳开窍，以开闭醒神。

方证

桃仁承气汤证：《通俗伤寒论》方[1]。治下焦瘀热蓄血，症见其人如狂，谵语，小腹串痛，带下如注，腰痛如折。详见论著。

桃仁9g，五灵脂、大黄各6g，蒲黄4.5g，鲜生地24g，玄明粉3g，甘草1.8g，犀角4匙（磨汁，冲）。水煎服。

论著和讨论

本证候邪热与瘀热交炽，内闭心窍，陡动肝风，郁滞阳气，闭厥重证。俞根初说："血厥之证，亦有二：血逆、血脱，皆能为厥逆。逆则因产后适有恚怒而见者，血从气逆，必先调气，与薄厥相似，气行则血亦行，重者宜桃仁承气汤（组方见方证）。"[1]又说："薄厥，因大怒则形气绝，血菀于上，使人薄厥，宜犀角地黄汤加消瘀降气之品。"[1]

因而其救治之则，当清营凉血，与通降瘀热并行，兼以清芳开窍以醒神。何廉臣说："若宿瘀与邪热并结者，必胸腹胁肋结痛，甚则神思如狂，更宜清热逐瘀兼行，使之一齐顿解，如千金犀角地黄汤加味（犀角片2.4g，鲜生地18g，赤芍、丹皮、丹参各4.5g，广郁金、天花粉各9g，光桃仁7粒，生藕汁2瓢冲）重则再调下失笑散6~9g，以奏速效。最重用局方聚宝丹（广木香、上沉香、春砂仁、明乳香、净没药、炒延胡各9g，血竭4.5g，麝香2.4g，共研细末，糯米浆糊丸，弹子大，辰砂为衣）以童便、陈酒、藕汁各4瓢，活䗪虫浆1小匙。重汤炖温，磨冲丹药，尤多捷效。"[1]"蓄血在下焦者，属肝络冲脉，证必左脉弦涩，手足厥冷，大便溏黑，小便自利，神昏如狂，治宜宣气解结，透络通瘀。叶氏加减小柴胡汤：鳖血柴胡、黄芩、炙甘草、鲜生地、丹皮、桃仁、山楂肉，或犀角。"[1]

病案举例

1.**王孟英**治韩名谅儿妇，重身，患热病，诸医皆虑胎陨，率以补血为方，旬日后，势已垂危。孟英诊之曰：胎早腐矣！宜急下之，或可冀幸，若欲保胎，则吾不知也。其家力恳书方。遂以调胃承气合犀角地黄汤加西洋参、麦冬、知母、石斛、牛膝投之，胎落果已臭烂，而神气即清，热亦渐缓，次予西洋参、玄参、生地、知母、麦冬、丹参、丹皮、茯苓、山楂、石斛、豆豉、茺蔚、琥珀等药调之，粥食日加，旬余而愈[2]。

又治姚女，初秋患寒热，而汛适至。医用正气散二剂，遂壮热狂烦，目赤谵语，甚至欲刎欲缢，势不可制。孟英按脉洪滑且数，苔色干黄尖绛，脘闷腹胀拒按，畏明口渴，气逆痰多。予桃仁承气汤加犀角、石膏、知母、天花粉、竹沥、甘菊。人谓：热虽炽而汛尚行，何必大破其血，而又加以极寒之药哉？孟英曰：叟勿过虑，恐一二剂尚不足以济事。果服二大剂，始得大便，而神清苔化，目赤亦退。改用甘寒以清之，继而因为更衣即脉滑苔黄而腹胀，更予小承气汤二剂，便行而各恙乃已。数日后又如故，仍投小承气汤二剂，凡前后六投下剂，才得波浪不兴，渐以清养而瘳[2]。

2.**曹炳章**治热逼血室：陈氏，初病时尚食肉品麦面，兼服补品，迨热重胃闭始停。继因热逼血室，经水适来，俄顷未净即止。前医皆遵热入血室例治，多罔效，遂至病势危殆。一起即身灼热，胸痞便闭，小溲短涩，经来即止，耳聋目闭，神昏谵语，手足瘛疭。脉弦数搏指，舌底苔灰黑，黄焦浮铺苔上，且黏厚板实，舌尖深绛，边紫兼青。询其前由，阅其服方，参考现症，为其疏方：重用蚕沙、鼠粪，化浊道而通胞门之瘀塞；硝、黄、牙皂，以涤垢攻坚积，地鳖、桃仁，逐瘀通血络，鲜生地、大青叶、羚羊、钩藤，清血热而息肝风；鲜菖蒲、天竺黄，豁痰而开心窍：晚蚕沙15g，豭鼠矢、芒硝、生大黄各9g，土鳖虫5只，鲜生地30g，钩藤12g，原桃仁、羚羊角、鲜石菖蒲（搓烂，生冲）各4.5g，牙皂、天竺黄各6g，服1剂。而大便下黑垢瘀块，成团成粒者甚多，瘛疭即定，神志略清。次晨复诊，脉势已平，而舌苔松腐，黑垢满堆，刮去瓢余，未减其半，且逾时又厚。继进桃仁承气汤加减，服至5剂，舌垢始净，身凉胃动，调理而痊[3]。

3.**严继春**治热病殒胎案：范蔚卿之侄媳陈氏，年30余，仲夏热自内发，身不甚热。晋城就产科钱某诊视，用四物汤去芎，加青子芩、白术、苏梗、砂壳、阿胶、杜仲、川续断等出入为方，专以补血安胎。旬日势已垂危，不克坐船，改延予诊。面红齿燥，斜目弄舌，神识昏厥，口秽喷人，手足瘛疭，腹热如烙，舌伸出口，约有半寸，便秘溺无。脉两寸关洪数，两尺如无，舌青紫而燥，边尖鲜红如朱。予断之曰：此伏热盘踞腹中，内蒸殒胎，胎已早腐。欲保胎而胎反不保者，由不知清透伏热，徒以滋补助其热，热遏久灼，则胎自腐也。宜急下之，或可冀幸。若犹欲保胎，非但胎不可保，即孕妇生命亦可立倾。其家力恳堕胎方，欲以调胃承气合犀角地黄汤加味：生川大黄12g，玄明粉（后入）、生赤芍、毛西参、粉丹皮各9g，黑犀角（磨冲）1.5g，鲜生地24g，生甘草3g，先用生怀牛膝、益母草各30g，灯心1.5g，煎汤代水。连服两煎，胎落果已臭烂，形色青紫，而神气即清，诸症大减，腹热亦轻，舌红而青亦退，尺脉已起，余亦小数，当通络瘀以清余热。次方：益母草15g，苏丹参、丹皮、鲜生地、净山楂肉各9g，童便（冲）1杯，其西珀2.4g拌研飞滑石（包煎）12g，鲜茅根（去皮）24g。3剂后，瘀行胃动，粥食日加。后以生藕肉120g，红枣4枚，煎汤代茶，调理旬余而瘳[3]。

4.徐景藩治肝性昏迷：陈某某，24岁，妊娠5月，身热发黄，小产死婴，出血极少，当夜神志不清，谵妄而进入深度昏迷，黄疸加深，高热并有肝臭，3日未醒，神昏烦躁不宁，苔薄白，质稍紫红，脉沉弦，按其少腹有痛楚之状，恶露甚少，瘀血内留，与热相搏，扰犯心神，急清热导瘀开窍：桃仁、大黄各12g，玄明粉、丹参、枳实、山栀、连翘各9g，川芎、石菖蒲各4.5g，茵陈15g，犀角（冲）、羚角（冲）各0.9g，另安宫牛黄丸频服，2剂便通瘀下，神志即渐转清，3剂全清醒[4]。

又治肝性昏迷：黄某某，35岁，产后淋漓不净，臌胀复发，寒热时作，卧床不起，舌光红，脉细数，突狂躁谵妄，头摇咬牙，力气甚大，投养阴清热，平肝息风，神志转迷糊不清，6日后，突大便色黑且亮如柏油样，1日排4次，约一千克，每次便后辄泰然入睡，翌晨完全清醒，经益气养阴止血，配合输血渐愈。《伤寒论》所云："热结膀胱，其人如狂，血自下，下者愈。"[4]

引用文献

［1］俞根初.重订通俗伤寒论［M］.上海：上海科学技术出版社，1959：322，436，444.
［2］徐衡之，姚若琴.宋元明清名医类案［M］.长沙：湖南科学技术出版社，2006：367，370.
［3］何廉臣.重印全国名医验案类编［M］.上海：上海科学技术出版社，1959：121，261.
［4］徐景藩.肝性昏迷的病机证治探讨［J］.中医杂志，1964，(3)：7.

三、肺胃瘀热证（中焦瘀热本病）（4候）

肺胃瘀热证，为肺胃因热致瘀，或蓄瘀生热之证；或上中素有蓄瘀，瘀郁既久则生热，或因外感之邪内蕴化热，或挟蓄瘀而发病，或热蕴既久，血凝成瘀，均可成肺胃瘀热之证。轻则郁滞肺气，或郁滞于肺络，甚则与肺胃之气相搏，则气血瘀结于上中，古称血结胸，其变证，或络瘀血溢，血随气逆于上，而为血逆之候，或瘀热闭塞上中清阳之气，而为闭厥之证。

肺胃瘀热证，素称上中焦蓄血之证，其病机总属瘀热郁滞肺胃，上中气机宣降失常，其治则总以清宣瘀热，活血散血，以利其宣降；如瘀热搏结，而成实证，则仍当假以通降，速抉其蓄瘀，即如吴坤安所主："内实者桃仁承气汤攻之，未实者和血散血治之。"[1]不然则有如何廉臣所云："令瘀血不去，新血不守，时时溢出，百治无功，不成痨瘵，则变内外诸痈矣。"[2]

证候别称：瘀血上壅，瘀血凝结。

病名：［中医］肺胀，咯血，血竭胸，失音，阴虚喉痹，温热挟瘀，血厥，倒经。

证候系统：详见图3-9-9。

本证———肺失宣降候、肺络失宣候
转证———清气郁结候
变证———气血郁逆候、清阳闭厥候

图3-9-9　肺胃瘀热证证候结构图

引用文献

［1］吴坤安.伤寒指掌［M］.上海：上海科学技术出版社，1959：19.
［2］俞根初.重订通俗伤寒论［M］.上海：上海科学技术出版社，1959：327.

（一）肺络失宣候（肺胃瘀热本证）

肺胃瘀热证，瘀热郁滞肺胃，上阻肺络，络脉不通，宣降失司，是为肺络失宣之候，杂病学家通称为肺络瘀阻之证。以肺络郁滞之症象显明，可兼见气失宣降，与络瘀血溢之症象。

通称：络瘀血溢。

病名：［中医］咯血。

病因病机：肺胃瘀热郁滞，或因外邪化热，热蒸血瘀；或劳伤失血，瘀滞化热；瘀热郁滞肺胃，上阻肺之络脉，络脉不利，肺气失其宣降之常，甚则络瘀血溢。

证象组合：气郁+络滞+血溢

主症：**【气机不宣】症象**：①干咳。②恹恹衰倦。**脉象**：脉浮而数。

【络脉不利】症象：①胁肋窒板欲痛。②胸胁闷痛。③甚则呼吸亦痛。

副症：**【络瘀血溢】症象**：①咳嗽带红。②咯呛紫血。

宾症：**【清窍不宣】症象**：声嘶咽痛。

【气机不降】症象：呼吸喉息有声。

治则：当清宣瘀热，以通络脉，兼以宣降肺气。

方证

1.辛补通调方证：叶天士方[1]。治呼吸喉息有声，胁肋窒板欲痛，咯呛紫血，详病案1。

柏子仁、细生地、当归须、桃仁、降香、茯神。

2.仁伯清宣瘀热汤证：《通俗伤寒论》方[2]。消上焦肺络之瘀。

芦根、鲜茅根、鲜枇杷叶各30g，新绛4.5g，旋覆花6g，葱管3寸，郁金汁4匙。

3.降气和络饮证：《通俗伤寒论》方[2]。轻降辛润以疏化，治胸胁闷痛，咳嗽带红。

瓜蒌皮、甜杏仁、紫菀、川贝母各9g，枇杷叶去毛筋净30g，苏丹参、生怀牛膝各9g，参三七汁、广郁金汁各4匙，生藕汁2瓢，和匀同冲。

论著和讨论

本证候瘀热阻滞肺络，络脉不利，气失宣降，叶天士曰："络脉不和，议以辛补通调，不致寒凝燥结，冀免关格上下交阻之累。"[1]其治则当化瘀通络，宣降气机为法。何廉臣曰："若因远行负重，劳伤失血，气逆于上，胸胁闷痛，甚则呼吸亦痛，咳嗽带红，此等劳力伤气，宜用结者散之之法。初用降气和络饮（组方见方证）轻降辛润以疏化之；继用藕汁木耳煎（生藕汁1杯，和入童便1杯、酒半杯，木耳洗去砂，瓦上焙脆，研入9g，白者更佳，但用3g，日3服，数日愈。）和血宁络以除根。"[2]"消上焦肺络之瘀，如仁伯清宣瘀热汤（组方见方证）。"[2]

病案举例

叶天士治有年冬藏失司，似乎外感热炽，辛散苦寒，是有余实证治法。自春入夏，大气开泄，日见恹恹衰倦，呼吸喉息有声，胁肋窒板欲痛，咯呛紫血，络脉不和，议以辛补通调，不致寒凝燥结，冀免关格上下交阻之累（组方见方证）[1]。

引用文献

［1］秦伯未.清代名医医案精华［M］.北京：人民卫生出版社，2006：18.

［2］俞根初.重订通俗伤寒论［M］.上海：上海科学技术出版社，1959：322，328.

（二）清气郁结候（肺胃瘀热转证）

肺胃瘀热证，瘀热郁滞肺胃，上中清气失其宣展，渐形瘀结，是为清气郁结之候，其见症以上焦气机郁结之脉症为主，可兼见气失宣降之症象。

通称：热瘀郁结。

病名：［**中医**］血结胸，失音，阴虚喉痹。［**西医**］声带结节，声带息肉。

病因病机：肺胃瘀热郁结，或因热郁生瘀，或血瘀生热，瘀热郁滞肺胃，与清气郁结于胸中，气机失其宣降。

证象组合：气郁+气结+清窍

主症：**【气机不宣】症象**：①漱水而不咽。②夜寐不安，失眠多梦。③手足心热。

【气机郁结】症象：①结胸硬满而不痛。②大便干结。**舌象**：①舌苔薄黄，舌质稍红。②苔薄白，舌质暗红。③舌红苔少。④舌紫暗。**脉象**：①脉沉数。②脉细数。③脉缓。

副症：**【气机不降】症象**：①呕吐涎沫。②咳逆倚息不得卧。

【津气蕴蒸】症象：①发热，口干，有汗。**舌象**：舌红。

宾症：**【清窍不宣】症象**：①失音音哑，声带瘀紫，充血肥厚。②口干咽燥，咽喉干痛。③饮水即呛。④舌根部肿块其色鲜红，舌咽有阻塞感。

治则：当急急清热化瘀，宣降肺气，以消其结；如瘀热结实，又当遵吴坤安："内实者桃仁承气汤攻之，未实者和血散血治之"之法[1]。

方证

会厌逐瘀汤证：蔡福养方[2]。治热壅血凝，声带充血、肥厚、结节等病变致音哑。

桃仁、红花各15g，桔梗、生甘草各9g，生地12g，当归、赤芍、枳壳各6g，玄参、柴胡各3g。

论著和讨论

本证候瘀热蕴结胸中，肺胃失其宣降，吴坤安说："若结胸硬满而不痛，漱水而不咽者，血结胸也。由于血瘀不能衄解，或已衄未尽，或妇人经水适来适断，皆能成之，内实者桃仁承气汤攻之，未实者和血散血治之。”[1]其治则当以理气化瘀以散其结。蔡福养说：“根据王清任《医林改错》因瘟毒烧炼会厌，血凝不能盖严气门，饮水即呛，用会厌逐瘀汤（组方见方证）水煎服，化开会厌瘀血的记载，结合音哑患者声带检查所见，充血肥厚，结节等病变，亦属热壅声带，血凝发声不灵，故音哑。按解剖部位看，会厌、声带二者，部位相近，亦能同病血凝。故试用会厌逐瘀汤化开声带瘀血。在临床实践中，观察31例，收到较满意疗效。”[2]会厌逐瘀汤加减：治声带瘀紫，充血肥厚者：当归、生地、桔梗、赤芍、丹参、柴胡各15g，海浮石、玄参各20g，甘草、蝉衣、红花各10g。

病案举例

1. **蔡福养**治周某某，女，38岁，音乐教师。近2个月来，唱歌时发生音哑，月经前加重。检查：声带充血肥厚。多次服西药，效果不理想。咽喉干痛，舌质紫暗，有时心中烦热，失眠，月经提前，色黑有块，脉沉细稍数。诊为血府瘀热，上结声带部。治宜活血逐瘀，使瘀血下行。选用会厌逐瘀汤加味：桃仁、红花、甘草、桔梗、柴胡、枳壳各6g，生地、当归、玄参各9g，怀牛膝18g，蝉蜕4.5g。连服6剂，发音正常。其他症状亦痊愈[2]。

又治李某某，女，15岁，爱好唱歌，后逐渐音哑，确诊为声带结节所引起。服西药效果不佳，声带结节，舌质尖红，苔腻微黄，咽喉干痛，其他无不适感。诊为心火上扰，血热凝滞所致。治宜清心，凉血，化瘀，拟会厌逐瘀汤加味：桃仁、红花、甘草、桔梗、柴胡、枳壳各6g，当归、生地、赤芍、玄参各9g，丹参15g，蝉蜕3g。连服6剂而痊愈[2]。

又治张某某，男，52岁，声带息肉摘除术后，声哑加重，咽喉干痛，失眠多梦，舌红苔少，脉细数，属肺肾阴虚，虚火上炎，热郁血络，滋阴降火，佐活血逐瘀，王清任会厌逐瘀汤加味：桃仁、红花、甘草、桔梗、枳壳、柴胡、赤芍、蝉衣各6g，玄参、当归、生地、石斛各9g，寸麦冬、北沙参各18g，胖大海4枚，15剂发音正常，20剂痊愈[3]。

2. **陈荣华**治王某某，男性，35岁。咽部干燥不适，声音嘶哑已2个月，于本院耳鼻喉科，诊断为声带小结。经用四环素、喉片、北豆根片及清热利咽中药治疗近月，效果不佳而转中医治疗。症见形体壮实，口干咽燥，声音嘶哑，大便干结，脉缓，舌苔薄黄，舌质稍红。辨证为阴虚喉痹，瘀血内阻。治以养阴清热，活血化瘀之会厌逐瘀汤加味：桃仁、红花、当归、生地、柴胡、枳壳各10g，赤芍、桔梗各12g，甘草5g，玄参21g，麦冬15g。每日1剂，水煎2次分服。15剂后，咽干声嘶明显好转，经耳鼻喉科检查，声带小结见缩小。方已中病，嘱续服15剂。经间接喉镜检查，声带小结已消失，证实其病已愈而回校任教[4]。

又治张某某，女性，29岁。声音嘶哑1月余，在某医院服用泻火清热利咽之中药效果不佳，后经我院耳鼻喉科检查，诊断为声带小结，因不愿手术而求诊中医。见其形体较为消瘦，咽喉干燥，口干欲饮，声音嘶哑，伴夜寐不安，手足心热，脉细数，苔薄白，舌质暗红。辨证为阴虚喉痹，瘀血阻咽，治以养阴清热，活血化瘀，并佐入安神之品，方用会厌逐瘀汤加味：桃仁、红花、当归、柴胡、枳壳、山栀各10g，赤芍、生地各12g，玄参、麦冬、夜交藤、合欢皮各15g。每日1剂，水煎2次分服。并嘱其减少说话，以免声带疲劳。上方加减出入连服1个半月，睡眠正常，声音恢复，咽部干燥感消失，经五官科复查，证实声带小结已治愈，随访2年病未复发[4]。

引用文献

［1］吴坤安.伤寒指掌［M］.上海：上海科学技术出版社，1959：19.

［2］蔡福养.试用“会厌逐瘀汤”治疗音哑［J］.新中医，1978，（2）：38.

［3］蔡福养.治愈声带息肉摘除后音哑2例［J］.新医药学杂志，1979，（5）：45.

［4］陈荣华.会厌逐瘀汤治愈声带小结二例［J］.江西中医药，1983，（6）：20.

（三）气血郁逆候（肺胃瘀热变证1）

肺胃瘀热证，瘀热郁滞肺胃，肺胃之气失其宣降之司，瘀热阻滞肺胃之络，络瘀气逆而上溢，是为气血郁逆之候，其见症以气逆瘀溢之症象显明，但必见气血郁滞之脉症。

通称：瘀热上逆。

病名：［中医］温热挟瘀，倒经。

病因病机：肺胃瘀热郁逆，当由其人素有宿瘀化热，或外感温热入里，冲动宿瘀，上逆肺胃，气失通降，挟瘀热上溢，而成气逆瘀溢之候。

证象组合：气滞+血滞+气逆+血溢

主症：【**气机冲逆**】**症象**：咳嗽气聚。

【**络瘀血溢**】**症象**：①口鼻出血。②吐血便血。

副症：【**气机不利**】**症象**：烦躁闷乱。

宾症：【血滞不行】症象：①胸膈胁肋间有一定痛痹之处。②身有结痛处。③胸胁胀刺痛。④月经不行。

治则：当以行血祛瘀，降气平逆之法，慎勿止涩。

方证

1.红花散证：雪岩禅师方[1]，经水从口鼻出，咳嗽气聚，先服此，后服下方冬花散。

红花、苏木、黄芩各2.4g，天花粉1.8g。

2.冬花散证：雪岩禅师方[1]，治倒经，经水从口鼻出，咳嗽气聚。

款冬花、炙粟壳、枳壳、桔梗、苏子、紫菀、知母各2.4g，桑白皮、石膏、杏仁各6g。

论著和讨论

本证候瘀热上逆肺胃，致气冲血溢，其治则当行血祛瘀，降气平逆为法。何廉臣有云："若旧有闪挫等伤，其胸膈胁肋间，必向有一定痛痹之处。凡感邪热内攻，冲动宿瘀，瘀血从上或从下出者，乃宿疾乘势欲除之机。慎勿止涩，如去之不快，身有结痛者，孙络之瘀行而不尽也，犹需行血和络之药，如生蒲黄、生荷叶、蜜炙延胡、生藕汁之类，加入散邪清热方中，以除其宿瘀。宿瘀一净，吐血已罢。心中不闷者，必止。若烦躁闷乱刺胀者，尚有瘀血在内也。以生萝卜汁一大碗，顿饮，探吐之令净；或以开水调七厘散五分，日二服，以化之令散。否则迁延不愈，令瘀血不去，新血不守，时时溢出，百治无功，不成痨瘵，则变内外诸痈矣。"[2]

病案举例

1.吴德兴治衄血案（代偿性出血）：余某某，女性，17岁，1961年因每月鼻衄1次前来治疗，询问病史，患者15岁月经来潮，周期较准，但半年后闭经，而每月鼻衄1次，有时血量较多，则血从口鼻同出。如此情况约2年左右，诊断为倒经，用当归、牛膝、白芍各9g，川芎、桃仁、红花各6g，代赭石（先煎）20g，生地、蚕沙15g。嘱其每次鼻衄前3~5天，先服中药3~5包，至第4个月，衄血停止，月经复潮。以后月经正常，婚后生育2胎[3]。

2.陈大年治黄某，停经将近1年，偶见口鼻出血，舌苔燥腻，脉象弦数，血室空虚，虚阳上扰，肺金被灼，先从肺胃两经调治：冬桑叶、连翘壳、天花粉、丹参、泽兰、怀牛膝、益母草各9g，炒竹茹、炒甘菊各4.5g，川贝粉（吞）1.5g，便结加生大黄3g。本病常兼月经过少或闭经，除清热凉血治标外，还以丹参、泽兰、当归等养血通经，牛膝引血下行[4]。

引用文献

［1］雪岩禅师.胎产新书·女科秘要［M］.上海：第二军医大学出版社，2005：58.

［2］俞根初.重订通俗伤寒论［M］.上海：上海科学技术出版社，1959：327.

［3］吴剑云.运用降冲止血法治疗血证之一得［J］.江西中医药，1983，(6)：11.

［4］王大增.著名中医妇科专家陈大年的临床经验［J］.上海中医药杂志，1983，(11)：11.

（四）清阳闭厥候（肺胃瘀热变证2）

肺胃瘀热证，瘀热郁滞肺胃，阻遏胸中，清阳不司宣降，猝然闭塞，是为清阳闭厥之候，杂病学家称之为瘀血凝结之证。虽以阳气闭塞之昏厥症象显明，但必兼见气失宣降之脉症。

通称：瘀血凝结。

病名：［中医］血厥。

病因病机：肺胃瘀热闭厥：瘀热留滞肺胃，阻遏胸中阳气，清阳之气宣降失司，猝然闭厥，即何廉臣所谓"若不呕泄而出，多变呃逆，甚发血厥"[1]。

证象组合：阳滞+阳闭+气郁+经滞

主症：【阳气不行】症象：肢厥。

　　　【阳气闭塞】症象：①昏不省人。②脘痛痛不可按，按之却软，甚则痛极如狂，或至昏厥不省。

副症：【气机不宣】症象：①烦闷。②腹胀。③胸闷。④烦躁不安。

　　　【气机不降】症象：①呃逆。②吐酸水。

宾症：【经脉不利】症象：①口噤。②搐搦。③手足拘急。

治则：当以活血消瘀为主，兼以降逆通络为法。

方证

1.二仁绛覆汤证：《通俗伤寒论》方[1]。治昏不省人，腹痛昏厥，呕吐酸水，呃逆。

桃仁7粒，柏子仁6g，当归须、新绛各4.5g，旋覆花9g，青葱管5寸。

2.七厘散证：《良方集腋》方[1]。功能活血散瘀，定痛止血，治血厥。

血竭一两，儿茶二钱，朱砂一钱二分，红花、乳香、没药各一钱，麝香、冰片各一分二厘。为末，每服七厘，黄酒或开水送服，外用白酒调敷患处。

论著和讨论

本证候瘀热留滞肺胃，阻塞胸中清阳，宣降失司，猝然闭厥，其治则当以活血消瘀为主，兼以降气通络。何廉臣曰："若不呕泄而出，多变呃逆，甚发血厥，但用活血消瘀，如二仁绛覆汤（组方见方证）调下七厘散（组方见方证），则呃逆血厥自除。"[1] 而俞根初则主："痛不可按，按之却软，甚则痛极如狂，或至昏厥不省者，属瘀血凝结。轻则五仁橘皮汤合代抵当丸，滑利通瘀以止痛；重则桃仁承气汤，峻攻瘀热以除根。"[1]

陈士铎说："人有一过午时，吐酸水一二碗，至未时心前作痛，至申痛甚厥去，不省人事至戌始苏，日日如是，太阳膀胱之经，有瘀血结住而不散，逐血丹：当归尾一两，大黄、红花、天花粉、丹皮各三钱，桃仁二十粒，枳壳五分，厚朴二钱，水蛭（火煅烧黑）一钱，水煎服。或破瘀丹：水蛭（炒干黑）二钱，当归、白芍各一两，茯苓三钱，肉桂三分，桃仁十四个，生地五钱，枳壳五分，猪苓一钱。"[2]

病案举例

赖良蒲治陈某，女，36岁，宿有痫证，体丰多痰。产后忽牙关紧闭，痰涎上涌，唇缓失音，手足瘛疭，脉弦滑而数，舌干绛，苔黄厚。新产亡血，内风动扰，风火痰瘀，并走于上，闭塞清窍，扰乱神明。议清火祛痰，凉肝息风，舒郁通络为法。以参苏饮合清魂散加减主之：人参3g，苏木、泽兰叶、川芎各4.5g，荆芥、天麻、川贝母各6g，天竺黄、忍冬藤各9g，甘草3g，竹沥1匙，生姜汁3滴，兑服。3剂，脉转浮缓，各恙悉平。但仍头痛颧红，苔黄口苦，小腹疼胀，乃风热蕴结，恶露未尽。当祛瘀生新，佐以息风阳兼清痰火，用加减生化汤主之：当归、丹皮、菊花、枯黄芩各6g，川芎、赤芍各4.5g，炙甘草、桃仁各2.4g，茯神9g。3剂后，舌根肿痛，脉见沉数，有时昏愦，乃痰火尚未廓清之故，再予玄参麦门冬汤治之：玄参12g，麦冬、生地各9g，菊花、连翘各6g，川牛膝4.5g，甘草3g。4剂后各症平复[3]。

引用文献

[1] 俞根初.重订通俗伤寒论［M］.上海：上海科学技术出版社，1959：322，350.

[2] 柳长华.陈士铎医学全书［M］.北京：中国中医药出版社，1999：805.

[3] 赖良蒲.蒲园医案［M］.南昌：江西人民出版社，1965：241.

四、胃肠瘀热证（中焦瘀热合病）（6候）

胃肠瘀热证，为胃肠蓄瘀化热，或因热蓄血之证。因其人素有宿瘀，与胃肠之热相搏而成瘀热；或外邪化热内传胃肠，经久因热而停瘀；或素嗜醇酒炙煿、辛辣热物致积热于胃肠，渐致瘀血凝滞，均可致胃肠瘀热之证，古人称之为瘀热在里，以胃肠为阳明里证。瘀热或郁滞于胃络，为瘀血胃痛；或结于胃为噎膈、血膈；或结于肠而瘀结瘀闭，甚则发为肠痈。瘀热化火内炽，亦可发狂、发厥，为中焦瘀热蒙闭上焦清窍之候，火盛亦可格阴于外而成阳极似阴之真热假寒证。

胃肠瘀热证，为蓄血与火热阻滞于胃肠之证。胃肠均为腑，六腑以通为用，其治则总以通降瘀热为法。俞根初曰"轻则凉血化瘀以清消之，重则破血逐瘀急攻之，极重者，峻攻之"，又谓"搜逐瘀积以消之""消余瘀以除根"，皆通降之法[1]。

证候别称：阳明蓄血，肠胃蓄血，热结在里，瘀热在里，热结膀胱，下焦蓄血，蓄血发狂，阳证似阴，阳极似阴。

病名：［中医］蓄血症，蓄血发狂，血厥，肠痈，妊娠肠痈，肾痈，瘀秘，产后腹胀，产后腹痛，热毒带下，经闭齿痛，热入血室，瘀血胃痛，劳伤吐血，噎膈，血膈，大结胸症，温疫。

证候系统：详见图3-9-10。

郁滞——本证——胃络失和候
　　　——转证——胃气郁结候
　　　——变证——气血瘀结候、气血虚结候
化火——本证——津气燥结候
　　　——转证——气血燥结候
　　　——变证——气血蒸炽候、气血炽闭候

图3-9-10　胃肠瘀热证证候结构图

引用文献

［1］俞根初.重订通俗伤寒论［M］.上海：上海科学技术出版社，1959：187，291，321.

（一）胃络失和候（胃肠瘀热郁滞本证）

胃肠瘀热证，瘀热郁滞胃肠，阻滞胃之络脉，致气机不利，络瘀血溢，是为胃络失和之候，其见症以瘀热阻滞胃络，与络瘀血溢之脉症为主，可兼见胃气郁滞宣降不利之脉症。

通称：瘀阻胃络。

病名：［中医］瘀血胃痛，劳伤吐血。

病因病机：胃肠瘀热郁滞，因瘀热留滞胃肠，阻滞胃络，胃气宣降失利，络瘀瘀血外溢，而成瘀阻血溢之证。

证象组合：络滞+血溢+气滞+气郁

主症：【**络脉不利**】**症象**：①痛如刀刺，痛有定处不移，拒按。②胸膈刺痛，痛不可按，灼热嘈杂。**舌象**：舌边有紫斑。**脉象**：脉涩或数。

【**气机不利**】**症象**：①胃痛嘈杂。②饱闷。**脉象**：脉弦滑。

副症：【**络瘀血溢**】**症象**：①吐血如涌，色鲜紫相杂成块。②大便色黑如墨，血后痛减。

【**气机不宣**】**症象**：但欲漱水不欲咽。

宾症：【**气机不降**】**症象**：①饮下作呃。②呕吐酸苦痰沫。

治则：当以清热化瘀为主，兼以通降胃肠，以利气机，导血下行。如血涌特甚，当参以益气扶元，以防厥脱，即所谓血脱益气之法。

方证

泻心、手拈二方化裁方证：王少华方[1]。治劳伤吐血，详见病案2。

川黄连、降香屑各3g，大黄6g，丹皮、延胡索、郁金各9g，制乳香、没药各4.5g，参三七（磨冲）1.5g，代赭石15g，另老山参9g，浓煎频服。

论著和讨论

本证候瘀热留滞胃肠，阻塞胃络，络瘀血溢，气失通降。朱良春按："此为溃疡病，中医认为饥饿则痛，得食则减，为中虚。其痛由渐加剧，乃至食前食后皆痛，并曾呕吐紫黑色物，是久痛胃络受损，瘀血内停；嘈杂、饱闷、腹泻为脾胃虚弱，水谷失运，进而生痰，即所谓'古人属诸痰火'。方用花粉、柿霜、杏仁泥、象贝以清痰火，护胃缓痛；血余炭、马勃、琥珀等，通络、活血、止血。凤凰衣即鸡蛋内膜，既可保护溃疡面，与马勃同用，且能制酸，这是（章次公）先生独到的经验。野蔷薇花又名白残花，入胃、肝两经，能清热化浊、顺气和胃，对胃热郁结而络损吐血者有效。"[2]其治则当清热化瘀，通降胃肠为主。如血涌不止，当慎防厥脱之变。高鼓峰说："血痛者，胸膈刺痛，（脉必濡涩）食可进，四物汤加大黄、桃仁、红花主之。"[3]

病案举例

1.**章次公**治马某，男，无论流质、固体下咽后必痛，其痛在贲门部分，去年7月因特殊刺激，咯血两口，而有此症，数日前，曾一度大便色黑如墨：象牙屑、柿饼霜、血余炭各9g，全当归18g，伏龙肝21g，共研细，每次1.5g，日3次，温水送服，药后所苦若失，停服1周，痛未再作：全当归30g，延胡索18g，象牙屑9g，白芍、五灵脂、伏龙肝各15g，共研每1.5g，午晚饭后吞[4]。

又治裴某，男性，曾呕吐黑水，大便亦黑。今吞酸嘈杂，作于食后三四小时，脐上自觉板硬而痛。颇疑是溃疡病，切忌辛辣刺激性食物；否则呕血便血，势所难免。杏仁泥30g，当归12g，生地榆9g，血余炭9g，延胡索9g，锻瓦楞30g，另：珑珀粉、象牙屑、滑石各9g，为极细末，和匀，每饭后吞服2g[4]。

2.**王少华**治劳伤吐血：范某某，男，34岁，饥饱失节，劳倦无度，致伤中州，初则嘈杂吞酸，继则脘痛阵作，已一载四月，旬日来其痛颇剧如锥刺，拒按，心下灼热嘈杂，甚则呕吐苦酸痰沫，今年吐血如涌泉，片刻盈盆，色鲜紫相杂成块，血后痛减，面色萎黄，脉弦滑，舌正红，边有紫斑，苔白。属劳伤，慎防涌吐厥脱之变，法宗祛瘀清中，泻心、手拈二方化裁（组方见方证），药后血即止[1]。

引用文献

［1］王少华.急症医案选（续）［J］.中医杂志，1982，（7）：25.
［2］朱良春.章次公医案［M］.南京：江苏科学技术出版社，1980：136.
［3］高鼓峰.医宗己任编［M］.上海：上海科学技术出版社，1959：76.
［4］蒋敏达.章次公先生治疗胃脘痛的经验［J］.中医杂志，1981，（1）：13.

（二）气血瘀结候（胃肠瘀热郁滞变证）

胃肠瘀热证，瘀热留滞胃肠，气机郁滞，与宿瘀结于肠中，而成气血瘀结之候，伤寒家常称为热结膀胱，何廉臣则谓“肠胃蓄血，累及膀胱”之证[1]。其见症以二肠瘀结之症象为主，可兼见气血互结之脉症。

通称：热结膀胱，肠胃蓄血。

病名：［**中医**］蓄血症，瘀秘。［**西医**］慢性阑尾炎。

病因病机：胃肠瘀热郁结，因瘀热留滞胃肠，阻滞中下气机，与瘀热搏结肠中，失其通利传导之常。

证象组合：气结+血结+气滞+阳郁

主症：【**气机郁结**】**症象**：①大便闭结。②腹按痛，甚则欲死。**脉象**：脉沉实。

【**血滞瘀结**】**症象**：①少腹坚满，小便自利。②小腹坠胀。③脐下坚硬。④硬满作痛，按之有块，大便色黑。⑤腹痛，痛局限于右腹下角部，痛则不欲食。**舌象**：舌苔黄暗，底面露鲜红色。**脉象**：脉沉涩。

副症：【**气机不利**】**症象**：少腹急痛。

宾症：【**阳气不和**】**症象**：①夜热昼凉，晡时微热，夜半始退。②心中烦躁，坐卧不宁，似乎有火燃。③小便又复清长。

治则：当急急通降肠中瘀热，破血逐瘀，以下其聚结，而复其传导通降之常。

方证

1.抵当汤证：张仲景方。功能攻逐蓄血。治蓄血发狂，或善忘，少腹硬满，小便自利，大便易而色黑，脉沉结。

水蛭、虻虫各三十个，桃仁二十个，酒大黄三两。水煎，分三次服。

2.下瘀血汤证：张仲景方。功能破血下瘀。治产妇干血内结，腹痛或有癥块，及血瘀月经不通者。

大黄三两，桃仁二十个，䗪虫二十枚。为末，炼蜜和成四丸，以酒煎一丸，顿服。

3.代抵当丸证：王肯堂方[1]。功能行瘀活血。治虚人瘀血证。

大黄四两，炒桃仁六十枚，芒硝、当归尾、生地黄、莪术、山甲珠各一两，肉桂三或五钱。蜜丸。

4.桃仁承气汤证：吴鞠通方[2]。治蓄血，少腹坚满，小便自利，夜热早凉，大便闭结，脉沉实者。

桃仁、当归、芍药、牡丹皮各9g，大黄15g，芒硝6g。水煎服。

5.香壳散加味证：《通俗伤寒论》方[1]。治瘀血结聚，少腹急痛，详见论著。

制香附、当归尾各9g，枳壳6g，青皮、新会皮、乌药、赤芍、赤芍、醋炒莪术各3g，藏红花、炙甘草各1.5g，共研末，每15g，加白薇、延胡索、炒穿山甲，水煎去滓，调童便半杯，空心服。

论著和讨论

本证候瘀热与中下滞气，搏结二肠，失其通降传导之常，仲景曰：“伤寒有热，少腹满，应小便不利，今反利者，为有血也，当下之，不可余药，宜抵当丸。”（《伤寒论》126条）又曰：“产妇腹痛，法当以枳实芍药散，假令不愈者，此为腹中有干血著脐下，宜下瘀血汤主之；亦主经水不利。”（《金匮要略·妇人产后病脉证治》）吴鞠通亦云：“少腹坚满，小便自利，夜热昼凉，大便闭，脉沉实者，蓄血也。桃仁承气汤（组方见方证）主之，甚则抵当汤。”[2]故治则当急下肠中瘀结为主，破血下瘀以逐其聚结。俞根初说：“若瘀血结聚，少腹急痛者，代抵当汤加杜牛膝主之，香壳散加白薇、延胡索、炒穿山甲（组方见方证），尤捷。”[1]何廉臣说：“肠胃蓄血，累及膀胱，宜桃仁承气汤急下之，或合犀角鲜地黄汤以凉血逐瘀。”[1]姚国美说：“小腹坠胀，或硬满作痛，按之有块，大便色黑，小便自利者，主有蓄血，化瘀行气，轻则失笑散，重则桃仁承气汤。”[3]

陈士铎说：“人有大便闭结不通，手按之痛甚欲死，心中烦躁，坐卧不宁，似乎有火，然小便又复清长，人以为有硬屎留于肠中也，谁知有蓄血不散乎。……盖蓄血之病，小便必利，以血不能入于膀胱之中，故膀胱之气能行能化，无害其下出之水道耳。故见小便利而大便结者，用抵当汤（水蛭、虻虫、桃仁、大黄，破瘀逐秽攻坚）万无差谬耳。此症用大黄散瘀汤（水蛭、大黄、丹皮、当归、红花、桃仁、生地）亦神。”[4]

病案举例

1.陆祖愚治董蔚如侄，饱餐面食，树下纳凉，困倦熟寝，遂头痛身热，骨节烦疼，胸腹否塞。医以丸药下之，表症未除，胸满兼痛；又行表汗，头痛减，胸痛更甚，消导或摧逐，其痛渐下，而未得舒畅几两月。诊得六脉涩数，面容白黄，舌苔灰黑而润，按其胸腹柔软，脐下坚硬，晡时微热，夜半始退，小水自利，大便不通，此蓄血症也。乃用桃仁承气汤服后，满腹搅刺，烦躁欲死，其父母哭泣，詈骂不可堪，至夜半下黑粪污血若干，遂腹宽神爽，改用调理之剂而痊[5]。

2.萧琢如治热结膀胱案：李君，年20余岁，先患外感热病，诸医杂治，症屡变，医者却走，其父不远数十里踵门求诊。面色微黄，少腹满胀，身无寒热，坐片刻，即怒目注人，手拳紧握伸张，如欲击人状，有顷即止，嗣复如初。脉沉涩，舌苔黄暗，底面露鲜红色。诊毕，主人促疏方，并询病因。答曰：病已入血分，前医但知用气分药，宜其不效。《内经》云：血在上善忘，血在下如狂。此症即《伤寒论》热结膀胱，其人如狂也。当用桃仁承气汤，速通其瘀：光桃仁、生大黄（酒洗）各9g，玄明粉（分冲）6g，紫猺桂1.5g，清炙甘草2.1g。1剂知，2剂已。嗣以逍遥散加丹、栀、生地，调理而安。《伤寒论》云："太阳病不解，热结膀胱，其人如狂，血自下，下者愈。"按热结膀胱，即热入血室之变文。以血室与膀胱相连也。其曰"其人如狂"者，即包括小柴胡症谵语见鬼在内。又曰："外解已但少腹急结者，桃仁承气汤主之。"所谓急结，即兼有抵当汤症之硬满在内。病变不一，古文简略，读者当扼定病源，即其常以通其变，断不可死于句下，所谓知其要者，一言而终，不知其要，流散无穷也[6]。

3.姜春华治慢性阑尾炎：池姓，男，33岁。一诊：腹痛，痛局限于右腹下角部，痛则不欲食。20天前曾注射青霉素2瓶。苔薄，脉滑数：红藤30g，枳壳9g，蒲公英15g，香附3g，当归6g。服2帖。二诊：药后痛止，脉缓：红藤30g，当归、赤芍、冬瓜子各9g。服3帖[7]。

引用文献

［1］俞根初.重订通俗伤寒论［M］.上海：上海科学技术出版社，1959：70，242，463.

［2］吴鞠通.温病条辨［M］.福州：福建科学技术出版社，2010：112.

［3］姚国美.姚国美医学讲义合编［M］.北京：人民卫生出版社，2009：168.

［4］柳长华.陈士铎医学全书［M］.北京：中国中医药出版社，1999：895.

［5］江瓘，魏之琇.名医类案（正续编）［M］.北京：中国中医药出版社，1996：323.

［6］何廉臣.重印全国名医验案类编［M］.上海：上海科学技术出版社，1959：254.

［7］姜春华.参加农村巡回医疗后的体会和治疗经验［J］.上海中医药杂志，1966，（1）：2.

（三）津气燥结候（胃肠瘀热化火本证）

胃肠瘀热证，瘀热留滞胃肠，化火内炽，消灼津液，渐致燥结，而成津气燥结之候，仲景称为热结在里之证。其见症以肠中燥结之脉症为主，甚者可兼见神志昏蒙之症象。

通称：热结在里。

病名：［中医］产后腹痛。［西医］急性出血性胰腺炎，并发急性麻痹性肠梗阻，中毒性休克。

病因病机：胃肠瘀热蕴结，因瘀热留滞胃肠，化火灼伤津液，与肠中糟粕相搏，渐成燥结，甚则瘀热上蒙神明。

证象组合：气炽+液灼+气结+神蒙

主症：**【津气蕴炽】症象**：①身热如火，日晡病剧，恶热。②发热烦躁。③小便秘涩短赤。**舌象**：舌苔薄黄腻。

【气机郁结】症象：①腹部高度膨胀，有弥漫性压痛，反跳痛。②少腹坚痛。③大便不通。**脉象**：①脉微实。②脉沉细数。③脉沉滑疾。

副症：**【津液消灼】症象**：①小便涩短。②大便燥结。

宾症：**【神志昏蒙】症象**：①谵语。②目不识人。

治则：当急下其肠中燥结，以救其津液。

方证

1.桃仁承气汤证：吴鞠通方[1]。治蓄血，少腹坚满，小便自利，夜热早凉，大便闭结，脉沉实者。

桃仁、当归、芍药、牡丹皮各9g，大黄15g，芒硝6g。水煎服。

2.紧急攻下方证：李维藩方[2]。治急性出血性胰腺炎，并发急性麻痹性肠梗阻，中毒性休克。详见病案3。

胡黄连12g，芒硝18g，生大黄（后下）、川厚朴各30g，桃仁15g，枳壳9g，生甘遂面3g（分冲）。上方每6小时服药1次，即24小时之内服药2剂（包括生甘遂面6g）。

论著和讨论

本证候瘀热留滞胃肠，与糟粕相搏化火，伤津化燥内结。仲景曰："产后七八日，无太阳证，少腹坚痛，此恶露不尽；不大便，烦躁发热，切脉微实，再倍发热，日晡时烦躁者，不食，食则谵语，至夜即愈，宜大承气汤主之。热在里，结在膀胱也。"（《金匮要略·妇人产后病脉证治》）其治则当急下肠中燥结，以救其津液。如李翰卿说："急性胰腺炎类属于中医的干霍乱、食积痛，大致有寒实、热实两种。热实证，治宜大柴胡汤加减。寒实证，治宜大黄附子汤加枳实、厚朴或一把抓，每次1包，或九痛丸，每次12~20粒。"[2]

病案举例

1.江应宿治潘桂，年六十余，患伤寒已十日，不更衣，身热如火，目不识人，谵语烦躁，揭衣露体，知恶热也。小便秘涩，腹胀，脉沉滑疾。与大柴胡汤腹中转矢气，小便通，再与桃仁承气汤大下黑粪，热退身凉而愈。[3]

2.姚兴华治张姓，男，12岁。2天前，因食韭菜饺子过量，腹部作痛。今日阵发性腹痛逐渐加重，伴有恶心欲吐而未吐出。2天未大便，小便黄。检查：腹部膨隆，小腹结硬更甚，疼痛拒按；腹部听诊：肠鸣音亢进，有气过水声。经X线透视，诊为机械性肠梗阻。患儿家属要求中医治疗。9月8日夜12时（初诊）：腹满疼痛，少腹坚硬而痛不可按，小便自利，烦躁不安，脉弦而短；此为腑气闭塞不通。虽不谵语，但躁扰不宁；除食滞蕴结外，有蓄血之兆；治仿《金匮》厚朴三物合《伤寒》桃核承气法加减：桃仁泥、厚朴、枳实各9g，大黄12g，甘草6g，莱菔子30g，桂枝3g，木香4.5g。二诊：药后大便已解，矢气连续，腑气得行，自觉腹痛胀满消失，恶心已止，唯感肛门处疼痛，大便时有下坠感，小便黄而涩痛，脉转沉弦而略数，舌苔微干。再予清小肠之热、消大肠之滞：车前子、生白芍、莱菔子各12g，淡竹叶6g。上药连服3剂，痊愈出院[4]。

3.李维藩治刘某某，男性，40岁。患急性出血性胰腺炎，并发急性麻痹性肠梗阻，中毒性休克。腹腔穿刺液呈血性，淀粉酶2048温氏单位以上，血清淀粉酶256温氏单位，血压90/60mmHg，体温38.2℃，脉搏120次/分，呼吸急促（48次/分），腹部高度膨胀，有弥漫性压痛，反跳痛，肌紧张以上腹部为明显，肠鸣音微弱，尿短赤，已数日无大便。舌苔薄黄腻，脉沉细数。脉症相参，属里证、热证、实证。入院后予禁食（不禁药），补液，静脉滴注四环素等措施，并予大剂量中药汤剂紧急攻下（组方见方证），直到28小时之后，病人才大量排便约800ml，并有5~6个干粪球。病人即觉腹胀痛明显减轻，腹部柔软，呼吸改善。以后10小时内又连续排便4次，共约2450ml。脉搏有力，88次/分。血压稳定在120/80mmHg之间（未用升压药），尿量由800m/日增至1900ml/日。入院后第5天体温，脉搏，血压均在正常范围。以后根据病情，用大柴胡汤，桃仁承气汤，由君子汤等随症加减调理。住院30天，痊愈出院。半年后随访，情况良好[2]。

引用文献

［1］吴鞠通.温病条辨［M］.福州：福建科学技术出版社，2010：112.
［2］李维藩.对“急下存阴”的几点初步认识［J］.新医药学杂志，1978，（5）：38.
［3］徐衡之，姚若琴.宋元明清名医类案［M］.长沙：湖南科学技术出版社，2006：131.
［4］姚兴华等.治验急性肠梗阻3例［J］.上海中医药杂志，1966，（2）：62.

（四）气血燥结候（胃肠瘀热化火转证）

胃肠瘀热证，瘀热留滞胃肠化火，与肠中糟粕相搏，结于肠中，失其通降之常，而成气血燥结之候，多发为肠痈之病。其见症以肠中燥结之脉症为主，但可兼见气血两炽之脉症。

通称：瘀热结肠。

病名：［中医］肠痈，妊娠肠痈，肾痈，热毒带下，大结胸症。［西医］急性阑尾炎，慢性阑尾炎，急性发作性阑尾周围脓肿，急性阑尾炎穿孔引起弥漫性腹膜炎，机械性肠梗阻，右肾周围脓肿，气性坏疽，盆腔炎，急性出血性胰腺炎。

病因病机：胃肠瘀热蕴结，因其人素有宿瘀与胃肠燥火相搏结，或胃肠燥火内逼血分，血热成瘀，瘀热结于肠中，通降传导失常，消灼津液，甚则郁滞阳气，蒙蔽神明。

证象组合：气炽+血炽+气结+液灼+阳滞+神蒙

主症：**【津气蕴炽】症象**：①高热寒战，身热面赤，高热不退，肌热灼指，而掌有汗，时有汗出。②烦躁气粗，呼吸短促。③口渴大饮。④口苦咽干。⑤腹胀满疼痛，腹痛以左下为甚。⑥大便秘结，小便黄赤。**舌象**：①苔薄黄少津。②苔黄厚腻。③苔黄燥。④苔黄有芒刺。**脉象**：①脉洪数。②脉滑数。③脉弦数。④脉数实。⑤沉实有力。⑥脉弦细而滑。

【血热蕴炽】症象：①烦躁不安。②口干咽燥，渴不欲饮，漱水不欲咽。③身黄。④大便色黑，反觉易行。⑤腰痛，疼痛拒按，入夜尤甚，局部红肿，稍隆起，触之有灼热感。⑥带下频多，黄赤似脓，臭秽不洁。**舌象**：①舌质红。②舌质深红红绛。③舌紫暗。④舌暗红。**脉象**：弦数，脉弦而短。

副症：**【气机郁结】症象**：①腹疼痛逐渐加重。②腹部有硬、满、痛之里实证状，腹胀腹痛拒按，触按则甚，时刺痛欲厥。③脘腹胀满，腹痛拒按。④右下腹部疼痛拒按，右腿不敢伸屈。⑤少腹坚硬而痛不可按。⑥少腹肿痞，按之即痛，小便自利。**脉象**：①脉滑实。②脉沉结。③脉沉弦。

【津液消灼】症象：①口渴。②小便短赤。**舌象**：①苔黄少津。②苔黄燥起刺。

宾症：**【阳气不行】症象**：①寒战。②恶寒身冷。③手足厥逆。**舌象**：①舌质暗淡。②舌色多紫而暗滑润。**脉象**：①脉迟紧。②弦紧。

【神志昏蒙】症象：①躁扰不宁。②四肢晃动。③神昏谵语。④狂妄不清。

治则：当急下肠中瘀热，以逐其燥结为法。即何廉臣所谓“凉血逐瘀”之法。俞根初谓：“搜逐瘀积以清之。”[1]

方证

加减大黄牡丹汤证：邓铁涛方[2]。治急性单纯性阑尾炎及阑尾脓肿，腹痛难忍。

生大黄（后下）9~15g，蒲公英15g，冬瓜子30g，桃仁9~12g，丹皮9g，皂角刺12g，芒硝6~9g，每天1剂，重症每天2剂。

论著和讨论

本证候瘀热内蓄肠胃，化火内结肠中，阻滞通降，传导失司。故其治则当急急清下瘀热，以逐其瘀结，仲景曰："肠痈者，少腹肿痞，按之即痛，如淋，小便自调，时时发热，自汗出，复恶寒。其脉迟紧者，脓未成，可下之，当有血。脉洪数者，脓已成，不可下也。大黄牡丹汤主之。大黄牡丹汤方：大黄四两，牡丹一两，桃仁五十个，瓜子半升，芒硝三合，右五味，以水六升，煮取一升，去滓，内芒硝，再煎沸，顿服之，有脓当下；如无脓，当下血。"（《金匮要略·疮痈肠痈浸淫病脉证并治》）秦伯未先生说："少腹痛偏着右侧，按之更剧，常欲蜷足而卧，寒热，恶心，大便欲解不利，为'肠痈'证。……此证由于湿热瘀滞壅遏于肠，初起宜清化逐瘀。病势缓和者亦可用清肠饮：当归、银花、地榆、寸麦冬、玄参、甘草、薏苡仁、黄芩；势急者，大黄牡丹皮汤。"[3]

病案举例

1.**张沛虬**治周某某，女，37岁，右下腹痛3天，昨起疼痛增剧，诊为"急性阑尾周围脓肿"，因患者素体虚弱（有风湿性心脏病史），拒绝手术，来门诊治疗。就诊时，发热38℃，口干，泛恶，大便2天未行，右腿不敢伸屈，白细胞13.2×10^9/L，中性82%。右小腹剧痛拒按，舌尖红，苔薄黄，脉滑数。证由湿热壅滞，瘀血凝阻肠中，酿为肠痈，治宜清热解毒，活血化瘀。大黄牡丹汤加减治之：大黄、丹皮、赤芍、桃仁各9g，败酱草、红藤、冬瓜仁、蒲公英、银花各30g。药后腑气通，热降，右小腹痛减，泛恶止，精神佳。继以清热凉血解毒，酌参活血化瘀药，调理收功[4]。

2.**陈群益**治急性阑尾炎：梁某某，男，50岁，数日来大便欠畅，右下腹疼痛，昨天更剧，且有恶心呕吐，脉滑实。检查腹肌稍紧张，全腹均有压痛，以麦氏点最明显有反跳痛，肠鸣音减弱，右下腹未扪及包块。血象速检白细胞13.5×10^9/L，中性分叶核83%，诊为急性阑尾炎。处方：蒲公英60g，银花叶、玄参、大青叶各45g，黄柏、甘草各25g，野菊花、生地、白芍各30g，丹皮15g，2剂。二诊，吐止，痛减，大便畅。血常规速检白细胞降为12.1×10^9/L，中性分叶核降为65%，照前方3剂。三诊，腹痛消失，麦氏点压痛消失，血常规速检白细胞9.5×10^9/L，中性分叶核67%，再照前方3剂。随访已痊愈[5]。

3.**史济柱**治杜某，女，50岁，因食蛋糕后感中上腹部疼痛，血检：白细胞15.6×10^9/L，中性92%，淋巴8%，尿淀粉酶1024单位，拟诊为急性胰腺炎，经用大柴胡汤等内服，16日出现全腹疼痛，有肌卫及反跳痛，体温升至38.9℃，腹腔穿刺，抽到淡红色液体，有红细胞100个及脂肪，诊断为"急性出血性胰腺炎"。辨证为大结胸症，予大陷胸汤加减：生大黄（后下）30g，全瓜蒌9g，姜半夏10g，玄明粉（冲）20g，甘遂2g。另用生大黄粉30g灌肠，配合补液及抗生素治疗。当夜大便5次，次日腹部满痛得减，仍有明显压痛，腹肌弦急，脉弦细而滑，舌苔厚腻较化，改用生大黄、桃仁泥各10g，败酱草、杭白芍、红枣各15g，红藤、苎麻根、生薏苡仁、晚蚕沙各30g，生姜3片。并续用抗生素及补液，2天后病情明显好转，身热全退，8天后复查血、尿淀粉酶均正常，11天后症状全部消失而出院[6]。

4.**何少山**治热毒带下：张某，33岁。于半年前行人流术后，曾发热寒战，小腹满痛，当时被诊为盆腔炎，用抗生素，治未彻底。自此常感腰酸腹疼，带下似脓，月经不调，时有低热。近遇劳累，诸症复犯，昨起憎寒壮热（38.5℃），腹痛拒按，带下频多，黄赤相间，臭秽不洁。诊时身热面赤，口苦咽干，溲赤便艰，腹痛以左下为甚，舌暗红苔黄腻，脉象弦数。血象：白细胞12×10^9/L，中性80%，淋巴18%。邪乘虚入，湿毒蕴结，化热化火，瘀热内壅，阳明腑实，急当釜底抽薪，破瘀泄热，《金匮》大黄牡丹皮汤主之：生大黄（后下）、玄明粉（冲）、丹皮、桃仁、赤芍各9g，蒲公英、败酱草各30g，银花、冬瓜子各16g，连翘12g，炒枳实、徐长卿、生草各6g。2剂。服药后泻下垢便3次，渐渐热退气清（37.5℃）。效法不更。续3剂后，热退，脓性白带若失，腹部亦感松快，急性症状已告控制，继予视症调治，清肃余邪。急性盆腔炎腹中满痛，瘀热为壅，可按中医"发热""肠痈""带下"等范畴辨证施治。大黄牡丹皮汤原为仲景治肠痈而设，其主药生大黄，性猛力霸，兼具通便导滞、清热破瘀多重功效。《金匮》载该汤"顿服之，有脓当下，如无脓，当下血。"今两者同位小腹，症情相仿，为异病同治也[7]。

5.**徐剑泉**治慢性阑尾炎急性发作：谢某某，男，26岁，半年前曾患急性阑尾炎，经治疗而愈。于1天前参加聚餐，多饮饱食后，脘腹胀满，右下腹部疼痛，伴寒战高热，立即住院治疗。检查：腹部胀满，全腹压痛，以右下腹为甚，麦氏点有反跳痛，体温38.8℃，血白细胞18×10^9/L，中性85%，舌质深红，苔黄厚腻，脉弦数。中医诊断：肠痈（宿食停滞，热结大肠）。治法：泄热散结，行滞通腑。清肠饮化裁：生大黄、薏苡仁各12g，黄芩、丹皮、麦冬、桃仁、生山楂各9g，红花、葛根各6g，生地榆、生甘草、银花各15g，荷叶梗3尺。二诊：服药半小时许开始排便，连排3次，清稀色褐，量多恶臭，腹痛始减，夜能安寐，翌晨热退身凉，体温37.5℃，舌红，苔黄微腻，脉象弦数，治守原方。三诊：上方迭进1剂，腹痛已除，体温37℃，血白细胞7×10^9/L，中性72%，舌脉已平，病愈出院[8]。

引用文献

［1］俞根初.重订通俗伤寒论［M］.上海：上海科学技术出版社，1959：291.
［2］邓铁涛.邓铁涛医集［M］.北京：人民卫生出版社，1995：28.
［3］秦伯未.秦伯未医学名著全书·临证备要［M］.北京：中医古籍出版社，2003：333.
［4］张沛虬.瘀血的辨证和治疗的体会［J］.浙江中医药，1978，4（4）：6.
［5］广州越秀卫生局中西研究班.陈群益学术见解和医疗特点［J］.新中医，1979，（5）：15.
［6］史济柱.辨证治疗急性胰腺炎81例疗效观察［J］.浙江中医药，1981，16（5）：209.
［7］何少山.妇科常见急症论治举要［J］.上海中医药杂志，1983，（9）：18.
［8］杨越明.徐剑泉医案数则［J］.贵阳中医学院学报，1989，（2）：17.

（五）气血蒸炽候（胃肠瘀热化火变证1）

胃肠瘀热证，瘀热留滞胃肠，化火交炽于气血，消灼津液，郁滞阳气，是为气血蒸炽之候，张仲景称之为瘀热在里，何廉臣称为胃肠蓄血之证。其见症以气血交炽之脉症为主，可兼见神志昏蒙与阳气不行之脉症，故又有阳证似阴之称。

通称：瘀热在里，下焦蓄血，胃肠蓄血，阳证似阴。

病名：［**中医**］蓄血发狂，阳明发斑，阳明蓄血，产后腹胀，经闭齿痛。［**西医**］重症肝炎，腹性紫癜症。

病因病机：胃肠瘀热蕴炽，因瘀热留滞胃肠，化火内炽于气血之分，消灼津液，迫血妄行，甚则郁滞阳气，蒙蔽神明。

证象组合：气炽+血炽+液灼+血溢+阳滞+神蒙

主症：【**津气蕴炽**】**症象**：①两颊潮红，发热，胸腹灼热。②口渴引饮，烦渴饮冷。③脘腹板实，噫气频作。④消谷善饥。⑤进食后腹胀，腹痛加剧，少腹满，小便自利。⑥小腹急胀，便结，大便不解。**舌象**：①苔薄黄，微腻。②舌苔粗黄，微腻。③中部苔黄腻，干燥甚无津液。**脉象**：①脉数，洪数有力，脉象弦数。②两手沉滑而有力。③沉实而滑。④脉沉结。

【**血热蕴炽**】**症象**：①午后寒热。既而但热不寒，至夜发热。②目赤紫。③烦渴，口干燥而渴，漱水不欲咽。④烦满，寤寐不宁，烦躁不安。⑤少腹拘急胀满，少腹硬满，少腹按痛，脐下石坚，且拒痛。⑥四肢出现片状鲜红色斑点，无痛痒，小腹赤斑。⑦产后3~4日恶露即止。⑧经停。**舌象**：①舌红边瘀。②舌赤。③舌质干红。④舌紫绛。

副症：【**津液消灼**】**症象**：①口干燥而渴。②大便燥结。

【**络血妄行**】**症象**：①齿龈衄血。②大便黑而反易，大便色黑如漆，小便自利。

宾症：【**阳气不行**】**症象**：①手足厥逆。②身冷而掌有汗。**舌象**：①舌色多紫而暗，扪之滑润。②舌色黑润。**脉象**：①脉缓。②脉至沉微，重按疾急。③脉伏。

【**神志昏蒙**】**症象**：①神昏谵语，时而昏沉酣睡，时而寻衣摸床，恶热掀被，入暮尤甚。②喜忘。③喜笑如狂。④发狂，时而谵语，不避亲疏，时或起坐，歌笑不伦。

治则：当急下其肠中瘀热，以解其气血交炽之患。俞根初曰："搜逐瘀积以清之；瘀消血行，如狂自止。"[1]

方证

1.桃核承气汤证：张仲景方。又名桃仁承气汤。治下焦蓄血，少腹拘急胀满，大便色黑，小便自利，谵语烦渴，至夜发热，其人如狂。详见论著。

桃仁五十个，大黄四两，桂枝、炙甘草、芒硝各二两（冲）。水煎，分三次服。功能破血下瘀。

2.抵当汤证：张仲景方。功能攻逐蓄血。治蓄血发狂，或善忘，少腹硬满，小便自利，大便易而色黑，脉沉结。

水蛭、虻虫各三十个，桃仁二十个，酒大黄三两。水煎，分三次服。

3.加减代抵当汤证：《通俗伤寒论》方[1]。治蓄血发狂，少腹硬满而痛，其人发狂。

酒浸生川大黄12g，光桃仁10粒，风化硝、酒炒莪术、当归尾各3g，鲜生地30g，炒川甲2.4g，官桂0.9g，青糖3g，拌炒䗪虫5只。

论著和讨论

本证候瘀热留滞胃肠，化火内炽，蒙蔽神明，郁滞阳气，其治则当急下其瘀热为主，即仲景所谓"（太阳病六七日，表证仍在，脉微而沉，反不结胸，其人发狂者，以热在下焦，少腹当硬满；小便自利者）下血乃愈。所以然者，以太阳随经，瘀热在里故也。抵当汤（组方见方证）主之”（《伤寒论》124条）。还说“太阳病不解，热结膀胱，其人如狂，血自下，下者愈。其外不解者，尚未可攻，当先解其外。外解已，但少腹急结者，乃可攻之。宜桃核承气汤（组方见方证）”（106条）。又曰：太阳病，身黄，脉沉结，少腹硬，小便不利者，为无血也；小便自利，其人如狂者，血证谛也，抵当汤主之（125条）。阳明证，其人喜忘者，必有畜血。所以然者，本有久瘀血，故令喜忘；屎虽硬，大便反易，其色必黑者，宜抵当汤下之（237条）。病人无表里证，发热七八日，虽脉浮数者，可下之。假令已下，脉数不解，合热则消谷善饥，至六七日，不大便者，有瘀血，宜抵当汤（257条）。陶节庵说：“狂言，漱水不欲咽，大便黑，小水不利，身黄胀满，此因当下失下，是瘀血谵语，桃仁承气，下尽黑物则愈。”[2]

吴坤安说：“阳明失下，热瘀于里而衄者，有漱水不欲咽之征，宜下解之：生地、赤芍、丹皮、牛膝、山楂肉、桃仁、大黄之属，下之清之，此釜底抽薪，大黄不妨重用也。”[3]俞根初说：“蓄血发狂，太阳病不解，热在下焦，少腹硬满而痛，小便自利，大便反黑，瘀热在里，其人发狂，舌色多紫而暗，扪之滑润。轻则犀角地黄汤加味，重则代抵当汤加减（组方见方证），搜逐瘀积以清之；瘀消血行，如狂自止，终与四物绛覆汤养血活络以善后。”[1]何廉臣云：“若舌色黑润，少腹按痛，大便色黑如漆，反觉易行，其人喜笑如狂，小便色黑自利，是胃肠蓄血，累及膀胱，宜桃仁承气汤急下之；或合犀角鲜地黄汤以凉血逐瘀。”[1]

孟宪益治重症肝炎（热毒交结，瘀血蓄血型）：患者初起齿龈衄血，少腹满，小便自利，或腹不满，病人自觉腹满，或病人喜忘，如狂，大便黑色，脉沉结，舌红边瘀，治以活血化瘀，清热泻火，宜抵当汤，或加紫雪丹治之：生大黄12g，桃仁泥、水蛭、虻虫9g，另紫雪丹3g，日服三次。如已出血过多，应即予输入鲜血，或鲜血浆，以支持之，然后再用上方[4]。

病案举例

1.**吕沧州**治一人伤寒旬日，邪入于阳明，俚医以津液外出，为脉虚自汗，进元武汤以实之，遂致神昏如熟睡。吕切其脉皆伏不见，而肌热灼指，告其家曰：此必荣血致斑而脉伏，非阳病见阴脉比也。见斑则应候，否则蓄血耳。乃去其衾裯，视其隐处及小腹果见赤斑，脐下石坚，且拒痛。为作化斑汤半剂，继进韩氏生地黄汤逐其血，是夕下黑矢若干枚，即斑消脉出。后三日又腹痛，遂用桃核承气以攻之，所下如前，乃愈[5]。

2.**壶仙翁**治黄十六病伤寒，发狂谵语，歌笑不伦，手足厥逆，身冷而掌有汗，诊其脉两手沉滑而有力。翁曰：阳胜拒阴，火极而复，反兼胜已之化，亢则害，承乃制也。热胜血菀，故发狂而谵语；火性炎上，故歌笑不伦；阳极则反，故身冷厥逆。泄其血则火除，抑其阳则神宁，乃用桃仁承气汤下血数升，益以黄连、竹沥、石膏之剂，大汗而解[5]。

3.**张意田**治角江焦姓人，七月间，患壮热舌赤，少腹满闷，小便自利，目赤紫狂，已30余日。初服解散，继则攻下，俱得微汗，而病终不解，诊之脉至沉微，重按疾急，夫表症仍在，脉反沉微者，邪陷入于阴也；重按急疾者，阴不胜其阳，则脉流转疾，并乃狂矣，此随经瘀血，结于少阴也。宜服抵当汤，乃自为制虻虫、水蛭加桃仁、大黄煎服，服后下血无算。随用熟地一味，捣烂煎汁，时时饮之，以救阴液，候其通畅，用人参、附子、炙甘草，渐渐服之，以固真元。共服熟地二斤余，人参半斤，附子四两，渐得平复[5]。

4.**戴桂满**治薄某某，女，26岁，产后已1周，2天前外感风热，初起发热微恶风寒，头痛，继而但热不寒，高热汗出，神昏谵语，时而昏沉酣睡，时而寻衣摸床，恶热掀被，烦渴饮冷，入暮尤甚，胸腹灼热，少腹痛而拒按，大便4日不解，舌质干红，脉沉实有力。产后血脉空虚，感受温邪，瘀血阻滞，热邪上扰神明。治宜和解行瘀，清热解毒攻下，小柴胡合桃仁承气汤加减：柴胡、延胡、半夏、丹皮、黄芩各9g，桃仁、红花、玄明粉各6g，连翘15g，酒大黄10g，银花、芦根各30g，1剂后热降神清，大便得通，上方去硝、黄、丹，加瓜蒌9g，板蓝根30g，连服4剂，一切正常。续投益气养血方善后[6]。

5.**余无言**治伤寒谵狂、蓄血证：刘某某，男，32岁。1959年10月初病伤寒，憎寒壮热，头痛如破。前医治以九味羌活汤加减，服后未见寸功。3日后，热势仍盛（39.8℃），薄暮有谵狂、妄笑见证，肢体厥冷而掌心有汗。改延先父往诊。切脉沉实而滑，苔薄黄、微腻，口渴引饮，便结数日，小腹胀痛、微满、拒按。先父诊为伤寒中焦阳明热盛，下焦瘀热蓄血。治以桃仁承气汤加石膏、黄连、石斛方（桃仁、丹皮、大黄、黄连各12g，当归、白芍各15g，芒硝9g，生石膏45g，鲜石斛30g），服后下血黏便颇多；3剂后，热退症缓，谵狂、妄笑均止。唯尚有低热（37.4℃），心中略有懊侬、微烦，以轻剂栀子豉汤治之2日，病获痊愈[7]。

引用文献

[1] 俞根初.重订通俗伤寒论[M].上海：上海科学技术出版社，1959：242，289，291.
[2] 陶节庵.伤寒六书[M].北京：人民卫生出版社，1990：94.
[3] 吴坤安.伤寒指掌[M].上海：上海科学技术出版社，1959：2.

［4］孟宪益.重症肝炎的辨证施治［J］.中医杂志，1984，(9)：25.
［5］江瓘，魏之琇.名医类案（正续编）［M］.北京：中国中医药出版社，1996：15，22，349.
［6］戴桂满.妇人温病论治［J］.浙江中医药，1982，17（7）：320.
［7］余瀛鳌.余无言伤寒治验实例［J］.中国医药学报，1987，(6)：39.

（六）气血炽闭候（胃肠瘀热化火变证2）

胃肠瘀热证，瘀热留滞胃肠化火，气血交炽，内闭心窍，陡动肝风，而成气血炽闭之候，时病学家亦称之为蓄血发狂，或热入血室，血厥之证。其见症虽以窍闭风动之症象显明，但必兼见气血交炽之脉症；甚则可见阳气郁滞之脉症，故亦称为阳极似阴之证。

通称：蓄血发狂，阳极似阴。

病名：［中医］血厥，蓄血，热入血室，温疫。［西医］流行性出血热。

病因病机：胃肠瘀热炽闭，因胃肠瘀热化火，气血交炽，上闭心神，陡动肝风，郁滞阳气，而成闭厥重证。

证象组合：气炽+血炽+神闭+络郁+液灼+阳滞

主症：**【津气蕴炽】症象**：①面目红赤，面部浮肿。②白睛肿如胨胶。③腰如锤击。④大腹膨隆，腹胀如鼓，绞肠腹痛，痛而拒按，辗转不安。⑤而热烙手，目赤气粗。⑥大便秘结。**舌象**：苔灰黑茧焦，苔黄而焦。**脉象**：脉浊鼓指，沉滑。

【血热蕴炽】症象：①间或鼻衄。②紫斑显露。③大便色黑如漆，反觉易行。④经水适来，未净即止。**舌象**：舌质红绛，深绛边紫青，舌色紫暗滑润。**脉象**：脉弦细而数。

副症：**【神志蒙闭】症象**：①神昏谵语，人事不省，不能言语。②手足扬掷，歌笑不伦，耳聋目闭，发躁欲狂。

【络脉不和】症象：①头摇目瞪。②手指抽掣，瘛疭，痉急，搐搦。

宾症：**【津液消灼】症象**：①齿槁。②灼热胸痞。③便闭腹胀。④小便短涩。**舌象**：舌色黑润。

【阳气不行】症象：①身重不能转侧。②手足厥逆。③身冷有汗。**脉象**：右沉结。

治则：其救治之则，当清热凉血化瘀为主，兼以通降攻下，急除其胃肠瘀热。

方证

桃核承气汤证：张仲景方。又名桃仁承气汤。治下焦蓄血，少腹拘急胀满，大便色黑，小便自利，谵语烦渴，至夜发热，其人如狂。

桃仁五十个，大黄四两，桂枝、炙甘草、芒硝各二两（冲）。水煎，分三次服。功能破血下瘀。

论著和讨论

本证候瘀热中阻胃肠，挟阳明火热，内闭神明，陡动肝风致厥，俞根初曰："蓄血，其人脘腹中素有宿瘀，邪传阳明，与胃中燥热相搏，壅蔽神气出入之清窍。猝然头摇目瞪，发躁欲狂，甚则血厥，手指抽掣，厥回则脘腹串痛，身重不能转侧，屎虽硬，大便反易而色黑，小便自利，舌色紫暗，扪之滑润，脉右沉结，左反弦紧有力，此为瘀热在里。"[1]亦有火炽血热致瘀者，如曹炳章云："湿蒸热灼，热入血室，瘀阻胞门。"[2]或经期产后，热灼致瘀之例。故治则当急急清泻瘀热为主，急则治标之法亦不可少。

俞根初云："《内经》所谓：'蓄血在下，其人如狂是也'。轻则凉血化瘀，犀角地黄汤（犀角片3g，鲜生地30g，丹皮、赤芍各6g）加光桃仁、广郁金各9g，白薇15g，当归须6g，青糖3g拌炒活䗪虫5只等清消之；重则破血逐瘀，桃仁承气汤急攻之；极重用抵当汤去虻虫（光桃仁20颗，酒醋炒生川大黄6g，盐炒水蛭3支研细）加夜明砂9g包煎，蜜炙延胡4.5g，炒川甲3g，杜牛膝12g，麝香（冲）0.15g等峻攻之。"[1]"剧则如狂者，热瘀上冲心胞也。柴胡羚角汤以破结逐瘀，病势轻减后，调营活络饮加减（当归尾、赤芍、生地、生淮、牛膝各6g，光桃仁、酒炒生大黄、川芎、干地龙各3g，杜红花、炒川甲各1.5g）消余瘀以除根。"[1]曹炳章云："清血热、息肝风，豁痰开窍。"[2]何廉臣说：若舌色黑润，少腹按痛，大便色黑如漆，反觉易行，其人喜笑如狂，小便色黑自利，是胃肠蓄血，累及膀胱，宜桃仁承气汤急下之；或合犀角鲜地黄汤以凉血逐瘀[1]。

病案举例

1.**卢不远**治来熙庵侄，身体丰硕，伤寒已28日，人事不省，不能言语，手足扬掷，腹胀如鼓，而热烙手，目赤气粗，齿槁舌黑。参、附、石膏、硝、黄、芩、连无一不服，诸医告退矣。诊之脉浊鼓指，用大黄一两，佐以血药，1剂下黑血一二斗，少苏；4剂，始清。盖此症寒邪入胃，蓄血在中，其昏沉扬掷是喜妄如狂之深者也。当时大黄未尝不用，而投非其时，品剂轻小，不应则惑矣，宁望放胆哉[3]。

2.**曹炳章**治姚姓妇伏暑，初病时尚食肉品麦面兼补品，迨热重胃闭始停，而后身灼热，胸痞便闭，小溲短涩，因热逼血室，经水适来，俄顷未净即止，热入血室，继即耳聋目闭，神昏谵语，手足瘛疭，便闭尿涩，脉弦数搏指，舌底苔灰黑黄焦，浮铺苔上，且黏厚板实，尖深绛，边紫兼青，先通胞门瘀塞，重用蚕沙、鼠屎，化浊道而通胞门；硝、黄、牙皂涤垢攻坚积：地鳖、桃仁逐瘀通血络；鲜生地、大青叶、羚角、钩藤清血热、息肝风；鲜菖蒲、天竺黄豁痰开窍，1剂便下黑垢瘀块，成团成粒，瘛定，神略清，脉平苔松腐，黑垢满堆，刮去又厚，继进桃仁承气汤加减，5剂，苔垢始净，身凉胃动，调理而愈[2]。

3.曹永康治水血两结：韩某某，男，50岁，初起时症，寒热缠绵不解，亦不甚重，时经一候，小便渐窒，今小便不通已2日，病人狂妄错乱，言语无序，声音高亢，目珠色红，时以手拉挎，下床作欲尿之状，脉浮滑，舌苔白腻，小腹膨硬，隆而拒按，与五苓加豁痰泄热，以清心宣窍：生白术、泽泻、猪苓、川贝母、车前子各9g，茯苓、带心连翘各12g，桂枝2.1g，明矾水拌郁金4.5g，胆星、石菖蒲各3g，天竺黄6g，作蓄水治，药后病未稍减，去连翘，加冬葵子，蟋蟀干，仍药效杳然，考《伤寒论》蓄水条载"小便不利"，而蓄血条载"其人如狂"；此证岂水血两结之候乎？以水血两通以冀弋获：生白术、泽泻、猪苓、冬葵子、车前子各9g，茯苓、益元散、桃仁各12g，另以上猺桂1.2g，竹节香附、西珀各1.5g，麝香0.3g，制大黄3g，研末饭糊丸，药汁一次服下，服后未尽时而小溲通畅，神识即清，其后用泄化法调理而痊[4]。

4.舒友元治流行性出血热：尤某某，男，30岁，因发烧、身痛、腰痛5天，少尿1天，酒醉面容，两腋下及口腔上颚可见密集针尖样及抓痕样出血点，颜面浮肿，球结膜高度水肿及充血出血，口干渴，呕恶心烦，未大便5天，腹有压痛及反跳痛，双肾区叩痛，注射部位大片瘀斑。血红蛋白156g/L，白细胞16.2×10^9/L，中性83%，淋巴17%。DIC检查：血小板4.3×10^9/L，白陶土部分凝血活酶时间（Aptt）60秒，纤维蛋白原定量1.9g/L，血浆鱼精蛋白付凝试验（FDP）:（+），纤维蛋白降解产物（-），尿蛋白（++++），尿中红细胞4~6，日尿量100ml左右。入院后给利尿，控制入水量等对症治疗，未用抗凝疗法。症见：面目红赤，白睛肿如胨胶，面部浮肿，间或鼻衄，紫斑显露，腰如锤击，大腹膨隆，绞肠腹痛，痛而拒按，辗转不安，大便秘结，小便短少，舌质红绛，苔黄而焦，脉弦细而数。邪已入血分，但腑实已成。予凉血滋阴、通腑祛瘀：磨犀角、红花各6g，赤芍20g，丹皮、枳实各16g，寸麦冬15g，桃仁10g，生地、玄参、茅根、大黄后下、芒硝（冲）各30g。服药2剂，腑气已通，泻下黑色稀便，面浮肿及腰、腹疼痛缓解。2天后第二次DIC检查：纤维蛋白原定量已达0.230g/L，3P（-），原方化裁进3剂。4天后第三次DIC检查：血小板180×10^9/L，Aptt：48秒，纤维蛋白原定量0.320g/L，3P及FDP均为（-）。药后进入多尿期，住院23天，痊愈出院[5]。

引用文献

［1］俞根初.重订通俗伤寒论［M］.上海：上海科学技术出版社，1959：187，188，242，321.

［2］曹炳章.彩图辨舌指南［M］.南京：江苏人民出版社，1962：23.

［3］江瓘，魏之琇.名医类案（正续编）［M］.北京：中国中医药出版社，1996：284.

［4］曹永康.治案两则［J］.江苏中医，1959，（1）：17.

［5］舒友元.运用下法治疗流行性出血热［J］.上海中医药杂志，1983，（11）：17.

五、肝肾瘀热证（下焦瘀热本病）（8候）

肝肾瘀热证，为下焦瘀热之本证，古称下焦蓄血，何廉臣曰："蓄血在下焦者，属肝络冲脉。"[1]病多起于闪挫跌仆，或女子经产瘀血不净而内留，男子败精污浊内蓄，均可致血蓄下焦而成瘀热。此外伤寒温热内传下焦入血，亦可致瘀滞，如妇人之热入血室，病后之房劳复，均有此证。瘀热滞于肾络，则为腰痛；滞于肝络则为少腹痛；结于肾，则可见石淋、淋浊；结于肝则为疝瘕偏坠。

肝肾瘀热证，其病机轻则为郁滞，或滞于肝络，或滞于肾络，或与肝肾之气互为郁滞，郁极则可致上逆；重则由滞而结，或结于肾，或结于肝；滞结既久，多耗伤肝肾阴血阳气，而成虚实夹杂之证。

肝肾瘀热证，为瘀热蓄炽于下焦之证，其治则自当以疏利通降，使瘀热从下窍而去；轻则化瘀泄热，重则逐瘀调气，清泻瘀热；甚则散血破结，峻逐其瘀结，使瘀热从二阴而利。务使经脉络脉通利，则无瘀滞之患。

证候别称：瘀血阻塞经脉，下焦蓄血，阴虚肝燥，阴虚肝横，气虚血瘀，气血暴脱。

病名：［中医］眩晕，头痛，热入血室，小腹痛，少腹痛，胁下疼，瘀血腰痛，房复，痛经，闭经，赤白带下，崩漏，乳糜血尿，尿血，癃闭，石淋，肝痈，疝肿，癥瘕，癥块，紫癜，翻甲，附骨痰。

证候系统：详见图3-9-11。

本证————肝络失宣候、肾络失宣候、气血郁滞候、气血郁逆候

转证————肾气郁结候、肝气郁结候

变证————气血瘀结候、气血虚结候、气血闭脱候

图3-9-11　肝肾瘀热证证候结构图

引用文献

[1] 俞根初.重订通俗伤寒论[M].上海：上海科学技术出版社，1959：444.

（一）肝络失宣候（肝肾瘀热本证1）

肝肾瘀热证，瘀热郁滞下焦，肝气失于疏利，肝络郁滞，是为肝络失宣之候，其见症以肝气肝络郁滞之症象为主，可兼见阳气不和之脉症。

通称：瘀阻肝络。

病名：[中医] 热入血室，带下，少腹痛，胁下疼。

病因病机：肝肾瘀热郁滞，因瘀热郁滞下焦，肝气失其疏泄之权，致肝之络脉瘀滞，肝之阳气失和。

证象组合：血滞+气滞+络滞+阳郁

主症：**【血滞不行】症象**：月事中断。**脉象**：脉弦革。

【络脉不利】症象：①小腹偏左痛引小腹，手不可近。②少腹及胁下疼痛如被杖，手不可近。

副症：**【气机不利】症象**：①少腹痛而小便热痛。②大便燥结。**舌象**：舌苔两边淡黄，中间一线无苔。

宾症：**【阳气不和】症象**：①往来寒热。②小便灼热赤涩。③带下，阴道频流浊液。**脉象**：脉弦数。**舌象**：舌苔白而暗。

治则：以疏导肝之气血为主，以通其络。

方证

1.血府逐瘀汤证：王清任方[1]。功能活血祛瘀，行气止痛。治胸中血瘀，血行不畅，症见头痛，胸痛日久不愈，或呃逆日久不止，或内热烦闷，心悸失眠，傍晚潮热等。

当归、生地黄、红花、牛膝各9g，桃仁12g，枳壳、赤芍药各6g，桔梗、川芎各4.5g，柴胡、甘草各3g。水煎服。

2.活血化瘀汤证：李聪甫方[2]。治带下，阴道频流浊液，小腹痛引小腹，详见病案2。

盐炒龟板、酒白芍、酒润当归、火麻仁、赤茯苓各10g，乌贼骨、川楝子各7g，丹皮、香附各5g，醋炒灵脂、延胡索、广木香各3g，肉桂2g。

论著和讨论

本证候瘀热郁滞，肝气失疏，肝络阻滞，其治则当以疏导肝之气血为主，活血通络为法。如何廉臣按："叶氏谓热邪陷入血室，与血相结，必少腹满痛，身体亦重，身之侧旁气痹，及胸背皆拘束不遂，轻者刺期门，重者小柴胡汤去甘药，加延胡、归尾、桃仁，挟寒加肉桂心，气滞者加香附、陈皮、枳壳等，去邪通络，正合其病。此案对症处方，虽从经方加减，而却与叶法大旨相同。"[3]

病案举例

1.王旭高治便血之后，余瘀凝于肝络，余热留于小肠，故少腹疼而小便热痛也，化瘀泄热为治：桃仁、丹皮、鲜生地、木通、黑栀、滑石、当归身、山楂炭、蒲黄、新绛，另回生丹一粒。[4]

2.李聪甫治寒湿入胞，下注成带：肖某某，21岁，小腹偏左痛牵引小腹，手不可近，阴道频流浊液，小便灼热赤涩，大便燥结，已历半载，脉弦革，舌苔两边淡黄，中间一线无苔。弦脉为饮，革脉为寒，寒饮互结，瘀阻作痛，法当和血化瘀，宣湿温经（组方见方证）[2]。

3.肖琢如治热入血室案：黄氏妇，年30余岁，适月事来，因感寒中断，往来寒热，少腹及胁下疼痛如被杖，手不可近。脉弦数，舌苔白而暗，即《伤寒论》热入血室，其血必结，故使如疟状也。与小柴胡加归、芍、桃仁、红花、荆芥炭，活血通瘀：川柴胡、姜半夏各4.5g，清炙甘草1.8g，当归须6g，光桃仁9g，酒炒青子芩、红花、荆芥炭、鲜生姜、赤芍各3g，大红枣2枚。连服2剂，大便下黑粪而瘥[3]。

引用文献

[1] 李永春.中医大词典[M].北京：人民卫生出版社，1995：590.
[2] 李聪甫.李聪甫医案[M].长沙：湖南科学技术出版社，1979：135.
[3] 何廉臣.重印全国名医验案类编[M].上海：上海科学技术出版社，1959：255.
[4] 柳宝诒.增评柳选四家医案[M].南京：江苏科学技术出版社，1983：283.

（二）肾络失宣候（肝肾瘀热本证2）

肝肾瘀热证，瘀热郁滞下焦，挟败精污浊，阻滞肾络，失于宣通，而成肾络失宣之候，杂病家称为瘀血阻塞经脉之证。以瘀滞肾络之症象为主，可兼见气机郁滞与气化不行之脉症。

通称：瘀血阻塞经脉。

病名：［**中医**］房复，瘀血腰痛。［**西医**］神经官能症。

病因病机：肝肾瘀热郁滞，或因外伤蓄瘀，或因败精污浊阻滞，肾气不宣，肾络失通，甚则气化不行。

证象组合：络滞+血滞+气滞+气化

主症：【**络脉不利**】**症象**：①腰背痛，轻则酸楚沉痛，重则状如锥刺，不敢俯仰。②腰痛呼号，午后尤甚，剧痛戌亥，天明若失。③小腹拘急，并向阴茎放射。④小腹里急绞痛，串胯筋挛。⑤脚胫在下午拘挛。

副症：【**血滞不行**】**症象**：①面色萎黄。②头重不举，眼中生花。③身重乏力。**脉象**：脉象沉涩。**舌象**：舌苔白薄，质暗有瘀血斑点。

宾症：【**气化不行**】**症象**：①口干欲饮。②尿痛尿少余沥不尽。

【**气机不利**】**症象**：①下腹胀满。②胸闷，心胸烦闷。③身热，便闭溲短。**脉象**：脉象细数，左尺细涩。**舌象**：舌尖偏红，苔白腻。

治则：当以利气化瘀，通络导浊为法。

方证

身痛逐瘀汤合活络效灵丹证：孙鲁川方[1]。治腰痛，详见病案4。

当归、怀牛膝各12g，桃仁、赤芍、生大黄各9g，红花、乳香、没药各6g，丹参25g，生地18g，水煎服。

论著和讨论

本证候瘀热郁滞，污浊阻滞，肾气不宣，肾络不通。其治则以利气化瘀，通络导浊为法。姚国美说："腰间痛而锥刺，难于转侧，日轻夜重，甚或大便色黑，小便自利，脉涩者，此瘀血阻塞经脉，法宜行瘀通经，与调营活络饮（大黄、当归尾、牛膝、桃仁、赤芍、红花、羌活、生地、川芎、桂枝），或如神汤加乳没鹿角霜（川芎、肉桂、延胡索、丹皮、桃仁、乳香、没药、鹿角霜）之类。"[2]有云：瘀血阻塞经脉，病多起于闪挫跌扑，瘀积于内，主行瘀通经，四物汤加桃仁、山甲、延胡索、大黄，外用姜葱酒糟捣敷，或加味调营活络饮：大黄、当归尾、牛膝、桃仁、赤芍、红花、生地、川芎、桂枝、丹皮、乳香、没药、鹿角霜、泽兰、三七、山羊血、甲珠。

病案举例

1.**曹炳章**尝治温热瘥后房复：头重眼花，腰背痛，小腹里急绞痛，串胯筋挛，身热，心胸烦闷，便闭溲短，用鼠屎6g，人中白、晚蚕沙、冬葵子各9g，鲜生地15g，捣生大黄、蜣螂虫、川黄柏各3g，桃仁、木通各4.5g，甘草梢2.4g，取其以浊导浊，效如桴鼓，经治验多人。而不用烧裩散亦能取效。王士雄云：竹茹、天花粉、韭白、滑石、白薇、川楝子、槐米、绿豆、甘草梢、土茯苓等药，亦可采用[3]。

2.**李泰**治一人腰痛呼号，午后尤甚，剧痛戌亥，天明若失，此太阳热邪与瘀血凝于太阳经，用桃仁承气汤数剂愈[4]。

3.**张沛虬**治蔡某某，男，24岁，去年夏天性生活后，下腹胀满，数日后小腹拘急，并向阴茎放射。身重乏力，脚胫在下午拘挛，胸闷，头重不举，眼中生花。就诊时面色萎黄，情绪紧张，舌尖偏红，苔白腻，脉象细数，左尺细涩。尿检（-），血压110/75mmHg，肝功能多次复查均（-）。胸透：心肺清晰，肝脾未及。根据四诊所得虽无瘀血指征，但病程较长，多有气滞血瘀的病理变化，乃按"怪病属瘀"之说，投血府逐瘀汤加丹参，5剂见效，连服15剂诸症悉减，调理一月后，能参加生产；追访未见复发。本例为从瘀血论治获效。笔者用本法治疗精神分裂症、自主神经功能紊乱等多例，亦每取得良效[5]。

4.**孙鲁川**治李某，男，45岁，腰痛，迄今7月，起因已忘却。检阅前服药方，有主发散风湿者，有主温补肾阳者，皆无效果。目前，腰痛时轻时重，轻则酸楚沉痛，重则状如锥刺，不敢俯仰，大便经常干燥。脉象沉涩，舌苔白薄，质暗有瘀血斑点。辨证治疗：腰为肾之府，痛如锥刺，不可俯仰，是为血瘀腰痛之候，脉来沉涩，舌有瘀斑，皆属血虚有瘀之象。发散风湿，耗散津液，反助血瘀益甚，瘀血不去，新血不生，补之足以为害也。今遵王清任身痛逐瘀汤合张寿甫活络效灵丹，复方调治（组方见方证）。二诊：上方连服3剂，腰痛非但不减反而痛甚，唯大便转润，其色黑褐，脉仍沉涩。便润色褐，腰痛甚，是血活瘀化之兆。继服上方，以待瘀化络通，自获效果。三诊：上方连服6剂，腰痛十去六七，俯仰较前灵活，大便变黄。上方既效，继予原方3剂。四诊：继服上方3剂，腰已不痛，唯腰间尚感酸楚，仍以原方加减：当归、狗脊、炒杜仲、怀牛膝各12g，骨碎补9g，丹参、川续断、桑寄生各18g，鸡血藤25g，水煎服。患者又服6剂，诸症均愈[1]。

引用文献

［1］孙朝宗.孙鲁川医案［M］.济南：山东科学技术出版社.1982：138.

［2］姚国美.姚国美医学讲义合编［M］.北京：人民卫生出版社，2009：254.

［3］俞根初.重订通俗伤寒论［M］.上海：上海科学技术出版社，1959：461.

［4］李洪成.中医证候学［M］.北京：中国医药科技出版社，2008：1454.

[5] 张沛虬.瘀血的辨证和治疗的体会[J].浙江中医药，1978，4（4）：5.

（三）气血郁滞候（肝肾瘀热本证3）

肝肾瘀热证，瘀热郁滞下焦，肝气失于疏泄，肝血瘀滞，而成气血郁滞之候，其见症以肝肾气郁血滞之脉症为主，可兼见阳气不和之脉症。

通称：蓄血。

病名：**[中医]** 痛经，小腹痛，赤白带下。**[西医]** 慢性盆腔炎，子宫内膜异位症，宫外孕（亚急性型）。

病因病机：肝肾瘀热郁滞，因瘀热郁滞下焦，肝气失于疏泄，肝血瘀滞不行，气郁血瘀，阳气失和。

证象组合：气滞+血滞+阳郁

主症：**【气机不利】症象**：①胁胀脘闷。②胸膻痞闷。③乳房发胀。④腹疼。**脉象**：①脉弦数。②脉沉滑而数。**舌象**：舌质红苔薄白。②苔根黄糙。

副症：**【血滞不行】症象**：①脸容黧黑，如蒙灰尘，暗晦不泽。②下腹部持续性隐痛，阵发性剧痛，少腹疼痛，有急迫感。③月经量少。④经血色紫红有块量多，色不鲜，经来后则痛势减轻。⑤经期痛甚，色紫暗，伴有血块。⑥腹部疼胀，月经一月少于一月，色紫成块。**舌象**：①舌红边有紫点，苔薄。②舌紫。③舌青。④舌苔长期如墨。**脉象**：①脉左弦涩，右细数。②脉涩，脉沉涩。

宾症：**【阳气不和】症象**：①潮热，手足心发热。②至夜咽嗌干燥，渴饮，口干欲饮。③烦躁多梦。④有时鼻衄。⑤腰酸。⑥带下赤白腥臭黏稠。**舌象**：舌红紫，苔薄。**脉象**：脉紧而弦。

治则：当以疏利肝气，活血消瘀，清热导滞为法。

方证

1.金铃子散、琥珀朱砂丸加减证：周兰若方[1]。治胸膻痞闷，烦躁渴饮，近月经量少，带下赤白腥臭黏稠，详见病案1。

炒当归、川芎、乌药、丹皮、延胡索各9g，川楝子、桃仁、炙红鸡冠花各12g，乳香、没药、醋炒大黄各4.5g，西琥珀1.2g冲，土茯苓30g。

2.清热行血以调经方证：刘洪祥方[2]。治痛经，经血色紫红有块、量多，经来后则痛势减轻，有时鼻衄，详见病案3。

丹参18g，赤芍、白芍、香附、牛膝、炒五灵脂各12g，当归、黄芩、片姜黄各9g，木香6g，生地15g。

3.血府逐瘀汤证：颜乾麟方[3]。治月经异常，经来淋漓十多天方净，详见病案3。

当归、生地、红花、牛膝各9g，桃仁12g，枳壳、赤芍、甘草各6g，柴胡3g，桔梗、川芎各4.5g，水煎服。倍生地、柴胡。

论著和讨论

本证候下焦瘀热，肝气郁滞，肝血瘀阻，其治则当行气活血，清热祛瘀为法。《沈氏女科辑要》载："楼全善曰：经闭有污血凝滞胞门一证。罗谦甫血极膏，一味大黄为末，醋熬成膏，服之利一二行，经血自下，是妇科仙药。……王孟英按：王子亨《全生指迷方》地黄煎，以生地汁八两，熬耗一半，内大黄末一两同熬，候可丸，丸如梧子大。熟水下五粒，未效加至十粒。治女子气竭伤肝，月事不来，病名血枯。盖瘀血不去，则新血枯也。即《内经》乌鲗藘茹丸、仲景大黄䗪虫丸之义。后人但知彼血枯为血虚，而不知血得热则瘀，反用温补，岂能愈此血枯之病？尧封亦为此论，毋乃欠考。"[4]

病案举例

1.周兰若治程某某，25岁，素性寡言多郁，始感胁胀脘闷，渐至纳少形瘦，近月经量少，带下赤白相夹，腥臭黏稠，迩日胸膻痞闷，烦躁渴饮，脉左弦涩、右细数，舌青苔根黄糙，治以理血行气，金铃子散、琥珀朱砂丸加减（组方见方证），3剂，先下紫瘀带止，胁痛加逍遥丸12g，终10剂而痊愈[1]。

2.刘洪祥治张姓，27岁。1年多来，每于行经前则感少腹疼痛，有急迫感，腰酸，手足心发热。近2个月来，经血色紫红有块、量多，经来后则痛势减轻，有时鼻衄，口干欲饮。舌质红、苔薄白，脉沉滑而数。证由血分郁热所致。治宜清热行血以调经（组方见方证）服3剂。11月26日：药后口渴减轻，月经于今日来潮，少腹部坠痛。按上方黄芩改用酒黄芩6g，加肉桂3g以反佐之。服3剂。已有半年未再发[2]。

3.颜乾麟治色素沉着案：章某某，女，28岁，患者以面部色素沉着，怀疑为阿狄森病而住院，经内科检查无阳性发现而转入中医病房。检查：脸容黧黑，如蒙灰尘，暗晦不泽，乃瘀阻窍络所致，故证兼痛经，手心热，口干多梦，脉涩，舌紫，即王清任所称的胸中血府血瘀之症。处方：血府逐瘀汤（组方见方证）加水蛭粉（吞），始服时颇具效果，脸部黑色渐有褪化，乃嘱出院继续服药，日趋好转。但第二年结婚后，色素沉着复剧，投前药加麝香粉五厘吞服，引起阴道大量出血，状如血崩，既止后，脸部色素顿消。笔者此后治脸部色素沉着常用化瘀活血之法，皆有一定效果。按：麝香辛散，尤擅搜剔，非严重血瘀不化，慎勿轻用[3]。

又治月经异常案：仲某某，女，33岁，经来淋漓10多天方净，已3年，经潮前伴有全身不适，乳房发胀，腹疼，经来有块，色不鲜，平素潮热，烦躁，曾用归脾汤、柴胡疏肝饮，逍遥散等交替治疗，俱无效。此因血海本有蓄热，服归脾太早，则滞而不化，今患者脉紧而弦，舌红紫，苔薄，营卫乖违，非王氏法则不为功。处方：血府逐瘀汤（组方见方证），连续服60剂而痊愈，月事正常[3]。

4.李聪甫治蓄血：潘某某，女，30岁，腹部疼胀，至夜，咽嗌干燥，月经量一月少于一月，色紫成块，已两年，舌苔长期如墨，脉沉涩。此下焦蓄血，血蓄于肝，肝血瘀阻，法当疏肝化瘀，活血通经：全当归13g，赤芍、丹参、酒炒茺蔚子各10g，丹皮、川郁金、泽兰各7g，桃仁、延胡索、川芎各5g，广木香3g。十余剂，黑苔全退，月经通顺[5]。

5.何子淮治颜某某，33岁，经行小腹剧痛，经量增多已7~8年，诊断为：①慢性盆腔炎。②子宫内膜异位症？经用丙酸睾酮、胎盘组织液及中药等，治疗未见好转。经行前夕下腹部先感胀痛，经期痛甚，持续2~3天，需注射杜冷丁方能缓解，经量多，色紫暗，伴有血块，舌红边有紫点，苔薄，脉弦数。适值行经前夕，收入住院观察。先拟化瘀行滞：血竭末（吞）1.5g，制大黄炭6g，制没药、赤白芍各9g，延胡、当归各12g，蒲公英30g，广木香、艾叶、月季花、生甘草各4.5g。服5剂，经水来潮，上方去月季花，加炒川芎4.5g，续服4剂，经痛明显减轻，仅在经行第1天少腹疼痛20分钟，能忍受，量亦减少，净后出院，带回清热解郁，佐扶正药物5剂调理。次月经行，再住院观察治疗，原方服6利，仅有轻微痛感，经量正常，净后出院，带回补养剂5剂，以调理善后。停药半年，随访痛经未复发，月经正常[6]。

引用文献

［1］陈予舟.周兰若先生治疗带下经验介绍［J］.江苏中医，1965，(8)：32.

［2］刘洪祥.对107例痛经的辨证施治［J］.上海中医药杂志，1966，(5)：192.

［3］颜乾麟.血府逐瘀汤治验［J］.新中医，1975，(1)：37，36，37.

［4］沈又彭.沈氏女科辑要［M］.南京：江苏科学技术出版社，1983：12.

［5］李聪甫.李聪甫医案［M］.长沙：湖南科学技术出版社，1979：94.

［6］何子淮.调冲十法［J］.浙江中医药，1978，4(5)：24.

（四）气血郁逆候（肝肾瘀热本证4）

肝肾瘀热证，瘀热郁滞下焦，肝失疏泄，郁极而逆于上，瘀滞血络，络损血溢，是为气血郁逆之候。其见症以气逆与瘀溢之症象显明，但必兼见气郁与血滞之脉症。

通称：下焦瘀热。

病名：［中医］崩漏。［西医］输卵管妊娠，子宫内膜增生症，功能性子宫出血。

病因病机：肝肾瘀热郁逆，因瘀热郁滞下焦，肝气失疏而瘀热冲逆于上，血瘀内滞而络瘀血溢，是为气血郁滞而瘀血自溢之证。

证象组合：气滞+血滞+气逆+血溢

主症：**【气机冲逆】症象**：①头目昏眩，呕恶。②常见衄血。

【络瘀血溢】症象：①少腹疼痛，阴道流血。②崩漏时下紫块。③经来少腹刺痛，色黑成片犹如镬底焦片。④时时赤带，腰酸。**脉象**：①脉沉涩。②脉弦涩。

副症：**【气机不利】症象**：①脐腹胀痛。②大便秘结。

宾症：**【血滞不行】症象**：①面色灰暗。②小腹下坠，少腹疼痛，按之有块。③骨蒸潮热，夜间盗汗，少寐心悸。**舌象**：①舌偏红，边布瘀点。②舌边紫暗。**脉象**：脉细数，重按带涩。

治则：当以疏利肝气，清化瘀热，使瘀热下行，则冲逆即解。

方证

1.沈氏和痛汤加减证：杨守仁方[1]。治左输卵管妊娠，详见病案1。

当归、生蒲黄、瞿麦、香附各9g，川芎、桃仁、生蒲黄、瞿麦、润炒莪术、延胡索各6g，红花、炙甘草各3g。

2.桃红四物汤合玉烛散证：余奕群方[2]。治崩漏10余天，止血无效，详见病案2。

当归、生地、仙鹤草、茜根各18g，赤芍、川芎各12g，桃仁、红花、大黄、甘草各9g，丹皮15g，延胡索12g。

3.消瘀通络方证：周兰若方[3]。治经来少腹刺痛，色黑成片犹如镬底焦片，形肉消削，胃纳日减，骨蒸潮热，夜间盗汗，少寐心悸，头目昏眩，详见病案3。

水蛭、虻虫、西琥珀（冲）各3g，醋炒大黄、京三棱、蓬莪术各4.5g，桃仁、当归尾、粉丹皮各6g，酒炒牛膝9g，紫丹参、失笑散（包）、威灵仙各12g，红花汁拌炒丝瓜络4寸，败酱草15g。

4.血竭祛瘀生新汤证：何子淮方[4]。治人流二次后，经来量多夹块作痛，详见病案4。

血竭4.5g，大黄炭、延胡索、继木花、血余炭、赤芍、白芍、失笑散各9g，丹参15g，当归炭24g，藕节30g。

论著和讨论

本证候瘀热郁滞肝肾，瘀热上逆，络瘀血溢，其治则当以利气祛瘀为主，气顺瘀行，则冲逆自已。周鸣岐说："对于火热灼伤脉络，使血离经外溢，煎熬成瘀血实证者，采用清热化瘀之法，选用生地、玄参、丹皮、女贞子、旱莲草、桑寄生、熟地、当归、茜草、蒲黄、灵脂等。根据血随气行，气为血帅的理论，在治疗中，适当加入理气药，可以提高疗效。"按：该患者（病案5）病初曾用大量的止血之剂，致塞流过急，血瘀胞宫，瘀血不去，新血难生，血瘀化热，久而伤阴，故先用养阴清热之法服后，烦热已减，但少腹仍痛，是瘀血内停之故，改用活血化瘀之法以澄源。药后瘀血已清，少腹胀痛悉除，出现心悸、气短、纳呆、少寐等症，正是归脾汤症，连服十余剂而痊[5]。陆文彬说："瘀血有因寒凝，亦有瘀蓄化热、瘀热相结等，其治法不同。唐容川认为：'瘀血凝滞，为火气所熏，则为干血，……干血不去，则新血断无生理，故此时虽诸虚毕现，总以去干血为主也。'案中（病案3）用药宗法叶氏'虫蚁迅速飞走诸灵'，投水蛭、虻虫，合大队活血消瘀之品，以仲景抵当汤为基础。威灵仙专祛恶脓败血，败酱草清热行瘀，红花汁拌丝瓜络用代新绛以凉血通络。"[3]

病案举例

1.杨守仁治施某某，29岁，经闭39天：左下腹疼痛，阴道流少量血已十天，后经血如潮，混有血块，腹痛剧烈阵发，头昏呕恶，不思饮食，脐周均痛，腰酸楚，痛剧时不能解出小便，并有下坠感，诊断：左输卵管妊娠，左少腹痛按之有块，脉沉涩，瘀留未下，沈金鳌云瘀聚成癥，仿沈氏和痛汤加减（组方见方证），2剂，下凝血两块，腹痛渐减，唯大便燥结难解，拟养血肠，佐化余瘀：全当归、桃仁、泽兰、柏子仁、丹参、甜苁蓉各9g，川芎4.5g，瓜蒌仁、麻仁、益母草各12g，红花2.4g，炙甘草3g，2剂，腑行已通，腹疼亦轻，唯心悸少寐，改养血宁神[1]。

2.余奕群治梁某某，女，27岁，月经推前，三月前经来量多，常10余天方止，止血无效，时下紫块，腹痛，大便秘结，脉寸关弦，尺沉细涩，形体消瘦，面色灰暗。此血瘀凝滞，应活血散瘀，用桃红四物汤合玉烛散（组方见方证），下紫块甚多，漏下渐止，再进漏止腹不痛，精神欠佳，肢倦眩晕，脉沉细，属气血虚弱，宜健脾补血，归脾汤15剂愈[2]。

3.周兰若治沈某某，38岁，已婚。经水者阴血也，冲任主之，血输胞中，应时而下，系阴从阳化。平素喜嗜辛热，则热积营分，常见衄血，且又房欲不禁，相火偏炽，肾中真阴暗耗，时时赤带，腰酸。经期努力伤络，瘀血停聚胞宫，瘀热相结，经来少腹刺痛，色黑成片犹如镬底焦片，形肉消削，胃纳日减，骨蒸潮热，夜间盗汗，少寐心悸，势所必然，头目昏眩，亦属当然。脉细数，重按带涩，舌偏红，边布瘀点。势成干血，前贤有"瘀血不祛，血无有生机"之说，采其意，投诸虫啮血之品，以消瘀通络治（组方见方证）1剂后，经血倍增，腹痛加剧；3剂，经色显赤，腹已和，诸恙均减。脉转濡细，舌质淡红，尚有瘀点。改易消瘀和血。方用水蛭、京三棱、蓬莪术各3g，当归尾、炒赤芍、炒川芎各6g，炒荆芥、川牛膝各4.5g，生地、丹参、威灵仙各9g，红花汁拌丝瓜络4寸。服5剂，次月复诊，经来已趋正常，唯经行之初稍感少腹胀痛，神奕纳增，已如常人，予养血调冲法善后[3]。

4.何子淮治姚某某，女，37岁，生产2胎，又人流二次后，渐见经来量多，夹块作痛，拖延10日以上，有时净后，带下夹红，妇检为子宫内膜增生症（不规则成熟），血块大，色紫褐，舌边紫暗，脉弦涩，属瘀热蕴滞下元，宜活血化瘀，荡涤胞络，自拟血竭祛瘀生新汤（组方见方证），块下更多，腹痛时或减缓，仍以祛瘀生新续进：血竭、大黄炭、小蓟、地榆各9g，当归炭、炒白芍各15g，仙鹤草、藕节各30g，炙甘草6g，块下仍多，血量减少，似有停状，按之腹不痛，精神转佳，块下痛除，瘀阻已去，继以养血调冲：炒当归、焦白术、补骨脂各15g，炒白芍、狗脊、党参各12g，炙黄芪9g，怀山、川续断各24g，炙甘草6g。经期已有来潮之感，慎防量多崩下，再养血调冲，去参、芪、术、山、补骨脂加丹参、仙鹤草15g，艾叶2.4g，2剂经来量不甚多，未见块下，色鲜红，无腹痛，仍益气养血调经巩固：党参、炙黄芪、焦白术、旱莲草各15g，炒白芍、侧柏叶各24g，炒丹皮9g，炙甘草6g[4]。

5.周鸣岐治功能性子宫出血：林某某，女，25岁，先淋漓不断，后突然增多，色紫成块，少腹胀痛，腰酸头晕，五心烦热，精神疲惫，饮食不佳，进养阴清热。血量虽减，少腹仍胀痛拒按，乃血瘀经脉，不通则痛，拟活血化瘀，改血府逐瘀汤加减：赤芍、当归各15，桃仁、红花、川芎、柴胡、枳壳、延胡索、艾炭各10g，生地20g，2剂，经血增多，先下紫黑血块，后转鲜红，胀痛悉除，腰痛头晕，心悸气短，寐而不宁，纳谷欠佳，神疲乏力，脉沉细无力，舌淡苔薄，乃心脾两虚，改人参归脾汤，10余剂愈。6个月随访，月经正常[5]。

引用文献

[1] 杨守仁.中医药治疗子宫外孕2例[J].上海中医药杂志，1964，(9)：21.

［2］余奕群.崩漏治验［J］.新中医，1977，（2）：18.
［3］陆文彬.周兰若先生治疗痛经的经验［J］.浙江中医药，1978，4（5）：12.
［4］何子淮.崩漏的辨证论治［J］.中医杂志，1979，（11）：30.
［5］周鸣岐.活血化瘀法治疗崩漏的体会［J］.中医杂志，1981，（7）：44.

（五）肾气郁结候（肝肾瘀热转证1）

肝肾瘀热证，瘀热郁滞肝肾，久则与肾气相搏，气瘀互结，而成肾气郁结之候，其见症以肾之气瘀滞结与气化不行之脉症为主。

通称：下焦瘀结。

病名：［**中医**］癃闭，石淋。［**西医**］前列腺肥大，肾结石并肾盂积水，急性肾衰竭。

病因病机：肝肾瘀热郁结，因瘀热久留，与肾气相搏，气瘀互结，气机不利，不能气化于膀胱，水道闭塞。

证象组合：气滞+气结+气化不行

主症：【**气机郁结**】**症象**：①腹坚痛。②大便色黑。③前列腺肥大所致之包块。④不渴便秘。⑤肾绞痛发作。**舌象**：①舌边红，舌苔薄白。②舌边有明显紫斑。③舌质紫暗少苔。④舌质稍紫，有瘀点，苔灰腻而干。**脉象**：①脉细滑带涩。②弦细而涩。③脉沉细而涩。

副症：【**气机不利**】**症象**：①小腹胀急，少腹满急。②小腹胀痛难忍，小腹急疼。③脐腹痛不可忍。④腰腹胀痛，时有刺痛。⑤恶心呕吐，气短喘促。**舌象**：苔薄白，舌淡红而苔腻。**脉象**：①脉细数。②脉来沉弦。

宾症：【**气化不行**】**症象**：①尿痛尿急，小便涩滞不畅，排尿困难，茎中砂涩，脓血尿。②小便点滴不通。③阴茎肿胀。④全身浮肿，两腿肿势按之没指。

治则：当理气活血，清热利水，以化瘀软坚散结为法。

方证

1.丹红留行汤加减证：张沛虬方[1]。活血理气化瘀，佐以清热，治前列腺肥大，详见病案1。

桃仁、赤芍、红花、乳香、泽兰各9g，蒲公英30g，败酱草，王不留行、丹参、山甲片各15g，生麦芽90g。

2.血府逐瘀汤加减证：刘明武方[2]。治急性肾衰竭，证属瘀血凝滞，败精阻塞之癃闭，气短喘促，全身浮肿，两腿肿势按之没指，详见病案2。

当归20g，白茅根、桃仁各25g，川芎8g，赤芍、桔梗、天麻、红花、枳实、柴胡、大黄各10g，甘草5g，丹参30g，瞿麦15g，大腹皮50g，半夏8g。

3.桂枝茯苓丸加味证：张庆武方[3]。治前列腺肥大，小腹急疼，须插导尿管排尿。详见病案3。

桂枝、茯苓、桃仁、丹皮、赤芍、大黄、川牛膝、红花、益母草、泽兰。

4.假苏散加味证：宋文耀方[4]。治前列腺肥大，尿液潴留，详见病案4。

荆芥、香附、瞿麦、当归、赤茯苓、海藻各9g，丹参12g，乳香、陈皮、黄柏、木通各6g，麝香（冲）0.15g，灯心1.5g。麝香0.15g外敷脐窝。

5.理气化瘀，通淋排石方证：朱曾柏方[5]。治左肾结石，腰腹部疼痛并出现血尿，详见病案6。

金钱草、海金沙、蜂房、石韦各30g，三棱、莪术、穿山甲各12g，琥珀末、乳香、没药各6g，怀牛膝15g，青皮、陈皮、桃仁、杏仁各10g，白芷2g。

6.虎杖散加减证：汪正聪方[2]。治血淋，小便不利，脐腹痛不可忍，努责小便如线，详见病案5。

虎杖16g，杜仲、牛膝、桃仁、王不留行各9g，海金沙、乳香各6g，琥珀末（分冲）3g。

论著和讨论

本证候瘀热久留下焦，与肾气搏结，气化不行，水道不通，其治则以理气活血，清热利水，以化瘀散结为法。朱曾柏说：“（病案6）此例者腹部刺痛，合并血尿、尿痛、脉涩，舌有瘀点，曾行手术，刀刃所伤，脉络受阻，伤及血络。综合上症，气滞血瘀无疑。理气活血法对结石长时间刺激输尿管壁等处，造成局部充血水肿、炎症、粘连有效。据报道活血化瘀药能促进输尿管蠕动，对输尿管平滑肌有直接作用，使输尿管蠕动频率和幅度增大，而推挤结石下移故而收效。”[2]

病案举例

1.张沛虬治沈某某，男，66岁，五年前曾患前列腺炎，近半年来尿痛，尿急，排尿困难频频发作，上周因恼怒，症状加剧，少腹满急，排尿困难，每日须赖导尿，以缓解症状，舌边红，苔薄白，脉细滑带涩，证由气滞血瘀互结，属中医癃闭，治宜活血理气化瘀，佐以清热，方用丹红留行汤加减（组方见方证）。并嘱热水坐浴，每晚15分钟。药后1剂见效，2剂能自行排尿，5剂症状稳定，改用知柏八味汤及补中益气汤加王不留行、桃仁，二方交替服用，30余剂后告愈。2年多来未复发。本例系老年性前列腺肥大引起癃闭，与肾气衰微有关，但补肾之法难奏速效，根据“病久属瘀”“血实则决之”的原则，以活血化瘀先治其标，继用滋肾益气以固其本[1]。

2.刘明武治郭某，男，34岁，该患因被制砖机绞伤左下肢，股骨和胫腓骨骨折，住院2天后突感头晕乏力，食少纳呆，恶心呕吐。诊见：面色㿠白，精神萎靡，气短喘促，全身浮肿，两腿肿势按之没指，舌暗紫，边有瘀点，苔灰腻而干：脉沉涩。查体：体温36℃，脉搏115次/分，呼吸28次/分。血检：白细胞17.5×10^9/L，中性0.86，淋巴0.14，血钾5.5mmol/L，二氧化碳结合力15.8mmol/L。肾功能：尿比重1.026，尿素氮29.5mmol/L，肌酐4.2mg/dl。尿量200ml/日，尿常规：蛋白（++++），颗粒管型3~5个。诊断：急性肾衰竭。证属瘀血凝滞，败精阻塞之癃闭。治以逐瘀散结，通腑泻浊，清利水道。用血府逐瘀汤加减（组方见方证）水煎服2剂，尿量达1000~1600ml/日，浮肿减，呕吐止，喘促平。去天麻、半夏，加黄芪35g，继服8剂，神清纳香寐安，面色红润，浮肿消退，尿量正常，经各项理化检查均无异常发现。病愈后随访3年未见复发[2]。

3.张庆武治王某某，男，68岁，患者尿闭5天，外科检查，诊为“前列腺肥大”。小腹急痛，须插导尿管方可排尿。舌苔薄白，脉来沉弦。前列腺肥大所致之包块，笔者认为包块内必有瘀血，因此以活血化瘀法治之，用桂枝茯苓丸加味（组方见方证）服药10剂，能自行排尿。至今已1年余未复发。笔者以同样方法，另外治疗3例前列腺肥大引起尿闭患者，2例获效，1例未效（上方服10剂仍不能自行排尿者，即认为无效）[3]。

4.宋文耀治石某某，男，72岁，小便余沥不尽已数年，因体质较好，食纳较佳而未就诊。1周前，小便不适加重。患者初感解尿困难，尿道烧痛，进而阴茎肿胀，小便点滴不通。由于尿液潴留，致使患者腹大膨隆，胀痛难忍，坐卧不宁。由家人急抬往某医院就诊。经穿刺抽尿，症状才得缓解。西医直肠指诊：前列腺肥大。建议住院治疗。经用西药抗生素、性激素、葡萄糖等治疗1周，症状未见减轻，而转中医治疗。诊其脉，弦细而涩，舌淡红而苔腻，舌边有明显紫斑。乃属久病失治，膀胱气化失司，致使湿热下注，水道阻塞。当用清化湿热，软坚活血之品，方用假苏散加味（组方见方证）2剂。外用麝香0.15g敷脐窝。二诊：诉说服药1剂后，小便已通，腹部胀痛减去大半，能安睡。2剂服完，小便通利，腹胀全消。现微感口渴欲饮，咽喉干燥，尿道刺痛。诊脉沉细弦，舌质红苔薄，舌边紫斑已退。证属水道已通，余邪未尽。乃予滋阴清热，健脾和胃兼以活血通利之品，药用：沙参12g，麦冬、党参、白术、茯苓各9g，陈皮、木通、乳香各6g，薏苡仁15g。2剂。三诊：尿道刺痛消失，口渴亦减。但午后潮热，手足出汗，脉沉细数，舌红苔薄。是因利小便而伤肾阴，故用知柏地黄丸（成药）滋阴降火以善后。随访数年，未见复发[4]。

5.汪正聪治聂某某，男，45岁。素患血淋，近来小便不利，脐腹痛不可忍，用力努责，小便始如线而出，痛苦非常，曾采用导尿法，当时有效，过后又发，不得已要求试服中药，诊得脉沉细而涩，舌质紫暗少苔，此系久病入络，瘀血败精内阻膀胱所致，治宜祛瘀散结利水，方用虎杖散加减（组方见方证），水煎服。服1剂，脐腹胀痛更甚，但小便则较通利，因此连服3剂，小便排出通畅，腹已不痛，病情大有转机，复诊脉仍细涩，舌转淡紫，唯觉精神不振，头晕，久病多虚，改用四物汤加味：生地、当归、白芍各12g，川芎6g，牛膝、茯苓各9g，田七粉（分冲）3g，调理而安[5]。

6.朱曾柏治朱某，女，32岁，因左肾结石，于某院切开取石。5年以来自觉腰腹部疼痛并出现血尿，经腹部平片检查诊为左肾复发结石1.1cm×1.5cm。同年10月住某院行碎石治疗2次，拍片复查，结石已碎解，呈颗粒状，但未排出。当月转中医结石专科门诊治疗。阅片见左肾区散在的结石并肾盂积水。近月来肾绞痛发作，腰腹胀痛，时有刺痛，小便涩滞不畅，脓血尿，有时尿痛，舌质稍紫，有瘀点，脉弦涩。证属气滞血瘀，以理气化瘀，通淋排石治之（组方见方证）。服8剂后，诸症消失，经复查平片结石阴影消失。嘱其饮淡茶水，并服用防石汤[2]。

引用文献

[1] 张沛虬.瘀血的辨证和治疗的体会[J].浙江中医药，1978，4（4）：5.
[2] 田元祥.内科疾病名家验案评析·上册[M].北京：中国中医药出版社，2000：444，486，487.
[3] 张庆武.桂枝茯苓丸治前列腺肥大[J].新中医，1978，(6)：23.
[4] 宋文耀.中医治疗癃闭证的经验[J].新医药学杂志，1979，(4)：18.
[5] 汪正聪.治小便不利九法[J].江西中医药，1983，(1)：29.

（六）肝气郁结候（肝肾瘀热转证2）

肝肾瘀热证，瘀热久滞下焦，与肝气互搏，气瘀渐结，气失疏泄，是为肝气郁结之候。其见症，以肝之气瘀滞结之脉症为主，可兼见阳气不和之症象。

通称：瘀结肝络。

病名：[**中医**] 肝痈，疝肿，胁痛，小腹痛，癥瘕。[**西医**] 右侧附件炎性包块。

病因病机：肝肾瘀热郁结，因瘀热久留下焦，与肝气互结，阻滞气机，肝气不得疏泄，气瘀结搏不通。

证象组合：气结+气郁+气滞+阳郁

主症：【气机不宣】**症象**：①口干不思饮。②纳少。

【气机郁结】**症象**：①小腹痛拒按。②下腹疼痛难忍。③胁痛经年累月，或痛在一处如刀割，胀痛不可按。④睾丸肿痛，甚则出脓血。**舌象**：舌紫有斑点。**脉象**：①脉弦涩。②脉细涩而数。③脉沉细。

副症：【气机不利】**症象**：①小腹胀急。②胃脘胀痛。**舌象**：舌红，苔黄厚而干。**脉象**：脉细数。

【气机不降】**症象**：恶心呕吐，阵发呕吐。

宾症：【阳气不和】**症象**：①面色苍白。②头昏。③神疲乏力。④低热。⑤睡眠不安。⑥恍惚多忘。⑦白带量多，色白而质稠。

治则：当疏肝利气，清热凉血，逐瘀散结。

方证

1.复元通气散证：《医宗金鉴》方[1]，治肝痈。

青皮、陈皮、瓜蒌仁、山甲、银花、连翘、甘草。

2.疏通血络方证：曹炳章方[2]。治曾经发颐，误用凉遏，余毒由少阳循经，传入厥阴，下流睾丸，亦偏坠肿痛，形似疝气，详见病案1。

鲜生地15g，捣豆豉、黑山栀、延胡索、土贝母、丹皮各6g，川楝子3个，赤芍、蝉衣各4.5g，苏木、红花各2.4g，桃仁14粒。水煎服。

论著和讨论

本证候瘀热留滞，肝气与瘀热搏结，肝气不得疏通，陈士铎说："肝一恼怒，则肝叶张开，肝气即逆。大怒之后，肝叶空胀，未易平复。且怒必动火，怒愈多而火愈盛，火盛必烁干肝血，烁干则肝气大燥，无血养肝更易发怒。怒气频伤欲不郁结而成痈，乌可得乎。"[3]治当疏肝利气，清热逐瘀散其结。吴谦说："（肝痈），始发期门穴，必隐痛微肿，令人两胠胀满胁痛，侧卧则惊，便溺艰难，由愤郁气逆而成。初服复元通气散（组方见方证），次服柴胡清肝汤：柴胡、生地、当归、赤芍、川芎、防风、连翘、牛蒡子、黄芩、山栀、天花粉、甘草。"[1]陈士铎说："人有跌扑之后，两胁胀痛，手不可按，人以为瘀血之作祟也，可用散瘀汤：水蛭（炒黑为末）一钱，当归五钱，丹皮、红花各五钱，甘草一钱，生地三钱。"[3]王雨三说："（胁痛经年）瘀血之痛，在一处如刀割，且恍惚多忘，即许叔微谓上焦蓄血如狂，其脉必弦涩，宜用玉烛散（一百四十二）加红花、桃仁。"[4]有云：胁痛经年累月，跌打死血，胀痛不可按者，主复元活血汤：柴胡、天花粉、当归、甲片、甘草、红花、桃仁、大黄，酒引；复发用抵当丸下瘀，终用四物汤加丹皮、三七9g，或加味三七散：三七、香附、乳香、没药、甘草。

姚国美说："睾丸肿痛，小腹胀急，尺脉滑数，出脓血者，为㿗疝，主以桃仁当归汤，调气和血：桃仁、当归、延胡索、川芎、生地、赤芍、吴茱萸、青皮、丹皮、生姜。"[5]

病案举例

1.曹炳章亦有因春温风温时毒喉痧：先发热自汗，曾经发颐，误用凉遏，余毒由少阳循经，传入厥阴，下流睾丸，亦偏坠肿痛，形似疝气，宜疏通血络，以（组方见方证）。此证甚多，是方亦验[2]。

2.刘代庚治人流感染：23岁，高烧40℃，给大剂量抗生素及清热解毒药，月余疗效不显，精神萎靡，低热，白细胞15×10^9/L以上，小腹痛拒按，舌紫有斑点，脉细涩而数，乃瘀血不去，则新血不生，热亦难退，少腹逐瘀汤4剂，下大量黑紫血块，后热退，继6剂，精神转佳，食量大增而能下地活动，原方加减，调理月余，痊愈出院[6]。

3.冯显逊治癥瘕：余某，女，47岁，患者半年前开始月经紊乱，经量多有血块。近因情志不舒，又兼操劳过度，于2月18日晚突然发生下腹部剧烈疼痛，诊断为右侧附件炎性包块。用抗感染治疗10天，疼痛未减，经家人护送来我院要求中药治疗。现症：急性病容，表情痛苦，面色苍白，神疲乏力，下腹疼痛难忍，白带量多，色白而质稠，胃脘胀痛，头昏，睡眠不安，口干不思饮，纳少，二便正常，舌红，苔黄厚而干，脉沉细。妇科检查。外阴正常，阴道通畅，宫颈中度糜烂，分泌物多，宫体后位，正常大小，附件右侧有一6cm×4cm×4cm包块，与子宫相连，压痛明显，左侧（一）。超声波检查报告；下腹右侧与子宫平行可分开之实性包块约6cm×4cm×4cm大，多系炎性包块。血常规：白细胞12.5×10^9/L，中性78%，血红蛋白98g/L，血沉114mm/h。诊断：癥瘕（炎性包块）。辨证：气虚肝郁，瘀热互结。处方：太子参、银花各30g，枳壳12g，柴胡、炒川楝、延胡索各10g，茯苓、白芍、丹参各15g，山药、蒲公英、夏枯草、红藤各20g。4剂。前后复诊四次，皆以此方加减，共进药28剂，病愈，拟益气养胃善后[7]。

引用文献

[1] 吴谦.御纂医宗金鉴[M].北京：人民卫生出版社，2003：818.

[2] 俞根初.重订通俗伤寒论[M].上海：上海科学技术出版社，1959：397.
[3] 柳长华.陈士铎医学全书[M].北京：中国中医药出版社，1999：739，980.
[4] 王雨三.治病法轨[M].北京：学苑出版社，2015：162.
[5] 姚国美.姚国美医学讲义合编[M].北京：人民卫生出版社，2009：173.
[6] 刘代庚."辨证"与"辨病"琐谈[J].中医杂志，1981，(12)：73.
[7] 冯显逊.妇科验案四则[J].北京中医学院学报，1985，(3)：32.

（七）气血瘀结候（肝肾瘀热变证1）

肝肾瘀热证，瘀热久滞下焦，与肝肾之气相搏，气瘀互结，积聚成形，是为气血瘀结之候，见症以下焦气血结聚之症象显明，可兼见阳气不和之症象。

通称：下焦瘀结。

病名：**[中医]** 癥瘕。**[西医]** 卵巢囊肿，子宫肿瘤，陈旧性宫外孕并继发感染。

病因病机：肝肾瘀热郁结，因瘀热留滞下焦，与肝肾之气相搏，气瘀互结，积聚成形，阻塞不通，阳气不和。

证象组合：气结+血结+气滞+阳郁

主症：**【气机郁结】症象**：①腹肌紧张。②大便干结。**舌象**：舌苔白腻。**脉象**：①脉弦数。②脉滑有力。

【血滞瘀结】症象：①月经量少，经停。②月经淋沥数月，血量多挟血块。③小腹肿块有鸡卵大。渐大如拳，质硬疼痛。④小腹隐隐痛。⑤下腹痛甚拒按。**舌象**：舌红糙少苔。**脉象**：沉弦。

副症：**【气机不利】症象**：腹胀胸闷。

宾症：**【阳气不和】症象**：①面容枯槁，体质消瘦。②倦怠乏力。③心慌气喘。

治则：当疏利肝肾气机，逐瘀散结，化积软坚。

方证

1.逐瘀消癥方证：王泽银方[1]。治癥瘕（产后卵巢囊肿），少腹有一包块，详见病案3。

桃仁、红花、三棱、莪术、广三七、丹皮、赤芍、延胡、柴胡、川牛膝、焦山楂各10g，大黄15g，广木香6g。

2.下瘀血汤合四乌贼一芦茹丸加减证：朱敬修方[2]。治子宫肿瘤，详见病案4。

大黄、䗪虫、肉桂、当归、川芎、益母草、桃仁、三棱、莪术、乳香、没药、牛膝、丹皮、凌霄花、海螵蛸、茜根。

论著和讨论

本证候瘀热久留下焦，与肝肾之气互结，积聚成形，阻滞不通，治当疏利气机，逐瘀破结以化癥块。王泽银按：此例（详见病案3）由产后恶露未下，瘀血内蓄胞宫，郁久化热，聚而成积。属中医学癥瘕积聚范畴。《灵枢·水胀》篇曰："石瘕生于胞中，寒气客于子门，子门闭塞，气不得通，恶血当泻不泻，衃以留止，日以益大，状如怀子，月事不以时下，皆生于女子，可导而下。"治应破血、逐瘀、消癥。初诊时，患者正虚邪实，病情进展迅速，以致恶性循环，宜先折其锐势，是当务之急，非竣破不能为功。患者年轻内在正气恢复之力未伤，邪势若减，则抗病之力易复，祛邪亦是扶正。仿大黄䗪虫丸之意，重在攻破，兼以行气，药已中病，遂守方不变。六诊时，包块不见缩小，乃加大剂量，才见缩小，为病重药轻之故，七诊时加服《金匮要略》当归芍药散合桂枝茯苓丸加减：当归、白芍、川芎、丹皮、桃仁、桂枝、栀子行血活血，茯苓、泽泻、黑白丑、白术健脾利水，龙骨、牡蛎、鳖甲软坚，丸药合用，故见疗效[1]。

病案举例

1.沈仲圭治赵某，女，30余岁。月经量少，腹中隐痛，经期40多天一次，带多。据述西医诊断为"侧卵巢囊肿（或积水）"，肿块有鸡卵大。诊见脉象沉弦。处方：柴胡6g，当归、赤芍、白术、青皮、枳实、丹皮、桃仁、红花、炒三棱、炒莪术各9g，瓦楞子12g，服7剂后，经西医复查囊肿已较小。复诊，改方用柴胡、片姜黄6g，当归尾、赤芍、白术、茯苓、车前子、泽泻、炒三棱、炒莪术、香附、青皮各9g，瓦楞子、党参各12g。服20剂，再由妇科检查，卵巢已接近正常。再诊：仍用原方继服。至1974年4月2日癥结已化。后以养血疏肝、化癥行水之品，巩固疗效。按：卵巢囊肿相当于中医学的肠覃、石瘕。拙方乃以《金匮要略》桂枝茯苓丸和《沈氏尊生书》血癥丸为主，参酌病情加减药物，其中以柴胡疏肝，归、芍和血，参、术健脾，其他三棱、莪术、香附、片姜黄、青皮、瓦楞子等，都有祛瘀化癥的功用。因西医诊断有积水，故加茯苓、车前、泽泻利水之品。而血癥丸，用生地、当归、赤芍、三棱、莪术、桃仁、五灵脂、牛膝、大黄、官桂、甘草、延胡、乳香、没药等，全方以活血化瘀、宣通脉络为主。本例按上述论治，故见疗效[3]。

2.张志千治陈某某，34岁，结婚16年未生育，入院日，患者停经45天，开始阴道流血，量少，色暗红，继而小腹剧烈阵痛拒按，以右侧为著，昏厥2次。经当地医院治疗有好转，但尚感小腹隐隐痛。体温39.3℃，舌苔白腻，脉弦数。血压96/60mmHg，慢性病容，面色苍白，贫血貌，心肺正常，腹软，右下腹部压痛明显，无反跳痛，可摸及包块约5cm×7cm大小。妇检：宫体后倾，举痛不明显。化验：血红蛋白50g/L，红细胞18×10^{12}/L，白细胞10.8×10^{9}/L，中性70%，淋巴26%，大单核4%。西医诊断为陈旧性宫外孕并继发感染。入院后除西药抗感染外，中医辨证：属瘀血积聚，兼感外邪。治拟清热解表，佐以祛瘀化癥：银花、炒山栀、当归、桃仁、制香附各9g，荆芥4.5g，川芎、红花、三棱、莪术各6g，丹参12g。服3剂，热退；小腹隐痛亦减，阴道流血时有时无，食欲不振，大便秘结，苔薄，脉滑。前方去银花、山栀、荆芥、桃仁，加延胡索9g，苏木、大黄各4.5g，泽兰12g。服8剂，小腹仍隐痛，阴道流血，胃纳尚差；稍有多食则脘腹饱胀，便秘。此脾虚失运，瘀血积聚所致。治宜补中健脾，祛瘀化癥：党参、炒白术、茯苓、当归、丹参、三棱、莪术、制香附各9g，陈皮4.5g，红花、桃仁各6g，泽兰12g。服14剂，腹痛已除，阴道流血瘥，精神振，胃纳增，脉稍弦。尿妊娠试验阴性。此后以原方加减，以竟全功[4]。

3.王泽银治癥瘕：王某某，女，21岁，3个月前顺产一男婴，娩后康复良好，唯觉少腹有1包块，于3个月内迅速增大，至脐平，曾在区、县医院妇产科检查，均诊断为“产后卵巢囊肿”，疑有恶变，建议剖腹探查，患者拒绝手术，遂来我院中医科就诊。见患者面容枯槁，体质严重消瘦，倦怠乏力，心慌气喘，饮食大减，两餐只需1个鸡蛋，腹胀胸闷，大便干结，数日1行。触其下腹，大如妊娠6月，腹肌紧张，脉络暴露，脉弦数，舌红糙少苔。询之，患者为初产，产时恶露未下，下腹疼痛，数天后出现腹部胀大，日渐加重而成此证。诊为癥瘕，治宜逐瘀消癥（组方见方证），3剂。二诊：上方服后腹胀稍缓，余证同前，照方加芒硝10g，继服3剂。三诊：大便已软，每日1次，腹胀见减，气喘渐平，腹肌变软，药已中病，前方去芒硝加䗪虫10g，5剂。四诊：腹肌松弛，包块缩小，饮食好转，气喘已平，胸腹气胀已消，转用丸剂，按原方加水蛭、党参各15g，6剂，研末炼蜜为丸，每丸重6g，每日一次1~2丸。五诊：包块已消大半，诸症好转，饮食增多，精神已复，开始能步行约一华里，做些家务劳动，嘱继服丸药半个月。六诊：见包块不减：亦未增大，思之良久，嘱其加大剂量，改为每日3次，每次1~2丸。七诊：饮食大增，诸症继续好转，触其包块约鸡蛋大，脉舌如前，即增服活血、利水、软坚之中药：当归、白芍、川芎、白术、桂枝、丹皮、桃仁、黑白丑、栀子、川鳖甲各10g，茯苓、龙骨各15g，牡蛎30g，泽泻12g，10剂。八诊：饮食，精神均正常，体质丰满，面色红润，腹部包块缩小至腹壁扪不到，因脉舌变化不大，唯恐复发，仍按丸药方加减，3剂共作1料，以资巩固。次年随访：自述月经来过3次，经期正常，妇科检查未见包块，即上环避孕，参加社队劳动至今，未见复发[1]。

4.朱敬修于香港东华医院治杨某某，女，约40岁，月经淋沥数月，小腹肿块渐大如拳，质硬疼痛，西医诊为子宫肿瘤，必须手术，其夫惊怕特来求中医保守疗法。以下瘀血汤合四乌贼一芦茹丸加减（组方见方证）等祛瘀利气，服药约2周后排出脓血瘀块甚多，腹痛渐减，3周后瘀血渐退，西医检查，子宫肿瘤消除，随后补养气血善后而愈。此例即《内经》四乌贼骨一芦茹丸和金匮下瘀血汤合方[2]。

引用文献

［1］王泽银.癥瘕［J］.新中医，1981，(1)：27.
［2］蔡妙珊.朱敬修老中医的学术经验［J］.新中医，1981，(10)：12.
［3］沈仲圭.卵巢囊肿［J］.新中医，1975，(1)：27.
［4］张志千.宫外孕的辨证和治疗［J］.浙江中医药，1978，4(5)：2.

（八）气血虚结候（肝肾瘀热变证2）

肝肾瘀热证，瘀热久留下焦，与肝肾之气搏结，日久必耗伤气血，而成气血虚结之候，其见症以下焦气瘀结聚之脉症为主，但必兼见气血两虚之脉症。

通称：气虚瘀结。

病名：［**中医**］崩漏，癥块。［**西医**］血栓性静脉炎，陈旧性宫外孕，卵巢囊肿，胎盘残留，宫外孕（内崩型），慢性前列腺炎。

病因病机：肝肾瘀热虚结，因下焦瘀热久留，与肝肾之气互结，耗伤气血，实证夹虚，阳气失和。

证象组合：血结+气结+气虚+血虚+阳郁

主症：【血滞瘀结】症象：①面色晦暗。②少腹轻微胀痛，阴道时流紫黑污水，腐秽难闻。③突然持续性腹剧痛，崩漏挟血块，血色紫黑成块。④小腹癥块作痛。⑤下肢皮下呈蚯蚓样索条硬结。**舌象：**①舌暗红。②舌质紫暗。③苔少。④舌质淡红，边有紫斑。**脉象：**①脉沉涩。②脉沉细而涩。

【气机郁结】症象：①下腹痛甚拒按。②少腹胀痛，有下坠感。③大便秘结。**舌象：**①舌苔白腻微厚。②苔淡黄。

副症：【气虚失养】症象：①面色苍白，面虚浮。②精神委顿，疲倦无力，不思饮食。③气短。④出冷汗。⑤尿后淋沥不止，尿色时清时黄。⑥少腹胀坠微有痛感。**舌象**：有齿印。

【血虚失荣】症象：①面色晦滞，色皖白，少华，形瘦。②头晕耳鸣。③心悸。④腰酸疲乏。**脉象**：①脉细弦而涩。②脉芤。③脉沉涩尺弱。

宾症：【阳气不和】症象：①午后低热。②时有烦躁。③口渴不欲多饮。

治则：以行气逐瘀，破积散结为主，以攻其滞结，兼以益气养血，以助其正，而培其本。

方证

1.加味四妙汤证：张荣增方。治血栓性静脉炎，红肿疼痛，皮下索条硬结。

生黄芪30g，当归、银花、蒲公英各15g，甘草、虻虫各6g，桃仁12g，赤芍、皂角刺、山甲、水蛭、连翘各9g。

2.桃红四物汤加味证：易林初方[1]。治胎盘残留达半月之久，详见病案4。

当归、赤芍、桃仁、生地、五灵脂、香附、党参、黄芪、蒲黄、乳香、没药各10g，益母草15g，红花、川芎、苏木各7g。

论著和讨论

本证候因瘀热与肝肾之气互结下焦，耗伤气血，正虚邪实，其治则当以行气逐瘀，破积散结为主，兼以益气养血，以扶其正，虚实兼顾。张荣增治疗血栓性静脉炎：局部红肿疼痛，皮下呈蚯蚓样索条结硬，10~64剂，7例均愈。加味四妙汤（组方见方证）。根据病情，适当加用地丁草、天花粉、丹参、乳香、没药、苏木、茜根、麝香、鹿角霜、川芎、玄参等。

易林初按：（高龄初产妇胞衣不下）元气素虚，复因产后气血亏损，分娩后无力将胞衣娩出，又几经胎盘剥离术，晕厥数次，出血过多，致使气血愈虚，精神疲惫。胞衣残留达半月之久，与瘀血凝滞于胞宫，化热腐烂。《产育宝庆集》云："临产莫重于催产，既产莫甚于胞衣不下。"患者得病缠绵半月，病情复杂，病势较重，施治颇感棘手。经辨证分析，患者产后气血亏损的正虚为本，胞衣与瘀血蓄积胞宫的邪实为标，必须标本同治，以活血逐瘀为要务，故于益气养血的同时，重在活血祛瘀，使正气得培，瘀血秽物易于排除，瘀秽既去，病体得渐康复（张承勋整理）[1]。

病案举例

1.易林初治覃某某，女，42岁，产一女婴，胞衣未下，经公社医生施行胎盘剥离术两次，因产妇发生昏厥，只取下胞衣约1/3。由于出血较多，体力衰竭，遂转某医院妇科住院，因产妇尚有高烧，精神萎靡，饮食不思，予补液、抗炎治疗周余，热退精神稍有好转，又因产妇年龄较大，体质衰竭，失血较多，胎盘残留达半月之久，建议手术治疗，患者畏惧手术，要求出院。又往某卫生院，服药4剂，病情依旧。家属及本人失去信心，抬回家中，听其自然。适余巡回医疗到彼，应邀往治，见患者卧床不起，精神委顿，面色晦暗，身有微热，时有烦躁，口渴不欲多饮，不思饮食，少腹轻微胀痛，阴道时流紫黑污水，腐秽难闻，舌质紫暗，苔淡黄，脉沉细而涩。脉证相参，乃产后气血两亏，瘀血秽物滞留胞宫所致。拟用益气养血，活血祛瘀为治。以桃红四物汤加味（组方见方证）。服药2剂，能稍进饮食，阴道污水夹稀糊状。服药4剂，精神好转，能自行下床上厕所，身热烦躁已除。服药至8剂，每天能起床坐4小时左右，阴道污水减少，饮食增加。服药至12剂，阴道污水已尽，唯感身体衰弱，气力不佳。遂予八珍汤、补中益气汤各4剂，调理月余痊愈[1]。

2.陈继明治卵巢囊肿：张某某，36岁，结婚10载未孕，近半年月经愆期，量少，少腹胀痛，有下坠感，平时腰酸带多，形瘦，面色晦滞，头晕耳鸣，午后低热，妇检：左侧附件囊样组织4cm×6cm×4cm，苔薄舌暗红，脉细弦而涩，此血虚气滞，冲任失调，瘀结为癥，宜养血理气，化瘀散结，调复冲任：当归、制香附、台乌各10g，大生地、炒赤芍、失笑散、泽兰叶各12g，川芎、丹皮各6g，炙鳖甲18g，10剂月经如前，量较多，夹紫黑小血块，少腹痛减，低热亦瘥，白带仍多，腰酸头晕未减，去失笑散、香附、乌药，加阿胶、红花，10剂，诸症悉减，改胶艾四物汤送大黄䗪虫丸，调理2月，月经正常，妇检：包块消失[2]。

3.周鸣岐治于某某，女，35岁，生育4胎，人流2次，卵巢囊肿术后。经血月余，淋漓不断，近一周增多，小腹胀痛拒按，血色紫黑成块，块去痛减，心悸气短，自汗头晕，面虚浮，色皖白，精神倦怠，舌边紫暗，苔薄白，脉沉涩，属气虚血瘀，胞络瘀阻，拟活血化瘀为主，佐以扶正：党参、当归、赤芍、白芍、延胡索、茜草各15g，黄芪30g，五灵脂、蒲黄、川芎各10g，三七（吞）7.5g，酒白芍20g，一剂血止，症状均减，唯夜寐不实，腰背酸沉，午后时有低热，脉沉数，舌红苔白，再扶正养阴，健脾宁神：党参、当归、川续断、白术、枸杞子、麦芽各15g，甘草、炒酸枣仁各10g，女贞子、旱莲草各25g，6剂后，先服人参归脾丸10丸，继服六味地黄丸10丸，4个月随访，月经按期而潮[3]。

4.吴光华治郭某某，38岁，2年前因骑车远途跋涉后起病，至今常尿后淋沥不止，尿色时清时黄，少腹胀坠微有痛感，腰酸头昏，性欲减退，大便秘结，面色少华，舌质淡红边有紫斑。苔少，脉沉涩尺弱，前列腺液检查，白细胞（++），脓细胞0~3，卵磷脂小体（+），诊为前列腺炎。此急性期失治，湿热未尽，病情久延，导致血滞成瘀，瘀结入里，进而耗伤肾气。处方：水蛭6g，虻虫1g，大黄（后下）、黄芪、丹参各15g，赤芍、山药各12g，生熟地、桃仁、山萸肉各9g，肉桂1.5g。6剂后，小便自利，滴白消失，便溏、口干乏力、腰酸头昏依存。改用灌肠方保留灌肠1周，诸症消失，前列腺液检查正常。续服知柏地黄丸1月善后，随访1年无复发[4]。

引用文献

［1］易林初.胞衣不下（胎盘残留）［J］.新中医，1980，(5)：21.
［2］陈继明.运用奇经理论的临床经验［J］.中医杂志，1981，(2)：15.
［3］周鸣岐.活血化瘀法治疗崩漏的体会［J］.中医杂志，1981，(7)：43.
［4］吴光华.抵当汤治疗慢性前列腺炎15例［J］.浙江中医药，1982，17(7)：319.

六、肝胃瘀热证（下焦瘀热合病1）（3候）

肝胃瘀热证，为肝之瘀热入胃，致肝胃瘀热郁蒸之证，或素有肝郁络瘀，为胃热所动；或外热入于肝，致肝郁而热蒸血瘀。古人以肝为血海、血室，热入于肝，致肝血郁滞，渐致成瘀内蓄，故常有热入血室之称；或以肝居下血，而称为下焦蓄血。何廉臣曰："蓄血在下焦者，属肝络冲脉"。其为病，轻则郁滞枢机，渐致郁蒸，甚则郁结；重则郁遏化火，初则犯于胃络，渐致木火上逆，重则可有蕴闭痉厥之变。其治则总当以疏泄瘀热为主，即仲景所云："随其实而取之"之法；或疏利其枢机，或通降其木火，随其实而泻之，丁甘仁曰："加清热通瘀之品，一以和解枢机之邪，一以引瘀热而下行。"[2]

证候别称：热入血室，瘀火上冲。

病名：［中医］热入血室，胃脘疼，呃逆，呕血，中腑。

证候系统：详见图3-9-12。

郁滞——本证————枢机郁滞候
　　　├——转证————枢机郁蒸候
　　　└——变证————枢机郁结候
化火——本证————胃络失和候
　　　└——转证————木火升逆候

图3-9-12　肝胃瘀热证证候结构图

引用文献

［1］俞根初.重订通俗伤寒论［M］.上海：上海科学技术出版社，1959：444.
［2］丁甘仁.丁甘仁医案［M］.上海：上海科学技术出版社，1960：5.

（一）枢机郁滞候（肝胃瘀热郁滞本证）

肝胃瘀热证，外感风寒，蕴于肝胃化热，肝血瘀滞，枢机失其转枢之常，是为枢机郁滞之候，伤寒家亦通称热入血室之证。其见症虽以阳气不和与腠理开合不调之脉症为主，但必以瘀热内滞之气机不利脉症为凭。

通称：热入血室。

病名：［中医］热入血室。

病因病机：肝胃瘀热郁滞，为妇人经水适来、适断之时，感受风寒，由血室直入于肝，挟血化热，瘀滞枢机致转枢失职，外则阳气失和，腠理开合失度，内则血瘀气滞，宣降失常。

证象组合：阳郁+表郁+气郁+气滞

主症：**【阳气不和】症象**：①身凉，身体亦重，身之侧旁气痹。②胸背拘束不遂。③谵语。**舌象**：舌苔白而暗。**脉象**：脉迟。

【腠理不调】症象：往来寒热，发作有时，如疟状。

【气机不利】症象：①胸胁下满如结胸状者。②少腹满痛。③少腹及胁下疼痛如被杖，手不可近。**脉象**：脉弦数。**舌象**：舌苔白而暗。

副症：**【气机不降】症象**：①得食则呕。②气喘而粗。

【气机不宣】症象：①不思食。②默默不欲食。③咳痰不爽。

宾症：【清空不宣】症象：头痛。

治则：除疏肝和胃之外，以利其枢机，更当以活血通瘀为主。

方证

小柴胡加减证：肖琢如方[1]。治热入血室，往来寒热，少腹及胁下疼痛如被杖，详见病案2。

川柴胡、姜半夏各4.5g，青子芩（酒炒）、赤芍、荆芥炭、片红花、鲜生姜各3g，清炙甘草1.8g，当归须6g，光桃仁9g，大红枣2枚。

论著和讨论

本证候肝之瘀热犯胃，阻滞枢机，气机宣降，仲景曰“妇人中风，发热恶寒，经水适来，得之七八日，热除而脉迟身凉，胸胁下满如结胸状，谵语者，此为热入血室也，当刺期门，随其实而取之”（《伤寒论》143条）。又曰：“妇人中风七八日，续得寒热，发作有时，经水适断者，此为热入血室，其血必结，故使如疟状，发作有时，小柴胡汤主之”（144条）。其治则当疏肝和胃，故钱潢云：“（热入血室）意谓仲景氏虽但曰小柴胡汤主之，而汤中应量加血药，如牛膝、桃仁、丹皮之类，其脉迟身凉者，或少加姜、桂及酒制大黄少许，取效尤速，所谓随其实而泻之也。若不应用补者，人参亦当取去，尤未可执方以为治也。”[2]是以活血通瘀，以除其郁滞，更为吃紧。叶天士曰：“若本经血结自甚，必少腹满痛，轻者刺期门，重者小柴胡汤去甘药，加延胡、归尾、桃仁，夹寒加肉桂，心气滞者加香附、陈皮、枳壳等。……血结者，身体必重，……阴主重浊，络脉被阻，侧旁气痹连胸背，皆拘束不遂，故祛邪通络，正合其病。”[3]

病案举例

1. **雷少逸**治龚某之女，先微寒而后发热，口渴有汗，连日三发，脉弦而数，舌苔黄腻，此因夏伤于暑，加感秋风，名风疟也。遂用辛散太阳法去羌活，加秦艽、藿梗治之。服二帖，疟势未衰，渐发渐晏，且夜来频欲谵语。复诊其脉，与昨仿佛，但左部之形力，颇胜于右。思仲景有云：昼则明了，夜则谵语，是为热入血室。今脉左胜，疑其血室受邪，即询经转未曾。其母曰：昨来甚寡，以后未行。此显然邪入血室之证也。姑守前方去防风、淡豉，加当归、赤芍、川芎、柴胡，服之经水复来，点滴而少，谵语亦减，唯疟疾仍然。再复其脉，左部转柔，余皆弦滑，已中病数，可服原方。幸得疟势日衰一日，改用宣透膜原法加柴胡、红枣治之，迭进三煎，疟邪遂解[4]。

2. **肖琢如**治黄氏妇，年30余岁。热入血室。适月事来，因感寒中断，往来寒热，少腹及胁下疼痛如被杖，手不可近。脉弦数，舌苔白而暗，即《伤寒论》热入血室，其血必结，故使如疟状也。予小柴胡加归、芍、桃仁、红花、荆芥炭，活血通瘀（组方见方证），连服2剂，大便下黑粪而愈[1]。

引用文献

［1］何廉臣.全国名医验案类编［M］.上海：上海科学技术出版社，1959：255.
［2］钱潢.伤寒溯源集［M］.北京：学苑出版社，2009：297.
［3］叶天士.临证指南医案［M］.上海：上海卫生出版社，1958：642.
［4］雷丰.时病论［M］.北京：人民卫生出版社，1964：96.

（二）枢机郁蒸候（肝胃瘀热郁滞转证）

肝胃瘀热证，外感温热入肝，郁滞肝血成瘀，瘀热犯胃，机枢失利，瘀热内蒸，而成枢机郁蒸之候，亦伤寒家通称热入血室之证。其见症，初起仍以阳气不和与腠理失调之症象为主，后必见热蒸气血之脉症，并以此为凭。

通称：热入血室。

病名：［中医］热入血室。

病因病机：肝胃瘀热郁蒸，多系妇女经期，感受温热之邪，由血室直犯于肝，肝血瘀滞，枢机失转，瘀热郁蒸于胃，而成外则阳气不和，腠理失调，内则气失宣降，瘀热蕴蒸之证。

证象组合：阳郁+表郁+气郁+气蒸

主症：【阳气不和】症象：①发热恶寒。②头痛身痛。**脉象：**脉尚弦数，左胜于右。

【腠理不调】症象：①寒热往来，微寒高热。

【津气蕴蒸】症象：①发热，下午作热。②口渴，善饮，舌灼，热时鼻灼如烟囱。③面红耳赤，头汗出。④溲黄，便闭腹痛。⑤烦躁不安。⑥月水不绝，下血，恶露不多。⑦神昏，谵语，入夜谵语如见鬼状。**舌象：**①舌红尖剥，苔黄。②舌苔粗黄。**脉象：**①脉右滑大而数。②脉濡数。③脉弦数。

副症：【气机不宣】症象：胸胁痛。

【气机不降】症象：呕吐吞酸。

宾症：【清空不宁】症象：耳聋。

治则：当以清热凉血，活血通瘀为主，然而疏肝和胃，疏利枢机，亦不可少，亦和解兼清之法。

方证

1.清室汤证：陈士铎方[1]。导火外泄，引血归经，治下血谵语，头汗出，寒热往来，似狂而非狂。

柴胡、黄芩、半夏各一钱，丹皮三钱，枳壳五分，白芍五钱。

2.导热汤证：陈士铎方[1]。治热入血室，发热恶寒，胸胁胀满，谵语下血，头汗至颈，似狂非狂。

白芍、当归、丹皮各三钱，柴胡二钱，黄芩、甘草、天花粉各一钱。

论著和讨论

本证候肝之瘀热，郁滞枢机，蕴蒸于胃，在疏肝和胃之外，更当清热凉血，活血通瘀为法。傅青主说："妇人有怀抱甚郁，口干舌渴，呕吐吞酸，而下崩者，人皆以火治之，时而效，时而不效，其故何也？是不识为肝气之郁结也。夫肝主藏血，气结而血亦结，何以反至崩漏？盖肝之性急，气结则其急更甚，更急则血不能藏，故崩不免也。治法，宜以开郁为主，若徒开其郁，而不知平肝，则肝气大开，肝火更炽，而血亦不能止矣。方用平肝开郁止血汤：白芍、白术、当归各一两，丹皮、三七末、生地各三钱，甘草、黑荆芥各二钱，柴胡一钱。水煎服，一剂而呕吐止，二剂而干渴除，四剂而血崩愈。方中妙在白芍之平肝，柴胡之开郁；白术利腰脐，则血无积住之虑；荆芥通经络，则血有归还之乐；丹皮又清骨髓之热，生地复清脏腑之炎；当归、三七于补血之中，以行止血之法，自然都结散而血崩止矣。"[2]

病案举例

1.孙文垣治孙元素妇，春温后，经水适至，余热不退，口渴，胸胁痛，耳聋，脉左弦数，右滑大而数，用小柴胡加石膏、知母、桔梗、枳壳、瓜蒌、半夏曲服之；热渴如故，改用柴胡6g，人参、甘草、天花粉、黄芩各2.1g，白芍、红花、当归、丹皮、知母各2.4g，调理而瘳[3]。

2.周小农治张某室，已未3月下旬诊：热已月余，下午方作，口渴舌灼，溲黄。脉濡数，舌红尖剥。述知热时鼻灼如烟囱，邪蕴天寒束缚，病者以为劳也。初与桑叶、丹皮、黑山栀、冬瓜子、石斛、银花、知母、黄芩、桑皮、青蒿、郁金、银柴胡、茅芦根，以清客邪。复诊：审知月前身初热，适值经行少而腹痛渐作，是邪热陷入血室。另以生蒲黄、五灵脂、延胡索、青皮，研细服，腹痛更甚。3服后，经行如墨，兼有瘀块甚多，经行至翌日，身热陡止，而腹痛未已。以四物金铃子散加香附、苏梗、瓦楞子、没药、泽兰、丹皮、青皮，以清营瘀而理气滞，经畅而诸症均退[4]。

3.温觉文治石某某，女，21岁，产后11天，头痛身痛，面红耳赤，微寒高热，口渴神昏，便闭腹痛，恶露不多，舌苔粗黄，脉急数，体温40.7℃。热气逼人，烦热而在床上乱滚：玄参、知母各15g，条黄芩、红花、桃仁各9g，柴胡6g，天花粉12g，甘草3g，石膏24g，3剂痊愈[5]。

4.陈希鲁治杨某某，19岁，4月风温流行，罹病之初，经水适至，初如太阴风温状，医进辛温发表，病势转剧，烦躁不安，入夜谵语如见鬼状，苔黄善饮，改辛凉解表，病仍不解，因来院求治，脉弦数，月水已行6日未绝，知为热入血室之候；拟疏肝行血为治；肝为藏血之所，其气得疏，则逸者可行，瘀者当散矣：柴胡、沙参各9g，法半夏6g，黄芩、天花粉、白芍、郁金各12g，茅草根30g，甘草、生姜各3g。二诊：1剂烦热口渴均减，月水已止，夜间仍有谵语，邪留阴分，自非一蹴即就之事，上方加减：柴胡、香附、甘草、生姜各6g，黄芩、法半夏、丹皮各9g，沙参、天花粉、白芍、生地各12g，大枣4枚。三诊：服后已无谵语，唯面白少神，脉细口干，病后虚衰，法主双疗气血之剂缓进：当归、白芍、熟地、茯苓各12g，党参15g，川芎、白术、陈皮、甘草各6g，麦芽9g，生姜3g[6]。

引用文献

[1] 柳长华.陈士铎医学全书[M].北京：中国中医药出版社，1999：812.
[2] 单书健.古今名医临证金鉴·妇科卷（上）[M].北京：中国中医药出版社，1999：62.
[3] 江瓘，魏之琇.名医类案（正续编）[M].北京：中国中医药出版社，1996：331.
[4] 周小农.周小农医案[M].上海：上海科学技术出版社，1962：206.
[5] 温觉文.我对"产后宜温"的认识[J].中医杂志，1959，(12)：643.
[6] 本刊辑.医案汇辑[J].中医杂志，1960，(3)：49.

（三）木火升逆候（肝胃瘀热化火转证）

肝胃瘀热证，肝之瘀热犯胃，化火内炽，木火挟瘀热上逆，而成木火升逆之候，杂病学家通称瘀火上冲之证。其见症虽以气瘀冲逆之症象显明，但必兼见气血两炽与气瘀郁滞之脉症，并以之为凭。

通称：瘀火上冲。

病名：[中医]呃逆，呕血。

病因病机：肝胃瘀热蕴逆，因肝之瘀热犯胃化火，交炽于肝血胃气之分，肝之木火挟瘀热上逆，胃气通降失司，而成气逆血溢之证。

证象组合：气炽+血炽+气逆+血溢+气滞+神扰

主症：**【津气蕴炽】症象**：①潮热。②口苦口渴。③大便秘结。④小便黄少。**脉象**：①脉数。②脉弦实。

【血热蕴炽】症象：潮热。**舌象**：舌边瘀斑，苔薄白。

副症：**【气机冲逆】症象**：①咳逆。②呕逆。③呃逆，呃时牵引剑突部疼，水下即呃。

【络血妄行】症象：失血，色紫黑不鲜。**脉象**：脉芤沉涩。

【气机不利】症象：①胸中尚满，胸满而痛。②心下痛闷。③呕而心胸刺痛。④食后脘胀。

宾症：**【神志不宁】症象**：心烦，善怒，烦躁不眠。

【清空不宁】症象：①头目不清。②眩晕。

治则：当清热凉血，利气行瘀，以通降为法，平其木火之上逆。

方证

1.顺而下之方证：尤在泾方[1]。治病后失血，色紫黑不鲜，详见病案1。

小蓟炭、赤芍、生地、犀角、郁金、丹皮、茺蔚子、童便。

2.血府逐瘀汤加代赭石方证：戴会禧方[2]。治多年呃逆，呃时牵引剑突部疼，详见病案2。

生地黄、全当归、红花、牛膝各9g，赤芍、枳壳各6g，川芎、北柴胡、桔梗、甘草各4.5g，桃仁12g，代赭石15g。

论著和讨论

本证候瘀热内炽肝胃气血之分，木火挟瘀热上逆，气逆血溢，尤在泾亦谓："宜顺而下之。"[1]其治则当清热凉血，利气行瘀，以通降瘀热为法。何廉臣曰："胃中瘀血阻气而呃（呕而心胸刺痛，水下即呃，脉芤沉涩）者，以通瘀降气为主，犀角地黄汤加桃仁、羚角、降香、郁金。"[3]吴坤安说："若兼胸满而痛者，血瘀于络也，当攻之：犀角、生地、当归尾、桃仁、赤芍、山楂肉、青皮、降香、大黄之属，行之清之。"[4]高鼓峰说："瘀血而吐，必先胸痛（血色必紫或黑而成块，脉必涩滞），四物汤加醋制大黄、桃仁、丹皮、香附以行之，后用六君子汤，加当归以调之（紫黑尽，血鲜红者见，即当用此）。"[5]有治劳伤失血，早服补涩，留瘀化热，心下痛闷，脉数，咳嗽潮热，恐其渐阴损一途：生地、桃仁、山楂炭、郁金、赤芍、制大黄、甘草、丹皮。

病案举例

1.尤在泾治病后失血，色紫黑不鲜，此系病前所蓄，胸中尚满，知瘀犹未尽也。正气虽虚，未可骤补，宜顺而下之（组方见方证）。柳宝诒按：此必尚有郁热见证，故方中用犀角，既有留瘀未尽，可加醋炙大黄炭[1]。

2.戴会禧治陶某某，女，46岁，发病七年，近三年来呃逆不停，呃时牵引剑突部疼，饮食日减，食后脘胀，口苦口渴，大便秘结，小便黄少，舌边瘀斑，苔薄白，脉弦实。血府逐瘀汤加代赭石（组方见方证）3剂，呃逆减，大便如羊粪，小便仍少，方加大黄4.5g[2]。

引用文献

［1］柳宝诒.增评柳选四家医案［M］.南京：江苏科学技术出版社，1983：28.

［2］戴会禧."血府逐瘀汤"治愈多年呃逆一例［J］.中医杂志，1966,（1）：29.

［3］俞根初.重订通俗伤寒论［M］.上海：上海科学技术出版社，1959：250.

［4］吴坤安.伤寒指掌［M］.上海：上海科学技术出版社，1959：4.

［5］高鼓峰.医宗已任编［M］.上海：上海科学技术出版社，1959：72.

七、肝脾瘀热证（下焦瘀热合病2）（6候）

肝脾瘀热证，为肝郁以致瘀滞肝脾之证，多因情怀不遂；或郁怒伤肝，肝失疏泄之权，致肝脾统藏之血，瘀滞而成；或湿热伤脾，所谓土不安木，木乏生荣之气，因脾湿以致肝郁，久亦渐成瘀热，故何廉臣曰："多因于肝郁络瘀，或湿热盘踞中焦。"[1]瘀热滞于脾则成瘀血腹痛，滞于肝则为血瘀胁痛，瘀热郁结，则成癥块、臌胀，女人闭经，久则成干血痨。

肝属风木，脾为湿土，肝脾瘀热证，多挟肝风或脾湿为患。其病机初则为气郁血滞，而肝脾均主营血，故亦多郁滞营血脉络。郁滞不解，久必致气血瘀结，甚致脾不能运化水液，而停蓄于中，为瘀热致水气之证。其变证有二：或肝木化火，内炽于阴血；或脾湿伤阳，而致阳虚不振。致其治则，总当以化瘀泄热为主，以通利肝脾之络；或兼息风，或参燥湿，以调肝脾；病关情志，更当怡情养性，以补草木之所不及。

证候别称：血气痛，肝脾不和，气虚血瘀，瘀阻脑络。

病名：**［中医］**眩晕，偏头痛，瘀血腹痛，久泻，痛经，闭经，崩漏，产后血痹，不孕症，血癥，血瘕，疟母，癥瘕，血蛊，血肿，血痹，干血痨，热胀，肝痈，肝胀，臌胀，阴水，虚劳，脱疽。

证候系统：详见图3–9–13。

本证————气血郁滞候、血液郁滞候、气血失调候
转证————气血瘀结候、气血虚结候、血液郁结候
变证————木火虚炽候、木火虚逆候、阳虚不化候

图3–9–13　肝脾瘀热证证候结构图

引用文献

［1］俞根初.重订通俗伤寒论［M］.上海：上海科学技术出版社，1959：373.

（一）血液郁滞候（肝脾瘀热本证1）

肝脾瘀热证，肝脾均主乎营血，瘀热郁滞肝脾，阻滞络脉，营血失于宣通，是为营血失宣之候，其见症以络脉阻滞之症象显明，但必兼见血热与血瘀之脉症。

通称：营血瘀热。

病名：［**中医**］脱疽。［**西医**］荨麻疹，髂股静脉血栓形成，浅层静脉炎，皮下瘀血（隔血症），下肢静脉曲张，耳郭血肿。

病因病机：肝脾瘀热郁滞，常由风湿郁滞，肝脾气滞血瘀，瘀热深陷营血，阻滞络脉，营血失于宣通，而成营血郁滞之证。

证象组合：血蒸+血滞+络滞+液灼

主症：**【血热蕴蒸】症象**：①低热。②皮肤红斑累累，瘙痒不堪。**舌象**：苔薄黄腻。**脉象**：脉滑数。

【血滞不行】症象：①面色萎黄。②疼痛夜间更甚。**舌象**：①唇紫苔薄白。②舌体胖嫩，质紫兰，苔白厚腻。**脉象**：①脉沉细弦。②脉细涩。

副症：**【络脉不利】症象**：①下肢疼，小腿肚发胀，继即发烧灼痛，高度浮肿。②下肢明显肿胀，按之无凹陷，皮肤发白，皮温正常。③下肢静脉曲张。④耳郭血肿无疼痛，穿刺抽而复肿。

【络脉不和】症象：①两膝酸楚。②如虫蚁在爬行。

宾症：**【津液消灼】症象**：唇干舌燥。

治则：当以活血化瘀，通利络脉为主；佐以清营凉血，或兼以祛风，或兼以化湿，总以疏通营血为法。

方证

1.活血散瘀汤证：赵炳南方[1]。治浅层静脉炎，跌仆损伤，瘀血胀痛，皮下瘀血（隔血症）。

苏木、桃仁、赤芍、白芍、草红花、三棱、莪术、陈皮各9~15g，鬼箭羽15~30g，木香3~9g。

2.祛湿化瘀法证：高启汉方[3]。治下肢静脉曲张，详见病案1。

苍术、黄柏各18g，牛膝、木瓜、桃仁、赤芍、地龙、丹参各12g，防己、红花、没药各9g，当归15g，薏苡仁30g。下肢静脉曲张：少则3剂，多则8剂，疼痛夜间更甚，以痛止静脉瘪陷为愈。

3.逐瘀通络方证：张震夏方[3]。治荨麻疹，详见病案2。

当归、桃仁、地龙、怀牛膝、秦艽、枳壳、制僵蚕各9g，藏红花、蝉衣各1.5g，皂角刺、制乳香、没药各3g，炒薏苡仁12g。

论著和讨论

本证候肝脾瘀热，阻滞血络，营血失于宣通，治则当以活血化瘀，通利络脉为主。高启汉说：祛湿化瘀法（组方见方证）以二妙丸清利下焦之湿热为主，因是血管疾患，故以活血化瘀为辅，妙在地龙凉血化瘀，能清热利水，协同牛膝、木瓜、桃仁、红花、当归、赤芍等药，舒筋通络，故有改善血管之效。静脉曲张是痹证的一种，痹在血分，败血入络，则成瘀血，瘀血不通，发为疼痛，类似闭塞性管炎的病理。张戴人说："痹病以湿热为主，风寒为兼，其脉沉涩，乃治此者，不分经络脏腑，便以脚气寒湿治，而用乌附乳没燥热，以致便尿涩滞，前后俱闭，虚燥日甚，肌肉日消，饮食不下，虽华扁亦难措手矣。"故采用清热利湿活血化瘀的药物试治后，效果比较满意[2]。

病案举例

1.高启汉治吴庆，男50岁，右腿上静脉曲张，4个月以前，程度不严重，也不疼，之后发生剧烈疼痛，盘曲紧张，走路困难，晚间痛势更甚，叫喊难以入睡。直至本月就诊，给上处方（组方见方证）一二剂，在当天晚上9点吃过第一剂药后，12时痛止，得安眠，明晨，再来检查，静脉管充血舒缓，再给原方二剂，连续服完四付煎药后，腿部血管瘀肿全退，屈伸不痛，皮肤平滑。经过适当休息，在一年多的时间内，随访没有复发，曲曲的脉管虽然未直，但柔和已如正常形态，现已恢复健康，参加工作，无任何不适[2]。

2.张震夏治荨麻疹：李某某，男，31岁，瘀热滞积，气血相并，皮肤红斑累累，瘙痒不堪，病已3年，终难除根，两膝酸楚，如虫蚁在爬行，唇紫苔薄白，脉沉细弦，宗王氏法，逐瘀通络（组方见方证），5剂，效果甚佳，再数剂，1年后得知病未发作[3]。

3.赵法文治左髂股静脉血栓形成：刘某某，26岁，剖宫产术后九天，左下肢疼，小腿肚发胀，继即发烧灼痛，高度浮肿，T38.8℃，面色萎黄，苔薄黄腻，脉滑数，拟活血化瘀，清热利湿：苍术、枳壳各12g，黄柏、牛膝、三棱、莪术、桃仁各10g，丹参20g，鸡血藤15g，薏苡仁30g，2剂，自觉轻松，已能入眠，加双花20g，黄芩10g，3剂，热退可下床，去芩、柏、双花加黄芪、川芎各20g，当归15g，泽兰、延胡索各10g，3剂，肿消疼止[4]。

4.干祖望治陆某某，男，32岁，右耳郭发现瘀血肿块，无疼痛感，病程半月。曾做穿刺抽血2次，但血肿退而复起。检查见右耳郭血肿约3.5cm×3cm，不透光、无触痛、中等硬度。舌苔薄白，脉稍数。证属瘀血内阻、结聚耳郭。治拟活血化瘀、清热解毒：归尾、桃仁、益母草、银花、蚤休、紫地丁、菊花各10g，泽兰、赤芍各6g，5剂，外用玄明粉100g湿敷患处，干后即再敷。复诊见耳郭血肿已减小一半，但局部稍硬，无明显压痛，此为气血不畅、血络受阻，再拟行气活血通络治之：乌药、槟榔、白芥子各5g，木香、乳香、没药各3g，益母草、桃仁、丝瓜络各10g，泽兰6g，10剂，局部使用玄明粉湿敷，药后痊愈[5]。

引用文献

[1] 北京中医医院.赵炳南临床经验集[M].北京：人民卫生出版社，2006：346.
[2] 高启汉.祛湿化瘀法对静脉曲张的治疗作用[J].江苏中医，1965，(6)：39.
[3] 沈庆法.张震夏先生的临床经验[J].中医杂志，1980，(5)：16.
[4] 赵法文.髂股静脉血栓形成1例治验[J].中医杂志，1981，(11)：72.
[5] 徐静.耳郭病症验案四则[J].南京中医学院学报1990，(6)：30.

（二）气血失调候（肝脾瘀热本证2）

肝脾瘀热证，瘀热郁滞肝脾，久必耗伤脾气肝血，而成气血瘀滞，而又气血两虚，气血失调之候，杂病学家仍通称肝脾不和，或气虚血瘀之证。其见症以气滞血瘀与气血两虚之脉症同见为主，可兼见经脉、络脉、与阳气不和之症象。

通称：肝脾不和，气虚血瘀。

病名：[中医]痛经，闭经，崩漏，产后血痹。[西医]系统性红斑狼疮，真性红细胞增多症。

病因病机：肝脾瘀热虚滞，因肝脾气滞血瘀，久则伤残肝血脾气，气血两虚，而又气血郁滞，致经脉络脉与阳气失和。

证象组合：气虚+血虚+气滞+血滞+经络+阳郁

主症：**【气虚失养】症象**：①神疲纳差，疲乏无力。②自汗。③大便偏稀。④白带不多。**舌象**：①舌苔薄黄、质红尖刺中裂。②舌苔中剥。**脉象**：①左细右软。②脉象细濡，细迟。

【血虚失荣】症象：①面色萎黄带苍白。②头晕头痛，目眩，视物昏花，目干涩。③失眠。④心跳心悸，心动过速。⑤五心烦热。⑥经血极少，色暗红。**舌象**：舌淡红，苔薄腻。**脉象**：脉象细弦。

副症：**【气机不利】症象**：①胸膈不舒，饭后脘胀。②两胁痛。③腹胀。④恶心呕吐。

【血滞不行】症象：①痛经，经不调，闭经。②骤下如崩，继之成漏，血块甚多，小腹胀痛，痛则又下。③皮肤红斑、瘀斑。④肝脾肿大。⑤指趾端紫绀，口唇暗紫。**舌象**：舌有瘀斑，边尖刺。**脉象**：①脉弦细而涩。②脉象两寸微，两关弦，两尺沉涩。

【经脉不和】症象：①面及四肢皮肤潮红，渐成暗红，肢端为甚。②双下肢麻刺，灼痛，夜间痛醒，感觉迟钝。③关节痛，日光过敏。

宾症：**【络脉不和】症象**：脚尖有虫咬感。

【阳气不和】症象：①自觉全身发热，试体温不高，晨醒出汗。②有时心烦，口渴。③双下肢阵阵发凉，凉气窜骨。**舌象**：舌质红，苔燥少津。**脉象**：脉左沉涩数，右弦细数。

治则：当于疏利肝脾气瘀，凉血活血通络之中，兼以养肝血、益脾气，虚实共调。

方证

1.归脾合奇效四物加减证：杨守仁方[1]。治崩漏，骤下如崩，继之成漏，详见病案1。

党参12g，焦白术、炒白芍、茯神、茜炭、当归身、炒生地、酸枣仁、阿胶珠、蒲黄炭各9g，黄芩炭、艾叶炭各3g，香附6g，炒红花0.9g。

2.养血清热，活血通络方证：王淑梅方[2]。治真性红细胞增多症，详见病案4。

黄芪、牛膝各15g，川芎、红花、地龙各6g，当归、赤芍、女贞子、旱莲草、天花粉各12g，鸡血藤30g。

论著和讨论

本证候肝脾气郁血瘀，而肝血脾气已虚，气血虚实失调，其治则当益气养血与行气化瘀，凉血通络，虚实同调为法。钱伯煊说（病案3）："属于闭经，症见心烦、神疲、纳差，病因由于心营虚，心阳亢，冲任失调，根据中医理论，心主血，血虚则血海无余而不下，以致经闭。治法以养血宁心，活血调经。复诊时，心烦已除，胃纳亦增，根据脉象左细右软，左属血，细为虚，右属气，软为虚，故法以补气血，调冲任，继后症见自觉烘热，清晨自汗，此系阴虚阳亢，故治法改用养阴清热，和中调经，此后，月经得通，量始初较多，症见少腹作痛。泛恶，故治以健脾和胃，疏肝清热，最后月经自然来潮，达到恢复正常。"[3]

赵炳南说系统性红斑狼疮邪热伤肝：此阶段多见有食纳不佳，两侧胁痛，腹胀，头晕失眠，痛经，经不调，闭经，皮肤红斑、瘀斑，舌有瘀斑，肝脾肿大。辨证：邪热犯肝肾，气滞血瘀。活血化瘀，舒肝益肾。红斑护肝汤：女贞子30g，玉竹、丹皮、乌梢蛇、漏芦、延胡索各9g，黄芪、丹参、党参、秦艽、赤芍、白芍各15g，川黄连6g。方中女贞子、赤白芍、玉竹养肝益阴；党参、黄芪补气；丹参、延胡索、丹皮活血凉血化瘀；秦艽、乌梢蛇、漏芦、川连清热解毒通经。血瘀明显者加鬼箭、三棱、莪术、川军；腹胀胁痛明显者加厚朴、陈皮、香附；气虚毒热未清者重用黄芪、乌蛇、秦艽；血热红斑明显者加凌霄花、鸡冠花、玫瑰花[4]。

病案举例

1.**杨守仁**治徐某，40岁，操劳过度，经候失调，愆期三月，骤下如崩，继之成漏，血块甚多，小腹胀痛，痛则又下，面色萎黄带苍白，舌淡红，苔薄腻，脉弦细而涩，为气血已亏，气滞血瘀，新血不得归经，拟培中气，佐以清热解郁化瘀之法，俾中气复而肝气和瘀化，则血得归经，归脾合奇效四物加减（组方见方证），3剂血止痛已[1]。

2.**王渭川**治系统性红斑狼疮：红斑皮损，关节痛，发热，消化系统症状，疲乏无力，日光过敏，心动过速（五大症二特征）基础方：生黄芪60~90g，鸡血藤、生地、淫羊藿、丹参各24~30g，玄参15~18g，板蓝根、紫草、甘草各30g，桑寄生24g，生蒲黄、全蝎、䗪虫、乌梢蛇、琥珀末、鸡内金各9g，威灵仙15~24g，蜈蚣2条（如虫药不全可选加白花蛇、祁蛇、僵蚕、地龙等），60剂为一个疗程[5]。

3.**钱伯煊**治蔡某某，20岁，未婚。闭经5月余，有时心烦，神疲纳差，舌苔薄黄、质红尖刺中裂，脉象细弦。病因由于心营虚、心阳亢、冲任失调。治法：养血宁心，活血调经：生地、鸡血藤各15g，当归、丹参、泽兰、茺蔚子各12g，丹皮、桃仁、生牛膝、赤芍各9g，9剂。二诊：服上药后，胃纳较前增多，心烦已除。月经尚未来潮，白带不多，舌苔中剥、边尖刺，脉左细右软。治法：补气血，调冲任：党参、茯苓、泽兰、生地、当归各12g，白术、白芍各9g，川芎3g，甘草6g，鸡血藤15g，9剂。另，益母草膏2瓶，早晚各服1调羹，开水冲服。三诊：闭经6月余，自觉全身发热，试体温不高，晨醒出汗，胃纳又差，大便偏稀，日1次，舌苔中黄微剥边腻，脉象细濡。治法：养阴清热，和中调经：丹参12g，牡蛎、茯苓、鸡血藤各15g，赤芍、白芍、丹皮各9g，橘皮、制香附、木香、黄芩各6g，9剂。四诊：服上方9剂，月经于5月21日来潮，6天净，色鲜红有血块，量前3天较多，少腹作痛，腰部亦痛，嗜睡泛恶，现月经已净，昨晨鼻衄，舌苔黄根垢，脉象细软。治法：健脾和胃，疏肝清热：党参、茯苓、女贞子、山药各12g，橘皮、黄芩、木香、佛手各6g，竹茹、扁豆各9g，9剂。五诊：头晕、纳差，自汗，舌苔黄中垢微剥，脉象细迟，现在经前，治以平肝和胃，理气调经：白芍、牛膝、川楝子各9g，枸杞子、鸡血藤各12g，生牡蛎15g，橘皮、菊花、制香附、乌药各6g，9剂。六诊：经治疗后，现月经已得正常，上次月经5月21日来潮，6天净，此次月经于6月24日来潮，6天净，量不多，色紫红，少腹仍痛，心烦纳少，舌苔薄黄，中微剥，质红边刺，脉象细软。治法：疏肝清热，宁心和胃：制香附、木香、橘皮、乌药各6g，丹皮、川楝子、麦冬、扁豆各9g，丹参、茯苓各12g，9剂[3]。

4.**王淑梅**治患者女，29岁，产后逐渐出现面及四肢皮肤潮红，渐成暗红，肢端为甚，近两月双下肢麻刺，灼痛，夜间痛醒，感觉迟钝，头晕头痛，恶心呕吐，口渴，视物昏花，目干涩，五心烦热，心悸，经血极少，色暗红，肢指趾端紫绀，球结合膜充血，口唇暗紫，血红蛋白230g/L，红细胞7.26×10^{12}/L，白细胞13.5×10^{9}/L，血小板275×10^{9}/L，骨穿：真性红细胞增多症，舌质红，苔燥少津，脉左沉涩数，右弦细数，产后血痹，治则：养血清热，活血通络（组方见方证），药后红转淡，手足热减轻，双下肢阵阵发凉，凉气窜骨，脚尖有虫咬感：黄芪、牛膝各15g，当归、赤芍、生地、山甲各12g，生牡蛎30g，鳖甲、白薇、葛根各10g，鸡血藤30g，地龙6g，双下肢知觉逐渐恢复至足背，仍口渴，舌红少津，加桃仁、红花、川芎、丹皮继续治疗。血红蛋白160g/L，红细胞6.57×10^{12}/L，血小板158×10^{9}/L，出院继续服中药[2]。

引用文献

［1］杨守仁.治疗崩漏症的经验和体会［J］.上海中医药杂志，1963，(10)：28.

［2］王淑梅.中药治愈真性红细胞增多症一例［J］.中医药学报，1984，(2)：37.

［3］钱伯煊.妇科治验三则［J］.新医药学杂志，1977，（6）：31.
［4］北京中医医院.赵炳南临床经验集［M］.北京：人民卫生出版社，2006：314.
［5］王渭川.中医药治疗红斑性狼疮［J］.新医药学杂志，1976，（12）：13.

（三）气血虚结候（肝脾瘀热转证1）

肝脾瘀热证，瘀热郁结肝脾，日久必耗伤肝血脾气，而成气血已虚，气血郁结，气血虚结之候，其见症虽以肝脾瘀结之脉症显明，但必兼见气血两虚之脉症。

通称：气虚瘀结。

病名：［中医］不孕症，疟母，肝痈，癥瘕。［西医］脾功能亢进，肝脓疡，肝肿大，肝硬化，输卵管不通，子宫肌瘤，手术后发热，慢性骨髓炎。

病因病机：肝脾瘀热虚结，因瘀热郁结肝脾，久必伤残肝血脾气，气瘀互结，不得消散，气血之虚必不得复，而成正虚瘀结之证。

证象组合：血结＋气结＋气虚＋血虚＋阳郁

主症：**【血滞瘀结】症象**：①面色暗，面色晦黑，唇干黑。②右上腹痛，肝区红肿硬痛，右胁尖刺痛。③肝脾脏肿大。④经行小腹胀痛。⑤少腹右侧结一包块，大如鸡卵。**舌象**：①舌欠红活。②舌质暗红。③舌质红边有青紫瘀斑，舌边有紫点。④舌质紫暗苔薄白。⑤舌底青筋暴露，苔薄腻。**脉象**：①脉沉弦而涩。②脉弦涩而细。

【气机郁结】症象：①心下、胸胁胀闷隐痛。②大便干燥，数日一行。**脉象**：脉沉弦搏指。**舌象**：苔薄黄，舌红苔黄腻。

副症：**【气虚失养】症象**：①精神不振，疲乏无力。②食欲不振。③脚肿尿少。④白带多色白。**脉象**：①脉细弱。②脉细弦。

【血虚失荣】症象：①面色萎黄不华。②形体枯瘦，体质瘦弱。**脉象**：脉细。

宾症：**【阳气不和】症象**：①面部潮红，口微渴。②午后发热，低热不退，腹内阵阵发热，热甚时两目视物模糊不清。③鼻衄点滴，牙缝溢血，齿衄龈肿。

治则：当以行气破瘀，清热凉血，以消散其聚结，兼以益脾气，养肝血以助其正，扶正逐实之法。

方证

1.理冲汤加味证：石冠卿方[1]。治子宫肌瘤，详见病案2。

黄芪、党参、水蛭各30g，生山药45g，知母、白术、鸡内金各15g，三棱、莪术、天花粉各18g，共为细末，炼蜜为丸，每丸重9g，每服1丸，早晚饭前各服1丸，开水送服。

2.益肝消癥汤证：姜春华方[2]。治慢性肝炎，肝硬化，肝脾肿大，腹壁静脉怒张，全身浮肿，蛋白倒置，详见病案6。

党参、茯苓、制大黄、桃仁、龙胆草、山栀、阿胶各9g，土鳖虫6g，玉米须30g，炮山甲粉（另吞）1.7g。

论著和讨论

本证候肝脾瘀热结聚既久，肝血脾气渐形消耗，其治则虽当以破瘀行气以消散其结聚为主，更当兼以益气养血以扶助其正气，亦理虚逐实之法。如石冠卿说："理冲汤是近人张锡纯之方。方药由黄芪、党参、白术、生山药、鸡内金、天花粉、知母、三棱、莪术等组起。其方主治妇女经闭或产后恶露不尽结为癥瘕，以及脏腑癥瘕积聚等证，为补正逐邪之剂。要知'克敌者存乎将，祛邪者赖乎正'，若积久而正气已虚或素体衰弱不任克伐者，治以专攻邪而不养正，则邪未祛而正已伤，宜于消瘀之中兼护正气，则瘀去而正不伤，方为万全。方中参、芪、术、山药以养正，三棱、莪术、鸡内金以逐瘀，并有参、芪之升阳，知母、天花粉之滋阴。温而不燥，凉而不寒，补而不滞，攻而不猛；补中寓攻，攻中寓补，减为温运和平，养正逐瘀，消积散结之佳方。方内加水蛭一味尤为重要。张锡纯谓：'水蛭但破瘀血而不伤新血……其破瘀血者乃此物之良能，非其性之猛烈也。'又曰：'水蛭味咸专入血分，于气分丝毫无损。'此药既能散瘀血，消癥瘕，而又不伤正气，为治癥瘕之要药。笔者认为子宫肌瘤亦属脏腑癥瘕之范畴，故以理冲汤加味治之，疗效较为满意。"[1]

贝润浦按："肝硬化症情较复杂，血瘀、瘀热、气虚、脾虚兼而有之，姜春华抓住气虚瘀热的主要矛盾，在凉血破瘀药中重用黄芪、白术，使气旺血行，瘀热渐化，取'补阳还五汤'意而不泥于原方，另立新意。益气固本药物有促进调节肝脏的合成代谢如糖原和蛋白质的合成、增强机体解毒功能的作用，活血化瘀能改善血液循环，使已经纤维化的结缔组织溶解修复，两者合用，有增效作用，并能调节免疫功能的促进和抑制，这已为实验研究所证实。因此，益气活血对修复内脏实质性损害、组织改变的疾病，变不可逆为可逆，有着重要的临床意义。"[3]

病案举例

1.**王受百**治肝脓疡：罗某，男，38岁，形体枯瘦，肝区红肿硬痛，肝穿刺抽出棕色脓液，涂片检：阿米巴滋养体少许，T38℃左右，精神不振，食欲欠佳，苔黄腻，脉弦数，口微渴，足背肿：柴胡、瓜蒌壳、青皮、陈皮、赤芍、当归、酒制黄芩、黄芪、蒲公英各9g，广木香6g，红藤、银花各15g，甘草3g，3剂痛减，又：柴胡、当归、白芍、青皮、陈皮、黄芪、白术、香附各9g，夏枯草、红藤、银花、蒲公英各15g，广木香6g，10剂，苔黑黄色，穿孔流脓甚多，加丹皮6g，黄芩9g，党参15g，2剂，有少许脓液，眠食正常：党参、黄芪、银花各15g，白术、当归各12g，丹皮6g，栀子、柴胡、枳壳、青皮、白芍各9g，甘草3g，6剂，脓尽收口痊愈[4]。

2.**石冠卿**治王某某，女，59岁，月经断绝后患白带过多症，经检查发现有子宫肌瘤（未言大小），动员手术切除。又经河南医学：院复查，确诊如前，仍建议手术治疗。因患者体质素弱，惧于手术，乃来本院中药治疗。检查患者体质瘦弱，纳食较差，其他症如上述。脉沉弦搏指，舌质暗红，苔薄白。此系寒客胞宫，寒邪与血相搏，血为寒凝，流行不畅，气滞血瘀，积久结为癥瘕。《灵枢·水胀》篇："石瘕生于胞中，寒气客于子门，子门闭塞，气不得通，恶血当泻不泻，衃以留止，日以益大如怀子……"本例殆即石瘕之类。治当补正逐瘀，散结破癥。但因病久体弱，不可急于求成，宜以丸药缓图，即用理冲汤加味（组方见方证）。按方配服二料后，即去省人民医院妇科复查，言肿块已消强半。复照原方又配服二料，药服完后又去该医院妇科复查，子宫和乳房结块，均已消散[1]。

3.**姜春华**治陆某某，男，52岁，患者肝硬化病史5年。1980年11月超声波检查：脾脏肿大，肋下3cm，肝肋下2.5cm，中高波。肝功能正常，血小板30×10^9/L，肝区刺痛，纳差，面色晦黑，唇干黑，齿衄龈肿，脚肿尿少，神疲乏力，苔薄腻，舌质红边有青紫瘀斑，舌底青筋暴露，脉弦涩而细。证系血郁肝脾，郁久化热，元气日损，气虚瘀热错杂兼挟，治以益气扶正，凉血破瘀：黄芪、羊蹄根各30g，茯苓、当归各12g，生地、丹参、蒲黄、白术各15g，生大黄4.5g，土鳖虫6g，党参、桃仁、丹皮、连翘、炮山甲各9g。随症加减，治疗5个月后（中间患者自觉症状好转，曾停药1个多月），肝痛基本消失，面黑好转，胃纳佳，脚肿退，齿衄止。超声波复查：脾脏缩小1/3，肝肋下1.5cm，中高波。血小板升至80×10^9/L[3]。

又治肝硬化：郑某，男，37岁，9年前患肝炎，6年前转慢性肝炎，3年前肝脾肿大，肝大季肋下三指半，质地硬，腹壁静脉曲张，蛋白倒置，面色晦黑，胸、手、颈有蜘蛛痣，全身浮肿，下肢尤甚，两胁疼痛，右上腹疼痛，腹胀，食后更明显，大便初硬后溏，唇色紫暗，舌质紫暗有瘀斑，口干不欲饮，气短乏力，少寐怕冷。活血软坚理气，下瘀血汤加味7剂。二诊，药后纳差，头热口干便结，四肢浮肿，脉象弱，活血化瘀兼健脾益阴，清热利水（组方见方证）。40剂后，浮肿减轻，面色由黑转黄，面部蜘蛛痣退。党参、茯苓、制大黄、山栀各9g，桃仁、龙胆草、土鳖虫、阿胶6g，玉米须30g，炮山甲粉（另吞）1.2g[2]。

4.**朱良春**治刘某某，女，54岁，患病毒性肝炎迁延2年不愈，确诊为早期肝硬化，迭经中西药物治疗，效不显著。次年秋后，症情日趋严重，胁痛纳减，腹胀溲少，便溏不实，精神委顿。诊脉沉弦而细，苔白腻，舌质衬紫。触诊腹膨而软，肝脾未满意扪及，两下肢轻度压陷性水肿。肝功检查：麝浊度11单位，锌浊度18单位，谷丙转氨酶56卡门氏单位，白蛋白2.3g%，球蛋白2.8g%，黄疸指数9单位。超声波：密集微小波，并见分隔波，有可疑腹水平段。证属湿毒久羁，气血瘀滞、肝脾损伤、肾阳虚衰。拟方温补脾肾、益气化瘀：生黄芪30g，当归、生白术各10g，熟附片6g，茯苓12g，淡干姜2g，大熟地、庵闾子各15g。另用益母草100g、泽兰叶30g，煎汤代水煎上药。连服5帖，小溲畅行，腹胀已松，足肿消退，眠食俱安。继用原方去益母草、泽兰叶，加炙鳖甲、怀山药等，配合复肝丸。治疗2个月，患者食欲增加，自觉症状不著，复查肝功正常，白蛋白38g%，球蛋白3g%。停服煎剂，续予复肝丸巩固疗效。半年后恢复工作，随访至今，一切正常[5]。

5.**陈加东**治夏某某，女，26岁，去岁作输卵管结扎术，5月来，先齿痛，偶见鼻衄点滴，继而牙缝溢血，齿龈不痛不痒不红肿，同时食少神疲，低热留恋，苔脉无特殊。有疟疾史。检：形瘦色苍，肝肋下3cm，质中，脾大平脐，全血细胞降低，肝功能正常，可疑再生障碍性贫血而转入苏州医学院附院。作直肠镜检查未找到吸血虫卵。血常规：血红蛋白80g/L，白细胞2.4×10^9/L，中性76%，嗜酸3%，淋巴21%，血小板38×10^9/L。经骨髓穿刺，确诊为脾功能亢进。病因不明，复回本院治疗。阅以前所服方药，均针对齿衄、鼻衄，根据龈为胃之络，齿为肾之余立法，遍尝辛凉、苦寒、甘温、咸寒之剂，终鲜应验。在西医辨病的启发下，此症衄血为标，胁下癥积为本，不可拘泥成法，认为血出清道不外风、火，肾虚之说，当舍标图本，从血瘀症聚推求。《临证指南医案》"积聚"中认为，癥积之成，"初为气结在经，久则血伤入络"。经络系于脏腑，气血交乱，脏腑功能必然失其常度。欲止其衄，当消其症，用活血化瘀、软坚破结之法。处方：肝脾灵粉剂（炙山甲片、炙鳖甲各30g，红花、丹参、黄芪、陈皮各25g，三棱、莪术各10g），每次7g，日服2次。复诊：药后1周，鼻齿流血得止，精神稍增，嘱原方续服半月。三诊：精神佳，脾缩减半。嘱停药1周后，接服原方半月。迄今患者身体强健，肝脾缩小，脾已不能触及，全血细胞均在正常范围，一直参加农业劳动[6]。

引用文献

［1］石冠卿.癥瘕治验［J］.新中医，1977,（2）：16.
［2］张云鹏.中国百年百名中医临床家丛书·姜春华［M］.北京：中国中医药出版社，2002：78.
［3］贝润浦.老中医姜春华治疗某些疑难杂症的经验［J］.上海中医药杂志，1983,（12）：3.
［4］王受百.治疗肝脓肿1例［J］.上海中医药杂志，1965,（6）：23.
［5］朱良春.医学微言［M］.北京：人民卫生出版社，1995：124.
［6］陈加东.治疗“脾亢”两例的报告［J］.新中医，1981,（5）：46.

（四）血液郁结候（肝脾瘀热转证2）

肝脾瘀热证，瘀热郁结肝脾，肝气失于疏泄，脾气无运化之权，不能运行水液，与瘀热互结，而成血液郁结之候，即张仲景所云“此水与血俱结在血室也”。其见症虽以水液停蓄之脉症显明，但必兼见肝脾气血瘀结之脉症，并以之为凭。

通称：瘀血化水。

病名：［中医］血肿，热胀，血蛊，肝胀，臌胀。［西医］慢性肾炎，慢性肾炎肾病型，肝硬化腹水。

病因病机：肝脾瘀热郁结，因瘀热郁结肝脾，肝气失其疏泄之能，脾气不能运化水液，通利三焦，下输膀胱，致气化失职，而成水液与瘀热互结之证。

证象组合：血结+津滞+气结+络滞

主症：**【血滞瘀结】症象**：①形瘦面黄，两目暗黑，皮肤粗糙，面色无华，精神委顿。②左胁聚气，右胁下隐痛，腹壁左肋下硬块按之不移。③少腹坚胀。④月经闭止。⑤大便溏泄色黑。**舌象**：①舌质淡，舌质暗。②质青紫。③边有瘀点。**脉象**：脉沉细弦涩。

【津不化气】症象：①水肿，腰以下水肿。②臌胀，腹大如臌。③胸水，呼吸不利，难以平卧。④阴囊呈高度水肿。**舌象**：苔白腻。**脉象**：脉沉弦涩。

副症：**【气机郁结】症象**：①胸脘痞塞不舒，嗳气，恶心呕吐。②腹胀不欲食。④腹胀满疼痛。⑤胁痛。⑥大便不畅。**舌象**：舌赤苔黄，苔薄白。

【气化不行】症象：溺赤便艰，小便短少不利。

宾症：**【络脉不利】症象**：①浑身胀痛。②青筋暴露，身有散在蜘蛛痣。

治则：当以利气化瘀，以消散其聚结为主，不可见水行水。

方证

1.茵陈柴犀汤证：利气化瘀，清热凉血，以消散瘀结。

茵陈18g，栀子、广犀角、柴胡各6g，丹皮9g，生地12g，大小蓟24g，白茅根30g，生甘草15g。

2.当归活血汤证：《通俗伤寒论》方[1]。治郁怒成蛊。

全当归9g，桃仁6g，桂枝4.5g，炒枳壳、赤芍、鳖血、柴胡各2.4g，赤茯苓3g，黑炮姜1.2g，藏红花0.6g，炙甘草1.5g，鲜生地30g，陈酒1瓢冲入。

3.诸蛊保命丹证：王孟英方[1]。治单腹胀大，四肢极瘦。

肉苁蓉90g，红枣、青矾各500g，入罐内煅烟尽，为末，再将四制香附、生麦芽各500g为末，和前末糊丸，每服20~30丸。

4.龙荟绛覆汤证：王孟英验方[1]。通络泻肝，治热胀，肝郁络瘀。

新绛6g，旋覆花、蜜炙延胡、川楝子各4.5g，生白芍15g，青皮3g，鲜葱须0.6g，用淡海蜇120g，大荸荠6个，鲜刮淡竹茹15g，煎汤代水。

论著和讨论

本证候肝脾瘀热与水液互结，仲景曰“病人胸满，唇痿舌青，口燥，但欲漱水不欲咽，无寒热，脉微大来迟，腹不满，其人言我满，为有瘀血”（《金匮要略·惊悸吐血下血胸满瘀血病脉证治》），“妇人少腹满如敦状，小便微难而不渴，生后者，此为水与血俱结在血室也”（《妇人杂病脉证并治》）。其治则当以利气化瘀，清热通络为主，以消散瘀结；不可见水治水。何廉臣说：“（蛊症）唯石芾南谓郁怒伤肝，肝热血燥，经络凝滞不通，下部回血壅胀，即有水血溢于肤腠之里，渐渍渐深，终成蛊胀。实由肝叶撑张则胀也，肚大筋青不治。夫青筋，非筋也，血络也。青者，血燥而结也，血结则不独血滞于中，即水饮亦无由吸摄，不能循其常道，下输膀胱，故蛊胀多水。医者见水行水，不审水由肝血燥结所致，所以不效。其说中西合参，言之成理，语甚精当，惜未对证立方耳。余于临证实验上，每用辛润通络，以行肝血，自制三仁降覆汤（瓜蒌仁12g，柏子仁9g，光桃仁、泽兰、新绛各6g，当归须、旋覆花各

4.5g，鲜葱须0.9g，用鲜茅根60g，全丝瓜络3g，煎汤代水）送下诸蛊保命丹（组方见方证）及通络消蛊丸（即当归䗪虫丸，方载夹痛伤寒勘语中，专治络瘀单胀，叶氏验方）。遵叶氏络瘀则胀之法，往往十全二三，久服收功。”[1]

俞根初说：“（郁怒）成蛊，当归活血汤（组方见方证）。服之不应，再加炙穿山甲1.5g；又不应，加附子0.9g。有实热者，禁用。须加大黄3g亦可；或下瘀血汤：原桃仁9g，生大黄4.5g，醋炒土鳖虫10只；或桃仁承气汤合逍遥散：原桃仁、全当归、赤茯苓各9g，生大黄4.5g，风化硝3g，川柴胡、官桂、炙甘草各1.5g，薄荷1.2g，细辛0.9g，生白术2.4g，炒蝼蛄10只研包，奏功更捷。”[1]何廉臣说：“延久而变肝胀血蛊，治宜开郁通络，如新加绛覆汤（旋覆花包煎、真新绛、原桃仁、柏子仁、当归须、乌贼骨、延胡、川楝子、茜根、青葱管。徐氏《医学举要》方）开郁通络饮（陈香团、广郁金、延胡、远志、真新绛、宣木瓜、蜣螂虫、通草、佛手片、丝瓜络、路路通、生薏苡仁），开郁正元散（生白术、陈皮、青皮、香附、山楂、海粉、桔梗、茯苓、砂仁、延胡、麦芽、甘草、神曲），代抵当丸（酒炒大黄120g，桃仁30粒，炒穿山甲、醋炒莪术、当归尾、生地、玄明粉各30g，安桂9g为末，蜜为丸，如莱菔子大。如蓄血在上部者，黄昏去枕仰卧，以津咽之，令停喉以搜逐瘀积；在中部食远服；下部空心服。俱丸如梧子，百劳水煎汤下之，如血老成积，攻之不动，去归、地，倍莪术、安桂），桃仁承气合逍遥散加味（原桃仁、全当归、赤茯苓各9g，生大黄4.5g，赤芍6g，风化硝3g，川柴胡、苏薄荷、炙甘草、官桂各1.5g，生晒术2.4g，细辛0.9g，蝼蛄10只，研末包煎）之类，临时对证选用可也。”[1]

何廉臣还说：“瘀热阻肝，肝络郁塞，或先经断而后水肿；或先水肿而后经断者。中医所谓血分肿及水分肿者，东医所谓恶液质性水肿也。先经停而后水肿者，三合绛覆汤（当归尾、新绛、旋覆花包各6g，乌贼骨12g，茜草根3g，光桃仁9粒，泽兰15g，青葱管5寸冲）送下理冲丸（生黄芪45g，生水蛭30g，当归、桃仁、知母各18g，生三棱、生莪术各15g，共研细匀，蜜丸，每服6g，以上叶案方及张寿甫验方）通经闭以退水肿。先水肿而后经停者，加减千金鲤鱼汤（当归尾、泽兰、赤芍各9g，绛通草4.5g，生姜皮3g，连须葱白10个，用活鲤鱼1尾，约重360g，马鞭草30g，煎汤代水）送下沉香琥珀丸，退水肿以通经闭。”[1]“热胀，多因于肝郁络瘀，或湿热盘踞中焦，少腹坚胀，左胁聚气，口苦不饥，溺赤便艰，形瘦肢冷，舌赤苔黄。《内经》所谓诸胀腹大，皆属于热是也。治宜通络泻肝，龙荟绛覆汤（组方见方证）吞送当归龙荟丸6~9g。极苦泄热，略佐微辛以通络。”[1]

病案举例

1.**郭庆虹**治肝硬化腹水：王某，男，36岁，1个月前呕血不止，色鲜红，1000ml，随即出现腹胀不欲食，腹壁青筋暴露，左肋下硬块按之不移，形体消瘦，两目暗黑，皮肤粗糙，鼻衄，大便溏泄，色黑，每天4~5次，脉沉细弦涩，舌红苔白糙，正气未虚，内有瘀血，仿大黄䗪虫丸加减：虻虫、大黄、水蛭、槟榔、柴胡、厚朴各6g，䗪虫3g，延胡索、丹参、川楝子、干漆、云茯苓、鸡内金、白芍各9g，水红花子30g，服后尿增多，10余剂，腹水基本消退，28剂痊愈[2]。

2.**李泰**治某，脉不见，周身头面四肢皆肿满，皮肤发热太甚，日夜不得安卧，须用铜锣置身上取凉，稍得安静，皮下现红丝血纹，此肤血胀症。红商陆15g，丹皮、生地、红花、木通、赤芍、木瓜、牛膝、当归尾各9g，黄柏、桑皮、甘草各4.5g，20剂而愈[3]。

3.**张秀葵**治慢性肾炎水肿：杨某某，女，26岁，面及全身重度浮肿，面色皖白，精神不振，懒言，头晕眼花，形寒肢冷，浑身胀痛，腰酸腿软，尿少色清，经闭2年余，苔白腻，质紫边有瘀点，脉沉涩，尿蛋白（+++）。为脾肾阳虚，水湿内停，气血瘀滞，宜活血化瘀，利水消肿：益母草30g，丹参、当归、白茅根、车前子、泽泻各15g，红花、川芎、牛膝、白术各12g，麻黄10g，6剂。精神好转，尿量增多，浮肿减轻，腰及四肢关节冷痛。参温阳利水，去麻黄、白茅根加肉桂3g，巴戟15g，补骨脂12g，6剂。月经来潮，浮肿基本消失，尿蛋白，拟温肾健脾：附片、白术各10g，补骨脂、牛膝、枸杞各15g，巴戟、茯苓、独活各12g，肉桂3g，10剂，症状消失，化验正常，续服5剂，2年未复发[4]。

4.**胡建华**治秦某某，女，39岁，肝病已3年，去年11月浮肿加剧，出现腹水，诊断：肝硬化腹水，西药治疗一度消退，现胸脘痞塞不舒，腹胀满疼痛，胁痛嗳气，纳食甚少，烦躁，下肢浮肿，按之凹陷，小便短赤，大便干燥，月经量多，晚上肌肤灼热，脉沉细带弦，舌麻痛，质青紫。病由情志怫逆致肝失条达，气血郁滞，络脉瘀阻，水气停聚。宜化瘀利尿，清热通腑，已椒苈黄丸加味：防己、枳实、制川大黄、莪术各9g，椒目6g，葶苈子、失笑散各15g，丹参12g，6剂。腹泻2天，诸症减轻，又：丹参易延胡索12g，川大黄改12g，7剂。每天排黑色大便2次，腹胀续减，胸胁偏右隐痛：制大黄改9g，加郁金9g，7剂。腹水（－），再予疏肝理气化瘀法：防己、制大黄、丹参、制香附各9g，葶苈子15g，延胡索、失笑散各12g，川楝子、煅瓦楞各30g，7剂[5]。

5.**徐嵩年**治李某，男，42岁。患者于2月因发热、咽痛后出现全身高度浮肿，24小时尿蛋白定量7.56g，血浆蛋白浓度明显降低，白、球蛋白之比为1.2 ∶ 2.1，诊断为慢性肾炎肾病型。外院用大量泼尼松、环磷酰胺、潘生丁（双嘧达莫）、肝素、左旋咪唑等西药治疗近9个月，未能见效，乃于12月12日收住本院。患者面色无华，精神委顿，胸闷腹胀，遍身高度水肿，按之没指，呼吸不利，难以平卧，腹胀大，叩之声实，阴囊呈高度水肿，伴有严重胸水、腹水征。舌质淡，脉沉细而涩。按气虚阳衰，水湿泛滥论治，并加用西药速尿、肝素等治疗，冀脾旺清升，阳运阴消。不料经治2周，水肿毫不减退，且伴恶心呕吐，食欲不振，血液检查3P试验呈强阳性，白、球蛋白之比为1.4：1.4，总胆固醇670mg/dl，尿纤维蛋白降解产物21μg/ml，血液呈高凝状态。此乃气虚无力运行，血液凝涩成瘀，改用益气活血化瘀法，同时停用西药，观察疗效：黄芪、丹参各30g，赤芍15g，桃仁、川牛膝各20g，红花l0g，益母草60g。另：水蛭粉4.5g，温开水送下，日服2次。上方服3剂后水肿明显减退，1周后阴囊水肿消失，恶心、呕吐亦除，纳食渐增，复查尿纤维蛋白降解产物下降为10.7μg/ml，24小时尿蛋白定量下降为4.45g，病情好转，于6月9日出院，继续门诊治疗[6]。

引用文献

［1］俞根初.重订通俗伤寒论［M］.上海：上海科学技术出版社，1959：370，373，377，445，464.
［2］郭庆虹，马连珍.2例肝硬化腹水的辨证施治［J］.上海中医药杂志，1965，（6）：22.
［3］李洪成.中医证候学［M］.北京：中国医药科技出版社，2008：1480.
［4］张秀葵.活血化瘀法治疗慢性肾炎水肿2例［J］.中医杂志，1980，（5）：10.
［5］胡建华.治疗慢性肝病点滴经验［J］.中医杂志，1982，（10）：20.
［6］田元祥.内科疾病名家验案评析·上册［M］.北京：中国中医药出版社，2000：389.

（五）木火虚逆候（肝脾瘀热变证1）

肝脾瘀热证，瘀热郁滞肝脾，耗伤肝脾气阴，木火郁炽，冲逆于上，而成木火虚逆之候，其见症以木火上冲之症象显明，但必兼见气阴两虚之脉症。

通称：瘀阻脑络。

病名：［**中医**］眩晕，偏头痛，肥胖病。［**西医**］三叉神经痛，血管神经性头痛。

病因病机：肝脾瘀热虚逆，因瘀热郁滞肝脾，木火郁炽，冲逆于上，耗伤肝脾气阴，气机不利，阳气不和，虚实不调之证。

证象组合：阴虚+气逆+气炽

主症：【**气虚失养**】**症象**：①倦怠乏力，眼睑疲乏，牙齿无力。②心悸短气。③食欲不振。④发麻。⑤下肢轻度凹陷性浮肿。**舌象**：舌苔薄白，舌质暗边有齿痕。**脉象**：①脉弦细而涩。②脉象沉细。

【**阴虚失养**】**症象**：①头晕眼花。②心跳、失眠。③情绪焦躁，不任烦劳。④五心烦热。**脉象**：脉弦而尺弱。

【**气机冲逆**】**症象**：痛重则呕恶不止。

副症：【**津气蕴炽**】**症象**：①咽喉干涩，目珠有红筋。②唇黑。③牙龈有暗紫色。④经行先期，色紫且夹瘀块。⑤大便干燥不爽。**舌象**：舌质暗红，苔薄黄稍干。

【**清空失宁**】**症象**：①头胀头晕。②偏头痛，眼痛。③痛轻则局部发凉，热敷挤压可缓解。

宾症：【**气机不利**】**症象**：胸胁胀闷。

【**阳气不和**】**症象**：寒热，周身寒冷，片刻即内外皆热。

治则：当以通降瘀热，以制其木火之上逆；活血化瘀，以通其郁滞，养肝益脾，以培其气阴，为虚实共调之法。

方证

1.抵当汤合逍遥散加减证：王挚峰方[1]。治左侧面部三叉神经分布区剧烈跳痛，详见病案2。

虻虫、水蛭、大黄（后下）、桃仁各6g，云茯苓、柴胡、白芍、当归、白术各9g，川芎4.5g，甘草3g。

2.变通逍遥散证：赵金铎方[2]。治血管神经性头痛，解郁化痰，活血通络法，详见病案3。

柴胡、红花、桔梗、甘草各6g，丹皮、赤芍、白芍、桃仁、当归、白术、橘络各9g，云苓12g，薄荷3g，山栀、川芎各5g。

论著和讨论

本证候瘀热内炽，木火炽逆，肝脾气阴两虚，虚实失调。其治则当以通降瘀热，以制木火之上逆，兼以养肝益脾，以理其虚。董建华等编者按："（下列病案1）除有浮肿、肥胖症外，兼有明显的头晕头痛、咽喉干涩、五心烦热、舌苔薄黄、舌质暗红、脉象沉细等症。其病理既有水湿停滞，又有阴虚内热、湿阻气机、血行不畅。故治法宜滋阴活血、祛湿清热。由于本案病理比较复杂，在用药上注意了滋阴而不助湿，利湿而不伤阴，清热而不伤脾，活血注意行气，药证合拍，故收效显著。"[3]

病案举例

1.李振华治李某，女，29岁。肥胖2年余，伴头晕头痛，咽喉干涩，五心烦热，日食1.5斤，倦怠乏力。诊查：

对称性肥胖，体重92kg，身高1.72米，血压130/90mmHg，皮肤色暗无紫纹，心肺（-），下肢轻度凹陷性浮肿。舌苔薄黄，舌质暗红，脉象沉细。辨证：肝肾阴虚，湿阻血瘀。为肥胖病。治法：滋阴活血，祛湿清热：蒸首乌、丹参各20g，枸杞子、赤芍、山楂、草决明各15g，桃仁9g，丹皮、莪术、郁金、内金各10g，荷叶30g，泽泻12g，琥珀3g（分两次冲服）。上方药服35剂，体重下降至85.5kg，减少6.5kg。头晕头痛、咽喉干涩、五心烦热等症消失，饮食减少，日食1斤左右，面色红润，四肢有力。继以原方减鸡内金，草决明、荷叶、琥珀，加云茯苓20g，薏苡仁30g，节菖蒲10g，以巩固疗效[3]。

2.王挚峰治患者于某某，男，39岁，曾于1960年开始左侧面部三叉神经分布区剧烈跳痛，每次疼痛多由左侧牙痛诱发而波及左侧脸部及左眼球，并流泪不已，眼睑难睁开，每次历时20~30分钟，坐卧不安，曾使用各种西药或手指压迫法均无效，头痛过后，即感头胀，眼睑疲乏，牙齿无力，发麻。廿年前即患高血压，经常有头痛、头晕、眼花、心跳、失眠等症状出现，直至现在血压仍高。肝区作痛已一年多，常觉倦息，食欲不振。腰部疼痛十余年，由于劳倦时加剧，1960年7月间曾因上述病情及高血压在本院留医一次。检查营养中等，肝区有压痛，但腰椎有压痛，无其他病理征。体温37℃，血压130/90mmHg。西医诊断：①三叉神经痛。②高血压伴发头痛。曾以降压止痛、镇静等药物给服，并配以针灸治疗，效果不显。于1962年7月30日第二次到院求诊。症见常觉头晕，无发热，间有左侧头痛，眼痛，脉弦而尺弱，舌苔薄白，从症状判断，显为肝肾两亏所致。于两年前亦曾来院留医，并有偏头痛症状，曾以逍遥散加肉苁蓉、菟丝子、丹皮等药配服，而收到了疗效。这次再来求诊，故仍以前方药进服，岂料3剂过后，病情无变化，后改用逍遥散加桃仁、红花、牛膝等药给服效果仍不显著，前后服38剂疼痛未止。于9月10日再仔细观察，发现病者目珠有红筋，唇黑，牙龈有暗紫色。于此，表明病者积瘀陈久，过去所采取的祛瘀药，力度不足，而致收效不大。乃以抵当汤合逍遥散加减给服（组方见方证）。服药后，症状显著好转，头痛减半，次晨排出黑色稀大便一次。连续照前方服19剂，于9月28日，头痛痊愈出院[1]。

3.赵金铎治血管神经性头痛：徐某某，女，35岁，7岁患麻疹，疹后出现右侧偏头痛，时作时止已28年之久，痛轻则局部发凉，热敷挤压可缓解，痛重则呕恶不止，数日不得进食，情绪焦躁，不任烦劳，心悸短气，胸胁胀闷，寐不安，食无味，经行先期，色紫且夹瘀块，大便干燥不爽，脉弦细而涩，舌质暗边有齿痕，苔薄黄稍干，久病入络，复加肝气郁滞，气机失畅，致痰血瘀阻脑络，用解郁化痰，活血通络法，变通逍遥散（组方见方证），10剂头痛著减，继服丸方巩固[2]。

引用文献

［1］王挚峰.三叉神经痛［J］.新中医，1977，增刊（2）：16.

［2］赵金铎.治疗血管神经性头痛五法［J］.中医杂志，1981，（5）：12.

［3］董建华等.中国现代名中医医案精华·第2集［M］.北京：人民卫生出版社，2010：173.

（六）阳虚不化候（肝脾瘀热变证2）

肝脾瘀热证，瘀热郁滞肝脾，久不得解，损伤脾阳，不能运化水液，而成阳虚不化之候，杂病学家称为阴水之证。以水气郁滞之症象显明，但必见有阳气不振之脉症，并以之为主。

通称：阴水。

病名：［**中医**］阴水。［**西医**］风湿性心脏病，二尖瓣狭窄及闭锁不全，心房纤颤，心力衰竭。

病因病机：肝脾瘀热虚滞，因瘀热郁滞肝脾，久必伤残脾阳，脾阳不振，运化无力，不能化气行水，致水津停蓄，气水互阻，而成气血虚实夹杂之证。

证象组合：阳虚+津滞+气滞

主症：**【阳气不振】症象**：①皮肤、口唇紫暗无光泽。②面色紫黑无光泽。③心悸。**舌象**：舌质暗红。**脉象**：脉结代。

【津不化气】症象：肢体浮肿。

副症：**【气化不行】症象**：尿短少。

【气机不宣】症象：胸闷气短。

宾症：**【气机不利】症象**：①胸痛。②心下痞硬。

治则：当于温助脾阳之气以化气行水之中，参以活血化瘀，去其郁滞，气血虚实同调。

方证

真武汤合去菀陈莝法方证：赵锡武方[1]。治风湿性心脏病，心悸气短，详见病案。

白芍、藕节、白茅根各30g，附子（先煎）、生姜各9g，云茯苓18g，白术、当归、红花各12g，肉桂、沉香（后下）各6g。

论著和讨论

本证候瘀热郁滞肝脾，伤残脾阳，不能化气行水。其治则当于温补助阳，化气行水之中，兼以活血化瘀，气血虚实共调之法。赵锡武说：《素问·汤液醒酸论》提出“去菀陈莝”。《灵枢·小针解》说：“菀陈则除之者，去血脉也。”菀是郁积，总的意思是去除血脉中陈旧郁积。水和血有密切关系，水肿病人，在直接利水不效的时候，根据病情，适当加用活血药；往往会收到较好效果，在治疗充血性心力衰竭的临床实践中也表明，活血化瘀法在一些情况下，往往显得很重要[1]。

病案举例

赵锡武治宋某某，女性，38岁，患风湿性心脏病、二尖瓣狭窄及闭锁不全，心力衰竭四级。在治疗期间，以真武汤为主方，配合“去菀陈莝”法（当归、桃仁、红花、川芎之类），小便量逐渐增加，当减去活血药后，情况很快发生变化，不但小便量减少，而且一切症状也有加重，后来又原方用上；结果心力衰竭得到了控制。临床实践表明，心力衰竭确有瘀血存在，如不加以解决，往往不利于控制心力衰竭。因此，去菀陈莝，活血化瘀法，在控制心力衰竭中，应当予以充分注意。关于活血化瘀方药，如血府逐瘀汤、膈下逐瘀汤、桃红四物汤及参苏饮（党参、苏木）、藕节、白茅根等皆可酌情使用[1]。

又治游某某，男性，54岁，因3年来心悸气短，近7个月来上述症状加重并见腹大，而于1964年4月29日入院。患者于1960年查体，医生告为“风湿性心脏病”，当时无自觉不适，唯在重体力劳动后稍感心悸。1961年底渐觉纳差，胃脘闷痛，活动后心悸气短明显，且日渐出现下肢浮肿。近7个月来上述症状加重，并见咳嗽、胸痛、头晕。既往：有关节痛历史。查体：自动体位，口唇紫绀，双目巩膜黄染，结合膜充血，咽红，扁桃体不肿大，颈静脉怒张，颈动脉搏动明显，两肺底可闻及干湿啰音，心界向左右两侧明显扩大，心尖搏动弥散，可触及细震颤，心尖区可闻及四级收缩期吹风样杂音及四级舒张期隆隆样杂音，心律绝对不齐，心率69次/分，肝大肋下8cm，压痛（+），脾触及不满意，腹水征（+），下肢浮肿Ⅱ度。心电图示：心房纤额，偶发性室性期前收缩，右心室肥厚。X线摄片：二尖瓣型心脏，肺郁血。肝功能：胆红素30mg/dl，黄疸指数16单位，麝浊3单位。诊断：风湿性心脏病，二尖瓣狭窄及闭锁不全，心房纤颤，心力衰竭五级。中医辨证及治疗经过，根据脉证所见，首先考虑为心肾阳虚，因夹血瘀而可见皮肤、口唇紫暗无光泽，因胸阳不宣，肺气不降而见胸痛、胸闷、气短诸症，心阳不足，脾土生源无依，而见心悸、尿短、肢体浮肿。首先曾选用炙甘草汤、五苓散、真武汤、连珠饮、消水圣愈汤等配伍应用多日，病情仍无明显好转。在辨证方面进而考虑到病人心下痞硬，舌质暗红，面色紫黑无光泽，脉结代，尿短少，从而认为本病属心肾阳式微而夹瘀血证，因之选用真武汤合去菀陈莝法施治（组方见方证）。上方服用3剂后，症状明显改善，尿量由原300~500ml/日，增为1200~1700ml/日，体重减轻2kg，肝脏已见缩小，硬度亦变软，虽然心率时有较快之波动，但总的看来，心衰情况明显好转。病人出院时一般情况良好，活动后不见明显心悸气短，无咳喘，可平卧，腹水征（-），浮肿消失，肝大由原肋下8cm缩为3cm，肝区不痛，本次心衰基本控制[1]。

引用文献

［1］于天星,李祥国.赵锡武老中医治疗慢性充血性心力衰竭的经［J］.新医药学杂志，1978,（11）：9.

八、肝肺瘀热证（下焦瘀热并病）（4候）

肝肺瘀热证，为肝之瘀热犯肺之证；以其人素有肝郁血瘀，瘀挟肝之木火化热，上犯于肺，肺失清肃之令，而成肝肺瘀热之证。其因或由于跌打损伤，或操劳太过，或经产感受风寒湿邪，郁于血络，久则均从热化。何廉臣曰“失治则风寒外邪，络瘀内伤，均从热化”[1]而成瘀热。或郁滞于上，则肺失宣降，清阳之气失展；或留滞于外，则著于经络之间，营血不得宣通；久则或气血瘀结，或耗伤气、血、阴、液，则有由实致虚之变。其治则总当疏利肝肺气血，理气活血，清热化瘀为法。

证候别称：肝风及肺，木气犯金，木火刑金，瘀阻盗汗。

病名：［中医］产后气喘，顽固性哮喘，燥咳似痨，咳血，瘀血头痛，面额痛，恶寒，盗汗，血痹，历节痛风，项强臂痛，臂疼，瘀血胸满，胁痛，胸胁痛，臌胀，脱发。

证候系统：详见图3-9-14。

本证———肺失宣降候、肺络失宣候

转证———清气怫郁候、清阳怫郁候

变证———营血失宣候、血液郁滞候

图3-9-14　肝肺瘀热证证候结构图

引用文献

[1] 俞根初.重订通俗伤寒论[M].上海：上海科学技术出版社，1959：236.

（一）肺失宣降候（肝肺瘀热本证）

肝肺瘀热证，肝之瘀热，上逆犯肺，肺气失其宣降之常，瘀热挟肺气上冲，而成肺失宣降之候，杂病家亦通称之为肝风及肺，木气犯金之证。其见症以肺失宣降之脉症为主，且可见瘀热内滞之脉症。

通称：肝风及肺，木气犯金。

病名：［中医］产后气喘，顽固性哮喘。

病因病机：肝肺瘀热郁逆，因肝气挟瘀热上逆于肺，肺气失其宣降之权，瘀热挟肺气冲逆于上，而成因瘀致气逆之证。

证象组合：气郁+气逆+清窍

主症：【气机冲逆】症象：①气喘，自汗。②哮喘。**脉象：**脉数。

副症：【气机不宣】症象：①胸闷，脘窒。②咳嗽痰浓。③胁肋不适，右胁引痛。④口渴。⑤溲赤如血，大便秘结。**舌象：**舌微黄。

宾症：【清窍不宣】症象：鼻扇窍黑无涕。

治则：当以平肝肃肺为主，理气行瘀，活血降气为法。

方证

平肝肃肺，活血降气方证：朱曾柏方[1]。治顽固性哮喘，一感胸闷，胁肋不适，哮喘即发，详见病案2。

地龙30g，杏仁、桃仁各10g。

论著和讨论

本证候肝气瘀热挟肺气冲逆于上，肺气肃降无权。朱曾柏曰："喘出于肝，属肝风及肺，木气犯金。"[1]其治则当以平肝肃肺为主，以理气行瘀，活血降气为法。朱曾柏说：本病（病案2）初起，仅系一般之风寒客肺，由于强行制喘，没有及时宣散肺经之风寒，致使风寒之邪残存，肺气郁闭。肺主一身之气而朝百脉，因此肺失肃降，病涉气血两端，而患者十多年间中西药尝遍，对一般药物已多适应，制方遣药既要有肃肺平肝之功，又要药简力宏。杏仁为苦降平喘要药，当不可少，"肺苦气上逆"，肺气不降，自当喘息，急食苦以泻之，且"杏仁辛苦，辛能横行而散，苦能直行而降"（引自李士材《士材三书》），清·周岩《本草思辨录》中记载："杏仁直降而兼横扩……，若证两有所需，杏仁亦两呈其用也。"故用杏仁既肃降又横扩，使肺气郁闭之势得解除。肺气闭郁，肺中丰富之血管（所谓"肺朝百脉"），势必痉挛瘀血，这是本症连绵十数载不愈之重要因素。桃仁活血祛瘀，能走肝、肺、大肠经，信如汪昂《本草备要》言"桃仁苦以泻血滞，甘以缓肝而生新血，质润又可濡血燥"。本证病涉肝、肺两脏，取桃仁泻肺缓肝，自然恰中病机。而濡大肠者，又可收上病下取之妙。方中主药为地龙，取其清肝、平喘、解痉。据有关资料报道，蚯蚓中有一种含氮物质对支气管有显著扩张作用，是扩张支气管平喘的良好药物，故重用之。历代"本草"书籍记载，地龙治急、慢惊风和痫疾之症，莫不与本品有清肝解痉作用有关。[1]

病案举例

1.周小农治李阿泉之妻，怀妊患伏暑：产后热退。食面，问有兼证否，述知会因人恫吓，气忿动肝。产后气喘鼻扇，均为危候，矧阴虚之体乎。姑拟清热化痰、理气行瘀。恰交霜降，慎之。青蒿梗、紫菀、冬瓜子、川贝母、郁金、辰滑石、莪术、娑罗子、竹茹、延胡索、鬼箭羽、丹皮、泡射干、杏仁、枇杷叶、沙参、茅根。另血竭、没药、迦楠香、血珀、猴枣，研末服。复诊：气喘略减，鼻扇窍黑无涕，身热未起，咳嗽痰浓，口渴，溲赤如血，脘窒，右胁引痛，腿部亦痛，瘀滞不行，便秘不解。肺气窒痹，自汗喘逆，尚在险途。白薇、蒿梗、丹皮、金铃子、延胡索、多甜瓜子、金沸草、沙参、麦冬、紫菀、甜杏仁、马兜铃、通草、蒌霜，另赭石、苏木、茅根、枇杷叶、青铅，先煎代水。另用川贝母、猴枣、龙涎、迦楠、血珀、雄精，取末，竹沥温热，调服。三诊：大便先通，气喘大平，鼻扇已定。恶露既行不多，自汗已少，腹痛已减，脘痛未止，咳频，右胁作痛，腿右滞痛，鼻煤未润，溲色已淡，脉右尚数，左软。是余热留恋，瘀滞未畅，气阴交亏，尚恐转变外疡。白薇、蒿梗、丹参、沙参、麦冬、甜杏仁、瓜瓣、旋覆花、新绛、橘叶络、娑罗子、紫菀、瓜蒌皮、鬼箭羽。另白茅根、莱菔、青葱、梨肉、枇杷叶先煎。末药用川贝母、龙涎、没药、藏红花、血珀，研细服。外治用莪术、当归尾、炙乳香、没药、甲片、血竭、鬼箭羽，研细，摊膏药3枚，一贴脐下，一贴右胁，一贴腿叉骨痛处。四日诊：恶露已少[2]。

2.朱曾柏治顽固性哮喘：室女王某，19岁，哮喘已13年，一感胸闷，胁肋不适，哮喘即发，10余年来从不间断，中西药已尝遍，时不分冬夏，地不分南北，脉数舌微黄，并无痰涎壅盛，饮食二便均可，但酷食酸醋，《内经》云酸入肝，喘出于肝，属肝风及肺，木气犯金，主平肝肃肺，活血降气：地龙30g，杏仁、桃仁各10g，5剂喘息渐平，

10剂病去八九，将氨茶碱每晚减至1片，继服半月，哮喘基本痊愈。上药研粗末，装于小布袋内（约15g），微煎每失随意服2~3次，巩固疗效。约半年已参加工作，3年来连续上夜班，亦未复发（李时珍云：蚯蚓可以为馐，可见有毒云云是没有根据，取清肝平喘解痉）[1]。

引用文献

[1] 朱曾柏.顽固性哮喘及阳虚高热治验二则[J].中医杂志，1980，(8)：19，20，19.
[2] 周小农.周小农医案[M].上海：上海科学技术出版社，1962：223.

（二）清气怫郁候（肝肺瘀热转证1）

肝肺瘀热证，肝之瘀热上犯于肺，肺失宣降，胸中清气怫郁，瘀热不得宣泄，是为清气怫郁之候，其见症以胸中清气怫郁之脉症为主，可兼见瘀热内滞之脉症。

通称：瘀热阻气。

病名：[中医]瘀血头痛，瘀血胸满。[西医]神经官能症。

病因病机：肝肺瘀热郁滞，因肝瘀犯肺，肺失宣降，胸中清气失展，瘀热怫郁，不得宣泄，即仲景："病者如热状，烦满，口干燥而渴，其脉反无热，此为阴伏，是瘀血也。"

证象组合：气郁+气蒸+怫郁

主症：**【气机不宣】症象**：胸闷，胸满，短气，胸有重物压迫感。

【阳气怫郁】症象：①头面翕热。②心悸烦乱，胸中烦热而惊醒，不盖被子也烦热。③口燥不欲饮。**舌象**：①舌质暗，苔薄白。②舌青。**脉象**：脉细弦迟。

副症：**【津气蕴蒸】症象**：①大便干。②小便黄。**舌象**：舌有瘀点。**脉象**：脉弦。

【气机不降】症象：①咳逆。②呕逆。③烦喘。

宾症：**【清窍不利】症象**：唇痿。

【清空不宣】症象：头痛。

治则：当宣降肝肺之气，活血化瘀，以利其瘀热宣泄，清气一展，怫郁自解。

方证

血府逐瘀汤证：王清任方[1]。功能活血祛瘀，行气止痛。治神经官能症，详见病案1。

当归、生地黄、红花、牛膝各9g，桃仁12g，枳壳、赤芍药各6g，桔梗、川芎各4.5g，柴胡、甘草各3g。水煎服。

论著和讨论

本证候肝之瘀热犯肺，郁滞胸中清气，瘀热怫郁，不得宣泄，仲景曰："病人胸满，唇痿舌青，口燥，但欲漱水不欲咽，无寒热，脉微大来迟，腹不满，其人言我满，为有瘀血。病者如热状，烦满，口干燥而渴，其脉反无热，此为阴伏，是瘀血也，当下之"（《金匮要略·惊悸吐血下血胸满瘀血病脉证治》）。吴谦亦云："表实无汗，胸满而喘者，风寒之胸满也；里实便涩，胸满烦热者，热壅之胸满也；面目浮肿，胸满喘不得卧者，停饮之胸满也；呼吸不快，胸满太息而稍宽者，气滞之胸满也；今病人无寒热他病，唯胸满、唇痿、舌青、口燥、漱水不欲咽，乃瘀血之胸满也。"[2]其治则当以宣降肝肺之气，活血化瘀，以利其宣降，以解其瘀热怫郁。

病案举例

1.孙会文治陈某，男，40岁，夜间入睡后，每因胸中烦热而惊醒，不盖被子也烦热，病程10天，夜夜如此。经内科检查无异常发现，神经内科检查也无异常发现，诊为"神经官能症"，服三溴合剂、巴氏合剂（咖嗅合剂）、谷维素等药无效，转来中医门诊。测体温正常，扪之肌肤亦不热。此乃王清任所说的"心里热病，或曰灯笼病"。用血府逐瘀汤（组方见方证）3剂，不期烦热顿然消除。继进2剂巩固，随访10个月安好[1]。

又治胸有重物压迫感：江某，女，30岁。胸部不适，自觉有重物压迫，深呼气能使症情缓解，病已1月。察舌有瘀点，脉呈弦象。初投逍遥散5剂不应，后改服血府逐瘀汤10剂，症状即消失。半年后随访，疗效巩固[1]。

2.赵金铎治鄢某某，女，37岁，阵发性头痛十数年，平素感头内似有水晃动，每遇饥饿、劳倦、抑郁，则头痛发作，痛重则心悸烦乱，胸闷短气，头面翕热，口燥不欲饮，大便干小便黄，脉细弦，舌质暗苔薄白，血压110/70mmHg，属气滞血瘀型头痛，拟活血化瘀，理气平肝法，变通血府逐瘀汤：柴胡、红花、桔梗各6g，当归、赤芍、白芍、枳壳、丹皮、菊花各9g，川芎、甘草各5g，生地12g，20余剂，头痛痊愈。日久病重者，可酌加全蝎粉3g，冲服，增强入络，搜邪乏力，异功散加神曲、麦芽、木瓜、白芍，或二陈汤加木香、砂仁、谷芽、麦芽[3]。

引用文献

[1] 孙会文.血府逐瘀汤治验介绍[J].中医杂志，1980，(2)：37.

［2］吴谦.御纂医宗金鉴［M］.北京：人民卫生出版社，1963：249.
［3］赵金铎.治疗血管神经性头痛五法［J］.中医杂志，1981，（5）：11.

（三）清阳怫郁候（肝肺瘀热转证2）

肝肺瘀热证，肝之瘀热上犯于肺，肺失宣降，上焦清阳失展，阳气怫郁，不得外达，是为清阳怫郁之候，其见症以阳气怫郁，不得宣达之脉症为主，亦可兼有瘀热郁滞之症象。

通称：瘀滞阳气。

病名：［**中医**］恶寒，脱发，血痹。［**西医**］神经官能症，雷诺病（血管神经功能紊乱引起肢端小动脉痉挛性疾病），斑秃。

病因病机：肝肺瘀热郁滞，因肝瘀犯肺，肺气失其宣降，上焦清阳失展，怫郁于表里，阳气不得宣通，空窍亦失其宣利。

证象组合：阳郁+怫郁+表郁+气郁+空窍

主症：【**阳气不宣**】**症象**：①畏风怕寒，终日厚絮裹体。②时觉头顶空冷。③四肢末端对称性苍白，渐见暗紫，寒冷季节发作频繁，加重，或入凉水即发，入温水即缓解。④阳痿。**舌象**：①舌淡红苔白。②舌尖红，舌苔薄白腻。**脉象**：①脉弦紧。②脉濡细。③脉右细左弦。

【**阳气怫郁**】**症象**：①夜寐失宁，失眠。②五心烦热。③低烧不退。④忽冷忽热，麻木刺痛，上肢为重。⑤头皮痒如虫行。**舌象**：①舌尖红，舌质暗红，苔薄。②或黄白厚。**脉象**：弦数。

【**腠理不宣**】**症象**：①发热无汗身痛。②脊痛。

副症：【**清空不宣**】**症象**：①头顶疼痛。②头皮发痒而脱发。

【**气机不宣**】**症象**：胸胁疼痛。

宾症：【**气机不降**】**症象**：①呕逆。②喘急。③恶心。

【**清窍不宣**】**症象**：咽痛。

治则：当以宣通阳气，活血化瘀为主，兼以疏利肝肺，以利其宣降。

方证

1.血府逐瘀汤证：许寿仁方[1]。治畏风怕寒，终日不敢出门一步，以棉布作帐幕。

当归、生地黄、红花、牛膝各9g，桃仁12g，枳壳、赤芍药各6g，桔梗、川芎各4.5g，柴胡、甘草各3g。水煎服。

2.黄芪五物汤加减证：金学仁方[2]。治雷诺病（血管神经功能紊乱引起肢端小动脉痉挛性疾病），详见病案2。

黄芪（量小无效）、银花各60g，桂枝、白芍、丹皮、桃仁、红花各9g，生地15g。

3.王氏通窍活血汤加减证：陶慕章方[3]。治气郁致瘀斑秃证：夜寐失宁，头顶疼痛，时觉头顶空冷，详见病案3。

赤芍、桃仁、鲜姜、红枣各9g，红花、软柴胡各4.5g，老葱3根，白芷3g，郁金15g，黄酒250g，煎服。

论著和讨论

本证候瘀热郁滞肝肺，上焦清阳怫郁，阳气失其宣通。许寿仁说："瘀血阻于腠理，皮表空虚，里闭外开，卫阳不固，故淅淅恶风。"[1]其治则当以宣通阳气，活血化瘀为法。许先生又说："（血府逐瘀汤）以桃红四物汤补血化瘀，四逆散疏肝理气，桔梗引药上行，牛膝引药下达，所以本方作用于全身，无所不到，能治疗各种奇疾怪病。如顽固性失眠、五心烦热（灯笼病）、胸胁疼痛、低烧不退、阳痿等证。"[1]

病案举例

1.许寿仁治一奇疾：一中年男子畏风怕寒，终日不敢出门一步，以棉布作帐幕，日居其中，厚絮裹体，周围不能，有人走动，动则似有风吹入，虽盛夏亦如此，战战兢兢，不可终日。西医诊为神经官能症，但用药无效。中医用温阳固表药亦无效。先生则认为瘀血阻于腠理，皮表空虚，里闭外开，卫阳不固，故淅淅恶风，用血府逐瘀汤三剂，其病若失[1]。

2.金学仁治雷诺病（血管神经功能紊乱引起肢端小动脉痉挛性疾病）：郎某某，女，28岁，四肢末端对称性苍白，渐见暗紫，忽冷忽热，麻木刺痛，上肢为重，寒冷季节发作频繁，加重，或入凉水即发，入温水即缓解，舌淡红苔白或黄白厚，脉弦紧或弦数，黄芪五物汤加减（组方见方证），苔白厚加生姜2片，舌红加银花60g，丹皮9g。20剂后症状消失。续予20剂巩固疗效[2]。

3.陶慕章治气郁致瘀斑秃证：丁某某，女，36岁，1978年10月31日初诊。患者头顶秃处约9cm×10cm，脱下毛发干枯无根，头皮痒如虫行，夜寐多梦，起病之前有情志郁结史。舌苔薄白腻，舌尖红，脉右细左弦。肝喜条达，郁之既久，易化热生风，肝经上出额，与督脉会于巅，故头皮痒如虫行或头顶痛。肝火引动心火，故舌尖红，夜寐失宁。先拟祛风和营宁神，以四物汤加首乌15g，蝉衣4.5g，玉竹、僵蚕各9g，有时加益气药党参、黄芪各15g。同时外用八味洗方汤（荆防、薄荷、藁本、菊花、藿香、蔓荆子、甘松、海艾各6g）洗头。另用斑蝥酊（斑蝥15g，鲜毛姜500g，闹羊花300g，75%乙醇6000ml）外擦，外擦之前先以七星针刺患处，使呈微紫红色后再涂擦。治疗3个月后，新发虽有生长，但反复不稳定。1979年2月27日来诊时，情志抑郁未除，夜寐失宁，头顶疼痛较以前轻，时觉头顶空冷，舌尖红，舌质暗红，苔薄，脉濡细。辨证为肝郁过久，瘀血形成。发为血之余，血液瘀滞，发根失其血荣，所以头皮发痒而脱发．改用王氏通窍活血汤加减（组方见方证），煎服。另服安神糖浆。又治疗1月余，脱发停止，新发满布，夜寐安。用八珍汤及养血安神糖浆善其后，经随访未复发。血旺发荣[3]。

引用文献

［1］章真如.许寿仁先生的学术思想及其贡献［J］.新中医，1979，（5）：12.

［2］金学仁.黄芪桂枝五物汤加减治疗雷诺氏症2例［J］.中医杂志，1982，（1）：72.

［3］陶慕章.斑秃治验四则［J］.上海中医药杂志，1983，（9）：9.

（四）血液郁滞候（肝肺瘀热变证）

肝肺瘀热证，瘀热内滞血络，络脉失于通利，瘀热内蒸，消灼津液，是为血液郁滞之候，见症以络脉郁滞之症象显明，但必兼血热与瘀滞之脉症。

通称：瘀热入络。

病名：［中医］历节痛风，项强臂痛。［西医］皮肌炎重症，颈椎病。

病因病机：肝肺瘀热郁滞，因瘀热内滞血络，络脉不得通利，血滞不行，瘀热内蕴，消灼津液，而成瘀热郁蒸血络之证。

证象组合：血热+血滞+液灼+络滞

主症：**【血热蕴蒸】症象**：头痛身热，心烦。**舌象**：舌红苔白薄滑。**脉象**：①脉浮弦数，左甚于右。②脉弦细数。

【血滞不行】症象：①面色黧黑无华。②肌肤消瘦。**脉象**：左寸取涩，尺微弦。

副症：**【络脉不利】症象**：①肢节挛疼，不能伸缩，手指微冷，夜甚于昼。②项强臂痛，痛汗如珠。

【络脉不和】症象：自左乳左缘，横向右胸背呈梯形扩散，左侧呈暗红、褐、红褐色，右乳下暗红色，刺痛灼热，手不可近，并无肿胀。

宾症：**【津液消灼】症象**：自汗。**舌象**：苔薄黄少津。**脉象**：脉寸关浮而洪大，右重按而滑。

治则：当以清疏肝肺瘀热为主，清热凉血，以通血络。

方证

1.加减木防己汤证：《通俗伤寒论》方[1]。利湿清热，治风湿伤寒，风胜热化，头痛发热，微汗恶寒，骨节烦疼，体重微肿，小便欠利，脉浮缓，使已从热化之湿从小便而利。

木防己4.5g，通草3g，生薏苡仁12g，青松针9g，桂枝2.1g拌卷滑石15g，丝瓜络6g，嫩桑枝30g。

2.加减五叶芦根汤证：《通俗伤寒论》方[1]。轻宣肺气，开卫分，治起面赤自汗，烦躁，口渴喜冷，溺短赤涩，痰黄稠厚。

藿香叶、佩兰叶、薄荷叶、桑叶、枇杷叶、竹叶心、青箬叶、水芦笋、鲜冬瓜子、荷叶露。

3.通络定痛饮证：徐季含验方[2]，治风湿性关节炎，正气尚未为邪所大伤者。

当归、牛膝、赤芍、桃仁、地龙、延胡索、红花、薏苡仁、威灵仙、没药。

论著和讨论

本证候瘀热郁滞血络，消灼津液，脉络不通，严绍岐说："此《巢源》所谓历节风之状，由风历关节与血气相搏，交击历节，痛不可忍，屈伸不得是也。凡风搏血，络瘀筋痹，肢节挛痛者，当专以舒节活络为主。"[3]故治则当以清疏肝肺瘀热，凉血通络为法。何廉臣曰："失治则风寒外邪，络瘀内伤，均从热化，凡辛散风寒燥烈药皆忌。曾用俞氏五汁一枝煎合清宣瘀热汤：活水芦笋、鲜枇杷叶各30g，旋覆花（包）9g，新绛4.5g，青葱管（切）2寸，广郁金汁（冲）4匙（常熟曹仁伯经验方）。历治多验。"[1]

病案举例

1.严绍岐治历节痛风案：张兆荣之妻，年41岁，素因血虚肝旺，暮春外感风热，与血相搏而暴发。头痛身热，肢节挛疼，不能伸缩，心烦自汗，手指微冷，夜甚于昼。脉浮弦数，左甚于右，舌红苔白薄滑。脉症合参，此巢源所谓历节风之状，由风历关节与气血相搏，交击历节，痛不可忍，屈伸不得是也。凡风搏血，络瘀筋痹，肢节挛痛者，当专以舒节活络为主。故重用羚角为君；筋挛必因血不荣养，即以归、芍、川芎为臣；然恐羚角性凉，但能舒筋不能开痹，少用桂枝之辛通肢节为反佐，而使以薄荷、牛蒡子、连芽桑枝者，疏风散热以缓肢节之疼痛也。碎羚角（先煎）、生赤芍各4.5g，当归须、炒牛蒡子各3g，川芎2.4g，桂枝尖0.9g，苏薄荷2.1g，连芽桑枝30g。连服3剂，外用冯了性酒没透绒洋布以搽擦诸肢节痛处，汗出溱溱，身热痛大减，手足亦能屈伸。唯神烦肢麻，溺秘少寐，即将原方去归、芎、桂枝，羚角改用2.4g，加淡竹茹、鲜竹叶心各9g，辰砂染灯心、莲子心各30支，又进3剂，夜能安眠，溺通麻除。终用炒桑枝60g，马鞭竹、鲜茅根各30g，天津红枣4枚，每日煎服，调理而痊[3]。

2.**杨华亭**治谢诚一，38岁，因热去衣，赤身乘凉睡着，晨起稍觉项强，次日加重，再一日突患项强臂痛，右肩背臂痛，痛汗如珠，脉寸关浮而洪大，右重按而滑，左寸取涩，尺微弦：全当归12g，川芎、羌活、地龙各3g，桃仁10.5g，红花、秦艽各6g，半夏、云茯苓、香附各9g。五指痛胀，加薏苡仁18g，防己9g。加以针灸，第三日疼痛痊愈[3]。

3.**严亦宽**治皮肌炎重症：李某钰，男，30岁，住院8月，中西药无效。面色黧黑无华，肌肤消瘦，苔薄黄少津，脉弦细数，T 38℃，脉搏104次/分，自左乳左缘，横向右胸背呈梯形扩散，左侧呈暗红、褐、红褐色，右乳下暗红色，刺痛灼热，手不可近，并无肿胀，活检符合皮肌炎。治拟养阴清热，凉血解毒，镇痛化瘀：生地、赤芍、银花、连翘、丹皮、蒲公英、地丁草、土茯苓、当归尾、桃仁、红花、蝉衣、荆芥、乳香、没药、天花粉、生甘草出入，服药月余，虽有轻减，仍然深重，以蜈蝎散每次1.5g，日2次为主，汤药为辅，旬日疼减，改1日3次，1周后痛苦减除，又半月诸症消失[4]。

4.**李洪成**于1987年自患颈项强疼，两肩臂痛连指端，胀痛不能稍动，每发于凌晨6时，至8时逐渐缓解，日后越发越早，服止痛片，不能暂止；经X摄片：3~7颈椎已“搭桥”，为颈椎退行性病变。自拟从瘀热郁滞络脉立方：桃红四物加桑枝、粉葛根、羌活、鸡血藤、青木香、路路通、鬼箭羽、忍冬藤、片姜黄等，数服而愈。10余年未再复发。后经治多人，均以此方为主，痛剧者曾加用三七粉冲服，均能速效[5]。

5.**李新平**治柴某，女，25岁，2003年1月14日，扁平疣，满脸散发，状如芝麻，略碍手。紫草、桃仁、苦参各10g，生代赭石、珍珠母、生龙骨、生牡蛎各30g，红花6g，旱莲草15g，炮甲珠3g。7剂，一剂日2次，药后颜色变深，不久消失。

引用文献

［1］俞根初.重订通俗伤寒论［M］.上海：上海科学技术出版社，1959：236，237，257.
［2］徐季含.治疗慢性风湿性关节炎90例的经验介绍［J］.中医杂志，1958，(3)：177.
［3］何廉臣.重印全国名医验案类编［M］.上海：上海科学技术出版社，1959：62，89.
［4］严亦宽.治愈皮肌炎重症一例［J］.中医杂志，1964，(9)：16.
［5］李洪成.中医证候学［M］.北京：中国医药科技出版社，2008：1489.

第三节 痰瘀证类（9证28候）

痰瘀证，系因痰致瘀，或因瘀致痰，痰瘀相搏之证。痰积瘀滞，渐成老痰死血，每为众痼疾之根源，不可轻视。或先有痰郁，滞其血行，血渐瘀滞，而成痰瘀互结；或先有瘀滞，阻其津液运化，津液渐蓄为痰，因而瘀痰相搏，均可成为痰瘀之证。

痰之所生，多由于肺津胃液之停蓄，或脾湿不能运化，肝郁失于疏泄，肾郁气化不行，均可致水津停蓄而成痰。瘀血之成，多在心肝主血藏血之脏，然胃为多气多血之乡，气血之海，胃气郁滞，亦可致胃络瘀滞，亦为瘀血之源。是以上焦痰瘀，以心瘀肺痰之心肺痰瘀证为本病。中焦痰瘀证，以脾胃为生痰之源，肺为贮痰之器，故以脾胃痰瘀证为本病。上合于肺，而为肺胃痰瘀证，是为合病；横并于胆，而成胆胃痰瘀证，则为中焦痰瘀并病。下焦痰瘀在于肝肾，肝瘀滞及于肾，肾不化气行水，水停成痰，故以肝肾痰瘀为下焦本病。肝瘀合脾胃之痰，而成肝胃、肝脾痰瘀证，是为中下合病；肝瘀上并于心肺，与肺痰并发之心肝、肝肺痰瘀证，则为上下并病。

痰瘀之证，为痰积瘀滞，轻而浅者，其治则当消痰化瘀以消化之；其重而深者，则当攻痰逐瘀，以荡涤之。

证候系统：详见表3-9-3。

表3-9-3 痰瘀证证候结构表

	本病	合病	并病
上焦	心肺痰瘀证		
中焦	脾胃痰瘀证	肺胃痰瘀证	胆胃痰瘀证
下焦	肝肾痰瘀证	肝胃痰瘀证、肝脾痰瘀证	肝肺痰瘀证、心肝痰瘀证

一、心肺痰瘀证（上焦痰瘀本病）（5候）

心肺痰瘀证，为心瘀肺痰相挟之证。先由心血瘀滞，心阳不能温煦肺金，宣降失司，肺不能敷布津液，津液停蓄为痰；或先由肺气膹郁，肺中津液停滞为痰，碍其宣降，渐致心气郁滞，不能行其血液而致瘀滞，而成痰瘀交滞之证。其为病，轻则郁痹上焦清阳之气，心阳亦为之失宣；重则滞及心肺之血络；日久失治，必伤及心肺之阳气，耗其心肺之阴液；甚则致阳气厥脱。蒲辅周曰："胸阳不宣，宗气阻滞。"其治则总当以宣通上焦阳气为主，以鼓动宗气而行其郁滞；辅以化痰消瘀，以利其宣降，而通其窍隧。

证候别称：胸阳郁痹，心痹瘀阻，脉络痹阻，痰瘀互阻，瘀阻脉络，肺气壅塞不宣，胸阳不振，心阳衰微。

病名：［中医］胸痹，心痛，心气虚痛，怔忡，心悸心慌，虚喘，肺损，咳喘，咳血，阳脱。

证候系统：详见图3-9-15。

本证——清阳郁痹候、心阳失宣候
转证——心络失宣候
变证——清气虚滞候、清阳虚滞候、肺阴失养候、心阴虚滞候
　　└——阳气厥脱候

图3-9-15　心肺痰瘀证证候结构图

（一）清阳郁痹候（心肺痰瘀本证）

心肺痰瘀证，心瘀挟肺痰郁滞胸中，清阳之气不得宣展，心肺之络阻痹，是为清阳郁痹之候，杂病学家通称为胸阳郁痹之证。其见症以上焦阳气与络脉郁滞之脉症为主。

通称：胸阳郁痹。

病名：［中医］胸痹，心痛。［西医］冠状动脉硬化性心脏病，心绞痛，急性心肌梗死。

病因病机：心肺痰瘀郁滞，因痰瘀郁阻心肺，清阳之气郁遏，心肺之络痹滞，甚致络瘀血溢，即蒲辅周所谓"胸阳不宣，宗气阻滞"之候。

证象组合：阳郁+络郁+气郁+血溢

主症：**【阳气不宣】症象**：①经常心悸胸闷。②胸闷天阴更觉胸膺发憋，性情急躁。③下肢发冷。④汗出气短，烦躁。**舌象**：①苔薄白。②苔白腻。**脉象**：①脉弦细。②脉小滑。③脉左滑。④脉弦滑稍数。

【络脉不宣】症象：①胸痛牵引左肩背。②胸痛引臂彻背。

副症：**【气机不宣】症象**：①胸闷短气。②咳嗽多痰，痰白黏多泡沫。

【气机不降】症象：①气促。②得饮则作恶欲吐。

宾症：**【络瘀血溢】症象**：咯血。

【清窍不宣】症象：咽痛，呼吸喉息有声。

治则：当宣通上焦阳气为主，活血化痰以通其络，则郁痹自解。

方证

1.蒌薤绛覆汤证：徐守愚方[1]，治胸痹而痛，咳唾短气，胸满或胸中痞塞，喘息不得卧。

瓜蒌仁9g，薤白烧酒洗捣3枚，仙半夏、赤茯苓、新绛、旋覆花各4.5g，砂仁2.1g，桂枝0.9g，葱管5寸。

2.加味瓜蒌薤白白酒方证：焦树德方[2]，治心绞痛。心悸怔忡，登高目眩，双下肢浮肿。

全瓜蒌、薤白、桂枝、枳壳、桔梗、干姜、片姜黄、红花、九节菖蒲、橘络、远志、白酒半小杯冲服，痰实去姜黄、红茶加化橘红、白芥子、法半夏，气滞加香附、青皮，血瘀加乳香、没药、桃仁或血竭、参三七0.3g冲服，痛剧或久不止加苏合香丸。

论著和讨论

本证候痰瘀郁阻心肺，清阳郁遏，络脉痹滞，治则当宣通上焦阳气为主，化痰逐瘀以通其心肺之络，而开其郁痹。如秦伯未说：胸为阳位，阳气不足或寒邪乘袭，均能使气机搏阻，所以《金匮要略》上称为"胸痹"。这里所说的寒邪，包括中焦积冷、饮食生冷和痰浊在内，与胃有密切关系。故除了喘息、咳唾、气塞、气短等上焦证外，还出现引背掣痛、脘痞嗳噫和呕恶等中焦证。《金匮要略》用栝蒌薤白白酒汤辛温通阳为主，还用桂枝、半夏、枳实、生姜、茯苓之类，随证加减……又有久发不愈，多因气滞而致血瘀，其特征为痛时如刺，固定不移，宜栝蒌薤白白酒汤加郁金、枳壳、当归尾、桃仁等行气活血[3]。

病案举例

1.黄文东治冠心病：高某，女，43岁，近一月经常心悸胸闷胸痛，牵引左肩背，下肢发冷，甚则疼痛，苔薄白，脉弦细。栝蒌薤白汤：全瓜蒌15g，薤白4.5g，郁金、当归、丹参、党参、陈皮、木香各9g，赤芍12g。药后症状减轻，前法再进[4]。

2.张伯臾治急性心肌梗死：陈某某，男，61岁，胸骨后刀割样疼痛发4天，胸痛引臂彻背，胸闷气促，得饮则作恶欲吐，大便3日未行，苔白腻，脉小滑。阴乘阳位，清阳失旷，气滞血瘀，不通则痛，薤白半夏汤主之：瓜蒌实、桃仁、广郁金、制香附、半夏、全当归各9g，薤白、红花、橘红各6g，丹参15g，云茯苓、生山楂各12g。6剂，胸痛5日未作[5]。

3.岳美中治胸痹：刘某，女，32岁，风湿性二尖瓣狭窄，上月患脑栓塞，不会说话，胸闷短气，天阴更觉胸膺发憋，性情急躁，脉左滑。加味冠通汤：党参、当归、延胡索、丹参各12g，糖瓜蒌、鸡血藤各24g，薤白18g，红花、广郁金各9g。服药数剂，胸闷气短减轻，原方续服100余剂，停药3个月已能上班，精神很好，吃饭睡眠很香甜[6]。

4.刘燕池治冠状动脉硬化性心脏病、心绞痛：张某，男，36岁，心前区压迫性疼痛，向左上肢肩胛、颈部放散，伴汗出气短，烦躁，心悸不安，持续2~3分钟，多由劳累、饱餐诱发。近年发作频繁，每天5~6次，持续30分钟，由饮酒过多诱发，咳嗽多痰，痰白黏多泡沫，虚汗频出，大便秘滞不畅，便后心悸加重，脉弦滑稍数，系上焦阳虚，痰湿壅阻，经络瘀滞之胸痹，以通阳开郁祛痰，兼活血止痛，宗栝蒌薤白半夏汤、失笑散加减：瓜蒌18g，清半夏、薤白各6g，寸麦冬、火麻仁、菖蒲、郁金、地龙各9g，生地15g，白芍、川贝各12g，红花7.5g，苏合香丸1粒，3剂。1天发1次，疼痛减轻，加当归9g，广木香3g，琥珀末（冲）1.5g，6剂。仍时发作，改瓜蒌、当归、郁金、丹参、远志、磁石、酸枣仁各9g，白芍15g，川贝母、石菖蒲、地龙、薤白各6g，广木香、红花各3g。另研生蒲黄、乳香、炒灵脂、没药各3g，琥珀1.5g，分4包，日2包，苏合香丸半粒，日3，疼痛基本消失，前药为丸调理[7]。

引用文献

[1] 俞根初.重订通俗伤寒论[M].上海：上海科学技术出版社，1959：355.
[2] 焦树德.简述心绞痛的辨证论治[J].上海中医药杂志，1964，(2)：21.
[3] 秦伯未.秦伯未医学名著全书[M].北京：中医古籍出版社，2003：324.
[4] 上海龙华医院.黄文东医案[M].上海：上海人民出版社，1977：69.
[5] 严世芸.张伯臾医案[M].上海：上海科学技术出版社，1979：33.
[6] 中国中医研究院.岳美中医案集[M].北京：人民卫生出版社，2005：71.
[7] 刘燕池.冠状动脉硬化性心绞痛一例治验[J].中医杂志，1964，(6)：12.

（二）心络失宣候（心肺痰瘀转证）

心肺痰瘀证，痰瘀郁滞，阻滞心之络脉，血液瘀滞不得宣通，是为心络失宣之候，杂病学家通称为脉络痹阻之证，见症上焦气郁与络滞之脉症为主。

通称：脉络痹阻。

病名：［中医］心痛。［西医］心绞痛，急性心肌梗死，冠状动脉粥样硬化性心脏病。

病因病机：心肺痰瘀郁滞，因痰瘀互阻心络，血液滞而不行，胸阳郁而不宣，致心神不宁，甚则络瘀血溢。

证象组合：血滞+气郁+络滞+血溢+神扰

主症：**【络脉不利】症象**：①胸胁窒板欲痛，心前区时感闷痛。②胸痛如刺，固定不移，胸痛常欲踏压，捶击较轻。③痛引胸背腋臂。**舌象**：①舌边红紫。②舌边紫。③苔白腻。④苔薄黄。

【气机不宣】症象：①恹恹衰倦。②胸闷短气。③呼吸喉息有声。**脉象**：脉来细弦而滑。**舌象**：舌苔白薄腻。

副症：**【血滞不行】症象**：①面色灰暗。②每在晚上发作频繁，不能平卧。**舌象**：舌质偏紫。**脉象**：①脉沉细涩。②弦细。

【神志不宁】症象：①心慌心跳。②间歇性怔忡。③睡眠不佳。

宾症：**【络瘀血溢】症象**：咯呛紫血。

治则：当以宣通胸中阳气，流利气机，活血化瘀，消痰通络，以宣通心之血络为要。

方证

1.痛心汤证：施今墨方[1]。治血行不畅，心绞痛。

丹参12g，石菖蒲、瓜蒌、薤白各10g，三七3g，远志6g，陈皮、甘草各4g。

2.通心汤证：张伯臾方[2]。治急性心肌梗死伴心律失常：左胸阵发性刺痛，详见病案2。

苦参15g，制半夏、全瓜蒌、枳实各12g，当归18g，川厚朴、制川大黄、石菖蒲、失笑散各9g，炒川芎6g。

论著和讨论

本证候痰瘀郁滞，胸阳不宣，心络阻滞，郝朴曰："由于瘀血阻滞，胸阳不振，心脉瘀阻，心肌失养所致。"[3]治当宣通胸阳，化瘀祛痰，宣通心络。祝谌予说："古人论胸痹心痛，多为阳虚，施（今墨）师认为'阳虚固有之，阴虚者尤多见'。以理气活血，养心和肝为法，气血和谐，血行流畅，通则不痛也。化裁养心汤、瓜蒌薤白汤、四逆散、生脉散诸方，加用三七、丹参、琥珀，活血化瘀、养心安神。"[1]秦伯未说："胸痛偏左，骤然发作如针刺，伴有气闷窒塞，或牵及左肩与左臂亦痛，每次时间极暂。……胸痛常欲蹈压，或用手捶击较轻，在将痛前思饮热水，饮后亦较舒适，病名肝着，用旋覆花汤加红花、郁金。"[4]

病案举例

1.**叶天士**治胡六七，有年冬藏失司，似乎外感热炽，辛散苦寒，是有余实证治法，自春入夏，大气开泄，日见恹恹衰倦，呼吸喉息有声，胸胁窒板欲痛，咯呛紫血，络脉不和。议以辛补通调，不致寒凝燥结。冀免关格上下交阻之累：柏子仁、细生地、当归须、桃仁、降香、茯神[5]。

2.**张伯臾**治急性心肌梗死伴心律失常：成某某，男，71岁，左胸阵发性刺痛二天，大便秘结七日未通，心悸，口臭且干，脉弦小不均，舌边红带紫，苔白腻。证属劳伤心脏，湿滞热瘀交阻。拟清热通腑，活血祛滞（组方见方证）。动则左胸作痛，大便已解二次，舌苔腻中灰未化，心脏气血流行未畅，再拟前法出入[2]。

3.**张沛虬**治谢某某，57岁，男，3月来心前区常突然发作性疼痛，平时服硝酸甘油片可以缓解，近5天来发作频繁服用上药不效。追询在5年前曾有类似反复发作史，经某医院检查确诊为：冠状动脉粥样硬化性心脏病。心电图提示：冠状动脉供血不足，陈旧性心肌梗死。胸片：主动脉增宽。就诊时：胸闷，气短，间歇性怔忡，心前区压迫性疼痛，并向背部放射，每在晚上发作频繁，不能平卧，胃纳不香，发作时伴有泛恶感，舌边紫，苔薄黄，脉沉涩。证属脉络痹阻，心阳虚损，治宜活血化瘀，佐以通阳宣痹：丹参30g，赤芍、紫石英、全瓜蒌、川芎各15g，红花、降香、薤白头、姜半夏各9g。另参三七3g，琥珀1.5g，冰片0.6g，研为粉末，1日2次，分吞，服后3剂有效，5剂症状明显改善，续守前方，去紫石英，加当归15g，散剂去冰片，加红参3g，续服35剂，症状基本消除。后以黄精30g，丹参15g，赤芍、当归、补骨脂、郁金、参三七、红参各9g，研为粉末，每次3g，每日3次吞服，连服3个月。追访1年余未复发[6]。

引用文献

[1] 祝谌予.施今墨临床经验集［M］.北京：人民卫生出版社，1982：105，123.
[2] 严世芸.张伯臾医案［M］.上海：上海科学技术出版社，1979：34.
[3] 郝朴.活血化瘀法临床应用的体会［J］.新中医，1975，(3)：19.
[4] 秦伯未.秦伯未医学名著全书［M］.北京：中医古籍出版社，2003：324.
[5] 叶天士.临证指南医案［M］.上海：上海卫生出版社，1958：106.
[6] 张沛虬.瘀血的辨证和治疗的体会［J］.浙江中医药，1978，4（4）：4.

（三）清气虚滞候（心肺痰瘀变证1）

心肺痰瘀证，痰瘀郁滞心肺，上焦清气宣展不利，日久心肺之气已虚，而成清气虚滞之候，为气虚夹瘀滞之证。其见症以上焦气机郁滞与心肺气虚之脉症同见。

通称：气虚瘀滞。

病名：［中医］心痛，胸痹，心气虚痛。［西医］冠状动脉粥样硬化性心脏病，心绞痛，急性心肌梗死，胸腺何杰金病。

病因病机：心肺痰瘀虚滞，因痰瘀郁滞上焦，气机不利，宣降失职；更兼心肺气虚，运送乏力，实证夹虚之证。

证象组合：气虚+气郁+气滞

主症：**【气虚失充】症象**：①面色灰暗，面色苍白。②大汗淋漓。③头晕，气短乏力。④纳呆疲乏。⑤心慌心悸。⑥便溏。**舌象**：①舌淡红，苔白腻。②舌淡苔腻。**脉象**：①脉右沉濡。②脉细缓。③脉代。

【气机不利】症象：①心闷痛，胸呈阵发性疼痛，痛引肩背，胸痛彻背，胸臂刺痛，难以忍受。②心前区疼痛，剧烈时如刀割。③口唇青紫。④食后腹胀。**舌象**：①舌苔白腻。②舌质紫暗。③舌暗红，苔白。**脉象**：①脉滑。②脉细弦。③脉沉细弦。左沉弦细。

副症：**【气机不宣】症象**：①胸闷，憋气。②痰少不易咯出。

【气机不降】症象：①嗳气，恶心。②喉中有痰。③喘息而不得平卧。

治则：当于行气化痰消瘀，以宣通气机之中，兼以补益心肺之气，一以助其运行，一以防其因虚致脱；逐邪兼扶正，虚实兼顾之法。

方证

1.补益心脾，渗湿活血方证：李祥国方[1]。治冠心病6年，高血压15年，近日心绞痛加重，详见病案2。

瓜蒌、党参、丹参、夜交藤、茯苓各30g，薤白、远志、柏子仁各15g，半夏、川芎、白术、郁金各12g，炙甘草10g，水煎服。

2.温心阳，行气化瘀方证：漆济元方[2]。治心前区疼痛，剧烈时如刀割，详见病案4。

红参6g，丹参20g，白术、桃仁、川芎、郁金、香附、法半夏、茯苓、当归、降香各10g，薤白、瓜蒌实各15g。

论著和讨论

本证候"阴乘阳位，气滞血瘀（漆济元）"[2]，因心肺气虚，痰瘀阻滞，上焦气机失于宣通。如蒲辅周病案："心绞痛发作无规律，近来发作频繁，胸痛彻背，胸闷心慌。"[3]其治则当以消瘀化痰为主，行气与补气同用，虚实兼顾为法。如李祥国说："(病案2）注意到了脾虚浊阻导致血瘀而发为心痛的特点，选用了栝蒌薤白半夏汤、四君子汤为主方，以瓜蒌开胸，薤白通阳，半夏和胃降浊，四君子汤补益脾气，渗利湿浊。另外亦注意到了脾虚肝乘，于方中加入舒肝之品，从而使病得以缓解。"[1]

病案举例

1.蒲辅周治心气虚痛（冠心病）：金某，男，52岁，1963年10月9日初诊。去年9月发生心绞痛，一度严重，心绞痛发作无规律，近来发作频繁，胸痛彻背，胸闷心慌，血压偏高已多年，达180/130mmHg，现稳定在130/80mmHg，睡眠很不好，每晚皆服安眠药片。平时不吐痰，饮食、二便尚正常，面色灰暗，脉右沉濡，左沉弦细，舌正无苔，属心气不足，营气不调，治宜调和营卫，补益心气：茯神6g，远志（炒）、党参各3g，枳实（炒）、九节菖蒲各2.4g，炙甘草1.5g，浮小麦、酸枣仁（炒）各9g，法半夏、柏子仁各4.5g，大枣（劈）3枚，7剂，隔日1剂。二诊：开始服两剂药后心慌及心区疼痛未犯，继服则仍有心前区疼，可能因寒流气候突然转变而又诱发之故，脉舌如前，原方去法半夏加香橼皮3g，黄芪4.5g，血琥珀粉（另包冲服）0.9g，7剂。三诊：心慌已很轻微，心绞痛未发，睡眠亦略好转，但不能多看文件，脉见上盛下不足，仍宗原意，易汤为膏缓缓服之：茯神60g，党参、远志、香橼皮各30g，黄芪、柏子仁各45g，炙甘草、枳实（炒）各15g，九节菖蒲24g，酸枣仁、浮小麦各90g，大枣（劈）15枚，血琥珀粉（另包）9g，慢火浓煎，去渣加蜜熬成膏，和入琥珀粉，早晚各服1小匙。四诊：膏剂已服完，春节外出活动较多，尚能适应，唯劳累后胸膺尚觉不舒，心绞痛已很少发，发时亦轻，脉转缓和，舌正无苔，原方加龙骨30g，沉香粉3g，为膏继服。五诊：药效甚著，平时胸膺已舒，工作繁忙或久坐之后，仍有胸闷现象，睡眠尚可，面色较前好转，精神亦较佳，食纳、二便皆正常，有时发风疹。脉弦缓有力，左寸仍不足，舌质正常无苔，原方加龟板（打）120g，胡麻仁（炒）60g，以后诊治，皆以此方略予增减，暑天则改为粗末，每包12~15g，每日煎服1包，由是病情日渐好转和稳定[3]。

2.李祥国治韩某，男性，50岁，患冠心病6年，高血压15年，近日心绞痛加重，每日约发2~3次，每次约持续3~5分钟，性质闷痛，同时伴有头晕，心慌气短，胸闷恶心，乏力，便溏，脉滑，舌苔白腻，舌质紫暗。证属心脾气虚，浊阻血瘀，治以补益心脾，渗湿活血（组方见方证）。药后恶心便溏等脾虚浊阻证渐渐消失，心痛亦渐不再发作[1]。

3.赵三立治胸腺何杰金氏病：陈某某，女，34岁，手术时由于肿瘤广泛粘连，不能切除而关闭胸腔，放化疗不敏感，有胸臂刺痛，胸闷憋气，不得平卧，喉中有痰，心慌气短，纳呆疲乏，舌淡苔腻，脉沉细弦，为气滞血瘀痰结，然正气亏虚，不宜攻伐太过，当攻补兼施，补气化瘀，宽中理气，燥湿化痰：枸杞子、鸡血藤、丹参各30g，首乌、党参、当归、半夏、茯苓、神曲、薤白、山楂、天冬各10g，黄芪20g，陈皮6g，全瓜蒌60g，2月后，胸闷显减，痰鸣亦减，胃纳增多，体重由47kg增到52kg，X线示：未转移，左侧液气胸及胸膜粘连好转，胸痛彻背，胸塞，喉痒痰阻，舌淡苔白腻，脉沉滑弦，拟宽胸理气，燥湿化痰，活血化瘀，软坚散结：全瓜蒌120g，薤白、莪术、水蛭、天冬、土鳖、山甲、半夏各10g，生薏苡仁60g，丹参30g，黄芪、茯苓各15g。胸痛甚加当归、延胡索，胸闷加枳壳、郁金，痰多加贝母、杏仁，服1月后，肿瘤缩小[4]。

4.漆济元治肖某某，男，59岁，心前区疼痛，剧烈时如刀割，胸痛彻背，胸闷气短，恶心便溏，苔白脉细缓。检查：心电图提示：急性前壁心肌梗死。西医诊断为心肌梗死。中医诊断为胸痹，属阴乘阳位，气滞血瘀。治以温心阳，行气化瘀（组方见方证）。3剂症状缓解，随症加减。共服药28剂而愈[2]。

5.祝谌予治孙某，男，55岁，反复胸闷、心前区疼痛2年，胸闷不舒，心前区隐痛不适，纳食不甘，食后腹胀，口干嗳气，乏力气短，痰少不易咯出，大便偏干。舌暗红，苔白，脉细弦。证属脾胃不和，痰湿内阻，心气不足。治宜健脾和胃、燥湿化痰、益气复脉，拟香砂六君子汤合生脉散加减：丹参30g，木香、党参、白术、茯苓、半夏、陈皮、麦冬、五味子、菖蒲、郁金、羌活、菊花、黄芩各10g，砂仁（后下）、炙甘草各6g。二诊：药后胸闷及心前区疼痛明显好转，纳食增加，大便通畅，但仍有进食多则腹胀，多梦易醒。舌暗红，脉细弦。效不更方，本方加厚朴、酸枣仁各10g，再服。三诊：心前区闷痛基本告愈，未再发作心绞痛，精神体力均佳，可从事一般工作，守方配制蜜丸常服，巩固疗效[5]。

引用文献

［1］李祥国.冠心病心绞痛脏腑辨证的临床意义［J］.新中医，1980，（6）：26.

［2］漆济元.中医治疗急重病验案八例［J］.江西中医药，1983，（3）：9.

［3］高辉远.蒲辅周医案［M］.北京：人民卫生出版社，1972：10.

［4］赵三立.胸腺何杰金氏病治例［J］.浙江中医药，1982，17（10）：451.

［5］董振华.祝谌予临证验案精选［M］.北京：学苑出版社，1996：50.

（四）清阳虚滞候（心肺痰瘀变证2）

心肺痰瘀证，痰瘀阻滞心肺，阴乘阳位，阳气伤残，胸阳不司旋转，气机失其通利，而成清阳虚滞之候，为阳虚瘀滞之证。其见症以上焦气机郁滞与心肺阳气不足之脉症同见。

通称：阳虚瘀滞。

病名：［中医］心痛，胸痹。［西医］冠状动脉硬化性心脏病，心绞痛，心肌梗死。

病因病机：心肺痰瘀虚滞，因痰瘀郁滞心肺，而心肺阳气已虚，阴乘阳位，胸中清阳失展，气机宣降失利，阳气怫郁于中，而成虚实夹杂之证。

证象组合：阳虚+气滞+怫郁+气郁

主症：**【阳气不振】症象**：①面色皖白，额上汗出。②面色萎黄，头晕乏力，心慌神倦，动则汗出。③形寒怯冷，腿软，四肢不温，四肢发麻。④口淡纳呆。⑤大便不实，便溏。⑥入夜痛甚。**舌象**：①舌淡而胖，边尖有紫斑，苔白滑。②舌质暗，苔薄白。③舌淡红，苔薄腻。**脉象**：①脉弦细尺弱。②脉虚弦。③脉细迟。③脉沉细，三五不调。

【气机不利】症象：①左胸闷痛。②胸骨后闷痛。③胸闷刺痛，反复发作，时似电击，其痛彻背连胁痛。

副症：**【阳气怫郁】症象**：①畏寒口干，喜热饮。②少寐纳差。**舌象**：舌偏红。**脉象**：脉濡弦。

【气机不降】症象：多食则胀。

宾症：**【气机不宣】症象**：①胸闷短气，胸闷多于活动后加重，起则窒闷欲绝，痰白心悸。②畏冷喜热饮。

治则：当温补心肺阳气，以固其本；利气化痰祛瘀，以通阳宣痹，以治其标，标本兼顾，攻补同法。

方证

1.克冠汤证：张伯臾方[1]。治冠心病、心绞痛，左胸闷痛，入夜痛甚，详见病案1。

熟附片、薤白头、炙甘草、红花各6g，太子参、朱茯苓各12g，炒当归18g，炒瓜蒌皮9g，桂枝3g，沉香末1.8g，煅牡蛎30g。

2.附子薤白汤证：姜春华方[2]。治冠心病（心肌缺血，早期动脉硬化，冠状动脉供血不足），胸闷刺痛，详见病案2。

全瓜蒌、薤白、丹参、孩儿参各9g，桂枝、当归、五味子各6g，附子3g。

论著和讨论

本证候痰瘀阻滞胸阳，阴邪上犯，阳气怫郁，而心肺阳气已伤，其治则当温补心肺阳气，通阳化浊，行气祛瘀，攻补兼施，助正逐邪为法。严世芸说："在（心痹）治疗上，张（伯臾）老医生认为，宜权衡标本虚实而扶正祛实。具体原则是：宜温阳通阳而不宜补阳，宜益气补气而不宜滞气，宜活血行血不宜破血，宜行气降气而不宜破气，宜化痰豁痰而不宜泻痰，宜散寒温寒而不宜逐寒。于用药上，温阳通阳善用附子、桂枝，特别是附子一味，既能温阳，又能通阳，优于桂枝，甚为推崇；益气补气每选党参（或人参）、太子参、北沙参之类；活血行血常用川芎、丹参、赤芍、桃仁、红花、当归、乳香、没药、失笑散等药；行气降气喜用郁金、降香、沉香、枳壳等品；化痰豁痰每取温胆、涤痰等方；散寒温寒常择生姜、吴萸、乌头之类。"[1]

病案举例

1.**张伯臾**治冠心病、心绞痛：关某某，男，60岁，左胸闷痛，入夜痛甚，妨碍睡眠，畏寒口干，头晕乏力气短，面色萎黄，大便不实，舌淡红，脉虚弦。劳伤心气，浊阴上占清阳之位，气血流行失畅，治以强心利气活血（组方见方证）。症状好转，守前法出入[1]。

2.**姜春华**治王某某，男，36岁。胸闷，偶然刺痛，心慌，心急，四肢发麻，少寐纳差，多食则胀，舌偏红，脉濡弦。过去血压140/100mmHg，最近130/80mmHg。胆固醇223，心电图检查，心肌缺血。西医诊断为早期动脉硬化，冠状动脉供血不足，眼底动脉早期硬化，自主神经功能紊乱。治当通胸阳畅血行（组方见方证）。7剂。药后，胸闷、心慌、心急等症状均减少，续方14剂后，心电图未见异常，诸症消失，已正式上班[2]。

3.李祥国治赵某某，男性，51岁，该患者冠心病已6年，胸骨后闷痛反复发作；曾用中药温通活血之剂治疗，病情时有反复，1周来心痛加重，每日痛约2~3次，均需含硝酸甘油片方能缓解，胸闷多于活动后加重，畏冷喜热饮，口淡纳呆，便溏，乏力腿软，脉弦细尺弱，舌质暗，苔薄白。旧有五更泻病史。证属脾肾阳虚，气滞血瘀，拟心肾同治，治以温通心肾、疏郁止痛：瓜蒌、丹参、党参、茯苓各30g，薤白、半夏各15g，川芎、桂枝、高良姜、荜茇各12g，乳香、没药、延胡索粉（冲）各3g，制附片（先煎）10g，水煎服，每日1剂。3剂后心绞痛停止发作，他症亦渐减轻，唯感胸闷、腹胀，于前方中加入四逆散疏肝理脾以善其后。本例于宣痹通阳之中合入温补脾肾的附子，标本兼顾，收到较好疗效[3]。

4.王少华治陈某某，男，57岁，宿有胸次窒闷之疾，而劳则益甚而气促，今夜卒然胸痛如刺，时似电击，其痛彻背连胁痛，起则窒闷欲绝，痰白心悸，面色㿠白，额上汗出，眩晕，形寒怯冷，四肢不温，脉沉细，三五不调，舌淡而胖，边尖有紫斑，苔白滑，此胸痹证：桂枝木、琥珀各3g，研末分3包，先服1包，痛时再服：瓜蒌皮、丹参、延胡索、台参须各9g，鲜薤白12g，桂枝、枳壳、附片各6g，降香屑3g，琥珀1.5g，1剂痛止。窒闷未除，系血瘀渐化，而气痰阻于清旷。前方去瓜蒌皮、延胡索，加郁金、半夏各9g，附片减为4.5g，2剂痛未作[4]。

引用文献

［1］严世芸.张伯臾医案［M］.上海：上海科学技术出版社，1979：29，30.
［2］戴克敏.姜春华教授治疗胸痹医案［J］.江苏中医，1986，(10)：37.
［3］李祥国.冠心病心绞痛脏腑辨证的临床意义［J］.新中医，1980，(6)：25.
［4］王少华.急症医案选（续）［J］.中医杂志，1982，(7)：26.

（五）心阴虚滞候（心肺痰瘀变证3）

心肺痰瘀证，痰瘀阻滞心络，络脉不行，耗伤心肺气阴，心之气阴两虚，而成心阴虚滞之候，见症以心肺气阴两虚与心络郁滞之脉症同见。

通称：阴虚瘀滞。

病名：［**中医**］虚喘，怔忡。［**西医**］冠状动脉硬化性心脏病，心律不齐，“Ⅱ”期硅肺。

病因病机：心肺痰瘀虚滞，因痰瘀郁滞心肺，阻滞络脉，郁遏胸阳，日久化热，耗伤阴液，伤残肺气，而成虚实夹杂之证。

证象组合：阴虚+气虚+气郁+神扰+络滞+阳郁

主症：**【阴虚失养】症象**：①形体消瘦。②面红唇红。③夜睡不宁。**舌象**：①舌苔白微黄。②苔黄舌赤。**脉象**：脉细弱。

【气虚失充】症象：①头晕心慌，容易出汗。②神疲，气短，食欲不振。③面色苍白，大汗淋漓，喘息而不得平卧。**舌象**：①舌淡红，苔白腻。②舌体胖大，舌嫩红。

【气机不宣】症象：胸闷。**舌象**：苔薄黄。**脉象**：细弱。

副症：**【神志不宁】症象**：心悸怔忡，间歇发作。

【络脉不利】症象：①心前区翳闷，痛彻肩背。②心悸作绞痛，额汗不止。③胸呈阵发性疼痛，难以忍受。④口唇青紫。**舌象**：舌质偏暗。**脉象**：①弦滑。②时结。③脉代。

宾症：**【阳气不和】症象**：嘴唇青紫。

治则：当滋养心肺之气阴，以培其本；化痰祛瘀，以宣胸阳而通络脉，虚实兼顾，标本同治。

方证

调补心气，化痰通络，活血宽中方证：范展仁方[1]。治胸痹，左前胸阵发性疼痛，详见病案3。

瓜蒌、麦冬、生地、赤芍各15g，党参60g，薤白、五味子、当归各10g，川芎6g。

论著和讨论

本证候痰瘀阻滞络脉，耗伤心阴肺气，正虚邪实，常见心悸时作绞痛，头昏闷胀疼痛，失眠健忘，神疲乏力，咳嗽痰难咯出。治当滋养心肺之气阴，化痰消瘀以通其络脉。黄寿人按：“本证（详见病案1）为虚实寒热错杂之候，虚寒为本，痰热瘀血为标。治时总以顾本为主，或佐清化痰热，或佐通络活血，视其兼症的轻重，而予灵活用药。如痛甚而有虚脱现象时，急补元气，佐以化痰通络，疼痛缓解后，用补心健脾，养肝通络，以善其后，则病情日趋稳定。”[2]

病案举例

1. **黄寿人**治卫某某，男，60岁。患怔忡病。心悸时作绞痛，头昏闷胀疼痛，失眠健忘，神疲乏力，咳嗽痰难咯出，大便秘结；曾患中风致偏瘫，治疗后已能行走，但感不便，旧有胆囊炎、慢性结肠炎、慢性气管炎等疾。舌赤苔黄，脉象弦滑，显系痰热瘀血阻滞脉络，治用清化痰热，佐以通络：陈胆星、黄芩各9g，瓜蒌仁24g，法半夏、杏仁、玄参、寸麦冬、丹参、白芍、蔓荆子各12g。4剂。二诊：咯痰略畅，头闷减轻，胁胀，心胸绞痛依然。上方去杏仁，加川楝子、桃仁9g，3剂。三诊：今日凌晨突然心悸作绞痛，额汗不止，气短神疲。检查为心律不齐，可闻早搏3~5次/分钟，心音低，心率为54~58次/分，经即服硝酸甘油片后绞痛减轻，现仍闷痛，心律如前，咳嗽痰多，苔黄舌赤，脉象细弱有歇止，显系心、脾气阴两亏，脉络阻滞，治用补心健脾通络化痰为法：①高丽参6g，寸麦冬15g，另炖急服。②党参、丹参各15g，炙甘草6g，黄芪、茯苓、白术、法半夏各12g，橘红、黄芩、薤白各9g。2剂。四诊：服药后心胸绞痛减轻，额汗已止，精神转佳，但仍不食，大便二日未解，时有矢气，苔黄微腻，脉来较前有力。检查：心率齐66~68次/分，治宗前法，佐以润肠：①高丽参6g，寸麦冬15g，另炖分服。②党参、黄芪、白术、麻仁、法半夏各12g，橘红、黄芩、丹参各9g，炙甘草6g，2剂。五诊：大便已行，知饥欲食，睡眠略好，胸闷微有疼痛，头昏仍卧床未起，再宗前法，佐以安神：①高丽参6g，寸麦冬15g，另炖分服。②上方去橘红、麻仁加茯9g，酸枣仁12g，白芍15g。2剂。六诊：食欲转佳，精神转好，已能起坐，时有胸闷心慌，头昏，苔黄，脉象细滑。治用补心通络，佐以清热化痰：①高丽参3g，西洋参6g，寸麦冬15g，另炖分服。②党参、白芍各15g，黄芪、白术、酸枣仁各12g，炙甘草6g，法半夏、黄芩、丹参、茯神、菊花各9g。2剂。七诊：绞痛未作，食睡尚可，心胸时闷。上方加鳖甲15g，三七末4.5g入煎。3剂。连服半月，精神转佳，已能下床活动，调理月余后，仍未见大绞痛发作，病情稳定。至次年夏初发1次，但较前次发作为轻，也依补心通络化痰法，主以生脉散、四君子汤、二陈汤合裁加减施治，3月余，病复向愈。

2. **邓铁涛**治陈某某，男，47岁。心悸怔忡间歇发作已2年余。常感胸闷，气短，心前区憋闷，间有疼痛、痛彻肩背，容易出汗，面红，夜睡不宁，食欲不振，大便干结，2日1解。曾在本市某医院诊为冠心病、心律不齐。服西药治疗效果不显，来我院门诊治疗。初诊时唇红，舌嫩红，舌苔白微黄，脉弦滑时结。听诊：心律不齐，呈心房纤维颤动。心电图检查：心房纤维颤动，心动过速（心率110~150次/分），室性早搏。中医辨证：病由营卫不调，心气心阴不足，痰湿阻滞，致使心失所养、胸阳不宣，脉络瘀塞。宜从调和营卫，益气养阴，除痰通瘀为治，用温胆汤合生脉散加减。服药后自觉心悸减轻，睡眠好；但时仍有胸憋闷不适，口干，大便仍干结，舌嫩红，苔薄黄，脉缓偶结。继续服以下药方：党参15g，麦冬9g，五味子6g，玉竹30g，橘红、炙甘草各4.5g，天花粉、白芍、云茯苓、丹参各12g。经4个多月治疗，诸证好转，心电图复查正常。但间仍有胸痛阵阵，有时则在上方合用失笑散，现病者一般情况良好，能恢复半天或全天工作[3]。

3. **范展仁**治缪某某，男，46岁，于1967年经广东省硅肺诊断小组定为“I”期硅肺，1970年定为“Ⅱ”期硅肺。1974年3月12日，病者由50多华里的农村步行回院。途中暂觉左前胸呈阵发性疼痛，当晚胸痛加重，痛引肩背，难以忍受，面色苍白，大汗淋漓，喘息而不得平卧，心悸，口唇青紫，舌淡红，苔白腻，脉代。血压：130/86mmHg。根据症情分析，认为病者原为“Ⅱ”期硅肺，已4年多，本是气阴两虚现又从远道步行而回，劳累过度，气血耗散，心气不足，血行不畅，气滞血瘀，痰阻脉络，胸阳不振的胸痹证。故以调补心气，化痰通络，活血宽中（组方见方证）。嘱服2剂，胸前剧痛得以缓解，但仍不敢活动，稍动则气短心悸，睡眠不安，发梦，时睡时醒，舌脉如前。照前方加三棱、莪术各10g。每天1剂，连服20余剂后，疼痛基本消失，精神愉快，饮食二便如常，脉缓，舌淡苔薄白[1]。

引用文献

［1］范展仁.中医治疗硅肺病［J］.新中医，1981，（2）：33.
［2］黄寿人.怔忡［J］.新中医，1977，增刊（2）：3.
［3］赵立诚.邓铁涛老师治疗冠心病经验［J］.新中医，1978，（6）：14.

二、脾胃痰瘀证（中焦痰瘀本病）（2候）

脾胃痰瘀证，为中焦湿痰挟瘀之证。常以其人中焦湿盛，或忧思过度，劳伤脾气，致脾胃运化失职，湿聚生痰，阻滞胃络，血郁化瘀，痰瘀交阻，初则滞于胃络，甚则阻滞胃气，痰瘀互结，致通降失司，气不下行，浊阴上逆；久则耗伤气液，正虚邪结，多成痼疾。其治则当运脾燥湿以化痰，宣利气机以祛瘀，总以通降胃气为法。

证候别称：痰瘀成囊，痰瘀结聚。

病名：［中医］胃痛，呃逆，胃反，噎膈，肠覃，胁痛，积证，瘰疬，阴疽。

证候系统：详见图3-9-16。

本证————胃络失和候
转证————胃失和降候
变证————胃气郁结候

图3-9-16　脾胃痰瘀证证候结构图

（一）胃失和降候（脾胃痰瘀转证）

脾胃痰瘀证，痰瘀郁滞中焦，胃气通降失司，气不下行，反冲逆于上，为胃失和降之候，其见症以胃气上逆之症象为主，可兼见痰瘀郁滞中焦之脉症。

通称：痰瘀上逆。

病名：［**中医**］呃逆，胃反。［**西医**］幽门痉挛。

病因病机：脾胃痰瘀郁逆，因痰瘀阻滞脾胃，通降失职，胃气不得下行，反而冲逆于上，胃不主降，则亦不能主纳。

证象组合：气逆+气郁+气滞

主症：【**气机冲逆**】**症象**：①呃逆作止不常，其呃之气自少腹上冲。②饮食入口即吐。③食则呕吐，泛酸频频。

副症：【**气机不宣**】**症象**：胸中辣热。**舌象**：苔薄，舌有裂纹。**脉象**：左脉细弱，弦涩。

宾症：【**气机不利**】**症象**：胃痛。**舌象**：舌苔白腻。**脉象**：右脉沉滑。

治则：当以化痰消瘀，以去其阻滞；通降胃气，以镇其冲逆。

方证

1.二陈汤加减证：王旭高方[1]。治吐血后，呃逆作止不常，详见病案1。

半夏、茯苓、陈皮、当归、郁金、丁香柄、水红花子各2.1g，柿蒂2个，藕汁、姜汁。另东垣滋肾丸3g，陈皮生姜汤送下。

2.牙屑汤证：章次公方[2]。治溃疡病：长期胃痛泛酸，反复呕血，详见病案2。

象牙屑、琥珀屑各6g，血余炭9g，杏仁霜、柿霜各12g，煅瓦楞子、伏龙肝各24g。

3.降胃汤证：程门雪方[3]。治胃反，食则呕吐，脘痛，详见病案3。

旋覆花、姜竹茹、娑罗子、炙枇杷叶各9g，煅代赭石、煅瓦楞子各15g，橘红6g，左金丸3g，炙刺猬皮4.5g，煅白螺丝壳12g，灶心土60g，代水。

论著和讨论

本证候痰瘀阻滞，胃不主降，胃失通降之职，气反冲逆于上，治则当化痰消瘀，镇降逆气为法。**《程门雪医案》编者**按："本例（详见病案3）食入反出，脾阳受损，又有胃脘疼痛、烦热吞酸等肝胃不和之症。脉象方面，涩为血少，正是胃反症纳食衰少、营养亏损之故。胃反而见弦脉，是肝气犯胃之症，所以《濒湖脉学》谓'为难治'。程（门雪）老以覆赭二陈汤和胃降逆，健脾燥湿，佐姜竹茹、枇杷叶清胃热止呕吐；以左金丸合煅瓦楞、白螺丝壳治肝经火郁泛吐酸水；以刺猬皮、沉香片、娑罗子、灶心土等温中调气，散寒止痛。清温并投，取得疗效。舌裂为过吐伤阴象，呕减则舌苔亦渐转滑。刺猬皮祛瘀活血，理气止痛，为噎膈、胃反的常用药，其气味腥恶，焙干吞服，胃弱者不易接受，以炒焦煎服为妥。灶心土止吐作用很好，对泛吐酸水者尤为适合。"[3]

病案举例

1.王旭高治吐血后呃逆，作止不常，迄今一月。舌苔白腻，右脉沉滑，左脉细弱，其呃之气，自少腹上冲，乃瘀血挟痰浊，阻于肺胃之络，而下焦相火随冲脉上逆，鼓动其痰，则呃作矣。病情并见，安可模糊，若捕风捉影，无惑乎其不效也。今酌一方，当必有济，幸勿躁急为要（组方见方证）[1]。

2.章次公治方某，男，呕血其病在胃，咯血则在肺。在胃者其色多紫，或混有食物，其量可以盈盂。病者三次呕血，有较长时间之胃痛泛酸史，最近又呕血，今血虽止，而饮食入口皆吐。（组方见方证）上药共研极细末，每食前半小时服五分，一日3次。按：此患者有胃痛宿恙，且出现过三次呕血，今血止而饮食入口皆吐，为胃失和降，胃气上逆。气血相依，血随气行，其再度出血之可能性极大[2]。

3.程门雪治张某某，男，43岁，胃反，食则呕吐，脘痛，胸中辣热，泛酸频频，苔薄，舌有裂纹，脉弦涩。胃失通降，拟和胃安中（组方见方证）。刺猬皮祛瘀活血，理气止痛，为噎膈、胃反的专用药，其气味腥恶，焙干吞服，胃弱者不易接受，炒焦煎服为妥[3]。

引用文献

［1］柳宝诒等.增评柳选四家医案［M］.南京：江苏科学技术出版社，1983：243.

［2］朱良春.章次公医案［J］.江苏中医，1977，(9)：42.

［3］上海中医学院.程门雪医案［M］.上海：上海科学技术出版社，2002：152，153.

（二）胃气郁结候（脾胃痰瘀变证）

脾胃痰瘀证，痰瘀郁滞胃腑，不得消散，久必痰瘀互结，阻滞通降，而成胃气郁结之候，何秀山称为痰瘀成囊之证。见症以胃气郁结，通降不利之脉症为主。

通称：痰瘀成囊。

病名：［中医］噎膈。［西医］食道癌，胃及十二指肠球部溃疡并浅表性胃炎。

病因病机：脾胃痰瘀郁结，因痰瘀郁滞胃腑，失于消散，久必痰瘀互结，阻塞胃气，通降失利，而成痰瘀郁结之证。

证象组合：气结+气郁+气滞

主症：**【气机郁结】症象**：脘腹多满痛，按之呱呱有声。**脉象**：脉沉弱。

【气机不宣】症象：①咳嗽。②呼吸短促。**舌象**：舌淡苔薄。

副症：**【气机不降】症象**：吞咽困难梗阻。

宾症：**【气机不利】症象**：①胸痛胀满，消化不良。②肠间抽疼。

治则：当以消痰逐瘀，利气消结，以利通降；然已结聚成形，消散非易，当宽怀静养，从缓图之。

方证

新加瓜蒌薤白汤证：《通俗伤寒论》方[1]。治痰瘀成囊，脘腹虽多满痛。

瓜蒌仁炒香9g，光桃仁7粒，干薤白酒洗捣6g，杜苍术2.4g，制香附、丹皮各4.5g，控涎丹2.1g，藏红花1.5g，薤白汁2匙，姜汁2滴同冲。调下香砂宽中散。

论著和讨论

本证候痰瘀互结胃腑，通降不利。海虹说："胃痛一症，先师（王任之）认为该症实多虚少，病因多歧，表现各异。然挈其辨证要领，则胃阳与胃气郁遏是各证候的共同病理基础，而痰聚瘀阻、寒凝热郁、湿滞食积等只是其发展过程中的病理变化，故胃痛的治疗要贵在于'通'。他对叶天士'痛则不通'之说至为推崇，指出'通之一法，各有不同。胃痛之通，贵在通阳。实则通而削之，虚则通而补之；寒则通而温之，热则通而清之'，因而临证恒取瓜蒌薤白半夏汤加枳壳作为基本方，以通胃阳，泄胃浊，使气血调畅，纳运复常，则其痛自已。若痛之较甚者，加佛手柑、九香虫、甘松、煨川楝子、炒延胡索、红花、制乳香、制没药、五灵脂等行气活血以止痛。"[2]故治则当以消痰逐瘀，行气消结为法。何秀山说："因于痰瘀成囊者，脘腹虽多满痛，按之呱呱有声，甚则肠间抽疼，宜从痰凝血郁治，新加瓜蒌薤白汤（组方见方证）调下（香砂宽中散）。"[1]

病案举例

1.宋华柱治噎膈（食道癌）：梁某，男，60岁，咽喉不利，吞咽困难，咳嗽胸痛胀满，消化不良，嗜眠消瘦，精神不振，呼吸短促，脉沉弱，舌淡苔薄，拟软坚化瘀，消痰散结：海藻30g，水蛭6g，共末，每6g日2次，以黄酒冲服，10日后吞物不硬，月余症状消失[3]。

2.王任之治谢某，男，62岁，胃痛迁延经年，近2年来发作频繁，钡餐透视示：胃及十二指肠球部溃疡合并浅表性胃炎。4月前因"消化道出血"曾住院治疗。刻诊：胃脘隐痛，灼辣吞酸，口苦咽干，不思饮食，便结难解。苔薄黄腻，脉濡小数。肝胃郁热挟瘀，腑气乖和，拟予清泄通降为治：薤白、竹茹、陈皮各6g，吴茱萸1.5g，黄连2.5g，全瓜蒌9g，白扁豆、乌贼骨、蒲公英、炒枳壳、制乳香、制没药、煨川楝子、玄明粉、鸡内金、佩兰各10g，炒谷芽2g，服10剂，再以香砂六君子丸善其后[2]。

引用文献

［1］俞根初.重订通俗伤寒论［M］.上海：上海科学技术出版社，1959：346.
［2］单书健.古今名医临证金鉴·胃痛痞满卷（下）［M］.北京：中国中医药出版社，1999：173，175.
［3］宋华柱.用海藻、水蛭验方治疗噎膈［J］.中医杂志，1966，（1）：15.

三、肺胃痰瘀证（中焦痰瘀合病）（4候）

肺胃痰瘀证，为肺胃痰热致瘀之证。常为外感之邪化热，先蕴郁于肺胃，致肺津胃液蒸蓄为痰，痰热交阻，然后瘀滞血脉，凝滞为瘀，痰瘀交蒸而成肺胃痰瘀之证。仲景论肺痈有云"风伤皮毛，热伤血脉。风舍于肺，其人则咳，……热之所过，血为之凝滞，蓄结痈脓，吐如米粥"（《金匮要略·肺痿肺痈咳嗽上气病脉证治》），故急则发为肺胀、肺痈，缓则为痞胀、积块。其病机初则郁蒸胸中，肺气失其宣降；继则灼伤肺津胃液，清肃之令不行；甚则阻痹络脉，致络瘀血溢。其变证，实证为痰瘀化火，燥结上中，其证则急剧；缓则气血瘀结，聚结难散；久必耗伤气阴，而有实证转虚之变。治当以清泄肺胃郁热，化痰消瘀为主。

证候别称：痰瘀交阻，瘀痰热壅滞。

病名：［**中医**］肺胀，肺痈，痰癥，痰火痨。

证候系统：详见图3-9-17。

本证————清阳郁蒸候

转证————肺失清肃候、肺气郁痹候

变证————气血燥结候、气阴虚滞候

图3-9-17　肺胃痰瘀证证候结构图

（一）清阳郁蒸候（肺胃痰瘀本证）

肺胃痰瘀证，痰瘀郁滞肺胃，胸中清阳失于宣展，痰瘀化热内蒸，是为清阳郁蒸之候，多为肺痈早期之证。其见症虽以肺失宣降之症象显明，但必兼见表郁与里蒸之脉症。

通称：痰瘀蒸肺。

病名：［**中医**］肺胀，肺痈。［**西医**］慢性喘息型支气管炎急性发作（重型），肺气肿，肺功能不全，肺脓疡空洞，液平形成。

病因病机：肺胃痰瘀郁蒸，多由先感风热，风伤皮毛，内合于肺，津聚成痰，热伤血脉，血凝为瘀，痰瘀郁滞，胸中清阳之气不能宣展于内外，痰瘀化热，热蒸于内，痰瘀酿脓，多有痈脓之变。

证象组合：阳郁+表郁+气热+气郁

主症：【阳气不宣】症象：①恶寒，振寒，不渴。②唇舌紫绀。

【腠理不宣】症象：恶寒身热。

【津气蕴蒸】症象：①身热高热。②咽干。③痰多色黄，咯黄脓腥臭痰。③时出浊唾腥臭，久久吐脓如米粥者。**舌象：**舌质微绛，苔薄黄。**脉象：**①脉数。②右寸脉象滑数。③脉细数。

副症：【清空不宣】症象：眩晕。

【气机不宣】症象：①胸满咳嗽。②胸中隐隐作痛。③咳引右胁疼痛。④咳嗽痰黏不易咯出，汗出浸衣。

宾症：【气机不降】症象：①咳逆。②喘满。③喘促胸闷，不得平卧。

【清窍不宣】症象：鼻塞流涕。

治则：当于清化痰瘀之中，略参轻宣表郁之品，表里兼顾，急撤其内外之邪。

方证

1.外台桔梗白散证：张仲景方。治肺痈。咳而胸满，振寒脉数，咽干不渴，时出浊唾腥臭，久久吐脓如米粥者。

桔梗、贝母、巴豆（去皮，熬，研如脂）各三分。

2.麻杏甘石汤加味证：赵海仙方[1]。治肺痈，风伤皮毛，热伤血脉，痰带腥臭，脉象数大，详见病案3。

蜜炙麻黄1.2g，生石膏12g，甘草3g，云苓、杏仁各9g，薄荷、防风、前胡、牛蒡子、半夏粉、射干各4.5g，桔梗6g，枇杷叶3片，加菩提草根汁冲服。

论著和讨论

本证候痰瘀郁蒸于内，清阳失宣于内外，其治则当急于清化痰瘀，宣降肺气为主，略佐轻宣透发之品，以解其外郁之邪；速撤其表里之邪，不使其酿脓为幸。仲景曰："病咳逆，脉之，何以知此为肺痈？当有脓血，吐之则死，其脉何类？师曰：寸口脉微而数，微则为风，数则为热；微则汗出，数则恶寒。风中于卫，呼气不入；热过于营，吸而不出。风伤皮毛，热伤血脉。风舍于肺，其人则咳，口干喘满，咽燥不渴，时唾浊沫，时时振寒。热之所过，血为之凝滞，蓄结痈脓，吐如米粥。始萌可救，脓成则死。"（《金匮要略·肺痿肺痈咳嗽上气病脉证治》）又曰："咳而胸满，振寒脉数，咽干不渴，时出浊唾腥臭，久久吐脓如米粥者，为肺痈，桔梗汤主之。桔梗汤方：桔梗一两，甘草二两。右二味，以水三升，煮取一升，分温再服，则吐脓血也。"

病案举例

1.林竹均治肺痈：闽侯雪峰林某，患咳嗽，胸中隐隐作痛，经过中西医调治，均不见效，后延余往诊，见其吐痰盈盆，滑如米粥，腥臭难闻，按其右寸脉象滑数，舌质微绛，查其所服中药，大约清痰降火，大同小异而已。余再三考虑，药尚对症，何以并不见效？必系用量太轻。余照《金匮》桔梗汤加味施以重剂：甘草120g，桔梗60g，法半夏18g，白及粉15g，蜜紫菀9g，是日下午服药1剂，至夜半已觉胸中痛减，嗽稀痰少。次日早晨复诊，患者自谓病已减轻大半，余复按其两寸脉微数，舌中部微现白苔。患者曰：我服药多次，未见药量如是之多，见效亦未得如是之速，请问其故？余谓前医轻描淡写，药品驳杂，故难以见功。夫肺为华盖，中已罅漏成脓，非用原方之重剂，焉能为力？益以白及粉之填补漏孔，法半夏之消痰降气，蜜紫菀之清火宁金，所以幸能见效也。是日复诊，予以甘桔汤分量减半，白及粉再加9g，法半夏、紫菀仍旧，连服3剂而愈[2]。

2.张伯臾治肺痈（肺脓疡空洞、液平形成）：项某某，男，21岁，高热，咳嗽痰黏，不易咯出，汗出浸衣，咳引右胁疼痛，咯黄脓腥臭痰，苔薄黄，脉细数。湿热内蕴，热壅血瘀，蕴酿成痈，麻杏石甘汤合千金苇茎汤清热解毒化痰瘀：炙麻黄、桔梗、甘草各6g，杏仁9g，生石膏、开金锁、薏苡仁、红藤各30g，芦根1支，桃仁、冬瓜子各12g，鱼腥草18g。6剂，身热退尽，咳嗽痰多，呈脓血状，腥臭已减，拟清热解毒排脓，复方图治[3]。

3.赵海仙治风伤皮毛，热伤血脉，身热咳逆，痰带腥臭，脉象数大，是肺痈之象，拟用麻杏甘石汤（组方见方证），以冀退热。肺痈唠吐臭沫，拟方煎汤代茶，随时饮之：苡仁根、鱼腥草、梨皮、冬瓜子各9g，五味子5粒，鲜芦根30g（杵碎）。泡茶饮之。外服保真膏9g，开水和服[1]。

4.聂广治女，52岁，喘咳20年，复发两月，入院时身热咳嗽，鼻塞流涕，喘促胸闷，不得平卧，痰多色黄，日约200ml，唇舌紫绀。体检：桶状胸，双肺可闻及明显湿啰音。舌质红，苔薄黄，脉滑。胸片：肺纹理增粗、紊乱。西医诊断：慢性喘息性支气管炎急性发作（重型），肺气肿，肺功能不全。证属表邪束肺，痰热内壅，瘀血阻络，治宜清热化痰，宣肺活血：芦根、薏苡仁、冬瓜仁、鱼腥草、前胡、紫菀、百部、桔梗、白前、桃仁、郁金、当归、丹参、丹皮。4剂后，表邪即祛，喘促减轻。再诊去白前、紫菀、前胡、加法半夏、瓜蒌、枳壳行气宽胸，又进4剂后，仅偶尔咳嗽，痰白量少。轻度活动不喘，发作缓解[4]。

引用文献

[1] 赵海仙.寿石轩医案[M].南京：江苏人民出版社，1965：27.
[2] 林竹均.肺痈治验[J].福建中医药，1958，(9)：38.
[3] 严世芸.张伯臾医案[M].上海：上海科学技术出版社，1979：12.
[4] 聂广."肺朝百脉"及其临床意义[J].贵阳中医学院学报，1989，(1)：8.

（二）肺失清肃候（肺胃痰瘀转证1）

肺胃痰瘀证，痰瘀内蕴化热，灼伤肺中津液，清肃之令不行，是为肺失清肃之候，其见症虽以肺失宣降之症象显明，但必以内热伤津之脉症为主。

通称：痰瘀酿脓。

病名：[中医]肺痈。[西医]肺脓肿，空洞性肺结核，胸腔积液。

病因病机：肺胃痰瘀蕴蒸，多因感受温热之邪，痰瘀化热内蕴，灼伤肺中津液，肺失肃降之令，络血妄行，痰瘀酿脓，而成肺痈之病。

证象组合：液灼+气蒸+气郁+血溢

主症：**【津液消灼】症象**：①形体消瘦。②盗汗潮热。③夜寐不安。④食欲大减。**舌象**：舌质赤红，苔黄腻而干。**脉象**：脉滑数无力。

【气机不宣】症象：①胸中犹隐隐痛。②咳嗽胸痛。③胸脘胀闷。**舌象**：舌苔白腐满布。**脉象**：脉右寸滑数而实。

副症：**【清窍不利】症象**：咽干。

【津气蕴蒸】症象：①发热或有形寒，高烧不解。②咳出浊痰腥臭，气秽。③甚或吐脓。**舌象**：①舌较红，苔薄腻黄。②舌红苔黄。**脉象**：脉滑数。

宾症：**【络血妄行】症象**：咯吐脓血。

【气机不降】症象：①咳嗽气促。②喘急。

治则：当清宣肺热，生津肃肺，化痰消瘀，以速排其脓毒。

方证

1.加味苇茎汤证：俞根初方[1]。治咳出浊痰腥臭，甚或吐脓。

生薏苡仁15g，瓜蒌仁12g，光桃仁、川贝母、甘草节各4.5g，银花、连翘各6g，制月石2.4g，陈芥菜卤2瓢（冲）。先用活水芦根、鲜菩提根、鲜冬瓜皮子各60g，煎汤代水。

2.复方鱼桔汤证：上海第七人民医院中医科方[2]。治发热形寒，咳嗽胸痛，咯腥臭脓痰。

鱼腥草、银花、生薏苡仁、冬瓜子、鲜芦根各30g，桔梗15g，生甘草4.5g，桃仁、象贝母各9g。另：黄连、黄芩、黄柏等分研装胶囊，每日9~15g，分四次服。

论著和讨论

本证候痰瘀化热，灼伤肺中津液，久酿成脓。治则当以清肺生津为主，化痰祛瘀为法。俞根初说："咳出浊痰腥臭，甚或吐脓，胸中犹隐隐痛，舌苔白腐满布，脉右寸滑数而实。时毒伤肺成痈者，急用加味苇茎汤（组方见方证）降气行血以宣肺痹，败脓去腐，以清肺毒。毒除痛止，而肺火不清者，继与桑丹泻白汤加野百合4.5g，白及、合欢皮各3g，鲜野菰根60g，鲜白茅根、鲜菩提根各30g（上三味煎汤代水），凉泻肺中之伏火，清敛肺脏之溃穴，终与二冬二母散加西洋参、绵黄芪皮各4.5g，鲜石斛12g清养气液以善后。"[1] 吴坤安说："如肺胀喘急，胸痛气秽者，此温邪伤肺，欲酿内痈也。急用活水芦根、桃仁、薏苡仁、瓜蒌皮、冬瓜子、空沙参、玄参、连翘之类清之。"[3] 陈道隆按：肺痈一证，前人有千金苇茎汤法，民间又有鱼腥草等验方，似方极平易。然是例肺热瘀阻日久，年复一年，辗转难愈，肺胃阴津剥伤过甚，虚实互见，取效亦非易事[6]。

病案举例

1.**高宜民**治王某某，男，29岁，原罹空洞性肺结核，在结核医院治疗。住院期间，因感冒高烧不解，愈感胸痛气急，咳嗽加剧，咯脓血痰，盗汗潮热，夜寐不安，食欲大减，形体愈加消瘦，病势日趋严重。诊见舌质赤红，苔黄腻而干，脉滑数无力，一派阴虚火旺，金水两亏之象。此属肺痈，用养阴清肺，解毒排脓法，以缓金为火烁之急：芦根、薏苡仁、银花、白茅根各30g，桔梗、沙参各12g，冬瓜仁、生地、鱼腥草各15g，丹皮、藕节、贝母各9g。3剂。再诊：潮热大减，咳嗽胸痛及脓血痰均显著减轻，精神亦振作，胃纳见增，夜寐稍安，脉仍有滑数象，但不似初诊之躁疾，舌质舌苔已有改变，并少津液，继宗前方加减：芦根、茅根各30g，桔梗、沙参、瓜蒌皮各12g，鱼腥草、银花、百合、生地各15g，贝母、丹皮、麦冬各9g。3剂。三诊：病势大有转机，潮热已微，脓血已不复见，食欲日增，夜寐可安卧，但尚有咳嗽盗汗，舌苔转薄而润，脉转细数无力。为促其正复，以祛残邪，仍参前法佐加扶正：黄芪15g，黄精、玉竹、沙参、石斛、百合各12g，桔梗、白及、麦冬各9g，贝母、当归、甘草各6g。3剂。其后，本上法加减，续服数剂，已告痊愈。而原病肺结核症状，也大有改善[4]。

2.**叶景华**治顾某某，男，50岁，于入院前1周起咳嗽，左侧胸痛，伴恶寒发热。3天来咳嗽咯黄稠痰有臭味，纳可，大小便如常。T 38.7℃，苔薄腻、舌质红，脉滑，听诊左肺中部有湿性啰音及少许管样呼吸音，化验：血白细胞11.3×10^9/L，血沉降率61mm/小时，胸部X线拍片报告：左肺3前肋重叠处呈大片模糊阴影，中有透明区及液平。诊断：左肺脓疡，入院后单纯服复方鱼桔汤（组方见方证2），服药1周发热不退，咳嗽甚，加用黄连末胶囊吞服。2天后热退，1周后咳嗽咯痰减少，左肺中部啰音明显减少，又服药旬日，临床症状和肺部体征皆消失，胸部X线片示左肺空洞及液平已不明显，炎性反应尚存在，继续服复方鱼桔汤，8周后检查：胸部X线片示左肺脓疡已大部分吸收，血白细胞5.4×10^9/L，血沉降率6mm/小时。又5天后，胸部X线片复查，肺部已正常[2]。

3.**魏长春**治肺痈：咳嗽气促，咯吐臭痰或脓血，胸脘胀闷，脉滑数，舌红苔黄，加味桔梗苇茎汤：苦桔梗、桃仁、紫菀、白前各10g，生薏苡仁20g，冬瓜子、鲜芦根各15g，生甘草5g[5]。

4.**陈道隆**治蒋某某，男，44岁，病员于1951年10月发现右侧浸润型肺结核，1952年发现右肺空洞而行人工气胸治疗，1954年发现右侧胸腔积液，在抗痨治疗下，几年来，抽出血性脓液总共已有数万ml，历经长期抗痨药物及激素等治疗，均未见效，所诊治过的医院均认为，必须施行右侧全肺切除，胸膜纤维板剥离及胸廓改形术。病员对手术有顾虑，故于1972年11月开始转来诊治。服药2月余后，病情大有好转，胸腔抽液时间由一周延长至2~3周，每次抽得积液量由500ml减少至350ml左右，脓液色泽由鲜红色转为橘黄色，黏稠度由稀薄转为稠厚，口内咯出脓液量亦明显减少，这种情况是几年来从未有过的。

初诊：1972年11月20日。脉滑数而细，右肋间每周必抽脓，但多血液，形体羸瘦，胃纳尚佳，又无低热。舌尖红，中抽心，苔薄黄。肺热瘀滞，阳络已伤，既不见脓，当从血治。血已瘀阻，酿成瘘管。凭脉论证，拟千金苇茎汤为主，佐以犀黄醒消丸。一方面排脓祛瘀，另一方面以除积瘀成瘘之法：鲜生地、生薏苡仁、冬瓜子、仙鹤草、鱼腥草、蚤休、蒲公英各30g，粉丹皮、桃仁各9g，血见愁12g，鲜芦2支，茅根60g，黛蛤散（包）18g，犀黄醒消丸（分吞）4.5g。7剂。二诊：脉数势较缓，右肋间抽得脓液减少。纳谷馨，而形体羸瘦。舌有苔，而中心尚剥。肺热血溢，痰瘀互阻，已成瘘管。千金苇茎汤是泄热疏瘀之方，犀黄醒消丸是排脓生肌之方，仍当两方出入之：鲜生地、鲜金斛（撕开先煎）、鲜沙参、生薏苡仁、冬瓜子、鱼腥草、蚤休、蒲公英、仙鹤草各30g，鲜芦2支，粉丹皮9g，桃仁6g，茅根60g，黛蛤散（包）24g，犀黄醒消丸（分吞）3g，7剂。三诊至五诊：脓胸症象渐瘥，再以清肺养阴、疏瘀解毒为治。六诊：脉来滑象已瘥，而尚细数。右肋间抽得脓血稠度逐渐增厚，色已枯黄，夜间所吐亦稀。可见肺热渐清，瘀血亦减。仍养阴肃肺、疏瘀解毒为治：鲜金斛（撕开先煎）、生薏苡仁、冬瓜子、金银花、蚤休各30g，北沙参18g，天花粉、柿霜各12g，桃仁、茜草、赤芍各9g，生甘草4.5g，鲜芦2支，茅根60g，黛蛤散24g（包），14剂。七诊：肺痈本届瘀热互阻，肺失清肃。自服千金苇茎法之后，诸恙渐退，已有2周未抽脓，夜间所吐稠黄浊水，已不如前之夹血也。脉渐和缓，舌苔薄黄，边尖微红，中剥。再当清肃排脓之法：

鲜金斛（撕开先煎）、生薏苡仁、冬瓜子、海蛤壳、金银花、蚤休各30g，南北沙参各18g，天花粉15g，桃仁、赤芍各9g，紫、黄花地丁各12g，生甘草4.5g，鲜芦2支，茅根60g，14剂。改用白木耳调养2月，咯血明显减少，病者再事调理，至1974年春咯血停止。1975年3月胸片复查结果：右侧胸膜较过去增厚，目前情况良好，已恢复工作[6]。

引用文献

［1］俞根初.重订通俗伤寒论［M］.上海：上海科学技术出版社，1959：278.

［2］叶景华.复方鱼桔汤治疗肺脓疡［J］.上海中医药杂志，1981，(10)：39.

［3］吴坤安.伤寒指掌［M］.上海：上海科学技术出版社，1959：2.

［4］高宜民.肺痈［J］.新中医，1975，(3)：22.

［5］浙江省中医院.魏长春临床经验选辑［M］.杭州：浙江科学技术出版社，1984：13.

［6］陈道隆.肺痈（右结核性脓胸、支气管胸膜瘘）［J］.新中医，1977，(4)：27.

（三）肺气郁痹候（肺胃痰瘀转证2）

肺胃痰瘀证，痰瘀郁滞于肺，肺气宣降失令，肺络阻痹，而成肺气郁痹之候，杂病家通称之为痰瘀交阻之证。其见症虽以肺气郁滞之脉症显明，但必兼见肺络瘀阻之证象。

通称：痰瘀交阻。

病名：［中医］肺痈。［西医］纵隔肿瘤，胸蓄血。

病因病机：肺胃痰瘀郁滞，因痰瘀郁滞，肺失宣降，痰瘀化热，阻痹肺络，久必酿成脓血，瘀滞不行。

证象组合：气郁+气滞+络瘀+血溢

主症：**【气机不宣】症象**：①胸闷呼吸不利。②咳而胸满，气短不足以息，咳即胸中隐隐痛。③胸懋痛，牵引背部。④咳声不扬。**舌象**：苔浊厚腻。**脉象**：两寸微数，余均弦数涩。

【气机不利】症象：①胸痛，引背部，胸廓丰满高出。②唇面紫绀。③咯黄色脓痰、时出浊唾腥臭，久久吐脓如米粥者。④咽干不渴，口燥不欲饮水。⑤大便秘结，小便黄赤。**舌象**：舌苔黑厚干裂。**脉象**：①数实。②脉反滑数。

副症：**【气机不降】症象**：①呼吸迫促。②咳逆倚息不得卧。

【络瘀血溢】症象：①咯黄色脓臭痰，带有血丝。②咳吐痰血有臭味，咳唾脓血。

宾症：**【清窍不宣】症象**：舌强。

治则：当急急通逐其痰瘀为主，两清痰瘀之法，以速除其阻痹之患。

方证

1.葶苈大枣泻肺汤合千金苇茎汤加味证：姜光斗方[1]。治左上纵隔肿瘤、胸蓄血，合并左肺感染，详见病案1。

杏仁、桃仁各12g，五味子、葶苈子、苏子、桔梗各15g，生薏苡仁24g，冬瓜子、芦根各30g，枳壳6g，大枣5枚。水煎服。

2.千金苇茎汤加味合三物白散证：梁信方[2]。适用于肺脓肿空洞形成期。急性的或小儿病变在肺中上野的效果好，支气管扩张症引起的肺脓肿效果不佳。详见病案2。

冬瓜仁30g，芦根、败酱草、地丁草、贝母末（冲服）、鱼腥草各25g，生薏苡仁40g，桃仁、连翘、百部各15g。三物白散：巴豆0.25g，桔梗、浙贝母各1.5g。研细末，晨起一次空腹服下，如空洞未闭合，引流不通畅，隔几日可再服。小儿酌减。

论著和讨论

本证候痰瘀郁滞肺气，阻痹肺络，痰瘀内蓄成脓，痹阻不行。《金匮要略·肺痿肺痈咳嗽上气病脉证治》曰："口中辟辟燥，咳即胸中隐隐痛，脉反滑数，此为肺痈，咳唾脓血。脉数虚者为肺痿，数实者为肺痈。"当急急攻逐痰瘀，吐下脓血，以解其阻痹。仲景曰："《外台》桔梗白散，治咳而胸满，振寒脉数，咽干不渴，时出浊唾腥臭，久久吐脓如米粥者，为肺痈。桔梗、贝母各三分，巴豆一分（去皮，熬，研如脂）。上三味，为散，强人饮服半钱匕，羸者减之。病在膈上者吐脓血，在膈下者泻出，若下多不止，饮冷水一杯则定。"（同上）

病案举例

1.姜光斗治胡某某，男，52岁，因感冒胸痛吐痰血，一月前就诊于太原市中心医院，体检：左上肺第二肋间以下叩之浊音，肺肝界右锁骨中线6肋间，两肺可闻少量干鸣音。胸穿两次纯血。胸片：左上肺有可疑阴影。后因病情日趋危重，到山西肿瘤医院，经X线胸片复查，确诊为左上纵隔肿瘤、胸蓄血，合并左肺感染，随转来我处治疗。面色萎黄，精神不支，以手撑住左胁，转身不灵活，苔浊厚腻。呼吸迫促，咳声不扬。咳逆倚息不得卧，咳吐痰血有臭味，胸闷呼吸不利，左胸憋痛，牵引背部，只能左侧卧，不能翻身，心悸不想吃饭，口燥不欲饮水，大便秘结，小便黄赤。两寸微数，余部均弦数兼涩。乃风舍于肺，热伤血络；气滞血瘀，痰瘀交阻，升降无权，姑予两清痰瘀之法，消息试投，观其转变。拟葶苈大枣泻肺汤合千金苇茎汤加味（组方见方证），1剂。复诊：自诉药后安眠半夜，胸中亦较前舒适，乃酌增化瘀之品。因瘀血不行，痰难于化降：夜明砂3g，花蕊石、生薏苡仁各24g，五味子、葶苈子（包）、桔梗各15g，桃仁12g，仙鹤草、冬瓜子、芦根各30g，大枣10枚。水煎服2剂，间日1剂（下同）。三诊：咳嗽减轻，夜间能睡，咯绿色黏液，血痰消失，咯痰后有松快感：大便下坠，但不溏薄，小便转清，胸背已不憋痛，已能翻身卧，仍本前意为治：花蕊石、生薏苡仁各24g，桃仁12g，桔梗、海蛤粉、五味子、葶苈子（包）各15g，仙鹤草、冬瓜子、白茅根各30g，大枣10枚。水煎服，2剂。四诊：咳嗽全止，肋部仍有些疼痛，是降而瘀行未尽。改投甘遂大黄汤加味，以期直捣巢穴：桔梗、枳壳各6g，柴胡、前胡各3g，花蕊石各15g，仙鹤草21g，甘遂细末1.5g，酒制大黄、阿胶（化冲）各12g水煎服，2剂。五诊：自诉病苦大部已除，唯左肋仍觉不舒。诊脉不数，精神增旺，大便不溏薄，恐其余瘀未净，仍本前意而重其剂：阿胶（化冲）、桃仁各12g，桔梗、五味子、葶苈子（包）各15g，夜明砂3g，酒制大黄、花蕊石、仙鹤草各30g，生薏苡仁24g，大枣10枚，水煎服，2剂。六诊：已无明显症状，精神益好，面色增华，唯左肋微感不舒，乃缓其制，恐药过伤正：五味子、葶苈子、生薏苡仁、海蛤粉各15g，桔梗9g，桃仁12g，夜明砂9g，仙鹤草21g，大枣10枚。水煎服，2剂。1个月后，由于病告基本痊愈，又到山西肿瘤医院进行X线胸片复查，证实该患者经上方治疗后，左上纵隔肿瘤完全消失，唯左膈角粘连，患者高兴异常，特来告知，并说除左肋微觉不适外。余无所苦，要求开予丸药回家自服，以巩固疗效。诊脉和缓，苔色正常按此际左肋膈角粘连，当系蓄瘀去后之残迹。治宜培补先天，以促其缓缓改善，不宜再事攻伐，因而嘱其继服河车大造丸，早晚各服1丸，以善其后。次年随访，据述自服河车大造丸在家休养半年后就参加农业劳动，最近曾两次随访，身体一直很健壮，精神饱满，能经常参加农业劳动，迄今存活期已达10年[1]。

又治姚某某，男，75岁，突然寒战高烧，舌强身重，言语颤动，小便失禁，着床不起，次日凌晨，家属急来诊。体温40℃，脉细数，舌淡红，苔薄黄，疑其年老体弱，重感外邪所致。给以氯霉素、安乃近肌内注射和足够的维生素口服。复诊：体温已渐降至37.5℃，而病情反趋恶化，舌强更甚，身重甚，不能转侧，气短不足以息，唇面紫绀，舌苔黑厚干裂，语声益加颤动，据述以前左肩感痛，现痛移至左胸，且牵引背部。诊脉一息七至，因而解衣检查，左胸廓丰满，高出右侧约两横指多，叩诊为实音，听诊右肺可闻干鸣音，左肺呼吸音近于消失，心脏、气管均向右移位。最异常者，是双侧锁骨以下，两肋以上之胸肌皮下完全充血，临床体征完全符合于纵隔肿瘤，胸蓄血合并感染进行期。以患者75岁高龄，而病情危笃，恶化急速，又远较上例为甚，非付逆流挽舟之力不可救。因而改予大剂中药试投，以挽沉舟。热入营分，与血相搏，聚于心胸之野，阻塞升降，阴阳悬绝，而症全属于实，所谓大实有羸状，当以去瘀为急，而以止血为佐，拟大剂葶苈大枣泻肺汤合千金苇茎汤加味治之：生桃仁、花蕊石各60g，冬瓜子、生薏苡仁、芦茅根、阿胶（化冲）、仙鹤草、酒制大黄各30g，桔梗、五味子、葶苈子各15g，大枣10枚，水煎，2剂，每日1剂。早晚1煎，各分3次间隔，每1小时温服1次（下同）。三诊：药后连下黑如煤渣物3次，患者自觉胸部较舒，呼吸较顺，其余脉症如前，是药病相投，而瘀结有欲解之机：生桃仁、花蕊石各60g，瓜蒌皮、冬瓜子、生薏苡仁、白茅根、阿胶（化冲）、仙鹤草、酒制大黄各30g，桑皮、桔梗、五味子、葶苈子、茺蔚子各15g，大枣10枚。水煎，2剂。四诊、五诊：药后症减，均嘱原方再进1剂。六诊：药后仍便如前物，但只1次，已能随意翻身起坐，自觉痛苦消失. 脉五至，苔渐化，仍按前方而小其制：花蕊石、仙鹤草、白茅根、冬瓜子30g，阿胶（化冲）、生薏苡仁各24g，生桃仁、五味子、葶苈子各15g，酒制大黄21g，大枣10枚。水煎1剂。药后已见正常粪便，脉缓和，苔尽化，诸症霍然，已能起床活动，饮食、精神均如常人。再投益气养阴之剂以善其后。休养十余日即参加农业劳动，随访至今已近4年，患者以80高龄仍经常参加劳动，而身体健康[1]。

2.梁信治刘某，男，18岁，20天前发冷发热，3天后右胸痛，咳嗽，咯黄色脓痰、无血丝。检查：右肺中下野叩浊，可闻密集水泡音。胸透肺右下角有大片状阴影，其中有一圆形影，内有液平面。治疗经过：上午9时半服三物白散1剂，10分钟后患者自觉从喉至胸骨后，胃部有麻辣灼热感，2小时后首次排出黄色稀便，以后每10分钟1次，共5次，量多，有泡沫，至15时半共排10余次。翌晨起咯黄色脓痰，痰中带血，患者精神转佳，听诊右胸水泡音明显减少，胸透右下呈点片状影，未见空洞。第3天痰中带血较多，水泡音几乎听不到。后拟服中药：冬瓜仁30g，桔梗、银花、蒲公英、败酱草、鱼腥草各25g，水煎服，每日1剂，早晚各1次。经1个月治疗痊愈[2]。

又治林某某，女，36岁，半年前患肺脓肿，经治疗好转。20天前又开始发冷发热，体温波动在38℃以上，继之左胸痛，咯黄色脓臭痰，带有血丝。病后用青霉素、链霉素、卡那霉素、红霉素等药治疗，同时服用中药。经上述治疗未见好转，每天咯痰约250~500ml。检查：体温39℃，慢性病容，左侧胸叩痛，呼吸音，语颤减弱，肺中部可闻及水泡音。血常规：白细胞$15\times10^9/L$，分叶核57%，淋巴球36%。痰培养：大肠埃希菌及白色葡萄球菌生长。胸透及胸片可见肺中野大片状模糊阴影，阴影上部可见半圆形透光区，其内可见液平，侧位与心脏重叠，位于胸椎前方，可见8cm×14cm的圆形空洞，内有大片液平面。治疗经过：①服用中药（组方见方证），每日1剂，早晚各1次。②服三物白散1剂。③嘱患者用核桃烟熏，每日2~3次，每次20~30分钟。经上述治疗后，自感症状逐渐好转，食欲增加，最初7天，每天排痰约1500ml，以后痰量逐渐减少，20天后咳少量白沫痰或黄痰，无臭味，仍有低热，肺水泡音消失，血象正常，胸透左上野横宽状影，边缘不清，似胸膜肥厚表现，透光区不清楚。50天后体温恢复正常，7个半月后病情稳定，胸片显示左肺中野有索条状横行影，以临床痊愈出院。随访出院8个月后上班，摄片病灶仍稳定，中间除3次感冒外，一直正常工作。核桃烟熏法：山核桃若干。用时将核桃2~3个以炭火烧成烟，用纸卷成筒，把烟搜集吸入，每日2~8次，每次20~30分钟。此法适于疮疖，肺部疾患[2]。

引用文献

[1] 姜光斗.纵隔肿癌治验[J].新中医，1976，(4)：19，20.
[2] 梁信.三物白散治疗肺脓肿报告[J].新中医，1981，(4)：45.

（四）气阴虚滞候（肺胃痰瘀变证）

肺胃痰瘀证，痰瘀内蕴化热，阻滞肺胃气机，日久耗伤肺胃气阴，而成气阴虚滞之候，其见症虽以肺胃气机郁滞之症象显明，但必兼见气阴两虚之脉症。

通称：痰瘀耗阴。

病名：[中医]肺痈。[西医]肺脓疡，脓血胸。

病因病机：肺胃痰瘀虚滞，因痰瘀郁滞肺胃，阻滞气机，宣降失司，化热日久，耗伤肺胃气阴，而成虚实夹杂之证。

证象组合：气虚+阴虚+气滞+气郁

主症：**【气虚失充】症象**：①面色皖白。②心悸短气。③自汗乏力。④纳呆食少。⑤便稀如水。⑥后背畏寒，足心发冷。**舌象**：舌质淡，苔白薄。**脉象**：脉象濡滑，按之无力。

【气机不利】症象：①胸痛不适。②吐血，血色鲜红，杂有暗褐色块状物，咯吐脓血痰。**舌象**：①舌淡苔白而腻。②舌苔稍黄。

副症：**【阴虚失养】症象**：①睡眠不好。②口干苦。③烦躁盗汗。**脉象**：①脉数。②脉数而弦，104次/分，律不齐。

【气机不宣】症象：①胸闷气短。②咳嗽频繁。

宾症：**【气机不降】症象**：①喘促。②恶心。

治则：当益气养阴，以扶其正，化痰消瘀，以行其滞。

方证

1.清肺汤证：施今墨方[1]。排脓解毒，涤痰清热，治肺脓疡，详见病案1。

鲜苇根、鲜茅根各24g，桑白皮、旋覆花（代赭石12g同布包）、地骨皮、炒桃仁、炒杏仁、苦桔梗各6g，北沙参10g，生苡仁、冬瓜子（打）、仙鹤草各18g，陈橘红、陈橘络、粉甘草各5g。

2.养肺清热宁络止血方证：徐精诚方[2]。治肺气虚弱，络损血溢，详见病案3。

太子参30g，麦冬、五味子、桔梗、川贝各10g，沙参15g，鱼腥草、白及各24g，薏苡仁30g，桃仁4g，3剂，云南白药1瓶，每服0.2g，一日服3次。

论著和讨论

本证候痰瘀阻滞肺胃，耗伤肺胃气阴，虚实夹杂，付明光说："脓血胸似属中医肺痈之例，其因多由于外邪袭肺，蕴郁成热，炼津为痰，壅塞气机，灼伤肺络，故腐败溃烂，发为痈疡。"[3]其治则当以清化痰瘀，益气养阴，虚实同治，标本兼顾。祝谌予说："应排脓为主。不论已成未成皆当涤荡痰垢，无使壅塞，则余证易愈。处方先以千金苇茎汤、桔梗汤和泻白散加减以排解脓毒，涤痰清热，益气止血，逐去有形之秽浊，免使肺组织再行腐败。继用六君子汤加味，养肺补虚，以竟全功。"[1]

病案举例

1.施今墨治肺脓疡：冯某，男，59岁，病历2月，初患咳嗽，胸际不畅，加剧且微喘，痰浊而多，味臭，有时带血，胸胁震痛，稍有寒热，眠食不佳，小便深黄，大便干燥，舌苔黄厚，脉滑数。外感风寒，未得发越，蕴热成痈。治宜排脓解毒涤痰清热为主（组方见方证），二诊：服药五剂寒热渐退，喘平嗽轻，痰减仍臭已不带血，眠食略佳，二便正常，尚觉气短，胸闷，仍遵原法[1]。

2.赵绍琴治患者某某，男，53岁，初似觉感冒，后症情加重，高热39℃，胸闷气短，咳吐黄痰，遂以"肺炎"住包头第四医院，经静脉滴注红霉素7天，高烧稍减，但全身皮肤黄染，当时疑为"急性传染性肝炎"转传染科，经治1周余，黄疸虽退，发热不除。又经内科会诊，拍胸片，诊为“包裹型胸膜炎”，并施胸腔穿刺，抽出液体200ml，采用抗痨药物治疗四月余，病情稍有好转。但某晨病情又加重，咳嗽频繁，咯吐大量脓血痰，照胸片发现“左肺有一4cm大小的阴影”，疑为“肺癌”而转北京诊治，后经日坛等几个医院检查，方确诊为“脓血胸”，并认为“非手术不能治愈”，患者因恐惧手术，遂延请赵老诊治。初诊所见，患者咳嗽频繁，咯吐脓血痰，胸闷气短，自汗乏力，后背畏寒，足心发冷，纳呆食少，舌淡苔白而腻，脉象濡滑，按之无力。治拟益气养阴，利湿祛痰，活血行瘀：旋覆花、沙参、茜草、赤芍、甜杏仁、半夏各10g，生黄芪15g，生薏苡仁（先煎）20g，冬瓜子30g，犀黄丸（分服）3g，口含西洋参6g。减轻，余症同前，前方加芦根、白头翁15g，又服6剂，则脓血大减，自汗已止，诸症好转。但至一月后，患者又突然大口吐血，急赴赵老处求治，施以生地、藕节、荷叶各20g煎服，冲云南白药1.5g。7日后，吐血尽止。仍以益气养阴，除湿化痰，活血行瘀之法进退出入，先后服药80余剂，病获痊愈。现已病愈2载有余，经先后检查并照7次胸片：“脓血包裹”尽除，生活如常[3]。

3.徐精诚治肺气虚弱，络损血溢例：张某，男，36岁，患肺脓疡入院，体温39.4℃，白细胞14.8×10^9/L，中性细胞82%，淋巴细胞18%。胸透：左侧下肺第三前肋间隙处见有约乒乓球太小之透光区，未见明显液平，提示肺脓疡与TB可疑。经用庆大霉素、卡那霉素、青霉素、非那根（异丙嗪）及林格氏液等药处理，体温逐渐下降至37.8℃，至8月24日患者突然剧烈咳嗽，吐血，血色鲜红，兼见胸痛不适，精神紧张。会诊时，夜半咳嗽加剧，吐出血液中杂有暗褐色块状物，兼见睡眠不好，烦躁盗汗，口干苦，心悸短气，面色㿠白，喘促，低烧37.3~37.8℃。脉数而弦，104次/分，律不齐，舌质淡，苔白薄，据证诊断为“肺气虚弱，络损血溢。”即与扶养肺气、清热宁络止血（组方见方证）。复诊：大吐血已止，但有时仅咯出暗色血液少量，咳嗽减轻，心悸短气，盗汗未止，烦躁轻度，精神与食欲有好转，脉100次/分，律仍不齐，继守上法略调整：太子参、白及、芦根各20g，沙参、黄芪、麦冬各15g，五味子、贝母、瓜蒌皮、桔梗各10g，4剂，云南白药1瓶，服法同上。三诊：咳嗽轻微，痰中夹血液少量，低烧37.3~37.7℃，汗出心悸未缓解，烦躁轻，脉仍数110/分，继守上法再予调整：太子参、黄芪、白及、芦根各20g，沙参、麦冬、浮小麦各15g，川贝母、仙鹤草、酸枣仁、桔梗、甘草、五味子各10g，4剂，云南白药1瓶，服法同上。自后仅守此方服40余剂（结合西药治疗），病证全可[2]。

引用文献

［1］祝谌予.施今墨临床经验集［M］.北京：人民卫生出版社，1982：39.
［2］徐精诚.低烧辨证论治［J］.浙江中医学院学报，1983，（6）：20.
［3］付明光.赵绍琴教授主治重症脓血胸案一例［J］.北京中医学院学报，1984，（4）：21.

四、胆胃痰瘀证（中焦痰瘀并病）（2候）

胆胃痰瘀证，为胃中痰瘀，郁滞于胆，而成胆胃气郁痰瘀之证。或由胆之郁火，郁蒸于胃，以致胃液成痰，胃络瘀滞，气火痰瘀互滞于胆胃；或胃中宿有痰饮，郁滞于胆，木火不得宣泄，气火郁滞，胃络血淤，渐致痰瘀交滞之证。故其为病，浅则郁滞气机，上焦清阳之气失其宣展；深则与胃腑糟粕相搏，化火内炽；甚则郁结于里，上中气机郁结，则难以祛散。其治则在于疏利胆胃气机，化痰消瘀，使其不致聚结。

证候别称：痰瘀交阻。

病名：［中医］胸痹，心气虚痛，痴呆，黄疸，悬饮。

证候系统：详见图3-9-18。

本证————清气郁滞候

转证————清气虚滞候

变证————枢机郁结候

图3-9-18　胆胃痰瘀证证候结构图

（一）清气虚滞候（胆胃痰瘀转症）

胆胃痰瘀证，痰瘀郁滞胆胃，阻滞上中清气，久必耗伤元气，而成清气虚滞之候，为虚实夹杂之证。其见症虽以上中气机郁滞之脉症显明，但必兼见心肺气虚之脉症。

通称：痰瘀为阻。

病名：［中医］心气虚痛。［西医］冠状动脉粥样硬化性心脏病，急性尿毒症。

病因病机：胆胃痰瘀虚滞，因痰瘀郁滞胆胃，阻滞上中清气，失其宣降通利之常，久必耗伤心肺之气，而成虚实夹杂之证。

证象组合：气虚+气滞+气郁

主症：**【气虚失充】症象**：①头晕眼花，头痛。②气短。③肢麻乏力。④心悸，心慌心跳。⑤容易出汗。⑥便稀如水。**舌象**：舌嫩红稍暗，苔腻。**脉象**：右关沉微缓，余脉沉细涩。

【气机不利】症象：①心前区疼痛牵连背部，向左腋下及臂部放射，手臂不能上举，伸举即疼痛加甚。②唇紫。**舌象**：①苔稍黄。②微有薄黄腻苔。**脉象**：①弦滑。②数。

副症：**【气机不宣】症象**：①胸闷气短。②小便短少，几近无尿。③尿黄，口干。

【气机不降】症象：微感恶心。

治则：当补养心肺之气，以扶其正气；利气化痰，活血消瘀，以和胆胃。

方证

十味温胆汤加减证：蒲辅周方[1]。治心气虚痛（冠心病），详见病案1。

西洋参、远志、枳实（炒）、竹茹各3g，茯神、法半夏、柏子仁（炒）各6g，酸枣仁9g，九菖蒲、川芎各2.4g，橘红、丹参各4.5g，大枣（擘）3枚，后去大枣，西洋参改用白人参6g，加宣木瓜3g，血琥珀粉0.9g（分2次冲服）。

论著和讨论

本证候痰瘀阻滞上中清气，胆胃通降失利，心肺之气暗耗，其治则当补益心肺之气，以扶其正；利气化痰，活血通瘀，和其胆胃，以除其滞，标本兼顾，虚实同治。赵立诚说：根据邓（铁涛）老师的经验，在临床上选用温胆汤加减进行治疗，基本方是：法半夏、竹茹各9g，云茯苓12g，橘红、枳壳、甘草各4.5g，党参15g，丹参12g。方中用党参补气扶正，丹参活血通瘀。温胆汤除痰利气，条达气机，方中不用枳实而用枳壳者，是取其宽中下[2]。

高辉远等认为：蒲老分析其症状及病情经过，结合脉涩唇紫，断为营卫不调，心气不足，痰湿阻滞，以心主营，营不调则卫亦滞，故重在通心气以调荣卫，用十味温胆，通其心气，兼化痰湿，加川芎、丹参和营，营气和则卫亦利，仅四诊而病情即能稳定，心绞痛亦能控制治于某一案，即心气虚挟瘀挟痰的典型。其人以心绞痛曾服栝蒌薤白半夏汤、炙甘草汤等近500剂无效。诊其脉右关沉微缓，余沉细涩，舌苔薄黄腻，唇紫，结合其心绞痛、怔忡、下肢浮肿等症状，断为心气不足，营卫不调，痰瘀为阻。治以温胆汤化痰湿，加洋参、酸枣仁、柏子仁补心气，远志、菖蒲通心气，复用丹参、川芎和营，仅四诊症情即趋稳定。这里心气虚是主要矛盾，痰瘀是要兼顾的次要矛盾。如不问虚实，一味攻瘀破血，也会伤正，使心气愈虚。此病临床也有实证，但为数较少。如素体湿盛，湿聚为痰，心气失运，也会产生心绞痛，则取温胆合平胃散加白芥子、南星之属，气滞者，则用枳、朴、降香等疏理，血瘀者则以血竭、红花、桃仁、丹参、琥珀等行瘀活络[1]。

病案举例

1.蒲辅周治心气虚痛（冠心病）：于某，男，51岁，心电图有冠状动脉供血不足、陈旧性心肌梗死、左心室劳损。胸片：有主动脉增宽。并有心跳气短，下肢浮肿等，血压偏高已6年，现已属高血压第二期。20年前起有风湿性关节炎，至今天气改变即疼痛。自觉症状：胸闷气短，心前区疼痛牵连背部，向左腋下及臂部放射，手臂不能上举，伸举即疼痛加甚，每日发作频繁，不能活动，走路即有心慌心跳，容易出汗，夜间难以平卧，每隔10多天即有一次类似休克样的发病，常有头晕头痛，睡眠不佳，每夜只能睡2小时，心绞痛发作甚时饮食即不好，曾服中药500多剂，多为栝蒌薤白半夏汤或炙甘草汤加减，诸证未见改善。血压200/120mmHg，诊其脉右关沉微缓，余脉沉细涩。舌正，微有薄黄腻苔，唇紫，此由营卫不调，心气不足，痰湿阻滞，治宜调营卫，通心气，化痰湿，以十味温胆汤加减（组方见方证），5剂，慢火煎2次，共取160ml，分2次温服。二诊：服药后头晕减，饮食稍好转，有少量黄而灰的痰咯出，仍耳鸣，睡眠不好，左关微弦细数，余脉同前，原方去丹参加桑寄生9g，石决明18g，7剂。三诊：上药共服20多剂，诸症悉减，心前区疼痛亦已大减，发作次数已不频频，每日2~3次，未再发生类似休克样的表现，但自觉最近进步较前一段为慢，胸膺尚发闷，手臂伸举虽无牵制，但尚有放射性酸痛，睡眠略有进步，已能平卧，睡后亦觉舒适，饮食、二便皆正常。脉沉细涩，舌质色正，中心微有薄黄腻苔，近日因气候变化，可能影响疾病的转变，原方去大枣、西洋参改用白人参6g，加宣木瓜3g，血琥珀粉0.9g（分2次冲服）续服。四诊：一般情况已很好，心区仅偶然闷痛，但发作疼痛时间已很短，睡眠已好，手臂尚微痛，腰及腿部也微酸痛。脉沉细，舌正常，苔中心白腻，宜原方去竹茹、石决明加萆薢、怀牛膝、狗脊（炮）各6g，除感冒则停服外可常服。此后病情遂趋稳定[1]。

2.岳美中治急性尿毒症：范某，男，56岁，外伤后休克，继而小便短少，几近无尿，尿中有少量蛋白、红白细胞，非蛋白氮54.5mg，微感恶心，尿黄，便稀如水，口干，舌苔稍黄，脉数。温胆汤：陈皮、法半夏、竹茹、枇杷叶、制乳香、制没药各10g，赤茯苓、太子参各30g，生姜3片，麦冬、丹参各15g，五味子5g。药后翌日小便激增达1880ml，续用前方，小便达2000–3800ml，小便及非蛋白氮化验亦趋正常[3]。

3.邓铁涛治宋某某，男，59岁，因头晕，心悸，胸闷，高血压8年，血压波动在170~200/110~136mmHg，伴心悸气短，胸闷，肢麻乏力，近两周来症状加重而入院。3年前患者在某医院普查经心电图二级梯双倍运动试验阳性，诊为冠状动脉硬化性心脏病。入院时检查：神清，一般情况尚可，体形肥胖高大，血压230/136mmHg，心律规则，舌嫩红稍暗，苔腻，脉弦滑。X线胸部透视：主动脉段增宽，伸长，纡曲。心电图检查：心肌劳损，左室电压稍高。二级梯双倍运动试验阳性。眼底动脉硬化Ⅰ度~Ⅱ度。诊断为冠状动脉硬化性心脏病，高血压病，中医诊断胸痹、眩晕。认为病由心气不足、痰瘀阻滞、肝阳偏盛所致。治疗从补气化痰，活血通瘀，平肝潜阳立法：党参、云茯苓各18g，枳壳、橘红各4.5g，竹茹12g，赤芍、牛膝各15g，代赭石（先煎）、草决明、粟米须各30g。有时方中重用北黄芪30g以降压。经用上方随证加减治疗，患者头晕眼花，心悸气短等症状大为减轻，胸闷消失，血压稳定维持在160~170/100~110mmHg，复查心电图：运动前为慢性冠状动脉供血不足，二级梯运动试验阴性。共住院88天，自觉症状明显改善，于1976年6月17日出院。出院后继续门诊治疗，病情稳定（本例病者于血压较高时曾配合用过少量降压药）[2]。

引用文献

［1］高辉远.蒲辅周医案［M］.北京：人民卫生出版社，1972：8.

［2］赵立诚.邓铁涛老师治疗冠心病经验［J］.新中医，1978，(6)：13.

［3］中国中医研究院.岳美中医案集［M］.北京：人民卫生出版社，2005：36.

（二）枢机郁结候（胆胃痰瘀变证）

胆胃痰瘀证，痰瘀化热，郁结胆胃，气失宣降，枢机失其转枢，表里阳气失和，而成枢机郁结之候。其见症虽以上中气机郁结之脉症显明，但必兼见表里阳气不和之脉症。

通称：水饮痰瘀交阻。

病名：［**中医**］悬饮。［**西医**］结核性胸膜炎。

病因病机：胆胃痰瘀郁结，因痰瘀化热，蕴结胆胃，气机失其宣降，枢机失其转枢，表里阳气失和，上中气机郁结。

证象组合：阳气不和+腠理不调+气炽+气结

主症：【**阳气不和**】**症象**：①恶寒发热。②不思饮食。

【**腠理不调**】**症象**：寒热不退，朝轻暮重。

【**津气蕴炽**】**症象**：①心烦少寐。②口苦咽干口干。**舌象**：舌边尖有瘀紫，苔薄黄。**脉象**：脉弦细带数。

副症：【**气机郁结**】**症象**：①胁下胀满，难于转侧。②胸胁按痛，满闷痞结。③胸闷胁痛。**脉象**：脉沉弦。

【**气机不降**】**症象**：①咳痰气急。②喘急。

宾症：【**清空不宁**】**症象**：头痛。

治则：当以疏利胆胃枢机，以调解表里阳气；清热泻火，利气化痰消瘀，以逐其郁结。

方证

和解祛瘀、泻肺行水方证：陆孝夫方[1]。治结核性胸膜炎，寒热不退，朝轻暮重，详见病案。

柴胡5g，制半夏、桃仁、杏仁、当归、黄芩各9g，黄连3g，全瓜蒌18g，葶苈子、半枝莲、半边莲各30g，丹参、沙参、赤芍各12g，大枣15g。

论著和讨论

本证候痰瘀郁结胆胃，枢机失转，气失宣降，其治则必以疏利枢机，以和解表里；泻热利气，化痰消瘀，以消其郁结为法。陈士铎说："两胁作痛，终年累月而不愈者，或时而少愈，时而作痛，病来之时，身发寒热，不思饮食，必须解其怒气，要在平肝。方用遣怒丹：白芍二两，柴胡、甘草、乳香末、广木香末各一钱，白芥子三钱，桃仁十粒，水煎服。亦可用宣郁定痛汤：白芍一两，川芎、当归、丹皮各三钱，柴胡二钱，甘草、白芥子、大黄、牛膝、炒栀子各一钱。"[2]姚国美说："病有胁下胀满，难于转侧，甚则痛无定所，脉沉弦者，此三焦气郁，宜加味柴平汤（柴胡、黄芩、半夏、苍术、青皮、陈皮、枳实、山楂、神曲、三棱、莪术、甘草、厚朴、姜、枣）助其转运。"[3]

病案举例

陆孝夫治吴某某，女，52岁，10天前诊断为结核性胸膜炎，症见恶寒、发热头痛，前医未予解表，即用十枣汤峻泻逐水。寒热不退，朝轻暮重，体温在38.2~39℃之间，胸胁按痛，满闷痞结，咳痰气急，心烦少寐，口苦咽干，不思纳食，舌边尖有瘀紫、苔薄黄，脉弦细带数。症属悬饮，痰瘀交阻，邪在少阳，饮停胁下。拟和解祛瘀、泻肺行水（组方见方证）。5剂后，发热渐退，喘急口干、胸闷胁痛均有好转，葶苈子改用15g，续服5剂。10月27日三诊：寒热已除（体温36.6℃），咳痰减少，喘急亦平，唯纳谷不香，胸胁按痛未解，舌质红边暗紫、脉弦细，胸透显示胸水已吸收一半，再拟祛瘀行水、清化痰热为主。前方酌加黄芪、防己、山药、白术、白芍、沙参、麦冬、石斛等益气养阴之品，逐渐减少活血化瘀药，调理月余，胃纳增加，体力渐复，胸水完全吸收而愈。《伤寒论》第152条"太阳中风，下利呕逆，表解者乃可攻之。其人漐漐汗出，发作有时，头痛，心下痞硬满，引胁下痛，干呕短气，汗出不恶寒者，此表解里未和也，十枣汤主之"，明确指出表解者乃可攻之。《金匮要略》虽说"病悬饮者，十枣汤主之"，而又有"脉沉而弦者悬饮内痛"；系运用十枣汤应为形气俱实而无表证。本例误用十枣汤攻逐水饮，非但胸水不去，徒伤正气。根据《伤寒论》第138、149条，用小柴胡汤和解少阳，半夏泻心汤治痞，小陷胸汤治胸胁按之则痛，葶苈大枣泻肺汤泻肺行水，同时，因误下致水饮痰瘀交阻，阴阳气机升降失司，舌有瘀点，故酌加活血祛瘀药，误下伤正，气阴二虚，所以前药不宜久用，中病即止，在寒热渐清，胸水逐渐吸收，邪退正虚的时候，在清化痰热剂中加益气养阴之品，扶正以善后[1]。

引用文献

［1］陆孝夫.结核性胸膜炎变证治例［J］.浙江中医杂志，1982，17（7）：318.

［2］柳长华.陈士铎医学全书［M］.北京：中国中医药出版社，1999：738.

［3］姚国美.姚国美医学讲义合编［M］.北京：人民卫生出版社，2009：248.

五、肝肾痰瘀证（下焦痰瘀本病）（2候）

肝肾痰瘀证，为肝瘀挟肾水蓄痰之证，下焦本无痰，唯肾液蓄聚，气化不行，污浊而成痰水，与水泛为痰，有虚实之别，本证常由肝郁络瘀，阻滞肾之气化，致下焦水液停蓄，久则变为污浊之痰水，与肝瘀相搏而成下焦肝肾痰瘀之证。下焦痰瘀为病，多留于肝肾之络，致络脉不得通利；久则或耗伤肝阴，或伤残肾阳，而有虚实夹杂之变；或久留与气血互结，而成结聚之患，其治则当通瘀化痰，以通其脉络，毋使其聚结为要。

证候别称：瘀积督脉，痰湿阻滞，血水并结，血裹痰饮。

病名：［中医］腰痛，闭经，癥块，疝瘕，石瘕，痰瘕类孕，瘰疬。

证候系统：详见图3-9-19。

本证————肝阴虚滞候

转证————肾阳虚结候

变证————气血瘀结候

图3-9-19　肝肾痰瘀证证候结构图

（一）肾阳虚结候（肝肾痰瘀转证）

肝肾痰瘀证，痰瘀郁滞肝肾，渐形郁结，伤残肝肾阳气，是为肾阳虚结之候，其见症虽以肝肾郁结之症象显明，但必兼肝肾阳虚与痰瘀内盛之脉症。

通称：痰湿阻滞。

病名：［中医］闭经。

病因病机：肝肾痰瘀虚结，因痰瘀内滞肝肾，气机渐形郁结，久必伤残肝肾阳气，而成肝肾阳虚阴结之证。

证象组合：阳虚+气结+阳滞

主症：【阳气不振】**症象**：①头昏。②月经推后，色淡，质薄。**舌象**：舌体胖嫩。

副症：【气机郁结】**症象**：闭经不行。

宾症：【阳气不行】**症象**：咳嗽，痰多。**舌象**：苔白。**脉象**：脉滑。

治则：当温养肝肾阳气，导痰化瘀以通其结。

方证

苍附导痰丸加味证：冯显逊方[1]。祛痰除湿，温肾调经，治闭经，详见病案。

法半夏、陈皮、南星、枳壳、苍术、香附、当归、川芎、巴戟天各12g，鹿角片30g，薏苡仁20g，茯苓、淫羊藿各15g，甘草5g。

论著和讨论

本证候痰瘀阻滞肝肾，伤残肝肾阳气，气机郁结，其治则当温养肝肾阳气，导痰化瘀，以通其郁结。冯显逊说："闭经之症，《金匮要略》指出虚、冷、结气为闭经三种病因。朱丹溪提出经闭因于痰阻。本案病人素体形肥，内本有痰，溯其远因，于下乡经行之际，常冒雨涉水，复感外湿，内外相招，阻滞冲任为病。前服芎归二陈加味祛痰去瘀，虽近三年时间维持月月经行，但周期始终推迟七至十天，表明痰瘀量去，而阳气未复，不能化津为气，致津聚为湿，湿凝为痰，而致月经再闭。这次首诊用苍附导痰丸加味，方中法夏、茯苓、南星、苡仁苍术祛痰除湿，陈皮、枳壳、香附行气，当归、川芎活血，鹿角片、杭巴戟、淫羊藿、肉桂温肾中之阳，振奋阳气，化气布津，故而收功。"[1]

病案举例

冯显逊治闭经：罗某，女，32岁，初诊：主诉9年前患不明原因月经停闭，经用中西药物治疗，时通时闭。1975年至1977年，月经完全停闭，多方治疗无效，来我院门诊，给予芎归二陈汤加味20余剂，月经乃通。其后3年多，月经每月推后7~10天潮，经量中等，色淡、质薄。忽于今年4月以后月经再次停闭，来院门诊。现症：患者形体肥胖，自幼即患气管炎，平时痰多。下乡期间又不慎调摄，经期冒雨涉水，感寒受湿。目前停闭半年多，咳嗽，痰多，时有头昏，饮食睡眠无所苦，二便自调，舌体胖嫩，苔白，脉滑。诊断：闭经；痰湿阻滞，肾阳不足。治则：祛痰除湿，温肾调经，苍附导痰丸加味（组方见方证），嘱服4剂。先后复诊3次，加减用药12剂，于11月21日月经复潮，用纸一包，色红，有少量血块，5天干净，小腹不痛，痰亦大减，舌红活，苔薄白，脉滑。继续温肾祛痰善后。追访3年经水正常，1983年6月怀孕[1]。

引用文献

［1］冯显逊.妇科验案四则［J］.北京中医学院学报，1985，（3）：32.

（二）气血瘀结候（肝肾痰瘀变证）

肝肾痰瘀证，痰瘀郁滞下焦，与肝肾之气相搏，渐积渐聚，而成气血瘀结之候，杂病学家常称为血水并结，或血裹痰饮之证。其见症以气血瘀结之脉症为主，可兼见气机郁滞与阳气不和之脉症。

通称：血水并结，血裹痰饮。

病名：［中医］疝瘕，石瘕，痰臌类孕。

病因病机：肝肾痰瘀郁结，因痰瘀郁滞肝肾，肝瘀挟肾中水液，阻滞下焦气机，与下焦之气相搏，结聚成形，而成下焦瘀积之证。仲景谓："此为水与血俱结在血室也。"

证象组合：气结+血结+气滞+阳郁

主症：【气机郁结】症象：①少腹膨满。②腹大异常。**脉象：**六脉滑大无伦，按之坚实。

【血滞瘀结】症象：①面色不泽，少腹痛，痛有定处，按之有硬块。②妇人宿有癥块，经水不下。③小腹有块锥痛难忍，日轻夜重。④久则坚硬如石，腹大如孕，忽下紫血少许。**脉象：**脉沉而涩。

副症：【气机不利】症象：①胸胁痞满。②偶一腹痛，即肠鸣辘辘，如车水声。③溺涩便艰。④甚则气喘倚息，不能平卧。⑤恶心，呕秽，粥饮下咽旋即越出。

宾症：【阳气不和】症象：①小便微难而不渴。②咽喉焦痛。③两胫微肿。**舌象：**舌黑无津。**脉象：**六脉弦细而滑，两关尤甚。

治则：当遵仲景"其癥不去故也，当下其癥"之法；攻逐其痰瘀浊水，急下其瘀结为法。

方证

1.桂枝茯苓丸证：张仲景方。功能活血化瘀，缓消癥块。治妇人宿有癥块，妊娠胎动，漏下不止，及瘀血而致的痛经经闭，癥积痞块等症。详见论著。

桂枝、茯苓、牡丹皮、桃仁、芍药各等分。蜜丸，兔屎大，每服一至二丸。

2.大黄甘遂汤证：张仲景方。治妇女产后水与血结于血室，少腹膨满，小便微难而不渴。

大黄四两，甘遂、阿胶各二两。水煎顿服。

论著和讨论

本证候痰瘀与肝肾之气相搏，结聚不散，其治则当以攻逐痰瘀浊水为法，以抉其瘀结。仲景曰："妇人宿有癥病，经断未及三月，而得漏下不止，胎动在脐上者，为癥痼害。妊娠六月动者，前三月经水利时，胎下血者，后断三月衃也。所以血不止者，其癥不去故也，当下其癥，桂枝茯苓丸主之。"（《金匮要略·妇人妊娠病脉证并治》）"妇人少腹满如敦状，小便微难而不渴，生后者，此为水与血俱结在血室也，大黄甘遂汤主之。""妇人经水不利下，抵当汤主之。亦治男子膀胱满急有瘀血者。"（《金匮要略·妇人杂病脉证并治》）

何廉臣谓妇人血裹痰饮：汪朴斋名曰痰臌类孕。腹大异常，偶一腹痛，即肠鸣辘辘，如车水声，溺涩便艰，甚则气喘倚息，不能平卧，六脉滑大无伦，按之坚实。予会三遇其症，皆由专门产科家，于痰体停经症，误认为妊。

连进清滋安胎药，致痰饮不行，与血互结而成，每仿汪氏法，用滚痰二陈汤（姜水炒生大黄4.5g，青礞石、火硝煅透各9g，竹沥半夏、赤茯苓、槟榔、广陈皮各6g，川厚朴、制南星、生三棱、生莪术各4.5g，肉桂心1.5g。汪朴斋《产科心法》方。）日下2~3行，所下者皆色如赭石成块，挑开内裹白瀑，从此腹渐消而宽。继用林氏香橼丸（炒莱菔子180g，陈香橼120g，醋制香附、广陈皮、赤茯苓、泽泻、生三棱、生莪术各60g，净山楂肉、小青皮各30g，神曲糊丸如绿豆大，每服3~6g，日3服，空心用绿萼梅7朵泡汤送下。林药樵验方。）煎香砂二陈汤送下，疏中蠲痰以除根，终用六君子汤去炙甘草，加制香附竹沥姜汁，补中涤痰以善后[1]。

姚国美说："少腹有块，锥痛难忍，日轻夜甚，面色不泽，其脉沉涩，此属血积，妇人产后不月多有是证，或以鳖甲桃仁煎丸（桃仁、三棱、木香、槟榔、青皮、鳖甲），或与和血通经汤（当归、熟地、三棱、莪术、苏木、木香、贯众、肉桂、红花、血竭，食前酒煎服）。"[2]"胸胁痞满，少腹作痛，痛有定处，按之有块者，此属癥结，拈痛丸加乳没、橘皮：五灵脂、莪术、木香、当归、乳香、没药、橘皮。"[2]秦伯未说："妇女小腹有块，为冲任受寒，血脉凝滞，名为"疝瘕"，妇人小腹有块，当归丸：当归、赤芍、川芎、熟地、三棱、莪术、神曲、百草霜。又有'石瘕'证，为胞中伤损，瘀血结成，久则坚硬如石，堵塞子门，腹大如怀孕，月经不至，用石英散：紫石英、马鞭草、当归、红花、乌药、莪术、苏木、没药、琥珀、甘草。"[3]

病案举例

1.**裴兆期**治一妇，头眩耳鸣，肉瞤筋惕，恍惚不得寐，乍作乍止半载矣，后乃阻经四月，小腹如孕状，医疑其孕而安之，忽一日下紫血少许，始知为经闭，改用通经药数剂腹不减，反增恶心，呕秽，粥饮下咽旋即越出，咽喉焦痛，舌黑无津，六脉弦细而滑，两关尤甚，日此顽痰闭滞，血海壅瘀，月事乃阻耳，全病本于痰，必以治痰为首务，遂投滚痰丸80粒不动，再投70粒，小腹微痛，次日2服如数，小腹痛不可忍，将夜半下如猪肝者4~5次，每块几盈尺，更下如破絮脂膜者无数，又累累如石榴子红白攒缀，连络而下者啻2~3斗，小腹顿平，痛如失。最要者吐痰碗许，俱如绿草汁色，口角流涎不断，如琴弦之坚，时胸次未平，饮食少进，用橘红、茯苓各4g，枳实、黄连、半夏曲各2.4g，水煎入姜汁2匙，竹沥半酒杯，2剂后以六君子汤加减，更服加味润雪丸调理百余日而愈，逾年生一子[4]。

2.**徐云舫**治吴某某，女，20余，闭经年余，腹大如鼓，求治于余，询问病状，当时认为是抵当汤证。问其曾服何药，病家检视前医之方，更有猛于抵当汤者，凡虻虫、水蛭、桃仁、大黄、䗪虫、蛴螬、干漆之类，无不用过，已服2剂，病情全无变动。余仔细思索，询其小便微难；两胫微肿，诊其脉沉而涩，恍然悟曰：此为血水并结之症也。前医偏于攻血所以不效，必须活血利水兼施，乃用大黄、桃仁、虻虫、甘遂、阿胶，2剂而小便利，经水亦通，腹胀全消。此即《金匮》大黄甘遂汤证也[5]。

引用文献

[1] 俞根初.重订通俗伤寒论［M］.上海：上海科学技术出版社，1959：374.
[2] 姚国美.姚国美医学讲义合编［M］.北京：人民卫生出版社，2009：248，166.
[3] 秦伯未.秦伯未医学名著全书·临证备要［M］.北京：中医古籍出版社，2003：337.
[4] 江瓘，魏之琇.名医类案（正续编）［M］.北京：中国中医药出版社，1996：681.
[5] 湖北省卫生厅.湖北中医医案选集（一）［M］.武汉：湖北省卫生厅，1965，143.

六、肝胃痰瘀证（下焦痰瘀合病1）（3候）

肝胃痰瘀证，为肝瘀挟胃痰之证，系由其人素有肝郁血瘀，肝瘀挟木火犯胃，致胃液蒸而化痰，痰瘀相搏，阻滞于肝胃之络而成。痰瘀阻滞肝胃，浊邪上逆，上干清道，阴占阳位，胃气失通降之常，重则瘀滞胃络，络脉失其通利；久必瘀结于肝胃，聚结难以消散。其治则当逐痰消瘀，以疏利肝胃为法。

证候别称：脉络瘀结，窜上化风，肝气横逆，胃腑血瘀，痰瘀互阻，痰瘀互结，瘀血阻滞胃络。

病名：［中医］偏头痛，瘀血胃痛，反胃，噎膈，痛经，乳间结核，瘿病。

证候系统：详见图3-9-20。

本证———胃失和降候
转证———胃阳失和候、胃络失和候
变证———胃气郁结候、肝气郁结候

图3-9-20 肝胃痰瘀证证候结构图

（一）胃阳失和候（肝胃痰瘀转证1）

肝胃痰瘀证，痰瘀郁滞，肝胃阳气，失于宣通，而成胃阳失和之候，其见症虽以胃气郁滞之症象显明，但必兼见肝胃阳气郁遏之脉症。

通称：胃腑血瘀，痰瘀互结。

病名：［中医］瘀血胃痛。

病因病机：肝胃痰瘀郁滞，因痰瘀内盛，郁阻肝胃阳气，胃阳失于宣通，胃气郁滞不行，虽为胃阳失和。

证象组合：阳郁+气滞+气郁

主症：**【阳气不宣】症象**：①面色晦滞，羸弱神疲。②肢冷，头汗淋漓。**舌象**：苔白滑润。**脉象**：①脉细涩。②脉伏。

【气机不利】症象：①胃脘胀满，攻痛不止。②脘痛疼痛频繁剧烈。

副症：**【气机不宣】症象**：痞闷纳呆。

宾症：**【气化不降】症象**：①吞酸嗳气。②时有呕吐。

治则：当导痰化瘀，宣通肝胃阳气为法。

方证

控涎丹证：洪哲明方[1]。治胃脘疼十余年，唯逐瘀涤痰，方可和降胃气，详见病案2。

甘遂、大戟、白芥子各等分。糊丸，梧桐子大，每服1丸（5g）。

论著和讨论

本证候痰瘀内阻，肝胃阳气不得宣通，洪哲明曰："胃气失降，聚浊生痰，痰气交阻，胃腑血瘀，痰瘀互结，虽羸弱神疲，亦不可滥用培补，唯逐瘀涤痰，方可和降胃气。"其治则当以导痰逐瘀，宣通肝胃阳气为主。单书健按：洪（哲明）老认为，胃脘久痛，痰瘀胶结者居多。肝气犯胃，气郁生痰；胃火灼津，则生热痰；食滞胃脘，有碍运化，亦可聚浊成痰；此皆实证。其缘于虚者，多为中焦阳气不足，水谷精微，化失其正，亦聚饮成痰。痰湿阻遏，胃络气滞，瘀血内阻，势必致痰瘀胶结。对于胃脘久痛，无论虚实，有痰瘀之见证者，洪老皆用控涎丹攻逐。六腑以通为补，胃气得畅 则精微得化，痰病得愈[1]。

病案举例

1.王旭高治脘痛，肢冷脉伏，头汗淋漓，防厥：金铃子、五灵脂、延胡、旋覆花、赭石、乳香、没药、丁香、白蔻仁、香附。再诊：脘痛甚则防厥：片姜黄、半夏、陈皮、茯苓、香附、吴萸、旋覆花、赭石、白蔻仁[2]。

2.洪哲明治李某某，女，45岁，胃脘疼10余年，每进生冷，或恼怒抑郁而复发，吞酸嗳气，痞闷纳呆，屡治无效，近半年疼痛频繁剧烈，饮食日减，明显消瘦，有时大便色黑如漆近1月，病势又增，胃脘胀满，攻痛不止，时有呕吐，羸弱神疲，面色晦滞，苔白滑润，脉细涩，胃气失降，聚浊生痰，痰气交阻，胃腑血瘀，痰瘀互结，虽羸弱神疲，亦不可滥用培补，唯逐瘀涤痰，方可和降胃气，正气尚支，但用无妨，控涎丹（组方见方证）1丸（5g），药后泻下稀水约1痰盂，且夹红白秽滞之物，胃腑略舒，欲进糜粥。翌日又服1丸，泻下已少，仅为秽物，胃已不痛，胃纳亦增。10余日后，又觉满闷隐痛，再服而解，又间断服40余丸，诸症悉除，身体健康，迄今20余年，终未复发[1]。

引用文献

［1］单书健.洪哲明先生运用控涎丹经验介绍［J］.中医杂志，1982，（6）：17.

［2］柳宝诒.增评柳选四家医案［M］.南京：江苏科学技术出版社，1983：280.

（二）胃络失和候（肝胃痰瘀转证2）

肝胃痰瘀证，痰瘀郁滞肝胃，瘀阻胃之络脉，胃气失其通降，而成胃络失和之候，杂病学家通称瘀阻胃络之证。其见症虽以胃络瘀滞之脉症为主，但亦可兼见胃气郁滞之脉症。

通称：瘀血阻滞胃络，痰瘀互阻。

病名：［中医］瘀血胃痛。［西医］浅表性萎缩性胃炎，胃溃疡，十二指肠球部溃疡。

病因病机：肝胃痰瘀郁滞，因痰瘀郁滞肝胃，痰滞胃气，瘀阻胃络，气失通降，血络阻滞，甚则络瘀血溢。

证象组合：络滞+血溢+气滞+气郁

主症：**【络脉不利】症象**：①胸胁刺痛。②胃脘刺痛，着而不移。③懊憹难忍。**舌象**：质胖青紫，质衬紫。**脉象**：①脉沉弦而涩。②脉弦细。

【气机不利】症象：①胃脘胀痛，中脘胀满。②口苦口酸，口干而臭。③便结尿黄。**舌象**：①苔白腻，白涎。②苔前黄腻，根厚黑。**脉象**：①脉弦。②脉沉滑。

副症：**【络瘀血溢】症象**：①吐水如苏木汁。②呕血。③大便见黑粪。**舌象**：舌边紫中黄腻。**脉象**：脉弦细。

【气机不宣】症象：不欲食。

宾症：【气机不降】症象：泛酸频多，吞酸，食入即吐，呕吐酸苦水。

治则：当化痰利气，以通降气机；活血化瘀，以通血络，气血并调，和其肝胃。

方证

1.左铃汤证：董建华方[1]。治十二指肠球部溃疡，详见病案2。

川楝子、乌贼骨、炒五灵脂、香附、枳壳各10g，延胡索、青皮、陈皮、佛手各5g，黄连2.4g，吴茱萸1.5g，煅瓦楞子12g。另研乌贼骨120g，象贝母60g，三七粉15g，炙刺猬皮、九香虫各30g，每次3g，日3次，开水冲服。

2.培中土、化瘀滞、调气机法证：朱良春方[2]。治浅表性萎缩性胃炎，详见病案4。

生黄芪30g，参三七末（分吞）2g，玉蝴蝶、莪术、凤凰衣各6g，甘松、鸡内金、徐长卿各10g。

论著和讨论

本证候痰瘀阻滞肝胃，痰滞气机，瘀阻血络，姚国美说："喉间噫气，即有酸水，咯之不出，咽之不下，胸中泛泛不宁，是为吞酸；时时呕恶，所吐皆酸，甚则令上下牙酸涩不能相对，是为吐酸。二者均属肝郁不达，胃气上逆，有以致之。"[3]其治则当以化痰消瘀，以通其血络，兼以通降胃气，以利其气机。姚国美说："吞酸，甚则吐水如苏木汁，胸胁刺痛，懊侬难忍，脉沉弦而涩者，此痰火挟瘀浊为患，宜四味茱连丸（姜半夏、陈皮、吴茱萸、桃仁、黄连，神曲糊丸），化痰浊以和肝胃。"[3]

病案举例

1.黄文东治花某某，男，42岁，胃小弯溃疡十余年，经常作痛，出血两次，半月前又呕血，血止胃胀痛不已，痛无定时，泛酸频多，口苦口酸，口干而臭，苔前黄腻，根厚黑，质胖青紫，脉弦细。拟辛开苦降，化瘀止痛：川黄连3g，吴茱萸1.5g，半夏、赤芍、白芍、木香各9g，制川大黄、蒲黄、五灵脂各6g，煅瓦楞子30g。3剂症状减轻，原方再进[4]。

2.董建华治十二指肠球部溃疡：居某某，男，42岁，胃脘痛多年，加重20多天，胃痛阵发，反射背后，呕吐酸苦水，空腹痛甚，口渴口苦，便结尿黄，舌边紫中黄腻，脉弦。左铃汤（组方见方证）[1]。

3.徐正奎治王某某，男，46岁，十二指肠溃疡25年，得食可缓，痛时泛酸，上腹水声辘辘，胃脘胀痛剧烈，连续呕吐清水、黄绿苦水。五诊：余胃脘隐隐刺痛胀满，大便常见黑粪，胃脘刺痛，着而不移。为瘀血阻滞胃络之症，不祛其瘀，痛何由止，但久病体虚，法当兼顾：党参、白术、延胡、香附、桃仁、三棱、莪术、合欢皮、制半夏、陈皮、茯苓、楮实子、生姜等通补阳明、祛瘀和络、理气化饮。10剂，痛胀续减，原方3~5剂巩固疗效[5]。

4.朱良春治慢性浅表性胃炎、胃窦部萎缩性胃炎、十二指肠球部炎症、食管炎：徐某某，男，30岁，素患胃疾，形体消瘦，面晦无华，纳呆脘胀而痛，犹如针刺，掣及胸膺，舌紫暗，苔薄白，脉弦细。中虚已久，瘀阻胃络，气机不利。治宜培中土、化瘀滞、调气机（组方见方证）服6剂。药后脘痛显减，胀感亦松，偶觉口干，舌脉同前。原方既效，不必更方，照方加川石斛12g，服10剂。经服上方益气化瘀之品，神疲渐复，胃痛已减，纳谷显增，舌有紫气、苔薄白，脉细。前药合拍，毋庸更改，续予散剂以善其后：生黄芪80g，玉蝴蝶、凤凰衣各40g，鸡内金、甘松各50g，生白术、生白芍各60g，莪术、炙甘草各30g，上药研极细末，一日3次，每次3g，饭前服。配两料。服散剂月余，体重明显增加，面色较前大有好转，胃痛未作，纳谷大增，已能正常上班，于同年4月16日在当地再做胃镜复查，诊断为轻度慢性浅表性胃炎。苔薄白，脉细。予以上散剂一料。服毕，纳谷正常，体重续增，能全日工作，嘱再服一料散剂巩固之[2]。

引用文献

[1] 董建华.临证治验［M］.北京：中国友谊出版公司，1986：316.
[2] 朱良春.慢性萎缩性胃炎治疗经验［J］.新中医，1986，(2)：4.
[3] 姚国美.姚国美医学讲义合编［M］.北京：人民卫生出版社，2009：251.
[4] 上海龙华医院.黄文东医案［M］.上海：上海人民出版社，1977：132.
[5] 徐正奎.胃脘痛7例的辨证体会［J］.江苏中医，1965，(4)：22.

（三）肝气郁结候（肝胃痰瘀变证）

肝胃痰瘀证，痰瘀郁滞肝胃，与肝气相搏，结聚不散，肝气失其疏泄，而成肝气郁结之候，其见症以肝气郁结之脉症为主，可兼见肝气郁滞失疏之脉症。

通称：痰瘀结聚。

病名：［中医］痛经，乳间结核，瘿病。**［西医］**单纯性结节性甲状腺肿，更年期综合征。

病因病机：肝胃痰瘀郁结，因痰瘀郁滞肝胃，与肝气相搏，聚结不散，致肝气失其疏泄之性，气机宣降失常，阳气因而失和。

证象组合：气郁+气结+气滞+阳郁

主症：**【气机不宣】症象**：胸闷。

【气机郁结】症象：①乳间结核疼痛。②乳房痛，且有硬核。③颈脖变粗，两侧甲状腺明显肿大，有多个结节。**舌象**：舌苔薄白。**脉象**：脉弦细，脉弦涩。

副症：**【气机不利】症象**：①胸胁刺痛。②经行腹痛。③少腹胀满。**舌象**：舌苔淡黄腻。**脉象**：脉来弦滑。

【气机不降】症象：①微咳。②阵发呕吐。

宾症：**【阳气不和】症象**：①平素性情急躁易怒。②口干烦怒。③发热。④口苦。⑤周身酸楚，倦怠不适。⑥头痛。

治则：当以疏肝利气，化痰消瘀，软坚散结为法。

方证

1.补气强心、化痰通瘀法证：[1]施今墨方。治冠心病，窦性心律不齐，并结节性多动脉炎。详见病案1。

柴胡15g，桂枝、桃仁、当归、熟军各9g，瓜蒌18g，风化硝4.5g，半夏24g，皂角子6g，生黄芪60g，薏米、煅瓦楞各30g。

2.丹栀逍遥散加味证：[2]程门雪方。治痛经，经行腹痛，呕吐阵发，乳间结核疼痛，详见病案2。

全当归12g，白芍、丹皮、制香附、制半夏、大寸麦冬各9g，黑栀、白芥子、炒川芎、川郁金各4.5g，醋炒软柴胡、肉桂心各3g，左金丸2.1g，海藻、昆布各15g。

3.四海舒郁丸加减证：[3]谢应彪方。治单纯性结节性甲状腺肿，详见病案3。

海藻、海浮石各1000g，海带500g，陈皮、青木香各15g，醋三棱、醋莪术各60g，生大黄6g。上药共研细末，炼蜜为丸，每日2次，每次4.5g。

4.舒肝散结法证：[4]印会河方。治疗西医学的胸（肋）软骨炎、乳腺增生、甲状腺瘤、甲状腺肿、老年性前列腺肥大和妇女在更年期出现的子宫肌瘤等病，所经常使用的治疗方法。

柴胡10g，赤芍、当归、玄参、夏枯草、海藻、昆布、海浮石各15g，丹参、生牡蛎各30g，川贝末3g（分冲）。

论著和讨论

本证候痰瘀阻滞肝胃，与肝气相结，肝气失疏，谢应彪曰："单纯性结节性甲状腺肿属于中医'瘿病'的范畴。症属肝郁气滞，津液不得运行，凝聚成痰，气滞日久导致血瘀，气、痰、瘀互结。"其治则当疏肝利气，化痰消瘀，软坚散结。仿照四海舒郁丸加减，处方中选用了对化顽痰、软坚散结有良好疗效的海藻、海带、海浮石等咸寒之品为本方主药。据药理报道：海藻、海带均含有碘化物，对单纯性甲状腺肿有效。针对气滞与血瘀的病理变化，分别以陈皮，青木香和三棱、莪术来理气和化瘀。其中陈皮还有防止海藻等咸寒药物及三棱等峻猛之品伤胃的作用。至于生大黄一药乃针对患者口苦苔黄等兼证，扑灭痰气郁结，进而化火之势。全方药味虽不多，但火力集中，针对性强，标本兼顾，配合密切，所以仅吞服1剂半丸剂而获痊愈，迄今四年未发。四海舒郁丸的组成：海藻、海带，海螵蛸、昆布各60g，陈皮、海蛤粉各6g，青木香15g，共研细末为蜜丸[3]。

病案举例

1.施今墨治痰核并胸痹案：患者，女，50岁。西医诊为冠心病，窦性心律不齐，并结节性多动脉炎。患者半年来经常心慌、心跳、气短，胸闷如负重石，偶有心前区疼痛，脉有间歇。腹部有数个结节，且增大迅速，按之坚硬，皮肤隆起，无红肿，大者如山胡桃，小者如蚕豆。食、睡、二便如常。舌苔薄白，脉沉细涩，有结象。采用攻补兼施，以补为主。用补气养血强心药为主，兼用软坚化痰、通瘀之品：人参、龙眼肉、远志各15g，生黄芪3g，当归、桂枝各9g，白术24g，杭白芍、柏子仁各12g，水蛭1.5g，檀香4.5g，肉桂6g。服药1个月，患者心律不齐，心气营血亏虚现象大减。改予攻补兼施，以攻为主之法（组方见方证），8剂。另：犀黄丸一钱，云南白药三分（装胶囊），分两次随汤药送服。药后疼痛消除，结节渐消[1]。

2.程门雪治痛经：蔡某某，女，成年，经行腹痛，呕吐阵作，乳间结核疼痛，少腹胀满，口干烦怒，苔薄脉弦。寒与血交凝，郁与痰相结，丹栀逍遥散加味（组方见方证）[2]。

3.谢应彪治张某某，男，41岁，患者经本市古楼医院确诊为"单纯性结节性甲状腺肿"已3年，经中西药治疗未效，患者颈脖变粗，两侧甲状腺明显肿大，相当于患者半个拳头大小，触之质软无压痛，有多个结节。平素性情急躁易怒，经常胸闷口苦，舌苔淡黄腻，脉来弦滑。症属肝郁气滞，津液不得运行，凝聚成痰，气滞日久导致血瘀，气、痰、瘀互结于颈前，渐成瘿肿。治以化痰软坚为主，佐以理气化瘀。仿四海舒郁丸加减（组方见方证）。上药服完半剂后，性情急躁明显改变，服完全剂后，肿大之甲状腺已明显缩小。前方既合病机，效不更法，再以原方原量制蜜丸1剂。第2剂丸药服至一半时，甲状腺肿已完全消失，外观及颈部触诊无任何异常，自觉症状全部消失，后停药并恢复正常工作。随访观察已达4年之久，一直未发，身体健康[3]。

引用文献

［1］施如瑜.施今墨医案三则［J］.中医杂志，1986，（9）：18.
［2］上海中医学院.程门雪医案［M］.上海：上海科学技术出版社，2002：238.
［3］谢应彪.单纯性结节型甲状腺肿［J］.新中医，1977，增刊（2）：35.
［4］印会河.从舒肝散结法看中医经络学说的指导作用［J］.北京中医学院学报，1984，（3）：20.

七、肝脾痰瘀证（下焦痰瘀合病2）（4候）

肝脾痰瘀证，为肝瘀挟脾之湿痰而成之证，系由脾受湿邪，致肝气郁滞，生气不振，因脾湿以生痰，肝郁而致瘀，遂成湿痰死血郁滞肝脾，或阴浊上逆，浊邪犯清，上干清阳；或滞于血络，流注于外，经隧之间；或阻滞脾气运行，致水液停蓄；或结聚于中，则为癥积之病；久则成臌，称之疟臌。其治则总以涤痰逐瘀，疏利肝脾为大法。

证候别称：痰瘀上蒙，清阳不展，阴结，血瘀水停。

病名：［**中医**］瘀血头痛，眩晕，摇头，腹痛，胁痛，闭经、漏乳，寒痹，痰注，腿烧如火燎，瘀痿症，多寐症，浮肿，肿胀，虚肿，臌胀，癥块，积聚病，疟母，痎疟，疟臌，阴疽，寒性脓肿。

证候系统：详见图3-9-21。

本证————清阳失位候、肝气横逆候
转证————营血失宣候、清阳不行候
变证————津气郁滞候、气血瘀结候、阳气虚结候

图3-9-21　肝脾痰瘀证证候结构图

（一）清阳失位候（肝脾痰瘀本证）

肝脾痰瘀证，痰瘀郁滞肝脾，上干清道，阴占阳位，清阳不得上达，而成清阳失位之候，杂病家称之为痰瘀上蒙之证。以阴浊上逆清空之症象显明，但必兼见上中阳气郁滞之脉症。

通称：痰瘀上蒙，清阳不展。

病名：［**中医**］瘀血头痛，眩晕，闭经，漏乳。［**西医**］脑震荡后遗症，四叠体肿瘤，肥胖。

病因病机：肝脾痰瘀郁逆，因痰瘀郁滞肝脾，阴浊上逆，干于清道，阴占阳位，清阳不得上达清空，而成浊邪犯清之证。

证象组合：阳滞+气逆+清空+气郁

主症：【**阳气不行**】**症象**：①肢体重滞不利，手握不紧。②口干欲饮。③大便欠实。④月经常延期或闭。**舌象**：苔白腻。**脉象**：脉象沉滑。

【**清空不宣**】**症象**：①头痛。②眩晕耳鸣，步履不实，时欲倾跌。③两眼睑下垂，上抬无力，视物复视。④听力明显下降。**脉象**：脉浮弦滑。

副症：【**气机冲逆**】**症象**：①时有恶心，呕吐。②心悸间作。③咯吐大量白色黏稠细沫痰。**舌象**：舌质暗红，苔薄腻。**脉象**：脉细滑数。

宾症：【**气机不宣**】**症象**：①脘闷纳减。②痰出则神清气爽。

治则：当温通肝脾阳气，燥湿化痰，活血通瘀为主；或佐以平肝息风，以制其上逆之势。

方证

葱麝汤证：张伯臾方[1]。治脑震荡后遗症，呕吐头痛，夜甚，脘闷纳减，详见病案1。

当归、朱茯苓各12g，川芎、生姜、生白术、天麻各6g，桃仁、红花、生半夏、地龙各9g，麝香0.12g，葱管5根，珍珠母30g，全蝎粉1.8g。

论著和讨论

本证候痰瘀上逆，阴占阳位，清阳郁滞不得上达，其治则当温通肝脾阳气，化痰祛瘀，参以平肝息风为法。如董建华等按：病案2肥胖患者，通过中药治疗，时经5个月，服药90余剂，体重由88kg降至65kg，自觉症情亦基本消失，疗效较为满意。历来方书大多认为：肥人形盛气虚，多湿多痰。说明肥胖的病理，气虚（主要是脾虚）是本，痰湿是标。联系本例见症分析，实属一派痰浊标实为主的现象，眩晕、耳鸣为痰浊上蒙，清阳不展；心悸是痰浊凌心，心神不宁；经常咯吐黏白痰，痰出则神思爽利，是脾家痰浊于肺蒙心之征；肢体重滞、手胀，为痰浊阻络所致；脉沉滑乃痰浊内蕴，气机郁滞之候。综观诸症，俱属因“痰”致病，故治疗始终以化痰、祛痰为主要大法，

以温胆、导痰为主方，随证配伍加减，并据“荷叶灰服之令人瘦劣”之说，取荷叶以消肥脂[2]。

病案举例

1.张伯臾治脑震荡后遗症：刘某某，男，51岁，跌伤后，一个半月来，呕吐头痛，夜间更甚，脘闷纳减，苔白腻，脉浮弦滑，血瘀络脉，兼肝阳上越，痰湿中阻，胃失和降，拟通窍活血汤合半夏白术天麻汤（组方见方证）。14剂，呕吐已止，症状减轻，继续调养[1]。

2.周筱斋治董某，女，38岁。诉五六载来形体逐渐肥胖，并伴眩晕、闭经、漏乳等症，至1976年底体重增至88kg。患者形体呈均匀性肥胖，眩晕耳鸣，步履不实，时欲倾跌，肢体重滞不利，手握不紧，心悸间作，咯吐大量白色稠黏细沫痰，痰出则神清气爽，口干欲饮，月经常延期或闭，舌苔腻，脉象沉滑。辨证属水谷成痰，痰凝气滞血瘀。治以运脾燥湿化痰，执中央以运上下：炒苍术、炒白术、陈皮各6g，法半夏、黑豆皮、竹茹各9g，茯苓、荷叶各15g，生薏苡仁12g，石菖蒲、梗通草各3g。服药17剂，形肥减，腹围小，眩悸均轻，大便3~4日一行，月汛后期旬日来潮，量较多，5天告尽。咯痰减而不已，质稠黏，苔脉同前。拟初议增其制，参入活血通瘀：制半夏、炒枳壳各9g，茯苓12g，陈皮、川贝母各5g，桃仁、竹茹各6g，风化硝（分冲）4g，全瓜蒌、大麻仁各12g，石菖蒲3g，荷叶15g。连投药24剂，体重已降至76.5kg，肢体灵活，两手伸摄自如，体力增加。又间断服用上方药30剂，最后来诊，已无不适[2]。

3.周仲瑛治陈某，男，14岁，一年前因头晕头痛，经核磁共振（MBI）检查诊断为“四叠体肿瘤”，接受γ刀治疗半年，病情未能控制，头痛加剧，双眼睑下垂，复视，眼球转动亦受限，复查MRI显示肿瘤体积增大，于1995年5月在上海某医院手术治疗，1个月后复查MBI提示有80%肿瘤被切除。但临床症状始终未见改善，故慕名前来求治。刻诊：头晕头痛，两眼睑下垂，上抬无力，视物复视，耳鸣，听力明显下降，时有恶心，口干，饥饿多食，形体肥胖，大便欠实，日行2次。舌质暗红，苔薄腻，脉细滑数。又因输血感染丙型肝炎，谷丙转氨酶增高（125IU/L）。辨证属肝肾亏虚，气阴不足，痰瘀上蒙，清阳不展。治宜滋补肝肾，益气养阴，化痰祛瘀：生黄芪、葛根各15g，天门冬、川石斛、天花粉，漏芦各12g，枸杞子、炙僵蚕、陈胆星、炮山甲（先煎）、山慈菇、海藻、露蜂房各10g，炙蜈蚣2条，生牡蛎（先煎）、白花蛇舌草各25g。另用炙马钱子粉每次0.25g，每日2次，吞服。服药1个月，头晕头痛显减，听力已有改善，恶心、口干消失，唯时有右侧头角疼痛，左耳闭气，左目复视，胸部分流手术切口胀痛，右腰背疼痛，腹胀而隐痛，大便欠实，日行2次。舌质暗红，苔薄黄腻，脉细滑。复查谷丙转氨酶已降至70IU/L。治宗原意，参入运脾利湿之法，以增强化瘀通络之功。原方去石斛，加茯苓、泽兰各10g，泽泻15g，炙水蛭5g。加用参三七粉每次1.5g，每日2次吞服。继服1个月，头痛、手术切口痛、腰背痛及腹痛悉除，左耳闭气消失，左目复视减轻，复查肝功能正常。其后坚持调治，病情稳定，整体情况良好，精神状态基本正常，听力恢复，眼睑下垂、左目复视明显改善，能完成主要课程学习，并能参加适当的体育活动。第二年7月、第四年3月两次MRI复查结果均提示：脑实质形态、大小正常，未见异常强化影，四叠体术后改变，无肿瘤复发征象[3]。

引用文献

［1］严世芸.张伯臾医案［M］.上海：上海科学技术出版社，1979：99.
［2］董建华.中国现代名中医医案精华·第1集［M］.北京：人民卫生出版社，2010：122.
［3］单书健.古今名医临证金鉴·肿瘤卷［M］.北京：中国中医药出版社，1999：327.

（二）清阳不行候（肝脾痰瘀转证）

肝脾痰瘀证，痰瘀郁滞肝脾，清阳之气不得宣展于内外，痰瘀阻滞经络之脉，是为清阳不行之候，其见症虽以经脉络脉阻滞之症象显明，但必兼见阳气郁滞之脉症。

通称：痰瘀阻络。

病名：［中医］瘀痿症。［西医］脑震荡后遗症，脑垂体肿瘤。

病因病机：肝脾痰瘀郁滞，多起于外伤之后，痰瘀郁滞，清阳之气失于运行，致湿痰死血，阻滞经络之脉，不得宣通，郁久化热，痰瘀胶固难解，常成痿废痼疾。

证象组合：阳滞+经络滞+表郁+气蒸+气郁

主症：**【阳气不行】症象**：①面色晦滞。②眩晕。③视物模糊。④疲乏无力。⑤性欲减退。**舌象**：舌苔灰腻。**脉象**：脉濡缓。

【经脉不利】症象：①下肢麻木不能屈伸。**舌象**：舌边瘀斑数处。

【络脉不利】症象：麻木不仁。

副症：**【腠理不宣】症象**：恶风无汗。

宾症：**【津气蕴蒸】症象**：①口渴不欲饮。②大便干燥。③小溲滴沥失禁。**舌象**：苔灰腻。**脉象**：脉左弦细，右弦滑而劲。

【气机不降】症象：①胸膈壅滞。②气上冲胸。

【气机不宣】症象：①胸痞，咳痰不爽。②腹微满。

治则：当化痰浊，逐瘀血，以推荡胶固；藉以宣通阳气，通利经络，从缓图治。

方证

祛风宣湿汤证：邹云翔方[1]。治脑垂体肿瘤，视物模糊，疲乏无力，详见病案2。

小川芎、炙蜈蚣各5g，当归、橘贝、半夏曲、葛花、枳椇子、桃仁、红花、远志各9g，枸杞子12g，太子参24g，丹参15g。

论著和讨论

本证候痰瘀郁滞清阳，不得宣展，阻滞经络，化热胶固，如俞栩说："'死血''痰湿'所致之痿，而瘀血停蓄，经隧滞涩，痰食挟湿，郁结中焦，太阴受困，阳明津液不行，致宗筋失其濡养而弛纵遂成痿废。"[2]故其治则当化痰浊，逐瘀血，以宣通阳气，而利络脉。俞栩说："《杂病广要》引李用粹《证治汇补》云'血瘀痿者，产后恶露木尽，流于腰膝，或跌扑损伤，积血不消。四肢痛而不能运动……'故活血推荡之法自属不可或缺。"[2]

病案举例

1.邹云翔治脑垂体肿瘤：潘某某，男，51岁，视力减退，视物模糊三个月，疲乏无力，性欲减退一年，口渴不欲饮，大便干燥，小溲滴沥失禁，形体肥胖，苔灰腻，脉左弦细，右弦滑而劲。风痰瘀湿郁滞，祛风宣湿，化瘀豁痰（组方见方证）。药后视力改善，原方去葛花，加淫羊藿30g，三诊，体力增加，视力好转，疲劳后头部不舒，酌加祛风潜阳之品[1]。

2.俞栩治胡某，女，58岁。患者以头皮裂伤、脑震荡、外伤性休克，经住院医治10天后，出现两下肢活动障碍（尤以左侧为甚），自动出院。乃于同年1个多月后邀我诊治，症见面色晦滞，舌苔灰腻，舌边瘀斑数处，脉濡缓。下肢麻木不能屈伸，生活完全不能自理，大小便需人扶持。进食尚可，咳痰不爽，夜能入寐，口不渴，腹微满，胸痞，眩晕，大便3日未解，诊为痿证。考丹溪翁论痿之成因曰："湿热、湿痰、气虚、血虚、阴虚以及死血食积妨碍升降道路。"此例颇符合"死血""痰湿"所致之痿，而瘀血停蓄，经隧滞涩，痰食挟湿，郁结中焦，太阴受困，阳明津液不行，致宗筋失其濡养而弛纵遂成痿废。故投桃仁承气汤加减：熟大黄、赤芍、桑寄生、当归各12g，玄明粉、桃仁泥、苏木各9g，厚朴、枳壳各6g，降香4.5g，桂枝2.1g，2剂。二诊：膝部似有感觉，大便仅得一行，胸部反更痞闷，舌苔仍垢腻。因思桃仁承气虽能化瘀荡积，而未能解太阴之湿困，改用分消上下，在推荡渗泄之中，佐以疏化，两方迭投：先服熟大黄、赤丹参、怀牛膝、当归各12g，桃仁泥、神曲、桑寄生各9g，山楂肉21g，钩藤15g，枳壳、厚朴各6g，降香4.5g，桂枝1.5g，2剂。继服姜半夏15g，薏苡仁30g，全瓜蒌12g，藿香、佩兰、枳壳、神曲各9g，川黄连6g，姜厚朴、豆蔻各4.5g，2剂。三诊：舌苔稍见减退，纳食增加，虽大便未畅，效机已见，拟复方大剂图治：薏苡仁24g，姜半夏、山楂肉各15g，熟大黄、玄明粉、桑寄生、当归、怀牛膝、全瓜蒌各12g，枳壳、藿香、桃仁泥各9g，川黄连6g，厚朴、豆蔻各4.5g，桂枝2.1g，2剂。四诊：舌苔厚腻已退，舌边紫斑转淡，下肢能屈伸转动，遵前法，略事增损。处方：全瓜姜、姜半夏、山楂肉各12g，神曲、桑寄生、赤芍、苏木各9g，桃仁泥、川黄连各6g，降香4.5g，桂枝2.1g，4剂。五诊：药后已能自行起坐，搀扶下床慢步移行，唯两膝尚痿弱。拟方：全瓜蒌、姜半夏各12g，桑寄生、赤芍、刺蒺藜、苏木各9g，薏苡仁24g，桃仁、桂枝各6g，红花、降香各4.5g，山楂肉15g，3剂。并配合针灸（均双侧）。艾灸：足三里、下巨虚、环跳、阳陵泉；针：委中、承山、昆仑、三阴交、承扶、风市、外关、合谷。六诊：舌苔薄白，瘀斑全消，胸膺廓然，除踝以下尚冷外，已能下床单独行走。改用：桂枝、桑寄生、怀牛膝、当归、赤丹参、千年健、五加皮、木瓜各9g，薏苡仁、续断、狗脊、炙黄芪各12g，独活6g，红花3g，每日1剂，养血荣经宣络以善后。针灸如前。半月后，已能自行走动，缓步3~4里，亦无殊异[2]。

引用文献

[1] 邹云翔.邹云翔医案选［M］.南京：江苏科学技术出版社，1981：253.

[2] 俞栩.痿症治验［J］.新中医，1981，(6)：20.

（三）气血瘀结候（肝脾痰瘀变证1）

肝脾痰瘀证，痰瘀郁滞肝脾，肝脾之气失于疏化，渐与痰瘀搏结，而成气血瘀结之候。见症以肝脾郁结有形之症象为主，可兼见气机不利与阳气不和之脉症。

通称：痰瘀结聚。

病名：［**中医**］疟母，痎疟，疟瘕。［**西医**］脾肿大，肝包囊虫病。

病因病机：肝脾痰瘀郁结，因肝脾痰瘀搏结，聚而成形，内滞气机，外郁阳气。何廉臣有云："多因于疟邪未净，截之太早，误服甘肥滋补，留邪入络。"[1]

证象组合：气结+血结+气滞+阳郁

主症：**【气机郁结】症象**：腹胀如鼓，按之左边尤坚。

【血滞瘀结】症象：①胁下痞硬有块。②右上腹肿大疼痛，包块坚硬不移，表面光滑，重按则痛。**舌象**：舌苔薄白。**脉象**：脉弦细。

副症：**【气机不利】症象**：①胁痛兼胀满。②胸胁刺痛微咳。

宾症：**【阳气不和】症象**：①不时寒热。②呕吐。③面庞消瘦。**脉象**：脉细滞。**舌象**：舌红。

治则：当以攻痰逐瘀，以消其聚结。

方证

1.鳖甲煎丸证：张仲景方。功能消癥化积。治疟母，症见疟疾日久不愈，胁下痞硬有块。也用于肝脾肿大属血瘀气滞者。

鳖甲十一分，乌扇（即射干）、黄芩、鼠妇（即地虱）、干姜、大黄、桂枝、石韦、厚朴、紫葳、阿胶各三分，柴胡、蜣螂各六分，芍药、牡丹皮、䗪虫各五分，瞿麦、桃仁各二分，半夏、人参、葶苈子各一分，蜂房四分，赤硝十二分。为末，取煅灶（即打铁炉）下灰，用清酒浸灰，加入鳖甲煮烂，绞取汁，和其他药末为丸，梧桐子大，每服7丸，日3次。腹胀如鼓，按之左边尤坚。

2.三甲汤证：吴又可三甲散加减，消癥化积。

生牡蛎、生鳖甲、生山甲、柴胡、甘草、郁金、片姜黄、桃仁、红花。肝肿硬兼服大黄䗪虫丸，脾肿大兼服鳖甲煎丸，胁痛兼胀满者，桃红易棱莪。

论著和讨论

本证候痰瘀与肝脾之气搏结，结聚不散，其治则当攻痰逐瘀，以消其结聚。如仲景曰"病疟，以月一日发，当以十五日愈，设不差，当月尽解。如其不差，当云何？师曰：此结为癥瘕，名曰疟母，急治之，宜鳖甲煎丸（组方见方证）"（《金匮要略·疟病脉证并治》）。俞根初说："（痎疟）有块者，脾脏败血与陈莝也，先与十将平痎汤（酒炒常山4.5g，槟榔9g，草果仁、春砂仁各2.4g，醋炒三棱、莪术、青皮、姜半夏、炒广陈皮各3g，乌梅肉0.9g）送下鳖甲煎丸，开豁痰结，攻利营血，以消疟母，疟母清，痎自除。"[1]何廉臣云："疟臌，即疟母成臌，多因于疟邪未净，截之太早，误服甘肥滋补，留邪入络，腹胀如鼓，按之左边尤坚。此中医所谓疟母，西医所谓脾胀也。治以活血通络，叶氏二仁绛覆汤（用马鞭草30g，紫苏嫩枝9g煎汤代水）送下鳖甲煎丸。外贴鳖苋膏以消块。"[1]

病案举例

1.周小农治张姓女，庚戌夏，来所诊治。不时寒热，胁痛有形，症已经年。骤视其面庞消瘦，脉细滞，舌红，似属劳损。继询知去年由疟而来，伏邪留恋，深入络隧。即疏补中益气加减，鳖甲煎丸九粒。外用消痞阿魏膏烘贴。服用一星期，热减块软。再诊：前方增损，入蜀漆、川郁金等味。热止块散，霍然而愈[2]。

2.刘崇景治肝包囊虫病：牟某某，女，20岁，右上腹肿大疼痛，16cm×20mm包块，坚硬不移，表面光滑，重按则痛，呕吐发热37.8℃，胸胁刺痛微咳，舌苔薄白，脉弦细。拟方：柴胡、红花、三棱、青皮、香附各6g，白芍、桃仁、莪术、姜半夏各9g，槟榔15g，木香、郁金、甘草各4.5g，沉香2.1g，生姜、竹茹各3g。后加当归9g，乳香、没药各6g，呕吐大量黄水黏液，包囊消失[3]。

引用文献

［1］俞根初.重订通俗伤寒论［M］.上海：上海科学技术出版社，1959：218，378.
［2］周小农.周小农医案［M］.上海：上海科学技术出版社，1962：94.
［3］刘崇景.癥积一例治愈报道［J］.中医杂志，1966，（1）：27.

（四）阳气虚结候（肝脾痰瘀变证2）

肝脾痰瘀证，痰瘀郁滞肝脾，结聚不散，耗伤阳气，而成阳气虚结之候，杂病家通称之为血瘀水停之证。其见症虽以痰瘀结聚之症象显明，但必兼见阳虚与阳滞之脉症。

通称：阴结，血瘀水停。

病名：［**中医**］胁痛，臌胀，癥块，积聚病，阴疽，寒性脓肿。［**西医**］腹膜结核，乳房纤维瘤，结节性脉管炎，结核性皮下结节。

病因病机：肝脾痰瘀虚结，因痰瘀郁聚，阻滞阳气，渐致阳气伤残，痰瘀阴浊，愈形聚结，难以消散。

证象组合：阳虚+气结+阳滞

主症：**【阳气不振】症象**：①面色清癯皖白，面色萎黄，暗淡无华。②眩晕。③肢冷，畏寒喜热。④动辄自汗。⑤神疲气短懒言。⑥便溏，肠鸣辘辘。⑦小便短少。**舌象**：①舌质淡，淡红。②苔薄白，苔白润。**脉象**：①脉沉细。②脉沉细而数。

【气机郁结】症象：①胁痛，腹大如鼓，短气撑急。②腹肌紧张而硬。③腹部癥块结硬，局部胀痛。④双下肢反复起小红疙瘩，小腿静脉成索条状，关节肿胀活动时疼痛加重。⑤双下肢皮下结节，大如鸡蛋，小如黄豆，不红不热，双踝肿痛。**舌象**：苔白腻。

副症：**【气机不降】症象**：大便两天未解。

宾症：**【阳气不行】症象**：①时作寒热。②疮势漫肿微红。**脉象**：脉沉缓。

治则：当温补助阳，以助其运化；化瘀通瘀，以消散其结聚。

方证

1.当归四逆汤加减证：张伯臾方[1]。治结核性皮下结节，大如鸡蛋，小如黄豆，不红不热，详见病案2。

当归15g，木通6g，桂枝4.5g，鹿角片、白芥子、炙甲片、黄芩各9g，怀牛膝18g，党参、丹参、百部各12g，小金丹8片。

2.回阳软坚汤证：赵炳南方[2]。治腋窝淋巴结核：胸前疽，腋疽，及一切阴疽证。

肉桂3~9g，白芥子、橘红、三棱、莪术各9~15g，炮姜、片姜黄、全丝瓜各6~15g，熟地15~30g，麻黄3~6g。

3.活血逐瘀汤证：赵炳南方[2]，治腹部包块（癥瘕），乳房纤维瘤（乳气疽），体表小肿物或寒性脓肿，关节肿胀（鹤膝风）。

丹参15~30g，乌药、僵蚕、厚朴各6~12g，三棱、莪术、白芥子、橘络、土贝母各9~15g，沉香1.5~3g，阴寒证加炮姜、附子，肿块发凉加小茴、吴茱萸。

4.通结汤证：赵炳南方[2]。治结节性脉管炎，双下肢反复起小红疙瘩，详见病案3。

红参4.5g，生黄芪45g，酒制当归18g，赤芍、白芍、丝瓜络、路路通、山茱萸、山药各9g，白芥子、伸筋草、牛膝各15g，丹皮12g，加黄酒30g煎服。

5.回阳三建汤出入证：魏长生方[3]。治15日前胃脘至脐间有一硬块，详见病案3。

当归、附片、陈皮、厚朴各12g，生晒参、川芎、苍术、桃仁各10g，炙甘草5g，生黄芪20g，木香15g。

论著和讨论

本证候痰瘀阻滞，阳气不行，渐形聚结，伤残阳气，魏长生曰："积聚病由长夏内饮生冷，外感暑湿，克伐中阳，脾失健运，郁滞不通，聚而成痰，日久渐成积聚。"其治则当温补阳气，化痰通瘀，以散其聚结。魏长生说："病因肾阳虚弱，不能温养脏腑，五脏失和，气滞痰阻，脉道壅塞而成。治宜温阳补气，活血通瘀，健脾化痰，回阳三建汤化裁。"[3]

病案举例

1.陈幼清治张某某，女，19岁，素有肺结核史，2年前腹泻腹痛，午后潮热，日渐羸瘦，腹腹壁板硬，不能触按，痛苦呻吟，诊断：肠结核，腹壁结核。迁延2载，面色清癯，苔白润质淡，脉沉细，腹肌紧张而硬，轻度压痛，右侧脐上有碗口大小硬块1个，按之有痛感。诊断：癥块（虚寒型）。阳和汤加橘核、荔核、甲珠，10剂。自觉腹部松软，脉较有力，阳和汤加当归、香附等，36剂。硬块缩小（银元大小），硬度亦减，大腹松软如常，唯大便一日2次，稀薄色绿，原方加参、芪、术、苓，20剂，大便成形块消[4]。

2.张伯臾治痰核流注（结核性皮下结节）：张某某，女，36岁，双下肢皮下结节12年，大如鸡蛋，小如黄豆，不红不热，双踝肿痛，苔薄脉细。寒痰挟瘀，凝结络隧，法当温经补虚，化痰通络，当归四逆汤加减（组方见方证），一月半取效[1]。

3.赵炳南治结节性脉管炎：何某杰，男，36岁，双下肢反复起小红疙瘩，从踝关节沿小腿向上蔓延，小腿静脉成索条状，小腿、踝关节肿胀活动时疼痛加重，部分静脉高度曲张，舌淡红苔薄白，脉沉细。属气血凝滞，阴血不足。养阴补气，活血通络（组方见方证）。服上方一周后，结节已明显缩小如绿豆大，触之仍痛，精神食欲好转，未见新发者。脉缓，舌尖红，症见阴虚之象。拟以养阴为主，佐以凉血通络[2]。

4.魏长生治李某某，女，42岁，15日前胃脘至脐间有一硬块，伴恶寒发热，6cm×8cm，推之不动，按之欠软，皮色微红，且色素沉着，局部胀痛，大便2天未解，神疲懒言，面色萎黄，眩晕肢冷，舌淡红，苔薄白，脉沉细而数，诊为积聚病由长夏内饮生冷，外感暑湿，克伐中阳，脾失健运，郁滞不通，聚而成痰，日久渐成积聚，回阳三建汤出入（组方见方证），4剂，腹部得舒，大便通利，神振肢温，肿块略软，去大黄、附片，加地龙、甲珠10g，6剂全消[3]。

又治阴疽：陈某某，男，47岁，左背部红肿微痛7天，草药及青霉素等无效，形体肥胖，面色皖白，疮势漫肿，疮色微红，时作寒热，动辄自汗，气短懒言，舌淡红苔白腻，脉沉缓。病因肾阳虚弱，不能温养脏腑，五脏失和，气滞痰阻，脉道壅塞而成。治宜温阳补气，活血通瘀，健脾化痰，回阳三建汤化裁：附片、云茯苓、山茱萸各12g，红参、炙甘草、川芎、紫草、苍术、陈皮各10g，生黄芪20g，红花8g，当归、枸杞子各15g，3剂精神振作，寒热已除，自汗止，肿胀略减，去附片加银花15g，再7剂痊愈[3]。

引用文献

[1] 严世芸等.张伯臾医案[M].上海：上海科学技术出版社，1979：161.
[2] 北京中医医院.赵炳南临床经验集[M].北京：人民卫生出版社，2006：85，338，347.
[3] 魏长生.陈氏回阳三建汤治验[J].中医杂志，1986，(6)：20.
[4] 陈幼清.阳和汤用于内科病的临床体会[J].中医杂志，1963，(12)：17.

八、肝肺痰瘀证（下焦痰瘀并病1）(3候)

肝肺痰瘀证，为肝瘀挟肺痰之证，素有肝瘀化热，上逆于肺，致肺失清肃，津液成痰，痰瘀交蒸而成。妇人产后，或失血后，恶血入肺，亦多此证。其病变轻者，但郁滞于肺，肺气失其宣降之常，化热则蒸灼肺津，肺失清肃之令；重则郁滞肺络，致络脉阻痹。其变，急则痰瘀化热，蕴蒸于气血，结聚成痈；缓则气瘀郁结，结于清窍，甚则成瘿。其治则当疏肝化瘀，宣肺涤痰。

证候别称：恶血入肺，木火刑金，肝气犯肺，痹阻胸阳。

病名：[中医]肺痿，风燥，久咳，久咳胁痛，咳血，产后喘，胁痛，胸痹痛，头痛，眩晕，痞满，痈症初起，乳痈，炻乳，失音，挟喉疽，石瘿，肉瘿。

证候系统：详见图3-9-22。

本证————肺失宣降候、肺失清肃候
转证————肺络失宣候、清阳郁痹候、清气虚滞候
变证————气血瘀结候

图3-9-22　肝肺痰瘀证证候结构图

(一) 肺失宣降候（肝肺痰瘀本证1）

肝肺痰瘀证，肝瘀上逆于肺，肺气失宣，津液成痰，痰瘀郁滞，肺气不降，而成肺失宣降之候，杂病学家有称为恶血入肺之证。以肺失宣降之脉症为主，但当审其确有瘀滞之征。

通称：恶血入肺。

病名：[中医]久咳，产后喘。

病因病机：肝肺痰瘀郁滞，多由妇人经产之期，瘀血未净，上犯于肺；或久咳气滞血瘀，血行不畅，致痰瘀郁滞，肺失宣降，肝肺之气上逆，而成咳喘之患。

证象组合：气逆+气郁+清窍

主症：【气机冲逆】**症象**：①咳喘大盛，痰韧成碗。②鼻窍扇动。

副症：【气机不宣】**症象**：①咳嗽，咳声重浊，咯痰腥臭且多，痰黄稠。②神疲乏力，咳甚时更觉气短难续，尿不自禁。**舌象**：苔白。**脉象**：脉数。

宾症：【清窍不宣】**症象**：痰结喉间，喉间辘辘有声。

治则：当以活血化瘀，化痰降气为法。

方证

1.二味参苏饮证：李用粹方[1]，治产后及失血后，及跌扑损伤，恶血入肺而喘。

苏木、人参。

2.活血解痉、宣肺化痰方证：刘树农方[2]。治咳声重浊，咯痰腥臭且多，咳甚时更觉气短难续，尿不自禁，详见病案2。

前胡、当归、葛根、干枇杷叶、旋覆花、细辛、丹参。

论著和讨论

本证候痰瘀内滞，肺失宣降，肝肺之气上逆。如周小农说："暑热开窗，产时手不停扇，暑邪挟风可知。"[3]其

治则当以活血祛瘀、化痰降气为法，刘树农曰："正气虽虚，却有邪恋于肺，单用宣肺止嗽诸药固不济事，滥用扶正之法也非所宜。因而从引起咳嗽不止的本质——肺气上逆，血行不畅着手，以活血解痉为主，宣肺化痰次之。"[2]

病案举例

1.周小农治秦冬泉妻，向有肺疾咳喘，怀妊后略好。丁巳五月生男，恶露不畅。五朝食糯米饭，其夫斥之则大忿，迨晚寒热，恶露更少。用回生丹等不应。迨6月11日延诊。脉数，苔白。视其面瘦，咳喘大盛，痰成碗。鼻窍扇动，亦为败征。审其病因，暑热开窗，产时手不停扇，暑邪挟风可知。少腹曾大痛，下瘀不多，因气而血滞，亦为血瘀。产后喘盛有自汗，防变。初拟炒荆芥、杏仁、蒲黄、旋覆花、荷叶、泽兰、川贝母、赭石、郁金、香附、乌药、蓬术、延胡索、五灵脂。另西血珀、迦南香、没药、血竭，研末服。复诊：瘀略行，喘略减，唯汗犹自泄。前方去荆芥、杏仁、香附、蓬术、泽兰，加蛤壳、桂枝汤炒地骨皮、丹参、竹节香附。药末去血竭、没药，加猴枣，清其热痰。热大轻，痰喘骤定。三诊：鼻扇、气逆、涌痰均止，腹痛退，尚板滞，胸中不舒，自汗肤冷，便泄力乏。脉转虚微，苔浊化，舌淡红。气滞不清，元阴大虚矣。拟东洋参、野白术、冬虫夏草、桂枝汤炒地骨皮、白芍、淮小麦、茯苓神、米炒麦冬、五味子、煨木香、山楂炭、炒酸枣仁、枸杞子等。渐觉脉振卓，汗泄止，力复原而安[3]。

2.刘树农治一女性患者，39岁，咳嗽近1月，咳声重浊，咯痰腥臭且多，神疲乏力，咳甚时更觉气短难续，尿不自禁，苦不堪言，难以坚持工作。前医用清化、宣肺诸法未效，转而用扶正疗法，并主张多吃鸡汤，也未见效。刘老师见其虽咳嗽不止，气短尿遗，但痰黄稠，断定正气虽虚，却有邪恋于肺，单用宣肺止嗽诸药固不济事，滥用扶正之法也非所宜。因而从引起咳嗽不止的本质——肺气上逆、血行不畅着手，以活血解痉为主，宣肺化痰次之（组方见方证），其中当归、丹参活血，葛根解痉，共奏活血解痉之效。试观《神农本草经》"当归：主咳逆上气"之说，可知当归在治疗咳嗽中，有独特的功能，苏子降气汤中用当归，殊有深意。刘老常以此付诸临床，诚属真知灼见。本例患者是中医同行，屡试方药不效，对中药治疗几失信心，此次慕名而来，半信半疑而归，不料药仅数剂，咳嗽竟止，由此深感活血解痉法治咳嗽确为妙法。笔者曾用此法治疗本院针推系一久咳不止的学生，也1剂而愈。刘老师平时对一些哮喘、支气管扩张病人，也常用活血解痉而获效。这又使笔者体会到，活血解痉所以有效，在于调整机体，促进代谢，祛邪安正，因而不治咳嗽而咳嗽自止，不治痰而痰自除。活血解痉法治咳嗽，也正符合《内经》"疏其血气，令其调达，而致和平"的要求[2]。

引用文献

［1］李用粹.中华医书集成·证治汇补［M］.北京：中医古籍出版社，1999：126.

［2］沈雄伟.随师刘树农教授临证偶得［J］.上海中医药杂志，1983，(12)：16.

［3］周小农.周小农医案［M］.上海：上海科学技术出版社，1962：220.

（二）肺失清肃候（肝肺痰瘀本证2）

肝肺痰瘀证，痰瘀郁滞肝肺，化热蕴蒸，灼伤津液，肺之清肃之令不行，是为肺失清肃之候，杂病学家亦通称为木火刑金之证。其见症虽以肺失宣降之症象显明，但必兼有内热伤津，甚则络血妄行之脉症。

通称：木火刑金。

病名：［**中医**］肺痿，风燥。［**西医**］肺结核合并支气管感染。

病因病机：肝肺痰瘀蕴蒸，多由外感风燥湿热，内蕴于肺，挟肝瘀化热蒸痰，消灼肺之津液，肺失清肃之令，宣降失常，甚则逼血妄行。

证象组合：液灼+气郁+气蒸+清窍

主症：【**津液消灼**】**症象**：①形瘦颧赤。②低烧。③五心烦热。④烦躁盗汗。⑤咳嗽少痰。**脉象**：脉细数，心律偶不齐。**舌象**：舌质赤。

【**气机不宣**】**症象**：①胁肋楚痛。②右肋下隐痛拒按，右胸胁肋俱痛。

副症：【**清窍不利**】**症象**：咽喉不利。

【**津气蕴蒸**】**症象**：①低烧与高烧交替延绵。②口极苦尤以晨起为甚。③秽臭之气直冲而上。**舌象**：苔黄腻。

宾症：【**络血妄行**】**症象**：①咳嗽甚则带血。②咳呛吐血。

【**气机不降**】**症象**：呼吸听到痰鸣音。

治则：当以清热润肺化痰，兼以平肝凉血消瘀为法。

方证

凉肝清燥润肺去瘀方证：丁甘仁方[1]。治咳呛吐血，胁肋楚痛，详见病案2。

冬桑叶、粉丹皮、生石决明、马勃、茜草根、侧柏叶、川象贝母、甜光杏仁、竹茹、白茆花、冬瓜子、活芦根、蚕豆花露、枇杷叶露。

论著和讨论

本证候痰瘀郁滞化热蒸肺，肺失清肃，肝火上逆，丁甘仁谓“虑其血涌狂吐”[1]，张聿青称为“秽臭之气直冲而上，此由痰热郁滞，肺络萎损重症”[2]又说“湿热蒸腾伤肺，肺痿情形也”[2]。其治则以清热润肺化痰，平肝凉血消瘀为法。丁甘仁曰：“燥化火，火刑金，肺炎叶举，亟拟凉肝清燥，润肺去瘀。”[1]

病案举例

1.张聿青治顾左，咳嗽不退，甚则带血，右胸胁肋俱痛，秽臭之气直冲而上，此由痰热郁滞，肺络萎损重症。姑导其湿热下行：冬瓜子、杏仁泥、海浮石、旋覆花、丝瓜子、生薏苡仁、玉泉散、丹皮、磨郁金、青芦管。又：咳嗽，痰秽吐血，脉象急数，湿热蒸腾伤肺，肺痿情形也。病在高年，难以许治：南沙参、冬瓜子、杏桃仁、桑白皮、粉丹皮、川石斛、生薏苡仁、川贝母、款冬花、青芦管[2]。

2.丁甘仁治春令木旺，肝胆之火升腾，风燥之邪外袭，肺金受制，阳络损伤，咳呛吐血，胁肋楚痛，燥化火，火刑金，肺炎叶举，脉数，苔黄。虑其血涌狂吐，亟拟凉肝清燥，润肺去瘀（组方见方证）[1]。

3.徐精诚治肺阴亏损，胆蕴湿热例：张某，女，21岁，低烧与高烧交替发生延绵一年余，经数次检查疑为肺结核合并支气管感染。就诊时：低烧37.4~37.8℃，咳嗽少痰，但呼吸时又能听到痰鸣音，烦躁盗汗，形瘦颧赤，五心烦热，口极苦尤以晨起为甚，右肋下隐痛拒按，脉细数，心律偶不齐，舌质赤，苔黄腻。据证断为“肺阴亏损，胆蕴湿热”，即予滋阴益肺、清化湿热：枯黄芩12g，百部、沙参各15g，丹参、鱼腥草各20g，川贝母、瓜蒌皮、桔梗、甘草、青蒿各9g，8剂。复诊：低烧退净，仅见阵发性干咳少痰，轻度烦躁，口苦及右胁肋隐痛渐次缓解，食欲略损，舌苔薄黄，脉仍细数100次/分，律正，续守上方略予调整；枯黄芩、瓜蒌皮各12g，百部、沙参各15g，丹参、鱼腥草各20g，川贝母、桔梗、青蒿、白及、麦冬、甘草各9g，自后患者遵嘱守此方陆续服用30余剂，病愈[3]。

引用文献

［1］秦伯未.清代名医医案精华［M］.北京：人民卫生出版社，2006：539.

［2］张聿青.张聿青医案［M］.上海：上海科学技术出版社，1963：174.

［3］徐精诚.低烧辨证论治［J］.浙江中医学院学报，1983，（6）：20.

（三）气血瘀结候（肝肺痰瘀变证）

肝肺痰瘀证，痰瘀郁滞肝肺，不得消散，与气血互结，渐形聚结上焦，是为气血瘀结之候，其见症以气血瘀结成形之症象显明，常兼见阳气失和之症象。

通称：痰瘀聚结。

病名：［**中医**］石瘿，肉瘿，乳痈。［**西医**］甲状腺肿瘤，乳房纤维腺瘤，舌体血管瘤，乳腺炎。

病因病机：肝肺痰瘀郁结，因痰瘀郁滞肝肺，久不消散，与气血互结，渐渐聚结上焦，阻滞气机，郁遏阳气。

证象组合：气结+血结+气滞+阳郁

主症：【**气机郁结**】**症象**：口干腹胀。**舌象**：舌苔黄腻。**脉象**：脉弦。

【**血滞瘀结**】**症象**：①颈项肿块。②结喉内肿块突起，按之坚硬不平而作痛。③舌体前部肿块，按之坚硬不移，稍有压痛。**舌象**：①舌苔薄白。②舌质鲜红。③边有紫点。**脉象**：脉弦细数。

副症：【**气机不利**】**症象**：午后腹胀。

宾症：【**阳气不和**】**症象**：①面呈褐色重病容，形体干瘦。②头晕目糊。③头颈寝汗。④口干不欲多饮，食欲差。⑤精神疲乏，气短音低。

治则：当以破瘀攻痰，软坚散结，疏利气滞为法。

方证

解郁化痰，活血消坚方证：杜雨茂方[1]。治石瘿（甲状腺恶性肿瘤），详见病案2。

海藻、茯苓各12g，昆布、牡蛎、贝母、莪术、赤芍、当归尾、青皮、陈皮、柴胡、川芎各9g，黄药子、桂枝各6g。

论著和讨论

本证候痰瘀郁结上焦，与气血相搏不散，渐坚成形，治则当破瘀攻痰，软坚散结为法。陈宇材说：中医认为有形的病邪，不外痰、食、水、血等几种，甲状腺肿瘤的病因是以瘀血郁结为主，其治法用桃仁、红花、三棱、莪术等活血化瘀为主，佐以疏肝散结，治甲状腺肿瘤5例：3例消失，2例明显缩小，最少15剂，最多35剂。柴胡、三棱、莪术、广木香、桃仁、红花、丹皮各9g，栀子、郁金各12g，赤芍15g，夏枯草、鳖甲、煅牡蛎各30g，每日或隔日一服[2]。

病案举例

1.陈宇材治黎某某，女，33岁，颈部左侧发现肿块已1周。肿块直径2cm、质中，随吞咽而活动，稍有压痛，穿刺送病理，诊断为甲状腺腺瘤。伴头晕，五心烦热，口苦尿黄，便干，早上喉中有痰。舌尖红、苔黄厚，脉细数。处方：柴胡、莪术、三棱、广木香、法半夏各9g，红花6g，郁金、桃仁各12g，夏枯草、鳖甲、煅牡蛎、赤芍各30g。共服25剂（开始4天每天服1剂，觉头晕，后改为2天服1剂，头不晕）。复诊：肿块完全消失，转用养阴补血以善后。3年后追访，未见复发[2]。

2.孙会文治乳房纤维腺瘤：刘某，女，45岁，右乳房外上象限有一鸡蛋大的硬结，质地坚实，表面光滑，触之疼痛，与周围组织无粘连。病人自己觉察到这一硬结已有5个月。到某院外科穿刺，经细胞学检查，诊为“乳房纤维腺瘤”。考虑到女性经绝期的乳房纤维腺瘤有恶变可能，外科建议手术摘除，病人害怕开刀，要求中医治疗。虽然切脉望舌无血瘀征象，但肿块积聚乃是血瘀最重要的特点，遂以血府逐瘀汤加白芥子15g治之。《本草经疏》谓白芥子“能搜剔内外痰结”，笔者观察到白芥子治疗纤维瘤、脂肪瘤常有良效。该病人坚持服药50剂，其右乳房纤维腺瘤消失。半年后随访，未见复发[3]。

3.杜雨茂治石瘿（甲状腺恶性肿瘤？）：蒋某某，男，35岁，左前颈部有一个3.5cm×2.5cm×2cm肿块，触之坚硬，高低不平，压痛不著，移动度小，自感食欲不振，精神稍差，脉缓，舌红苔薄白，面黄体瘦，为肝脾气机失调，气滞血瘀，加之痰湿内生，痰瘀凝于颈部，结而成瘿。宜解郁化痰，活血消坚（组方见方证），16剂，黄药子增至12g，加玄参15g。20剂后，肿块开始缩小，加丹参15g，三棱9g，炒鳖甲18g，茯苓改18g，去陈皮。至48剂，肿块更为缩小，加夏枯草12g，白花蛇舌草24g，去牡蛎、茯苓。至65剂，肿块缩至蚕豆大小。上方增损又服80剂，肿块全部消退，停药观察一年，一切正常，200余剂始痊愈[1]。

又治肉瘿：马某某，女，27岁，颈前右侧发现肿块1周余，近3天觉微痛，诊断为甲状腺腺瘤（2.5cm×2.5cm×1.5cm），皮色无异，触之略硬，表面光滑，轻度压痛，可随呼吸上下移动，自觉心烦，食欲不振，脉细滑，舌尖红，苔薄白。为肝脾不和，水湿不化，聚而为痰，气血壅滞而为肉瘿。拟解郁化痰，散结消瘿为主：柴胡、昆布、海藻各12g，贝母、青皮、香附、赤芍、川芎、当归、延胡索、黄药子各9g，三棱、莪术各8g，制乳香、制没药各6g，3剂已不痛。5剂明显缩小。至16剂，肿块仅黄豆大，去延胡索，加丹参、三棱、莪术各12g。10剂，肿块全消[1]。

4.张镜人治姚某某，男，67岁。舌体前部偏右侧出现肿块已1月，肿块直径约1cm，隆起呈核状，按之坚硬不移，稍有压痛，表面色泽正常。曾经某院口腔科检查，诊断为舌体血管瘤，用普青（普鲁卡因青霉素）等抗生素治疗无效，做肿块穿刺，有空腔感，但未吸出任何液体，退针时带少许血液，肿物明显缩小，但片刻又恢复原状。常感头晕目糊，口干腹胀。脉弦，舌苔黄腻，边有紫点。弦乃肝之本脉，肝郁化热，灼津成痰，痰热循心脾二经，上冲舌本，络脉瘀阻，发为痰核。先拟化痰软坚兼清瘀热：生白术、制半夏、夏枯草、丹参、牡丹皮、连翘、炒山楂、炒六曲各9g，赤芍、八月札、白英各16g，海藻12g，煅瓦楞15g，生薏苡仁、白花蛇舌草各30g。二诊：舌部肿块依然，余症同上，脉弦，苔黄腻。心气通于舌，脾脉连舌本，散舌下，痰热挟瘀结聚，难求速效，宜缓缓图治。原方去八月札、炒山楂、炒六曲，加沙氏鹿茸草16g，生牡蛎（先煎）30g，炒黄芩、紫草各9g。三诊：舌体肿块已见缩小，但根底仍硬，自感目糊，口干，脘腹胀满，脉弦，苔薄黄腻，痰瘀略化，肝脾未和，再宗效法：生白术、丹参、炒丹皮、紫草、连翘、夏枯草各9g，制半夏、炒陈皮各6g，炒赤芍、沙氏鹿茸草、煅瓦楞各16g，生薏苡仁、白花蛇舌草、生牡蛎（先煎）各30g，八月札15g，海藻、香谷芽各12g。四诊：舌部肿块明显缩小，约绿豆大，时或升火面红，目糊，脘腹已舒，脉弦，苔薄黄腻。前投清热解毒以消肿，化痰软坚以散结，凉血祛瘀以通络，痰热已减，瘀血渐化。迩来升火目糊，仍为肝阳偏亢之象，再守前法稍佐平潜，原方去连翘加生石决明（先煎）16g，嫩钩藤（后下）9g。上方加减，连续进服，舌体隆起肿块，逐步缩小，以致平复，根底亦软化，随访一年稳定[4]。

引用文献

[1] 杜雨茂.甲状腺肿瘤2例治验[J].中医杂志，1982，(7)：44.

[2] 陈宇材.柴夏莪甲汤治疗甲状腺肿瘤简介[J].中医杂志，1979，(7)：10.

[3] 孙会文.血府逐瘀汤治验介绍[J].中医杂志，1980，(2)：37.

[4] 张镜人.舌体血管瘤治验[J].上海中医药杂志，1983，(12)：20.

九、心肝痰瘀证（下焦痰瘀并病2）（3候）

心肝痰瘀证，为肝瘀挟痰郁滞于心之证，以其人素有肝郁血瘀，或经产恶血不净，成瘀动痰，上蒙滞于心而成心肝痰瘀之证；或外邪内陷触动肝瘀，上蒙于心，亦成此证。其病变总由痰瘀郁遏心肝，木火不得宣泄，轻则郁蒸于内，甚则郁滞神明，剧者闭塞木火，内窍猝闭，而有闭厥之变；缓则郁滞经隧，耗伤气血，而有由实夹虚之患。其治则总当涤痰化瘀，行经通络为法。

证候别称：脑络瘀阻，清窍不灵，湿热传入厥阴，气虚血瘀。

病名：［中医］头痛，眩晕，中经络，癫痫，产后风，痴呆，癫狂。

证候系统：详见图3-9-23。

本证————木火郁蒸候

转证————木火郁遏候、木火郁滞候

变证————木火闭厥候

图3-9-23　心肝痰瘀证证候结构图

（一）木火郁遏候（心肝痰瘀转证1）

心肝痰瘀证，痰瘀郁滞心肝，郁遏木火，不得宣泄，神明内乱，是为木火郁遏之候。其见症以神志症象显明，可兼有气郁与阳郁之脉症。

通称：痰瘀郁滞。

病名：［中医］产后风，痴呆。［西医］流脑痰瘀阻窍型，一氧化碳中毒性脑病，脑外伤。

病因病机：心肝痰瘀郁遏，或由产后受风，或更加郁怒，或大病之后，触动痰瘀，郁滞心肝，木火内郁，不得宣泄，内扰神明。

证象组合：气郁+神昏+神扰+阳郁

主症：**【气机不宣】脉象**：①脉滑数。②脉弦滑数。③脉弦劲有力。④弦涩。**舌象**：舌质暗红，舌边紫，苔黄滑。

【神气不清】症象：①神识昏沉。②面目呆滞，耳聋。③语言謇涩，甚至不语。④语言失常，时而谵语。有时痴笑。⑤二便失禁。

副症：**【神志不宁】症象**：心神昏愦，如见鬼状。

宾症：**【阳气不和】症象**：头痛发热无汗。**舌象**：①舌边紫瘀，苔根黄腻。**脉象**：①脉细。②脉浮细。

治则：当化痰消瘀，清心凉肝，通窍安神为法。受风者，仍当兼以散风；郁怒者，仍应予以怡情，气阴不足者，兼养其气阴。

方证

1.宣热通窍汤证：刘寿年等方[1]。治流脑痰瘀阻窍型，语言謇涩，甚至不语。

银花15g，山栀、连翘、钩藤、丹参、郁金、朱茯神、射干各9g，川贝母、菖蒲、红花各6g，通草、甘草、远志各3g。

2.补肾清心方证：朱南孙方[2]。治产后半月产受精神刺激，神识昏沉，详见病案3。

淫羊藿、合欢皮各12g，酸枣仁、赤芍、丹皮、郁金各9g，炮姜、姜川黄连各3g，川芎、莲子心、远志各4.5g，菖蒲6g。

3.温胆汤加味证：李培丰方[3]。活血通窍，涤痰疏络，治车祸脑外伤救治，详见病案4。

半夏、茯苓、陈皮、天竺黄各9g，竹茹、枳实、西洋参、红花、石菖蒲各6g，钩藤、龙齿、牡蛎各15g，灵磁石24g，琥珀3g，麝香0.15g。

论著和讨论

本证候痰瘀郁滞心肝，木火被郁，不得宣泄，内扰神明。朱南孙说："产后冲任亏损，肾元消耗，元阳真阴不足，正气营血匮乏，再加精神刺激，心肾虚损益甚。"[2]其治则当化痰消瘀，清心凉肝，通窍安神。刘寿年等说：治流脑痰瘀阻窍型：语言謇涩，甚至不语，耳聋，或痴呆，舌边紫暗，苔黄滑，脉滑数或弦涩。清热化痰，宣窍通络，宣热通窍汤（组方见方证）加减：痰多者，加瓜蒌仁9g，海蛤粉12g；体虚者，加沙参15g、当归9g[1]。

病案举例

1.胡瑞林治产后血虚风乘案：胡氏，年30余岁，瘀凝不去。产后5~6日，头痛发热无汗，语言失常，心神昏愦，如见鬼状。脉浮细，舌无苔，此欲作风痉也。治以祛风活血，宁心安神，开心利窍，破血和血：荆芥穗（大豆炒热用酒淋之，以酒浸）、熟酸枣仁、云茯神各6g，大川芎、泽兰叶各3g，石菖蒲、炙远志（去骨）、粉丹皮（酒炒）各2.4g，全当归9g，桑寄生、赤丹参各4.5g，炙甘草1.5g，天竺黄0.9g。2剂头痛发热止，神气清[4]。

2.刘寿年等治徐某某，男，15岁，先寒战发热，头痛项强，至5日高热神昏，四肢抽搐，经治疗热退，脑膜刺激征消失。但不能语言，两耳失去听觉，有时痴笑，舌边紫，苔黄腻，脉弦滑数。诊断：瘀痰阻塞窍络。用宣热通窍汤加川黄连3g，桃仁6g，并针哑门、廉泉、百会、神门、内关、中渚、合谷等穴，经治10天，能讲简单语句，听觉较聪，舌红，脉虚数。原方去川黄连、射干、山栀，加沙参、当归、石斛各9g，续治半月痊愈[1]。

3.朱南孙治李某某，女，29岁，产后半月，受精神刺激，神识昏沉，面目呆滞，时而谵语。脉细，舌边紫瘀，苔根黄腻，辨证为冲任虚弱。痰火蒙窍。治宜补肾清心（组方见方证）服药3剂，神识转清。产后冲任亏损，肾元消耗，元阳真阴不足，正气营血匮乏，再加精神刺激，心肾虚损益甚，故以补肾养血为治，使真元得养，心肾交通。本例产后半月，兼有瘀血痰浊，症情较重，然辨证确当，抓住根本，效若桴鼓[2]。

4.李培丰治王某，男，16岁，车祸脑外伤救治60多天，神情痴呆，目睛转动不灵，不能言语，时发抽搐，舌强不伸，质暗苔浊，脉沉涩，乍大乍小，纳食甚少，小便尚利，大便4~5日一行，质软不秘。离经之血痹阻经络，上干清空之窍，阴血暗耗，虚风内动，当活血通窍，涤痰疏络，少佐扶正息风，温胆汤加味（组方见方证），3剂，语音即出，纳增，连服8剂，神识轻清，增重通窍宁心，养血息风：郁金、远志各9g，石菖蒲、西洋参各6g，龙眼肉、生地、茯神各12g，丹参21g，炒酸枣仁18g，羚角、全蝎、朱砂各3g，牛黄0.15g，意识清楚，改香砂六君子调理脾胃，佐健肾续骨强筋之品调理。6个月后神色如常人[3]。

5.谢海洲治李某，男，77岁，春节之际，炉火生后即置室内，独卧而眠，待家人发现已昏迷多时，急送医院抢救3天脱险，出现种种意识及智能障碍表现，遂邀中医诊治。诊时患者意识朦胧不清，言语謇涩，二便失禁，吃、穿、行均不能自理。脉弦劲有力，舌质暗红。神经科检查，定向力差，早晨吃饭，上午看病均不能记忆，不会计算。瞳孔等大，光反应灵，面肌无力，伸舌正中，四肢肌张力正常，键反射对称，未引出病理征。诊断：一氧化碳中毒性脑病。辨证：脑为清窍，异毒之气内袭，留阻经脉，痰瘀互阻窍络，痰扰神明，蒙蔽心窍。急拟化痰开窍，养心通络：天竺黄、郁金、当归尾、白芍、海浮石各12g，菖蒲、香附各9g，莲子心8g，柴胡6g，淡鲜竹沥水20ml（冲服），水煎服，7剂。药进7剂后可不需人扶持略走数步。于上方增加活血通络、补肾荣脑成药（首乌延寿丹、活血通脉片、桑椹蜜膏等）。1月后专服成药，3个月后，记忆力恢复，生活基本可以自理。遂改间断服用成药调理，半年后语言流畅，步态自如，表情自然，生活全部自理。还可以上街购物，操持一些家务。再经神经科检查，一切正常。2年半后随访，健如常人[5]。

引用文献

［1］刘寿年，彭述宪.133例流行性脑脊髓膜炎分型和治疗［J］.新中医，1975，(6)：34.

［2］朱南孙.妇科四期神经精神症状治疗体会［J］.浙江中医药，1978，4（5）：7.

［3］李培丰.脑外伤后失语治验两则［J］.中医杂志，1980，(8)：49.

［4］何廉臣.重印全国名医验案类编［M］.上海：上海科学技术出版社，1959：69.

［5］谢海洲.一氧化碳中毒性脑病治验［J］.北京中医学院学报，1984，(5)：19.

（二）木火郁滞候（心肝痰瘀转证2）

心肝痰瘀证，痰瘀郁滞心肝，木火郁遏，不得宣泄，内乱神明，是为木火郁滞之候。其见症以神志症象显明，但必兼见气郁与内热之脉症。

通称：痰瘀迷窍。

病名：［**中医**］癫狂。［**西医**］外伤后精分症，外伤性癫痫。

病因病机：心肝痰瘀郁滞，或由外伤致瘀，或素有肝郁气瘀，痰瘀内动，郁滞心肝木火，不得宣泄，而内蒸蒙扰神明，以致错乱。

证象组合：气郁+气滞+神蒙+神扰+气蒸

主症：【**气机不宣**】**症象**：①胸中窒闷。②纳呆乏力。③泛恶呕吐时作。④大便不畅。**舌象**：①苔薄白带腻。②舌淡，苔白腻中灰。**脉象**：①脉弦。②脉弦滑。

【**神志不宁**】**症象**：①如狂状，躁扰不安，手舞足蹈。②裂衣骂人，裸体不避亲疏，哭笑奔走。③寐则梦语。

副症：【**神志昏蒙**】**症象**：①神志欠清，不吃不睡。②心神昏愦。

【**津气蕴蒸**】**症象**：①面泛潮红。②目珠红丝。③口燥唇干。**舌象**：舌边紫瘀，苔根黄腻。**脉象**：脉洪数有力。

宾症：【**气机不利**】**症象**：胁痛。

治则：当清疏心肝，化痰消瘀，剧者可先与通降，以荡涤其痰瘀。

方证

新制柴胡汤证：上海市精神病防治院方[1]。即仲景柴胡加龙牡汤合王清任癫狂梦醒汤。治疗精神分裂症。

柴胡、桃仁、丹皮、丹参、赤芍、香附、酒大黄各15g，龙骨、牡蛎各30g，竹沥半夏、黄芩、红花、青皮、陈皮各9g，生甘草3g。

论著和讨论

本证候痰瘀郁滞心肝木火，内郁蒸灼，蒙扰神明。治当清疏心肝，化痰逐瘀，利气通降。赵建东说：桃核承气汤，原是《伤寒论》蓄血证治之方，今用来治疗"癫狂"证候，而却应手奏效，这是受《伤寒论》原文"其人如狂，血自下，下者愈"的启示而施用的。《内经》谓："诸躁狂越，皆属于火。"《丹溪心法》以为"狂证多痰"，痰火之来源，每由于血热瘀滞，故凉血逐瘀，痰火自得下降，《素问·宣明五气篇》云"阳病发于血"，又云"邪入于阳则狂"，又《调经论》云"血并于阴，气并于阳，故为惊狂"，可知血热并居，即能发为狂疾，但在治法上，一般多于治气，而少于治血，多于治痰火，而略于泻血热，故治之不能获速效。盖桃核承气汤，是由调胃承气加入桃仁、桂枝组成，在调胃承气本身，就有荡涤肠胃邪热的作用，加入桃仁以逐瘀，协同大黄泻血热，桂枝少许通入心营，待热血净，意志渐能恢复，最后又加礞石化痰，沉香调气，使痰火无凭借之地，邪去而正不伤[2]。

病案举例

1.**赵建东**治癫狂：王某某，女，21岁，性沉默，姑嫂不和半载，时泣时歌，或呆坐或狂走，饥不知餐，渴不知饮，逾垣跃屋，裂衣骂人，裸体不避亲疏，坠井1次，跳河2次，服镇肝涤痰药无效，脉洪数有力，面泛潮红，双眸炯炯，口燥唇干，目珠红丝，由情志不畅，郁火内发，血并于阳，肝胃热盛，桃仁承气汤先泻其邪热，使肝火自息：大黄（后下）21g，芒硝15g，甘草6g，桃仁12g，桂枝3g，得便后势略平，再剂神志基本清楚，唯胸中窒闷，头重脚轻，为热退未净，痰气闭滞，原方减半，加礞石9g，沉香3g，2剂痊愈[2]。

2.**乔仰先**治外伤性癫痫：马某，女，11岁，脑外伤后，每日1~3次发病，烦躁神志欠清，时有狂言骂詈，不避亲疏，甚则手舞足蹈，每须旁人用力制止，睡眠不安，寐则梦语，头晕头痛，不能乘电车，只得乘三轮缓慢行驶，泛恶呕吐时作，纳少，胸闷胁痛，小便正常，大便不畅，日行一次，苔薄白带腻，脉弦滑，此为气乱血瘀，痰火内起，扰乱神明，法拟化痰清火，理气化瘀，宁神开窍：桃仁、郁金、黄芩、猪苓、桑叶、赤芍各9g，胆南星、石菖蒲、枳壳各6g，生甘草3g，竹沥1支，另蝉衣竺贝散：蝉衣、天竺黄各30g，川贝50g研末，每日3g，服药三周，日间神情较安，语言减少，狂骂已息，时有腹痛，大便干结，苔薄脉滑，加瓜蒌皮15g，延胡索6g，守方以来日夜安静，遇喧哗则心烦，去黄芩、竹茹、瓜蒌皮，加珍珠母30g，龙齿15g，姜竹茹10g，近以复学上课，仅偶头痛片刻即止，乘车稍觉头晕，为巩固疗效，服珍珠母30g，夏枯草、白芍各9g，钩藤、姜竹茹各6g，女贞子、白蒺藜各12g，胆南星3g，川芎5g，另琥珀粉1g，睡前吞服[3]。

3.**周林宽**治陈某某，男，41岁，打伤头部，昏迷半小时，醒后头痛颇剧，恶心呕吐，1周后精神失常，哭笑奔走，不吃不睡，不停地吸烟，喝浓茶，喝酒，诊断外伤后精神分裂症。镇静镇痛始效，后无效近4周未入眠，精神不振，头顶刺痛，时有头皮发麻，纳呆乏力，舌淡苔白腻中灰，脉弦。肝郁不舒，郁久成瘀，兼茶酒湿浊阻滞，拟癫狂梦醒汤理气化瘀除湿：桃仁24g，甘草15g，赤芍、柴胡、香附、姜半夏各10g，青皮、陈皮、苏子、桑白皮各9g，大腹皮6g，木通3g，2剂。寐安神爽，反感头目眩晕，四肢无力，胃纳不馨，舌淡红苔白，脉沉细，改益气养血补肾之可保立苏汤调理[4]。

引用文献

［1］周康.新制柴胡汤治疗40例精神分裂症的初步临床观察［J］.上海中医药杂志，1962,（8）：33.

［2］赵建东.桃核承气汤治愈"癫狂"一例体会［J］.江苏中医，1965，（7）：37.

［3］徐华元.乔仰先临床治验医案二则［J］.中医杂志，1982，（4）：23.

［4］周林宽.癫狂梦醒汤验案［J］.浙江中医学院学报，1983，（6）：52.

（三）木火闭厥候（心肝痰瘀变证）

心肝瘀热证，痰瘀郁滞心肝，郁闭木火，闭塞神明，阳气不得通行，而成木火闭厥之候，为痰瘀闭厥重证。其见症以神志与络脉症象显明，但必兼见内炽与阳厥之脉症。

通称：痰瘀内闭。

病名：［中医］湿热传入厥阴。［西医］急性播散性脑脊髓炎。

病因病机：心肝痰瘀闭厥，因外邪内传，触动痰瘀，郁滞心肝木火，不得宣泄，炽灼于内，内闭神明，外塞络脉，阳气不得通行，而成闭厥重证。

证象组合：气炽+神闭+阳滞+络郁+气郁

主症：【津气蕴炽】症象：①发热。②汗多。

【神志蒙闭】症象：①神志不清，默默不语。②神识昏迷。

副症：【阳气不行】症象：曲身而卧，家人推动，毫无知觉，犹如死人。

【络脉不和】症象：①牙关紧闭。②时有抽搐。③四肢强直。④两目上视。⑤舌卷囊缩。

宾症：【气机不宣】症象：①心胸窒闷。②呼吸短促。

【气机不降】症象：痰涎上涌。

治则：当以破血通瘀为主，以通利其闭塞，兼以清疏心肝，以平其木火之内焚。

方证

清热解毒，息风开窍方证：李常春方[1]。治急性播散性脑脊髓炎，详见病案2。

大青叶、板蓝根各30g，蜈蚣、白花蛇、全蝎、血竭各9g，蝉衣、地龙、穿山甲珠、滑石各15g，僵蚕21g，酒制大黄6g。另：六神丸每6小时服15丸；万应散早、晚各服1包。

论著和讨论

本证候痰瘀郁滞心肝，内闭神明，外阻络脉，阳气不行，其救治之则当以破血通瘀为主，清疏心肝，以解其闭厥。薛生白说："湿热证，七八日，口不渴，声不出，与饮食亦不却（雄按：吴本有'二便自通'句），默默不语，神识昏迷，进辛香凉泄，芳香逐秽，俱不效。此邪入（雄按：吴本下有'手'字）厥阴，主客浑受，宜仿吴又可三甲散（醉地鳖虫、醋炒鳖甲、土炒穿山甲、生僵蚕，雄按：吴本无此味，柴胡、桃仁、泥等味）。"[2]俞岳真治湿热传入厥阴，说："薛生白所著《湿热病篇》为历来医家所重视，其书条分缕析，极尽湿温病的传变，如书中论木火上逆，厥阴风火上升等，不一而足。尤其是邪入厥阴，主客浑受，仿吴又可三甲散一方。余早年用之，奇效如神。"[3]

李常春治急性播散性脑脊髓炎：是一种中枢神经系统广泛受损（主要侵害白质）的急性危重疾病。发生于一般传染病（如麻疹、猩红热等）或接种（如种牛痘、疫苗注射）以后者，称继发性播散性脑脊髓炎；无明显原因可查者，则称为原发性播散性脑脊髓炎。二者在临床经过和病理改变方面无法区别[1]。病案2患者，发病时正当炎夏，因感受暑热之气，发为暑温。神昏、谵语、抽搐等症，为暑热内陷心包，热极生风，风邪横窜经络所致。因用清心凉肝之剂，未能获效。遂改用大青叶、板蓝根、白矾、酒制大黄、六神丸等清热解毒；用虫类药物及胆南星等以搜剔经络中风痰；用乳香、没药、穿山甲珠等破滞通瘀；其后又用生地、玄参、白芍等，滋其阴液而获效[1]。

病案举例

1.俞岳真治徐某某，男，30岁。患湿热流火疮痒，当时由两老中医诊治，服药近1月，疮痒尽愈，渐渐饮食不思，卧床不起，竟至神识昏迷，默默不语，舌卷囊缩，屈身而卧，家人推动，毫无知觉，犹如死人。观前医诸方，尽是寒凉之药，少有开通透达之品。因思湿热患疮，疮虽愈而湿热反而深入厥阴，风木阻遏则舌卷囊缩，心主之气被蒙则昏沉不识，状如死人，此证比薛氏所示"默默不语，与饮食亦不知"更重一些，然病症仍为"邪入厥阴，主客浑受"之证，取用三甲散原方，并不增减。早上服下，至傍晚渐觉灵动，舌卷囊缩渐除，第3天全身发出疮痒，从此遂愈[3]。

2.李常春治李姓，男，28岁。在2个半月前，突然发生原因不明的视力减退。住某医院，诊断为左侧急性视神经乳头炎。曾注射伤寒疫苗5次，行发热治疗（疫苗量：500~5000万菌数）视力好转，但体温一直未恢复（37~38℃），应用抗生素，热仍不退。入院前5天，突然意识不清，兴奋谵语，冲动伤人，故转精神病院。经对症处理后，兴奋症状消失。2天前，突然出现右上肢瘫痪，高热昏迷。腰椎穿刺：脑脊液滴出甚快（未测压力），细胞数为52个/mm^3，嗜中性粒细胞39%，淋巴球61%，蛋白55.5mg/dl，糖、氯化物正常。疑为颅内占空间疾患或脑炎而转我院神经科诊治。临床诊断：急性播散性脑脊髓炎。治疗经过：按昏迷常规护理。鼻饲饮食。给予抗生素、可的松、抗癫痫药、输血、补液及降温措施人工冬眠，为了解除呼吸道痰涎堵塞，故作了气管切开处理。并于入院后第10天由中医协助处理。中医辨证施治经过摘录如下：1962年8月20日：脉弦数，神昏谵语，抽搐20余天（曾以大定风珠、安宫牛黄丸等治疗，病情无明显进退），神志不清，牙关紧闭，痰涎上涌，时有抽搐，四肢强直，发热，汗多，两目上视。证属邪入心包，肝风内动。治以清热解毒，息风开窍（组方见方证）。9月4日：热势已退，神志清楚，四肢已能活动，但尚不能自己翻身。未见抽搐。治以原方加减：胆南星、白矾、地龙、穿山甲珠各15g，青黛、乳香、没药各12g，全蝎、蜈蚣、蝉衣、白花蛇各9g，白芍30g。另：万应散，早、晚各服1包。9月11日：体温正常，神志清楚，语言恢复，能自动翻身，四肢有轻度麻木感，口干欲饮，胃纳尚可，唯食后胃脘处有不适感，脉弦细，舌色淡无苔。处方：生地、白芍各30g，玄参、鸡内金、穿山甲珠各15g，胆南星、全蝎、蜈蚣各9g，神曲、乳香、没药、山楂各12g。9月20日：脉弦细，舌色淡而无苔，四肢活动较前进步，饭后胃脘处已无不适感，仍口渴，小便频数。处方：山药、生白芍、菟丝子、桑螵蛸各30g，玄参、生地、穿山甲珠、地龙、生鸡内金各15g，枸杞子12g，乳香9g，血竭6g。10月9日基本痊愈而出院。出院时，右上肢活动不灵活。脑电图检查：轻度不正常。5个月后，右上肢功能恢复正常，即恢复工作，身体健壮[1]。

引用文献

［1］李常春.中西医综合治疗急性播散性脑脊髓炎［J］.上海中医药杂志，1966，(3)：96.
［2］王士雄.温热经纬［M］.沈阳：辽宁科学技术出版社，1997：49.
［3］俞岳真.挽救温病险重证的点滴经验［J］.浙江中医学院学报，1983，(6)：30.

第十章　痰证门（25证97候）

【关键词】实痰，内痰，湿痰，热痰，燥痰，风痰，气痰，火痰，痰瘀，寒痰，冷痰，痰饮，虚痰。

痰证，为津液自身所致之病，津液郁滞即可致痰。就其所成，则有内外虚实之分：外感六淫之邪，郁滞津液，均可生痰，为外感夹痰之证，不属痰证范畴。内伤饮食、劳倦、气郁、瘀滞，致津液停滞而生之痰，是为**内痰**，内痰为病，始视为病因。均属**实痰**。痰以湿为本，故痰证以**湿痰**为本，挟热为**热痰**，挟燥为**燥痰**，挟火为**火痰**，挟风为**风痰**，挟气为**气痰**，挟血瘀为**痰瘀**，均属实痰。致于**虚痰**，是痰由虚起，气虚则津液停滞而为痰，肾虚则水泛为痰。

- 痰证
  - 实证
    - 湿盛生痰——湿痰证
    - 因热生痰——热痰证
    - 挟　燥——燥痰证
    - 挟　火——痰火证
    - 挟　风——风痰证
    - 挟 气 郁——气痰证（气证门）
    - 挟 瘀 血——痰瘀证（瘀证门）
    - 因寒生痰——寒痰证（即寒饮证，饮证门）
  - 虚证——虚痰证

图3-10-1　痰证证候结构图

内痰可概分为湿痰与热痰，因脾湿所致之痰，称为**湿痰**，多由饮食所伤，或劳倦伤脾，脾气失其运化之权，致水谷精微，不得运输于肺，分布三焦而行水道，致津液停蓄，脾湿内起，湿聚生痰，是为湿痰，故古人云："脾为生痰之源"；**热痰**亦多由于饮食，如过食炙烤厚味，或烟酒过度，胃热内起，煎熬肺胃津液，而成热痰，即古人所谓"肺胃为生痰之薮"，是因热所致之痰。痰挟内燥，津液枯涸而成**燥痰**；挟内外之风，痰随风动而成**风痰**；与内火相搏，则成痰火之证。此外因七情气郁，气滞不能行其津液，津蓄为痰，是为**气痰**；因瘀血内蓄，阻滞气机，不能运其津液而成痰，则为痰瘀同病之**痰瘀**证。以上均属实痰之证。此外，尚有俗称之**寒痰**、**冷痰**之证，系因寒冷致津液凝聚而成之痰，实为古人通称之**痰饮**，即寒饮之证，见于饮证门。

虚痰则起自脾肾，由于脾肾虚衰，无力运化水液，而蓄聚成痰；或由于脾气虚弱，不能统摄、运化津液，津液上溢而成痰；或因于肾阳不足，以配肾水，肾水上泛为痰；或因肾阴亏损，龙火沸腾，肾水沸溢，上泛为痰。虽有阴阳之分，但均称为水泛为痰，均属于虚痰。

治痰大法，总以虚实为本，实痰宜化宜逐，虚痰则宜养宜安。实痰化逐必追尽，始无遗留之患，虚痰则不可化逐，愈化则愈起，痰尽则气绝矣，唯有补养其虚损，安其津水，则虚痰不起。虽皆为痰，虚实迥别，攻补不可少混。

古人认为怪病多属痰，张景岳说："夫痰，非病也。人身无痰，痰本身之津液，岂得指痰为怪以藉口？"[1]笔者认为痰证是人体功能、代谢紊乱及其分泌物或代谢产物等引起的一系列病变状态。致病因素复杂，涵盖生活中的大多数元素，实则是因为人体代谢能力过于旺盛或者低下时造成的失衡状态及其代谢产物引起的各种疾患。功能性的表现如头痛头昏伴随着天旋地转的眩晕、呕吐，风痰卒中后的肢体不遂、㖞斜语謇，痰蒙心窍的神昏谵语、多笑妄言的精神症状。异常分泌物、代谢产物则常见痰、涎、酸水、痰块（如瘿瘤、脂肪瘤、痛风结节等）并由此产生咳、喘、哮、隔、泄等等症状，内容广泛，临床必须综合考察。比如，小儿哮症，可因于风邪（过敏）导致痰饮阻塞肺络，中医认为是内有宿痰，感风而作，这种体质被认为是痰湿体质，本不是体虚，但日久亦可致虚，治疗上常健脾益肺，化痰平喘。如痰饮水湿内停，阳气郁遏，不能蒸腾津液，故口燥口渴，但多不消水，病人口渴，未必是津液不足，一味养阴补液，却不能止渴生津，察其舌脉，舌质淡红苔白腻，脉滑，竟非燥证，栀子豉汤合黄连温胆汤主之。

引用文献

[1] 张介宾.张景岳医学全书·质疑录[M].北京：中国中医药出版社，1999：1846.

第一节　湿痰证类（6证23候）

湿痰证，因湿生痰之证，为痰病之本。其病在脾，古人所谓："脾为生痰之源。"痰饮本成于津液，津液之运行，在于脾，脾为湿困，则健运失职，脾不能为胃行其津液，则津液郁滞，与脾湿合而成痰。凡外受湿邪，或内伤肥甘茶酒等物，湿从内起，均足以困滞中焦，而致脾湿生痰。

湿痰起自脾湿，与胃中津液，停滞而生，故以脾胃证为湿痰本病。湿痰上蕴于肺，合肺津而为肺胃、肺脾湿痰之证；或横行于胆，上泛于心，胃胆、心胆合病，而为胆胃、心胆痰湿证，均为湿痰合病。中焦湿痰，下流肝肾，而并发之肝脾、脾肾湿痰之证，均为湿痰并病。

湿痰起自脾胃之湿浊，其治则总当燥湿化痰，健脾和胃，以治生痰之源。

证候系统：详见表3-10-1。

表3-10-1　湿痰证证候结构表

本病	合病	并病
脾胃湿痰证	肺胃湿痰证、肺脾湿痰证、胆胃湿痰证、心胆湿痰证	肝脾湿痰证、脾肾湿痰证

一、脾胃湿痰证（湿痰本病）（10候）

脾胃湿痰证，为湿痰之本病，或外感湿邪内犯于脾，或饮食肥甘过度，或茶酒所伤，致脾胃湿聚不化，久而停痰，是皆湿聚困脾，不能为胃行其津液，脾湿与胃液郁滞而生痰，是为湿痰之源。或郁于胃而致胃失和降，不能主纳谷之职；或滞于脾，而致脾失健运之权，中枢失转，清气不能上升，浊气不得下降，甚则痰浊上干，浊居清位，重者可致清气猝然闭厥；其势缓者则停滞于中，或阻塞清阳之气，或郁结中脘终成痼疾。其治则总当健脾和胃，燥湿化痰，以利中枢之运转，然后则清升浊降，津液运行，痰浊不起。

证候别称：气阻痰凝，阳气郁遏失宣，痰浊中阻，痰湿中阻，痰积不化，痰湿交阻，湿痰凝聚，胃中虚冷，脾胃不和，阴浊上逆，阳虚饮逆，阻塞清窍，痰浊蒙窍，湿痰客于经脉。

病名：［中医］不食，湿温余湿未尽，呕吐，寒吐，妊娠恶阻，呕逆，呃逆，哕逆。

证候系统：详见图3-10-2。

- 停胃
  - 本证——胃气不醒候、胃阳失和候
  - 转证——胃失和降候、胃气不振候、胃阳虚逆候
  - 变证——脾胃郁滞候、胃气郁结候
- 滞脾
  - 本证——清气失宣候、清阳失位候
  - 转证——清阳失宣候
  - 变证——清气闭厥候、清阳闭厥候、清阳不行候

图3-10-2　脾胃湿痰证证候结构图

（一）胃气不醒候（脾胃湿痰停胃本证）

脾胃湿痰证，湿痰郁滞脾胃，胃气郁遏，失其宣降纳谷之能，是为胃气不醒之候，杂病家通称之为气阻痰凝之证。其见症以胃气郁遏之症象为主，或可兼见胃阳失和之脉症。

通称：气阻痰凝。

病名：［中医］不食。

病因病机：脾胃湿痰郁遏，因湿痰郁滞脾胃，阴浊郁遏胃气，胃气失其宣降纳谷之职，胃阳因而失和，而成气阻痰凝之证。

证象组合：气郁+阳郁

主症：【气机不宣】症象：①中脘不快。②食下则胀。③不饥不食。

副症：【气机不降】症象：呕吐。

宾症：【阳气不和】症象：口渴。**舌象：**舌体偏白。**脉象：**脉濡缓。

治则：当辛开痰浊，利气燥湿，以醒胃气为法。

方证

开泄宜轻方证：叶天士方[1]。治脉濡而缓，不饥不食，详见病案1。

炒半夏、茯苓、杏仁、郁金、橘红、白蔻仁。

论著和讨论

本证候湿痰郁滞中焦，气阻痰凝，胃气郁遏，其治则当辛开胃气，化痰醒胃为法。薛雪曰："湿热证，舌遍体白，口渴，湿滞阳明，宜用辛开，如厚朴、草果、半夏、干菖蒲等味。舌白者言其苔，若苔滑而口不渴者，即属太阴证，宜温之。"王士雄按：苔白不渴，须询其便溺不热者，始为宜温之的证也。又按：此与第十条证相似，吴本无此条。（杨云：湿盛热微之证，初起原可暂用此等药开之，一见湿开化热，便即转手清热，若执此为常用之法，则误矣。注内补出审便溺一层，尤为周到。）[2]

病案举例

1.叶天士治邱，脉濡而缓，不饥不食，时令之湿，与水谷相并，气阻不行，欲作痞结，但体质阳微，开泄宜轻（湿阻气分）组方见方证[1]。

2.尤在泾治胃阳衰惫，气阻痰凝，中脘不快，食下则胀，宜辛温之品治之：草果、厚朴、茯苓、半夏、甘草、槟榔[3]。

引用文献

［1］叶天士.临证指南医案［M］.上海：上海卫生出版社，1958：182.
［2］王士雄.温热经纬［M］.沈阳：辽宁科学技术出版社，1997：45.
［3］柳宝诒.增评柳选四家医案［M］.南京：江苏科学技术出版社，1983：58.

（二）胃失和降候（脾胃湿痰停胃转证1）

脾胃湿痰证，湿痰郁滞脾胃，胃气失其通降之权，阴浊挟胃气上逆，而成胃失和降之候，杂病家通称之为痰浊中阻之证。其见症虽以胃气上逆之症象显明，但必兼见胃气郁滞之脉症。

通称：痰浊中阻。

病名：［**中医**］呕逆，呃逆，哕逆。［**西医**］神经性呕吐。

病因病机：脾胃湿痰郁逆，属湿痰郁滞中宫，胃气失其通降之司，气机郁滞不利，阴浊挟胃气上逆，而成痰阻中宫，胃失通降之证。

证象组合：气逆+气郁+气滞

主症：【**气机冲逆**】**症象**：①干呕。②哕逆。③呃逆而渴。④胸中泛泛不宁时时欲吐。⑤恶心呕吐，进食饮水则泛吐，嗳气频频。⑥痰水杂出。⑦呕吐不已。

副症：【**气机不宣**】**症象**：①胸脘不舒。**舌象**：①舌苔白腻。②舌滑。**脉象**：①脉弦。②脉弦滑。③脉象细弦。

宾症：【**气机不利**】**症象**：①胸脘痞满。②胸腹胀满。③胃脘部胀痛不适。

治则：当疏利中宫，以利气机；化痰降逆，以平其冲逆。

方证

1.橘皮竹茹汤证：张仲景方。治哕逆。

橘皮、竹茹各二升，大枣三十枚，生姜、甘草各五两，人参一两。

2.许氏法证：曹仁伯方[1]。治得食则哕，详见病案1。

丁香、陈皮、川厚朴、半夏、茯苓、甘草、枇杷叶、茅根。

3.温胆汤加味证：杨树千方[2]。治呕吐（神经性呕吐），详见病案3。

姜半夏、茯苓、生麦芽各12g，陈皮、枳实各9g，竹茹6g，生姜3片，大枣4枚，佩兰10g。

论著和讨论

本证候痰湿阻滞中宫，胃气失其通降，气机郁滞，阴浊上逆。仲景曰："干呕，哕，若手足厥者，橘皮汤主之：橘皮四两，生姜半斤。哕逆者，橘皮竹茹汤（组方见方证）主之。"（《金匮要略·呕吐哕下利病脉证治》）其治则当化痰降逆/燥湿利气为法。吴坤安说："如呃逆而渴，舌苔微黄，此胃虚有火，虚火上逆而呃也，宜橘皮竹茹汤或温胆汤去枳实，加姜汁、炙枇杷叶。""呕吐不已，此有升无降，宜镇逆法：旋覆花、代赭石、半夏、茯苓、新会皮，虚者加人参。"[3]李用粹说：七情内郁，呕"必痞满不舒，（主舒肝和胃，二陈）加苏梗、厚朴、枳壳。"[4]何廉臣说："因胃中痰饮阻气而呃者，以消痰降气为主：二陈汤加旋覆花、代赭石。"[5]姚国美说："胸中泛泛不宁，时时欲吐，吐则痰水杂出，舌滑，脉弦，乃痰水上泛，土不能制，法宜理脾健胃，二术二陈汤主之。"[6]

病案举例

1.曹仁伯治得食多哕，许氏法（组方见方证）主之。**原注**：此枇杷叶散去香薷一味也。此另是一种暑邪，挟寒饮内停，或食瓜果，致中气不调，而呕哕者，不当深求之里也；去香薷者，无表证也[1]。

2.梁元水治吕某某，女，44岁。肥胖之体，多痰多湿。自1980年3月行卵巢囊肿切除术后，面色不华，气短乏力，曾投十全大补汤，反感脘腹不适，纳减神疲。自认身体过虚，购服人参20g，服后胸腹胀满，恶心呕吐，3天不食。系痰湿之体，气机素欠畅达，服人参补气，致气壅痰阻，脾胃升降顿挫。平胃散去甘草加莱菔子（研吞）30g，神曲10g，5剂而安[7]。

3.谢兆丰治朱某某，男，39岁，农民。1980年7月5日初诊。恶心呕吐已四五天，日呕数次，进食饮水则泛吐，伴有胃脘不适，嗳气频频，舌苔白腻，脉象细弦。辨证：由于饮食不节，损伤脾胃，胃气不降，气逆于上，而致呕吐。治拟健脾和胃，降逆止呕：木香、厚朴、甘草各6g，砂仁（后入）3g，陈皮10g，炒苍术、制半夏各9g，灶心土（包煎）20g，生姜3片，大枣6枚。服药3剂，呕吐次数减少。原方继进5剂，呕吐已平[8]。

4.杨树千治呕吐（神经性呕吐）：陈某某，男，54岁，自幼患恶心呕吐症，经常反复发作已40余年。西医诊为神经性呕吐。屡服中、西药，效果不佳。近1月来病情加剧，恶心呕吐，每日发作，不能进食，食即吐，伴有头晕、乏力、胃脘部胀痛不适，服止吐药无效，苔白腻，脉弦滑。证属痰浊中阻，胃失和降，治拟化痰和胃、理气降逆。方宗温胆汤加味（组方见方证）。服药3剂后，恶心、呕吐基本消失，唯头晕、乏力、腹胀、嗳气，再以原方加大腹皮6g、葛根9g。服药6剂，恶心、呕吐全止，余症亦基本消除。后改用香砂六君子丸调理而愈[2]。

引用文献

［1］柳宝诒.增评柳选四家医案［M］.南京：江苏科学技术出版社，1983：131.

［2］苏诚铄.老中医杨树千应用温胆汤的临床经验［J］.上海中医药杂志，1983，(12)：13.

［3］吴坤安.伤寒指掌［M］.上海：上海科学技术出版社，1959：卷三83，77.

［4］李用粹.中华医书集成·证治汇补［M］.北京：中医古籍出版社，1999：136.

［5］俞根初.重订通俗伤寒论［M］.上海：上海科学技术出版社，1959：250.

［6］姚国美.姚国美医学讲义合编［M］.北京：人民卫生出版社，2009：237.

［7］梁元水.误服人参三例［J］.浙江中医药，1982，17(10)：452.

［8］谢兆丰.在临床运用木香配伍的经验［J］.上海中医药杂志，1983，(9)：20.

（三）胃气不振候（脾胃湿痰停胃转证2）

脾胃湿痰证，湿痰郁滞脾胃，日久耗伤中气，胃气因而不振，无力宣降通利，而成胃气不振之候，其见症虽以胃气郁滞之症象显明，但必兼见中气不足之脉症。

通称：中虚痰逆。

病名：［中医］呕吐，呃逆，妊娠恶阻。

病因病机：脾胃湿痰虚弱，因湿痰郁滞中焦，日久耗伤中气，或过服克伐，损伤脾胃，致中气虚弱，无力运化，胃气宣降不利，而成虚中夹实之证。

证象组合：气虚+气郁

主症：**【气虚失充】症象**：①头晕神倦，语音低微。②食少，纳呆不食。③心胸间虚。④腰酸。⑤四肢倦怠。**舌象**：苔薄腻。**脉象**：脉虚软。

副症：**【气机不宣】症象**：①胸脘痞胀。②脘闷腹胀。③气满不能食。**舌象**：舌苔薄白滑。**脉象**：①脉弦缓而濡。②脉弦细而滑。

宾症：**【气机不降】症象**：①呕恶痰涎。②呃逆不止，呃逆时作时止。

治则：当培补脾胃，益气化痰，顺气降逆，虚实兼顾。

方证

1.柿蒂汤证：李聪甫方[1]。治胃中虚寒，浊气逆上，呃逆不止，详见病案1。

党参、炒白术、煅赭石、姜竹茹各10g，制半夏、云茯苓各7g，广陈皮5g，砂仁、炙甘草各3g，柿蒂7个，另刀豆子50g煎代茶。

2.顺气化痰，和胃降逆方证：宋光济方[2]。治妊娠二月，纳呆不食，呕恶痰涎，详见病案2。

姜半夏、藿香梗、茯苓各9g，炒陈皮、老苏梗各6g，川厚朴花、砂仁、炙甘草各3g，生姜2片。

论著和讨论

本证候脾胃气虚不振，无力运化，痰湿中阻，气失通降。其治则当培补脾胃，益气化痰，顺气降逆。仲景曰：

“《外台》茯苓饮治心胸中有停痰宿水，自吐出水后，心胸间虚，气满不能食。消痰气，令能食：茯苓、人参、白术各三两，枳实二两，橘皮一两半，生姜四两”（《金匮要略·痰饮咳嗽病脉证并治》）。如陈士铎说：“忽然呃逆不止，为是寒气相感，谁知是气逆而寒入之也。方用定呃汤：人参9g，白术、茯苓各15g，丁香、陈皮各1.5g，沉香、牛膝各3g。加味六君子汤亦妙：人参、法半夏、苏叶各3g，白术、茯苓各9g，陈皮1.5g，甘草0.9g，丁香0.6g。”[3]董废翁说：“脉虚软，四肢倦怠，食少，或久病过服克伐之药，致呃逆者，属中虚，六君子加减。”[4]

汪明德按：孕后冲气上逆，胃失和降，致令中脘壅塞，停痰滞气。二陈汤和胃化痰，其中半夏为降逆止呕之主药。前人有“半夏能动胎”之说，为妊娠慎用药物，但经临床反复验证，一般剂量绝无流弊。半夏合茯苓、生姜，实即《金匮》小半夏加茯苓汤，蠲饮止呕之力颇宏。藿香梗、陈皮、砂仁、苏梗、川厚朴花芳香醒胃，下气止吐。二诊呕减纳振，因乏力腰酸，故入党参、白术健脾以治本，川续断、寄生固肾而安胎[2]。

病案举例

1.李聪甫治罗某某，男，60岁，冬初病呃，胸脘痞胀，目睛黄，呃逆不止，精神困乏，语音低微，脉弦缓而濡，舌苔薄白滑，真邪相攻，故为呃。老年胃气就衰，脾机不利。法当温胃化浊，运脾和中，柿蒂汤（组方见方证）。呃止胸舒，胃膈宽降[1]。

2.宋光济治沈某，女，26岁。妊娠2月，纳呆不食，呕恶痰涎，脘闷腹胀，头晕神倦，脉弦细而滑，苔薄腻。治拟顺气化痰，和胃降逆（组方见方证），4剂。二诊：前方服后，呕恶已减，胃纳渐开，头晕神倦，腰酸，脉舌如前。前法出入，以资巩固：炒党参、炒白术、茯苓、藿香梗、炒川续断、桑寄生各9g，炒陈皮、姜半夏、老苏梗各6g，砂仁、炙甘草各2g，5剂。二诊后，呕止纳振，嘱停药，以饮食消息之[2]。

引用文献

［1］李聪甫.李聪甫医案［M］.长沙：湖南科学技术出版社，1979：75.
［2］汪明德.宋光济副教授恶阻治验［J］.浙江中医学院学报，1983，（3）：32.
［3］柳长华.陈士铎医学全书［M］.北京：中国中医药出版社，1999：792.
［4］高鼓峰.医宗己任编［M］.上海：上海科学技术出版社，1959：171.

（四）胃阳虚逆候（脾胃湿痰停胃转证2）

脾胃湿痰证，湿痰郁滞中焦，久必伤残中阳，胃阳不振，阴浊上逆，是为胃阳虚逆之候，杂病学家通称为阳虚饮逆，或胃中虚冷，阴浊上逆之证。其见症虽以胃气上逆之症象显明，但必兼见胃阳不振之脉症。

通称：阳虚饮逆。

病名：［**中医**］寒吐，妊娠呕吐，呃逆。

病因病机：脾胃湿痰虚逆，因湿痰郁滞脾胃，久必伤残中焦阳气，或因过投寒凉，致胃中虚冷，胃阳不振，阴浊上逆，虚寒痰气凝结，而成阳虚气逆之证。

证象组合：阳虚+气逆+气滞+气郁

主症：【**阳气不振**】**症象**：①脘中隐痛喜按，得温稍缓。②唇舌淡白。③语音低微。④精神困乏。⑤手足寒。**舌象**：苔薄白滑。**脉象**：①脉细小而弦，右关弱。②弦缓而濡。③沉迟而弦。④沉微。

【**气机冲逆**】**症象**：①食入呕吐。②时呕涎沫。③吐痰饮。④呃逆。⑤呕黄绿苦水。⑥吐逆。⑦胸中泛泛时吐酸水。

副症：【**气机不利**】**症象**：①胸脘痞胀。②腹中满痛。③大便欲通不通。**脉象**：右脉弦大。

宾症：【**气机不宣**】**症象**：①纳少。②不思食。

治则：当温补中阳，化痰理气，以降其逆。

方证

1.理阳祛阴方证：吴坤安方[1]。治阳虚阴逆，呃逆呕吐，腹痛下利，脉微弱，详见论著。

人参、附子、丁香、柿蒂、茯苓、干姜、吴茱萸。

2.丁蔻理中加味证：姚国美方加味[2]，治温中理脾，脾虚不能运化，食后胸膈饱闷，详见论著。

丁香、白蔻仁、西党参、白术、干姜、炙甘草、砂仁、木香、陈皮、半夏。

论著和讨论

本证候湿痰郁滞中焦，脾胃阳气伤残，胃阳不振，阴浊上逆。吴坤安说：“凡食入呕吐，或纳少不变，脉细小而弦，或右脉弦大，脘中满痛，大便欲通未通，此胃脘阳虚肝木未亢，治宜专益胃阳：人参、半夏、茯苓、陈皮、干姜、吴茱萸主之。”[1]其治则当温补阳气，化痰降逆，虚实兼顾。仲景曰：“妊娠呕吐不止，干姜人参半夏丸主之。干姜、人参各一两，半夏二两，生姜汁糊丸梧子大，饮服十丸，日三服。”（《金匮要略·妇人妊娠病脉证并治》）吴坤安说："纳谷不受，时呕涎沫，舌润不渴，右关濡软，六君子加砂仁、干姜，呕涎沫者加益智仁摄之，吐痰饮者加桂枝、姜皮和之。""阳虚阴逆，有因寒凉太过，胃中虚冷，阴浊上逆，以致呃逆呕吐，或腹痛下利，两脉微弱，治宜理阳祛阴（组方见方证）主之。若兼吐黄绿苦水，胃虚阴浊上干也，去附子加代赭石、椒梅。""攻伐太过，胃中阳虚，饮浊上逆为呃，舌苔白润，治宜温通：半夏、茯苓、丁香、柿蒂、吴茱萸、姜汁之类，如生姜半夏汤、丁香柿蒂汤、吴茱萸理中汤皆可选用，温胃阳以散寒饮。"[1]

李中梓说："寒吐者，喜热恶冷，肢冷脉细而滑，用理中汤，水冷服之。冷遇冷，相人不致吐出。如用理中汤到口即吐，去白术、甘草之壅，加沉香、木香、丁香（丁香既温，佐木香沉香则通，理中白术则壅耳），立止。"[3]董废翁说："饮食入口即吐，心下嗢嗢欲吐，复不能吐，手足寒，脉沉微者，少阴也，四逆汤加二陈、生姜主之。"[4]姚国美说："（吐痰日日呕吐）若阳虚中寒，胸脘怏悒不快，兀兀欲吐，舌白脉迟者，主理中化痰丸（人参、白术、干姜、甘草、半夏、茯苓）主之。"[2]

姚国美说："呕逆，不思饮食，腹中隐隐作痛，喜按，得温稍缓，脉沉迟者，此寒淫于内，宜半夏干姜汤（半夏、干姜）以温和之。"[2]"胸中泛泛，时吐酸水，唇舌淡白，脉沉弦而迟者，乃中寒积饮，随气上逆，宜和胃饮，或丁香茯苓汤（半夏、陈皮、茯苓、丁香、附子、肉桂、砂仁、炮姜、木香）以温涤之。食后胸膈饱闷，不待腐熟，吐出作酸，便溏，脉迟者，此脾气不能运化谷（多发病后虚人），法宜温中理脾，丁蔻理中丸（加砂仁、木香、陈皮、半夏，组方见方证）主之，砂六君子汤亦主之。"[2]

病案举例

1.李泰治辛姓，男，20岁，脉缓，忽然呃逆不止，其声响不大亮，呃时头左右旋掉，继即神昏猝倒，不省人事，此虚寒夹痰之证。柿蒂30g，母丁香、白蔻仁各6g，1剂呃止。加西洋参0.9g，法半夏、白术各4.5g，炙甘草0.9g，又2剂愈[5]。

2.林振声治呃逆：患者刘某，女，32岁，因患左侧卵巢囊肿蒂扭转急诊入院。当即在椎管内麻醉下行卵巢囊肿摘除术。术后第二日发生呃逆，呃逆的深度及持续时间逐渐加重，除熟睡外，自早到晚呃逆不停，伴有胃痛及呕吐。患者精神痛苦，不愿说话，虽经口服解痉剂、肌内注射苯巴比妥钠、针刺穴位、颈部交感神经普鲁卡因封闭术及两侧肾囊封闭等，均不见效，故决定给予中药治疗，连服2剂即愈。同年10月又遇1例因阑尾切除术后发生顽固性呃逆，亦采用本方法治愈。附方：旋覆花（包）、附子（先煎）、粉葛根、白蔻仁、半夏、茯苓各9g，党参12g，丁香4.5g，枳实、甘草各6g，烧姜3片为引，每剂水煎二次，分服[6]。

引用文献

［1］吴坤安.伤寒指掌［M］.上海：上海科学技术出版社，1959：73，77，81，82.

［2］姚国美.姚国美医学讲义合编［M］.北京：人民卫生出版社，2009：188，237，252.

［3］李中梓.中华医书集成·增补病机沙篆［M］.北京：中医古籍出版社，1999：15.

［4］高鼓峰.医宗已任编［M］.上海：上海科学技术出版社，1959：173.

［5］李洪成.中医证候学［M］.北京：中国医药科技出版社，2008：1544.

［6］林振声.中医药治愈手术后顽固性呃逆2例［J］.新医药学杂志，1978,（8）：18.

（五）脾胃郁滞候（脾胃湿痰停胃变证1）

脾胃湿痰证，湿痰郁滞中焦，脾胃升降失序，中焦气机不利，痰涎下走，是为脾胃郁滞之候，杂病学家有称之为痰积不化，或痰湿交阻，脾胃不和之证。其见症以脾胃气机郁滞之脉症为主，可兼见胃气宣降失常之脉症。

通称：痰积不化。

病名：［**中医**］痰泻，腹胀，胃脘疼。［**西医**］慢性胃炎。

病因病机：脾胃湿痰郁滞，因湿痰郁滞中焦，脾胃气机失利，升降之机失序，脾气不能运化，痰涎下走肠间。

证象组合：气滞+气郁+水泄

主症：【气机不宣】症象：①胸满，胸闷气短。②纳呆，不饥不食。③头眩。

【气机不利】症象：①胃脘部疼痛。②腹中觉冷，隐隐作痛。③腹胀，腹鸣。④腹中自觉狭窄。**舌象：**苔薄白腻。**脉象：**①右脉弦滑。②脉细滑。③右脉颇形濡细。

副症：【气机不降】症象：①嗳气。②呕吐，呕吐冷涎。

宾症：【水谷不分】症象：①泻沫。②便下痰涎脂膏之物。

治则：当疏利脾胃，化痰行气，以除其郁滞，而复其升降。

方证

1.星半安中汤证：姚国美方[1]，逐痰行气，治脾湿生痰，痰积不化。

南星、半夏、香附、枳壳、青皮、木香、苍术、砂仁、焦山栀、茯苓、滑石、炙甘草、生姜。

2.温胆汤加味证：杨树千方[2]。治胃脘痛（慢性胃炎），详见病案2。

半夏10g，茯苓、炒白术各12g，陈皮、枳壳、甘松各9g，竹茹、煨木香各6g，生姜3g，大枣6枚，焦三仙20g。

论著和讨论

本证候湿痰郁滞，中焦气机不利，宣降失常，如姚国美说："腹痛头眩，甚且呕冷涎，下白积，此痰积内阻，清不升而浊不化（有如痰涎脂膏之物，脉弦滑，宜逐痰行气），与星半安中汤（组方见方证）。或二陈汤加行气之药。"[1]其治则当疏利脾胃，逐痰行气为法。李用粹说："（腹中自觉狭窄，饮食减少）主以二陈汤。加厚朴、木香、苏梗、大腹皮，去甘草。肥人多湿，加苍术、木通；瘦人多火，加芩、连、山栀。"[3]何廉臣说："有因痰而泻者，胸满泻沫，右脉弦滑，甚则呕吐，腹中觉冷，隐隐作痛，宜厚朴二陈汤：川厚朴、半夏、茯苓、陈皮、甘草，肥人滑泻多属于痰，不饥不食，亦责之痰，宜青州白丸子：半夏、南星、白附子、川乌。"[4]雷少逸说："痰泻者，因痰而致泻也。寒湿所侵，（脾）遂困顿矣，水谷之精微，悉变为痰，痰气上袭于肺，肺与大肠相为表里，其大肠固者，肺经自病，而为痰嗽；其不固者，则肺病移于大肠，而成痰泻矣。其脉弦滑之象，胸腹迷闷，头晕恶心，神色不瘁，或时泻，或时不泻是也。宜以化痰顺气法治之，俾其气顺痰消，痰消则泻自止矣。"[5]

病案举例

1.金子久治产育经停，已阅十年。湿痰体质，逢冬欲咳。近加时令之湿，蕴蓄气分之间，腹笥为胀，肢体为酸，左胁时痞满，右脉颇形濡细。通经络，化湿痰，使湿痰渐化，则气血自行：川厚朴、苍术、六曲、香附、大腹皮、川楝子、半夏、佛手、青皮、玄胡、丝瓜络[6]。

2.杨树千治胃脘痛（慢性胃炎）：宋某某，女，26岁，胃脘部疼痛，纳呆，腹胀，腹鸣，嗳气，伴有失眠，头晕乏力，心悸，胸闷气短已两年余，西医诊为慢性胃炎，服药疗效欠佳。苔薄白腻，脉细滑。证属痰湿交阻，脾胃不和。治拟化痰利湿，健脾和胃。方用温胆汤加味（组方见方证）。服药5剂后，诸症均见轻减，唯仍腹胀，再以原方加厚朴6g。服药10剂后，诸症基本消失，夜寐亦安[2]。

引用文献

［1］姚国美.姚国美医学讲义合编［M］.北京：人民卫生出版社，2009：167.

［2］苏诚铄.老中医杨树千应用温胆汤的临床经验［J］.上海中医药杂志，1983，（12）：13.

［3］李用粹.中华医书集成·证治汇补［M］.北京：中医古籍出版社，1999：167.

［4］俞根初.重订通俗伤寒论［M］.上海：上海科学技术出版社，1959：385.

［5］雷丰.时病论［M］.北京：人民卫生出版社，1964：37.

［6］秦伯未.清代名医医案精华［M］.北京：人民卫生出版社，2006：496.

（六）胃气郁结候（脾胃湿痰停胃变证2）

脾胃湿痰证，湿痰郁滞中焦，久不消散，渐结于胃腑，积聚有形，而成胃气郁结之候。其见症以胃气郁结有形之症象为主，可兼见胃气郁滞之症象。

通称：湿痰郁结。

病名：［中医］痞结。

病因病机：脾胃湿痰郁结，因湿痰郁滞中焦，久不消散，渐结于胃腑，积聚有形，阻滞气机之通利，中焦宣降失序。

证象组合：气结+气郁+气滞

主症：**【气机郁结】症象**：①胸脘痞结。②胸中有形如盘，四围有旋边。**舌象**：苔腻。**脉象**：脉弦滑。

【气机不宣】症象：①肢懈。②尿涩。③胃钝。

副症：**【气机不降】症象**：痰多。

宾症：**【气机不利】症象**：心胸满。

治则：当攻痰利气，以逐其聚结。

方证

枳术汤证：张仲景方，治水饮。

枳实七枚，白术二两。

论著和讨论

本证候湿痰聚结于胃腑，阻滞气机之通降，仲景曰："心下坚大如盘，边如旋盘，水饮所作，枳术汤（组方见方证）主之。"（《金匮要略·水气病脉证并治》）其治则当攻痰利气，以逐其结聚。何秀山说："香砂宽中散（制香附、广木香各15g，砂仁、白蔻仁各9g，川厚朴30g，炙甘草6g，共研每服6~9g）。因于湿热挟痰者，必兼胃钝肢懈，痰多尿涩，用小陷胸合四苓汤调下。”[1]王雨三说：“（胃气痛）胸中有形如盘，四围有旋边，亦痰饮症也。用枳术丸掺和二陈汤。”[2]

病案举例

王旭高治华，脾胃虚弱，则湿热不运而生痰，痰停中脘，则食不化而成积，胃脘结块，按之则痛，面色青黄，木乘中土，饮食少纳，虑延胀满（担心延误导致胀满）。党参姜汁炒，半夏、陈皮、川厚朴、茯苓、白芥子、山楂肉、砂仁、六曲、鸡内金[3]。

引用文献

［1］俞根初.重订通俗伤寒论［M］.上海：上海科学技术出版社，1959：345.

［2］王雨三.治病法轨［M］.北京：学苑出版社，2015：161.

［3］王旭高.王旭高医案［M］.上海：上海科学技术出版社，1965：163.

（七）清气失宣候（脾胃湿痰滞脾本证1）

脾胃湿痰证，湿痰郁滞中焦，脾胃升降失序，清气失于宣展，不得宣达于上，而成清气失宣之候，杂病家通称之为湿痰凝聚、阻塞清窍之证。其见症以空窍失宣之症象显明，可兼见气失宣降之脉症。

通称：湿痰凝聚，阻塞清窍。

病名：［**中医**］痰眩，痰湿头痛。［**西医**］神经纤维肿瘤，冠状动脉硬化性心脏病。

病因病机：脾胃湿痰郁遏，因湿痰内聚脾胃，郁冒清气，不得宣展，脾气失升，胃气失降，空窍不得宣发。

证象组合：气郁+空窍

主症：**【气机不宣】症象**：①咳嗽，胸满。②胸闷心悸，心前区阵发性绞痛。③面色晦暗或淡白无华，沉重，倦怠，四肢重滞。④饮食不下，纳少便溏。⑤带下甚多，色白黏稠。⑥遍体硬核，两千余，大如杏核，小如豌豆。**舌象**：①舌淡红苔腻。②舌红苔白腻，边缘不齐。③舌苔薄腻。**脉象**：①寸关脉滑。②脉滑。③脉弦滑。

副症：**【清窍不宣】症象**：目眩。

【清空不宣】症象：①头痛。②头重头昏。③头晕。

宾症：**【气机不降】症象**：①呕吐涎沫。②稍动则恶心呕吐，不能起立。③吐痰，痰多不欲饮水，但常口干口腻。

治则：当燥湿化痰，以利气机之宣降；辛开宣达，以宣发清气。

方证

1.加味二陈汤证：姚国美方[1]，辛开化痰，治头痛目眩，呕吐涎沫。

半夏、陈皮、茯苓、甘草、川芎、蔓荆子、细辛、姜汁。

2.导痰汤加减证：路新方[2]。治神经纤维肿瘤，湿痰凝聚于经络，阻塞清窍，脑气欠通，详见病案1。

陈皮、半夏、竹茹、枳实、胆南星、白芥子、人参9g，茯苓15g，郁金12g，甘草6g。

论著和讨论

本证候脾胃湿痰内盛，郁冒清气，不得宣达于空窍，脾胃失升降之常，其治则当燥湿化痰，辛开宣达为法。姚国美说：“头痛目眩，呕吐痰涎，咳嗽胸满，饮食不下，寸关脉滑者。此属痰厥头痛，以加味二陈汤辛开化痰。甚则风痰壅盛，目不欲开，兀兀欲吐者，与局方玉壶丸加雄黄、白术、姜汁之类以祛风痰。”[1]张又良认为带下理同咳痰，痰浊上犯于肺为咳痰，痰浊下流于胞则为带。叶天士也有“肥人气虚生痰，多下白带”之说。凡形胖肢重，胸闷呕恶，咳痰苔腻，为痰湿内盛主体的带下病者，不必专事止带，予以燥湿化痰，痰去湿除，带下即可自愈[4]。

病案举例

1.**路新**治王姓，男，37岁，湿痰凝聚于经络，阻塞清窍脑气欠通，神经纤维肿瘤，遍体硬核，两千余，大如杏核，小如豌豆，头晕目眩，稍动则恶心呕吐，不能起立，纳少便溏，健忘失寐，多梦易醒，按肿瘤则心烦不安，舌淡红：导痰汤加减方（组方见方证），服34剂愈[2]。

2.**朱曾柏**治头痛、头重、头昏，时好时发，胸闷、心悸、痰多，不欲饮水，但常口干口腻，面色晦暗或淡白无华，脉滑，苔腻，导痰汤加味，降气化痰，导痰下行：姜半夏、茯苓、陈皮、甘草、远志、南星、枳实、白术、生姜、旋覆花[3]。

3.**张又良**治吕某某，54岁。躯体素丰，又恣食膏粱厚味，痰湿内盛，滞于胞络，带下甚多，色白黏稠，四肢重滞，头晕吐痰，舌苔薄腻，治予燥湿化痰：制茅苍术、制南星、姜半夏、僵蚕、象贝母、前胡、白芷各9g，橘红、羌活各6g，蛤壳15g。服3剂后，带量大减，续服3剂而收功[4]。

引用文献

［1］姚国美.姚国美医学讲义合编［M］.北京：人民卫生出版社，2009：151.

［2］路新.治愈神经纤维肿瘤一例报道［J］.中医杂志，1966，（1）：30.
［3］朱曾柏.关于几种“痰病”的辨证论治［J］.新医药学杂志，1974，（10）：28.
［4］季明昌.张又良治带经验［J］.中医杂志，1981，（11）：14.

（八）清阳失位候（脾胃湿痰滞脾本证2）

脾胃湿痰证，湿痰郁滞中焦，阴浊内盛，郁遏清阳之气，浊邪干清，阴占阳位，而成清阳失位之候，杂病家通称之为痰湿中阻之证。其见症以阴浊上逆，与空窍不宣之脉症为主，但可兼见阳气郁滞之脉症，并以之为主。

通称：痰湿中阻。

病名：［中医］痰厥头痛，痰眩。［西医］梅尼埃病。

病因病机：脾胃湿痰郁逆，因湿痰郁滞脾胃，阴浊郁遏清阳，上干清道，阴浊上逆，阴占阳位，阳滞不行，升降失序。

证象组合：阳滞+气逆+气郁

主症：**【阳气不行】症象**：①面色苍黄，发时两颊青紫。②神疲，昏倦，懒言。③身体沉重，四肢无力。④食少，恶心不思饮食。⑤怯寒，肢末欠温，剧则四肢厥冷。**舌象**：①舌苔白滑。②舌苔白腻。**脉象**：①脉迟滑。②脉细迟。③脉濡。

【清空不宣】症象：①眩晕，头重且眩，忽眼生黑花，视物旋转。②头痛目眩，目不欲开。③头重如裹。④耳鸣，失聪。**舌象**：舌苔白腻。**脉象**：①脉滑。②脉濡滑。

副症：**【气机冲逆】症象**：①口吐痰沫，厄厄欲吐。②恶心，呕吐。③动则痛眩心中漾漾，欲呕吐出，多为寒涎。

宾症：**【气机不宣】症象**：①胸闷不舒。②咳嗽。③口苦舌干，食欲不振。④便秘。

治则：当温通中阳，以助其宣达；燥湿化痰，以降其阴浊。

方证

1.半夏天麻白术汤证：何廉臣方[1]。适应头重且眩，口吐痰沫，脉迟滑。

姜半夏、生于术、明天麻各4.5g，潞党参姜汁炒黄、浙茯苓、广皮红、六神曲、泽泻各3g，制苍术2.1g。

2.理脾涤饮证：姚国美方[2]。适用于脾胃气虚，口吐涎沫，或痰涎壅盛，咳吐不竭，或身体颤动，或精神恍惚。

黄芪、白术、砂仁、白蔻仁、半夏、干姜。

3.局方玉壶丸证：姚国美方[2]，适应头痛目眩，目不欲开，厄厄欲吐，发时两颊青紫，懒言，身体沉重。

生南星、生半夏、天麻、白术、雄黄、姜汁。

论著和讨论

本证候湿痰郁遏脾胃，清阳不得宣发，清阳不升，阴浊上逆。虞抟说：“气虚肥白之人，湿痰滞于上，阴火起于下，是以痰挟虚火，上冲头目，正气不能胜敌，故忽然眼黑生花，若坐舟车而旋运也，甚而至于卒倒无所知者有之，丹溪所谓无痰不能作眩者，正谓此也。”[3]朱丹溪说：“痰挟气虚与火，治痰为主，及补气降火药。此证属痰者多，无痰则不能作眩。……挟气虚与相火者，亦治痰为主，兼补气降火，如半夏天麻白术汤之类。”[4]其治则当温通阳气以助其宣发，燥湿化痰以降其阴浊。秦伯未说：“痰浊头痛：指痰湿浊邪阻滞中焦引起的头痛，痛时昏晕，伴有胸膈满闷，呕恶痰涎，舌苔白厚黏腻，脉象濡滑。这种头痛由于痰湿中阻，阻遏清阳上升，与气虚的清阳不升有根本上的区别。治宜健脾化痰法，用半夏天麻白术汤加减。”[5]何廉臣说：“前哲如东垣丹溪，以为右属湿属痰，多气虚，用半夏白术天麻汤（组方见方证）。……主肥人头痛，多是痰湿上冒。”[1]王雨三说：“太阴痰厥头痛，见证头痛且眩，右半偏甚，脉弦滑者，宜用半夏天麻白术汤。”[6]姚国美说：“头重且眩，口吐涎沫，脉象迟滑者，主有痰饮，与半夏天麻白术汤醒脾健运；甚则脾气困乏、四肢无力者，治以理脾涤饮（组方见方证）。”[2]

病案举例

1.赖良蒲治曾某某，男，28岁，脾阳素虚，湿饮内蓄，昏倦恶心，不思饮食，舌苔白腻，用苍白二陈汤加天麻：白术、苍术各6g，茯苓12g，法半夏、生姜各9g，陈皮4.5g，甘草3g。2剂而愈[7]。

2.程门雪治头眩：贺某某，男，成年，胸闷不舒，肢末欠温，苔白，脉濡。姑以苓桂术甘合半夏白术天麻法出入：生白术、制半夏、广郁金、佩梗各4.5g，煨天麻2.4g，茯苓、茯神各9g，桂枝0.6g，炙远志、薄橘红、炒白芍、佛手花各3g，荷叶边1圈[8]。

3.朱良春治管某，女，57岁，头晕泛恶2个月，近日来加剧。曾服中西药治疗，其效不显。近日来症情加剧，头眩且重，若坐舟车之中，泛恶欲吐，终日嗜睡，胸闷纳呆，困惫委顿而来诊。体形丰腴，苔白腻，舌质淡，脉象濡细。辨证：痰湿上蒙，清阳不升之眩晕（梅尼埃病）。温化痰湿，升清降浊：姜半夏、鸡内金、莱菔子各9g，炒白术12g，化橘红6g，陈京胆4.5g，茯苓12g，白附子1.5g，明天麻、甘草各3g，5剂。二诊：药后诸象均见瘥解。药既奏效，毋庸更张，药方续服4剂。数月后随访已愈，迄未再作[9]。

4.丁明君治洪某某，女性，53岁，患胃寒痛已10余载，每受寒饮冷则发。近1年来胃痛不甚，但夜寐常不实，经常在连续数日失眠以后则头痛，剧则四肢厥冷，动则痛眩、心中漾漾欲呕，吐出多为寒涎。频频举发。诊断及治疗经过：病发一日，呕吐以后头痛稍减，但眩晕不能坐起或左右顾盼，动则泛泛欲呕，食少神疲，怯寒，面色苍黄，舌苔白滑，脉细迟，项不强，神识清，是为痰厥头痛。正虚邪实，痰湿上扰，胃失降和，治宜兼顾，庶可奏效。处方：生半夏、旋覆花（包）、茯苓、白术、熟附块各9g，明天麻、陈皮各4.5g，太子参12g，鲜生姜6g。浓煎1瓶（约250ml），徐徐呷服。二诊时痛呕俱止，但感头晕乏力，纳少神疲，嘱原方续服2剂，以为善后[10]。

5.温汉隆治痰湿中阻型：田某某，男，31岁，主诉：眩晕，头重如裹，视物旋转，恶心，呕吐，左耳耳鸣，失聪。经时八天入院。伴有咳嗽，食欲不振，口苦舌干，便秘，不发热，月余前有相类似病史一次。检查：自发性眼球震颤Ⅰ度，水平，快相向左，眼底无变化。心肺阴性，肝脾未触及。舌苔白腻，脉濡滑。诊断：梅尼埃病（痰湿中阻型）。治则健脾祛湿。半夏白术天麻汤加减，即法半夏、陈皮、泽泻各6g，白术、茯苓、白蒺藜各12g，秦艽、郁李仁各9g。2剂，一日1次，2天后眩晕好转，无呕吐，微咳，口苦改善，食欲转佳，耳鸣好转，能起床活动，但仍无大便，脉细，白腻苔消失。面色苍白，唇色无华，改用下方：酸枣仁9g，五味子、当归、泽泻各6g，白蒺藜、茯苓、首乌各12g，郁李仁15g，川芎3g，甘草2.4g。配4剂，一日1次。继用滋阴养肝，上方加减山萸肉、怀山、枸杞子、熟地等共15剂，针刺1疗程，病程稳定出院[11]。

引用文献

[1]俞根初.重订通俗伤寒论[M].上海：上海科学技术出版社，1959：352.
[2]姚国美.姚国美医学讲义合编[M].北京：人民卫生出版社，2009：151，153.
[3]虞抟.医学正传[M].北京：人民卫生出版社，1965：171.
[4]金元四大家医学全书·丹溪治法心要[M].天津：天津科学技术出版社，1994：1368.
[5]秦伯未.秦伯未医学名著全书[M].北京：中医古籍出版社，2003：94.
[6]王雨三.治病法轨[M].北京：学苑出版社，2015：126.
[7]赖良蒲.蒲园医案[M].南昌：江西人民出版社，1965：6.
[8]上海中医学院.程门雪医案[M].上海：上海科学技术出版社，2002：107.
[9]董建华.中国现代名中医医案精华[M].北京：人民卫生出版社，2010：197.
[10]丁明君.临床应用生半夏的体会[J].中医杂志，1965，(2)：28.
[11]温汉隆.美尼尔氏病（附74例分析）[J].新中医，1976，增刊（1）：27.

（九）清阳失宣候（脾胃湿痰滞脾转证）

脾胃湿痰证，痰湿郁滞中焦，阻滞脾胃之升降，上中清阳郁遏，不得宣展，而成清阳失宣之候，其见症是以阳气失宣之脉症为主，但必兼见气失宣降之症象。

通称：痰湿郁遏。

病名：[中医]湿疟，牡疟。

病因病机：脾胃湿痰郁遏，因湿痰郁滞中宫，阻滞气机之升降，郁遏上中清阳之气，不得宣展，雷少逸曰："邪气伏藏于脾"，痰滞升降，阳郁不宣之证。

证象组合：阳郁+气郁+空窍

主症：**【阳气不宣】症象**：①寒起四末，疟来日晏。②间疟，寒热俱微。③间日恶寒，按时而至。④发热向晚作甚，天明渐止。⑤背寒。⑥肢倦体疲。⑦口不作干，渴喜热饮。**舌象**：①舌白。②苔腻而白。**脉象**：脉缓近迟。

【气机不宣】症象：①脘闷。②胸前痞闷。③胸中痞结。

副症：**【清空不宣】症象**：①头痛。②头胀。③头晕。

【清窍不宣】症象：鼻流浊涕。

宾症：**【气机不降】症象**：恶心不食。

治则：应温脾和胃，以宣降气机，燥湿化痰，痰郁一除，清阳自展。

方证

草果知母汤证：吴鞠通方[1]。治湿邪入阴，背寒，胸中痞结，疟来日晏。

草果、黄芩、乌梅、天花粉各4.5g，知母、厚朴各6g，半夏9g，姜汁5匙。

论著和讨论

本证候湿痰蕴伏脾胃，郁遏清阳之气，失于宣展，升降失序，李用粹说：“痰症发热，向夜大作，天明渐止，必兼胸膈不快，恶心不食，肢倦体瘦。盖痰滞中宫，阻碍升降，故恶心痞闷；血无所滋，故夜分转甚；津液不化而体瘦；气血阻滞而倦怠。均宜健脾化痰，宽中清火，则痰利而热除矣。如果实痰为患，滚痰化痰二丸，皆可选用。”[2]其治则当以燥湿化痰，温脾和胃为主，宣通阳气，以利其升降。吴鞠通说：“背寒，胸中痞结，疟来日晏，邪渐入阴，草果知母汤（组方见方证）主之。”“舌白脘闷，寒起四末，渴喜热饮，湿蕴之故，名曰湿疟，厚朴草果汤：厚朴、杏仁各4.5g，半夏6g，茯苓9g，草果、陈皮各3g。”[1]

病案举例

1.叶天士治某，舌白脘闷，寒起四末，渴喜热饮。此湿邪内蕴，脾阳不主宣达，而成湿疟：厚朴、杏仁、半夏、广陈皮白4.5g，草果3g，茯苓9g[3]。

又治某，间疟，寒热俱微，此属湿疟。杏仁、滑石、茯苓皮各9g，厚朴3g，桂枝木1.5g，草果2.4g，半夏、茵陈各4.5g[3]。

2.雷少逸治张某，形素丰肥，体属寒湿者，先露一斑。忽患间日恶寒，按时而至，胸前痞闷，口不作干，脉缓近迟，苔腻而白，此牡疟，邪气伏藏于心于肾之论，但今之见证，皆属于脾，平胃合二陈汤加干姜、草果、白蔻仁、砂仁治之，令尝五剂，三日服尽，诸症咸瘥[4]。

引用文献

[1] 吴鞠通.温病条辨[M].福州：福建科学技术出版社，2010：94，97.
[2] 李用粹.中华医书集成·证治汇补[M].北京：中医古籍出版社，1999：68.
[3] 叶天士.临证指南医案[M].上海：上海卫生出版社，1958：320.
[4] 雷丰.时病论[M].北京：人民卫生出版社，1964：98.

（十）清阳不行候（脾胃湿痰滞脾变证）

脾胃湿痰证，湿痰郁滞脾胃，郁遏清阳之气，不得宣达运行，痰浊内流经络，而成清阳不行之候，杂病家通称之为湿痰客于经脉之证。其见症以经络之症象显明，可兼见阳气郁滞与内热蕴蒸之脉症。

通称：湿痰客于经脉。

病名：[中医]痰痿，痰痹。

病因病机：脾胃湿痰郁滞，因湿痰内伏，阻遏脾胃，清阳之气不能宣达四肢，痰入经络，郁滞气血，不得运行。

证象组合：阳滞+经络滞+表郁+气蒸+气郁

主症：**【阳气不行】症象**：两足软弱，步履不便。**舌象**：苔白微腻。**脉象**：脉象糊滑，脉沉滑缓。

【经脉不利】症象：①两手不举。②腰膝麻痹或肿。③四肢痿弱。④肢节酸痛。⑤项背强。⑥肢体不能转动。⑦遍身作痛。

【络脉不利】症象：腰膝麻痹。

副症：**【腠理不宣】症象**：无汗。

宾症：**【津气蕴蒸】症象**：烦渴欲饮。

【气机不宣】症象：短气。

治则：当以通阳化痰，宣通经络为法。

方证

半夏苍术汤加指迷茯苓丸证：何廉臣方[1]。治留饮，蠲饮涤痰，肢节酸痛，短气，脉沉者。

半夏、苍术、茯苓、枳壳、半夏、风化硝、生姜。

论著和讨论

本证候湿痰阻遏清阳，不得宣行，湿痰郁滞经络，李用粹说：“湿痰痿者，肥盛之人，血气不能运动其痰，致湿痰内停，客于经脉，使腰膝麻痹，四肢痿弱，脉来沉滑，此膏粱酒湿之故，所谓土太过，令人四肢不举是也，宜燥脾行痰，二陈二术汤加竹沥、姜汁。”[2]

治则当通阳化痰为主，兼通经和络。吴坤安说：“湿痰，脉沉缓而滑，四肢流注或项背强，恒见于肥白人，属湿痰，宜二陈、二术、桂枝、羌活等加减。”“伤寒有解表之后，肢体不能转动者，此痰入于肝络也，当以金星礞石、半夏、瓜蒌、茯苓、陈皮、僵蚕、全蝎、姜汁炒蒺藜、川桂枝、旋覆花之类，以搜入络之痰，肢自遂矣，如未应，即以养血药兼之。”[3]何廉臣说：“肢节酸痛，短气脉沉者，留饮也。法宜蠲饮涤痰：半夏苍术汤加指迷茯苓丸（组方见方证）。”[1] 王雨三说：“顽痰内伏，气血被阻，亦有两手不举之证，脉必弦滑。用导痰汤加风化硝。”[4]

病案举例

张聿青治潘左，两足软弱，步履不便，肌肤作麻，中脘痞满，恶心欲呕，脉象糊滑，苔白微腻，湿郁胃中，胃为十二经之总司，胃病则不能束筋骨而利关节，所以足膝软弱，痿证之情形也。当取阳明：制半夏、汉防己、白术、焦苍术各4.5g，云茯苓9g，萆薢、生熟薏苡仁各6g，广陈皮3g。二诊：寒湿停阻胃中，呕吐恶心，烦渴欲饮，咳嗽则少腹两旁牵痛，四肢络脉不舒。盖寒湿内阻，则清津不升，故口渴。阳明病则脉络不和。再温运湿邪，而降阳明：制半夏、木猪苓、泽泻各6g，白术4.5g，白茯苓12g，炒竹茹、老生姜各3g，川桂枝、玉枢丹各1.5g，研调服。三诊：脉络稍和，略能安卧；恶心呕吐口渴俱觉减轻，胸中如有物阻，脉沉弦。寒湿停饮，阻于阳明，大便不行，不得不暂为控逐也：制半夏、木猪苓各6g，白术、泽泻、大腹皮各4.5g，官桂1.5g，云茯苓12g，陈皮3g，老生姜、控涎丹各2.4g，先服15g，不行再服0.9g，姜汤下。四诊：脉沉弦稍起，呕吐大减，施化得行，口渴较定。然胃病则土难御木，风木大动，机关脉络失和，四肢痿软。急为柔养脉络，而和营液：土炒白芍、天冬、玉竹、阿胶珠、火麻仁各9g，炒木瓜4.5g，酒炒当归身6g，鲜苁蓉酒洗淡18g，炙黑甘草1.5g[5]。

又治钱左，风湿痰阻络，营卫之气，滞而不行，右半不遂，遍身作痛，宜温通经络：桂枝1.5g，左秦艽、木防己、制半夏、酒炒当归身各4.5g，独活、防风各3g，酒炒桑寄生、络石藤各9g，炙绵芪、酒炒丝瓜络各6g[5]。

引用文献

[1] 俞根初.重订通俗伤寒论[M].上海：上海科学技术出版社，1959：238.

[2] 李用粹.中华医书集成·证治汇补[M].北京：中医古籍出版社，1999：174，176.

[3] 吴坤安.伤寒指掌[M].上海：上海科学技术出版社，1959：52，66.

[4] 王雨三.治病法轨[M].北京：学苑出版社，2015：156.

[5] 张聿青.张聿青医案[M].上海：上海科学技术出版社，1963：428. 434.

二、肺胃湿痰证（湿痰合病1）（3候）

肺胃湿痰证，为湿痰郁滞上中气分之证，或因湿邪郁滞，或因饮食水谷之湿不化，致胃液停滞生痰，痰湿上蕴于肺，肺胃之气，失其宣降之常，致上中清阳之气郁滞，升降失司，外不能发越腠理，内不能升降清浊，表里同病，而成湿痰类伤寒之证。亦有外邪内袭肺胃，触动伏痰而为外感动痰之病。或发为湿疟痰疟；或阻痹络脉而成心气痛，肩痹；甚则蒙闭清窍，而有闭厥之变。其治则总以行湿豁痰为主，宣降肺胃气机，痰湿一除，则上中清气自展。

证候别称：湿痰类伤寒，湿阻气机，中宫湿痰，痰气交阻，浊蒙心窍，痰饮流窜经络。

病名：[中医] 痰饮类伤寒，湿温，湿温夹痰，湿温神昏，伏痰，痰饮，肩痹，心气痛夹痰湿。

证候系统：详见图3–10–3。

本证————清气郁遏候

转证————清阳郁遏候、清阳郁痹候

变证————清阳蒙闭候

图3–10–3　肺胃湿痰证证候结构图

（一）清气郁遏候（肺胃湿痰本证）

肺胃湿痰证·清气郁遏候，为湿痰郁遏上中清气，而出现之表里相兼之证。实为里证似表，系里邪而非外邪为病，故古人称为痰饮类伤寒，而实非伤寒病证。其见症虽表里证象同现，但必以里证为主。

通称：湿阻气机。

病名：[中医] 痰饮类伤寒，湿温夹痰。

病因病机：肺胃湿痰郁遏，因湿痰蕴伏肺胃，郁遏上焦清气，外不能宣达腠理空窍，内不能主乎气机宣降。而成表里郁遏之证。

证象组合：气郁+表郁+清空

主症：【气机不宣】**症象**：①胸满，胸痞。②胸胁满痛。③脘痞腹胀。④咳嗽。⑤懊烦。⑥不饥，饮食不进。⑦渴不多饮。⑧便溏溲赤。**舌象**：舌白腻。**脉象**：①结涩。②脉糊数。③脉弦滞。④脉寸关弦数。

【腠理不宣】症象：①发热，大发寒热，寒热似疟。②身痛。③肢体若废。④汗不畅达。

副症：【清空不宣】症象：头胀。

【气机不降】症象：①泛恶。②气喘而粗。

宾症：【清窍不宣】症象：①鼻鸣鼻塞。②咽阻。

治则：只宜燥湿化痰，宣降气机，使清气得以宣展，则表里诸症自除，而不必顾及于表。

方证

1.杏仁薏苡汤证：吴鞠通方[1]。头胀，咳嗽，不饥，肢体若废，舌白。

杏仁、白蒺藜各9g，薏苡15g，桂枝1.5g，生姜2.1g，厚朴3g，半夏、防己各4.5g。

2.宣化开泄方证：张聿青方[2]。治热蒸湿重，湿阻气机，详见病案3。

川厚朴、橘皮、半夏、桑叶、牛蒡子、杏仁、桔梗、枳壳、竹茹、薄荷、白蔻仁、佛手。

论著和讨论

本证候湿痰蕴伏，郁遏清气，失于宣展，故治则应以宣降气机，化痰燥湿，湿痰一除，郁遏得解，则清气自展，而表里诸症悉除；不必见表发表。吴鞠通说："风暑寒湿，杂感混淆，气不主宣，咳嗽头胀，不饥，舌白，肢体若废，杏仁薏苡汤（组方见方证）主之。"[1]

病案举例

1.陆祖愚治吴开之，二月间患头痛身热，服药已逾旬日矣。忽耳后红肿作痛，大发寒热，胸胁满痛，饮食不进，气喘而粗，夜卧不安，脉寸关弦数，此伤寒少阳之邪不解，宜小柴胡汤和解之：软柴胡21g，干葛根、黄芩各9g，生甘草、桔梗、苏子、白芥子各3g，姜、枣[2]。

2.马元仪治发热错语，胸满身疼，脉结涩，此非伤寒，乃情志发热，内火郁蒸津液。脉涩则津伤，结则气滞，气结则津枯，津枯则气益滞，先当清肃肺气，使下行及胃，以宣布津液。次当滋补胃阳，使上潮及肺，以滋生气化，自然阴火内息，神明清爽，发热错语自愈矣。主紫菀、葛根、枳壳、桔梗、半夏、杏仁、秦艽、柴胡[3]。

3.张聿青治王左，症交八日，热重，汗不畅达，红疹发而未透，热蒸湿重，湿阻气机，恶心脘痞，神情懊烦，苔白不渴，脉象糊数，恐邪湿交阻内蒙昏痉，拟宣化开泄（组方见方证）。汗出甚畅，热大减，大定，胸痞舒，烦懊，脉仍糊数，舌红苔薄白，气分之邪依然留恋，再宣化：杏仁、陈皮、半夏、茯苓、苡仁、郁金、竹茹、猪苓、通草，热事递减，胸痞已舒，然不悲而泣，痰稠色带灰黑，不恐而惊，腹中攻撑，便溏，脉糊滑数，苔白质红，邪从外达，痰被热蒸，蕴而不化，胆胃时降，宣化之中参以清气化痰：杏仁、陈皮、郁金、茯苓、胆星、半夏、枳实、竹茹、范志曲、薏苡仁、通草，脉静身凉，痰少知味悲定，温胆加减以清余蕴[4]。

4.过允文治湿温：徐夫人，37岁，叠服滋腻，邪湿交固，五月不解，寒热似疟，腹胀，停经，胸痞泛恶，渴不多饮，便溏溲赤，苔白腻，脉弦滞，乃湿郁热遏。以赤猪苓、白蒺藜、六一散、瓜蒌皮各9g，大腹皮、旋覆花、紫菀、枳壳、半夏、秦艽各4.5g，通草3g。后加桂枝1.5g，枇杷叶5片，赤芍、竹茹各4.5g，象贝母9g，白蔻仁1.5g[5]。

5.叶熙春治麻竹香，女，32岁，湿温18日，壮热胸闷，神昏谵语，经治诸悉已平，上焦余邪未化，咳嗽痰多，胸胁隐痛，以芳香化浊肃肺化痰：半夏、豆卷各7.5g，茯苓、枇杷叶各12g，姜竹茹、杏仁各9g，橘红、前胡、蒿梗各6g，枳实2.4g，藿香梗4.5g[6]。

引用文献

[1] 吴鞠通.温病条辨[M].福州：福建科学技术出版社，2010：90.

[2] 江瓘，魏之琇.名医类案（正续编）[M].北京：中国中医药出版社，1996：290.

[3] 徐衡之，姚若琴.宋元明清名医类案[M].长沙：湖南科学技术出版社，2006：575.

[4] 张聿青.张聿青医案[M].上海：上海科学技术出版社，1963：70.

[5] 何廉臣.重印全国名医验案类编[M].上海：上海科学技术出版社，1959：163.

[6] 萧龙友.现代医案选（第五辑）[M].北京：人民卫生出版社，2008：50.

（二）清阳郁遏候（肺胃湿痰转证1）

肺胃湿痰证·清阳郁遏候，为湿痰郁遏上中清阳，而见表里相兼之证，古人亦通称为湿痰类伤寒之证。其见症虽表里之症象同见，但必以里证为主，且有阳气郁遏之脉症。

通称：湿痰类伤寒，中宫湿痰。

病名：[中医]伏痰，痰饮。

病因病机：肺胃湿痰郁遏，因湿痰留于肺胃，郁遏上中清阳，不能宣展于内外，以致内则气失宣降，外则腠理不宣，即吴坤安曰“中宫湿痰”“胃中有伏痰”之候[1]。

证象组合：阳郁+气郁+空窍

主症：**【阳气不宣】症象**：①肢倦体疲。②渴喜热饮。③神钝目呆。④眼下色黑。⑤肢厥。**舌象**：苔白腻。**脉象**：脉迟缓。

【腠理不宣】症象：①寒热模糊。②形寒发热。③日晡漫热，热不退清，汗出稍松，痰多。④背筋常冷。

【气机不宣】症象：①胸闷。②脘闷痞满。③不纳不饥。**脉象**：脉弦滑，脉濡滑。

副症：**【清空不宣】症象**：头昏重。

【气机不降】症象：①恶心。②时吐酸水。③咳呛呕逆。

宾症：**【清窍不宣】症象**：鼻塞声重。

【经气不宣】症象：身重或痛。

治则：当以豁痰行湿为主，佐以宣降气机，痰湿除，则清阳之气，自能宣达于内外。

方证

二陈汤加味证：吴坤安方[1]。伤寒胸闷，寒热模糊，恶心不渴，为中宫湿痰。

法半夏、陈皮、茯苓、甘草、枳实、厚朴、紫苏、茅苍术。

论著和讨论

本证候痰滞升降，清阳郁遏不宣，吴坤安说：“伤寒胸闷，寒热模糊，恶心不渴者，中宫湿痰也，二陈汤加枳实、厚朴、紫苏、茅苍术（组方见方证）之类和之。”[1]其治则以燥湿化痰，宣降气机为主，痰湿得除，阳气宣通，而透达于表里矣。还说：“伤寒解表之后，热事稍退，但觉目钝神呆，身重或痛，胸满不畅者，此胃中有伏痰也，右关脉必沉伏或沉滑，宜二陈汤加枳实、瓜蒌、姜汁炒竹茹之类，豁之行之。”[1]“凡伤寒汗解后，斑疹已透后，尚觉微热未除，目睛微定者痰也，眼下黑色也，其症必中脘痞闷，不纳不饥，宜二陈汤加枳实、麦芽和之。”[1]王雨三说：“顽痰阻塞于上焦，则咽门不利，故胃虽欲食，而咽不能进，脉右寸关脉沉弦滑者是也，用涤痰汤加全瓜蒌、旋覆花。若右寸关脉沉弦者，用控涎丹。”[2]

病案举例

1.**王旭高**治施，背筋常冷，胸腹有块，时吐酸水。此寒痰阻于胃而太阳之气不宣，温之通之：苏梗、桂枝、陈皮、半夏、茯苓、制附子、川花椒、老生姜[3]。

2.**柳宝诒**治顾，痰饮上逆，咳呛呕逆，每发则形寒发热，甚则肢厥，内饮与外邪相合，法当温降：桂枝、茯苓皮、广陈皮、瓜蒌皮、苏子、杏仁、薏苡仁、旋覆花、白术、瓦楞子、盐半夏、枇杷叶[4]。

3.**张聿青**治周左，每至日晡，辄作漫热，热不退清，汗出稍松。痰多，脉濡滑。气虚痰阻，遂致阴阳开阖失其常度。拟苦辛寒合方，以开阴泄热：桂枝1.5g，杏仁、煨石膏、茯苓块各9g，橘红3g，制半夏、竹茹各4.5g，枳实2.1g，生姜2片，红枣1枚。二诊：苦辛寒合方而开痰饮，以通阴阳，日晡漫热已退，如鼓应桴，其为开合失度，可以概见。以退为进，拟蠲饮化痰：制半夏、猪苓各4.5g，茯苓9g，南星0.9g，竹茹、广陈皮、枳实各3g，薏苡仁12g，老生姜3片[5]。

4.**李新平**治郑某某，男，55岁。夜间口渴数年，口渴致醒，必饮水得缓，但饮水不多，有谓“干燥综合征”，历经多方养阴益气治疗，病情加重，乃至每夜渴醒三四次。2019年5月21日来诊，口渴夜甚，口淡无味，食欲不佳，大便长期滞软不爽或滞泄，面色黄晦，舌质淡红苔白腻舌体有齿痕，脉滑。考虑：湿浊郁阻中焦，津液不能上承，栀子豉汤合黄连温胆汤，酌加养阴药：麦冬20g，焦栀、南沙参、桔梗、牛蒡子、茯苓各15g，淡豆豉8g，薄荷、黄连各6g，胆南星、淡竹茹、小枳实各10g，法半夏12g，陈皮8g，生甘草5g，3剂。药后口渴顿去其半，24日，守方3剂。28日，口渴仍存，自觉上颚麻木、干甚，增益气清热，原方微调凡22剂。病去七八，偶尔夜干醒一次，7月17日，鉴于症状虽有进展，缓解较慢，慢病宜丸，继续温阳益气，健脾化痰：炙黄芪、葛根、茯苓15g，炒白术、怀山12g，菟丝子8g，广木香4.5g，干姜6g，生晒参、桔梗、芡实、当归、炒扁豆、竹茹10g，炙甘草6g。6剂，水泛为丸，每丸10g，日，饭前半小时服。服药一月余，症状消失。

引用文献

［1］吴坤安.伤寒指掌［M］.上海：上海科学技术出版社，1959：66.

［2］王雨三.治病法轨［M］.北京：学苑出版社，2015：161.

［3］王旭高.王旭高医案［M］.上海：上海科学技术出版社，1965：212.

［4］柳宝诒.柳宝诒医案［M］.北京：人民卫生出版社，1965：97.

［5］张聿青.张聿青医案［M］.上海：上海科学技术出版社，1963：104.

（三）清阳郁痹候（肺胃湿痰转证2）

肺胃湿痰证·清阳郁痹候，为湿痰郁痹上焦，阻滞络脉之候，杂病家通称之为痰饮流窜经络，痰气交阻之证。其见症以上焦络脉郁滞之症象显明，但必兼上中气郁与阳郁之脉症。

通称：痰饮流窜经络，痰气交阻。

病名：［**中医**］肩痹，心气痛夹痰湿。［**西医**］冠状动脉粥样硬化性心脏病。

病因病机：肺胃湿痰郁滞，因湿痰上溢，窃踞肺胃，阻遏清阳之气，深郁肺胃之络，而成郁痹之候，吴坤安谓："湿痰窃踞肺胃之络，痰气交阻。"

证象组合：阳郁+络郁+气郁+血溢

主症：【**阳气不宣**】**症象**：①发热，指末冷。②头晕心悸。**舌象**：苔白腻。**脉象**：脉沉弦。

【**络脉不宣**】**症象**：①胸胁肩背皆痛。②肩背酸痛甚则麻痹。③胸闷痛。

副症：【**气机不宣**】**症象**：①脘闷胀。②胸闷气憋。**舌象**：苔腻。**脉象**：脉弦滑。

【**气机不降**】**症象**：①咳嗽喘逆。②吐痰。

宾症：【**络瘀血溢**】**症象**：咯血。

【**清窍不利**】**症象**：喉息有声。

治则：当辛温宣通为主，以通其阳，燥湿化痰，通其络而行其痹。

方证

1.指迷茯苓丸加味证：《全生指迷方》丸[1]。辛温通降，佐以咸寒软坚，治痰饮上溢流窜经络，肩背酸痛甚则麻痹，经久不愈。

茯苓、枳壳、半夏、风化硝、生姜加芥子、香附、通草、半夏。

2.温胆汤加味证：蒲辅周方[2]。治冠心病心气痛夹痰湿，心前区阵发性绞痛，详见病案。

茯苓9g，法半夏6g，橘红、厚朴各4.5g，炙甘草2.1g，枳实、竹茹、姜南星、白芥子、茅苍术各3g，生姜3片。

论著和讨论

本证候湿痰窃踞肺胃，阻遏阳气，痹及血络，吴坤安说："如发热脘闷，胸胁肩背皆痛，此湿痰窃踞肺胃之络，痰气交阻，故痛。宜六安煎去甘草，加桂枝、钩藤、蒺藜、瓜蒌皮、片姜黄、白僵蚕、木香汁之类，通之行之。"[3]其治则当以温通阳气，化痰通络为法。姚国美说："痰涎郁结，有挟湿流于经络以致肩臂酸痛者，治宜指迷茯苓丸合白芥子、通草、香附之类，辛温通降，佐以软坚。""胸气膹郁，肩背作痛，咳嗽喘逆（主辛散温宣），宜香苏散加芥子、苏子之类。"[1]

病案举例

蒲辅周治心气痛夹痰湿（冠心病）：苏某，男，45岁。心前区发作性绞痛，每2~3日发一次，约4~5分钟，伴胸闷憋气，经常服硝酸甘油片，体胖，平时吐痰多，易头晕心慌，脉弦滑，舌质正红，苔白腻边缘不齐，由本体湿盛，湿聚为痰，影响心气运行，宜温脾利湿，和胃涤痰，宗温胆汤加味（组方见方证），14剂，隔日一剂，效果明显。加远志3g，九节菖蒲2.4g，5剂。饭后胸闷胃胀，晚间头晕，脉弦滑有力，舌淡红苔秽腻，近日阴雨，湿热郁闭，外湿与内湿相应，加开胸利膈清利湿热：茯苓9g，法半夏、麦芽、薤白各6g，厚朴、橘红各4.5g，炙甘草2.1g，枳实、竹茹、白芥子、远志、陈皮各3g，九节菖蒲2.4g，炒黄连1.5g，生姜3片，3剂。脉沉弦，苔薄黄腻，仍属痰湿阻滞，胸阳不畅：茯苓、法半夏、郁金各6g，橘红、竹茹、厚朴各4.5g，炙甘草、枳实、桂枝、白术各3g，5剂。以后病情稳定，未再服药，嘱其颐养[2]。

引用文献

［1］姚国美.姚国美医学讲义合编［M］.北京：人民卫生出版社，2009：165，189.
［2］高辉远.蒲辅周医案［M］.北京：人民卫生出版社，1972：12.
［3］吴坤安.伤寒指掌［M］.上海：上海科学技术出版社，1959：66.

三、肺脾湿痰证（湿痰合病2）（3候）

肺脾湿痰证：系脾之湿痰上犯于肺之证。良由脾湿内盛，湿聚生痰，或受湿邪，或饮食之湿，如张聿青所谓"恣食甜腻，酿湿生痰"[1]湿痰上逆犯于肺，致肺气失其宣降之权，而成肺脾湿痰之证，即古人所谓"脾为生痰之源，肺为贮痰之器"。雷少逸曰："湿气内酿成痰，痰袭于肺。"初则为咳为喘，久则为哮为吼，轻则郁遏肺气，重则郁滞肺阳，剧则有郁闭肺窍之变。脾气不足，痰湿郁滞于脾，气虚无力运化，则有气虚痰滞之证；甚则营卫运行无力，痰湿滞于经络；或脾气不能运行水津，行三焦而下输膀胱，则有水液停蓄之变。

肺脾湿痰证，痰生于脾，而病发于肺，肺脾同病，其治则当以燥脾利湿以化痰浊，宣降肺气以利运化，肺脾同治，雷少逸有云："理当治脾为主，渗湿化痰为佐。"又云："伏湿酿痰，痰气窜肺，当理脾为主，利肺为佐"。

证候别称：伏湿生痰，湿痰咳嗽，寒痰犯肺，痰浊壅肺，痰湿阻滞。

病名：［中医］痰嗽，久嗽，气虚咳嗽，阳虚久咳，暴喘，痰哮，痰喘，伏寒，鼻痔，头痛，中经络，风水。

证候系统：详见图3-10-4。

滞肺——本证————肺气失宣候
　　——转证————肺阳失宣候、肺失宣降候
　　——变证————肺气郁闭候、肺气失充候、肺阳不布候、肺阴失养候

图3-10-4　肺脾湿痰证证候结构图

引用文献

［1］张聿青.张聿青医案［M］.上海：上海科学技术出版社，1963：34.

（一）肺气失宣候（肺脾湿痰滞肺本证）

肺脾湿痰证·肺气失宣候，为湿痰郁肺，肺气不宣之痰咳之证。由脾中湿痰，上郁肺气所致，杂病学家通称为湿痰咳嗽之证。其见症以肺气不宣之脉症为主。

通称：湿痰咳嗽。

病名：［中医］伏湿生痰，痰嗽。

病因病机：肺脾湿痰郁遏，素有脾家湿痰，上逆犯肺，肺气郁遏，宣降失司，肺气不得宣发于上，则不能下降痰浊，即雷少逸曰"湿气内酿成痰，痰袭于肺"所致[1]。

证象组合：气郁

主症：【**气机不宣**】**症象**：①胸次不舒，胸痞。②嗽痰白而稀。③口不作渴。**舌象**：舌苔白润，苔白滑。**脉象**：①脉弦滑或微紧，右寸关不调。②右关缓滞，独寸沉而且滑。

副症：【**气机不降**】**症象**：①咳逆。②气喘。

宾症：【**清窍不宣**】**症象**：声浊。

治则：当燥脾湿以化痰浊，宣发肺气以降逆气。

方证

1.六安煎证：《成方切用》方[2]。治风寒咳嗽，痰滞气逆。

陈皮4.5g，半夏6~9g，茯苓6g，甘草、杏仁各3g，白芥子（年老气弱者不用）1.5~2.1g，加生姜3~5~7片。

2.加味二陈法证：雷少逸方[1]。渗湿化痰，治湿气内酿成痰，痰袭于肺，胸次不舒，嗽痰白而稀，口不作渴，舌苔白润，脉弦滑或微紧，右寸关不调。详见论著。

法半夏、陈皮、茯苓、甘草，恶寒发热加苏梗、前胡，气喘加旋覆花、苏子。

论著和讨论

本证候脾湿生痰，痰湿犯肺，肺气郁遏，宣降失司，其治则当燥湿化痰、宣降肺气为法，故雷少逸曰："秋初伤湿不即发者，湿气内酿成痰，痰袭于肺而作嗽，名曰痰嗽。……其脉必见弦滑，或见微紧，右寸关必较余部不调，舌苔白润，胸次不舒，痰白而稀，口不作渴，理当治脾为主，渗湿化痰为佐，宜以加味二陈法（组方见方证），如有恶寒发热者，再加苏梗、前胡；气喘者，加旋覆花、苏子，当随其证而损益之。"[1]

病案举例

1.雷少逸治南乡张某，左脉如平，右关缓滞，独寸口沉而且滑，痰嗽缠绵日久，外无寒热内无口渴，散补无效，乃伏湿酿痰，痰气窜肺，当理脾为主，利肺为佐：制半夏、化红皮、茯苓、煨姜、杏仁、绍贝、苏子、甘草，三四剂痰嗽遂减，旧法出入，调旬日而安[1]。

又治沈某，孟冬之初，忽患痰嗽，作冬温治，20余日未效，脉右极滞，苔白滑，痰多而嗽，胸闭不渴，此《内经》秋伤于湿，冬生咳嗽也，以加味二陈汤去薏苡仁加苏子、芥子，三剂而胸开，五剂而痰嗽减，后用六君子汤增损，获痊愈矣[1]。

2.吴匊方治黄光坤，男，1岁，发热不退，咳逆胸痞，呼吸不利，舌苔白糙，口渴引饮，时汗出腹痛，经葱豉桔梗汤治疗，发热、腹痛、口渴见减，苔白滑，咳逆胸痞。此痰湿壅遏上焦，杏苏二陈加味：南杏鸡苏散4.5g，苏子、象贝母、橘红各2.4g，枳壳、半夏各1.8g，赤茯苓3g，莱菔子1.5g，桔梗1.2g，诸症悉退，唯咳逆频勤，声浊而苔白滑，以和脾利湿，痰去则咳自安：新会皮、半夏、菀茸各1.5g，枳壳、桔梗、莱菔子、苏子各1.2g，象贝母、

生姜各1.8g，茯苓2.4g[3]。

引用文献

[1] 雷丰.时病论［M］.北京：人民卫生出版社，1964：118，119，122.

[2] 吴仪洛.成方切用［M］.太原：山西科学技术出版社.2009：412.

[3] 景德镇市中医院.吴匊方医案［M］.景德镇：景德镇人民出版社，1960：10.

（二）肺阳失宣候（肺脾湿痰滞肺转证1）

肺脾湿痰证·肺阳失宣候，为湿浊内盛，郁滞肺阳而致咳嗽之证。杂病学家有通称为寒痰犯肺之证。见症虽以肺气失宣之症象显明，但必见阳气郁遏之脉症。

通称：寒痰犯肺。

病名：［中医］痰嗽，久嗽。

病因病机：肺脾湿痰郁遏，因湿浊太盛，上遏肺阳，肺阳失其敷布，肺气失其宣降，而成阴浊犯肺，阴胜阳伤之证。

证象组合：阳郁+气郁

主症：**【阳气不宣】症象**：①身重嗜卧。②面黄。③口淡乏味，纳谷减少。④咳声沉重，痰多色白。⑤腹痛便溏，日渐消瘦。**舌象**：苔薄白腻。舌苔白垢。**脉象**：①脉缓。②脉细滑。

【气机不宣】症象：①咳嗽痰多声少，痰滑易出，痰随嗽出。②胸膈满闷。

副症：**【气机不降】症象**：咳逆。

宾症：**【清窍不宣】症象**：音哑喉痛。

治则：当以辛温祛阴浊，而通阳气，燥湿化痰，以利宣降。

方证

紫苏姜苓汤证：黄元御方[1]。辛温祛阴浊而通阳气，燥湿化痰。

苏叶、生姜、甘草、茯苓、半夏、橘红、干姜、砂仁。

论著和讨论

本证候湿痰蕴肺，湿浊郁伤肺阳，阳气不布，气失宣降。治则当以辛温通阳，燥湿化痰为法。姚国美说："痰随嗽出，胸膈满闷，其色灰滑，身重脉缓者，此痰因湿生，治宜二术二陈丸苦温兼燥。""咳嗽，痰多声少，滑而易出，面黄身重，胸闷，脉缓者，此属湿痰，治以加味二陈汤（加苏梗、杏仁、桔梗）理气化浊。"[2]

病案举例

1.施今墨治肺痨：宋某，男，27岁。咳嗽已半年，音哑近4个月。现症：咳嗽不多，音哑喉痛，食欲不振，腹痛便溏，日渐消瘦。舌苔白垢，脉象滑细。辨证立法：久嗽不愈，伤及声带，遂致发音嘶哑。肺与大肠相表里，肺气不宣，则腹痛便溏。脾胃不强，则消化无力，食欲减退，营养缺少，身体消瘦。幸无过午潮热、夜间盗汗之象，阴分未见大伤，尚冀恢复可期。拟清肺健脾以治：炙白前、炙紫菀、炙百部、化橘红、紫川厚朴、野白术各5g，半夏曲、土杭芍、云茯苓、诃子肉（生煨各半）各10g，枇杷叶、炒杏仁、焦薏苡仁、冬桑叶、苦桔梗（生炒各半）、凤凰衣各6g，粉甘草（生炙各半）3g。二诊：服药2剂，大便好转，日只一次，食欲渐增，咳嗽甚少，喉痛减轻，音哑如旧，仍遵前法治之。前方去桑叶，加南北沙参各6g，炒苍术6g。三诊：前方服4剂，大便已正常，食欲增强，精神甚好，咳嗽不多，音哑虽未见效，但喉间已不发紧。处方：诃子肉（生煨各半）、云茯苓、土杭芍各10g，苦桔梗（生炒各半）、黛蛤散（马勃5g同布包）、炒苍术、白杏仁、炒白术各6g，炙白前、化橘红、炙百部、炒紫菀、紫川厚朴、凤凰衣各5g，粉甘草（生炙各半）3g。方服4剂，现症尚余音哑未见显效外，它症均消失，拟专用诃子亮音丸治之[3]。

2.高令山治吴姓，男，31岁，平素嗜茶，湿浊内生，近月胸闷咳嗽，痰多色白，口淡乏味，纳谷减少，周内腹部阵痛，如物攻窜，苔薄白腻，脉细滑，痰湿盘踞中上二焦，肺胃受邪，当健脾和胃，燥湿化痰：姜半夏、苍术、茯苓、杏仁各9g，炙甘草2.4g，广木香、干姜、五味子各3g，川厚朴4.5g，熟薏苡仁12g，8剂愈[4]。

引用文献

[1] 黄元御.四圣心源［M］.北京：中国中医药出版社，2009：91.

[2] 姚国美.姚国美医学讲义合编［M］.北京：人民卫生出版社，2009：188，216.

[3] 祝谌予.施今墨临床经验集［M］.北京：人民卫生出版社，1982：55.

[4] 高令山.咳嗽的辨证施治（附临床疗效分析）［J］.上海中医药杂志，1965，(6)：16.

（三）肺失宣降候（肺脾湿痰滞肺转证2）

肺脾湿痰证·肺失宣降候，为湿痰阻肺，肺气不降之咳喘证，以脾湿生痰，上阻于肺，致肺气失其宣降之常。其见症以肺气上逆之症象显明，但必兼见肺气郁而失宣之脉症。

通称：湿痰阻肺。

病名：［中医］痰哮，痰喘，伏寒。［西医］急性气管炎。

病因病机：肺脾湿痰郁逆，系脾湿聚痰，湿痰上犯于肺，肺气失宣降之常，湿痰挟肺气上逆，而成张聿青所云“酿湿生痰，肺降痹阻”之证。

证象组合：气郁+气逆

主症：**【气机逆冲】症象**：①哮喘。②气逆痰多。③坐不得眠。④痰白而黏。

副症：**【气机不宣】症象**：①咳痰不易出。②胸膈痞闷。**脉象**：气口脉闭。

宾症：**【清窍不宣】症象**：喉中呀呷有声。

治则：当以燥湿豁痰为主，佐以宣肺降气，以平其冲逆。

方证

1.苏子降气汤证：《太平惠民和剂局方》方[1]。功能降气平喘，温化痰湿。治痰涎壅盛，咳喘短气，胸膈满闷，咽喉不利等症。

苏子、半夏各75g，当归45g，甘草60g，前胡、厚朴各30g，肉桂45g（一方有橘皮；一方无肉桂，有沉香）为粗末，每服6g，加生姜2片，大枣1枚，紫苏叶5叶，水煎服。

2.二陈合三子化裁方证：余淦杰方[2]。治体肥嗜酒咳喘三年，详见病案2。

茯苓、法半夏、陈皮、苏子、款冬花、白芥子、杏仁、炙马兜铃各9g，川贝6g，五味子、炙南星、甘草各3g。

3.二陈加味汤证：董建华方[3]。咳嗽痰多清稀，时有黑色痰，胸闷无寒热，咳剧则喘促，详见病案3。

茯苓、全瓜蒌各12g，清半夏、陈皮、款冬花、白果、葶苈子、枳壳、薤白、当归、赤芍各10g。

4.二花三仁汤证：李聪甫方[4]。治痰饮入冬咳嗽上气，详见病案4。

生薏苡仁、朱茯苓、瓜蒌仁各10g，苦杏仁、旋覆花、姜半夏各7g，紫菀、款冬花、桔梗、炒百部、厚朴各5g，广陈皮（秋石水炙）、炒苏子各3g。

论著和讨论

本证候湿痰阻肺，肺失宣降，痰气上逆，仲景曰：“咳逆上气，时时吐浊，但坐不得眠，皂荚丸主之。”（《金匮要略·肺痿肺痈咳嗽上气病脉证治》）治当燥湿化痰，宣肺降气为法。吴坤安说：“若气逆咳喘，胸膈凝闷，气口脉闭，喘咳有痰声者，痰喘也，治痰为主：如前胡、苏子、杏仁、葶苈子、橘红、象贝母、蒌霜、半夏、桑皮、枳壳、薄荷、桔梗、竹沥、姜汁之类选用。”“伤寒有表解之后，而胸闷喘急者，亦痰也，急当治其痰，盖外感表邪虽去，而内痰复发，故喘。必寸脉沉闭，胸膈闷塞可证，不可因表解后，作虚治也。”[5]

何廉臣说：胃症多起于痰积，内兼湿热，唯脾有积湿，胃有蕴热。湿与热交蒸，脾胃中先有顽痰，胶黏不解，然后入胃之水遇痰而停，此为浊痰饮热，不能疾趋于下，渐滋暗长，绵延日久，致肺气呼吸不利，因之呀呷有声而塞，遇劳遇风皆发，秋冬以后，日夜如此，痰虽引而潮上，而其气较肺症稍缓，必待郁闷之极，咳出一二点宿痰，如鱼脑髓之形，而气始宽，哮渐减，予治此症审其湿痰上泛，窒滞中气者，初用香苏二陈汤（沉香汁2小匙，苏子、竹沥夏、杏仁郁金各9g，橘红、枳壳、川厚朴各3g，薏苡仁、茯苓各18g，姜汁4滴，费伯雄方）调下导痰开关散，或送下丹溪豁痰丸：南星、半夏、轻粉各9g，滑石1.8g，巴霜0.15g，皂角仁浸浓汁为丸，芥子大，辰砂衣，每服10粒，多则15粒，开水送下；继用三子导痰汤加炙皂角，豁痰利水以燥湿，终用丹溪湿痰丸：姜南星、姜半夏30g，蛤粉60g，青黛9g，神曲糊丸梧桐子大，早晚各服4.5~6g，广陈皮汤送下日夜六服以除根[6]。

病案举例

1.**张聿青**治某，风温之后，恣食甜腻，酿湿生痰，肺降痹阻，心胸不舒，热退不清，痰鸣气急，不能安眠，苔白不渴，脉左大右软滑：葶苈、杏仁、茯苓、半夏、通草、苏子、橘红、白前、旋覆花、薏苡仁[7]。

又治马左，肺有伏寒，感风咳逆，且疏新感，俟咳减再商：半夏、茯苓、枳壳、杏仁、砂仁、苏子、橘红、前胡、桑叶，咳稍减：杏仁、橘红、半夏、款冬、薏苡仁、苏子、茯苓、炒川贝母、炙菀肉。另方：川贝30g，炒莱菔子120g，豆腐锅巴240g，白果30g，冰糖120g，研末每12g开水下[7]。

又治顾右，燥气化痰生热，蒸痰酿饮，上阻肺降，咳嗽气逆痰多：葶苈子、苏子、杏仁、白云苓、生熟薏苡仁各9g，橘红3g，半夏、大腹皮各4.5g，砂仁1.2g[7]。

2.**余淦杰**治周某，男，54岁，体肥嗜酒，咳嗽气喘3年，每临寒冬病情加剧，咳喘暮急昼缓，痰多色白，纳食不甘，大便时溏时秘，脉左弦右濡细，舌胖嫩，苔薄白，此体壮痰盛，气机阻滞，当化湿涤痰，宣解气结，佐止咳平喘，二陈合三子化裁（组方见方证）[2]。

3.**董建华**治卢某某，男，44岁，经常咳嗽胸闷三年余，咳嗽痰多清稀，时有黑色痰，胸闷无寒热，咳剧则喘促，舌红苔白腻，脉细弦滑。胸透：慢性支气管炎，肺气肿。为痰湿阻滞气机，脾失健运，肺失肃降，拟燥湿化痰，降气平喘，二陈加味汤（组方见方证）[3]。

4.**李聪甫**治邹某某，男，64岁，中痰昏厥，入冬咳嗽上气，胸膈痞满，唇麻舌蹇，语言艰涩，夜不安寐，食欲不振，足背发冷，脉弦而滑，苔薄白。属肺胃不降，痰气上逆。当平胃利肺，涤痰化饮，治以辛开苦降法（组方见方证）。十剂咳止足温[4]。

引用文献

［1］陈师文.太平惠民和剂局方［M］.北京：人民卫生出版社，1985：110.

［2］余淦杰.咳嗽证治例案［J］.上海中医药杂志，1964，（3）：21.

［3］董建华.临证治验［M］.北京：中国友谊出版公司，1986：279.

［4］李聪甫.李聪甫医案［M］.长沙：湖南科学技术出版社，1979：69.

［5］吴坤安.伤寒指掌［M］.上海：上海科学技术出版社，1959：卷三88.

［6］俞根初.重订通俗伤寒论［M］.上海：上海科学技术出版社，1959：341-342.

［7］张聿青.张聿青医案［M］.上海：上海科学技术出版社，1963：34，153，165.

四、胆胃湿痰证（湿痰合病3）（2候）

胆胃湿痰证：为胃中湿痰郁滞于胆之证，必其人素有痰湿停滞胃中，或因外邪内陷，触动胃中痰湿，痰郁滞于募原胆胃之间，或因惊吓致胆气空虚，胃中痰湿乘虚而入滞于胆，均可成为胆胃痰湿之证。湿痰内滞，客于募原，邪在表里之间，郁遏枢机，转枢不利；甚则郁结上中，清气失其宣展；或郁遏胆中木火，不得宣泄，或冲逆于上，或蒙扰于中，则有木火内动之变。湿痰郁滞胆胃，枢机失利，木火内郁，其治则总当疏利胆胃之枢机，化痰行湿，即张聿青所谓"邪在表里之间，宜为和化"[1]，亦和解胆胃之法。

证候别称：客于募原，痰饮蕴结上焦，胆经虚火上逆。

病名：［中医］痰疟，间日疟，痰疟，湿疟，黄疸，头痛，如膈症。

证候系统：详见图3-10-5。

本证————枢机郁遏候

转证————枢机郁滞候

变证————木火郁逆候

图3-10-5　胆胃湿痰证证候结构图

引用文献

［1］张聿青.张聿青医案［M］.上海：上海科学技术出版社，1963：102.

（一）枢机郁滞候（胆胃湿痰转证）

胆胃湿痰证·枢机郁滞候，为湿痰郁滞，枢机转枢不利，致腠理开阖失度之证。系由脾胃湿痰，郁滞胆与募原，致枢机运行不利。其见症以腠理不调之症象显明，但以阳气郁滞之疟来日晏等脉症为特征。

通称：湿痰郁滞。

病名：［中医］间日疟，痰疟，湿疟。

病因病机：胆胃湿痰郁滞，因脾湿生痰，阻于中焦，郁滞胆胃募原，致枢机转输不利，气失宣降通利，阳气不和，腠理开阖失调。

证象组合：阳郁+表郁+气滞+气郁

主症：**【阳气不和】症象**：①背寒。②口干喜暖饮。③疲甚欲睡。④间日或三日一发，疟来日晏。⑤昏迷，反张上视。**舌象**：①苔灰腻。②苔淡黄而腻。**脉象**：①脉弦而紧。②脉沉弦迟。③寒时脉沉弦，热时洪数。

【腠理不调】症象：①始则肌肤栗起，面色苍白，继则寒战，寒去内外皆热，得汗而解。②口渴引饮。**脉象**：脉弦滑。

【气机不利】症象：①胸胁苦满。②胸中痞结。**舌象**：苔白滑腻。

副症：【气机不降】症象：①恶心。②频唾清涎，时时呕恶。③呕吐。

【气机不宣】症象：①胸闷。②不思饮食。

宾症：【清窍不宣】症象：头痛目眩。**舌象：**苔白滑。

治则：当疏利胆胃募原，以利其枢机，佐燥湿化痰，以和脾胃。

方证

1.清脾饮证：《通俗伤寒论》方[1]，原陈自明方。治疟疾，寒少热多，或但热不寒，口苦咽干，大便秘结，小便赤涩，脉弦数。《济生方》用治瘅疟。

茯苓18g，桂枝、川厚朴、草果、黄芩、柴胡各3g，炒冬白术4.5g，炙甘草1.5g，姜半夏12g，广陈皮6g，青皮2.4g，生姜3片，红枣2枚。

2.除疟胜金丸证：《通俗伤寒论》方[1]。治寒热往来，确有定候，痰疟深，累月经年，缠绵难愈，舌苔白滑而腻，甚或灰腻满布，脉沉弦且迟。

酒炒常山120g，草果、槟榔、苍术各60g，水法丸，外用半贝丸料为衣，每服20~30丸。

3.小柴胡汤合截疟七宝饮证：治间日疟，始则肌肤栗起，面色苍白，继则寒战，寒去内外皆热，头痛，恶心，胸胁苦满，口渴引饮，随后汗出热退身凉，疲甚欲睡，寒时脉沉弦，热时洪数。

软柴胡4.5g，姜半夏、淡子芩、常山、草果、槟榔、白芍各9g，炙甘草3g，生姜2片，大枣5枚。

4.达原合小柴胡方证：孙朗川方[2]。治憎寒壮热，间日一发，详见病案4。

柴胡、黄芩、半夏各6g，党参、茵陈、槟榔各9g，草果、厚朴各4.5g，炙甘草1.5g，生姜5片，红枣5枚，菖蒲2.1g。

论著和讨论

本证候湿痰滞于中焦，郁阻胆胃募原，枢机转枢不利，气机宣降失利，其治则当疏利胆胃募原之枢机，理脾燥湿化痰为法。即丁甘仁所谓"和解枢机，触化痰湿"之法。

俞根初说：（痃疟）深者间日一发，极深者三日一发，累月经年，缠绵难愈，舌苔白滑而腻，甚或灰腻满布，脉沉弦且迟，沉为在脏，弦迟者多寒，无块者，脾脏积水与顽痰也，轻则清脾饮（组方见方证）送下除疟胜金丸（组方见方证），温利积水，消化顽痰；重则补中益气汤加减：别直参、炙黄芪、冬白术各4.5g，炙甘草2.4g，广陈皮3g，姜半夏9g，川柴胡1.8g，醋炒青皮2.1g，生姜3g，红枣2枚，送下痰疟除根丸：煅信石0.24g，绿豆粉3g，巴霜2.76g，辰砂0.9g，用白蜜作20丸，生甘草末为衣，每服1粒，温中补气，吐顽痰[1]。

病案举例

1.谢映庐治吴月山乃孙，体肥痰盛，暑月发热呕吐，昏迷不醒，上视反张，一二时久，汗出略醒，醒后微热不息，人事昏沉，每日皆然。面色黄滞，舌苔浮黄，发作有时，知病在脾胃，以脾主信故也。清脾饮连进而安。须知痉症痫症，断非发作有时耳[3]。

2.丁甘仁治夏伤于暑，秋冒风凉，先寒栗鼓颔，后壮热头痛，依时而作，汗出而解，日日如是已有两旬，不思饮食，苔腻，脉弦滑。清脾饮加减，和解枢机，蠲化痰湿：软柴胡、仙半夏、酒制黄芩、小厚朴、草果、青皮、生甘草、六曲、佩兰、生姜[4]。

3.张聿青治张左，寒热五日一来，脉形左大，邪在表里之间，宜为和化：半夏、黄芩、厚朴、草果、槟榔、白术、茯苓、柴胡、广陈皮、老生姜[5]。

又治贾左，寒热间作，脉糊不爽，此湿疟也，和以化之：半夏、淡子芩各4.5g，柴胡、枳实各1.5g，大腹皮6g，广陈皮、川厚朴各3g，草果1.2g。寒热仍来，汗不获畅，邪势为湿所遏，不得外越，再和以化之：柴胡、杏仁、半夏、淡子芩、草果、广陈皮、郁金、赤茯苓、猪苓、枳实、竹茹[5]。

4.孙朗川治李某，女，32岁，憎寒壮热，间日一发，头痛目眩，胸胁苦满，痰白欲呕，口干喜暖饮，大便正常，小溲微赤已旬余，脉弦而紧，苔白滑，此湿邪客于募原曰湿疟，以和解化湿，达原合小柴胡（组方见方证），寒热已除，舌苔未净，脉亦转缓，但胸脘胀闷，食欲不振，口苦而干，此湿邪未净，用化湿消滞善后：茵陈、槟榔各9g，川厚朴、佩兰各4.5g[2]。

5.吴鞠方治冯雪梅，女，26岁，间日疟，先寒后热，热退汗微，呕吐特甚，频唾清涎，时时呕恶，苔淡黄而腻，伏暑内发，新凉外加，宗清脾饮：青皮、藿香各4.5g，姜厚朴、甘草、酒制黄芩各3g，北柴胡、云茯苓、生姜各6g，法半夏9g，白术、草果各4.5g，砂仁1.8g，疟罢，仍泛恶，苔糙，头晕纳减，宗镇呕饮：姜连1.5g，清半夏、枳实、竹茹、会皮、枇杷叶各4.5g，代赭石3g，建曲、益气散各6g，灶心土1块代水[6]。

引用文献

［1］俞根初.重订通俗伤寒论［M］.上海：上海科学技术出版社，1959：217.

［2］福建省中医药研究院.福建中医医案医话选编（第二辑）［M］.福州：福建人民出版社，1963：37.

［3］谢映庐.谢映庐医案［M］.上海：上海科学技术出版社，1962：188.
［4］秦伯未.清代名医医案精华［M］.北京：人民卫生出版社，2006：531.
［5］张聿青.张聿青医案［M］.上海：上海科学技术出版社，1963：99，102.
［6］景德镇市中医院.吴匊方医案［M］.景德镇：景德镇人民出版社，1960：64.

（二）木火郁逆候（胆胃湿痰变证）

胆胃痰湿证·木火郁逆候，为湿痰郁遏，挟胃气上逆之候，由湿痰郁遏，胆中木火不得泄越，挟胃气冲逆于上。见症以胃气上逆之症象显明，可兼有气郁与热蒸之木火内郁之脉症。

通称：胆经虚火上逆。

病名：［中医］黄疸，头痛，膈证。

病因病机：胆胃湿痰郁逆，系湿痰郁遏胆胃，木火不得泄越，挟胃气冲逆于上，甚则迫津液泄于下，而成上下迫逆之证。

证象组合：气郁+气逆+气蒸+津泄+阳郁

主症：**【气机不宣】症象**：①大便不利。②纳呆，不思饮食。③胸膈胀闷，胸脘痞闷。④两胁满闷。⑤脘腹胀痛。⑥咳嗽痰多。**舌象**：苔白腻。**脉象**：脉弦滑。

【气机冲逆】症象：①恶心呕吐或干呕。②食入则吐，食入即呕逆。③吐黄绿水呕苦水。④吞酸兀兀欲吐而不得吐，恶闻油烟。⑤嗳气吞酸。⑥卧则气逆，不能安眠。

副症：**【清空不宁】症象**：①头昏。②头眩眼黑。③头痛，痛无定处，用脑则发作更甚。

【热迫津泄】症象：泄泻迸迫。

宾症：**【阳气不和】症象**：①寒热。②面黄精神疲乏，少气懒言。**舌象**：苔白腻而厚。**脉象**：脉濡细。

【津气蕴蒸】症象：①目肤俱黄。②口苦溲赤。③便结。④心烦惊悸失眠，起卧不安，睡不稳。⑤口唇焦干。**舌象**：①边尖红苔灰黄。②白黄腻。**脉象**：①脉弦数。②脉滑实数大。③右关滑大。

治则：当疏化胆胃湿痰，清降胆中木火，以制其冲逆。

方证

1.小柴胡佐以温通证：张仲华方[1]。治得食则呕，形神疲乏，宛如膈证，详见病案1。

柴胡、半夏、厚朴、苏叶、苏子、川花椒、青皮、陈皮。

2.宣湿化气汤证：李聪甫方[2]。治黄疸，寒热呕吐，脘腹胀痛，大便不利，详见病案2。

西茵陈、鲜竹茹、赤茯苓各10g，姜半夏、旋覆花、厚朴、枳壳、酒炒川楝子、广陈皮、酒炒延胡索、白蒺藜各7g，白蔻仁、左金丸3g。

3.温胆汤合祛痰化浊，佐宁心安神方证：张凤郊方[3]。治头痛二三年，痛无定处，用脑则发作更甚，详见病案3。

仙半夏、辰砂制茯苓、潼蒺藜、磁朱丸各9g，陈皮、枳壳各4.5g，炒竹茹6g，清炙甘草、石菖蒲、远志各3g。

论著和讨论

本证候湿痰郁遏胆中木火，不得泄越，冲逆于上下。其治则当以疏化胆胃湿痰，清降木火，以降冲逆为法。秦昌遇说："胃不和不得卧：胸前满闷，不思饮食，嗳气吞酸，恶心呕吐，或头眩眼黑，睡则气逆，此胃不和卧不安之症也。因：胃强多食，脾弱不能运化，停滞胃家，成饮成痰，中脘之气，窒塞不舒，阳明之脉，逆而不下，而不得卧之症作矣。脉：右关滑大，痰多火少；滑而若数，火痰相兼；滑大沉实，胃中食滞。治：右关滑大不数，二陈平胃散，加石菖蒲、海石最佳。滑大数实，二陈平胃散加栀连。若大便坚结，导痰汤；胃脘作痛者，方可用滚痰丸下之，甚则小胃丹，但不可多服。"[4] 吴坤安说："火毒清解之后，如见虚烦呕恶，惊悸不寐，只用温胆汤和之。"[5] 董废翁说："（胆经虚火上逆，胃不主降，胸膈胀闷，或干呕）起卧不安，睡不稳，……虚烦有饮，温胆汤。"[6] 姚国美说："吞酸，胸中兀兀欲吐而不得吐，恶闻油烟，脉弦滑者，此热为痰郁，法宜清化，温胆汤主之。"[7]

病案举例

1.张仲华治得食则呕，已延月余，形神疲乏，宛如膈症，脉左关数，右关细软，舌白口苦，往来寒热，小柴胡佐以温通（组方见方证）[1]。

2.李聪甫治黄疸：夏某某，女，24岁，寒热呕吐，脘腹胀痛，大便不利，目肤俱黄，口苦溲赤，脉弦数，苔灰黄白。前医投承气，大便不解已十天。属腑气不通，湿热瘀结。用辛苦宣降法，使肺胃通降，胆气舒伸（组方见方证）。药后肠鸣气转，大便先硬后溏[2]。

3.张凤郊治赵某某，女，30岁，头痛2~3年，痛无定处，用脑则发作更甚，精神疲乏，偶或心悸，夜不安寐，多梦，纳呆，恶心，月事提前白带多，有气管炎史，经常咳嗽痰多，脉濡细，苔白腻而厚，系谋虑过度，肝胆气郁生痰，上扰清空，拟温胆汤祛痰化浊，佐宁心安神（组方见方证），7剂，苔转薄，头痛减，续服14剂，头痛痊愈[3]。

引用文献

［1］徐衡之，姚若琴.宋元明清名医类案［M］.长沙：湖南科学技术出版社，2006：724.
［2］李聪甫.李聪甫医案［M］.长沙：湖南科学技术出版社，1979：50.
［3］张凤郊等.温胆汤的临床应用经验［J］.中医杂志，1964，(10)：28.
［4］秦昌遇.中华医书集成·症因脉治［M］.北京：中医古籍出版社，1999：132.
［5］吴坤安.伤寒指掌［M］.上海：上海科学技术出版社，1959：68.
［6］高鼓峰.医宗己任编［M］.上海：上海科学技术出版社，1959：177.
［7］姚国美.姚国美医学讲义合编［M］.北京：人民卫生出版社，2009：251.

五、心胆湿痰证（湿痰合病4）（2候）

心胆湿痰证，系由脾胃湿痰，内蕴于胆，上泛于心，而成心胆合病之证。湿痰为阴浊之邪，阴邪郁滞阳气，是其病机。轻则郁遏于心，则心阳不宣，宗气阻塞；重则郁遏木火，致君火失明，相火失位；久必耗伤心胆之气，而有由实转虚之变。其治则仍当燥湿化痰，温胆宁心为主。

证候别称：气郁痰滞，宗气阻塞，填塞胞络，痰蒙心窍。

病名：［中医］胸痹心痛，心慌心悸，痴呆，惊恐症，脏躁，狂证，健忘，疫疟客忤。

证候系统：详见图3-10-6。

本证————心阳失宣候

转证————木火郁遏候、木火郁滞候

变证————心气不振候、胆气不振候

图3-10-6　心胆湿痰证证候结构图

（一）心阳失宣候（心胆湿痰本证）

心胆湿痰证·心阳失宣候，系由胆胃湿痰，上泛于心，郁遏心阳，胸阳不通之候，杂病家通称之为宗气阻塞之证。其见症以阴浊郁滞上中阳气之脉症为主。

通称：宗气阻塞。

病名：［中医］胸痹心痛，心慌心悸。［西医］窦性心律不齐，心绞痛，慢性胆囊炎。

病因病机：心胆湿痰郁滞，良由胆胃湿痰，上泛心胸，致心阳失宣，胸阳闭阻，即蒲辅周所谓“阳气不得宣，宗气阻塞，致胸痹绞痛作窜”之证。

证象组合：阳滞+神扰+气郁

主症：**【阳气不行】症象**：①面色苍白。②指甲发青。③胸痛彻背牵引肩背，及上腹掣痛，痛时大汗。**舌象**：舌略淡，后根苔薄秽腻。**脉象**：脉寸尺沉弱，右关动数，左关弦细。

副症：**【神志不宁】症象**：①心慌心悸。②睡眠差。

宾症：**【气机不宣】症象**：①胸闷发憋气短。②咳嗽。③头晕，恶心有痰，厌油腻。④口苦。⑤大便干燥。**脉象**：脉滑。**舌象**：舌淡苔中心黄腻。

治则：当以化痰宣窍，以宣通阳气为主，佐以温胆宁心为法。

方证

1.理心气和胆胃证：蒲辅周方[1]。理心气和胆胃，治心绞痛，慢性胆囊炎，胆绞痛，慢性肾盂肾炎，肾绞痛。

茯苓9g，法半夏、麦芽各6g，枳实2.4g，广陈皮、竹茹、九节菖蒲、高良姜、远志各3g，白芥子4.5g，川楝子2枚。

2.菖志温胆汤证：蒲辅周方[2]。治窦性心律不齐，心慌心悸，头晕。

茯苓9g，半夏、橘红各6g，炙甘草1.5g，竹茹、枳实各3g，菖蒲、远志、炒白芥子各4.5g，生姜3片。

论著和讨论

本证候胆胃湿痰，上泛心胸，上焦阳气失于宣通。蒲辅周说：“肝胃失调心脾不和，阳气不得宣，宗气阻塞，致胸痹绞痛作窜。”其治则当化痰宣窍，以宣通上焦阳气为主，佐以温胆宁心。蒲辅周主“先通阳开闭，降逆和中，续以理心气和胆胃”为法[1]。

病案举例

蒲辅周治心绞痛，慢性胆囊炎，胆绞痛，慢性肾盂肾炎，肾绞痛：苏某，女，36岁，心前区阵发绞痛，日5~7次，胸痛彻背牵引肩背，及上腹掣痛，胸闷发憋气短，指甲发青，略有咳嗽，疼剧时大汗，右胁下绞痛及肾绞痛，亦常伴发恶心，口苦，大便干燥，睡眠差，形体胖，面色苍白，腹不满，卧床不起已年余，脉寸尺沉弱，右关动数，左关弦细，舌略淡，后根苔薄秽腻，肝胃失调心脾不和，阳气不得宣，宗气阻滞，致胸痹绞痛作窜，属胸痹，先通阳开闭，降逆和中：全瓜蒌18g，薤白9g，法半夏6g，枳实、柴胡、降香各3g，3剂，药后心绞痛10余天大发作仅2次，一般发于饭后，停药后发作仍频，脉寸尺沉细，右关弦滑，左关弦细，舌红苔秽腻略减，续以理心气和胆胃（组方见方证）3剂，隔日1剂，吃油腻或喝牛乳尚易诱发，上下肢常起紫斑，去高良姜，加桃仁3g，血竭、血琥珀各1.5g，焦山楂4.5g，川芎2.4g，3剂，紫斑消退，心痛未发，肝穿刺属迁延性肝炎，觉胃不舒，泛酸，嘈杂，口酸，呕吐1次，左关弦细涩，舌正常无苔，肝胃不调，心气未和，宜调肝胃，降逆气，佐养血：党参、法半夏各4.5g，茯神、当归、白芍、熟地各6g，狗脊3g，小麦、代赭石各9g，干姜1.2g，黄连、琥珀各1.5g，沉香0.9g，后以晨服养营丸，晚服左归丸调理善后[1]。

又治心悸（窦性心律不齐）：柴某，男，46岁，心慌不适，头晕，有痰，恶心，厌油腻，睡眠尚可，舌正苔中心黄腻，脉滑，属痰湿，治宜温化，菖志温胆汤（组方见方证）。[2]

引用文献

［1］高辉远.蒲辅周医案［M］.北京：人民卫生出版社，1972：13.
［2］中国中医研究院.蒲辅周医疗经验［M］.北京：人民卫生出版社，2005：183.

（二）木火郁遏候（心胆湿痰转证）

心胆湿痰证·木火郁遏候，为湿痰郁遏，君相之火失常之候，湿痰阴浊郁遏心胆，木火不得宣越，致心之君火失明，胆之相火内动所致。其见症以神志不清与不宁之症象显明，但必兼有湿痰郁遏阳气之脉症。

通称：气郁痰滞。

病名：［**中医**］痴呆，脏躁。［**西医**］癔病。

病因病机：心胆湿痰郁滞，因湿痰郁遏心胆，气机不宣，阳气失和；木火不得宣越，心之君火不明，神不归舍，相火内动，扰乱神明。

证象组合：气郁+神滞+神扰+阳郁

主症：【**气机不宣**】**症象**：①心中懊侬。②胸腹痞闷。③呕恶不舒。④纳谷呆钝。⑤大便3~4天一行。**舌象**：苔白腻。**脉象**：①脉滑脉弦。②脉沉弦有力。

【**神志不清**】**症象**：①幻想，多疑，有异象惑，自觉脑部有片段歌声（如东方红等）。②时时恐惧胆怯。③轻则闭门独坐，不欲见人。④不食不寐，目直口呆，不能作答。⑤时或无故悲泣。

副症：【**神志不宁**】**症象**：①夜不安寐。②坐卧不宁。③剧则出外游走，指天化地，或独言独语，或跪卧伏地。④悲伤欲哭或高声大笑。

宾症：【**阳气不和**】**症象**：①面色萎黄，肌体瘦弱。②头昏胀。③头面两手发麻。④心慌腿软。⑤眼球跳动。⑥昼日明了，暮则发作。**舌象**：①舌胖苔白腻。②舌淡苔白腻厚。**脉象**：①脉濡。②脉濡细。

治则：当化痰温胆，以宣越之；养心安神，以镇定之。

方证

1.平肝温胆化痰安神方证：张凤郊方[1]。治始因惊恐，继则幻想，多疑，恐惧胆怯，详见病案1。

姜半夏6g，陈皮、枳实、制南星各4.5g，竹茹、萱草、辰茯神、茯苓各9g，炙甘草3g，煅牡蛎30g，磁朱丸9g。

2.宣郁开窍理气豁痰方证：张墨溪方[2]。治精神失常十余年，闭门独坐，不欲见人，详见病案2。

姜半夏、橘红、郁金、菖蒲、远志、胆南星、天竺黄、酸枣仁各9g，木香6g，甘草4.5g，苏合香丸2粒。

3.温胆合甘麦大枣加减证：潘澄濂方[3]。治癔病，悲伤欲哭，或高声大笑，暮则发作，详见病案3。

竹茹、枳壳、姜半夏、陈皮各9g，茯神、香附各12g，淮小麦30g，生姜4片，大枣4枚，炙甘草4.5g。

论著和讨论

本证候湿痰阴浊，郁遏心胆，木火不得宣越，其治则当以温胆化痰，养心安神为法。罗东逸曰：“胆为中正之官，清静之府，喜宁谧，恶烦扰，喜柔和，不喜壅郁。盖东方木德，少阳温和之气也。若大病后，或久病，或寒热甫退，胸膈之余热未尽，必致伤少阳之和气，以故虚烦；惊悸者，中正之官，以熇蒸而不宁也；热呕吐苦者，清静之府，以郁炙而不谧也；痰气上逆者，土家湿热反乘，而木不得升也。如是者首当清热，及解利三焦。方中以竹茹清胃脘之阳；而臣以甘草、生姜，调胃以安其正；佐以二陈，下以枳实，除三焦之痰壅；以茯苓平渗，致中焦之清气。且以祛邪，且以养正，三焦平而少阳平，三焦正而少阳正，胆家有不清宁而和者乎？和即温也，温之者，实凉之也。若胆家真畏寒而怯，属命门之火衰，当与乙癸同源而治矣。”[4]

病案举例

1.张凤郊治柳某某，男，53岁，有高血压史，经常头昏目花，腿软，脚麻，足底时或刺痛，失眠。今春始因惊恐，继则幻想、多疑、有异象惑，时时恐惧胆怯，纳谷呆钝，大便3~4天一行，脉弦，苔白腻，由肝阳素旺，复因惊恐，致胆涎阻心，神不归舍，拟平肝温胆化痰安神（组方见方证），6剂症减少，再4剂，善恐亦见改善[1]。

又治卓某某，男，39岁，三年前始有四肢关节痛楚且麻，手指、腕骨、脊柱畸形，因精神紧张，夜不安寐，自觉脑部有片段歌声（如《东方红》等）时或无故悲泣，头昏胀，头面两手发麻，心慌腿软，眼球跳动，脉濡，舌胖苔白腻，系胆涎阻心，神不归舍，与温胆汤加酸枣仁、远志、夜交藤、丹参、磁朱丸等，养心安神之品，7剂，歌声极微，余症消失，1月后仍有轻微歌声，再调理3月，诸症消失[1]。

2.张墨溪治王某航，男，50岁，精神失常10余年，时轻时重，春季较频，轻则闭门独坐，不欲见人，坐卧不宁，剧则出外游走，指天画地，或独言独语，或跪卧伏地，顷刻之间变态百出，近日来不食不寐，目直口呆，不能作答，面色萎黄，肌体瘦弱，脉沉弦有力，苔白腻，系气痰郁闭，上蒙清窍，宜宣郁开窍，理气豁痰（组方见方证），每剂加服苏合香丸二丸，10剂愈[2]。

3.潘澄濂治癔病：朱某某，女，27岁，产后10余日，由于饮食寒温不适，味不可口，以至心中懊侬，胸腹痞闷，呕恶不舒，悲伤欲哭，或高声大笑，昼日明了，暮则发作，舌淡苔白腻厚，脉濡细，系产后气郁湿滞，以调气化湿佐以宁心，温胆汤合甘麦大枣汤加减（组方见方证），5剂，痞闷略轻，苦笑消失，但觉咽中梗塞不舒，咯之不出，咽之不下，属梅核气，改半夏厚朴汤加减：苏叶6g，厚朴、佛手、炙甘草各4.5g，姜半夏9g，茯神、香附各12g，丁香1.5g，淮小麦30g，生姜2片，红枣6枚，加减调理20余日症状消失[3]。

引用文献

［1］张凤郊等.温胆汤的临床应用经验［J］.中医杂志，1964,（10）：27，28.

［2］张墨溪.加味温胆汤治疗癫狂的临床经验［J］.中医杂志，1964,（10）：31.

［3］潘澄濂.论“热入血室”——兼谈癔病的证治［J］.浙江中医药，1982，17（10）：436.

［4］罗美.中华医书集成·名医方论［M］.北京：中医古籍出版社，1999：14.

六、肝脾湿痰证（湿痰并病）（3候）

肝脾湿痰证为脾之湿痰犯肝之证，以其人脾中湿痰素盛，或因外邪内陷，或因情志失常，触动脾中湿痰，流窜入肝，郁遏肝气，而成肝脾湿痰之证。湿痰阴浊之邪，郁遏肝脾之气，肝气失于疏泄，脾气不能转输，以致上中清阳之气，宣展失利；或湿痰阴浊上泛，干于清道，阴占阳位，致清阳之气不能上达；或湿痰郁滞于中，阻滞清阳之气宣降，清浊升降失度；甚则郁遏肝阳，缓则木火内郁，急则清阳闭厥。其治则当以疏利肝脾，燥湿化痰为法。

证候别称：痰湿中阻，痰浊上扰，痰湿困于中宫，湿困肝郁，痰浊蒙蔽清窍，痰浊互结，流注经络。

病名：［中医］眩晕，头痛，嗜睡，中湿症，湿温邪闭，夹感引动伏湿，牡疟，久疟，白带，遗泄。

证候系统：详见图3-10-7。

本证————清阳失位候

转证————清气虚滞候、清阳虚滞候

变证————木火郁遏候、清阳闭厥候

图3-10-7　肝脾湿痰证证候结构图

（一）清阳失位候（肝脾湿痰本证）

肝脾湿痰证·清阳失位候，为湿痰阴浊郁遏，清阳不能上达，阴浊上泛，阴占阳位之候，系清阳不升，浊阴不降之证。杂病家通称之为痰湿中阻，痰浊上扰之证。其见症虽以阴浊上逆之脉症显明，但必兼见湿浊郁滞阳气之脉症。

通称：痰湿中阻，痰浊上扰。

病名：［中医］眩晕，头痛。［西医］梅尼埃病，高血压。

病因病机：肝脾湿痰郁逆，因湿痰内盛，阴浊之邪，郁遏肝脾，阴浊上逆，上干清道，阴占阳位，清阳之气，不得上行，而成清阳失升，浊阴不降之候。

证象组合：阳滞+清空+气逆+气郁

主症：**【阳气不行】症象**：肢体酸重。**舌象**：苔白腻。**脉象**：①濡滑。②缓滑。③脉沉。

【清空不宣】症象：①眩晕，如乘舟车之状。②头痛，头重如裹。③视物摇坠，视物旋转。④目如蒙，耳鸣，失聪。

副症：**【气机冲逆】症象**：①恶心，呕吐。②呕吐频作，饮食不能入口。③卧床不能稍动，动多吐涎沫。④心慌心悸。**脉象**：①脉滑数。②脉弦滑。**舌象**：苔厚腻。

宾症：**【气机不宣】症象**：①胸脘痞闷，偶而作痛。②心下痞硬。③胸闷咳嗽，吐白黏痰。④食欲不振。⑤口苦舌干，便秘。

治则：当温肝理脾，燥湿化痰，兼以平肝降逆，使阴浊下降，则清阳自可上行矣。

方证

1.旋覆代赭汤加味证：冯汉龙方[1]。治突发眩晕，呕频不止，详见病案1。

旋覆花、生姜、党参各9g，代赭石18g，姜半夏、茯苓各12g，生甘草3g，大枣5枚。

2.化痰通经，引血下行方证：李庭玉方[2]。治高血压头痛眩晕，首如裹，目如蒙，详见病案2。

钩藤18g，陈皮、半夏、代赭石、苏子、前胡、当归、白术各12g，白芥子9g，磁石、牛膝、云茯苓各15g。

3.小半夏加茯苓汤加味证：刘渡舟方[3]。治眩晕，恶心呕吐，视物摇坠，详见病案4。

茯苓30g，半夏、生姜各12g，枳壳、陈皮、泽泻各10g。

论著和讨论

本证候湿痰阴浊上逆，干于清道，阴占阳位，其治则当温肝理脾，燥湿化痰，佐以平肝降逆为法。颜德馨说："《证因脉治》谓：'饮食不节，水谷过多，胃强能纳，脾弱不能运化，停滞中脘，有火则灼炼成痰，无火者凝结为饮，中州积聚，清阳之气室塞不通，而为恶心眩晕矣。'痰饮壅阻中焦，清阳不展，症见眩晕如坐舟车，胸脘满闷，恶心呕吐，脉滑，苔腻等。治宜化痰和中。对痰热中阻者，用黄连温胆汤或清震汤加减；对痰饮上泛者，则取泽泻汤加味治之。"[4] 翟明义说："脾为阴土，主运化，喜燥而恶湿。脾虚不运，水湿内停，聚湿生饮，饮凝成痰。痰湿中阻，清阳不能上升，浊阴不能下降，蒙蔽清窍，故而眩晕。《医宗金鉴》云：'眩晕者，痰因火动也，盖无痰不作眩。'指出病因在痰，究其生痰之源，则归咎于脾。"[4]

病案举例

1.冯汉龙治朱某某，女，65岁，数月前曾发眩晕，昨晚又突发，呕吐频繁不止，饮食不能入口，卧床不能稍动，动多吐涎沫，心下痞硬，脉缓滑，苔白腻。痰饮犯胃，胃失和降。旋覆代赭汤加味（组方见方证）[1]。

2.李庭玉治吴某某，男，60岁，高血压头痛眩晕已四年，伴有肢体酸重，首如裹，目如蒙，胸闷咳嗽，吐白黏痰。检查：舌苔白腻，脉弦滑，血压185/115mmHg。印象：痰阻脉络，迫血上涌，形成高血压，头晕痛。治法：化痰通经，引血下行（组方见方证）。上方服5剂，血压降至150/100mmHg，头晕痛减轻，咳嗽瘥，仍吐黏痰。原方加瓜蒌24g，连服10剂，诸症消失，血压124/80mmHg。又续服3剂以巩固疗效，随访3个月无变化[2]。

3.金国华治沈某某，女，42岁，患梅尼埃病已数年，反复发作。刻诊：耳鸣、头眩、目花，如乘舟车之状，心悸呕吐，饮食不振，脉滑数，苔厚腻。证由痰湿中阻，肝阳上逆所致。拟降浊化痰，平肝健脾：旋覆花（包）、代赭石、茯苓、钩藤、白芍、泽泻、制半夏各10g，党参12g，吴萸5g，淮小麦30g，生姜3片，红枣6枚。连服8剂，诸症悉减，纳食好转，眩晕已除。忌食生冷果瓜、油腻之物，六君子汤加钩藤、泽泻善后，随访1年未见发作[5]。

4.刘渡舟治赵某某，男，51岁，患者体格肥盛，患高血压病已多年，血压140/100mmHg。近日来恶心，胸脘痞闷，偶尔作痛，呕吐频作，且头昏眩晕，视物摇坠，心慌心悸，周身困重，脉沉，舌苔白腻。为风湿痰浊上扰之证，小半夏加茯苓汤加味（组方见方证）。患者服药3剂后，呕痞眩悸皆减，唯时有嗳气。膈间痰水交阻，气机不利，故上方去陈皮、枳壳，加旋覆花、代赭石，和胃降逆。三诊时，再加藿香、佩兰，醒脾理气化湿。诸症均先后减轻、消失，血压亦降至130/84mmHg[3]。

引用文献

［1］冯汉龙."眩晕"治案4则［J］.上海中医药杂志，1964，（12）：13.
［2］李庭玉.对高血压症候的初步研究［J］.新中医，1975，（1）：24.
［3］刘渡舟.不可胶执法重镇三草汤方守病机［J］.中国乡村医生杂志，2001，（9）：38.
［4］单书健.古今名医临证金鉴·头痛眩晕卷［M］.北京：中国中医药出版社，1999：374，384.
［5］金国华.加减旋覆代赭石汤治疗美尼尔氏综合征20例简介［J］.浙江中医药，1981，16（5）：216.

（二）清气虚滞候（肝脾湿痰转证）

肝脾湿痰证·清气虚滞候，为湿痰郁滞肝脾，而脾气已虚，虚中夹实之证。脾虚痰湿内滞，肝气失疏，脾气失运，其见症虽以上中郁滞之脉症显明，但必兼见脾气虚弱之脉症。

通称：脾虚痰滞。

病名：[**中医**]眩晕，白带，遗泄。[**西医**]高血压，阿狄森病。

病因病机：肝脾湿痰虚滞，因湿痰内滞，日久脾气渐衰；或素体脾虚，或过服克伐，伤及脾气，无力运化，肝失疏泄，气机宣降失利。

证象组合：气虚+气滞+气郁

主症：【**气虚失充**】**症象**：①形体瘦弱，精神疲倦，食欲不振。②眩晕，头脑欠清醒。③心悸，气短。④泛唾白沫。⑤带下甚多。⑥不时遗泄。**舌象**：舌胖嫩有齿印。**脉象**：①脉虚大而滑。②脉弦而无力。

【**气机不利**】**症象**：①胸脘胀闷，食入难化。②腹胀。**舌象**：①苔白厚浊腻。②舌红苔白。**脉象**：脉弦滑。

副症：【**气机不宣**】**症象**：①胸闷，善太息。②食少。

宾症：【**气机不降**】**症象**：①恶心，吐痰。②有时自觉有气从少腹上冲至咽喉。

治则：当补脾益气，与疏肝理气，燥湿化痰，以虚实兼顾为法。

方证

1.消带汤证：程门雪方[1]。治带下甚多，头眩，纳少，胸闷，腹胀。详见病案2。

炒白术、炒苍术、广陈皮各3g，赤茯苓、白茯苓各9g，萆薢、制半夏、大腹皮各4.5g，炒薏苡仁、熟谷芽各12g，佩兰梗6g，柴胡1.5g，砂壳2.4g，荷叶边1圈。

2.赭决七味汤证：邓铁涛方[2]。治高血压，气虚痰浊型眩晕。

党参、云茯苓各15g，生黄芪、代赭石各30g，陈皮6g，法半夏12g，草决明24g，白术9g，甘草2g。

3.镇摄汤加减证：张谷才方[3]。治头眩心悸，有时自觉有气从少腹上冲至咽喉，胸闷气短，善太息，脉弦而无力，详见病案3。

党参、山药、白芍、牡蛎、茯苓、半夏、白术各10g，代赭石15g，甘草4g。

4.温胆汤加味证：吴越人方[4]。治阿狄森病：头痛且晕，剧则不能视物，手足痿软，经常昏厥，详见病案4。

苍白术（各）、茯苓、姜半夏、陈皮、姜竹茹、炒枳壳、川芎、炒白芍各10g，炙甘草4.5g，后加党参、黄芪各12g。

论著和讨论

本证候脾气已虚，而湿痰郁滞，肝脾气机宣降失利，其治则当补脾益气，以助脾健运；疏肝理气，燥湿化痰，以利其气机，虚实同治。如邓铁涛曰："高血压病气虚痰浊型：眩晕，头脑欠清醒，胸闷，食少，倦怠乏力，或恶心，吐痰，舌胖嫩，舌边有齿印，苔白厚或浊腻，脉弦滑或脉虚大而滑。宜健脾益气。赭决七味汤（组方见方证）。重用黄芪合六君子汤补气以除痰浊，配以代赭石、草决明以降逆平肝。若兼肝肾阴虚者加首乌、桑椹、女贞子之属，若兼肾阳虚者加肉桂心、仙茅、淫羊藿之属，若兼血瘀者加川芎、丹参之属。"[2]

病案举例

1.丁甘仁治刘左，胸脘胀闷，食入难化，甚则泛唾白沫，且有头眩，不时遗泄。脾肾两亏，精关不固，湿痰逗留中焦，宜和中化饮而摄精关：生白术6g，云茯苓、黑豆衣、煅牡蛎（先煎）、花龙骨（先煎）、沉香曲（包）各9g，陈广陈皮、炙远志各3g，潼蒺藜、白蒺藜、仙半夏、白莲须各4.5g，带壳砂仁（后下）、佛手各2.4g。另：五倍子30g，生晒，研细粉，每用0.6g，用津唾做丸，每晚塞脐中，外以无药膏盖之，每晚换一次，以1月为度[5]。

2.程门雪治钟某，女，成年，头眩，纳少，胸闷，腹胀，带下甚多。此脾湿有余，下注带脉，清阳不升，浊阴䐜胀。当健脾化湿，和胃畅中，佐升清泄浊之品（组方见方证）[1]。

3.张谷才治马姓，女，46岁。形体瘦弱，精神疲倦，头眩心悸，食欲不振，有时自觉有气从少腹上冲至咽喉，胸闷气短，善太息，脉弦而无力，舌红苔白。病由脾胃气虚，肝气上冲。治当健脾益胃，镇肝平冲。选镇摄汤加减（组方见方证）。加减服药20剂，诸症消失[3]。

4.吴越人治男性患者，年逾花甲，1965年开始头痛，进行性加剧，非药物不能止痛。至1979年6月，头痛且晕，剧则不能视物，手足痿软，经常昏厥，面部色素沉着，舌偏淡，脉细软，经某医院详细检查，诊断为"阿狄森病"。屡用附子等温药，不应。当时诊为清阳不升，治以益气升阳，方取东垣益气聪明汤加减：蔓荆子、葛根、黄芪各10g，党参、丹参各12g，赤白芍各9g，炙甘草4.5g，升麻、苍术、白术各6g，14剂。二诊：头晕经常发作，脉弦苔腻。辨为中气不足，湿浊上蒙，治宜两顾，方改用温胆汤加味（组方见方证），7剂。服药后，眩晕未发，诸症皆缓，脉弦而缓，苔腻较化，取二诊方加党参12g、黄芪12g，连续服至7月底，其症未发。8月初复诊时，患者诉眩晕、昏厥二月余未作。现感腰膝酸楚，舌淡而润。续予原方加牛膝9g，复诊时诉腰酸已愈，但眩晕又作，且昏厥一次，脉软，苔黄腻。认为仍系清气不升、痰浊上蒙，故当用益气升阳之品，不宜用牛膝之降药。方取：苍术、白术、茯苓、半夏、泽泻、葛根、川芎、蔓荆子各10g，太子参、黄芪各12g，陈皮6g，炙甘草4.5g。数剂后，舌胖而润，其他症状明显好转。上方去炙黄芪、泽泻、蔓荆子，加熟附块10g续服数月，头晕与昏厥诸症，完全消失，迄今未发。

此例虽属治愈，而用方有失。次诊时虽眩晕略减，其实未效。清阳不升与中气不足有所不同，见舌苔腻，属湿浊上蒙，本当以降为主，而与升药为主，此其失之一也。头痛医头，脚痛医脚，即用牛膝，此其失之二也。故其症复发，最后用附子收功，其病机还是属肾阳虚为主，正合术附汤之证，故而奏效。前医亦用附子未效，想处方配伍不当之故耳。此病例虽治愈，众皆以为益气升阳之功。其实，文章得失寸心知，在此例处方过程中，实际是“失”而不是“得”。所谓“得”也只幸中耳[4]。

引用文献

[1] 上海中医学院.程门雪医案［M］.上海：上海科学技术出版社，2002：248.
[2] 邓铁涛.邓铁涛医集［M］.北京：人民卫生出版社，1995：2.
[3] 张谷才.从《衷中参西录》谈赭石的作用和应用［J］.江西中医药，1983,（2）：27.
[4] 吴越人.文章得失寸心知［J］.上海中医药杂志，1983,（8）：33.
[5] 沈仲理.丁甘仁临证医集［M］.上海：上海中医药大学出版社.2000：185.

（三）清阳闭厥候（肝脾湿痰变证）

肝脾湿痰证·清阳闭厥候，为湿痰阴浊之气，闭塞上焦清阳，而成阴闭之证。湿痰阴浊之气太盛，郁遏肝脾，致清阳之气失展，进而闭塞，为闭厥危重之证。杂病家通称之为痰浊蒙蔽清窍之证。其见症以上焦阳气猝然闭厥之脉症为主。

通称：痰浊蒙蔽清窍。

病名：［中医］中湿症，湿温邪闭，夹感引动伏湿。

病因病机：肝脾湿痰闭厥，因湿痰浊阴之邪，郁滞肝脾阳气，致上焦清阳之气失展，神机猝闭，而成闭厥重证。

证象组合：阳滞+阳闭+气郁+经滞

主症：**【阳气不行】症象**：①面白。②肢冷齿震。③寒战。④寒热如疟。**舌象**：舌淡红，舌苔薄腻，舌中燥白。**脉象**：①脉沉迟、尺泽滑。②右沉弦而滑。③脉沉小而滑。

【阳气闭塞】症象：①忽倒神识模糊，神昏口噤，目定口噤。②寒战后旋即昏聩。

副症：**【气机不宣】症象**：脘有痞气。

【气机不降】症象：吐白沫。

宾症：**【经脉不利】症象**：痉厥。

治则：当以温通阳气以祛阴浊，化痰开窍以通其神机。

方证

1.宣窍导痰法加味证：雷少逸方[1]。治中湿症，眩晕神疲，忽倒，神识模糊，详病案2。

远志3g，石菖蒲、皂角炭各1.5g，天竺黄6g，杏仁、瓜蒌、僵蚕各9g，百顺丸。加姜汁、竹沥。

2.温经达邪开窍方证：魏长春方[2]。治湿温邪闭，神昏痉厥，肢冷，面白，详见病案4。

全当归15g，赤芍、制半夏、鲜石菖蒲各9g，木通3g，北细辛0.9g，桂枝3g，茯苓12g，川厚朴1.5g，苏合香丸1粒（研灌）。

论著和讨论

本证候湿痰阴浊郁滞肝脾阳气，致清阳闭塞，闭厥重证，魏长春所谓：“清阳不展，湿蒙神机”[2]。其救治之则，当温通肝脾阳气，以祛阴浊；化痰开窍，以通达神机，魏长春有云：“温经达邪开窍，热病昏厥多以凉开为法，但湿邪，痰浊蒙蔽清窍时所出现的阴闭之证，则须赖逐寒开窍、芳香泄浊之剂以奏效。又如湿温患者，若禀体不足，无力托邪外出，而致清阳不展、湿蒙神机，呈现神昏、肢冷、舌淡、脉迟之象，如用清热开窍之品则罔效，须投温经达邪开窍之方，俾使病邪由内达外，由逆转顺。此为昏厥治疗变法之。”[2]

病案举例

1.金子久治挟感引动伏湿，积食援动肝气，湿郁化热，气郁为火，三日间寒热如疟，脘有痞气，昨晚寒战后，旋即昏瞶，脉左细弦而动，右沉弦而滑，舌苔薄腻，舌中燥白，潜肝阳以泄风，镇肝气以降逆，桂枝和营卫，苏合开蒙闭：旋覆、代赭、石决明、茯神、橘红、法半夏、桂枝炒白芍、川黄连、玉蝴蝶、桑叶，苏合香丸，菖蒲汤煎[3]。

2.雷少逸治叶某，因公劳役，由远方归，觉眩晕神疲，自以为亏，服东参、龙眼；延医作水不涵木，木动生风论治，治后忽倒，神识模糊，脉沉小而滑。此宿伏之痰与新侵之湿相搏上冲所致，为中湿症。即与宣窍导痰法（组方见方证），加姜汁、竹沥治之。3剂神醒，用六君为主，以收全效[1]。

3.周小农治湿温夹痰：陈永芳之室，首夏身热有汗，口渴喜饮冷物，胸闷异常，溲红而短，苦辛凉淡法疏达之，肢暖发瘖，胸闷大退，转喜热饮，移动即厥，目定口噤，肢冷齿震，急于大剂涤痰参以化湿：姜半夏、茯神、郁金各9g，僵蚕6g，姜渣2.4g，橘红、远志、胆南星、菖蒲各3g，薏苡仁、赤茯苓各12g，白蔻仁1.5g，即定[4]。

4.魏长春治王某，女，17岁。湿温邪闭，病起6日，神昏痉厥，肢冷，面白，口噤，舌淡红，脉沉迟、尺泽滑。治宜温经达邪开窍（组方见方证）。1剂后神清能言，面色红泽，舌红润、苔薄黄，脉缓。病已转松，治当利湿逐邪，予温胆汤加薏苡仁、通草、益元散、石菖蒲、钩藤。2剂后，略有寒热，邪从厥阴外达少阳，由逆转顺。继用柴胡、豆卷、秦艽、钩藤、通草、当归、白芍及二陈汤治之，服2剂告愈。本案面白、肢冷、舌淡、脉沉迟等症，乃湿温病之变局。探昏厥之因系邪闭湿遏，正气不能外达所致，故用当归四逆汤合苏合香丸温通厥阴，开窍通滞，使伏邪外达少阳[2]。

引用文献

［1］雷丰.时病论［M］.北京：人民卫生出版社，1964：114.
［2］魏长春.昏厥诊治举隅［J］.浙江中医药，1982，17（10）：440.
［3］秦伯未.清代名医医案精华［M］.北京：人民卫生出版社，2006：502.
［4］何廉臣.重印全国名医验案类编［M］.上海：上海科学技术出版社，1959：165.

第二节　热痰证类（3证19候）

热痰证，因热而生痰之证，虽亦由津液所成，但与湿痰之由脾湿生痰者有别。热痰多成于肺胃，故古人有“肺胃为生痰之薮”之说。多由外感温热、暑邪，或风、寒、湿化热，热蒸肺津胃液而成痰，亦有过食肥甘炙烤，或烟酒过度所致。此外，亦有湿痰郁久化热，而成热痰者，以其来自湿痰，亦当挟有未净之湿邪，即类同湿热生痰。

热痰起自肺胃，故以肺胃热痰证为热痰本病；胃中热痰，横流于胆，阻滞募原，胆胃合病，故胆胃热痰证为热痰之合病；肺胃热痰，与肝火并发，则为肝肺热痰证，是为热痰并病。

热痰因热而生，痰即热也，热即痰也，其治则总以清热为主，故清热化痰，为其大法，即俞根初所主“清之疏之”之法。

证候系统：见表3–10–2。

表3–10–2　热痰证证候结构表

本病	合病	并病
肺胃热痰证	胆胃热痰证	肝肺热痰证

一、肺胃热痰证（热痰本病）（15候）

肺胃热痰证，为热痰郁滞上中气分之证，或因外邪郁滞肺胃，或平素饮食肥甘烟酒过度，或过食辛辣炙焫之物，致热蒸肺津胃液停滞生痰；或湿痰郁于肺胃，久蕴化热，均可发为肺胃热痰之证。常因外邪触动而发病，为外感夹痰之病；或外邪虽除，痰热未清；或余邪夹痰热而有诸多变证，急则为肺胀、肺痹、肺闭、结胸；缓则为痰咳、痰喘、痰哮，亦可转发为肺疟、痰疟、暑疟诸证，皆上中热痰郁滞所致。

热痰郁滞肺胃，其病机有二，或郁于肺，或郁于胃。

郁于肺，则病在肺气，轻则气失宣降，重则伤耗肺津，致肺失清肃之令。其变：实则有肺闭、肺痹之变，虚则有耗伤与气液、阳气之患，甚则有脱绝之危。

郁于胃，则病关上中清阳之气；轻则郁遏其宣降，重则郁滞其阳气，或郁滞其枢机；或蕴蒸于里，耗伤其津液。

其变：实则有郁痹、郁结，甚则有郁闭之险，虚则耗伤气液，胃阴之患。

肺胃热痰证，为热蒸肺津胃液而成痰，其治则总当以清肃肺胃之热为主，清热以化痰，即俞根初所谓“清之疏之”之法，王孟英亦谓“开肺清胃”，故清肃肺胃之蕴热，疏利肺胃之气机，使热清气利，津液流行，则痰自不生；宣降肺胃，清化痰热，为肺胃痰热证之不二法门。

证候别称：痰热内蕴，痰热上痹，痰热熏蒸痰热闭肺，邪结在肺，痰气胶结，热邪上结，痰热结胸，痰踞肺胃，阻塞清窍，清阳痹阻，里证类表，痰郁气热证，邪在少阳，肺窍阻闭，清肃失司，痰闭心窍，上实下虚，虚火夹痰，胃气不和，心阳衰竭。

病名：［中医］咳嗽，痰喘，暴喘，风温喘咳，麻后喘，喘肿，虚喘夹痰，哮喘，寒包火哮，肺闭，肺胀，肺痹，肺痈，肺痿，肺疟，不食，呕恶，痰呃，关格，懊侬，胸腹满，痞结，小结胸，痰疟，暑疟，寒热往来，伤风夹痰火，湿热兼痰滞，风温夹痰，冬温夹痰，春温夹痰，伏暑夹痰，痧疹夹痰，麻疹内陷，阳脱，多寐症，耳聋，暴喑，鼻渊，咽喉肿痛，乳蛾肿痛。

证候系统：详见图3-10-8。

肺证——本证————肺气失宣候、肺失宣降候
　　├——转证————肺失清肃候
　　└——变证————肺气郁闭候、肺气郁痹候、气液虚逆候
　　　　　　├————阴虚失纳候、阳气虚逆候、气液脱绝候
　　　　　　└————液竭阳脱候
胃证——本证————胃气失醒候、清气失宣候、清气郁遏候
　　├——转证————清气怫郁候、清气蕴蒸候、枢机郁滞候、枢机郁蒸候
　　└——变证————清阳郁痹候、清气郁结候、清气郁闭候
　　　　　　└————津气虚灼候、胃阴消涸候

图3-10-8　肺胃热痰证证候结构图

（一）肺气失宣候（肺胃热痰肺证本证1）

肺胃热痰证·肺气失宣候，为热痰郁遏肺气，肺气不得宣发之候，叶天士称之为上痹之证。其见症以上焦气机不宣之脉症为主，亦可兼有气机失降之症象。

通称：痰热内蕴，痰热上痹。

病名：［中医］咳嗽。

病因病机：肺胃热痰郁遏，或外感化热，或饮食化热，热郁津液成痰，痰热郁滞上焦，肺气郁遏，不得宣发，而成上焦气痹之证。

证象组合：气郁+清窍

主症：**【气机不宣】症象**：①咳嗽。②痞闷。③咳甚肋痛。④痰黄稠。⑤口渴。**舌象**：①舌苔白燥。②舌红苔黄腻。**脉象**：脉右滑。

副症：**【气机不降】症象**：①五更咳甚。②饮水呛出。③咯痰随出随阻。

宾症：**【清窍不宣】症象**：①咽痒。②有声不能音，音窒，喉痹。

治则：当以轻剂，轻宣肺气，以解上痹；清热化痰，以利宣降。

方证

轻开上焦、清化热痰方证：丁甘仁方[1]。治痰火尚炽，肺炎叶举，清肃之令，仍未下行。咳呛咯痰不出，音哑咽痛，妨于咽饮，舌质红苔黄，脉滑数不静。详见病案2。

净蝉衣、薄荷叶、轻马勃、生甘草各2.4g，前胡15g，桑叶皮各6g，光杏仁、象贝母、冬瓜子、连翘壳9g，炙兜铃3g，胖大海3个，活芦根（去节）一尺，淡竹沥（冲服）30g。

论著和讨论

本证候热痰郁滞上焦，肺气失于宣发，俞根初说：“若因痰热滞于肺络，有声不能音，宜顾氏清金散加石菖蒲、竹沥清肃之。”[2]其治则当以轻剂，轻宣肺气为主，兼以清热化痰为法。吴坤安说：“如舌苔白燥，口渴者，肺家津液少也，宜泻白散加前胡、杏仁、橘红、茯苓、象贝母、川石斛、薄荷、枯黄芩之类。”[3]程国彭说：“若内伤饮食，口干痞闷，五更咳甚者，乃食积之火，至此时流入肺经，用止嗽散，加连翘、山楂、麦芽、卜子。”[4]

病案举例

1.**叶天士**治宋三十，先失音，继喉痹，是气分窒塞，微寒而热，水饮呛出，咯痰随出随阻，此仍在上痹，舌黄口渴。议与苦辛寒方：射干、麻黄、杏仁、生甘草、石膏、苡仁[5]。

2.**丁甘仁**治程右：肺素有热，风寒外束，腠理闭塞，恶寒发热无汗，咳呛气急，喉痛音哑，妨于咽饮，痰声辘辘，烦躁不安，脉象滑数，舌边红，苔薄腻黄。邪郁化热，热蒸于肺，肺炎叶举，清肃之令不得下行。阅前服之方，降气通腑，病势有增无减。其邪不得外达，而反内逼，痰火愈亢，肺气愈逆，症已入危！急拟麻杏石甘汤加味，开痹达邪，清肺化痰：净麻黄、生甘草各1.5g，生石膏（打）、光杏仁各9g，薄荷叶、轻马勃2.4g，象贝母、连翘壳、淡豆豉、冬瓜子各9g，黑山栀6g，马兜铃3g，活芦根（去节）一尺，淡竹沥（冲服）30g。二诊服药后得畅汗，寒热已退，气逆痰声亦减，佳兆也。唯咳呛咯痰不出，音哑咽痛，妨于咽饮，舌质红苔黄，脉滑数不静，外束之邪，已从外达，痰火尚炽，肺炎叶举，清肃之令，仍未下行。肺为娇脏，位居上焦，上焦如羽，非轻不举。仍拟轻开上焦，清肺化痰（组方见方证）。三诊音渐开，咽痛减，咳痰难出，入夜口干，加天花粉9g，接服四剂而痊[1]。

3.**吴匊方**治谢南贤，男，63岁，咽痒咳甚，痰稠色黄，左乳旁肋痛，脉右滑，风热侵肺，痰热内蕴，宣肺豁痰：杏仁、前胡各9g，象贝母、牛蒡子各6g，桔梗、法半夏、莱菔子、苏子、枳壳、会皮各4.5g，郁金3g，咳减痰舒，唯舌红苔腻，加紫菀茸4.5g、枇杷叶4.5g[6]。

引用文献

［1］丁甘仁.丁甘仁医案［M］.上海：上海科学技术出版社，1960：116.
［2］俞根初.重订通俗伤寒论［M］.上海：上海科学技术出版社，1959：472.
［3］吴坤安.伤寒指掌［M］.上海：上海科学技术出版社，1959：卷四64.
［4］程国彭.医学心悟［M］.北京：人民卫生出版社，1963：117.
［5］叶天士.临证指南医案［M］.上海：上海卫生出版社，1958：110.
［6］景德镇市中医院.吴匊方医案［M］.景德镇：景德镇人民出版社，1960：81.

（二）肺失宣降候（肺胃热痰肺证本证2）

肺胃热痰证·肺失宣降候，为热痰郁闭肺气，肺气不得宣降而上逆之候，杂病学家亦通称为痰热闭肺之证。其见症以肺气上逆之脉症显明，但必兼见肺气郁闭不宣之脉症。

通称：痰热闭肺。

病名：［**中医**］痰喘，哮喘。［**西医**］支气管肺炎。

病因病机：肺胃痰热郁逆，因热痰壅闭肺窍，肺气失其宣降之权，热痰挟肺气冲逆于上，而成肺气不降之证。

证象组合：气郁+气逆

主症：【**气机冲逆**】**症象**：①胸膈痞塞，胸满气急。②气喘，气逆不卧，气喘则头汗淋漓，寅卯时喘甚。③上气哮喘，喉鸣。④胸中苦热，烦闷不舒，烦躁不宁，夜不得眠。⑤面赤自汗，口干。⑥口唇、指端微绀。**脉象**：①脉弦滑。②脉滑数。③脉两寸滑搏。④脉洪滑不敛，时虚濡。

副症：【**气机不宣**】**症象**：①胸闷咳嗽，咳嗽不爽，咯白色黏痰。②痰转稠黏，咯吐困难。③痰多如脓，色黄而韧，排吐不利。④胸部闷痛，咳则尤甚。**舌象**：①舌淡红。②舌白。③苔薄黄。④苔稍黄厚。⑤苔边白中黄，根厚腻。⑥舌质红，苔黄腻。**脉象**：①脉小滑数。②脉浮数无力。③寸脉沉闭。

宾症：【**清窍不宣**】**症象**：①咽痒频咳。②咽干作痒。

治则：当以宣肺降气，清热化痰为主，以涤痰开闭，利其宣降。

方证

1.**宣肺降痰方证**：蒲辅周方[1]。治支气管肺炎，食痰阻滞，发热无汗，咳嗽气促，喉间痰鸣，咳痰不利，面浮目红，口微渴，纳减便干，小便短黄，舌不红苔白腻，脉沉细数。

炒苏子、炒葶苈子、炒白芥子、莱菔子、紫菀、白前、竹叶各3g，桑白皮4.5g，苇根、瓜蒌仁壳各6g，葱白2寸。

2.**清肺化痰法证**：朱颜方[2]。治痰喘，大便下血，烦躁不宁，胸中苦热，详见病案2。

旋覆花、紫菀、瓜蒌实、浙贝母、枇杷叶各9g，马兜铃、薄荷、白前各3g，苏子4.5g，陈皮6g。

3.**清热宣肺、化痰平喘方证**：周仲瑛方[3]。治哮喘反复发作4年余，喉中作水鸡声，痰鸣喘咳，气急，咯黄黏痰，排吐不利，胸闷痛，咳尤甚，咽干作痒，舌红苔黄腻，脉滑数。

蜜炙麻黄、射干各6g，炒黄芩、知母、桑白皮、光杏仁、法半夏、海浮石、广地龙、南沙参各10g，芦根20g，金荞麦根15g。

论著和讨论

本证候热痰壅闭肺窍，肺气不得宣降而上逆，其治则当以宣肺清热，化痰降气为法。如吴坤安说："若气逆咳喘，胸膈凝闷，气口脉闭，喘咳有痰声者，痰喘也，治痰为主，如前胡、苏子、杏仁、葶苈子、橘红、象贝、蒌霜、半夏、桑皮、枳壳、薄荷、桔梗、竹沥、姜汁之类，选用。伤寒有表解之后，而胸闷喘急者，亦痰也，急当治其痰，盖外感表邪虽去，而内痰复发，故喘，必寸脉沉闭，胸膈闷塞可证，不可因表解后，作虚治也。"[4]有云：咳嗽久不愈，痰转稠黏，咯吐困难，大便难，苔厚脉滑，主小萝皂丸：莱菔子、皂角、瓜蒌仁、南星、蛤粉。

病案举例

1.周小农治张彦卿之妻，体肥，有喉痛，患咽痒，频咳痰多，凛寒不扬，脉滑数，苔稍黄厚：用麻桂致高枕不眠，痰韧尺许，此辛温开泄，熬液成痰，用马兜铃、射干、冬瓜子、杏仁、芦根、象贝母、瓜蒌、桑皮、枇杷叶、牛蒡子、莱菔子、半贝丸，喘咳大定，加雪羹另研，川贝母、月石、甜杏仁霜冲服，以泄痰热而愈[5]。

又治施耀庭，50余岁，患咳痰白，自服膏滋，痰多如脓，色黄而韧，烦闷不舒，气逆不卧，气喘则头汗淋漓，脉洪滑不敛，时虚濡，舌白，伏热留肺得补则安：冬瓜子、甜瓜子、杏仁、薏苡仁、紫菀、马兜铃、葶苈子、黄芩、沙参、蛤壳、枇杷叶、天竹子、苇根、竹沥、莱菔汁、川楝子、浮石、木蝴蝶、雪羹，另研硼砂、雄黄、矾石、猴枣[5]。

2.严绍歧治沈小江，19岁，伤风不忌油腻，致咳嗽不爽，胸满气急，脉两寸滑搏，苔边白中黄，根厚腻，此食积阻滞于胃，风痰壅闭于肺：薄荷4.5g，前胡6g，杏仁、炒莱菔子各9g，桔梗、橘红各3g，春砂1.8g，后加瓜蒌仁12g，牛蒡子、马兜铃各4.5g，黄芩3g[6]。

3.李聪甫治产后哮喘：潘某某，24岁，胎前感冒，咳遗产后，上气哮喘，喉鸣，寒热往来，自汗口渴，小溲赤热，脉浮数无力，舌淡红。寒遏气郁，肺不清肃，当清肃肺气，宣化痰热：瓜蒌仁、枇杷叶各7g，茯苓9g，杏仁、川贝母、菀茸、款冬花各5g，百部、桔梗各3g，苏子2g，胡桃肉10g，蜜浇生姜1片。药后，寒热清，哮喘缓[7]。

4.朱颜治老妪，年77，咳痰喘嗽，大便下血，日五六行，烦躁不宁，胸中苦热，夜不得眠，寅卯时喘甚，脉弦滑，苔厚腻，此痰火客肺，肺与大肠相表里，迫血下行也，拟清肺化痰法（组方见方证），投已即寐，三更子后满头大汗，痰如曳锯，口张目瞪，脉弦滑，有神非欲脱绝，乃痰涎上冲欲出不出，咳出痰涎升许遂安[2]。

引用文献

［1］高辉远.蒲辅周医案［M］.北京：人民卫生出版社，1972：141.

［2］朱不远.朱颜医案医话选［J］.中医杂志，1980，(1)：15.

［3］张文康.中国百年百名中医临床家丛书·周仲瑛［M］.北京：中国中医药出版社.2004：48.

［4］吴坤安.伤寒指掌［M］.上海：上海科学技术出版社，1959：卷三88.

［5］周小农.周小农医案［M］.上海：上海科学技术出版社，1962：147.

［6］何廉臣.重印全国名医验案类编［M］.上海：上海科学技术出版社，1959：2.

［7］李聪甫.李聪甫医案［M］.长沙：湖南科学技术出版社，1979：155.

（三）肺失清肃候（肺胃热痰肺证转证）

肺胃热痰证·肺失清肃候，为热痰蕴蒸肺胃，消灼津液，致肺失清肃之令，叶天士仍称为上痹之证。其见症虽以肺失宣降之症象显明，但必以热盛津伤之脉症为主。

通称：上痹，邪结在肺。

病名：［**中医**］哮喘，肺痈。［**西医**］肺气肿，气胸，肺脓疡，肺结核，肺炎，小儿急性支气管炎。

病因病机：肺胃热痰蕴蒸，系痰热内蒸肺胃，消灼肺津胃液，致肺之清肃失司，宣降失常，甚则内逼络血，以致外溢。

证象组合：气郁+液灼+气蒸+血溢

主症：【津液消灼】症象：①干咳少痰。②口渴引饮，口干不思饮。③口燥咽干，鼻窍干焦。④虚羸少气。⑤五心烦热。⑥小便深黄，大便干燥。**舌象：**①舌苔薄白，质偏红。②舌绛苔燥。**脉象：**①脉滑微数。②右寸虚数，脉象细滑。

【气机失宣】症象：①咳喘气紧。②胸膈不利。③胸满胸痛，胸胁痛。

副症：【清窍不利】症象：声音不出。

【津气蕴蒸】症象：①心烦。②汗出。③痰黄稠，痰浊而多，味臭。④口干口臭。⑤发热，午后低热。**舌象：**①苔黄腻。②舌苔黄厚。**脉象：**①脉浮数。②脉弦数。③脉滑数。

宾症：【络血妄行】症象：①痰稠带血。②吐脓血。

【气机不降】症象：①咳喘。②喘急腹满。③喘逆动则加剧。

治则：当以清肃肺胃蕴热为主，以存其津液；化痰降气，以利其宣降。

方证

1.葶苈大枣合苇茎汤合泻白散证：叶天士方[1]。治风湿不解，邪结在肺，鼻窍干焦，喘急腹满，声音不出，详见病案1。

葶苈、大枣、苇茎、薏苡仁、桃仁、桑皮、地骨皮、薏苡仁、冬瓜子、芦根、竹沥。

2.加减苇茎汤证：庞华威方[2]。清肺化痰，平喘止咳。治小儿急性支气管炎。

鲜芦根30g，冬瓜子、薏苡仁各12g，桃仁、杏仁、前胡、白前各4.5g，苏子、莱菔子、玉蝴蝶各6g，胆南星3g。

3.苇茎汤合桔梗汤意方证：周仲瑛方[3]。治肺痈，恶寒发热，无汗咳嗽，痰吐黏白，左胸剧痛如刺。

桃仁、连翘、天花粉各9g，生薏、冬瓜子各15g，芦根30g，鱼腥草18g，合欢皮、银花各12g，甘草3g，桔梗、知母各6g。

论著和讨论

本证候痰热蕴蒸肺胃，消灼津液，肺气失其清肃之令。仲景曰："《千金》苇茎汤，治咳有微热，烦满，胸中甲错是为肺痈：苇茎2升，薏苡仁半升，桃仁50个，瓜瓣半升。"（《金匮要略·肺痿肺痈咳嗽上气病脉证治》）其治则当以清肃肺胃之热，兼以化痰降气为法。吴坤安说："若咳嗽口干，气逆而喘，（五心烦热，口渴引饮），而不头痛恶寒者，火邪在肺也，当以泻白散加二母、枯芩、羚羊角之类，以泻肺火。"[4]程国彭说："咳嗽吐脓血，咳引胸中痛，此肺内生毒也，名曰肺痈，加味桔梗汤主之。桔梗（去芦）、白及、橘红、甜葶苈（微炒）各2.4g，甘草节、贝母各4.5g，苡仁、金银花各15g，水煎服。"[5]

病案举例

1.叶天士治朱，风温不解，邪结在肺，鼻窍干焦，喘急腹满，声音不出，此属上痹，急急开其闭塞，葶苈大枣合苇茎汤。又，风温喘急，是肺痹险症。未及周岁，脏腑柔嫩，故温邪内陷易结。前用苇茎汤，两通太阴气血颇验。仍以轻药入肺，昼夜竖抱，勿令横卧为要。用泻白散法：桑皮、地骨皮、薏苡仁、冬瓜子、芦根、竹沥[1]。

2.赵海仙治肺痈：风伤皮毛，热伤血脉，身热咳逆，痰有腥味，脉象数大，拟麻杏石膏汤表病去，即用千金苇茎汤治之：冬瓜子、桔梗、云茯苓、鱼腥草、薏苡仁、甘草、西瓜子、郁金、射干、川贝母、枇杷叶、苇茎根、桃仁、杏仁。如气味不清，清肺中入凉血之品：薏仁、冬瓜子、金银花、桑叶、鱼腥草、枇杷叶、白茅根[6]。

又治风伤皮毛，热伤血脉，渐积成脓，酿成肺痈以五候矣，阳络受伤，近加失血，血去颇多，证多险候，拟：薏苡仁根、丹皮、甘草、冬瓜子、桑叶、桃仁、川贝母、桔梗、乌扇、枇杷叶、三七、白茅根、芦根、藕汁[6]。

3.赖良蒲治邓某某，男，38岁，忽然恶寒战栗，胸部隐痛，咳逆上气，声嘶，咯腥臭浊痰，带血丝，大便秘结，颧赤唇燥，口舌干燥，苔黄厚，脉浮滑弦数有力。主清宣金脏法，安肺桔梗汤加减：瓜蒌仁、凌霄花各12g，桑皮、象贝母、杏仁、枯黄芩各9g，桔梗、牛蒡子各6g，旋覆花4.5g，甘草3g，改方：石膏24g，凌霄花、寸麦冬、瓜蒌仁、苇茎各12g，马兜铃、甘草各3g，枇杷叶、郁金各6g，杏仁9g，或苇茎合泻白散：薏苡仁、苇茎各15g，瓜蒌仁、地骨皮、天冬、金银花、滑石各9g，浮石6g，桑皮12g，桃仁、甘草各3g，终以去痰利气补络：沙参、薏苡仁、茯苓各12g，法半夏、陈皮、苏子各4.5g，瓜蒌皮、白果各6g，白及9g，甘草3g[7]。

4.施今墨治肺痈：冯某，男，59岁。主诉：病历2月，初患咳嗽，胸际不畅，未以为意。近日咳嗽加剧且有微喘，痰浊而多，味臭，有时带血，胸胁震痛，稍有寒热，眠食不佳，小便深黄，大便干燥。诊查：舌苔黄厚，脉滑数。辨证：外感风寒，未得发越，蕴热成痈。宜排脓解毒，涤痰清热为主：鲜芦根、鲜茅根各24g，仙鹤草、生薏苡仁、冬瓜子（打）各18g，桑白皮、旋覆花（代赭石12g同布包）、地骨皮、炒桃仁、炒杏仁、陈橘络、苦桔梗各6g，北沙参10g，陈橘红、粉甘草各5g。二诊：服药5剂，寒热渐退，喘平嗽轻，痰减仍臭，已不带血，眠食略佳，二便正常，尚觉气短胸闷。仍遵原法：鲜芦根、鲜茅根各24g，旋覆花（代赭石12g同布包）、枇杷叶、炒桃仁、炒杏仁各6g，糖瓜蒌、生薏苡仁、冬瓜子（打）各18g，干薤白、半夏曲、北沙参各10g，炙百部、炙化红皮、苦桔梗、粉甘草、炙白前、炙紫菀各5g。三诊：服药6剂，诸症均减，唯较气短，身倦，脉现虚弱。此乃病邪乍退，正气未复之故。处方：北沙参12g，枇杷叶、苦桔梗各6g，云茯苓、南沙参、半夏曲、云茯神、炒白术、冬虫草各10g，三七粉（分两次冲服）3g，粉甘草5g[8]。

5.李斯炽治肺气肿，气胸：姚某某，男，成年，咳喘气紧，胸满心烦，心跳加快，虽有抽气旋抽旋积，气胸始终未消，昼夜汗出，胃纳不佳，干咳少痰，口干不思饮，脉浮数，苔黄腻。应以养阴泻肺、清利湿热为主：天花粉、麦冬、川贝粉（冲）、地骨皮、桑皮、苇茎、薏苡仁各9g，百合、山药、冬瓜子各12g，瓜蒌21g，甘草3g。17剂，诸症大有好转[9]。

又治肺脓疡、肺结核、肺炎：蕲某某，男，40岁，咳嗽胸痛，痰稠带血，口干口臭，午后低热，纳差，虚羸少气，苔黄细腻，脉滑微数。千金苇茎汤化裁：苇茎、枇杷叶、黄芩各9g，薏苡仁、冬瓜子、天花粉、瓜壳、竹茹、扁豆各12g，生谷芽15g，甘草3g[9]。

引用文献

[1] 叶天士.临证指南医案［M］.上海：上海卫生出版社，1958：222.

[2] 庞华威.千金苇茎汤加减治疗小儿急性支气管炎200例［J］.上海中医药杂志，1983,（10）：26.

[3] 周仲瑛.周仲瑛临床经验辑要［M］.北京：中国医药科技出版社，1998：23.

[4] 吴坤安.伤寒指掌［M］.上海：上海科学技术出版社，1959：88.

[5] 程国彭.医学心悟［M］.北京：人民卫生出版社，1963：113.

[6] 秦伯未.清代名医医案精华［M］.北京：人民卫生出版社，2006：215，216.

[7] 赖良蒲.蒲园医案［M］.南昌：江西人民出版社，1965：86.

[8] 祝谌予.施今墨临床经验集［M］.北京：人民卫生出版社，1982：39.

[9] 成都中医学院.李斯炽医案（二）［M］.成都：四川人民出版社，1978：98，103.

（四）肺气郁闭候（肺胃热痰肺证变证1）

肺胃热痰证·肺气郁闭候，为肺胃热痰，猝闭肺窍，肺气不得宣降之候，见症以气闭气逆之症象为主，可兼见肺气不能宣畅之脉症。

通称：痰热闭肺。

病名：［**中医**］暴喘，肺闭，肺胀，痰喘，寒包火哮。［**西医**］肺源性心脏病。

病因病机：肺胃热痰郁闭，因肺胃热痰，由外寒触动，猝闭肺窍，肺气宣降失司，痰气冲逆于上，何廉臣曰："此寒痰遏热，壅塞气管也。"[1]

证象组合：气郁+气逆+气闭

主症：**【气机不宣】症象**：①胸闷痰多色黄如脓，咯痰稠黏，不易咯出。②胸膺作痛。③发热畏风。④口渴。⑤溺短涩热。⑥便溏不爽。**舌象**：①舌红苔黄腻。②舌苔黄腻边白滑。③舌苔黄滑，中后满布厚腻。④舌绛苔黄。**脉象**：①脉滑数，脉细滑数。②脉浮弦而滑。③脉左浮弦，右滑数。④脉右软滞，左沉弦数。⑤脉浮数。

【气机闭塞】症象：①喘促短气不能平卧，突然呼吸困难，胸前痞塞，张口抬肩，鼻扇，呼吸三凹。②面浮睛突，目突如脱。③面色青紫，头汗淋漓。④喉间痰声辘辘有声，烦躁不安，时而闭目昏睡。

副症：**【气机冲逆】症象**：①胸膈满闷，咳逆气粗，喘咳不得卧。②气喘大发，喉有锯声，喉间有水鸡声。③喘甚时头汗较多。④先腹胀满，继咳呕多痰。

宾症：**【清窍不宣】症象**：喉中痰吼声，日夜不得卧。

治则：当以宣发肺气之闭，清泄肺胃之热，以宣其闭；化痰降气，以平其冲逆。

方证

1.白果定喘汤证：《通俗伤寒论》方[1]。豁痰下气，治痰喘，素有痰火热哮，猝被风寒外束者，一起即为头痛，发热畏风恶寒，喘咳脓痰，喉中痰吼声，日夜不得卧，面浮睛突，胸前痞塞，舌苔黄滑，中后满布厚腻，脉左浮弦，右滑数。详见论著。

白果21枚，姜半夏、桑皮、款冬花、杏仁各9g，苏子6g，橘红、片黄芩各4.5g，麻黄3g，生甘草1.5g。

2.定喘五虎汤证：《通俗伤寒论》方[1]。治痰喘，寒痰遏热，壅塞气管，咳逆气粗，咯痰稠黏，目突如脱，喉间辘辘有声。

麻黄3g，杏仁9g，石膏、炙甘草各12g，白细辛1.5g。

3.王氏痰喘丸证：《通俗伤寒论》方[1]。治久痰喘，寒痰遏热，壅塞气管，咳逆气粗，咯痰稠黏，目突如脱，喉间辘辘有声。

白檀香、白蔻仁、蛤粉、川贝母、麦冬、儿茶各30g，天冬、薄荷各15g，桔梗、广木香各9g，麝香、梅片各1.5g，研细，甘草120g，熬膏丸如芡实，每日噙1丸。

4.麻杏石甘汤加味证：周仲瑛方[2]。治咳喘5年，冬夏易发，详见病案4。

麻黄、甘草、射干各3g，杏仁6g，石膏30g，黄芩、桑白皮、川贝母、苏子各10g，蛤粉12g，竹茹5g。

论著和讨论

本证候肺胃热痰，闭阻肺窍，肺气宣降失常，痰气上逆，俞根初说："素有痰火热哮，猝被风寒外束者，一起即为头疼，发热，畏风恶寒，喘咳浓痰，喉中有痰吼声，日夜坐不得卧，面浮睛突，胸前痞塞，舌苔黄滑，中后满布厚腻，脉左浮弦，右滑数，先用白果定喘汤，宜以宣气豁痰为主，口噙清金丹除热哮以平喘。若表邪去而喘未平者，继用导痰汤加旋覆花、海石、苏子、白前肃肺气以除痰，终用加减玉竹饮子以保肺。”[1]治当宣开肺气，清泄肺热为主，兼以化痰降气为法。何秀山说：“因积火熏蒸，遇风而发，用五虎汤加竹沥达痰丸，上宣肺气，下逐痰火，再避风寒，节厚味，自能奏效。”[1]何廉臣说：“（哮证）审其客寒包火者，每用白果定喘汤，调下猴麝二宝散：猴枣3g，麝香0.3g研匀，每服0.6g，屡奏殊功。”[1]

何廉臣说：“咳逆气粗，咯痰稠黏，甚则目突如脱，喉间辘辘有声者，此寒痰遏热壅塞气管也，名痰喘也，法当豁痰下气，白果定喘汤（组方见方证），重则小青龙汤加石膏汤，或定喘五虎汤（组方见方证），久则口噙王氏痰喘丸（组方见方证）。”[1]又说：“若郁而化火，热盛痰壅，当用加味麻杏石甘汤：麻黄、石膏、瓜蒌仁各12g，杏仁9g，生甘草1.2g，竹沥半夏4.5g，橘红、枳实各3g。”[1]

病案举例

1.丁甘仁治旧有痰饮：咳嗽，触受风温之邪，互阻上焦，太阴清肃无权，气喘大发，喉有锯声，咳痰不出，发热畏风，苔黄腻，脉浮弦而滑，降气化痰，邪不外达，痰益胶固，拟麻杏石甘汤加味，以清开温邪，肃肺涤痰：蜜炙麻黄、杏仁、生石膏、生甘草、炙苏子、旋覆花、竹沥、半夏、远志、马兜铃、贝母、浮石、冬瓜子、芦根、竹沥[3]。

2.严绍歧治潘四鸠，38岁，受暑夹湿，湿热未清，投生地、石斛致湿热胶滞，先腹胀满，继咳呕多痰，胸闷口渴，溺短涩热，便溏不爽，脉右软滞，左沉弦数，舌苔黄腻边白滑，先治上焦，越婢加半夏汤增损：麻黄、姜皮、煨木香各3g，石膏30g，杏仁12g，竹沥半夏、瓜蒌皮各15g，苏子6g，红枣2枚，3剂，痰嗽气逆大减，胸闷口渴亦除，后治其下焦，桂苓甘露饮加减：桂枝、白术各3g，茯苓18g，猪苓、泽泻各9g，川厚朴4.5g，寒水石、滑石各18g，4剂，小便畅利，腹胀顿消，唯痰尚未除，胸膈气滞，香砂二陈加鸡内金、佛手，调理7日而愈[4]。

3.蒋庆雨治肺源性心脏病痰浊阻肺型：痰浊化热，喘促短气，不能平卧，痰黄稠黏不易咯出，舌红苔黄腻，脉滑数：麻杏石甘合苇茎汤加减：麻黄、杏仁、生石膏、桑皮、芦根、桃仁、冬瓜仁、薏苡仁、瓜蒌仁、鱼腥草、败酱草[5]。

4.周仲瑛治患者秦某，男，55岁。咳喘5年，冬夏易发，此次于10月复发，迁延两月，经用青、链霉素，平喘止咳药等，减不足言，上月因外感而加重，乃予入院。症见气急咳喘，不能平卧，胸膈满闷，喉间有水鸡声，痰多色黄，咯吐不易，汗多怕冷，大便溏薄，舌苔薄黄，脉细滑数。辨证施治：先从痰浊阻肺，肾不纳气论治，予三拗汤、三子养亲汤、二陈汤加南沙参、熟地、沉香、脐带，同服黑锡丹，并予吸氧，配用氨茶碱等经治9天，病情尚无好转，喘甚时头汗较多，痰黄如脓，舌质红，舌苔黄，中后光脱，脉细滑数（110次/分）。此属痰热伤阴，拟麻杏石甘汤加味（组方见方证）。药后喘急缓而头汗少，越日能停止输氧。上方加鱼腥草、芦根，又经4天，脉静（90次/分），喘递减。仍服上方，1周后喘平。但咳痰稠黄难咯，口咽干，舌红少津，脉细滑。阴虚之象已露，转予养阴清化痰热，药用南北沙参、天冬、五味子、白芍、蛤蚧、知母、贝母、白前、杏仁、苏子、生甘草，瓜蒌皮。经治半月，病情得解，继予六味地黄汤加味，巩固后出院。按：本例始起虽因感寒而作，并见汗多怕冷、便溏、动则喘甚等肾不纳气之症，但痰多色黄，舌苔薄黄，脉数等症，提示病有化热趋势，故投以温化寒痰、补肾纳气等法效均不显，后改予清化痰热，方合效机，终投滋养肾阴而使病情稳定[2]。

引用文献

[1] 俞根初.重订通俗伤寒论[M].上海：上海科学技术出版社，1959：310，314，339，340，341.
[2] 周仲瑛.周仲瑛临床经验辑要[M].北京：中国医药科技出版社，1998：28.
[3] 秦伯未.清代名医医案精华[M].北京：人民卫生出版社，2006：537.
[4] 何廉臣.重印全国名医验案类编[M].上海：上海科学技术出版社，1959：145.
[5] 蒋庆雨.中西医结合分型治疗慢性肺心病77例的临床体会[J].新医药学杂志，1976，(10)：29.

（五）肺气郁痹候（肺胃热痰肺证变证2）

肺胃热痰证·肺气郁痹候，为肺胃热痰，阻滞肺气，郁痹血络之候，见症虽亦以肺失宣降之症象显明，但必见气血郁痹之脉症。

通称：痰气胶结，肺窍阻闭，清肃失司。

病名：［中医］肺痹。

病因病机：肺胃痰热郁滞，系肺胃痰热内蕴，阻滞肺气，不得通利，失其宣降之常，郁痹肺络，致络瘀血溢，而成气血郁痹之证。

证象组合：气郁+气滞+血溢

主症：【气机不宣】症象：①胸闷，息贲胸闭。②呛咳不畅，呼吸不利。③气憋面赤，颈静脉露张，咳时痰少，痰稠。④口干心烦，小水短少。

【气机不利】症象：①胸胁胀痛。②胸痛引背，胸满背胀，夜不安卧。③胸中痞痛，胸膈胀痛。④胁下扯痛，不能着席。**脉象**：①脉洪数有力。②脉大而急。③寸脉大，沉按滑数而来。

副症：【气机不降】症象：①气逆喘不得卧，卧则气冲。②咽痒上气则咳，咳则连声频作。③咳甚则呕吐涎沫。

【络瘀血溢】症象：①咳血。②咳痰色黑而臭。③鼻衄如泉。

宾症：【清窍不宣】症象：①音嘶。②喉痹。③目烂舌烂。④饮水呛出。

治则：当以宣肺泄热为主，化痰降气，佐以和血通络，以宣其气血之郁痹。

方证

1.辛温寒合方证：张聿青方[1]。治咳喑吐血，投滋补而剧，详见病案1。

炙麻黄、生甘草各1.5g，杏仁、云茯苓各9g，象贝母、蝉衣、当归各4.5g，桑叶3g，藕节6个，石膏18g，或加玄参、射干、瓜蒌皮、北沙参、竹衣、青果、天花粉。

2.仿苇茎汤证：程杏轩方[2]。清燥宣痹，治肺感燥邪，痰气胶结，肺窍阻闭，清肃失司，酿成肺痹，详见病案4。

苇茎、桃仁、薏苡仁、冬瓜子加瓜蒌皮、海石、葶苈子，鼻衄加石膏、山栀子、竹沥以撤痰热。

论著和讨论

本证候肺胃热痰内蕴，阻痹肺气血络，失其宣通。吴坤安说："如发热胸闷，咳嗽气急，痰多浓厚者，中宫积痰也，宜燥润并用，如南星、半夏、瓜蒌、海石、枳实、陈皮、茯苓之类或导痰汤亦可。"[3]治则以宣肺泄热为主，化痰降气，佐以通络，以宣其郁痹。严用和说："瓜蒌实丸治胸痹，胸中痛彻背，喘急妨闷：瓜蒌实、枳壳、半夏、桔梗（炒）各一两，上为细末，姜汁打糊为丸，如梧桐子大。每服五十丸，食后，用淡姜汤送下。"[4]

病案举例

1.张聿青治龚右，头痛内热俱减，然咽中仍然作痛。喉痹情形，咳喑而且吐血。据述病由受寒而起，投补而剧。于无治处求治，姑从此着眼，以希天幸（组方见方证）[1]。

2.孙文垣治一妇人，先伤风，发热咳嗽，2月份分娩，热尚未退，食鸡汁肉太早，嗽热愈盛，胸膈胀痛，头痛口渴，大便闭，气逆而喘不得卧，咳痰色黑而臭，小水短少，胁下扯痛，不能着席，汗出不止，症甚危，以瓜蒌15g，苏子3g，枳壳、酒制黄芩各1.8g，前胡、桔梗各1.5g，甘草0.9g，生姜3片。胸膈痛减半，喘少定，再进。大便用蜜导下，就方加减服之，热尽退，诸症寻愈[5]。

3.雷少逸治孙某，感冒风邪，丰用微辛轻解法加杏仁、象贝治之。服2剂，因食火酒下鸡转剧，病忽益剧，息贲胸闭，鼻衄如泉，寸脉大，沉按滑数而来，此风痰壅闭于肺，化火劫络之症，遂用金沸草汤去细辛、荆芥，加葶苈、杏仁降肺气以开其闭，黄芩、栀炭清血热而止其衄，连服3煎，即中病机。若以楂肉、鸡内金消积，葛花、枳椇解酲，便是刻舟求剑[6]。

4.程杏轩治吴媪恙经3月，脉大而急，咳呛气筑，胸满背胀，夜不安卧，卧则气冲，呼吸不利，目烂舌烂，口干心烦，属肺感燥邪，痰气胶结，肺窍阻闭，清肃失司，酿成肺痹，以清燥宣痹，仿苇茎汤法（组方见方证）。服药四剂，喉口燥象稍减，舌根焦苔亦退，脉象依然，痹犹时发，甚则胸膈䐜胀，喘喝不已，欲人捶摩，咯出浊痰，略觉宽展[2]。

5.姜春华治陈某，男，42岁，咳嗽2年余，时轻时剧，晨起为甚，咽痒上气则咳，咳则连声频作，良久复止，气憋面赤，颈静脉露张，咳时痰少，咳甚则呕吐涎沫，略有胸闷，苔脉如常。断为气滞痰郁，肺失清肃。以顺气化痰，肃肺截咳：旋覆花、半夏、杏仁、百部各9g，全瓜蒌15g，马勃3g，南天竹子、竹茹各6g，天将壳3只，7剂，药尽，咳止，未复发[7]。

引用文献

[1] 张聿青.张聿青医案[M].上海：上海科学技术出版社，1963：533.

[2] 程杏轩.杏轩医案并按[M].合肥：安徽人民出版社，1986：374.

[3] 吴坤安.伤寒指掌[M].上海：上海科学技术出版社，1959：66.

[4] 王道瑞.严用和医学全书[M].北京：中国中医药出版社，2006：36.

[5] 江瓘，魏之琇.名医类案（正续编）[M].北京：中国中医药出版社，1996：333.

[6] 雷丰.时病论[M].北京：人民卫生出版社，1964：29.

[7] 贝润浦.姜春华谈治咳截断[J].中医杂志，1981，(11)：18.

（六）气液虚逆候（肺胃热痰肺证变证3）

肺胃热痰证·气液虚逆候，为肺胃痰热，上逆犯肺，耗伤气液，实中夹虚之证。稍有不慎，即有虚脱之虑。其见症虽以肺失宣降之症象显明，但必兼见气虚与液灼之脉症。

通称：痰热伤津。

病名：［**中医**］咳喘，肺痿，麻后喘。［**西医**］腺毒性肺炎，麻后肺炎，支气管哮喘，右肺不张（炎性变）。

病因病机：肺胃痰热虚逆，因肺胃热邪耗液酿痰，痰热互结，以致气馁津枯，痰热上逆，肺胃之气不降，蒲辅周谓“热久伤阴，肺气已虚，痰热互结”之候[1]。

证象组合：液灼+气逆+气郁+气虚

主症：【**津液消灼**】**症象**：①口渴。②微热，高热发热，微恶寒，无汗。③心烦。④发热有汗，下午潮热汗出。⑤口糜满布，口中辟辟燥，口干而不欲多饮。⑥唾吐白沫，间有黄色脓痰，吐黏痰如脓，咯出不爽。⑦便结，大便难。⑧皮肤干燥，面色晦滞。**舌象**：①舌红鲜泽，绛似干，上罩垢浊。②舌质红，苔少津，苔白不润。③苔剥。④苔黄燥。⑤舌质干枯，苔白厚，干涩缺润。⑥舌红少苔。**脉象**：①脉细滑。②细弦。③脉细数。④脉沉数。

【**气机冲逆**】**症象**：①气喘息促，痰声辘辘。②夜间气急，睡眠不安。③喘息仍频作。④咳嗽频作，气息迫促，不能平卧。**脉象**：①左弦数有力。②右寸稍弦而独盛。

副症：【**气机不宣**】**症象**：①胸闷。②胸中隐痛。③咳嗽痰阻。④干咳，咳叹白黏。⑤胃纳不进。

宾症：【**气虚失充**】**症象**：①四肢倦懈。②头汗，盗汗。③大汗出，面色淡白。④头晕，嗜睡，神萎气怯。⑤气喘，心悸，汗出。⑥手指蠕动。⑦形肉消瘦，皮肤枯薄多皱。⑧纳呆，饮食懒进。**舌象**：边有齿痕。**脉象**：①右脉数急无力。②脉浮滑重按无力。③弦细两寸无力。④虚弦脉。

治则：当以益气养液，清热兼以化痰降逆，虚实兼顾，挽正祛邪。

方证

1.益气生津清热化痰方证：蒲辅周方[1]。治热病伤阴（腺毒性肺炎），高烧咳喘，详见病案1。

西洋参、川贝母、天竺黄各3g，沙参、蛤壳、枇杷叶各6g，寸麦冬4.5g，五味子30粒，诃子1枚。

2.心咳汤化裁方证：赵锡武方[2]。治喘息发作，甚则不得平卧，详见病案2。

北沙参、浮小麦各30g，生石膏15g，麻黄6g，牛蒡子、杏仁、桔梗、麦冬、半夏、川贝各12g，甘草、远志各10g。

3.《金匮》麦门冬汤加减证：张吉金方[3]。治肺痿（右肺不张：炎性变），发热，咳嗽，咳吐稠黏痰，胸痛，心悸，头晕。

太子参、麦冬、清半夏、象贝母、橘红、光杏仁、枇杷叶、茯苓、瓜蒌皮各9g，冬瓜子15g，桔梗6g，甘草3g。

论著和讨论

本证候肺胃热恋消灼气液，痰热互结，肺胃失降，蒲辅周曰：“宜益气生津，清热化痰。”[1]补泻兼施之法。治则当以清补气液，清热兼以化痰降逆，林曲亦谓：“治宜泻肺清热排痰以祛邪，补气生津以扶正。”[4]张问渠按：赵（锡武）老认为本例（病案2）因肺阴虚损，心气不足，痰饮壅肺引起反复发作性哮喘，以致咳喘伴有汗出，憋气，舌质红为辨证要点，此与动则作喘的肾虚喘有所区别。本例病变在肺，以痰饮壅肺，热邪灼津，导致肺气不利，故选用心咳汤加减。具体加减：生石膏倍量，远志、半夏各增为12g，麦冬、茯苓各15g，甘草、牛蒡子各9g，浮小麦30g，原方中薄荷改为麻黄6g，咳喘较甚者加厚朴、苏子、枳壳，降气定喘，痰多加瓜蒌，有热加黄芩。咽肿去半夏，汗多加五味子[2]。

病案举例

1.蒲辅周治麻后喘急（麻后肺炎）：杜某，男，1岁2月，麻出后七天，高烧喘急，经抗生素，中药养阴清热，病不解，T40℃以上，高烧嗜睡，气喘息粗，咳嗽痰阻，舌红苔黄燥，脉沉数，由疹后气液两伤，痰热互结，肺气不降，宜泻肺涤痰，生津润燥，补泻兼施：沙参、白前、竹叶、法半夏各6g，寸麦冬、桑皮、莱菔子、葶苈子、甘草各3g，大便下黏液，高热微降，黄燥苔稍退，去沙参、寸麦冬、甘草加冬瓜仁、薏苡仁各9g，通草3g，淡以通阳，辛以涤痰，诸症悉平，唯咳而有痰，脉缓，苔薄微腻，继理肺化痰善后：茯苓、法半夏、杏仁、麦芽、枇杷叶、天冬各6g，川贝母、花红各3g，甘草1.5g，冬瓜仁9g，白前4.5g[1]。

又治热病伤阴（腺毒性肺炎）：吴某，男，1岁，高烧咳喘6天入院治疗，热退而喘不止，三周后又有不规则发热，咳嗽痰多，喘憋而烦，脉右数急无力，左弦数有力，舌正红无苔，发热有汗，呛咳有痰，喘而气憋，心烦腹满，此热久伤阴，肺气已虚，痰热互结，宜益气生津，清热化痰（组方见方证），热稍减加知母1.5g，茅根6g，2剂，热退烦喘消失，唯咳痰，脉缓无力，舌淡无苔，用六君加味肺脾双调[1]。

2.赵锡武治某外宾，女性，26岁，喘息发作，甚则不得平卧，心前区不舒，心慌，胸闷，气短，每当喘作则汗出。经某医院会诊，考虑对螨过敏，拟为支气管哮喘，即用抗生素及脱敏药物，效果不显。过去每次发作均用激素控制。本次发作，患者拒绝服用激素，改用中药治疗，先后用桑菊饮、麻杏石甘汤、小青龙汤、定喘汤，从寒，从热，或化痰定喘法均未见效。喘息仍频作，微热，气喘，心悸，汗出，经赵老诊查，脉弦细，两寸无力，舌质红、苔少津，边有齿痕，乃平素痰饮壅肺，近因邪热伤津，清肃失降，心气不足所致，拟祛邪扶正，采用宣肺化痰，养阴止咳法，选用清代王旭高之心咳汤化裁（组方见方证）。服7剂后，喘咳减轻，心悸气短亦减，脉弦细，舌红苔薄微腻，乃湿邪内阻，肺失清降，拟上方佐宽胸理气之品。上方去牛蒡子，加厚朴、枳壳。再服7剂后，咳喘明显减轻，夜能平卧，汗出已止，心前区不痛，能下地活动，但偶有小发作，苔薄，脉弦细，上方去浮小麦，加瓜蒌，连续服30剂后病情基本稳定后出院[2]。

3.林曲治风痰喘嗽：符某某，女，73岁，诉咳喘已十多天；近三天来病势加重，咳嗽频作，唾吐白沫，间有黄色脓痰，气息迫促，不能平卧，胸中隐痛，胃纳不进，仅时饮少许米汤。脉浮滑，重按无力，右寸稍弦而独盛。舌质干枯，苔白厚。此属太阴感受风寒。失于宣泄；郁久化热，痰热壅结气道，清肃无权，加之气津耗损，虚中夹实之候，治宜泻肺清热排痰以祛邪；补气生津以扶正：葶苈、苏子各9g，大枣10枚，桑白皮12g，苇茎15g，冬瓜仁21g，桔梗、川贝各6g为末冲服，天花粉15g，沙参24g，生甘草6g，党参30g。服1剂症减，再服而喘息全定，能进饮食，尚微咳唾少许白沫，继处六君子汤加薏苡、杏仁、麦冬、枇杷叶，嘱服2剂而瘳[4]。

又治痰热壅肺：符某某，女，68岁，诉咳嗽已10余日，自前夜起，咳忽频数，气逆不得息，口中辟辟燥，吐黏痰如脓，咯出不爽，胸胁引痛，下午潮热汗出，饮食懒进，口干而不欲多饮。脉细数，舌红少苔，干涩缺润。此外感风热，上犯肺脏，熬津成痰，痰热互结，壅阻气道，肺失宣降，以致喘嗽迫促，热为阳邪，易伤津损液，加之素体阴虚，故见舌红，脉细数，潮热汗出，渴不多饮。宜泻热排痰肃肺以治其标，育阴增液除蒸以治其本：葶苈、桑白皮、苏子、竹茹、桔梗、白薇各9g，大枣10枚，瓜蒌仁、知母、麦冬、天冬各15g，川贝（冲服）、粉甘草各6g，地骨皮12g，生地18g，银花21g，连服2剂，症势大减，再进1剂，潮热退，津液复，喘急除。余咳未瘳，继服桑杏汤加减2剂而愈[4]。

引用文献

［1］高辉远.蒲辅周医案［M］.北京：人民卫生出版社，1972：131，151.
［2］张问渠.赵锡武老中医治疗咳喘的临床经验［J］.新中医，1980，(3)：11.
［3］张吉金.中医药治疗右肺中叶不张1例［J］.上海中医药杂志，1966，(2)：50.
［4］林曲.葶苈大枣泻肺汤的临床应用［J］.新中医，1978，(6)：42.

（七）阴虚失纳候（肺胃热痰肺证变证4）

肺胃热痰证·阴虚失纳候，为肺肾气阴素虚，痰热逗留于上，肾气失纳于下，而成上实下虚之证，即叶天士所称“在肺为实，在肾为虚”[1]，虚实夹杂之证。其见症虽以痰气上逆之症象显明，但必兼见肾阴虚与肾阳浮之脉症。

通称：上实下虚。

病名：［中医］虚喘夹痰。

病因病机：肺胃热痰虚逆，多由久病，耗伤肺肾气阴，而痰热又留恋于肺，肾虚不能配阳，肾气失纳，挟热痰冲逆于上，为上实下虚夹杂之证。

证象组合：阴虚+气逆+阴涸+阳浮

主症：【阴虚失养】症象：①头晕。②肢酸。③神疲乏力，疲倦昏沉欲睡。④午后略有潮热。⑤夜卧少寐。⑥胁痛。**脉象：**①脉濡细。②脉沉细微。③脉沉弦，重按少力。**舌象：**①舌红苔薄白。②舌淡苔白。

【气机冲逆】症象：①咳嗽气喘，痰声辘辘，动则气逆。②时作喘逆，倚息难卧。③气喘但坐不得卧。④呃逆频作。⑤纳食呆滞，饮食不进。**舌象：**①舌苔微黄。②舌苔厚腻满布。③舌苔白腻。④苔浮红罩霉。⑤苔根腻。⑥舌灰垢。**脉象：**①脉濡滑。②脉滑数右大。

副症：【阴液消涸】症象：①咳痰，黏不易出。②痰黏腻厚，痰白而稠，晨起痰色稠黄。③心悸而嘈。**脉象：**①脉细数。②急数无情。**舌象：**①舌质光红。②舌光绛。③舌焦裂。

宾症：【阳气浮越】症象：①心胸烦闷异常，欲露胸泄闷。②两颧红赤。③面浮。④腰酸胁痛。⑤面赤戴阳，郑声撮空。**脉象：**脉则右尺动滑如驶。

治则：当清肃肺之痰热，与滋补肾阴，摄纳肾阳并进，即清上实下，虚实同治之法。

方证

1.苏七汤证：程门雪方[2]。治咳嗽气喘，神疲乏力，心悸而嘈，舌苔白腻，脉濡滑，降上纳下，上下兼顾。详见病案3。

炙白苏子、橘红、炙远志各4.5g，竹沥半夏、炙紫菀、炙款冬花各6g，煅鹅管石3g，淮小麦12g，辰苓、白杏仁、紫石英各9g，七味都气丸9g。

2.三子贞元饮证：魏长春方[3]。治肺虚肾亏，痰湿内停，咳逆，气喘不得平卧，痰白而稠，胸闷面浮，头晕肢酸，舌淡苔白，脉细。

苏子、莱菔子、白芥子、大熟地、当归、地枯萝、炙甘草。

3.都气丸合生脉散加味证：何若苹方[4]。滋阴纳气，治肺结核，咳嗽胸闷，咳痰不爽，晨痰黄稠，时作喘逆，依息难卧，腰酸胁痛，午后潮热，夜卧少寐，脉细数，苔光绛。

生地黄、怀山药、山茱萸、麦冬各9g，茯神15g，五味子1.5g，泽泻、北沙参各6g，丹皮、川贝母各3g，黛蛤散12g。

论著和讨论

本证候痰热上滞于肺，冲气下动于肾，上为肺之痰实，下为肾之阴虚，其治则上化痰热，下补肾阴，清上补下，虚实同治。程门雪曰："肺虚而夹痰热逗留肺络者至多。尽管肺肾两亏，气阴并伤，而见舌质光红，只要咯痰不爽，痰黏腻厚，补中仍当佐以肃化痰热之品。王孟英说得好：'感后余热，阻气机之肃化，搏津液以为痰，此关不通，一切滋补无从着手'。所用方法大都采取'千金苇茎'（一般不用桃仁）、'雪羹'、竹沥等等，掺入熟地、沙参、冬虫夏草、肉苁蓉、女贞子、旱莲草、紫石英等药中用之，以为清上实下、下虚上实之治，亦即叶氏所谓'在肺为实，在肾为虚'，虚实同病者之治法。"[1] 如张聿青亦曾有云："气阴以亏，痰火独盛，（当）育阴化痰，以通肺肾。"[4]

程门雪接着说：必须指出，痰热阻塞肺络者，不一定表现在苔，而应当注意在脉，右寸滑大，则为的据。本来肝司左升，肺主右降，升降失度，治节不行，所以为咳为喘。但治节何以不行？肃化何以受阻？主要是热搏津液为痰，痰阻肃化之故。王氏此点，说得甚透，适用得甚广，取效殊佳，是值得取法的。王氏又有"治外感须于实处求虚，治内伤须于虚中求实"二语，亦是治疗关键语。虽系泛指一切外感内伤，但虚中求实四字，引用到治喘，还是非常适合。上面所说是指痰热之症而舌光净的，如果舌剥而苔腻布，则是脾有湿痰，如用前法，就必须复入"金水六君"方法了。熟地用汤泡或后下，取"浊药清投"之意，王旭高医案中每每用之，他联系咳嗽、气喘、痰饮、虚劳三四门方法合而为一，这就在临床随机变化了。大概内伤久病，苔脉相参，脉为重要。我从前曾经治一气喘病人（见下列病案3）。又按所谓肺实当右寸滑大，还要按其两尺，两尺虚弱才是上实下虚之据。如果两尺不虚，右寸独大，那又可能是实证了。如《古今医案按》记李士材治史明彝经年咳嗽，历久无效，自谓必成虚劳。李曰："不然，脉不数不虚，唯右寸浮大而滑，是风痰未解，必多服酸收，故久而弥盛"，用麻黄、前胡、苏子、杏仁、橘红、半夏、桔梗、甘草，5剂止，10剂痊愈。尤在泾亦谓久嗽脉不数，口不渴，未必即成虚损，多属痰饮为患。又《医述》载程星垣案：一商心胸胀闷，大汗气喘，不能坐卧，昼夜唯行步，不能暂停，诊脉浮而微，右寸似无，方用人参15g，生姜10片，水煎，频频缓服，喘急少安，能就枕，再服遂愈。人参补肺定喘，肺实则气收而汗自止矣，肺属金喜辛，姜佐人参引经，补肺而开肺部之闷胀。"右寸如无"，方用人参，比之李案右寸浮大而滑，虚实判然[1]。

病案举例

1.张聿青治顾左，向有痰饮，兹感风温先咽痛，痰火交炽，肺肾不通，气喘难卧，痰声辘辘，心胸烦闷异常，欲露胸泄闷，两颧红赤，脉濡细，苔浮红罩霉，气阴已亏，痰火独盛。育阴化痰，以通肺肾：阿胶、天冬、磁石、川贝母、茯神、生地、秋石、蛤粉、珍珠粉、海蜇[5]。

2.方仁渊治钱，嗜好之体，肺肾两虚，一受温邪，最易劫津伤阴，刻诊表热退清，脉数症者，胃与少阴涸，舌焦裂，太阴竭而胁痛气喘，邪热夹火内燔，阴伤津液而烁，危险在迩，当补之际，唯有顾其根本，亟亟阴阳并补，或能邀幸于万一：大熟地30g，山药、枸杞、麦冬、苁蓉、紫石英各12g，五味子、丹皮各4.5g，山茱萸、阿胶各6g，麻仁、泽泻各9g，炙甘草3g，从左归复脉出入，舌津略润，气逆胁痛太平，病情似有转机，但脉仍急数无情，郑声撮空，忌象迭见。良由阴精阳气消耗难复，杯水车薪之效，未能有恃无恐也，仍拟峻补阴阳，收拾元气，冀其根本，有所依赖，不致喘脱为幸：熟地30g，当归身、洋参、阿胶各9g，五味子4.5g，炙甘草3g，苁蓉、寸麦冬、枸杞、巴旦杏仁、紫石英各12g；舌灰不退，脉仍数急无情，去阿胶、紫石英、杏仁，加玄参、川贝母、鲜沙参、瓜蒌皮，佐以清养肺阴，舌灰垢大化，脉数急渐和，病机大有生色矣；贞元饮、生脉饮加枸杞、玄参、川贝母、鲜沙参、海浮石、燕窝；面赤戴阳，下虚极也，神倦意弱，皆属不足之象，大病而逢节候，宜其如此，拟养纳之中，参以潜阳救液，扶过冬至不剧方许一阳来复：熟地24g，龟板15g，山茱萸4.5g，炙甘草、五味子各3g，寸麦冬、枸杞各12g，川贝母、麻仁各9g，鲜沙参、鲜石斛各21g，沉香汁0.6g，虚阳已退，脉急亦和，知饥思纳，去石斛、麦冬，加茯苓、玄参。舌润津回，脉急大缓，临崖勒马，已如坦途，拟补养金水，醒胃调元：西洋参、熟地、寸麦冬、五味子、枸杞、鲜橘皮、谷芽、金石斛、鲜沙参[6]。

3.程门雪曾经治一气喘病人，但坐不得卧已10余天。舌苔厚腻满布，脉则右尺动滑如驶。所服的药：小青龙、三子养亲、平胃散、二陈汤，化痰之法无不遍投，病家已备后事。我根据病者脉象，而且看到化痰药已用过不效，处方用大剂"复脉法"治下，参入肃化治上，初亦缺少把握，不料1剂能卧，明日腻苔尽退，转为花剥，舌露光绛，始悟其人本质原属阴虚火旺，腻苔乃10余日张口呼吸，浊气上逆之故，这是变法中之变法，是很难遇到的[1]。

又治陆某某，女，39岁，舌苔白腻，脉象濡滑，咳嗽气喘，神疲乏力，心悸而烦。素虚之体，肺气不降，肾气不纳，心神不安之故。拟与兼顾（组方见方证）4剂，诸症减轻，原方续进，4剂[2]。

4.黄彭年治邱某，男，60岁，头晕咳痰，黏不易出，多以化痰将气温补，病延一月，呃逆频作，饮食不进，脉沉细微，疲倦昏沉欲睡，舌苔微黄，与沉附六君、人参真武、附子理中加沉香。此阴气暗耗，阳气独升，阴不能守，阳不能潜，橘皮竹茹汤去姜枣，加贝母，舌苔退净，现出老绛，精神略爽，七味都气汤合生脉饮，服后不久，呃逆平息[7]。

5.魏长春治王某某，男，13岁。哮喘10年，反复发作，咳气喘，夜间尤甚，咳痰不畅，胸网，脉细，舌苔花剥。此肺肾并亏，拟三子贞元饮加减：苏子、刀豆子、当归各6g，熟地、炙甘草各12g，百合、地枯萝各9g，五味子3g，5剂。二诊：药后喘平，痰量增多，胸闷瘥，夜寐安，胃纳增，脉舌如前。药已奏效，前方加佛耳草9g，服5剂。三诊：近因天气寒冷，受凉后哮喘复发，但症状较前为轻，面赤，肢冷，舌红，脉细滑，前方加减：苏子、刀豆子各6g，五味子3g，炙甘草12g，百合、地枯萝、白前、空沙参、杏仁各9g，5剂[3]。

引用文献

[1] 程门雪.漫谈咳、喘、哮、痰饮的症治[J].中医杂志，1980，(2)：12.

[2] 上海中医学院.程门雪医案[M].上海：上海科学技术出版社，2002：44.

[3] 浙江省中医院.魏长春临床经验选辑[M].杭州：浙江科学技术出版社，1984：14，85.

[4] 何若苹.喘证论治[J].浙江中医学院学报，1983，(3)：30.

[5] 张聿青.张聿青医案[M].上海：上海科学技术出版社，1963：309.

[6] 吴之谦.方耕霞先生医案摘要[J].江苏中医，1965，(5)：31.

[7] 福建省中医药研究院.福建中医医案医话选编（第一辑）[M].福州：福建人民出版社，1960：131.

（八）清气失宣候（肺胃热痰胃证本证）

肺胃热痰证·清气失宣候，为热痰郁滞肺胃，上中清气失于宣展，不能上发空窍之证，杂病家通称之为阻塞清窍，清阳痹阻之证。其见症虽以空窍不宣之症象显明，但必兼见上中气机宣降失常之脉症。

通称：阻塞清窍，清阳痹阻。

病名：[**中医**]耳聋，暴喑，鼻渊，多寐症，呃逆。[**西医**]发作性睡病。

病因病机：肺胃痰热郁遏，因热痰逗留肺胃，肺气失宣，胃气不降，致胸中清气不得宣展，不能达于空窍，何廉臣所谓："痰火上升阻塞清窍"。

证象组合：气郁+空窍

主症：【**气机不宣**】**症象**：①不食不便。②面晦肤生黑晕。③懒言神呆。④胸闷短气，痰出不爽。⑤下肢浮肿。⑥溲少。**舌象**：①苔白。②舌苔黄白而腻。**脉象**：①脉弦滑。②脉涩数。③细濡。

副症：【**清窍不宣**】**症象**：①耳聋。②目神呆钝。③咽中痰腻。④突然失音不语，以手指喉，似有痰之意。⑤鼻塞鼻鼾。

【**清空不宣**】**症象**：昏沉嗜睡。

宾症：【**气机不降**】**症象**：①面冷频呃，咽中不爽。②咳恶夜甚。③动则息促。

治则：当以宣发肺气，涤痰清热为法。

方证

1.导痰汤加减证：俞根初方[1]。轻宣肺气之郁，治痰火上升，阻塞清窍，其耳亦聋。详见论著。

甘草、陈皮、茯苓、枳实、瓜蒌皮、京川贝母、枇杷叶、马兜铃、通草、鲜石菖蒲之类。

2.轻清开提肺气宣泄上焦方证：吴坤安方[2]。开气分之痹，治肺气膹郁气逆，清阳痹阻，病在上焦，面冷频呃，咽中不爽。

姜炙枇杷叶、川贝母、郁金、香豉、桔梗、通草、竹茹。

3.甘桔汤加味证：田艺华方[3]。治暴喑，欲言而不能，急躁无比，详见病案2。

桔梗、甘草、牛蒡子、蝉衣各6g，黄芩18g，玄参15g，桑皮、杷叶、川贝各12g，橘红9g。

4.苍耳子散合温胆化裁证：路志正方[4]。治多寐症（发作性睡病），详见病案3。

苍耳子、白芷、桔梗、前胡、法半夏、陈皮、黄芩各9g，竹茹、牛蒡子、黛蛤散各12g，六一散、芦根各30g。

论著和讨论

本证候痰热窒滞肺胃，气分窒滞，致清气失于宣展，治则当清化热痰，宣肺降胃以利清气宣展。**吴坤安**曰：

“肺郁气逆，面冷频呃，咽中不爽，此肺气膹郁，病在上焦，宜开气分之痹，俾清阳得舒，胸次方能开达，之类主之。邵评：气郁于肺，不得下降，清阳痹阻而频呃，治以宣肺开气，肺气宣行，则诸气流通而下降，呃自止矣，宜以轻清开提肺气，宣泄上焦为治。”[2] **周小农**谓：“开展肺气以涤痰。”[5] **俞根初**说：“因痰火上升，阻塞清窍，其耳亦聋，宜导痰汤（组方见方证）去半夏、南星，加瓜蒌皮、京川贝母、枇杷叶、马兜铃、通草、鲜石菖蒲之类，以轻宣肺气之郁。”[1]

病案举例

1.**周小农**治陈永安，咳嗽五个月，渐增胃呆力乏，医予误补，咳恋夜甚，面晦，肤生黑晕，咽中痰腻，苔白，脉尚细濡，宛如瘵症，舍脉从症，开展肺气涤痰着想，退一步由表而设法：苍耳子、枫果、款冬花、前胡、苏子、杏仁、薏苡仁、冬瓜子、半夏、竹茹、瓜蒌皮、郁金、射干，另研月石、白矾、雄精，莱菔汤调服[5]。

2.**田艺华**治暴喑：患者某某，女，40岁，于10日前突然失音不语，服药数次无效，邀我诊治。检查患者虽欲言而不能，急躁无比，以手指喉，似有痰之意。诊其脉弦滑，舌苔黄白而腻。此三焦郁滞，疏布不畅，痰凝肺喉，金实无声。当即针：哑门、通里（双）、合谷（双）、水沟、支沟（双）。并处方（组方见方证），水煎，2次分服，嘱其连进2剂。针药后患者当晚已说话清晰，唯声音不大，再进1剂后痊愈[3]。

3.**路志正**治多寐症（发作性睡病）：包某，46岁，形体丰腴，动则息促，多寐，久治无效，鼻塞，晚间胸闷，睡后鼾声大作，经常憋醒，痰多色白而黏，咯出不易，下肢浮肿，按之凹陷成坑，午后加重，自汗气短，便溏，日两行，夜尿4~5次，色清量多，饭后饮浓茶，每晚4~5磅，舌稍暗有小瘀点，苔薄白，脉沉滑小数，素有鼻炎史，为肺气失宣，鼻窍不利所致，宜疏风宣肺，清热化痰，佐以利湿，苍耳子散合温胆化裁（组方见方证），7剂，忌浓茶辣辛肥甘，宜少量频饮清淡素餐，15剂诸证轻缓，夜寐得酣，日间嗜睡大减，大便成形，浮肿见消，去芦根、六一散之利湿，加胆南星、天竺黄以清热化痰，炙酥皂角子以涤痰浊，又15剂，嗜睡基本控制，至50余剂嗜睡痊愈，以前法加大药量，佐以健脾为丸缓图，随访4年未发[4]。

引用文献

[1]俞根初.重订通俗伤寒论[M].上海：上海科学技术出版社，1959：473.
[2]吴坤安.伤寒指掌[M].上海：上海科学技术出版社，1959：82.
[3]田艺华.暴喑、中风治验[J].新中医，1975，(1)：46.
[4]路志正.医话二则[J].中医杂志，1980，(9)：20.
[5]周小农.周小农医案[M].上海：上海科学技术出版社，1962：141.

（九）清气怫郁候（肺胃热痰胃证转证1）

肺胃热痰证·清气怫郁候，系肺胃热痰郁滞上焦，清阳之气不得宣展，怫郁于里，热邪不得宣泄之候，叶天士称之为：“热邪上结”之证。其见症以热邪怫郁之脉症显明，但必兼见上焦气机窒滞之脉症，并以之为主。

通称：热邪上结。

病名：[中医]肺疟，懊侬。

病因病机：肺胃痰热郁滞，系痰热蕴于肺胃，致上焦清气失展，阳气怫郁于里，不得宣发，上焦不宣，降令不行，则升降之机已废，郁热无从宣泄。

证象组合：气郁+气蒸+阳郁

主症：**【气机不宣】症象**：①心下满。②胸中痞塞。③口渴饮水。④便闭尿短，小水全无，尿闭。**舌象**：舌白。**脉象**：脉滑。

【阳气怫郁】症象：①面赤目赤。②饥不能食。③手足抽搐，四肢僵硬，四肢发痹似痉。④起卧转侧不安。⑤胸中懊侬，心烦不安，烦躁。⑥神识昏迷，奄奄一息。⑦先寒后热，热甚口渴，间日而发。⑧心中寒，热甚。⑨寒不成寒，热不成热。**舌象**：①苔腻白干。②舌白干刺。**脉象**：①脉浮数。②脉虚涩浮。③脉无神。

副症：**【津气蕴蒸】症象**：①发热。②口燥渴饮冷，齿板唇舌干燥。③大便结。④神烦谵语。

【气机不降】症象：①闻油烟则干呕，兀兀欲吐。③痰涎壅盛。④胸闭喘咳。

宾症：**【清窍不利】症象**：①耳聋。②鼻干。

【清空不宣】症象：头痛。

治则：轻宣上焦气机为主，以解其气分怫郁，而开其窒滞；不可妄行攻伐，徒伤正气，增其滞结，病必不解。

方证

1.**加味栀豉汤证**：叶天士方[1]。治劳倦伏邪，胸中懊侬，神烦谵语，渴欲饮冷，脉无神，舌白，病在上焦气分，详见病案1。

瓜蒌皮、黑栀、杏仁、郁金、香豉、枳壳汁。

2.加减桂枝汤证：谢映庐方[2]。治热甚口渴，气闭喘咳，便闭尿短或无尿，甚则昏迷谵语，搐搦，面赤烦躁，舌白干刺，脉浮。详见病案2。

桂枝、瓜蒌、紫菀、枇杷叶、苏子、桔梗、杏仁、知母。

论著和讨论

本证候痰热蕴郁于上焦，清气失于宣展，阳气怫郁于中，如仲景曰："病人手足厥冷，脉乍紧者，邪结在胸中。心下满而烦，饥不能食者，病在胸中，当须吐之，宜瓜蒂散"（《伤寒论》355条）。谢映庐曰："热邪蒙闭上焦气分，清窍已室，浊邪自阻。"治则当以宣发上焦清气为主。急则涌吐法以宣之，缓则轻宣气机，谢映庐曰："治当轻宣以疏利肺气，使淫气尽达于表，则内可宣通。"又云："非轻清之药何以解上焦室塞之邪，上焦不布，降令不行。"[2]吴鞠通说："太阴病，得之二三日，心烦不安，痰涎壅盛，胸中痞塞，欲呕者，无中焦证，瓜蒂散（甜瓜蒂3g，赤小豆、山栀子各6g）主之，虚者加参芦。"[3]有云：湿痰内盛，热气与之相搏，懊侬，闻油烟则干呕，兀兀欲吐，舌腻脉滑，主苦温开痰，甘淡化湿，二陈汤加栀子、生姜。

病案举例

1.叶天士治劳倦伏邪，初起用柴胡、紫苏，三阳混散，津液被劫，热邪上结，胸中懊侬，神烦谵语，渴欲饮冷，脉无神，舌白，病在上焦气分，冬温气泄，老人积劳，七日未见病退，此属重症（组方见方证）[1]。

又治冬温为病，乃正气不能藏固，热自里发，齿板舌干唇燥，目微红，面油光，语言不爽，呼吸似喘，邪伏少阴，病发三焦，且忌汗，忌下，忌辛温，宜清膈热：滑石、连翘、淡黄芩、郁金汁、竹叶心、天花粉、橘红、杏仁[1]。

2.谢映庐治王云周之子，秋间患疟，二日一发，病经两月而神不衰，发时心中寒，寒久热甚多惊，一日偶触外风，致寒不成寒，热不成热，四肢僵硬，误投桂附燥血，羌防升气至气急上冲，两人夹坐不能着枕，诊得便闭脉浮疏（组方见方证）之药，1剂便通气平，诸症皆安。桂枝、桔梗领风邪外出，余皆轻清疏降之药[2]。

又治刘正魁患疟症，先寒后热，发时胸窒气闭，喘咳不伸，热甚口渴，自午至酉，大热直至微晓，微汗乃解，间日依然，肺素有热，复感外风，则肺气室闭痹，毛窍不舒，经络乃阻，发为寒热，治当清宣以疏利肺气，使淫气尽达于表，则内可宣通，庶几疟不治自愈耳，与紫菀、杏仁、知母、桔梗、半夏，入桂枝汤除姜枣1剂而安[2]。

又治徐锦窓先生，年逾六旬，患时行疟症，医投柴、葛、大黄，寒愈入里，致纯热无寒，口渴饮水，小水全无，时欲登桶，溺不得出；投四苓、芩、连，神识昏迷，奄奄一息，舌白干刺，脉浮数。热邪蒙闭上焦气分，清窍已室，浊邪自阻，非轻清之药何以解上焦室塞之邪，上焦不布，降令不行，玉竹、石斛、知母、通草、桂枝、杏仁、紫菀、枇杷叶，果奇验[2]。

引用文献

［1］徐衡之，姚若琴.宋元明清名医类案［M］.长沙：湖南科学技术出版社，2006：528，529.
［2］谢映庐.谢映庐医案［M］.上海：上海科学技术出版社，1962：123，124，125.
［3］吴鞠通.温病条辨［M］.福州：福建科学技术出版社，2010：31.

（十）清气蕴蒸候（肺胃热痰胃证转证2）

肺胃热痰证·清气蕴蒸候，系痰热蕴蒸于肺胃，清气失于宣降，而成气郁热蒸之证。见症以热蒸上中气分之脉症为主，必兼见上焦气机宣降失常之症象。

通称：痰热蕴蒸。

病名：［中医］冬温夹痰，春温夹痰，伏暑夹痰。

病因病机：肺胃热痰郁蒸，多由外感热邪内蕴肺胃，热蒸津液而成痰，痰郁气机，蕴热不得外透，而成上焦郁热之症。

证象组合：气郁+气蒸

主症：**【气机不宣】症象**：①咳嗽少痰。②胸痛胁痛，胸脘痞闷。③胃钝。**舌象**：苔滑。

【津气蕴蒸】症象：①身热多汗，高烧。②口燥而渴。③咳嗽痰黏，咯吐不易。④不恶寒但恶热。⑤渴饮凉水，烦躁不安。⑥大便闭。⑦便溏。⑧小便短赤。**舌象**：舌红，苔黄垢腻。**脉象**：①脉洪滑数。②脉象弦滑而数。

副症：**【清窍不利】症象**：①咽痛。②声哑。

【气机不降】症象：①得水则呕。②痰声辘辘。③噫气。④咳呕。⑤气逆。

宾症：**【清空不宁】症象**：①头晕。②头痛。③头眩。

治则：当以宣畅上焦气机，清化痰热为法。

方证

1.清咽宁肺汤证：《医学统旨》方[1]，适用身热咳嗽，咽痛声哑，口燥口渴。

桔梗6g，栀子、黄芩、桑白皮、甘草、前胡、知母、贝母各3g。

2.麦贝温胆汤证：魏树森方[2]。清其痰热，宣通气分，治头痛身热，胸脘痞闷，烦躁不安，苔黄而渴，详见病案2。

瓜蒌霜、法半夏、枳实、竹茹、射干、郁金、丹皮各4.5g，瓜蒌皮、川贝母、茯神、焦栀子、桑叶各9g，通草、橘红各3g，六一散12g。

论著和讨论

本证候痰热蕴蒸于肺胃，气机失其宣降，治则当宣畅气机，清化热痰为主，魏树森所主：清其痰热，宣通气分之法。吴鞠通说："脉洪滑，面赤身热头晕，不恶寒，但恶热，舌上黄滑苔，渴欲凉饮，饮不解渴，得水则呕，按之胸下痛，小便短，大便闭者，阳明暑温，水结在胸也，小陷胸汤加枳实主之：川黄连、枳实各6g，瓜蒌9g，半夏15g，急流水煎。"[3]叶德铭按：（病案5）症属春温，患者年高，津液不足，易致神昏肢厥，内闭外脱之险。主以化痰清热，扫除肺胃之温邪，既遵叶氏"温邪上受，首先犯肺"之说，又宗柯韵伯"阳明为成温之薮"之训。凡是痰热内蕴，舌苔厚腻而黄者，非苦泄化痰无以为功，非清化之法不能奏效，尤其陈胆星最为得力，南星性虽燥烈，以牛胆汁制之，遂成苦泄化痰，而无燥烈之患，效果良好[4]。

病案举例

1.**高糺云**治魏安国，22岁，头身发热，咳嗽痰黏，气逆胸闷，两手发厥，左关数涩，右寸浮数，余脉亦数，舌边尖红，此暑热犯肺：牛蒡子、马兜铃、桑皮各4.5g，金银花、连翘、甜杏仁、楼皮、桑叶各6g，川贝母、菊花、桔梗各3g，鲜枇杷叶30g，2剂热退喘减，去杏仁、桔梗加阿胶4.5g，鲜莲子10粒，3剂两手转温，咳止，终用吴氏五汁饮调理[2]。

2.**魏树森**治春温夹痰热：高尔昌，40余岁，嗜食厚味，内积痰热，外感时邪，头痛身热，胸脘痞闷，烦躁不安，苔黄而渴，已延一候，脉浮滑且数。蒌贝温胆汤加味，清其痰热，宣通气分（组方见方证），2剂热退烦解[2]。

3.**张际春**治冬温：徐天华，26岁，两候身热不解，头眩夜烦，便实溺黄，咳嗽少痰，大汗淋漓，形色若脱，苔黄中绛，脉象滑数：冬桑叶、薄荷各3g，连翘、杏仁各6g，栀皮、枳壳各4.5g，象贝母、瓜蒌皮、云茯苓、薏苡仁各9g，生甘草2.4g，枇杷叶2张。次日汗后热不清，咳有黏痰：参叶、荷络各6g，云茯苓、薏苡仁各9g，甘草1.5g，瓜蒌皮4.5g，川贝母、连翘、栀皮、丹皮各3g，翌日，汗止热解肺缓[2]。

4.**何廉臣**治祝左，伏暑夹痰，寒热头痛，胃钝肢懈，咳嗽痰多，治宜清暑化痰：枳壳、橘红、黄芩各4.5g，焦山栀、连翘、郁金各9g，瓜蒌仁12g，前胡、苏子各6g，桑枝2尺[5]。

5.**叶德铭**治胡某某，男，73岁，古稀高年，正怯而不敌邪，旬余高烧，乃温热之为患，脉象弦滑而数，舌苔黄腻而厚，咳嗽痰黏，咯吐不易。痰因热酿，热自痰生，是则邪热灼烁以成痰，而痰即依邪热为山岭，火为痰之本，痰为火之标，故化痰不能离乎清热，清热不能离乎化痰。象贝母、杏仁、全瓜蒌、连翘、竹茹各9g，知母、川贝母、天竺黄、陈胆星、炒枳壳、仙半夏各5g，菖蒲、川黄连各3g。3剂。二诊：邪热酿痰，踊踞肺胃，肺为华盖，位居最高，掌清肃之令，操治节之权，外合皮毛，内宣气化，气化不行，则州都失职，小溲因以不多；皮毛不合，则腠理不密，以致自汗淋漓。曾投化痰清肺撤热，邪热已减退，咳嗽较平，大腑已行，小溲增多，脉形数象已减，自汗亦有除，唯苔腻未化，痰浊未清，肺胃布化失司，高年热甚之后，起居饮食尤宜谨慎，以防余邪复炽，免致火燎于原。前方去知母、菖蒲、竹茹，易牛蒡子9g，炒鸡内金、橘红各5g，通草2.4g，4剂。三诊：高年壮热两旬，阳津阴液岂能无伤，清养肺胃尤为当前要务，俾肺有清肃之权，胃得敷布之职，津液日渐充盈，而症情可趋好转。北沙参、川石斛、茯苓、生扁豆、芦根、生薏苡仁9g，生冬瓜仁12g，川贝母、瓜蒌皮各5g，通草2.4g。5剂[4]。

引用文献

[1] 陆拯.王肯堂医学全书·证治准绳[M].北京：中国中医药出版社，1999：457.
[2] 何廉臣.重印全国名医验案类编[M].上海：上海科学技术出版社，1959：130，236，240.
[3] 吴鞠通.温病条辨[M].福州：福建科学技术出版社，2010：73.
[4] 叶德铭.温病证治几种通变法的体会[J].浙江中医学院学报，1983，(2)：33.
[5] 萧龙友.现代医案选（第五辑）[M].北京：人民卫生出版社，2008：118.

（十一）枢机郁滞候（肺胃热痰胃证转证3）

肺胃热痰证·枢机郁滞候，系由痰热郁滞肺胃，阻遏清气之枢机，致转枢失利之候，时病家称为痰踞肺胃之证。以阳气不和与腠理开阖失调之脉症为主，可兼见肺胃气机郁滞脉症。

通称：痰踞肺胃。

病名：［中医］痰疟，暑疟。

病因病机：肺胃热痰郁滞，外感引动胃中痰饮，化热郁滞于肺胃，阻遏清阳，枢机不利，宣降失调，营卫失度而成。

证象组合：不和+气郁+气滞

主症：【阳气不和】症象：①寒从背起，热已微汗。②四肢麻痹。③口渴少饮。**舌象：**舌苔白滑，甚则白滑厚腻。**脉象：**脉细弦。

【腠理不调】症象：①寒热间作，热多于寒。②多汗。

【气机不利】症象：①便溏或泄。②胸痞。**舌象：**苔白腻粗厚。**脉象：**弦滑有力。

副症：【气机不降】症象：①呕逆。②气喘。

【气机不宣】症象：①初起咳嗽痰多，胸痞。②咳吐黄稠。③脘闷。

宾症：【清空不宣】症象：①头痛。②头目晕眩。

治则：当以清化热痰，宣利肺胃气机为主，肺胃痰热得除，则清气枢机自利。

方证

和解方证：王九峰方[1]。治暑邪入肺，继传营卫，遂寒热间作，呕喘胸痞，口渴少饮，详见病案1。

苏梗、郁金、黄芩、杏仁、川贝母、丹皮、橘红、天花粉。

论著和讨论

本证候肺胃热痰阻遏清阳，郁滞枢机，吴坤安所谓："暑邪成疟，头痛脘闷，舌白而干，四肢麻痹，脉左劲右濡，寒热不止，此暑邪入里，蒙闭清窍而疟作也，治宜清理上焦，如连翘、滑石、杏仁、川郁金、淡竹叶、半夏、蒌皮、贝母之类。邵仙根评：暑从口鼻吸受，先入于肺，挟内有之痰湿，而成疟疾，虽有头痛寒热见症，左脉见劲。此非表邪发疟，乃是邪蕴于肺胃，痰热上蒸，蒙闭清气而作疟也，与少阳之风寒发疟者不同。治宜清理肺胃暑热，化痰渗湿之剂。"[2]治则宜清理肺胃为主，化痰清热，和解枢机，俞根初说："痰疟，痰踞肺胃者，初起咳嗽痰多，胸痞，呕吐，头目晕眩，寒从背起，热已微汗，舌苔白滑，甚则白滑厚腻，脉弦而滑，必以消痰为主，在肺胃先与越婢加半夏汤，开肺和胃，继与小柴胡枳桔汤加炒川贝9g，炒常山6g，却而截止之。"[3]

病案举例

1. **王九峰**治产后血络空虚，腠理不密，暑邪入肺，继传营卫，遂寒热间作，呕喘胸痞，口渴少饮，只宜和解，不可发散腻补（组方见方证）[1]。

2. **张千里**治初起寒热不常，咳甚，继以间日疟状，四作寒热俱甚，呕逆多汗，便溏或泻，咳痰浓黄，苔白腻粗厚，脉弦滑有力，新凉引动伏饮，阻遏肺胃：羚羊角、杏仁、川贝母、炒黄芩、天竺黄、橘红、西洋参、枇杷叶、姜炒栀子、白云苓、宋半夏[1]。

引用文献

［1］秦伯未.清代名医医案精华［M］.北京：人民卫生出版社，2006：253，355.
［2］吴坤安.伤寒指掌［M］.上海：上海科学技术出版社，1959：42.
［3］俞根初.重订通俗伤寒论［M］.上海：上海科学技术出版社，1959：220.

（十二）清气郁结候（肺胃热痰胃证变证1）

肺胃热痰证·清气郁结候，为肺胃热痰，郁遏上焦清气，失于宣展，痰热互结胸中之证。伤寒家通称为痰热结胸，小结胸证。以胸膈气结之症象显明，但必兼上中气郁与内热之脉症。

通称：痰热结胸。

病名：［中医］小结胸，痰呃。［西医］右肺包裹性积液。

病因病机：肺胃痰热郁结，因痰热蕴于肺胃，气机宣降失司，清气失于宣展，与痰热互结于胸中而成。

证象组合：气郁+气结

主症：【气机不宣】症象：①面黄如金。②胸闷，气短。③咳嗽不爽，痰难出。④不饥不食。⑤纳呆。**脉象：**①脉浮滑。②脉右寸关弦滑。

【气机郁结】症象：①心下满按之痛。②胸膈胀满，按之作痛。③胸中痞痛。④胸中痞结如拌。

副症：【气机不降】症象：①咳呛。②呕吐。③干呕。④呃逆。

【津气蕴蒸】症象：①发热发冷。②壮热无汗。③内热多汗。④口渴，鼻热干。⑤烦躁谵语。⑥大便秘结。⑦溲热小便黄赤。**舌象：**①舌质红，苔黄垢。②苔黄不燥。**脉象：**①脉洪数有力。②脉滑数。

宾症：【清窍不宣】症象：咽喉不利。

治则：当以宣化上焦痰热，以开其结。

方证

1.小陷胸汤证：张仲景方。功能清热，开结，涤痰。治伤寒误下，痰热互结心下，胸脘痞满，按之则痛，苔黄腻，脉浮滑者。

黄连一两，半夏半升，瓜蒌实一枚。水煎，分三次服。

2.噙化丸证：《陆善仲新编外科针灸治疗学》方。治声带息肉，声音嘶哑。

西月石2g，玄明粉、诃子肉各15g，胆南星、白药煎各10g，梅片1.5g，乌梅肉2g，捣丸，龙眼核大每丸含化，咽下日2~3丸。

论著和讨论

本证候痰热蕴结于胸中，清气蕴藏之处，肺胃失其宣降，吴坤安谓："如止在心下，不及胸腹，按之知痛，不甚硬者，为小结胸，其脉浮滑，是水与热邪凝结痰饮，留于胸膈脉络间也，故用小陷胸汤，以陷中焦脉络之邪，使之从无形之气而散。"[1]治则当宣肺气以化痰，降胃气以清热，即王孟英所曰"法当开上"[2]之法。仲景曰："小结胸病，正在心下，按之则痛，脉浮滑者，小陷胸汤（组方见方证）主之"（《伤寒论》138条）。何廉臣说："查王氏开豁痰呃，辄用竹茹、橘皮、瓜蒌、半夏、枳实、薤白、旋覆花、菖蒲、紫菀、白前、枇杷叶等品，夹肝火加萸连雪羹，兼营热加犀角、玄参。"[3]王雨三说："表邪未除，为医者误下，致热邪与痰留滞于上焦，胸膈为之胀满，按之作痛，右寸关脉弦滑者，是结胸证也，主宜小陷胸汤。"[4]

病案举例

1.王孟英治濮树堂室，怀妊五月，患春温，口渴善呕，壮热无汗，烦躁谵语，苔黄不燥。痰热阻气，按胸坚痛，大便仍行，法当开上。小陷胸加石菖蒲、枳实、杏仁、贝母、栀子、连翘，芦菔汤煎服。唯心腹如灼，呕吐不纳，改为大剂甘寒加乌梅而康[2]。

又治韩妪年近花甲，患三疟于仲冬，某主温散，并以姜枣汤，旬日，粒米不沾，疟至大吐。某以热补进，势益甚，又浃旬，胸中痞结如拌，苔黄苦渴，溲热如汤，脉弦滑右甚，带下如注，宜小陷胸合温胆加薤白，大吐胶痰，十余日胸结始消，改甘凉，疟渐罢，继参滋阴，遂霍然[2]。

2.劳天远治庞某某，男，36岁，发热发冷已9天。伴头晕，气紧，胸痛，咳嗽，痰难出，纳呆，大便秘结，小便黄赤。曾经某医院注射青霉素及服解表清热中药，效果不显。查：T 38.9℃，舌质红，苔黄垢，脉滑数。X线胸透报告：右肺包裹性积液。此属湿温犯肺化热，酿成痰热结胸。当用芳香化浊、清热祛湿、开胸豁痰之品，宗小陷胸汤之法加减：黄芩、法半夏、瓜蒌仁、北杏仁、香薷各10g，苇茎、薏苡仁、鱼腥草各15g，瓜仁30g，2剂。复诊：药后热退，身凉，精神好转，仍胸痛，可进食稀粥，药已中病，原方再进2剂。三诊：仍有咳痰胸痛，改用下方：黄芩、法半夏、瓜蒌仁、海浮石各10g，桑白皮15g，葶苈子3g，大枣6枚，2剂。四诊：诸症好转，上方再服3剂。8月4日胸透复查，积液已吸收好转，以千金苇茎汤合麦门冬汤加减善后。随访至今，未见复发[5]。

引用文献

［1］吴坤安.伤寒指掌［M］.上海：上海科学技术出版社，1959：18.
［2］徐衡之，姚若琴.宋元明清名医类案［M］.长沙：湖南科学技术出版社，2006：366，374.
［3］俞根初.重订通俗伤寒论［M］.上海：上海科学技术出版社，1959：250.
［4］王雨三.治病法轨［M］.北京：学苑出版社，2015：158.
［5］劳天远.痰热结胸［J］.新中医，1981，（6）：21.

（十三）清气郁闭候（肺胃热痰胃证变证2）

肺胃热痰证·清气郁闭候，为肺胃热痰，郁闭上焦清气，不能宣展于内外，痰热挟肺气上逆之候，见症以肺气郁逆之症象显明，但必兼见表郁与里热之脉症。

通称：热痰闭肺。

病名：［**中医**］痰喘，痧疹夹痰，肺闭。［**西医**］支气管肺炎，麻疹肺炎。

病因病机：肺胃热痰郁闭，系蕴热夹痰郁滞于肺胃，致清气失于宣展，肺气不得宣降，痰热无从宣泄，夹肺气上逆。

证象组合：表郁+气蒸+气郁+气逆

主症：**【腠理不宣】症象**：①手足指冷。②疹色暗不透。③无汗。④恶风。

【津气蕴蒸】症象：①发热，汗出，神识忽明忽昧，昏迷气炽。②烦闷。③口渴喜饮，口唇燥干，目红。④大便干，便秘，溺短涩热。⑤便溏不爽，不行。⑥昼夜烦扰不宁，五心烦热。**舌象**：①舌红舌绛。②苔黄腻。③苔黄浊。**脉象**：脉弦数滑。

副症：【**气机不宣**】**症象**：①胸闷。②胸胁闷痛。③咳嗽不爽。④痞满。⑤面目浮肿。**舌象**：①苔白滑。②舌不红苔白腻。**脉象**：①寸口脉滞。②脉沉细数。

【**气机冲逆**】**症象**：①呕恶。②气逆喘急气促，喉间痰鸣。③腹膨。

宾症：【**清窍不宣**】**症象**：喉间痰鸣。

【**清空不宣**】**症象**：头晕。

治则：当以宣气机、开痰热为主，以清热化痰降气为法。

方证

1. 宣透方证：蒲辅周方[1]。治肺胃热郁，里结表闭，疹毒不透，详见病案1。

牛蒡子4.5g，蝉衣、黄芩、通草各3g，竹叶、连翘、银花、莱菔子、天花粉各6g，桔梗2.4g，芦根15g，葱白2寸。

2. 凉膈小陷胸栀豉加减证：张自铭方[2]。苦辛寒表里分消法，治发热咳嗽，肌热汗出，声如拉锯，咳嗽痰鸣，不能安卧，详见病案2。

淡豆豉、风化硝、麦芽、谷芽各9g，生山栀、葶苈、杏仁各6g，鲜竹叶、灯心、鲜瓜蒌各15g，连翘12g，川黄连、胆南星各3g。

3. 泻肺汤证：邹云翔方[3]。治麻疹肺炎：麻疹隐而又现，详见病案3。

葶苈子、桑皮、姜竹茹、川贝母、川石斛各9g，天竺黄4.5g，石菖蒲1.5g，远志6g，莱菔汁3匙，荸荠汁2匙，海蛤壳15g，鲜芦根5尺。

论著和讨论

本证候痰热郁阻肺胃，清气失于宣展，肺失宣降，治则当以宣降肺气，清热化痰为法。即吴坤安所谓“如膈闷心烦，痞满而喘急者，热痰内闭也，宜栀豉汤加川郁金、瓜蒌仁、枳实、杏仁之类，开之宣之”之法。痰热重者当用苦辛寒表里分消一法，釜底抽薪使大便通，肺气自能下降。“痧疹挟痰，凡时感初起，烦闷，呕恶，手足指冷，寸口脉滞，先用解表透疹之药，疹痧虽透，而病势不减，满闷喘急仍在者，此必痧疹兼挟伏痰也，当豁痰以透疹：前胡、杏仁、象贝母、瓜蒌、橘红、海石、羚角、牛蒡子、薄荷、桔梗、竹沥夏汁之类主之。痰行结解，痧疹外达而诸症自平。”“若痧疹已透，仍然胸胁闷痛，咳嗽喘急者，此有伏痰也，其气口脉闭，是痰之验也，宜豁痰利气，如前胡、杏仁、瓜蒌、橘红、苏子、象贝母、枳壳、桔梗、莱菔子、竹沥、姜汁之类，投之，痰自出矣。”[4]

叶德铭说：化痰清热：温为阳热之邪，邪热蕴蓄，煎熬津液而成痰，亦或素有痰饮宿恙，也往往易发生痰热重候。冬瓜瓤亦为此证之良法[5]。

病案举例

1. 蒲辅周治麻疹不透：石某，4岁，女，出疹3天，色暗不透，高热烦躁，大便3日未行，口干不甚渴，咳喘气促，吐痰不利，不思饮食，小便黄，脉数，舌红，苔薄白微黄，由肺胃热郁，里结表闭，疹毒不透，治宜宣透（组方见方证），3剂。疹透仍发热，呛咳，气短烦躁，两肺有湿性啰音，苔薄黄少津，由肠胃热结，肺气壅遏，宜清宣肺胃：桑叶、桑皮、杏仁、天花粉、枇杷叶、麦冬各6g，贝母4.5g，知母、牛蒡子各3g，前胡4.5g，芦根15g，蜂蜜60g。1剂，得便2次。以清宣肺胃，生津润燥：瓜蒌仁、枇杷叶、鲜石斛各9g，麦冬、炒莱菔子、桑皮、竹叶各6g，川贝母、黄芩、通草各3g，蜂蜜。1剂，微汗热减。面赤，脉转浮洪：冬瓜仁、生石膏各9g，杏仁、桑皮、天花粉、枇杷叶各6g，川贝母、知母、竹叶、通草各3g。1剂，热退喘平，黄腻苔退。仍宜清润去通草加玉竹、寸麦冬各6g，黄芩3g，2剂愈[1]。

又治痰喘（支气管肺炎）：刘某，女，3岁，一周前高烧咳喘，服射干麻黄汤和麻杏石甘汤加减，并四环素青霉素，四天不解，体温39℃，无汗，咳嗽，气促，喉间痰鸣，咳痰不利，面目浮肿，口微渴，食纳减少，大便干，小便短黄，舌不红苔白腻，脉沉细数。属食痰阻滞，肺失肃降，郁而化热。宜宣肺降痰：炒葶苈子、苏子、炒白芥子、白前、炒莱菔子、紫菀、竹叶各3g，瓜蒌仁壳、芦根各6g，桑皮4.5g，葱白2寸。2剂，热减，咳喘减，去葶苈，竹叶、葱白，加象贝母、竹茹各3g，枇杷叶6g，蜂蜜引，2剂愈[1]。

2. 张自铭治张松涛，男，1岁，发热咳嗽数天，肌热汗出，声如拉锯，咳嗽痰鸣，不能安卧，昼夜烦扰不宁，神识忽明忽昧，口渴喜饮，小便短赤，便秘2日，苔黄浊，脉弦滑数。宜釜底抽薪，使大便通则肺气自能下降，苦辛寒表里分消法，凉膈小陷胸栀豉加减（组方见方证）。下黄黏便2次，肌热大减，神识较清，但渴仍厉害，烦躁不眠，咳嗽不停，加旋覆花、川厚朴各4.5g，枯黄芩6g，车前12g。又下黏便，热退安睡，咳嗽仍甚，小便短赤，脉弦带数，里热尚未清，苦辛寒清解法：鲜竹叶、枇杷叶、洋菊叶各15g，金银花、连翘、麦芽、谷芽、浙贝母各9g，杏仁3g，枯黄芩6g，白芍4.5g，莱菔缨、车前草各12g，连服3剂而愈[2]。

3. 邹云翔治麻毒内闭（麻疹肺炎）：傅某某，男，1岁半，麻疹隐而又现，虽属佳象，但咳嗽气逆，昏迷气炽，舌绛口唇燥干，腹膨。太阴阳明两经热极而动风也，今拟清热、涤痰，佐以泄肝（组方见方证），使肺热麻毒下行，方能脱险[3]。

引用文献

［1］高辉远.蒲辅周医案［M］.北京：人民卫生出版社，1972：125，140.

［2］福建省中医药研究院.福建中医医案医话选编（第一辑）［M］.福州：福建人民出版社，1960：235.

［3］邹云翔.邹云翔医案选［M］.南京：江苏科学技术出版社，1981：309.

［4］吴坤安.伤寒指掌［M］.上海：上海科学技术出版社，1959：卷三14，卷四65，卷一57.

［5］叶德铭.温病证治几种通变法的体会［J］.浙江中医学院学报，1983，（2）：32.

（十四）津气虚灼候（肺胃热痰胃证变证3）

肺胃热痰证·津气虚灼候，系痰热久蕴肺胃，耗伤肺气胃液，津气既伤，而痰热内灼，时病家称为虚火夹痰、痰热熏蒸之证。以痰热蕴灼肺胃脉症显明，但必兼气虚与液灼之脉症。

通称：虚火夹痰，痰热熏蒸。

病名：［中医］风温夹痰，伤寒。

病因病机：肺胃热痰虚灼，因热痰久蕴肺胃，耗伤肺胃气液，津气既伤，而痰热内恋，蒸灼津气，甚则蒙蔽神明，立有痰热内闭，气液脱绝之虞。

证象组合：气灼+液灼+神蒙+气虚

主症：【津气蕴灼】症象：①身热颧红面赤。②烦躁起卧转侧不安。③自汗。④渴饮。⑤便溏，大便结，便闭，溺赤。**舌象：**①苔黄根垢腻。②苔灰黄。**脉象：**①脉滑数。②脉数弦滑。③脉浮滑带弦。④右滑大。

【气虚失充】症象：①汗多。②热不外扬。③周身络痛。**脉象：**①脉沉弦，左手兼数。②脉虚涩而结。

副症：【津液消灼】症象：①咳嗽痰稠，痰鸣辘辘稠痰不易咯出。②口渴。③小溲作痛。④齿垢腭腐，唇内起糜。⑤傍晚面赤颧红。**舌象：**①舌干少津。②口腻舌白。③舌中光剥。**脉象：**左脉弦细。

宾症：【神志昏蒙】症象：①神志不清，语言错乱，时有谵语。②神昏不宁，甚则迷昧，气升痰嘶。③神昏发痉。④手足搐搦。

治则：当以清化热痰为主，佐以滋养气液，扶正逐邪。

方证

清热救阴方证：张聿青方[1]。治痰热熏蒸肺胃，风温夹痰，化热伤阴，内闭至神志发痉，详见病案3。

天花粉、杏仁、川贝母、北沙参、冬瓜子、天冬、莱菔、知母、芦根、陈关蛰、枇杷叶。

论著和讨论

本证候热痰久灼肺胃，耗伤肺胃气液，邪实正虚，其治则当以清化痰热，佐以滋养气液，扶正除邪，虚实兼顾。如喻嘉言曰："治胃中津液干枯，虚火上炎，治本之良法也。夫用降火之药而火反升，用寒凉之药而热转炽者，徒知与火热相争，而正气不致，津液不生，不维无益，而反害之矣。凡肺病，有胃气则生，无胃气则死。胃气者，肺之母气也。本草有知母之名者，谓肺藉其清凉知清凉为肺之母也；有贝母之名者，谓肺藉其豁痰，豁痰为肺之母也。然屡施于火逆上气，咽喉不利之证而屡不应，名不称矣。孰知仲景妙法，于麦冬、人参、甘草、大枣、粳米，大补中气以生津液，津液队中又增入半夏辛温之味，以开胃行津而助润肺，岂特用其利咽下气哉！顾其利咽下气，非半夏之功，实善用半夏之功矣。"[2]

病案举例

1.**张千里**治去夏陡然吐血，湿热蒸伤阳络，饮咳至今，新寒引动宿饮，身热汗多，咳而兼呕，周身络痛，左胁为甚，嗳气，矢气，便溏，溺赤，且至气逆胃钝，卧偏着左，口腻舌白，脉沉弦，左手兼数。为肝胆湿热，以和胃涤痰，平逆清络：西洋参、半夏、当归须、海石、甜杏仁、陈皮、旋覆花、云茯苓、竹茹、薏苡仁、冬瓜子、芦根[3]。

2.**马元仪**治卜晋公患伤寒，数日面赤烦躁，手足搐搦，起卧转侧不安，口燥渴，大便结，清火发散不应，脉虚涩而结，此肺胃受伤，津液亏而虚涩结也，大剂滋补：瓜蒌30g，紫菀9g，枳、桔、秦艽各3g，杏仁、苏子、半夏曲等，1剂，得睡[4]。

3.**张聿青**治张左，初起伤食吐泻，痰热熏蒸肺胃，热不外扬，咳嗽痰稠，口渴，舌干少津，中心灰苔，小溲作痛，脉弦滑，此风温夹痰，化热伤阴，内闭至神志发痉，清热参以救阴（组方见方证）。舌润中心霉黑亦化，内热未楚，还宜清化：北沙参、橘红、竹茹、冬瓜子、通草、青夏、茯苓、杏仁、薏苡仁、枇杷叶。咳嗽气逆以定，口燥，舌干欲饮，右脉滑大，虚火夹痰：细生地、木通、天花粉、竹沥夏、海蛤、甘草、川贝母、冬瓜子、白云苓、竹茹叶、芦根、沙参、川石斛[1]。

又治陈右，风温八日，身热咳嗽，左胁痛，神昏不宁，甚则迷昧，气升痰嘶，痰色黄稠，齿垢颧红，自汗渴饮，脉数弦滑：马兜铃、杏仁、冬瓜子、瓜蒌皮、川贝母、浮石、薏苡仁、枇杷叶、风化硝、苇茎、竹沥达痰丸，竹茹汤下，后加桑叶、荸荠汁、廉珠，痰平热减，上腭白腐加南北沙参、川石斛、天冬、二泉胶[1]。

4.金子久治仲左，冬伤于寒，春必病温。由外感引动，故首先形寒，经有一旬，舌中光剥，唇内起糜，左脉弦细，右滑大，语言错乱，傍晚面赤颧红，阳失阴恋：鲜生地、霍山石斛、芦根、天花粉、金银花、炙甘草、玄参、丹皮、川贝母、茯神、谷芽、竹茹、竹沥[5]。

引用文献

［1］张聿青.张聿青医案［M］.上海：上海科学技术出版社，1963：16，37.

［2］罗美.中华医书集成·名医方论［M］.北京：中医古籍出版社，1999：20.

［3］秦伯未.清代名医医案精华［M］.北京：人民卫生出版社，2006：336.

［4］江瓘，魏之琇.名医类案（正续编）［M］.北京：中国中医药出版社，1996：291.

［5］徐衡之，姚若琴.宋元明清名医类案［M］.长沙：湖南科学技术出版社，2006：865.

（十五）胃阴消涸候（肺胃热痰胃证变证4）

肺胃热痰证·胃阴消涸候，为痰热久恋肺胃，消灼胃阴，耗伤胃气，致胃不主降纳之候，其见症虽以胃不主降纳之症象显明，但必兼见气虚与液涸之脉症，并以之为主。

通称：阴虚气逆。

病名：［中医］呃逆，呕恶，关格。

病因病机：肺胃热痰虚弱，因热痰久恋，耗伤胃中气液，消灼胃阴，伤残胃气，致胃失降纳之能，吴坤安所谓“胃阴失馁，胃中津液枯涸，阴液耗而有痰热，胃气上逆”之证[1]。

证象组合：气郁+液涸+气虚

主症：**【津液枯涸】症象**：①形肉消瘦。②口干口渴。③鼻衄，口糜满布。④善饥食少。⑤大便难。**舌象**：①舌红鲜泽。②舌绛似干，上罩垢浊薄苔。③舌少苔。④舌红苔薄。**脉象**：①脉左细数。②左细弦而滑。③脉细弦。

【气机不宣】症象：①胸闷。②咳而无痰，或有亦稀薄，咳嗽白黏。③胃不多餐，不食纳谷，口甜苦。

副症：**【气虚失充】症象**：①形瘦面苍，神萎气怯，气不接续。②懒言困倦，四肢倦懈。③手指蠕动。④呃声频而低弱。⑤寤寐多汗。**脉象**：①脉虚弦。②脉浮数。

宾症：**【气机不降】症象**：①呕恶不已，饮入即呕，食入即吐，得药呕出，呕吐绿水。②呃逆。③气逆胸闷。

治则：当以滋养胃中气液为主，以复其胃阴，兼以化痰降逆，以助其降纳。

方证

1.通关汤证：程门雪方[2]。治关格，形肉消瘦，不食纳谷，详见病案3。

吉林参须2.4g、橘络、橘白、姜竹茹各4.5g，金石斛、竹沥半夏、炒枇杷叶各9g，左金丸2.1g，旋覆花6g，煅瓦楞12g，玫瑰花4朵，炒谷芽15g。

2.止呃汤证：程门雪方[2]。治呃逆胃不能纳，详见病案2。

吉林参须、制夏、炒香橘白各4.5g，炒黄川贝6g，米炒寸麦冬、辰茯神各9g，炙远志3g，野蔷薇2.4g，姜川黄连0.9g，炒谷芽、煅龙齿、淮小麦各12g。

论著和讨论

本证候痰热耗伤胃中气液，胃阴伤残，胃气上逆，不能主降主纳，吴坤安说：“伤寒误表，大汗不止，津液外泄，胃阴虚馁，以致呕恶不已，食入即吐者，宜金水六君煎加沙参、麦冬，和中以复津液，自然呕止而纳谷矣（邵仙根评：此误表汗多，阴液耗而有痰热，胃气上逆之救误法）。”[1]其治则当以滋养胃液为主，兼以化痰降逆为法。金子久主：“以养阴养液，以润肺润胃，唯宜甘凉。”[3]吴坤安说：“热伤胃津，暑热之邪不解，灼干胃中津液，舌红鲜泽，口渴，食入即呕，当戒腥油腻物，二陈汤去甘草，加钗斛、姜汁炒竹茹，或温胆汤去枳实、甘草，加栀豉、金斛。”“胃阴虚馁，有汗太过，胃中津液枯涸，以致呃逆，呕吐，宜金水六君煎加北沙参、麦冬、丁香、柿蒂和中以生津液，汗出不已加五味。”[1]

何廉臣说：“阴虚气滞，脾湿肝火，酿痰上壅者，其症咳嗽白黏，气逆胸闷，口渴善呕，四肢倦懈，舌绛似干，上罩垢浊薄苔，脉左细数，每用自制七汁饮：人乳、梨汁、竹沥、广郁金汁、甜酱油、茄楠香汁、解瘨草根子捣汁（其根下子，形似麦冬，色白味甘，性凉质润，滋养肺胃，较麦冬为优）。”[4]王雨三说：“（呃逆）若虚体胃呆者，用石斛、生地、天花粉、玄明粉、甘草、天竺黄、竹沥、梨汁、蔗汁、藕汁、芦根汁等。”[5]

病案举例

1.**金子久**治疹后痞后，邪遗热遗，似无潮热，咳而无痰，或有亦稀薄，胃不多餐，得药呕出，寤寐多汗，舌少苔，脉左细弦而滑。以养阴养液，以润肺润胃，唯宜甘凉，佐介类潜阳：西洋参、寸麦冬、橘红、川贝母、茯苓、甘草、鲜稻头、黑豆衣、桑叶、枇杷叶、蛤壳、石决明[3]。

2.**程门雪**治关格：张某某，男，75岁，形肉消瘦，不食纳谷，口甜苦，曾有呃逆，呕吐绿水，大便难，脉细弦，苔薄。用清养气阴，化痰降逆法（组方见方证），5剂。二诊：大便已通，口苦甜亦瘥，呕吐止，呃逆停，胃纳不香，形肉消瘦，腹胀足肿，前方出入[2]。

又治张某某，女，66岁，呃逆，胃不能纳，神萎气怯，手指蠕动，口糜满布，脉虚弦。高年寒热退后，阴伤而湿热不化，胃气渐败，虚风已动，冀转危为安（组方见方证）[2]。

3.**牟重临**治杨某某，男，62岁。呃逆频作已4天，曾经某医院用过多种西药及中药丁香、柿蒂之类和针刺等治疗无效。患者有10余年慢性支气管炎病史，常胸闷气急，多痰，咳吐不利。今视其呃声频而低弱，气不接续，形瘦面苍，懒言困倦，善饥食少，鼻衄口干，舌红苔薄，脉浮数。此为气阴两虚，痰郁化热：旋覆花、北沙参、海浮石、天花粉、竹茹各9g，代赭石15g，半夏、枇杷叶、麦冬各6g，陈皮4.5g，甘草3g。同时针腕踝针上1（双），留针3小时。服药后当夜呃止，次日用上方去海浮石、麦冬，加谷麦芽、怀山药，服3剂善后。按：本例患慢性支气管炎，中气虚亏，痰结气逆，可借用本方加减，但咳吐稠痰，鼻衄，舌红，脉数，为痰郁化热，有耗津伤液之虞，故配沙参、麦冬、天花粉养胃生津，佐以枇杷叶、竹茹、海浮石等清痰下气，药证相符，故能获效。腕踝针是一种较好的针刺补法，所以对本例和上例的虚证或虚中夹实证，配合使用，都有一定的作用[6]。

引用文献

［1］吴坤安.伤寒指掌［M］.上海：上海科学技术出版社，1959：卷二51，卷三77，84.

［2］上海中医学院.程门雪医案［M］.上海：上海科学技术出版社，2002：151，154.

［3］秦伯未.清代名医医案精华［M］.北京：人民卫生出版社，2006：485.

［4］俞根初.重订通俗伤寒论［M］.上海：上海科学技术出版社，1959：266.

［5］王雨三.治病法轨［M］.北京：学苑出版社，2015：155.

［6］牟重临.谈谈旋覆代赭汤的临床运用［J］.新医药学杂志，1977，（12）：13.

二、胆胃热痰证（热痰合病）（3候）

胆胃热痰证，为胃中热痰夹邪郁滞于胆腑之证，多为外邪内陷，夹胃中热痰蕴于胆腑，郁滞清气之枢机而致转枢不利之证，伤寒家称之为少阳证或为经证，或为腑证，系胃中素有痰热，为外邪触动，邪热与痰饮相搏，初则郁滞枢机，继则痰热郁蒸于里，久则郁遏胆中木火，不得发泄，甚则郁而上逆，扰及空窍，反冲于胃。其治则总当疏利枢机，清化痰热，宣降气机，使转枢得利，气机宣降有序，亦和解之法，即俞根初所谓“治以和解兼开降法”[1]，王九峰云：“只宜和解，不可发散滋腻。”[2]

证候别称：邪踞少阳，痰湿内蕴，木火冲逆，犯土侮金。

病名：［中医］伏邪夹痰，小结胸，少阳经证，少阳腑证，少阳正疟，暑疟，眩晕，不眠，胃脘痛，恶阻，呕逆，吐蛔。

证候系统：详见图3-10-9。

本证————枢机郁滞候
转证————枢机郁蒸候
变证————木火郁蒸候、木火郁逆候

图3-10-9　胆胃热痰证证候结构图

引用文献

［1］俞根初.重订通俗伤寒论［M］.上海：上海科学技术出版社，1959：182.

［2］秦伯未.清代名医医案精华［M］.北京：人民卫生出版社，2006：355.

（一）枢机郁滞候（胆胃热痰本证）

胆胃热痰证·枢机郁滞候，系外邪挟胃中热痰，郁滞于胆胃，致清阳之枢机失转之证。其见症虽以阳气不和与腠理不调之脉症显明，但必兼有胆胃气机郁滞之脉症。

通称：痰热郁滞。

病名：［**中医**］小结胸。

病因病机：胆胃热痰郁滞，因素体多痰，外邪入里，痰从热化，蕴于胆胃，滞于上焦，致清阳失司，枢机失转，宣降不利，即俞根初所谓“表邪初传上焦，尚未入胃”之证[1]。

证象组合：不和+气滞+气郁

主症：【**阳气不和**】**症象**：口渴少饮。**脉象**：脉象细弦。

【**腠理不调**】**症象**：①寒热往来。②寒热间日而作，热多于寒，得汗而解。

【**气机不利**】**症象**：胸胁满痛。

副症：【**气机不降**】**症象**：呕喘。

【**气机不宣**】**症象**：①胸满而闷。②胸痞。

宾症：【**清窍不宣**】**症象**：①耳聋。②目眩。

治则：以疏利枢机为主，兼化痰清热，宣降气机，以和解为法。

方证

1. 柴胡陷胸汤证：《通俗伤寒论》方[1]。和解兼开降法。适用于寒热往来，胸胁满痛，口苦喜呕。

柴胡、苦桔梗各3g，姜半夏9g，小川黄连2.4g，黄芩、小枳实各4.5g，瓜蒌仁（杵）15g，生姜汁4滴分冲。

2. 柴胡枳桔汤证：《通俗伤寒论》方[1]。和解表里法轻剂。适用于寒热往来，两头角痛，耳聋目眩，胸胁满痛，舌苔白滑，脉弦滑浮大。

川柴胡、青子芩各3~4.5g，枳壳、姜半夏、新会皮各4.5g，鲜生姜、桔梗、雨前茶各3g。

论著和讨论

本证候痰热蕴于胆胃，郁滞上焦清阳之气，转枢不利，宣降失调，其治则当以疏利枢机，清热化痰，宣降气机为法。即俞根初所谓：“寒热未除，胸胁尚痛，膈满而闷，已成小结胸者，治以和解兼开降法，柴胡陷胸汤（组方见方证）主之。”“若胸膈不宽，寒热似疟者，轻则柴胡枳桔汤，重则柴胡陷胸汤。”“误下成痞，满而不痛者，在胸膈，用柴胡陷胸汤。如不因下早而为痞，乃表邪初传上焦，尚未入胃，证虽痞满，尚为在表，只用柴胡枳桔汤（组方见方证），和解以宽痞气可也。”[1]

病案举例

马培之治气虚夹痰之体，先冒暑邪，复感新凉，客于表里之半，寒热间日而作，热多于寒，得汗而解，解后汗常不收，气分素弱，脉象细弦，乃疟之本象，当以和解：前胡、杏仁、半夏、六曲、黑荆芥、茯苓、青蒿、川贝、橘红、枇杷叶、生姜[2]。

引用文献

［1］俞根初．重订通俗伤寒论［M］．上海：上海科学技术出版社，1959：182，344，345.

［2］徐衡之，姚若琴．宋元明清名医类案［M］．长沙：湖南科学技术出版社，2006：784.

（二）木火郁蒸候（胆胃热痰变证1）

胆胃热痰证·木火郁蒸候，系外邪挟热痰，郁蒸于胆胃，渐居于胆腑，即伤寒家通称之少阳府证。其见症以胆胃气郁与内热蕴蒸之脉症为主，可兼见阳气不和之脉症。

通称：痰热蕴蒸。

病名：［**中医**］少阳经证。［**西医**］慢性粒细胞性白血病急性发作。

病因病机：胆胃热痰郁蒸，系外邪挟热痰，郁滞于胆胃，胆中木火不得宣泄，郁蒸于内，腑气失其宣降，外则阳气失和，内则木火蕴蒸。

证象组合：气郁+气蒸+不和

主症：【**气机不宣**】**症象**：①心下满。②不欲食。③胸满胸闷。④咳。

【**津气蕴蒸**】**症象**：①发热。②头汗出。③自汗热退。④烦躁。⑤目赤。⑥不眠。⑦口干。⑧大便结，小便短。**舌象**：苔黄厚黏腻。**脉象**：脉细滑有力。

【**清空不宁**】**症象**：①头痛。②耳聋。

副症：【**气机不降**】**症象**：①呕吐。②干呕。

宾症：【**阳气不和**】**症象**：①微恶寒。②手足冷，指头痛。③厥少热微。④寒战高烧。**脉象**：①脉弦细。②沉紧。

治则：当以清疏胆胃痰热，清降木火之内蒸。

方证

1.小柴胡汤证：张仲景方。功能和解少阳。治少阳证，往来寒热，胸胁苦满，默默不欲饮食，心烦喜呕，口苦，咽干，目眩，脉弦，妇人伤寒热入血室，及疟疾等症。

柴胡八两，黄芩、人参各三两，半夏半升，炙甘草、生姜各三两，大枣十二枚。水煎，分三次服。

2.清化汤证：秦伯未方[1]。治慢性粒细胞性白血病急性发作，详见病案2。

柴胡、黄芩、半夏、橘红各9g，厚朴8g，黄连、知母、贝母各6g。

论著和讨论

本证候外邪挟热痰郁滞胆胃，木火不得宣泄而内蒸，仲景曰："伤寒五六日，头汗出，微恶寒，手足冷，心下满，口不欲食，大便硬，脉细者，此为阳微结，必有表，复有里也。脉沉，亦在里也。汗出，为阳微。假令纯阴结，不得复有外证，悉入在里，此为半在里半在外也。脉虽沉紧，不得为少阴病。所以然者，阴不得有汗，今头汗出，故知非少阴也。可与小柴胡汤。设不了了者，得屎而解。"（《伤寒论》148条）吴坤安亦云："凡遇伤寒初起头痛发热，而脉弦细者，此少阳初感寒邪，故头痛发热与太阳同。而脉则现少阳本象也。少阳少血多火，虽有表邪不可发汗，当以小柴胡和之。若发热耳聋，目赤胸满而烦者，此少阳中风也，盖少阳属木火，风中其经，亦同气相感，风动火炎。故见症如此，耳目为表之里，胸中为里之表，亦当用小柴胡汤和之。"[2]其治则当以清疏胆胃痰热，兼以清降胆中木火。仲景说："呕而发热者，小柴胡汤主之。柴胡八两，黄芩三两，人参三两，甘草三两（炙），生姜三两（切），半夏半升（洗），大枣十二枚（擘）。"（379条）俞根初说："邪伏膜原而在气分，……解后，暂用蒿芩清胆汤，清利三焦，使余邪从小便而解，然每有迟一二日，热复作，苔复黄腻，伏邪层出不穷，往往经屡次缓下，再四清利，而伏邪始尽。"[3]何廉臣说："汗下后，余热未尽，烦不得眠，口干渴而身微热者，《小品》茅根汤（《外台》方）合益元散，清利以和解之，甚则用加味导赤散（王孟英方），其功尤捷。"[4]

病案举例

1.孙兆治伤一人患伤寒五六日，头汗出（阳虚），自颈以下无汗（不在黄例，又非瘀血），手足冷，心下痞闷，大便秘结，或者见四肢冷，又汗出（似阴证），满闷，以为阴症，许诊其脉沉而紧，曰：此证诚可疑，然大便结，非虚结也，安得多阴脉，虽沉紧为少阴症，多是自利，未有秘结者（此辨妙）。此正半在里，半在表，投小柴胡得愈[5]。

2.秦伯未治男性患者，慢性粒细胞性白血病急性发作。一个月来时有咳嗽，一周来每夜发热，近三天一夜连续发作，发热前先有目赤，胸闷，寒战，高热41℃，自汗而解，伴见口干，小便短少，苔黄厚黏腻，脉细滑有力。诊断为体虚受邪，痰湿交阻，不能透泄，即用清化汤（组方见方证）等和解清化法。下午服药，晚间寒热即定，次日上午续发一次，热势亦仅达38.5℃[1]。

引用文献

［1］秦伯未.秦伯未医文选［M］.长沙：湖南科学技术出版社，1983：463.
［2］吴坤安.伤寒指掌［M］.上海：上海科学技术出版社，1959：卷一60.
［3］俞根初.重订通俗伤寒论［M］.上海：上海科学技术出版社，1959：254-255.
［4］何廉臣.重订广温热论［M］.福州：福建科学技术出版社，2010：130.
［5］江瓘，魏之琇.名医类案（正续编）［M］.北京：中国中医药出版社，1996：18.

（三）木火郁逆候（胆胃热痰变证2）

胆胃热痰证·木火郁逆候，系热痰郁滞胆胃，木火失于宣泄，郁极而冲逆于上之候，其见症以木火冲逆之症象显明，但必兼见胆胃气机郁滞之脉症。

通称：木火冲逆，犯土侮金。

病名：［**中医**］少阳腑证，眩晕，不眠，胃脘痛，恶阻，呕逆，吐蛔。［**西医**］高血压，手术后呕吐。

病因病机：胆胃痰热郁逆，因胃中素有痰饮，挟肝胆木火上逆，与胃中之痰相搏而成，胆热偏盛上升犯胃，胃逆不降之候。

证象组合：气郁+气逆+气蒸+津泄+阳郁

主症：**【气机不宣】症象**：①不饥不寐。②痞闷。③胁满，两胁抽痛。④胸膈满闷，心下急郁郁微烦。⑤胸膈胀疼。**舌象**：①苔滑腻。②苔白腻。**脉象**：脉沉，右弦滑。

【气机冲逆】症象：①气逆，卧则气逆。②咳逆引胁痛。③吐蛔。④格食不下，胃脘烧灼，胃脘痛胀。⑤干呕，呕浊多痰。⑥吐酸苦水。⑦呕黄涎，清水。⑧呃逆。**脉象**：两寸弦数。

副症：**【清空不宁】症象**：①神昏。②头晕眼黑。

【热迫津泄】症象：泄泻。

宾症：【阳气不和】症象：①寒热似疟。②寒轻热重。③惊悸不寐。**舌象**：舌红苔白，间现杂色，或夹白中红，或边白中红，或尖红中白，或尖白根灰，或根黄中黑。**脉象**：沉细。

【津气蕴蒸】症象：①口渴喜冷。②口苦。③心烦，懊侬。④潮热。⑤不寐。⑥合目自汗。⑦面红目赤汗出如雨。**舌象**：①舌红舌黄。②苔黄黑。**脉象**：①左弦数。②脉滑实数大。

治则：当以清疏胆胃痰热，通降胆胃腑气，以挫其上逆之势。痰浊尚甚者，必侧重于辛开芳化；热邪偏盛者，则当侧重于苦降，甚则可从和解兼下之法。

方证

1.蒿芩清胆汤证：《通俗伤寒论》方[1]。功能清胆，利湿，和胃。治寒热如疟，寒轻热重，胸痞作呕，舌红苔白腻，脉濡数者。

青蒿4.5~6g，黄芩4.5~9g，制半夏、枳壳、陈皮各4.5g，赤茯苓、竹茹、碧玉散（即滑石、甘草、青黛）各9g。水煎服。

2.温胆汤加味证：王旭高方[2]。心跳少寐，食入则呕，脉沉，肝胆之火与胃中之痰相搏。

半夏、石菖蒲、陈皮、甘草、枳实、酸枣仁、茯神、竹茹、川贝母、丹皮、旋覆花、黑栀、雪羹。

3.青竹茹汤证：孔伯华方[3]。治恶阻，经停两月，食入即呕逆，两胁满闷。

生牡蛎、茯苓皮、知母、黄柏各9g，旋覆花、代赭石、莲心各6g，大腹绒4.5g，桑寄生15g，青竹茹24g，清半夏、厚朴、枳壳、丝瓜络各3g，藕30g。

4.半夏泻心汤加味证：廖浚泉方[4]。治手术后呕吐频繁，水谷不能入，详见病案5。

法半夏15g，黄芩、干姜、竹茹各10g，党参20g，炙甘草4g，黄连、陈皮、枳实各6g，吴茱萸3g，大枣5枚，生姜3片，频频冷服。

论著和讨论

本证候热痰郁滞胆胃，挟木火上逆，腑气失于通降，即俞根初说：“邪传少阳腑证，寒轻热重，口苦膈闷，吐酸苦水，或呕黄涎而黏，甚则干呕呃逆，胸膈胀疼，舌红苔白，间现杂色，或尖白中红，或边白中红，或尖红中白，或尖白根灰，或根黄中黑，脉右弦滑，左弦数，此相火上逆少阳腑病，偏于半里证也，法当和解兼清，蒿芩清胆汤（组方见方证）主之。”[1]吴坤安说：“凡遇伤寒热病，症见干呕渴饮，胸膈满闷，格食不下，或两胁抽痛，舌苔黄黑，或兼吐蛔，此即证兼厥阴，肝邪犯胃而然也，宜桂枝、芍药、川黄连、干姜、茯苓、半夏、黄芩之类，吐蛔加椒梅，寒热似疟加柴胡，引出少阳。”邵仙根说：“呕属少阳，以木火上升犯胃，胃逆不降而呕也。”[5]其治则当以清疏胆胃痰热为主，兼以和胃降逆为法。仲景曰：太阳病过经十余日，反二三下之，后四五日，柴胡证仍在者，先与小柴胡。呕不止，心下急，郁郁微烦者，为未解也，与大柴胡下之则愈（《伤寒论》103条）。

董废翁谓：凡伤寒邪渐入里，胃气实而不受，逆于胸中则呕。治法一二日内，宜宣剂以去其壅。然是疾之作，必上焦火盛，炙其津液，结成痰涎，凝于胃口，故又宜导痰降火，生姜、半夏，橘红、茯苓、厚朴、连翘、栀子、黄芩、天花粉、知母、竹茹、枇杷叶主之。三四日邪气渐深，痰愈凝结，宜苦寒以折之。芩连二陈汤加厚朴、天花粉、黄柏、滑石、芦根汁、竹沥、姜汁主之。如不止，辛以散之，芩连二陈汤加干姜钱许、生姜四钱。又不止，重以缒之。用金银煎上药，或上药加入金银箔五七叶。甚者，更加寒水石、赤石脂[6]。

病案举例

1.尤在泾治胃有火邪，故呕而不食，胆有热邪，故合目自汗，橘皮竹茹汤加石斛。**诒按**：山栀必不可少，以其专清胆热故也；川连亦在应用之列。再诊：前方去石斛加木瓜[2]。

2.谢映庐治熊锦松潮热泄泻，呕吐蛔虫，咳逆牵引左胁痛，历服清散温补，愈治愈危，夜半气逆神昏，面红目赤，汗出如雨，两寸弦数，此木火冲逆，犯土侮金，温胆加石斛9g，桑叶、白附子，数剂安[7]。

3.王大增治妊娠恶阻：肝胆气火内盛，夹素蕴之痰浊内阻，心烦呕吐，不思饮食，肠燥，便结旬余未解，经居2月余，苔薄黄腻，脉细滑，拟清泄木火兼化痰浊：姜川连、砂壳各2.4g，炒白芍、黄芩各9g，乌梅炭3g，枳壳、竹茹、会皮、姜半夏、藿香梗各4.5g，枇杷叶3片，后加焦山栀9g，甘菊4.5g。煎后频服[8]。

4.李泰治龙姓，二月脉沉数，恶寒发热，时时昏蒙，不省人事，渴饮喜冷，肢冷，此疫症初起，正气不支。西洋参、白蔻仁、甘草各1.5g，柴胡、法半夏、天花粉、槟榔、茯神、石膏、郁金各4.5g，青蒿9g，旋覆花、代赭石各6g，陈皮0.9g，1剂效，3剂愈[9]。

5.廖浚泉治余某某，男，31岁，手术后呕吐频繁已21天，水谷不能入，食入则吐，吐黄绿水，胸脘痞闷，头昏，躁扰不宁，面黄少气懒言，大便数日不行，口唇焦干，舌边尖红，苔白腻，脉沉细，系呕吐日久，中气大伤，肝胆气逆，寒热中阻，胃失和降，亟宜扶正，益气舒肝和胃，辛开苦降，半夏泻心汤加味（组方见方证），频冷服，呕吐止[4]。

6.**曹鸣高**治陈某，女，14岁。胃脘胀痛一周，有烧灼感，心烦，懊侬，口干而苦，喜进冷饮，时头晕目眩，恶心欲吐，舌红苔黄而腻，脉弦滑，痰热交阻，胃气失和，治以清热化痰，调和胃气：川黄连2g，黑栀、姜半夏各9g，枳实、胆南星、广陈皮各4.5g，广郁金6g，炙远志、淡干姜各3g，生甘草1.5g，5剂，诸症悉去[10]。

引用文献

［1］俞根初.重订通俗伤寒论［M］.上海：上海科学技术出版社，1959：182.

［2］柳宝诒.增评柳选四家医案［M］.南京：江苏科学技术出版社，1983：38，230.

［3］北京中医学会.孔伯华医集［M］.北京：北京出版社，1988：534.

［4］廖浚泉.半夏泻心汤治疗顽固性呕吐［J］.新医药学杂志，1979，（6）：13.

［5］吴坤安.伤寒指掌［M］.上海：上海科学技术出版社，1959：卷二35.卷一65.

［6］高鼓峰.医宗己任编［M］.上海：上海科学技术出版社，1959：172.

［7］谢映庐.谢映庐医案［M］.上海：上海科学技术出版社，1962：105.

［8］王大增.随师临诊中的一些体会［J］.上海中医药杂志，1965，（4）：13.

［9］李洪成.中医证候学［M］.北京：中国医药科技出版社，2008：1609.

［10］王兴华.曹鸣高治疗胃脘痛验案［J］.中医杂志，1986，（5）：17.

三、肝肺热痰证（热痰并病）（1候）

肝肺热痰证，为肝热挟肺痰之证。由肝气肝热上犯于肺，或触动肺中宿痰，或热蒸肺中津液成痰，而成肝肺之热痰证。其病变：热痰阻于肺，则肺气失其宣降之常，肝气挟肺气上逆；继则灼伤肺中津液，致肺失清肃之权；或挟肝气阻于肺络，致络脉失其通利；若热痰久恋，郁滞于肝，急则引动肝风，风热鼓痰，蒙闭心神，立有闭厥之变；缓则郁遏木火，阻蔽神明；或木火内炽，耗伤肝阴，则有虚蒸之患。其治则总宜平肝泄热，肃肺化痰。

证候别称：木火刑金，阳证似阴，阴虚发热。

病名：［中医］咳血，气喘，哮喘，痰闭，阳厥证，痴呆，阴虚发热，肺痨。

证候系统：详见图3-10-10。

本证————肺失清肃候

转证————肺络失宣候

变证————木火闭厥候、木火虚炽候

图3-10-10　肝肺热痰证证候结构图

（一）肺失清肃候（肝肺热痰本证）

肝肺热痰证·肺失清肃候，系由肝热犯肺，挟肺中热痰，耗伤肺中津液，致肺失清肃之令，杂病学家通称为木火刑金之证。虽以肺失宣降之症象显明，但必以内热伤津之脉症为主。

通称：木火刑金。

病名：［中医］咳血。［西医］肺结核合支气管感染。

病因病机：肝肺热痰蕴蒸，因肝热犯肺，挟肺中热痰内蒸，耗伤肺中津液，致肃降之令不行，甚则络血外溢，若有失误，即为劳损之根。

证象组合：液灼+气蒸+气郁+血溢

主症：**【津液消灼】症象**：①痰多黏沫。②咳嗽少痰。③盗汗。④形瘦。⑤颧赤。**舌象**：舌红苔薄。**脉象**：脉细数，濡滑而数。

【气机失宣】症象：①咳嗽。②胸胁引痛。

副症：**【清窍不利】症象**：喉间痰鸣。

【津气蕴蒸】症象：①面赤。②烦躁失眠。③发热。④五心烦热。⑥口苦。**舌象**：苔黄腻。**脉象**：脉弦数。

宾症：**【络血妄行】症象**：①痰红。②咯血。

【气机不降】症象：①气逆。②痰鸣。

治则：当凉肝清肝，养液肃肺，化痰降气为法。

方证

1.凉肝肃肺汤证：程门雪方[1]。治咳嗽痰血，胸胁引痛，面赤，烦躁失眠，详见病案1。

水炙桑叶、甜杏仁、抱茯神、冬瓜子、清炙枇杷叶各9g，象川贝母、炙苏子各6g，蛤黛散12g，丹皮、侧柏炭、茜草炭、鲜竹茹、广郁金各4.5g。

2.肃肺化痰汤证：程门雪方[1]。治咳嗽气逆，痰多黏沫，时或带红，详见病案1。

云茯苓、甜杏仁、象贝母、清炙枇杷叶各9g，竹沥半夏6g，黛蛤散（包）、生薏苡仁、冬瓜子各12g，白前、白苏子、紫菀、炙百部、蜜橘红各4.5g，炙远志3g。

论著和讨论

本证候肝热犯肺，痰热内蒸伤液，肺失清肃之令。秦伯未曰："肺主一身元气而司治节，肺络受邪则清肃无权，震血外溢，此方为外感咯血之原因也。"[2]其治则当以凉肝肃肺，化痰养液为法。程门雪说："肝火未平，痰瘀未清，难期速效。"[1]秦伯未亦云："忌骤补。"[2]拟南沙参、橘白络、海蛤壳、冬瓜子、杏仁、竹沥夏、枇杷叶等宣化清理上焦。

病案举例

1.程门雪治叶某某，男，成年，肝火扰犯肺络，络损血溢，咳嗽痰红，清肝肃肺，祛瘀宁络后，再次举发，气上则咳，咳后红至，膺肋引痛，脉弦数，此肺金清肃不行，络损血溢，肝火未平，痰瘀未清，难期速效。再以肃肺宁络进治（组方见方证1），须静养为佳。三诊，咳血已止[1]。

又治凌某某，男，33岁，咳嗽气逆，痰多黏沫，时或带红，苔薄脉浮。此系痰浊阻肺，肺失清肃之令，咳震损络。拟肃肺化痰（组方见方证），药后轻见，原方出入[1]。

2.秦伯未治高某某，男，外感咳嗽两月，继而咯血两旬，今咳稍平而血反增，脉来濡滑而数，苔黄腻，气为血帅，气顺则血自净，当先顺气化痰，略参宁络为是：竹沥夏、茜草炭各6g，海蛤壳15g，杏仁、山茶花、浙贝母、怀牛膝、冬瓜子、仙鹤草、泽泻各9g，橘白、橘红各4.5g，肺主一身元气而司治节，肺络受邪则清肃无权，震血外溢，此方为外感咯血之原因也。经调治血止而咳痰未宁，脉细滑数，苔薄白，再拟宣化清理上焦，忌骤补：南沙参、橘白络各4.5g，抱茯神12g，海蛤壳15g，冬瓜子、杏仁、竹沥夏、枇杷叶、仙鹤草、十灰丸各9g[2]。

引用文献

[1] 上海中医学院.程门雪医案[M].上海：上海科学技术出版社，2002：63，65.

[2] 秦小珩，戴德英，黄宣能.秦伯未治疗咳嗽的临床经验[J].中医杂志，1981，(12)：15.

第三节　痰火证类（9证39候）

痰火证，系痰与火共发之证。或因火以致痰，火灼津液，熬炼成痰；或因火以动痰，痰因火而动；必由其人素有宿痰，或因外感之邪，内陷化火；或饮食宿积化火，或情志失调而动火，内外因所致之火，均足以激动内宿之痰浊，痰因火动，痰随火升，或蒸于肺，或蒙于心，或溢于肝胆，或流嵌胃肠，或结于经隧；火性炽灼，煎熬痰浊，渐乃胶黏坚固凝结，而成老痰、顽痰、结痰；急则发为中风惊痫，肺痹肺痈，缓则可为哮喘，癫狂痴呆，乃至瘰疬结核流痰等顽疾。

热痰成于肺胃，湿痰本于脾胃，均可因火而动，而成痰火之证。热痰最易化火，湿痰亦可挟火而动，故肺胃、脾胃痰火证，为痰火之本病；肺胃痰火证，多挟外感之邪化火所致；脾胃痰火证，则多由于内因之火动所致；肺胃痰火，挟肝火而动，则为肝肺、肝胃合病之肝肺、肝胃痰火证；痰火由肺胃上乘于心，蒙闭心神，而成心肺痰火证，为肺胃痰火并发之证。脾胃痰火则多有饮食宿积化火，痰随火升，上犯于肺，而为肺脾合病之肺脾痰火证；如痰火上乘于心，则为心、肝、胆并发之心胃、心胆、心肝之痰火证。为病则更为错杂。

痰火之证，痰浊挟火，火痰共发之证，其治则自当以泻火化痰并重，以其性质胶固凝结，轻则清之化之，甚则攻之下之；如已成顽痰、老痰，结痰，急则重剂攻夺之，缓则消磨之，故不同于一般热痰之治。

证候系统详见表3-10-3。

表3-10-3　痰火证证候结构表

	本病	合病	并病
上焦	肺胃痰火证	肝肺痰火证、肝胃痰火证	心肺痰火证
中焦	脾胃痰火证	肺脾痰火证	心胃痰火证、心胆痰火证、心肝痰火证

一、肺胃痰火证（上焦痰火本病）（9候）

肺胃痰火证，为痰火蕴滞于肺胃之证，系痰火本病之一。或其人素有热痰，外感温暑之邪入里化火，与宿痰相搏；或先感温暑阳邪，蕴于肺胃，蒸灼肺津胃液成痰，痰随蕴热化火，或两者兼有之，均可以成肺胃痰火之证。痰火蕴于肺，肺失清肃之权，蕴于胃则胃失和降之职，甚则郁滞上中清阳之气，致出入宣降失司，痰火郁于上则痰蒙、痰躁之患；郁滞于肺则可致结胸、肺痹、肺痈之变。然火总属阳邪，久必耗伤阴液，故后期亦有气液、气阴或阴液伤残之变。

肺胃痰火证，痰火蕴于上中气分之证，其治则虽当以清火豁痰为主，更当宣降上中气机，以畅清阳之气，吴坤安曰“宜开气分之痹，俾清阳得舒，胸次方能开达。邵仙根评：即轻清开提肺气，宣泄上焦”[1]之法。然金子久则有“涤膈上之痰，祛腑中之滞”[2]，俞根初亦谓“法当肺与大肠并治，开降肺气以通大便”[3]，近人张自铭更谓“釜底抽薪法，使大便通则肺气自降”[4]。肺与大肠本相表里，胃肠又本相连属，故肺胃痰火多假大肠以为出路，此又一法门。

证候别称：痰湿交阻，痰热互结，痰火内结，火郁伤肺，痰火类孤阳，阻滞气分，窒滞不行，痰蒙清窍，真热假寒。

病名：［中医］暑湿，阳明湿温，风温犯肺，风温夹痰，伏温夹痰，冬温，冬温夹痰，伤寒，感邪夹痰，伤寒夹食，风寒化热，痧后咳嗽，咳喘，热喘，肺闭，肺痹，痞结，大结胸，热实结胸，水结胸，痰热结胸，结胸闭症，膜原伏温，呕吐，呃逆，协热利，痰躁，痰蒙，湿蒙，麻后伤阴。

证候系统：详见图3-10-11。

本证————肺失清肃候、胃失和降候
转证————清气郁逆候
变证————清气怫郁候、清气郁结候、清阳郁结候、清气郁闭候
└————清阳郁闭候、清阳蒙闭候、津气炽闭候、气液虚逆候

图3-10-11 肺胃痰火证证候结构图

引用文献

[1] 吴坤安.伤寒指掌［M］.上海：上海科学技术出版社，1959：卷三82.
[2] 秦伯未.清代名医医案精华［M］.北京：人民卫生出版社，2006：484.
[3] 俞根初.重订通俗伤寒论［M］.上海：上海科学技术出版社，1959：184.
[4] 福建省中医药研究院.福建中医医案医话选编（第一辑）［M］.福州：福建人民出版社，1960：235.

（一）肺失清肃候（肺胃痰火本证1）

肺胃痰火证·肺失清肃候，为痰火内蕴于肺，消灼肺中津液，致肺失清肃之令，宣降失常，杂病家通称之为火郁伤肺之证。其见症虽以肺气宣降失常之症象显明，但必兼有内热伤津之脉症，并以之为主。

通称：火郁伤肺。

病名：［中医］痧后咳嗽，热喘。

病因病机：肺胃痰火蕴蒸，因肺胃痰火上蒸于肺，耗伤肺中津液，阻滞肺气宣降，致清肃之令不行，甚则伤及肺络，而络血外溢。

证象组合：液灼+气蒸+气郁+血溢

主症：**【津液消灼】舌象**：①舌绛。②舌苔白燥。**脉象**：脉浮数。

【气机不宣】症象：①咳嗽。②胸膈不利。

副症：**【清窍不利】症象**：①咽喉干痛。②鼻准清冷。

【津气蕴蒸】症象：①痰黄而稠。②口渴气粗。③目红唇赤，鼻出热气。④烦热，火升少寐。**脉象**：右寸独大。

宾症：**【络血妄行】症象**：衄血。

【气机不降】症象：①咳喘，胸高气喘，气促，不得卧。②头面浮肿，目如脱状。③咳甚则吐。

治则：清泻肺火为主，以救肺中津液；化痰降气，以利其肃降。

方证

1.清化痰热方证：张聿青方[1]。治风温已解，而痰热未清，气机之闭郁，详见病案1。

茯苓、黑栀、浮石、瓜蒌皮、川贝母、杏仁、冬瓜仁、风化硝、新绛、枇杷叶、竹茹、灯心。

2.泻白散加减证：丘敏方[2]。治火郁伤肺，日夜咳喘，气促，头面浮肿，详见病案2。

炙桑皮、熔地骨皮各15g，甘草6g，川黄连1.5g，粳米100粒。

论著和讨论

本证候痰火上蒸于肺，灼伤肺津，肺失肃降之令，其治则当以清肺泻火，化痰降气为法。即张聿青所主“清化痰热而肃肺气”[1]之法。吴坤安说：“若咳嗽口干，气逆而喘，而不头痛恶寒者，邪在肺也，当以泻白散加知母、贝母、枯黄芩、羚羊角之类以泻其肺火。”“痧后咳嗽，余热在肺也。宜泻白散，加贝母、橘红、杏仁、枯黄芩、知母、花粉、甘桔、梨浆之类清之。”“如舌苔白燥，口渴者，肺家津液少也。宜泻白散加前胡、杏仁、橘红、茯苓、象贝母、川石斛、薄荷、枯黄芩之类。”[3]

戴元礼说：“热嗽，咽喉干痛，鼻出热气，其痰嗽而难出，色黄且浓，或带血缕，或带血腥臭，或坚如蛎肉，不若风寒之嗽，痰清而白，宜金沸草散，仍以辰砂化痰丸，或薄荷煎、八风丹，含化。热嗽，于金沸草散中加五味、杏仁、茯苓，足成十品，入枣子一个同煎，功效尤胜，名旋覆汤。”[4]李中梓也说：“热嗽，咽喉干痛，鼻出热气，痰浓腥臭，金沸草散去麻黄、半夏，加薄荷、五味、杏仁、桑白皮、贝母、茯苓、桔梗。”[5]

董废翁说：“烦热，胸膈不利，上气喘促，口干或咳，加减泻白散：桑皮、地骨皮、知母、贝母、瓜蒌、黄芩、橘红、甘草、桔梗。”[6]姚国美说：“咳嗽，痰黄而浓，口渴气促，胸膈不利，脉洪数者，此属热邪逼迫，肺不主降，竹叶石膏汤主之，兼表者宜越婢汤；若胸高气粗，目如脱状，不得卧，此属热气上壅，名曰肺胀，轻则泻白散，重则葶苈泻白散（葶苈子、桑皮、黄芩、地骨皮、生甘草）主之。”“喘促，脉数，咳嗽，心烦，得食则减，食已乃作者，此燥火灼金，肺不主降，法宜苦降清润，泻火清肺汤（黄芩、栀子、枳壳、桑皮、陈皮、杏仁、苏子、寸麦冬、川贝母、赤茯苓、沉香、朱砂）主之。”[7]

病案举例

1.**张聿青**治风温大势已解，而痰热未清，咳嗽恋痰稠黄，火升少寐，右寸脉独大，鼻准清冷，乃气机之闭郁，拟清化痰热而肃肺气（组方见方证）[1]。

2.**丘敏**治丘某之女，8岁，初春风邪外束，日夜咳喘气促，头面浮肿，咳甚则吐，睛红唇赤，舌绛脉浮数。诊断：火郁伤肺。清肺调中，标本兼治，泻白散（组方见方证）。复诊：服后夜间能安睡，咳而不吐，前方去川连，再服3天，咳喘愈八九。衄血一次，热随衄解，原方再服2剂，诸症均愈[2]。

引用文献

[1] 徐衡之，姚若琴.宋元明清名医类案［M］.长沙：湖南科学技术出版社，2006：828.

[2] 福建省中医药研究院.福建中医医案医话选编（第二辑）［M］.福州：福建人民出版社，1963：230.

[3] 吴坤安.伤寒指掌［M］.上海：上海科学技术出版社，1959：卷三88，42，卷四64.

[4] 戴元礼.秘传证治要诀及类方［M］.上海：商务印书馆，1955：62.

[5] 李中梓.中华医书集成·医宗必读［M］.北京：中医古籍出版社，1999：194.

[6] 董废翁.医宗己任编·西塘感症［M］.上海：上海科学技术出版社，1959：168.

[7] 姚国美.姚国美医学讲义合编［M］.北京：人民卫生出版社，2009：216，218.

（二）胃失和降候（肺胃痰火本证2）

肺胃痰火证·胃失和降候，为痰火郁滞胃腑，胃气失其通降之能，气反上逆之证，杂病家通称之为痰湿交阻之证。其见症以胃气上逆之症象为显明，但可兼见肺胃气机郁滞之脉症。

通称：痰湿交阻。

病名：［中医］阳明湿温，暑湿，呕吐，呃逆。

病因病机：肺胃痰火郁逆，多由外邪引动肺胃痰浊，与火热交阻于胃，胃气失其通利之常，肺胃气机郁滞，胃气不降，而反上逆。

证象组合：气逆+气郁+气滞

主症：**【气机冲逆】症象**：①频呃。②干呕。③呕吐。④食入即吐。

副症：**【气机不宣】症象**：①胸脘不舒。②心烦。③咳嗽。**舌象**：①舌苔淡红而鲜，或带微白者。②舌苔炱黑。**脉象**：①脉软数，寸微洪。②脉数糊滑。

宾症：**【气机不利】症象**：胸胁满痛。

治则：当以宣降肺胃气机，清降痰火为法。

方证

清肃肺胃方证：方兰田方[1]。治吐泻后发呃，暑湿伏于肺胃，详见病案3。

石膏45g，半夏6g，竹叶9g，枇杷叶7.5g，滑石18g，甘草3g，橘皮4.5g，竹茹、旋覆花各12g，柿丁3个。

论著和讨论

本证候湿痰挟火交阻肺胃，胃气不得通降，而反上逆，其治则当宣降肺胃气机，清化痰火阻滞，即吴坤安“痰饮兼火，呕吐微渴，兼见咳嗽，舌苔淡红而鲜，或带微白者，此痰饮兼胃火也，温胆汤加姜汁炙枇杷叶、姜汁炒黑栀子。邵仙根评：和胃化痰，宣肺清热，此方极效”[2]。吴鞠通说：“阳明湿温，气壅为哕者，新制橘皮竹茹汤主之：橘皮、竹茹各9g，柿蒂7个，姜汁3匙，有痰火加竹沥、瓜蒌霜，有瘀血者，加桃仁，呕恶加竹茹、枇杷叶。”[3]

病案举例

1.**尤在泾**治胃虚气热，干呕不便，橘皮竹茹汤加芦根、粳米。再诊：呕止热退，大便不通：生首乌、玄明粉、枳壳。四诊：大便通，脉和。唯宜滋养：石斛、归、芍、茯苓、广陈皮、丹皮、秦艽、甘草[4]。

2.**张聿青**治蒋左，神识已清，热亦大减，然频频呃逆，胸脘不舒，舌苔炱黑，脉数糊滑，此内闭之热已开，痰湿滞交阻不化，虽略转机，尚不足恃也，商进：郁金、刀豆各1.5g，姜川黄连1.2g，杏仁9g，半夏、竹茹、石菖蒲各4.5g，滑石、冬瓜子各12g，通草、新会皮各3g，青芦管30g，竹沥达痰丸9g[5]。

3.**方兰田**治黄省三，男，68岁，吐泻后发呃，周身微汗，口干不欲饮，饮则呃逆欲吐，小便短赤，不能平卧，脉软数，寸微洪，暑湿伏于肺胃，以清肃肺胃（组方见方证）。一剂呃减；前方再服2剂，呕呃诸症均平。前方出入，少加参须、山药等调理而恢复健康[1]。

引用文献

［1］福建省中医药研究院.福建中医医案医话选编（第一辑）［M］.福州：福建人民出版社，1960：131.

［2］吴坤安.伤寒指掌［M］.上海：上海科学技术出版社，1959：卷三77.

［3］吴鞠通.温病条辨［M］.福州：福建科学技术出版社，2010：86.

［4］柳宝诒.增评柳选四家医案［M］.南京：江苏科学技术出版社，1983：37.

［5］张聿青.张聿青医案［M］.上海：上海科学技术出版社，1963：56.

（三）清气郁逆候（肺胃痰火转证）

肺胃痰火证·清气郁逆候，为痰火郁滞肺胃，致上中清气失于宣展，痰随火升，肺胃之气失降，杂病家通称之为痰热互结之证。其见症以肺胃之气上逆之症象显明，但必兼见肺胃气机郁滞与内热蕴蒸之脉症。

通称：痰热互结。

病名：［中医］肺痹，阳明湿温，风温夹痰，冬温，呃逆。

病因病机：肺胃痰火郁逆，多由外邪入里，痰郁化火，蕴于肺胃，清气郁滞，失于宣展，火气上逆，痰随或升，肺胃失肃降之权。

证象组合：气郁+气蒸+气滞+气逆

主症：**【气机不宣】症象**：①胸闷。②胸痞。③咳嗽。**舌象**：苔白腻粗厚。**脉象**：①脉细濡。②脉伏。

【津气蕴蒸】症象：①寒热不常，但热不寒，有汗不解，热事有起伏，表之汗不畅，清之热不退。②身热有汗，多汗。③颧赤心烦，昼夜烦扰不宁，不能安卧，神识忽明忽昧。④口渴喜饮。⑤咳痰脓，干厚韧白，痰厚若胶，咯吐维艰，咳痰夜甚。⑥小便但赤不浑。⑦便闭，便溏或泄。**舌象**：①舌边尖红，根黄。②苔白而干。③苔黄浊。④舌绛望之黏腻，舌心白厚如豆大者一瓣。**脉象**：①脉弦滑有力。②脉弦滑数。

副症：**【气机不利】症象**：①或连胁胀。②大便不通，按之腹板窒。**脉象**：脉右寸关浮滑数，左弦数。

【气机冲逆】症象：①满而喘急，气喘痰嘶，痰鸣声如拉锯。②呕逆。③呃逆。

宾症：**【清窍不宣】症象**：耳鸣。

治则：当以宣泄肺胃痰火为主，兼以宣降气机为法。

方证

1.**涤痰泄热降气清肺方证**：王旭高方[1]。治气喘痰嘶，大便不通，按之腹板窒却不硬痛，详见病案4。

葶苈子、枳实、郁金、杏仁、川贝母、羚羊角、连翘、胆南星、茯苓、枇杷叶、竹沥、姜汁、礞石滚痰丸。

2.**瓜蒌实丸加黄连证**：姚国美方[2]，治痰随火升，壅于中脘，热痰内闭，胸闷心烦，痞满而喘急，或连胁胀。

黄连、瓜蒌实、枳实、半夏、桔梗等分，用姜汁糊丸。

3.凉膈栀豉加减证：张自铭方[3]。釜底抽薪法，使大便通则肺气自降，详见病案5。

淡豆豉、风化硝、麦芽、谷芽各9g，生山栀、葶苈子、杏仁、枯黄芩各6g，瓜蒌、鲜竹叶、灯心草各15g，连翘、车前子各12g，川黄连、胆南星各3g。后加入枯黄芩6g，车前子12g，旋覆花4.5g，川厚朴3g。

论著和讨论

本证候痰火郁滞肺胃，痰随火升，气随火逆，王孟英说："滋腻阻塞气机，清阳不司旋运，痰饮闭滞隧络，非脱象也。"[4]周小农曰："痰热互结，恐其昏糊。"[5]治则当以宣泄肺胃，泻火涤痰降逆为主。王旭高所主"涤痰泄热，降气清肺"之法[1]，张自铭更谓："宜釜底抽薪法，使大便通则肺气自降，苦辛寒表里分清法。"[3]姚国美说："痞满胁胀，喘急烦闷，乃痰水互结，法宜苦降兼开，瓜蒌实丸加黄连主之。"[2]

病案举例

1.王孟英治邵秋子母，年近六旬，春患寒热如疟，诸医罔效，误进首乌、鳖甲，渐脉伏胸痞，呃逆自汗，渴饮不食，颧赤便泄，此滋腻阻塞气机，清阳不司旋运，痰饮闭滞隧络，非脱象也，以栝蒌薤白合小陷胸加菖蒲、竹茹、旋覆花、贝母、杏仁、紫菀、枇杷叶，呃止脉出[4]。

2.王旭高治素有痰饮咳嗽，今五月曾吐血，肺受热迫。六七日来，伏暑蕴于内，凉风复袭于外。病起先寒栗而后大热，热事有起伏，表之汗不畅，清之热不退，小便但赤不浑，舌绛望之黏腻，舌心白厚如豆大者一瓣，气喘痰嘶，大便不通，按之腹板窒却不硬痛，涤痰泄热，降气清肺（组方见方证）[1]。

3.周小农治刘鹏南女，1岁，身热有汗，咳嗽痰声涕多，脉数纹紫，舌红苔薄。清暑散风，清肺化痰，凡三诊见：咳痰夜甚，气逆有声，暑邪夹风痰袭肺，肺痹防重：葶苈子、苏叶各1.5g，竹茹、郁金各4.5g，冬瓜子6g，杏仁、沙参各9g，前胡、枳实各2.4g，芦根1尺，枇杷叶4片，萝卜汁1匙，另研冲雄丹0.12g，月石0.3g，明矾、礞石各2.1g，竹沥30g温调服。迨夜，小便不通，外用车前子、半夏、皂角、蝼蛄研末，调膏加回春丹、麝香敷脐。服药呕痰，二便略通，今转身热，拟栀、豉、杏仁等宣透，便通热减，调治而愈[5]。

又治：荣孟坚内戚之妻，寒热咳嗽气逆，口渴，脉细舌白，与麻桂，至气逆痰多，干厚韧白，渴饮愈甚，脉细濡，苔白而干，此冬温为温开所助，肺热愈炽，然痰热互结，恐其昏糊，豉、栀、冬瓜子、杏仁、宋半夏、瓜蒌仁、枳实、竹茹、贝母、马兜铃、芦根、枇杷叶，另研郁金、月石、川贝母、竹沥调服，数剂愈[5]。

4.叶鉴清治新感风温，素蕴痰热：席润身，20余岁，但热不寒，有汗不解，咳嗽气逆烦躁，少寐，痰厚若胶，咯吐维艰，便闭尿赤，舌边尖红，根黄，脉右寸关浮滑数，左弦数。肃清上中焦：鲜石斛、连翘、冬瓜子、苏子、象贝母、薏苡仁、桑皮、杏仁、白前、枇杷叶、芦根；后加郁金、赤茯苓、通草、竹茹、荸荠、竹叶、蛤壳、宋半夏、旋覆花、玫瑰等出入。稍有咳嗽，晨尚稠痰，痰邪未清：甜杏仁、宋半夏、川石斛、橘白、冬瓜子、茯苓、川贝母、瓜蒌皮、竹茹、枇杷叶，后加西洋参、穞豆衣、绿梅花调养[6]。

5.张自铭治张松涛，男，1岁，肌热汗出，咳嗽痰鸣声如拉锯，昼夜烦扰不宁，不能安卧，神识忽明忽昧，口渴喜饮，尿赤便闭，苔黄浊，脉弦滑数。宜釜底抽薪法，使大便通则肺气自降，苦辛寒表里分清法，凉膈栀豉加减（组方见方证）[3]。

引用文献

［1］秦伯未.清代名医医案精华［M］.北京：人民卫生出版社，2006：171.
［2］姚国美.姚国美医学讲义合编［M］.北京：人民卫生出版社，2009：235.
［3］福建省中医药研究院.福建中医医案医话选编（第一辑）［M］.福州：福建人民出版社，1960：235.
［4］徐衡之，姚若琴.宋元明清名医类案［M］.长沙：湖南科学技术出版社，2006：366.
［5］周小农.周小农医案［M］.上海：上海科学技术出版社，1962：41，134.
［6］何廉臣.重印全国名医验案类编［M］.上海：上海科学技术出版社，1959：231.

（四）清气怫郁候（肺胃痰火变证1）

肺胃痰火证·清气怫郁候，系痰火郁滞肺胃，上中清气失于宣展，清阳之气怫郁，不得泄越之证，杂病家通称之为痰火内结之证，即罗贤甫所谓痰火类孤阳之证。其见症虽以阳气怫郁之症象显明，但必兼见肺胃气机郁滞与痰火蕴蒸气分之脉症。

通称：痰火内结，痰火类孤阳，阻滞气分，窒滞不行。

病名：［中医］痰躁，冬温夹痰。

病因病机：肺胃痰火郁滞，系痰郁化火，郁滞于肺胃，上焦清气失于宣展，阳气怫郁。

证象组合：气郁+气热+阳郁

主症：【气机不宣】症象：①胸中气闷。②咳嗽不爽。③胸痞不饥，不食，不便，不渴，懒言。④神呆静卧。

舌象：苔淡润不燥，苔色满布。**脉象**：脉涩数。

【阳气怫郁】症象：①目瞪不语，夜不得眠。②烦躁不宁。③面赤颧红额汗。④畏食凉物。⑤懊侬似饥非饥。

副症：【津气蕴蒸】症象：①大便干结。②溲少。③热不退。**舌象**：苔黄。**脉象**：①脉洪长有力。②脉左弦疾而促，右滑数而溢。

【气机不降】症象：①闻油烟则干呕。②食入即吐。③气逆不能着枕。

宾症：【清窍不利】症象：干呕。

【清空不宣】症象：头晕。

治则：当以宣泄肺胃，豁痰降火，痰火除清气自展，阳气不郁，怫郁自解。

方证

陷胸泻心汤加减证：何廉臣方[1]。豁痰降火，治痰火郁遏胸膈，咳嗽不爽，胸中气闷，夜不得眠，烦躁不宁。瓜蒌仁12g，仙半夏4.5g，川黄连2.4g，枳实、青子芩各3g，竹茹9g，姜汁2滴，竹沥2瓢。

论著和讨论

本证候痰遏火郁于肺胃，上焦清气失展，阳气怫郁，王孟英谓："邪在气分，窒滞不行。治节不伸，肝阳鼓舞直升。"[2]华岫云说："因胃有痰火，以致饮食输化不清，或现恶心，吞酸，微烦，眩晕，少寐，似饥非饥，虽饱食亦不能止。此乃痰火为患，治宜清胃，稍佐降痰，苦寒及腻滞之药，不宜多用。"[3]其治则当宣泄肺胃痰火为主，清降逆气为法，痰火得以下行，则郁滞可除，怫郁自解。何廉臣说："咳嗽不爽，胸中气闷，夜不得眠，烦躁不宁者，此火痰郁遏胸膈也，名曰痰躁，法当豁痰降火，陷胸泻心汤加减（组方见方证），甚则吞服王氏四黄涤痰丸：川大黄120g用竹沥30g、姜汁3g、朴硝9g拌蒸三次，姜川黄连15g，天竺黄9g，瓜蒌仁、蛤壳、橘红各120g，茯苓、胆南星、苍术各90g，天麻、浮石、炒芥子各60g，薄荷叶48g，石菖蒲、沉香、青黛各30g，竹沥夏18g，白蔻仁9g，梅冰3g，二十味为细末，以竹沥2.4g，姜0.3g泛丸绿豆大，再用石膏粉15g，牛黄6g，辰砂3g为衣，轻者3g，重者6g，开水下（见王孟英《鸡鸣录》）。"[1]有云：痰火内结，胃不主降，懊侬，闻油烟则干呕，食入即吐，似饥非饥，当苦寒佐以温开，温胆加川黄连、栀子。

病案举例

王孟英治初冬翁笠渔患外感，服补中益气病日剧，承气下之连得黑矢，热尚不退，养阴数帖，且不食不便不渴，懒言，神呆静卧，溲少，颧面时红，强饮即吐，脉涩而数，苔黄，乃邪在气分，窒滞不行之象，投苇茎合葱豉汤加栀子、羚羊角、瓜蒌、旋覆花、桔梗、黄芩，以开肺，一剂遍身赤斑，神气爽悟，继去芩桔羚葱加雪羹、天花粉、金银花、石斛、兰叶以清胃，数帖下酱矢20余次，苔退脉和[4]。

又治黄鼎如母，年登大耋，季冬感冒，痰嗽气逆，额汗，颧红，胸痞不饥，神情躁扰，苔色满布，脉左弦疾而促，右滑数而溢，冬温夹痰阻滞，治节不伸，肝阳鼓舞直升，罗贤甫有痰火类孤阳案，小陷胸加薤白、旋覆花、赭石、天花粉、海蜇、竹沥，为大剂投之，痰活便通[2]。

又治张肖江妹，暮冬患感，进温散数剂，目瞪不语，面赤气逆四日，不能着枕，此冬温夹痰，误提气不肃降，以旋、赭、杏、贝、天花粉、白茅根、冬瓜子、紫菀、薤白、瓜蒌仁、苏子、石菖蒲、竹沥、莱菔汤煎三剂，大便行而能卧矣。自言胸中迷闷，改小陷胸合三子养亲汤加沙参、知母、旋、贝、竹茹、枇杷叶，热退知饥而愈[2]。

引用文献

［1］俞根初.重订通俗伤寒论［M］.上海：上海科学技术出版社，1959：314.

［2］徐衡之，姚若琴.宋元明清名医类案［M］.长沙：湖南科学技术出版社，2006：369.

［3］叶天士.临证指南医案［M］.上海：上海卫生出版社，1958：313.

［4］江瓘，魏之琇.名医类案（正续编）［M］.北京：中国中医药出版社，1996：320.

（五）清气郁结候（肺胃痰火变证2）

肺胃痰火证·清气郁结候，为痰火蕴蒸肺胃，阻滞气机，上中清气失于宣展，渐致郁结，伤寒家通称为痞证。其见症以上中气机郁结之脉症为主，可兼见内热郁蒸之脉症。

通称：痰火痞证。

病名：［中医］痞结。

病因病机：肺胃痰火郁结：痰火蕴蒸于肺胃，阻滞上中气机，宣降失常，清气不得宣展，痰火郁结上中二焦，而成痞结之证。

证象组合：气郁+气结+气蒸

主症：**【气机不宣】症象**：①面如熏黄。②呼吸粗促，似不接续，坐卧无须臾之宁。③口渴甜腻不欲饮食。④神昏不食不寐，粒米不能下咽。

【气机郁结】症象：①胸中痞痛，状如结胸。②心下坚硬拒按，形若覆碗。**脉象**：脉滑数，左歇右促，肝部间有雀啄，气口兼解索。

副症：**【气机不降】症象**：合眼即气升欲喘。

【津气蕴蒸】症象：①面赤。②口苦。③头汗自出。④烦躁不能自持。⑤咳痰带血。⑥便溺涩滞，浑赤极臭。**舌象**：①舌苔白厚有朱点。②舌边紫苔黄不甚干燥。**脉象**：脉洪数有力。

宾症：**【清窍不宣】症象**：喉中痰鸣。

治则：当以宣泄上中痰火为主，以开结消痞为法。

方证

三黄泻心汤加味证：赖良蒲方[1]。治咳痰带血，面赤口苦，胸中痞痛，状如结胸，详见病案3。

川黄连3g，淡子芩4.5g，焦山栀、川贝母、杏仁、瓜蒌皮各9g，川贝母6g，干姜1.5g。

论著和讨论

本证候痰火阻滞肺胃，气机壅闭不宣，渐形郁结，王孟英有云："湿热误补，湿无出路，充斥三焦，气机为其阻塞，而不能流行蔓延，日久津液凝痰，壅闭不宣。"[2]其治则当宣通上中气机，清泄郁滞之痰火，以泻其痞结。仲景曰：心下满而硬痛者，此为结胸也，大陷胸汤主之。但满而不痛者，此为痞，柴胡不中与之，宜半夏泻心汤（《伤寒论》149条）。

病案举例

1. **王孟英**切康康侯脉，脉滑数而左歇右促，肝部间有雀啄，气口兼解索，面如熏黄，头汗自出，呼吸粗促，似不接续，坐卧无须臾之宁，便溺涩滞，浑赤极臭，心下坚硬拒按，形若覆碗，舌边紫苔黄不甚干燥，口渴甜腻不欲饮食，苟一合眼即气升欲喘，烦躁不能自持，胸中懊侬莫可名。此湿热误补，湿无出路，充斥三焦，气机为其阻塞，而不能流行蔓延，日久津液凝痰，壅闭不宣。温胆加薤白、瓜蒌实通其胸中之阳，合小陷胸参栀豉泄其久郁之热，苓草涤其陈腐之气，醒脾胃，二剂，各恙皆减。又误下，越日下部渐肿，加黄芩合泻心意，痰渐吐，痞亦消，自腹至足及阴茎囊，肿势日加，又痰中带血，自气及营，以知、柏、生地、犀角、鳖甲、白芍、苡、贝、斛、茅、寸麦冬、滑石、栀子、藕汁、童便，血止。逾数日又吐，肢冷自汗，心馁畏脱，加礞石滚痰丸，下黑矢胶痰而安[2]。

2. **徐洄溪**治倪福征患时证，神昏脉数，不食不寐，投六味遂粒米不能下咽，烦热益甚，此热邪留于胃，以泻心汤加减，消痰开胃二剂安[2]。

3. **赖良蒲**治丁某某，男，27岁，呛咳带血，面赤口苦，胸中痞痛，状如结胸，舌苔白厚干燥，有朱点，脉洪数有力，夏火司令，肺感时邪，火热刑金，失于清肃，苦寒直折法，三黄泻心汤加味（组方见方证）。六剂而平[1]。

引用文献

［1］赖良蒲.蒲园医案［M］.南昌：江西人民出版社，1965：88.

［2］徐衡之，姚若琴.宋元明清名医类案［M］.长沙：湖南科学技术出版社，2006：317，364.

（六）清阳郁结候（肺胃痰火变证3）

肺胃痰火证·清阳郁结候，系痰火蕴炽肺胃，郁结于上中二焦，阻遏清阳，失于宣展，痰火冲逆，气失通降之候，伤寒家通称为大结胸之证。其见症以上中气机郁结之脉症为主，可兼见阳气不宣与内火蕴炽之脉症。

通称：大结胸。

病名：［**中医**］热实结胸，水结胸，痰热结胸，协热利，伤寒夹食。［**西医**］小儿中毒性肺炎。

病因病机：肺胃痰火郁结，或因感受风寒，表未解而误用清下，郁遏清阳，风热与津液相搏，化痰化火，结于上中二焦，不得宣泄，甚则上冲下迫。或温热内蕴夹伏痰化火，郁炽于肺胃，气机失其宣降，津液受其煎熬，痰火郁结上中，而成结胸之证。

证象组合：阳郁+气炽+气结+气逆+气郁

主症：**【阳气不宣】症象**：①面色晦暗。②无大热，发热不高。③不渴，口渴不欲饮。④项强如柔痉。**舌象**：①舌本深紫，潮滑无苔。②苔灰黄而腻。③苔淡黄。**脉象**：①脉沉紧。②虚软不鼓。

【津气蕴炽】症象：①面红有光，颧赤目红，口干唇燥。②但热不寒，灼热口渴恶热。③日晡潮热。④但头汗出，额汗如蒸。⑤心中懊侬，烦热心痛，烦躁不能卧。⑥胸闷躁扰，谵妄叫喊。⑦便秘小便短赤。⑧痰色黄秽败浊不堪，或其痰坚而成块，或结如黏胶。**舌象**：①舌苔燥。②黄腻。**脉象**：①脉寸洪滑关尺弦数。②沉滑数。

【气机郁结】症象：①胸满痞塞。②胸膈拒痛。③心下满而硬痛。④心至少腹硬满而痛不可近。⑤胸腹坚如铁石者。⑥腹满便闭，二便俱闭。**脉象**：脉沉弦而实。**舌象**：舌苔白厚而腻，罩黄苔湿润。

副症：**【气机冲逆】症象**：①咳嗽气急多痰，痰黄而黏。②喘胀躁乱，鼻孔翕张，喉间有水鸡声。③烦闷呕吐，呕哕连声，滴水不能下喉。

【热迫津泄】症象：利不止。

宾症：**【气机不宣】症象**：①胸膈痞闷，短气。②胸闷欲死，烦乱叫喊。

治则：当宣肺下痰，使火随痰下泄而去，则郁结可解。

方证

1.大陷胸汤证：张仲景方。功能泻热逐水。治热邪与水饮互结的结胸证，症见头汗出，身微热，或日晡小有潮热，舌燥口渴，短气烦躁，从心下至少腹硬满而痛不可近，大便秘，脉沉而紧，按之有力。

大黄六两，芒硝一升，甘遂（研末）一钱匕。水煎大黄，去滓，入芒硝再煎，后入甘遂末，待温后分两次服，得大便，则停服。

2.大陷胸丸证：张仲景方。治结胸证，项强如柔痉状，并治阳明热喘，及水肿初起形实者。

大黄、葶苈子、芒硝各半升，杏仁半斤。前二味为末，入杏仁、芒硝合研，制取如弹丸一枚，另与甘遂末一钱匕、蜂蜜二合，水煎顿服，得大便为效。

3.加味凉膈煎证：《通俗伤寒论》方[1]。治腹满便闭，胸腹坚如铁石，喘胀躁扰。

风化硝、生大黄各3g，甘遂2.4g，葶苈子、苏薄荷、白芥子、片黄芩、枳实、连翘各4.5g，焦山栀9g，竹沥2瓢，姜汁2滴。

4.决壅顺流汤证：费伯雄方[2]。治心下至少腹硬痛不可近，或潮热，或无大热，但头汗出，脉沉紧。

大黄、木通、瓜蒌、枳实、厚朴、青皮、瞿麦、车前子。

论著和讨论

本证候痰火内结肺胃，上中清阳之气郁结，其治则当急急通降肺胃之痰火，以抉其阻结。俞根初曰："甚则胸膈痞闷，腹满便闭，喘胀躁乱，胸腹坚如铁石者，速用加味凉膈煎（组方见方证），下痰通便，以宽胸腹。"[1]仲景却说"太阳病二三日，不能卧，但欲起心下闭结，脉微弱者，此本有寒分也。反下之，若利止必作结胸，未止者四日复下之，此作协热利也"（《伤寒论》139条），"病发于阳而反下之，热入因作结胸，病发于阴而反下之，因作痞也，所以成结胸者，以下之太早故也。结胸者项亦强，如柔痉状，下之则和，宜大陷胸丸（组方见方证）"（131条），"心下满而硬痛者，此为结胸也，大陷胸汤主之。但满而不痛者，此为痞，柴胡不中与之，宜半夏泻心汤"（149条）。如表郁不解者未可早下，仲景云"结胸证，其脉浮大者，不可下，下之则死"（132条），"结胸证悉具，烦躁者，死"（133条）。

仲景曰"太阳病脉浮而动数，浮则为风，数则为热，动则为痛，数则为虚；头痛发热，微盗汗出，而反恶寒者，表未解也。医反下之，动数变迟，膈内拒痛，胃中空虚，客气动膈，短气躁烦，心中懊侬，阳气内陷，心下因硬则为结胸，大陷胸汤（组方见方证）主之；若不结胸，但头汗出，余处无汗，剂颈而还，小便不利，身必发黄"（134条），"伤寒六七日，结胸热实，脉沉而紧，心下痛，按之石硬者，大陷胸汤主之"（135条），"太阳病，重发汗而复下之，不大便五六日，舌上燥而渴，日晡所小有潮热，从心下至少腹硬满，而痛不可近者，大陷胸汤主之"（137条），"伤寒五六日，呕而发热者，柴胡汤证具，而以他药下之"（149条）。

何秀山说："凡温热者，多挟痰火壅肺，其证痰多咳嗽，喉有水鸡声，鼻孔煽张，气出入多热，胸膈痞胀，腹满便秘，甚则喘胀闷乱，胸腹坚如铁石，胀闷而死，急救之法，唯速用此方。凉膈散为君，以去其火，臣以枳、葶、芥、遂，逐其痰而降其气，佐以竹沥、姜汁，辛润通络，庶可转危为安。"[1]费伯雄说："水结胸，心下至少腹硬满，痛不可近，或潮热，或无大热，但头微汗出，脉沉，名水结胸，大陷胸汤主之：大黄五钱，先煎，去渣，入芒硝五钱，煎数沸，再入甘遂末一钱，温服。按此药过于峻猛，万不可轻投，予自制决壅顺流汤（组方见方证），颇能于平稳中取效。"[2]邵仙根说："水结胸，身有微热，头自汗出，是水气热结于胸胁之间而上蒸也，辘辘有声者，水与气结而气滞不利也，用硝黄以下微热，葶杏以开气，甘遂以泄水也。且水结胸，水结因于气结，气结因于热结，以大陷胸丸破结泄水，荡涤邪热，此病在上膈，故加葶杏以开气闭。"[3]

李中梓说："在心经者名曰热痰，脉洪面赤，烦热心痛，口干唇燥，时多喜笑，其痰坚而成块，小黄丸、大黄丸。"[4]有云：热邪入胃火郁成痰，痰色黄秽败浊不堪，脉洪面赤，烦热心痛，口干唇燥，或其痰坚而成块，或结如黏胶，主凉膈散加枯黄芩、半夏。

病案举例

1.姚龙光治王氏，秋患温症，因孕七月，恶热七日，未曾一汗，面红有光，胸闷躁扰，谵妄叫喊，人事间或清醒，二便俱闭，呕哕连声，滴水不能下喉，脉两寸洪滑关尺弦数，舌本深紫，潮滑无苔，然不渴，水结胸：枳壳钱半，葶苈子、杏仁、法半夏、大黄、芒硝各三钱[5]。

2.叶橘泉治热实结胸：徐姓女，41岁。有胃病史。时值夏季，不慎口腹，复感外邪，热多寒少，类似疟疾，旋即但热不寒，烦闷呕吐；诊时，自言胸闷欲死，烦乱叫喊，大便已5~6日未下，因怀孕3月，医者投鼠忌器，不敢用药。诊脉沉弦而实，舌苔白厚而腻，罩黄苔湿润，口渴不欲饮，发热不高，自谓腹痛，按之，痛在胃脘，胸胁间胀满，膈内拒痛，短气躁烦，上腹部硬满而痛，此属"热实结胸"。经文有"有故无殒"之训，径与大陷胸汤合当归芍药散：制甘遂末1g分冲，生大黄（后下）10g，风化硝（分冲）12g，当归、白芍、泽泻各6g，白术、茯苓各8g，川芎5g。服后呕吐痰涎，大便畅下，痛苦顿释；继以小陷胸汤加味调治，逐渐而愈[6]。

3.张谷才治徐，女，42岁。宿患痰饮咳嗽，近因新感发热，口渴不饮，咳嗽气急多痰，痰黄而黏，胸满痞塞，烦躁不安，倚息不得卧，大便3日未行，脉滑数，苔灰黄而腻。病属痰热结胸，肺失宣化，畅失传导。治用加味荡胸汤：瓜蒌仁、芒硝（冲）、苏子、莱菔子、葶苈子、黄芩各10g，石膏、赭石各20g。1剂，大便两次，发热渐退，咳嗽气急稍轻，能平卧。原方去葶苈子、莱菔子、芒硝，加贝母、杏仁各10g，甘草4g，宣肺化痰，再服2剂，热邪退尽，咳嗽胸满减退，后用清肺化痰调治而病痊[7]。

引用文献

[1] 俞根初.重订通俗伤寒论[M].上海：上海科学技术出版社，1959：67，68，344.

[2] 张元凯.孟河四家医集[M].南京：江苏科学技术出版社，1985：60.

[3] 吴坤安.伤寒指掌[M].上海：上海科学技术出版社，1959：卷三18.

[4] 李中梓.中华医书集成·医宗必读[M].北京：中医古籍出版社，1999：189.

[5] 徐衡之，姚若琴.宋元明清名医类案[M].长沙：湖南科学技术出版社，2006：439.

[6] 叶橘泉.腹诊方法及治疗举例[J].浙江中医药，1982，17（10）：441.

[7] 张谷才.从《衷中参西录》谈赭石的作用和应用[J].江西中医药，1983，（2）：26.

（七）清气郁闭候（肺胃痰火变证4）

肺胃痰火证·清气郁闭候，为痰火郁滞肺胃，上焦清气失于宣展，不能通达表里，气机宣降失利，肺气渐形闭塞，其见症以肺气郁闭之症象显明，但必兼见表郁与里热之脉症。

通称：痰火郁闭。

病名：[中医]风温，风寒化热，肺闭。

病因病机：肺胃痰火郁闭，多由外感入里化火，因火动痰，郁滞肺胃气机，致上焦清气失展于内外，外则腠理不宣，内则肺气郁闭，而成表里郁闭之重证。

证象组合：表郁+气蒸+气郁+气逆

主症：**【腠理不宣】症象**：①形寒壮热无汗，热甚呓语。②身体疼痛。③山根色青。④肢寒。**脉象**：脉浮而数。**指纹**：紫青。

【津气蕴蒸】症象：①热甚于暮。②烦躁。③咳嗽痰稠难吐，咳嗽吐脓痰，腥臭不堪。④尿短赤。**舌象**：苔腻。**脉象**：脉滑数。

副症：**【气机不宣】症象**：①胸闷气塞。②咳嗽气逆，痰多白黏。③食欲不振。

【气机冲逆】症象：①气逆。②气喘不得卧，鼻动如张，痰鸣如锯，牙关紧闭。

宾症：**【清窍不宣】症象**：咳不扬而音哑，嘘声不出。

【清空不宣】症象：头痛。

治则：当以宣肺以开上焦之闭，而宣达表里；清热化痰降气，以除痰火，而开其闭阻；上焦清气一展，则表里通达矣。

方证

麻杏石甘汤加味证：叶熙春方[1]。治触感引动支饮，形寒热甚，呓语，痰稠难吐，气逆未平，详见病案2。

葶苈、橘红各6g，麻黄4.5g，石膏12g，前胡、竹沥夏各10.5g，杏仁9g，茯苓、冬瓜仁、桑叶各12g，生甘草0.9g，大枣3枚。

论著和讨论

本证候痰火郁闭肺胃，上焦清气失展，致表里郁闭。其治则当以宣肺化痰，清热降气，以宣达表里为法。陈可冀说："患者的黄色黏稠痰，舌苔黄，舌质红等表现属于中医'痰热蕴肺'证。本证多因风热，或风寒化热所引起。显然属于风寒化热所致，因为患者哮喘发作始于畏寒，发烧，头痛、肌肉酸痛等表现的典型外感风寒证。热与体内之痰互结蕴伏于肺，阻塞气道，使肺气不能宣发与肃降，故而出现咳嗽及气喘症状。因热能煎熬津液，故咯黄色黏稠痰。在治疗上，除止咳、平喘外，应把重点放在清热、化痰上。麻黄、地龙、葶苈子、苏子、莱菔子等用来平喘；杏仁、款冬花、甘草等用来止咳；黄芩、鱼腥草用来清热解毒；瓜蒌、紫菀用来化痰。"[2]

病案举例

1.周小农治听涛孙，2岁，热甚于暮，咳不扬而音哑，烦躁，肢寒喘甚，鼻动如张，嘘声不出，山根色青，指纹紫青，风温为痰蕴遏，肺气不宣，拟开泄达邪，化痰开窍：豆豉、牛蒡子、川贝母、象贝母、僵蚕、杏仁、麦芽9g，麻黄0.9g，射干、薄荷、郁金、前胡4.5g，川石菖蒲1.5g，白茅根15g。另：四春丹1粒、雄精0.3g、三石丸0.45g同研蜜调服下[3]。

2.叶熙春治黄长生，男，55岁，触感引动支饮，形寒壮热无汗，咳嗽气逆，痰多白黏，胸闷气塞，食欲不振，脉滑数苔腻，仿长沙法：麻黄4.5g，杏仁9g，石膏12g，甘草1.5g，橘红、葶苈各6g，宋半夏、前胡各7.5g，蛤壳15g，茯苓、北秫米各12g，2剂。仍不见汗，形寒如故，T39℃，热甚呓语，咳嗽痰稠难吐，气逆未平，尿短赤（组方见方证），2剂。见薄汗身热渐退，咳逆较平，寐中仍呓语，痰未尽消加辰茯神、竹茹、旋覆花各9g，磁石30g，热退咳减气平，寐中尚多梦扰，舌净脉缓无力，当于顾本：党参、橘红各6g，前胡7.5g，茯神、冬瓜仁各12g，穞豆衣、竹茹、夜交藤各9g，炒白术4.5g，蛤壳15g[1]。

3.谢体章治赖某，女，50岁，咳嗽吐脓痰，腥臭不堪，气喘不得卧，恶寒发热，身体疼痛，脉浮而数，症乃感受风寒，未经发越，停留肺中，蕴蓄为热，急用麻杏石甘汤加葶苈、大枣，3剂。喘咳略减，脉稍浮缓，但仍吐脓痰，进人参白虎汤加桑皮、葶苈、杏仁、百部，2剂，咳喘稍安，脓痰亦减，饮食略进，服3剂。诸症大减，改清燥救肺汤，5剂康复[4]。

4.袁树森治袁某之子，三岁，初起微热，咳嗽流涕，服西药无效，面色苍白，口唇紫泔，两目斜视，惊厥，颈项微强，T 40℃，呼吸迫促，鼻翼翕动，痰鸣如锯，牙关紧闭，脉浮数。予清热平喘，化痰镇痉：麻黄、甘草各3g，杏仁6g，石膏18g，回春丹3粒，热降痉止，气平眠安。乃给化痰宁嗽：川贝1.5g，杏仁、桑皮、前胡、桔梗、甘草各3g，瓜蒌仁6g，麻黄、苏子各2.4g，连服2剂愈[5]。

引用文献

[1] 萧龙友.现代医案选（第五辑）[M].北京：人民卫生出版社，2008：51.
[2] 陈可冀.中医药学临床验案范例[M].北京：新世界出版社，1994：67.
[3] 周小农.周小农医案[M].上海：上海科学技术出版社，1962：136.
[4] 福建省中医药研究院.福建中医医案医话选编（第一辑）[M].福州：福建人民出版社，1960：124.
[5] 福建省中医药研究院.福建中医医案医话选编（第二辑）[M].福州：福建人民出版社，1963：220.

（八）清阳蒙闭候（肺胃痰火变证5）

肺胃痰火证·清阳蒙闭候，系由肺胃痰火，闭塞上焦，清阳不司宣展，致心神蒙闭之证。时病学家通称为痰蒙清窍、痰蒙、湿蒙之证。见症虽以神昏、痉、厥等脉症显明，但必兼痰火郁闭与内蒸肺胃之脉症。

通称：痰蒙清窍。

病名：［中医］痰蒙，湿蒙，伤寒，感邪夹痰，伏温夹痰，结胸闭症。

病因病机：肺胃痰火郁闭，多由外感风寒暑湿之邪，内陷入里，触动肺胃痰火，蕴蒸于内，痰浊壅闭上焦，闭塞清阳，不司宣展，蒙蔽膻中，致清窍与内窍皆闭，而神明内乱，遂成痉厥重证。

证象组合：阳滞+气炽+神闭+气郁

主症：【阳气不行】症象：①面色苍白。②口唇紫泔。③大寒壮热，身热无汗。④身热不炽甚。⑤四肢厥冷。⑥溲清便阻。**舌象：**①舌红苔白。②苔白腻不焦黑。**脉象：**①脉弦按之涩。②脉左濡数，右略滞不爽。③脉右沉滞左数。④脉糊滑不甚数。

【津气蕴蒸】症象：①热势起伏，手暖足厥。②面赤气粗。③口渴唇干。④小溲短赤。**舌象：**①舌红而润，苔腻白罩黄。②舌红，苔黄厚浊。**脉象：**①脉浮数。②脉右滑数有力，左沉滑而数。

【神气蒙闭】症象：①神识模糊，状若昏蒙。②神识沉迷，人事不知。③神昏，谵语。④狂妄不知人事。⑤小便自遗。

副症：【气机不宣】症象：①胸闷殊甚。②咯痰不爽。③口腻恶心。**舌象：**苔滑腻。**脉象：**①脉浮洪。②脉转滑搏。

【气机不降】症象：①时自喘嗽。②气逆，呼吸迫促。③鼻翼扇动，痰鸣如锯。

宾症：【经脉不利】症象：①两目斜视。②口噤，牙关紧闭。③颈项微强。④四肢不举。

治则：以豁痰宣窍以开其闭塞为主，兼以清火降气以宣降肺胃气机为法。

方证

1.芳香通神辛开苦降方证：张聿青方[1]。治内窍欲闭，神已糊乱，详见病案2。

天竺黄、半夏、僵蚕、茯苓各9g，远志、胆南星、雄精各4.5g，甘草汤拌炒郁金18g，明矾9g，菖蒲2.4g，竹沥30g，姜汁少许，转机用至宝丹1丸，橘红汤下。

2.辛芦白通汤证：何拯华方[2]。治咯痰不爽，脉转滑搏，神识模糊，状若昏蒙，详见病案4。

杏仁、薏苡仁、沥半夏、带皮茯苓各9g，白芥子2.1g，藿香梗6g，鲜石菖蒲、广橘红各3g，芦笋30g，北细辛、灯心各1.5g。

论著和讨论

本证候痰火内蒸肺胃，痰浊阻闭清阳，致窍闭痉厥，如张聿青所说："湿盛之极，中阳不运，湿蕴成痰，痰蒙清窍。"[1]故救治之则当以宣泄上焦闭塞之痰浊为主，或以芳香开窍，或涌吐痰涎，皆开闭救急之法。兼以豁痰清火降气，以利其气机之宣降，兼由风寒者，仍当佐以温散。兼由湿浊者，则当佐以芳化淡渗，以助其散蒙开闭。何廉臣按："湿兼寒热二者而成，或偏塞，或偏热，不得以阴邪二字括之，观天地之湿，发于夏月，是火蒸水而湿乃发，故湿之中人，有湿挟寒之症，有湿挟热之症，有寒闭于外、热郁于内之症，此案湿温兼寒，寒中有湿，湿中有热，较之上列三症，尤为纠缠难愈。案中前后四方，虽不出苦辛淡法，而佐温佐凉，恰如其分，可为此症之适当疗法。"[2]

病案举例

1.马元仪治伤寒六七日，谵语狂妄，不知人事，时自喘嗽，脉反弦涩，此阳证阴脉，法在不治：瓜蒌仁、桂枝、枳实、半夏、苏子、杏仁、黄连、秦艽、胆南星[3]。

2.张聿青治以翁，昨诊内窍欲闭，神已糊乱，今神昏，手暖足厥，脉糊滑不甚数，苔白腻不焦黑，身热不炽甚，此湿盛之极，中阳不运，湿蕴成痰，痰蒙清窍，拟芳香通神，辛开苦降（组方见方证），一剂稍清，姜川黄连0.9g，半夏9g，菖蒲2.4g，橘红、郁金各4.5g，干姜1.8g，南星、礞石、白矾、牙皂各0.9g，麝香0.15g，明矾0.6g，竹沥汤调[1]。

3.王九峰治染时邪，神迷不语，牙关紧闭，发热面红，口甜痰沫黏腻，小便自遗，四肢不举，脉浮洪苔滑腻，始因惊恐，复感秋邪，痰热蒙闭。至宝丹、石菖蒲、竹油汤下一时许，神即清：葛根、连翘、贝母、瓜蒌、丹参、枳壳、半夏、玉竹、竹沥、菖蒲[4]。

4.何拯华治湿温兼寒：徐福生，34岁，夏末秋初，湿温盛行，感风寒而发，初恶寒无汗，头痛身重，肢体烦痛，胸膈痞满，渴不欲饮，午后寒热，状若阴虚，便溏溺黄，藿香正气散加减，一剂汗出，二剂温开热透，咯痰不爽，脉转滑搏，神识模糊，状若昏蒙，此湿热郁蒸过极，夹痰上蒙清窍，急导湿泄热，豁痰开蒙，辛芦白通汤（组方见方证），1剂，咳痰数口，湿蒙即开，神识清醒，大便转闭，溺黄热，腹胀满，口淡微苦，苔转黄，脉右滑数，此湿阻气滞夹痰，食错杂，治以味辛质滑，流行气机，气机一开，大便自解：白蔻仁0.9g，瓜蒌仁15g，瓜蒌皮、郁李仁各9g，薤白、枳实各4.5g，砂仁0.9g，青皮3枚[2]。

引用文献

[1] 张聿青.张聿青医案[M].上海：上海科学技术出版社，1963：47.
[2] 何廉臣.重印全国名医验案类编[M].上海：上海科学技术出版社，1959：163.
[3] 徐衡之，姚若琴.宋元明清名医类案[M].长沙：湖南科学技术出版社，2006：575.
[4] 秦伯未.清代名医医案精华[M].北京：人民卫生出版社，2006：247.

（九）津气炽闭候（肺胃痰火变证6）

肺胃痰火证·津气炽闭候，为痰火蕴炽肺胃，通降失职，痰火与肠中糟粕搏结，不得下行，反而上逆，蒙闭内窍而成内闭重证。以神闭风动之症象显明，但以火炽燥结之脉症为主。

通称：痰火内闭。

病名：[中医]风温犯肺，膜原伏温。

病因病机：肺胃痰火蕴闭，多由外邪入里，触动痰火，痰火蕴炽于肺胃，通降失司，灼伤津液，与肠中糟粕相搏，而成燥结；痰火不得下行，反而上逆，蒙闭内窍，而成俞根初所谓"肺中痰火与胃中热结而成下证也"[1]。

证象组合：气炽+神闭+液灼+气结+络郁

主症：【津气蕴炽】症象：①高热，面红耳赤，喘气如火。②口渴，唇燥。③烦躁不宁。④大便闭结。⑤溺赤短涩而浊。⑥忽寒忽热，四肢乍冷乍热。**脉象**：脉数大已极，似疾脉有力。**舌象**：舌全肿厚，苔深黄。

【神志蒙闭】症象：①神志不清，张目直视。②昏迷。③神昏谵语。

副症：**【津液消灼】症象**：①口渴。②咯痰黄厚，或白而黏。**舌象**：①舌苔望之黄滑，扪之糙手。②舌燥，舌色金黄。③舌尖绛根黄。**脉象**：①脉不浮而躁甚。②脉左乍数乍大，右乍滑乍涩。

【气机郁结】症象：①胸膈满痛。②脘腹膨胀。③腹满胀痛。④便秘溺涩。⑤气急喘憋，鼻翼扇张，喘促不宁，痰涎壅滞。⑥呕吐，多呕多吐。**舌象**：舌苔中黄根腻。**脉象**：①脉沉滑数。②脉右滑数而实。③甚或两寸沉伏。④右寸实大。

宾症：**【络脉不和】症象**：①口噤。②反张。③筋挛。

治则：当以宣降通利为主，以逐其燥结，使痰火下行，则上闭可除。

方证

陷胸承气汤证：《通俗伤寒论》方[1]。治肺气上逆，咯痰黄厚，或白而黏，胸膈满痛，神昏谵语，腹满胀痛，便秘溺涩。

瓜蒌仁18g，枳实、风化硝各4.5g，生大黄6g，仙半夏9g，川黄连2.4g。

论著和讨论

本证候痰火蕴炽于肺胃，与肠中糟粕相搏，不得下行，而成燥结之证。其治则当急急清下痰火，以逐其燥结，而解其蒙闭，俞根初曰："其人素有痰火，外感伤寒一转阳明，肺气上逆，咯痰黄厚，或白而黏，胸膈满痛，神昏谵语，腹满胀痛，便闭溺涩，舌苔望之黄滑，扪之糙手，脉右滑数而实，甚或两寸沉伏，此肺中痰火与胃中热结而成下证也。法当肺与大肠并治，开降肺气，以通大便，陷胸承气汤（组方见方证）主之。"[1]即金子久所云："涤膈上之痰，去府中之滞。"[2]

俞根初说："（膜原伏温）：如斑疹既透，依然壮热谵语，大便闭结，溺赤短涩而浊者，热结小肠火腑也……兼胸闷痰多者，陷胸承气汤加益元散12g、淡竹叶6g，峻下之；下后热退身凉，则以金匮麦门冬汤：寸麦冬、秫米各9g，西参、仙半夏各3g，生甘草1.8g，红枣3枚，生谷芽3g，广橘白2.4g，养胃阴，醒胃气，以善其后。"[1]吴鞠通说："温病三焦俱急，大热大渴，舌燥，脉不浮而躁甚，舌色金黄，痰涎壅甚，不可单行承气者，承气合小陷胸汤主之。"[3]"阳明温病，下之不通，喘促不宁，痰涎壅滞，右寸实大，肺气不降者，宣白承气汤主之：生石膏15g，生大黄9g，杏仁6g，瓜蒌皮4.5g。"[3]

病案举例

1.金子久治呕吐六天，吐出甚多，四肢乍冷乍热，身体忽寒忽热，外感暑湿少，内伤食滞多，食滞酿痰，痰滞生火。腹痛便闭，口渴唇燥，舌尖绛根黄，脉左乍数乍大，右乍滑乍涩，气郁熏蒸已从火化。凉膈合萎、杏，涤膈上之痰，祛腑中之滞：风化硝、连翘、山栀子、杏仁、枳实、半夏、橘红、郁金、竹茹、辰茯神、牛黄[2]。

2.陈子超治谢某，男，30岁。原患伤寒夹食，疏表消食中加以姜、附，反剧，面色晦暗，两颧赤甚，额汗如蒸，眼红，肌肤灼热，呼吸不舒，胸前拒按，烦躁谵语，口不甚渴，小便短少，大便未通，舌苔淡黄，脉虚软略带浮滑，重按不甚鼓指，症实脉虚。先豁痰清热，少佐宣窍开郁，小陷胸加旋覆花、胆南星、薤白、莱菔子、栀子、至宝丹，神清胸爽，脉转滑实有力，以小陷胸大承气加旋覆花、胆南星，大便即通，诸症消失，以甘凉复阴，致和汤加生地、石膏、姜汁少许，以善善后[4]。

3.李泰治辛莲生，男，61岁，8月间患凛寒肢冷，头晕且重，倦怠懒言，舌红苔白，脉息虚甚，前医用参、术、附、桂等，服1剂，即呻吟1夜。邀诊得脉数大已极，似疾脉有力，直卧床上，不会转侧，面红耳赤，喘气如火，舌全肿厚，苔深黄，语声不清，张目直视，昏蒙失知，此痰火内闭之危证。宜急下其痰火：大黄、玄明粉、青蒿、芦根各9g，黄连1.5g，枳实、厚朴、枯黄芩、黄柏、焦山栀、柴胡各4.5g，尖贝母、甘草各3g，2剂，得下后，热退神清，脉微洪无力，头晕身疼，面稍赤，咳嗽痰黄，口渴喜冷，溺赤似痛，为热伤气液，拟扶正清火：西洋参0.9g，麦冬、熟石膏、知母、连翘、天花粉、生地、小木通、浙贝母、叭哒杏仁各4.5g，白云苓6g，甘草1.5g，大黄3g，又2剂而痊[5]。

引用文献

［1］俞根初.重订通俗伤寒论［M］.上海：上海科学技术出版社，1959：184，244.
［2］秦伯未.清代名医医案精华［M］.北京：人民卫生出版社，2006：484.
［3］吴鞠通.温病条辨［M］.福州：福建科学技术出版社，2010：63，66.
［4］福建省中医药研究院.福建中医医案医话选编（第二辑）［M］.福州：福建人民出版社，1963：27.
［5］李洪成.中医证候学［M］.北京：中国医药科技出版社，2008：1625.

二、肝肺痰火证（上焦痰火合病1）（3候）

肝肺痰火证，为肝火犯肺动痰之证，由其人肝火素盛，逆乘于肺，鼓动肺中宿痰而成肝肺痰火证。然痰火蕴于肺，治节失常，金不制木，致肝旺生风，风火鼓动于肺，亦可致肝肺同病，古人谓：肝气冲肺，非肺本病，火浮于上，清肃不行，火炼肺中津液而成痰，其痰亦可因肝火而生。其病机由肝火痰热所致，以致肺失清肃之令，甚则郁痹肺络，或郁结胸中，均可成为重证。其变证则痰火或窜走经隧，甚则聚结皮里肉外，成形不易消散。致其治则，总当清肝肃肺，泻火化痰。

证候别称：木火刑金，肝火冲肺，肝郁痰火，痰热痹阻，热痰恋肺。

病名：［中医］咳呛，咯血，肝火咳嗽，风温，痞结，目瞤，筋惕，痰核，乳核，瘿瘤，瘰疬。

证候系统：详见图3-10-12。

本证————肺失清肃候

转证————肺气郁痹候

变证————气血瘀结候

图3-10-12　肝肺痰火证证候结构图

（一）肺失清肃候（肝肺痰火本证）

肝肺痰火证·肺失清肃候，系由肝火上逆冲肺，鼓动肺中热痰，痰火蕴蒸，肺失清肃之令，杂病学家通称木火刑金，亦称肝火冲肺之证。其见症虽以肺失宣降之症象显明，但必兼见热蒸与液伤之脉症，并以之为主。

通称：木火刑金，肝火冲肺。

病名：［中医］咳呛，咯血。［西医］肺结核。

病因病机：肝肺痰火蕴蒸：肝火犯肺，鼓动肺中热痰，蕴蒸于肺，灼伤肺中津液，阻滞肺气宣降，甚则触伤肺络，致络血外溢。

证象组合：液灼+气蒸+气郁+血溢

主症：**【津液消灼】症象**：①口渴引饮。②口干不思饮食。③咳痰黄稠厚。④面色萎黄，形体枯瘦。⑤双足痿软无力。⑥心累头昏。**舌象**：①舌红，苔微黄，尖红而痛。②舌干绛，苔黄厚。③舌红紫而干。**脉象**：①脉小数。②左弦细。③脉弦。

【气机不宣】症象：①干咳无痰。②咳呛，痰多白沫。③咳痰难出。④胸中窒闷。

副症：**【清窍不利】症象**：①呛则气火上升，左边头痛。②咽喉干燥。③咽痒干咳。

【津气蕴蒸】症象：①身热，午后渐热。②口苦。③溲黄。**舌象**：舌黄苔厚且黄。**脉象**：①脉洪数。②脉滑大有力，而左关弦硬不和。③脉浮大而数。

宾症：**【络血妄行】症象**：①咳血，咯血量多。

【气机不降】症象：①咳嗽气粗。②晚上不能平卧。

治则：以清肝降火，肃肺化痰，生津润燥为法。

方证

1.清肃上中豁痰润燥证：巢崇山方[1]。治气阴并亏之质，肝火易于升腾，咳呛未已，痰多白沫，呛则气火上升，详见病案1。

沙参、云茯苓、苏子、杏仁、竹茹、蜜瓜蒌皮、浮石、川贝母、白芍、白薇、橘红、紫菀、冬瓜子、枇杷叶。

2.肝兼滋肺气方证：尤在泾方[2]。治干咳无痰是肝气上冲肺，详见病案4。

黄连、白芍、乌梅、甘草、当归身、牡蛎、茯苓、北沙参、桑皮、栀子、丹皮。

3.清肺止血汤证：李斯炽方[3]。治肺结核：形体枯瘦，咯血量多，午后渐热，咳嗽不止，晚上不能平卧，胸中窒闷，脉浮大而数，舌红紫而干。详见病案5。

玄参、麦冬、白芍、白茅根、百合各12g，桔梗6g，清黛15g，瓜蒌20g，诃子、白及、浮石、山栀、生地各9g，甘草3g。

论著和讨论

本证候肝火犯肺，肺失清肃，火炼津液成痰，痰火交蒸于肺，巢崇山曰："气阴并亏之质，肝火易于升腾，火浮于上，清肃不行。"其治则当以清肝肃肺，润燥豁痰为法。巢崇山曰："急宜清肃上中，豁痰润燥。"[1]王雨三说：

“(气急而喘)若口渴引饮，口苦舌绛，痰厚且黄，脉洪数者，是热痰也。用藕汁、梨汁、蔗汁、竹沥、天竺黄、天花粉、风化硝、黛蛤散之类。”[4] 姚国美说：“痰黄浓厚，咳嗽气粗，脉象滑大有力者，此热邪熏灼，宜节斋化痰丸：天冬、黄芩、橘红、海蛤壳、青黛、瓜蒌仁、芒硝、桔梗、连翘。”[5]

病案举例

1.**巢崇山**治某，气阴并亏之质，肝火易于升腾，咳呛未已，痰多白沫，呛则气火上升，左边头痛，咽喉干燥，脉小数，左弦细，苔微黄，舌尖红而痛，火浮于上，清肃不行，急宜清肃上中，豁痰润燥（组方见方证）[1]。

2.**张千里**治咳逆已久：肺分痰热，加秋阳酷烈，肺气复伤，身热，舌干绛，苔黄厚，形瘦，脉弦，是湿郁生热，热蒸成痰，只宜清化，不合滋补：西洋参、橘红、连翘、桑皮、甜杏仁、川贝母、丹皮、金斛、甘草、枇杷叶、桑叶，胃知味而渐思食，食后亦和，脉弦小，大便未畅，小便又浑，湿热未净：西洋参、橘红、甜杏仁、谷芽、桑叶、茯苓、丹皮、荷叶、金斛、泽泻、秫米[6]。

3.**尤在泾**治干咳无痰，是肝气上冲肺，非肺本病，治肝兼滋肺气（组方见方证）[2]。

4.**曹仁伯**治咳嗽，时盛时衰，粉红痰后变为青黄，劳风之根也。再诊：进劳风法，咳嗽大减，红痰亦无。但痰色尚带青黄，左关脉息弦硬不和，肝胆留邪容易犯肺胃俞也：麦冬、沙参、淡芩、炙草、白芍、川贝、青黛、广皮[2]。

5.**李斯炽**治六型肺结核：何某某，女，40岁，双足痿软无力，面色萎黄，形体枯瘦，咯血量多，心累头昏，午后渐热，咳嗽不止，晚上不能平卧，口干不思饮食，胸中窒闷，脉浮大而数，舌红紫而干。以养阴润肺、清热凉血止血为主，佐宣肺化痰，拟丹溪咳血方合玄麦甘桔汤二方加味（组方见方证）治之。3剂，咳嗽大减，咳血亦渐止[3]。

引用文献

［1］张元凯.孟河四家医集［M］.南京：江苏科学技术出版社，1985：980.
［2］柳宝诒.增评柳选四家医案［M］.南京：江苏科学技术出版社，1983：21，107.
［3］成都中医学院.李斯炽医案（一）［M］.成都：四川人民出版社，1978：108.
［4］王雨三.治病法轨［M］.北京：学苑出版社，2015：146.
［5］姚国美.姚国美医学讲义合编［M］.北京：人民卫生出版社，2009：188.
［6］秦伯未.清代名医医案精华［M］.北京：人民卫生出版社，2006：336.

（二）肺气郁痹候（肝肺痰火转证）

肝肺痰火证·肺气郁痹候，系由肝火鼓动肺中热痰，阻痹肺气，郁滞肺络，杂病学家亦通称为木火刑金，或肝火伤络之证。其见症，虽亦有肺失宣降之症象，但应以肺气阻痹与络瘀血溢之脉症为主。

通称：肝火咳嗽。

病名：［中医］风温，咳血。

病因病机：肝肺痰火郁滞，系肝火上逆犯肺，触动肺中热痰，亦可由外感化热，引动肝火上逆，痰火交阻，致肺气郁痹，肺络瘀滞，甚致络瘀血溢。

证象组合：气郁+气滞+血溢

主症：**【气机不宣】症象**：咽痒干咳，痰少，或咯吐黄痰，痰白如银丝。

【气机不利】症象：①胁痛。②胸胁满痛。

副症：**【气机不降】症象**：咳逆。

【络瘀血溢】症象：咳血，痰血。**舌象**：舌红。**脉象**：①脉数。②脉搏指而动。③脉浮芤。

宾症：**【清窍不宣】症象**：①头眩。②口苦咽干唇红。

治则：当清肝降火，肃肺化痰，兼以宣痹宁络。

方证

1.**丹青饮证**：费伯雄方[1]。治肝经之咳，痰少胁痛，易怒头眩，口苦咽干，或咯吐黄痰，胸胁满痛。

赭石、青黛、麦冬、杭菊、石斛、沙苑子、蒺藜、桑叶、橘红、贝母、杏仁、旋覆花。

2.**咳血方证**：朱丹溪方[2]，咸寒苦降，治咳嗽痰血，痰白如银丝，唇红脉数，详见论著。

青黛、瓜蒌仁、海石、黑山栀、诃子肉、杏仁（各等分）蜜为丸，噙化。

论著和讨论

本证候肝火犯肺，挟痰火阻滞肺气，痹滞肺络，其治则虽当以清肝肃肺为法，但必兼以化痰宣痹宁络之品，以除其阻痹。俞根初说：“表解寒除，胁痛咳血者，主桑丹泻白汤加地锦15g，竹沥、梨汁各2瓢，泻火清金以保肺。”[3] 费伯雄说：“肝经之咳，痰少胁痛，易怒头眩，丹青饮（组方见方证）主之。”[1] 姚国美说：“痰中带血，或白如银丝，此火灼津阴，多成痨嗽。火偏亢者，唇红脉数，宜丹溪咳血方（组方见方证）咸寒苦降。”[2]

病案举例

1.叶天士治顾四十，寸口脉，搏指而劲，痰血能食，初因风温咳嗽，震动络血，以清心营肺卫之热：小生地、黑栀、地骨皮、天花粉、丹参、连翘、竹叶心[4]。

2.张聿青治顾左，风温袭肺，由咳而致见红，至今时来时止，脉浮芤。恐其复涌：丹皮、蒌霜、川贝、石斛、青黛、山栀、扁豆衣、郁金、连翘、竹茹、藕节[5]。

3.周小农治陆左，秋患感，热退咽痒，干咳一月，肢软溲黄，脉数舌红，肺有蕴邪，兼挟劳勚，以桑皮、知母、黄芩、地骨、黑栀、冬瓜子、薏苡仁、瓜蒌、通草、秦艽、茵陈、萆薢、茅根、苇茎、灯芯，数剂咳略爽，痰气腥，热留肺中：瓜瓣、薏苡仁、杏仁、象贝母、桑皮、黑栀、功劳叶、知母、青蛤、鱼腥草、芦根、茵陈、紫菀、地骨、白前、萆薢，另月石、僵蚕、川贝母、薄荷，得便痰浊，喉痒大减，咳退十八，足酸已减，唯多动无力，脉虚数：南沙参、瓜蒌、冬瓜子、茵陈、萆薢、秦艽、丝瓜络、薏苡仁、杏仁、玉竹、川续断。另川贝母、甜杏仁、木蝴蝶、鸡苏研服。咳减十之九，力气略振，拟丸以善后[6]。

引用文献

［1］张元凯.孟河四家医集［M］.南京：江苏科学技术出版社，1985：51.

［2］姚国美.姚国美医学讲义合编［M］.北京：人民卫生出版社，2009：189.

［3］俞根初.重订通俗伤寒论［M］.上海：上海科学技术出版社，1959：268.

［4］叶天士.临证指南医案［M］.上海：上海卫生出版社，1958：73.

［5］张聿青.张聿青医案［M］.上海：上海科学技术出版社，1963：192.

［6］周小农.周小农医案［M］.上海：上海科学技术出版社，1962：143.

（三）气血瘀结候（肝肺痰火变证）

肝肺痰火证·气血瘀结候，系由肝火与肺中热痰相搏，流入经隧，聚结于皮里肉外，外科学家通称为肝郁痰火，痰核之证。其见症以皮里肉外之结核或包块为主要症象，但必兼有肝火内蒸与痰热郁滞之脉症。

通称：肝郁痰火。

病名：［**中医**］痰核，乳核，瘿瘤，瘰疬。［**西医**］喉结核，淋巴结核，多发性神经纤维瘤，甲状腺腺瘤。

病因病机：肝肺痰火郁结，多系阴虚肝旺之体，肝火挟肺中热痰，流窜经隧，与气血搏结，聚于皮里肉外，而成结核肿瘤之病。

证象组合：气结+血结+气滞+阳郁

主症：【**气机郁结**】**症象**：①喉头包块。②甲状腺腺瘤，肿如鸡蛋大，质坚且痛。③抑郁易怒。

【**血滞瘀结**】**症象**：①项下生瘰坚硬。②胁下肿块。③胸胁上肢小核青紫色。④两乳房硬核触之稍痛，质硬，推之可移。⑤少腹及腿部起硬核如栗状，大小不一，不疼。⑥大腿内侧有紫斑三四块，并逐步变大增多。

副症：【**气机不利**】**症象**：①胁肋疼痛，咳嗽痰多。②胸闷气短。

宾症：【**阳气不和**】**症象**：①面色暗滞，精神疲惫。②心情急躁，动辄烦躁易怒。③头目昏眩。④口苦咽干。⑤低热不退，小便时黄。⑥肢节疼痛。**舌象**：①舌红，舌苔薄白。②苔白厚。③黄腻。④苔薄黄。⑤苔薄腻。**脉象**：①弦滑。②弦细而滑。③脉细数。④脉细弦。

治则：当以泻肝火，清肺气，化痰软坚散结为法，从缓消散。

方证

1.加味消瘰丸证：李斯炽方[1]。治喉结核，喉头有包块如核桃，项下生瘰，按之甚坚硬，右手指有核肿，胁下肿块时聚时散，详见病案1。

玄参、贝母各15g，海藻12g，夏枯花、白芍、郁金各9g，牡蛎、桑枝各18g。

2.消瘿汤证：张伯臾方[2]。治甲状腺腺瘤：肿如鸡蛋大，质坚且痛，低热，舌红，详见病案2。

炙生地、夏枯草、海藻、海带、制首乌各15g，大寸麦冬、炒丹皮、全归各9g，生牡蛎30g，孩儿参、大贝母、芋艿丸各12g，分吞。

3.化痰清肝解郁方证：姜子维方[3]。治痰核（多发性神经纤维瘤），详见病案4。

橘皮、橘核、郁金、当归尾、旋覆花、桃仁各4.5g，焦山栀12g，鸡血藤、香附、杏仁、薏苡仁各9g，赤芍、丹皮、胆南星、天竺黄各6g，另越鞠丸9g。

4.龙胆泻肝汤加减证：杨绍先方[4]。治乳核，详见病案5。

龙胆草、生栀子、柴胡各6g，黄芩、当归、生白芍、夏枯球、浙贝母、生牡蛎、玄参各9g，山慈菇8g，生甘草3g。

论著和讨论

本证候肝火与肺中热痰相搏，聚结不散，其治则当泻肝肃肺，化痰软坚散结为法。如病案1，李斯炽说："早年即患肺痨，阴精消烁，肺叶受损。肺伤则通调失权，水饮内聚，故见舌苔白厚，水湿为肺家虚热熏蒸，则炼成稠痰，痰阻肺道，则发为咳嗽，其胁下包块时聚时散，是肝气不畅之征。痰火更加气郁，故在喉头和右手小指结成胶固之痰核，此应属中医痰瘰之候。其吞咽和发音困难，为喉头痰瘰阻挡之故。其脉象细数，为阴虚生热之象。其症既成痰瘰，治法当以消瘰为主，兼顾它症。故用玄参、牡蛎、浙贝母、海藻、夏枯花化痰消瘰，其中玄参兼能养阴清热，通利咽喉；浙贝母兼能宣散郁火，润肺止咳；牡蛎兼能育阴潜阳；海藻兼能行水泄热；夏枯花兼能补肝泻火；再加白芍以敛阴和营。"[1]

病案举例

1.**李斯炽**治痰瘰（喉结核）：卢某某，女，65岁，喉头有包块如核桃，吐咽发音困难，项下生瘰，按之甚坚硬，右手指有核肿，胁下肿块时聚时散，苔白厚，脉细数。当以消瘰为主，兼顾它症（组方见方证），10剂包块全消[1]。

2.**张伯臾**治瘿瘤（甲状腺腺瘤）：孙某某，女，29岁，甲状腺肿如鸡蛋大，质坚且痛，低热，舌红脉细。肝阴不足，阴虚内热，挟痰凝结，养阴柔肝软坚化痰（组方见方证）[2]。

3.**钱伯文**治叶某，女，36岁，诉甲状腺右侧有一鸽蛋大小的肿块，按之质偏硬，表面光滑，边缘清楚，至某医院检查诊断为甲状腺腺瘤，需手术治疗。因有顾虑而来我院要求中药治疗。诊查：经常低热不退，精神疲惫，心情急躁，动辄烦躁易怒，胃纳不佳，月经不调，经来腹胀腹痛，腰际酸楚。苔薄腻，脉细弦。证属肝气郁结化火，灼伤津液，痰火胶结致成肿核。治用海藻玉壶汤合内消瘰疬丸加减：夏枯草、昆布、煅牡蛎各24g，海藻、水红花子、生黄芪、玄参、香附各12g，象贝母3g，炒白术9g，天龙2条。加黄药子12g，橘皮、橘叶、苦桔梗各6g。7剂。二诊：服上方药后肿块未见改变，动辄烦躁易怒，颧红肢麻。苔薄，脉弦。法以消肿软坚化痰，佐以滋阴降火。原方加丹皮10g，六味地黄丸12g（分吞）。7剂。三诊：药后肿块稍有柔软，胃纳较佳。苔薄，脉弦。仍宗上法加减。原方加橘皮叶各6g，苦桔梗6g，减去炒白术。14剂。四诊：药后烦躁易怒，颧红肢麻均有好转，肿块也稍有缩小。前方见效，再宗上意治之。原方加黄药子12g，去香附。14剂。五诊：患者低热已退，甲状腺右侧肿块明显缩小，唯睡眠不熟。苔薄，脉弦。前方既效，毋庸改弦易辙。原方加茯苓12g，夜交藤24g。14剂。嗣后患者以原方续服药20余剂，至1974年12月复诊时肿块基本消失。随访3年，身体健康，甲状腺腺瘤一直没有复发[5]。

4.**姜子维**治痰核（多发性神经纤维瘤）：卢某英，45岁，痰核50余枚，分布胸胁两上肢，有三五一簇，有单独出现，大如圆眼，小如白果，略带青紫，质地微软，性情抑郁易怒，面色赤，胁肋肢节疼痛，头目昏眩，带下黄稠淋漓，口苦烟干，苔黄腻，脉弦滑，肝郁化火成痰，先化痰清肝解郁（组方见方证），9帖，痰核剩30余枚，青紫色退，疼止：黄芩、胆南星、丹皮各6g，半夏、瓜蒌皮、天竺黄、竹茹、焦山栀各9g，橘皮、橘核各4.5g，枳壳、郁金、白芥子、莱菔霜各4.5g，另芥子泥敷核上，呕吐大量稠痰，核剩数枚，化痰佐扶气：黄芩4.5g，半夏6g，胆南星、广陈皮、芥子、莱菔霜、甘草各3g，北沙参12g，白术、茯苓各9g，银杏10枚，3帖，全消。南北沙参、白术、半夏、白芍、冬瓜子、远志、黄芪各9g，甘草、淡子芩各3g，瓜蒌皮6g，银杏10枚，北秫米1撮，3剂，以防反复[3]。

5.**杨绍先**治乳核：张某某，女，40岁，两乳房硬核如板栗大数枚已2年，触之稍痛，质硬，推之可移。伴口苦，苔薄黄，小便时黄，脉弦细而滑。因患者害怕手术而改服中药。处方（组方见方证）。服6剂，口不苦，小便正常，硬核缩小过半，照方再进6剂。经打听，早已痊愈[4]。

引用文献

［1］成都中医学院.李斯炽医案（二）［M］.成都：四川人民出版社，1978：183.

［2］严世芸.张伯臾医案［M］.上海：上海科学技术出版社，1979：149.

［3］姜子维.治愈"多发性神经纤维瘤"一例［J］.江苏中医，1965，(6)：37.

［4］张良尧.杨绍先医师运用龙胆泻肝汤的经验［J］.江西中医药，1983，(2)：34.

［5］董建华.中国现代名中医医案精华·第1集［M］.北京：人民卫生出版社，2010：613.

三、肝胃痰火证（上焦痰火合病2）（5候）

肝胃痰火证：为肝火鼓动胃中痰浊之证，多因其人胃中素有痰浊，因肝火内动，横行于胃，激动胃中痰浊，搏激而成肝胃痰火之证。或外感温暑阳邪，内陷入里，或因惊吓以动肝火，致肝火上逆犯胃动痰，故通称肝火乘胃；或厥阴化火犯胃夹痰之证。肝火鼓动热痰，冲逆于上，吴坤安曰："肝气逆乘，过胃犯肺。"[1]轻则上干清道，扰于空窍；重则郁炽于里，痰火上逆，胃气失降；剧者木火炽烈，升逆太过，痰浊蒙蔽，多有闭厥之变。张聿青有云："痰热郁阻肺胃，甲木不降，乙木独升，恐风火内旋，而神昏痉厥。"[2]

肝胃痰火证，总系痰浊郁遏肝火，木火炽逆于内，痰浊郁遏于外，痰郁火炽之证。其治则总当豁痰清火，泻肝和胃；清化痰热，以开其郁遏，泄降木火，以制其冲逆；势重者，当从泄降下夺，王旭高曰："痰蒙火郁，清化不解，须从下夺。"[3]

证候别称：厥阴病寒热错杂之证，厥阴化火犯胃，肝火乘胃，痰热内扰，痰火壅盛、痰蒙心窍，痰蒙火郁，痰热上蒸清窍。

病名：[中医]眩晕，头痛，口疮，胃脘痛，胸背胀痛，呕吐，呕逆，热入血室，懊侬，恶阻，子烦，闭厥，中府，癫狂，狂病，膜原伏温，冬温，暑温，风温。

证候系统：详见图3-10-13。

本证————清气失宁候、胃失和降候

转证————木火郁逆候、木火炽逆候、木火虚逆候

变证————清阳蒙闭候、木火郁闭候、木火闭厥候

图3-10-13　肝胃痰火证证候结构图

引用文献

［1］吴坤安.伤寒指掌［M］.上海：上海科学技术出版社，1959：卷三74.

［2］张聿青.张聿青医案［M］.上海：上海科学技术出版社，1963：38.

［3］徐衡之，姚若琴.宋元明清名医类案［M］.长沙：湖南科学技术出版社，2006：693.

（一）胃失和降候（肝胃痰火本证）

肝胃痰火证·胃失和降候，系由肝火犯胃，鼓动胃中痰热，阻滞胃气，失其通降之职。其见症以胃气郁滞与胃失通降之脉症为主。

通称：肝火犯胃。

病名：[中医]胃脘痛，胸背胀痛，呕吐。[西医]十二指肠球部溃疡，不完全性幽门梗阻。

病因病机：肝胃痰火郁逆，因肝火犯胃，挟胃中痰热，阻滞胃腑，胃失降纳之职，腑气不得通利，痰火挟胃气上逆。

证象组合：气郁+气逆+气滞

主症：【气机冲逆】**症象**：①时呕酸液苦水。②朝食暮吐夹苦水。③头胀痛，眩昏惊悸失眠。

副症：【气机不宣】**症象**：①神疲肢软。②心中烦热。③食后呕吐食物痰涎酸水，背恶寒。④口干或口苦，口干不欲饮。**舌象**：苔黄腻。**脉象**：①脉弦细。②脉弦滑。

宾症：【气机不利】**症象**：①胃脘阵发性疼痛，夜剧，胀闷不舒。②甚则胸背胀痛难受，欲捶打而后快。③中腹痛拒按。④便秘，大便艰秘。**舌象**：①舌暗苔厚腻。②舌前红根腻。**脉象**：①脉沉弦数。②脉细。

治则：当以清降肝胃，通利腑气，以逐痰泄火为法，以利其通降。

方证

1.连萸汤证：董建华方[1]。治胃脘阵发性疼痛：时呕酸液苦水，详见病案1。

黄连2.5g，吴茱萸1.5g，陈皮、竹茹各5g，乌贼骨、苏梗、清半夏、枳壳、川楝子、大腹皮、黄芩各10g。

2.温胆汤加味证：朱曾柏方[2]。治胸中烦热，甚则胸背胀痛难受，欲捶打而后快，头胀痛，眩昏，惊悸，失眠，口干或口苦，苔黄腻，脉弦滑。

云茯苓、枳实、半夏、陈皮、姜竹茹、瓜蒌皮、甘草。烦甚加栀子、丹参；口苦加黄连。

3.通腑降逆汤证：张伯臾方[3]。治十二指肠球部溃疡，不完全性幽门梗阻：中脘疼痛，夜剧，形寒易汗出，朝食暮吐夹苦水，详见病案2。

炒柴胡、陈皮各6g，半夏、枳实各12g，赤芍、茅苍术、川厚朴、制川大黄各9g，炒川黄连2.4g，炒吴茱萸4.2g。

论著和讨论

本证候肝火挟胃中痰热，阻滞胃腑，气失通降，腑气不得通利，张伯臾说："幽门梗阻与中医学'反胃'一证颇似。按临床症状辨证，有属寒属热之不同，究其病因也有虚实之别……实者，或因气郁，或因积滞，或因血瘀，或因生冷酒食，导致胃失通降之职，食入停滞成饮，上逆而吐出者。"[3]其治则当以清降肝胃，化痰泄火为法，以利其通降。董建华说："(病案1)胃脘痛，症见呕苦吞酸为肝郁化火，肝胃不和，湿浊阻滞为主要病机，故治疗时在调肝之中佐以和胃通降化浊之品，使木郁达之，胃气通顺，湿浊自化。方以黄连、吴萸、川楝子以调肝解郁；黄芩泄热；苏梗、陈皮、半夏、竹茹和胃降逆，化浊止吐；大腹皮、枳壳通降胃气；乌贼骨、煅瓦楞既能制酸，又可

化瘀止痛。后因胃痛止，纳食胀，故加重谷麦芽之量，以醒胃助运，又以香橼皮、佛手片、丹参等，以理气血。获得速效。”[1]

病案举例

1.**董建华**治刘某某，男，42岁，胃脘疼痛已有3年，呈阵发性，时呕酸液苦水，胀闷不舒，心中烦热，神疲肢软，睡眠不实，苔黄腻，脉弦细。肝郁化火，胃失和降，泄肝和胃，理气化浊，连萸汤（组方见方证）。药后胃痛缓解，吐酸亦少，原方出入[1]。

2.**张伯臾**治反胃（十二指肠球部溃疡，不完全性幽门梗阻）：谢某，女，55岁，胃病十年，复发一月，中腹痛拒按，食后呕吐食物痰涎酸水，背恶寒，口干，大便艰秘，舌前红根腻，脉细。胃失和降，痰饮内停，肝热乘之。清肝化饮通泄：姜川黄连2.4g，炒吴茱萸1.5g，半夏9g，枳实、防已各12g，椒目6g，炒黄芩、生大黄各4.5g，煅瓦楞子30g[3]。

又治反胃（十二指肠球部溃疡，不完全性幽门梗阻）：张某某，女，43岁，中脘疼痛复发半个月，夜剧，形寒易汗出，朝食暮吐夹酸苦水，口干不欲饮，便秘，舌暗苔厚腻，脉沉弦数。肝胆蕴热，郁阻阳明，疏肝泄热化痰湿（组方见方证）。药后腑气通呕止[3]。

引用文献

[1] 董建华.临证治验[M].北京：中国友谊出版公司，1986：314.
[2] 朱曾柏.关于几种“痰病”的辨证论治[J].新医药学杂志，1974，(10)：26.
[3] 严世芸.张伯臾医案[M].上海：上海科学技术出版社，1979：66，67.

（二）木火炽逆候（肝胃痰火转证1）

肝胃痰火证·木火炽逆候，系由肝火内炽，逆乘于胃，木火挟胃中痰热，冲逆于上。其见症虽以肝火冲逆之症象显明，但必以肝火内炽之脉症为主。

通称：肝火挟痰。

病名：[中医]膜原伏温，冬温，脘痛，呕恶。

病因病机：肝胃痰火蕴逆，多系由外邪入里，触动肝火，肝胃火炽，木火挟胃中痰热，冲逆于上。

证象组合：气炽+气逆+气滞+清空+神扰+阳郁

主症：**【津气蕴炽】症象**：①发热。②渴喜冷饮，口干。③便闭尿热。④烦热火升颧红。⑤早热暮凉。**舌象**：①舌红。②苔灰。③苔滑腻黄。④糙绛。**脉象**：脉弦滑数。

【清空不宁】症象：①耳聋。②头痛。

副症：**【气机冲逆】症象**：①呕恶多痰，呕吐酸苦。②气冲欲厥。③少腹气冲作痛。④胸次窒闷。⑤咳呛。⑥朝食暮吐。

【气机不利】症象：①脘痛。②腹中痛。

宾症：**【神志不宁】症象**：①虚烦。②心悸。③不寐。④惊惕。⑤寐觉昏糊。

【阳气不和】症象：①微寒。②四肢震动。③先厥后热。④背恶寒。⑤形寒易汗。

治则：当以凉肝清胃，清降木火之内炽，兼以化痰降逆，以平其冲逆之势。

方证

白虎合左金加减证：王孟英方[1]。治气冲欲厥：脘痛莫当，呕吐发热，详见病案1。

吴萸水炒黄连、枳实、竹茹、瓜蒌、石膏、旋覆花、代赭石、知母、半夏、雪羹。

论著和讨论

本证候外邪入里化热，肝胃火炽，木火挟热痰上逆，张聿青曰：“痰热郁阻肺胃，甲木不降，乙木独升，恐风火两旋而神昏痉厥。”[2]其治则当凉肝清胃，清降木火，以解其内炽；化痰降逆，以平其冲逆之势，然张聿青主以轻清宣降，曰：“开展气化，仍不失清金平木之意。”[2]俞根初说：“少腹攻冲作痛，呕酸吐苦，诸药不效者，更投雪羹合更衣丸4.5~7.5g，极重9g，屡奏殊功。”[3]“（膜原伏温）斑疹透后，但见虚烦呕恶，心悸不寐者，尚有痰热内扰也，只须蒿芩清膈煎去广皮，加北秫米9g，辰砂染灯心30支，轻清以息其余热。”[3]

病案举例

1.**王孟英**治庄芝阶女，孀居，陡患气冲欲厥，脘痛莫当，自服沉香、吴萸等益剧，呕吐发热，略有微寒，渴喜冷饮，脉弦滑且数，苔滑腻微黄，便秘尿热，眠食皆废，伏痰内盛，肝逆上升兼吸受暑热。予组方（见方证）。二剂，吐止痛减。五剂，热退，解尤不畅，旬日始得豁然，去石膏、知母、旋、赭，调之而愈[1]。

2.**叶天士**治先厥后热，邪气蕴伏亦久，今脉数、舌红，头疼干呕，脘闷多痰，皆是热蒸营卫，虑其再厥：

羚角、犀角、连翘心、川贝母、玄参、金银花、通草、郁金；又方：去羚羊角加菖蒲、金汁；又方去通草，加麦冬；又方：竹叶心、知母、生甘草、麦冬、天花粉、川贝；又方：佩兰叶、麦冬、天花粉、酸枣仁、薏苡仁、川贝[1]。

3.金子久治屈左，外受惊恐，内停食滞，气郁热郁，风动阳动，陡然发厥，迭见二次。醒来嗜卧，经得更衣则渐爽，而寐仍觉昏糊，早热暮凉，咳呛，右关脉滑，舌质糙绛，泄风阳之余波，参消食之有余：羚角、钩藤、连翘、山栀、薄荷、桑叶、白杏、瓜蒌皮、茯神、竹茹、鸡内金、郁金、鲜石斛，寐寤安纳食增。下体焦热未清，脉仍数，尚宜清泄：银柴胡、青蒿、连翘、山栀子、金银花、鲜石斛、滁菊、桑叶、川贝母、橘红、谷芽、鸡内金，额热，小便频数，舌带绛，右关滑数，时咳呛，健脾育阴：西洋参、熟术、茯苓、扁豆衣、谷芽、鸡内金、瓦楞子、冬瓜子、橘红、川贝母、桑叶、赤芍[1]。

4.张聿青治某，冬温十一朝，邪化为热，郁阻肺胃，烦热火升颧红，气从上冲则恶心欲吐，胸次窒闷异常，寤难得寐，惊惕耳聋，四肢时有震动，脉数弦大，舌红苔白心灰，痰热郁阻肺胃，甲木不降，乙木独升，恐风火两旋而神昏痉厥，开展气化，仍不失清金平木之意：豆豉、杏仁、枳实、竹茹、钩藤、枇杷叶、山栀、郁金、丹皮、桔梗、海蜇[2]。

引用文献

[1] 徐衡之，姚若琴.宋元明清名医类案［M］.长沙：湖南科学技术出版社，2006：396，533，868.
[2] 张聿青.张聿青医案［M］.上海：上海科学技术出版社，1963：38.
[3] 俞根初.重订通俗伤寒论［M］.上海：上海科学技术出版社，1959：186，244.

（三）木火虚逆候（肝胃痰火转证2）

肝胃痰火证·木火虚逆候，系由痰火久恋，肝火灼烁胃阴，木火挟痰浊上逆，实中夹虚之候。其见症虽以气机郁滞与气机冲逆之症象显明，但必兼见火炽与阴伤之脉症。

通称：痰热内扰。

病名：［**中医**］呕逆，恶阻，子烦。［**西医**］急性胃炎。

病因病机：肝胃痰火虚逆，由痰火久恋肝胃，肝胃火炽，灼伤胃阴，木火挟痰热上逆，肝胃气机郁滞，实中夹虚之证。

证象组合：阴虚+气炽+气逆+气滞+清空+阳郁

主症：**【阴虚失养】症象**：①形瘦神疲。②低热。③头晕乏力。④恶食。⑤腰酸。**舌象**：①舌质红，中光剥，尖起朱点。②舌干红。**脉象**：脉细弦数。

【气机冲逆】症象：①呕吐不止，呕吐酸水，涎液夹黄稠痰，进食即呕。②气逆上冲。

副症：**【津气蕴炽】症象**：①发热。②面烘唇红，唇颊暗红。③口干口苦唇干，口渴咽干。④心烦，烦躁，坐立不安，通宵不能入寐。⑤便秘尿赤。**舌象**：①舌边较红。②舌偏红。③苔色微黄。④苔黄浊。**脉象**：脉弦滑数。

【清空不宁】症象：头晕头重目眩。

宾症：**【气机不利】症象**：①胸肋胀满。②胃脘痛。

【阳气不和】症象：寒热时作。

治则：当以养阴清火，化痰降逆为法，以兼顾其虚实之治。

方证

1.养胃阴降冲逆方证：丁明君方[1]。治妊娠恶阻，唇干，烦躁，形瘦神疲，舌质红，中光剥，尖起朱点，脉象弦细而数，详见病案1。

生半夏、怀山药（杵）、太子参各12g，米炒西洋参、青黛各3g，代赭石15g，麦门冬、旋覆花（包）各9g，生姜4.5g。

2.生地左金汤证：叶秉仁方[2]。治急性胃炎，肝胃有热，津液受灼：呕吐发热胃脘作痛，憔悴疲乏，舌质干红，脉细弦数。详见病案3。

鲜生地、鲜芦根各30g，公丁香1.8g，川黄连2.1g，吴茱萸0.9g，制半夏6g，陈皮、姜竹茹各4.5g。

3.左金栀豉加味证：姚寓晨方[3]。治子烦：痰热内扰心经火旺（妊娠合并甲亢），拟泻心火而清痰热，除烦满以降呕逆，详见病案4。

左金丸6g，淡豆豉、栀子、竹沥夏、连翘心、炒黄芩各10g，炒竹茹、玉竹各12g，代赭石30g。

4.清肝和胃降逆方证：宋光济方[4]。治妊娠四旬，恶心频作，呕吐酸水，口干而苦，详见病案5。

姜竹茹、川石斛、炒川续断、桑寄生各9g，姜半夏、姜炒条黄芩、老苏梗、大麦冬各6g，小生地、苎麻根、炒杜仲各12g，生甘草3g。

论著和讨论

本证候痰火内滞，肝胃火炽，灼伤胃阴，木火挟痰热上逆，如姚寓晨说："子烦系妊娠常见疾病，患者烦躁呕吐，来势较急，此乃内热夹痰，心神受扰所致。宗《内经》'有故无殒，亦无殒也'之旨，先以泻心祛痰，急则治标，继以甘酸养心，缓则治本。使烦热除，痰浊化，阴血复，胎元安。"[3]其治则当以养胃阴，清肝胃，平木火，化痰降逆为法。叶秉仁说："肝气郁结、幽门痉挛引起之呕吐，我常用全蝎八分，配合赭石、元胡、白芍、郁金、香附等药，往往获效。一般习知全蝎功能镇痉息风，治惊痫抽搐，而不知它能解痉止呕，为别有一功。凡遇小儿吐蛔后呕不止，单味乌梅煎汤，兑入橘汁，频频送服，止呕甚佳。"[2]

病案举例

1.**丁明君**治孙某某，女，34岁，妊娠50余日，呕恶不能食，口干饮水亦呕，甚则呕吐黄绿苦水，已经1周，叠治鲜效，全赖注射葡萄糖液以为支持。诊断及治疗经过：起病2日后，曾经某某医院检查确诊为妊娠恶阻，服药10余剂，鲜见效机，日重一日，近来卧床不起，唇干，烦躁，形瘦神疲，舌质红，中光剥，尖起朱点，脉象弦细而数，患者痛苦万分。中医辨证，则为恶阻而胃阴损伤者，亟予养胃阴、降冲逆（组方见方证）。1剂，浓煎半杯，每隔5~10分钟呷一口，徐徐咽下。次日复诊：今晨呕已平，但纳少神疲，口干舌红，脉细带数，以红人参、麦冬、山药、石斛、百合、生麦芽为方，以善其后[1]。

2.**陈称志**治恶阻：张某某，23岁，初妊三个月，半月来呕吐频频，气逆上冲胸肋胀满，头重目眩，恶食低热，涎液夹黄稠痰，进食即呕，口苦心烦，坐立不安，通宵不能入寐，唇颊暗红，舌边较红，苔色微黄，脉弦滑数，进苏连饮加味（陈皮、姜半夏、竹茹）无效，此热郁气结肝肾不和，以泻热散结，养阴和胃：青蒿、旋覆花、竹茹各9g，砂仁2.4g，芦根30g，麦冬15g，3剂，呕平胀减，偶头晕目眩：孩儿参、芦根、粳米各30g，寸麦冬15g，竹茹9g，10天为一疗程，半月随访痊愈[5]。

3.**叶秉仁**治尤姓老妇，患急性胃炎，呕吐发热，胃脘作痛，憔悴疲乏，舌质干红，脉细弦数。生地左金汤（组方见方证）[2]。

4.**姚寓晨**治子烦：吴某某，28岁，妊娠2月余，恶心呕吐痰涎，头晕心烦，坐立不宁，情绪急躁，口渴咽干，面烘唇红，便秘尿赤，舌红苔黄，脉滑数，此痰热内扰心经火旺（妊娠合并甲亢），拟泻心火而清痰热，除烦满以降呕逆（组方见方证），7剂，眩晕烦躁，呕吐大减，唯烘热口干，舌红苔少，此热去阴伤，急滋养心阴，兼清余热而安胎元：太子参、生地、酸枣仁各15g，寸麦冬、当归、乌梅、黄芩、白薇各10g，五味子5g，柏子仁12g，每周4剂，连服1月[3]。

5.**宋光济**治杜某某，女，25岁，妊娠四旬，恶心频作，呕吐酸水，口干而苦，头晕乏力，腰酸，脉弦滑，舌偏红。治拟清肝和胃降逆（组方见方证）。5剂。二诊：药后泛酸恶心已减，尚有头晕胸闷，脉弦滑，舌红。再拟清肝和胃：石决明（先煎）、细生地各12g，姜竹茹、淡条黄芩、甘菊花、桑叶、桑寄生各9g，姜半夏、麦冬、老苏梗各6g，姜川黄连3g。5剂。药后呕止，头晕渐平，调理数诊而愈。按：孕后血聚养胎，易致血虚肝旺，或郁怒伤肝，肝失疏泄，加之冲气上逆必挟肝热，犯胃则泛恶不食，火郁则泛酸呕苦。主以川黄连，苦寒泻肝，火清则呕恶吞酸自平，更以姜汁炒制，取辛开苦降之义。若无黄连，可予黄芩易之，火盛则芩、连合用，有相须之妙。配姜竹茹、姜半夏降逆止呕，陈皮、苏梗、枳壳疏肝和胃。火降气行胃和，则恶阻得痊。稍佐甘草以和诸药，但须少用，以呕家不喜甘故也[4]。

引用文献

［1］丁明君.临床应用生半夏的体会［J］.中医杂志，1965，（2）：26.
［2］叶秉仁.治呕经验谈［J］.新医药学杂志，1977，（6）：34.
［3］姚寓晨.谈女科从心论治的经验［J］.中医杂志，1981，（12）：17.
［4］汪明德.宋光济副教授恶阻治验［J］.浙江中医学院学报，1983，（3）：32.
［5］陈称志.妊娠呕吐［J］.新中医，1975，（3）：23.

（四）木火郁闭候（肝胃痰火变证1）

肝胃痰火证·木火郁闭候，系由痰火蕴炽于肝胃，木火与肝胃之气搏结，腑实不通，反蒙闭心神，杂病家通称之为痰蒙心窍之证。其见症以神志症象显明，但必兼见痰火内炽之脉症，并以之为主。

通称：痰蒙心窍。

病名：［中医］癫狂，狂病。［西医］精神分裂症，反应性精神病。

病因病机：肝胃痰火郁闭，多由情志不遂，肝郁化火；或因惊恐，触动肝火宿痰，肝胃痰火内炽，与郁气搏结于中，腑气失于通降，反上逆蒙闭神明，而成火结痰闭之证。

证象组合：气郁+神闭+神扰+气炽

主症：**【气机不宣】症象**：①胸闷呕吐，痰涎壅塞。②静则短气心悸。③时恐时泣，怕人，独坐阴处，双目呆视。④不思饮食。

【神志蒙闭】症象：①静则迷蒙昏厥。②躁则狂妄舞踏。③二目怒张，漫骂不休，动手打人，或笑或骂不避亲疏，甚则毁器登高。**脉象**：①脉弦滑而数。**舌象**：①舌红苔白。②舌苔黄厚而滑。③苔黄白相兼。④夹灰腻，扪之湿润。⑤夹红星。**脉象**：脉沉弦劲。

副症：**【神志不宁】症象**：①躁则狂言多惊。②卧起不安。③独言妄见。④昼夜不眠。

宾症：**【津气蕴炽】症象**：①大便秘结。②小便黄。**舌象**：①舌红深红。②苔黄而燥。**脉象**：①脉浮滑数。②脉弦滑而数。

治则：当清泻肝胃之火，逐痰通腑，以泻其内结；痰火下行，即无上闭之患。

方证

1.泻实清胆汤证：李斯炽方[1]。治精神分裂症：神志错乱，整天叫骂不休，打碎家具，推倒墙壁，彻夜不眠，详见病案2。

法半夏、茯苓、枳实、大黄、黄芩、郁金、焦栀子各9g，竹茹、白芍、牡蛎各12g，石菖蒲6g，琥珀末（冲）4.5g，甘草3g。

2.清热通腑，化痰开窍方证：谢海洲方[2]。治反应性精神病，自责自罪，喋喋不休，详见病案4。

生大黄（后下）、玄明粉（分冲）、炙厚朴、炒枳壳各6g，郁金12g，菖蒲、陈皮各9g，淡鲜竹沥（分冲）30g。又礞石滚痰丸3袋，每次半袋，每日2次。

论著和讨论

本证候肝胃痰火内炽，与郁气搏结于中，腑气失于通降，痰火上闭神机，张墨溪曰："气结痰壅，阳明实热，宜破气逐痰，通肠涤热。"[3]其治则当以清泻肝胃，逐痰通腑，使痰火下泄，即无上闭之患。胡在兹说："面色浊闷，二便结涩者，多从醇酒厚味，种热蒸痰，或乘天气极热，盛怒不释，而为狂妄，骂詈歌笑，甚则逾墙上屋，宜加减大承气汤（生大黄、风化硝、枳实各15g，礞石、皂角各6g，冲猪胆汁、米醋各2匙，调服西牛黄0.6g）以下浊秽（洪成注：下后主芩连清心汤：黄芩、黄连、寸麦冬、天花粉、茯神、丹参、牛黄、菖蒲、远志）。"[4]俞东扶说："发狂实证十居八九，故予治狂，多用吐下清镇四法，……下法，以尤氏泻狂汤：生大黄、龙齿、牡蛎各9g，炒蜀漆3g，川黄连1.5g，泻实火以劫惊痰。"[4]李用粹说："有服金石丹剂发癫狂者，此药性刚烈，热气慓悍，治宜清热解毒，如三黄石膏汤，加黄连、甘草、青黛、板蓝根，或紫金锭。"[5]

病案举例

1.严继春治热病发狂：沈氏妇，年21岁，肝郁多痰，伏热内发，初壮热心跳，头晕目眩，继狂症陡发，或笑或骂不避亲疏，甚则毁器登高，脉弦滑而数，舌红苔白。此风阳内鼓激动心神，清伏热以安神，息风阳以涤痰：石膏、铁落各30g，知母、川楝子、碧玉散各9g，胆南星、辰砂3g，天竺黄6g，竹沥2瓢，礞石滚痰丸12g，2剂便如酱，兼白色胶痰，狂平。唯气上冲心，心中筑筑然动，肢冷自汗，眩晕欲厥，此痰热下泄，风阳未平，入阳则狂，入阴欲厥，以潜镇清息，平定风阳：牡蛎、桑麻丸、鳖甲各12g，龙齿、竹茹各9g，磁朱丸18g，珍珠母24g，盐黄连1.8g，川楝子、木瓜各4.5g，茅根、桑枝各30g，灯心1.5g。厥止腹中痛，肢微温而汗仍出，口苦便涩，溲短黄，脉弦数，苔薄黄，此肝阳犯胃，以柔肝和胃，润肠利溺：牡蛎12g，白芍、海螵蛸、竹茹各9g，延胡索、川楝子各4.5g，桑叶6g，炙甘草1.5g，海蜇120g，荸荠4个，3剂[6]。

2.李斯炽治精神分裂症：杨某某，男，29岁，神志错乱，整天叫骂不休，打碎家具，推倒墙壁，彻夜不眠，服安眠药未见效，眼神外露，胡言乱语，脉浮滑而数，舌深红，苔黄腻有滑液，大便数日不解，小便发黄。泻实清胆汤（组方见方证）[1]。

3.张墨溪治精神分裂症：吴某玉，女，18岁，探亲途中丢失东西，数日不食不寐，发病，二目怒张，漫骂不休，动手打人，脉弦滑而数，苔黄而燥，系气结痰壅，阳明实热，宜破气逐痰，通肠涤热：大黄、芒硝、龙、牡各30g，枳实、竹茹、茯苓、酸枣仁各15g，半夏、橘红、远志、菖蒲、木香、礞石滚痰丸各9g，大便二次，黑色糊液，狂躁稍平，脉仍滑数，再剂泻痰涎四次，狂躁大定，神志已清，去硝黄，予清火去痰安神，12剂痊愈[3]。

4.谢海洲治反应性精神病：姜某某，男，24岁，一周前因未被招工，遂心情不畅，渐而妄言多语，自责自罪，喋喋不休，心烦不宁，神显呆滞，表情淡漠，夜难入寐，寐则多梦，头痛头昏，大便5日未行，小便黄赤，脉弦滑数，舌质红，苔黄腻，神经科诊为"反应性精神病"。辨证为阳明腑实，痰蒙心窍，拟清热通腑，化痰开窍（组方见方证）。3剂。药进10剂，大便日行10余次，说话显少，睡眠转安，继进清热化痰，安神之方，取温胆汤与黄连阿胶汤加减。药后述头脑转清，继投豁痰开窍法，以甘麦大枣汤合百合、知母、栀子豉汤及菖蒲、郁金、竹沥等化裁，服药3个月，多言之状消失，观察2月未再复作[2]。

5.沈绍九学生曾医师治狂病：沈某，年60余岁。因事抑郁，突然大声疾呼，发狂怒骂，躁扰不宁，多次击毁器物，10夜不寐，数日不大便，喜饮茶及冷水。学生曾某出诊至病家，不能察舌诊脉，仅见双足微肿，为立平肝息风、祛痰开闭之方。药用郁金、竹茹、茯苓、钩藤、生地、半夏曲、贝母、白芍、刺蒺藜，远志、甘草等，随即来寓详谈诊治情况。余谓："此病应治阳明，当用下法。重阳为狂，重阴为癫，大声疾呼为阳象，根据病人的现症，乃系狂证。如为癫疾，始可用远志、龙齿、铁落之类以镇肝宁心。治疗狂病热重者，古方用调胃承气汤，痰多者用指迷茯苓丸，阴伤者可用生地、玄参。"曾谓："病者足肿。"余谓："阳明壅滞者，足亦肿也。余遇此病，则必下之，下后再观动静如何。"为拟一方：生地、玄参、栀子、竹茹、大黄、芒硝各12g，橘红8g，厚朴、枳壳、法半夏、郁金各9g，甘草3g，薄荷少许。病者服后，解大便不多，幸已能睡。余谓：再下之。曾拟用调胃承气汤兼养阴清热药，嘱加犀角3g。此方服后，病人更安静，亦未大泻；服2剂后去大黄、芒硝，加入通络之品，如桑枝、丝瓜络，调理月余痊愈[7]。

引用文献

[1] 成都中医学院.李斯炽医案（二）[M].成都：四川人民出版社，1978：89.

[2] 谢海洲.仲景方治疗"神志病"初探[J].浙江中医学院学报，1983，(5)：3.

[3] 张墨溪.加味温胆汤治疗癫狂的临床经验[J].中医杂志，1964，(10)：31.

[4] 俞根初.重订通俗伤寒论[M].上海：上海科学技术出版社，1959：293，294.

[5] 李用粹.中华医书集成·证治汇补[M].北京：中医古籍出版社，1999：148.

[6] 何廉臣.重印全国名医验案类编[M].上海：上海科学技术出版社，1959：257.

[7] 唐伯渊.医学特见记、沈绍九医话[M].北京：人民卫生出版社，2008：80.

（五）木火闭厥候（肝胃痰火变证2）

肝胃痰火证·木火闭厥候，为肝火入胃，触动胃中痰浊，郁遏阳气，上蒙神机，木火郁炽于内，以致闭厥，杂病家通称之为痰蒙火郁之证。其见症虽以闭厥之脉症显明，但必兼见气郁与火炽之脉症。

通称：痰蒙火郁。

病名：[中医]暑温，风温，闭厥。

病因病机：肝胃痰火闭厥，多由温暑之邪入里化火，引动肝火，与邪火交炽于胃，鼓动胃中痰浊，郁遏阳气，蒙闭神明，即王旭高所称"阴虚阳盛，痰蒙火郁"之证[1]。

证象组合：气炽+神闭+阳滞+气郁

主症：**【津气蕴炽】症象**：①热盛。②颧红目赤，口唇焦紫。③烦扰。④交目惊跳。⑤便泄臭水。⑥小便热痛。**舌象**：①苔黄。②心黑。**脉象**：①糊滑。②细数有力。

【神志蒙闭】症象：①时时欲厥。②音低神倦。③日暮烦躁。④谵语。

副症：**【阳气不行】症象**：肢冷，四肢厥逆。**脉象**：脉沉细数。

【络脉不和】症象：①口不张开，口眼时有歪斜。②手足时有振动，肢搐。

宾症：**【气机不宣】症象**：①心胸窒闷。②中脘按痛。**舌象**：苔白腻浊。

【气机不降】症象：呼吸有出无入。

治则：当以清化肝胃痰火为主，兼以清心宣窍，以开闭厥。

方证

1.清化下夺方证：王旭高方[1]。治阴虚阳盛，痰蒙火郁，清化不解，音低神倦似虚，便泄臭水，中脘按痛，肢冷脉细，小便热痛，舌白谵语，日暮烦躁，详见病案1。

羚羊角、天竺黄、石菖蒲、胆南星、鲜石斛、茯神、橘红、郁金、竹沥、姜汁，另滚痰丸。

2.清泄化痰方证：张聿青方[1]。治热盛之时，心胸窒闷则呼吸之气有出无入，呼吸烦扰，刻刻欲厥，脉虽数，甚觉沉细，详见病案2。

羚羊角、黑山栀、郁金、枳实、九节菖蒲、制半夏、益元散、鲜竹茹、陈胆南星。

论著和讨论

本证候肝火与邪火交炽于胃，痰浊郁遏阳气，蒙闭神机，其治则当以清化肝胃痰火为主，兼以清心宣窍为法。张聿青曰："此湿蒸成痰，热郁成火，亟为清泄，参以化痰，俾免痉厥。"[1]王旭高更谓："清化不解，须从下夺。"[1]

先祖李泰治5岁患儿郭孟泉（见病案3）发热烦渴，大便闭，眼眶陷入，目呆直视，病情极重。认为“系内闭风动，正气虽虚，尚不致暴脱，勉拟扶正搜邪轻剂，用洗肝散加味”治疗[2]，内中熟大黄仅1.5g，使病脱险，再原方去大黄、青蒿、金钗，加白术、姜制附片，调治而愈。

病案举例

1.王旭高治证于阴阳虚实疑似之间，此证音低神倦似虚，便泄臭水，中脘按痛，实也。肢冷，脉细似阴，小便热痛阳也。至于舌白谵语，乃痰蒙火郁之证，且日暮烦躁，为阴虚阳盛。百般怪证，多属乎痰，痰蒙火郁，清化不解，须从下夺。虚中夹实，亦当先治其实（组方见方证）[1]。

2.张聿青治热盛之时，心胸窒闷，则呼吸之气，有出无入，呼吸烦扰，刻刻欲厥，脉虽数，甚觉沉细，苔虽浊多半白腻，舌心黑，仍属浮灰，此中阳不足，痰湿郁遏，叠进辛开，胸间喘呼稍平，脉转糊滑，苔白转黄，颧红目赤，交睫惊跳。此湿蒸成痰，热郁成火，亟为清泄，参以化痰，俾免痉厥（组方见方证）[1]。

3.李泰治陈桂英，女，20岁，八月间病疫，甲医用凉润解疫，3剂未效；乙医大下之，一剂烧退过半，再剂复大烧不退，更加神昏不起，冷汗淋漓不止，心烦，渴不多饮，四肢冷，胸痞，短气不续，又询知曾病疟两月，迄今未逾半月。此病后体弱，重下伤正所致。因拟扶正祛疫：西洋参、甘草各1.5g，生黄芪、白茯苓、浮小麦各9g，浙贝母、尖槟榔、麦冬、青蒿、丹皮、地骨皮各4.5g，柴胡、大黄各3g，3剂。诸症似愈，唯气不续息，腹内略胀，去青蒿、大黄，加生白术、青木香各4.5g，又2剂而痊[2]。

又治郭孟泉，男，5岁，十月间病疫，据云：烧渴便闭大重，甲医用退烧止渴加泻叶，2剂未效，后去泻叶加西庄（大黄）、犀角，又2剂未效。乙医见病重遂用小承气合白虎汤，连服3剂，渴止烧退。停一日夜，复又烧渴，遂改大承气两剂，病转危极，医者束手辞去。邀余往视，见肢体十分消瘦，仰卧不会转侧，额面青黑，双目左大右小，眼眶陷入，目呆直视，喉中痰响，二便自遗，知觉全失，脱机显露，意欲辞去，因病家诚心请求，详审其脉，细数有力，前医9剂下药，内热尚存，故口唇焦紫，胸脯闪动甚急，而口不张开，口眼时有歪斜，手足时有振动，四肢厥逆，系内闭风动，正气虽虚，尚不致暴脱，勉拟扶正搜邪轻剂，用洗肝散加味：西洋参、川芎、甘草各0.9g，全归9g，银柴胡、青蒿各4.5g，焦山栀、浙贝母各2.4g，木通、小金钗、天竺黄各3g，熟大黄、薄荷各1.5g。一日夜连进2剂。次日各症俱减，眼球能动，神色好转，唯肢冷振动，心烦短气未除，嘱再服1剂，另处一方，即原方去大黄、青蒿、金钗，加白术4.5g、姜制附片1.5g、白前4.5g，接服2剂。据云：诸症痊愈，唯不思饮食，行动气喘。原方去栀、通，加白茯苓4.5g、生甘草改炙甘草，2剂渐愈[2]。

引用文献

［1］徐衡之，姚若琴.宋元明清名医类案［M］.长沙：湖南科学技术出版社，2006：693，831.
［2］李洪成.中医证候学［M］.北京：中国医药科技出版社，2008：1639.

四、心肺痰火证（上焦痰火并病）（5候）

心肺痰火证，为火热鼓动宿痰上逆心肺之证。必其人素有宿痰，或因外感邪热化火，或情志不遂，心火内动，均能鼓动胃中之痰，上冒心肺，通称痰火冲心，或痰乘包络，痰迷清窍，或称痰蒙、痰迷、痰厥。其为病轻则为痰火内扰，重则为痰火闭厥，甚则厥脱、闭脱同见，即俞根初所谓“痰因火动，蒙蔽神明而闭”[1]，证多重笃。

心肺痰火证，为因火动痰之证，轻则痰火内扰心神，重则痰火内闭心窍。其治则总当清火豁痰为主，内扰心神者，兼以镇心安神，内闭心窍者，兼以宣窍开闭以醒神；因闭致脱者，更当参以益气固脱。然在气分者，痰郁气滞，当宣降气机以利其痰；在营分者，当清透营热，使内陷之邪，转出气分而解；入血者，更当凉血泄热；入阴者又当滋养阴液，即丁甘仁所谓“滋化源以清温，清神明而涤痰”之法[2]。

证候别称：痰热内郁，痰火冲心，痰乘包络，痰迷清窍，痰热内阻，痰热尚阻气分，蒙闭上焦气分，痰热蔽阻心宫，风温传少阴，本虚标实，内闭外脱。

证候系统：详见图3-10-14。

本证————心神失宁候
转证————清阳蒙闭候、气营蕴闭候
变证————清气闭厥候、血液闭厥候、阴液闭厥候、气阴闭脱候

图3-10-14　心肺痰火证证候结构图

引用文献

［1］俞根初.重订通俗伤寒论［M］.上海：上海科学技术出版社，1959：441.

［2］丁甘仁.丁甘仁医案［M］.上海：上海科学技术出版社，1960：19.

（一）心神失宁候（心肺痰火本证）

心肺痰火证·心神失宁候，为心火鼓动肺中热痰，蒙扰心神，不能自主之候，其见症以神志不宁之昏乱症象显明，但必兼见内热伤津之脉症。

通称：痰热内郁。

病名：［中医］心风，多笑。

病因病机：心肺痰火蕴蒸，多由其人宿有热痰，心火鼓动，痰火蒙扰心神，致心神内乱，不能自主，君火失明，王旭高曰“此痰热内郁心包，无路可出，而作心风”之证。

证象组合：气蒸+神扰+液灼

主症：【神志不宁】症象：①神识如迷。②夜不成寐。③自言自语，起坐无常。④多笑难止。⑤狂妄谵语。

副症：【津气蕴蒸】症象：舌象：舌苔白腻。**脉象：**脉形小滑。

宾症：【津液消灼】症象：清窍不利。

治则：当以清心火，润肺津，化热痰，安心神为法。随症可酌加开心窍，镇心神之品，以除其蒙扰。

方证

导痰汤证：曹仁伯方[1]。治神识不清，自言自语，起坐无常，寐寤失常，脉形小滑，舌苔白腻，此痰热内郁心包，详见病案2。

制半夏、甘草、茯苓、枳实、制南星、乌梅、橘皮、生姜加菖蒲、远志、白金丸。

论著和讨论

本证候心火内盛，鼓动肺中热痰，蒙扰心神，致神明内乱，吴坤安说：“有劳心过度，曲运神思，以致神昏狂乱，语言谬妄，外无表里实症见者，当治其心与包络之火，如川连、辰砂、菖蒲、钩藤、茯神、小草、天竺黄、琥珀、金箔、半夏、竹茹之类酌用。”[2]因而其治则当清心润肺，化痰安神为法。陈士铎说：“人有易喜易笑，狂妄谵语，心神散乱，目有所视，乃心热耳。清心丹：黄连、人参、丹参各三钱，茯神、生枣仁各五钱，麦冬、玄参各一两，水煎服。解妄汤亦效：人参一两，黄连、茯神、柏子仁、玄参、丹参各三钱，生枣仁五钱，甘草一钱，肉桂二分。”[3]又说：“无端大笑不止，或背人处自笑，异于平素，治法唯泻心包之火，笑自止矣。方用止笑丹：生枣仁、丹皮、麦冬、茯神各三钱，黄连、丹参、天花粉各二钱，犀角屑五分，丹砂末、生甘草各一钱，水煎服。蒲柏饮亦效：菖蒲、贝母各一钱，玄参、麦冬各一两，柏子仁三钱。”[3]

病案举例

1.**叶天士**治暑热未尽，清窍不利，自言，神识如迷，夜不成寐：竹叶、玄参、连翘心、菖蒲、郁金、川贝[4]。

2.**曹仁伯**治神识不清，自言自语，起坐无常，寤寐失常，脉形小滑，舌苔白腻，此痰热内郁心包，无路可出，而作心风也，久久归入癫痫，毋忽。导痰汤（组方见方证）加菖蒲、远志（柳宝诒按：病情已属癫证，再加犀角、龙牡等清镇之品，似更得力）[1]。

引用文献

［1］柳宝诒.增评柳选四家医案［M］.南京：江苏科学技术出版社，1983：97.
［2］吴坤安.伤寒指掌［M］.上海：上海科学技术出版社，1959：卷三58.
［3］柳长华.陈士铎医学全书［M］.北京：中国中医药出版社，1999：788，937.
［4］徐衡之，姚若琴.宋元明清名医类案［M］.长沙：湖南科学技术出版社，2006：536.

（二）清阳蒙闭候（心肺痰火转证1）

心肺痰火证·清阳蒙闭候，系痰浊内盛，痰因火动，阻滞胸中，蒙闭清窍，清阳不司旋运，时病学家通称为痰迷清窍之证。其见症虽以神志蒙闭之痉厥症象显明，但必兼见痰闭上焦与阳滞火炽之脉症，并以之为主。

通称：痰迷清窍。

病名：［中医］痰蒙，痰迷，痰厥。**［西医］**乙型脑炎呼吸衰竭。

病因病机：心肺痰火郁闭，多由外邪入里化火，鼓动肺胃痰浊，壅闭胸膈，清阳失转，闭塞清窍，神明昏蒙，肝风内动，而成痉厥重证。

证象组合：阳滞+气炽+神闭+经滞+气郁

主症：【阳气不行】症象：①四肢厥冷。②头痛项强。③唇干色淡。④口唇青紫。**舌象：**舌白。**脉象：**①脉细滑。②脉不畅。③结或促者。

【津气蕴炽】症象：①面赤气粗。②张目目赤。③身热。④渴欲冷饮。⑤便闭频转矢气。⑥小便短赤。**舌象**：①舌红苔黄腻、厚浊。②舌苔板腻，根部尤甚。③舌白黄。④白干刺。⑤老黄。**脉象**：①脉滑大数。②弦数而劲。

【神志蒙闭】症象：①神志昏沉，不省人事。②不语如厥。③发狂，谵语，失溲。

副症：【气机不宣】症象：①胸闷。②胸膈痞坚。③咳痰不爽。④呼吸微弱或渐断不续。

【气机不降】症象：①气促鼻扇，痰鸣。②呛咳。③呕吐。④呃逆。

宾症：【经脉不利】症象：①口噤痰多。②两目上视。③语言謇涩。④两手握固，搐搦。

治则：当宣窍导痰，以开其闭塞；清心泻火，以除其内壅。

方证

1. 导痰合剂方证：马玉川方[1]。治乙型脑炎呼吸衰竭，呼吸不畅，喉间痰鸣如掣锯。

青礞石30g，竹沥80g，瓜蒌仁15g，胆南星、天竺黄、大黄各10g。水煎600ml，频频灌入或鼻饲。

2. 加味导痰汤证：治壮热神昏，咳痰不爽，手足瘛疭，甚则痰鸣，气促鼻扇，胸膈痞坚。

南星、橘红、犀角各3g，仙半夏、涂菊、钩藤各9g，枳实、石菖蒲各4.5g，炙甘草1.8g，皂角炭1.5g，竹沥2瓢，姜汁4滴，石膏12g，至宝丹1粒。

论著和讨论

本证候痰因火动，壅闭胸膈，清阳失转，清窍猝闭。即俞根初所谓："痰因火动，蒙蔽神明而闭者，面赤气粗，口噤目张，两手握固，语言謇涩，身热便闭，神志昏沉，舌苔黄腻胖短，此因痰火转闭，脉必滑大。口闭不语如厥者，宜先用卧龙丹：西黄、金箔各1.2g，梅冰、荆芥、闹羊花各6g，麝香、辰砂各1.5g，牙皂4.5g，细辛3g，灯心灰7.2g，共研极细末，搐鼻取嚏，以通肺窍；次用导痰开关散，开水调服2.4g，以吐稠痰，再用雪羹汤煎汁：海蜇60g，荸荠5枚，加萝卜汁、梨汁各1杯、鲜石菖蒲4.5g，合调牛黄清心丸，徐徐灌下，分作2次服。"[2] 救治之则当以导痰开窍，清心泻火为法。何廉臣说："痰虽吐而神犹不醒，急用犀角二汁饮：犀角汁5匙，生萝卜汁半碗，梨汁2瓢，雪水3杯煮沸和入，调入炼雄丹（明雄黄0.3g，牙硝1.8g，研末铜勺内微火熔如水，滤清，候其将凝，即印成锭）0.09~0.15g，徐徐冷灌，一日3服，每见有吐出清痰黏涎数碗，而神志全清，终以枇杷饮子调岩制川贝1~2块，去余痰以清肃肺气，或用二陈汤以善其后。此治痰迷重症之方法。"[2]

马玉川治乙型脑炎呼吸衰竭：若痰浊壅盛而阻塞气道，出现呼吸不畅，喉间痰鸣如掣锯，口唇青紫，抽搐频作，继之呼吸微弱或渐断不续，舌红苔黄厚腻，脉细滑或结或促者，除用吸痰器及时排除痰浊外，应急投以导痰合剂（组方见方证）。水煎600ml，频频灌入或鼻饲。同时可配以针刺天突、膻中、丰隆、合谷等穴[1]。

病案举例

1. 曹沧州治顾，病两日，表热发狂，舌白黄，目赤，不省人事，两脉不畅，温邪痰滞深重，势防厥闭：淡豆豉、天竺黄、朱茯神、青皮、山楂炭、菖蒲、竹茹、赤芍、莱菔子、石决明、枳实、蒺藜、紫金锭[3]。

2. 黄俊廉治江某之女，10岁，因食黏腻之物酿热，复感寒邪，风痰相搏，随火上升，蒙闭心包，热痰蔽塞，致身热无汗，四肢厥冷，神识昏迷，不省人事，面赤气粗，小溲短赤，苔黄厚浊，脉右滑大而数，右沉滑而数，急宣窍涤痰，佐清热降气：黄连、半夏、九节菖蒲各3g，川贝6g，盐陈皮、枯黄芩、郁金、厚朴、杏仁各4.5g，滑石9g，吐胶痰甚多，神略清，2剂。热减，脉静神识渐清，四肢略温，渴喜热饮，去菖蒲加竹茹、枳壳，2剂吐黏痰2次，热退神清，肢转温，尚喜热饮，温胆加川黄连、石斛、天花粉，清痰养胃[4]。

3. 陈贻达治林某之子，6岁，高热，头痛，呕吐，颈项微强七天，症转肢厥神昏，两目上视，口噤痰多，搐搦，小便短赤，舌苔老黄，脉弦数而劲。肝胆风火鸱张，挟痰上壅，累及心包而致痉，平肝泄热，清心豁痰：羚角1.5g，石膏30g，全蝎2.4g，青黛3g，竹茹、芦根各30g，栀子、黄芩各9g，黄连、川贝母、丹皮、人中黄各6g，莲心4.5g，紫雪1.8g（分4次，4时一次），搐止改犀角地黄汤加减，1剂而愈[4]。

4. 孙宝楚治乙型脑炎（重型、痰热证、气分）：徐某某，女，7岁，病历摘要：本月24日起，头痛寒热，但未呕吐。25日：体温40℃，有汗，神志呈半昏迷。26日：体温40℃，神志昏迷。27日：体温39.8℃，神志昏迷，抽痉，谵语，并伴有短时间四肢厥逆、冷汗过肘，大便溏泄2次，小便短少。检查：体温39.8℃，脉搏138/分，血压112/80mmHg，颜面苍白，神志昏迷，瞳孔散大、对光反射迟钝，颈项强直，颈动脉搏动显著。布氏征（+），克氏征（+），巴氏征（+），二肺可闻散在细湿啰音，心音较弱，腹（–）。

治疗经过：27日：紫雪丹1.5g，分次灌服。28日：体温39.6℃，昨晚急投紫雪，今晨又见肢厥，神糊、颈强、遗溺。病本暑温逆传，痰热蒙闭心包。治从芳香宣窍、涤痰泄热：至宝丹3g、紫雪丹1.5g，打碎研细分次灌服。钩藤9g，生石决明30g，明玳瑁、石菖蒲各4.5g，陈胆星2.4g，广郁金、天竺黄、带芯连翘各9g。29日：体温38.5℃，肢厥、遗溺已止，神识未清，舌苔板腻，根部尤甚，频转矢气，大便不解。痰热挟浊蒙闭；从宣窍泄浊治。原方去紫雪丹、生石决明、明玳瑁、带芯连翘，加光杏仁、风化硝各9g，生枳实6g，服法同上。30日：体温38℃，神识渐清，面浮肤肿，颈项白瘔，舌淡苔腻，大腹微满，小溲不利。风水相搏，浊邪弥漫，幸得脉不糊细，正气尚足支持。治从开展三焦气化。处方：至宝丹1粒，服法同上。大豆卷12g，白蔹、防风、防己各6g，杏仁、薏苡仁、猪苓、茯苓各9g，炒泽泻、飞滑石各12g，川桂枝、川通草各3g。下午出现尿闭，晚上9时半用真麝香0.9g，葱白少许，按敷脐上，针刺足三里、气海、中极、关元、膀胱俞、肾俞等穴，半夜小便畅利2次。31日：体温38℃，面浮肤肿得减，小便仍然欠利。从宣通膀胱气化治。川桂枝、川通草、蟋蟀干各3g，猪茯苓各9g，炒泽泻、飞滑石各12g，炒车前9g，荸荠苗3尺。8月1日：体温37.1℃，小便畅通，面浮肤肿稍退，迷蒙之象大减，唯舌淡苔腻，二脉濡软。原方去蟋蟀干，加枣槟榔9g。2日：体温37.8℃，小溲畅通，寤难熟寐。治以和胃泄浊：瓜蒌皮、茯苓、茯神、炒车前、炒泽泻、焦薏苡仁各9g，生枳实4.5g，益元散12g，半夏曲6g。3日：体温37.5℃，舌胖苔腻，面浮肤肿。再予泄浊渗利。制半夏4.5g，猪苓、茯苓、车前子、瓜蒌皮各9g，川桂枝3g，飞滑石、炒泽泻各12g，川通草2.4g。4日：体温37.3℃，尿检阴性，神爽纳增，溲便通利，唯面目肢体浮肿，舌苔浮腻堆积。平素脾阳不足；从温阳行水治：川桂枝4.5g，熟附块3g，生姜皮2.4g，炒车前9g，云茯苓、炒泽泻、六一散、冬瓜皮各12g。服后肿退苔化。原方接服1剂而愈。住院9天[5]。

引用文献

［1］马玉川.中医抢救“乙脑”呼吸衰竭［J］.上海中医药杂志，1983，（9）：14.

［2］俞根初.重订通俗伤寒论［M］.上海：上海科学技术出版社，1959：441，443.

［3］徐衡之，姚若琴.宋元明清名医类案［M］.长沙：湖南科学技术出版社，2006：817.

［4］福建省中医药研究院.福建中医医案医话选编（第二辑）［M］.福州：福建人民出版社，1963：221，222.

［5］孙宝楚.流行性乙型脑炎8例治愈小结［J］.江苏中医，1966，（7）：22.

（三）气营蕴闭候（心肺痰火转证2）

心肺痰火证·气营蕴闭候，系由外邪化火，由气入营，鼓动肺中热痰，蒙闭心包之证，温病学家通称为痰火冲心、痰乘包络之证。其见症虽以神志症象显明，但必有气营两灼之脉症，并以之为主。

通称：痰火冲心，痰乘包络。

病名：［中医］风温证，伏暑，冬温。

病因病机：心肺痰火蕴闭，系温热内陷，蕴灼于气营，蒸腾津液为痰，痰热化火，或触动肺中热痰，上冲心包，内陷包络，蒙闭心窍，引动肝风而成痉厥重证。

证象组合：气灼+营灼+神扰+神闭+络郁+阳郁+气逆

主症：**【津气蕴灼】症象**：①灼热自汗。②烦渴引饮，大渴齿板燥裂。③咳嗽痰多，咳喘痰黏气臭。④胸突腹大。⑤脘痞。⑥溺赤。⑦便泻如水。**舌象**：①苔中白燥。②白黄。③舌缩苔垢。**脉象**：①脉右小数。②滑数。③洪。④脉弦滑而微数。

【营热蕴灼】症象：①面赤目赤。②不眠。**舌象**：①舌边赤。②舌赤绛，舌虽纯红，兼罩黏涎。③鲜红。**脉象**：脉左涩弱。

副症：**【神志蒙闭】症象**：①神识不慧，神识有时迷糊。②神昏谵语。③目精微定。③昏愦不知人，不语如尸厥。⑤神呆耳聋，鼾睡。⑥遗溺。

【络脉不和】症象：①舌蹇语涩。②齿不能开。③肢痉。

宾症：**【神志不宁】症象**：①神烦，烦闷。②不寐。

【阳气不和】症象：肢厥。

【气机冲逆】症象：①咳逆，咳甚痰黏。②气逆痰鸣鼻扇。③呃逆。④脘闷。⑤胸突腹大，胀闷欲绝。

治则：两清气营，豁痰开窍为主，以开其闭而醒其神。

方证

1.玳瑁郁金汤证：《通俗伤寒论》俞氏方[1]。清宣包络痰火法，治痰蒙，痰迷心窍，口吐涎沫，发狂如祟，妄言妄见，神识昏迷。详见论著。

生玳瑁（研碎）、细木通各3g，生山栀9g，淡竹沥（冲）2瓢，广郁金（生打）、青连翘（带心）、粉丹皮各6g，生姜汁（冲）2滴，鲜石菖蒲汁（冲）2小匙，紫金片（开水烊冲）0.9g。先用野菰根60g，鲜卷心竹叶40支，灯心2小帚（约1.5~1.8g）用水6碗，煎成4碗，取清汤分作2次煎药。

2.犀羚三汁饮证：《通俗伤寒论》方[1]。清宣包络痰瘀法。治邪陷包络，挟痰瘀互结清窍，症必痉厥并发，终日昏睡不醒，或错语呻吟，或独语如见鬼，目白多现红丝，舌虽纯红，兼罩黏涎。

犀角尖3g，带心翘6g，皂角刺0.9g，羚角片、粉丹皮各4.5g，东白薇、广郁金（杵）、天竺黄（老式）各9g。淡竹沥、生藕汁各2瓢，鲜石菖蒲汁2匙，三汁和匀同冲。先用犀羚二角，鲜茅根50支（去衣），灯芯1.5g，活水芦笋30g，煎汤代水。临服调入至宝丹4丸，和匀化下。

3.吐痰法证：《通俗伤寒论》方[1]。治痰潮壅盛，痰火冲心，痰厥昏迷。

紫雪1.5g，三物白散下，探吐。

论著和讨论

本证候痰热化火，上冲心包，蒙闭心窍，吴坤安曰："如斑疹已透之后，依然神昏谵语，目精微定，舌色鲜红者，此热痰乘于包络也，宜犀角尖、鲜菖蒲、天竺黄、川贝母、连翘、钩藤、丹皮、淡竹叶、竹茹、辰砂之类，以开热痰神自清矣。"[2]故求治之则当急急两清气营，清营透热，豁痰开窍以醒神。吴坤安说："如伤寒神昏谵语，目精微定，或舌蹇语涩，舌苔尖赤，中白而燥者，此热痰乘于包络也，宜犀角尖、川郁金、石菖蒲、天竺黄、川贝母、钩藤、淡竹叶、瓜蒌霜之类主之；如舌绛神呆，痰潮语涩者，内闭也，加西黄。"[2]

俞根初说："（冬温伏暑）神识昏蒙，谵语或不语者，伏暑内陷手厥阴包络也。若痰迷清窍，玳瑁郁金汤（组方见方证）以开透之。"[1]何廉臣说："痰火冲心，心主君火而藏神，轻则神烦不寐，重则痰厥昏迷，法当豁痰清心，轻则吴氏清宫汤加减：犀角、连翘心各3g，竹叶心6g，玄参心4.5g，莲心1.5g，竹沥、梨汁、石菖蒲汁。重则俞氏犀羚三汁饮（组方见方证）。急则先用吐痰法（组方见方证），次用金箔镇心丹（天竺黄、琥珀、辰砂9g，金箔、胆南星、珍珠粉各3g，西黄1.5g，麝香0.03g，蜜丸金箔为衣，每服3~5粒），薄荷0.9g，灯心3帚，泡汤送下，以宁其神。又次用正诚露珠丹（辰砂30g露49夜，猪心血丝绵绞去渣用净血90g拌三次晾干，研细加西黄3g，粳米糊丸重2.1g阴干得1.5g，夜卧时噙化一粒）善其后以防复发。"[1]魏长春说："清热化痰开窍，《外感温热篇》云'风温证，热渴烦闷，昏愦不知人，不语如尸厥，脉数者，此邪热内陷，走窜心包络，当用犀角、连翘、远志、鲜石菖蒲、麦冬、川贝母、牛黄、至宝之属，泄热通络'。诚为温病痰热堵闭心包之良法。余采此意，用之屡获效验。"[3]

病案举例

1.叶天士治褚，温邪中自口鼻，始而入肺为咳喘，继传膻中为呛血，乃心营肺卫受邪，然邪在上焦，壅遏阻气，必聚为热，痰臭呛咳，是欲内闭，惜不以河间三焦立法，致热无出路，胸突腹大，气涌沸腾，势必涌吐无余，神识昏迷，胀闷欲绝者，须以（紫雪丹）芳香宣窍，佐牛黄金箔深入脏络，以搜锢闭之邪，百中图一[4]。

又治张，病几一月，犹然耳聋，神识不慧，嗽甚痰黏，呼吸喉间有音，舌边赤，齿板燥裂血，右脉小数，左涩弱。此发散消食，寒凉清火，致胃汁消亡，真阴尽灼，议清上焦气血之壅为先：连翘心、玄参、犀角、郁金、橘红、栀皮、川贝母、竹沥、鲜菖蒲，后加至宝丹，灯心、竹叶汤下[4]。

2.王孟英治吴女患感，诸医首以升散，继进温补，至三月下旬，证交三十五日，昏痉谵语，齿不能开，六昼夜不交睫，旬日不沾米饮，脉弦滑而微数，窥其舌缩苔垢，孟英曰：尖虽卷，色犹红润，且二便不秘，尚有一线生机未绝也，以犀角12g，石菖蒲6g，贝母60g，整快朱砂30g许，竹沥碗许，佐以竹叶、竹茹、天竺黄、知母、天花粉、玄参、旋覆花、丝瓜络、苇茎、银花、鳖甲，调下紫雪丹，4服后，夜始眠，痉才息，舌甫伸，苔仍黑去鳖甲、朱砂、菖蒲，加生地、栀子，数服苔转黄，大便黑如胶涞且有痰色，黑矢下而清气渐佳，余热复从气分以达，痰嗽不爽，右脉滑搏，用竹叶石膏汤加减，4剂渐安。而外患痛楚，彻夜呻吟。虽敷以珠黄，滋以甘润，未能向愈。孟英令以大蟾蜍治净煎汤，煎育阴充液之药服之。果痛止肌生，眠食渐进，汛事如期而瘳[5]。

3.张聿青治左，邪势不解，热日以炽，咳嗽痰多，烦渴引饮，神识有时迷糊。邪湿痰交蒸，有神昏气喘之虞：瓜蒌仁、滑石、石膏各12g，杏仁9g，犀角、郁金各1.2g，天竺黄0.9g，淡子芩4.5g，辰砂0.3g，川贝母、马兜铃各6g，冬瓜子15g，生芦管30g，万氏牛黄丸1.5g（开水先送下）[6]。

引用文献

[1] 俞根初.重订通俗伤寒论[M].上海：上海科学技术出版社，1959：268，311.

[2] 吴坤安.伤寒指掌[M].上海：上海科学技术出版社，1959：卷一68，卷四65.

[3] 魏长春.昏厥诊治举隅[J].浙江中医药，1982，17（10）：439.

[4] 叶天士.临证指南医案[M].上海：上海卫生出版社，1958：247，255.

[5] 王孟英.王孟英医案绎注[M].北京：学苑出版社，2009：152.

[6] 张聿青.张聿青医案[M].上海：上海科学技术出版社，1963：42.

（四）清气闭厥候（心肺痰火变证1）

心肺痰火证·清气闭厥候，为外邪内陷化火，鼓动热痰，痹塞上焦清气，渐成闭厥重证。见症虽以神志痉厥症象显明，但必以上焦气机郁闭之脉症为主。

通称：痰热内阻，痰热尚阻气分，蒙闭上焦气分。

病名：［中医］风温，暑风，闭厥。

病因病机：心肺痰火闭厥，因外邪内陷化火，鼓动肺中热痰，上蒙心肺，致清气猝闭，神明昏蒙而成闭厥之候。

证象组合：气郁+气闭

主症：【**气机不宣**】**症象**：①头痛，头肿，寒热。②胸闷。③唇干色淡。④不食便闭。⑤渴欲冷饮。**脉象**：脉左弦数，右滑溢。

副症：【**气机闭塞**】**症象**：①心下拒按。②默默欲睡。③渐神昏谵语。④肢厥。⑤痉厥。⑥失溲遗溺。**舌象**：舌白干刺。**脉象**：脉糊。

宾症：【**气机不降**】**症象**：①气促咳呛。②呃逆。

治则：当急急轻清宣畅肺气，豁痰清心，以开其闭，不可卒投血药，腻滞气机。

方证

轻清味淡方证：谢映庐方[1]。治风温热邪蒙闭上焦气分，肺气痹极，详见病案3。

杏仁、枇杷叶、知母、瓜蒌皮、山栀皮、天竺黄、灯心、通草，加琥珀。

论著和讨论

本证候痰火闭塞心肺，清气猝闭，致心神昏蒙，叶天士曰："此暑风热湿秽浊痹塞，旬日间渐变痉厥，是为险机。"[2]治则当以轻清宣畅肺气为主，兼以清心豁痰为法。谢映庐曰："风温热邪蒙闭上焦气分，肺气痹极，非入血之比，轻清味淡。"[1]王孟英云："痰热尚阻气分，升提设成结胸，以犀角、玄参、茹、贝、旋、蒌、杷、菀、白前、菖蒲、紫雪。"[2]

病案举例

1.叶天士治鲍，舌白，渴欲冷饮，气促，呛咳而呃，胸闷昏谵。此暑风热湿秽浊痹塞，宿垢尚在小肠，旬日间渐变痉厥，是为险机。议逐秽结，以冀稍清：杏仁、连翘芯、竹叶芯、川贝母、辰砂、益元散，煎药化牛黄丸一服[2]。

2.王孟英治朱惇书妻患感，吴某予表药两帖，发出赤疹，神渐昏，犀角地黄汤二剂，遗溺痉厥，心下拒按，呃逆便秘，痰热尚阻气分，升提设成结胸，以犀角、玄参、茹、贝、旋、蒌、杷、菀、白前、菖蒲、紫雪，呃止神清。唯咽痛口渴，去紫雪加射干、山豆根、知母、天花粉，吹锡类散[3]。

又治韩组林，年近古稀。孟冬患肢厥头肿，谵语遗溺。包某作虚风进温补，益剧，脉左弦数，右滑溢，乃痰热内阻，风温入侵，予羚、贝、茹、栀、翘、薇、桑、菊、天花粉、丹皮、旋覆花，以萝卜汤煎服而瘳[3]。

3.谢映庐治家万生廷诏之子，春杪远归，头痛寒热，默默欲睡，误进辛温，渐神昏谵语，不食便闭，失溲脉糊，舌白干刺，唇干色淡，风温热邪蒙闭上焦气分，肺气痹极，非入血之比，轻清味淡（组方见方证），安睡便通，加琥珀而安[1]。

引用文献

［1］谢映庐.谢映庐医案［M］.上海：上海科学技术出版社，1962：11.

［2］叶天士.临证指南医案［M］.上海：上海卫生出版社，1958：410.

［3］徐衡之，姚若琴.宋元明清名医类案［M］.长沙：湖南科学技术出版社，2006：361，362.

（五）血液闭厥候（心肺痰火变证2）

心肺痰火证·血液闭厥候，系由外邪化火，内陷入血，鼓动肺中痰热，蒙闭心窍之证。时病学家通称为温热入血之证，为温热危重之险证。见症虽以神志蒙闭之痉厥症象显明，但必以火炽血液与痰滞阳气之脉症为主。

通称：痰热蔽阻心宫。

病名：［中医］少阴伏气，暑温，冬温，颐肿。［西医］乙型脑炎（重型、痰热证、血分）。

病因病机：心肺痰火闭厥，由外感温暑之邪，入里化火，深陷入血，鼓动肺中痰热，蒙闭心窍，引动肝风，消灼津液，迫血妄行。

证象组合：血炽+液灼+神闭+阳滞+血溢

主症：【**血热蕴炽**】**症象**：①面赤遍体灼热。②班赤。③时时饮水，漱口不欲咽。④不眠脘闷。**舌象**：①舌红尖绛起刺，根苔黄腻。②舌绛。**脉象**：脉左数，右滑，皆极虚软。

【**神志蒙闭**】**症象**：①神识昏蒙，目不识人，昏沉如寐，鼾睡面赤。②神糊谵语。③昏厥不语。④神昏痰鸣，目光暗淡无神。

副症：【**络脉不和**】**症象**：①项强。②手指震颤。③舌抵齿难伸。④囊缩。

【**阳气不行**】**舌象**：其色白而不燥者。**脉象**：二脉糊数。

宾症：【络血妄行】症象：鼻衄大流。

【津液消灼】症象：①咳痰胶韧。②灼热无汗，大渴溺赤。③便泻如水，小便不行。④大便不通。**舌象：**①舌质干燥、苔黄。②苔色将黑。**脉象：**脉滑数而洪。

治则：以清营凉血为主，兼以清心豁痰，芳香开窍以开闭醒神为法。

方证

犀羚三汁饮证：俞根初方[1]。治少阴伏气，温入血分，昏厥不语。

犀角尖3g，带心翘6g，皂角刺0.9g，羚角片、粉丹皮各4.5g，东白薇、广郁金（杵）、天竺黄（老式）各9g。淡竹沥、生藕汁各2瓢，鲜石菖蒲汁2匙，三汁和匀同冲。先用犀羚二角，鲜茅根50支（去衣），灯心1.5g，活水芦笋30g，煎汤代水。临服调入至宝丹4丸，和匀化下。

论著和讨论

本证候温暑化火入血，灼烁血液，痰火蒙闭心窍，肝风内动，救治之则当清营凉血为主，清心豁痰，开窍息风以急救之，俞根初曰："（少阴伏气温病，温入血分）如兼痰迷清窍，神识昏蒙者，急与玳瑁郁金汤，以清宣包络痰火，服后如犹昏厥不语，急用犀羚三汁饮（组方见方证），以清宣心窍络痰瘀热，调下至宝丹，或冲入牛黄膏，其闭自开。"[1]

病案举例

1.王孟英治颐肿：医投升散之药，神昏气逆，鼻衄大流，孟英视之，面赤音低，不眠脘闷，大渴溺赤，脉滑数而洪，曰冬温也，其色白而不燥者，内有伏痰耳，便泻如水者，肺热下迫大肠耳，岂可以为寒乎？予犀角、玄参、旋覆花、栀、芩、射干、竹茹、通草、银花、菖蒲服之。衄止神清，泻亦不作，去犀射加天花粉、贝母，二剂解坚矢，吐胶痰，知饥热退[2]。

又治沈春旸母，咽喉微痛，轻清即安，第六日忽坐立不支，就榻即昏沉如寐，脉左数，右滑，皆极虚软，此积劳久虚之体，肝阳内动，烁液成痰，逆升而厥，俨以温邪内陷之候，犀角地黄汤化万氏牛黄丸，……翼日复诊，神气虽清，苔色将黑，予肃肺蠲痰，息风充液之剂，热退而苔色松浮[2]。

又治孙某患感，医投温散，竟无汗泄，以神昏囊缩，面赤舌绛，目不识人，口不出声，胸膈微斑，便泻而小便不行已三日，此温散劫津，邪热愈炽，营卫不行，以西洋参、生地、寸麦冬、丹皮、连翘、生白芍、石菖蒲、盐川黄连、甘草、橘、百合、茯苓、贝母、金银花、紫菀，一剂，周身微汗而斑退，三剂小便一杯而识人，四剂得大汗，热退面赤去，茎亦舒，减连翘、菖蒲、丹皮、黄连，加知母、玉竹、竹叶，舌润神清，知渴索饮，全饮蔗梨汁，汗下如雨，三昼夜始止，粥进泻止溲长，去贝母、金银花、紫菀加石斛、龙眼[2]。

2.魏长春治郑某，女，74岁。冬温病起7日，伏热未达，身倦乏力，大便不通，因治疗不当而致痰热上蒙心包，神昏痰鸣，鼾睡面赤，遍体灼热，目光暗淡无神，咳痰胶韧，舌质干燥、苔黄。证属肺系温病，速用鲜生地、淡竹沥（冲）各30g，淡豆豉（同捣）、川贝各9g，安宫牛黄丸1粒（研灌）。次日壮热大减，神识已慧，继以雪羹汤加川贝母、竹沥、半夏、橘红等味，服后痰热清而病愈。"温邪上受，首先犯肺，逆传心包"，邪热灼津为痰，无形之热与有形之痰相搏，包络闭阻则神昏。故初用安宫牛黄丸开闭通窍，竹沥清化热痰，继用雪羹汤泄热下痰[3]。

3.孙宝楚治乙型脑炎（重型、痰热证、血分）：张某某，女，17岁，病历摘要：7月24日晨起头昏头痛，继即发烧。几天来热度持续不退，无汗，亦不恶心呕吐。27、28二天未进饮食，28日夜里胡言乱语，今晨神志昏迷。检查：体温40℃，脉搏126/分，神志昏迷，精神萎靡，瞳孔散大，对光反射存在，颈项强直，布氏征（+），克氏征（+），巴氏征（+），肺呼吸音粗糙（-），腹（-）。治疗经过：29日病经4天，舌红尖绛起刺，根苔黄腻，抵齿难伸，二脉糊数，神糊谵语，项强、手指震颤，时时饮水，漱口不欲咽。暑温邪入营分，痰热蔽阻心宫。立法：清营平肝宣窍。处方：乌犀粉1.2g，分次先行灌服。钩藤、金银花、炒丹皮各15g，生石决明30g、带心藤12g，石菖蒲6g、天竺黄9g、鲜竹叶4.5g。30日：体温39.6℃，大便一次，鸱张之势稍戢，脉转弦硬，鼻中烟煤，手指震颤。暑温挟痰化火，风火相煽；从清血分温毒、宣膻中痰热治。处方：神犀丹1粒，服法同上。生大黄、天竺黄各9g，小川黄连2.4g，带心翘12g，石菖蒲4.5g，炒丹皮、金银花各15g、竹叶心30片。31日，体温39℃，弦硬之脉渐缓，艳绛之舌得淡，手不震颤，神识仍蒙。原方1剂。8月1日：体温38℃，身热获减，大便续更，绛红之舌转为粉红，根苔亦化，唯神识蒙胧，按腹仍觉痛楚，再以清腑泄热、宣窍息风治。原方去川黄连、丹皮、银花，加珍珠母30g，风化硝、瓜蒌皮各9g。2日：体温37.4℃，身热已退，腹不痛楚，舌色粉红，根苔已净，右脉弦数，重按无力，颈项白痦密布，色空浮而无根，气怯多汗，舌尖颤动。风火炎上之势已折，由实转虚，治从顾护阴津：珍珠母30g，瓜蒌皮、京玄参、大麦冬各9g，细生地、生白芍各12g，川贝母6g，生甘草1.5g。3日：体温37℃，原方1剂。4日：体温36.8℃，神识渐清，牙关已能开合，脉搏和缓，面㿠、气怯、汗多，气阴并耗，亟宜益气生津。原方去京玄参、川贝母，加生晒参、霍山石斛9g服2剂。服后脉静痦回，舌生新苔，神识清朗，胃思纳安，续以珍珠母、霍山石斛易生扁豆12g、甜橘白3g，甘寒养胃而愈。出院后曾来门诊2次，体力随告恢复[4]。

引用文献

［1］俞根初.重订通俗伤寒论［M］.上海：上海科学技术出版社，1959：244.
［2］徐衡之，姚若琴.宋元明清名医类案［M］.长沙：湖南科学技术出版社，2006：368，398.
［3］魏长春.昏厥诊治举隅［J］.浙江中医药，1982，17（10）：439.
［4］孙宝楚.流行性乙型脑炎8例治愈小结［J］.江苏中医，1966，（7）：23.

五、脾胃痰火证（中焦痰火本病）（1候）

脾胃痰火证为脾胃湿痰化火之证，为痰火本病之一。多因其人脾胃素有湿痰，或过食辛热炙烤之物以助胃火，或因外感温暑，传入脾胃化火，与宿痰相搏，而成痰火之证，故多夹食滞，甚则与肠中糟粕相搏，痰火由胃入肠，何廉臣曰："痰火蕴结胃肠，……久则嵌入于胃肠膜络之间，酿成老痰顽痰，胶黏坚固，或由瘀热凝结，成为结痰，或由伏饮化浊，成为痰浊。"[1]

其为病轻则郁滞于中焦，致胃气失和，脾气失运；甚则上逆，或扰于清道，或胃气失降。其变症或郁闭上焦清阳之气，或下流入肠，与肠中糟粕相搏，炽闭于中。久必伤耗胃液，则有胃阴消涸之变。

其治则总当以泻火燥痰同法，以其来自湿痰，故自当燥湿化痰。然已化火，故又必兼清泻，以除其火；甚者当用下泄坠痰之法，以攻其老顽胶结之痰，痰去则火无所附，而自去矣。又以脾胃与肠相连，故可假肠道以为出路，故通降下泄之法，为清除脾胃痰火之重要法门，何廉臣所谓："清化下泄，廓清肠胃，……苦辛咸降以荡涤之。"[1]

证候别称：顽痰结中焦，痰阻气道，痰火内动，痰火壅遏。

病名：［中医］痰眩，鼻渊，胃痛，嘈杂，腹胀疼，脐周疼痛，痰痢，呕逆，吐乳，风温，急惊，痉厥，癫痫，痰痫，中腑实证。

证候系统：详见图3-10-15。

本证————脾胃郁滞候
转证————胃失和降候
变证————胃阴消涸候

图3-10-15　脾胃痰火证证候结构图

引用文献

［1］俞根初.重订通俗伤寒论［M］.上海：上海科学技术出版社，1959：311，312.

（一）胃失和降候（脾胃痰火转证）

脾胃痰火证·胃失和降候，为痰火阻滞中焦，胃气不得下行，反而冲逆于上，其见症以胃气上逆之症象显明，但必兼有中焦气机郁滞之脉症。

通称：痰火上逆。

病名：［中医］呕逆，吐乳。［西医］幽门不完全性梗阻，先天性幽门梗阻，胃扭转。

病因病机：脾胃痰火郁逆，因痰火阻滞中焦，胃气不得下行，腑气失其通利，痰火挟胃气冲逆于上，纳降俱废。

证象组合：气逆+气郁+气滞

主症：【气机冲逆】**症象**：①食后片刻即全部吐出。②频繁呕吐。③吐乳，吮乳后少许时间即一涌而出，多吮多吐，少吮少吐，时有少许绿色胆汁。

副症：【气机不宣】**症象**：①神萎，少气懒言。②自汗四肢不温。**脉象**：脉沉细。

宾症：【气机不利】**症象**：①上腹胀闷疼痛，中上腹胀痛呕吐。②口疮，口苦。③大便稀水样不多。④大便秘而不通。**舌象**：舌红苔黄粗腻。**脉象**：脉弦滑。

治则：当以清降中焦痰火，通利腑气，使痰火下泄，则胃气自降。

方证

1.泻心汤加减证：杨以阶方[1]。治先天性幽门梗阻，吮乳后少时呕乳而出，详见病案1。

生大黄（后下）、生川黄连、黄芩各0.6g，清半夏1.2g，生姜1小片，红枣2枚。煎汤加生蜂蜜2匙，频频予饮。

2.小承气加味证：翁工清方[2]。治胃扭转180° 半年多，详见病案3。

生大黄（后下）15g，黄芩、枳实、川厚朴各12g，半夏30g，竹茹9g，生姜3片。

论著和讨论

本证候痰火阻滞中焦，气机失于通利，胃气不得下行，挟痰火上逆，其治则当以通降脾胃痰火为主，使痰火得降，则胃气自能下行。“大实有羸状”，当任其攻下，不可踌躇，贻误病机。杨以阶治患儿先天性幽门梗阻，认为为胎毒积热，冲逆于胃，予以辛升苦降，方选泻心汤加减治之而愈。张泽生认为：“半夏降逆止呕，下气散结，燥湿化痰。丁香止呕降逆。再加甘草调和中土，兼以解毒，合用之能镇逆泻心，和胃止呕。”[2]

病案举例

1. **杨以阶**治张某，男，85天。患儿足月生产，体魄健全，体重3.5kg，3朝之后，开始吐乳，吮乳后少许时间即一涌而出，多吮多吐，少吮少吐，距今两月有余，曾经某某医院诊断为“先天性幽门梗阻”，保守治疗无效，考虑婴儿体质太差，不便手术，巧来本院中医诊治。症见儿体骨瘦支离，大肉削减，臀部干瘪，舌红口疮，大便秘而不通，神萎，体重仅有2.5kg，最近呕吐，时有少许绿色胆汁。为胎毒积热，冲逆于胃，予以辛升苦降，方选泻心汤加减治之（组方见方证）。复诊：服药2剂，饮药不吐，吮奶仍吐，但吐出量少，稍有见效，大便一次量少，稀糊状。原方加姜炒竹茹2.4g，再服3剂。三诊：吐乳已见轻，吮乳后偶尔涌出少许。大便量多，绿黄相夹。胃气得降，腑气得通，再主以和中健胃，按原方加减：炒白术、陈枳壳各2.4g，炒麦芽、茯苓各6g，炒夏曲3g，炒川黄连、大黄各0.6g，生姜1小片，红枣2枚。3剂。四诊：小儿已基本不吐，大便量多，精神振旺，肌肉渐见充腴，嘱服原方3剂。后因下乡参加巡回医疗，未作追访。1971年春，该儿年4岁其母因事来门诊，见其精神活泼，肌肉丰满，正茁壮成长[1]。

2. **张泽生**治戴某，女，21岁。某日食山芋干，始觉脘次日不适，继则呃逆频作，呕吐未消化食物，医投降逆之品，呃逆已止，然食后即觉胃气上冲，每日必吐3次，渐至食入即吐，病经4月，中西药治疗未效，乃收住入院。经钡透、胃液分析等多方检查，均未发现异常，迭投清火降逆之剂，如大黄甘草汤、左金丸、旋覆代赭汤、橘皮竹茹汤、大半夏汤等，效不著。改用酸苦辛通益胃等法治之，呕吐亦不止。形体日瘦，面色苍黄，食后即吐，吐多存少，水谷难容，服汤药亦必吐出大半，大便干结量少。邀余诊治，思及食入即吐，责之有火，又兼舌尖红，便结，按证用清胃和中降逆之剂，尚合病机，何以竟顽固至此？回家查阅《中医验方汇编》，见朱砂散一方，可治顽固呕吐，由朱砂、半夏、丁香、冰片、甘草组成。细究方药，朱砂甘微寒，能镇心安神，且又重坠，善止呕吐，俾药食不至吐出。冰片辛苦、微寒，能“散心盛有热”“通诸窍，散郁火”。半夏降逆止呕，下气散结，燥湿化痰。丁香止呕降逆。再加甘草调和中土，兼以解毒，合用之能镇逆泻心，和胃止呕。再思病者舌尖红，乃心火偏旺，与方中述症尚合。清胃无效，何不以清心治之？即以朱砂30g，半夏15g，丁香、甘草各6g，冰片3g，研为极细末，每日2次，每次3g，药服半料，呕吐即止，观察月余，亦未复发[2]。

3. **翁工清**治胃扭转180° 半年多：陈某某，男，35岁，上腹部胀闷疼痛，食后片刻即全部吐出，少许汤液缓缓点滴而下，口苦，大便稀水样量不多，体重由65kg减至45kg，上腹肌肉紧张，剑突下轻度压痛，舌略黄而粗腻，脉沉细，卧床不起，少气懒言，自汗四肢不温，属胃腑热结，上下升降不通，所谓“大实有羸状”，当通下结热，调胃降浊，存阴复原，小承气加味（组方见方证），10剂愈[3]。

引用文献

[1] 杨以阶. 儿科临证验案 [M]. 合肥：安徽科学技术出版社，1980：94.

[2] 单兆伟. 张泽生医案医话集 [M]. 南京：江苏科学技术出版社，1981：308.

[3] 翁工清. 中西医结合非手术治愈慢性胃扭转1例 [J]. 中医杂志，1980，(1)：30.

六、肺脾痰火证（中焦痰火合病）（2候）

肺脾痰火证为脾之湿痰犯肺化火之证，系由脾中湿痰上犯于肺，肺气久郁化火，肺失清肃之令，宣降无权，甚则痰或上逆，肺气不降，急则为喘，缓则为哮，最难根除，其标在肺，其本在脾，脾为仓廪之官，食入于胃，散精于脾，脾为痰滞，健运失常，则多饮食停积，故肺脾痰火证多有夹食滞者，而为痰食互滞之患。

痰生于脾，火郁于肺，痰随火升。郁滞于肺，致肺气宣降失职，肺气上逆，痰浊不降，甚则郁滞胸中，清气失于宣转，致升降不利，剧者痰浊蒙闭清阳，清窍骤闭，神明内乱；或痰火下流入肠，与肠中糟粕搏结，而成炽闭之患。其治则总以蠲痰降火为主，苦降清化，急除其痰火，以利肺气之宣降，为急则治标之法；继以理脾涤痰，除其积痰，以芟其根，则为缓以治本之法。

证候别称：痰火蕴结，痰热内蕴。

病名：［中医］热哮，痰喘，顽痰，老痰，结痰，痰浊，伏温夹痰食，感邪夹痰，风温，结胸闭症，中痰。

证候系统：详见图3-10-16。

本证————肺失宣降候

转证————清气郁滞候

变证————清阳蒙闭候

图3-10-16　肺脾痰火证证候结构图

（一）肺失宣降候（肺脾痰火本证）

肺脾痰火证·肺失宣降候，多由外感风寒，触动中焦痰火，上逆于肺，致肺气失其肃降之职，症以肺气上逆之症象显明，兼有肺气郁滞不宣之脉症。

通称：痰火壅肺。

病名：［**中医**］热哮，痰喘。［**西医**］支气管哮喘，喘息性慢性支气管炎，肺气肿，肺源性心脏病。

病因病机：肺脾痰火郁逆，因中焦素有宿痰，与饮食之火相搏，外感风寒，触动宿痰，上逆于肺，痰随火升，致风寒郁遏于外，痰火冲逆于中，而成风寒湿痰挟火之证。

证象组合：气郁+气逆

主症：【**气机冲逆**】**症象**：①气喘。②吐稠痰，甚则呕黏痰。③面部浮肿，面红唇紫，不得卧。④咳逆上气。⑤喘鸣迫塞，喉中有水鸡声，声曳如锯。⑥甚则见红。**舌象**：①苔边白中黄。②舌红苔薄黄。**脉象**：脉滑数。**指纹**：晦暗不旺。

副症：【**气机不宣**】**症象**：①咳嗽痰黄而厚。②胸满胀，胸中烦满，呼吸困难。③胸痞不饥。④口苦，口干。⑤腹胀。⑥小便黄，大便干结。**舌象**：①舌质暗红，苔黄腻。**脉象**：脉滑数。

宾症：【**清窍不宣**】**症象**：①语音不出。②痰声特甚。③鼻塞。④头眩。

治则：当外散风寒以宣肺气之郁，内泻痰火以平冲逆之气。

方证

1.鹅梨汤证：费伯雄方[1]。治风寒入肺，经久吼咳，遇厚味即发，痰声特甚。

鹅管石、蜜麻黄各1.5g，当归、瓜蒌仁各12g，杏仁9g，川贝母、茯苓各6g，橘红、竹沥半夏、苏子各4.5g，射干3g，梨汁2瓢，姜汁4滴。

2.竹沥涤痰汤证：何廉臣方[2]。治痰随火升，胸闷心烦满而喘急，或连胁胀。

瓜蒌仁12g，桑皮、川贝母、滑石、杏仁各18g，旋覆花6g，石决明24g，天竺黄4.5g，竹沥半杯，姜汁2滴，夹肝火加羚角。

3.射干麻黄汤合礞石滚痰丸加减证：顾复出方[3]。治支气管哮喘：感风寒即发，详见病案1。

射干、紫菀、竹沥、半夏、黄芩、苏子各7.5g，麻黄、沉香各2.4g，礞石、桑皮各12g，甜葶苈4.5g，苦杏仁10.5g，橘红5.4g。

4.泻下涤痰降气平喘方证：赵聚凯方[4]。治咯痰，气喘。口苦，口干，小便黄，大便干结，舌质暗红，苔黄腻，脉滑数。详见病案2。

大黄、葶苈子、杏仁、黄芩、芦根各9g，代赭石30g，麻黄6g，薏苡仁15g。

论著和讨论

本证候风寒郁于外，痰火逆于内，肺失宣降之职。何廉臣说："（哮症）审其痰随火升，上壅胸膈者，初用竹沥涤痰汤（组方见方证），送下节斋化痰丸，以蠲痰降火。继用费氏鹅梨汤，缓通肺窍，除其积痰以芟根。"[2]治则当以宣肺泻火为主，兼以化痰降逆为法。即赵聚凯"泻下涤痰，降气平喘"之法[4]。陈士铎说："人有春暖夏热，则安然不嗽，一遇秋凉，即咳嗽不宁，甚至气喘难卧，是郁热难通，方用：当归五钱，大黄、甘草各一钱，贝母、薄荷、荆芥、黄芩、桔梗各二钱，天花粉、白术各三钱，陈皮三分，神曲五分，水煎服。此症用郁金丹亦甚效：白芍、桔梗各三钱，抚芎二钱，白芥子、茯苓、生地各三钱，甘草、款冬花各一钱，水煎服。"[5]

费伯雄说："肺实而咳，胸脘喘满，时吐稠痰，降气和中汤主之：苏子4.5g，沉香1.5g，海石、杏仁各9g，蒌仁12g，莱菔子、桑皮、贝母各6g，芥子、橘红、半夏各3g，姜汁（两小匙冲服）。""实之甚者，痰气闭结，语音不出，此为塞金不鸣，主金牛汤：郁金、贝母、桑皮各6g，牛蒡子（炒研）、栝蒌皮、杏仁各9g，芥子、橘红、半夏各3g，陈麻黄（蜜水炙）1.2g，苏子4.5g，沉香1.5g，枇杷叶（二张刷去毛蜜炙）。风痰入肺，久经吼咳者，鹅梨汤（组方见方证）主之。""肝咳不已，则胆受之。胆咳之状，咳呕胆汁。胆为清净之腑，肝邪中之，则胆不安，而汁内沸，故所呕皆苦水。西清汤主之：桂枝1.5g，栀子（姜汁炒）、苏子各4.5g，桑皮、茯苓、郁金各6g，杏仁、蒺藜各9g，橘红、半夏各3g，姜三片。”[1]

病案举例

1. **顾复初**治支气管哮喘：朱某某，男，12岁，感风寒即发，月发数次，面红唇紫，胸中烦满，呼吸困难，喉中有水鸡声，痛苦不堪，俟痰降气顺，乃平复如常，一夜发作数次，饮食二便如常，脉滑数，苔边白中黄，守射干麻黄汤合礞石滚痰丸加减（组方见方证），3剂。发作减为二日一次，尚感有物上壅阻塞，脉仍滑数，苔边白已化尚黄腻，此风寒外泻，顽痰尚未清降，予礞石滚痰丸120g，每日12g吞服，未再发[3]。

2. **赵聚凯**治叶某某，女，53岁，因咳嗽、气喘于1976年11月30日入院。患者咳嗽，咯痰14年，气喘已10年。入院时咳嗽咯白色黏稠痰，量多，一日100ml左右，气喘，不能平卧，影响睡眠，伴有口苦，口干，小便黄，大便干结，2~3天一次。舌质暗红，苔黄腻，脉滑数。查体：心率106次/分，面部浮肿，胸廓呈桶状，两肺满布哮喘音及湿性啰音，西医诊断为喘息性慢性支气管炎、肺气肿、肺源性心脏病。经用氯霉素、氨茶碱、双氢克尿噻（氢氯噻嗪）等消炎除痰，利尿之药1个月，疗效不显，于12月1日来诊，病情大致同前。辨证为痰热型。给予泻下涤痰，降气平喘。方用（组方见方证），3剂，每日1剂。药后大便通畅，每天2次，软便，舌苔由黄转白而薄，诸症减轻，已能下床活动。原方继用5剂后，面部浮肿消退，气喘已平，稍有咳嗽，痰少。肺部听诊：哮鸣音消失，肺底部听到少量的小水泡音。为了巩固疗效，原方继用5剂后，患者除食欲稍差外，余症皆平。此时标症已缓，而正气未复，故治以健脾祛湿，着重培脾益肺，方用参苓白术散加减，以善其后[4]。

3. **何任**治施某某，女，45岁。初诊：1973年1月21日。咳嗽气促，痰黄而厚，头眩胸闷，大便一周末解，纳滞，曾呕恶数次，苔黄腻。以清热逐痰：黄芩、制半夏、杏仁各9g，陈胆星3g，陈皮4.5g，茯苓、瓜蒌仁各12g，枳实、礞石滚痰丸各6g（分2次吞服）。3剂。复诊：1月23日。药后大便2次，头眩、胸闷已解，咳嗽气促已减，痰尚多，咯出较前为畅。续以降气止咳化痰治之：全瓜蒌15g，枳实6g，杏仁、制半夏、黄芩各9g，茯苓12g，陈胆星3g，浙贝母9g，陈皮4.5g。4剂[6]。

4. **孙谨臣**治费某，男，2岁半，形体肥胖，蕴有痰湿，呼吸常伴痰鸣，近因感受外邪，温温发热，咳嗽哮喘，声曳如锯，甚则呕黏痰，腹胀，舌红苔薄黄，指纹晦暗不明。症属肺失肃降，痰阻气道。取通腑法，以肃肺气，肺气降则痰亦下行矣：郁李仁、瓜蒌仁、杏仁、法半夏各4.5g，枳壳、竹茹各3g，礞石滚痰丸2.4g。一剂频转矢气，解溏便少许，腹胀已消，痰声亦敛，咳喘顿平，腑气已通，肺气亦降，肺主宣降，能降自亦能宣，故收汗出热退之效。素有痰湿，脾虚欠运，理应缓则治本，重在健脾稍佐益肾：米炒太子参、土炒白术、茯苓各6g，半夏、覆盆子、山茱萸、苍术各3g，甘草、陈皮各2.4g，5剂。以八珍膏调理1月，数年未发：八珍糕、党参、茯苓各30g，黄芪、白术、天冬各18g，当归9g，熟地15g，砂仁4.5g，共研加3~4倍炒米粉，适量加麻油压糕，每块9g，日2次[7]。

引用文献

［1］张元凯.孟河四家医集［M］.南京：江苏科学技术出版社，1985：50，51，52.

［2］俞根初.重订通俗伤寒论［M］.上海：上海科学技术出版社，1959：342.

［3］顾复初.支气管哮喘一例治验［J］.中医杂志，1964，(8)：26.

［4］赵聚凯.泻下法在肺部疾病中的运用［J］.新中医，1977，(5)：25.

［5］柳长华.陈士铎医学全书［M］.北京：中国中医药出版社，1999：777.

［6］浙江中医学院.何任医案选［M］.杭州：浙江科学技术出版社，1981：14.

［7］孙浩.孙谨臣儿科集验录［M］.兰州：甘肃科学技术出版社，1990：42.

（二）清阳蒙闭候（肺脾痰火变证）

肺脾痰火证·清阳蒙闭候，多系外感挟痰化火，阻滞胸中，致上焦清阳之气骤闭，神机失运，所致痰蒙于上，火炽于中之闭证。其见症虽以神志症象显明，但必兼痰阻上焦与火炽中焦之脉症，并以之为主。

通称：痰火蒙闭。

病名：［**中医**］伏温夹痰食，感邪夹痰，结胸闭症，中痰。

病因病机：肺脾痰火郁闭，多系外邪入里化火，触动痰浊，蒙闭上焦清阳，神机不运；火炽于中，气失宣降，三焦不利。即周小农所谓“此感邪夹痰，阻塞胸膈”之证[1]。

证象组合：阳滞+气炽+气郁+神闭+络滞

主症：【**阳气不行**】**症象**：①大寒壮热。②身热无汗，热势起伏。**脉象**：脉右沉滞左数。

【**津气蕴炽**】**症象**：①口渴唇干，不欲热饮，反喜水果。②痰多而稠。③发疹瘖。④大便不通。⑤小便黄少而热。**舌象**：①舌红而润。②苔黄糙多滑液。**脉象**：重按弦滑而数。

【**神志蒙闭**】**症象**：①神识沉迷。②夜半身热，人事不知。③谵语。④口噤。

副症：【气机不宣】症象：①胸闷殊甚。②溲清便阻。③重按至胸即呼痛。④胃痛不思饮食。**舌象：**①舌红苔白。②苔腻白罩黄。**脉象：**脉左濡数，右略滞不爽。

【气机不降】症象：①口腻恶心，略能吐痰。②气逆漉漉痰声。③咳喘大作。

宾症：【络脉不利】症象：①全身肌肉肿硬疼痛，触之则惊叫。②语言不清。③尺肤板硬，足不任地。

治则：当以宣疏上中，清热涤痰为主。

方证

加味温胆汤证：李斯炽方[2]。治中痰，全身肌肉肿硬疼痛，触之则惊叫，语言不清，尺肤板硬，足不任地，详见病案2。

法半夏、茯苓、陈皮、胆南星各9g，竹茹12g，桑枝30g，丝瓜络4寸，枳实12g，大黄6g，甘草3g。

论著和讨论

本证候外邪挟痰食化火，痰浊蒙闭上焦，炽化蕴炽中下，其治则当以清热涤痰，宣疏上中为法。叶德铭说：痰食轇轕之下法，叶香岩谓："开上郁，佐中运，利肠间，亦是宣通三焦也。"诚是治温热之要法，指导后学之津梁。"开上郁"乃是宣肺气之郁，肺气清肃得行，则上焦无容邪之患。"佐中运"乃是开泄中州以助运化之法，或化湿以调中，或化痰以利气，则中焦无壅塞之患。"利肠间"乃排除肠道之积垢，或清利小肠，或导滞以通大便，二肠通利，气化运行，则中上二焦之邪亦随之而宣解。叶氏设此三法宣通三焦，既能掌握全局，亦可随证而用，就其"利肠间"之法，不必拘泥局限于承气诸方，如痰湿内蕴之人，一感温邪，即与其胸中固有之痰湿，煎熬燔灼，凝结肺胃，肺之清肃失司，不能敷布精微，胃中之宿食因之而不化，痰食相依为患，壅塞中焦，难解难分，即使大府尚通，而所下多如胶漆，黏滞不爽，虽无阳明腑实之象，亦可师攻下之意，变其法而处理，其下法不必硝黄枳朴之峻下，可用枳实导滞丸或陆氏润字丸合小陷胸汤，配以莱菔子、天竺黄、胆南星、杏仁之类，开泄化痰，导之下行，使邪热失其凭依，自然迎刃而解[3]。

病案举例

1.周小农治王廷椿之室，身热无汗，自服艾叶汤，脉数，苔厚而干，口渴，溲红而涸。用三仁汤去川朴，加豆卷、黑山栀、郁金、芦根等。热势起伏，胸闷殊甚，旋发疹瘖，略佐甘凉生津，即觉口腻恶心，泻心汤加减，口渴不欲热饮，反喜水果，谵语虽剧，苔腻白罩黄，改温胆加天竺黄、竹沥、郁金、菖蒲、雪羹，呕痰盆许，热退神清，不思冷物矣[1]。

又治王士宝子，年弱冠，春夜半身热，人事不知，脉右沉滞左数，气逆口噤，舌红，重按至胸即呼痛，此伏温夹痰，食壅胸膈，结胸闭症，以清温涤痰，宽胸行食：瓜蒌仁、白蔻仁、紫菀、乌药、香豉、郁金、苏梗子各9g，枳实、葶苈子各3g，川黄连0.9g，枇杷叶5g，茅芦根30g，另研明矾0.3g、牙皂0.15g、雄丹0.21g，保赤丹0.3g、竹沥60g、莱菔汁1杯，温调引吐痰涎，得溏便人事尚昏，投万氏清心牛黄丸1粒，神识醒，热减旋愈[1]。

又治何芝庭子十余龄，脾弱易感，严寒忽暖，遂即感邪，大寒壮热，神识沉迷，微作恶心，略能吐痰，辘辘痰声，口渴，脉左濡数，右略滞不爽，舌红苔白，唇干，按胸腹均软，溲清便阻，此感邪夹痰，阻塞胸膈：栀、豉、枳、茹、天竺黄、竹沥夏、苓、神、郁金、山楂炭、杏、蒌、连翘、灯心、白茅根，另研月石、雄精、川贝母、明矾，以莱菔汁、竹沥、姜汁温调服。痰浊一涌而吐，热势即减，神识即苏，恶心渐定，渴少口苦，多梦纷纭，便犹未通，脉左数于右，豉、栀、枳、山楂、腹皮、赤苓神、竹茹、连翘、辰砂拌木通、银花、紫菀、杏仁、瓜蒌。林半贝丸，用雪梨、莱菔汁温热吞下。痰吐便解，余症祛而愈[1]。

2.李斯炽治中痰：郝某某，女，76岁，多吃冷烧饼，发胃痛不思饮食，迁延数日，咳喘大作，痰多而稠，大便几日不通，小便黄少而热，全身肌肉肿硬疼痛，触之则惊叫，语言不清，尺肤板硬，足不任地，脉重按弦滑而数，苔黄糙多滑液。均属热痰之证，痰阻经络。当以化痰通络，消食涤热为治（组方见方证）。药后泻下大量臭秽黑粪，中有痰样滑液，随即诸症大减，咳喘渐平，手足能自由行动[2]。

引用文献

［1］周小农.周小农医案［M］.上海：上海科学技术出版社，1962：175，49，172，175.

［2］成都中医学院.李斯炽医案（二）［M］.成都：四川人民出版社，1978：39.

［3］叶德铭.温病证治几种通变法的体会［J］.浙江中医学院学报，1983，（2）：31.

七、心胃痰火证（中焦痰火并病1）（2候）

心胃痰火证，为内火鼓动胃中之痰，上蒙于心窍之证，以其人胃中素有宿痰，因胃火蒸动上扰于心，古人所谓"胃气通于心"。丁甘仁云："热痰蒙蔽心窍，灵机堵塞，心主神明之所，变为云雾之乡。"[1]其发病缓则痰火郁结上焦，急则痰火蒙闭内窍。故其治则当清降其痰火，势缓者清而化之，何秀山所谓：“开窍透络，两清心胃之热，以解其痰结气结。”[2]势急者，又当峻下痰火，直捣其巢穴，假大肠以为出路。

证候别称：痰火凝结，热痰蒙蔽心窍，灵机堵塞，胃热蒸心。

病名：[中医] 重舌，伏温闭症，湿温，暑病，狂病。

证候系统：详见图3-10-17。

本证————清气郁结候

转证————清阳蒙闭候

变证————木火郁闭候

图3-10-17　心胃痰火证证候结构图

引用文献

[1] 秦伯未.清代名医医案精华 [M].北京：人民卫生出版社，2006：522.

[2] 俞根初.重订通俗伤寒论 [M].上海：上海科学技术出版社，1959：292.

（一）清阳蒙闭候（心胃痰火转证）

心胃痰火证·清阳蒙闭候，系外邪入胃化火，鼓动痰浊，上蒙清阳，闭塞心窍，神明内乱，而成危重之闭证，时病家通称之为热痰蒙蔽心窍之证。见症虽以热炽神闭之脉症显明，但必兼见痰浊郁滞阳气与上中气失宣降之脉症。

通称：热痰蒙蔽心窍，灵机堵塞。

病名：[中医] 伏温闭症，急惊风。[西医] 肝性昏迷。

病因病机：心胃痰火郁闭，因胃火蒸痰，胃气通于心，痰火内盛，蒙蔽清阳，内闭心窍，神明为之内乱而成。张聿青曰：“此热炽于内，痰湿抑郁，热不得泄，转从内窜。”丁甘仁所谓：“热痰蒙蔽心窍，灵机堵塞，心主神明之所，变为云雾之乡。”

证象组合：阳滞+气炽+神闭+气郁

主症：【阳气不行】症象：①眼眶青黑。②两颐带黄。③肢厥。**舌象**：苔白质不甚红。**脉象**：①脉濡数不甚显。②脉见歇止。

【津气蕴炽】症象：①身热壮热。②气粗面红，颧颊红赤。③唇焦，口干，渴饮。④大便未行。⑤按胸腹之间，似觉胀闷。⑥按腹呼痛。⑦腹痛腑行溏薄。⑧溲转红。**舌象**：①尖红。②红起芒刺。③舌黑质红。④苔薄腻黄。⑤苔薄黄糙。**脉象**：①脉数有力。②滑数。

【神志蒙闭】症象：①昏糊，昏迷不醒。②面唇青黑。③谵语。④扬手掷足，起坐如狂急惊风。

副症：【气机不宣】症象：①咳痰不爽。②胁肋牵痛。

【气机不降】症象：①痰韧气逆。②痰鸣气粗短促，气喘鼻扇。

宾症：【经脉不利】症象：①口噤。②舌强。③双目上视。④肢强，肢节引动，手足搐搦。⑤两脚筋缩成块凸起。

治则：当以清疏心胃痰火为主，兼以芳香开窍以醒神；腑实者，必兼以通降以通其内闭。

方证

1.清化宣泄方证：张聿青方[1]。治热炽神迷，肢节引动，脉见歇止，舌黑质红，颧颊红赤，痰鸣气粗短促，详见病案1。

羚羊角、胆南星、天竺黄、竹茹、石菖蒲、连翘、杏仁、旋覆花、枳实，至宝丹1丸。

2.增液承气加味证：徐景藩方[2]。治肝性昏迷不醒：身热气粗面红，口干，舌尖红，苔薄黄糙，舌强，脉数有力，大便三日未行，详见病案4。

生地、玄参、知母、天花粉、寸麦冬、山栀、菖蒲、川贝母、郁金、连翘、枳实、生大黄（泡冲）9g，牛黄丸2粒。

论著和讨论

本证候痰火内炽，蒙蔽上焦清阳，闭塞心窍，张聿青说：“此热炽于内，痰湿抑郁，热不得泄，转从内窜。”[1]徐景藩说：“由肝郁化火，热盛于里，痰热交结，阴液不充，腑气内闭。”[2]其救治之则当以清疏心胃痰火为主，兼以芳香通窍，以救其急。丁甘仁曰：“以辛凉清疏，以解伏气，温胆涤痰而通神明”[3]。先祖李泰说：“此肝风兼心脾痰火之危证。法宜清降通下，息风化痰。”[4]

病案举例

1.张聿青治冯左，温邪七日，热炽神迷，肢节引动，脉见歇止，舌黑质红，颧颊红赤，痰鸣气粗短促，此热炽于内，痰湿抑郁，热不得泄，转从内窜（组方见方证）[1]。

2.周小农治刘长生，14岁，凛寒，厚被覆盖，壮热昏糊，肢强而厥，口噤，稍苏则谵语渴饮，扬手掷足，咳痰不爽，脉濡数不甚显，苔白质不甚红，按腹呼痛，此由卫内窜，中夹痰积，故纤毫无汗，即疏栀、豉、枳、桔、薄荷、滑石、通草、郁金、菖蒲、竹茹、芦根、枇杷叶。因痰滞，清心用制雄精和万氏牛黄清心丸研服，外用栀、豉、皮硝、葱须、酒糟敷脐，即神清咳爽，唯腹痛痰韧气逆，溲转红，脉数显：栀、豉、桔、兜铃、翘、薄、滑、银花、芩、枇、枳、茹、竹叶、通草、芦根，另郁金、菖蒲、雄精、竹黄研服，得汗、便、红疹，热大减，各恙均退。续清气营而愈[5]。

3.丁甘仁治风从外来，温从内发。风温痰热，互蕴肺胃。发热旬余，口干欲饮，咳嗽气粗，胁肋牵痛，神糊谵语，起坐如狂，叠进犀羚不应，因邪不在营，按胸腹之间，似觉胀闷，舌尖红，苔薄腻黄，脉滑数，唇焦，腑行溏薄。此热痰蒙蔽心窍，灵机堵塞，心主神明之所，变为云雾之乡，以辛凉清疏，以解伏气，温胆涤痰而通神明：薄荷、朱茯神、郁金、天竺黄、荸荠汁、金银花、枳实、象贝母、鲜菖蒲、保和丸、连翘、竹茹、芦根、冬瓜子[3]。

4.徐景藩治肝性昏迷不醒：男性农民，41岁。身热气粗，面红口干，舌尖红，苔薄黄糙，舌强，脉数有力，大便三日未行，由肝郁化火，热盛于里，痰热交结，阴液不充，腑气内闭（组方见方证），药后3小时大便失禁二次，量多臭甚，色黄褐，夜间又三次，神识渐清，身热亦减，舌仍干微红，苔薄黄，脉弦滑数，用生地、沙参、玄参、知母、山栀、连翘、丹皮、芦根、茅根、川贝母、菖蒲，神志全清醒[2]。

5.李泰治新产九天婴儿，眼眶青黑，两颐带黄，口热，舌红起芒刺，不能吮乳，但乳汁灌之仍会吞咽，腹中略有气胀，两脚筋缩成块凸起，计3处，皮色青黄，体感有烧，大便2日未解，小便稍有，不会啼哭。此肝风兼心脾痰火之危证。法宜清降通下，息风化痰：犀角0.3g，黄连0.6g，黄柏、枳实、西庄（大黄）、蚕沙、台乌各2.4g，尖贝母0.9g，天竺黄1.5g，酒洗全蝎2只，钩藤3对，玄明粉、甘草各3g，2剂效，4剂愈。又治1岁余小儿，右臂筋缩成块凸起，症状同上症，但会哭闹。上方加桑枝，2剂即愈[4]。

又治邓廉华，女，2岁，据来人云：昨下午起，烧重微寒不退，面红唇赤，神迷昏沉，直至下夜已发惊搐4次，今早愈发愈勤；邀至其家，欲看指纹，即哎叫一声，知觉全失，面唇青黑，双目上视，气喘鼻扇，手足搐搦，此亦急惊风之类。因大烧不退，口渴不止，是痰热已聚胃腑，法宜急下痰火，兼息风开窍：天冬、麦冬、玄参、枳壳、根厚朴各4.5g，钩藤、焦山栀、玄明粉、浙贝母各2.4g，天竺黄、番泻叶各3g，生甘草、小皂角各0.9g，牛黄丸1粒，分2日作4次服。2剂，泻10数次，惊搐已除，唯烧未全退，气急口渴，去玄明粉、小皂角、钩藤、枳壳、牛黄丸，加尖槟榔、熟石膏、生地各3g，白前、知母各4.5g，2剂而愈[4]。

引用文献

[1] 张聿青.张聿青医案［M］.上海：上海科学技术出版社，1963：41.

[2] 徐景藩.肝性昏迷的病机证治探讨［J］.中医杂志，1964,（3）：6.

[3] 秦伯未.清代名医医案精华［M］.北京：人民卫生出版社，2006：522.

[4] 李洪成.中医证候学［M］.北京：中国医药科技出版社，2008：1658.

[5] 周小农.周小农医案［M］.上海：上海科学技术出版社，1962：39.

（二）木火郁闭候（心胃痰火变证）

心胃痰火证・木火郁闭候，系由火炽于胃，痰浊蒙闭，木火不得宣泄，神明内乱。其见症虽以神志昏乱之症象显明，但必见兼痰郁于上，与火炽于中之脉症，并以之为主。

通称：胃热蒸心。

病名：［中医］狂病，湿温，暑病。［西医］精神分裂症。

病因病机：心胃痰火郁闭，或由情志不遂，五志内火；或由外邪未尽，误进温补；致火炽于胃，痰结于胸，蒙闭心神，神明内乱。

证象组合：气郁+神闭+神扰+气炽

主症：**【气机不宣】症象**：①胸膈痞闷，但言胸中似压。②静则喜暗羞明，喃喃自语。**舌象**：舌红苔微黄。**脉象**：脉左弦滑，右略涩。

【神志蒙闭】症象：①神糊如见鬼。②语言不出。③昏迷不醒。

副症：**【神志不宁】症象**：①目睁手舞足蹈。②躁扰不宁，躁扰如狂。③笑骂不避亲疏。④心悸。⑤不寐疾呼。⑥击毁器物。⑦突大声疾呼，发狂怒骂。⑧夜不寐。

实症：【津气蕴炽】症象：①大便不通，数十日不大便。②壮热。③口干饮冷，心中烧灼，大渴大饮，饮不解渴。④气粗面赤。⑤夜睡流涎，臭秽难闻。⑥满腹胀痛，按之坚硬。**舌象**：①舌红苔黄厚糙。②舌鲜红，苔黑黄而厚，燥起芒刺。**脉象**：①脉滑急。②数有力。③六脉沉实滑数。

治则：当急急通降其痰火，荡涤其闭塞，则神明自清。

方证

1.安神滚痰丸证：《通俗伤寒论》方[1]。功能降火逐痰。治呕吐，胸膈痞闷，静则迷蒙昏厥，躁则狂妄舞蹈，苔黄厚滑。

金礞石、风化硝、辰砂各30g，沉香、珍珠粉各15g，研细，竹沥、姜汁、皂角膏为丸，芡实大，每服3丸。

2.大陷胸汤加味证：项叔和方[2]，治误温火郁为狂，详见病案2。

大黄、芒硝各9g，甘遂3g，瓜蒌15g。

3.大承气汤合小陷胸汤加味证：王足明方[3]，荡涤实热，治阳明火郁发狂。详见病案3。

生大黄（后下）、厚朴、法半夏、石菖蒲、枳实各10g，玄明粉（兑服）、全瓜蒌各12g，黄连5g，生铁落30g（包煎）。

论著和讨论

本证候热结于胃腑，痰结于胸中，蒙闭神明。俞根初说："往往有痰迷清窍，口吐黏涎，发狂如祟，妄言妄见，神识昏迷，俗称痰蒙，当用玳瑁郁金汤开透之。"[1]何秀山曰："热结在胃，胃热蒸心，窜如阳络则发狂，窜如阴络则发厥，多兼痰气郁结。"[1]

其治则当急于通降胃中痰火，荡涤其郁结，俞根初说："(发狂伤寒)夹痰火者，痰壅气逆，胸闷呕吐，静则迷蒙昏厥，躁则狂妄舞蹈，舌苔黄厚而滑，或苔黄白相兼，或夹灰腻，扪之湿润。痰火发狂，轻者陷胸承气汤，重者加味凉膈煎，调下安神滚痰丸（组方见方证），峻下痰火以除狂，狂除而神识迷蒙者，玳瑁郁金汤去紫金片，调下局方妙香丸，清凉芳烈以开窍，肃清痰火以醒神。"[1]何秀山曰："治以辛凉清胃，芳香开结为首要。予治狂症每用内外兼施治。外治用芒硝1斤，用开水一盆烊化，将青布方圆一尺许三五块，浸于硝水中，俟冷，微搅半干，搭在病人胸膛，并后心上，频易冷者搭之，如得睡汗，狂势即轻。内治以陶氏解结汤（即三汁宁络饮：白项活地龙4条，水洗净入砂盆研如泥水，滤取清汁，更用龙脑、西黄、辰砂各下研匀，姜汁半匙，鲜薄荷汁2小匙，用井水半杯调服。）开窍透络，两清心胃之热，以解其痰结气结，服后作寒战汗出，狂势即定。陶氏谓发狂得汗出者生，不得汗出者死。诚心得之言也。但此就伤寒失汗，病转阳狂而言。"[1]

甚则如项叔和所云："用峻攻之剂，直捣巢穴。"俞东扶曰："发狂实证十居八九，故予治狂，多用吐下清镇四法，吐法以紫雪2.7g、三物白散0.3g，通神明以涌痰涎。吐下并治法，轻则用遂心丸（甘遂6g，猪心1枚为丸，作4粒，鲜石菖蒲叶3g，鲜竹叶心50支，灯心3小帚，煎汤调下），重则用龙虎丸（白砒、辰砂各0.6g，西黄、巴霜各0.9g，作20丸，辰砂为衣，轻者1丸，重者2~3丸，温开水下，约半小时许，非吐即泻，武者即愈，文者较迟，如年远者须服十余丸方见效，愈后忌食母猪肉2年）吐尽胸膈之痰浊，攻下肠胃之宿垢，此治实狂之方法，历治多验。"[1]

病案举例

1.李健颐治家嫂，39岁，湿温潮热不已，三仁加蒌、贝，病减，唯汗多、咳嗽、畏寒加甚，投二陈汤加参、味、姜、附，汗嗽畏寒均止，遂任意服之，至痰浊蕴结胸中。神糊如见鬼，目睁手舞足蹈，躁扰如狂，言语不出，大便6~7日不通，脉滑急，苔黄厚，以大陷胸汤荡涤胸中痰结：川大黄9g，朴硝6g，1剂连下数次，各症悉平，继以三仁汤加女贞、金钗斛、天冬收功[2]。

2.项叔和治蓝淑珍，女，13岁，暑病未愈大进归脾，始觉胸膈不爽，继而神经错乱，静则喜暗羞明，喃喃自语，狂则手舞足蹈，胡言乱语。夜睡流涎，臭秽难闻，饮食日减，大便秘结。问其所苦，但言胸中似压，脉左弦滑，右略涩，舌红苔微黄，误服温药，火郁为狂，用峻攻之剂，直捣巢穴（组方见方证），便下5次，神志大清，脉转和缓，转清热养胃：瓜蒌、鸡内金、丹皮、生地、地骨皮、石菖蒲、怀山、石决明连服数剂[2]。

3.王足明治阳明火郁、燥火夹痰之狂证（精神分裂症）：曾某某，女，58岁，因神志错乱，狂躁不安，拒绝看病，特邀出诊。哭笑无常，詈骂不休，时而高谈阔论，时而跪地磕头，扬手掷足，狂躁不定，毁物伤人，无所不为，昼夜难寐，心中烧灼，大渴大饮，饮不解渴，胸膈痞闷，满腹胀痛，按之坚硬，大便旬日未更，面色潮红，舌鲜红，苔黑黄而厚，燥起芒刺，六脉沉实滑数。此阳明火郁发狂之证。阳明火郁化燥，灼津化痰，燥火夹痰上窜，扰乱神明，非重剂攻下，荡涤实热，病必难除，急疏大承气汤合小陷胸汤加味（组方见方证），服2剂。二诊：药后泻下燥矢数十枚，狂躁大定，神志稍清，胸膈觉舒，腹不痛胀，余症均减，舌质红绛，苔黄花剥，脉仍滑数。腑实已通，而阳明燥火仍盛，火旺伤阴，拟滋阴降火，重镇安神之法：生地黄15g，玄参、麦冬、知母、天花粉各12g，酒大黄、丹皮、黄柏、石菖蒲各10g，黄连5g，生铁落（包煎）30g。三诊：大便已通，口渴大减，睡眠安宁，但多梦易醒，焦虑多疑，心烦心悸，头晕健忘，舌红苔黄，脉细数。心阴亏耗，心神失养，拟滋阴降火，养心安神，处以二阴煎化裁：玄参、朱茯苓、丹参、麦冬、白芍各12g，生地黄、龙骨各15g，酸枣仁、石菖蒲各10g，五味子、黄连各5g，远志、炙甘草各6g，连服20余剂，恢复工作，至今未发[3]。

4.**李洪成**于1963年治张某，女，30余岁，妇联干部，病由情怀悒郁，突发癫狂，怒骂不避亲疏，乱走狂奔，甚至裸浴河中，面红目赤，唇焦口干，舌红苔黄厚糙，但未能脉诊。询知十余日不眠不便，初与大柴胡合凉膈，2剂未见寸效；遂用遂心散改其服法：煨甘遂末6g，蒸猪心1颗，令喝其汤药，服下即呕吐，随即洞泄多次，泄后即安静入睡，十多小时。醒来神清体倦，给以糜粥调养，继于大柴胡汤加味清疏痰火而安，20多年，坚持工作，虽偶有心烦不眠，仍与大柴胡汤加减，均未有大发作[4]。

引用文献

[1] 俞根初.重订通俗伤寒论[M].上海：上海科学技术出版社，1959：292，293，289，308.
[2] 福建中研所.福建中医医案医话选编1[M].福州：福建人民出版社，1960：60，64.
[3] 王足明.疑难病证中医治验[M].长沙：湖南科学技术出版社，1983：28.
[4] 李洪成.中医证候学[M].北京：中国医药科技出版社，2008：1660.

八、心胆痰火证（中焦痰火并病2）（2候）

心胆痰火证，为胆火内动湿痰，上扰于心之证。多因湿痰素盛，或因惊吓，或因气郁，木火内动，激动湿痰上蒙于心包，而成心胆痰火之证。王旭高曰："湿热生痰，留于手足少阳之腑，累及心包。"[1]邵仙根曰："心气素虚，内有伏痰，肝胆木火乘虚凌心。"[2]均为痰郁火动之症，通称曰痰躁。因病起于惊吓，古又有胆虚，或心气虚之称，痰由胃起，胃中素有痰湿，故又称胃不和。其标在心胆，其本仍在于胃，其为病初则因胆气虚弱，痰乘虚入，虽曰虚证，实为邪滞，故多转为湿痰郁滞木火之证，甚则有蒙闭木火之变。其治则虽谓心胆气虚，不在于补养，而在于清化痰火；清心胆之火，豁胃中之痰，则心胆不虚，而胃气亦和。故何廉臣曰"法当豁痰降火"[3]，俞根初亦谓"以凉开热痰，则神自清"[3]，吴坤安则主"镇心以去惊痰"[2]，不可以言虚投补，反闭痰助火，病必不除。

证候别称：心胆气虚，痰火内伏包络，因惊气乱，痰火郁遏胸膈。

病名：［中医］不寐，梦魇，惊骇，惊悸，善忘，痴呆，脏躁，痰躁，热入血室，伏暑晚发夹痰湿，触惊发狂，癫狂。

证候系统：详见图3-10-18。

本证————胆气不振候
转证————木火郁滞候
变证————木火郁闭候

图3-10-18　心胆痰火证证候结构图

引用文献

[1] 柳宝诒.增评柳选四家医案[M].南京：江苏科学技术出版社，1983：99.
[2] 吴坤安.伤寒指掌[M].上海：上海科学技术出版社，1959：卷三72.
[3] 俞根初.重订通俗伤寒论[M].上海：上海科学技术出版社，1959：314，471.

（一）胆气不振候（心胆痰火本证）

心胆痰火证·胆气不振候，系由素有宿痰，因胆气虚弱，痰乘虚入，郁遏木火，致胆气不振，心火不明，杂病学家通称为心胆气虚之证。其见症以神气不振与心神不安之脉症为主，可兼见痰浊郁遏，阳气不和之脉症。

通称：心胆气虚。

病名：［中医］不寐，梦魇，惊骇，惊悸，善忘，痴呆，热入血室。

病因病机：心胆痰火虚弱，或素有胃中湿痰，或病后体弱，心胆气怯，或大惊之后，神舍空虚，痰涎乘隙而入，致胆气不振，君火不明，系虚中夹实之证。

证象组合：气虚+神扰+神怯+阳郁

主症：**【气虚失充】症象**：①头昏。②气短似喘。

【神志不宁】症象：①夜来大魇。②怔忡。③心乱烦热。④不寐彻夜不眠。⑤神思不安，时狂时静，性急，坐立不安，甚至东奔西跑。⑥多思多虑，惶恐多疑，妄闻妄见。⑦终日不思饮食，间有干呕。**舌象**：舌黄浊腻。**脉象**：①脉滑数。②弦滑。

副症：【阳气不和】症象：①口苦想呕，吐痰。②咽喉若塞。③语言謇涩。④兀兀欲吐。

宾症：【神气不振】症象：①时疑时怯，恐怯。②惊骇。③心跳欲厥。④梦中恍惚，神志恍惚，似痴若呆。⑤惊悸。⑥善忘。⑦目瞑则梦惕。⑧目定震栗。

治则：当以清化心胆痰火为主，兼以温胆镇心。虽曰虚证，慎不可妄行滋补。

方证

1.竹茹汤证：许叔微方[1]。治胃受邪热，心烦喜冷，呕吐不止。

葛根三两，半夏三分，炙甘草三分，上粗末，每服五钱，入竹茹一弹大，枣一个，生姜三片。

2.十味温胆汤加味证：曹仁伯方[2]。治内热吐痰，夜来大魇，脉滑数，详见病案1。

制半夏、炒枳实、陈皮、茯苓、酸枣仁、远志、熟地黄、人参、五味子、炙甘草、麦冬、当归身。加生姜、大枣。

3.小柴胡汤加味证：李木森方[3]。治热入血室：神志恍惚，似痴若呆，头昏口苦想呕，详见病案3。

柴胡8g，黄芩、半夏、当归、川芎、酸枣仁各10g，党参、茯神各15g，炙甘草5g，珍珠粉0.3g（分2次冲服），生姜3片，红枣3枚为引。

论著和讨论

本证候胆气不振，痰乘虚入，郁遏木火，虚中夹实，以实为主，曹仁伯曰："湿热生痰，留于手足少阳之腑，累及心包。"[2]吴坤安说："因惊而得怔忡者，亦由心虚有痰也，宜茯神、酸枣仁、川贝母、天竺黄、钩藤、丹参、竹茹、半夏、辰砂、金箔之类，镇心以去惊痰。"邵仙根评："其人心气素虚，内有伏痰，肝胆木火，乘虚凌心，而怔忡心悸也。"，其治则但当清化其心胆痰火，兼以温胆镇心为法。吴坤安说："伤寒热退之后，夜不欲寐者，胃不和也，温胆汤和之；惊悸不宁者，心气虚也，加酸枣仁、远志。"[4]薛雪说："湿热证，按法治之，诸证皆退，唯目瞑则惊悸梦惕，余邪内留，胆气未舒，宜酒浸郁李仁、姜汁炒枣仁、猪胆皮等味。"王孟英按："加黄连、山栀、竹茹、桑叶，皆可佐也。"[5]

俞根初说："惊悸不寐者，心气虚也，前方（温胆加秫米）合酸枣仁汤，去川芎清敛之。触事易惊，梦寐不安者，乃有余热挟痰也，宜用竹茹、黄连、石菖蒲、半夏、胆南星、栀子、知母、茯苓、旋覆花、橘红等味。若终夜清醒，目不得瞑，或目瞑则惊悸梦惕者，余邪内留肝胆，胆气未舒，肝魂不安也，宜酒浸郁李仁、炒酸枣仁、猪胆皮、黄连、焦山栀、淡竹茹、桑叶等，滑以去着，苦以泄热。""凡热病新瘥，怔忡惊骇，乃水衰火旺，心肾不交也，宜补水养心，朱砂安神丸最妙，半夏秫米汤合交泰丸尤妙。"[6]

姚国美说："心乱烦热，兀兀欲吐，卧则惊魇，醒则怔忡，此痰火上扰心包，主以温胆汤送下远志丸。""若因大惊之后，神舍空虚，痰涎乘隙而入，以致恐怯异常，语言謇涩，轻则指迷茯苓丸加菖蒲、远志之类；重则安神滚痰丸主之：煅礞石、风化硝、朱砂、沉香、珍珠。"[7]高鼓峰说："怔忡，心血少也。其原起于肾水不足，不能上升，以致心火不能下降，大剂归脾汤，去木香，加麦冬、五味、枸杞，吞都气丸（治怔忡大法，无逾此旨矣）。如怔忡而实挟包络一种有余之火兼痰者，则加生地、黄连、川贝之类以清之。"[8]有云：痰热内生，上扰心包，烦躁不眠，梦中恍惚，苔黄脉滑，心中时而动悸，清心豁痰，温胆汤加熟酸枣仁，心火旺盛佐以栀子、川黄连、连翘。

病案举例

1.曹仁伯治曾经失血，现在内热吐痰，夜来大魇，脉滑数，阴虚夹热痰所致，十味温胆汤（组方见方证）加麦冬、当归身[2]。

又治湿热生痰，留于手足少阳之腑，累及心包，心悸胆怯，性急善忘，多虑多思，胸脘内热，舌苔浊腻带黄，法当清化，黄连温胆汤加洋参补阴，枇杷叶清肺[2]。

2.王旭高治胆虚则神自怯，气郁则痰自凝，咽喉若塞，气短似喘，偶值烦劳，夜多寐魇：沙参、川黄连、酸枣仁、半夏、胆南星、远志、神曲、石菖蒲、橘红、金箔、竹沥姜汁，另研胆南星9g，琥珀3g，金箔5张，黑白丑4.5g，每0.9g，橘红汤下。又党参、胆南星、半夏、茯神、远志、酸枣仁、橘红、贝母、蛤壳、神曲[2]。

又治情志郁勃，心肝受病，神思不安，时狂时静，时疑时怯。心邪传肺则心悸不寐而咳嗽；肝邪传胆，则目定而震栗；其实皆郁火为患也。拟清心安神壮胆为主，平肝和脾佐之：川黄连、茯神、菖蒲、龙骨、远志、北沙参、酸枣仁、胆南星、川贝母、铁落、石决明，猪胆一个用川芎五分研纳入以线扎好入煎[2]。

3.李木森治热入血室：李某某，女性，18岁，一周前患者在栽禾时突然神志失常，捧喝田沟脏水，拉扯自己的头发，妄言有人跟踪和辱骂自己，坐立不安，甚至东奔西跑。翌日，仍然妄闻妄见，惶恐多疑，终日不思饮食，间有干呕，晚上需人陪伴，彻夜不眠，在当地医院诊治3次，体温在38℃上下，注射解热剂，口服镇静药，热势虽退，但神识仍然模糊，拟为精神病而来我处就诊。察其神志恍惚，似痴若呆，询问病情，仅言头昏口苦想呕，详细问其月经，始知病时见红少许而止。舌苔淡黄较厚，脉象弦细而数。据此脉证，病为"热入血室"，处以小柴胡汤加味治之（组方见方证），3剂。二诊：诸症消失，神识清楚，月经于前日来潮，下腹部微胀，并觉体倦乏力，纳食欠佳，苔薄脉细，拟以理气活血，健脾养胃收功：香附、当归、白术、云茯苓、橘核各10g，丹参、党参各15g，川芎、炙甘草各5g。3剂。上方服完后，病告痊愈[3]。

引用文献

［1］刘景超.许叔微医学全书·普济本事方［M］.北京：中国中医药出版社，2006：115.

［2］柳宝诒.增评柳选四家医案［M］.南京：江苏科学技术出版社，1983：99，101，195，200.

［3］李木森.医案三则［J］.江西中医药，1983，(1)：24.

［4］吴坤安.伤寒指掌［M］.上海：上海科学技术出版社，1959：卷三72，卷二56.

［5］王士雄.温热经纬［M］.沈阳：辽宁科学技术出版社，1997：47.

［6］俞根初.重订通俗伤寒论［M］.上海：上海科学技术出版社，1959：470，471.

［7］姚国美.姚国美医学讲义合编［M］.北京：人民卫生出版社，2009：229，231.

［8］高鼓峰.医宗己任编［M］.上海：上海科学技术出版社，1959：71.

（二）木火郁滞候（心胆痰火转证）

心胆痰火证·木火郁滞候，系湿痰郁遏，木火不得宣越，痰火蒙蔽，神机失运，时病学家通称为痰火内伏包络之证。其见症虽以神志症象显明，但必兼痰郁与火蒸之脉症。

通称：痰火内伏包络。

病名：［**中医**］伏暑晚发夹痰湿，因惊气乱，痴呆，脏躁。［**西医**］精神分裂症。

病因病机：心胆痰火郁滞，或因外邪化火，或因情志悒郁，五志化火；或因惊吓，内动痰湿，郁遏心胆，木火不得宣泄，内滞神机，君火失明，神明内乱。俞根初曰："痰火余邪，内伏包络，亦有此证。"[1]

证象组合：气郁＋神蒙＋神扰＋气蒸＋气滞

主症：【**气机不宣**】**症象**：①鼻尖冷足冷。②胸中气闷。③咳嗽不爽。④痰多口黏，口中流涎。⑤纳谷呆钝。**舌象**：苔垢腻。**脉象**：①脉沉伏。②脉细滑。③脉沉而滑。

【**神志不宁**】**症象**：①心烦不安，烦躁。②不眠。③心悸。

副症：【**神志昏蒙**】**症象**：①终日昏睡，静则痴呆。②神思不清，神情忧郁，目光呆滞，行动迟缓，语声低微，语言吞吐。③喜悲啼哭，一日数发，入夜为甚。④精神恍惚，或笑或泣，如醉如痴，语失伦次，秽浊不知，喜怒不常，妄言日常之事，言语妄谬。⑤谵语狂乱，发则掷物，弃衣而走。⑥突然昏倒错语呻吟，独语如见鬼，多言，直视不语。

【**津气蕴蒸**】**症象**：①发热，热多寒少。②口渴。③两颊潮红，目赤。④大便燥结。**舌象**：①舌红。②舌绛赤。③舌苔微黄。④苔黄浊滑。⑤苔黄腻。**脉象**：①脉弦数。②或弦滑。③洪大数。

宾症：【**气机不利**】**症象**：大便不行。

治则：当以清疏心胆痰火为主，兼以开窍安神为法。

方证

1.温胆汤佐以安神宁方证：顾绍名方[1]。治精神分裂症。神识似明似昧，坐卧不安，轻举妄动，时有悲观失望情绪，详见病案3。

竹沥半夏、焦枳实、郁金各9g，茯苓12g，姜竹茹、炒酸枣仁各10.5g，生石决明24g，龙齿15g，陈皮、炒远志各6g，天麻4.5g，紫贝齿18g，炙甘草、鲜石菖蒲各3g。

2.温胆汤加减证：陈淑玉方[2]。治心怀忧郁致神志异常，悲伤哭泣，详见病案4。

黄连、陈皮、甘草、竹茹各10g，半夏、茯苓、枳实、麦冬各15g，菊花、白蒺藜各12g。

论著和讨论

本证候湿痰郁遏胆中木火，痰火扰及心包，神机不运，心神不宁，吴坤安说："若伤寒，烦躁发热，舌燥口渴，妄言日常之事，俗名劳倦，实非也，乃心包络之火宜清之，温胆汤加川黄连、钩藤、淡竹叶，兼痰者，加天竺黄、川贝母。"[4]其治则但当以清化心胆痰火为主，兼以开窍安神。俞根初曰："痰火内伏包络者，亦见昏沉，其人终日昏睡不醒，或错语呻吟，或独语如见鬼，宜丹参、白薇、麦冬、焦山栀、黄连、竹叶、辰砂染灯心、细芽茶、天竺黄、石菖蒲、川贝母、广郁金等味，再加厥症返魂丹，轻清以开达之，甚或万氏牛黄清心丸，叶氏神犀丹皆可持用。病后妄言，其人如痴，神思不清，言语妄谬……但痰火余邪，内伏包络，亦有此证，当用鲜石菖蒲、天竺黄、川贝母、连翘、钩藤、丹皮、竹茹、辰砂之类，以凉开热痰，则神自清而不妄言矣。若犹不应，加牛黄清心丸清宣之。"[1]

先父李洪成综述：姚国美说："病者精神恍惚，或笑或泣，如醉如痴，语失伦次，秽洁不知，其名曰癫，喜怒不常，脉沉而滑者，此痰火互郁，神明为之不清，宜琥珀抱龙丸，泻痰火而宁心神：琥珀、天竺黄、檀香、人参、黄芪、甘草、枳壳、枳实、朱砂、山药、陈胆星、金箔。”[5]或见脉弦滑，舌苔微黄，或可用黄连温胆汤（《六因条辨》方）合白金丸（《良方》方）加石菖蒲、天竺黄、胆南星、竹沥、姜汁，面黄、朱粉、琥珀、辰砂、马宝之类；脉实便秘则滚痰丸；竹沥达痰丸（《赤水玄珠》方，能运痰达大肠从大便出，不损元气）：大黄、黄芩、仙半夏、橘红各二两，青礞石、炙甘草各一两，上沉香五钱，竹沥、姜汁泛丸，每服二三钱。

病案举例

1.郑宗络治黄顺官曾患热瘴，热多寒少，投竹叶石膏致谵语狂乱，奔越，脉沉伏，苔黄浊滑，鼻尖及足均冷，为伏暑晚发，并夹痰湿痫疾为病，用平胃散加淡竹叶、莲心、菖蒲、郁金、茯苓、煮半夏、川贝。神识稍定，苡仁、杏仁、蔻仁、竹叶、煮夏、浙贝、莲心，大便得解，反见默默然不语，时有烦躁，既济汤意：附子、桂枝、竹叶、麦冬、沙参、煮夏、茯苓、甘草、菖蒲，仍言语不出，改附子、桂枝、胆星、煮夏、竹叶、茯苓、甘草梢、人尿、胆汁，始咳出黏痰，两三杯而出声，连进3剂，转危为安[6]。

2.张墨溪治左某义，男，27岁，半月前，因汽车肇祸，撞伤人命，昏倒，醒后情绪郁闷，意识迟钝，懒于言语，继则举动失常，语言失次，不食不寐，直视目赤，问之不答，状如痴醉，脉洪大而数，舌赤绛，苔黄厚腻，因惊气乱，火扰心包，治宜清心泻火，镇摄安神为主：竹茹、龙牡各15g，枳实、橘红、远志、菖蒲、天竺黄、大黄各9g，茯神6g，炒酸枣仁24g，甘草4.5g，朱砂0.9g，牛黄清心丸1枚，共服8剂痊愈[7]。

3.顾绍名治蒋姓，女，27岁。素有高血压，产后第4天起，突然精神失常。住某医院18天，经该院诊为精神分裂症。曾治疗未见效。初诊：精神失常已2旬余，神识似明似昧，坐卧不安，轻举妄动，时有悲观失望情绪，每晚仅能睡二三小时，两颊潮红，大便燥结，舌苔黄腻，脉弦滑。虽在产后而无虚象。良由痰热蒙闭清窍，痰火上炎，肝阳失潜所致。拟温胆汤佐以安神宁（组方见方证）。二诊：服药后烦躁平，睡眠较宁，举止较安，面颊潮红，大便3日未行，舌腻渐化。治宗前法，侧重导痰：竹沥半夏、焦枳实各9g，陈皮、炒远志、陈胆星、鲜石菖蒲各6g，炙甘草3g，姜竹茹、炒酸枣仁各10.5g，生石决明18g，茯苓、龙齿、紫贝齿各12g，明天麻4.5g，礞石滚痰丸15g(包煎)。三诊：腑气已通，痰浊得降，神识已清，对答如常，胃纳转佳，面红亦减，唯睡眠未复正常。再予化痰宁心、潜阳镇摄：竹沥半夏、焦枳实各9g，陈皮、胆南星、炒远志、合欢花各6g，茯苓、紫贝齿、龙齿各12g，炙甘草3g，姜竹茹、炒酸枣仁各10.5g，珍珠母30g，北秫米15g。四诊：药后诸症均减；唯情绪易急躁，虚烦不得眠，舌质红。属肾阴不足，心火上亢。治予温胆汤合黄连阿胶汤加减：竹沥半夏、陈皮、焦枳实各9g，茯苓、龙齿、阿胶（煅烊化服）各12g，炙甘草3g，姜竹茹、炒酸枣仁各10.5g，炒黄连1.2g，炒黄芩4.5g，炒远志、炒白芍各6g，鸡子黄1枚（分2次冲服）。五诊：连投温胆汤与黄连阿胶汤合剂，虚烦止，卧寐较安，胃纳较好，二便通调。病已渐入佳境。唯自诉尚不能熟寐。再予化痰宁神、育阴潜阳：竹沥半夏、陈皮、焦枳实各9g，茯苓、龙齿各12g，炙甘草3g，姜竹茹、丹参各10.5g，珍珠母30g，北秫米15g，炒白芍、炒远志、合欢花各6g。此后续诊1次，用药如前方无大出入。即基本痊愈[2]。

4.陈淑玉治杨姓，男，43岁，干部。十年前，因私怨，心怀忧郁致神志异常，悲伤哭泣之症每年发作四月余，用过各种镇静药均未控制发作或缩短发作时间。就诊时发病已一月，神情忧郁，目光呆滞，行动迟缓，语声低微，语言吞吐，心烦不安，喜悲啼哭，一日数发，入夜为甚。伴头晕眠差，口中流涎。舌红，苔黄腻，脉细滑。治以清热除痰，解郁安神（组方见方证）。4剂。二诊：啼哭次数减少，心烦流涎及头晕之症减轻，舌脉如前。原方加菖蒲12g，开窍除痰，4剂。三诊：诸证又减，脉右滑，左细软，舌红，半边黄苔。此乃病邪渐退，再进上方7剂。四诊：诸症悉除，舌正红，苔薄白。以健脾养心之法善后调理：扁豆、莲子、麦冬、远志各12g，山药、茯苓各15g，竹叶10g，黄连4g[3]。

引用文献

[1] 俞根初.重订通俗伤寒论［M］.上海：上海科学技术出版社，1959：471.

[2] 顾绍名.温胆汤加味治疗精神分裂症［J］.上海中医药杂志，1966，(3)：114.

[3] 陈淑玉.黄连温胆汤治疗精神分裂症的体会［J］.江西中医药，1983，(2)：49.

[4] 吴坤安.伤寒指掌［M］.上海：上海科学技术出版社，1959：卷四64.

[5] 姚国美.姚国美医学讲义合编［M］.北京：人民卫生出版社，2009：231.

[6] 福建省中医药研究院.福建中医医案医话选编（第一辑）［M］.福州：福建人民出版社，1960：29.

[7] 张墨溪.加味温胆汤治疗癫狂的临床经验［J］.中医杂志，1964，(10)：30.

九、心肝痰火证（中焦痰火并病3）（10候）

心肝痰火证，为心肝之火动痰之证。或其人素体多痰，或湿火交蒸成痰，或气郁生痰，痰蕴于中，或因外感湿暑之邪，内陷化火，或因气郁化火，或怒动肝火，激动停痰，上蒙心窍，郁遏木火，而成心肝痰火之证。内因七情失调所致，轻则上干清空，扰动心神，重则蒙闭心神，闭塞心窍；外感湿暑内陷者，轻则木火蕴炽于内，重则可致闭厥，甚致内闭外脱。总之痰火内蕴心肝，病已入深，急则发为中风、惊厥，势多凶险；缓则发为痴呆、癫、狂、痫病，病多顽痼。何廉臣有云："痰火烁肝，肝藏相火而主筋，轻则头晕耳鸣，嘈杂不寐，手足躁扰，……重则昏狂痉厥，癫痫痴呆，直上颠顶，冲激神经。"[1]其治则总当大泻心肝之火，兼以豁痰宣窍；或清心火以宁神，或平肝阳以息风，大要不离清火豁痰之法。

证候别称：痰火烁肝，痰火入心，痰火干扰心肝，痰浊蒙蔽，蒙蔽清窍，痰热内闭，逆传心包，痰蒙心包，风痰阻络，热深厥深，阳厥，阳证似阴，内闭外脱。

病名：［中医］头眩，头痛胀，不眠，烦躁，自笑，多言，痴呆，郁证，癫疾，阳痫，痰痫，癫狂，发狂，躁狂症，心风发狂，失志惊狂，胆黄症，子痫，急惊风，中风闭证，类中风，中经络，中脏腑重证，伏热，温燥，暑温，暑温夹毒夹痰夹浊，伏暑夹痰，闭厥。

证候系统：详见图3-10-19。

本证————清气失宁候、心神失宁候、肝阳亢盛候
转证————木火郁遏候、木火郁滞候、木火郁闭候、清阳蒙闭候
变证————木火蕴炽候、木火蕴闭候、木火闭厥候、阳气厥逆候
　└————血液郁滞候、营血蕴闭候、气阴闭脱候

图3-10-19　心肝痰火证证候结构图

引用文献

［1］俞根初.重订通俗伤寒论［M］.上海：上海科学技术出版社，1959：311.

（一）清气失宁候（心肝痰火本证1）

心肝痰火证·清气失宁候，为心肝之火，挟痰热上蕴，逆于清道，扰乱清气，致清空清窍失宁，杂病家通称之为痰火烁肝之证。见症以空窍之症象显明，但必兼见痰火内蒸之脉症。

通称：痰火烁肝。

病名：［中医］头眩，头痛胀。［西医］高血压。

病因病机：心肝痰火蕴逆，因心肝火旺，挟痰热内蒸，上干清道，扰乱上焦清气，致清空失宁，清窍失利。

证象组合：气蒸+空窍

主症：**【津气蕴蒸】症象**：①面黄不华，间有热赤，体胖面赤。②自觉内热，欲食冷饮。③嘈杂不寐。④急躁易怒，烦躁不静，手足躁扰。⑤大便干结。**舌象**：①舌边尖红，舌苔薄黄带腻。②舌红苔黄腻。**脉象**：①脉弦带滑。②脉右弦滑，左虚散。③脉弦大略滑。

副症：**【清空不宁】症象**：①头晕头痛，头痛胀。②头眩呕吐，额汗肢冷。

宾症：**【清窍不利】症象**：①耳鸣。②言语謇涩不利，舌体肿大，活动失灵。③言舛而涩，不能达意。④舌尖疼痛。⑤两目难张。

治则：当以清泻心肝之火为主，兼以化痰降逆，以平其上逆之势，则清气可宁，而空窍可清。

方证

羚角钩藤汤加味证：何廉臣方[1]。治痰火烁肝，头眩耳鸣，嘈杂不寐，手足躁扰，甚发瘛疭。

桑叶、菊花各6g，钩藤、川贝母、茯神、清蛤散各12g，竹沥、童便各2瓢，天竺黄、羚角各4.5g，石决明30g。

论著和讨论

本证候心肝火旺，挟痰热上逆清道，扰乱空窍，其治则当以清降心肝之火，化痰降逆为法。何廉臣说："痰火烁肝，肝藏相火而主筋，轻则头晕耳鸣，嘈杂不寐，手足躁扰，甚发瘛疭，法当清火镇肝，羚角钩藤汤加味（组方见方证）。重则昏狂痉厥，癫痫痴呆，直上颠顶，冲激神经。法当先通脑气，藜香散（白藜芦九分，真麝香一分，共研匀细）搐鼻取嚏，次用导痰开关散（杜牛膝根汁晒取净末、生皂角各一两，炒僵蚕、枯白矾各五钱，共研细匀、轻用八分，重则一钱，开水一茶盅调服），涌吐痰涎，痰涎虽吐，而神识时清时昏者，当用四汁饮（竹沥、梨汁、萝卜汁各二瓢、鲜石菖蒲汁二匙、重汤炖温服），调下局方妙香丸，肃清痰火以醒神，俟神识清醒，再用柔肝息风煎。"[1]

病案举例

1.巢崇山治平日操劳，心气暗耗，肝阳素盛，适值房事，肾元更虚，外风乘袭，湿痰内引，遽至头眩呕吐，额汗肢冷，自觉内热，欲食冷饮，烦躁不静，脉右弦滑，左虚散。拟和阳息风，化痰通络：桑叶、橘络、胡麻、石

斛、钩藤、郁金、象贝母、牡蛎、菊花、半夏、茯苓、蒺藜、石决明、竹茹[2]。

2.王士荣治程某某，男性，35岁，昨起突然言语謇涩不利，舌体肿大，活动失灵，血压素来偏高（156/95mmHg），体胖面赤，脉弦滑，舌红苔黄腻。根据心气通于舌，脾脉连舌本、散舌下，火性炎上等，症系属心脾痰火上阻舌窍，急以清心火，化痰热：黄连3g，生地、竹茹各12g，丹皮、木通、山栀各4.5g，陈胆星2.4g，贝母9g，猴枣散2支（分吞），夏枯草6g，2剂，每日1剂。二诊：语言已清，舌肿已近正常，但颇感舌尖疼痛，头痛胀，脉弦大略滑。心脾痰火虽有降势，而肝火乘势乖逆，接踵以进：生地12g，玄参、天竺黄、夏枯草、莲子心各9g，陈胆星2.4g，淡参、丹皮、龙胆草各4.5g，生龙牡各30g，生甘草3g。2剂，每日1剂。三诊：继方2剂服后，上述诸症悉除，血压120/80mmHg，后以清心平肝法巩固之。按："诸逆冲上，皆属于火"，心气通于舌，脾脉"连舌本，散舌下"。患者体胖面赤，突然舌体肿大，言语謇涩，舌窍活动失灵，脉弦滑等症，由于心脾痰火上逆，阻于舌窍为病。故以清心排痰火法二进之后，言语即清，舌肿已消近正常，而肝火复又逆之于上，出现头胀痛，舌尖痛，心肝火旺，非苦不折，故以黄芩、龙胆草、莲子心以清降之而获痊愈[3]。

3.乔仰先治陈某，女，39岁，两年中每月发病一次，言舛而涩，不能达意，头晕头痛，素日急躁易怒，面黄不华，间有热赤，大便3~7日一次、干结不畅，月经正常，舌苔薄黄带腻，舌边尖红，脉弦带滑。证系肝胆郁热，夹痰浊内阻，犹犯心窍。以疏肝清热，化痰开窍：软柴胡、广陈皮、炙远志各5g，郁金、半夏、竹茹各9g，焦栀子、炒黄芩、石菖蒲、胆南星各6g，朱茯苓12g，生甘草3g，礞石滚痰丸9g。上月未发病，昨又见语謇，头晕头痛，两目难张，但无失明，呕吐，重听较轻，指物难言其名，书写功能障碍，去甘草，加夏枯草10g，另研蝉衣竺贝散：蝉衣、天竺黄各40g，川贝60g，共研，每服3g，守方。除头痛头晕外，余症未再发，去郁金加白菊6g，症情稳定加龙齿15g，嘱每月服14~21剂，并龙胆泻肝丸、礞石滚痰丸交替吞服。随访4个月未复发，能坚持工作[4]。

引用文献

［1］俞根初.重订通俗伤寒论［M］.上海：上海科学技术出版社，1959：311.

［2］秦伯未.清代名医医案精华［M］.北京：人民卫生出版社，2006：466.

［3］王士荣.痰火治验［J］.新中医，1977，增刊（1）：24.

［4］徐华元.乔仰先临床治验医案二则［J］.中医杂志，1982，（4）：22.

（二）心神失宁候（心肝痰火本证2）

心肝痰火证·心神失宁候，系由肝火鼓动痰热，上蒙心窍，心火蕴蒸于内，致心神失宁，杂病家通称之为痰火入心之证。其见症以神志不宁之脉症为主，可兼见内热伤液之脉症。

通称：痰火入心。

病名：［中医］不眠，自笑，多言。［西医］失眠。

病因病机：心肝痰火蕴蒸，常由情志不遂，内动肝火，或劳心过度，曲运神机，心火内动，均可鼓动痰热，上蒙心窍，心火内动，灼伤津液，致心神失于宁静。

证象组合：气蒸+神扰+液灼

主症：**【神志不宁】症象**：①心烦。②呻吟错语。③鼓掌大笑。④妄言不休，语出无伦，甚至詈骂，左顾右盼，如见神鬼，口目牵引。⑤夜不能寐，失眠，彻夜不眠，卧床不起。⑥心跳。**脉象**：脉右寸浮滑。左寸搏动。

副症：**【津气蕴蒸】症象**：颧红唇朱。**舌象**：①舌红苔黄罩灰。②苔薄。③黄苔黄。**脉象**：脉弦数。

宾症：**【津液消灼】症象**：①心中不舒，愦愦无奈。②间吐黏涎。③神色萎靡。**舌象**：舌底绛，苔薄白，扪之糙手。**脉象**：①脉虚大而数。②脉左关细弦而滑。

治则：当以清泻心肝之火，化痰安神为法，或兼以增液养心，或佐以潜阳息风。

方证

1.清火豁痰潜阳镇逆方证：费绳甫方[1]。治接触所御物，似觉物即与言，甚至詈骂。详见病案2。

羚羊角、薄橘红各3g，生石决明30g，牡丹皮6g，川贝母、川石斛、天花粉、大麦冬各9g，花龙齿12g，鲜竹沥60g（冲服）。

2.加味秫米半夏汤证：施今墨方[2]。治因受刺激后，常头晕，心跳，失眠，详见病案4。

秫米、半夏、甘草、黄芩、白芍、寸麦冬、朱茯神、远志各10g，浮小麦、生龙牡各30g，大枣10枚，黄连3g，酸枣仁15g，鸡子黄2枚。

论著和讨论

本证候肝火鼓动痰热，蒙扰心神，致心神失宁，俞根初说：开透后，心包血液被热邪劫伤，往往血虚生烦，心中不舒，愦愦无奈，间吐黏涎，呻吟错语，舌底绛而苔薄白，扪之糙手，脉右寸浮滑，左寸搏动，急急濡液涤涎，宣畅络气，五汁一枝煎清润之[3]。其治则当以清泻心肝之火，化痰安神为法。吴坤安说："有劳心过度，曲运神思，以致神昏狂乱，语言谬妄，外无表里实症见者，当治其心与包络之火，如黄连、辰砂、菖蒲、钩藤、茯神、百蕊草、天竺黄、琥珀、半夏、竹茹之类酌用。"[4]李用粹说："若抚掌大笑，言出不伦，左顾右盼，如见神鬼，片时正性复明，深为赧悔，少顷态状如故者，此膈上顽痰，汎滥洋溢，塞其道路，心为之碍，痰少降则正性复明，痰复升则又举发，名之曰癫，法当利肺安心，安神滚痰丸主之。"[5]

病案举例

1.**尤在泾**治肝风夹痰上逆，肢冷自汗，似有阳脱，实非脱也。目与唇口牵引，时复歌笑，心亦受邪，先却邪气，而后养正：羚角、白云苓、竹茹、郁金、半夏、甘草、钩藤、橘红（柳宝诒按：菖蒲、远志、胆南星、清心牛黄丸均可选入）[6]。

2.**费绳甫**治吴太守宝俭，在鄂为官，得奇疾，凡接触饮食、衣服等物，皆与之言，甚至詈骂。遍治罔效，疑为邪祟。请假回籍，踵门求治。诊脉左关细弦而滑，是痰火入肝，魂不藏而游魂为变，投以清火豁痰、潜阳镇逆之品（组方见方证）。连进6剂，其病若失[1]。

3.**周小农**治妄言不休，夜不能寐，脉弦数，舌红苔黄罩灰，颧红唇朱，此肝阳伏热夹痰扰乱心神，误于温补，伏热不得宣泄：桑、丹、栀、芩、连、竹沥、半夏、橘白、橘络、苓神、茹、枳、菖、蒌、胆南星、朱砂安神丸，3剂，妄言大减，已能安寐，伏热外泄，微咳，痰多，转为寒热：豆卷、青蒿、竹茹、薏苡仁、半夏、郁金、枳实、瓜蒌、黑栀、滑石、杏仁、通草、象贝母，另研雄精、菖蒲、玉枢丹、半贝丸各9g，渐告清肃[7]。

4.**施今墨**治刘某，女，34岁，十年前因受刺激后，常头晕，心跳，失眠，去年工作日以继夜，大病卧床七个月，彻夜不眠，面浮，神色萎靡，苔薄黄，脉虚大数。西医诊断：极度神经衰弱。为心气亏虚，心脑不足，当养心安神法加减共24剂，四诊时能睡五六小时，梦多惊悸，心跳头晕，处方（组方见方证）。药后甚效，浮肿已消，睡眠渐稳，乱梦已除，头晕、心跳、惊悸均减。按四诊方去鸡子黄，剂量加两倍炼蜜丸，10g/丸，早晚一丸[2]。

引用文献

［1］张元凯.孟河四家医集［M］.南京：江苏科学技术出版社，1985：369.
［2］祝谌予.施今墨临床经验集［M］.北京：人民卫生出版社，1982：200.
［3］俞根初.重订通俗伤寒论［M］.上海：上海科学技术出版社，1959：185.
［4］吴坤安.伤寒指掌［M］.上海：上海科学技术出版社，1959：卷三58.
［5］李用粹.中华医书集成·证治汇补［M］.北京：中医古籍出版社，1999：147.
［6］柳宝诒.增评柳选四家医案［M］.南京：江苏科学技术出版社，1983：13.
［7］周小农.周小农医案［M］.上海：上海科学技术出版社，1962：26.

（三）木火郁滞候（心肝痰火转证1）

心肝痰火证·木火郁滞候，系由痰浊郁滞心肝，木火不得宣越，痰浊蒙蔽胸中，木火郁蒸于内。杂病家通称之为痰浊蒙蔽之证。其见症虽以神志昏蒙与心神不宁之症象为主，但可兼见上焦气郁与内热蕴蒸之脉症。

通称：痰浊蒙蔽。

病名：［中医］痴呆，癫疾。［西医］周期性精神病，颞叶癫痫。

病因病机：心肝痰火郁滞，因痰浊郁滞心肝，痰浊滞结胸膈，木火不得宣越，蒙蔽清窍，君火不明，肝失疏泄，木火内炽，心神不宁。

证象组合：气郁+神扰+神蒙+气蒸+气滞

主症：**【气机不宣】症象**：①病发时胸满欲恶，觉有物上冲咽喉。②不停地吐痰涎，喉间痰声如曳锯。③舌根和全身发麻。**脉象**：两脉沉细而涩滞。**舌象**：苔薄腻，舌边隐有紫斑。

【神志不宁】症象：①彻夜不寐。②多噩梦，常于梦中惊吓而醒。③口中喋喋不休，滔滔万言，舌锋机辩与平时判若两人。

副症：**【神志昏蒙】症象**：①面色板钝，目神滞钝，迷妄少语，喜阴恶阳，忧郁寡言，悲观恐惧，多疑难寐。③或呆若木鸡，或屹如泥塑，或数日不食，恒数夜不眠。④神志昏瞀，呢喃不休，有时昏迷，语无伦次。⑤或嗷然扑地，扭曲伸伏，状若蛇行。⑥忽舞蹈雀跃，捷如猿猴，数尺之墙，翩然而越。⑦唇瞤舌摇，四肢震动。

【津气蕴蒸】症象：①口干喜饮。②口气酸腐袭人。③便秘结，大便数日不行。**舌象**：①苔厚腻。②苔白腻尖赤。③腻滑。④黄厚。**脉象**：①脉弦滑搏指。②脉弦滑而数。

宾症：**【气机不利】症象**：腹微痛。

治则：峻逐胸中痰结，则胸膈开而木火宣畅，自无蒙蔽之患；其法或涌吐于上，或峻逐于下，或吐泻并行，务在速抉其结痰。

方证

1.加味铁落饮乙方证：上海市精神病防治院方[1]。涤痰开窍，治早老性精神病（脑萎缩），及癫狂，痰迷心窍，神志不清。

生铁落500g煎汤代水，煅礞石30g，胆南星、竹沥半夏、蚤休、石菖蒲、远志、郁金各9g，钩藤12g，必要时加苏合香丸2粒。

2.甘遂散证：高振球取《证治准绳》方[2]。治情志抑郁，痰浊蒙蔽清窍。详见病案1。

甘遂3g，朱砂3g组成。将甘遂研为细末，用新鲜猪心1具，调和甘遂末，将猪心剖作2片入药于内，合之线缚，外用皮纸裹湿，慢火煨熟，勿令焦，取药细碾，朱砂和匀，分作4丸。每服1丸，将所煨猪心煎汤化下，过半日大便下恶物为效。禁忌：此药较峻不可轻用。心悸、怔忡，脾虚、便溏者不可服用，以免损伤正气。

论著和讨论

本证候痰火郁滞胸膈，闭塞清道，蒙闭心肝，木火内动，不得宣越，其治则在于峻逐胸膈之痰浊，则神明而安宁矣。何廉臣说：面色板钝，目神滞顿，迷妄少语，喜阴恶阳，饮食起居，若无病者，多从屈郁不伸，而为失志痴呆，宜癫狂霹雳散：雄黄、雌黄、冰片、西黄各1.5g，生山栀20枚，急性子3g，生白砒1.2g，生绿豆180粒，冷水浸少顷去皮，同余药各生晒为末，另研入冰黄，大人可服3g，15~16岁者用1.2g，白汤下，再令食粉面糕饼等少许。当吐，如一时未吐，以硬鹅毛蘸桐油搅喉探吐，吐后人倦，安卧半日。欲食，少少进微温米饮，切勿多，亦勿热，越日方进米粥，吐后每多口渴，不可饮茶，即取清童便饮之，或服自己小便，名轮回酒，皆能洗涤余浊，兼解毒药，此方较龙虎丸稍烈，比张天池红白断狂丸稍轻，方用巴霜、朱砂、生白砒各3g，面糊为丸，如芥菜籽大，每服七八丸，新汲井花水送下，以吐顽痰浊涎[3]。

病案举例

1.李俊珊治颞叶癫痫（癫疾）：方姓男，44岁。头晕不适，口干喜饮，食欲得减，舌根和全身发麻，喉间痰声如曳锯，不得寐，精神失常，有时昏迷，语无伦次，四肢震动，清醒时情绪悲观，腹微痛，便秘结，苔黄厚，脉弦滑而数，乃气郁痰结之候，以化痰开窍，清热通便，礞石滚痰丸9g即服，法半夏、瓜蒌皮各12g，橘红、僵蚕、石菖蒲、玄明粉、黄芩、黄连各9g，茯苓24g，枳实、大黄各12g，2剂去硝、黄，加代赭石30g，全蝎3g，远志9g。下午发作一次，手舞足蹈，默默不语，右上腹发热不适：龙胆草、石菖蒲各6g，黄芩、法半夏、橘红、远志各9g，茯苓、枳实、炒酸枣仁各12g，牙皂4.5g，全蝎3g，代赭石30g，蛇胆陈皮末，2支日一次，礞石滚痰丸6g日二次。后用六君加枳壳9g，厚朴、砂仁各6g，牙皂3g，郁金9g，调理[4]。

2.高振球治王某某，男，28岁，患者因事，久思成疾。初见情怀不畅，彻夜不寐，口中喋喋不休，或呆若木鸡，不停地吐痰涎，舌苔厚腻，脉弦滑。乃情志抑郁，痰浊蒙蔽清窍。嘱取甘遂6g，朱砂6g制丸（组方见方证）吞服。二诊：经服第1粒甘遂散，泻了3次痰涎恶物，服第2粒则泻2次，后连服2粒又泻4次。经服1料甘遂散后，吐痰涎少其半，胡言乱语亦大减，能寐3~4小时。嘱10余天后再服1料。三诊：患者如上法又服了4粒甘遂散，先后共泻痰涎恶物10余次。尔后已不吐痰，寐安神清，言语有序，厚腻苔已化，脉转弦软，续服清心开窍，安神涤痰之品善后调理，已获痊愈。并参加工作，随访3年未复发[2]。

又治叶某某，男，26岁，平素多愁善忧，沉默寡言。一日骑自行车思想未能集中，险些与汽车相碰，因暴受惊恐，情绪高度紧张，以致精神失常。症见神呆，忧郁寡言，悲观恐惧，多疑难寐，多噩梦，常于梦中惊吓而醒，大便数日不行，舌苔白腻尖赤，脉弦滑。此乃情志久郁，气滞生痰，猝因惊恐，痰浊上蒙，以致清窍不利而为癫，遂投此散治之。二诊：经服第1粒甘遂散后，泻四次痰涎恶物，第2日又服1粒则泻2次，第3日将2粒全服又泻了4次。服本散1料后，寐较安，噩梦除，大便日一行，精神状态较前大有好转，后予清心安神涤痰之品善后调理而康复，至今未发[2]。

3.王吉椿治宋某某，女，35岁，因类中左侧㖞僻不遂，复因惊恐，气恼郁劳，陡然昏仆，四肢强直，口眼歪斜，两目直视，痰声曳锯，妄言妄动入精神病院数月，脉弦滑搏指，苔腻滑，口气酸腐袭人，神志昏瞀，呢喃不休，唇瞤舌摇，四肢震颤，为木郁不达气化，为火木生痰阻塞灵窍，宜吐而蠲之：瓜蒂1.5g，麝香0.15g，吐出黄稠胶痰1000ml，泄下2行，神志已清，诸症亦减，一月共吐5次，不但诸症如濯，先前患肢亦活动自如[5]。

又治朱某某，男，18岁，因精神刺激，而悒悒寡言，或数日不食，恒数夜不眠，或屹如泥塑，或暾然扑地，扭曲伸伏，状若蛇行，或一饭未终，忽舞蹈雀跃，捷如猿猴，数尺之墙，翩然而越，虽善技击者不是过也。素性口呐少言，病发则滔滔万言，舌锋机辩与平时判若两人，尤奇者，本喜丹青而不工，疾作时挥笔渲染，画师咸惊异之。清醒时则弗能也，或一日数发，或数月不发，不发时眠食如常，谨厚知礼，疑为“周期性精神病”“神经官能症”，两脉沉细而涩滞，苔薄腻，舌边隐有紫斑，述说病发时胸满欲恶，觉有物上冲咽喉，则猝然暴逆，莫能自制矣，由惊恐郁怒忧思生痰，浊痰郁毒，沉结胶滞，痰气弥漫，神机被蒙，故变症百端，发作有时，其人丰富力强，禀赋颇旺，其脉沉细涩滞，非痰浊阻滞脉道而何？遂用瓜蒂1.6g，麝香0.15g，服后仅吐稀痰少许，泄下2行，3进亦然，余谢不敏，患者怏怏而退，彼归后将剩下瓜蒂6g，麝香0.6g，一次吞服尽净，越3时许，痰水并涌，洞泄如注，臭汗发黏，衣服尽湿，吐出痰涎，先为稀薄，后则黄稠浓浊，臭不可近，泄下大量絮状痰物，杂以粪水恶血，以至冷汗僵卧，神复不语，气息仅属，灸关元数百状，进参附数剂，至平明时，人事始知，述咽喉食道肛门痛不可耐，令呷梨汁，委顿旬日，积年奇痰竟此霍然，《尚书》曰："药不瞑眩，则厥痰不瘳"，信哉[5]。

4.李洪成治一女知青，郝某，因患感冒咳嗽，服用甘草片等，咳止而突发精神失常，即护送回市家中，翌日邀诊，见其人端坐厅堂一角，面无表情，呆若木偶，据家长诉述，回家后就坐定不动，不语无言，不饮不食，强撬开其口，送入食物，也不知闭口，家人强合其口，既不咀嚼，更无吞咽，亦不愿卧床，强抱置床上，亦坐而不卧，强使其卧倒，一夜既不翻身，至天明亦不起坐，后强抱至厅堂，即如木桩；一日夜既不大便，亦无小便；但见其频唾口水清稀，流于地面，约有3~4尺远；脉之沉弦，手掌略感欠温，强撬开口，见其舌略红，苔白糙。当时认为系由痰浊闭塞上焦，水液不得下行，故以通阳利水之五苓散，倍用四苓，欲其导水下行，兼用二陈化痰，菖蒲、细辛开窍。一服始得小便，唾水渐减；再剂小便畅行，已不再唾清水，神志渐清，略知进食，亦能入睡；3剂其病若失。数日后因逢国庆观灯，回家又烦躁不睡，后以清心平肝，化痰安神而渐恢复正常，后亦未复发。事后细思，是否因止咳致痰浊未出，滞结胸中，清阳失于宣展，致水液不得下行，蒙蔽神机所致。故随小便通利，而神清复常。后因观灯兴奋，心肝火动，痰热内扰，转予清降心肝痰火，而收全功。通利小便，是否亦可收逐痰水之效？与吐、下逐痰，是否有异曲同工，殊途同归之理？总之此病新起，病机不深，治疗故易取效；若久病沉疴，不投猛药，恐难轻易得效[6]。

引用文献

［1］周康.运用辨证论治法则治疗早老性精神病13例报告［J］.上海中医药杂志，1958，（11）：30.

［2］高振球.甘遂散治疗癫症［J］.新中医，1981，（12）：13.

［3］俞根初.重订通俗伤寒论［M］.上海：上海科学技术出版社，1959：294.

［4］李俊珊.颞叶癫痫1例治验［J］.上海中医药杂志，1965，（12）：26.

［5］王吉椿.涌吐一得［J］.中医杂志，1981，（12）：21，22.

［6］李洪成.中医证候学［M］.北京：中国医药科技出版社，2008：1671.

（四）清阳蒙闭候（心肝痰火转证2）

心肝痰火证·清阳蒙闭候，系由热痰素盛，肝火易动，鼓动痰热上蒙清阳，清窍骤闭，肝风内起，待火降痰平，则蒙闭顿开。其见症于发作时以神闭风动之痉厥症象显明，未发时则以痰火蕴炽之脉症为主。

通称：痰火蒙闭。

病名：［中医］癫痫。

病因病机：心肝痰火虚闭，因肝火内起，鼓动痰热，上蒙胸中清阳，闭塞清窍，致神明猝闭，肝风陡动，即陈粹吾所云："肾阴素亏，肝阳易亢，厥阴气逆，夹痰上升，壅塞经络，蒙蔽清窍。"[1]

证象组合：阳滞+气炽+神闭+气郁+络滞

主症：［阳气不行］症象：面色略青。

［津气蕴炽］症象：①面色较红。②口角烂。③烦躁，心中烦乱。④小便常黄，大便时干。⑤头痛头晕。**舌象：**①舌嫩红多涎。②苔微黄薄腻。③舌赤苔稍白。④舌略赤少苔。**脉象：**①脉弦滑有力。②脉弦数。

［神志蒙闭］症象：猝然扑倒，不省人事，有时发出怪叫。

副症：［气机不宣］症象：咳嗽痰多，咽有痰鸣。

［气机不降］症象：①口流涎沫，口吐白沫。②喉中痰鸣如锯。

宾症：［络脉不利］症象：①两目上窜，牙关紧闭，口眼歪斜。②项背强直，两手握拳。③全身抽动，四肢抽搐。

治则：当以清化心肝痰火为主，兼以涌痰开窍息风为法。

方证

1.羚角钩藤汤证：何廉臣方[2]。治痫热致痉，猝然仆倒，项强瘛疭，眼翻不转。

羚角、钩藤、胆南星、天竺黄、桑芽、竹心调下猴马二宝散（猴枣、马宝0.3g）共末药汤调下。

2.温胆合白金丸证：陈粹吾方[1]。治癫痫猝然扑倒，牙关紧闭，口吐白沫，详见病案1。

清半夏、茯苓、磁石、炒六曲、竹茹各45g，枳实、橘红、胆南星、广郁金各30g，枸杞30g，白矾12g，大枣、陈小麦各60g，水泛丸，每6g日2次，复诊加青礞石30g。

论著和讨论

本证候肝火鼓动痰热，上闭清阳，闭塞清窍，引动肝风，刘春圃曰："肝热痰扰，上蒙清窍，清热镇惊豁痰开窍；以开窍化痰，息风定惊。"[3]其治则当泻心肝痰火，涌痰开窍，息风安神。何廉臣说：猝然仆倒，项强瘛疭，眼翻不转，口噤痰鸣，或作畜声，或吐涎沫，此因痫热致痉，即孙真人所谓：小儿痫热甚，亦发痉也。脉多弦滑，舌多灰滑，指纹青紫，初用羚角钩藤汤（组方见方证）调下猴马二宝散（猴枣、马宝各0.3g）共末药汤调下，或用菊花天麻汤（菊花、天麻、知母、玳瑁、石决明、蜣螂）调下痫症镇心丹：珍珠、马宝、羚角各1.5g，川贝6g，糊丸绿豆大每1~2丸[2]。

病案举例

1.陈粹吾治邓某某，男，21岁，癫痫3年，近则1月数作，发前心中烦乱，继则猝然扑倒，不省人事，两目上窜，牙关紧闭，口吐白沫，喉中痰鸣如锯，有时发出怪叫，项背强直，四肢抽搐，15分钟左右方苏，小便常黄，大便时干，脉弦滑有力，舌嫩红多涎，苔微黄薄腻，因脾虚失运，痰湿内聚，肾阴素亏，肝阳易亢，厥阴气逆，夹痰上升，壅塞经络，蒙蔽清窍，与丸方缓图，温胆合白金丸（组方见方证），水泛丸，每6g日2次，复诊加青礞石30g，半年未发[1]。

2.刘春圃治癫痫：李某，女，4岁，出生时难产，2年前突发癫痫，口流涎沫，口眼歪斜，四肢抽搐，不省人事，约3~5分钟，每1~2周发一次，面色略青，咳嗽痰多，咽有痰鸣，易惊悸，善急，神清体瘦，舌赤苔稍白，脉弦滑，肝风上扰，痰蒙清窍，以开窍化痰，息风定惊：化红皮、菖蒲、生地、黄芩各9g，浮石24g，天竺黄12g，瓜蒌、钩藤、瓦楞子各15g，胆南星、知、柏、郁金各6g，白矾3g，十香返魂丹1丸，5剂未发作；再5剂，2周未见大发作，有时手指轻度抽动，夜间汗多，舌赤脉弦略数，大便日2~3次：生牡蛎18g，地骨皮12g，海石、浮小麦各24g，钩藤15g，化红皮、远志、丹皮各9g，菖蒲、郁金、知、柏、尾连各6g，白矾3g，羚角（冲）0.3g，1个月来，未见大发作，舌赤苔黄加生地6g，全蝎3g，病情稳定，偶尔手指抽动，再清心肝之热，近访为复发[，3]。

3.刘春圃治癫痫发作四年：刘某某，男，20岁，近数月每周1~2次，多在清晨发病，前2~3天，头痛头晕，烦躁，发时突然倒地，口内流涎，两手握拳，全身抽动，两眼上翻，常咬破舌头，1~2分钟，慢慢恢复，体健面色较红，两目痴呆，口角烂，舌略赤少苔，脉弦数，肝热痰扰，上蒙清窍，清热镇惊，豁痰开窍：白矾3g，菖蒲、远志、郁金、天竺黄、莱菔子各12g，瓜蒌、钩藤各24g，全蝎6g，生地15g，石斛、海石各30g，6剂未发，舌赤苔白滑脉弦，加减连服20剂，一月未犯，有时头痛，舌赤无苔，口干，脉弦略数，加胆南星、黄芩，清热平肝，3年未发[3]。

引用文献

［1］张笑平.陈粹吾医案选录［J］.江苏中医，1965，（8）：30.
［2］俞根初.重订通俗伤寒论［M］.上海：上海科学技术出版社，1959：425.
［3］刘春圃老中医经验总结小组.蛛网膜下腔出血与癫痫治验介绍［J］.新医药学杂志，1979，（5）：13，12，13.

（五）木火蕴炽候（心肝痰火变证1）

心肝痰火证·木火蕴炽候，系由心肝痰火内盛，木火燔炽于内，心神蒙蔽而内乱，其见症以神志昏蒙与不宁之症象为主，但必兼见气血交炽，甚则阳气不和之脉症。

通称：痰火炽盛。

病名：［中医］癫狂，发狂，躁狂症。

病因病机：心肝痰火蕴炽，系心肝痰火内盛，挟木火燔炽于内，气血交炽，蒙蔽心神，神明内乱，甚则郁遏阳气，而致阳气不和。

证象组合：气炽+血炽+神乱+神昏+阳郁

主症：**【津气蕴炽】症象**：①面色赤亮。②汗出如油。③喘声如雷。④大便秘结，小便赤涩。**舌象**：①苔黄。②苔黄干。**脉象**：①脉长大。②脉必弦滑。③脉弦大滑数。④脉沉弦劲。

【血热蕴炽】症象：①面红目赤。②经闭3月。**舌象**：①舌红。②舌焦紫或鲜红起刺。**脉象**：脉左手旺盛。

副症：**【神志不宁】症象**：①日夜不寐。②时惊悸发狂，或怒或笑，或哭。

宾症：**【神志昏蒙】症象**：①发则怒狂骂詈，不避亲疏，咬牙切齿，两手挥动不停。②醒则歌哭，吁叹。③逾垣上屋，狂暴难制，打人毁物，水火不避。④两目斜视，势欲杀人。⑤妄视妄见，独言。⑥时恐时泣，怕人，喜坐阴处，双目呆视，饮食不思。

【阳气不和】**症象**：①色青赤不常。②头痛。③不食。**舌象**：舌淡黄。**脉象**：①六脉反沉无力。②脉沉紧。

治则：当急泻心肝之火，坠痰镇肝安神为法。

方证

1.加味铁落饮甲方证：上海市精神病防治院方[1]。治早老性精神病（脑萎缩）及狂躁症。

生铁落一斤代水，当归、龙胆草、芦荟、大黄、玄明粉各9g，黄连、黄芩、黄柏、知母各6g，柴胡12g，龙骨、牡蛎、石膏各30g，甘草3g。或加紫雪3g。

2.白虎承气汤证：《通俗伤寒论》方[2]，白虎合调胃承气。清下胃腑结热法。治胃火炽盛，液燥便闭，谵语发狂，大热大烦，大渴大汗，大便燥结，小便赤涩等症俱见，详见论著。

生石膏（细研）24g，生大黄、陈仓米（荷叶包）各9g，生甘草2.4g，白知母12g，玄明粉6g。

论著和讨论

本证候心肝痰火挟木火燔炽，气血交炽，痰浊蒙蔽，神明内乱，胡在兹曰："多从心火炽盛，燔胃烧肝而为狂惑。"[2]程钟龄说："《经》云：重阴为癫，重阳为狂。……狂者，发作刚暴，骂詈不避亲疏，甚则登高而歌，弃衣而走，逾垣上屋，此痰火结聚所致，或伤寒阳明邪热所发。痰火，生铁落饮（天冬、寸麦冬、贝母各9g，胆南星、橘红、远志、菖蒲、连翘、茯苓、茯神各3g，玄参、丹参、钩藤各4.5g，辰砂0.9g，生铁落；又方：铁落、石膏、龙齿、白茯苓、防风、玄参、秦艽、竹沥）、滚痰丸，并治之；伤寒邪热，大承气汤下之。"[3]其治则当急泻心肝之火，两清其气血，以救其内焚；坠痰镇肝定志，以安其神明，俞根初曰："夹触怒者，两目斜视，势欲杀人，见人欲啮，咬牙龂齿，发则怒狂骂詈，醒则歌哭吁叹，舌多焦紫，或鲜红起刺，此皆阳狂之本证夹证，有实无虚。……便通而痰气上逆者，生铁落饮加减：石膏24g，天竺黄、龙齿、辰砂、香附、玄参心各9g，竹沥2匙，铁落30g，坠痰镇肝以定狂，便闭而火势太盛者，白虎承气汤（组方见方证）去粳米加川黄连3g、铁粉9g，泻火解毒以除狂。"[2]俞东扶说："发狂实证十居八九，故予治狂，多用吐下清镇四法，……清法以羚熊清狂汤：羚角4.5g，天竺黄9g，寒水石12g，川黄连2.4g，胆南星1.5g，金汁30g，鲜石菖蒲汁2匙，熊胆0.3g，消痰热息风火。镇法以生铁落饮，平肝火以堕痰涎。"[2]

胡在兹说："面色清皎者，多从忿郁暴怒上逆而为狂躁，笑哭，若大便通调者，宜加味生铁落饮以泄肝阳：生石膏90g，龙齿、辰砂、防风各45g，玄参、秦艽各30g，鲜生地120g，竹沥半升，羚角15g，铁落240g，长流水一斗，煎温分5服，一日服尽。"[2]又说："面色赤亮，或色青赤不常，日夜不寐，月余遂发狂言，逾垣上屋，经闭三月，脉搏长大有力，多从心火炽盛，燔胃烧肝，而为狂惑哭詈，宜羚犀三黄汤，以清心而泻肝：犀角、川黄连各3g，羚角、铁粉、桃仁各6g，鲜生地、丹参、石决明各15g，琥珀、青黛各1.5g，西黄0.6g。此方男子多五六日痊，妇人半月必经至而定。"[2]王雨三说："（癫狂）若脉左手旺盛者，乃心肝火旺，其证或怒或笑，木被火焚而心烦，用龙胆泻肝汤加朱砂连翘。"[4]

病案举例

1.李聪甫治癫证：舒某，女，38岁，独言妄见，时恐时泣，怕人，喜坐阴处，昼夜不眠，双目呆视，饮食不思，大便秘结，舌红，脉沉弦劲。情志忧郁，肝火上攻，干扰心神。宜平肝火，养心安神，仿生铁落饮：生铁落30g，生石膏、生龙齿、朱茯神、玄参、瓜蒌仁各10g，胆南星、秦艽各7g，菖蒲、远志各5g，鲜竹沥1盅。2剂，沉睡一昼夜，症释[5]。

2.邹云祥治躁狂症：邱某某，女，27岁，狂躁四天，或笑或哭，妄视妄见，骂詈不避亲疏，两手挥动不停，两足站立不稳，不纳，舌淡黄，脉沉紧。加味生铁落饮症：生铁落120g（先煎一小时），酒炒龙胆草9g，川黄连3g，细柴胡4.5g，炒黄芩、浙贝母各9g，生牡蛎、珍珠母各30g，龙骨、青龙齿各45g，石决明、合欢皮、浮小麦各30g，绿萼梅9g，生甘草3g。3剂狂止神清便通，自诉头痛口渴胸闷，原方易麦冬12g，羚角粉0.45g，四剂诸证消失，原方出入调理月余而愈。随访两年，未再复发[6]。

3.沈仲圭治狂证，痰火壅盛，头痛不眠，不食，面红目赤，逾墙上屋，骂詈叫号，舌苔黄干，脉弦大滑数。生铁落饮：生铁落90g，玄参、麦冬、天冬、连翘、丹参各9g，川贝母、远志、菖蒲、钩藤各6g，胆南星3g，橘红4.5g，茯苓12g。朱砂（冲）0.3g，便秘不下者加礞石滚痰丸6g[7]。

引用文献

［1］周康.运用辨证论治法则治疗早老性精神病13例报告［J］.上海中医药杂志，1958，(11)：30.

［2］俞根初.重订通俗伤寒论［M］.上海：上海科学技术出版社，1959：289-295.

［3］程国彭.医学心悟［M］.北京：人民卫生出版社，1963：162.

［4］王雨三.治病法轨［M］.北京：学苑出版社，2015：148.

［5］李聪甫.李聪甫医案［M］.长沙：湖南科学技术出版社，1979：60.
［6］邹云翔.邹云翔医案选［M］.南京：江苏科学技术出版社，1981：223.
［7］沈仲圭.治肝十法［J］.新中医，1981，(10)：15.

（六）木火蕴闭候（心肝痰火变证2）

心肝痰火证·木火蕴闭候，为心肝之火内盛，鼓动痰热，上闭心窍，肝风入络，而成痉厥重证。其见症虽以神闭风动之症象显明，但必以火炽气血之脉症为主。

通称：痰火动风。

病名：［**中医**］子痫，急惊风。［**西医**］肺性脑病。

病因病机：心肝痰火蕴闭，以其人素禀心肝火旺，交炽于气血之分，鼓动痰热，上闭心窍，神明内乱，陡动肝风，郁滞络脉，而成痉厥重证。

证象组合：气炽+血炽+神闭+络郁+气逆+气滞

主症：【**津气蕴炽**】**症象**：①高热。②便闭。**脉象**：脉弦洪有力。

【**血热蕴炽**】**症象**：①唇紫。②烦躁不安，不睡。**舌象**：舌紫绛少津。**脉象**：脉弦细数。

副症：【**神志蒙闭**】**症象**：①不省人事，谵语不已。②吐沫即腥。③神昏发厥。

【**络脉不和**】**症象**：①两目上视，目珠直视。②目窜口噤。③手足抽搐，手足鼓动不止。④角弓反张。⑤咬牙切齿，大喊大叫不止。口舌已咬破。

宾症：【**气机冲逆**】**症象**：气促痰鸣，痰涎上涌。

【**气机不利**】**症象**：胸胁胀痛，腹满痛。

治则：当以清泻心肝之火为主，以解其内炽之势，化痰开窍，以醒神，平肝息风以宁络。

方证

1.加减龙胆汤证：为古代治急惊风主方，适用于高热抽搐痉挛便闭实证。治壮热惊悸，头摇或头仰，牙关紧闭，项强，四肢抽搐，目上视或斜视，面色发青，昏睡谵语，时烦躁，身反折强直，时轻时重。

龙胆草、白蒺藜、丹皮、黄芩各4.5g，羚角、川黄连各3g，浙贝母、僵蚕、生石决明、茯神、杏仁、钩藤、全瓜蒌、菊花、白芍各9g，甘草2.4g。

2.羚角钩藤汤合安宫牛黄丸证：蒋庆雨方[1]。治肺性脑病，痉挛痰壅气促。详见病案2。

羚角、钩藤、生地、竹茹、黄芩、黄连、栀子、玄参、麦冬、犀角、天竺黄。

论著和讨论

本证候心肝之火内炽气血，鼓痰上闭心窍，肝风内动入络，即如严继春曰："心肝热盛，鼓风气生痰升。"[2]其救治之则当以清泻心肝之火，化痰开窍，平肝息风为法。何廉臣按："妊妇热病痫厥，较但病风痉者尤重。方用龙胆泻肝合黄连泻心加味，前哲陆肖愚曾用此法而效。妙在先用羚角汤，送服马宝西黄，较之陆氏方法，更为着力。唯就余所验，马宝虽为子痫之特效药，服后往往痫厥即除，隔二三日或四五日，胎亦随落。此案（病案1）幸而保全，殆由孕妇素禀尚强，胎元亦足之故欤。"[2]

病案举例

1.严继春治热病子痫：胡陈氏，34岁，孕已七月，腹中早有伏热，妊娠动怒，初谵语不已，手痉目窜不省人事，吐沫即腥，继手足抽搐，神昏发厥，脉弦洪有力，舌红带紫，此子痫，心肝热盛，鼓风气生痰升，痫厥，急大泻心肝之火：川黄连、龙胆草各3g，生白芍15g，天麻4.5g，白菊、桑叶各6g，青子芩、竹茹各9g，羚角2.4g，马宝、犀黄各0.3g，2剂痫厥除，尤觉胎热上冲，时欲眩晕，脉寸大均弦数，此肝风未尽息，痰火胎热上逆，以镇潜清息：石决明24g，桑叶、龙齿各9g，天麻4.5g，盐川黄连2.1g，白菊6g，辰茯神12g，木瓜3g，金银戒指1个，灯心3帚，眩晕大减，胎上冲心亦轻，唯腹中觉热，胎动不安，便秘溺涩，脉柔舌红润，此心肝火平，伏热未清，拟清伏热以安胎：青子芩4.5g，白薇、白芍、丝瓜络、竹茹、知母各9g，桑叶6g，生甘草1.5g，海蜇30g，荸荠12g，养胃阴清余热：鲜石斛、北沙参、白芍各9g，寸麦冬4.5g，竹茹6g，甘蔗、梨肉[2]。

2.蒋庆雨治慢性肺心病痰浊蒙窍型（肺性脑病）：若肝风内动，痰热蒙窍，神昏谵语，烦躁不安，两目上视，气促痰鸣，身热，舌紫绛少津，脉弦细数，治以清热开窍，平肝息风：羚角钩藤汤（组方见方证），安宫牛黄丸（黄芩、黄连、栀子、羚角、竹茹、天竺黄）[1]。

3.李庭玉治小侄，不满3岁，一晚忽然全身发烧，不食，不睡，移时痉挛、惊厥，两眼球向上翻，角弓反张，咬牙切齿，大喊大叫不止。口舌已咬破，质好的裤子也蹬烂，几欲暴脱之象，急用牛黄0.3g，朱砂0.6g冲服，即能安睡。次日活动如常[3]。

引用文献

［1］蒋庆雨.中西医结合分型治疗慢性肺心病77例的临床体会［J］.新医药学杂志，1976，（10）：29.

［2］何廉臣.重印全国名医验案类编［M］.上海：上海科学技术出版社，1959：258.

［3］李庭玉."气化"探讨［J］.新中医，1977，（2）：47.

（七）木火闭厥候（心肝痰火变证3）

心肝痰火证·木火闭厥候，多系外邪内陷入里，引动肝火，鼓动痰浊，上闭心窍，外滞阳气，而成为热深厥甚之阳厥重证，时病学家亦通称为阳证似阴之闭厥。其见症虽以神闭风动之症象显明，但必以内火炽盛之脉症为凭，不可为外似阴寒之假象所惑。

通称：热深厥深，阳厥，阳证似阴。

病名：［**中医**］伏热，温燥，暑温，伏暑夹痰，闭厥。［**西医**］脑型疟疾，间日疟，乙型脑炎。

病因病机：心肝痰火闭厥，因外受温暑之邪，入里化火；或伏热化火，引动肝火，火动风生，风火鼓痰，上闭心窍，外阻阳气，窜入络脉，而成闭厥重证。

证象组合：气炽+神闭+阳滞+气郁

主症：【**津气蕴炽**】**症象**：①高热呻吟。②烦躁，大叫呼热。③脘腹胀满。④便秘溲赤。**舌象**：①舌红兼紫。②舌红苔黄白厚腻。**脉象**：①脉弦滑。②脉滑带数。③脉初时躁疾异常。

【**神志蒙闭**】**症象**：①神志昏迷。②痰鸣，谵语。③嗜睡不语。④瞳孔散大。⑤遗溺。

副症：【**阳气不行**】**症象**：①先发大寒，热不外扬。②身冷。③四肢厥逆，冷汗过肘。④颜面苍白，面色青惨，脸色晦滞，口唇发青。⑤头面四肢浮肿，两目陡然失明。⑥大便溏泄。**脉象**：脉伏，右数左伏。**舌象**：舌淡红，苔白腻。

【**络脉不和**】**症象**：①颈项强直，目珠直视，两目上窜。②唇紫口噤。③两手痉动，手足鼓动不止，四肢抽搐。

宾症：【**气机不宣**】**症象**：呼吸不利。

【**气机不降**】**症象**：痰涎上涌。

治则：当急急泻心肝之火，佐以涤痰宣窍以醒神，镇肝息风以解痉。

方证

1.清心开窍平肝化痰方证：王苹芬方[1]。治脑型疟疾，间日疟，高热神昏，四肢抽搐，两目上窜，详见病案3。

石决明30g，钩藤12g，玳瑁、天竺黄各9g，菖蒲4.5g，陈皮、胆南星各3g，全蝎1.8g，郁金、半夏、山栀子各6g，至宝丹3粒（鼻饲）。

2.息风定痉、泻热涤痰方证：褚玄仁方[2]。治乙型脑炎，嗜睡不语，时时抽痉痰鸣，龂齿，脘腹胀满，便秘溲赤，舌红苔黄白厚腻，脉滑带数，详见病案4。

天竺黄10g，石菖蒲、枳实各6g，钩藤12g，郁金、僵蚕各6g，石决明15g，炮甲片5g，生牡蛎30g，川贝3g，竹沥1盅，2剂，礞石滚痰丸6g分5包，每次一包。

论著和讨论

本证候痰火内盛，心肝火炽，风动痰壅，机窍闭塞，沈奉江曰"此热深厥深，燥热引动肝火，风自生火"之证[3]。救治之则当以清泻心肝之火为主，化痰开窍，潜阳息风以急救之。何廉臣按："伏热而兼挟外感者，即以新邪引动伏气为胸。若伏热而兼内伤者，则因内伤而留滞伏热，不得爽达。治之不得其法，每有因此淹缠，致成坏症者。即如平时有气郁之病，则肝气不畅，络气郁滞，热邪窜入肝络，即有胸板胁刺咳逆等症。邪郁不达，久而化火，即蒙冒厥阴，而有昏痉之变。此案（病案2）伏热痉厥，即邪窜厥阴之明证。盖足厥阴肝脉，上达颠顶，颠顶即神经中枢，伏热挟肝火刺激神经，故一起即痉且厥。法用逼迫瓶射薄荷精，大指掐右手背威灵穴，却为开闭醒厥之要诀。方用清热解郁，化痰息风，固属正治，妙在至宝丹，用异类灵动之品，直清神经，故服后神清痉定，速奏肤功。此等内外并治，后学当注意之。"[3]

病案举例

1.周小农治伏热痉厥：殷寿根妻，30岁，素有肝郁，继感首夏暴热，引动伏邪，先发大寒，覆厚被二付，热不外扬，而从内窜，两手痉动，呻吟，烦躁，大叫呼热，随即口噤昏厥不省，已一日夜矣，脉初时躁疾异常，今右数左伏，苔白，知其气闭，邪陷厥阴，以卧龙丹取嚏，不嚏射薄荷精，掐右感灵穴，目睁得嚏七八次，顿觉汗出遍体，苏来连声难过，口渴呼饮，左脉已起，以清热解郁化痰息风：茅根、珍珠母各30g，薄荷3g化至宝丹，射干3g，郁金、淡豆豉、黑栀、丹皮、连翘、金银花、滁菊各9g，钩藤15g，石决明24g，竹茹黄6g，石菖蒲2.1g[3]。

2.沈奉江治燥痉昏厥：陈姓媳，年20余，怀妊足月，腹中素有伏热，温燥引动，头面四肢浮肿，两目陡然失明，继痉厥，痰涎上涌，面色青惨，目珠直视，唇紫口噤，手足鼓动不止，神昏脉伏，身冷，舌红兼紫，此热深厥深，燥热引动肝火，风自生火，急清热息风潜阳涤痰：羚角1.2g，珍珠母、石决明各60g，菊花、川贝母、钩藤各9g，胆南星2.1g，竹沥120g，另猴枣0.3g，月石、郁金、羚角各0.9g，竹沥60g调，风痉已定，神识时糊时清，牙关时开时闭：濂珠、川贝母、天竺黄、胆南星各0.9g，钩藤、竹茹各9g调，神清脉起；舌红唇燥，两颧转赤，清润泄热，佐以息风：川黄连1.5g，青子芩4.5g，川贝母、连翘、知母、钩藤各9g，芦根2.1g，黄杨脑7个，竹心30片，茅根21g，腹痛胎坠已腐，邪热未清瘀不下，以通瘀泄浊：丹参、郁金、桃仁、泽兰各6g，当归尾4.5g，川贝3g，茺蔚9g，藏红花、血珀各1.5g，童便1杯[3]。

3.王苹芬治脑型疟疾：廖某某，男，8岁，间日疟，高热神昏，四肢抽搐，两目上窜，呼吸不利，脸色晦滞，口唇发青，舌淡红，苔白腻，脉弦滑，为伏暑夹痰内蕴，不能从少阳外达，内窜厥阴，宜清心开窍，平肝化痰（组方见方证），2剂抽搐止，面转红活，能讲话，但语无伦次，时时痴笑不已，鼻衄，尿血，脉转细软，苔布薄黄，乃邪热耗伤营血之候，转凉血安神兼清痰热：生地12g，丹皮、菖蒲、酸枣仁各6g，赤芍、茯神、黑栀、天竺黄各9g，牡蛎、石决明各24g，牛黄清心丸1粒，2剂血止神清。为头顶疼剧，终日哭闹不安，为肝虚风阳上潜，转平肝息风：白芍、玳瑁、茯苓、秫米各9g，珍珠母18g，半夏、陈皮、黑栀子各4.5g，胆南星3g，2剂头痛止出院[1]。

4.褚玄仁治周某某，女，7岁，患乙型脑炎一周余，高热虽降，（肛T38.3℃），但仍嗜睡不语，时时抽痉痰鸣，龂齿，脘腹胀满，便秘溲赤，舌红苔黄白厚腻，脉滑带数，痰火风食滞交阻，上蒙神明，拟息风定痉，泻热涤痰（组方见方证），得畅泻后停服，当夜即解，胶痰样便，体温已降，神志虽清，但问之不能答，左肢仍欠灵活，偶拘急，去礞石滚痰丸、天竺黄、川贝加桑枝12g，白芍6g，桑寄生10g，忍冬藤15g，2剂，言语渐出，抽搐渐稀，原方出入一周出院[2]。

引用文献

[1] 王苹芬.脑型疟疾一例治验［J］.中医杂志，1964，(7)：14.

[2] 褚玄仁.礞石滚痰丸方证分析和临床运用［J］.中医杂志，1980，(4)：45.

[3] 何廉臣.重印全国名医验案类编［M］.上海：上海科学技术出版社，1959：208，260.

（八）阳气厥逆候（心肝痰火变证4）

心肝痰火证·阳气厥逆候，系由肝火内盛，鼓动热痰上逆，蒙蔽清窍，闭塞心神，陡动肝风，而成痉厥闭证，杂病家通称之为痰热内闭之证。其见症以神闭风动之症象显明，但必见兼肝阳上浮之脉症，并以之为主。

通称：痰热内闭。

病名：［中医］中风闭证。［西医］脑出血。

病因病机：心肝痰火闭厥，多由其人肝火素盛，肝阳易动，或因情绪过激，或外风引动，肝之阳火内动，鼓动热痰蒙蔽清窍，阻滞络脉，猝闭心神，肝风陡动，而成痉厥危候。

证象组合：阳浮+神闭+气逆+神扰+络郁+空窍

主症：**【阳气浮越】症象**：①面赤气粗，体微热。②烦躁，呻吟，呼热。③二便秘结。**舌象**：舌绛，舌苔黄燥。**脉象**：①左弦急而长，右寸关郁滑不扬。②弦滑而数。③沉弦而缓。

【清空不宁】症象：头痛。

【神志昏闭】症象：①猝然仆倒，神识不清。②昏糊不省，痰涎上壅。③神呆不语，目瞪，不能言语。

副症：**【清窍不利】症象**：痰鸣。

【气机冲逆】症象：①吐涎沫。②痰涎上壅。③气喘时作。

宾症：**【神志不宁】症象**：烦躁。

【络脉不和】症象：①项强。②猝然肢体废弛，偏身筋络拘急。③上视口噤。④两手握固、手指痉动。⑤肢体废弛。⑥半身瘫痪。⑦口眼歪斜。

治则：当急急以通窍开闭为急务，以清降心肝之火，镇肝潜阳，化痰息风，宣窍醒神为法，得神苏则有生机一线。

方证

1.宣窍导痰法证：雷少逸方[1]。治中风中脏阳证，及疟发昏倒，面赤气粗，身热肢厥，痰鸣口噤等证。

远志3g，石菖蒲、皂角炭各1.5g，天竺黄6g，杏仁、瓜蒌实、僵蚕各9g。另佐牛黄清心丸。

2.牛黄清心饮证：费伯雄方[2]。治舌痛，心阳炽盛，舌卷而肿，塞口作痛，难于语言。

牛黄、黄连、远志、胆南星各1.5g，寸麦冬、琥珀各4.5g，丹参9g，菖蒲2.4g，橘红3g，淡竹叶30片。

3.清热镇肝通窍豁痰方证：王季儒方[3]。治中脏腑之属于闭证，详见病案1。

生石膏、石决明、瓜蒌各30g，天竺黄、菖蒲、郁金、清半夏、知母、黄柏、龙胆草、栀子各9g，竹茹、滑石各12g，莲心6g，安宫牛黄丸2粒（分吞）。

4.清热化痰汤合至宝丹加减证：张镜人方[4]。治中风阳闭，详见病案2。

生白术、茯苓、半夏、菖蒲、黄芩、钩藤各9g，橘红、枳壳、竹茹各5g，胆南星3g，羚角4.5g，竹沥30g，姜汁4滴，至宝丹1粒。

论著和讨论

本证候肝之阳火，鼓动痰热，上闭心窍，外阻络脉，痉厥重证。王香岩曰："外风引动内风，所以猝然肢体废弛，遍身筋络拘急，神识不清。缘肝阳夹动外风，乘隙袭凑空窍，痰热无从宣泄，以致涎沫上壅，不能语言，……口面㖞斜，痰涎壅塞，……脉象左三部弦急而长，右寸关郁滑不调，……拟息风宣窍，涤痰通络一法：羚角、滁菊、橘络、蝎尾、竹沥、法半夏、胆南星、天麻、冬桑叶、鲜石菖蒲根汁、白云苓、钩藤、圣济大活络丹。"[5]故救治之则当先通窍开闭，以开其关；再以清泻心肝之火，镇肝潜阳，化痰宣窍，息风通络，以救其急。何廉臣曰："痰火铄肝，肝藏相火而主筋……重则昏狂痉厥，癫痫痴呆，直上颠顶，冲激神经，法当先通脑气，藜香散：藜芦2.7g，麝香0.3g，共研吹鼻取嚏，次用导痰开关散：杜牛膝根汁晒取净末、生皂角各30g，炒僵蚕、枯白矾各15g，研匀2.4~3g，开水调服，涌吐痰涎，痰涎虽吐，而神识时清时昏者，当用四汁饮：竹沥、梨汁、萝卜汁各2瓢，鲜石菖蒲汁2匙，调下局方妙香丸，肃清痰火以醒神，俟神识清醒，再用柔肝息风煎善其后防微；终用坎气潜龙汤，滋阴潜阳以除根。"[6]姚国美说："风中于腑，昏不知人，乃风痰上壅，阻塞包络。实者，脉必滑数，宜（费伯雄）加味竹沥汤（寸麦冬6g，石斛15g，羚角、僵蚕各4.5g，橘红3g，胆南星1.5g，天麻2.4g，竹沥半杯，姜汁1杯），息风清热化痰。"[7]

王季儒说：闭证，突然倒仆，不省人事，牙关紧闭，两手握固，面赤气粗，痰涎壅盛，口眼歪斜，半身瘫痪，脉弦滑而数，或沉弦而缓。此系阴虚肝热，热极风动，风起痰壅，肝风夹痰上逆，故卒然发生昏仆。痰阻络道，血脉阻滞，故半身不遂。其面赤气粗，皆是肝热上冲之象。热灼筋急，故牙关紧闭，两手握固。脉弦滑而数，弦为肝旺，滑为有痰，数为热盛，证属邪正俱实，治宜清热镇肝，豁痰开窍，我常用镇肝益阴汤（自拟方）治疗。生石膏、生石决明、黛蛤粉各30g，龙胆草、栀子、天竺黄、菖蒲、旋覆花、代赭石、知母、黄柏、牛膝、川郁金各9g，竹茹、滑石、磁石各12g，安宫牛黄丸1粒，羚羊角0.6g，犀角0.6g（可用广角代）。如突然昏仆，脉沉弦而缓者，必然四肢不温，面色苍白，此为气血郁闭之象，可先用苏合香丸以开之，或于方内去安宫牛黄丸，加入苏合香丸；如服后脉转滑数，面转红润，再去苏合香丸，改用安宫牛黄丸；牙关紧闭，不能服药者可用乌梅一个，温水泡软，塞于腮内，牙关即开；如肥胖人，湿痰素盛，加清半夏9g，广陈皮6g，云茯苓12g；痰涎壅盛，加竹沥水30g，猴枣0.6g冲；或先用稀涎散（即白矾、皂角）1.5g白水送下，痰涎即顺口流出，神志清醒后，去安宫牛黄丸、犀角、羚羊角，加桑寄生、鸡血藤各30g，威灵仙、地龙、生山甲各9g，土鳖虫3g，以及大活络丹等活血通络以治偏瘫；脉弦滑有力，头晕甚者，石决明可用60~90g，加杭菊花9g，白蒺藜12g，天麻1.5g；面赤，烦躁不安，脉数大有力者，生石膏可用60~90g；舌强言謇加全蝎3g，僵蚕9g；大便燥结加瓜蒌30g，玄明粉、酒制大黄各9g；大便溏加川黄连6g，芡实30g；如四肢已灵活，腰膝尚觉无力，加狗脊18g，川续断、杜仲各12g，偏瘫部位已见活动，唯尚觉无力，脉滑大之象已衰，可加黄芪30~120g、党参30g。然必须是风痰已净，热势已平，方可加入，以免闭邪于内，而遗终身之累，舌赤少苔，为阴液不足，加鲜石斛30g，无鲜的用川石斛15g，北沙参、麦冬各18g，如热势不重，脉弦滑而不数，可去石膏、石决明，改为生龙牡各12g，珍珠母30g[3]。

病案举例

1.王季儒治赵某某，男，54岁。患者口眼歪斜，左半侧肢体瘫痪，言语不清，头痛已有13小时。既往有高血压史15年，哮喘史15年。检查：血压170/120mmHg，神志半清，合作欠佳，左侧瞳孔缩小，右侧正常，对光反射存在，口眼歪斜，心律齐，心率不快，右侧上、下肢活动正常，左侧偏瘫，克氏征（+），巴氏征（+）。22日下午1时，神志不清，处于昏迷状态，瞳孔继续缩小，深睡。晚9时后有鼾声。脉象弦滑有力，舌质肿大。西医诊断为脑出血。患者体丰，舌质肿大，为湿痰素盛之征。脉弦滑有力，有高血压史，为肝阳上亢之象。突然左半身偏瘫、失语、逐渐昏迷，是肝阳夹湿痰上冲。蒙蔽清窍则神昏，横阻络道则偏瘫。证为中脏腑之属于闭证者，治以清热镇肝，通窍豁痰（组方见方证）。2月24日，血压130/90mmHg，前药服1剂，神志渐清，能示意，仍不能说话，左半身偏瘫，可进流质，脉仍弦滑。处方：生石膏、生石决明、瓜蒌、桑寄生、黛蛤粉、竹沥水（兑入）各30g，威灵仙、地龙、生山甲、清半夏、菖蒲各9g，广陈皮6g，竹茹、茯神各12g，磁石18g，再造丸1粒（分吞）。2月28日：血压110/90mmHg，言语已清，唯左侧上、下肢不能活动，仍服原方3剂。3月1日：下肢稍能活动，左上肢仍不能动，大便不畅，脉滑。于前方中加土鳖3g，川牛膝9g，络石藤18g，郁李仁12g，大活络丹1粒。3月8日：周身疼，头迷糊，脉缓滑。石决明、桑寄生、瓜蒌、竹沥水（兑入）各30g，生龙牡各12g，威灵仙、地龙、生山甲、川牛膝、菊花、菖蒲各9g，豨莶草、竹茹各12g，鸡血藤24g，土鳖3g，蕲蛇6g。再造丸1粒（吞服）。以后，以此方加减服药20剂后，左侧肢体活动度增加，左手握力差，继续服药至同年4月9日，带药出院。经随访，病人已恢复整日工作。本例在治疗后遗症方面曾配合新针疗法。按：本例脉证俱实，系属中脏腑之闭证，但入院后2小时，病情逐渐恶化，发展迅速，急以镇肝益阴汤大剂，并和入安宫牛黄丸2粒，服药1剂，神志即清，然后于方内加入通络活血之药。我治疗此类病例皆分两步[3]。

2.张镜人治中风风痰内闭之阳闭：多由阳升风扰，痰热内闭所致，眩晕昏仆，面赤气粗，二便秘结，舌苔黄燥，脉弦滑数。热痰相搏。辛凉开闭，豁痰潜阳：清热化痰汤合至宝丹加减（组方见方证）[4]。

引用文献

［1］雷丰.时病论［M］.北京：人民卫生出版社，1964：25.

［2］张元凯.孟河四家医集［M］.南京：江苏科学技术出版社，1985：17.

［3］王季儒.脑血管意外（中风）的辨证论治［J］.新医药学杂志，1977，(9)：18.

［4］张镜人.昏迷的证治［J］.中医杂志，1981，(7)：57.

［5］王香岩.医学体用［M］.南京：江苏人民出版社，1957：24.

［6］俞根初.重订通俗伤寒论［M］.上海：上海科学技术出版社，1959：311.

［7］姚国美.姚国美医学讲义合编［M］.北京：人民卫生出版社，2009：157.

（九）营血蕴闭候（心肝痰火变证5）

心肝痰火证·营血蕴闭候，系由外邪内陷营血，引动肝风，鼓动痰热，上闭心窍，外窜络脉，而成痉厥重证，温热家通称为逆传心包之证。其见症虽以神闭风动之症象显明，但必以热蒸营血之脉症为主。

通称：逆传心包。

病名：［中医］痰蒙心包。

病因病机：心肝痰火蕴闭，多由素体多痰，或湿火交蒸，津液化痰，外邪深陷营血，化火夹痰浊上蒙心包，堵其神气出入之窍，肝阳化风入络，较不夹痰者尤难苏醒。

证象组合：营灼+血蒸+神闭+络郁+神扰+阳郁

主症：**【营血蕴灼】症象**：①唇焦。②渴不知饮。**舌象**：①舌绛而抵齿，难伸出口。②苔薄黄。**脉象**：①脉不洪数。②其脉弦而软数。

【血热蕴蒸】症象：表热不扬而里热甚炽。**舌象**：舌赤。

【神志蒙闭】症象：①神识昏糊。②谵语妄言，逾垣上屋。③神昏不语，目瞪神呆。④气喘时作。

副症：**【络脉不和】症象**：①四肢抽搐。②角弓反张。③舌难伸出。

【神志不宁】症象：①心烦不寐。②烦躁欲狂。

宾症：**【阳气不和】症象**：①肢搐而厥。②便泻稀水。**舌象**：①舌绛望干扪湿。②上有黏腻薄苔。③舌心苔白厚。**脉象**：脉沉细数。

治则：以清泻心肝之火，以清透营血之中，必兼清化痰浊，芳香开窍，开其内闭以醒神。

方证

1.羚羊清营汤证：《通俗伤寒论》方[1]。治暑陷营分，痰蒙心包，堵其神气出入之清窍，痉而且厥，舌绛赤。

羚羊角、金银花、山栀子、鲜生地、连翘、竹沥。

2.清温息风清神涤痰方证：丁甘仁方[2]。治神识昏糊，谵语妄言，逾垣上屋，角弓反张，唇焦渴不知饮，脉不洪数，详见病案2。

鲜石斛、犀角、薄荷、朱茯神、川贝母、天花粉、羚羊角、连翘、枳实、竹茹、天竺黄、石菖蒲、竹沥、紫雪丹。

论著和讨论

本证候营血伏火夹痰浊上蒙心包，闭塞清窍，陡动肝风，而成痉厥重证，吴坤安说："舌绛而上有黏腻，似苔非苔者，中夹秽浊之气，急加芳香逐之。舌绛望之干，扪之原有津液者，此津亏而湿热熏蒸，将成浊痰蒙蔽心包也。"[3]又说："舌绛而抵齿难伸出口者，痰阻舌根有内风也。"[3]曹炳章说："舌底绛望之黏腻，独舌心有苔白厚如豆大一瓣者，伏暑内夹痰饮也。"[3]因而其救治之则当以清泻心肝之火，清营凉血、化痰开窍为法。何廉臣说："营热晕痉者，暑陷营分，舌必绛赤，痉而且厥，再夹乳汁酿痰蒙蔽心包，堵其神气出入之清窍，不论暑风、暑温、暑痉、暑厥，皆宜羚羊清营汤（组方见方证）调下紫雪丹0.9g。"[1]

病案举例

1.王孟英治陈子孟秋患感，医与表散温补，病随药剧，至八月初延孟英视之，目瞪神呆，气喘时作，舌绛不语，便泻稀水，肢搐而厥，人皆以为必死矣，察其脉弦而软数，乃阴亏肝盛之质，提表助其升逆，温补滞其枢机，痰饮轇轕（指胶结），风阳肆横，祷神祛祟有何益哉，与鳖甲、龙、牡、旋、赭、芩、连、楝、贝、菖、茹、胆星、犀、羚等药，息风镇逆，清热蠲痰数帖而平[4]。

2.丁甘仁治诊脉沉细数，苔薄黄，表热不扬，而里热甚炽，神识昏糊，谵语妄言，逾垣上屋，角弓反张，唇焦渴不知饮，脉不洪数，亟清温息风，清神涤痰（组方见方证）[2]。

引用文献

［1］俞根初.重订通俗伤寒论［M］.上海：上海科学技术出版社，1959：427.
［2］秦伯未.清代名医医案精华［M］.北京：人民卫生出版社，2006：523.
［3］曹炳章.彩图辨舌指南［M］.南京：江苏人民出版社，1962：卷二25，29，30.
［4］王孟英.王孟英医案绎注［M］.北京：学苑出版社，2009：163.

（十）气阴闭脱候（心肝痰火变证6）

心肝痰火证·气阴闭脱候，为痰火久灼心肝，伤残气阴，痰火内炽，蒙闭心窍，而正气不支，气阴将脱，而成内闭外脱之危候。其见症首见神志蒙闭与阴液枯涸之脉症，随之则有气阴脱竭之脉症。

通称：内闭外脱。

病名：［中医］暑温夹毒夹痰夹浊。［西医］乙型脑炎（极重型闭脱证），肺心脑病。

病因病机：心肝痰火闭脱，因痰火久炽于内，耗伤气液，而痰火尚盛，蒙闭心窍，气液已受伤残，渐而不支，以致脱竭，至危至急之候。

证象组合：神闭+阴涸+气脱+阴脱

主症：【神志蒙闭】症象：①神气昏沉。②目精上视。③头项强，龂齿。④蜷卧，虽醒似睡。⑤昏糊谵语。⑥肢臂震动，角弓反张。⑦二便失禁。**舌象：**苔腻而润，舌尖微露红绛。**脉象：**二脉郁伏。

【阴液消涸】症象：①齿枯龈黑。②午后身热。③渴不知消水。④耳焦舌焦唇焦。⑤小便涩。**舌象：**①舌红中黑点，或黑中红点。②舌紫干涩。

副症：【气虚脱绝】症象：①言语颠倒。②面青息高鼻扇。③鱼目鸦口。④肤冷汗出。⑤躁扰不寐。⑥撮空。**脉象：**脉沉细，急疾。

宾症：【阴精脱竭】症象：①面赤油光，张目不瞑，高声妄言。②两手躁扰不定，循衣撮空。③时作鼾声。④舌卷囊缩。⑤耳聋。**舌象：**舌赤。**脉象：**①脉硬如弦。②脉躁疾无伦，重按无根。

治则：当急与养阴清热，化痰开窍以开其闭；若脱象显露，则又当益气养液，兼顾其脱。

方证

1.清络热以开其闭方证：徐晓岑方[1]。治内闭外脱，详见论著。

犀角、羚角、石决明、玳瑁、鲜生地、玄参、连翘、丹皮、远志、川贝母、焦栀子、胆南星，清心牛黄丸1粒。

2.固脱方证：徐晓岑方[1]。治气脱之证，肤冷汗出，躁扰不卧，脉细而急疾。

台参、五味子、麦冬、白术、黄芪、熟地、附片、肉桂、炙甘草、龙骨、牡蛎。

论著和讨论

本证候痰火内炽心肝，蒙闭心窍，引动肝风，而气液伤残，渐形脱竭，内闭外脱，至急至危。如吴坤安说："若邪从三阳经传入，即在太阴，已多危候，再入少阴，生者少死者多矣。至传厥阴，内风已盛，九窍热极将闭，无庸议治。凡见面青目白，……此皆厥阴死症。"[2]救治之则当于脱象未显之时，仍当以化痰息风，开窍醒神，以开闭为主，随机参以益气增液之品，以扶其正；如脱象显露，又当以益气养阴，救脱为先，徐荣斋说"徐晓岑经验，谓应当'急清络热以开其闭'，药用（组方见方证）。到了'肤冷汗出，躁扰不卧，脉细而急疾，便为气脱之证矣'的一个阶段（组方见方证），徐晓岑认为是'亡阳脱证'"[1]。则当尽力以救脱。

吴坤安说："若是阳经热邪，传至太阴，已多危候，至入少阴，生者少，死者多矣，……即属虚症，为难治，宜右归、六味出入为当。""凡少阴证，六脉沉细，似寐非寐，其舌紫色是也，然紫而鲜润者，可治；紫而枯晦，如猪肝色者，不治，或紫色而间微白苔者方佳。""如见舌形紫而干涩，口渴唇燥，外见少阴证者，此肾阴不足，坎中水亏，宜壮水为主，六味饮、一阴煎之类。如兼见谵语神昏，又当从手少阴治，微清痰火，如生地、丹参、茯苓、川贝、菖蒲、钩藤、天竺黄之类。"[2]

病案举例

1.孙宝楚治乙型脑炎（极重型闭脱证）：唐某某，男，11岁，T 40.8℃，先起头痛，发热，呕吐，恶心，继而昏糊谵语，项强龂齿，肢臂震动，二便失禁，表热不扬，身发瘀点，二脉郁伏，苔腻而润，舌尖微露红绛，脚尖少湿，蜷卧，暑温夹毒夹痰夹浊，蒙阻清窍，从宣窍泄浊，息风解毒，至宝丹1粒，生石决30g，钩藤15g，菖蒲、郁金各9g，胆南星2.4g，天竺黄6g，带芯连翘12g，鲜荷叶1角，体温骤降35.8℃，血压71/50mmHg，颜面苍白无华，手足不温，汗多黏冷，脉微细若无，苔淡黄厚腻，瘀斑续布大小不等，色黑少光，极不圆整，边缘高凸，中心凹陷，神糊项强，每三小时痉厥一次，温毒内陷，大有厥脱之变，急急清营护心解毒，神犀丹1粒，六神丸60粒、真犀黄0.6g研匀，石菖蒲15g，煎汁调服。药后T 36.8℃，血压80/40mmHg，神识昏蒙黏汗已止，手足略温和，守原方，次日T 37.2℃，血压80/60mmHg，神识转清，脉小数，苔化薄化淡，底质仍滞浊，大便未解，少腹微痛，从清热解毒利湿：生大黄6g，带芯连翘、丹皮、藿香、佩兰各9g，金银花12g，碧玉散15g，竹叶4.5g，鲜荷梗1尺，舌苔已化，便下干粪。服后T 37℃，斑色转淡转红，3剂，大便色黄微溏，唯脐周有时攻痛，以枳实、槟榔、麦芽、谷芽、山楂炭、连翘各9g，青皮、陈皮各4.5g，六一散12g，鲜荷梗1尺，2剂。后养胃阴、扶胃气收功[3]。

2.李洪成治吴某，肺心脑病，住院抢救无效，家属运回家中待毙。其弟就商于余，因棺木未就，请求用药挽留1~2日，邀余同往视之。见其面赤油光，张目不瞑，高声妄言，两手躁扰不定，循衣撮空，唇焦舌赤，脉躁疾无伦，重按无根，确有阴阳离决之险，脱竭在即，勉为疏方，生脉饮，重用生晒参以救其脱。翌日其子来云：略病有好转，神情稍安，嘱原方再剂。第三日往视，神情虽较安静，面上油光已敛，但仍昏冒不识人，夜间烦扰，不能入寐，仍有妄言，能勉强进食稀粥汤水，舌光绛紫赤，上罩黏液，脉转濡数。气液已回，脱绝可免，但痰火尚炽于营血，蒙闭心神。因转清营凉血，化痰宣窍，息风安神，与清营汤，加天竺黄、川贝母、胆南星、石菖蒲、朱茯神、钩藤、生石决明、远志等，连进3剂。神志始清，但仍朦胧，如梦初醒，问及发病住院一事，概无印象，但能入睡，略知饥饱，二便亦能自控。因转入家庭病床，继与清化痰热，益气生津等调治，渐自康复。三年后死于急性心肌梗死[4]。

引用文献

［1］俞根初.重订通俗伤寒论［M］.上海：上海科学技术出版社，1959：451.

［2］吴坤安.伤寒指掌［M］.上海：上海科学技术出版社，1959：卷二26，27，36，卷一11.

［3］孙宝楚.流行性乙型脑炎8例治愈小结［J］.江苏中医，1966，(7)：23.

［4］李洪成.中医证候学［M］.北京：中国医药科技出版社，2008：1682.

第四节　风痰证类（5证14候）

风痰证，因风动痰，湿痰挟风之证。以其人素体湿痰内盛，或外感风邪而触动，或因七情感触，肝阳化风，肝风动痰；尤以外风引动内风，内外之风相煽而动湿痰，风痰相搏而成风痰之证。与新感风邪，激动津液而成痰者，与湿痰夹风不同，前者为风鼓肺津而成之新痰，散风即可以疏痰，风去而痰自平；后者为脾胃湿聚之宿痰，治必燥湿，始可除痰。

湿痰起于中焦，脾湿蓄积所致，外风入里，首犯于肺，故外风触动脾中湿痰，而成肺脾风痰之证。肝风内动，鼓动脾中湿痰，而成肝脾风痰证。二者均为风痰本病。外风犯肺，引动肝风，内外之风交煽而动痰，为肝肺风痰证，是为内外合病；而肝风犯胃，鼓动胃中之痰，则为肝脾胃并发之病；肝风鼓痰，上犯于心，而为心肝并发之心肝风痰证，是为并病。

风痰之治，总当以祛风化痰为首要，或散外风，或息肝风，必兼以理脾燥湿以除痰，俞根初有云："痰阻脾络，肝风内扰，以息风豁痰，息虚风而清痰火"[1]。赖良蒲亦谓："风木乘脾，湿痰中阻。……理脾调元，平肝息风"[2]。

证候系统：详见表3-10-4。

表3-10-4　风痰证证候结构表

本病	合病	并病
肺脾风痰证、肝脾风痰证	肝肺风痰证	肝胃风痰证、心肝风痰证

一、肺脾风痰证（风痰本病1）（3候）

肺脾风痰证，为外风夹痰湿之证。素有湿痰，偶触外风引动，湿痰由脾上犯于肺，与风邪相搏而成。轻者仅为外感风邪夹痰之候，重者则为风痰相搏，郁遏上焦清阳之气，阻滞空窍；甚则闭塞清阳，而成闭厥之候，通称中风夹痰或中湿夹痰，危者阳气不支，则有厥脱之险。何秀山曰："感证挟痰，外内合邪，邪正交攻，最多经络脏腑纠结之症。"[1]其治则当以祛风化痰为主，外风宜从疏散，湿痰尤尚温燥，张聿青有云："疏解之中参入化痰，必得汗泄，方能推散”[3]。

证候别称：感症夹痰，脾虚气陷，清阳不升，风痰阻肺，痰迷清窍，内闭外脱，外闭内脱。

病名：**[中医]** 伤风夹痰证，肺风痰喘，眩晕，中风，中风夹痰，中脏，阴中，厥脱，脱症，类中风，痰中，痰厥，风厥，痰痉。

证候系统：详见图3-10-20。

本证————清阳郁遏候

转证————清气不升候

变证————清阳郁闭候、清阳闭厥候、阳气厥脱候、清气厥脱候

图3-10-20　肺脾风痰证证候结构图

引用文献

[1] 俞根初.重订通俗伤寒论[M].上海：上海科学技术出版社，1959：309，472.

[2] 赖良蒲.蒲园医案[M].南昌：江西人民出版社，1965：2.

[3] 徐衡之，姚若琴.宋元明清名医类案[M].长沙：湖南科学技术出版社，2006：828.

（一）清阳郁遏候（肺脾风痰本证）

肺脾风痰证·清阳郁遏候，为外感风寒，触动脾中湿痰，上蕴于肺，郁遏胸中清阳，不得宣达于内外，而成表里兼夹之证，时病学家通称为伤风夹痰证。其见症以表阳不宣与上中气失宣降之脉症为主。

通称：感症夹痰。

病名：**[中医]** 伤风夹痰证。

病因病机：肺脾风痰郁遏：外感风寒，触动脾中湿痰，湿痰内蕴于肺，郁遏清阳失于宣展，外则表阳不宣，内则肺失宣降，表里合邪，即张聿青所谓“湿痰素盛，内壅不宣，表邪难达”[1]。吴匊方亦称“清阳郁遏，气机不宣”之候[2]。

证象组合：阳郁+表郁+气郁

主症：**【阳气不宣】症象**：①形寒凛寒。②肢酸无力。**舌象**：苔白腻黑润。**脉象**：缓滑。

【腠理不宣】症象：①恶寒小有发热。②壮热无汗，发热不退。**脉象**：脉浮大。

【气机不宣】症象：①咳嗽痰多，咳唾痰浊。②口腻。③胸闷。④胁痛。⑤不思饮食。⑥大便窒闭。⑦小便不利。**舌象**：舌中有一条白苔。**脉象**：脉弦滑数。

副症：**【清空不宣】症象**：头胀作痛。

【气机不降】症象：①呕吐。②胸紧气急。

宾症：**【清窍不宣】症象**：①鼻塞流清涕。②咽阻多痰涎。

【经气不宣】症象：①遍身束痛，肢体烦疼。②四肢发痹若风痉状。

治则：当以外宣表阳，以散风寒；内化痰浊，以利宣降，表里同治两解之法。

方证

1.活人豁痰汤证：《通俗伤寒论》方[3]。治壮热无汗，头痛，肢体烦疼，痰多口腻，咳嗽胸闷胁痛。

紫苏、薄荷、酒制黄芩各3g，羌活、川厚朴各2.4g，枳壳、前胡、南星、姜半夏各4.5g，炙甘草1.5g。

2.桂枝汤加减证：谢映庐方[4]。治凛寒胸紧气急，四肢发痹若风痉状，或但热不寒，大便闭窒，小水亦短，详见病案2。

桂枝、芍药、甘草、紫菀、杏仁、知母、桔梗、半夏，加苏子、枇杷叶宣肺，竹沥姜汁疏导经络。

论著和讨论

本证候湿痰内壅，风寒外加，内外合邪，清阳郁遏，表里同病，何秀山说：“感症挟痰，外内合邪，邪正交攻，最多经络脏腑纠结之症，初治莫妙于活人豁痰汤（组方见方证）。”[3]故治则当疏化风痰，宣发上焦清阳为主。张聿青曰：“疏解之中，参入化痰，必得汗泄，方能推散。”[1]吴坤安说：“初病偏舌色黑而润，发热胸闷，外无险恶情状者，此胸膈素有伏痰也，宜薤白、瓜蒌、桂枝、半夏即退，或去桂枝用枳壳、桔梗亦效。”[5]

病案举例

1.张聿青治症起四日，湿痰素盛，外感于风，内壅不宣，壮热无汗，肢体烦疼，或左胁痛甚，头胀作痛，痰多口腻，咳嗽胸闷，脉数右浮大，苔白腻，拟疏解之中参入化痰，必得汗泄，方能推散：荆芥穗、霜桑叶、羌活、郁金、旋覆花、半夏、橘红、赤白苓、杏仁、真猩绛、枳实、竹茹、桔梗[1]。

2. 谢映庐治王衍堂之孙，年三十，初起咳嗽，腹中觉热，命妻煮鸡子食之，便觉寒凛，胸紧，气急，四肢发痹，若作风痉之状。以后但热不寒，大便闭塞，小水亦短，诸医发表攻里，作痉愈形，此乃表寒束其内热，亦是《内经》淫气喘急，痹聚在肺之症。仍以此方取用，因未得汗，不取芍药之酸收，大肠气闭，更加苏子、杷叶以宣肺，兼入竹沥、姜汁，疏导经络，以通四肢之痹。一剂症减六七，再剂痉愈[4]。

3. 丁甘仁治发热不退，胸闷呕吐，舌中有一条白苔，脉弦滑数，太阳阳明未解，痰湿逗留，中焦气滞，宣化失司，拟栀豉汤疏表，温胆汤化痰，俾得邪从外解：淡豆豉、黄芩、半夏、麦芽、谷芽、赤芍、生姜、桂枝、竹茹、陈皮、鸡内金、泽泻[1]。

4. 叶熙春又治寿炳泉，男，55岁，酒后触风引动湿痰，身热头疼，咳嗽痰稠，胸闷食减肢废，苔白腻脉弦，辛温解表：桂枝尖2.4g，杏仁、象贝母各9g，前胡、白蒺藜、宋半夏各7.5g，香豉、荆芥、苏叶各4.5g，藿香、橘红，2剂，形寒肢热已解，头痛，咳嗽亦差，胸闷得安，目尚昏眩，舌白脉缓，再宣肺化痰：杏仁、象贝母、款冬花、决明子各9g，宋半夏、旋覆花各7.5g，白前、省头草各9g，南星、天麻各4.5g，2剂[6]。

5. 吴匊方治余清妹，女，35岁，寒重热轻，目赤呕逆，口苦，溲热便溏，宗张氏香苏葱豉汤后，症状略减，神清舒适，唯仍恶寒，小有发热，遍身束痛，咳唾痰浊，清阳郁遏，气机不宣，再疏达为治：杏仁、全瓜蒌、淡豆豉、象贝母各9g，桔梗、半夏、枳壳、郁金、苏梗各4.5g，白蔻仁1.5g，姜川黄连0.6g，橘红、葱白各6g[2]。

引用文献

［1］徐衡之，姚若琴.宋元明清名医类案［M］.长沙：湖南科学技术出版社，2006：886，828.
［2］景德镇市中医院.吴匊方医案［M］.景德镇：景德镇人民出版社，1960：8.
［3］俞根初.重订通俗伤寒论［M］.上海：上海科学技术出版社，1959：309.
［4］谢映庐.谢映庐医案［M］.上海：上海科学技术出版社，1962：124.
［5］曹炳章.彩图辨舌指南［M］.南京：江苏人民出版社，1962：卷二32.
［6］萧龙友.现代医案选（第五辑）［M］.北京：人民卫生出版社，2008：54.

（二）清阳闭厥候（肺脾风痰变证1）

肺脾风痰证·清阳闭厥候，系由外感风寒湿邪，触动脾中湿痰，上逆胸中，猝闭清阳，而成闭厥重证，杂病家通称之为痰迷清窍之证。古人有云："气返则生不返则危。"其见症以胸阳骤然闭塞之脉症显明，但可兼见表阳郁滞与气失宣降之脉症。

通称：痰迷清窍。

病名：［**中医**］阴中，中风夹痰，类中风，痰中，痰厥，风厥，痰痉。［**西医**］蜘蛛膜下腔出血，结核性脑膜炎。

病因病机：肺脾风痰闭厥，由外受风寒湿浊阴邪，触动脾中湿痰，上壅胸中，清阳骤闭，而成风痰闭厥之候。

证象组合：阳闭+气郁

主症：【**阳气不行**】**症象**：①恶寒头痛。②头痛不举。③形寒肢厥。④寒战发热。⑤恶寒发热。**舌象**：①苔白滑。②苔白微腻。**脉象**：①脉弦滑。②弦紧。

【**阳气闭塞**】**症象**：①忽头目昏瞀，神识欠清，不省人事。②目瞑语謇，舌喑不语。③僵直。④目定齿震。⑤双目斜视。⑥时而抽搐。**舌象**：苔白腻。**脉象**：①脉微细欲无，且迟缓。②脉沉伏。③脉右沉小而滑，左沉细涩。**指纹**：青暗。

副症：【**气机不宣**】**症象**：胸中似有痰涎壅滞，大碍呼吸。

【**气机不降**】**症象**：①喉中痰鸣。②气逆。③饮水不入。

宾症：【**经脉不利**】**症象**：①搐搦。②反张。③口眼歪斜。④半身无力，半身不遂。⑤口噤不语。⑥头频向上摇摆，娓娓作声，如人呼唤而应。

治则：当先通关开窍以急救之，继予祛风豁痰，宣窍醒神，大势既定，再议图本。

方证

1. 三生饮证：《太平惠民和剂局方》方[1]。治卒中昏不知人，口眼㖞斜，半身不遂，痰气上壅，六脉沉伏，或指下浮盛，兼治痰厥气厥，及气虚眩晕。

生南星30g，木香6g，生川乌、生附子各15g。为粗末，每15g加生姜15片，水煎服。

2. 青州白丸子证：《太平惠民和剂局方》方[1]。治风痰壅盛而致的呕吐涎沫，口眼歪斜，手足瘫痪，及小儿惊风等症。

生半夏七两，生川乌五钱，生南星三两，生白附子二两。为末，盛绢袋内，置水盆中摆揉绢袋，使药粉渗出，以尽为度，将药置瓷盆中，日晒夜露，每口换清水搅之，如此三五日，去水，晒干，糊丸或水丸，绿豆大，每服五至十五丸，生姜汤或薄荷汤送服。

3.祛风导痰汤证：明·芮经等《杏苑生春》卷三方，治中风，痰涎壅盛，半身不遂，四肢无力，或筋脉颤掉；上焦风痰，一臂不随，时复转移一臂，脉沉细。又治痉病，人事不省，搐搦反张，或但右手足动摇。

防风、胆南星、枳实、去皮茯苓、羌活各3g，土炒白术、半夏、去白橘皮各4.5g，炙甘草1.5g，生姜5片，水煎滤清，入竹沥20ml，生姜汁10ml，空腹时服。

4.导痰汤合苏合香丸加减证：张镜人方[2]。中风闭症，阴闭，多由肝风骤起，痰湿阻滞所致。

半夏、陈皮、茯苓、制南星、菖蒲各9g，枳实4.5g，苏合香丸1粒。

论著和讨论

本证候风痰卒闭清阳，清窍骤闭，俞根初说："痰疟，唯肥人痰多者，寒战时，间有痰迷清窍，昏厥不语者，最险，急与淡姜汤调下局方妙香丸，开窍导痰以救之，救之稍缓，老年及小儿每多痰壅气闭而死。"[3]张镜人说："风痰内闭（中风闭症），阴闭，多由肝风骤起，痰湿阻滞所致，湿邪痰浊突受肝风逆壅，神机闭塞，霎时扑倒不省人事，喉间痰涎上壅，口噤两手握固，《杂病源流犀烛》：'阴中者，或青或白或黑，昏乱眩冒，多汗甚者手足厥冷'，舌苔白滑，脉沉，治法辛温通窍，祛痰除湿，导痰汤合苏合香丸加减（组方见方证）。"[2]故救治之则急当宣窍开闭以吐痰，通关散搐鼻，通圣散吐痰，然后以芳香之品，如苏合香丸开其内窍，继以宣发清阳，祛风豁痰，宣窍醒神之品以清彻内外。陈文治《诸证提纲》说："卒中之初，宜先开关窍，用通关等散以搐鼻，次通壅实，用独圣等散以吐痰。而后以星附汤、省风汤、防风通圣散、泻青丸之类，斟酌用之。痰涎昏冒者，镇坠以至宝丹。大势既杀，徐议治本。"[4]

陈师文等：三生饮：中卒中，昏不知人，口眼㖞斜，半身不遂，咽喉作声，痰气上壅。无问外感风寒，内伤喜怒，或六脉沉伏，或指下浮盛，并宜服之。兼治痰厥、气厥，及气虚眩晕，大有神效。南星（生用）一两，木香一分，川乌（生，去皮）、附子（生，去皮）各半两。上㕮咀。每服半两，水二大盏，姜十五片，煎至八分，去滓，温服，不拘时候[1]。

戴思恭说："诸中，……主小续命汤煎熟去渣调苏合香丸一粒，或五积散加麝香少许，或星香散，或醒风汤加木香一钱。如服前药不效，其人顽涎愈盛，或前症不解，或增困重，宜星附汤，或三生饮加全蝎三个，间磨沉香汤下养正丹。"[5]

李用粹说："（中风）大概顺气化痰为主，二陈汤加乌药、枳壳、竹沥、姜汁。有六经症，再为加减。如无汗拘急，加羌活、防风；有汗体痛，加芍药、桂枝；恶寒身热，加柴胡、黄芩；头痛目昏，加川芎、蔓荆；口眼歪斜，加全蝎、天麻；头眩烘热，加甘菊、细茶；风痰壅盛。加南星、贝母。恍惚谵语。加菖蒲、远志、茯神、枣仁。手足抽搐。亦加僵蚕、天麻。筋急，加木瓜；筋挛，加钩藤；在臂，加桂枝；在足，加牛膝。如风邪渐退，痰饮渐消，但半身不遂者。审是血虚。用二陈合四物汤。气虚，用二陈合四君子汤。俱加秦艽、续断、竹沥、姜汁。其四肢不举。属湿痰者。三一承气汤泻之。属虚弱者。十全大补汤补之。"[6]

病案举例

1.雷少逸治余某，年将耳顺，形素丰肥，晨起忽然昏倒，人事无知，口眼㖞斜，牙关紧闭，两手之脉皆浮滑，此为真中风也，急以开关散先擦其龈，随化苏合香丸，频频灌下，少焉，痰如鼎沸，隔垣可闻。以鹅翎向喉内蘸痰，痰忽涌出，约有盈碗，人事略清。待其宁静而睡，鼻有微鼾，肤有微汗，稍有痰声。进宣窍导痰法加东参、姜汁，汗出周身，次日黎明甫醒，汗减痰平，风从汗泄，脉滑不浮，继以茯神、柏子、橘络、半夏、穞豆、桑叶、远志、菖蒲、东参、甘草、苏合香丸，日进2剂，5日诸恙皆减，饮食日渐进矣[7]。

2.虞恒德治一妇年五十七，身肥白，春初得中风，暴仆不知人事，僵直不语，喉如曳锯，水饮不入，六脉浮大弦滑，右甚于左，以藜芦3g，麝香少许，灌入鼻窍吐痰一升许，始知人事，肢体略能举动，急进小续命汤倍麻黄，连进2服，覆被得汗渐苏醒，能转侧，但右手足不遂，言语謇涩，以二陈加川芎、当归、芍药、羌活、防风等合竹沥、姜汁，日进2~3服，若3~4日大便不去，则不能言语，即加以导滞，或润肠丸微利之则言复常[8]。

3.何拯华治中湿夹痰：施德培，26岁，素有痰饮，首夏乍雨乍晴，感气卒中，初起头眩神疲，继即忽然昏倒神识模糊，不省人事，痰响喉间状类中风，脉右沉小而滑，左沉细涩，苔白滑，湿浊与痰饮相搏上蒙清窍，致痰潮壅塞，虽云中湿实则痰中，气返则生不返则危，宣窍开痰为首要：远志4.5g，鲜菖蒲、半夏各3g，杏仁6g，皂角1.5g，瓜蒌仁12g，苏合香丸1粒，1剂咯痰出声，2剂神清能言，唯神倦嗜卧，头目眩晕，右沉缓兼滑，左微弦，此湿困脾阳，痰作眩晕，仿半夏天麻白术汤：竹沥半夏、薏苡仁、瓜蒌仁各12g，天麻、白术各4.5g，枳壳、橘红、远志各3g，木茯神9g，白芥子1.5g，2剂晕止，而气弱神疲，肢懈无力，咳痰不爽，右脉伏滑沉弱，苔白滑，以益气化痰，六君加二汁、东参、广陈皮各3g，茯苓、姜半夏各9g，白术4.5g，炙甘草1.5g，竹沥2瓢，姜汁半匙，

4剂愈[9]。

4.张锡纯治一媪，年五十许，于仲冬忽然中风昏倒：呼之不应，胸中似有痰涎壅滞，大碍呼吸，脉微细欲无，且迟缓，素有寒饮，急用胡椒6g，捣煎取浓汁灌之，呼吸顿觉顺利，继用干姜18g，桂枝尖、当归各9g，3剂可作呻吟，肢体渐能运动，左手足仍不能运动，将干姜减半，加生黄芪15g，乳香、没药各9g，连服十余剂，言语行动遂复其常[10]。

5.谢炳耀治一中风病人，肝阳素旺，冬令偶为外寒所袭，猝然目定唇牵，紧闭牙关，舌强不语，喉间痰涌，神志不清，脉见浮迟。家中立即以三蛇油半小匙和开水灌下，复灌服肉桂1.5g，不久即能言语，但不甚清楚，以真武汤合涤痰汤加钩藤治之：茯苓、姜半夏、胆南星、金斛各9g，白芍、枳实各6g，附子2.4g，新会皮、炙甘草、石菖蒲、远志各3g，钩藤、竹茹各12g，生姜2片。复诊虽言语，尚不清楚，四肢沉重，拟平肝息风，佐培本[4]。

引用文献

［1］陈师文.太平惠民和剂局方［M］.北京：人民卫生出版社，1985：17，36.

［2］张镜人.昏迷的证治［J］.中医杂志，1981，(7)：57.

［3］俞根初.重订通俗伤寒论［M］.上海：上海科学技术出版社，1959：220.

［4］上海市中医文献研究馆.中风专辑［M］.上海：上海科学技术出版社，1963：99，277.

［5］戴元礼.秘传证治要诀及类方［M］.上海：商务印书馆，1955：2.

［6］李用粹.中华医书集成·证治汇补［M］.北京：中医古籍出版社，1999：4.

［7］雷丰.时病论［M］.北京：人民卫生出版社，1964：30.

［8］俞震.古今医案按［M］.上海：上海科学技术出版社，1959：3.

［9］何廉臣.重印全国名医验案类编［M］.上海：上海科学技术出版社，1959：148.

［10］张锡纯.医学衷中参西录［M］.石家庄：河北人民出版社，1974：108.

（三）阳气厥脱候（肺脾风痰变证2）

肺脾风痰证·阳气厥脱候，系由脾肾阳气素弱，卒为风寒外触，挟脾中湿痰，猝闭胸中，而脾肾阳不支，渐致脱绝，为至危至急之候，亦内闭外脱，外闭内脱之证。然邪盛正衰，中无砥柱，多至脱绝不救。其见症多以先见闭厥之脉症，渐现阳气脱绝之脉症。

通称：内闭外脱，外闭内脱。

病名：［中医］阴中，中脏，脱证。

病因病机：肺脾风痰厥脱，多由其人素禀脾肾阳气不足，卒触风寒，夹脾中湿痰上冒，闭塞胸中阳气，脾肾阳气渐至不支欲脱，为内外脱之候。

证象组合：阳虚+阳闭+阳脱

主症：**【阳气不振】症象**：①静而不烦。②四肢振掉。**舌象**：舌淡苔白滑。**脉象**：脉沉缓，沉迟。

【阳气闭塞】症象：①卒中昏聩。②牙关紧闭。③痰涎上壅。④两手握固。⑤闭目酣睡。⑥戴眼上视。⑦抽搐，反张。**舌象**：苔淡黑。**脉象**：脉沉伏。

副症：**【阳气不行】症象**：①四肢厥逆。②头痛身痛。**脉象**：脉弦紧无力。

宾症：**【阳气脱绝】症象**：①面色晦滞，目合口开手撒。②多汗。③遗尿，二便自遗。④鼾睡。⑤汗出如油。⑥喘急。⑦呕吐痰涎。⑧呃逆不定。⑨烦躁不宁。⑩突变高热神烦。**脉象**：①脉细。②脉微欲绝。③洪滑歇止。

治则：当以急祛风痰，兼固阳气，开闭固脱同治。然病势至此，唯恐鞭长莫及。

方证

1.星附六君加味证：赖良蒲方[1]。治天柱低陷，口角流涎，手足不遂，舌喑不语，口不作渴，舌苔润白薄滑，脉沉迟歇止，详见病案4。

党参、茯苓、桑寄生各12g，白术18g、陈皮、南星、白附子各6g，姜半夏9g，建菖蒲4.5g，附片24g，姜汁，服后渐松，去菖蒲，附子改30g，加桂枝9g。

2.三生饮加味证：黄竹斋方[2]。治痦痱病（脑出血），神识昏迷，右半身偏瘫，遗尿无度。详见病案5。

生南星30g，木香6g，生川乌、生附子各15g，加东北参9g。

3.古今录验续命汤证：黄竹斋方[3]。治昏倒后25日神清，身羸左瘫，二便失禁，脉浮紧，按之无力，正虚邪盛脱证，详见病案5。

麻黄、桂枝、东北参、干姜、炙甘草、杏仁各9g，川芎4.5g，生石膏18g。

论著和讨论

本证候风寒夹痰猝闭胸中阳气，脾肾阳气渐致脱绝，薛己说："夫前饮（三生饮），乃行经络，治寒痰之药，有斩关夺旗之功，每服必用人参两许，驾驱其邪而补助真气，否则不唯无益，适足以取败矣。"[4]治则当开闭固脱，以两救之；然亦当察其闭脱之轻重缓急，开固亦有所侧重。陈士铎说："有人一时猝倒，痰涎壅塞，汗如雨出，手足懈弛不收，口不能言，囊缩，小便自遗，是阴阳两脱，必须用三生饮救之。人参二两，生附子一枚，生天南星五钱，生半夏三钱。惟是关门既开，而前药又不可再用，另用济急丹：人参、当归、熟地、麦冬各一两，白术二两，茯苓、山茱萸各五钱，半夏三钱。"[5]吴谦说："虚极将脱者，大倍人参，始可用之，而无倒戈之害也：人参60g，生附子1枚，生南星15g，生半夏9g。"[6]

病案举例

1.**陆祖愚**治赵一阳，年过五旬，中风卒倒，牙关紧闭，戴眼上窜，手握而四肢振掉，以稀涎散吹鼻，吐稠痰数碗，投小续命2剂，反口张手撒，眼合遗尿，四肢厥逆，人事昏沉，喉鸣发热，脉洪滑而歇止，症改危甚，以二陈加南星枳实以导痰，四物以养血，佐以牙皂、姜汁、竹沥，2剂痰喘渐轻，6剂人事清爽，改参术归芍大补气血而安[4]。

2.**江应宿**治程少溪，48岁，中风，左手足不遂，口眼歪斜，言语蹇涩，面肿流涎，口开眼合，手撒，喉如曳锯，汗出如油，呃逆不定，头痛如破，烦躁不宁，六脉伏大弦滑，重按豁然，右大于左一倍，白虎加小续命，重用参附1匕，呃止，口闭涎收，再2剂，眼开呼吸和，诸症减，脉始敛，两手停匀后听流言参附留热毒，改二陈加寒凉20余剂，顿然如旧，反加鼻疮，目眦赤烂，胸乳胀痛，烦躁益盛，乃虚热无根，更以六味加参附麦味玄知而安[4]。

3.**雷少逸**治郑某，年届古稀，倏然昏仆，左肢不遂，肌肤不仁，无力而瘫，舌强言謇。补益、疏风、开窍消痰，咸未中病。丰诊，脉小如纤，汗下如雨，喘急遗尿，神识昏蒙，曰：脱证见矣，不可挽也。以高丽参15g，附片9g，姜汁1匙，频灌，延至三天，果归大暮[7]。

又治贺某之妻，陡然昏倒，口目歪斜，神识朦胧，左肢不遂，牙关紧闭，脉大无伦，但其声鼾似睡，分明肺绝之征。谓其婿曰：不可救也。复延他医延医，终不能起[7]。

4.**赖良蒲**治谢某某，男，48岁，患中风证，天柱低陷，舌喑不语，口角流涎，妨碍饮啖，口不作渴，手足不遂，舌苔润白薄滑，脉沉迟歇止，右关独弦劲。土衰脾败，以温中理脾，平肝息风，星附六君加味（组方见方证），服后渐松，去菖蒲，附子改30g加桂枝9g。出入调理匝月，体复康健[1]。

5.**黄竹斋**治李某，女，44岁，痦痱病，诊断"脑出血"，治20日无效转入。神识昏迷，右半身偏瘫，遗尿无度，形容瘦弱，两手脉微，按之无力。投三生饮加东北参9g，1剂，针风池、风府、环跳、风市等，隔日一次，服小续命10剂，桂枝加术汤5剂，牛黄清心丸8粒，神清说话正常，能自翻身。因羸弱，非短期能恢复，出院回家休养[2]。

又治真中风案：陈某某，男，72岁，卒然仆倒，治疗25日，神清身羸左瘫，二便失禁，脉浮紧，按之无力，正虚邪盛脱症，以炒盐填脐，隔姜灸14壮，便得禁，针肩髃、曲池、合谷、环跳、风市、阳陵，隔日一次，共9次，古今录验续命汤日一剂，分2次服，共18剂（组方见方证），住院20日自能行走出院[3]。

引用文献

[1] 赖良蒲.蒲园医案[M].南昌：江西人民出版社，1965：1.

[2] 赵寿毛.黄竹斋针灸医案选编[M].北京：中国中医药出版社，2010：44.

[3] 苏礼.黄竹斋中风病医案选评[J].中国医药学报，1990，(6)：47.

[4] 江瓘，魏之琇.名医类案（正续编）[M].北京：中国中医药出版社，1996：5，303.

[5] 柳长华.陈士铎医学全书[M].北京：中国中医药出版社，1999：725.

[6] 吴谦.御纂医宗金鉴[M].北京：人民卫生出版社，1963：471.

[7] 雷丰.时病论[M].北京：人民卫生出版社，1964：31.

二、肝脾风痰证（风痰本病2）（3候）

肝脾风痰证，为肝风鼓动脾中湿痰之证。必因其人脾中素有湿痰，而肝阳素旺，偶有感触；或外感风邪引动肝风；或七情所感，致肝阳化风，均可以致肝风内动，激动脾中湿痰。轻则风痰占据清空清窍，清虚之所，而为痰眩之症；重则郁滞清阳，蒙闭清窍，而为中风中痰之病；外阻经络，而为中经中络以及痹痛之证。即俞根初所谓、"痰阻脾络，肝风内扰"[1]，亦赖良蒲所云"风木乘脾，湿痰阻中"之证[2]。其治则总当肝脾同治，以平肝理脾，息风豁痰为法，即俞根初所主"以息风豁痰，息虚风而清痰火"[1]，赖良蒲"理脾调元，平肝息风"之法[2]。

证候别称：风痰壅塞经络，风痰交阻。

病名：[中医]头痛，偏头痛，眩晕，晕厥，眩厥，痰饮证，中经络，中络，肩臂痛、振掉、震颤，小儿惊痫。

证候系统：详见图3-10-21。

本证————清气失宁候、清阳失位候
转证————营血失宣候
变证————气血失调候

图3-10-21　肝脾风痰证证候结构图

引用文献

［1］俞根初.重订通俗伤寒论［M］.上海：上海科学技术出版社，1959：472.
［2］赖良蒲.蒲园医案［M］.南昌：江西人民出版社，1965：2.

（一）清气失宁候（肝脾风痰本证1）

肝脾风痰证·清气失宁候，为肝阳化风，鼓动脾中湿痰，逆于清道，上扰空窍。见症以清空清窍之症象显明，但必兼见痰热内蒸之脉症。

通称：风痰壅塞经络。

病名：［**中医**］头痛，偏头痛，振掉。［**西医**］颅骨骨瘤。

病因病机：肝脾风痰蕴逆，常因肝阳化风，鼓动脾中湿痰，蕴蒸于内，上扰清气，逆于清道，干于清空清窍。

证象组合：气蒸+空窍

主症：【**津气蕴蒸**】**症象**：①口苦乏味。②口干喜饮。③胸闷纳少。④汗多。⑤心悸。⑥烦躁。⑦失眠。**舌象**：①舌质红。②苔白厚腻。③苔淡黄白腻满布。④苔薄白微黄腻。**脉象**：①脉弦滑数。②脉弦，按之无力。③脉右沉滑，左弦细数。

副症：【**清空不宁**】**症象**：①头痛以头顶为显，头痛如裹，左侧尤甚。②头项频频向左侧摆动。

宾症：【**清窍不利**】**症象**：口眼歪斜。

治则：当以清镇肝阳，涤痰和脾，息风通络为法。

方证

1.清肝和脾兼息风镇潜方证：蒲辅周方[1]。治头痛数月，以头顶为显，详见病案1。

焦山栀、川芎、香附各3g，神曲、白芍、桑叶、天麻、钩藤各6g，蒺藜9g，石决明12g，菊花4.5g。

2.泻肝镇痉汤证：邹云翔方[2]。治头痛十余年，每当睡眠好休息好，头痛反剧，工作紧张反不痛，详见病案2。

酒洗龙胆草1.2g，生大黄0.9g，胆南星、川黄连各2.4g，石决明24g，蒺藜15g，钩藤12g，僵蚕、云茯苓、豨莶草各9g，菊花、川贝母、海蛤粉各6g，郁金（明矾0.6g同炒）、远志各5g，菖蒲1.5g。

另：羚角尖1.2g，乌蝎尾10条，制川草乌各1.5g，生甘草3g，共末分2次开水送服。

3.导痰汤合牵正散加减证：李志铭方[3]。治偏头痛，颅骨骨瘤。详见病案3。

法半夏、胆南星、陈皮各12g，茯苓、钩藤各24g，石菖蒲、白附子、僵蚕各9g，蜈蚣2条，菊花15g，防风、蔓荆子各9g，代赭石、六一散各30g。

论著和讨论

本证候肝阳化风，鼓动湿痰，逆于清道，扰及空窍，蒲辅周曰："肝热脾湿，阳郁风动之象。"[1]其治则当以清肝潜阳，涤痰和脾，息风通络，即蒲辅周所主"宜清肝和脾兼息风镇潜"之法，李志铭亦谓："痰浊阻滞中上焦，风痰壅塞经络，治拟涤痰化湿，祛风通络。"[3]他分析说："此例（病案3）患者，兼有振掉、头痛、口眼歪斜（中络）。三证颇为错综复杂，辨证要点，紧紧抓住'湿、痰、风'这个主要环节。因湿阻中焦，则胸闷纳呆，苔腻，脾失运化，聚湿为痰，清阳不能上升，浊阴不能下降，故见头痛眩晕，肝失疏泄，壅滞经络，而至口眼歪斜，头项震颤。痰：在此病机之中是关键因素，由于脾不胜湿，运化失职而生，是病变过程中的一种产物，而又是导致许多病症的因素。即所谓'怪病多痰'。《丹溪心法》亦有'无痰不作眩'之说，故治本病宜祛湿化痰为主，佐以祛风通络，投以导痰汤合牵正散加减而奏奇功。"[3]

病案举例

1.蒲辅周治袁某，男，55岁，体胖，湿痰较盛，数月来头痛，以头顶为显，睡眠不佳，时加重，右胁隐痛，烦躁，睡眠不实，汗多，食纳尚可，口苦，口干喜饮，脉右沉滑，左弦细数，舌正红，苔薄白微黄腻，肝热脾湿，阳郁风动之象，宜清肝和脾兼息风镇潜（组方见方证），3剂头痛显减。仍调和肝脾，兼降逆豁痰：珍珠母12g，蒺藜、天麻、炒酸枣仁各9g，菊花4.5g，茯苓、法半夏各6g，川芎、知母、枳实、竹茹、炙甘草各3g，脉弦虚，舌正红，苔薄白腻，原法增减五脏并调：党参、茯苓、山萸各6g，远志3g，炒酸枣仁、炒黑豆、枸杞子、山药、白蒺藜各9g，菊花炭4.5g，川芎2.4g，大枣4枚，石决明12g，5剂加陈皮3g，莲子6g，5剂，睡眠正常，头痛消失[1]。

2.邹云翔治于某某，男，50岁，头痛10余年，论理当虚，然每当睡眠佳，休息好，头痛反剧，工作紧张反减轻或不痛，苔淡黄白腻满布，脉弦滑数。风火痰热交相为病，从实论治（组方见方证），以观动静[2]。

3.李志铭治周某某，男，22岁，病史：发病已1年余，头项频频向左侧摆动，每隔1~3分钟一次，不能自主控制，伴有剧烈头痛，左侧尤甚，（每一小时左右发一次）。近月来，发现口眼向左侧歪斜，经中西药治疗未效而前来就诊。诊断：中医：振掉。西医：①偏头痛。②颅骨骨瘤。1973年9月21日初诊：头项频频向左侧摆动，角度为60°~70°，口眼歪斜，头痛如裹，左侧尤甚，心悸，失眠，口苦乏味，胸闷纳少，舌质红，苔白厚腻、脉弦，按之无力。证属痰浊阻滞中上焦，风痰壅塞经络，治拟涤痰化湿，祛风通络，方用导痰汤合牵正散加减（组方见方证）。二诊：服上药3剂，头痛明显减轻，两天来未发现剧烈头痛，睡眠较好，饮食增加，脉略滑，舌苔白腻，宜加强化湿力量，宗上方加苍术、佩兰各12g，以芳香化浊。三诊：又服4剂，头痛大减，发作次数亦少，头项摆动明显减少，约半小时摆动一次，舌苔转薄，微黄，脉弦，仍用原方加车前子30g，清利小便，使湿热从小便而出，嘱其续服药。四诊：经服中药19剂后诸证俱减，不发头痛，头项摆动亦基本上控制，仅于偶然轻微振动，（几小时发作一次），睡眠好，饮食增加，精神状态明显改善，但不能任劳，劳累或看书后则觉头昏，脉弦无力，舌红，苔白薄，现痰浊化尽，肝风已平，宜养血柔肝为主，佐以祛风活络：首乌15g，生地24g，白芍、当归、防风、葛根、胆南星各12g，白附子、僵蚕、川芎各9g，珍珠母、钩藤各30g。回工作单位，嘱服20剂。五诊：患者高兴就诊，自觉已愈九成，头不痛，项不摆，口眼已不歪斜，饮食睡如常，脉弦较前有力，舌红苔薄白，至此病情已愈，宜养肝肾，调脾胃，益气血，扶正气以巩固疗效：首乌、钩藤、龟板、鳖甲各15g，川芎6g，白芍、防己、法半夏、葛根、白术、远志各12g，珍珠母、生龙牡各30g，防风、陈皮、胆南星9g。嘱服20剂。第二年起连续三年随访，一直未发[3]。

4.李新平治江某某，男，18岁，2009年11月6日，一年前头部受伤后，发作头摇不自主，前额疼痛，喜吐唾液，舌质淡红苔薄白，脉滑。拟疏风化痰：藿香、白芷、黄芩、黄柏、浙贝母、乌梅、银花各10g，辛夷花、羌活、法半夏、当归各12g，苍耳子15g，川芎8g，薄荷6g，甘草3g，3剂。配合针刺风池、夹脊、合谷等穴，隔日1次，共6次，病情好转，去福建打工。

引用文献

［1］高辉远.蒲辅周医案［M］.北京：人民卫生出版社，1972：22.
［2］邹云翔.邹云翔医案选［M］.南京：江苏科学技术出版社，1981：230.
［3］李志铭.振掉二例［J］.新中医，1977，增刊（1）：22.

（二）清阳失位候（肝脾风痰本证2）

肝脾风痰证·清阳失位候，系由肝风鼓动脾中湿痰，上逆胸中，清阳失位，阴占阳位。虽以清空之症象显明，但必兼见痰浊郁滞上焦阳气，与肝阳挟痰上逆之脉症，并以之为主。

通称：风痰上盛。

病名：［**中医**］眩晕，偏头痛，痰饮证。［**西医**］梅尼埃病，高血压，慢性上颌窦炎。

病因病机：肝脾风痰郁逆，常由肝阳化风，鼓动脾中湿痰，上逆胸中，郁遏清阳，浊邪犯清，邪干清道，阴占阳位；而肝风挟痰，冲逆于上。

证象组合：阳滞+清空+气郁+气逆

主症：**【阳气不行】症象**：①面色不华。②口干不欲饮。③倦怠乏力，发时嗜眠，懒言。**舌象**：苔白滑。**脉象**：①脉缓滑。②脉小滑。③脉弦细。

【清空不宣】症象：①头痛而重，头重如裹，头痛以两侧为主。②头晕目眩，头运剧烈，立则欲扑。③自觉脑内鸣响。

副症：**【气机冲逆】症象**：①耳鸣之极，心中动悸不宁。②恶心欲吐。③呕恶，吐出物似痰涎或未消化食物，吐净后痛遂止。

宾症：**【气机不宣】症象**：①胸闷。②胸胁满闷。③口干纳呆食少。**舌象**：①舌无苔垢。②苔薄。③舌苔白腻。**脉象**：脉濡滑。

治则：当以温通脾阳以化痰浊，镇肝息风以平冲逆。

方证

1.三生祛痛方证：蒲辅周方[1]。治偏头风痛，痛不可忍。

生乌头（草乌亦可）、生南星、生白附子等份为细末，每用30g，以葱白莲须7茎，生姜15g和碎捣如泥，软布包蒸热，包在痛处。

2.仿半夏白术天麻汤证：李聪甫方[2]。治痰饮证，觉脑内鸣响，耳鸣之极，详见病案1。

朱茯神、茯苓、炒酸枣仁、鲜竹茹（枳实水炒）、姜半夏各10g，天麻、炒六曲、漂白术、酒白芍各7g，广陈皮、川郁金、炙远志、九菖蒲各5g，炙甘草3g。

3. 半夏白术天麻汤加减证：李志文方[3]。治经常头痛而重，胸闷恶心，详见病案3。

半夏、天麻、钩藤、赭石、陈皮、泽泻各15g，白术、车前子各20g，茯苓25g，甘草、僵蚕、砂仁各10g。

论著和讨论

本证候肝阳化风，鼓动湿痰，上逆清道，清阳失位，李志文曰：“证属脾阳不振，痰浊中阻，治宜健脾燥湿，化痰息风。”[3]故治则当温通脾阳以化痰浊，镇肝息风而平冲逆。《李聪甫医案》编者按：“脑转耳鸣为上气不足，心悸不宁为水饮上凌，这是清浊相干，阴乘阳位的病理表现。以运脾涤饮为治，枣仁、远志，助半夏以宁心；郁金、菖蒲，助天麻以清脑；方中配竹茹、枳实又含有温胆之意。浊饮下降，中阳得运，神明之府不受扰。因仿半夏白术天麻汤，而不囿于成方。”[2]

病案举例

1. 李聪甫治痰饮证：朱某某，男，55岁，自觉脑内鸣响，鸣之极，心中动悸不宁，口干纳呆，脉缓滑，舌无苔垢。属水饮停心，中阳失运，浊饮上凌，则心悸；干扰神明之府，痰气上厥故脑鸣。法当运脾以制湿，涤饮以宁心，仿半夏白术天麻汤（组方见方证）[2]。

2. 张伯臾治梅尼埃病：是某某，男，71岁，病史十余年，甚则晕厥，头运剧烈，立则欲扑，胸闷呕恶，苔白滑，口干不欲饮，脉小滑。当温阳健脾，祛痰息风：熟附片、生白术、半夏、茯苓、白芍各9g，天麻4.5g，钩藤12g，炒川芎、陈皮各6g，生姜3g[4]。

3. 葛鸿源治施姓，男，8岁。患儿于1964年7月间开始头痛呕吐，无发热。曾用西药镇静剂等治疗，效果不显。连续发作5天。头痛以两侧为主，发时嗜眠懒言，头晕目眩，兼有呕吐，吐出物似痰涎或未消化食物。吐净后痛遂止，又嬉戏如常。曾在某医院住院检查。初步诊断：慢性上颌窦炎；头痛、呕吐、眩晕、原因不明。治疗经过：因考虑是否为内脏癫痫可能，故试用鲁米那（笨巴比妥）5周，未见效；其他处理：驱蛔。

患儿于第2次出院后，头痛仍然频发（2~5天1次）而致辍学。于1965年5月30日来中医科就诊。主诉如上述。脉弦细，苔薄。证由风邪夹痰，上扰清空则为晕为痛，中侮脾土则呕吐。予息风镇痉化痰：磁石、牡蛎各30g，白蒺藜、滁菊、钩藤、姜半夏、茯苓、地龙各9g，川芎、炙僵蚕各3g，陈皮、甘草各4.5g，水煎2剂。二诊：药后未发作，时或多痰，苔薄脉弦细。加重化痰之品。原方去白蒺藜、陈皮，加指迷茯苓丸9g，5剂。三诊：上周六曾发作1次，程度较轻，痰少，苔薄，脉弦细。原方加苏子、莱菔子各9g，酸枣仁12g，3剂。四诊：服上药后未发作，自诉曾头痛1次，较轻，无呕吐，苔薄，脉细数。原方去磁石、牡蛎、苏子、莱菔子，加珍珠母30g、石决明15g、姜竹茹9g，4剂。服上药后，症状基本消失。为巩固疗效，续予原方加天竺黄4.5g、炙全蝎1.5g。服10余剂后停药2月余，未见发作。7月20日随访：患儿面容略胖，舌淡无苔，脉细数，食眠二便均正常[5]。

4. 李志文治焦某，男，49岁，自述患“高血压”已3年，1月前因工作劳累，旧疾复作，而住我院西医内科，经治疗两周后，血压忽高忽低，经常头痛而重，胸闷恶心，遂邀余诊治。症见：形体丰腴，面色不华，纳呆食少，胸胁满闷，恶心欲吐，头重如裹，倦怠乏力，舌苔白腻，脉濡滑。脉症合参，证属脾阳不振，痰浊中阻。治宜健脾燥湿，化痰息风。方选半夏白术天麻汤加减（组方见方证）。5剂，水煎服，日3次。二诊：药后头重如裹锐减，纳增脘畅，为巩固疗效，仍遵上方，迭进3剂，诸症悉平。经随访，一月未发[3]。

引用文献

[1] 中国中医研究院.蒲辅周医疗经验[M].北京：人民卫生出版社，2005：117.
[2] 李聪甫.李聪甫医案[M].长沙：湖南科学技术出版社，1979：68.
[3] 李志文.半夏白术天麻汤治验三则[J].中医药学报，1984，(5)：58.
[4] 严世芸.张伯臾医案[M].上海：上海科学技术出版社，1979：116.
[5] 葛鸿源.儿童原因不明的头痛1例治验[J].上海中医药杂志，1966，(5)：190.

（三）营血失宣候（肝脾风痰转证）

肝脾风痰证·营血失宣候，系由肝风鼓动湿痰，郁滞营血，窜入经络。其见症以络脉郁滞之症象为主，但必兼见阳气与血行郁滞之脉症。

通称：风痰阻络。

病名：[中医]中经络，中络，肩臂痛，震颤。

病因病机：肝脾风痰郁滞，常由外风触动肝风，鼓动脾中湿痰，肝风脾痰相互鼓煽，深入营血，阻滞血行，窜走经络而成。

证象组合：阳滞+血滞+络滞

主症：【阳气不行】症象：①肢冷。②颜面青黄微浮。③或兼寒热。④便溏溲少。⑤四肢失灵活，右重。**脉象：**①脉弦迟。②脉左微右滑大。③六脉皆沉。**舌象：**舌质淡而不红，苔白而滑腻。

【络脉不宣】症象：①口眼歪斜，口歪流涎。②肌肤不仁。③手足麻木。④语言不利。⑤肌肉蠕动。⑥震颤，手足运动失灵。**脉象：**①脉浮滑。②脉弦而滑。

副症：【血滞不行】脉象：脉左微。

宾症：【络脉不利】症象：①肩臂手痛。②肢体拘急。③肢痿不用，手足麻痹酸软。④小指无力掉硬不舒。

治则：当以祛风通阳化痰为主，兼以息风和血，通经活络为法。

方证

1.秦艽牵正汤证：邓铁涛方[1]。治中风中经络，口眼歪斜，肌肤不仁，手足麻木，语言不利，或兼寒热，肢体拘急，苔白腻或滑腻，脉浮滑或弦滑。

秦艽、白芍、茯苓各15g，生地18g，川芎、当归、白附子、僵蚕、全蝎、羌活各10g，防风6g，白术12g。

2.秦艽天麻汤合指迷茯苓丸证：治风冷乘袭，痰湿阻滞，经脉涩滞。

秦艽、天麻、羌活、陈皮、川芎、炙甘草、桑枝、生姜、茯苓、枳壳、半夏、风化硝。

3.加味二陈汤证：祛湿逐痰，治麻木，脉弦而滑。

陈皮、半夏、茯苓、炙甘草、苍术、天麻、胆南星、白芥子、竹沥、姜汁。

论著和讨论

本证候肝风鼓动湿痰，深入营血，风邪痰气互相鼓煽，痰饮随风入走经络，程国彭说："肩背痛，古方主以茯苓丸，谓痰饮为患也，而亦有不尽然者。凡背痛多属于风，胸痛多属于气，气滞则痰凝，脏腑之病也。背为诸之所伏，凡风邪袭人，必从入，经络之病也。间有胸痛连背者，气闭其经也。亦有背痛连胸者，风鼓其气也。治胸痛者，理痰气；治背痛者，祛风邪，此一定之理。理痰气，宜用木香调气散，并前丸。祛风邪，宜用秦艽天麻汤挟寒者，加桂、附。挟虚者，以补中益气加秦艽、天麻主之。如或风邪痰气，互相鼓煽，痰饮随风入走经络，而肩臂肿痛，则煎、丸二方，须酌量合用，治无不效矣。茯苓丸：茯苓、半夏各二两，风化硝、枳壳各五钱，姜汁糊丸。"[2]治则当以祛风通阳，化痰和血，以通经活络为法。姚国美说："有夹湿流于经络，以致肩臂酸疼者，治宜指迷茯苓丸合白芥子、通草、香附之类，辛温通降，佐以软坚。"[3]

病案举例

1.孙文恒治程晓川，四十诞辰，征妓行酒，宴乐弥月。一日忽觉两小指无力，掉硬不舒，且不为用，口角一边常牵引。诊之，六脉皆滑大而数，浮而不敛，其体肥，面色苍紫。据脉滑大为痰，数为热，浮为风。盖湿生痰，痰生热，热生风也。以善饮，故多湿；近女，故真阴竭。而脉浮，中风之症已兆。喜面色苍紫，神藏，犹可治，宜戒酒色，以自保爱。以二陈汤加滑石为君，芩、连为臣，健脾消痰，撤湿热从小便出。加胆星、天麻以定风，竹沥、姜汁拌晒，仍以竹沥、姜汁打糊为丸，引诸药入经络化痰。又以天麻丸滋补筋骨，标本两治。服二料，遂十年无恙[4]。

2.龚子才治桑环川、刘前溪，年近五旬，而桑多欲，刘嗜酒，其脉左手俱微，人迎盛，右脉滑大，时常手足酸麻，肌肉蠕动，此气血虚而风痰盛也。谓三年内，俱有瘫痪之患。因劝其服药谨慎，以防未然。桑然其言，每年制搜风顺气丸（此药亦未可常服）、延龄固本丹各一料，后果无恙。刘不信，纵饮无忌，未及三年，果中风卒倒，瘫痪语涩，与养荣汤加减，并健步虎潜丸兼服，年余始愈[4]。

3.孙一奎治潘见所公，面色赤，口微㖞向右，唇麻，手足𦈡拽，已成瘫痪。脉左弦大，右滑大。用乌药顺气散一帖，服后昏睡半日，醒觉面更加赤，㖞也稍加，知痰盛使然。即以二陈汤加全蝎、僵蚕、天麻、黄芩、石菖蒲、红花、秦艽水煎。临服加竹沥一小酒杯，生姜汁5茶匙，一日两进，晚更与活络丹。服至第六日，手指梢头略能运动，足可倚棹而立。改用归芍六君子汤，加红花、钩藤、天麻、竹沥、姜汁，服20帖，行可20步矣，手指先麻木不知痛痒，至是能执物。继用天麻丸，兼服全鹿丸，调理百日，病去十之九[5]。

4.曹仁伯左肢痿而不用，口歪流涎，舌苔起腻，便溏溺少，脉形弦迟，以中虚湿胜之体，易于生痰动风，内风既动，未有不招外风者也。牵正散（白附、蝎梢）合二陈汤加川附、桂枝、白芍、制蚕。再诊：肢体稍和，流涎略减，前方去芍、加首乌、川断、竹油[6]。

5.蒲辅周治李某，男，85岁。震颤，四肢失灵活，右重，形胖痰甚，颜面青黄微浮，饮食尚可，二便调和。壮年饮酒过多，湿甚生痰，隧道寒凝，痹而不通，筋失濡养，以致震颤，手足运动失灵。六脉皆沉，是为六阴之脉，俗谓寒湿之体。舌质淡而不红，苔白而滑腻，也属痰湿之征。治宜温运中州，化痰柔筋，用导痰汤化裁。季秋之后，合苓桂术甘汤、四斤丸加减为丸，冀痰消筋柔，隧道畅通，营卫调和，震颤之患，可能减轻。处方：茯苓、半夏、炒白芥子、明天麻、钩藤各6g，化橘红、姜制南星各4.5g，炙甘草、远志各3g，生姜3片。

丸药方：明天麻、淡苁蓉、香木瓜、川牛膝120g，前四味用米醋半斤浸一宿曝干，法半夏、云茯苓各60g，化橘红、白芥子（炒香，研细）、姜南星、桂枝（去皮）、生白术各30g，熟附子、虎胫骨（另为细末）、沉香（另为细末，勿用火烘）、甘草各15g。共研为细末，和匀，炼蜜为丸，每丸重6g，早晚各服1丸，细嚼白汤下[7]。

引用文献

[1] 邓铁涛.邓铁涛医集［M］.北京：人民卫生出版社，1995：14.
[2] 程国彭.医学心悟［M］.北京：人民卫生出版社，1963：131.
[3] 姚国美.姚国美医学讲义合编［M］.北京：人民卫生出版社，2009：189.
[4] 江瓘，魏之琇.名医类案（正续编）［M］.北京：中国中医药出版社，1996：300，301.
[5] 韩学杰.孙一奎医学全书［M］.北京：中国中医药出版社，1999：743.
[6] 柳宝诒.增评柳选四家医案［M］.南京：江苏科学技术出版社，1983：94.
[7] 中国中医研究院.蒲辅周医疗经验［M］.北京：人民卫生出版社，2005：202.

三、肝肺风痰证（风痰合病）（4候）

肝肺风痰证，为外风引动内风、鼓动湿痰之证。系由其人素有湿痰，肝阳素旺，偶感外风，引动肝阳化风，内外之风，激动脾中湿痰上逆，而成肝肺风痰之证。即肺感外风与肝风相合，搏激湿痰上冲，轻则为清空清窍郁遏而成痰晕痰眩之症；甚则流窜经隧，阻滞血脉之运行；重则闭塞上焦清阳之气，而成闭厥厥脱之候，而其治则当轻疏外风，兼息肝风，宣化湿痰，以展气机，而利宣降，肝肺同治。

证候别称：经络闭阻，痰火窜阻经络，内闭外脱。

病名：［中医］痰晕，舌喑，口舌麻木，中络，解颅，撮口证，中经络，痉症，破伤风，中风阳证，痰喘，厥脱。

证候系统：详见图3-10-22。

本证————清气失宣候、清阳失宣候
转证————血液郁滞候
变证————清阳郁闭候、清阳蒙闭候、清气厥脱候

图3-10-22　肝肺风痰证证候结构图

（一）清阳失宣候（肝肺风痰本证）

肝肺风痰证·清阳失宣候，为外风引动肝风，鼓动湿痰，上郁清阳，壅闭经络。其见症虽亦以清空清窍之症象显明，但必兼见阳气郁遏之脉症。

通称：经络闭阻。

病名：［中医］舌喑，口舌麻木，中络，解颅，撮口证。［西医］颜面神经麻痹，先天性脑积水。

病因病机：肝肺风痰郁遏，因外风引动肝风，鼓动脾中湿痰，郁遏清阳，不能宣达清空清窍，风痰阻滞于肺脾之络脉。

证象组合：阳郁+气郁+空窍

主症：**【阳气不宣】症象**：①面㿠白，面色晦暗，目眶发青。②颈项无力，四肢厥冷。**舌象**：舌苔白。**脉象**：脉沉细弦。

【气机不宣】症象：①神情淡漠，神情痴呆。②咳嗽痰多。③胸闷心悸。④纳谷不香。**舌象**：舌尖红。**脉象**：①脉弦滑数。②脉弦细而滑。

副症：**【清空不宣】症象**：头颅裂缝，头皮光急，青筋显露。

【清窍不宣】症象：①舌本强硬，语言謇涩，语不成句。②口舌麻木。③口眼歪斜。④面颊抽掣。⑤口只能张开0.5cm，口唇发紧，两腮凹陷，呈撮口状。

宾症：**【气机不降】症象**：恶心。

治则：当以宣通阳气，祛风涤痰为法。

方证

1.资寿解语汤证：沈金鳌方[1]。治中风脾缓，舌强不语，半身不遂。

羚羊角、桂枝各3g，羌活、甘草各2.25g，防风、附子、酸枣仁、天麻各1.5g。加竹沥5匙，姜汁1匙，水煎服。

2.省风汤证：《医方考》方[2]。治寒风中络，风寒客于手足阳明之经，口眼㖞斜，甚则手足麻痹，肌肤不仁，

洒洒恶寒，或四肢拘急，痰涎不利，脉浮紧苔薄腻。

防风、姜半夏各3g，全蝎6g，胆南星、炙甘草、生白附子、生川乌、木香各1.5g。后以秦艽升麻汤，或合牵正散，逐头面之风，或入再造丸，以散肢体之风。

3.复方牵正散证：汪慎之方[3]。适应面神经麻痹，口眼歪斜。

僵蚕、白附子各15g，全蝎、蜈蚣、桑叶、菊花、荆芥、防风、天麻、鸡血藤、白蒺藜、蔓荆子、钩藤各9g，荆芥、防风各6g，研末酒服9g，一日3次。

4.升降散加减证：王静安方[4]。治解颅（先天性脑积水），详见病案2。

僵蚕、蝉衣、瓜蒌仁各15g，片姜黄、生大黄、杏仁、厚朴、藁本、瓜蒌皮各6g，每天空腹服4~5次，每次20~30ml。

论著和讨论

本证候风痰郁于肝肺，清阳之气失宣，痰阻经络，清空清窍不利，关幼波认为："气血不足为发病之内因，外风乘虚而入，留于经脉，正不抗邪，不能鼓邪外出，气血不足，流行不畅。《外科明隐集》中说'运行不周液即痰'，意思是说气血运行不周滞塞闭涩经络，气虚不能运化，浊液相兼则凝结成痰。"[7]程国彭说："（中风不语）风痰聚于脾经，当导痰涎，二陈汤加竹沥、姜汁，并用（神仙）解语丹：白附子、石菖蒲、远志、天麻、全蝎、羌活、南星、木香、甘草。"[5]其治则当祛风涤痰，通阳行络。姚国美说："口舌麻木，偏实如止麻消痰饮：黄连、黄芩、茯苓、半夏、桔梗、枳壳、陈皮、天麻、南星、细辛、甘草、瓜蒌仁。"[6]"舌本强硬，语不成句，痰涎徐徐流出，脉滑大者，乃风痰壅闭，经遂不通。宜二沥汤（竹沥、荆沥、梨汁）加蛇胆南星、蛇胆陈皮、石菖蒲、姜汁之类化痰通络。"[6]

病案举例

1.**关幼波**治袁某，男，42岁，受风感冒后，左侧口眼歪斜，左侧嘴角不能闭合，唾液外流，不能正常鼓气和吹气，人中左移，舌苔白，脉沉细弦。西医诊断：左侧面神经麻痹。辨证：气血两虚，风痰阻络。治法：养血活血，化痰通络，方药：白芍、当归、钩藤、僵蚕、天麻、全蝎、丝瓜络、路路通、橘红各10g，蝉衣3g，生地12g，川芎3g[7]。

2.**王静安**治解颅（先天性脑积水）：狄某芳，男，1岁，头颅裂缝，并继增大增宽，头皮光急，青筋显露，神情痴呆，体瘦面皖白，颈项无力，眼斜，多方治疗无效，用谢铨榕法，降气化痰逐瘀，佐以祛风，升降散加减（组方见方证），服2天，每天空腹服4~5次，每次20~30ml，感冒食滞等应停几天。外敷方：通草24g，白芷、蜂房、青皮、陈皮、蝉衣、僵蚕各15g，红花6g，共为细末，以酒15~30ml，童便40~50ml，水适量，面粉18g，调成糊状，剃头后涂头颅，包括枕颞额及太阳穴，纱布包，药干以温水湿润，每天换1次，用温水洗净，晾头1~2小时再敷，连服20余剂，历时2月，颅缝完全愈合，头部大小正常，颈项不软，面红润活泼喜玩，随访状况良好[4]。

3.**赫文彩**治许某某，男，49岁。患者从一个半月底开始，感头昏神倦，气短乏力，此后症状日趋加重，相继出现心悸、记忆力减退等症，有时说话感到不灵活。次日又因乘坐卡车受风，回家后即觉说话困难，言语謇涩，舌体麻木，张口困难，上下齿间仅能张开0.5cm，血压102/60mmHg。曾在昆明省市级各大医院就诊，诊断不一，有谓面神经麻痹；有谓舌咽神经及舌下神经麻痹。因久治罔效，失去治疗信心，经亲友介绍，方转笔者诊治。诊见：患者神志清楚，回答切题，情绪烦躁，面色晦暗，目眶发青，口只能张开0.5cm，口唇发紧，两腮明显向口内凹陷，呈撮口状，鼻唇沟未见明显歪斜。说话艰难，语言謇涩，咳嗽痰多，痰涎因张口受限只好用纸条慢慢掏出，四肢厥冷，夜寐不宁，心悸胸闷，纳谷不香，只能食流汁或半流汁，二便正常，脉弦滑而数，舌尖红苔未窥见，中医辨证：肝血不足，风痰上扰，经络闭阻之撮口症。治宜：祛风化痰，通经活络，佐以养血安神：小白附子30g（开水先煎2小时，再入他药同煎），明天麻、酸枣仁、当归尾各20g，蜈蚣（不去头足）4条，熟地黄、茯苓各24g，远志10g，僵蚕、地龙、胆南星、防风、钩藤（后下）各12g。6剂。每日1剂，水煎，分3次频服。二诊：诸症稳定，仅脉象弦滑未见数象。仍按上法，守方加蕲蛇10g，再进6剂。三诊：口已能张开约1.5cm，舌体可以完全灵活地伸出口外，口唇及舌体麻木已基本消失，诸症皆减，饮食大增，夜寐安静，但头昏气短、乏力之症仍存，且有自汗出，脉细弦，舌质淡红，苔薄白。此属气虚之征，上症尚未痊愈。治宜守方，方中当归尾改用全当归20g，再加益气固表之黄芪40g。四诊：以上方治疗1个月，来诊时张口自如，语言流利、清楚，体重增加，面色红活有光，撮口症痊愈。随访两年余未见复发[8]。

又治上呼吸道感染后，罹撮口症：钱某某，男，74岁，且唇沟口角向左歪斜，但眼能闭合，面色晦暗，神情淡漠，小便色黄量少，下肢轻度浮肿，脉弦细而滑，西医诊断：面神经麻痹，为风痰上犯，经络闭阻，宜祛风化痰，活血通络：胆南星、僵蚕、地龙、土鳖虫、蕲蛇、防风、桔梗各10g，钩藤12g，蜈蚣3条，川芎15g，生甘草6g，5剂症状减轻，加天竺黄10g，连服10剂，口已完全张开，仅头晕乏力，眠差神倦，脉沉细无力，舌淡红，予人参养荣汤滋补气血而愈[8]。

引用文献

［1］张元凯.孟河四家医集［M］.南京：江苏科学技术出版社，1985：20.

［2］吴昆.中华医书集成·医方考［M］.北京：中医古籍出版社，1999：4.

［3］汪慎之.应用复方牵正散治愈颜面神经麻痹症两例［J］.中医杂志，1959，(6)：46.

［4］王静安.解颅一例治验［J］.中医杂志，1964，(6)：32.

［5］程国彭.医学心悟［M］.北京：人民卫生出版社，1963：98.

［6］姚国美.姚国美医学讲义合编［M］.北京：人民卫生出版社，2009：162，221.

［7］北京中医医院.关幼波临床经验选［M］.北京：人民卫生出版社，2006：206，207.

［8］赫文彩.撮口症治验2例［J］.中医杂志，1982，(11)：47，48.

（二）清阳郁闭候（肝肺风痰变证1）

肝肺风痰证·清阳郁闭候，为外风引动肝风，鼓动痰浊，上蒙清阳，闭塞清窍，而成痉厥重证。其见症，虽以经脉不利之风动症象显明，但必兼见表阳郁滞，与里热蕴炽之脉症。

通称：风痰闭塞。

病名：［中医］痉症，破伤风。［西医］破伤风。

病因病机：肺肝风痰郁闭，因外风猝袭，引动肝风，鼓痰上逆，郁闭上焦清阳，不能宣展于内外，表郁里炽，痰壅于上，风窜经络，而成痉症。

证象组合：阳滞+表郁+气炽+气逆+经滞+气郁

主症：**【阳气不行】症象**：①寒战。②手指发凉。③面色青紫而呈苦笑状。**舌象**：舌质红，苔白厚腻。**脉象**：脉细弦。**指纹**：青滞。

【腠理不宣】症象：①发热无汗。②全身疼痛。

【津气蕴炽】症象：①发热有汗。②大便未解。③小便色黄而长，小便短少。**舌象**：舌苔白厚干。**脉象**：①脉弦数。②脉弦滑。

副症：**【气机冲逆】症象**：①呼吸急促。②口吐痰涎。③痰涎壅滞，喉间痰鸣。

【经脉不利】症象：①两目上视，目窜龂齿。②手足搐搦。③项背强直，全身强直。④角弓反张。⑤口噤。⑥牙关半开，张口困难，苦笑面容，哭声不出。

宾症：**【气机不宣】症象**：①胸腹痞闷。②小便不利。

【清空不宣】症象：头痛。

治则：当以祛风化痰，息风清热，通经和络。

方证

1.异灵膏证：《景县申万清家传验方》方。治破伤风，口噤者针刺地仓、少商，口仍不能开者，用开口器从牙缝滴入，只要使药下咽就可望救。

黑桑椹、胆南星、炒黄蝉衣各9g，血余炭、串肠米（小狗吃生米，便出完米，洗净焙黄）各60g，香油、黄酒各120g，共研末入蜜内浸20分钟，加香油拌匀，后加黄酒调成糊状，微火加温至起小泡即成，忌唾液及水滴入，每20分钟一次，白水送服1日服完，续服分2日服。

2.羌活姜黄汤证：李聪甫方[1]。治痉症，寒战发热，无汗，手指发凉，忽然目窜龂齿，手足搐搦，项背强直，角弓反张，指纹青滞，详见病案1。

羌活、胆南星、天麻、九菖蒲各2g，北防风、钩藤、僵蚕、枳壳、前胡、南杏仁、橘络各3g，荷叶1g，姜汁3滴。

3.玉真散加减证：朱枝荣方[2]。治破伤风，苦笑面容，四肢间或抽搐，颈项强直，详见病案4。

防风、白芷、羌活各3g，南星4g，白附子、僵蚕各5g，钩藤6g，蝉衣、银花、蒲公英各10g。

4.木萸散合五虎追风散加减证：朱枝荣方[2]。治破伤风，口紧不易开，吞咽困难，先下肢后全身性抽搐，详见病案4。

胆南星、白附子、防风、天麻、枳实、朱茯神各6g，建菖蒲、羌活各4g，钩藤9g，蝉衣10g，全蝎、僵蚕各5g，木瓜、全当归各8g，另化服至宝丹1粒。

论著和讨论

本证候外风引动内风，鼓动痰浊，郁闭清阳，风窜经络，《李聪甫医案》编者按："风寒伤于太阳之经，表闭无汗，痰滞膈上，小儿抵抗力弱，易于发生风痉。它的突出表现是寒战、无汗和指纹青滞。因此，敢于用羌、防开表，星、杏涤痰，钩、蚕、天麻制痉，枳、前、菖蒲利膈，橘络通络，姜、薄宣风。在小儿因于风寒致痉的情况下，用此避刚慎柔的方剂，邪去而正不伤。或者认为真寒而误投桂附；或者认为里热而误用硝黄，都能戕贼病儿的生机。"[1]故其救治之则，当祛风化痰，息风清热，通经和络。

病案举例

1.李聪甫治痉症：姚某某，男，3岁，寒战发热无汗，手指发凉，倏然目窜龂齿，手足搐搦，项背强直，角弓反张，指纹青滞，口噤不易察舌。寒伤肌表，腠理闭塞，痰壅肺膈，筋脉牵引，病发刚痉。当辛轻散表，苦温祛痰（组方见方证）。一剂呕出痰涎而苏，再剂啧啧汗出，热退神安[1]。

2.李泰治袁姓，女，6岁，九月间，大烧半日，忽牙关紧闭，两目上视，两手握固，僵直如尸，头出大汗，口吐白沫，二便自遗，时发时止。此柔痉夹痰之证。桂枝、白芍各2.4g，甘草、僵蚕各1.5g，建菖蒲、北细辛、小皂各0.9g，天麻、天竺黄各3g，生姜1片。1剂效，2剂愈[3]。

3.韩莲云治袁某某，女，54岁，因切菜左手食指外伤，当时用旧布包扎止血，伤口自愈。11天后突然牙关紧闭，吞咽困难，在当地公社医院治疗无效，病情反而加重，全身性抽搐，第12天急转徐埠公社医院住院治疗。临床表现：神志清楚，苦笑面容，牙关紧闭，张口齿距约半指，吞咽困难，颈项强直，角弓反张，拘急抽搐频繁，两目上视，痰涎壅滞，脉弦滑。诊断：破伤风。证属风邪侵入破伤之处而成，属于外风为患。《沈氏尊生书》指出："唯跌打损伤，疮口未合，贯风而成，事为真破伤风。"《内经》又说："诸暴强直，皆属于风。"故拟祛风、化痰、镇痉之法。五虎追风散加味：蝉衣30g，制南星、羌活、荆芥各9g，全蝎、白芷各6g，制白附子5g，明天麻、僵蚕、防风、菖蒲各10g，钩藤12g。3剂药后抽搐减轻，两目上视消失，痰涎减少，能进流质，齿距一指，原方再进。5剂药后，抽搐缓解，痰涎基本控制，能进稀饭，齿距二指半。此方加减续进15剂，诸证皆减，能吃饭，步行活动，则改健脾化痰，调理善后，痉愈出院[4]。

4.朱枝荣治李冬保，男，两岁。病孩3天前突然张口困难，不能进食。经当地医院治疗无效，于今日上午入院。现症：神志清醒，苦笑面容，哭声不出，发热（T 38.6℃），有汗，四肢间或抽搐，颈项强直，牙关半开，张口困难，大便2日未解，小便色黄而长，脉弦数，舌苔白厚干。检查全身无外伤，唯头项后侧生两个热疖，流脓血水。以祛风定痉法，佐以清热解毒。方用玉真散加减（组方见方证）。服4剂热退，抽搐次数减少，稍能进软食。唯喉间有痰鸣，照前方加戈半夏4g，橘络2g。共服8剂而症证消失，痉愈出院[2]。

又治徐金林，男，10岁。10天前割破左食指。1周后口紧不易开，吞咽困难，先下肢后全身性抽搐，牙关紧闭，急抬来门诊，以"破伤风"收入住院。经注射破伤风抗毒素，1天后未见减轻。会诊所见：神志恍惚，语言时清时错，声音低微，呼吸急促，发热（T 39.6℃），面色青紫而呈苦笑状。颈项及全身强直，牙关紧闭，口吐痰涎，喉间痰鸣，四肢抽搐频频，全身疼痛，遇刺激加剧，羞明，大便5天未解，小便短少，脉细弦，舌质红，苔白厚腻。以祛风解毒法，佐以豁痰开窍。方用木萸散合五虎追风散加减（组方见方证）。1剂。二诊：牙关微开，抽搐大减（约1小时左右1次），神志时有模糊，鼻中窜出蛔虫1条，发热稍退，体温（T 39℃），它症如前，照上方加吴茱萸2g，继服两剂。三诊：神志已清，体温正常。唯颈项稍强急，四肢间或有抽搐，腹胀便秘。继以当归地黄汤合五虎追风散加减：全蝎、僵蚕、防风各5g，天麻6g，蝉衣、熟地各10g，当归、白芍各8g，川芎3g，枳实6g。共服13剂而痉愈出院[2]。

引用文献

[1] 李聪甫.李聪甫医案[M].长沙：湖南科学技术出版社，1979：178.

[2] 朱枝荣.祛风解毒法治愈破伤风三例[J].江西中医药，1983，(5)：17，18.

[3] 李洪成.中医证候学[M].北京：中国医药科技出版社，2008：1700.

[4] 韩莲云.破伤风治验[J].江西中医药，1983，(1)：3.

（三）清阳蒙闭候（肝肺风痰变证2）

肝肺风痰证·清阳蒙闭候，为卒受外风，引动肝风，鼓动痰热，上闭清阳，内塞心窍，而成闭厥危候，杂病学家通称为中脏阳证。见症以痰热上闭，风邪外滞之闭厥危重脉症为主。

通称：风痰闭窍。

病名：[中医]中风阳证。

病因病机：肝肺风痰郁闭，多由素体痰热内盛，卒受外风，引动肝风，鼓动痰热上壅，猝闭心肺，清阳骤然闭塞，内外不通，神明堵绝，而成卒中闭厥之候。

证象组合：阳闭+气郁+经滞

主症：【阳气不行】症象：①肢厥。②身热无汗。**舌象：**苔白腻。**脉象：**①脉浮紧。②脉弦紧。③脉细弦。

【津气蕴炽】症象：①面赤气粗。②身热头剧痛，言謇，神识欠清，口歪流涎，痰鸣，右肢痿弱，身热自汗，面赤。**舌象：**舌深红。**脉象：**①六脉浮滑，脉弦滑数。②浮数。③脉左弦大，右滑大。

【神志蒙闭】症象：①猝然昏仆，小便失禁。②神昏鼻鼾。③耳聋鼻塞。

副症：【气机不宣】症象：黏涎满布。

【气机不降】症象：痰结喉间，痰鸣壅盛。

宾症：【经脉不利】症象：①歪斜口噤。②手足痿弛，肢体不遂。③肢体拘急。④两手握固。

治则：当以急除上闭之痰热，以宣通上窍为主，兼以祛风豁痰，以宣发其外滞；若得神苏厥回，再图其经络疏通。

方证

1.甄权防风汤证：《千金要方》防风汤化裁方[1]，治偏风。

防风、川芎、白芷、牛膝、狗脊、萆薢、白术各一两，羌活、葛根、人参、杏仁各二两，麻黄四两，生姜五两，薏苡仁、石膏、桂心各三两。

2.大青龙汤加味证：沈梦卢方[2]。治忽肢体拘急，神迷不语，身热无汗，脉浮紧，详见病案1。

麻黄、桂枝各3g，石膏15g，杏仁、钻地风、寻骨风、海风藤、海桐皮、僵蚕、木瓜各9g，威灵仙6g，小活络丸9g，万氏牛黄丸1粒，加当归、五加皮、丝瓜络各9g，橘络6g。

3.涤痰汤证：黄竹斋据《奇效良方》方加减[3]。功能益气祛痰，化浊宣窍。治中风，痰迷心窍，舌强不语。详见病案3。

制半夏、制南星各75g，茯苓、枳实各6g，陈皮4.5g，人参、石菖蒲各3g，竹茹2.1g，甘草1.5g，生姜5片。

4.古今录验续命汤证：黄竹斋方[3]。治昏迷右瘫，手足痿弛已五日，苔白腻，脉弦紧，详见病案3。

麻黄、防己、人参、黄芩、肉桂心、甘草、白芍药、川芎、附子、防风、生姜、白术。化牛黄清心丸1粒。

论著和讨论

本证候外风鼓动，痰热猝闭心肺，清阳不司旋转，罗谦甫说："今语言不出、耳聋鼻塞、精神昏愦，是中脏也，半身不遂，是中腑也。此脏腑俱受病邪，先以三化汤一两。内疏三两行，散其壅滞（先下），使清气上升，充实四肢，次与至宝丹加龙骨、南星，安心定志养神治之（后补），使各脏之气上升，通利九窍。又刺十二经之井穴，以接经络。"[4]治则当以急除闭塞之痰，陆养愚曰："第上下秘塞之时，恐不能奏效。宜先通二便，使浊阴降，则清阳之气得以上升，然后议补。"[4]古法以轻者稀涎散齑汁调灌之，继灌以三化汤泻之。陆氏主先用神佑丸先通二便。若内壅不甚者，仍以宣发清导之法，发越其清阳，清导其痰火为法。

病案举例

1.沈梦芦治姚某，女，55岁，忽肢体拘急，神迷不语，身热无汗，脉浮紧，以大青龙汤加味（组方见方证）。三诊：肢体已能活动，麻木减，神清能语，脉缓苔白，再疏风和络养血：当归、石膏各12g，独活、桑寄生、秦艽、威灵仙、海桐皮、海风藤、木瓜、伸筋草各9g，秦艽、威灵仙各6g，桂枝、甘草各2.4g，后加豨莶草、梧桐花、金斛、桑枝、丝瓜络各9g，1月愈[2]。

2.刘镜湖治蔡，男，61岁，卒昏不语，牙关紧闭，痰声如锯，面赤气粗，脉浮数，宣窍救急，辛凉清热，泄邪化痰：石膏45g，知母12g，薄荷、天麻、天竺黄各6g，麻黄、杏仁、黄芩、白芍、防风、连翘各9g，竹叶15g，朱灯心0.6g，清心牛黄丸2粒，开关散擦牙，服后畅汗，唯腹胀，二便不解，祛风涤痰参用通下：绵纹大黄12g，羌活、薄荷、厚朴、天麻、天竺黄各6g，枳实、黄芩、防风、连翘、清半夏各9g，知母、钩藤各12g，竹沥90g，姜汁1匙，便下秽物，痰鸣减，仍不能言，痰火内滞也：胆南星、九节菖蒲、枳实、天竺黄各6g，黄柏、菊花炭、清半夏各9g，鲜生地30g，钩藤、朱茯神各12g，竹沥60g，姜汁半匙，诸恙向安，益阴和阳以培本：北沙参12g，天冬、生地、川牛膝、远志、酸枣仁、枸杞子各9g，五味子2.1g，知母、川贝母、川黄柏各6g，朱灯心0.6g，粳米蒸露水代水[2]。

3.黄竹斋治杜某，男，63岁，神识昏迷，右半身偏瘫，喉间痰鸣，舌苔白厚，六脉浮紧，针风池、风府、巨阙、期门、肩髃、间使、合谷、环跳、风市、阳陵泉，隔日一次，涤痰汤（组方见方证）7剂，防风汤8剂。因数日大便不通，服三化汤4剂。每日早晚服牛黄清心丸1粒，计20丸，神识清醒，说话正常，言房事后得病，《内经》："夺而厥则为瘖痱。"身体肥胖，舌苔白厚，《内经》："仆击、枯痿、肥贵人则高粱之疾。"与平胃汤加槟榔、枳实、二丑、神曲10剂，舌苔消失，自行行走出院[3]。

又治瘖痱偏瘫：陈某，女，57岁，神志昏迷，右半身瘫痪，手足痿弛，卧床不起已五日，苔白腻，脉弦紧。针风池、风府、大椎、内关，服古今录验续命汤（组方见方证）化牛黄清心丸每日1丸，三日后神渐清，能言语。针肩髃、曲池、合谷，后络环跳、风市、阳陵泉、光明，隔日一次。每日服千金防风汤：防风、川芎、白芷、牛膝、狗脊、萆薢、白术各3g，羌活、葛根、炮附、杏仁各6g，石膏、薏苡仁、肉桂各9g，麻黄12g，生姜15g，20剂，肢体恢复正常[3]。

引用文献

［1］张印生.孙思邈医学全书·千金要方［M］.北京：中国中医药出版社，2009：174.

［2］上海市中医文献研究馆.中风专辑［M］.上海：上海科学技术出版社，1963：291，292.

［3］赵寿毛.黄竹斋针灸医案选编［M］.北京：中国中医药出版社，2010：31，43.

［4］江瓘，魏之琇.名医类案（正续编）［M］.北京：中国中医药出版社，1996：2，302.

（四）清气厥脱候（肝肺风痰变证3）

肝肺风痰证·清气厥脱候，系由外邪入里，化火动风，鼓痰上蒙清窍，正气不支，渐形脱绝，为至重至危之候，时病学家亦通称外闭内脱之证。其见症以闭厥与脱绝脉症同见。

通称：内闭外脱。

病名：［**中医**］痰喘，厥脱。［**西医**］小儿肺炎，Ⅱ型肺结核，并发心衰。

病因病机：肝肺风痰厥脱，多由外风入里化火，引动肝风，鼓动痰热，上蒙清窍，邪实正虚，正气不支，渐至脱绝。

证象组合：气闭+气逆+神蒙+阳滞+气脱

主症：【**气机闭塞**】**症象**：①喉头痰声辘辘。②苦不能啼。

【**气机冲逆**】**症象**：痰鸣喘促。

副症：【**神志昏蒙**】**症象**：①神气昏愦。②体温每升至39℃，即出现搐搦引窜。

指纹：青紫透出命关。**舌象**：舌苔灰腻。

【**阳气不行**】**症象**：①面唇发青，晦暗无华。②肢端冰凉，轻度发绀。

宾症：【**气虚脱绝**】**症象**：①神气昏愦，面唇发青。②气息奄奄。

治则：当祛风豁痰，以解其内外之闭，兼以益气扶正，以固其脱绝。

方证

扶正救阴平肝散风清热化痰方证：汪济美方[1]。治小儿肺炎，Ⅱ型肺结核，并发心衰，详见病案1。

西洋参（另炖冲）、法半夏、胆南星各1.8g，川芎1.2g，防风、僵蚕各2.4g，钩藤、天竺黄、茯神、川贝各3g，枳壳1.5g，竹沥1瓶（另冲）。

论著和讨论

本证候外风入里，挟肝风鼓痰，上闭清窍，正气不支而渐脱，闭脱危急之候，救治之则当益气扶正，祛风化痰，开闭固脱，虚实兼顾为法。汪济美按：（病案1）患儿持续发热1个月，咳嗽痰喘，体温每升到39℃，即见抽风作痉，乃属“火旺刑金”，痰热动风之候，病久气阴耗伤，造成“正不胜邪”的严重局面，故神气昏愦，面唇发青，晦暗无华，喉头痰声辘辘，苦不能啼，气息奄奄。按中医“治病必求其本”，急补气阴，“取本而得者”，必先平肝清热，“取标而得者”，应兼散风化痰，故投药见效迅速。候正气来复，再清邪热，末诊去西洋参，加栀芩等苦寒之药，专主平肝泻火化痰，使之“邪去则正安”，诸症悉除，收到满意的效果[1]。

病案举例

1.汪济美治金某某，男，8个月，1977年7月26日入院。患者于20多天前开始持续发热，伴咳嗽气促，咳嗽呈阵挛性，但无痰液，颜面轻度浮肿，曾用青、链、庆大霉素，并服中药等，未见显效。体温波动在38℃~39.5℃之间。3天前晌午体温达39.3℃时，两眼上吊，双手握拳，下肢僵硬，不久自行缓解。昨晚又抽筋一次。今晨全身浮肿，拒乳嗜睡，痰鸣喘促。患孩系头胎足月顺产，曾因反复发烧，咳嗽气急，夜啼，便泄等症，三度住县医院，均未得到根治而自动出院。胸透右肺门上部纹理较粗，余（-）。住院时疑为小儿肺炎，Ⅱ型肺结核，并发心衰，故8月2日，体温上升至38.7℃，精神差，肢端冰凉，轻度发绀，心肺病征依然如故。胸片报告，“右肺上部纵隔旁见块状阴影，边缘不清，余肺野尚清晰，心膈（-），提示Ⅱ型肺结核上（-）”。患孩病情重笃，特邀中医会诊并停止静脉给药。曾用麻杏石甘、千金苇茎、葛根芩连汤，并百部、桑白皮、地龙、苏子、法半夏、浙贝母、枳壳、竹茹、川地骨皮、代赭石、滑石、车前草加减出入，每日1剂。8月7日体温不降，仍波动在38℃~38.9℃之间，面色苍灰，神昏烦躁，肺部痰、哮鸣音及湿性啰音有增无减，肝大仍存，病情危笃，于8月7日转县医药研究所由我诊治。

查患儿呈重病容，神气昏愦，面唇发青，晦暗无华，舌苔灰腻，喉头痰声辘辘，苦不能啼，致病月余，体温每升至39℃，即出现搐搦引窜，尿短，大便溏带黏泡，时现不化，指纹青紫透出命关。系属“木火刑金”，痰热动风，由于病久耗伤气阴，正不敌邪，急应扶正救阴，兼平肝散风，清热化痰为治（组方见方证），2剂。日分2次服，每日1剂。8月10日：体温37.4℃，面色好转，精神佳，能哭能笑，腻苔已退，痰声大减，大便正常，指纹缩回气关，色转红紫。按前方去法半夏之燥，加蝉蜕2.4g，助透风于热外。处方：西洋参（另炖冲）、胆南星各1.8g，钩藤、茯神、天竺黄各3g，川芎1.2g，枳壳1.5g，僵蚕、川贝母、防风、蝉蜕各2.4g，竹沥1瓶（另冲）。2剂。日分2次服下，每日1剂，共服2剂。8月13日：体温37.7℃，身热未退，喉间痰声转微，余症大减，此为正气来复。故减去西洋参之补阴，川芎之辛窜，僵蚕、蝉蜕之散风，增入黄芩、栀子、白芍、甘草之清热。处方：黄芩、白芍、天竺黄各2.4g，山栀、钩藤、茯神各3g，甘草1.2g，防风、胆南星、枳壳各1.5g，日分2次服，每日1剂，共服2剂。8月15日：身热退净，痰声已无，两肺痰，哮鸣音及湿啰音消失。嘱注意寒暖，安静调养。3个月后随访，自末次服药后，即恢复正常[1]。

2.**李洪成**于1984年，好友之外孙，2个月，患急性肺炎合并心衰，医院抢救数日，已下病危通知，并嘱家属做好精神准备。邀余往视，适逢发作：面色青白，唇绀，张口，目瞑，呼吸浅表，喉中痰鸣，手足痉挛发凉，视其舌略红，苔腻淡黄，病已危极，疏方以尽人事，生脉饮加防风、川贝母、天竺黄、桔梗、钩藤等，1剂，中午用眼药瓶缓缓滴入口中，午后即未发作。至翌日凌晨，又发作，家人打算放弃，就商于余，因思服药后，半天多未曾发作，药已初见成效，不可轻弃。劝其外祖，改用西洋参必有大效，彼同意再试1剂，果然整天未发，已张目有神。续服2剂，即撤脱氧气，调治数日出院[2]。

引用文献

［1］汪济美.小儿痰喘重症［J］.新中医，1979，（6）：26.

［2］李洪成.中医证候学［M］.北京：中国医药科技出版社，2008：1703.

四、心肝风痰证（风痰并病）（4候）

心肝风痰证，为肝风鼓痰上蒙于心之症，必由其人素多湿痰，肝阳易动，或偶感外风，引动肝风，或因七情失调，感触肝阳化风，均可致肝风陡动，鼓动脾中湿痰上蒙心神，致心火郁遏，不得宣达，神气内乱，称之为心风；或风痰上逆，郁闭上焦，蒙闭清阳，木火郁炽，致心窍骤闭，通称痰迷清窍，曹仁伯曰："风入心经，蕴热蒸痰，痰火迷心"[1]，甚则如徐灵胎所谓"盖以风入经络，则内风与外风相煽，以致一时痰火壅塞，唯宜先祛其风，继清痰火，而后调其气血，则经脉可以渐通"[2]。其治则总当祛风清火，平肝息风，涤痰宣窍为法；火降则阳潜风息，而无上逆之患，心神自明矣。

证候别称：痰阻心络，风痰阻塞清窍。

病名：［中医］心风，痴呆，中风阳中，中风脱证，厥脱症，痰厥，肝厥，阳痫，失语。

证候系统：详见图3-10-23。

本证————木火郁遏候

转证————木火蕴闭候、清阳蒙闭候

变证————清气闭厥候、阳气厥脱候

图3-10-23　心肝风痰证证候结构图

引用文献

［1］柳宝诒.增评柳选四家医案［M］.南京：江苏科学技术出版社，1983：195.

［2］刘洋.徐灵胎医学全书·医学源流论［M］.北京：中国中医药出版社，2009：123.

（一）木火郁遏候（心肝风痰本证）

心肝风痰证·木火郁遏候，系由外风引动肝风，鼓动脾中湿痰，郁遏木火，蒙蔽心神。其见症以神志不清不宁之症象显明，但必兼见风痰郁遏上焦阳气之脉症。

通称：痰阻心络。

病名：［中医］心风，痴呆。［西医］煤气中毒性精神病。

病因病机：心肝风痰郁滞，常由外风引动内风，鼓动痰浊，郁遏木火，不得宣泄，致心神蒙蔽，心火内动。

证象组合：气郁+神滞+神扰+阳郁

主症：**【气机不宣】症象**：①胸胁满闷。②身疲少言。**舌象**：①舌苔黄。②苔白腻糙。**脉象**：①脉弦滑。②脉沉滑略数。

【神志不清】症象：①神志不清，方向不辨，哭笑无常。②入夜不知睡眠，卧床亦不愿起床，闭目似睡。③神呆语乱。④木呆不语，不饥恶食。⑤不知便溺，二便失禁。

副症：【神志不宁】症象：①时躁怒。②手足舞动，坐立不安。

宾症：【阳气不和】症象：①吐涎沫色青。②面青。③头痛。④手足无力，行动迟缓。**舌象：**舌质紫暗。**脉象：**脉弦。

治则：当以祛风化痰，清火息风，兼开窍，以宣泄木火为法。

方证

1.本事独活汤证：王旭高方[1]。治风入心经，蕴热蒸痰，痰火迷心，详见病案1。

独活、防风、黄芩、山栀子、玄参、石菖蒲、胆南星、茯苓、橘红、甘草、竹叶、鲜生地。

2.十味导痰汤证：《张氏医通》方[2]，治痰湿上盛，头目不清，口吐涎沫，甚则色青。

半夏、陈皮、茯苓、甘草、胆南星、枳实、羌活、天麻、蝎尾、雄黄、生姜以浆水煎服。

论著和讨论

本证候内外之风交煽，鼓动痰浊，郁遏木火，蒙蔽心神，其治则当以祛风化痰，清火息风开窍为法。赵绍琴说："风邪挟痰，走窜经络，阻滞血行，头痛眩晕，肢体麻木拘挛，或半身不遂，口眼㖞斜，恶寒身热，舌苔白腻，脉多滑濡，沉取略弦。必当疏风祛痰，活血通络为治：秦艽、当归各9g，羌独活各4g，防风6g，半夏、菖蒲、炒地龙各10g，黄芩、赤芍各12g，生牡蛎30g（先煎）。加减法：若体丰痰湿较重者，方中可加橘红、制南星各10g，若痰湿胶滞者，方中可加苏子、莱菔子各10g，白芥子、皂角各6g，若素嗜肥甘者，嘱其切忌荤腥，控制食量，加强活动，增加体力锻炼，以促进功能恢复。"[3]有云：口吐涎沫，甚则色青，头痛，脉弦，面青，胸胁满闷，时躁怒，主辛开苦降，加味防风丸：蛇胆、南星、陈皮、防风、川芎、天麻、甘草、荆芥、朱砂，或十味导痰汤（组方见方证），甚则千缗汤：半夏、皂角、炙甘草、生姜，加川芎、大黄。

病案举例

1.王旭高治上年夏季，痰火迷心，神呆语乱，治之而愈。至今复发，脉浮小弱，舌心红而苔薄白，语言错乱，哭笑不常，凭脉而论，似属心风。盖由风入心经，蕴热蒸痰所致。用本事独活汤法（组方见方证）[1]。

2.焦树德治煤气中毒性精神病：患者男性，54岁。因煤气中毒昏迷，治疗好转出院后1周，逐渐神志不清，方向不辨，手足舞动，坐立不安，二便失禁，身疲少言，舌苔黄，脉弦滑。诊为痰阻心络，热扰心神，肝郁动风之证。予祛痰开窍、清热解毒、益肾息风之剂。6天后复诊，药未全部服进，病亦未见减轻，治当增强祛痰开窍之力：生赭石40g，钩藤、青风藤各30g，茯苓20g，生香附、半夏、化橘红、菖蒲、远志、郁金各12g，胆南星、防风各10g，全蝎9g，白矾3g，礞石滚痰丸10g。每日1剂，20天后病情逐渐好转，神志较前清楚，手足不再舞动，二便亦能控制。前方去赭石、钩藤、青风藤、生香附、防风、全蝎、白矾，滚痰丸，加黄连、天竺黄、荆芥各10g，桑枝30g。每日1剂，续服1月后痊愈。煤气中毒性精神病多因毒热炼津为痰，痰浊余毒蒙蔽心窍所致。初诊方药清热解毒有余，祛痰开窍不足，故于复诊时加强祛痰之力。由于抓住了关键，故而取效[4]。

3.李洪成于1984年，治一退休老工人，因在卧室（门卫室）闭门用木炭烧水，致一氧化碳中毒昏迷，经抢救苏醒后，仍神志不清，木呆不语，不饥恶食，不知便溺，手足无力，行动迟缓，不辨方向，入夜不知睡眠，卧床亦不愿起床，闭目似睡，舌质紫暗，苔白腻糙，脉沉滑略数，证属肝风挟痰，蒙闭清窍，木火内郁，疏方以导痰汤加天竺黄、胆南星、远志、菖蒲，以豁痰宣窍；黄芩、黄连、丹皮以清降木火；蜈蚣、全蝎、僵蚕以祛风通络。5剂神志渐清，仍舌蹇语涩，继5剂，已能自行饮食、便溺；腻苔退净，舌转深绛，脉转细弦数，夜卧烦扰不宁，神志时清时昧，且多错语，间有妄言，营热内盛，转以清营凉血，兼化痰息风，以犀角地黄汤加天竺黄、胆南星、远志、菖蒲、钩藤、全蝎、蜈蚣等，5剂，神清能寐，舌转偏红，略有薄黄腻苔，脉弦滑，改温胆汤加丹皮、焦山栀、赤芍、黄芩、黄连等调理月余，渐趋正常，已略能帮助家务劳作[5]。

引用文献

［1］柳宝诒.增评柳选四家医案［M］.南京：江苏科学技术出版社，1983：195.
［2］张璐.张氏医通［M］.北京：中国中医药出版社，1995：440.
［3］赵绍琴.赵绍琴临证400法［M］.北京：人民卫生出版社，2006：109.
［4］侯平玺.临证摭拾——随焦树德老师学习笔记［J］.浙江中医药，1982，17（9）：397.
［5］李洪成.中医证候学［M］.北京：中国医药科技出版社，2008：1708.

（二）木火蕴闭候（心肝风痰转证1）

心肝风痰证·木火蕴闭候，系由外风引动肝风，鼓动痰热，郁闭心肝，木火内炽，心神猝闭，为中风闭症重证。虽以神闭风动之症象显明，但必兼见木火内炽之脉症，并以之为主。

通称：风痰闭窍。

病名：[**中医**]中风阳中，痰厥。[**西医**]脑出血。

病因病机：心肝风痰蕴闭，常由外风内动肝风，二风交扇，鼓动痰热，郁闭心肝，木火内炽气血之分，痰热蒙闭心神，流窜经络，而成内闭重证。

证象组合：气炽+血炽+神闭+络郁+气逆

主症：【**津气蕴炽**】**症象**：身热自汗。**脉象**：右滑大脉弦滑数。

【**血热蕴炽**】**症象**：面赤。**舌象**：舌深红。**脉象**：①脉左弦大。②脉细弦。

副症：【**神志蒙闭**】**症象**：①昏睡。②神识欠清。③猝然昏仆，不知人。④目闭而口流涎。⑤颈已歪。⑥痰声起，欲语不得。⑦小便失禁。**脉象**：脉已绝。

【**络脉不和**】**症象**：①口歪流涎。②唇麻。③言謇。④手足偏瘫。

宾症：【**气机冲逆**】**症象**：①忽头剧痛。②痰鸣。

【**气机不利**】**症象**：痰吐不出。

治则：当以清泻心肝木火，息风豁痰，宣窍开闭，以急救之。

方证

1.宣窍导痰法证：雷少逸方[1]。治中风中脏阳证，及痉发昏倒等证，面赤气粗，身热肢厥，痰鸣口噤。

远志3g，石菖蒲、皂角炭各1.5g，天竺黄6g，杏仁、瓜蒌、僵蚕各9g，益以百顺丸，便秘加润字丸。

2.加味竹沥汤证：费伯雄方[2]。治中腑，风火炽盛，胃津不上行，痰塞灵窍，昏不知人。

麦冬6g，石斛9g，橘红3g，羚羊角、胆南星、僵蚕各4.5g，天麻2.4g，竹沥半杯，姜汁1滴。

3.清热涤痰方证：衡阳人民医院方[3]。治脑出血，中风愈后忽头剧痛，言謇，神识欠清，口歪流涎，痰鸣，右肢痿弱，身热自汗，面赤，脉弦滑数，详见病案2。

菊花、桑枝、地龙、天竺黄、竹茹各9g，蔓荆子、钩藤、僵蚕、京半夏、胆南星、远志各6g，刺蒺藜4.5g，牛黄清心丸1粒。

论著和讨论

本证候内外之风交扇，痰热蒙闭心肝，木火内炽，肝风挟痰阻络，故其救治之则，当以清泻心肝，以平木火；息风化痰，宣窍通络以开其闭。姚国美说："中于经络，甚则入腑者，每以羚羊角、石决明、蕲蛇、乌梅、竹叶、胆草、黄芩、玄明粉之类，镇肝息风，咸寒泄热取效。（洪成注：加味竹沥汤以治痰盛者——组方见方证；内外俱实者，治以泻青丸：龙胆草、川芎、黑栀、当归、酒制大黄、羌活、防风，等份和丸）。"[4]

病案举例

1.孙东宿治潘见所，47岁，中风面赤歪向右，唇麻左瘫，脉左弦大，右滑大，服乌药顺气，昏睡转增，与二陈汤加全蝎、僵蚕、天麻、黄芩、石菖蒲、红花、秦艽、竹沥、姜汁，日二服，晚进活络丹，服6日，手指能稍动，足可依靠而立，改归芍六君加红花、钩藤、天麻、竹沥、姜汁，20帖。继以天麻丸、五子全鹿丸。百日而愈[5]。

2.徐灵胎治叔子静，素无疾。每日余集亲友小酌，叔亦在座。吃饭至第二碗仅半，头忽垂，筷亦落。同座问曰：醉也？不应。又问：骨鲠耶？亦不应。细视之，目闭而口流涎，群起扶之别座，则颈已歪，脉已绝，痰声起，不知人矣。取至宝丹灌之，始不受，再灌而咽下。少顷，开目，问扶者曰：此何地也？因告之故。曰：我欲归。扶之坐舆内以归。处以祛风、消痰、安神之品，明日已能起，唯软弱无力耳，以后亦不复发。此总名卒中，亦有食厥，亦有痰厥，亦有气厥，病因不同，如药不预备，则一时闭塞，周时而死。如更以参、附等药助火助痰，则无一生者。及其死也，则以为病本不治，非温补之误，举世皆然也[6]。

3.衡阳人民医院中医科治周某某，男，54岁，两周前昏倒，不省人事，诊断脑出血，好转出院。昨日忽头部剧痛，不能起床，语言謇涩，神识欠清，口歪流涎，痰鸣，右肢痿弱，身热自汗，面赤，脉弦滑数，以清热涤痰为主（组方见方证），加针风池、风府、肩髃、合谷、环跳、风市、足三里，1周后神清语晰，唯右肢无力发麻，去牛黄丸、地龙、天竺黄，加鸡血藤胶、当归尾、赤芍、乳香、丹皮，1月愈[3]。

4.魏长春治中风：平某某，女，80岁，久有手足抖动，猝然昏仆，小便失禁，手足偏瘫，欲语不得，脉细弦，舌深红。梨竺汤：金银花、钩藤、玄参、僵蚕、蝉衣各9g，天竺黄6g，淡竹沥1支，鲜梨汁1杯。3剂。咯出黏痰，神识转清，口能言，足能步[7]。

引用文献

[1] 雷丰.时病论[M].北京：人民卫生出版社，1964：25.

[2] 张元凯.孟河四家医集·医醇賸义[M].南京：江苏科学技术出版社，1985：17.

［3］杨安时．“中风”治验五例［J］．江西中医药，1959，（10）：22.
［4］姚国美．姚国美医学讲义合编［M］．北京：人民卫生出版社，2009：159.
［5］徐衡之，姚若琴．宋元明清名医类案［M］．长沙：湖南科学技术出版社，2006：158.
［6］王新华．中医历代医话选［M］．南京：江苏科学技术出版社，1990：869.
［7］浙江省中医院．魏长春临床经验选辑［M］．杭州：浙江科学技术出版社，1984：123.

（三）清阳蒙闭候（心肝风痰转证2）

心肝风痰证·清阳蒙闭候，系由外风引动内风，鼓动痰浊，上壅胸中，蒙闭清阳，阻塞清窍，系风痰内闭重证。其见症以神志蒙闭与经脉郁滞之症象显明，但必兼见阳气郁滞与痰热内炽之脉症。

通称：风痰阻闭。

病名：［中医］失语。［西医］乙型脑炎后遗症，麻疹脑炎后遗症，病毒性脑炎后遗症，吞咽神经麻痹。

病因病机：心肝风痰郁闭，常因外风内动肝风，二风交煽，鼓动痰浊，上壅胸中，蒙闭清阳，闭塞心窍，阻滞经脉。

证象组合：阳滞+气炽+神闭+气郁+经滞

主症：**【阳气不行】症象**：①面色暗青，面色苍白。②表情淡漠，痴呆失语。③四末不温。**舌象**：①舌淡红。②舌紫暗。③苔白。④苔腻润。⑤苔白腻带干。**脉象**：①脉细滑。②脉沉细无力。

【津气蕴炽】症象：①两颊潮红。②唇红。③皮肤干燥无汗。**舌象**：舌红苔薄黄腻。**脉象**：①脉滑数。②脉弦滑略数。**指纹**：青紫滞。

【神志蒙闭】症象：①神志昏愦，只能发单音语言。②神志时清时昏。③双目紧闭，不能言语。④神志不清，痴呆不语，耳聋无闻，问话不会回答。

副症：**【气机不宣】症象**：吞咽神经麻痹。

【气机不降】症象：咳嗽痰鸣。

宾症：**【经脉不利】症象**：①失语。②吞咽障碍，不能吞咽食物，知饥而不能食。③口角流涎终日不止。④肢体瘫痪，手足不能动弹。

治则：当以通阳化痰，以开窍醒神；息风通络，以搜经隧。

方证

温胆汤加味证：刘赤选方[1]。治病毒性脑炎后遗症，吞咽神经麻痹。详见病案2。

陈皮4.5g，法半夏、石菖蒲各12g，茯苓15g，竹茹6g，枳实、远志各9g，每次送服安宫牛黄丸一个1.5g。

论著和讨论

本证候内外之风交煽，痰浊上壅，蒙闭清阳，闭塞心窍，阻滞经络，徐灵胎曰：“盖以风入经络，则内风与外风相煽，以致一时痰火壅塞。”[2]故其救治之则当以通阳化痰、开窍醒神、息风通络为法。《刘赤选医案医话》编者按：“本例发病于盛夏之时，因感受暑邪所致，见有高热、昏迷、抽搐、舌蹇语涩等暑风证候。经中西医结合治疗，病情好转，但遗留吞咽困难、牙关紧、流涎、语涩、左手硬直等症状。此乃暑风后期，余邪未清，致风痰留阻，清窍失利。吞咽及语言与舌有密切相关。如舌窍不利，则舌蹇，转动不灵。对舌伸出困难者，叶天士认为系痰阻舌根，有内风所致。故用豁痰开窍之法，选用《千金方》之温胆汤加远志、菖蒲治之；初诊时还配安宫牛黄丸以加强开窍及豁痰之作用。刘老医生常用温胆汤或涤痰汤治疗温病后期之热邪势衰，余邪未清，表现为神识欠清、舌蹇语涩、流涎、吞咽不利、喉中痰鸣之痰浊阻窍者，效果不错。”[1]

病案举例

1.**梁恩普**治麻疹脑炎后失语，吞咽障碍20余天：杜某，女，8岁。面色苍白，身体消瘦，皮肤干燥无汗，双目紧闭，神志时清时昏，双目紧闭，不能言语，呼吸微弱，痰鸣，腹软下陷，脉沉细无力，气阴已伤，五虎追风散加味：蝉蜕、半夏各4.5g，天麻、胆南星各2.4g，蝎尾（醋泡，炒、研、冲）、黄连、木通、甘草、朱砂各1.5g，茯苓、当归、寸麦冬各6g，僵蚕、陈皮各3g，生地9g，症减唯言语不出，口流痰涎，舌淡而燥，微有白腻苔，脉沉缓无力，后加菖蒲4.5g，石斛9g，生姜（捣汁冲）60g，天冬6g，唯言语不出，改六君增液加味：党参、生地、玄参各6g，茯苓9g，陈皮、白术各4.5g，槟榔、神曲、焦山楂、麦芽、菖蒲各3g，广木香、蝎尾、炙甘草各1.5g，柴胡0.9g，失语渐缓[3]。

2.**刘赤选**治痰证：患者仇某某，女，28岁，因高热，左手强直性抽搐，牙关紧闭，不省人事，某医院诊为病毒性脑炎。经中西医结合抢救，昏迷40天后始逐渐苏醒，但神志昏愦只能发单音语言。会诊时，家人代诉，不能吞咽食物，知饥而不能食，每天靠鼻饲才能进食，伴有口角流涎终日不止；脉弦滑略数，舌淡红，苔白腻带干。西医诊为病毒性脑炎后遗症、吞咽神经麻痹。根据清·叶天士痰阻舌根有内风之说，用豁痰开窍的温胆汤加味（组方见方证），3剂。同时每次送服安宫牛黄丸一个1.5g。服后吞咽症状逐渐好转，能进流汁食物，上方连服40剂，逐渐能进食稀粥，软饭。牙关紧闭，左手强直等症状亦有改善，吞咽困难之症已消失，口流涎亦止。继续调治45天而愈，至今未发[1]。

3.常青治冯某某，男，5岁。患儿系极重型“乙型脑炎”经绍兴某医院抢救脱险，但后遗症重，用药罔效，转杭州治疗一月余，未见好转，就诊于本科。面色暗青，表情淡漠，痴呆失语，肢体瘫痪而四末不温，舌紫暗，苔腻润，脉细滑。治以温开醒脑，佐以益气、豁痰通络：苏合香丸（分吞）2粒，桂枝、胆南星、竹沥半夏各6g，生黄芪、赤芍、白芍、秦艽各15g，当归、白金丸（包）各12g，地龙、石菖蒲各10g，蜈蚣3条，葛根20g，3剂。二诊：服药后，大减，两目转动灵活，肢末转温，面色红润，舌质已呈红活之象，脉转缓有力，原方续进5剂。三诊：原方去苏合香丸、黄芪，加蝉衣、桑寄生，进10余剂，诸症告愈[4]。

4.李洪成治余某，20余岁，新产高烧住某医院，诊断为“病毒性脑炎”，经抢救高烧已退，但仍神志不清，痴呆不语，耳聋无闻，问话不会回答，饮食不知吞咽，手足不能动弹，面黄唇红，舌红苔薄黄腻，脉弦滑数，为风痰壅塞上焦，清窍蒙闭。疏方以清心肝之火，息风化痰，宣窍通络，以温胆汤加天竺黄、胆南星、川贝母、菖蒲、远志、黄芩、黄连、丹皮、钩藤、乌蛇等，5剂。神志略清，问话虽不能回答，但能点头摇头示意，四肢略能活动，继服5剂，又有好转，加全蝎、蜈蚣、僵蚕、白附子，5剂，已能发音，但语言不能令人听懂，吞咽虽有好转，但仍费劲，四肢已能活动，但仍迟钝，僵木；原意出入，调治月余，诸症基本消失，但发音仍感粗糙，但可听懂，吞咽仍感不利，四肢已能活动，但行走缓慢，能自行进食，但手指仍欠灵活；又继续调治月余，渐趋康复。半年后，已去外地打工，7年后春节回家，得见已康复如初，谈笑歌唱均如常人，自谓唯工作时，操作略较他人稍缓[5]。

引用文献

[1] 刘赤选.刘赤选医案医话[M].广州：广东科技出版社，1979：28.

[2] 刘洋.徐灵胎医学全书·医学源流论[M].北京：中国中医药出版社，2009：123.

[3] 梁恩普.中医药治疗麻疹脑炎后遗失语症1例[J].上海中医药杂志，1965，(11)：29.

[4] 常青.“乙脑”后遗症[J].浙江中医学院学报，1983，(3)：22.

[5] 李洪成.中医证候学[M].北京：中国医药科技出版社，2008：1710.

（四）清气闭厥候（心肝风痰变证）

心肝风痰证·清气闭厥候，系由肝阳化风，鼓动痰热，上泛胸中，郁滞清气，猝闭清窍，而成痫厥之证。其见症以猝然清窍闭塞之症象显明，痰去闭开，气返则苏，醒后则可见痰浊郁滞上焦之脉症。

通称：肝风挟痰。

病名：[**中医**]肝厥，阳痫。[**西医**]癫痫，症状性癫痫。

病因病机：心肝风痰闭厥，因肝阳化风，肝风鼓动湿痰，上逆胸中，闭塞清气，猝闭清窍，而成痫厥之候。

证象组合：气郁+气闭

主症：【**气机不宣**】**症象**：①胸中窒闭，异常善太息。②精神萎靡，形体消瘦，面色少华。③饮食欠佳。**舌象**：舌质偏红苔黄。**脉象**：脉大而弦，脉数。

副症：【**气机闭塞**】**症象**：①昏厥，神识不清，面色潮红，面㿠唇青，面色青紫。②病待发时，呼吸紧张，四肢麻木，即发则齘齿，语言难出。③口噤，两目上视，两目窜视。④手足抽搐，角弓反张，四肢拘急。**舌象**：苔白腻。**脉象**：脉弦缓。**指纹**：淡红。

宾症：【**气机不降**】**症象**：①口吐涎沫。②痰声辘辘。③醒则呕吐。

治则：当以平肝息风，涤痰开窍，兼以通络，从缓调治。

方证

1.白附子丸证：杨士瀛方[1]，治风痰上厥，头疼，眩晕昏厥如痫疾，醒则呕吐头眩。

焙全蝎半两，炮白附子、炮天麻、甘菊、半夏、南星、川芎、橘红、旋覆花、炒僵蚕、干姜各一两。上为末，用生姜半斤，取汁打面糊为小丸。每服50丸，食后荆芥汤送下。

2.加味二陈汤证：李用粹方[2]，治肝厥症，状如痫疾，僵仆不知，醒则呕吐，头眩发热。

柴胡、枳壳、甘菊、钩藤、干葛根、山栀、生姜、陈皮、半夏、茯苓、甘草。

3.安脑丸证：恽铁樵方[3]。治疗小儿发热，指头自动，寐中惊跳，唇红而干，口渴无泪。

金钱白花蛇6条（缺以蕲蛇18g代），全蝎、薄荷、梅片、天麻各9g，白附子、犀黄各4.5g，生川乌、独活各15g，雄黄60g，犀角4.5g，麝香3g，用麻黄60g，陈绍兴酒2盅，煎至1盅去渣如蜜15g，熬成膏，和药为丸（菜豆大）。高热抽搐之脑炎用犀角尖0.9g、龙胆草1.5g、细生地12g、蝎尾0.6g、川黄连0.9g，当归身9g，煎送2

粒，病重者加羚角0.6g。

4.芍麻汤证：章次公方[4]。治肝厥，病待发时：呼吸紧张，四肢麻木，即发则龄齿，语言难出，神志不清，面色潮红，两小时方苏，详见病案1。

天麻、广郁金、炙远志、佩兰梗、炙甘草各4.5g，白芍、稽豆衣、潼蒺藜、白蒺藜、旋覆花、抱茯神各9g，生麦芽15g，红枣10枚。

5.息风开窍，涤痰通络方证：李木森方[5]。治癫痫，两目上视，手足抽搐，详见病案4。

白芍、远志、胆南星、郁金、僵蚕、地龙各10g，钩藤15g，天竺黄7g，明矾3g，当归13g，川芎8g，甘草4g。

论著和讨论

本证候肝风鼓痰上闭胸中，清气猝闭，清窍闭塞，朱大年曰："此痰浊夹肝风火蒙清窍。"[6]其治则当以平肝息风，涤痰宣窍为法。恽铁樵说："此病（流行性脑脊髓膜炎）与惊风不同之点：一、惊风只孩子会病，脑炎却无论老幼男女都会病；二、惊风是难得有的，脑炎是流行性，同时一地方同患的，不计其数；三、惊风病因是惊吓、食积、风寒，脑炎不必定有惊吓、食积，真病源是空气中一种微菌，不过就事实上推考，微菌之外，还有一种原因，就是人体内的抵抗力弱。"[3]

病案举例

1.章次公治冯女，每遇拂逆，病易发作，病将发，呼吸紧张，四肢麻木；既发则龄齿，语言难出，神志不清，面色潮红，历两小时方苏；既而胸中窒闭异常，善太息，脉大而弦。此为肝厥，亦属脏躁一类。芍麻汤（组方见方证）[4]。

2.朱大年治症状性癫痫：张某，女，6岁。痫发四肢抽搐，神识不清，面皖唇青，两目窜视，角弓反张，吐白沫，痰声辘辘，脉弦苔白，持续3分钟，醒后如常人，隔3日发一次，此痰浊夹肝风火蒙清窍，拟平肝息风化痰开窍：鲜菖蒲、天竺黄、胆南星、钩藤各9g，石决明12g，天麻2.4g，全蝎片0.6g（吞），2剂未发加珍珠母15g，去菖蒲，13剂；加白金丸，14剂[6]。

3.李聪甫治痫证：夏某某，男，3岁，一日一发，已半载，近一日数发，发时两目上视，面色青紫，四肢拘急抽搐，口流涎沫，脉弦缓，指纹淡红，舌少苔垢。拟运脾开痰，定风止痫：钩藤、朱茯神各7g，天麻、姜半夏、橘络、秦艽、胆南星各3g，远志、九节菖蒲各2g，姜竹茹、天竺黄、僵蚕、枳实各3g。连服十余剂。善后：西党参、酒制当归、茯神、酸枣仁、磁石、姜半夏各30g，广陈皮、天麻、菊花、胆南星、远志、秦艽、僵蚕、枳实、菖蒲各15g，木香7g，共末煎钩藤、竹茹30g，和蜜丸，朱砂10为衣[7]。

4.李木森治癫痫：卢某某，女性，7岁，患孩从1981年6月10日夜卧时突然两目上视，手足抽搐，持续1~2分钟后始停止。尔后每晚反复发作1~2次，并伴有全身发痒，手指发麻。在当地医院和精神病院治疗，均诊为"癫痫"。使用苯妥英钠等药，始终未能控制，特别是入春后，发作更加频繁，每夜几十次，甚至一小时十几次，白天亦有发作，但较晚间稀疏。因而停服西药，来我处求治。察其精神萎靡，形体消瘦，面色少华，饮食欠佳，舌质偏红苔黄脉数。证属肝风内动，痰浊作祟。治宜息风开窍，涤痰通络（组方见方证），5剂（每剂煎2次，药液混合分6次服，2日服完）。二诊：药后发作次数渐减，尤其是近三天，一日夜仅发作2~3次，病有转机，守方出入：白芍、远志、僵蚕、地龙、泡南星、姜半夏、郁金各10g，钩藤15g，明矾3g，当归13g，甘草4g。5剂（煎法同前）。三诊：药后白天已停止发作，唯晚上有1~2次。面色好转，精神活泼。效不更方，续服7剂。4月21日四珍：近一个月来白天从未发作，只有两个晚上见她双手伸展，似伸懒腰样，但未抽搐，食量比前增进，体重逐渐增加。为巩固疗效，仍守原方，郁金改为15g，明矾改为6g。续检7剂，晒燥研极细过筛，每日早、中、晚各服一次，每次5g，开水冲服，忌食雄鸡，鲤鱼。至今未再发作[5]。

5.赵心波治王某，男，11岁。患癫痫，每年发作1~3次，多在晚间发作，发作时口吐痰沫，牙关紧闭，不省人事。近日发作较勤，抽搐时间较长，发作后感觉头痛，睡眠不安，时有烦急。诊为癫痫，为平素痰热内伏，复受惊恐，扰及厥阴所致。立法：清热化痰，镇惊定搐，活血息风：生侧柏、青礞石、磁石、焦山楂各10g，天竺黄、龙胆草、地龙、橘红各6g，桃仁、钩藤各5g，红花、全蝎各3g。化风锭1丸，每日2次。二诊：上方加减共进36剂，症状平稳，唯痰多，纳差，舌无苔，脉弦缓。再拟前法化裁：钩藤、法半夏、桃仁各5g，青礞石12g，全蝎3g，磁石、地龙、神曲、炒麦芽各10g，红花、化橘红、龙胆草各6g，化风锭1丸，每日2次。上药又进16剂，合化风锭20丸后，3周来再未发作抽搐。继续治疗4个月后，用礞石滚痰丸和医痫无双丸交替服用，巩固疗效。1年后来抽搐基本痊愈[8]。

又治于某，男，11岁。患儿于2年又10月前开始，左手颤动，渐发为抽搐，1~2月发作一次，每次发作约30~40分钟，神识昏迷，呼吸有时窒息，醒后疲乏无力，诊断为癫痫。舌质微红，脉沉弦。证属惊热伤肝，脑络受损，而致惊痫之候：生石决明、青礞石各12g，全蝎、桃仁各5g，地龙、橘红各6g，蜈蚣1条，天竺黄、生侧柏、代赭石各10g，红花、生草各3g。二诊：家长代诉，药服6剂，痫抽仅发作一次，约20分钟，大便正常，舌质微红。

仍按原方加减：钩藤、红花各5g，桃仁泥、全蝎各3g，生石决明12g，天麻6g，菖蒲、代赭石、天竺黄、茯神、煅牡蛎、青礞石各10g。三诊：经治疗后，未发现抽搐，曾于2月7日早晨感觉手指发麻，但未见抽搐发作，自诉停西药20天以上，精神无不适，要求丸药常服。丸药处方：代赭石、磁石、生侧柏各10g，煅牡蛎、云茯苓各12g，青礞石15g，桃仁、南红花各5g，珍珠母24g，地龙、钩藤、橘红、天麻各6g，蜈蚣2条。以上药5剂，共轧细末，蜜丸，丸重10g，每服1丸，日服2次[8]。

引用文献

[1] 杨士瀛.杨士瀛医学全书·仁斋直指附遗方［M］.北京：中国中医药出版社，2006：171.
[2] 李用粹.中华医书集成·证治汇补［M］.北京：中医古籍出版社，1999：101.
[3] 恽铁樵.恽铁樵医书合集·论医集［M］.天津：天津科学技术出版社，2010：109，111.
[4] 朱良春.章次公医案［M］.南京：江苏科学技术出版社，1980：100.
[5] 李木森.医案三则［J］.江西中医药，1983，(1)：23.
[6] 朱大年.痫症治验1例［J］.上海中医药杂志，1965，(12)：25.
[7] 李聪甫.李聪甫医案［M］.长沙：湖南科学技术出版社，1979：198.
[8] 西苑医院.赵心波儿科临床经验选编［M］.北京：人民卫生出版社，2005：145，147.

第五节　虚痰证类（2证2候）

虚痰证，因虚以致痰之证。虚痰之成因有二：浅则在于中焦，深则由于下焦。在中焦以脾虚运化无力，水谷不化精微而成痰浊，为脾虚所致之虚痰；在下焦则以肾虚不能制水，肾水上泛为痰；是为肾虚所致之虚痰。是以虚痰之本，本于脾肾，脾虚则为气虚失于统摄与运化精微，津液停蓄泛溢所致。肾虚则有阴阳之别，肾阳不足，命火衰微，阳不摄阴，则肾水泛滥，上逆于肺，古人所谓水冷则金寒，为阳虚水泛之痰；肾阴不足，龙火偏亢，肾水鼎沸，亦可上逆为痰，为阴虚水泛之痰。

虚痰之证，浅则在于脾虚生痰，上逆于肺，古人所谓："脾为生痰之源，肺为贮痰之器。"故以肺脾虚痰证为虚痰之本病。深则在于肾虚水泛为痰，上泛于肺，古人云："肺为水之上源。"又有"金水一气"之谓，故肺肾虚痰证，为上下母子合病。肾火衰微，不能蒸燠脾土，致脾肾两虚，虚痰来自中下二焦，而成脾肾虚痰证，为肺脾肾并发之证，为病尤深，已涉及先后二天之本，已成劳损之根。然虚痰之证，总以虚为本，以痰为标。其治则不可以见痰化痰，以治其标，唯当补虚以救其本；或补脾益气，以助其统摄与运化；或温肾助阳，纳气以归肾；或滋阴降火，以救其肾水，皆虚痰救本之法。

证候系统：详见表3-10-5。

表3-10-5　虚痰证证候结构表

本病	合病	并病
肺脾虚痰证	肺肾虚痰证	脾肾虚痰证

一、肺脾虚痰证（虚痰本病）（1候）

肺脾虚痰证，为脾虚生痰，上逆于肺之证。其标在肺，其本在脾。以脾气虚弱，不能运化水谷，统摄津液，水津停蓄而成湿成痰。其与湿痰不同之处，在于脾气之虚，因虚以致湿致痰，上逆于肺，致肺气宣降失常；久亦可化热耗伤气阴，而肺阴失其所养。若有失治误治，亦可以致气虚厥脱。其治则当以气虚为本，益气补脾为主，以治其本，兼以燥湿化痰，以治其标。

证候别称：湿聚成痰。

病名：［中医］痰饮症，咳痰，肺痿，劳嗽，厥脱。

证候系统：详见图3-10-24。

本证————肺失宣降候
转证————肺阴失养候
变证————清气厥脱候

图3-10-24　肺脾虚痰证证候结构图

（一）肺阴失养候（肺脾虚痰转证）

肺脾虚痰证·肺阴失养候，为脾虚生痰，上泛于肺，日久化热，耗伤肺气阴液，而成肺脾气阴两伤之证，调治失宜，多成劳损之源。见症虽以肺气宣降失常之症象显明，但必兼见肺脾气阴两伤与内热伤津之脉症，并以之为主。

通称：阴虚痰热。

病名：［中医］肺痿，劳嗽。

病因病机：肺脾虚痰虚弱，常由其人脾气素虚，脾虚生痰，上犯于肺，肺失宣降，日久化热，耗伤阴液，损及血络，而为劳损之源。

证象组合：阴虚+气虚+液灼+气郁+血溢+清窍

主症：【阴虚失养】症象：①潮热。②大便秘结。

【气虚失充】症象：①食少羸瘦。②面浮。③咳嗽声低，动则喘息。④自汗恶风。⑤便溏。**舌象：**舌质淡红。

【气机不宣】症象：①胸闷。②咳嗽。

副症：【津液消灼】症象：①胸闷热痛。②口干。③大便秘结。④溺涩。**舌象：**舌苔淡黄腻。**脉象：**脉细数。

【络血妄行】症象：时夹血丝。

宾症：【清窍不利】症象：咽痛。

【气机不降】症象：①气促。②吐痰不止，泡沫痰不咳亦自喉中涌出，随吐随有。

治则：以益气养阴，滋补肺脾为主，以固其本，佐以清热化痰，以治其标，扶正除邪，标本兼顾。

方证

1.清宁膏证：俞根初方[1]。肺脾兼病，邪郁劳嗽，食少痰多，便溏溺涩。

生地、橘红各30g，麦冬、白术各180g，桔梗120g，薏苡仁、桂圆各300g，炒川贝60g，苏薄荷90g收膏。

2.泻白生脉证：谢映庐方[2]。治面浮气促，食少羸瘦，潮热，详见病案1。

桑白皮、地骨皮、知母、黄柏、党参、麦冬、五味子。

3.清燥救肺汤证：黄禾生方[3]。治肺痿重其量而用之，详见病案2。

党参、生石膏、火麻仁、麦冬、枇杷叶各10g，阿胶、杏仁、甘草各15g，桑叶12g。

论著和讨论

本证候脾气虚生痰犯肺，日久化热，耗伤阴液，肺阴失养，俞根初说：“肺脾兼病，邪郁劳嗽，食少痰多，便溏溺涩，清宁膏（组方见方证）。”[1]治则当以益气养阴，滋补肺脾为主，佐以清热化痰为法。喻嘉言说：“此方名清燥救肺，大约以胃为主，胃土为肺金之母也。其天冬、知母能清金滋水，以苦寒而不用，至如苦寒降火之药，尤在所忌。盖肺金自至于燥，所存阴气不过一线耳！倘更以苦寒下其气、伤其胃，其人尚有生理乎？诚仿此增损，以救肺燥变生诸症，庶克有济耳。”[4]柯韵伯曰：“喻氏宗其旨，集诸润剂而制清燥救肺汤，用意深，取药当，无遗蕴矣。石膏、麦冬禀西方之色，多液而甘寒，培肺金主气之源，而气可不郁；土为金母，子病则母虚，用甘草调补中宫生气之源，而金有所恃；金燥则水无以食气而相生，母令子虚矣，取阿胶、胡麻黑色通肾者，滋其阴以上通生水之源，而金始不孤；西方虚，则东实矣，木实金平之，二叶禀东方之色，入通于肝，枇杷叶外应毫毛，固肝家之肺药，而经霜之桑叶，非肺家之肝药乎？损其肺者益其气，人参之甘以补气；气有余便是火，故佐杏仁之苦以降气，气降火亦降，而治节有权；气行则不郁，诸痿喘呕自除矣。”[4]

病案举例

1.谢映庐治杨协胜之女，寒热咳嗽，腹痛泄泻，医者未知痛一阵泻一阵属火之例，木强反克之理，妄用消耗之剂，渐至面浮气促，食减羸瘦。又误用芪术之药，潮热愈重，痛泄愈多，延绵两月，众谓童痨难治，乞余诊之。先与戊己丸作汤，二剂痛泄顿止，继以泻白散合生脉汤，二剂咳嗽皆安[2]。

2.黄禾生治杨姓，女，49岁。咳嗽年余，胸闷热痛，吐痰不止，大便秘结，追详询其新近病情，咳嗽声低，动则喘息，泡沫之痰虽不咳亦自喉中涌出，随吐随有，时夹血丝，入夜稍减。自汗恶风，口干咽痛，胸中闷热，左侧疼痛，纳食不馨，大便秘结，舌质淡红，舌苔淡黄腻，脉细数。观其脉证，痰多胸痛，酷似肺痈，即投千金苇茎汤加味治之。服4剂，病无减，再4剂，仍无变化。细思因由，若是肺痈，何以8剂未建寸功？突想到《金匮要略》有云：“水在肺，吐涎沫，欲饮水。”“支饮不得息，葶苈大枣泻肺汤主之”。“支饮，胸满者。”遂以葶苈大枣泻肺汤、厚朴大黄汤合而投之。进一服，便通，但喘更甚，吐痰更多，夜亦频吐不止，难以安寐。辨证错在以沫为痰，不知咳喘、吐涎沫乃肺痿之明征也。仲景又说：“肺痿吐涎沫。”喻嘉言：“其人咳，口中反有浊唾涎沫，顷之遍地者为肺痿。”因其肺虚表疏，故自汗恶风，热壅于肺，气不宣降，则胸闷热痛，肺燥阴伤，故口干思饮；肺移热于大肠故大便秘结，《金匮要略》：“寸口脉数，其人咳，口中反有浊唾涎沫者何？师曰：为肺痿之病。若口干辟辟燥，咳即胸中隐隐痛，脉反滑数，此为肺痈，咳唾脓血。脉数虚者为肺痿，数实者为肺痈。”关于肺痿的治疗，喻氏认为治燥病者，补肾水阴寒之虚，而泻心火阳热之实，除肠中燥热之甚，济胃中津液之衰，使道路散而不结，津液生而不枯；气血利而不涩，则病日已矣。患者来诊，即书清燥救肺汤，重其量而用之（组方见方证）。当日服药1剂，睡至午夜，突然大咳约半小时，咯出大量白稠之痰，随之涎沫大减，胸膈轻松，大便通畅。此乃药已中的，正气来复，祛邪外出之佳象。再服4剂，咳喘吐沫即止。后以生脉散加味调，治月余收功[3]。

引用文献

［1］俞根初.重订通俗伤寒论［M］.上海：上海科学技术出版社，1959：399.
［2］谢映庐.谢映庐医案［M］.上海：上海科学技术出版社，1962：196.
［3］黄禾生.肺痿一例治验［J］.江西中医药，1983，（4）：42.
［4］罗美.古今名医方论［M］.天津：天津科学技术出版社，2000：22.

二、肺肾虚痰证（虚痰合病）（1候）

肺肾虚痰证，为肾虚水泛为痰，上逆于肺之证。古人云：“肺为水之上源。”又谓：“金水一气。”故肾虚不能摄水，肾水必上泛于肺，而致肺气失其宣降之常，甚则耗伤肺阴，致肺失清肃之职；久必伤及肾阳，阴中阳虚，阴不纳阳，致虚阳浮越于上，而成肾虚不能纳气，上逆于肺，为虚喘之患。总以其标在肺，其本在肾，其治则自当以益肾固本，摄纳肾气为主，使水不上泛，则痰自消而肺气自复清肃之常。

证候别称：上实下虚，肾水上泛，肾虚咳喘。

病名：［**中医**］虚咳，哮喘，咳喘，虚喘，痰血。

证候系统：详见图3-10-25。

本证————肺失宣降候
转证————肺失清肃候
变证————阳虚失纳候

图3-10-25　肺肾虚痰证证候结构图

（一）阳虚失纳候（脾肾虚痰变证）

肺肾虚痰证·阳虚失纳候，系由肾虚不能摄纳，水泛为痰，阴损及阳，阴中阳虚，阴不摄阳，虚阳挟痰，浮越于上，而成肾虚咳喘之证。其见症以气逆咳喘症象显明，但必兼见阴虚阳浮，与阳气不振之脉症，并以之为主。

通称：上实下虚，肾虚咳喘。

病名：［**中医**］虚喘。

病因病机：肺肾虚痰虚逆，常由其人肾阴虚损，日久损及肾阳，阴中阳虚，阴不摄阳，致肾阳挟肾水上泛，虚阳浮越，肺气失降，而成下虚上实之证。

证象组合：阳虚+气逆+阴虚+阳浮

主症：【**阳气不振**】**症象**：①面皖，唇淡。②四肢欠温。③神迷嗜睡。④痰多，痰稀多沫。**脉象**：脉微弱无力。
　　【**气机冲逆**】**症象**：①喘而无痰。②喉中哮鸣。

副症：【**阴虚失养**】**症象**：痰少。**舌象**：舌嫩红苔净。**脉象**：脉虚不甚大者。

宾症：【**阳气浮越**】**症象**：①时有烦扰。②痰少色黄厚。**脉象**：脉空弦者。

治则：当以滋阴纳阳为主，从阴引阳；益气补肺，兼以化痰降气，肺肾同治，补中兼消之法。

方证

1.人参蛤蚧散证：罗天益方[1]。治久病咳嗽喘满，痰稠而黄，或咯唾脓血，胸中烦热，或面目浮肿，脉浮而虚，渐成肺痿失音。

人参、知母、桑白皮、茯苓、贝母各60g，蛤蚧1对，杏仁、炙甘草各150g，为末，每服9g，冲服。

2.贞元饮证：张景岳方[2]。滋填肾阴，甘以缓急，治非火证非外邪，以大泻或大汗而致喘，气短似喘，呼吸急促，提不能升，咽不能降，气道噎塞，脉气无神，势剧垂危，元海无根、亏损肝肾，子午不交，气脱证者，尤为妇人血海常亏者最多此证。

熟地黄七八钱，甚者一二两，炙甘草一二三钱，当归二三钱，水二盅，煎八分，温服。如兼呕恶或恶寒者，加煨姜三五片，如气虚脉微至极者，急加人参随宜。如肝肾阴虚，手足厥冷，加肉桂一钱。

3.人参胡桃汤证：严用和方[1]。肺肾兼治，治胸满喘急，不能睡卧。

人参寸许，胡桃肉5个，加生姜5片，水煎服。

论著和讨论

本证候肾阴中阳虚，肾阳挟肾水上泛，致肺气失降，其标在肺，其本在肾，上实下虚，其治则当以滋养肾阴，摄纳肾阳之补肾纳气为主，以补其下虚，而固其本，兼以益肺气，敛肺液，肺肾同治；更佐化痰降气，除其上实，而治其标，标本兼顾，肺肾上下虚实同治。方仁渊说："实喘治肺，须兼治胃，虚喘治肾，兼宜治肺。如肾气丸、黑锡丹治肾，人参蛤蚧汤（组方见方证）治肺，人参胡桃汤（组方见方证）肺肾兼治也。大抵痰多脉空弦者，以肾为主；痰少脉虚不甚大者，以肺为主；痰稀多沫者宜温纳；痰少色黄厚者宜平降。一则肾阳虚，一则肾阴虚，而肺有火也，夫熟地最能消虚痰，以其能填补肾气，而化无形之痰也，勿嫌腻膈而畏之。"[1]沈仲圭说："孟河丁氏治肺肾两虚，气不摄纳，而成喘咳，用党参都气丸：胡桃肉、补骨脂、牡蛎补肺肾之虚，仍佐半夏、橘红、茯苓、杏仁、苏子、旋覆花、川贝母、枇杷叶、干姜、五味子降气化痰，这样，既不壅气，亦不伤正，配合得当每多良效；若喘而无痰，病属大虚者，亦可纯用补法，如方仁渊氏所举的肾气丸、人参蛤蚧汤、人参胡桃汤等。他说'熟地最能消虚痰'，即张景岳的贞元饮（组方见方证），乃滋填肾阴、甘以缓急之法，凡微劳饥饿即喘脉微弱无力者用之甚效。"[3]

病案举例

李洪成于1965年间治2岁多婴儿常患水泻，后突发哮喘，不能平卧，予化痰平喘2剂，未见寸效。见其唇淡，面皝，四肢欠温，神迷嗜睡，时有烦扰，舌嫩红苔净，因思久患水泻，脾虚及肾，故常服理阴煎取效，因而从肾虚水泛，肾不纳气。疏方：熟地、附片、枸杞、麦冬、北沙参温养肺肾，苏子、白芥子、葶苈子、法半夏化痰降逆，2剂得平；再2剂而愈。后每发病，即照原方取效。两年后服食鲜河车多具，得以根除[4]。

引用文献

［1］王旭高.王旭高医案［M］.上海：上海科学技术出版社，1965：221.

［2］张介宾.张景岳医学全书［M］.北京：中国中医药出版社，1999：1582.

［3］沈仲圭.临诊笔记［J］.上海中医药杂志，1964，(7)：24.

［4］李洪成.中医证候学［M］.北京：中国医药科技出版社，2008：1719.

第十一章　饮证门（19证59候）

【关键词】水饮，痰饮，饮，水，外饮，内饮，寒饮，饮热。

饮证，通称**水饮**之证，亦通称**痰饮**。水、饮、痰三者，本属同源之物，均为人体津液所化，即水液运行失常所致之病理产物。然从其外形而分，则以清稀者为饮，稠浊者为痰；从其属性，则又有饮属阴而痰属阳之别。即水之与饮，虽谓同宗，亦略有区分：以少则为**饮**，聚则成**水**。然总属阴邪，病关肺脾肾三脏之阳气。以肺气不能通调水道，下输膀胱；脾气不能与胃行其津液；肾阳不能气化州都，均可致水液停蓄而成水饮之证。

水饮又有内饮、外饮之分：外饮来自日常饮食水谷，如夏月贪凉饮水，嗜好生冷瓜果冰块，郁遏脾胃阳气；冬月嗜饮茶酒，冬令严寒，阳气蛰藏，运化不足；或外感风寒，郁遏肺阳，宣化无力，均足以成水饮，称之为**外饮**。**内饮**则由肾命火衰，气化不及，致水液停滞。故以外饮多实证，内饮多虚证。

证候系统：详见图3-11-1。

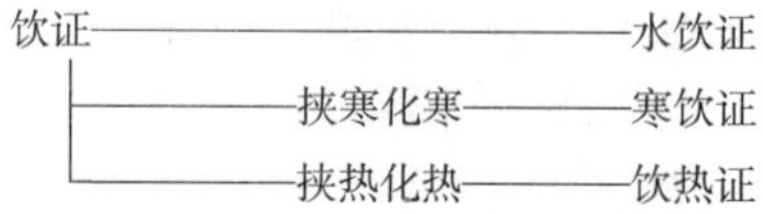

图3-11-1　饮证证候结构图

水饮之证，总属阴邪，最易化寒；或挟外寒而动，则通称为**寒饮**之证。然饮为阴邪，最易郁遏阳气，阳郁久则化热；或挟外感温暑之热，则称之为**饮热**之证。

饮证之治则，总当用温，以助阳气，而化阴浊。《金匮要略·痰饮咳嗽病脉证并治》有“病痰饮者，当以温药和之”之法。古人有外饮治脾，内饮治肾之则，即温通脾肾之阳气，以助其气化，则津液自行，而无留饮之患。即使虚证当补，仅可助阳而不可滋阴，舒驰远告诫治水饮不可滋阴：“若谬用滋津等药，则阳愈消而阴愈长。”[1]此其治饮证之要则。

水饮一体，有内外之分，外饮责之于脾，内饮责之于肾，水饮本属阴类，多挟寒而动，而成寒饮之证，亦可挟热而动，而成饮热之证。

痰、饮、水同源异质，在中医看来是质地、浓度的不同，古人以“清稀为饮，稠浊为痰”。痰亦有清稀者，在于以多少分别之，多者为饮，少则为痰。水饮证的症状让我们似乎看到了水波旋眩、上凌下泛、骨碌有声的景象，这便是取象比类，有类似的天旋地转的眩晕病、咳逆喘满心悸、胃肠辘辘等症状都被认为是水饮证。至于寒饮证，亦称为寒水，俗称为寒痰、冷痰，或由外感寒邪，或过啖生冷之物，或中下阳气素虚，寒从内起，致水液运化失常，停蓄为饮，多起自中焦。但是与阴寒证比较起来，比如同是中阳不和候，症状上都有呕吐清水，食不下，腹痛下利。但阴寒证中阳不和用的是理中汤温中为主，而寒饮证却用的是和法，用厚朴甘草生姜半夏人参汤等，究其原因是阴寒证以肢厥、自汗、神倦气怯为主症；而寒饮证虽也有肢厥，却有脘腹满、腹痛绵绵、得矢气痛可暂缓等主症，不可不仔细辨析。

饮热证，或称热饮，宿饮之人或感温暑等热邪，或外感风寒湿之邪，入里化热更动宿饮，有因过啖醇酒炙烤，辛辣厚味等动火之物，热起于内，与水饮相搏，水饮挟内热而动，多发于肺脾，胃中燥热，蒸动脾中宿饮，上犯于肺。饮为阴邪却为热蒸，非常矛盾，又与寒包火的寒热证之胸闷、咳呛有相似的症状，与燥热证的咳嗽喉中燥痛有类似症状，不可不分而析之。饮热证虽有热象、燥症，盖如吴坤安所云：“脾家有饮，故不渴。”[2]张聿青有云：“伏寒既深，肺热不解，辛温寒合方，重药轻服。”[3]

引用文献

［1］舒驰远.伤寒集注［M］.北京：人民军医出版社，2009：43.

［2］吴坤安.伤寒指掌［M］.上海：上海科学技术出版社，1959：卷四67.

［3］张聿青.张聿青医案［M］.上海：上海科学技术出版社，1963：178.

第一节　水饮证类（9证32候）

水饮证，为自身津液积蓄而成，少则为停饮，多则为蓄水，积饮以成水，水之与饮同一物也。外饮在脾，内饮在肾，是水饮所成，必责之脾肾，脾土不能制水，肾阳不能行水，则水气泛溢。故其为病可上泛下流，外溢内蓄，上可犯肺凌心，下可流入肠间，蓄聚膀胱；外溢肌腠，则为肿，留滞关节则为痹；内蓄则可为胀为臌。

水饮之证，可概分为中焦水饮与下焦水饮。中焦水饮在于脾，脾不能为胃行其津液，津液停蓄而成水饮，故以脾胃水饮证，为中焦水饮本病；其上犯于肺，下流入肠，合肺肠而为肺胃、肺脾、胃肠水饮证，则为中焦水饮之合病；横溢于肝而成肝胃、肝脾水饮之证，已涉及下焦，故为中焦水饮之并病。下焦水饮则在于肾阳不能化气行水，亦复不能温燠脾土，致脾亦不能运化制水，是水饮起自下焦，故以脾肾水饮证，为下焦水饮本病；上凌于心，而成心肾水饮证，是为心肾水火合病；上犯于肺，而成肺肾水饮证，为上下二焦并发之证，为下焦水饮之并病。

水饮之证，为饮蓄成水，其治则仍当从治饮宜温之则，故总当通阳化气以行水。水势急迫者，更当峻逐水气以通导之，亦急则治标之法；水势得制，然后再温通脾肾阳气以图其本。

证候系统：详见表3-11-1。

表3-11-1　水饮证证候结构表

	本病	合病	并病
中焦水饮	脾胃水饮证	肺胃水饮证、肺脾水饮证、胃肠水饮证	肝脾水饮证、肝胃水饮证
下焦水饮	脾肾水饮证	心肾水饮证	肺肾水饮证

一、脾胃水饮证（中焦水饮本病）（4候）

脾胃水饮证，为中焦水饮之本病，系由过食生冷瓜果，或过嗜茶酒，抑郁脾胃阳气，湿从内起；或外受湿邪，内滞脾胃，均可致脾胃阳气失其宣化转输之能，不能运化水谷精微，津液停蓄而成水饮，停于胃可为胃脘痛，古人称为支饮、伏饮，水停心下，溢于皮腠肌肤之间，则为水肿，积于肠外膜内则为水臌，或称痰胀。

脾胃水饮证，水饮起自脾胃而滞于脾胃，水为阴邪，必郁遏上中阳气，或上行清道，阴占阳位，致上焦清阳失位；或停蓄于胃，则胃阳失和，胃气失其降纳之常；甚则停蓄于脾，脾阳郁滞，不能运化津液，致水谷不分；其变则或溢于皮肤肌腠之间，或结于腹内肠外，而成肿胀之患；其日久脾虚者，则如何廉臣所云“脾气虚不能为胃行其津液，致水聚膜络而为肿”[1]，又为虚实夹杂之变。

脾胃水饮证，为脾胃阳气郁遏，致津液不能化气而停蓄，其治则总当温通脾胃阳气，以化气行水，是故通阳为第一大法，即吴坤安所谓：“宜辛以通之。”[2]然水势太甚者，则又非急逐其停水不可，所谓泄降通导以抉之。然病久脾气虚弱，不能行其津液者，又当实脾利水，即何廉臣所云：“不应，则用水肿至神汤，大补中气以消肿。”[1]

证候别称：饮干清窍，浊邪僭上，水饮停胃，水停心下。

病名：［中医］支饮，伏饮，留饮，溢饮，眩晕，胃脘痛，呕逆，饮泻，久泻，水肿实证，痰胀，水臌，虚肿，虚胀，阴吹。

证候系统：详见图3-11-2。

本证————清阳失位候、胃阳失和候、胃失和降候
转证————脾阳失运候
变证————津气郁滞候、津气郁结候、气虚不化候

图3-11-2　脾胃水饮证证候结构图

引用文献

［1］俞根初.重订通俗伤寒论［M］.上海：上海科学技术出版社，1959：370.
［2］吴坤安.伤寒指掌［M］.上海：上海科学技术出版社，1959：卷三75.

（一）清阳失位候（脾胃水饮本证1）

脾胃水饮证·清阳失位候，系脾胃水饮内停，上干清道，阴占阳位，上焦清阳不得宣达于上，致阴浊上逆，清空不宣，虽以清空之症象显明，必兼水饮逆上与上中阳气郁滞之脉症。

通称：饮干清窍，浊邪僭上。

病名：［中医］眩晕。［西医］内耳眩晕症。

病因病机：脾胃水饮郁逆，常由其人脾胃阳气不振，无力运化津液，致停蓄为水，水饮上逆，干于清道，阴占阳位，上焦清阳，失于宣展，致空窍不宣。

证象组合：阳滞+气逆+空窍

主症：**【阳气不行】症象**：①背觉寒冷。②便溏。③身为振摇。**舌象**：苔薄白而腻。**脉象**：①脉沉软滑。②脉濡缓。③脉沉紧。

【清空不宣】症象：①起则头眩。②眩晕，合目卧床，稍转动便感天旋地转。③耳鸣。

副症：**【气机冲逆】症象**：①心口逆满，气上冲胸。②呕吐频繁，呕吐物俱是清水涎沫，量多盈盆。

宾症：**【气机不宣】症象**：①胃纳欠佳。②胸闷。

治则：当以温通脾胃阳气为主，以运化水饮为法。

方证

1.《金匮》小半夏汤证：陈嘉栋方[1]。和胃化饮，治内耳眩晕症，详见病案1。

半夏12g，生姜18g。

2.桂苓术甘汤加味证：刘炯夫方[2]。治痰饮中阻，上干清窍，眩晕已3年，详见病案2。

桂枝9g，茯苓15g，白术、法半夏各12g，甘草10g，茶叶2g，生姜3片。

论著和讨论

本证候脾胃阳气不振，水饮内停，上干清阳，不得宣达于空窍。即陈嘉栋所云"此水饮停胃，浊邪僭上，清空不清"之证[1]。仲景曰："心下逆满，气上冲胸，起则头眩，脉沉紧，发汗则动经，身为振振摇者，茯苓桂枝白术甘草汤主之"（《伤寒论》67条）。其治则当温通脾胃阳气为主，以运化水饮为法。刘炯夫云："证属脾阳亏乏，水停不运，聚湿生痰，上干清窍。治当扶助脾阳，运化水湿，俾清阳得展。"[2]

陈嘉栋按："前人云'无痰不作眩'。此'痰'字，实为痰饮、水湿、胃浊的总称。本病临症须辨明呕吐物的性味，如呕吐酸苦者，多为肝阳胆火冲激胃浊；口中甜腻，胸闷欲吐，胃纳不馨者，为湿浊阻气，与水饮停聚有别。本例（病案1）根据频吐清水涎沫的特征，同时结合形体肥胖，脉沉滑，断为水饮停胃。治以化饮和胃，本《内经》'甚者独行'之旨，径取《金匮》小半夏汤原方，使饮化呕止晕平，可谓求本之治。"[1]

病案举例

1.陈嘉栋治水饮停胃：王某某，女，53岁，眩晕2天，呕吐频繁，呕吐物俱是清水涎沫，量多盈盆，合目卧床，稍转动便感觉天旋地转。自述每年要发数次，每次发作长达月余，痛苦不堪，西医诊断为内耳眩晕症。刻诊见形体肥胖，苔薄白而腻，脉沉软滑。此水饮停胃，浊邪僭上，清空不清。法当和胃化饮，饮化浊降则诸症自除（组方见方证），2剂。复诊：眩晕、呕吐均止。原方加茯苓12g。续服2剂。并予丸方（二陈汤加白术，姜汁泛丸）常服，以求巩固。追访2年，未发作[1]。

2.刘炯夫治痰饮中阻，上干清窍：崔某某，女，37岁，眩晕已3年，近因疲劳，复卧湿地所致，症见胃纳欠佳，胸闷，便溏，背觉寒冷，头昏目眩，视物旋转，耳鸣，呕恶，舌苔白，脉濡缓。经五官科检查诊为耳源性眩晕。辨证属脾阳亏乏，水停不运，聚湿生痰，上干清窍。治当扶助脾阳，运化水湿，俾清阳得展（组方见方证）。6剂眩止，继予六君子丸调理善后。本例系痰饮中阻，上干清窍，仿《金匮要略》"病痰饮者，当以温药和之"之法。故用苓桂术甘汤加味，温阳化饮，方中佐以气清味薄的茶叶，为阴中之阳药，可升可降，既可清肃上焦之浊阴下降，又能引下焦之清阳上升。予六君子丸益气健脾，调治其本[2]。

引用文献

［1］陈嘉栋.眩晕十则［J］.中医杂志，1980，（7）：16.
［2］刘炯夫.眩晕十例［J］.浙江中医药，1981，（5）：219.

（二）胃失和降候（脾胃水饮本证2）

脾胃水饮证·胃失和降候，为脾胃水饮，停蓄于胃，胃气失其宣通，水气浊饮上逆，杂病学家通称为水停心下之证。以胃气上逆脉症显明，必兼见水饮郁滞、胃气失于宣通之脉症。

通称：水停心下。

病名：［中医］支饮，伏饮，留饮，胃脘痛，呕逆，阴吹。［西医］幽门水肿梗阻，十二指肠球部溃疡。

病因病机：脾胃水饮郁逆，因脾胃水饮停积胃中，阻滞胃气，失其通降之权，水气浊逆冲逆于上，胃气失其宣利。

证象组合：气逆+气郁+气滞

主症：**【气机冲逆】症象**：①呕逆不渴，心悸，谷不得下。②干呕，吐涎沫，或咳或呕或噫，咳呕，呕出涎沫，呕吐清水，时吐黄水，得食及饮水则甚。③先渴后呕，先呕后渴。④早食暮吐，似喘非喘，似呕非呕，似哕非哕。**脉象**：脉沉弦，或右寸关脉沉弦。

副症：【气机不宣】症象：①眩悸。②心下痞，胸膈不通。③口淡不渴不食。④小便不利。⑤阴道矢气有声。**舌象**：舌苔白滑。**脉象**：①脉迟弦。②脉弦滑。

宾症：【气机不利】症象：①心下痞满，胸膈窒塞，胸膈胀满。②心痛，胃脘胀痛，或愓愓然引痛，或其痛如割。③腹部有水鸣声，腹部扣之有振水声，辘辘有声。

治则：当以温通胃阳为主，逐饮行水，以降其冲逆。

方证

1.橘半桂苓枳姜汤证：蒋经纬方[1]。治饮停中焦阴吹，温阳理气化饮，详见病案1。

橘皮6g，半夏10g，桂枝、生姜各5g，茯苓12g，枳实9g。

2.甘遂半夏汤加减（小半夏加茯苓汤）**证**：龚文德方[2]。治胃脘胀痛，呕吐清水，得食及饮水则甚，自觉腹部有水鸣声，详见病案2。

甘遂5g，半夏、生白术各10g，茯苓12g，清炙甘草3g，生姜2片，饴糖30g。

论著和讨论

本证候脾胃水饮，停蓄胃中，胃气失于通降，饮浊冲逆于上，其治则当以温通胃之阳气为主，逐饮降逆为法。仲景说："先渴后呕，为水停心下，此属饮家，小半夏茯苓汤主之。"（《金匮要略·痰饮咳嗽病脉证并治》）"呕家本渴，渴者为欲解，今反不渴，心下有支饮故也。小半夏汤主之。半夏一升，生姜半斤。……卒呕吐，心下痞，膈间有水，眩悸者，小半夏加茯苓汤主之，半夏一升，生姜半斤，茯苓三两。"（同前）"诸呕吐，谷不得下者，小半夏汤主之。"（《呕吐哕下利病脉证治》）"胃反呕吐者，大半夏汤主之。半夏二升，人参三两，白蜜一升。……胃反，吐而渴欲饮水者，茯苓泽泻汤主之。茯苓半斤，泽泻四两，甘草二两，桂枝二两，白术三两，生姜四两。""干呕，吐逆，吐涎沫，半夏干姜散主之。半夏、干姜等分，浆水半升，煎七合顿服。病人胸中似喘非喘，似呕非呕，似哕非哕，彻心中愦愦然无奈者，生姜半夏汤主之。半夏半升，姜汁一升，分四服，日三夜一服。"（同前）

王雨三说："治痰饮之在中焦，或呕吐，或胸胁胀痛，或四肢历节痛，或四肢瘫痪，或胸间如冰块，左脉沉弦者，用五苓散。右脉沉弦者，轻则用小半夏加茯苓汤或苓桂术甘汤，重则用控涎丹或十枣汤。治痰饮之在下焦者，或脐下悸，或下利而心下坚满，或肠间辘辘有声，脉象左沉弦者，轻则用泽泻汤，重则用五苓散。"[3]"痰饮。其症胸膈窒塞，得饮食即呕，右脉沉弦者，用二陈汤加姜汁，吞控涎丹五分。水结胸，其症胸膈不通，小便不利，得水即呕，左脉沉弦者，用五苓散。"[3]吴坤安说："呕而饮，饮而呕，相因不已，是停水也，宜五苓散。"[4]董废翁说："先呕却渴者，猪苓汤；先渴却呕者，宜治膈间之水，大半夏汤。"[5]李用粹说："饮痛：水停心下，心火畏水，不能自安，愓愓然引痛，或如针刺，恶心烦闷，时吐黄水，按之有声。"[6]李中梓说："心痛，有停饮则恶心烦闷，时吐黄水，甚则摇之作水声，小胃丹或胃苓汤。"[7]程国彭说："饮痛者，水饮停积也，干呕吐涎，或咳，或噎，甚则摇之作水声，脉弦滑，小半夏加茯苓汤主之。"[8]

病案举例

1.蒋经纬治闻某某，女，42岁，饮停中焦阴吹，恣食冷饮，中阳暴遏，停而为饮，盘踞中焦，致水津不布，下窍失润，夏月常饮井水解渴，胸膈胀满，呕吐清水，口淡不渴不食，阴道矢气有声，苔白滑，脉迟弦。吴瑭有饮家阴吹用橘半桂苓枳姜汤，温阳理气化饮（组方见方证），5剂症减吹止，以温中补脾善后[1]。

2.龚文德治程某某，女，23岁，近一月来，胃脘胀痛，呕吐清水，得食及饮水则甚，自觉腹部有水鸣声，心悸，脉沉弦，苔白腻而润，腹部扣之有振水声，摄片：十二指肠球部溃疡，幽门管水肿，器质性梗阻。证系饮邪留伏心下，胃失通降，拟逐水蠲饮，和胃降逆，仿甘遂半夏汤、小半夏加茯苓汤加减（组方见方证），3剂愈[2]。

引用文献

[1] 蒋经纬.阴吹论治举例［J］.浙江中医药，1982，17（10）：451.

[2] 龚文德.略谈"温药和之"及其临床运用［J］.中医杂志，1982，（12）：53.

[3] 王雨三.治病法轨［M］.北京：学苑出版社，2015：135，154.

[4] 吴坤安.伤寒指掌［M］.上海：上海科学技术出版社，1959：卷一65.

[5] 高鼓峰.医宗己任编［M］.上海：上海科学技术出版社，1959：173.

[6] 李用粹.中华医书集成·证治汇补［M］.北京：中医古籍出版社，1999：156.

[7] 李中梓.中华医书集成·医宗必读［M］.北京：中医古籍出版社，1999：160.

[8] 程国彭.医学心悟［M］.北京：人民卫生出版社，1963：124.

（三）津气郁滞候（脾胃水饮变证1）

脾胃水饮证·津气郁滞候，为脾胃水气郁滞于中，外则溢于肌腠，内则壅滞胸腹，而成水肿实证。其见症以水气郁滞于内外之症象显明，但可兼见阳气郁滞之脉症。

通称：水肿实证。

病名：［中医］实肿。［西医］乳糜胸腹水，风湿性心脏病，二尖瓣狭窄，心功能代偿期。

病因病机：脾胃水饮郁滞，因脾胃水饮郁滞，水气泛溢，外而充满肌腠，内则壅滞胸腹，郁滞阳气，不能化气行水，中气阻滞，通降失利，何廉臣曰："若夫实肿，或由胸膈停饮，或由腹膜积水，或由胃肠积滞，忽然浮肿，肿必兼胀。"

证象组合：阳滞+津滞+气滞+气郁

主症：**【阳气不行】症象**：口淡。**舌象**：苔白滑。**脉象**：脉迟弦。

【津不化气】症象：忽然浮肿。

【气机不利】症象：①胸膈胀满。②腹胀满，行步串掣腰髀。

副症：**【气化不行】症象**：尿数。

【气机不宣】症象：①气短不舒。②纳呆食少。

宾症：**【气机不降】症象**：①气喘。②泛泛呕恶。

治则：当速逐其停蓄之水，以抉其壅滞；势缓则以通阳利水，渗湿行气，以徐图之。

方证

1.逐水至神汤证：《傅青主男科》方[1]。治浮肿，腹胀满尿数。

炒黑丑、煨甘遂9g，炒车前子30g，柴猺桂1.5g。

2.蠲饮万灵汤证：《通俗伤寒论》方[1]。急下停饮法。何秀山按：停饮为患，轻则痞满呕吐，重则腹满肢肿，甚则化胀成臌，非峻逐之，无以奏功。

芫花（酒洗）1.5g，煨甘遂2.4g，姜半夏18g，浙茯苓24g，酒炒大戟3g，大黑枣10枚，炒广陈皮9g，鲜生姜6g。

3.胃苓汤加味证：董德懋方[2]。治乳糜胸水、腹水年余，兼风湿性心脏病、二尖瓣狭窄、心功能代偿期，详见病案2。

苍术、白术、陈皮、茯苓皮、猪苓、大腹皮各10g，川厚朴、甘草各5g，泽泻6g，桂枝3g，生姜皮2g。

论著和讨论

本证候脾胃水饮停滞于中，泛溢于内外，壅阻不通，其治则当以急下停水为法，以抉其壅滞。何廉臣说：若夫实肿，或由胸膈停饮，或由腹膜积水，或由胃肠积滞，忽然浮肿，肿必兼胀，停饮以蠲饮万灵汤（组方见方证）为主。积水唯逐水至神汤（组方见方证）最效。积滞以枳实导滞汤最稳（俞根初方）。如舟车神佑丸之逐饮（煨甘遂6g，芫花醋炒3g，红牙大戟、尖槟榔各9g，黑丑拌炒生川大黄各12g，青皮、广陈皮各4.5g，广木香、轻粉各3g，红枣肉煮熟去皮核炼丸，如梧桐子大，先服30丸，次服20丸，服30丸，以肿退为度。张子和方）。神芎导水丸之泄水（黑丑拌炒生大黄各15g，川芎、薄荷叶各9g，条黄芩、川黄连各6g，滑石30g，水泛丸，每服9~12g。张子和方）。阴阳攻积丸之祛积（茱萸、干姜、官桂、川芎各30g，黄连、半夏、橘红、茯苓、槟榔、厚朴、枳实、菖蒲、延胡、人参、沉香、琥珀、桔梗各24g，巴霜另研15g，皂角180g煎汁泛丸。每服2.4g，渐加至4.5g，姜汤下，此丸通治五积六聚、七癥八瘕、痃癖蛊血痰食皆效。乔三余方）。对证酌用，皆有捷效。[1]

病案举例

1.邵佐清治沈月田，男，35岁，湿蕴不化，面目胸腹肿满，便溏尿数，舌嫩白，治与理脾宣湿化肿：大腹皮、冬瓜皮、茯苓皮各12g，川厚朴、青陈皮各4.5g，商陆、槟榔各7.2g，黑白丑、刘寄奴各9g，车前子9g拌滑石14.1g（包煎），地骷髅30g（煎汁代水）。二诊：案载前方，兹不重述，仍步原章出入：大腹皮、冬瓜皮、茯苓皮各12g，炒小青皮5.4g，商陆、枳实、制大黄各7.2g，黑白丑9g，槟榔、芫花、大戟各6g，灯心0.6g。三诊：肿满浮胀已差，唯脘腹尚感胀滞，行步串掣腰髀：全瓜蒌21g，大腹皮10.5g，老紫蔻2.4g（冲），枳实、槟榔各7.2g，炒小青皮5.4g，滑石（包煎）12g，晚蚕沙（包煎）14.1g，焦鸡内金、六月霜各9g，灯心0.9g[3]。

2.董德懋治段某某，男，37岁，乳糜胸水、腹水年余，兼风湿性心脏病、二尖瓣狭窄、心功能代偿期，胸腹胀满，气短不舒，纳呆食少，苔白腻，脉缓，证属脾运失职，水湿停聚，拟胃苓汤治之（组方见方证），20余剂，胀满减轻，唯尿量尚少，去苍、朴、草加桑白皮，40余剂，胸水已痊，腹水明显好转，脉细迟，苔白，阴阳皆虚，济生肾气丸作汤，40余剂，乳糜腹水消失，五年未发[2]。

引用文献

［1］俞根初.重订通俗伤寒论［M］.上海：上海科学技术出版社，1959：371.

［2］段荣书.董德懋医疗经验琐谈［J］.中医杂志，1981，(2)：11.

［3］萧龙友.现代医案选（第五辑）［M］.北京：人民卫生出版社，2008：127.

（四）气虚不化候（脾胃水饮变证2）

脾胃水饮证·气虚不化候，或素体脾虚，或水饮郁滞，日久伤残脾气，脾虚不能制水，致水气泛溢，虚中夹实之证。以水气郁滞之症象显明，但必兼脾气虚弱之脉症，并以之为主。

通称：脾虚停水。

病名：［中医］虚肿，虚胀。

病因病机：脾胃水饮虚滞，或由其人脾气素弱，或大病久病之后，脾气伤残；或水饮久滞，攻伐伤脾，致脾虚不能行其水湿，停滞泛溢于内外，为虚中夹实之证。

证象组合：气虚+津滞+气滞+阳郁

主症：**【气虚失充】症象**：①饮食少进。②肢体疲怠。**舌象**：舌苔白滑。**脉象**：微而缓。

　　　【津不化气】症象：①肢体浮肿。②腹膨。

副症：**【气化不行】症象**：小便不利。

宾症：**【气机不利】症象**：腹胀。

　　　【阳气不和】症象：四肢不温。

治则：当以补脾益气，兼以渗利行水，扶正逐水之法，兼顾其虚实。

方证

1.大温中丸证：朱丹溪方[1]。治食积与黄肿。

陈皮、苍术、厚朴、三棱、莪术、青皮各五两，香附一斤，甘草一两，醋炒针砂二两。醋糊为丸，空腹姜盐汤送服。

2.乌鳌鱼汤证：缪仲淳验方[1]。治水聚膜络而为肿。

生白术、云茯苓各7.5g，广橘红、木瓜蜜炙、桑皮各6g，秦艽酒洗9g，生姜皮4.5g，苏叶3g，用大乌鳌鱼1枚，河水5碗，煎至3大碗，去鱼骨滤清煎药。

3.水肿至神汤证：汪日慎《随山宇方钞》方[1]，原名水肿神方。适用于浮肿腹胀。

茯苓60g，黄土炒白术、赤小豆、车前草各30g，大麦须15g，枳实9g，六神曲12g，大罐浓煎，须一日夜服尽，连服三剂，溺畅肿消。

论著和讨论

本证候脾气虚弱，不能运化水湿，水气停滞，泛溢于内外，即何廉臣所谓："脾气虚不能为胃行津液，致水聚膜络而为肿者，乌鳌鱼汤（组方见方证）不应，则水肿至神汤（组方见方证），用大补中气以消肿。"其治则当以补益脾气为主，兼以渗利行水。即俞根初所曰："伤寒瘥后，脾虚不能制水，水溢于皮肤络脉间，肢体浮肿者，须实脾利水，宜焦冬白术、茯苓皮、薏苡仁、杜赤豆、扁豆、山药、木瓜、车前子、泽泻之属治之，或以糯米、薏苡仁煮粥食最妙。"何秀山说："黄胖水膨，腹膨肿满者，送下大温中丸（组方见方证）：制苍术60g，炒山楂45g，川厚朴、广陈皮、青皮、云茯苓、炒白术、醋炒针砂各30g，生甘草细梢6g，六神曲糊丸，每服6~9g，屡参奏效。"[1]

病案举例

1.郑拱苍治陈某，女，60岁，数月来，足胫微肿，旋消旋发，近则两足、腹部及眼睑均肿，饮食少进，肢体疲怠，脉微而缓，舌苔白滑。此脾虚不能制水之故。法宜健脾，以实脾饮加减主之：白茯苓、苍白术、木瓜、大腹皮各9g，炙甘草、炮黑姜各3g，炊木香、白蔻仁、制香附、小桂枝各4.5g，川厚朴6g，怀山15g，2剂后浮肿即减退，续服2剂，诸症均愈[2]。

2.李洪成治孙骏业，男，50岁，胃大部切除后，患严重缺铁性贫血多年，西医诊断"残胃炎"。1987年，来笔者处住院输血，面部浮胖，晦黄，气短乏力，纳差，时常反胃，舌质淡苔灰黄而腻，舌体胖有齿痕，拟诊：黄胖病。孙叔与先父是挚友，长期从事园林盆景制作。先父考虑孙叔有粪土接触史，应该从"钩虫病"着手论治，配制青矾丸：青矾（主要成分：四氧化三铁，以黑豆汁煅制）、针砂（筛细铁屑代，米醋煅治）、泽泻、麦芽、党参、炒白术、茯苓、五倍子、苍术、广陈皮、厚朴、熟地、肉桂等，红枣肉和丸，一元硬币大小，日服3丸。患者贫血、气短乏力诸症逐渐改善，遂停西药铁剂，此后未输过血，血红蛋白稳定，世纪末因癌症去世。按：《医学入门》有红矾丸类此，"治妇人黄肿如神"[3]。

引用文献

［1］俞根初.重订通俗伤寒论［M］.上海：上海科学技术出版社，1959：366，370，468.
［2］福建省中医药研究院.福建中医医案医话选编（第二辑）［M］.福州：福建人民出版社，1963：145.
［3］李梴.医学入门［M］.天津：天津科学技术出版社，1999：1195.

二、肺胃水饮证（中焦水饮合病1）（4候）

肺胃水饮证，为胃中宿饮，上逆犯肺之证。张仲景称“胸中有寒”，俞根初谓“痰伏膈上”[1]。后世通称：痰饮类伤寒，是以其人胃中素有停饮，或因外感风寒暑湿所触动，或因表证早投清下、寒润，致表邪内陷，与胃中停饮相搏而成，即俞根初所谓“此水与郁热，互结在胸脘胁肺胃之间也”[1]。结于胸中称为水结胸或胸痹，逆于肺称支饮，留于胸胁称留饮，悬于胁下为悬饮，溢于皮肤之间为溢饮，留于肢节之间亦称留饮。

肺胃水饮证，为胃中水饮上泛于肺，上中清阳之气，首当其冲。轻则郁遏，重则郁滞，甚则郁结，皆为清阳之气失于宣展之候，气分不解，亦可深入血络，致成郁痹之候，但均在胸、脘、胁停蓄之证。其外溢者，或溢于皮肤肌腠之间，阳气不得宣化；或流于四肢骨节之间，则经络为之阻滞。即仲景所云“饮水流行，归于四肢”之证，亦王雨三所谓“清阳之气，不能实于四肢所致也”[2]。

肺胃水饮证，系由胃中停水上泛所致，其治则：势轻者，以通阳化气以行水之法即可；势重者，则当吐之、利之，以峻逐其停水；以胃腑上出于口，下连二肠，胃中停水，均可从上涌吐，从下峻利以抉之。

证候别称：痰饮类伤寒，痰伏膈上，伏饮在络，胃不和。

病名：［中医］痰饮挟外邪，漏风，劳风，胸痹，心痛，肺胀，胁痛，水结胸，悬饮，支饮，留饮，溢饮，喘肿，历节痛，不寐。

证候系统：详见图3-11-3。

本证————清阳郁遏候
转证————清阳郁滞候、清阳郁痹候、肺络失宣候
变证————清气郁结候、清阳不化候

图3-11-3　肺胃水饮证证候结构图

引用文献

［1］俞根初.重订通俗伤寒论［M］.上海：上海科学技术出版社，1959：184，309.
［2］王雨三.治病法轨［M］.北京：学苑出版社，2015：77.

（一）清阳郁遏候（肺胃水饮本证）

肺胃水饮证·清阳郁遏候，为胃中水饮，上逆于肺，郁遏上焦清阳，失于宣展内外，而成里证似表之证。时病学家通称为痰饮类伤寒，或痰伏膈上之证。以表郁与里郁之脉症同见，与外邪传里之表里相夹之证相似，唯以痰饮停于上中，气失宣降之脉症为凭，始为里证似表。

通称：痰饮类伤寒，痰伏膈上。

病名：［中医］漏风，劳风，痰饮挟外邪。

病因病机：肺胃水饮郁遏，或因外感风寒，触动脾胃水饮，胃中宿饮上泛，水饮阴邪，郁于肺胃，上中清阳郁遏，不得宣达于内外，致外则腠理不宣，内则气失宣降。

证象组合：阳郁+表郁+气郁

主症：**【阳气不宣】症象**：①憎寒。②下利日十余行。③手足厥冷。④肢倦体瘦。**脉象**：①脉浮紧。②左脉迟。③乍紧乍结。④六脉浮洪，重按豁然。

【腠理不宣】症象：①憎寒壮热，恶风自汗。②翕翕发热无汗。③发热向晚作甚，天明渐止。

【气机不宣】症象：①胸中郁痛，饥不能食，使人揉按之，反多涎唾。②胸中痞硬。③心下烦满。④咳嗽短气，咳痰，咳出青黄涕大如弹丸。⑤小便不利。⑥自汗盗汗，汗出不止，心口如水。**舌象**：苔白滑。**脉象**：①右脉滑。

副症：**【清空不宣】症象**：①头疼。②头项强痛。

【气机不降】症象：①气上冲喉咽不得息者。②干呕恶心。

宾症：**【清窍不宣】症象**：鼻鸣。

【经气不宣】症象：身微痛。

治则：不可发表，唯以通阳逐饮，以除内伏之水饮，里证一除，表分自解。

方证

1.瓜蒂二陈汤证：《通俗伤寒论》方[1]。胸满气冲，憎寒壮热，恶风自汗，胸中郁痛，饥不能食，反多涎唾，或下痢。

甜瓜蒂20粒，姜半夏、橘红4.5g，水煎冲莱菔汁2瓢。

2.导痰汤证：陈自明方[1]。功能祛风导痰。治痰涎壅盛，痰滞升降，阳郁不宣，发热向晚作甚，天明渐止，时发晕厥，胸膈痞塞，或咳嗽恶心，不思饮食，肢倦体瘦。

制半夏6g，陈皮、茯苓、枳实、制南星各3g，甘草1.5g。水煎服。甚则加滚痰丸。

3.桂枝汤加味证：郑品端方[2]。治痰饮挟外邪，寒热自汗，头疼身痛，咳嗽短气，详见病案4。

小桂枝、杭芍、煮半夏各6g，粉甘草3g，苦杏仁、川厚朴、生姜各4.5g，茯苓9g，红枣2枚。

论著和讨论

本证候脾胃水饮阴邪，蕴郁肺胃，清阳失宣展，即仲景所谓“胸中有寒”。仲景曰：“服桂枝汤，或下之，仍头项强痛，翕翕发热，无汗，心下满微痛，小便不利者，桂枝去桂加茯苓白术汤主之。”（《伤寒论》28条）“病如桂枝证，头不痛，项不强，寸脉微浮，胸中痞硬，气上冲喉咽不得息者，此为胸有寒也，当吐之，宜瓜蒂散。”（166条）邵仙根曰：“寒抑胸中之阳，病在阳明之表，此即痰饮类伤寒症。”[3]俞根初所谓：“至若痰症类伤寒者亦甚多，其证胸满气冲，憎寒壮热，恶风自汗，胸中郁痛，饥不能食，使人揉按之，反多涎唾，甚或下利，日十余行，右脉微滑，左脉反迟，此有寒痰在胸中。仲景所谓病如桂枝证，头不痛，项不强，寸脉微浮，胸中痞硬，气上冲咽喉不得息者是也，法当吐之，切忌发汗，当用瓜蒂二陈汤（组方见方证）。唯诸亡血虚家，亦不可与此汤，宜求其痰病之源，细心酌治。”[1]治则当通阳逐饮为主，仲景有“当吐之”之法，后世尝遵之，以瓜蒂散，甚则三物白散，以涌上中之水饮。水饮得除，清阳则可宣达于内外，表里自和矣。

俞根初说：“痰伏膈上，心下烦满，气上冲胸，饥不能食，甚则手足厥冷，脉乍紧乍结者，此痰与邪结在胸中。当用瓜蒂散加生萝卜汁涌吐之（甜瓜蒂20粒，赤豆30粒，淡香豉9g，用开水1碗煎成大半碗，冲入生萝卜汁2瓢，顿服之，得快吐为度）。不吐者，改用三物白散急吐之（川贝母9g，苦桔梗6g，巴豆霜3g，轻用0.3g，重则0.6g，开水和服，痰在膈上必吐，在膈下者必利，不利进热稀粥1杯，利过不止，进冷粥1杯即愈）。”[1]吴坤安说：“若发热汗出，恶风，鼻鸣，干呕，如桂枝症，而头不痛，项不强，寸脉微浮，胸中痞硬，气上冲咽喉不得息者，此为胸有寒也。宜瓜蒂散吐之。”[3]

病案举例

1.**江少微**治黄三辅，年逾四旬，醉饮青楼，夜卧当风，患头痛发热，自汗盗汗，饮食不进，医治10余日罔效。诊得六脉浮洪，重按豁然，饮酒当风名曰漏风，投以白术、泽泻酒煎而热退，汗仍不止，心口如水。此思虑所致，与归脾汤加麻黄根、桂枝十数服而愈。头痛不已，用白萝卜汁吹入鼻中立止[4]。

2.**林观子**治一妇人，浴后被风，遂自汗出，身热，然无头痛、体痛、恶风诸症，旬日来杂治，皆不效。其胸以上痞隔，渐至汤饮到喉而止，脉之关以上微浮，此瓜蒂散症也。其人素虚，与桔梗芦一两煎服，到咽一吐，悉涎浊酸秽之物。又与一服，再得吐，始快然热除。调理数日而安[4]。

3.**吴鞠通**治初夏犹有太阳中风之症：仲景谓：太阳至五六日，太阳证不罢者，仍从太阳驱去，宜桂枝汤。现在头与身仍微痛，既身热而又仍恶风寒，的是太阳未罢，理宜用桂枝汤。但其人素有湿热，不喜甘，又有微咳，议于桂枝汤内去甘药加辛燥，服如桂枝汤法：桂枝、半夏、广陈皮、白芍、杏仁[5]。

4.**郑品端**治痰饮挟外邪：陈黄氏，33岁。寒热自汗，头疼身痛，咳嗽短气，脉浮紧，苔白滑。此风邪外袭，停饮不化也。治拟桂枝汤加味（组方见方证）主之。

复诊：诸恙均瘥，再从前意进退继之：小桂枝、杏仁、川厚朴各4.5g，煮半夏6g，茯苓、炙桑白各9g，薏苡仁15g，粉甘草2.4g，盐陈3g[2]。

引用文献

［1］俞根初.重订通俗伤寒论［M］.上海：上海科学技术出版社，1959：309，436.

［2］福建省中医药研究院.福建中医医案医话选编（第二辑）［M］.福州：福建人民出版社，1963：361.

［3］吴坤安.伤寒指掌［M］.上海：上海科学技术出版社，1959：卷一45.

［4］江瓘，魏之琇.名医类案（正续编）［M］.北京：中国中医药出版社，1996：8，335.

［5］秦伯未.清代名医医案精华［M］.北京：人民卫生出版社，2006：112.

（二）清阳郁痹候（肺胃水饮转证1）

肺胃水饮证·清阳郁痹候，为胃中宿饮，上逆泛肺，郁遏上焦清阳，痹阻血络。其见症虽以上焦阳气郁滞，气失宣降之脉症为主，可兼见络脉瘀痹之脉症。

通称：水滞上焦。

病名：［**中医**］胸痹，心痛，肺胀。［**西医**］冠状动脉硬化性心脏病，后壁供血不良，支气管炎。

病因病机：肺胃水饮郁滞，因水饮郁滞肺胃，上焦阳气不得宣通，清阳之气不得发越于内外，气失宣降，瘀滞血络，络脉阻痹。

证象组合：阳郁+络滞+气郁+血溢

主症：【**阳气不宣**】**症象**：①恶寒发热，形寒发热。②畏寒，怯冷感凉，近火盖被亦无减轻。③头疼身痛，肢酸，下肢酸痛。④口渴引饮，而饮不喜凉，未得汗泄。**舌象**：苔白腻，舌苔并无燥形。**脉象**：①关上小紧数。②阳微阴弦，脉有数势。

【**络脉不宣**】**症象**：①胸痹而痛。②心痛彻背。③胃脘胸胁及背部隐隐作痛。④左胁作痛，卧难着枕。**舌象**：苔薄白。**脉象**：①寸口脉沉而迟。②迟细。

副症：【**气机不宣**】**症象**：①胸闷咳嗽。②胸中气塞。③心中痞。④胸满，咳唾。⑤短气不足以息。⑥纳食如废。**舌象**：苔薄白。**脉象**：脉弦滑。

【**气机不降**】**症象**：①喘息，气逆。②气上冲咽喉，呼吸作声。③咳喘倚息不得卧。④胁下逆抢心。⑤恶心。

宾症：【**络瘀血溢**】**症象**：咯红。

【**清窍不宣**】**症象**：头晕。

治则：当以温通阳气，逐饮通络为法。

方证

1.蒌薤绛覆汤证：《通俗伤寒论》记徐守愚方[1]。胸胁窒板，痛引肩背，咯呛紫血。

瓜蒌仁9g，薤白酒捣3枚，仙半夏、赤茯苓、新绛、旋覆花各4.5g，砂仁2.1g，桂枝0.9g，葱管5寸。

2.小青龙合栝楼薤白汤证：袁桂生方[2]。治咳喘：倚息不得卧，恶寒发热，头疼身痛，胸闷不舒，心痛彻背，脉沉滑，苔白腻，详见病案1。

麻黄、桂枝、细辛各1.2g，干姜、五味子、甘草各1.5g，白芍4.5g，瓜蒌仁、薤白、姜半夏各9g。

3.《金匮》胸痹橘枳生姜汤加味证：姚国鑫方[3]。治胸痹（支气管炎），详见病案2。

橘皮（重用）12g，枳实9g，生姜15g，姜半夏、茯苓各12g。

4.桂枝瓜蒌薤白汤加味证：董德懋方[4]。治冠状动脉硬化性心脏病：后壁供血不良，温脾化痰，通痹活络，详见病案3。

白术、桂枝、姜半夏、竹茹、陈皮、瓜蒌、枳实、薤白、葛根各10g，云茯苓15g，桑枝30g，甘草5g。

论著和讨论

本证候水饮郁滞肺胃，清阳失于宣展，瘀滞络脉而阻痹，仲景曰："夫脉当取大过不及，阳微阴弦，即胸痹而痛，所以然者，责其极虚也。今阳虚知在上焦，所以胸痹、心痛者，以其阴弦故也。平人无寒热，短气不足以息者，实也。"（《金匮要略·胸痹心痛短气病脉证治》）治则当宣通阳气为主，兼以宣通络脉；日久阳虚阴胜者，可兼温补中阳，以回阳袪阴；由外感风寒触发者可兼温散，以宣发肺阳；水饮内停，温化不尽者，当从渗利以分解之。

仲景曰："胸痹之病，喘息咳唾，胸背痛，短气，寸口脉沉而迟，关上小紧数，瓜蒌薤白白酒汤主之。瓜蒌实一枚，薤白半升，白酒七升。……胸痹不得卧，心痛彻背者，瓜蒌薤白半夏汤主之。瓜蒌实一枚，薤白三两，半夏半斤，白酒一斗。……胸痹心中痞，留气结在胸，胸满，胁下逆抢心，枳实薤白桂枝汤主之：枳实四枚，厚朴四两，薤白半斤，桂枝一两，瓜蒌实一枚。人参汤亦主之：人参、甘草、干姜、白术三两。胸痹，胸中气塞，短气，茯苓杏仁甘草汤主之：茯苓三两，杏仁五十个，甘草一两。橘枳姜汤亦主之：橘皮一斤，枳实三两，生姜半斤。"（《金匮要略·胸痹心痛短气病脉证治》）。"胸痹缓急者，薏苡附子散主之。薏苡仁十五两，附子十枚。"（同前）

病案举例

1.袁桂生治风寒夹痰饮：季姓妇，年约30，咳喘，倚息不得卧，恶寒发热，头疼身痛，胸闷不舒，心痛彻背，脉沉滑，苔白腻，此风寒痰饮，内外搏结，肺气不降，而成肺胀，以小青龙袪风寒，合瓜蒌薤白汤蠲痰饮（组方见方证），得汗寒热，喘息俱平，唯身痛咳嗽，以桂枝汤和营卫加干姜、五味子1.5g，细辛0.9g，治咳，2剂瘥[2]。

2.姚国鑫治胸痹（支气管炎）：何某某，男，34岁，咳嗽五年，咳虽久而不剧，痰亦不多，主症入夜胸中似有气上冲咽喉，呼吸作声短气，胃脘胸胁及背部隐隐作痛，畏寒纳减，脉迟细，苔薄白。拟《金匮》胸痹橘枳生姜汤加味（组方见方证），3剂，诸症消退，唯胃脘尚隐痛，改方：橘皮（重用）、生姜、全瓜蒌各12g，枳实、薤白各9g，桂枝6g，基本痊愈，去桂、蒌、薤加半夏、茯苓、甘草善后[3]。

3.董德懋治李某，男，56岁，冠心病，后壁供血不良，用活血化瘀法效果不显，在家休息2年，胸闷头晕，纳呆食少，恶心，近几月来，下肢酸痛，怯冷感凉，近火盖被亦无减轻，苔薄白，脉弦滑，证属寒痰阻滞，痹阻经络，拟温脾化痰，通痹活络（组方见方证），10剂症减，加党参10g，干姜、附片各3g，每月服10余剂，3个月后心电图未见异常[4]。

引用文献

［1］俞根初.重订通俗伤寒论［M］.上海：上海科学技术出版社，1959：355.

［2］何廉臣.重印全国名医验案类编［M］.上海：上海科学技术出版社，1959：86.

［3］姚国鑫.橘枳生姜汤治疗胸痹的体会［J］.中医杂志，1964，(6)：22.

［4］段荣书.董德懋医疗经验琐谈［J］.中医杂志，1981，(2)：11.

（三）肺络失宣候（肺胃水饮转证2）

肺胃水饮证·肺络失宣候，系肺胃水饮，阻滞肺络，络脉瘀阻，失于宣通，杂病学家称之为伏饮在络之证。其见症以肺失宣降，与肺络阻滞之脉症同见，尤以络脉不通之症象显明。

通称：伏饮在络。

病名：［**中医**］悬饮，胁痛。［**西医**］结核性胸水。

病因病机：肺胃水饮郁滞，系胃中水饮上犯于肺，阻滞肺络，络脉瘀滞，不得宣通，甚则络瘀血溢，肺气宣降失常。

证象组合：气郁+络滞+血溢

主症：【**气机不宣**】**症象**：①咳烦。②潮热。③寒热如疟状。**舌象**：苔白腻。**脉象**：脉沉弦，脉象弦滑。

　　【**络脉不利**】**症象**：①胸中痛。②胸胁刺痛。③胁下痛引缺盆。

副症：【**络瘀血溢**】**症象**：咯血。

宾症：【**清窍不宣**】**症象**：咽中梗梗。

　　【**气机不降**】**症象**：①时吐酸饮。②喘咳夜甚。

治则：当以通阳行水，行气通络为法，以去其郁滞。

方证

1.控涎丹证：陈言方[1]。又名子龙丸、妙应丸。功能祛痰逐饮。治痰饮伏在胸膈上下，忽然颈项、胸背、腰胯隐痛不可忍，筋骨牵引作痛，走而不定，或手足冷痹，或头痛不可忍，或神志昏倦多睡，或饮食无味，痰唾稠黏，夜间喉中痰鸣，多流涎唾等症。

甘遂、大戟、白芥子各等分。糊丸，梧桐子大，每服5~10丸，姜汤送服。

2.香附旋覆花汤证：吴鞠通方[2]。苦辛淡合芳香开络法。治伏暑湿温胁痛。

生香附、旋覆花（绢包）、苏子霜、茯苓块各9g，广陈皮6g，半夏、薏苡仁各15g，水8杯煮取3杯，分3次温服。

3.加味五苓散证：解放军总医院方[3]。治疗结核性胸水，胸水消失时间6~12天，平均7.8天。比抽水组平均缩短7天。

茯苓、白术各12g，猪苓、泽泻各10g，桂枝6g，商陆20g，党参、赤芍各15g。

论著和讨论

本证候水饮郁滞肺胃，阻滞肺络，气失宣降，络脉瘀阻。当以通阳行水，行气通络，吴鞠通曰："伏暑、湿温胁痛，或咳或不咳，无寒但潮热，或竟寒热如疟状，不可误认柴胡证，香附旋覆花汤（组方见方证）主之。久不解者，间用控涎丹（组方见方证）。腹满者加厚朴，痛甚者如降香末。"[2]以搜而逐之。吴坤安说："络中伏饮，如胸胁刺痛，时吐酸饮，脉沉弦而口不渴者，此伏饮在络也，宜桂枝、茯苓加姜汁、炒蒺藜、半夏、旋覆花主之。"[4]

病案举例

1.吴鞠通治某，悬饮者，水在肝也，非下不可。但初次诊视，且用轻法。半夏30g，旋覆花12g，生香附15g，降香末、青皮、广陈皮、苏子霜各9g，煮三杯，分3次服。[5]

又治舒氏41岁，痰饮喘咳夜甚，胁痛，少腹亦痛，溺浊，水在肝也，经谓之悬饮。十枣汤主之。恐其太峻，宗其法而不用其方：姜半夏15g，生薏苡仁、云茯苓皮各18g，降香末6g，小枳实、旋覆花、香附、广陈皮、苏子霜各

9g，煮3杯，分3次服。2帖[5]。

2.谢楚材治江善明，男，60岁，胁痛，呕吐痰涎，医疗3年未愈，脉象弦滑。乃痰饮积聚，走注胁间，以致作痛，宜导痰平气散主之：香附、枳壳、白芥子各6g，橘络、青皮各3g，广木香、白蔻仁各2.4g，控涎丹1.5g，冲服。1剂痛除，再剂吐痰亦止[6]。

引用文献

［1］陈言.三因极一病证方论［M］.北京：人民卫生出版社，1983：177.

［2］吴鞠通.温病条辨［M］.福州：福建科学技术出版社，2010：120.

［3］孙盛洪.加味五苓散治疗结核性胸水的疗效观察［J］.上海中医药杂志，1983,（11）：19.

［4］吴坤安.伤寒指掌［M］.上海：上海科学技术出版社，1959：卷四68.

［5］吴鞠通.吴鞠通医案［M］.北京：人民卫生出版社.1960：337，367.

［6］福建省中医药研究院.福建中医医案医话选编（第一辑）［M］.福州：福建人民出版社，1960：90.

（四）清气郁结候（肺胃水饮变证）

肺胃水饮证·清气郁结候，系肺胃水饮与外邪化热，互结于上焦，清气失其宣降之司，气机失其通利之常，伤寒家称之为水结胸或大结胸之证。其见症以上焦胸胁气结之脉症为主，可兼见气郁与内热之脉症。

通称：水留胸胁。

病名：［**中医**］悬饮，支饮，留饮，水结胸。［**西医**］结核性渗出性胸膜炎，肺气肿，胸积液，肺源性心脏病。

病因病机：肺胃水饮郁结，因素有停饮，外感风寒，失于表解，误投寒下，致寒邪内陷，与水饮相搏于胸脘胁腹之间，清气不得运展，升降失常。

证象组合：气郁+气结+气蒸

主症：【**气机不宣**】**症象**：①短气，纳差。②口干但不欲多饮。③漐漐汗出。④带下清稀如注。⑤肢体沉重。⑥面目及全身浮肿。**舌象**：①舌质淡红。②苔薄黄。③苔薄腻。

【**气机郁结**】**症象**：①心下痞硬，语声难续。②胸肋间饱满，胸胁胀痛。③咳引胸胁，咳烦胸中痛。④胸中辘辘有声。⑤胸膈痞痛。⑥从脘至少腹坚痛拒按。⑦右胁下有卵大癥块不时窜痛，颈项、腋下和乳房有黄豆大小结核，脸麻舌僵。⑧腹大如釜。⑨二便不利，大便秘结。**舌象**：①舌胖。②舌质紫暗。③苔白腻。**脉象**：①六脉弦紧而大，重按则空，尤以右脉明显。②脉沉弦有力。③脉沉弦细。④或伏。

副症：【**气机不降**】**症象**：①干呕喘满。②呕吐涎沫。③气促不能平卧，痰涎壅盛，动则气促而喘。④嗳气咳逆，唇周发绀。

【**津气蕴蒸**】**症象**：①壮热神昏，发热持续不退。②头汗出，汗出不恶寒。③寒热如疟。④申酉时小有潮热。⑤渴不引饮。⑥吐痰黏稠，臭秽。⑦大便不通。**舌象**：苔粗糙。

宾症：【**清窍不宣**】**症象**：头痛头眩。

论治：当急急攻下停水，水去则清气自复升降之常。俞根初主急下停饮，与仲景同法。

方证

1.十枣汤证：张仲景方。王恕报道治28例结核性渗出性胸膜炎，24小时内吸收者13例，48小时内吸收9例，72小时以上吸收6例。

芫花、甘遂、大戟各等分，共研细末，肥大枣15枚破后煎汁300ml，于晨空腹先服枣汤150ml，5分钟后将药末4g用枣汤送下，心功不全者忌服，极度虚弱者慎用。

2.大陷胸汤证：张仲景方。功能泻热逐水。治热邪与水饮互结的结胸证，症见头汗出，身微热，或日晡小有潮热，舌燥口渴，短气烦躁，从心下至少腹硬满而痛不可近，大便秘，脉沉而紧，按之有力。

大黄六两，芒硝一升，甘遂（研末）一钱匕。水煎大黄，去滓，入芒硝再煎，后入甘遂末，待温后分两次服，得大便，则停服。

3.蠲饮万灵汤证：《通俗伤寒论》方[1]。急下停饮法。

芫花（酒洗）1.5g，煨甘遂2.4g，姜半夏18g，浙茯苓24g，酒炒大戟3g，大黑枣10枚，炒广陈皮9g，鲜生姜6g。

论著和讨论

本证候水饮蕴结于肺胃间，清气不得宣降，俞根初所谓："若其人素有痰饮，适患伤寒，不先解表，或发汗不透，而反下之，阳气内陷，心下因硬，从脘至少腹坚痛拒按，申酉时小有潮热，但头上微汗出，不大便五六日，渴不引饮，舌燥胎白，脉右沉弦而紧。此水与郁热，互结在胸脘胁肺胃之间也，法当急下停饮，蠲饮万灵汤主之。”[1] 仲景曰：“太阳中风，下利呕逆，表解者，乃可攻之。其人漐漐汗出，发作有时。头痛，心下痞硬满，引胁下痛，干呕短气，汗出不恶寒者，此表解里未和也，十枣汤主之。”（《伤寒论》152条）“伤寒十余日，热结在里，复往来寒热者，与大柴胡汤；但结胸，无大热者，此为水结在胸胁也，但头微汗出者，大陷胸汤（组方见方证）主之。”（136条）其治则当急下其水饮、峻逐其郁结为法。仲景曰：“留饮者，胁下痛引缺盆，咳嗽则辄已（一作转甚）。”（《金匮要略·痰饮咳嗽病脉证并治》）“脉沉而弦者，悬饮内痛；病悬饮者，十枣汤主之。”（同前）“咳家其脉弦，为有水，十枣汤（组方见方证）主之。夫有支饮家，咳烦胸中痛者，不卒死，至一百日，一岁，宜十枣汤。”（同前）

俞根初说：“或变心下痞硬，引胁下痛，干呕短气者，即当急下停饮，蠲饮万灵汤（组方见方证）主之。何秀山按：至若蠲饮万灵汤，则合小半夏加茯苓、甘遂半夏、十枣三汤为剂，无论心下支饮，膈间留饮，胃肠悬饮，为喘为满，为痛为胀，为巅眩心悸，为呕吐涎沫，善用者投无不效。”[1] 吴坤安说：“水结胸，头汗出者，水气停蓄，不得外行也。”[2]“若结胸，身有微热，头自汗出，胸中辘辘有声者，水结胸也，大陷胸丸主之。”[2] 姚国美说：“心下痞硬而满，引胁下痛，干呕短气，发作有时者，此水积膜原，阻其升降之气，宜十枣汤辛开苦泄，直决其水。”[3]

病案举例

1.曹颖甫治悬饮（肋膜炎）：张任夫，水气凌心则悸，积于胁下则胁下痛，时经半载，胸胁胀痛，干呕短气，心悸头眩，嗳气，夜间不能平卧，夜深人静每觉两胁间水声辘辘，处十枣汤：炙芫花、制甘遂、大戟各1.5g研末，分2次服，黑枣10枚煮烂去渣入药，末略煎和服，1日1次。药后泻下臭水甚多，2日共4次，喉中有辛辣感，诸症渐减，胁下水气减去大半，随用湿化法，三诊用大柴胡汤加厚朴、芒硝，前后不过3剂治愈[4]。

2.李理官治吴某，女，20岁，怀孕7个月患热病，曾经中西医治疗未见好转，迁延20余日，症状愈趋严重。病者高热，咳喘，痰涎壅盛，大便秘结。初投以香苏饮合凉膈散2剂，未见效；改用十枣汤，服1剂后大便虽通，他症未减。次日邀请张荣光医师会诊，共认为前药用量太轻，遂将甘遂、大戟、芫花各加0.6g（即各用3g），服后泻下甚多，喘平，痰减，热退，胎亦无碍[5]。

3.陈志贞治渗出性肋膜炎：李东有，男，21岁，咳嗽胸痛，不能平卧已一月，面色苍白，咳引肋痛，局部微隆起，依息难以平卧，脉沉弦有力，舌暗苔滑，此饮停肋下，上凌犯肺，遵仲景法，先逐其饮：甘遂、大戟、海藻各0.45g，大枣10枚，煎汤送下，3小时行3次稀水，呼吸平能卧，咳减。温药和之：桂枝、茯苓各9g，白术24g，甘草6g，葶苈子3g，2剂，咳平喘减，神爽思食，肋不隆起[6]。

4.李洪成用十枣汤治悬饮，常用量是遂、戟、芫各3~6g，为末，十枣煎汤送服，日1次，连服2~3天，如服后反应太重，可多饮枣汤，可得缓解。忆及1959年治一老年窑工，60余岁，患结核性胸水，身体瘦弱，但精神尚可，早饭后服药，不久即昏卧不语，同事者甚为惶恐，来告，余即随前往，脉之尚好，似无大碍，但诸位同事，要求送医院，余亦不敢阻拦，但患者虽昏睡，却能听见要其转院，即摇手示意拒绝；无奈之下，告之同事者，多喂枣汤，翌日同事来云：服枣汤至下午五时，患者自行苏省，并知饥索食，进稀粥一碗，后泄水数次，量不甚多，并无呕吐，自觉轻松许多，欲再服药，余告允再服一次，如有反应，随时来告；下午下班后往视，见其自进稀粥，并言服后无反应，泄水亦较少，唯觉胃中饥饿难受，因索粥自喝；3日后自行来诊，并告之第3日，自服药1次，仅泄水1次，量极少，现症状基本消除，仍欲再服；余即告之，不需再用，因疏方五苓二陈出入调理1周，后胸透复查，胸水消失，嘱其继服抗痨药，20余年未再复发，年近90获他病而终[7]。

又治陈某，40余岁，高烧月余，住院，中西用药，不能取效，亦无明确诊断，建议转院南昌，因体质瘦弱，病势严重，汽车司机不敢运送，该厂党委书记，建议来我处试诊。见其精神甚差，勉与小柴胡汤出入，高热不减，且咳逆胁痛，咯吐黄稠痰甚多，且臭气熏人，因按悬饮，用小量十枣汤3剂，后未来复诊。半年后，其妻来感谢，云服药3天后，热已退净，咳痛亦大减，因久病服药太多，不愿服药，拟停药休养一段时间，再行来诊，后竟渐渐康复。厂领导照顾做门卫工作，现身体渐胖，体力已渐恢复[7]。

引用文献

［1］俞根初.重订通俗伤寒论［M］.上海：上海科学技术出版社，1959：184，318.

［2］吴坤安.伤寒指掌［M］.上海：上海科学技术出版社，1959：卷一49，卷三18.

［3］姚国美.姚国美医学讲义合编［M］.北京：人民卫生出版社，2009：235.

［4］招萼华.曹颖甫医案［M］.上海：上海科学技术出版社，2010：201.

［5］福建省中医药研究院.福建中医医案医话选编（第一辑）［M］.福州：福建人民出版社，1960：207.

［6］孙秀峰.陈志贞先生验案三则［J］.江苏中医，1965，（5）：34.

［7］李洪成.中医证候学［M］.北京：中国医药科技出版社，2008：1737.

三、肺脾水饮证（中焦水饮合病2）（6候）

肺脾水饮证，为脾中水饮犯肺之证，俞根初所谓“脾水久渍，逆行犯肺”之证[1]。必其人脾中素有宿饮，或外感风寒暑湿之邪，触动而上发于肺，亦有外感风寒，误投甘寒滋润，或受暑热，过饮冷水，或发热以冷水潠之、灌之，或饮酒当风，或浴后当风，均可致水气内动于脾，上溢于肺而成肺脾水饮之证，以感风寒而发者，古称太阳腑证、水逆证。因受暑饮冷而发者，古称太阳中暍。因感暑湿而发者，称太阴暑温。见自汗盗汗者，古称漏风。见肿胀者，称脾水。

肺脾水饮证，总属外邪感于肺，触动脾中宿饮，上泛于肺。轻则郁遏肺阳，致肺气宣降失常；重则郁滞上中清阳之气，不能宣展于内外，而为表里同病。其变证则为水气内滞外溢，初起则为阳气郁滞，不能运化阴浊，致水气内蓄外泛，久必阻滞气机，津液与水气郁滞，甚则水气内结，而有肿胀之变。

肺脾水饮证，为脾中水饮上逆泛肺，其治则总当宣发肺气，使水气从表而解；燥脾利湿，使水气从下而利；汗利兼行，以抉其水，亦《素问·汤液醪醴论》“开鬼门，洁净府”治水之则。然古法常用涌吐宣上之法，如仲景治太阳中暍谓：“此夏月伤冷水，水行皮中所致，一物瓜蒂散主之。”吴鞠通谓：“瓜蒂涌吐其邪，暑湿俱解而清阳复辟矣。”[2]陆养愚亦谓：“此邪在上焦，在上者，因而越之。”[3]而吴坤安则曰“散而利之亦解”，是故后世鲜有用吐法者[4]。

证候别称：支饮阻肺，水液上泛，阳虚水泛。

病名：［中医］太阴暑湿，太阳中暍，太阳腑证，少阴咽痛，痰饮咳嗽，咳溺，支饮，气喘，咳喘，水逆，呃逆，风水，伏饮，喘胀，风水，皮水，阴水，水肿，关格，子肿症，虚肿。

证候系统：详见图3-11-4。

本证————肺阳失宣候、肺失宣降候

转证————清阳怫郁候、清阳郁逆候

变证————津气郁滞候、津气郁结候

└————气虚不化候、气阴不化候、阳虚不化候

图3-11-4　肺脾水饮证证候结构图

引用文献

［1］俞根初.重订通俗伤寒论［M］.上海：上海科学技术出版社，1959：361.

［2］吴鞠通.温病条辨［M］.福州：福建科学技术出版社，2010：47.

［3］江瓘，魏之琇.名医类案（正续编）［M］.北京：中国中医药出版社，1996：339.

［4］吴坤安.伤寒指掌［M］.上海：上海科学技术出版社，1959：卷四43.

（一）肺阳失宣候（肺脾水饮本证1）

肺脾水饮证·肺阳失宣候，脾中水饮，上泛于肺，水饮郁遏肺阳，肺气失其宣降之常。其见症以肺气宣降失常之症象显明，但必兼见肺阳郁遏之脉症。

通称：寒水犯肺。

病名：［中医］太阴暑湿，痰饮咳嗽，咳溺。

病因病机：肺脾水饮郁遏，或因外受风寒暑湿之邪，触动脾水饮，上泛于肺，郁遏肺中阳气，致肺气宣降失常。

证象组合：阳郁+气郁+清窍

主症：**【阳气不宣】症象**：咳声重浊。**舌象**：舌淡胖，苔厚白腻。**脉象**：脉沉迟。

【气机不宣】症象：咳嗽，咳而尿出，夜间尤甚。

副症：**【气机不降】症象**：①上喘息高。②痰多色白。

宾症：**【清窍不宣】症象**：咳痰不出。

治则：当温通肺脾阳气为主，化痰逐饮，健脾利水为法。

方证

桂枝加厚朴杏子汤证：张仲景方。治头痛发热，汗出恶风，脉浮缓而兼喘咳者。

桂枝、芍药、生姜各三两，厚朴、炙甘草各二两，杏仁五十枚，大枣十二枚。水煎，分三次服。

论著和讨论

本证候脾中水饮犯肺，郁遏肺阳，肺失宣降之常。仲景曰“喘家，作桂枝汤，加厚朴、杏子佳（组方见方证）。”（《伤寒论》18条），“太阳病，下之微喘者，表未解故也，桂枝加厚朴杏子汤主之”（43条）。治则以温通肺脾阳气、化痰逐饮为法。吴鞠通说：“两太阴暑温，咳而且嗽，咳声重浊，痰多不甚渴，渴不多饮者，小半夏加茯苓汤再加厚朴、杏仁主之：半夏24g，茯苓6g，厚朴、杏仁各9g，生姜15g。”[1]

病案举例

1.**许叔微**治一武官，乘饥恣食，解衣扪虱，次日遂伤寒，自汗而膈不利。汗下后，渐觉昏困，上喘息高，表证仍在，桂枝加厚朴杏仁汤，啜热粥，一啜喘定，再啜热缓微汗而愈[2]。

2.**蒋吉刚**治朱某某之母，年八旬，咳而尿出3天，痰少色白，夜间尤甚，形体肥胖，面色淡白，神稍疲倦，舌淡胖边有瘀斑，苔稍厚白腻，脉沉迟。属上焦失宣，气机不利，下焦气化失职，膀胱不约而致咳溺之变，以健脾除湿，宣肺止咳，通阳化气，五苓散去猪苓加味：白术、泽泻、陈皮、半夏、杏仁、苏子、郁金各10g，茯苓12g，桂枝5g，川楝子8g，甘草4g，3剂，溺不遗，投宣肺止咳化痰而愈[3]。

引用文献

［1］吴鞠通.温病条辨［M］.福州：福建科学技术出版社，2010：41.
［2］徐衡之，姚若琴.宋元明清名医类案［M］.长沙：湖南科学技术出版社，2006：6.
［3］蒋吉刚.五苓散加减治愈咳溺证1例［J］.中医杂志，1984，（9）：15.

（二）肺失宣降候（肺脾水饮本证2）

肺脾水饮证·肺失宣降候，脾中水饮上逆犯肺，肺气失其宣降之职，水饮挟肺气上逆。见症以肺气上逆之症象显明，但必兼见水饮郁滞肺气之脉症。

通称：饮邪上逆。

病名：［**中医**］支饮，气喘，咳喘。［**西医**］慢性肺源性心脏病，四度心衰。

病因病机：肺脾水饮郁逆，系脾中水饮上逆犯肺，郁滞肺气，肺气失其宣降之司，水饮挟肺气冲逆于上，甚则溢出于肌腠。

证象组合：气郁+气逆

主症：【**气机冲逆**】**症象**：①咳逆上气，倚息，短气不得卧。②胸满胸胀喘息。③面目及两下肢浮肿。④小便短少。⑤面色紫黑，心悸。**脉象**：脉弦细而疾。**舌象**：舌质红干无苔。

副症：【**气机不宣**】**症象**：①胸胁苦闷，心下结满。②咳嗽。③痰多清稀而多白沫。④痰多而黏稠，咯大量黄黏痰。**舌象**：①苔白腻。②苔滑。**脉象**：①脉滑。②脉弦。

宾症：【**清窍不宣**】**症象**：咽痛。

治则：当以泻肺行水为主，兼以降气平喘为法。

方证

葶苈大枣泻肺汤证：张仲景方。治肺痈，喘不得安，胸满胀，一身面目浮肿。

葶苈10g，大枣12枚，水煎服，一日3次。

论著和讨论

本证候脾中水饮上逆犯肺，肺气失其宣降之常，水饮挟肺气上逆，仲景曰“肺痈，喘不得安，葶苈大枣泻肺汤（组方见方证）主之：葶苈子熬黄合捣丸如弹子大，大枣12枚炖服之”（《金匮要略·肺痿肺痈咳嗽上气病脉证治》），“肺痈胸满胀，一身面目浮肿，鼻塞清涕出，不闻香臭酸辛，咳逆上气，喘鸣迫塞，葶苈大枣泻肺汤主之”（同前），“咳逆倚息，短气不得卧，其形如肿，谓之支饮”（《痰饮咳嗽病脉证并治》），“支饮胸满者，厚朴大黄汤主之。厚朴一尺，大黄六两，枳实四枚。上三味，以水五升，煮取二升，分温再服。支饮不得息，葶苈大枣泻肺汤主之”（同前）。治当泻肺行水，下气平喘。如张璐说：“支饮留结，气塞胸中，故不得息。葶苈破结和饮，大枣通肺和中，以其气壅则液聚，液聚则热结，所以与肺痈同治也。”[1]吴谦说：“喘咳不能卧，短气不得息，皆水在肺之急症也，故以葶苈大枣汤，直泻肺水也”。[2]王雨三说：“肺胀。饮邪入肺，肺气壅塞，其证喘急胸胀。用葶苈泻肺汤加甘遂末一分吞。”[3]

病案举例

1.**吴立诚**治张某某，女，61岁，家务患咳嗽病多年，每年秋冬发作，虽经治疗，但逐年加重。1963年诊断为肺源性心脏病。接诊时，慢性病容，神气衰微，萎靡不振，呼吸困难，不能平卧，面色紫黑，全身浮肿，身微热，汗出，小便不利，大便燥，心悸，食欲不振，咯大量黄黏痰。脉弦细而疾。舌质红干无苔。病情重危（西医诊断：慢性肺源性心脏病，四度心衰），按中医辨证实属肺气壅塞，痰浊内阻，心血瘀滞，虚实错杂，肺心为病。当宜破肺脏之郁结，以逐其邪。故投葶苈大枣泻肺汤（葶苈10g，大枣12枚，水煎服，一日3次）。经服2剂，疗效显著，咳嗽、喘，心跳，气短好转大半，经服4剂后能平卧，全身水肿消除三分之二，病情暂告缓解[4]。

2.洪哲明治朱某某，男，13岁，咳嗽三月有余，近一月又增喘息，咳痰多，质清稀而多白沫，苔滑，脉弦，服小青龙汤数剂不效。痰饮内壅，肺气膹郁，气逆作喘，投控涎丹（5g）1丸，服后大泻，数月之咳喘竟止，咳痰尚多，继以六君子汤以善其后[5]。

3.何若苹治章某某，男，成，咳逆上气喘满，胸胁苦闷，素体尚壮，此次以旅途寒燠失调而起病，痰多而黏稠，面目及两下肢浮肿，小便短少，服西药止喘药而喘促未平，脉滑苔白腻。宜祛痰平喘：甜葶苈子、姜半夏、枳壳、冬瓜子皮各9g，白茯苓12g，化橘红、生甘草各4.5g，大枣9枚，2剂。二诊：药后喘促渐平，咳痰亦稀，小便增多，再以原方加减续之。按：本案患者，素体尚健壮，以旅途寒温失调，引动内饮实邪而见咳喘浮肿。其治泻肺中之痰水。故以《金匮要略》葶苈大枣泻肺汤为主，泻肺行水，下气平喘，配合二陈汤、枳壳以祛痰涎之壅盛而解咳喘胸满；方中用冬瓜子皮者，冬瓜子性味甘寒，清热化痰；冬瓜皮味甘，其利水消肿之功亦颇明显。本案用药虽不多，然组合紧凑[6]。

引用文献

［1］张璐.张氏医通［M］.北京：中国中医药出版社，1995：67.
［2］吴谦.御纂医宗金鉴［M］.北京：人民卫生出版社，1963：255.
［3］王雨三.治病法轨［M］.北京：学苑出版社，2015：158.
［4］吴立诚."葶苈大枣泻肺汤"的临床运用［J］.辽宁医药杂志，1976，(2)：31.
［5］单书健.洪哲明先生运用控涎丹经验介绍［J］.中医杂志，1982，(6)：17.
［6］何若苹.喘证论治［J］.浙江中医学院学报，1983，(3)：28.

（三）清阳怫郁候（肺脾水饮转证）

肺脾水饮证·清阳怫郁候，系由脾胃水饮，上泛于肺，郁遏上中清阳，不能宣达于内外，阳气怫郁于中，其见症以阳气怫郁之脉症为主，兼见表里阳气郁遏之脉症。

通称：阳气怫郁。

病名：［中医］太阳中暍，少阴咽痛。

病因病机：肺脾水饮郁滞，或由外感风寒，误投甘寒、滋润，或受暑热过食冷水；或发热以冷水潠之灌之；或过饮冷水郁滞清阳，停滞而为水饮。水饮阻格阳气，致阳气怫郁，不得泄越于内外。

证象组合：阳郁+阳滞+表郁+气郁

主症：**【阳气不宣】症象**：①身热疼重。②啬啬恶寒，肉上粟起。③不渴。④泄泻。**舌象**：舌润。**脉象**：①脉微弱。②寸口脉沉而小。③阴部沉微无力。

【阳气怫郁】症象：①满面红赤，汗出如雨。②大热烦渴。③身热，自汗盗汗。④昏冒狂言。⑤烦躁不安。⑥呕渴咽痛。**脉象**：①脉来冲指。②浮洪。③阳部洪数无伦。

【腠理不宣】症象：发热无汗。

副症：**【清空不宣】症象**：头痛。

【气机不宣】症象：①胸上痞隔。②胸腹饱满，饮食不进。③小水不利。

宾症：**【气机不降】症象**：①喘急。②茶饮皆吐。③口中常流痰液。

【清窍不宣】症象：①咽喉不利。②咽中痛。

治则：当以通阳行水，以宣泄其怫郁。

方证

1.五苓散证：张仲景方。功能化气利水，健脾祛湿。治内停水湿，外有表证，头痛发热，小便不利，烦渴欲饮，水入即吐，脉浮。

猪苓、白术、茯苓各十八铢，泽泻一两六铢，桂枝五钱。为末，每服一方寸匕，冲服；或水煎服。

2.瓜蒂散证：张仲景方。功能涌吐痰食。治痰涎宿食填塞上脘，胸中痞硬，烦懊不安，气上冲咽喉不得息，寸脉浮，按之紧者。

瓜蒂（熬黄）、赤小豆各一分。为末，每服一钱匕，用豆豉一合煎汤送服。

3.甘桔汤加味证：吴坤安方[1]。夏应热而反凉，感之邪伏于少阴之经，每多咽痛，或兼泄泻，舌润不渴，寸口脉沉而小。

桔梗、甘草、半夏、僵蚕、陈皮、桂枝、射干、防风、姜皮。

论著和讨论

本证候水饮阻格，清阳郁滞，不得泄越，阳气怫郁，仲景曰“伤寒发热，啬啬恶寒，大渴欲饮水，其腹必满，自汗出，小便利，其病欲解，此肝乘肺也，名曰横，刺期门”（《伤寒论》109条），“太阳中暍者，身热疼重而脉微弱，此夏月伤冷水，水行皮中所致也”（《金匮要略·痉湿暍病脉证》）。治则当通阳行水，水气去则清阳自能宣越。仲景曰“病在阳，应以汗解之，反以冷水潠之，若灌之，其热被劫不得去，弥更益烦，肉上粟起，意欲饮水，反不渴者，服文蛤散；若不差者，与五苓散（组方见方证）”（《伤寒论》141条），“少阴病，咽中痛，半夏散及汤主之”（313条）。吴坤安说：“夏应热而反凉，感之邪伏于少阴之经，每多咽痛，或兼泄泻，舌润不渴，寸口脉沉而小，宜甘桔汤加（组方见方证）温散之，以助阳消阴。”[1]

然古法治水有利水与涌吐，水停膈上者，以涌吐为快，所谓在上者因而越之。仲景曰：“一物瓜蒂汤（组方见方证）主之”（《金匮要略·痉湿暍病脉证》）。在脾者当从渗利，或吐或利，水去阳越，均可得汗出而怫郁即解。陶节庵说：“初得病无热狂言，烦躁不安，精彩不与人相当，与五苓散三钱，以新汲水探吐。一法用桂苓汤。”[2]吴鞠通说：“此热少湿多，阳郁致病之方法也。瓜蒂涌吐其邪，暑湿俱解，而清阳复辟矣。一物瓜蒂汤方：瓜蒂20个，右捣碎，以逆流水8杯，煮取2杯，先服1杯，不吐再服，吐停后服。虚者加参芦9g。”[3]吴坤安说：“冒暑兼停饮，有因暑热而饮凉水太多，以致水停心下，遏伏暑邪。证见大热烦渴，胸膈痞闷，或兼喘急，小水不利，或身重疼痛，右脉微弱，仲景用一物瓜蒂散吐之，如用五苓去术，加紫苏、厚朴、通草散而利之亦解。舌黄燥者，加入制川黄连。”[1]

病案举例

1. **林观子**治一妇人，浴后被风，遂自汗出身热，然无头痛体痛恶风诸症。旬日来，杂治皆不效。其胸以上痞隔，渐至汤饮到喉而止，脉之关以上微浮，此瓜蒂散症也。其人素虚，与桔梗芦二两煎服，到咽一吐，悉涎浊酸秽之物。又与一服，再得吐，始快然热除，调理数日而安[4]。

2. **张璐**治吴佩玉女，伤风咳嗽，自用疏风润肺之药，转加呕渴咽痛，诊之六脉浮滑应指，作半夏散与之，三啜而病如失。或问咳嗽咽痛而渴，举世咸禁燥剂，而用半夏即效，何也？曰治病必求其本，此症风寒邪挟饮上攻之暴迫，故用半夏、桂枝以开通经络，迅扫痰涎，兼甘草之和脾胃，以救津液[4]。

3. **陆祖愚**治陈元甫，7月间因构讼事，忍饥食冷粥数碗，少顷即吐出，自此茶饮皆吐，头痛身热，咽喉不利，昏冒，口中常流痰液。医知为中暑，用冷香饮子投之，随吐；又以井水调益元散投之，亦吐，昏沉益甚，脉之阳部洪数无伦，阴部沉微无力，此邪在上焦。在上者，因而越之，此宜涌吐者也。盖饥饿之时，胃中空虚，暑热之气乘虚而入于胃，胃热极而以寒冷之水饮投之，冷热相反，所见水入即吐，即口中流涎，亦胃热上溢之故也。回用沸汤入盐少许，齑汁数匙，乘热灌之，至2~3碗不吐，至一时许方，大吐水饮与痰涎同出，约盆许，即以生脉散投之，人事清爽，诸症顿减，又合四物调理而安[4]。

引用文献

［1］吴坤安.伤寒指掌［M］.上海：上海科学技术出版社，1959：卷四17，43.
［2］陶节庵.伤寒六书［M］.北京：人民卫生出版社，1990：94.
［3］吴鞠通.温病条辨［M］.福州：福建科学技术出版社，2010：47.
［4］江瓘，魏之琇.名医类案（正续编）［M］.北京：中国中医药出版社，1996：335，337，339.

（四）津气郁滞候（肺脾水饮变证1）

肺脾水饮证·津气郁滞候，系由脾中水饮，上泛于肺，肺脾气机郁滞，水气互阻，阳气不化，津不化气而化水。以肺脾气机郁滞与水气互阻之脉症为主，可兼见阳气郁滞之脉症。

通称：水气停蓄。

病名：［**中医**］风水，喘胀，伏饮。［**西医**］小儿急性肾炎，慢性肾炎肾病期（大量胸水、腹水）合并肺炎，两肺陈旧性结核，胸膜增厚粘连，慢性支气管炎合并肺气肿，肺源性心脏病，心衰Ⅲ度。

病因病机：肺脾水饮郁滞，系脾中水饮上泛于肺，郁滞肺脾气机，水气壅阻，阳气郁滞，不能化气，津液停蓄为水，泛溢于内外，而成肿胀之症。

证象组合：阳滞+津滞+气滞+气郁

主症：【**阳气不行**】**症象**：①面色苍白，面唇青紫，面苍唇黧，面色晦滞，口唇发紫。②背冷恶风，恶寒头痛，鼻流清涕。③皮肤干燥，口干舌燥，烦躁难忍，口气秽浊，鼻涕黄稠。**舌象**：①舌淡而夹青。②舌苔白腻。③舌青紫，苔淡黄厚腻。**脉象**：①脉沉弦。②脉细沉弦。③脉弦细。④脉细小数。

【津不化气】症象：①足肿，两足肿将至膝，按之没指。②面浮肢肿。③周身高度浮肿，阴囊阴茎水肿，并有腹水。④心悸。**舌象**：①舌苔薄白。②苔白滑。**脉象**：脉浮数。

【气机不利】症象：①腹胀。②腹部撑胀，并时有辘辘之声。③胸闷而胀，胁肋掣痛。④二便不利，小便不利，大便未行。**舌象**：①舌苔灰白而滑。②或灰白相兼而腻。

副症：【气化不行】症象：小便短少，色黄如茶，尿量极少。

【气机不宣】症象：①胸闷而呼多吸少。②中脘痞满。③咳声频作，痰白黏稠，痰多难咯，咳吐不利。④咽喉如阻。

宾症：【气机不降】症象：①上气喘息，张口喘息，气难相续。②喘咳，喉有痰鸣，甚则张口抬肩，摇身撷肚，不能平卧，俯不得仰。③呕吐清涎。

治则：当以利气行水为主，兼以宣肺逐饮，以疏导实邪为法。

方证

1.防己椒目葶苈大黄丸证：张仲景方。治水饮停聚，水走肠间，辘辘有声，腹满便秘，小便不利，口舌干燥，脉沉弦。也用于肝硬化腹水、肺源性心脏病水肿，肾炎水肿属实证者。

防己、椒目、葶苈子、大黄各一两。蜜丸，梧桐子大，每服一丸，日三次。功能攻逐水饮，利水通便。

2.五子五皮饮证：《通俗伤寒论》方[1]。适用于腹胀浮肿，小便不利，继即咳嗽气喘，甚则坐不得卧，俯不得仰，苔灰白而滑。

苏子、炒莱菔子、新会皮各4.5g，白芥子1.8g，葶苈子2.4g，车前子9g，瓜蒌皮、茯苓皮各12g，大腹皮6g，姜皮3g，用杜赤豆30g，鲜茅根60g代水。

3.茅根鸡金汤证：王文鼎方[2]。宣肺利水，消补同施，消食健脾，通调水道，畅达经络。

白茅根60g煎15分钟，取水2大碗，去渣，以1碗水煎生鸡内金（打烂）15g，广陈皮3g，白术、生姜皮各9g。煎2次。

4.导水茯苓汤加减证：黄少华方[3]。治小儿急性肾炎：七天前腹痛腹胀，继之面浮肢肿，阴囊阴茎水肿，并有腹水，详见病案1。

带皮茯苓、杏仁、苏叶、苏子、白术、泽泻、大腹皮、陈皮、猪苓、青皮、车前子、六一散、冬瓜皮、厚朴。

论著和讨论

本证候水气郁滞肺脾，壅阻气机，津液停蓄成水，泛溢于内外，其治则当以利气行水，宣肺逐饮，以除其郁滞。俞根初说：胀而兼喘者，属脾水久渍，逆行犯肺，始则腹胀浮肿，小便不利，继即咳嗽气喘，甚则坐不得卧，俯不得仰，舌苔灰白而滑，或灰白相兼而腻。初用五子五皮饮（组方见方证）降其气，以平喘，气降喘平即用大橘皮汤加川、朴、腹皮快脾利溺，以消胀，胀消十之六七，终用香砂六君子汤去草加朴，送下加减肾气丸（熟地120g，茯苓90g，官桂、泽泻、山萸肉、山药、丹皮、车前、牛膝各30g，淡附子15g，为末和熟地同捣蜜丸，每服70~80丸）通补脾肾以善后[1]。

病案举例

1.黄少华治小儿急性肾炎：贺某某，男，8岁，7天前腹痛腹胀，继之面浮肢肿，阴囊阴茎水肿，并有腹水，T 38.2℃，恶寒头痛，咳嗽气喘，小便短少，皮肤干燥，面色苍白，脉浮数苔白滑，为风水。宣肺利湿，导水茯苓汤加减（组方见方证），8剂后完全消失[3]。

2.吴浩然治屈某某，男，68岁，1963年9月4日初诊。患者有喘咳史已10余年，初超每届隆冬发作，近年来发作频繁，时作时辍。此次喘咳持续已3月，浮肿半月，经当地治疗乏效，来我院门诊。当经西医协同详予体检、胸透及血、尿常规化验，拟诊为慢性支气管炎合并肺气肿、肺源性心脏病，心力衰竭I°。当时患者喘急、咳呛、喉有痰鸣，甚则张口抬肩，摇身撷肚，不能平卧，胸闷，心悸，溲短少，浮肿以下肢及阴囊为著。面唇青紫，舌苔白腻，脉细小数。参合脉证，为痰饮阻滞于上，脾肾阳虚于内，以致水湿泛滥，一身悉肿；壅迫于肺则喘，上凌于心则悸。治宜温阳强心、健脾利水、宣肺降逆为先，用五皮饮加味：带皮茯苓、大腹皮、冬瓜子皮、泽泻各12g，桑白皮、车前子、杏仁、白术各9g，生姜皮4.5g，川椒目、沉香各3g，另用六神丸45粒，分3次吞服。3剂后，尿量增多，浮肿、喘急均见好转，已能平卧，胸闷亦较瘥，原方减六神丸为30粒，继服3剂。此后不再来诊，迨至半年后随访，谓服上方6剂后，与平常不发作时一般，唯下肢于睡前发现稍有浮肿，及负重物时心跳气喘；入冬后亦未有严重发作。本例肺源性心脏病肿胀明显，喘急颇甚，处方予五皮饮加味配合较大剂量之六神丸，竟获意外疗效。按六神丸内之蟾酥，有类似毛地黄（洋地黄）之强心作用，《现代实用中药学》谓其“无蓄积作用，可连续服用，较毛地黄为优，其利尿作用亦强”。且六神丸中尚有麝香、犀黄、腰黄、珠粉、冰片与之配伍，性凉功擅解毒，对热病心力衰竭及哮喘发作诸症，有其一定作用。故结合夏暑时令，取与辨证处方并用，获得良效[4]。

3.赵锡武治肺源性心脏病、心衰Ⅲ级：蔡某，女，65岁，周身高度浮肿，喘咳不得卧，腹胀，口干舌燥，二便不利，脉尚有余，属阳气阻遏，津液不能上承，寒痰饮患，温下遂水，前后分消，己椒苈黄丸意：防己、葶苈子各30g，椒目、补骨脂各15g，大黄、麻黄各10g，药后5天，咳喘轻减，二便通畅，水肿见消，病情缓解[5]。

4.黄禾生治张某某，女，40岁，13年前产后患哮喘，每入冬即发，丧母悲痛，复受雨淋，哮喘骤发，来势甚急，夜难以卧，昼难以行，诸治无效，喉间水鸡之声，几公尺以外可闻，面色晦滞，口唇发紫，语言断续，声音低沉，烦躁难忍，苦不欲生，痰多难咯，咽喉如阻，口气秽浊，鼻涕黄稠，呕吐清涎，胁肋掣痛，胸闷而呼多吸少，腹胀而纳食难下，水走肠间辘辘有声，小便一日2次而黄短，大便几日一行而难下，双足肿胀而重坠艰行，舌淡而夹青，脉弦细。断为伏饮为患，郁久化热，水走肠间之证，治以通腑导水，宣肺逐饮，降气平喘，效仲景加味：防己、杏仁、厚朴、苏子、法半夏各15g，椒目、大黄各10g，葶苈子30g，射干12g，麻黄6g，青陈皮各9g，1剂吐清涎甚多，而胸闷减，泻水便几次则腹胀轻，解黄溲量多而肿势退，再6剂痰易咯吐，质稠色绿，痰气冲击之声顿减，胁肋牵掣之痛已无，喘息亦有间歇之时。但水饮未尽，郁热未清，再用厚朴麻黄汤、小青龙加石膏汤数剂，咳喘即止，后以六君子汤合青娥丸调理而愈[6]。

又治刘某某，男，老年72岁，始咳嗽咯血，继大便难，几日一行，咳喘加剧，稍有行动便气喘吁吁，历时已两年，面苍唇黧，张口喘息，气难相续，鼻流清涕，背冷恶风，咳声频作，痰白黏稠，咳吐不利，胸闷而胀，上气喘息，近6日大便未行，腹部撑胀，小腹左侧为甚，并时有辘辘之声，小便一日2次，色黄如茶，尿量极少，两足肿将至膝，按之没指，舌青紫，苔淡黄厚腻，脉沉弦，两肺陈旧性结核，胸膜增厚粘连。此虚实夹杂，寒热并存，痰饮内扰，风寒外束之重之，《经》云“小大不利治其标，”己椒苈黄丸上可泻肺清热，止咳平喘，下可导水利尿，攻坚决壅，逐水通腑，虽年逾古稀，正气虚衰，但实邪不祛，正气难复，虽有表邪而不重，当先解里急：防己20g，椒目、葶苈子各10g，大黄6g，加茯苓30g，白术20g，以益气固本1次，便溏1次，量多而爽，腹胀即减，喘促亦止，腑气虽通，饮邪未退，表邪尚在，合厚朴麻黄汤，6剂肿消食增，能静坐1~2小时，以六君子汤加味调理，月余收功[6]。

引用文献

［1］俞根初.重订通俗伤寒论［M］.上海：上海科学技术出版社，1959：361-363.
［2］王文鼎.小儿重症水肿证治验［J］.新医药学杂志，1978，（6）：17.
［3］黄少华.导水茯苓汤治疗小儿急性肾炎（水肿）100例疗效报道［J］.上海中医药杂志，1963，（11）：9.
［4］吴浩然.治疗肺源性心脏病一例［J］.浙江中医药，1965，（11）：21.
［5］于天星.赵锡武老中医谈扶阳抑阴［J］.中医杂志，1980，（8）：16.
［6］黄禾生.己椒苈黄丸治疗咳喘［J］.上海中医药杂志，1983，（11）：34.

（五）津气郁结候（肺脾水饮变证2）

肺脾水饮证·津气郁结候，为水气郁滞肺脾，久则气水互结，聚积难消。见症以水气互结之脉症为主，亦可兼见水气泛溢与阳气郁滞之脉症。

通称：水气聚结。

病名：［**中医**］喘胀，风水，皮水。［**西医**］急性肾炎。

病因病机：肺脾水饮郁结，因水气郁滞肺脾，壅阻既久，气水互结，聚积难消，郁滞阳气，阻碍宣降，津气不化，泛溢于内外。

证象组合：阳滞+津滞+气结+气郁

主症：【**阳气不行**】**症象**：周身酸楚。**舌象**：①苔白腻。②舌苔薄白。**脉象**：①脉濡。②脉弦濡。③脉细沉弦。

【**津不化气**】**症象**：①面色黄浮，肌肤带肿。②面浮跗肿。③足肿。④面目四肢悉肿，按之没指，阴茎肾囊亦肿。

【**气机郁结**】**症象**：①腹胀，腹部肿胀。②上自脘部，下至脐下，按之坚硬如鼓，并有痛感。③大小便涩滞。**脉象**：气口脉大两倍于人迎，关脉沉缓而有力。

副症：【**气化不行**】**症象**：小溲不多。

【**气机不宣**】**症象**：①中脘痞满。②胸中作痛。③咳嗽。

宾症：【**气机不降**】**症象**：①咳甚，气升不能着卧，痰多成块。②喘满，声闻于外，不得安卧。

治则：当以峻逐其水饮，兼以破气散结，以速抉其聚结。

方证

1.十枣汤证：张仲景方。适用于肺胃水饮证，治悬饮，胁下有水气。症见咳唾，胸胁引痛，心下痞硬，干呕短气，头痛目眩，或胸背掣痛不得息，及水肿腹胀，属实证者。

芫花、甘遂、大戟各等分，为末，每服半钱至一钱匕，大枣十枚，煮汤调服。

2.平气散证：罗谦甫方[1]。治腹胀喘满，声闻于外，不得安卧，大小便涩滞，气口脉大两倍于人迎，关脉沉缓而有力。详见病案1。

牵牛子60g，陈皮15g，青皮、槟榔各9g，大黄21g，为末服9g。

论著和讨论

本证候水气郁滞肺脾，气水互结，聚积难消，其治则当峻逐其停水，破气散结，以速抉之。张莘农说："（病案3两例）西医均诊断为急性肾炎。而中医辨证：一则为风水，一则为皮水。虽均由外感而成，而却有浅深之别。因皮水之邪，已渗入于皮，不在表而在里，故量同为风水相搏，而症状不尽相同，治法亦因之稍异。……同为水肿，……在治疗的方法上，有主开鬼门，洁净府的；有主辛温散寒，运脾燥湿的。以治疗步骤论，这一因症施治的阶段，为必不可少。虽其后总以十枣丸，去菀陈莝、以竟其全功，而前此之或祛其邪，或扶其正，实为后期攻逐，创造了有利条件，收到相辅相成，相得益彰之效。《金匮》水气病篇中指出'病水腹大，小便不利，其脉沉绝者，有水，可下之'。我们使用十枣丸而不畏其峻者，就是依据这一理论的。唐容川氏认为下法，是'仲景斩关夺隘之法'。特补注曰'可下之，谓水不去，则温补无益，如十枣汤之类，急夺去之，然后再议温补也'。殆取'去邪即所以扶正'之义。缘邪水积聚于中，逗留于皮里膜外而成肿胀，殊途同归，理无二致，故不必问其阴水阳水（这指水势泛滥时而言，若初期治疗，原自有别，如上文所举各例之类是）。但已形成狂澜莫制，即非攻逐不克。徜因循畏缩，坐失机宜，徒以轻剂塞责、犹自诩平淡为妥。恐养痈成患，不唯不妥，而溃决泛滥之虞。且十枣丸虽峻，有十枚大枣以监制，故能收效显著。但在应用的时候，要分辨虚实，攻补得当，或先攻后补，或先补后攻，或攻多于补，或补多于攻，或寓攻于补，或审补于攻，随机应变，灵活掌握，才能收效。"[2]

病案举例

1.罗谦甫治喘胀：不潾吉歹元帅夫人，年逾五旬，身体肥盛，值八月中，霖雨不止，因饮酒及潼乳过度，遂病腹胀喘满，声闻于外，不得安卧，大小便涩滞，气口脉大两倍于人迎，关脉沉缓而有力，因思霖雨之湿，饮食之热，湿热大盛，上攻于肺，所谓盛则为喘也。邪气盛则实，实者宜下之，为制平气散（组方见方证）。《内经》曰：肺苦气上逆。急食苦以泻之：白牵牛苦寒，泻气分湿热上攻喘满，故用二两，半生半熟以为君；陈皮苦温，体轻浮，理肺气用五钱；青皮苦辛平，散肺中滞气，用三钱以为臣；槟榔辛温性沉重，下痰降气，亦用三钱；大黄苦寒，荡涤满实，用七钱以为使。末服三钱，生姜汤调下，两服而喘愈止，有胸膈不利，烦热口干，时时咳嗽，以泻白散加知母、黄芩、桔梗、青皮，痊愈[1]。

2.张聿青治素体湿盛，日前感受风寒，致风在于上，湿袭于下，上为咳嗽，下为足肿，兹则寒湿之邪蔓延及上，遂令中脘痞满，胸中作痛，中州格截，上焦之气尽壅于上，不能下降，日来咳甚，气升不能着卧，痰多成块，肌肤带肿，面色黄浮，脉细沉弦，舌苔薄白。三焦升降之机悉为寒痰所阻，深恐升降不通，而喘甚致脱，不得不为预告也。勉拟开降上中，作背城之一战：甜葶苈、橘红、苏子、连皮苓、枳实、川厚朴、制半夏、连皮槟、砂仁、沉香、黑丑、皂荚子[3]。

3.张莘农治花某某，男，25岁，经检查为急性肾炎而入院。症状：面目四肢悉肿，按之没指，腹部肿胀，小溲不多，苔白脉濡。尿检查：红细胞（++），白细胞（++），蛋白（+++）。西医诊断：急性肾炎。中医辨证；风水。治法：开鬼门、洁净府。以麻黄、桂枝、紫苏叶、防风、防己、杏仁、薏苡仁、五皮、五苓等出入。连服4剂，面浮肢肿渐消，腹部肿胀如前，阴茎肾囊亦肿，用疏凿饮加减，未能获得显效，因精神饮食颇佳，属实肿例，径用十枣丸两次（每服4.5g），下利稀水甚多，肿势消退，继用健脾培补法而愈，肾功能亦随之恢复正常出院。一次患者特来道谢，询悉自治愈后，身体非常壮实[2]。

又治彭某某，男，40岁。经尿检查：红细胞（+++），白细胞（++），蛋白（+++）。西医诊断：急性肾炎。中医辨证：皮水。症状：腹部肿胀十多天、上自脘部，下至脐下，按之坚硬如鼓，并有痛感。面浮跗肿，大便挟有黏液，解而不畅，小溲尚多，现感寒，周身痰楚，苔白腻，脉弦濡，此饱食感寒，寒湿内停，脾阳欠运所致。用辛温散寒，运脾燥湿法：如桂枝、苏叶、防风、防己、麻黄、杏仁、薏苡仁、川厚朴、枳壳、青皮、广陈皮、大腹皮、车前子、炒苍术、焦山楂肉、炒莲肉、莱菔子、砂仁、生姜等出入。两服药后，肿胀略松，但按之坚硬作痛。即用苍术、川厚朴、大腹皮、金铃子、二丑、茯苓皮、青皮、陈皮、五加皮、鸡内金、焦山楂肉、车前子等，连服3剂，肿胀虽松，但仍不甚柔软，按之仍痛。至2月2日、径用十枣丸4.5g以逐水，服后吐泻交作，尽为稀水黏痰，腹部肿胀大松，按之柔软不痛。仍主运脾燥湿法以培本，肿胀虽遂渐减轻，但缠绵未能根除，察其体质尚强，遂于2月12

日续用十枣丸3g，肿胀完全消退。嗣以健脾化湿法善其后。一年后追访并未复发[2]。

引用文献

［1］徐衡之，姚若琴.宋元明清名医类案［M］.长沙：湖南科学技术出版社，2006：67.

［2］张莘农.应用十枣丸治疗水肿病的体会［J］.新中医，1975，(1)：41.

［3］秦伯未.清代名医医案精华［M］.北京：人民卫生出版社，2006：429.

（六）气虚不化候（肺脾水饮变证3）

肺脾水饮证·气虚不化候，由其脾肺气虚，聚湿成饮，上犯于肺，肺失通调，水道不利，水邪泛溢，实证夹虚。其见症虽以水气泛溢之症象显明，但必兼见肺脾气虚之脉症。

通称：气虚停水。

病名：［**中医**］水肿，关格，子肿症。［**西医**］慢性肾炎并尿毒症，尿毒症性心包炎，妊娠羊水过多。

病因病机：肺脾水饮虚滞，良由其人素体肺脾气虚，脾虚则湿聚成饮，上犯于肺，肺虚不能通调水道，脾虚无力制水，致水气泛溢，因虚致邪，实邪夹虚之证。

证象组合：气虚+津滞+气滞+阳郁

主症：【气虚失充】症象：①面色萎黄，精神萎靡，语音低微。②心悸心慌气短，动则气短。③喘促多汗。④纳呆。**舌象：**①舌淡润。②舌淡胖，边有齿痕。③苔薄白。**脉象：**①右脉弦细，左细弱。②脉细弱而稍数。

【津不化气】症象：①面目四肢浮肿。②足肿。③腹部膨隆特甚，胀满至剑突下，坐卧不宁。④咳嗽缠绵不已，咳唾泡沫痰。**脉象：**脉沉滑。

副症：【气化不行】症象：①尿少。②口中溺臭。

宾症：【气机不利】症象：①胸闷憋气，难以平卧。②咳喘并作，胸胁背部牵掣作痛。**舌象：**舌淡苔白腻。**脉象：**①脉弦滑。②右寸浮弦。

【阳气不和】症象：①呕恶频频。②大便干结。**舌象：**舌微紫暗，苔白腻滑。

治则：当以益气健脾，以扶其本，宣肺行水，以治其标，虚实兼顾之法。

方证

1.水肿汤证：许寿仁方[1]。宣肺行水，治疗水肿病。

麻黄、桂枝、黄芪、薏苡仁、通草、茯苓皮、赤小豆、冬瓜仁、白术、木香。

2.白术散加味证：罗元恺方[2]。治羊水过多，详见病案1。

白术、生牡蛎各25g，苍术、陈皮各6g，白云苓、茯苓皮各30g，姜皮9g，大腹皮、泽泻各15g，北杏仁12g。

3.苓桂术甘汤合葶苈大枣泻肺汤加味证：时振声方[3]。治关格（慢性肾炎并尿毒症，尿毒症性心包炎），详见病案4。

茯苓、桂枝、白术各15g，甘草6g，东北人参、苏梗各10g，葶苈子12g，大枣5枚，泽泻20g。

论著和讨论

本证候肺脾气虚，水饮犯肺，肺失通调之能，致水道不利，水邪泛溢，为实证夹虚，其治则当益气健脾，宣肺行水为法，虚实兼顾，标本同治。章真如说："先生（许寿仁）擅于治疗水肿病，故尝谓其本在肾，其末在肺，其制在脾。在治疗时应分别选用宣肺、健脾、益肾等法。《内经》又有开鬼门（发汗）、洁净府（利小便）等治疗方法。先生根据《金匮》治疗皮水与风水所用越婢汤、防己茯苓汤之意，订制水肿汤（组方见方证）用之于临床确有效果。但最后巩固，还需要健脾与补肾。30年来，我遵照先生所订验方，治愈了不少水肿病人。"[1]

病案举例

1.罗元恺治胎水肿满（羊水过多）：沈某某，女，30岁，妊娠6个月，足肿1个月，腹部膨隆特甚，胀满至剑突下，坐卧不宁，喘促多汗，尿少纳呆，舌淡胖，苔白，脉沉滑。属脾虚湿重，治宜健脾燥湿，行气利水，全生白术散加味（组方见方证），4剂。药后腹胀明显减轻，水肿亦减退，尿量稍增，喘促已平。仍守上法加减[2]。

2.林曲治痰水犯肺：陈某某，女，65岁，患者素有痰嗽痼疾，每冬加剧。今见咳喘心悸已两天，唾吐泡沫甚多，间有少许脓痰。全身浮肿，下肢犹甚，按之凹陷。小溲减少，饮食懒进，动则气短。脉细弱而稍数，右寸浮弦。舌微紫暗，苔白腻滑。此乃痰水犯肺，阻塞气机，肺失通调，水道不利，气滞血郁，心阳受损，以致水湿浸渍肿满，咳喘气短心悸。治宜泻肺排痰，疏利气机，补心益气，平喘利水：葶苈、桑白皮、麻黄、桂枝、枳壳、半夏、陈皮、北味各9g，茯苓、车前子各18g，党参45g，银花21g，大枣12枚，上方连服2剂，诸症衰其大半。去银花再进1剂，喘满浮肿全消。继以二陈汤送服附桂八味丸以善其后[4]。

3.龚文德治经某某，女，53岁，近2个月来，咳嗽缠绵不已，咳唾泡沫痰，近1周来咳喘并作，面目四肢浮肿，小便量尚可，胸胁背部牵掣作痛，脉弦滑，舌淡苔白腻，证属脾阳不振，水饮射肺，泛滥于体表，拟温运脾阳，泻肺蠲饮：茯苓、生白术各15g，桂枝、半夏各10g，清炙甘草、炙细辛、炙五味子、白芥子各3g，炙葶苈子5g，防己6g，3剂病减，继10剂，诸恙皆除[5]。

4.时振声治关格（慢性肾炎并尿毒症，尿毒症性心包炎）：孙某某，女，35岁，慢性肾炎10年，因感冒发热致尿量减少（300ml/d），大便干结，3~4日一次，胸闷憋气，难以平卧，心慌气短，呕恶频频，精神萎靡，面色萎黄，语音低微，口中溺臭，舌淡润，边有齿痕，苔薄白，右脉弦细，左细弱，水凌心肺为病重点，急宜温阳蠲饮行水，苓桂术甘汤合葶苈大枣泻肺汤加味（组方见方证），6剂，尿增至日1000ml以上，诸症减轻，能平卧。又予生脉散合苓桂术甘汤益气养阴兼化饮，诸症续好转，调治3个月余，明显好转出院[3]。

引用文献

［1］章真如.许寿仁先生的学术思想及其贡献［J］.新中医，1979，(5)：11.

［2］广州中医学院.罗元恺医著选［M］.广州：广东科学技术出版社，1980：242.

［3］时振声.关格验案一则［J］.中医杂志，1984，(9)：63.

［4］林曲.葶苈大枣泻肺汤的临床应用［J］.新中医，1978，(6)：43.

［5］龚文德.略谈“温药和之”及其临床运用［J］.中医杂志，1982，(12)：54.

四、胃肠水饮证（中焦水饮合病3）（2候）

胃肠水饮证，为水饮由胃溢及肠中之证，为胃中水饮停蓄，下流入肠中，而成胃肠水饮之证。其留于胃中者，称留饮，以水饮停滞阻遏胃阳，可致胃痛，古称为心痛；甚则结成痞结，古人称为窠囊；留于肠中，仲景称为留饮欲去，现代称为肠梗阻，肠腔积液，其证甚急甚危。

水饮来自胃，必先蓄积胃中，阻遏胃中阳气，上则胃阳失和，胃气上逆，降纳失司；中则结于胃腑，轻则成痞，甚则如何廉臣所谓成窠囊；下则积蓄于肠中，如仲景所云“其人欲自利，利反快，心下复坚满，此为留饮欲去也”。

水饮停蓄胃肠，轻者仍可通阳以化气行水，重则以吐利之剂以急逐之。以胃肠连属，上出于口，下通于肠，故从上则可涌吐而去之，从下则可泄利而逐之，以直抉其窠囊。然胃气以下行为顺，故多从下夺而逐之为快。

证候别称：滞塞上逆。

病名：［中医］胃痛，痞结，关格，留饮，肠结。

证候系统：详见图3-11-5。

本证————胃阳失和候

转证————胃气郁结候

变证————中气郁结候

图3-11-5　脾胃水饮证证候结构图

（一）胃阳失和候（胃肠水饮本证）

胃肠水饮证·胃阳失和候，为水饮停滞胃腑，郁滞胃中阳气，不得宣转，胃气挟水饮上逆，胃失降纳之职。故见症以胃阳郁滞与水气上逆之脉症为主。

通称：水饮郁滞。

病名：［中医］不寐，胃痛。

病因病机：胃肠水饮郁滞：水饮停蓄于胃，郁滞胃中阳气，不得宣转，胃失和降之职，胃气挟水饮冲逆于上所致。

证象组合：阳郁+气滞+气郁

主症：**【阳气不宣】症象**：①心中寒。②不寐。③目不能张。**舌象**：舌略淡，苔薄白滑多涎。**脉象**：①脉沉弦。②沉细弦。

【气机不利】症象：①心痛彻背，背痛彻心。②心悬痛。**脉象**：脉弦滑。

副症：**【气机不宣】症象**：①心下痞。②夜卧感胸中痞塞。**舌象**：舌略淡，苔薄白滑多涎。

宾症：**【气化不降】症象**：唾液津津，泛吐清水，泛呕痰涎。

治则：以温通阳气为主，以行水下气为法。水饮太盛，可峻逐之，先制其水，再和胃阳。

方证

桂枝生姜枳实汤证：张仲景方。治心下痞，诸逆心悬痛。

桂枝、生姜各三两，枳实五枚。

论著和讨论

本证候水饮阻遏胃中阳气，胃气壅滞，降纳失司，反挟水邪上逆，仲景曰："心中寒者，其人苦病心如啖蒜状，剧者心痛彻背，背痛彻心，譬如蛊注。其脉浮者，自吐乃愈。"（《金匮要略·五藏风寒积聚病脉证并治》）治则当以温通胃阳，下气行水为法。仲景说："心下痞，诸逆心悬痛，桂枝生姜枳实汤（组方见方证）主之。心痛彻背，背痛彻心，乌头赤石脂丸主之。川花椒、干姜、赤石脂各一两，附子、川乌各五钱。九痛丸治九种心痛。附子三两，生狼牙、巴豆、人参、干姜、吴茱萸各一两。"（《金匮要略·胸痹心痛短气病脉证治》）王雨三说："痰饮之在上焦，或咳或呕吐，或悸或喘或眩冒，左脉沉弦者，轻则用泽泻汤，重则用五苓散。右脉沉弦者，轻则用小半夏加茯苓汤，重则用控涎丹或十枣汤。"[1]

病案举例

李洪成于1958年治一陶瓷女工，不寐，年50左右，自述3年来，昼夜不能入寐，不烦不躁，亦无所苦，尚可坚持工作，唯感目不能张，夜卧感胸中痞塞，舌略淡，苔薄白滑多涎，脉沉细弦，因断为痰饮中阻，与温胆汤加味，数服未效。因改遂心散：甘遂末6g，炖猪心1个，服汤及药末。当日得吐水泻水后，夜即安睡，至翌日上午10时始寤，唯感疲倦，此后不再失眠矣[2]。

引用文献

［1］王雨三.治病法轨［M］.北京：学苑出版社，2015：135.

［2］李洪成.中医证候学［M］.北京：中国医药科技出版社，2008：1752.

（二）胃气郁结候（胃肠水饮转证）

胃肠水饮证·胃气郁结候，为胃中水饮，停蓄胃腑，阻滞气机，久则气水互结不散，古人喻为"窠囊"。其见症以水气郁结之症象显明为主，可兼见胃气失其和降之症象。

病名：**［中医］**痞结。**［西医］**十二指肠溃疡伴肥厚性胃炎。

病因病机：胃肠水饮郁结，系水饮停蓄胃中，阻滞胃气，失其通降下行之职，气水互结胃中，聚积不散，甚则成为痞结。

证象组合：气郁+气结+气滞

主症：**【气机郁结】症象**：脘胁痞结，脘胁压痛明显，自觉有满硬感。**舌象**：舌润多津。**脉象**：脉象沉伏。

【气机不宣】症象：胃钝，食欲不振。

副症：**【气机不降】症象**：泛呕不纳，呕稀水。

宾症：**【气机不利】症象**：①心胸满，胸痛胀满。②胃脘疼痛。

治则：当以破气逐水，直捣其停蓄，而除其聚结；或吐或利，以速抉之。

方证

千金五香汤证：薛生白方[1]。治积饮，夹宿饮而气郁成痞，甚则成窠囊者。

千金霜3g煎汤，磨沉香、木香、檀香、降香、丁香各1~2匙。

论著和讨论

本证候水饮停积胃腑，阻滞胃气，气水互结，不得消散。刘家虞说："太阳病发汗，本是正治方法，太阳表证发汗不愈，应当消息以取汗，使邪外解。今又重发汗伤其津液，复加攻下，里气重伤，邪气蕴蓄化热，与痰水互结于胸中，津液不能上布，故口燥而渴，燥热内结则便秘。邪热痰水虽结于胸中，而燥热波及于阳明，故日晡所小有潮热。柯韵伯云：心下者太阳之位，少腹者膀胱之室，从心下至少腹硬满而痛，不可近者，是下后热入水结所致，而非胃家实，故不名为阳明病也。"[2]其治则当以破气逐水，直抉其窠囊。何廉臣说："若夹宿饮而气郁成痞，甚则成窠囊者，许氏神术丸，每多不效。予仿薛生白先生法，用千金五香汤（组方见方证）。效亦如神。"[1]

病案举例

1.**王旭高**治一中年妇人，病脘胁痛，以为肝气，服药不效，饮食泛呕不纳，十余日米粒不进，但饮菜数口而已。一日忽呕稀水半桶，醒后思食不呕，调理月余平复。又一老妪病脘痛，诸药不效，米粒不进十八日，后泻稀水甚多而愈[3]。

2.**陈贡明**治十二指肠溃疡伴慢性肥厚性胃炎：杨某，女，43岁，脘腹隐痛绵绵已3个月，X线钡餐检查为十二指肠溃疡伴肥厚性胃炎，经中西药治疗2个月，效果不显。刻诊细查患者，脘胁压痛明显，自觉有满、硬感，舌润多津，脉象沉伏，根据《伤寒论》“心下痛，按之石硬者”和“从心下至少腹硬满而痛不可近者”以大陷胸汤治之，及久病正虚，拟攻邪扶正兼顾的原则，用大黄、芒硝各5g，鸡内金6g，甘遂末1.3g（吞），另以参须10g，红枣12枚煎汤频服。药后下物清稀，疼痛顿减。次日，前方去鸡内金，加葶苈子12g。2剂后，呕吐痰涎，下利清稀，胸次宽舒。后以大半夏汤加黄芪、陈皮、茯苓等调理半月而愈[4]。

引用文献

［1］俞根初.重订通俗伤寒论［M］.上海：上海科学技术出版社，1959：347.
［2］刘家虞.伤寒论类方识［M］.成都：四川科学技术出版社，2006：117.
［3］王旭高.王旭高医书六种［M］.上海：上海科学技术出版社，1965：116.
［4］陈贡明.大陷胸汤治疗急腹症［J］.浙江中医药，1982，17（10）：445.

五、肝胃水饮证（中焦水饮并病）（2候）

肝胃水饮证，为胃中水饮，郁遏肝胆之证，必其人胃中素有水饮停蓄，或因外邪内陷，触动蓄饮，流溢于肝胆，郁遏肝气相火，古人所谓：“水气逆于心下，窜潜膈膜之间。”吴坤安曰：“此伏饮在于肝络也。”[1]

肝胃水饮证，水邪来自胃，故首易郁滞胃之阳气，肝气必往乘之，肝胃因而失和；甚则水饮郁及枢机，致转枢失利；剧则水饮阴邪，郁遏木火，不得泄越而上冲下迫，或扰及清空，致空窍失宁。其治则在于速触其水饮以舒肝胆，轻则以温通阳气以行水，势盛者，仍可以峻剂攻逐，以速抉其水，兼以疏利肝胆之气，清降木火之逆，肝胃同治。

证候别称：肝胃不和，肝强胃弱，浊阴上逆。

病名：［中医］胃脘痛，奔豚，眩晕，呕逆，吐泻。

证候系统：详见图3-11-6。

本证————胃阳失和候

转证————枢机郁滞候

变证————木火郁逆候

图3-11-6　肝胃水饮证证候结构图

引用文献

［1］吴坤安.伤寒指掌［M］.上海：上海科学技术出版社，1959：卷三75.

（一）胃阳失和候（肝胃水饮本证）

肝胃水饮证·胃阳失和候，为胃中水饮，郁滞于肝，肝胃阳气失和，肝气挟水饮上逆，杂病学家亦通称为肝胃不和之证。以胃气郁滞与上逆之症象显明，但必兼见阳气不和之脉症。

通称：肝胃不和，肝强胃弱。

病名：［中医］胃脘痛。［西医］十二指肠溃疡，幽门梗阻，胃下垂。

病因病机：肝胃水饮郁滞，因胃中停饮，内泛于肝，郁遏肝胃阳气，木火不得宣发，挟水饮上逆，胃气失降，即如徐正奎所曰“此胃有停饮，内郁肝火，乘胃上逆之证”[1]。

证象组合：阳郁+气滞+气逆+气郁

主症：**【阳气不宣】症象**：①形容憔悴，面色萎黄，神清疲乏，倦怠少气。②口微干，不欲饮，口渴不能饮，饮水即呕。③发热无汗。④厥逆。**舌象**：苔白腻。**脉象**：①脉细弦。②脉反沉弱。③脉弦细缓，左尺脉重按不显。

【气机不利】症象：①胃脘胀痛剧烈，得食可缓，痛时泛酸。②上腹常有水声辘辘，有震水音，腹部胀满。**舌象**：舌质嫩红，苔中厚浊而黄。**脉象**：独右关表弦而中滑。

副症：**【气机不宣】症象**：胸脘痞闷，不能进食。

宾症：**【气化不降】症象**：①呕吐不止，始则大量清水，继为黄绿色苦水。②气冲偏左，欲呕，呕尽方适。

治则：当以温通肝胃之阳气，兼以逐饮行水以降逆为法。

方证

苓桂术甘汤合小半夏汤左金丸证：徐正奎方[1]。化饮和胃，清肝降逆，治十二指肠溃疡，详见病案2。

桂枝、茯苓、枳术丸、半夏、左金丸、合欢皮、柴胡、白芍、公丁香、煅瓦楞、生姜。

论著和讨论

本证候水饮郁滞肝胃之阳，挟肝中木火上逆，胃气失降，蔡会元说：“中气虚弱，肝气横逆，胃病及脾，脾失健运，升降失调，胃浊不化，气逆而上，日久及肾，气阴两虚。”[2]其治则当如吴坤安所主“凡气冲偏左，厥逆欲呕，呕尽方适，此伏饮在于肝络也，宜辛以通之。淡吴萸盐水炒、半夏、茯苓、姜汁、旋覆花、代赭石主之。”[3]以温通肝胃阳气为主，逐饮行水以降其上逆。有云：呕吐不止者，用葛根、半夏、吴茱萸急煎缓服。

病案举例

1.**卢不远**治严忍公内人，病发热无汗，呕吐不止，脉反沉弱，人皆以为少阴证，卢脉之，沉弱中，独右关表弦而中滑，盖风邪挟胃中水饮停积所致，用干葛根、半夏、吴萸、黄连，急煎缓服，呕吐遂止，而热转盛。复诊视脉势微浮，命其进粥，皆不敢再三强之，呷浓米饮半杯，遂有汗而热平，再进薄粥汗多而热退。乃问曰：风寒之邪，世俗大禁饮食，今啜粥而热退何也？曰：风之与寒，原自有别，世盖溷之耳。仲景桂枝汤治风，服已啜粥，古人之精义也。盖风者木也，木克土，脾胃受之。仲景治法妙在不治风木，但令湿土气行而风木之邪自散。今热转盛而脉势欲浮，是风邪欲散也，非谷气扬溢，则胃力孱弱，汗何从来，是借桂枝之义，以除风邪之不能汗者[4]。

2.**徐正奎**治十二指肠溃疡王某某，男，46岁，胃痛25年，得食可暂缓，痛时伴泛酸，上腹常有水声辘辘，近半年来，每天下午四点脘腹胀满，半夜后才宽松。重时必呕吐清水始缓解，时有黑便。昨天胃脘胀痛剧烈，连续呕吐，始则大量清水，继为黄绿色苦水，形容憔悴，神清疲乏，频恶少量黄绿水，苔白腻，脉细弦，口渴不能饮，饮水即呕，此胃有停饮，内郁肝火，乘胃上逆之证，拟苓桂术甘汤、小半夏汤、左金丸等，化饮和胃，清肝降逆（组方见方证），1剂呕止痛胀减，2剂，饥能食，恶呕未作[1]。

3.**蔡会元**治肝强胃弱，损及脾肾：马某某，男，1972年8月初诊。自诉脘腹胀痛，呕吐大量酸涎，呕逆不能食，形体消瘦，已一年多，经县、地区医院二次胃肠钡餐透视，诊断为：①慢性十二指肠球部溃疡。②幽门梗阻。③胃下垂（下极在髂嵴下七横指）。患者形体高瘦，面色萎黄，倦怠少气，口微干，不欲饮，腹部胀满，上腹部有震水音，舌质嫩红，苔中厚浊而黄，脉弦细缓，左尺脉重按不显。辨证：中气虚弱，肝气横逆，胃病及脾，脾失健运，升降失调，胃浊不化，气逆而上，日久及肾，气阴两虚。治则：平冲降逆，健脾和胃，兼顾肾元。于基本方中（白芍、党参、川楝子、台乌药各12g，佛手6g，甘草4.5g，吴萸、黄连各3g，如无黄连，用苦参6g代同样有效）。减去黄连、甘草，用蛇胆陈皮末易佛手，再加入代赭石、茯苓各18g，白术12g，蛇胆陈皮末1支冲服，补骨脂、菟丝子、鹿角胶（溶化）各12g。复诊：自诉服药12剂，呕逆吐酸已止，胃纳稍增，脘腹胀减，无震水音，左尺脉较前明显，拟健脾和胃，补肾阴、阳。乃于前方减去疏肝行气，平冲降逆的代赭石、乌药、川楝子、吴萸、白芍，再加入怀山药24g，黄芪、龟板（先煎）各15g，枸杞子12g，炙甘草4.5g。三诊：前方连续服60多剂，半年后，体重从39.5kg增至60kg。腹胀不适，呕逆诸证，基本控制，舌苔已化，舌质嫩红，左尺脉仍较沉弱。再宗前方加减化裁：吉林参、炙甘草各9g，怀山药30g，鹿角胶12g溶化，枸杞子51g，菟丝子、茯苓各15g，黄芪24g，补骨脂、小环钗石斛各12g，蛇胆陈皮末1支冲服。前后连续服用上述中药100多剂，并再加用“胃托”，至1975年春胃肠钡餐复查，胃下垂已恢复至常位，溃疡面未再扩大。上腹部偶因食物不当，仍有轻微不适（饱胀嗳气）。嘱继续服药，注意饮食，以固疗效[2]。

引用文献

［1］徐正奎.胃脘痛7例的辨证体会［J］.江苏中医，1965，（4）：22.
［2］蔡会元.治疗胃脘痛的体会［J］.新中医，1979，（6）：41.
［3］吴坤安.伤寒指掌［M］.上海：上海科学技术出版社，1959：卷三75.
［4］江瓘，魏之琇.名医类案（正续编）［M］.北京：中国中医药出版社，1996：334.

（二）木火郁逆候（肝胃水饮变证）

肝胃水饮证·木火郁逆候，系由胃中水饮，内郁肝胆，木火不得宣泄，挟水饮冲逆于上下，时病学家亦通称为厥阴寒热错杂之证。其见症以气机上冲下迫之症象显明，但必以上中阳气郁滞与内热蕴蒸之脉证为主。

通称：浊阴上逆。

病名：［**中医**］呕逆，眩晕，吐泻。［**西医**］梅尼埃病。

病因病机：肝胃水饮郁逆，因胃中水饮郁遏肝胆，木火不得宣泄，挟水饮上冲下迫，阳气外郁，内火蕴蒸，而成俞根初所谓“上寒下热，水结胸胁，热结在肠，此寒格于上，热结于下，水逆火郁之错杂证也”[1]。

证象组合：气郁+气逆+气蒸+津泄+清空+阳郁

主症：【**气机不宣**】**症象**：①胸痞心悸。②胃脘痞满。③纳呆，纳谷不馨。**舌象**：舌苔前半白滑。**脉象**：脉滑。

【**气机冲逆**】**症象**：①呕吐，呕吐清水，饮水即吐，或吐黄黑浊饮。②饥不欲食，食则吐蛔。

副症：**【清空不宁】症象**：①头晕胀重，不能行动。②眩晕，发作时不能转侧，耳鸣秋蝉吸叫。③发则头晕如旋，甚则昏倒。

【热迫津泄】症象：①泄泻迸迫，腹痛热泻，泻而不畅。②或便脓血，里急后重。

宾症：**【阳气不和】症象**：①肢厥心悸。②面浮肢肿。**舌象**：①舌淡。②苔薄白而润。③苔厚。**脉象**：①脉弦。②脉右独迟。

【津气蕴蒸】症象：①烦渴。②汗出烦躁。③溲短赤热。**舌象**：①后根黄腻而厚。②舌干芒刺，中心黄厚，时时将舌吐出。**脉象**：左沉弦数。

治则：当寒温并用：温通阳气以逐水饮，清降木火以平冲逆。

方证

1.五苓散加栀芩证：谢映庐方[2]。治季夏烦渴，吐泻转剧，汗出烦躁，饮水即吐，泄泻迸迫，小水短赤，舌干芒刺，中心黄厚，详见病案1。

茯苓、泽泻、生白术、桂枝、猪苓、焦山栀、黄芩。

1.小半夏汤加味证：陈志贞方[3]。治梅尼埃病：久病眩晕，发作时不能转侧，且有呕吐，温化降逆，兼平其肝，详见病案2。

云茯苓、生姜各30g，半夏12g，钩藤15g。

2.桂苓术甘加味证：龚文德方[4]。治眩晕一月数发，发则头晕如旋，甚则昏倒，呕吐清水，详见病案3。

茯苓、泽泻、煅石决明各30g，桂枝、半夏各10g，生白术15g，生姜2片，炙甘草3g。

论著和讨论

本证候胃中水饮郁遏肝胆，木火不得宣越，挟水饮上冲下迫，治当温通肝胃阳气逐水饮，清降木火以平冲逆，俞根初曰："上寒下热，水结胸胁，热结在肠，呕吐清水，或吐黄黑浊饮，饥不欲食，食则吐蛔，肢厥心悸，腹痛热泻，泻而不畅，或便脓血，里急后重，溲短赤热，舌苔前半白滑，后根黄腻而厚，脉右独迟，左沉弦数，此寒格于上，热结于下，水逆火郁之错杂证也。法当先逐其水，蠲饮万灵汤主之；继则清肝泄热，加味白头翁汤主之。"[1]

病案举例

1.谢映庐治胡永隆之子，三岁，夏季，烦渴吐泻转剧，汗出烦躁，饮水即吐，泄泻迸迫，小水短赤，舌干芒刺，中心黄厚，时时将舌吐出，与仲景所谓太阳中风，发热六七日，不解而烦，有表里证，渴欲饮水，水入即吐，名曰水逆。治与五苓散者相符。但烦热蓄盛，三焦有火，与五苓散加栀、芩（组方见方证）苦寒，引火屈曲下行，二剂而愈[2]。

2.陈志贞治梅尼埃病：王治华，男，35岁，近三年经常出现"发作性眩晕"，发作时不能转侧，且有呕吐，纳谷不馨，耳鸣秋蝉吸叫，胸痞心悸，脉滑苔厚，停饮显然，饮邪犯胃则呕，凌心则悸，扰肝则眩晕，法当温化降逆，兼平其肝（组方见方证），眩晕减，呕吐不止，纳谷馨，能起床散步，减云茯苓15g，再2副，随访十月未发[3]。

3.龚文德治杨某某，女，52岁，近半年眩晕常作，一月数发，发则头晕如旋，甚则昏倒，呕吐清水，现仍头晕胀重，不能行动，时时心悸，胃脘痞满纳呆，面浮肢肿，脉弦舌淡，苔薄白而润，属痰饮中阻，浊阴上逆，清阳不升，拟温通利饮，和胃降逆（组方见方证），3剂明显改善，肿退，继服10剂，三月随访未发[4]。

引用文献

[1] 俞根初.重订通俗伤寒论[M].上海：上海科学技术出版社，1959：195.

[2] 谢映庐.谢映庐医案[M].上海：上海科学技术出版社，1962：199.

[3] 孙秀峰.陈志贞先生验案三则[J].江苏中医，1965，(5)：34.

[4] 龚文德.略谈"温药和之"及其临床运用[J].中医杂志，1982，(12)：53.

六、肝脾水饮证（中焦水饮并病2）（2候）

肝脾水饮证，为肝郁脾滞，水饮停蓄之证，或因肝气抑郁，肝气犯脾，脾气郁滞，失其运化水液之能，或因脾湿内滞，反抑肝气，致肝失疏泄，均可致津液停蓄而成水饮之证。推究其因，或外受暑湿之邪，内伤情志之扰，或内外兼因，以致肝脾失调，水气泛溢，为其病变之主体；轻则郁滞脾阳，失其运化之能；甚则郁滞上中阳气，肝气阴浊上逆；变则为气不化津而化水，水气互结，而有臌胀之患。

其治则自当以除水饮为先，势轻者疏通肝脾之阳气以行水，吴鞠通主"先伐其冲气""温冲脉"[1]，即温通肝阳，伐其阴浊冲逆之气。"伐肾邪"[1]即温通阳气以化气行水。然势重者，气水互结，又当先逐其停水。俞根初主"分消其滞以通逐之；一俟胀退十之七八，即用白术和中汤，除其根以善后"[2]，何廉臣则曰"余每于治胀药中，佐以行血通络之品"[2]。然而起于外因者，较为易治；而内因所成者，多难全功。以其病关情志，必当以疏肝理脾，调养缓图；不然泄水虽可暂快一时，而终不能断其生水之源，故药治之外，更当怡情养性，以保肝气之条达，脾气之舒和，则可望肝脾和调，以断其水饮之根，不然则断无回春之术矣。

证候别称：肝脾不和，清阳不升，浊阴不降，水气上凌。

病名：［中医］眩晕，头痛，耳聋，臌胀。

证候系统：详见图3-11-7。

本证————清阳失位候

变证————津气郁结候、气虚不化候、气阴不化候

图3-11-7　肝脾水饮证证候结构图

引用文献

［1］吴鞠通.吴鞠通医案［M］.北京：人民卫生出版社.1960：149.

［2］俞根初.重订通俗伤寒论［M］.上海：上海科学技术出版社，1959：362，373.

（一）清阳失位候（肝脾水饮本证）

肝脾水饮证·清阳失位候，为脾中水饮，内犯于肝，郁滞肝脾之阳气，水饮上泛，阻滞清阳，干于清道，阴占阳位。其见症虽以清空之症象显明，但必兼阳气郁滞与阴浊上逆之脉症，并以之为主。

通称：清阳不升，浊阴不降。

病名：［中医］眩晕，耳聋，头痛。［西医］梅尼埃病，急性卡他性中耳炎，鼓室积液，尿毒症。

病因病机：肝脾水饮郁逆，系脾中水饮犯肝，肝脾阳气郁滞，水饮浊邪上逆，郁阻清阳不能宣达于上，阴邪干于清道，阴占阳位。

证象组合：阳滞+清空+气逆

主症：【阳气不行】症象：①无汗。②心烦。③小便短少。**舌象：**①舌质淡苔湿润。③舌苔薄白。**脉象：**①脉弦。②脉象沉细。

【清空不宣】症象：①突发眩晕。②头痛。③耳内不适，微痛，堵塞感甚，听力减退。**舌象：**苔薄白。**脉象：**脉弦滑。

副症：【气机冲逆】症象：①吐涎沫。②睁眼、翻身即要呕吐。③浮肿心下逆满。

宾症：【气机不宣】症象：不思饮食。

治则：当以温通肝脾阳气，利水逐饮，降逆化浊为法。

方证

1.《金匮》泽泻汤加味证：宋加太方[1]。治突发眩晕，睁眼、翻身即要呕吐，详病案1。

泽泻60g，白术30g，天麻15g，菊花12g，每日1剂，水煎，多次少量频服。

2.吴茱萸汤合五苓散加味证：赵锡武方[2]。治尿毒症，意识朦胧，头痛恶吐涎沫，心呕吐、尿少，详见病案2。

吴茱萸、桂枝、猪苓、车前子（包）各12g，甘草、白术各9g，生姜、红人参、大腹皮各15g，茯苓30g，泽泻45g。

3.小柴胡汤加减证：林先智方[3]。治急性卡他性中耳炎，鼓室积液，详见病案3。

柴胡、黄芩、法半夏、党参、生姜、甘草、茯苓、泽泻、白术。

论著和讨论

本证候水饮郁滞肝脾，阴浊上逆，清阳失位，空窍失宣，其治则当温通肝脾阳气为主，利水逐饮，以化浊降逆。宋加太说："梅尼埃病之眩晕，多由内耳积水引起。水属于中医饮邪范畴。联系《金匮要略》'心下有支饮，其人苦冒眩，泽泻汤主之'的记载，故用泽泻汤加味以治饮邪引起的眩晕症，确有良效。仅供同道参考。"[1]

病案举例

1.宋加太治陈某某，男，45岁，干部。患者4年来先后眩晕发作过6次，多因工作过劳、熬夜诱发，每次发作都需住院治疗。这次又突发眩晕，睁眼、翻身即要呕吐，住院检查拟诊为"梅尼埃病"，治疗3天未显效。诊脉弦滑，苔薄白，无其他表里见证。拟《金匮》泽泻汤加味（组方见方证）。服3剂后，眩晕大减，已能起坐，转方用半夏白术天麻汤加味调理而愈[1]。

2.赵锡武治赵某某，女性，44岁，已婚，因反复浮肿，尿少已4年，近一月来加重。入院诊断为慢性肾炎（混合型），肾性高血压，继发性贫血。治疗经过，患者入院后给予降压药、利尿剂以及激素治疗，输过血浆蛋白、冻

干血浆等，亦用过环磷酰胺，病情未见好转，出现尿毒症，意识朦胧，恶心呕吐、尿少，四肢高度浮肿，腹水明显，腹围96cm，二氧化碳结合力29.1容积％，非蛋白氮103mg/dl，即加用可乐宁、利尿酸钠、三羟甲基甲烷，结肠透析等疗法，经几天后神志清楚，仍高度浮肿，血压170/110mmHg，由于尿量每日仅400ml，故加用速尿60mg静脉注射后，尿量增至500~700ml。3天后又复现尿少，经治疗5个月25天，开始改由赵老主诊服用中药，仍维持去氢考地松每日30mg。当时症见头痛吐涎沫，腹胀大，小便短少，浮肿心下逆满，无汗，脉象沉细，舌苔薄白，尿量每日550ml，二氧化碳结合力22.8容积％，非蛋白氮51.7mg/dl，钾4.36毫当量/L，钠132毫当量/L，氯化物636mg/dl，血白蛋白/球蛋白：1.8/2.68，血红蛋白62g/L，尿常规：蛋白（++++），白细胞3~4/高倍镜视野，颗粒管型1~2/高倍镜视野。脉症合参，赵老认为本证是清阳不升，遂致头痛作呕，先宜降逆化浊止呕为法。用吴茱萸汤合五苓散加味（组方见方证），3剂。二诊：头痛呕吐已减，肿胀未消，小溲短少，尿量每日200~420ml，脉象沉细，舌苔淡白，乃阳虚水不化气，则腹大浮肿、尿少，拟温阳发汗利水之法：甘草、麻黄、生姜各9g，细辛6g，桂枝、知母、吴茱萸各12g，防风、附子、黑白丑各15g，大枣（擘）7枚。3剂。三诊：仍腹胀浮肿、小便短少、寸脉数、关尺沉无力，舌苔白润，食少泛酸，腹围98cm，尿量增至每日500~600ml。尿常规蛋白（++++），白细胞5~8/高倍镜视野，二氧化碳结合力26.9容积％，非蛋白氮28mg/dl，血压190/120mmHg，中医辨证乃下焦阳虚，肾气衰微，脾阳不振，水不化气，宜温阳补脾，化气利水之法。除服去氢考地松每日30mg外，处方：生熟地各、丹皮、山萸肉、车前子、制附子、当归各12g，山药、白术各15g，泽泻、瓜蒌各30g，肉桂9g后下，黄芪、党参各60g，黄连4.5g，茯苓、黑白丑各24g，连服20天，初尿量少加用速尿60mg静脉注射，尿量在3天之内增600~800ml（d），3天以后尿量每日1200~1600ml，继续服本方20天后尿量明显增加，每日1400~1910ml，二氧化碳结合力42.6容积％，非蛋白氮23.5mg/dl，尿常规蛋白（+++），白细胞5~6/高倍镜视野，颗粒管型偶见/高倍镜视野。四诊：患者感到食欲增进，仍有头晕心慌、疲乏汗出耳鸣齿松，脉象弦细无力尺弱，苔白，血压150/110mmHg，去氢考地松减至每日20mg。中医辨证乃血虚肾亏所致，宜壮阳补肾，益气补血：黄芪60g，党参、菟丝子、浮小麦、沙苑、蒺藜各30g，当归15g，炙甘草、巴戟、白术、山萸肉各12g，熟地24g，益智仁1.5g，淫羊藿、生牡蛎、生山药各18g，肉桂、沉香（后下）各6g，连服10天。五诊：心悸已除，汗出已止，体力增加，体重51kg，去氢考地松减至每日5mg，二氧化碳结合力51.5容积％，非蛋白氮41.1mg/L，钾4.31毫当量/L，钠134毫当量/L，氯化物600mg/dl，钙8.3mg/dl，血红蛋白106g/L，尿常规蛋白（++），白细胞0~2/高倍镜视野，红细胞0~2/高倍镜视野。以后继续服壮阳补肾、益气补血上方82天，病情稳定，月经复来（治疗过程中发生停经），腹水（－），尿量每日1650ml，血压120/80mmHg，停药出院[2]。

3.林先智治张某某，男，50岁，因伤风鼻塞，擤鼻后耳内不适，微痛，堵塞感甚，听力减退，常用手掌按压耳部。心烦，不思饮食，舌质淡苔湿润，脉弦。检查见鼓膜微充血，鼓室积液，有小气泡，音叉检查为传导性聋。诊为急性卡他性中耳炎，鼓室积液，属邪在少阳，兼以水湿为患。治宜疏解少阳，兼利水渗湿。方用小柴胡汤去大枣，加茯苓、泽泻、白术（组方见方证），每日1剂，水煎服。服药4剂后，鼓室积液消失，但耳内仍有堵塞感，听力不如病前。乃按上方去泽泻，加石菖蒲，调治1周，耳内堵塞感消失，听力复常[3]。

引用文献

［1］宋加太.泽泻汤治疗眩晕症简介［J］.新医药学杂志，1978，（11）：42.
［2］张问渠.赵锡武老中医治疗慢性肾炎尿毒症经验［J］.新中医，1979，（3）：8.
［3］林先智.小柴胡汤在耳科的应用［J］.新中医，1981，（8）：36.

（二）津气郁结候（肝脾水饮变证）

肝脾水饮证·津气郁结候，为水饮郁滞肝脾，壅阻气机，日久气水搏结，积聚不散，而成水臌重证。其见症以水气壅结之臌胀症象显明，可兼见阳气郁滞，与气失宣降之脉症。

通称：气水聚结。

病名：［**中医**］臌胀。［**西医**］肝硬化，腹水晚期。

病因病机：肝脾水饮郁结，因水饮郁滞肝脾，壅阻肝脾气机，日久则气水互结，积聚不散；郁滞阳气，不能化气行水，气机亦失宣降之常。

证象组合：阳滞+津滞+气结+气郁

主症：【阳气不行】症象：目黄。**舌象：**①舌红苔白。②苔白腻。**脉象：**①脉沉涩。②脉沉弦而无力。③脉虚细。

【津不化气】症象：①面肢微肿，腹胀如鼓，脐突胸高，吐出青黄水稍快。②肢肿以两腿为甚。③下肢肿大按之坚。④鱼腹、阴囊穿小孔流黄水。**脉象：**脉沉弦。

【气机郁结】症象：①腹胀大其硬如石。②肿胀连及胸脘。③右胁下作痛。**脉象**：①脉沉弦涩。②脉滑数。

副症：【气化不行】症象：①小便不利。②溲黄而少。③尿量稀少。

【气机不宣】症象：胸痞。

宾症：【气机不降】症象：①呕逆。②大便不利。

治则：常以行气逐水，峻下其结聚，以消除腹水为第一要义。

方证

1.五胀分消丸证：《通俗伤寒论》方[1]。治气阻邪滞，胀病兼感风寒。

莱菔子120g，巴豆肉16粒拌炒去油，炙牙皂45g，枳壳120g烧酒煮干切片炒，生川大黄醋酒同炒、琥珀末各30g，降香15g，蝼蛄10只去足翘上截酒炒各研细，再研极匀，水法丸，如芥菜籽大，用景岳十香丸半料为衣，每服1.5g，日二夜一，空心吞下。

2.十香丸方证：《成方切用》载方[1]。治气滞寒滞诸病。

沉香、木香、丁香、广陈皮、皂角刺各7.5g，荔枝核、小茴、香附、乌药、泽泻各15g，生晒为末。

3.消胀万应汤证：《通俗伤寒论》方[1]。通治气阻邪滞，分消其滞。

地骷髅9g，大腹皮6g，真川厚朴3g，莱菔子6g拌抄春砂仁1.5g，六神曲4.5g，陈香团皮2.4g，鸡内金2张，人中白煅透1.5g，灯心5小帚。

4.消臌万应丹证：《通俗伤寒论》方[1]。治黄疸变臌，气喘胸闷，脘痛反胃，痞胀结热，伤力黄肿，噤口痢等症。

煅透人中白30g，地骷髅、莱菔子、六神曲各15g，砂仁6g，以上俱炒，陈香团1个共研细匀蜜丸，每服五七丸，灯心汤下。

5.三化神佑丸证：张子和方[1]。治胀佐以行血通络，治胀因积水重者。

煅甘遂、红牙大戟、醋炒芫花各15g，黑丑拌炒生大黄各30g，轻粉3g，共为细末，再同轻粉拌匀，熟红枣肉为丸。如赤小豆大，初服5丸，每服加5丸，加至快利为度。

6.千金五香汤证：薛生白验方[1]。治积饮，夹宿饮气郁成痞，甚则成窠囊者。

千金霜3g煎汤，磨上沉香、广木香、白檀香、紫降香、母丁香五汁各2小匙，和匀同服。

7.秘制五香丸证：何廉臣验方[1]。治积食重者。

杜藿香、甘松、降香各30g，枳壳24g，沉香、母丁香各15g，巴霜9g，共研极匀，米糊为丸，如芥菜籽大，辰砂为衣，每服1.2~1.5g。

8.三霜散证：《通俗伤寒论》方[1]。适用于恶闻食臭，吞酸嗳气，恶心呕逆，胸膈痞塞，食入脘腹益胀，便溺艰涩。

百草霜9g，薄荷霜、巴霜各1.8g，生大黄、生三棱、生莪术、萹蓄、瞿麦芥各6g，共研极匀，每服1.2~1.5g。

9.神芎导水丸证：张子和方[1]。泄水，治一切热痰郁结及积水轻者。

黑丑拌炒生大黄各15g，川芎、薄荷叶各9g，条黄芩、川黄连各6g，滑石30g，水泛丸，每服9~12g。

10.腹水汤证：董国立方[2]。肝硬化腹水，腹胀大或脐突，四肢瘦削，尿少，尿赤，鼻衄，牙龈出血，脾胃运化无力，积聚泄泻，口干舌燥，舌色紫或苔黄，脉弦滑或沉弦者。

黄芪、冲天草、半边莲各30g，党参、车前子（包）、郁李仁、大腹皮各15g，云苓、泽泻、木通、厚朴、枳壳各12g，白术、椒目、木香、三棱、莪术、附子、二丑各10g，姜皮6g，甘遂面（冲）1.5g。

11.温白丸证：《外台秘要》卷十二引崔氏方[3]。温里祛寒，消癥除癖。治心腹积聚、癥癖。详见病案1。

紫菀、吴茱萸、炙皂角（去皮、籽）22g，菖蒲、柴胡、炙厚朴、桔梗、茯苓、桂心、干姜、黄连、蜀椒（汗）、人参15g，乌头（熬）75g，巴豆（熬）7.5g，上15味，合捣下筛，加白蜜和匀，更捣二千杵，为丸如梧桐子大。一服2丸，不知，渐增至5丸，以知为度。

论著和讨论

本证候水饮郁滞肝脾，气水互结，积聚难消，其治则常以行气逐水，峻下其结聚为法。俞根初曰："胀病兼感风寒者，初用十味流气饮先散其表，兼通其里，使表气达，里气亦松；继治其胀，胀有食、痰、水、血、虫之别，虽是气阻总属邪滞，统以五胀分消丸（组方见方证）为主，通用消胀万应汤（组方见方证）送下消臌万应丹（组方见方证）分消其滞，以通逐之。一俟胀退十之七八，即用白术和中汤除其根，以善后。"[1]而何廉臣则云："余每于治胀药中，佐以行血通络之品，大旨以四七绛覆汤为君（川厚朴、仙半夏、紫苏嫩枝、旋覆花（包煎）各4.5g，新绛6g，赤茯苓9g，鲜葱须1.5g，广橘络2.4g，用鲜茅根、杜赤豆各30g，煎汤代水，廉臣验方）。随证佐以丸散，屡奏殊功。如积水，轻则送下神芎导水丸（组方见方证），重则荡下三化神佑丸（组方见方证）。积食，轻则送下木香槟榔丸，重则送下秘制五香丸（组方见方证）。湿热陈积，轻则送下枳实导滞丸，重则送下三霜散（组方见方证）。唯积饮，千金五香汤（组方见方证）最灵。”[1]

病案举例

1.**蒲辅周**治虫蛊：蒲老之舅父，身体素健，亦无宿疾，唯嗜饮酒，善怒，时年52岁，因大怒后，过饮，自此胸胁胀满，食欲减少，曾服理气解酒、和胃疏肝之剂，病势反进，腹渐胀大，其硬如石，下肢肿大按之坚，鱼腹穿小孔流黄水，阴囊亦穿小孔，流黄水，并有臭味，脐突，胸亦高起，头面上肢微肿，起坐困难，腹胀甚时，必须用力在肋下拳击之，吐出青黄水十余口稍快，数日后病如故，大小便均不利。请医或用和脾之剂，或用活络消瘀之剂，俱不效。延之八月余，其脉沉弦涩，舌色红润不思饮，舅父找蒲老说：“你可为我设速决之剂，非生即死，唯希早死为快。”蒲老归而思之，大积大聚，非毒药不可治之，乃制温白丸（组方见方证）1料，如梧子大，嘱以每日服7粒，白开水下，日进1次。服后，次日复诊，舅父说：“你配制之药服后难受之至，宁死不再服。”而蒲老舅母说：“服后虽难受，曾吐青黄水1碗许，今日腹胀觉软，但不愿再服，劝他仍不服。”隔数日，腹胀甚，急取丸药，倾出约30余粒顿服之，自云：“早死为快。”服后烦躁不安，半小时许昏迷如绝，急召蒲老，舅已不能言，四肢微厥，呼吸不促，脉仍沉弦涩，蒲老守其侧，一时许突然吐出黄水数碗，即能言“要大便”，扶于便桶，泻下恶物，极臭块状夹黑水直下，量欲半桶，泻后扶到床上，又吐出虫2条，长八寸，粗如笔管，色黄形似蟮，吐后遂昏睡不语，但呼吸仍安定，身有微汗，脉亦微细不躁。蒲老嘱勿唤，任其安睡，自觉为佳。至次日中午始清醒，以清稀粥调养。因病久厌药，亦不再进，唯以饮食调理之，数日之后，肿消，阴囊及鱼腹之小孔亦敛而愈，两月余，恢复健康。自此不复饮酒，闻之则恶心。数年后，在盛怒之下，倾冷酒大饮1碗许，旋即胸满，呕逆不食，劝之始终不悦，亦拒服药，3日而死。蒲老因叹曰：“人之元气，不可不谨养也。”[3]

2.**张莘农**治程某某，男，39岁，10月4日初诊入院。去年曾患黄疸型肝炎，继患肿胀，在上海某某医院诊断为“肝硬化腹水”，平时经常鼻衄。入院前半个月，回乡探亲、适旧患复发，黄疸肿胀并作，肝功能检查：凡登白试验直接弱阳性、麝香草酚浊度试验24单位，脑磷脂胆固醇絮状试验（++++），高田氏反应（+++），黄疸指数60单位，腹围102cm，目黄，溲黄而少，肿胀连及胸脘，肢肿以两腿为甚，胸痞呕逆，右胁下作痛，舌红苔白，脉滑数。用化疸汤合二金、五皮等法，服2剂后，呕逆即止，溲亦渐多，治疗旬日后，目黄溲黄均渐淡，但肿胀不退，腹围仍为102cm，只觉脘次稍舒，按之略较柔软。肝功能复查：仅黄疸指数降至25单位，其他未见改善。用茵陈五苓合二金疏凿等法，出入加减，服4剂后，腹围缩至97cm。嗣照原法加减，治疗1个多月，效果仍不显著。考虑水已积聚，不攻而逐之，则邪水无从宣泄，将有溃决泛滥之虞，且病延虽久，体质尚未大虚，从叠进疏凿饮法，虽未获得显效，却亦未至增剧，轻剂恐不足以愈重病。遂于11月19日用十枣丸4.5g，服后吐，泻出黏痰、稀水甚多，肿胀大减，腹围缩至90cm，腹部颇觉宽舒，谷纳由每餐一二两稀粥，骤增至一顿需五两之多，中午并食干饭。此属邪去则正安、胃气旺盛的佳兆。嗣于11月24日~11月29日，又用十枣丸2次，每服后必下稀水七八次。11月30日检查：腹围87cm，黄疸指数12单位，肝功能亦有所改善，唯右胁下始终作痛，时轻时剧迄未全止。西医检查：肝两指半，质软。计自1959年11月19日~1960年1月26日，两个多月当中，先后用十枣丸八次，水始泄尽。在这过程中、间用四逆散、逍遥散、金铃子散等以疏肝理气。常用健脾补肾方法，如香砂六君、桂附八味等相间互用，取攻补兼施之义以调剂之，腹围以次递减，最后缩至73cm而痊愈。为巩固疗效，用健脾补肾丸方，以善其后。患者于1960年3月4日出院时，黄疸指数8单位，唯右胁下始终隐隐作痛，肝1指，肝功能完全改善，回原单位工作。1960年3月24日来信称：在上海某医院检查：肝功能完全正常，肝区亦无问题。1961年元旦来函道谢称治愈后，迄未复发[4]。

3.**何锡峰**治杨某某，女，65岁，1968年9月发病，开始腹胀满，饮食差，当地按慢性胃病治疗，服药无效，病情继续恶化，10月12日到开专人民医院检查确诊“肝硬化腹水”，患者曾在开封市某某医院住院治疗，病情进一步恶化，经会诊结论“肝硬化，腹水晚期”并下病危通知书，家人已为其准备后事。11月1日到我科治疗。诊断：是气滞中焦，使气横逆，肝克脾土而不能运化水谷，以致气不能下行，水不能归道。治则：气行则水行，以消胀利水为主。方用：木香、槟榔、白术、泽泻、茯苓、车前子、川厚朴、枳壳、台乌药、青皮、商陆、香附、生麦芽。6剂。复诊：尿量增多，腹胀满好转，食欲比前稍好，改用健脾利水法。方用：党参、白术、枳实、黄柏、柴胡、番泻叶、青皮、川厚朴、木香、茯苓、香附、泽泻、商陆、生麦芽。4剂。再诊：腹水已基本消失，饮食每顿可进三两，精神与体质比前好转，苔白，脉弦。改用化瘀行水法。方用：当归、丹参、鳖甲、牡蛎、柴胡、党参、茯苓、泽泻、商陆、川厚朴、枳壳、腹皮、砂仁、郁金、生麦芽。5剂。按上方服10剂，12月18日检查肝功能已好转。照本方加减继续服用3个月后停药，复查肝功能正常。随访观察7年，情况尚好，无发现其他症状[5]。

4.顾雨时治如金某某，男性，43岁，因腹胀十余天，腹水明显，下肢浮肿入院。当时西医考虑先解决腹水，曾两次放腹水，患者于第二次放水后即发生肝昏迷，经抢救后神志虽苏，但腹水逐渐增多。后转中医治疗，患者精神萎靡，衰弱无力，尿量稀少，自诉腹胀不能忍受。腹围105cm，舌质略红，脉虚细。顾师认为患者尚在壮年，体质虽弱但未至大虚程度，而腹胀甚剧，当堪一击，故采用“重攻轻补”法，用十枣汤攻水，补中益气汤扶正，药后腹水略有减少，腹围减至99cm。后因泻水不够理想，改用巴漆丸攻下。2剂后泻出多量液体，尿量亦增多，腹围减至82cm。停用巴漆丸，改用补中益气汤加减，但尿量又见减少，腹围复增，遂再用巴漆丸攻水。如此三停三用巴漆丸。于第三次攻下后，腹围降至78cm，腹水基本消退。后重用补中益气汤，方中加重参、术、芪剂量，各为30g到60g左右，腹水未再出现，病趋稳定出院[6]。

引用文献

[1] 俞根初.重订通俗伤寒论［M］.上海：上海科学技术出版社，1959：362，373.

[2] 杜怀棠.中国当代名医验方大全［M］.石家庄：河北科学技术出版社，1990：202.

[3] 高辉远.蒲辅周医案［M］.北京：人民卫生出版社，1972：86.

[4] 张莘农.应用十枣丸治疗水肿病的体会［J］.新中医，1975，(1)：40.

[5] 何锡峰.肝硬化中医辨治［J］.新中医，1976，(4)：28.

[6] 章济量.著名老中医顾雨时的医疗经验［J］.上海中医药杂志，1983，(9)：4.

七、脾肾水饮证（下焦水饮本病）（8候）

脾肾水饮证，为下焦水饮之本病。或由脾湿下流，郁遏肾阳，或由肾阳不能化气行水，致水气上凌于脾，脾失健运之权，水气停蓄于中而成脾肾水饮之证。水气上逆则有水逆、眩晕、奔豚等症。水气下蓄则有膀胱蓄水、冷淋、癃闭、癞疝、水疝之变。水气下流，又有饮泻之症。水气外溢则有水肿之疾，水气中蓄则有水胀、寒胀、气裹水胀、脾肾胀之疾。均系脾不制水，肾不行水所致。

脾肾水饮证，总由脾肾阳气郁滞，以致水液不化，停蓄为患。水饮乃阴浊之邪，郁滞于脾，则脾阳失运，水停中焦；郁滞于肾，则肾阳失宣，不能化气行水；水饮停蓄，阳气不化，不能下输膀胱，甚则反上逆，上干清道，阴占阳位。致其变证，或外溢肌腠之间，或结于腹中，聚于肠外膜内；久则肾阳日虚，脾阳衰败，阴浊日盛，而成阳衰阴盛之证。

脾肾水饮证，其治则在于温通脾肾阳气，以助其气化，气化则水液可化气而行，故滑伯仁主“当温之”，俞根初“通阳利水”、化气行水之法[1]。若日久必脾肾阳气日衰，而浊阴愈盛，即俞根初所谓“脾肾阳虚，阴浊满布”[1]，又当温补助阳，以行阴浊。吴坤安有云：“壮元阳以消阴翳，培阳土以泄阴水，则开合得宜，小便自利。”[2]慎不可妄行攻逐，反损脾肾阳气。

证候别称：水饮潴留，膀胱蓄水证，阳虚蓄水，阳虚饮泛，水停心下，浊阴上逆，浊阴踞上，清窍不利，脾湿肾燥，气裹水胀。

病名：［中医］饮泻，癃闭，冷淋，水逆，呕恶，自汗，大汗，支饮，痰饮，眩晕，眩冒，解颅，虚喘，暴喘，阳虚伤寒，阳气欲脱，癞疝，水疝，阴囊肿大，水肿，阳水，阴水，正水，臌胀，气臌，水胀，寒胀，脾肾胀，单腹胀，虚肿，产后肿胀。

证候系统：详见图3-11-8。

本证————脾阳失运候、肾阳失宣候
转证————阳郁不化候、阳滞不化候、清阳失位候
　└————阳气虚逆候、阳虚失纳候、虚阳浮越候
变证————津气郁滞候、津气郁结候、肾气郁结候
　└————气虚不化候、阳虚不化候

图3-11-8　脾肾水饮证证候结构图

引用文献

[1] 俞根初.重订通俗伤寒论［M］.上海：上海科学技术出版社，1959：318，361.

[2] 吴坤安.伤寒指掌［M］.上海：上海科学技术出版社，1959：卷二16.

（一）阳郁不化候（脾肾水饮转证1）

脾肾水饮证·阳郁不化候，系由脾肾阳气不振，水液停蓄，郁遏脾肾阳气，不能宣化水饮，伤寒家称为膀胱蓄水，太阳腑证。以水气郁滞不行之症象为主，可兼见阳气怫郁之脉症。

通称：膀胱蓄水证。

病名：[中医]水逆，自汗。

病因病机：脾肾水饮郁滞，因脾肾阳气郁遏，不能宣化水液，津液不循常道，水饮内蓄，阳气郁滞，不能化气于膀胱，水道不利，而成蓄水之证。

证象组合：阳郁+津滞+气滞

主症：【阳气不宣】**症象**：①恶寒发热。②恶风怕冷。③神疲乏力。④头痛。**舌象**：①舌质淡。②苔薄白。③舌苔白腻。**脉象**：①脉弦缓。②脉浮缓。

【气不化津】**症象**：①口渴饮水，水入即吐。②干呕呕吐。③咳唾多涎。④渴而汗出，自汗如浴。**舌象**：舌苔白厚。**脉象**：右浮弦而滑。

副症：【气化不行】**症象**：①小腹胀痛，小便不利。②短数淋沥。

【阳气怫郁】**症象**：①烦渴饮水。②发热自汗。③微热烦躁。**脉象**：脉浮数。

宾症：【气机不宣】**症象**：①心下痞。②纳少。

【气机不利】**症象**：胸膈闷痛。

治则：当温通脾肾阳气，以助气化，气化则水行，外则化汗而去，内则从小便而行。

方证

1.五苓散证：张仲景方。功能化气利水，健脾祛湿。治内停水湿，外有表证，头痛发热，小便不利，烦渴欲饮，水入即吐，脉浮。

猪苓、白术、茯苓各十八铢，泽泻一两六铢，桂枝五钱。为末，每服一方寸匕，冲服；或水煎服。

2.苓术二陈煎证：《通俗伤寒论》方[1]。温中化气利水，以解阴毒，治水毒疫疟。初起寒重热轻，胸膈满痛，揉按则辘辘有声，干呕短气，或吐清水，甚则腹痛便泄，肢冷足肿，腰重溺少，舌苔白润，或舌尖边俱黄，中夹一段白色，脉双弦而缓，甚则弦迟者。

带皮茯苓12g，干姜、清炙甘草各1.5g，广陈皮、姜半夏各6g，泽泻、猪苓各4.5g，生晒术3g。

论著和讨论

本证候脾肾阳气郁遏，不能化气行水，致津液不循常道而停蓄于内，仲景曰："太阳病，小便利者，以饮水多，必心下悸。小便少者，必苦里急也"（《伤寒论》127条）。其治则当以宣通脾肾阳气，渗利行水为法。仲景曰"太阳病，发汗后，大汗出，胃中干，烦躁不得眠，欲得饮水者，少少与饮之，令胃气和则愈，若脉浮，小便不利，微热消渴者，五苓散（组方见方证）主之"（《伤寒论》71条），"发汗已，脉浮数，烦渴者，五苓散主之"（72条），"伤寒，汗出而渴者，五苓散主之，不渴者，茯苓甘草汤主之"（73条），"中风发热，六七日不解而烦，有表里证，渴欲饮水，水入则吐者，名曰水逆，五苓散主之"（74条），"本以下之，故心下痞，与泻心汤，痞不解，其人渴而口燥烦，小便不利者，五苓散主之"（156条），"太阳病，寸缓关浮尺弱，其人发热汗出，复恶寒，不呕，但心下痞者，此以医下之也。如其不下者，病人不恶寒而渴者，此转属阳明也。小便数者，大便必硬，不更衣十日，无所苦也。渴欲饮水，少少与之；但以法救之。渴者，宜五苓散"（244条），"脉浮，小便不利，微热消渴者，宜利小便发汗，五苓散主之。"（《金匮要略·消渴小便不利淋病脉证并治》），"呕吐而病在膈上，后思水者解，急与之。思水者，猪苓汤主之。猪苓、茯苓、白术等分"（《呕吐哕下利病脉证治》）。

故俞根初曰"法当化气利水"，吴坤安曰"如汗后表热未解，脉浮数，烦渴饮水，而小便不利者，此热结膀胱，水停下焦也，五苓散微汗以利之""太阳之渴，用五苓散者，以水停下焦，小便不便也"[2]。水多势急者，谢映庐加陈半甘遂"和中逐饮"[3]。

俞根初如是说："若发汗不彻，表寒虽散，而水郁在里，渴欲饮水，水入则吐，小便不利，甚或短数淋沥，舌苔纯白而厚，脉左弦滞，右浮弦而滑，此水蓄膀胱，太阳经传里证本病也，法当化气利水，苓术二陈煎（组方见方证）治之，张氏五苓散（生晒术3g，浙茯苓12g，猪苓、泽泻各6g，官桂1.5g，共研细末每服9g，广陈皮3g、生姜2片泡汤调下）亦可收效。"[1]曹炳章说："舌苔白腻，胸膈闷痛，心烦干呕，时欲饮水，水入则吐，此热因饮郁，宜辛淡化饮。"[4]王雨三说："湿阻于上焦，而津液不得上供，口虽渴而舌津润，用平胃散之燥药以去其湿，则口反不渴，若用润药则口渴反甚。"[5]吴鞠通说："饮家反渴，必重用辛，上焦加干姜、桂枝，中焦加枳实、橘皮，下焦加附子、生姜。"[6]

病案举例

1.谢映庐治何挺芳患伤寒，服表散药，头身痛，寒热已除，唯二便不利，咳唾多涎，承气一服，通腹反满，口不渴，呕逆上气，身不热，脉弦滑。知无热邪实结，不过痰饮阻滞肠胃，承气苦寒，徒损胃气，以致传化失常，湿邪不走，痰饮愈逆，胃气愈乱，胀满愈增也。取五苓散重桂化气利湿，加入陈、半、甘遂和中逐饮，一剂二便俱通，精神爽利[3]。

2.刘济川治欧阳某，男，38岁，感冒自汗后，汗出渐次增多，顽固性自汗3年余，甚则如洗浴，换衣多达10余次，夏秋较春冬为甚，白天较黑夜为重，恶风怕冷，欲盖衣被，神疲乏力，极易感冒，大便如常，小便随汗多而减少，舌淡红苔薄白，脉弦缓，服中药数百剂，用益气温阳，固表敛汗，反增烦热，用滋阴降火，固阴止汗，则汗出增多，当责之膀胱气化失司，州都不利，反逆而为自汗，当通利州都，引反逆之汗，从下而泄，不治汗而汗自止：白术、泽泻、茯苓各15g，猪苓、黄柏、知母各10g，肉桂3g，5剂尿增汗减大半，再5剂而愈，随访年半未发[7]。

3.汪正聪治徐某某，女，25岁。患者产后2天，腹痛，恶露不下，家属以为是血气痛（儿枕痛）不要紧，未与治疗。第3天下午，突然小腹胀痛，小便不利，烦渴饮水，而且发热自汗，头痛，辗转不能安卧，邀予往诊，诊脉浮缓，舌苔白腻，知是太阳表邪入腑蓄水证。因水蓄膀胱，气化不利。治宜化气，利水，佐以活血化瘀，方用五苓散加味：白术、茯苓、猪苓各9g，肉桂末3g（分冲），泽泻、当归各12g，川芎、桃仁各6g，益母草10g，使服3剂，服药后小便渐利，恶露亦下，发热自汗不复作[8]。

引用文献

［1］俞根初.重订通俗伤寒论［M］.上海：上海科学技术出版社，1959：181.

［2］吴坤安.伤寒指掌［M］.上海：上海科学技术出版社，1959：卷一37，53.

［3］谢映庐.谢映庐医案［M］.上海：上海科学技术出版社，1962：3.

［4］曹炳章.彩图辨舌指南［M］.南京：江苏人民出版社，1962：卷二22.

［5］王雨三.治病法轨［M］.北京：学苑出版社，2015：144.

［6］吴鞠通.温病条辨［M］.福州：福建科学技术出版社，2010：126.

［7］刘济川.通利州都治顽固性自汗［J］.中医杂志，1982，(2)：11.

［8］汪正聪.治小便不利九法［J］.江西中医药，1983，(1)：27.

（二）阳滞不化候（脾肾水饮转证2）

脾肾水饮证·阳滞不化候，系由脾肾阳虚，不能化气行水，水饮内停，阴浊内盛，阳气怫郁不宣，为阳虚阴盛之候，伤寒家通称为阳虚蓄水之证。其见症阳虚阴盛之脉症为主，可兼见阳气怫郁之假热脉症。

通称：阳虚蓄水。

病名：［中医］大汗。［西医］慢性脓胸。

病因病机：脾肾水饮虚滞，系脾肾阳虚，不能宣化津液，水气停蓄于内，水邪上逆下夺，阳气怫郁不宣，而成阴盛阳衰之候。

证象组合：阳虚+阳滞+津滞

主症：**【阳气不振】症象**：①面皖少华，精神疲惫。②恶寒自汗。③四肢厥冷。④大便不实。**舌象**：舌淡。**脉象**：①脉陷弱。②脉沉细。

【阳气不行】症象：①四肢沉重疼痛。②四肢厥冷。③寒战鼓栗。④头体微痛。**舌象**：苔腻有津。**脉象**：脉弦迟。

副症：**【气不化津】症象**：①汗出如雨。②或咳或呕，咳吐清稀痰。③苦呕下泄。④自下利，小便清长。⑤小便不利。

【阳气怫郁】症象：①恶寒发热，寒热间作。②面赤口渴，口干鼻热。③心中烦闷。④动则气喘促。**脉象**：脉来冲指。

宾症：**【气机不利】症象**：①腹痛腹胀食后更甚。②胸闷短气。**舌象**：苔薄白。**脉象**：脉弦滑。

治则：当温助脾肾之阳气，通行水饮之郁滞，亦扶正逐邪之法。

方证

1.真武汤证：张仲景方。功能温肾散寒，健脾利水。治脾阳虚，水气内停，症见小便不利，四肢沉重疼痛，恶寒腹痛，下利，或肢体浮肿，舌淡，苔白滑，脉沉，及外感风寒，发汗后，汗出不解，仍发热恶寒，心下悸，头眩，身困动，振振欲擗地者。

茯苓、芍药、生姜各三两，白术二两，炮附子一枚。水煎，分四次服。

2.五苓散加姜附证：谢映庐方[1]。治胸腹饱胀，满面红赤，汗出如雨，脉来冲指，阴气弥漫，阴霾之气无由转输，上冲心肺，从皮肤作汗，详见病案2。

桂枝、白术、茯苓、泽泻、猪苓、干姜、附片。

3.真武汤加减方证：唐祖宣方[2]。温阳利水，治慢性脓胸，右胸廓瘘陷，肋间隙变窄疼痛，胸闷短气，动则气喘促，恶寒自汗，四肢厥冷，心中烦闷，咳吐清稀痰，详见病案3。

白术、山药各21g，云茯苓30g，炮附片、白芍、干姜、半夏、边条参各15g，陈皮、郁金各12g，木香6g，大枣10枚（劈）。

论著和讨论

本证候脾肾阳虚，不能宣化津液，停滞内蓄而成水饮，阴邪内盛，阳气衰微，吴坤安曰："若腹痛下利，四肢沉重疼痛，小便不利者，坎中阳虚不能以制阴水，致阴浊停蓄。"治则当温助脾肾之阳以行水，吴坤安曰："宜真武汤，壮元阳以消阴翳，培阳土以泄阴水，则开阖得宜，小便自利，腹痛诸症自除矣。"[3]仲景曰："少阴病，二三日不已，至四五日，腹痛，小便不利，四肢沉重疼痛，自下利者，此为有水气，其人或咳，或小便利，或下利，或呕者，真武汤（组方见方证）主之。"（《伤寒论》316条）俞根初说："若变腹痛自利，四肢重痛，咳而兼呕者，即当通阳利水，真武汤加减为主（本方重用茯苓八钱，去白芍加干姜八分，拌捣五味子五分，姜半夏四钱），势轻者，但用苓术二陈煎温中利水可也。"[4]

病案举例

1.滑伯仁治一人病恶寒发热，头体微痛，苦呕、下泄，五日矣。其亲亦知医，以小柴胡汤治之，不解。招滑诊视，脉弦而迟，曰：是在阴，当温之，为制真武汤。其亲争之，强以人参竹叶汤进，进则泄甚，脉且陷弱，始亟以前剂服之，连进四五剂乃效[5]。

2.谢映庐治陈希正，阳虚伤风，寒热间作，脉来浮缓，寒战鼓栗，热汗骤至，桂枝汤重加附子，进药少安。越日咳嗽，原方去白芍，加荆防，汗倍于前，寒热咳嗽悉除。口干鼻热，类于火气上炎，误进甘寒，越时口渴，火愈上炎，进参叶汤一碗，至胸腹饱满，满面红赤，汗出如雨，脉来冲指，为阴霾之气，无由转输，上冲心肺，从皮肤作汗也，用五苓散加姜附。俾得膀胱气化，小便长行，汗止胀消而安。面红虽息，汗仍不止。遂用真武，重加附子，少佐收摄之味，服下汗虽渐止，而四肢渐厥，口渴喜饮。复以附子四两，人参一两，浓煎汤服。服未终剂，汗收渴止厥回，诸症悉安[1]。

3.唐祖宣治饶某某，男，61岁，慢性脓胸：形体消瘦，面色皖白少华，精神疲惫，舌苔腻有津质淡，右胸廓瘘陷，肋间隙变窄疼痛，胸闷短气，动则气喘促，恶寒自汗，四肢厥冷，心中烦闷，咳吐清稀痰，小便清长，脉沉细。仲景："治痰饮者，当以温药和之。"苓桂术甘汤合葶苈大枣汤10余剂，胸闷疼痛减轻，仍自汗厥逆，脉细便清，短气不足以息。此肾阳衰微，水寒不能化气。宜温阳利水（组方见方证）。5剂诸症悉减，60余剂痊愈[2]。

引用文献

［1］谢映庐.谢映庐医案［M］.上海：上海科学技术出版社，1962：54.
［2］唐祖宣.真武汤临床运用探讨［J］.新中医，1980，（5）：33.
［3］吴坤安.伤寒指掌［M］.上海：上海科学技术出版社，1959：卷二16.
［4］俞根初.重订通俗伤寒论［M］.上海：上海科学技术出版社，1959：318.
［5］江瓘，魏之琇.名医类案（正续编）［M］.北京：中国中医药出版社，1996：17.

（三）清阳失位候（脾肾水饮转证3）

脾肾水饮证·清阳失位候，为脾肾阳气不振，水饮停蓄，上逆清道，阴占阳位，阻滞清阳，不得上行清空，伤寒家仍通称为水停心下之证，其见症，虽以清空之症象显明，但必兼见阳气郁滞与水气上逆之脉症。

通称：水停心下，浊阴踞上，清窍不利。

病名：［中医］支饮，痰饮，眩晕，眩冒，解颅。［西医］耳源性眩晕，外伤性脑水肿，颅内压增高，先天性脑积水，脑蛛网膜炎。

病因病机：脾肾水饮郁逆，因脾肾阳气不振，不能运化水液，致水饮停蓄，上逆清道，阴占阳位，阻塞清阳，不得升发于清空，即赵锡武所称"水饮内阻，清阳不升"之证。

证象组合：阳滞+清空+气逆+气郁

主症：**【阳气不行】症象**：①面色黧黑，或青暗，或色黄而晦暗，面色苍白，体胖面白，其形如肿，终日头昏肢倦。②背恶寒。③头部青筋显露，颜面紫红。④身振摇，两手发抖，筋瞤肉惕。⑤四肢不能活动。⑥小便不利。⑦大便素溏。**舌象**：①舌色必淡，苔多水滑，舌体特别肥大。②舌质淡红，苔薄腻。**脉象**：①脉濡软。②脉弦细。③脉弦或沉。

【清空不宣】症象：①头目苦眩冒，头如物冒，昏冒而神不清，目眩而见黑花，终日昏沉如在云雾中，两目懒睁，眩晕目眩，眼球震颤，卧床闭目，开目则晕。②头痛，头痛发重，如铁箍裹勒，鼻塞。③头大畸形，囟门不合，前囟高胀，头皮静脉显见，骨缝不闭，头不能抬。④耳鸣，耳鸣失聪。

副症：【气机冲逆】症象：①心悸，脐下有悸。②气自少腹上冲，状若奔豚，咽喉不得息。③恶心出汗，振悸不已。④呕吐，吐涎沫。⑤或咳逆倚息，气短不得卧。

宾症：【气机不宣】症象：①纳呆。②心下痞。③胸胁支满，短气。④彻夜不眠，或稍寐即醒，入睡多梦。**舌象**：舌苔厚腻而浊。**脉象**：脉滑。

治则：当以温通脾肾阳气为主，兼以淡渗行水为法。

方证

1.茯苓桂枝白术甘草汤证：张仲景方。又名苓桂术甘汤。功能健脾渗湿，温化痰饮。治痰饮病，症见胸胁胀满，眩晕心悸，或短气而咳，舌苔白滑，脉弦或沉紧。

茯苓四两，桂枝三两，白术二两，炙甘草二两。水煎，分三次服。

2.桂苓五味甘草汤证：张仲景方。治阳虚夹水饮，冲气上逆。

茯苓四两，桂枝四两，炙甘草三两，五味子半升。水煎，分三次服。

3.五苓散证：张仲景方。功能化气利水，健脾祛湿。治内停水湿。

猪苓、白术、茯苓十八铢，泽泻一两六铢，桂枝五钱。为末，每服一方寸匕，冲服；或水煎服。

4.龙牡泽泻汤证：赵锡武方[1]，眩晕，水饮内阻，清阳不升，浊阴不降。

生龙牡、茯苓、泽泻各18g，桂枝、甘草、生姜各9g，白术、半夏、橘皮各12g。

5.葶苈大枣泻肺合四苓加味方证：甘肃省人民医院脑科方[2]。颅内压增高，头痛呕吐者，外伤性脑水肿显效。

茯苓、泽泻、桑白皮各12g，猪苓、白术各9g，木通6g，羌活、葶苈子各3g，车前子24g，大枣5枚。

论著和讨论

本证候脾肾阳气郁遏，水饮内蓄，上泛清道，阻塞清阳，仲景曰“心下有支饮，其人苦冒眩，泽泻汤主之。泽泻五两，白术二两，水二升煮取一升，分温再服”（《金匮要略·痰饮咳嗽病脉证并治》），“假令瘦人脐下有悸，吐涎沫而癫眩，此水也，五苓散（组方见方证）主之”（同前）。其治则当以温通脾肾阳气，渗利行水为法。仲景曰：“心下有痰饮，胸胁支满，目眩，苓桂术甘汤（组方见方证）主之。茯苓四两，桂枝、白术三两，甘草二两。夫短气有微饮，当从小便去之，苓桂术甘汤主之，肾气丸亦主之”（同前），“青龙汤下已，多唾口燥，寸脉沉，尺脉微，手足厥逆，气从少腹上冲胸咽，手足痹，其面翕热如醉状，因复下流阴股，小便难，时复冒者，与茯苓桂枝五味甘草汤（组方见方证）治其气冲。……冲气即低，而反更咳，胸满者，桂苓五味甘草汤去桂，加干姜、细辛（各三两），以治其咳满。……咳满即止，而更复渴，冲气复发者，以细辛、干姜为热药也。服之当遂渴，而渴反止者，为支饮也。支饮者，法当冒，冒者必呕，呕者复内半夏（半升），以去其水。……水去呕止，其人形肿者，加杏仁（半升）主之。其证应内麻黄，以其人遂痹，故不内之。若逆而内之者，必厥。所以然者，以其人血虚，麻黄发其阳故也。……若面热如醉，此为胃热上冲熏其面，加大黄（三两）以利之”（同前）。

仲景曰“发汗后，其人脐下悸者，欲作奔豚，茯苓桂枝甘草大枣汤主之”（《伤寒论》65条），“伤寒，若吐若下后，心下逆满，气上冲胸，起则头眩，脉沉紧，发汗则动经，身为振振摇者，茯苓桂枝白术甘草汤主之”（67条），“烧针令其汗，针处被寒，核起而赤者，必发奔豚，气从少腹上冲心者，灸其核上各一壮，与桂枝加桂汤，更加桂二两也”（117条）。

吴坤安说：“伤寒若吐若下后，心下逆满，气上冲胸，起则头眩，脉沉紧，复发汗动经，身为振振摇者，茯苓桂枝白术甘草汤主之。此亦阳虚饮蓄，而致头身振摇，即真武之轻者。”[3]刘渡舟治头目苦冒眩：“头如物冒，昏冒而神不清，目眩而见黑花，或咳逆倚息，气短不得卧，其形如肿，脉弦或沉，面色黧黑，或青暗，或色黄而晦暗，舌色必淡，苔多水滑，舌体特别肥大。金匮泽泻汤主之。泽泻18~24g，白术10~12g。”[4]张常春说：“加味泽泻汤治内耳眩晕症，伴耳鸣失聪，恶心呕吐，出汗及眼球震颤。加味泽泻汤：泽泻15~24g，生白术9g，钩藤15g。恶心呕吐，呈热象的，如舌质或舌尖较红，苔微黄或黄腻，口苦，脉数等，加生代赭石18~30g，法半夏、连翘各9g；呈寒象的，如舌质淡红，苔薄白或白腻，不渴脉缓，加生赭石18~30g，法半夏12g，生姜15g。兼畏热烦渴等热象的，宜选加生石膏18~30g，麦冬、生白芍、太子参各12g，甘草6g，五味子4.5g；明显耳鸣明显加磁石15~30g；心悸加茯苓12g，悸甚再加桂枝9g，炙甘草6g；形寒肢冷，舌淡苔白，脉沉细无力，加熟附片9g，党参12g，炙甘草6g。”[5]

病案举例

1. **王文忠**治梅尼埃病：突发头晕目眩，四周景物晃动，天旋地转，动则恶心欲呕，闭目静卧则眩晕略轻，饮食减少，小便不利，舌红苔薄白腻，脉沉微滑，予滋肾平肝，六味加天麻二陈等，1剂眩晕更重，不敢转动头部，予金匮泽泻汤：泽泻30g，白术15g，川牛膝9g，2剂后眩晕明显减轻，小便增多，再改滋阴平肝，3剂未见减轻，又改泽泻汤1剂，眩晕即减，继服4剂，诸症消失[6]。

2. **杨君**治李某某，男，9个月。患儿出生后至第7个月前一切正常，第7个月后，发现右手不灵活，右腿活动能力较差，之后患儿头部明显迅速增大，到8个半月时双眼已呈"落日"状，头部青筋显露，颜面紫红，头不能抬，四肢不能活动，身体极度消瘦。头围56cm，前后囟门扩大而饱满，凸出于颅骨。先后经数个医院诊断为脑积水。患儿自第10个月时开始服用本方。服药后尿量明显增多，大便亦呈稀水状，至服完第6剂药后，囟门明显凹陷，面色渐转红润。前后共服药27剂，患儿四肢渐能活动，颈部亦有力，能抬头活动，囟门未再凸起而痊愈。服药期间未出现任何不良反应。7年半后追访，患儿已9岁，精神饱满，智力良好，没患过其他疾病，头围仍为56cm，唯右手腕部以下发育欠佳，活动力较差。身高体重均与同年龄健康儿童无异。主方：茯苓、大腹皮各15g，猪苓、泽泻、牛膝、车前子各10g，白术5g，桂枝2g。水煎频服。加减：烦躁加生石膏20g，琥珀面1g（一次冲服量，早晚各一次）；呕吐加竹茹10g；大便干加大黄7g，知母10g[7]。

3. **陈嘉栋**治脾虚湿阻：徐某，45岁，发作前有预兆，西医诊断为耳源性眩晕，服验方（赭石30g，制半夏10g，夏枯草、车前子各20g）有小效。近来工作劳累，旧病大发，眩晕耳鸣，卧床闭目，开目则晕，体胖面白，苔薄腻，脉濡软，询得大便素溏，细察病机，脾虚湿郁，清气不升。法宜健脾利湿：白术12g，泽泻25g。4剂。服药眩晕渐平，终剂则诸症悉除。按：本例形体丰腴，劳累辄发，貌壮实而体不充，大便常溏，乃脾运不健，面白脉濡，为气虚湿盛，脉症相参，本虚标实，清气不得伸展。前服验方小效，唯赭石重坠，非便溏所宜，故取白术培脾，泽泻渗湿，一补一泄，脾运复，水湿去，清气得升而眩晕自止[8]。

4. **刘渡舟**治朱某，男，50岁，终日昏沉如在云雾中，两目懒睁，两手发颤，脉弦而软，舌肥大异常，苔白滑根部腻。金匮泽泻汤主之。泽泻18~24g，白术10~12g。服二煎，顿觉周身与胸背漐漐汗出，有黏感，如释重负，头清目亮[4]。

又治魏某某，男，60岁，头晕目眩，鼻塞耳鸣，已数载，脉弦，舌胖大无伦，苔水滑而白，心下有饮，上冒清阳，浊阴踞上，清窍不利，泽泻汤5剂，愈其大半，转五苓散温阳行水收动。叶天士说："通阳不在温，而在利小便。"[4]

5. **洪哲明**治吴某某，男，42岁，失眠已及两月，或彻夜不眠，或稍寐即醒，入睡多梦，终日头昏肢倦，时而眩晕，口苦呕恶，纳呆，服西药镇静，中药养心安神不效，舌苔厚腻而浊，脉弦细。拟先清少阳郁火，以利枢机，服小柴胡汤2剂不效，且觉心悸便溏，属中阳不振，水饮上逆，苓桂术甘汤数剂，效亦不显，饮邪弥漫，阻遏清阳，先予荡涤，以抑邪势，控涎丹（5g）1粒，得泻，眩晕减，呕恶止，心悸宁，安然入睡，苓桂术甘汤5剂，以善其后。按：《灵枢·邪客》篇"厥气客于五脏六腑，则卫气独卫其外，行于阳，不得入于阴，……故目不瞑"，阳气下交于阴则寐，出于阴则寤。饮邪遏于中焦，阳气不得下交，故失眠[9]。

引用文献

[1] 北京西苑医院.赵锡武医疗经验[M].北京：人民卫生出版社，2005：118.

[2] 甘肃省人民医院脑系科.颅内压增高的中药治疗[J].新医药学杂志，1977，(6)：6.

[3] 吴坤安.伤寒指掌[M].上海：上海科学技术出版社，1959：卷二39.

[4] 刘渡舟.谈谈《金匮》的泽泻汤证[J].中医杂志，1980，(9)：17，18.

[5] 张常春.加味泽泻汤治疗内耳眩晕症13例观察[J].新医药学杂志，1976，(5)：20.

[6] 王文忠.眩晕一例治验体会[J].中医杂志，1965，(10)：32.

[7] 杨君.重剂"五苓散"治疗脑积水的体会[J].新医药学杂志，1978，(8)：45.

[8] 陈嘉栋.眩晕十则[J].中医杂志，1980，(7)：16.

[9] 单书健.洪哲明先生运用控涎丹经验介绍[J].中医杂志，1982，(6)：18.

（四）津气郁滞候（脾肾水饮变证1）

脾肾水饮证·津气郁滞候，系由脾肾气滞，不能运化，致水液停蓄于中，泛溢于外，气水互滞之候。其见症以水气停滞于内外之症象显明，但可兼见脾肾阳气郁滞之脉症。

通称：水气停滞。

病名：[中医]水肿，阳水。[西医]慢性肾衰竭，尿毒症。

病因病机：脾肾水饮郁滞，系脾肾阳气郁滞，脾气不能制水，肾气不能行水，致水饮内蓄，气水互滞于中，泛溢于外，而成肿胀之患。

证象组合：阳滞+津滞+气滞+气郁

主症：【阳气不行】症象：①皮色萎黄晦暗。②洒淅恶寒。③身重困倦。④头晕头痛。⑤头眩，起即头眩。⑥耳鸣咽干。⑦心下悸。**舌象**：①舌质淡红。②苔薄白而润。③舌苔白腻。④舌淡苔白滑。**脉象**：①脉沉弦迟。②脉重按沉细。③脉细小数。④脉沉弦而缓。

【津不化气】症象：①遍身浮肿，五心俱平（心窝、手心、足心），呼吸深长，语声低微。②脚肿，腰以下有水气。③浮肿以下肢及阴囊为著。④肚腹胀大不能系腰带。

【气机不利】症象：①胸闷腹胀，肠间辘辘有声，腰痛如折。②腹胀，少食即感脘腹胀甚，嗳气则舒，大便二三日一解。

副症：【气化不行】症象：①小便短少，小便不利，少腹急迫。②大便，小便俱不通。

【气机不宣】症象：①胸闷。②纳食呆滞。③咳嗽少痰。

宾症：【气机不降】症象：①恶心呕吐。②气促，喘急，咳呛，喉有痰鸣，甚则张口抬肩，摇身撷肚，不能平卧。

治则：当以温通脾肾阳气，行气利水；势盛者，亦可借以逐水泄水一法，以挫其势。

方证

1. 牡蛎泽泻散证：张仲景方。治大病瘥后，腰以下有水气（《伤寒论》395条）。

牡蛎（熬）、泽泻、蜀漆（暖水洗去腥）、葶苈子（熬）、商陆根（熬）、海藻（洗去咸）、栝楼根各等分。上七味，异捣，下筛为散，更于臼中治之，白饮和，服方寸匕，日三服。小便利，止后服。

2. 复元丹证：姚国美方[1]，温肾实脾，治脚肿，腹胀，肠间辘辘有声，心下悸，小便不利，脉沉弦且迟。

泽泻75g，附子60g，木香、茴香、花椒、独活、厚朴、白术、橘皮、吴茱萸、肉桂心各30g，槟榔、肉豆蔻各15g。

3. 五苓散化裁证：刘君凤方[2]。治水湿浸渍型水肿症，腰痛如折，遍身浮肿，详见病案3。

猪苓、茯苓各20g，泽泻15g，毛根（白茅根）、败酱、钩藤、坤草各50g，大毛（大腹皮）、车前子、槟榔、草果、佩兰各15g，生姜5g。

论著和讨论

本证候脾肾阳气郁滞，水气互滞，泛溢于内外，仲景曰“妊娠有水气，身重，小便不利，洒淅恶寒，起即头眩，葵子茯苓散主之”（《金匮要略·妇人妊娠病脉证并治》），其治则当以温通脾肾，行气利水为法。俞根初说：“又有脾胃气虚，土不制水，溢于下焦，故从腰以下有水气而为水肿也，宜牡蛎泽泻散利水便而泄下焦之水也。”[3]林文彦说水肿：“《本草纲目》谓甘遂‘泻肾经及隧道水湿，脚气，阴囊肿坠……’。《本草新编》：‘亦谓甘遂……退面目浮肿，祛胃中水结，尤能利水’。临床上，甘遂对于肾炎水肿患者治效较好。对尿毒症患者，亦有一定的利尿消肿作用。”[4]

王金铭说：此例（病案1）水肿，见脘腹胀满，全身浮肿，嗳气频作，进食胀甚，为气滞水停，属中医“阳水”范畴。用五皮饮加味配服石干散。石干散一方原载明代龚廷贤著《寿世保元》一书水肿门，为治臌胀效方。原方云“患者先服五皮饮1~2帖，然后服此药末。体实者一钱，虚者九分，空心葱白汤下，隔日服1次，轻者2帖，重者不过3帖。痊愈后服健脾养胃之药永不发也。要忌盐腥二七则肠胃清，病根拔”。石干散即：石干、黑丑头末、海金沙、槟榔各3g，沉香、木香、琥珀各15g，葶苈子24g。上药共为末。我们所用之“石干散”中之石干为滑石。查《本草衍义补遗》谓滑石“燥湿，分水道”。《本草纲目》曰：疗黄疸、水肿[5]。

病案举例

1. **王金铭**治李某某，女，53岁，患者有高血压病史。1975年5月面部及全身浮肿，遂到县医院诊治。尿液检查：蛋白（+++），白细胞少许，诊断为肾炎。嘱患者注射青霉素，口服维生素类，双氢克尿塞和激素类药物，治疗20余天，浮肿消失。7月9日水肿又发作，来本站求诊。诊见：全身浮肿，气促，肚腹胀大不能系腰带。自诉：头眩，腹胀，少食即感脘腹胀甚，嗳气则舒，大便2~3日一解，小便短少，脉沉弦而缓，舌淡苔白滑。处方：陈皮、川厚朴、枳实各9g，大腹皮、茯苓皮各15g，桑白皮、姜皮、车前子各12g，炒莱菔子30g，大枣5枚（劈）。3剂。每日1剂。另每晚煎葱白汤，送服石干散3g，并嘱忌食盐腥类。二诊：服上药后，腹胀轻松，气促大减，大便每日泻溏便两次，小便较前增多，水肿有消失之势，饮食有所增加。遂处方：陈皮、川厚朴、姜皮各9g，大腹皮、麦芽各15g，五加皮、车前子、茯苓皮各12g，炒莱菔子21g，3剂，每晚石干散2.4g，服法如上。三诊：服药后水肿及腹部症状全部消失，改用六味汤（原名六君子汤）合五皮饮加减，调理善后而愈，至今未见复发[5]。

2. **林文彦**治何某某，男性，50岁，患者因反复全身浮肿一年多，曾诊为慢性肾炎。后在连平县人民医院诊断为尿毒症，于1973年2月，专程到我院求医。留医数日，病情日趋恶化。余会诊时，患者病势垂危，面目及全身，浮肿，五心俱平（心窝、手心、足心），皮色萎黄晦暗，呼吸深长，语声低微，少腹急迫，大便，小便俱不通，舌质淡红，苔薄白而润，脉重按沉细，血压170/110mmHg，尿有蛋白。此乃本虚标实之证，生命危在旦夕，补肾健脾利水已嫌不及，解表利尿亦不中肯，非投峻下逐水之剂，不能挽救于俄顷。急用甘遂末4分（1.3g）入胶囊成4丸，一次开水吞服。6小时后，下大便3次，先下黑色羊屎粒状便，继下浆糊样稀粪，小便随之亦通。翌日再如上法用甘遂末4分，二便从此通畅，病者转危为安。嗣以济生肾气丸，以固其本。并配合中西结合治疗8个月，临床症状基本消失而出院（附说明：此病人于1976年因病情复发，在连平县死亡，1973年的治疗使其延长几年寿命）[4]。

3.刘君凤等治刘某某，男，50岁，腰痛如折，遍身浮肿，小便短少，身重困倦，胸闷腹胀，纳食呆滞，恶心呕吐，头晕头痛，耳鸣咽干，咳嗽少寐，舌尖红，苔根部稍腻黄，脉弦滑，肾图结论：双肾功能中度损害。诊断：水湿浸渍型水肿症，湿邪兼有化热之象。治则：利湿清热，化浊降逆，五苓散化裁（组方见方证），水煎250ml分2次温服。另：大黄、槐花各50g，草果25g，水煎200ml，一日1次保留灌肠。连用1周，尿量显增，每日约2500ml，浮肿消退，饮食增加，日进主食1斤左右，头晕耳鸣加重，夜寐欠佳，舌质红，苔薄黄，脉沉弦，为阴虚阳亢，兼浊气上逆（西医：继发代谢性酸中毒），治则：滋阴潜阳降浊，①钩藤、茯苓、坤草各50g，生白芍25g，黄芩、草果、杜仲各15g，生地、大黄、泽兰根各20g，芡实10g。②大黄、槐花各50g，草果、泽兰根各15g，龙牡各25g，保留灌肠。诸症悉退，住院50天，随访4月，健康状况良好[2]。

引用文献

［1］姚国美.姚国美医学讲义合编［M］.北京：人民卫生出版社，2009：248.
［2］刘君凤.中医辨证施治治愈慢性肾功衰竭两例［J］.中医药学报，1984，(2)：33.
［3］俞根初.重订通俗伤寒论［M］.上海：上海科学技术出版社，1959：468.
［4］林文彦.谈谈临床运用甘遂之经验［J］.新中医，1981，(8)：6.
［5］王金铭.水肿治验［J］.新中医，1977，(2)：38.

（五）津气郁结候（脾肾水饮变证2）

脾肾水饮证·津气郁结候，系由脾肾蓄水，郁滞日久，阳气渐衰，阴浊内聚，气水互结而成臌胀之症，故俞根初称之为气裹水胀之证。其见症以气水聚结之单腹臌胀显明，但必兼见脾肾阳气郁滞之阴盛阳衰脉症，并以之为主。

通称：气裹水胀。

病名：［**中医**］臌胀，气臌，水胀，寒胀，脾肾胀，单腹胀。［**西医**］结核性腹膜炎并发腹水，慢性肾炎。

病因病机：脾肾水饮郁结：水邪郁滞既久，脾肾阳气日衰，阴浊内聚，阳气不行，气水互结，而成俞根初所云“脾肾阳虚，阴浊满布”之证。

证象组合：阳滞+津滞+气结+气郁

主症：【**阳气不行**】**症象**：①精神萎靡。②肢懈，体重。③头眩。④四肢瘦削。⑤脐腹痼冷。⑥腰髀胀痛。⑦大便溏。**舌象**：①舌光无华。②舌淡苔白滑。③舌苔淡白胖滑。④舌苔灰滑而腻。**脉象**：①脉沉迟甚。③脉沉弦而缓。④脉沉迟。

【**津不化气**】**症象**：①面浮目肿。②全身浮肿。③腹满引背。④足跗浮肿。⑤肿自足起，渐向上蔓延。⑥腿肿如斗，囊肿如升。

【**气机郁结**】**症象**：①腹大如瓮，腹膨如鼓，外坚中空。②腹部肿胀坚硬。

副症：【**气化不行**】**症象**：①小便短少，小便短涩。②小便癃闭。

【**气机不宣**】**症象**：①不能食。②气闷。

宾症：【**气机不降**】**症象**：①善哕。②气促，气喘，喘满倚息。

治则：当以温通脾肾阳气，行气逐水，以攻其结聚，使水从二便而出。

方证

1.禹功散证：张子和方[1]。治阳水，便秘，脉实，元气未伤者。

黑牵牛子四两，炒茴香一两（或加木香一两）为末，每服一二钱，姜汁调服。

2.天真丹证：《通俗伤寒论》方[2]。专治阳虚湿胜，腹胀坚大，按之不窅，脐腹痼冷，甚则腿肿如斗，囊肿如升。

青化桂1.5g，沉香、琥珀、酒浸巴戟、小茴香、补骨脂、胡芦巴、杜仲、酒浸炒萆薢、炒黑丑各30g，研匀如梧子大每服6~9g。

3.禹余粮丸证：《通俗伤寒论》方[2]。叶氏去附子、莪术、青皮加赤茯苓三两，名针砂丸。忌盐一毫不可入口，否则发疾愈甚，善治湿滞伤脾，食不运化，肝郁乘脾，气臌虚胀，小便短涩，久则腿膝脚肿、上气喘息等症。许学士、朱丹溪云此方乃治臌胀之要药，病从小便内旋去不动，脏腑真气兼以温和，调补气血药助之，真神方也。

禹余粮、蛇含石、真针砂同醋煮透煅研各90g，附子、紫猺桂、干姜、茯苓、当归、羌活、川芎、蒺藜、怀牛膝、青皮、大茴香、白蔻仁、广木香、莪术、三棱同醋煮炒各15g，同研蒸熟为丸，每服6~9g。

4.王氏琥珀散证：《通俗伤寒论》方[2]。治水胀。

琥珀末15g，黑丑炒香75g，葶苈子隔纸炒60g，猪苓、泽泻各炒取末45g，同研细匀，每服9g，五更时用酸糯米泔水，长葱三根，煎至一碗，取起去葱，入好酒一杯送下。

5.沉香琥珀丸证：《通俗伤寒论》方[2]。治水胀，小便不通。

琥珀另研，光杏仁、沉香、广陈皮、防已、苏木、赤茯苓、泽泻各15g，郁李净仁捣如泥、葶苈隔纸炒各30g，麝香3g，共研细匀，蜜丸如绿豆大，每服40~50丸。

6.三白散证：《通俗伤寒论》方[2]。治水胀，阴囊胀大，二便不通者。

白丑炒取头末60g，桑白皮姜汁炒、广陈皮、木通各30g，生白术15g，共研细匀，每服6g。

7.扁鹊玉壶丸证：《通俗伤寒论》方[2]。治水胀。

制透倭硫黄240g，糯米糊为丸，每服3g，开水送下。

8.局方半硫丸证：《通俗伤寒论》方[2]。治命门火衰，脾胃虚寒，不能克化水饮，致成寒水臌胀。

生半夏、倭硫黄各30g，开水泡七次，姜汁为丸，每服3~6g，米饮下。

9.神效虎肚丸证：凌晓五《饲鹤亭集》方[2]。善治寒水臌胀，兼治痰饮痞结，翻胃噎膈，呕吐泄泻等症。

虎肚一具，川厚朴片十五两，大戟四两，杜酥五钱，烧酒米糊打丸，金箔为衣，每服三四钱。

10.消水圣愈汤证：陈修园方[2]。疏达三焦，开泄隔膜，治水胀。

桂枝尖、黑附块、北细辛、蜜炙麻黄、生甘草梢各3g，知母9g，焙蝼蛄下截七只，生姜皮4.5g，大红枣2枚，用生黄芪皮30g，干蟾皮1只，煎汤代水。

11.千金大腹水肿方证：朱颜方[3]。治腹大如瓮，脉沉迟甚，舌光无华，足跗浮肿，精神萎靡，腹无青筋，大便溏。

海藻、昆布、黑丑各90g，椒目、葶苈各60g，肉桂、人工牛黄各9g，为一料，研细末，过箩，每服3g，日服二次。

12.积苍丸证：邓铁涛方[4]。治慢性肾炎，水肿严重，胸腹大量积水者，本方以治其标。

三棱、莪术、苍术、砂仁、连翘各2.3g，黑丑、大戟、巴戟、陈皮、川花椒、葶苈子、桑白皮、益智仁、防己、芫花、青皮、川芎、牛膝、甘遂各1.5g，槟榔250g，大黄7.7g，木香4.6g，紫荆皮3.1g，共末糊丸，每服12.5g，每日五更空腹服，连服3天，第一天淡姜汤，第二天陈皮汤，第三天桑皮汤送服。

论著和讨论

本证候水邪内盛，脾肾阳气不行，气水互结，俞根初说："气裹水胀，即脾肾胀，一名寒胀。肢懈体重，不能胜衣，气闷善哕，睡卧不安，甚则腹满引背，腰髀胀痛，小便癃闭，舌苔灰滑而腻。"[2]其治则当以温通脾肾阳气，行气逐水为法。张莘农曰："倘不及时先导其水，以杀其势，而徒筑以防堤，恐狂澜莫制，将不免有溃决泛滥之虞。必攻之逐之，俾邪水有所宣泄。"[5]俞根初说："胀而变臌者，属脾肾阳虚，阴浊满布，独胀于腹，腹膨如鼓，外虽坚满，中空无物，任人揉按，痛痒不关，初则旦食不能暮食，继即稍进饮食，饱闷难受，四肢日见瘦削，大便溏而溺涩，舌苔淡白胖滑。……名曰气臌，俗称单腹胀，又称为膨，全属脾肾阳虚，故《内经》谓足太阴虚则膨胀，又曰：脏寒生满病，《内经》鸡矢醴、东垣分消汤每不济事，予用神香圣术煎为主，朝送天真丹（组方见方证），夜送禹余粮丸（组方见方证），峻补其下，疏启其中，往往十全三四。"[2]

何秀山说："用消胀万应汤，取其消而不峻，随症佐丸散以缓下之，……水胀调下王氏琥珀散（组方见方证）。小便不通，危在旦夕者，送下沉香琥珀丸（组方见方证）。……阴囊胀大，二便不通者，送下三白散（组方见方证）。""若命门火衰，脾胃虚寒，不能克化水饮，致成寒水鼓胀者，必服神效虎肚丸（组方见方证）始克收温中宽膨之功。其他扁鹊玉壶丸（组方见方证）、局方半硫丸（组方见方证），亦皆寒胀之要药。"[2]

何廉臣说：水胀，予于临证实验上，每用济生实脾饮送下济生肾气丸，或用东垣补中益气汤送下扁鹊玉壶丹，或用参术健脾汤送下天真丸，或用香砂理中汤送下禹余粮丸（组方见方证），如水投石，一无成效。益信洄溪云胀俱在肠外三焦膈膜之间，其为病虽是正虚，终属邪实，慎用补法。其言确有卓识也。由是改变方针，从疏达三焦，开泄隔膜着想，竟用修园消水圣愈汤（组方见方证）加味。温凉并用，通补兼施，要在生黄芪皮善达三焦，干蟾皮专通肾络，蝼蛄又为利水之能品，故加用之。外用蓖麻油品松节油，用药制棉浸擦膈脘腹，自上至下，日擦四五次，似此内外并治，始得肠鸣如桴鼓。初则津津汗出，继则小溲如注，腹胀骤退，而两足仍肿，内用牡蛎泽泻汤（左牡蛎生打12g，泽泻、天花粉各4.5g，川桂枝1.5g，白茯苓9g，川厚朴3g。叶案验方），外用毫针浅刺足跗，以放其水之出路，乃奏全功，此为阴水之寒胀而设[2]。

病案举例

1.张莘农治魏某某，男，52岁，于1960年3月3日初诊，未经西医会诊。病经月余，肿自足起，渐向上蔓延，腹部肿胀坚硬（略不柔和），面浮目肿，气喘，小便不利，苔白，脉沉迟。此属鼓胀一类，疏方以五皮、五苓加麻黄、附子、川椒目、防己、商陆等以温阳行水，并用崇土制水等方法，治疗至3月18日，面浮渐消，腿肿晨消暮重，腹部肿胀如前，仅按之略较柔软，苔白，脉细。此病属体虚邪实，倘不及时先导其水，以杀其势，而徒筑以防堤，恐狂澜莫制，将不免有溃决泛滥之虞。必攻之逐之，俾邪水有所宣泄，遂用十枣丸4.5g，服后泻稀水数次，腹部肿胀即松，面浮亦消，谷纳渐佳，精神渐振。唯下腹部肿胀如前。用攻补兼施法，以香砂六君加减，与十枣丸相间服之。计前后门诊9次，约服药30剂左右，肿胀全消，谷纳颇佳，继以香砂六君加入黄芪、附子、鸡内金、谷芽、麦芽、姜、枣等制成丸方，以善其后。9个月后，偶以他恙就诊，称治愈后，迄未复发[5]。

2.朱颜治甄某某，女，64岁，患腹大如瓮8年，百治不瘥。1971年8月18日来寓求治。切脉沉迟甚，舌光无华，腹围102cm，足跗浮肿，精神萎靡，腹无青筋，大便溏，日3~5行，证属脾湿不运，聚水成胀。先予五皮饮加减，药用冬瓜皮、桑皮、茯苓皮、扁豆衣、陈皮、赤小豆煎服5剂后，继予千金大腹水肿方（组方见方证），为一料，研细末，过筛，每服3g，日服2次。10月20日其女陪来复诊，精神焕发，胃口亦开，脉起有神，肿消腹减，腰围88cm，舌仍无苔，大便溏数，仍予前方加茯苓、白术各90g，为末，服法如前。1972年1月14日其女来访，谓药未服完精神大佳。同年2月9日复诊，腹围76cm，唯因素有咳嗽，每冬必发，前因感冒后引发咳喘夜重服前胡、苏子、黄芩、石膏、陈皮、法半夏诸药4剂，无效。今切脉弦数（84次/分），唇朱舌光无苔，咽喉干燥，大便日1行，有时2~3行，小溲热。此肺阴不足，宜养阴清肺为治，仿生脉泻白为主加味：予沙参、麦冬、川贝母、玄参各9g，五味子3g，桑皮、地骨皮、枇杷叶各12g，甘草6g，芦根60g，调治而安[3]。

又治张某某，女，36岁，患结核性腹膜炎并发腹水。予千金大腹水肿方，用海藻、昆布、葶苈子、黑丑各90g，川椒目60g，肉桂、牛黄各9g，多共研细末，每服3g，日服3次，连服1个半月后，腹水全消，唯有腹疼，恐有粘连，久服西药异烟肼、对氨基水杨酸钠均已产生抗药性，不能控制结核，有低热，改予川花椒60g，椒目30g，为末，每服1.5g，日服3次[3]。

3.陆芷青治林某某，男，30余岁，慢性肾炎：全身浮肿，按之没指，腹胀膨隆，喘满依息，尿少便干，口渴不欲饮，苔白滑脉沉。此水气内盛，肺胃不降，脾失运化之权，三焦壅塞不通，宜降肺平喘，通中焦，利水道，己椒苈黄丸，3服未效，烦热便秘，苔黄腻，乃水湿化热，壅结于内而成实邪，用疏凿饮子攻逐分消，2服便仍不通，改舟车丸9g，仅泻稀水2次，越2日又胀满如前，再与舟车丸效却不显，从《外台秘要》以巴豆七粒去油捣和丸如绿豆大，吞服3丸，是夜水泻10余次，量甚多，全身肿胀全消，属静卧1日，糜粥养之，精神转佳，与胃苓汤，后改健脾利水，1周后给济生肾气丸日18g，分2服。每半月查尿，半年均正常，乃停药，乃遵仲景："病水腹大，小便不利，其脉沉绝者，有水可下之。"[6]

引用文献

［1］金元四大家医学全书·儒门事亲［M］.天津：天津科学技术出版社，1994：478.
［2］俞根初.重订通俗伤寒论［M］.上海：上海科学技术出版社，1959：361，365，372，374.
［3］朱不远.朱颜医案医话选（续）［J］.中医杂志，1980，(2)：16.
［4］邓铁涛.邓铁涛医集［M］.北京：人民卫生出版社，1995：45.
［5］张莘农.应用十枣丸治疗水肿病的体会［J］.新中医，1975，(1)：41.
［6］陆芷青.水肿证治验［J］.中医杂志，1980，(10)：27.

（六）肾气郁结候（脾肾水饮变证3）

脾肾水饮证·肾气郁结候，为脾肾阳气郁滞，水饮停蓄下焦，肠外膜内，日久结聚不散。其见症以下焦气水聚结之症象为主。

通称：水气郁结。

病名：［中医］癞疝，水疝。［西医］右侧精索非交通性鞘膜积液。

病因病机：脾肾水饮郁结，因脾肾阳气郁滞，不能运化行水，致水饮停蓄下焦，肠外膜内，与肾气搏结，日久结聚不散所致。

证象组合：气滞+气结+津滞

主症：【气机郁结】症象：①气聚则作痛有形。②腰间肿，时有块而痛。③阴囊胀大、麻木、灼痛、奔突，阴囊处轻触有冷觉水波感。④面色晦暗。**舌象**：苔白。**脉象**：沉弦而急。

副症：【气机不利】症象：①小腹胀满。②腹满而痛，按之濡濡作痛。**脉象**：脉滑或动。

宾症：【气化不行】症象：①虽饮水渴不止。②小便不行。

治则：当以温通脾肾阳气，疏利脾肾气机，渗利行水，甚则可兼以攻结逐水，以抉其聚结之水邪。

方证

1.五苓散加川楝子、小茴香证：万密斋方[1]。治小腹满而痛，甚渴，虽饮水渴不止，脉沉弦而急，蓄水似疝，详见病案1。

桂枝、茯苓、白术、泽泻、猪苓、川楝子、小茴香。

2.疏肝理气祛寒利尿方证：谭俊臣方[2]。治水疝：右侧精索非交通性鞘膜积液，详见病案2。

川楝5g，小茴、木通各2g，吴茱萸8g，丝瓜络、泽泻、猪苓、茯苓各10g。水煎服。

论著和讨论

本证候脾肾阳气郁滞，水饮停蓄下焦，与肾气搏结，其治则当以温通脾肾阳气，行气泄水为法。曹炳章说："疝气初病在气分之间，聚则塞痛，高突攻冲，散则鸣响，上嗳气，下泄气而休，宜青木香散（青木香、槟榔各6g，川楝子9g，淡吴萸、炮川乌、小茴香各3g，乌药、橘核、木通各4.5g，降香2.4g，公丁香1.2g，食盐少许、生研为末，以酒水各半、葱白五枚，煎汤调送之，少顷再进，日三服）最效。若癞疝水疝，因败精恶血结气凝湿，伏风积在阴囊所致，延及胀大、麻木、灼痛、奔突等候，宜七制金铃子丸（大川楝子49个，分7处，每处7个，各以酒浸胀取起倏干，秤小茴香15g，阿魏、补骨脂、黑丑、槟榔各9g，巴豆肉14粒去衣，斑蝥14个去头足，各以炒川楝子7个，炒至焦黑为度，唯巴豆、斑蝥炒后拣去不用，余药与川楝子共研末，再加肉桂、广木香、香附各9g，合为细末，洒面糊为丸，梧子大，空心每服30丸，青盐汤送下，日一服）。二方皆屡经效验。"[3]姚国美说："疝有气聚则作痛有形，气散则痛止无形，名曰瘕疝。……若寒凝小肠，痛多绕脐，寒凝膀胱，小腹胀满，有时作痛，不得小便，均宜温化；以天台乌药散，加味五苓散（加小茴香、青盐）分治之。"[4]有云：腰间肿，按之濡濡作痛，脉滑或动，时有块而痛，或如物所覆，宜加味二陈汤：陈皮、半夏、茯苓、甘草、白术、萆薢、白芥子、南星、竹沥、姜汁，或煨肾散：川花椒、甘遂、食盐入猪肾内煨热，热酒吞服。

病案举例

1.万密斋治一门子病伤寒，医与发汗，七日后不愈，小腹满而痛，欲下之未敢。脉之，沉弦而急，问曾渴饮水乎？答曰：甚渴，虽饮水渴不止。曰：此蓄水似疝症，不可下也。乃用五苓散以利其水，加川楝子、小茴香以止小腹之痛。一服，洞泄四五行，皆清水。次日再求诊。曰：不必再药，水尽泄自止矣。三日后果安[1]。

2.谭俊臣治水疝：赵某，男，3岁。患儿母亲代诉：右侧阴囊逐渐肿大已半年，加剧两月。外科检查，发现右侧精索2cm×15cm大肿块，质中，表面光滑，形色光亮，呈囊状。睾丸位于囊肿之下方，挤压肿块不消失，透光试验阳性。诊断为"右侧精索非交通性鞘膜积液"。建议手术治疗。患者为避免手术，来中医科门诊求治。察患儿发育正常，阴囊处轻触有冷觉水波感，右侧大于左侧，食欲尚可，面色晦暗，苔白，脉沉。治拟疏肝理气，祛寒利尿（组方见方证）。水煎服。3剂。二诊：患儿右侧阴囊积水减少，已消失1/2。守原方加重小茴、吴茱萸5g，木通10g，再进6剂。三诊：阴囊肿胀消失。改用金匮肾气丸调治半月，每次5g，每日3次，巩固疗效，追访年余未复发[2]。

3.吕树田治王某某，男，34岁，右侧阴囊处有一肿物，已3年之久，肿物还渐增大，有沉重感、劳累后加重。检查：右侧阴囊肿物约6cm×4cm，有水波动感，透光试验阳性，舌质淡苔白腻脉沉滑，诊为右侧阴囊水疝（右侧睾丸鞘膜积液）。拟化气利水，消积散结。处方：茯苓、猪苓、炒白术、泽泻各12g，桂枝、橘核、海藻各10g，海带、坤草各15g，黄芪20g，3剂，水煎服。二诊：右侧阴囊肿物明显缩小，效不更方，继用原方3剂，右侧阴囊肿物完全消失。随访5年未复发[5]。

引用文献

[1] 江瓘，魏之琇.名医类案（正续编）[M].北京：中国中医药出版社，1996：281.

[2] 谭俊臣，高以玲.水疝治验一则[J].北京中医学院学报，1985，(2)：29.

[3] 俞根初.重订通俗伤寒论[M].上海：上海科学技术出版社，1959：396.

[4] 姚国美.姚国美医学讲义合编[M].北京：人民卫生出版社，2009：172.

[5] 吕树田.中药治愈水疝5例[J].河北中医，1988，(3)：7.

（七）气虚不化候（脾肾水饮变证4）

脾肾水饮证·气虚不化候，为水饮内盛，而脾肾气虚，无力运化，实中夹虚之证。其见症虽以水气郁滞不行之症象显明，但必兼见脾肾气虚之脉症。

通称：气虚蓄水。

病名：［**中医**］虚肿，阴囊肿大。［**西医**］慢性肾炎，子宫肌瘤，羊水过多。

病因病机：脾肾水饮虚滞，因水气内停，日久必致脾肾气虚；或久病过服渗利克伐，伤残脾肾之气；脾虚不能制水，肾虚不能行水，而成气虚水盛之证。

证象组合：气虚+津滞+气滞+阳郁

主症：【**气虚失充**】**症象**：①面色苍白，萎黄。②形体消瘦，体倦乏力，头晕神倦，精神不振。③食欲不振，纳差。④腰背酸痛。⑤大便时溏。**舌象**：舌淡白，苔薄白。**脉象**：脉濡细，脉缓细，脉虚滑带数。

【**津不化气**】**症象**：①头面有轻度浮肿。②腹部胀满。③阴囊肿大。④下肢小腿有压陷。**舌象**：苔薄白润滑。**脉象**：脉沉。

副症：【**气化不行**】**症象**：小便短少色清，小便短涩。

宾症：【**气机不利**】**症象**：①腹部胀满。②下腹坠凉。

【**阳气不和**】**症象**：恶心不欲食。

治则：当补益脾肾之气，健脾利湿，温肾化气，以助行气泄水；扶正以逐邪，标本兼顾。

方证

1.健脾化气行水方证：曾春方[1]。治慢性肾炎，眼睑轻度浮肿，下肢小腿有压陷，详见病案2。

党参、茯苓、茅根、黑丑各9g，白术、法半夏、泽泻各6g，木香、桂枝、甘草各1.5g。

2.健脾补肾行气利水方证：陈又范方[2]。治羊水过多，恶心不欲食，脉虚滑带数，详见病案3。

黄芪、茯苓各12g，当归、白术、防己、泽泻、大腹皮、菟丝子、巴戟各9g，椒目6g，桂枝、川芎、砂仁各4.5g。

论著和讨论

本证候脾肾气虚，不能化气行水，水邪内蓄，正虚邪实，其治则当虚实兼顾，即补益脾肾之气，兼以渗利水气，亦扶正逐水之法。曾春说："调理脾胃治疗小儿慢性肾炎效果良好。脾胃功能健旺，可以运化水湿，还能制肾水，生肺金，从而增强五脏六腑生理功能，提高抗病能力。在健脾的基础上适当加些利水理气药，促进水湿的排泄，使祛邪而不伤正，邪去正安。慢性肾炎往往由于尿蛋白消除不去，造成反复发作，笔者认为黑丑对消除尿蛋白有很好的作用。据药理研究，黑丑吸收后，经泌尿系统排泄，刺激肾脏使之充血，尿量因之增加，呈利尿作用，是不是也起抑制蛋白的排泄，有待今后研究证实。"[1]《程门雪医案》编者按："本例（病案1）七岁幼童，病历两年，脾肾俱虚，近日下部蓄水又见加重。症属虚中夹实，实急宜先，程（门雪）老在此以黄芪防己汤、五苓散、五皮饮、滋肾通关丸等化裁，重在去水。补虚仅用芪术，益气可以化水，健脾可以化湿，均有助于去水，治疗方向是一致的。待其水去肿消，方可专力于补，这是虚缓宜后的治则。"[3]

病案举例

1.程门雪治张某某，男，7岁，阴囊肿大，腹部胀满，小溲不多，反复发作，病已两载，近日加剧，虚中夹实，予利水消肿：生黄芪皮、连皮茯苓、冬瓜皮、生薏苡仁各15g，木防己、苍术、白术各6g，淡姜皮2.4g，赤小豆30g，椒目3g，泽泻9g，滋肾通关丸12g[3]。

2.曾春治李某某，男，12岁，5月患急性肾炎全身浮肿，经某某军医院住院治疗半年多，浮肿消失，痊愈出院。7月水肿复发，续入前某某军医院住院治疗，1个多月浮肿消退，尿蛋白（+），白细胞（+），诊为慢性肾炎，自动出院。经多方寻找中草药治疗，浮肿时消时发，尿蛋白、白细胞始终未能消除。12月转余治疗。眼睑轻度浮肿，下肢小腿有压陷，面色萎黄，体倦乏力，食欲不振，大便时溏，小便短少色清，舌淡，苔薄白，脉缓细。尿常规检查：尿蛋白（++），白细胞（+），红细胞（++），管型（3~5）。诊为脾胃虚弱运化失调，湿积为肿。治以健脾化气行水（组方见方证），每日1剂。服3剂后食欲增进，浮肿消退。连服1周后尿常规检查恢复正常，为巩固疗效续服5剂，随访2年，一切发育正常，水肿未见复发[1]。

又治余某某，男，6岁，头面有轻度浮肿，经某某县人民医院诊为慢性肾炎。治疗10多天后，因小儿害怕打针，转中医治疗。证见面色苍白，形体消瘦，精神不振，饮食尚可，二便如常，舌淡白，苔薄白，脉濡细。尿常规检查；尿蛋白（+），白细胞（++），管型（1~3）。诊为脾胃虚弱，余湿未清。治法，健脾化气行水：黄芪、党参、茯苓、黑丑各9g，白术、泽泻各6g，木香、甘草各1.5g，连服7剂，精神转佳，尿常规检查正常，继服3剂善后，追访2年，据其母说一切正常[1]。

3.陈又范治羊水过多：熊某某，24岁，连续3胎，未及4月而胎死，早妊2月预为服药4剂，按月递增2剂，至产前为止，计服40余剂，安然产一女孩。后又孕4月，腹已增大，服药4剂无效，再次妊娠2月，仍服原药原治，又得正常分娩。症见：头晕神倦，恶心不欲食，脉虚滑带数，苔薄白润滑，为脾肾两虚，气失运化，以健脾补肾，行气利水（组方见方证）[2]。

4.钱伯煊治子宫肌瘤：胡某某，30岁，子宫如怀孕十周大，下腹坠凉，大便偏稀，纳差，腰背酸痛，苔薄白，脉沉。拟子宫肌瘤方：党参、海藻、昆布、山药各90g，橘皮、白术各60g，茯苓、川续断、桑寄生各120g，生牡蛎150g，蜜丸，9g，日2次。调理：建脾强肾，理气软坚，方：党参、白术、菟丝子、狗脊各90g，橘皮、木香各60g，茯苓、山药各120g，生牡蛎、桑寄生各150g，蜜丸[4]。

引用文献

［1］曾春.小儿慢性肾炎水肿治验［J］.新中医，1975，（1）：44.

［2］陈义范.羊水过多［J］.新中医，1977，（2）：16.

［3］上海中医学院.程门雪医案［M］.上海：上海科学技术出版社，2002：202.

［4］钱伯煊.妇科治验三则［J］.新医药学杂志，1977，（6）：32.

（八）阳虚不化候（脾肾水饮变证5）

脾肾水饮证·阳虚不化候，系由病水日久，脾肾阳气伤残，阴浊内盛，阳火衰微，正虚邪实，正不胜邪，必有脱绝之险，杂病学家亦通称阳虚水泛之证。其见症虽以水气郁滞之症象显明，但必兼见脾肾阳气衰微之脉症。

通称：阳虚水泛。

病名：［**中医**］阴水，臌胀，虚肿，正水，虚喘。［**西医**］冠状动脉硬化性心脏病，心衰Ⅲ度，风湿性心脏病，肺源性心脏病，心肾衰竭，尿毒症，肝硬化腹水，血吸虫性肝硬化腹水，慢性肾炎并感染，慢性肾盂肾炎，混合型慢性肾炎，肾病综合征，肾性高血压。

病因病机：脾肾水饮虚滞，因水邪郁滞既久，脾肾阳气伤残，或过服渗利攻逐，克伐脾肾阳气，致阳气已衰，而水邪尚盛。

证象组合：阳虚+津滞+气滞+气郁

主症：**【阳气不振】症象**：①萎黄，面色苍白稍青，结膜苍白，口唇青紫，面色暗晦，面色黧黑。②神倦嗜卧，神识迟钝，精神萎靡，疲乏无力，短气懒言。③形寒气怯肢冷，四肢厥冷，两手紫绀。④眩晕，头昏耳鸣。⑤心慌气急，不能平卧，心悸神疲难寐。⑥形消肉削，食呆。⑦腰背凉痛，腰膝酸软，两腿时有瞤动。⑧便溏，便溏失禁（小便时大便滑出）。⑨两颊泛红如妆，口干渴喜热饮。**舌象**：①舌淡胖紫暗。②舌质暗红。③舌淡腻浊。④舌尖红，苔白腻。**脉象**：①脉沉弦细，脉沉细无力，脉沉细而虚，脉沉微，关尺迟弱。②脉细数带弦，脉沉细而数，沉虚数或促。③脉细数参伍不调。

【津不化气】症象：①眼睑面部浮肿。②头面肿大如戴面具，目肿难开，口干颈粗，腹高腰桶。③肿亮欲穿，肢肿光亮欲破，按陷深而不起，腰以下及足背均浮肿。④阴囊亦肿，阴茎肿曲，囊大如瓜。⑤腹水腹胀难忍，腹大如鼓，腹皮绷急，腹膨大坚硬起亮光，腹高如抱瓮，脐突寸许。**舌象**：舌苔薄黄根部微黄腻。**脉象**：脉沉弦。

副症：**【气化不行】症象**：①尿少尿频，小便不利。②尿量甚少。③无尿。

【气机不宣】症象：①痞闷。②咳嗽流涕，咯痰不爽，色白而黏。

宾症：**【气机不利】症象**：①胸腹痞闷。②胸腹胀满。③脐腹饱满。④腹胀单腹肿胀。

【气机不降】症象：①咳嗽气促，痰多。②胸闷堵塞不能平卧。③气喘不能平卧，抬肩倚息。④呕吐恶心，食后呕吐。**脉象**：脉弦滑。

治则：当温助脾肾阳气，以温化水饮，亦回阳祛阴之法。

方证

1.真武汤合五苓散证：蒋庆雨方[1]。水气凌心（肺源性心脏病，心功能不全），浮肿下肢为重，甚则腹水，心悸不能平卧，少尿，口唇紫暗，舌紫滞苔白，脉沉虚而数，或有促象。

附子、肉桂、茯苓、白术、猪苓、泽泻、车前子、白芍。

2.商陆合剂证：利尿之功，显著迅速，24小时小便10~20次。

白商陆、茯苓神、车前子各9g，瞿麦12g，桂枝、炙甘草各3g，附子6g，葱头4个。

论著和讨论

本证候脾肾阳气衰微，阴浊水气内盛，正虚邪实，诚恐正不胜邪，而有脱绝之变，朱师墨云："为脾肾阳虚，气化无权，渗泄失职，不能通调水道。”[2]丁甘仁曰：“肺气不能下降，脾弱不能运化，水湿易聚，灌浸腠理，泛滥横溢，无所不到，三焦决渎无权，症势危险。”其治则当温助脾肾阳气，以化气行水，助阳祛阴，固本逐邪，故丁甘仁有云：“震动肾阳，温化水湿，千钧一发，唯此一举。”[3]

赵纪生按：肝硬化腹水，中医称之为“臌胀”。本例因晚期血吸虫病，内伤肝脾，虫阻经隧，脉络瘀塞，升降失常，清浊相混，积渐而成。如《诸病源候论》中所说：“此由水毒气血结聚于内，令腹渐大，动摇有声，皮肤黧黑，如水肿状，名水蛊也。”患者病时日久，脾病及肾，肾阳不振，开阖失司，小便不利，臌胀更甚。董（德懋）老以疏肝调脾、温通肾阳、活血软坚法并用，以条达气机，疏畅瘀阻，振奋肾阳，通利小便。俟腹水基本消退，以丸药缓图而竟全功。中医对腹水的治疗，常法有二，或利或泻。董老认为，腹水甚者，一泻为快，然则正气易伤，腹水反增，不可不视对象妄加滥用，否则易犯虚虚实实之戒。利即利小便，源源缓流，不罹复发，尤对病久正气虚者，安全可行，是为常法[4]。

病案举例

1.**朱师墨**治吴某，约30岁，疟后闭经半年，面色苍白而萎黄，肢体浮肿，胸腹胀满，小便短少，气喘而促，精神萎靡，四肢发冷，脉沉细迟，舌淡红不荣，苔白腻，为脾肾阳虚，气化无权，渗泄失职，不能通调水道，治分三步，先益火消水，次温补脾肾，最后调养气血，温通经脉，先益火之源以消阴翳。真武汤合五苓散加味：附块15g，炒白术、生姜各12g，炒白芍、桂枝各6g，茯苓30g，猪苓、泽泻、杏仁、苏梗各9g，葫芦瓢24g，砂仁（研冲）5g。20剂后，小便加多，肿胀渐消，四肢转温，喘促较松，白腻苔化。用金匮肾气丸合香砂六君子温补脾肾：附块、炒怀山、泽泻、炒白术、广陈皮各9g，肉桂、广木香（研冲）、砂仁（研冲）各5g，熟地、党参各12g，山茱萸6g，茯苓15g。又20剂，肿胀基本消除。用十全大补汤合温经汤：当归、黄芪、炒党参、炒白术、茯苓各15g，川芎10g，广木香、肉桂、吴茱萸、小茴香各5g，益母草12g，泽兰9g。40余剂，病愈经行[2]。

2.**唐祖宣**治肾炎：王某某，男，23岁，半年前感寒而致乏力、呕吐、腰痛、尿少浮肿，诊断：肾炎。面白少华，结膜苍白，精神萎靡，舌淡苔白多津，腰背凉痛，全身浮肿，四肢厥冷，恶心呕吐，饮食不进，脉沉细无力，血压150/100mmHg，小便日约200ml，尿检：蛋白（++++），红细胞（+++），白细胞（+），颗粒管型2~3个，属肾阳衰微，水气不化。宜温肾利水：白芍、白术、茯苓、炮附片、生姜、大腹皮、葫芦各30g，桂枝、干姜、半夏各15g，10剂肿消，30剂痊愈[5]。

3.**杜勉之**治肺源性心脏病，心衰Ⅲ度：胡某某，男，54岁，水肿消后复肿，且有增剧之势，面色苍白稍青，口唇青紫，端坐呼吸，不能平卧，全身浮肿，以下肢为剧，按之没指，纳差腹胀，尿少便溏，舌淡胖微紫暗，苔白腻，脉细数。属脾肾阳虚，水气泛滥，上逆心肺。宜温肾健脾，化气利水。许寿仁退肿汤合真武汤加减：附片、麻黄、桂枝、白术各10g，茯苓皮、黄芪、薏苡仁、冬瓜皮各15g，广木香、陈皮、通草各6g。5剂略减，继服10剂，尿量大增，肿势递减。再20剂水肿全消，咳喘、心悸均缓解[6]。

4.**董德懋**治臌胀（肝硬化腹水）：刘某某，男，51岁，5年前确诊为“血吸虫性肝硬化腹水”。一月前来我院住院治疗，使用利尿药，腹水未减。因腹胀加剧，并见胸闷，气促，而穿刺腹腔放液两次，每次1500ml左右，不久又复发。现主症为头昏，气怯肢冷，疲乏无力，食欲不振，小便短少，下肢浮肿。体检：精神萎靡，面色黧黑，巩膜轻度黄染，颈静脉怒张，颈旁有两个蜘蛛血痣，腹大如鼓，腹皮绷急，肝脾无法触及，下肢可见轻度凹陷性水肿。舌苔薄黄根部微黄腻，脉沉弦。化验检查：转氨酶125U，黄疸指数10U，麝浊16U，碘试验（+++）；血浆蛋白测定，总蛋白52g/L，白蛋白24g/L，球蛋白28g/L，A/G：0.97；腹水常规检查：李凡他氏试验（–），淋巴（0~3），红细胞（0~2），内皮细胞（0~4）。治宜疏肝理气，温阳利水：丹参15g，党参12g，肉桂、砂仁各6g，附片、草河车、土鳖虫、当归、郁金各9g，茵陈20g，猪苓、茯苓、赤芍、白芍、龙、牡各10g，甘草3g。首服五剂，尿量略有增加，四肢微微转温。上方加大腹皮10g，金钱草30g，同时加服济生肾气丸，日3次，1丸/次。用药半旬，尿量骤增，腹水消退，下肢浮肿消失，黄疸未见。为巩固疗效，配制如下丸药常服：丹参、草河车、大腹皮、茯苓、谷芽、麦芽各30g，党参、当归、赤芍、白芍、龙牡、龟板、鳖甲、厚朴、郁金、丹皮、泽泻各20g，牛膝18g，砂仁12g，土鳖虫、青陈皮各15g，肉桂、甘草各10g，共研细末，炼蜜为丸，每丸6g，日3次，每次1丸。共享三料，约两月余，患者腹水全消，食欲增进，精神转佳。复查肝功能，除碘试验（+），脑磷脂（+）外，余均正常。血浆蛋白测定：总蛋白61.2g/L，白蛋白32g/L，球蛋白29g/L，A/G：1.10。四个月后转外科顺利做脾切除，情况良好，腹水症至今未复发，能参加一般劳动[4]。

5.**魏长春**治肝硬化腹水：黄某某，男，59，全身浮肿，腹大尿少，反复发作4年，腹膨大坚硬起亮光，心悸气急，不能平卧，肢冷溲少，便溏，下肢肿胀，脉沉弦，舌红。属脾肾阳虚，大气不行，水湿泛滥。宜温运三焦：桂枝、炙甘草、生姜、附片各6g，红枣15g，生麻黄3g，细辛1.5g，党参、茯苓各12g。益欢散（或蟾蜍剖腹入砂仁，泥封煅存性）3g（吞），镇坎散（西瓜、大蒜泥封煅存性）1g（吞）。药后尿量明显增多[7]。

引用文献

［1］蒋庆雨.中西医结合分型治疗慢性肺心病77例［J］.新医药学杂志，1976，（10）：29.
［2］朱师墨.我治疗闭经的经验［J］.中医杂志，1979，（11）：32.
［3］丁甘仁.丁甘仁医案［M］.上海：上海科学技术出版社，1960：51，87.
［4］赵纪生.董德懋医案四则［J］.江西中医药，1983，（1）：14.
［5］唐祖宣.真武汤临床运用探讨［J］.新中医，1980，（5）：33.
［6］杜勉之."退肿汤"的临床应用［J］.中医杂志，1981，（12）：42.
［7］浙江省中医院.魏长春临床经验选辑［M］.杭州：浙江科学技术出版社，1984：99.

八、心肾水饮证（下焦水饮合病）（2候）

心肾水饮证，为肾中水饮上犯于心之证，古人称之为肾水凌心之证。系由肾阳不振，不能化气行水，致水饮停蓄下焦，上逆犯心，郁遏心火，心火不能下交于肾，不能温煦肾阳，则水无所化，水气更盛，致水火失交，心肾不通。故其为病，轻则郁遏心肾之阳气；甚则伤残心肾阳气；久则耗及心肾之阴，以致阴阳水火同病；剧者亦可致虚阳浮越，而有脱绝之变。而其治则总当温通心肾阳气，渗利行水为法。

证候别称：寒水凌心，肾水凌心，痰饮射肺凌心，阴虚蓄水，阳虚水逆，君火失明。

病名：［中医］支饮，心悸，眩晕，虚喘，虚肿，正水。

证候系统：详见图3–11–9。

本证————心阳失宣候
转证————心阳不振候
变证————阳气虚逆候

图3–11–9　心肾水饮证证候结构图

（一）心阳失宣候（心肾水饮本证）

心肾水饮证·心阳失宣候，系由肾中水饮，上逆犯心，郁滞心火，心阳失宣，伤寒家通称为寒水凌心，或肾水凌心之证。其见症以心阳郁滞与心神不宁之脉症同见。

通称：寒水凌心，肾水凌心。

病名：［中医］支饮，心悸。［西医］病毒性心肌炎，二尖瓣狭窄。

病因病机：心肾水饮郁滞，因肾阳不振，不能化气行水，水饮内蓄，上逆犯心，致心火郁遏，心阳阻滞。王雨三曰："寒气逼心，犹火被水克。"即刘景祺"饮停于胃，水气凌心，为心下支饮"之证。

证象组合：阳滞+神扰+气郁

主症：**【阳气不行】症象**：①面色苍白。②形寒。③倦怠无力，不能运动。④起则头眩，身为振振摇。⑤肢厥。⑥恶水不欲饮。⑦目不能张。**舌象**：①舌淡苔薄白。②苔薄白滑多涎。**脉象**：①脉沉迟。②脉沉紧。③脉沉细弦。④两关浮滑数结。

副症：**【神志不宁】症象**：①心悸。②心下悸。**舌象**：舌尖红。**脉象**：脉两关浮滑。

宾症：**【气机不宣】症象**：①胃脘懑闷，心中难受。②夜卧感胸中痞塞。③心下逆满，心下坚筑。④短气。

治则：当以温通心肾阳气为主，兼以逐饮行水为法。

方证

1.小半夏加茯苓汤证：张仲景方。治水饮上逆，呕吐，心下痞，眩晕心悸。

半夏18g，生姜24g，茯苓12g。

2.苓桂术甘汤证：张仲景方。治痰饮病，症见胸胁胀满，眩晕心悸，或短气而咳，舌苔白滑，脉弦或沉紧。

茯苓四两，桂枝三两，白术、炙甘草各二两。水煎，分三次服。

论著和讨论

本证候肾阳不振，肾水上逆犯心，郁滞心阳，心火失宣。仲景曰"水在心，心下坚筑，短气，恶水不欲饮"（《金匮要略·痰饮咳嗽病脉证并治》），"伤寒厥而心下悸，宜先治水，当服茯苓甘草汤，却治其厥，不尔，水渍入胃，必作利也。茯苓甘草汤：茯苓、桂枝、生姜、炙甘草"（《伤寒论》356条）。其治则当以温通心肾阳气，逐饮行水为法。仲景曰“夫短气有微饮，当从小便去之，苓桂术甘汤主之”（《痰饮咳嗽病脉证并治》），“卒呕吐，心下痞，膈间有水，眩悸者，小半夏加茯苓汤主之”（同前）。王雨三说：“寒悸。心属火，寒属水，寒气逼心，犹火被水克。故形寒心悸，脉沉迟。用姜桂汤。”[1]

病案举例

刘景祺治刘某某，男，15岁，1979年6月19日就诊。患者3年前因感冒发烧，全身肌肉酸痛5~6天。以后即出现心悸气短，胃脘憋闷，心中难受，倦怠无力，不能运动，早晨起床，叠被子还需休息8次。某医院心电图诊断为“心肌劳损”，多次治疗，效果不著。检查：患者身体瘦弱，面色苍白，舌淡苔薄白，脉搏129次/分，间歇脉6~7次/分，听诊心尖区有2级收缩期杂音，心界不扩大，两小腿有轻度凹陷性浮肿。心电图：ST段下移，T波倒置，心率120次/分，结论为窦性心动过速，心律不齐，心肌劳损。脉象：两关浮滑数结。中医辨证：饮停于胃，水气凌心。印象：心下支饮。治以温化痰饮：半夏18g，生姜24g，茯苓12g。6剂。复诊：恶心、头晕好转，纳增，自觉较前有力，脉搏96次/分，舌质鲜红，白苔消失，仍稍心悸，脉两关中取滑数。此为心下支饮渐消，气逆渐降，但有微饮尚存。根据《金匮要略·痰饮咳嗽病脉证并治》17条：“夫短气有微饮，当从小便去之，苓桂术甘汤主之。”故处方：茯苓、桂枝、白术各18g，甘草12g。15剂。7月15日诊：诸症消失，心电图恢复正常，体力增加。于9月初复学。2年后复查，身体健康[2]。

又治赵某某，女，18岁。患者胸憋心悸，腿软无力，已20余（-）。病前曾感冒，咽痛、发烧、全身肌肉极度疼痛，曾服解热镇痛药。感冒愈后，乃出现心悸气短，某医院心电图诊断为“心肌炎”，曾注射青、链霉素，疗效不著。检查：患者面色苍白，心尖区有Ⅱ级收缩期杂音，舌尖红，脉两关浮滑。超声心动图检查：左心房大，二尖瓣呈城墙样改变，二尖瓣前后叶呈同向运动，诊断为“二尖瓣狭窄”。化验血清黏蛋白2.9mg/dl，胶乳试验（-），血尿常规正常。证属心阳虚，故心悸气短。中阳不振，水饮内停，上凌心肺，胸满心悸。治宜温阳利水：茯苓、桂枝、白术各18g，甘草12g，生龙牡各15g，3剂。复诊：服上药后效果不明显，有时恶心，心中难受，全身仍无力。脉两关浮滑。证属心下支饮。治宜温化痰饮：半夏18g，生姜24g，茯苓、生牡蛎各12g。9剂。三诊：症状显著好转，体力大增。家住六层楼，服上方前，每次上楼中间必须休息12次：服上方3剂后，中间只休息6次，又服3剂，中间只休息1次；再服3剂，直达六楼。胸憋心悸消失。心尖区变为Ⅰ级收缩晚期杂音。唯虚汗较多，晨起口苦咽干，脉弦。处方：柴胡24g，茯苓16g，党参15g，半夏、生姜、甘草各9g，大枣3只，浮小麦30g。3剂。四诊：近日胸部稍憋闷，有时出现心中难受。脉两关浮滑。处方：枳实9g，半夏18g，生姜24g，茯苓、生牡蛎各12g。12剂。五诊：在劳累后出现头晕眼花，纳呆，余证好转。脉滑。处方：茯苓、桂枝、白术各15g，甘草、红花、炒杏仁、砂仁壳各9g，丹参、泽泻各24g，浮小麦30g。18剂。复查：恢复全日工作已3个多月，一切正常。全身有力，劳动后亦不出现心悸。心尖区有Ⅰ级收缩晚期杂音。超声心动图复查：左心房内径略大，右心室正常，二尖瓣双峰反向，EF速度较慢，心内结构未见明显异常。该患者前后共服中药45剂中小半夏加茯苓汤21剂，小柴胡汤3剂，苓桂术甘汤21剂，不但临床症状全部消失，而且心肌和瓣膜损害也基本消失[2]。

引用文献

[1] 王雨三.治病法轨[M].北京：学苑出版社，2015：158.
[2] 刘景祺.小半夏加茯苓汤治疗病毒性心肌炎[J].上海中医药杂志，1983,(9)：26.

（二）心阳不振候（心肾水饮转证）

心肾水饮证·心阳不振候，系由肾阳不振，水气停蓄，上犯心阳，阳气日衰，君火失明，而成虚中夹实之证。以心肾阳、气、神衰弱不振之脉症为主，亦可兼见心神不宁之症象。

通称：君火失明。

病名：[**中医**]眩晕，痴呆。[**西医**]神经官能症。

病因病机：心肾水饮虚损，由肾阳不振，不能化气行水，水气停蓄，上犯心阳，君火失明；心肾阳气日衰，神气不振；水气内扰，心神不宁。

证象组合：阳虚+神虚+气虚+神扰

主症：【**阳气不振**】**症象**：①肢冷，四肢厥冷。②沉默痴呆，两目仰视。**舌象**：舌淡，苔白而腻。**脉象**：①脉沉细。②脉沉微。

【**神气不振**】**症象**：①神思恍惚。②闭目不开。③易惊。**舌象**：舌白多津。**脉象**：脉来缓而无力。

副症：【**气虚失充**】**症象**：①眩晕面浮。②胸闷，纳呆。**舌象**：苔白而腻。

宾症：【**神志不宁**】**症象**：①语无伦次，时喜时悲。②心悸难寐。

治则：当以温助心肾阳气为主，兼以通阳行水，或佐以安神镇心之法。

方证

1.茯苓桂枝白术甘草汤证：张仲景方。治眩晕心悸，短气而咳，舌苔白滑，脉弦或沉紧。

茯苓四两，桂枝三两，白术、炙甘草各二两。水煎，分三次服。

2.桂枝龙骨牡蛎汤证：张仲景方，治失精家，少腹弦急，阴头寒，目眩，发落，脉及虚芤迟，为清谷亡血失精，脉得诸芤动微紧，男子失精，女子梦交。

桂枝、芍药、生姜、龙骨、牡蛎各三两，甘草二两，大枣十二枚。

3.茯苓四逆汤加龙牡证：周连三方[1]。治癫狂。详见病案1。

云茯苓、牡蛎各30g，党参、炮附片、干姜、龙骨各15g，甘草12g。

4.壮阳汤证：周康方[2]。治单纯型精神分裂症，淡漠，孤独、呆滞、嗜卧。详见病案2。

附子、干姜、巴戟天、淫羊藿、仙茅、川椒、党参、黄芪、陈皮各9g，肉桂、炙甘草各6g，熟地、龟板各15g。服法：每天服1剂，每剂煎服2次，服30剂为1个疗程。

论著和讨论

本证候肾水上犯心阳，阳气日衰，阳虚阴盛，君火失明，连建伟说："脾伤则胸闷纳呆，渐至浮肿，诸证蜂起。脉缓无力，阳气不足。"[3]其治则当以温助心肾阳气为主，兼以通阳行水为法。施德勤说："周康观察到某些单纯型精神分裂症患者表现为淡漠，孤独、呆滞、嗜卧，不见幻觉、妄想、紊乱、躁动，根据《内经》'阴静阳躁'的理论，得到《伤寒论》'少阴之为病，脉微细，但欲寐'的启发，用四逆汤加肉桂，并重用附子（最大剂量达每日120g，不先煎），取得了明显的疗效。"[4]

病案举例

1.周连三治癫狂：李某某，女，41岁，初喧扰不宁，躁狂打骂，动而多怒，骂詈日夜不休，经医用大剂硝黄泻下，转为沉默痴呆，舌白多津，语无伦次，心悸易惊，头痛失眠，时喜时悲，四肢厥冷，六脉沉微，茯苓四逆汤加龙牡（组方见方证），3剂神志清醒，头疼止，四肢温，改苓桂术甘汤加龙牡10余剂而愈[1]。

2.周康治男性，37岁，未婚。病程已3年，初起，终日关门闭户，卧床不起；继则打人骂人，或终日无言，蒙头大睡。仪态不整，孤坐一隅，缄默不语，态度傲慢，行为对抗；然对外界则一无要求。诊断为精神分裂症。经电休克9次，胰岛素休克55次合并电休克5次，同时服用盐酸氯丙嗪达20500mg后，仅抗拒现象有所改善，能相互交谈；但对一切事物仍不感兴趣，孤独不群，疏懒被动，终日卧床；舌苔白腻，脉象细滑。以壮阳汤（组方见方证）治疗。服7剂后，自诉精神较以前爽朗，不终日想睡。行动亦活跃，开始与人交谈。服18剂后，交谈言词畅达，对"工疗"兴趣颇佳。共服20剂后出院。随访半年情况良好[2]。

3.连建伟治眩晕：顾某某，女，34岁，素患眩晕近10年，更兼心悸难寐，甚则神思恍惚。西医诊断为"神经官能症"，经多处治疗，未见明显疗效。近经一医投生熟地、麦冬、玉竹之属，反增胸闷、纳呆、面浮等证。按其脉来缓而无力，苔白而腻。辨证论治：久病气分多虚，气虚则清阳不升，而为眩晕。心气不足则心悸难寐，甚则神思恍惚。阳气不足之证，不用壮阳以配阴，反投滋阴之属，阴愈盛而阳愈虚，眩晕更甚。滋阴之药多滋腻，足能伤脾。脾伤则胸闷纳呆，渐至浮肿，诸证蜂起。脉缓无力，阳气不足可知；苔白面腻，脾湿有余之证。治拟益心气镇心神，佐以健脾燥湿：桂枝、广陈皮各6g，炒白芍、炒白术、制半夏各9g，炙甘草4.5g，生姜3片，大枣3枚，龙骨15g，牡蛎24g，党参、炙黄芪、茯苓各12g，5剂。按照《素问·阴阳应象大论》"阳病治阴，阴病治阳，定其血气，各守其乡"的治则，方用桂枝加龙骨牡蛎汤益养心气，重镇心神，配合六君子汤加黄芪益气健脾，调中燥湿，乃心脾并治之方。11月18日复诊：夜寐能安，心不动悸，但眩晕未减，面色稍有浮肿。脉缓，苔白略腻。药已中病，原方加淮小麦20g，增强益养心气之功。服药5剂浮肿退，眩晕减，再以本方加减服15剂，逐渐恢复健康，能从事轻便的农业生产劳动[3]。

4.李洪成：1998年治一少女癫疾，清热化痰，转为痴呆，开始张目不合，渐两目仰视不移，后转终日闭目不开，舌淡，脉沉细，肢冷，诊为心肾阳虚，用四逆汤合苓桂术甘汤加味，10余剂始愈[5]。

引用文献

[1] 周连三.茯苓四逆汤临床运用经验[J].中医杂志，1965，(1)：28.

[2] 周康等.以桂附壮阳药为主治疗精神分裂症的临床体会与讨论[J].上海中医药杂志，1966，(2)：51.

[3] 连建伟.临床运用桂枝加龙骨牡蛎汤的体验[J].浙江中医学院学报，1983，(5)：37.

[4] 施德勤.周康治疗精神病经验简介[J].浙江中医药，1982，17(9)：395.

[5] 李洪成.中医证候学[M].北京：中国医药科技出版社，2008：1788.

九、肺肾水饮证（下焦水饮并病）（2候）

肺肾水饮证，为肾中水饮上逆犯肺之证。系由肾阳不振，不能化气行水，致水饮停蓄下焦，上逆犯肺，肺失敷布之职，不能利三焦，行水道，下输膀胱，因而水气泛滥，浊浪滔天，总属水气为病。故其始则水邪上行清道，郁滞胸中清阳之气，不得宣达于内外，而致水气充斥三焦；久则伤残肺肾阳气，甚致耗损肾阴，正虚邪实，剧则阴浊内逼，虚阳浮越，上逆以致散脱。其治则总当温通肺肾阳气，使肺阳有敷布之权，肾阳有化气之力，则水气自能行水道而下输膀胱。

证候别称：风遏水阻，气虚水肿，阳虚水泛，上盛下虚。

病名：［中医］风水，皮水，阴水，肿胀，虚肿，气虚水肿，阳虚水肿。

证候系统：详见图3-11-10。

本证————清阳不化候

转证————气虚不化候

变证————阳虚不化候

图3-11-10　肺肾水饮证证候结构图

（一）清阳不化候（肺肾水饮本证）

肺肾水饮证·清阳不化候，多系外感风寒，触动肾中水气，上泛于肺，肺失通调之司，清阳不司宣发，致水气泛溢于外。以水气泛溢症象显明，但必兼上焦与表分阳气郁遏之脉症。

通称：风遏水阻。

病名：［中医］风水，皮水，阴水，阳虚水肿。［西医］急性肾炎。

病因病机：肺肾水饮郁滞，常由外感风寒，触动肾中水气，上泛于肺，肺失通调之权，清阳不得宣达于表里，水气泛溢而成。

证象组合：阳郁+气郁+津滞

主症：**【阳气不宣】症象**：①面色苍白。②神倦心烦，口干不欲饮，渴不多饮。③眼眶发黑。④腰酸，腰痛。⑤恶寒肢厥，足肿而冷。⑥便溏溺短。**舌象**：①舌淡苔白。②舌苔白腻。③舌白滑兼淡灰。**脉象**：①脉浮缓。②沉迟。③沉细。④紧。

【津不化气】症象：①初起面目浮肿，后及全身，眼睑肿甚。②阴囊肿如壶状。③腹大如鼓。

【腠理不宣】症象：①恶风，无汗。②头痛，身痛。**脉象**：脉沉弦而呈紧象。

副症：**【气机不宣】症象**：①胸膈满闷不适。②咳嗽。③心悸胸闷，短气乏力。

【气化不行】症象：腰痛尿少。

宾症：**【气机不降】症象**：①气喘。②气从小腹上冲至胸致阵咳，发作时胸部不适。③咽痒。

治则：当以温宣肺肾阳气为主，宣表利水，汗利兼行，表里双解为法。

方证

1.麻附细辛汤合五皮饮证：何拯华方[1]。治风肿，风袭于上，头痛恶风，面目浮肿，肿而且亮，两手微厥，足肿而冷，便溏溺短。脉浮缓沉迟，舌白滑兼淡灰。详见病案1。

麻黄3g，北细辛1.8g，桑皮、冬瓜皮、浙苓皮各12g，附片2.4g，新会皮4.5g，五加皮9g。

2.消水圣愈汤证：陈源生方[2]。治肺气郁闭，水湿潴留，全身浮肿数日，眼睑肿甚，目不能开，阴囊肿亮，腹大如鼓，腰痛，口干不欲饮，便结，舌苔白腻，脉沉迟。详见病案4。

桂枝、生姜、麻黄各9g，细辛4.5g，茯苓皮15g，大枣、天雄各12g，甘草、知母各6g，水煎服。

3.桂枝加厚朴杏子汤加减证：王芳方[3]。治心悸胸闷，短气乏力，胸部不适，咽痒，时有颜面及下肢浮肿，眼眶发黑，腰酸，舌淡苔白，脉沉细。详见病案5。

桂枝、炒白芍、杏仁、紫丹参各10g，炙甘草、薄荷、川厚朴各3g，桔梗、瓜蒌皮、五味子各6g。

论著和讨论

本证候肺肾水饮停蓄，清阳不展，水邪泛溢，陈源生曰："风寒外袭，肺气失宣，不能通调水道，以致风遏水阻，溢于肌肤。"仲景曰："水之为病，其脉沉小，属少阴；浮者为风；无水虚胀者为气；水，发其汗即已。脉沉者，宜麻黄附子汤：麻黄三两，附子一两，甘草二两；浮者宜杏子汤（疑为麻杏甘石汤）”（《金匮要略·水气病脉证并治》）。治则当温通肺肾阳气为主，肾阳一振，肺阳宣发，清阳之气则能外发腠理，下输膀胱，肾之气化所及，则停水自行，兼以宣表发汗，淡渗行水，汗利兼行，以治其标，即陈源生所云：“属肺气郁闭，水湿潴留，急以‘开鬼门，洁净府’治之”。王芳按：“患者（病案5）平素心肾阳虚，下焦阴寒内盛，今复感外寒，引动下焦阴寒之气上逆，用桂枝汤平冲降逆，厚朴下气消痰，杏仁宣肺降气，瓜蒌皮、桔梗配薄荷化痰、利咽，五味子敛肺气，滋肾，安心神，因其形体肥胖，必痰湿郁结，痰瘀互滞，用丹参以行瘀解郁，3剂后，诸症基本消除，去理气化痰之品加附子等以固本，故病得除。”[3]

病案举例

1.何拯华治风肿案：徐水生，年25岁，素因水停于下，现因风袭于上而发病。头痛恶风，面目浮肿，肿而且亮，两手微厥，足肿而冷，便溏溺短。脉浮缓沉迟，舌白滑兼淡灰。脉症合参，浮缓为风，风性阳，轻清上浮，故面目独肿，沉缓为水，水性阴，重浊下凝，故足肿且冷。朱丹溪曰：面肿属风，足肿属水，洵不诬也。麻附细辛汤合五皮饮主之，使风挟寒水之气，从皮里膜外排泄而出，则上下之肿，自然分消而去。然非温不能蒸水化气，泄气出汗，故用辛附之辛热，助麻黄以发风水之汗，若五皮饮不过以皮达皮，取其消皮腠之积水而已（组方见方证），连服2剂，周身津津汗出，头痛及面目肿皆除。原方去麻、附，加丝瓜络12g，用路路通10个、丝通草15g，煎取清汤化水煎药，叠进3剂，小便畅利，足肿全退而愈[1]。

2.方仁渊治吴，由气喘而加浮肿咳嗽，右脉紧，此水气闭于皮肤，《金匮》所谓皮水是也。际此严寒，发汗极难，恐不易治：麻黄、杏仁、桂枝、细辛、附子、防己、猪苓、生甘草、前胡、茯苓，得汗后喘肿略退，宗前议加减：麻黄、杏仁、桂枝、细辛、附子、茯苓、白芍、苏子、前胡、生甘草，浮肿喘咳大退。再宗仲景法，小青龙汤去麻黄加茯苓、款冬花、杏仁[4]。

3.林永泰治阴水：陆某，女，24岁，全身浮肿，面色苍白，恶寒，四肢冰冷。脉象沉迟，舌苔白腻，渴不多饮。此证系阴盛阳微，水气泛溢，病名阴水。盖患者脾肾阳气素虚，水湿内蕴，脾主健运，肾主排泄，脾虚不能制水，肾虚不能排水，故水聚而成胀也。治宜消阴救阳，祛寒逐水，主以桂枝去芍加麻辛附子汤：桂枝9g，麻黄、甘草、附子、生姜各6g，细辛3g，大枣10枚，连服2剂。二诊：服药后得微汗，四肢转温，恶寒亦减，药已中肯，当乘胜再追，用前方再服1剂。三诊：恶寒已罢，小便通利，腹胀减小，脉象转缓，阳气亦有渐升之象，前方再服1剂。四诊：上部浮肿已消，腹胀再有减小，两足仍浮，后以鸡鸣散、实脾饮出入治愈[5]。

4.陈源生治周某某，男，9岁。患儿全身浮肿数日，眼睑肿甚，目不能开，阴囊肿亮，腹大如鼓，腰痛，口干不欲饮，便结，舌苔白腻，脉沉迟，曾在某医院检查：尿蛋白（++++），诊断为急性肾炎。辨其证候，属肺气郁闭，水湿潴留，急以“开鬼门，洁净府”治之，方投消水圣愈汤（组方见方证），服药3剂，微汗出，小便增多，肿势渐消，阴囊肿消过半，余症同前，此为肾阳不足，命门火衰，膀胱气化失职之候，法以强肾扶阳利水，以真武汤加味：附片12g先煎，白术、白芍、郁李仁各12g，茯苓18g，椒目、生姜各6g，水煎服。服上方8剂，大便得畅，小便得通，肿势消退，唯见少腹满，腰痛，神倦无力，检查尿液明显好转：蛋白（+），管型（+）。“益火之源，以消阴翳”，以金匮肾气汤为治，加臭牡丹、薏苡仁，以益气健脾利湿：附片9g先煎，桂枝、山萸各9g，熟地、山药、茯苓各12g，丹皮6g，臭牡丹15g，泽泻、薏苡仁各18g。服上方10余剂，症状基本消退，现仅食少、神倦等正虚之候，尿液：蛋白、管型均无。乃以香砂六君汤健脾益气而收功。迄今20年，未见复发[2]。

5.王芳治陈某某，女，53岁。1984年5月17日初诊：患者形体肥胖，心悸胸闷，短气乏力，时有颜面及下肢浮肿，眼眶发黑，腰酸。此次因受凉后咳嗽已20余天，曾服疏风宣肺，止咳化痰药10余剂后，痰量虽减，然咳嗽未已。细究其咳状，每因气从小腹上冲至胸致阵咳。发作时胸部不适，咽痒。舌淡苔白，脉沉细。遂以平冲降逆，佐以宽胸理气，化痰利咽。用桂枝加厚朴杏子汤加减（组方见方证）3剂。5月21日复诊：服药1剂，咳嗽明显减少。3剂尽后，气上冲、胸部不适得除，咳嗽仍作，原方去杏仁、厚朴、瓜蒌皮、薄荷，加淡附片、炒白术、炒扁豆、炒山楂、炙远志各10g。5剂。药后诸症皆除[3]。

引用文献

[1] 何廉臣.重印全国名医验案类编[M].上海：上海科学技术出版社，1959：60.
[2] 周文泉.陈源生老中医临床治验[J].新医药学杂志，1976，(8)：42.
[3] 王芳.咳喘治验[J].浙江中医学院学报，1985，(6)：55.
[4] 吴之谦.方耕霞先生医案摘要[J].江苏中医，1965，(5)：33.
[5] 福建省中医药研究院.福建中医医案医话选编（第二辑）[M].福州：福建人民出版社，1963：140.

（二）阳虚不化候（肺肾水饮变证）

肺肾水饮证·阳虚不化候，系久病水气，伤残肾阳，阳虚无力化气行水，水气上逆于肺，肺失宣降之常，杂病学家亦通称阳虚水泛之证。见症虽以水气郁滞之症象显明，但必兼见肾阳衰微之脉症，并以之为主。

通称：阳虚水泛。

病名：［中医］上盛下虚，肿胀，梅核气。

病因病机：肺肾水饮虚滞，因久病水气，肾阳伤残，无力化气行水，水气上逆于肺，肺失宣降之常，水气不行而泛溢。

证象组合：阳虚+津滞+气滞

主症：【阳气不振】**症象**：①形体消瘦，面色黧黑，面色㿠白少华，淡白。②头目眩晕。③精神疲惫，倦怠少力，动则喘促。④恶寒自汗。⑤四肢厥冷。⑥食欲不振。⑦小便清长。**舌象**：舌苔腻有津，质淡胖，苔滑。**脉象**：①脉沉弦无力。②沉细。

【津不化气】**症象**：①身肿下肢浮肿。②肋间隙变窄，咳吐清稀痰。**脉象**：沉滑。

副症：【气化不行】**症象**：小溲不利。

【气机不宣】**症象**：①咽喉不利如物梗塞。②胸闷气短，心中烦闷。③气喘。

宾症：【气机不利】**症象**：①右胸廓痿陷，胸胁疼痛。②小腹胀满。

治则：当以温助肾阳为主，兼以宣降肺气，化气行水，标本兼顾为法。

方证

苏子降气汤证：刘渡舟方[1]。上盛下虚，出现小溲不利，小腹胀满，及下肢浮肿等证。

苏子、陈皮、半夏、厚朴、前胡、生姜、当归、甘草、桂枝，加桔梗、白蔻仁各6g。

论著和讨论

本证候肾阳衰微，不能化气行水，水气上逆于肺，肺失宣降之权，致水气郁滞不行。刘渡舟曰："上盛下虚，出现小溲不利，小腹胀满，及下肢浮肿等证，盖因肺气郁逆，肾气虚衰，气化之合不行所致。"[1]其治则当以温助肾阳为主，以固其根本，兼以宣降肺气，化气行水，以除其郁滞，刘渡舟曰："苏子降气汤（组方见方证），以开提肺气（俗称提壶揭盖法）；茯苓、泽泻9g，以利水道；少加人参3g许，佐肉桂以行气化，俾上焦得通，下焦得温，小溲通畅，肿胀自消。"[1]

病案举例

1.**刘渡舟**治吕某某，女，37岁，四年来下肢浮肿不消，近半月咽喉不利如物梗塞，咳之不出，咽之不下，时时咳逆，以冀其畅，胸满短气，头目眩晕，食欲不振，倦怠少力，面色黧黑，滑苔质淡胖，脉沉弦无力，作梅核气以吐汤2剂不应。脾肾之本，先拔浮肿多年不消，痰湿不得运化，上阻肺气，与苏子降气汤（沉香、肉桂并用，组方见方证）加茯苓、泽泻各9g，化痰理气、淡渗利湿、温肾健脾3剂，肿消，咽已不梗，出入6剂而康[1]。

2.**魏长春**治毛某某，男，34岁，肾阳不足，气化失司，痰水内壅，上喘外肿，小便量少，大便干结，胸胁疼痛，面色淡白，脉左沉细，右沉滑，舌淡红。治以温肾通阳利水，佐通便逐痰：瞿麦、天花粉、车前子、怀牛膝各9g，附子6g，茯苓24g，怀山12g，椒目1.5g，沉香、控涎丹（吞）各3g，3剂。元阳复，小便多，水肿退，去控涎丹，迭进16剂。病瘥，脉缓，舌淡红，拟温煦元阳，巩固疗效：瞿麦15g，茯苓24g，怀山12g，椒目1.5g，车前子、怀牛膝、巴戟、川续断各9g，4剂[2]。

引用文献

［1］刘渡舟.关于苏子降气汤加减运用［J］.中医杂志，1964，(10)：33.

［2］浙江省中医院.魏长春临床经验选辑［M］.杭州：浙江科学技术出版社，1984：112.

第二节　寒饮证类（6证17候）

寒饮证，水饮挟寒之证，亦称为寒水，俗称为寒痰、冷痰。或由外感寒邪，触动宿饮；或过啖生冷之物，抑遏脾胃阳气；或中下阳气素虚，寒从内起；致水液运化失常，停蓄为饮，均可为水饮挟寒之证。俞根初曰："素有停饮，外感风寒；或先受风寒，后饮冷水；及恣饮冷茶、冷酒，或贪食瓜果生冷。"[1]此皆寒饮成因，或外受寒邪，或寒从内起，寒与停饮相搏，即成寒饮之证。

寒饮之证，多起自中焦，脾阳不能为胃行其津液，致水津停蓄而成中焦寒饮之证。故以脾胃寒饮证为本病；或因外感风寒，触动中焦寒饮，上逆于肺，而成肺胃、肺脾寒饮证，是为上中肺、脾、胃合病；如胃中寒饮，郁遏肝阳，肝寒内起，而成肝胃寒饮之证，是脾胃与肝并发之病，为中焦寒饮之并病。寒饮之深者，病起于下焦，肾阳不振，下不能化气行水，上不能温煥脾土，寒水内起，是为脾肾寒饮之证，为下焦寒饮本病；如猝受外寒于肺，触动下焦水饮，上逆于肺，即成肺肾水饮之证，是上下肺肾合病；如更郁遏肝阳，肺肾与肝并发为肝肺寒饮证，则为下焦寒饮之并病。

寒饮为阴浊之邪，必阻遏阳气，阳气不能化气行水，则停饮愈盛，其治则总以温通阳气为主。故张仲景明言“以温药和之”，叶天士亦主“温阳涤饮”之法。赵以德有云：“痰饮由水停也，得寒则聚，得温则行，况水行从乎气，温药能发越阳气，开腠理，通水道也。”[2]阳气宣通，则能使水液化气，阴浊自行，而无停蓄之患。故舒驰远告诫治水饮不可滋阴：“若谬用滋津等药，则阳愈消而阴愈长。”[3]此其治饮证之要则。是故治寒饮只可通阳，而切忌滋腻。

证候系统：详见表3-11-2。

表3-11-2 寒饮证证候结构表

	本病	合病	并病
中焦	脾胃寒饮证	肺胃寒饮证、肺脾寒饮证	肝胃寒饮证
下焦	脾肾寒饮证	肺肾寒饮证	肝肺寒饮证

一、脾胃寒饮证（中焦寒饮本病）（2候）

脾胃寒饮证，为外寒内陷，触动脾胃水饮之证。系由其人胃阳素虚，外感寒邪，内陷阳明，触动胃中宿饮，寒饮相搏而成中焦寒饮之本证。俞根初所谓：“此由胃阳素虚，猝为表寒所侵，触动里结之水气，累及脾阳不能健运也。”[1]张仲景称为阳明病中寒，胃中虚冷，“以胃中冷，水谷不别故也”。其病即吴坤安云：“阳虚失运，中寒不化。”[4]故其为病，浅则郁滞胃阳，深则滞及脾阳；久滞不除，必伤残中焦阳气，阳虚阴盛，阳气无力以制，阴浊上逆为患，即成实中夹虚之变。

脾胃寒饮证，系由中阳失于运化，致寒邪内陷，津液不化而成，其治则当以温运中阳为主，即俞根初所主“温健脾阳，升发胃气”[1]，则寒饮自行。慎不可妄投寒凉，张仲景有云：“攻其热，必哕。所以然者，胃中虚冷故也，以其人本虚，攻其热必哕。”吴坤安亦谓：“非阳明实热者比，此不可攻，攻之必作痼瘕。”[4]

证候别称：虚寒痞满，寒饮阻中。

病名：［中医］痞满，阳明中寒，胃中寒，固瘕，恶阻，胃脘痛。

证候系统：详见图3-11-11。

本证————胃阳失和候

转证————中阳不和候

变证————胃阳虚逆候

图3-11-11 脾胃寒饮证证候结构图

引用文献

［1］俞根初.重订通俗伤寒论［M］.上海：上海科学技术出版社，1959：317，190.

［2］赵以德.金匮玉函经二注［M］.北京：人民卫生出版社，1990：183.

［3］舒驰远.伤寒集注［M］.北京：人民军医出版社，2009：43.

［4］吴坤安.伤寒指掌［M］.上海：上海科学技术出版社，1959：卷一50.

（一）胃阳失和候（脾胃寒饮本证）

脾胃寒饮证·胃阳失和候，系由脾胃阳气不振，不能运化水液，停蓄成饮，郁滞胃中阳气，失其通降之常，杂病学家通称为虚寒痞满之证。其见症以胃气郁滞，通降失常症象为主，但必兼见胃阳郁滞之脉症。

通称：虚寒痞满。

病名：［中医］痞满。

病因病机：脾胃寒饮郁滞，多由脾胃阳气不振，或过食生冷瓜果冷饮冰水等物，抑遏胃中阳气，不能运化水液，致水液停蓄成饮，阻遏胃阳，失其通降之常。

证象组合：阳郁+气滞+气郁

主症：【阳气不宣】**症象**：①背恶寒。②胸中觉冷。③肢逆冷。④体倦神疲。**舌象**：①舌淡中冷。②苔薄白。

③苔灰白多津。**脉象**：①脉弦。②沉细。③脉迟紧。

【气机不利】症象：①胸脘痞满。②胃脘痞塞。

副症：【气机不宣】症象：①胸满。②胸窒。

宾症：【气化不降】症象：①胸脘壅塞不舒，嗳气频频。②唾液津津，泛吐清水。

治则：当以温通胃阳为主，兼以逐饮降逆，以利其通降。

方证

干姜半夏人参汤加附子证：林善星方[1]。治虚寒痞满，吐泻后，胸脘痞满，壅塞不舒，嗳气频频，唾液津津，六脉沉细，苔白多津，舌淡中冷。详见病案2。

干姜、附子各6g，党参9g，半夏4.5g。

论著和讨论

本证候寒水阻滞胃阳，胃失通降之司，饮邪上泛，仲景曰“阳明病，若中寒者，不能食，小便不利，手足濈然汗出，此欲作固瘕，必大便初硬后溏。所以然者，以胃中冷，水谷不别故也”（《伤寒论》191条）。其治则当以温胃通阳，逐饮降逆为法。林善星说：“干姜人参半夏汤是仲师用治妊娠呕吐之方；但必须掌握其呕吐系由胃虚有寒饮所致者，方能合拍。推而广之，本方用治由于胃虚有寒饮所致的其他病症，如腹痛、吐逆、眩晕、痞满等，亦皆有效。但必须认定虚寒二字，以呕吐物稀薄澄清或口内清涎上泛，唾液津津，舌苔白滑，舌质淡白为应用标准。于此更体现了中医‘异病同治’的特点，同时也说明了‘治病必求其本’的重要意义。因中医治病，全凭辨证论治而辨证论治，又必须建立在‘审证求因’的基础上，才能做到‘辨证’明确，‘论治’精当。”[1]

病案举例

1. **董幼谦**治陈某，男。寒湿久阻，饮邪复扰，体倦神疲，胸窒，脉弦，散寒涤饮：川附子、法半夏各9g，薏苡仁15g。老姜3g，复诊：胸窒稍爽，饮食增进，川附子、法半夏各9g，薏苡仁18g，益智仁12g，鸡内金2具[2]。

2. **林善星**治柳妇，壮年，夏月饮冷，吐泻后，胸脘痞满，壅塞不舒，嗳气频频，唾液津津，六脉沉细，苔白多津，舌淡中冷，吐泻后中阳未复，阴寒冷饮阻滞，气化无权，宜温里散寒，佐和胃祛痰，干姜半夏人参汤加附子（组方见方证），病遂霍然[1]。

引用文献

[1] 林善星.应用干姜人参半夏汤的一些经验[J].中医杂志，1964，(9)：32.

[2] 福建省中医药研究院.福建中医医案医话选编（第二辑）[M].福州：福建人民出版社，1963：376.

（二）中阳不和候（脾胃寒饮转证）

脾胃寒饮证·中阳失和候，系由其人脾胃阳气素虚，不能运化水液，寒从内起，水气停滞于中，正虚邪实，伤寒家通称为寒饮阻中。或中寒不化，胃中虚冷之证。其见症以寒饮停滞中焦，气机升降失常之症象显明，但必兼见脾阳不振之脉症。

通称：寒饮阻中。

病名：[中医]阳明中寒，胃中寒，固瘕。

病因病机：脾胃寒饮虚滞，多由脾胃阳气素虚，不能运化水液，致水液停蓄于中，张仲景云：“其人本虚，所以然者，以胃中冷，水谷不别故也。”或外寒内陷，触动脾中宿饮。

证象组合：阳虚+气滞+津泄+气逆

主症：【阳气不振】症象：①肢厥。②大便常溏，大便必先硬后溏。**舌象**：舌淡，苔白滑。**脉象**：脉迟紧。

【气机不利】症象：①胃脘痞塞。②脘腹满。③腹痛绵绵，得矢气则痛可暂缓。**舌象**：白滑而嫩。**脉象**：脉沉弦。

副症：【水谷不分】症象：①自利。②完谷不止。③小便不利。④手足濈然汗出。

宾症：【气机不降】症象：①不能食，食谷欲呕，饮水即哕。②泛吐清水，时吐涎沫。③嗳气。

治则：当以温中祛寒，逐饮降逆为法。

方证

1. **厚朴甘草生姜半夏人参汤证**：吴坤安方[1]。治阳明胃土中寒，津液横溢。

厚朴、甘草、生姜、半夏、人参。

2. **干姜半夏人参汤加高良姜证**：林善星方[2]。治虚寒腹痛，腹痛绵绵，久而不愈，时吐涎沫，胃脘痞塞，食少嗳气，得矢气则痛可暂缓，大便常溏，脉迟紧，苔白滑。

干姜、高良姜各9g，半夏、党参各6g。

论著和讨论

本证候脾胃阳气已虚，而寒饮中阻，仲景曰“阳明病，不能食，攻其热必哕，所以然者，胃中虚冷故也；以其人本虚，攻其热必哕”（《伤寒论》194条）。吴坤安曰：“阳明胃土中寒，脾不约束，津液横溢，四肢犹如阴盛，霪雨滂沱，故汗出而冷也，阳虚失运，中寒不化，故不能食，而小便不利也，大便必先硬后溏。”[1] 如俞根初曰：“太阳表寒虽解，而阳明中有水气，胃中寒不能食，食谷欲呕，饮水即哕，脘腹满，小便难，大便自利，甚则吐水，肢厥下利，完谷不止，舌苔淡白，白滑而嫩，脉沉弦而迟，此由胃阳素虚，猝为表寒所侵，触动里结之水气，累及脾阳不能健运也。”[3] 治则以温运中阳、逐饮降逆为法。俞根初曰：“呕多者，先与吴茱萸汤（淡吴萸3g，米炒潞党参4.5g，生姜6g，大红枣4枚）止其呕；利多者，与胃苓汤温中化水，水气化则小便利，下利自止；继以香砂理中汤温健脾阳，升发胃气，其病即愈。”[3] 吴坤安曰：“今虽便硬，手足汗出，非阳明实热者比，此不可攻，攻之必作固瘕。宜厚朴甘草生姜半夏人参汤（组方见方证）。以上合参《准绳金鉴》。”[1]

病案举例

林善星治林某某，男，32岁，腹痛绵绵，久而不愈，时吐涎沫，胃脘痞塞，食少嗳气，得矢气则痛可暂缓，大便常溏，脉迟紧，苔白滑，系寒饮阻中，中寒气滞，久之中土亦虚，以干姜人参半夏汤温中散寒，祛痰止呕，加高良姜行气止痛（组方见方证），1剂呕减痛轻，3剂愈[2]。

引用文献

［1］吴坤安.伤寒指掌［M］.上海：上海科学技术出版社，1959：卷一50.
［2］林善星.应用干姜人参半夏汤的一些经验［J］.中医杂志，1964，（9）：32.
［3］俞根初.重订通俗伤寒论［M］.上海：上海科学技术出版社，1959：190.

二、肺胃寒饮证（中焦寒饮合病1）（5候）

肺胃寒饮证，为外寒挟水饮之证。外感风寒于肺，触动胃中水饮，外寒与内饮相合，上逆于肺而成。即张仲景所谓“伤寒心下有水”之证，故通称“风寒夹饮”，或称“寒饮犯肺”“寒水射肺”；日久不愈，寒饮内停，蓄于肺胃，则发为喘急、哮吼，通称寒哮、冷哮、痰喘。饮属阴邪，久必伤阳，阳虚停饮，而喘者，亦称虚喘。然久病，或因过投温燥，亦可伤残气液，而寒饮总属阴邪，因而成阴阳虚实错杂之证。

肺胃寒饮证，总由外寒郁遏于肺，胃中水饮上逆所致，故其为病，轻则郁遏肺胃阳气，病发于里；重则郁遏上中清阳，则为表里同病，均可致上中气机宣降失序，阳气郁滞，阴浊上逆。甚则郁结上中，闭塞肺气，痹阻肺络。皆为实变。久则伤残阳气，或耗伤气液，则虚中夹实之变。

肺胃寒饮证，总由肺中之寒，与胃中之饮相搏而成。寒邪与饮，均属阴邪，故古人谓“此属中外皆寒”，阴盛而郁滞内外之阳气。其治则在于温药以宣通内外阳气为主；外以散肺中之寒，内以涤胃中之饮，即叶天士所主“通阳涤饮”之法。故张仲景云“服汤已，渴者，此寒去欲解也”，何秀山曰“大概以温通肺脏”[1]，张聿青谓“以搜太阴深伏之寒”[2]，寒散则水饮随之而去。

证候别称：风寒夹饮，寒伤肺而夹痰饮，寒水射肺，寒伏肺俞。

病名：［中医］伏湿夹寒，伏饮，支饮证，咳喘，气喘，哮喘，寒哮，虚喘，肺胀，肺痹，咯血，音哑，呕吐，痞结，寒实结胸。

证候系统：详见图3-11-12。

本证————清阳郁遏候
转证————清阳郁逆候、肺失宣降候、胃阳失和候
变证————清阳郁结候、肺气郁痹候、肺阳失宣候、气液虚逆候

图3-11-12　肺胃寒饮证证候结构图

引用文献

［1］俞根初.重订通俗伤寒论［M］.上海：上海科学技术出版社，1959：340.
［2］张聿青.张聿青医案［M］.上海：上海科学技术出版社，1963：160.

（一）清阳郁遏候（肺胃寒饮本证）

肺胃寒饮证·清阳郁遏候，为外感风寒，触动胃中宿饮，上逆犯肺，郁遏胸中清阳之气，不能宣展于内外，时

病学家通称风寒夹饮之证。其见症虽以肺失宣降之症象显明，但必兼见表里阳气郁遏之脉症。

通称：风寒夹饮。

病名：[中医] 伏湿夹寒，伏饮吼喘。

病因病机：肺胃寒饮郁遏，因外感寒邪引动胃中宿饮，上逆于肺，郁遏胸中清阳之气，不得宣展于内外，致外则腠理不宣，内则气失宣降，即张仲景“心下有水气”之候。

证象组合：阳郁+表郁+气郁

主症：**【阳气不宣】症象**：①其人振振身瞤剧。②恶水不欲饮。**舌象**：①舌薄白。②舌白滑。**脉象**：①脉紧。②涩。③沉弦。

【腠理不宣】症象：①恶风，汗大出不止。②背冷。③形寒发热无汗。

【气机不宣】症象：①胸满短气。②腹中微胀，腹中不知饥。③小水短。

副症：**【清空不宣】症象**：头痛。

【气机不降】症象：①上逆咳嗽，咳而微喘。②咳逆胸满，喘咳稀痰。

宾症：**【清窍不宣】症象**：①鼻出清涕，目泣自出。②口中热。③喉痒咳嗽。

【经气不宣】症象：①背痛腰疼。②遍身疼痛。

治则：当温宣肺气以散外寒，温通阳气以逐停饮，亦表里双解之法。

方证

1.小青龙汤证：张仲景方。功能解表散寒，温肺化饮。治外感风寒，内停水饮，症见恶寒发热，无汗，咳嗽痰白清稀，微喘，甚则喘息不得卧，口不渴，脉浮紧。

麻黄、白芍药、细辛、干姜、炙甘草、桂枝各三两，五味子、半夏半升。水煎，分三次服。

2.桂枝汤加味证：郑品端方[1]。治形寒发热无汗，头痛身疼，咳逆背冷，胸满短气，舌白滑。详见病案3。

桂枝、白芍、煮半夏各6g，粉甘草3g，杏仁、厚朴、生姜各4.5g，茯苓9g，红枣2枚。

论著和讨论

本证候寒饮上逆于肺胃，郁遏胸中阳气，不得宣展，升降失司，仲景曰“膈上病痰满喘咳吐，发则寒热，背痛腰疼，目泣自出，其人振振身瞤剧，必有伏饮”（《金匮要略·痰饮咳嗽病脉证并治》）。吴谦说：“伏饮者，乃饮留膈上伏而不出，发作有时者也。即今之或值秋寒，或感春风，发则必喘满咳吐痰盛，寒热背痛腰疼，咳剧则目泣自出，咳甚则振振身动，世俗所谓吼喘病也。”[2] 仲景又曰“伤寒，心下有水气，咳而微喘，发热不渴，服汤已渴者，此寒去欲解也，小青龙汤（组方见方证）主之”（《伤寒论》41条）。吴坤安亦云：“若表不解，咳而微喘，发热不渴者，此心下有水气，不得化汗，干肺而喘咳也，宜小青龙汤，以行水发汗，喘加杏仁以下气，如小便不利，小腹满，去麻黄加茯苓以行水。”[3]

治则当以温通阳气，以散寒逐饮，即颜芝馨主“外散寒邪，内撤水饮为治”[4]，吴鞠通说：“秋湿内伏，冬寒外加，脉紧无汗，恶寒身痛，喘咳稀痰，胸满，舌白滑，恶水不欲饮，甚则倚息不得卧，腹中微胀，小青龙汤主之；脉数有汗，小青龙去麻辛主之。大汗出者，倍桂枝，减干姜，加麻黄根。”[5] 吴坤安说：“寒邪犯肺饮发，凡外感寒邪，引动宿饮，上逆咳嗽，畏冷发热。当以温药和之：桂枝、淡干姜、半夏、茯苓、杏仁、炙甘草。”[3]

刘云密曰：丁酉腊，人病头痛恶风，鼻出清涕，兼以咳嗽痰甚，一时多患此。用冬时伤风之剂而愈者固多，然殊治者亦不少。虽同于风，投以风剂如羌活辈，则反剧。愚先治其标用干姜理中汤佐五苓散，退寒痰寒水之上逆，乃治其本，且麻黄汤去杏仁，佐以干姜、人参、川芎、半夏微微取汗，守此方因病进退而稍加减之，皆未脱麻黄，但有补剂不取汗矣，病者乃得霍然[6]。

病案举例

1.孙文垣治王祖泉乃眷。朝饭后稍寒，恶风发热，遍身疼痛，汗大出不止，口中热，腹中不知饥，小水短，六脉皆涩，投以白芍15g，白术6g，桂枝、黄芩各3g，甘草2.4g，2帖，汗止寒热除，去白术加当归，身痛亦愈[6]。

2.颜芝馨治寒饮咳嗽：脉沉弦，舌薄白，高年体虚，伤风后恶寒、发热，咳嗽痰稀，此肺经寒邪深伏，恐久延成饮，姑拟小青龙汤，外散寒邪，内撤水饮为治。蜜炙麻黄1.8g，桂枝尖、干姜各2.4g，焦白芍、制半夏各6g，炙甘草3g，北细辛0.9g，五味子1.5g，茯苓9g[4]。

3.郑品端治陈黄氏，33岁，寒热自汗，头疼身痛，咳嗽短气，脉浮紧，舌白滑。此风邪外袭，停饮不化也。治拟桂枝汤加味（组方见方证）主之。复诊：诸恙均瘥，再从前方进退继之：桂枝、杏仁、川朴各4.5g，茯苓、炙桑白皮各9g，煮半夏6g，薏苡仁15g，粉草2.4g，盐陈皮3g[1]。

4.高令山治金姓，男，46岁。慢性咳嗽，遇冷则发，20余年不断，因劳汗出，衣着不慎，随发热头痛，继喉痒咳嗽，痰多色白清稀，今日喘鸣，胸闷不舒，不得安卧，纳谷减少，舌淡红，苔薄白腻滑，素有饮郁内居，复感风寒束表，肺气不降。予疏散风寒，温化寒饮：麻黄、桂枝、五味子各4.5g，白芍、陈皮各6g，干姜、细辛、生甘草各3g，姜半夏、杏仁各9g，5剂愈[7]。

引用文献

［1］福建省中医药研究院.福建中医医案医话选编（第二辑）［M］.福州：福建人民出版社，1963：361.
［2］吴谦.御纂医宗金鉴［M］.北京：人民卫生出版社，1963：252.
［3］吴坤安.伤寒指掌［M］.上海：上海科学技术出版社，1959：卷一37，卷四67.
［4］萧龙友.现代医案选（第五辑）［M］.北京：人民卫生出版社，2008：236.
［5］吴鞠通.温病条辨［M］.福州：福建科学技术出版社，2010：124.
［6］江瓘，魏之琇.名医类案（正续编）［M］.北京：中国中医药出版社，1996：333，335.
［7］高令山.咳嗽的辨证施治（附临床疗效分析）［J］.上海中医药杂志，1965，(6)：16.

（二）清阳郁逆候（肺胃寒饮转证1）

肺胃寒饮证·清阳郁逆候，系由外感风寒，触动胃中宿饮，上逆于肺，郁遏胸中清阳，不得宣达于内外，寒饮上逆，伤寒家通称为寒水射肺之证。见症虽以肺气上逆之症象显明，但必兼见表里阳气郁遏不宣之脉症，并以之为主。

通称：寒水射肺。

病名：［**中医**］喘咳，寒伤肺而夹痰饮。［**西医**］慢性气管炎，腺病毒肺炎合并肺不张，并发心力衰竭。

病因病机：肺胃寒饮郁逆，因素有停饮，偶感风寒，或先受风寒，后饮冷水，或恣食生冷，以致肺胃阳气郁遏，清阳不得宣达于内外，外则表阳失宣，内则气失宣降，阴邪冲逆于上，即仲景所谓：“伤寒表不解，心下有水气。”

证象组合：阳郁+表郁+气逆+气郁

主症：【**阳气不宣**】**症象**：①面色㿠白，面色苍白，面浮色暗，面青唇绀。②精神萎靡，时而烦躁。③倦怠肢冷，纳少神疲。④形凛痰多，清白稀薄。⑤四肢不温。⑥小便不利。**舌象**：①舌淡苔薄白腻。②苔白滑。③灰白相兼而滑，舌淡苔腻微灰。④舌红无苔。**脉象**：①脉细滑，脉细稍数。②脉沉弦而紧。③脉沉数无力。④脉虚。

【**气机冲逆**】**症象**：①气喘咳嗽剧烈，平卧或稍活动则气喘加重，夜难平卧。②咳嗽气喘，喘促膈动，吐白痰如泡沫。③干呕，呕逆呕恶或噫。**脉象**：左脉弦虚。

副症：【**腠理不宣**】**症象**：①发热恶寒无汗，高热无汗。②恶风微热。③腰背酸楚。④面赤不渴。**脉象**：脉寸浮尺数。

【**气机不宣**】**症象**：①胸闷呼吸不畅。②喉间痰阻，咯吐不爽。③咳出白黏痰，痰多黏稠。④咳不出声，短气不足以息，心下满。

宾症：【**清空不宣**】**症象**：①头痛鼻鸣。②眩晕。③音哑。

治则：以温通阳气为主，以宣达表里，兼以涤痰逐饮，以降阴浊。

方证

1.小青龙汤证：张仲景方。功能解表散寒，温肺化饮。治外感风寒，内停水饮，症见恶寒发热，无汗，咳嗽痰白清稀，微喘，甚则喘息不得卧，口不渴，脉浮紧。

麻黄、白芍药、细辛、干姜、炙甘草、桂枝各三两，五味子、半夏各半升。水煎，分三次服。

2.新加三拗汤证：《通俗伤寒论》方[1]，宜上发汗法。何秀山按：以治风伤肺，寒伤太阳，头痛恶寒，无汗而喘，咳嗽白痰等证，效如桴鼓。可谓屡用达药，善于化裁者矣。

带节麻黄1.8g，荆芥穗6g，苦桔梗、苏薄荷各3g，金橘饼1枚，苦杏仁4.5g，生甘草1.5g，大蜜枣1枚。

3.射干麻黄汤加减证：蒲辅周方[2]。治腺病毒肺炎合并肺不张。呼吸不畅，喉间痰阻，喘促膈动，面色苍白，胸腹微满，脉虚，舌红无苔。详见病案3。

射干2.1g，麻黄、细辛各1.5g，五味子30粒，干姜0.9g，紫菀2.4g，法半夏3g，大枣4枚。

论著和讨论

本证候外寒兼挟水饮，郁遏肺胃阳气，清阳不得宣展，阴邪上逆，仲景曰“伤寒表不解，心下有水气，干呕，发热而咳，或渴，或利，或噎，或小便不利，少腹满，或喘者，小青龙汤（组方见方证）主之”（《伤寒论》40条）。其治则当温宣通阳以宣肺达表，温化逐饮以降逆平喘。赵以德说：“痰饮由水停也，得寒则聚，得温则行，况水行从乎气，温药能发越阳气，开腠理，通水道也。”“脉沉，病在里也。凡弦者，为痛、为饮、为癖。悬饮结积在内作痛，故脉见沉弦。”[3]俞根初说：“寒伤肺而夹痰饮者，头痛发热，恶寒无汗，鼻鸣气喘，咳嗽多痰，清白稀薄，气味亦淡，甚或咯吐不爽，呕逆眩晕，舌苔白滑而薄，或灰白相兼而滑，右脉弦滑，左手紧盛。轻则新加三拗汤（组方见方证）增姜半夏、橘红，重则小青龙汤。”“素有停饮，外感风寒，或先受风寒，后饮冷水，及恣饮冷茶冷酒，或贪食瓜果生冷。头痛身热，恶寒无汗，胸痞干呕，咳吐稀涎，甚则胸胁串痛，喘不得卧，舌苔白滑，甚或黑滑，或半边夹一二条白色，或中间夹一段白色。脉浮弦而缓，甚则迟弦。仲景所谓：‘伤寒脉浮缓，身但重，无少阴证是也。’先当辛温发散，轻则苏羌达表汤加半夏、茯苓，重则小青龙汤加减。”[1]

病案举例

1. 马元仪治发热喘急，头痛引胁，面赤不渴，二便如常，左脉弦虚，右脉空大，此无形之感，挟有形之痰，表里合邪，互结于胸胁之位也。口不渴者，外邪挟饮上逆，不待饮水自救也；二便调者，病在胸胁，犹未扰乱中州也。仲景治法：表不解，心下有水气，咳而微喘，发热不渴，小青龙汤主之（今仿此治）[4]。

2. 蒲辅周治风寒夹饮：谢某某，男，年龄8个半月，因感冒咳嗽2周，高热4天，于1961年4月17住某医院。住院检查摘要：体温39℃，脉搏104次/分，发育营养中等，两肺呼吸音粗糙，有散在中小水泡音。咽拭子病毒分离为Ⅲ型腺病毒，补体结合试验效价1 ∶ 32倍。胸部X线透视结果：右上肺有片状阴影，两肺气肿。临床诊断：腺病毒肺炎合并肺不张。病程与治疗：入院前2周咳嗽痰多，至第10天突然高热持续不退，伴有呕吐夹痰奶等，食纳差，大便黄色黏稠，日1~2次，精神萎靡，时而烦躁。入院后即用中药桑菊饮、葛根芩连汤加味、安宫牛黄散以及竹叶石膏汤等均未效，于4月21日请蒲老会诊：体温38~40℃，无汗，呕吐，下利，每日平均十多次，呼吸不畅，喉间痰阻，喘促膈动，面色苍白，胸腹微满，脉虚，舌红无苔。此属表邪郁闭，痰饮阻肺，正为邪遏之候，治宜辛温开闭，涤痰逐饮。方用射干麻黄汤加减（组方见方证），进2剂后体温由40.3℃降至正常，烦躁渐息，微咳不喘，喉间痰减，呼吸较畅，面色渐荣，手足心润，胸腹已不满，下利亦减，脉缓，舌质红，苦少。郁闭已开，肺气未复。宜益气化痰为治，方宗生脉散加味：沙参6g，麦冬、法半夏各3g，五味子20粒，紫菀2.4g，枇杷叶9g，生姜2片，大枣2枚，进2剂后咳止，一切正常，观察4天痊愈出院[2]。

又治风寒犯肺：李某某，男，5个月，因发热咳喘已11天转入某医院，住院检查：体重6.3kg，缺氧1度，肺部叩诊浊音，听诊有水泡音，X线发现大片实化。血常规：白细胞总数24.2×10^9/L，中性68%，淋巴32%。咽培养：有大肠埃希菌，咽拭子分离为重型腺病毒。诊断“腺病毒肺炎并发心力衰竭”。病程与治疗：持续高热无汗，四肢不温，咳嗽喘促，音哑，痰阻不利，面青，口周微发绀，呼吸不匀，舌红无苔，脉滑微数。此证虽见舌红脉数、肺阴受伤之候，而高热无汗，面青唇绀，喘咳痰滞，仍属风痰阻塞，肺气郁痹，急宜疏风开肺宣痹：僵蚕、牛蒡子、杏仁、竹叶各3g，桔梗、射干、前胡各2.4g，甘草1.5g，苇根9g，葱白2寸。复诊：连服2剂，未获汗，唯四肢转温，表气仍闭，余证不减，遂改用射干麻黄汤加减开肺宣痹，和胃涤痰：射干、细辛、甘草（炙）各1.5g，紫菀2.4g，五味子10粒，半夏、茯苓、化橘红各3g，麻黄0.9g，苏子（炒）2.1g，生姜2片，大枣2枚（劈），再服2剂后，乃获全身漐漐汗出，肺胃和调，诸症渐除，病遂告愈[2]。

3. 牟重临治喘咳。陈某某，男，46岁。患慢性气管炎已7年余，经常咳嗽气急多痰，受寒或劳累后则甚。10余天前，冒雨急奔后，头痛，咳嗽剧烈，平卧或稍活动则气喘加重，痰多黏稠，咯出不畅，胸闷呕恶，便结。视患者面苍倦息，舌淡苔薄白腻，脉寸浮尺数。此中气虚亏，痰饮内生，为风寒所引，痰逆喘咳：旋覆花、半夏、党参、茯苓、苏子各9g，代赭石12g，杏仁、橘红各6g，麻黄4.5g，甘草3g，生姜3片，大枣5枚。3剂痰咳大减，精神转佳，唯行动气急，去旋覆花、麻黄、苏子，加麦冬、五味子、当归、党参酌减其量，服十余剂痊愈，经年未发。按：脾为生痰之源，肺为贮痰之器，中焦虚亏，脾不运化，则痰浊内停，上逆为咳为喘。慢性气管炎的症状，往往虚实夹杂，本虚标实。本例久病体弱，中气不足，且久咳伤肺，造成肺脾虚亏，痰逆喘咳，开始兼有表证故用三拗汤，痰涎壅盛加陈皮、法半夏、苏子。表证既除，当固本为要，故用生脉散益气敛阴而收功[5]。

引用文献

［1］俞根初.重订通俗伤寒论［M］.上海：上海科学技术出版社，1959：308，309，317.
［2］高辉远.蒲辅周医案［M］.北京：人民卫生出版社，1972：154，156.
［3］赵以德.金匮玉函经二注［M］.北京：人民卫生出版社，1990：186，183.
［4］徐衡之，姚若琴.宋元明清名医类案［M］.长沙：湖南科学技术出版社，2006：579.
［5］牟重临.谈谈旋覆代赭汤的临床运用［J］.新医药学杂志，1977，（12）：13.

（三）肺失宣降候（肺胃寒饮转证2）

肺胃寒饮证·肺失宣降候，系由外感风寒，触动胃中宿饮，上犯于肺，肺气失宣降之司，饮邪挟肺气上逆。其见症虽以肺气上逆之症象显明，但必兼见上焦气机郁滞之脉症。

通称：寒饮阻肺。

病名：［中医］咳喘，伏饮，肺胀。

病因病机：肺胃寒饮郁逆，叶天士说："痰饮日聚于脏之外，脉络之中，凡遇风冷，或曝烈日，或劳碌身体，心事不宁，扰动络中宿饮。"[1]宿饮犯肺，肺气失宣降之司，饮邪挟肺气上逆。

证象组合：气郁+气逆

主症：【气机冲逆】症象：①暴喘不乳，咳嗽喘急，痰白而稀，或咳而呕。②气逆咳嗽，气塞喉底、胸膈，不思食物。③着枕呛吐稠痰。④气冲胃脘，心悸震动，必欲起坐。

副症：【气机不宣】症象：①面色萎黄，面浮。②胸满。③咳嗽痰出觉冷，咯痰黏腻。④恶寒，形寒背部为甚。⑤甚则胸膈引痛，左胁内痛，不能倚左而卧。⑥口苦，口渴心烦，不思饮水。⑦二便俱闭。**舌象：**①舌淡红。②舌苔白滑。③舌苔白腻质粉红。**脉象：**①脉右浮弦，左迟。②脉右弦，左濡。③脉弦滑。④两脉细弱无力。⑤脉伏。

宾症：【清窍不宣】症象：喉中痰鸣。

治则：当以温宣肺气，逐饮降逆为法。叶天士云："除根不速，到老年仍受其累耳。"[1]

方证

1.射干麻黄汤证：张仲景方。功能温肺化痰，止咳平喘。治寒饮郁肺，咳而上气，喉间有哮鸣声。

射干十三枚（一法三两），麻黄四两，生姜、细辛、紫菀、款冬花各三两，五味子半升，半夏八枚（一法半升），大枣七枚。水煎，分三次服。

2.姜桂二陈汤证：费伯雄方[2]。治肺寒而咳，乃水邪射肺，水冷金寒，咳吐痰沫，胸脘作懑，肌肤凛冽者。

炮姜、桂枝各1.5g，橘红、半夏、白术各3g，葶苈子、茯苓各6g，当归、苏子各4.5g，杏仁9g，苡仁30g，煎汤代水。

3.苏陈九宝汤加减法证：蒲辅周方[3]。治风寒入肺，咳嗽喘急，痰白而稀，或咳而呕，口渴心烦，或痰盛，胸满口苦。

桑白皮、大腹皮、陈皮、苏叶、薄荷、麻黄、杏仁、桂枝、甘草、生姜各6g，乌梅1枚。咳而呕，加半夏、竹茹；口渴心烦，加生石膏、天花粉；水饮喘甚，加葶苈子、大枣；痰盛胸满，加白芥子、莱菔子；口苦，加黄芩。

4.小青龙汤合三子养亲汤加减证：蒋庆雨方[4]。治肺源性心脏病痰浊阻肺型（感染为主），咳喘，胸闷气短，痰多稀白，舌淡苔薄腻，脉弦滑。

麻黄、桂枝、干姜、半夏、细辛、胆南星、附子、芦根、冬瓜子、苏子、白芥子。

5.加减小青龙汤证：魏长春方[5]。治咳喘，两颧高突，面色萎黄，舌淡红，恶寒，咳嗽有痰，胸膺作痛，脉弦滑。详见病案5。

生麻黄1.2g，桂枝、五味子、干姜各1.5g，白芍6g，炙甘草3g，半夏、款冬花、杏仁各9g。

论著和讨论

本证候外寒引动宿饮，上逆于肺，肺失宣降之权，饮邪挟肺气上逆，叶天士说："脉右弦左濡，秋凉宿饮，上泛咳呛，入夜着枕欲寐，气冲胃脘，心悸震动，必欲起坐。仲景《论脉篇》：弦为饮，背寒为饮，当治饮，不当治咳。饮属阴邪，乘暮夜窃发，《金匮》法中每以通阳涤饮，与世俗仅以肺药疏降迥异，用小青龙减麻辛法：桂枝、五味子、干姜、茯苓、白芍、炙甘草、半夏。"[1]其治则当以温宣肺气，逐饮降逆为法。吴坤安说："若饮邪犯肺作喘，当以温药和之，二陈汤加桂枝、姜汁。"[6]

病案举例

1.叶天士治远客路途，风寒外受，热气内蒸，痰饮日聚于脏之外，脉络之中，凡遇风冷，或曝烈日，或劳碌身体，心事不宁，扰动络中宿饮，饮泛，气逆咳嗽，气塞喉底、胸膈，不思食物，着枕呛吐稠痰，气降自愈，病名哮喘伏饮。治当得宜，除根不速，到老年仍受其累耳。小青龙汤去细辛[1]。

2.张聿青治邵左，夜卧受寒，咳嗽发热，即服酸收之品，肺邪因而不泄，咳经三月仍然不止，痰出觉冷，伏寒不泄，恐致损肺：不去节麻黄、不去节甘草各0.9g，不去皮尖杏仁、白茯苓、炒杜苏子各9g，制半夏4.5g，枳壳2.1g，橘红3g，老姜2片。二诊：用三拗汤以搜太阴深伏之寒，咳嗽大退，然脉形仍然沉细：不去节麻黄、砂仁末（研，冲）各0.9g，炒苏子、不去皮尖杏仁、白茯苓各9g，新会红3g，制半夏4.5g，不去节甘草1.5g，蜜生姜2.4g。三诊：咳嗽递减，十退七八，而仍痰多稀白，前法改进化痰：制半夏6g，炒苏子、白茯苓、杏仁、生薏苡仁各9g，旋覆花、白术各4.5g，橘红、糖生姜各3g。咳嗽渐定[7]。

3.周小农治袁从新子，3岁，遍发疮疥，腊月沐浴，致肺胀暴喘，不乳，面浮脉伏，二便俱闭，宜温开肺寒并化水气：麻黄、干姜、北细辛各0.9g，桂枝、生甘草各0.6g，白芍、茯苓各6g，半夏4.5g，杏仁9g，通草、防己各1.5g，五味子5粒。一剂，脉复喘定[8]。

4.黄衮甫治风嗽案：吴右，年34岁，风水交袭，表里不宣所致。咳嗽渐作，咯痰黏腻，气逆不舒，额上略有微汗。脉右浮弦，左迟，舌上白苔，辨证察脉，知属风水之咳嗽症也。夫肺主皮毛，皮毛者肺之合也。风水由皮毛而侵及肺，风邪既不外解，水邪又不下渗，壅闭上焦，窒碍呼吸，动则始咳，咳极则喘。方用杏仁宣肺，细辛、干姜、半夏化饮，五味子、茯苓、紫菀、款冬降气肃肺，治风水嗽之未化热者，非辛温之药，其孰能愈之：苦杏仁、白茯苓、制半夏、炙紫菀、款冬花各9g，淡干姜、五味子各1.5g，生白果10粒，北细辛、炙甘草各0.9g。服药3剂而咳痊愈[9]。

5.魏长春治范某某，女47岁，咳喘，两颧高突，面色萎黄，舌淡红，恶寒，咳嗽有痰，胸膺作痛，脉弦滑。乃新感兼挟痰湿，治以小青龙汤（组方见方证）散寒化饮[5]。

引用文献

［1］秦伯未.清代名医医案精华［M］.北京：人民卫生出版社，2006：21，27.
［2］张元凯.孟河四家医集［M］.南京：江苏科学技术出版社，1985：50.
［3］中国中医研究院.蒲辅周医疗经验［M］.北京：人民卫生出版社，2005：121.
［4］蒋庆雨.中西医结合分型治疗慢性肺心病77例的临床体会［J］.新医药学杂志，1976，(10)：29.
［5］浙江省中医院.魏长春临床经验选辑［M］.杭州：浙江科学技术出版社，1984：80.
［6］吴坤安.伤寒指掌［M］.上海：上海科学技术出版社，1959：卷三89.
［7］张聿青.张聿青医案［M］.上海：上海科学技术出版社，1963：160.
［8］周小农.周小农医案［M］.上海：上海科学技术出版社，1962：139.
［9］何廉臣.重印全国名医验案类编［M］.上海：上海科学技术出版社，1959：56.

（四）肺气郁痹候（肺胃寒饮变证1）

肺胃寒饮证·肺气郁痹候，系由外感风寒，触动胃中宿饮，上犯于肺，不得宣解，深痹血络。其见症虽以络脉郁痹之症象显明，但必兼见肺失宣降之脉症。

通称：寒伏肺俞。

病名：［**中医**］肺痹，咯血。

病因病机：肺胃寒饮郁滞，常由外寒触动宿饮，上逆犯肺，未予宣化，或更误投滋腻，寒饮内痹血络，肺气失其宣降。

证象组合：气郁+气滞+血溢

主症：【**气机不宣**】**症象**：①胸闷咳痰不爽。②纳食不馨。③虽口渴引饮，而饮不喜凉。

【**气机不利**】**症象**：①胸胁胀疼。②左胁作痛，卧难着枕。③二便俱闭。**舌象**：舌淡红苔白厚，舌苔并无燥形。**脉象**：脉有数势。

副症：【**气机不降**】**症象**：①咳嗽痰多。②气逆。③泛恶欲呕。

【**络瘀血溢**】**症象**：①痰中带血。②咯血，或紫或鲜。

宾症：【**清窍不宣**】**症象**：失音。

治则：当温宣肺气，逐饮降逆为法，慎不可见血投凉，反资阴凝。

方证

小青龙汤出入证：王和伯方[1]。治痰饮内伏，秋凉外加，形寒发热，头痛肢酸，胸闷气逆，咳嗽咯红，血色或紫或鲜，左胁作痛，卧难着枕，口渴引饮，而饮不喜凉，详见病案4。

密炙麻黄、清甘草、炮姜各1.6g，桂枝、五味子各1.2g，炒白芍、姜半夏各4.5g，白杏仁、侧柏炭各9g，苏子、旋覆花各6g。

论著和讨论

本证候外寒挟水饮上逆犯肺，失于宣化，深痹血络，杂病家通称寒伏肺俞之证。其治则仍当温宣肺气，逐饮降逆为法，张聿青曰："太阴伏寒，非温不化也。"[2]何廉臣按：小青龙汤为治风寒外搏痰饮内动之主方，临症善为加减，莫不随手而愈。况合瓜蒌、薤白辛滑涤痰，当然奏效更速。接方桂枝汤加味，修园治身痛咳嗽。凡夹痰饮者，辄用五味、姜、辛，推为神应之妙法，故仲景《伤寒论》《金匮要略》两书，不可不悉心研究也[3]。

病案举例

1.张聿青治龚右，头痛内热俱减，咽中作痛，四诊：咳瘖而且吐血，据述病由受寒而起，投补而剧，于无治处求治。七诊：稍感新凉，咳嗽顿剧，太阴伏寒，非温不化也：炙麻黄、北细辛、炙黑甘草、川桂枝各0.9g，橘红3g，五味子（老姜2片同打）6粒，制半夏4.5g，光杏仁、云茯苓各9g。十诊：心中炙热，致音爽复瘖，良以痰热上凌，再清金化痰：瓜蒌皮、桔梗、生甘草、竹沥、北沙参、麦冬、云茯苓、郁金，生鸡子白（冲）1枚[2]。

2.袁桂生治风寒夹痰饮：季姓妇，年约三旬。外感风寒，内蓄痰饮，搏结于中，不得下降，咳喘，倚息不得卧，恶寒发热，头疼身痛，胸闷不舒，心痛彻背。脉沉而滑，舌苔白腻，此肺气不得下降而成肺胀也。用小青龙汤以祛风寒，合瓜蒌薤白汤以蠲痰饮：麻黄、桂枝、北细辛各1.2g，淡干姜、五味子、甘草各1.5g，生白芍4.5g，瓜蒌仁（杵）、干薤白（白酒洗捣）、姜半夏各9g。次诊：服后得汗，而寒热喘息俱平，唯身痛咳嗽未已，易方以桂枝汤和营卫，加干姜、五味子各1.5g，细辛0.9g以治咳。效果：一剂效，二剂更瘥，遂渐愈[3]。

3.方仁渊治王，寒伏肺俞，气逆不降，致咳嗽积年不愈，甚则吐血，此非肝肾阴亏，乃胃逆气伤其络也。宗仲圣法：桂枝、干姜、五味子、白芍、炙甘草、苏子、半夏、茯苓、款冬花、海浮石，咳阵较少，痰中带红未尽，夫胃逆少降，久咳伤络，血溢，当治其咳，不当治其血，温降其合，不必数数更方：桂枝、干姜、白芍、五味子、半夏、炙甘草、旋覆花、款冬花、茯苓、代赭石、沉香汁[4]。

4.王和伯治陈女：痰饮内伏，秋凉外加，形寒发热，头痛肢酸，胸闷气逆，咳嗽咯红，血色或紫或鲜，左胁作痛，卧难着枕，虽口渴引饮，而饮不喜凉，旬日以来，纳食如废。值此深秋之候，燥气流行，燥为次寒。起病迄今未得汗泄，脉有数势，舌苔并无燥形，加之今年阳明燥金在泉，燥之胜气，传染蔓延，亦类乎疫。拟小青龙汤出入，藉以外寒内饮并解（组方见方证）。二诊：服药后，3~4日来，咯血已止，气急渐平，稍能安卧，唯着枕后咳嗽未爽，胸闷虽退，胁痛犹存，前晚曾经得汗，身热十解六七，饮仍喜暖。是外寒虽解，而里饮尚未尽化也，脉小弦，苔白润。拟专温化：茯苓12g，姜半夏4.5g，旋覆花、炒苏子各8g，甘草、炮姜、打五味子各1.2g，橘红络各2.6g，侧柏炭、白杏仁各9g，降香、桔梗各2.4g。前后两诊服药6剂而愈[1]。

引用文献

［1］王和伯.治疗秋燥验案五则［J］.浙江中医学院学报，1983，（2）：35.

［2］张聿青.张聿青医案［M］.上海：上海科学技术出版社，1963：533.

［3］何廉臣.重印全国名医验案类编［M］.上海：上海科学技术出版社，1959：86.

［4］吴之谦.方耕霞先生医案摘要［J］.江苏中医，1965，（5）：32.

（五）肺阳失宣候（肺胃寒饮变证2）

肺胃寒饮证·肺阳失宣候，系由寒饮留滞肺窍，郁遏肺阳，阻滞肺气，宣降失常，是为哮喘痼疾。其见症虽以肺气宣降失常之症象显明，但必兼见肺阳郁遏之脉症。

通称：寒水伏肺。

病名：［**中医**］寒哮，支饮证。［**西医**］哮喘性支气管炎。

病因病机：肺胃寒饮郁遏，因寒饮久恋肺窍，郁遏肺阳，阻滞肺气之宣降，何廉臣云："多起于太阳经受风寒，内伤冷饮水果，积成冷痰，日久浸淫于肺脏，乃成哮喘。"[1]

证象组合：阳郁+气郁

主症：【**阳气不宣**】**症象**：①面色青晦，面色萎黄，形体瘦弱。②形寒怯冷，脊背恶寒，两足冰冷。③纳少神疲。④头痛身热，恶寒无汗。⑤心忡面浮，形肿，闭目难张。⑥头面汗出，容易汗出。⑦肩痛，腰背酸楚。⑧喘咳稀痰，遇冷即发，夜间为甚，纳少泛恶。**舌象**：①舌淡胖边有齿痕，苔薄白。②舌质淡青苔薄腻。③苔白腻。④舌苔白滑，中后满布而厚。**脉象**：①脉细滑，脉沉细滑，脉细而迟。②脉濡。③脉虚。④脉沉弦而紧。⑤脉浮弦而滑。

【**气机不宣**】**症象**：①胸膈痞满。②咳出白黏痰，咯痰白沫。③脘闷食少，时欲呕逆。④咳逆倚息，短气不得卧。**舌象**：苔白腻。**脉象**：①左弦紧，右弦滑。②脉滑兼数。③脉浮滑。

副症：【**气机不降**】**症象**：①咳而上气，多咳即喘，呼吸迫促。②喘息不能着枕，日夜俯几而坐，喉中水鸡声。

宾症：【**清窍不宣**】**症象**：或呷或呀，喉中作水鸡声者。

治则：当以通阳温肺，逐饮降逆为法。

方证

1.千缗汤加味证：傅再希方[2]。开窍剔痰，治哮喘呼吸急促，不得平卧，喉鸣如笛，咳嗽痰少，面色发青，伴头汗出，无寒热，脉细数，苔薄白。详见病案5。

白芥子、姜半夏、茯苓、川厚朴各6g，陈皮4.5g，麻黄、小牙皂、甘草各3g，细辛1.5g，生姜3片，红枣3枚。

2.小青龙汤化裁证：柯新桥方[3]。治哮喘肺阳不足，外寒引动内饮，咳嗽气喘，吐白痰如泡沫，恶风微热，肢冷，不渴，面色㿠白，舌淡苔薄，脉细稍数。

麻黄、白芥子、黄芩、甘草各6g，桂枝、干姜、法半夏、五味子、苏子、厚朴各10g，细辛3g。

论著和讨论

本证候寒饮久留，肺阳失宣，俞根初说："素有痰饮寒哮，猝受风寒大发者，一起即头痛身热，恶寒无汗，喘咳稀痰，喉中作水鸡声，日夜俯几而坐，不得着枕，胸膈痞满，舌苔白滑，中后满布而厚，左弦紧，右弦滑。”[1]仲景曰“上气，喘而躁者，属肺胀，欲作风水，发汗则愈。……咳而上气，喉中水鸡声，射干麻黄汤主之”（《金匮要略·肺痿肺痈咳嗽上气病脉证治》）。何秀山亦曰：“若夹支饮证，咳逆倚息，短气不得卧，形肿胸满，喉中如水鸡声者，则当用射干麻黄汤。”[1]其治则当以温肺宣通上焦阳气为主，涤痰逐饮，以降其逆。然久病本虚标实，其病发时以治标为主，病发后即当固本以除其根。何秀山曰：“哮症禁用纯凉剂，恐风邪难解，禁用大热剂，恐痰火易升，宣气疏风，勿忘病根，轻品如杏仁、橘红、薄荷、前胡。重则如麻、桂、细辛、苏、葶。未发时以扶正气为主，外台茯苓饮、苓术二陈煎酌用。既发时以攻邪气为主，温通肺脏。古方如小青龙、射干麻黄汤等。时方如白果定喘、苏子降气汤等；继则下摄肾真为要。古方如金匮肾气汤、真武合桂苓甘味汤等，时方如新加八味地黄汤、六味地黄汤加青铅。若久发中虚，又必补益中气，其辛散苦寒，豁痰破气之剂，在所不用。”[1]何廉臣亦云：“督脉症与肺常相因，多起于太阳经受风寒，内伤冷饮水果，积成冷痰，日久浸淫于肺脏，乃成哮喘，遇冷即发，脊背恶寒，喘息不得着枕，日夜俯几而坐，初起虽用小青龙汤加减，辛散太阳以温肺，继用金匮肾气汤加减，温通肾阳以煦督，亦多时止时发。”[1]

俞根初说：“冷哮痰喘，先用射干麻黄汤，以发表散寒为主，送下冷哮丸（麻黄、川乌、细辛、蜀椒、白矾、牙皂、半夏曲、陈胆星、杏仁、甘草各30g，紫菀、款冬花各60g，右为细末，姜汁调神曲末打糊为丸，每遇发时，临卧生姜汤服6g，羸者3g），除寒哮以定喘，俟表邪去而哮喘平，即用六君子汤扶正气以涤饮，外用冷哮涂法以除根（白芥子、延胡索各30g，甘遂、细辛各15g，共为末，入麝香1.5g杵匀，调涂肺俞、膏肓、百劳等穴，涂后麻瞀疼痛，切勿便去，候三炷香足方去之，10日后涂一次，3次病根去矣）。”[1]

何秀山曰：“哮症与喘不同，盖哮症多有兼喘，而喘有不兼哮者，因哮症似喘而非，呼吸有声，呀呷不已，良由痰火郁于内，风寒束其外，古方如厚朴麻黄汤，越婢加半夏汤，时方如白果定喘汤，五虎汤加节斋化痰丸，表散寒邪，肃清痰火，此四方最为的对。或由初感寒邪，失于表散，邪伏于里，留于肺俞，此即冷哮痰喘。若因遇冷即发，顽痰结聚者，宜用小青龙汤，送下立除冷哮散（用胡椒49粒，入活癞蛤蟆腹中，盐泥裹煅存性，分5~7服，若有伏热者忌用）。如因病根深久，难以猝除，频发频止，淹缠岁月者，即当口噙钟乳丸（滴乳石制法：酒湿研7日，水飞7次，甘草汤煮三伏时，蘸少许捻开，光亮如蠹鱼为度，麻黄醋汤泡焙干，光杏仁、炙甘草各9g研极细匀，炼白蜜丸，弹子大，五更临卧各噙化1丸，去枕仰卧，勿开言，数日效。……）逐渐以缓消之。或因坐卧寒湿，遇冷则发。此属中外皆寒，苓术二陈煎加麻、杏。调下芦吸散（款冬花、川贝母、肉桂、炙甘草各9g，鹅管石煅透15g——即钟乳之最精者共研细匀，每服0.3g，若平时，但以芦管吸少许，噙化咽之，日3~5次），外炙肺俞、膏肓、天突三穴以除根[1]。或因酸盐过食，遇冷饮食而发者，宜用三白饼子（用白面粉、白糖各6g，饴糖饼化汁，捻作饼子，炉内爆熟、划出、加轻粉12g捣匀，分作二三服，令病人食尽、吐出，病根即愈。体虚及年幼者，分四五次服之）。搜涤淤积以涌痰，继用异功散加细辛，补助宗气以保肺，三涌三补，屡建奇功。”[1]

何廉臣说：“予治哮症，审其外内皆寒者，每用麻黄二陈汤，迅散外邪以豁痰，送下加味紫金丹（信砒1.5g研细水飞如粉，淡豆豉晒干研末45g，麻黄去节12g，当门子1.2g共研细而极匀，真绿豆粉捣和为丸如芥菜籽大，每服10丸，少则5丸）。速通内闭以除哮，用以救人，屡多神效。”“痰结喉间，咳而上气，或呷或呀，喉中作水鸡声者，此寒痰包热，阻塞喉管也，名曰痰哮，法当开肺豁痰，射干麻黄汤：射干4.5g，麻黄3g，姜半夏、款冬花、紫菀各9g。干姜2.4g拌捣五味子0.9g，北细辛1.5g，大枣3枚，口噙清金丸：牙皂9g拌炒莱菔子30g研细，姜汁少许，和竹沥捣丸，如芡实大，每用一丸含化。”[1]

王雨三说：痰塞于肺，肺气阻碍而不宣，故气为之急，脉若浮弦者，是风痰也，用千缗汤（半夏二钱，牙皂、炙甘草各五分，姜三片）。……若遇寒而发，夜间为甚，其痰薄白，脉细且迟者，是寒痰也。用三生饮加姜汁、甘草[4]。

病案举例

1.欧阳锜治宋某某，素患喘证，遇寒即发，暑天贪凉露卧，喘咳复作，心忡面浮，脘闷食少，时欲呕逆，与小青龙汤，喘少减，因汗多腠理开，着衣则烦，去衣则凛，受风则喘又大发，先伯（欧阳履钦）诊之谓：“此病虽因受凉而得，但无伤寒表证，用苦辛味温肺则可用麻桂发散，则不免有虚表之嫌，现胸胃间饮邪未净而表已虚，当用苓甘五味姜辛半夏汤加桂芍，以调和营卫，加黄芪以固表。”5剂喘平，饮水仍泛逆欲呕，与外台茯苓饮遂愈[5]。

2.丁济民治徐姓，男，40岁，哮喘已20年，屡次举发，咯痰白沫，脉濡苔薄白，伏风痰饮恋肺，治予祛风肃肺：麻黄、姜半夏、赤芍、苏子、莱菔子各9g，桂枝6g，细辛2.4g，干姜3g，五味子、白芥子各4.5g，哮喘丸6粒，早晨服，连服6剂。二诊：咳减甚多，哮亦减。原方续服6剂。三诊：咳解，仅晨间略哮，腰膝酸楚，纳食欠馨，脉濡，苔薄白。宗前意制小其剂，三拗汤加味：麻黄、杏仁、独活、谷芽各9g，桑寄生12g，甘草3g，另哮喘丸6粒，临睡服，连服6剂[6]。

3.朱秀峰治林某某，女性，41岁，哮喘每夜发作，伴咳嗽2年10个月。曾经服西药麻黄素片、氨茶碱及割脂疗法等，仅暂时得效，未能控制发作。就诊时，夜间发作，胸闷，喉中有痰声，脉虚，舌苔白，面色萎黄，咳嗽咯白沫痰。诊断为支气管哮喘，辨证为寒饮伏肺、肺失宣畅，治予宣肺温化。用（鸭掌散加减）：麻黄、陈皮各6g，细辛1.5g，干姜、五味子、川椒目、甘草各3g，法半夏9g，水煎服。3剂后咳嗽渐平，仍宣肺温化进治，药用：麻黄、陈皮各6g，干姜、甘草各3g，银杏仁15粒杵，皂角子5粒杵。水煎服。药后哮喘一直未发，续服60余剂，门诊随访1年余未发[7]。

4.黄文东治哮喘性支气管炎：陶某某，女，61岁。咳喘十余年，时发时愈。咳出白黏痰，多咳即喘，夜难平卧，容易汗出，纳少神疲，腰背酸楚。舌质淡青，苔薄腻，脉细滑。乃痰饮恋肺，感邪即发，肺失肃降，予桂枝加厚朴杏仁汤，加入苏子、炙紫菀、陈皮、前胡、淮小麦，服6剂而愈[8]。

5.傅再希治吴某某，男，13岁，哮喘已四五年，或数月一发，或一月数发。今晨又突然发作，呼吸急促，不得平卧，喉鸣如笛，咳嗽痰少，面色发青，伴头汗出，无寒热，脉细数，苔薄白。急宜开窍剔痰，方用千缗汤加味（组方见方证）。3剂。初服1剂后，自觉微热，气急稍见减轻。2剂之后，痰涌出甚多，胸膈舒畅，发热亦退，哮喘悉平。二诊时，仅稍有咳嗽，脉搏和缓。拟二陈汤加味以善其后，杏仁、姜半夏、茯苓各9g，白芥子、款冬花各6g；厚朴、陈皮各4.5g，甘草3g，药后诸证消失[2]。

引用文献

［1］俞根初.重订通俗伤寒论［M］.上海：上海科学技术出版社，1959：314，318，339，340，341，342.
［2］傅再希.医话三则［J］.新医药学杂志，1979，（3）：21.
［3］柯新桥.肺阳虚证治初探［J］.浙江中医药，1982，17（11–12）：494.
［4］王雨三.治病法轨［M］.北京：学苑出版社，2015：146.
［5］欧阳锜.介绍欧阳履钦先生的学术经验［J］.中医杂志，1964，（5）：1.
［6］丁济民.三拗汤合哮喘丸治疗281例哮喘［J］.上海中医药杂志，1965，（10）：2.
［7］朱秀峰.鸭掌散加味治疗支气管哮喘50例的临床观察［J］.江苏中医，1966，（7）：29.
［8］马贵同.黄文东医师治疗咳喘的经验［J］.上海中医药杂志，1979，（6）：2.

三、肺脾寒饮证（中焦寒饮合病2）（1候）

肺脾寒饮证，系由外感风寒，触动脾中宿饮，上犯于肺，风寒郁遏于外，饮邪停滞于中，寒饮相搏，而成外寒内饮之证。唯饮邪来自脾，多系由于脾阳不振，不能运化水液，致水液停蓄而成饮邪；外寒触动，上泛胸中，郁遏上焦清阳之气，不得宣展于内外，而成表里相夹之证。若外郁虽解，寒饮留伏于肺，阻滞肺气之宣降，饮邪挟肺气上逆，多成哮喘痼疾。病留既久，寒饮阴浊之气，必然伤残肺脾之阳气，阳气已虚，寒饮内留，亦有虚中夹实之变。寒郁于外，饮停于中，其治则当宣肺以散外寒，温脾以行内饮，内外合法，以共逐其留饮。

证候别称：外寒内饮，痰饮澼积，肺脾阳虚，上盛下虚。

病名：［中医］风水，咳喘，哮喘，肺胀。

证候系统：详见图3–11–13。

本证————清阳失宣候
转证————肺阳失宣候
变证————肺阳不布候

图3–11–13　肺脾寒饮证证候结构图

（一）肺阳不布候（肺脾寒饮变证）

肺脾寒饮证·肺阳不布候，系由久病，耗伤肺脾阳气，不能运化敷布水液，停蓄于内，上犯于肺，肺气失其宣降之权，亦本虚标实之证。其见症虽以肺气宣降失常之症象显明，但必兼见肺脾阳气不足之脉症。

通称：肺脾阳虚。

病名：［中医］哮喘，咳喘。［西医］慢性支气管炎。

病因病机：肺脾寒饮虚弱，因其人肺脾阳气素虚，寒饮上逆犯肺，肺阳失其敷布之职，阴浊内盛，宣降失司。

证象组合：阳虚+气郁+表虚

主症：**【阳气不振】症象**：①丰腴而面色萎黄无华。②形体消瘦，颜面虚浮。③短气乏力，语声低怯。④畏寒肢冷。⑤食欲不振。⑥食后腹胀。⑦腹满便溏，大便溏烂。⑧痰多而稀薄。**舌象**：①舌质淡胖，边有齿印。②舌淡苔白。**脉象**：①脉沉而细。②脉沉细弱而数。

【气机不宣】舌象：苔白而滑。

副症：**【气机不降】症象**：①哮喘发作频繁，气逆难于平卧。②咳喘气促。

【腠理不实】症象：①每遇气候变化则发。②易患感冒。

宾症：**【清窍不宣】症象**：①喉中痰鸣。②鼻塞流清涕。

治则：当温补肺脾之阳气，使肺阳复其敷布之常；温化停滞之寒饮，以降其阴浊之上逆。

方证

1.六君子汤合苓桂术甘汤证：蒲辅周方[1]。治慢性支气管炎，咳嗽多年，冬季尤重，痰多色白，夜间咳甚，纳少便溏，详见病案1。

党参、茯苓、法半夏各9g，白术、橘红各6g，炙甘草、干姜各3g，桂枝4.5g，五味子1.5g，大枣4枚。

2.二陈合三子汤加味证：黎炳南方[2]。治中气衰馁，健运无权，食不化精，反为痰浊，上干于肺，肺气膹郁，肃降失职，发为哮喘。详见病案2。

法半夏、苏子各9g，桂枝（后下）、茯苓各12g，陈皮、炙甘草各6g，莱菔子、党参各15g，白芥子3g。

3.六君子汤加味证：柯新桥方[3]。治慢性咳嗽，咳喘气促，痰多而稀薄，短气乏力，语声低怯，形体消瘦，颜面虚浮，畏寒肢冷，食欲不振，腹满便溏，详见病案3。

党参12g，焦术、茯苓各15g，法半夏、陈皮、干姜、五味子、厚朴、杏仁、莱菔子、甘草各10g，细辛3g，肉桂心6g。

论著和讨论

本证候肺脾阳气不足，寒饮上泛，肺失宣降，黎炳南曰："病属中气衰馁，健运无权，食不化精，反为痰浊，上干于肺，肺气膹郁，肃降失职，发为哮喘。"[2]其治则当温补肺脾之阳气，温化停滞之寒饮，标本兼顾之法。柯新桥曰："证属肺脾气虚，宣降失常，痰饮内停，方用……补益脾肺之气，温散肺中寒气，降气平喘，兼可行气开胃。"[3]姚国美说："喘息少气，提之若不能升，吞之若不相及，惶惶然若气欲断，……倦怠少食，频吐痰饮，关脉无力，宜理脾涤饮：黄芪、白术、砂仁、白蔻仁、半夏、干姜。"[4]

病案举例

1.蒲辅周治易某，男，60岁，慢性支气管炎（阳虚脾湿）三四年，咳嗽冬季尤重，痰多色白，夜间咳甚，只能睡三四小时，纳少便溏，日4~5次，苔白腻，脉缓滑。治宜温脾除湿，拟六君子汤合苓桂术甘汤（组方见方证）。咳嗽减轻，睡眠较好[1]。

2.黎炳南治李某某，男，47岁，1977年初来诊。自诉1960年患哮喘，近几年血压升高。哮喘自1974年后发作频繁，每遇气候变化则发，每发中西药难显效，静脉注射氨茶碱亦未见改善，持续不休，近来尤甚，气逆难于平卧。视其人，形体长硕，肌肉丰腴而面色萎黄无华，肥肿难分，胃纳欠佳，食后腹胀，大便溏烂，舌质淡胖，边有齿印，苔白而滑，脉沉而细。病属中气衰馁，健运无权，食不化精，反为痰浊，上干于肺，肺气膹郁，肃降失职，发为哮喘。乃拟理气化痰，降气定喘，二陈合三子汤加味（组方见方证），4剂，每天1剂。二诊：药后喘咳少，气紧亦减，舌脉如前，照上方续进4剂，每天1剂。三诊：病有喜色，再进四剂。四诊：气喘平，咳嗽止；纳食转佳，舌苔转薄，但大便仍烂，夜尿偏多，血压不稳定。乃拟健脾利气化痰，兼顾血压：党参24g，法半夏、补骨脂各9g，桂枝（后下）、茯苓各15g，陈皮4.5g，炙甘草6g，白芍、怀牛膝、毛冬青各12g。共服8剂，每天1剂。五诊；近来天气冷热异常，亦未见哮喘发作，大便已成条，纳量增加，血压稳定，中气暂复，健运有权，生痰之源已杜，肺之膹郁已解，临床症状消失；令再服陈夏六君加怀牛膝、生牡蛎、毛冬青兼顾血压，以资巩固[2]。

3.柯新桥治张某某，女，48岁。患慢性咳嗽12年，近3年发作频剧，易患感冒。目下咳喘气促，痰多而稀薄，短气乏力，语声低怯，形体消瘦，颜面虚浮，畏寒肢冷，食欲不振，腹满便溏，舌淡苔白，脉沉细弱而数。证属肺脾气虚，宣降失常，痰饮内停，方用六君子汤加味（组方见方证）。方中六君子汤补益脾肺之气，干姜、细辛、肉桂心温散肺中寒气，五味子以防辛散太过，厚朴、杏仁、莱菔子降气平喘，兼可行气开胃，以此出入，半月后病情消除[3]。

引用文献

[1] 中国中医研究院.蒲辅周医疗经验[M].北京：人民卫生出版社，2005：147.

[2] 曾德寰.黎炳南老师治哮喘经验[J].新中医，1978，(6)：19.

[3] 柯新桥.肺阳虚证治初探[J].浙江中医药，1982，17(11-12)：494.

［4］姚国美.姚国美医学讲义合编［M］.北京：人民卫生出版社，2009：219.

四、肝胃寒饮证（中焦寒饮并病）（3候）

肝胃寒饮证，为肝寒犯胃，触动胃中宿饮之证。常由肝阳不振，寒从内起，厥气犯胃，触动胃中宿饮，寒与饮邪相搏，而成肝胃寒饮之证。轻则寒饮郁滞，肝胃阳气失和，甚则寒饮挟肝胃之气上逆，阴占阳位，干于清道，清阳失位。其变则多为寒饮郁遏木火，不得泄越，甚至闭厥；寒饮久留，亦有伤残肝胃阳气之变。至其治则，当以温通肝胃阳气为主，逐饮祛寒为法。

证候别称：肝寒犯胃，厥阴寒热错杂之病，木火不明，胃寒，胃阳虚。

病名：［中医］胃脘痛，心痛，呕吐，胃反证，噎膈症，经行呕吐，呃逆，哮喘，眩晕，痰厥头痛，崩漏，脊背强痛，失志心风，气厥，蛔厥。

证候系统：详见图3-11-14。

本证————胃阳失和候、肝阳失和候

转证————木火郁逆候、胃阳虚逆候

变证————肝阳不振候、胃阳不振候

图3-11-14　肺胃寒饮证证候结构图

（一）胃阳失和候（肝胃寒饮本证）

肝胃寒饮证·胃阳失和候，为肝寒犯胃，触动胃中宿饮，致胃阳郁滞，通降失利，杂病家通称为胃寒之证。故其见证以胃气郁滞、通降失常之症象显明，但必兼见胃阳郁滞之脉症。

通称：肝寒犯胃，胃寒。

病名：［中医］胃痛，呕吐。［西医］肥厚性胃炎，幽门不完全性梗阻。

病因病机：肝胃寒饮郁滞，系肝寒犯胃，触动胃中宿饮，郁滞胃阳，致胃气通降不利，寒饮挟胃气上逆，即朱良春曰“寒饮停阻中焦，纳运失常，升降无序”之证[1]。

证象组合：阳郁+气滞+气郁

主症：**【阳气不宣】症象**：①背恶寒。②胸中觉冷。**舌象**：①舌暗淡边有齿痕。②质淡苔薄白腻。③苔薄白。**脉象**：脉微弦，脉弦。

【气机不利】症象：①胃脘不舒。②胃脘剧痛。③食则胀痛。

副症：**【气机不宣】症象**：不能进食。

宾症：**【气化不降】症象**：①吞酸。②泛吐清水，泛呕痰涎。③纳食即吐。

治则：当温通肝胃阳气为主，利气逐饮，兼以降逆为法。

方证

1.解表温中汤证：程门雪方[2]。治背恶寒，胸中觉冷，胃脘不舒，泛吐清水，详病案3。

桂枝、左金丸各1.5g，焦白芍、苏梗、炒川楝子、广陈皮各4.5g，川厚朴2.4g，云茯苓、焦六曲各9g，制半夏6g，荜澄茄、春砂壳各3g，煅瓦楞12g。

2.温中化饮方证：朱良春方[1]。治肥厚性胃炎经常发作，详见病案1。

高良姜、香附各10g，荜茇4.5g，姜半夏6g，茯苓15g，炒延胡索、甘松各9g，甘草5g。

论著和讨论

本证候寒饮郁滞肝胃，胃阳不和，胃气通降不利。其治则当以温通肝胃阳气，利气逐饮降逆为法。《程门雪医案》编者按：“（病案1）病因属于寒束于外而中阳失展，治以温通中阳为主，以桂枝、川朴、苏梗、半夏、荜澄茄、吴萸等为正治法，而性味苦寒之黄连，则为反佐法。又因胸阳不展而胸背寒冷，胃阳不运则寒痰上逆，胃失降和则泛吐清水，程（门雪）老用桂枝汤、二陈汤、左金、泻心等法，参以疏肝理气、和胃化痰之品，桂枝与苏、朴、二陈为伍，温胃止吐；桂枝与荜澄茄、瓦楞子、川楝子为伍，抑肝疏气。”[2]

病案举例

1.**程门雪**治周某某，男，成年，背恶寒，胸中觉冷，胃脘不舒，泛吐清水，苔薄白，脉弦。感受外寒，胃阳不运，通降失常，和胃通阳（组方见方证）。药后症减，仍以前法[2]。

2.**朱良春**治周某某，男，30岁，宿有肥厚性胃炎，经常发作：作则脘痛吞酸，泛呕痰涎，不能进食，强食之则胀痛更甚，苔薄质淡，脉微弦，乃寒饮停阻中焦，纳运失常，升降无序，拟温中化饮，而调脾胃（组方见方证）。4剂，痛止复痛，苔薄，脉细弦，再3剂痛止。次年发作再服上药即止，迄今未再作[1]。

3.陈之才指导治幽门不完全性梗阻：周某某，男，38岁，有溃疡黑便史四五次，因聚餐过饱，致胃脘剧痛，纳食即吐，舌暗淡边有齿痕，苔薄白腻。脾胃阳虚，饮滞不化。治以通阳化饮，温运消导，佐和营缓急止呕：川芎、桂枝、甘草、干姜各6g，白术、茯苓、半夏、当归、延胡索、焦山楂、焦六曲各9g，芍药30g。服一周，痛停呕平，以益气健脾为主：党参、半夏、白芍、白术、苏梗、旋覆花各9g，陈皮6g，吴茱萸、川黄连各2g（同炒），甘草3g，10剂愈[3]。

引用文献

［1］朱良春.葆春轩医案选［J］.中医杂志，1979，(11)：36.
［2］上海中医学院.程门雪医案［M］.上海：上海科学技术出版社，2002：142.
［3］倪克中.幽门不完全性梗阻医案四则［J］.中医杂志，1986，(6)：23.

（二）木火郁逆候（肝胃寒饮转证1）

肝胃寒饮证·木火郁逆候，由寒饮郁滞肝胃，木火不得泄越，冲逆于上下，伤寒家通称为厥阴寒热错杂之病。其见症虽以冲逆之症象显明，但必兼见阳气郁滞与木火内蒸之脉症。

通称：厥阴寒热错杂之病。

病名：［**中医**］眩晕，蛔厥，经行呕吐，崩漏。［**西医**］胆道蛔虫，耳源性眩晕。

病因病机：肝胃寒饮郁逆，系肝寒触动胃中宿饮，寒饮阴浊之邪，郁遏肝胃阳气，致肝中木火不得泄越，而冲逆于上下，是为寒热错杂之证。

证象组合：气郁+气逆+清空+气蒸+津泄+阳郁

主症：**【气机不宣】症象**：胸闷食少，不思纳谷。**舌象**：苔薄白，腻而润。**脉象**：脉弦滑。

【气机冲逆】症象：①干呕。②呕吐欲仆，呕吐食物、涎沫酸苦。③胃脘胀痛，脐部跳动。④两乳胀痛。**舌象**：苔薄白。**脉象**：脉弦细。

副症：**【清空不宁】症象**：①头痛眩晕。②头眩如乘舟车，四周景物转动，耳鸣如蝉声。

【热迫津泄】症象：便溏。

宾症：**【阳气不和】症象**：①面色苍白。②四肢欠温，手足厥冷。③上热下寒。④口渴不欲饮。**舌象**：舌淡红。**脉象**：①脉弦细。②或沉缓。③或濡滑。

【津气蕴蒸】症象：①口苦咽干。②嘈杂心烦。③心悸不寐。④午后身热面赤。⑤便干尿黄。⑥经水淋漓不断，色暗红或有块，脐部压痛。**舌象**：舌红苔黄厚。

治则：当温通肝胃阳气以逐寒饮，清降木火以降冲逆；寒热并用，以解其错杂之邪。

方证

1.乌梅丸证：张仲景方。功能温脏安蛔。治蛔厥，烦闷呕吐，甚则吐蛔，时发时止，得食即呕，手足厥冷，腹痛时作。

乌梅三百枚，干姜十两，黄连十六两，当归、蜀椒各四两，炮附子、细辛、桂枝、人参、黄柏各六两。蜜丸，如梧桐子大，每服十丸，日三次。

2.乌梅丸合温胆汤证：程门雪方[1]。呕吐心悸，夜不安寐，苔腻而润，脉弦滑。详见病案1。

川黄连1.8g，干姜、花椒炭、炒枳实各3g，仙半夏、云茯苓、炒竹茹各9g，广陈皮4.5g，淮小麦15g。

论著和讨论

本证候寒饮郁滞肝胃阳气，肝中木火冲逆于上下，其治则当以温通肝胃阳气为主，以温化寒饮，兼以清降木火，以平其冲逆；寒热并投，以调解其错杂之证。如刘炯夫所说："耳源性眩晕，属中医学眩晕范畴。其病因有根据《内经》'诸风掉眩，皆属于肝'之说，认为系'风'为患，有根据《金匮要略》'心下有痰饮，胸胁支满目眩'，认为系'痰'为患，丹溪也有'无痰不作眩'之说，张景岳则认为'无虚不作眩'。上述各说，都具至理。笔者先父尝云：'眩晕每兼风、痰、虚三因为病，乌梅丸一方融息风、化痰、补虚三法，诚为对症之药，'遵先父教诲我用治此病，确实常获佳效。"[2]

病案举例

1.程门雪治呕吐昨起，已八次，甚至呕清。心悸，夜不安寐，苔腻而润，脉弦滑。拟苦辛酸泄（组方见方证）化之。一剂而呕吐安，夜眠亦稳。再用原法佐和胃，俾得安谷[1]。

2.李月治尤某某，女，42岁，每日早餐后即呕吐食物、涎沫，其味酸苦，嘈杂心烦，延至下午1~2时方止，月余不能早餐，手足发厥，上热下寒，口渴不欲饮，食少肌瘦，便溏，午后身热面赤，苔薄白，脉弦细，此厥阴肝风内扰，克于胃土所致，用乌梅丸枢转厥阴，呕当自已：乌梅、党参各12g，北细辛、干姜各4.5g，桂枝、焦山栀、当归各6g，附片、法半夏、南藿香各9g，黄连3g，川花椒20粒，楝实6枚，一剂后服丸剂，十日愈[3]。

3.张子辉治崩漏，寒热错杂之证：乔某某，29岁，2月前足月顺产，至今经水淋漓不断，色暗红或有块，头晕耳鸣，咽干恶心泛酸，饥不欲食，阵发心悸烦乱，手足厥冷，胃脘胀痛，脐部压痛，或沉缓或濡滑，舌淡红苔黄厚，或干呕不欲饮，面色苍白，脐部跳动，非单纯清热凉血，或温摄所能奏效，当温脏扶正，清热止血，用乌梅丸加贯众炭、棕炭、仙鹤草、阿胶、生地、参三七等，水煎服，二剂血止，诸症大减，观察五个月，月经正常[4]。

4.刘炯夫治眩晕（耳源性眩晕）：邱某某，男，50岁，有眩晕史5年，经常反复发作。昨起头眩又剧，如乘舟车之上，四周景物转动，呕吐欲仆，耳鸣如蝉声。诊断为耳源性眩晕，服西药未能缓解，今症见如上，且有胸闷心烦，渴不欲饮，饥嘈食减，便溏，四肢欠温，舌红苔薄白，脉弦细。治用乌梅丸加减：附片、法半夏各10g，桂枝、川花椒各6g，干姜、黄连各5g，细辛3g，当归、黄柏各7g，天麻8g，乌梅、西党参、石决明各12g。水煎服，5剂而平，10剂痊愈[2]。

5.郑长松治蛔厥：韩姓，38岁，孕后2月起，脘痞呕恶，不思纳谷，历时月余。6天前思食生冷，用之太过，突发上腹阵阵钻痛，呕恶益频，痛时如绞，辗转不安，大汗淋漓，四肢厥冷，体温渐高，舌常色苔薄白，脉滑数，乃寒热交错，蛔动上扰之证，主寒热并用，安蛔止痛，乌梅丸增损：乌梅18g，白芍15g，党参、当归各12g，延胡索、川花椒各9g，桂枝、吴茱萸、干姜、黄芩、黄连、黄柏各6g，细辛3g，1剂痛安热退，续2帖，诸苦若失[5]。

引用文献

［1］上海中医学院.程门雪医案［M］.上海：上海科学技术出版社，2002：155.

［2］刘炯夫.乌梅丸的临床新用［J］.浙江中医药，1982，(8)：376.

［3］李月.乌梅丸临床应用经验点滴［J］.中医杂志，1964，(8)：29.

［4］张子辉.治疗崩漏35例的经验介绍［J］.中医杂志，1964，(10)：14.

［5］郑长松.妊娠蛔厥治验［J］.上海中医药杂志，1983，(11)：28.

（三）胃阳虚逆候（肝胃寒饮转证2）

肝胃寒饮证·胃阳虚逆候，系由脾胃阳气素虚，肝寒犯胃，触动胃中宿饮，挟胃气上逆。其见症虽以胃气上逆之症象显明，但必兼见阳虚与阴滞之脉症。

通称：寒饮上逆。

病名：［中医］呕吐，胃反证，经行呕吐。**［西医］**幽门不完全性梗阻。

病因病机：肝胃寒饮虚逆：良由其人中焦阳气素弱，肝寒犯胃，触动胃中宿饮，郁滞肝胃阳气，胃失通降，寒饮挟胃气上逆，为虚中夹实之证。

证象组合：阳虚+气逆+气滞+气郁

主症：【阳气不振】症象：①眩晕不支。②肌肉消瘦。③形寒畏冷，四末冰冷。④喜热喜按，得食痛减。**舌象：**①舌淡苔薄白。②暗淡边有齿印，苔薄白腻。**脉象：**脉沉迟稍弦。

【气机冲逆】症象：①纳食即吐。②朝食暮吐，渐至终日呕吐不停，所吐皆痰涎清水。③呕逆后其气上冲头项，搏痛甚剧。④行经必呕，自觉气逆上行，少则呕吐几十次，多则上百次，直至月经终止，米水不进。

副症：【气机不利】症象：①胃脘剧痛。②两乳胀痛。**舌象：**苔白滑。**脉象：**脉弦滑。

宾症：【气机不宣】症象：①胸脘不爽。②不饥不饱不食。

治则：当以温助中阳为主，兼温通肝胃阳气，利气逐饮为法，以兼顾其标本虚实。

方证

1.干姜人参半夏汤证：林善星方[1]。治胃反证，土虚木盛，厥阴寒气上逆，朝食暮吐，渐至终日呕吐不停，所吐皆痰涎清水，气上冲项，搏痛甚剧，眩晕不支，详见病案1。

干姜30g，党参45g，半夏90g，吴茱萸15g，共末米糊丸，每服9g，日3服，姜汤下。

2.旋覆代赭汤和戊己丸加减证：钱伯煊方[2]。治经行呕吐，详见病案2。

旋覆花、黄连、香附各6g，代赭石30g，人参2g（或太子参20g），姜半夏10g，吴茱萸、肉桂、沉香各3g，生白芍12g，生姜3片，大枣4枚。

论著和讨论

本证候脾胃阳气素虚，肝寒犯胃动饮，寒饮挟胃气上逆，虚中夹实之候，即林善星所云：“病起中虚，胃有寒饮，迁延失治，致土虚木盛，厥阴寒气上逆。”[1]治则当以温助脾胃阳气，以固其本，兼温通肝胃阳气，以逐饮降逆，以治其标，虚实兼顾，调解土木之不和。钱伯煊说：“（病案2）起因是经行受气而得，根据中医理论，属于恼怒伤肝，肝失疏泄，肝木犯胃，胃气上逆，故呕吐不止。每在经行时病发，乃肝为藏血之脏，血从冲脉而下，则肝血不足，肝用独强；肝又为刚藏，体阴而用阳，肝血已亏，则肝用功能不能发挥。病始发于肝胃，病久则又伤及于肾。治法应养血疏肝，和胃强肾，旋覆代赭汤和戊己丸加减。”[2]

病案举例

1.**林善星**治胃反证：许某某，男，41岁，朝食暮吐，渐至终日呕吐不停，脉沉迟稍强，所吐皆痰涎清水，呕逆后其气上冲头项，搏痛甚剧，常觉眩晕不支，肌肉消瘦，四末冰冷，苔白滑，病起中虚，胃有寒饮，迁延失治，致土虚木盛，厥阴寒气上逆，干姜人参半夏汤（组方见方证）主之，3天呕眩均减，10天基本痊愈，以香砂六君子丸收功[1]。

2.**钱伯煊**治经行呕吐：台某某，28岁，自17岁经行恼怒，引起呕吐，从此每月行经必呕，逐年加重，两乳胀痛，自觉气逆上行，少则呕吐几十次，多则上百次，直至月经终止，米水不进，脉弦滑，舌淡苔薄白，服药4剂未效，属恼怒伤肝，肝失疏泄，肝木犯胃，胃气上逆，应养血疏肝，和胃强肾，旋覆代赭汤和戊己丸加减（组方见方证），此方平时服5剂，经行前再服干姜人参半夏丸（散）：干姜3g，人参2g，半夏6g，共末，早晚各服一半。服10天，当月已无呕吐，不久怀孕[2]。

3.**陈之才**治呕吐：周某某，男，38岁，男，胃病史15年，形寒畏冷，喜热喜按，得食痛减，间有泛酸，因一周前聚餐过饱，致胃脘剧痛，纳食即吐，予解痉止痛，稍停片刻后依然如故，舌暗色淡，边有齿印，苔薄白腻，脾胃阳虚，饮滞不化，治以通阳化饮，温运消导，佐以和营缓急止呕：桂枝、川芎、甘草、干姜各6g，白术、茯苓、半夏、当归、延胡、焦山楂、焦六曲各9g，芍药30g，服药一周。痛停呕平，苔薄腻，饮滞初化，以益气健脾为主：党参、白术、白芍、半夏、旋覆花、苏梗各9g，陈皮6g，吴茱萸2g同炒川黄连2g，甘草3g，10剂后诸恙消失出院[3]。

引用文献

［1］林善星.应用干姜人参半夏汤的一些验［J］.中医杂志，1964，（9）：31.
［2］张熙.钱伯煊治愈经行呕吐记实［J］.中医杂志，1986，（5）：15.
［3］倪克中.幽门不完全性梗阻医案四则［J］.中医杂志，1986，（6）：22.

五、脾肾寒饮证（下焦寒饮本病）（2候）

脾肾寒饮证，为下焦寒饮之本病。系由其人肾阳不振，寒从内起，不能化气行水，水气停滞；肾火衰微，亦不能温煥脾土，脾阳亦随之不振，不能运化水液，中下之水液不得下输膀胱，而成脾肾蓄饮之证。其标在脾，其本在肾，故为下焦寒饮之证。

其为病变，或上逆于肺，郁遏肺阳，致肺气宣降失司；甚则寒饮阴浊之邪，上干清道，阴占阳位，致清阳不升，浊阴上逆；寒饮久停中下二焦，脾肾阳气伤残，阳衰阴盛，阳虚不化，阴气上逆，甚则肾阳不能摄纳，肾气挟寒饮冲逆于上，剧者亦有肾阳浮越，而有脱绝之虞。其治则总当温助脾肾阳气，以逐饮祛阴，为其大法。

证候别称：上盛下虚，戴阳证。

病名：［中医］咳喘，哮喘，眩晕，饮家阴吹。

证候系统：详见图3-11-15。

本证————肺阳不布候
转证————阳气虚逆候
变证————阳虚失纳候

图3-11-15　脾肾寒饮证证候结构图

（一）阳气虚逆候（脾肾寒饮转证）

脾肾寒饮证·阳气虚逆候，系由脾肾阳虚，寒饮内盛，上逆犯肺，阴浊上泛，肺气失降。正虚邪盛，诚恐有董廷瑶所云“阴盛于内，阳亡于外，正虚欲脱”之险[1]。伤寒家亦通称上盛下虚，或戴阳证。其见症虽以气机冲逆之症象显明，但必有阳虚与阴盛之脉症可凭；剧则可兼见阳气浮越之险象。

通称：上盛下虚，戴阳证。

病名：［**中医**］哮喘，咳喘。［**西医**］小儿支气管肺炎，慢性肺气肿。

病因病机：脾肾寒饮虚逆，因脾肾阳虚，寒饮内盛，上逆于肺，肺失肃降之权，阳衰阴盛，正虚邪盛之证。

证象组合：阳虚+气逆+阳滞+气滞+阳浮

主症：【**阳气不振**】**症象**：①素体羸瘦。②背恶寒，形寒怯冷，四肢不温。③面目虚浮，下肢微浮肿。④心悸怕冷甚。⑤大便泄利，小便清白。⑥口不渴，遇寒更剧。⑦咳时佝偻，腰痛不可俯仰。**舌象**：①舌胖淡苔白。②舌淡苔白微腻。**脉象**：①脉虚缓。②脉沉缓尺弱。③脉沉迟无力，两尺尤弱。④脉沉细微。

【**气机冲逆**】**症象**：①喘逆气急，鼻扇痰声辘辘，抬肩倚息不得卧。②咳喘咯白痰。③或吐水。④痰闭难出。

副症：【**阳气不行**】**症象**：①面青唇绀。②四肢厥逆。**舌象**：苔白腻。**脉象**：①脉滑小弦。②脉弦滑。

【**气机不利**】**症象**：①胸胁引痛。②饭后饱胀。

宾症：【**阳气浮越**】**症象**：①面赤而胀。②彻夜不能安枕，倚息。③自汗淋漓，眼眶凹陷。④身热而四末厥冷。**脉象**：①脉沉细数。②脉虚数。

治则：当温助脾肾之阳气，以固其本，而防阳气浮脱；温肺逐饮，以降阴浊之上逆。

方证

1.真武汤加味证：刘友仪方[2]，温阳镇水和胃，治表邪已解，肾阳虚，水泛为痰，心悸怕冷甚，饭后饱胀，口不渴，小便清白，脉沉缓，尺弱。详见病案1。

附片、茯苓各12g，白芍、白术、生姜、半夏各9g，细辛、五味子、砂仁、干姜各6g。

2.麻附细辛合真武汤证：董廷瑶方[1]。治小儿支气管肺炎，咳嗽之日即喘逆气急，鼻扇面青，痰声辘辘，自汗淋漓，眼眶凹陷，身热而四末厥冷，大便泄利，苔白腻，详见病案2。

麻黄、附片各4.5g，细辛2.4g，茯苓、炒白术各9g，干姜3g，细辛、五味子各1.5g。

3.附子汤加味证：俞长荣方[3]。治脾阳不足，肾阳虚衰，上午低热，咳喘咯白痰，或吐水，面浮下肢微浮肿，舌胖淡苔白，脉沉细微。详见病案2。

炮附子6g，茯苓、白芍药、白术、党参各9g，细辛0.3g，干姜、五味子各3g，肉桂0.15g。

论著和讨论

本证候脾肾阳衰，寒饮内盛，阳气不振，阴浊上逆，陈志贞曰："此系脾肾之阳式微，饮邪泛滥无制，壅塞于肺，升降失司。"[4]俞长荣亦谓："为脾阳不足，肾阳虚衰，标在脾，本在肾，命火式微，火不暖土。"[3]其救治之则当急温助脾肾阳气，以固其本；温肺逐饮，以降阴浊，而治其标。即陈志贞"振奋肾阳，培中温化，逐饮泻肺"[4]，当温其下以救其上之法。姚国美说："咳嗽，背恶寒，四肢不温，甚则咳时伛偻，腰痛不可俯仰者，此皆肾阳不足，寒饮内凝，轻则与橘附汤（金橘饼、制附子），重则宜真武汤加干姜、细辛、五味子之类壮其元阳。"[5]有云：宜真武汤吞黑锡丹。

病案举例

1.**刘友仪**治女，28岁咳嗽2月余，微喘，厉害时咳呕不得卧，痰呈泡沫，恶寒鼻塞，耳闭口干，喜热饮，胃纳少，便稀溏，苔薄白，脉微弦缓，系风寒袭肺，宜解表蠲饮，燥湿化痰，小青龙汤加陈皮、茯苓；咳嗽减轻，心悸怕冷甚，饭后饱胀，口不渴，小便清白，脉沉缓，尺弱，表邪已解，肾阳虚，水泛为痰，真武汤加味（组方见方证）2剂，咳大减，腹仍胀，病后脾虚，苓桂术甘汤、理中汤合方加味，温中化痰：泡参12g，干姜、白术、桂枝各9g，炙甘草、五味子、细辛各6g，茯苓18g，2剂；诸症悉减，脉缓，六君子汤加味：泡参12g，白术、半夏、陈皮各9g，干姜、细辛各3g，五味子6g，茯苓18g，3剂愈[2]。

2.**董廷瑶**治小儿支气管肺炎：王某，女，2岁，素体羸瘦，咳嗽三日即喘逆气急，鼻扇面青，痰声辘辘，自汗淋漓，眼眶凹陷，身热而四末厥冷，苔白腻，脉沉细数，大便泄利，阴盛于内，阳亡于外，正虚欲脱，麻附细辛合真武汤以救其逆（组方见方证），阳气渐回，热未除（38.3℃），四肢不温，痰逆未平：附片3g，桂枝、干姜、五味子各2.4g，细辛0.6g，姜半夏、茯苓、焦白术各9g，陈皮、川贝粉各3g。肢温利止，唯虚汗尚多，痰多气逆，此肾不纳气，水饮不化：竹节白附子、川贝粉、白芥子各4.5g，炒莱菔子、姜半夏、黑锡丹各9g，橘红3g，苏子、紫菀、远志各6g，3剂愈[1]。

3.**薛玉书**治慢性肺气肿：徐某某，男，63岁，咳喘3年，遇寒则发，以秋冬为甚，此次已2月，咳喘胸满，不能平卧，咯痰呈白沫状，量多，形寒怯冷，面目虚浮，舌淡苔白微腻，脉滑小弦，曾用多种抗生素及止咳平喘药，疗效不著，拟温补阳气，化痰蠲饮，止咳平喘法，阳和汤加减：炙麻黄、炙甘草、肉桂、白芥子各6g，干姜8g，生、炙黄芪各15g，白术12g，杏仁、葶苈子、炙苏子各10g，6剂，形寒咳喘好转，唯时有目眩加茯苓12g，以增化饮之功，即合苓桂术甘汤意，10剂，咳喘平，随访年余，未见复发[6]。

4.祝味菊治张某，女，哮症忽发不得卧，咳嗽白沫，苔白腻，脉虚缓，中寒饮聚，肺气素虚，暴寒外侵，中阳失化，予温中肃肺佐以摄肾之品：蜜麻黄、川厚朴各4.5g，白芥子6g，干姜、白苏子各9g，黄附片30g，云神18g，酸枣仁、姜半夏各24g，白杏仁12g，石菖蒲0.9g，生牡蛎30g，黑锡丹15g，咳哮稍瘥，吐痰已爽，脉息略缓，心力稍佳，肺仍未肃，再温培心肾，兼肃肺气，去杏仁、石菖蒲，改酸枣仁30g，加远志4.5g，百部9g[7]。

5.俞长荣治王某，女，42岁，眩晕、恶心、呕吐已数年，每月发作三四次，严重时呈休克状态。近2月来上午低热（37.3℃~37.4℃），食高蛋白食物常感消化不良，伴气喘，咳嗽痰白，偶吐水，喜食热性食品，面部微浮，下肢略肿，舌胖边有齿痕，苔白，脉沉细微，为脾阳不足，肾阳虚衰，标在脾，本在肾，命火式微，火不暖土，用附子汤加细辛、干姜、五味子、肉桂（组方见方证），3剂热退，继附子汤加归芪调，三年未发[3]。

引用文献

［1］董廷瑶.小儿肺炎的辨证论治［J］.上海中医药杂志，1964，（12）：34.

［2］刘友仪.对中医药治疗咳嗽疾患的初步体会［J］.中医杂志，1959，（1）：36.

［3］俞长荣.俞长荣伤寒论研究与临床带教［M］.北京：人民军医出版社，2009：113.

［4］孙秀峰.陈志贞先生验案三则［J］.江苏中医，1965，（5）：33.

［5］姚国美.姚国美医学讲义合编［M］.北京：人民卫生出版社，2009：217.

［6］薛玉书.阳和汤治疗痰饮咳喘1例［J］.中医杂志，1981，（9）：25.

［7］王兆基.祝味菊先生医案选［J］.中医杂志，1982，（10）：16.

（二）阳虚失纳候（脾肾寒饮变证）

脾肾寒饮证·阳虚失纳候，系由脾肾阳虚，寒饮内停，日久肾阳摄纳无权，肾气挟寒饮上逆犯肺，肺气失降。杂病家通称为肾不纳气，虚寒肾喘，虚喘之证。其见症虽以气逆上冲之症象显明，但必兼见脾肾阳虚之脉症，并以之为主；剧者可兼见肾阴虚与肾阳浮之脉症。

通称：肾不纳气，虚寒肾喘。

病名：［**中医**］虚喘。［**西医**］老年慢性气管炎，肺气肿，支气管哮喘，风湿性心脏病。

病因病机：脾肾寒饮虚逆，系脾肾阳虚，寒饮内停，伤残肾阳，累及肾阴，肾阳衰微，无力摄纳肾气，肾气挟寒饮上逆犯肺，肺失通降，虚阳上浮，若再失误，恐有浮越脱散之虞。

证象组合：阳虚+气逆+阴虚+阳浮

主症：【**阳气不振**】**症象**：①面黄消瘦，面色无华。②声音低微，呼吸困难。③畏风怕冷，午后畏寒，肢末欠温，肢冷。④头晕心悸心慌。⑤面部微浮，下肢浮肿，全身性浮肿。⑥口唇、四肢末梢发绀，口淡纳呆，口黏不渴。⑦咳痰稀白多泡，痰白发凉。⑧尿频尿少，大便溏泄。⑨精常不知自流。⑩肢倦腰酸。**舌象**：①舌质淡，苔白腻。②苔白滑润。**脉象**：①脉沉小，脉沉细。②脉沉迟且细。③脉弦细无力。④脉沉弱。

【**气机冲逆**】**症象**：①咳喘，咳则喘憋，痰白，时吐清水。②气促，喘息，不能平卧，吸气尤艰。③哮喘，动则喘甚，喘闷气窒，喉中痰声辘辘可闻。**舌象**：苔白滑。

副症：【**阴虚失养**】**舌象**：舌淡红。

宾症：【**阳气浮越**】**舌象**：①舌质暗红，苔白，舌边缘有齿印瘀点。②苔灰滑。

治则：当以温固肾阳、收纳肾气为主，兼温通肺脾，逐饮降逆为法。

方证

自拟扶阳汤证：孙海龙方[1]。治凡肺气虚、脾阳虚、肾阳虚之痰饮证。

熟附块、陈皮、白术、甘草各10g，淫羊藿、补骨脂各20g，党参、黄芪、茯苓各25g，半夏15g。

论著和讨论

本证候脾肾阳虚，寒饮上逆，肾虚摄纳无权，肾气上逆，肾阳浮越。如杨俊亭说："（病案2陆某案）属于虚寒性的哮喘症，是一种下虚上实之证。实乃寒邪客肺，脾湿生痰，虚乃肾不摄纳，精气内脱，如王肯堂说：真元耗损，喘生于肾气之上奔。故治以肺肾兼顾。"[2]故其治则当以温固肾阳，收纳肾气，以固其本，而防其散脱，兼以温通肺脾阳气，以逐饮降逆，亦扶正逐邪之法。李民安认为：对老年慢性气管炎的治疗虽应注重于脾肾，但又不能单纯滋补。应根据患者的具体情况，在阳和汤的基础上灵活加减。一般用量为：生麻黄6g（如单取生麻黄一味先煎去沫，后下余药，则麻黄的用量可增大到15~24g。疗效显著，且无反应），熟地30g，肉桂、炮姜各3g，白芥子12g，鹿角胶、甘草各9g。如喘促日久，呼多吸少，气不得续，动则喘甚，面青肢冷，舌质淡红，脉沉细等肾阳不足症状明显者，可加菟丝子30g，附子6g，核桃肉15g。如有喘咳，心悸，不得平卧，卧则喘甚，浮肿明显等阳虚水泛，射肺凌心症状者，可加附子9g，白术15g，茯苓30g（茯苓能补心脾，行水道，宁心肃肺，生津止渴，对水气凌心之喘逆，悸汗、肿胀病人，大量用之，尤其有效），泽泻9g，肉桂改为桂枝9g。如见腹胀纳差，肢冷便溏等脾虚症者，可加白术12g，五味子6g，炮姜改为干姜。如口干且苦，舌苔黄腻，咳喘痰黄之上热证状与腰酸、恶寒，小便清长，夜间溲多，五更泄泻之下寒症状同时并见者，可加黄芩6g，桑皮、补骨脂各9g。此外，对兼有急性发作的表证，则另作别论[3]。

病案举例

1.俞长荣治夏某某，女，35岁，咳喘年许，痰白，时吐清水，大便溏泄，进生冷油腻，则每日溏泄4~5次，畏风怕冷，肢末欠温，面部微浮，苔白滑，脉沉小，脾肾阳虚，从温中蠲饮，摄肾纳气：茯苓、菟丝各9g，附子、法半夏、苏子各6g，陈皮、五味子各3g，胡芦巴12g，炙甘草3g，3剂咳显减轻，大便正常，仍益火生土，桂附理中加味：党参、炒白术、附子、胡芦巴各9g，干姜、炙甘草、补骨脂各6g，五味子4.5g，肉桂1.2g，4剂，咳喘溏泄基本消失，继桂附地黄丸收功[4]。

2.杨俊亭治慢性肺气肿、支气管哮喘：卢某某，男，43岁，气急胸闷反复发作11年余，面黄消瘦，喘息不能平卧，吸气尤艰，声音低微，痰白发凉，纳呆，口黏不渴，伴尿频便溏，1日2行，舌淡红，苔白滑润，脉沉弱，症系肾喘，属虚寒，阳虚难以蒸化水液，泛为寒痰，阻碍气机，肺失清降，拟宣肺化痰，悦脾温肾，标本兼顾：杏仁、清半夏、紫菀、川贝母、焦术、款冬花各9g，云茯苓12g，五味子4.5g，蛤蚧1对，焙微黄研末，分两次冲服，1剂排痰见爽，吸气仍艰，加附片6g，再剂显减，加甘草，2剂喘咳轻，再4剂诸症消失[2]。

又治患者陆某，男，30岁，多年哮喘，入夏感凉辄发，咳嗽痰多，喘闷、呼吸困难1月余，喘闷气窒，喉中痰声辘辘可闻，心慌心悸，午后畏寒，胃纳不知味，大便溏，小便频，精常不知自流，舌质淡，苔灰滑，脉沉迟。辨证：哮喘气急，咳嗽痰多，由寒而发，匝月不已。肺虚必及于肾，胃虚必累于脾；喉为肺系，肺为贮痰之器，脾为生痰之源。治之之法，先予外散以祛寒邪，温里以护中阳，后增补肾纳气以图本。宗仲景小青龙汤意：生麻黄、广陈皮6g，川桂枝、炒杭芍、法半夏、杏仁各9g，北细辛3g，淡干姜4.5g，五味子2.4g。3剂。另：白川椒、肉桂、白附子各3g，共研末，用余大膏两张将药末分6次贴于大椎穴，2日一换。二诊：进药后心悸心慌好转，胸闷亦轻，大便转软，余证仍存，再宗前意增温阳固精之品。炙麻黄、淡附片各6g，杏仁、广橘红、炒杭芍、莲须各9g，淡干姜4.5g，北细辛3g，怀山药、芡实、煅牡蛎各12g，西血珀粉3g，2剂。另：蛤蚧1对去头足焙黄研末，分4次汤剂送下。三诊：仍痰多白黏，咳则喘憋，虽饮食知味，但苔仍现滑润，脉沉细。乃脾阳虚衰，肾气不足，水泛成痰也。予温阳悦脾，化痰平喘：淡附片、川桂枝、焦白术、广陈皮、法半夏各9g，云茯苓12g，北五味子、炙款冬花、炙紫菀各6g，粉甘草4.5g，蛤蚧1对。2剂。四诊：哮喘已轻，饮食增加，大便成形，小溲不频，脉有起色，舌尖转为淡红，苔仍白滑。元阳见复，病有转机，慎戒房事，饮食调护得宜，可入坦途。原方继服3剂。五诊：喘息减轻，夜有轻咳，午后凛寒，阳气仍现不足之象。从原方加干姜6g以振中阳。2剂。六诊：喘平寒止，面色转红，舌转红润，苔亦退化，然脉虽起，尚有弱象。上方再投3剂。七诊：饮食复常，体渐增胖，面转红润，脉起苔化，舌见红活。再以原方合丸剂巩固之。3剂。另：苁蓉补肾丸1瓶，早晚空心各服10粒。八诊：面红舌活，由家步行十余里来诊，精神渐充，宗先贤发时治肺，平时治肾之意，予方兼调之。①怀山药60g，川贝母、杏仁泥各30g，共为细末，以白蜜半斤调匀，置饭上蒸熟之，贮瓶中，早饭前服五钱。②苁蓉补肾丸2瓶，晚间临卧时服10粒，开水送下。九诊：自述哮喘全息，食欲增进。体格见胖，脉舌如常人。上方继续调理而愈[2]。

3.刘德坤治卢某某，男，48岁，自诉：头晕心悸，喘咳气促，不得平卧，动则更甚，咳痰稀白多泡，尿少便溏，口淡纳呆，肢倦腰酸。既往有关节炎病史，近来面部四肢浮肿。1968年8月，曾前往广州某医院检查，确诊为“风湿性心脏病”。经中西医药治疗，效果不明显，于9月初回来，到处医治，未见好转。于1969年6~7月间，由其家人扶持前来就诊。观察其面色无华，呼吸困难，全身性浮肿，口唇、四肢末梢发绀。检查：两肺可闻弥漫性湿性啰音及哮鸣音，心尖区可闻Ⅲ~Ⅳ级收缩期杂音，体温36.7℃，舌质暗红，苔白，舌边缘有齿印瘀点，脉弦细无力。从其临床表现，实为心血瘀阻，气血两虚，又与心脾肺肾等脏之功能失调有关。肺主出气，肾主纳气，脾主运化，心主血脉。肺失肃降，肾不纳气，而致喘咳气促，脾失运化，则食欲不振，四肢倦怠，心阳不振，气滞血瘀，而致口唇发绀，舌质瘀暗，四肢末梢发紫，血虚不能养心而致心悸、眩晕，脾虚则水湿停留，肾虚则不能化气行水而致面部四肢浮肿。治宜活血化瘀，补血益气，温肾健脾，予联珠饮（《内科秘要》）合血府逐瘀汤（《医林改错》）加减：茯苓、熟地、丹参各24g，桂枝、白芍、当归身各12g，白术18g，炙甘草、川芎、附片各9g，党参、桃仁各15g，红花6g，连服10剂，浮肿大消，喘咳气促减轻。效不更方，再服10剂，浮肿消退八九，面部渐有华色，口唇及四肢末梢转红润，唯呼吸尚未平顺，口干，睡眠较差，仍采上方去附桂加酸枣仁18g，北五味子6g，麦冬9g，连服5剂，呼吸基本平顺，睡眠较好，口已不干，口唇及四肢末梢已无发绀。前方去桃仁、红花，再服10剂，间服桂附地黄丸及归脾丸，以巩固疗效。经过两年追踪，未见复发，照常工作[5]。

引用文献

［1］孙海龙.升阳法治疗痰饮证［J］.中医药学报，1984，(6)：44.

［2］杨俊亭.夏季虚寒性哮喘治验体会［J］.江苏中医，1966，(7)：30，31.

［3］李民安.老年慢性气管炎［J］.新中医，1980，(4)：22.

［4］俞长荣.益火生土法则的认识与实践［J］.中医杂志，1964，(11)：28.

［5］刘德坤.风湿性心脏病［J］.新中医，1977，增刊(2)：12.

六、肺肾寒饮证（下焦寒饮合病）（4候）

肺肾寒饮证，为肾中寒饮，上泛于肺，通常称之为肾水上泛，或水泛为痰之证。病由肾阳不振，寒从内起，寒水上逆犯肺，或更感外寒，触动下焦寒饮，上逆犯肺，而成肺肾寒饮之证。

其为病也，其标在肺，其本在肾。肺肾母子之脏，肾之寒水犯肺，必郁遏肺阳，肺金亦必清冷，所谓水冷则金寒，以致肺肾阳虚阴盛；阳虚于下，必阴逆于上，甚则肾之阴阳虚衰，不能摄纳肾气，肾气挟寒饮冲逆于上；剧者肾阳浮越，而有脱绝之变。故其治则当以温助肾阳为主，肾阳得振，自能化气行水；而温肺逐饮，以暖清金，可复肺气肃降之司，则能行水道而下输膀胱，自无水气停蓄之患。

证候别称：寒饮克肺，水冷金寒，阳虚水肿，上盛下虚，下虚痰饮，肾不纳气，肾虚气逆，内闭外脱，阴盛格阳，真寒假热，亡阳。

病名：［**中医**］久咳，咳喘，痰饮喘逆，虚喘，肾喘，哮喘，水肿，风水，阳脱。

证候系统：详见图3-11-16。

本证————肺阳不宣候

转证————清阳虚郁候、肺阳不布候

变证————阳气虚逆候、阳虚失纳候、阴虚失纳候、阳气闭脱候

图3-11-16　肺肾寒饮证证候结构图

（一）肺阳不布候（肺肾寒饮转证）

肺肾寒饮证·肺阳不布候，为肾阳不振，肾中寒饮上犯于肺，久必伤残肺阳，而成虚中夹实之证，杂病家亦通称为寒饮克肺，或水冷金寒之证。其见症虽以肺气宣降失常之症象显明，但必兼见肺肾阳虚之脉症。

通称：寒饮克肺，水冷金寒。

病名：［**中医**］久咳，痰饮喘逆。［**西医**］支气管哮喘。

病因病机：肺肾寒饮虚弱，系肾阳不振，寒饮内停，上逆于肺，伤残肺阳，不能敷布于表里，肺气宣降失司，虚中夹实之证。

证象组合：阳虚+表虚+气郁+清窍

主症：【**阳气不振**】**症象**：①面色萎黄。②面白唇紫。③头晕。④腿无力。⑤痰由黄脓转白。**舌象**：舌有黑色瘀斑。**脉象**：脉细。

【**气机不宣**】**症象**：胸闷。**脉象**：脉滑。

副症：【**气机不降**】**症象**：痰喘气急，呼吸困难，不能平卧。

【**腠理不实**】**症象**：汗出恶寒。

宾症：【**清窍不宣**】**症象**：喉中痰鸣。

治则：当以温补肺肾阳气，以固其本，兼以温通逐饮，以治其标，亦扶正祛邪之法。

方证

麻附细辛汤加味证：姜春华方[1]。温肺补肾，治咳嗽，喘鸣气急胸闷，痰多泡沫清稀，咳时心跳，畏寒肢冷。舌淡苔白，脉沉弱。详见病案2。

麻黄、瓜蒌仁、枳实各9g，桂枝、附片、姜半夏、五味子、甘草各6g，细辛2.4g，干姜3g。

论著和讨论

本证候肺肾阳气已虚，肾中寒饮上逆于肺，肺阳不能敷布于内外，肺气宣降失司。其治则当以温补肺肾阳气，以固其本；温肺逐饮，宣降气机，以治其标，虚实兼顾，标本同治。朱秀峰说："支气管哮喘病是一种慢性顽固性

反复发作的呼吸道疾病。从临床症状表现来说：发作期有喘息、呼吸困难、胸闷、张口抬肩、不得平卧等症。主要是由痰气壅遏、闭塞气道、肺失宣降而致的肺实证。我们采用宣肺化痰，以‘鸭掌散’为主方，再结合患者具体情况，辨证加减，有便于临床掌握使用，疗效也比较好。‘鸭掌散’原方由麻黄二钱半，炙甘草二钱，银杏五个组成，主治哮喘。麻黄有发汗定喘等作用，银杏有定痰喘敛肺作用，甘草和中润肺，三者合用，可防麻黄发散太过，有伤肺气。我们再加皂角、白前、生姜辛开豁痰，共奏宣肺化痰之效，适用于哮喘发作期肺失宣降的证候。”[2]

病案举例

1. **朱秀峰**治支气管哮喘：汪某某，男，10岁，哮喘反复发作2年多，秋冬较频，每日均发，气喘，呼吸困难，不能平卧，面色萎黄，脉细滑，舌尖红，苔薄白，寒饮克肺，肺失宣降，予宣肺化痰：炙麻黄、白前、生姜各6g，射干4.5g，银杏10枚，炙苏子、杏仁、生甘草、南沙参各9g，河车片3片，1剂缓解，5剂后，麻黄减为4.5g，20剂后改服河车片、异功片巩固。观察一年，哮喘基本未发[2]。

2. **姜春华**治管某某，男，56岁，咳嗽10余年，每年发作1~2次，此次发作始于去年小雪时，伴有喘鸣气急胸闷，痰多泡沫清稀，咳时心跳，畏寒肢冷。舌淡苔白，脉沉弱。证属寒饮伏肺，肾不纳气，治宜温肺补肾（组方见方证）。每日1剂，水煎服。连服7剂。另吞服黑锡丹、坎炁各1.5g，每日2次。果药后喘咳平，诸症减退。续方7剂以资巩固[1]。

引用文献

［1］戴克敏.姜春华治疗咳嗽的经验［J］.山西中医，2008，（3）：5.
［2］朱秀峰.鸭掌散加味治疗支气管哮喘50例的临床观察［J］.江苏中医，1966，（7）：29.

（二）阳气虚逆候（肺肾寒饮变证1）

肺肾寒饮证·阳气虚逆候，系由肾阳不足，寒饮上逆犯肺，阳气衰微，阴浊上逆，虚中夹实，杂病家通称为上盛下虚，或下虚痰饮，阳虚哮症之证。其见症虽以气机冲逆之症象显明，但必兼见肺肾阳虚阴盛之脉症，并以之为主；剧者可兼见虚阳浮越之脉症。

通称：上盛下虚，下虚痰饮。

病名：［**中医**］哮喘，咳喘。［**西医**］慢性气管炎，肺源性心脏病，心衰合并肺部霉菌感染。

病因病机：肺肾寒饮虚逆，因肾阳不足，寒饮内蓄，上逆于肺，伤残肺阳，肺肾阳气衰微，阴浊内盛，逼其虚阳浮越，甚则有散脱之虞。

证象组合：阳虚+气逆+阳滞+气滞+阳浮

主症：【**阳气不振**】**症象**：①语言低微。②恶寒，怕冷，易感冒，不欲饮水。③四肢清冷。④心慌短气，呼多吸少。⑤口干吐痰如黏胶，无气味。⑥半夜后哮鸣气急。**舌象**：①舌质淡。②苔白腻。③舌苔薄白。**脉象**：脉沉迟且细。

【**气机冲逆**】**症象**：①咳呛上气，动则喘甚，痰多且稀。②咳喘痰鸣，张口抬肩，端坐呼吸，不能平卧。

副症：【**阳气不行**】**症象**：①神昏面白唇紫。②下肢浮肿。**舌象**：苔灰白腻，舌边有豆大片状白膜。**脉象**：脉细弦。

【**气机不利**】**症象**：胸闷腹胀。

宾症：【**阳气浮越**】**症象**：①头身汗出如雨。②心烦不安。③尿少而黄。**脉象**：①脉疾数无力。②脉息芤而微数。

治则：以温补肺肾阳气，以固其虚阳之浮越；通阳逐饮以降阴浊之上逆，标本兼顾为法。

方证

麻附细辛汤加味证：祝味菊方[1]。治下虚痰饮，咳呛上气，痰多，苔腻脉芤微数。详见病案2。

紫苏子9g，蜜炙麻黄、炙细辛各3g，姜半夏15g，北五味子2.4g，酸枣仁24g，炒茅苍术、黄附片各15g，白芥子、淡干姜各4.5g，淫羊藿12g，灵磁石60g，黑锡丹、云茯神各18g。

论著和讨论

本证候肺肾阳衰，寒饮内盛，逆于上焦，如徐仲才所云：“外寒内饮，久病体虚，气阳不足。”[2]其治则当以温补肺肾阳气，收摄浮阳，以固其本；通阳逐饮，以降阴浊之上逆，而治其标。王自敏等说：“人体正气强弱与脾肾有很大关系。久病体虚，则伤及脾肾。肾阳虚衰，不能温煦他脏；脾阳不振，气血生化无源。机体内阴阳平衡失调，若阴盛阳微，湿与寒结，复感湿浊秽毒之邪，则霉菌可乘虚繁衍猖獗。霉菌病是在原有全身慢性疾病基础上发生的，甚者可危及生命。霉菌感染，尽管发病部位、症状各异，但治以健脾温肾，兼化浊利湿，俾脾肾强健，正气增强，秽毒之邪乃去，霉菌则自消矣。吕（承全）师从脾肾论治，用温阳化湿法，每获显效。”[3]

病案举例

1.徐仲才治周某，男，34岁。婴儿时期曾患奶癣。4年前开始哮喘，每逢春秋必发，且逐年加重，常持续两三个月不见缓解。平时特别怕冷，易感冒，不欲饮水。此次发病起于去秋，迄今时轻时重，曾用多种西药包括激素等治疗未能控制。诊查：半夜后哮鸣气急，舌苔薄白，脉细弦。辨证：证属外寒内饮，久病体虚，气阳不足。治当助阳解表蠲饮，标本并图：生麻黄、桂枝、生甘草、陈皮各6g，生白芍、姜半夏各9g，苏子、熟附片（先煎）各12g，炙细辛、磁石（先煎）各3g。14剂。另方：黄芪片100片，每日3次，每次5片。二诊：2月7日。药后哮喘缓解，日来喉间稍有哮喘，胸闷气短，有痰。原方改生麻黄9g，加局方黑锡丹6g分吞。7剂。另方：胆荚片（猪胆汁、皂荚、草河车）2包，每日3次，每次5片。上方药服后哮喘基本控制，咳痰亦轻，嗣后改用丸药，予附桂八味丸温肾扶阳为主，并加用黄芪片、地龙片吞服。3月后随访，未见复发[2]。

2.祝味菊治下虚痰饮：郑，男，咳呛上气，痰多，苔腻，脉息芤而微数。病理：痰饮中聚，肺气不肃，肾失摄纳，心力亦感不足。诊断：下虚痰饮。治法：当予强心摄肾，兼肃肺气，麻附细辛汤加味（组方见方证）。二诊：咳呛上气较瘥，脉息转缓而软。上方去细辛、五味子、磁石，加巴戟天24g，黄附片改为24g，酸枣仁改为30g[1]。

3.吕承全治肺源性心脏病，心衰合并肺部霉菌感染：马某某，男，62岁，患慢性支气管炎、肺气肿已20余年，炎暑发病，恶寒高热，咳喘加重，不能平卧，汗出心悸，神昏，面白唇紫，张口抬肩，端坐呼吸，口干吐痰如黏胶，无气味，苔灰白腻，舌边有豆大片状白膜，头身汗出如雨，呼多吸少，语言低微，咳喘痰鸣，心慌短气，胸闷腹胀，心烦不安，尿少而黄，恶寒，脉疾数无力，四肢清冷，系久喘伤肾，素有内湿，又贪凉饮冷，寒湿内结，运化受阻，痰饮恋肺，水气凌心，阴霾四布，脾肾阳气衰微，急回阳救脱，宣肺化饮：附片、干姜、款冬花、陈皮、半夏、红参、葶苈子各10g，肉桂3g，大贝母20g，茯苓、瓜蒌仁、银花、败酱草、马鞭草各30g(二味为霉菌设)，1剂汗减入睡，3剂，T 37.2℃，能平卧，白膜大退，脉较有力，加减继6剂，并服犀黄丸9g，日2服，5天白膜消失[3]。

引用文献

[1] 王兆基.祝味菊先生医案选（续）[J].中医杂志，1982，(11)：20.
[2] 董建华.中国现代名中医医案精华·第1集[M].北京：人民卫生出版社，2010：556.
[3] 王自敏.温阳化湿法治疗霉菌病[J].上海中医药杂志，1983，(10)：24.

（三）阳虚失纳候（肺肾寒饮变证2）

肺肾寒饮证·阳虚失纳候，系由肾阳衰微，寒水内盛，久则损及肾阴，肾阳不能摄纳，肾气挟寒饮上逆，为虚中夹实之候，杂病家通称为肾不纳气，或肾喘之证。其见症虽以气机冲逆之症象显明，但必兼见肾阳不振之脉症，并以之为主；甚则可有肾阴虚与阳浮之症象。

通称：肾不纳气，肾喘。

病名：[中医]咳嗽，哮喘。[西医]慢性气管炎。

病因病机：肺肾寒饮虚逆，系肾阳衰微，寒饮内蓄，久则损及肾阴，肾虚不能摄纳，肾气挟寒饮上逆于肺，肺气失其宣降之司，为因虚致实之证。

证象组合：阳虚+阴虚+气逆+阳浮

主症：**【阳气不振】症象**：①面唇青紫。②恶寒肢冷。③声低气怯。④腰膝酸软。⑤时冷汗淋漓。⑥痰多且稀，痰清量多而无力咳出。⑦下肢浮肿，头面四肢轻度浮肿。⑧甚则遗溺。**舌象**：舌质淡，舌暗淡，苔白腻。**脉象**：①脉沉迟且细。②脉沉细而数。

【气机冲逆】症象：①咳嗽哮喘，喉中痰鸣。②呼多吸少，张口抬肩，不能平卧，动则尤甚。

副症：**【阴虚失养】症象**：咳嗽，痰少，喉中少有痰鸣。

宾症：**【阳气浮越】症象**：胸满心悸，心慌。

治则：温养肾中阴阳，以纳气归肾，兼以温通逐饮，以降其上逆之寒水，虚实兼顾之法。

方证

1.阳和汤加味证：李民安方[1]。治咳嗽、哮喘，动则喘甚，痰多且稀，恶寒肢冷，下肢浮肿，脉沉迟且细，舌质淡，苔白腻。详见病案1。

生麻黄、附子、甘草各6g，白芥子12g，熟地、菟丝子、茯苓各30g，鹿角胶、桂枝、泽泻各9g，五味子、干姜各5g。

2.肾气丸化裁证：柯新桥方[2]。治哮喘，胸满心悸，喉中痰鸣，痰清量多而无力咳出，声低气怯，形寒肢冷，腰膝酸软，时冷汗淋漓，头面四肢轻度浮肿，详见病案2。

熟地18g，山药、党参、胡桃肉、茯苓、附片、枣皮、丹皮、肉桂心、干姜、五味子各15g，泽泻12g，大腹皮30g。另用丹参片随汤药吞服。

3.苏子降气汤加减证：周仲瑛方[3]。治动则喘甚，稍有咳嗽，痰少，喉中少有痰鸣，心慌，舌质淡，脉沉细。详见病案3。

肉桂（后下）、沉香（后下）各2.5g，炙黄芪12g，当归、钟乳石、炒苏子、法半夏、胡桃肉各10g，橘皮5g，生姜2片。

论著和讨论

本证候肾中阴阳两虚，不能收纳肾气，挟寒饮上逆于肺，失其宣降之常，其治则当温养肾中阴阳，以纳气归肾，兼以宣降肺气，通阳化浊，以降寒饮之上逆，补中寓攻之法。如程门雪说："我曾借用外科'阳和汤'法（熟地30g，白芥子3g，炒研，鹿角胶9g，姜炭、麻黄各1.5g，肉桂、生甘草各3g，水酒各半煎，加五味子1.5g），治一儿童色皖体弱，阳虚哮症数年，亦获良好效果，可见活法的运用。借用方意，用熟地、麻黄、鹿角霜、甘草、白芥子，再加紫菀、款冬花、白前、苏子、杏仁等也有效果。"[4]

病案举例

1.李民安治张某某，男，60岁，咳嗽、哮喘，动则喘甚，痰多且稀，恶寒肢冷，下肢浮肿，脉沉迟且细，舌质淡，苔白腻。有慢性气管炎史8年，冬季加重。此属痰湿蕴肺、肾阳不足。治则：涤痰平喘，补督壮阳。用阳和汤加味（组方见方证），每日1剂，水煎服。二诊：服上方7剂，咳喘已平，浮肿全消，痰亦大减。嘱原方再服10剂。三诊：诸症消失，并开金匮肾气丸6合，以巩固疗效。现已3年余，曾追访3次，从来复发[1]。

2.柯新桥治黄某某，男，61岁。患哮喘30余年，每因气候变冷或食生冷而加重。就诊时呼多吸少，张口抬肩，不能平卧，动则尤甚，胸满心悸，喉中痰鸣，痰清量多而无力咳出，声低气怯，形寒肢冷，腰膝酸软，时冷汗淋漓，头面四肢轻度浮肿，甚则遗溺，面唇青紫，舌暗淡，脉沉细而数。此属肺肾心阳气虚，气虚不能行血，兼见心血瘀阻。治当标本兼顾，拟温补肺肾，纳气平喘，利水除痰，佐活血化瘀为法，用肾气丸化裁（组方见方证）。另用丹参片随汤药吞服。原方加减，服药18剂，症状明显改善，咳喘平息。改汤为丸药调理以善后[2]。

3.周仲瑛治夏某，58岁，女。喘证已历多年，既往每届冬令发作加甚。今年自冬至夏，发作持续不已，呼吸困难，动则喘甚，稍有咳嗽，痰少，喉中少有痰鸣，心慌，舌质淡，脉沉细。证属肺肾两虚，痰浊阻气。治拟苏子降气汤加减（组方见方证）。7剂，日1剂。二诊：补肺纳肾，降气化痰，气喘减轻，但动则仍甚，咳少无痰，舌苔白，脉沉细，面色无华，仍当从肾虚水泛为痰作喘进治：肉桂（后下）、沉香（后下）各2.5g，炙黄芪、紫石英、熟地各12g，当归、钟乳石、炒苏子、法半夏、胡桃肉各10g，诃子5g，生姜2片。14剂，日1剂。三诊：补肺纳肾，降气平喘，气喘减轻，咳少，痰不多，唯头昏不适，苔脉如前。原法再进，原方去钟乳石，加枸杞子10g。患者服上方后，病情缓解，持续4个月气喘未作，是年冬季轻度发作2次，经用上方迅即控制[3]。

引用文献

［1］李民安.老年慢性气管炎［J］.新中医，1980，(4)：22.
［2］柯新桥.肺阳虚证治初探［J］.浙江中医药，1982，17（11-12）：494.
［3］周仲瑛.中医内科学［M］.北京：中国中医药出版社，2003：99.
［4］程门雪.漫谈咳、喘、哮、痰饮的症治［J］.中医杂志，1982，(2)：13.

（四）阴虚失纳候（肺肾寒饮变证3）

肺肾寒饮证·阴虚失纳候，系由肾阴不足，不能摄纳，肾气挟寒饮上逆犯肺，肺失宣降之常，亦虚中夹实之证。杂病家亦通称为上实下虚，或肾不纳气，肾虚气逆之证。其见症虽以气机冲逆之症象显明，但必兼见肾阴不足之脉症，并以之为主；甚者可兼虚阳浮越之症象。

通称：上实下虚，肾不纳气，肾虚气逆。

病名：［**中医**］虚喘，哮喘。［**西医**］支气管哮喘，原发性高血压及冠心病。

病因病机：肺肾寒饮虚逆，由其人素有寒饮内蓄，或肾阴本虚，或久病药饵耗伤肾阴；阴不纳阳，肾阳浮越；阴虚不能摄纳肾气，挟寒饮冲逆于上，肺气失其宣降之常。

证象组合：阴虚+气逆+阴涸+阳浮

主症：**【阴虚失养】症象**：①面色萎黄，神疲乏力。②腰膝酸软。③夜尿多。

【气机冲逆】症象：①咳嗽气急，动则尤甚。②哮喘夜发作，发时胸闷气喘，喉中有痰声，呼吸困难，不能平卧。**舌象**：苔白腻。**脉象**：脉细滑。

副症：**【阴液消涸】症象**：①口干苦不欲饮。②咳嗽痰多白沫，咯白色稠黏痰，量不多。**舌象**：①口唇舌质淡紫。②苔白，舌尖红，苔薄白。**脉象**：脉弦滑。

宾症：**【阳气浮越】症象**：①大汗出。②咳呛火升。③心烦。

治则：以滋养肾阴，纳气归肾，以固其本，兼以宣降肺气，温化寒饮，以治其标，亦补中寓泻之法。

方证

1. 宣肺平喘补肾填精方证：朱秀峰方[1]。治哮喘反复发作已十年。肾元不足，肺失宣降，上实下虚。详见病案1。

麻黄、淡苁蓉、熟地各9g，连皮杏仁15g，生甘草6g，银杏仁10粒（杵），菟丝子12g，水煎服。

2. 苏子降气汤化裁证：胡亚丽方[2]。治肾虚不能纳气，夹痰湿阻肺，详见病案2。

苏子（包煎）、补骨脂各18g，陈皮、当归、地龙、山茱萸各15g，法半夏12g，麻黄10g，熟地、丹参各20g，肉桂、檀香、甘草各5g。

论著和讨论

本证候肾阴虚损，不能摄纳肾气，肾气挟寒饮上逆，肺失宣降。即朱秀峰谓“肾元不足，肺失宣降，上实下虚”[1]之证。故其治则当以滋养肾阴，以纳气归肾，固其本元，兼以宣降肺气，温化寒饮，以降其上逆，虚实同治，标本兼顾之法。如胡亚丽按：此例（病案2）病人初诊时因诊断为间质性肺炎，血培养有细菌生长，病人有口干苦的表现，认为炎症即热，妄投麻杏甘石加黄芩之类，效若罔闻。再诊时辨明病机，故收效显著。此提示我们既不能疏忽于西医学检验，更不能拘泥于它，生搬硬套。应将西医学检验与中医辨证辨病相结合，全面分析施治，方能奏效[2]。

病案举例

1. **朱秀峰**治王某某，男性，33岁，哮喘反复发作已10年。每逢春、秋、冬三季气候变化时发作较频，着凉亦易诱发。曾经组织疗法、割脂疗法、肾囊封闭及中药等治疗无效。发作时服麻黄素片可暂得控制。患者每夜均有哮喘发作，发时胸闷、气喘、喉中有痰声，咳嗽痰多白沫，腰酸，脉弦滑，舌根有乳突样色红，中尖苔白，两肺闻及哮鸣音。诊断为支气管哮喘。辨证为肾元不足，肺失宣降，上实下虚。治予宣肺平喘，补肾填精（组方见方证）。5剂后哮喘咳嗽显减，10剂后发作完全控制，停药1周，又感胸闷，复予原方服10剂，胸闷消失。后以六味地黄丸、河车片巩固，1966年1月随访，一直未发[1]。

2. **胡亚丽**治俞某某，男，68岁，因咳嗽气急反复发作9年，加重1周而入院。入院时症见咳嗽气急，动则尤甚，咯白色稠黏痰、量不多，神疲乏力，腰膝酸软，口干苦不欲饮，夜尿多，饮食睡眠可，大便正常，口唇、舌质淡紫、苔白腻，脉细滑。既往有原发性高血压及冠心病史。检查：体温36.5℃，心率84次/分，呼吸23次/分，血压145/70mmHg，口唇轻度紫绀，桶状胸，肋间隙增宽，双肺呼吸音低，双下肺闻及散在湿性啰音。X线胸片检查见双下肺散在斑片状、结节状模糊阴影，意见为：慢性支气管炎肺气肿，双下肺间质性肺炎。血培养见甲型溶血链球菌、卡他布兰汉氏菌。血检：白细胞4.8×10^9/L，中性0.76，淋巴0.24。入院后静滴青霉素、氨苄青霉素（氨苄西林）、先锋必（头孢哌酮）、氧氟沙星等抗生素共2周。中医诊属痰热阻肺，予麻杏甘石汤与二陈汤合方化裁：麻黄、法半夏各10g，杏仁12g，石膏（先煎）20g，甘草5g，黄芩、茯苓、厚朴各15g，陈皮、苏子（包煎）、葶苈子（包煎）各18g。服药4剂后症状无缓解，胸片复查：浸润无明显改变。乃仔细辨证，根据病人年近古稀，反复咳喘，夜尿多（每晚5~6次），腰膝酸软，诊断为肾虚不能纳气，夹痰湿阻肺。用苏子降气汤化裁：苏子（包煎）、补骨脂各18g，陈皮、当归、地龙、山茱萸各15g，法半夏12g，麻黄10g，熟地、丹参各20g，肉桂、檀香、甘草各5g。同时停用一切抗生素。服药1剂后喘咳明显减轻，继服上方并配合红外线超短波理疗，1周后胸片复查：双下肺浸润基本吸收，喘咳基本消失，夜尿减少（每晚1~2次）而出院[2]。

引用文献

［1］朱秀峰.鸭掌散加味治疗支气管哮喘50例的临床观察［J］.江苏中医，1966，(7)：29.
［2］胡亚丽.纠正误诊验案3则［J］.中医杂志，1999，(9)：529.

第三节　饮热证类（4证10候）

饮热证，或称热饮，为水饮挟热之证。系由素有宿饮之人，或感温暑等热邪，触动宿饮而发病；或外感风寒湿之邪，入里化热，更动宿饮，均系水饮挟外感热邪之饮热证。亦有因过啖醇酒炙烤、辛辣厚味等动火之物，令热起于内，与水饮相搏，则为水饮挟内热而动之饮热证。

由外热而动饮热证，多发于肺胃。外感之邪，必首先犯肺，化热则多顺传入胃，肺胃之热内动宿饮，而为肺胃饮热证，病变多居上焦，而为上焦饮热之本病。如挟肝火，肝火犯肺，而成肝肺饮热证，则为肝肺合病。若兼肾阳不足，引动下焦寒水，与上焦饮热并发，为上下寒热虚实错杂之肺肾饮热证，则为上焦饮热之并病。

由内热而动之饮热证，则多发于肺脾；饮食所致之燥热，必归之于胃，是以胃为阳土，为燥火之薮；胃中燥热，蒸动脾中宿饮，上犯于肺，而为肺脾饮热之证，其病变多在中焦，为中焦饮热之本病，亦可合并肝热，而成肝脾饮热证，是为中焦饮热之合病并病。

水饮虽为阴邪，其治则自当温化；然热属阳邪，其治又必须清凉。是以饮热之证，实为寒热兼挟之证。其治则自当寒温并用，以温药通阳化饮，以辛凉辛寒，甚至苦寒，以清热降火，即辛温寒合方之法。

证候系统：（详见表3-11-3）。

表3-11-3　饮热证证候结构表

	本病	合病	并病
上焦	肺胃饮热证	肝肺饮热证	肺肾饮热证
中焦	肺脾饮热证	肝脾饮热证	

一、肺胃饮热证（上焦饮热本病）（4候）

肺胃饮热证，为外热触动宿饮，水饮挟热之证，或外感温暑热邪，引动胃中伏饮，或外感风寒入里化热，触动伏饮，吴坤安曰：“温邪上犯气分，以致伏饮内发。”[1]薛生白亦谓：“温热之气外入，引动宿饮。”[2]通称温病夹饮。何廉臣曰：“因外感既久，陈寒入肺，久咳喘满，因而失血者，仍咳嗽气逆，牵动诸经之火以烁肺，肺气亦能牵动胸背脉络之血，随咳而出，是病虽生于寒，而实因寒动火，火中伏寒，寒中包火。”[3]系寒郁化火与饮邪互搏，而成饮热之证；或更感寒而发病，廉臣云：“虽然寒伏肺中，久亦都从火化。”[3]通称寒包火证。

肺胃饮热证，其病变在于上焦，肺气首当其冲；饮热郁蒸于肺，轻则郁遏肺气，而肺气失宣；重则阻其肃降，致肺气失降；如热不得泄，蒸灼清气，郁热冲逆，则为清气郁逆或津气炽逆之候，久蒸不解，饮热搏结，或阻于胸中，或痹于肺络，则有痹结之变。

肺胃饮热证，水饮挟热邪为病，其治则辛温通阳以逐饮邪是为要法。俞根初曰：“初治必兼辛散，开发肺气切不可纯用寒凉，使痰壅肺闭，猝致闷毙。”[3]然清凉透热，亦属重要，吴坤安曰：“宜理气分之热，兼逐脾家之饮。”[2]张聿青有云：“伏寒既深，肺热不解，辛温寒合方，重药轻服。”[4]

证候别称：痰饮挟燥火，支饮射肺，痰热互结。

病名：［**中医**］痰饮咳嗽，顿咳，喘咳，咳喘失血，哮喘，温病挟饮，肺胀，温邪伏饮，风温喘促，春温，伤暑喘咳，伏暑。

证候系统：详见图3-11-17。

本证————肺气失宣候
转证————肺失宣降候、清气郁逆候、津气炽逆候、气液虚逆候
变证————肺气郁痹候

图3-11-17　肺胃饮热证证候结构图

引用文献

［1］吴坤安.伤寒指掌［M］.上海：上海科学技术出版社，1959：卷四67.
［2］秦伯未.清代名医医案精华［M］.北京：人民卫生出版社，2006：92.
［3］俞根初.重订通俗伤寒论［M］.上海：上海科学技术出版社，1959：324，339.
［4］张聿青.张聿青医案［M］.上海：上海科学技术出版社，1963：178.

（一）肺气失宣候（肺胃饮热本证）

肺胃饮热证·肺气失宣候，为外感之邪犯肺化热，触动胃中宿饮上逆犯肺，饮热相搏，郁遏肺气，宣降失司，其见症以肺气宣降失常之脉症为主。

通称：痰饮挟燥火。

病名：［**中医**］痰饮咳嗽，顿咳。［**西医**］慢性支气管炎，百日咳。

病因病机：肺胃饮热郁遏，常由外感风热之邪，或感风寒犯肺化热，引动胃中水饮，上逆于肺，与热相搏，郁遏肺气，致肺失宣降之司。

证象组合：气郁+清窍

主症：【**气机不宣**】**症象**：①咳时连声不止。②面似虚浮。③胸中常闷。④痰多不利，稀痰数日，继则痰浓咽干。**舌象**：苔薄白腻。**脉象**：脉滑。

副症：【**气机不降**】**症象**：①呛咳。②喉间痰声辘辘，不能平卧。

宾症：【**清窍不宣**】**症象**：①音塞不扬。②咽干，咳嗽喉中燥痛或痒。

治则：当以宣肺降气，清热逐饮为法。

方证

1.厚朴麻黄汤证：张仲景方。治痰饮咳逆上气，胸满，喉中不利，其脉浮者。

厚朴五两，麻黄四两，石膏如鸡子大，杏仁、半夏各半升，干姜、细辛各二两，小麦一升，五味子半升。水煎，分三次服。

2.射干麻黄汤出入证：张楠方[1]。治慢性支气管炎：百日咳，详见病案3。

射干、五味子、紫菀、款冬花、生半夏、杏仁、川贝母、浙贝母、桑白皮、生石膏各9g，麻黄3g，生姜6g。

论著和讨论

本证候外感化热犯肺，与胃中宿饮相搏，郁遏肺气，滞其宣降，其治则当宣肺清热，逐饮降逆为法。仲景曰“咳而脉浮者，厚朴麻黄汤（组方见方证）主之。脉沉者，泽漆汤主之。半夏半升，紫参五两，泽漆三斤（以东流水五斗，煮取一斗五升），生姜五两，白前五两，甘草、黄芩、人参、桂枝各三两。上九味，㕮咀，内泽漆汁中，煮取五升，温服五合，至夜尽”（《金匮要略·肺痿肺痈咳嗽上气病脉证治》）。吴坤安云：“痰饮挟燥火，凡咳嗽喉中燥痛或痒，仍不渴饮者，此痰饮挟燥火也，夫脾家有饮，故不渴；而肺家有火，故喉间燥痒也。宜理气分之热，兼逐脾家之饮，勿以喉间燥痛而妄用滋清：半夏、茯苓（重用）、橘红、杏仁、川郁金、瓜蒌皮、白通草、冰糖炒石膏。”[2]

病案举例

1.薛生白治立冬未冷，温热之气外入，引动宿饮，始而状如伤风，稀痰数日，继则痰浓咽干，是少阴脉中乏津上承，五液尽化痰涎，皆因下虚，易受冷热，是以饮邪上泛，老年咳嗽大要，宜调肾脾，最忌发散，泄肺理嗽，暂用越婢法：麻黄、石膏、甘草、芍药、生姜、大枣[3]。

2.张聿青治张左，音塞不扬2年之久，遂起呛咳，却不见红，脉象气口不调，寒热互阻于肺，然肺为水之上源，恐肺金日损，而变假为真：不去节麻黄、不去节甘草0.9g，制半夏4.5g，枳壳、橘红各3g，杏仁、煨石膏、炒苏子、茯苓各9g。二诊，用麻杏甘膏并不汗出，咳嗽音塞，尚复如前，肺邪伏匿，既深恐变假为真，拟重药轻服法：麻杏甘膏加细辛、前胡、橘红、茯苓、枳壳（其人竟服7剂未见过节）。三诊，用辛温寒合方，音塞较开，咳嗽大减，然天气温燥，呛咳复甚，脉象左大，伏匿之邪，虽得渐解，而肺气阴液早为并损，再清金养肺：南沙参12g，光杏仁、炒天冬、白茯苓、生扁豆衣各9g，生甘草0.9g，川贝母6g，水炒竹茹3g，生鸡子白1枚冲服[4]。

3.张楠治慢性支气管炎：阔某某，男，45岁，咳痰不止14年，遇寒加重，痰多不利，痰白而稠，胸中常闷，早晚咳重，入夜尤重，舌质偏淡，脉带滑象，苔薄白腻，为肺素虚寒，痰湿结聚，感受寒凉，病遂加剧，射干麻黄汤出入（组方见方证），2剂咳顿减，痰少咳吐亦利，胸不闷，唯素小便不利，加茯苓、泽泻、车前子，2剂，小便畅利，痰消咳止，继4剂，10余年宿疾竟痊，两年未发[1]。

又治毕某某，男，4岁，百日咳近1月，咳时连声不止，气似难接，唇绀，喉间痰声辘辘，入夜尤甚，不能平卧，纳食甚少，亦不思饮，面似虚浮，苔白滑，拟：生半夏、杏仁、大贝、生石膏、炒莱菔子各6g，麻黄1.5g，生姜、玄明粉各3g，炙桑白皮4.5g，1剂大便微稀，喉间已无痰声，稍能安卧，至9剂阵咳减少，守方服15~16剂，病乃痊愈[1]。

引用文献

［1］张楠.射干苏黄汤骆床治验体会［J］.中医杂志，1964，(12)：27.

［2］吴坤安.伤寒指掌［M］.上海：上海科学技术出版社，1959：卷四67.

［3］秦伯未.清代名医医案精华［M］.北京：人民卫生出版社，2006：92.

［4］张聿青.张聿青医案［M］.上海：上海科学技术出版社，1963：154.

（二）清气郁逆候（肺胃饮热转证1）

肺胃饮热证·清气郁逆候，为外感之邪犯肺化热，触动胃中宿饮，上逆胸中，郁遏胸中，清气失于宣展，热饮挟肺气上逆，伤寒家通称为支饮射肺之证。其见症虽以肺气上逆之症象显明，但必兼见饮邪郁滞上焦，与热蒸于内之脉症。

通称：支饮射肺。

病名：［**中医**］温病挟饮，风温喘促，肺胀，哮喘。［**西医**］腺病毒肺炎，肺源性心脏病心衰Ⅲ度。

病因病机：肺胃饮热郁逆，素有伏饮，偶感风寒或风温之邪，触动宿饮，郁滞上焦，致清气失其宣展，肺气肃降无力，肺气不降，热邪挟水饮上逆之候。

证象组合：气郁+气热+气滞+气逆

主症：【**气机不宣**】**症象**：①咳嗽心慌。②发憋，面青白，面色紫绀。③神情疲惫，呼吸短促，不得平卧。**舌象**：舌红尖绛，色白而润。**脉象**：①脉浮。②脉象浮滑，重按有力。

【**津气蕴蒸**】**症象**：①面红身热，发热无休。②心烦。③口不干不思饮。④咯痰黄黏。⑤小便短黄，大便较干，溺赤便溏。**舌象**：①舌苔微黄。②舌紫，苔白中带黄微腻。③舌淡苔灰黑。**脉象**：①脉滑数。②脉象沉急。③脉沉紧。

副症：【**气机不利**】**症象**：①二便不爽。②下利。

【**气机冲逆**】**症象**：①咳而上气。②烦躁而喘。③喘满痰多，喘不能卧，痰声辘辘，目似不瞬。④咳呕。

宾症：【**清窍不宣**】**症象**：头晕头痛。

治则：当以宣开肺气为主，使清气展舒，郁热外达，浊饮下趋，自无冲逆之患。

方证

小青龙加石膏汤证：张仲景方。治外寒内饮，兼有热象，症见咳嗽气喘，烦躁，脉浮者。

麻黄、芍药、桂枝、细辛、甘草、干姜各三两，五味子、半夏各半升，石膏二两。

论著和讨论

本证候热邪挟宿饮，郁滞清气，肺气失降，饮热上逆，仲景曰“肺胀，咳而上气，烦躁而喘，脉浮者，心下有水，小青龙加石膏汤（组方见方证）主之”（《金匮要略·肺痿肺痈咳嗽上气病脉证治》）。其治则当以宣肺逐饮降逆、清透郁热为法。如何秀山说：“若支饮射肺则肺胀，咳而上气，烦躁而喘，脉浮者。则当用小青龙加石膏汤发表利水，豁痰清热，始效。”[1] 何廉臣按：风温犯肺，肺胀喘促，小儿尤多，病最危险，儿科专家往往称马脾风者此也。此案（病案1）断定为外寒束内热，仿金匮小青龙加石膏汤，再加川贝开豁清泄，接方用大剂二石瓜蒌仁等清镇滑降而痊。先开后降，步骤井然[2]。

《蒲辅周医疗经验》编者按：腺病毒肺炎，亦有属伤寒范畴的。此例（病案2）患儿，据脉证属内饮兼感，先宜小青龙加石膏汤发散风寒，温化寒饮。药后肺气得宣，病情好转。继宜调和肺胃，兼化痰湿。采取了先宣后降的治疗原则。三诊热退，喘憋均减，精神转佳，纳食较好，病愈而康复[3]。

病案举例

1.张锡纯治风温喘促：郝姓幼子，5岁，季春下旬，感冒风温，医治失宜，7~8日间，喘逆大作。面红身热，喘息极促，痰声辘辘，目似不瞬，危至极点。脉象浮滑，重按有力，启口视其舌苔色白而润，问其二便，言大便2日未行，小便微黄，然甚通利，且视其身体胖壮，阴分犹足，知犹可治。欲治此症，当用《伤寒论》小青龙汤，然须重加凉药以辅之：麻黄、桂枝尖、五味子各3g，清半夏、川贝母（去心）、光杏仁各6g，生白芍9g，干姜、细辛各1.8g，生石膏（研细）30g，煎汤1大茶盅，分两次温服下。此方即小青龙汤加贝母、生石膏。《金匮》治肺胀作喘，原有小青龙加石膏汤，然所加石膏之分量甚少。今所以重用生石膏至30g者，为其面红身热，脉象有力，若不重用石膏，则麻桂姜辛之热，即不能用矣。又《伤寒论》小青龙汤加减之例，喘者去麻黄加杏仁，今加杏仁而不去麻黄者，因重用生石膏、麻黄即可不去也。将药服尽1剂，喘愈强半，痰犹壅盛，肌肤犹灼热，大便犹未通下，遂用生石膏、瓜蒌仁各60g，代赭石30g，煎汤2茶盅，徐徐温服之，痰少便通而愈[2]。

2.蒲辅周治冯某某，女，6岁，1961年3月14日会诊。腺病毒肺炎住院3周，发热，咳嗽气喘，发憋，面青白，下利，肺部啰音较多。舌淡苔灰黑，脉滑数，属内饮兼感，治宜宣肺：麻黄、炙甘草、白芍、桂枝各1.5g，干姜、细辛各0.9g，五味子（打）10枚，法半夏3g，生石膏6g，杏仁10枚，大枣2枚，以水300ml，分3次温服[3]。

3.叶建寅治哮喘：遇寒即发，近来加剧，不能平卧，每发需氨茶碱静脉注射，有时用肾上腺素才能缓解，脉浮滑，舌红尖绛，身热心烦，小青龙汤加味：生麻黄2.4g，桂枝、细辛、五味子各1.5g，干姜0.6g，生白芍6g，生甘草4.5g，生石膏、杏仁、姜半夏、旋覆花梗、苏子各9g，3剂，气逆喘息已平，发热亦退，心烦亦安，咯痰不易出，喉间辘辘有声，脉滑苔薄，原方略小其制：生白芍、姜半夏各6g，桂枝、炙细辛、五味子各1.5g，远志、苏子、葶苈子各4.5g，生甘草3.6g，杏仁、白前各9g，生姜3片，喘咳已平，痰多白稀，去生姜、白前，加生牡蛎、鹅管石各9g。

4.余永敏治肺源性心脏病心衰Ⅲ°、肺气肿：周某某，女，55岁，每过秋冬即咳嗽咯痰已六年余，神情疲惫，面色紫绀，呼吸短促，不得平卧，心慌咳嗽，咯黄黏痰，头痛头晕，胃纳甚差，口不干不思饮，小便短黄，大便较干，系受凉后加重，舌紫苔白中带黄微腻，脉沉紧。诊断：痰饮（支饮），属寒饮扶热之象，以解表化饮，佐以清热，小青龙汤加石膏9剂，心慌气短，咳痰黄减，唯两下肢仍有浮肿，改五苓散加味，以淡渗利湿，健脾通阳，数剂尿增肿减，仍感夜寐不安心烦，柏子养心丸善后。共23天，心力衰竭基本消失出院[4]。

引用文献

［1］俞根初.重订通俗伤寒论［M］.上海：上海科学技术出版社，1959：318.
［2］何廉臣.重印全国名医验案类编［M］.上海：上海科学技术出版社，1959：15.
［3］中国中医研究院.蒲辅周医疗经验［M］.北京：人民卫生出版社，2005：237.
［4］余永敏.慢性肺源性心脏病心衰的辨证施治［J］.江苏中医，1965，（6）：10.

（三）气液虚逆候（肺胃饮热转证2）

肺胃饮热证·气液虚逆候，系外感温暑之邪，内陷化热，耗伤气液，引动饮邪上逆于肺，肺气失降，虚中夹实之证。其见症虽以肺气上逆之症象显明，但必兼见气液两虚之脉症。

通称：饮热伤津。

病名：［**中医**］春温，咳喘，哮喘。［**西医**］肺气肿。

病因病机：肺胃饮热虚逆，系由外感温暑之邪，传里化热，耗伤肺胃气液，触动宿饮上逆，肺气失其肃降之能，饮邪挟热上冲。

证象组合：液灼+气逆+气郁+气虚

主症：**【津液消灼】症象**：①形瘦。②午后低热。③手足心灼热。④口渴，口干不欲饮。⑤自言心中干甚，似难支持。⑥痰黏不爽，痰呈白沫。⑦小便赤少。**舌象**：①舌红苔薄白。②舌苔黄腻。**脉象**：脉细滑数。

【气机冲逆】症象：①咳喘气急。②心下胀满甚剧，喘不能卧。③胸膺火气上升。

副症：**【气机不宣】症象**：胸闷。

宾症：**【气虚失充】症象**：①面微黄，神情呆滞，精力疲甚。②头昏心悸。③时或形寒，畏寒鼻塞。④大便滑泻。⑤喘咳发作，下午重。**脉象**：①脉象浮弦。②左脉似弦而有力，右脉似大而有力，然皆不堪重按。

治则：当以清热生津以滋液，温化水饮以降逆，寒温并用，虚实兼顾。

方证

小青龙加石膏汤加减证：屠揆先方[1]。治肺虚夹痰火，外束风寒。详见病案3。

麻黄、五味子、甘草各5g，细辛3g，干姜4g，桂枝7g，生石膏30g，制半夏、北沙参、麦冬、苦杏仁各10g。

论著和讨论

本证候外感之邪化热，灼伤气液，引动宿饮上逆，肺气失降，其治则当清热生津增液，以扶其虚；温化寒饮，宣降肺气，以降其逆；寒温并行，兼顾其虚实。张锡纯说："盖白茅根凉润滋阴，又善治肾阴有热，小便不利，且具有发表之性，能透温病之热外出，一药而三善备，故单用之而能立建奇功也。"[2]何廉臣按：发明茅根功用，方虽简单，药用周到，温病善后之简效法。唯症既喘不得卧，拟仿外台法，再加鲜枇杷叶100g，轻降肺气何如[2]？

病案举例

1.张锡纯治温病案：王义源之女，年十四五，仲春中旬，感受春温。医者诊治失宜，迁延十余日，病益增剧，医者诿为不治。心下胀满甚剧，喘不能卧，自言心中干甚，似难支持，其舌苔白而微黄，小便赤少，大便从前滑泻，此时虽不滑泻，仍每日下行。脉搏一呼吸五至，左脉似弦而有力，右脉似大而有力，然皆不堪重按，知其温病之热，本不甚剧，因病久真阴亏损，致小便不利，所饮之水，停于肠胃则胀满，迫于心下则作喘，其心中干甚，亦真阴亏损之征也。当滋其真阴，利其小便，阴足则心不觉干，便利则胀治，而喘亦可定，至于些些温病之余热，亦不治自愈也。鲜白茅根（去净皮与节间细根剉碎）180g，用水3大碗煎一沸，俟半句钟，视其茅根，若不沉水底，再煎一沸，至茅根皆沉水底，其汤即成。去渣当茶，数次温饮之。饮茅根汤两日，其病霍然痊愈。盖白茅根凉润滋阴，又善治肾阴有热，小便不利，且具有发表之性，能透温病之热外出，一药而三善备，故单用之而能立建奇功也。然必剖取鲜者用之，且复如此煎法（过煎则性变），方能有效[2]。

2.屠揆先治宋某，男，55岁。原有肺结核史，患哮喘病十多年，有肺气肿（胸部X光透视：肺纹增加，肺气肿，肺门淋巴结钙化）。近半个月来，喘咳发作，下午重，畏寒鼻塞，口干。服过氨茶碱10天无效。诊查：舌苔黄腻，脉象浮弦。属肺虚夹痰火，外束风寒。先治其标，拟用小青龙加石膏汤加减（组方见方证）。二诊：服上方药后哮喘较轻，但未完全停止，仍感畏风，口略干，脉舌如前，原法加筹：麻黄、炙马兜铃各7g，细辛4g，干姜5g，五味子、葶苈子（包）各12g，生石膏30g，制半夏、桂枝、苦杏仁、北沙参、生甘草、党参各10g。第二诊方药服后，哮喘全平，改用扶正化痰善后[1]。

3. 张凤郊治谢某某，女，62岁，素有哮喘，近月来，咳喘加剧，痰鸣白黏咯不爽，午后低热起伏，37.5℃，时或形寒，手足心灼热，形瘦，口干不欲饮，脉细滑数，舌红苔薄白，素禀阴虚，虚热挟痰饮恋肺，肺失清肃，拟养阴清肺，蠲化伏饮：桑白皮、地骨皮、北沙参、天冬、寸麦冬、仙半夏、枇杷叶各9g，鲜石斛12g，炙五味子、清炙甘草各3g，干姜、炙细辛各2g，3剂，好转热除，加减10剂而愈[3]。

4. 叶秉仁治金某某，男，54岁，素有咳喘之恙。深秋感受引动宿痰：咳嗽气急，经西药治疗，咳喘时轻时重，翌年二月初，突气喘加重，倚息不得卧3昼夜，用激素、氨茶碱、抗生素等无效，患者高枕而倚，输氧，神情呆滞，精力疲甚，痰呈白沫，头昏胸闷，心悸口渴，胸膺有火气上升，舌红苔薄白，脉数，痰饮射肺，久蕴化热，继而伤津，且下元渐虚，证情寒热虚实交织，小青龙加石膏汤法，但气阴俱伤，遂小其制：麻黄、细辛、干姜各2g，桂枝、五味子各3g，制半夏6g，白芍5g，玉泉散18g，加鲜石斛24g，太子参12g。护养肺胃之阴，平冲降逆，镇潜浮阳，宗张锡纯从龙汤法，加煅龙牡各15g，炙苏子、熟牛蒡子各10g，1剂气喘减，脉亦缓，加黄芩10g，2剂，已能平卧，再2剂，病入坦途，仅傍晚自感热气上冲，痰黏，用清润化痰善后[4]。

引用文献

［1］董建华.中国现代名中医医案精华·第1集［M］.北京：人民卫生出版社，2010：160.

［2］何廉臣.重印全国名医验案类编［M］.上海：上海科学技术出版社，1959：215.

［3］龚文德.张凤郊应用仲景方的经验［J］.中医杂志，1981，(6)：14.

［4］叶秉仁.杂谈偶记［J］.中医杂志，1982，(6)：24.

（四）肺气郁痹候（肺胃饮热变证）

肺胃饮热证·肺气郁痹候，系由外感风寒不解，引动宿饮，久恋于肺，深痹肺络，寒包于外，火动于中。其见症虽亦以肺气宣降失常之症象显明，但必兼见饮热郁滞上焦，与肺络痹阻之脉症，并以之为主。

通称：痰热互结。

病名：［中医］咳喘失血，哮喘。

病因病机：肺胃饮热郁滞，因外感风寒触动伏饮，上恋于肺，久不得解，深痹肺络，化火动血，何廉臣曰："因外感既久，陈寒入肺，久咳喘满，因而失血者，乃咳嗽气逆，牵动诸经之火以烁肺，肺气亦能牵动胸背脉络之血，随咳而出，是病虽生于寒，而实因寒动火，火中伏寒，寒中包火。"[1]

证象组合：气郁+气滞+血溢+清窍

主症：**【气机不宣】症象**：①胸中懑闷，胸满痰结。②咳嗽频发，咯痰不爽，色白黏稠。③咳出青黄涕如弹丸。④口渴饮冷，小便黄赤。**舌象**：①舌暗苔黄。②苔腻微黄。③苔黄腻。**脉象**：①脉弦滑。②脉滑数。

【气机不利】症象：胸闷时痛，胸闷且痛。**脉象**：脉细滑。

副症：**【气机不降】症象**：①咳嗽气逆，咳呛哮吼。②喘满，气促，喘不得卧。

【络瘀血溢】症象：咳血。

宾症：**【清窍不宣】症象**：咽痛。

治则：当寒温并用：辛温宣肺，以化寒饮；清凉泄热，以降其火。

方证

1. 千金麦门冬汤证：《通俗伤寒论》方[1]。清火搜剔陈寒，治陈寒入肺，久咳喘满。

麦冬、桑皮各9g，生地、紫菀、竹茹各9g，竹沥、半夏各4.5g，苦桔梗2.4g，蜜炙麻黄、北五味子各1.5g，炙甘草1.2g，或用细辛0.6~0.9g代麻黄，再加黑炮姜1.5g拌捣五味子，尤去肺寒要药。

2. 辛温寒合方证：张聿青方[2]。治哮喘，咳嗽频发，甚则见红，而用重药轻服法，详见病案2。

炙麻黄、川桂枝各0.9g，煨石膏4.5g，淡干姜、生熟甘草各0.6g，白茯苓、光杏仁、冬瓜子各9g。

论著和讨论

本证候寒包于外，火动于中，因而其治则当以宣肺逐饮，清热宁络为法。张聿青曰："伏寒既深，肺热不解，而肺为娇藏，过进辛温，恐转损肺，拟辛温寒合方，而用重药轻服法。"[2]何廉臣亦谓："寒中包火，治宜清火之中，佐以搜剔陈寒，用千金麦门冬汤（组方见方证）。虽然寒伏肺中，久亦都从火化，即上焦血滞痰凝，亦属因火所致，便当专清其火，佐以消痰宁络，人参泻肺汤加减（西洋参、片黄芩、青连翘各4.5g，生桑皮、焦山栀、甜杏仁各9g，生枳壳3g，苦桔梗、苏薄荷各1.8g，酒炒生大黄2.4g，淡竹茹12g。）送下葛氏保和丸：知母、川贝母、天门冬、款冬花、天花粉、生薏苡仁、马兜铃、生地、紫菀、苏百合、蜜炙百部、生姜、阿胶、当归身各9g，紫苏6g，五味子、薄荷、甘草各3g，各研细末，饴糖60g为丸，每服6g，早晚空腹服。”[1]

病案举例

1. 张石顽治郁金岩，劳役后伤风自汗，胸满痰结，咳出青黄涕，大如弹丸。此即《内经》所谓劳风法在肺下也，与茯苓桂枝白术甘草汤，加姜汁、竹沥，二剂而安[3]。

2. 张聿青治顾童，寒入肺俞，稍涉感寒，则外寒与伏寒相触，遂致哮喘，咳嗽频发，甚则见红，良由喘咳激损肺络，与吐血实属两途。伏寒既深，肺热不解，而肺为娇脏，过进辛温，恐转损肺，拟辛温寒合方，而用重药轻服法（组方见方证）[2]。

3. 丁济民治胡姓，男，48岁，哮喘六年，胸闷且痛，咳呛哮吼，咯痰不爽，色白黏稠，小便黄赤，脉滑数，苔腻微黄，痰浊恋肺，治从清肃：麻黄、杏仁、桃仁、冬瓜仁、生薏苡仁各9g，甘草3g，炙百部15g，活芦根1尺，葶苈子4.5g。二诊：哮咳已减轻[4]。

4. 陈乔林治杨某某，男，52岁，素有咳喘史，近月反复发作，咯痰稠黄，服中药十余剂未减。前日复因外感，而致咳喘加剧，胸中憋闷，口渴饮冷，再服麻杏石甘汤合三子养亲汤等，稠痰口渴略减，但咳嗽声紧，气喘憋闷仍甚，苔黄腻，脉弦滑。系风寒闭束，肺气失宣，痰热互结之证。治以辛温散寒，开提肺气与泄热化痰并用：麻黄6g，细辛、木蝴蝶各5g，桔梗、枳壳、地龙、法半夏、瓜蒌仁、瓜蒌皮各10g，黄连、甘草各3g，生石膏30g，扁枝槲寄生20g。连服2剂后，憋闷好转，咳喘减轻，黄痰及渴饮亦减，原方石膏减为20g，细辛减为3g，再服2剂，胸闷已舒，痰色转白，渴饮已止，舌苔白稍腻，脉滑。改用温化痰饮为主，以茯苓、甘草、五味子、干姜、细辛、半夏、紫菀、扁枝槲寄生等调治[5]。

引用文献

[1] 俞根初. 重订通俗伤寒论[M]. 上海：上海科学技术出版社，1959：324.

[2] 张聿青. 张聿青医案[M]. 上海：上海科学技术出版社，1963：178.

[3] 江瓘，魏之琇. 名医类案（正续编）[M]. 北京：中国中医药出版社，1996：337.

[4] 丁济民. 三拗汤合哮喘丸治疗281例哮喘[J]. 上海中医药杂志，1965，(10)：2.

[5] 陈乔林. 寒凉药与温热药配伍初探[J]. 新医药学杂志，1979，(3)：11.

二、肺肾饮热证（上焦饮热并病）（3候）

肺肾热饮证，为肺胃热饮挟肾阳不足之证。多由其人肾阳素虚，或下焦宿有停饮；外感之邪犯肺化热，触动胃中宿饮，上逆于肺，饮热相搏，引动肾气挟下焦虚邪上犯，与肺中热饮相并，壅滞于上，而成上盛下虚之证，为虚实寒热夹杂之证。故其为病，初则阻滞肺气，致肺失宣降之司；继则饮热化火内炽，阳虚热盛，邪盛正衰；终至肾阳衰微，失其摄纳之能，肾气挟饮邪上逆，多有阴阳虚实错杂之变。而其治则，清肺胃之热，逐上焦之饮，以治其上盛之邪，兼以温助肾阳，摄纳肾气，以固下焦之虚；古人云“其本在肾，其末在肺”，是必标本兼顾。

证候别称：阳虚停饮夹热，上热下寒，上盛下虚。

病名：［中医］咳喘，喘肿。

证候系统：详见图3-11-18。

本证————肺失宣降候

转证————清阳虚炽候

变证————阳气虚逆候

图3-11-18　肺肾饮热证证候结构图

（一）肺失宣降候（肺肾饮热本证）

肺肾饮热证·肺失宣降候，为外寒入里化热，引动胃中宿饮，上泛于肺，兼之肾气素亏，肾中宿饮，随之上泛，致肺失宣降，饮热上冲。以肺气上逆症象显明，兼见肺气不宣之症象。

通称：寒水化热。

病名：［中医］咳喘。［西医］慢支，老年性肺气肿合并支气管感染。

病因病机：肺肾饮热郁逆，始由外感入里化热，触动胃中宿饮，上逆于肺，兼之其人肾气素弱，下焦宿饮，亦随之上泛，共壅于肺，致肺失宣降之司，饮热挟肺气上逆，为本虚标实之证。

证象组合：气郁+气逆+清窍

主症：【**气机冲逆**】**症象**：①气急，胸闷难言，倚息不得卧。②喘咳不能平卧，张口抬肩。

副症：【**气机不宣**】**症象**：①喘嗽。②咳嗽痰多，吐黄色稠痰。**舌象**：舌质暗，苔薄微黄。**脉象**：脉细数。

宾症：【**清窍不宣**】**症象**：鼻常流清涕。

治则：当宣肺清热，逐饮降逆，兼顾肾气之虚，亦扶正逐饮之法。

方证

厚朴麻黄汤加减证：赵锡武方[1]。治老年性肺气肿，合并支气管感染。脉细数，舌质暗，苔薄微黄，乃肺经蕴热，邪热与痰浊互结，加之平素肾气不足，以致肺肾同病，详见病案2。

厚朴12g，半夏24g，麻黄、细辛、五味子各6g，杏仁13g，生石膏45g，黄芩20g，橘红、荆芥穗各15g，生姜、茯苓各9g，芦根30g。

论著和讨论

本证候肺胃热饮，挟肾虚饮泛，上壅于肺，饮热挟肺气上逆。其治则当以宣肺清热，逐饮降逆，以治其标；温肾纳气，以固其本，当视其标本缓急，而斟酌其补泻。如王金魁说：据谢老（谢天心）四十余年之临床经验，石膏确非大寒之品，其质重，其性亦纯良，故遇重证，自非重用不为功。一般除用于阳明实热及各种热病高热不退者外，凡因火热引起的各种病变，用石膏均有良效。……慢性喘嗽，大都属于西医学中之慢性支气管炎。本病患者，每当秋冬寒凉季节，外寒束肺，清降失职，旧病往往随之而发，发则咳嗽气急，胸闷难言，甚则咳嗽倚息不得卧，初起时用小青龙汤随症加减，每多覆杯而安。但小青龙汤系辛温之剂，遇挟热之患者则不甚恰合。宜用小青龙加石膏汤，取清肺热之石膏加入小青龙中，共奏解表除饮清热之功，此历用而不爽者[2]。

病案举例

1.**赵锡武**治潘某某，男，74岁，咳喘反复发作已10余年，每次因感冒后诱发喘息，先后入院四次，证见喘咳不能平卧，张口抬肩，咳嗽痰多，吐黄色稠痰，检查：体温38.3℃，呈半卧位，两肺闻及干性啰音，肺底部有小水泡音，肺线位于第6肋间，呈桶状胸，胸部X摄片，显示右肺上叶炎症，血常规：白细胞11.7×10^9/L，中性78%，淋巴18%，嗜酸性4%，考虑为老年性肺气肿，合并支气管感染。症见脉细数，舌质暗，苔薄微黄，乃肺经蕴热，邪热与痰浊互结，加之平素肾气不足，以致肺肾同病，先拟清热泻肺，止咳平喘，厚朴麻黄汤加减（组方见方证）。服首剂药后，咳喘即减轻，一日分4次服。连服7剂后，咳喘基本消失，患者能平卧，夜能入睡，两肺干湿性啰音消失，体温37℃。血常规：白细胞5.4×10^9/L，中性54%，淋巴33%，单核4%，嗜酸性9%。脉弦细，两尺无力，乃肺肾两虚之证。拟肺肾同治，上方去生姜、细辛、五味子、荆芥穗、芦根，加黄芪、仙茅、淫羊藿、肉桂，引火归原，固表补肾，40余天未再见喘息发作，精神转佳，两肺（-），X线摄片：左肺上叶阴影明显吸收好转，病情稳定出院[1]。

2.**谢天心**治谢某，男，70岁。素禀壮健，有喘嗽病史，每年冬季都有一两次发作，但都不甚严重，已6~7年。1965年仲冬，因偶受风寒，以致喘嗽大作，不得平卧，倚椅危坐已两昼夜，曾经中西医治无效，乃来商治于我。患者呼吸迫促，咳痰不爽，胸中烦闷，痛苦难言，口微渴，唇舌较红，舌苔薄白，脉浮而滑数。乃用小青龙加石膏汤以治之：生石膏30g，生麻黄、北细辛、北五味、炙甘草各3g，桂枝尖、淡干姜、酒白芍各4.5g，姜半夏9g。连服4剂而愈。改用都气丸作汤，再服十余剂，迄未复发[2]。

引用文献

[1] 张问渠.赵锡武老中医治疗咳喘的临床经验[J].新中医，1980，(3)：11.

[2] 王金魁.谢天心应用石膏的临床经验[J].安徽中医学院学报，1984，(1)：38，39.

（二）清阳虚炽候（肺肾饮热转证）

肺肾饮热证·清阳虚炽候，为肺胃饮热内盛，蕴炽于上，而其人肾阳已虚，下焦寒水上泛，与饮热阻滞肺气，为阳虚火炽之证。杂病家通称为上热下寒，或下虚上盛之证。其见症可见上中焦热炽之脉症，与下焦虚寒脉症同见，为阴阳寒热虚实错杂之证。

通称：阳虚停饮夹热，上热下寒。

病名：[**中医**]咳喘。[**西医**]慢性支气管炎感染，喘息型慢性气管炎。

病因病机：肺肾饮热虚炽，以其人肾阳素亏，寒水盛于下；复感外邪化热入肺，触动胃中宿饮上泛，饮热相搏，蒸炽于上；而肾阳不振，寒水亦随之上逆，与饮热壅阻肺气，而成下虚上盛，下寒上热之证。

证象组合：阳虚+阳郁+气炽+气郁

主症：【**阳气不振**】**症象**：①恶寒。②四末欠温。③汗出。④腰酸。⑤夜尿多频。⑥动则气急。⑦夜间喘甚。

舌象：舌质淡苔腻。**脉象**：①脉沉细。②脉小促。③脉滑数无力。

【津气蕴炽】症象：①口苦口干。②口渴。③自觉内热。④咯痰黄稠量多。**舌象**：舌苔淡黄。**脉象**：脉数。

副症：**【阳气不宣】症象**：①畏冷。②足肿。**舌象**：苔薄白腻。

【气机不宣】症象：咳嗽，咯大量泡沫痰夹脓性痰。

宾症：**【气机不降】症象**：①胸憋气急。②咳喘，倚息不得卧。

治则：当寒热补泻并用，上清肺胃热饮，下温振肾之阳气，标本兼顾之法。

方证

1.麻参汤证：张伯臾方[1]。治慢性支气管炎，咳嗽气急，口渴，自觉内热，四末欠温，足肿，苔薄白腻，脉小数促。详见病案1。

麻黄4.5g，杏仁、党参、熟附片、炙苏子各9g，生石膏24g，炙甘草3g，开金锁、鱼腥草各30g，防己12g，泽漆19g。

2.扶阳化饮泄热定喘方证：陈乔林方[2]。治阳虚停饮夹热之喘息，详见病案2。

川附片（先煎）10g，厚朴、法半夏、地龙、苏子各15g，麻黄、细辛、五味子各5g，生石膏50g，鱼腥草（鲜）25g，生姜3片。水煎服。

论著和讨论

本证候饮热蒸炽于上，肺失宣降之职；肾阳亏虚于下，有寒水之上泛，上热下寒，上盛下虚。孙海龙说："恙延多年，肾阳亏损，寒痰日久，郁而化热，痰热互结，肺失清肃，下寒上热，本虚标实。"[3]其治则当清泻肺胃上盛之热饮，温壮下焦亏虚之肾元，固本逐邪，标本兼顾之法。《张伯臾医案》编者按："据张老医生经验，凡治痰饮久疾，必探其本而标本兼治之，方能获效，若一味治标，必伤其正，非其治也。故本例在用麻杏石甘等味清化痰热之时，又用参、附等品补益心肺之气，标本兼顾，药效卓著，仅服七剂证情大减，继以温阳益气活血之剂而收功。"[1]

病案举例

1.张伯臾治痰饮（慢性支气管炎、肺源性心脏病）姚某某，女，75岁，素有痰饮，复因外感，咳嗽气急口渴，自觉内热，四末欠温，足肿，苔薄白腻，脉小数促。正虚邪实，寒热夹杂，拟标本兼治，益心气，清化痰热（组方见方证）。药后诸恙均减，守方五剂[1]。

2.陈乔林治刘某某，女，50岁，患喘息型慢性气管炎5年，近半月来，因气温变凉，咳喘加剧，夜间喘甚，倚息不得卧，昨夜至今持续喘息不止，咯大量泡沫痰夹脓性痰，胸憋汗出，四肢欠温，口苦口干，舌苔淡黄，脉滑数无力。听诊：两肺满布哮鸣音，肺底有少量湿啰音。证属阳虚停饮夹热之喘息，治以扶阳化饮，泄热定喘（组方见方证）。服2剂后，喘息停止，脓性痰消失，肺部哮鸣音消失。转用茯苓、甘草、五味子、干姜、细辛、半夏、附片再服[2]。

3.孙海龙治张某某，男，58岁。咳喘史12年，冬重夏轻，四季均发。近3年来经常发热（37.5℃~38.5℃），每月1~2次，常需急诊治疗。近又喘咳，难以原卧，动则气急，咯痰黄稠量多，口干欲饮，手足不温，恶寒畏冷，腰酸，夜尿2~3次，舌质淡苔腻，脉沉细。两肺呼吸音明显降低，左肺闻啰音。胸透两肺呈气肿征，肺纹理增强，横膈低位，诊断：痰饮证（肾阳虚，痰热型）。恙延多年，肾阳亏损，寒痰日久，郁而化热，痰热互结，肺失清肃，下寒上热，本虚标实。拟清肺化痰，佐以温肾纳气：麻黄、杏仁各10g，生石膏20g（包），黄芩、葶苈子各15g，鱼腥草30g，桔梗20g，象贝母片10片分吞，局方黑锡丹1.8g分吞。2月1日次诊；上方服14剂，咳喘得减，黄痰已少，鼻流清涕，舌淡苔薄润，脉沉细。予以寒温兼施，标本同治：麻黄、杏仁、甘草、干姜、炙附子、苍耳子各10g，细辛5g，陈皮、半夏、淫羊藿、黄芩各15g，磁石30g。经上方治疗，咳痰基本控制，怕冷好转，唯动则仍气急，手足依然不温，改以温肾扶阳，健脾益气治之：熟附片、陈皮、半夏各15g，淫羊藿、黄芪、党参各20g，白术、炮姜、桂枝、炙甘草各10g。本病例经上方调理后而获痊愈[3]。

引用文献

[1] 严世芸.张伯臾医案[M].上海：上海科学技术出版社，1979：15.
[2] 陈乔林.寒凉药与温热药配伍初探[J].新医药学杂志，1979，(3)：10.
[3] 孙海龙.升阳法治疗痰饮证[J].中医药学报，1984，(6)：45.

（三）阳气虚逆候（肺肾饮热变证）

肺肾饮热证·阳气虚逆候，为下焦肾阳已虚，而肺胃饮热内盛，引动下焦寒水上泛，壅滞肺气，宣降失司，杂病家亦通称上盛下虚、上热下寒之证。其见症虽以肺气上逆之症象显明，但必兼见肾阳不足，寒水内盛之脉症；甚则尚可兼见虚阳浮越之脉症。

通称：上盛下虚，上热下寒。

病名：［**中医**］喘咳，喘肿。［**西医**］慢性支气管炎，阻塞性肺气肿，慢性肺源性心脏病，喘息型慢性气管炎，高血压性心脏病，心力衰竭Ⅲ级，甲状腺腺瘤，双侧胸腔积液。

病因病机：肺肾饮热虚逆，以其人肾阳素虚，寒水内盛；外邪化热入肺，触动胃中宿饮，上犯于肺。饮热相搏于上，引动下焦寒水上泛，肾阳亦随之浮越，而成上盛下虚，上热下寒之证。

证象组合：阳虚+气逆+阳滞+气滞+阳浮

主症：【阳气不振】症象：①形瘦神惫。②气短气不得续，咳声低微，动则气急心悸。③唇绀汗出。④四肢欠温。⑤腰酸。⑥夜尿多。⑦尿少。**舌象：**①舌质淡苔腻。②舌苔薄白。**脉象：**脉细数无力。

【气机冲逆】症象：①喘咳，夜间喘甚，倚息不得卧。②心下痞满。③咳嗽，吐白痰。

副症：【阳气不行】症象：①恶寒畏冷。②手足不温。③小便不利。④颜面微肿，下肢浮肿。

【气机不利】症象：心下痞满，食后尤甚。

宾症：【阳气浮越】症象：①心悸不安。②口干欲饮，口渴不欲饮。③咯痰黄稠量多。**舌象：**舌苔淡黄。**脉象：**脉滑数无力，脉弦细数。

治则：当温补肾阳，以逐寒水；清宣肺胃，以除饮热，亦寒热补泻同行之法。

方证

真武、生脉、越婢加术方证：赵锡武方[1]。治肺气不降，心阳不振，喘咳心悸，不能平卧，尿少肢肿，详见病案1。

生附片（先煎）、生姜、白术、甘草各9g，杭芍、麦冬各12g，党参18g，麻黄4.5g，五味子6g，云茯苓、石膏各15g，鲜茅根60g，大枣6枚。

论著和讨论

本证候肺胃饮热壅于上，肾阳亏虚于下，上盛下虚，上热下寒，其治则亦当寒热补泻同用；上则宣泻肺胃之饮热，下则温振下焦之阳气，亦标本兼顾之法。张问渠按：本例（病案2）表气不固，肺肾两虚，中医所说“其本在肾，其末在肺”“急者治其标，缓者治其本”或“标本兼治”，佐温肾之品。缓解期以补肾纳气为主，佐宣肺化痰或二者同用，当咳喘剧烈时，赵（锡武）老常常嘱咐一天用2剂，加强止咳之效[2]。

病案举例

1.赵锡武治董某，女，56岁，经常咳嗽气喘，已历20余年，最近3日，咳嗽气急，吐白色泡沫样痰，不能平卧，夜间阵发性喘咳。脉率108次/分，血压180/120mmHg（左），180/124mmHg（右），颈部静脉怒张，甲状腺呈结节状肿大，质中等硬度。两肺满布干啰音，心浊音界向左右扩大，以左侧为主，心尖区有Ⅰ级收缩期吹风样杂音，主动脉瓣区第二音亢进，肝大右肋下6cm，中等硬度，下肢可陷性浮肿正度。西医诊断：高血压性心脏病，心力衰竭Ⅲ级，甲状腺腺瘤，双侧胸腔积液。中医辨证及分析，病人喘促日久，形瘦神惫，不得卧，动则喘息更甚，气不得续，咳声低微，吐白色泡沫痰，心悸不安，胃纳甚差，心下痞满，食后尤甚，口渴不欲饮，小便不利，下肢肿，入寐差，入夜喘咳加重，脉细数无力，舌苔薄白，质淡。观此脉证，乃阳虚水逆，上凌心肺，肺气不降，痰浊上逆。肾者气之根，命门之所在，下元不固，故气不摄纳，动则喘息更甚，气不得续。肾阳衰微，水无所主，水气上逆，射肺凌心，以致肺气不降，心阳不振，症见喘咳心悸，不能平卧，尿少肢肿，正如《素问·逆调论》所指“夫不得卧，卧则喘者，是水气之客也”，考阳虚水逆，上凌心胸，心阳不振，肺气不宣者，治当温阳行水，养心宣肺。宜壮元阳消阴翳，逐留垢，消水源，以求心阳得振，肺气得宣。仿真武、生脉、越婢加术方施治（组方见方证）。上方服2剂后，喘咳气短大减，睡眠好转，夜间阵发性呼吸困难减轻，但仍胸胁满闷，血压170~180/120~130mmHg，遂于前方加入活血理气及镇摄之品（苏木12g，枳壳7.5g，香附9g，生龙骨、生牡蛎各15g）。入院后第5天已能平卧，入院后第17天活动如常，心率减为90次/分，一般情况好转，但仍有胃脘作胀、头疼、心下痞硬，血压180/130mmHg，故改用宣痹调气佐以涵肝之品：全瓜蒌、桑寄生各30g，薤白、半夏、云茯苓、竹茹、丹参、杜仲、牛膝各12g，陈皮9g，枳实6g。上方服2剂后，因患者感冒，头疼项强，胁下苦满，改用解表之剂，表证解后，已无心悸气短、胸痹等症，起床活动如常，胃纳改善。胸部X线摄片：心影较前缩小，呈主动脉型，肺郁血征减轻，胸腔积液消失，肝大由肋下5cm缩小到2cm，心率75次/分，心律齐，说明心力衰竭已基本控制，于1964年1月20日出院[1]。

2.赵锡武治潘某某，男，74岁，每遇感冒，而支气管哮喘易发作，甚者动则作喘，咳嗽吐痰，乃肺肾两虚，表气不固，拟厚朴麻黄汤、玉屏风散、二仙汤化裁，屡服屡效。患者有时夜间发作喘息较甚，白天尚可，即白天服固表温肾之剂（即玉屏风散、二仙汤加减），夜间服清热化痰，止咳平喘之剂（即厚朴麻黄汤加减）。于1979年8月10

扫随访，患者自述15年来病情基本稳定，咳嗽偶有，喘息已基本消失，两肺（-），尚能自理生活[2]。

3.赵锡武治邓某，女，48岁。主诉：浮肿已半年，1周来加重而入院。患者于1961年元月感冒后，开始咳嗽气喘，下肢浮肿，经治疗后好转，但常心悸。2月前症状又加重：动则心悸气短，下肢逐渐浮肿，心下痞满，咳嗽，吐白痰，尿少。经西医检查，诊断为慢性支气管炎、阻塞性肺气肿、慢性肺源性心脏病、心力衰竭Ⅲ度。辨证：心肾阳虚，痰湿阻遏，肺气壅塞。治法：宜温阳宣肺，豁痰利湿。真武汤加开鬼门法治之：附子6g，杭芍、白术、甘草、杏仁、生姜各9g，麻黄3g，云茯苓、生石膏各12g，白茅根30g，车前子（包）15g，大枣（擘）5枚。上方服药3剂后，尿量显著增加，每日达1500~1900ml，下肢浮肿明显减退。用药至第5剂后肿退，仅小腿略肿，咳嗽减轻，故上方加入宽胸理气之品，厚朴、陈皮各6g。服药至第6剂后浮肿消失，心率减慢，两肺底可闻及湿性啰音，考虑还有胸闷、咳嗽、气短等症，上方去白茅根、厚朴、车前子，加入止咳降气之苏子9g。再服药5剂后咳嗽已止，仅微有气喘，心下稍有痞满，又予厚朴麻黄汤清肺泻热、豁痰平喘之剂。服药1周后，诸症均除，心率83次/分，食纳正常，二便自调，故出院返家[1]。

引用文献

［1］董建华.中国现代名中医医案精华·第2集［M］.北京：人民卫生出版社，2010：298.

［2］张问渠.赵锡武老中医治疗咳喘的临床经验［J］.新中医，1980，（3）：11.

三、肺脾饮热证（中焦饮热本病）（2候）

肺脾饮热证，为脾胃宿饮化热上干于肺之证。其标在肺，其本在脾。多系由平素喜啖醇酒、炙烤、辛辣厚味等动火之物，致胃中燥热内起，熏蒸于脾，与宿饮相搏，上干于肺，致肺气失其宣降之职，清肃失令，治节失司，不能通利三焦而行水道，则停饮不得下行，而反上逆；甚则郁结于上中，清气不得宣展；终至水气泛溢，阻塞三焦，其势难制。其治则当上宣肺气以逐停饮，中利脾胃以泄蓄热。

病名：［中医］伏饮，悬饮，支饮，哮喘，喘肿，结胸，阳水，肿胀。

证候系统：详见图3-11-19。

本证————清气郁逆候

转证————清气郁结候

变证————清气不化候、津气不化候

图3-11-19　肺脾饮热证证候结构图

（一）清气郁结候（肺脾饮热转证）

肺脾饮热证·清气郁结候，为外感之邪，内陷化热，与脾中宿饮搏结上中，清气不得宣展，宣降失常。其见症虽以上中痞结之症象显明，但必兼见饮滞上中，与热邪内蒸之脉症。

通称：饮热搏结。

病名：［中医］悬饮，支饮，结胸。［西医］肺源性心脏病，高血压，大叶性肺炎并发脓胸。

病因病机：肺脾饮热郁结，系由外邪内陷，化热内蒸津气，与脾中宿饮搏结，饮热互结于上中，上中清气失于宣展，肺胃宣降失常。

证象组合：气郁+气结+气蒸

主症：【气机不宣】症象：①头眩澹澹。②面色黧黑。③悸眩纳呆。④胸满短气。⑤面脚微肿。**舌象：**苔白厚滑腻。**脉象：**脉沉紧。

【气机郁结】症象：①心下痞坚，食入痞阻。②胸脘痞痛拒按。③大便秘结。**脉象：**脉濡数结代。

副症：【气机不降】症象：①咳逆倚息不得卧。②喘不得息，动则喘甚。

【津气蕴蒸】症象：①口干而苦，喜得热饮。②小便黄热，大便秘结。

宾症：【清窍不宣】症象：喉中痰鸣。

治则：当以蠲饮泄热，行气散结，宣降肺气，肺脾同治为法。

方证

1.香苏二陈汤证：费伯雄方[1]。适应心下痞硬，头眩澹澹欲吐，右寸关弦滑。

沉香、苏子、橘红、半夏、茯苓、枳壳、厚朴、杏仁、郁金、薏苡仁、姜汁。

2.陷胸承气汤证：吴匊方方[2]。治痰热壅阻肺胃，神识昏迷，发热甚高，舌苔粗糙，大便多日未通，咳痰稠黏，胸疼痞塞，详见病案2。

瓜蒌实12g，法半夏、云茯苓、炒枳实各9g，酒锦大黄、鲜生姜、广陈皮、炒葶苈各6g，炒白芥子3g，制甘遂1.5g，玄明粉（分冲）4.5g。

3.己椒苈黄丸加味证：罗德安方[3]。治肺源性心脏病、高血压，动则喘甚，不能平卧，悸眩纳呆，喉中痰鸣，口干而苦，喜得热饮，小便黄热，大便秘结，面脚微肿，胸脘痞痛拒按，详见病案3。

防己、葶苈、大腹皮、枳实各9g，大黄、枇杷叶、姜半夏各6g，茯苓、桑白皮、石决明各12g，椒目、柴胡、甘草各3g。

4.一捻金加味证：简应坤方[4]。治大叶性肺炎并发脓胸，三诊鼻窍已不扇张，两胁扇动微小，咳嗽减，再泻胸腔积液，详见病案4。

人参6g，生大黄、黑丑、白丑、槟榔、枳壳、厚朴、泽泻、土炒白术各3g，共为细末，蜂蜜糖水调服3g，每日3次。

论著和讨论

本证候肺脾饮热与清气互结于上中，肺气失于宣降，脾气失于通利，仲景曰“咳逆倚息，短气不得卧，其形如肿，谓之支饮”（《金匮要略·痰饮咳嗽病脉证并治》）。因而其治则当以逐饮泄热，行气散结为法。仲景曰“膈间支饮，其人喘满，心下痞坚，面色黧黑，其脉沉紧，得之数十日，医吐下之不愈，木防己汤主之。木防己三两，石膏十二枚鸡子大，桂枝二两，人参四两，右四味，以水六升，煮取二升，分温再服。虚者即愈，实者三日复发，复与不愈者，宜木防己汤去石膏加茯苓芒硝汤主之。木防己、桂枝各二两，人参四两，芒硝三合，茯苓四两。右五味，以水六升，类取二升，去滓，内芒硝，再微煎，分温再服，微利则愈。……支饮胸满者，厚朴大黄汤主之。厚朴一尺，大黄六两，枳实四枚。右三味，以水五升，煮取二升，分温再服。支饮不得息，葶苈大枣泻肺汤主之”（同前）。

程林《金匮要略直解》说：“防己利大小便，石膏主心下逆气，桂枝宣通水道，人参补气温中，正气旺则水次不待散而自散矣，加芒硝之咸寒，可以软痞坚，茯苓之甘淡，可以渗痰饮，石膏辛寒，近于解肌，不必杂于方内，故去之。”

尤在泾说：“支饮上为喘满而下为痞坚，则不特碍其肺，抑且滞其胃矣。面色黧黑者，胃中成聚，营卫不行也。脉浮紧者为外寒，沉紧者为里实。里实可下，而饮气之实，非常法可下；痰饮可吐，而饮之在心下者，非吐可去。宜其得之数十日，医吐下之而不愈也。木防己、桂枝，一苦一辛，并能行水气而散结气。而痞坚之处，必有伏阳，吐下之余，定无完气，书不尽言，而意可会也。故又以石膏治热，人参益虚，于法可谓密矣。其虚者，外虽痞坚而中无结聚，即水去气行而愈；其实者，中实有物，气暂行而复聚，故三日复发也。”[5]

病案举例

1.张聿青治王左，久咳痰多，数日来中脘结聚有形，食入痞阻，痰喘气逆，脉象沉弦，舌苔淡白，此带病感寒，寒湿痰交阻肺胃，大节在迩，有喘脱之虞，用金匮桂枝加厚朴杏子汤：川桂枝1.5g，海蛤壳30g，炒苏子、杏仁泥各9g，白芥子0.9g，砂仁4粒，磨沉香、枳壳各1.2g，白茯苓12g，川厚朴、橘红、杭白芍各3g，炙甘草0.6g炒入[6]。

2.吴匊方治段宗德，女，60岁。神识昏迷，发热甚高，舌苔粗糙，大便多日未通，咳痰稠黏，胸疼痞塞，此由痰热壅阻肺胃，宗陷胸承气汤（组方见方证）[2]。

3.罗德安治肺源性心脏病、高血压。王某，女，55岁，动则喘甚，不能平卧，悸眩纳呆，喉中痰鸣，口干而苦，喜得热饮，小便黄热，大便秘结，面脚微肿，胸脘痞痛拒按，苔白厚滑腻，脉濡数结代，痰饮瘀滞于上，肾气本虚于下，宜化痰降逆为先，己椒苈黄丸加味（组方见方证），1剂便通尿增，大黄减为3g，9剂，诸症大减，血压下降平定，肿消食增，改大黄0.9g，葶苈子3g，枳实6g，配服济生肾气丸，3个月随访未发[3]。

4.简应坤治罗某，女，5岁余，发热恶寒，X线检查：右肺呈密度阴影，诊断：大叶性肺炎并发脓胸。T 40.1℃，先后用五虎汤加味、葶苈大枣汤加味，三诊：鼻窍已不扇张，两胁扇动微小，咳嗽减。再泻胸腔积液，用一捻金加味（组方见方证），2剂。四诊：诸症若失，唯夜发热，舌绛无苔，脉象细数。因病久体虚，阴虚不能制阳，故夜热。用青蒿鳖甲散加味：鳖甲6g，青蒿、地骨皮、银柴胡、秦艽、当归、知母、乌梅、桔梗、麦冬、生地、熟地、玄参、百合、沙参各3g，水煎服。3剂后，患孩身体康复，经X线检查，心肺正常。二年后追访小孩健康成长，病未复发[4]。

引用文献

[1] 张元凯.孟河四家医集［M］.南京：江苏科学技术出版社，1985：59.

[2] 景德镇市中医院.吴匊方医案［M］.景德镇：景德镇人民出版社，1960：21.

[3] 罗德安.己椒苈黄丸治疗肺源性心脏病的体会［J］.中医杂志，1964,（6）：13.

［4］简应坤.大叶性肺类继发脓胸［J］.新中医，1980，(2)：25.
［5］尤在泾.金匮要略心典［M］.上海：上海人民出版社，1963：83.
［6］张聿青.张聿青医案［M］.上海：上海科学技术出版社，1963：238.

（二）清气不化候（肺脾饮热变证）

肺脾饮热证·清气不化候，系由脾胃饮热，上犯于肺，郁遏胸中，清气不得宣展，肺失治节，脾不转输，致水液停蓄不化。以水气停蓄之症象显明，但必兼上中饮滞与热蒸之脉症。

通称：热饮上泛。

病名：［中医］阳水，哮喘。

病因病机：肺脾饮热郁滞，因脾胃停饮化热，上干于肺，郁遏胸中，致清气不司宣展，宣降失司，肺脾之气不能行津化气，津液郁滞不行。

证象组合：气郁+气蒸+津滞

主症：**【气机不宣】症象**：①胸紧，喘咳。②腹急，腹胀满痛。③大便解而不爽。**脉象**：脉沉微至数不清。

【津气蕴蒸】症象：①鼻窍黑，唇舌赤。②渴饮饮冷。③口苦。④发热时恶寒发热。⑤稀稠易出。**舌象**：舌赤。

副症：**【津不化气】症象**：①面目浮肿。②左面手足浮肿，按之窅而不起，腹部作水声，二便不利。

【气机不行】症象：小便不利。

宾症：**【气机不降】症象**：①气喘甚急。②喉间痰鸣。

治则：当温宣肺脾阳气，以降气逐饮，兼甘凉以清热，甘淡以行水，亦表里分消之法。

方证

1.越婢、小青龙汤合方证：王九峰方[1]。治脉沉，喘咳，浮肿，鼻窍黑，唇舌赤，渴饮，少腹急，大便解而不爽，详见病案1。

桂枝、杏仁、白芍、石膏、云茯苓、炙甘草、干姜、五味子。

2.麻杏甘石汤加味证：周俊文方[2]。治素有哮喘，时发时愈，左面手足浮肿，按之窅而不起，腹部作水声，喉间痰鸣，稀稠易出，详见病案3。

姜麻黄3g，杏仁、桑白皮、浙贝母、赤小豆、朱茯苓、生石膏各9g，葶苈子、苏子各4.5g，泽泻、苍术皮各6g。

论著和讨论

本证候脾胃停饮化热，郁滞肺脾，不能化气行水，王九峰说："此秋风化湿，上伤肺气，气壅不降，水谷汤饮之湿邪，痹阻经隧，化为痰涎。"[1]故其治则当温宣降气以逐饮，甘淡清热以行水。周俊文说："古人在辨征的基础上来确定治疗的原则的。所谓：'诸有水者，腰以下肿当利小便，腰以上肿当发汗乃愈。'这是对属表属实的阳水立法。……根据本人临床体会，认为这点是很重要的，不论阳水阴水，按照这样施治，疗效是较为满意的。《内经》还有所谓'去菀陈莝'的记载，张（隐庵）注云：'积者谓之菀，久者谓之陈，腐者谓之秽，……脾家实，则不能行其津液而下输膀胱，是以腐莝当去，而后形复也'。这大概适用于《病源》所谓'水蛊''水癥''水瘕'的治疗，若欲治水肿，必先攻逐其癥瘕积聚（虚人亦可'补中寓攻''攻中寓补'），否则病根不除，正气不复，而水终不疗也。"[2]

病案举例

1.王九峰治脉沉，喘咳，浮肿，鼻窍黑，唇舌赤，渴饮，少腹胀急，大便解而不爽，此秋风化湿，上伤肺气，气壅不降，水谷汤饮之湿邪，痹阻经隧，化为痰涎，越婢、小青龙汤合方（组方见方证）。若畏产后久虚，补以温暖，客气散漫三焦，闭塞则危矣[1]。

2.周小农治许仁全，髫龄，面浮肿，气喘甚急，予辛开肺气，甘寒清热：麻黄1.2g，杏仁9g，生甘草1.5g，石膏15g，冬瓜子皮12g，牛蒡子4.5g，薏苡仁、桑白皮各6g，前胡3g，枇杷叶4片。1剂，微汗，面浮气逆循止[3]。

3.周俊文治周某某，女，29岁，素有哮喘，时发时愈，左边面及手足浮肿，按之窅而不起，腹部作水声，喉间痰鸣，稀稠易出，时恶寒发热胸紧，食则腹胀满痛，口微苦，渴饮冷，二便正常，脉沉微至数不清，由外感寒邪，肺失治节，不能通调水道，致水饮停蓄皮里膜外而全肿（组方见方证），3剂，上肿全消，去石膏、麻黄加木通、防己各6g，大腹皮4.5g，肿消，哮喘亦愈十之七八。白术、半夏各6g，云茯苓12g，山药、紫苏根各9g，陈皮4.5g，甘草2.4g，调理脾胃而愈[2]。

引用文献

［1］秦伯未.清代名医医案精华［M］.北京：人民卫生出版社，2006：258.

［2］周俊文.水肿的辨证与治疗［J］.江西中医药，1960，（8）：16.
［3］周小农.周小农医案［M］.上海：上海科学技术出版社，1962：133.

四、肝脾饮热证（中焦饮热合病）（1候）

肝脾饮热证，为脾胃饮热挟肝经郁热之证。常由素有肝郁内热，触动中焦宿饮，而成肝脾饮热之证。饮为阴邪，必郁遏阳气，郁热不得宣泄，浅则怫郁上焦，甚则郁结上中；久留不去，郁遏木火，致君相失宁。治则当寒温并用，清泄肝脾郁火，温化脾胃寒饮，两解其错杂之邪。

证候别称：胃不和。

病名：［中医］虚烦症，哮喘，不眠。

证候系统：详见图3-11-20。

本证————清气怫郁候
转证————清阳郁结候
变证————木火郁遏候

图3-11-20　肝脾饮热证证候结构图

（一）清气怫郁候（肺脾饮热本证）

肝脾饮热证·清气怫郁候，系由脾胃宿饮，挟肝经郁热，上逆胸中，郁遏清阳之气，怫郁于内，不得宣泄，杂病家通常称之为胃不和之证。其见症以阳气怫郁之症象显明，但必兼见饮热郁滞上中之脉症。

通称：胃不和。

病名：［中医］虚烦症，不寐。

病因病机：肺胃饮热郁滞，因脾胃水饮，挟肝经郁热，上逆胸中，上焦清气失于宣展，阳气怫郁于内，不得宣泄，气机失其宣降之常，空窍失其清利。

证象组合：气郁+气蒸+阳郁+空窍

主症：**【气机不宣】症象**：①嗽稀痰而不咳。②食不进。

【阳气怫郁】症象：①彻夜不寐。②烦躁。③将寐之际，体辄跳动。**舌象**：舌滑。

副症：**【津气蕴蒸】症象**：①心烦。②自汗。

【气机不降】症象：烦而呕。

宾症：**【清窍不利】症象**：鼻干，咽燥。

【清空不宣】症象：眩晕不起。

治则：当温通阳气以逐饮，和肝清热以解郁，饮退热撤，则怫郁自解。

方证

半夏桂枝汤证：吴鞠通方[1]。治温病邪退，营卫不和，饮食不进，舌苔滑。

半夏、白芍各18g，秫米30g，桂枝12g，炙甘草3g，生姜9g，大枣2枚。水煎服。

论著和讨论

本证候脾胃饮热挟肝经郁热，郁滞胸中，清气失展，阳气怫郁，因而其治则当以通阳逐饮，和肝清热，以解其怫郁。吴鞠通说："温病愈后，嗽稀痰而不咳，彻夜不寐者，半夏汤主之。……饮退得寐，舌滑食不进者，半夏桂枝汤（组方见方证）主之。"[1]

病案举例

1.**张聿青**治左，痰饮客于胆腑，自汗不能眠。制半夏、川黄连、干姜、炒秫米、远志、炒酸枣仁[2]。

又治右，《经》云："阳入于阴则寐，阴出于阳则寤"，胃有湿痰，甲木不降，肝阳暗动，将寐之际，体辄跳动，以阳入于阴，而胆阳不降，致阳欲入而不能遽入也。痰在肝胃，拟化痰通降，阳气自潜入阴中：制半夏、炒枳实、茯苓神、白蒺藜、泽泻、橘红、陈胆星、海蛤壳、白僵蚕、姜汁[2]。

引用文献

［1］吴鞠通.温病条辨［M］.福州：福建科学技术出版社，2010：116.
［2］张聿青.张聿青医案［M］.上海：上海科学技术出版社，1963：502.

第十二章　食证门（10证36候）

【关键词】伤食，饮食失当，饮食停滞，食滞，食积，积热，热积，虫积。

食证，或称**伤食**，系由**饮食失当**所致之病证。民以食为天，饮食为人生之所赖。然饮食失节，亦可致病，《素问·痹论》有云“饮食自倍，肠胃乃伤”，是以暴饮暴食，恣饮贪食，或饥饱失时，或过食生冷瓜果，以及油腻不化之物，或过食醇酒厚味，炙烤煎炒，辛辣香燥等物，或可以致食伤之病。此外，或劳倦、忧思、郁忿等七情失调，或外感风寒暑湿之时，勉强饮食，亦可致**饮食停滞**，而成伤食之证。

证候系统：详见图3-12-1。

食证———食滞证——伤热化热————积热证
　　　　　　└——挟　虫————虫积证

图3-12-1　食证证候结构图

食物所伤而成食滞之证，食滞本有寒热之分，生冷过度所致为寒，而醇酒炙煿辛辣厚味所致为热；食滞过久，亦多化热，统称积热，或热积，而因食致虫而成虫积。

贪食过饱，食滞不化，久则成积聚。初病称**伤食**，或**食滞**，久病则称**食积**。食滞化热，或过食动火之物，称为**积热**，或**热积**。因饮食不洁，尤以平素嗜食肥甘香甜，未熟生食之物，最易挟带虫卵，留滞肠中，则称为**虫积**。皆由饮食失当所致。

伤食停滞其治则，均当从消食导滞之法以除之。积热者，兼以清泻；虫积者，参以驱虫。然食滞虽由于饮食失当而起，而脾胃必受其伤，故消导之后，势必调补脾胃，以助其运化之力，方可免复滞之忧。

食滞证，通称伤食，宿食，食积，为饮食所伤，食积不化，有虚滞，有实滞。造成脾胃气机失调，清气不得上升，浊气反而上逆，嗳腐吞酸，噫气恶心，心腹胀满，痞塞，便泄不爽。成人如此，幼儿亦如是，古称麻、痘、惊、疳为小儿四大症，其中“疳”指疳积，就是食滞的一种。疳积在中医的认识中有轻重不同，食滞中焦，消化不良是常见的情况，可见面黄肌瘦，毛发枯萎稀疏，精神呆滞，腹胀满等症状，民间的治疗方法非常丰富，效果也很好。而指纹不见，阴烧心烦，身体枯槁，渴冷不多，气逆痰响，腹胀肢肿等疳积重证，对应于西医就有中毒性消化不良、小儿厌食症、缺锌、缺铁等疾病的不同，疗程长。但这种情况就不仅仅是食滞，而是本章节中的食积化热的积热之证，可见有食积发热，疳积发热，阴结腹痛等证候，如疳积发热可见有午后发热，形体羸瘦，毛发枯槁，乳食懒进，腹部胀大，青筋暴露，大便不调，小便浊或如米泔，舌苔厚腻，脉滑数，指纹沉滞。寄生虫病也是儿童顽固性消化不良的原因，就是本章的虫积证之一，称为虫疳。从病机状态看，滞到积是气机由不和、郁滞到郁结、瘀滞、瘀阻，进而津气、精血煎迫、闭厥的发展过程，治疗方法上颇费周折。

第一节　食滞证类（5证20候）

食滞证，为饮食所伤，食积不化，滞于脾胃之证。通称伤食，宿食，食积。民以食为天，人不可以一日不食，而食之所以伤人，必由恣饮贪食，或暴饮暴食，或过食不化之物，均可郁滞脾胃，致胃气失其消化通降之能，脾气失其健运之职，致食物不化，停滞于中，亦有由于外感风寒暑湿之邪，郁遏脾胃之气。或劳倦之余，脾气困乏，或郁怒忧思，以致脏腑气机失畅，勉强进食，虽所进甚少，因中焦运化乏力，亦可致停滞难化难运，而成食滞之证。

食滞之证，以脾胃食滞为本病，古人云：食伤于胃，气传于脾，胃主纳而脾主运化，饮食伤胃，致胃气失其降纳，而脾气失其健运，饮食不能运化，而滞于中焦，是为脾胃食滞之证。若由外感于肺而致停食者，必肺胃、肺脾合病，而为肺胃、肺脾食滞之证；胃与肠相连属，胃降食于肠，然后肠有受盛与传化之能；胃中宿食下降入肠，与肠中糟粕相搏，停滞胃肠，而成胃肠合病之胃肠食滞证；脾胃食滞，上合于肺，下合于肠，均为合病。胃中食滞，郁滞胆腑，遏其木火，滞其枢机，而成胆胃并发之食滞证；或中焦食积，触动肝火，乘于脾土，而成食滞肝热并发之证。均为食滞之并病。

食滞证，总系宿食停滞中焦，脾胃气机郁滞。其治则总当以疏利脾胃，消导食滞为主，伤冷食者，兼以温化；食滞化热者，兼以清疏。合于肺者，参以宣肺散邪；合于肠者，参以利气通肠；并于胆，则当兼以疏利胆腑；并肝热，则当兼以清肝泻火。

证候系统：详见表3-12-1。

表3-12-1　食滞证证候结构表

本病	合病	并病
脾胃食滞证	肺胃食滞证、肺脾食滞证、胃肠食滞证	胆胃食滞证、肝脾食滞证

一、脾胃食滞证（食滞本病）（9候）

脾胃食滞证，为食滞之本病，多由恣饮贪食，或暴饮暴食，或过食生冷瓜果，或多进油腻以及不易消化之物，郁遏脾胃之气，致胃气不能化降，脾气不能运化，致食停中焦而成脾胃食滞之证。通称伤食，重者称宿食或食积。如过食生冷之物，更感阴寒之气，内外合邪伤于中焦，称两感伤寒，或太阴中寒；因脾失健运，水谷不分者，称食泻。致中焦升降错乱者，为伤食霍乱。阻于上焦为食结胸，滞于中焦为谷胀、食胀或酒臌，脾气不能运行于四肢，而为食痿。

宿食滞于中焦，郁滞脾胃气机，脾气不升，胃气失降，上中清气不得宣展，清气失升，浊气上逆，甚则升降逆乱。食滞于胃，胃气失其通降之权；滞于脾，脾气失其健运之能。久滞不化，则有积聚郁结之变，亦有伤残阳气，耗损胃阴之患。

脾胃食滞证，总系饮食不化之物，郁滞中焦，致脾胃之气，不司运转，其治则总当以消食导滞为主，以疏利脾胃气机，使脾复健运，胃得通降，则升降有序，运化如常。

证候别称：食停中脘，气滞食积，食滞化热，脾胃寒滞，冷积中焦，乳食交阻，气虚挟滞，虚寒夹滞，气虚伤食，胃气上逆，胃气不和，脾胃不调，燥湿互胜，胃阴不足，脾胃阴虚。

病名：［中医］伤食，伤食霍乱，食滞发热，气虚挟滞发热，呃逆，呕吐，噫气，恶食，伤食肿胀，谷胀，食胀，酒臌，食痿，痞积，胃脘疼，腹痛，腹冷痛，食痛，食泻，飧泄，寒泻。

证候系统：详见图3-12-2。

本证————清气失宣候、清气郁滞候、清气虚滞候
转证————胃失和降候、胃气不醒候、胃气失和候
　　└————脾气失运候、脾胃郁滞候、脾阳失运候
变证————胃气郁结候、脾阳郁结候、脾气虚结候
　　├————津气郁滞候、津气郁结候、脾胃不和候
　　└————脾气虚滞候、脾阳虚滞候、胃阴消涸候

图3-12-2　脾胃食滞证证候结构图

（一）清气郁滞候（脾胃食滞本证1）

脾胃食滞证·清气郁滞候，为食滞中焦，郁滞上中清气，不得宣通，郁久必化热内蒸。小儿最多此证，儿科学者常称为食滞化热。以内热蕴蒸脉症显明，但兼脾胃气机郁滞之脉症。

通称：食滞化热。

病名：［中医］食滞发热。

病因病机：脾胃食滞郁滞，系食滞脾胃，郁滞上中清气，气失宣通，久郁生热，蕴蒸于内，贝叔英曰："脾胃为后天之本，运化失健，食滞中焦，生湿化热，是为食滞发热。"[1]

证象组合：气郁+气滞+气蒸

主症：**【气机不宣】症象**：纳呆厌食，食少。

【津气蕴蒸】症象：①发热，下午发热，低热，手心热。②气粗，口渴口臭。③烦躁，夜卧不安。④大便秽臭。**舌象**：①舌苔厚腻，中带黄色。②苔黄厚腻。**脉象**：脉滑数。

指纹：纹如蛇形。

副症：**【气机不利】症象**：①胸腹痞满，脘满腹胀。②腹胀腹泻。③完谷不化，大便有不消化食物。④矢气时作，不大便。**舌象**：舌苔白滑。**脉象**：脉滑。

宾症：**【气机不降】症象**：①呕吐。②嗳气频频。③嗳腐吞酸。

治则：当以消食导滞，疏利脾胃气机为法，不必过投清凉，徒伤脾胃清气。

方证

保和丸变汤剂加减证：贾镜环方[2]。治食滞发热，手心热，腹泻，呕吐，嗳腐吞酸，或口臭，大便秽臭，厌乳食，舌苔白滑，脉滑数。详见病案2。

炒山楂、炒神曲、炒麦芽、焦槟榔、炒莱菔子、连翘、生甘草。

论著和讨论

本证候食滞中焦，脾胃气机郁滞，久滞化热，其治则当以消食导滞，疏通脾胃气机为法。贾镜环曰："食滞发热。主证：发热，手心热，腹泻，呕吐，嗳腐吞酸，或口臭，大便秽臭，厌乳食，舌苔白滑，脉滑数。治则：消食（乳）导滞、清热法。用保和丸变汤剂加减（组方见方证）。按：此证临床较为多见，因小儿脾胃薄弱，若乳食不节，容易停滞不消，久而导致发热，病初积滞易化，当宜早治，如迁延时日，可以成为疳疾。六腑以通为用，本例用消导化食之剂，疏通肠胃，食滞一消，则发热自退。"[2]

贝叔英说："食滞不化，胸腹痞满，或呕恶嗳腐，口渴口臭，胃纳不振，低热烦躁，大便腐臭，舌苔厚腻而黄，脉象滑数。治法：消导除热。处方：保和丸加减。"[1]

病案举例

1. **贝叔英**治胡某某，女，4岁。低热1月有余，体温持续在37.5~37.8℃之间，腹胀厌食，纳呆，嗳气频频，矢气时作，完谷不化，日有1~2次，舌苔厚腻，中带黄色，脉滑。脾胃为后天之本，运化失健，食滞中焦，生湿化热，是为食滞发热，治以消食导滞以清热，用保和丸增损。神曲、茯苓皮、连翘各9g，焦山楂、莱菔子各6g，陈皮4.5g。连进10剂，热退胀消，胃纳好转，大便正常，苔腻渐化而痊愈[1]。

2. **贾镜环**治刘某某，女，2.5岁，因发热腹泻而于1978年1月31日就诊。主证：每日下午发热，腹泻，大便有不消化食物，纳呆食少，夜卧不安，脉滑。治以消食导滞清热法：陈皮4.5g，炒山楂9g，炒麦芽6g，炒神曲、焦槲片、炒莱菔子各3g，甘草1.5g。服药3剂，热退、食增、泻止[2]。

3. **孙谨臣**治王某，男，2岁，节日过食厚味，食伤脾胃，运化不良，微微发热，气粗口干，脘满腹胀，嗳噫腐酸，不大便，苔黄厚腻，纹如蛇形，里滞较重，蕴蒸发热，应釜底抽薪，取消食与泻积并用：炒麦芽12g，炒黑白丑3g，研末，加红糖米汤调服，得便即解[3]。

引用文献

［1］贝叔英.中西医结合治疗小儿低热的初步探讨［J］.新医药学杂志，1978，（10）：27.

［2］贾迎春.贾镜环老中医对小儿内伤发热病的治疗［J］.新中医，1981，（5）：15，16.

［3］孙浩.孙谨臣儿科集验录［M］.兰州：甘肃科学技术出版社，1990：3.

（二）清气虚滞候（脾胃食滞本证2）

脾胃食滞证·清气虚滞候，为食伤脾胃，中气不足以运化，食滞于中，清气郁滞，渐化热内蒸，为实中夹虚之证，杂病家通称为气虚挟滞之证。其见症虽以中焦气机郁滞，与内热蕴蒸之脉症为主，但必兼见中气虚弱之脉症。

通称：气虚挟滞。

病名：［中医］气虚挟滞发热，食痿。

病因病机：脾胃食滞虚滞，因饮食太过，损伤脾胃，或素体脾胃气弱，中气虚弱，不能运化，宿食停滞于中；中焦气失通利，清气无力运行于四肢。

证象组合：气虚+气郁+气滞

主症：**【气虚失充】症象**：①面色滞黄，外形委顿，精神困顿，但欲寐，嗜卧懒言。②食欲不振。③手足软弱。④午后低热，手心热于手背。**舌象**：舌淡舌苔净。**脉象**：①脉微无力。②脉虚数。

【气机不利】症象：①腹膨胀痛。②腹微胀而灼热，发热，不渴。③溺赤。④大便数日一解。**舌象**：苔黑厚腻。**脉象**：脉右洪弦滑。

副症：**【气机不宣】症象**：恶食。

【气机不降】症象：恶心嗳气。

治则：当健脾胃，补中气，兼以消导，食滞除再予补中善后。

方证

七味白术散证：郝文轩方[1]。治气虚挟滞发热，午后低热，腹微胀而灼热，详见病案2。

党参、白术、茯苓、甘草、藿香、木香、葛根加槟榔。

论著和讨论

本证候脾胃气虚，宿食停滞，实中夹虚，李用粹说："食积痿者，饮食太过，妨碍道路，升降失常，脾气不得运于四肢，手足软弱，或腹膨胀痛，或恶心嗳气，右手脉洪弦滑者，宜运脾消导，从食积治，俟食消积化，然后补脾。"[3]因而其治则当以益气健脾，消食导滞，消补兼施为法。李用粹说："食积成痿者，二陈汤，加神曲、山楂、麦芽、枳实。"[3]或木香槟榔丸加山楂、神曲、木瓜、防己。

病案举例

1.朱颜治郑某于1937年冬患感发热，脉微无力，但欲寐，舌淡不渴，苔黑厚腻，溺赤，外形委顿，此脾虚湿困，土郁发热，与砂连六君加竹茹、六曲、鸡内金、枇杷叶，5剂，热退苔化，思食而愈[2]。

2.郝文轩治深秋发热：蒋某，10岁。发热弥月，血尿检查无殊，无确切诊断。证见面色滞黄，精神困顿，嗜卧懒言，食欲不振，午后低热，手心热于手背，舌苔净，脉虚数，腹微胀而灼热，大便数日一解，诊为气虚挟滞发热。虽时值深秋，午后发热，但胸不痞无苔，则非湿热；形气虽怯，腹微胀而灼热，亦非劳倦内伤。治应补气化滞，寓通于补，予七味白术散（方即四君子汤加藿香、木香、葛根，组方见方证）加槟榔。2剂而热退神清，胀去食进。后以白术散加神曲，补脾和中，3剂后舌苔渐生而愈。此证与食滞、湿温不同，彼以苔厚为征，此以无苔为凭；彼以苔退为势减，此以苔生为正复，虚实之间，最宜详审[1]。

引用文献

［1］郝文轩.七味白术散的临床应用［J］.浙江中医药，1982，17（8）：379.

［2］朱不远.朱颜医案医话选［J］.中医杂志，1980，（1）：17.

［3］李用粹.中华医书集成·证治汇补［M］.北京：中医古籍出版社，1999：175，176.

（三）胃失和降候（脾胃食滞转证1）

脾胃食滞证·胃失和降候，为食滞于胃，阻滞胃气之通降，胃气反而上逆，杂病家通称为胃气上逆之证。虽以胃气上逆之症象显明，但必兼见中焦气机阻滞之脉症，并以之为主。

通称：胃气上逆。

病名：［**中医**］呃逆，呕吐，噫气。［**西医**］急性胃扩张，幽门不完全性梗阻。

病因病机：脾胃食滞郁逆，系食滞中焦，阻滞胃气，失其通降之职，中气不得通利，胃气反而冲逆于上。

证象组合：气逆+气郁+气滞

主症：【**气机冲逆**】**症象**：①恶心呕吐。②嗳腐吞酸。③兀兀欲吐，得吐而后快。④食久吐出，吐大量食糜，吐出绿色苦水。⑤噫气频发。⑥呃逆。

副症：【**气机不宣**】**症象**：脘腹痞满。**舌象**：舌红，苔黄厚腻。**脉象**：①脉弦细。②脉象虚滑。

宾症：【**气机不利**】**症象**：①胸中胀满。②胸脘胀痛拒按，胃脘胀痛，中上腹胀痛。③痞满发堵。④二便不畅，大便不成形。**舌象**：①苔白腻。②苔黄腻。**脉象**：①脉弦滑。②脉弦涩。

治则：当以消食导滞为主，兼以行气降逆为法。体实化热者，当佐以导下通降；脾气虚弱者，略参益气健脾以助其运化。

方证

1.旋覆代赭汤加减证：章叔赓方[1]。治脘腹痞满，恶心呕吐，吐出绿色苦水，呃逆，心悸，气喘，脉结代。详见病案2。

代赭石（先煎）12g，旋覆花（包）、制於术、仙半夏、山药、焦山楂、焦六曲、炒香枇杷叶、煨大腹皮、茯苓各9g，人参须、炒枳壳各6g，煨木香、姜汁炒川黄连3g。

2.攻积导滞降逆止呕方证：陈之才方[2]。治幽门不完全性梗阻：中上腹胀痛，不能进食，并吐大量食糜，详见病案3。

枳实、川厚朴、陈皮各6g，生大黄、姜川黄连各3g，焦山楂、焦六曲、姜半夏、竹茹各9g，芍药12g。

论著和讨论

本证候中焦食滞，阻滞胃气通降，胃气反逆于上，倪克中云："乃饮食不节，食积留滞，脾胃损伤，运化失职，胃气失降而上逆。"[2]其治则当以消食导滞为主，兼以行气降逆为法。吴坤安说："中脘食滞，凡呃逆脘痛，胸中胀满者，食滞为呃也。宜二陈加山楂肉、厚朴、枳实、麦芽、木香汁、莱菔子之类，疏之和之。"[3]何廉臣说："因胃中饮食阻气而呃者，食不消而胸脘痞满，以消食降气为主，如沉香、砂仁、枳实、橘红、青皮、槟榔之类。便不通而脉来有力，酌用大小承气汤下之。"[4]姚国美说："嗳腐吞酸，中焦痞闷，兀兀欲得吐而后快，食久吐出，臭如败卵者，此宿食不化，随气上逆，宜香砂平胃散以消导之。"[5]又说："呃逆，嗳腐吞酸，胸脘胀痛，拒按者，乃滞停中焦，阻胃之降，治以大和中饮：山楂、厚朴、枳实、法夏、陈皮、干姜、泽泻、木香、麦芽、砂仁。”[5]还说：“食后胃脘胀痛，久则吐出，其味酸涩，此中寒停滞，胃气上逆，法宜温化，香蔻理中丸主之：白术、山楂、神曲、连翘、茯苓、半夏、枳壳、陈皮、生姜、莱菔子、白蔻仁、广木香。”[5]

病案举例

1.**蒲辅周**治尉某，男，49岁，胃脘隐痛，痞满发堵，嗳气频发，大便不成形，苔白腻，边有齿痕，脉弦涩。钡餐造影：胃黏膜粗乱、脱垂，胃肠蠕动慢。降肝逆调胃气：旋覆花、法半夏各9g，醋赭石12g，莪术、三棱各4.5g，大腹皮6g，枳实、炙甘草、生姜各3g[6]。

2.**章叔赓**治某，男性，66岁。因患直肠癌在本院接受直肠癌根治术，术后第2天，自感脘腹痞满，第5天起，出现恶心呕吐，吐出绿色苦水，呃逆，心悸，气喘，脉结代。腹胀时插入胃管能吸出大量液体，吸液后症状亦可减轻，故断为急性胃扩张。采用持续胃肠减压，改变体位，静脉输液等疗法，治疗15天，病情仍无好转趋势，需每日吸出胃液2000~3000ml，一旦停吸，则上述一系列症状立即复发。营养全靠静脉注射葡萄糖盐水等，全身情况日见衰弱，术后26天开始用中药治疗。当时诊得脉象虚滑，舌红，苔黄厚腻。断为胃肠气机不和，胃气上逆。用和胃理气降逆法，拟旋覆代赭汤加减（组方见方证）。服药1剂后，矢气频作，脘腹得舒，吸出胃液量自每日3000ml减至900ml。次日再进上药1剂，脉象已较有力，苔厚腻渐化，试夹胃管亦无不适，随于下午拔去，开始进流质饮食，停止注射葡萄糖盐水。此后稀便颇多，遂于健脾理气药中增煨葛根等止泻之品，服药后症状渐消，痊愈出院[1]。

又治某，女性，42岁。因脘腹痞满饱胀，呕吐半月，症状加剧来院急诊。断为胃扩张，收入病房。以往无明显饮食不节史，亦无类似发作史，无胃病史。患者情绪较紧张。检查：上腹膨胀，拒按，有明显振水声，叩之呈鼓音。绎X线检查断为胃扩张。用持续胃肠减压、俯卧，氧气吸入、静脉葡萄糖及盐水注射等疗法，症状有所改善。经治疗46天，上腹痞满，嗳气诸症，仍不能缓解，略进固体食物，前述症状又发。于入院后47天作胃空肠吻合术，以冀有利于胃内容的排出。术中未发现其他内脏器质性病变。术后脘腹饱胀，恶心呕吐，不能进食等症状未见改善；再用激素及垂体后叶素等药物以调节内脏神经，连续治疗26天，仍无好转。于住院后73天（术后26天）开始用中药治疗。此时患者除脘腹饱胀、恶心呕吐外，二便亦不畅，脉弦细，苔黄腻，证属胃肠气机失调，用和胃理气降逆法，予旋覆代赭汤加减：代赭石（先煎）、炒枳实（打）各12g，旋覆花（包）、人参叶、仙半夏、焦山楂、焦六曲、川楝子、赤苓、猪苓、制大黄各9g，青陈皮（各）4.5g，煨木香、春砂壳各3g，陈葫芦15g。服2剂后，呕恶减少，开始进半流质饮食。再服2剂，苔渐化，呕恶全止，食愁增加，改进普通饮食，二便得调。即去大黄、葫芦、亦猪苓等通利之品，增党参、白术、山药、炙甘草之属，再服6剂，痊愈出院[1]。

3.**陈之才**指导治呕逆：王某某，男，26岁，有胃病史七八年，先后三次黑便，两年前钡餐示“十二指肠球部溃疡”。5天前，中上腹胀痛呕吐，经急诊解痉补液后返家，第2天饮酒后痛呕又作，又经西医留观2天回家，食入仍频繁呕吐，诊断：幽门不完全性梗阻。由饮食不节，食积留滞，胃气失降而上逆，苔黄腻，脉弦滑，若不消食导积，胃气岂能通降，拟攻积导滞、降逆止呕为先（组方见方证），2剂泻下3次，痛呕改善，六君子汤善后[2]。

引用文献

[1] 章叔赓.旋覆代赭汤加减治胃扩张症2例[J].上海中医药杂志，1966，(2)：63.
[2] 倪克中.幽门不完全性梗阻医案四则[J].中医杂志，1986，(6)：22.
[3] 吴坤安.伤寒指掌[M].上海：上海科学技术出版社，1959：卷三85.
[4] 俞根初.重订通俗伤寒论[M].上海：上海科学技术出版社，1959：250.
[5] 姚国美.姚国美医学讲义合[M].北京：人民卫生出版社，2009：237，239，251.
[6] 中国中医研究院.蒲辅周医疗经验[M].北京：人民卫生出版社，2005：173.

（四）脾阳失运候（脾胃食滞转证2）

脾胃食滞证·脾阳失运候，系由伤于生冷寒食，阻滞脾阳，不能运化水谷，下趋大肠，而致传导失常，杂病家通称为脾胃寒滞之证。

通称：脾胃寒滞。

病名：［中医］飧泄，膜胀。

病因病机：脾胃食滞郁滞，系由伤于寒食生冷之物，阻滞脾阳，失其通利，不能运化水谷，以致下趋大肠，因而传导失常。

证象组合：阳滞+气滞+水泄

主症：【阳气不行】症象：①胃冷。②脐腹冷痛。③形衰。**舌象：**舌润口不渴。**脉象：**①脉沉。②右脉沉迟。

【气机不利】症象：①腹满肠鸣而痛。②腹胀气攻胸胁。③心腹胀满，痛泻不已，痛则欲便，便则痛减。

④腹胀大如鼓，不硬。

副症：【气机不宣】症象：①恶心少食。②不欲饮食，食则嗳腐吞酸。

宾症：【水谷不分】症象：①飧泄不化。②泄泻流连，自利白滑胶黏。

治则：当以温振脾阳，兼以消食导滞，行气通利为法。

方证

1.温脾汤证：许叔微方[1]。温通法，治肠胃冷积，泄泻流连，经年累月，脐腹冷痛，休作无时。

姜厚朴、炮姜、甘草、肉桂心、生附子各15g，大黄12g（后下）。

2.加味楂曲平胃法证：雷少逸方[2]。治寒食内滞，脾阳失运，食滞不化，腹满而痛，痛则欲便，得泻痛减，不欲饮食，食则吞酸嗳腐。

苍术、陈皮、厚朴、甘草、山楂、神曲、麦芽、砂仁、草果，干姜、肉桂心。肶胵二枚为引。

论著和讨论

本证候寒食内滞脾阳，脾阳失其通利，而致运化失常，即雷少逸所云："食泻者，即胃泻也。缘于脾为湿困，不能健运，阳明胃府，失其消化，是以食积太仓，遂成便泻。其脉气口紧盛，或右关沉滑，其证咽酸嗳臭，胸脘痞闷，恶闻食气，腹痛甚而不泻，得泻则腹痛遂松，当用楂曲平胃法治之。"[2]其治则当以温振脾阳、消食行气为法。雷少逸说："（楂曲平胃法）法内苍、陈、朴、草，系局方之平胃散，为消导之要剂。佐山楂健脾磨积，神曲消食住泻，肶胵乃鸡之脾也，不但能消水谷，而且能治泻利。食泻投之，必然中鹄。"[2]

费伯雄说："胃胀者，腹满，胃脘痛，鼻闻焦臭，妨于食，大便难。胃为水谷之腑，职司出纳。阴寒之气上逆，水谷不能营运，故腹满而胃痛。水谷之气腐于胃中，故鼻闻焦臭，而妨食便难也。当平胃祛寒，温中平胃散主之：炮姜1.5g，砂仁、广皮、茅术、浓朴、枳壳、青皮各3g，木香15g，炒谷芽、神炒曲各9g，陈香橼皮2.4g。"[3]"大肠胀者，肠鸣而痛濯濯，冬日重感于寒，则飧泄不化。大肠为传导之官，居小肠之下，司变化而出糟粕。寒气上逆，变化失度，故肠鸣腹痛而有水声。重感于寒，故完谷不化也。当温通肠胃，上下兼顾。但治大肠，犹为无济。顾母理脏汤主之：麸炒枳壳、青皮4.5 g，厚朴、白术各3g，木香、干姜各1.5g，炒谷芽、当归、茯苓各6g，白蔻1.8g，橘饼9g切片。"[3]

吴坤安说："胃伤生冷，如过食生冷，以致心腹胀满，痛泻不已，宜理中加青、陈、厚朴、木香，必舌润口不渴，右脉沉迟是也。"[4]姚国美说："若泄泻留连，经年累月，脐腹冷痛，休作无时者，此肠间痼冷，宜温脾汤（组方见方证）以温通之。"[1]

病案举例

1.**尤在泾**治脉迟胃冷，腹胀，气攻胸胁，恶心少食泄泻。宜振脾胃之阳：干姜、益智仁、半夏、厚朴、神曲、茯苓[5]。

又治下血后，大便燥闭不爽，继而自利，白滑胶黏，日数十行，形衰脉沉。必因久伏水谷之湿。腑病宜通，以温下法：生茅苍术、制大黄、熟附子、厚朴[5]。

2.**李泰**治某男，60岁，脉迟，体瘦微寒，舌淡灰白有涎，食少饮汤，腹胀大如鼓不硬，常不能卧，胸背夜间喜捶，大便日夜3~4次，下如白脓不多，里急后重，小便如常，已病年余，诸药无效。此脾虚寒积气滞之证。川乌15g，大腹皮4扎，槟榔、白茯苓、枳实各9g，官桂、法半夏、山楂炭、香附各4.5g，炒白术15g，广木香、麦芽、炮姜、神曲各6g，2剂即效，15剂渐愈。后治4人，脉症相同，亦用此方得愈[6]。

引用文献

［1］姚国美.姚国美医学讲义合编［M］.北京：人民卫生出版社，2009：186.
［2］雷丰.时病论［M］.北京：人民卫生出版社，1964：38，45.
［3］张元凯.孟河四家医集［M］.南京：江苏科学技术出版社，1985：76.
［4］吴坤安.伤寒指掌［M］.上海：上海科学技术出版社，1959：卷四58.
［5］柳宝诒.增评柳选四家医案［M］.南京：江苏科学技术出版社，1983：54，71.
［6］李洪成.中医证候学［M］.北京：中国医药科技出版社，2008：1860.

（五）胃气郁结候（脾胃食滞变证1）

脾胃食滞证·胃气郁结候，为食滞胃中，不得消散，渐形积聚，郁结成形，阻滞气机通利。其见症虽以胃气通降不利之症象显明，但可兼见胃气痞结之脉症。

通称：冷积中脘。

病名：［中医］胃脘疼。［西医］胃柿石，柿胃石继发胃炎，黑枣植物球。

病因病机：脾胃食滞郁结，系食滞胃中，不得消散，渐积渐聚，结聚成形；阻滞气机通利，胃气宣降失常。

证象组合：气郁+气结+气滞

主症：【气机郁结】症象：①心窝部可摸到茶碗大硬块，上腹可触及中等硬度之包块，有压痛，表面光滑，坚硬团块，高低不平，推之移动，痛感不明显。②胃脘隐痛闷胀，按之不移，痛尤甚。③大便干燥，或欲大便而解之则无，矢气甚多，小便畅利。**舌象**：①舌苔薄白，苔白腻。②舌质正常，舌苔秽腻，中心黑色。**脉象**：①脉沉弦滑。②脉沉滑。

【气机不宣】症象：①周身乏力，头晕身倦，精神欠佳。②食欲不振，纳谷大减。

副症：【气机不降】症象：①反酸嗳气。②恶心呕吐，进食与饮水即吐。③呕吐涎沫及血沫。④连声呃逆。

宾症：【气机不利】症象：①胃脘疼痛。②上腹胀满，纳食减少。③食后腹胀。**舌象**：苔黄腻。**脉象**：脉滑数有力。

治则：当以消食行气，软坚散结，以消其积聚。若由寒滞内凝，又当以温中助化。

方证

1.**消柿胃石方证**：山西中研所方[1]。治柿胃结石，腹胀腹痛加剧，持续性不思饮食，大便潜血阳性，详见病案3。

焦枳实、炒神曲各9g，焦山楂、焦柏叶、槟榔各12g，麦芽30g，莪术、三棱各6g，香附15g，陈皮4.5g。

2.**软坚汤加味证**：孙一民方[2]。治胃脘疼痛，胃区可摸及一肿块，如鹅卵大。按之疼痛，详见病案5。

瓦楞子24g，柴胡、炒枳壳、苏桔梗、广木香、高良姜各6g，海浮石、白芍、赤芍、广陈皮炭、香附、姜厚朴、莱菔子、山楂、刀豆子、谷芽、麦芽、建曲各9g。

论著和讨论

本证候食滞积聚，渐结成形，阻滞气机，通降失利，治则当以消导行气，软坚散结为法。蒲辅周有云："过伤生冷，寒凝附着于脾胃膈膜之间，运化失职，气机郁滞，致成冷积。非温不通，非攻不破，故先行散剂。"[3]高辉远按：蒲老认为"脾胃以膜相连，久痛不移，多属于积"，本例（病案1）患者过伤生冷，寒凝附着于脾胃膈膜之间，运化失职，气机郁滞，致成冷积。非温不通，非攻不破，故先行散剂[3]。

病案举例

1.**蒲辅周**治余某某，男，46岁，1960年6月14日初诊。一年前因食柿子过量而致胃病，消化不良，屡服汤药无效。现在头晕身倦，精神欠佳，食欲不振，纳谷大减，胃脘隐痛闷胀，按之不移，痛尤甚，大便干燥，或欲大便而解之则无，矢气甚多，小便畅利，脉沉弦滑，舌质正常，舌苔秽腻，中心黑色。结合病因脉证，此属积滞，宜温下之法，以散剂徐攻免伤胃气：干姜、大黄、红豆蔻、炒草果仁、高良姜、陈皮、炒枳实各6g，炮鸡内金15g。共研为细末，每次食前取3g，用红糖开水冲服，日3次。复诊：纳谷增加，大便转溏，胃脘隐痛、闷胀均减，脉略转缓，舌苔稍退，继以前方加味，改服丸剂缓图，以保胃气：干姜、大黄各6g，红豆蔻、炒草果仁、高良姜、炒枳实、阿魏、三棱、莪术各12g，陈皮18g，炮鸡内金30g，共研为细末，炼蜜为丸如赤小豆大，每日早晚食后各取20丸，温开水送服。再诊：善饥思食，纳谷大增，大便微干，胃脘隐痛闷胀基本消失，唯有时尚微感不适，脉沉涩，舌苔转黄，于前方内加荜澄茄6g，复改制为散剂，服之而痊愈，体力亦恢复健康[3]。

2.**张占元**治某女，19岁，因食黑枣多量，上腹不适，恶心呕吐，渐至上腹疼痛，呕吐涎沫及血沫，心窝部可摸到茶碗大硬块，诊断：黑枣植物球。脉沉滑，苔白腻，大便干结，用消积化瘀温胃法，仿正气散合七气汤化裁：三棱、莪术、青皮、砂仁、桔梗各6g，陈皮、海蛤粉、焦三仙、槟榔、枳壳、枇杷叶、香附各9g，干姜4.5g，藿香3g，另烂积丸每次半包，日3服，2剂痛减，大便通下，日1~4次，为棕绿色黏沫，并有枣皮及核夹杂，12剂积块全消，症状消失[4]。

3.**王琦**治张某，男，63岁，上腹胀痛4天，因食入带皮冰冻柿子8个，半小时上腹胀痛，12小时后恶心呕吐，次晨腹泻4次，4天来腹胀腹痛加剧，持续性不思饮食，大便潜血阳性，断为柿胃石继发胃炎。用山西中研所方加减（组方见方证），16剂痛减。加木贼9g，再16剂，溃疡愈合[1]。

4.**滕宣光**治周某某，女，2岁，因食黑枣约40枚致胃结石，身微热，T 37.2℃，胃脘膨隆，可触及6cm长坚硬团块，高低不平，推之移动，痛感不明显，面颊赤，苔黄腻，脉滑数有力，食纳差，大便日3~4次，小便如常，精神良好。为食滞于胃，运化失职，结聚成块。立法消导化滞，行气散结：青皮、陈皮、三棱、莪术、枳实、桃仁、二丑各6g，木香、焦槟榔各4.5g，建曲9g，砂仁3g，4剂未见改变。加牡蛎、赤芍破瘀软坚，2剂矢气多，胃胀减，结石稍缩，去砂仁、木香、神曲，加大黄、厚朴以助攻下。至10剂，大便出，现黑枣12枚及枣渣。又6剂排出大量枣核，结石渐软化消失[5]。

5.**孙一民**治缪某某，男性，28岁，干部。胃脘疼痛，伴饮食减少，达3年之久。1962年秋季因吃软枣过多，1周后胃脘发生轻微疼痛，经某医院检查诊断为胃炎。至1964年，疼痛逐渐加重，食欲不振，昼夜不能安眠，体质逐渐消瘦。3月住我院内科治疗。经X线钡餐检查，确诊为“胃柿石”，因久病体弱，未做手术而出院。9月30日患者因上述症状加重，又到我院中医科门诊治疗。检查：形体消瘦，空腹时于胃区可摸及一肿块，如鹅卵大。按之疼痛，有一定活动度。症见：胃脘疼痛，纳食减少，每日主食约四五两，大便干燥，2日一行，周身乏力，舌苔薄白，脉象沉弦。根据上症乃系积聚损伤脾胃，气机郁滞，不能通降，而致胃脘疼痛。治宜软坚消积，和胃止疼。用软坚汤加味（组方见方证），3剂，每日1剂，水煎服。10月4日二诊：胃疼见轻，肿块见消，饮食增加，精神好转，上方再进3剂。10月7日三诊：胃疼明显减轻，肿块已消大半，食欲渐佳，大便干燥减轻。效不更方，原方瓦楞子加至30g，继服3剂。10月11日四诊：胃疼基本消失，胃部按之柔软，每日能吃主食一斤二两，大便正常。建议复查。10月16日，X线钡餐检查：肿块缩小，位置下移。继续用上方减量，与健脾丸交替服用，约1月余，胃疼完全消失，体重增加，无自觉症状，即停止治疗。次年3月7日X线钡餐检查，胃内正常，未见肿块[2]。

6.杨彬治高某某，男，24岁，1个月以前，食软柿子14个，食后即感腹部不适，恶心纳少，上腹胀满，连声呃逆，不久上腹部出现一包块，饱食时在右上腹，饥饿时包块自行左移。检查：上腹部膨隆，剑突下偏左可触及拳头大的包块，似皮球样，有弹性感，可上下左右移动，有压痛。血、尿常规正常。大便隐血阴性。超声波提示：右上腹有实质性包块。上消化道X线造影：服钡后钡流沿小弯及大弯充盈胃窦，其内可见巨大缺损区，不规则块影有11cm×11cm大小。诊断：胃柿石。治则：健脾和胃，行气开结。党参、茯苓、枳实、陈皮各12g，白术15g，麦芽、半夏曲各9g，三棱、莪术、甘草各6g。上方服3剂后，恶心、呃逆、胀满消失，食欲精神均好转。二诊加鸡内金15g，连服13剂上腹包块消失。三诊时在上方基础上加生川大黄9g，又服3剂。先后共服19剂痊愈[6]。

引用文献

［1］王琦.中医中药治愈柿胃石1例报告［J］.上海中医药杂志，1964,（10）：14.
［2］孙一民.“软坚汤”加味治疗胃柿石1例［J］.新医药学杂志，1978,（7）：47.
［3］高辉远.蒲辅周医案［M］.北京：人民卫生出版社，1972：33.
［4］张占元.食黑枣引起胃植物球病例报告［J］.中医杂志，1964,（2）：20.
［5］滕宣光.胃结石一例治验［J］.中医杂志，1966,（4）：34.
［6］杨彬.治愈胃柿石1例［J］.中医杂志，1981,（11）：40.

（六）脾阳郁结候（脾胃食滞变证2）

脾胃食滞证·脾阳郁结候，系由伤于寒食冷物，郁滞脾阳，久则渐积渐聚，结而不去，杂病家称之为冷积中焦之证。以中焦气机郁结症象显明，但必兼阳气郁滞之脉症并以之为主。

通称：冷积中焦。

病名：［**中医**］胃脘痛，腹冷痛。［**西医**］胃扭转，十二指肠球部溃疡。

病因病机：脾胃食滞郁结，由于过啖寒食生冷之物，郁滞脾阳，脾阳不行，失其运化之能，冷积渐甚，聚结不散，阻塞气机通降。

证象组合：阳滞+气结+气滞+气郁

主症：【**阳气不行**】**症象**：①面色㿠白。②四肢不温。③精神不振，气短乏力。④胃痛阵作，喜暖。**舌象**：苔厚腻湿润。**脉象**：脉迟而滑，脉濡不甚数。

【**气机郁结**】**症象**：①中脘板痛拒按。②脘腹痛拒按，热以暮盛而不口渴。③腹痛久不愈者。④大便秘结，大便七日未解。

副症：【**气机不利**】**症象**：①胃痛，拒按。②脘腹胀满，食后更甚。

宾症：【**气机不宣**】**症象**：不饥不食。**舌象**：舌苔薄白。**脉象**：脉象弦细。

【**气机不降**】**症象**：①呕吐。②泛酸。

治则：当以温通脾阳为主，消食导积，利气下结，即温而下之之法。

方证

1.温化丸证：周小农方[1]。治头痛呕恶，噫气吞酸，胸前饱闷，或胀或痛，手不可按，蒸蒸发热。详见病案3。

干姜、木香、枳实、六曲、香附、吴茱萸、乌药、砂仁、青皮、厚朴、广陈皮、桂枝、大黄，姜汁拌，晒，水泛丸。

2.阿魏香槟丸证：蒲辅周方[2]。寒气冷积中焦，气滞腹痛久不愈者。

阿魏24g，木香6g，槟榔12g，共末糊丸，梧桐子大，每服3丸，日2次，或装胶囊，每服0.9g。

论著和讨论

本证候冷积中焦，脾阳失运，气失通降，其治则当温通脾阳，消食导积，温而下之之法。徐正奎说：“（病案2）

乃食滞所致之胃脘痛，法当导滞攻下，去其食滞而痛自止，所谓‘不通则痛，通则不痛’者是也。但病有寒滞热滞之别，药有温下寒下之异，如果下不如法，亦难奏效。观本例由于老年中阳素虚，又食冷物，以致寒滞阻于胃府，虽病经八天而不从热化燥化，却仍见胃痛便秘、苔腻湿润、脉迟而滑等一派寒湿滞见症，适宜使用温下。缘此等症不下固病不愈，即下不如法而用苦寒之剂，戕伐中阳生生之气，亦必不愈也。所以治疗食滞胃痛，虽然看似平淡，但证候则不可不辨也。”[3]

病案举例

1.**周小农**又治管云泉，丙辰三月，寒热旬余，脘腹痛拒按，热以暮盛而不口渴，溲黄便闭。脉濡不甚数，苔薄白。询因忍饥，于晨起九时趁船，下午四时方得大嚼而病起，是感邪轻而脾伤积滞不下。即疏郁金、川厚朴、广藿香、黑山栀、陈皮、枳壳、薏苡仁、杏仁、大腹皮、连皮槟、瓜蒌、滑石。另温化丸9g。锡汪医定丸（组方见方证）。余之用温下者，因其人体弱伤饥，凉攻伤脾，而又不得不下也。外用莱菔子、橘皮、桃仁、葱、姜、盐、麸皮，炒热，布包，熨脘腹。积渐下府，寒热陡退。此身热并非兼伏热者[1]。

2.**徐正奎**治杜某某，女，66岁，晚餐后食冷粽子2只，当夜胃痛，中脘板痛拒按，大便七日未解，不饥不食，苔厚腻湿润，脉迟而滑，断为寒湿滞互阻胃府，拟温下法：川厚朴、枳实、干姜、酒制大黄、广木香、泻叶、莱菔子、槟榔、半夏等，1剂脘腹攻痛，频转矢气。2剂，大便二次颇畅，胃痛顿释，苔仍厚腻湿润，不思纳谷，乃素体中阳衰弱，滞虽去而湿未化，阳未复，以平陈汤加谷芽、麦芽、砂仁、干姜，温中燥湿，和胃理气，3剂愈[3]。

3.**刘志明**治胃扭转：殷某，女，22岁，患者自1975年12月起患胃痛，次年在当地诊断为十二指肠球部溃疡，后经中西医治疗。同年11月20日经该院X线钡餐检查，确诊为“胃扭转、十二指肠球部溃疡”。在当地虽经多方施治，前后将近8个月，其中住院3月余，而病情改善不显，遂决定来京治疗。1980年1月7日初诊：脘腹胀满，呕吐泛酸，食后更甚，胃痛阵作，喜暖拒按，好发于清晨及午后，不思纳食，每日进食仅3两余，形体消瘦，体重已减轻10余斤，精神不振，气短乏力，面色㿠白，四肢不温，大便秘结，2~3日一行，舌苔薄白，脉象弦细。证属脾虚中满，兼有积滞，治宜消补兼施。台党参18g，厚朴15g，甘草6g，半夏、干姜、枳实、焦槟榔、焦军、神曲，麦芽、山楂各9g。二诊：服上药10剂后，胃脘胀痛逐渐减轻，呕吐已除，纳食稍增，每日已能进食5两，大便仍偏干。药已中的，前方去焦槟榔，加莱菔子9g，守方再进。2月1日三诊：上方连续服2周后，腹胀明显减轻，胃脘偶有隐痛。以上共服药25剂，症情日趋稳定。患者来京已久，要求带药返回。仍守原方稍事增减：党参18g，厚朴、干姜、焦军各12g，半夏、神曲、麦芽、山楂、枳实各9g，砂仁、甘草各6g。患者回沈阳后，一直坚持服用上方，其间于同年2月7日、3月1日先后两次在原住院治疗的医院行X线钡餐检查，均证实胃扭转已恢复，十二指肠未见异常，自3月初即恢复上班。3月8日又赴京来诊视之精神转佳，面色转润，询之体力有增，胃痛已除，现仅稍感腹胀，大便偏干，其他无何不适。病情虽愈，仍须续服原方酌增健脾扶正之品，以巩固疗效，冀获全功：党参12g，白术、云茯苓、广陈皮、半夏、厚朴、当归、枳实、焦大黄、莱菔子各9g。自后，患者常服此方，直至9月底经再次复查证实胃扭转完全治愈，腹胀已除，纳食完全恢复正常，每日已能进食1斤左右，并始终坚持上班而自行停药[4]。

引用文献

［1］周小农.周小农医案［M］.上海：上海科学技术出版社，1962：176.
［2］中国中医研究院.蒲辅周医疗经验［M］.北京：人民卫生出版社，2005：124.
［3］徐正奎.胃脘痛7例的辨证体会［J］.江苏中医，1965，（4）：23.
［4］刘志明.功能性水肿与胃扭转治验［J］.中医杂志，1981，（4）：20.

（七）津气郁结候（脾胃食滞变证3）

脾胃食滞证·津气郁结候，系由食滞中焦，气失通降，脾气不能运化，津液停蓄成水，气水互结于中，而成臌胀之病。其见症以气水互结中焦之臌胀症象显明，可兼见气失通降之症象，甚者更可有阳气郁滞之症象。

通称：食积臌胀。

病名：［中医］谷胀，食胀，酒臌。

病因病机：脾胃食滞郁结，因食滞中焦，阻滞气机之通降，脾气不能运化，水液停蓄，与滞气相搏，气水互结中焦，而成壅塞结聚之大实证。

证象组合：阳滞+津滞+气结

主症：【阳气不行】**症象**：①便溏。②四肢瘦削。**舌象**：苔白腻。

【津不化气】**症象**：先胀于内，后肿于外。

【气机郁结】**症象**：①脘腹胀。②腹胀如鼓，坚硬如石，四肢瘦小。③便艰溺涩。**舌象**：舌红，苔黄腻。

脉象：①脉滑数有力。②脉沉实。

副症：**【气化不行】症象**：小便赤涩。

【气机不宣】症象：①胸膈痞塞。②恶闻食臭。

宾症：**【气机不降】症象**：①吞酸嗳气。②恶心呕逆。

治则：当以消食导积，行气逐水，以速除其大实之气水。

方证

1.万应丸证：虞抟方[1]。治虫积内阻，腹痛拒按，便秘，脉沉实者。亦可用于蛔虫而致的肠梗阻而见上症者。

槟榔五两，大黄八两，黑牵牛子四两，皂角十个，苦楝根皮一斤。前三药为末，后二药熬膏，和药为丸，梧桐子大，再用雷丸、木香、沉香各一两研末为衣，每服3丸，砂糖水送服，或水煎服。

2.解醒猪肚丸证：《通俗伤寒论》方[1]。治酒毒伤胃，积成酒臌。

雄猪肚一个，装入小川黄连末30g，槟榔末15g，春砂仁末、煨甘遂、白酒药炒各6g，用河水煮极烂，捣透为丸，每服3g。

3.木香槟榔丸证：《通俗伤寒论》载方[1]。治积滞内停，脘腹痞满胀痛，大便秘结，及赤白痢疾，里急后重等症。

木香、川黄连、槟榔、川黄柏、广陈皮、青皮、香附、枳壳、三棱（醋炒）、莪术（醋炒）、黑丑炒香、生大黄酒炒各60g，芒硝90g，水法丸、每服6~9g。

4.秘制五香丸证：何廉臣验方[1]。治积食重者。

杜藿香、甘松、降香各30g，枳壳24g，沉香、母丁香各15g，巴霜9g，共研极匀，米糊为丸如芥菜籽大，辰砂为衣，每服四五分。

5.三霜散证：《通俗伤寒论》方[1]。适用于恶闻食臭，吞酸嗳气，恶心呕逆，胸膈痞塞，食入脘腹益胀，便溺艰涩。

百草霜9g，薄荷霜、巴霜各1.8g，生大黄、生三棱、生莪术、萹蓄、瞿麦各6g，共研极匀，每服1.2~1.5g。

6.枳实导滞丸证：李东垣方[1]。治积滞内阻，生湿蕴热，症见脘腹痞闷胀满，食欲不振，大便秘结，或泻痢后重，舌红，苔黄腻，脉沉实。

大黄一两，枳实、神曲各五钱，茯苓、黄芩、黄连、白术各三钱，泽泻二钱，水丸，每服一钱五分至三钱，日二次。

7.疏郁消滞汤证：《通俗伤寒论》载叶案验方[1]。治谷胀，即食胀，多由肝气怫郁，恣饮贪食，停滞中焦，恶闻食臭，吞酸嗳气，恶心呕逆，胸膈痞塞，食入则脘腹益胀，便艰溺涩。

莱菔子9g拌炒川黄连1.8g，川厚朴、广陈皮、丹皮各4.5g，焦山栀、钩藤各9g，小青皮、薄荷梗各3g。

论著和讨论

本证候食滞中焦，气失通降，气水互结，壅堵中州。何廉臣曰：“《内经》所谓饮食自倍，肠胃乃伤。又云饮食不节，起居不时者，阴受之。阴受之则入五脏，入五脏则䐜满闭塞。”[1]其治则当以消食导积，行气逐水，以抉其壅结之气水。何秀山说：“审其起于骤然，先胀于内，后肿于外，小便赤涩，大便秘结，气色红亮，声音高爽，脉滑数有力者，实胀也，每用万应汤（组方见方证），取其消而不峻。……不应，即用木香槟榔丸（组方见方证）。……酒毒伤胃，积成酒臌者，送下解醒猪肚丸（组方见方证），如有酒缸内不化之糯米，团成一段者，焙干研细，加入9g，尤妙。”[1]

何廉臣说：“积食，轻则送下木香槟榔丸，重则送下秘制五香丸（组方见方证）。湿热陈积，轻则送下枳实导滞丸（组方见方证），重则送下三霜散（组方见方证）。”[1]“谷胀，即食胀，多由肝气怫郁，恣饮贪食，停滞中焦，其症恶闻食臭，吞酸嗳气，恶心呕逆，胸膈痞塞，食入则脘腹益胀，便艰溺涩，《内经》所谓饮食自倍，……中满者泻之于内是也。治法轻则消而去之，疏郁消滞汤（组方见方证）送下枳实导滞丸，重则攻而下之，二陈平胃汤（仙半夏、新会皮、小枳实、川厚朴各4.5g，六神曲、净山楂肉、赤茯苓各9g，制苍术2.4g，生甘草梢1.2g。《简明医要验方》）送下木香槟榔丸。若屡下而胀仍不消，此由肝郁络瘀，或由湿热入络。用开郁通络饮合雪羹（陈香团皮、酒炒延胡、新绛、木瓜各4.5g，广郁金生打9g，远志、通草、佛手片各3g，生薏苡仁12g，蜜炙蜣螂1对、先用丝瓜络1枚，路路通10枚，淡海蜇120g，大荸荠6个，煎汤代水。若消滞、加红曲6g，鸡内金9g，达下加车前子15g，降气加苏子6g、川贝9g。薛瘦吟验方）。或用三露五汁饮（银花露、藿香露、枇杷叶露各1瓢，用生藕汁、芦根汁、梨汁、广郁金汁各4瓢，生姜汁4滴，重汤炖温，冲入三露，和服。孟英验方）送下木香三棱丸（青木香、补骨脂、茴香、黑丑、甘遂、芫花、大戟、京三棱、蓬莪术、川楝子、胡芦巴、巴戟各30g，巴霜1.2g，陈仓米3合，砂仁

45g，上细切，用好米醋2升，除砂仁木香外，余药入醋中浸一宿，入锅内煮醋尽干为度，同木香、砂仁为细末，醋煮面糊为丸，如绿豆大，每服5丸或7丸，载虞花溪《医学正传》)。仿洄溪胀必有滞，缓缓下之之法，始克胀消肿退而痊。”[1]

病案举例

1.**谢楚材**治罗正方，男，54岁，腹胀如箕，按之深陷，其脉沉滑，诊断为积滞水臌。以利水化滞汤主之：黑丑、酒制大黄各45g，槟榔、制香附、炒鸡内金各30g，延胡索24g，炒灵脂34g，甘遂、芫花、三棱、莪术各15g，共末面糊为丸，每日早晚空腹服9g，另以枳实、青皮、厚朴各15g煎汤送下。服后不断泻下，半月后臌胀消除[2]。

2.**江淑安**治婴儿腹胀：黄姓婴儿，出生24天，患腹胀如鼓，坚硬如石，四肢瘦小，伴微热不眠等症。前医用药疗效不显，病势愈笃。邀余察之，病儿已气息微弱，致实不易攻，虚不易补。食乳前未曾腹胀，初二三日无乳，俟乳至才饮，不饮则啼哭不止，至此腹胀渐现，与日俱增。婴儿虽奄奄一息，尚有得乳欲饮之状。细索病源，一则由婴儿饥后嗜饮过量，一则由其母慈爱，任其嗜饮，致食饱伤脾，腹胀如石是乳食积聚之征，口有欲饮之状乃胃气未绝之象。婴儿虽小，此时非重剂不足以除病。遂投以消食行气之方，并停哺乳。方药：鸡内金10g，枳壳10g。煎汤分2次取汁，约200ml，分数次喂服。复诊时其母云，婴儿药后即安睡，腹肌切之稍软。药已中病，继用2剂。三诊时病盛大半，因思“消其大半而止”之诫，改用葡萄糖粉500g，嘱少少喂服以善共后。至5月中旬随访，婴儿腹部无胀而食乳正常[3]。

引用文献

［1］俞根初.重订通俗伤寒论［M］.上海：上海科学技术出版社，1959：365，374，375.
［2］福建省中医药研究院.福建中医医案医话选编（第一辑）［M］.福州：福建人民出版社，1960：164.
［3］江淑安.婴儿腹胀治验［J］.北京中医学院学报，1985，（1）：15.

（八）脾阳虚滞候（脾胃食滞变证4）

脾胃食滞证·脾阳虚滞候，为中阳素虚，脾阳不振，运化乏力，不能温化水谷，致食滞不行，杂病家通称为虚寒夹滞之证。其见症虽以水谷不分之泻利症象显明，但必以脾阳不振与中焦气机郁滞之脉症为主。

通称：虚寒夹滞，乳食交阻。

病名：［**中医**］寒泻，疳积。［**西医**］中毒性消化不良，小儿厌食症。

病因病机：脾胃食滞虚滞，多由素体中阳不足，或过食生冷寒凉之物，重伤脾阳；脾阳不振，不能运化水谷，食滞于中，水趋于下。

证象组合：阳虚+气滞+气郁+水泄

主症：**【阳气不振】症象**：①形体羸瘦。②面色暗滞，皖白兼青，绕唇发乌。③四肢不温，体温不足，倦怠乏力。④发热起伏。**舌象**：舌淡。**脉象**：①脉迟细。②脉细数。

指纹：青细。

【气机不利】症象：①心腹胀满，痞满。②腹作痛胀。③嗳气如败卵臭。**舌象**：苔白腻。

副症：**【水谷不分】症象**：①便泻日十余次，兼有食渣。②大便溏薄兼有食渣，溲黄且少。

宾症：**【气机不宣】症象**：①不思饮食。②烦急厌食。

治则：当以温中助阳为主，以振脾阳助其健运；略佐消食化气以行其滞，补而兼行之法。

方证

1.**温中回阳佐以消食方证**：郁文骏方[1]。治寒泻（中毒性消化不良），详见病案1。

党参、白术、砂仁各6g，云茯苓、炒莲米各9g，附子3g，肉桂0.9g，炮姜2.4g，甘草、广木香、吴茱萸、焦山楂、鸡内金各1.5g。

2.**温中健脾消积导滞方证**：张凤郊方[2]。治发热起伏已近半载，形瘦，面色皖白兼青，四肢不温，大便溏薄，详见病案3。

炮附块（先煎）、炒陈皮各3g，太子参、焦白术、炙鸡内金、焦山楂、焦六曲各6g，莱菔子5g，炮姜、炙甘草各2g，红枣3枚，粳米（包煎）30g。

论著和讨论

本证候脾阳不振，不能温化水谷，食滞于中，水趋于下，其治则亦当以温中助阳为主，略佐消食行滞，补而行之之法。何廉臣说：“或饮食太过，肠胃受伤，亦致水谷不化，下者举之，宜加减木香散：木香、肉豆蔻、新会皮、槟榔各3g，党参、六神曲、焦白术各6g，阳春砂1.5g，干姜、升麻各2.4g。”[3] 姚国美说：“腹痛则泻，泻后痛减，嗳气如败卵臭，此乃滞气为患，宜治中汤（人参、白术、甘草、生姜、青皮、陈皮）加砂仁、楂炭、枳壳之类以助运化。”[4]“脾偏虚而兼夹滞气，腹作胀痛，便溏脉迟者，主消补互用，治以八味理中丸（人参、白术、干姜、甘草、茯苓、麦芽、神曲、砂仁）助其温化。”[4]

病案举例

1.**郁文骏**治寒泻（中毒性消化不良）：郭某坚，男，35天，吐泻1周余，加哺牛乳加剧，便泻日10余次，兼有食渣，溲黄且少，时有呕吐，形体羸瘦，体温不足，T 35.5℃，四肢欠温，食欲不佳，胸腹胀满，舌淡红苔薄白，绕唇发乌，指纹青细，面色暗滞，虚寒泄泻兼夹食滞，急投温中回阳，佐以消食（组方见方证），煎120ml，每10ml，2小时一次，1剂，T 35.7~36.2℃，四肢回温，便减至5次，再剂T 36.4℃，便3次，予香砂六君子汤加减，1剂愈[1]。

2.**李泰**治男孩，3岁，指纹左稍青，右水红，皆带滞；下午烧寒甚微，气促气胀，咳痰色白，口渴体倦，肢面浮肿，睡卧露睛，大便滞臭，小便短赤，已半年有余。此体虚夹痰食之滞。西洋参0.6g，瓜蒌仁、神曲、桔梗各3g，薄炮附片、巴旦杏仁各1.5g，福圆5个，大腹皮、灯心各1扎。8剂诸症向愈，唯轻烧与浮肿未痊。后用灯心50寸、猪精肉120g，水酒少许，加水蒸服。低烧退净。告与野兔肉，清油炒加水酒煮熟，食后肿渐消退[5]。

3.**张凤郊**治吴某某，女，14个月。发热起伏已近半载，每天体温约在37.5℃ ~37.8℃之间，形瘦，面色皖白兼青，四肢不温，大便溏薄，日行4~5次，腹胀，昨曾呕吐，脉细数，舌淡苔白腻。乃脾阳不足，健运失常，乳食交阻，证属疳积，防久延生变。治拟温中健脾，消积导滞（组方见方证）。服上方3剂，体温恢复正常，大便溏薄减至2次。续予原方加茯苓、焦谷、麦芽各9g，10剂后患儿神色，体征、出纳皆有显著好转[2]。

引用文献

［1］郁文骏.治疗21例中毒性消化不良的临床分析和体会［J］.中医杂志，1964，(6)：6.

［2］龚文德.张凤郊应用仲景方的经验［J］.中医杂志，1981，(6)：14.

［3］俞根初.重订通俗伤寒论［M］.上海：上海科学技术出版社，1959：384.

［4］姚国美.姚国美医学讲义合编［M］.北京：人民卫生出版社，2009：187，236.

［5］李洪成.中医证候学［M］.北京：中国医药科技出版社，2008：1868.

（九）胃阴消涸候（脾胃食滞变证5）

脾胃食滞证・胃阴消涸候，为胃阴消涸，不主纳降，而又食滞不化，胃气不醒，杂病家通称为胃阴不足或脾胃阴虚之证。以胃失宣降之症象显明，但必以胃中气液两虚之脉症为主。

通称：胃阴不足，脾胃阴虚。

病名：［**中医**］疳积，伤食霍乱。［**西医**］小儿厌食症。

病因病机：脾胃食滞虚弱，或因素体阴液不足，或食滞化热伤津，或过服辛热香燥克伐之物，耗伤胃中气液，胃气失其降纳之能，胃气不醒，食滞不化，因虚致实，虚中夹食之证。

证象组合：气虚+液涸+气郁

主症：【**津液枯涸**】**症象**：①易饥多纳。②口渴身热，舌干声嘶。③内热，烦扰不安，入暮昏睡谵语。**舌象**：舌红苔净，舌质紫绛无苔。

【**气机不宣**】**症象**：①胸闷。②脘腹膨胀。

副症：【**气虚失充**】**症象**：①神疲。②面青。③汗出肢冷。④大便溏泄。**脉象**：细如丝。

宾症：【**气机不降**】**症象**：下咽即吐。

治则：以滋养脾胃气阴为主，益气养液，酸甘化阴以滋胃阴，略佐消食化气，以醒胃气。

方证

叶氏养胃汤加减证：肖正安方[1]。治小儿厌食症，脾胃阴虚，养阴益胃，酸甘化阴。

沙参、麦冬、玉竹、石斛、山药、生扁豆、木瓜、乌梅、山楂、粳米、谷麦芽。

论著和讨论

本证候胃中气液不足，胃阴伤残，降纳失职，胃气不醒，柳宝诒说：“此由木火燔灼，脾阴消耗，故多纳少运，随纳随胀，而纳仍不减也。”[2]其治则自当以清养胃中气液为主，略佐以消食化气，以醒胃为法。黎炳南说：“小儿厌食证治疗应重在脾胃，以补其气阴为要。临证中余常以自拟基本方加减调治之：人参（暑天用西洋参）4g（另煎，如无人参亦可倍用党参代之），麦冬、白芍各8g，五味子、白术、鸡内金各4g，龙骨10g，独脚金6g。方中人参、麦冬、五味子、白术能益气阴，健脾胃；白芍、龙骨平肝安神，肝平则胃气自和；龙骨、五味子能止虚汗，汗止而气阴不泄；独脚金清肝热，消食积；鸡内金消积和胃。诸药共用合奏健脾胃、益气阴、消积滞之功效。”[1]

病案举例

1.柳宝诒治黄，热蕴于脾营之内，燔灼胃阴，故病如中消。但邪热不能杀谷，多纳少化，渐致脘腹膜胀，大便溏泄。此证若专清胃热，则胀泄必甚；再与温运，则阴液愈伤。刻视舌质紫绛无苔，入暮昏睡谵语，热之燔于营阴者已深。姑与清泄心脾为主，稍佐和中：西洋参、盐水炒川黄连、土炒白芍、枳实、青蒿、炙鸡内金、丹皮炭、生甘草、焦六曲、小生地、茅根肉、竹芯。另：鲜生地露过药。二诊：去青蒿加大腹皮、麦芽炭。三诊：前与清泄阴分伏热，二三剂后，晚热较平，舌色转淡；唯易饥多纳，脘腹膨胀，仍未少减。此由木火燔灼，脾阴消耗，故多纳少运，随纳随胀，而纳仍不减也。清滋则助滞，疏运则伤阴，两难着手，只可两面兼顾，以消息病机。西洋参、金石斛、麦冬、丹皮炭、玄参、炙鸡内金、广郁金、山楂肉炭、炒枳壳、砂仁、麦芽炭、鲜藕。四诊：内热渐平，膨胀微减。拟方清养为主，佐以疏运：西洋参、金石斛、大生地炭、丹皮炭、麦冬肉、盐水炒川黄连、炙鸡内金、山楂肉炭、焦神曲、紫蛤壳、生甘草、鲜藕[2]。

2.李健颐治妹丈刘文轩，因晚间吃毛蟹、笋干等，次日忽腹痛吐泻，汗出肢冷，神疲，面青，脉细如丝。先给连朴饮，下咽即吐；再给连理汤，反见口渴身热，舌干声嘶，烦扰不安。患者津液内竭，势将虚脱，乃急用救阴养液法，以救津防脱。川石斛、鲜竹茹、活芦根、南山楂、建神曲、怀山药。服后呕吐随止，胸膈宽畅。去竹茹、芦根，加陈仓米、白术、麦芽，连服2剂而愈[3]。

引用文献

［1］刘韵远.小儿厌食证治［J］.中医杂志，1986，(6)：7，8.
［2］柳宝诒.柳宝诒医案［M］.北京：人民卫生出版社，1965：210.
［3］福建省中医药研究院.福建中医医案医话选编（第一辑）［M］.福州：福建人民出版社，1960：52.

二、肺胃食滞证（食滞合病1）（4候）

肺胃食滞证，为外感夹食滞之证，以食滞胃脘，邪郁于肺而成，或外感风寒，或外感温暑，上郁于肺，兼挟胃中食滞，邪滞相搏而发，为肺胃食滞之证。邪滞郁遏，津液不行，最易生痰，因而邪、食、痰互为郁滞，甚则搏结，阻碍上中清阳之气，初起邪滞郁遏者，通称外感夹食；郁结上中二焦，称为食结胸；阻塞上中清气可为闭厥，则称食厥、酒厥，或中食，为类中之一。病新愈因过食而发病者，称为食复，皆肺胃食滞所致。

肺胃食滞证，外邪郁于肺，宿食滞于胃，胃为阳土，最易化热，虽外感有寒温不同，而久必蕴伏化热，同归于火化。其为病，轻则郁遏上焦清阳之气，而为表里同病；重则郁滞上中气机，病偏于里；其变或郁结于上，甚则猝然闭厥，即为食滞重证。

肺胃食滞证，邪、食、痰三者互为郁滞，其治则当以疏化食滞为主，兼以宣肺化痰。总以疏通上中气机为先，里气一通，自能外发腠理，而表邪自达；清升浊降，上下清彻；慎不可早投寒下，以免邪食痰气互结，必生变端。

证候别称：宿食积滞，伤食类伤寒，食滞中脘，痰气食交阻，食滞化热。

病名：［中医］伤食，外感夹食，伤寒夹食，湿温夹食，宿食，食复，晨咳，食结胸，中食，食厥，酒厥。

证候系统：详见图3-12-3。

本证——清气郁遏候、清阳郁遏候
转证——清阳郁滞候、清气郁滞候
变证——清气郁结候、清气闭厥候

图3-12-3　脾胃食滞证证候结构图

（一）清阳郁遏候（肺胃食滞本证）

肺胃食滞证·清阳郁遏候，为外感风寒，内停冷食，郁遏肺胃阳气，致上中清阳之气，不得宣达于内外，时病家通称为外感夹食之证。其见症以表里阳气郁遏之脉症为主。

通称：风寒夹滞。

病名：［中医］伤寒夹食。

病因病机：肺胃食滞郁遏，系感寒停食，或先停食，继感于寒，寒郁于肺，食停于胃，致上中清阳失于宣展，外不能达表，内不司升降，表里阳气不得宣通，而成伤寒夹食之证。

证象组合：阳郁+表郁+气郁+空窍

主症：【阳气不宣】症象：①恶寒无汗。②有汗恶风不解。**舌象：**①舌苔白厚。②苔薄腻。**脉象：**①紧盛有力。②脉浮滑。

【腠理不宣】症象：身热恶寒无汗。

【气机不宣】症象：①胸闷泛恶，心下痞满，胸痞泄泻。②脘闷腹痛，腹内作胀。

副症：【清空不宣】症象：头痛。

【气机不降】症象：①恶心。②呕吐。③嗳腐吞酸。

宾症：【清窍不宣】症象：鼻塞声重。

【经气不宣】症象：遍体酸疼。

治则：以辛温通阳以散邪，兼以疏利气机以行滞；宣发表里阳气，以双解之。

方证

1.香苏葱豉汤证：俞根初方[1]。治春冬夹食伤寒。

制香附、新会皮各4.5~6g，鲜葱白2~3枚，紫苏4.5~9g，清炙甘草1.8~2.4g，淡香豉9~12g，加生枳壳3g~4.5g，苦桔梗2.4g。

2.藿香正气汤证：俞根初方[1]。治夏秋夹食伤寒。

藿香、姜半夏各9g，厚朴、苏梗各4.5g，陈皮、白芷各6g，茯苓皮12g，砂仁2.4g加枳实、桔梗。米食不化加神曲、麦芽，肉食不化加生山楂肉、草果。

论著和讨论

本证候外感风寒，内停饮食，郁遏肺胃，清阳失展，表里合病，其治则亦当辛温通阳，散邪疏滞，以宣发表里阳气为法。俞根初说："夹食伤寒，头痛身热，恶寒无汗，胸痞恶心，嗳腐吞酸，甚或呕吐泄泻，或脘闷腹痛，剧则昏厥不语，舌苔白厚，或兼淡黄，或兼灰腻，脉左右俱紧盛有力。先去外邪，春冬香苏葱豉汤（组方见方证）加生枳壳3g~4.5g，苦桔梗2.4g；夏秋藿香正气汤（组方见方证）加枳、桔。""心下痞满，加枳实、黄连、桔梗，有痰呕加半夏竹茹，米食不化加神曲、麦芽，肉食不化加生山楂肉、草果。"[1]

病案举例

丁甘仁治姜左，外寒束于表分，湿痰内蕴中焦，太阳阳明为病，寒热无汗，头痛，胸闷泛恶，纳谷减少，脉浮滑，苔薄腻，拟汗解化滞，重用表药，《经》云："体若燔炭，汗出而散。"淡豆豉、赤茯苓、炒麦芽、六神曲各9g，麻黄1.2g，生姜2片，姜半夏6g，防风、广陈皮各3g，炒枳壳、炒赤芍各4.5g[2]。

又治孔左，外邪袭于太阳，湿滞内阻中焦，有汗恶风不解，遍体酸疼，胸闷泛恶，腹内作胀，宜疏邪解肌，化滞畅中：川桂枝、白蔻仁各2.4g，仙半夏、大腹皮各6g，六神曲、赤茯苓各9g，苏梗、炒赤芍各4.5g，广陈皮、桔梗、炒枳壳、制厚朴各3g，生姜2片[2]。

引用文献

［1］俞根初.重订通俗伤寒论［M］.上海：上海科学技术出版社，1959：304，458.

［2］丁甘仁.丁甘仁医案［M］.上海：上海科学技术出版社，1960：1.

（二）清阳郁滞候（肺胃食滞转证）

肺胃食滞证・清阳郁滞候，为外寒挟冷食，郁滞肺胃阳气，清阳不能宣达于表里，津液凝滞为痰，痰食交滞，气失通利，杂病家仍通称伤寒夹食之证。其见症虽以表里阳气郁滞之脉症为主，但必见显明之中焦郁滞之脉症。

通称：痰气食交阻。

病名：［中医］伤寒夹食，宿食。

病因病机：肺胃食滞郁滞，因外寒挟食，津液凝痰，痰食交阻，郁滞上中二焦，肺胃之气不得宣降，致清阳之气失其宣达，外则表阳不宣，内则里气不通，而成表里阳气郁滞之证。

证象组合：阳郁+表郁+气滞+气郁

主症：【阳气不宣】症象：①恶风寒。②冷汗。**舌象：**苔白厚。**脉象：**脉濡细如伏。

【腠理不宣】症象：①恶寒发热，午后寒热。②身痛骨痛。**脉象：**脉紧。

【气机不利】症象：①脘闷脘胀而痛。②腹痛，腹中满痛。③便秘。**舌象：**苔白罩黄。**脉象：**脉右滑。

副症：【清空不宣】症象：头痛。

【气机不宣】症象：①胸闷。②畏食。③咳嗽。

宾症：【气机不降】症象：呕吐酸水。

【清窍不宣】症象：鼻塞声重。

治则：当以温散外寒，疏导里滞，表里双解为法。

方证

宣疏消导冷滞方证：吴坤安方[1]。治寒邪犯表，夹食停滞，中宫不化，寒热头痛，畏食胸闷，甚则脘胀而痛，脉右滑，苔白厚。

藿香、厚朴、青皮、香薷、神曲、山楂、麦芽、枳实、紫苏、滑石。

论著和讨论

本证候外寒挟食，郁滞肺胃，清阳失其宣通，仲景曰"脉紧，头痛风寒，腹中有宿食不化也"（《金匮要略·腹满寒疝宿食病脉证治》）。治则当以宣散外寒，疏导里滞为主，吴坤安曰："暑挟食，凡头痛背寒，发热自汗，脉左虚右滑，畏食胸闷者，伤暑兼伤食也，宜藿香、厚朴（组方见方证）之类，疏之清之。"邵仙根评："此清暑热而消食滞之正法。"[1]化痰消食，通利气机，里气一通，则表阳亦可自达而解。

病案举例

1.**陆祖愚**治潘衷弦母，年六十余，平时多郁多火，因劳伤感冒，次早仍然饮食，晡时遂发寒热，头疼骨痛，呕吐酸水，冷汗心痛。一医投以清凉，其痰愈甚，吐蛔数条。脉之，两关紧盛，两尺虚空，乃风寒饮食之故，用橘、半、枳、桔、楂、朴、藿、芷、桂枝、姜、砂，服后症少减[2]。

2.**周小农**治沈姥，年60余。癸丑正月，寒热咳嗽，脘闷便秘。某君照风邪外感治之，不减。脉滑数，苔白罩黄，腹中按之满痛，决为痰气食交阻。拟苏梗、厚朴、半夏、茯苓、瓜蒌、枳实、竹茹、陈皮、浙贝母、杏仁、豆豉、山楂炭，莱菔煎汤代水。服后，痰食下行，遂得畅便，咳嗽脘闷渐退，寒热自止[3]。

又治高宝怡子，髫龄，早餐已饱复食面，又哭闹多时，下午遂病寒热，热炽神糊，脉伏。按脉濡细如无，即路玉所谓食填中宫，往往不能鼓运其脉，是以脉象如伏也。舌苔薄黄色，是兼蕴暑邪。疏方豆豉、黑山栀、枳实、陈皮、广郁金、藿香、川厚朴、茯苓、苏梗、香青蒿、滑石、连皮槟、山楂炭，另用保和丸15g绢包入煎，以莱菔数两浓煎代水[3]。

引用文献

[1] 吴坤安.伤寒指掌[M].上海：上海科学技术出版社，1959：卷四46.

[2] 江瓘，魏之琇.名医类案（正续编）[M].北京：中国中医药出版社，1996：322.

[3] 周小农.周小农医案[M].上海：上海科学技术出版社，1962：141，176.

（三）清气郁结候（肺胃食滞变证1）

肺胃食滞证·清气郁结候，为肺胃食滞化热，蒸灼津液成痰，痰食互结胸中，时病家通称为痰食结胸之证。以上中气机郁结症象显明，但必兼见肺胃宣降失常，与痰热内蒸之脉症。

通称：痰食交结。

病名：[中医]食结胸。

病因病机：肺胃食滞郁结，因食滞于胃化热，水谷不能生化精微而成痰，痰食交滞，肺胃气机宣降失司，与清气互结于胸中，致上下气机不得宣通。

证象组合：气郁+气结+气蒸

主症：【气机不宣】**症象**：①懊闷呻吟。②咳嗽痰多。

【气机郁结】**症象**：胸脘胀痛拒按，胸脘高突痛胀，不可抑按，不得呼吸。

副症：【气机不降】**症象**：①呕吐不能食。②欲吐不得吐，欲泻不得泻。

【津气蕴蒸】**症象**：烦躁不宁。**舌象**：舌红舌腻。**脉象**：脉滑数。

宾症：【清窍不宣】**症象**：目泣自出。

治则：宜疏导痰食为主，以除其郁结；势急则或吐或泻以逐之。

方证

1.**飞马金丹证**：何廉臣方[1]。此丹治夹痰食血等结于胸脘，高突痛胀。

生川大黄、广郁金、五灵脂、上雄黄各30g，巴豆霜、广木香、赖橘红各9g，明乳香、净没药、百草霜、辰砂、山慈菇各6g，各秤另研净末分量，再合研一时许，米醋法丸，金箔为衣，如绿豆大，隔纸晒干，瓷器紧贮。20岁以上者每服12丸，禀强者加3丸，老年者7丸或9丸，2~3岁者3丸或4丸，温开水送下，半日或一二时许，非吐必泻。

2.**小陷胸汤加减证**：丁甘仁方[2]。治痰食盘踞清阳之位，脾胃升降失常，胸脘胀痛拒按，呕吐不能食，舌腻脉滑。详见病案1。

姜川黄连、陈皮、大砂仁、生姜、姜半夏、枳实、六神曲、姜竹茹、瓜蒌皮、制川厚朴、莱菔。

论著和讨论

本证候食滞生痰，痰食与清气互结于胸中，上下气机不得宣通，丁甘仁曰："痰食盘踞清阳之位，脾胃升降失常。"[2]其治则当以疏导痰食，以除其郁结。何廉臣说："温热伏邪及病霍乱痧胀者，临时每多夹水、夹食、夹饮、蓄血之故，与邪互并，结于胸胁，如食结胸、水结胸、血结胸，每因伏邪与夹邪互结，痛不可按，或时昏冒，因虽不同，而其结痛拒按、闭塞不容喘息之状则同。若不细察详问，鲜不认为本病应得之候，不先行探吐去之，则所受之邪为其羁留伏匿，不得透达，必致夭殇。宜即与飞马金丹一服，自能随所结之上下而施其吐下之功，得夹邪一解，正气自伸。按法调治本证，为较易耳。故此丹治水食痰血寒热诸邪结于胸膈，高突痛胀、不可抑按、不得呼吸、欲吐不得吐、欲泻不得泻者。凡外感内伤、飞尸卒中、暴厥自经、跌压诸证见有此状者，无论大小，均可服之。"[1]

病案举例

1. **齐有堂**治一健汉，患伤寒，结胸证具，烦躁不宁，胃气将绝之候，促骑求治，予化结汤：天花粉五钱，枳壳、陈皮各两钱，麦芽、天冬、桑白皮、神曲各三钱，连煎二剂，即结胸开而津液自生也[3]。

2. **丁甘仁**治太阳病早下，邪不得达，复因饮食不谨，痰食盘踞清阳之位，脾胃升降失常。胸脘胀痛拒按，呕吐不能食，舌腻脉滑。痰食阻于中焦，则胀痛，胃气不得下降，则呕吐，此结胸之症也。化痰滞，和胃气，拟小陷胸汤加减（组方见方证）[2]。

3. **周小农**治袁舅，向有心疾，丙辰春，向火受热，即行卸衣，兼食团8枚，益以中晚餐，遂病寒热，食结于胸，懊闷呻吟，咳嗽痰多。脉滑数，舌红苔薄。即疏栀、豉、杏仁、郁金、半夏、象贝母、前胡、牛蒡子、枳实、山楂炭、瓜蒌、苏叶、陈皮，另以缪制半夏曲3g，莱菔汁调。咳痰渐爽。转加枳实导滞丸，得下食滞，其热寻已[4]。

引用文献

［1］何廉臣.重订广温热论［M］.福州：福建科学技术出版社，2010：115.
［2］秦伯未.清代名医医案精华［M］.北京：人民卫生出版社，2006：517.
［3］徐衡之，姚若琴.宋元明清名医类案［M］.长沙：湖南科学技术出版社，2006：408.
［4］周小农.周小农医案［M］.上海：上海科学技术出版社，1962：175.

（四）清气闭厥候（肺胃食滞变证2）

肺胃食滞证·清气闭厥候，系由饮食，填塞胸中，清气猝闭，胃气不得行于四肢，而成闭厥之证。杂病学家通称为中食，或食厥，为类中之一。其见症以猝然昏厥为主，但可有上中气机郁滞之症象。

通称：类中。

病名：［**中医**］中食，食厥，酒厥。

病因病机：肺胃食滞闭厥，因暴饮暴食，或醉饱后，感受风寒或着气恼，胃不主降，致食填胸中，清气骤闭而成闭厥之候，张仲景曰"邪结在胸中"。

证象组合：气郁+气闭

主症：【**气机不宣**】**症象**：①心下满而烦。②饥不能食。③肌肤微热。

副症：【**气机闭塞**】**症象**：①面色苍白，口唇紫绀，两目直视，口不能言，呼吸浅表。②发厥不知人事，昏迷不醒。③肢不能举，手足厥冷。**脉象**：①紧盛有力，脉乍紧。②沉涩似伏。③气口脉形急大或沉伏。④脉微欲绝。**舌象**：舌苔白腻。

宾症：【**气机不降**】**症象**：时时嗳气。

治则：历均主急予探吐之法，以速除其阻塞，则闭厥可解。

方证

二陈汤加味证：俞根初方[1]。食厥先以盐汤探吐，吐不出者危，再和平消导治之。

陈皮、法半夏、茯苓、甘草加枳实、厚朴、山楂、神曲、麦芽。

论著和讨论

本证候食填胸膈，胃气不行，清气骤闭，救治之则，仲景曰"病人手足厥冷，脉乍紧者，邪结在胸中，心下满而烦，饥不能食者，病在胸中，当须吐之，宜瓜蒂散。瓜蒂、赤小豆"（《伤寒论》355条）。当急急探吐食滞，使胃气得宣，清气得展，然后和中理气调治。对伤酒者，当兼以解酒。俞根初曰："因醉得者，为酒厥，宜葛花解酲汤；因饱得者为食厥。如饮食醉饱之后，或感风寒，或着恼怒，食填胸中，胃气不行，须臾厥逆，名曰食厥证。必昏迷不醒，肢不能举，气口脉形急大，或沉伏为辨，先以盐汤探吐，吐不出者危，再以和平消导治之，如二陈汤（组方见方证）加枳、朴、楂、曲。"[1]又说："左右俱紧盛有力，沉涩似伏者，食填膈上，仲景所谓：宿食在上脘者，当吐之是也。急则先用吐法，姜盐汤探吐最稳：生姜末1.5g拌炒食盐15g开水冲一汤碗，顿服后以鸡毛掀其咽喉，于不透风处吐之。”[1]

陈士铎说：人有怒，辄饮酒以为常，不醉不休，一日发厥，不知人事，稍苏犹呼酒号叫，数次复昏晕，是胆经之火动。主逍遥散加味治之：柴胡一钱，白芍一两，茯苓、白术各五钱，甘草二分，陈皮五分，当归、葛花各二钱，炒栀子、白芥子各三钱，水煎服。或醒酝汤：干葛、柞木枝各一钱，人参二钱，茯神三钱，白芍五钱，黄连、半夏各五分，吴茱萸二分[2]。

病案举例

1.**洪孔雀**治秋水嫂，58岁，一日晚饭后，突感胸膈痞闷，手足冰冷，人事不知，前医用代赭石旋覆汤加吴茱萸未效。患者神识昏沉，口噤不语，手足厥冷，两脉沉伏，腹部紧张，按之皱眉，似有痛感。断为胃中食积，气闭成厥。宜攻实通闭，拟小承气汤加麦芽、山楂。服后不久，突然吐出饭菜很多，胸次顿畅，神志清醒，肢暖脉复。诉腹部尚感胀闷，原方续服1剂，大便通畅，诸症皆愈[3]。

2.**池孝钿**治刘某之子，2岁，体弱，胃纳不好，母亲乏乳，经常用米糊喂养，病前2~3天，曾吃熟蛋，以致积滞。肌肤微热，时时嗳气，面色苍白，口唇紫绀，神识不清，不能吮乳，两目直视，呼吸浅表，脉微欲绝，舌苔白腻，大便欠通，小便如常，症状危重。断为食物停积胃肠，枢气受碍，浊气上蒸，乃伤食积滞之病。宜消积导下扶脾为主：麦芽、神曲、山楂、砂仁、白蔻仁、川厚朴、陈皮、苍术各4.5g，炙甘草3g，生姜、盐枳实各6g。服后一时左右转矢气，嗣下胶样便，味浊臭，并夹有部分未消化之物。症状好转，口唇见红，脉搏、呼吸转趋正常。前方加减，调养数天，恢复健康[4]。

引用文献

[1] 俞根初.重订通俗伤寒论[M].上海：上海科学技术出版社，1959：304，305，437.

[2] 柳长华.陈士铎医学全书[M].北京：中国中医药出版社，1999：805.

[3] 福建省中医药研究院.福建中医医案医话选编（第一辑）[M].福州：福建人民出版社，1960：98.

[3] 福建省中医药研究院.福建中医医案医话选编（第二辑）[M].福州：福建人民出版社，1963：225.

三、胃肠食滞证（食滞合病2）（3候）

胃肠食滞证为胃中宿食与肠中糟粕相搏结之证，系由胃中食滞下移入肠，与肠中糟粕相互搏结，以致大肠传导受阻，胃气不能下降，所谓宿食阻气，上下不通，中气失转枢之职，故发病多急重，外感夹食亦可见。其病变轻者，仅郁滞中焦清气，失其宣通；重则郁结中焦，或结于胃，或结于脾，致胃肠之气不得通降；剧者则为猝然窒闭中气，致脾胃之气升降逆乱，而为急重之证。总由食滞胃肠，气失通降所致。故其治则总当以宣通胃肠气机，逐除食滞为法。偏于胃者，可以探吐之法，从上以宣涌其滞；结于肠者，则当逐下宿积之治，以攻其结。

证候别称：食滞胃肠，宿食阻结，食结肠腑，冷积中焦，食积壅塞中气。

病名：[中医]食泻，胃脘食痛，食积，肠结关格，肠结腹痛，寒实腹痛，夹阴伤寒，干霍乱，闷痧，阳痧。

证候系统：详见图3-12-4。

本证——清气郁滞候

转证——胃气郁结候、中气郁结候、脾阳郁结候

变证——中气窒闭候

图3-12-4　胃肠食滞证证候结构图

（一）中气郁结候（胃肠食滞转证1）

胃肠食滞证·中气郁结候，为胃中宿食，下入大肠，与肠中糟粕相搏，结于肠中，阻塞中气之通降，杂病家称为食结肠腑之证。以中气郁结之脉症为主，并见中焦气失通降之症象。

通称：食结肠腑。

病名：[中医]肠结关格。[西医]肠梗阻，高位小肠梗阻。

病因病机：胃肠食滞郁结，由胃中宿食入肠，与肠中糟粕相搏，聚结肠中，阻塞中气之通降，浊气反而上逆，大肠传导失司。

证象组合：气结+气逆+气滞

主症：**【气机郁结】症象**：①突发腹部胀满硬痛拒按。②不矢气，大便未解，溲短赤。**舌象**：①舌苔黄而清燥。②舌苔干白。**脉象**：①脉弦数。②脉沉数。③脉右关沉滑而数。

副症：【气机不利】症象：①腹痛不可忍。②腹部胀满不矢气。③腹部饱满拒按。

宾症：【气机冲逆】症象：恶呕，呕吐。

治则：当急于消导行气，逐其结聚，使之下夺，以通其肠道。

方证

1.厚朴三物汤加味证：陈绍宗方[1]。治二例妇科术后急性肠梗阻，可能为机械性，术后粘连性，或麻痹性。

川厚朴、玄明粉各9g，火麻仁、瓜蒌仁各12g，大黄、枳实、黑山栀、陈皮、广木香各6g，先服花生油60ml。

2.肠粘连松解汤证：天津市南开医院方[2]，见《中西医结合治疗急腹症》。功能行气活血，通里攻下。治轻型肠粘连或部分性肠梗阻。

厚朴、炒莱菔子各9~15g，芒硝6g（冲），木香、乌药、桃仁、赤芍药、番泻叶各9g。水煎服。

论著和讨论

本证候宿食与肠中糟粕搏结，阻塞中气通降，浊气上逆，传导失司，因而其治则当以消导行气，逐其结聚为法。王雨三说："见症恶食，胸脘胀满，吞酸，或吐，或泻，或吐泻交作，初起亦有先寒后热而热不退者。脉象右关见沉实且滑，此乃热积，宜用保和丸加玄明粉、炙鸡金、全瓜蒌。"[3]南开医院："急性肠梗阻用中医'通里攻下'及'攻水逐饮'的方法治疗。非手术疗法还用于粘连性肠梗阻，对于早期肠扭转亦可采用手法（颠簸疗法）及中药治疗。对于绞榨性肠梗阻、先天性畸形及肿瘤所致肠梗阻则应施行手术治疗。"[2]

病案举例

1.**汪赤崖**治家杜参再侄，腹痛不可忍，脉右关沉滑而数，自云：连日困于酒食，向来大便每日1次，今大便3日未行，然腹下痛处必以重物按住，痛势稍缓，且按之不过稍缓而痛仍在，其为实无疑矣，遂以木香、厚朴、炒山楂、枳实、大黄下之，3剂大便方行而愈[4]。

2.**张云鹏**治肠结关格（肠梗阻）：由肠腑气机痞塞，升降失度，水谷精微不得上升，糟粕浊物不得下降，多见痛、胀、吐、闭。石某某，男，36岁，腹痛呕吐，发热恶寒，腹壁肌肉紧张压痛明显，血压70/50mmHg，X线检查：高位小肠梗阻。属阳明腑气不通，通降失常，拟通里攻下，理气清热，佐以活血：生大黄（后入）、枳实、厚朴、莱菔子各15g，芒硝、川黄连、乌药各6g，桃仁、赤芍各9g，蒲公英30g，川黄柏12g，1剂，大便4次，呕吐止，再剂，梗阻解除[5]。

3.**漆济元**治何某某，男，3岁半。母诉患儿前3日多食红烧肉后，腹胀痛，辗转不安，腹部逐渐膨胀，饱满拒按，3天来未解大便，恶心，舌苔干白，脉沉数。西医诊断为肠梗阻，家属不同意手术治疗，改请中医会诊。据诊断为食滞阻塞肠道。治以消导通便：山楂、茯苓、大黄各6g，神曲、法半夏、陈皮、枳实、连翘各5g，麦芽10g，莱菔子、厚朴各3g。1剂大便即通，各症若失，幸免一刀之苦，随症调治4天后出院[6]。

4.**陈文邦**治刘某某，男，47岁，3天前突发腹部胀满硬痛拒按，呈阵发性，痛时转侧不安，恶心呕吐，口臭，面色潮红，不思饮食，不矢气，大便7天未解（曾作清洁灌肠，仍未解出大便），溲短赤，舌苔黄而清燥，脉弦数。作X线腹透，二侧膈下无游离气体，右侧，中腹部有一液面宽0.75cm。诊断：肠梗阻。患者畏惧手术，遂来我科诊治。证属阳明腑实，治拟峻下热结，方用大承气汤加味：生大黄10g（另包泡汁冲服），厚朴、枳实、广陈皮、青皮各6g，槟榔、黑白丑末、香附、芒硝各10g（另包冲服），2剂，一日服完（上午、下午各服1剂）。复诊，服药后，矢气频频。解出少量黑色干结大便，腹胀痛大减，呃声洪亮，头出冷汗，烦躁不安，口不甚渴，苔白干燥，脉弦稍软，上方去黑白丑末，加炒莱菔子、台乌各10g，神曲15g。2剂。三诊：药后诸症基本已愈，唯少腹尚有微胀，苔薄白，脉弦软，改拟益气开胃，方用香砂六君子汤加理气药。3剂，病告痊愈[7]。

5.**谢兆丰**治急性肠梗阻：唐某某，男，42岁，工人。1980年8月14日上午急诊入院，昨日上午9时许，腹部不适，至下午腹部剧痛，呈阵发性，痛时辗转不安，呕吐数次，为胃纳物及胃液，无矢气，经某医院治疗未效，转来我院。T 37.5℃，血压130/90mmHg。精神萎靡，心肺（－），腹部轻度膨胀，无局限性压痛，可见肠型，肠鸣音活跃。X线腹部透视；膈下无游离气体，右下腹部小肠积气并有液平。诊断：不完全性肠梗阻。西医曾予肥皂水灌肠3次，均未排气排便。邀中医会诊，症如上述，舌苔厚腻微黄，脉弦。辨证：大肠气机阻滞，通降失司。拟理气通腑。用大承气汤加味：生大黄（后入）12g，玄明粉（冲服）、炒枳实、厚朴各15g，制半夏、广木香各10g。1剂服后，矢气连连，泻秽臭之粪便数次，诸症顿消。观察2天，于8月16日出院[8]。

引用文献

［1］陈绍宗.厚朴三物汤加味治愈肠梗阻二例报道［J］.中医杂志，1964，(2)：26.

［2］天津市南开医院.用毛泽东哲学思想为指导中西医结合治疗急腹症［J］.新医药学杂志，1972，(2)：21.

［3］王雨三.治病法轨［M］.北京：学苑出版社，2015：125.

［4］项长生.汪赤崖《新安医案》选介［J］.中医杂志，1981，(2)：76.

［5］张云鹏.攻下法治疗急症介绍［J］.浙江中医药，1982，17（10）：444.
［6］漆济元.中医治疗急重病验案八例［J］.江西中医药，1983，（3）：9.
［7］陈文邦.临床治验录［J］.江西中医药，1983，（5）：29.
［8］谢兆丰.急症验案二则［J］.江西中医药，1983，（6）：14.

（二）脾阳郁结候（胃肠食滞转证2）

胃肠食滞证·脾阳郁结候，为冷食郁结肠中，伤残脾阳，脾阳失其健运之能，致胃肠气机失其通降之常，杂病家通称为冷积中焦之证。其见症虽以中气郁结之症象显明，但必兼见脾阳郁滞之脉症。

通称：冷积中焦。

病名：［**中医**］寒实腹痛，肠结腹痛，夹阴伤寒。［**西医**］肠梗阻，不完全性肠梗阻。

病因病机：胃肠食滞郁结，系由其人脾阳素弱，过食生冷不化之物，或更受阴冷之气，寒食搏结肠中，阻滞脾阳，不能运化，致胃肠气失通降，传导失司。

证象组合：阳滞+气结+气滞+气郁

主症：【**阳气不行**】**症象**：①恶寒肢冷，四肢逆冷。②面色皖白，面色苍白无泽，面白唇青。③神疲不欲言。④自汗如雨。⑤两足均肿，肿及阴囊。**舌象**：舌淡苔白浊腻。**脉象**：①脉沉细，重按略现弦紧。②迟数无定，或三至一止，或五至七八至一止，皆弦劲有力。

【**气机郁结**】**症象**：①腹痛拒按，脐周为甚，按之硬如石。②少腹之右端，状如西瓜之半，坚如石。③腹中绞痛如刺。④腹痛甚剧，腹胀如臌，大而且硬，痛时肠鸣。⑤便秘，大便3日未行，欲矢气而不可得。

副症：【**气机不利**】**症象**：①腹胀拒按，腹胀便秘3日，亦无矢气。②腹痛阵作，愈痛愈胀，愈胀愈痛。③脘腹疼痛，时痛时止，大便干结。**舌象**：①舌垢腻。②舌苔白厚腻。**脉象**：①脉沉实有力。②脉沉弦。③脉滑。

宾症：【**气机不宣**】**症象**：胸脘满闷。

【**气机不降**】**症象**：①恶心，口出淡水。②呕吐不止。③呕而不能食，食已即吐。

治则：当以温中助阳，以助其运化，兼以消导逐结，以行阻塞，为温下之法。

方证

温脾汤法证：陈乔林方[1]。治腹中绞痛如刺，大便未解，四末欠温，舌苔白厚腻，脉沉弦。详见病案4。

川附片（先煎）30g，干姜、大黄、枳实、莱菔子各10g，潞党参15g，细辛5g。

论著和讨论

本证候脾阳不能运化，冷食阻结肠中，通降不利，传导失司，宗维新亦云："为寒凝中土，气滞不通，虚中挟实，以通阳散寒，温下兼扶正为法。"[2]其治则当以温助中阳，兼以消导逐结为法。张仲华曰："团结于内，非下不通，而涉及阳虚之体，又非温不动，许学士温下之法。"[3]王雨三说："(食积发热）脉象右关见沉实且滑，此乃热积，宜用保和丸加玄明粉、炙鸡金、全瓜蒌。如脉见迟弦且滑实，此系寒积，亦用保和丸加牵牛、巴豆霜（至多五厘）吞。"[4]

病案举例

1.张仲华治脾肾之阳素亏，醉饱之日偏多，腹痛拒按，自汗如雨，大便三日未行，舌垢腻，脉沉实，湿痰食滞，团结于内，非下不通，而涉及阳虚之体，又非温不动。许学士温下之法，原从仲圣大实痛之例化出，今当宗之：制附子、干姜各1.5g，肉桂、生大黄各1.2g，枳实4.5g，厚朴3g[3]。

2.韩梅村治夹阴伤寒案：徐王氏，年40。自由恋爱，识一男，缘久不遇，乍见即合，房劳后即食西瓜，又以马齿苋为饼，食毕又饮冷茶，至10点即病。初发腹微痛，后遂疼不可支。其男摩之揣之，行至广肠，而痛益亟，且拒按。诊时已夜1点，病者若疯状，身体不顾，遍地乱滚。见余至，以首叩地有声。执其手按脉，迟数无定，或三至一止，或五至七八至一止，皆弦劲有力，遂断为实寒之证，非峻攻温下不能急救。一说攻下，不唯病者投机，即其男亦首肯者再，曰：非大黄二两不可。余曰：嘻，此等寒结，有复寒下之理乎。即热下而病在广肠，轻则不及病，重用之，上中焦无病之处，其能堪此乎。又诊其疼处，确在少腹之右端，状如西瓜之半，坚如石。乃喻之曰：勿急，余即返，为治方药，保尔无险。以巴豆霜0.6g，麝香0.3g，雄黄4.5g，广郁金6g，共捣为泥，入蜂蜡3g许，化合为丸。外又以广蜡9g许包其外，取其不致骤化，及达病所，而猛药始发，庶专于病处有益。嘱分两次服之，每次如绿豆大者15粒。病者求急效，一次而尽30粒，红糖姜水送下，连饮数次，鸡鸣时已下3次如牛粪，而疼止，中气骤虚，即以十全大补汤峻补之，3剂而病遂失[5]。

3.宗维新治不完全性肠梗阻：皮某某，男，43岁，腹痛甚剧，腹胀如鼓，大而且硬，痛时肠鸣，恶心，愈痛愈胀，愈胀愈痛，大便2日不行，欲矢气而不可得，呕而不能食，食已即吐，面色苍白无泽，神疲不欲言，两足均肿，肿及阴囊，脉沉细，重按略现弦紧，为寒凝中土，气滞不通，虚中挟实，以通阳散寒，温下兼扶正为法：人参、干姜、椒目、川大黄各9g，细辛6g，附子15g，第1煎因呕吐未曾存留，服2煎未吐而痛减，翌日大便1次，加川大黄3g，再剂便通，痛呕均止[2]。

4.陈乔林治陈某某，男，40岁，原有脘腹痛病史，前日伤食后腹痛甚剧，服半夏泻心汤加减一剂未效。本日来诊，述腹中绞痛如刺，大便未解，四末欠温，舌苔白厚腻，脉沉弦。此寒湿与宿食互滞，拟用温下，以温脾汤法（组方见方证）。1剂。药后下臭秽大便2次，腹痛即除，四末转温，苔白腻，脉弦缓，改以平胃散合保和丸调理之[1]。

5.余亚东治寒实腹痛：王某，男，12岁，1965年5月9日患者因吃冷肉和糯米饭后又去河里游泳，回来便感腹内不适，腹痛阵作，呕吐不止，腹胀便秘3日，亦无矢气，即来箬溪医院就诊。西医检查肠鸣音消失，可扪到肠型，断为肠梗阻，建议立即转县医院手术治疗。但因交通不便，家长要求余以中医治疗，经检查腹胀拒按，恶寒肢冷，面白唇青，口出淡水，舌淡苔白腻，脉沉实有力。即用大黄（后下）、炮附子（先煎）8g，细辛4g，玄明粉（冲服）5g，煎汤温服。服完仍呕去药液一小半，腹中痛而有噼噼响声，随后得大便，初硬后溏，量颇多，最后带有白色胶胨状物，此即寒凝气滞之征也。便后顿觉轻松，破涕为笑。后以理中汤加川厚朴、枳实、山楂肉、麦芽、陈皮等温中行气、导滞消胀之品调治而愈。按：很多杂志介绍用下法治疗肠梗阻，多是承气之类寒下，然遇此寒实证又当以温下法取效[6]。

6.刘公望治腹痛：焦某，51岁，严冬某夜忽满腹疼痛，持续3余小时，与时俱增，症见腹胀肠鸣，无排便排气，欲呕不能，疼痛阵发加剧，四末冷，脉沉弦，疑为肠结腹痛，因不能立即转送医院，手下又无药品，先施针刺以缓解疼痛。取穴合谷、太冲、足三里、阳陵泉、天枢、大横、中脘、下脘等。留针，间歇行提插强刺激，疼痛即缓解，但胀闷如故。于无奈之时，病人说家中存有按祖传秘方配制的“消食水”药丸，不妨试试。遂服约六钱余，至天明时泻下粪便及青水若干，诸症悉失。服温中行气药以善后。

按：焦某“消食水”之药丸，系由巴豆、杏仁、干姜、丁香、木香、百草霜组成，以黄蜡、香油为丸（制法从略）。实即东垣《内外伤辨惑论》所载之神应丸，主治“因一切冷物冷水，及潼乳、酪水，腹痛肠鸣，米谷不化”。后用此方治愈单纯性肠梗阻10余例[7]。

引用文献

［1］陈乔林.寒凉药与温热药配伍初探［J］.新医药学杂志，1979，（3）：12.

［2］宗维新.不全性肠梗阻一例治验［J］.中医杂志，1964，（11）：15.

［3］柳宝诒.增评柳选四家医案［M］.南京：江苏科学技术出版社，1983：371.

［4］王雨三.治病法轨［M］.北京：学苑出版社，2015：125.

［5］何廉臣.重印全国名医验案类编［M］.上海：上海科学技术出版社，1959：85.

［6］余亚东.农村常见急证举例［J］.江西中医药，1983，（4）：40.

［7］刘公望.金元四家治法方剂应用举隅［J］.江西中医药，1983，（5）：22.

（三）中气窒闭候（胃肠食滞变证）

胃肠食滞证·中气窒闭候，多系食滞兼挟暑秽湿热之邪，猝闭中焦，脾胃升降错乱，而成急重之证。杂病家常称之为闷痧，或干霍乱之证。俞根初则称之为“食积壅塞中气”之证。以猝然气机逆乱之症象显明，初起可见上中气机郁滞之脉症；重者可见气机闭塞之危象。

通称：食积壅塞中气。

病名：［中医］干霍乱，闷痧，阳痧。

病因病机：胃肠食滞郁闭，多系食滞兼挟暑秽湿热所致，痧气食滞，猝闭中焦，脾胃升降逆乱，甚则气机骤闭。

证象组合：气乱+气滞+气闭

主症：**【气机不宣】症象**：胸脘满闷。

【气机不利】症象：①腹中大痛，绞肠大痛。②便闭。**舌象**：①舌苔中黄尖红。②甚则灰腻满布，中见红点黑刺。**脉象**：①关尺沉弦而涩。②右关滑实。

副症：**【气机逆乱】症象**：①吐泻不得。②呕逆不入。

宾症：**【气机闭塞】症象**：①烦躁闷乱，烦闷欲死。②神识昏乱，昏不知人。③面青舌强，指冷甲紫。④足膝拘挛。**脉象**：①脉两寸陷下。②无脉。

治则：当以宣开通闭为急务，闭开再与清疏中宫食滞，以清澈之。

方证

清疏中宫方证：吴坤安方[1]。食挟暑秽，其势必剧，腹痛饱闷，吐泻不得，绞肠大痛，舌黄燥厚，烦渴便闭。藿香梗、厚朴、川黄连、枳实、山楂肉、麦芽、郁金、青皮、草蔻、滑石。

论著和讨论

本证候痧秽与食滞猝闭，中气逆乱，气机骤闭。吴坤安曰："食挟暑秽，如胃中已停饮食，更兼吸入暑秽。"[1]故俞根初虽谓食积壅塞中气，仍称："湿热夹痧食之干霍乱。"[2]其救治之则以宣开通闭为急务，或涌吐以宣其上，刮痧放痧以泄其邪，更与红灵丹、行军散以开关通脉；闭开再与清疏中宫，利其通降；燥结胃肠者，亦可行通下，以撤其结。吴坤安说："其势必剧，腹痛饱闷，吐泻不得，绞肠大痛，舌黄燥厚，烦渴便闭，急宜清疏中宫，如（组方见方证）之类主之。如未效，腹中板实，大痛难忍，二便不通，舌苔厚黄燥刺，脉弦滑有力，此邪结于肠胃中也，大承气汤下之；如年高气弱，须用枳实、槟榔、生大黄、生梨、鲜生地等以养肠胃之阴，缓下之可也。便通之后，仍戒其勿进米饮甜腻之物，只用芦稷汤养之和之，恐余邪未清故也。"[1]

俞根初说："湿热并重，一起即胸膈烦闷，神识瞀乱，大叫腹痛，继即昏不知人，欲吐不吐，欲泻不泻，身发壮热，指冷甲紫，舌苔中黄尖红，甚则灰腻满布，中见红点黑刺，脉两寸陷下，关尺沉弦而涩，此湿遏热郁夹痧秽，或夹食滞阻闭中上二焦，俗称闷痧，实即湿热夹痧食之干霍乱也。必先捌痧放血（如刺少商、中冲、舌下紫筋、尺泽、委中等穴），继即与涌吐法：炒盐汤（食盐15g炒黄泡汤）调下白矾（6~9g生研细），又次宣畅气机，连翘栀豉汤调下红灵丹（0.3~0.6g），终与枳实导滞汤缓下之，此就势急者言之。""食积壅塞中气者，若其人吐泻不得，急用涌吐法：炒盐汤冲生萝卜汁；继用理气法：香砂二陈汤冲紫金锭汁。若其人泻利无脉，当辨阴阳，……阳痧急用红灵丹（0.3~0.6g凉开水调下）或行军散（0.6~0.9g鲜石菖蒲汤调下）以开关通脉。"[2]姚国美说："腹中绞痛，欲吐不吐，欲泻不泻，此寒热骤闭，气机暴阻。夏月多有此症，名干霍乱。急用烧盐汤探吐，以开其闭；或用白芷、腹毛为散冲服，以利升降之机。烧盐汤：烧盐、热童便，三饮而三吐之。"[3]

病案举例

庄虞卿治干霍乱：马某某妻，年逾30，体强，痰食停滞，胸闷不食，复受暑秽，倏然痛作。心腹绞痛，欲吐不吐，欲泻不泻，面青舌强，足膝拘挛，脉左涩，右关滑实。刺委中出毒，烧盐汤探吐，以宣其滞，得吐后，再以栀子豉汤加味：栀子炭4.5g，香豉、茯苓各9g，香附、益母草各6g，川厚朴、法半夏各3g，甘草1.5g，菖蒲2.4g。调气行血，解毒安中。磁锋砭后，手足遂舒；盐汤探吐，当吐黄碧色痰涎碗许，腹痛遂愈。三日能纳食五日愈[4]。

引用文献

［1］吴坤安.伤寒指掌［M］.上海：上海科学技术出版社，1959：卷四58.

［2］俞根初.重订通俗伤寒论［M］.上海：上海科学技术出版社，1959：192，211.

［3］姚国美.姚国美医学讲义合编［M］.北京：人民卫生出版社，2009：167.

［4］何廉臣.重印全国名医验案类编［M］.上海：上海科学技术出版社，1959：354.

四、胆胃食滞证（食滞并病1）（1候）

胆胃食滞证，为胃中食滞郁遏胆气之证。因胃中伤食，胃气不能主降，以致胆气郁滞，不得下行，木火不得宣泄，枢机转运不利，常与胆中木火互结而成，以其枢机转枢失常，而寒热似疟，发作有时，通称为食疟，是因食积而起，故又称食积发热，俞根初曰："食疟，因饮食不节，饥饱不常，胃气受伤而成，恣食瓜果油腻者独多。"[1]然而病发虽由食滞，而胆腑之气素失宣畅者，多有此之证。其为病，轻则郁遏少阳枢机，重则与肠中糟粕搏结，余热不解，则有由气入血，而有气血郁蒸之变。

胆胃食滞证，以食滞胃脘，胆气失疏，木火内郁，枢机不利为其病变。其治则当以疏利胆胃气机为主，兼以消食导滞，即和解兼消之法。

证候别称：食热搏结。

病名：［中医］食积发热，食疟，低热。

证候系统：详见图3-12-5。

本证————枢机郁滞候

转证————枢机郁结候

变证————木火郁蒸候

图3-12-5　胆胃食滞证证候结构图

引用文献

［1］俞根初.重订通俗伤寒论［M］.上海：上海科学技术出版社，1959：221.

（一）枢机郁滞候（胆胃食滞本证）

胆胃食滞证·枢机郁滞候，为食滞胃腑，郁滞胆腑，枢机转枢失利，清阳不得宣展，腠理开阖失度。其见症虽以表阳失和之脉症显明，但必兼中气郁滞之脉症。

通称：食滞中脘。

病名：［中医］食积发热，食疟。

病因病机：胆胃食滞郁滞，因饮食失节，饥饱失常，胃气受伤，食滞中脘，郁遏清阳，阻滞转枢，有碍宣降而成食滞上中之证。由于食滞中焦，不能运化湿浊，故常兼挟湿滞。

证象组合：阳郁+表郁+气郁+气滞

主症：【阳气不和】症象：①面黄，面色晦黑。②手足反凉，畏寒。**舌象：**舌淡。**脉象：**脉右紧盛。

【腠理不调】症象：①寒热交作。②发热夜甚。③潮热。

【气机不利】症象：①胸满。②腹痛。③大便不化，便泄。**舌象：**①舌苔白腻而厚。②或黄厚而腻。③舌苔秽腻。**脉象：**脉滑数，右大于左。

副症：【气机不降】症象：①嗳腐吞酸，噫气。②食即呕逆。

【气机不宣】症象：恶食。

宾症：【清空不宣】症象：头痛。

治则：当以疏利枢机为主，兼以消食和胃，即和解兼消之法。

方证

1.柴平汤加味证：俞根初方[1]。治食疟，因饮食不节，饥饱不常，胃气受伤。

柴胡、人参、半夏、黄芩、甘草、陈皮、厚朴、苍术、姜、枣、莱菔子各6g，拌炒春砂仁2.4g，小青皮3g，水煎服。

2.四逆散加味证：蒲辅周方[2]。治食积发热：白昼发热39℃，至夜间体温多达40℃，时有惊惕，手足反凉，大便日2次，夹不消化物，面黄舌淡，苔中心秽，详见病案2。

柴胡2.4g，白芍、炒枳实、竹茹、焦山楂、莱菔子各3g，建曲、麦芽各4.5g，炙甘草1.5g，淡豆豉9g，生姜2片。

论著和讨论

本证候食滞于胃，郁遏清阳，阻滞枢机，治则当疏利枢机，与消化胃中食滞并重，即蒲辅周："法当和而兼消。"[2]然俞根初云："食疟，因饮食不节，饥饱不常，胃气受伤而成，恣食瓜果油腻者独多。胸满腹痛，嗳腐吞酸，噫气恶食，食即呕逆，寒热交作，舌苔白腻而厚，或黄厚而腻，脉右紧盛，或滑而有力，此《内经》所谓：饮食自倍，肠胃乃伤。俗称无食不成疟是也。当分缓急轻重，势缓而轻者，只需柴平汤（组方见方证）加莱菔子6g，拌炒春砂仁2.4g，小青皮3g，和解兼消，不应则求其属，以消之。属于瓜果，加公丁香7支，白蔻仁末2.1g；属于油腻加芒硝0.9g拌炒枳实3g，炒山楂12g；若羊肉积，非毛栗壳灰不能消；牛肉积，非稻草灰汁不能化。食消则疟自除。若挟湿者，食虽消化，疟仍不止，则用大橘皮汤温化之；湿已化热者，则用增减黄连泻心汤清泄之。"[1]

病案举例

1.谢映庐治吴秀华，时值秋尽，头痛畏寒，略有潮热，食减便泄，面色晦黑，舌红干裂，内有湿热，外感风寒，当节口腹，免成疟痢，疏小柴胡汤合平胃散，病已霍然[3]。

2.蒲辅周治食积发热：杨某某，女，1岁。发热不退已4天。住某医院，曾屡用退热剂，汗出较多，并用青、链霉素等抗生素仍不退烧。白昼发热39℃，至夜间体温多达40℃，时有惊惕，手足反凉，无咳嗽，亦不喘促，食纳不佳，大便日2次，夹不消化物，尿少而短，渴不多饮，面黄舌淡，苔中心秽，脉滑数，右大于左，按发热而不咳嗽，发汗而热不退，非外感表证可知；面黄而消化不良，纳差而舌苔秽腻，乃食积发热可知，治法当和而兼消，方用四逆以和肝胃，山楂、曲、麦芽以消食积（组方见方证）。服上方第1剂时，高烧仍在40℃，第2剂发烧即退，大便消化改善，已不一日2次，四末仍微凉，舌苔减退，脉滑而不数，原方去豆豉、莱菔子续服2剂，诸症悉平而愈[2]。

引用文献

［1］俞根初.重订通俗伤寒论［M］.上海：上海科学技术出版社，1959：221.
［2］高辉远.蒲辅周医案［M］.北京：人民卫生出版社，1972：168.

[3] 谢映庐.谢映庐医案 [M].上海：上海科学技术出版社，1962：5.

五、肝脾食滞证（食滞并病2）（3候）

肝脾食滞证，为脾胃食滞兼肝气郁滞之证。多由脾胃食滞既久，脾气渐虚，土不安木，肝气郁滞，疏泄失职，不能助脾气以运化，而成肝脾郁滞之证。郁滞日久，脾虚不能转输于肝，肝体渐弱，生气不振，虚火虚寒内起，反加于脾，以致肝脾虚实同病，而为虚中夹实之证。若由食滞化热，耗伤肝之阴液，肝之虚火挟脾中食热，再伤脾之气液，则有气液、气阴虚而夹滞之证；若系伤于冷食，伤残脾阳，抑遏肝阳，虚寒内起，与脾中寒食互结，则有阳虚寒结之变。其治则初病正气未伤，气食郁滞尚盛，当以疏利肝脾，理气消食为主，以清导其郁滞为法。若日久肝脾已虚，而食滞未消，又当理肝脾之虚，除肝脾之实；或补养气液、气阴，兼清疏肝脾之火，或温通助阳，以祛肝脾之寒。消食导滞，行气活血以除其积滞，又为补中兼消，不可或少之法。

病名：[中医] 食积发热，疳积症，疳积发热，腹胀，阴结腹痛。

证候系统：详见图3-12-6。

本证———枢机郁滞候

转证————气阴虚滞候、气液虚滞候

变证————脾气虚结候、阳气虚结候

图3-12-6　肝脾食滞证证候结构图

（一）枢机郁滞候（肝脾食滞本证）

肝脾食滞证·枢机郁滞候，为脾胃食滞化热，挟肝气郁滞，枢机失转，肝气横逆于脾，食滞下入于肠，其见症以表阳失和，与中气郁滞之脉症为主。

通称：肝脾郁滞。

病名：[中医] 食积发热。

病因病机：肝脾食滞郁滞，因脾胃食滞化热，肝郁气滞，枢机失转，阳气不和；肝气逆于脾，食滞阻于肠，而成表里郁滞之证。

证象组合：阳郁+表郁+气滞+气郁

主症：【阳气不和】**症象**：①面黄。②手足反凉，畏寒。**舌象**：舌质淡，苔转白腻。**脉象**：脉沉涩。

【腠理不调】**症象**：①身热持续不退，无汗。②下午潮热，入夜尤甚。

【气机不利】**症象**：①腹时痛，脐腹痛。②大便不行，小便短黄。**舌象**：苔黄腻而厚。**脉象**：脉沉数。

副症：【气机不降】**症象**：呕逆。

【气机不宣】**症象**：①食欲不振，不知饥。②咳嗽有痰。

宾症：【清空不宣】**症象**：头痛。

治则：当以疏利肝脾，理气消食，以清导其郁滞为法。

方证

加味四逆散证：蒲辅周方[1]。和胃降逆消积，治肠胃阻滞，积食未消，发热，便滞呕逆，咽喉微红，食纳差，大便二日未解，小便短黄，舌质淡苔转白腻，脉沉涩。详见病案2。

柴胡、白芍、炒枳实、厚朴、苏梗各3g，酒制大黄2.1g，槟榔、法半夏、炒莱菔子各4.5g，木香、炙甘草各1.5g。

论著和讨论

本证候肝脾气食郁滞，肝气郁滞于脾，食滞下阻于肠。其治则当疏利肝脾，消食行气，以除其郁滞；清导通肠，以泄其积热；郁滞一行，则转枢自利，阳气自和。高辉远等按："小儿发热，证各不同，治亦有异。或因风寒外感，或因饮食内伤，必须辨析清楚，不可妄行汗下。本例曾屡发汗，汗出虽多，而热不解，徒伤其表。追明其是食积发热之后，法取'和而兼消'，其热再剂即解。其所以用和而兼消者，因其证初起即有惊惕，兼之又屡发汗，肝脾之气失调，阴亦受伤，故用四逆和肝脾，而以芍药、甘草复其阴，柴胡、枳实推陈致新以助消导之力。"[1]

病案举例

1.**孙文垣**治侄君孝，三月患头项痛，腰脊强，身如被杖，脐腹亦痛，口渴不寐，六脉浮数。医以为阴虚，为之滋阴降火，三投而三剧，反加呕恶。孙诊之，六脉浮弦鼓指。法当清解兼消，以二陈汤加羌活、防风、麦芽、山楂，服之得微汗，热减其半。唯下午作潮热，大便未行，腰脐痛不止，改用小柴胡汤加葛根、白芍、青皮、黄连、山楂。热少退，大便行，腰脐痛减，但不知饥，再以柴胡、甘草、青皮、枳实、麦芽、知母、黄芩、白芍投之，诸症悉平。唯体倦乏力，加人参、扁豆、薏苡，去柴胡、青皮，调养而愈[2]。

2.蒲辅周治食积发热：李某某，女，5岁，经常咳嗽有痰，入夜尤甚，身热37.4℃左右，持续不退，无汗，食欲不振，腹时痛，面部有散在红点，精神欠佳，大小便正常，脉沉数，舌质淡、苔黄腻而厚。由肠胃失调，食积化热，治宜调和肠胃兼消食积：苏叶、香附、橘红、枳壳、桔梗、前胡各3g，槟榔、厚朴、莱菔子、焦山楂各4.5g，木香0.9g，生姜3片。复诊：服前方2剂，热退，咳嗽减，但因昨食橘子、广柑较多而发生腹痛，呕吐，脉沉滞苔白，由冷食阻滞，治宜温胃消滞：藿香、白蔻仁、枳壳、香附、橘红、炒莱菔子各3g，公丁香7枚，法半夏、槟榔、厚朴、焦山楂各4.5g，木香0.9g，生姜3片。三诊：服药后吐出物为药水，从昨夜起复发热，今晨体温38.2℃，咽喉微红，食纳差，大便2日未解，小便短黄，舌质淡苔转白腻，脉沉涩。因肠胃阻滞，积食未消，以致便滞呕逆，治宜和胃降逆消积（组方见方证）。四诊：服药后热降，大便解，但仍咳嗽，脉沉数，舌苔减。仍属积滞未消，肺胃未和，宜调和肠胃为治：苏叶、香附、陈皮、柴胡、前胡、炒枳实各3g，槟榔、焦山楂、炒莱菔子、神曲各4.5g，炙甘草1.5g，生姜2片。五诊：前方连服2剂，纳食正常，睡安，仍咳嗽有痰，其他正常，脉滑，苔薄白，继续调和肺胃：苏叶、橘红、前胡、厚朴各3g，杏仁4.5g，桔梗2.4g，法半夏、茯苓、枇杷叶各6g，炙甘草1.5g，生姜3片，此方服2剂而愈[1]。

引用文献

［1］高辉远.蒲辅周医案［M］.北京：人民卫生出版社，1972：169.

［2］江瓘，魏之琇.名医类案（正续编）［M］.北京：中国中医药出版社，1996：331.

（二）气液虚滞候（肝脾食滞转证1）

肝脾食滞证·气液虚滞候，为食滞脾胃，日久化热，内动肝火，火热耗伤脾中气液，实而夹虚之证。其见症以肝脾气滞，与气液两伤之脉症同见。

通称：积热伤津。

病名：［**中医**］疳积症，腹胀。［**西医**］肝脂肪性变。

病因病机：肝脾食滞虚滞，多由食滞脾胃，日久化热，内动肝火，火热耗气伤液；气液两虚，而食滞中焦不化，为虚实夹杂之候。

证象组合：液灼+气滞+气郁+气虚

主症：【**津液消灼**】**症象**：①烦躁喜哭。②阴烧心烦，手足心热。③肌肤烫手，渴冷不多。④身体枯槁，毛发枯萎稀疏。⑤小便赤。**舌象**：舌质暗红，苔薄白斑剥如地图样。

【**气机不利**】**症象**：①腹胀满。②肝区痛。③大便不畅，大便滞。**舌象**：苔白腻。**脉象**：脉沉滑。

副症：【**气机不宣**】**症象**：①精神呆滞。②纳呆。③气逆痰响。

宾症：【**气虚失充**】**症象**：①面黄肌瘦。②睡中露睛。③自觉疲乏。④有时头晕。⑤肢肿。**指纹**：色淡。

治则：当以清疏肝脾，消食导滞，兼以益气滋液，虚实兼顾为法。

方证

1.疳积方证：谷振声方[1]。治疳积，面黄肌瘦，毛发枯萎稀疏，精神呆滞，腹胀满，详见病案2。

西潞党参、麦冬、玉竹、生谷芽各4.5g，槟榔1.2g，川黄连1.5g，赤芍、生草各2.4g，蝉衣3g，夜明砂、望月砂各6g，莲子草、儿童草、谷精草各9g，鸡肝30g入煎。

2.山楂决明汤证：关幼波方[2]。治肝脂肪性变，自觉疲乏，头晕，肝区痛，腹胀，详见病案2。

青黛、生甘草各10g，明矾3g，生山楂、草决明、北沙参各15g，白头翁、秦皮、郁金、五味子、川续断各12g，焦四仙30g。

3.消脂胶囊证：关幼波方[2]。治肝炎后肝脂肪性变，自觉极度疲劳，肝区痛。

青黛、明矾、郁金各15g，川黄连10g，熊胆3g，共末装1号胶囊，饭后服1粒，每日2~3次。

论著和讨论

本证候食滞肝脾化热，耗伤气液，实中夹虚，其治则当清疏肝脾，消食导滞，兼以益气养液，兼顾其虚实。如钭定国等说："疳积，古称儿科四大症之一，疗程长。谷老（谷振声）根据祖传治疗疳积验方，加以增删，制成'疳积方'（组方见方证）。……按吴瑭在《解儿难》中说'疳者干也，人所共知。不知干生于湿，湿生于土虚，土虚生于饮食不节'，治疗重在健脾利湿，平肝清热，本方正合此宗旨。此方屡投屡效。一般15剂可愈。"[1]

病案举例

1.李泰治龙毛仔，男，2岁，指纹不见，阴烧心烦，身体枯槁，渴冷不多，气逆痰响，腹胀肢肿，小便赤，大便滞，此疳积重证。大腹皮2扎、荆芥、银柴胡、木通、枳壳、竹茹、川厚朴、干生地各4.5g，宝贝2.4g，钩藤、胡黄连各1.5g，天竺黄3g，洋参芦0.4g，灯心1扎[3]。

2.谷振声治陈某，男，4岁。患儿面黄肌瘦，毛发枯萎稀疏，精神呆滞，腹胀满，烦躁喜哭，纳呆，睡中露睛，手足心热，肌肤烫手，苔薄白斑剥如地图样，指纹色淡；辗转求医数月而少效。投疳积方5剂；二诊，服药后，精神转佳，腹软，小便转清，大便成形。原方再进5剂。三诊，诸症俱佳，续服5剂以巩固疗效。服药15剂，肌肉日见丰满，前后判若两人。半年居随访，发育良好[1]。

3.关幼波治肝脂肪性变、冠心病：王某，男，37岁，2个月以来自觉疲乏，有时头晕，肝区痛，食纳尚可，腹胀，大便不畅，舌质暗红，苔白腻，脉沉滑。血胆固醇之间，麝浊8单位，心电图：轻度供血不足。属阴虚肝旺，痰湿阻络。治宜清热平肝，利湿化痰，佐以养阴，山楂决明汤（组方见方证）。服40余剂，并控制饮食症状好转[2]。

引用文献

［1］钭定国.谷振声老中医儿科经验举隅［J］.浙江中医学院学报，1983，(3)：37.
［2］北京中医医院.关幼波临床经验选［M］.北京：人民卫生出版社，2006：102，103，104.
［3］李洪成.中医证候学［M］.北京：中国医药科技出版社，2008：1885.

（三）气阴虚滞候（肝脾食滞转证2）

肝脾食滞证·气阴虚滞候，为脾胃食积日久化热，耗伤脾气肝阴，脾虚运化无力，肝虚虚火内起，是为因实致虚之证。其见症虽以阴虚内热之症象显明，但必兼见中气郁滞之脉症。

通称：疳积伤阴。

病名：［中医］疳积发热。

病因病机：肝脾食滞虚滞，系食积化热，日久必耗伤脾气肝阴，脾气虚则无力运化，积滞不行；肝阴虚则虚火内起，再劫气阴；而成疳热之证。

证象组合：气虚+阴虚+气滞+气郁

主症：**【气虚失充】症象**：①面色萎黄。②乳食懒进。

【气机不利】症象：①腹部胀大，青筋暴露。②大便不调，大便量多，大便滞泄。③小便浊或如米泔。

舌象：舌苔厚腻。**脉象**：脉滑数。**指纹**：沉滞。

副症：**【阴虚失养】症象**：①午后发热，掌心尤甚。②形体羸瘦。③毛发枯槁。④小便短赤。

【气机不宣】症象：不饥不食。

宾症：**【气机不降】症象**：恶心，口出淡水。

治则：当益气养阴，以理脾清肝；消食导滞，以化其积聚，虚实兼顾。

方证

消积理脾饮证：贾镜环方[1]。治疳积发热：午后发热，掌心尤甚，详见病案2。

焦三仙、鸡内金、炒槟榔、白术、陈皮、鳖甲、青蒿、胡黄连。

论著和讨论

本证候肝脾积热，耗伤脾气肝阴，正虚邪实，因而其治则当消食导积，与理脾清肝，益气养阴同用，以兼顾其虚实。如贾镜环：疳积发热：午后发热，掌心尤甚，形体羸瘦，毛发枯槁，乳食懒进，腹部胀大，青筋暴露，大便不调，小便浊或如米泔，舌苔厚腻，脉滑数，指纹沉滞。治则：消积清热理脾。用消积理脾饮（自拟方，组方见方证）。按：该患儿系饮食失节，损伤脾胃，宿食停滞，日久化热而成疳积。古人曰："无积不成疳。"故用消积理脾法。贾老自拟此方，临证多年效验颇著，方中焦三仙、内金、榔片以消积；鳖甲、青蒿以清热，乳食伤脾，脾弱则运化无权，故方中又以白术、陈皮补脾健胃，虚实兼顾，此谓消积不伤脾，补正不助邪[1]。

病案举例

1.李泰治辛喜均，男，1岁，指纹左隐，右青粗，烧重咳嗽，口渴腹胀，小便短赤，大便滞泄，此外感风邪夹疳积之证。生地4.5g，谷精草、当归尾、泽泻、枳壳、玄参、延胡索各3g，龙胆草、蝉衣、北防风、夜明砂、诃子各2.4g，大腹皮1扎。诸症略减，唯烧不退，银柴胡1.8g，胡黄连3g，根厚朴、炒鳖甲、干生地、北连翘各4.5g，云茯苓1.5g，北防风、荆芥穗、木通、焦山栀、宝贝各2.4g，龙胆草、广木香各0.9g，灯心1扎[2]。

2.贾镜环治周某某，男，3.5岁，间断发热1月余，面色萎黄，腹大，青筋暴露，午后发热（37.5~39℃），大便量多，脉滑数，证属疳积，拟消积理脾清热法：焦三仙、白术、鳖甲各4.5g，鸡内金1.5g，炒槟榔、陈皮、青蒿各3g。服药3剂，热退、食增。继参苓白术散调理，以善其后[1]。

引用文献

［1］贾迎春.贾镜环老中医对小儿内伤发热病的治疗［J］.新中医，1981，（5）：16.
［2］李洪成.中医证候学［M］.北京：中国医药科技出版社，2008：1886.

第二节　积热证类（2证7候）

积热证，为食积化热之证，亦属伤食、宿食之类。其因有二：或素有宿食积滞，久滞不化而化热，是食滞转成积热之证；或因过食醇酒厚味，炙烤煎炒，辛辣香燥等生热动火之物，停滞中焦，渐积化火，皆为积热之原因。其发病既可积热自发于内，亦可由外感内传，挟积热而发。积热均起自脾胃，以胃为水谷之海，食必入胃，故以脾胃积热证为积热之本病；脾胃积热下移入肠，以胃与肠本相联属，食积由胃入肠，与肠中糟粕相搏，然后化火内结，而为胃肠积热证，为胃与肠之合病。本证治则当以清疏中宫，急导积热下行为顺；毋使其留滞内结，即可免于变端。

证候系统：详见表3-12-2。

表3-12-2　积热证证候结构表

本病	合病	并病
脾胃积热证	胃肠积热证	

一、脾胃积热证（积热本病）（2候）

脾胃积热证，为食滞化热之本病，系脾胃先有宿食，积久化热之证，或过食醇酒厚味，炙煿煎炒，辛辣香燥，生热动火之物，停滞于中焦，渐积化火，以致脾胃火起于中，上走空窍，内伤胃络。轻则上走空窍，扰于清道；重则郁滞于中，阻滞脾胃之宣降；至其变证，或郁结于中，中焦失其通降；或蒙闭于上，扰乱神志；或伤及胃络，则有络损血溢之变。其治则，总当清疏脾胃，导热下行，以清除其积热为首务。

证候别称：积热内壅，食滞中焦。

病名：［中医］舌痛，口舌生疮，气喘，醉饱发狂，食痫，呕血，伤食泻，恶食，脘腹痛，腹胀痛，白痢，便秘。

证候系统：详见图3-12-7。

本证————清气郁滞候
转证————中气郁结候
变证————清阳蒙闭候、胃络失和候

图3-12-7　脾胃积热证证候结构图

（一）中气郁结候（脾胃积热转证）

脾胃积热证·中气郁结候，为脾胃食积化热，内结于胃肠，中气不得通利。其见症以中焦积热内结之脉症为主。

通称：积热内壅，食滞中焦。

病名：［中医］便秘，恶食，腹胀痛，气喘。［西医］小儿厌食证。

病因病机：脾胃积热郁结，因中焦食积化热，未得消导，内结于胃肠，阻滞中气，通降失利，甚则气反上逆，为脾胃大实之证。

证象组合：气结+气逆+气滞

主症：【气机郁结】**症象**：①胃脘急痛，阵发拒按。②肚腹胀痛似鼓，发则剧痛胀满，得食反甚。③大便闭结。**舌象**：①苔黄。②中心苔焦黄。**脉象**：①脉实，脉有力。②脉沉实。

副症：【气机不利】**症象**：①时有腹痛，脘腹不舒，食欲不振。②大便干燥，粪便特臭，小溲色深。**脉象**：脉数。**舌象**：苔白厚腻。

宾症：**【气机冲逆】症象**：①饮食不思，食后恶心。②泛吐酸馊。③气喘气逆。

治则：当以清导中宫积热为主，消食行气以下其结聚。

方证

1.搜风顺气丸证：康良石方[1]。治喘脉沉实，大便不通，必有积于下，下气不通则气上升而作喘。

大黄（酒炙）155g，山药、车前子、火麻仁、郁李仁、牛膝各90g，独活、枳壳、防风、菟丝子、槟榔各30g。蜜丸，每服9g，日2次。

2.行气导滞泄热通便方证：谢兆丰方[2]。治肚腹胀痛似鼓，饮食不思，泛吐酸馊，详见病案3。

炒槟榔、大腹皮各6g，焦山楂、焦六曲各10g，炒枳壳、青陈皮各5g，炒莱菔子、鸡内金、连翘各9g，木香、大黄（后入）各3g。

论著和讨论

本证候中焦食积化热，结于胃肠，阻滞中气之通降，其治则当以清导中焦积热，行气消食，以除其结聚。有云：积热内蕴，燔灼胃阴，胃脘急痛，阵发拒按，发则剧痛胀满，得食反甚，大便闭结，脉实苔黄，主急下存阴，加味大承气汤。

康良石说："治喘人多用降气药。不知喘病复杂，首先当辨虚实，而虚实治法又各有不同。如实症有用汗、用吐或用下，虚症有补脾、补肾、补心肺等法。余治吴某喘病，前服消痰降气等药不效。诊其脉沉实，询其便闭4天。余思脉沉实大便不通，必有积于下，下气不通则气上升而作喘。用搜风顺气丸（组方见方证），便通气降，2服而痊。"[1]

病案举例

1.褚玄仁治刘某某，暑月患痢，初起曾服息痢定等药，痢止，反便秘不行，脘腹不舒，食欲不振，脉有力，神困倦，舌中心苔焦黄，形如二分铝币，四周无苔，系胃肠积滞未楚，用大黄、枳实、白术、甘草、槟榔、木香、陈皮、神曲、麦芽之属，一剂便行，苔化微剥，积去胃阴伤，改养胃健脾之剂调理[3]。

2.谢兆丰治林某某，女，4岁。肚腹胀痛似鼓，饮食不思，泛吐酸馊，病已10余日，服干酵母药片，胀未减，身热37.8℃，粪便特臭，舌苔厚腻，脉数。辨证：乃饮食不当，停滞不化，脾胃失健，以致食积不消，而成积滞腹胀等症。治拟行气导滞，泄热通便（组方见方证）。共服药6剂，腹胀基本消失，身热正常[2]。

3.刘韵远治小儿厌食证：张某，7岁，20多天来食欲明显减少，食后恶心，时有腹痛，大便干燥，苔白厚腻，脉有力，证属脾胃不和，食滞中焦：藿香、军炭各6g，木香3g，焦山楂、神曲、谷芽、麦芽、莱菔子各9g，3剂后，食增胃和，便畅痛止而愈[4]。

引用文献

[1] 福建省中医药研究院.福建中医医案医话选编（第二辑）[M].福州：福建人民出版社，1963：316.

[2] 谢兆丰.在临床运用木香配伍的经验[J].上海中医药杂志，1983，(9)：20.

[3] 褚玄仁.《内经》舌诊的初步探讨和临床体会[J].中医杂志，1963，(11)：31.

[4] 刘韵远.小儿厌食证治[J].中医杂志，1986，(6)：4.

（二）胃络失和候（脾胃积热变证）

脾胃积热证·胃络失和候，为脾胃积热化火，不得泄越，内伤胃络，络损血溢。其见症虽以胃络损血溢之症象显明，但必兼见中焦积热内滞之脉症。

通称：积热伤络。

病名：[中医]呕血。[西医]胃小弯及十二指肠球部复合溃疡，胃小弯溃疡伴出血，幽门不完全性梗阻。

病因病机：脾胃积热郁滞，系中焦积热化火，未得泄越，留滞于中，内伤胃络，迫血外溢，阻滞中焦，气失通降。

证象组合：络滞+气滞+血溢+气郁

主症：**【络脉不利】症象**：①胸脘嘈杂作痛。②心下有灼热感。③面色潮红。**舌象**：苔薄白。**脉象**：①脉弦。②脉细数。

【气机不利】症象：①腹胀。②便秘。③口臭喷人。**舌象**：①舌尖边绛红，中黄苔甚厚。②舌苔黄腻。③苔厚腻而黄。**脉象**：①脉弦滑数，右手尤甚。②脉弦数。

副症：**【络瘀血溢】症象**：①呕鲜血，鲜瘀相杂。②吐黑水，下黑便，漆黑气秽，昏厥。

【气机不宣】症象：胸满。

宾症：【气机不降】症象：欲呕。

治则：当急于清导中焦积热为主，兼以降逆止血为法。

方证

1.清胃泻火止血方证：孔庆洛方[1]。治胃火炽盛，迫血妄行，详见病案1。

酒炒大黄、生大黄各8g，炒黄芩10g，甘草6g，十灰散30g。头二煎各送服十灰散15g。

2.黄连泻心汤加味证：陈之才方[2]。治十二指肠球部溃疡伴出血，详见病案2。

大黄炭、黄芩、川黄连、代赭石、柏叶、阿胶珠、艾叶、地榆。

3.半夏泻心汤加减证：周健纯方[3]。治吐黑水带食物，黑便，头昏眼花，心悸体软，详见病案3。

姜炭、半夏、泡参、黄芩、黄连、甘草、乌贼骨。

论著和讨论

本证候中焦积热化火，灼伤胃络，迫血外溢，其治则当以清导中焦积热下行为主，兼以降逆止血之法。秦伯未曰："呕血因胃有积热，吐出之血，鲜瘀相杂，兼见胸闷作痛，嘈杂便秘，舌苔黄腻，脉象滑数，用大黄黄连泻心汤合四生丸。此证往往大便紫黑，乃瘀血下行，不用止涩。""肠胃热盛，大便秘结，口渴咽干，舌苔黄糙，当用泻下法来清热存津，称为'急下存阴'，亦叫'釜底抽薪'法。"[4]

病案举例

1.孔庆洛治胃火炽盛、迫血妄行：郑某某，男，32岁，胃脘时发疼痛已3年，偶有泛酸，曾钡透发现胃小弯及十二指肠球部复合溃疡。平日好酒，中午又食油饼2块，食后心下有灼热感。午后3时作呕，先吐食物残渣，后为鲜血，约100ml，家人急予童便一碗，百草霜约20g，又延医注射止血剂，但仍未能止血，2小时内又连吐两次，共约50ml。诊时，患者面色潮红，尚能自诉已2日未下大便。测体温37.6℃，舌尖边绛红，中黄苔甚厚，脉滑数，右手尤甚。此为素体阳盛，因嗜酒及食炙煿之品，以致胃火鸱张，迫血妄行，急予清胃泻火止血（组方见方证），2小时内服完遂觉心下灼热减退，血未再吐，唯感脐部作痛。家人以其病情稍安，未送医院。翌日二诊，以大便未通，脐部作痛，再以前方加枳壳8g，木香6g，麻仁15g，续进。当晚下大便较多，末尾见柏油样便。此后2日仍服本方，大便畅通，仍为黑色，腹痛渐除绛舌亦褪淡，脉转缓和。遂转以四君子汤加黄芩、白芍、木香、侧柏调理。9日大便潜血转阴。仍服上方7剂，后遂无恙[1]。

2.陈之才指导治十二指肠球部溃疡伴出血、幽门不完全性梗阻：王某某，男，73岁，胃病史十余年，曾因黑便昏厥，呕吐咖啡色内容物。20多年来日饮高粱酒二两许，大便素艰，今反溏泄，苔黄腻，舌边尖红，脉弦数，口臭喷人，大便漆黑气秽。湿热久蕴，胃络损伤，胃气上逆则呕吐、呕血并作，下渗则为后血。治从清热泻火，泄浊止呕：黄连6g，黄芩、山栀各9g，生甘草3g，枳实、竹茹各4.5g，芍药20g，另生大黄粉3g，白及粉9g调与每日3次，每次4g。1剂当晚便5次，第二天呕停，大便转黄，胃部振水音消失，苔黄腻渐化转薄，舌转淡红，停大黄、白及，原方3剂，诸症消失[2]。

又指导治张某某，男，35岁，胃病史四年余，二月前胃痛频频发作，进食后尤甚，伴腹胀，傍晚尤甚，直至呕尽方舒，因朝食暮吐，曾用理中汤、大半夏汤治疗月余，症情未减，钡餐检查为"十二指肠球部溃疡、幽门不完全性梗阻"。检查：胃可闻及明显振水音，舌淡苔薄白，脉弦。系幽门挛急，气结血凝，气机失调，胃气上逆，拟调气和营，缓急止呕：川芎6g，当归9g，芍药20g，甘草6g。2剂后呕停，5剂后症状消失，未闻振水音，胃镜及胃肠钡餐检查为"十二指肠球部溃疡、幽门狭窄"。治疗一周后，饮食正常出院[2]。

3.周健纯治王某某，42岁，男，因身体酸痛，自服七厘散后即胃脘痛，上腹反胀，欲呕自汗，次晨即吐黑水带食物约300ml，黑便1次，因觉头昏眼花，心悸体软而入院。苔厚腻而黄，脉细数，脾寒胃热，半夏泻心汤加减（组方见方证），4副，加七乌松仙散服。药后吐血已止[3]。

引用文献

[1] 孔庆洛.溃疡病呕血吐血治验及粗浅体会[J].江西中医药，1983，(4)：37.
[2] 倪克中.幽门不完全性梗阻医案四则[J].中医杂志，1986，(6)：22，23.
[3] 周健纯.对咳血吐血病辨证治疗的初步体会[J].中医杂志，1959，(1)：32.
[4] 秦伯未.秦伯未医学名著全书[M].北京：中医古籍出版社，2003：358，303.

二、胃肠积热证（积热合病）（5候）

胃肠积热证，为胃肠食滞生热化火之证。系由胃中食滞下入于肠，与肠中糟粕相搏，久则生热化火，而成胃肠积热之证。伤寒夹食有此证，仲景称："阳明少阳病，必下利，脉滑而数者，有宿食也。"是积热煎迫肠中津液，甚则迫及血络而成泻痢，称协食自利，或挟积痢。因积热内盛，郁闭清阳之气，可成为闭厥之候，亦阳厥热厥之例。

积热滞于胃肠，轻则蒸炽津气，消灼津液；甚则化燥化火，结于中焦。致其变证，或内迫肠中津液下泄而成泻利，或伤肠络，而成赤痢。雷少逸曰：“脾不健运，胃不消导，热挟湿食，酝酿中州，而成滞下矣。”[1] 胃肠积热太盛，郁闭阳气，则有闭厥之变，即俞根初所谓：“热闭者，热搏津液，肠胃燥结，及肠胃素有积热者，多有此疾。”[2]

胃肠积热证，为宿食与肠中糟粕搏结化火之证。其治则总宜通下积热为主，使胃肠积热从下夺而去，仲景曰：“此有宿食，下之愈。”“有宿食也，当下之”。俞根初亦谓：“消积下滞，以廓清胃肠。”[2] 是通下为治胃肠积热之不二法门。

证候别称：积滞在里，胎热壅结，阳明腑实症，阳明少阳病，肠胃结热，热结旁流，热深厥深，阳盛格阳，阳证似阴，热盛惊厥。

病名：［中医］口疮，伤寒夹食，暑温夹食，食复，胃脘痛，腹痛，妊娠腹痛，盘肠气痛，宿食，协食自利，暑湿痢，伏热赤痢，伏暑痢，阳厥，热闭。

证候系统：详见图3-12-8。

本证————清气失宁候、津气蒸炽候
转证————中气郁结候、津气燥结候
变证————津气煎迫候、气血煎迫候、清阳郁闭候、津气闭厥候

图3-12-8　胃肠积热证证候结构图

引用文献

［1］雷丰.时病论［M］.北京：人民卫生出版社，1964：40.
［2］俞根初.重订通俗伤寒论［M］.上海：上海科学技术出版社，1959：297，474.

（一）津气蒸炽候（胃肠积热本证）

胃肠积热证·津气蒸炽候，为胃肠积热化火，炽灼于阳明气分，消灼津液，甚则上蒙神明。其见症虽以气分火炽津伤之脉症显明，但必兼有胃肠积滞之脉症，并以之为主。

通称：积滞在里。

病名：［中医］伤寒夹食，暑温夹食，食复。

病因病机：胃肠积热蕴炽，多由外感夹食，或病后贪食，外邪之热，与食相搏，积久化火，炽灼于胃肠气分，消灼津液，阻滞通降，甚则上蒙神明，若再失误，即有闭厥之虞。

证象组合：气炽+液灼+气滞+神蒙+清窍

主症：**【津气蕴炽】症象**：①发热不退。②面赤口渴而不欲饮，舌唇干枯。③烦躁不宁。**舌象**：舌边四周发赤，中黄厚腻如板。**脉象**：脉大而滑数。

【津液消灼】症象：①燥渴。②大便闭。**舌象**：舌尖灰黑，干燥起刺。

副症：**【清窍不利】症象**：口舌生疮。

【气机不利】症象：①大热喘胀。②腹胀，扪之腹坚胀而拒按。**脉象**：关脉实。

宾症：**【神志昏蒙】症象**：谵语，入夜时有谵语。

治则：当以清下胃肠积热为主。积热下行，其内火自息，即无蒸炽之患。

方证

1.陆氏润字丸证：《通俗伤寒论》方[1]。适用于面赤腹热，大腹胀满，四肢反冷，或口舌生疮。

半夏、橘红、牙皂各30g，杏仁、前胡、天花粉、枳实、山楂肉各60g，炙甘草9g，槟榔21g，生川大黄360g，水发丸，每服9g~12g。

2.小承气汤加减证：黄寿人方[2]。治食后当风，突发高烧，烦躁不安，时有谵语，详见病案3。

大黄10g，芒硝10g，川朴9g，枳实6g，甘草3g，生石膏30g。

论著和讨论

本证候胃肠积热化火，内炽津气，阻滞通降，上蒙神明，腑气不通，火泄无门，吴坤安曰：“若舌尖灰黑，干燥起刺，是得病之后如常饮食，乃热极津枯，宿食不消也，宜调胃承气汤下之。”[3] 其治则当以清泄胃肠积热为主，以导火下泄，火去即无蒸炽之患。俞根初说：“食复，若发热燥渴，谵语，大便闭，关脉实者，用枳实栀子豉汤（枳实、栀子、豆豉、石膏、鼠屎）加大黄下之。”“在肠宜下，枳实导滞汤主之；不应，可用大承气汤急下之；若因冷食固结者，大黄必须姜炒，略加附子行经，庶免下利稀水之弊。”何廉臣说：在肠宜下者，栀朴枳实汤（焦山

栀9g，川厚朴、枳实各4.5g）合陆氏润字丸（组方见方证）为主[1]。

病案举例

1.喻嘉言治叶孕妇，亦伤寒将发，误食鸡面鸡子，大热喘胀。乘其病正传阳明胃经之时，日间与彼双表去邪（即古方双解散也），夜间即以酒大黄、玄明粉连下三次大便，凡十六行，胎仍不动（即《内经》所谓有故无殒也），次早即轻安，薄粥将养数日，痊愈[4]。

2.程杏轩治曹近轩翁，同道友也。夏月患感证，自用白虎汤治愈后，因饮食不节，病复发热，腹胀，服消导药不效，再服白虎汤亦不效。热盛口渴，舌黄便闭，予曰：此食复也。投以枳实栀豉汤加大黄，一剂和，二剂已。仲景祖方，用之对证，无不桴鼓相应[5]。

3.黄寿人治刘某某，男，12岁。平素嗜食肥甘。适值中秋前后，晚食板栗烧鸡及肉类菜肴较多。食后当风入睡，夜半突发高烧，烦躁不安，时有谵语。医者以受寒伤食而治，服解表化食消滞之剂，热不退。遂致神昏，身灼热，不恶寒，口渴，大便未行，小便短涩黄赤，扪腹满硬。舌赤苔黄腻，脉滑数。此系食滞挟有外感，迅速化火，结于胃腑之候。宜急下存阴为治（组方见方证）。共1剂。二诊：服药后，下黑色燥屎六七枚，热渐减。扪腹稍软，但仍拒按，苔脉同前，此下之未尽。原方，再进一剂。三诊：又下酱黑燥屎七八枚，大便后，热退腹软，神清安静，口已不渴。舌尖赤微干，脉虚数。治用养阴生津法：玄参24g，生地15g，麦冬15g，炙枇杷叶12g，甘草6g。共3剂。以后调理饮食，旬日痊愈[2]。

引用文献

［1］俞根初.重订通俗伤寒论［M］.上海：上海科学技术出版社，1959：305，307，458.

［2］黄寿人.黄寿人医镜［M］.武汉：湖北人民出版社，1983：147.

［3］曹炳章.彩图辨舌指南［M］.南京：江苏人民出版社，1962：卷二8.

［4］徐衡之，姚若琴.宋元明清名医类案［M］.长沙：湖南科学技术出版社，2006：248.

［5］程杏轩.杏轩医案并按［M］.合肥：安徽人民出版社，1986：28.

（二）中气郁结候（胃肠积热转证）

胃肠积热证·中气郁结候，系由胃肠积热，与肠中糟粕相搏，结聚肠中，阻滞中气之通降。见症以胃肠气结之脉症为主。

通称：积热壅结。

病名：［中医］胃脘痛，腹痛，盘肠气痛。［西医］肠套叠，胎粪性腹膜炎，不完全性肠梗阻。

病因病机：胃肠积热郁结，由于胃肠素有积热，与肠中糟粕相搏，聚结肠中，阻滞中气之通降，腑气不通，浊气反而上逆。

证象组合：气结+气滞+气逆

主症：**【气机郁结】症象**：①心下痞，按之痛。②脘腹痞满胀痛，大便秘结。③腹胀满，臌气如蛇盘绞结状。按之软。④腹胀而坚，青筋露布。⑤面色青紫，唇干色紫红，昏睡气粗。**舌象**：①舌红，苔黄腻。②舌苔黄厚。③苔腻少津。**脉象**：六脉沉实有力。**指纹**：①浮紫。②指纹郁滞透过气关。

副症：**【气机不利】症象**：①脘腹痞闷胀满。②腹部胀满，痛甚绵绵不止。③朝食不能暮食，食则胀满益甚。④胃脘痛上支两胁，鼻闻焦臭，大便甚难。⑤小腹膜胀，引腰而痛。

宾症：**【气机冲逆】症象**：①痞胀嗳酸。②恶心。③呕吐频繁。④入夜烦躁呕吐。

治则：当以通降其积热，下其结聚，导之下行，复其中气之通利。

方证

1.木香槟榔丸证：张子和方[1]。治积滞内停，脘腹痞满胀痛，大便秘结，及赤白痢疾，里急后重等症。

木香、槟榔、青皮、陈皮、莪术、黄连各一两，黄柏、大黄各三两，香附、牵牛子各四两（《卫生宝鉴》有枳壳），水丸，小豆大，每服30丸，饭后生姜汤送服。

2.枳实导滞丸证：李东垣方[1]。治积滞内阻，生湿蕴热，症见脘腹痞闷胀满，食欲不振，大便秘结，或泻痢后重，舌红，苔黄腻，脉沉实。

大黄30g，枳实、神曲各15g，茯苓、黄芩、黄连、白术各9g，泽泻6g，水丸，每服4.5~9g，日2次。

3.黑白丑散加减证：杨守昌方[2]。治盘肠气痛“肠套叠”，详见病案3。

丑牛粉6g，大黄、砂仁、黄连各3g，陈皮、枳实、厚朴各4g，莱菔子、白芍各8g，木香、甘草各2g，蜂蜜30g，诸药水煎，蜂蜜兑服。

4.三黄泻心汤加味证：王继安方[3]。治婴儿胎粪性腹膜炎，不完全性肠梗阻。腹胀呕吐，大便三天不通，详见病案4。

生大黄（后下）2g，黄连0.5g，黄芩、半夏、陈皮各4g，莪术3g，甘草1g，生姜12片。

论著和讨论

本证候胃肠积热与肠中糟粕搏结，阻塞中气之通降。**俞根初说**：“谷胀，胸腹满，胃脘痛，上支两胁，妨于食，食即益甚，鼻闻焦臭，大便甚难，甚则少腹䐜胀，引腰而痛，舌苔黄腻而厚，沉数者为热胀，沉滑者为实胀。”[1]其治则当以通利其积热，下其结聚，降其逆气，通其腑气，导积热以下行；结聚得除，中气自复通降之常。**何秀山说**：“谷胀送下枳实导滞丸（组方见方证），不应，即用木香槟榔丸（组方见方证）。”[1]**姚国美说**：“腹胀有因夬饥伤饱，痞满嗳酸，朝能食，暮不能食，得食则胀满益甚者，此饮食不节，太阴受之而为谷胀，偏实与枳实导滞丸泻之于内。”“若腹作胀痛，泄泻臭秽，泻后胀痛稍减者，乃滞气盘踞大肠，治以木香槟榔丸乘势利导。”[4]

杨守昌说：盘肠气痛，古人称盘肠内吊，是初生婴儿常见的急性胃肠道疾患。其发病突然，证情险恶，演变迅速，严重者，短期内可导致死亡。按：中医学认为，盘肠气痛，系冷气搏结小肠，凝滞气机，盘结肠间，发而为痛。《幼幼集成》说：“因胎气郁积，壅结营卫，五脏六腑无一舒畅，其气不能升降，筑隘肠间，抵心而痛。”此患儿为胎毒气郁，郁而化热，气热互结于中焦，壅滞胃肠，气机阻塞之患。因此，治以理气，清热泄滞，润导通肠。其药用剂量颇大，是因证急病危，须在短暂间收取速效，非用大剂不能达此目的也[2]。

病案举例

1.**章次公**治魏某，男，以胃痛为主症，敲其胃部咚咚然，其病历10余日，在病程中大便不通，予川桂枝（后下）、炮附块各5g，杭白芍12g，清炙草3g，生大黄、延胡索、川楝子各9g，五灵脂（包）15g，半硫丸9g（分2次吞）。二诊，心下痞，按之痛，吐者与小陷胸汤；不吐者与大承气汤：玄明粉、生大黄、枳实、沉香曲、莪术各9g，川厚朴2.4g，莱菔子、蚕沙各12g[5]。

2.**许寿仁**：一孕妇门诊求治，自述腹痛颇甚，非分娩，乃食滞于中焦。问之果然，患者自述2日前饱食糯米糍粑，食后就觉腹中不舒，翌日就痛起来，大便已二日未解。何以知为食滞？六脉沉实有力，舌苔厚腻，痛甚绵绵不止，与阵痛迥异，故知为食滞。即处以大承气汤加山楂、神曲、麦芽、砂仁等药，一剂给服。惊而问之“妊娠之妇，能服攻下药吗？”说：“《内经》不是已讲过‘妇人重身，毒之何如’与‘有故无殒，亦无殒也’。应中病则止。”第二天患者来复诊，自述服药后，大便得通，腹痛全失，逾月后，安全分娩[6]。

3.**杨守昌**治一出生4天婴儿，家长代诉，出生时一切正常，次日亦可吮乳，第3日始不吮乳，服婴儿素2次，午后吮乳便啼哭，入夜烦躁呕吐，腹部胀满，深夜烦躁啼哭不止。经妇儿科和外科检查，均诊断为“肠套叠”，因出生4天婴儿手术困难，邀余诊治。视患儿面色青紫，唇干色紫红，昏睡气粗，指纹浮紫，苔次腻少津。腹胀满，臌气如蛇盘绞结状。按之软，无癥积肿块，肛门红，而有少量赤色水便，小便淋沥而赤。此为胎气郁积，气机不畅，浊阴不能下泄，郁而生热，气与热结，阻滞肠间所致的盘肠气痛。病势危笃，治必理气通肠，清热泄滞，方能挽救。选方黑白丑散加减（组方见方证），诸药水煎，蜂蜜兑服。深夜大便已行，矢气多，病有好转，原方继服。二诊：药后大便又解四次，矢气较多，仍烦躁，肘有啼哭，已能吮乳。视患儿，精神气色均有好转，腹部胀满减轻，仍时作呕吐。病势大减，效不变法，但恐攻逐润下太过，前方去丑牛、蜂蜜加藿香3g，法半夏6g，水煎服。三诊：烦躁夜啼已除，已能正常吮乳，腹微胀满，时有呕吐。拟健运脾胃，理气和中，方选香砂六君子汤加扁豆、怀山、焦山楂、麦芽调理脾胃而愈。随访患儿发育正常，至今健康[2]。

4.**王继安**治张某，女，27天，腹胀呕吐，大便3天不通，诊断：“胎粪性腹膜炎，不完全性肠梗阻。”呕吐频繁，大便4日未行，腹胀而坚，青筋露布，啼哭不休，小便色黄，T 37.5℃，舌红苔微黄腻，指纹郁滞透过气关，乃胎热壅结，胃失和降，大肠传导失职，腑气不通，先从和胃降逆，泻热通结，三黄泻心汤加味（组方见方证），2剂，呕止，大便3次，为酱黄色，腹胀已减，舌苔渐化，大黄改醋炒，去生姜2剂，8日后腹胀如初，青筋显露，脐肿突而光亮，大便3日未解，小便量少，精神萎靡，舌红苔黄厚腻，此胎热未尽，积滞内阻，腑气不通，拟黑白饮加减：黑白丑4g，槟榔3g，生大黄2g，川厚朴1.5g，黄连0.5g，2剂排便较多，腹胀渐减，舌苔薄黄，中病即止，转健脾消胀化滞，香砂枳术加味：炒枳实、陈皮各4g，炒白术5g，川厚朴花、木香各2g，莪术、莱菔子各3g，3剂便日解，苔薄白，精神良好[3]。

引用文献

[1] 俞根初.重订通俗伤寒论［M］.上海：上海科学技术出版社，1959：361，365.

[2] 杨守昌.盘肠气痛［J］.新中医，1981，(11)：16.

[3] 王靖.王继安治疗小儿急症病例二则［J］.中医杂志，1986，(5)：18.

[4] 姚国美.姚国美医学讲义合编［M］.北京：人民卫生出版社，2009：245，249.

[5] 蒋敏达.章次公先生治疗胃脘痛的经验［J］.中医杂志，1981，(1)：12.

［6］章真如.许寿仁先生的学术思想及其贡献［J］.新中医，1979，（5）：10.

（三）津气煎迫候（胃肠积热变证1）

胃肠积热证·津气煎迫候，为胃肠积热化燥化火，蕴炽肠中，煎迫肠中津液下流，故伤寒家亦通称为热结旁流之证。时病家亦称协食自利之证。其见症虽以热迫津泄之下利症象显明，但必兼有中焦积热郁滞与蕴炽之脉症为凭。

通称：热结旁流。

病名：［中医］协食自利，阳明少阳病，宿食。

病因病机：胃肠积热蕴炽，多由外感夹食，表邪入里化热，与宿食相搏，结于胃肠，化燥化火，逼其肠中津液下泄，而成张仲景所云"阳明少阳合病，必下利。脉滑而数者，有宿食也。"俞根初所谓"挟食自利"之候。

证象组合：气炽+津泄+液灼+气滞

主症：**【津气蕴炽】症象**：①身热。②脘腹灼热。③口燥渴饮。④神识昏迷，时咬牙。**舌象**：①舌苔黄而垢腻，厚腐堆起，中后愈厚。②或如豆腐渣炒黄满布。**脉象**：①脉滑数有力，关部洪实。②或滑数而实者。③脉沉数。

【热迫津泄】症象：①便溏。②傍流粪水，热臭难闻，矢气亦臭。③下利谵语。**脉象**：脉弦长而滑。

副症：**【津液消灼】症象**：口燥渴饮而呕。

宾症：**【气机不利】症象**：①腹满拒按，胸脘硬痛。②嗳腐吞酸。③不欲食。**脉象**：脉滑数而实。

治则：当急下其肠中积热，荡其燥结，以救其津液；绝不可妄行止涩，虽通仍作不通论，即"通因通用"之法。

方证

1.大承气汤证：张仲景方。功能软坚润燥，破结除满，荡涤肠胃，急下存阴。治阳明少阳合病，必下利。脉滑而数者，有宿食也。

大黄四两（后入），厚朴八两，枳实五枚，芒硝三合（冲），水煎，分二次服。

2.枳实导滞汤证：俞根初方[1]。协食自利，消积下滞，以廓清胃肠。

小枳实6g，酒洗生大黄、尖槟榔、薄川厚朴、青连翘各4.5g，净山楂肉、六和曲、老紫草各9g，小川黄连1.8g，细木通2.4g，生甘草1.5g。

论著和讨论

本证候邪热与宿食相搏，结于胃肠，化燥化火，逼其津液下泄，亦内实外泄之候。张仲景曰"阳明少阳合病，必下利。其脉不负者，为顺也。负者，失也，互相克贼，名为负也。脉滑而数者，有宿食也，当下之，宜大承气汤（组方见方证）"（《伤寒论》256条）。治则亦当通因通用，仲景曰："寸口脉浮而大，按之反涩，尺中亦微而涩，故知有宿食，大承气汤主之。脉数而滑者，实也，此有宿食，下之愈，宜大承气汤。下利不饮食者，有宿食也，当下之，宜大承气汤"（《金匮要略·腹满寒疝宿食病脉证治》）。

俞根初说："协食自利者，初起虽微恶风寒，而身热口燥，渴饮而呕，胸脘硬痛，嗳腐吞酸，傍流粪水，热臭难闻，矢气亦臭，舌苔黄而垢腻，厚腐堆起，中后愈厚，或如豆腐渣炒黄满布。脉弦长而滑，或滑数而实者。《伤寒论》所谓：下利有宿食也。若下利谵语者，肠中必有燥粪也。先与枳实导滞汤（组方见方证）消积下滞，以廓清胃肠，继与芩连二陈汤苦降辛通，以肃清余热，终与麦门冬汤加鲜石斛、蔗浆清养津液，以调和胃气。""总之证既自利，当先其所因以治利，利止内实，正气得复，邪气自解，往往微汗出而愈。盖下利为内虚里急，仲景所谓：里急者，即当救里也。若不救里，专发其汗以治表，则内外俱虚，变证蜂起。轻则气上逆而为呕哕，重则气内虚而成痞满。虚则误汗亡阳而转脱，实则误汗助火而转闭。临证者慎之。""（脉）右数而滑者，食积胃肠，仲景所谓下利不欲食者，有宿食故，脉反滑，当有所去，下之乃愈是也。"[1]

病案举例

1.张璐治幼科汪五符，夏月伤食呕吐，发热颅胀，自利黄水，遍体肌肉扪之如刺，六脉模糊，指下似有似无，足胫不温，自谓阴寒，服五积散一剂，热愈炽，昏卧不省。第三日利不止，时谵语，至夜尤甚。或以为伤暑，与香薷饮，遂头面汗出如蒸，喘促不宁，足冷下逆。或以为大寒而脉息模糊，按之殊不可得，以为阳脱之候，欲猛进参附，或以为阴证，断无汗出如蒸之理。脉虽虚而症则大热，当用人参白虎，争持未决。张诊之曰：六脉如此，而心下按之大痛，舌上灰刺如芒，乃食填中宫，不能鼓运其脉，往往多此，与凉膈散下之，一剂神思顿清，脉亦顿起。倘投参附，其能免乎[2]。

2.吴孚先治俞用昭，秋间水泻，腹痛异常，右脉弦数洪实，知肠胃湿热挟积，用枳壳、山楂、黄连、青皮、槟榔、木香。1剂而滞见，病人虑药克伐，意欲用补，曰：有是病，用是药。邪气方张，非亟攻不退，邪退则正复，攻即是补也。前方再服3剂愈矣。设不早攻，必致病痰，非一月不痊[2]。

3.戴汉蜀治戴左，6岁，爆发性发热，脉沉数，神识昏迷，时咬牙，便溏，腹满拒按，为热毒蕴伏肠胃，用苦寒清热导下泄毒之剂：川黄连、生大黄、厚朴、枳实各3g，黄芩4.5g，建曲6g，紫雪1.5g，服后大便泻下2~3次，汗出热退，神识渐渐清醒，继服和胃助运化之剂一服：生鸡内金、陈皮、半夏曲各3g，生谷芽、生麦芽、茯苓、神曲各4.5g。即愈[3]。

引用文献

[1] 俞根初.重订通俗伤寒论[M].上海：上海科学技术出版社，1959：297，298，304.
[2] 江瓘，魏之琇.名医类案（正续编）[M].北京：中国中医药出版社，1996：384，415.
[3] 戴汉蜀.介绍急性热性传染病病案两则[J].福建中医药杂志，1957，(4)：20.

（四）气血煎迫候（胃肠积热变证2）

胃肠积热证·气血煎迫候，系由胃肠素有积热，挟外感之邪化热，搏结肠中，迫肠中津液络血下溢，而成痢症。其见症虽以热迫肠中津血下溢之症象显明，但必兼有积热郁滞肠中，与蒸炽气血之脉症为凭。

通称：积热内炽。

病名：[中医]暑湿痢，伏热赤痢，伏暑痢。[西医]细菌性痢疾。

病因病机：胃肠积热蕴炽，多因素有宿食积热，挟外邪之热，蕴炽肠中，阻滞气机，迫其津液络血下溢而化痢；其剧者外滞阳气，内蒙神明，病势急迫险重。

证象组合：气炽+血炽+津泄+血溢+阳滞+气滞+神闭

主症：**【津气蕴炽】症象**：①身体发热，脘腹灼热。②烦渴引饮，喜冷畏热。③小便热赤，涩少。④粒米不进。**舌象**：①舌苔白少黄多。②舌苔厚腻且黄。③舌苔白腻根黑。④苔黑而腻。**脉象**：①脉浮滑近数。②脉关部洪实。③右关脉沉滑而数。④脉滑数有力。⑤脉弦滑。⑥右脉微滑而劲。

【血热蕴炽】症象：①面色红赤。②口渴而不欲多饮。

副症：**【热迫津泄】症象**：或如鱼脑稠黏而秽。

【络血妄行】症象：①滞下脓血。②痢下赤色，大便泻下红色稀水。③色赤、白、黄、黑相杂。

【气机不利】症象：①腹痛甚。②当脐硬痛。③里急后重，欲便不便。

宾症：**【神志昏蒙】症象**：①神昏。②发痉。③呓语。

【阳气不行】症象：①发热畏寒。②头痛、欲呕。③手足冷过肘膝。

治则：宜急急消导以清下其积热，行气通肠以利其气机；或略佐宣邪达表之品，以分解其外郁之邪。

方证

1.木香槟榔丸证：张子和方[1]。治积滞内停，脘腹痞满胀痛，大便秘结，及赤白痢疾，里急后重等症。

木香、槟榔、青皮、陈皮、莪术、黄连各一两，黄柏、大黄各三两，香附、牵牛子各四两。《卫生宝鉴》有枳壳。水丸，小豆大，每服三十丸，饭后生姜汤送服。

2.清痢荡积法加味证：雷少逸方[2]。治食邪化火，热挟湿食，而成滞下，脉滑数有力，烦渴引饮，喜冷畏热，小便热赤，痢下赤色，或如鱼脑稠黏而秽。

煨广木香、萸炒黄连各1.8g，酒浸生军、鲜荷叶各9g，麸炒枳壳、酒炒白芍各4.5g，酒炒黄芩3g，粉甘草、煨葛根各1.5g，加山楂肉、槟榔，弱者易制大黄。

3.芍药汤加减证：林英藩方[6]。治下痢日二三十次，腹痛甚，里急后重，脓血杂下，并伴有寒热头痛、欲呕，详见病案3。

槟榔、当归尾、粉甘草、白芍、川黄连、木香、大黄、黄芩、枳壳、谷芽、荷叶。

4.白头翁汤加减证：郝相成方[8]。治腹痛阵作，里急后重，大便红色稀水，详见病案4。

黄连、黄柏各15g，白头翁20g，白芍、大黄各10g。

论著和讨论

本证候宿食挟热化火，蕴于胃肠，逼其肠中津液、血液下泄，阻其气机，雷少逸说："夏秋之交，热郁湿蒸，人感其气，内干脾胃，脾不健运，胃不消导，热挟湿食，酝酿中州，而成滞下矣。"其治则当以急予消导清下肠中积热为主，兼以行气宽肠为法。痢本称滞下，虽通不通，故其治仍以通下为法，绝不可妄行止涩，留邪为殃。雷少逸说："盖热痢之为病，脉滑数而有力，里急后重，烦渴引饮，喜冷畏热，小便热赤，痢下赤色，或如鱼脑，稠黏而秽者是也。治宜清痢荡积法（组方见方证），益以楂肉、槟榔治之，如体弱者，以生军改为制军最妥。"[2]

倪涵初治痢奇效三方[3]：

初起应方：治红白痢，里急后重，身热腹痛皆宜。

黄芩、黄连、白芍、山楂肉各4.5g，枳壳、厚朴、槟榔、青皮各2.4g，当归、地榆、炙甘草各1.5g，红花0.9g，木香0.6g，桃仁3g。纯白去地榆、桃仁，加橘红1.2g，木香0.9g；滞涩甚加酒炒大黄6g，服1~2剂仍除之。

加减煎方：上方用之三五日神效，用之于旬日亦效，唯十日半月外，则当加减矣。

黄芩、黄连、白芍、桃仁各1.8g，山楂炭3g，橘红、枣皮、槟榔、地榆各1.2g，炙甘草、红花各0.9g，当归1.5g，木香0.6g。

补理煎方：如延至月余觉脾胃弱而虚滑者，法当补理。

酒炒黄芩、橘红各1.8g，酒炒黄连、当归、人参、盐炒白术、炙甘草各1.5g，酒炒白芍1.2g。

病案举例

1. **王孟英**治汪震官，春前陡患赤痢，孟英诊之，脉滑数而沉，面赤苔黄，手足冷过肘膝，当脐硬痛，小溲涩少，伏热为病也。予大剂芩、连、栀、楝、滑石、丹皮、砂仁、延胡、山楂、曲、银花、草决明等药，两服手足渐温，而脚背红肿起疱，如蒲桃大，一二十枚。四服后，复痛减苔退而渴，于原方去山楂、曲、砂仁加白头翁、赤芍、海蜇，旬日后痢色转白，而腿筋抽痛，乃去丹皮、滑石、赤芍加鸡内金、橘红、生苡、石斛，两服痛止，泄长粪色亦正，脚疱溃黄水而平，谷食遂安，改用养胃阴清余热之法而愈。每剂银花辄两许，尚需半月而瘳[4]。

2. **陈作仁**治暑湿痢：钱海亭，年35岁，炎暑酷热，纳凉饮冷，停湿内郁，积久化热，伤于阳阴血分，致有斯疾。里急后重，欲便不便，滞下脓血，日数十次，发热畏寒，粒米不进，病势危急。右关脉沉滑而数，症与脉象合参，此即《内经》之肠澼便脓血也。非表里兼治，恐难奏效，议以仲景黄芩汤加味法，适有荷叶方盛，因加新荷叶，以助清解和胃之力也。细条黄芩（酒炒）、生大黄（酒洗）、山楂炭各9g，杭白芍15g，竹叶柴胡6g，川黄连（吴萸水炒）、花槟榔、川厚朴各4.5g，广木香2.4g，陈仓米（炒）18g，新荷叶包煎。此方连进2剂，冷热已愈，痢亦减轻，仍照原方去柴胡、大黄、黄连，加当归身6g，左金丸6g，以药汤送下，接进2剂。至5日后，各症逐渐痊愈矣[5]。

3. **林英藩**治任善基，34岁，痢（复作）甚剧，诊其脉浮滑近数，下痢日20~30次，腹痛甚，里急后重，脓血杂下，并伴有寒热头痛、欲呕，知为暑湿内酝，当取涤秽行滞调气之剂，拟芍药汤加减（组方见方证）主之。一日连服2剂，大便畅利，腹痛、里急后重均瘥。照原方加减，续服2剂而愈[6]。

4. **魏长春**治董某某，女，60岁。高年血热火旺，伏暑酝酿成痢，口渴纳呆，腹痛，后重，昨日痢下20余次，色赤、白、黄、黑相杂，脉弦滑，舌苔白腻根黑，拟清热解表，调气行血：黄连、生甘草、枳壳、广木香、桂枝各3g，黄芩、生大黄、桃仁、郁李仁肉、当归、槟榔各9g，生白芍15g，赤砂糖（冲）30g。服2剂后，下痢次数已减，色转黄白，腹痛亦瘥。脉滑，舌边尖红，苔根黄厚，前方去归、槟、木香、桂枝、枳壳增量为9g，加赤芍、杜红花各9g，桔梗6g。又进2剂后，胃纳苏，脉缓，舌红，根苔薄黄，续予补中益气汤加黄芩、白芍、焦山楂肉、赤砂糖，调理数日而愈。

按：本案为里之积塞，故以通利气机，清涤肠内郁毒积攒为法，处方系洁古芍药汤加味。虑其年老，乃以补中益气汤升清培中，以芩、芍继续清伏湿，山楂消瘀化滞助运，与砂糖同用为民间治痢之单方[7]。

5. **郝相成**治患者赵某，男，75岁。上午吃西瓜后，下午即觉腹部不适，晚上未能用餐。翌晨，身体发热，腹部疼痛，大便泻下红色稀水，并有下坠之感。其子遂请某院医生诊治，诊为细菌性痢疾，治用口服痢特灵、氯霉素未见好转。15日邀我往诊。病人腹痛阵作，里急后重，大便仍为红色稀水，日行数十次，每次便量约为10~15ml，少时即便，小便短赤，面色红赤，舌苔厚腻且黄，两脉滑数有力，口渴而不欲多饮。诊为湿热下利。遂以白头翁汤加减（组方见方证）。日1剂。再诊：自诉药后未见好转，大便仍日数十次，腹痛下重。患者痛苦辗转不安，颜面通红，口舌干燥，渴不欲饮，小便短赤，舌红绛，苔厚黄糙而起刺，两脉实有力。腹部脐下正中和左侧疼痛拒按。余细辨其脉证，始恍然大悟，此属"热结旁流，下利的大承气汤证"。《伤寒论》321条有：少阴病，自利清水色纯青，心下必痛，口干燥者，急下之。于是疏方：大黄20g，芒硝15g，枳实25g，厚朴35g。嘱其先煎枳实、厚朴去滓，后下大黄煎去滓再入芒硝，微火煮一二沸，分2次服。服第一次隔3小时后，如不大便，再服一次。病家如法煎服。第1服后3小时无大便，接服2服，2小时后，大便下西瓜籽团如蛋黄大者6~7枚，后又便出零散西瓜籽甚多。8月19日清晨，余访病家，腹痛下坠、大便青水等症皆愈[8]。

引用文献

[1] 吴仪洛.成方切用[M].太原：山西科学技术出版社.2009：164.

[2] 雷丰.时病论[M].北京：人民卫生出版社，1964：40.

[3] 竹林寺僧人.竹林寺女科二种[M].北京：中医古籍出版社，1993：67.

[4] 徐衡之，姚若琴.宋元明清名医类案[M].长沙：湖南科学技术出版社，2006：379.
[5] 何廉臣.重印全国名医验案类编[M].上海：上海科学技术出版社，1959：141.
[6] 福建省中医药研究院.福建中医医案医话选编（第二辑）[M].福州：福建人民出版社，1963：298.
[7] 魏长春.痢疾证治琐言[J].浙江中医学院学报，1983，(4)：32.
[8] 郝相成.少阴病急下证治[J].北京中医学院学报，1984，(3)：31.

（五）津气闭厥候（胃肠积热变证3）

胃肠积热证·津气闭厥候，为胃肠积热，与肠中糟粕相搏，化燥化火，燥结于中，内闭神明，外闭阳气，而成闭厥重证，时病家通称为阳厥或热厥之证，亦称为阳盛格阴，阳证似阴之证。其见症虽以闭厥症象显明，但必以积热内炽与燥结肠胃之脉症为凭。

通称：阳盛格阴，阳证似阴，肠胃结热，热盛惊厥。

病名：[中医]热闭，阳厥或热厥。

病因病机：胃肠积热闭厥，系胃肠积热与肠中糟粕相搏，化燥化火，燥结肠中，消灼津液，外滞阳气，内闭神明，而成闭厥重证。

证象组合：气炽+阳滞+神闭+液灼+气结

主症：**【津气蕴炽】症象**：①高烧，潮热，腹热灼手。②面赤唇红。③口舌生疮，咽喉肿塞。④呼吸急促，痰嗽气逆，喘急欲绝。**舌象**：舌红苔黄厚浊。**脉象**：脉滑数。

【阳气不行】症象：①面色晦暗。②头晕，软弱困倦。③四肢冰冷。④爪甲皆黑。**舌象**：舌红苔黄厚。**脉象**：①脉虽微细。②脉微伏。

副症：**【津液消灼】症象**：①唇燥，渴不欲饮。②额汗出，冷汗如雨。③小便赤涩短少。**舌象**：舌苔干燥。

【神志蒙闭】症象：①昏谵，气促痰嘶。②抽搐，目珠上视。③口不能言，耳聋不知所问。

宾症：**【气机郁结】症象**：①大腹胀满，胸腹饱胀，稍按甚痛。②腹中疠痛。③大便秘结。

治则：当急下其肠中燥结，荡涤其积热，燥结得除，则阳气自行，神机自运，闭厥可回。

方证

调胃承气汤加味证：陈海涛方[1]。治肠胃结热，热盛惊厥，详见病案3。

大黄、芒硝、甘草、麦芽各3g，神曲5g。香连化滞丸3g，日二次。

论著和讨论

本证候胃肠积热化燥化火，燥结肠中，闭塞阳气，蒙闭神机。俞根初曰："热闭者，热搏津液，肠胃燥结，及肠胃素有积热者，多有此疾。其症面赤腹热，大腹胀满，四肢反冷，或口舌生疮是也。大黄饮子最妙，三黄枳术丸、枳实导滞丸、陆氏润字丸等，皆可酌用。"[2]其救治之则当急下燥结，以荡涤肠中积热，燥结一除，则可厥回神苏。

病案举例

1.谢映庐治熊清平乃郎，将冠，得温热病，以感冒、阴虚治之，不中病。迁延旬日，胸腹饱胀，稍按甚痛，潮热渐退，四肢冰冷，爪甲皆黑，舌苔干燥，口不知渴，与之水则咽，咽喉肿塞，大便5日未通，小便赤涩而少，口不能言，耳聋不知所问，六脉举按皆无，此郁热蓄盛，脉反滞涩，热盛神昏，口不知渴，脉沉候至骨，劲指甚坚，根蒂未绝，喜其可治，以黄连解毒、普济消毒饮重加大黄，日夜2剂，1剂小水甚长，索饮，2剂大利厥回脉出，凉膈散重用清胃药而健[3]。

2.钱苏斋治风温夹食案：吴吉人，49岁，素体瘦弱，食积易停，温邪由口鼻吸入肺胃，与痰滞胶结而发。初起表热，1日即解，能食不大便，痰嗽气逆。病届5日，曾陡作胀闷、喘急欲绝，旋即平复。迄11日晨，始行大便1次，登厕方毕，腹中疠痛不止，冷汗如雨，气促脉微，昏谵痰嘶，面色晦暗，呼号欲绝。自晨迄晚，连易五医，俱言不治，或仅书生脉散方以固其正。余审其龈腭间有糜腐，与之语，神识尚清，中气未夺，按其腹并不拒，但言绕脐剧痛，矢气臭秽而极多，量其热度。脉甚细弱，而看苔焦黄垢腻厚浊，此温邪与痰滞交结，阻塞肠胃间欲下而不得下，故有此剧烈之腹痛也。治汗头流，此痛汗非脱汗也。脉虽微细，身虽无热，其人阳气素弱，邪亦不甚，但积滞太多，非一下所能愈者。兹当舍脉从症，先与急下之剂，不可误认为正虚欲脱之症，致犯实实之戒，反致不救也。下法宜用汤，汤之言荡也。唯痰热宿滞，皆胶黏之物，淤积既久而又多，非一下即能荡涤无余者。观其满口糜腐、矢气叠转，胃将败而生机未绝，攻下之中又宜相度缓急，分数次以行之：礞石滚痰丸（包煎）21g，焦六曲、莱菔子、山楂炭、制半夏、光杏仁各9g，海蛤粉12g，瓜蒌实18g，广橘红、陈胆星、炒枳壳、芒硝（冲）各3g。2方：川黄连2.1g，山楂炭、六曲、白杏仁、制半夏各9g，枳实、乌药、苏梗、槟榔、郁金、大腹绒各4.5g，全瓜蒌21g。

3方：枳实导滞丸（包煎）21g，广橘红3g，制半夏、莱菔子、白杏仁、苏子各9g，瓜蒌实15g。服第1方，下宿垢甚多，腹痛缓，自觉未畅，矢气尚多。与第2方，又解1次，痛止痰平，但自言腹中宿垢尚多。再服第3方，又畅下宿垢甚多，糜腐去而舌苔脱去大半，下露淡红新肉。乃用石斛等养胃法，调理旬余而痊[4]。

3.陈海涛治李某，男，7岁，高烧2日，惊厥3小时，因暴食水饺过量，次日呕吐厌食，西医治疗未效，高烧T 40℃，抽搐，四肢冰冷，面赤唇红，呼吸急促，额汗出，尿赤短少，大便两日未行，口渴不欲饮，腹部膨胀，触之灼手，舌红赤苔黄厚，脉滑数，证属肠胃结热，热盛惊厥，治宜荡涤热结，消食导滞，先予生理盐水150ml灌肠15分钟后，大便1次，泄下臭秽粪便甚多，并杂有如枣大之燥屎数十枚，抽搐止，手足转暖，T 39℃，继投调胃承气汤加味（组方见方证），日2次，1剂排出大量黏液便，热解抽搐未发，腹胀消退，T 37.2℃，以调理脾胃，增液生津善后[1]。

引用文献

［1］陈海涛.通下法为主治疗高热验案介绍［J］.中医杂志，1982，（12）：17.

［2］俞根初.重订通俗伤寒论［M］.上海：上海科学技术出版社，1959：474.

［3］谢映庐.谢映庐医案［M］.上海：上海科学技术出版社，1962：22.

［4］何廉臣.重印全国名医验案类编［M］.上海：上海科学技术出版社，1959：20.

第三节　虫积证类（3证9候）

虫积证，食积夹虫之证，以蛔虫为主，亦有夹蛲虫、蜷虫等。多由平素喜食肥甘香甜生冷不洁之物，或不良生活习惯，误吞携带虫卵之物，由胃入肠；由于胃肠食滞不化，虫卵易于留滞肠中，渐孵化成虫，与食滞交搏，渐积渐甚，而成虫积之证。故以小儿为多，称为虫积、虫疳、疳积之症；成人则多发为虫痛、虫泻，甚则虫厥、虫痉等症。

虫积证，本在肠中，故以胃肠虫积证为虫积本病；肠虫由肠上入于胃，逆行于胆，则有胆胃虫积证，是为胆胃合病；虫积日久，常致肝脾失调，而有肝脾虫积之证，是为虫积并发之病。

虫积之证，其治则总当以驱虫为主，更当兼以疏导积滞，调理脾胃为法。然有由于肠中寒热失调，以致肠虫扰动，上窜入胃，又当遵古予以安犹之法；如一味驱虫，致肠虫愈加动乱不安，有愈驱而虫愈上窜，吐蛔不止者，又当遵“蛔得酸则静，得辛则伏，得苦则下”之法，使扰动之蛔虫暂得安静，然后一举驱逐之。

证候系统：详见表3-12-3。

表3-12-3　虫积证证候结构表

本病	合病	并病
胃肠虫积证	胆胃虫积证	肝脾虫积证

一、胃肠虫积证（虫积本病）（4候）

胃肠虫积证，为虫积之本病，蛔虫之卵由口先进入胃，下降归于肠中，而孵成虫，渐积渐甚，与食滞相搏，而成虫积之证。上可扰及于胃，中则扰于小肠。发痛者称之为虫痛，阻滞气机，失其通降则为胀为臌，称为虫蛊、虫胀，在小儿则为疳积，称为虫积、虫疳或疳积，其腹胀如臌者称疳臌。

胃肠虫积证，系蛔虫与食积互滞于胃肠之证。食滞在于胃，而虫却居于小肠，均能阻滞中焦脾胃气机，轻则胃气失和，脾气失运；甚则虫滞交结，阻滞中焦，气失通降；如虫积日久，小肠失其受盛之能，饮食精微不能归之于脾，则可致脾气、甚则脾阳日衰，而有实证转虚之变。

虫积交滞于胃肠，其治则总当以驱虫导滞为主，积甚者更可以攻积以驱虫。然虫积之成，常因脾胃素弱，运化失常，加之恣意过食，以致食滞不化，则虫亦多为留滞，故何廉臣有云：“多因脾胃虚弱，恣食甘肥生冷，留而为积，积久生虫。”[1]是故驱虫导积，又当顾护脾胃，使中气健运，则食不为滞，虽有虫卵成虫，亦可自行排出，不复为害。

证候别称：气裹虫胀。

病名：［中医］虫痛，虫泻，蛔厥，虫痉，虫胀，大小肠胀，腑胀，虫蛊，疳臌。

证候系统：详见图3–12–9。

本证————胃气失和候
转证————脾阳虚滞候
变证————中气郁结候、脾阳郁结候、脾气虚结候、清阳蒙闭候

图3–12–9　胃肠虫积证证候结构图

引用文献

［1］俞根初.重订通俗伤寒论［M］.上海：上海科学技术出版社，1959：376.

（一）胃气失和候（胃肠虫积本证）

胃肠虫积证·胃气失和候，为肠中蛔虫上扰于胃，胃气失通降之职，虫滞攻痛，杂病家通称为虫痛之证。其见症以胃脘气滞之脘痛为主，可兼有胃失宣降之症象。

通称：虫积犯胃。

病名：［中医］虫痛。［西医］胆道蛔虫病合并胆道感染。

病因病机：胃肠虫积郁滞，由其人肠中宿有蛔虫，上扰于胃脘，致胃气失其通降，虫积攻冲于胃而作痛。

证象组合：气郁+气滞

主症：**【气机不宣】症象**：唇内或面上有白点。

副症：**【气机不利】症象**：①胃脘痛，发作有时，痛如咬啮。②痛陡然而来，截然而止。③饱则痛缓，饥则痛甚。④痛引手臂，肩背俱如穿透。

宾症：**【气化不降】症象**：吐涎，吐出清水。

治则：总宜驱虫化积，以逐虫下出，虫去则胃气得和矣。若驱虫不得取效，或素体虚弱者，当遵仲景所云："毒药不止者，甘草粉蜜汤主之。"平和之法，可取奇效。

方证

1.化虫丸证：《太平惠民和剂局方》方[1]。治肠中诸虫，发作时腹中疼痛，或成虫团，往来上下，痛剧时呕吐清水或吐蛔。

铅粉、鹤虱、槟榔、苦楝根皮各五十两，枯矾十二两五钱。糊丸，如麻子大，小儿每服五丸。

2.化虫丸证：王雨三方[2]，治肠虫，其痛陡然而来，截然而止，或饱则痛缓，饥则痛甚，唇内或面上有白点，或痛引手臂，或肩背俱如穿透，或痛时不欲食，痛才止即可食。

槟榔、鹤虱、苦楝根（东引未出土者）、胡粉炒各二钱，芜荑、使君子各一钱，枯矾三分。

3.下虫丸证：《直指小儿方》方[3]，治疳蛔诸虫，脘痛发作有时，吐涎沫。

焙苦楝根皮（酒浸）、贯众、木香、焙桃仁（去皮）、焙芜荑、鸡心槟榔各6g，炒鹤虱3g，轻粉1.5g，干虾蟆（炙焦）9g，使君子（略煨，取肉）50枚。

论著和讨论

本证候肠中蛔虫上攻于胃脘，阻滞胃气之通降，仲景曰"蛔虫之为病，令人吐涎，心痛发作有时，毒药不止，甘草粉蜜汤主之。甘草二两，粉一两，蜜四两。上三味，以水三升，先煮甘草，取二升，去滓，内粉、蜜，搅令和，煎如薄粥，温服一升，差即止"（《金匮要略·趺蹶手指臂肿转筋阴狐疝蛔虫病脉证治》）。治则当以驱虫化积为法。尤在泾说："吐涎，吐出清水也。心痛，痛如咬啮，时时上下是也。发作有时者，蛔饱而静则痛立止；蛔饥求食，则痛复发也。毒药，即锡粉、雷丸等杀虫之药。毒药者，折之以其所恶也。甘草粉蜜汤者，诱之以其所喜也。白粉即铅白粉，能杀三虫，而杂于甘草，白蜜之中，诱使虫食，甘味既尽，毒性旋发，而虫患乃除，此医药之变诈也。"[4]费伯雄说："胃中虫痛：胃气反逆，长虫不安，其作痛也，陡然而来，截然而止，返蛰汤主之：当归、茯苓各6g，苡仁12g，鹤虱4.5g，白术、广皮、雷丸、乌药、砂仁、厚朴各3g，开口花椒24粒。本方以归、术补脾，苓、苡去湿以顾正，以花椒、雷丸、鹤虱杀虫，以厚朴、乌药、砂仁运中枢，乃攻补兼施之正法也。祖怡注。"[5]

王雨三说："虫痛。其证饱则痛缓，饥则痛甚，唇内有白点，或面上有白点者是也，用化虫丸（组方见方证）。若吐蛔虫者，用乌梅丸。"[2]

苏树荣说：《金匮》云："蛔虫之为病，令人吐涎心痛，发作有时，毒药不止者，甘草粉蜜汤主之。"一说方中之粉是铅粉，如尤在泾云："白粉即铅白粉，能杀三虫，而杂以甘草，白蜜之中，诱使虫食，甘味即尽，毒性旋发，而虫患乃除。"另一说，根据，《千金》谓方中之粉是一般米粉，因原文有"毒药不止者，甘草粉蜜汤主之"之语，既已用过驱虫毒药而无效，自不宜再用铅粉有毒之品，当以米粉为妥。本例曾用多法驱虫不效，自当准"毒药不

止”之例，故选用本方，以藕粉代白粉者，因藕粉味甘而气芬芳，加上甘草，蜂蜜之甜润，诱使虫食而滑下，故奏良效。此方先诱后驱，不伤正气，切勿以药性平和而忽之[6]。

丹波元简说：案粉，诸注以为铅粉。……然古单称粉者，米粉也。释名云：粉，分也，研米使分散也。说文：粉，傅面者也。徐曰：古傅面，亦用米粉。《伤寒论》猪肤汤，所用白粉，亦米粉耳，故万氏《保命歌括》载本方云治虫啮心痛，毒药不止者，粉，乃用粳米粉；而《千金》诸书，借以治药毒，并不用铅粉，盖此方非杀虫之剂，乃不过用甘平安胃之品，而使蛔安。应验之于患者，始知其妙而已[7]。

病案举例

1. 曹颖甫治先母侍婢曾患此（按：指蛔虫所引起的吐涎，心痛症），始病吐蛔，一二日后，暴厥若死。治以乌梅丸，入口即吐，予用甘草15g，先煎去滓，以铅粉6g，白蜜30g调饮之，半日许，下蛔虫如拇指大者9条，其病乃愈[8]。

2. 苏树荣治朱某，28岁。患者因上腹偏右处疼痛4小时，伴呕吐1次入院。入院时面色苍白，痛苦面容，体温37.4℃，心率80次/分，血压110/70mmHg，腹软，胆囊区明显压痛，莫菲氏征（+）。血白分：白细胞12.2×10^9/L，中性95%，淋巴5%多；大便常规：黄糊，不消化食物（++），蛔虫卵（+）；多尿常规：蛋白微，白细胞0~2，红细胞0~1，血淀粉酶32单位（温氏）。入院后即用西药镇痛解痉，抗感染，仍有间歇性上腹部剧烈疼痛，伴恶心，频繁呕吐。第2天外科会诊，拟为胆道蛔虫病合并胆道感染，建议用米醋、乌梅丸、氧气驱虫，并用阿司匹林，无效。腹痛剧烈，向右肩放射，中上腹有钻顶样绞痛，难以忍受。第3天转入外科病房，准备手术。因患者妊娠3月。家属要求保守治疗，西药除抗感染外，仍交叉使用杜冷丁（盐酸哌替啶）、阿托品镇痛解痉，氧气驱虫，中药用乌梅汤加减，腹痛曾一度减轻，但到第7天腹痛再度增剧，恶心呕吐亦甚。家属要求仍用中药，因思患者腹痛1周，体力渐衰，且有身孕，驱虫重剂自不能用，唯有《金匮》之甘草粉蜜汤，药性平和，可以使用。即以甘草15g煎汤，冲调蜂蜜60g，藕粉适量。当天连服2剂，次晨排出成虫3条，腹痛明显减轻，尚有恶心纳呆；改用清热化湿，和胃降逆，3剂后腹痛恶心均止，食欲好转，遂以益气健脾调理，3天后治愈出院。后足月生产一子，产后母子平安[6]。

引用文献

［1］刘景源.太平惠民和剂局方［M］.北京：人民卫生出版社，1964：363.

［2］王雨三.治病法轨［M］.北京：学苑出版社，2015：162.

［3］杨士瀛.杨士瀛医学全书·仁斋小儿方论［M］.北京：中国中医药出版社，2006：401.

［4］尤在泾.金匮要略心典［M］.上海：上海人民出版社，1963：140.

［5］张元凯.孟河四家医集［M］.南京：江苏科学技术出版社，1985：87.

［6］苏树荣.妊娠胆道蛔虫病［J］.浙江中医药，1982，17（11-12）：530.

［7］丹波元简.金匮玉函要略辑义［M］.北京：人民卫生出版社，1955：281.

［8］招萼华.曹颖甫医案［M］.上海：上海科学技术出版社，2010：233.

（二）中气郁结候（胃肠虫积变证1）

胃肠虫积证·中气郁结候，为肠中虫积与糟粕相搏，结聚于中，阻滞中气，失其通降。其见症以中气郁结与气失通降之脉症为主。

通称：气裹虫胀。

病名：［**中医**］蛔厥，虫胀，大小肠胀，腑胀。［**西医**］绦虫病，蛔虫性肠梗阻。

病因病机：胃肠虫积郁结，以其人肠中宿有虫积，与肠中糟粕相搏，聚结于中，阻滞中气，失其通降。

证象组合：气结+气逆+气滞

主症：【**气机郁结**】**症象**：①剧烈腹痛，肢冷自汗。②腹胀如鼓，腹大而硬，扪按有积块，耕起而痛。③便闭不通，二便不通。**舌象**：①舌苔现槟榔纹。②苔糙口干而黏。③舌苔黄厚。**脉象**：洪大而滑。

副症：【**气机不利**】**症象**：①腹胀攻痛，以致痛极汗出。②腹胀如鼓，腹部疼痛时作时止，大便中常见有绦虫节片。

宾症：【**气机冲逆**】**症象**：①口吐清涎。②烦躁不安，呕吐不止，呕吐黄色稀水。③吐出蛔虫且有粪便臭味。

治则：当急予驱虫攻积，行气通结，速下其滞结之虫积。

方证

1. 沉香至珍丸证：《通俗伤寒论》方[1]。善治九种胃痛、一切肝胃气痛、两胁胀满及呕吐反胃、痰气食滞诸症，杀虫下虫，尤有专功。

沉香、广木香、公丁香各12g，广陈皮、青皮、乌药、莪术、巴霜、川黄连、槟榔各30g，神曲糊为丸，每服3~5粒，淡姜盐汤送下，或玫瑰花汤送下。

2.化虫丸加减证：唐德生方[2]。治疗四例绦虫病人，全部痊愈。详见病案1。

鹤虱、芜荑、雷丸、使君子、苦楝皮各9g，榧子3g，鸦胆子15个，槟榔片15g，甘草6g。另外，南瓜子60g，炒去皮，分2次吃。上药除南瓜子外，水煎2次混合后，分2次服。在每次服药之前，先吃30g南瓜子，同隔10分钟左右后，喝药水。如1剂没有下来虫子，再服1剂。以上是成人用量，小儿用量可酌减。

3.加减苦参椒梅汤证：王荷景方[3]，治蛔虫，腹痛，辗转不安，便秘。

苦参、大黄各9g，乌梅7枚，川楝子、龙胆草各6g，黄柏3g，延胡索4.5g。

论著和讨论

本证候肠中虫积与糟粕搏结，阻滞中气，不得通降，俞根初说："气裹虫胀，即大小肠胀，一名腑胀，腹大而硬，以指久按，其硬即移他处，又就所移者按之，其硬又移他处，或大腹，或脐旁，或小腹，无定处，或有物如蚯蚓蠢物，隐然指下，或凝结如箸而耕痛，起伏聚散，上下往来，浮沉出没，变幻多端，舌苔现槟榔纹，隐隐有点如粟。"[1]其治则当以驱虫攻积，行气通结为法，以速下其结滞。

何廉臣说：虫胀，多因于脾胃虚弱，恣食甘肥生冷，留而为积，积久生虫。如扁虫（即姜片虫）、线虫（即钩虫、蛔虫）、圆虫（即鳖瘕）等，其证腹虽胀大，时发攻痛，以手摸之，腹内有块，或一条埂起，痛有来去。乍作乍止。痛止即能饮食，甚至一痛即厥，呕恶吐涎，口流清水，面白唇红，口馋好甜，或喜食泥土茶叶火炭等物。《内经》所谓肠中有虫瘕蛟蛔。虫动则胃缓，胃缓则涎出是也。治宜攻积驱虫，轻则使君子汤（煨香使君子肉6g，青糖3g拌炒净山楂肉9g，何廉臣验方）送下蒋氏遇仙丹（黑白丑头末炒香各15g，枣儿槟榔半生半炒各30g，三棱、莪术醋炒各15g，炙牙皂9g，共研细匀，青糖为丸，如赤小豆大，小儿服3g，大人6~9g。蒋仲芳验方），或单服鸡肝药（白雷丸30g，用苍术30g同煮10~20滚，去苍术，切片，使君子肉30g，二味焙干研细，用不落水鸡软肝1具，男用雌、女用雄，将末药3g掺上，饭上蒸熟，小儿食之，轻则2~3服即愈，重则6~7服而痊。吴门王仙师验方），重则必须蒋氏珍珠丹（皂荚24g，枣儿槟榔肉18g，黑白丑各12g，巴豆肉1.8g槌碎，包夏布中，四味用阴阳水各1汤碗，煮干取起，去巴豆肉，晒干研细，瓷瓶收藏，每服男用0.9~1.5g，女用1.2~1.8g，小儿只服0.9g，黑砂糖拌，青糖茶送下，或白蜜汤调下。蒋仲芳验方）及沉香至珍丸（组方见方证）每服3~5粒[1]。

许坚说：小儿寄生虫疾患中，以蛔虫较多。而蛔虫在患儿体内（肠道）繁殖过多，常常互相挤迫扰动，绞结成团，因而阻塞肠道，或上行窜入胆道，都可以出现蛔厥。以其阻塞部位不同，临床亦异。阻塞肠道的，称为"蛔虫性肠阻"，窜入胆道的，称为"胆道蛔虫"等，杜（明昭）老对本病的诊断上，常根据痛的部位和痛的性质以及排便史等进行辨证。如腹痛，为阵发性剧痛，严重的呈绞痛。全身出汗，手足冷为主症。若是蛔虫阻塞肠道的，其痛特点：多在脐的周围，拒按，且患者自觉有块状物在腹壁隆起，大便不通。腹部可打到明显的索状物，时聚时散。如是蛔虫窜入胆道的，其痛特点：多在右上腹部，出现剧痛，时发时止，并常伴有呕吐。总之，除此外，还可根据患者排虫史，面部白斑、舌面小红点，眼巩膜蓝斑以及下唇黏膜颗粒等现象，以帮助诊断蛔虫疾患。治法上，以安蛔驱虫为主。杜明昭老喜仿效《伤寒论》乌梅丸之意入汤剂，加减运用乌梅、鹤虱、雷丸、芜荑、法半夏各9g，使君子15g，苦楝根皮18g，川厚朴、锦黄（后下）、玄明粉（冲）各6g，川花椒、陈皮、炙甘草各3g，以干姜3g等出入为方取效。本方有止痛和胃、制蛔驱蛔之效，服药后一般能迅速痛止。临床病例观察，大部服药3~4小时后，大便即通，并排出大量蛔虫。如服药已过4小时后，大便仍未通的，可外用药液灌肠法，取大黄15g，玄明粉、枳实各12g，用清水4碗，煎至2碗，隔去渣，加入饴糖（或蜂蜜）2汤匙，以灌肠器或肛注器缓缓灌入。附：简验梅蜜汤：乌梅6g，水1碗煎至半碗，加蜂蜜90g调匀，缓缓服下，能收安蛔镇痛之功[4]。

病案举例

1.唐德生治吴某某，男，36岁，5日前服过驱虫药，没有排出虫子，因出现剧烈腹痛，呕吐，不能饮食，第四日经某某医院诊断为绦虫病，建议出院治疗，因而来诊。腹部疼痛时作时止，肢冷自汗，苔糙口干而黏，大便中常见有绦虫节片。脉象洪大而滑。予上方（组方见方证）1剂，服药4小时以后，觉肠中动，驱出米长左右绦虫1条。诸症消失而痊愈[2]。

2.姚兴华治王姓，女，73岁。先患泄泻2天，日下数十次，经西医治疗而愈。继而出现腹胀，二便不通，腹胀痛，以致痛极汗出，烦躁不安，呕吐黄色稀水。先后吐出蛔虫4条，西医诊断为蛔虫性肠梗阻。因患者体质虚弱，未作X线钡餐造影检查。外科会诊后，亦认为不适于手术治疗，邀中医会诊。中医案语：口唇干燥，烦躁不安，呕吐不止，所吐尽属黄色稀水，且有粪便臭味，腹胀如鼓，脉象沉细，舌苔黄厚。证属蛔厥，但正气不足，邪气有余，虽痞满燥实俱备，但体虚未宜猛下，仍以调胃承气汤和之：生大黄、玄明粉各9g，生甘草3g。服药后，至下午2~12时，共大便4次，粪色先黑后黄，中夹蛔虫7条，呕吐止，腹胀消，当晚即进牛奶少许，次日即进流质饮食，病情好转，旋即出院[5]。

引用文献

［1］俞根初.重订通俗伤寒论［M］.上海：上海科学技术出版社，1959：361，376.

［2］唐德生.复方治疗绦虫病经验介绍［J］.中医杂志，1966，(2)：12.

［3］王荷景.苦参椒梅汤治疗虫积腹痛的经验简介［J］.福建中医药，1966，(1)：10.

［4］许坚.杜明昭老中医儿科辨治经验［J］.新中医，1978，(3)：12.

［5］姚兴华.治验急性肠梗阻3例［J］.上海中医药杂志，1966，(2)：62.

（三）脾阳郁结候（胃肠虫积变证2）

胃肠虫积证·脾阳郁结候，为脾阳不振，运化无力，虚寒内起，虫积与糟粕搏结，中气失其通降，其见症虽以中气郁结与通降失利之症象显明，但必兼见脾阳不振，阳气不行之脉症，故杂病家亦通称为蛔厥之证。

通称：蛔厥，虫积内结。

病名：［中医］蛔厥。［西医］蛔虫性肠梗阻。

病因病机：胃肠虫积郁结，必以其人中阳素虚，运化无力，虚寒内起，虫积与肠中糟粕搏结，阻滞气机之通降，为实中夹虚之证。

证象组合：阳滞+气结+气滞+气郁

主症：**【阳气不行】症象**：①面色皖白。②汗出肢冷。③手足厥冷。④口淡不渴。**舌象**：苔薄白润。**脉象**：①脉沉细迟。②脉弦细。

【气机郁结】症象：①腹胀痛时，少腹累累有包块，揉之可散，旋又复聚。②大便不通。

副症：**【气机不利】症象**：腹痛阵作，气聚则痛剧，散则痛缓。

宾症：**【气机不宣】症象**：①胸脘满闷。②不饥不食。**舌象**：舌苔薄白。**脉象**：弦细。

【气机不降】症象：①呕吐酸苦。②呕吐蛔虫。

治则：当以温中通阳为主，兼以驱虫攻积，速下其结滞，虚实兼顾之法。

方证

温脾汤加乌梅证：陈逸苏方。治蛔虫性肠梗阻：腹胀痛剧，呕吐酸苦，少腹有包块，揉之可散，大便不通，苔薄白润，脉沉细迟。

党参、酒制大黄各15g，附块、干姜、炙甘草各6g，乌梅10只，当归、玄明粉各9g，呕吐不纳，先用吴茱萸汤止呕。

论著和讨论

本证候脾阳不振，运化无力，虫积内结，通降失司，其治则当以温中通阳为主，兼以驱虫下积，亦助正逐结之法。如张慧中治儿童蛔虫性肠梗阻：服温脾汤：人参、附子、甘草、芒硝、当归、大黄、干姜各9g，如不下者加花椒油：香油60g，熬热入花椒12g，炸后去花椒，待油温一次服下，如呕恶则徐徐缓服，即可下。花椒本和川椒同属，唯其性味较川椒为厚，功效也强。花椒性热，善治心腹大寒作痛，入口有麻辣之感，似有缓解肠胃痉挛而止腹痛之功。肠梗阻病所表现的一系列临床症状与中医典籍所描述的“腹满寒疝宿食”病的记载颇相类似，其发病机制，似为寒食虫积，积滞肠胃，闭而不通，以致运化失调，阻碍了六腑以通为用的功能所致。是以寒愈盛则闭愈深，闭久则津枯血燥，肠失润滑，大便干涩秘结，无力自下，而且不通则痛，故导致剧烈的脐腹绞痛，治宜祛寒为主，润燥通幽为辅，用花椒祛寒缓痛，得香油润燥以导积滞于体外，可谓相得益彰[1]。

病案举例

1.**瞿秀华**治蛔虫性肠梗阻（蛔厥）：侯姓，女，11岁，恣食生冷，腹痛阵作2小时，呕吐蛔虫，面皖神疲，肢冷。制川乌、高良姜各6g，橘皮、橘核、木香、青皮各4.5g，乌药、川楝子各9g，乌梅3g（或乌梅丸9g），蛔厥改善，仅腹部肿聚未散时，泻下驱虫：槟榔、苦楝皮、瓜蒌仁各30g，使君子肉9g，郁李仁12g，大黄3g后下，蛔虫排出而愈[2]。

2.**张慧中**治刘某君，男，14岁，患者因腹痛阵阵加剧，诊为肠蛔虫症，予驱蛔及对症治疗无效，腹痛加剧，辗转床第，呻吟不已，拒食，恶心呕吐，并吐出蛔虫二条，大便四日未解。患者病容消瘦，阵痛发则手足厥冷。脉沉有力，舌黄而干。左下腹部可按到包块，有压痛，腹壁有管状蠕动波可见。证属阴阳互见，痛而且闭，乃处温脾汤一剂，温通寒积。翌晨大便仍不下，阵腹痛有增无减，腹壁僵硬不可近，腹膜刺激征颇为明显，病情很严重，以香油60g炸花椒15g，去花椒服下，药下一刻钟，腹痛消失，再10分钟后有便意，立下稀水便加蛔虫一痰盂，稍停又下半痰盂，再过10分钟又下蛔虫及水便少许，病若失。后更与支持疗法将息二日，患者前后计共下蛔虫500余条[1]。

引用文献

[1] 张慧中.花椒油治疗8例儿童蛔虫团肠梗阻的临床观察［J］.中医杂志，1966，(4)：21.
[2] 瞿秀华.中医药治疗小儿蛔虫性肠梗阻12例［J］.上海中医药杂志，1965，(11)：25.

（四）脾气虚结候（胃肠虫积变证3）

胃肠虫积证·脾气虚结候，系由虫积日久，脾气伤残，运化无力，积滞内结，正虚邪实之证。其见症虽以中气结滞之症象显明，但必兼见脾气虚弱之脉症。

通称：虫积成臌。

病名：［中医］虫蛊，疳臌。

病因病机：胃肠虫积虚结，因虫积胃肠，阻滞小肠，失其受盛之能，不能转输水谷精微于脾，以致脾气渐衰，运化无力，虫积渐结于中，阻滞其通降。

证象组合：气虚+气结+气滞+气郁

主症：**【气虚失充】症象**：①面黄肌瘦，四肢瘦削，肌瘦骨立，毛发焦枯，皮毛憔悴，表情呆滞。②面部花白色斑，口唇润红，内有白点。③嘈杂难忍。**舌象**：舌质淡，舌苔有点如粟。**脉象**：脉细弱。**指纹**：淡。

【气机郁结】症象：腹大如箕，触诊于脐周扪及蛔虫缠结之条索状物，青筋。

副症：**【气机不利】症象**：①腹部膨大。②时或胀痛。

宾症：**【气机不宣】症象**：①面色或红或白，饮食乍进乍退。②不思饮食，食后脘满。

【气机不降】症象：饥即口吐涎沫。

治则：当以益气健脾，以助其运化，兼以驱虫攻积，以导其结滞，标本虚实兼顾之法。

方证

1.言氏疳积药粉方证：治四肢瘦削，腹大如箕，嘈杂喜食，食后脘满，饥即吐沫。

党参、怀山、茯苓、当归各60g，炙黄芪、米炒白术各45g，陈皮、槟榔、川石斛、鸡内金、使君子肉、广陈皮各30g，川黄连、桔梗、砂仁、炙甘草各15g，研末。

2.加味一捻金证：郁文骏方[1]。治吐泻延绵不愈，气血俱惫，皮毛憔悴，肌瘦骨露，四肢羸弱，肚大青筋，而成疳疾。

高丽参、酒制大黄、黑白丑、炒槟榔各60g，胡黄连15g，研末压片，每片0.3g，一岁内服半片，1~3岁服1片，5~10岁2片，半月为1个疗程，外感停服。

论著和讨论

本证候脾气虚弱，运化无力，虫积内结，阻其通降，实中夹虚，俞根初说："虫蛊则腹大如箕，时或胀痛，重按则痛始缓，四肢瘦削，饮食乍进乍退，面色或红或白，口唇独红，内有白点，多嗜肥甘，饥即口吐涎沫，嘈杂难忍，饱则腹虽不痛，脘满难受，舌苔有点如粟。"[2]其治则当益气健脾，兼以驱虫攻积，扶正逐结，补泻并施。

俞根初说："虫蛊用槟榔大枣汤送下：枣儿槟榔炒研9g，炒香使君子肉每岁1枚，照此递加，大红枣10枚，清晨空心服。"何秀山说："蛊胀送下消疳金蟾丸：大癞蛤蟆10只，将砂仁填满其腹，以线系其脚，倒挂当风处阴干，炙脆为末，同山楂、枳实、广陈皮、槟榔、胡连、雷丸、使君子肉炒香、麦芽各30g，党参、白术各15g，共研匀细，丸如米粒大，炙甘草粉为衣，每服10丸至15丸，五更空心时糖汤吞下。善治小儿疳胀，面黄胀大，肌瘦骨立，奇效。"何廉臣说："疳臌，多因于失饥伤饱，鱼肉中误服虫子，虫吸血液，生长繁殖，积久而成臌。形如蜘蛛，故俗称蜘蛛胀。《万氏全书》谓之疳臌，治以驱虫消疳，轻则七味保婴汤（莱菔子、生麦芽各3g，薄荷叶0.9g，嫩竹叶7片，灯心1小帚，陈仓米20粒，白蜜1匙，袋盛煮汤）调下癞蛤散（癞蛤蚆1只酒洗净，将白豆蔻49粒，从口徐徐灌入，外涂酒坛盖泥令遍，炭火烘脆去泥，研末筛净，每服0.9~1.5g，《良方集腋》），重则加味五香汤（五灵脂用青糖拌炒1.5g，醋制香附2.4g，黑白丑头末炒香各1.8g，白雷丸3g，煨香使君子肉3枚，炒川花椒1粒，乌梅肉0.6g，何廉臣验方）调下灶马散：蟑螂肉10只，莱菔子15g，拌炒研服1.5g。屡奏捷效。"[2]

病案举例

李寿山治林某之子，男，6岁，腹胀如鼓，寒热交作，大便时泻时止，或有呕吐，症经年余，医治无效。按之腹胀有块，形如削瓜，四肢肌瘦，发热彻夜不退，脉滑数，唇红，腹痛，嗜甘。断为虫臌，予驱虫丸合四苓散加桃、红，牛膝等。鹤虱、雷丸、槟榔、白术、茯苓、桃仁、牛膝各6g，怀山、党参、当归各9g，红花3g，使君子15粒。1剂下虫十余条，翌日热退，胀痛渐除。续服3剂而愈。后进四苓散加减，补其脾土，以善其后[3]。

引用文献

[1] 郁文骏.治疗21例中毒性消化不良的临床分析和体会［J］.中医杂志，1964，(6)：6.

［2］俞根初.重订通俗伤寒论［M］.上海：上海科学技术出版社，1959：362，364，365，380.
［3］福建省中医药研究院.福建中医医案医话选编（第二辑）［M］.福州：福建人民出版社，1963：227.

二、胆胃虫积证（虫积合病）（2候）

胆胃虫积证，为蛔虫上扰胆胃之证，蛔虫本居予小肠之中，因寒热失调，致肠中蛔虫不能相安，上窜于胃，进入胆道，而成胆胃蛔虫之证。俞根初有云："胃肠灼热如沸，蛔动扰乱之危候也。"[1]然中焦虚寒，亦可致肠虫不安其中而上窜，轻则发痛吐蛔，称为虫痛，近代称为胆道蛔虫，重则发为闭厥，称为蛔厥。

虫扰胆胃，轻则郁滞胆道，胆之气机失其通利，枢机转枢不利；甚则郁结于中，通降失司；剧者胆中木火不得宣泄，或冲逆于上，或闭厥于内，而成危重之证。

肠虫上窜胆胃，系由肠胃寒热失调所致，其治则不可一味驱虫，更当适其寒温，以调和之，古人称之为安蛔之法。待其安定之后，再行驱逐以除其根。

证候别称：胆气不利，胆胃不和，肝胃失和。

病名：［中医］虫痛，虫痉，蛔厥。

证候系统：详见图3-12-10。

本证————胆气郁滞候、枢机郁滞候
转证————枢机郁结候
变证————清气闭厥候

图3-12-10　胆胃虫积证证候结构图

引用文献

［1］俞根初.重订通俗伤寒论［M］.上海：上海科学技术出版社，1959：190.

（一）胆气郁滞候（胆胃虫积本证）

胆胃虫积证·胆气郁滞候，为虫积由肠上犯胆胃，阻滞胆气之通利，胃气之和降，杂病家通称为胆气不利之证。其见症以胆胃气机郁滞之脉症为主，可兼见胃失和降之症象。

通称：胆气不利。

病名：［中医］虫痛。［西医］胆道蛔虫病合并胆道感染。

病因病机：胆胃虫积郁滞，由其人肠中宿有虫积，上胃窜胆，阻滞胆气之通利，胃气亦失其通降，甚则或木火内炽，或阳气失和。

证象组合：气蒸+气郁+气滞+阳郁

主症：**【气机不利】症象**：①胸胁胀痛，右肩背及腰亦痛。②上腹部剧烈疼痛。

【津气蕴蒸】症象：①烦热。②大便或秘或溏。**舌象**：①苔黄腻。②苔干糙或黄或白，或黄白相间。**脉象**：脉弦数。

副症：**【气机不宣】症象**：中脘饱闷不舒。

【气机不降】症象：①恶心，频繁呕吐。②呕吐酸苦。③呕吐蛔虫。

宾症：**【阳气不和】症象**：①汗出。②肢冷，肢厥。**脉象**：①脉细。②或沉伏。

治则：当以驱虫行气，利胆和胃为法。

方证

1.温中利胆驱虫汤证：顾介山方[1]，温脏安蛔法，治胆道蛔虫病虚寒型，舌白脉迟，或沉伏，四肢厥冷较甚。面色苍白，大便不实，小溲清白，痛时喜热按。

党参、干姜、乌梅、川椒、附子、细辛、半夏、使君子、桂枝、胡黄连、甘草。

2.清中利胆驱虫汤证：顾介山方[1]，清热安蛔，治胆道蛔虫病实热型：炽热不安，唇燥口渴，舌黄燥，脉实大，小便黄赤，大便秘结。

乌梅 川椒、大黄、胡黄连、黄柏、川楝子、柴胡、白芍、槟榔、雷丸、苦楝皮。

3.调温利胆驱虫汤证：顾介山方[1]，辛苦安蛔法，治胆道蛔虫病寒热错杂型，肢厥烦热，呕吐酸苦，肢厥烦热，呕吐酸苦，大便或秘或溏，舌苔干糙，或黄或白，脉弦数或沉伏。

乌梅、川椒、胡黄连、黄柏、干姜、党参、榧子、半夏、木香、甘草、川楝子、桂枝。

论著和讨论

本证候虫积由肠上窜胆胃，必因其人肠中寒热失度，虫不能安而上窜。其治则虽当以驱虫行气，利胆和胃为法，但必审其中寒热，而兼调解之。偏寒者，当兼以温通；偏热者，必兼清降；寒热不调者，双调之。顾介山说："盖蛔虫的孳生，大都先由脾失健运，则湿自内生；肝失条达，则郁而化热，湿热相互成因，则为蛔虫繁殖生长的良好环境。从临床观察证明，不论偏寒偏热，或寒热错杂，必先在酸辛苦三味俱备的前提下，然后再配以温热或寒凉之品以调燮阴阳，纠正偏胜，始能获效。川椒、黄连，一热一寒，其性皆偏，阳证得热药有助火之弊，阴证得凉药有抑阳之虞，所以使用时必须配以适当的监制药物，抑其气而存其味，使其达到制蛔之目的，而不使其助邪为虚。"[1]

病案举例

1.顾介山治周某某，女，2岁，于7天前在半夜时猝然上腹部疼痛，在睡梦中惊醒，阵发性加剧，曾排出过蛔虫六条，但痛势依然。现病史：上腹部疼痛，阵阵发作，痛剧时四肢发冷，出冷汗，屡经打针服药无效。既往史：近二三年来亦有过类似上腹部疼痛，无嗳气吞酸等胃病史。剑突下及右上腹有轻度压痛，舌苔薄黄腻，脉象弦数，体温38.8℃。检查：白细胞16.2×10^9/L，中性74%，淋巴20%，酸性6%。大便检查蛔虫卵少量。诊断：胆道蛔虫（实热型）。处方：乌梅、槟榔各15g，川椒、柴胡各4.5g，使君子、白芍各12g，大黄9g，木香、甘草、胡黄速各3g，苦楝皮30g。1剂。二诊：药后大便3次，疼痛轻而未止。原方去大黄，加党参12g，榧子、川郁金各9g。2剂。三诊：痛止24小时，今晨又感轻微疼痛，原方又服2剂，痛平纳增，痊愈出院[1]。

2.徐正奎治李某某，男，28岁，突发性胃脘剧痛，痛引胸胁及右肩背，捧腹弯腰，甚至出汗肢冷，呕吐先吐食物，继吐苦水及蛔虫3条，止后心窝部有饱闷不舒感，自晨至午发作3次，脉细苔腻，此蛔厥也。连梅安蛔汤加减：乌梅、川花椒、香连片、柴胡、半夏、川楝子、槟榔、枳壳，1剂疼止，唯脘腹痞胀，频频嗳气，不饥不食，剑突下压痛，苔腻，大势已缓了，而湿滞阻胃，未得下达故也，用神曲、山楂、麦芽、炒莱菔子、枳实、连翘、川楝子、乌梅丸，2剂。痞胀得松，嗳气未除，心烦不寐，口渴欲饮，用焦山栀、炒香豉、枳实、三黄片、神曲、炒莱菔子、槟榔等2剂，症状消失，接服驱虫药，排蛔而愈[2]。

3.肖独青治胆道蛔虫：王某玉，女，33岁，右上腹绞痛6小时，右肩及腰亦痛，发烦呕吐，舌微红，苔浮黄，脉数，左关尺有弦象，属肠道寒热错杂，致蛔不安而窜入胆道，又兼胎气不舒（妊娠3月），宜寒热并用，兼顾胎气：黄连、桂枝、干姜、川花椒各4.5g，黄柏6g，细辛、甘草各3g，乌梅、当归、酒黄芩各9g，白芍12g，分3次服，1剂烦呕停止，2剂痛止苔退，但觉上腹微胀，嗳气，宜培补气血以固胎元：党参、白术、白芍各12g，茯苓、当归、苏梗、砂仁各9g，甘草3g，5剂，痊愈出院[3]。

引用文献

［1］顾介山.胆道蛔虫病的辨证论治［J］.江苏中医，1965,（4）：13，14.

［2］徐正奎.胃脘痛7例的辨证体会［J］.江苏中医，1965,（4）：23.

［3］肖独青.妊娠胆道蛔虫病二例治验［J］.中医杂志，1966,（3）：31.

（二）枢机郁结候（胆胃虫积转证）

胆胃虫积证·枢机郁结候，为胃肠虫积，与肠中糟粕搏结，化燥化火，郁结胆胃枢机，表里之气，失其宣通。其以表阳失和与里热燥结之脉症为主，可兼见胆胃气失通降之症象。

通称：虫积内结。

病名：［中医］虫结。［西医］胆道蛔虫引起胆囊炎。

病因病机：胆胃虫积郁结，因肠中虫积与糟粕相搏，化燥化火，燥结于中，阻滞胆胃枢机，不能宣通于表里，外则表阳失和，里则气失通降。

证象组合：阳郁+不调+气郁+气结

主症：**【阳气不和】症象**：①面色㿠白，面部有白色虫斑。②肢冷厥。③汗出。④口中流涎。

【腠理不调】症象：寒热往来。

【津气蕴炽】症象：①面赤身热。②心中懊侬，烦热不安，睡中龂齿。③口干思饮，唇燥口渴。④巩膜黄染，小溲深黄如橘色。④大便秘结。小便赤涩，或赤痛。**舌象**：①舌红苔黄厚。②舌黄燥。**脉象**：①脉洪数。②脉数实。

副症：**【气机郁结】症象**：①心窝阵痛，腹满腹硬拒按。②腹痛哭闹，撞心塞痛，痛甚则汗出。③右剑突下扪之有块状如鸡子大。**脉象**：①脉沉滑数。②沉实。

【气机不降】症象：①呕吐黄绿苦水，有臭气。②呕出蛔虫。

宾症：【清空不宁】症象：①头痛。②耳聋。

治则：当以驱虫行气，清下燥结为主，兼以疏利枢机，亦和解兼下之法。

方证

1.胆蛔汤证：邓铁涛方[1]。治胆道蛔虫，每日1~2剂。

乌梅、郁金各12g，槟榔18g，使君子、榧子各30g，苦楝皮15g，如兼发热黄疸，加鸡骨草、茵陈、柴胡、大黄之属。

2.小承气汤加味证：徐子评方[2]。治胆道蛔虫症：腹满拒按，心烦，舌微红苔黄，脉洪数，详见病案1。

大黄、黄芩、白芍、乌梅、川楝子各9g，厚朴、枳壳、黄连各6g，苦楝皮15g。

3.乌梅丸合茵陈蒿汤化裁证：左荫黄方[3]。治胆道蛔虫引起胆囊炎巩膜黄染，小溲深黄如橘色，详见病案5。

乌梅、茵陈蒿、川楝子、槟榔各9g，炒黄柏、生山栀、炒枳实、炒竹茹、炒大黄、广郁金各6g，黄芩4.5g，软柴胡、胡黄连各3g。

论著和讨论

本证候虫积挟肠中糟粕化燥化火，燥结肠中，阻滞胆胃枢机，治则以驱虫行气，清下燥结为主，兼以疏利枢机为法。如李秀庭治胆道蛔虫实热型，撞心塞痛，腹硬拒按，心中懊侬，坐卧不安，呕吐蛔虫，或黄绿苦水，有臭气，面赤身热，口干欲饮，便干溲黄，或赤痛，脉沉数、滑数、沉实。乌梅、黄连、黄柏、川楝子、元胡、郁金、使君子肉、枳壳各9g，细辛1.8g，川花椒3g，桂枝4.5g，槟榔15g，可加大黄、枳实、青皮、玄明粉、二丑、茵陈、胆草、玄明粉……[4]

病案举例

1.**徐子评**治胆道蛔虫症：沈某英，男，17岁，一月前开始上腹疼痛，阵发性加剧，拒按，呕吐黄水及蛔虫十余条手术后，诊断：胆道蛔虫并局限性腹膜炎，手术见胆囊如梨，胆总管粗如小肠，切开取出蛔虫42条，放入“T”型管引流。术后开始发热38.3℃，大便虽通不畅，上腹痛复作，每天有蛔虫从“T”型管爬出，经山道年酒精液注入未效，腹满拒按，心烦，舌微红苔黄，脉洪数，此时胃家实为主，以通腑泄热为主，兼疏胆安蛔，小承气汤加味（组方见方证），2剂，大便已畅，腹痛已减，但仍感腹胀痛，苔黄脉数，蛔虫仍爬出，以清泄胃热为主：黄芩、川楝子、山茱萸、山药、薏苡仁各9g，黄连、陈皮各6g，白芍、乌梅各12g，苦楝皮15g，3剂，蛔虫不再上爬出，而大便排出10余条，腹痛消失，唯精神软弱，气短，肤色失华，邪去正虚，以扶正为治：党参、黄芪、当归、白术、乌梅各9g，茯苓、白芍各12g，陈皮、枳实各6g，川楝子15g，10剂愈[2]。

2.**顾介山**治胆道蛔虫实热型：周志芳，女，22岁，七天前半夜猝然上腹痛，梦中惊醒，阵发性加剧，排出蛔虫6条，痛势依然。上腹痛阵作，痛剧四肢发冷，出冷汗，体检腹平软，体温38.8℃，舌苔黄腻，脉弦数。清热安蛔法：乌梅、槟榔各15g，川花椒、黄柏、川楝子、柴胡各4.5g，白芍、使君子肉各12g，大黄9g，胡黄连3g，雷丸、苦楝皮各30g。一剂，大便三次，痛减未止，原方去大黄，加党参12g，榧子、郁金各9g，2剂，痛止24小时，又微作，再2剂，痛平纳增，痊愈出院[5]。

3.**李秀庭**治崔某某，男，30岁，八天前突然感到上腹痛，加剧三天，闷疼拒按，发热心烦，恶心呕吐蛔虫及黄绿水；痛剧时不敢用力呼吸，并向两肩背放射。三天不能进食，大便干燥，脉沉数，舌质红，苔白厚而黄腻。肤肌紧张，有压疼及反跳痛。X线钡餐透视：在十二指肠及胆道均有大量蛔虫样影发现。诊断：胆道蛔虫病“实热型”。清热驱虫，疏肝泻胆：乌梅、黄连、黄柏、炒山栀、郁金、使君仁、二丑、玄明粉（冲）、青皮各9g，细辛1.5g，川椒、桂枝各3g，川楝子12g，槟榔15g，水煎二次服。二诊：昨夜腹疼两次，每次约十分钟，腹部仍压疼，稍有发热，恶心呕吐已止，大便已解下蛔虫15条，脉沉数，舌苔黄白。前方去二丑、玄明粉继服之。三诊：腹痛基本已止，但右上腹部稍有压痛，热已退，脉微数。处方：乌梅、黄连、川楝子、元胡各9g，细辛1.5g，川椒3g，丹参12g，槟榔15g，青皮6g。四诊：右上腹部仍觉压痛，余症消失，以前方稍加更动，二剂痊愈[4]。

4.**刘济安等**治胆道蛔虫：孙某某，女，40岁，心窝部阵痛伴呕苦水10天，曾呕蛔虫1条，身热口干，大便秘结，舌红苔黄厚，脉数，为肠胃积热，蛔虫上扰，宜泄胃肠积热，安蛔缓痛：乌梅30g，苦楝皮24g，槟榔15g，使君子、木香各9g，川黄连、大黄各6g，煎600ml，每四小时服100ml，2剂痛止，未便蛔虫，给驱蛔灵4g顿服，便出蛔虫10余条而愈[6]。

5.**左荫黄**治吴姓，女，9岁。1964年11月3日初诊。患儿初则寒热往来，继则腹痛哭闹，痛甚则汗出，肢冷厥，右剑突下扪之有块状、如鸡子大，呕吐绿水。5天来，呕出蛔虫8条，纳呆不思食，口干思饮，巩膜黄染，小溲深黄如橘色；大便5天未解。平时口中流涎，面色皖白，鼻孔发痒，睡中龂齿。面部有白色虫斑（经西医诊断为胆道蛔虫引起胆囊炎）。治仿乌梅丸合茵陈蒿汤化裁（组方见方证）。11月4日：药后寒热已退，大便连解2次，中夹蛔虫12条，腹痛已减，呕吐亦止，能入睡，巩膜黄染渐退，能食少量糕汤：乌梅、川楝子、草决明各9g，软柴胡、木通、胡黄连各3g，茵陈蒿12g，炒枳实、生山栀、炒黄柏、广郁金、豨莶草各6g。上药续服2帖，患儿已能行走，诸症减轻，剑突下按之不痛，扪之无块状，饮食恢复正常。继服疏肝利胆、渗湿杀虫剂以巩固疗效[3]。

引用文献

［1］邓铁涛.邓铁涛医集［M］.北京：人民卫生出版社，1995：29.

［2］徐子评.治愈手术无效的胆道蛔虫症一例［J］.中医杂志，1964，（9）：21.

［3］左荫黄.胆囊炎的证治（47例临床疗效）［J］.上海中医药杂志，1966，（4）：144.

［4］李秀庭.对胆道蛔虫病辨证施治规律的探讨［J］.江苏中医，1965，（5）：7，8.

［5］顾介山.胆道蛔虫病的辨证论治［J］.江苏中医，1965，（4）：14.

［6］刘济安.治疗胆道蛔虫病的经验介绍［J］.中医杂志，1966，（3）：32.

三、肝脾虫积证（虫积并病）（3候）

肝脾虫积证，为虫积日久，以致肝脾失调之证。以虫积小肠，致失其受盛之能，水谷精微，不能转输于脾，脾气渐虚，不能散精于肝，肝气亦衰，以致肝脾失调，是虫积兼肝脾之证。

脾虚不能养肝，土虚不能安木，致肝之生气不振，肝寒内起，木火不得泄越，逆于脾土，故多见虚实寒热错杂之证。其为病初为肝经木火郁蒸于内，久必耗伤胃液肝血，而有脾胃失和，燥湿互胜；或肝气失调，虚实相兼；甚则阴浊内盛，木火上逆，胃失和降，皆为寒热虚实夹杂之证。其治则当以调其肝脾，解其寒热，和其虚实，以调其本，再参以驱虫安蛔，以除其标。

证候别称：脾胃不调，燥湿互胜，厥阴寒热错杂之证，肝寒犯胃。

病名：［中医］虫积，蛔厥，蛔厥心痛，虫痛，虫泻，头痛，多汗，疳疾，脏寒腹痛，夜盲，胁痛。

证候系统：详见图3-12-11。

本证———木火郁蒸候

转证———脾胃不和候

变证———木火郁逆候、胃阳虚逆候

图3-12-11　肝脾虫积证证候结构图

（一）木火郁蒸候（肝脾虫积本证）

肝脾虫积证·木火郁蒸候，为虫积于中，脾气失运，肝火内动，木火不得宣泄，郁蒸于肝脾气血之中。见症以肝脾气血两蒸之脉症为主，可兼见上中气郁与阳气失和之症象。

通称：肝火虫积。

病名：［中医］虫积，头痛，多汗。［西医］脑型肺吸虫。

病因病机：肝脾虫积郁蒸，由虫积郁滞肝脾，脾气失健运之权，上中气失宣降，阳气失和。肝郁动火，木火不得宣泄，郁蒸肝脾气血之中，而成郁蒸之候。

证象组合：气郁＋气蒸＋血蒸＋清空＋阳郁

主症：**【气机不宣】症象**：①咳嗽。②肝区疼。③腹部膨隆。**舌象**：舌苔白厚。

【津气蕴蒸】症象：①口干苦，口渴欲饮水，心烦。②白天汗出涔涔，夜晚大汗淋漓。③饮食倍增，睡眠龂齿。④大便稍干，小便黄。**脉象**：脉弦数。

【血热蕴蒸】症象：①口唇红赤。②眼红肿羞明。③烦躁易怒。**舌象**：舌红少苔。

副症：**【清空不宁】症象**：头剧痛。

【气机不降】症象：呕恶。

宾症：**【阳气不和】症象**：①面色无华，头发稀疏。②白睛多虫斑。

治则：当清疏肝之木火，以两解气血之内蒸；驱虫消积，以助脾气之健运。

方证

1.钩藤百部汤证：李斯炽方[1]。治脑型肺吸虫：头左侧后部阵发性剧痛，详见病案1。

钩藤、白蒺藜各12g，菊花、黄芩、使君子、桑叶、川楝子、丹皮、百部各9g，蝉衣、薄荷各6g，榧子10g。

2.使君子散加味证：何珉方[2]。治白天汗出涔涔，夜晚大汗淋漓，伴烦躁易怒，饮食倍增。口渴欲饮水，睡眠龂齿，大便稍干，小便色黄。详见病案2。

使君子肉、芜荑、鹤虱、槟榔各10g，苦楝根皮15g。水煎服。

论著和讨论

本证候虫积郁滞肝脾，脾气失运，肝火内蒸，其治则当以清肝和脾，驱虫消积为法。如《李斯炽医案》编者按："初诊时头痛等症状仍然存在，同时又出现肝区疼痛，心烦、咳嗽等症。就其症状分析，应属肝气郁热犯肺兼挟外风之证，但据西医检查，又确属肺吸虫为患。初诊时按中医辨证施治，症状只得暂时缓解，说明本病如纯按中医传统治法，只能缓解由肺吸虫引起的某些症状，如不采取中西医结合配合杀虫进行治疗，则难以根治。在这一思想指导下，拟在辨证论治的基础上，加入杀虫药物。故在新法中加入疏肝止咳药，再加榧子、使君子、金铃子、百部以杀虫，其中金铃子兼能疏肝，百部兼能止咳。"[1]

病案举例

1.李斯炽治脑型肺吸虫：李某某，男，17岁，头左侧后部阵发性剧痛，左眼红肿羞明，白睛满布红丝，热泪盈眶，右目较轻，口干苦，小便黄，肝区疼，心烦咳嗽，脉弦数，舌红少苔。纯属肝热犯肺挟外风所致，用清肝平肝凉血疏风法（组方见方证）[1]。

2.何珉治张某，男，3岁半。一岁开始出汗较多，夜睡不安，多次在我院或其他医院诊断为"佝偻病"或疑为结核感染，服用鱼肝油、钙片或异烟肼及养阴清热止汗的中药，无效。近两月来，白天汗出涔涔，夜晚大汗淋漓，伴烦躁易怒，饮食倍增。口渴欲饮水，睡眠龂齿，大便稍干，小便色黄。检查：消瘦，头发稀疏，面色无华，精神尚佳。白睛多虫斑，口唇红赤，舌苔白厚，心肺（-），腹部膨隆，脉象弦数。脉症合参，此乃中焦湿热虫积为患，治当驱虫为先，后拟清热止汗。故投使君子散加味（组方见方证）2贴。5天后来诊，家长喜形于色，述药后患儿相继3次排出蛔虫50余条，现汗出已止，饮食减少，腹胀亦消。继予珠黄散5瓶，每次半瓶，一日2次，以清中焦之湿热。其后又予加味异功散（党参、茯苓、白术、陈皮、甘草、神曲、麦芽、山楂），理脾和胃，以善其后。两个月后追访，家长述自上次服药后，患儿汗出未作，嬉戏如常，形体渐胖，睡眠及饮食均佳，二便调和，告痊愈[2]。

引用文献

［1］成都中医学院.李斯炽医案（二）［M］.成都：四川人民出版社，1978：41.

［2］何珉.小儿"汗证"验案一则［J］.北京中医学院学报，1985，(2)：29.

（二）脾胃不和候（肝脾虫积转证）

肝脾虫积证·脾胃不和候，为虫积于中，郁滞肝脾，脾气失健运之常，而得停湿；肝火内起，耗伤胃液，而成脾胃失调之证。杂病家通称为脾胃不调，燥湿互胜之证。其见症以脾虚气滞，与肝火伤液之脉症互见。

通称：脾胃不调，燥湿互胜。

病名：［中医］疳疾，虫泻，夜盲。

病因病机：肝脾虫积虚滞，因肠中虫积而致肝脾郁滞，脾失运化，湿浊内停；肝郁动火，灼伤胃液，胃燥脾湿，而肝火内起，而为脾胃失和，肝脾失调之证。

证象组合：气虚+气滞+液灼+水泄+气郁

主症：**【气虚失充】症象**：①面色萎黄，面色无华，目陷声低，精神极惫。②肌肉消瘦，手足枯细。③头发稀疏，面部出现花白色斑。

指纹：指纹淡。**舌象**：舌质淡。**脉象**：脉细弱。

【气机不利】症象：①腹胀大露青筋。②脐周扪及蛔虫缠结之条索状物。**舌象**：舌苔白厚。

副症：**【津液消灼】症象**：①低热不清。②烦哭不止，夜卧不宁。③睡眠龂齿。④毛发焦枯。⑤大便燥结，尿频，小便色黄。⑥夜盲，眼角膜干燥，怕光。**舌象**：舌干。**脉象**：脉弦数。**指纹**：沉滞青黑冲命关。

【水谷不分】症象：腹泻日久。

宾症：**【气机不宣】症象**：①面黄肌瘦，表情呆滞。②恶食纳呆。

【气机不降】症象：干咳息促。

治则：当健脾燥湿，清肝泻火，驱虫逐积，虚实兼顾，润燥并用。

方证

1.疳积散证：杨梦兰家传验方[1]。治疳积，恶食纳呆，肌肉消瘦，面色萎黄，手足枯细，腹胀大露青筋。

红参、当归、胡黄连、芦荟、干蟾皮各9g，芜荑15g，使君子仁12g，木香、灵脂、川芎、青皮、广陈皮、夜明砂、红花、鸡内金各6g，朱砂3g，共研细末，每服0.2~0.9g，日2次，重症服2~3周。

2.党参麦芽汤证：李聪甫方[2]。治疳疾：低热不清，烦哭不止，恶食纳呆，大便燥结，肌肉消瘦，面色萎黄，手足枯细，腹胀大露青筋，详见病案1。

党参、炒白术、酒白芍、当归身、白云苓、鸡内金、炒麦芽、炒六曲、花槟榔各3g，怀山6g，广陈皮、炒枳实、炙甘草各2g。

3.明目鸡肝散证：高哲睿家传方[3]。治夜盲。

牙硝24g，朱砂6g，共研细末，每包1.5g，日服半包。鸡肝30g，蒸服，或猪肝代。

4.驱虫四苓汤证：高哲睿方[3]。治虫泻。

苦楝根皮、使君子、榧子肉、茯苓、猪苓、白术、泽泻、川厚朴、苍术、内金。

论著和讨论

本证候肠中虫积，而郁滞肝脾，脾气失运，肝火灼胃，致湿滞液伤，燥湿互胜，其治则当健脾清肝，驱虫燥湿为法。如梁曼华说：虫泻是儿科常见病之一，发病率较高，农村临床所见的小儿腹泻属于虫泻者为数不少。寄生虫（多为蛔虫）在肠道繁殖，而受其代谢物或死亡分解的虫体的严重干扰而产生大便频繁，糟粕不化等症即所谓虫泻。本病与消化不良不同，因寄生虫的存在，常见性情急躁，睡中龂齿，颜面皮肤出现花白色斑块。早期嗜食无度，晚期不思饮食，毛发焦枯，面黄肌瘦，肚腹膨大，下腹部触诊可扪及略有触痛的条索状物，病儿多有脐周隐痛史，多数患儿因持续腹泻，营养吸收障碍，缺乏维生素A而致夜盲，甚至失明。高哲睿老中医临床经常遇到虫泻迁延不愈来诊者，究其原因有二：一是“见泻治泻”。由于本病表现为腹泻，而虫泻症象早期常不明显，故往往作消化不良论治，而忽略了寄生虫的存在，致虫毒得不到及时治疗。二是“只见正虚，不见邪实”。明知虫毒为患，又恐腹泻日久，体质虚弱，不耐攻伐，不以驱虫排毒为要务，姑息因循，专事助脾，甚者滥用温补、收涩，将虫毒、宿食、湿邪一概补住，无路可出[3]。

高哲睿老中医认为，本病主要是虫毒壅聚，阻碍运化之机。脾主运化，喜燥恶湿。虫毒内扰，脾阳受伤，运化无权则水易为湿，谷易成滞，不能化水谷生津液以输布周身，清浊不分，合污下降，并走大肠而成泻。故本病治疗首当驱虫排毒，佐以渗湿健脾。他自拟驱虫四苓汤，通过多年实践，疗效很好。驱虫四苓汤（组方见方证）。方中使君子、苦楝根皮、榧子肉驱虫排毒，四苓渗利分清，佐苍术、川厚朴，内金燥湿健脾化食，诸药配伍，驱虫意在安正和脾，寓健脾于逐虫之中。蛔虫排出后，大便可日见正常，则减去驱虫药，稍加怀山、莲肉之属以健脾助运，巩固疗效。若继发夜盲，驱虫四苓汤加夜明砂、草决明、谷精，并服明目鸡肝散（组方见方证），一般连服2~5次即能痊愈[3]。

病案举例

1.李聪甫治疳疾：李某某，男，3岁，哺乳不足，饮食杂进，消化不良，发生低热不清，烦哭不止，恶食纳呆，大便燥结，肌肉消瘦，面色萎黄，手足枯细，腹胀大露青筋，口渴尿频，毛发焦竖，目陷声低，夜卧不宁，干咳息促，精神极惫，指纹沉滞青黑冲命关，舌干脉数。属饮食失节，久积成疳。当益脾厚胃，化积驱蛔。归芍异功意加味（组方见方证）[2]。

2.高哲睿治陈某某，男，4岁，患儿腹泻3个多月，经当地多方治疗无效。有的医师虽认为蛔虫所致，但恐其腹泻日久，质体虚弱，不敢施用驱虫药。小孩现每日大便3~4次，有时10余次，夜卧不宁，不思饮食，磨牙，近来常随大便排出蛔虫一二条，并于5日前继发夜盲。检查所见：面部出现花白色斑，面黄肌瘦，毛发焦枯，表情呆滞，腹部膨大，触诊于脐周扪及蛔虫缠结之条索状物，脉细弱，指纹淡，舌质淡，眼角膜干燥、怕光，呈高度营养不良状态。诊断：虫泻。驱虫四苓汤加减：使君子、夜明砂、草决明、茯苓、猪苓、泽泻各4.5g，苦楝根皮、榧子肉各9g，苍术、白术各3g，日1剂，兼服明目鸡肝散（组方见方证），每日半包，连服3日。二诊：服药2剂后，排出蛔虫百余条，再服1剂，陆续排出10余条，大便次数明显减少，食欲增进，夜盲已愈。原方减去驱虫药，加内金3g、怀山9g，再进3剂。三诊：大便正常，精神活泼。处以焦锅巴30g，炙甘草4.5g，川厚朴、白术、内金各9g，怀山、莲肉各15g，研末。饭前用开水冲服3g。患孩服药1料，腹泻未再发。两年后其父带小孩来访，已健康如常儿[3]。

引用文献

［1］刘韵远，杨梦兰.小儿厌食证治［J］.中医杂志，1986，(6)：6.
［2］李聪甫.李聪甫医案［M］.长沙：湖南科学技术出版社，1979：208.
［3］梁曼华.高哲睿老中医治疗虫泻经验［J］.新中医，1978，(1)：18，19.

（三）木火郁逆候（肝脾虫积变证）

肝脾虫积证·木火郁逆候，系由虫积郁滞，郁遏肝脾阳气，寒从内起，肝中木火不得宣泄，冲逆于上，伤寒家通称为厥阴寒热错杂之证。其见症虽以木火冲逆之症象显明，但可兼见内热蕴蒸与阳气不和之脉症。

通称：厥阴寒热错杂之证。

病名：［中医］蛔厥，虫痛。

病因病机：郁肝脾虫积逆，因虫积郁滞，郁遏肝脾阳气，寒起于内，肝中木火不得宣泄，冲逆于上下，阻滞阳气，消灼津液。张感深曰："厥阴之病，寒热错杂，肝木升发过旺，最易化火，吐利、消渴、疼热之症临床多见。"

证象组合：气郁+气逆+气蒸+津泄+液灼+阳郁+清空

主症：**【气机不宣】症象**：胸中窒闷，善太息，心下急。

【气机冲逆】症象：①右上腹疼痛，右上腹痛如刀绞，时痛时止。②心中疼热。③吐蛔。④呕吐酸水，呕逆黄涎。⑤呼吸迫促，虽炎热天气仍身被棉袄。

【津气蕴蒸】症象：心中疼热烦躁。**舌象**：①舌质红苔薄黄。②舌苔薄黄腻。

副症：**【清空不宁】症象**：眩晕倒地，上呕下泄。

【热迫津泄】症象：吐利。

宾症：**【阳气不和】症象**：①面色青黄，面色晦暗。②形瘦神疲。③畏寒，时烦躁不安。④四肢厥冷。⑤胃部疼痛剧烈，不能转侧伸直，喜按。**脉象**：①脉沉细数。②脉沉细。

【津液消灼】症象：口渴，喜饮。

治则：当温通肝脾之阳，清降木火之逆，驱虫与安蛔同用。

方证

乌梅丸证：张仲景方。功能温脏安蛔。治蛔厥，烦闷呕吐，甚则吐蛔，时发时止，得食即呕，手足厥冷，腹痛时作。

乌梅三百枚，干姜十两，黄连十六两，当归、蜀椒各四两，细辛、炮附子、桂枝、人参、黄柏各六两。蜜丸，如梧桐子大，每服十丸，日三次。

论著和讨论

本证候虫积郁滞肝脾，阳气郁遏，寒起于内，木火冲逆。仲景曰"伤寒脉微而厥，至七八日肤冷，其人躁无暂安时者，此为藏厥，非蛔厥也。蛔厥者，其人当吐蛔。今病者静，而复时烦者，此为藏寒。蛔上入其膈，故烦，须臾复止；得食而呕，又烦者，蛔闻食臭出，其人常自吐蛔。蛔厥者，乌梅丸（组方见方证）主之。又主久利"（《伤寒论》338条）。其治则当温脏与清降并用，驱虫与安蛔同法。张感深先生曾说："厥阴之病，寒热错杂，肝木升发过旺，最易化火，吐利、消渴、疼热之症临床多见，故仲景方中黄连用十六两，仅次于乌梅。有谓黄连苦寒不宜用者，不知内有姜、附、椒、桂之温，虽清热而不伤脾胃之阳，况苦能清热，亦能渗湿，虽大剂运用，亦无妨害。"常用9~18g，多能应手取效[1]。

病案举例

1.尤在泾治某，蛔厥心痛，痛则呕吐酸水，手足厥冷，宜辛苦酸治之：川黄连，桂枝，当归身，延胡，乌梅，川花椒，茯苓，川楝子，炮姜[2]。

2.李月治蛔痛腹痛半月：黄某某，女，22岁，服驱虫药、小陷胸汤、大柴胡汤及行滞止痛药未效，呻吟不止，呕逆黄涎，面色晦暗，呼吸迫促，胃部疼痛剧烈，不能转侧伸直，喜按，虽炎热天气仍身被棉袄而畏寒，时烦躁不安，几日汤水不进，舌苔薄黄腻，脉沉细。此脏寒蛔动发痛，温脏安蛔，平肝定痛，乌梅丸加味：党参、附片各9g，细辛3g，乌梅、干姜各6g，桂枝、焦黄柏各4.5g，川花椒20粒，黄连1.8g，白芍12g，使君子7枚，川楝子5枚，吴茱萸1.8g，2剂痛止呕定，原方加减，一周能饮食，做轻活[3]。

3.周连三、张感深治蛔厥：彭某某，男，13岁。3日来右上腹疼痛，吐蛔1条，以脾胃虚寒论治，其病不减。求治于周连三先生。证见：形瘦神疲，面色青黄，右上腹痛如刀绞，时痛时止，心中疼热，呕吐酸水，四肢厥冷。舌质红苔薄黄，脉沉细数。此属厥阴阴邪化寒的蛔厥之证，治宜清上温下，温脏驱蛔：乌梅24g，细辛、蜀椒各4.5g，黄连、黄柏、当归、党参各6g，炮附子、桂枝各9g，槟榔15g，干姜18g。服1剂，自觉四肢厥冷减轻，但心中疼热不解，又加烦躁口渴，喜饮。急来诊治，恰逢张感深老先生，确诊蛔厥无疑。乌梅丸乃的对之方，出现反应的原因在重视下寒而忽视上热，重用干姜而轻用黄连，遂减干姜为9g，增黄连为12g，加大黄12g，服2剂而愈[1]。

引用文献

［1］唐祖宣.周连三、张感深老中医对乌梅丸中干姜、黄连的应用经验［J］.浙江中医药，1981，16（5）：215.
［2］柳宝诒.增评柳选四家医案［M］.南京：江苏科学技术出版社，1983：51.
［3］李月.乌梅丸临床应用经验点滴［J］.中医杂志，1964，（8）：29.

第十三章　虚证门（41证192候）

【关键词】气虚证，血虚证，阴虚证，阳虚证，气血两虚，阴阳两虚，津液不足，虚风，虚燥，虚火，虚寒，虚痰。

《素问·通评虚实论》云："精气夺则虚"，何西池曰："虚者正虚也，谓其人正气虚衰也。"[1]是以虚证为脏腑精气不足之证。气、血、阴、阳均为脏腑之精气，故虚证有气、血、阴、阳之分。**气虚证**为虚证之轻浅之证，**血虚证**则较深，**阴虚证**与**阳虚证**，则为虚证中深重之证候。

气统于血，气能生血，故气虚者亦易致血虚；血能载气，血虚者气亦不足。尤以失血家，多气随血脱，是血虚亦能致于气虚，故多**气血两虚**之证。阴阳互根，阳生则阴长，孤阳不生，独阴不长，是故阳虚久必损于阴；阴虚之甚，阳失阴恋，亦多孤阳浮越，是故阴虚之久，亦可损及于阳，是以**阴阳两虚**之证亦不少。此外**津液不足**者，亦虚证之类。素有阳津阴液之分，生化津液者为气，运行津液者亦为气，故气虚之证常有津气或津液不足之候，而液为阴，常伴于阴血，故血虚、阴虚者，常有血液或阴液不足之候。

因虚亦可致邪，《素问·调经论》云："阳虚则外寒，阴虚则内热。"阴血不足，则内热生风，是为内风，即**虚风**之证。由于阴血失于濡润，则**虚燥**内起；燥甚则火动，而为**虚火**之证。阳气不足，则**虚寒**内起。阳气不足以化气行津，则津液蓄聚而成痰，是为**虚痰**之证。均为因虚以致邪之证。

证候系统：详见图3-13-1。

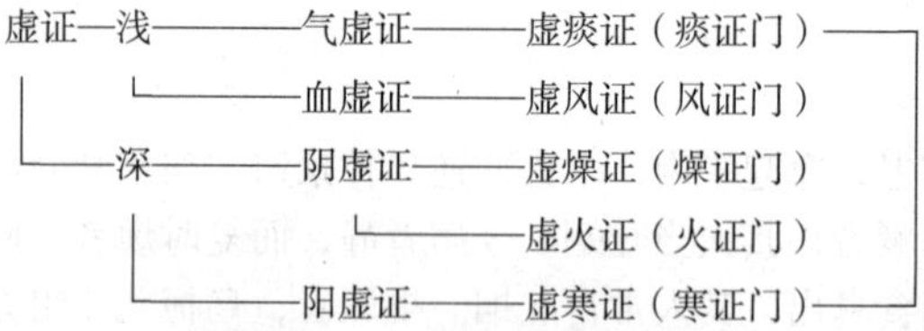

图3-13-1　虚证门证候结构图

气虚证：气虚失充：面淡黄或白，倦怠嗜卧，少气乏力，自汗多汗，轻声懒言，皮毛急薄毛落，食少便溏。**血虚证**：血虚失荣：面色淡白，形容憔悴，毛发脱落，皮肤黄，饥渴消瘦，唇舌淡白，皮肤甲错，爪甲干枯，手足心热。**阴虚证**：阴虚失荣：形容枯槁，内热口渴，腰膝酸软，口燥舌干，目涩咽干，潮热颧赤，五心烦热。**阳虚证**：阳虚不振：恶寒肢冷，或身冷如冰，甚则厥逆蜷卧，喜热畏寒，唇舌爪甲淡白。

虚证是人体气血阴阳呈现出虚损和不足的一系列状态，以清窍失养、经脉不荣、络脉不荣、神气不振等基本症象为特征，治疗上多以补益为主，以求气血充足、阴阳平衡。当然，气血脏腑虚弱的时候，也会出现气血阴阳相对偏盛的虚火、虚寒等症象，治疗上自然与实证的气血阴阳有偏不同。如虚而夹邪，祛邪的时候，处处必须照顾正气。历代医家对此积累了丰富的经验，有许多可资借鉴的方法、方剂和医案。

中医对虚证的治疗，不同于西医还原论的补法，不一定或者说不完全是缺什么补什么，因为中医积累有对生理气机的升降出入以及中药升降浮沉的立体认识，比如，补气时必兼有顺气理气、升清降浊药物的协同，且补气不忘养血，如补中益气汤就是很典型的例子；补血时亦兼有活血祛瘀、益气养阴等药物协同，如四物汤用川芎活血、芍药敛阴。

精气神今谈：千古以来，对精气神的认识和理解各有不同，包括修炼、养生，甚至艺术，有的很玄乎。比如，人体的修炼上，有的人主张，炼精化气，炼气化神，到底精、神为何物？古人认为：肾藏精，心藏神。这个精指先天生育之精，另有脾所主的水谷精微之精。这个神，书上指神明、神志。但中医讲的神是神，志又是志。志有五：喜怒悲恐思。那么，精气神是怎样通过"化"串起来的呢？鄙意以为，这个精实际上就是水谷精微，不是先天之精，是物质的营养。营养转化为气机，即生命运动，这很好理解。神呢？不是光指神明神志，艺术上，比如歌唱、绘画，哪有神明神志？我的理解就是精细动作。炼气化神就是练习，或者叫修炼，这在武术、艺术上好理解，经过练习，达到精确表达，做到气韵生动，就达到了神的程度。

普通人也能做到这个精气神吗？当然。比如，一个孩子从拿勺子吃饭尚不能送入口中，到能够用筷子准确夹到菜，诸如此类算不算这样的过程？或许有人会问，这是自然的生命过程，有什么奇怪的，能提到这个精气神的高度吗？我认为必须提高到这个高度，因为我们日常见到的许多普通生命都是通过修炼得来的，如果先天虚弱的儿童，发育尚且困难，可能就做不到精细的程度。还有丧失了锻炼的时期，所谓的“狼孩”可能就不能做到语言表达等精细动作。而且，有些精细动作时间长了会退化，平常人会说“手生了”，有些长期生活在国外的人，汉语表达就会出现障碍。中风的病人，用筷子、书写、说话等精细的功能就会丧失，而且修炼的通道也有可能阻塞。所以，精气神的转化就是物质-活力-精细的转化修炼过程，关键是气机的健康运转和保持，不至于出现虚衰、臃肿和阻滞，才能达到“神”的状态。

引用文献

［1］何梦瑶.中华医书集成·医碥［M］.北京：中医古籍出版社，1999：8.

第一节　气虚证类（12证51候）

气虚证，为脏腑气虚不足之证。精、气、神为人身之“三宝”，其中尤以元气为主，系生命之根蒂。气壮则盛，气虚则弱，气返则生，气逝则亡。元气所在，充斥内外。虽脏腑均有其气，然上焦之气则主于肺，主呼吸之天气；中焦之气则主于脾，主水谷之精气；下焦之气主于肾，是专司先天之气，为元气之根。气之所以致虚，一为大病久病，邪气与药气所伤而虚；一为劳倦、饮食、七情、色欲等过度，以致耗伤而虚。《素问·经脉别论》云“脾气散精，上归于肺”，《灵枢·决气》肺气散津，“若雾露之溉”。气中饱含津液、精微，故气虚亦可致津液、精微之不足。气虚证中亦多津气、气液、气阴两虚之候。补气之中，常兼生津、滋液、养阴之法。又以气为血帅，气能生血，气虚则血失统摄，多致血不归经而外溢。气虚不足以生血，均可致血虚，故气虚之证多兼血虚。是其治则于甘温大补元气之余，当兼以养血，亦具阳生阴长之义。

气虚之证，有三焦之分，上焦气虚在肺，其病机为浅；中焦气虚在脾，病机较深；下焦气虚在肾，已虚及气之根本，故病机最深。而又以脾气虚为气虚之最，上可及肺，或“土不生金”，由脾气虚以致肺气虚；或“子盗母气”，由肺气虚及脾气，故以肺脾气虚证为上焦气虚之本病；肺主气属卫，肺气不足以固卫，致卫气亦虚，脾胃脏腑相连，脾虚必及于胃，故以肺卫、肺胃气虚证为上焦气虚之合病；上并于心，下并肝肾，是以心肺、肝脾、肺肾气虚证，为上焦气虚之并病。

中焦为脾胃所居，脾胃气虚证，为中焦气虚之本病；下合二肠，为仓廪之本，脾胃气虚久必累及二肠，故以胃肠气虚证为中焦气虚之合病；仓廪空虚，上不足以奉心生血，下不足以充养肝肾，因而并心、肝、肾俱虚，故心脾、心肝、肝脾、脾肾气虚证，均系中焦气虚之并发之病。

下焦为肝肾所居，肝肾母子之脏，所谓“乙癸同源”，同荣同损，故肝肾气虚证，为下焦气虚之本病；肾为先天之本，为元气之根，他脏气虚，久必伤及根本，而根本之虚，更可累及他脏，是故下焦气虚，可由他脏气虚证深化而来，而下焦气虚，亦可合并他脏而发，故肝肾气虚证，多与他脏合病，如上焦合肺之肝肺、肺肾证；中焦合脾之肝脾、脾肾证。故不另立专证，肝肾气虚证，当于上中二焦气虚证中求之。

证候系统：详见表3-13-1。

表3-13-1　气虚证证候结构表

	本病	合病	并病
上焦	肺脾气虚证	肺卫气虚证、肺胃气虚证	心肺气虚证、肝肺气虚证、肺肾气虚证
中焦	脾胃气虚证	胃肠气虚证	心脾气虚证、心肝气虚证、肝脾气虚证、脾肾气虚证

一、肺脾气虚证（上焦气虚本病）（9候）

肺脾气虚证，为上焦气虚之本病。肺主上焦之气，外主皮毛；脾主中焦之气，外主肌肉。多由劳倦，或思虑过度，内伤于肺脾之气。或久病，大病，或过投克削损伤上中二焦之气。胸中大气之伸展于上下内外，唯赖脾肺之气。肺脾气虚，则升举乏力，清气不升，甚则反而下陷；又以肺脾之气，主运行津液，脾气虚弱则健运无权，不能上输于肺；肺气不足，亦不能敷布水津，因而多津液不化，停滞不行之变；且肺脾气虚，亦不能固摄津液，致津液滑脱；气虚不能统摄阴血，则致血不归经，而流溢于外。其治则总宜温补肺脾之气为主，喻嘉言曰“补以促其运”，补益肺脾之气，是促其运行于内外上下，然后清者升，浊者降，升降有序，则诸病自已。

证候别称：肺气虚弱，中气虚馁，气分不充，大气不升，大气下陷，气虚下陷，清气下陷，清阳下陷，上虚下实，气虚发热，劳倦发热，至虚有盛候，气不摄血，脾不统血。

病名：［中医］眩晕，气虚发热，嗜眠症，气虚头痛，多汗，黄汗，麻木，肉痿，虚痿，虚肿，病后水肿，偏枯，眉棱骨痛，耳聋，鼻渊，虚聋，久喑，视物不清，口眼㖞斜，虚咳，虚喘，久咳，呕血，经期发热，月经前后周期性发热，虚胀，疳泻肿胀，气虚便秘，癃闭，转胞，产后癃闭，消渴，滑泄，久痢，白带，大衄，经漏，经崩，紫斑，肛脱，乳悬，阴挺。

证候系统：详见图3-13-2。

本证——————肺气失充候、脾气不健候
转证——————清气不升候、清气虚陷候、清气下陷候、营卫不行候
变证——————气虚不化候、津气不布候、津气不固候、气液不固候
└——————气虚失摄候

图3-13-2　肺脾气虚证证候结构图

（一）肺气失充候（肺脾气虚本证1）

肺脾气虚证·肺气失充候，系脾气虚弱，以致肺气不足，无力宣降，痰饮内郁，因虚夹实之候。其见症以气虚不充之脉症为主，兼见肺失宣降之脉症。

通称：肺气虚弱。

病名：［中医］虚咳，虚喘。

病因病机：肺脾气虚虚弱，多由久患咳喘，伤残脾肺阳气，脾气健运无力，肺弱敷布无权，致津聚成饮，液聚为痰，痰饮内郁，宣降不利，是因虚致邪，虚证夹实之证。

证象组合：气虚+气郁+表虚

主症：【气虚不充】症象：①少气提之若不能升，吞之若不能续。②倦怠少食，懒言少神。③短气不续，声低。④面㿠，黄白。⑤鼻流清涕。⑥形寒肢冷。**舌象：**舌淡，苔薄白。**脉象：**脉弱。

【气机不宣】症象：咳嗽。**舌象：**舌体无荣，苔根白腻。

副症：【腠理不实】症象：①汗多，稍一活动便自汗淋漓。②每遇风寒便发作咳喘。

宾症：【气机不降】症象：①喉中声如齁。②喘息。③频吐痰涎。④睡时喉中痰声辘辘。

治则：当以温补肺脾之气为主，略佐化痰理气之味。

方证

1.补中益气加茯苓、半夏、五味子证：薛立斋方[1]。治脾肺虚而兼外邪，伤风咳嗽，面白鼻流清涕，详见病案1。

黄芪、党参、白术、柴胡、升麻、陈皮、当归、炙甘草、茯苓、半夏、五味子。

2.加味玉屏风散证：钟良海方[2]。治肺气虚弱，脾阳不振，卫气不固，咳喘遇风寒便发作，平日睡时喉中痰声辘辘，白天每稍一活动便自汗淋漓，食欲减退。患儿面色萎黄，形寒肢冷，舌淡，苔薄白，脉弱。详见病案2。

黄芪90g，白术60g，防风、山药、陈皮各30g，共研细末，每日2次，每次6g，炖大枣水送服。

论著和讨论

本证候肺脾气虚，脾虚不能助肺，肺气不足，宣降无力，痰饮内郁，虚证夹实。其治则当以温补肺脾阳气为主，即所谓“补土生金”之法。略佐化痰理气之品，补中寓消之法。董废翁说：“有病后气虚，不能接续，非喘也，乃气短也。方书用大剂生脉散，少佐陈皮、二母主之。然此乃急症，须大剂八味，加人参两许，方效。”[3]有云：上中二焦，阳气不足，肺气不布，脾气不运，津聚为饮，液聚为痰，咳嗽痰白，不思饮食，少气懒言，面色黄白，少神多汗，食少便溏，肺气不布，咳嗽声低，痰多泡沫，当助敷布，主补中益气汤去升柴，加寸麦冬、五味子。兼肾水不足。咳而短气，下都气丸。或补中益气加半夏、橘饼。林珮琴也说：“肉伤嗽，脉虚气乏，补中益气汤去升、柴，加麦、味。肾虚肺燥喘咳，都气丸加麦冬。”[4]

病案举例

1.薛立斋治佥宪阮君聘，患伤风咳嗽、面白、鼻流清涕。此脾肺虚而兼外邪。用补中益气加茯苓、半夏、五味（组方见方证），治之而愈，又用六君、芎归之类而安[1]。

2.钟良海治孙某，男，8岁。其父代诉：3年前，患感冒，咳喘，发烧39℃。经某医院诊断：感冒合并气管感染。服西药，打针治愈。但日后每遇风寒便发作，咳喘一次比一次严重，平日睡时喉中痰声辘辘，白天每稍一活动便自汗淋漓，食欲减退。患儿面色萎黄，形寒肢冷，舌淡，苔薄白，脉弱。此系肺气虚弱、脾阳不振而致卫气不固。乃予以加味玉屏风散（组方见方证）。服1料后，自汗愈，食欲大增，面色红润。3料后，诸证悉除。至今3年未

见复发[2]。

引用文献

［1］江瓘，魏之琇.名医类案（正续编）［M］.北京：中国中医药出版社，1996：7.

［2］钟良海.加味玉屏风散防治小儿气管炎［J］.新中医，1975，(6)：8.

［3］高鼓峰.医宗已任篇［M］.上海：上海科学技术出版社，1959：169.

［4］林珮琴.类证治裁［M］.北京：中国中医药出版社，1997：97.

（二）脾气不健候（肺脾气虚本证2）

肺脾气虚证·脾气不健候，由脾气虚弱，健运乏力，津液酿痰，上郁于肺，而成虚证夹实之候。见症以脾气虚弱之脉症为主，可兼有肺失宣降之症象。

通称：中气虚馁，气分不充。

病名：［**中医**］久咳，虚咳。

病因病机：肺脾气虚虚弱，多因久咳伤脾，或素体脾气虚弱，健运无权，津液聚痰，上蕴于肺。

证象组合：气虚+气郁+水泻

主症：【**气虚不充**】**症象**：①精神萎靡，四肢倦息。②饮食并废。③痰如鸡子清，咳嗽食后则减。**舌象**：舌体无荣，苔根白腻。**脉象**：①脉沉弱而滑。②脉虚而数。

　　【**水谷不分**】**症象**：久嗽便溏。

副症：【**气机不宣**】**症象**：①痰浓而白，痰随嗽出。②饮食少思，不食。

宾症：【**气机失降**】**症象**：①恶心吐涎。②呕恶不食。

治则：当以补脾益气，以助其运化，略佐化痰降气之品，以利肺气之宣降。

方证

1.六君加苏子米仁证：雷少逸方[1]。治患嗽月余，交冬未愈，详见病案2。

党参、白术、陈皮、法半夏、茯苓、甘草、苏子、薏苡仁。

2.戊己汤证：叶天士方[2]。治风温咳嗽多劳，气分不充，详见病案1。

人参、茯苓、白术、炙甘草、广陈皮、炒白芍。

论著和讨论

本证候系脾虚不能运化，津液酿痰，上蕴于肺，雷少逸曰："此赋禀素弱，湿袭于脾，脾湿为本，脾不运化，酿痰入肺。"[1]古人说"脾为生痰之源，肺为贮痰之器"，雷少逸认为"肺痰为标，当补脾为主"。姚国美说："四肢倦息，痰如鸡子清，属脾气不运，津停成饮，宜归芪异功散助其温化。"[3]故治则当以补脾益气为主，略佐化痰降气之品。有人说："痰浓而白，主补中益气加木香、半夏、白蔻仁。""痰随嗽出，精神萎靡，饮食少思，主助脾运输，六君子汤。"

病案举例

1.叶天士治某，风温咳嗽，多劳，气分不充，戊己汤（组方见方证）[2]。

2.雷少逸治程某，患嗽月余，交冬未愈，脉沉弱而滑，舌体无荣，苔根白腻，神气疲倦，饮食并废，此赋禀素弱，湿袭于脾，脾湿为本，脾不运化，酿痰入肺，肺痰为标，当补脾为主，六君加苏子、薏苡仁（组方见方证），5剂，神气稍畅，痰嗽渐疏，10余剂愈[1]。

3.尤在泾治咳嗽，食后则减，此中气虚馁，宜培中下气法：人参、半夏、秫米、南枣、寸麦冬、炙甘草、枇杷叶[4]。

又治久嗽便溏，脉虚而数，肺脾俱病，宜培补中气，恐后泄不食，则 瘦削日增：人参、白芍、扁豆、薏苡仁、广陈皮、茯苓、炙甘草、山药、蜜炙炮姜炭[4]。

引用文献

［1］雷丰.时病论［M］.北京：人民卫生出版社，1964：123.

［2］叶天士.临证指南医案［M］.上海：上海卫生出版社，1958：69.

［3］姚国美.姚国美医学讲义合编［M］.北京：人民卫生出版社，2009：217.

［4］柳宝诒.增评柳选四家医案［M］.南京：江苏科学技术出版社，1983：20，21.

（三）清气不升候（肺脾气虚转证1）

肺脾气虚证·清气失升候，系上中二焦气虚，肺脾之气不能升举，致胸中清气不得上升，空窍失其所养，内外阳气失和。杂病家通称之为大气不升、大气下陷，或清气下陷、上虚下实之证。其见症虽以清空清窍症象或阳气失和之症象显明，但必以气虚不充之脉症为凭。

通称：大气不升，大气下陷，清气下陷，上虚下实。

病名：[中医]经期发热，麻木，肉痿，虚痿，眩晕，气虚头痛，眉棱骨痛，虚聋，久喑，嗜眠症，耳聋，鼻渊，视物不清，口眼㖞斜。[西医]重症肌无力，不明原因低热，慢性鼻炎，神经官能症，非化脓性中耳炎，面瘫。

病因病机：肺脾气虚虚陷，多由劳倦或忧思过度，劳伤肺脾之气，致肺脾气虚，不能升举胸中清气，清气上不能宣达于空窍，外不能和调营卫而成。

证象组合：气虚+失升+空窍+阳郁

主症：**【气虚不充】症象**：①面色萎黄。②唇淡无华，面色㿠白。③精神倦怠，憔悴力疲，少气乏力，懒言少语。④下肢痿软，四肢无力。⑤嗜眠不易醒。⑥食少，不食。⑦便溏。**舌象**：①舌淡无苔，胖齿印。②舌淡苔薄。③舌淡红，苔薄白。**脉象**：①脉虚弱。②脉沉细。③脉沉缓。④脉虚浮濡弱。⑤缓大而空。

【气机不升】症象：①少气。②小便频。③脱肛。④小腹胀痛，矢气。⑤胸闷。⑥久喑，声音低沉，语言难出。⑦嗜眠不易醒。⑧鼻涕多。⑨右耳听力下降，右耳鼓膜凹陷。⑩视物不清，瞳神散而无神。**脉象**：脉沉弱无力。

副症：**【清窍失养】症象**：①昏昏愦愦。②头痛沉重，悠悠忽忽有空洞感。③头晕如立舟。④头沉重。⑤前额及眉棱骨处疼重，疼甚不欲睁眼，懒言，每在上午8~11点辰巳甚，过后自行缓解。

【清窍不利】症象：①耳聋，将息得宜其聋即减。②耳鸣如蝉。③眼睑下垂难举。④眼泡虚肿如桃，视物不明。⑤鼻塞不通。⑥耳内闷胀，如有棉团塞耳中，两耳鸣响，左耳失聪。⑦鼻塞，流清涕，嗅觉减弱，鼻涕多，通气不良，声音低沉。⑧语言难出。⑨口眼㖞斜。⑩头面麻。

宾症：**【阳气不和】症象**：①恶寒。②悠忽潮热。③一身酸软而无力而痛。④手麻，手足麻木，浑身麻木，闭目则甚。⑤肉瞤色黄。⑥脘闷。⑦嗳气。⑧恶心欲吐，呕吐。**舌象**：舌苔白腻。**脉象**：脉弦细无力。

治则：当以温补脾肺为主，兼以升举清气之品，以益气升清；使肺脾复其升举之能，清气得以伸展，自然上出空窍，外和营卫，浊气下降，阳气因和，诸疾潜消。

方证

1.补中益气汤证：蔡福养方[1]。治久喑年余，声音低沉，语言难出，详见病案4。

黄芪20g，白术12g，党参10g，当归9g，柴胡、升麻、陈皮、炙甘草各6g，生姜2片，大枣3枚。

2.益气聪明汤证：王肯堂方[2]。功能补中气，升清阳，散风热。治中气不足，清阳不升，头痛眩晕，或内障初起，视物不清，或耳鸣耳聋，或齿痛等症。

黄芪、人参各3.75g，升麻22.5g，葛根9g，蔓荆子4.5g，芍药、黄柏各3g，炙甘草1.5g。为粗末，每服12g，水煎服。

论著和讨论

1.本证候肺脾气虚不能升举清气，清气失升于上，谢映庐曰："病从饮食劳倦中来，乃外耗于卫，内夺于营之症。"[3]李用粹所描述"肉痿者，色黄肉瞤，肌痹不仁，脾受热也"[4]，宜健脾除湿，六君子汤合二妙丸。如李用粹曰："(耳聋)劳役伤于血气，淫欲耗其真元，憔悴力疲，昏昏愦愦，是谓劳聋。有能将息得宜，则其聋自轻。如日就劳伤，则为久聋。用补中益气汤，加菖蒲、远志。"[4]

王雨三亦说："耳聋之证，多由肾虚。亦有足少阴经，足少阳经之感受风邪。……如脉上虚下实者，是清阳不升之证也，宜用益气聪明汤（黄芪、人参各五钱，葛根、蔓荆子、升麻各一钱五分，白芍、黄柏各二钱，炙甘草一钱，临卧服，五更再服）。"[5]

2.治则：自当以温补肺脾之气为主，佐以升举清气之品，使清气得以上升。姚国美说：头痛，或作或止，少气懒言，脉虚恶寒，不能食，乃脾肺气虚，清阳不升，法宜升阳补气，主以补中益气汤加细茶、蔓荆子之类（洪成曰：或调中益气汤加川芎、蔓荆子、细辛，其效如神）。"头面麻木，宜补中益气汤加蚕沙、蒺藜、天麻。""皮肤急薄，色白毛落，甚则喘促胸满，或少气不足以息，名曰皮痿，乃肺热叶焦，不能润其所主，或气不布津，亦致外失其荣，治宜清金益气，与玉华煎、补中益气汤之类主之。"[6]

3.蔡福养治久喑：肺气虚弱，用补中益气汤健脾培土，益气生金，保肺开音。肺主气，气上会厌而成声，需赖脾土生金以供养，使肺气充沛，则声音洪亮。如兼见腰脊酸痛、遗精致暗者，加金樱子、五味子、菟丝子以补肾益精；声带色白肥厚致暗者，属脾湿上蕴，阻遏经络，加僵蚕、南星片，祛湿化痰，通络散结[1]。

病案举例

1.**蒲辅周**治眩晕（梅尼埃病）：李某，男，57岁，头痛头晕，如立舟车，时发时止，多用脑则易发，血压低，胃部不适，有欲吐之感，摇晃欲倒，耳鸣如蝉，食纳减少，常嗳气，矢气多，噩梦多，小便稍频，时脱肛，有少许痰，舌淡无苔，脉弦细无力，先益中气：炙黄芪12g，党参、茯神、法半夏、白术各6g，柴胡、升麻各2.4g，当归、陈皮各4.5g，炙甘草、远志各3g，生姜3片，大枣3枚。药后诸症均见轻[7]。

2.蒲志孝治韩某某，女，11岁，因经常鼻塞，流清涕，嗅觉减弱，诊为慢性鼻炎；医者袭用通套成方苍耳辛夷散加黄芩、银花、连翘之类清热药近10剂未效。适患儿之父亦因阳虚气弱，同时服用重剂右归汤之类温补剂。父女俩轮流使用一个药罐，一日不慎互相将药错服，患儿之父惧有不测，谁知服后，患儿惊喜相告："爸爸，我的鼻子通了!"不久，医者云"患儿身体较差，先给她补养一下，再治鼻炎"，乃处予补中益气汤和加味苍耳辛夷散各5剂，嘱先后服用。服补中益气汤后患儿精神转佳，呼吸通畅，待服加味苍耳辛夷散"消炎"后，却又鼻塞如故[8]。

3.李兆秀治崔某，女，37岁，患头疼病两年，每劳累则发作，以前额及眉棱骨处疼重，疼甚不欲睁眼，懒言，每在上午8~11点辰巳时疼甚，过后自行缓解，于1964年9月来诊。患者面色萎黄，表情痛苦，精神不振，舌淡红，苔薄白，脉沉细。辨证：脾胃气虚，清阳不升，浊阴不降故头疼，劳则气伤，故劳累时疼甚。上午8~11点为辰巳时，脾胃经气血运行之时，故用调理脾胃以治之。投予补中益气汤加减：黄芪、党参各15g，升麻6g，白术、陈皮、柴胡、川芎、白芷各10g，细辛3g。水煎服，3剂。二诊：服上方3剂头疼明显好转，疼痛已能忍受。加菊花10g，继服3剂，头疼止。两月后又因劳累、生气而复发，原方又服6剂，疼止[9]。

4.蔡福养治久喑肺气虚型：女性，工人。喑哑年余，虽经治疗却日渐加重。诊时声音低沉，语言难出，唇淡无华，面色皖白，少气懒言，身倦乏力，舌淡苔薄，脉虚弱。喉镜检示；声带麻痹。此属肺气虚弱，升运无力所致。治宜健脾补中，以升提阳气，保肺开音。方用补中益气汤（组方见方证）。10剂。服药后诸症大减。共进20剂痊愈[1]。

5.李志文治嗜眠证（神经官能症）：郭某某，女，34岁，平素体弱，工作劳累，近3月来，经常头痛眩晕，嗜眠乏力，经西医诊为"神经官能症"，屡用西药不效。症见：面色萎黄，精神倦怠，懒言少语，头重眩晕，嗜眠不易醒，食少脘闷，恶心欲吐，脉沉弱无力。证属脾气虚弱，痰湿中阻，治宜健脾益气，燥湿化痰，用半夏白术天麻汤加减：半夏、白术、天麻、黄芪、陈皮、杷叶、泽泻各15g，党参、茯苓各25g，升麻、柴胡、砂仁各10g，当归20g。5剂，水煎服，日2次。二诊：药后诸痰均减。嘱按上方续进2剂。三诊；连服21剂后，嗜眠除矣。经随访2个月未见复发[10]。

6.李洪成于1997年，突患面瘫，自服华佗再造丸2次，不仅面瘫症状加重，反觉精神萎靡，倦怠乏力，头晕，目不欲开。因考虑诊务较繁，劳伤气陷，清气失升所致，改服补中益气丸，服后自觉良好。故坚持服用半月，面瘫消失，精力亦得恢复[11]。

引用文献

［1］蔡福养.久喑病论治经验［J］.浙江中医学院学报，1983,（6）：28.

［2］陆拯.王肯堂医学全书·证治准绳［M］.北京：中国中医药出版社，1999：676.

［3］谢映庐.谢映庐医案［M］.上海：上海科学技术出版社，1962：51.

［4］李用粹.中华医书集成·证治汇补［M］.北京：中医古籍出版社，1999：111，174.

［5］王雨三.治病法轨［M］.北京：学苑出版社，2015：142.

［6］姚国美.姚国美医学讲义合编［M］.北京：人民卫生出版社，2009：151，161，201.

［7］中国中医研究院.蒲辅周医案［M］.北京：人民卫生出版社，1972：4.

［8］蒲志孝."炎症"不尽属实热［J］.新中医，1980,（5）：22.

［9］李兆秀.学习"子午流注"的点滴体会［J］.新中医，1981,（3）：18.

［10］李志文.半夏白术天麻汤治验三则［J］.中医药学报，1984,（5）：58.

［11］李洪成.中医证候学［M］.北京：中国医药科技出版社，2008：1923.

（四）清气虚陷候（肺脾气虚转证2）

肺脾气虚证·清气虚陷候，系由肺脾气虚不能升举清气，致清气下陷化热之候，杂病家称之为气虚发热，或劳倦发热之证。虽以蕴热之脉症显明，但必以气虚与下陷之脉症为凭。

通称：气虚发热，劳倦发热。

病名：［**中医**］气虚发热，月经前后周期性发热。［**西医**］不明原因低热，胃癌术后发热。

病因病机：肺脾气虚虚蒸，常由劳倦过度，伤残肺脾之气，无力升举胸中清气，清气反而下陷，郁而化热，而成虚蒸之候。

证象组合：气虚+气蒸+气陷+气郁

主症：【气虚不充】症象：①面白唇淡，面色少华，形容消瘦，精神委顿，疲乏无力，少气懒言，下肢酸软。

②头痛头眩。③手心汗出，轻则“濈濈汗出”，重见掌中汗出如注。④自汗，动则微汗，全身汗多。⑤恶风，畏寒，或稍恶寒。⑥纳呆食少。⑦大便时干时稀，便溏。**脉象**：①脉细弱。②脉细濡。③虚大无力。**舌象**：①苔白质淡。②舌淡胖有齿印。③苔薄白。

【津气蕴蒸】症象：①低烧，时愈时发，晨起较低，下午最高，午后发热，寒热似疟。②月经前后周期性发热。③口渴欲饮。④小便短赤。⑤大便燥结不爽。**脉象**：①脉虚数。②脉濡滑。**舌象**：①舌质红，苔腻。②苔白燥。

【气机下陷】症象：①气短。②腹胀，下腹胀。③便溏，虚坐努责。

副症：【气机不宣】症象：胸膺欠畅，胸闷。

宾症：【气机不降】症象：呕吐。

治则：当以甘温补益肺脾之气为主，略佐升提清气之品，或略参清凉以除其蒸热。

方证

1. 黄芪建中、四君子、补中益气加减证：林如金方[1]。治胃癌术后发热，疲乏无力，少气懒言，颜面皖白无华，形容消瘦，纳少，便溏，舌淡苔白，脉细无力，详见病案2。

黄芪24g，白术9g，党参、茯苓、桂枝、白芍各15g，当归7.5g，甘草4.5g，生姜6g，大枣3枚。

2. 甘温除热法证：贾镜环方[2]。治气虚发热，发热头痛，自汗恶风，面色皖白，气短乏力，纳呆食少，唇淡便溏，脉弱或虚大无力。详见病案3。

党参、炙甘草各3g，白术4.5g，茯苓、黄芪各6g，当归1.5g，生龙骨、生牡蛎各9g。

3. 补中益气汤证：王义广方[3]。治持续发热二月余，或稍恶寒，面白，动则微汗，胃纳不佳，口不渴，苔白质淡，脉虚数。详见病案4。

北黄芪15g，白术、西党参各10g，陈皮、升麻各7g，炙甘草4g，当归、柴胡各8g，生姜3片，大枣3枚。

4. 仿补中益气之法略佐清降方证：徐精诚方[4]。治脾失健运，气虚发热，低烧，手心汗出，轻则濈濈汗出，重见汗出如注，全身汗多，畏寒，脉细弱，舌质红，苔腻。详见病案5。

黄芪、党参各15g，白术、茯苓、地骨皮各10g，山药30g，白薇12g，陈皮、软柴胡各6g，升麻3g。

论著和讨论

1. 本证候肺脾气虚升举无力，清气下陷化热，而成因虚而蒸之候。贾镜环说：由于阳气虚损，气不固摄，阳不秘藏而致气虚发热，辨证要点在于气短乏力而兼自汗脉弱，故能奏效。正如张景岳所云：“气虚于内而为热者，有如盛夏阴盛于中，而阳浮于外，治宜温补气血，其热自退。”[2]即以甘温补益肺脾之气，略兼升提清气之品，即所谓“甘温除大热”之法。

2. 与清气不升候的区别：同为肺脾气虚升举无力的病机（病变形态），同样以补中益气汤为主方，但是清气不升之候，症象多集中于上，耳不聪目不明，鼻塞流涕，声音不出，昏昏愦愦，头痛头晕，头面麻木，面白面黄，均是病程久远的疾病，如久旱久霾，无雨露之滋润，或无阳光之照耀，上无所受，阴阳不谐，生机委顿。清气虚陷之病，则如五月黄梅天，在上蒸腾或寒湿不除，在下沟壑浊水横流，困顿萎靡，清浊不分，毫无勃勃气象。

病案举例

1. **李泰**治辛风英，患寒热似疟，3月余，经5医不愈，脉虚细无力，寒重烧轻，微渴口苦，舌上无苔，每日发1次，或2次，或间2~3日1次，肌瘦溺热，前医用截疟无效。久病伤阴，中气下陷，拟补中益气汤轻量试之，果6剂而愈。炙黄芪4.5g，参段、焦白术、炙甘草各1.5g，当归2.4g，陈皮、升麻、柴胡各0.9g，红枣2枚，生姜3片[5]。

2. **林如金**治黄某某，男，56岁，胃癌术后发热26天，午后T 38~38.8℃，检验结果（–），抗生素无效，疲乏无力，少气懒言，颜面皖白无华，形容消瘦，纳少，便溏，舌淡苔白，脉细无力，气虚发热，以益气健脾，扶正振中：黄芪建中、四君子、补中益气加减（组方见方证），4天热退[1]。

3. **贾镜环**治气虚发热：发热，气短，乏力，自汗，恶风，纳呆食少，唇淡便溏，脉弱或虚大无力。治则：甘温除热，用补中益气汤加减。若汗多者加生龙骨、生牡蛎。黄某某，男，11岁，因间断发热二年来院就诊。主证：间断发热，自汗恶风，乏力，面色皖白，发热时头痛，脉弱，此属气虚发热。拟甘温除热法（组方见方证），服药9剂，体温降至36.8℃，出汗少，连服15剂而愈[2]。

4. **王义广**治原因不明发热：杨某，女，28岁。患者持续发热2月余，经多方治疗，病情如故。现证发热38℃，或稍恶寒，面白，动则微汗，胃纳不佳，口不渴，苔白质淡，脉虚数。处以（组方见方证）。1剂证减，2剂热退，3剂而愈[3]。

5. **徐精诚**治脾失健运，气虚发热例：某女，43岁，据口诉及病历记载低烧达8年之久，屡经多方治疗，效果不显。就诊时：低烧37.5~37.8℃，伴有便溏，腹胀，虚坐努责，手心汗出，轻则“濈濈汗出”，重见掌中汗出如注，全身汗多，畏寒，脉细弱，舌质红，苔腻。据证诊为脾失健运，气虚发热。即仿李东垣补中益气之法略佐清降（组方见方证）4剂。复诊：低烧退，手掌出汗显著减少，全身出汗亦收，大便开始成形，精神渐振，下肢出现瘙痒兼见散在红色丘疹，舌苔仍腻，再服原方4剂。三诊：低烧又有轻度波动，其余证情除下肢瘙痒及红色丘疹未见好转外，均未见复起，自后连续来门诊复诊数次，内服均守原方，下肢皮疹转外科治疗，余症全部治愈[4]。

引用文献

［1］林如金.辨证治疗23例手术后长期发热［J］.新医药学杂志，1979，(5)：36.

［2］贾迎春.贾镜环老中医对小儿内伤发热的治疗［J］.新中医，1981，(5)：15.

［3］王义广.“异病同治”的运用举例［J］.江西中医药，1983，(2)：39.

［4］徐精诚.低烧辨证论治［J］.浙江中医学院学报，1983，(6)：19.

［5］李洪成.中医证候学［M］.北京：中国医药科技出版社，2008：1924.

（五）清气下陷候（肺脾气虚转证3）

肺脾气虚证·清气下陷候，系由肺脾气虚，升举无力，胸中清气下陷下焦，升降立废，杂病家通称为清阳下陷之证。亦古人所称“至虚有盛候”之假实证。

通称：清阳下陷，至虚有盛候。

病名：［**中医**］虚胀，气虚便秘，癃闭，转胞，产后癃闭，经漏，久痢，肛脱，乳悬，阴挺。［**西医**］子宫脱垂。

病因病机：肺脾气虚虚陷，多系由劳力倦怠，耗伤肺脾之气，气虚无力升举，致上焦清气不得上升，反陷于下焦，致升降之机废弛。其见症虽以气陷下焦之“假实”脉症显明，但必以气虚与失升之脉症为凭。

证象组合：气虚+失升+气陷+气郁

主症：**【气虚不充】症象**：①面色萎黄，面色不华，面胖少神，神疲消瘦。②少气言微，懒言。③纳少神倦，周身无力，腰膝酸软。④自汗盗汗。⑤心悸，心慌气短。⑥便溏。**舌象**：①舌质淡，苔薄白。②舌质淡红，苔薄白润滑。③苔白舌胖有齿印。④舌淡红少苔。**脉象**：①脉细无力，脉细而弱，寸脉不足。②脉虚。③脉虚缓。④脉细涩。

【气机不升】症象：头晕目眩。

【气机下陷】症象：①便秘但便质并不干结，大便不行反增腹胀腹痛，肛门坠痛，虚坐努责则大汗淋漓，大便干如球状，每逢大便倍感痛苦，甚至需用手掏粪，方得排解。②小便不爽，小便突然闭塞，感觉胎坠，小腹坠胀特甚，虽有尿意但排不出来，小便频数，涓滴难通，脐下急痛。③产后尿闭，点滴俱无，少腹虽膨隆而无大胀痛。④乳房细长下垂。⑤痔痛。⑥久痢肛门下坠，肛脱。⑦漏下不止，子宫整个脱出，痛苦难堪。⑧白带多。**脉象**：①脉沉滑。②脉沉细而弱。**舌象**：①质红体胖而苔白。②舌正红少苔。

副症：**【气机不宣】症象**：①脘腹胀满。②胃中灼热。**舌象**：舌淡。**脉象**：①脉弦。②脉弦数。

宾症：**【气机不降】症象**：自觉有气上冲巅，眼中发热。

治则：其治则当以甘温大补肺脾之气为主，略佐升举清气之品，务使下陷之气上提，则诸似实之症可释。

方证

补中益气汤证：刘方轩方[1]。治脘腹胀满，胃中灼热，头晕目眩，投四逆散加丹、栀，中满分消丸，眼中发热，自觉有气上冲巅脑。

黄芪30g，党参、白术各20g，陈皮、当归、甘草各10g，升麻、柴胡各6g。

论著和讨论

本证候肺脾气虚升举无力，清气不升，反陷于下；外症似实，皆因虚所致。崔兆祥说：“中气虚羸，清阳下陷，致脘腹胀满、头晕目眩。笔者初时只知治热以寒而损伤阳气，致阴火上冲，出现目中出火，气冠颠脑之症，笔者复与降气之品，又重伤阳气，致纳呆便溏。先生用补中益气汤健脾益气，升清降浊，胀满乃除。药后便下涎沫，乃清升浊降之效也。”[1]故其治则以温补肺脾之气为主，略佐升举清气之品。

陈芝高自1963年2月至1982年3月，用加味补中益气汤治疗产后癃闭24例，疗效满意。处方：朝鲜参5~10g（另炖冲服），黄芪10~30g，白术10~16g，当归10~15g，炙甘草3~5g，陈皮3~6g，升麻、柴胡各3g，茯苓15~30g，车前子（或冬葵子）10g。用法：朝鲜参用开水半碗隔水炖2小时，其他药物用水2大碗（约600ml），煎成八分，去渣，冲入朝鲜参，一次服。方中用朝鲜参，如无可用红参16g，若党参则无效。疗效观察：24例中22例产钳分娩，2例顺产者产程过长，均先后用热敷及其他西药治疗无效而服本方。癃闭最短者48小时，最长者144小时，服中药后效果显著，最快1剂，最多3剂，小便恢复正常。他认为："产后癃闭（尿潴留），沈尧封《女科辑要》已认识到是'气虚不能升举'，何况由难产而致癃闭者，更为中气虚弱，州都气化无权可知。但沈氏主张用黄芪补气、麦冬清上、通草达下，我则用其法而不用其药，采用李东垣补中益气汤，益气扶元，帮助膀胱恢复气化之职；加茯苓、车前子（或冬葵子）利水滑窍，一升一利，一补一泄，岂小便有不利者乎！"[2]

宋文耀亦说："妊娠癃闭与其他癃闭不同。大多因中气不足，胎元下陷，压迫膀胱而致病，故在治疗时，当以补中益气，升举胎元为主，亦可少佐一些利小便之品。但须注意，切不可过用滑利和辛香走窜之品，恐伤胎元。"[3]

病案举例

1.**李泰**治某女，产后4月，因挑水致子宫下坠，半月不止，别无他病，此体弱用力太过所致。法宜扶正升提：参段、炙甘草、炒白术、陈皮、当归各3g，炙黄芪6g，柴胡、升麻各1.5g，公母丁香各2.4g，生姜2片，红枣1枚。4剂渐见上收，数日后，立则下坠，卧则上收，加蛇床子3g。又4剂，渐愈[4]。

2.**宋文耀**治张某，女，26岁，妊娠8个月，一切均好。2天前，小便突然闭塞，感觉胎坠。急往某院就诊。妇科检查未见异常。转请中医治疗。宋老中医诊其脉沉滑，寸脉不足。察其舌，质红体胖而苔白。此系气虚胎陷，压迫膀胱，致使小便不利。治宜补中益气，升举胎元：党参15g，黄芪12g，白术、当归各9g，陈皮6g，升麻、柴胡各4g，葛根10g，生草2g。姜枣为引，3剂。二诊：上方3剂服完后，小便已利。嘱服补中益气丸以调理。后访，病未复发。妊娠足月，顺产一女婴[3]。

3.**李子元**治患者长期月经不调，漏下不止持续近3个月，脉证均是一派虚象，证属气虚下陷，脾不统血所致。初诊投予补中益气为主，兼养血止血之品，药证基本相符。但二诊并未见效，因其漏下日久，中气难复，续予原方，三诊时病情仍未好转，此时显然不能再以"病久症顽"来解释。细查本处方，当初因虑病情较重，有意将升麻用量加大，今重用无效，遂按原方将升麻减量用之而收效。四诊时则去升麻竟愈。同是一个处方，除升麻外其他药物均未变动，而前后效果截然不同。何理？然重用升麻并未缓解脾虚气陷之症，减量后则迅速见效，正是党参、黄芪等药发挥出曾一度被掩盖了的健脾益气等补益作用。这说明升麻本身并无补脾益气之功，重用反而抵消了参芪的作用。可见，升麻在补中益气方剂中的作用是引。既为引，就不宜重用，免喧宾夺主。许多医家注意到这一点。如《药品化义》云："升麻，善提清气，少佐参、芪升补中气。"《本草新编》云："升麻，必须同气血药共享，可佐使而亦不可以为君臣。"引药上行的作用亦不可与"升提中气"混同起来。因为升提中气的前提是补益因虚而下陷的脾气，这两个概念一混，升麻也成为补脾胃药了。但从治本案之经过，证明重用升麻的结果，治效却适得反其。据此，升麻本身有升提中气的作用之说法，似难令人信服[5]。

4.**陈瑞春**治王某某，男，62岁，病者小便突然不利，初则小便不畅，经七八日后，小便点滴全无，留置导尿，小腹坠胀，尿色清亮，少气懒言，食纳少，舌淡苔润脉象细弱。拟用补中益气汤加味：生黄芪20g，党参、白术各15g，当归、桂枝、升麻各10g，柴胡5g，广皮、炙甘草、广木香各6g。服2剂后，可以拔去导尿管。继服5剂，小便通畅自如。后以补中益气丸合归脾丸调理而愈。按：李东垣说"脾胃一虚，令人九窍不通"，凡气虚癃闭，用补中益气法，资助膀胱气化，使上焦得通，津液得下，小便自然畅利[6]。

5.**刘方轩**治黄某某，女，35岁。患者脘腹胀满，胃中灼热，头晕目眩，舌淡，脉弦。余初投四逆散加丹、栀3剂，药后眼中发热；再投中满分消丸3剂，药后自觉有气上冲巅脑；复投五磨饮子2剂，药后反见纳呆、便溏，求教于先生。先生诊患者舌淡，脉虚，授补中益气汤（组方见方证），7剂。药后大便泻下涎沫若干，腹胀顿减，继服7剂，胀消身安[1]。

引用文献

［1］崔兆祥.刘方轩医案4则［J］.中医杂志，1999，（9）：525.
［2］陈芝高.加味补益气汤治疗产后癃闭24例［J］.上海中医药杂志，1983，（10）：28.
［3］宋文耀.中医治疗癃闭证的经验［J］.新医药学杂志，1979，（4）：19.
［4］李洪成.中医证候学［M］.北京：中国医药科技出版社，2008：1927.
［5］李子元.关于升麻升提中气的看法［J］.新中医，1981，（7）：18.
［6］陈瑞春.调理脾胃法的运用举例［J］.辽宁中医杂志，1983，（9）：48.

（六）营卫不行候（肺脾气虚转证4）

肺脾气虚证·营卫不行候，肺主乎卫，脾主乎营，肺脾气虚不能资生营卫，致营卫不得行于经络，余邪留滞，气血不行。虽以经络郁滞症象为主，必兼肺脾气虚与营卫虚弱之脉症。

通称：气虚偏枯。

病名：［中医］偏枯。［西医］偏瘫。

病因病机：肺脾气虚虚滞，不能资生营卫，不足运行周身，筋骨肌肉不得充养。然气虚则不能布津，津液易于停滞为痰，故气虚之证常兼痰滞。

证象组合：气虚+营虚+阳滞+经滞+络滞

主症：【气虚失养】症象：①面唇黄。②汗多恶风。③身重怠惰嗜卧。④食少。**脉象**：①脉细无力。②濡。③浮缓，浮大。④右虚。

【阳气不行】症象：合目则浑身麻木，开目则止。**脉象**：脉左沉迟。

副症：【经脉不利】症象：①半身不遂。②口噤舌强。③腿膝拘痛。④屈伸不利。⑤右手足弛纵。

【络脉不利】症象：①手足麻木。②头面麻木。③筋脉瞤动，经络抽掣，唇口蠕动。④口歪语涩。

宾症：【营虚失养】症象：皮肤不仁。**脉象**：脉弦长重按无力。

治则：当以温补肺脾为主，略参疏散之品，以通利经络而去外邪，气虚则易停痰，化痰亦不可少。

方证

1.六君子汤证：《医学正传》[1]方。功能益气化痰。治脾胃气虚而兼痰湿，症见气短咳嗽，痰白清稀。

人参、陈皮、茯苓、甘草各3g，半夏、白术各4.5g。水煎服。丹溪主加竹沥、姜汁；薛己主更加钩藤；林佩琴更加秦艽、天麻。

2.脾风白术汤证：尤怡方[2]。治多汗恶风，身体怠惰，四肢不欲动，色薄微黄，不嗜食，鼻黄。

白术、茯苓、防风、防己各22.5g，人参、甘草各15g，白芍、附子、麻黄、薏苡仁各30g，每用9g，水煎入姜汁0.15g，日3服。

3.黄芪九物汤证：费伯雄方[3]。治半身不遂气虚，手足弛纵，食少神疲，不能步履。

黄芪、茯苓、牛膝各6g，党参15g，鹿角胶（角霜炒）4.5g，防风、白术、酒炒独活各3g，甘草1.5g，大枣2枚，生姜3片。

论著和讨论

1.本证候肺脾气虚不能充养营卫，不足运行周身，脉道不利，筋骨肌肉皆无气以生，宗筋失润，不能束骨而利机关，巢元方曰："半身不随者，脾胃气弱，血气偏虚，为风邪所乘故也。"[4]即脾虚则不用也。《内经·太阴阳明论篇》谓："今脾病不能为胃行其津液，四肢不能禀水谷，气日以衰，脉道不利，筋骨肌肉，皆无气以生，故不用焉。"喻昌亦谓："阳明虚则宗津失润，不能束骨而利机关。"[5]王雨三说："（中风）气虚者，必右半身不遂，右手脉必无力。须用补中益气汤，加防风、秦艽为使以治之。"[6]"右手不举（右半身不遂参治），气虚。人之右半身属于气分所主，气虚则筋骨乏气以充灌，故右手无力以举，右脉必虚，宜用补中益气汤加油松节、茅术、桑寄生、桑枝等。其他各症与左手同治。"[6]

2.治则：当以温补肺脾之气为主，略佐疏散之品，以通经活络，亦助正达邪之法。刘河间曰："其治可补，十全散加减四物去邪留正。"[7]沈金鳌说："脉细小无力者，土不及也，宜补中益气汤。……有由脾虚者，由饮食失节之故，故用八宝回春汤以调之。"[8]陈士铎说："人有两手麻木而面亦麻者，人以为中风将现之症也，谁知乃气虚而不能运化夫血乎，……法宜补其气之虚，通其阳之闭，方用助阳通气汤。……亦可用助气解麻汤：人参三钱，白术、黄芪、麦冬各五钱，当归、荆芥各二钱，附子一分，乌药、柴胡各八分，半夏一钱，水煎服。"[9]"有人遍身麻木，而身又不颠仆，状似中风，然而风则有之，而非中也。……补气补血之中，而佐之祛风祛痰之品，则气血不伤，而风又易散也。方用解缚汤。……顺气和血汤亦大佳：当归三钱，白术五钱，黄芪五钱，人参二钱，附子一片，天麻南星、羌活、独活各五分，半夏一钱。"[9]

病案举例

1.朱丹溪治一肥人，忧思气郁，右手瘫，口㖞，与补中益气汤。有痰加半夏、竹沥、姜汁，煎服[10]。

2.薛立斋治秀才刘允功，形体魁伟，不慎酒色。因劳怒、头晕仆地，痰涎上涌（寒），手足麻痹，（麻属气血虚）口干引饮，六脉洪数而虚，乃肾经亏损，不能纳气归源而头晕，不能摄水归源而为痰，阳气虚热而麻痹，虚火上炎而作渴，（辨证精确）用补中益气合六味丸料治之而愈。其后或劳役，或入房，其病即作，用前药随愈[10]。

又治蒋州判形体魁伟，中满吐痰，劳则头晕，所服皆清痰理气。薛曰：中满者，脾气亏损也。痰盛者，脾气不能运也。头晕者，脾气不能升也。指麻者，脾气不能周也。遂以补中益气，加茯苓、半夏，以补脾土，用八味丸以补土母而愈[10]。

3.丁甘仁治黎左，二年前右拇指麻木，今忽舌强语言謇涩，右手足麻木无力，脉象虚弦而滑，舌苔薄腻。此体丰气虚，邪风入络，痰阻舌根，神气不灵。中风初步之重症也，急拟益气去风，涤痰通络：生黄芪15g，防风、枳实各3g，防己、白术、当归、僵蚕、竹沥半夏各6g，胆南星、川芎各2.4g，秦艽、竹茹各4.5g，桑枝9g，再造丸（一粒，去壳研细末化服）。5剂后恙已见轻，去再造丸、枳实，加指迷茯苓丸9g吞服[11]。

引用文献

［1］虞抟.医学正传［M］.北京：人民卫生出版社，1965：133.

[2] 尤在泾.金匮翼［M］.上海：上海卫生出版社，1957：卷一16.
[3] 张元凯.孟河四家医集［M］.南京：江苏科学技术出版社，1985：17.
[4] 巢元方.诸病源候论校释［M］.北京：人民卫生出版社，1980：34.
[5] 喻昌.中华医书集成·医门法律［M］.北京：中医古籍出版社，1999：66.
[6] 王雨三.治病法轨［M］.北京：学苑出版社，2015：74，156.
[7] 刘完素，李杲，朱丹溪，等.金元四大家医学全书［M］.天津：天津科学技术出版社，1994：129.
[8] 田思胜.沈金鳌医学全书［M］.北京：中国中医药出版社，1999：223-224.
[9] 柳长华.陈士铎医学全书［M］.北京：中国中医药出版社，1999：721，730.
[10] 江瓘，魏之琇.名医类案（正续编）［M］.北京：中国中医药出版社，1996：32，39，492.
[11] 丁甘仁.丁甘仁医案［M］.上海：上海科学技术出版社，1960：93.

（七）气虚不化候（肺脾气虚变证1）

肺脾气虚证·气虚不化候，系由肺气不足以通调水道，脾气不足以运行水津，以致水液停蓄不化。其见症虽以水气停蓄不化之症象显明，但必兼见肺脾气虚之脉症，并以之为主。

通称：虚肿，气虚停水。

病名：**［中医］**虚肿，病后水肿，黄汗，癃闭，痟泻肿胀，产后癃闭。**［西医］**前列腺肿大，产后尿潴留，顽固性腹水，肾病综合征。

病因病机：肺脾气虚虚滞，多由素体气虚不足，或久病后，肺脾气虚，肺气不能通调水道，下输膀胱；脾气不能运化水湿，通行三焦；致水气停蓄不化，轻则为癃，重则为肿、为胀，皆因虚致实之证。

证象组合：气虚+津滞+气滞+阳郁

主症：**【气虚不充】症象**：①面色萎黄，皖白，精神困倦，乏力，少气懒言。②动则自汗，汗出色黄。③身重。④头晕心慌，心悸。⑤耳鸣。⑥夜寐易惊。⑦不能食，食少，纳谷衰少。⑧便溏，气下坠。⑨小便不能自禁。⑩恶露未净，乳汁甚少。**舌象**：①舌淡。②舌质淡红。③舌苔薄白。**脉象**：①脉沉迟。②沉细无力。③脉细弱无力。④脉象缓弱。⑤脉虚缓。

【津不化气】症象：①四肢头面肿，全身肿。②早现面浮。③晚现足肿。④腹胀如鼓。⑤下肢肿甚。

副症：**【气化不行】症象**：①小便不利短涩。②小便点滴不通。③小便癃闭，腹部胀坠小腹拘急胀紧。

宾症：**【气机不利】症象**：①胸满短气。②胸闷纳少。③咳嗽胸痛。④腰重痛。⑤小便胀满。⑥食入脘腹胀。⑦腹胀如鼓。

【阳气不和】症象：①发热，汗出而渴，午后发热，稍有畏寒，有低热波动，面有热感。②烦躁口燥。③身重疼。④两胫自冷，四肢厥冷。⑤手指麻。**脉象**：①细数。②滑数无力。

治则：当以温补肺脾之气为主，兼以化气行水，虚实兼顾，标本同治。

方证

1.桂枝加黄芪汤证：张仲景方。治黄汗浮肿，两胫自冷，腰以上有汗，腰髋弛痛，如有物在皮中状，甚则不能食，身疼重，烦躁，小便不利等，及黄疸脉浮，有表虚症状者。

桂枝、芍药、甘草、黄芪各二两，生姜三两，大枣十二枚。水煎，分三次服，饮热稀粥，取微汗。

2.黄芪汤证：黄文东方[1]。治面目下肢浮肿，食入脘腹作胀，纳少咳嗽胸痛，气短耳鸣，夜寐易惊，心悸，苔薄腻，脉细数。详见病案1。

生黄芪、带皮茯苓各15g，炒白术、丹参各9g，炙甘草3g，木香、枳壳各4.5g，赤芍、石斛各12g。

3.补中益气汤合五苓散加减证：方伟煌方[2]。治产后郁冒：小便癃闭，腹胀如鼓。详见病案4。

党参、黄芪各30g，白术12g，升麻、猪苓、茯苓、泽泻各9g，肉桂6g。

4.补中益气汤加减证：金寿山方[3]。治慢性肾炎，肾病综合征：浮肿，精神疲乏，气短，详见病案5。

炒党参、炒扁豆、炙黄芪、山药各12g，茯苓、炒白术、莲子肉、煨葛根各9g，柴胡、升麻各6g，陈皮3g，砂仁4.5g。

论著和讨论

1.本证候因肺脾气虚，不足以运化，以致水气停蓄，为因虚致实，虚实相兼之证。仲景曰“问曰：黄汗之为病，身体肿（一作重），发热汗出而渴，状如风水，汗沾衣，色正黄如药汁，脉自沉，何从得之？师曰：以汗出入水中浴，水从汗孔入得之，宜芪芍桂酒汤主之。黄芪五两，芍药三两，桂枝三两，苦酒一升，水七升。”（《金匮要略·水气病脉证并治》）。又说“黄汗之病，两胫自冷，假令发热，此属历节。食已汗出，又身常暮盗汗出者，此劳气也，若汗出已，反发热者，久久其身必甲错。发热不止者，必生恶疮。若身重，汗出已辄轻者，久久必身瞤，瞤即胸中痛，又从腰以上必汗出，下无汗，腰髋弛痛，如有物在皮中状，剧者不能食，身疼重，烦躁，小便不利，此为黄汗，桂枝加黄芪汤（组方见方证）主之”（同前）。“黄汗，其脉沉迟，身发热，胸满，四肢头面肿，久不愈，必致痈脓”（同前）。

2.治则：当以温补肺脾之气为主，兼以化气行水之品，标本兼顾为法。何廉臣说：“肺气虚不能通调水道，致水溢外膜而成肿者，黄芪秫米煎（生黄芪120g，北秫米1酒盅，煎1大碗，用小瓢逐渐呷之。《许珊林观察验方》）大补中气以退肿。”[4]姚国美说：“病者早现面浮，晚现脚肿，或得于大病之后，营血未充，而气血先衰者，可与白术、红枣、莲肉、料豆衣、桂圆壳之类，以调治之，其肿自消。若腰脚无力，小便不利者，乃肾气不化，治以济生肾气丸；若精神困倦，少气懒言者，乃脾不健运，治以壮火温脾汤，或以六君子汤加胡芦皮、丝瓜络之类。”[5]

病案举例

1.**黄文东**治张某某，女，35岁，面目下肢浮肿已半年，食入脘腹作胀，纳少，咳嗽，胸痛，气短，耳鸣，夜寐易惊，心悸，抑郁不乐，苔薄腻，脉细数。肺脾气虚，阴血不足，拟补养肺脾，滋阴安神（组方见方证）。服30余剂，各症均减，浮肿消失[1]。

2.**崔公让**治前列腺良性肥大，合并急性尿潴留：安姓，男，55岁，小便困难，下腹尿迫胀满，仅能勉强流出几滴，或尿流如细线，前列腺硬而大，导尿管未能插入，并有血流出，膀胱穿刺术引流100ml，面色萎黄，精神不振，神怯，语声低微，耳稍重听，舌淡红，苔白滑，唇润，脉沉细无力，少腹隆起，按之有痛感和尿意，为肺脾气虚，三焦运化失职，膀胱气化无权，水液潴留下焦而为癃闭，拟益气健脾利水：茯苓、猪苓、槐花、甘草各9g，黄芪15g，竹节香附6g，大枣2枚，服1剂即排尿500ml，下午又服1剂，加党参、当归各9g，黄芪9g，小便畅通无阻。食欲增加[6]。

3.**池绳业**治产后小便不通（尿潴留）：林某某，25岁，产后尿潴留十一天，患者系第一胎第一产，于1月23日住东风医院自然分娩。生产时会阴破裂，缝合三针。分娩后即有尿闭，曾导尿两次，仍不能自行排尿。于1月28日转送市第二医院住院。当时膀胱充盈膨胀脐平。检验小便：蛋白微量，脓球（+），红细胞（+），血检验：白细胞7.2×10^9/L，中性分节核65%，淋巴细胞26%，单核细胞7%，嗜酸粒细胞2%。诊断为产后尿潴留。曾抗炎治疗，注射青、链霉素，口服四环素，维生素K等，并用热敷、针灸，留置导尿管，每4小时放尿1次，经拔管后仍不能自行排尿，治疗均不能获效。于2月2日邀中医会诊，改用中药治疗。患者稍有畏寒，有低热波动，面有热感，动则自汗，食纳一般，大便秘结，小便不解，头晕，神情疲倦，言语无力，小腹拘急胀紧口燥，恶露未净，乳汁甚少。苔薄白，脉虚缓（询知从导尿管排出小便黄色）。据此脉证分析，乃因膀胱充血，水肿阻塞水道，而致小便不通。中医辨证：肺气虚，不能通调水道，阳虚阴亏，关元结冷。宜补气润肺，温阳利水之法：生黄芪12g，肉桂粉（吞）1.5g，车前子15g，麦冬、淡竹叶各9g，当归、通草各4.5g，泽泻6g，冬葵子12g。服上方后，大便已解，小便即通利（下午4时服药，7时开始能自行排尿，至晚9时许小便即畅通），腹胀顿宽，虚汗减少，唯小便后似有涩痛感，体温低热未清。前法既效，循法再剂。原方加生白薇、瞿麦等清热凉血，泄降利水之品清理而愈[7]。

4.**方伟煌**治黄某某，女，23岁，生育头胎，产后郁冒。次晨，小便癃闭，腹胀如鼓。经某医院住院治疗，曾注射青、链霉素，口服利尿药以及中药清热利尿之剂，疗效不显著，且用导尿管排尿，当时腹胀减轻，尔后如故。后来院就诊。患者除小便癃闭，腹部胀坠外，面色萎黄，神倦乏力，纳谷衰少，四肢厥冷，伴有头晕心慌，舌质淡红，舌苔薄白，脉象缓弱。脉证合参，此乃产后中气大伤，膀胱气化失职。治宜益气通阳，化气行水。方用补中益气汤合五苓散加减（组方见方证），服药3剂。外用葱白适量捣烂捏成薄块贴敷脐上，配合艾条温灸，病告痊愈，至今未发[2]。

5.**金寿山**治慢性肾炎、肾病综合征：陈某某，男，53岁，经西药抗菌、纠正电解质紊乱、激素、免疫抑制剂等治疗，仍见浮肿，精神疲乏，气短，大便日行两次，化验24小时尿蛋白7.26g，为脾虚则水谷精微难以敷布全身，而失却收敛之能，则从尿中排出，治疗必须健运脾土，又须升阳，阳气得升，脾运才得以鼓舞（组方见方证），加减用药，1月后症状减轻，浮肿减退后又治2月出院，尿蛋白0.84g，继服上方加减，病情已稳定3年[3]。

引用文献

[1] 上海龙华医院.黄文东医案[M].上海：上海人民出版社，1977：244.
[2] 方伟煌.产后癃闭[J].新中医，1979，(3)：16.
[3] 沈庆法.金寿山临床运用《金匮》理论的经验[J].中医杂志，1981，(7)：18.
[4] 俞根初.重订通俗伤寒论[M].上海：上海科学技术出版社，1959：370.
[5] 姚国美.姚国美医学讲义合编[M].北京：人民卫生出版社，2009：192.
[6] 崔公让.中医药治疗前列腺良性肥大合并急性尿潴1例[J].上海中医药杂志，1965，(8)：25.

[7] 池绳业. 产后验案二则 [J]. 新中医，1976，增刊（2）：12.

（八）津气不固候（肺脾气虚变证2）

肺脾气虚证·津气不固候，为肺脾气虚不足，不能收摄津气，致气虚下陷，津液失固，滑脱于下，杂病家亦称气虚下陷之证。以津液不固，滑脱于下的症象显明，但必兼见肺脾气虚与气陷于下的脉症，并以之为主。

通称：气虚下陷。

病名：[中医] 滑泄，久痢，白带，多汗。

病因病机：肺脾气虚虚滑：多因久泻或过用消伐，损伤肺脾元气，气虚下陷，不能固摄津液，津液随气滑脱于下所致。

证象组合：气虚+津滑+气陷+神虚

主症：【气虚不充】症象：①神疲肢乏。②气馈。③肢重乏力。④头昏泛恶，阖目无神。⑤面色苍白，萎黄。⑥日间汗出甚多，夜则减少，头胸部为甚。⑦口淡五味，不能食。⑧大便稀薄。⑨月经超前，白带较多。**舌象**：①舌质淡白。②苔薄黄。**脉象**：①脉缓无力。②脉虚弱。③脉细。④脉微弱，左歇止。⑤细如丝。

【津液不固】症象：①久泻不禁，久痢滑脱。②大泻如竹筒之下不禁。③白带清稀连绵、带色淡白。④尿多。⑤日间汗出甚多，夜则减少。

副症：【气机下陷】症象：①腹痛喜按，至圊不减。②后重反甚。③脱肛。④足跗浮肿。⑤腹胀便溏，或下肢浮肿。

宾症：【神气不振】症象：①神疲。②阖目无神。

治则：当大补肺脾之气，或兼升提下陷，气升则能固摄津液以治其本，兼用酸涩之品，以收固其津液治其标。

方证

1. 固肠丸证：王肯堂方[1]。治久泻不禁，后重，或脱肛，神疲气馈，合目无神，脉虚细。

人参、苍术、茯苓、木香、甘草、诃子、乌梅、罂粟壳、肉豆蔻。

2. 脱肛方证：王雨三方[2]。治脱肛。

诃子、龙骨各9g，没石子2个，罂粟壳、赤石脂各6g，为末，米饮下3g。

3. 止汗汤证：黄文东方[3]。肺结核术后日间汗出甚多，夜则减少，头胸部为甚，头昏泛恶，大便稀薄，日行三四次，月经超前，白带较多，苔薄黄，脉细。详见病案4。

炙黄芪、党参、炒白术、茯苓、炒诃子、煨肉果各9g，淮小麦30g，糯稻根、煅龙骨各15g，煅乌贼骨12g，炙甘草3g。

4. 补中固带丸证：蔡纯臣方[4]。治带下脾虚型。

北黄芪、党参、茯苓、怀山、生薏苡仁、芡实、煅牡蛎、煅龙骨各15g，炙甘草5g，白术、鸡冠花、莲子、金樱子、泽泻各10g，扁豆花12g，车前子8g，砂仁、升麻、柴胡各3g。

论著和讨论

1. 本证候因久泻伤气，或更用消伐，耗损肺脾之气，不能升提清气，固摄津液。雷少逸说："《经》又谓：清气在下，则生飧泄。所以当春升发之令而不得发，交夏而成斯证矣。……倘日久谷道不合，或肛门下脱，乃元气下陷也，急以补中收脱法治之（东洋参9g，米炒黄芪6g，炙甘草1.5g，诃子4.5g，炒白术、炙粟壳、土炒白芍、石榴皮各3g）。"[5] 何廉臣说："滑泄者，久下不禁，湿胜气脱也。其证大泻如竹筒直下不止，宜用扶脾丸，或补中益气汤加诃子、肉蔻。"[6] 治则当以温补肺脾之气为主，兼以升举固涩并用，标本兼顾为法。

蔡纯臣治带下脾虚型："带色淡白，量多稀清，面色苍白萎黄，神疲肢乏，腹胀便溏，或下肢浮肿，舌质淡白，脉缓无力。此属脾阳虚弱运化水湿失职而致，治宜健脾助运除湿止带，自拟补中固带丸（组方见方证）。或用补中益气汤加莲子、扁豆、金樱子各15g，此方可制成丸剂，早晚以糖水冲服，每次15g。"[4]

2. 脱肛：王雨三说："脱肛一症，都属气虚。缘肺与大肠相为表里，肺主气，气虚则大肠无摄纳之力故也。宜内服补中益气汤。外用五倍子末，口津调敷之，托入坐定不可动。如此五七次不复脱，又内服（组方见方证）。外用鳖头灰敷上，托入坐定甚效。"[2] 虞抟说："如久泄，谷道不合，或脱肛，此元气下陷及大肠不行收令而然。用白术、芍药、神曲、陈皮、肉豆蔻、诃子肉、五倍子、乌梅为丸，以四君子汤加防风、升麻，煎汤送下。"[7] 李用粹说："虚滑而复重者，至圊不减，后反加甚，此肺脾气降不能发升也。"[8] 有人说：腹痛喜按，至圊不减，后重反甚，脱肛，足跗浮肿，脉虚弱，主升举固脱，补中益气汤加木香、白芍、吴萸或诃子10枚，研末粥饮和服。

病案举例

1. **程杏轩**治汪靖臣兄乃郎，4岁，禀亏冒暑，发热便泻，幼科发散消导，匝月热泻如故，形疲气馈，食入作呕，仍用前药，致食粥泻粥，饮药泻药，投六君不应，阖目无神，脉细如丝，此胃气告竭，慢惊将来，为仗参力急固其气：人参6g，令分两次，米水煎服，热退泻稀，次日照方再进，便泻全止，啜粥不呕，更制八仙糕与服而痊[9]。

2.**刘亚农**治林某，女，54岁，下痢三月，里急后重，腹部隐痛，一昼夜30余次，面色苍白，瘦弱，尿多，不能食，脉微弱，左有歇止之象，此受暑夹积，日久成虚痢：吉林参、炙黄芪、当归、白术、木茯神、乌梅各9g，参须30g代茶。药后脉症如昨，急当提气固肠，上方加补骨脂、益智。痢减腹仍痛，加赤石脂18g，高良姜4.5g，调养月余，病症痊愈[10]。

3.**黄文东**治韩某某，女，47岁，肺结核右上肺切除术后，日间汗出甚多，夜则减少，头胸部为甚，头昏泛恶，口淡五味，纳食不佳，大便稀薄，日行三四次，夜寐不安，月经超前，白带较多，苔薄黄，脉细。肺气已虚，表卫不固，脾胃不健，冲任失调，治以益气固表，而补脾肾之法（组方见方证），六剂。二诊，汗出仍多，腹痛大便稀薄，再拟益气固表，温中健脾：炙黄芪12g，党参、炒白术、熟附子各9g，炙甘草、炮姜各3g，煅牡蛎、淮小麦各30g，红枣6枚，6剂。药后汗出已少，腹痛大便稀薄均减，原方续进[3]。

4.**蔡纯臣**治王某某，女，29岁，自述产后月余，白带甚多，头眩胁痛，嗳酸泄泻，腰酸肢重，精神不振，言语无力，面黄不实，舌淡薄白，脉缓弦。此为中虚脾失健运，肝郁风木乘土。因脾虚不运则水谷精微输布失职，聚而成湿，阻滞中焦则成胀泻，流于下焦而为带浊，肝郁侮土则胁痛嗳酸，气虚湿泛则肌肤不实，面黄神困。治宜健脾疏肝，脾旺则湿去而大便实、带可止，肝达则气调而胁痛嗳酸自除：党参、茯苓各15g，白术、白芍、扁豆花、鸡冠花各10g，陈皮、柴胡各5g，炙甘草、木香各8g。方内四君、陈皮补土健脾以助运化；柴胡、白芍、木香疏肝理气；二花化湿止带，经服3剂而胁痛嗳酸止，大便无排，是肝气稍舒，消化较佳之象。二诊：以原方去柴、芍加杜仲、补骨脂、怀山各10g，再服4剂。三诊：带减眩轻，面肌已实，转用六君子汤加味巩固疗效：党参、茯苓、芡实、莲子、怀山各60g，白术45g，炙甘草、陈皮各30g，法半夏、木香、砂仁各15g，扁豆花、鸡冠花各30g，共研细末，每次10g，早晚以白糖水冲服，月余后，带止人健[4]。

引用文献

[1] 陆拯.王肯堂医学全书·证治准绳[M].北京：中国中医药出版社，1999：2124.

[2] 王雨三.治病法轨[M].北京：学苑出版社，2015：174.

[3] 上海龙华医院.黄文东医案[M].上海：上海人民出版社，1977：33.

[4] 蔡纯臣.谈谈中医治疗带下及过敏性鼻炎的经验[J].新中医，1981，(6)：12，13.

[5] 雷丰.时病论[M].北京：人民卫生出版社，1964：34.

[6] 俞根初.重订通俗伤寒论[M].上海：上海科学技术出版社，1959：384.

[7] 虞抟.医学正传[M].北京：人民卫生出版社，1965：114.

[8] 李用粹.中华医书集成·证治汇补[M].北京：中医古籍出版社，1999：194.

[9] 程杏轩.杏轩医案并按[M].合肥：安徽人民出版社，1986：215.

[10] 福建省中医药研究院.福建中医医案医话选编（第二辑）[M].福州：福建人民出版社，1960：44.

（九）气虚失摄候（肺脾气虚变证3）

肺脾气虚证·气虚失摄候，为肺脾气虚不足，无力统摄阴血，致络血滑脱妄行。杂病家称之为气不摄血，或脾不统血、血不归经之证。虽然络血不固症象显明，但必兼肺脾气虚之脉症，并以之为主。

通称：气不摄血，脾不统血。

病名：**[中医]** 呕血，经崩，紫斑，大衄。**[西医]** 十二指肠球部溃疡，原发性血小板减少性紫癜。

病因病机：肺脾气虚虚滑，由肺脾气虚不足，无力统血，不能固摄阴血，致血不归经，阴血外溢，甚至滑脱不禁。

证象组合：气虚+血滑+血虚+神虚

主症：**【气虚不充】症象**：①面色萎黄，略有浮肿。②形肥神疲，气短懒言。③气息奄奄。④脱肛，少腹痛。⑤带下多。**舌象**：①舌淡苔薄白。②舌淡胖边沿有齿痕。**脉象**：①脉来浮芤微数，重按如无。②脉沉细。③脉濡。④脉迟弱而濡，有结象。

【络血不固】症象：①咳红带点黑。②吐出淡红色血盈碗，有黑便。③肛门作痛出血。④经来如崩，色淡量多。⑤上下肢青紫斑点，下肢为甚，头面遍体出紫斑，瘀斑紫黑如被杖。⑥口齿鼻下阴出血。

副症：**【血虚不荣】症象**：面白唇淡。

宾症：**【神气不振】症象**：头晕心悸。

治则：当以温补肺脾之气为主，补气以摄血，略佐理血之品。

方证

1.升麻鳖甲汤加减证：卢宗强方[1]。治头面遍体出紫斑：口齿鼻下阴出血，脉迟弱而濡，有结象，详见病案2。

升麻9g，当归30g，甘草1.5g，鳖甲、炙甘草各18g，炙黄芪15g。

2.加味三奇散证：程门雪方[2]。治肛门作痛出血，脱肛少腹痛，带下多，苔薄脉濡。详见病案3。

生黄芪、炒槐花、地榆炭、樗白皮、白芍各9g，炒枳壳3g，炙升麻2.4g，防风炭、刺猬皮各4.5g。

3.脏腑兼顾方证：孔庆洛方[3]。治脾气虚弱，无以摄血，详见病案5。

红参、茯苓各10g，炙黄芪30g，当归12g，白术、白及、熟地炭各15g，柴胡、炙甘草、陈皮各5g。

论著和讨论

本证候因肺脾气虚不能统摄，导致血不归经而滑脱于外。孔庆洛说："《景岳全书·血证》云：'脾统血，脾气虚则不能收摄；脾化血，脾气虚则不能运化，是皆血无所主因而脱陷妄行。'本例（见案5）虽为胃痛出血，纯属脾气虚衰而致，故从本而治，举脾清阳之气，以统摄妄行之血，同时又滋生血之源，故相得益彰。"[3]

这种状态，切不可用西医的思维"见血止血"，当以温补肺脾之气为主，助其统摄之力。略佐理血之品，即所谓"补气以摄血"，或"引血归脾""引血归经"之法。记得1997年，中医院不景气，我的诊所初开张，先父利用周日来坐诊，有一位咳血的妇女来就诊，看病历西医已经用了止血敏、止血芳酸（氨甲苯酸），只差垂体后叶素，效果不好。便书黄芪、四君子、藕节、蒲黄等药。下周复诊咳血竟止。我问：藕节论成分估计与藕并无不同，加上蒲黄怎么就比止血敏等还强呢？先父说：用黄芪、党参等益气药，加强摄血功能是主药，茯苓等可渗湿，血液循行便流畅，不致外溢，恶劣的内环境便可改善，不是光靠止血药来止血。

病案举例

1.李泰治黄姓，男，30余岁，脉虚，稍有寒热，咳红带点黑，稍夹白痰，气息奄奄，频叫胸部难过。生黄芪、白术、藕节各9g，全归6g，郁金4.5g，酸枣仁、抚芎、北防风、炒黑荆芥各3g，白茅根1尺，生炒蒲黄各3g，2剂效，4剂愈[4]。

2.卢宗强治头面遍体出紫斑，口齿鼻下阴出血，脉迟弱而濡，有结象，瘀斑紫黑如被杖，宗升麻鳖甲汤加减（组方见方证），斑消。同法治愈数人[1]。

3.程门雪治张某某，女，54岁，肛门作痛出血，脱肛，少腹痛，带下多，苔薄脉濡。拟三奇散加味（组方见方证）[2]。

4.钟志明治刘某某，女，46岁，某日更衣，发现上下肢青紫斑点10余处，尤下肢为甚，次日经来如崩，色淡量多。本院诊断为原发性血小板减少性紫癜（血小板36×10^9/L），服泼尼松，数日未效，建议服中药。见病者形肥神疲，面白唇淡，上下肢及胸背部紫癜10余处，舌淡苔薄白，脉沉细。拟益气固摄，佐以化瘀：红参、白术各10g，黄芪、生山楂各20g，川芎5g，丹参、益母草、茯苓各15g，甘草6g。服3剂，紫癜减少变小，继服10余剂，经来复常，诸症悉除（血小板106×10^9/L）。3年随访，未见复发[5]。

5.孔庆洛治脾气虚弱，无以摄血：周某，女，56岁，胃病多年，每年均发作数次，有大便潜血史，X线证实为十二指肠球部溃疡。一周前因复发胃痛并有黑便而住院，经西医治疗5日，胃痛缓和，潜血转阴，拟于本日出院继续在家治疗，谁知晨起整理生活用具时又感头晕心悸，并吐出淡红色血盈碗，症来突然经注止血剂、输液，治疗中又吐血两次，较鲜红，量比前少。血压90/50mmHg，红细胞2.5×10^{12}/L，血红蛋白75g/L。诊时，患者面色萎黄，略有浮肿，气短懒言，气息奄奄，体温36.5℃，脉来浮芤微数，重按如无，舌淡胖边沿有齿痕。此为脾气虚衰，不能摄血所致，当脏腑兼顾（组方见方证）。药后当日未再吐血，神情较适，头晕、心悸亦减。19日仍进本方1剂，并继续输液输血。20日家人意见由中医单独治疗，审证情平稳，脉有转机，仍以本方续进，连服3剂，因纳食无味，加香稻芽5g为佐，以后日有恢复，共服药15剂。29日大便转阴，31日出院，至今未复发[3]。

引用文献

[1] 卢宗强.我对阴毒斑病（类似紫斑出血）治疗之体会[J].广东中医，1956，(11)：25.

[2] 上海中医学院.程门雪医案[M].上海：上海科学技术出版社，2002：217.

[3] 孔庆洛.溃疡病呕血吐血治验及粗浅体会[J].江西中医药，1983，(4)：37.

[4] 李洪成.中医证候学[M].北京：中国医药科技出版社，2008：1933.

[5] 钟志明.出血证治三例[J].江西中医药，1983，(2)：3.

二、肺卫气虚证（上焦气虚合病1）（2候）

肺卫气虚证，为气虚轻浅证候，系由肺气不足不能外充卫气之证，又常称之为表虚证。而其病因，或由其人肺气虚弱，不能外充卫气；或因过投发表汗出过多，肺气随津液外泄以致气虚；或因劳力汗出，伤耗肺之气液，均可致肺气不足。肺主卫，肺气虚则不能充实卫气，致卫气不能卫外，风寒易于犯表，称为表虚或卫虚证；或称虚人感冒，气虚伤风，反复感冒者，称为感冒流连，近代称慢性感冒。然亦有脾气素弱，不能上输精气于肺，致肺气不足，即古人常谓为“土不生金”所致。然脾胃两虚者，可有营卫同病之候。以肺主卫，脾主营，肺脾气虚，即可致营卫两虚；亦常易为外邪所乘，轻则为营卫失调，病尚在肌表；重则为营卫不行，则邪已深入经络，常为痼疾难以速起。

肺卫气虚之证，其治则总当甘温益气为主，或专益肺气，或兼补脾气，所谓“补土以生金”之法，肺脾气旺，自能外充卫气，固护皮毛，充实腠理，亦即所谓“实表”“救表”之法。唯病在上焦，用药不宜过重，重则药过病所，反致壅滞，与病无益。

证候别称：卫虚不固，表虚不固，营卫不和，营弱卫强，表虚证。

病名：［**中医**］自汗，盗汗，久咳，身痛，血痹，偏枯。

证候系统：详见图3-13-3。

本证————卫气不振候

转证————营卫虚弱候、营卫失调候

变证————营卫不行候

图3-13-3　肺卫气虚证证候结构图

（一）卫气不振候（肺卫气虚本证）

肺卫气虚证·卫气不振候，为肺气虚弱，不能充卫固表，以致卫气不足以卫外，常易为外风所乘，时病家通常称为卫虚或表虚之证。其见症以气虚与表虚之脉症为主。

通称：卫虚不固，表虚不固。

病名：［**中医**］自汗，盗汗。［**西医**］皮肤划痕症。

病因病机：肺卫气虚虚弱，常由肺脾气虚之体，或因病后、产后，有伤上中之气，不能充实卫气，招至外感流连；或更累经发散，卫气被疏泄太过，以致卫气虚弱，不能固护于表，而成为腠理空虚，经脉失荣之表虚证候。

证象组合：气虚+表虚+经虚

主症：【气虚不充】症象：①倦怠。②乏力。③面皖。④腹中鸣响。**舌象：**①舌红，舌淡红。②苔薄白。③苔薄腻。**脉象：**①脉虚浮。②脉细，细弱。③濡。

副症：【腠理不实】症象：①自汗。②恶风。③盗汗。

宾症：【经脉不荣】症象：①身酸疼。②自觉冷风入侵并抽痛。

治则：当甘温益气为主，助卫以固表为法。

方证

1.黄芪建中汤证：张仲景方，益气温卫法，治虚劳不足，腹中拘急，自汗或盗汗，短气，肢体困倦，脉虚大。

桂枝、炙甘草、生姜各三两，大枣十二枚，芍药六两，饴糖一升（烊化），黄芪一两五钱。水煎，分三次服。

2.玉屏风散证：张平方[1]。益气固表法，治小儿皮肤划痕症，详见病案3。

生黄芪12g，白术、防风各9g。

3.益气固表汤证：黄文东方[2]。治自汗症，流产后汗出，恶风，腹中鸣响，详见病案4。

党参12g，白术、白芍各9g，桂枝3g，小麦、糯稻根、煅龙骨各30g，炙甘草、木瓜、陈皮各6g，红枣5枚。

论著和讨论

本证候卫气不振，本系表虚之候，禀赋不足，卫阳不固，而内则由于肺脾气虚，不足以充实于卫，致卫气不振于外，卫虚阳弱。李中梓说：“夫心之所藏，在内者为血，发于外者为汗。自汗之症，未有不因心肾俱虚而致。若阴阳虚，则腠理发热、自汗，此阴阳偏胜而致。又有伤风、中暑、惊恐、房劳、历节、风湿、阳痫、痰饮、产褥诸症，亦能自汗。”“盗汗，阳衰则卫虚，所虚之卫行于阴，当目瞑之时，无气以固其表，则腠理疏而汗，醒则行阴之气，而复于表，汗自止，故名盗汗，又名寝汗。”[3]治则当以补益肺脾气为主，肺气足则卫气充，卫气充则能固于外。古人谓“只知伐表，而不知救表”，益气固表，即救表之法。

病案举例

1.马元仪治病经一月，两脉虚浮，自汗恶风，此卫虚阳弱，以黄芪建中汤（组方见方证）以建立中气，而温卫实表[4]。

2.平世昌治范某某，男，18岁，身体素弱，形体苍瘦，面皖欠华，近来眠则汗出，衣衫皆湿，脉濡细，此卫阳失固之候，拟扶正实表，黄芪建中汤加味：黄芪、白芍、大枣各12g，桂枝、炙甘草各3g，生姜3g，糯稻根须9g，5剂汗止[5]。

3.张平治顾某，男，10岁，小儿皮肤划痕症，划后划处皮肤即隆起而成条状风团，皮色淡红瘙痒，脉细弱，苔薄白，禀赋不足，卫阳不固，玉屏风散（组方见方证），25剂消失，半年余未发[1]。

4.黄文东治自汗症：陆某某，女，44岁，流产后，汗出恶风，腹中鸣响，形瘦无力，自觉冷风入侵并抽痛，舌红，苔薄腻，脉细。气血俱虚，脾胃虚弱，卫阳不固，益气健脾，固表敛汗（组方见方证）。6剂，汗出恶风及腹中鸣响抽搐等明显减轻，再予前法[2]。

引用文献

［1］张平.中医治疗过敏性皮肤病4例［J］.上海中医药杂志，1964，（10）：25.
［2］上海龙华医院.黄文东医案［M］.上海：上海人民出版社，1977：51.
［3］李中梓.中华医书集成·增补病机沙篆［M］.北京：中医古籍出版社，1999：51，52.
［4］徐衡之，姚若琴.宋元明清名医类案［M］.长沙：湖南科学技术出版社，2006：576.
［5］平世昌.黄芪建中汤的临床应用［J］.江苏中医，1965，（4）：31.

（二）营卫虚弱候（肺卫气虚转证）

肺卫气虚证·营卫虚弱候，由肺脾气虚，不能资养营卫，致卫阳营阴两虚，时病家亦通称为表虚之证。其见症虽以表虚之脉症显明，但必兼见卫阳与营阴不足之脉症。

通称：表虚。

病名：［**中医**］盗汗，久咳，身痛。

病因病机：肺卫气虚虚弱，素本劳伤肺脾气虚，或累犯外感，或过投发散，耗伤元气，肺脾之气不能充养营卫，汗出耗伤卫气，亦伤营阴，渐致营卫两虚。

证象组合：阳虚+表虚+营虚+经虚

主症：【**阳气不振**】**症象**：①形寒，寒来微微齿痓。②恶寒。③肢冷，疲倦乏力，少气懒言，昏昏如醉，卧床不起。④颜面皖白无华，面色不华。⑤纳少。⑥便溏。⑦久咳失音。**舌象**：舌淡，苔薄白。**脉象**：①脉虚。②脉细弱。③濡细。④寸脉弱。⑤脉微小。⑥脉沉迟。

【**腠理不实**】**症象**：①自汗。②动则汗出。③盗汗劳则尤甚。④恶风。⑤见风咳甚，得温则咳减，不耐风寒，及易感冒，稍感即咳。⑥乍寒乍热。**脉象**：脉浮缓，按之无力。

副症：【**营虚失荣**】**症象**：①皮肤甲错。②微热。③头晕。④心悸。⑤胸中嘈杂。⑥形容消瘦。**脉象**：①脉数无力。②促数。

宾症：【**经脉失荣**】**症象**：①肢体酸痛。②发汗后身疼痛。

治则：当以温补肺脾为主，兼以通卫阳，益营阴之法。

方证

1.桂枝新加汤证：张仲景方。治发汗后身疼痛，脉沉迟者，详见论著1。

人参、桂枝、生白芍、炙甘草、生姜、大枣。

2.黄芪建中汤证：张仲景方，治虚劳不足，腹中拘急，自汗或盗汗，短气，肢体困倦，脉虚大。

桂枝、炙甘草、生姜三两，大枣十二枚，芍药六两，饴糖一升（烊化），黄芪一两五钱。水煎，分三次服。

论著和讨论

本证候营卫虚弱，由于脾肺气虚，不足以外充营卫，叶天士说："此营卫二气大衰，恐延虚脱，议固卫阳，冀寒热得平。"[1]伍云泉也说："此劳倦伤气，中气素虚，卫外不固，营失内守之故。"[2]仲景曰"发汗后身疼痛，脉沉迟者，桂枝加芍药生姜各一两人参三两新加汤（组方见方证）主之"（《伤寒论》62条）。其治则总宜温补肺脾之气为主，兼以固卫敛营为法。如姚国美说："若久咳不已，不但中气受伤，营血亦随之不足，气偏伤者，见风则咳甚，得温则咳减，乍寒乍热，脉象虚弱，法当调其中气，和其营卫，治以归芪建中汤。"[3]

病案举例

1.孙文垣治费一吾弟妇，遍身痛，发热，汗大出，昏昏如醉，卧不能起。孙诊之，两寸短弱，六脉皆数而无力。此劳倦之余，故汗大走也（身痛发热，不仅伤风）。黄芪9g，白芍12g，甘草4.5g，桂皮2.4g，当归3g，石斛6g（与前药俱就建中加减，孙于杂症多用此方）。一帖热除，痛汗皆止。唯倦不能起，前方加人参、陈皮，两帖而痊[4]。

2.叶天士治曹，脉促数，舌白不饥，寒热汗出，初起腹痛，脐右有形，乃久伤劳倦，复感温邪，今病两旬又六，微咳有痰，并不渴饮，寒来微微齿痉，此营卫二气大衰，恐延虚脱，议固卫阳，冀寒热得平（劳倦感温营卫胃阳兼虚）：黄芪、桂枝、白芍、炙甘草、牡蛎、南枣[1]。

又治体虚感风沈，虚人得感，微寒热，参归桂枝汤加广皮[1]。

3.王育群治谢某某，女，30岁，近年来苦盗汗，劳则尤甚，头昏便溏，纳谷不香，脉濡细，苔薄白，以固表益气健脾：生黄芪15g，防风、炙甘草各4.5g，炒白芍、白术、五味子各6g，浮小麦、生牡蛎各30g，丹参、龙骨各12g，四神丸9g，4剂汗止[5]。

4.蒋见复治痰饮咳嗽：潘某某，女，50岁，无论冬夏，稍感即发，形寒怯冷，食则便溏，纳谷甚少，服桂苓术甘，形寒如故，仿建中意：生黄芪12g，蜜桂枝2.4g，炒白芍6g，炙甘草2.4g，饴糖30g，云茯苓、百合、蒸冬白术各9g，生姜3片，红枣2枚，数剂咳止不复感冒[6]。

5.伍云泉治沈某某，男，42岁，盗汗4年，近因劳累盗汗更多，少气懒言，肢软乏力，面色不华，纳少便溏，苔薄浮白，脉浮缓，按之无力，且不耐风寒，及易感冒，此劳倦伤气，中气素虚，卫外不固，营失内守之故，拟益气升阳，敛营固卫之法，稍佐宁心敛汗之品：党参、浮小麦、薏苡仁各15g，炒当归、炒白术、炒白芍各9g，生黄芪、炙黄芪各12g，炒防风7g，柴胡3g，升麻5g，煅龙骨、煅牡蛎各20g，陈皮、炙甘草各6g，4剂汗止，除龙骨、牡蛎、小麦、白芍加茯苓12g，5剂，改补中益气丸善后[2]。

引用文献

[1] 叶天士.临证指南医案[M].上海：上海卫生出版社，1958：238，250.
[2] 金守强.伍云泉用补中益气汤治验医案二则[J].中医杂志，1982，(5)：18.
[3] 姚国美.姚国美医学讲义合编[M].北京：人民卫生出版社，2009：217.
[4] 江瓘，魏之琇.名医类案（正续编）[M].北京：中国中医药出版社，1996：333.
[5] 王育群.44例盗汗症的临床疗效分析[J].上海中医药杂志，1964，(11)：10.
[6] 蒋见复.略论辨证施治[J].上海中医药杂志，1965，(5)：5.

三、肺胃气虚证（上焦气虚合病2）（1候）

肺胃气虚证，为肺胃气液不足之证。多见于热病之后，由热邪耗伤肺胃之气，灼伤肺津胃液，甚则伤及肺胃之阴；与肺脾气虚证，耗伤阳气者，适成对比之证。以胃为水谷之海，津液之所生之地，亦肺阴胃阴之根基。故其气虚必兼挟津液不足，甚则阴液亦受伤残。故其病变，浅则伤于气液，深则伤及气阴，而成劳损之根。治则当以甘凉为主，以益气生津增液，为其大法。

证候别称：肺阴虚损。

病名：［中医］久咳，不食，呃逆，低烧，干咳。

证候系统：详见图3-13-4。

本证————肺阴失养候
转证————气液虚逆候
变证————气液消涸候

图3-13-4　肺胃气虚证证候结构图

（一）气液消涸候（肺胃气虚变证）

肺胃气虚证·气液消涸候，系由久病耗伤肺胃气液，久必伤残阴液，以致枯涸，病机颇深，康复殊非易事。见症以气虚与液涸脉症为主。

通称：气液两伤。

病名：［中医］低烧，干咳。［西医］系统性红斑狼疮，肺癌。

病因病机：肺胃气虚虚灼，多系久病，耗伤肺胃气液，久不得复，渐致阴液枯涸，神气失其所养，经脉亦致失荣。

证象组合：液涸+气虚+神虚+经虚

主症：【津液枯涸】症象：①干咳少痰。②口舌燥干，口渴。③形体消瘦。④不思饮食。⑤潮热低热，手心热。⑥心烦。⑦面色浮红。⑧脱发。**舌象：**舌体瘦小偏红而燥，舌面无苔平坦光滑如镜呈镜面舌，舌红。**脉象：**脉细数

（110次/分）无力，细软数，沉数无力。

【气虚不充】症象：①气息短促。②疲倦无力。③无力懒言。④自汗盗汗。⑤食欲不振。

副症：【神气不振】症象：面白神弱。

宾症：【经脉失养】症象：关节、足跟、腰痛。

治则：当以大补肺胃之气，大滋肺胃之液，从缓调治，可望带病延年。

方证

生脉散、叶氏养胃汤加减证：原明忠方[1]。治干咳少痰，口舌燥干，气息短促，疲倦无力，形体消瘦，不思饮食，舌体瘦小偏红而燥，舌面无苔，平坦光滑呈镜面舌，脉细数无力。

太子参30g，麦冬、五味子、薏苡仁、白芍、石斛各15g，玉竹、生山药、扁豆、神曲各10g。

论著和讨论

本证候肺胃气液伤残，久必渐形枯涸，病机颇深。治当补益肺胃之气，滋养肺胃之阴液，从缓调治。如赵炳南治系统性红斑狼疮（阴血虚亏型）：这往往在高热后，长期低热，手足心热，心烦无力，懒言，面色浮红，自汗盗汗，关节足跟腰痛，脱发或视物不清，舌红，镜面舌，或苔白，脉细数软。红斑养阴汤：南沙参、北沙参、石斛、玄参各15~30g，丹参6~15g，党参、当归、玉竹、赤芍、白芍各9~15g，生黄芪9~30g，乌梢蛇、秦艽各9g。方中当归、党参、黄芪、白芍补气养血；沙参、石斛、玄参、玉竹养阴清热；乌蛇、秦艽通经络、解毒。脾虚明显时加白术、茯苓、陈皮；热毒盛者加漏芦、金银花炭；胸闷气憋加石莲子、荷梗；心慌失眠加紫石英、石莲子、茯神；头晕明显加茺蔚子、钩藤、川芎、菊花[2]。

病案举例

1.**原明忠**治吴某，男，65岁，确诊肺癌7年余，服核桃枝鸡蛋等药，病情稳定，常患感冒。近日感冒发热10天多，用抗生素后基本退烧，但干咳少痰，口舌干燥，气息短促，疲倦无力，形体消瘦，不思饮食，舌体瘦小偏红而燥，舌面无苔平坦光滑如镜呈镜面舌，脉细数（110次/分）无力。辨证：肺胃气阴俱虚。治法：补气润肺，滋养胃阴。方用生脉散、叶氏养胃汤加减（组方见方证），水煎服。6剂后，气短、疲倦、干咳等明显减轻，舌转润，略思饮食，脉略数（93次/分），较前有力。效不更方，又6剂，诸症基本缓解，舌质转淡红润，已生薄白苔。原方又进6剂以巩固疗效[1]。

2.**李贵和**治张某某，男，15岁，去年流感时发病，体质素虚，因发汗伤津，致缠绵两月之久，发热不退，至6月间就诊于我处。脉沉数无力，面白神弱，潮热不甚，舌红口渴，食欲不振。遂用甘温兼甘寒法治之：北芪、党参、茯神、鲜石斛各9g，白术、川芎各6g，当归、鲜生地各12g，菊花、甘草各4.5g，大枣3枚。服4剂病减大半。改方：党参、北黄芪、制首乌、茯神、怀山各9g，川芎6g，当归12g，菊花、甘草各4.5g，大枣5枚。改方专主甘温而竟全功：西党参、熟地、怀山各12g，当归9g，川芎、贡果、天麻各6g，甘草4.5g，大枣5枚。[3]

引用文献

［1］原明忠.光莹舌（镜面舌）的虚实寒热辨［J］.北京中医学院学报，1984，(3)：28.

［2］北京中医医院.赵炳南临床经验集［M］.北京：人民卫生出版社，2006：312.

［3］李贵和.“甘温除大热”治验三例［J］.江西中医药，1958，(6)：37.

四、心肺气虚证（上焦气虚并病1）（1候）

心肺气虚证，为心肺气液两虚之证。较心肺阴虚证，病机略浅。由肺气与津液不足，不能濡养心脏，致心气与心液亦不足，心火内亢，反伤肺之津气，辗转循环，而成心肺气虚之证，久必耗伤阴液，则可转成心肺阴虚之证，多为痨损之源。

心肺气虚证，其病机以气虚为主，兼以津液不足，为气液不足之证，虽谓阴虚，但仅伤津液，而未及阴液。其治则亦当以补益肺气为主，佐以生津养液，以复其气液为法；而毋需滋阴补阴，此与阴虚证不同之处。

证候别称：气阴两虚，心火偏旺。

病名：［中医］心悸，虚痨，肺痨，咯血，咳血，低热，怔忡。

证候系统：详见图3-13-5。

本证————心气不振候

转证————心阴虚滞候

变证————心阴失养候、肺阴失养候

图3-13-5　心肺气虚证证候结构图

（一）肺阴失养候（心肺气虚变证）

心肺气虚证·肺阴失养候，为心肺气液不足，心火内动，灼伤肺阴，虽为肺阴不足，实为心肺同病。久治不愈，即为劳损之根，故杂病家通称为虚痨、肺痨之证。其见症虽以肺气宣降失常之症象显明，必兼见心肺气阴两虚之脉症。

通称：虚痨，肺痨。

病名：［**中医**］咯血，咳血。［**西医**］肺浸润型肺结核进展期，风湿性心脏病。

病因病机：心肺气虚虚损，多为久病之后，肺气肺津伤残，不能濡养心液，心火内动，耗伤肺阴，消灼津液，损伤血络，肃降失司。

证象组合：阴虚+气虚+液灼+气郁+血溢

主症：【**阴虚失养**】**症象**：入夜不寐，心烦不寐。**舌象**：舌淡红无津。**脉象**：脉细数。

【**气虚不充**】**症象**：①面色苍白，皖白。②神疲，懒言语，无力动作。③多汗。④心悸、心累。⑤饮食减少。

【**气机不宣**】**症象**：咳嗽，久咳不止。

副症：【**津液消灼**】**症象**：口舌干燥。

【**络血妄行**】**症象**：①咯血。②咳血不止。

宾症：【**清窍不利**】**症象**：目无精光。

【**气机不降**】**症象**：咳嗽气促。

治则：当以益气滋液，润肺敛肺为主。略佐宣降肺气，养阴止血之品。更当养心宁神，怡情静养以延天年。

方证

1.玄妙散证：费伯雄方[1]。心经之咳，久咳不止，痰少心烦，夜不成寐。

玄参、沙参、丹参、茯神、柏子仁、朱茯苓、桔梗、贝母、杏仁、夜合花、竹叶、灯心。

2.生脉散加味证：姚志雄方[2]。治浸润型肺结核进展期，多汗、神疲、心悸、咳嗽、不眠、口干燥，面色苍白，脉细数，舌淡红无津，详见病案1。

党参、麦冬、五味子加怀山、白及、旱莲草、生蛤壳、女贞子、金钗。

论著和讨论

本证候因心肺气液不足，心火耗伤肺阴，津液消灼，络损血溢，当以益气滋液为主，略佐宣降肺气，标本兼顾为法。姜礼说："凡虚劳之症，大抵心下引胁俱疼。盖滞血不消，新血无以养之，尤宜用膏滋加韭汁、桃仁泥。呼吸少气，懒言语，无力动作，目无精光，面色皖白，气血兼虚，用麦冬、人参各9g，陈皮、炙草、桔梗各15g，五味子21粒。为极细末，水浸油饼为丸，如鸡子豆大。每服一丸细嚼，津液咽下，名精气丸。气虚，生脉散（人参、麦冬、五味子，补肺即所以补气，肺为诸气之本也），不用白术（性燥，恐伤阴也）。"[3]

病案举例

1.姚志雄治某，男性，30岁，于7年前患肺咯血，经X线胸透为右上肺浸润型肺结核，进展期。有多汗、神疲、心悸、咳嗽、不眠、口干燥等症状。检查：面色苍白，脉细数，舌淡红无津。患者仅于病初用过少量链霉素及异烟肼，因有不良反应而停用西药。以后有1年多均服中药治疗，方用生脉散加味（组方见方证）等，以补气、滋肾、益胃、生津润肺。先后共服百余剂后，上述症状基本消失，精神及体力恢复正常，胸透复查：胸部病灶已稳定，数年来工作如常，随访无病态[2]。

2.李斯炽治心肺阴亏、阳热上亢：王某，女，成年，1970年5月22日初诊。由患者爱人代诉：该病员原患风湿性心脏病，经常发生心累心跳。怀孕时两足浮肿。分娩后即发生剧烈咳嗽，咳血不止，心累更甚，饮食减少，口舌干燥；晚间不能入睡，已连续几夜未寐。姑暂拟一方嘱其试服，以养心肺阴分为主，佐以安神敛肺止咳止血之品：沙参、玉竹、百合各12g，麦冬、玄参、生地、知母、柏子仁、白前、紫菀、仙鹤草各9g，夜交藤15g，五味子6g，甘草3g。服上方后效果较好，以后续服10余剂，诸症均得缓解，后加服胎盘粉而身体得以康复[4]。

引用文献

［1］张元凯.孟河四家医集［M］.南京：江苏科学技术出版社，1985：51.

［2］姚志雄.生脉散的临床应用［J］.新中医，1976，增刊（1）：51.

［3］姜礼.中华医书集成·风劳鼓膈四大证治［M］.北京：中医古籍出版社，1999：19.

［4］李斯炽.心悸辨证论治验案［J］.新医药学杂志，1977，（1）：32.

五、肝肺气虚证（上焦气虚并病2）（2候）

肝肺气虚证：为素体肝郁脾虚之质，肝气失调，因久咳震动肝气，上犯于肺，更由脾虚，不能“生金荣木”，致肝肺两虚；其标在于肺，其本却在肝脾。故其病机始在于肝脾失调，肝气犯肺，为肺、肝、脾三脏气虚之证；又以肝藏血，属阴，故久则由气及血、及阴，伤及肝之阴血，而有气血、气阴两虚之证。其甚者，则以肺气虚不能固摄阴血，又以肝不能藏血，脾不能统血，多致络血妄行，古人称之为劳伤失血之证。其治则总当补益肺、肝、脾之气，兼养肝之血，疏肝之郁，补而调之之法。

证候别称：肝脾不调，气不摄血，气血暴脱。

病名：**［中医］**久咳，低热，劳热，阴虚痨热，咯血，休息痢，崩漏，劳伤失血，脱肛痔血。

证候系统：详见图3-13-6。

本证————肝气失调候
转证————气血虚蒸候、气阴虚蒸候
变证————气虚失摄候

图3-13-6　肺卫气虚证证候结构图

（一）肝气失调候（肝肺气虚本证）

肝肺气虚证·肝气失调候，为素体肝郁脾虚，久咳不已，肺气已虚，震动肝之郁气，上逆于肺。其见症虽以肺气宣降失常之症象显明，但必兼肝郁与气虚之脉症，并以之为主。

通称：肝脾不调。

病名：**［中医］**久咳。

病因病机：肝肺气虚虚滞，多由其人素体肝郁脾虚，不能“生金荣木”，更因久咳，震动肝气，上逆犯肺，气血阴液不足，痰滞于中，张聿青曰：“气不足不能推送，液不足不能滑利。”[1]痰结不易咯出，而成虚实失调之证。

证象组合：气虚+血虚+气郁+气滞+阳郁

主症：**【气虚不充】症象**：①形色淡白。②常年咳嗽，吐痰色黄，结成顽块，凝滞喉间，用劲气力始得吐出于口。

【气机不宣】症象：①干咳。②咳逆不止。**舌象**：苔腻。

副症：**【气机不利】症象**：气撑不和。

【血虚失养】症象：内热。**舌象**：舌淡少华。**脉象**：脉虚弦。

宾症：**【阳气不和】症象**：形寒内热。

治则：当补益脾肺之气，兼以养血疏肝，少佐宣化痰浊之品，标本兼顾。

方证

1.六君子汤加减证：陈士铎方[2]。常年咳嗽，吐痰色黄，结成顽块。

人参、陈皮、柴胡各1.5g，白术15g，茯苓、白芥子各9g，白芍30g，甘草、栀子各3g。

2.逍遥散加蜜煎姜橘证：张璐方[3]。治多郁干咳，伤风咳逆不已，详见病案1。

柴胡、当归、白芍药、白术、茯苓、炙甘草加蜜煎姜、橘。

论著和讨论

本证候肝脾肺虚，肝气逆于肺，致肺气宣降失常，其标在肺，其本在肝脾。其治则当以补益肺脾之气，兼以养血疏肝为法。不可专治其肺，其咳必不能止。陈士铎说：“人有咳嗽，长年不愈，吐痰色黄，结成顽块，凝滞喉间，肺气不清，用尽气力始得吐出于口者，此乃老痰之病也。六君子汤加减（组方见方证）治之。化老汤亦佳：人参、款冬花各0.9g，生地6g，白芥子、白芍、地骨皮各9g，柴胡1.2g，白术、甘草各2g，麦冬15g。”[2]

病案举例

1.张璐治宋襄之女，素常多郁，干咳，春间感冒风邪，咳逆愈甚。以小建中汤用蜜煎生姜，加蜜煎橘皮，外邪即解，而咳不止。次以逍遥散，仍用蜜煎姜、橘（组方见方证），更与异功散，用蜜制白术、姜、橘而安[3]。

2.张聿青治某，未病之先，心下先悸，水饮早已停阻，复因感邪，遂起咳嗽，邪虽渐解，三焦气伤。以致形色淡白，咳嗽不止，甚至形寒内热。气撑不和，得矢气则松，形色淡白，脉虚弦，舌白少华，苔腻。此伤风激动伏饮，邪去而饮复阻肺，肺气日虚，肝邪日旺，将成虚损之症。勉从经旨久咳不已则三焦受之之意，异功散为主：人参须、广陈皮各3g，炙甘草1.5g，砂仁4粒，茯苓、蛤粉各12g，川贝6g，土炒白芍、生熟谷芽各4.5g[1]。

又治邱左，感风渐解，痰饮宿疾，陆续而出，然气不足不能推送，液不足不能滑利，张介宾谓：熟地乃化痰圣药，乃此意也：米炒党参9g，炙生地15g，茯神、生白术、丹皮各6g，车前子4.5g，鳖甲15g，蛤粉、杜仲各9g[1]。

引用文献

［1］张聿青.张聿青医案［M］.上海：上海科学技术出版社，1963：122，247.

［2］柳长华.陈士铎医学全书［M］.北京：中国中医药出版社，1999：776.

［3］江瓘，魏之琇.名医类案（正续编）［M］.北京：中国中医药出版社，1996：337.

（二）气虚失摄候（肝肺气虚变证）

肝肺气虚证·气虚失摄候，系由肝肺脾三脏气虚，肺气不摄，肝血不藏，脾气失统，致络血滑溢于外。其见症虽以血溢血滑之症象明显，必兼见气血两虚之脉症，并以之为主。

通称：气不摄血。

病名：［中医］休息痢，崩漏，劳伤失血，脱肛痔血。

病因病机：肝肺气虚虚滑，多由七情、饥饱、劳倦，伤及肝、肺、脾之气，气虚则不能固摄血络，王雨三曰："肺主气，气为血帅，气不摄血而血即上逆。"[1]肝主冲任，肝气不足则致冲任不固，肝失其藏血之能，脾虚不能统血，则血不归经；肺肝脾之气不固，则血溢于上下。

证象组合：气虚+血滑+血虚+神虚

主症：**【气虚不充】症象**：①恶心。②自汗。③神气不足，神倦肢厥。④身乏无力，乏力易倦，面色萎黄。⑤头晕。⑥气短。⑦面足微肿。⑧肛门虚坠。⑨便溏。⑩白带多。**舌象**：舌齿印，苔薄白。**脉象**：①右脉虚微。②浮而无力，脉一息四至，右寸犹然。③沉细。④迟弱而濡。

【络血不固】症象：①吐血。②鼻衄不止。③口齿出血。④便血，下痢清血。⑤下阴流血。⑥月经过多，淋漓不净，量多，迁延半月，色较淡。

副症：**【血虚不荣】症象**：①面黄不华，面色欠华。②心悸。③手心发麻。④唇赤如朱。**舌象**：①舌淡无苔。②绛多津。**脉象**：脉虚数。

宾症：**【神气不振】症象**：①神倦。②多梦。

治则：当以温补其气为主，何幼廉曰："固其元气，气固则血循经络，不止血而血自止。"[2]补肺气则兼顾脾气，补肝气则当兼顾肾气，《经》所谓："虚则补其母。"

方证

1.鼓峰固元汤加味证：《通俗伤寒论》方[2]。治阳虚阴走之失血。

西党参、炙黄芪、酒炒白芍、当归身各6g，炙黑草3g，黑炮姜1.5g，捣五味子0.9g，南枣2枚。

2.益气止血证：蒲辅周方[3]。治经漏时红时紫，或血块色黑，短气心慌，详见病案2。

生黄芪24g，当归、阿胶珠各6g，川续断4.5g，莲房炭1个，鹿角霜12g，地榆炭、陈棕炭各3g，3剂血尚多，去鹿角霜加茜草、丹皮炭各3g。

3.圣愈汤证：何勤方[4]。治面色欠华，月经量多，色较淡，无块，腹不疼。脉一息四至，浮而无力，右寸犹然。详见病案4。

圣愈汤去川芎，方中当归土炒。

论著和讨论

1.本证候因肝肺脾之气虚不能固摄，以致血不归经，流溢于外，滑脱不止。高鼓峰说："（吐血）其余俱属七情饥饱劳力等因，必见恶心，一味固元汤（人参、蜜炙黄芪、归身、甘草、煨姜、大枣、酒浸洗炒白芍）主之，倪漱山曰：七情内伤，脾胃先病，固元之后，即继补中益气归脾等饮，寒凉断不可用，若治以童便秋石等，工之粗而庸甚者也。"[5]

2.治则当补肺脾之气，养肝脾之血，兼以止涩之品，标本兼顾。何幼廉说："鼓峰固元汤加五味子（组方见方证），亦治阳虚阴走之失血，其因多属内伤情志，饥饱失时，脾胃先病，必见恶心神倦，自汗肢厥等症，故用参、芪为君，固其元气。气固则血循经络，不止血而血自止。"[2]王雨三说："鼻为肺之窍。肺主气，气为血之帅，气不摄血，而血即逆上，由鼻而出。宜用补血汤加沉香末、墨旱莲。""（吐血）气不摄血。肺主气，气为血之帅，肺气虚极，不能摄血。右手脉虚微，大剂补血汤加人参、甘草、炮姜、血余炭。"[1]胡慎柔说："脾土一损，杂病多端，潮热似痢似疟，且脾虚不能统血，而吐血之症成矣。若因火盛，脾阴不足，血枯之症，亦不可用滋阴剂，当用救阴之法。阴从阳生，阳从阴长之义。人参、白术、莲子、五味、甘草、白茯苓之类是也。”[6]

病案举例

1.雷少逸治罗某，痢后下红，淹绵数月。比余诊之，脉来弦小而涩，肛门虚坠，神倦懒餐，此余湿未罄，肝脾内伤，而成休息痢也。前医不辨，乃作肠风治之，投以槐角、地榆，焉望入彀。丰以银花、白芍，育血养肝；潞党、黄芪，补脾益气，薏苡渗其余湿，秦皮清其余痢，谷芽苏胃，荷叶升清。连进四五煎，赤痢渐少矣。后循旧法出入，十余剂而瘳[7]。

2.蒲辅周治蔡某，女，25岁，月经量多夹块，每次7~8天，腰腹痛，旧有胃病，食纳欠佳，睡眠不好，多梦，大便时干时溏，小便黄热，头晕面不华，久站或头垂过久则有恶心或呕吐，脉弱软，舌淡无苔。是冲任不固，气血失调，宜固冲任调气血：红参、炙甘草、远志、牛膝各6g，茯神、白术、补骨脂各9g，龙眼肉、炒酸枣仁、巴戟、杜仲各15g，龟板60g，黄芪、鹿角霜各30g，5剂。经来与上次无异，身乏无力，脉数虚：黄芪30g，当归、川续断、侧柏炭、蒲黄炭、地榆炭6g，川芎4.5g，生地、白芍、党参、阿胶各9g，姜炭、艾叶炭各3g，杜仲、龙眼肉各15g，3剂。血减，黏膜血块均消失，唯腿软无力，脉弦虚，宜气血两补：十全大补丸240g，早晚各服9g，龙眼肉15g，煎汤送服，四月愈[3]。

又治汪某，39岁，月经紊乱、淋漓不止已4年，时淡时紫夹小血块，时心跳头晕，脉迟缓尺无力，舌正无苔，由冲任损伤，久则成漏，宜调补冲任：醋制龟板、鹿角霜各30g，生龙骨18g，补骨脂、巴戟、山茱萸各9g，杜仲、怀山、龙眼肉各12g，莲房微炒焦1个，川续断、川牛膝各6g，10剂。脉寸尺俱沉，两关微强，宜益气和血兼化瘀滞：生黄芪、干生地各12g，当归6g，川芎、丹皮各4.5g，炒黑豆、藕节各15g，白芍、茜根各9g，10剂，漏症基本向愈，经来服第二方调和气血，经停服第一方，3剂固冲任，半年月经正常[3]。

3.吴宗熙治赤痢转虚：郑之光，40余，痢红白久之，纯下清血，少夹稀粕，日六七行，病延月余，舌绛多津，面目萎黄，两足浮肿无力，唇赤如朱，脉沉细数，尺弱甚。此久痢，气血两虚：赤石脂、禹余粮各12g，白术9g，炙甘草6g，白芍、当归、阿胶各7.5g，东洋参4.5g，附子3g，5剂。血止，去脂、粮加炙黄芪9g。再10余，精神渐健，浮肿渐消，一月愈[8]。

4.何勤治尹某，女性，31岁，身体素质略差，月经素来正常。第二胎足月顺产后6个月月经未来，无何不适。日后月经突然来潮，腹不疼，腰微酸软，食欲及精神无明显不适，自己也不曾在意。迁延半月，头晕乏力，方才就医。医生给予治月经过多的常用方“胶艾四物汤”。服后月经不减，量反增多，头晕乏力加重，遂来我处诊治。临床所得情况如下：神气略不足，面色欠华，月经量多，色较淡，无块，腹不疼。舌质、舌苔、语音、大小便、食欲等无明显变化。脉一息四至，浮而无力，右寸犹然。脉症相符，遂处方“圣愈汤”去川芎。方中当归土炒（方引自《医宗金鉴·删补名医方论一》)。1服而安，2剂痊愈。或问：胶艾为止漏调经专剂，何为不效，而以“圣愈”获非常之效。答曰：胶艾四物虽为月经过多而设，然并非统治一切失血之证，本案乃气不摄血之症，面色欠华，易倦乏力，头晕脉虚是其明征。故虽用止血之方，只及血而不固气，何能奏效？同时，运用“胶艾四物”时，又未作适当化裁，仅知胶艾为止血之品，而不知方中川芎辛温，活血行气，当归虽甘温补血，然走而不守。气虚不能摄血而复用行气活血之品，犯“气虚者不可复行气”之戒，不效乃事之必然。停服前方，改用“圣愈”，去行气活血之川芎，改当归为土炒，专其补血之功。更有参、芪固气，所谓“有形之血不能速生，无形之气所当急固也”，气固则血固，无妄行之虑。方中不用止血药而血自止，其理出于“见血休治血，必先固其气”也[4]。

引用文献

[1] 王雨三.治病法轨[M].北京：学苑出版社，2015：143，150.

[2] 俞根初.重订通俗伤寒论[M].上海：上海科学技术出版社，1959：332.

[3] 高辉远.蒲辅周医案[M].北京：人民卫生出版社，1972：94，96.

[4] 何勤.临床心得一则[J].新中医，1981，(4)：33.

[5] 高鼓峰.医宗己任篇[M].上海：上海科学技术出版社，1959：72.

[6] 胡慎柔.慎柔五书[M].上海：上海卫生出版社，1958：卷三13.

[7] 雷丰.时病论[M].北京：人民卫生出版社，1964：54.

[8] 何廉臣.重印全国名医验案类编[M].上海：上海科学技术出版社，1959：373.

六、肺肾气虚证（上焦气虚并病1）(3候)

肺肾气虚证，为肺虚及肾，肺肾上下同病之证。肺为水之上源，肾为主水之脏，肺气久虚，津液不能敷布，肾水不得肺之津气资助，必致肾水不足；而肾水无力上腾，亦不能上济肺阴，故肺肾气虚证，多有肾阴亏损，而成气阴两病。

其病变初则肺气虚，宣降无力，肾气虚则纳气无权；肺之宣降失常，则无力布津、化气；继则肺肾之气阴两虚，阴津不足，热从内起，虚热蒸灼，则气阴更虚，痨损难以幸免。其变症轻则气虚不能固摄津液；甚则不能固摄阴血，而成滑脱之证；剧则因阴液、阴血不固，因滑而脱竭。肾为水火之宅，阴虚之极，不能恋阳，致火不归原，虚阳浮越而致脱绝。是以肺肾气虚证，后期多有脱竭之变。治则为急补肺气，滋养肾阴，温养肾阳，上下同治，标本兼顾，以救其衰竭。

证候别称：肾不纳气，肺不宣化，肺气痨损，气虚不约，气不摄血，血脱或脱血，孤阳上出，阴竭阳脱。

病名：［中医］久咳，虚喘，气喘，肾咳，久衄，脬损，遗尿，崩漏虚脱。**［西医］**支气管肺炎，心力衰竭，先心，三度营养不良。

病名：［中医］久咳，肾咳，虚喘，哮喘，虚淋，消渴，低热，表虚证，产后多汗，脬损，遗尿，久衄，崩漏阴脱，产后郁冒，肺闭虚脱。

证候系统：详见图3–13–7。

本证————肺气失充候、肺阴失养候

转证————津气不固候、气阴不摄候

变证————气血厥脱候

图3–13–7 肺肾气虚证证候结构图

（一）津气不固候（肺肾气虚转证1）

肺肾气虚证·津气不固候，为肺气不足以升举，肾气不足以固摄，致津液不固而下溢，杂病家称为气虚不约之证。其虽以津液失固于下之症象显明，必兼肺肾气虚之脉症为主症。

通称：气虚不约。

病名：［中医］肾咳，脬损，遗尿。**［西医］**产后膀胱（或尿道）阴道瘘，并有直肠阴道瘘，妊娠咳嗽遗尿。

病因病机：肺肾气虚虚滑，常由其人肺脾气虚，更兼肾气亦弱，肺气虚则升举无力，肾气虚则固摄无权，致气虚下陷，津液不固。

证象组合：气虚+津滑+气陷

主症：【气虚不充】脉象：右脉沉细。

【津液不固】症象：①遗尿。②咳则尿出。

副症：【气机下陷】症象：足跗浮肿。

宾症：【神气不振】症象：①倦怠少神。②行动懒散。

治则：当以温补肺脾之气，助其升举；温补肾气，收固津液，王雨三所谓“提摄”之法。

方证

1.沈氏固胞汤证：沈金鳌方[1]。治脬损，年老肾气虚弱，小便滴沥不禁。

酒炒桑螵蛸、酒炒全当归、茯神、茺蔚子、升麻各6g，酒黄15g，沙苑子、萸肉各9g，生白芍4.5g，羊小肚子一个，洗净，煎汤代水煎药。

2.脬损饮证：张笑平方[2]。治产后膀胱（或尿道）阴道瘘，（产后小便失禁）7例，效果良好，2例并有直肠阴道瘘。

炙黄芪、党参各24g，炒白术、当归身、五倍子、广陈皮各9g，炙升麻、柴胡各4.5g，煅牡蛎、炙龟板各30g，五味子4.5g，炒白芍、桑螵蛸、乌贼骨各12g，红枣7枚，黄丝炭、炙甘草各6g。

3.加味缩尿丸证：陈鼎祺方[3]。治遗尿症。

益智、台乌、桑螵蛸、芡实、黑芝麻、黄芪、党参各60g，五味子、升麻各15g，炙甘草3g，蜜丸每9g，早晚各一次，病程1~2月。

论著和讨论

1.本证候因肺虚不足以升举，肾虚不足以固摄，致肺气下陷，肾气不固。王雨三认为：小便不禁属气虚。肺主气，为肾之母。肺气虚弱，则母不生子而肾亦虚，且气虚必下陷，而无升提之力，右手脉必沉细，宜用补中益气汤吞缩泉丸。风邪，风善行而性速，可以激水扬波者也。膀胱受风邪以鼓荡之，则水气激扬，不能留存于膀胱，且溺孔不能闭，犹太阳经伤风必多汗。……左脉浮弦者是也，用消风散除藿朴加芪术煎汤，吞缩泉丸[4]。其治则以补益肺肾之气，兼以补脾升提，略佐收涩津液之品，以兼顾其标本。

2.张宝兴治妊娠咳嗽遗尿：治则以补脾肺之气，滋肺肾之阴。方药：补中益气汤合都气丸。用补中益气汤（黄芪、白术、陈皮、党参、升麻、柴胡、当归身、炙甘草）培土生金，补益脾肺，升举下陷之气：用都气丸（熟地、山药、山萸肉、茯苓、泽泻、丹皮、五味子）滋补肺肾之阴，肺之气阴相济，行其清肃下降之职，则咳嗽自愈。胎儿得中气举载，胎位不下移，膀胱自不受压，且肾气得补，膀胱可约，故遗尿自止。若不咳亦遗，遗不自觉，遗尿重者，原方合缩泉丸（山药、乌药、益智仁）或白薇芍药散（白薇、白芍）加减。若胸闷不畅，大便溏泄，中气下陷重者，重用补中益气汤。若两颧发烧，午后潮热，阴虚症状重者，重用都气丸，沙参、麦冬、玉竹、百合、地骨皮等养阴生津，退热除蒸之药可酌情加入。若咳嗽重者，可重用五味子以敛肺气，还可酌加炙款冬花、炙紫菀[5]。

病案举例

1. **张笑平**治郑某某，25岁，7天前在乡间分娩时，因骨盆出口轻度狭窄，引起继发性宫缩无力，而借助产钳助产后，小便就一直不能控制，点点滴滴，淋沥不尽，坐立行走都一样，妇科检查：阴道前壁距阴道口4.5cm处有一指尖大小的瘘口，试以美兰注入膀胱中，抽出事先置于阴道中的纱布，见上染有一块蓝色。确诊为膀胱阴道瘘住院后，即转请中医治疗。患者一般情况尚好，舌淡无苔，脉细弱。从次日开始服用脬损饮，因食欲较差，故方中加谷芽12g（麦芽、神曲恐有回乳之虞，故未选用）。连进6剂后，小便已能控制，因故携药10剂，自动出院。半月后随访已痊愈，1年零5个月后追访，情况一直良好[2]。

2. **陈鼎祺**治郭某某，男，18岁，自幼迄今每夜或隔天尿床1~2次，平时尿频量少，易汗出，曾用针灸及服药治疗无效。食纳及大便正常，检查无阳性体征发现。脉象沉缓，舌质正常无苔。属肾气虚膀胱不约所致。用上述中药加用耳针并针刺曲骨穴治疗2个月，共做耳针及针刺曲骨穴各10次。在第三次针后，即基本不尿床（偶然少量尿床），第六针后（38天），未再尿床过，为了巩固疗效又针治4次，停针、药追踪观察11个月，迄未复发[3]。

3. **张宝兴**治爱人首次怀孕时，由于妊娠反应较重，饮食不佳，渐致体质下降，当妊娠6个月时，因感冒，愈后，但咳嗽日增，随即出现咳必遗尿，昼夜不断，实为痛苦。经当地卫生院打针服药均无效。乃翻阅《济阴纲目》内载："一妊妇嗽则便自出，此肺气不足，肾气亏损，不能司摄，用补中益气汤以培土生金，六味丸加五味子以生肾气而愈。"即按原方取药1剂，上下午各服一汁，晚上病若失，基本不咳也不遗尿。喜甚。又照原方服2剂，咳嗽遗尿痊愈，直至分娩再无患此症。同年，同院护士吉某患妊娠咳嗽遗尿，用此方加减1剂而愈，同院医生周某爱人张某患妊娠咳嗽遗尿，又用此方加减1剂而愈[5]。

引用文献

[1] 沈金鳌.中华医书集成·杂病源流犀烛[M].北京：中医古籍出版社，1999：159.

[2] 张笑平.脬损饮治疗膀胱（或尿道）阴道瘘7例报道[J].中医杂志，1964，(8)：10.

[3] 陈鼎祺.治疗12例遗尿症的方法介绍[J].中医杂志，1964，(12)：10.

[4] 王雨三.治病法轨[M].北京：学苑出版社，2015：170.

[5] 张宝兴.浅谈妊娠咳嗽遗尿[J].新中医，1977，(2)：54.

（二）气阴不摄候（肺肾气虚转证2）

肺肾气虚证·气阴不摄候，系肺气肾阴两虚，不能固摄血络，以致络血滑溢不禁。其见症虽以络血滑溢之症象显明，但必有肺肾气阴两虚之脉症可凭。

通称：气不摄血。

病名：[中医]久衄。

病因病机：肺肾气虚虚滑，因肺肾气阴两虚，无力固摄血络，以致络损血溢，甚则滑溢不禁，气随血去，血去阴伤，气阴更虚，辗转循环，每易致于厥脱之变。

证象组合：血滑+气虚+阴虚+阴涸

主症：**【络血不固】症象**：鼻衄。

副症：**【气虚不充】症象**：①面色萎白。②衄后头晕。

宾症：**【阴虚失养】症象**：睡则流血，醒则血止。**脉象**：左尺脉数。

【阴液消涸】症象：肌肉消瘦。**舌象**：薄黄苔。

治则：当以补肺滋肾，以益气阴，固其本，兼以育阴止血，救其标。

方证

益气滋阴止血方证：沈仲圭方[1]。治10余年，经常鼻衄，详见病案1。

人参3g，白术、艾叶、荷叶各6g，熟地（白蔻仁1.2g拌）、侧柏叶各12g，阿胶9g。

论著和讨论

本证候因肺肾气阴两虚，不能固摄血络，致络损血滑，血溢难禁。秦昌遇说："若身无表邪，牙龈时或出血，来血不多，久而不愈，肌肉消瘦，此少阴肾经牙衄之也。若肾阴不足，水中之火上炎，亦令牙龈出血，久而不愈。两尺洪数，肾经之血。左尺脉数，龙火上冲者，知柏肝肾丸，加玄武胶。"[2]气阴两虚的衄证，有着类似的状态，其治则当以益肺滋肾以补其气阴为主，兼以育阴止血为法，标本兼顾。戴元礼说："有因虚致衄，此为下虚上盛，不宜过用凉剂，宜养正丹，及紫霞丹（杨氏方，治鼻衄。硫黄、针砂各四两，五倍子二两），仍佐以四物汤，芎归汤，磨沉香服。衄后头晕，四物汤，或芎归汤，十全大补汤。"[3]姚国美说："（齿衄）肾虚火动，牙根酸软，血出点滴，或睡则流血，醒则血止者，宜六味地黄汤加牛膝、二冬、骨碎补、蒲黄之类，滋阴凉血。"[4]

病案举例

1.沈仲圭治尹某某，女，54岁，10余年，经常鼻衄，近一月来鼻衄10余次，血不甚多，衄后头晕，饮食睡眠二便无异常，稍有薄黄苔，面色萎白，为气血两亏，阳络损伤，以致久衄不止。方用（组方见方证），以止血，服3剂血止，再3剂巩固，两月后未见复发[1]。

2.李洪成于20世纪50~60年代，有两例鼻衄，久治不愈，反复发作，后于益气摄血之内，加吞六味地黄丸，得以治愈。一女性患者，于2年后，患白血病而故。另一男性患者，却于20多年后，患鼻咽癌而逝。鼻衄之证，由肺及肾，已伤及根本，不仅止血不易，预后亦多堪忧[5]。

引用文献

［1］沈仲圭.临诊笔记［J］.上海中医药杂志，1964，（7）：25.
［2］戴元礼.证治要诀及类方［M］.上海：商务印书馆，1955：47.
［3］秦昌遇.中华医书集成·症因脉治［M］.北京：中医古籍出版社，1999：69.
［4］姚国美.姚国美医学讲义合编［M］.北京：人民卫生出版社，2009：211.
［5］李洪成.中医证候学［M］.北京：中国医药科技出版社，2008：1952.

（三）气血厥脱候（肺肾气虚变证）

肺肾气虚证·气血厥脱候，为肺肾气阴两虚，不能固摄血络，致络损血溢，血溢过多，气随血脱，有厥脱之变，杂病家称为血脱或脱血之证，症以血溢不止与气虚脱绝之脉症为主。

通称：血脱或脱血。

病名：［中医］崩漏虚脱。

病因病机：肺肾气虚厥脱，因久患血证不愈，或其人肺肾气阴素弱，不能固摄血络，致络损血溢，滑脱难禁，气随血脱，即古人所谓"血去阴伤，气乏血涵，血无气护，气血有涣散之象，阴阳有离脱之险"。

证象组合：血虚+阳浮+气虚+神衰+气脱

主症：**【血虚失荣】症象**：①面色苍黄。②心悸。**舌象**：舌淡苔少。**脉象**：脉芤无力。

【阳气浮越】症象：肉瞤。**脉象**：脉浮大无伦。

副症：**【气虚失养】症象**：①面色皖白滞暗。②头晕耳鸣。③腰酸腿软。④量多如崩，色红有块，动辄更甚。

【神气不振】症象：精神萎靡不振。

宾症：**【气虚脱绝】症象**：①晕厥倒地。②闭目不语。③手腕偏凉。

治则：急予大补元气，以固其脱，兼以滋阴补血，以固其本。佐以固涩止脱，以止其血，而治其标。

方证

1.加减胶艾汤证：何少山方[1]。治崩漏，量多如崩，曾晕厥倒地，面色皖白滞暗，心悸肉瞤，舌淡苔少，脉芤无力，详见病案1。

别直参（急服）10g，阿胶珠12g，炙艾炭3g，生地炭、赤石脂各15g，炙黄芪、仙鹤草、花龙骨各30g，煅牡蛎18g，赤芍、炒补骨脂、十灰丸、炙甘草各10g。

论著和讨论

本证候因肺肾气阴不足以固摄络血，气随血脱，而有厥脱之变。因而救治之则，当急急大补其气以固其脱，兼以滋阴补血，固涩止脱为法。张景岳云："暴吐暴衄，失血如涌，多致血脱气亦脱，危在顷刻者，此其内伤败剧而然。当此之际，速宜以气为主。盖有形之血不能即生，无形之气所当急固，但使气不尽脱，则命犹可保，血渐可生。宜急用人参一二两为细末，加飞罗面一钱许，或温水，或井花冷水，随其所好，调如稀糊，徐徐服之，或浓煎独参汤徐服亦可。此正血脱益气，阳生阴长之大法也。"[2]

病案举例

1.**何少山**治李某，40岁，崩漏70余天，量多如崩，色红有块，动辄更甚，曾晕厥倒地，面色皖白滞暗，精神萎靡不振，头晕耳鸣，心悸肉瞤，腹中疼痛，腰酸腿软，舌淡苔少，脉芤无力，补气摄血以塞其流，涵阴固阳。加减胶艾汤（组方见方证）。2剂崩止，仍淋漓不绝，治从前法。三诊出血渐止，精神略振，遂以双疗气血，固益冲任为治[1]。

2.**李洪成**于1958年，一孕妇因注射奎宁，至晚间小腹阵痛，阴道暴血如崩，其夫当即邀诊，见其面色苍黄，闭目不语，手腕偏凉，脉浮大无伦，有气血暴脱之势，仓促之间，令其夫至药店急取红参10g，急煎频频灌下，其血渐止；再拟方安胎，以补气养阴为主，夤夜急服，至天明，人事始苏。嘱再进1剂，第二天由其夫搀扶来门诊，见胎气已安，唯体虚未复，拟八珍加胶艾等，补虚固胎，后足月顺产一男婴[3]。

引用文献

［1］何少山.妇科常见急症论治举要［J］.上海中医药杂志，1983，(9)：17.
［2］张介宾.张景岳医学全书［M］.北京：中国中医药出版社，1999：1250.
［3］李洪成.中医证候学［M］.北京：中国医药科技出版社，2008：1953.

七、脾胃气虚证（中焦气虚本病）（5候）

脾胃气虚证为中气虚之本证，通常称之为中气虚，或中气不足之证。常因劳倦过度；或因暴饮暴食，或过饥过饱；或过服克削攻下，均可以损伤脾胃之气，而成中气不足之证。脾胃为表里脏腑，脾气主升，胃气主降，中枢升降，全赖脾胃之气，以运行津液，分化水谷；胃气不振则不能主纳主降，甚则有反而上逆失降之候，脾气不振，不能主升，则运化无力，水谷不分，甚则反而下陷。又以脾为湿土，属阴为脏；胃为燥土，属阳为腑，脾胃失调，则燥湿互胜；如胃阳偏亢，则消灼津液，而有液涸之患；脾气偏虚，则升固乏力，而有滑脱之变。其治则虽总以补益中气为法，然补脾则重在甘温益气为主，益胃则重在甘凉养液为主；脾为脏，可以壅补、升补为法；胃属腑，腑以通为补，古人称之为“通补”之法。临证当审其偏虚偏盛，斟酌而调补之。

证候别称：中气虚弱，脾胃虚弱，脾虚不运，中虚气逆，脾胃失调，阳气怫郁，中气下陷，气不摄血。

病名：［中医］胃脘痛，噫气，恶阻，吐食，嘈杂，久泻，虚泻，久痢，噤口痢重症，婴儿泄泻，上消，咽痛，流涎，痰涎壅盛，疳积，肉痿，解㑊，虚痞，虚胀，带下，便血，紫癜，血脱。

证候系统：详见图3-13-8。

本证————胃气不振候、脾气不健候
转证————脾气虚滞候、脾胃不和候、气液消涸候
变证————清气下陷候、津气不固候、气虚失摄候

图3-13-8　脾胃气虚证证候结构图

（一）脾气不健候（脾胃气虚本证）

脾胃气虚证·脾气不健候，系脾胃气虚不足，脾气运化无力，水谷不分，中气有降无升。其见症以水液下泄症象为主，但必以脾气虚弱之脉症为凭。杂病家通称之为脾虚泄泻之证。

通称：脾虚不运。

病名：［中医］虚泻，婴儿泄泻，食后困顿，谷劳。

病因病机：脾胃气虚虚弱，或因脾胃素弱，或过食伤脾，或过服寒凉克伐，损伤中气，脾气虚而无力运化，致水谷不分，湿滞于中，脾气不升，胃气失降，脾虚不能提升，胃浊不能下降。

证象组合：气虚+气郁+水泄

主症：【气虚不充】症象：①面色萎黄，面色苍白，无华。②形体瘦弱，形瘦骨立贪睡，倦怠嗜卧。③露睛不食，食少运迟，食后困顿思睡。④神倦乏力。⑤呼吸微弱。⑥唇舌淡白。⑦小便清少，时有脱肛。⑧腹鸣喜按，腹高膨大，但软如水囊，便后腹壁陷背，少顷又腹高如鼓。**脉象**：①缓大，缓小无力。②脉沉细无力。**舌象**：①舌淡白。②苔白嫩。**指纹**：①淡红。②色淡暗。

【水谷不分】症象：①泄泻，久泻泻下完谷。②便频粪稀，泻次无度，泻物青绿质稀如水，且量多势暴如注。③泻如蚕豆花色绿。

副症：【气机不宣】症象：①乳食不思。②腹满。**舌象**：苔白滞，极腻不化。

宾症：【气机不降】症象：①吐食。②恶心吐涎。③呕恶不食。

治则：当补脾益气为主，以助其升提；兼以和胃降逆，以化其湿浊。

方证

参苓白术散证：《太平惠民和剂局方》方。治脾胃虚弱，水谷不化，或吐或泻，乳食不思，倦怠嗜卧，虚羸少气等症。

人参、白术、茯苓、炙甘草、山药、莲米、薏苡仁、陈皮各6g，扁豆9g，砂仁、桔梗各3g。

论著和讨论

1.本证候因脾胃气虚，水谷不分，湿浊中起，致脾气不升，胃浊不降，其治则当以补脾益气为主，兼以和胃为法。陈士铎说："饥饿之后，腹中肠鸣，手按之鸣少止者，谁知胃气之虚乎。方用实肠汤：黄芪、白术各一两，茯苓、山药各五钱，神曲二钱，甘草、五味子各一钱，肉果一枚。加味四君汤亦妙：白术三钱，茯苓二钱，人参、谷芽各一钱，甘草、神曲各五分，砂仁一粒。"[1]有人说："脾气虚弱，不能运化水谷，食入易泄，便频粪稀，神倦腹胀，面色皖白，脉来缓小无力，舌白苔滞，或板腻不化，主补中健脾，本事（《普济本事方》）八珍散：人参、白术、茯苓、甘草、黄芪、扁豆、山腰、粟米，或加肉果。"

2.食后困顿思睡：或进餐中疲困难支而停食入睡者，称食后困顿。《肘后备急方》和《诸病源候论》都称为"谷劳"，巢元方说："脾胃虚弱，不能传消谷食，使腑脏气否塞，其状令人食已则卧。肢体烦重而嗜眠是也。"[2]李东垣说："若饮食不节，损其胃气，不能克化，散于肝，归于心，溢于肺，食入则昏冒欲睡。"[3]沈金鳌说："食方已，即困倦欲卧，脾气弱，不胜食气也，俗名饭醉（宜六君子汤加山楂、神曲、麦芽）。"[4]其病位在脾，致病之困不外脾虚与湿困，皆因脾病而起。脾气虚引起的困倦，因饮食失调，脾胃虚弱，运化无力，食后谷气不消，脾阳益困，清阳不升，神气不爽，故困顿欲睡。其见症：食后困倦嗜睡，甚则停食入睡，倦息乏力，头昏多汗，面色萎黄，食欲不振，食后腹胀，大便不实，舌质淡胖，脉虚弱无力。治宜健脾益气消食，方用香砂六君子汤加味。

病案举例

1.**孙谨臣**治张某，男，10个月，奶中夹食，伤于脾胃，始则大便濡日2~3次，继则便次增多，质愈稀，尿少，服消导一月无效，形体怯弱，面色无华，精神委顿，手足欠温，纳谷不馨，强食则略进少许，腹稍膨按之濡，舌淡苔白，纹色暗淡，脾不运湿，湿多成泻，以健脾燥湿为主：米炒太子参、茯苓各6g，制半夏、炒苍术、炒白术各4.5g，广陈皮2g，煨木香、砂仁各1.5g，煨白芍3g，怀山15g代水，3剂手足转温，便次减少，由薄转稠，尿量增多，纳谷较香，再3剂，嘱早起午后进山药糊，或煮红枣6~8枚[5]。

2.**周天心**治虚泻：何某，男，3岁，面色萎黄，形体瘦弱，贪睡，神倦，乏力，呼吸微弱，唇舌淡白。据述腹泻已一月多，经服合霉素与中药汤剂，来见效。现在泻下完谷，日有五六次，食少，小便清少，时有脱肛。腹部喜按，脉沉细无力，指纹淡红，本病多由脾虚不运，治以培补脾胃，方用参苓白术散加味：二号红力参3g，茯苓、怀山药、陈皮、桔梗各6g，砂仁、莲子、炙甘草各9g，炒扁豆、炒薏苡仁各12g，炒白术15g。共为粗末，分作4包，每日1包，用开水煎汤，日服两次，每次服5小酒杯。在药吃完的第三天来看，大便正常，精神活泼，面色有红色，肛门未脱，手足转热，口唇转红燥，脉洪，原方加黄连4.5g，以健脾清热。服完后即愈[6]。

3.**周炳文**治熊孩，男，7岁。病腹泻，住院23天，病情危笃。腹高膨大，但软如水囊，泻次无度，泻物青绿质稀如水，且量多势暴如注。便后腹壁陷背，少顷又腹高如鼓，露睛不食，形瘦骨立。周老初以七味白术散及四苓散加味，升阳化湿，分利小便，泻次减而复加。《内经》说："脾病者，虚则腹泻、肠鸣，飧泄食不化"。此脾气大虚。遂改用参苓白术散，2剂泻次减半，4剂泻止腹平，6剂大便2天一次，并能进食，守方旬日诸恙尽除[7]。

引用文献

［1］柳长华.陈士铎医学全书［M］.北京：中国中医药出版社，1999：936.
［2］巢元方.诸病源候论校释［M］.北京：人民卫生出版社，1980：634.
［3］金元四大家医学全书［M］.天津：天津科学技术出版社，1994：566.
［4］沈金鳌.中华医书集成·杂病源流犀烛［M］.北京：中医古籍出版社，1999：126.
［5］孙浩.孙谨臣儿科集验录［M］.兰州：甘肃科学技术出版社，1990：4.
［6］周天心.辨证治疗小儿腹泻病例介绍［J］.新中医，1965，（11）：16.
［7］谢启梅.周炳文临床经验简介［J］.江西中医药，1983，（1）：17.

（二）气液消涸候（脾胃气虚转证）

脾胃气虚证·气液消涸候，为脾胃气液不足，胃燥偏胜，消涸津液，津液不能濡养经脉之候。其见症虽以经脉失养之症象显明，但必兼见津液枯涸与脾气虚弱之脉症，并以之为主。

通称：脾胃虚弱。

病名：［**中医**］肉痿，解㑊。［**西医**］多发性肌炎，重症肌无力。

病因病机：脾胃气虚虚灼，因气液两虚，胃燥偏胜，消灼津液，渐致枯涸，内不能资养神气，外不能濡养经脉，而成气液两虚之重证。

证象组合：液涸+气虚+神虚+经虚

主症：【**津液枯涸**】**症象**：①全身消瘦，面色晦暗无光泽。②身热面赤，汗出，口渴。③胸中烦闷。④便秘，数日一行。⑤小便短少。**舌象**：舌红苔黄且厚。**脉象**：①脉弦细有力。②脉沉细无力。

【**气虚不充**】**症象**：①全身无力，虚羸少气，倦怠嗜卧，懒言消瘦，四肢懈惰。②胸闷而憋，气短，呼吸微弱。③双眼睑下垂。④不饥不食。**舌象**：舌淡无苔而润。**脉象**：①脉沉细无力。②脉细而弱。

副症：【**神气不振**】**症象**：①精神欠佳。②两目无神。

宾症：【**经脉失养**】**症象**：①肌肉萎缩。②四肢不能自行活动。③足躄不能行。

治则：以补脾益气以补其虚，与清润滋液以濡其燥，气液同补之法。“治痿独取阳明”，以阳明虚弱。阳明者，胃也，主纳水谷而化生气血，润宗筋。

方证

1.七味白术散证：郝文轩方[1]。治解㑊，老年病后，不饥不食，虚羸少气，倦怠嗜卧，懒言消瘦，四肢懈惰，溲清便润，神态安然，舌淡无苔而润，脉细而弱。详见病案1。

党参、白术、茯苓、甘草、藿香、木香、葛根加五味子、麦冬、山药、莲子。

2.参苓白术散加减证：李瑞珍方[2]。治多发性肌炎，重症肌无力。详见病案2。

党参、茯苓、扁豆、黄芪、生山药、焦三仙、白芍各15g，当归、丹皮、焦白术各10g，天花粉、麦冬各30g，煎服。

论著和讨论

本证候因脾胃气液两虚，胃燥偏亢，消涸津液。解㑊，现也写作解㑊（xiè yì），是“懈惰”或“懈怠”的音转。语出《素问·平人气象论》：“臂多青脉（李笠说：青脉者，肝脉也），曰脱血。尺脉缓涩，谓之解㑊。”“解”即懈怠；“㑊”即困倦。是指人体感觉困倦无力，肢体骨节懈怠，抑郁不欢的症状。可见于虚损、消渴或热性病后，是肝肾虚弱、精血不足所致。郝文轩说：“解㑊一征，今已罕讲，古人多从肝肾虚损立论。然脾主四肢，执中央以运四旁，由脾论治，也无不可。”[1]其治则当以补脾益气，清润滋液，双补气液为法。

病案举例

1.郝文轩治解㑊：王某某，女。老年病后，不饥不食，虚羸少气，倦怠嗜卧，懒言消瘦，四肢懈惰，溲清便润，神态安然，舌淡无苔而润，脉细而弱。病月余，唯赖输液维持。此即《内经》所谓“解㑊”之证。不仅脾胃气沮，肺金也困，治应补土生金，予白术散（四君子汤加藿香、木香、葛根）加五味子、麦冬、山药、莲子（组方见方证）等味，多煎频服，3剂后知饥，10剂后神色大旺，面现喜悦。续服月余告愈[1]。

2.李瑞珍治郭某某，女，27岁。诊断为：①多发性肌炎。②重症肌无力。用醋酸泼尼松及中药治疗，病情仍无明显变化。入院时症见全身无力，肌肉萎缩，翻身坐卧、洗漱、大小便等均需人扶侍，生活完全不能自理，胸中烦闷，饮食无味，食欲不振，时有汗出，身热面赤，面部可见弥漫性红色丘疹，便秘、数日一行，小便短少，舌红苔黄且厚，脉弦细有力。肌电图检查提示：肌力0级，肌张力低下。入院时体重30kg。辨证：肺热伤津，脾胃虚弱。治法：清肺润燥。清燥救肺汤加减：党参、桑叶、生地、山药各10g，薏苡仁30g，谷麦芽各15g，陈皮、甘草各6g，大枣5枚，水煎服，每日1剂。服上方12剂饮食略增，口渴、胸憋闷减轻，改以健脾益气为主，佐以滋阴清热，参苓白术散加减（组方见方证），煎服，每日1剂，加减服用27剂。同时隔日叩打梅花针1次，以督脉、足太阳膀胱经、手阳明大肠经、足阳明胃经为主，叩打时以局部发红、发热、无出血点为度。经一月余治疗，精神、食欲好转，能翻身、起卧，上肢活动感觉有力，可搀扶行走片刻，仍见便燥，舌质红，苔中较厚，脉沉细。上方加火麻仁15g，瓜蒌60g，肉苁蓉30g，连服3个月。并配合梅花针治疗，肌肉萎缩逐渐恢复，肌力增至Ⅴ级，体重45kg，生活自理，出院10月后随访，一切正常[2]。

又治梁某某，男，25，感周身疲倦，右手持物无力，随后无力现象遍及全身。在本院就诊，疑为“肝炎”。建议休息治疗，至同年11月中旬，病情逐渐发展，症状加重，周身无力，活动后尤甚，言语不清，双眼睑下垂，做新斯的明试验（皮下注射0.5mg），半小时后眼外肌逐渐恢复，诊为重症肌无力，口服新斯的明、麻黄素、泼尼松等，7天后症状无变化，自行停药。停药2天后（2月7日）症状突然加重，意识丧失，呼吸骤然停止。经抢救，心跳、呼吸恢复，病情逐渐缓解后，即入内科病房住院治疗。经查：甲状腺肿大，眼突，出汗多，结合新斯的明试验，确诊为：甲亢合并重症肌无力，给口服泼尼松，肌内注射新斯的明，治疗两月余，症状未减，请中医科会诊。全身消瘦，精神欠佳，面色晦暗无光泽，四肢不能自行活动，双眼睑下垂，眼微突，两目无神，口齿不清，自诉周身无力，胸闷而憋，气短呼吸微，说话、咳嗽、咀嚼、吞咽食物均感困难。用新斯的明后2小时内方能食少量食物，和排除二便，大便稀不成形，每日5次。饮水自鼻中流出，舌质红，苔黄厚，体重46kg左右手握力相同，均为6kg。脉证台参，认为此乃；阳明虚弱。阳明者，胃也，主纳水谷而化生气血，以润宗筋。故以补中益气、培后天之本为大法，佐滋阴清热之品，同时梅花针叩打诸阳经，以调其虚实，和其逆顺。黄芪茯苓汤：沙参、麦冬、瓜蒌各30g，党参、焦白术、当归各10g，炒山药、炒扁豆、桑白皮、赤白芍各15g，水煎服。梅花针叩打以背部督脉、膀胱经，四肢以阳经为主，上下肢交替隔日叩打，每次治疗1小时左右。12天后精神好转，四肢较前有力；大便日2~3次，且已成形，饮食每日0.6kg左右。如法治疗1个月，自觉吞咽食物较前顺利，眠食尚可。诸证明显好转，胸憋气短、呼吸困难等渐消失，四肢活动较前有力，以下肢尤为突出，午后可在室外活动1小时左右，大便正常，体重增加3kg，左手握力6.5kg，右手握力7kg，脉较前有力。中药治则如前，梅花针叩打面部肌肉萎缩处，并针刺下关、地仓穴，数次后，咀嚼逐渐有力。经5月余治疗，语言清晰，呼吸、饮食正常，除上肢拉举尚感困难外，别无其他不适，体重增加至55kg，左手握力7.5kg，右手握10kg，新斯的明等西药在采用中医疗法中逐渐减量直至停用，未出现不适，2年后随访，一切正常[2]。

引用文献

［1］郝文轩.七味白术散的临床应用［J］.浙江中医药，1982，17（8）：379.

［2］胡翰文，李瑞珍.痿证治验三则［J］.中国医药学报，1987，（3）：40.

（三）清气下陷候（脾胃气虚变证1）

脾胃气虚证·清气下陷候，系由脾胃气虚不足，脾气升举无力，致清气不升而反下陷；胃气不降，致浊气内聚，而反上逆，清浊升降失常之候。杂病家称之为中气下陷。其虽有浊气内滞之痞、满、胀、痛，与浊气上逆之恶呕、吐、嗳、噫等，但必见气虚与气陷之脉症。

通称：中气下陷。

病名：［**中医**］虚痞，虚胀，泄泻，久泻，胃脘痛。［**西医**］胃黏膜脱垂症，幽门不全性梗阻，胃下垂，胃扭转，十二指肠壅积症，肠结核，阑尾切除术后下腹坠胀。

病因病机：脾胃气虚虚陷，因脾胃气虚，不能上举胸中清气，而反下陷，运化失职，浊气日聚，清气不升，则浊气不降，甚则上逆，升降失常。

证象组合：气虚+气陷+气郁

主症：【**气虚不充**】**症象**：①形体消瘦，面色㿠白无华，面色萎黄，神情忧郁。②少气乏力，懒言，无气以动，语言无力。③形寒怕冷，百骸解散。④大便溏软，大便时干时稀，小便频。**舌象**：①舌质胖淡。②舌淡嫩微红。③苔薄白。④舌红，边尖齿印，苔白。**脉象**：①脉沉细。②脉弱。

【**气机不升**】**症象**：气短乏力。

【**气机下陷**】**症象**：①腹部饱胀，食入不化，脘腹隐痛时作，按之舒适，食后胀加重。②下腹坠胀。③下利不止。④大便不实，虚坐努责，肛门作坠，饮酒厚味即泻。⑤便血。**脉象**：①脉沉弱。②脉沉迟。③脉沉细无力。

副症：【**气机不宣**】**症象**：①中脘痞胀。②中脘痞结，按之空虚。③纳后痞满加重。

宾症：【**气机不降**】**症象**：①恶心呕吐，味酸苦。②食入不久即吐。③嗳气频频。④泛酸水。⑤呃逆频作。⑥呕吐呈喷射状。

治则：当补脾胃之气，以升提下陷之清气，兼以化浊调气，以降浊气之上逆；脾胃转输，清升浊降，自能运化有序。

方证：**加减补中益气汤证**：吴鞠通方[1]。适应气虚下陷，门户不藏。

人参、黄芪、当归身各6g，广陈皮、炙甘草各3g，白芍9g，防风1.5g，升麻0.9g。

论著和讨论

本证候脾胃气虚，不能升举清气，而下陷，浊气不降而上逆。李用粹说："内伤劳役，清气下陷，浊气犯上者，补中益气，兼清湿热。"[2]治则总当以补中益气以升举下陷为主，略佐调气降浊之品，以调其升降为法。陈士铎说："气虚下陷，饮食停住于脾胃之间而成块者，久则其形渐大，悠悠忽忽，似痛不痛，似动不动，其形外大而内歉，按之如空虚之状，方用补中益气汤加半夏。亦可用加减六君子汤：人参三钱，白术、茯苓各五钱，甘草、山楂、麦芽、厚朴各一钱，陈皮、枳壳各五分，神曲一钱。"[3]

董建华说："胃胀反复不愈，伴有坠感，或有内脏下垂等脾气下陷表现，有时也配用补中益气汤加枳壳，取其升补之中又有通降之意以除胀。参考现代药理研究，枳壳具兴奋平滑肌的作用，使其收缩有力，紧张度增强。"[4] 吴坤安亦说："如经攻里不当，以致下利不止，百骸解散，无气以动用，大剂补中益气汤加炮姜温之提之。"[5] 孙自文说："此例（胃扭转病）为脾胃虚弱，气血不足，升降失司，中阳不振，渐致脏器维系无力。据脉证按脾气下陷施治。方用补中益气汤加枳壳、白蔻仁，服药10剂，出现肠鸣矢气，胀闷消失，食欲增强，得经钡透证实原胃扭转病，也随之消失。证明中医补益中气之法，具有改体易形之功。"[6]

病案举例

1.叶天士治程三一，食入不化，饮酒厚味即泻，肠血未已，盖阳微，健运失职，酒食气蒸，湿聚阳郁，脾日虚，清阳日陷矣。东恒升阳法：人参、茅术、广皮、炙甘草、益智仁、防风、炒升麻[7]。

2.张泽生治徐某，女，32岁。脾虚气弱，清阳不升，腹部胀满，大便不实，虚坐努责，肛门作坠，已有10余年：经某医院检查，诊断为肠结核，舌苔淡白，脉沉迟，拟予益气升清运脾法：潞党参、炙黄芪、白术、法半夏、沉香曲各9g，陈皮、枳壳各6g，炮姜1.5g，香橼皮5g，升麻、广木香、炙甘草各3g。二诊：腹胀已消，肛门作坠亦减，食欲渐振，唯大便3日未通，脉较有力，舌苔淡白。清气初升，阴血尚亏，肠腑失于濡润，原方加入温润之味。原方去沉香曲，加淡苁蓉、黑芝麻各9g。上方服后，大便畅通，腹胀已除。在原方基础上益气升清、健脾助运调理至愈[8]。

3.陈长泉治胃黏膜脱垂证：刘某某，男，47岁，半月前着凉后上腹部饱胀，隐痛不适，泛酸水，呕吐严重，不能进食，曾用黄连素、酵母片及普鲁苯辛，略有好转。中医根据苔薄白舌质淡，以厚朴温中汤加砂仁、内金、藿梗、佩兰、半夏等治疗，同时每日补葡萄糖氯化钠1000ml，并给予必要的能量。但一周后病情并无好转。摄片诊断：胃黏膜脱垂、幽门不全性梗阻，并建议手术治疗。因本人怕体力不耐手术，仍回本地治疗。刻诊患者腹部饱胀，隐痛时作，食入不久即吐，嗳气频频，形寒怕冷，舌质胖淡。本虚而标实，拟用补气升提固其本，补中益气汤加吴萸、大黄、砂仁、内金健胃降逆，温中定痛治其标。左金丸中用黄连取其苦降辛开，一则黄连过于苦寒能伤胃气，二来活血消炎及降逆通腑则远不及大黄之功，故取左金之意而变左金之药。服后呕吐有减，6贴后则痛缓而呕平。因患者大便稀薄故去大黄，原方进5贴。但3天后又见呕吐，故将大黄改为熟大黄。6贴后，呕吐已止，能进饮食，余症渐平。原方增损40余剂后恢复工作，5年来未见复发[9]。

4.孙自文治张某，男，32岁，脘腹满闷半年，近日钡餐透视诊为胃扭转，建议手术治疗，因惧怕手术，转求中医。诊见病人形体消瘦，面色无华，神情忧郁，舌红，边尖有齿印，舌苔白，脉沉细。自述胃痛烧心6年余，半年来脘胀加重，呃逆频作，纳后痞满加重，时呕吐，味酸苦，大便时干时稀，小便频。证属脾胃虚弱，升降失调。拟补中益气汤加减：黄芪30g，党参15g，白术12g，当归10g，升麻5g，陈皮、柴胡、枳壳、甘草、白蔻仁各6g。日1剂，水煎服，空腹频服。复诊：服药3剂，自觉药后脘部痞满加重，稍时则舒，脉稍有力，守方继服。6剂后，忽觉气从上而下降，肠鸣，矢气频作，便下甚多，腹内空荡思食，食后有充实舒适感。次日做钡餐透视见胃呈瀑布高张型，胃扭转消失。嘱其久病之后，宜节量饮食，佐服补中益气丸善后[6]。

5.丛培南治张某，男，36岁，2年前因腹胀误服大量苦寒之剂，致腹胀加重，便溏，不思饮食，食后腹胀加重，呕吐呈喷射状。病呈间歇性发作。胃肠钡透诊断为十二指肠壅积症。服西药效不显，故求中医诊治。观其形体瘦弱，少气乏力，懒言，舌淡苔白，脉弱。病属中焦脾胃虚弱，升降失常。治用补气健脾，升清降浊之法。方用补中益气汤加味：人参10g，黄芪20g，白术、当归各12g，炙甘草、陈皮、升麻、柴胡、干姜各6g。水煎服。二诊：服药3剂，大便略成形，余症同前，原方加半夏10g，茯苓15g，5剂。三诊：大便已成形，腹满、呕吐明显减轻，饥而欲食，舌淡，脉虚，改用补中益气丸。四诊：服药40丸，诸症悉除，十二指肠钡透无扩张。告愈。本案患者素体正虚，又服苦寒之剂，戕伐中气，致脾阳受损，健运失常，升降失调引起腹胀、便溏、呕吐、形体瘦弱、少气懒言等中气不足、脾阳衰微见症。治以补气健脾，升清降浊之法，收到满意效果[6]。

引用文献

［1］吴鞠通.温病条辨［M］.福州：福建科学技术出版社，2010：103.
［2］李用粹.中华医书集成·证治汇补［M］.北京：中医古籍出版社，1999：137.
［3］柳长华.陈士铎医学全书［M］.北京：中国中医药出版社，1999：865.
［4］董建华.谈谈治疗胃脘痛的经验［J］.新医药学杂志，1977，（10）：15.
［5］吴坤安.伤寒指掌［M］.上海：上海科学技术出版社，1959：卷二52.
［6］蔡剑前.诊籍续焰·山东中医验案选［M］.青岛：青岛出版社，1992：254.
［7］叶天士.临证指南医案［M］.上海：上海卫生出版社，1958：377.
［8］单兆伟.张泽生医案医话集［M］.南京：江苏科学技术出版社，1981：34.

[9] 陈长泉.补气升提法在临床的运用[J].上海中医药杂志，1983，(12)：17.

（四）津气不固候（脾胃气虚变证2）

脾胃气虚证·津气不固候，为脾胃气虚不足，无力升提，不能固摄津液，致津液滑溢于外。其见症以津液不固之症象显明，但必兼见气虚与气陷之脉症，并以之为主。

通称：脾虚不固。

病名：[中医]久泻，久痢，噤口痢重症，小儿泄泻，痰涎壅盛，流涎，带下。

病因病机：脾胃气虚虚滑，常为久病大病之后，脾胃气虚不足以固摄津液，脾气不升，津液下滑与外溢，而成虚滑之候。

证象组合：气虚+液滑+气陷+神虚

主症：【气虚不充】症象：①体形消瘦，面色萎黄，面色皖白。②不知饥饱，食纳呆。③语言不清，行动笨拙，四肢无力。④身体颤动。**舌象：**①舌淡胀大无苔。②少苔，苔白，舌苔薄白。**脉象：**①脉虚大而弱。②脉缓细。③脉弦。

【津液不固】症象：①泻痢。②泻下物乳白色水样便。③痰涎壅盛，连连咳吐不竭。④冷涎垂流，终日不绝。⑤带下连绵，色白清稀，量多。

副症：【气机下陷】症象：①腹膨而软。②积少痛缓。③呕恶不食，食不下咽。

宾症：【神气不振】症象：①神疲。②精神恍惚，语言错乱。

治则：当以补益脾气为主，兼以升举与固涩之品，以助其固摄，亦标本兼顾之法。

方证

1.补益阴土，运脾健中方证：张泽生方[1]。治久泻，挟有不消化食物，面色皖白，脉细少苔，详见病案3。

党参、炒白术、怀山药、炒白扁豆各9g，炒薏苡仁12g，煨肉蔻、陈皮各4.5g，乌梅炭2.4g，煨木香、炙甘草各3g，干荷叶1角。

2.健脾益气方证：张又良方[2]。治带下连绵，色白清稀，量多，乏力肢重，详见病案4。

党参12g，焦冬白术、茯苓、薏苡仁、白扁豆、蛤壳各15g，芡实12g，陈皮、炙甘草、白芷各9g，大枣5枚。

3.香砂六君丸加减证：赵汉波方[3]。治久泻，时轻时重，啼哭不乳。详见病案2。

米炒党参、白茯苓各9g，土炒白术、莲子肉、炒麦芽、神曲各6g，砂仁1.5g，榧子肉、诃子肉各3g，附片0.9g。

论著和讨论

本证候因脾胃气虚不能固摄津液，致津液下滑不禁，一片清冷的状态，在上为痰饮、清涎，在下为带下。姚国美说："痰饮上泛，时唾清沫，饮食不思，声低息短，脉象沉迟无力者，此脾肺气虚，不能布摄，法宜温脾助气，治以理脾涤饮（黄芪、白术、砂仁、白蔻、半夏、干姜）。"[5]其治则当以补益脾气为主，佐以升提与收固之品，标本同治。另外，吴坤安说："瘥后吐涎沫，此土虚不能摄水也，六君子汤加益智仁摄之。"[4]

季明昌按：《医学心悟》说："脾气壮旺，则饮食之精华，生气血而不生带；脾气虚弱，则五味之实秀，生带而不生气血。"张老（泽生）认为脾气虚弱，则津液不能四布而下渗为带，治宜健脾益气为主，脾气得健，则运化自如，津不化湿，则带焉能生矣[2]。

病案举例

1.叶天士治初起无寒热，即泻痢，呕恶不食，噤口痢重病，40日来，积少痛缓，食不下咽，不知饥饱，脉弦形衰，舌白不渴，日泻数行，此胃倒气夺，中宫损极，下关不摄，上脘宜通其清阳，下焦固其滑脱：人参、茯苓、焦术、炙草、炒扁豆、薏苡仁、桔梗、砂仁、姜炭、肉蔻为末，米饮下[6]。

2.张泽生治孙某，男，25岁。阴土不足，脾失健运，经常大便泄泻，已历数年，挟有不消化食物，面色皖白，脉细少苔，拟补益阴土，运脾健中（组方见方证）。上方续服12剂，大便即已成形。后用上药研末泛丸，调理而愈[1]。

3.张又良治白带：沈某某，40岁，脾气虚弱，不能运化水湿，致带下连绵，色白清稀，量多，乏力肢重，苔薄白，脉缓细，宜健脾益气（组方见方证），服6剂白带大减，瘥[2]。

4.郝文轩治口涎：高某，男，62岁。半年前曾患中风，经中西医合治后逐渐恢复。今冷涎垂流，终日不绝，语言不清，行动笨拙，四肢无力，右手稍有麻感，舌淡胀大无苔，脉虚大而弱。证属脾气虚馁，失统摄之权。予白术散（四君子汤加藿香、木香、葛根。）加益智仁，补脾摄液，以利转输。服10剂冷涎大减。20剂口涎绝，形色旺，语言较前久利[7]。

引用文献

[1] 单兆伟.张泽生医案医话集[M].南京：江苏科学技术出版社，1981：53.

［2］季明昌.张又良治带经验［J］.中医杂志，1981，（11）：15.
［3］赵汉波.小儿泄泻治验［J］.新中医，1978，（6）：44.
［4］吴坤安.伤寒指掌［M］.上海：上海科学技术出版社，1959：卷二58.
［5］姚国美.姚国美医学讲义合编［M］.北京：人民卫生出版社，2009：190.
［6］秦伯未.清代名医医案精华［M］.北京：人民卫生出版社，2006：78.
［7］郝文轩.七味白术散的临床应用［J］.浙江中医药，1982，17（8）：379.

（五）气虚失摄候（脾胃气虚变证3）

脾胃气虚证·气虚失摄候，为脾胃气虚，不足以固摄血络。络损血溢，血滑不禁。杂病家称之为气不摄血证。见症以络血不固之症象显明，但必兼见脾胃气虚之脉症，并以之为凭。

通称：气不摄血。

病名：［中医］便血，紫癜。［西医］慢性非特异性结肠炎，维生素C缺乏症。

病因病机：脾胃气虚虚滑：多为久病之后，脾胃气虚，无力固摄络血，致络损血溢，血不归经而妄行，甚致滑脱难禁。

证象组合：气虚+血虚+血滑+神虚

主症：**【气虚不充】症象**：①面色萎黄。②全身乏力。③饮食无味。④大便软薄。**舌象**：苔薄白。**脉象**：①脉濡缓。②脉细无力。

【络血不固】症象：①粪便外有血性黏液，便前肠鸣而痛。②全身可见大小不等紫斑，齿龈时有出血，紫癜以下肢较多，压不褪色，舌有紫斑。

副症：**【血虚不荣】症象**：形体消瘦。**舌象**：舌质偏淡，苔薄白而中光。

宾症：**【神气不振】症象**：精神较差。

治则：当以补益脾气为主，兼以固涩止血，标本兼顾，以助其固摄。

方证

1.参苓白术散加减证：钟一棠方[1]。治血脓粪便，似痢而非痢，详见病案1。

党参、石榴皮各18g，山药、扁豆各20g，生地榆、谷麦芽各30g，葛根10g，六一散15g。

2.补中益气汤加味证：陈长泉方[2]。治紫癜，齿龈时有出血，详见病案2。

黄芪、党参、白术、陈皮、当归、升麻、柴胡、甘草加丹参、牛膝、三七粉。

论著和讨论

本证候因脾胃气虚，无力固摄络血，以致络损血溢难禁。如钟一棠所说："湿热蕴肠，继则伤及脉络，故有血脓粪便，似痢而非痢也。""无里急后重及发热之症。"[1]既有维生素缺乏症，也有非特异性结肠炎，当然包括类似的状态，呈现一种气虚血溢的状态。其治则自当以补益脾气为主，兼以固涩止血之品，标本兼顾为法。

病案举例

1.钟一棠治许某某，男，45岁，患者2个月前大便时感腹痛，发现粪便外有血性黏液，无里急后重，不以为意，迨后日甚，便次增多，每日3~10次，便前肠鸣而痛；且饮食无味，全身乏力，体重明显减轻。结肠镜检查：自肛门以上18cm处呈弥漫性黏膜剥脱、充血、水肿，并有大量黏液状分泌物。诊断为慢性非特异性结肠炎，经治无效，前来我处门诊。泄泻近3个月，始系湿热蕴肠，继则伤及脉络，故有血脓粪便，似痢而非痢也。盖无里急后重及发热之症。由于病久胃纳减少及肠摄不良，故形体消瘦。舌质偏淡，苔薄白而中光，脉濡缓。治宜益气健脾佐以止涩，参苓白术散加减（组方见方证），10剂。复诊：服药3剂后，黏液血便减少，服至7剂后血止。近日大便恢复正常，自觉神爽。上方去六一散加黄芪20g，7剂。一个半月后恢复健康，随访迄今未复发[1]。

2.陈长泉治紫癜：袁某，男，12岁，罹病年余，全身可见大小不等紫斑，齿龈时有出血，其父以为血热妄行离经，每投以凉血止血散瘀和营之剂，效果不佳。曾多次去某人民医院作血液检查，均诊断为维生素C缺乏症，嘱其长期口服维生素C。在此期间紫斑此起彼伏。中医诊见患者面色萎黄，精神较差，食欲不减，紫癜以下肢较多，压不褪色，大便软薄，舌有紫斑苔薄白，脉细无力，拟用补中益气汤加丹参、牛膝、三七粉等6帖。1周后紫斑明显减少，精神亦振，按原法增损调理半月，未见再发[2]。

引用文献

［1］钟一棠.泄泻［J］.浙江中医学院学报，1983，（6）：21.
［2］陈长泉.补气升提法在临床的运用［J］.上海中医药杂志，1983，（12）：18.

八、胃肠气虚证（中焦气虚合病）（2候）

胃肠气虚证，为脾胃气虚，久不得复，累及大肠，胃肠合病。吴鞠通所称“阳明不合，胃气下陷”之证。病虽来自中焦，但已传于下焦，故张仲景有云“理中者理中焦，此利在下焦”。系由中气不足，无力升举，气虚下陷，久则致大肠传导失常，肠气无力收合，洞开滑泄不禁；浅则为津气不固，深则阴液亦致滑脱，迁延绵缠，每有气阴竭绝之变。其治则虽当温补中气，更必以收涩固肠，以固其下焦，而救其滑脱。

证候别称：大肠滑泄，久痢滑脱。

病名：［中医］滑泄，久泻，滑脱，便血，久痢。

证候系统：详见图3-13-9。

本证————津气不固候

转证————气阴不固候

变证————气阴竭绝候

图3-13-9　胃肠气虚证证候结构图

（一）津气不固候（胃肠气虚本证）

胃肠气虚证·津气不固候，系由久病，脾胃气虚不复，下陷入肠，大肠气弱，无力收合，以致津液滑泄不禁，杂病家通称为大肠滑泄之证。其见症以大肠津液不固之症象显明，但必兼见气虚不足之脉症。

通称：大肠滑泄。

病名：［中医］滑泄。

病因病机：胃肠气虚虚滑，多由久痢久泻，耗损中气；或误投泻利，气虚不陷，致胃肠气虚，不能固摄津液，水谷不能少停而成。吴鞠通所谓“阳明不合，胃气下溜”[1]之候。

证象组合：气虚+津滑+气陷

主症：**【气虚不充】症象**：面色皖白。**脉象**：脉虚数，沉细。

【津液不固】症象：①下利不止，日数十行。②完谷不化。

副症：**【气机下陷】症象**：①泄时必欠而呕。②呕而晕。

宾症：**【神气不振】症象**：瞑目而卧。

治则：虽当补益中气，更当固涩胃肠为主。吴鞠通所谓为堵截阳明法。张仲景云：“理中者理中焦，此利在下焦。”并谓：“如涩肠复不止者，当利其小便。”以分利其水津。

方证

1.赤石脂禹余粮汤证：张仲景方。功能摄肠止泻。治泻利日久，滑泄不禁。

赤石脂、禹余粮各一斤。水煎，分3次服。

2.桃花粥证：吴鞠通方[1]。治气利，日数十行，完谷不化，脉虚数，舌绛苔少。

人参、炙甘草各9g，赤石脂18g，白粳米2合。

3.山药粥证：施今墨方[2]。治慢性泄泻，及体弱纳少乏力者。

怀山药、真糯米、土炒白术、薏苡仁、云苓块各等分研细末，每用30g，打糊如粥，加冰糖调味，每日当点心服2次。

论著和讨论

本证候胃肠因久泻久痢，或过投清下，损伤其气，不能固摄水谷，仲景曰“伤寒服汤药，下利不止，心下痞硬，服泻心汤已，复以他药下之，利不止，医以理中与之，利益甚，理中者理中焦，此利在下焦，赤石脂禹余粮汤（组方见方证）主之。复不止者，当利其小便”（《伤寒论》159条）。其治则当于温补脾气之中，必参以收涩固肠之品，以制其滑脱。

仲景曰“气利，诃梨勒散主之：诃子煨10枚，为散，粥饮和，顿服”（《金匮要略·呕吐哕下利病脉证治》）。吴鞠通说：“温病七八日以后，脉虚数，舌绛苔少，下利日数十行，完谷不化，身水虽热者，桃花粥（组方见方证）主之。”“久痢阳明不合，人参石脂汤主之：人参9g，赤石脂末、炮姜各6g，炒粳米1合。九窍不和，皆属胃病，久痢胃虚，虚则寒，胃气下溜，故以堵截阳明办法。”[1]

病案举例

1.叶天士治顾氏，阅病原，是劳损，自三阴及于奇经，第腹中气升胃痛，暨有形动触，冲任脉乏，守补则滞，凉润则滑，漏疡久泻寒热，最为吃紧，先固摄下焦为治：人参、炒菟丝饼、芡实、湖莲、茯神、赤石脂[3]。

又治某，久泻脉虚。人参、五味子、禹余粮石。[3]

又治沈，议堵截阳明一法（阳明不阖）。人参、炒白粳米、炮姜、赤石脂[3]。

2. 黄卿发治张某，男，年近六旬，因腹泻半年，诸药不效，症见腹泻清稀，滑脱不禁，大便日行近20次，有时矢气亦有大便排出，无腹痛后重感，口淡不渴，食欲不振，形体日益消瘦，体倦神疲，并有多年阳事不举，舌淡苔白，脉沉迟无力，两尺尤弱。诊为下焦不固下利证。由脾肾阳虚、下焦虚寒不能固摄所致。治当温中固脱，收敛涩肠止利。拟用附子理中汤合赤石脂禹余粮汤加味：附片、白术、茯苓、肉蔻霜、白豆蔻各9g，干姜、炙甘草各6g，党参15g，赤石脂、禹余粮各48g。服药2剂，腹泻减轻，每日只泻5~6次，便质转稠，已无滑脱现象，食欲稍思。原方加莲肉、怀山药各9g，连服6剂而愈[4]。

引用文献

［1］吴鞠通.温病条辨［M］.福州：福建科学技术出版社，2010：101，112.

［2］祝谌予.施今墨临床经验集［M］.北京：人民卫生出版社，1982：95.

［3］叶天士.临证指南医案［M］.上海：上海卫生出版社，1958：355，367.

［4］黄卿发.伤寒六经病证治验选录［M］.上海：上海中医学院出版社，1990：168.

（二）气阴不固候（胃肠气虚转证）

胃肠气虚证·气阴不固候，系由脾胃气虚，久不得复，气虚下陷大肠，不能固摄津液阴血，以致滑泄不禁，杂病家称为久痢滑脱之证。见症以大肠津液与阴血滑泄不固症象为主，但可兼见气阴两虚之脉症，并以之为凭。

通称：久痢滑脱。

病名：［中医］便血，久痢。［西医］溃疡性结肠炎。

病因病机：胃肠气虚虚滑，多由久痢伤残脾胃气阴，气虚下陷大肠，大肠无力收固，致津液阴血外溢，甚致滑泄不禁。

证象组合：气虚+阴虚+阴涸+津滑+血滑+精滑

主症：**【气虚不充】症象**：①神疲色萎，萎黄，憔悴。②少纳。③有里急后重感。**舌象**：舌淡胖，苔白腻。**脉象**：①脉细。②脉弱。

【阴虚失养】症象：消瘦。**脉象**：脉细数。

副症：**【阴夜消涸】症象**：①盗汗。②口渴。③小便色黄。

宾症：**【津液不固】症象**：①大便溏薄。②久泻黏液。

【络血不固】症象：劳则大便下血，色鲜红，便脓血。

【阴精不固】症象：①滑精。②白淫。③白浊。

治则：当益气滋阴，以固其本，收涩津液阴血，以固其肠，标本兼顾，以防其脱竭之变。

方证

健脾助运，收敛止泻证：谢海州方[1]。治慢性溃疡性结肠炎，腹痛，便脓血，有里急后重感，脉细苔黄腻，详见病案3。

太子参15g，炒白术、炒扁豆、茯苓、莲肉、乌梅各12g，薏苡仁18g，砂仁壳6g，陈皮、桔梗、罂粟壳、诃子各9g，玄明粉3g，锡类散3瓶，日半并分2次冲服。

论著和讨论

本证候因脾胃气阴两伤，大肠失固，津液阴血滑泄不禁。治则虽当固涩大肠，但必救其气阴，如吴鞠通所说："久痢伤阴，口渴舌干，微热微咳，人参乌梅汤主之：人参、莲肉炒、炙甘草、乌梅、木瓜、山药。"[2]标本兼顾，以防其脱竭。

病案举例

1. 姜春华治便血：顾姓，男，29岁。一诊：病已8个月，劳则大便下血，色鲜红，苔白，脉弱。黄芪、生地、茜草、地榆、槐花、赤石脂各9g。服3帖。二诊：大便下血已减，胃痛又发。黄芪、地榆、生地各9g，炮姜6g，炒槐花、茜草各9g，藕节5个。三诊：便血已止。黄芪、生地、地榆、炒槐花、生蒲黄各9g。服5帖。另：苦参子10粒，去壳取仁，用桂圆肉或馒头皮包吞[3]。

2. 胡建华治溃疡性结肠炎：张某某，男，41岁，慢性腹泻，夹脓血黏液2年，曾找阿米巴滋养体，日5~10次，腹中隐痛，但不胀气，神疲色萎，纳少，形体消瘦，舌胖苔腻，脉细数。粪检：红细胞（+++），白细胞（++++），黏液（++++）。久泻不愈，气阴亏耗，肠道不固，拟益气养阴，涩肠止泻：党参、苍术各12g，阿胶6g，白及粉

（冲）、罂粟壳、诃子、木香、白芍各9g，黄连、肉桂各3g，上方加减，60剂左右，后加薏苡仁，除诃子，7剂病去七八，后去肉桂，加炮姜9g，2个多月，大便成形，日1~2次[4]。

3.谢海州治慢性溃疡性结肠炎：王某某，女，31岁，大便溏薄，日4~5行，腹痛，便脓血，有里急后重感，脉细苔黄腻，证属脾胃虚弱，升降失调，法拟健脾助运，收敛止泻（组方见方证），6剂。大便日6~7行，黄腻苔退，舌质暗，舌尖红，脉弦细，积滞已去大半，遂以健脾固涩为主，佐以理气行滞，去玄明粉加灶心土30g，补骨脂、薤白各9g。脓血减少，后重以除，便溏日3行，去薤白、莲肉、砂仁壳，增川黄连6g，白头翁15g，阿胶12g，以补涩兼清，14剂。腹痛除，脓血近于消失，大便日3次，为软便，加赤石脂、禹余粮各9g，加强收涩，14剂，诸症消失，以参苓白术加厚朴调理[1]。

引用文献

［1］谢海州.小肠泄临床证治经验［J］.中医杂志，1982，（11）：15.
［2］吴鞠通.温病条辨［M］.福州：福建科学技术出版社，2010：136.
［3］姜春华.参加农村巡回医疗后的体会和治疗经验［J］.上海中医药杂志，1966，（1）：2.
［4］胡建华.喉炎、气管炎、溃疡性结肠炎治验［J］.中医杂志，1980，（8）：35.

九、心脾气虚证（中焦气虚并病1）（4候）

心脾气虚证，为脾气虚及心气之证。多由劳倦伤脾，脾气不足以上输，则水谷精微无以入脉化赤为血，以奉于心，是由脾气虚而致心气亦虚。或思虑过度，劳伤心脾；或忧思惊恐，耗伤心脾之气，均可致心脾气虚之证。心主血，脾统血，气为血帅，血生于气，心脾气虚则多气血两虚之候。气血不足以涵养阳气，则有虚热内起；心脾气虚，不能统摄于血，而致血溢于上下。古人称为血不归经，或血不归脾。心气不足，亦不能下交于肾，而心肾相交，又有赖于脾，故心脾气虚者，心肾常不能相交，致水精不能上承而下溢。

心脾气虚证，以气虚为主，气不足以生血，故血亦常为不足，其治则虽当气血两补，但应以补气为主，气能生血，血之不足由于气之虚，补气即可以生血；滋养心液，亦不可少，心为丙火，必以心液涵养，温燥补气之内，必须兼以甘润养心之品，以护其心液，方可取得补脾养心之全效。

证候别称：气血两虚，血虚发热，至虚有盛候，脾不统血，血不归经。

病名：［中医］心悸、失眠，心痛，虚喘，久泻，虚肿，虚胀，内伤发热，失血，鼻衄，崩漏，月经过多，月经不调，闭经，自汗，盗汗，膏淋，肾消。

证候系统：详见图3-13-10。

本证————心气不振候、脾气不健候
转证————气血失养候
变证————气虚失摄候、气液不固候

图3-13-10　心脾气虚证证候结构图

（一）心气不振候（心脾气虚本证1）

心脾气虚证·心气不振候，为脾气久虚，不足以养心，致心气不振，心神失养，杂病家通称之为心气不足之证。其见症以心神不振与气虚之脉症为主，可兼见心神不宁之症象。

通称：心气不足。

病名：［中医］心悸，失眠，心痛，虚喘。［西医］心绞痛。

病因病机：心脾气虚虚弱：多由脾气素虚，不足以养心神；或劳倦、忧思过度，心脾气伤，致心气虚弱，心神失养，心神不宁。

证象组合：气虚+神虚+神扰

主症：【神气不振】症象：①惊悸，动则益甚。②精神萎靡，默默少神，目神呆钝。③心中空虚，惕惕而动，心慌。**脉象：**脉沉而结代。

副症：【气虚不充】症象：①面白，苍黄，面唇青紫。②少气倦息乏力，甚至卧床不起。③头晕，头眩眼花。④心慌，胸闷短气，气憋气喘。⑤食少纳呆。⑥自汗。⑦胸痛彻背。⑧月经前期，经少带下多。**舌象：**舌质暗有瘀斑，苔黄，舌青淡。**脉象：**①濡，细弱。②脉象细滑而数。③虚而促。④脉大无力。

宾症：【神志不宁】症象：①心悸。②失眠多梦易醒。③多疑。④烦躁。

治则：当以甘温益气为主，兼以养心安神。

方证

1.归脾加减证：郭洁宗方[1]。治虚喘，素有心悸不寐咳喘，详见病案1。

炒酸枣仁15g，远志4.5g，炙黄芪12g，茯神、台党参、白术、桂圆肉、柏子仁各9g，当归6g，五味子1.5g，广木香、炙甘草各3g。

2.补养心脾方证：武维屏方[2]。治妊妇8月，心悸，动则益甚，头昏乏力，甚至卧床不起，又夜难成寐，详见病案4。

党参、全当归、茯神、龙眼肉各10g，黄芪12g，生牡蛎（先煎）30g，远志、竹叶各6g，白术、甘草、莲子心各5g。

论著和讨论

本证候因心脾气虚，心气不足以养心神，致心神不宁。姚国美说："默默少神，脉沉而结者，乃忧思过度，心脾气郁，法宜舒心脾，兼开窍道，孔圣枕中丹（败龟板酥炙、龙骨研末、远志、九节菖蒲各等分为末）主之，归脾丸亦主之。"[3]施今墨说："心阳不振之症状有面白，少气，形寒肢冷，自觉心中空虚，惕惕而动，食减体倦，头眩易汗，时见胸闷长叹息。"[4]治则以温补心脾气虚，兼以养心安神为法。

病案举例

1.郭洁宗治虚喘：崔某某，女，69岁，素有心悸不寐症及咳嗽气喘病，6天前，偶发心胸闷极，呼吸困难，阵性发作，晚上病重，心闷欲死，恨不能开胸敞怀，嫌门窗不通气，过后即感无大痛苦，食欲无碍，发时口唇面色青紫，精神萎靡，目神呆钝，脉虚而促，舌质青淡无苔，为心血虚衰，中气不足，归脾汤加减（组方见方证），3剂闷喘顿除，心悸不寐轻减，又3剂，身心舒适，停药调养[1]。

2.蒲辅周治金某，男，52岁，去年9月心绞痛，住院治疗7个月，诊断：冠心病，发作无规律，胸痛彻背，胸闷，心慌，睡眠很不好，每晚必服安眠片，面色灰暗，脉右沉濡，左沉弦细，舌正常无苔，属心气不足，营气不调，宜调和营卫，补益心气：茯神6g，党参、远志各3g，炙甘草1.5g，法半夏、柏子仁各4.5g，枳实、九节菖蒲各2.4g，浮小麦、炒酸枣仁各9g，大枣3枚，7剂，隔日1剂。仍有心前区痛，去法半夏加香橼皮3g、黄芪4.5g、血珀粉（冲）0.9g，7剂。心慌减轻，绞痛未发，睡眠略好转，脉上盛下不足，改膏剂缓服：茯神60g，党参、远志、香橼各30g，黄芪、柏子仁各45g，炙甘草、枳实各15g，九节菖蒲24g，酸枣仁、浮小麦各90g，大枣15枚，血琥珀9g，加蜜熬膏，后加龟板12g、胡麻仁60g，暑天改粗末，每包12~15g，日煎1包，病情日渐好转稳定[5]。

3.陆永昌治于某某，女，29岁，2年多来经常头晕、心慌，失眠多梦，易醒，多疑，烦躁，纳呆，倦怠乏力，月经前期、量中等、色正红，白带不多。检查：发育营养一般，精神不振，舌质淡红，苔薄白，脉细弦。辨证：心脾两虚，气血不足，肝气郁滞。治法：健脾养心，补益气血，疏肝解郁，佐以固带：炒酸枣仁30g，远志、柴胡、当归、石菖蒲、广木香各9g，柏子仁、海螵蛸、白术、醋香附各12g，茯神、黄芪各15g，台党参24g，生甘草6g，水煎服。另朱砂1.2g，琥珀1.8g（二味研粉，分2次冲服）。二诊：服上药10余剂，睡眠转佳，头晕减轻，精神好转，纳食正常。唯仍觉心慌，易惊，寐后多梦，烦躁多疑。舌淡红，苔薄白，脉弦细。按前方加龙齿15g，郁金、焦山栀9g，淡豆豉12g，同前法煎服。随访，连服上方20余剂，睡眠正常，诸症痊愈[6]。

4.武维屏治陈某，女性，30岁，妊妇8月，近日时感心悸，动则益甚，头昏乏力，甚至卧床不起，又夜难成寐，饮食不馨，脉象细滑而数，心率116次/分，律齐，舌质暗有瘀斑，苔黄，证属妊娠后期，气血不支，心神失养，故心悸不宁，血脉不充则血行涩滞，舌质暗而有瘀斑。当从补养心脾，气血充则心神安（组方见方证）。上方服6副后，心悸即止，仍睡眠不实，于上方去莲子心，加莲子肉、生地，健脾养阴。又进8副，诸症均愈。后足月分娩，母子安康[2]。

引用文献

[1] 郭洁宗.归脾汤的临床应用经验［J］.中医杂志，1964，(5)：33.
[2] 武维屏.治疗心悸四法［J］.北京中医学院学报，1984，(2)：23.
[3] 姚国美.姚国美医学讲义合编［M］.北京：人民卫生出版社，2009：231.
[4] 祝谌予.施今墨临床经验集［M］.北京：人民卫生出版社，1982：104.
[5] 高辉远.蒲辅周医案［M］.北京：人民卫生出版社，1972：10.
[6] 陆永昌.归脾汤治失眠症临床心得［J］.新中医，1981，(10)：35.

（二）脾气不健候（心脾气虚本证2）

心脾气虚证·脾气不健候，系由心脾气虚，脾气不足以养心，而心气不足以温煦脾土，致脾失健运之常。其见症虽心脾之气虚症象均见，但以脾气虚弱之脉症尤为显明。

通称：心脾两虚。

病名：［**中医**］久泻，虚肿。［**西医**］贫血。

病因病机：肺脾气虚虚弱，或其人心脾素虚，或忧思过度，脾气受伤；脾气虚弱，不能运化精微，上以养心，则心气亦不能煦脾，致脾气虚弱，健运无权，中气升降乏力，不能分利水谷。

证象组合：气虚+气郁+水泄

主症：**【气虚不充】症象**：①终日戚戚。②面色萎黄，面色苍黄，倦怠乏力，少气短气，呼吸短促，语声低细。③形体消瘦。④面目浮肿。⑤畏寒，自汗，盗汗。⑥头晕头眩，眼花。⑦腰痛腿酸。⑧心悸。⑨夜寐不安，失眠多梦。⑩月经少而带下多，有特殊腥味。**舌象**：①舌淡红。②苔薄腻。③苔薄白而滑。**脉象**：①脉细。②脉濡。③六脉虚弱无力。

【水谷不分】症象：大便溏薄，泻泄。

副症：**【气机不宣】症象**：①胸闷短气。②不食。③食少腹胀。

宾症：**【气机失降】症象**：呕恶不食。

治则：当以甘温益气补脾为主，兼以养心安神，心脾同调为法。

方证

1.黄芪消肿汤证：程门雪方[1]。治浮肿，面目浮肿，胸闷短气，自汗盗汗，畏寒失眠，多梦，脉濡，详见病案3。

炙黄芪、辰茯神、炒酸枣仁、柏子仁各9g，五味子0.9g，煅牡蛎、淮小麦各15g，酒白芍6g，竹沥半夏4.5g，糯稻根须30g，红枣4枚，炒谷芽12g。

2.益气养心汤证：黄文东方[2]。治贫血，面色萎黄，形体消瘦，头晕乏力，心悸，夜寐不安，口渴，畏寒，食少腹胀，大便溏薄，详见病案1。

党参、炒白术、辰麦冬、炒扁豆各9g，炙甘草6g，当归12g，木香、桂枝各4.5g，淮小麦30g，合欢皮、夜交藤各15g，黄芪片10片（吞）。

论著和讨论

本证候因心脾气虚，脾气虚弱，健运乏力，出现“胸闷短气，自汗盗汗，失眠多梦，头眩眼花。”[1]因而当以益气补脾为主，兼以养心安神。姚国美说：“病者终日戚戚，倦怠少食，面色萎黄，多因忧虑过度，脾气受伤，宜舒气醒脾，予一志汤：人参、茯神、白术、甘草、黄芪、益智仁、远志、柏子仁、广皮、木香、大枣、生姜。”[3]

病案举例

1.程门雪治王某某，女，51岁，面目浮肿，胸闷短气，自汗盗汗，畏寒，失眠多梦，头眩眼花，苔薄，脉濡。拟桂枝龙牡加味。二诊，面浮肢胀，虚汗出，心慌不安，头眩眼花，拟益气固表，养心安神（组方见方症）[1]。

2.郭洁宗治刘某某，女，29岁，妊娠泻泄，产后更甚，持续两年，渐食欲不振，月经少而带下多，有特殊腥味，腰痛腿酸，四肢无力，头晕心悸，失眠自汗，盗汗，肌肉消瘦，呼吸短促，语声低细，面色苍黄，六脉虚弱无力，苔薄白而滑，拟健脾补气为主，养心生血为辅，佐固涩：炙黄芪30g，党参、炒白术各12g，茯神9g，山药15g，当归、酸枣仁、桂圆肉各9g，远志、甘草各6g，牡蛎、龙骨各12g，大枣5枚，12剂愈[4]。

3.黄文东治贫血：王某某，男，34岁。面色萎黄，形体消瘦，头晕乏力，心悸，夜不安寐，口渴，畏寒，食少腹胀，大便溏薄。舌淡红，苔薄腻，脉细。患者于10余年前胃大部分切除，其后严重贫血，常见黑粪，大便隐血试验阳性，并经常输血，未能恢复。由于脾脏统血失职，气不摄血，阴络损伤，血从下渗，故便血不止，体虚难复。兼有脾不健运，血不养心，导致腹胀便溏、心悸失眠等症。今拟益气健脾为主，养血安神佐之（组方见方证），6剂。腹胀已减，大便略干，7剂。三诊时症情渐趋好转，再拟前法出入。至七诊，胃纳增加，头晕、心悸较轻，唯夜寐不酣，面少华色，腰腿酸痛，畏寒，有时右胁下胀痛，大便呈深棕色。苔薄腻，脉细。再予前法参入温肾助阳之品：党参、炒白术、熟地、当归、白芍、续断各9g，炙甘草6g，淫羊藿、延胡索各12g，灶心土30g。八诊时大便转黄。患者自服中药后未再输血。2个月查血红蛋白43g/L，红细胞15×10^{12}/L，白细胞2.7×10^{9}/L[2]。

引用文献

［1］上海中医学院.程门雪医案［M］.上海：上海科学技术出版社，2002：136.
［2］上海龙华医院.黄文东医案［M］.上海：上海人民出版社，1977：40.
［3］姚国美.姚国美医学讲义合编［M］.北京：人民卫生出版社，2009：225.
［4］郭洁宗.归脾汤的临床应用经验［J］.中医杂志，1964，（5）：33.

（三）气虚失摄候（心脾气虚变证1）

心脾气虚证·气虚失摄候，为心脾气虚，无力统摄络血，络损血溢，络血滑脱不禁，杂病家称之为脾不统血，或血不归经之证。其见症虽以络血不固之症象显明，但必兼见心脾气血两虚之脉症，并以之为凭。

通称：脾不统血，血不归经。

病名：［**中医**］失血，崩漏，月经过多。［**西医**］胃出血，血小板减少性紫癜。

病因病机：心脾气虚虚滑。因心主血，脾统血，心脾气虚则不能统主于血，致血不循经而外溢。古人所谓：思虑伤脾，统摄失职，甚则络损血溢，络血滑脱不禁，妇人多崩漏之患。

证象组合：气虚+血滑+血虚+神虚

主症：【**气虚不充**】**症象**：①面黄。②头晕。③气短懒言，声细气怯，神疲倦怠乏力。④畏寒，四肢欠温。⑤自汗。⑥面目、脚踝浮肿。⑦食不知味，食少腹胀，不思饮食。⑧便溏肠鸣。⑨小便频多。⑩白带多如水样，少腹坠胀。**舌象**：①舌淡红，质嫩胖润。②舌苔薄白。③苔薄腻。④舌暗，苔薄。**脉象**：①脉来细弱。②脉微弱。③脉软弱无力。④脉沉。

【**络血不固**】**症象**：①吐血、咯血不止。②舌下殷殷渗血。③鼻衄如注遇劳则甚，便血常见黑粪。④骤然血崩，下血甚多，或月经趱早，量多色鲜红，滴沥不断，淋漓不尽，漏下不止，色淡红而质清，出血断续。⑤皮肤紫癜反复。

副症：【**血虚不荣**】**症象**：①面色萎黄，或面色苍白，形色憔悴。②形体消瘦。③心悸怔忡，夜不安寐。④眩晕。⑤口渴，盗汗。⑥腰腿酸软。⑦出血色淡。**舌象**：舌质淡白少华。

宾症：【**神气不振**】**症象**：①精神萎弱。②心慌。③夜寐不安。④夜卧梦扰。

治则：当以补养心脾为主，补气以摄血，养血以安神，引血以归经，以复心主血、脾统血之常。

方证

1.归脾汤证：严用和方[1]。功能健脾养心，益气补血。治心脾两虚，气血不足而致的心悸，健忘，失眠，少食，体倦，面色萎黄，妇女月经不调，崩中漏下，脉细弱，舌质淡者。

白术、茯苓、黄芪、龙眼肉、炒酸枣仁各30g，人参、木香各15g，炙甘草7.5g。(《妇人良方》有当归、远志各3g)。为粗末，每服12g，加生姜5片，大枣1枚，水煎服。

2.养心汤证：王肯堂方[2]。治心血不足，惊惕恐怯，神思恍惚，合目即呓语喃喃，烦躁不寐。

炙黄芪、去木茯神、去皮白茯苓、半夏曲、当归、川芎各4.5g，姜汁淹焙远志、炒酸枣仁、辣桂、柏子仁、五味子、人参各3g，炙甘草1.5g，水二盅，生姜五片，红枣二枚，煎一盅，食前服。加槟榔、赤茯苓，治停水怔悸。

3.益气固摄法证：丁甘仁方[3]。治肝脾两亏，经漏如崩，面色萎黄。详见病案1。

潞党参、炙黄芪、抱茯神、炒枣仁各9g，清炙草1.5g，远志肉3g，厚杜仲（盐水炒）、白归身、川断肉、桂圆肉、阿胶珠各6g，甜冬术、大白芍各4.5g，红枣2枚，藕节炭2枚。

论著和讨论

1.本证候因心脾气虚不能统摄，致血不循经，滑脱不禁。沈金鳌说："有思虑伤心，致心神不足，而不能寐者，宜养心汤。有因思劳伤心脾，致健忘失事，言语颠倒如痴者，宜归脾汤。"[4]姚国美亦云："若睡卧不宁，饮食少思，怔忡倦怠，脉象沉细而弱者，多因思虑伤脾，统摄失职，宜归脾汤以补养之。"[5]故其治则当以补养心脾为主，益气以摄血，养血以安神，引血以归经为法。姚国美说："若舌下殷殷渗血，舌质色淡，面黄脉弱者，脾虚不能摄血，宜培养心脾，归脾汤主之，阿胶散亦主之。"[5]

2.陈瑞春：血亏崩漏，《医宗金鉴》说："妇人经行之后，淋漓不止，名曰经漏，经血忽然大下不止，名为经崩。"崩漏又称"崩中漏下"，急则为崩，缓则为漏。属于脾虚血亏所致，气不摄血，冲任不守，血海不固，因而为崩漏。其特点：骤然血崩下血甚多，或淋漓不尽，色淡红而质清，精神疲倦，气短懒言，不思饮食等症。治疗原则以补气摄血为主。常用方如归脾汤[6]。

病案举例

1.**丁甘仁**治李右：肝脾两亏，藏血统血两脏失司，经漏如崩，面色萎黄，按脉细小，腰骨酸楚。腰为肾府，肾主骨，肾虚故腰痛而骨酸。兹从心脾二经调治，拟归脾汤加味，俾得中气充足，力能引血归经（组方见方证）[3]。

2.**郭洁宗**治段某某，女，54岁，经断3年，因操劳过度，半年前突然血崩，以后淋漓不断，血色淡红，全身无力，自汗潮热，心慌气短，腰腿酸懒，食欲不振，大便日2次、略稀，进张锡纯固冲汤，崩漏不减，心慌气短更甚，为劳伤心脾，心虚不能养神，脾虚不能统血，血虚不能敛阳，卫阳不固。改归脾汤养气血：炙黄芪15g，台参、炒术、茯神、炒酸枣仁、当归、桂圆各9g，远志4.5g，广木香3g，生姜2片，大枣3g，3剂漏止，又6剂遂愈[7]。

3.董建华治刘某某，女，37岁，月经不调，月经先行七至八天，色鲜红，小腹胀，脘腹胀满，食后尤甚，肠鸣便溏，心慌气短，周身乏力，舌暗苔薄，脉沉细少力。调经汤：黄芪、白术、龙眼肉各10g，扁豆、山药、功劳叶、仙鹤草、焦三仙、绿梅花、八月札各10g，党参、炙甘草各5g，陈皮炭6g。药后月经量较前减少，色正，腹胀大减[8]。

4.杨一虹治王姓，19岁，月经趱早，量多色鲜红，滴沥不断，少腹坠胀，面黄消瘦，胃纳不振，夜寐欠安，心悸时作，白带较多，脉软弱无力，舌质淡，苔稍腻。此属脾虚湿阻，清阳下陷，气不摄血，拟归脾汤加减：炒白术、炒党参、生黄芪、当归、茯苓神，远志、炒酸枣仁、广木香、炙升麻、白鸡冠花、炒黄芩。7剂后经水基本干净，诸症好转，去远志、酸枣仁、木香，加陈皮、怀山药、炒薏苡仁，续服14剂痊愈[9]。

5.连建伟治产后血崩：冯某，女，28岁，工人。1971年10月20日诊：患者系初产妇，产后恶露已净，少腹不痛。突然于产后26天晚上暴崩不止，急送某医院。经西医用止血剂治疗并输血400ml，病情有所好转，但漏下仍未止。又服当归炭、炒白芍、生地炭、丹参炭等养血止血之剂，反增心悸怔忡，饮食减少等证。改邀笔者诊治。患者脉来细弱，舌质淡白少华。辨证论治：产后暴崩，无腹痛，为气虚不能摄血之证。气为血之帅，气虚则血不循经而妄行。此证本应益气摄血，反投养血止血，滋腻之性，损伤阳气，心阳受损则心悸怔忡，脾阳不振则纳食少进。脉来细弱，舌质淡白少华，均为气血大虚之象。治拟益气养营，引血归脾：桂枝、炙甘草各4.5g，炒白芍、炒白术各9g，生姜3片，大枣5枚，龙骨15g，牡蛎24g，党参、炙黄芪各12g，广陈皮6g，黑归脾丸12g（吞），3剂。是方以桂枝加龙骨牡蛎汤调气血、和营卫、止崩漏，合参、芪、白术益气摄血，黑归脾丸引血归脾。复诊漏下渐止，纳食渐增，怔忡亦有好转，再服原方3剂，诸症悉愈。根据《素问·阴阳应象大论》“治病必求于本”的原则，治血证而不用血药，其血自止[10]。

引用文献

［1］王道瑞.严用和医学全书［M］.北京：中国中医药出版社，2006：50.
［2］陆拯.王肯堂医学全书·证治准绳［M］.北京：中国中医药出版社，1999：574.
［3］丁甘仁.丁甘仁医案［M］.上海：上海科学技术出版社，1960：208.
［4］沈金鳌.中华医书集成·杂病源流犀烛［M］.北京：中医古籍出版社，1999：119.
［5］姚国美.姚国美医学讲义合编［M］.北京：人民卫生出版社，2009：211，213.
［6］陈瑞春.脾胃学说在妇科临床上的运用［J］.新中医，1976，增刊（1）：22.
［7］郭洁宗.归脾汤的临床应用经验［J］.中医杂志，1964，（5）：33.
［8］董建华.临证治验［M］.北京：中国友谊出版公司，1986：394.
［9］杨一虹.丹溪崩漏治例的临床印证［J］.浙江中医药，1982，17（9）：391.
［10］连建伟.临床运用桂枝加龙骨牡蛎汤的体验［J］.浙江中医学院学报，1983，（5）：35.

（四）气液不固候（心脾气虚变证2）

心脾气虚证·气液不固候，为心脾气虚，不能固摄津液，致津液失固而外泄不禁，则气液愈伤。其见症以津液失固之症象显明，但必兼见气液两虚之脉症，并以之为主。

通称：气虚不固。

病名：**［中医］**自汗，盗汗，膏淋，肾消。**［西医］**神经官能症，自主神经功能紊乱，精神性多尿症，慢性前列腺炎。

病因病机：心脾气虚虚滑，因心脾气虚，不足以固摄津液，致津液失固而外泄不禁，气随液泄，气液愈形枯竭。

证象组合：气虚+津滑+液灼+神虚

主症：**【气虚不充】症象**：①神疲乏力，周身酸软无力，腰膝酸软。②口淡胃纳不适。③恶寒。④头痛。**舌象**：苔白。**脉象**：①两寸弱。②脉来虚细。

【津液不固】症象：①稍一吹风则大汗不止，盗汗不止。②因于惊恐而辄自遗尿。③多尿，溲频。④尿澄如泔，上沫如油。⑤大汗不止。

副症：**【津液消灼】症象**：①五心烦热。②烦渴多饮。③失眠。④大便结，小便少。**舌象**：舌质稍红，苔白。**脉象**：脉弦。

宾症：**【神气不振】症象**：①心悸，恍惚。②夜寐不安。③神疲。

治则：当甘温益气为主，以助其收固；甘凉生津，以增其津液，略佐收固之品，以标本兼顾。

方证

1.芪智止膏汤证：程门雪方[1]。治高年膏淋，夜寐不安，神疲乏力，详见病案4。

生黄芪、怀山、茯苓、茯神、生白术、熟女贞各9g，益智仁、淡秋石各2.4g，台乌3g，淮小麦12g，粉萆薢、合欢皮各4.5g，滋肾通关丸3g。

2.加味甘麦汤证：邓铁涛方[2]。治见风一吹则大汗不止，伴心悸，恶寒，乏力，大便结，小便少，舌质红，苔白，脉弦寸弱。

浮小麦4.5g，甘草9g，太子参、茯苓、白芍各15g，大枣4枚，糯稻根30g，黄芪12g。

论著和讨论

本证候因心脾气虚，不能固摄津液，致津液外泄不禁。林珮琴说："有因恐惧辄遗者，此心气不足，下及肝肾而然，宜归脾汤或五君子煎。"[3]因而其治则当以甘温补气为主，以助其收摄，佐以甘凉以增其津液，亦标本兼顾之法。

邓铁涛说：本例（见病案2）汗出而兼有心悸，两手寸脉细弱，其自汗之因于心虚者可见。《证治汇补》亦谓"心虚自汗怔忡恍惚"，前服玉屏风散合牡蛎散加减未能取效，皆因未有注意特殊规律，进一步辨别汗出之液是属何经何脏之故。今改用甘麦大枣汤合参、芪、糯稻根、白芍等有效，是取甘麦大枣补虚养心，参芪益气固表，糯根，白芍敛阴止汗。其治则用药，与单纯阳虚表不固者之自汗用玉屏风散有别[2]。

病案举例

1.程门雪治张某某，男，70岁，高年膏淋，溲频，澄脚如泔，上沫如油，溲时刺痛，此气虚肾亏，湿热下注，膀胱宣化失司之故。夜寐不安，神疲乏力。胃纳不香。腻补难受，姑以益气健脾，佐宣化通关（组方见方证）[1]。

2.邓铁涛治文某某，男性，42岁。证见每遇风吹则大汗不止，伴心悸不安5个月。于1973年6月，因胃脘剧痛到某医院急诊入院。经体检及胃肠钡餐透视检查，未发现器质性病变，住院20天左右，出现白天或夜间稍一吹风则大汗不止，伴心悸，恶寒，乏力，头痛，失眠，五心烦热，腰膝酸软，大便结，小便少，腹胀，胃痛等症状。大汗出后，各种症状相继缓解，但仍觉周身酸软无力。在该院诊断为"神经官能症"，治疗未效出院。后又曾到某院会诊，诊为"自主神经功能紊乱"。另于同年5月发现尿蛋白（+），自感骶骨部及膀胱两侧有时隐痛不适，尿次数较少，1次/2~14小时，量不多，曾在某院诊为"慢性前列腺炎"。西医诊断：自主神经功能紊乱。中医初诊为"表虚自汗"。予玉屏风散合牡蛎散加减及补肾法治疗多月，曾一度好转，后又反复，仍然风吹汗出，心悸不安。诊其舌质稍红，苔白，脉弦，两寸弱，治之以甘麦大枣汤加味：浮小麦45g，甘草9g，太子参、云茯苓、白芍各15g，大枣4枚，糯稻根30g，黄芪12g。共服20剂（1剂服两天，共40天）。再诊：证见好转，恶风，出汗已少，精神体力见佳。舌红，边有齿印，苔白稍厚，脉两寸弱，关尺稍弦。处方：照上方加白术6g，共服7剂（14天）。三诊：见风出汗的症状明显好转，心已不慌，胸闷改善，小便较前增多，膀胱区及骶部不痛，胃纳改善，大便正常，两下肢及腰背部肌肉酸痛消失。但迎风仍有小量汗出，睡眠差。诊其舌质淡嫩，苔白，上有薄黄苔，脉右稍滑，左稍弦，两寸弱。照前方继服30天，诸证悉愈。追踪1年半未见复发[2]。

3.吴德熙治季某，产后月余，盗汗不止，心悸恍惚，口淡苔白，脉来虚细，拟甘麦大枣汤加黄芪、党参、白术，2剂即告痊愈[4]。

4.沈楚翘治肾消（精神性多尿症）：冯某某，男，67岁，突发多尿，5~10分钟一次，约1~2小时，尿量多达4000~8000ml，开始发作约1个月一次，后半月甚至1周发作一次，若出现心悸则尿量增加，有烦渴多饮等症。发作后全身软弱，体重减轻，舌淡白且胖有齿痕，脉细弦数。宜滋上源，以补肺气，养心气，以宁心神，固下焦，以缩尿液：党参、炙黄芪、怀山、覆盆子各15g，淮小麦、大红枣各30g，大麦冬12g，炙甘草4.5g，朱茯苓、炒白芍、台乌各9g，连服2周，心跳正常，小便约3小时一次，连服月余完全恢复[5]。

引用文献

［1］上海中医学院.程门雪医案［M］.上海：上海科学技术出版社，2002：194.
［2］邓铁涛.汗证（自主神经功能紊乱）［J］.新中医，1977，(4)：26.
［3］林珮琴.中华医书集成·类证治裁［M］.北京：中医古籍出版社，1999：328.
［4］吴品琮.吴德熙运用甘麦大枣汤治妇科疾病的经验［J］.浙江中医药，1982，17（11-12）：485.
［5］王袭祚.沈楚翘临床治验举隅［J］.中医杂志，1982，(12)：14.

十、心肝气虚证（中焦气虚并病2）（2候）

心肝气虚证，为心脾气虚及肝之证。常由忧思惊恐耗伤心脾之气，不能资养肝胆，以致心肝气虚；所谓担忧过度，心胆俱怯，是由心脾而虚及肝胆之证。然心主血，肝藏血，心肝均属血脏；气虚必及于血，以致气血两虚；心为君火，肝胆为相火所居，血虚不足以涵养，则内火易动，耗损阴液，故又有气阴两虚之候，久则阴不配阳，则有心阳独亢之候，甚或气血大虚，阳无所依，亦可致虚阳浮越之变。其治则虽当以益气为主，更当兼养其血。心肝之血不足，心肝之阳失其滋养而内动，故养心安神，又当参以镇潜浮阳之味，以敛其浮阳。温补而忌刚燥，以免劫阴动阳之弊。

证候别称：心气虚，心神虚散，胆气不足，神不守舍，至虚有盛候。

病名：［**中医**］怔忡，惊悸，不寐，梦扰，多言，多笑，呓语，癫狂，痴呆，惊烦，走胆黄，眩晕。

证候系统：详见图3-13-11。

本证————心气不振候
转证————胆气不振候
变证————气阴两虚候

图3-13-11　心肝气虚证证候结构图

（一）心气不振候（心肝气虚本证）

心肝气虚证·心气不振候，为心肝气虚，不足以养心神，致心神无依，神气不振，杂病家通称为心气虚之证。临床虽以心神不宁之症象显明，但必兼见心肝气虚与神气不振之脉症。

通称：心气虚，心神虚散。

病名：［**中医**］怔忡，惊悸，不寐，多笑，痴呆。［**西医**］室性早搏频发，二度Ⅰ型房室传导阻滞，心肌炎后遗症。

病因病机：心肝气虚虚弱，多由久病，伤及元气，或思虑过度，劳伤心肝，以气血虚弱不能养其心神，神无所依，以致心神无主，神志不宁。

证象组合：气虚+神虚+神扰

主症：【**神气不振**】**症象**：①闻声即惊，惊惕。②睡眠不安。**脉象**：左寸脉必虚小。

副症：【**气虚不充**】**症象**：①颜面晦暗不华。②头晕，目昏。③神疲乏力。④胸闷憋气。⑤心下空豁，状若惊悸。⑥纳差。⑦腰酸膝软。**舌象**：舌暗淡。**脉象**：①右脉大而无力。②脉沉细无力，脉律不整。

宾症：【**神志不宁**】**症象**：①心悸阵作，有时停跳感，怔忡不宁。②烦躁不宁不寐。③言语失伦，常常戏笑。④其人如痴，神思不清，言语谬妄。

治则：当补养心肝气血为主，参以镇心安神为法。有痰者兼以化痰；心火内动者，兼以清心除热。

方证

1.安神定志丸证：程国彭方[1]。治心惕惊恐不安，睡卧不宁。

茯苓、茯神、人参、远志各30g，石菖蒲、龙齿各15g。蜜丸，朱砂为衣，每服6g。

2.吴氏安神养血汤证：《通俗伤寒论》方[2]。调养气血，治伤寒温热病后，心神虚散不复，其人如痴，神思不清，言语谬妄，又治劳复，复则复热，唯脉不沉实，轻者静养自愈。

茯神、酸枣仁、当归、远志、桔梗、甘草、地黄、陈皮，龙眼肉为引。

3.薛氏参麦茯神汤证：《通俗伤寒论》方[2]。治伤寒温热病后，其人如痴，神思不清，言语谬妄。

西洋参、甜石莲、生谷芽各4.5g，辰茯神、鲜石斛各9g，麦冬6g，生甘草1.8g，木瓜2.4g。

4.生脉散合桂枝甘草汤加味证：祝谌予方[3]。治心悸伴头晕，胸闷2年。详见病案1。

党参、麦冬、五味子、柏子仁、桂枝、菖蒲、郁金、丹皮、菟丝子各10g，炙甘草6g，生黄芪30g，川续断15g，桑寄生20g。

论著和讨论

1.本证候心肝气虚不能涵养心神，以致心神无主，神不守舍。如俞根初说："凡伤寒温热病，每有热退身凉之后，其人如痴，神思不清，言语谬妄，或倦卧不思食者，此心神虚散不复所致；但当调养气血兼治其心可也；神复妄言自止，吴氏安神养血汤（组方见方证）主之，薛氏参麦茯神汤（组方见方证）亦主之。"[2]吴坤安亦云："若病后心气虚，而怔忡不宁，闻声即惊者，宜镇心神以补心气；如茯神、远志、酸枣仁、丹参、当归、龙齿、辰砂、金箔之类。""如心气虚而躁烦，不宁不寐者，左寸脉必虚小，当以茯神、远志、枣仁、丹参之类以补心气，甚者，加辰砂、金箔之类，以镇心神，虚甚，加人参。"[4]

2.治则：心气虚是一种神不守舍的状态，惊悸恐怯或语鬼语神，言语失伦，当以益气养血为主，兼以养心安神为法。如有人说："言语失伦，常常戏笑，主养血安神，佐以化痰；定志丸加竹沥、姜汁、龙齿；血虚加当归，有痰加橘、半、甘草、生姜。"也有说："惊惕痰火，主八味定志丸。惊悸恐怯或语鬼语神，定志丸。"朱丹溪说："八味定志丸：补益心神，安定魂魄，治痰，去胸中邪热，理肺肾。人参一两半，菖蒲、远志（去心）、茯神（去心）、茯苓各一两，白术、麦门冬各半两，牛黄二钱（另研），朱砂一钱，上为末，蜜丸梧子大。米饮下三十丸，无时。”[5]李用粹说：“定志丸：治恍惚多忘。远志、人参各一两，菖蒲二两，茯神三两。蜜丸。辰砂为衣。如梧子大。每服三十丸。米汤下。”[6]

病案举例

祝谌予治白某，女，36岁，心悸伴头晕，胸闷2年。患者1992年春不慎感冒，以后经常心悸，脉律不齐，严重时每分钟可停跳十几次，伴头晕，目昏，胸闷憋气，劳累或生气后易发。曾在北京医院内科查心电图示：室性早搏频发，二度Ⅰ型房室传导阻滞。疑诊为心肌炎后遗症，求中医治疗。现症：心悸阵作，有时停跳感，乏力头晕，胸闷憋气，神疲纳差，睡眠不安，颜面晦暗不华，昨日月经来潮，诸症加重，且腰酸膝软，小腹隐痛。舌暗淡，脉沉细无力，脉律不整。证属心血亏损，心阳不足，心肾不交。治宜益心气，助心阳，补心血，交通心肾。方以生脉散合桂枝甘草汤加味（组方见方证），每日1剂，水煎服。二诊：服药14剂，心悸减轻，自觉早搏明显减少，月经1周净，昨日因生气，今日早搏又增至每分钟五六次，伴乏力气短明显，舌脉同前。前方去川续断、桑寄生、菟丝子，加丹参30g，白术、白芷各10g。三诊：早搏基本控制。但3天前月经来潮，上午则头晕不能自持，视物旋转，大便溏薄，舌淡，脉细弦。证属气血不足，血不上荣，治用补中益气汤加减，以补气升阳，养血安神：生黄芪30g，党参、白术、柴胡、当归、陈皮、五味子、菟丝子、菖蒲各10g，升麻5g，炙甘草6g，桑寄生20g，川续断、炒酸枣仁各15g。四诊：服药3剂，头晕即愈，精力充沛，未再心悸，复查心电图大致正常。以后每逢月经期前后，即有数天头晕心悸，早搏发作，均用上方控制，拟配丸药巩固。半年后随访一直未发生早搏，精神体力均佳[3]。

引用文献

[1] 程国彭. 医学心悟 [M]. 北京：人民卫生出版社，1963：161.
[2] 俞根初. 重订通俗伤寒论 [M]. 上海：上海科学技术出版社，1959：471.
[3] 董振华. 祝谌予临证验案精选 [M]. 北京：学苑出版社，1996：41.
[4] 吴坤安. 伤寒指掌 [M]. 上海：上海科学技术出版社，1959：卷三72，卷四64.
[5] 金元四大家医学全书·丹溪心法 [M]. 天津：天津科学技术出版社，1994：1181.
[6] 李用粹. 中华医书集成·证治汇补 [M]. 北京：中医古籍出版社，1999：154.

（二）胆气不振候（心肝气虚转证）

心肝气虚证·胆气不振候，为心肝气虚不足以资胆气，胆气怯弱，胆中木火内动，杂病家通称为胆气不足之证。虽以神气不振之症象显明，但必兼见阳气不和与木火内动之脉症。

通称：胆气不足。

病名：［中医］心烦不寐。

病因病机：心肝气虚虚弱，多由心胆素弱之人，或感受惊吓，或因忧思过度，耗伤心肝之气；或大病之后，或过投清下，重伤心肝气血，不能资养胆气，胆气因而不振；又以胆中木火内动，扰乱神志，致神气不宁。

证象组合：气虚+神虚+神扰+阳郁

主症：**【气虚不充】症象**：①形容消瘦，神气衰减。②头晕目眩，目无所见，耳无所闻。③食欲不振。**脉象**：脉弦细。

【神志不宁】症象：①夜不能寐。②虚烦不眠。③多梦纷纭，神魂不安。

副症：**【阳气不和】症象**：①两颧微赤。②身摇。③筋惕肉瞤。

宾症：**【神气不振】症象**：①心颤神摄。②梦寐中失语如魇。③忽忽如有所失。

治则：当以补益心肝气血为主，以壮其胆气；镇惊安神，兼以清降木火，以定其神志。

方证

酸枣仁汤证：陈无择方[1]。治霍乱，吐下增剧，虚劳烦扰，奔气在胸中，不得眠，或发寒热，头痛，晕闷。

酸枣仁炒一两三分，人参、桂心各一分，知母、茯苓各三钱三分，石膏煅半两，甘草炙二钱。

论著和讨论

本证候心肝气血不足，胆气不振，木火内动，神志不宁。仲景曰“虚劳虚烦不得眠，酸枣汤主之”（《金匮要略·血痹虚劳病脉证并治》）。有人说：“担忧过度，心胆俱怯，或感受惊吓，或心胆素怯，触事易惊，夜不能寐，恐鬼祟来侵，睡卧反侧，辗转不安，或少睡即惊醒，或再睡而恍如提拿，此胆气之怯，用安神定志丸：茯神、人参、远志、石菖蒲、龙齿。或酸枣仁汤（组方见方证）加白芍、牡蛎。”

其治则虽当益气养血，镇惊安神为主，但必兼顾其木火，参以清降。陈士铎说：人有夜不能寐，恐鬼祟来侵，睡卧反侧，辗转不安，或少睡而即惊醒，或再睡而恍如捉拿，乃胆气之怯也。补厥阴之肝，正补少阳之胆耳。方用肝胆两益汤：白芍一两，远志五钱，炒枣仁一两。无忧汤亦甚妙：白芍、当归各五钱，竹茹、炒枣仁、人参各三钱。人有心颤神摄，如处孤垒，而四面受敌，达旦不能寐，目眵眵无所见，耳聩聩无所闻，欲少闭睫而不可得，是胆虚而风袭之，必补助其胆气，佐以祛风荡邪，主祛风益胆汤：柴胡二钱，郁李仁一钱，乌梅一个，当归一两，麦冬五钱，川芎、沙参各三钱，竹茹水煎服。亦可用助勇汤：荆芥、当归各三钱，防风、天花粉各一钱，川芎、竹茹各二钱，枳壳、独活各五分[2]。

病案举例

1.龚廷贤治一小儿十五岁，因用心太过，少寐惊悸、怔忡恶寒。先用补中益气汤、茯苓、酸枣、远志，恶寒渐止；又用加味归脾汤，惊悸少安；又用养心汤而痊[3]。

2.赖良蒲治何某某，女，32岁，久患失眠，诸药无效，形容消瘦，神气衰减，心烦不寐，多梦纷纭，神魂不安，忽忽如有所失，头晕目眩，食欲不振，脉弦细，舌绛，两颧微赤。素禀阴虚，营血不足，议用养心宁神法，以酸枣仁汤增减主之：北野参、百合花、知母各9g，朱茯神、白芍、夜交藤各12g，炒酸枣仁、珍珠母各24g，川芎、甘草各3g。另用老虎目睛1.5g研末冲服。连服13剂，便能酣卧，精神内守，诸证豁然[4]。

引用文献

［1］陈言.三因极一病证方论［M］.北京：人民卫生出版社，1983：111.
［2］柳长华.陈士铎医学全书［M］.北京：中国中医药出版社，1999：782，783.
［3］龚廷贤.中华医书集成·万病回春［M］.北京：中医古籍出版社，1999：134.
［4］赖良蒲.蒲园医案［M］.南昌：江西人民出版社，1965：116.

十一、肝脾气虚证（中焦气虚并病3）（9候）

肝脾气虚证，有由脾气虚及肝气之证，多由饮食劳倦，内伤脾气，脾气虚而不能养肝，使肝之生气失荣，而成肝脾气虚之证。有由肝虚及脾之证，或由郁怒伤肝，肝气乘脾，致脾伤气虚；或劳伤更加郁怒，肝脾之气同伤，悉属内伤之证。

肝脾气虚证，其病变或肝气偏虚，则肝气不振，甚则累及肝阳而肝阳失和；脾气偏虚，则脾失健运，或挟肝气内滞而肝脾失调；胆寄居肝内，肝气不振，殃及于胆，以致胆气亦虚；脾虚生痰，痰浊乘虚郁滞于胆，则胆气不振。又以肝脾皆主血之脏，肝脾气虚，不足以生血，而致气血两虚；营出中焦，肝主乎藏血，脾气虚不能外充于卫，故亦可致营卫虚弱，为虚损之根。至其变证，或升降失常，或气液已虚，胃失和降；或脾不主升，清气失升而反下陷。或气虚不能固摄，则有津液、络血失固而滑脱之变。至其治则，总当以温补脾气，滋养肝血为主；气血双补，肝脾同调之法。

证候别称：脾虚肝郁，肝郁侮脾，肝脾不和，肝脾失调，肝气犯脾，肝气犯胃，肝胃气痛，营卫两伤，劳倦内伤，气虚劳倦，中气下陷，气不摄血，气血两虚，气血不和，中虚夹瘀，气虚发热，血虚发热。

病名：［中医］虚劳，久热，低热，脾虚发热，气虚发热，阳虚发热，劳伤发热，虚烦，不眠，夏季热变症，自汗，气虚劳复，劳复，虚肿，虚胀，虚秘，虚痉，偏瘫，肉痿，胃脘痛，胁痛，劳伤胁痛，肝郁胁痛，慢性腹泻，痛泻，产后泄泻，手术后泄泻，大衄，便血，痔血，产后恶露不净，崩漏，经崩，暴崩，指甲下出血，虚斑，紫癜，血厥，血脱，气血两脱，痛经，月经过多，经前浮肿，妊娠恶阻，恶露不净，无乳汁，乳泣，漏乳，白带，阳痿，疝气，阴挺，阴吹，痞积，痈症破溃期。

证候系统：详见图3-13-12。

本证————肝气不振候、肝气失调候、脾气不健候、脾气虚滞候
转证————营卫虚弱候、气血失养候、气血失调候、气血虚蒸候
变证————清气不升候、清气下陷候、气阴不摄候、气虚失摄候
└————气血厥脱候、气血脱绝候

图3-13-12　肝脾气虚证证候结构图

（一）肝气不振候（肝脾气虚本证1）

肝脾气虚证·肝气不振候，为肝脾气虚，不能生血荣肝，致肝之生气不荣之候。其见症以肝脾气血两虚之脉症为主，可兼见清空与络脉失养之症象。

通称：脾虚肝郁。

病名：［**中医**］虚劳，低热，劳伤胁痛。［**西医**］功能性低热，硬皮病。

病因病机：肝脾气虚虚弱，多由劳倦悒郁，劳伤肝脾，气虚不能生血，气血不足以养肝，致肝之生气失荣，上不能养清空，外不能荣络脉，神气亦为之不振。

证象组合：气虚+血虚+神虚+清空+络虚

主症：【**气虚不充**】**症象**：①形瘦神衰，面色萎黄，全身乏力。②低热。③胸闷气短，善太息。④饮食减少，不思饮食，纳呆。⑤口干而不欲饮，喜饮凉水。**舌象**：舌质淡嫩，苔白。**脉象**：脉沉细。

【**清窍失养**】**症象**：头晕头痛。

副症：【**血虚失养**】**症象**：①日益羸瘦。②经讯后期，量少色暗。**舌象**：①舌淡苔少。②苔微黄，薄腻。**脉象**：脉细弱而弦数。

【**络脉失荣**】**症象**：①胁痛胁胀隐痛。②腰痛乏力。③右胁下有一块皮肤变暗变硬，不知痛痒，往内萎缩凹陷，日益加宽。

宾症：【**神气不振**】**症象**：①神衰。②失眠多梦。

治则：当以补脾气，养肝血为主，兼以疏畅肝气为法。

方证：**加减逍遥散证**：陈粹吾方[1]。治虚劳，用功太过，情志不遂，形瘦神衰，详见病案2。

绵黄芪、党参各15g，炒白芍、炒白术、当归、香附、佛手、焦山栀、抱茯神各9g，郁金、炙甘草各3g，柏子仁、合欢皮各12g。

论著和讨论

本证候肝脾气血两虚，不能荣肝，致肝之生气不振。故其治则当以补脾气，养肝血，以荣其肝木；略兼疏畅肝气之品，以利其生气之荣。李用粹说："（胁痛）劳役太过，肝伤乘脾者，补中益气汤加芍药。或建中汤与六君子合用。"[2]

钟嘉熙说："历代医家多把功能性低热归于中医内伤发热范畴，认为本病是由气血阴精亏虚，脏腑功能失调引起。刘（仕昌）老在长期的临床实践中，结合岭南地区的气候及人的体质特点，认为本病常表现为虚实夹杂，治疗上常采用攻补兼施、扶正祛邪的治疗原则。湿热或暑湿之邪侵入人体，若平素人体虚弱，不足以抗邪外出，则邪气常滞留不退，下午或晚上热增，伴有短阵恶寒，晨起发热稍退，腹胀，纳可，大便干结，舌淡红、苔微腻，脉细。刘老认为此为暑湿之邪郁阻少阳所致。治宜清暑化湿，疏通少阳气机。方予蒿芩清胆汤合小柴胡汤加减。若患者见头痛头晕则加菊花、苍耳子、白蒺藜等；若腹胀则加郁金、川厚朴等；纳差苔腻加茵陈、苡仁、麦芽等；睡眠不佳加酸枣仁、柏子仁等。"[3]

病案举例

1.李斯炽治阎某某，女，37岁，平时性急易怒，几月前右胁下有一块皮肤变暗变硬，不知痛痒，往内萎缩凹陷，日益加宽，诊断为硬皮病，面色萎黄，表情抑郁，精神不佳，全身乏力，不思饮食，睡眠不佳，月经量少，舌淡苔少，脉弦数。疏肝健脾汤：泡参、白芍各12g，茯苓、当归、丹皮、郁金、半夏、神曲各9g，柴胡6g，谷芽15g，甘草3g[4]。

2.广东中医学院脾胃研究组治姜某，女，28岁，低热4年多，体温37.2~38℃左右，经常六小时工作或半休，经各项检查未见异常变化，患者自觉头晕头痛，腰痛乏力，失眠多梦，胃纳一般，喜饮凉水，二便正常，右颈一淋巴结肿大，有时痛，活动，舌质淡嫩，苔白，脉沉细。中医辨为脾虚肝郁，西医诊为功能性低热，右颈部慢性淋巴结炎。经用党参、白术、炙甘草、北黄芪、桂枝、白芍、郁金、柴胡、佛手等加减治疗，体温恢复至37℃，至今9个月未见低热出现[5]。

3.刘仕昌治陈某某，女，43岁，患者不明原因低热10年余，T：37~38℃，午后甚，时觉一阵阵寒意，善太息，睡眠欠佳，检查未见异常发现。月经期上述症状加重。胃纳可，容易感冒，二便正常。诊时症见：精神倦怠、消瘦、唇干，手足心热甚于手足背，舌质暗淡、苔薄黄微腻而干，脉弦细。西医诊为功能性低热，中医辨为邪郁少阳致低热。疏肝理气，清暑化湿：青蒿（后下）、柴胡、枳实各10g，苍耳子、黄芩各12g，秦艽、乌梅、白芍、葛根、太子参各15g，甘草6g。日1剂，水煎分2次服。二诊：体温降至37℃，舌淡红而干，苔薄微黄，脉弦细。上方去枳实、乌梅、白芍，加知母、竹茹各12g，沙参15g[3]。

4.陈粹吾治虚劳：周某某，女，23岁，因学习用功太过，情志不遂，形瘦神衰，面色萎黄，胁胀隐痛，胸闷气短，善太息，头昏难寐，纳呆，口干而不欲饮，大便干燥，3日始得一解，小便短黄，经讯后期，量少色暗，苔微黄，薄腻，脉细弱而弦数，此思虑劳伤心脾，气血两虚，肝失条达，气郁化热，拟调养心脾，疏肝泄热（组方见方证），5剂，胁胀痛减轻，再10剂，症状继减，再5剂。胁痛胸闷已除，精神较振，夜寐渐安，唯经讯五旬未转，小腹微感胀痛，舌淡红，苔薄白，黄腻退，脉沉细，数象已平，肝经郁热已除，气血渐充，脉有欲潮之意，当因势利导：绵黄芪、党参各15g，炒白芍、炒白术、当归、抱茯神、香附、丹参、益母草各9g，炙甘草、艾叶各3g，生地12g，5剂。经讯已潮，色暗红，量稍增3日即净，舌淡红，脉细缓，再益气补血，而荣肝木：绵黄芪、党参各15g，炒白芍、炒白术、当归、枸杞、制香附、合欢皮、炒酸枣仁、抱茯神各9g，炙甘草3g，广陈皮6g，制首乌12g，1剂，面转红润，以上方20剂蜜丸，早晚各服9g[1]。

引用文献

［1］王锡光.陈粹吾杂病医案三则［J］.中医杂志，1981，(12)：19.

［2］李用粹.中华医书集成·证治汇补［M］.北京：中医古籍出版社，1999：170.

［3］钟嘉熙.刘仕昌教授治疗功能性低热的经验［J］.新中医，1994，(11)：9.

［4］成都中医学院.李斯炽医案·第2辑［M］.成都：四川科学技术出版社，1983：175.

［5］广东中医学院.运用脾胃学说治疗慢性低热70例报告［J］.新中医，1977，(2)：19.

（二）肝气失调候（肝脾气虚本证2）

肝脾气虚证·肝气失调候，为肝气悒郁，内犯于脾，以致脾气虚弱，不能荣肝，为虚实失调之候，杂病家通常称之为肝郁侮脾，肝脾不和，或肝脾失调之证。其见症以肝强脾弱之脉症为主，但必兼有肝脾气血不足之脉症。

通称：肝郁侮脾，肝脾不和，肝脾失调。

病名：［**中医**］慢性腹泻，痛泻，痛经，脱力黄，月经过多，低热，阳痿。［**西医**］慢性结肠炎，体质性低热。

病因病机：肝脾气虚虚滞，多由情怀不遂，肝气悒郁，不得宣畅，内犯于脾，致脾气虚弱，不能生血荣肝，肝气更横，是为虚实失调之证。

证象组合：气虚+血虚+气郁+气滞+阳郁

主症：**【气虚不充】症象**：①面色㿠白。②精神不振，肢体倦怠，全身无力。③头昏形寒。④食欲不振。⑤经临大便溏薄。⑥带多。⑦行经量多、延期。**脉象**：脉象弦细无力。**舌象**：舌质淡，苔薄白。

【气机不宣】症象：①胸闷。②脘闷不舒。

副症：**【气机不利】症象**：①脘胁作胀。②上腹胀，嗳气，微干呕。③肠鸣攻痛，痛则泻下。④右胁痛。⑤痛经，腹部胀痛。⑥乳胀。

【血虚失养】症象：①面色浮黄，身发黄。②颧红。③低热，午后发热较高。④一身疼。⑤失眠多梦，心悸不宁。⑥经事过期。**舌象**：舌淡红，苔薄白。**脉象**：①脉小弦。②脉细数。③脉弦细。

宾症：**【阳气不和】症象**：①口干苦。②性躁。③心烦不寐，寐则多梦。④阳痿。**舌象**：尖红，苔燥腻。**脉象**：脉弦数。

治则：古人谓为“疏肝理脾”，即补脾主气，养肝之血，疏肝之气，虚实同调之法。

方证

1.痛泻要方加味证：秦伯未方[1]。治肝旺脾虚泄泻，精神刺激，情志不和反复发作。

白蒺藜、炒白术、防风、枳壳、佛手柑各4.5g，炒白芍、沉香曲、青皮、陈皮、赤茯苓、猪苓、炒乌梅各9g，炒川黄连2.4g，煨木香3g。

2.柴胡疏肝散加减证：秦伯未方。治情怀抑郁，精神不振，肢体倦息，脘闷不舒，嗳气频仍，纳少不馨，失眠多梦，心悸不宁。

春柴胡、炒枳壳、炒白术、大白芍、制香附、黄郁金各10g，大川芎、青皮、陈皮各8g，朱茯苓、炒酸枣仁各12g，炙甘草6g。

3.逍遥散加减证：徐葆华方[2]。治体质性低热，反复发作，详见病案3。

柴胡、当归、炒白芍、炒白术、白云苓、青蒿、白薇各9g，甘草4.5g。

论著和讨论

本证候因肝脾气血不足，肝郁气逆犯脾，肝脾虚实失调。秦伯未说：“肝旺脾弱，亦能形成腹泻。主症为腹痛作胀，泻下溏薄，挟有矢气，常因情志不和反复发作，脉象多弦。治宜抑木扶土，用痛泻要方加味（组方见方证）。经久不愈，能使肝火偏旺伤阴，泻下如酱，黏滞不畅，口干口苦，胸膈烦闷，舌质红，脉细弦数，可加石斛、黄芩、竹茹、乌梅。木土不和而久利，寒热错杂，亦可用乌梅丸止之。”[1]其治则当补脾气，养肝血为主，兼以疏利肝气之郁滞，虚实并调，所谓疏肝补脾之法。

病案举例

1.**秦伯未**治孔某某，男，成人。久患肠鸣腹泻，下利清稀，胸闷嗳噫，口苦咽干，近日因恼怒后诸症更甚，且添胁胀痛，舌苔薄黄而腻，脉象沉弦。今以丸药治久利，以汤剂疏肝理气畅中：炒蒺藜、青皮、陈皮、新会白各9g，广木香、陈香橼、黑豆各衣6g，乌梅丸9g（包煎）[3]。

2.**李泰**治某，脉细数，身发黄，一身疼，又发热，微干呕，此肝脾郁结，切禁茵陈五苓之类，宜用逍遥法，一服面色转白，效如神验。柴胡、当归、炒白芍、炒白术、云茯苓各3g，炙甘草、薄荷各1.5g，煨姜1片[4]。

3.**徐葆华**治体质性低热：黄某，女，37岁，反复发作，T 37.6~37.8℃，2年余，全身无力，头昏形寒，口干苦，胸闷，右胁痛，上腹胀，嗳气，食欲不振，性躁，午后发热较高，大便干燥，1~2天1次，经前热度38℃，乳房胀痛，持续2~3天，苔薄脉弦数，属肝失条达，郁热内蕴，以疏肝解郁，健脾和营，逍遥散加减（组方见方证），4剂，症减，37.2℃，又4剂，基本正常，经潮时，37.8℃，与丹栀逍遥散而愈[2]。

4.**沈敏南**治腹痛白带案：董某某，女，31岁。患者面色皖白，头昏腰酸，纳差，少腹隐痛，时痛时止，痛时白带绵绵，痛除无带。舌苔薄腻，脉弦尺部小。证属肝郁血虚，脾肾两亏，而夹湿邪，治以当归芍药散加味：全当归、白术、海螵蛸各12g，白芍、煅牡蛎、菟丝子各18g，制香附9g，川芎6g，茯苓、沙苑子各15g。服上方4剂，腹痛已缓，带下已减，余症亦瘥，前方续服5剂而愈[5]。

5.**张学能**治慢性结肠炎、结肠过敏：何某某，女，61岁，慢性腹泻，反复缠延4年，其发与饮食、情志、寒热失调有关，近1月来，情志不畅，脘胁作胀，肠鸣攻痛，痛则泻下，日3~4次，心烦不寐，寐则多梦，舌淡红，苔薄白，脉小弦，此肝郁侮脾，宜辛散甘缓，四逆散、甘麦大枣汤、桂枝龙骨牡蛎汤出入：炒柴胡4.5g，炒白芍12g，炙甘草、茯苓、炒白术各9g，淮小麦、煅龙骨各15g，大枣7枚，炙桂枝6g，煅牡蛎30g，7剂大减，加酸枣仁9g，7剂，愈后，再7剂后停药[6]。

6.**陈大年**治陈某，经事过期7天而行，经临大便溏薄，腹部胀痛，乳胀嗳气，面色浮黄，苔燥腻，尖红，脉细数。脾土不足，气郁不宣，拟理气和中：醋炒香附、焦白术、炒扁豆、桑寄生各9g，新会皮4.5g，春砂壳、煨木香各3g，艾叶炭1.5g，石莲肉4g。本案乃为脾虚气滞，《经》云："知肝传脾，当先实脾。"故以焦白术、炒扁豆等健脾和中，以醋炒香附以疏肝理气[7]。

引用文献

[1] 秦伯未.秦伯未医学名著全书[M].北京：中医古籍出版社，2003：88.

[2] 沈群.不明原因性低热75例调查报告[J].上海中医药杂志，1965，(10)：12.

[3] 王凤岐.秦伯未先生医案选析[J].中医药研究杂志，1986，(3)：31.

[4] 李洪成.中医证候学[M].北京：中国医药科技出版社，2008：1977.

[5] 沈敏南.当归芍药散的临床应用[J].新医药学杂志，1979，(3)：43.

[6] 张学能.李中梓九个泄泻治法的临床运用[J].中医杂志，1982，(6)：53.

[7] 王大增.著名中医妇科专家陈大年的临床经验[J].上海中医药杂志，1983，(11)：12.

（三）脾气虚滞候（肝脾气虚本证3）

肝脾气虚证·脾气虚滞候，为肝气犯脾，脾气虚弱，肝气郁滞于中焦，气机失于通降，杂病家通称为肝气犯脾、犯胃，或肝胃气痛之证。其见症以气机郁滞、宣降失常之脉症多见，但必兼见脾气虚弱之脉症。

通称：肝气犯脾，肝气犯胃，肝胃气痛。

病名：**[中医]**胃脘痛，中虚夹瘀，妊娠恶阻，肝郁胁痛。**[西医]**十二指肠溃疡病，胃溃疡。

病因病机：肝脾气虚虚滞，常由其人肝郁气盛，肝气犯于脾胃，致脾气虚弱，运化无力，升降失司，肝气内滞，中焦气机通降失利。

证象组合：气虚+水泄+气滞+气郁

主症：**【气虚不充】症象**：①面色皖白，形瘦。②神疲喜卧。③肢倦，四肢无力。④头晕心悸。⑤饥则痛甚。⑥少腹微疼。⑦腰酸下坠。⑧胃脘痛得食则减。**舌象**：苔薄微白。**脉象**：脉虚细，脉沉滑无力。

【水谷不分】症象：大便溏。

副症：**【气机不利】症象**：①脘痛不舒。②腹痛拒按。③左胸胁痛，有时刺痛。**舌象**：舌红苔白。**脉象**：沉滑无力，弦。

宾症：**【气机不宣】症象**：①胃纳不香。②恶食口臭。

【气机不降】症象：①泛泛欲恶。②呕吐。③嗳气吞酸。

治则：当以益气补脾，培土以安木；与疏肝利气同法，以利其通降。

方证

香砂左金汤证：程门雪方[1]。治胃脘痛不舒，神疲肢倦，大便间行而溏，胃纳不香，泛泛欲恶，详见病案1。

炒党参、炒白术、广陈皮、制半夏各4.5g，云茯苓9g，煨益智、春砂壳各3g，煨木香、左金丸各1.5g，土炒白芍6g，红枣3枚。

论著和讨论

本证候属肝气郁滞中焦，脾气运化乏力，气机失其通降。胃脘痛不舒，左胸胁痛反复发作，或大便间行而溏，或反复吐便血，恶食口臭，恶心呕吐，四肢无力，身倦喜卧，多与饮食情绪有关，其治则当以补脾益气，与疏肝利气同法，即“理脾疏肝”之法。

病案举例

1. **程门雪**治黄某某，男，26岁，神疲肢倦，胃脘痛不舒，大便间行而溏，胃纳不香，泛泛欲恶，苔根腻前薄。脾虚健运无权，胃虚降浊失职，先拟调和脾胃（组方见方证）[1]。

2. **章次公**治潘男。胃脘痛，得食则减，古人以为中虚：当归、生甘草各9g，桂枝6g，生姜2片，饴糖30g，大枣7枚，白芍、旋覆花各12g[2]。

3. **陈德奎**治胃溃疡：于某某，男，38岁，反复吐便血，血止胃脘仍痛，腹痛拒按形瘦，苔薄，脉虚细，舌上有出血点，中虚夹瘀，黄芪建中汤加桃仁、红花、侧柏叶、制香附，7剂，痛消失，精神振奋，纳食增加[3]。

4. **陈敬康**治十二指肠溃疡：古某，女，左胸胁痛反复发作10余年，有时刺痛，嗳酸打嗝，有乌黑大便，与饮食情绪有关，脉弦，舌红苔薄白，为肝郁胁痛：左金丸配归、芍、香砂六君子汤，3剂疼缓解，潜血转阴，连服半月，疼消失[4]。

5. **秦继章**治妊娠恶阻：庄某，女，26岁，停经40天时，即胃纳减少，恶食口臭，恶心呕吐，四肢无力，身倦喜卧，头晕，心悸，继而少腹微疼，腰酸下坠，消瘦，面色皖白乏力，脉沉滑无力，苔微白，宜健脾和胃，佐安胎，加味香砂六君：党参、炒白术、茯苓、广木香、醋香附、生姜各9g，陈皮、姜半夏、炒黄芩各6g，砂仁、甘草各3g，杜仲炭15g，桑寄生、醋白芍各12g，伏龙肝60g，呕吐显著减少；当归、熟地、醋白芍、党参、炒白术、姜半夏、茯苓、生姜、姜竹茹各9g，砂仁4.5g，广木香6g，苏子、甘草各3g，伏龙肝60g，4剂[5]。

引用文献

[1] 上海中医学院.程门雪医案［M］.上海：上海科学技术出版社，2002：161.
[2] 朱良春.章次公医案［M］.南京：江苏科学技术出版社，1980：149.
[3] 陈德奎.活血化瘀法的临床应用［J］.上海中医药杂志，1965，(2)：2.
[4] 陈敬康.溃疡病移位疼痛的中医诊断治疗［J］.江苏中医，1965，(5)：14.
[5] 秦继章.中医药治疗妊娠恶阻［J］.上海中医药杂志，1965，(12)：27.

（四）气血失养候（肝脾气虚转证）

肝脾气虚证·气血失养候，为肝脾气虚，不能生血，以致气血两虚。以肝脾均为主血之脏，血生于气，气虚不足以生血，血之不足，是在于气虚，杂病家通称为气血两虚之证。见症是以气虚与血虚之脉症同见为主，可兼见清空与经络失养之症象。

通称：气血两虚。

病名：［中医］虚痉，偏瘫，痈证破溃期。

病因病机：肝脾气虚虚弱，多由素禀肝脾气虚不足，不能生血，致肝脾气血两虚，内不足以养神气，外不能荣经络，上不能荣养清空，“皆真虚纯虚之候”（俞根初）。

证象组合：气虚+血虚+神虚+清空+络虚+经虚

主症：**【气虚失养】症象**：①面皖白，精神疲乏。②呼吸微弱，语言懒。③四肢无力。④食欲不佳饮食少。⑤自汗。⑥喘息呼号。**舌象**：舌淡，苔白微腻。**脉象**：①脉细弱。②脉浮软。③脉沉细。

【血虚失荣】症象：①面黄形瘦，体枯瘠。②身洒淅。③盗汗潮热。④头晕目眩。⑤疮面大久不收口，死肌凝固，黑絮满布，状如海绵，边缘高起，流血，脓清稀如豆汁，有臭味，根盘褐色红晕。**舌象**：苔薄白。**脉象**：①脉细滑无力。②脉细数无力。③左脉沉细弱。

副症：**【神气不振】症象**：①神倦。②精神困惫。③神昏不支。④心悸，惊慌不安。

【清窍失养】症象：头晕。

宾症：**【络脉不荣】症象**：①口眼歪斜。②偏废，左不遂。

【经脉不荣】症象：①手足挛掣。②先手足抽掣，头摇项强，甚则角弓反张。

治则：当气血双补；然血生于气，补气可以生血，是当以补脾益气为主，养血补肝为辅；此古人补气生血之法。

方证

1.八珍汤加味证：吴坤安方[1]。若伤寒过表，汗多而成痉。

党参、白芍、白术、茯苓、甘草、当归、川芎、熟地加黄芪、桂枝、川羌活、防风。

2.补气生肌汤证：赵炳南方[2]。治宜健脾和胃，补托生肌，用于痈证破溃期，脓毒已排出，疮面较大久不收口，肉芽组织缓慢，阴血耗伤，精神疲乏，自汗盗汗，食欲不佳，舌质淡，脉沉细或脉细数无力。

炙黄芪15g，党参、当归、炒白术、陈皮、炙甘草各9g，天花粉、山药各15g，石斛30g。

论著和讨论

本证候如吴坤安所云："凡伤寒汗下后，疮疽溃脓后，妇人新产后。"[1]肝脾气虚不能生血，致气血两虚。而见俞根初所说："凡呼吸微，语言懒，动作倦，饮食少，身洒淅，体枯瘠，头眩晕，面皖白，皆真虚纯虚之候，前哲所谓：气血两亏。急用八珍汤、十全大补汤等峻补之是也。"[3]仲景曰"疮家，虽身疼痛，不可发汗，发汗则痉（《伤寒论》85条）。"治则虽当气血双补，但当以补气益脾为主，兼以养血补肝；以血生于气，补气即有助于生血，所谓"有形之血不能速生，无形之气所当急固"[5]。

吴坤安说：若伤寒过表，汗多而成痉，乃是伤寒变症，治分两途。盖汗多则血液干枯，筋无所养，而痉作也。此非湿非风，不得妄施前药。故凡伤寒汗下后，痈疽溃脓后，妇人新产后，而见身体角弓反张，手足挛搐者，都是气血大亏，液不荣筋所致，治法均以八珍汤加枸杞、川续断、钩藤、桂枝（组方见方证）主之，以养筋脉，不可纯作风治。柯韵伯以复脉汤治痉，救阴液也。邵仙根按：过汗表虚成痉，汗出不止者，桂枝汤加归、芪、人参；产后血虚成痉，归芪建中汤；溃疡去脓血过多，为风所袭成痉者，八珍汤加黄芪、桂枝、川羌活、防风。[1]俞根初说："若汗下太过，亡失血液，致筋脉失养，不柔和而痉，无外邪可解者，唯宜补养气血为主，以八珍汤加减；或十全大补汤加竹沥、姜汁；气虚筋纵者加参、芪以补之；血虚筋挛者，加归、地以润之；脉小虚甚者，加熟附子，或大建中汤加羌活、防风。""产后去血过多，筋无血养，挛急发痉，脉浮软者，加味当归补血汤（炙黄芪15g，当归9g，炙甘草、炒防风、羌活各4.5g，竹沥一杯，姜汁一瓢）主之。新产亡血，腠理疏豁，风邪乘虚袭伤筋脉，遽尔发痉。脉浮者，举轻古拜散（炒黑荆芥末）每服9g，酒淋大豆黄卷净汁调下。"[3]

病案举例

1.王肯堂治一人，右手足偏废，不起床三年矣，久服顺气行痰之药不效。至夜神志辄昏，度不可支，服十全大补即觉清明，数日能扶策而起，无何能舍策而步矣。《经》云：邪之所凑，其气必虚。但治其虚，不理其邪，而邪自去也。此等语最误后人。此人因多服顺气化痰药，致虚本元，故以十全大补取效。若不论邪之有无，但以纯补为祛邪妙法，则大谬矣[4]。

2.吴孚先治王季衡，患左半身不遂。或作痛风，与发散，或作痰治与滚痰丸，下数行，精神困惫。左部沉细而弱，此非湿痰死血，乃血虚也。左属血，然非气以统之则不流，法当从阳引阴。上午用四君子汤加黄芪、桂枝、首乌、制附，下午用四物汤加秦艽、续断、炮姜，并加新绛少许，取丝有绵绵不绝之形，绛有入心化赤之义也，治左半身不遂尤宜用之。四十帖，手能运动。倍之，足能步履如初[4]。

3.陈士铎治妇人新产之后，忽然手足牵搐，口眼㖞斜，头摇项强，甚则角弓反张，人以为产后惊风，谁知是亡血过多而成痉乎。产后旧血已亏，新血未长，血舍空虚风尤易入。原不必户外之贼风也，即一举一动，风自内生。觉两腋之间阴寒逼人，一不慎而风入之矣。然风因虚而入，补虚而风即能出也。第补虚之法，血亡不能速生，而气怯则宜急补，补气则血尤易生，血生而风不能存。故血舍祛风，尚非正治，矧纯用镇惊之药耶。方用救产止痉汤：人参15g，当归30g，川芎9g，荆芥（炒黑）3g，水煎服。一剂病轻，二剂又轻，三剂痊愈[5]。

4.罗禹田治王某，女，42岁，1个月前背脊发痒，抓后起一串大疹子，5天后暴肿如茶杯大，烧痛难忍。初用蒲公英外敷，肿越增大，头破流清水，痛彻心肝，数夜未能入眠。又敷铁菜籽（草药）无效，越烂越宽，至此已40余天。自觉心悸，惊慌不安，食少，眩晕，潮热。曾服泻毒药。经当地介绍而来求治。局部见症：背部脊柱中段溃疡，直径约10cm，深约2cm。死肌凝固，黑絮满布，状如海绵，边缘高起，流血，脓清稀如豆汁，有臭味，根盘褐色红晕，上覆菜叶。全身见症：面黄形瘦，倦怠神衰，喘息呼号，步行不健，脉细弱，苔白微腻。从上述局部和全身见证来分析，虽然为气血两亏，不能制邪之明证。对此，先予导毒呢？还是先培本呢？前医曾说："形气有余，病气有余，当泻不当补。形气不足，病气不足，宜补不宜泻。"本例从局部来看是逆症，而全身表现属大虚之证，虽毒邪存在，仍应以补为先。原因是无烦热，无壅滞，正气大虚，非培元不足挽其逆，治当托里养荣。朱丹溪曾主张：痈疽因毒在脏腑，宜先助胃壮气，以固其本，然后气血结者自散，脓瘀已成者自溃，肌肉死者自腐，已溃者自敛，脾胃一虚，七恶继现。正说明助胃壮气的重要意义，不失为补虚救逆的治疗原则。治疗经过，根据上述，确立以补气血、健脾胃、解邪毒之治则，以“八珍汤”去川芎，加怀山药、黄芪、附子、银花内服，外用提脓化腐丹撒布疡面，外盖五妙膏。治疗10天后，脓转稠，死肌解固，血止，疡面开始红活、缩小，根盘褐色消退。食增、气平，神气倍增，脉细有力，能步行4华里许。继服“补血汤”（当归、黄芪、银花、黄柏、桔梗、怀山药、附子、甘草）增补气血，托脓生肌。外用提脓生肌丹，上覆红油膏。又治10余天后，死肌脱落，疡面红活，肉芽增生，疡面继续缩小，食倍增，两便利，神色清爽，睡眠安稳，脉正常。改服“人参养荣汤”以善其后，外用红油膏直至皮肌结敛为止，计40余天完全愈合[6]。

引用文献

［1］吴坤安.伤寒指掌［M］.上海：上海科学技术出版社，1959：卷三55，56.

［2］北京中医医院.赵炳南临床经验集［M］.北京：人民卫生出版社，2006：59.

［3］俞根初.重订通俗伤寒论［M］.上海：上海科学技术出版社，1959：119，422.

［4］江瓘，魏之琇.名医类案（正续编）［M］.北京：中国中医药出版社，1996：491.

［5］柳长华.陈士铎医学全书［M］.北京：中国中医药出版社，1999：847.

［6］杨昌林.罗禹田老中医论疮疡的治疗经验［J］.新医药学杂志，1974，(8)：26.

（五）清气不升候（肝脾气虚变证1）

肝脾气虚证·清气失升候，为劳伤肝脾，气虚升举乏力，致清阳之气失于升展，阳郁不化，阳气失和，杂病家通称之为劳倦内伤，气虚劳倦，或气虚发热，劳伤发热之证。其见症虽与外感表证极似，实为阳气失和之象。必兼有气虚失升之脉症为凭。

通称：劳倦内伤，气虚劳倦。

病名：［**中医**］气虚发热，劳伤发热，劳复，虚斑。［**西医**］低烧。

病因病机：肝脾气虚虚陷，常由饮食劳倦内伤，耗损肝脾之气，无力升举胸中清气，致清阳之气不得上升外展，郁而不化，阳气失和而成。

证象组合：气虚+不升+空窍+阳郁

主症：【**气虚不充**】**症象**：①倦怠，疲乏无力。②自汗。③身酸痛。④饮食无味。**舌象**：舌淡红。**脉象**：①脉虚大，气口独大。②细弱。③脉无力。

副症：【**气机不升**】**症象**：①懒于言动。②沉迷欲睡。

【**清窍失养**】**症象**：①头痛。②眩晕。

【**清窍不利**】**症象**：耳鸣。

宾症：【**阳气不和**】**症象**：①淡红斑点。②心烦。③恶寒发热。④身热体温偏高，一般是下午高，劳累之后往往高得更明显，静养不服药体温也能恢复正常。⑤口渴。

治则：当升补肝脾之气，使清气得以升展，营卫自和。古人所谓“甘温除大热”之法。

方证

1.补中益气汤证：李东垣方[1]。功能调补脾胃，升阳益气。治脾胃气虚而致的身热有汗，渴喜热饮，头痛恶寒，少气懒言，饮食无味，四肢乏力，舌嫩色淡，脉虚大。

黄芪、人参、炙甘草各1.5g，当归0.6g，陈皮、升麻、柴胡各0.6~0.9g，白术0.9g。水煎服。

2.归芪建中汤证：许叔微方[2]。适用于劳伤发热，汗多恶寒。

黄芪、当归、桂枝、白芍、炙甘草、生姜、大枣、饴糖。

3.柴胡三白汤证：《通俗伤寒论》方[3]。适用于劳伤发热，食少无力。

人参、白茯苓、白芍、柴胡、白术、生姜、大枣。

论著和讨论

本证候因劳伤肝脾，气虚不能升举清气，致清阳之气不能上升外达，俞根初说：“劳复，舌红淡，或微有白苔，身发热，肢体疲倦，懒于言语，或自汗出，神志虽清，沉迷欲睡，饮食无味。大凡热在表者，脉浮，宜汗解；热在里者，脉沉，宜下解，小柴胡汤随证增损和解之，或濈然汗出而解，或战而汗解，气弱脉细而复者，补中益气汤；若身热，食少无力，以柴胡三白汤（组方见方证）；心烦不安者加麦冬、五味子，口渴加天花粉、知母；阴虚火动加黄柏、知母；走精加煅牡蛎；心烦口苦痞满，加枳实、黄连；不眠加远志、竹茹、辰砂。”[3]王雨三亦云：“劳乏伤元，元气下陷，亦有身热口渴之证。右寸关脉虚，宜用补中益气汤。”[4]故其治则当以温补肝脾为主，略佐升举清气之品，以益气升清，其热即解。不必妄投发散，徒伤元气。吴坤安：“气虚劳复，亦有瘥后，余火余邪已尽，止因正气大虚，因劳复热，微兼恶寒，四肢倦怠。无气以动，脉虚右大，舌润无苔，胸膈宽畅者，此真气虚劳复也，宜补中益气汤，甘温补之。升麻、柴胡须蜜炙，汗多恶寒者，归芪建中汤妙。”“劳倦内伤，虚火游行于外，淡红斑点，其身痛心烦，恶寒发热与外感同。第脉虚大，或气口独大，倦怠懒于言动，自汗为异，投补中益气汤，熟睡汗止身凉而愈。”“如劳役虚烦，身热头痛，气口脉虚大者，即劳倦内伤症也。补中益气汤主之。盖以甘温之品，补其中气，升其阳气，其热自止，或少加黄柏以滋肾阴，其效如神。”[5]

病案举例

蒲辅周治一病人年近70，低烧8年，自诉多开会或烦劳之后必然体温升高，静养不服药体温也能恢复正常。由此可知阳气者“烦劳则张”是有根据的。“烦劳则张”实为阳虚，这个阳是指中焦脾胃之阳，亦谓之中气、中阳。虚则不内敛而外越，以致低烧。这样的低烧有人用青蒿鳖甲汤多不见效，这是治疗阴虚发热的方。阴虚发热每至夜晚烦热、盗汗、热退无汗，有时微恶寒。久患内伤低烧有气虚、血虚之分，不在气分就在血分。我看属气分者多，而属血分者少。阳虚则寒，阴虚则热，都是病人自己的感觉。而这种低烧病人往往也有不觉发热、发冷，只觉疲乏无力、自汗、头晕，脉无力，体温测量偏高，一般是下午高，劳累之后往往高得更明显。这种病人，我在北京、四川都治得不少，用药大体上是甘温除热法，轻则用补中益气汤，重则用当归补血汤合甘麦大枣汤加党参，即当归、黄芪、党参、甘草、小麦、大枣。若汗多用浮小麦[6]。

引用文献

［1］金元四大家医学全书［M］.天津：天津科学技术出版社，1994：575.
［2］江瓘，魏之琇.名医类案（正续编）［M］.北京：中国中医药出版社，1996：9.
［3］俞根初.重订通俗伤寒论［M］.上海：上海科学技术出版社，1959：456.
［4］王雨三.治病法轨［M］.北京：学苑出版社，2015：145.
［5］吴坤安.伤寒指掌［M］.上海：上海科学技术出版社，1959：卷二60，卷三37，卷四64.
［6］中国中医研究院.蒲辅周医疗经验［M］.北京：人民卫生出版社，2005：46.

（六）清气下陷候（肝脾气虚变证2）

肝脾气虚证·清气下陷候，为肝脾气虚，无力升举，清阳之气不得上升，反而下陷，杂病家通常称之为中气下陷之证。以脾气主二肠，肝脉络阴器，故清气下陷，必累及前后二阴。其见症以二阴之症象显明，但必兼见气虚与失升之脉症，并以之为凭。

通称：中气下陷。

病名：［中医］疝气，阴挺，阴吹，恶露不净，无乳汁，便血，痔血，虚秘，痛经。［西医］溃疡性结肠炎并出血。

病因病机：肝脾气虚虚陷，多由劳倦内伤，或久病体弱，肝脾气虚，不能升举胸中清气，致清气不得上升，反而下陷前后二阴。

证象组合：气虚+不升+气陷+气郁

主症：【气虚不充】症象：①不能耐劳。②面色㿠白，晦暗，颜㿠少华。③唇甲少华。④精神不振，神倦乏力。⑤汗出。⑥心悸，心慌，懒怠。⑦纳呆。⑧带下秽腥黏稠。⑨汛行量少色淡。⑩便溏。**舌象：**舌淡，苔薄白，胖暗，体胖质暗，舌胖嫩，苔薄腻。**脉象：**①脉来迟。②脉虚细无力。

【气机不升】症象：①眩晕耳鸣。②气短，语声低怯。③便后乏力。④脱肛不收。⑤两乳不胀，乳汁点滴未见。

【气机下陷】症象：①偏坠作痛。②阴挺阴脱。③前阴矢气作声。④脘腹胀满，便意甚频。⑤大便干结，常临圊努责。⑥便血肛坠。⑦脱肛。⑧经来量多如崩，经行绵绵腹痛。⑨恶露淋漓，色淡。**脉象：**①脉沉细滑。②脉沉细弱。

副症：【气机不宣】症象：脘腹胀满。

宾症：【气机不降】症象：①恶心欲吐。②呕吐。③嗳气。④排便不爽，大便不解。

治则：当温补肝脾之气血，佐以升提清气之品，以升举其下陷之气，亦标本兼顾之法。

方证

1.当归黄芪饮证：虞抟转载《产宝》方[1]。治产后阴脱，谓阴户中宫脱下也。

当归、白芍、黄芪、人参各6g，升麻各1.5g。

2.补气升肠汤证：傅青主方[2]。适应正产肠下。

人参、生黄芪、当归各30g，白术15g，川芎9g，升麻0.3g。

3.阴挺方证：熊鹏飞方[9]。治疗子宫下垂。

卷柏15~30g，白蔹、白术、酒炒白芍、枳壳各9g，党参、当归身、黄芪各12g，升麻7.5g，炙甘草4.5g。熏洗方：五倍子、枳壳各30g。

论著和讨论

本证候因肝脾气虚不能升举清气，致清气下陷下焦，不得升举，甚则内脏下垂。有古人说："气虚下陷，偏坠作痛，早轻午后渐重，神疲脉虚，少气懒言，补中益气汤加小茴、肉桂子。"其治则自当以温补肝脾之气血为主，佐以升提之品，亦标本兼顾之法。王雨三说："张仲景用当归生姜羊肉汤治寒疝之伤及血分者。……霖每用补中益气汤，重用柴胡加楝实、茴香、荔核。治气虚挟风寒两邪，扰动厥阴，其脉左弦右虚而右偏胀者。"[3]

病案举例

1.**李泰**治鲍锁生，男，54岁，脉紧，前阴右侧凸出一长块，色红不痛，夜则消细，溺赤便紧。桔梗、薏苡仁、云茯苓各9g，通草、补骨脂、广木香各3g，川楝子、小茴各6g，乌药、益智、山楂炭各4.5g，香附2.4g，4剂，诸症较妥，改投补中益气汤：炙黄芪9g，西党参、补骨脂、炙甘草各6g，白术、当归、白芍、陈皮各3g，升麻、柴胡各1.5g，生姜2片，红枣3枚[4]。

2.**董德懋**治刘某某，女，54岁，内痔5年，便血鲜红，面色皖白，唇甲淡暗，气短心悸，大便时肛门有下坠感，脉虚细无力，舌质淡，系中阳下陷，脾虚不能摄血，以升阳举陷，佐凉血止血：生黄芪15g，升麻3g，党参、当归身、槐花、地榆炭各10g，白术、陈皮、侧柏炭各6g，柴胡、甘草各5g，5剂血止，又数剂，6年未发[5]。

3.**周兰若**治黄某，40岁。形体素丰，恣啖厚味，中气本虚，脾湿留恋。咳嗽入冬必作，平昔动则气短。此番经来量多如崩，气随血耗，颜皖少华，其后带下秽腥黏稠，心慌，懒怠。上月汛行量少色淡，经行绵绵腹痛，纳呆，便溏。脉来迟，舌胖嫩，苔薄腻。拟益气升阳，和血调经：炒党参、炒白术、焙山药各12g，炙黄芪、当归身各6g，制茅术、炒川芎、广木香、制香附各4.5g，柴胡、香白芷、炙升麻、缩砂仁（杵）各2.4g。5剂后，腹和，神奕，纳谷渐增，带下日减，中气渐复，阳气得升，便尚不实，脘有胀闷，前方加葛根3g，以振奋脾阳[6]。

4.**蒋经纬**治气血亏虚阴吹：陆某某，38岁，产时出血较多，产程又长，1个月后，前阴矢气频作，面色皖白，唇甲少华，精神不振，大便干结常临圊努责，气短汗出，便后乏力，舌淡苔薄，脉虚细，以益气养血润肠，黄芪汤加味：黄芪、党参、火麻仁、生首乌、白蜜各15g，当归、生地各12g，陈皮9g，升麻、柴胡各3g，4剂便通吹止，继补气养血调理[7]。

5.**王淑兰**治虚秘：薛某某，64岁，男，大便形细如筷，排便不爽已20多年，近因钡餐造影后，钡剂排不出予麻仁丸，液体如蜡，番泻叶无效，已17日未排大便，伴脘腹胀满，便意甚频，屡至圊不下，致脱肛不收，痛苦异常，面色晦暗，舌胖质暗，脉沉细滑。证属气虚血亏，肠失润养，运化无力，腑气不通，以益气助运，养血通便：生白术、当归各30g，炙紫菀12g，杏仁、淡肉苁蓉各10g，升麻3g，1剂畅便甚多，3剂后已按时排便[8]。

引用文献

［1］虞抟.医学正传［M］.北京：人民卫生出版社，1965：384.

［2］傅山.傅青主男女科［M］.北京：学苑出版社，2006：168.

［3］王雨三.治病法轨［M］.北京：学苑出版社，2015：165.

［4］李洪成.中医证候学［M］.北京：中国医药科技出版社，2008：1986.

［5］段荣书.董德懋医疗经验琐谈［J］.中医杂志，1981，（2）：12.

［6］陆文彬.周兰若先生治疗痛经的经验［J］.浙江中医药，1978，4（5）：14.

［7］蒋经纬.阴吹论治举例［J］.浙江中医药，1982，17（10）：451.

［8］王淑兰.气机升降学说在脾胃病中的应用［J］.中医杂志，1986，（6）：33.

［9］熊鹏飞."阴挺"验方［J］.江西中医药，1959，（12）：17.

（七）气阴不摄候（肝脾气虚变证3）

肝脾气虚证·气阴不摄候，系由肝脾气血阴液已虚，无力固摄，致阴血外溢，甚则滑脱不禁。其见症虽以络血不固之症象显明，但必兼见肝脾气阴两虚之脉症，并以之为主。

通称：气阴两虚。

病名：［**中医**］大衄，经崩，紫癜。［**西医**］重症肝炎，再生障碍性贫血，胆道出血，血友病。

病因病机：肝脾气虚虚滑：肝脾气血、阴液已伤，不足以固摄，致络血外溢失固，甚则有滑脱难禁之险。

证象组合：血滑+气虚+阴虚+阴涸

主症：【**络血不固**】**症象**：①鼻龈衄血不止。②或呕血，便血。③胆道出血。④经行量多，色鲜红无血块，腹不疼。⑤紫癜。

副症：**【气虚不充】症象**：①面色㿠白无华，面色苍白。②倦怠少气乏力。③头晕头疼。④纳少。⑤四肢不温。⑥手指麻木。**脉象**：①脉细无力。②脉细软。③脉细微。④脉沉细。**舌象**：①舌淡苔净。②舌质淡胖。③舌淡少苔。

宾症：**【阴虚失养】症象**：①睡眠不佳。②夜寐多梦。③心悸。**舌象**：舌红而胖。**脉象**：脉细弦。

【阴液消涸】症象：微热。**舌象**：舌红少苔。

治则：当以温补脾气之虚，滋补肝之阴血，以固其本，兼以收涩之品，以固其滑脱，以制其标，为标本兼顾之法。

方证

1.八珍加味证：赵忠敬方[1]。治产后三月，月经量多，色鲜红无血块，腹不疼，详见病案2。

当归、大熟地、大麦冬各15g，大白芍、阿胶（化服）、党参各12g，川芎、白术、茯苓、陈皮各9g，艾叶（炒）、五味子、炙甘草各3g。

2.补气健脾，养肝止血方证：孟宪益方[2]。治重症肝炎，肝脾受损，藏统失司型。

移山参12g，云茯苓、生白术、炒白芍各10g，仙鹤草、生地、玄参、沙参各30g，当归身9g，参三七粉5g。

3.健脾益肾补血养阴方证：饶宏孝方[3]。治血小板减少性紫癜，详见病案4。

太子参、酥龟板各20g，赤茯苓、炒白术各12g，生地炭15g，怀山、黄精、枸杞子各15g，制首乌18g，鸡内金、寸麦冬、茜根各9g，阿胶10g。

论著和讨论

本证候因肝脾气血阴液不足，无力固摄，致络血外溢难禁。如孟宪益治重症肝炎（肝脾受损，藏统失司型）症见：面色㿠白无华，倦怠乏力，鼻龈衄血不止，或呕血，便血，脉沉细，舌淡苔净，以补气健脾，养肝止血（组方见方证）[2]。故其治则仍当以温补脾气之虚，滋养肝之阴血为主，兼以固涩之品，以制其滑脱，亦标本兼顾之法。

病案举例

1.关幼波治血友病：刘某，男，6岁半，经常鼻出血6年，两腿时有紫癜，面黄体弱，头发干枯不荣，口臭，下肢微肿，行走受限，食欲不佳，舌淡苔薄白，脉沉细数，凝血时间为27分钟。益气止血汤：生黄芪、荷叶炭、炒地榆、藕节各12g，当归、白芍、阿胶珠、血余炭、槐花炭各10g，生地炭15g，川芎、龙胆草灰各6g，大枣10枚。10剂，精神好转，下肢浮肿已消，行走已较有力，近日未见出血，上方调整[4]。

2.施维锦治熊某，女性，57岁，坏疽性胆囊炎在外院行胆囊切除、胆总管引流术。后9天，24天，26天周期性胆道出血、血压下降。转来我院后经抗生素、局部及全身止血剂的应用，但仍然出血。第2天开始加用中药，辨证见：无黄疸，面色无华，少气无力，微热，心悸，纳少，舌淡少苔，脉细软，系气血亏损，予益气补血止血法：太子参、大熟地、茜草各12g，白芍、当归、黄芪、阿胶珠、大蓟、小蓟各9g，炙甘草6g，十灰丸12g（包）。服药后出血止。随后经“T”管胆道造影，无特殊发现，拔除引流管，痊愈出院[5]。

3.赵忠敬治汪某某，女，37岁，产后3月，月经又至，现已至5天，量多，色鲜红无血块，腹不疼，全身疲乏无力，手指麻木，头晕头疼，脉细微，此气血虚弱所致。拟四君子汤，五味异功散，胶艾四物汤，八珍汤，生脉散，复方治之（组方见方证）水煎服，按此方服1剂月经即止。又服2副，头晕头疼止。再服3副，手指麻木愈。共服6副，病已基愈。为了恢复全身健康，巩固疗效，又续服6副，停药[1]。

4.饶宏孝治血小板减少性紫癜：李某某，女，43岁，一年后，发现全身性散在性紫斑，间有鼻衄，经当地医院检查。血小板70×10^9/L，诊为血小板减少性紫斑。给予维生素B_2，抗血纤溶芳酸等西药治疗，无明显好转。近半年来，除皮下出血增多外，大便偶见黑红色，日1~2次，伴有头晕耳鸣，腰膝酸软，口干喜冷，心烦气促尿少。又经西医用泼尼松、维生素B_2、抗血纤溶芳酸等西药治疗3个月，病情仍然不减，转某中医诊治，用归脾汤多剂，亦不见效。查：面色萎黄，舌质红，边缘有淤斑，苔薄黄，脉沉细。证属脾肾气虚，脾虚不能统血，肾虚不能化精，治法健脾益肾，补血养阴（组方见方证）。服药4剂，出血点消失.余症亦减，药已中病，宗原方继服7剂，紫癜全消，未见新出血点，守方再服药7剂，诸症均瘥，查血小板上升至170×10^9/L。半年后，随访观察，病未再发[3]。

引用文献

［1］赵忠敬.产后病四例治验［J］.中医药学报，1984，（1）：44.
［2］孟宪益.重症肝炎的辨证施治［J］.中医杂志，1984，（9）：25.
［3］饶宏孝.从脾肾论治几种慢性病证报道［J］.贵阳中医学院学报，1989，（1）：25.
［4］北京中医医院.关幼波临床经验选［M］.北京：人民卫生出版社，2006：308.
［5］施维锦.胆道出血的中西医结合非手术治疗［J］.新医药学杂志，1978，（7）：36.

（八）气虚失摄候（肝脾气虚变证4）

肝脾气虚证·气虚失摄候，为肝脾气虚，无力统藏，血络失于固摄，致络损血溢，杂病家通称之为气不摄血之证。虽以络血不固之症象显明，但必兼见肝脾气血虚弱之脉症为凭。

通称：气不摄血。

病名：［中医］便血，产后恶露不净，崩漏，经崩，暴崩，指甲下出血。［西医］上消化道出血，非特异性溃疡性结肠炎，宫颈糜烂，功能性子宫出血。

病因病机：肝脾气虚虚滑，因肝脾气虚，肝失藏血之能，脾失统血之职，气虚不能固摄血络，致络损血溢，不能自禁；久则有厥脱之虞。

证象组合：气虚+血滑+血虚+神虚

主症：【气虚不充】症象：①面色皖白，颜面苍白。②言语低怯，神倦懒言。③全身疲乏无力，倦怠嗜卧。④短气不足以息。⑤头晕，目眩，耳鸣，视物昏花，几乎不能站立。⑥常有昏厥。⑦纳少乏味纳呆。⑧四肢不温，手足厥冷，畏寒。⑨便溏，经常泄泻。**舌象：**①舌质淡红，苔淡黄。②舌体肥大，舌质淡，苔薄白。**脉象：**①脉沉弦而弱。②脉沉细。

【络血不固】症象：①便血紫暗量多。②脓血带黏溽样大便，时或夹有鲜血。③经血淋漓多日。④经血量特多。⑤产后恶露不净，色淡无臭无血块。⑥指甲下出血，按压无疼痛，可见甲下血水挤动。

副症：【血虚不荣】症象：①面色萎黄，面色不泽，面色憔悴。②腹胀隐痛腰酸。③四肢肢端麻木疼痛。④全身骨节酸重，懈堕乏力。**舌象：**①舌淡。②舌暗红，尖有小瘀点，苔白。**脉象：**①脉细无力。②脉弦细弱。③脉细涩。

宾症：【神气不振】症象：①精神萎靡，头昏懒言。②心悸。

治则：当以温补脾气为主，以助其固摄之能；滋养肝血，以复其藏血之职；略佐止涩之品，以固其络，为补气摄血之法。

方证

1.益母八珍汤证：蒲辅周方[1]。治崩漏，面色萎黄，精神不振，经常泄泻，苔中黄腻，脉沉弦，详见病案5。

红参、炒白术、益母草、茯苓、生地各9g，炙甘草、当归、川续断、茜草、香附各6g，川芎3g，乌贼骨15g。

2.参芪八炭汤证：程门雪方[2]。治崩漏，淋漓多日，今反见多，腹胀隐痛腰酸，详见病案4。

炒党参、阿胶珠、陈棕炭各9g，炙黄芪、生地炭各12g，炙黑甘草2.4g，炙升麻1.2g，姜炭1.5g，炒白术、条黄芩炭、当归身炭各4.5g，酒制白芍6g，藕节炭4枚，红枣4枚。

3.加减归脾汤证：张伯臾方[3]。治上消化道出血，便血紫暗量多，晕厥，面色萎黄，神倦懒言，舌淡脉细，详见病案4。

党参、生黄芪、仙鹤草各30g，炒白术、当归、茯苓、阿胶各9g，炙甘草4.5g，木香6g，大枣7枚，地榆炭15g。

论著和讨论

本证候因肝脾气血不足，无力固摄血络，致络损血溢，不能自禁。其治则自当以温补脾气，滋养肝血为主，略佐止涩之品，以兼固其标本。刘赤选按："本例患者（详见病案5），术后体弱，泄泻反复发作，舌淡，脉弱，为脾虚之征。但常解脓血带黏液样大便，为兼湿之象，虚实并见，必须补虚与化湿并用。然补虚每易留湿，用药必须审慎。本例采用参、术、苓、草以健脾补虚，砂仁、广木香、枳壳以行气化滞，久病伤及血分，又用地榆、侧柏叶，当归等补虚止血，使脾旺湿化，痛泻可止。本例药物配合严谨，故疗效显著。"[5]

病案举例

1.蒲辅周治郭某，36岁，腰酸，月经淋漓不净，面色萎黄，精神不振，头痛，睡眠欠佳，口唇干燥，消化不良，经常泄泻，苔中黄腻，脉沉弦。属经漏，由气血失调，脾胃不和所致，治宜调脾胃，和气血（组方见方证）。3剂，一剂睡眠好转，次日精神较佳，食纳知味[1]。

2.程门雪治崩漏：蒋某某，女，48岁，经事淋沥多日，近反见多，腹胀隐痛，腰酸。归脾、胶艾合方为治。经冲如崩，腹中隐痛未尽，补中益气法（组方见方证）进步治之[2]。

3.罗元恺治产后恶露不净：曹某某，成年，色淡无臭无血块，腹不痛，头晕神疲，纳呆，面色不泽，舌暗红，尖有小瘀点，苔白，脉弦细弱。冲任受损，气虚失摄，治宜益气健脾养血，佐收涩止血：党参20g，白术、益母草各15g，炙甘草、艾叶、血余炭各9g，桑寄生、制首乌各30g。药后恶露已净，余症好转，收前法，服三剂巩固疗效[4]。

4.刘赤选治脾虚湿滞泄泻：李某，男，38岁，患者因患直肠脱垂，于三年半前进行手术治疗，术后腹痛，大便带血，或排出瘀黑色大便，经某医院住院治疗近两年后，症状好转。近病又复发，常解脓血带黏潺样大便，时或夹有鲜血，每日两三次，并觉两少腹胀痛，经某医院诊断为非特异性溃疡性结肠炎。舌质淡红，苔淡黄，脉沉弦而弱，按中医辨证，此属中气虚弱而湿滞未解之证，病延日久，必须补虚与化湿并用：党参、地榆、白芍、当归各12g，白术15g，茯苓21g，炙甘草、广木香（后下）各6g，砂仁（后下）9g，侧柏叶18g，3剂。二诊：服药后，腹痛，泄泻症状减轻，便血已减。照上方去当归，加枳壳9g以后按上方加减，调治半月余而愈[5]。

5.何子淮治冯某某，40岁，宫颈糜烂电灼后，经来量多，淋漓不尽，或多或少，时下时止，已历2年，久治无效，气血日耗，面色憔悴，精神萎靡，头昏懒言，四肢乏力，寐差，苔薄，脉细，属脾气虚弱，血不循经，拟益气摄血法，量仍甚多，血未归经，血海难固，再你益气固摄，摄血塞流：炙黄芪、松花炭、小蓟炭、升麻炭、肉蔻炭各9g，鹿衔草、旱莲草、血见愁、炒白芍、焦白术各15g，藕节炭30g，经水似有循经之势，原意扩充：炒党参、怀山各12g，炙黄芪、肉蔻炭、小蓟炭各9g，焦白术18g，红枣15g，仙鹤草、淮小麦各30g，经量日渐减少，今日已净，虽血海已守，但气随血耗，仍宜益气固守：炙黄芪、升麻炭、松花炭、乌梅炭、禹余粮各9g，怀山、旱莲草各12g，炒白芍、红枣各15g[6]。

引用文献

［1］中国中医研究院.蒲辅周医疗经验［M］.北京：人民卫生出版社，2005：212.
［2］上海中医学院.程门雪医案［M］.上海：上海科学技术出版社，2002：242.
［3］严世芸.张伯臾医案［M］.上海：上海科学技术出版社，1979：56.
［4］广州中医学院.罗元恺医著选［M］.广州：广东科学技术出版社，1980：228.
［5］刘赤选.泄泻验案［J］.新中医，1974,（1）：22.
［6］何子淮.崩漏的辨证论治［J］.中医杂志，1979,（11）：29.

（九）气血脱绝候（肝脾气虚变证5）

肝脾气虚证·气血脱绝候，系由肝脾气虚，不能固摄血络，络血外溢过多，气随血去而脱，杂病家通称为气血两脱之证。其见症以血脱不禁与气虚脱绝之脉症同见为主。

通称：气血两脱。

病名：［中医］血崩。

病因病机：肝脾气虚虚脱，为肝脾气虚，无力固摄血络，络损血溢，不能自禁，气随血去而脱，系由血脱以致气脱之证。

证象组合：血滑+气脱+神脱

主症：【络血不固】症象：①吐血，泻血。②血崩骤然不止。

副症：【气虚脱绝】症象：①颜面苍白，唇甲俱白。②倦怠嗜卧，短气不足以息，额汗如珠。③目眩头晕，自汗欲脱。④手足厥冷。**舌象：**舌淡苔少，舌淡白。**脉象：**①脉濡。②脉象微弱。③脉轻按芤动，重按微紧。

宾症：【神气散脱】症象：①面色萎黄，目合神昏。②心烦惊悸。

治则：当急急大补脾气，或略佐升举，以摄血固脱，兼以滋补肝之阴血，佐以收敛固涩，而救其亡血，为气血两固之法。

方证

1.补中益气汤加味证：赖良蒲方[1]。治气陷血崩案：经血暴如注，短气不足以息，目眩头晕，颜面苍白，自汗欲脱，手足厥冷，脉象微弱，详见病案1。

黄芪30g，党参24g，白术、当归各15g，升麻、柴胡、陈皮、炙甘草各6g，续断、侧柏炭、醋炒棉花子各9g。

2.肝脾双补汤证：李聪甫方[2]。治血崩骤然不止，唇甲俱白，目合神昏，额汗如珠，手足逆冷，脉濡舌淡，详见病案2。

生黄芪13g，当归身、党参、炒酸枣仁、阿胶珠各10g，炒白术、抱茯神、川续断、山萸肉各7g，荆芥炭5g，广陈皮、炙甘草、远志各3g。

论著和讨论

本证候因肝脾气虚，不能摄血，或无以统摄冲任，或胃部血络不固，血脱以致气脱，唇甲俱白，屈足按腹坐卧不得，面色萎黄，心烦惊悸自汗，目合神昏，额汗如珠，手足逆冷，脉轻按芤动，重按微紧，舌淡苔少，一派垂危欲绝的状态。救治之法当急急大补其脾气，以摄血固脱，兼以滋补肝血，敛其阴血，气血两固，以救其脱绝。

病案举例

1.赖良蒲治气陷血崩案：温某某，女，52岁，经血暴如注，倦怠嗜卧，短气不足以息，目眩头晕，颜面苍白，自汗欲脱，手足厥冷，脉象微弱，舌淡苔少。诊断：脾胃素虚，劳倦过度，气虚下陷，不能统血。疗法：议用升阳举陷法，以补中益气汤加味（组方见方证）主之。水煎。服4剂血势大减，精神转佳，再予八珍汤加味调理善后。水煎服，10剂而愈[1]。

2.李聪甫治马某某，25岁，体质素弱，血崩骤然不止，唇甲俱白，目合神昏，额汗如珠，手足逆冷，脉濡舌淡。肝脾两虚，无以统摄冲任，血不归经，血不归经，故出血不止。血脱益气，治以甘温，佐以酸温，益其肝脾，固其冲任（组方见方证）。药后血崩大减，唯感四肢困乏怔忡不宁，原方炒於术、茯神各10g，加阿胶珠10g，炙远志3g[2]。

3.甘均权治李某某，男，24岁，胃脘痛3年，每月数痛，痛引胸背，呕吐酸水，曾下黑便，因道远负重，劳力过度，兼吃杂物，当晚胃痛又发，痛势甚剧，并吐血，泻血，1小时内数次，诸药无效，屈足按腹坐卧不得，面色萎黄，心烦惊悸自汗，舌淡白，脉轻按芤动，重按微紧，乃胃痛亡血，阴阳两虚危之候，宜调和阴阳，寓以补气生血止血，收敛固脱为急方：桂枝0.5g，白蔹4.5g，姜竹茹、炙甘草各6g，百草霜、刺猬炭、海螵蛸各9g，白芍12g，龙骨、牡蛎各15g，另浓炖党参30g，分2次冲服，1剂痛减，吐血止汗止，2剂下血亦止，改复方乌贝散，调蜜冲服[3]。

引用文献

［1］赖良蒲.蒲园医案［M］.南昌：江西人民出版社，1965：207.

［2］李聪甫.李聪甫医案［M］.长沙：湖南科学技术出版社，1979：137.

［3］甘均权.桂枝加龙骨牡蛎汤的临床运用经验［J］.新医药学杂志，1979，(6)：11.

十二、脾肾气虚证（中焦气虚并病4）（11候）

脾肾气虚证，为脾肾两脏气虚之证。有由脾虚及肾者，多系由泻痢日久，脾气日伤，渐伤及肾气，由中焦而及下焦；或由劳倦伤脾；或房劳伤肾；或劳欲两伤脾肾，是为内伤以致脾肾之气两虚。以脾气主运化水谷精微以充肾，肾气温煦脾土以助其健运。故病偏于脾者，则运化无力；偏于肾者，则气化失常；脾肾气虚，则无力对津液敷布、化气，而有失调停滞之候，水谷精微不足以充养肾阴，则有气阴两虚之证；不足以化赤生血，又有气血双亏之患。至其变证，或脾气不足以升举，致清气失升而反陷于下焦；或气虚无力以固摄，则有津液、阴、血滑脱失禁。尤以脾为后天之本，肾为先天之本，二本有亏，则根本动摇，急则有脱竭之险，缓则有虚损之虞。至其治则，总当温补脾肾之气为主，阴虚者兼以滋养阴液，血虚者兼以补养其血。于脾则助其运化，于肾则助其气化，脾肾兼顾，二天同补。古人有"补脾不如补肾"或"补肾不若补脾"之论，诚为调补二天之精粹，当细考而运用之。

证候别称：气失运化，脾肾虚损，虚证类实，至虚有盛候，气不摄血，冲任不固。

病名：［中医］消渴，肿胀，虚肿，虚胀，虚斑，紫斑，虚燥，虚损，中风脱证，慢惊风，崩中，痿证，痿弱，暴盲，单腹胀，子肿，经行浮肿，低烧，气喘，腰痛，齿衄，血尿，飧泄，滑泄，大便不禁，淋涩，劳淋，膏淋，癃闭，遗尿，尿频，小便失禁，下消症，白淫，白浊，阳痿，遗精，滑精，不射精症，月经后期，月经过多，经期遗尿，经后腹胀疼，闭经，癥积，崩漏，经漏，老妇血崩，胎动，滑胎，胎萎不长，产后小便失禁，产后恶露不绝，产后大便难，产后癃闭，乳泣，乳汁自流，带下，白淫，白带，交肠，阴吹，阴挺。

证候系统：详见图3-13-13。

本证——肾气不充候
转证——津气不布候、气虚不化候、气阴不化候、气阴两虚候、气阴虚燥候
变证——清气下陷候、气虚失摄候、气阴不摄候、津气不固候
└——气液不固候、气阴不固候、气阴竭绝候、阴损及阳候

图3-13-13　脾肾气虚证证候结构图

（一）肾气不充候（脾肾气虚本证）

脾肾气虚证·肾气不充候，为脾肾气虚，病偏于肾，肾气不足，失其封藏固密之职，脾气亦乏其固摄之能。虽以津液失固之症象显明，但可兼有肾气失充与肾络失荣之脉症。

通称：肾不封藏。

病名：［中医］阳痿，遗精，白淫，尿频。

病因病机：脾肾气虚虚弱，因脾肾气虚，病偏于肾，肾气不足以荣肾络，失其封藏固密之职；脾气亦弱，亦乏

其固摄之能，致津液不固而下溢。

证象组合：气虚+津滑+络虚

主症：【气虚不充】症象：①神疲短气，血色不华，遇劳即发。②失眠多梦，夜梦惊恐。③目暗耳鸣。④食欲不佳。⑤四肢酸疼。⑥记忆力锐减。⑦阳痿。**舌象**：①舌淡苔白。②舌胖苔薄。**脉象**：①脉虚软无力。②脉细无力。

副症：【络脉失荣】症象：①小腹拘急，小腹时痛。②腰膝痿软，不耐远行久立。③腰背酸痛，腰痛悠悠。④尾骶骨痛连腰，背难挺直喜温手摩。

宾症：【津液不固】症象：①小便频多色白且长，白昼尤甚。②小便后流出精丝。③时有余沥，小便淋漓不绝，或小便失禁。④白淫。

治则：以补肾为主，兼以补脾，以固摄其津液为法。

方证

1.小菟丝子丸证：《太平惠民和剂局方》方[1]。治肾气虚损，小腹拘急，四肢酸疼，目暗耳鸣，夜梦惊恐，腰膝痿软，小便频数，时有余沥，阳痿阴湿等症。适应白淫，思想无穷，脾不摄精。

石莲肉、山药各60g，菟丝子150g，茯苓30g。糊丸，梧桐子大，每服50丸，温酒或盐汤送服。

2.缩泉丸证：陈自明方[2]，温固，治小便频多，色白且长，白昼尤甚，甚或小腹时痛。

乌药、益智仁等分，酒煮怀山糊丸，可加补骨脂、覆盆子、桑螵蛸。

3.煨肾丸证：刘完素方[3]，治肾肝损，腰痛悠悠，腿足痿软，不耐远行久立，神疲短气，溲频，脉虚软无力。

苁蓉、补骨脂、菟丝子、白蒺藜、杜仲、防风、牛膝、胡芦巴、萆薢、桂心，猪腰。

4.补益心脾之方证：王智贤方[4]。治阳痿，详见病案2。

人参、莲肉、五味子、远志、肉苁蓉、阳起石各10g，生黄芪、怀山药各20g，淫羊藿12g，巴戟天15g。

论著和讨论

本证候脾肾气虚不足以固摄，致津液下泄不禁。其治则当以温补肾气为主，以复其封固之能，兼补脾气，以助其固摄之司。吴昆说："脬气者，太阳膀胱之气也。膀胱之气，贵于冲和，邪气热之则便涩，邪气实之则不出，正气寒之则遗尿，正气虚之则不禁。（缩泉丸）是方也，乌药辛温而质重，重者坠下，故能疗肾间之冷气；益智仁辛热而色白，白者入气，故能壮下焦之脬气。脬气复其元，则禁固复其常矣。"[2]施今墨说："遗尿、多尿及老人尿频，均是肾气不足，山茱萸、金狗脊、石菖蒲、益智仁、桑螵蛸、韭菜籽、覆盆子均可用。然柿蒂、内金、香菇、木瓜亦可治频尿及小便失禁。"[5]

病案举例

王智贤治王某，男，34岁，平素性功能正常，于3年前，因写一份材料，劳思多日，昼夜冥想，终于在1周后完成，但突然出现阳痿，当时亦未求治，1月后恢复正常。至此每因思虑劳作，过于疲倦时，总要出现阳痿，适当休息后，又恢复正常。患者求医时已是第四次发病，神情忧郁，疑有大病在身，曾求医按阳痿证服药治疗，均未见效。常觉精神疲倦，记忆力锐减，失眠多梦，食欲不佳，血色不华，脉细无力，舌淡苔白。证见一派心脾不足之象，虽有阳痿，乃其标也，故拟补益心脾之方（组方见方证），3剂。又给病人心理上作了安慰，说明此非大病，劝其不必过虑，很快可以治愈，并针足三里、神门、肾俞、次髎各一次。二诊：服药3剂，行房时阴茎有所勃起，但举而不坚，服药初效，说明对证尚可。查病人诸症存在，脉与前同，唯精神较前振奋，原方不更，再连服5剂。三诊：连日来见效甚著，房事基本正常，仍有失眠、多梦、食欲欠佳之象，还需治本以巩固前效，原方又加合欢皮30g，珍珠母20g，薏苡仁、鸡内金各10g，再进3剂。针神门、足三里各1次，此后患者再未来诊，半年后相遇，述说一切均已正常[4]。

引用文献

[1] 刘景源.太平惠民和剂局方[M].北京：人民卫生出版社，1964：181.

[2] 中华医书集成·医方考[M].北京：中医古籍出版社，1999：117.

[3] 金元四大家医学全书[M].天津：天津科学技术出版社，1994：150.

[4] 王智贤.三十种病治验录[M].太原：山西科学教育出版社，1987：93.

[5] 祝谌予.施今墨临床经验集[M].北京：人民卫生出版社，1982：143.

（二）津气不布候（脾肾气虚转证1）

脾肾气虚证·津气不布候，为脾肾两脏气虚，脾气虚则不能升腾津液于上，肾气虚则不能封固津液于下。以气不化津与津液不固之症象同见，可兼见脾肾气虚与津液枯涸之脉症。

通称：脾肾失固。

病名：［**中医**］消渴。［**西医**］糖尿病。

病因病机：脾肾气虚虚滑：脾气虚，不足以升腾津液于上，肾气虚，无力封固津液于下，且肾虚不足温煦脾土，蒸腾津液；脾虚不能布津化气，日久必致津液滑泄而枯涸。

证象组合：气虚+津滞+津滑+液枯

主症：【**气虚不充**】**症象**：①头晕而痛。②腰酸膝软。③神疲乏力。**舌象**：质暗淡。**脉象**：细涩。

【**气不化津**】**症象**：①多饮多食。②舌干。③口渴饮水甚多。

副症：【**津液不固**】**症象**：①尿频尿多。②汗多。

宾症：【**津液枯涸**】**症象**：①肌肉瘦削。②夜寐不宁，失眠。**舌象**：舌质红暗。**脉象**：①细涩。②脉沉滑。

治则：当以温补脾肾之气为主，略佐升清与生津养阴之味，以调补之。

方证

1.培补脾肾益气养阴方证：祝谌予方[1]。治消渴（糖尿病），详见病案3。

生黄芪、生牡蛎、天花粉各30g，怀山药、苍术、丹参、葛根、生地、熟地各15g，玄参20g，党参、麦冬、五味子各10g。

2.补脾养阴方证：刘仕昌方[2]。治糖尿病，小便频量多，腰酸乏力头晕，饮多食多。

生地、天花粉、葛根、党参、黄芪各15g，五味子、甘草各6g，山药30g，麦冬、枸杞各12g，糯米1匙。

论著和讨论

本证候因脾肾气虚，不能化气布津于上，亦无力封固津液于下。其治则当以温补脾肾之气为主，略佐升清与生津养阴之品，以调补之。董废翁说："又有得之劳倦内伤者，乃脾胃元气大虚而渴也。舌虽干烦，以阳药为主。四君重加炙芪，更佐以归、杞、熟地、五味。有守服至二三十剂，大汗而解者。"[3]周仲瑛论治糖尿病："升清可布液，流气能输津。凡脾气虚弱，补气不化津，津因气而虚者，须补气生津，同时可配葛根升发脾胃清阳之气，以奏生津止渴之效。还可用蚕茧升清以止渴。若津气亏耗，或脾虚气滞，气不布津，投滋柔之品而阴津难复者，可配小量砂仁。"[2]

病案举例

1.施今墨治糖尿病：钟某，男，24岁，口渴，饮水甚多，全身乏力，头晕而痛，失眠，尿多，伴高血压，150/90mmHg，苔薄白，脉寸旺尺弱。滋肝肾之阴，消妄炎之火，养心安神：生黄芪30g，白蒺藜12g，怀山24g，朱茯神、朱寸冬、五味子各10g，枸杞、怀牛膝、玄参各15g，白薇、苍术、天花粉各6g，瓜蒌26g，鸡胰、鸭胰各1条。可据证酌加熟地、生地、河车、山茱萸、夏枯草、沙苑子、党参、鹿角胶、木瓜等，尿糖转阴，血压可恢复正常[4]。

2.祝谌予治消渴（糖尿病）：袁某，男性，51岁，患糖尿病半载有余，日口服苯乙双胍片，但仍渴饮无度（每日饮水10磅之多），善食易饥（每日主食1.7斤），多尿（每日尿量6斤以上），伴神疲乏力，肌肉瘦削，腰酸膝软，不能坚持全日工作。近变空腹血糖9.6mmol/L，24小时尿糖定量29.75g。舌质红暗。脉沉滑。辨证属脾肾不足气阴两伤，治以培补脾肾，益气养阴（组方见方证）。药进20剂，停服降糖西药，口渴好转，控制饮食1斤/日，但仍有饥饿感。再服10剂，复查血糖为7.2mmol/L，24小时尿糖定量40.56g。以上方加减进退调治约9个月，共计服药180余剂，患者"三多"症状皆消失，略觉乏力，可半日工作，空腹血糖稳定在6.7mol/L，24小时尿糖微量。守方配制水丸继服，半年内疗效巩固[1]。

3.刘仕昌治消渴：刘某某，女，55岁，患糖尿病2年，证见小便频、量多，腰酸，乏力，头晕，饮多，食多，出汗多，夜寐不宁，舌质暗淡，苔微黄，脉细涩，尿糖（++~+++）。予党参、黄芪各15g，天花粉、葛根、怀山药各20g，枸杞、丹参、桑寄生、秦艽各12g，炙甘草6g，郁金、佛手各10g。4剂好转，去秦艽、寄生、丹参、郁金、佛手，加菟丝子、麦冬各12g，五味子6g，糯以稻根30g，金樱子15g，又8剂，诸症悉减，尿糖（-）[2]。

引用文献

［1］董振华.祝谌予医案五则［J］.北京中医学院学报，1984，(6)：32.
［2］祝谌予，刘仕昌.糖尿病证治［J］.中医杂志，1986，(6)：10，12.
［3］高鼓峰.医宗己任篇［M］.上海：上海科学技术出版社，1959：159.
［4］祝谌予.施今墨临床经验集［M］.北京：人民卫生出版社，1982：172.

（三）气虚不化候（脾肾气虚转证2）

脾肾气虚证·气虚不化候，为脾肾气虚，脾虚不能运化水津，肾虚不足以化气行水，以致水液内停外溢。其见症虽以津气郁滞之症象显明，但必兼见脾肾气虚之脉症，并以之为凭。

通称：气失运化。

病名：[**中医**]虚肿，单腹胀，子肿，经行浮肿。[**西医**]慢性肾炎，肾病综合征，更年期综合征，羊水过多，晚期妊娠中毒症。

病因病机：脾肾气虚虚滞：脾肾气虚，脾气虚则运化乏力，肾气虚则气化不及膀胱，致水津湿浊停滞，外溢内蓄，而成水气之病。

证象组合：气虚+津滞+气滞

主症：【**气虚不充**】**症象**：①神倦乏力，身重倦怠，但欲眠。②气短懒言。③头晕头痛。④食差。⑤恶风汗出。⑥小腹坠滞。⑦大便溏泄或五更泄泻。⑧腰膝酸软，腰痛。⑨溲频，夜尿量多。⑩月经色淡，经量过多或淋漓不断。**舌象**：①舌质淡，边有齿印。②舌质色暗。③苔白润。④舌淡苔薄腻。**脉象**：①脉象虚滑带数。②脉细滑。③脉濡滑。④脉来沉濡，左关微弦。⑤脉沉细弦。⑥脉沉细无力。

【**津不化气**】**症象**：①面部浮肿。②四肢俱肿。③周身浮肿。④经期浮肿。⑤妊娠腹大，腹胀不舒，气促。**舌象**：苔白厚。

【**气化不行**】**症象**：①嗌干口燥。②小水不清。③小便短涩，短少。

副症：【**气机不利**】**症象**：①单腹胀，食后作饱，得气泄略宽。②下腹胀痛。

宾症：【**阳气不和**】**症象**：①面色晦暗。②畏寒肢冷，跗冷。③恶心不欲食。

治则：当以温补脾肾之气为主，以助其运化，以固其本，兼以行气利水之品，以除之滞，而治其标。

方证

1.健脾补肾行气利水方证：陈义范方[1]。治子肿，详见病案3。

黄芪、茯苓各12g，当归、白术、防己、泽泻、大腹皮、巴戟天、菟丝子各9g，椒目6g，桂枝、川芎、砂仁各4.5g。

2.健脾补肾方证：吴静芝方[2]。治脾肾不足型浮肿，初起面部浮肿，以后四肢皆肿，详见病案4。

潞党参、茯苓皮、怀山药、淫羊藿、菟丝子、川续断、生薏苡仁各12g，炙甘草3g，泽泻10g，生白术、当归各9g。

论著和讨论

本证候因脾肾气虚，不能运化水湿，气化不达州都，致水气停滞，系因虚致实之证。其治则当以温补脾肾之气为主，略佐行气利水之品，以标本兼顾。如吴静芝治更年期综合征脾肾不足型：畏寒肢冷，气短懒言，面色晦暗，面浮足肿，大便溏泄或五更泄泻，身体倦怠，夜尿量多，或月经色淡，经量过多或淋漓不断，舌质淡，苔白润，脉沉细无力。治宜补肾健脾。用仙菟汤去知柏，选加四味汤：薏苡仁、山药、莲肉、附子、肉桂、干姜等[2]。

羊水过多：陈义范说，根据临床症状，与中医学《金匮要略·妊娠篇》指出的“妊娠有水气，身重，小便不利”“妇人伤胎，怀身腹满，不得小便，从腰以下重，如有水气状”，颇为近似。中医学认为水液的停聚，主要由于脾肾功能的衰退，脾阳不运，则吸收无权，肾阳不布，则温化少力，治疗上以健脾温肾为主。即是促进机体对水液的吸收和渗泄功能。本方以《金匮》之防己茯苓汤（黄芪、防己、茯苓、桂枝、甘草）为主，去甘草之壅滞，合当归芍药散（当归、川芎、芍药、白术、茯苓、泽泻）、白术散（白术、蜀椒、牡蛎、川芎），去芍药、牡蛎之酸涩。功能补养气血，温运脾肾，渗利水湿。加菟丝子、巴戟天以补肾安胎。大腹皮、砂仁以宽中利水。从本例病人的先后服药情况，显示了本方预服的效能。至羊水大量形成时，本方是否可以取效，笔者尚无此经验，有待进一步观察和证实[1]。

病案举例

1.林珮琴治陈氏，五旬以上，病单腹胀，食后作饱，得气泄略宽。明系胃病，服谬药，侵至肋满跗冷，脉来沉濡、左关微弦。症由腑气久衰，疏泄失职，气分延虚，渐干水分，致嗌干口燥，小水不清，化源乏力矣。通阳佐以益肾，通阳则传送速，益肾则气化行，腹胀自宽。予沙苑子、韭子、怀牛膝（酒蒸）各4.5g，益智仁（煨）、橘白、砂仁壳各3g，茯苓9g，枸杞子、大腹皮（洗）各6g，枳壳（麸炒）3.6g，十服后胀宽口润，便爽跗温，右脉渐起，唯两尺虚不受按。加补骨脂、核桃肉，去腹皮、枳壳，食宜淡，戒腥腻难化及一切壅气之食。再以猪肚纳卵蒜，扎口，淡煮食之。腑气通则纳食不壅，服之甚通畅，胀去七八矣。又加沉香、牡蛎各十数服，小腹之硬者亦软焉[3]。

2.庞泮池治晚期妊娠中毒症脾虚湿盛型：改姓，女，23岁。第4胎第3产，妊娠9个月。1周前开始下肢浮肿，继之面部亦出现浮肿，小便增多。检查：血压140/105mmHg，尿蛋白（微量），浮肿（++++）。开始用中西医综合治疗，西药用先兆子痫药水、B族维生素和冬眠灵（氯丙嗪），中医用健脾培肾之法。经治疗后，血压下降，浮肿减退，大、小便正常而出院。初诊：怀孕9个月，周身浮肿，气促，腰酸，溲频，但欲眠，小腹坠滞，脉濡滑，苔白，舌质色暗。脾虚气弱，下元亏损，以致水湿泛滥，小溲频。治以健脾利湿、益气培肾：党参、黄芪、白术、茯苓、泽泻、当归、薏苡仁（炒）、桑寄生各9g，服4剂。二诊：血压下降，下肢浮肿亦退，但四肢疲倦，周身无力，大便溏薄，气短，溲频，脉濡滑，苔薄白，舌质色暗。脾肾两亏，气虚湿滞，血运不畅。治以健脾培肾，化湿和营：党参、白术、茯苓、补骨脂、山药、白芍各9g，炮姜、炙甘草各3g。服2剂。三诊：便泄已止，面浮亦退，气短神疲均见改善，脉滑有力，苔白已化，舌质色暗亦渐清。气血渐见流畅，脾运亦见恢复。再以前法巩固。原方加薏苡仁9g、白蔻仁2.4g。服3剂[4]。

3.陈义范治熊某某，女，24岁，患者婚后半年余受妊，妊后3月余，腹部增大，超过正常3月妊娠腹围，至4月腹大几如足月妊娠，出现呼吸困难，腹胀不舒，小便短涩等症候。连续3次受妊，均如此未及4月而胎死。近月来头晕神倦，恶心不欲食，月经二月未行，疑为早妊，为预防计，故来就诊。查：体质甲等，营养一般，脉象虚滑带数，舌苔薄白润滑，根据以往病史，并请妇科会诊，断为早妊。缘患者连孕不育，脾肾两虚，气失运化，深恐水液潴留，重蹈覆辙。乃以健脾补肾、行气利水为主（组方见方证）。嘱服4剂，每天1剂，以后按月递增2剂，至产前为止，计服40余剂，未予变方，并保持至妇产科检查。情况无异常，安然产一女孩。一年半后又妊，未予服药，至4月左右，腹部复形增大，自检前方4剂服食，无效，至当地卫生院检查为，转长沙某医院行引产术，始获安全。7年后为第5次受妊。停经2月，经妇科诊为早妊后，即来就诊。我仍主以原方，按前法进服，正常分娩，母子无恙[1]。

4.吴静芝治柯某某，女，43岁，患者初起面部浮肿，继则四肢俱肿，已为时多天，先于西医就诊。尿检正常，继而转中医诊治。自诉腰膝酸软，身重倦怠，月经提前量多色淡，诊脉沉小，苔薄白，肾气不足，脾失健运，治宜健脾补肾（组方见方证），4剂。二诊：投药4剂，浮肿明显消退，余症同前，继以原方7剂，巩固前效。按：本病为脾肾不足。脾不运化水湿，故初起面部浮肿，以后四肢皆肿，但尿液检查均为阴性。腰为肾之府，脾主四肢肌肉。脾肾不足则腰腿酸软无力，治以仙菟汤去知、柏，加四味汤作为主方，配伍怀山、肉桂等。全方具有健脾温肾、益气利水之功，以求治本之目的[2]。

5.沈庆法治闻某，女，26岁。病史摘要：患者于1977年3月发现肾炎，在太仓县医院诊治，出院后又去昆山等处服中草药，均未见明显效果，遂来沪门诊治疗。证见面浮足肿，明显凹陷性水肿直至膝盖，腹部胀满，腰酸腰痛，舌红苔腻带黄，脉弦细数。检查：血压120/90mmHg，贫血病容，面目浮肿，腹满，肝剑突下2cm，肋下1cm，脾可及，腹部移动性浊音（+），下肢凹陷性水肿（+++）。化验：血红蛋白125g/L，红细胞30×10^{12}/L，白细胞6.2×10^{9}/L，血浆总蛋白40g/L，白蛋白13g/L，球蛋白27g/L，比例：0.58 ：1，总胆固醇340mg/dl，肌酐15mg/dl，二氧化碳结合力44.8容积%，尿素氮16mg/dl；尿检：蛋白（++++），红细胞（+），白细胞（+），管型（2~3），24小时尿蛋白10.1g，临床拟诊为慢性肾炎，肾病综合征，因患者考虑经济负担，故要求门诊治疗，而来收入病房。经用中医中药，忌钠，降压治疗三月余，症状全部消失，并参加轻体力劳动，近接来信已参加社办工厂工作，最后一次化验：总蛋白60g/L，白蛋白36g/L，球蛋白24g/L，比例1.5 ：1，24小时尿蛋白0.6g/L，肌酐1.5mg，尿素氮9.8mg，尿常规蛋白少，红细胞（0~2），白细胞（-），管型（-）。水湿之邪充斥三焦，通利失司，升降失常，水精无以四布。肺主一身之气，外合皮毛，脾主运化水谷精微而主肌肉，肾藏精为封蛰之藏。现肺脾肾俱病，故见遍体肿胀，腰酸腰痛，腰为肾之府，精不固则腰酸。脉细滑，舌淡苔薄腻，边有齿印。治当清利固精，佐以益气健脾：马蹄金、益母草、带皮茯苓、泽泻、河白草、山药、芡实各15g，白茅根30g，菟丝子、狗脊各12g，赤小豆（打）、玉米须各30g，蝉衣、黄柏、党参各6g，枸杞子、黄芪各9g[5]。

6.肖森茂治王某某，29岁，数月来经前眼睑浮肿沉重，至经行时，颜面浮肿，肢体胀满，体重增加，尿短少，咳嗽胸闷，经净后慢慢消失，经血色淡量多，经期7~8天，神疲乏力，腰酸食差，恶风汗出，感冒样，脉细舌淡苔白腻，平素易汗出，服归脾丸、肾气丸无效。此脾肾两虚，肺气壅滞之证，宜补脾肾，宣肺利水，兼调冲任：麻黄5g，白术、当归、泽泻各12g，黄芪、云苓皮各15g，防己、仙茅、仙灵脾各10g，川芎4.5g，桔梗、白芍各9g，4剂。再服，自行去麻黄、桔梗，胸闷咳嗽又起，经行浮肿如故。仍用一诊方，加香附10g，疏肝行气利水，连用2周期，痊愈[6]。

引用文献

［1］陈义范.羊水过多［J］.新中医，1977，(2)：16.
［2］储水鑫，吴静芝.从肾论治更年期综合征［J］.新中医，1981，(10)：19.
［3］林珮琴.中华医书集成·类证治裁［M］.北京：中医古籍出版社，1999：148.
［4］庞泮池.辨证分型治疗晚期妊娠中毒症28例［J］.上海中医药杂志，1966，(1)：26.
［5］沈庆法.肾病综合征治验［J］.新中医，1980，(4)：30.
［6］肖森茂.经行浮肿治验［J］.中医杂志，1982，(6)：78.

（四）气阴两虚候（脾肾气虚转证3）

脾肾气虚证·气阴两虚候，为脾肾气虚不复，渐损及脾肾阴液，以致气阴两虚之证，是为虚损之根。其见症以脾肾气阴两虚之脉症为主，可兼见经脉或清窍失养之症象。

通称：脾肾虚损。

病名：[**中医**]痿证，暴盲，闭经，胎萎不长。[**西医**]进行性脊髓性肌萎缩，多发性神经根炎，慢性肝炎，重症肌无力，急性球后神经炎。

病因病机：脾肾气虚虚损：脾肾气虚，虚久不复，生化无源，损及阴液，致脾肾气阴两损；内不能养心神，外不能荣筋脉，上不能充空窍。

证象组合：气虚+阴虚+阴涸+神扰+经脉+清空

主症：【**气虚不充**】**症象**：①面色苍白，面色黄滞少华，唇淡黯。②表情呆滞，神疲乏力，怠倦。③语声低微，气短无力，有下坠感。④全身肌肉张力极差，无力，手握力差。⑤口淡纳差。⑥便溏。⑦胎不动。⑧胎萎不长。⑨带下频频。**舌象**：①舌淡嫩。②苔薄白。**脉象**：①脉沉细无力。②脉沉缓细弱。③脉沉细。

【**阴虚失养**】**症象**：①面色黄滞晦暗。②形容憔悴，形瘦如柴，肌肉瘦削。③腰酸膝软。④肝脾区时觉疼痛。⑤闭经。**舌象**：舌淡红暗胖。**脉象**：①脉弦细。②细数。

副症：【**阴液消涸**】**症象**：①心烦少言。②尿黄少，大便干，便秘。③齿龈时出血。④胸脘满闷，不思饮食。⑤肌肤枯燥。⑥肌肉萎缩。**舌象**：①舌质红暗，苔少。②舌光剥或苔剥光糙。**脉象**：脉沉滑。

【**神志不宁**】**症象**：①心悸。②心烦失眠。**脉象**：脉虚寸弱。

宾症：【**经脉失养**】**症象**：①腰痛。②腿痛，不能站立，不能走。③全身肌肉极度松弛，腰腿发软酸疼。④手足无力。

【**清窍失养**】**症象**：①眩晕。②头昏，头痛。③目盲。

治则：当大补脾肾之气，大滋脾肾之阴，气阴双补，从缓图治，俾精气得充，可冀向愈。

方证

1.补肾调经汤证：罗元恺方[1]。治崩漏已止，头晕，腰腿发软，小腹胀痛，口淡纳差，舌淡红略暗胖，脉沉细。

熟地、菟丝子、党参、桑寄生、黄精各24g，川续断、白术、枸杞、鹿角霜各15g，炙甘草9g，制首乌30g，金樱子18g。

2.左归丸合益气滋阴法证：张近三方[2]。治重症肌无力脾肾气阴两虚型，多见与全身型，球型及眼肌型伴复视，除脾虚症状外，可见舌光剥，或苔剥光糙，脉细数。

党参、山药、白术各15g，黄芪、生地、熟地、枸杞各12g，龟板30g，山茱萸、甘草各9g；备选：首乌、白芍各12g，寸麦冬、阿胶各9g，五味子4.5g，胎盘片。

3.补中益气加味证：阮绍明方[3]。治暴盲（急性球后视神经炎）：面色不华，神倦声怯，外观两眼正常，瞳仁微大，似无光泽，视力完全消失，眼球转动时，球后有疼感，食纳欠佳，腹痛，头晕，苔薄白，脉细弱，脾胃虚弱，不能转输于目。

当归、白术各6g，党参、黄芪、白芍、山药各9g，五味子2.4g，柴胡1.8g，白云苓7.5g，升麻1.8g，熟地、石决明各12g，3剂，好转，再4剂，睡眠欠佳，加酸枣仁、茯神，5剂，改明目地黄丸加减：熟地12g，党参、茯神、山药各9g，酸枣仁、当归、白芍、泽泻各6g，五味子、柴胡各1.8g，山茱萸、枸杞各4.5g，5剂，3天1剂，改明目地黄丸。

论著和讨论

1.本证候因脾肾气阴两虚，生化无源，已步入损门。如功能性子宫出血，类似于中医学的"崩漏"。李志铭说："其发病机制，肾虚是致病之本，若肾阴不足，则水不涵木，以致肝阴不足，肝阳偏亢。因而导致肝不藏血。肾阴不足，则水不济火，心火亢盛以致血热妄行，均可使冲任不固而致崩滑。但阴损可以及阳，或者由于体质关系或久病，亦可导致肾阳虚，肾火不足则不能温煦脾阳，致使脾虚不能统血而成崩漏。"[1]所以治疗功能性子宫出血，补脾必须补肾，"从根本上来讲，宜补肾。但出血期间，须着重补气健脾以固气摄血。待出血缓止后，则宜着重补肾，兼理肝脾气血。以巩固疗效，调整周期。"[1]

2.本候治则：总当以补脾肾之气，滋脾肾之阴为主，以固其根本。但也不能忽视标病，要结合具体情况来辨证施治，如李志铭说："当其大出血时，应以止血为急务。如属血瘀者，应祛瘀止血；兼血热，应养阴凉血、止血；崩漏之病，首重塞流。"[1]

病案举例

1.余蔚南治丁某某，28岁，有血小板缺乏症，胎萎不长，素有贫血、月经过多和宫颈炎病史，白带过多，常头晕心悸，妊娠时有严重恶阻漏红，今孕5月，胎不觉动，腰酸带下，腹小如3月，脉弱，以调补气血，滋养肝肾冲任：黄芪、当归、熟地、白术、陈皮、砂仁、川续断、狗脊、杜仲、赤白苓、桑寄生，继加党参、山药，继服3剂，觉胎动气举，原方4剂，胎动正常，再服固养胎元，足月生孩[4]。

又治徐某某，32岁，有结核病史，婚后六年初胎，怀孕3月时曾患吐血症，形容憔悴，头晕无力，心悸失眠，至7月胎无动意，腹小如3~4月状，带下连绵，腰腿酸疼，头昏目眩，脉细弱，属气阴亏损，胎萎不长，以大补气血调理肝肾：黄芪、党参、当归身、熟地、白术、枸杞、菟丝子、龟板、杜仲、茯神、砂仁，14剂胎气活动，1月腹渐大，改补中益气汤加杜仲、枸杞，服药30余剂，足月生男[4]。

2.邓铁涛治李某某，女，30岁，患慢性肝炎2年。症见消瘦，失眠，怠倦，纳减，面色黄滞少华，唇淡暗，舌淡嫩，脉虚寸弱，肝大3.5cm，边缘清楚，质钝稍硬，谷丙转氨酶120单位。此证脾虚较重，兼肝肾不足，治拟健脾益气为主，兼养肝肾：黄芪、云茯苓、扁豆花、菟丝子、女贞子各12g，党参15g，白术9g，桑寄生24g，甘草4.5g，另每周炖服高丽参4.5g（或参须9g）2次，胃纳差加谷芽，失眠甚加熟酸枣仁，或加丹参于经前，或加熟地于经后。治疗1年而愈，至今10年未复发[5]。

又治王某某，女，21岁，于无意间抽血，检得谷丙转氨酶200单位，草絮（+++）。经治疗恢复正常，2个月后谷丙转氨酶又回升，波动于150~400单位之间，兼闭经。皮肤巩膜无黄染，表浅淋巴结未触及，心肺正常，曾作肝扫描、胎甲球、红斑性狼疮细胞等检查，均未发现异常。就诊时谷丙转氨酶440单位，麝浊12单位。症见面色黄滞晦暗，全身无力，纳差，便秘，肝脾区时觉疼痛，齿龈时出血，闭经，唇暗，舌嫩色暗红，苔少，脉弦细。证属脾肾两虚，治拟先健脾，后两补脾肾。处方用归脾汤。服药24天后谷丙转氨酶及麝浊均正常，症状有所减轻，脉舌同前，处方：党参、首乌各15g，云茯苓、熟地、怀山药各12g，白术、楮实子、菟丝子各9g，服药2个月而月经来潮，症状明显改善。继续服药4个多月以巩固疗效，至今1年多未复发[5]。

3.沙海汶治杨某某，女，5岁。因患多发性神经根炎住某医院治疗，经用抗生素、激素以及针灸、理疗等，病情明显好转而出院，于同年9月2日来我院儿科就诊。目前仍腰痛，腿痛，不能站立，不能走，全身肌肉极度松弛，饮食欠佳，大便干，日一次，尿黄少，记忆力差，心烦少言。检查：慢性消耗病容。神清，精神差，面色苍白，表情呆滞，反应迟钝，活动无力，形瘦如柴，皮肤脂肪薄，全身肌肉张力极差，手握力差。心肺（-），咽（-），苔白，质淡，脉沉细无力。辨证：属脾肾两虚，气血两亏。治法：益气补脾，养血补肾。拟四君子汤合六味地黄丸化裁：党参、炒白术、泽泻、生地、熟地、山萸肉、肉苁蓉、川续断各9g，怀山药30g，茯苓12g，炙甘草、丹皮、当归各6g。3剂。同时予六味地黄丸10丸，早晚各服1丸。二诊：服药后，食欲好转，饮食见增，扶物能站，能走，但不能独立行走，仍觉周身无力，腰痛腿软，肌肉仍松弛，大便初干，日1次，溲见多，精神好转。前方加桑寄生30g，川牛膝12g以强腰膝。3剂。三诊：药后饮食明显增多，能独立行走，但不能持久，肌肉较前有力，精神较前活泼，说话也较多。原方续进3剂。四诊：今日患儿自己走进诊室。仍有时腰腿痛，急躁，睡眠不安，汗出较多，纳差。原方再加生黄芪9g以止汗固表。五诊：患儿自己能走来，能玩，爱说爱动，手脚肌肉恢复较快，饮食欠佳，二便尚可，苔薄黄，脉缓。虑久服滋腻之品，影响脾胃功能，改用香砂六君子汤加味，以调理脾胃功能为主：党参、白术、茯苓、白芍、焦神曲、焦山楂、焦麦芽、炙鸡内金各9g，炙甘草、砂仁、半夏、陈皮各3g，黄连粉1.5g（冲）。3剂。同时予山楂丸6丸，早晚各服1丸。以后未再复诊。至3年后患儿因感冒来诊，见其体格很好，已上学（小学二年级），仅记忆力较差[6]。

4.霍印堂治进行性脊髓性肌萎缩：王某某，男，37岁，3年前发现右手无力，现在全身疲乏无力，纳食尚可，大便日2次稀软，两手大小鱼际肌、骨间肌、左小腿肌均萎缩，握力减弱，右手较重，无感觉障碍，面色微黄不泽，苔薄白，脉弦滑，为脾肾虚损之痿证，益气健脾，益髓汤加减：生黄芪18g，当归、白芍、党参、金银花各12g，苍术、白术、茯苓、怀山、川续断、牛膝、鹿角霜、狗脊各9g，首乌15g，甘草3g。胃纳不佳加陈皮、炒麦芽各9g，后加龟板12g，补骨脂、枸杞、菟丝子各9g，大有好转。原方加减：生黄芪18g，当归、茯苓、苍术、川续断、鹿角霜、补骨脂、菟丝子、广陈皮、狗脊、盐知母各9g，白术、党参各12g，鸡血藤、枸杞、熟地各15g，炙甘草3g。握力正常，肌肉恢复，后加龟板、枳壳等，自3月26日至10月间间歇服药，随访3年，一直上班工作[7]。

引用文献

［1］李志铭.罗元恺教授妇科经验拾贝［J］.新中医，1978，(3)：6，7，8.
［2］张近三.重症肌无力症中医辨证施治探讨［J］.新医药学杂志，1977，(5)：25.
［3］阮绍明.暴盲症治案4则［J］.上海中医药杂志，1965，(6)：35.
［4］余蔚南.胎萎不长案二则［J］.上海中医药杂志，1963，(12)：18.
［5］邓铁涛.脾胃学说对消化系统疾病的应用初探［J］.新医药学杂志，1979，(3)：8.
［6］沙海汶.治疗多发性神经根炎恢复期1例简介［J］.新医药学杂志，1978，(8)：44.
［7］霍印堂.肌萎缩2例治验介绍［J］.中医杂志，1980，(8)：33.

（五）清气下陷候（脾肾气虚变证1）

脾肾气虚证·清气下陷候，为脾肾气虚，脾气升举乏力，清阳之气不得上升，而反陷于下焦，无力升提，杂病家亦通称为中气下陷之证。其见症以清气下陷之症象显明，但必兼见脾肾气虚之脉症，并以之为主。

通称：中气下陷。

病名：［**中医**］崩漏，经漏，癃闭，交肠，阴吹，阴挺，淋涩，遗尿，高淋，白浊。［**西医**］乳糜血尿，小便不禁，膀胱结石，直肠阴道瘘管，慢性前列腺炎，功能性子宫出血。

病因病机：脾肾气虚虚陷，因脾气升举乏力，致清气不得上升，无力提挈，清气反而陷于下焦，脾虚不足以固摄，肾虚无力以封藏。

证象组合：气虚+失升+气陷+气郁

主症：**【气虚不充】症象**：①面白无华，面容萎黄，精神委顿。②少气懒言，短气，倦怠乏力。③食欲不振，纳食不香。④四肢欠温，形寒畏冷。⑤大便溏薄，大便则脱肛。⑥腰肌酸楚。⑦经期先后不定，量多拖日。**舌象**：舌淡，白胖嫩，有齿痕，苔薄白。**脉象**：①脉虚弱。②濡软无力。③脉细。④脉迟涩。

【气机不升】症象：①头晕，时有头痛，头晕目眩。②气短懒言。③四肢酸楚。④特别嗜卧。

【气机下陷】症象：①小便不禁。②乳糜血尿，轻时如米泔，重则像膏脂。③淋涩，八正散治疗，小便反而不通。④小腹重坠，腰骶酸痛，小腹会阴坠痛，疝坠，脱肛，阴挺下坠明显。⑤下午后下肢浮肿。⑥阴道出气如矢臭，阴道出粪。⑦劳累时经来转多，经漏。⑧白浊自流。⑨早泄滑精。⑩大便频频，前后急迫，泄泻。**舌象**：舌质淡红苔白。**脉象**：脉三部皆无神，上甚于下。

副症：**【气机不宣】症象**：纳呆。

宾症：**【气机不降】症象**：恶心吐涎。

治则：总以补脾益气，佐以升举为主，以升提下陷之气，兼以益肾固涩，以助其封藏。

方证

1.加减补中益气汤证：陈国干方[1]。治交肠（直肠阴道瘘）3年，大便至少日3~4次，前后俱迫，粪由肛阴排出，脉迟涩苔白。

西党参、白术各9g，炙甘草、黄芪、升麻、柴胡、陈皮各3g，木香2.4g，煨诃子肉2只。

2.三虫散证：乐平李国桢方[2]，治直肠阴道瘘管。

九香虫、全蝎、僵蚕各9g，焙黄研末分15分，每1分拌鸡蛋1枚，蒸熟清早服下，连服15天。

论著和讨论

本证候因脾肾气虚，升举乏力，反而陷于下焦。洪钦国治中气不足：《内经》云“中气不足，溲为之变”，由于脾虚气陷，精微下注所致。症候：小便浑浊，久而不愈，面白神疲，短气乏力，甚则下肢浮肿，舌淡，脉虚。治则：益气升清。方药：补中益气汤[3]。其治则当以补中升提为主，略兼收固肾气，脾肾同治。

钭珊瑚说：本例（小便不禁，见病案2）气短神疲，时有头痛，少腹坠胀，乃气虚下陷之象，舌淡、苔白，脉来无神为虚，上甚于下者，上为阳，下为阴，气为阳，更属气虚之证。或曰气虚下陷，何令小便不禁？治病当求其本，此案缘病起于产后，遗尿有因，咳嗽即下。查咳嗽之因，虽不限于肺，但亦不离乎肺。肺主一身之气，又为水之上源，肺气旺，则水之制约有权。夫产后，气血大虚，以致下陷，脏腑有伤，肺之治节失司，则小溲不禁。《女科经纶·产后证下》（清·萧埙著）云：“非肺气虚而不能约制，为遗尿为不禁，即肾气竭而多有虚热移于膀胱，为沥为淋，总以补养气血，加升提固涩之剂为主，若用渗利疏导，是重虚也，戒之”。明确指出了治疗法则，故以补中益气汤为主，重用参、芪取功，去陈皮者，嫌其辛散苦降，加川芎者，取其“上行头角，引清阳之气而止痛”，佐五味子，非止肺虚之咳，更兼以聚其耗散之精气，加姜枣以调和营卫，冀诸药协力，一战而胜之[4]。

病案举例

1.洪钦国治李某，男，62岁，乳糜血尿反复发作14年，萆薢分清饮效果不显。后患者出现头晕腰酸，倦怠乏力，短气纳呆，下肢浮肿，乃诊为脾肾两虚，中气不足之症，改用健脾补肾法，加服补中益气丸，小便遂变清，出院时尿蛋白（+），管型（-），红细胞（1~3），白细胞（0~2）（注：本院尿常规检查标本是经离心沉淀的）[3]。

2.钭珊瑚治舒某，女，成，1977年7月3日初诊。去春产后，小便不能自主，辄遇咳嗽即下，淋沥不断。每遇伤风感冒，咳嗽频作，则内裤常湿，屡治无效，痛苦备尝。诊其脉三部皆无神，上甚于下，舌质淡红、苔白，气短神疲，时有头痛，少腹常有坠胀感。辨证为气虚下陷，小便不禁。方宗补中益气汤加减：党参15g，炙黄芪12g，炒白术、当归各9g，炙甘草、炒益智各6g，升麻、柴胡各3g，五味子、川芎各4.5g，生姜3片，大枣5枚。3剂后再诊，精神大振，病除大半。原方再服，共8剂而愈[4]。

3.**陈继明**治功能性子宫出血：王某某，21岁，自19岁以后经来量多，需7~9天始减，继则淋漓不断，日间羸瘦，面色萎黄无华，午后足跗轻度浮肿，中西药未见显效，脉细软无力，舌淡苔薄白，有齿印，精神委顿，气短懒言，胃纳不振，夜难成寐，乃中虚气陷，脾不统血，奇脉损伤，冲任不固，宜益气摄血，固冲止漏：炙黄芪、紫石英各15g，党参、鹿角霜、牛角腮、乌贼骨、茜草炭各12g，炒白术10g，炙甘草6g，炙柴胡、炙升麻各3g，炙龟板24g，5剂。漏下大减，再5剂，血止肿退，再调养气血，温摄冲任：炙黄芪、仙鹤草、紫石英、炙龟板各15g，炒白术、炒当归、鹿角胶各10g，党参、熟地各12g，炙甘草6g，红枣5枚，10剂，月经如期，4日而净，归脾汤加减调理2月，随访1年未发[5]。

4.**杨伍根**治脾虚气陷，肾阴亏虚：邓某，男，41岁，患者素有腰痛，尿急、尿频、尿痛及血尿病史。于1981年5月6日在本院拍膀胱正位片一张，X线片示"耻骨联合水平约3cm中线右1.5cm处，可见一豆大之密影，欠均匀"，诊断为膀胱结石。5月15日，本病复发。见面色无华，少气懒言，腰酸痛楚，口干盗汗，大便则脱肛。苔白，脉虚弱无力。前医用八正散治疗，小便反而不通。此脾虚气陷，肾阴亏虚所致。拟补脾益气，滋肾养阴以治：黄芪15g，当归身、党参各12g，升麻、柴胡、熟地、枸杞各10g，白术、菖蒲各6g，炙甘草5g。并加外治法。服药5剂，小便已通畅。再拟上法加金钱草30g，石韦25g，治疗近20天，自觉小便排出一石。于6月1日再拍膀胱正位片一张，报告"膀胱区域未见不透X线硬性阴影"[6]。

5.**李新平**治万某某，女，26岁，1999年5月26日，先兆流产，恶心呕吐，小腹下坠。属脾肾气虚，补中益气汤加味：黄芪20g，党参、熟地各15g，漂白术、升麻、当归各10g，茯苓12g，陈皮、砂仁、柴胡各8g，干姜、甘草各5g，3剂。呕恶已除，下坠感仍存，29日，培补脾肾：黄芪20g，党参、生首乌各15g，升麻、漂白术、桑寄生、生地、菟丝子各10g，柴胡12g，黄柏、砂仁、阿胶各8g，3剂，愈，足月生育一子。

引用文献

[1] 陈国干，彭学诗.加减补中益气汤治愈直肠阴道瘘一例［J］.江西中医药，1958，(8)：25.

[2] 李国桢.三虫散治愈直肠阴道瘘一例［J］.中医函授通讯，1961，第十五期：19.

[3] 洪钦国.乳尿的中医辨证施治［J］.新中医，1978，(2)：35.

[4] 钭珊瑚.小便失禁治例二则［J］.浙江中医药，1978，4(4)：46.

[5] 陈继明.运用奇经理论的临床经验［J］.中医杂志，1981，(2)：14.

[6] 杨伍根.脾肾双补治愈七例癃闭［J］.江西中医药，1983，(2)：40.

（六）气虚失摄候（脾肾气虚变证2）

脾肾气虚证·气虚失摄候，为脾肾气虚，无力固摄血络，致络损血溢，甚则滑脱难禁，杂病家通称之为气不摄血之证。虽以络血不固之症象明显，但必兼见脾肾气血两虚之脉症，并以之为主。

通称：气不摄血。

病名：［**中医**］齿衄，虚斑，月经过多，崩漏，老妇血崩。［**西医**］过敏性紫癜，血小板减少症，功能性子宫出血，先兆流产。

病因病机：脾肾气虚虚滑，为脾肾之气虚，不足以固摄血络，致络损血溢，血络失固，血不归经，络血妄行，甚则滑脱难禁。

证象组合：气虚+血滑+血虚+神虚

主症：【**气虚不充**】**症象**：①头晕头昏，耳鸣目眩，短气，腰酸乏力。②稍有劳累即心慌气短。下肢浮肿，软弱无力。③腰酸膝软，肢软乏力。④畏寒神疲，神倦懒言。⑤胃纳不佳，纳差纳呆。⑥白带甚多小腹空坠，下腹坠痛。⑦尿频，大便溏。**舌象**：舌质淡苔薄黄，舌质淡，苔薄白，舌质淡嫩胖。**脉象**：脉沉细无力，脉虚弱而滑，脉象细微尺弱，脉息虚数，细弱沉。

【**络血不固**】**症象**：①牙龈极易出血，齿衄鼻衄。②皮肤紫癜反复，斑疹如米粟，斑点暗淡。③阴道出血不止，血色鲜红，阴道少量出血，色淡红，先兆流产月经先期而至，每月行经二次，经量较多，经色紫红，经质稀稠不一，淋漓不已，用力即甚。④经量多经来如崩。⑤淋漓不绝，经量少，色暗红。⑥血崩漏下。**舌象**：舌暗红。

副症：【**血虚不荣**】**症象**：①面色㿠白，面色萎黄，面色苍白，面色黄暗。②消瘦。③头晕。④心悸心慌。⑤眼眶黧黑。⑥腰酸腰痛。⑦血淡后稀。**舌象**：舌淡红，少苔，苔薄白。**脉象**：脉细弱，脉细滑，数，虚数。

宾症：【**神气不振**】**症象**：①精神疲惫，少眠多梦。②神倦懒言。

治则：当温补脾气，以摄其血；兼以温养肾气，以助其固摄，此补气摄血之法。或略佐以补血止血之品，以治其标。

方证

1.**加减归脾汤证**：孙静泉方[1]。治崩漏（原发性血小板减少性紫癜），阴道大量出血，血流如注，色红质稀，齿衄，鼻衄，周身斑疹，详见病案1。

人参1.5g，白术、云茯苓、当归、生黄芪、龙眼肉、生地、寸麦冬、丹皮、淫羊藿、川续断、补骨脂、巴戟各9g，酸枣仁15g，木香6g。

2.补气血益脾肾方证：徐国经方[2]。安胎，治早孕先兆流产，防再次流产。详见病案2。

大红参（另煎）、艾叶炭各9g，炒白术、炙甘草各6g，砂仁、炮姜炭各3g，陈皮4.5g，炙黄芪、茯苓、菟丝子、桑寄生、川续断各12g。

3.培补脾肾法证：祝谌予方[3]。治齿衄（血小板减少症），详见病案4。

生黄芪25g，党参、白术、茯苓、当归、川芎、生地、熟地各10g，炙甘草6g，赤芍、枸杞子、菟丝子各15g，鸡血藤20g，仙鹤草30g，大枣10个。

论著和讨论

本证候因脾肾气虚，不能固摄血络，致络损血溢，为气不摄血之候。既可见于鼻衄、齿衄，周身斑疹，也可见于阴道大量出血，先兆流产，血流如注。其共同的见症均是一片脾肾虚损的状态：头昏腰酸，面色萎黄或㿠白，心悸气短，身倦乏力，血淡质稀，脉息虚数。其治则当温补脾气为主，兼以温养肾气，补血止血为法。除了益气升提的黄芪、党参，补肾的熟地、菟丝子、杜仲、桑寄生、川续断之外，还可加入炮姜炭、仙鹤草、三七、茜草、乌贼骨、地榆炭、侧柏炭、贯众炭、棕榈炭等收涩、止血之品。

病案举例

1.孙静泉治崩漏（原发性血小板减少性紫癜）：赵某某，50岁，20余年前扁桃体摘除后，经常鼻衄、齿衄，气血两亏，阴道大量出血，血流如注，色红质稀，周身斑疹，心悸气短，身倦乏力，腰酸，夜寐欠安，纳呆，便溏，小溲频数，脉沉细无力，舌淡红，苔薄腻。加减归脾汤（组方见方证）23剂，血小板升至146×10^9/L（原为56×10^9/L），诸症平[1]。

2.徐国经治撒某，女，28岁，平素体虚，常感头昏心悸。婚后3年，怀孕2次，均于妊娠2个月左右流产。现停经50天左右，阴道少量出血，色淡红，腰酸，腹坠痛，恶心，纳差，精神紧张，少眠多梦，脉虚弱而滑，舌质淡白。妇产科诊断为早孕，先兆流产。证属气血两亏，化源不裕，胎无所养，胎本不固。治宜补气血、益脾肾、安胎，防再次流产。处方（组方见方证）。4剂后，出血、恶心已止，纳食稍增，精神好转，仍觉腰酸腹坠痛，原方去红参、姜炭加阿胶珠、党参各12g，艾叶炭改为炒艾叶6g，继服5剂。药尽，诸恙递减。时觉头昏心悸，以举元煎合归脾汤增减，前后共服39余剂，后足月顺产一女孩[2]。

3.祝味菊治崩漏：丁，女，崩复发，淋漓不已，用力即甚，头昏腰酸，脉息虚数。病理：亡血过多，气虚失御，瘀衃未尽，冲任不调。当予温固：别直参9g，菟丝饼、补骨脂、炒杜仲、桑寄生、乌贼骨各15g，云茯神18g，生三七、茜草根各4.5g，酸枣仁24g，焦续断、大腹皮各12g。二诊：崩漏较瘥，头昏腰酸已除，脉息虚数。再予前法。上方去杜仲、续断、大腹皮，加生西芪、覆盆子各12g，茅术15g，炮姜9g[4]。

4.祝谌予治齿衄（血小板减少症）：贺某，男性，35岁，患者于半年前服用氯霉素后发现血小板减少至40×10^9/L，伴牙龈出血，曾住院诊治1月无效。现牙龈极易出血，头晕、神疲、乏力，稍有劳累即心慌气短。舌质淡、苔薄黄，脉沉细无力。今查血小板为52×10^9/L。辨证属气血两虚，脾肾亏损，治以益气养血，培补脾肾为法（组方见方证），水煎服。药进12剂，精神转佳，化验血小板增至84×10^9/L，但牙龈仍有出血。上方去川芎、赤芍加桑椹子12g、补骨脂10g，后服药70余剂，患者牙龈出血停止。诸症消失，血小板逐渐上升并稳定在140×10^9/L左右。守方加鹿角胶制成蜜丸常服，巩固疗效[3]。

5.赵松泉治王某，37岁，经期不准，量多20余年，原发不孕3年，曾因漏下如注而致贫血，病理检查：子宫内膜增殖症。此次出血淋漓不止已月余，头晕身倦，面色萎黄，唇周围有短须，腰酸腹冷，肢肿便溏，脉沉细而软，舌淡嫩有齿痕。此脾肾两虚，封藏不固。治以健脾补肾，固摄冲任：煅龙骨、煅牡蛎、乌贼骨、赤石脂、川续断、仙鹤草、黄芪、党参、炒白术、山药、仙茅、淫羊藿、茯苓、首乌、茜草、补骨脂、胡芦巴、菟丝子、地榆炭、侧柏炭、贯众炭、棕榈炭。药后血止，大便成形，月经周期准，很快妊娠[5]。

引用文献

[1] 孙静泉.归脾汤加味治疗血小板减少性紫癜[J].上海中医药杂志，1964，(10)：11.

[2] 徐国经.治疗先兆流产的体会[J].浙江中医药，1978，4(5)：44.

[3] 董振华.祝谌予医案五则[J].北京中医学院学报，1984，(6)：31.

[4] 王兆基.祝味菊先生医案选（续）[J].中医杂志，1982，(11)：23.

[5] 赵松泉.闭经崩漏治验二则[J].中医杂志，1986，(5)：25.

（七）气阴不摄候（脾肾气虚变证3）

脾肾气虚证·气阴不摄候，为脾肾气阴两虚，气虚不能固摄血络，阴虚则内热易动，致络损血溢，络血妄行，杂病家通称之为冲任不固之证。其见症虽以络血不固之症象显明，但必兼见脾气与肾阴不足之脉症。

通称：冲任不固。

病名：［中医］崩漏，产后恶露不绝，紫斑，血尿。［西医］功能性子宫出血，无排卵型子宫功能性出血，子宫内膜增殖症，血小板减少性紫癜，慢性肾炎，乳糜血尿。

病因病机：脾肾气虚虚滑，为脾肾气虚不复，久必损及肾阴，气虚则无力固摄血络，阴虚则生内热，致冲任失固；络损血溢，血不归经而妄行。

证象组合：血滑+气虚+阴虚+阴涸

主症：【络血不固】症象：①经漏淋漓，经净7天后，出血不止，经来量多，色淡质稀，量多，初暗红，现鲜红，无血块，漏下点滴。②产后恶露不绝。③全身性散在性紫斑，间有鼻衄。④大便偶见黑红色，少腹坠胀。

副症：【气虚不充】症象：①色晦黄，面色萎黄，面色㿠白。②形神委顿，体倦乏力，腰酸无力，肢软乏力，手足发麻，四肢欠温。③头晕，目眩。④短气，语声低微。⑤心悸，心慌。⑥多汗，浮肿。⑦纳呆，纳差。⑧小腹空坠，下腹坠痛。⑨白带甚多。⑩尿色浑浊如泔浆，夹血丝，甚则下浊块，劳累加重。**舌象：**①舌淡嫩。②舌淡红。③苔薄白。**脉象：**①脉细弱。②脉细滑。③脉濡细。④脉沉细无力。⑤脉象沉弱。

宾症：【阴虚失养】症象：①形体消瘦。②面色黄暗。③眼眶黧黑。④头晕耳鸣。⑤腰膝酸软。⑥心悸失眠。⑦下肢时抽。⑧尾闾酸楚。⑨腰痛。**舌象：**舌淡红，少苔。**脉象：**脉细弱略弦。

【阴液消涸】症象：①口干喜冷。②心烦气促。③虚热。④尿少。⑤经量少，色暗红。**舌象：**①舌暗红，苔薄微黄稍干。②舌质红，边缘有瘀斑。③舌红苔白。④苔薄黄。**脉象：**①脉细略滑数。②脉弦细虚数。

治则：当温补脾气，以摄其血；滋补肾阴，以固其冲任；或略佐清热与固涩之品，以治其标，标本兼顾，其效尤佳。

方证

1.补肾益气摄血证：何子淮方[1]。治初潮：经来量多，色淡质稀，十天半月方始净，详见病案4。

熟地炭、炙黄芪、炒党参、焦白术、枸杞、怀山、川续断各12g，藕节炭15g，炒玉竹30g，炙甘草5g。

2.清心莲子饮加味证：程芝铨方[2]。治乳白色尿夹血液，详见病案5。

石莲子、寸麦冬、地骨皮、台乌、鹿角霜各10g，党参、黄芪、小蓟炭各12g。炙甘草6g，赤茯苓、车前子各15g。

3.安老汤证：单健民方[3]。治绝经，10年后突然阴道出血，初淋漓而下，逐渐增多，质稀色淡。

党参、黄芪、熟地各30g，炒白术、当归、山茱萸、阿胶、香附、贯众炭各15g，荆芥穗5g，甘草3g，木耳炭10g。

论著和讨论

本证候因脾肾气虚及阴，气不摄血，阴虚内热，冲任不固，常见为崩漏（无排卵型子宫功能性出血，子宫内膜增殖症）、月经周期紊乱，也可见为浮肿（慢性肾炎）、高血压、肉眼血尿。治则以温补脾气，滋补肾阴为主，略佐清热与固涩之品，标本兼治。

罗元恺：治崩漏方：①二稔汤：作用：补气摄血，适于出血较多期用。组成：岗稔根30~45g，地稔根320g，川续断15g，党参18~30g，熟地18~24g，首乌30g，白术15~24g，棕榈炭9~15g，炙甘草3~15g，桑寄生15~30g，赤石脂15g。加减：血块多者加益母草18~30g；腹痛者加蒲黄6g，五灵脂9g；气虚者加北黄芪15g；血色鲜红者加旱莲草18~24g，紫珠草30g；血色淡红者加艾叶9g，或以姜炭易棕榈炭。血量特多者加五倍子9g，阿胶12g，血余炭9g，或用高丽参适量炖服或嚼服。②滋阴固气汤：滋养肝肾，兼固气益血。适于出血已减缓，仍有漏下者。熟地、菟丝子、牡蛎各24g，川续断、白术、山萸肉各15g，制首乌、岗稔子各30g，党参、黄芪各18g，阿胶12g，炙甘草9g。加减：出血较多可选加海螵蛸、鹿角霜，赤石脂或炭类药。有虚热者可去黄芪，加女贞；胃纳差者可加山楂肉，兼瘀滞者可加郁金，蒲黄。⑧补肾调经汤（见本证气阴两虚候），预计到排卵期间，可加温补肾阳之品，如淫羊藿，巴戟之类。腰酸痛明显者可加金狗脊、杜仲、乌药，肉苁蓉等品。月经逾期一周以上不潮者，可加川牛膝、当归、益母草[4]。

清心莲子饮：程芝铨按：载自《傅青主·男女科合编·浊淋门》中，方中莲子清心健脾涩精，参芪补气升阳，茯苓、猪苓、车前清利湿热，地骨皮滋阴退虚热，麦冬养阴清肺，以生肾水，甘草和中健脾。盖浊淋者，浊多虚，淋多实，淋痛浊不痛为异，谓浊淋热证者多。然本例已全非湿热为患，病久由实转虚，至脾肾两虚，中气下陷，加之年高肾阴亏损，虚火伤络致尿浊夹血[2]。

病案举例

1. **罗元恺**治崩漏、周期紊乱（无排卵型子宫功能性出血，子宫内膜增殖症）：沈某某，34岁，经净7天后，出血不止，量多，初暗红，现鲜红，无血块，心悸，腰痛，下腹坠痛，睡食俱差，色晦黄，舌淡红，脉细略滑数。属脾胃不固，冲任受损。治宜补肾健脾，佐以止血，以达塞流之效，二稔汤：岗稔、地稔根、制首乌各30g，川续断、白术各15g，炙甘草5g，荆芥9g，仙鹤草20g，艾叶12g。4剂。药后流血暂止，继续辨证治疗[4]。

2. **金谷城**治某，男，9岁。浮肿，高血压，肉眼血尿，精神萎靡。诊断慢性肾炎。肾图示双侧梗阻，酚红排泄试验、尿素廓清试验、莫氏试验均异常，静脉肾盂造影显影延迟，故诊断为慢性肾炎，血尿始终比较严重。在发病初期曾予清热法无效，此后改用单味三七粉口服，非但无效，血尿更重，继后又考虑到患者精神萎靡不振，头晕腰酸，面色㿠白，语声低微，结合肾功能减低，故辨证属于气虚肾亏。予补中益气温肾：黄芪、党参、白术、仙鹤草、当归、枸杞子、首乌、熟地、蒲黄、血见愁、六味地黄丸（吞）各9g，陈皮4.5g。经过上述治疗2个月，尿常规接近正常，一般情况也在好转中[5]。

3. **陈源生**治廖某某，25岁，月经超前，而至暴下如注，面色惨淡无华，神疲体倦，舌淡苔白，脉弦无力，伴口干不饮，少腹胀痛，腰痛绵绵。属血分虚寒，而兼气滞，法宜温经养血，佐以调气，胶艾四物汤加味：炒艾叶、阿胶、白芍、醋香附各12g，熟地15g，当归、台乌各9g，川芎、小茴各6g，2剂，得矢气后少腹胀痛止，血减过半，气滞以除，仍精神疲惫，去台乌、香附，加党参、黄芪各24g，糖水炒棉子30g，补骨脂15g，养血益气，温补下元，3剂，经净，以八珍汤加补骨脂、巴戟、鱼鳔胶补气血益肝肾，以竟全功[6]。

4. **何子淮**治金某，16岁，初潮14岁，经来量多，色淡质稀，十天半月方始净，血红蛋白长期低下，面色不华，头昏乏力，腰酸脚软，经后带多质清，精神萎靡不振，今适来，舌淡苔薄，脉细弱。肾气不足，冲任不固，宜补肾益气摄血（组方见方证），5天即净，带下仍多，继进益气补肾：炒党参、炙黄芪、熟地、狗脊、川续断、怀山、炒玉竹各12g，焦白术9g，炙甘草5g[1]。

5. **程芝铨**治陆某某，男，70岁。18年前发现尿呈乳白色并夹有血液，每因劳累复发加重，迁延不愈。初时他医曾用抗生素及清热利湿之剂，一度好转。近一年来发作频繁，再用上法，效果不著。遂来院门诊，自诉尿色浑浊如泔浆，夹有血丝，甚则尿下浊块。少腹坠胀，腰酸乏力，形体消瘦，心悸、气短、虚热、舌红苔白，脉细。尿常规检查：蛋白（+），红细胞（++），白细胞（0~6）。辨证：脾虚湿痰不化，肾虚固摄无权，精微脂液下流，证属脾肾两虚。治以补气益肾，佐以清利固涩之品，方用清心莲子饮加味：石莲子、麦冬、地骨皮、台乌药、鹿角霜各10g，炙甘草6g，车前草、赤茯苓各15g，党参、黄芪、小蓟炭各12g。上药服用6剂，尿液变清，偶夹浊尿，二诊续进原方5剂遂愈。3月随访未曾复发[2]。

引用文献

[1] 何子淮.崩漏的辨证论治[J].中医杂志，1979，(11)：29.

[2] 程芝铨.清心莲子饮治愈乳糜尿[J].上海中医药杂志，1983，(10)：35.

[3] 单健民.安老汤治老年经水复行1例[J].中医杂志，1982，(2)：60.

[4] 广州中医学院.罗元恺医著选[M].广州：广东科学技术出版社，1980：58，59，60，194.

[5] 金谷城.小儿血尿的辨证论治[J].新医药学杂志，1976，(8)：33.

[6] 陈源生.谈谈崩漏辨证治疗的几个问题[J].中医杂志，1979，(8)：29.

（八）津气不固候（脾肾气虚变证4）

脾肾气虚证·津气不固候，为脾肾气虚不足，无力固摄津液，致津液滑泄不禁。其见症虽以津泄不固之症象显明，却必以脾肾气虚之兼症为主。

通称：气虚失固。

病名：[中医] 滑泄，小便失禁，经期遗尿，产后小便失禁，下消症。[西医] 乳糜血尿。

病因病机：脾肾气虚虚滑：脾肾之气虚不复，脾主升清，脾气虚则不能提举，肾主五液，肾气虚则不能封固，致津液失摄，而下陷不固。

证象组合：气虚+津滑+气陷+神虚

主症：**【气虚不充】症象**：①形体消瘦，面色不华。②神萎语低。③头昏，耳鸣。④腰酸腿软，倦怠无力，四肢乏力。⑤食欲不振。⑥心悸。⑦缺乳。⑧虚热。**舌象**：①舌质淡红无苔。②舌淡苔薄白。③舌红苔白。**脉象**：①脉缓滑，两尺较弱。②脉缓而濡，脉濡无力。③脉细。④脉芤象。

【津液不固】症象：①滑泄不禁。②小便失禁，经前小便失禁，淋漓而下，产后小便频频失禁，稍转侧身动，小便即自遗。③尿色浑浊如泔浆，夹有血丝，甚则尿下浊块。④白带甚多。⑤时有遗泄。⑥小便频数而长。

副症：【气机下陷】症象：①气短胸闷。②下身堕结。③少腹坠胀。④下肢肿。**脉象：**脉沉细而数。

宾症：【神气不振】症象：精神萎靡，神萎语低。

治则：当双补脾肾之气。温补脾气，以助其升举，温固肾气，以助其封藏；则气不下陷，而津液得固，即雷少逸所谓“暖补二天”之法。

方证

1.止泻汤证：孔伯华方[1]。治滑泄不愈，半年有余，无腹痛后重，详见病案1。

盐炒补骨脂、焦白术、陈皮、泽泻各6g，茯苓皮、炒秫米各12g，炙甘草3g，煨诃子、法半夏、猪苓各9g，柴胡、黄连各0.9g，升麻0.3g，淡吴萸1.8g，紫衣胡桃1枚。

2.补中益气固肾止涩方证：池绳业方[2]。治产后小便失禁，详见病案2。

炙黄芪15g，太子参12g，当归、山萸肉各6g，陈皮、炙甘草各4.5g，白术、益智仁各9g，升麻2.4g。

论著和讨论

本证候因脾气受损渐及肾气，中下二焦之气不固，王雨三说：“小便不禁，膀胱失约。……其津液不藏而遗溺者，皆由气阴交亏，而失固摄之权，左脉虚弱者是也，宜用桑螵蛸散与缩泉丸并服之。”[4]其治则当以温补脾气，佐以升提，兼补肾气，助其封固。李中梓说：“补脬饮治产时伤脬，小便漏出。生黄丝绢一尺（剪碎），白牡丹（根皮，用七叶者）、白及各一钱。”[5]

张鸿祥按：经期遗尿，患者近一年来，每次月经前先下胞浆水样秽水，量多如冲，从裤管中漏出，不利于参加劳动生产。据患者苔、脉、病症分析，年近五旬，冲任脉虚，血海空虚。而冲任二脉系于肾脉，肾气亦虚，下压膀胱，约束无权，故经前小便失禁，淋漓而下，伴耳鸣，腰酸心悸，采用补肾益气调经为主治，神萎语低，下身堕结，为脾肾之气亦虚，故加入益气健脾之品，以补中益气丸为主，配合补肾之缩泉丸，补中气而益肾，为约束膀胱，加入海螵蛸、莲蓬壳固涩之品，使经期遗尿全净[5]。

病案举例

1.孔伯华治朱某，脾湿滑泄，半年有余，无腹痛后重等，口不作渴，脉缓滑，两尺较弱。拟滋化温和，以醒中焦（组方见方证）。按：脾湿久泻，中阳下陷，非升麻柴胡补举[1]。

2.池绳业治产后小便失禁：叶某某，37岁，产后小便淋漓、失禁已13天，患者系第一胎第一产，因难产失血过多，小便频频失禁，稍转侧身动，小便即自遗，面色不华，精神萎靡，食欲不振，胸闷四肢乏力，缺乳。舌淡苔薄白，诊脉芤象。脉症互参，此产后耗损气血，肺气更虚，中阳不运，三焦决渎无权，不能约制水道。治宜补中益气，佐以固肾止涩（组方见方证）[2]。

3.张鸿祥治刘某某，女，45岁。近一年来月经行期虽准，先下秽水，量多（如胞浆水）约3天，继见经血量多，伴血块，头昏。今次月经已净，头昏，耳鸣，心悸，腰酸，腹痛，腿软，下肢肿，脉沉细而数，苔薄黄腻而干。此为肾亏阴血不足，冲任不固，治以补肾养阴而调奇经：枸杞子、甜苁蓉、怀山药、香附子、生地、炒当归、丹皮、炒白芍、炒海螵蛸各9g，菟丝子30g，炙龟板15g，木香3g，服7剂。二诊：患者月经又转超前3天而下，先下色白秽水，后下月经，经下量多，腰酸，头昏，低热，脚酸，轻度浮肿。经我院妇科检查，秽水来自尿道，非月经。诊见苔薄白腻，脉小滑数。属肾虚血亏，冲任失调，治再补肾养血调经：当归、白芍、炒玄参、地骨皮、青蒿梗、川续断、苁蓉、香附各9g，炙龟板15g，川芎4.5g，服2剂。三诊：患者月经准时，但仍先下秽水，如小便失禁，不能自主，下身堕结，腰酸。苔薄腻，质嫩，尖红，脉细数。属气虚肾亏，气化失司，不能约束，治以益气补肾约束之：党参、覆盆子、炒益智仁、香附、乌药、川续断、狗脊各9g，陈皮、苁蓉、莲蓬壳各6g，服7剂。四诊：月经，行前仍先下秽水，不能自主，腰酸，情绪紧张。本次月经已净，但感头昏，神疲，目视无力，脉细弦，苔薄腻质淡红。属气虚肾亏，经行前，膀胱无约束之力，治再益气补肾调经：党参、川续断、补骨脂、狗脊、莲蓬壳各9g，菟丝子12g，枸杞子6g，补中益气丸9g（另包）。服7剂。五诊：月经行期尚准，服四诊方药后，经前秽水已停止，自觉腰酸，脚软，苔薄红，脉细弦。为肾气虚，血分热，治再补肾益气调经，以资巩固：党参、茯苓、当归、赤芍、白芍、香附子、川续断、狗脊各9g，菟丝子15g，泽泻12g，丹皮、陈皮各6g。服7剂[5]。

4.黄仕沛治冯某，男，58岁，1978年6月，患湿温发热缠绵，舌苔厚腻，胸脘痞闷，体倦乏力，经用宣透化浊，利湿清热而热退，但仍倦怠无力，时有遗泄，舌质淡、苔薄腻，脉濡无力，食欲反倍增，小便频数而长，检查：空腹血糖12.8mmol/L，尿糖（+++~++++），经用苯乙双胍等，未见改善。本病属于下消之症，遂改服中药。处方：羊藿、巴戟、肉苁蓉、锁阳各15g以温柔补肾，北黄芪24g，升麻12g，党参24g以益气升津，菟丝子、覆盆子、桑螵蛸各15g以固涩精气。宗此法调治，约3个月。血糖降至6.7mmol/L，饭前，后反复多次检查尿糖均阴性，体倦善饥诸症亦消失[6]。

5.罗贤恕治周某某，女，28岁。经停7月，食欲如常，自觉无其他病痛和孕征。唯觉纳谷微胀，小便失禁，白带甚多，轻度咳嗽。平素月经多呈紫黑暗淡，舌质淡红无苔，脉缓而濡。此脾肾两虚之证，拟健脾补肾法，完带汤加减：生薏苡仁、桑螵蛸、乌贼骨各9g，芡实、女贞子各6g，益智仁、生甘草各3g，焦白术、木蝴蝶、菟丝子各5g，2剂，水煎服。复诊：据述服药后四天，腰部酸痛，少腹有重坠感，翌日经水适来，血色紫黑，混有白带，头目眩晕，食欲欠佳。拟归脾汤出入：茯神、乌贼骨各9g，黄芪、怀山药各6g，当归、党参、白术、酸枣仁、佩兰各5g，远志、炙甘草各3g。2剂，水煎服。一月后得悉，药后食欲增进，白带消失，经期正常[7]。

引用文献

［1］北京中医学会.孔伯华医集［M］.北京：北京出版社，1988：341.
［2］池绳业.产后验案二则［J］.新中医，1976，增刊（2）：13.
［3］王雨三.治病法轨［M］.北京：学苑出版社，2015：171.
［4］李中梓.中华医书集成·医宗必读［M］.北京：中医古籍出版社，1999：183.
［5］张鸿祥.经期遗尿［J］.新中医，1977，增刊（2）：42.
［6］黄仕沛.温柔补肾法及其在临床上的运用［J］.新中医，1981，（5）：14.
［7］罗锦堂.罗贤恕治疗闭经的经验［J］.江西中医药，1983，（6）：5.

（九）气阴不固候（脾肾气虚变证5）

脾肾气虚证·气阴不固候，为脾肾气虚不复，损及阴液，气虚则不能固摄，阴虚则不能濡养，以致津液、精微、阴精失固，在妇人则为冲任不固。其见症亦有津液、阴血、阴精不固之症象，在妇人更有胎元不固，但皆兼见脾肾气阴两虚之脉症，并以之为主。

通称：气阴两虚。

病名：**［中医］**大便不禁，遗尿，膏淋，胎动，滑胎，遗尿，白淫，滑精，白带。**［西医］**蛋白尿，慢性肾炎，乳糜尿，先兆流产，习惯性流产。

病因病机：脾肾气虚。因脾肾气虚不复，损及阴液，致脾肾气阴两虚。脾气虚则不能固摄，肾气虚则失其封藏，以致津液、阴血、阴精失固，妇人冲任二脉失养，亦致不固。

证象组合：气虚+阴虚+阴涸+精滑+津滑+血滑

主症：【气虚不充】症象：①面色萎黄，面色㿠白，面色苍白，面目浮肿，足肿。②精神萎靡不振，食欲不振，厌食。③四肢乏力，手足发麻。④多汗体倦，四肢欠温。⑤头晕。⑥气短胸闷，语声低微。⑦心悸，心慌。⑧小腹坠胀，虚坐努责。⑨经少色淡。⑩缺乳。**舌象**：①舌淡苔薄。②舌质淡红，苔薄白。**脉象**：①脉细滑。②脉细弱无力，尺脉尤为沉弱。③脉弦缓。④脉沉缓。⑤脉沉细。⑥脉象沉弱。

【阴虚失养】症象：①消瘦。②头晕目花耳鸣。③失眠。④虚热。⑤腰酸腿软腰痛，腰痛如折，俯仰艰难。⑥脱发。**舌象**：①舌红嫩苔白。②舌淡红、苔薄黄腻。**脉象**：脉弦细滑。

副症：【阴液消涸】症象：①咽干，口干口苦。②思饮喜冷。③心烦气促。④尿少。⑤大便干结。**舌象**：①舌质红，边缘有瘀斑，苔薄黄。②舌质暗红，苔薄白。③舌边尖红，苔白。

宾症：【阴精不固】症象：①滑精。②尿蛋白久治不愈。③小便浑浊，小便白浊，凝结如脂，动后较甚。④白淫。⑤白带如水，绵绵。

【津液不固】症象：①尿频，小便频频失禁。②遗尿。③泄泻。④谷道不合，闭目即遗。**舌象**：舌淡苔薄白。**脉象**：脉芤。

【络血不固】症象：妊娠阴道流血。

治则：当温补脾气，以助其升举与收摄；滋补肾阴，以助其封藏与固密，则下元可固，滑脱可禁。

方证

1.固精丸证：严用和方[1]。治白淫，入房太甚，宗筋驰纵，玉关不固。

肉苁蓉(酒浸，切薄片)、阳起石(火煅，研极细)、鹿茸(燎去毛，酥炙)、赤石脂(火煅7次)、川巴戟(捶去心)、韭子(炒)、白茯苓(去皮)、鹿角霜、龙骨(生用)、附子(炮，去皮脐)各等分。

2.秘精丸证：严用和方[1]。适应小便浑浊不痛，分清浊宁精室。

牡蛎、菟丝子、韭子、龙骨、五味子、茯苓、桑螵蛸、白石脂。

3.双补汤证：吴鞠通方[2]。谷道不合，闭目即遗，或虚坐努责，目花耳鸣，腰膝酸痛。治老年久痢，脾肾阳虚，大便溏泄。

人参、怀山、茯苓、莲子、芡实、补骨脂、肉苁蓉、山茱萸、巴戟、五味子、菟丝子、覆盆子。水煎服。

4.玉锁丹证：蒲辅周方[3]。治遗精日久，如水漏下，可治糖尿病、白带。

文蛤240g，茯苓60g，龙骨30g，研末糊丸，空心淡盐汤下，加莲须、芡实各60g，菟丝子12g，牡蛎30g，山药粉糊丸更佳。

5.固胎饮加味证：刘长天方[4]。治滑胎。

白术、菟丝子各20g，砂仁、炙甘草各6g，桑寄生、杜仲、白芍、阿胶、焦艾叶各10g，党参30g，升麻4g，苎麻根15g。

6.补肾固摄汤证：洪钦国方[5]。治肾虚不固，乳糜尿：小便浑浊，日久不愈，形体日瘦，头昏耳鸣，腰膝酸痛，舌淡，脉细弱，肾虚下元不固，封藏失职，脂液下流。

金樱子30g，菟丝子、芡实各24g，女贞子、党参、莲须各15g，怀山18g，益智、桑螵蛸各10g。

7.桑螵蛸散加减证：龙福珍方[6]。治经常漏尿，已12年余。

党参、北黄芪、当归、肉苁蓉各15g，远志、益智仁、桑螵蛸、覆盆子各9g，石菖蒲4.5g，大枣5枚。

论著和讨论

本证候因脾肾气阴虚损，不能固摄，以致津液、阴血、阴精与冲任失固。洪钦国说："肾虚不固，肾虚则下元不固，封藏失职以致脂液下流。症候：小便浑浊，日久不愈，形体日渐消瘦，头昏耳鸣，腰膝酸软，舌淡，脉细弱。治则：补肾固摄。（自拟方）补肾固摄汤（组方见方证）。"[5]姚国美也说："日间偶有所触，有动于中，精即淋漓而下；或大小便后，精随滑泄，二者统名滑精，多因淫欲太过，玉关不固，或与约精丸（韭子、白龙骨）助肾封藏，或与金樱丸（金樱子、芡实、莲须、龙骨）、玉锁丹（文蛤、龙骨、茯苓）之类固涩精窍。"[7]故其治则，当温补脾气，与滋养肾阴并重，以固其先后二天之本。

坠胎：刘长天治以固胎饮：白术、菟丝子各15g，桑寄生、杜仲各10g，砂仁、炙甘草各6g，水煎服。此方从怀孕之月服起，每月5剂，服至度过上次坠胎月份即可。如先见流产先兆时，可针对病情随证加味，腹痛甚者加白芍，芍药与甘草相配，起缓急止痛的作用。小腹下坠加党参、升麻以补气摄胎。下血者加苎麻根、阿胶、焦艾以止血安胎。血热者加黄芩、旱莲草、栀子、生地、地榆炭等清热凉血、止血[4]。

李兰舫说：运用脾肾双补时如辨证见有食欲不振，纳少运迟，补益脾肾侧重在脾，只有脾胃的运化功能正常，才能吸收营养来维持机体的活动和接受药物的治疗。否则徒进补益，反致滞腻不化。如患者食欲正常，运化有权，则不妨补脾益肾同时进行，且药物亦可量大、味厚之品[8]。

病案举例

1.**岳美中**治慢性肾炎2年：李某，女，31岁，经用防己黄芪汤、当归芍药散后，蛋白尿（+），管型2个，腰酸腿软，咽喉微痛，失眠，舌淡白，脉虚数大。是脾精不足，拟芡实合剂：芡实30g，白术、茯苓各12g，山药15g，菟丝子、金樱子、黄精各24g，百合18g，枇杷叶、党参各9g，14剂，肃降肺气。脉仍虚，加山楂肉9g，侧重消除蛋白尿[9]。

2.**黄文东**治遗尿：吴某某，女，13岁，夜间遗尿，面目浮肿，有时小便频数，面色无华，呈青色，脉细弱无力。益肾助阳，佐以固涩：熟地、怀山、菟丝子、巴戟、女贞子、炒白术、炙黄芪、川续断各9g，狗脊12g，红枣5枚。服上方2剂，小便失禁立即控制，唯乳汁不多，继予补气养血，佐以疏通乳络之品调理[10]。

3.**罗元恺**治滑胎（习惯性流产）：陈某某，36岁，3年连续4次坠胀，今经停45天，食后呕吐，小腹胀，神疲腰酸，矢气频频，大便干结，舌暗，苔薄白，脉细弦滑。属肾气亏损，冲任不固，脾气虚弱，失于闭藏摄纳。近2月经补肾健脾等治疗，已受孕，加减寿胎丸益气安胎：菟丝子、云茯苓各25g，桑寄生20g，川续断、桑椹、党参各15g，陈皮5g[11]。

4.**李泰**治揭巧兰，女，18岁，脉左涩右动，小腹割痛，白带不止，此肝郁脾虚之证。拟加味完带汤：生黄芪、荆芥、当归、云茯苓、阿胶、海螵蛸、白芍各9g，莲肉6g，吴茱萸、陈皮各1.5g，白术、白鸡冠花、山药各15g，台党参、巴戟各3g[12]。

5.**李兰舫**治史某某，50岁，10年前患过乳糜尿。2年前复发，服中药治疗，病情未愈。初诊时小便白浊，凝结如脂，动后较甚，形瘦、神疲，食欲不振，头昏耳鸣，腰酸无力，时有形寒，舌苔薄白，脉象细濡。诊为脾肾两虚，饮食精微不能吸收，充养机体，悉成白浊下趋。治从脾肾双补：党参、黄芪、白术、茯苓各9g，怀山药、建莲肉、生谷芽、白鸡冠花各15g，菟丝子、巴戟天各12g，银杏肉10枚，出入加减，服药半月，白浊未减，但小便中凝脂已少，食欲好转，精神较振，脾肾生机来复，上方去谷芽，加重参、芪用量为15g，甘枸杞子12g，紫河车9g，前后治疗2月，溲色正常，形体丰盛。给予早服补中益气丸、晚服八味丸善后调养[8]。

引用文献

[1] 王道瑞.严用和医学全书[M].北京：中国中医药出版社，2006：71.

[2] 吴鞠通.温病条辨[M].福州：福建科学技术出版社，2010：134.

[3] 中国中医研究院.蒲辅周医疗经验[M].北京：人民卫生出版社，2005：127.

［4］刘长天.滑胎治验［J］.北京中医学院学报，1985，（6）：26.
［5］洪钦国.乳尿的中医辨证施治［J］.新中医，1978，（2）：35.
［6］龙福珍.小便失约十二年治验［J］.新中医，1979，（6）：29.
［7］姚国美.姚国美医学讲义合编［M］.北京：人民卫生出版社，2009：259.
［8］李兰舫.乳糜尿治疗八法［J］.浙江中医药，1978，4（4）：20.
［9］中国中医研究院.岳美中医案集［M］.北京：人民卫生出版社，2005：26.
［10］上海龙华医院.黄文东医案［M］.上海：上海人民出版社，1977：257.
［11］广州中医学院.罗元恺医著选［M］.广州：广东科学技术出版社，1980：209.
［12］李洪成.中医证候学［M］.北京：中国医药科技出版社，2008：2010.

（十）气阴竭绝候（脾肾气虚变证6）

脾肾气虚证·气阴竭绝候，为脾肾气阴损伤太过，阴液枯涸，元气上脱，阴精下竭，是为脱绝败证。以阴液枯涸与元气、津液、阴精脱绝之脉症同见，古人称之为"五绝"之证。

通称：五绝。

病名：［**中医**］中风脱证，慢惊风。［**西医**］脑出血，小儿肺炎。

病因病机：脾肾气虚虚脱，因脾肾气虚及阴，阴液消涸，阴不恋阳，阳气无依，浮越于上，无力收固，致元气脱于上，津液脱于外，阴精竭于下，阴阳俱竭，五脏皆绝之证。

证象组合：阴涸+气脱+津脱+阴脱

主症：【**阴液消涸**】**症象**：①面赤如妆，发热，体温38.5℃。②顶门下陷。③哭无眼泪。④烦渴。⑤唇红烦躁。**舌象**：舌赤。**脉象**：脉浮大无根。

【**气虚脱绝**】**症象**：①卒然昏仆不语，昏沉不醒，昏睡露睛。②口开眼合，口流涎沫，咽喉痰声。③鼾声，鼻孔扇动。④手撒遗尿。⑤或四肢清冷，四肢冰冷。⑥面色青白。⑦喘息起粗。⑧肌肉跳动。⑨腹胀多气。**脉象**：沉细欲绝。

副症：【**津液脱竭**】**症象**：①汗出如油。②吐泻不止。③大便色绿，腹内空鸣。④下泻上喘。**脉象**：脉弦大中空。

宾症：【**阴精脱竭**】**症象**：①项背反张。②两目天吊。③口噤不开。④抽搐。⑤手指固握。⑥口中摇舌。⑦头低不抬。

治则：可治之证，投以大补元气，滋填阴液，佐以镇潜浮阳，以挽其竭绝之法，亦有鞭长莫及之虑。

方证

1.可保立苏汤证：王清任方[1]。治抽风先兆之证，见顶门下陷，昏睡露睛，口中摇舌，不能啼哭，哭无眼泪，鼻孔扇动，咽喉痰声，头低不抬，口噤无声，四肢冰冷等。

生黄芪30~15g，党参、炒酸枣仁各9g，白术、甘草、当归、白芍、山萸肉、枸杞各6g，补骨脂3g，核桃1枚。

2.固脱保元汤证：王季儒方[2]。治脱证：卒然昏仆不语，口开眼合，鼾声，手撒遗尿，或四肢清冷，汗出如油，或面赤如妆，脉浮大无根，或沉细欲绝。

黄芪、党参、熟地、杭萸、桂圆肉、山药、枸杞各30g，茯神、熟酸枣仁各12g，白术9g，生龙骨、生牡蛎各12g~30g，甘草3g。

3.补中益气固脱方证：祁振华方[3]。治小儿肺炎：上喘下泄，两气相争，势将败脱，详见病案3。

党参、茯苓各9g，生黄芪4.5g，五味子3g，龟板12g，山茱萸6g，诃子1.5g。

论著和讨论

1.本证候因脾肾气阴枯竭，阳气浮越，元气上脱，津液外散，阴精下竭，救治殊难。王季儒说："按口开为心绝，鼾声为肺绝，眼合为肝绝，手撒为脾绝，遗尿为肾绝，汗出如油，四肢清冷为阳绝，面赤如妆为阴绝。脉浮大无根为阳气外越，脉沉细欲绝为阴阳俱竭。五绝中之心肺两绝俱见，最为严重，虽仅两绝，亦不易治。"[2]王清任则云："若露睛天吊，不食不哭，痰鸣气喘，病虽沉重，乃可治之证；若天庭灰黑，肾子收缩，或脉微细；或脉全无，外症虽轻，乃不可治之证。"[1]

2.救治之则当急急大补元气，滋填阴液，挽其脱绝。然病势至此，背城借一，亦尽人事以挽天机而已。王季儒治脱证："卒然昏仆不语，口开眼合，鼾声，手撒遗尿，或四肢清冷，汗出如油，或面赤如妆，脉浮大无根，或沉细欲绝。……对五绝俱全及四肢逆冷，汗出如油者可用参附汤（人参30g，附子15g）以回阳救逆，扶正固脱。对五绝中仅出现肝、肾、脾三绝者我常用固脱保元汤（自拟方）补气固脱。固脱保元汤（组方见方证）。如兼汗出如油，四肢清冷，脉微欲绝者，加附子（先煎）15g，干姜6g；如病情有好转，但仍昏迷时，加十香丹1粒，分4次服；如天柱骨倒，症见头不能直竖，系督脉虚损，加鹿茸0.6g，人参鹿茸丸1粒，分2~4次服；大便燥加肉苁蓉30g，只要五绝尚未完全出现者，此方即可应用。"[2]

3.抽风一症：王清任曰：今人治之不效者，非今人错治，乃古方误人。此证多由于伤寒温疫；或痘疹吐泻等证，病久而抽，则名慢惊风……其所以言风者，因见其病发作之时，项背反张，两目天吊，口噤不开，口流涎沫，咽喉痰声，昏沉不省人事，以为中风无疑，殊不知项背反张，四肢抽搐，手指固握，乃气虚不固肢体也；两目天吊，口噤不开，乃气虚不上升也；口流涎沫，乃气虚不归元也；……凡将欲抽风之前，必先见抽风之证，如见顶门下陷，四肢冰冷，口吐白沫，胸高如碗，喘息气促，面色青白，汗出如水，不能裹乳，大便绿色，腹内空鸣，下泻上嗽，肌肉跳动，俱是抽风先兆。前二十症不必全见，但见1~2症，则知将来必抽，其中有可治者，有不可治者，若露睛天吊（见上文），乃不可治之证。可治者，宜可保立苏汤（组方见方证）主之，余治此证，一日之间，用至二三剂者，服至不抽，必告知病家，不可因不抽遂不服药，必多服数剂，气足方妥[1]。

病案举例

1.**谢映庐**治王启元之子，夏月烦渴吐泻，唇红舌赤，尿短烦躁，视其面白神慢，气急多痰，脉息微细，显系脾虚，非暑热之燥。谓曰：分利止泄，解暑除烦，固医门之法则也，今苗窍脉色，脾胃大虚，与此法全不相涉。斯疾唇红舌赤者，津液由吐而上亏也。尿短烦渴者，津液由泄而下亏也。与七味白术散二剂，烦渴略减，再进六神散加枸杞，十余剂而安。凡泄泻脾阴亏者，当仿此，若脾阳亏者，六神加干姜为至稳之法，用者详之[4]。

2.**祁振华**治金某，女，7个月，小病灶肺炎，喘咳27天，T39℃，精神萎靡，面色苍白，昏睡，咳嗽喘息，呼吸浅短，大便稀泄，日6~7次，多奶瓣，腹胀多气，唇淡，舌淡无苔，脉细数无力。肺气已虚，中气下陷，上喘下泄，两气相争，势将败脱，以补中益气固脱为主（组方见方证），2剂，热退不嗜睡，喘止，再2剂，诸症消失。病情恶化时，出现腹胀，甚则高于胸，此中气不能传枢之征，亦脱症之一，切不可按实证处理[3]。

3.**卜子荣**治丰某某，男，1岁，慢惊风吐泻已久，面色青暗，闭目摇头，手足搐搦，昏睡不醒，大便失禁，囟门下陷，肌肉消瘦，四肢厥，脉微弱，脾气大伤，宜大补脾土，健胃回阳，可保立苏汤加减：补骨脂、炒酸枣仁、焦白术、黄芪各6g，红参4.5g，当归、枸杞、山萸肉各3g，核桃带壳1枚，钩藤6g，附子3g，1剂清醒搐止，再2剂诸症消失[5]。

4.**王季儒**治王某，男，67岁，因突然神智昏迷、失语、左半身不遂、遗尿而入院。既往有高血压病史。检查：眼合，遗尿，神昏，左半身瘫痪，瞳孔缩小，对光反射消失，体温38.5℃，脉弦大中空。西医诊断：脑出血。中医辨证属中脏腑之脱证，治宜补气以固脱：生黄芪、野党参各18g，山药、枸杞子、生龙骨、生牡蛎各12g，熟地15g，杭萸、桂圆肉、白术各9g。2日后半身似有动意，已能言语，唯昏睡，叫醒后说一句话又入睡。我因有事未能查房，由别人代诊，以其脉弦大、体温高，改用镇肝益阴汤加减。服药后三四小时突然呼吸困难，神智深度昏迷，不语，体温39℃，头面多汗，有虚阳外脱之势，经吸氧抢救，急改固脱保元汤：生黄芪、野党参、熟地、山药各30g，白术9g，茯神、熟酸枣仁各12g，桂圆肉、杭萸各18g，甘草3g。服药后精神好转，能说话，唯言语不利，呼吸气粗。此方每日1剂，至7日，左半身略能活动，唯手指蠕动撮空，谵语嗜睡，呈半昏迷状态，遂加十香丹1粒。又8日，神志清楚，去十香丹，半年后恢复工作。直至痊愈，此方未事更改，中间曾因大便不通用更衣丸1剂，曾因发烧不退用生鳖甲、地骨皮、青蒿，烧退即去之[2]。

引用文献

［1］俞根初.重订通俗伤寒论［M］.上海：上海科学技术出版社，1959：433.

［2］王季儒.脑血管意外（中风）的辨证论治［J］.新医药学杂志，1977，(9)：19.

［3］祁振华.小儿肺炎辨证用药的经验介绍［J］.中医杂志，1964，(10)：10.

［4］谢映庐.谢映庐医案［M］.上海：上海科学技术出版社，1962：201.

［5］卜子荣.可保立苏汤治愈一例小儿慢脾风［J］.中医杂志，1964，(10)：13.

（十一）阴损及阳候（脾肾气虚变证7）

脾肾气虚证·阴损及阳候，系由脾肾气阴两虚，虚久不复，损及阳气，而成阴阳两损之证。病起于气阴两虚，为阴中阳虚之证。虽以阳气不振之脉症显明，必兼见阴精虚损之脉症。

通称：气血虚损。

病名：［中医］崩中，虚损，痿弱，闭经。［西医］重症肌无力，贫血。

病因病机：脾肾气虚虚损，病由脾肾气阴两虚，虚久不复，损及脾肾之阳，阳气不振，更不能固摄津液、络血与阴精，致阴分更伤，故损复殊难。

证象组合：阴虚+阳虚+津滑+血滑+精滑+空窍

主症：**【阴虚失养】症象**：①形体消瘦如柴，面色暗黄乏泽。②头发枯槁。③心慌心跳心悸。④目光昏暗无神。⑤善忘，记忆力衰退。⑥时有烦躁，睡眠多梦。⑦皮内发热。⑧口唇焦燥。⑨闭经。**舌象**：尖红暗。**脉象**：脉沉滑。

【阳气不振】症象：①面色㿠白，精神疲惫，形神日羸。②畏寒。③肢冷。④痰嗽益甚，局促似喘。⑤气息微弱，胸闷，心跳气短。⑥眼睑下垂，咀嚼无力，吞咽困难，尤以每日下午疲惫殊甚。⑦食欲不振，饮食日少。⑧背痛，腰酸，四肢酸软无力。**舌象**：①舌淡白，苔薄白，胖嫩。②舌质淡红，苔薄白。**脉象**：①脉虚弱。②脉沉细弱。③微欲绝。

【津液不固】症象：①虚汗很多。②内热便泄。

副症：**【清窍失养】症象**：①头晕。②轻微头痛。

【清窍不利】症象：①耳鸣。②目眩，两眼发花。

宾症：**【络血不固】症象**：①痰嗽不舒，继又失血。②崩中经期不准，忽前忽后，忽多忽少，量多有血块。

【阴精不固】症象：①滑精。②带多。③溺后余沥。

治则：仍当以温补脾肾之气，滋养脾肾之阴为主，略佐温养阳气之品，从阴引阳之法，古人有云："善补阳者，当从阴中求阳。"

方证

1. 异功散加减证：王九峰方[1]。治肾损于下，肺损于上，从守中治，详见病案1。

人参、白术、甘草、陈皮加生姜、山药、冬虫草。

2. 参茸汤证：施今墨方[2]。治崩中经期不准，忽前忽后，忽多忽少，详见病案2。

野党参、炒远志、土白芍、柏子仁、鹿角胶、生地、熟地、潼蒺藜、白蒺藜各10g，白术、杜仲、五味子、五倍子、川续断各6g，玫瑰花、月季花、甘草、砂仁各5g，山茱萸炭15g。

3. 温补脾肾实卫固表方证：祝谌予方[3]。治痿弱（重症肌无力），详见病案3。

生黄芪、鸡血藤各30g，党参、巴戟天、淫羊藿各10g，茯苓、川桂枝、白芍、菟丝子、肉苁蓉各15g，白术、女贞子各12g，炙甘草6g。

论著和讨论

本证候病由脾肾气阴虚损，损及脾肾之阳，为阴中阳虚之证。施今墨说："时届更年之期，忽呈崩下之症，血气大伤，统摄无力。血不达于四肢则酸软倦怠；上不荣于头脑则头晕耳鸣；心血不足则气短心跳。肝不藏血，脾不统血，经期延绵二十余日。心肝脾皆为掌管阴血之脏，治此三脏，当可恢复。"[2]其治则自当温补脾肾气阴为主，兼以温养阳气之品，亦从阴引阳之法。

董振华按：重症肌无力颇似中医之痿证。祝（谌予）老认为，本病病机多属脾肾亏损，卫阳不足，每易为风邪外干加重病情。脾主四肢肌肉，为气血生化之源。肾藏精主骨，为作强之官。脾肾不足，精气无以充养筋骨肌肉则动作乏力，痿软如瘫。卫阳不固，风邪外干则汗出溱溱。故用参、芪、术、苓、菟丝子、女贞子、巴戟天、淫羊藿等温补脾肾，强壮筋骨以治本，合桂枝汤调和营卫，祛风固表。辨证立法确当，坚持守方治疗，效果较为理想[3]。

病案举例

1. 王九峰治症缘秋燥伤肺，痰嗽不舒，继又失血，痰嗽益甚，局促似喘，内热便泻，形神日羸，饮食日少。肾损于下，肺损于上，上下交损，从乎中治，脉细数无神，异功散（组方见方证）去茯苓，加生姜、山药、冬虫草[1]。

2. 施今墨治高某，47岁，经期不准，经期不准，忽前忽后，忽多忽少，量多有血块，背痛腰酸，头晕耳鸣，心跳气短，食欲不振，四肢无力，苔薄白，脉虚弱。更年之期，崩下之症，血气大伤，调养肝脾，补心养血（组方见方证）。4剂，血已渐少，精神好转，原方去莲房炭，加玫瑰花、月季花各5g，再服4剂，血已止，症状除。继续调养[2]。

3. 祝谌予治痿弱（重症肌无力）：吕某某，男性，19岁，学生。1975年8月由我院神经科诊为重症肌无力（全身型），服用新斯的明治疗迄今3载。近两月新斯的明由每口9片减至5片，症状加重。眼睑下垂，咀嚼无力。吞咽困难。尤以每日下午疲惫殊甚，自己不能上下楼梯，虚汗很多。诊其舌淡，尖红暗，脉沉滑。辨证属脾肾阳虚，卫表不固，拟温补脾肾，实卫固表治之（组方见方证），每日1剂，水煎服。药进15剂汗出减少，再进28剂能自己上下楼梯。续服90余剂，患者眼睑下垂、咀嚼无力、吞咽困难诸证均除。体力亦增加。新斯的明减至每日4片维持。乃守方加麦冬、石斛、楮实子等配制丸药，巩固疗效[3]。

4. 朱曾柏治元气精血衰竭症：洪某，男，52岁，屈受"武斗"，皮肉精神戕伤，遂至食欲锐减，形体日益消瘦，精神疲惫至极，记忆力大减，头晕眼花，心悸，虽身着重衫，仍畏寒肢冷，常年感冒，头发枯槁如衰草，睛光昏暗无神，面色皖白，气息微弱，舌质淡白，胖嫩无苔，脉微欲绝，形体消瘦如柴，服杞、地、归、参等滋补品，反而腹胀便溏。2年多来，终无疗效。本病起与恐惧抑郁过度，内伤精气，恐伤肾，思虑伤脾，脾肾精气暗耗，患者胃气衰败，难耐药物滋腻峻补之骤，以食疗为主，再辅以甘温补益气血之剂：①肥鸽1只，小火浓煎取汁，纳佐料，服药后即服鸽汤小碗；或以少许鸽汤兑于药液中同饮。②黄芪、党参、当归、制首乌、枸杞各10g，熟地、鸡内金、丹参、陈皮、炙甘草各6g，肉桂3g，浓煎少少热饮，3剂。诸症略有改善，静养服30剂，鸽40余只，遂痊愈上班[4]。

5.刘惠民治矫某，女，23岁，经常头昏、胸闷，气短4~5年。有时轻微头痛，记忆力衰退，时有两眼发花，心慌心跳，烦躁，睡眠多梦，四肢酸软无力，皮内发热，饮食减少。闭经已3年。经某医院检查，诊断为贫血。面色暗黄乏泽，消瘦，毛发枯燥，气略短，口唇焦燥，舌质淡红，苔薄白，脉沉细弱。辨证：脾肾虚弱，气血不足。治法：补肾健脾，益气养血，佐以活血：当归、鸡内金、枸杞子各15g，生地、菟丝子、生牡蛎各12g，延胡索、白术、木香、人参各9g，炒酸枣仁36g，红花6g，丹参25g。二诊：药后诸症好转，饮食，睡眠均近正常，面色、舌、脉同前。前方加牛膝9g、肉桂6g配服十珍益母膏，每日3次，每次1匙。10个月后来函：服药后诸症逐渐好转，食量大增，自觉体力较前增加。10个月来曾行经3次，量较少，周期不准。有时仍有气短及疲劳感觉。处方：当归、枸杞子各15g，白芍、延胡索、黄芪、白术、生杜仲、党参各12g，鸡内金18g，木香、香附、月季花、吴茱萸各9g，炒酸枣仁50g，菟丝子30g，丹参25g[5]。

引用文献

[1] 秦伯未.清代名医医案精华［M］.北京：人民卫生出版社，2006：250.
[2] 祝谌予.施今墨临床经验集［M］.北京：人民卫生出版社，1982：231.
[3] 董振华.祝谌予医案五则［J］.北京中医学院学报，1984，(6)：32.
[4] 朱曾柏.医话二则［J］.中医杂志，1982，(1)：22.
[5] 戴岐.刘惠民医案［M］.济南：山东科学技术出版社.1978：171.

第二节 血虚证类（4证19候）

血虚证，为血液不足之证，与心、肝、脾三脏相关。心主血，肝藏血，脾统血，是以血虚不足，必病关三脏。尤以脾气化送水谷精微，能化赤为血，为后天生血之源；肝藏血，妇人以为先天，与肾为母子之脏；肾精资养于肝，是为先天生血之源。二天有亏，血之生化无源。所以大病久病之后，或平素饮食劳倦，忧思郁结，或劳心过度，或房室失节等，有伤脾、肝、心、肾，耗伤气血，渐至血虚不足，尤以肝脾失其藏统，血不归经，络血妄行，血虚之证更可立至。因此以肝脾血虚证，为血虚证之本病；血虚不足以养心，心乏血主，心血亦虚，故以心脾血虚证、心肝血虚证，为血虚证之合病；肾之阴精，为先天生血之源，所谓“精血同源”，肾精不足以充养肝血，或肝虚下吸肾阴，均可至肝肾同病，所以肝肾血虚证，为血虚证之并病。血虚证之治则，总当补血为先，然血生于气，气能生血，气虚不复，必致血虚；血溢过多，气随血去，气亦至虚，因而血虚之证，亦多有气血两亏者。因此补血者，必兼以补气，所谓补气以生血；又以精血同源，滋补肾精，生精生血，亦补血之要法，所谓填精以生血之法。

证候系统：详见表3-13-2。

表3-13-2 血虚证证候结构表

本病	合病	并病
肝脾血虚证	心脾血虚证、心肝血虚证	肝肾血虚证

一、肝脾血虚证（血虚本病）（9候）

肝脾血虚证，有脾血虚及肝血之证，多由操劳太过，损伤脾气，脾气不足以输水谷精微入络化血，以致血虚不能养肝，致肝脾血虚；或为情怀不遂，忧思郁结，耗损肝脾；或大病久病，耗伤气血；或汗下太过，有损营血脾气，亦至肝脾气血两伤；更有肝脾失其藏统之能，致血不归经，络血妄行，多有猝至血虚者。然肝脾血虚证，多为气虚在前，虽谓血虚，实为气血两虚；又以肝脾均主营血，肝脾血虚亦可致营血不足，甚至虚及卫气，而成劳损之根；血属阴类，阳气所依，血亏之甚，阳无所附，则有浮越于上，甚至有厥脱之变。其治则血虚自当以补血为要。然血生于气，补气可以生血，尤以补益脾气为先，益气以生血，补脾以养肝。总当温补肝脾气血为法。

证候别称;血虚证，血枯证，血虚发热，血虚肝郁，阳虚失血，血不营经，血虚生风，血虚发热，肝脾失和，营卫不和，营卫虚损，虚火上炎，真寒假热，虚阳浮越，阴盛格阳，大虚似实，至虚有盛候，气血两脱。

病名：［中医］虚热，血虚发热，低热，自汗，营虚身痛，虚风，血痹，湿痹，偏枯，风疟，劳疟，风疹块，虚斑，厥脱，血脱，失眠，眩晕，胁痛，斑秃，月经先后无定期，乳胀，月经后期，闭经，血枯经闭，干血痨，崩漏，产后血崩，鼻衄，衄血，便血，戴阳。

证候系统：详见图3-13-14。

营血虚——本证————营血失养候
- 转证————营卫失调候
- 变证————营卫虚弱候、营卫不行候

气血虚——本证————气血失养候
- 转证————气血虚蒸候、气血失调候、肝气失调候
  - ————肝络失和候
- 变证————阳虚失摄候、血虚阳浮候、虚阳浮越候
  - ————气血厥脱候、气血脱绝候

图3-13-14　肝脾血虚证证候结构图

（一）营血失养候（肝脾血虚·营血虚本证）

肝脾血虚证·营血失养候，为肝脾血亏，不能充养营血，致营血不足以营养经络之脉，杂病家通称之为血不营经，或血虚生风之证。其见症虽以经络之症象显明，但必以兼见营血不足之脉症为主。

通称：血不营经，血虚生风。

病名：［中医］虚风，血痹，营虚身痛。

病因病机：肝脾血虚虚损，或因久病，或新产失血，或过服发散，耗伤肝脾气血；肝脾均主营血，肝脾血虚不足以充养，致营血生化无源，营血虚则不足以濡养经络之脉，而风生于内，阳气因而失和。

证象组合：营虚+血虚+阳郁+经络

主症：**【营虚失养】症象**：①面色皖白。②稍劳汗出。

【血虚失养】症象：①目眩。②面色皖白，精明无神。③口唇爪甲色淡不华。④月经量少色淡。**舌象**：舌瘠苔薄。**脉象**：脉沉迟细弦。

副症：**【阳气不和】症象**：①面唇青暗。②手指厥冷，手心觉热。③形寒怕冷。④夜不成寐。

【络脉不荣】症象：①头痛自鱼尾上攻。②两手震颤。

宾症：**【经脉不和】症象**：①背麻。②四肢发麻。③早晨十指伸屈，僵拘不灵。④骤发大身痛。⑤周身筋脉掣急。⑥四肢屈蜷难伸。

【神志不宁】症象：①心悸。②心烦。

治则：当补血以息风，然血生于气，补血先当补气，亦无形生有形之义；温补肝脾气血为主，养营温经，或略佐息风之品，古人云“治风先治血，血行风自灭”，即此义也。

方证

黄芪桂枝五物汤证：张仲景方。治血痹证，症见肌肤麻木不仁，脉微而涩紧。

黄芪、桂枝各三两，芍药二两，生姜六两，大枣十二枚。水煎，分三次服。

论著和讨论

本证候因肝脾血虚，不能充养营血，致营血生化无源，经络之脉失养，虚风内起。姚国美说：“头痛自鱼尾上攻，目眩，脉细或芤，此属营血不足，虚风作痛，产后亡血，多有此证。宜补息风，四物加菊花、蒺藜，或芎归汤。”其治则当以益气补血，养营温经为法。龚廷贤说：“血虚头痛者，夜作苦者是也。当归补血汤，治血虚与风头痛。当归、川芎、白芍药、生地黄、酒炒枯芩、酒炒香附各一钱，防风、蔓荆子、柴胡各五分，荆芥、藁本各四分。”[2]

病案举例

1.万荣轩治营虚身痛案：子心何翁者，先王父承先公之故人也，尝与予家为邻，虽古稀，体尚健。一年冬月初寒，感冷而病，发热恶寒，头身俱痛，就医乞治。服汤虽得汗。表不解，邪留连，多日不差，自服西药。忽一夜骤发大身痛，周身筋脉掣急，苦楚莫可忍，入夜病势尤紧。十余日，虽注以麻药而痛不解，延诊视。及至，见翁伏床

第，唯呼身痛，乞速解救。见翁面唇青暗，精明无神，舌瘠苔薄，四肢屈蜷难伸。切其肌表，却乏热候。扪其腹，自心下抵少腹，筋脉绷急，并无症结，其脉沉迟细弦。予以为病发残烛之年，屡汗津伤：营卫虚耗，周身筋脉失于温煦濡养掣急作痛。治拟益气和营缓急止痛，当遵大论桂枝新加汤方，益以川、归、身、炙黄芪，着日服2剂。更嘱餐以血肉之品，俾益精以扶元。4剂服竟，掣痛蠲半，夜可安寐。复啜三数剂，离床可步。损其量，续服之，证悉除矣[3]。

2.朱春庐治血痹：严某某，女，29岁，难产大出血后，背肌发麻，四肢发麻，清晨厥冷不温，十指伸屈，僵拘不灵，须热水浸泡，或运动后冷麻始缓解，病历年余，面容皖白，唇甲色淡不华，形寒怕冷，夜静肢麻不能如寐，月经量少，色淡，稍劳则汗出神疲，手震颤，以当归四逆汤加黄芪、川芎、川续断等10剂，昼麻轻减，入夜仍麻，加大生地、丹参，加重桂、芍，连服15剂愈[4]。

引用文献

［1］姚国美.姚国美医学讲义合编［M］.北京：人民卫生出版社，2009：152.

［2］龚廷贤.中华医书集成·万病回春［M］.北京：中医古籍出版社，1999：151，152.

［3］马骥.万荣轩得效录［J］.中医药学报，1984，（5）：9.

［4］朱春庐.当归四逆汤临床应用经验［J］.中医杂志，1964，（5）：31.

（二）营卫失调候（肝脾血虚·营血虚转证）

肝脾血虚证·营卫失调候，系由肝脾血虚，不能充养营血，卫气亦弱，外邪留滞，而成营卫虚实失调之候，伤寒家通称之为营卫不和之证。以营卫虚弱与表阳虚郁之脉症共见。

通称：营卫不和。

病名：［中医］风疟，劳疟，风疹块。

病因病机：肝脾血虚虚郁，素禀肝脾血虚，不能充养营血，致营血不足，卫气亦虚，外感留滞，营卫虚弱，无力祛邪，致卫阳不能与营气和调，而成虚实不和之证。

证象组合：营虚+气虚+表郁+阳郁

主症：【营虚失荣】症象：①面色无华。②头晕心慌，多梦。③午后发热，动则汗出。④皮肤干燥多屑。⑤风疹细小疹块，色淡红，剧痒难忍。**舌象：**舌苔淡白，质欠红润。**脉象：**①脉濡弱。②脉浮取大，重按缓弱。

【腠理不调】症象：①寒热往来，汗多，三日一发。②热退更是大汗淋漓。

副症：【阳气不宣】症象：①形寒恶风，汗后恶风益甚。②怕冷，遇风更甚，得热则舒。**舌象：**苔白。

宾症：【气虚失养】症象：①神惫疲倦，肢酸乏力。②饮食少思，纳少。③小劳即发，得微汗即解。**舌象：**舌淡红，苔白。**脉象：**①脉右寸虚大，右关弦缓。②脉细。

治则：当温养肝脾气血，以助营卫而祛风邪，风邪一去，卫气与营气调和，再从温补中气，以冀营卫充实。

方证

营卫双调法证：雷少逸方[1]。治洒寒烘热，脉濡且弱，虚疟劳疟并宜。详见病案2。

桂枝、白芍、当归、炙甘草、党参、黄芪、生姜、大枣。

论著和讨论

本证候因肝脾血虚致营卫虚弱，不足以祛卫分风邪，导致的风疟，劳疟，寒热往来，汗多，或有发作有规律，或无规律。不一定是疟疾，多似夏日感冒，营卫不和。其治则以温养肝脾气血，以助营卫而逐留滞之邪，为扶正以祛邪之法。雷少逸说："胃者卫之源，脾者营之本，今脾胃累虚而作寒热者，宜以营卫双调。故用桂、芪护卫，归、芍养营，参、草补益胃脾，姜、枣调和营卫，此从源本立方，勿见寒热，便投和解。"[1]

病案举例

1.庄虞卿治吕仲远，30余，体弱感风伏而不发，直至深秋，发为阴疟，寒热往来，汗多，三日一发，饮食少思，苔白，脉右寸虚大，右关弦缓，正《内经》所谓：秋成风疟，只宜脾胃双补，不必治疟，俾营卫调而寒热自已：桂枝、炙甘草、生姜各3g，生黄芪9g，当归、白芍、党参各6g，大枣2枚，寒热解，以补中益气汤善其后[2]。

2.许翔霄治邓灿鸿，年近弱冠，夏季伏邪留恋，寒热有汗，止作无时，肢酸乏力，纳少神惫，小劳即发，得微汗即解，脉濡弱，舌淡红，苔白。此营虚卫弱，渐成劳疟，雷氏营卫双调法（组方见方证）加陈皮醒胃：桂枝1.2g，炒白芍、当归身各4.5g，广陈皮3g，炙甘草0.9g，土炒党参9g，炙黄芪6g，生姜2片，大枣3枚，连服3剂疟止。归芍异功散，调理二旬而愈[2]。

3.李兰舫治张某，女，35岁，月前人流，流血甚多，旬日来形寒恶风，时当夏月，稍见风则怕冷不已，午后发热，动则汗出，汗后恶风益甚，T 38.2℃，天明热退更是大汗淋漓，头晕心慌，疲倦，面色无华，脉浮取大，重按缓弱，舌苔淡白，质欠红润。由失血过度，阴虚营弱，致营卫失调，当益气生血，调和营卫：桂枝4.5g，炒白芍9g，生黄芪30g，当归6g，炒酸枣仁12g，五味子、炙甘草各3g，生姜2片，红枣7枚，2剂热退与人参养营汤加减，旬日而愈[3]。

4.徐文达治张某某，女，50岁，风疹瘙痒缠绵数年：发时细小疹块，色淡红，剧痒难忍，以外露部位多，秋冬屡发不止，怕冷，遇风更甚，得热则舒，皮肤干燥多屑，头晕多梦，面色不华，舌淡红，苔薄，脉细，此阴血亏虚，营卫不和，拟养血祛风，调和营卫：当归、炒白芍、制首乌各15g，炙甘草、川芎各6g，生姜1片，大枣6枚，桂枝、炒白术、陈皮各10g，5剂，疹退大半，加桑椹子15g，连服15剂，痊愈[4]。

引用文献

[1] 雷丰.时病论[M].北京：人民卫生出版社，1964：90.
[2] 何廉臣.重印全国名医验案类编[M].上海：上海科学技术出版社，1959：59，123.
[3] 李兰舫.桂枝汤加减治疗营卫不和发热1例[J].上海中医药杂志，1965，(10)：15.
[4] 郑惠虹.徐文达老师治疗风疹验案[J].浙江中医学院学报，1983，(6)：31.

（三）营卫不行候（肝脾血虚·营血虚变证）

肝脾血虚证·营卫不行候，系由肝脾气血不足，以充养营卫，致营卫无力运行于经络。其见症以经络之脉不利之症象为主，但必兼见气虚与营虚之脉症。

通称：经络失养。

病名：[中医]偏枯，血痹，湿痹。[西医]乙型脑炎后遗症，中风后遗症，无脉症。

病因病机：肝脾血虚虚滞，因肝脾血虚不能充养营卫，外邪留滞，以致营卫运行不畅，不能充养筋骨肌肉，脉道不利而成。然血虚则血行缓慢，必致瘀滞血迟，故血虚证常兼瘀滞。

证象组合

主症：【气虚失养】症象：①精神萎靡。②懒言声低。③食少。④短气胸闷。⑤手颤。⑥小便频数或不禁。**脉象**：脉弦虚，无力。

【阳气不行】症象：①身体重着。②步履艰涩。

副症：【经脉不利】症象：①半身不遂。②腰以下如瘫。③腿膝疼痛。④肌肤发酸麻痹。

【络脉不利】症象：①口眼歪斜。②语言謇涩。③口角流涎。**脉象**：无脉。

宾症：【营虚失养】症象：①面色无华。②形体消瘦。③头昏眼花。④心烦不眠。⑤心悸。⑥头发焦枯。**舌象**：舌淡，苔净。**脉象**：脉弦细数。

治则：当益气养血为主，兼以通行营卫，通经活络，使留滞经络之邪得以祛散。血虚则血行缓慢，常兼瘀滞，当补养通利之中，参以活血行瘀之品。

方证

1.补阳还五汤证：王清任方[1]。功能补气，活血通络。治中风后半身不遂，口眼歪斜，语言謇涩，口角流涎，大便干燥，小便频数，遗尿不禁者。

黄芪120g，当归尾6g，赤芍药4.5g，地龙、川芎、桃仁、红花各3g。水煎服。

2.养血祛风汤证：费伯雄方[2]。治风入经络，半身不遂，身体重着，步履艰涩，脉弦细。

生地黄15g，茯苓9g，牛膝、当归、续断各6g，虎胫骨4.5g，白芍药、白术、秦艽、独活各3g，桂枝1.8g，木香1.5g，大枣10枚，生姜3片，桑枝1尺。水煎服。

3.黄芪秦艽汤证：蒋玉伯方。适应半身不遂，口歪言謇，脉浮滑。

黄芪15g，生地、秦艽、杏仁各9g，当归、桃仁、千年健、追地风、赤芍各6g，红花、防风、桔梗、甘草各3g。头晕面赤加甘菊、淡子芩，失音不语加姜汁、竹沥，气逆便闭加代赭石、郁李仁，痰多加姜汁、半夏，胃弱食少加生怀山、生谷芽，心烦失眠加茯神、山栀、炒酸枣仁，腰脚疼痛加杜仲、牛膝，脉迟便溏，手足怯冷加附子、肉桂，以熟地易生地。

论著和讨论

1.本证候因肝脾血虚不能充养营卫，外邪留滞，脉道不利。陈士铎说："卒中之后，手足流注疼痛，久之则麻痹不仁，难以屈伸，实因先有水湿，人不知治元气之衰，而反去祛风利湿，以成似中风之症也。补气祛风利湿，两利汤：白术、茯苓各五钱，薏仁、白芍各一两，人参、当归、半夏各一钱，肉桂三分，甘草、防风各五分。"[3] 李用粹说："大秦艽汤：张洁古方。治中经，邪在血脉中，口喑肢废，风邪散见，不拘一经者。秦艽、石膏各二两，甘草、川芎、当归、芍药、羌活、独活、防风、黄芩、白术、白芷、茯苓、生地、熟地各一两，细辛五钱，每服一两。水煎。”[4]

2.治则当以温补肝脾气血为主，兼以通行营卫，通经活络，补而通之之法。

（1）治口眼㖞斜：加味牵正散：赖良蒲方，养血息风，舒筋通络：黄芪皮15g，当归、天麻、石决明、钩藤各9g，白附子、僵蚕、全蝎、菊花各6g，荆沥1杯和服。又方：黄芪皮15g，当归、秦艽、川续断、钩藤、豨莶草各9g，白芍、桑寄生各12g，甘草6g[5]。

（2）上肢瘫痪：何廉臣说：“凡上截瘫，右肢瘫者，多属阳虚阴凝，每用清任补阳还五汤送下人参再造丸。”[6]王肯堂曰：治手颤，“此病壮年鲜见，中年以后乃有之，老年尤多。”[7]“老人战动，皆因风气所致，及血虚而振。秘方定振丸：熟天麻、秦艽、全蝎、细辛各一两，熟地黄、生地黄、酒洗当归、川芎、煨芍药各二两，防风、荆芥各七钱，白术、黄芪各一两五钱，酒洗威灵仙五钱，上为末，酒糊丸，如梧桐子大。每服七八十丸，食远，用白汤或温酒送下。”[7]如阳明不能充养四末，风湿得以相乘，沈金鳌说：“有十指尖着指甲肉麻者，宜沈氏桑尖汤：桑枝尖15g，防己9g，当归身6g，黄芪、茯苓各4.5g，威灵仙、秦艽各3g，川芎、升麻各1.5g。”[8]

（3）其他方剂

丁甘仁方：益气养血，助阳化痰，兼通络道。治中风，手不能招举，足不能步履，舌根似强，言语謇涩，脉象尺部沉细，寸关濡滑，舌边光、苔薄腻。潞党参、全当归、厚杜仲各9g，生黄芪15g，生於术、大白芍、怀牛膝各6g，生甘草1.8g，熟附片、大川芎各2.4g，川桂枝1.5g，嫩桑枝12g，红枣10枚，指迷茯苓丸（包）12g[9]。

陈树修方：扶阳温经和营祛风，治风寒中经：黄芪12g，川附子、川牛膝、防风、白术、苍术、羌活、独活、青皮、陈皮各9g，炮姜4.5g，桂枝6g，茯苓15g，甘草3g。另用：陈艾叶18g，路路通、桃枝、柳枝各30g，威灵仙、紫苏各24g，姜皮15g，煎水洗浴[10]。

又方，益气养血舒筋：黄芪、焦白术各15g，当归、白芍、川续断、鹿胶各12g，生熟薏苡仁30g，桂枝4.5g，杜仲、带皮茯苓各18g，甘草3g，红枣12枚[10]。

曾月根浸酒方：治半身不遂，右手足不能举动，麻木不仁，略吐痰涎，脉缓。木瓜150g，川萆薢、僵蚕、松节、黄芪、当归、白芍、威灵仙、虎骨、乌药、怀牛膝、防风、天麻、续断、五灵脂各30g[11]。

病案举例

1.朱丹溪治李真三中风，半身不遂，与羌活愈风汤加天麻、荆芥、僵蚕各3g而愈[12]。

又治邱敏六，年三十六岁，患中风，四肢如瘫。此人好色，从幼做买卖，有外事。（此风非自外来，由内燥火而卒中也。）二陈与四物汤加人参、黄芪、白术、麦冬、姜汁、竹沥，百十帖而愈[12]。

2.高紃云治唐罗氏，45岁，体虚劳倦，卒中昏聩，醒后左半身不遂，皮肤不仁，筋骨酸痛，脉虚弱，左甚，用八珍汤加味，扶助气血，镇风消痰：西党参、当归、天麻各6g，白术4.5g，云茯苓、酒制白芍、桑寄生各9g，熟地12g，炙甘草、川芎各3g，钩藤、虎骨各4.5g，竹沥、姜汁，40余剂，病始告痊[11]。

3.蒲辅周治乙型脑炎后遗症：教某，女，27岁，神呆不语，吞咽困难，二便不自知，左上下两肢，麻痹如废，右上下两肢，日夜乱动，饮食依赖鼻饲，舌红润无苔，呼之不答，目中流泪，月经逾期未潮，曾服辛凉重剂，及犀羚牛黄等，于一昼夜之内服石膏达四斤之多，自此神呆不语，由寒凉大剂，攻之过急，药过病所，以致卫阳凝闭而不宣通，营气凝泣，热反冰伏，不能达之出表，神无所用，三焦失司，不仁为痹，躁扰属风，用养血活络，祛风宣痹之合剂送回天再造丸，辅以针刺：当归、白芍、天麻、旋覆花、石决明、紫石英、地龙、桃仁、陈皮、佛手、桑寄生、龟板等出入互用，日服回天再造丸1粒（共服23粒），麻痹消失，躁扰不作，语言渐可，越数月，完全恢复，月事亦通[13]。

4.熊昌华治无脉证：邓某某，女，40岁，全身肌肤发酸麻痹，右侧较甚，伴头晕头痛，眼花，耳鸣，心跳，气短，胸闷，渐渐消瘦，月经后期，色淡量少，精神萎靡，面色无华，头发枯焦，语声低微，少气懒言，舌质淡，苔净，无脉（人迎、气口、趺阳均无）检查颈、桡、腋、足背、股、左腘动脉消失，为气虚血痹，以益气养血通痹复脉，黄芪桂枝五物汤加味：黄芪、熟地、鸡血藤各15g，牛膝、生姜、桂枝、白芍各9g，当归12g，大枣4枚，30剂症减。加川芎3g，陈皮6g，又30剂，基本解除，寸口、趺阳可切得沉迟细弱，能测得血压80/60mmHg，嘱隔3~5日，服1剂，以巩固疗效。2年后随访，病已解除，脉能摸到，体力恢复，精力充沛。[14]

引用文献

［1］王清任.医林改错［M］.北京：人民卫生出版社，1991：40.

［2］张元凯.孟河四家医集［M］.南京：江苏科学技术出版社，1985：16.

［3］柳长华.陈士铎医学全书［M］.北京：中国中医药出版社，1999：730.

［4］李用粹.中华医书集成·证治汇补［M］.北京：中医古籍出版社，1999：6.

［5］赖良蒲.蒲园医案［M］.南昌：江西人民出版社，1965：5.

［6］俞根初.重订通俗伤寒论［M］.上海：上海科学技术出版社，1959：237.
［7］陆拯.王肯堂医学全书·证治准绳［M］.北京：中国中医药出版社，1999：554.
［8］沈金鳌.中华医书集成·杂病源流犀烛［M］.北京：中医古籍出版社，1999：284.
［9］丁甘仁.丁甘仁医案［M］.上海：上海科学技术出版社，1960：92.
［10］上海市中医文献研究馆.中风专辑［M］.上海：上海科学技术出版社，1963：280，281.
［11］何廉臣.重印全国名医验案类编［M］.上海：上海科学技术出版社，1959：11，10.
［12］江瓘，魏之琇.名医类案（正续编）［M］.北京：中国中医药出版社，1996：2.
［13］高辉远.蒲辅周医案［M］.北京：人民卫生出版社，1972：79.
［14］熊昌华.无脉症1例治验［J］.中医杂志，1980，(1)：76.

（四）气血虚蒸候（肝脾血虚·气血虚转证1）

肝脾血虚证·气血虚蒸候，为肝脾血虚，失于濡养，虚热内起，蕴蒸于气血之分，杂病家通称之为血虚发热之证。其见症虽以气血交蒸之脉症显明，但必兼见气血两虚之脉症。

通称：血虚发热。

病名：［**中医**］血虚发热，低热，干血痨。［**西医**］手术后发热。

病因病机：肝脾血虚虚蒸，因肝脾血虚，失于濡养，虚热内起，所谓“血虚生内热”，虚热蕴蒸气血之分，既可逼血妄行，亦能消灼津液。

证象组合：气虚+血虚+血蒸+气蒸+神虚+液灼

主症：**【气虚失养】症象**：①神倦乏力。②眩晕。③少气不足以息。④食少、不思食，得食则满。⑤下肢微肿。**舌象**：苔白微腻。

【血虚失荣】症象：①面黄形瘦，体弱。②头晕目眩。③头发干枯。④肌肤甲错。⑤心悸怔忡。⑥不寐惊烦。⑦月经量少色淡。**舌象**：舌淡。**脉象**：脉细无力。

【血热蕴蒸】症象：①鼻衄。②紫癜，流血，根盘褐色红晕。③经行量少色黑。④潮热，交阴分内热口渴，午后寒热。⑤盗汗。⑥头面烘热，颧红。⑦烦热甚。⑧胁下痞，痛在两胁。**舌象**：舌淡红。**脉象**：①脉沉细数。②脉虚弦。③弦数。

副症：**【津气蕴蒸】症象**：口苦，有臭味。

【神气不振】症象：①倦怠神衰。②惊慌不安。

宾症：**【津液消灼】症象**：①口干唇红。②口舌糜碎。③大便燥结。**舌象**：①舌红苔少而干。②舌光红。

治则：以益气补血为主，以固其本；兼以凉血清热，生津滋液，以退其虚热，而治其标。

方证

1.丹栀逍遥散加生地证：高鼓峰方[1]。交阴分内热口渴，大便燥结，痛在两胁，口干唇红，脉虚弦或弦数，舌红苔少而干。详见病案1。

丹皮、焦山栀、柴胡、当归、白芍、白术、茯苓、薄荷、煨姜、甘草、生地。

2.圣愈汤加减证：王少椒方[2]。治手术后，头面烘热，详见病案3。

当归、炙黄芪、寸麦冬各6g，白芍、党参、玄参、金石斛、川续断各9g，生地、熟地、炙甘草各3g，生谷芽15g。

论著和讨论

本证候因肝脾血虚，气失濡养，虚热内蒸。如蒲辅周说：“低烧偏于血分者，体虚，脉细无力，月经量少色淡，男、妇、老、幼均可用圣愈汤加地骨皮，消化不好加神曲、荷叶。荷叶能平肝胆热，而升脾胃清气。脉弦细数，胁下痞，烦热甚，口苦，用丹栀逍遥散加香附、神曲、荷叶，胁痛加川芎、香附、川芎同用，肝胆郁气才能推得动，这就套了越鞠丸：胁痛甚可再加郁金，胁下有块用片姜黄。”[3]其治则当以益气补血为主，兼以凉血清热，生津滋液，虚实共调。蒲辅周解释说：“低烧病人，苦寒药不宜多用，不仅伤脾败胃，苦寒太过亦化燥伤阴。另外慢性病尤其要重视胃气为本，内伤低烧，脾胃已弱，药量亦宜轻，宁可再剂，勿用重剂。用之欲速不达，反伤中气。这是临床用药原则，必须重视，要善于掌握。”[3]

病案举例

1.高鼓峰：又肝藏血，血少则肝叶硬，不肯下垂，将叶抵胃，胃受肝抵，得食则满，愈与肝相逼，殷殷而痛者，久之变成燥症，而为膈证矣。……肝虚燥痛者，亦不思食，交阴分，外按之不热，病人自言热，口渴，逍遥散加生地、丹皮、山栀（组方见方证）。甚者疏肝益肾汤加当归主之[1]。

2.**李聪甫**治干血痨：黄某某，36岁，月经一月少于一月，近来仅出微量黑水，午后恶寒发热，两颧潮红，头晕目眩，怔忡惊烦，口干盗汗，肌肤甲错，少气不足以息，形体虚惫，脉弦细数，舌淡红。冲任干涸，血不荣经，郁火内燔，营卫紊乱，故寒热似疟；阴血衰少，经血变黑。仿逍遥意：酒炒生地、炙黄芪、苁蓉、酸枣仁、当归身各10g，朱茯神、酒制白芍、西党参各7g，地骨皮、丹皮、白术、川芎各5g，红柴胡、远志、炙甘草各3g[4]。

3.**王少椒**治郑某某，女，51岁，腹部块状物1年余，手术后，头面烘热，头昏，心悸，神疲乏力，舌及口腔糜碎，夜睡不酣，惊惕易醒，腰背酸楚，脉细数，舌光红，由手术营血耗伤，血虚生内热。益气生血，兼清虚热，圣愈汤加减（组方见方证）[2]。

引用文献

［1］高鼓峰.医宗己任篇［M］.上海：上海科学技术出版社，1959：76，77.
［2］王少椒.对“虚热”的临床观察和病机初探［J］.上海中医药杂志，1964，(12)：3.
［3］中国中医研究院.蒲辅周医疗经验［M］.北京：人民卫生出版社，2005：47.
［4］李聪甫.李聪甫医案［M］.长沙：湖南科学技术出版社，1979：132.

（五）气血失调候（肝脾血虚·气血虚转证2）

肝脾血虚证·气血失调候，为肝脾气血不足，无力运行，以致气血郁滞，虚实失调之候。其见症以气血两虚与气血郁滞之脉症共见为主。

通称：气血不和。

病名：［中医］闭经。［西医］子宫下垂。

病因病机：肝脾血虚虚滞：肝脾血虚及气，气血运送无力，以致气血郁滞，内则通行不利，外则经络之脉失和，甚则阳气亦致不和。

证象组合：气虚+血虚+气滞+血滞+经络+阳郁

主症：【气虚失养】症象：①精神疲怠。②纳减。③带下白物。

【血虚失荣】症象：①唇淡。②肌肉消瘦。③善忘。**舌象：**舌光剥。

副症：【气机不利】症象：①大便不爽。②下腹坠痛，小腹剧痛。

【血滞不行】症象：经闭不行。**舌象：**舌暗红。**脉象：**脉沉弦劲，沉涩。

【经脉不和】症象：腰屈不伸。

宾症：【络脉不和】症象：腰酸。

【阳气不和】症象：面色滞晦。

治则：当以温补肝脾气血为主，以助其通行，兼以行气活血之品，以通利其郁滞，以调其虚实，补而兼行之法。

方证

1.**尖花汤证：**施今墨方[1]。治月经1年未至，日渐消瘦，详见病案1。

竹节香附10g，凌霄花、茜根、酒炒茺蔚子、酒延胡索、酒当归各6g，酒川芎、酒丹参各15g，艾叶5g，炙甘草3g。

2.**参归汤证：**李聪甫方[2]。治经停数月，午后小腹剧痛，腰屈不伸，详见病案2。

酒黄芪、西党参、茯苓、全归各10g，漂白术、制香附各5g，酒白芍、乌贼骨、川续断各7g，红柴胡、广木香、炙甘草各3g，肉桂2g。

3.**通经汤证：**程门雪方[3]。治经停9个月，带下，大便不爽，苔薄脉濡滑。详见病案3。

大生地、当归、丹参各12g，川芎3g，制香附、茺蔚子、泽兰叶各9g，橘叶、橘皮、广郁金各4.5g。

论著和讨论

本证候因肝脾气血不足，不能运行气血，以致气血通行郁滞。施今墨说：“六脉沉涩，舌质暗红，闭经将近一年，是有瘀血之象。但形体瘦弱，不宜峻攻，拟先活血通经，后再调养，使气血充盈，月事即可以时而下。”其治则当温补肝脾气血，与行气活血同用，以调其虚实。祝谌予按：“若不去其瘀，纵然大补气血亦不能使之经通。但又因形体瘦弱，不宜用峻攻之法，故先用行血活瘀之剂，使瘀血得活，再予八宝坤顺丸，则冲任和调，气血渐充，月经可及时而至。方用两头尖为入厥阴之血分药，行血活瘀，且能治痈肿。凌霄花去瘀血，除癥积，可通月经。”[1]

病案举例

1.**施今墨**治谢某，22岁，月经1年未至，日渐消瘦，精神倦怠，读书即忘，下腹坠痛，腰酸，微有白带，面色滞晦，舌暗红，六脉沉涩，先活血通经，再调补冲任。尖花汤（组方见方证）。4剂，下黑紫色血有块，下腹坠痛及腰酸均见好，服八宝坤顺丸1粒，日2次[1]。

2.李聪甫治陈某某，22岁，经停五个月，午后小腹剧痛，腰屈不伸，双手搂腹，阵痛时下流白物，唇淡纳减，肌肉消瘦，脉沉弦劲，舌光剥。因肝郁脾虚，冲任失养，经闭不行；湿困于中，浊液下注，白带不止。疏肝运脾通经（组方见方证），10剂腹痛止，20剂白带除。原方照服，食欲增进，一月后而经汛至[2]。

3.程门雪治经停九月，带下，大便不爽，苔薄脉濡滑。拟益气和营，理气调经治之。带下减，大便已爽，经事九月未行。再当理气调经（组方见方证）[3]。

4.李泰治某女，21岁，产后4日，子宫下坠，别无他病。宜祛瘀收涩：全归、川芎各6g，公丁香、母丁香、甘草、北参须各1.5g，龙骨、牡蛎、益母草各3g，3剂即愈。坠下在新产月内，只用此方，不可用补中益气汤[4]。

引用文献

［1］祝谌予.施今墨临床经验集［M］.北京：人民卫生出版社，1982：233.

［2］李聪甫.李聪甫医案［M］.长沙：湖南科学技术出版社，1979：127.

［3］上海中医学院.程门雪医案［M］.上海：上海科学技术出版社，2002：246.

［4］李洪成.中医证候学［M］.北京：中国医药科技出版社，2008：2022.

（六）肝气失调候（肝脾血虚·气血虚转证3）

肝脾血虚证·肝气失调候，为肝脾气血两虚，血不足以养肝，肝气横逆，郁滞不行，杂病家通称之为血虚肝郁或肝脾失和之证。以肝脾气血两虚与肝脾气机郁滞之脉症同见为主。

通称：血虚肝郁，肝脾失和。

病名：［**中医**］失眠，眩晕，月经先后无定期，乳胀。［**西医**］神经衰弱，贫血，不孕症，乳房纤维腺瘤。

病因病机：肝脾血虚虚滞，因肝脾血虚不足以养肝，肝气失其疏利之性，横逆于上下，伤残脾气，脾气亦虚，而成肝旺乘脾，肝脾失调之证。

证象组合：气虚+血虚+气郁+气滞+阳郁

主症：【**气虚不充**】**症象**：①体瘦面皖，疲倦无力。②气短。③饮食无味。④下肢微肿。⑤平时带下。⑥经期超前。**脉象**：濡细。

【**气机不宣**】**症象**：①郁闷不舒。②不饥不食。③中脘不舒。④时恶心。

副症：【**气机不利**】**症象**：①纳谷作胀，嗳气则舒，不思食，得食则满。②胸中满闷。③乳房胀痛，胸胁胀痛喜按，晡剧春发。

【**血虚失养**】**症象**：①面色萎黄，唇甲无华，唇舌俱淡。②眩晕量少。③心悸，惊悸。④烦躁易怒。⑤入夜易醒或彻夜不眠。⑥多梦。⑦目干涩，昏花。⑧腰膝酸软。⑨经来或先或后。**舌象**：舌淡，舌红，苔少而干。**脉象**：①脉弦，左关独盛。②细弦。

宾症：【**阳气不和**】**症象**：①大便干燥，小便短赤。②少腹感凉。**舌象**：尖红。

治则：当以温补脾气，滋养肝血以固其本，兼以疏肝利脾，以通行其郁滞。亦补而行之之法，以通调肝脾之虚实。

方证

1.理脾益气血方证：董德懋方[1]。治原发性不孕：脉细弦，面色萎黄，唇甲无华，胸闷，乳房胀痛，少腹感凉，详见病案3。

黄芪、熟地、当归、白芍、鹿胶、阿胶、茯苓、香附各10g，白术、柴胡、橘核、小茴各6g，川芎、艾叶、炙甘草各5g。

2.加味逍遥散证：陈大年方[2]。治经来或先或后，眩晕惊悸，平时带下，纳谷作胀，嗳气则舒。详见病案4。

当归身、杭白芍、制香附、云茯苓、炒酸枣仁、焦建曲（包）各9g，炒柴胡，广木香各3g，生姜2片，大枣5个。

3.调营敛肝饮证：费伯雄方[3]。治营血大亏，虚气无归，肝气横逆胀痛。

归身、茯苓各6g，酒炒白芍、枣仁、蛤粉炒阿胶各4.5g，川芎2.4g，枸杞9g，五味、木香各1.5g，广皮3g，大枣2枚，姜3片。

论著和讨论

本证候系肝脾气血两虚，肝气失疏乘脾，致气机郁滞不行；既为虚实失调，亦系肝脾失和。费伯雄说："肝虚作痛，肝主藏血，故为血海。操烦太过，营血大亏，虚气无归，横逆胀痛，调营敛肝饮（组方见方证）主之。"[3]其治则当以温补肝脾气血为主，兼以疏利肝脾气机，亦补而通之之法。何廉臣说："通则不痛，治痛之理也。但通之之法，各有不同，调血以和气，……四物加兰香汤加泽兰、制香附各6g，乌贼骨9g，茜根2.4g。”[4]

病案举例

1.**施今墨**治失眠：部某，女，39岁，郁闷不舒，烦躁易怒，入夜易醒，或彻夜不眠，多梦，腰酸，腹胀，经期提前，血块甚多，疲倦无力，饮食无味，二便正，六脉弦，左关独盛。理血疏肝、调节冲任，逍遥散、胶艾四物汤加味：醋柴胡、砂仁、炒白术、艾叶、酒川芎各4.5g，白芍、全归、生地、熟地、朱茯神、杜仲、朱寸冬、川续断、阿胶珠、远志各10g，磁朱丸（北秫米10g同包）、炙甘草。7剂，腹胀腰痛均减[5]。

2.**谢楚材**治梅彩莲，女，30岁，胸胁常作痛，按之稍舒，脉弦细。此系操劳太过，气血失调，故痛而喜按也。加味补血汤主之：当归、酸枣仁、茯苓各6g，炒芍、阿胶、木香各4.5g，川芎2.4g，枸杞子9g，广陈皮3g，五味子1.5g，大枣3枚，生姜3片。痛止[6]。

3.**李英麟**治血虚肝郁（神经衰弱、缺铁性贫血）：吕某某，女，25岁，3年来，经常眩晕，两目干涩，视物昏花，时胸中满闷，善太息，失眠，多梦，心悸，气短，身倦乏力，腰膝酸软，食欲不振，不饥不食，胃脘不舒，时而恶心，下肢轻度浮肿，大便干燥，小溲短赤，消瘦面皖，精神萎靡，唇舌俱淡，舌尖红，苔薄腻，脉濡细，予养血益气，照顾心肾，加理气开胃，助消化，3剂，肝郁胸闷，胃纳呆滞明显，转从疏肝和胃：醋炒柴胡、广郁金、焦白术各4.5g，香附、枳壳、竹茹、陈皮各6g，白芍、猪苓、清半夏、厚朴花、焦三仙各9g，6剂，头晕减，不恶心，去厚朴花，加当归9g，5剂晕除[7]。

4.**董德懋**治原发性不孕：赵某某，女，34岁，婚后13载未孕，脉细弦，面色萎黄，唇甲无华，胸闷，乳房胀痛，少腹感凉，后期拟理脾益气血为主（组方见方证），上方三倍量为末蜜丸，1料后受孕，足月产一女婴[1]。

5.**陈大年**治程某，受气于谷，脾阴乏于灌溉，经脉势难营泽，而又营虚血少，肝木失养，中脘气滞，肝脾失谐，经来或先或后，眩晕惊悸，平时带下，纳谷作胀，嗳气则舒。拟以加味逍遥散养血舒气调之（组方见方证）。按：本案主要由于肝郁克脾，脾失统摄生化，营虚血少，以致经来或先或后，眩晕惊悸，故重在舒肝解郁，使肝脾和谐，则经事得调[2]。

引用文献

［1］段荣书.董德懋医疗经验琐谈［J］.中医杂志，1981，（2）：12.

［2］王大增.著名中医妇科专家陈大年的临床经验［J］.上海中医药杂志，1983，（11）：10.

［3］张元凯.孟河四家医集［M］.南京：江苏科学技术出版社，1985：86.

［4］俞根初.重订通俗伤寒论［M］.上海：上海科学技术出版社，1959：354.

［5］祝谌予.施今墨临床经验集［M］.北京：人民卫生出版社，1982：212.

［6］福建省中医药研究院.福建中医医案医话选编（第一辑）［M］.福州：福建人民出版社，1960：84.

［7］李英麟.中医肝病理论在临床上的运用［J］.江苏中医，1965，（5）：2.

（七）阳虚失摄候（肝脾血虚·气血虚变证1）

肝脾血虚证·阳虚失摄候，系由肝脾血虚不复，阳气失于濡养而不足，无力固摄血络之候，杂病家通称为阳虚失血之证。虽以血络不固之症象显明，必兼阳气不足脉症，并以为凭。

通称：阳虚失血。

病名：［中医］鼻衄，便血，产后血崩。［西医］胃出血，手术后出血。

病因病机：肝脾血虚虚滑，因肝脾血虚不复，累及阳气，阳气无力固摄血络，致络损血溢失固；阳气失于濡养，甚则阳气浮越。

证象组合：阳虚+血滑+气虚+阳浮

主症：【阳气不振】症象：①面色苍白，目无神采，语言低缓，神倦乏力，卧床未起。②唇甲无华，唇舌皆无血色。③腹痛，痛在心下，或只感有时微痛。④关节与腰部均疼痛。**舌象：**舌淡苔白。**脉象：**①脉弦大而无力。②六脉微细。

【血络不固】症象：①连年鼻衄。②大便暗黑如柏油。③产后血崩不止。

副症：【气虚不充】症象：①神疲肢倦。②萎靡不振。③头晕。④饮食不思。⑤稀溏不成。⑥小便淋漓不禁。⑦面目手足浮肿。⑧右下肢不仁，左下肢麻木。**舌象：**舌净无苔。**脉象：**脉缓弱。

宾症：【阳气浮越】症象：①心悸，时觉心慌。②失眠。③夜晚口干，口干不欲饮水。④虚烦不眠。⑤咳嗽气喘，喉中痰鸣，咯大量白色泡沫痰液。⑥汗出如淋，尤以入夜为甚。**脉象：**脉细数。**舌象：**①苔白燥。②舌边红，舌苔白。**脉象：**左脉弦大，右脉呈弱。

治则：当温补肝脾气血之中，兼以温振阳气之品，以助其固摄，参以止涩以固其血络，亦标本兼顾之法。

方证

黄土汤加减证：萧熙方[1]。治胃痛，便血，面白唇淡，神疲肢倦，眩晕，心悸等症。纯属一派虚象，脉大无力，大便色黑，详见病案3。

生地、潞党参各15g，杭芍、黑地榆、阿胶（冲服）各9g，伏龙肝（荷叶包煎）12g，炮姜炭、炙甘草各3g。

论著和讨论

本证候因肝脾血虚，累及阳气，阳气无力固摄，致络损血溢。蒲辅周说："由产后流血过多过久，气血两虚，兼之损伤冲任，八脉无力统驭，升降失和，营卫不偕，气无能以帅血，血不足以固气，已成危候"[2]。或如邹云翔所云："自汗乃阳虚为主，已阳伤及阴，咳由脾弱，土不生金所致，出血缘由气虚不能摄血。"[3]萧熙说："便血而胃痛不甚，乃邪少虚多之候。"[1]其治则当于温补气血之中略佐温振阳气，以助其固摄。

病案举例

1.**蒲辅周**治产后血崩不止：龙某，27岁，现迄56天，时有血块流出，腹部肌肉枯黑无泽，少腹肌肉微现肿块，颜面苍白，目无神采，语言低缓，唇舌皆无血色，面目手足浮肿，右下肢不仁，左下肢麻木，肌肤甲错，关节与腰部均疼痛，阴道除下血块，兼有脓血流出，小便淋漓不禁，耳下取血，已成淡黄色液，舌淡苔白，六脉微细。由产后流血过多过久，气血两虚，兼之损伤冲任，八脉无力统摄，升降失和，营卫不偕，气无能以帅血，血不足以固气，已成危候，所幸每餐尚能进稀粥，当急以固气止血为务：党参、乌贼骨各30g，生黄芪、龙骨各15g，白术、熟地各12g，牡蛎9g，阿胶珠6g，蒲黄炭3g，3剂，食纳渐增，血略少，脉转沉细，仍未离险境，去熟地加党参15g，血余炭9g，三七末0.9g，姜炭1.5g，升麻3g，4剂。病情略趋稳定，恐止涩过甚，以香附舒气之郁：黄芪、鹿角霜各30g，党参15g，白术、阿胶、蒲黄炭各9g，川续断6g，杜仲12g，制香附3g，三七末0.9g，服药欲呕，加酸枣仁9g，山茱萸4.5g，一缓肝胆之急，1剂。血再减，加龙眼肉、乌贼骨，润心肝而实脾，尚流血，脉微四肢仍肿，乃气虚血败真象，固气止血重加炭类涩之：朝鲜参、生黄芪各15g，阿胶12g，荆芥炭24g，血余炭、侧柏炭、地榆炭各6g，姜炭3g，陈棕炭、荷叶炭各9g，2剂。血减，面目四肢浮肿如前，身痛，流血过多，经络失养，主补气生血，调和营卫：黄芪30g，当归、桂枝木、白芍各9g，党参15g，阿胶12g，炙甘草6g，红枣6枚，1剂。血止，食增，小便仍淋漓，脉弦大有力，尚属虚象，续补气血，兼益冲任：黄芪30g，当归、杜仲、补骨脂、川牛膝、阿胶各9g，鹿角霜15g，熟地12g，川续断6g，炮姜3g；又乌骨鸡1只，生黄芪120g，当归24g炖服，每日1只，3日肿消。血肉有情之品，助长生气生血之力[2]。

2.**邹云翔**治术后虚咳汗淋：申某，男，50岁，4月26日行剖腹手术。术中确诊为坏疽型胆囊炎、胆囊周围炎、肝下积脓、右膈下脓疡。术后体温渐降，但自4月28日起咳嗽剧烈，咯白色泡沫样痰，并觉胸闷。呼吸30次/分，两肺可听到痰鸣音，两肺底可闻少许水泡音，心率90次/分。4月28日下午，伤口流鲜红色血液，切口下有积血，5月3日行第二次手术，术中见切口全部裂开。术后心、肺功能都差，经抢救已有缓解，但仍咳嗽不止，又汗出如淋，胃部渗血，大便隐血试验阳性，用中西药未能控制，5月13日特邀我会诊。患者神倦乏力，卧床未起，咳嗽气喘，喉中痰鸣，咯大量白色泡沫痰液，汗出如淋，尤以入夜为甚，虽不断揩擦尚湿透衣被，纳少便黑，时觉心慌，苔薄白，脉细数（104次/分）。自汗乃阳虚为主，已阳伤及阴，咳由脾弱，土不生金，出血亦由气虚不能摄血所致。用扶阳毓阴，健脾化痰，补气摄血之品：冬虫夏草、炒山药、川百合各15g，东北人参、炒白芍、糯根须各9g，黄芪18g，炮姜、苍术炭各1.2g，五味子、炙甘草、川贝粉（冲）各3g。二诊：服药1剂即咳嗽明显减轻，能平卧已无痰鸣声，汗出减少，精神好转，已能坐起待诊。脉数未和。斟酌前制更方：冬虫夏草、东北人参、炒白芍各9g，黄芪30g，炒山药15g，炮姜炭1.5g，苍术炭0.9g，五味子4.5g，糯根须12g，炙甘草3g。三诊：咳宁痰少，微汗神佳，胃纳增加，大便色黄，一日2行，质不成形，伤口愈合情况好。大便隐血试验弱阳性，脉细和，76次/分，苔根薄腻，血化验：白细胞7.75×10^9/L，中性75%，淋巴23%。前方有效，踵武前制，酌加健脾止血之品。原方加地榆炭6g，炒扁豆衣9g。四诊：精神渐复，胃纳增加，日进一斤，已解黄色成形大便，眠不佳，脉象细缓，大便隐血试验阴性。以养血归脾安神之品调治巩固之：炙黄芪、熟酸枣仁18g，东北人参、桂圆肉、五味子、炒白芍各9g，龙齿24g，炒山药15g，冬虫夏草4.5g，云茯苓、山萸肉各12g，红枣7个[3]。

3.**萧熙**治王某，男，21岁，一年之前，曾患胃痛，便血。经某医院诊治，病情有所转好，但未彻底治愈，5天前突发胃痛、大便下血甚多，经治便血未止，精神极度疲乏，前来本院诊治。就诊症候：面色苍白，唇甲无华，神疲肢倦，萎靡不振，饮食不思，心悸，失眠，眩晕。夜晚口干。胃脘不甚痛，或只感有时微痛，大便暗黑如柏油，大便隐血试验为强阳性（++++）。舌质淡，苔白燥，脉弦大而无力。辨证议病，便血多次，气血已虚，此次下血日久未止，气血耗损更甚，察其面白唇淡、神疲肢倦、眩晕、心悸等症。纯属一派虚象。脉大无力，大便色黑，乃气虚血失统摄之征，便血而胃痛不甚，乃邪少虚多之候。拟益气补血，养血止血为法，以参芪四物汤加减：潞党参24g，北绵芪、侧柏叶各15g，生地、熟地各12g，杭白芍、当归身、阿胶（冲服）、地榆炭、酸枣仁各9g，粉丹皮6g，炙甘草4.5g，2剂。每日1剂，连服2天。二诊：服上药2剂，肉眼便血不显。大便颜色转黄，大便隐血试验（+），精神转佳，诸症显减。处理拟按上服原方，继续再服2剂（每天1剂）。三诊：20天之后患者来就诊，告知上次便血服二诊药后，诸症消失，便血已止，因事回乡，停止继续服药，两天前因饮食关系，昨天复现大便色黑，稀溏不成，但精神尚好，食欲稍减，口干不欲饮水，虚烦不眠，舌边红，舌苔白。左脉弦大，右脉呈弱。睽度脉症，拟为血虚肝热，气虚脾寒之候，治以养血清热，益气温中为法，仿黄土汤加减（组方见方证），3剂，每日1剂，连服3天。效果：服药剂后，大便颜色转黄，成形，再服2剂，大便正常，便血消失，大便隐血试验（-）。嘱其注意日常生活饮食调理，继续服药巩固疗效以防复发。[1]

引用文献

［1］萧熙.胃出血治案［J］.新中医，1978，(2)：18.

［2］高辉远.蒲辅周医案［M］.北京：人民卫生出版社，1972：117.

［3］邹云翔.邹云翔医案选［M］.南京：江苏科学技术出版社，1981：186.

（八）虚阳浮越候（肝脾血虚·气血虚变证2）

肝脾血虚证·虚阳浮越候，为肝脾血虚之体，失治误治，重伤其气血，致虚阳无依，浮越于外，立有厥脱之险，伤寒家通称之为真寒假热，或戴阳、阴盛格阳之证，亦大虚似实，“至虚有盛候”之例。

通称：真寒假热，虚阳浮越，阴盛格阳，大虚似实，至虚有盛候。

病名：［中医］戴阳。

病因病机：肝脾血虚厥脱，因肝脾血虚不能涵阳气，阳气浮越于外，大都由外感误治，多服寒凉，攻伐药，或体质虚弱，或过于劳动，并淫欲过度，致伤元气者，方有此证。

证象组合：阳虚+阳浮+阳滞+阳脱

主症：**【阳气不振】症象**：①面色㿠白。②畏风畏寒。③肢体困倦，软而无力。④恶寒发热。⑤汗出不止。⑥食量全缺。**脉象**：脉虚微右微甚。**舌象**：其舌边胖大，舌底润滑者。

【阳气浮越】症象：①面目俱赤。②身热如烙，清热和解，热愈甚，覆盖尽去不欲近衣。③膈间有火，漱水不咽。④唇焦口燥，口渴咽干，口更大渴，亦有喜冷饮者，唯饮不必多。⑤体内潮热。⑥小便微黄，大便不通。⑦心神烦躁，炽热躁扰，张目不眠。⑧妄语，谵语，乱言无伦。⑨甚则起坐不安，谵语詈骂，发狂而不识人者，且甚有力，逾墙上屋，赤身驰骤，不避亲疏。⑩面若无神，两目瞪视，言动甚壮，劲有力。**舌象**：①舌苔白而黄。②舌苔胶黄。③舌黄上加黑，滋润不燥。④由黄而焦；或枯黑燥裂，甚有舌底亦燥，而绝无津液，其燥刺如沙皮，敛束如荔枝者。**脉象**：①脉浮数无力，浮濡而数。②脉数大，按之豁然。③或急疾糊数少神。④脉洪鼓，左甚。⑤脉洪大，按之索然。⑥脉豁大无伦，重按则空。

副症：**【阳气不行】症象**：①恶寒、足冷。②头目晕痛。③胸膈胀满，胸背作痛，腹痛。④清涎涌逆，吐痰甚多。⑤大便不实。**舌象**：舌必白润。

宾症：**【阳气脱绝】症象**：①神思似清，而时昏聩。②喘急，自汗。③或语次间忽作鼾声。④神愦，谵语，郑重而语无伦次，时断时续。⑤口噤不语。⑥撮空循衣摸床。**脉象**：①脉浮散而数，中候即空。②或沉细沉微。③或短促无根。

治则：当大补气血，以摄纳浮阳，兼以大热壮阳之品，以挽其欲脱之元阳。

方证

1.人参养荣汤加附子证：王雨三方[1]。治正气亏极，精神散失，心经不能自主，正气竭而欲亡之症。

人参、麦门冬、五味子、生地黄、当归、白芍药、知母、陈皮、甘草。加附子、炮姜。

2.壮阳降逆理中汤证：陈务斋方[2]。治肢体困倦，食量日减，详见病案6。

肉桂3g，熟附片、干姜各15g，炒白术18g，半夏、白芍各9g，陈皮1.5g，茯苓、防党各12g，当归身、五味子、砂仁各6g。

论著和讨论

本证候因肝脾血虚，不能内涵阳气，阳无所依，以致虚阳浮越，而见虚阳外越之症象，与热实阳证极似，但必有阳虚阴盛之脉症可凭，甚则有阳气脱绝之脉症。董废翁说：“神思似清，而时昏聩，或语次间忽作鼾声，此大危候也，急进归脾、养荣等药，参、芪须用至两许方可，甚者加附子。”[3]曹炳章说：“凡舌苔由白而黄，由黄而焦；或枯黑燥裂，其舌边胖大，舌底滑润者，甚有舌底亦燥，而绝无津液，其糙刺如沙皮，敛束如荔子者，皆因劳伤脾肺，气虚发热，误用发散，益虚益热，复用寒冷，重阴内逼，以致虚火上炎，所以白上加黄，黄上加焦，而枯黑燥裂也，大剂参附养荣汤，不时灌服，多有得生者。”[4]谢映庐曰：“此五脏空虚，气血离守，昆仑飞焰，挽救莫及，急证急补。”[5] 即呈现王节斋所谓“阴虚阳无所依，浮散于外”的一种状态。

王雨三说：“(阴盛格阳)大都由外感证误治，多服凉表攻伐药，或由体质虚弱，或过于劳动，并淫欲过度，致伤真元者。其证面目俱赤，身热如烙，唇焦口燥。而舌必白润，或足冷。亦有喜饮冷水者，唯饮必不多。甚且起坐不安，谵语发狂而不识人者。又有口噤不语者。若服寒凉攻伐药，必毙。脉象浮散而数，中候即空，或沉细沉微，或短促无根，宜用人参养荣汤加附子炮姜，甚者用十四味建中汤，加炮姜冷服之。”“正气亏极，精神散失，心经不能自主，亦有谵言，此即郑声。郑重而言无伦次，时断时续，脉必微细，或浮濡且数，此属正气竭，而阳欲亡之证也，用人参养荣汤，甚者加附子、炮姜（组方见方证）。”[1]

故其救治之则当大补其气血，参以大热救阳之品，以挽回其元阳之脱绝，吴蒙斋所谓：“收浮散之阳，以归阴也。”古人谓：“若服寒凉攻伐药必毙，”诚毫厘千里，生死反掌之间，不可不慎。

病案举例

1.**朱丹溪**治一老人，饥寒作劳，患头疼，恶寒发热，骨节疼，无汗，妄语时作时止，自服参苏饮，汗大出而热不退，脉洪数而左甚，以参、芪、归、术、陈皮、甘草，加附片二片，一昼夜尽五贴。至三日，口稍干，言有次序，诸症虽解，热尚未退，又去附加芍药。又两日，渐思食，颇精爽，间与肉羹又三日，汗自出，热退，脉洪数尚存。病以来，不更衣十三日，今谷道虚坐努责，迸痛如痢状不堪，仍用前药，间以肉汁粥及苁蓉粥，浓煎椒葱汤浸下体方大便。又两日尿闭，小腹满闷，但仰卧则点滴而出。朱曰：补药未至。倍加参、芪，两日小便通，又服药半月而安[6]。

2.**龚子才**治一妇人夏间病热，初用平调气血，清热和解，二三服不应，热愈甚，舌上焦黑，膈间有火，漱水不咽，脉虚微而右微甚；六七日内，谵语，撮空循衣摸床。用四物加黄芪、人参、白术、陈皮、寸麦冬、知母、熟附片，服之一二时汗出热退，次日复热，再服仍退，有次日复发。知其虚剧也，连服10剂，皆加附子而安[7]。

3.**杨乘六**治族弟，患热症，六七日不解，口渴便秘，发狂逾墙上屋，赤身驰骤，谵妄骂詈，不避亲疏，覆盖尽去不欲近衣，如是5日，面若无神，两目瞪视，言动甚壮，劲有力，脉豁大无伦，重按则空，舌黄上加黑，滋润不燥，此阴盛于内，逼阳于外，阳气大亏，神不守舍，元神飞越，故先遇人于未至之前。养荣汤加附子，倍酸枣仁、五味子、白芍。一剂狂妄悉除，神疲力倦，熟睡周时方寤，渴止、食进、便通。补中益气加白芍、五味子[7]。

4.**谢映庐**治陈甫三内人，洒淅恶寒，倏忽潮热，时值夏初，疫症流行。气虚感寒，误表误下，致炽热躁扰，张目不眠，谵语发狂，且甚有力，面红目赤，乱言无伦，大便不通，脉洪大，按之索然，此五脏空虚，气血离守，昆仑飞焰，挽救莫及，急证急补，进人参养荣汤加附子60g；若呕吐稠痰，先救胃阳，附桂理中汤，待寒战、咬牙、肉瞤、筋惕、汗厥齐来，假热一去，真寒边生，继以归脾汤吞八味丸；口苦少寐，进归脾汤加丹、栀，终服十全大补调理，服半月方健[5]。

5.**陈务斋**治真寒假热证：陈黎氏，30余岁，消化不良，肠胃蓄湿，感受风寒，皮肤郁闭，致肢体困倦，食量日减，恶寒发热，头目晕痛，口渴咽干，清涎涌逆，继则食量全缺，肢体困极，软而无力，口更大渴，清涎更涌，常见体内潮热，头目更痛，胸膈胀满，心神烦躁，小便微黄，唇焦而燥，舌苔胶黄，绝食一月危在旦夕，脉浮数无力，以风热治更见烦渴，以阴虚治更见胀闷，中土已败，壮阳降逆理中汤（组方见方证），一服烦渴减，清涎略少，五服燥渴除，清涎更少。唯口中味淡，以肉桂代茶常饮，白日食白古月（胡椒），每日30g许，知甜不知辛辣，脉沉迟。每味更倍，连服十余服，始知辛辣，然后病除药止。愈后十余年，竟无一疾[2]。

引用文献

[1] 王雨三.治病法轨[M].北京：学苑出版社，2015：125，148.
[2] 何廉臣.重印全国名医验案类编[M].上海：上海科学技术出版社，1959：78.
[3] 高鼓峰.医宗己任篇[M].上海：上海科学技术出版社，1959：176.
[4] 曹炳章.彩图辨舌指南[M].南京：江苏人民出版社，1962：卷二31.
[5] 谢映庐.谢映庐医案[M].上海：上海科学技术出版社，1962：51.
[6] 徐衡之，姚若琴.宋元明清名医类案[M].长沙：湖南科学技术出版社，2006：34.
[7] 江瓘，魏之琇.名医类案（正续编）[M].北京：中国中医药出版社，1996：345，347.

（九）气血脱绝候（肝脾血虚·气血虚变证3）

肝脾血虚证·气血脱绝候，由血出不止，气随血去，血脱气亦脱之危候，杂病家通称之为气血两脱之证。其见症以先见络血滑脱不固之症象，渐见元气脱绝之脉症。

通称：气血两脱。

病名：[中医]血脱。

病因病机：肝脾血虚虚脱，由于出血不止，气随血去，气虚不能摄血，络损血溢滑脱，血脱气亦随之而脱，而成气血两脱之证。

证象组合：血滑+气脱+神脱

主症：**【络血不固】症象**：①大吐大崩。②产后恶露过多不止。③九窍流血。

副症：**【气虚脱绝】症象**：①气息奄奄，欲卧，不欲见日。②头晕身困。③汗出如淋，厥冷。④卒无所知。**舌象**：苔薄白。**脉象**：脉微欲绝。

宾症：**【神气散脱】症象**：①神倦乏力，卧床未起。②神识昏蒙。

治则：当急固其气脱为主，兼以敛阴涩血，气血两固之法。

方证

1.花蕊石散证：葛可久方[1]。治一切失血不止者。

花蕊石火煅存性，研细末5g，用童便一盏，微温调服9g，甚者15g。

2.独参汤证：治失血昏晕[1]。

人参60g，清水浓煎顿服。

3.参附汤证：危亦林方[2]。治真阳不足，上气喘急，自汗盗汗，气短头晕，但是阳虚气弱之证，并宜服之。

人参15g，炮附子（去皮脐）30g。上锉散，分作三服。水二盏，姜十片煎，食前温服。

论著和讨论

本证候因肝脾血虚太甚，气随血去，气虚不能摄血，络血滑脱不固，气随血脱。俞根初说："血厥之证亦有二，血逆血脱皆能厥。……血脱如大吐大崩，或产后恶露过多不止，则气随血散，卒仆所知，宜先掐人中；或烧醋炭以收其气，急服独参汤，大剂，血脱益气之法也。"[3]李用粹说："若暴吐不止，当用参术以急固元阳，血脱益气，阳生阴长之理也。势急从治，凡吐血太甚，势难遏止。此火性急速，如泛用凉药，反增搏击，宜辛味从治，用炒黑干姜末，童便调服之。"[4]

因而救治之则，当急固其元气，一以益气摄血，一以益气固脱，古人有云："有形之血不能速生，无形之气所当急固。"并兼以敛阴涩血之品，以固血脱。赵献可说："因劳怒忽吐紫血块。先用花蕊石散，化其紫血，又用独参汤渐愈。后劳则咳血一二口，脾肺肾三脉，皆洪数，用归脾汤、六味丸而痊愈。"[1]陈士铎说："人有九窍流血者，其症气息奄奄，欲卧不欲见日，头晕身困，此乃热血妄行，方用当归补血汤加味治之：当归、白术、生地各五钱，黄芪一两，荆芥（炒黑）、人参各三钱。可用掩窍丹：人参、当归、生地、玄参各一两，炒黑荆芥三钱，甘草一钱，水煎服。"[5]

病案举例

1.**陈祥呈**治方猴皮，42岁，数日前因农事过劳，感身体酸痛，昨日突然吐血及下血甚多，昏厥数次。余正为之诊脉，患者忽然起坐索饮，旋即昏倒，目瞪口噤，牙关紧闭，气促汗出，面色苍白，四肢厥冷，脉细欲绝。拟补气敛阴宁神保络为治。四君子汤加减：西洋参、远志、炙甘草各3g，怀山12g，白芍、茯神各6g，酸枣仁、阿胶、石枣、寸麦冬各9g，另以潞党参12g、阿胶9g煎汤代茶。3剂，病情逐渐好转，睡眠安适，神清气复面色转佳。洋参改潞参，连服2剂，休养一周而愈[6]。

2.**杨友梅**治郑子礼，30余岁，吐血后从头到颈汗出如雨，神志昏迷，人事不省，诸医均谓不治。余诊其脉，虚弱无力，断为气虚之故。应大补气血，用当归补血汤加味：黄芪30g，当归、龙骨各9g，粉光参4.5g，牡蛎12g，小麦24g，附子3g，连服3剂，汗收人苏。继以人参养荣汤加附子、黑姜以竟全功[6]。

3.**陈逸民**治林某，男，50余岁，平时体弱，有胃痛和吐血史，因饮食不慎，初起胃痛，腹部胀满，继则吐血盈盂，并下黑色稀粪，每日3~4次，烦躁不安，渴不引饮，面赤唇焦，饮食不进，渐至神昏欲脱。两脉浮芤带数，舌苔微黄。年老失血过多，须防暴脱，所谓："有形之血，不能骤生，无形之气，必须巩固。"先进独参汤，古港参18g先煎顿服。继与止血和血药：田三七、当归、白及各9g，生侧柏18g，生炙黄芪（各半）、生熟地（各半）、党参各15g，炙甘草3g。一天服2剂。复诊：吐血已止，腹胀已减，唯大便仍黑，口燥未除原方加减，连服3剂，症状完全消失。最后用十全大补汤加减，连服10余剂，恢复健康[7]。

引用文献

[1] 赵献可.中华医书集成·医贯[M].北京：中医古籍出版社，1999：26.
[2] 危亦林.危亦林医学全书[M].北京：中国中医药出版社，2006：247.
[3] 俞根初.重订通俗伤寒论[M].上海：上海科学技术出版社，1959：436.
[4] 李用粹.中华医书集成·证治汇补[M].北京：中医古籍出版社，1999：130.
[5] 柳长华.陈士铎医学全书[M].北京：中国中医药出版社，1999：767.
[6] 福建省中医药研究院.福建中医医案医话选编（第一辑）[M].福州：福建人民出版社，1960：108，109.

[7] 福建省中医药研究院.福建中医医案医话选编（第二辑）[M].福州：福建人民出版社，1963：114.

二、心脾血虚证（血虚合病1）（3候）

心脾血虚证，为脾血虚及心血之证。系由脾气虚弱不能转输水谷精微，入络化赤，以致血虚不足以养心，多由劳倦过度，或忧思郁结，或有系恋，或有妄想，内伤脾气。亦有因劳心太过，耗伤心血；或久病大病之后；或妇人产后；或失血过多，损耗营血，均可致心脾血虚。

心脾血虚初则失养于心，继则虚及于气而气血两虚；甚则损及营血，或阳气失和，或虚热内起，或心阳浮动，均为血虚及阳之变端。如虚久不复，亦将步入劳损之门。

心脾血虚证，其治则自当以甘温补养心脾气血为主，尤重在于补脾益气；脾气健则能运化水谷精微以生血，即补气生血之法，吴坤安有云："但当调养气血，兼治其心可也。"

证候别称：血不养心。

病名：[中医] 心悸，心痛，怔忡，不寐，失血，脱血，经行愆期，同房发痉证，虚热，血虚发热，虚劳，脱力黄，鼻痒，梦交。

证候系统：详见图3-13-15。

本证———心血失养候

转证———气血失养候

变证———营血失养候、气血虚蒸候

图3-13-15　心脾血虚证证候结构图

（一）心血失养候（心脾血虚本证）

心脾血虚证·心血失养候，为脾气不足以生血，致血虚不能奉养于心，而心失血养，心神虚衰，杂病家通称之为血不养心之证。其见症以心神虚衰与心神不宁之症象为主，但必兼见心脾气血两虚之脉症。

通称：血不养心。

病名：[中医] 心悸，怔忡，不寐。

病因病机：心脾血虚虚弱，多由忧思过度，内损心脾，血无以养心。或有系恋，或有妄想，或劳倦过度，或病后，或妇人产后，气血虚弱，失血过多，血虚不能内养于心；或用心太过，耗损营血，以致血虚不能养心，心神怯弱不振，心神失于安宁。

证象组合：血虚+神虚+气虚+神扰

主症：**【血虚失养】症象**：①面色不泽，面色无华。②头晕，眩晕。③心慌，惊悸。④胸中嘈杂作痛，饥渴消瘦。⑤月汛愆期量少，经色淡而不畅，经行腹痛懒言。**舌象**：①舌淡红苔薄白。②苔薄糙。**脉象**：①脉弦细。②脉象濡细带数。

【神气不振】症象：①体瘦神疲，神怠困惫，嗜卧。②心悸惊惕。③健忘，恍惚。④其人如痴，言语妄谬。

副症：**【气虚不充】症象**：①体倦无力，少气懒言。②头眩目重。③纳呆食少。④便溏。⑤盗汗。⑥带下赤白相兼。⑦阳痿。**舌象**：舌质淡，边有齿印，苔薄白。**脉象**：脉细弱。

宾症：**【神志不宁】症象**：①失眠多梦，忽寐忽醒，有时彻夜不寐。②烦躁。③心悸，怔忡，饥则怔忡。

治则：当以甘温补养心脾气血为主，以治其本，兼以宁心安神，以治其标。

方证

归脾汤证：严用和方[1]。功能健脾养心，益气补血。治心脾两虚，气血不足而致的心悸，健忘，失眠，少食，体倦，面色萎黄，妇女月经不调，崩中漏下，脉细弱，舌质淡者。

当归、远志、炒酸枣仁各3g，白术、炙黄芪、茯神、人参、龙眼肉各7.5g，木香、炙甘草各1.5g。水煎服。

论著和讨论

本证候因脾气不足以生血养心，致心神怯弱，心神不宁。吴坤安说："凡伤寒热病，每有身凉热退之后，其人如痴，言语谬妄者，此心神虚散不复所致，但当调养其气血，兼治其心，可也，神复，妄言自止。"[2]姚国美说："其有忧思过度，心脾郁结，气血暗伤，亦致饥渴消瘦，但不似阳消之能食善饮者，乃二阳之病发心脾，传为风消。……正偏虚者，少气懒言，饥则怔忡，宜归脾汤养血扶脾。""五更嘈杂，夜寐不甘，发时如饥，甚难忍者，多因思虑伤血，或与归脾汤调补心脾，或与归芍六君子加竹茹、黄连养阴清火。”[3]

故其治则当以补养心脾气血为主，兼以宁心安神为法。虞抟说：“归脾汤治思虑过度，劳伤心脾，健忘怔忡（嗜卧少食，大便不调，甚则神志恍惚）。”[4]高鼓峰亦云：“归脾汤治脾经失血，少寐，发热，盗汗，或思虑伤脾，不能摄血，以致妄行，或健忘怔忡，惊悸不寐，或心脾伤痛，嗜卧，少食，或忧思伤脾，血虚发热，或肢体作痛，大便不调。”[5]

戴元礼云：“若惊悸眠多异梦，随即惊觉者，宜温胆汤，加酸枣仁、莲肉各一钱，以金银煎下十四友丸，或镇心丹远志丸，酒调妙香散。健忘者，所过之事，转盼遗忘，此乃思虑过度，病在心脾，宜归脾汤（或人参养荣汤，或柏子养心汤）。”[6]高鼓峰又说：“怔忡心血少也。其原起于肾水不足，不能上升，以致心火不能下降，大剂归脾汤，去木香，加麦冬、五味、枸杞，吞都气丸（或四物汤并用，以补阴血）。”[5]

病案举例

1. 周兰若治吕某某，42岁。操事甚勤，终朝筹虑，心脾气结，经血不荣，夜寐欠安，心悸惊惕，纳谷不昌，神怠困惫，带下赤白相兼，月汛愆期量少，经色淡而不畅，经行腹痛懒言，脉象濡细带数，舌淡红苔薄糙。王氏云“劳碌耗脾之气，思虑伤脾之营”，拟养益心脾以调气血：当归身、白芍、蒸冬白术各6g，党参、炒酸枣仁、柏子仁、细生地、茯苓神各9g，远志、佛手片各4.5g，紫石英、炒神曲、白薇各12g。5剂后，心悸减，夜寐安，经行色、量渐趋正常，腹痛亦减，上方加减，服50余剂，调治4月，诸恙皆失[7]。

2. 陆永昌治高某某，女，67岁，常有头晕，失眠，心慌，惊悸，烦躁，体倦无力，纳呆食少，常因情绪紧张时症状加重。检查：体瘦神疲，面色不泽。舌淡红苔薄白，脉弦细。辨证：心脾两虚，气血不足，肝郁气滞。治法：补心脾，益气血，疏肝柔肝，行气解郁：白术、当归、醋香附各12g，茯苓、茯神、白芍、柴胡、木香各9g，台党参18g，炒酸枣仁、黄芪各24g，远志、甘草各6g，大枣3枚，水煎服。另朱砂1.2g，琥珀1.8g（二味研细粉，分2次冲服）。二诊：其子来述，上方服10剂，诸证均减，寝食好转，嘱其再服6剂，并取归脾丸、舒肝丸各30丸，待煎剂服完，再服药丸，日2次，每次各服1丸。半月后随访，诸症痊愈，嘱其饮食调养，注意心情舒畅，以资巩固[8]。

又治姜某某，男，45岁，几年来时有眩晕，失眠，多梦。近月以来，有时彻夜不寐，心悸，烦躁、记忆力减退，注意力不集中，体倦乏力，纳食欠佳，大便溏，日2次。检查：精神疲惫，面色不泽。舌质淡，苔薄白，脉细弱。辨证：心脾两虚，气血不足。治法：补血养心，健脾益气：党参、黄芪、炒酸枣仁各24g，白术、茯神各15g，炮姜、焦三仙、远志、木香各9g，炒补骨脂、土炒当归各12g，炙甘草6g，大枣3枚，水煎服。二诊：服上方10余剂，大便已成形，日1次，体倦神疲好转，纳食亦增，睡眠较好，面色稍红润，余证同前。舌淡红、苔薄白，脉细弱。方药：上方去炮姜、补骨脂，加焦山栀9g，淡豆豉12g，水煎服。另加珠珀散1.6g（冲服，日2次）。三诊：服上药12剂，睡眠转佳，梦亦较少，心悸，烦躁减轻，唯记忆力仍差。因效果尚可，不再更方，续服12剂，诸症基本痊愈。嘱其再服人参归脾丸，日2次，每次1丸，以资巩固[8]。

引用文献

［1］王道瑞.严用和医学全书［M］.北京：中国中医药出版社，2006：50.

［2］吴坤安.伤寒指掌［M］.上海：上海科学技术出版社，1959：卷二57.

［3］姚国美.姚国美医学讲义合编［M］.北京：人民卫生出版社，2009：199，240.

［4］虞抟.医学正传［M］.北京：人民卫生出版社，1965：276.

［5］高鼓峰.医宗己任篇［M］.上海：上海科学技术出版社，1959：33，71.

［6］戴元礼.秘传证治要诀及类方［M］.上海：商务印书馆，1955：96.

［7］陆文彬.周兰若先生治疗痛经的经验［J］.浙江中医药，1978，4（5）：13.

［8］陆永昌.归脾汤治失眠症临床心得［J］.新中医，1981，（10）：35.

（二）气血失养候（心脾血虚转证）

心脾血虚证·气血失养候，为心脾血虚，累及心脾之气亦不足，而成气血两虚之证。其见症以心脾气血两虚之脉症为主，可兼有清窍失养或经络失养之症象。

通称：气血两虚。

病名：［中医］失血，脱血，经行愆期，鼻痒，同房发痉证。**［西医］**白细胞减少症，胃、十二指肠溃疡出血。

病因病机：心脾血虚虚弱，或由久病，或体弱过投克伐之剂，或出血过多，致心脾气血两虚，内不能充养心神，外不能荣养经络，上亦不能充养空窍。

证象组合：气虚＋血虚＋神虚＋清空＋经络

主症：**【气虚失养】症象**：①面色少华。②头晕乏力。③气怯懒言，气短。④困倦不起。⑤纳谷不馨，不饮不食。⑥经行时间长。**舌象**：①舌质淡，边有齿印，苔薄白。②舌淡嫩苔薄白而滑。**脉象**：①缓弱。②脉细弱。③脉细软无神。④脉沉细略弦。

【血虚失荣】症象：①面色淡白不泽，形体瘦弱。②少寐多梦。③经行愆期，色淡量少。**舌象**：舌淡红，苔薄白。**脉象**：①脉涩无力。②脉空虚。

副症：**【神气不振】症象**：心悸。

【清窍失养】症象：①头晕。②鼻痒不已。③眩晕。④头垂目合。

宾症：**【络脉不荣】症象**：①不省人事，呼之不应。②颈项及四肢强硬，又可自行缓解。

【经脉不荣】症象：腰楚跗软。

治则：当以甘温补养心脾气血为法，但血生于气，又当以温补脾气为主，使之健运生血；或略佐行气和血之品，以流动其气血，避免滋腻呆补之弊。

方证

加味归脾汤证：熊魁梧方[1]。治头晕、气短、心悸、少寐、多梦，详见病案4。

山药、黄芪、党参、茯神、龙眼肉各15g，阿胶（烊化）、白术、当归各12g，酸枣仁10g，炙远志9g，木香、炙甘草各6g，大枣10枚。浓煎温服。

论著和讨论

本证候病机为心脾气血两虚，何秀山说："血脱者色白，夭然不泽，其脉空虚，宜归脾汤，人参养荣汤之类。"[2]其治则当以甘温补养心脾气血为法；或略佐调气和血之品，以防其滋补之呆滞之弊。李学铭说："叶（熙春）师治气血两虚引起的月经不调常用归脾汤，以党参、白术补脾制湿，丹参、酸枣仁养心血、益心气，黄芪、当归补气生血，木香、陈皮醒胃运中，佐以杜仲、川续断、菟丝子、潼蒺藜升固奇经、温养八脉，寓八脉隶于阳明、隶于肝肾之意。挟湿者参以茯苓、苍术，挟痰者加入半夏、陈皮，挟寒者改用归芪建中法。"[3]

鼻痒：廖仲颐说：须分外感内伤。外感证，得之于骤，为风邪在表或束肺之证，治当疏解风邪；内伤证，得之于渐，多为气血两虚，本质上属于血虚生风范畴，治当双补气血。患者（详见病案2）素体丰腴多气虚。先患鼻衄，前医用泻火清热之剂而衄止。寒凉太过，损伤脾胃阳气，致气虚之势尤增。鼻为肺窍，鼻之准头属脾，肺脾气虚，故生鼻痒。用归脾汤补益脾气，脾气一健，肺气尤充，气足则血生，血行则风自息，故痒止[4]。

病案举例

1.**程杏轩**治鲍子钦幼年质弱，偶因停感，发热腹痛，儿科用荆、防、楂、曲热退痛止，次日卧床不起，头垂目合气怯，懒言，不饮不食，形状倦怠，脉细软无神，元气不支，恐虚脱，亟宜峻补，迟则难救，仿补元煎方法，2剂病仍未转，加芪术、茯神、酸枣仁合归脾汤，守服浃旬，头竖目开，饮食如常[5]。

2.**廖仲颐**治鼻痒：王某某，女，40岁。素体肥胖，病鼻衄不止，某医治疗年余，衄血止，而鼻痒不已，需以挖耳签抠之，每日2~3次，抠出血痂方适。视前医处方，均用清热泻火之羚羊角、犀角，无一补养气血之品。《难经·四十八难》云："痒者为虚。"治宜补养气血：当归、酸枣仁、炙黄芪、桂圆肉各12g，西党参15g，云茯苓、白术各10g，炙甘草、远志、广木香各6g，生姜3片，大枣3枚。服上方3剂而鼻痒即止[4]。

3.**刘乾和**治苏某，女，25岁，近3月来，每逢同房时女方则突然出现不省人事，颈项及四肢强硬，呼之不应，待片刻可自行缓解。未做治疗。结婚近2年，婚后尚好，自产后出现此证，并自述对同房无恐惧感。平素饮食、睡眠及二便如常。观患者面色少华，形体瘦弱，舌淡嫩、苔薄白而滑，脉沉细略弦。考虑此证发生于产后哺乳期，属心肝血亏。心血不足则出现神无所主，肝血不足则筋脉失于濡润，故发为痉证。治当以补血养肝。心血足则神有所主，肝血旺则筋脉得以濡养。遂以归脾汤为主方加减：党参、黄芪、炒酸枣仁各15g，当归、茯神木、远志各10g，杭白芍12g，熟地18g，白术、生姜各9g，木香、陈皮、甘草各6g，大枣（劈）6枚。水煎服，日进1剂，并嘱服药期间忌房事。进6剂后，其爱人来云，服药后精神较前好，饮食增加。随嘱其守方再服，如能买到桂圆肉可加入15g。10剂后，改用人参归脾丸，早晚各1丸。半年后随访，前症已消失，未再复发。按：此证临床少见，医籍亦未见有记载，"同房发痉证"之病名为笔者所拟。根据中医学辨证施治，审其阴阳气血的盛衰，当属心血不足，神无所主，肝血虚，筋脉失濡润而发为此证，用归脾汤健脾养心、益气补血，加白芍、热地养肝补血，遣方10余剂而取效[6]。

4.**熊魁梧**治许某某，女，36岁，原有间断性胃痛吐血史，经服中药治愈。时历年余复作，服黄土汤加人参4剂，黑便基本停止，又续进6剂。二诊：食欲增进，汗止，手足转温，下黄色软便，脉转为缓弱，但仍有头晕、气短、心悸、少寐、多梦之症。治宜补益心脾，与加味归脾汤（组方见方证）。三诊：诸症均有改善。精神转佳，面色稍华，能起床活动。将原方汤剂改成药膏，每日早、中、晚用开水冲服1~2匙。历近3月，症状消除。几经走访，未曾反复[1]。

5.叶熙春治陆某，气血俱虚，经行愆期，色淡量少，时间长，头昏心悸，腰楚跗软，面色少华，纳谷不馨，夜寐欠酣，舌淡红，苔薄白，脉涩无力。治当心脾两顾：米炒上潞参、炒冬白术、炙当归、炒酸枣仁、制远志、炙黄芪、清炙甘草、广木香、炒杜仲、潼蒺藜、炒川续断、炒阿胶珠。二诊：时寐况好转，面色较前红润，经汛将临，腰酸又甚，脉缓滑，苔白薄。原法出入为治炒上潞参、丹参、当归、茯苓、炒菟丝子、制川断、炒枣仁、炒白芍、炙川芎、熟地、炒杜仲。三诊：经来如期，色量正常，脉缓，苔白薄。再拟养血调经：炒当归、炒丹参、益母草、炒白芍、炙川芎、炒菟丝子、炒杜仲、阿胶珠、炒白术、新会皮[3]。

引用文献

[1] 熊魁梧.便血[J].浙江中医学院学报，1983，(6)：51.
[2] 俞根初.重订通俗伤寒论[M].上海：上海科学技术出版社，1959：453.
[3] 李学铭.著名中医叶熙春治疗月经不调的经验[J].上海中医药杂志，1983，(10)：15.
[4] 湖南省中研所.湖南省老中医医案选（一）[M].长沙：湖南科技出版社.1980：186.
[5] 程杏轩.杏轩医案并按[M].合肥：安徽人民出版社，1986：148.
[6] 刘乾和.同房发痉证[J].新中医，1981，(4)：29.

（三）营血失养候（心脾血虚变证）

心脾血虚证·营血失养候，心脾均主乎营血，心脾血虚，不足以充养营血，致营血不足以荣其内外，多为劳损之根。其见症以营血两虚之脉症为主，可兼见心神与经脉络脉之症象。

通称：血不荣心。

病名：[中医]虚劳，脱力黄。

病因病机：心脾血虚虚损，心生血，主营，营出中焦，脾主统血，劳心过度，心不生血，或忧思劳倦，耗伤脾气，气不生血，均可以致营血不足；营血失荣，则内不能和调阳气，外不能营养经络。

证象组合：营虚+血虚+阳郁+经络+神扰

主症：**【营虚失养】症象**：①面黄而淡，呈暗黄色，黄色淡白不泽。②小便清利。

【血虚失养】症象：①困倦。②眩晕。③耳鸣。④神衰气短。**舌象**：舌苔淡白。**脉象**：①脉浮弦无力。②六脉弦细。

副症：**【阳气不和】症象**：①形寒时而身热。②心中悸而烦。③气短神疲。④食欲减退，腹满不欲食。

【络脉不荣】症象：①肢体酸痛。②胸背作痛。

宾症：**【经脉不和】症象**：①倦怠无力。②嗜卧。

【神志不宁】症象：心悸，怔忡。

治则：当以益气养血，兼以鼓动心脾阳气以生营血。

方证

小建中汤证：又名虚劳小建中汤。张仲景方。治虚劳发热，或心悸虚烦等症。

桂枝、生姜各三两，炙甘草二两，大枣十二枚，白芍药六两，饴糖一升。水煎去滓，入饴糖溶化，分三次服。

论著和讨论

本证候因心脾血虚，不能充养营血，致营血不足，其治则自当以补养气血为主。**仲景**曰“伤寒二三日，心中悸而烦者，小建中汤主之”（《伤寒论》102条），“男子黄，小便自利，当与虚劳小建中汤”（《金匮要略·黄疸病脉证并治》），“诸病黄家，但利其小便；假令脉浮，当以汗解之，宜桂枝加黄芪汤主之”（同前）。**秦伯未**说：“小便利而肤色黄，黄色淡白不泽，目不发黄，系营养缺乏的脾虚血少症，常伴困倦、眩晕、心悸，俗称‘脱力黄’，用小建中汤。”[1]然仲景主用小建中，其意仍着重于调补脾之阴阳；明言虚劳，但不堪峻补，唯取小小建立中气，以培其后天之本，以助其生化之源，则自然康复；若投峻补，恐欲速不达，此仲景理虚之常法。

病案举例

1.吴鞠通治施，20岁，形寒而六脉弦细，时而身热，先天不足，与诸虚不足之小建中法。白芍18g，炙甘草9g，生姜、桂枝各12g，胶饴30g，红枣4枚。煮3杯，分3次服。前方服过60剂，诸皆见效，阳虽转而阴未复，于前方内减姜、桂之半，加柔药兼与护阴：大生地15g、麦冬12g、五味子6g[2]。

又治姚，30岁，六脉弦细而紧，劳伤吐血，诸虚不足，小建中主之：白芍18g，炙甘草9g，生姜15g，茯神、桂枝各12g，胶饴30g，大枣去核3枚，煮3杯，分3次服。共服21帖愈矣[2]。

2.王旭高治两目身体皆黄，小便自利色清，此属脾虚，非湿热也。名曰虚黄。黄芪30g，白芍90g，茯苓、地肤子各60g，酒浸服[3]。

3. 赖良蒲治彭某某，男，40岁，头晕耳鸣，吐痰，心悸怔忡，气短神疲，倦怠无力，食欲减退，全身尽呈暗黄色，二便清畅，舌苔淡白，脉浮弦无力。素禀不足，操劳过度，营卫失和，脾胃虚弱，此即仲景所谓虚劳之证。益补土建中，以黄芪建中汤加味：黄芪、云茯苓各12g，白芍18g，桂枝、生姜各9g，炙甘草6g，茵陈24g，大枣4枚，饴糖30g（冲）。8剂后，黄色减退，头晕耳鸣亦轻，后予四君、六君加减调理而愈[4]。

又治曾某某，男，28岁，眼目及全身发黄，历时2年，中西医治无效。神衰气短，倦怠嗜卧，腹满不欲食，脉虚弦，苔薄白。劳倦伤脾，脾虚伤湿，不能输化。议理脾建中法，以加味归芪建中汤主之：黄芪、茵陈各30g，当归、生姜各12g，白芍18g，桂枝9g，炙甘草6g，大枣4枚，饴糖60g。连服10剂，腹中舒适，进食知饥，黄亦减退。再予香砂六君子汤加味：党参12g，白术、茯苓各9g，姜半夏、广陈皮、砂仁各4.5g，茵陈30g，炙甘草6g，煅青矾1.8g，锈铁磨汁，代水煎药，10剂康复[4]。

引用文献

［1］秦伯未.秦伯未医学名著全书［M］.北京：中医古籍出版社，2003：281.
［2］吴鞠通.吴鞠通医案［M］.北京：人民卫生出版社.1960：198.
［3］王旭高.王旭高医案［M］.上海：上海科学技术出版社，1965：73.
［4］赖良蒲.蒲园医案［M］.南昌：江西人民出版社，1965：55，57.

三、心肝血虚证（血虚合病2）（4候）

心肝血虚证为肝血虚及心血之证。系由肝血不足以养心，致心血失养而成。其病多由失血过多，或伤寒汗下太过，或大病久病，耗伤血液，或妇人经血过多，或新产失血太多，以及外科疮疽溃脓，脓血太多，以致血液亏损，均可成为心肝血虚证。心生血，肝藏血，故心肝均为主血之脏，因而病机总在于血，或心血虚为心血失养，或肝血虚为肝失血养。又以心肝均主乎营血，心肝血虚不足以充养营血，营血虚，而为营血失养之候。至其变证，或由于气血不足，运行乏力，以致气血郁滞，而为气血虚实失调之候，或由于血失过多，阳无所依，阳气浮越，而有厥脱之变。

心肝血虚之证，其治则自当以补养心肝之血为法。《仁斋直指方论》云："血为气配，气之所丽，以血为荣。"[1]血虚则气失所荣，而气亦虚，是故补血，仍当兼以益气，补气亦可以生血，补血益气，相得益彰。

证候别称：心血虚证，血不养心，血虚生风，血不养筋，营气不足，血虚肝郁，阳气独上，阳欲飞腾。

病名：［中医］心悸，怔忡，惊悸，多梦易惊，胁痛，振摇，挛急，身痛，瘥后发痿，闭经，晕厥，产后发痉，厥脱。

证候系统：详见图3-13-16。

本证————心血失养候、肝血失养候
转证————营血失养候、阴血失养候
变证————气血失调候、气血厥脱候

图3-13-16　心肝血虚证证候结构图

引用文献

［1］李用粹.中华医书集成·证治汇补［M］.北京：中医古籍出版社，1999：100.

（一）心血失养候（心肝血虚本证1）

心肝血虚证·心血失养候，系由肝血不足以养心，致心失血养，心神失护，杂病家通称之为心血虚证。见症以心神不振之症象显明，但必兼见气血两虚之脉症，并以之为主。

通称：心血虚证，血不养心。

病名：［中医］心悸，怔忡，惊悸，晕厥。［西医］心绞痛，风湿性心脏病。

病因病机：心肝血虚虚弱，肝血不足以养心，致心失血养，心神失其所护，而神气不振，心神不宁，是为心血虚之证。

证象组合：血虚+神虚+气虚+神扰

主症：**【血虚失养】症象**：①形体消瘦，面色皖白无华，唇舌淡白。②头昏。③心烦，少寐，睡眠欠佳。④心痛频发，短暂即止。⑤腰痛。**舌象**：①舌质淡少苔。②舌质淡红无苔。**脉象**：①左关弦劲。②脉结代。

【神气不振】症象：①精神疲倦。②神思恍惚，若有所失。③健忘。④多梦。⑤闻声惊醒。心惊动跳，坐卧不安。⑥突然昏仆，不省人事，面色苍白，移时苏醒，复如常人。

副症：【气虚不充】症象：①声低气短，呼吸短促。②食欲不振。③面及下肢时有浮肿。④入寐汗出。**脉象：**①右关濡数，至数模糊不清。②右脉虚数。③右脉虚微。④脉细无力。⑤脉象沉弱。

宾症：【神志不宁】症象：①心悸怔忡。②失眠多梦。③睡后易惊。④少寐。⑤心烦。

治则：当补养心肝之气血，以固其本，兼以养神安神为法，以标本兼顾。

方证

1.白薇汤加味证：曾绍裘方[1]。治产后失血颇多，遂感心悸，突然昏仆，不省人事，面色苍白，移时苏醒，详见病案2。

党参30g，当归24g，酸枣仁12g，白薇、丹参、甘草各10g。

2.生脉散加味证：黄中柱方[2]。治风湿性心脏病（心血虚）：心悸怔忡，声低气短，失眠多梦，详见病案3。

党参30g，麦冬、白芍各9g，龙骨30g，酸枣仁10g，当归、枸杞各12g，五味子、炙甘草各6g。

论著和讨论

本证候因心肝血虚，不能护养心神，致神气不振而心神不宁。董废翁说："（心烦）若血液耗散，心神不安者，猛进独参汤。（如因力艰不能服者，浓煎当归补血汤代之）。"[3]沈金鳌说："不寐，心血虚而有热病也。然主病之经，虽专属心，其实五脏皆兼及也。盖由心血不足者，或神不守舍，故不寐，宜归脾汤、琥珀养心丹（琥珀、龙齿、菖蒲、远志、人参、茯神、枣仁、当归、柏子仁、黄连、生地、朱砂、牛黄、猪心血丸，黍米大，金箔为衣，灯心汤下二钱）。"[4]其治则当滋补心肝之血为主，兼以养神安神为法。

病案举例

1.李斯炽治肝旺脾虚、气血不足：王某，男，47岁。心痛频发，短暂即止。心率每分钟90次以上，血压偏低，复加胃病，每发则较为持久，食欲不振，睡眠欠佳。医院诊断为心绞痛，经过长期治疗，未见好转。脉象左关弦劲，而右关濡数，至数模糊不清。此由肝旺脾虚，导致营血不足，心气不舒，发为心痹。治法以调和肝胃，补养心血为主：柏子仁、酸枣仁、菟丝子、川贝母、鸡内金各30g，丹参、乌贼骨、天冬、茯神、牡蛎、制首乌、怀山药各60g，远志、甘草各15g，共研成细末，炼蜜为丸如豆大。每服6g，一日3次，饭后1小时服，白开水下。二诊：前症大为好转，心胃痛已停止发作，血压尚低，脉象至数较前清楚，但左关仍觉弦劲，再根据前法去牡蛎，加党参、当归、川芎各60g为丸服用。三诊：服药后血压恢复正常，心率亦趋正常，只在劳累之后加速至80次左右，脉象左右基本平衡，唯根气尚差。再拟养心纳肾补益气血之法，以巩固疗效：党参、茯苓、当归、柏子仁、牡蛎、乌贼骨、怀山药、枸杞、生谷芽、制首乌各60g，白术、川芎、酸枣仁、远志、龙骨、菟丝子、益智仁、补骨脂、鸡内金、川贝母、法半夏各30g，石菖蒲、甘草各15g，共研细末，炼蜜为丸。每次服6g，日服3次。药后日益向愈，恢复健康[5]。

2.曾绍裘治何某某，女，26岁。因初产后失血颇多，遂感心悸。一日，突然昏仆，不省人事，面色苍白，移时苏醒，复如常人。初则自以为偶然之患，尚不介意，继则发作频仍，2~3日一发，殆10数次。经多方治疗不效。脉象沉弱，舌质淡红无苔，面色㿠白无华，无手足抽搐、口眼歪斜、痰涎上涌等症，殊非中风，乃血厥也。治宜调理阴阳，用白薇汤加味（组方见方证）。服10余剂病瘳。3年未见复发[1]。

3.黄中柱治风湿性心脏病（心血虚）：兰某，女，44岁，病已五六年之久，病情时轻时重，心悸怔忡，呼吸短促，声低气短，失眠多梦，面及下肢时有浮肿，头昏腰痛，形体消瘦，精神疲倦，面色无华，舌质淡少苔，脉结代。治以益气生血，养心安神。方用生脉散加味（组方见方证）。服方14剂，心跳减缓，睡眠较好，食欲增强，但仍唇紫，肢肿，脉结代。守前方加丹参、菖蒲、山楂。活血化瘀以通心窍。后以人参归脾汤善后[2]。

引用文献

［1］湖南省中研所.湖南省老中医医案选（二）［M］.长沙：湖南科技出版社.1981：109.
［2］黄中柱.生脉散加味临床验案三例［J］.江西中医药，1983，（3）：33.
［3］高鼓峰.医宗己任篇［M］.上海：上海科学技术出版社，1959：177.
［4］沈金鳌.中华医书集成·杂病源流犀烛［M］.北京：中医古籍出版社，1999：125.
［5］成都中医学院.李斯炽医案（一）［M］.成都：四川人民出版社，1978：49.

（二）肝血失养候（心肝血虚本证2）

心肝血虚证·肝血失养候，为失血过多，血虚不足以养肝，致肝血虚弱，不能荣于清空与经络之脉。杂病家通称之为血虚生风，或血不养筋之证。虽以空窍与络脉之症象明显，但必兼见气血两虚之脉症，并以之为主。

通称：血虚生风，血不养筋。

病名：［中医］产后发痉。

病因病机：心肝血虚虚弱，多由吐衄，崩漏，或新产亡血过多，以致血虚不能养肝，肝血虚，则不能上养清空清窍，外荣络脉；且气随血去，气亦不足。

证象组合：血虚+气虚+清空+络脉+阳郁

主症：【血虚失养】症象：①心悸怔忡。**脉象**：脉浮软，脉弦无力。**舌象**：舌淡。

【清窍失养】症象：①眩晕。②目涩。

副症：【气虚失养】症象：①食欲不振。②自汗。

【络脉失荣】症象：挛急。

宾症：【阳气不和】症象：指冷。

【络脉不和】症象：发痉，痉挛不止。

治则：因而补养肝血，必兼以益气；补气即可生血。气血双补以固其本；略佐行经和络之品，以和其标。

方证

1.加味当归补血汤证：俞根初方[1]。治产后去血过多，筋无血养，挛急，发痉，脉浮软者。

炙黄芪15g，当归9g，炙甘草、防风、羌活各4.5g，竹沥1杯，姜汁1瓢主之。

2.补肝养荣汤证：《赤水玄珠》方[2]。育阴息风，治血虚眩晕，亡血过多，肝血不足，肝失所养，虚风涣散，眩晕怔忡。

当归、川芎各6g，白芍药、熟地、陈皮各4.5g，甘菊3g，甘草1.5g。

论著和讨论

本证候因肝血不足，**李用粹**说："血虚眩晕：血为气配，气之所丽，以血为荣。凡吐衄崩漏产后亡阴，肝家不能收摄荣气，使诸血失道妄行，此眩晕生于血虚也（《仁斋直指方论》）。"[3]故血虚不能荣气而气亦虚。**姚国美**说："失血后眩晕，怔忡，夜不能寐者，因亡血过多，肝脏失养，法宜育阴息风，补肝养荣汤主之（组方见方证），黄连阿胶汤亦主之。"[2]治则当以补养气血为主，略佐行经和络之品，以标本兼顾。**俞根初**说："产后去血过多，筋无血养，挛急发痉，脉浮软者，加味当归补血汤（组方见方证）。"[1]

病案举例

1.**虞恒德**治一妇，年30余，身材小，琐形瘦弱，月经后，忽一日发痉，口噤，手足挛缩，角弓反张，虞知其去血过多，风邪乘虚而入。用四物汤加防风、羌活、荆芥，少加附子行经。二贴病减半，六贴全安[4]。

2.**雷臻壁**治张耀海，男，30多岁，身体素弱，因操劳过度，心悸自汗，痉挛不止，脉弦无力。此劳伤元气，血液不足，肝风内动之证。《经》云："治风先治血，血行风自灭。"以复脉汤加味：炙甘草、僵蚕各4.5g，吉林参、桂枝、钩藤各6g，阿胶15g，熟地、白芍、当归、黄芪各9g，姜枣引。一服痉挛止。继用人参养荣汤加阿胶、麦冬之类，调养而安[5]。

引用文献

［1］俞根初.重订通俗伤寒论［M］.上海：上海科学技术出版社，1959：422.
［2］姚国美.姚国美医学讲义合编［M］.北京：人民卫生出版社，2009：155.
［3］李用粹.中华医书集成·证治汇补［M］.北京：中医古籍出版社，1999：100.
［4］江瓘，魏之琇.名医类案（正续编）［M］.北京：中国中医药出版社，1996：55.
［5］福建省中医药研究院.福建中医医案医话选编（第一辑）［M］.福州：福建人民出版社，1960：66.

（三）营血失养候（心肝血虚转证）

心肝血虚证·营血失养候，为心肝血虚，不足以充养营血，致营血虚损，不能荣养经络。杂病家通称之为血不养筋，或称血虚生风之证。伤寒家则称为营气不足。虽以经络之症象显明，但必兼见营血不足之脉症，并以之为主。

通称：营气不足，血不养筋，血虚生风。

病名：［中医］振摇，挛急，身痛。

病因病机：心肝血虚虚损，多由亡血过多；或素怀悒郁，心肝不能生血；或肝不藏血，以致吐衄、崩漏、亡血，均足以致营血不足；或病中过投发散清下，则更伤营气。营血不足，内不能养心神，不能营经络，亦不能与卫气和谐，致阳气失和。

证象组合：营虚+血虚+阳郁+经络+神扰

主症：【营虚失养】症象：①面色皖白。②烦倦不常。

【血虚失养】症象：①眩晕。②少气。③心悸。**舌象：**苔白腻。**脉象：**尺脉迟，脉缓滑。

副症：【阳气不和】症象：咽干唇燥。

【络脉不荣】症象：①小腹拘急。②筋惕肉瞤。③两臂麻木不仁。④胸闷窒塞，既而两臂挛急。

宾症：【经脉不和】症象：①四肢沉滞。②两腿转筋掣痛，腰背强痛。③身痛。④振摇，不能主持。

【神志不宁】症象：①怔忡。②心慌。

治则：当补养心肝之血为主，然血为气之配，气之所丽，以血为荣，故补营血，必兼补气，无形生有形也。兼以通阳和卫，取阳生阴长，和调营卫之义。

方证

人参养荣汤证：《太平惠民和剂局方》方。治积劳虚损，四肢沉滞，少气心悸，小腹拘急，腰背强痛，咽干唇燥等症。

白芍药90g，当归、橘皮、黄芪、肉桂、人参、白术、炙甘草各30g，熟地黄、五味子、茯苓各22.5g，远志15g。为粗末，每服12g，加生姜3片、大枣2枚，水煎服。

论著和讨论

本证候因心肝均主乎营血，心肝血虚，不足充养营血，以致营血虚弱，**吴坤安**说："若身痛尺脉迟，是血少营气不足，虽未经汗，不可发汗，宜建中汤加归芪，以补营血也。"[1]**秦伯未**说："心脏虚弱者往往先觉心慌气短，胸闷窒塞，既而两臂挛急，必俟心气渐畅，始渐舒展，故阿胶、当归、桂枝亦为常用药。"[2]其治则当以温补心肝气血为主，兼以通阳和卫。从缓调补之法。**吴坤安**说："若生于三法之后，则为气血两虚，不能荣养筋骨，故为之振摇，不能主持也，当大补气血，人参养荣汤主之。筋惕肉瞤，此症皆因发汗太过，邪热未解，血气已伤，筋肉失养所致，宜大补气血，人参养荣汤之类。""如伤寒十余日，曾三四次发汗过多，遂变肉瞤身振，筋脉动惕，此因汗多伤其气血，加味人参养荣汤主之。"[1]

病案举例

1.薛立斋治一妇人素有内热，月经不调，经行后四肢不能伸，卧床半载。或用风湿痰火之剂，数日而不见效。其脉浮缓，按之则滑，名曰痰症。属风寒所乘。用加味逍遥散加肉桂、防风。4剂顿愈。更以八珍汤调理两月余而瘥[3]。

又治一妇人素经行后期，因劳怒四肢不能屈，名曰痰症。此血虚而风热所乘。先用八珍汤加钩藤、柴胡渐愈，更佐以加味逍遥散，调理而痊[3]。

2.赖良蒲治胡某某，男，57岁，形体丰满，经常两臂麻木不仁，两腿转筋掣痛，医治经年，效果不显。脉缓滑，苔白腻。乃气虚湿阻，营卫不和，经脉失养之候。以神效黄芪汤加减治之：黄芪、党参、木瓜、桑枝各9g，薏苡仁、白芍各12g，当归、秦艽、甘草、橘络各6g。10剂后改十全大补丸一料而愈[4]。

引用文献

[1] 吴坤安.伤寒指掌[M].上海：上海科学技术出版社，1959：卷一40，卷三94，95.

[2] 秦伯未.秦伯未医学名著全书[M].北京：中医古籍出版社，2003：341.

[3] 江瓘，魏之琇.名医类案（正续编）[M].北京：中国中医药出版社，1996：315.

[4] 赖良蒲.蒲园医案[M].南昌：江西人民出版社，1965：170.

（四）气血厥脱候（心肝血虚变证）

心肝血虚证·气血厥脱候，为心肝血虚不足之体，误投发散清下太过，重虚其血，血虚不能濡养阳气，致阳气上厥下脱。其见症以阳气浮越与脱绝之症象为主，但必兼见心肝气血不足之脉症，并以之为凭。

通称：阳气独上，阳欲飞腾。

病名：[中医]厥脱。

病因病机：心肝血虚厥脱，因心肝血虚不能涵养心肝之阳，致阳气上冒而为厥，甚则脱绝。谢映庐所谓"阳气独上而不下"之候，他说："盖人身阴阳相抱乃能动静有常，今阳失阴守，是以阳气独上而不下，而为厥逆之证，与亡阳证有别。"[1]

证象组合：血虚+气虚+阳浮+气脱

主症：【血虚失荣】症象：①面色皖白。

【阳气浮越】症象：①神昏发热，发热不止。②唇燥舌枯。③眩晕目闭不能开。④昏厥不醒。⑤面赤。

⑥手足搐溺。**脉象**：脉大洪。

副症：**【气虚失养】症象**：①自汗出。②气乏神疲。**舌象**：苔白。

【神气不振】症象：①语言错乱。②神志不定。

宾症：**【气虚脱绝】症象**：①卧床如尸。②汗出不止。③肢冷。④昏迷嗜睡，谵语遗尿，唤之两目炯炯转盼。⑤呼不应。**脉象**：①切脉豁大，按之无力。②脉伏。

治则：急当补气以防其脱，滋血以摄其阳而救其厥。

方证

1.白薇汤证：谢映庐方[1]。治误用辛温发汗，致汗出，昏厥不醒，面红脉大，此阳气独上而不下，详见医案2。

白薇、当归各30g，人参15g，甘草4.5g。

2.养阴摄阳方证：朱颜方[2]。治阴虚之证，心阳过扰，阴液既枯，阳欲飞腾，寒热复发。切脉豁大，按之无力，唇燥舌枯，苔白，神昏发热，卧床如尸，谵语遗尿，详见病案3。

东洋参9g，茯神、当归、白芍各6g，远志、菖蒲、白术各3g，龙眼肉、安桂各2g，甘草15g。

论著和讨论

本证候因肝血虚不能养阳，阳气上冒而厥脱，谢甘澍说："切庵先生云：阴虚火旺，则内热生风，火气焚灼，故身热支满，痰随火涌，故不知人。又曰：汗出过多，血少，阳气独上，气塞不下而厥，妇人尤多此症，宜白薇汤。"因而其救治之则，当急急补血以涵阳。谢映庐说："当生阴以维阳。"[1]如脱象已显，当重用人参以固脱。朱颜亦云："此阴虚之证，心阳过扰，阴液既枯，阳欲飞腾，与少阴病但欲寐同例。与养阴摄阳为治。"[2]

病案举例

1.裴兆期治一贵室妇，伤寒汗下后，脉洪大而热不止，口不渴，腹不满，身无寒热，只气乏神疲，昏迷似睡，叫呼不应，乃元气大虚：人参15g，炒黑干姜6g，当归9g，五味子30粒，不间晨夕频频与之，遂身凉脉静，气爽神清而愈[3]。

2.谢映庐治吴元东之妇，形瘦多火，患风热病，头疼身痛，发热畏寒。医者不知风为阳邪，寒为阴邪，误用辛温发散，汗出昏厥，不省人事。迫切求治，视之面红脉大，知为火气焚灼，以血液衰弱之体，又值汗出过多之变，决非清降可投。盖人身阴阳相抱，乃能动静有常，今阳失阴守，是以阳气独上而不下，而为厥逆之证。又与亡阳之症有别，法当生阴以维阳。古有此例，处用白薇汤（组方见方证），以白薇达冲任而利阴，参归生血液而固气，合甘草以缓火势。许其必效，药下果然[1]。

3.朱颜治暑湿证：锦某某，微寒发热，许某诊为秋温证，投剂数次，寒热不已，延余视之，面黄乏力，脉弱苔腻，此溽暑燠蒸，长途跋涉所致，暑湿症也。投清暑导湿药，证顿除。后到舅父家过于奔波，寒热复发。切脉豁大，按之无力，唇燥舌枯，苔白，神昏发热，卧床如尸，谵语遗尿，唤之两目炯炯转盼，似有知觉，某医诊为温邪内陷，举宅惶惑，又浼余往诊。熟视再四，谓之曰：此阴虚之证，心阳过扰，阴液既枯，阳欲飞腾，与少阴病但欲寐同例。与养阴摄阳为治（组方见方证）。2剂，神清，3剂，霍然而起，后与甘润法调养[2]。

读高鼓峰《四明医案》救治徐五宜之长君。伤寒9日，晕厥，僵尸在床，鼻无气，面色暗，口噤目闭，手撒，唇色紫黑，唯切脉两尺尚存，断为阴虚证。予人参30g，熟地60g，炮姜15g，浓剂灌之。1剂开口，面色转红，遂即大叫冷甚，发壮热，通身淋漓汗出而苏，余治盛案，用药虽殊，而阴阳虚实之辨其揆则一[2]。

引用文献

[1] 谢映庐.谢映庐医案［M］.上海：上海科学技术出版社，1962：82.

[2] 朱不远.朱颜医案医话选（续）［J］.中医杂志，1980，（2）：14.

[3] 江瓘，魏之琇.名医类案（正续编）［M］.北京：中国中医药出版社，1996：293.

四、肝肾血虚证（血虚并病）（3候）

肝肾血虚证，为肝血虚及于肾之证。肝肾为母子之脏，相互资生，"乙癸同源"，共生共荣，故肝血不足以养肾络，以致肾络空虚。或由肝血虚弱，不能充于肾阴，致肾之阴精不足；或房室失节，肾精亏空，不能上养于肝，亦可致肝血不足，所谓"精血同源"。八脉隶于肝肾，肝为血海，妇人之先天，是故肝肾阴血，亦多与妇科经产相关。

肝肾血虚证，其病变浅则为肝血不足，肝失血养；重则肾阴亦虚，而为阴血两虚。又以肝主营，卫出下焦，肝肾阴血不足，亦可损及营卫。内则损及阴血，阴血虚不能配阳，多致肝肾阳气浮越，甚至有厥脱之变。其治则，自当以补养肝肾阴血为法。补肝之血，兼滋肾之阴；肝血足则可充养于肾，肾精足亦可资养于肝，所谓"生精生血""精血同源""虚则补其母"之法。

证候别称：血虚肝燥，血虚液燥，血不养筋，气血失调，冲任失调，阳维脉衰，营卫不和，气血两虚，上盛下虚，戴阳，格阳。

病名：［中医］虚热，虚劳，血虚发热，阳虚发热，产后发热，术后发热，血虚胁痛，血虚腰痛，拘挛，麻木，左偏瘫，小儿五软，月经涩少，月经不调，痛经，崩漏，子肿，大厥，厥脱，产后脱发，斑秃，目痛。

证候系统：详见图3-13-17。

本证————肝血失养候、肝络失和候

转证————气血失养候、阴血失养候

变证————阴血虚损候、虚阳浮越候、阴竭阳厥候

图3-13-17　肝肾血虚证证候结构图

（一）肝络失和候（肝肾血虚本证）

肝肾血虚证·肝络失和候，为肝血不足，肝气失利，肝之气血虚实失调之候，杂病家亦通称气血失调之证，妇科多称之为冲任失调之证。其见症以肝血虚与肝气滞之脉症共见为主。

通称：气血失调，冲任失调。

病名：［中医］月经不调，痛经，崩漏。

病因病机：肝肾血虚虚滞，多由情怀不遂，耗伤肝血，郁滞肝气。肝血虚则不能和养肝肾之络，肝气滞，则可致肝阳失和，而成肝之气血虚实不调之证。

证象组合：血虚+气滞+络脉+阳郁

主症：【血虚失养】症象：①形体虚羸。②颜面苍白。③经血量少，色黑，甚至一现辄净。④经行错乱，或提前或落后，一月一行，或二月一行，量较多。**舌象：**舌苔净少，苔薄。**脉象：**脉象涩弱。

【气机不利】症象：①月经初期，腹痛甚剧。②胁胀。**脉象：**①脉弦。②脉沉迟。

副症：【络脉不和】症象：腰酸。

宾症：【阳气不和】症象：心烦口渴。

治则：当补肝之血，舒肝之气，虚实共调；即妇科所主：和其气血，调其冲任之法。

方证

1.归胶汤证：蒲辅周验方[1]。消瘀止血，适用于漏下，而有瘀血者，对骤然崩漏，非癌瘤出血，速投此方，多见效，久漏不止者也效。

阿胶、当归各30g，红花24g，冬瓜仁15g，童便黄酒水等份和匀煎。

2.橘核温经汤证：施今墨方[2]。治痛经，月经初期，腹痛甚剧，量少色黑，详见病案1。

盐橘核、盐荔核、醋香附、白芍、酒当归、阿胶珠、酒延胡索各10g，砂仁、酒川芎各5g，生地、熟地、祁艾、台乌、川楝子各6g，益母草12g，桂枝、炙甘草、柴胡各3g。

3.舒肝肾方证：何任方[3]。治经行错乱，或提前或落后，一月一行或二月一行，量较多，时或腰酸胁胀，苔薄脉弦，详见病案2。

菟丝子、白芍、当归各12g，熟地、茯苓、山药各9g，炒黑荆芥穗、柴胡各6g。

论著和讨论

本证候因肝血不足，肝气有余，肝之气血虚实失调。因而其治则当以补养肝血为主，略佐疏肝利气之品，虚实同调之法。何任说："余治月经不调，尝以四物汤为基本方。且兼采益母胜金丹（大熟地、当归、白芍、川芎、丹参、茺蔚子、香附、白术八味以益母草、水、酒各半熬膏、蜜丸）视辨治需要而随证用之。逍遥散加减亦为常用。于经水先后无定期先用定经汤（菟丝子、白芍、当归、大熟地、白茯苓、山药、荆芥穗、柴胡）以定经并舒肝肾之气。往往有明显之效果。傅青主论定经汤，谓：此方舒肝肾之气，非通经之药也；补肝肾之精，非利水之品也。肝肾之气舒而精通，肝肾之精旺而不利，不治之治，正妙于治也。"[3]

病案举例

1.施今墨治痛经：武某，16岁，月经初期，腹痛甚剧，量少色黑，舌正脉沉迟。调冲散寒湿（组方见方证）为宜。6剂，适届经期，未痛，嘱经前一周服此方数剂[2]。

2.何任治李某，女，37岁，经行错乱，或提前或落后，一月一行或二月一行，量较多，时或腰酸胁胀，苔薄脉弦，宜舒肝肾（组方见方证），5剂。复诊：1月14日上方服后腰瘦胁胀减轻。再续服上方5剂。服后次月经行正常，中等，月月经均如期而至[3]。

引用文献
[1] 中国中医研究院.蒲辅周医疗经验 [M].北京：人民卫生出版社，2005：125.
[2] 祝谌予.施今墨临床经验集 [M].北京：人民卫生出版社，1982：226.
[3] 何任.妇科纪略（二）[J].浙江中医学院学报，1985，(6)：1.

（二）气血失养候（肝肾血虚转证）

肝肾血虚证·气血失养候，为肝脾气血久虚不复，累及于肾，虽谓气血两虚，实为虚及肝、脾、肾三脏气血阴阳之证，为劳损之根。其见症虽以清空与经络症象显明，但必兼见肝、脾、肾三脏气血两虚之脉症，并以之为主。

通称：气血两虚。

病名：[中医] 虚劳，小儿五软，产后脱发，斑秃。[西医] 白细胞减少症。

病因病机：肝肾血虚虚弱，或由其人素体虚弱，或久病之后，或失血过多，致肝脾气血虚弱，久虚不复，必累及于肾之阴阳；内不能充养神气，上不能营清空，外不能营经络，久必步入损门。

证象组合：气虚+血虚+神虚+清空+经络

主症：**【气虚失养】症象**：①面色皖白。②手足无力，四末不温。③目珠下垂，白睛暴露。④喘息自汗。**脉象**：六脉皆沉。**舌象**：舌淡白苔。

【血虚失养】症象：①面色萎黄，面色无华。②头现青筋。③产后发渐脱落，发色黄而不泽。④便秘。**舌象**：苔薄。**脉象**：脉虚细。

副症：**【神气不振】症象**：神情呆钝。

【清窍失养】症象：①头昏。②小儿颅缝分裂，前囟扩大。

宾症：**【经脉失养】症象**：①手不能握。②足不能步。③项软头倾。

【络脉失养】症象：手足搐搦。

治则：当于温补脾气，滋养肝血之外，必兼以滋补肾之阴阳，调补先后二天，以资助其肝血来复，亦理虚损之法。

方证

1.益气生精饮证：王雨三方[1]。益气生精，治虚痿之症，精神疲倦，志气昏颓，神呆目垂，项软头倾，腰酸足弱，手不能握，足不能步，脉细弱。

人参、於术土炒、茯苓、归身酒炒、白芍酒炒、杜仲盐水炒、续断醋炒、生姜各三钱，炙甘草一钱，熟地、黄芪各四钱，新会皮、桂枝各一钱五分，大枣三枚，桑枝酒炒一两，煎汤代水。

2.脱发生发汤证：邹云翔方[2]。治产后半年，发渐脱落，详见病案2。

制首乌15g，砂仁1g拌炒熟地9g，旱莲草、女贞、枸杞、豨莶草、黑芝麻、桑椹子、党参、炙黄芪、当归、白芍、阿胶、桂圆肉各9g，炙甘草3g，橘皮4.5g，红枣5枚。

论著和讨论

本证候因肝脾气血虚久不复，累及肾之阴阳。因而其治则当以补脾气、养肝血、滋补肾之阴阳为法。姚国美说："关节之处，如枢纽之折，不能提挈，胫纵而不任地，此热伤心血，脉为之痿，治以调营通脉汤。若亡血之人，或新产之后，纯因营血不足，脉落空虚，以致手不能握，足不能步者，宜补血汤加鹿茸、鸡血藤胶、桑寄生以充养之。"[3]刘承山治白细胞减少症的气血两虚型：常见于久病或失血之后，病人选用3号育肾生血汤：霜柿叶、炙黄芪、黑芝麻各31g，党参、全当归、大熟地各15g，鹿角胶6g，墓头回12g，大红枣5枚[4]。

解颅：秦伯未说：小儿头颅骨缝分裂，前囟扩大不能闭合，称为"解颅"。因先天不足，脑髓不充，常伴头现青筋，面色皖白，神情呆滞。甚至颅骨扩大，颈骨细弱，不能支持，并见眼珠下垂，白睛异常暴露，目光无神，内服扶元散：人参、白术、茯苓神、黄芪、熟地、山药、炙甘草、当归、白芍、川芎、菖蒲、姜、枣；外敷封锁散：柏子仁、防风、南星等分研末，每用一钱，以猪胆汁调匀，涂敷囟门，一日一换，时时用水湿润，勿使干燥[5]。

病案举例

1.邹云翔治毛某某，女，28岁，产后半年，发渐脱落，几近一半，发色黄而不泽，伴头昏，便秘，苔薄，脉虚细。肝肾两虚，气血交亏，治方（组方见方证）服半个月，脱发逐渐停止，头昏。便秘诸症悉平。共25剂，所脱发皆重新长出，乌黑有光亮[2]。

2.沈国华：我曾在1972年患斑秃，时年29岁，头发成片脱落，直到全部脱光。经中西药治疗2月余，毫无效果。后经金寿山老中医诊治，给我处方如下：全当归12g，川芎6g，熟地15g，代赭石30g，生白芍、制首乌、菟丝子、白术、茯苓、黄精、制骨碎补各9g，服至30剂后，头发稀疏生出，于是信心增加。再经金老改方，即以此方加味（加党参、黄芪）连服，服至60余剂后，头发正常生所生的新发乌黑而光亮，且不易脱落，脱发完全治愈，至今未复发。询金老处方之理，金老说："肾者，其华在发，发为血之余，故脱发用滋肾补血原是大法。你虽在青年，但见脉细软、舌淡润、大便软溏，肾气不足显然可征，用药稍偏于温，何碍之有？"其中代赭石一药，有养血祛风、推陈致新之功能，可称治脱发之专用药，应研末吞服，但由于药店一般不加工，故加入于煎剂中。我仿用金老的治法治愈10多例。其中最长的1例，脱发达7年之久，亦获良效。实践证明，本方可以复制使用（不过对脂溢性脱发效果较差），但须随症加减。如血分有热，加女贞子、旱莲草、丹参、赤芍之品；火偏旺，加知母、黄柏等。本病以补养为主，稍佐祛风药是一个原则[6]。

3.刘承山治杨某某，男，48岁，因车祸失血过多，住院半年，虽可扶杖而行，但体虚未复，喘息自汗，面色无华，白细胞2.8×10^9/L。六脉皆沉，舌淡白苔，四末不温。证属血亏气虚，投3号育肾生血汤，配服十全大补丸、三鞭丸，服药20天，白细胞升至3.5×10^9/L，后又以育肾生血丸和归蛇酒（小白花蛇、当归用黄酒炮制）调治3个月，白细胞升至5×10^9/L以上，已上班工作[4]。

4.李洪成治杜某某，男，10岁，1998年2月14日，斑秃脱发成片，属肝肾阴虚，气血失养：生熟首乌、生熟地、生白芍各120g，黄精100g，怀牛膝、当归各80g，旱莲草、女贞子各150g，龙胆草、黄柏、补骨脂各60g，水泛为丸，9g，日2次，饭前服。另用生姜片擦脱发处，每天一次，擦至皮肤发红为止。初长黄细发刮掉，渐出黑粗发桩而愈。

引用文献

［1］王雨三.治病法轨［M］.北京：学苑出版社，2015：166.

［2］邹云翔.邹云翔医案选［M］.南京：江苏科学技术出版社，1981：269.

［3］姚国美.姚国美医学讲义合编［M］.北京：人民卫生出版社，2009：201.

［4］刘承山.白细胞减少症的临床治疗［J］.新中医，1981，(6)：29.

［5］秦伯未.秦伯未医学名著全书［M］.北京：中医古籍出版社，2003：289.

［6］沈国华.斑秃治验［J］.上海中医药杂志，1979，(6)：11.

（三）虚阳浮越候（肝肾血虚变证）

肝肾血虚证·虚阳浮越候，为肝肾阴血不足，阴损及阳，虚阳失恋，孤阳浮越欲脱，杂病家称之为血虚发热或阳虚发热之证。伤寒家也称之戴阳、格阳之证。以阳气上浮、外越之症象明显，但以兼见阳虚阴盛之脉症为凭，甚则可见阳气将脱之脉症。

通称：血虚发热，阳虚发热，戴阳，格阳。

病名：［中医］血崩，产后发热，术后发热。**［西医］**子宫破裂全切除术后发热。

病因病机：肝肾血虚厥脱，多由失血太过，致肝肾阴血亏损，阴损及阳，残阳失阴血之恋，浮游于上，散越于外，孤阳有立脱之险。

证象组合：阳虚+阳浮+阳滞+阳脱

主症：【阳气不振】症象：①颜面苍白。②神疲乏力，少气懒言。③口淡不渴。④头疼目暗。⑤冷汗。⑥白浊。⑦两足微肿。**脉象：**六脉沉细。**舌象：**舌质淡红。

【阳气浮越】症象：①发热（38.5℃），恶寒发热，午后下夜发热。②肢凉额热。③两颧红晕。④心烦，时时微烦。⑤头汗出。⑥口苦口干但欲漱水，渴不多饮。⑦泛泛作恶。**舌象：**①质绛，舌苔白。②苔薄黄欠润。**脉象：**脉左洪右动。

副症：【阳气不行】症象：①蜷卧形似恶寒。②肢凉。③腰腹气痛。**脉象：**沉细而数，应指不清。

宾症：【阳气脱绝】症象：①头晕，心慌。②全身发抖。③两目上视，时欲休克。④汗出。⑤反复大量出血，血流未止。**脉象：**脉细微。

治则：当大补肝肾阴血为主，兼以温补阳气，以引阳入阴，以救其浮散。

方证

1.大补营卫引阳入阴方证：李庭玉方[1]。治失血过多，又出汗受风，突然头晕心慌，全身发抖，两睛上视，时欲休克。舌苔白，质绛，脉细微，体温38.5℃。详见病案2。

黄芪30g，当归24g，炮姜、川芎、天麻、远志各9g，白芍15g，熟地18g，巴戟12g，肉桂、甘草各6g。

2.从阳引阴方证：刘鹤一方[2]。治大出血后，血流未止，两颧红晕，时时微烦，汗出，泛泛作恶，口干但欲漱水。脉形沉细而数，应指不清。努力追复将散之元阳，益以镇潜之品，通上达下而交阴阳，详见病案3。

吉林参（另兑冲）6g，熟附块（先煎）、炒白芍、茯神、茯苓各9g，陈阿胶（另烊冲）3g，炮姜炭24g，川雅连

21g，花龙骨（先煎）、煅牡蛎（先煎）各30g。

论著和讨论

本证候肝肾阴血空虚，阴损及阳，虚阳浮越，孤阳将脱。刘鹤一曰："阳气无阴血之恋，真阳有脱逸之虞。拙意拟方从阳引阴，努力追复将散之元阳，益以镇潜之品，通上达下而交阴阳。"[2]故其救治原则当以大补阴血为主，兼温补阳气之品，以引阳入阴为法。但林如金说："血虚发热，阴损及阳，先复其阳，后补其阴。"[4]亦不失力挽残阳，急救回阳之法。

病案举例

1.**李泰**治辛梅妹，女，27岁，产后寒重烧轻，头疼身痛，腹疼且胀，溺白便滞，宜扶正疏邪：参段、陈皮各1.5g，全归6g，白芍4.5g，炮姜、熟地、附片、红柴胡、麦冬各3g。2剂诸症愈半，唯胸紧咳痰未效：当归、熟地各4.5g，法半夏、款冬各2.4g，桔梗、马兜铃、麦芽各1.5g，桑皮、川芎、瓜蒌仁、知母、红柴胡、神曲各3g[3]。

又治刘根妹，女，34岁，脉左洪右动，恶寒发热，头疼目暗，口苦舌白，渴不多饮，腰腹气痛，白浊，冷汗，大便紧，小便赤，两足微肿，此产后体虚夹邪之证。法宜滋补兼以疏解：红柴胡、川芎各3g，当归、熟地各9g，白芍6g，参须、陈皮各1.5g，北细辛0.9g，附片、姜炭各4.5g，云黄连0.4g，吴茱萸2.4g[3]。

2.**李庭玉**治陈某某，女，33岁，因产育失血过多，又出汗受风，突然头晕心慌，全身发抖，两睛上视，时欲休克。检查：舌苔白，质绛，脉细微，体温38.5℃。此为阴虚于内，阳浮于外，形成发热痉挛。以大补营卫，引阳入阴为治（组方见方证）。上方服3剂，疗效较明显，体温37℃。又服5剂而愈。按：血虚则生风，风动则化热，故用温补血液，引火归原治法而奏效[1]。

3.**刘鹤一**治沈某某，女，35岁。结婚16年初产。产后两旬有余，任冲损伤，反复大量出血，经用大力抢救得以维持。刻诊：血流未止，两颧红晕，时时微烦，汗出，泛泛作恶，口干但欲漱水。旬日来小溲自短赤而为清长，复自清长而为短赤。便行艰难，已3~4天未更衣。脉形沉细而数，应指不清。舌质淡红、苔薄黄欠润。以脉参证，气血两衰不言而喻，至阴气之衰惫者，血脱气必脱也，故宜权衡阴阳而论治法。气血乃人身之阴阳。阳主升，阴主降。阳维于阴，阴恋于阳。如阳有余则升者胜，血自上窍出。如阳不足则降者胜，血自下窍出。产后崩下之证，本由于阴阳之升降失常。血去过多，阴液耗伤，孤阳遂失其依恋。阴阳之根本动摇，三焦之清浊混淆。津液不能上承，以致口干而但欲漱水。冲脉隶属于阳明。冲脉空虚，浊阴冲气僭逆，以致泛泛作恶。三焦为上下气化之道路，升降既失常度，气机势必紊乱，以致小溲之变化多端，大便艰难，乃产后见证之一，自与气阴之耗伤有关。综观大要，诚所虑者，阳气无阴血之恋，真阳有脱逸之虞。拙意拟方从阳引阴，努力追复将散之元阳，益以镇潜之品，通上达下而交阴阳（组方见方证），3剂。复诊：前进从阳引阴，益以镇潜而交阴阳之法。颧红，头汗，心烦已除，口渴略能饮水，见证俱属佳象，唯仍泛泛作恶。脉形沉细，应指稍清，两尺独小。舌质淡红，苔浮微黄带干，浮阳见敛，气阴已见来复之象，因思初产暴崩失血，冲任耗伤，冲脉隶属于阴阳，即含"肾为胃关"之意，根本未复，浊阴冲气上逆，以致关门不利。今拟追宗前法，再予进退：吉林参（另兑冲）3g，移山参（另兑冲）6g，炒熟地、大麦冬、甘枸杞子各9g，茯神、茯苓各9g，熟附块（先煎）、炒山萸肉各3g，炒川黄连1.2g，炮姜炭、花龙骨各1.8g。经前后二诊治疗后，患者已转危为安[2]。

4.**林如金**治杨某某，女，32岁，子宫破裂全切除，术后4天，午后下夜发热38.2~38.6℃，体检无异常，发热20天，热时头上汗出，蜷卧形似恶寒，肢凉额热，发有定时，头晕心烦，颜面苍白，神疲乏力，少气懒言，口淡不渴，六脉沉细，为血虚发热，阴损及阳，先复其阳，后补其阴，用回阳救逆汤加味2剂。继《准绳》人参当归汤加味，2剂。4天热退，体温稳定在正常范围，调养12天痊愈[4]。

引用文献

［1］李庭玉."气化"探讨［J］.新中医，1977，（2）：47.
［2］刘鹤一.暴崩［J］.新中医，1977，增刊（2）：43.
［3］李洪成.中医证候学［M］.北京：中国医药科技出版社，2008：2048.
［4］林如金.辨证治疗23例手术后长期发热［J］.新医药学杂志，1979，（5）：37.

第三节　阴虚证类（13证75候）

阴虚证，阴乃液类，举凡津液、血液、阴液、精液皆属阴类，是故阴虚有气阴、阴液、阴血与阴精之分。阴虚证，在上焦为肺津胃液之虚，中焦为脾胃阴液之虚，下焦则为精血之虚。上中二焦均有主气功用，其阴之虚，无不累及于气，故多气液、气阴两虚之证；下焦为元气所归，即元阳、真火。下焦元阴、真水不足，亦多累及元阳、真火，故下焦之阴虚，多兼阳虚，而为阴中阳虚之证。下焦肝肾，以肝主藏血，肾主藏精，下焦阴虚是为精血亏损之证。真阴以下焦为根本。故上焦阴虚之证最浅，仅为气液不足；中焦则虚及阴液，略深一层；而下焦阴虚则虚及根本，为真阴、元阴即精血之亏损，为阴虚至深至重之证。

阴虚之由，或由热病所伤，或因过投汗、下、吐、利，辛香燥热等之劫夺，或因积劳积郁，火从内起，消灼阴液；或失血过多，或房劳耗精，均可以致阴虚。

上焦阴虚，为肺津胃液之不足，故以肺胃为本病；气液不足以充养心阴，则为心肺合病；肺为水之上源，上源既枯，则不能流溢下焦，以濡养肝肾，则可并发肝肾之证。是由上焦深入下焦之变，亦上损及下之由来。中焦以脾阴胃液不足，是为中焦阴虚本病；脾胃阴液上不能滋润于心肺，则合心肺为病；下不能濡养于肝，则并发肝燥气横，反制脾胃。下焦肝肾精血不足，是为下焦阴虚之本病；不能蒸润于脾胃，合中焦脾胃阴虚，为下损过中之变；肾之阴水不能上交于心，则心阴亦感不足，是为下损及上之变。

阴虚之证，轻则为虚弱，重者急则可致厥脱，缓则可延虚损。其治则上焦救其津液，中焦滋其气阴，下焦则必填补精血，此其大法。

证候系统：详见表3-13-3。

表3-13-3　阴虚证证候结构表

	本病	合病	并病
上焦	肺胃阴虚证	心肺阴虚证	肝肺阴虚证、肺肾阴虚证
中焦	脾胃阴虚证	肺脾阴虚证、心脾阴虚证	肝胃阴虚证、肝脾阴虚证
下焦	肝肾阴虚证	肾胃阴虚证、脾肾阴虚证	心肝阴虚证、心肾阴虚证

一、肺胃阴虚证（上焦阴虚本病）（3候）

肺胃阴虚证，为肺胃气阴两虚之证。为上焦阴虚之本病，多由外感风寒温暑等失治误治，化燥化火，耗伤肺胃气阴，甚则损及肾气，而成虚损之候。俗谓伤风不醒便成痨，轻则伤残肺津胃液；重则损及阴液，张聿青有云："久咳损肺，阴阳二气有偏，气即为火，液即为痰。"[1]故久则必致枯涸，阴不涵阳，则虚阳内亢，终必步入损途。其治则当滋肺胃之液，益肺胃之气，药宜甘凉，以生津增液；不可乱投温燥辛散，亦不可妄行苦泄凉降。叶天士有云："过辛泄肺，肺气散，苦味沉降，胃口伐而肾关伤，封藏纳固之司渐失，内损显然。"[2]

证候别称：肺失濡养，阴虚劳损，虚劳失血。

病名：［中医］虚痨，肺痿，久咳，久喑，咳血，鼻血，虚热，上中消。

证候系统：详见图3-13-18。

本证————肺阴失养候
转证————气阴两虚候、气阴不摄候
变证————气液消涸候、阴液枯涸候

图3-13-18　肺胃阴虚证证候结构图

引用文献

［1］张聿青.张聿青医案［M］.上海：上海科学技术出版社，1963：612.

［2］秦伯未.清代名医医案精华［M］.北京：人民卫生出版社，2006：11.

（一）肺阴失养候（肺胃阴虚本证）

肺胃阴虚证·肺阴失养候，为燥火耗伤肺胃津液，伤残肺气肺阴，已成劳损之根，杂病家称之为肺阴虚损之证。虽以肺失宣降之症显明，但必兼肺胃气阴两虚之脉症，并以之为主。

通称：肺失濡养。

病名：［中医］肺痿，久咳，久喑。

病因病机：肺胃阴虚虚弱，因外感风寒温暑等邪，失治误治，化燥化火，耗伤肺胃气阴，甚则损急于肾而成肺损之候。

证象组合：气虚+阴虚+液灼+气郁+血溢+清窍

主症：【阴虚失养】症象：①内热头痛。②五心多热。**脉象：**①脉细数。②脉左搏坚。

【气虚不充】症象：①面色少华。②倦怠乏力。③饥不欲食，食欲不振。④气怯，行动数武，气欲喘急。⑤足背浮肿。脉象：脉数而虚，右寸偏大。

【气机不宣】症象：①胸闷。②咳呛。

副症：【津液消灼】症象：①口干。②唇咽干燥。③口吐涎沫，时吐白沫如米粥。舌象：舌红苔薄黄，舌边红，中有黄苔。脉象：①脉濡滑数。②脉弦数。

【络血妄行】症象：①咳血。②咳嗽时咯血。

宾症：【清窍不利】症象：①咽喉燥痒。②咽痛音哑。③音声不扬，声音低沉，甚语言难出。

【气机不降】症象：①气逆。②气壅不降。

治则：当以甘润之品，清滋肺胃气液为主，略兼以宣降肺气，化痰止血之品，标本兼顾。

方证

1.保和汤证：葛可久方[1]。肺经津足，痰火不生，而气冲和。治肺痈，时吐白沫如米粥。

知母、寸麦冬各6g，贝母、薏苡仁、甜杏仁各9g，天冬、桔梗、马兜铃、百合各3g，阿胶4.5g，薄荷、五味子、甘草各1.5g。

阿胶、百合、知母、贝母、天冬、麦冬、桔梗、饴糖、薏苡仁各三钱，甘草、马兜铃各二钱，五味子、薄荷各一钱。

2.加减百合固金汤证：陈国治方[2]。清肺泻热，止咳降痰，治疗风热蕴肺，化热成痈。

百合、生地、瓜蒌实、藕节、白及各12g，玄参、川贝母、桔梗、天冬、麦冬、紫菀各9g，甘草3g，后加沙参、阿胶、牛蒡子、马兜铃各9g。

3.补肺阿胶汤加减证：丁甘仁方[3]。治咳呛两月，音声不扬，咽喉燥痒，内热头痛，养肺祛燥，清燥化痰，详见病案2。

阿胶珠、马兜铃、牛蒡子、甜杏仁、川贝母、象贝母、瓜蒌皮、桑叶、冬瓜子、生甘草、胖大海、芦根、枇杷叶、秫米、枇杷叶露。

论著和讨论

本证候肺胃之阴气已伤，阳气独发，叶天士云："过辛泄肺，肺气散，苦味沉，胃口戕而肾关伤，封藏纳固之司渐失，内损显然。"[3]俗云："伤风不醒便成痨。"叶天士称为"肺痿难治"之证。吴坤安说："如（伤寒）热退之后，尚有咳嗽未除，此余热在肺也，宜滋养肺胃之阴，其嗽自止，如南沙参、麦冬、地骨皮、知母、象贝母、川石斛、天花粉、茯苓、杏仁、桑皮、蔗汁、梨汁之类，或加生地、玉竹之类。"[4]

治则当滋养肺胃之阴气为主，不可见痰治痰，见火治火。张聿青曰："久咳损肺，阴阳之二气有偏，气即为火，液即为痰。"[5]化痰泻火，适足以重伤气阴。仅可略佐宣降肺气，与化痰止血之品，暂理其标。唐容川说："虚咳，肺为娇脏，无论外感内伤，但一伤其津液，则阴虚火动，肺中被刑，金失清肃下降之令，其气上逆，嗽痰咳血，变为肺痿重病，吐白沫如米粥，咽痛声哑，皮毛洒淅，恶寒憎热，皆金损之证，不易治也，此病无论寒久变火，火郁似寒，总以《十药神书》保和汤（组方见方证）治之。"[1]

病案举例

1.叶天士治某，外受风温郁遏，内因肝胆阳升莫制，斯皆肺失清肃，咳痰不解，经月来，犹觉气壅不降，进食颇少，大便不爽。津液已乏上供，腑中之气，亦不宣畅。以养胃阴，以杜阳逆，不得泛泛治咳：麦冬、沙参、玉竹、白芍、扁豆、茯苓[6]。

又治唐二七，血后，喉燥痒欲呛，脉左搏坚：玉竹、天花粉、沙参、川石斛、桑叶、粳米饮煎[6]。

又治沈，积劳忧思，固是内伤，冬温触入而为咳嗽，乃气分先虚，而邪得外凑。辛散，斯气分愈泄，滋阴非能安上。咽痛音哑，虚中邪伏，恰值春暖阳和，脉中脉外，气机流行，所以小效旬日者，生阳渐振之象。谷雨暴冷骤加，卫阳久弱，不能拥护，致小愈病复，诊得脉数而虚，偏大于右寸。口吐涎沫，不能多饮汤水，面色少华，五心多热，而足背浮肿。古人谓金空则鸣，金实则无声，金破碎亦无声，是为肺病显然。然内伤虚馁为多，虚则补母，胃土是也。肺痿之疴，议宗仲景麦门冬汤[6]。

又治形瘦色苍，体质偏热，而五液不充。暴感风寒之治，过辛泄肺，肺气散，斯咳不已，苦味沉降，胃口戕而肾关伤，致食减气怯行动数武，气欲喘急，此封藏纳固之司渐失，内损显然：寸麦冬、沙参、生甘草、南枣肉、青蔗浆[3]。

2.丁甘仁治咳呛两月，音声不扬，咽喉燥痒，内热头痛，脉濡滑数，舌红苔薄黄，风燥袭肺，继则燥热伤阴，乾金不能输化，津液被火炼而为稠痰也。补肺阿胶汤加减，养肺祛燥，清燥化痰（组方见方证）[3]。

3.王纪修治王某，女，40岁，3年来经常咳嗽，时有咯血，胸闷口干，精神疲倦，食欲不振，脉弦数，舌边红，中有黄苔。伏热劫燥，肺金络伤出血，以清热补肺，佐以止血：浮石、川贝母、杭芍、麦冬、生地、阿胶、仙鹤草各6g，藕节、柏叶各9g，10余剂血止[2]。

引用文献

[1] 唐容川.中华医书集成·血证论[M].北京：中医古籍出版社，1999：79，21.
[2] 福建省中医药研究院.福建中医医案医话选编（第二辑）[M].福州：福建人民出版社，1963：128，110.
[3] 秦伯未.清代名医医案精华[M].北京：人民卫生出版社，2006：535，11，535.
[4] 吴坤安.伤寒指掌[M].上海：上海科学技术出版社，1959：卷二57.
[5] 张聿青.张聿青医案[M].上海：上海科学技术出版社，1963：612.
[6] 叶天士.临证指南医案[M].上海：上海卫生出版社，1958：54，73，112.

（二）气阴两虚候（肺胃阴虚转证1）

肺胃阴虚证·气阴两虚候，为肺胃气阴不足，日久不复，渐成劳损之证，杂病家亦通称为阴虚劳损之证。其见症虽有肺失宣降之症象，但必以肺胃气阴两虚之脉症为主。

通称：阴虚劳损。

病名：[中医]虚痨，肺痿。

病因病机：肺胃阴虚虚损，多由久病耗伤肺胃气阴，气阴两虚，日久不复，阴液日形消涸，渐步入劳损之门。

证象组合：气虚+阴虚+阴涸+经脉

主症：**【气虚不充】症象**：①喘息少气，提之若不能升，吞之若不能续，惶惶然若气欲断。②喘则汗出。③咳唾鼻流清涕。④食少体倦。⑤咳血。**脉象**：寸口独弱。

【阴虚失养】症象：①为咳为喘，咳甚于夜间。②肌热于午后，日晡发热。

副症：**【阴液消涸】症象**：皮毛焦枯。

【神志不宁】症象：①心烦。②不寐。

宾症：**【经脉失养】症象**：足痿乏力，不能行走。

【清窍失养】症象：①头晕。②目眩。

治则：当以甘咸凉润之品，大滋其阴液，以救其阴而固其本，兼以益气增液，大补其肺气，略佐宣降润化之品，以治其标。

方证

1.紫菀散证：《丹溪心法》载王海藏方[1]。适应咳中有血，虚痨肺痿成痈。

紫菀、阿胶珠、炙甘草各1.5g，人参、桔梗、茯苓各3g，知母、川贝各4.5g，五味子15粒。

2.人参清肺汤证：《血证论》载方[2]。治肺虚咳嗽，喘息少气，喘则汗出，吐血下血，寸口独弱。

人参、地骨皮、知母、桑白皮、杏仁各9g，阿胶6g，罂粟壳、炙甘草各3g，乌梅、大枣各3枚。

3.三参冬燕汤证：《通俗伤寒论》方[3]。补肺养阴。治去血（衄血）既多，肺阴亏虚。

太子参、西洋参、光燕条各3g，北沙参12g，寸麦冬6g，蔗浆1盏，建兰叶3片。

4.参麦阿胶汤证：《通俗伤寒论》方[3]。补肺养阴。治去血（衄血）既多，肺阴亏虚。

北沙参12g，寸麦冬9g，阿胶4.5g，黄芪皮3g，北五味子20粒，糯米30粒。

论著和讨论

本证候肺胃气阴两伤，日久不复，阴液消涸，已入损门，调治非易。因而调治之则，当以补益肺气，滋养阴液为主，略佐宣降肺气，清润化痰之品，标本兼顾以调养之。吴谦说："补肺虚寒喘嗽血，皮毛焦枯有多年。钟乳补肺汤：人参、寸麦冬、五味子、款冬花、紫菀、桑皮、桂枝、钟乳、白石英、糯米、大枣、生姜。"[4]何廉臣说："而去血（衄血）既多，阴液必虚，阴虚则阳无所附，故终以补虚为善后收功之法。补肺如辛字润肺膏：羊肺1具，柿霜、乳酥各15g，天花粉9g，甜杏仁、白蜜各12g，为末入肺炖熟食。三参冬燕汤（组方见方证），参麦阿胶汤（组方见方证），清燥救肺汤之类。"[3]

病案举例

1.尤在泾治风热不解，袭入肺中，为咳为喘，日晡发热，食少体倦，渐成虚损，钱氏阿胶散：阿胶、茯苓、马兜铃、薏苡仁、杏仁、炙甘草、糯米、芡实[5]。

又治咳甚于夜间，肌热于午后，此阴亏也。浊痰咳唾，鼻流清涕，是肺热也。拟甘咸润燥法：阿胶、燕窝、沙参、海石、楼霜、川贝母、杏仁、甘草[6]。

2.张千里治烦劳阳虚之体，嗜酒积湿，素有善咳脚气等症，今新寒外束，宿饮内动。初起恶寒鼻塞清涕，喘咳不得卧，痰虽来，而气仍上逆，阳素虚而血又动，拟定喘化痰，顺气和络：党参、阿胶、冬瓜子、川贝母、芦根、橘红、旋覆花、炙甘草、丝瓜络、茯苓、滑石、薏苡仁、杏仁。诸恙退，胃纳增，脉静小，唯寐后干咳，得饮汤即痰出而嗽已，卧时又欲倚枕，风燥之火易劫津气，以甘凉濡润，以滋气存津，前法参濡润肺胃：党参、阿胶、寸麦冬、炙甘草、橘皮、川贝母、鲜生地、茯苓、杏仁、金石斛、榧肉、冰糖炒[5]。

引用文献

[1] 金元四大家医学全书［M］.天津：天津科学技术出版社，1994：1151.

[2] 唐容川.中华医书集成·血证论［M］.北京：中医古籍出版社，1999：90.

[3] 俞根初.重订通俗伤寒论［M］.上海：上海科学技术出版社，1959：326.

[4] 吴谦.御纂医宗金鉴［M］.北京：人民卫生出版社，2003：493.

[5] 秦伯未.清代名医医案精华［M］.北京：人民卫生出版社，2006：131，335.

[6] 柳宝诒.增评柳选四家医案［M］.南京：江苏科学技术出版社，1983：22.

（三）气阴不摄候（肺胃阴虚转证2）

肺胃阴虚证·气阴不摄候，为肺胃气阴两伤，虚热内起，血络失固，而成虚滑之候，杂病家通称为虚劳失血之证。虽以络血外滑不禁之症象显明，但必兼见肺胃气阴两虚之脉症，并以之为主。

通称：虚劳失血。

病名：［中医］咳血，鼻血。

病因病机：肺胃阴虚虚滑，良由肺胃气阴已伤，日久不复，阴伤则虚热内起，气虚则失于固摄，致络血失固，阴液消涸。

证象组合：气虚+血虚+血滑+阴涸

主症：**【络血不固】症象**：①咳血。②甚则呕血。③两鼻孔出血量多，血色淡红。

副症：**【气虚不充】症象**：①面色苍白，目睑内无血色。②头晕。③倦怠乏力。④汗出气短。**脉象**：①脉濡细。②脉细弱，重按不鼓指。③脉浮数微弦。

宾症：**【阴虚失养】症象**：①虚烦不眠。③口干不思饮。**舌象**：舌边尖红，苔薄白。**脉象**：细软数。

【阴液消涸】症象：①咽干，喉干，鼻燥。②气粗似喘。③痰白如银丝。④嘈杂似饥。⑤身热胸痞。**舌象**：①舌红而燥，苔薄。②舌苔干燥，前半焦黄。

治则：当以益肺胃之气，养肺胃之阴，以固其本，兼以凉血濡络之品，以宁其络，兼顾其标。

方证

1.益气养阴法证：张赞臣方[1]。治鼻腔反复大量出血一周，详见病案1。

潞党参、丹皮、鲜石斛、仙鹤草、墨旱莲草、侧柏叶、紫珠草各12g。鲜生地42g，蒲黄炒阿胶9g，白茅根30g。

2.清宁肺络濡血方证：何绍彭方[2]。治温邪劫伤肺络，咳血半月，甚则呕血，身热胸痞，详见病案2。

白茅花、桑叶、芝麻、紫菀各4.5g，薏苡仁、鲜生地各9g，百草霜3g，炮姜0.6g，西洋参、阿胶各3.9g。

论著和讨论

本证候因肺胃气阴两虚，虚热消涸，致络血失固。姚国美说："（鼻衄）若肺火壅盛，鼻燥喉干，气粗似喘者，则宜清燥救肺汤加茅根、柿饼主之。""（咳血）若淅淅恶风，唇红有汗，脉微数者，此属风邪夹热（肺素有热，迫血上溢），宜前法佐以辛凉，鸡苏散主之：薄荷、生黄芪、生地、阿胶、茅根、寸麦冬、蒲黄、贝母、桑皮、甘草、桔梗。"[3]

因而其治则亦当以益气养阴为主，兼以凉血濡络，标本兼顾。张赞臣说："益气养阴法：本法是治疗气阴两虚的主要治则。其主要见证为头晕，倦怠乏力，口干不思饮，汗出咽干，气短，鼻衄，血色淡红，虚烦不眠，舌红而燥，苔薄，脉濡细或细软数等。故用本法治之，常用药物如沙参、女贞子、阿胶、生地、孩儿参等。"郑昌雄按："鼻腔大量出血，面色苍白，舌干焦，脉细弱，辨证为气阴同病，因此治疗上不纯用寒凉摄血之品，而主甘凉滋润，冀期气阴得复而鼻衄自已。"[1]

病案举例

1.张赞臣治王某某，女，65岁。因鼻腔反复大量出血1周，住入市某医院。入院时，鼻腔出血未止，面色苍白，乏力。检查：血红蛋白60g/L，血压只有50/30mmHg。即给予凡士林纱条填塞后鼻孔，并静滴血细胞，肌内注射安络血等。1周后，仍见左鼻孔出血，右中鼻道后端及下甲后端处滴血未止。1976年7月19日请张老诊治。就诊时，患者面色苍白，目睑内无血色，两鼻孔出血量多。舌苔干燥，前半焦黄，脉细弱，重按不鼓指。辨证为气阴两虚，血不能循经。治以益气养阴法。处方为（组方见方证）。服上方3剂后，鼻出血即止，舌苔干焦亦减。继用本法，方药稍事增损，调治10天，痊愈出院。1973年5月2日回访：患者出院后，鼻出血未见复发[1]。

2.何绍彭治温邪劫伤肺络：淦祖照，20余岁，咳血半月，甚则呕血，身热胸痞，舌边尖红，苔薄白，脉浮数微弦。清宁肺络，参以濡血（组方见方证），4剂热退血少。去姜桑加白芍，6剂血止。去白茅花、百草霜，加霍斛、枸杞子各3g，调理而痊[2]。

引用文献

［1］郑昌雄.著名老中医张赞臣在五官科临床运用养阴法的经验［J］.上海中医药杂志，1979，（5）：18.

［2］何廉臣.重印全国名医验案类编［M］.上海：上海科学技术出版社，1959：222.

［3］姚国美.姚国美医学讲义合编［M］.北京：人民卫生出版社，2009：211，213.

二、心肺阴虚证（上焦阴虚合病）（3候）

心肺阴虚证，为肺虚及心之气阴两虚证。系由肺之气阴不足以供养心阴，以致心之气阴亦虚；或外感温热，或过投发散，汗出过多，耗伤气阴，以致肺燥阴伤；汗为心液，汗出过多，亦能耗伤心之气阴；亦有由劳心过度，耗伤心阴，心火起于内，灼伤肺之津气，而致心肺之气阴两伤者。其病机总以心肺气阴失养，肺失其清肃，心神失其宁静；久虚不复，阴虚则阳浮，虚热内起，即可步入劳损之途。其治则总当滋补心肺气阴为主，药宜甘凉滋润，不宜辛苦燥热，从缓调养，以渐图之。

证候别称：心营亏损，心神不安，心阴亏损，胸阳闭阻。

病名：［中医］心咳，心悸，怔忡，健忘，百合病，胸痹，低烧。

证候系统：详见图3-13-19。

本证————肺阴失养候、心阴失养候

转证————心神失宁候、心阴虚滞候

变证————气阴虚滞候

图3-13-19　心肺阴虚证证候结构图

（一）心阴失养候（心肺阴虚本证）

心肺阴虚证·心阴失养候，为心肺气阴两虚，不足以奉养心神，致心之神气不振，且失安宁。其见症以心神不振与不宁之症象显明，但可兼见心肺气阴不足之脉症，并以之为主。

通称：心营亏损。

病名：［中医］怔忡，健忘。［西医］冠状动脉硬化性心脏病，心绞痛，不完全性右束支传导阻滞，I度房室传导阻滞，Ⅱ度房室传导阻滞，发作性心动过速，窦性心动过速，风湿性心肌炎，慢性风湿性心脏病。

病因病机：心肺阴虚虚弱，系由肺之气阴不足以养心，或由劳心过度，心阳内动，耗伤气阴，不能奉养心神，以致心神不宁，虚火内起，再伤气阴，辗转循环，亦将步入劳损之途。

证象组合：阴虚+液灼+气虚+神虚+神扰

主症：**【阴虚失养】症象**：①手足心热。②关节痛。**舌象**：舌苔薄净，质淡红。**脉象**：①脉数。②脉细数而涩促。

　　【神气不振】症象：健忘，遇事答应不周，心情不定，或可记忆，或不可记忆。

副症：**【神志不宁】症象**：①心悸怔忡。②心烦夜甚，夜难成寐。③心烦神乱，夜不安寐。④多梦。

　　【津液消灼】症象：①口燥咽干。②口舌干燥。③咯血。

宾症：**【气虚不充】症象**：①面肿，疲乏无力。②易自汗出。③胸闷气短，胸口压迫感。④惊悸。**脉象**：①脉弦细迟。②脉虚细，偶见结代。③脉虚大或微细。**舌象**：舌质淡，有裂纹，边有瘀点，舌苔白稍剥。

治则：当以滋养心肺气阴为主，以治其本；兼以养心安神，以顾其标；标本兼顾，从缓图治。

方证

1.柏莲汤证：陈士铎方[1]。制肺补肝益心，治怔忡，心肝两虚，遇拂情之事，或听逆耳之言，心气怦怦上冲，不能自主，似烦非烦，似晕非晕。

人参、麦冬、玄参各五钱，茯苓、柏子仁、丹皮各三钱，丹参二钱，半夏、莲子心各一钱，生枣仁三钱。

2.麦冬养荣汤证：《通俗伤寒论》方[2]。补心气，益营液，治心阳不振，心营两虚。

党参、寸麦冬、当归身、生地、白芍各9g，知母6g，五味子20粒，盐陈皮2.4g，炙甘草1.8g，大枣3枚。

3.天王补心丹加味证：姚国美方[3]。治咯血，痰多血少，痰带血丝，或夹血点，心烦脉数，甚则怔忡自汗等症。

熟地黄、人参、茯苓、远志、菖蒲、玄参、柏子仁、桔梗、天门冬、丹参、酸枣仁、甘草、麦门冬、百部、杜仲、茯神、当归、五味子、柿霜、人乳、灯心草、大枣。

4.生脉散加味证：邓铁涛方[4]。治心悸，胸口压迫感，详见病案2。

太子参21g，麦门冬、五味子各9g，桑椹子、沙参各12g，女贞子、丹参、玉竹各15g，甘草6g，枳壳4.5g，桑寄生30g。

论著和讨论

本证候因心肺气阴两伤，不能奉养心神，致心神失宁。古人说：健忘口舌干燥，遇事答应不周，心情不定，或可记忆，或不可记忆，或心烦神乱，夜不安寐，主补心丹。姚国美说："咯血乃咳多血少，痰带血丝，或夹血点，心烦脉数，甚则怔忡自汗，多因劳欲过度，病关心肾，治心则与天王补心丹加柿霜、人乳之类。"[3]其治则当以补养心肺气阴为主，兼以养心安神为法。有人说：心烦夜甚者，生脉散加生地、酸枣仁、茯神。董废翁亦云："（虚烦）无饮，远志饮子（远志、枣仁、茯神、人参、黄芪、当归、麦冬、石斛、甘草、生姜。若烦甚，加竹叶、知母）。脉虚大或微细，心烦不眠，为虚烦，生脉散加柏子仁、茯神、当归。有火，加凉药一二味，玄参、炒栀子、竹茹、花粉。"[5]

病案举例

1.邓铁涛治李某某，女，36岁，患者关节痛已七八年，今见心悸、胸口压迫感，心电图示：窦性心动过速，不完全性右束支传导阻滞，I度房室传导阻滞。症见：心悸，胸口压迫感，关节痛，面肿，疲乏无力，睡眠只有2~3个小时，胃纳一般，舌嫩淡，苔白，脉细数而涩促。由风湿病引起的心悸，可见于风湿性心肌炎及慢性风湿性心脏病。此病除按痹证辨证外，还应重视心悸的辨证。此亦标实而本虚之证，治以攻补兼施，以攻为补，寓攻于补，是治疗本病的关键。本虚为气阴亏虚，标实是风湿夹瘀。治宜养阴益气为主，兼以祛湿活血。方以生脉散加味（组方见方证）。二诊：服药21剂，诸症改善，舌脉同前，因虚象有所改善，稍增治标之药：桑寄生30g，白蒺藜、威灵仙、怀山药、丹参各12g，太子参24g，麦门冬、五味子、茯苓各9g，炙甘草、鸡血藤各15g。三诊：服前药30剂，心悸一直未再发，精神食欲均佳，关节仍痛，舌嫩，舌上有针头样红点，苔薄，脉细数，已无促脉。治疗仍以祛风湿为主：桑寄生30g，白蒺藜、威灵仙各12g，鸡血藤、宽筋藤各18g，太子参24g，炙甘草6g，麦门冬、五味子、茯苓、怀山药各9g。追踪3年，未再复发[4]。

2.陈继明治孙某某，男，42岁，十年前曾有发作性心动过速，182~210次/分，律齐，心悸未已，胸闷气短，手足心热，易自汗出，口燥咽干，夜难成寐，脉虚细，偶见结代，舌苔薄净，质淡红，此心营亏损，心阳偏亢之候，宜养营复脉为治炙甘草、寸麦冬、酸枣仁、柏子仁各12g，太子参、功劳叶、大生地、生龙骨、牡蛎各15g，淮小麦30g，蜜枣5枚，阿胶6g，4剂症减，唯胸闷不畅，气短乏力，去阿胶、龙骨、牡蛎，加玉竹、丹参各12g，五味子3g，5剂，诸症已平，心悸未作，嘱服天王补心丹以巩固[6]。

3.李新平治巢某某，女，74岁，夜汗淋漓，心慌心动，头肿晨重暮失，跗肿晨无暮重，脘痛彻背，膝软，舌淡苔少中央光剥，脉弦滑，阴阳俱虚，阴损最重，2005年5月5日，生脉饮合二仙汤加味：炮附片、五味子各5g，党参、淫羊藿各15g，麦冬、茯苓、仙茅各12g，酸枣仁6g，泽泻、巴戟天、当归各10g，生龙牡各30g，白芍8g，3剂，症状立即减轻，继续调养肾阴肾阳而愈。

引用文献

[1] 柳长华.陈士铎医学全书[M].北京：中国中医药出版社，1999：779.
[2] 俞根初.重订通俗伤寒论[M].上海：上海科学技术出版社，1959：326.
[3] 姚国美.姚国美医学讲义合编[M].北京：人民卫生出版社，2009：214.
[4] 邓铁涛.邓铁涛医集[M].北京：人民卫生出版社，1995：20.
[5] 高鼓峰.医宗已任篇[M].上海：上海科学技术出版社，1959：177，178.
[6] 朱步先.陈继明运用柔剂的经验[J].中医杂志，1982，(4)：17.

（二）心神失宁候（心肺阴虚转证）

心肺阴虚证·心神失宁候，为心肺阴液不足，心阴不足以涵养，致心阳内动，心神失宁，又称为心神不安之证。以心神失宁之症象显明，但兼见内热与液灼之脉症，并以之为主。

通称：心神不安。

病名：［中医］心悸，百合病。［西医］早期冠状动脉硬化性心脏病，高血脂，阵发性心动过速。

病因病机：心肺阴虚蕴蒸，系由心肺阴液虚弱，不足以涵养心阳，致心阳内动，心神失宁；虚热内起，消灼津液。

证象组合：神扰+气蒸+液灼

主症：【神志不宁】症象：①胸闷，心悸，发时心跳应衣。②夜寐不安。③心悸慌乱，呼吸紧迫，自觉难支。④悲伤欲哭。⑤心烦易怒，情绪容易激动，不能控制。**舌象：**舌红少苔。**脉象：**脉浮大无力。

副症：【津气蕴蒸】症象：①胸闷气促。②面赤烘热，汗出津津。**舌象：**舌尖红、边瘀紫、苔薄白。

宾症：【津液消灼】症象：①干咳。②小便短赤。**舌象：**舌红而瘦。**脉象：**脉细弦，脉细，时有结代。

治则：以甘凉甘缓之品，滋补心肺阴液为主，以治其本，兼以镇心安神之品，以治其标。

方证

1.百合地黄汤合甘麦大枣汤加味证：金寿山方[1]。治百合病：症状难以缕述，悲伤欲哭，烘热汗出，小便短赤，脉细弦，舌红而瘦，详见病案2。

川百合、生地各15g，淮小麦30g，炙甘草4.5g，大枣10枚，紫石英、生白芍、淫羊藿、黄精、益元散各12g，朱茯苓、阿胶各9g，广木香4.5g。

2.养心定悸汤证：李斯炽方[2]。治早期冠心，高脂血症，阵发性心动过速，心慌心悸，详见病案3。

丹参10g，玄参、生地、茯苓、郁金、合欢皮、石菖蒲、朱麦冬各9g，百合15g，山药、牡蛎各12g，甘草3g。

论著和讨论

本证候系心肺阴液不足，心阳内动，心神不宁。其治则宜以滋养心肺阴液为主，兼以镇心安神之法。苏文海说："百合病发生后经过一段时间未曾误治，则百合地黄汤就是治疗此病的主方。方中百合甘寒，清气分之热；地黄汁甘润，泄血分之热，二者兼能养阴，共成泄热救阴之良剂，故可用以治疗阴虚内热之百合病。"[3]

病案举例

1.朱南孙治张某某，女，50岁。经绝年余，时有胸闷气促，面赤烘热，汗出津津，心烦易怒，情绪容易激动，不能控制。脉细，时有结代，舌尖红、边瘀紫、苔薄白。辨证为阴虚阳亢，心气不足，治宜补阴血、益心气：潼蒺藜、生地、丹参、麦冬、五味子、淮小麦、炙甘草、大枣、郁金、百合等。服药一月，烘热汗出均减，情绪由兴奋转为抑制，舌质由红转淡。说明阳亢渐平，肾虚益显，治宜补肾固本：熟地、当归、白芍、穞豆衣、沙参、潼白蒺藜、淫羊藿、巴戟天、覆盆子、党参等，症情渐消，可恢复正常工作[4]。

2.金寿山治百合病：杨某某，女，40岁，症状难以缕述，悲伤欲哭，烘热汗出，小便短赤，脉细弦，舌红而瘦，此百合病见于阳者，当以阴法救之（组方见方证），服上方34剂，症状消失，恢复健康[1]。

3.李斯炽治早期冠心病、高脂血症、阵发性心动过速：李某某，男，45岁，一年前自觉阵发性心累心跳，最近几天发一次，发时心跳急剧应衣，心中慌乱，呼吸紧迫，自觉难支，躺下休息片刻，即渐趋缓和，平时胸闷，眠差，脉浮大无力，舌红少苔。养心潜阳，安神开郁，兼以益胃（组方见方证）。续服40余剂，心悸基本控制，继续调养[2]。

4.武明甫治疗夜游症：田某，男，14岁，无诱因的头昏、乏困、纳呆，1个月一发，出生后时常嗜睡，发病时昏睡3~5天才苏醒，尔后如常。近1年来，夜间常突然起来，背书包走出屋外，良久又回床而卧，白天问之，否认不知。在当地医院治疗未效。患者消瘦，面色无华，寡言，烦躁，心悸，记忆力减退，头昏困倦，时有盗汗，大便干，小便黄赤，舌质红，苔黄腻，脉弦细，属于《金匮》百合病，治用百合地黄汤加味：百合、生地、炒枣仁各30g，知母、茯神、当归、白芍、柏子仁、合欢皮、焦山栀各10g，桑椹20g，甘草6g。药进6剂夜游症即止，嘱其再服6剂，以善其后[3]。

引用文献

［1］沈庆法.金寿山临床运用《金匮》理论的经验［J］.中医杂志，1981，(7)：18.

［2］成都中医学院.李斯炽医案（二）［M］.成都：四川人民出版社，1983：58.

［3］苏文海.金匮方临床妙用［M］.西安：陕西科学技术出版社，1994：20，21.

［4］朱南孙.妇科四期神经精神症状治疗体会［J］.浙江中医药，1978，4（5）：7.

（三）气阴虚滞候（心肺阴虚变证）

心肺阴虚证·气阴虚滞候，为心肺气阴两虚，运行乏力，肺气失其宣降之司，气血郁痹于上，而成虚实兼夹之证。虽以上焦气机郁滞之症象为主，但必兼心肺气阴不足之脉症。

通称：心阴亏损，胸阳闭阻。

病名：［中医］胸痹。［西医］高血压，冠状动脉硬化性心脏病，心绞痛，二尖瓣脱垂，急性后壁心肌梗死，房性早搏，两肺小叶肺炎。

病因病机：心肺阴虚虚滞，由于心肺气阴两虚，运行乏力，肺气宣降失司，气血运行不利，郁痹于上，为虚实夹杂之证。

证象组合：气虚+阴虚+气郁+气滞

主症：**【气虚不充】症象**：①右手麻木。②便溏。③动则气急。**脉象**：脉沉细。

【气机不利】症象：①心前区痛。②胸骨后剧痛。**脉象**：脉弦细。

副症：**【阴虚失养】症象**：①午后头痛，头晕。②面红目赤。③口干溲黄。④便秘。⑤失眠。**舌象**：舌红无苔，苔黄燥。

【气机不宣】症象：①胸闷。②下夜胸似重物所压，阴雨天尤甚。

宾症：**【气机不降】症象**：呕恶。

治则：当滋补心肺气阴，以助其运行；宣利气血，以通行其郁痹。扶正除实，虚实同治。

方证

1.养心汤证：关幼波方[1]。治高血压、冠状动脉硬化性心脏病、心绞痛、胸闷，心前区痛，详见病案2。

生黄芪、丹参、南北沙参各15g，天冬、麦冬、当归、炙甘草、川贝母、远志、郁金各10g，五味子、生地、瓜蒌、首乌各12g，川芎6g，红参4.5g。

2.参脉合丹参饮证：张天方[2]。治二尖瓣脱垂：胸痛甚则昏厥，隐隐发闷，后半夜似有重物所压，阴雨天胸闷更甚，动则气急，脉弦细，苔薄质偏红，详见病案3。

淡附片、五味子、远志、生甘草各5g，太子参15g，丹参30g，白檀香、春砂壳各3g，全归、制玄参、生地、熟地、茯神各10g。

论著和讨论

本证候心肺气阴不足以运行气血，致气血郁痹于上。其治则当滋补心肺气阴以固本，宣利气血以通痹，虚实兼顾为法。上海第一医学院华山医院对急性心肌梗死辨证分型与阶段论治：第一阶段：病员发病，剧烈胸痛（真心痛）。治疗以芳香开窍（苏合香丸）为主。如出现休克则用人参针剂、人参粉或独参汤，如有休克倾向则用休克前期方（别直参6g，熟附子、五味子各3g，麦冬、龙骨各12g，牡蛎、老茶树根各30g）煎剂或人参四逆汤针剂。第二阶段：病员胸痛有所减轻，胸闷存在，心电图示冠状动脉供血不足所致心肌缺血性损害明显。治疗以活血化瘀为主（丹参静脉滴注）。如出现心衰倾向则选用心衰前期方（别直参6g，熟附子、五味子、桂枝各3g，麦冬12g，远志9g，龙骨、茯苓各15g，牡蛎、老茶树根各30g）。第三阶段：辨证汤剂——活血化瘀、宣痹通阳、扶正养阴。选用心肌梗死基本方（活血化瘀方加减：丹参、当归各12g，郁金、桑寄生、全瓜蒌、茯苓各15g，延胡、香附各9g，半夏、青陈皮各6g）。（1）阴虚型：养阴清热活血化瘀，加用生地、龟板、麦冬、白芍。（2）阳虚型：一扶正助阳活血化瘀，加用党参、附子、桂枝、白术、杞子。（3）阴阳两虚型：阴阳并补、活血化瘀，加用党参、附子、麦冬、五味子、龙骨、牡蛎。随症加减：安神镇痉用血琥珀、珍珠母、紫石英、酸枣仁。化痰开窍用远志、石菖蒲、川贝、杏仁。化湿用苍术、川朴、薏米仁、冬瓜子、藿香、佩兰。健脾开胃用香谷芽、鸡内金、神曲、焦楂肉。第四阶段：恢复期病员回去长期服冠心丸或冠心冲剂（由党参、山药、生地、白芍、珍珠母、桑寄生、当归、丹参、郁金、远志、香附、桂枝、杞子、朱茯苓、青陈皮等组成）[3]。

病案举例

1.华山医院治成某某，男，60岁，急性后壁心肌梗死，房性早搏，两肺小叶肺炎，入院前1天，突然，胸骨后剧痛，冷汗淋漓，昏倒，注射葡萄糖，胸闷痛未解，神志不甚清楚，入院血压：100/60mmHg，心率48次/分，烦躁，口服苏合香丸，注射丹参液，胸痛显减，面红目赤，口干溲黄，失眠，便秘，苔黄燥，舌干红，脉弦，属阴虚阳亢型：鲜生地、寸麦冬、川石斛、瓜蒌、薤白、丹皮、丹参、赤芍、延胡索、香附、郁金、生甘草，1周后，气滞血瘀症好转，脉虚弦，舌红少津，苔薄白，宜育阴潜阳：生地、玄参、寸麦冬、白芍、龙齿、牡蛎、丹参、郁金、瓜蒌、柏子仁、茯苓、竹叶，2周后，阳亢症消失，阴虚更突出，舌红光剥，脉虚弦，改养阴活血，和中理气：生地、寸麦冬、白芍、丹参、郁金、当归、党参、山药、茯苓、青皮、陈皮、瓜蒌。入院1周后，能下床大小便，2周后，下床自由活动[3]。

2.关幼波治王某，男，51岁，高血压病8年，血压波动于（140~170）/（90~110）mmHg，2年以来心前区闷痛，现症：血压152/110mmHg，午后头痛头晕，右手麻木，大便稍稀，舌无苔，脉沉细。确诊：冠状动脉硬化性心脏病、心绞痛。属气阴两虚，心血不足，痰血凝结，阻塞经络，治法：补气养血，化痰活络（组方见方证）。10

剂，加丹参15g，续服7剂，血压148/98mmHg，心前区痛及胸闷未发作，舌无苔，脉沉细，前方续服14剂。继续调养[1]。

3.张天治钟某某，男，34岁，二尖瓣脱垂：胸痛甚则昏厥，隐隐发闷，后半夜似有重物所压，阴雨天胸闷更甚，动则气急，脉弦细，苔薄质偏红，心阴亏损，胸阳闭阻，拟生脉合丹参饮加减：太子参15g，天冬、寸麦冬各10g，丹参30g，白檀香、春砂壳各3g，全归、制玄参、生地、熟地、茯神各10g，炙远志、五味子、生甘草各5g，14帖，胸痛渐好，近日天气突冷，胸痛加重，但无昏厥，脉细，苔薄。胸为阳位，阳气不得舒展，当加温阳之品，参脉合丹参饮（组方见方证），7帖，胸痛消失，14帖后，天冷或阴雨均无发作，面转红润，守方两月，无自觉症状，超声心动图复查，各房室大小正常，未见脱垂[2]。

引用文献

［1］北京中医医院.关幼波临床经验选［M］.北京：人民卫生出版社，2006：223.

［2］张天.中医药治疗二尖瓣脱垂1例［J］.上海中医药杂志，1983，（11）：18

［3］上海第一医学院华山医院等.中西医结合对急性心肌梗死辨证论治的初步探讨［J］.新医药学杂志，1973，（3）：6.

三、肝肺阴虚证（上焦阴虚并病1）（4候）

肝肺阴虚证，为肝肺气阴两虚之证。或因外感风热温燥之邪，失治误治，耗伤气阴；或由肺之津气两伤，不能滋润肝之木火，内动耗伤肝阴，反克于肺，以致肝肺气阴两伤；或由情怀不遂，郁怒耗伤肝阴，肝火内动，上乘于肺，耗气伤津，以致肺阴枯燥，均可成肝肺阴虚之证。轻则为木火刑金，重则阴伤火动，蒸久则阴枯。急则阴竭阳厥，或气阴竭绝而脱；缓则阴虚火炽成痨损。其治则，总当滋养肺之气液，填补肝之阴血，以救其气阴为务。马元仪有云“补气则阴火自敛，养阴则神气自爽”“宜养阴肃肺柔肝以安营分”。

证候别称：营卫虚损，阴阳两损，阴虚液涸，肺阴虚损，阴虚劳损，木火刑金，肝火凌金，木扣金鸣，血虚肠燥，阴枯肠燥。

病名：［中医］病后自汗，睡后多汗，燥痿，厥脱，失血，咳逆，咯血，咳血，虚痨，虚热，低热，虚秘，产后便秘，肺痿证。

证候系统：详见图3-13-20。

本证————肺阴失养候、木火虚逆候

转证————阴血虚燥候

变证————阴血虚损候、阴损及阳候、阴竭阳厥候

图3-13-20　肝肺阴虚证证候结构图

（一）肺阴失养候（肝肺阴虚本证1）

肝肺阴虚证·肺阴失养候，为肺之气阴两虚，兼肝之阴血不足，肝燥犯肺，更伤其阴液，久虚不复，即将步入劳损之途，故杂病家称之为肺阴虚损之证。其见症虽以肝肺气阴不足之脉症为主，但以液灼与血溢之症象更明显。

通称：肺阴虚损。

病名：［中医］咳血，虚痨干咳。**［西医］**支气管扩张。

病因病机：肝肺阴虚虚弱，因肺之气阴本已不足，加之肝之阴血虚弱，虚燥内起，肝燥之气犯肺，更伤肺之气阴，消灼津液，逼血妄行，肺失清肃，宣降不利，实为劳损之根。

证象组合：阴虚+气虚+液灼+气郁+血溢+清窍

主症：【阴虚失养】症象：①体质消瘦。②心慌心烦少眠。③颧部殷红。④午后低热，手足心热。⑤盗汗。⑥头痛偏左。**舌象：**舌净，质偏红。**脉象：**两脉细数。

【气虚不充】症象：①头晕目眩。②精神不振。③自汗溱溱。④胃纳减少。⑤面部浮肿。**脉象：**①脉细。②脉浮大。

【气机不宣】症象：①胸闷，短气。②时而作痛。

副症：【津液消灼】症象：①干咳，咳嗽痰少。②心烦口干，舌燥。③嘈杂易饥。④久咳灼热自汗。⑤大便干结。⑥小便黄少。**舌象：**①舌红，苔薄黄。②苔薄质绛。③舌红少苔。**脉象：**①六脉濡大无力，右寸关独盛而涩。②脉弦。③脉细滑。

【络血妄行】症象：①痰中带血，痰色暗红，不易咯出。②咯吐鲜血。

宾症：【清窍不利】症象：①久咳声哑。②咽喉干燥，咽痛，干燥隐痛。③作痒咳嗽，咽常似有物梗阻。

【气机不降】症象：呼吸不平。

治则：当以滋养肝肺之气阴，则固其本；兼以增液以滋其燥，止血化痰以固其标。

方证

1.养阴清肺汤证：《重楼玉钥》方[1]。养阴清肺，凉血解毒，治嘈杂易饥，痰中带血。

生地黄6g，麦门冬3.6g，生甘草、玄参、薄荷各1.5g，贝母、丹皮、白芍药各2.4g。水煎服。

2.琼玉膏证：《洪氏集验方》（宋·洪景严）引申铁瓮方。功能养阴润肺。治虚痨干咳。

生地四斤，白云苓十二两，白蜜二斤，人参六两，熬膏。每服1~2匙。

3.胶蛤汤证：治咳嗽胸闷，时而作痛，手足心热，咯血量较多，舌红苔薄，脉细数。

生地15g，阿胶珠、玄参、款冬花、紫菀、当归、白芍、丹皮各10g，贝母5g，海蛤壳、丹参各12g，炙甘草6g，蜂蜜1匙。

论著和讨论

本证候因肝肺气阴两虚，虚燥消灼津液，迫血妄行。姚国美说："咳嗽，痰稠，甚则带血，脉数，此火刑肺金，兼伤血络，宜咳血方；若喉痛便秘，小便短赤，乃肺火劫阴，治以养阴清肺汤（组方见方证）加清宁丸之类。""若久咳不已，不但中气受伤，营血亦随之不足。血偏伤者，干咳无痰，咳则嘈杂似饥，法当养血益肺，四物汤加阿胶、枇杷叶、紫菀之类主之。"[1]其治则当以滋补肝肺气阴为主，以固其本，兼以增液止血以固其标，为标本兼顾之法。有人说：久咳声哑，痰中带血，急救垂危之阴，琼玉膏（组方见方证）、清音汤（诃子肉、阿胶、天冬、盐知母各五钱，蜜炙黄柏、麦冬、茯苓、归身、生地、熟地各一钱，人参三分，乌梅二个，人乳、牛乳、梨汁各一盏，蜜丸，每一钱，含化）、养金汤（生地、桑皮、杏仁、阿胶、知母、沙参、寸麦冬、白蜜）[2]。

朱良春按：此病（见病案1）剧咳咯血，治用滋阴降火、凉血止血之方。据现代药理研究，白及对肺、胃出血有良好的止血作用，体外实验显示对结核杆菌有抑制作用。洋菜含胶质，合阿胶能增强血液凝固力，促进止血。地榆不仅能凉血止血、清热解毒，且抗菌谱较广，对结核菌有抑制作用。先生（章次公）对肺结核尝喜用之[3]。

病案举例

1.**章次公**治王女，夙有肺损，今咳剧咯吐鲜血，两脉细数无伦。此方以止血为主：白及末6g，阿胶珠12g，地榆18g，炒白芍、麦冬、小蓟炭、地骨皮、洋菜、炙桑皮、旱莲草各9g，粉甘草3g[3]。

2.**邹云翔**治支气管扩张：方某某，女，41岁，咳嗽有痰，痰中夹血，痰色暗红，不易咯出，心慌少眠，胃纳减少，颧部殷红，苔薄质绛，脉浮大。肝火射肺，肺阴被烁、络伤出血。平肝清肺养阴，化痰宁络：旋覆花、海蛤粉、川贝各6g，合欢皮15g，苏子、麦冬、炙紫菀、炙款冬花、炒玉竹、太子参各9g，南沙参、百合、冬瓜子各12g，绿梅花、姜炭、生甘草各3g。药后血止咳减，纳振、寐佳、心慌亦宁，原方加炙白薇9g，炒青蒿4.5g[4]。

3.**张赞臣**治雍某，女，26岁，自幼发音声调较低，不能多言，近5年常有喉痛，干燥隐痛，作痒咳嗽，咽常似有物梗阻，胸闷，头痛偏左，脉细滑，苔淡薄。证属肺气不宣，清肃失司；肝脾不和，输化乏权。予益阴润肺，调和肝脾：白芍、珠儿参、百合、土炒白术、怀山、制首乌、玉竹、采芸曲各9g，郁金4.5g，野蔷薇花、桔梗各3g，生甘草2.5g。6剂后，胸闷较减，咽喉干痛亦较轻。仍予原方6剂[5]。

4.**汤承祖**治俞某，男，8岁，病起2月余，咳嗽痰少，呼吸不平，纳食尚可，大便干结难解，脉细舌净。肺气虚燥，清肃无权。肺与大肠相表里，益气清燥法为治。太子参、甜杏仁、瓜蒌皮、炙百部、炒苏子各9g，北沙参、冬瓜仁、火麻仁各12g，甘草3g，枇杷叶3片，4剂，咳减气平，纳便自调。去杏、冬瓜子、苏子、火麻仁、枇杷叶加桔梗6g，4剂，夜卧呼吸有痰声。加炒苏子9g，4剂，病瘥[6]。

又治王某某，女，28岁，剧咳无痰已10余日，自汗、盗汗溱溱，纳食可，二便调，脉弦苔净，质偏红。阴虚肺燥，清肃无权。养阴益肺，清燥宁咳：北沙参、寸麦冬、知母、瓜蒌皮各9g，炙桑皮、浮小麦各12g，乌梅肉、黄射干、生甘草各4.5g，生蛤壳18g。3剂咳稀汗减，加枇杷叶膏30g。8剂汗敛，咳呛很少，拟膏剂润肺宁咳，枇杷叶膏240g，早晚各服30g[6]。

引用文献

［1］姚国美.姚国美医学讲义合编［M］.北京：人民卫生出版社，2009：217.

［2］沈金鳌.中华医书集成·杂病源流犀烛［M］.北京：中医古籍出版社，1999：565，568.

［3］朱良春.章次公医案［M］.南京：江苏科学技术出版社，1980：70.

［4］邹云翔.邹云翔医案选［M］.南京：江苏科学技术出版社，1981：190.

［5］上海中研所.张赞臣临床经验选编［M］.北京：人民卫生出版社，2005：6.

[6] 汤承祖.咳嗽医案五则[J].中医杂志，1980，(6)：14.

（二）木火虚逆候（肝肺阴虚本证2）

肝肺阴虚证·木火虚逆候，为肝之阴血不足，肝之木火内动，上逆犯肺，伤残肺之气阴，杂病家亦通称为木火刑金，或木扣金鸣之证。其以内火冲逆之症象显明，但必兼见肝肺气阴两虚之脉症，并以之为凭。

通称：木火刑金，肝火凌金，木扣金鸣。

病名：[中医]咳逆，咯血，咳血。[西医]支气管炎。

病因病机：肝肺阴虚虚逆，由于肝之阴血不足，肝之木火内动，上逆犯肺，致肺失肃降，空窍不宁；甚则阳气不和，气机不利。

证象组合：气虚+阴虚+气逆+气炽+清空+气滞+阳郁

主症：**【气虚失养】症象**：①劳动气促。②甚则汗出泛恶。**舌象**：舌淡少华。**脉象**：脉虚数。

【阴虚失养】症象：①肉脱形瘦。②连绵内热。③卧不能寐。④腰脊酸痛。**舌象**：苔薄根腻。**脉象**：①脉细小弦。②脉细数微滑。③脉细数有急促之意。④脉细数而促。

【气机冲逆】症象：①咽中热冲即作呛咳。②咳痰黏着难出，其色粉红，或带血丝。③甚则巨口咯出，鲜紫不一。④汗出不能左卧。

副症：**【津气蕴炽】症象**：①咽痛，声音雌暗。②痰黄稠居多。**舌象**：舌红苔糙霉底。**脉象**：①脉洪大搏指，右关弦滑。②脉象左大。③脉弦数鼓指。

【清空失宁】症象：①眩晕。②头痛。

宾症：**【气机不利】症象**：腰连少腹，痛不可忍。

【阳气不和】症象：①凛寒内热。②痰多口腻。

治则：当以滋养肝肺气阴，清降肝之木火，以平其冲逆，马培之曰："宜养阴肃肺，柔肝以安营分。"[1]

方证

1.清金保肺汤证：费伯雄方[2]。治肺受燥热，发热咳嗽，甚则喘而失血。

天麦冬、南北沙参、石斛、玉竹、贝母、茜根、杏仁、瓜蒌皮、茯苓、蛤粉、梨、藕。

2.养阴肃肺柔肝方证：马培之方[1]。治痰中夹红，甚则巨口咯出。鲜紫不一，或带粉红，腰脊酸痛，脉洪大搏指，劳动气促，卧不能寐，以安营分，详见病案1。

南沙参、丹参、丹皮、合欢皮、茜草、牛膝、杏仁、贝母、茯神、参三七、瓜蒌仁、石决明、藕节、生瓜子壳。

3.生地黄散证：唐容川方[3]。凉血止血，治血箭（心肺火盛，毛窍出血，有似箭之射出）。

生地15g，川芎、甘草各4.5g，白芍、黄芩、丹皮、蒲黄各9g，桔梗、栀仁、阿胶各6g，侧柏叶、茅根各9g，童便、莱菔汁各1杯。此方以治肝为主，以肝主血故也。

论著和讨论

本证候因肝肺气阴两虚，肝之木火上逆，肺失清肃之令，气机有升无降。其治则当以滋养肝肺气阴，清降肝之木火，虚实同治。姚国美说："(久咳伤肺)甚或咳痰黏着难出，其色粉红，或带血丝，脉象虚数者，此阴虚火动，肺金被刑，稍有失治，转瞬即成痨瘵，急以保金丸，或丹溪咳血方（诃子、蒌霜、海石、黑栀、青黛；血不止加藕节、生地、寸麦冬、阿胶、旱莲草、仙鹤草）之类，救其消灼。"[4]

病案举例

1.马培之治始因外风激动脾湿，而生咳嗽，继之痰中夹红，甚则巨口咯出。鲜紫不一，或带粉红，腰脊酸痛，脉洪大搏指，动劳气促，卧不能寐，宜养阴肃肺，柔肝以安营分（组方见方证）[1]。

2.张聿青治李右，胎前感风，产后不彻，咳嗽三月有余，痰多口腻，凛寒内热，汗出不能左卧，脉细数微滑，久咳损肺，阴阳之气有偏，气即为火液即为痰：南沙参、蛤粉、杏仁、苏子、紫菀、川贝母、旋覆花、白云苓、盐水炒橘红[1]。

又治胡左，伤风夹湿，而致损肺，咳嗽不已，痰色稠黄，不时见红，痰血日甚，此阴虚挟湿，湿热熏蒸，用赤白苓、海浮石、冬瓜子、青蛤散、瓜蒌霜、泽泻、米仁、杏仁盐水炒竹茹、藕节、青芦管等缓之。二诊：带病经营，阳起内动，肝火凌金，咳甚带红，急安营以循阳动阴静之道：北沙参、丹皮炭、川石斛、炙桑皮、炒麦冬、冬瓜子、川贝母、青蛤散、琼玉膏。三诊：痰红虽减，咽中作痛：阿胶珠6g，青蛤散、北沙参各15g，猪肤4.5g，鸡子黄1枚，炙生地12g，白蜜1匙，炒粳米4.5g[5]。

又治吴左，先是足肿，肿消咳起，痰黄稠，未几吐血，兹则声音雌暗，咽痛内热，痰黄稠居多，脉细数有急促之意，右关弦滑：杏仁、冬瓜子、青蛤散、生薏仁、枇杷叶、玄参、炙桑皮、蝉衣、茯苓、青芦管、竹茹、北沙参、赤白苓、金石斛、鸡子黄。三诊：湿热化燥伤阴，而致虚火上炎，病属难治：北沙参、大生地、茯苓各12g，阿胶、西洋参、川贝母、白蜜各6g，山药、杏仁、寸麦冬各9g，青蛤散、猪肤各15g，白粳米1撮[5]。

3.陈作仁治陈仁获，55岁，冬令严寒，伏热内郁。燥肺咳嗽旬余愈，咳愈甚，血随痰出，脉弦数鼓指，重剂滋水养肝，以平伏火：鲜生地、茅根、藕节各30g，白芍、麦冬各15g，黑栀、浮石、川贝各9g，2剂，大吐遂止，尚带血丝，加瓜蒌仁、诃子各9g，3剂愈[6]。

引用文献

［1］秦伯未.清代名医医案精华［M］.北京：人民卫生出版社，2006：227，457.

［2］张元凯，时雨苍，杨伯棠，等.孟河四家医集［M］.南京：江苏科学技术出版社，1985：30.

［3］唐容川.中华医书集成·血证论［M］.北京：中医古籍出版社，1999：88.

［4］姚国美.姚国美医学讲义合编［M］.北京：人民卫生出版社，2009：213.

［5］张聿青.张聿青医案［M］.上海：上海科学技术出版社，1963：129，130，612.

［6］何廉臣.重印全国名医验案类编［M］.上海：上海科学技术出版社，1959：246.

（三）阴血虚损候（肝肺阴虚变证）

肝肺阴虚证·阴血虚损候，为肝肺阴血久虚，失于濡养，虚火内起，炽于阴血之分，再耗阴血，而成劳损之证。杂病家亦通称为阴虚劳损之证。其见症以阴血亏损与阴血内炽之脉症同见，系因虚致热之证。

通称：阴虚劳损。

病名：［**中医**］咯血。［**西医**］肺结核。

病因病机：肝肺阴虚虚损：肝肺阴血亏损，不足以濡养于内，虚火起自阴分，炽及阴血，消涸阴液，损伤血络，而成虚损重证。

证象组合：阴虚+阴涸+血虚+血溢+阴炽+血炽

主症：【**阴虚失养**】**症象**：①肌削。②心烦不寐。**舌象**：舌嫩红光剥。

【**阴液消涸**】**症象**：①咯痰不爽。②口燥，咽干胸痛。**舌象**：苔薄糙质红，舌赤舌红苔少。

副症：【**血虚失荣**】**症象**：①精神疲倦。②头晕。

【**络血不固**】**症象**：咯血。

宾症：【**阴热蕴炽**】**症象**：①潮热，颊赤。②盗汗，合目即汗。③昏沉欲睡。**脉象**：脉细数。

【**血热蕴蒸**】**症象**：五心烦热。**脉象**：脉濡数。

治则：当以滋养肝肺阴血为主，养正以退邪，佐以清润，以柔肝肃肺；或略加化痰止血之品，以治其标。病入损门，草木难以独当，总宜怡情养性，加餐血肉有情之品，从缓调养以图之。

方证

1.清金养荣丸证：汪绮石方[1]。治尸疰瘵症，发热骨蒸，咳嗽吐血，唇红面青。

生地、麦冬、天花粉、地骨皮、玄参、川贝母、丹皮、白芍、茯苓、甘草。内生地将薄荷汤煮烂，捣胶，同蜜为丸。

2.加味六味地黄煎方证：缪仲淳方[2]。治吐血。治血证三法：宜和血不宜止血，宜养肝不宜伐肝，宜气不宜降火。

牛膝、鳖甲各12g，生地、白芍各9g，麦冬15g，天冬、炒苏子、贝母、桑白皮、陈皮各6g，降香3.6g，甘草3g，枇杷叶3片，茅根30g，代水。

3.月华丸证：程国彭方[3]。滋阴降火，治阴虚咳嗽痰血，心烦不寐，舌赤口燥，脉细数。

天门冬、麦门冬、生地黄、熟地黄、山药、百部、沙参、川贝母、阿胶各一两，茯苓、獭肝、三七各五钱，白菊花、桑叶各二两，蜜丸，弹子大，每服一丸，日三服。

4.养阴柔肝汤证：高凌云方[4]。治吐血色鲜红，或痰带血丝，面赤唇口殷红，舌质绛，大便不结，小便淡黄，精神疲倦，脉弦或细数。

蛤粉炒生地、牡蛎各12g，蒲黄炒阿胶、生白芍、炒酸枣仁、旱莲草、怀牛膝、仙鹤草各9g，川贝母、炙甘草各4.5g。

论著和讨论

本证候肝肺阴血亏损，虚火内起，炽于阴血之分，消涸阴液，损伤血络。有人说：久咳痰中带血，盗汗不寐，潮热肌削，五心烦热，咽干颊赤，舌嫩红，脉细数，保金丸（阿胶、生地、寸麦冬、甘草、川贝母、白及、青黛、百合）加鳖甲、五味子、浮小麦。故治则当以滋养肝肺阴血为主，养正以退邪；慎不可妄行清下，而犯虚虚之戒。何廉臣说："郁怒成痨，宜紫菀散：紫菀、北沙参各90g，寸麦冬、桔梗、茯苓、阿胶、川贝各30g，五味子、炙甘草各15g为末，每服12~15g，水煎去渣。劫痨散：细生地、生白芍各9g，当归身6g，党参、阿胶、仙半夏、炙黄芪各4.5g，炙甘草3g，五味子1.5g，为散，每服9~12g，温汤调下空心服。顾氏清金散（桑皮、百合、款冬花、川贝各9g，薏苡仁15g，地骨皮12g，寸麦冬6g，生甘草2.4g，藕汁1杯，童便1杯，枇杷叶、茅根各30g代水）等选用。"[5]

病案举例

1.魏长春治阴虚潮热，肺痨咳血，失眠盗汗，头晕，脉细数，舌红苔少者。三合散：银柴胡、生白芍、北沙参、麦冬、桑皮、地骨皮各10g，枳壳8g，生甘草、五味子各6g，生薏苡仁15g。本方由四逆散、生脉散、泻白散组合变通而成[6]。

2.陈幼清治肺结核浸润型：冯某某，男，40岁，肺结核5年，咳嗽颇剧，碍于睡眠，潮热盗汗，咽干胸痛，脉细数，苔薄糙质红，系阴虚火旺，肺失肃降，以滋水养金而涵肝木，一贯煎意加减：大生地30g，北沙参、枸杞、南沙参、野百合各12g，天冬、麦冬各9g，怀山、黛蛤粉各15g，橘络4.5g，4剂，咳大减，仍以滋水，固金法调理收工[7]。

3.徐惠方治李某某，男，50岁，肺结核已8年，左肺切除后右肺病灶恶化，身热咯血，咳嗽，气急，咳痰不爽，胃纳呆钝，合目即汗，精神疲倦，昏沉欲睡，舌嫩红光剥，脉濡数，久病元虚，络伤血溢，从益气养阴止血：南沙参、北沙参、大麦冬、煅龙骨、牡蛎、侧柏叶、茜草根各9g，五味子3g，炙龟板、川石斛、大生地、黛蛤散各12g，蒲黄炒阿胶6g，白茅针花4.5g，参三七0.9g。4帖，咯血控制，潮热亦退，原方加石斛，3帖，痰血止[8]。

引用文献

[1] 汪绮石.中华医书集成·理虚元鉴[M].北京：中医古籍出版社，1999：14.

[2] 缪希雍.先醒斋医学广笔记[M].上海：上海科学技术出版社，1985：75.

[3] 程国彭.医学心悟[M].北京：人民卫生出版社，1963：109.

[4] 高凌云.我对"吐血"的认识和在临床治疗上的体会[J].江西中医药，1957，(6)：22.

[5] 俞根初.重订通俗伤寒论[M].上海：上海科学技术出版社，1959：463.

[6] 浙江省中医院.魏长春临床经验选辑[M].杭州：浙江科学技术出版社，1984：15.

[7] 陈幼清."一贯煎"在临床上的应用[J].中医杂志，1963，(10)：19.

[8] 黄芝芳，徐惠方.肺结核大咯血的辨证论治[J].上海中医药杂志，1964，(1)：28.

（四）阴竭阳厥候（肝肺阴虚变证）

肝肺阴虚证·阴竭阳厥候，多系温热病后期，肝肺阴液枯竭，阳亢上越，气虚欲脱，为厥脱危重之证。其见症以阴枯阳浮与气虚欲脱之脉症共见，险象丛生。

通称：阴虚液涸。

病名：［中医］虚痨，厥脱。［西医］重症迁延性肺炎，三度营养不良，贫血，小儿病毒肺炎。

病因病机：肺肝阴虚厥脱，多由温热耗伤肝肺气阴，阴液枯涸，不能恋阳，阳亢失附，浮越于上，扰乱心神与清空，外窜络脉，气随浮阳而脱绝。

证象组合：阴涸+阳浮+气逆+神扰+清空+络脉+气脱

主症：【阴液消涸】症象：①肌肉消瘦，形槁神呆。②皮肤干燥，肌肤甲错。③口渴引饮。④齿枯。⑤无涕泪。⑥尿少。⑦便秘。**舌象：**①舌红无苔少津。②舌红苔黄。③苔薄黑无津。**脉象：**①右滑数。②脉沉伏数。

【阳气浮越】症象：①面潮红。②腹额热。③久热不退，体温忽高忽低，发热四肢清凉。④午后微热。⑤咳嗽带血。⑥咽红。⑦谵语，撮空。**脉象：**脉左弦。

【清空不宁】症象：①头目眩晕。②耳鸣耳聋。③时欲晕厥。

副症：【络脉不和】症象：四肢拘紧现象。

【气机冲逆】症象：①咳嗽微喘。②喘而鼻翼扇动。

宾症：【神志不宁】症象：①躁扰不安，时烦躁。

【气虚脱绝】症象：①精神疲乏，精神萎靡。②头晕。③神识不清不能言语，呼吸短促，喉间有痰。④面色苍白不泽。⑤目睛不能转动。⑥四肢清冷。**脉象：**脉短涩。

治则：当急以补益元气以固其脱，填阴潜阳以救其厥。

方证

1.复脉加减汤证：蒲辅周方[1]。治虚痨，津液枯竭，热邪深陷，邪陷正却，气液两伤，阴虚伏热。详见病案1。

干生地、麦冬、炙甘草各18g，白芍12g，阿胶15g，生牡蛎30g，西洋参9g。

2.三甲复脉汤合定风珠加减证：蒲辅周方[1]。治重症迁延性肺炎，三度营养不良，贫血，温热病后，阴虚液涸，详见病案2。

干生地12g，寸麦冬6g，阿胶、炙甘草、白芍、台党参、生龙骨各9g，生牡蛎12g，制龟板、炙鳖甲各24g，远志4.5g，浓煎300ml，鸡子黄1枚，童便1小杯先服。

3.育阴益气固脱证：祁振华方[2]。治病毒性肺炎：阴液亏耗，肺燥津竭，已有脱败之势，详见病案3。

首乌12g，鳖甲、龟板各9g，天冬4.5g，地骨皮6g，五味子3g，诃子1.5g。

论著和讨论

本证候因肝肺阴液枯涸，阳亢浮越于上，气随阳越而脱绝，为厥脱重证。蒲辅周曰："掌握初诊，是临床的重点，凡初诊必须详审有无新感。若有新感，无论阳虚阴虚之体，必先解表，庶免遗患。今既因误补，邪陷正却而气液两伤，非持续性养阴生津之剂，使正气有可能与病邪一战而复，不能奏功。"[1]因而救治之则当以补益元气以固其脱，填阴潜阳以救其厥。祁振华云："阴液亏耗，肺燥津竭，已有脱败之势，以育阴益气固脱"[2]为法。高辉远说："温热病后调理，养阴复阳，全在医者知其常变。本例属温病久羁，气阴两伤，迁延两月之久，已成阴虚液涸虚怯之危候，非大剂三甲复脉法甘温咸润之品并用，不足以填补其虚。若不长期坚持以'阳不足者温之以气，阴不足者补之以味'的原则，则难达到效果。"[1]

病案举例

1.蒲辅周治瘟病误补：回忆前三十年，有同道荀君年35岁，其人清瘦，素有咳嗽带血。仲春受风，自觉精神疲乏，食欲不振，头晕微恶寒，午后微热，面潮红，咳嗽。重用阿胶、二冬、二地、百合、沙参、二母、地骨皮、丹皮之类，一月余，病势转增，渐渐神识不清，不能言语，每午排出清黑水1次，面色苍白不泽，目睛不能转动，齿枯口不噤，呼吸不便，胸腹不硬满，尿少，肌肤甲错，不厥不痉，腹额热，四肢微冷，苔薄黑无津，脉沉伏而数，津液枯竭，热邪深陷，邪陷正却，气液两伤，阴虚伏热之象。复脉加减汤（组方见方证），服20多剂，得战汗后，复脉全方加龟板、枸杞、西洋参10余剂，遂下床第行走，食欲增强[1]。

又治温热病后阴虚液涸（重症迁延性肺炎）：张某，女，1岁，三度营养不良，贫血，温热病后，阴虚液涸：1岁，精神萎靡，时烦躁，咳嗽微喘，发热四肢清凉，并见拘紧现象，病势危重，治疗1个半月，褥疮形成，肺大片实化不消失，日见沉困，肌肉消瘦，形槁神呆，喉间有痰，久热不退，脉短涩，舌无苔，属气液枯竭，致元气虚怯，营血消铄，宜甘温咸润生津，并益气增液（组方见方证），2日服，连服3周，大便次数较多，去生地、童便，加大枣3枚，浮小麦9g，再服2周，痰尚多，加胆南星3g，天竺黄6g，痊愈[1]。

2.祁振华治顾女，一岁半，咳嗽5天，病毒性肺炎，2天来恶化，T 40℃以下，T37℃以上，忽高忽低，精神萎靡不识人，喘而鼻扇，二便少，食欲差，躁扰不安，面色苍白，口周青，呼吸短促，鼻扇肋动，舌无苔少津，咽红，脉沉细，皮肤干燥，无涕泪，阴液亏耗，肺燥津竭，已有脱败之势，以育阴益气固脱（组方见方证），1剂体温正常，喘平。再剂痊愈[2]。

引用文献

[1] 高辉远.蒲辅周医案[M].北京：人民卫生出版社，1972：81，82，142，143.

[2] 祁振华.小儿肺炎辨证用药的经验介绍[J].中医杂志，1964，(10)：10.

四、肺肾阴虚证（上焦阴虚并病2）（10候）

肺肾阴虚证，为肺肾气阴两虚之症。或由肺之气液先伤，不足以下溉肾水，以致肾阴不足，所谓肺为水之上源，上源枯涸，则下流亦不足；或由肾阴先亏，不能上济于肺，致肺之气阴两虚，以肾为水火之脏，水亏则火旺，火旺必上行刑金，灼伤肺之气液，所谓"子盗母气"之变，均可以致肺肾阴虚之证。

肺肾本系母子之脏，金水本应相生，然肾阴不足，肾火偏亢，必上犯肺金，浅则清金失其清肃，深则肺肾气阴两损，均为劳损之根，有云："伏燥灼肺，肺津竭绝，水之上源不布，肾真亦枯，肺肾阴亏，虚燥内起，最易延成劳怯。"肾为水火之脏，阴阳之宅，真阴不足以恋阳，肾阳无依，必浮越于上，火不归原，无根之火，仓猝飞腾，则有元阴告匮，孤阳上脱之虞。故肺肾阴虚证，延误失治，缓则步入劳损之途，急则有厥脱之险。何廉臣曰："若厥而不回，其命遂倾"[1]，即邵仙根所谓："阴已下竭，阴阳决离。"[2]

肺肾阴虚证，为肺之气阴不足，肾之真阴亏损之证。其治则总当以滋养肺肾为主，尤以滋养肾阴为先，古人有云："治肺无益，法当补肾。"雷少逸曰："须大补肾水，以平其火而保其金，金得清，则水有源，水有源，则金可保，金水相生，自乏燎原之患。"[3]此补水生金之法。然阴气暗耗，阳气独升，阴不能守，阳不能潜，故滋阴摄阳，亦属大法。当峻补肾阴，镇摄浮阳，以收固肾气，即何廉臣所谓："填精以浓厚之剂，必兼镇摄。"[1]叶天士亦云：

“元海根微，不司藏纳，当摄固下真，以治根本。”[4]俞根初更谓：“真元式微，龙雷暴动，欲脱之际，急宜固本元气，敛阴益液，摄纳真阴，镇潜虚阳。苟能痰涎一开，神醒气续，则育阴潜阳，固元摄纳之药，急急续进，不可间断。”[1]此挽救厥脱之法。

证候别称：阴虚劳热，阳逼阴泄，虚火上炎，阴火上冲，阴火上逆，阴虚喉痹，上实下虚，阴虚阳浮，阴竭阳越，血溢气脱，气血两脱，阴阳两损，金碎不鸣，孤阳上脱，龙雷暴脱，肾虚气逆，冲脉气逆。

病名：[中医]头面黑汗，格阳戴阳证，亡阴，阴脱，暴脱，久咳，虚喘，哮喘，麻后喘，病后失音，久喑，阴虚喉痹，肺痨，虚损，虚劳咽痛，阴虚劳热，产后发热，吐白沫，虚斑，咯血，便血，肌衄，尿血，消渴，下消，夜尿，小便频数，五更泄。

证候系统：详见图3-13-21。

本证————肺失清肃候、肺阴失养候

转证————气阴虚蒸候、气阴不固候、阴液枯涸候、阴虚失纳候

└————阴虚失摄候

变证————气阴竭绝候、气血脱绝候、阴虚阳浮候、阴竭阳越候

└————阴竭阳脱候、火不归原候、阴损及阳候

图3-13-21　肺肾阴虚证证候结构图

引用文献

[1]俞根初.重订通俗伤寒论[M].上海：上海科学技术出版社，1959：343，453.

[2]吴坤安.伤寒指掌[M].上海：上海科学技术出版社，1959：卷一50.

[3]雷丰.时病论[M].北京：人民卫生出版社，1964：124.

[4]秦伯未.清代名医医案精华[M].北京：人民卫生出版社，2006：25.

（一）肺失清肃候（肺肾阴虚本证1）

肺肾阴虚证·肺失清肃候，系由肾阴不足，虚火上犯肺金，肺气失其清肃之常，杂病家通称为阴虚喉痹之证。以清窍不利之症象显明，但必见兼液伤与内热之脉症，并以之为主。

通称：阴虚喉痹。

病名：[中医]病后失音，久喑，阴虚喉痹。[西医]慢性咽喉炎。

病因病机：肺肾阴虚虚灼，良由肾阴素亏，阴虚则火动，虚火上逆犯肺，消灼肺中津液，肺失清肃之令，气失宣降之常，清窍失其清利，甚则损伤肺络，迫血妄行。

证象组合：液灼+气蒸+清窍+气郁+血溢

主症：**【津液消灼】症象**：①劳损怯弱。②神倦气短。③头晕乏力。④内热。**脉象**：①脉尺寸俱虚。②脉细。**舌象**：①舌质嫩红，舌上苔淡。②苔薄腻。

【气机不宣】症象：久咳。

副症：**【清窍不利】症象**：①病后失音。②渐渐音嘶，气息低沉。③咽痛，咽干，咽红，津干。④终日咽喉如堵，咽干隐痛，稍多言语即感音嘶。

【津气蕴蒸】症象：肌表微热。**脉象**：脉弦。

宾症：**【络血妄行】症象**：不时火升失血。

【气机不降】症象：喘咳不宁。

治则：当滋养肺肾阴液为主，以增水制火，略佐宣降清化之品，以理其肺气，标本同治。

方证

1.益气养阴利咽开音方证：胡建华方[1]。治喉炎：声音嘶哑月余，详见病案2。

党参、北沙参、玉竹、白蒺藜、射干各9g，蝉衣、玉蝴蝶各3g，罂粟壳4.5g，旱莲草15g。

2.拯阴理劳汤证：邓启源方[2]。治慢性咽喉炎，终日咽喉如堵，咽干隐痛，稍多言语即感音嘶。详见病案3。

人参、麦门冬、全当归、杭白芍、炙龟板、薏苡仁、正橘红、五味子、女贞子、生地黄、京百合、牡丹皮、建莲、炙甘草。去橘红，加桔梗。

论著和讨论

本证候因肾之阴虚火旺，灼伤肺中津液，肺气失其清肃，因虚致火。俞根初说："（病后失音）如因余热耗伤肺肾之阴，不能上接于阳者，宜清燥救肺汤加岩制川贝母、雅梨汁以清养之。"[3]王雨三说："肺为肾之母，肾虚，则子盗母气以失音，脉尺寸俱虚，用六味地黄汤掺入生脉散。"[4]治则当以滋养肺肾之阴液为主，略佐宣降清化之品，标本兼治，从缓图之。

陈士铎说："人有劳损弱怯，喘嗽不宁，渐渐喑哑，气息低沉，人以为肺气之绝也，谁知是肾水之涸乎。治法必须大补肾子之水，助音汤：熟地、麦冬各一两，北五味子、甘草、苏子各一钱，天门冬二钱，贝母三分，款冬花五分，沙参五钱，地骨皮三钱。亦可用留线汤：熟地、麦冬、地骨皮各五钱，山茱萸二钱，款冬花、贝母、苏子各一钱，山药、芡实各三钱，百部三分。"[5]费伯雄说："肺虚而咳，肌表微热，神倦气短，不时火升，失血咽痛者，保肺济生丹：天冬、麦冬各4.5g，人参3g，沙参12g，五味子1.5g，玉竹、山药、杏仁各9g，女贞子、茯苓、贝母、茜草根各6g，藕60g切片煎汤代水。"[6]

音哑症：邵南金说，本属常见的喉咙声道疾患，但每见于咽喉病，外感、咳嗽和肺病阴伤等引发为多，由月经不调而致者较少。患者因一月数次反复，未疑及与月经周期有关，故医亦每易忽略，初诊治不合拍，是无以佐证局部之变，由月经不调所致，盖声音之发，唯以肺气为主，但以肾气为本，其所以易发和加甚于经来之先时，认为肾主冲、任，其脉循少腹上至胸至喉系于舌，其证为月经错前，行经不畅，似与经气循经脉上逆于喉，阻碍声道，面致发音不扬有关。二诊时抓住这一机理，辨证施治，而获显效。患者素体壮健，但音哑多于经行时期易发或加甚为其主要明证，故取调经为主，利咽为辅之治则，经调而音自清，忽视其经，治之则罔效[7]。

病案举例

1. **邵南金**治陈某某，女，30岁，3年来，易发声嘶，发音不扬，初以小恙，未予治疗，每月2~3次，除音哑外，一如常人。近半年来，愈发愈频，经中西药治疗缓解尚慢，于上月发病后，服药休息均无效，并有咽痛感，深恐病重难治，心情焦虑，故来诊服中药治疗。1975年5月6日初诊：舌略红苔净，脉细，咽喉部未见异常。印象：音哑，乃肺阴不足，拟玄麦甘桔汤加味：玄参、沙参各15g，麦冬、青果、杏仁各9g，桔梗4.5g，马勃、甘草各3g，知母、净蝉蜕、竹茹各6g，3剂。二诊：2剂服毕，音出，但服第3剂后，语声难扬，音哑如前。询其以往反复原因，忆及经期每月错前4~5天，量少，色如秽水，时短（2天净），且谓音哑与月经周期有关。本病宜调经为主，兼顾音哑，予益母胜金汤加减：茺蔚子、丹参、青果、白芍、桃仁各9g，当归、熟地、北沙参各15g，柴胡4.5g，枸杞子12g，桔梗、蝉蜕各6g，甘草3g，3剂。三诊：药后，经量转多色鲜红，4天净，汗出，语音清亮，胸咽间略干涩，欲饮水，舌质偏红苔净，脉细，改投养阴之药为主：北沙参15g，麦冬、枸杞子、生地、熟地各12g，玉竹、天花粉、白芍、阿胶（熔化冲）、桃仁、青果各9g，桔梗、蝉蜕各6g，甘草3g，嘱服3剂而愈。后追访4月未见复发[7]。

2. **胡建华**治喉炎：庄某某，女，36岁，声音嘶哑月余，头晕乏力，脉细，苔薄腻，喉部轻度充血，言语过多，耗伤气阴，宜益气养阴，利咽开音（组方见方证），7剂，明显好转，头晕加女贞子，又7剂愈[1]。

3. **邓启源**治慢性咽喉炎：郭某某，男，35岁。自述慢性咽炎已5年余，终日咽喉如堵，咽干隐痛，稍多言语即感音嘶。症见：舌质嫩红，舌上苔淡，脉弦，咽红，津干，咽喉壁滤泡增生。证属肺肾阴亏，盖肾脉循喉咙，挟舌本，肾阴不足，则肾水不能上奉而咽干；咽喉又为肺之门户，肺阴不足，虚火上炎，故言语声嘶。治当滋润肺肾，俾阴足则上浮之火自散，即所谓"壮水之主，以制阳光"，处以拯阴理劳方（组方见方证）去橘红，加桔梗以载药达病所，7剂，嘱忌食辛燥之品。次诊：上方服后田事延误，未及来诊，以原方又服7剂，药后咽干显减，语音不嘶。舌脉同前，药已生效，仍用前方，嘱再进两周。前后服药70余剂，自觉症状消失[2]。

引用文献

［1］胡建华.喉炎、气管炎、溃疡性结肠炎治验［J］.中医杂志，1980，(8)：35.

［2］邓启源.拯阴理劳汤的临床运用［J］.上海中医药杂志，1983，(8)：6.

［3］俞根初.重订通俗伤寒论［M］.上海：上海科学技术出版社，1959：472.

［4］王雨三.治病法轨［M］.北京：学苑出版社，2015：146.

［5］柳长华.陈士铎医学全书［M］.北京：中国中医药出版社，1999：939.

［6］张元凯.孟河四家医集［M］.南京：江苏科学技术出版社，1985：50.

［7］邵南金.音哑治验［J］.新中医，1979，(6)：47.

（二）肺阴失养候（肺肾阴虚本证2）

肺肾阴虚证·肺阴失养候，由肺之气阴不足以下济肾水，肾火妄动，上烁肺金，致肺阴更受伤残，病及下焦根本，已成劳损难复之证。虽以肺失宣降之症象显明，但必以肺肾气阴两虚之脉症为主。

通称：金碎不鸣。

病名：［中医］肺痨，虚损，虚劳咽痛。［西医］肺空洞。

病因病机：肺肾阴虚虚弱，或由伤风久咳，肺津损伤，肺气不能下荫于肾，致肺肾阴虚；或肾阴素亏，火从下起，则有虚损之虑。若更咽破失音者，为金碎不鸣，症极危险。

证象组合：气虚+阴虚+液灼+气郁+血溢+清窍

主症：**【阴虚失养】症象**：①临晚潮热。②虚弱骨蒸。③颊赤，耳鸣。④昼轻夜剧。⑤夜有盗汗。⑥心悸少寐。⑦腰痛。**舌象**：舌红苔花剥。**脉象**：脉细数。

【气虚不充】症象：①乏力倦怠，四肢酸软。②心悸气短，喘息少气，提之若不能升，吞之若不能续，惶惶然若气欲断。③甚则有汗，喘则汗出。④背寒。⑤纳少。**舌象**：舌苔薄白。**脉象**：①寸口独弱。②脉细。

【气机不宣】症象：①咳嗽痰少，咯痰黏白。②胸部闷痛。

副症：**【津液消灼】症象**：①口干不欲多饮。②大便干燥。**舌象**：舌绛燥无苔，舌焦。**脉象**：①脉沉数。②脉左弦疾，右浮洪而尺搏指。

【络血妄行】症象：①痰夹红丝，痰红。②唾血鲜红。

宾症：**【清窍不利】症象**：①咽喉干燥。②咽破失音。

【气机不降】症象：①咳嗽作呛，咳逆气短。②喘嗽。

治则：当以滋养肺肾气阴为主，尤以滋补肾水为重，以固其根本。更当怡情养性，节戒房劳，餐以血肉有情之品，从缓以图之。

方证

1.人参固本丸证：叶天士方[1]。治阴虚气弱，心悸气短，四肢酸软，腰痛耳鸣，骨蒸。

人参、生地、熟地、天冬、麦冬。

2.滋阴降火汤证：沈金鳌方[2]。治阴虚火旺，唾血鲜红。

白芍3.9g，当归3.6g，熟地、白术、天冬、麦冬各3g，酒生地2.4g，陈皮2.1g，黄柏、知母、甘草各1.5g，姜3片，大枣2枚。

3.补肺丸证：陈瑞园方[3]。治肺痨病（浸润型肺结核、空洞型肺结核及肺出血），淋巴结核，结核性瘘管，肺结核兼骨结核等均有效。

鱼鳔胶、阿胶珠、龟胶、象牙屑、白及、川贝母、怀山、冰糖、白蜜，随症加南三七或珍珠。

4.肺血膏证：陈瑞园方[3]。治疗肺痨病大咯血有效。

旱莲草、仙鹤草、血余、棕衣、蒲黄、田七、韭菜汁、童便，随症加茜根或怀牛膝。

5.葆肺汤证：颜德馨方[4]。治肺结核空洞。

南北沙参、冬虫夏草、百合、白术、山药、生薏苡仁、甜杏仁、川贝母、阿胶、天冬、麦冬、功劳叶、黄芪、合欢皮，另冲河车粉、白及粉入牛乳、豆浆。

论著和讨论

本证候肺肾阴亏，肾中虚火犯肺，致肺阴损伤，**雷少逸**说："干咳者，乏痰而咳逆也。此因秋分之后，先伤乎燥，燥气内侵乎肺，当时未发，交闭藏之令乃发，斯为金寒水冷之咳也。……如咳逆气短，甚则有汗，咽喉干燥者，当用金水相生法治之。蹉跎失治，最易延为痨损。"[5]故治则当大滋肺肾之阴，尤当滋补肾水，**雷少逸**曰："真阴虚损，伏燥化火刑金之候也。思金为水之母，水为金之子，金既被刑，则水愈亏，而火愈炽。制火者，莫如水也，今水既亏，不能为母复仇。必须大补肾水，以平其火，而保其金。金得清，则水有源，水有源，则金可保，金水相生，自乏燎原之患。"[5]

费伯雄说："虚之甚者，火升体羸，咳嗽失血，咽破失音。此为碎金不鸣，症极危险。主金水济生丹：天冬、寸麦冬、生地、人参、沙参、龟板、玉竹、石斛、茜草、瓜蒌皮、山药、贝母、杏仁、竹叶、鸡子清、藕。"[6]**姚国美**说："喘息少气，提之若不能升，吞之若不能续，惶惶然若气欲断，此属虚气上逆，肺气虚者，喘则汗出，寸口独弱，主人参清肺汤：人参、杏仁、阿胶、粟壳、炙甘草、桑皮、知母、地骨皮、乌梅、红枣。"[7]

病案举例

1.**林珮琴**治赵案，衰年，喘嗽痰红，舌焦咽燥，背寒，耳鸣颊赤，脉左弦疾，右浮洪而尺搏指。按脉证系冬阳不潜，金为火烁，背觉寒者，非真寒也。以父子悬壶，身病自医，忽而桂附，忽而知柏，忽而葶苈逐水，忽而款冬泄肺，以致嗽血益加，身动即喘，坐则张口抬肩，侧卧则肺系缓而痰益壅，喘益急。思桂附既辛热助火，知柏亦苦寒化燥，非水焉用葶苈，泄热何藉款冬，细察吸气颇促，治宜摄纳，但热蒸腻痰，气冲咽痛，急则治标，理先清降。用川百合、贝母、杏仁、麦冬、沙参、牡蛎、阿胶（水化）、燕窝（汤煎）。一啜嗽定而痰红止。去杏仁、牡蛎、阿胶，加生地、竹茹、丹皮、玄参、羚羊角，午服以清上中浮游之火，熟地、五味子、茯神、秋石、龟板、牛膝、青铅，晚服，以镇纳下焦散越之气，脉症渐平。（先顾标，再治其本）[8]。

2.雷少逸治刘某妇，素吸洋烟，清弱体，自孟冬偶沾咳逆，一月有余，服桑、菊、蒌、蒡、杏、苏、桔、贝，咳亦增，体更怠，昼轻夜剧，痰夹红丝，脉沉数，舌绛燥无苔，此属真阴虚损，伏燥化火刑金之候也。思金为水之母，水为金之子，金既被刑，则水愈亏，而火愈炽。制火者，莫如水也，今水既亏，不能为母复仇。必须大补肾水，以平其火，而保其金。金得清，则水有源，水有源，则金可保，金水相生，自乏燎原之患。知柏八味除去山萸，加入阿胶、天、麦，连进五剂，一如久旱逢霖，而诸尽屏却矣[3]。

3.高令山治苏某，男，腰酸耳鸣已久，半年来工作劳累，乏力倦怠，心悸少寐，临晚潮热，夜有盗汗，近日咳嗽复现，痰少，咽喉干燥，口干不欲多饮，舌红苔花剥，脉细数，肺肾阴虚，渐入损途，当滋阴降火，养肺止咳，六味丸化裁：生地、熟地、怀山各12g，丹皮6g，山茱萸、云茯苓、泽泻、寸麦冬、杏仁各9g，五味子4.5g，4剂，加党参9g，再5剂，咳止，余症亦减；唯感心悸，脉间有歇止，进补益心脾之剂以调理[9]。

4.周仲瑛记治张某，男，30岁。久病咳嗽，去年检查，诊为肺痨，服异烟肼等抗痨药年余未愈。症状：咳嗽作呛，咯痰黏白，时或带血，胸部闷痛，体倦纳少，大便干燥，舌苔薄白，脉细。辨证施治肺阴不足，肺失滋润，肃降无权，治以养阴润肺，镇咳化痰。药用：南沙参、北沙参、天冬、麦冬、炙百部、白前、紫菀、款冬花各9g，冬虫夏草4.5g，甘草3g，橘白、川贝母各6g，瓜蒌皮12g。服12剂后咳嗽大减，胸部闷痛消失，遂用枇杷膏、加味白及丸常服，治疗半年后病愈，继续服药巩固3个月[10]。

引用文献

[1] 叶天士.临证指南医案[M].上海：上海卫生出版社，1958：604.

[2] 沈金鳌.中华医书集成·杂病源流犀烛[M].北京：中医古籍出版社，1999：44.

[3] 陈瑞园.肺痨治疗的我见[J].中医杂志，1958，(2)：86.

[4] 颜德馨.中药治疗肺空洞3例[J].上海中医药杂志，1964，(5)：26.

[5] 雷丰.时病论[M].北京：人民卫生出版社，1964：119，124.

[6] 费伯雄.孟河四家医集·医醇賸义[M].南京：江苏科学技术出版社，1985：51.

[7] 姚国美.姚国美医学讲义合编[M].北京：人民卫生出版社，2009：219.

[8] 林珮琴.中华医书集成·类证治裁[M].北京：中医古籍出版社，1999：81.

[9] 高令山.咳嗽的辨证施治[J].上海中医药杂志，1965，(6)：15.

[10] 周仲瑛.中医内科学[M].北京：中国中医药出版社，2003：116.

（三）气阴虚蒸候（肺肾阴虚转证1）

肺肾阴虚证·气阴虚蒸候，为肺肾气阴两虚，阴液不足以濡养于内，虚热内起，蕴蒸于阴分，杂病家称之为阴虚劳热之证。其以阴虚与内热之脉症为主，可兼见气虚与阴枯之症象。

通称：阴虚劳热。

病名：[中医]阴虚劳热，产后发热。[西医]肺结核病，慢性肾盂肾炎，系统性红斑性狼疮。

病因病机：肺肾阴虚虚蒸，由肺肾气阴两虚，阴液不足以濡润于内，虚热内起，蕴蒸于阴分，消涸阴液，耗伤元气，是为虚劳内热之证。

证象组合：气虚+阴虚+阴热+阴涸

主症：**【阴热蕴蒸】症象**：①骨蒸潮热，低热久热，下午尤甚，夜间汗出，盗汗。②发热，夜间尤甚，神昏不语，不省人事，气逆痰鸣。③临晚寒热。④五心烦热。⑤口唇红赤，口苦。⑥时烦躁，心烦眠差。⑦咳血声哑。⑧皮肤发斑，灼热疼痛。⑨下肢肿痛，步履艰难。⑩梦遗滑精。**舌象**：舌红苔腻。**脉象**：①脉弦数。②脉微数。③细数。④脉象虚数。

【阴液消涸】症象：①形槁毛枯，面黑，耳珠焦，鼻孔黑。②肌肉消瘦。③舌燥口渴，咽干口燥。④尿少灼热，二便艰涩，大便闭结。⑤咳嗽上气，咳喘痰稠。⑥汗出口渴。**舌象**：①舌体较小，舌红苔淡白。②舌红少苔、舌无苔。③舌干苔白。**脉象**：脉濡数。

副症：**【阴虚失养】症象**：①形体消瘦。②耳鸣失眠。③腰膝酸软，足跟疼痛，腰痛。**脉象**：脉弦细。**舌象**：舌偏红，苔淡白。

宾症：**【气虚不充】症象**：①面色无华，面色青黄。②神疲纳少。③心悸头眩。④动则气喘。

治则：当以益肺之气，滋养肺肾之阴液为主，以固其本；兼以增液退蒸，以治其标，标本同治之法。

方证

1.百合固金汤证：赵蕺庵方[1]。治肺肾阴虚，咳嗽起上逆，动则喘气，咳血声哑，午后低烧盗汗遗精，腰酸腿软，口干消瘦，舌红脉细数。

熟地黄9g，生地黄6g，贝母、百合、当归、炒芍药、甘草各3g，玄参、桔梗各2.4g，麦门冬4.5g，水煎服。

2.三才封髓丹证：李东垣方[2]。功能甘寒生阴，治阴火乘肺，肺肾枯燥，久咳盗汗，咳嗽遗精，毛枯。

天门冬、熟地黄、人参各15g，黄柏90g，砂仁45g，炙甘草22.5g。糊丸，梧桐子大，每服50丸，酒苁蓉煎汤送服。

3.河车大造丸证：《诸证辨疑》方，原名大造丸[3]。治肝肾虚损而致的腰酸腿软，骨蒸潮热，梦遗滑精。

紫河车1具，龟板60g，黄柏、杜仲各45g，人参、牛膝、麦冬、天冬各36g，生地（入砂仁末18g，茯苓60g，同酒煮7次，去茯苓不用）75g，共捣丸梧子大。每6~9g，空心临卧盐汤下，寒月酒下。

4.拯阴理劳汤证：邓启源方[4]。治肺结核：低热37.8℃，神疲纳少，夜间汗出。详见病案4。

人参、麦门冬、全当归、杭白芍、炙龟板、薏苡仁、正橘红、五味子、女贞子、生地黄、京百合、牡丹皮、建莲子、炙甘草。加桑白皮、地骨皮。

论著和讨论

本证候肺肾气阴两伤，虚热蕴蒸于阴分，消涸阴液，伤残元气。当以益气滋阴，增液退蒸为法。如李聪甫说："产后伤寒，脉应浮紧，即使汗出，脉亦应浮缓，何以脉现濡数？显然血舍空虚，营卫不足而表现阳浮不收，乍寒乍热。前人经验，姜炭、茯苓同用，治产后血虚阳浮不收的发热。在此不用姜而用桂，正以助芍药和营而收虚热；症兼咳嗽上气，故加桔梗、贝母于六味地黄之中，滋养阴血而收浮阳，俾肺肾相生，金水相承；不用泽泻而用苁蓉，正以助当归滋血而润大肠。倘误作风寒或实热论治，产后亡血复汗出不止，必致痉。"[5]

系统性红斑性狼疮：孟如说，为一结缔组织疾病。除有皮肤损害外，尚可累及肾、心、肝、脾等内脏器官，其症状表现多种多样，但在整个病程演进中，常有心悸头眩、潮热盗汗、耳鸣失眠、五心烦热、腰膝酸软、足跟疼痛、月经失调、小便短赤、大便干结、舌红少苔、脉象细数等肾阴亏损的见症。治疗原则似以滋阴补肾为宜[6]。

病案举例

1.**李聪甫**治陈某某，27岁，产后3日，忽发热恶寒，汗出口渴，咳嗽上气，大便闭结，脉濡数，舌干苔白。服番泻叶，寒热更甚；续服知母、黄芩、瓜蒌、麻仁，咳喘加剧。血虚内热，腠理疏豁，汗泄阴伤，六味地黄汤加味：熟地10g，怀山、肉苁蓉、当归身各7g，山茱萸、云茯苓、白芍各5g，丹皮、寸麦冬、川贝母、炙紫菀、炙甘草各3g，五味子1g[5]。

2.**李泰**治男，30岁，伞匠，正月，脉沉细，长日烧重，不大渴，下午尤甚，神昏不语，不省人事，气逆痰鸣，面黑，耳珠焦，鼻孔黑，已病数日之久，此肝肾阴虚，兼气液不足之证。熟地15g，西洋参1.5g，麦冬、云茯苓、生白芍各9g，地骨皮、丹皮、当归、宝贝、鳖甲、生首乌各4.5g，柴胡3g，1剂热退，3剂渐愈[7]。

3.**孟如**治周某，女性，21岁，面颊部及上、下肢对称性红斑，下肢关节肿痛2年，加剧半年。卧床不起，反复持续高热，鼻衄、心悸、气急，于1974年4月11日经云南中医学院附属医院检查，诊断为"亚急性播散性红斑性狼疮"，由中医治疗。检查：体温39.5℃，重病面容，极度消瘦，贫血貌，面颊及上下肢外露部分见有对称性水肿性紫红色红斑，下肢广泛小出血点，有的融合成片，压之不退色。咽扁桃体Ⅰ度肿大，未见炎性征象。双肺呼吸音清晰。心尖搏动弥散，可触及舒张期"猫喘"，心界向左扩大达腋前线，心律齐，心率120次/分，二尖瓣区第一心音亢进，呈Ⅲ级收缩期杂音及Ⅲ级舒张期杂音，肺动脉瓣区第二心音亢进。腹部可见显露之静脉，以右侧更显。肝大肋缘下二横指，表面光滑，质稍硬，边缘清楚，脾大肋下三横指。双下肢可陷性水肿。神经系统未见特殊。血常规：白细胞3.6×10^9/L，中性52%，淋巴48%，红细胞2.35×10^9/L，血红蛋白40g/L，血沉135mm/h，血小板160×10^9/L，未检到狼疮细胞。尿常规，蛋白（+），白细胞少，线细胞少。骨髓象正常。肝功能：白蛋白：球蛋白=4.9 ∶ 3.5，麝浊12单位，锌浊度31单位。中医辨证论治本病久体虚，卧床数月，腰膝酸软，下肢肿痛，步履艰难；皮肤发斑，灼热疼痛，咽干口燥，发热盗汗，夜间尤甚，心悸头眩，咳喘痰稠，大便干结，夜不能寐，脉象虚数，舌红苔腻。系肾阴虚损，水亏火旺，五脏失养所致，治宜滋肾益阴为主，兼顾余脏。方用二至丸、生脉汤加减：女贞子、生地、太子参、黄芪、白茅根、生牡蛎各30g，旱莲草、龟板、麦冬、炙黄精、益母草各15g，葶苈子、五味子各9g。治疗经过，上方服10剂后，热势告退，下肢水肿已除，皮下出血渐次消散，红斑转暗，心率100次/分，其余临床症状均有好转。继续以原方加减治疗至6月底，症状大部缓解，已能自己乘车从郊区来昆诊病。6月22日血象：血红蛋白75g/L，白细胞4.7×10^9/L，血沉27mm/h。尿常规：蛋白（++），余（-）。截至年底，全部临床症状均有缓解，精神佳，面色转红，出血斑及红斑消退，下肢留下暗褐色痕迹。可担任一般的家务劳动。10月14日血象：血红蛋白105g/L，白细胞7.2×10^9/L，血沉22mm/h。尿蛋白（+），余（-）。半年后复查，血红蛋白115g/L，白细胞5.3×10^9/L，血小板84×10^9/L，血沉10mm/h，临床症状完全缓解。肝右肋下缘刚可触及，脾扪不到。超声检查，肝脾正常[6]。

4.邓启源治肺结核：郑某某，男，31岁。自述3年前曾患肺结核病，经治疗已愈，近2个月来又犯咳嗽，低热37.8℃，神疲纳少，夜间汗出。症见形体消瘦，面色无华，舌体较小，舌红苔淡白，脉弦数。右肺呼吸音减弱，心（-），肝脾未扪及。脉证参合，证属肺阴虚亏。阴不足则火有余，故低热；阴虚火旺，肺金受灼，故咳嗽少痰；汗出为阴虚，津液外流；舌赤乃虚火上炎；脉弦数，为木火刑金之象。治拟滋阴养肺，方以拯阴理劳汤（组方见方证）加桑白皮、地骨皮，7剂。次诊：药服6剂后，低热渐退，汗出亦止，饮食较有味。尽7剂后，自觉症状好转。守原方续进30余剂后，症状全部消失，形体丰满[4]。

又治慢性肾盂肾炎：邱某某，女，39岁。自述患肾盂肾炎已8年，每年发作数次，服药后缓解，经常腰痛神疲，尿少灼热，心烦眠差，纳少口苦，尿检查常有脓球少许。症见神清，肌肤不丰，面色青黄，口唇红赤，舌偏红，苔淡白，脉弦细。脉弦属肝脉，细为阴不足。腰酸尿灼为肾阴不足，内热从生之故。皆因久服戕利削肾之剂，以致肾阴耗伤，故见是症。治当益肾阴，固肾气。俾正气得复，残邪自却。处以拯阴理劳汤（组方见方证）去橘红，加黄芪、枸杞，7剂。次诊：药进7剂后，精神较前振作，腰酸尿灼减少，眠食转佳，脉舌同前，按效不更方，仍处上方再进7剂。三诊：药尽7剂后，尿检呈阴性，症状基本消失，嘱再进前方，2周以竟全功[4]。

引用文献

[1] 汪昂.中华医书集成·医方集解[M].北京：中医古籍出版社，1999：14.
[2] 金元四大家医学全书·医学发明[M].天津：天津科学技术出版社，1994：754.
[3] 李梴.中华医书集成·医学入门[M].北京：中医古籍出版社，1999：710.
[4] 邓启源.拯阴理劳汤的临床运用[J].上海中医药杂志，1983，(8)：5，6.
[5] 李聪甫.李聪甫医案[M].长沙：湖南科学技术出版社，1979：149.
[6] 孟如.对异病同治的初步探讨[J].新医药学杂志，1977，(1)：10.
[7] 李洪成.中医证候学[M].北京：中国医药科技出版社，2008：2072.

（四）气阴不固候（肺肾阴虚转证2）

肺肾阴虚证·气阴不固候，为肺肾气阴两虚，虚久致损；气损无力固摄，致津液、阴精、络血滑泄难禁。以滑泄不禁之症象显明，必兼气虚与阴液消涸之脉症，并以之为主。

通称：气阴两虚。

病名：[中医]消渴。[西医]糖尿病。

病因病机：肺肾阴虚虚损，致气阴两虚，虚久不复，渐致成损；气损则无力固摄，以致津液、阴精、血络滑脱不禁，阴液日形消涸。

证象组合：气虚+阴虚+阴涸+精滑+津滑+血滑

主症：**【气虚不充】症象**：①头晕。②身倦，周身乏力。**脉象**：脉细涩。

【阴虚失养】症象：①颧红。②五心烦热。③少寐，失眠。④腰酸。⑤脱发。**脉象**：脉细数。**舌象**：舌红苔薄白。

副症：**【阴液消涸】症象**：①口燥咽干，舌干，目涩。②面赤，面发热而赤，头如冒火。③烦渴多饮。④善饥，饥而欲食。⑤大便干。**舌象**：①舌红苔薄黄。②舌质鲜红无苔。**脉象**：脉滑数。

宾症：**【阴精不固】症象**：小便频多，浮如膏脂。

【津液不固】症象：小便频多，溲频。

治则：当益肺之气，养肺肾之阴，以固其本，兼以滋液敛阴之品，以固其标，为标本兼顾之法。

方证

1.固本酒证：《普济方》方，治虚痨脱发，乌须[1]。

生地、熟地、人参、天冬、麦冬、茯苓各120g，人参30g，黄酒浸。

2.生脉地黄汤证：何廉臣方[2]。瘦人阴虚多火，六味地黄去泽泻，合生脉散。

熟地、山茱萸、山药、白茯苓、丹皮、人参、麦冬、五味子、炙甘草。

3.制糖汤证：赵锡武方[3]。治糖尿病。

生地、熟地、党参、菟丝子各30g，天寸麦冬各15g，当归9g，山茱萸、玄参、茯苓、泽泻各12g。（石斛、天花粉、葛根、乌梅、五味子随症选用）。

4.加味玉泉散证：杜怀棠方[4]。治糖尿病，口燥咽干，烦渴多饮，五心烦热，善饥溲频，详见病案2。

沙参、寸麦冬、天花粉、枸杞、丹参各9g，生地15g，人参3g，炒酸枣仁12g。

论著和讨论

本证候肺肾气阴两损，不能固摄阴液津液，气阴日形消涸。何廉臣说："瘦人阴虚多火，六味地黄汤去泽泻合生脉散（组方见方证）。然生脉散不及参贝六贤散：半夏120g，玄参、甘草各90g，姜南星60g，青盐300g，陈皮500g去白煎去辣味。六味以好泉水同煮，候干晒燥，为细末，以西洋参、川贝母去心各60g，海蛤壳锻飞180g，共研匀，每用1.5~1.8g，或3g，药汤调下，涤痰止嗽，清火降气。"[2]王雨三说："（腰痛）肾为水脏，主五液者也。真水枯涸，则肾无水养故作痛。见证必口燥舌干，目涩少寐，脉象细涩，宜用元麦地黄汤。"[5]其治则自当以益气滋阴为主，兼以增液敛阴为法。如周龙治糖尿病：滋膵饮是张锡纯用以治疗糖尿病的经验方，原方由生山药、生黄芪、生地、山萸肉和生猪胰共五味药组成。我们曾将原处方，适当加减，治疗27例糖尿病人，疗效比较满意，基本处方、用法及方义：生山药30g，生黄芪24g，生地、天花粉、枸杞子各18g，五味子6g，水煎每天2次分服，连服30天为一疗程[6]。

病案举例

1.**施今墨**治糖尿病：李某，40岁，病已半年，口渴欲饮，小便频多，浮如膏脂，面发热而赤，头如冒火，大便干，时阴痒，经闭年余，尿糖（+++），苔淡黄，脉数。蒺藜两地汤：白蒺藜、沙蒺藜、寸麦冬、野党、五味子、酒炒生熟地各10g，生黄芪、怀山各30g，金石斛、天花粉各15g，玄参、绿豆衣各12g，猪胰子1条代水[7]。

2.**杜怀棠**治糖尿病：郝某某，男，46岁，口燥咽干，烦渴多饮，五心烦热，善饥溲频，腰酸，失眠，面颧微红，苔薄白质红，脉细近数，证属烦劳过度，气阴两伤，阴虚或旺，肺燥肾亏发为消渴，宜养阴清热，益气生津为主，用加味玉泉散（组方见方证），16剂好转，尚感腰酸乏力，加川续断9g，牛膝6g，又12剂，改金匮肾气固本[4]。

3.**周龙**治陈某某，42岁，已得糖尿病2年7个月，曾用过胰岛素，虽能降糖，但体重逐渐减轻，身体逐渐衰弱，因放寒假返乡，暂停注射，近日来尿糖定性（++++），要求用中药治疗。给予基本处方加人参6g，服至10剂，尿糖定性（++），至18剂显（–），去人参，加佛手及生鸡内金（后煎）各9g，理气消食。1个疗程服完后，尿糖定性始终显（–），体重增加6斤多，健康情况显著好转。偶尔尿糖定性显（+），按基本处方服2~3剂，即可保持（–）。6年来曾做空腹静脉血糖测定14次，均在100~110mg/dl，疗效巩固[6]。

又治郭某某，35岁，近半年来经常发生疖肿，到市人民医院治疗，经化验后确诊为糖尿病。当时尿糖定性（++），但三多一少症状并不太明显。用基本处方加金银花30g，生首乌12g，连服10多剂，不再发生疖肿，按基本处方服完1个疗程，化验尿糖消失，空腹静脉血糖测定在正常范围，经随访，疗效巩固[6]。

4.**杜连澎**治李某某，女，24岁，患糖尿病并发白内障，入院时检查：空腹尿糖（++），血糖128mg，右眼并发白内障。入院后经用D–860、降糖片，后加胰岛素治疗50余天，症状及化验同前。邀余会诊。证见：口渴多饮，咽干舌燥，小便频多，五心烦热，饥而欲食，周身乏力，右眼白内障，只有光感，舌红苔薄黄，脉滑数。证属肺肾阴虚，治以甘寒养阴，生津止渴：生地20g，沙参、玄参、石斛各15g，寸麦冬、天冬、天花粉、枸杞子、知母各10g。第一阶段经上方加减治疗50天后，空腹尿糖（–）。第二阶段改用健脾补肾以巩固疗效。药用：台参、黄芪、山药各15g，寸麦冬、知母、五味子、女贞子各10g，熟地、芡实各20g。又服50天，临床痊愈出院。于2年后结婚，婚后顺产一男婴，母子均健。3年后随访：查空腹血糖111mg，近一年来吃糖及瓜果后查尿糖（–）[8]。

引用文献

［1］李梴.中华医书集成·医学入门［M］.北京：中医古籍出版社，1999：773.
［2］俞根初.重订通俗伤寒论［M］.上海：上海科学技术出版社，1959：310.
［3］北京西苑医院.赵锡武医疗经验［M］.北京：人民卫生出版社，2005：48.
［4］杜怀棠.简述糖尿病的证治［J］.江苏中医，1965，（4）：8.
［5］王雨三.治病法轨［M］.北京：学苑出版社，2015：163.
［6］周龙.滋膵饮加减治疗糖尿病疗效观察［J］.新中医，1974，（5）：45.
［7］祝谌予.施今墨临床经验集［M］.北京：人民卫生出版社，1982：177.
［8］杜连澎.辨证治疗糖尿病的体会［J］.中医杂志，1981，（4）：18.

（五）阴虚失纳候（肺肾阴虚转证3）

肺肾阴虚证·阴虚失纳候，为肺肾阴虚，阴液枯涸，阴不恋阳，肾阳内动，肾气失纳，上冲于肺，杂病家通称为肾虚气逆，阴火上逆，阴火上冲，或上实下虚，阴竭阳越，冲脉气逆之证。虽以冲气上逆之症象显明，但必兼见肺肾阴虚与阳浮之脉症，并以之为凭。

通称：上实下虚，阴竭阳越，冲脉气逆，阴火上冲，肾虚气逆，阴火上逆。

病名：［中医］哮喘，虚喘。［西医］肺气肿，哮喘。

病因病机：肺肾阴虚虚逆，多由平素肾阴亏损；或病中更伤肾阴，阴枯不能恋阳，孤阳浮越，致肾不纳气，气上冲肺，肺气失降，而在下则元海无根，上则化源欲绝，多致脱竭。

证象组合：阴虚+气逆+阴涸+阳浮

主症：**【阴虚失养】症象**：①头晕目眩。②耳鸣。③形枯，神疲乏力。④午后略有潮热。⑤腰酸胁痛。⑥夜多尿。**舌象**：舌质淡红。**脉象**：①脉沉细，脉两尺特虚。

【气机冲逆】症象：①喘逆，倚息难卧，动则尤甚。②咳喘辘辘作声，如猫鼾状。③咳嗽胸闷，咳痰不爽。④动则气喘，呼吸短促，短气不续。⑤多汗神倦，颜面苍白浮肿。⑥咳逆痰多白咸或有黑花，咳呕清涎。⑦口淡，喜热饮。⑧动气，气从脐下上冲。**舌象**：舌质淡胖，苔白滑。

副症：**【阴液消涸】症象**：①痰色稠黄。②咳出皆白沫，咳痰清稀。③兼有白带。④便溏。⑤舌干口渴，口干欲饮。⑥音嘶，咽干。⑦潮热盗汗。⑧小腹烦冤。⑨小便频数。**舌象**：①舌光绛。②舌尖绛点，苔黄薄腻。③舌红少苔。**脉象**：①脉细数。②脉细弱。③脉数，细促数。

宾症：**【阳气浮越】症象**：①夜卧少寐。②时自烦。③颧赤。④大汗出，汗出头昏。⑤悲伤欲哭，易怒。⑥神衰语呓。⑦下肢冷微肿。⑧心烦心悸。⑨咳呛火升，痰血。⑩口渴思饮。**舌象**：苔白腻似粉堆积。**脉象**：①脉微。②浮大无力。③脉细数，两尺脉洪盛。

治则：当以滋补肾阴，镇纳浮阳为主，以纳气归肾之法。

方证

1.贞元饮证：张景岳方[1]。滋填肾阴，甘以缓急，治非火证非外邪，以大泻或大汗而致喘，气短似喘，呼吸促急，提不能升，咽不能降，气道噎塞，脉气无神，势剧垂危，元海无根、亏损肝肾，子午不交，气脱证者，尤为妇人血海常亏者最多此证。

熟地黄七八钱，甚者一二两，炙甘草一二三钱，当归二三钱，水二盅，煎八分，温服。如兼呕恶或恶寒者，加煨姜三五片，如气虚脉微至极者，急加人参随宜。如肝肾阴虚，手足厥冷，加肉桂一钱。

2.生脉合左归证：吴坤安方[2]。治呼吸喘促，自丹田以上，气道阻塞不通，提之不能升，咽之不能降，呼吸不能接续。

人参、麦冬、五味子、熟地黄、山药、枸杞子、山茱萸、茯苓、炙甘草。

3.熟附都气饮加胡桃肉证：吴坤安方[2]。足冷脉微者。

熟附子、熟地黄、山茱萸、山药、泽泻、牡丹皮、茯苓、五味子、胡桃肉。

4.都气饮加胡桃肉证：吴坤安方[2]。治动气舌干，口渴脉数。

熟地黄、山茱萸、山药、泽泻、牡丹皮、茯苓、五味子、胡桃肉。

5.加味都气丸证：姚国美方[3]。治纳气镇逆，治肾虚不纳阴虚甚者，自汗而喘，气自小腹上冲，劳动则喘甚，静坐则喘息，心烦盗汗，嗌干脉数。

熟地黄，山茱萸，山药，泽泻，牡丹皮，茯苓，五味子，胡桃，沉香，蛤蚧，磁石。

6.益肾纳气汤证：董建华方[4]。治气喘，动则喘急，心悸烦闷。

生熟地各12g，五味子、炙甘草各6g，砂仁、冬虫草各5g，紫石英30g，沉香末1.5g，杏仁、玄参、寸麦冬、茯神各10g。

7.滋肾肃肺汤证：李聪甫方[5]。治上气喘急不能平卧，痰带血，喘逼甚，冷汗出，口渴思饮，小便频数，合目则呓语喃喃，形神困惫，脉浮大无力，舌红少苔。

砂仁拌熟地、怀山、煅牡蛎、煅磁石、连皮胡桃各10g，朱茯神、山茱萸各7g，炙款冬花、紫菀、糯米炒川贝各5g，五味子2g，黑锡丹3g。

论著和讨论

本证候因肾阴已枯，阳气浮越，肾不主纳，上冲于肺。**董废翁**说：“气从脐下冲上，两尺脉洪盛或数者，属阴虚（症或兼见盗汗、潮热、咳嗽），大料左归饮加人参，或六味合生脉。”**高鼓峰**也说：“如年高痰喘，气不归原者，生脉散加熟地、山药、当归、枸杞、牛膝、菟丝子等治之。”[6]**吴坤安**说：“若因汗下之后发喘者，乃真气不能接续，气短似喘也，病源在其证，呼吸喘促，自丹田以上，气道阻塞不通，提之不能升，咽之不能降，呼吸不能接续，主治在肾，以肾主纳气也，当以景岳真元饮主之；气虚脉微，汗大出者，合参麦五味受之纳之；或生脉合左归（组方见方证）亦可。足冷脉微者，熟附都气饮加胡桃肉（组方见方证）以纳之。”“若止少阴水亏，动气亦不甚，必有舌干口渴，脉数可凭，宜都气饮加胡桃肉（组方见方证）以纳之；或左归饮加减亦可。”[2]**王雨三**认为：“肺为肾之母，肾虚，则子盗母气以失音，脉尺寸俱虚，用六味地黄汤掺入生脉散。”[7]

叶天士曰：“元海根微，不司藏纳，当摄固下真以治根本。”[8]**尤在泾**认为：“治肺无益，法当补肾。”[9]故本证候治则当峻补肾阴，镇慑浮阳，收固肾气为法。**何廉臣**曰："因根本素亏，肾虚气逆，阴火上冲而喘者，此不过一二日之间，势必危笃，但有精伤气脱之分，填精以浓厚之剂，必兼镇摄。济生肾气汤加铁落、沉香，都气饮加青铅、蚧尾。则分从阴从阳明治之。气脱则元海无根，阴竭阳越，全真益气汤、参麦散加河车、石英、坎炁，急续真元以挽之。"[10] **费伯雄**说："肾经之咳，或呛或喘，痰味咸而有黑花者，山虎汤主之：蛤蚧尾（酒洗）1对，沙参、生地（蛤粉炒）各12g，麦冬、破故纸（核桃肉拌炒）各4.5g，人参、茯苓、贝母各6g，沉香1.5g，山药、杏仁9g，人乳半杯冲服，姜汁2滴冲服。"[11]

姚国美说："咳嗽，背恶寒，四肢不温，甚则咳时伛偻，腰痛不可俯仰者，此皆肾阳不足，寒饮内凝，……若动即气浮，自汗而喘，小腹烦冤者，乃肾阴受伤，不能主纳，都气丸主之（洪成曰：可加玉竹、胡桃、人参）。"[3] "（喘息少气）若气自小腹上冲，劳动则喘甚，静坐则喘息，乃肾虚不纳，治以都气丸加核桃肉、沉香之类。阴虚甚者，嗌干脉数，心烦盗汗，宜前法加蛤蚧、磁石，纳气镇逆（组方见方证）。"[3]

陈士铎经验：久病咳嗽，吐痰色红，有似呕血而实非血也，盗汗淋漓，肠鸣作泄，午后发热。此症初因肾水干枯，肾经受邪，肾乃传心，故发热而夜重，未几心邪传肺，故咳嗽而汗泄；未几肺邪传肝，故胁痛而气壅；未几肝邪传脾，故肠鸣而作泄。今既盗汗淋漓，肠鸣作泄，乃肺邪不传肝而传脾也。邪不入肾肝，尚有可生之机，亟宜平肝滋肾，使邪不再传。转逆养肺汤：白芍、熟地、山茱萸各五钱，麦冬、茯苓、地骨皮、丹皮各三钱，玄参、北五味、车前子各二钱，补骨脂五分，牛膝、贝母各一钱。痰气上冲于咽，气塞肺管作喘，而不能取息，气息不粗，而无抬肩之状，此气虚而非气盛也。……，定喘神奇丹：人参、麦冬、熟地各二两，牛膝五钱，北五味二钱，山茱萸四钱，作汤煎服。亦可用参熟桃苏汤：人参、熟地各一两，补骨脂五分，茯神、麦冬各五钱，胡桃一个，生姜、苏子各一钱，山萸、巴戟天各二钱[12]。

俞岳真治肾虚喘：以两尺虚弱，动则喘息为据，不论苔之厚薄，痰之多少，皆以摄纳为主。忆随俞老习医之初，曾治一患者，喘已数月，动则尤甚，痰多色白，苔白腻似粉堆积，脉两尺特虚。检前医所处之方，尽是理肺化痰之剂而无效。俞老诊为肾气不纳论治。处方：大熟地、怀山药、五味子、山萸肉、怀牛膝、紫衣胡桃肉、车前子、老苏子。诊毕余疑而问之：此痰多苔腻，不属痰喘乎？俞老答曰："腻苔是为假象，不足以信。盖痰多是肾虚不能主水，水泛为痰，痰随地气上升所致。腻苔是痰饮浊气，随喘息之气上逆于舌而成。动辄喘甚，尺脉特虚，是为真据，宜从脉之真虚，不从苔之假象也。"我仍信疑不决。至复诊，果得中病。病者自述，服2剂后气喘稍减，5剂后痰减喘平。再望其舌，苔已转薄，始至信服。如此之案，所见极多，收效亦佳，印象渐深。某日，在阅读有关资料中，偶见程门雪氏亦有如此卓见，遂深信无疑。就临床所见，肾虚喘中，多现假苔，并不鲜见。然医者极易为假苔所惑，故特表而明之[13]。

病案举例

1. **叶天士**治望八大年，因冬温内侵，遂至痰嗽暮甚。诊脉大而动搏，察色形枯汗泄，吸音颇促，似属痰阻，此乃元海根微，不司藏纳。神衰呓语，阳从汗出，最有昏脱之变。古人老年痰嗽喘症，都从脾肾主治。今温邪扰攘，上中二焦留热，虽无温之理。然摄固下真以治根本，所谓阳根于阴：熟地炭、胡桃肉、牛膝炭、车前子、云茯苓、青铅[8]。

2. **尤在泾**治脉细促数，咳嗽必呕吐清涎，此冲脉气逆，自下及上，气不收纳，喘而汗出，根本先拔，药难奏效：秋石制人参、熟地、五味子、紫衣胡桃[9]。

3. **李聪甫**治许某某，男，71岁，经冬上气喘急，不能平卧，痰中带血，喘甚，冷汗出，口渴思饮，小便频数，合目则呓语喃喃，形神困惫，脉浮大无力，舌红少苔。肾气竭绝，法当固肾保肺，摄气培元（组方见方证）。4剂，喘咳汗出略见平缓，仍当固纳肾气[5]。

4. **董建华**治虚喘：张某某，男，66岁，咳嗽气喘10余年，近又复发，动则喘急，心悸烦闷，口干欲饮，不能平卧，咳吐少量白黏痰，面黄消瘦，纳差，易汗，腰酸痛，夜尿频，舌红苔黄，脉沉滑略弦。胸透：慢性肺气肿，属肺肾俱虚，气失摄纳，益肾纳气平喘（组方见方证）。药后，咳喘渐平、心悸诸症均减，原方加车前子[4]。

引用文献

[1] 张介宾.张景岳医学全书[M].北京：中国中医药出版社，1999：1582.
[2] 吴坤安.伤寒指掌[M].上海：上海科学技术出版社，1959：卷三89，卷三92.
[3] 姚国美.姚国美医学讲义合编[M].北京：人民卫生出版社，2009：217，219.
[4] 董建华.临证治验[M].北京：中国友谊出版公司，1986：287.
[5] 李聪甫.李聪甫医案[M].长沙：湖南科学技术出版社，1979：66.
[6] 高鼓峰.医宗已任篇[M].上海：上海科学技术出版社，1959：71，169.
[7] 王雨三.治病法轨[M].北京：学苑出版社，2015：146.

[8] 秦伯未.清代名医医案精华[M].北京：人民卫生出版社，2006：25.
[9] 柳宝诒.增评柳选四家医案[M].南京：江苏科学技术出版社，1983：21，22.
[10] 俞根初.重订通俗伤寒论[M].上海：上海科学技术出版社，1959：343.
[11] 费伯雄.孟河四家医集·医醇賸义[M].南京：江苏科学技术出版社，1985：52.
[12] 柳长华.陈士铎医学全书[M].北京：中国中医药出版社，1999：777，778.
[13] 王仁尧.俞岳真老中医治喘经验[J].浙江中医学院学报，1983，(4)：34.

（六）阴虚失摄候（肺肾阴虚转证4）

肺肾阴虚证·阴虚失摄候，为肺肾阴液不足，阳气内动，阴不摄阳，浮阳逼血外溢。其见症虽以络血外溢之症象显明，但必兼见肺肾阴虚与阳浮之脉症，并以之为凭。

通称：阴虚失血。

病名：[**中医**] 咯血，便血，肌衄，尿血。[**西医**] 支气管扩张。

病因病机：肺肾阴虚虚滑，由于肺肾阴液素亏，阴不恋阳，阳气浮动，消涸阴液，损伤血络，迫血外溢，滑泄难禁。

证象组合：阴虚+血滑+阴涸+阳浮

主症：【**阴虚失养**】**症象**：腰酸。

【**血络不固**】**症象**：①下血如屋漏陈腐。②皮毛出血。③痰中带血。④咯血。⑤尿血。

副症：【**阴液消涸**】**症象**：咽喉干燥。**舌象**：舌绛。**脉象**：脉细数。

宾症：【**阳气浮越**】**症象**：①面色红润。②唇似朱涂。③膈热不眠。

治则：当大滋肺肾阴液，以摄纳其浮阳为主；阴复阳潜，自无损络扰血之患。

方证

1.麦味地黄丸证：旧名八仙长寿丸。中成药。本方来自《小儿药证直诀》地黄丸加味。功能敛肺纳肾。治肺肾阴虚，咳嗽喘逆、潮热盗汗等症。

熟地黄24g，泽泻、茯苓、牡丹皮、麦门冬各9g，五味子6g，山药、山茱萸各12g。蜜丸，每服9g，日2次。

2.仲淳吐血煎方证：缪仲淳方[1]。治面红唇朱，膈热不眠，咯血，或下血，尿血，或皮肤出血，日少夜多。

炒研苏子、广陈皮、桑白皮、贝母、天门冬各6g，枇杷叶3大片，生地黄、白芍药各9g，茅根30g，麦门冬15g，香降香3.6g（血止去之），牛膝、鳖甲各12g，甘草3g。

3.三地汤证：陈士铎方[2]。精血双补，润肠止血，治肾水无济于大肠，故火旺而致便血，便血血喷，唧而出，且有力，而射远，或腹中大痛。

生熟地、当归各一两，地榆三钱，木耳末五钱。

4.敛肺止血膏证：潘澄濂方[3]。治“支气管扩张”9例，治后1年半至4年余，随访咯血基本控制，咳嗽痰量明显减少。参见病案3。

潞党参、诃子肉、旋覆花、寸麦冬、巴戟各90g，百合、生地、黛蛤散、花蕊石各120g，竹沥夏、炙马兜铃各60g，陈皮、炙甘草各45g，五味子30g，浓煎去渣加阿胶150g，三七24g，川贝末45g，冰糖半斤，收膏，每早晚取2匙炖热服，3个月为1个疗程。

论著和讨论

本证候病由肺肾阴液亏虚，阳气浮动，损伤血络，血溢难禁。缪仲淳治“吐血三要法”：①宜行血，不宜止血：血不行经络者，气逆上壅也。行血则血循经络，不止自止。止之则血凝，血凝则发热、恶食，病日痼矣。②宜补肝，不宜伐肝：《经》曰：五脏者，藏精气而不泻者也。肝为将军之官，主藏血。吐血者，肝失其职也。养肝则肝气平而血有所归；伐之则肝虚不能藏血，血愈不止矣。③宜降气，不宜降火：气有余便是火，气降即火降，火降则气不上升，血随气行，无溢出上窍之患矣[1]。

治则当以滋养肺肾阴液为主，兼以收纳浮阳，以固血络为法。陈士铎说：“人有痰中吐血如血丝者，日间则少，夜间则多，咳嗽不已，多不能眠，此乃肾中之火，冲入咽喉，而火不得下归于命门，故火沸为痰而上升，而心火又欺肺金之弱，复来相刑，是水之中，兼有火之气，所以痰中见血丝也。主化丝汤：熟地一两，麦冬、玄参各五钱，茯苓、地骨皮、沙参各三钱，贝母、苏子、荆芥炒黑各一钱。惟是既愈之后，不可仍服此方，宜服益阴地黄丸（即麦味地黄丸加地骨皮）。”“咯血者，血不骤出，必先咳嗽不已，觉喉下气不能止，必咯出其血而后快，是肾气之逆，方用六味地黄汤（加麦冬、五味子）服一月痊愈。”[2]

陈士铎说：“人有皮毛中出血者，或标出如一线，或渗出如一丝，或出于头上，或出于身中或出于两胫之间，肺肾两经之亏，火乘隙而外越也，补肾之功缓，必须急补其气，气旺则肺金自旺，而皮毛自固矣。方用肺肾两益汤：熟地二两，人参、麦冬各一两，三七根末三钱，一剂而血即止矣。再用六味地黄汤加麦冬、五味调服一月，不再发。芪归敛血汤亦神效：黄芪、玄参、麦冬各一两，当归五钱，北五味一钱，苏子二钱，三七根末三钱。”[2]唐容川说：“从毛孔中流出一条血来，有似箭之射出，故名血箭。由心肺火盛，逼血从毛孔中出，治宜清心火，以除血出之源。……心肺兼治，宜用生地黄散。”[4]

陈士铎又云：“下利纯血，色如陈腐屋漏之状，肛门大开，不能收闭，面色反觉红润，唇似朱涂，以其症虽见死象，而气犹未绝，有可续之机也。急救其阴，以引其阳气之下降；兼补其阳，以提其阴气之上升，未必非死里求生之法也。方用补阴升提汤：人参、熟地、茯苓、山药、山茱萸各一两，白芍三两，升麻二钱，甘草一钱，北五味子、诃梨勒各三钱。倘服之仍如前之痢也，则阴已绝而阳不能交，不必再服。”[2]

病案举例

1.**缪仲淳**治王司丞逊之患吐血，仲淳诊之云：多服童便自愈。别去，贻书门人张选卿曰：逊之旋已勿药矣，但相公年尊，右手脉弱甚，此非细故，可致意逊之预为计。时文肃公尚无恙，不两月，而逊之疾瘳，文肃一病不起。加味六味地黄丸（治吐血，赵冠山子服之立起）。地黄半斤，天门冬、麦冬、牛膝、鳖甲、黄柏、青蒿、五味子、橘红、枇杷叶、怀山、山萸肉各四两，泽泻、丹皮、白茯苓各二两。煎方（组方见方证）[1]。

2.**徐幼鸣**治黄玉铭，男，42岁，肾水衰亏，虚火上升，火热刑金，肺络伤损。咳嗽气促，痰中带血，咽干，腰酸，间有遗精，四肢无力，脉弦而略急，舌苔中黄尖红，大便正常，小便短赤。清金滋水，镇咳止血，拟参麦六味汤加味：北沙参15g，麦冬、怀山、茯苓、蜜紫菀各9g，五味子3g，熟地、百部各18g，山茱萸、川贝母各6g，藕节、仙鹤草各24g。药后痰中已无带血，去仙鹤草加白前6g。继以参麦六味合大补阴加减主之：北沙参15g，麦冬、五味子、知母、黄柏、川贝母各6g，山药、山茱萸、茯苓、蜜紫菀各9g，熟地、百合各24g。连服5剂，各症均瘥[5]。

3.**潘澄濂**治杨某某，男，35岁，患者于1959年因右肺结核，行手术切除术后，虽休养，至1960年春出现大量咯血，支气管碘油造影X摄片确诊为右肺支气管扩张，年底来我所门诊治疗：患者形瘦神疲，咳嗽气急，痰多色黄而黏，咯血时止时发，舌质红，苔白腻，脉象细弱而数，肺络受伤，气阴两虚。即拟敛肺止血膏一料（可服1个月左右的量），令自行配制。2月后复诊，咳嗽咯血均见减轻，神色亦佳，仍以敛肺止血膏加入菟丝饼、杜仲、杞子等补肾益精之品，服2个月，至4月间停药，参加半日工作，同年9月间恢复全日工作。1964年4月16日随访，据诉经治后3年来咳嗽、咯血完全消失，作报告2小时，亦无异常感觉[3]。

4.**李洪成**治余某某，男，63岁，支气管扩张，咳血20余年，每月必发，甚则咳血半盂，身体消瘦，1997年10月12日，生地、焦栀、生白芍、生熟蒲黄、丹皮、白茅根各12g，麦冬、黄芩、淡竹叶各10g，南沙参15g，黄连、酒大黄各6g，青黛4g，生代赭石30g，5剂，症状好转。1998年3月29日，熟地、丹皮、麦冬、茯苓、知母各400g，生地、北沙参各450g，山萸、怀山各200g，五味子、泽泻各100g，白及250g，黄芩、黄柏各300g，制小蜜丸，15g日2次。后改水蜜丸，服用凡5剂，咳血基本未复作。

5.**李新平**治不孕症，刘某，女，28岁，幼时偷吃避孕药，致身体肥胖厉害，且能食会睡，口臭气粗，目突易怒，大便秘结，月经初潮14岁，周期24~28天，多有月经先期，行经3天左右，经量极少，色红。白带多，色略黄。舌红苔黄腻，脉滑，结婚近3年未孕。2005年6月7日来诊，初拟玉女煎加味：生石膏21g，熟地、玄参、生大黄10g，知母、麦冬各12g，川牛膝、枳实、厚朴8g，薄荷4g。3剂，口臭便秘好转，再服3剂。11月2日，改治不孕症，培补肝肾，沟通阴阳，增液汤合二仙汤加减：麦冬、生地、肉苁蓉、熟地各15g，车前子、巴戟天、黄柏、茯苓各10g，玄参、淫羊藿、仙茅、泽泻各12g，山萸8g，炮附片、木通各5g，5剂，水泛为丸，9g日3次。头一月经来如崩，经期5天，翌月，月经渐转正常，便秘口臭已除。治疗期间，患者配合节食，减肥成功。其间孕一胎，但因离异，妊娠中止。2006年10月11日，患者再婚，半年又不孕，伴腰酸重坠，拟方二仙汤合金匮肾气丸：仙茅、熟地各15g，淫羊藿、巴戟天、黄柏、山萸、茯苓、泽泻、川牛膝、肉苁蓉各10g，怀山12g，炮附片8g，肉桂2g，7剂，水泛为丸，9g日3次，次月怀孕，足月生育一子。

引用文献

[1] 缪希雍.先醒斋医学广笔记[M].上海：上海科学技术出版社，1985：73，74，75.

[2] 柳长华.陈士铎医学全书[M].北京：中国中医药出版社，1999：758，763，764，768，861.

[3] 潘澄濂.中医治疗支气管扩张症9例的追踪观察[J].中医杂志，1964，(8)：11，12.

[4] 唐容川.中华医书集成·血证论[M].北京：中医古籍出版社，1999：29.

[5] 福建省中医药研究院.福建中医医案医话选编（第一辑）[M].福州：福建人民出版社，1960：107.

（七）气阴竭绝候（肺肾阴虚变证1）

肺肾阴虚证·气阴竭绝候，为肺气耗散，肾阴枯竭，气阴暴脱之重笃证候，时病家通称之为亡阴或阴脱之证。

多见于热病失误时之坏病。其见症以阴液枯竭与元气脱绝之脉症为主。

通称：亡阴，阴脱。

病名：[中医]亡阴。

病因病机：肺肾阴虚虚脱，多由外感热病，伤阴耗气；或素体气阴不足，又误与辛温发散，重耗气阴；以致肺肾阴液枯竭，元气无根，浮散而脱绝。

证象组合：阴涸+气脱+液脱+阴脱

主症：【阴夜消涸】症象：①小便不利。②面容涂朱，颧赤。③热不退。④齿板。⑤痰红。⑥神情烦躁。⑦汗多肢温。**舌象**：①舌绛光无苔。②舌干红。③舌燥无津。④舌焦裂。⑤舌苔嫩黄，中间焦燥。**脉象**：脉左细数。

【气虚脱绝】症象：①身内瞤动。②头眩不起，神疲气索，懒言目合。③两手振掉，振振欲擗地，昏糊不省。④面黑大喘，痰涌如潮。⑤气短似喘，头倾肩抬。⑥足冷。⑦心慌头晕。**脉象**：①脉数无力，按之空虚，脉之轻按满指，重按则空。②微而数。③洪滑无力。④脉虚大。

副症：【津液脱竭】症象：①大汗不止。②头汗如注。**舌象**：舌黑。

宾症：【阴精脱竭】症象：①面色皖白，眼眶宽大，神水散漫，舌卷直视。②谵语。③循衣摸床撮空。④交睫郑声。⑤神昏耳鸣。**脉象**：急数无情。

治则：救治之则当急予大剂滋阴增液以救其本，大补元气以固其脱。

方证

1.左归饮证：张景岳方[1]。功能补益肾阴。治肾水不足，腰酸遗精，眩晕耳鸣，口燥盗汗等。

熟地二三钱或加至一二两，山药、枸杞各二钱，炙甘草一钱，茯苓一钱半，山茱萸（畏酸者少用之）一二钱。水二盅，煎七分，食远服。

2.左归合参麦五味证：吴坤安方[2]。救阴扶元，治表汗过多，阴伤而虚阳浮越，阴阳两脱。

熟地黄、山药、枸杞子、山茱萸、茯苓、炙甘草、人参、麦冬、五味子。

3.两仪生脉散证：程杏轩方[3]。治面黑大喘，舌卷直视。详见病案1。

人参9g，熟地24g，麦冬4.5g，五味子1.5g。或加枸杞、胡桃。

4.集灵膏法证：李竹溪方[4]。滋苗灌根之策，治麻、杏开泄，汗不能收，热不肯退，起坐憎寒，卧又汗泄，甚疲气索，颧赤懒言，齿板目合，寐见呓语，郑声循衣摸床，详见病案5。

别直参、天冬各3g，生熟地、牡蛎各12g，寸麦冬、旱莲草、鲜石斛、阿胶各9g，女贞子6g，蔗汁、梨汁、人乳各1杯。

5.救逆汤加减证：张镜人方[5]。扶正敛阴，滋液复脉，治亡阴由热邪销铄，劫阴耗液所致，气随液脱，癸水内涸，正气虚竭，精神离决，神情烦躁，昏糊不省，汗多肢温，舌干红，脉虚大。

白参、干生地、麦冬、生白芍各9g，炙甘草、阿胶各5g，生龙骨15g，生牡蛎30g。

论著和讨论

本证候肺肾阴液枯竭，元气无根，浮散外脱。即张镜人所谓："气随液脱，癸水内涸，正气虚竭，精神离决"[5]之候。吴坤安说："伤寒如遇过表，大汗不止，身内瞤动，头眩不起，振振欲擗地者，此阳津阴液俱脱也，左归合参麦五味急宜挽之。邵按：表汗过多，阴伤而虚阳浮越，阴阳两脱之候也，用左归合参麦（组方见方证）救阴扶元固是，但当参用和阳镇逆之品，如龙骨、牡蛎、龟板、白芍之类，更妥。""伤寒过表，二候三候不解，大汗不止，舌卷而黑，气促似喘，六脉洪数，无根者，已成败证也，当以大剂左归合生脉，投之。汗止喘定，有得生者。"[2]董废翁说："如病人素虚，又发表攻里之未当，六七日后，面黑大喘，舌卷，直视谵语，舌滑而苔，脉软无力，按之空虚者，以独参汤一两与之。（鼻梁尖上涓涓如水，是其应也。）次用大剂疏肝益肾汤，汗大出而解。"[6]

故其救治之则当急急滋补阴液，以固其本；大补元气，以救其脱。吴坤安说："若因汗下之后发喘者，乃真气不能接续，气短似喘也，病源在下，其症呼吸喘促。自丹田以上，气道阻塞不通，提不能升，咽不能降，呼吸不能接续，主治在肾，以肾主纳气也，当以景岳贞元饮主之。气虚脉微，汗大出者，合参、麦、五味，收之纳之。或生脉合左归亦可，足冷脉微者，熟附都气饮，加胡桃肉以纳之。""循衣摸床撮空：三者皆大虚之候，乃精神耗散，不能主持也。当以独参汤左归饮大剂与之，每有获生者。""太阳火劫取汗，阳盛阴伤，而致循衣摸床，阴若未竭，则小便利，可生；阴若已竭，则小便不利，多死。"[2]

病案举例

1.程杏轩治汪绍由翁尊堂，因咳嗽，陈皮、法半夏、枳、桔、杏仁、苏子，服经多日，前名忽心慌晕汗，至今不起，畏食懒言，色白如盐，脉弦劲少胃，此脱证，与两仪煎合生脉散（组方见方证）。安睡片时，汗敛晕定，略啜稀粥，稍能言语，先服人参6g，熟地15g。脉证颇有起色，仿复脉以救阴液，加茯神、白芍、当归、牡蛎、女贞、石斛柔肝养胃，渐次而瘥[3]。

2.梁右斋治陈氏，51岁，风热客于会厌，咽痛音哑，医以养阴，痛愈而胸闭，畏寒恶食。误投温燥，发汗致汗流如雨，面容涂朱，举动气促，交睫郑声，神昏耳鸣，舌燥无津，脉微而数。治以清淡平补，生津养神：西洋参2.4g，辰茯神、夜交藤、白芍各9g，柏子仁6g，鲜石斛12g，女贞子4.5g，生甘草2.4g，乌芝麻15g，5剂，汗收气平，神宁卧静，面红褪，舌津生。前方加鳖甲、龟板、熟地各12g，野台参1.5g，服30余剂，身体方复[4]。

3.袁桂生治风湿夹痰：邹允坤，28岁，夏间冒雨受风湿，腹胀腿肿，服泻药不效，发热胸闷，腹胀不舒，溲赤，脉软滑，舌苔黄腻，半夏泻心汤、小柴胡汤、小陷胸汤合方，药后热退胸宽，唯全身关节痛，以清热利湿加风药散之，忽大喘不止，精神疲惫，面色淡黄，脉细弱无神，舌转光无苔，此病退，而元气大虚欲脱，急益气敛神固脱：党参、西洋参、枸杞、胡桃、炙黄芪各9g，熟地12g，五味子、炙甘草各1.5g，干姜2.4g[4]。

4.孙少培治丁贵之女，4岁，风温小愈，越月旬忽咳嗽声哑，误用温表，面色青暗，头汗如注，咳喘音嘶，饮水作呛，目上视不得眠，头倾肩抬，口鼻只有出气，脉不应指，作虚脱：党参、怀山各15g，阿胶、甜杏仁各9g，马兜铃4.5g，炙甘草2.4g，寸麦冬6g，五味子1.5g，鸡子白2枚，糯米代水1剂，喘平汗止，语言如常，唯咳唾黏痰，脉虚而燥，甘咸润燥法去党参、怀山、马兜铃、五味子加燕窝3g，北沙参、川贝母、冰糖各9g，3剂，脉软滑有神，目灼灼有光，燕窝3g，葡萄干20粒，柿霜3g调养[4]。

5.李竹溪治张维翰，37岁，初寒热无汗头痛，医以麻杏开泄，汗不能收，热不肯退，起坐憎寒，卧又汗泄，甚疲气索，颧赤懒言，齿板目合，寐见呓语，郑声，循衣摸床，略触即醒，醒后仍能了了，咳嗽痰红，左胁痛，舌干绛苔薄焦，脉左细数，右洪滑无力，一派阴液就亡、正气将残之象。首当育阴救本，集灵膏法，作滋苗灌根之策（组方见方证）。病减加鳖甲、龟板各9g，五味子1.5g，三候热退汗收加参为9g[4]。

引用文献

［1］张介宾.张景岳医学全书［M］.北京：中国中医药出版社，1999：1579.

［2］吴坤安.伤寒指掌［M］.上海：上海科学技术出版社，1959：卷二50，卷三89，96.

［3］程杏轩.杏轩医案并按［M］.合肥：安徽人民出版社，1986：247.

［4］何廉臣.重印全国名医验案类编［M］.上海：上海科学技术出版社，1959：23，30，56，236.

［5］张镜人.昏迷的证治［J］.中医杂志，1981，(7)：57.

［6］曹洪钦.温病大成・西塘感症［M］.福州：福建科学技术出版社，2008：335.

（八）阴虚阳浮候（肺肾阴虚变证2）

肺肾阴虚证・阴虚阳浮候，为肺肾阴液枯涸，阴不恋阳，阳无所依，浮越于上，杂病家通称之为阴虚阳浮之证。其见症以阴枯与阳浮之脉症为主。

通称：阴虚阳浮。

病名：［中医］久咳。

病因病机：肺肾阴虚虚逆，多系久病，肺肾阴液伤残，阴液消涸，阴不恋阳，阳无所附，浮越于上，犯肺则肺失肃降之司，且扰乱神明，干及空窍，而为阴枯阳浮之候。

证象组合：阴虚+阴涸+阳浮+空窍+神扰

主症：**【阴虚失养】症象**：①食减形消。②骨蒸，五心亦烧不退。③腰膝酸软。**脉象**：①脉细数。②虚数无力。③左脉弦细而虚，右尺寸皆数。**舌象**：舌胖大嫩红。

【阴液消涸】症象：①小便短频，小便短而赤甚。②痰白如银丝。③寝汗。④渴不大饮。⑤大便坚涩。**舌象**：舌绛。

副症：**【阳气浮越】症象**：①微咳。②面赤。③子前午后热甚。④唇红颧赤。⑤气逆，咳喘。⑥痰带血丝。⑦咳呛火升甚于暮夜。⑧昏仆不知人，谵语。⑨神志慌惑。**脉象**：①急数。②尺脉劲数有力。③两关浮大弦数，按之如无，寸微弱，尺左不见，右浮无神。**舌象**：舌苔白腻，带黄黑色。

【清空不宁】症象：①头目眩晕。②颠顶胀痛。

宾症：**【清窍不利】症象**：①鼻干。②耳鸣。③目眩。

【神志不宁】症象：①五心烦热。②夜不能眠。

治则：当大剂滋填肾阴，清滋肺之津液，以固其本，兼以镇纳浮阳，以平其上逆，亦标本兼顾之法。

方证

顾氏保阴煎证：顾松园方[1]，适应骨蒸咳喘，五心烦热，痰白如银死，或痰带血丝血点。

熟地、鳖甲、龟板各12g，生地、天冬、麦冬、玉竹、山药、茯苓各9g，龙眼肉10个。

论著和讨论

本证候因肺肾阴液枯涸，阳气浮越，上逆犯肺，更耗肺阴。其治则当以滋填肾阴，镇纳浮阳为法。林珮琴说："阴虚火炎，一切溺血血淋，保阴煎。"又说："恶露不止，淋沥太多，血热者，保阴煎。"[2] 何廉臣按："顾氏保阴煎甘咸滋肾、甘淡养胃，专治真阴虚衰、相火炽盛，发热在于午子前后，或但皮里骨蒸，五心常热，鼻中干燥，唇红颧赤，口苦舌干，耳鸣目眩，腰膝酸软，四肢无力，倦怠思卧，大便燥结，小便黄赤，六脉弦数，或虚数无力。若病日久，饮食少思，大便溏泄，午后洒淅发寒，少顷发热，热至鸡鸣寅卯时分，盗汗出而身凉，均以此方加减治之。"[1]

病案举例

1.**吴鞠通**治小便短而赤甚，微咳，面微赤，尺脉仍有劲数之象，议甘润益下，以治虚热，少佐苦味，以治不尽之邪，且甘苦合化阴气而利小便也：生鳖甲、玄参、寸麦冬、黑阿胶、生白芍、沙参、火麻仁、川黄连、丹皮、炙甘草[3]。

2.**王孟英**治王汇涵室久患痰嗽，食减形消，夜不能眠，寝汗舌绛，广服补剂，病日以增。孟英视之，曰："固虚证之当补者，想未分经辨证，而囫囵颟顸，翻与证悖，是以无功。"投以熟地、苁蓉、龟板、胡桃、百合、石英、茯苓、冬虫夏草等药，1剂知，旬日愈。以其左脉弦细而虚，右尺寸皆数，为阴亏气不潜纳之候。及阅前服方，果杂用芪、术以助气，陈皮、法半夏、补骨脂、附桂等以劫阴也，宜乎愈补而愈剧矣[4]。

3.**尤在泾**治阴虚于下，阳浮于上，咳呛火升，甚于暮夜，治肺无益，法当补肾：熟地、杞子、天冬、白芍、茯苓、山药、丹皮、龟板。诒按：此方即胡桃、五味，均可加入[5]。

4.**李泰**治一妇，24岁，产后半咳白痰，已半年余，现午后烧甚，面颧通红，五心亦烧不退，渴不大饮，大便坚涩，小便短频，上实下虚，拟滋阴清热。六味地黄汤加胡黄连3g，麦冬9g，桔梗、尖贝母各4.5g，4剂诸症俱减，唯痰气似盛，原方出入：熟地炭15g，山药、天冬、麦冬、蜜款冬花各9g，丹皮、泽泻、知母、尖贝母、杏仁各4.5g，酒制大黄3g，胡黄连1.5g，间用清水蒸鸽子1只，桂圆肉60g，4剂诸恙悉退[6]。

引用文献

［1］何廉臣.重订广温热论［M］.福州：福建科学技术出版社，2010：77.
［2］林珮琴.类证治裁［M］.北京：中国中医药出版社，1997：473，545.
［3］秦伯未.清代名医医案精华［M］.北京：人民卫生出版社，2006：106.
［4］王孟英，石念祖.王氏医案绎注［M］.上海：商务印书馆.1957：171.
［5］柳宝诒.增评柳选四家医案［M］.南京：江苏科学技术出版社，1983：21.
［6］李洪成.中医证候学［M］.北京：中国医药科技出版社，2008：2082.

（九）阴竭阳越候（肺肾阴虚变证3）

肺肾阴虚证·阴竭阳越候，为肺肾阴液枯涸，阴不恋阳，阳无所附，浮越于上，散脱为外，为厥脱险候。除阴枯与阳浮之脉症之外，更可见阳气脱绝之脉症，病势危笃。叶秉仁有云："若加汗出，恐难挽危局。"[1]

通称：虚阳浮越。

病名：［**中医**］虚喘，麻后喘，虚斑。［**西医**］肺源性心脏病，麻疹肺炎。

病因病机：肺肾阴虚厥脱，系由久病，肺肾阴液亏损，阴枯不能恋阳，阳无所附，浮越于上，甚则散脱于外；而成阴枯于下，阳脱于上之危候。

证象组合：阴涸+阳浮+清空+神蒙+阳脱

主症：【**阴夜消涸**】**症象**：①两唇焦裂。②口渴。③喉中如烟火上攻。④足心如烙。⑤小便频数。**舌象**：①舌干无华。②质淡红少津。③舌上生刺敛束如荔枝。**脉象**：脉细数无力。

【**阳气浮越**】**症象**：①颜面紫红，两颊潮红，面色游红。②端坐俯首而喘，喘急鼻扇。③咳吐粉红色泡沫。④精神躁扰不安。⑤高热。

副症：【**清空不宁**】**症象**：①头晕。②耳聋。

【**神志昏蒙**】**症象**：①谵语无次。②神志昏沉。

宾症：【**阳气脱绝**】**症象**：①面色苍白或青紫，面色青灰。②唇舌青紫。③四肢厥冷。④形容疲惫。⑤心悸。⑥目合口开，鼻鼾息微，手撒肢冷，大汗淋漓，二便自遗。**舌象**：舌青紫。**脉象**：①脉微欲绝。②或浮数中空。③脉洪大而数无伦，按之虚软。

治则：当急滋养肺肾阴液，镇纳浮阳，参以回阳固脱，以救其急，脱回再图复阴固本。

方证

1.**八味饮生脉散证**：杨乘六方[2]。治热症，痰甚喘急，烦躁口渴，喉中如烟火上攻，面色游红，两唇焦裂，足心如烙，小便频数，舌上生刺敛束如荔枝，脉洪大而数无伦，按之虚软，此肾虚火不归经，详见病案1。

附子、肉桂、熟地、山茱萸、丹皮、茯苓、泽泻、怀山、人参、麦冬、五味子，倍人参、熟地、附子，冷服。

2.参麦散合附子龙骨、牡蛎救逆汤证：杨宗孟方[3]，治麻后喘：阴虚而阳无所附，虚阳浮越，精神躁扰不安，面色青灰，四肢厥冷，但高热，两颊潮红，喘急鼻扇，详见病案2。

洋参、麦冬、沙参、金石斛、附子、龙骨、牡蛎。

3.参附合生脉方证：叶秉仁方[1]。固气救急，治慢性支气管炎，唇舌青紫，颜面紫红，端坐俯首而喘，详见病案3。

东北红参、淡附片、寸麦冬、五味子各10g，丹参、紫石英各15g，净坎炁1条。

论著和讨论

本证候肺肾阴液枯涸，阳气浮越欲脱，病势危笃，救治之则除滋阴镇纳之外，必急参以救阳固脱，脱回再图复阴。魏长春说："扶元固脱，脱系正气耗竭、神气散乱之征。若邪热灼伤阴液或汗、吐、下过甚，即可导致亡阴。阴生阳长，相互依存。若阴竭不能涵阳，则阳失依附而散越，故亡阴极易导致亡阳，出现元脱神迷，目合口开，鼻鼾息微，面色苍白或青紫，手撒肢冷，大汗淋漓，二便自遗，脉微欲绝或浮数中空等危证。当此生死立待之际，须当机立断，以固脱为先，若拘泥于原有病证，必致贻误病机。救治之法，亡阴宜救阴敛阳，如生脉加龙骨、牡蛎之辈，亡阳宜益气回阳固脱，如参附、四逆等方。"[4]

病案举例

1.杨乘六治朱湘波母，病热症，痰盛喘急，烦躁口渴，喉中如烟火上攻，两唇焦裂，足心如烙，小便频数，舌上生刺，且敛束如荔枝，脉洪大而数无伦，按之虚软，面色游红，此肾虚火不归经，八味饮、生脉散（组方见方证），倍参地附子，冷服而愈[2]。

2.杨宗孟治麻后喘：阴虚而阳无所附，虚阳浮越，精神躁扰不安，面色青灰，四肢厥冷，但高热，两颊潮红，喘急鼻扇，脉细数，舌干无华，质淡红少津，治法救阴生津，镇纳潜阳，用参麦散（洋参、麦冬、沙参、金石斛等）合附子龙骨、牡蛎救逆汤（组方见方证），扶正固脱，并加用开宣肺气之品[3]。

3.叶秉仁治张某某，女，66岁，慢支30多年，唇舌青紫，颜面紫红，端坐俯首而喘，形容疲惫，咳吐粉红色泡沫样痰，心悸，胸闷，下肢浮肿，脉细数无力，多种西药不见好转。此心肺之气大伤，阴阳有欲脱之势，若加汗出，恐难挽危局，急用参附合生脉固气救急（组方见方证）。因吸氧妨碍服药，1剂服了3天，气喘略平，稍进粥食，再1剂，早晚服人参蛤蚧精1支，症状大减。除红参，加党参、玉竹、茯苓12g，5剂，气喘全平，而舌转光红，气阴已伤，去附子、党参，加南北沙参调理[1]。

4.魏长春治朱某，男，3岁。稚儿疟久复利，元神不充，阳虚欲脱，神识沉迷，面白虚浮，足肿，脉伏而有歇止，关纹隐。急以西党参15g，厚附子3g，浓煎灌服，冀其阳回气复。药后神识明慧，肢和肿退，便泻二次，咳嗽有痰。左脉迟，为疟久肝胆生气不足之象；右脉滑，是内伏痰湿为患；舌质淡白，系元阳不足之征。虽见吉象，慎须防其反复，续予星附异功散加味扶正祛邪，调治告愈。小儿为稚阳之体，久患疟疾，又罹下利，遂致正气大亏，阳气欲脱。故用参附益气回阳固脱，药后元阳渐复，神得所舍。继投星附异功散健脾化痰，祛邪定惊[4]。

5.李洪成忆及1964年，长男周岁时，身发红斑如锦纹，但无瘙痒，唯壮热不退，予以凉血化斑，其热愈壮，红斑融洽如丹，尤以两臀至腿大逾手掌，焮红灼热，加服紫雪丹0.9g，其灼热愈甚，且神识昏迷如睡，时又烦躁不宁，察其舌嫩红无苔，手足尖不温。因素体常弱，常患泄泻，非理阴煎不能止其泻；因断为阴虚不能纳阳，过投寒凉，逼其虚阳外越。急用滋阴益气增液，引火归原：熟地、麦冬、生晒参、枸杞子、生白芍、炙甘草、少佐炮附片，一剂热退神清，红斑缩小转淡，再剂即痊愈。愈后发斑处皮肤脱屑，大者如指。次年又染麻疹，正当收没时，壮热不退，疹虽转淡，但不收没，且咳呛气促，其母系西医，诊为麻疹肺炎，注射青霉素，热仍不减，神渐昏沉。因有前年发斑之鉴，停用清解之中药，改以滋阴纳阳法，多煎频频灌服，但青霉素注射仍继续。1剂其热渐退，神气转清，痧疹退没，继服2剂，逐渐就痊[5]。

引用文献

［1］叶秉仁.杂谈偶记［J］.中医杂志，1982，(6)：24.

［2］江瓘，魏之琇.名医类案（正续编）［M］.北京：中国中医药出版社，1996：347.

［3］杨宗孟.中医对麻疹并发肺炎的认识和治疗［J］.中医杂志，1959，(11)：26.

［4］魏长春.昏厥诊治举隅［J］.浙江中医药，1982，17(10)：440.

［5］李洪成.中医证候学［M］.北京：中国医药科技出版社，2008：2084.

（十）阴竭阳脱候（肺肾阴虚变证4）

肺肾阴虚证·阴竭阳脱候，为肺肾阴液枯竭，阳无所附，孤阳浮越，而散脱于外，杂病家称之为孤阳上脱，或龙雷暴脱之证。以阴枯阳浮之脉症出现在前，随之见阳气脱绝之脉症。

通称：孤阳上脱，龙雷暴脱。

病名：［中医］暴脱，格阳戴阳证。

病因病机：肺肾阴虚厥脱。俞根初曰："真阴下竭，虚阳上脱，凡阴虚人病伤寒湿热，误用刚燥，汗下过量，缠绵日久，以致真阴虚极于下，致无根之火，仓猝飞腾，气壅痰升，上蒙清窍，忽然痉厥，此属元阴告匮，真气不续，若厥而不回，其命遂倾。"[1]

证象组合：阴枯+阳浮+清空+气逆+阳脱+津脱

主症：**【阴液消涸】症象**：①形羸色晦。②小便不利。③唇焦裂。④痰黏晶白。**舌象**：①舌绛，苔黄黑。②舌绛中有白苔。**脉象**：左尺不见。

【阳气浮越】症象：①身热反甚。②发热足冷。③渴饮不多。④头面嫩红。⑤烦冤莫耐，烦躁不安。⑥两颧独红，满面游红。⑦交午寒热。⑧神昏，时谵语。⑨痰黏带血。**舌象**：舌苔黑润。**脉象**：①尺大而空，关浮大弦数。②脉弦数，重按无力。

副症：**【清空不宁】症象**：①头目眩晕。②时时自冒。**舌象**：舌苔干白无华。**脉象**：洪大数无伦，按之如无。

【阳气脱绝】症象：①面色皖白，面唇淡白青灰。②眼眶宽大。③神水散漫。④午后憎寒，渴喜热饮，两足冰冷。⑤神昏不语。⑥四肢厥冷。⑦气急神昏，循衣摸床，撮空理线。⑧微喘额汗，头汗如油，气息俱微。⑨面青目合，口开手撒，唇色紫黑。⑩晕绝，僵尸在床，鼻无气，口噤目闭。**舌象**：苔白滑，有人字纹。**脉象**：①脉虚大无根，轻按满指，重按则空。②唯切脉两尺尚存。③脉来冲指，散如羹沸。④寸浮细。⑤脉伏。

宾症：**【气机冲逆】症象**：①咳喘痰涌如潮。②黏涎满口。

【津液脱竭】症象：①大汗（冷）淋漓。②二便自遗。

治则：当急急滋阴纳阳，佐以回阳镇逆，以急固其脱绝。

方证

1.新加八味地黄汤证：《通俗伤寒论》方[1]。镇元纳阳，治下多阴竭，孤阳上脱，下利止后，头目眩晕，时时自冒，痰涌喘息，两足冰冷者。

附块、泽泻各4.5g，熟地18g，山茱萸2.4g，紫石英、浙苓各12g，瑶桂1.5g，怀山9g，铁落15g，镇元黑锡丹9g。

2.冯氏全真一气汤证：《通俗伤寒论》载《冯氏锦囊》方[1]，适用于肺肾虚寒证，身体倦怠，神志昏沉，面赤目红，大汗如雨，汗渴齐来，谵语无次，舌刺无津，脉洪而空大。

别直参、白术各6g，寸麦冬15g，五味子0.9g，熟地15~30g，附子3g，酒煮怀膝6g。

3.生脉合参附汤证：蒋庆雨方[2]。治肺源性心脏病元阳欲脱型，面色反浮红，烦躁不安，皮肤不冷，口不渴或渴喜热饮，脉虚大无根，属格阳戴阳证。

人参、麦冬、五味子、附片。

4.既济汤证：郑宗洛方[3]。治午后热多寒少，舌绛神昏，时谵语，痰黏带血，脉弦数，重按无力，午后憎寒，舌绛中有白苔，渴喜热饮，痰黏晶白，详见病案4。

洋参、熟附片、肉桂、淡竹叶、麦冬、半夏、粳米、嘉禾散。

论著和讨论

本证候因肺肾阴虚，治复失误，耗阴损阳，以致阴竭阳脱，俞根初说："真阴下竭，虚阳上脱例（见上文），凡阴虚人病伤寒温热，……若厥而不回，其命遂倾。舌红短，面青、目合口开，手不握固，音嘶气促，甚则冷汗淋漓，手足逆冷，二便自遗，气息俱微，是为龙雷暴动之脱证。若兼有虚寒者，面色唇色多淡白无华，甚且青暗，必不红润，亦有四肢清冷，而两颧独红者，是为虚火上炎之戴阳证，非温补不可。真元式微，龙雷暴动，欲脱之际，脉必沉伏不见，或微弱无神，或不应指。急宜固扶元气，敛阴益液，摄纳真阴，镇潜虚阳。宜龙牡复脉汤：吉林参3g，鸡子黄1枚（包煎），龟板、牡蛎、大生地各24g，化龙骨6g，鳖甲12g，生白芍、麦冬各9g，玳瑁、阿胶、炙甘草各4.5g，净坎炁1条（酒洗）。若肢冷脉伏，自汗头汗，汗出如油者，则阴亡而阳亦随亡：吉林参易别直参6g，加淡附片4.5g；若痰塞喉间，欲吐无力，药不能下者，先用真猴枣末1.2g，煎鲜石菖蒲汤先服，暂平其上逆之痰，继续服药，再用局方黑锡丹9g煎服，以镇纳浮阳，温养下元。苟能痰涎一开，神醒气续，则育阴潜阳，固元摄纳之药，急急续进，不可间断，必能元气渐回，形神渐振，神志清明。唯倦怠嗜卧，尤须照前方大剂投之，以固根基而扶阳气。若确是热痰上涌之闭证，此方切不可用，反能阻凝痰涎于喉间，更速其死矣。"[1]

故治则当急急滋阴纳阳，以固其脱。戴元礼说："虚炎阴阳不升降，下虚上盛，气促喘急，宜苏子降气汤，去前胡，下黑锡丹，或养正丹。"[4]俞根初说："若下利既止，而头目晕眩，时时自冒，痰涌喘息，两足冰冷者，下多阴竭，孤阳从上而脱也，急与新加八味地黄汤（组方见方证），镇元纳阳。”[1]吴坤安说：“湿家误下，额上汗出微喘，小便不利者死。（以上参《准绳》）。”邵仙根按：“微喘额汗，阳从上脱，小便不利，阴已下竭，阴阳绝离，安得不死。”[5]

病案举例

1. **高鼓峰**救治徐五宜之长君。伤寒9日，晕厥，僵尸在床，鼻无气，面色青暗，口噤目闭，手撒，唇色紫黑，唯切脉两尺尚存，断为阴虚证。予人参30g，熟地60g，炮姜15g，浓剂灌之。1剂开口，面色转红，遂即大叫冷甚，发壮热，通身淋漓汗出而苏[6]。

2. **程杏轩**治农人某，患伤寒，数日寒热交作，自汗如雨，就予延医。脉虚神倦，视其舌苔白滑，分开两歧，宛如刀划，考《己任编》中有阴证误服凉药，舌见人字纹之语。阅前方果然。渠恳拯救，先与六味回阳饮服之有效，继进左右二归饮数剂，舌苔渐退，诸恙续痊[7]。

又治方侣丰兄年届五旬，心事内伤，兼挟外邪，误药因循，邪留不解，脉濡无神，汗多头晕，交午寒热，此阴阳衰惫，邪正交争，邪陷正脱。观其晕汗，每现于寒热之顷，此阴阳交争，正不胜邪，脱机显露，当先救人，后医病[7]。

3. **庄虞卿**治戴刘氏，50余，形肥，初起发热恶寒，舌苔黑润，虽渴饮水不多，越三日，气急痰鸣，头面嫩红，神昏不语，手足厥冷，大汗淋漓，脉寸浮滑而细，尺豁大以空。真阳或微，急挽正回阳：黑锡丹15g，以镇其上脱之阳：西党参、炙黄芪、茯苓各9g，附子、生术、法半夏各6g，炙甘草3g，牡蛎15g，日2剂，黑锡丹服下，痰平气顺，汗止厥回，加鳖甲、龟板各24g，白芍6g，熟地12g。唯神识未清，自言自笑，遍身瘙痒，心阳未复元，加炒酸枣仁6g、红枣8枚，3日诸恙悉退[8]。

4. **郑宗洛**治王孝德，约50岁，午后热多寒少，进连翘、淡竹叶等清凉淡渗10余日，热转剧，舌绛神昏，时谵语，痰黏带血，进犀地至宝不应，脉弦数，重按无力，午后憎寒，舌绛中有白苔，渴喜热饮，痰黏晶白。平胃加味不效，进桂附麦冬，并无影响。以既济汤（组方见方证），热势稍退，咳痰颇爽，神识略清，泄泻1次，并有寒战汗出，星附汤：熟附片、茯苓各9g，南星、煮半夏、淡竹叶各4.5g，党参6g，炙甘草、黑姜各3g，热退神清，舌转白滑，继进四兽饮等，连服4剂，病渐痊愈[3]。

引用文献

［1］俞根初.重订通俗伤寒论［M］.上海：上海科学技术出版社，1959：191，452，454.
［2］蒋庆雨.中西医结合分型治疗慢性肺心病77例的临床体会［J］.新医药学杂志，1976，（10）：29.
［3］福建省中医药研究院.福建中医医案医话选编（第二辑）［M］.福州：福建人民出版社，1963：359.
［4］戴元礼.秘传证治要诀及类方［M］.上海：商务印书馆，1955：95.
［5］吴坤安.伤寒指掌［M］.上海：上海科学技术出版社，1959：卷一49，50.
［6］高鼓峰.医宗己任篇［M］.上海：上海科学技术出版社，1959：94.
［7］程杏轩.杏轩医案并按［M］.合肥：安徽人民出版社，1986：110，347.
［8］何廉臣.重印全国名医验案类编［M］.上海：上海科学技术出版社，1959：76.

五、脾胃阴虚证（中焦阴虚本病）（3候）

脾胃阴虚证，为脾胃阴液不足之证。系中焦阴虚本病，病由胃液伤残，渐至脾阴枯涸，多系外感入里化火，耗伤津液。或过投攻下；或过服辛香燥热之品，以致胃液被劫，渐致脾阴耗损，中土枯燥；或平素嗜食炙爆厚味，香燥热物，积热伤中，致胃土亢燥，灼伤脾阴，亦可致脾胃阴虚之证。

或由胃阴不足，阳明津液不能内输于脾，以致脾阴亦虚。陈士铎说：“阳明之火，固结于脾。”[1]费伯雄云：“热郁于内，则脾阴耗损。”[2]为由胃及脾之变。或先由脾阴不足，以润阳明之燥土，致胃阳偏亢，即姚国美所云“脾阴不足，胃土偏燥”[3]，为由脾及胃之变。脾胃阴虚，中土枯燥，则不能上输津液于肺，肺无水津，则不能四布以溉百脉，即有谢映庐所云“燥气焚金，当以肺热叶焦”[4]，以致气阴不足之变。

其治则总当以滋养脾胃气阴为主。生津增液，以滋其燥；药取甘淡清凉以濡润之；不可燥热伤阴，亦忌苦寒化燥，腻滞壅补之品，亦碍其运化，均为所禁。

证候别称：胃液干涸，燥伤胃阴，胃阴虚，胃液耗竭，脾约，脾阴不足，化源告竭，阴损及阳。

病名：［中医］酒伤，胃脘痛，阴虚胃痛，嘈杂，呕逆，呃逆，恶阻，烦热，热痿，久泻，五更泻。

证候系统：详见图3-13-22。

本证————胃阴消涸候、脾阴消涸候

转证————气液虚逆候、气液虚滞候

变证————气阴两虚候、气液不固候、气阴竭绝候

图3-13-22　脾胃阴虚证证候结构图

引用文献

[1] 柳长华.陈士铎医学全书［M］.北京：中国中医药出版社，1999：837.

[2] 张元凯.孟河四家医集［M］.南京：江苏科学技术出版社，1985：70.

[3] 姚国美.姚国美医学讲义合编［M］.北京：人民卫生出版社，2009：240.

[4] 谢映庐.谢映庐医案［M］.上海：上海科学技术出版社，1962：70.

（一）胃阴消涸候（脾胃阴虚本证）

脾胃阴虚证·胃阴消涸候，为胃之气阴不足之证。多见于热病之后，或呕吐之后，胃气胃液过伤，胃阴不足，胃阳偏亢，杂病家通称为胃阴虚，或胃阴不复，胃阳独亢之证。其见症以胃之液枯阳亢之脉症为主，亦可兼见胃气虚与宣降失常之症象。

通称：胃液干涸，燥伤胃阴，胃阴虚。

病名：［**中医**］酒伤，胃脘痛。［**西医**］慢性胃炎，口眼干燥和关节炎综合征。

病因病机：脾胃阴虚虚弱，多因热病之后，或大吐之后，耗伤胃中气液，以致胃阴不复，胃阳偏亢，阳土生燥，虚燥虚热内起。

证象组合：液涸+气虚+气郁

主症：【**津液枯涸**】**症象**：①胃中灼痛，或胃中不舒，易饥或不知饥，常思饮不欲食，食物难咽，胸膺梗痛。②口咽干燥，口舌干燥，口糜口臭。③目睛干涩。④声音嘶哑，或微燥咳。⑤大便燥结，小便溺管痛。⑥面微赤。⑦时有低热午后尤甚，暮热。⑧肌肤枯燥。⑨焦躁失眠，五心烦灼。⑩筋节拘疼。**舌象**：①舌红少苔，舌色红泽而光者。②舌质干红碎裂无苔，舌面津液全无。③其色鲜明苔如烟煤。**脉象**：①脉细数。②脉象细数无力。③脉象弦细而数。

【**气机不宣**】**症象**：脘痞腹胀。

副症：【**气虚不充**】**症象**：精神疲倦。**脉象**：脉弦细。

宾症：【**气机不降**】**症象**：①嘈杂恶心。②胃痛呃逆。

治则：当以甘凉生津增液之品，以滋养胃阴，润其枯燥，济其亢阳，退其燥热；气虚者略参益气之品，但不可投以温燥。

方证

1.益胃汤证：吴鞠通方[1]。功能益胃生津。治胃阴虚，胃中灼痛，或胃中不舒，易饥或不知饥，大便燥结，口咽干燥，舌红少苔，脉细数。

沙参9g，麦门冬、生地黄各15g，冰糖3g，玉竹4.5g。水煎服。

2.五汁饮证：吴鞠通方[1]。甘寒法，治燥伤胃阴，口渴甚，吐白沫黏滞不快。

梨汁、荸荠汁、鲜苇根汁、麦冬汁、藕汁或用蔗汁。临时斟酌多少，和匀凉服，不甚喜凉者，重汤炖温服。

论著和讨论

本证候因胃之气液伤残，胃阴枯涸，胃阳独亢，燥土生热。曹炳章说："无苔而有如烟煤隐隐，口渴烦热者，平时胃气燥也，宜甘寒益胃，久病舌起烟煤者，胃虚液涸也。"[2]吴坤安说："若舌色红泽而光者，其色鲜明者，属胃液干涸，犹可滋养胃阴，甘凉纯静之品，主之如鲜生地、鲜石斛、蔗浆、梨汁之类。"[3]故治则总宜滋养胃阴为主，兼以益气增液为法。

吴鞠通说："燥伤胃阴，五汁饮（组方见方证）主之；玉竹麦门冬汤亦主之：玉竹、寸麦冬9g，沙参、生甘草3g。土虚加生扁豆，气虚加人参。胃液干燥，外感已净者，牛乳饮主之。""温病愈后，或一月，至一年，面微赤，脉数暮热，常思饮，不欲食者，五汁饮主之；牛乳饮亦主之。病后肌肤枯燥，小便溺管痛，或微燥咳，或不思食，皆胃阴虚也，与益胃、五汁辈（组方见方证）。"[1]

吴伯平治口眼干燥和关节炎综合征：目前认为是一种自体免疫性疾病，以唾液腺和泪腺分泌减少引起口腔干燥及干燥性角膜炎为其特征。病人80%以上为女性，诊断确定时平均年龄为50岁左右。常与其他免疫性疾病同时存在。临床表现为口腔干燥、唾液分泌减少，咀嚼、吞咽、发音均感困难，舌面干燥常与上颚黏着，常需饮水，经常

并发口唇、舌体溃疡和龋齿，累及泪腺，患者畏光，有“砂砾样”异物感或烧灼感，晨起内眦有黏液丝，常继发角膜炎及结膜炎，甚则发生角结膜溃疡，不易愈合。体检可发现肝脏肿大。常见贫血，γ球蛋白比率增高，免疫球蛋白增多等。病情复杂顽固，可反复加剧或缓解[4]。

病案举例

1.**吴伯平**治邵某某，女，49岁，患者自3年前起，持续低热（38℃左右），关节及肌肉酸痛，头晕疲乏，烦躁失眠，口干燥异常，进食及夜间需多次饮水，眼干涩而痒，阅读困难。肝脏肿大，肋下1.5cm，后经上海某医院确诊为口眼干燥和关节炎综合征。先后用过多种中西药物治疗无效，长期以来需用毛果芸香碱控制症状（每日18mg），但仍不理想。中医辨证：口舌干燥，口糜口臭，食物难咽，胸膺梗痛，筋节拘疼，目睛干涩，声音嘶哑，时有低热（38℃左右），午后尤甚，焦躁失眠，五心烦灼，脉象细数无力，舌质干红碎裂无苔，舌面津液全无，舌体与上腭及牙齿黏着。综上症征，属胃津枯涸，脾气受损，亟宜养胃津益脾气，拟石斛清胃汤加减：鲜石斛、淮小麦各20g，生山药15g，生白芍、生扁豆、南沙参、生谷麦芽、金橘饼各9g，佛手柑4.5g，豆蔻仁2g，通草1g，鲜荷叶半圈。服7剂后，口舌干燥、口臭目涩大减，进食及夜间均不需饮水，停服毛果芸香碱。效不更方，再以上方进退连服30余剂，症状悉除。查体：面色红润，目睛清亮，舌面有津，精力充沛，肝肋下0.5cm。复查白细胞总数4.45×10^9/L，血沉21mm/h，类风湿因子转阴性（2次），谷丙转氨酶正常范围。仍服中药原方巩固，随访3个月[4]。

2.**汤一新**治胃脘痛：童某某，男，24岁，胃脘痛1月余，病起呕吐之后。伴嘈杂恶心，脘痞腹胀。西医诊为“慢性胃炎”，经用香砂六君子汤、陈香白路片（陈香露白露）治疗，不仅疼痛不除，且食量日减，体力大衰，乃转请余诊。认为前药偏于香燥，遂予滋养脾阴之六神汤加延胡索、朱砂连。药服6剂，病势无减，且进食即觉胃痛呃逆。复诊：见饥不欲食，舌红苔少，脉象弦细而数。再改用滋阴和胃之益胃汤加百合、延胡索、朱砂连，2剂痛减。再诊：予本方去延胡索继服6剂。其后诸症悉除，已能整天参加劳动，体力日趋康复[5]。

3.**卓光银**治酒伤：冷某某，男，33岁，醉酒后呕吐大量食物、苦黄水、少量血沫。3日来不思饮食，口干，精神疲倦，但形体壮实，舌红无苔，脉弦细，大吐之后，胃阴必伤，气亦受损，当滋养胃阴为主，佐益气培中，沙参麦冬汤加减：沙参25g，麦冬、玉竹各12g，党参、石斛、炒白术、生鸡内金、天花粉各15g，生甘草6g，2剂已能进食，舌生薄白苔湿润，胃之气阴已复，以异功散加沙参、生鸡内金、草石斛2剂调理[6]。

引用文献

[1] 吴鞠通.温病条辨[M].福州：福建科学技术出版社，2010：65，104，117.
[2] 曹炳章.彩图辨舌指南[M].南京：江苏人民出版社，1962：卷二31.
[3] 吴坤安.伤寒指掌[M].上海：上海科学技术出版社，1959：卷一24.
[4] 吴伯平.口-眼干燥和关节炎综合征1例治验[J].新医药学杂志，1979，(4)：38.
[5] 汤一新.略论脾阴虚、胃阴虚证治差别[J].北京中医学院学报，1985，(5)：11.
[6] 卓光银.沙参麦冬汤治验二则[J].中医杂志，1986，(6)：48.

（二）气液虚滞候（脾胃阴虚转证）

脾胃阴虚证·气液虚滞候，为脾胃气液两虚，运化无力，中气郁滞，虚以致实，虚实夹杂之证。其见症虽以脾胃气液两虚之脉症为主，但必兼见中焦气机郁滞之脉症。

通称：阴伤气滞。

病名：[中医]阴虚胃痛，烦热。[西医]功能性低热，萎缩性胃炎。

病因病机：脾胃阴虚虚滞，多为久病之后，脾胃气液伤残，脾气运化乏力，以致中焦气机郁滞，通降失利，为虚中夹实之证。

证象组合：液灼+气虚+气滞+气郁

主症：【**津液消灼**】**症象**：①面色发红。②低热。③口干烦热。④手足心热尤甚。⑤形体消瘦，皮肤干燥。⑥唇干齿枯。⑦嘈杂，灼痛。⑧口渴面赤。⑨知饥纳少。⑩便干。**脉象**：脉滑数。**舌象**：①舌质红，微有白苔。②舌瘦赤，苔黄。

【**气机不利**】**症象**：①胃脘下端时常作痛，反酸。②脘腹胀满，食后尤甚。③大便不爽。④胃脘闷痛。⑤胀痛时作时止。**脉象**：脉沉涩。

副症：【**气机不宣**】**症象**：①纳呆不思食。②干哕。③烦满。④嗳气泛酸。

宾症：【**气虚不充**】**症象**：①时时恶寒。②头晕。③神靡体倦。**舌象**：舌淡红苔薄。**脉象**：①脉濡微数。②浮大。

治则：当补养脾胃气液为主，以助其运化而治其本，略佐调气和中之品，以治其标。慎不可妄行香燥通气，尤忘攻破通利，否则，必犯虚虚之戒。

方证

1.百合汤证：陈修园《时方妙用》方[1]。治心口痛，气痛，脉沉而涩；火痛脉数而实，口渴面赤，身热便秘，其痛或作或止。

百合30g，乌药9g。

2.香砂益胃汤证：章真如方[2]。治萎缩性胃炎，胃脘闷痛，干哕不适，不思饮食，甚至无食欲感，唇干齿枯，舌瘦瘪带赤。

玄参、沙参、寸麦冬、山药、天花粉、石斛、生地、白芍、玉竹、广木香、砂仁。便结加酒制大黄。

3.甘淡平补，滋脾退热方证：汤一新方[3]。治脾阴虚，功能性低热。详见病案3。

太子参、怀山药各30g，云茯苓、生谷芽各15g，白术9g，甘草6g。

论著和讨论

本证候脾胃气液两伤，运化乏力，中焦气机郁滞，乃七情之气郁滞所致，服诸热药不效，亦属气痛。李克淦按："本例（详见病案1）因失血伤阴，阴亏阳亢竟至昏厥，从现症睡眠欠佳，面色发红，脉象浮大，舌质红绛等亦符合阴亏阳亢之征。足胫微痛，是阴血不足，不能荣筋，由是观之，本例胃痛，显系胃阴不足所致。"[4]自当以补养脾胃气液为主，略兼调气和中之品，兼顾其标。如章真如说："萎缩性胃炎的特点是胃脘闷痛，干哕不适，不思饮食，甚至无食欲感。由于不能进食，形体必然消瘦，是慢性胃炎中最顽固的一种，胃酸缺乏，严重影响了胃的纳食能力，还有皮肤枯皱，肌肉萎缩，舌瘦瘪带赤，唇干齿枯，中医认为是'阴虚胃痛'。仲景立麦门冬汤，叶天士立养胃方，吴鞠通立益胃汤，皆为养胃阴而设，对本病均有效果。我在临床上发现此病除有上述症状外，还有大便燥结，腹部胀气，如用通便的承气汤等，则越通越结；如用消导理气的平胃散等，则越导越胀；如用止痛通瘀的金铃子散、失笑散则越止越痛；如用健脾的六君子汤等，则越健越不思食。只有用养阴益胃，使阴气复，津液生，则胃气自复矣。"[2]

病案举例

1.李斯炽治阴虚胃痛：柳某，男，43岁，5月18日初诊。患者曾经便血，竟至昏厥，胃脘下端时常作痛，反酸，消化不良，腹中时常气鼓，睡眠欠佳，足胫微痛，但面色发红。脉象浮大，舌质红，微有白苔。此由失血而导致胃阴不足，治法当以补益胃阴为主：乌贼骨、阿胶珠、白及、沙参、青木香、石斛、玉竹、牡蛎各9g，怀山药、生谷芽各12g，尖贝母、鸡内金各6g，甘草3g。二诊：服上方10剂后，胃痛大减，腹中气鼓亦减，饮食逐渐增加，脉象如前，再宗前法：乌贼骨、阿胶珠、白及、瓦楞子、牡蛎、沙参、石斛、玉竹、生地、麦冬、茯神各9g，怀山药12g，尖贝母、鸡内金各6g，甘草3g。服上方10剂后，即基本恢复正常[4]。

2.步玉如治陈某，男，44岁，脘痛而胀，按之痛减，嘈杂，嗳气，泛酸，知饥纳少，舌微黄质淡红，脉弦细，曾服理气止痛诸方，初尚有效，继则复痛如故，因思此证痛而兼胀，必属气痛；嘈杂泛酸，知饥纳少，服辛温行气之药不效，其病偏热无疑，故用百合汤，服3剂，痛胀减大半，继服数剂而愈[5]。

又治王某，男，40岁，胃脘灼热，吞酸，口苦便干，苔黄，脉滑数，服用苦寒清热之剂，病反复不愈，予百合汤，4剂后，热痛基本消失，继服数剂而愈[5]。

3.汤一新治章某某，女，44岁，烦热6月余，手足心热尤甚，体温常在37.5~38.5℃之间。伴时时恶寒，口干头晕，纳呆腹胀，食后尤甚，大便不爽，形体消瘦，皮肤干燥。经某院诊为"功能性低热。"历经多种退热剂治疗，往往药后热势暂退，药停复热。2月前起每于药后脘腹胀满愈甚，恶心乏味，改由中医治疗。初用竹叶石膏汤、知柏地黄汤类，久治未效，后从脾胃着手，改用甘寒养阴之沙参麦冬汤、益胃汤加胡黄连，药服6剂，纳呆愈甚，体温仍28℃，邀余会诊。症见：烦热同前，形体干瘦，神靡体倦，烦满不思食，舌淡红苔薄，脉濡微数。识为脾阴虚，参照岳美中经验，治用甘淡平补，滋脾退热（组方见方证）。2剂服毕，诸症均减，体温降至37.5℃。再进4剂，体温36.7℃，精神好转。前后服此方15剂，随访5年，病无复发[3]。

4.李洪成治谭某某，男，30岁，1997年10月19日，有"肺结核病史"近十年（早年已治愈），酒量大，酒后不吃饭食，胃痛胃胀，并有嘈杂，以养胃阴益气为主：石斛、玉竹、天门冬、黄精、川楝子、焦栀、生白芍、生地各12g，北沙参、太子参各15g，黄连、广木香各6g，炙甘草5g，5剂。愈，后饮酒照常，至今未发。

引用文献

［1］陈修园.陈修园医学全书·时方妙用［M］.北京：中国中医药出版社，1999：894.

［2］章真如.滋阴疗法及其有关问题［J］.中医杂志，1980，（11）：22.

［3］汤一新.略论脾阴虚、胃阴虚证治差别［J］.北京中医学院学报，1985，（5）：11.

［4］李克淦.李斯炽医案二则［J］.新医药学杂志，1978，（7）：22.

[5] 步玉如.运用百合汤治疗胃脘痛的体会[J].中医杂志，1982,(8)：16.

（三）气液不固候（脾胃阴虚变证）

脾胃阴虚证·气液不固候，为脾胃气液两虚，气虚无力固摄，津液滑泄不禁。其见症以津液不固之症象显明，但必兼见脾胃气液两伤之脉症，并以之为主。

通称：气虚失固。

病名：[中医]五更泻，久泻。

病因病机：脾胃阴虚虚滑，多由过投温燥止涩之品，耗伤脾胃气液，脾气虚弱，不能固摄津液，致津液滑泄不禁。

证象组合：气虚+液灼+津滑+神虚

主症：**【气虚不充】症象**：①肌肤苍白。②倦怠，四肢困倦。③头晕，目眩，耳鸣。④消瘦。⑤食欲不振。**脉象**：脉细软微弱，右关尤甚。

【津液不固】症象：①久泻不止。②晨兴即泻，有不化之物。

副症：**【津液消灼】症象**：①口干饮少。②口唇干裂。③皮肤干燥。④烦躁不安，口渴引饮。**舌象**：①舌红少津。②光绛无苔。③苔中黄，质红。**脉象**：脉细略数。

宾症：**【神气不振】症象**：形神萎羸。

治则：当大补脾胃气液为主，以助其固摄，以治其本；或略佐苦寒酸敛之品，以顾其标。

方证

1.加减五阴煎证：叶孝礼方[1]。治小儿便泻日10~20次，溺短赤烦渴，详见病案2。

熟地9g，怀山、太子参各15g，扁豆、茯苓、杭芍、乌梅、莲子各10g，白术6g，炙甘草3g。

2.玉女煎加减证：顾世德方[2]。治五更肠鸣泄泻，详见病案3。

生地、怀牛膝各12g，寸麦冬、栀子、竹茹、陈皮、丹皮各10g，石斛30g，山药15g。

3.滋养脾阴方证：许士骠方[3]。补养脾阴，治泄泻日久，阴复生则阳以化，详见病案4。

南沙参、北沙参、川石斛、天冬、麦冬、太子参各12g，天花粉15g，杭白芍、怀山药各20g。

论著和讨论

本证候脾胃气液两虚，气虚不能固摄，津液滑泄不禁。叶孝礼说："现在认为祖国医学所谓外邪，可能包括环境、气候因素（风、寒、暑、湿等）及感染因素（肠道内外细菌、病毒等感染）。外邪与伤食均属于外因，而更主要的是机体内在因素。由于小儿肠胃嫩弱，在外因作用下极易引起脾胃功能失调而发病。暴泻伤阴，久泻伤阳。……若阴津亏损，阴伤及阳，阳气亦陷，可迅速出现阴竭、阳绝的阴阳俱伤证候。这种因津液亏损引起的伤阴伤阳的证候，现在认为与腹泻引起水分及电解质损失所呈现的脱水、酸中毒、循环障碍有密切关系。"[1]其治则当以滋补脾胃气液为主，以助其固摄，慎不可妄行温补兜涩。

病案举例

1.文广钧治罗扬廷，男，21岁，溏泄已2月，服中药40余剂未效，肌肤苍白，头昏目眩，耳鸣，食欲不振，晨兴即泻，有不化之物，心烦口渴，舌绛无津，脉细软微弱，右关尤甚。此脾湿正虚，为日已久，当从本治：参须6g，白术、茯苓、葛根、藿香各9g，广木香3g，炙甘草4.5g，2剂。二诊：腹泻稍减，口已不渴，津液已生，但虚羸少气，当健脾养胃：党参、白术、茯苓、怀山、扁豆、莲肉、桔梗各9g，广陈皮、砂仁、炙甘草各4.5g，薏苡仁6g，大枣5枚。三诊：已获大效，手足微冷，舌苔黄白，调理脾胃：党参、白术、茯苓、半夏各9g，广陈皮、北姜、桂枝各4.5g，炙甘草3g。四诊：腹泻已愈，食增神爽。但两耳轰鸣，舌强语难，脉虚弦微滑，仍健脾开胃通心窍。自此未复诊，询访已愈[4]。

2.叶孝礼治男孩，14个月，便泻日10~20次，肌肉消瘦，神疲倦怠，溺短赤烦渴，舌红尖绛，脉细数，属脾阴虚，治则健脾养阴，加减五阴煎，配合输液（组方见方证），3剂泻止；唯舌红尖绛，口疮，用健脾益气汤和增液汤加减：党参、白术、茯苓、玄参、生地、天冬、麦冬各9g，甘草、青黛各3g，14剂痊愈[1]。

3.顾世德治刘某某，女，58岁，五更肠鸣泄泻，服四神丸及土霉素无效，溏便量多，伴嗳气时作，食少纳呆，口唇干裂，渴而欲饮，头晕心烦，舌红赤无苔而少津，自感僵硬，脉沉细略数，治以养胃阴，泻胃火，佐健脾止泻，玉女煎加减（组方见方证），5剂，粪渐成形，再5剂，诸症悉除[2]。

4.许士骠治张某，49岁，泄泻10余年，多方求医。曾连服香砂六君汤加减达百余帖，鲜见其效；其泄泻每日3~4次，腹无胀痛；口干少饮，纳少不化，四肢困倦，神疲乏力，舌苔中剥，脉细软。此乃久泻伤阴；更以香燥之品犯之，遂致脾阴益伤；健运无能，津不上承，拟滋养脾阴，阴复生则阳以化（组方见方证）。7帖。再诊：药后泻止，大便成形，口干亦除，继服上药7帖。三诊：舌苔渐生，神疲肢困亦瘥，续服上药帖，以固其效。经随访3年未曾复发[3]。

又治沈某，50岁，诉“五更泻”，屡治无效。每日凌晨泄泻4~5次，先腹痛，口干饮少，四肢困倦，苔中黄，质红，脉细略数。此乃脾阴不足，兼有湿热，治拟补养脾阴为主，佐入苦寒泄热除湿之品，标本兼顾：南沙参、北沙参、天冬、麦冬、川石斛、玉竹各12g，天花粉16g，杭白芍、怀山药各20g，川黄连3g。7帖。再诊：药后黄苔已净，泄泻亦止，大便尚未成形，舌质微红，脉细弱。再拟养脾阴，治其本，原方去黄连继服7帖。三诊：药后舌红已退，大便成形，口干未除。此乃脾阴未复，再进养脾阴之品，佐入益气之药以助阴生，从原方加太子参15g。随访2年未发[3]。

引用文献

［1］叶孝礼.婴幼儿泄泻的中医治疗探讨［J］.中医杂志，1981，(1)：18，20.

［2］顾世德.玉女煎加减治愈五更泄1例［J］.中医杂志，1982，(4)：21.

［3］许士骠.滋养脾阴法治疗泄泻［J］.上海中医药杂志，1983，(7)：19.

［4］萧龙友.现代医案选（第五辑）［M］.北京：人民卫生出版社，2008：1.

六、肺脾阴虚证（中焦阴虚合病）（2候）

肺脾阴虚证，为肺脾气阴两虚之证。常由脾虚以致肺虚，以脾气不足输转水谷精微上输于肺，则肺乏水津以濡润，以致天气不能下降，地气不得上升，肺燥则不能布津于脾，脾燥亦无以上供于肺，而致肺脾之气阴两虚。多见于大病热病之后，或过投泄利攻逐，耗伤脾气；或过投温燥，消灼脾阴，均可以致本证。肺脾均主乎气，故肺脾阴虚证，以气阴两虚为其基本病变，阴虚则多生内热，而有虚蒸之候；气虚则运行乏力，又有津气不化之证。其治则总当补益气阴以养肺脾，药宜滋润，切忌温燥，何廉臣曰：“阴尚亏歉之至，切忌消利。吴又可所谓：病后气复血未复，气无所归，故暂浮肿，不可治浮肿，调其饮食，节其劳役，静养自愈。”[1]

证候别称：肺阴虚损，阴虚劳热，阴虚水肿。

病名：［中医］虚损，虚咳，低热，潮热，虚肿，病后水肿。

证候系统：详见图3-13-23。

本证————肺阴失养候

转证————脾阴消涸候

变证————气阴不化候

图3-13-23　肺脾阴虚证证候结构图

引用文献

［1］俞根初.重订通俗伤寒论［M］.上海：上海科学技术出版社，1959：468.

（一）脾阴消涸候（肺脾阴虚转证）

肺脾阴虚证·脾阴消涸候，为肺脾气阴不足，虚久不复，渐致津液枯涸，甚则步入劳损。见症虽以肺脾气阴不足之症象为主，但必兼见津液枯涸之脉症，并以之为凭。

通称：脾阴伤残。

病名：［中医］低热。［西医］巨脾症脾手术后低热，麻疹后发烧。

病因病机：肺脾阴虚虚弱，多由久病失调，耗伤肺脾气阴，脾不能输精于肺，肺即不能布津于脾，则脾阴更形枯燥，辗转循环，终恐坠入劳损。

证象组合：液涸+气虚+阴虚

主症：**【津液枯涸】症象**：①口角糜烂。②口干口苦。③低热达38℃。④寐则汗出。⑤二便不多，尿少，大便干结难下。**舌象**：①舌偏红，苔少。②舌质光绛裂痕。**脉象**：脉虚数无力。

副症：**【气虚不充】症象**：①面皮萎黄，面色无华。②神疲倦怠无力，终日嗜睡。③纳少。④汗自出。

宾症：**【阴虚失养】症象**：①头发干枯。②肌肉消瘦。③夜烦少寐。

治则：以滋补肺脾气阴为主，即益气生津，养阴滋液，以清补平调之法，从缓调养图之。

方证

拯阴理劳汤证：邓启源方[1]。治脾手术后低热，麻疹后发烧。

人参、麦门冬、全当归、杭白芍、炙龟板、薏苡仁、正橘红、五味子、女贞子、生地黄、京百合、牡丹皮、建莲子、炙甘草。

论著和讨论

本证候肺脾气阴不足，脾不输精，肺不布津，阴津不足，虚热内起，消灼津液，渐形枯涸。其调治之则当以滋补肺脾气阴为主，益肺生津，养阴滋液，以清补调养之，慎不可过投温补，以助内热，反伤气液。何廉臣认为：（衄血脾虚）补脾如加味归脾汤：党参、炙黄芪、生晒术、茯神、当归身各9g，酸枣仁、远志各6g，阿胶、焦山栀、丹皮各3g，炙甘草、广陈皮各1.5g，龙眼肉5朵；养真汤：党参、黄芪、白术、寸麦冬各4.5g，白云苓、山药、莲子、白芍各9g，五味子、炙甘草各1.5g；参燕异功煎：吉林参、光燕条各3g，白术、云茯苓各4.5g，橘白1.8g，炙甘草1.2g；补阴益气煎之类[2]。

病案举例

邓启源治脾手术后低热：李某某，男，44岁。巨脾症手术后，刀口已愈合，唯低热不除，每日午后达38℃左右，迄已二十余日，神疲倦怠，口苦纳差，汗自出，夜烦少寐，尿少，大便干结难下，曾用抗生素治疗，热终不退。症见神志清晰，面色无华，舌质光绛裂痕，脉虚数无力。诊为疾病久羁，气阴已伤，加之手术，气血两亏，虚阳外越，故低热不退。治当益气养阴，拯阴理劳汤（组方见方证）去薏苡仁，加黄芪以益气，玄参增液通便，6剂。次诊：药后热趋降，午后体温37.3℃，夜眠转佳，汗出已止，大便已畅，遂以前方再进6剂收功[1]。

又治麻疹后发烧：刘某某，男，3岁。母述两月前曾患麻疹，收敛后，每日午后低热达38℃，神疲无力，纳少口干，终日嗜睡，寐则汗出，二便不多，胸透心肺未见异常，血常规：白细胞5.4×10^9/L，分叶61%，淋巴37%，嗜伊红2%，大便检查（-），小便（-）。症见神疲状态，头发干枯，面皮萎黄，肌肉消瘦，舌偏红，苔少，口角糜烂，脉数无力，肝于肋下一指，脾（-）。辨证属津液不足，虚火之候。麻疹本属火候，耗伤津液，故肌肤消瘦，头发干枯，口干：壮火食气，因而神疲无力，倦怠好卧。治当益气生津，育阴扶正，处以拯阴理劳方（组方见方证）加石斛，3剂。次诊：精神好转，夜眠已安，低热只37.3℃左右，舌赤已退，脉转和缓，仍处原方加入生黄芪以增益气之功。再进5剂后，诸症消失[1]

引用文献

［1］邓启源.拯阴理劳汤的临床运用［J］.上海中医药杂志，1983，（8）：6，7.

［2］俞根初.重订通俗伤寒论［M］.上海：上海科学技术出版社，1959：326.

（二）气阴不化候（肺脾阴虚变证）

肺脾阴虚证·气阴不化候，多为久病耗伤肺脾气阴，气虚无力运化，津液停滞，气化不行，系因虚以致实之证，杂病家通称为阴虚水肿之证。其见症虽以津气停滞之症象显明，但必兼见肺脾气阴两虚之脉症，并以之为凭。

通称：阴虚水肿。

病名：［中医］虚肿，病后水肿。

病因病机：肺脾阴虚虚滞，多由热病或久病之后，耗伤肺脾气阴，阴虚不能配阳，气虚不能运化，致水津停滞，气化不行。

证象组合：气虚+阴虚+津滞+气滞+阳郁

主症：**【气虚不充】症象**：①倦怠乏力。②气短。③食少。**脉象**：细濡乏力。

【阴虚失养】症象：肌肤枯瘦。**舌象**：舌质偏红无苔。**脉象**：脉细弦数。

副症：**【津不化气】症象**：浮肿。

【气化不行】症象：小便短少。

宾症：**【气机不利】症象**：①腹胀。②气撑有形。

【阳气不和】症象：早晨寒热。

治则：因虚以致实，其治则当但补其虚，不可攻其实，待气阴渐复，自能运化无遗。

方证

复脉汤证：何廉臣方[1]。重加甘草，只补其未足之阴，以配其已复之阳而肿自消。

大生地30g，真人参4.5g（另煎冲），炒酸枣仁6g，桂枝尖1.5g，陈阿胶6g（烊冲），大麦冬15g，清炙甘草9g，陈绍酒1瓢（分冲），生姜汁2滴（冲），大红枣3枚（对劈）。

论著和讨论

本证候肺脾气阴两虚，阴虚则不能配阳，气虚则运化乏力，系因虚致实之候，故其调治之则只当补虚，不可治实，故俞根初则谓："亦有气复未归者，热病大伤阴气之后，由阴精损及阳气，愈后阳气暴复，阴尚亏歉之至，切忌消利。吴又可所谓：病后气复血未复，气无所归，故暂浮肿，不可治浮肿，调其饮食，节其劳役，静养自愈。吴鞠通曰：余见世人，每遇浮肿，便与渗利小便方法，岂不畏津液消亡而成三消证，快利津液为肺痈，与阴虚咳嗽身热之痨损证哉。余治是证，悉用复脉汤（组方见方证），重加甘草，只补其未足之阴，以配其已复之阳，而肿自消。”[1]

病案举例

柳宝诒治竺，向患肝木不平，时作撑痛胀满，于法自以疏化为主，绝无培补之理。乃木郁化火，胃液被其燔灼，则津液宜养也；木动生风，肝阳因而煽越，则潜息宜急也。所虑者，滋补愈增其壅，疏通愈耗其阴，治此碍彼，此调治之所以难也。兹拟以膏方滋营养液，临卧服之；以丸剂疏木和脾，清晨服至。出入互用，庶几两得其平，勿致久而增弊耳。西洋参元米炒、麦冬、炒当归身、土炒白芍、大生地炙松、炒丹皮、黑栀、茯神、霍石斛、枸杞子酒炒、涂菊花、制马料豆、石决明盐水煅、太子参、刺蒺藜、炒酸枣仁、煎取浓汁滤净，烊入阿胶、炼白蜜收膏。丸方：金铃子酒炒、延胡索醋炒、制香附、小青皮醋炒、春砂仁、广木香、白芍土炒、炙鸡内金、川厚朴、牛膝盐水炒、木瓜酒洗、吴茱萸川黄连同拌炒透、沉香片、共为细末，用陈香橼煎汁泛丸。清晨开水送下[2]。

引用文献

[1] 俞根初.重订通俗伤寒论[M].上海：上海科学技术出版社，1959：468.
[2] 柳宝诒.柳宝诒医案[M].北京：人民卫生出版社，1965：164.

七、肝胃阴虚证（中焦阴虚并病1）（5候）

肝胃阴虚证为肝胃阴液不足之证。系由肝阴先亏，肝气肝火横犯于胃，消灼胃中阴液而成肝胃阴虚之证。多由情怀不遂；或谋虑忧思；或郁怒内动肝火，均可以耗伤肝阴，肝阴不足则肝燥气横，犯于胃土，以致液伤胃燥；或因素嗜肥荤醇酒厚味辛热之物，内助肝火，胃液被劫，阴液大耗，亦可成肝胃阴液不足之变。

肝胃阴虚，病起于肝，终伤于胃；或起于胃，而终及于肝；在肝则为阴虚肝横，木火上逆；在胃则消涸阴液，逼迫血液。而其病机总在乎内起燥火，耗伤肝阴胃液，延缠日久，阴液枯涸，亦有步入劳损之虞。其治则总宜育阴以柔肝，滋液以和胃，叶天士曰："胃津被劫，阴液大耗，急以救阴为务，酸甘化阴法，择其不腻滞者调之。"[1]

证候别称：肝胃不和，阴虚胃痛，肝阳乘胃，肝风扰胃，虚热犯胃，肝厥胃痛，阴虚肝燥，阴虚肝横，阴虚气逆，阴虚火逆，阴虚失血，阳迫阴泄。

病名：[中医]胃脘痛，胁痛，呕吐，干呕，恶阻，呃逆，干咳，吐血，呕血，喜唾，多汗，久痢，瘿瘤。

证候系统：详见图3-13-24。

本证————胃阴消涸候、肝阴虚滞候
转证————气液虚逆候、木火虚逆候
变证————阴液枯涸候、阴虚不固候

图3-13-24　肝胃阴虚证证候结构图

引用文献

[1] 叶天士.临证指南医案[M].上海：上海卫生出版社，1958：368.

（一）胃阴消涸候（肝胃阴虚本证1）

肝胃阴虚证·胃阴消涸候，为肝阴不足，气火犯胃，消涸胃中阴液，失其降纳之司，杂病家通称之为肝胃不和，或阴虚胃痛之证。其见症以津液枯涸与胃失宣降之脉症同见，甚者亦可兼见气虚脉症。

通称：肝胃不和，阴虚胃痛。

病名：[中医]胃脘痛。[西医]慢性胃炎，胃溃疡，胃痛，胃窦炎，十二指肠球炎。

病因病机：肝胃阴虚虚弱，多由素体肝阴不足，肝失柔养，气火犯胃，消灼胃中津液，致胃液枯涸，胃气伤残，宣降失司。

证象组合：液涸+气虚+气郁

主症：【**津液枯涸**】**症象**：①形体苍瘦。②唇红，口干，舌燥咽干。③胃热如烙，嘈杂似饥而不能纳食，食则痛甚。④嘈杂胃痛，入夜痛甚。⑤甘温香燥病情加重。⑥小便赤黄，大便不爽，大便干结。⑦大便反溏。⑧性情急躁，心烦，夜寐不安，失眠多梦。⑨夜睡而梦遗。⑩低烧。**脉象**：脉弦细而数。**舌象**：①舌红少苔。②舌红无苔，舌光红如锦。③红绛少苔，花剥，光剥而燥。

【气机不宣】症象：①胃脘疼痛作胀，食后胃胀痛。②胃脘痞胀，不饥不饱，不欲饮食，不能食，虽食则胃脘发胀。③胸胁满闷。④嗳气矢气甚少。

副症：【气虚不充】症象：①面色皖白。②消瘦。③神疲。④头昏。⑤精神困乏。⑥痛则汗出无力。**脉象：**弦大无力。

宾症：【气机不降】症象：①胃痛恶心。②脘中攻撑。气上冲，连及头顶痛，噫气不除。③呕吐酸水。④或呃忒，打呃而胃中汩汩有声，两胁发满。

治则：以甘凉滋养胃中津液，以救护其胃阴为主，兼以柔肝调气，清疏气火，以平其横逆之势。

方证

1.一贯煎出入方证：陈幼清方[1]。治溃疡病，胃痛：甚则呕吐酸水，嘈杂不能饮食，胸胁不舒，详见病案1。

生熟地、枸杞子、蒌仁、炒薏苡仁各12g，北沙参、米炒寸麦冬、炒白芍各9g，川楝子4.5g，生麦芽30g，酒川黄连0.9g。

2.柔肝滋胃饮证：刘渡舟方[2]。治肝阴虚，肝胃不和，胸胁满闷，胃脘痞胀，噫气呃逆，不欲饮食，心烦咽干，失眠多梦，小便赤黄，大便不爽，舌红绛无苔，脉弦细数。

川楝子、佛手、橘叶、丹皮、白芍、沙参、麦冬、玉竹、生地。

3.加减益胃汤证：董建华方[3]。养阴益胃，和血止痛。治脾胃虚热证，瘀热伤阴损津，胃痛隐隐，日久不解，灼热心烦，口燥咽干，舌红少苔或花剥，脉细数，详见病案5。

北沙参、麦冬、石斛、丹参、白芍、甘草、乌梅、香附、川楝子。

论著和讨论

本证候因肝胃阴虚，肝之气火消涸胃阴，胃气失其通降。刘渡舟治肝阴虚的肝胃不和证：胸胁满闷，胃脘痞胀，噫气，或呃逆，不欲饮食，心烦，口咽发干，失眠或多梦；或兼低烧，小便赤黄，大便不爽，舌红绛无苔。脉弦细数。血虚则不养肝，肝失血养，则变柔为刚，而气不驯。气横所指，胃当其冲，所以见证，与一般的肝胃不和，颇为近似。然细心观察，又发现心烦，口咽发干，以及低烧，舌绛无苔，脉来弦细等一派阴虚见证，则知这种肝胃不和，乃是肝阴虚所导致的肝胃不和。于同中求异，辨证自可无误。治法：柔肝、滋胃、调气。自制方：柔肝滋胃饮（组方见方证）。方义：川楝、橘叶、佛手疏肝理气而不伤阴，丹皮、白芍平肝凉血以制肝横，沙参、麦冬、玉竹、生地大能滋胃柔肝以养血阴。加减法，胸咽堵塞不堪的，加贝母、郁金、枇杷叶、射干；头目眩晕的，加菊花炭、珍珠母、石决明；胃气作呕的，加枇杷叶、竹茹、荷蒂、生牡蛎；胃不开而食不振的，加生扁豆、生谷芽、川石斛；肝阳迫肠作泻的，本方减生地，加生牡蛎、生山药。治胃阴虚的肝胃不和证：口舌干燥，胃热如烙，但饮水不甚，心烦、食减，甚厌荤腥，对清淡食品，犹可下咽。胁脘皆满，噫气不除，脉弦细，舌红绛少苔。证候分析：此证从口咽发干，胃热如烙，舌红脉细，厌荤喜素来辨，则知胃中阴液已虚，因而胃气失于和降，肝阳之邪得以上犯。故又见胁脘发胀等证。它与一般的肝胃然有别。治法：滋胃阴和肝气。益胃和肝汤（自制方）：沙参、麦冬、玉竹、生地、枇杷叶、荷蒂、川楝、郁金、白芍。方义：用叶氏益胃汤以滋胃阴，以柔亢逆之气。川楝、白芍疏肝理气，郁金解郁散结，荷蒂、枇杷叶治噫气与满闷[2]。

病案举例

1.陈幼清治燥热胃痛：陈某某，女，60岁，胃痛5年，诊断：溃疡病，甚则呕吐酸水，嘈杂不能饮食，胸胁不舒，精神困乏，近1年来，性情急躁，夜寐不安，形体苍瘦，唇红口干，脉弦细数，舌苔光剥，且有瘀斑。良由气滞血燥，郁热伤阴，木横克土，通降无权，一贯煎出入（组方见方证），1剂即感舒畅，4剂痛止，继以集灵膏（北沙参、枸杞、牛膝、天寸麦冬、生地、灵脾）加味调理而瘥，3年未复发[1]。

2.黄文东治胃窦炎：曹某某，男，成年，病史十余年，胃脘疼痛作胀，痛则汗出无力，嗳气矢气甚少，不能食干饭，口干，失眠，舌红，苔薄腻，脉小弦。脾虚胃失降和，气滞作痛，兼阴血亏虚，拟健脾和胃，理气止痛，仿一贯煎：北沙参、川楝子、延胡索、当归、青皮、陈皮、大腹皮、白芍各9g，生甘草4.5g，枳壳6g，焦六曲12g。6剂痛减[4]。

3.刘渡舟治吴某某，男，32岁。患胃病1年之久。不能食，虽食则胃脘发胀，打呃而胃中汩汩有声。两胁发满，大便反溏，每日二三行，但无脓血黏液。口咽发干，以睡醒后为显。医因其食减腹泻，认为脾虚，投以人参脾丸则口咽干涸。而腹泻未止，夜睡而梦遗。脉弦细，舌光红如锦。证候分析：脉细，病主肝胆，细脉又主阴虚，舌红如锦，则阴虚之象，不难辨认，更有口咽发干，津液不滋；胃脘作胀，肝胃失和，风阳内薄肠胃，则大便作泻，故又不能饮食。此证以甘寒生津柔肝，戢其阳用之过则愈，今误用辛燥，助阳灼阴，甚则伤阴动火。而精关为之不固。治法：柔肝滋胃。方药：川楝、白芍、木瓜、生牡蛎、沙参、石斛、玉竹、麦冬、甘草、生地。用此方进退，不下20余剂，其病始愈[2]。

4.**陶志达**治慢性胃炎：吴某某，男，23岁，胃痛已2年余，食后胃胀痛，气上顶，恶心，故食量逐渐减少，每顿不超过一两，大便常干结，惯失眠，但从无嗳酸，面色皖白，消瘦，神疲，唇红，舌红无苔，脉弦细数。西医诊为“慢性胃炎”。前医以其面白神疲纳差，遂用甘温香燥之品，意欲助其运化，用高丽参、香砂六君子汤等，但病情加重，甚至进食一口软饭即觉胃痛恶心，气上冲，连及头顶痛，遂来求医。根据其症便秘失眠，唇红舌红无苔，脉弦数，诊为脾胃阴虚之证。处方：沙参、百合各24g，白芍30g，甘草4.5g，黄连3g，台乌、素馨花各9g，麦冬、钗斛各15g。服20余剂后，胃痛大减，已能进食二两软饭，诸症亦减。再处方如下：钗斛、麦冬、天花粉各12g，玉竹、百合各30g，生地18g，玄参15g，莲子心3g，台乌、川楝子各9g。服药3个月，胃痛和各症基本消失，能进食三两，随访2年无复发，已能参加全日劳动。按：此证从无嗳酸，可见胃中阴液竭乏，唇红舌红，大便常干结，脉弦细数，是脾胃阴虚之证。加以用甘温香燥之品其证反增，可为佐证。唐容川说：“试观回食病，水谷不下，由于胃津干枯，则知津液尤是融化水谷之本。”且胃气上逆，引动心火，故宜养胃清心。陈修园用百合台乌治胃痛，百合能养心安神，亦可养脾阴。台乌行气止痛。此例仿其意用之，颇效[5]。

5.**董建华**治陈某，女，58岁。因患萎缩性胃炎久治不愈来院治疗。症见：胃痛隐隐喜按，不能进食，时有头昏，甚则晕倒，形体消瘦，心烦急躁。舌红无苔而干，脉沉细无力。此乃胃病日久气血均虚，阴伤尤甚。治宜养阴益胃，和血止痛：沙参、麦冬、玄参、石斛、金铃子、香附各10g，延胡粉（冲）、乌梅、甘草各5g，花粉、生地各12g。上方加减连服二十余剂，病势缓解，食欲增加，舌亦转润，且生薄苔，烦急症状亦除[3]。

引用文献

［1］陈幼清.“一贯煎”在临床上的应用［J］.中医杂志，1963，（10）：18.

［2］刘渡舟.阴虚性的肝胃不和证治［J］.新中医，1978，（1）：17，18.

［3］董建华.治疗胃病必须调和气血［J］.新中医，1987，（1）：2，39.

［4］上海龙华医院.黄文东医案［M］.上海：上海人民出版社，1977：134.

［5］陶志达.脾阴虚的初步探讨［J］.新中医，1978，（6）：6.

（二）肝阴虚滞候（肝胃阴虚本证2）

肝胃阴虚证·肝阴虚滞候，为肝胃阴液不足，不能柔养肝阴，致肝燥气横，逆滞于内外。杂病家通称为阴虚肝燥，或亦称之为阴虚肝横，肝胃不和之证。其见症以阴液枯涸与肝气滞逆之脉症为主。

通称：阴虚肝燥，阴虚肝横，肝胃不和。

病名：［**中医**］胁痛，瘿瘤。［**西医**］慢性肝炎，多发性肝囊肿，肝肿大，甲亢。

病因病机：肝胃阴虚虚滞：由肝胃阴液素亏，不能濡养于肝，肝失其柔和之性，以致刚燥气横，逆行于胃，胃失和降，甚则冲逆于上，而成阴虚肝燥之证。

证象组合：阴虚+阴涸+气滞+气逆+神扰+清空

主症：**【阴虚失养】症象**：①神疲形瘦色萎。②不寐，多梦。③低热逗留，午后潮热。④盗汗。⑤倦怠无力。⑥耳鸣。**脉象**：脉左弦细。**舌象**：①舌尖红，苔薄。②舌裂。

【气机不利】症象：①胸胁满闷。②胸脘胁痛，满闷痞胀，肝脾肿大且疼。③胁腹疼痛。④腹胀，食后脘腹作胀。**脉象**：右则弦滑。**舌象**：舌红苔腻。

副症：**【阴液消涸】症象**：①口咽发干，口苦。②不欲饮食，饮食日减。③小便赤黄，尿频。④口苦燥渴。⑤嘈杂。⑥汗少。⑦烦闷心烦。⑧便结，大便先坚后溏。**舌象**：①舌光红无苔。②舌红绛无苔无津。**脉象**：脉弦细数。

【神志不宁】症象：①心悸不宁。②心烦，失眠。

宾症：**【气机冲逆】症象**：嗳气频频。

【清空不宁】症象：眩晕。

治则：当以滋养阴液为主，以柔肝和胃；肝得柔养，则不致刚燥气横，此从本治之之法。略佐调气和血，以疏利之，亦即兼顾其标。

方证

1.**一贯煎加味证**：陈幼清方[1]。治肝肿大，两胁滞痛，右侧为甚，脘腹痞胀，详病案1。

北沙参、柏子仁、酸枣仁各12g，大生地、蒌仁各15g，寸麦冬9g，枸杞子2g，当归须、川楝子各4.5g，川黄连0.9g，生麦芽30g。

2.**软坚活络柔肝滋胃法证**：刘渡舟方[2]。治慢性肝炎，肝脾肿大且疼，详见病案4。

川楝、鳖甲、生牡蛎、红花、茜草、沙参、麦冬、玉竹、生地、丹皮、赤芍。

论著和讨论

本证候肝胃阴液不足以养肝，致肝燥气横，逆滞于内外，系因虚以致实之候。其治则总当滋养阴液，以柔肝和胃，略佐调气和血之品，兼顾其标本。刘渡舟说："据个人经验，此方治慢性肝炎晚期，出现蛋白倒置；或乙型肝炎'澳抗'阳性的；或亚急性肝坏死，而出现上述脉证时，不妨加以使用（软坚活络，柔肝滋胃法），有较好的功效。"[2]

病案举例

1.**陈幼清**治张某某，男，44岁，病已一载，肝肿大2.5~3cm，两胁滞痛，右侧为甚，脘腹痞胀，倦怠无力，服疏肝理气、化湿祛痰80余剂不减，形体消瘦，口苦咽干，眩晕不寐，胁痛增剧，大便秘结，脉关弦尺弱，舌绛苔薄中裂，乃阴虚血燥，肝郁横逆之候，当清滋柔润，以柔其刚悍之气，一贯煎加味（组方见方证），5剂大减，20余愈[1]。

2.**黄文东**治"甲亢"：吴某某，男，47岁，颈部瘿瘤胀大不舒，心悸不宁，夜寐欠酣，耳鸣，神疲形瘦色萎，食后脘腹作胀，嗳气频频，肝区不舒，大便先坚后溏，低热逗留，口苦而干，舌尖红，苔薄，脉细数带弦。阴液不足，则肝木偏亢，宜滋阴清肝，理气健脾：大生地、天冬、玄参、白蒺藜各9g，软柴胡、甘菊、郁金各6g，合欢皮、炒薏苡仁、海藻、昆布各12g，广陈皮、炒枳壳各4.5g。30剂后加白芍、女贞子、旱莲草、制香附、春砂壳等，又30余剂。诸恙均减，寝食工作正常[3]。

3.**李月如**治多发性肝囊肿：女，53岁，进行性右上腹块物肿大已二年余，二周来增剧，并伴有高热。胁腹疼痛，纳食不消，人形消瘦，午后潮热，盗汗小便频，口干夜寐不安，龋齿作痛，更易烦闷，脉虚细数重按无力，舌尖红少津，裂纹甚大，是气阴两伤，脏真日亏，养阴清热扶正为主：西洋参、川郁金各3g，寸麦冬、生地、金石斛、白薇、酸枣仁各9g，牡蛎15g，龟板、忍冬藤、浮小麦各12g，服2周后，肿块痛减，舌转淡苔渐生：西洋参3g，麦冬、生地各9g，牡蛎15g，赤白芍、川郁金各4.5g，红花、砂仁各1.5g，低热加白薇9g，睡眠差加酸枣仁9g、夜交藤15g，渐愈[4]。

4.**刘渡舟**治李某某，男，35岁。患慢性肝炎，已有2载，肝脾肿大且疼，胃脘发胀，嗳气少舒，口咽发干，饮食日减，自述服中药二百余剂，迄无功效。索视其方，皆香燥理气之品。其脉左弦细，右则弦滑，舌光红无苔。证候分析：服药二百余剂，不为不多，然无效者，此乃阴虚肝胃不和，而非一般的肝胃不和。何以知之？舌红而光，脉又弦细，口咽又干，阴虚乏液，昭然若揭。且新病在经，久病在络，宜乎肝脾肿胀而又疼。治法：软坚活络，柔肝滋胃（组方见方证）。此方加减进退，服至30余剂，胃开能食，胁胀与疼皆除，面红润，逐渐康复[2]。

引用文献

[1] 陈幼清."一贯煎"在临床上的应用[J].中医杂志，1963，(10)：18.
[2] 刘渡舟.阴虚性的肝胃不和证治[J].新中医，1978，(1)：17.
[3] 胡建华.继承黄文东老师学术经验的初步体会[J].上海中医药杂志，1964，(2)：3.
[4] 李月如.多发性肝囊肿1例治验[J].上海中医药杂志，1965，(2)：12.

（三）气液虚逆候（肝胃阴虚转证）

肝胃阴虚证·气液虚逆候，为肝胃气液不足，肝气上逆犯胃，胃气失其通降之常，杂病家通称之为阴虚气逆之证。其见症以气液不足与逆气上冲之脉症为主。

通称：阴虚气逆。

病名：［中医］呕吐，干呕，呃逆，干咳。

病因病机：肝胃阴虚虚逆，肝胃气液不足，肝失濡养，肝气上逆，上行犯胃，胃液消灼，通降失利，而成有升无降之候。

证象组合：液灼+气虚+气逆+气郁

主症：**【津液消灼】症象**：①面红心烦。②口干舌燥。③吐后饥嘈。④小便色赤。⑤大便艰难，大便不解。**脉象**：脉细弦虚数。**舌象**：①舌红。②舌绛光剥。③苔裂。④苔薄少津。

【气机冲逆】症象：①眩晕呕吐，呕吐黄水。②进食泛吐，吐出不消化物，无酸味，吐尽方舒。③干呕频频。④呃逆频作。⑤早起入夜梳妆，必咳嗽千余声。

副症：**【气机不宣】症象**：①胸闷。②胸脘痞闷。

宾症：**【气虚不充】症象**：形体消瘦。**脉象**：①脉细弱。②右关脉来沉细。

治则：当以滋养肝胃气液为主，以治其本；兼以降逆和胃，以镇其冲逆，兼顾其标。

方证

1.**降逆汤证**：黄文东方[1]。治食后胃中不舒，吐出不消化物，无酸味，吐尽方舒，吐后饥嘈，详见病案2。

旋覆花、沙参、麦冬、川楝子、半夏、姜竹茹各9g，陈皮6g，煅赭石、谷芽各12g，枳壳4.5g。

2.石斛沉香方证：叶秉仁方[2]。滋胃阴而顺气，泄肝逆而护阴，清热平降，治胃阴虚、肝气亢逆，干呕频频，心烦面红，胸脘痞闷，口干苔裂，或苔薄少津，脉细弦。

石斛、沉香、北沙参、寸麦冬、绿梅花、制半夏、陈皮、竹茹。

3.益气养阴和胃降逆方证：张凤郊方[3]。治突眩晕呕吐，胸闷呃逆频作，口干舌燥，小便色赤，大便6天不解，脉细弦虚数，舌绛光剥，详见病案4。

移山参、乌梅各6g，寸麦冬16g，鲜石斛12g，姜半夏9g，炙甘草3g，粳米、白蜜各30g，左金丸6g。

论著和讨论

本证候肝胃气液两虚，肝气上逆，胃气失其通降。其治则当以滋养肝胃气液为主，兼以降逆和胃为法，标本兼顾。如黄文东说："患者呕吐已一年余（详见病案2），由于胃虚气逆，以致形瘦色萎，全身乏力，不能劳动。据病情分析，既有食入反出，谷食不化，属于脾胃虚寒之症；又有舌红、口干、饥嘈，属于胃热伤阴，胃中不和之象。故用药避免香燥，而以顺气降逆为主，且偏重滋养胃阴，兼养胃气。乃以旋覆代赭汤、麦门冬汤、黄连温胆汤合为一方，并根据朱丹溪'上逆之气，从肝而出'的论点，加入金铃子以泄肝利气。这种病例，大都寒热夹杂，先实后虚，故病情比较复杂。当呕吐不止的时候，服药不易接受，故先用和胃降逆略佐苦降之法，较为适宜。从药能入胃以至气顺而吐止，因而取得疗效。"[1]

病案举例

1.**费绳甫**治徐宝女，太仓人。每日早起梳妆，必咳嗽千余声，入夜卸妆亦然，此外一声不咳，半年来，理肺治咳无功，诸医束手无策，求治于余。余思五脏六腑皆有咳，不独肺也。此病不在肺而在胃，胃属土，主信，右关脉来沉细，胃虚已着，以甘淡养胃治之：大玉竹、川石斛、大麦冬各9g，北沙参12g，生白芍6g，生甘草3g，白莲子10粒（去心），服20剂而愈。咳嗽本是寻常之症，不足为奇，所奇者平时一声不咳，唯有梳妆卸妆乃咳耳[4]。

2.**黄文东**治王某某，女，18岁，呕吐已一年，食后胃中不舒，吐出不消化物，无酸味，吐尽方舒，吐后饥嘈，略进食泛吐如前，形体消瘦，大便艰难，口干舌红，脉细弱（X线胃肠检查无异常）。气阴两伤，肝气犯胃，先顺气降逆，泄肝养胃（组方见方证），3剂，呕吐略减，胃嘈如前，前方加黄连1.5g，14剂，呕吐已止，大便通，再与金匮麦门冬汤[1]。

3.**张凤郊**治张某某，男，57岁，肺结核多载，曾患胸膜炎，4天前晚餐时突眩晕呕吐，医院急诊未已，胸闷呃逆频作，呕吐黄水，口干舌燥，小便色赤，大便6天不解，脉细弦虚数，舌绛光剥，肺胃阴涸，津液不布，气机升降失调，症非轻浅，姑予益气养阴，和胃降逆，以冀转机（组方见方证），2剂，呕呃皆止，加减调理半月而愈[3]。

4.**李新平**治洪某某，男，60岁。2019年6月26日，早年劳作过度，饮食无常，烧心反胃，胃酸反流，嗳气吐涎沫，夜寐烧醒，舌质暗红体瘦少苔，脉弦，首用化肝煎加味：生白芍、党参各15g，厚朴、漂白术、青皮各12g，陈皮8g，柴胡、川牛膝各10g，干姜、黄连、吴茱萸、生甘草各6g,4剂。7月1日，反胃稍减，烧心仍存：原方去青皮，加枳实10g，5剂。另处疏肝和胃，养阴安神：百合30g，麦冬、怀山、党参各20g，熟地、茯神、生白芍各15g，山茱萸、丹皮、远志、乌药、泽泻各10g，青皮12g，五味子、陈皮各8g，7剂水泛为丸，10g，日3次。药后症状大减，原方制丸续服。

引用文献

[1] 上海龙华医院.黄文东医案[M].上海：上海人民出版社，1977：154.

[2] 叶秉仁.治呕经验谈[J].新医药学杂志，1977，(6)：34.

[3] 龚文德.张凤郊应用仲景方的经验[J].中医杂志，1981，(6)：15.

[4] 费赞臣，费季翔.费绳甫的治疗经验[J].新中医，1981，(12)：8.

（四）阴液枯涸候（肝胃阴虚变证1）

肝胃阴虚证·阴液枯涸候，为肝阴胃液不足，久虚不复，渐形枯涸，已步入劳损之途。故谢利恒曰："图之不易。"其见症以阴液枯涸与阳气浮越之脉症为主。

通称：虚热犯胃。

病名：[中医]肝厥胃痛。

病因病机：肝胃阴虚虚损，系由肝胃阴液不足，虚久不复，渐致枯涸；阴不配阳，阳气无依，浮越于上；阴阳失衡，病入损门。

证象组合：阴涸+液涸+神虚+阳浮

主症：**【阴液消涸】症象**：①潮热。②嘈杂善饥。③胸脘胁痛，痛引背胁。**舌象**：舌红少苔。**脉象**：脉弦细而数。

【津液枯涸】症象：①咽干。②不饥不饱，胃口不醒。③大便干结，大便秘阻。**舌象**：舌尖红而碎。**脉象**：脉弦数。

副症：**【神气不振】症象**：胃气索然。

宾症：**【阳气浮越】症象**：①面易烘热。②嘴唇燥裂。③头晕嘈杂。④两膝胫冷。⑤腹中攻撑。⑥吞酸吐苦。

治则：当以清滋肝胃阴液，佐以酸味，取酸甘合化阴气之法。

方证

甘凉濡润清肝和胃方证：张泽生方[1]。治虚热犯胃，嘈杂善饥，咽干，面易烘热，大便干结，脉弦细而数，舌红少苔，详见病案3。

南沙参、大麦冬、白芍、柏子仁、桂圆肉各9g，白蒺藜、熟酸枣仁各12g，法半夏5g，乌梅炭2.4g，黑山栀、炒竹茹各4.5g，红枣4枚。

论著和讨论

本证候肝胃阴液枯涸，阳失所附，浮越于上；阴阳失衡，病入劳损之途。故其调治之则，但当清养其肝胃阴液，甘凉濡润，略入酸味，即叶天士所云：此“津液暗伤，胃口不得苏醒，甘寒清热，佐以酸味，胃气稍振，清补可投”[2]。何廉臣说：“胶地寄生汤：阿胶4.5g，细生地、桑寄生、川石斛各9g，甘枸杞、茯苓各4.5g，生石决明30g，专治血虚络空，肝厥胃痛，痛引背胁，头晕嘈杂，两膝胫冷多效。魏玉璜一贯煎（善治胸脘胁痛，吞酸吐苦，疝气瘕聚，一切肝病：生地黄、北沙参各9g，当归身、白芍药各4.5g，甘枸杞子、川楝子各3g），口苦燥者加酒炒川黄连0.12g。胶艾绛覆汤（胡在兹方）：阿胶6g，醋炒艾叶0.9g，海螵蛸9g，新绛、旋覆花各4.5g，葱管3寸，善治虚体郁结伤中，脘胁窜痛。”[3]

病案举例

1.**叶天士**治胃阴虚：王五二，暑湿伤气，疟久伤阴，食谷烦热愈加，邪未尽也，病已一月，不饥不饱，大便秘阻，仍有潮热，全是津液暗伤，胃口不得苏醒，甘寒清热，佐以酸味，胃气稍振，清补可投：麦冬、首乌、乌梅肉、知母、火麻仁、生白芍[2]。

2.**谢利恒**治病今数月，肺津胃液均耗，舌尖红而碎，嘴唇燥裂，腹中攻撑，脉弦数，胃气索然，图之不易：西洋参、北五味子、盐半夏、绿梅花各3g。橘白4.5g，白芍、炒扁豆、辰茯神、怀山、酸枣仁、谷芽、阿胶各9g，二诊去半夏、绿梅花，加麦冬9g，迭进清养，胃气渐复，胸脘渐舒，脉象渐和，已入坦途，原法进治党参、云茯苓、金石斛、炒白芍、冬瓜子、生瓦楞、生谷芽、生麦芽、生地炭各9g，玫瑰花3朵，橘白、橘络各4.5g。

3.**张泽生**治谈某，女，36岁。阴血不足，中洲失濡，虚热犯胃，嘈杂善饥，咽干口燥，面易烘热，大便干结，脉弦细而数，舌红少苔，拟甘凉濡润，清肝和胃（组方见方证）。二诊：药后诸症均已消失，停药之后，脘部又有嘈杂感，头昏，大便较干。脉弦细，舌少苔。肝阳初潜，阴血尚亏，原方去竹茹，加炙甘草3g。三诊：阴血不足，津不上承，咽干嗌燥，心膺仍觉嘈杂，脉细舌质红少苔，拟养血生津：南沙参、大麦冬、白芍各9g，乌梅炭、炙甘草各3g，阿胶珠6g，川石斛、生地、柏子仁、桂圆肉各12g，红枣4枚。四诊：药后诸症消失，因大便尚干结，桑椹膏调治而愈[1]。

引用文献

［1］单兆伟.张泽生医案医话集［M］.南京：江苏科学技术出版社，1981：22.

［2］叶天士.临证指南医案［M］.上海：上海卫生出版社，1958：330.

［3］俞根初.重订通俗伤寒论［M］.上海：上海科学技术出版社，1959：358.

（五）阴虚不固候（肝胃阴虚变证2）

肝胃阴虚证·阴虚不固候，为肝胃阴液不足，阴不配阳，阳气亢盛，逼迫津液，外泄失固。时病家通称阳迫阴泄之证，叶天士称为肝阳乘胃之证。见症以津液不固之症象显明，但必兼见阴涸与阳浮之脉症，并以之为凭。

通称：阳迫阴泄，肝阳乘胃，肝风扰胃。

病名：［中医］喜唾，多汗，久痢。

病因病机：肝胃阴虚虚滑，因肝胃阴液不足，渐致枯涸；阴不配阳，肝胃阳气自亢，逼其胃中津液外泄，以致津液失固。

证象组合：阴虚+液滑+阴涸+阳浮

主症：**【阴虚不养】症象**：潮热时作。**舌象**：白苔点点。

【津液不固】症象：①喜唾，涎沫自出。②食后多汗。③久痢。

副症：**【阴液消涸】症象**：①口常渴。②面垢。③舌燥。④肌肤甲错。⑤唇燥。**舌象**：舌苔光红。**脉象**：脉细弦数。

宾症：**【阳气浮越】症象**：①面赤。②善噫。③胸满如闷。④咽中气促。**脉象**：脉大而虚数。

治则：当滋养肝胃阴液为主，以制肝胃之亢阳，略佐酸收之品，以敛其津液，则津液可固。

方证

育阴柔肝，扶正和胃方证：叶氏加减方[1]，治肝阴胃阴不足，肝风扰胃而呕吐，舌苔光红，脉细弦数。

人参、寸麦冬、白芍、阿胶、小麦、半夏、茯苓、乌梅、粳米。

论著和讨论

本证候肝胃阴液枯涸，阴不配阳，阳气自亢，迫其津液外泄。俞根初说："病后喜唾，亦有胃虚而有余热者，乌梅北枣丸：乌梅肉10枚，大黑枣5枚，共捣如泥，加炼蜜丸，弹子大，每服一丸，噙化之。"[2]。其治则当以滋养阴液为主，以配其阳，略佐酸收之品，以敛其阴。李梴说："二甘汤：生甘草、炙甘草、五味子、乌梅各等分，姜枣煎服。治胃热食后复助其火，汗出如雨（面赤口常渴，食后则更多汗，脉大而虚数）"[3]。

病案举例

叶天士治蔡，脉右数，左细数，面垢，舌燥，白苔点点，肌肤甲错，左胁动气，伏暑当秋凉而发。初病如疟，变为下痢，胃津被劫，阴液大耗。急以救阴为务，胃关得苏，渐以冀安，复脉去姜桂麻仁，有酸甘化阴法：人参、生地、乌梅、炙甘草、麦冬、木瓜[4]。

又治鲍，痢久，阴液消亡，无以上承，必唇燥舌干，奈胃关不和，善噫难饥。此由阴腻柔剂所致，择其不腻滞者调之：人参、炙甘草、白芍、乌梅、麦冬、茯神[4]。

又治温热病后，肝阳乘胃，涎沫自出，胸满如闷，咽中或气促，潮热时作，四肢微冷。虑其厥逆，进息风和阳法：淮小麦、半夏、甜杏仁、寸麦冬、南枣；又人参、寸麦冬、小麦、茯苓、南枣、炙甘草[5]。

引用文献

[1] 北京市中医学校.辨证施治纲要[M].北京：人民卫生出版社，1962：104.
[2] 俞根初.重订通俗伤寒论[M].上海：上海科学技术出版社，1959：470.
[3] 李梴.医学入门[M].天津：天津科学技术出版社，1999：1290.
[4] 叶天士.临证指南医案[M].上海：上海卫生出版社，1958：368，369.
[5] 徐衡之，姚若琴.宋元明清名医类案[M].长沙：湖南科学技术出版社，2006：534.

八、肝脾阴虚证（中焦阴虚并病2）（6候）

肝脾阴虚证，为肝脾阴液虚弱之证。多兼脾气不足，以其病多起与大病久病之后，尤以久泻久痢，最易耗伤脾之气阴，以致脾不能转输精微以充肝，而肝之阴血亦虚；或温暑热病，失治误治，亦可耗损肝脾气阴。脾之气阴不足，则不能运化精微以濡润于肝；肝之阴血不足，则肝气失柔，而刚燥横逆；阴虚则生内热，是为虚热，而有虚蒸之患；肝燥则气横于中，是为气滞，即有虚滞之候，气阴不能运化，则津液停蓄；失于固摄，则滑泄不禁。肝脾为营阴之本，肝脾气阴不足，则营阴生化无源，最易转入损途。其治则总当滋养肝脾阴液为主，兼以益气生血，以资其化源，然古人有云："不可妄用温涩，以助阳劫阴，亦不可纯用滋润，以防泄阴之弊。"

证候别称：脾阴枯槁，阴虚肝燥，肝脾不和，营虚，阴虚肝旺，阴虚肿胀，阴虚不固，阳逼阴泄。

病名：［中医］消渴，虚热，虚劳，血痹虚劳，紫癜，胁痛，眩晕，头晕痛，耳聋，胃脘痛，嘈杂，久泻，久痢，热痿，虚痹，疟鼓，疟劳，衄血，便血，闭经，乳泣，遗尿。

证候系统：详见图3-13-25。

本证————脾阴消涸候、肝阴失养候
转证————气阴虚滞候
变证————营阴失养候、气阴两虚候、气阴不固候、阴虚不固候、阴损及阳候

图3-13-25　肝脾阴虚证证候结构图

（一）肝阴失养候（肝脾阴虚本证）

肝脾阴虚证·肝阴失养候，为肝之阴液消涸，不足以濡润肝络，肝燥犯脾，亦可耗伤脾气，杂病家通称为阴虚

肝燥之证。其见症以肝之阴液消涸与肝络失和之脉症为主，亦可有脾气不足之症象。

通称：阴虚肝燥。

病名：［**中医**］胁痛。［**西医**］慢性肝炎。

病因病机：肝脾阴虚虚弱，常由久病耗伤肝之阴液，肝性失其柔和之性，虚燥内起，上不能荣养空窍，外不能濡润肝络；肝燥犯脾，更可伤残脾气，亦肝脾失和之证。

证象组合：阴虚+阴涸+络脉+空窍+神扰

主症：【**阴虚失养**】**症象**：低热，下肢酸软。

【**清窍失养**】**症象**：目眩耳鸣。

副症：【**阴液消涸**】**症象**：①面红唇红发皱。②口干，口苦。③大便干结，小便短黄。④神倦体困，肢体无力。⑤纳谷不馨，纳少神疲。**舌象**：①质红，舌苔薄。②苔薄黄干。③舌绛色暗，津干少苔。**脉象**：①脉弦。②脉弦细数。

【**清窍不利**】**症象**：两目干涩。

宾症：【**络脉不和**】**症象**：①肝区闷痛。②右胁掣痛。③胸腹胀闷。

【**神志不宁**】**症象**：心烦失眠。

治则：虽当以滋养肝之阴液为主，以滋其虚燥。更当兼以益气健脾，使脾能运输水谷精微以养肝阴，亦和调肝脾之法。

方证

1.唐氏补肝寄生汤证：《通俗伤寒论》方[1]。治去血（衄血）既多，肝血亏损。

生地、当归身、山茱萸、怀山、炒酸枣仁、桑寄生各9g，木瓜3g，白术1.5g，川芎0.6g，北五味子20粒。

2.一阴煎加味证：周光英方[2]。治慢性肝炎（胁痛），详见病案1。

生地、熟地、白芍、麦冬、丹参、牛膝、炒苍术各9g，炙甘草3g。

3.拯阴理劳方加减证：邓启源方[3]。治慢性肝炎：面肤青黄，唇红发皱，舌绛色暗，津干少苔，脉弦，颈部蛛丝赤缕，详见病案2。

人参、麦门冬、全当归、杭白芍、炙龟板、五味子、女贞子、生地黄、牡丹皮、建莲子、炙甘草、川楝子、甘杞。

论著和讨论

本证候因肝阴不足以濡润，虚燥内起，伤残脾之气阴。曹炳章说："平素舌多红赤者，其人必营虚。""舌绛而润者虚热也。"[4]费伯雄说："《经》曰：肝气热则胆泄口苦，筋膜干，筋膜干则筋急而挛，发为筋痿。肝胆相连，肝热则胆亦热，胆汁内沸，故发为口苦。血为火劫，不能养筋，筋急而挛，故为筋痿也。水木华滋汤主之：生地15g，当归、茯苓、川断、牛膝、丹皮各6g，白芍、山栀、羚羊角各4.5g，党参12g，酒炒木瓜、白术各3g，人乳一杯，桑枝一尺。"[5]

治则当以滋养肝之阴液为主，兼以益气健脾，和调肝脾为法。陈士铎说："大怒之后，两胁胀满，胸间两旁时常作痛，遂至饭食不思，口渴索饮，久则两腿酸痛，后则遍身亦痛，或痛在两臂之间，或痛在十指之际，痛来时可卧而不可行，足软筋麻，不可行动，必须泻阳明之火，方用伐木汤：白芍一两，当归、甘菊花、女贞子各五钱，炒栀子、地骨皮、丹皮、青黛、金钗石斛各三钱。二石汤亦佳：白芍一两，熟地三两，金钗石斛、牛膝各五钱，石膏三钱。"[6]

王华明说：患者口干，舌质红，胁肋疼痛，下肢酸软，为肝阴不足，气滞血瘀所致；又因肝木克土，故纳谷不馨，食欲不振。周（光英）老认为患者症情虽然复杂，但肝阴亏虚是其主要方面，故以一阴煎养阴柔肝。方中生地、熟地、麦冬、白芍为滋阴养肝要药，但性多黏腻呆滞，故加苍术以防生地、熟地泥膈之弊。且"苍术能总解诸郁，……气味辛烈，强胃健脾，发谷之气"（朱丹溪语），故肝郁渐解，纳谷渐增。龙葵、虎杖合丹参、牛膝，共奏活血散结之功，故治疗两月后，胁痛完全消失。后患者食欲既振，虑苍术久用伤阴，故去苍术加酸枣仁、茯苓，以养心安神，调理善后[2]。

病案举例

1.周光英治慢性肝炎（胁痛）：吴某某，男，58岁，于14年前始患"无黄疸型肝炎"，谷丙转氨酶200单位以上，硫酸锌浊度试验14单位，麝香草酚絮状试验（++），脑磷脂胆固醇絮状试验（+）。经某医院住院治疗后，谷-丙转氨酶逐渐恢复正常，但慢性指标及血清蛋白电泳γ球蛋白始终偏高及异常，并遗留右胁作痛，神疲乏力，食欲不振等症状。14年来曾先后用过各种保肝西药及疏肝健脾中药治疗，其症未能明显改善。来院就诊时，面色黧黑，颈部可见蜘蛛痣数枚，肝肋下1.5cm，质中。超声波提示：较密Ⅱ级微小波。乙型肝炎抗原阴性，甲种胎儿球蛋白阴性，环卵试验阴性，血清球蛋白：31.2%，麝香草酚絮状试验（+），硫酸锌浊度试验15.5单位。西医诊断为“慢性肝炎，早期肝硬化”。中医诊察患者神倦体困，下肢酸软，右胁掣痛，胸腹胀闷，纳谷不馨，舌苔薄，质红，口干，脉弦，辨证属肝阴不足，气滞血瘀。治拟滋阴柔肝，理气活血，方予一阴煎加味（组方见方证）。10剂后，胁痛减轻，精神转佳，胃纳增进。再继原方加龙葵、虎杖各9g。治疗两个月，胁痛基本消失，纳谷尚可，但有时夜寐欠安，于原方去苍术，加酸枣仁、茯苓各9g，以助养心安神，调理善后。肝功能正常，超声波显示：稀疏、较密微小波、肝脾不大。右胁掣痛消失，肢体轻健，恢复工作，停服药物。随访4月余，无自觉症状[2]。

2.邓启源治慢性肝炎：朱某某，男，48岁，自述肝病已7年余，屡治屡发，目前肝区闷痛，纳少神疲，肢体无力，口干口苦，心烦眠差，小便短黄。症见面肤青黄，唇红发皱，舌绛色暗，津干少苔，脉弦，颈部蛛丝赤缕，肝肋下一指、质中，脾（-），肝功能检查：麝香草酚浊度18单位，谷丙转氨酶40单位以下，血浆总蛋白65.5g/L，白蛋白33.2g/L，球蛋白41.2g/L。辨证为久病过服耗气伤津之剂，以致肝肾阴亏。治当滋肾养肝，益气为治，处拯阴理劳方（组方见方证），7剂。次诊：药后，纳食已增，口干已少，夜眠得安，诸症好转。药已中鹄，效不更方，再进7剂。用上方进退3月余，症状消失，肝功复检转为阴性，蛋白倒置恢复[3]。

引用文献

[1] 俞根初.重订通俗伤寒论[M].上海：上海科学技术出版社，1959：326.
[2] 王华明.老中医周光英运用一阴煎的经验[J].上海中医药杂志，1983，(8)：7.
[3] 邓启源.拯阴理劳汤的临床运用[J].上海中医药杂志，1983，(8)：6.
[4] 曹炳章.彩图辨舌指南[M].南京：江苏人民出版社，1962：卷二28，30.
[5] 张元凯.孟河四家医集[M].南京：江苏科学技术出版社，1985：70.
[6] 柳长华.陈士铎医学全书[M].北京：中国中医药出版社，1999：838.

（二）气阴虚滞候（肝脾阴虚转证）

肝脾阴虚证·气阴虚滞候，为肝脾气阴已虚，而肝脾气机郁滞，为虚实相兼，肝脾失调之候，故杂病家亦通称为肝脾不和之证。其见症以肝脾气阴两虚与气机郁滞之脉症同见。

通称：肝脾不和。

病名：[中医]胃脘痛，久泻。[西医]萎缩性胃炎，十二指肠溃疡，高血压，结肠过敏。

病因病机：肝脾阴虚虚滞，多由久病耗伤肝脾气阴，而余邪未净，郁滞肝脾，气机通降失利，而成肝脾虚实夹杂之证。

证象组合：气虚+阴虚+气滞+气郁

主症：**【气虚不充】症象**：①面白不华，面色青黄。②神疲肢软。③头昏头晕。④气短音低。⑤口淡，喜食酸味。⑥不饥食少，纳后脘阻运迟。⑦大便不畅或欠实，大便常溏。⑧小溲次频而滴沥不尽。**舌象**：舌质淡红欠润，苔少。**脉象**：脉虚细涩。

【气机不利】症象：①脘部疼痛痞胀。②胸腹胀闷，间或作痛，午后为甚。③腹痛泄泻，腹痛肠鸣，而痛不为泻减。**舌象**：舌苔微黄而厚，尤其于舌根部。**脉象**：脉细劲。

副症：**【阴虚失养】症象**：①形体消瘦。②口燥咽干，口唇干，口臭。③不寐，失眠、多梦、心悸。④偏头痛，耳鸣，目瞀花。⑤大便坚实为多。**舌象**：①舌质淡红而光。②舌光红。**脉象**：脉弦细。

【气机不宣】症象：①咳嗽。②饱闷。

宾症：**【气机不降】症象**：①嗳气泛恶。②时有泛酸。③呕恶时作。

治则：当以滋补肝脾气阴，与疏利肝脾气机同用，兼顾其虚实而调之。

方证

1.酸苦泄热甘酸化阴方证：陈继明方[1]。治慢性腹泻已2年余，详见病案1。

北沙参、生白芍各15g，炙甘草9g，炙乌梅肉4.5g，生怀山药30g，黄连1.5g，法半夏、川楝子各6g，生牡蛎30g，天麦冬、淡竹茹各12g。

2.酸甘温润益气养阴和胃法证：周仲瑛方[2]。治萎缩性胃炎：中虚胃弱，气阴两伤，运降失司，详见病案3。

乌梅肉6g，白芍、竹茹、川石斛、炒麦冬、炙黄芪各9g，太子参、炒谷芽各12g，陈皮4.5g，炙甘草3g。

论著和讨论

本证候因肝脾气阴两虚，气机郁滞，通降不利，虚实夹杂。陈继明说：“肝为厥阴风木之脏，内寄相火。肝阴耗伤，相火上亢，犯胃为呕，侮脾则泻。内风鼓动，眩晕不寐，诸症因以丛生，法宜敛肝理脾，降逆和胃，禁用耗阴升散之剂，亦忌滋阴柔润之品。这一病例（详见病案1），从疏调厥阴阳明，甘酸苦辛并用立法，服药4剂即获呕泻均止之效，继予甘酸化阴，养胃和脾调理而愈，取法叶氏治疗肝木乘于脾胃而致泄泻之前例，是肝逆乘脾又一类型的治疗方法。”[1]其治则当以滋补肝脾气阴为主，即如周仲瑛所说：“酸甘温润法，此为在酸甘柔润法的基础上，配合甘温补气类药物，以益气养阴。用于津虚不能化气，或气虚不能生津，而致气阴两虚，津气俱伤，生气薄弱，或肝阴与胃气交亏。既有阴津不足的症状，同时又见神疲、气短、音低、头昏、肢软、口淡，大便不畅或欠实，舌质淡红而光，脉虚细涩等气虚诸候。这类情况，虽见胃津和肝阴不足之象，但一般多未至胃燥阴伤、虚火内灼的严重程度，加之又有气虚的一面，故养阴当取上述酸甘柔润之法，不用或少用酸甘凉润的纯阴厚腻药，同时还当配伍补气的太子参、党参、黄芪、白术等，使酸与甘温相合，通过补气以化阴生津，对于津因气而虚者尤为要着。此外，即使单纯表现胃阴虚症，用酸甘柔润法而阴不复者，只要没有虚火现象，亦可根据‘阳生阴长’之义，参以甘温补气之品。”[2]以固其本，略佐疏利肝脾之品，以调其气机，虚实兼顾为法。

病案举例

1.**陈继明**治江某，女性，39岁，原有高血压病史，经常眩晕失眠，患慢性腹泻已2年余，多发作于郁怒之后。发时大便稀烂，腹痛肠鸣。而痛不为泻减，伴见头晕呕恶。口燥咽干。某医院检查，诊为：①高血压。②结肠过敏。虽服疏肝和脾中药多剂，不能控制发作。近2月来腹痛泄泻，日益加重，不饥不寐，呕恶时作，形体消瘦，面色青黄，脉弦细，舌光红，测血压145/98mHg。良由肝阴素亏，风阳鼓动，气机逆乱，扰胃激肠。治宜酸苦泄热，甘酸化阴（组方见方证）。连服4剂，呕泻均止，胃纳转佳，唯仍口干少寐，舌红无苔，予前方去黄连、川楝子、半夏、竹茹；加石斛、百合、酸枣仁、莲肉、淮小麦、槐米等出入为方，调理半月，眠食如常，二便自调，血压亦平稳在正常范围之内[1]。

2.**何任**治某某，男，40岁，有十二指肠溃疡及关节炎病史。失眠、多梦、心悸、偏头痛、耳鸣，为时亦久。常服用解痛片及巴比妥一类镇痛安眠药，但至今仍时时发作。胸腹胀闷，间或作痛，午后为甚。睡眠之中常有鼻阻塞，呼吸不利之感。目昏花，咽干。最感痛苦者，为大便不正常已久，坚实为多，溏泄较少，每日一二次或二三日一次。口臭，时有泛酸。小溲次频而滴沥不尽。时感疲倦软乏。要求冬令进补。经诊其舌苔微黄而厚，尤其于舌根部，脉细劲。从主诉各证看似颇复杂，然其突出者为大便不利。患者平时喜食炙煿煎炒厚味食物。从上述见证及舌脉判断，脾胃病为其主证，而胃征又显于脾征。可见脾阳不亏而胃有燥火，则肺胃津伤。以致痛胀，不寐、便坚、溲沥诸证都作。古代医家说“九窍不和皆胃病”，《素问·通评虚实论》说“九窍不利，肠胃之所生也”。这可以从患者证象上体现得很清楚。也进一步说明主要矛盾在“胃”。因采法以降胃为主，据胃腑以通为补的主旨立法。采用甘凉濡润之品，俾使胃津得以来复，可达通而不痛，降而不坚之目的。处方如下：太子参、白芍、玉竹、火麻仁、焦六曲、泽泻、白扁豆、知母、阿胶、龟板胶各60g，麦冬、北沙参、杏仁去皮尖、金石斛、乌玄参、红枣各90g，茯神、北秫米各120g，川贝母15g，生甘草30g，生地、黄土各20g。以白蜜1斤，冰糖半斤收膏。患者服用上项膏方以后，大便十分舒畅，已能每日1次。头痛、失眠等各证均轻减若失。在较短时间内诸证得解，甚为高兴[3]。

3.**周仲瑛**治患者汪某，女，成人。胃痛多年，脘部疼痛痞胀，噫气泛恶，食少，纳后脘阻运迟，喜食酸味，大便常溏，面白不华，形瘦神疲，气短，头昏，腿软，口唇干，苔少，舌质淡红欠润，脉细。经胃液分析：胃酸缺乏，游离酸0。诊断为“萎缩性胃炎”。从中虚胃弱，气阴两伤，运降失司论治，取酸甘温润，益气养阴和胃法（组方见方证）。服5剂脘部痞胀及疼痛减轻，噫气亦少，食纳好转，消化得健，续守原法出入，继续服药调治一个阶段，随访观察，胃痛少作，体力亦有改善。既往终年噫嗳泛出之胃液无酸味。经治后得有酸意[2]。

引用文献

［1］陈继明.治疗慢性腹泻的临床经验体会［J］.新医药学杂志，1978,（12）：12.

［2］周仲瑛.漫谈“酸甘化阴”法——治疗胃脘痛［J］.新中医，1975,（6）：19.

［3］何任.胃腑以通为用［J］.新中医，1979,（3）：16.

（三）营阴失养候（肝脾阴虚变证1）

肝脾阴虚证·营阴失养候，为肝脾阴液不足以资养营阴，致虚热消灼津液，不能营养经络之脉，而成劳损之证。其见症以经络之症象显明，但必兼见营阴不足与津液消灼之脉症，并以之为主。

通称：营虚不荣。

病名：［**中医**］热痿，虚痹，虚热。

病因病机：肝脾阴虚虚损，因肝脾皆主乎营血，或由其人素体热甚阳质，木火内盛，消灼肝脾之阴，或由热病之后，肝脾阴伤，不能资养营阴，致营阴不足，虚热内起，消灼津液，不能营养经络，渐致虚损难期速起。

证象组合：营虚+阴虚+液灼+神扰+经络

主症：【**营虚失荣**】**症象**：困惫之极。**舌象**：舌红赤。

【阴虚失养】症象：①耳鸣。②头眩。舌象：舌绛而润。

副症：【津液消灼】症象：①口渴思饮。②口苦。③饮食不思，饮食不进。

【神志不宁】症象：不寐。

宾症：【络脉不荣】症象：①肢麻。②足软筋麻，不可行动。③胸胁胀痛。

【经脉不和】症象：①两腿两臂酸痛。②筋急而挛。③宗筋弛缓。④产后腿疼，不能行立。

治则：以清滋营阴，以除虚热，而濡养经络，略佐清营增液，以清润内外。

方证

滋营养液膏证：《中风斠诠》引薛雪方[1]。治浊阴上逆，冲阳伤胃，胸闷眩晕，烘热起于脐下及脊背，由胸膺而上升颠顶，即目暗呵欠，胸闷，气促，心悸，肉瞤，眩晕，汗出，口泛腻，痰酸腐。

女贞子、旱莲草、桑叶、芝麻、甘菊、枸杞子、当归身、白芍、地黄、黑大豆、南烛叶、茯神、玉竹、橘红、沙苑子、炙甘草、阿胶白蜜收膏；痰多加川贝；头眩加天麻；肢麻加桑寄生；少寐加柏子仁；耳鸣加磁石。

论著和讨论

本证候肝脾之阴不足，内热消灼，以致营阴暗消，经络之脉失荣。**曹炳章**说："平素舌多红赤者，其人必营虚。""舌绛而润者，虚热也。"[2]故其治则当以滋补肝脾气阴为主，兼以清营增液，标本兼顾，从缓图治。**陈士铎**说："大怒之后，两胁胀满，胸间两旁时常作痛，遂至饭食不思，口渴索饮，久则两腿酸痛，后则遍身亦痛，或痛在两臂之间，或痛在十指之际，痛来时可卧而不可行足软筋麻，不可行动，人以为痰火之作祟也，谁知是肝经之痿证乎。方用伐木汤：炒栀子、白芍、当归、甘菊、女贞子、地骨皮、丹皮、青黛、石斛。二石汤亦佳：白芍一两，熟地三两，金钗石斛、牛膝各五钱，石膏三钱，水煎服。"[3]**费伯雄**说："《经》曰：肝气热则胆泄口苦，筋膜干。筋膜干则筋急而挛，发为筋痿。肝胆相连，肝热则胆亦热，胆汁内沸，故发为口苦。血为火劫，不能养筋，筋急而挛，故为筋痿也。水木华滋汤主之：生地、当归、白芍、丹皮、栀子、木瓜、羚角、党参、白术、川续断、川牛膝、人乳、桑枝、云茯苓。"[4]

病案举例

1.**缪仲淳**治王善长夫人，产后腿痛，不能行立，久之，饮食不进，困惫之极。诊之曰：此脾阴不足之候，脾主四肢，阴不足故病下体。向所饮药虽多，皆燥苦之剂，不能益阴。用石斛、木瓜、牛膝、白芍、枣仁为主，生地、枸杞、茯苓、黄柏为臣，甘草、车前为使，一剂辄效，四剂而起[5]。

2.**陶志达**治慢性肝炎：江某，男，35岁，患右胁痛，肝大已年余，低热，四肢怠倦，胃胀纳减，口苦，口渴，大便干结，心烦失眠，面红唇红，舌红、苔薄黄干，脉弦细数。检查肝功能谷丙转氨酶波动在260~340单位之间，硫酸锌浊度18单位。处方：沙参24g，百合、夜交藤、鳖甲、半枝莲各30g，白芍18g，玄参、太子参、石斛各15g，五味子9g，并随证加减。治疗3个月后，肝缩小至肋下仅可触及，肝功能恢复正常，各症消失。但时觉右胁胀满不适，仍按上方去半枝莲、玄参，加羊草结、枳实、丹参，以调理善后。随访一年无复发。按：此证低热胁痛，肝大，本为肝胆湿热留连不解所致。但湿热易伤脾阴，故见纳减，口渴，大便干结，心烦失眠，舌红苔干，脉弦细数之证。因而用滋养脾阴为主取得效果[6]。

引用文献

［1］中华医书集成·中风斠诠［M］.北京：中医古籍出版社，1999：76.

［2］曹炳章.彩图辨舌指南［M］.南京：江苏人民出版社，1962：卷二28，30.

［3］柳长华.陈士铎医学全书［M］.北京：中国中医药出版社，1999：838.

［4］张元凯.孟河四家医集［M］.南京：江苏科学技术出版社，1985：70.

［5］江瓘，魏之琇.名医类案（正续编）［M］.北京：中国中医药出版社，1996：740.

［6］陶志达.脾阴虚的初步探讨［J］.新中医，1978，（6）：6.

（四）气阴两虚候（肝脾阴虚变证2）

肝脾阴虚证·气阴两虚候，为肝脾气阴虚损之证。由肝脾气阴两虚，虚久不复，虚热内起，消涸阴液以致成损，杂病家称为阴虚肝旺之证。以脾肝气阴两虚与阴液枯涸之脉症为主。

通称：阴虚肝旺。

病名：［中医］眩晕，头晕痛，耳聋，血痹虚劳，闭经，溢乳。［西医］甲状腺功能亢进，慢性白血病，脑外伤后综合征，神经性耳聋，产褥期后闭经溢乳综合征。

病因病机：肝脾阴虚虚损，常由久病或积劳积郁，耗伤肝脾气阴，虚久不复，虚热内起，消灼阴液，渐致枯涸，而步入损途。

证象组合：气虚＋阴虚＋阴涸＋经脉

主症：【气虚不充】症象：①眩晕。②昏仆。③面色皖白，面部浮肿。④精神疲乏，精神恍惚。⑤消瘦，乏力，多汗。⑥两目发呆。⑦胸膺闷痛。⑧纳少。**舌象：**①舌淡苔薄腻。②苔薄白。**脉象：**①脉沉细弦。②脉沉弦。③脉象沉弱无力，两尺尤甚。

【阴虚失养】症象：①心情烦躁，急躁。②善饥，消瘦。③耳鸣，耳聋。④头脑昏胀，左偏头痛，头脑晕痛，不寐，记忆减退。⑤怕热。⑥心悸。⑦手足心灼热，有时低烧。⑧经闭。⑨腰酸。**脉象：**脉细数。

副症：【阴液枯涸】症象：①口干口苦。②口渴思饮。③牙龈渗血。④大便初硬后溏。⑤小便色黄。⑥阴道分泌物极少。**舌象：**舌质淡紫红略胖，边有浅齿痕，苔薄。**脉象：**脉小弦。

宾症：【经脉失养】症象：手舌震颤。

治则：当以益气养阴，滋补肝脾为主；兼以清肝潜阳，以平其内热，亦虚实兼调之法。

方证

1.守中丸证：姚国美方[1]。治气血空虚，风木掉眩，脑转目系急，甚则昏仆。

人参、白术、菊花、枸杞、山药、茯苓、生地、麦冬。

2.二甲黄芪建中汤证：蒲辅周方[2]。治慢性白血病（血痹虚劳），详见病案1。

生黄芪24g，当归尾、苏木、丹皮各6g，党参、生龟板、制鳖甲、石决明各15g，地骨皮9g，干生地、阿胶各12g。

3.甲亢方证：上海曙光医院方[3]。治乏力，心悸，急躁，怕热多汗，善饥，体重减轻，突眼，甲状腺肿大，手舌震颤，脉率快。

党参、黄芪、生地、首乌、鳖甲、龟板、山药、香附、夏枯草、白芍（益气养阴为主，疏气豁痰为辅）。心悸加龙齿、远志；脾虚减少养阴药，加白术、陈皮、建曲；突眼肿胀加枸杞、白芥子、泽漆、瓦楞子、地骨皮、白蒺藜；夜寐不安加酸枣仁。

4.甲亢丸证：龚志贤方[4]。治甲状腺功能亢进。

生地、黄芪、茯苓、夏枯草、山药各60g，当归、丹皮各20g，玄参、玉竹、炙龟板、寸麦冬、白芍、女贞子、旱莲草、党参、枸杞、海藻、昆布、泽泻、生牡蛎、制首乌、红枣各30g，蜜丸，每10g，日3次。

5.甲亢方证：龚志贤方[4]。治甲状腺功能亢进。

生地、玉竹各20g，麦冬、山药、茯苓各12g，海藻、白芍各15g，当归18g，枸杞10g，黄芪、夏枯草、生牡蛎各30g。

论著和讨论

本证候因肝脾气阴两损，虚热消灼阴液，致阴液枯涸，包含了很多病证，其实就是这许多疾病都会出现这种状态。如蒲辅周治血痹虚劳按语："白血病不是单纯的虚弱证，而是因病致虚，虚实夹杂，病情严重。治病必求其本，病邪去，虚象方可恢复。白血病病因尚待研究。本例根据《金匮・血痹虚劳》所立黄芪建中汤的补法、大黄䗪虫丸的攻法，灵活运用。在调补气血的同时，兼用通络消瘀之品。出血明显时，用犀角地黄汤合童便。"[2]即此种病变状态的治则当以益气养阴为主以固其本，兼以清镇肝阳以平其内热，亦标本兼顾之法。

甲亢丸方解：龚志贤说，方中生地、玄参、麦冬、玉竹、女贞子、旱莲草滋养肝阴，龟板、牡蛎滋阴潜阳，白芍、首乌补血柔肝，海藻、昆布散结消瘿，茯苓、泽泻健脾利湿，黄芪、党参、山药、红枣补气，白芍、当归、首乌、枸杞补血，夏枯草平息肝风，丹皮清肝经之血热。全方共赤滋阴潜阳，双补气血之功[4]。

病案举例

1.蒲辅周治血痹虚劳（慢性白血病）：万某，男，27岁，面色皖白，头晕，左偏头痛，胸膺闷痛，牙龈渗血，有时低烧，纳少，大便正常，舌淡苔薄腻，脉沉细弦。属血痹虚劳，宜益气补血，通络消瘀（组方见方证：二甲黄芪建中汤）。药后低烧退，头晕减轻，胸闷痛已去[2]。

2.关幼波治汪某，男，52岁，神经性耳聋七八年，每精神紧张，情绪波动，甚至稍微跑动，均能引起耳鸣，头脑昏胀，须静坐睡眠可解，精神恍惚，两目发呆，音调改变，记忆减退，纳食不香，食后腹胀，大便初硬后溏，小便色黄，苔薄白，脉沉弦。属气阴两虚，肝阳上越，痰阻清窍，治以养阴益气，平肝潜阳，活血化瘀：生黄芪、北沙参各15g，五味子、甘草、旋覆花、代赭石、菖蒲、香附、菊花各10g，珍珠母、首乌藤各30g，藕节、焦白术、冬瓜子皮各12g，川芎5g。服14剂，耳鸣减轻，晨起面部浮肿，前方加焦术、冬瓜子与皮各12g，14剂，耳鸣已除，虽情绪变化或小跑，亦未发作，续服前方以巩固[5]。

3.朱曾柏治张某，男，30岁，头晕，头重，坠胀而痛，恶心近5个月。被后面急驰而来的火车气浪冲倒（摔离铁轨约10m），当即昏迷（据称昏迷1个多小时），头皮破裂长约5cm，颅骨骨折塌陷，经附近医院抢救，作清创缝合及短期住院治疗后，遗留下头晕、头痛、恶心、心悸等严重后遗症。近5个月来，头部稍有倾斜或稍作低垂俯视，即感头脑晕痛难支。若说话声音稍大，步履稍快，头脑晕痛立即加剧。每次大便后（因须蹲下，头部亦稍有动弹）即有1~2小时的剧烈晕痛，记忆力减退，舌质淡，苔无特殊变化，脉象沉弱无力，两尺尤甚。语声极其低微缓慢，只能移步缓行。表情苦楚，颜面淡白无华，但神志清醒如常。罹病前身体健康，余无有关记载。于1976年11月2日由友人陪同就诊。诊断：髓海受伤，精血耗损（因病致虚，西医诊断为脑外伤后综合征）。治法：补肾养脑，滋生精髓：①制首乌、枸杞子、熟地、当归、山药、黄芪各15g，党参12g，炙甘草6g，怀牛膝9g，浓煎取汁，分多次少少频服。②枸杞子、制首乌、当归各15g或30g。浓煎取汁，与上方交替服用。另用鸽子1只，加水约1000ml，小火煎成浓汁，于服药后紧接着喝鸽汤1~2口。服药时应将药汁和鸽汤各倒入杯内，药汁入胃，紧接着喝鸽汤，使两汤相合，化生精血。服上方约10剂，头脑晕痛大减，恶心已止。二诊时加制乳香、制没药各1g。三诊、四诊时，大法不变，病退药减，药量酌情减轻。共服药约40剂，头痛头晕诸症即告痊愈，精神、睡眠、食欲均好，精力旺盛，语声高亢，步履轻捷有力，经常以自行车急驰代步，均无不适反应[6]。

引用文献

［1］姚国美.姚国美医学讲义合编［M］.北京：人民卫生出版社，2009：154.

［2］中国中医研究院.蒲辅周医疗经验［M］.北京：人民卫生出版社，2005：205，206.

［3］曙光医院“甲亢”小组.中医中药治疗56例甲状腺功能亢进症的临床疗效分析［J］.新医药学杂志，1974，（10）：37.

［4］龚志贤.龚志贤临床经验集［M］.北京：人民卫生出版社，1984：244，245.

［5］北京中医医院.关幼波临床经验选［M］.北京：人民卫生出版社，2006：208.

［6］朱曾柏.用补肾法为主治脑外伤后综合症［J］.新中医，1981，（6）：44.

（五）阴虚不固候（肝脾阴虚变证3）

肝脾阴虚证·阴虚不固候，为肝脾阴虚，阴不配阳，阳气内亢，逼迫津液外泄，以致不固，时病家通称为阳逼阴泄之证。虽以津液不固之症象显明外，必兼以阴枯阳浮之脉症为主。

通称：阳逼阴泄。

病名：［**中医**］久泻。

病因病机：肝脾阴虚虚滑，多由热病耗伤肝脾阴液，阴不配阳，阳亢内动，消涸阴液，逼迫津液外泄，以致不固。

证象组合：阴虚+阴涸+阳浮+津滑

主症：【**阴虚失养**】**症象**：潮热。**舌象**：舌质色淡。**脉象**：脉虚。

【**津液不固**】**症象**：①腹痛、腹泻时作。②夜泄，腹痛。③便溏，作泻。④多痰。

副症：【**阴液消涸**】**症象**：①口渴。②小便短。**脉象**：脉细数。

宾症：【**阳气浮越**】**症象**：①卧不安。②久咳。

治则：当以滋养肝脾阴液为主，兼以酸涩之品，以固其津液。

方证

1.一甲复脉汤证：吴鞠通方[1]。治下焦温病，热邪伤阴，但大便溏者。

炙甘草、生地黄、白芍药各18g，麦门冬15g，阿胶9g，生牡蛎30g。水煎服。

2.调补肝肾之阴方证：尤在泾方[2]。治久咳便溏，腹满，肺脾同病，已属难治，口干潮热，肝肾之阴亦不足，详见病案2。

白芍、薏苡仁、茯苓、莲肉、炙甘草、广陈皮、扁豆。

3.养阴止泻方证：张克询方[3]。治泄泻岁余，每夜二鼓，腹痛即泻，泻后痛止，每鼓必痛泻，痛不喜按，夜五六次，日三四次，详见病案3。

白芍15g，甘草、阿胶各6g，川贝母、天花粉、芡实、薏苡仁、辰茯神各9g，西洋参0.9g，伏龙肝、灯心、人乳。

论著和讨论

本证候肝脾阴液枯涸，阳气内动，迫其津液外泄不固。其治则当以滋养肝脾阴液为主，以配其阳，兼以酸涩之品，以固其津液，故古人曰：“不可妄用温涩，以助阳劫阴；亦不可纯用滋润，以防泄阴之弊。”吴鞠通说：“下后大便溏甚，周十二时，三四行，脉仍数者，未可与复脉汤。一甲煎主之：生牡蛎60g，服一二日，大便不溏者，可与一甲复脉汤（牡蛎一味单用，既能存阴，又能潜阳，更涩大便，且清在里之余热，一物而四用）。下焦温病，但大便溏者，即与一甲复脉汤。”[1]

病案举例

1. 叶天士治某，病后，阴伤作泻：乌梅、白芍、炙甘草、广陈皮、茯苓、荷叶[4]。

2. 尤在泾治久咳，便溏腹满，肺脾同病，已属难治。况脉数口干潮热，肝肾之阴，亦不足耶（组方见方证）。柳宝诒云，加水泛六味丸一两[2]。

3. 张尧询治欧阳晏氏，年逾50，炎热饮冷，致泄泻历有岁余，每夜二鼓，腹痛即泻，泻后痛止；三四五鼓，每鼓必痛泻，痛不喜按，夜五六次，日三四次，口苦渴，咳多痰，小便短，卧不安，气息欲绝，脉细滑而数，按之鼓指，宜养阴止泻（组方见方证）[3]。

引用文献

［1］吴鞠通.温病条辨［M］.福州：福建科学技术出版社，2010：107.

［2］柳宝诒.增评柳选四家医案［M］.南京：江苏科学技术出版社，1983：24.

［3］何廉臣.重印全国名医验案类编［M］.上海：上海科学技术出版社，1959：264.

［4］叶天士.临证指南医案［M］.上海：上海卫生出版社，1958：350.

（六）阴损及阳候（肝脾阴虚变证 4）

肝脾阴虚证·阴损及阳候，为肝脾阴虚致损，日久不复，渐损及阳气，而成阴阳两损之证。其见症虽繁，总以阴阳两虚，虚寒虚热之脉症同见。张仲景谓为“虚劳里急，诸不足”。

通称：肝脾虚损。

病名：［中医］虚劳，遗尿，乳泣。

病因病机：肝脾阴虚虚损，多由久病之后，肝脾阴虚不复，渐成劳损；日久阴损及阳，而致阴阳两虚。阴虚生热，阳虚生寒，致虚寒虚热内起，津液、精血失固。

证象组合：阴虚+阳虚+液泄+血滑+精滑

主症：**【阴虚失养】症象**：①心悸，难寐，多梦，烦惊。②五心发热，手足烦热，潮热，夜热。③咽干口燥，唇燥，口渴喜饮。④形容黑瘦。⑤小便涩少，小便时黄时清，大便时燥。⑥善饥不食。⑦腰痛。**舌象**：①舌青紫。②苔薄微干尖红。**脉象**：①六脉轻按浮濡，重按微弱而数。②脉双弦而细。

【阳气不振】症象：①精神委顿，面色枯黄，萎黄，面色苍白。②头昏，目眩。③惊惕少气。④不食。⑤便溏。⑥喘急气促。⑦四肢酸痛。⑧少腹弦急。⑨阴头寒。**舌象**：舌淡，舌淡嫩，苔薄白。**脉象**：①脉极虚芤迟，动则汗出。②弦迟。③浮大而弱。④脉轻按浮缓，重按微弱。

【津液不固】症象：①汗多不敛。②汗出则醒，醒后潮热，一寐又汗。③遗尿。④怀孕自流清黄色乳汁，淋漓不止。

副症：**【清窍失养】症象**：①头晕头眩，目眩。②发落。

【清窍不利】症象：①喉中痰鸣。②熟睡龂齿不知。

宾症：**【血络不固】症象**：衄血。

【阴精不固】症象：梦遗失精。

治则：当遵仲景之法，以甘酸之剂，平调其阴阳，和解其寒热，缓中补虚以图之。

方证

1. 二甲复脉汤证：吴鞠通方[1]。治向有失血，暑病之后，五心发热，详见病案1。

白芍、大生地、沙参、桂枝、鳖甲、寸麦冬、麻仁、牡蛎、生姜、阿胶、炙甘草、大枣。

2. 桂枝加龙骨、牡蛎汤加味证：甘均权方[2]。遗尿已3年，头眩多梦，烦惊，熟睡龂齿不知，面色苍白，舌淡嫩，脉轻按浮缓，重按微弱，详见病案2。

桂枝4.5g，白芍12g，益智、龙骨、牡蛎各15g，炙甘草6g，生姜3g，大枣5g。

论著和讨论

本证候肝脾阴阳两损，虚寒虚热内起，虽为劳损重证，但不可强补，免犯虚虚实实之戒。故吴鞠通云：“此不唯阴不充足，即真阳亦未见其旺。”[1]甘均权曰：“为阴血先亏，阳失固密之候”。[2]因而其调治之则，虚而当补，但不可蛮补，仅可平调其阴阳，和解其寒热。仲景曰“虚劳里急，悸，衄，腹中痛，梦失精，四肢酸疼，手足烦热，咽干口燥，小建中汤主之：桂枝、炙甘草、生姜三两，芍药二两，大枣十二枚，胶饴一升”（《金匮要略·血痹虚劳病脉证并治》），“虚劳里急，诸不足，黄芪建中汤主之”（同前），“失精家，少腹弦急，阴头寒，目眩，发落，脉极虚芤迟，为清谷，亡血失精。脉得诸芤动微紧，男子失精，女子梦交，桂枝加龙骨牡蛎汤主之”（同前）。

吴鞠通说："温病愈后，面色萎黄，舌淡，不欲饮水，脉迟而弦，不食者，小建中汤主之：酒白芍18g，桂枝12g，炙甘草、生姜各9g，大枣2枚，胶饴15g。"[3]

病案举例

1.吴鞠通治向有失血，又届暑病之后，五心发热，当补阴以配阳。但脉双弦而细，此不唯阴不充足，即真阳亦未见其旺也，二甲复脉汤（组方见方证）[1]。

2.姚龙光治杨轩臣次子，14岁，二月冒风，咳嗽多痰，服滋阴降火三剂瘳；旬余又发，又进二剂瘳。如是屡发屡愈，至五月干咳无痰，咳仅三五声，声亦不扬，后渐肢体倦怠，夜间发热，饮食日减，肌肤日瘦。养阴补气不效，方药杂投，百无一应。见其形容黑瘦，骨削如柴，汗多不敛，喘急气逆，不能伏枕，喉中痰鸣，日夜需人拥护，腹大如瓜，小便涩少，口渴喜饮，善饥不能多食，舌本紫而发青，脉浮大而弱，重按则小尚未绝，此症全在误治，先因风邪累，为阴药阻遏，后用温凉补泻，用之不当，风邪未去，中气大衰，升降无权，失其常度，致风邪内扰，与肝热相煽，治以清肃化痰之剂，治上焦食后服，理中加木瓜、白芍、荆芥、防风，食前服[4]。

3.甘均权治肖某某，男，12岁，夜必遗尿已3年，头眩多梦，烦惊，熟睡龄齿不知，醒后则已尿床，面色苍白，舌淡嫩，脉轻按浮缓，重按微弱，此肾虚，膀胱不约，拟益肾气，调阴阳，兼以固涩（组方见方证），见效后以五倍为丸，睡前服15g，服完不再遗尿，诸症消失[2]。

又治乳泣：梁某某，28岁，怀孕5月后，自流清黄色乳汁，淋漓不止，已2月余，头晕目眩，动则汗出，心悸，潮热，口干，夜梦烦惊，面色萎黄，苔薄白，脉轻按浮缓，重按微弱，为阴血先亏，阳失固密之候：桂枝4.5g，炙甘草、当归各6g，龙骨、牡蛎各15g，白芍、当归、党参各12g，生姜3g，大枣5g，乳泣减少，加炙黄芪12g，又3剂，诸症消失[2]。

又治冯某某，男，32岁，婚前梦遗失精，婚后房事过度，致患盗汗年余，多则2~3次，至少1次，汗出则醒，醒后潮热，心悸难寐，一寐又汗，惊惕头昏，目眩少气，腰痛，精神委顿，面色枯黄，舌淡苔薄微干尖红，唇燥，小便时黄时清，大便时燥，六脉轻按浮濡，重按微弱而数，即《内经》所谓"阴虚者阳必凌之，故少气时热而汗出之候也"。拟滋肾水，调阴阳，兼以潜阳固涩：桂枝、生姜各3g，白芍12g，炙甘草、炒酸枣仁、龟板胶各9g，生熟地18g，龙骨、牡蛎各15g，大枣5g，2剂汗止，5剂诸症消失[2]。

引用文献

［1］秦伯未.清代名医医案精华［M］.北京：人民卫生出版社，2006：106.
［2］甘均权.桂枝加龙骨牡蛎汤的临床运用经验［J］.新医药学杂志，1979，(6)：11.
［3］吴鞠通.温病条辨［M］.福州：福建科学技术出版社，2010：117.
［4］徐衡之，姚若琴.宋元明清名医类案［M］.长沙：湖南科学技术出版社，2006：443.

九、肝肾阴虚证（下焦阴虚本病）（19候）

肝肾阴虚证，为肝肾精血亏损之证，系下焦阴虚之本病，为阴虚深重之证。以肝藏血，肾藏精。或得之大病久病之后，或起于大劳大欲之余，或由恣纵酒色，以耗伤精血，致下焦阴虚。唯肾乃水火之脏，真阴真阳之宅。沈又彭曰："《经》言内夺，病发于肾，肾脏藏精，即真阴也，而真阳亦寓焉，阳喜升浮，籍阴涵吸，若内夺其精，则阳气无依，升浮于上。"[1]故多肾阳浮越之证。古人云"精血同源"，同属下焦之阴，阴血不足以养肝，则肝阳易动；阴精不足以充肾，则龙雷少藏，叶天士曰"肝肾阴尽，风阳内烁"[2]，沈又彭亦谓"精血足则肝阳有依附"[1]，高鼓峰有云"元海无根，亏因肝肾"[3]。肝肾精血亏损，阳气不得归根，何廉臣曰"火不归根，即为龙雷之火"[1]，然水火一宅，阴阳共穴，独阴不长，孤阳不生，阴损之极，必然累及真阳；终有阴阳两虚，水火皆不足之变。缓则步入劳损，急则可致厥脱。故余听鸿云"阴液已尽，阳气欲脱"[4]，《素问》谓"病为阴阳交，交者死也"，致此阴阳交尽，必致夭折。

肝肾阴虚证，系下焦阴血阴精亏损之证。病及先天之根本，元阴元阳有亏，其治则在于填精滋血，以补养肝肾之元阴；然精血不足，元海无根，又必兼用血肉有情之品，沉浊胶滋以培填其精血。阴虚则阳浮，故镇潜浮阳亦当兼用，故叶天士云"宜取沉静质重，填阴镇阳方"[5]，即所谓"潜镇摄纳，纳气归原"。水亏则火旺，为无根之阴火，龙雷之火，此火不可直泻，邵仙根认为：当"壮肾水而滋阴火"[6]，即王太仆"壮水之主，以制阳光"之法。

证候别称：肾水不足，肾阴亏损，阴虚火旺，水亏火旺，水火不济，心肾不交，君相火旺，阴火上乘，阴火升逆，相火妄动，阴虚阳亢，虚阳妄动，虚阳上冒，虚阳上浮，虚火上冒，龙雷火动，龙雷飞腾，虚阳上越，浮火戴阳，阴盛格阳喉症，阴证似阳，下虚上盛，下虚上实，冲气上逆，肾不纳气，阴虚不能化阳，肝阴虚弱，血不养筋，筋骨失养，虚风入络，督阳损伤，督任虚损，血虚劳损，阴虚劳损，阴阳两损，冲任不固，精液失固，阴阳两脱，脱阳脱元，阴阳两脱，阴阳交脱。

病名：［中医］内伤发热，劳热，经期发热，小儿阴虚发热，骨蒸，阴虚劳热，低热，虚劳，虚劳亡血，蓐劳下损，盗汗，不寐，房劳伤寒，伏气伤寒，肾伤寒，阳虚伏阴，消渴，虚肿，阴虚水肿，虚胀，大厥，暴厥，色厥，慢惊风，眩晕，头痛，顽固性头痛，解颅，脱发，斑秃，耳鸣，耳聋，暴盲，鼻衄，久喑，齿衄，口疮，虚火牙痛，口疳，口糜，虚火喉症，格阳喉痹，不语，冲咳，冲呃，虚咳，虚喘，虚痰，呃逆，热痢呃逆，胁痛，脐血，痛经，闭经，血瘕，崩漏，带下，乳疬，产后淋症，产后失禁，疝症，阳痿，梦遗，遗精，遗尿，夜尿，尿崩，尿血，便血，阴阳交，喑痱，风中肾，下截瘫，左肢瘫，痹痛，骨痹，筋痿，骨痿，老年腰痛，颈脊酸痛，腰脊痛，骨痨，附骨痰，附骨疽，附骨痰，脱疽，下疳。

证候系统：详见图3-13-26。

本证————肝阴失养候、肝阴虚滞候、肾阴失养候、肾阴虚滞候

转证————阴枯火炽候、阴液枯涸候、阴虚不化候、阴虚失纳候、阴虚失摄候

　└————阴虚不固候、阴精不固候

变证————阴虚阳浮候、阴竭阳厥候、阴竭阳越候、阴竭阳脱候、阴虚失养候

　├————心肾不交候、君相失宁候、龙雷不藏候、火不归原候、阴血失养候

　└————阴血虚蒸候、阴血消灼候、阴血虚损候、真阴虚损候、阴损及阳候

图3-13-26　肝肾阴虚证证候结构图

引用文献

［1］俞根初.重订通俗伤寒论［M］.上海：上海科学技术出版社，1959：326，437，438.

［2］叶天士.临证指南医案［M］.上海：上海卫生出版社，1958：594.

［3］高鼓峰.医宗己任篇［M］.上海：上海科学技术出版社，1959：70.

［4］徐衡之，姚若琴.宋元明清名医类案［M］.长沙：湖南科学技术出版社，2006：459.

［5］秦伯未.清代名医医案精华［M］.北京：人民卫生出版社，2006：20.

［6］吴坤安.伤寒指掌［M］.上海：上海科学技术出版社，1959：卷三84.

（一）肝阴失养候（肝肾阴虚本证1）

肝肾阴虚证・肝阴失养候，为肾阴虚弱，不足以资肝阴，致肝阴不足之证，杂病家通称为肝阴虚弱之证。其虽以空窍与络脉之症象显明，但必兼见肝肾阴虚之脉症，并以之为主。

通称：肝阴虚弱，下虚上实。

病名：［中医］眩晕，头痛，胁痛，斑秃。［西医］神经官能症，高血压，肝病恢复期。

病因病机：肝肾阴虚虚弱，多由肾阴不足以资生肝阴，致肝阴亏损，不能上养空窍、外荣络脉，甚则肝阳偏亢，虚火内起，消涸阴液。

证象组合：阴虚+阴涸+空窍+络脉+神扰

主症：【阴虚失养】症象：①形瘦色苍，须发早白，发白脱发。②爪甲色淡。③牙齿松浮，难于咀嚼。④腰膝无力，腰腿酸软。⑤精神不振，身倦乏力，心慌，气短。⑥尿后余沥不尽。⑦时有遗精。**舌象：**①舌淡红。②舌淡红无苔。**脉象：**①脉细弱，脉软弱。②脉两寸关有力，两尺弱不应指。

【清窍失养】症象：①眩晕目暗。②目眩耳鸣。③头晕头痛，甚于午后。④头昏而胀。⑤健忘。

副症：【阴液消涸】症象：①舌无津液。②咽喉干燥，口干不饮。③火升面热，红光满面。④夜尿频数。⑤带下绵绵。⑥便燥，大便时溏。**舌象：**舌红苔薄黄，苔根部微黄。**脉象：**①脉虚弦。②细数。③脉细弦带数。④脉沉弦细数。

【清窍不利】症象：①咽干。②两目干涩。③夜盲。④耳鸣。

宾症：【络脉不和】症象：①两胁隐痛，连腰胯。②胸胁攻痛。③颈转动困难。④四肢酸麻。⑤腰酸，腰痛腿酸。

【神志不宁】症象：①夜不得眠。②多梦。③性躁易怒。

治则：当以滋补肝之阴血，兼补肾阴以资肝，所谓“乙癸同源”，“虚则补其母”，滋水生木之法，略佐清镇肝阳之品，以潜降之。

方证

1.首乌延寿丹证：陆九芝《世补斋医书》方。治肝肾不足，头晕目花，耳鸣重听，四肢酸麻，腰膝无力，夜尿

频数，须发早白。

何首乌2700g，豨莶草、菟丝子各480g，杜仲、牛膝、女贞子、桑叶各240g，金银藤、生地黄各120g，桑椹、黑芝麻、金樱子、旱莲草（熬膏）各500g。蜜丸，每服9g。

2.补肝汤证：《医宗金鉴》载方[1]，治肝阴虚，视力减退，两目干涩，夜盲，头晕，耳鸣，爪甲色淡，夜睡多梦，口干少津，脉细弱，舌淡红，苔薄黄。

熟地、当归、白芍、川芎、酸枣仁、木瓜、炙甘草。

3.杞菊地黄丸证：《麻疹全书》方，治头目眩晕，目干涩，耳鸣，腰膝酸软。

枸杞、菊花、熟地、山茱萸、山药、茯苓、丹皮、泽泻。

4.九子地黄丸证：蒲辅周方[2]。治内眼病及白内障。

熟地60g，山茱萸、山药、茯苓、泽泻、丹皮、五味子、枸杞子、沙苑子、决明子、青葙子、茺蔚子、菟丝子、覆盆子、车前子各15g，醋制龟板30g，磁石（醋拌3次）30g，沉香3g，蜜丸早晚各9g，淡盐汤下，忌辛辣、酒、大蒜。

5.补脑汤证：魏长春方[3]，治脑力不足，眩晕，头痛，失眠，健忘，烦躁易怒，体倦乏力，畏寒肢软，脉软弱，舌淡红。

制黄精20g，玉竹、决明子各10g，川芎8g。

论著和讨论

本证候因肝阴不足，起于肾阴之虚，尤在泾说："房劳过度，肾气虚弱，羸怯之人，胸胁之间，多有隐隐微痛，此肾虚不能纳气，气虚不能生血之故。气与血，犹水也，盛则流畅，少则壅滞。故气血不虚则不滞，既虚则鲜有不滞者，所以作痛。宜用熟地、补骨脂之类补肾，阿胶、川芎、当归之类和血，若作寻常胁痛治，即殆矣。"[4]

其治则当滋补肝肾阴血为主，以固其本，略佐镇潜肝阳之品，以顾其标。陈士铎说："人有贪色房劳，又兼恼怒，因而风府胀闷，两胁作痛，人以为色欲损肾，怒气伤肝，理当兼治，而不知兼治之中尤当治肾也。方用填精益血汤：熟地一两，山茱萸、白芍各五钱，柴胡一钱，丹皮二钱，当归、沙参各三钱，茯苓水煎服。亦可用水土两滋汤：熟地一两，山茱萸、山药各四钱，白芍、当归各五钱，甘草一钱。"[5]又说："忧愁之后，终日困倦，至夜而双目不闭，欲求一闭目而不得者（头眩目暗，入夜太息，难以入寐——洪成注），是肝气太燥，方用润燥交心汤：白芍、当归、熟地、玄参各一两，柴胡、菖蒲各三分。安睡丹亦妙：白芍、生地、当归各五钱，甘草一钱，熟地一两，山茱萸、枸杞各二钱，甘菊花三钱。"[5]有人说：房色太过，肝肾两伤，两胁隐隐微痛，连及腰胯，或胁肋攻痛，舌无津液，喉咽干燥，脉细弱，或虚弦，主六味地黄加归芍。

肝病恢复期：关幼波说，肝功能已恢复正常，见体虚，神经衰弱者，腰腿酸软，头晕失眠，倦怠纳少。养血柔肝，滋阴补肾，滋补肝肾丸：北沙参、寸麦冬各12g，当归、五味子、熟地、陈皮各10g，首乌、女贞子、川续断、旱莲草、浮小麦各15g，蜜丸[6]。

病案举例

1.尤在泾治胁痛遇春即发，过之即止，此肝病也。春三月肝木司令，肝阳方张，而阴不能从，则其气有太过之处，故痛；夏秋冬肝气就衰，与阴适协，故不痛也：阿胶、白芍、茯苓、丹皮、茜草、炙甘草、鲍鱼代水。柳宝怡按：滋阴配阳[7]。

2.蒲辅周治头痛头晕（神经官能症）：张某，女，38岁，1年多卧床不起，目眩耳鸣，心慌，气短，颈转动困难，身倦乏力，精神不振，腰痛腿酸，大便时溏，食纳不振，月经不调，口干不饮，舌淡红无苔，脉沉弦细数，属肝肾不足，阴虚阳亢之征，宜壮水之主以制阳光：桑椹膏每早9g，杞菊地黄丸每晚6g，连服1月，每日能起坐4~5次，起坐时周身发抖，睡眠不佳，加生熟酸枣仁各4.5g，远志2.1g，夏枯草3g，水煎取汁冲膏丸，继服1月，能起床下地活动，改养阴健脾兼治，早服人参养荣丸9g，晚服杞菊地黄丸9g，1月，已能出户外散步，脉左寸微感不足，余脉弦缓。肝阴与心气仍感不足，宜养阴潜阳并益心气，仍住小剂缓图：茯苓、茯神、远志各15g，煅石决明、珍珠母、灵磁石、黑芝麻各45g，生熟酸枣仁、怀山、潼蒺藜、怀牛膝、夏枯草、黄菊花、冬桑叶、枸杞、金石斛各30g，炙龟板60g，研粗抹，分30包，每包约18g余，每日1包，水煎兑桑椹膏9g，分2次热服。连服4月一切正常。[8]

3.陈嘉栋治阴虚风动：许某，女，36岁，头晕头痛，甚于午后，火升面热，咽干，便燥，月经先期，带下绵绵，少寐多梦，病已半载。察其形瘦色苍，性躁易怒，脉细弦带数，血压及五宫检查无异常。此肝阴不足，阳亢化风，补其阴则亢阳自平：女贞子50g，水煎服。7剂。复诊：药后症状逐日减轻，晕痛已除，嘱常服二至丸，早晚各10g，以巩固疗效。按：肝体阴而用阳。肝体常不足，肝用常有余。病者常烦躁发怒，不仅与心情有关，亦因肝阴亏虚而肝火易动之故。试予一味女贞子以养肝之体，泻肝之用。其初，病者见处方仅一味药，曾疑窦丛生，不料竟获显效。前人说，女贞子治肝火头痛甚验，说明女贞不单滋补肝肾，尚能泻实。忆及1946年，曾治一妪，年近花甲，操劳不息，且平昔情怀不畅，故患头痛多年，时作时止，服西药止痛片能暂时缓解。那年春季，头痛剧发，持续数月，晕痛并至，耳鸣目涩，畏光喜静，头皮肿起，按之如棉，舌红少苔，脉弦。此肝气久郁，阴分耗伤，风从阳化。乃嘱其每日用大蚌壳半斤，洗净打碎煎汤代茶。1月为期。5日知，半月已。是后年至80，未再复发。蚌壳，珍珠母也，人但谓其平肝潜阳，而不知其新鲜者具滋补肝阴之功，与女贞子相比较，补泻比重有所不同[9]。

4.叶秉仁治下虚上实：张某某，男，年已花甲，形体丰腴，红光满面，半年来血压偏高，波动于（200~160）/（110~90）mmHg之间，头昏而胀，腰酸腿软，牙齿松浮，难于咀嚼，尿后余沥不尽，舌较红，苔根部微黄，脉两寸关有力，两尺弱不应指。明是肝肾亏虚之证，病根在下，徒清泄肝木风火，是舍本逐末，以杞菊地黄加减，补肝肾壮腰膝：熟地、怀山、枸杞、菟丝子、狗脊、川续断、碎补、桑寄生、怀牛膝各12g，白芍、菊花各10g，石决明24g，鸡血藤15g，15剂齿浮明显减轻，加鹿角胶10g，血肉有情，填补其精，20剂，步履稳健，血压稳定[10]。

5.陶慕章治肾虚生风斑秃证：沈某，男，25岁，开始，斑秃仅黄豆大一处，5个半月后，发展为约35cm×37cm，腰酸，时有遗精，眩晕，苔薄白根腻，脉细。辨证为肾气亏损，气血两虚。治以补益肝肾：生地、熟地、当归各15g，制首乌、赤芍、白芍、白蒺藜、芡实、黑芝麻各12g，生薏苡仁30g，白鲜皮10g，生甘草3g。另斑蝥酊外用。1周后即见新发生长。经6个月的治疗，脱发停止，秃区缩小至3cm×4cm。1年多后斑秃才痊愈。《素问》中说："肾之合骨也，其荣发也。"治疗过程主要是抓住补肾这一关键，使毛发自生而痊愈[11]。

引用文献

［1］吴谦.御纂医宗金鉴［M］.北京：人民卫生出版社，2003：484.

［2］中国中医研究院.蒲辅周医疗经验［M］.北京：人民卫生出版社，2005：119.

［3］浙江省中医院.魏长春临床经验选辑［M］.杭州：浙江科学技术出版社，1984：20.

［4］尤在泾.金匮翼［M］.上海：上海卫生出版社，1957：卷六32.

［5］柳长华.陈士铎医学全书［M］.北京：中国中医药出版社，1999：782，739.

［6］北京中医医院.关幼波临床经验选［M］.北京：人民卫生出版社，2006：54.

［7］柳宝诒.增评柳选四家医案［M］.南京：江苏科学技术出版社，1983：63.

［8］高辉远.蒲辅周医案［M］.北京：人民卫生出版社，1972：20.

［9］陈嘉栋.眩晕十则［J］.中医杂志，1980，（7）：17.

［10］叶秉仁.杂谈偶记［J］.中医杂志，1982，（6）：23.

［11］陶慕章.斑秃治验四则［J］.上海中医药杂志，1983，（9）：9.

（二）肝阴虚滞候（肝肾阴虚本证2）

肝肾阴虚证·肝阴虚滞候，为肝肾阴虚，肝阴失养，肝气郁滞，虚中夹实之证。其见症虽以肝气郁滞之症象显明，但必兼见肝肾阴虚与内热之脉症，并以之为主。

通称：阴虚气滞。

病名：［**中医**］胁痛，痛经，疝症，乳疬。［**西医**］慢性肝炎，子宫发育不全，原发不孕症。

病因病机：肝肾阴虚虚滞，因肝肾阴虚，不足以养肝，致肝燥气滞，肝燥生内热，以消涸阴液；肝气失其疏泄，则郁滞而上逆。

证象组合：阴虚+阴涸+气滞+气逆+清空+神扰

主症：【**阴虚失养**】**症象：**①面色黧黑，眶下黧黑。②平素五心烦热，性急易怒。③腰痛，腰酸，得按稍缓。④夜尿多，素有遗精。⑤经量极少。⑥睡不安寐。⑦手麻。**脉象：**①脉象沉细弱。②虚弦。**舌象：**舌质红，少苔。

【**气机不利**】**症象：**①胁肋攻痛，胁下痞满肿痛。②汛期少腹隐痛。③胸腹填胀。④经前双侧乳房胀痛。⑤乳晕结核如鸡卵。⑥睾丸刺痛，肿痛。

副症：【**阴液消涸**】**症象：**①形体消瘦。②唇红发皱。③口干口苦。④时有衄血。⑤月汛参差，经量少而色鲜。⑥带下缠绵，色白而质黏稠。⑦小便短黄。⑧自汗。**舌象：**①舌红，苔剥，苔薄黄。②苔薄黄糙。**脉象：**脉弦，脉弦细数。

【**神志不宁**】**症象：**①心烦。②眠差。③失眠。

宾症：【**气机冲逆**】**症象：**吞酸吐苦。

【**清空不宁**】**症象：**①耳鸣。②头晕。③眩晕。

治则：当以滋补肝肾之阴血为主，以柔养肝木；兼以疏利肝气，以除其郁滞。

方证

1.乙癸同源饮加减证：周兰若方[1]。治胁下痞满肿痛，耳鸣，头晕，腰酸。详见病案3。

大生地、甘杞子、北沙参、生鳖甲各12g，当归身、白芍、麦冬各6g，杜仲（盐水炒）、炒川续断、金铃子（小茴香1.2g拌）各9g，藏红花1.5g，牡蛎21g，制女贞4.5g。

2.一贯煎加味证：章真如方[2]。治黄疸型肝炎，肝区疼痛加剧，脘腹胀满，详见病案4。

山药、沙参各15g，麦冬、当归、白芍、郁金、川楝子、枸杞、生地、蒺藜、丹参、广木香各10g。

论著和讨论

本证候因肝肾阴虚，虚燥内灼，肝气郁滞，失其疏泄。其治则当以滋补肝肾阴血为主，兼以疏利肝气，虚实兼顾为法。沈又彭说："魏玉璜一贯煎方治肝肾阴虚，气滞不运，胁肋攻痛，胸腹䐜胀，脉反细弱，或虚弦，舌无津液，喉干燥者。沙参、麦冬、生地、当归、枸杞子、川楝子。口苦燥者，加酒炒川连。"[3]高鼓峰说："肝虚燥痛者，亦不思食，交阴分，外按之不热，病人自言热，口渴，（大便必燥结）逍遥散加生地、丹皮、山栀（组方见方证），甚者疏肝益肾汤，加当归主之。"[4]有人说：肝肾阴虚，虚热乘聚，睾丸刺痛，遇劳即发，眩晕，自汗，脉弦细数，主清滋肝肾——阿胶、龟板、鸡血藤、枸杞、牡蛎、海螵蛸、千张纸、石膨子。

病案举例

1.陈幼清治疝痛：黄某某，男，23岁，稍劳则发，右侧睾丸偏坠肿痛，不能劳动，须卧床两周才能缓解，服温肝散寒，行气消坚，补中益气等，消不显，缠绵3载，脉虚弦两尺无力，苔薄中剥，舌尖起朱点，头眩腰酸，两手发麻，肝肾阴虚，络脉失养之象。魏氏有峻补肝肾治疝之法：生熟地、熟薏苡仁各15g，枸杞、北沙参各12g，川楝子、当归、炙甘草各4.5g，麦冬9g，3剂，肿痛大减[5]。

2.许履和治男子乳疬（男性女乳）：王某某，男，41岁，两乳晕结核大如鸡卵（5cm×5cm）扁平凸出如妇乳，压之疼痛，皮色不变，先服叶氏秘方（鲜橘叶、夏枯草、童便制香附、青皮）。2月缩小1/3以后不再缩，询得素有遗精，右眼眶下黧黑，舌红少苔，为肝虚血燥，肾亏精怯，痰气结聚，以归芍地黄汤加味：山茱萸4.5g，生地、熟地各12g，怀山、泽泻、云茯苓各9g，丹皮、当归身、白芍、川贝各6g，牡蛎15g，将膏贴结块上，一星期换一次，连治半年核消[6]。

3.周兰若治秦某某，35岁，蛊毒痹络，伐损肝脏，肝阴不足，胁下痞满肿痛，产育频密，暗耗肾元，肾真亏虚，耳鸣、头晕、腰酸。月汛参差，经量少而色鲜，带下缠绵，色白而质黏稠。汛期少腹隐痛，得按稍缓，经后渐瘥，神疲肢软，时有衄血。脉弦细数，苔薄黄糙。拟育肾涵肝，投自订乙癸同源饮加减（组方见方证）。服5剂，带净，腹和，汛期准行，色量如常，再予原方，调治3个月[1]。

4.章真如治冯某某，男，35岁，突患黄疸型肝炎，中西医抢救3个月，逐渐恢复。出院不到1个月，肝区疼痛加剧，脘腹胀满，口干口苦，食欲减退，精神不振，睡不安寐，谷-丙转氨酶300单位，脉弦细，舌红苔薄黄，面色黧黑，肝大2cm，脾可触及，大病未复，生活失调，情志忧郁，郁久阴液更耗，治法养阴疏肝，一贯煎加味（组方见方证），5剂疼减，唯腹胀未减，难以入寐，加鸡内金10g，珍珠母30g，30剂去广木香，加知母10g，30剂，精神饮食倍胜往昔，肝不痛，腹不胀，睡眠亦安，舌转淡红，有薄白苔，阴气已复，10剂，为丸长期服用[2]。

5.朱金凤治患者陆某某，女，30岁。结婚4年余未孕，月经周期正常，唯经量极少，经期不须用卫生纸，经前7~8天双侧乳房胀痛，平素五心烦热，性急易怒，失眠腰痛，夜尿多，胃纳欠佳，形体消瘦，脉象沉细弱，舌质红，少苔。妇检：外阴发育正常，阴道通畅，少许白色分泌物，轻度糜烂，宫体前倾，鸽蛋大，质中，活动，诊断为子宫发育不全，原发不孕症。中医辨证为肝肾阴亏，冲任虚损，兼有肝郁气滞，法拟养肝滋肾，调补冲任，佐以舒肝解郁，方选一贯煎与大补阴丸，随证加菟丝子、肉苁蓉、巴戟、鹿角霜、娑罗子、橘核等补肾疏肝之品，共服药16剂即受孕[7]。

引用文献

[1] 陆文彬.周兰若先生治疗痛经的经验[J].浙江中医药，1978，4（5）：13.
[2] 章真如.滋阴疗法及其有关问题[J].中医杂志，1980，（11）：21.
[3] 沈又彭.沈氏女科辑要[M].南京：江苏科学技术出版社，1983：10.
[4] 高鼓峰.医宗己任篇[M].上海：上海科学技术出版社，1959：76.
[5] 陈幼清."一贯煎"在临床上的应用[J].中医杂志，1963，（10）：19.
[6] 许履和.六味地黄汤运用于外科临床的经验体会[J].江苏中医，1966，（7）：35.
[7] 朱金凤.补肾法在调经种子安胎中的运用[J].江西中医药，1983，（6）：19.

（三）肾阴失养候（肝肾阴虚本证3）

肝肾阴虚证·肾阴失养候，为肾之阴精不足，肾水不足以济肾火，以致虚火内动，水亏火动之候，杂病家通称之为肾水不足，或阴虚火旺之证。以肾之阴虚与内热之脉症为主。

通称：肾水不足，阴虚火旺。

病名：[**中医**]产后淋症，阳痿，耳鸣。

病因病机：肝肾阴虚虚弱：肾之阴精不足，肾水亏损，不足以养肝阴，致肝肾阴虚，上不能荣空窍，外不能养经脉；且水亏不足以济火，虚热起于阴分，消涸肝肾阴液，久虚不复，亦易步入损门。

证象组合：阴虚+阴蒸+阴涸+清空+经脉

主症：【**阴虚失养**】**症象**：①肢体无力。②少腹重坠。③夜尿频多。**脉象**：多尺弱。

【**清空不宁**】**症象**：①眼花干涩。②头晕目花。③猝然晕倒。

副症：【**经脉失养**】**症象**：①腰酸，腰痛。②腰膝酸楚。③阳痿。④语言謇涩。

【**阴液消涸**】**症象**：①小便后带黏液。②小便频数涩少。④恶露未清。**舌象**：①舌质红，苔少。②舌质偏红，苔薄少。舌红无苔。**脉象**：①脉细弦。②脉沉细。

宾症：【**阴热蕴蒸**】**症象**：两颧发红，唇红。**脉象**：①脉细数。②尺脉强甚。

治则：总以滋补肾阴为主，即“滋水以制阳光”之法。

方证

1.六味地黄汤证：钱乙方[1]。功能滋补肝肾。治肝肾阴虚，虚火上炎。

熟地黄24g，山药、山茱萸各12g，茯苓、泽泻、牡丹皮各9g。

2.还少丹：《杨氏家藏方》方。[2]治脾肾虚寒。饮食少思。发热盗汗。遗精白浊。真气衰损。肌体瘦弱。

怀熟地 甘枸杞各二两，苁蓉、远志、茴香、巴戟、山药各一两五钱，菖蒲、山萸、牛膝、杜仲、楮实、五味子、茯苓各一两，为末。枣肉和蜜为丸。温酒或盐汤下。

二至丸合六味地黄丸证：章永红方[3]。治耳鸣，详见病案3。

女贞子、旱莲草、熟地黄、山药、山茱萸、茯苓、泽泻、牡丹皮。

论著和讨论

本证候肝肾阴虚，水不济火，虚火内动，为阴虚火动之证。其治则只宜大滋肾阴，以生肾水，而济其虚火，壮水足以制火，不必妄投清泄，以防再泄其阴。林珮琴说：“思郁伤神，精滑。神伤必不摄肾，故遗精淋浊，固阴煎：参、地、萸、五味、山药、远志、炙草、菟丝饼。”“（阳痿）伤色欲者，须辨水衰火衰。水衰真阴亏乏，归肾丸、还少丹、地黄汤。……先天精弱者，房后神疲，固阴煎、秘元煎。”“（丸冷）肾脉强大，右尺尤盛，此相火盛而反痿。滋肾丸、地黄丸。”[4]龚廷贤说：“大抵腰痛新久，总属肾虚。新痛宜疏外邪、清湿热；久则补肾，兼补气血。常常腰痛者，肾虚也。补阴汤：治肾虚腰痛。当归、酒炒白芍、生地黄、熟地黄、陈皮、茴香、故纸、牛膝、杜仲、茯苓各一钱，人参五分，黄柏、知母各七分，炙甘草三分，上锉一剂，枣二枚，水煎，不拘时服。”[5]

章永红按：耳鸣有虚实两证不同。喻嘉言云“高年阴气不能自收摄，越出上窍”，是指虚证而言。《灵枢·决气》篇云：“精脱者耳聋，……液脱者，……耳数鸣。”《灵枢·海论》云：“髓海不足，则脑转、耳鸣。”本例用二至丸合六味地黄丸亦是基于上述机理而运用的[3]。

病案举例

1.毛庆熙治叶某，女，35岁。禀赋体弱，孕育多胎，产后甫三朝，就觉小腹重坠，小便淋涩，恶露未清，迨至第六天来邀出诊，按脉沉细，舌红无苔，腰膝酸楚，少腹重坠，小便频数涩少，肢体无力；诊为产后肾气不强，下焦失约。方用熟地、茯苓、怀山药、炒怀牛膝、当归各9g，山萸肉、丹皮、泽泻、车前子各6g，川芎、赤芍、白芍各4.5g，1剂知，连服3剂，已复正常。[6]

2.李仲守治阳痿案：徐某，男，46岁，阳痿半年余，小便后带黏液，夜尿多（2~3次），两颧发红，唇红，舌质红，苔少，脉细数，尺弱，曾服一些补肾壮阳之药未见效，察其脉证，偏于肾阴虚，宜滋补肾阴为主：金樱子、女贞子、桑椹各15g，旱莲草30g，金狗脊、天冬、干地黄各12g，甘草6g。服药10余剂，基本上好转，后又于方中加入覆盆子12g，五味子4.5g，又服10余剂，阳痿及其他症状基本消失。4个月后来取药时，反应良好[7]。

3.章永红治耳鸣：吴某，男，36岁，1年来时有耳鸣，每逢工作辛苦加重，伴有腰酸，眼花干涩，舌质偏红，苔薄少，脉细弦。处方：二至丸合六味地黄丸（组方见方证）服用。每日各服12g，连服1月余，耳鸣消失，继服1个月，事隔一年余病未再发[3]。

引用文献

［2］李用粹.中华医书集成·证治汇补［M］.北京：中医古籍出版社，1999：8.

［3］章永红.二至丸的临床运用［J］.上海中医药杂志，1983，（12）：23.

［4］林珮琴.类证治裁［M］.北京：中国中医药出版社，1997：196，468，469.

［5］龚廷贤.中华医书集成·万病回春［M］.北京：中医古籍出版社，1999：180.

［6］毛庆熙，周建民.产后癃闭治验举例［J］.浙江中医药，1965，（11）：23.
［7］李志铭.李仲守教授运用补阴法的经验［J］.新中医，1979，（4）：7.

（四）肾阴虚滞候（肝肾阴虚本证4）

肝肾阴虚证·肾阴虚滞候，为肝肾阴虚，水不济火，虚火内动，阻滞气血，致络脉失和。其见症虽以气血阻滞，络脉失和之症象显明，但必兼见阴虚与内热之脉症，并以之为主。

通称：阴虚瘀滞。

病名：［**中医**］骨痨，附骨痰，附骨疽，下疳，脱疽。［**西医**］髋关节结核，骨膜炎，阴茎结核，血栓闭塞性脉管炎。

病因病机：肝肾阴虚虚滞，由久病伤及肝肾之阴，阴虚则内热，水亏则火旺，内火阻滞，气血失其通利，以致络脉失和。

证象组合：阴虚+气滞+络脉+气化

主症：**【阴虚失养】症象**：①腰膝酸楚，肢体无力。②形体消瘦。③午后低热。④目眶暗黑。⑤午后面赤。⑥口干。⑦心中烦热。**脉象**：脉沉细，脉细弦数。**舌象**：舌红无苔，舌红苔白。

【气机不利】症象：①少腹隐痛。②阴中坠胀。

副症：**【络脉不和】症象**：①腰膝酸楚。②全身疼痛，活动尤甚。③髋关节痛，漫肿不红。④腰脊酸疼。⑤足胫肿胀疼痛。⑥龟头结核。⑦趾痛夜甚。

宾症：**【气化不行】症象**：①小便频数涩少。②尿黄。

治则：当以滋阴降火为主，以顾其本；兼以通利气血，以疏其阻滞，以治其标。

方证

1.知柏八味加减证：许履和方[1]。治（右胫骨中下段骨膜炎）附骨疽。

炙知母、山茱萸各4.5g，丹皮、川黄柏各6g，怀山、泽泻、茯苓、川续断、怀牛膝各9g，生地黄12g，炙龟板15g。

2地黄二至汤加减证：许履和方[1]。治附骨痰（左髋关节结核）。

生地12g，山茱萸、丹皮、怀山、云茯苓、泽泻、旱莲草、女贞、怀牛膝、川续断、当归各9g，五味龙虎丸3g，日二（全蝎、蜈蚣、血竭、土鳖、三七等份水泛丸）。

论著和讨论

本证候因肝肾阴虚，水亏火旺，气血阻滞，络脉失其通利。许履和说："附骨痰一名流痰，古人常与流注、附骨疽混为一谈，今人习以骨痨名之。《马培之外科医案·龟背驼》曾提出'肝肾虚热，阴精被耗，骨枯髓减，宜以地黄汤合二至丸'。"故其治则当以滋阴降火，疏通络脉为法，兼顾其虚实。许履和又说："同为骨痨同为肾虚，因其见证不同，故其治法亦异。例一（见下文附骨痰）出现脉弦数、舌质红、潮热、口干、溲黄等一派阴虚火旺之象，故以地黄二至汤以养阴清火。例二（腰椎结核）不仅见到舌尖红、形体消瘦、口中干等阴虚之证，并且出现下肢畏寒、覆被不解、小溲频数、脉迟等肾阳不足之象，所以治疗方面，既用六味丸以滋养肾阴，又用斑龙丸以温肾填精。药中病机，乃获效验。"[1]

病案举例

许履和治（右胫骨中下段骨膜炎）附骨疽：钮某某，男，24岁，右胫骨中下段肿胀，着骨疼痛，入夜尤甚，午后皮肤微红，微热，并有粟状小红点，外观胫骨粗大，口渴喜饮，小便黄少，大便2~3日一行，质干，苔薄，脉弦。由久立伤骨，湿热下注，与五虎汤清化湿热，小金丹等。近3月未见改善，舌尖红，夜来口渴，鼻燥咽干，脉细数，阴虚火旺，从养阴清热，强壮筋骨，知柏八味加减（组方见方证），10%黄连水湿敷，4日疼减，1月基本消失[1]。

又治附骨痰（左髋关节结核）：包某某，男，65岁，左髋关节漫肿色白，疼痛剧烈，脉来弦数，舌红苔糙白，口干，小溲黄，午后潮热，面部火升，系肝肾不足，筋骨空虚，风寒外袭，久伏化热，腐蚀骨质，先服骨痨汤，五味龙虎丸，断龟片等，连服4月，诸症未减，改地黄二至汤加减（组方见方证），3帖症减。1个半月肿痛大减，再服1月，肿痛已除，再巩固半月余，痊愈出院[1]。

又治脱疽（血栓闭塞性脉管炎）：李某某，男，36岁，右足趾冷痛，夜甚不可忍，麻木足趾及足背，皮色紫红，冰冷，不汗出，趾毛已脱，两侧腘动脉及足背动脉消失，右小腿肌肉萎缩，内服四妙勇安汤加活血祛瘀药，半月稍减，出现头眩痛，口干溲黄，舌红苔薄白，为营阴不足，肝阳上旋，以养阴清火，佐以平肝，原方参入六味地黄汤加减：当归、金银花、玄参各30g，甘草、白芍、阿胶珠、怀山、潼白蒺藜各9g，生地、熟地各12g，天麻、丹皮、山茱萸各4.5g，泽泻6g；一旬后头昏除，痛亦告定，以六味地黄汤加平肝之品：生地、龟板各12g，白芍、丹皮、潼白蒺藜各6g，泽泻、茯苓、首乌、怀山、女贞各9g，山茱萸、天麻各4.5g，服后渐愈[1]。

又治疳疮（阴茎结核）：赵某某，男，34岁，龟头近冠状沟隆起部硬结4枚，大如黄豆，小如绿豆，质硬形圆微压痛，隐有红色，康华氏反应（-）。按湿热下注服龙胆泻肝汤、小金丹，硬结此起彼伏，已有6枚，口干溲黄，间有心中烦热，舌红脉小数，等阴虚火旺症，转六味丸合大补阴丸泄阴降火：生地12g，龟板18g，山茱萸、知母各4.5g，山药、泽泻、茯苓、丹皮各9g，川黄柏6g，20%黄连水湿敷，4天结硬消失，40天后仅2粒未消，且无新发，加服犀黄丸，再1月痊愈出院[1]。

引用文献

［1］许履和.六味地黄汤运用于外科临床的经验体会［J］.江苏中医，1966，（7）：35，36，37，38.

（五）阴虚失纳候（肝肾阴虚转证1）

肝肾阴虚证·阴虚失纳候，为肝肾阴液不足，阳气内动，肾气不纳归原，冲逆于上。杂病家通称为上实下虚，阴火升逆，或冲气上逆，肾不纳气之证。见症虽以肾气冲逆之症象显明，但必兼见肝肾阴虚与阳浮之脉症，并以之为凭。

通称：上实下虚，阴火升逆，冲气上逆，肾不纳气。

病名：［中医］冲咳，冲呃，虚咳，虚喘，虚痰，热痢呃逆。

病因病机：肝肾阴虚虚逆，因肝肾阴液枯涸，阴枯不能恋阳，阳气浮越，肾不纳气，气不归根，冲气失摄，冲逆于上，而成下虚上盛之候。

证象组合：阴虚+气逆

主症：【阴虚失养】症象：①周身酸疼，腰足尤甚。②甚则痿厥。③耳聋眼花。④夜热。

【气机冲逆】症象：①痰嗽喘逆。②胸胁虚痞。③气冲呃逆。④咳逆震动。⑤冲任脉动。

副症：【阴液消涸】症象：①喉痒咽干。②骨蒸跟痛。③遗精带下。④五色杂下频频虚努，腹中空痛。**脉象：**脉弦小数，两尺独大。**舌象：**舌起白花。

宾症：【阳气浮越】症象：①头晕面赤。②两颧嫩红。**舌象：**舌胖嫩，根灰黑，淡薄。**脉象：**脉左关尺弦，细，数。

治则：当以大滋肝肾阴液为主，兼以镇逆收纳，以纳气归肾为法；病匪轻浅，稍有失误，则有厥脱之虞。

方证

1.王氏冲咳方证：王孟英方[1]。治阴虚劳嗽，嗽久而冲气不纳则呕吐。详见病案2。

西洋参、熟地、苁蓉、天冬、麦冬、茯苓、龟板、牡蛎、紫石英、玉竹、枇杷叶、橘皮。

2.王氏冲咳二方证：王孟英方[1]。治痰嗽不食，气喘不卧，囊缩便秘，心摇摇不能把握。

大熟地24g，怀山药12g，山萸肉、白茯苓、花麦冬、五味子、川楝核、淡苁蓉各9g，酒炒知母4.5g，酒炒川黄柏3g，紫石英（杵）、莲衣胡桃肉各15g，青铅30g，龙骨60g，牡蛎240g。

3.仿张氏胃关煎意方证：何拯华方[2]。治热痢多日，消导攻利伤及肝肾，五色杂下频频虚努，呃逆不食，腹中空痛。详见病案4。

砂仁0.9g捣熟地15g，当归身、阿胶、旋覆花各4.5g，白芍9g，牡蛎、龟甲心、刀豆子、鲜石斛各12g，炙甘草2.4g。

论著和讨论

本证候因肝肾阴枯，阳浮不藏，肾气失于摄纳，冲逆于上。石念祖说："投参、术病益甚，病非阳虚明甚。孟英诊断阴虚，必有脉情可据。冲脉系于肝，肝病则冲逆。劳者温之，言阴虚者阴中之阳亦虚，不可用甘寒偏剂，必于甘寒中参以温药。至冲气不纳，宜潜阳中稍参重镇。"[1]何廉臣说："有纵恣酒色，湿热酿痰，虚火时升，上实下虚者，其症头晕面赤，痰嗽喘逆，胸胁虚痞，周身酸痛，腰足尤疼，甚则痿厥，每用六味地黄汤加生捣左牡蛎，冲竹沥、姜汁、童便，送下猴枣0.6~0.9g；或吞黑锡丹0.3~0.6g，缓图收工。"[3]叶天士曰："浮阳上冒，清空自阻，宜取沉静质重，填阴镇阳方是。"[4]尤在泾曰："浮气不得全归根本，宜补益下焦，以为吸受之地。"[5]何廉臣曰："潜镇摄纳，纳气归原，则气纳冲平，不专治咳，而咳自止矣。"[2]吴坤安说："阴火冲逆，如六脉细数，面赤颧红而呃者，阴火上逆也，都气饮，加胡桃肉、柿蒂以纳之。"邵仙根评："阴火升逆，当用滋肾丸，或大补阴丸，壮肾水而滋阴火。"[6]

故治则当滋肝肾之阴，镇摄浮越之阳，则冲气自平。何秀山说："精枯髓热，腰脊酸痛，遗精带下，骨蒸跟疼，冲任脉动，两颧嫩红，耳聋眼花，脉左关尺弦细数，舌质胖嫩，根或灰黑淡薄，脉左关尺弦细数，以二加龙蛎汤去姜附，加大补阴丸为主。虚咳，酌加沙苑、天冬、野百合、真柿霜之类；虚喘，酌加灵磁石、北五味、秋石拌捣甘杞子、元精石泡水磨沉香汁之类；虚痰，酌加竹沥拌炒胡桃肉、秋石水拌炒沙苑子之类；虚呃，酌加青铅、铁落、盐水炒银杏、刀豆子、沉香水炒怀牛膝之类；虚热，酌加银胡、地骨皮、青蒿、炙鳖甲之类。”[3] 何廉臣曰：“若下虚冲逆致呃，往往用龙齿、牡蛎、龟板、鳖甲、紫石英、苁蓉、白薇、铁落、沉香、蛤壳、决明、杞子、熟地、牛膝、胡桃等品，出入为方，即俞东扶治气冲证，用熟地、当归、枸杞、牛膝、石英、胡桃、坎炁、青铅等药；亦与王氏法（组方见方证2）不谋而合，唯杜良一用六味地黄汤合五磨饮子去木香，立法尤新。余每用俞杜两法，以治肾虚冲呃，多收敏效。”[3]

病案举例

1.叶天士治色苍肉瘦，形象尖长，木火之质，阴液最难充旺，春间咳嗽，咳逆震动，浮阳上冒，清空自阻，宜取沉静质重，填阴镇阳方：熟地、磁石、山萸肉、五味子、丹皮、云茯苓、阿胶、怀山、泽泻、龟板[4]。

2.王孟英治屠之五子患痰嗽数年，近因悲哀病作，误投参、术，病益甚。孟英诊曰：此阴虚劳嗽，嗽久而冲气不纳则呕吐，非胃寒也。《经》言：“劳者温之。”亦温养之谓，非可以温补也。方用（组方见方证2），服之果安[1]。

3.尤在泾治脉数减，咳亦缓。浮气不得全归根本，宜补益下焦，以为吸受之地，六味丸加五味子、杜仲、芡实、莲须、菟丝子、杞子，蜜丸，每服15g[5]。

4.何拯华治燥咳动冲：许君，32岁，肾虚肝旺，秋燥司令，感触冲动作咳，初咳逆无痰，喉痒咽干，夜热咳甚，动引百骸，继脐旁冲脉动震手，自觉气从脐下逆冲而上，连声顿咳，似喘非喘，脉左细涩、右浮大虚散，舌红胖嫩。此肺气失降，肾气失纳之冲咳：牡蛎、龟甲心、鳖甲各3g，款冬花、冰糖各9g，阿胶4.5g，白芍15g，寸麦冬6g，熟地24g，秋石0.9g，紫石英30g。大减，去紫石英，加鲜石斛15g，6剂冲平热退；六味加味砂仁0.6g，熟地15g，百合6g，蜜枣2枚，枣皮、怀山、寸麦冬各9g，金橘饼2枚，10剂愈[2]。

又治热痢伤阴：施天宝妻，35岁，秋患热痢多日，消导攻利伤及肝肾，五色杂下频频虚努，呃逆不食，腹中空痛，脉弦小数，两尺独大，舌起白花。仿张氏胃关煎意（组方见方证），4剂，呃止苔退。唯下痢虚坐不减，炒香鲜荷叶、赤石脂、禹余粮，去旋覆花、刀豆，4剂，虚痢止。加米炒党参4.5g，小京枣4枚，4剂，胃动复原而愈[2]。

引用文献

[1] 王孟英.王孟英医案绎注［M］.北京：学苑出版社，2009：56，60.
[2] 何廉臣.重印全国名医验案类编［M］.上海：上海科学技术出版社，1959：193，267.
[3] 俞根初.重订通俗伤寒论［M］.上海：上海科学技术出版社，1959：249，251，266.
[4] 秦伯未.清代名医医案精华［M］.北京：人民卫生出版社，2006：20.
[5] 柳宝诒.增评柳选四家医案［M］.南京：江苏科学技术出版社，1983：25.
[6] 吴坤安.伤寒指掌［M］.上海：上海科学技术出版社，1959：卷三84.

（六）阴虚失摄候（肝肾阴虚转证2）

肝肾阴虚证·阴虚失摄候，为肝肾阴液枯涸，阳气内动，迫伤血络，致络血失固，妇科医家通称为冲任不固。以络血不固之症象为主，但必兼肝肾阴枯与阳浮之脉症，并以之为凭。

通称：冲任不固。

病名：［**中医**］崩漏，鼻衄，尿血，便血，脐血。［**西医**］慢性肾炎，子宫功能性出血，青春期功能性子宫出血。

病因病机：肝肾阴虚虚滑，为肝肾阴液枯涸，阴不配阳，阳气内动，迫伤血络，以致络血失其固摄，妄行失禁。

证象组合：阴虚+血滑+阴涸+阳浮

主症：【**阴虚失养**】**症象**：①肢软乏力。②腰酸，腰尻酸楚，腰痛。③潮热。④面色不华。⑤眼前发黑。⑥头晕目蒙。**舌象**：①舌淡红。②舌嫩红。③苔薄白。**脉象**：①脉弦。②脉弦细。③脉弦数。④细濡。⑤脉软。

【**络血不固**】**症象**：①经行常超前，甚则1月两潮，或淋漓不净，应断未断而反见一月数行，每每如崩，经血量多，迁延日久，行经20余天，持续不净，量多，色鲜红，有大血块。②尿血。③便血如喷，鼻衄如注，牙龈渗血。④漏下，胎漏。⑤经前便血。⑥脐中流血。⑦崩漏鲜红。⑧下肢经常出现紫癜。

副症：【**阴液消涸**】**症象**：①口苦咽干。②口渴口干，口渴喜冷饮。③烦躁。④烘热。⑤手足心热。⑥大便干燥。⑦带多质稀。**舌象**：①舌质红绛。②中有裂纹。③少苔，苔薄。④舌根黑。**脉象**：①脉细数。②脉弦劲。

宾症：【**阳气浮越**】**症象**：①头晕头痛。②耳鸣目蒙，目赤。③面现油光。④烘热汗出，或怕冷或怕热。⑤咽痛。⑥齿痛，悸忡。⑦心烦易怒。⑧寐欠安，失眠。**舌象**：舌质红。**脉象**：脉洪数。

治则：当以大滋肝肾阴液为主，兼以清敛固涩之品，兼顾其标。

方证

1.胶艾汤证：张仲景方。治妇人漏下，半产后因续下血都不绝，妊娠下血，胞阻等。

干生地六两，白芍四两，当归、艾叶各三两，川芎、阿胶、甘草各二两；水五升，清酒三升，合煮取三升，温服一升，日三服。

2.一阴煎证：张景岳方[1]。治阴虚火旺而致的发热，吐血，衄血，发汗过多，以及气阴两虚而致的烦渴，潮热，脉虚。

生地、芍药、麦冬、丹参各6g，熟地9–15g，甘草3g，牛膝4.5g，水煎，食远温服。

3.固气汤证：《傅青主女科》方[2]。治肝肾虚损八脉空虚，经血下泄无度。

人参30g，白术、大熟地各15g，当归、杜仲各9g，白茯苓、山萸肉各6g，远志、甘草各3g，五味子10粒，水煎服。可加阿胶、龟板胶、牛角、乌贼骨。

4.胶豆汤证：章次公方[3]。治宿有鼻衄，突衄如注，面色不华。

阿胶珠、黑料豆、小蓟炭各12g，牛角鰓炭、全归、藕节各9g，五味子5g，熟地30g。

论著和讨论

本证候肝肾阴液枯涸，阳气内迫血络，络血失固而妄行。仲景曰："妇人有漏下者，有半产后因续下血都不绝者，有妊娠下血者，假令妊娠腹中痛，为胞阻，胶艾汤主之"（《金匮要略·妇人妊娠病脉证并治》）。朱良春说："素质阴虚，因虚火内扰而致失血，复因失血而更伤真阴。欲止其血，当制虚火；欲制虚火，当益真阴。养阴在斯，止血亦在斯。大凡虚火宜养不宜戕。阴虚内热，只宜养阴配阳。"[4]

治则当以滋养肝肾阴液为主，以固其本，兼以清热凉血，镇阳敛阴，以固其血络。傅青主说："恰行经前一日，大便先下血者，顺经两安汤：人参、山茱萸各9g，寸麦冬、熟地、当归、酒制白芍、炒白术各15g，巴戟3g，炒黑荆芥6g，升麻1.2g。"[2]陈士铎说："夫脐之所以出血者，乃大小肠之火也，二火齐旺，必两相争斗于肠中，……故治大小肠之火，仍须以治肾为主。方用两止汤：熟地三两，山茱萸、麦冬各一两，北五味、白术各五钱。""大便出血者，或粪前而先便，或粪后而始来，人以为粪前来者属大肠之火，粪后来者属小肠之火，其实皆大肠之火也。方用三地汤：生熟地、当归各一两，地榆三钱，木耳末五钱。荸荠熟地汤亦神：熟地三两，地粟三两捣汁，同熟地煎汤服。"[5]有云：尿血，脉洪数，主滋其化源，六味加牛膝；日久肾液虚涸，主补阴止血，六味加阿胶、童便。

病案举例

1.蒲辅周治崩漏不止：周某，54岁，已4月之久，血色鲜红，或偶下烂肉拌血块，素有头晕目赤，腰痛，大便干燥，脉寸尺弱，左关弦急，右关弦缓，舌嫩红，苔薄白。崩漏日久，荣气已虚，冲任不固，宜调复冲任止血化瘀：干生地15g，当归、乌贼骨、阿胶各9g，川续断、杜仲、茜草各6g，炮姜4.5g，6剂；血减加白芍6g、艾叶3g、醋香附4.5g，10剂。基本停止，尚有白带，偶有心慌，脉沉弱，病程过久，气弱血虚，非益气无以助其统摄之力，非补血无以复血海之损，然补而无滞，仍用乌贼、茜草、香附化瘀理气：党参、白术、茯苓、甘草、茜草、制香附各3g，当归6g，干生地、阿胶、乌贼骨各9g，5剂。以下方进服54剂：干生地15g，当归、白芍、川续断、杜仲各6g，炙黄芪、阿胶、乌贼骨各9g，茜草3g；或加地榆炭、艾叶炭；或加怀山、姜炭[6]。

2.朱良春治虚热出血，治予养阴宁络：周某，女，37岁，近年来下肢经常出现紫癜，伴见牙龈渗血，经行量多，晕眩口干，夜难安寐。舌质红、苔薄，脉弦微数。血检：血小板50×10^9/L。营阴不足，虚火内扰，血遂外溢，治予养阴宁络：旱莲草、女贞子、生地榆各20g，生地黄、甘杞子各15g，甘草3g。27剂后紫癜全部消退，血小板上升至90×10^9/L。嘱以归脾丸、二至丸早晚分服，每次8g，以善其后。患者素质阴虚，因虚火内扰而致失血，复因失血而更伤真阴。欲止其血，当制虚火；欲制虚火，当益真阴：旱莲草、女贞、生地、枸杞子并用，养阴在斯，止血亦在斯。大凡"虚火宜养不宜戕。阴虚内热，只宜养阴配阳"[4]。

3.朱金凤治肾阴虚型崩漏：患者孙某，女，13岁。月经初潮始于今年7月，每月行经2次，末次行经至今20余天，持续不净，量多，色鲜红，有大血块，腰酸，心烦失眠，手足心热，口渴喜冷饮，头昏神倦，二便自调，脉象弦细数，舌质红，中有裂纹，少苔。血象检查：血红蛋白46g/L，红细胞2.1×10^{12}/L，白细胞4.2×10^9/L，西医诊断为青春期功能性子宫出血。中医辨证为肾精未充，肾阴亏损，阴虚生内热，热扰冲任，迫血妄行。拟滋肾养阴，凉血止血，方选两地汤加味，药为：生地、地骨皮、麦冬、玄参、白芍、阿胶、枸杞、旱莲草、乌贼骨、茜草炭、地榆、黄芪。服药2剂，血量减少，4剂血止，继予左归饮及乌鸡调经丸善后，至今2年未发[7]。

4.赵涵珠治苏某某，49岁，近1年来经常头晕头痛，心烦易怒，肢软乏力，烘热汗出，或怕冷或怕热。经行常超前8~10天，甚则一月两潮，或淋漓10余日方净，平时带多质稀。妇科检查均正常。刻下经来1周未净；量不多，感头晕头痛，耳鸣烘热，苔薄白，脉弦。拟杞菊地黄汤加减：枸杞子、炒菊花、生熟地、茯神、女贞子、旱莲草、阿胶（烊冲）、酸枣仁各12g，丹皮、泽泻各10g，钩藤（后入）20g，白芍15g。上方服5剂后，经事得净，诸症轻减。平时服杞菊地黄丸加天王补心丹。经转时于上方加当归10g，川芎9g，连服5天。经上法治疗3个周期后，经事正常，诸症明显好转[8]。

5.何任治张某，女，34岁，人工流产以后经血量多，迁延日久，悸忡、寐欠安，脉软舌淡红，以益奇经为进（血常规、血压均偏低）小茴1.2g，当归、潼蒺藜、杜仲各9g，鹿角霜4.5g，党参、炙龟板、紫石英、补骨脂、枸杞子各12g，淡苁蓉、川续断各6g，二至丸15g（煎），15剂。复诊，次年用去岁服药15剂后，月经期缩短，经量正常。续服10剂，以资巩固[9]。

引用文献

[1] 张介宾.张景岳医学全书[M].北京：中国中医药出版社，1999：1580.

[2] 傅山.傅青主男女科[M].北京：学苑出版社，2006：112，129.

[3] 朱良春.章次公医案[M].南京：江苏科学技术出版社，1980：83.

[4] 朱良春.中国百年百名中医临床家丛书·朱良春[M].北京：中国中医药出版社.2001：146.

[5] 柳长华.陈士铎医学全书[M].北京：中国中医药出版社，1999：767，768.

[6] 高辉远.蒲辅周医案[M].北京：人民卫生出版社，1972：105.

[7] 朱金凤.补肾法在调经种子安胎中的运用[J].江西中医药，1983，(6)：19.

[8] 赵涵珠.运用补肾法治疗妇科疾病[J].上海中医药杂志，1983，(7)：18.

[9] 何任.妇科纪略（二）[J].浙江中医学院学报，1985，(6)：3.

（七）阴虚不固候（肝肾阴虚转证3）

肝肾阴虚证·阴虚不固候，为肝肾阴液不足，阴不配阳，阳气内动，迫其津液外泄而失固。其见症以津液滑泄不固之症象显明，但必兼见肝肾阴虚与阳浮之脉症，并以之为凭。

通称：肾虚失固。

病名：[**中医**]遗尿，夜尿，产后失禁，尿崩，阳痿，盗汗。[**西医**]神经性尿频，高血压。

病因病机：肝肾阴虚虚滑，因肝肾阴液不足，阴不配阳，阳气内动，迫其津液外泄，致津液滑泄失禁。

证象组合：阴虚+津滑+阴涸+阳浮

主症：【**阴虚失养**】**症象**：①腰膝酸痛。②精力疲乏。③白带淋漓。④腰酸头晕。⑤视物模糊。⑥阳痿。**脉象**：脉软脉弦细数，脉弦小数。**舌象**：舌淡红，舌嫩红。

【**津液不固**】**症象**：①白带清稀，淋漓不止。②自汗，盗汗淋漓。③痢下五色。④频频虚努。⑤遗精夜尿，尿后带黏液。⑥夜尿频数，多饮多尿。⑦遗尿。

副症：【**阴液消涸**】**症象**：①手足心热。②大便干涩，大便艰结。③内热口干。④口渴引饮。⑤烦渴。⑥颧红。⑦唇红。**舌象**：舌红少苔，苔黄，舌起白花。**脉象**：脉沉细数，弦滑。

宾症：【**阳气浮越**】**症象**：①悸忡。②寐欠安。③头晕眼花耳鸣。④呃逆。⑤胸闷。⑥意态沉闷，泪珠盈眶，时欲叹气。**舌象**：舌红苔黄。**脉象**：两尺独大，虚大而滑。

治则：当以滋养肝肾阴液为主，以固其本，兼以收敛固涩，以固其标。

方证

1.止遗汤证：施今墨方[1]。治睡熟遗尿，夜间尿量次数增加，详见病案1。

生白果14枚（连皮打），桑寄生、石莲肉各20g，白莲须、桑螵蛸、熟地各10g，酸枣仁、山茱萸各12g，益智仁、砂仁各5g，五倍子、五味子、紫河车、炙甘草各3g。

2.五倍缩尿汤证：张伯臾方[2]。治产后压力性尿失禁，详见病案2。

党参、怀山、菟丝子各15g，甜苁蓉、补骨脂各12g，生熟地、枸杞、炒知母各9g，五味子4.5g，五倍子3g，缩尿丸9g（吞）。

3.六味地黄加减证：朱颜方[3]。治尿崩症（消渴）：烦渴，多饮，多尿。详见病案4。

生熟地、山药、山茱萸、丹皮、茯苓、甘草、寸麦冬、玄参、益智仁，其中甘草用30g。

4.补阴以营内方证：章真如方[4]。填营固阴，使阴液敛藏，治午夜出汗，寤则汗收，全身湿冷，详见病案5。

凤凰衣25g，生地、熟地、金樱子、芡实、山茱萸各15g，浮小麦、黄芪各20g，生龙骨、生牡蛎各30g，糯稻根、黄柏各10g。

5.肝肾双补汤证：邓铁涛方[5]。治高血压，阳痿遗精夜尿，自汗盗汗。详见病案6。

桑寄生、玉米须、磁石、生龙骨各30g，首乌24g，川芎、淫羊藿、杜仲各9g。

论著和讨论

本证候肝肾阴液不足，阳气内动，迫其津液外泄不禁。其治则当以滋养肝肾阴液为主，兼以收敛固涩之品，标本兼顾之。如严世芸说："《内经》曰：'膀胱不约为遗溺。'但膀胱仅主藏溺，主出溺者，三焦之气化耳。故尿液之正常排泄，有赖于膀胱、三焦功能之健全。所谓三焦者，肺、脾、肾也，本例（详见病案2）小便不禁，病于产后体虚，肾亏则下元不固，气虚则下陷，固摄无权，以致膀胱无能约束水液；且遗溺日久，耗伤津液，而兼有化热之象，故方用滋肾清热，补气摄尿之剂。但首服十四剂其效不显，二诊时加入补骨脂振阳化阴，收涩以治脱；五倍子味酸能收，性涩能敛，助膀胱约束之功，此后疗效日显。五倍子惯用于涩肠，张老医生则认为，其入肺肾二经，当也可治遗尿滑泄之症，用于临床，每能获效。同时他也常用五倍子与白蜜调敷脐部，治疗自汗盗汗，常有显效。"[2]盗汗淋漓，有人主六味地黄汤加白芍、牡蛎、浮小麦、糯稻根须。

病案举例

1.施今墨治李某，男，20岁，自幼睡熟遗尿，昼间小便不多，夜间尿量、次数增加，睡时唤醒小便防遗，再入睡依然遗出，屡医无效，舌苔正常，六脉缓。治宜固涩（组方见方证）。5剂，五日遗二，前方加紫河车3g，日服一剂，渐隔日一剂，递减不服不遗为止[1]。

2.张伯臾治张某某，女，28岁，产后压力性尿失禁四月余，初起尿清，渐变黄，量多而频，大便艰结，三日一行，腹有隐痛，内热口干，面色皖白，舌红苔薄黄，脉细数。产后气阴二亏，肾藏损伤，肾主二便，控摄无权，拟调补气阴，益肾摄尿，药后尿仍频多，失禁，口渴腰酸，原法参入固涩之品（组方见方证），七剂。尿多得减，渐能控制，守方再进[2]。

3.邹云翔治神经性尿频：仝某某，女，22岁，情志不遂，胸怀不畅，突然小溲次频，意态沉闷，泪珠盈眶，时欲叹气，尿频无以计数，遗尿，腰腑酸楚，苔薄白质红，脉沉细。证属肾虚不固，气血两亏，肝气郁结。拟补肾固摄，疏肝解郁，补益气血，重镇安神：菟丝子18g，沙苑子、当归各9g，枸杞、白芍各12g，磁石13g，党参15g，合欢皮30g，玫瑰花3朵，红枣5枚，醋拌生铁落60g。尿频次数减少，仍腰酸，见水欲尿，原方加川断12g[6]。

4.朱颜等治尿崩症（消渴）：李某某，男，63岁，口渴、多饮、多尿2年余。（24小时液体摄入量为9400ml，尿量为9700ml）气短懒言，脉弦数苔净，舌红，体重50kg。为肾水下虚，中气不足，用滋阴补肾益气，六味地黄加减（组方见方证），并口含乌梅生津止渴，3剂好转，18剂大减，进出量各减至6500ml，脉弦数已除，舌红转淡，酌加温肾，以蒸腾津液，金匮肾气汤加五味子、益智、酸枣仁，并服甘草粉，每日3次，每次5g，6剂，出现低热，去桂附，至出院液体进出量减至3500~5000ml，心悸、气短、乏力、失眠也明显好转，低热亦退。2个月后复查，每天液体摄入量及尿液仍约3000ml，体重60kg[3]。

5.章真如治张某某，男，65岁，午夜出汗，寐则汗出，衣被皆湿，寤则汗收，全身湿冷，已三月余，平素好逸少劳，体弱而肥，动则汗出气喘，善太息，心慌心悸不安，稍事劳动，则感体力不支，阴虚盗汗，治宜补阴以营内，填营固阴，使阴液敛藏（组方见方证），5剂，盗汗渐止，自汗亦未复作[4]。

6.邓铁涛治高血压阴阳两虚：头晕，眼花，耳鸣，腰酸，腰痛，阳痿遗精，夜尿，自汗盗汗，舌淡嫩红，苔白厚，浊腻，脉弦滑或虚大而滑。宜补肝肾潜阳。肝肾双补汤（组方见方证）。若兼气虚加黄芪30g。若以肾阳虚为主者，用附桂十味汤（肉桂3g，熟附、桑椹、云苓、泽泻各10g，黄精20g，丹皮、牛膝各9g，莲须12g，玉米须30g）。若肾阳虚甚兼浮肿者，用真武汤加黄芪30g，杜仲12g[5]。

引用文献

[1] 祝谌予.施今墨临床经验集[M].北京：人民卫生出版社，1982：157.

[2] 严世芸.张伯臾医案[M].上海：上海科学技术出版社，1979：96.

[3] 朱颜等.尿崩症一例治疗介绍[J].中医杂志，1964,（8）：13.

[4] 章真如.诊余医话[J].中医杂志，1980,（7）：27.

[5] 邓铁涛.邓铁涛医集[M].北京：人民卫生出版社，1995：2，3.

[6] 邹云翔.邹云翔医案选[M].南京：江苏科学技术出版社，1981：145.

（八）阴精不固候（肝肾阴虚转证4）

肝肾阴虚证·阴精不固候，为肝肾阴虚不足，阴不配阳，阳气内动，扰于精室，乱其冲任，杂病家通称精关不固，妇科亦称冲任不固之证。见症虽以阴精失固之症象显明，但必兼见肝肾阴虚与阳浮之脉症，并以之为凭。

通称：精液失固，肾阴亏损。

病名：［**中医**］带下，遗精。

病因病机：肝肾阴虚虚滑，由于肝肾阴液久虚不复，阴虚不能配阳，阳气内动，扰于精室，致精关不固；乱于冲任，亦失其封固。

证象组合：阴虚+精滑+阴涸+阳浮

主症：【**阴虚失养**】**症象：**①腰酸。②面清瘦无华。③视物模糊。**脉象：**脉细，小数。

【**阴精不固**】**症象：**①遗精梦泄，遗精，惶恐之际加甚。②带下如注，白带淋漓。③血崩。

副症：【**阴液消涸**】**脉象：**脉弦细而略数。**舌象：**舌偏红而少苔，舌干绛，舌质红苔黄。

宾症：【**阳气浮越**】**症象：**①眩晕。②胸痞。③颧红唇赤。**舌象：**苔薄白根腻。

治则：当以大滋肝肾阴液为主，兼以固涩，标本兼顾之法。

方证

1.调经止带丸证：药典方，治妇人带证，由带脉失守伤及冲任，或经水不调而致崩漏。

熟地、当归、香附各120g，白芍、川芎、海螵蛸、椿白皮、黄柏、远志各60g，赤石脂、煅牡蛎各90g。

2.滋肾止带汤证：蔡纯臣方[3]。带下肾虚型：多与产育过多肾气亏损有关。详见病案2。

熟地、菟丝子、煅龙骨、煅牡蛎、芡实各15g，怀山12g，山萸肉、甘杞子、茯苓、金樱子、鱼鳔、关沙苑各10g。

3.六味丸加味证：蔡纯臣方[3]。治精液失固，肾阴亏损，详见病案3。

熟地、茯苓、煅龙骨、煅牡蛎各15g，怀山、山萸肉、金樱子、芡实、鱼鳔、龟板、关沙苑、菟丝子、枸杞子、黄柏各10g，丹皮、泽泻各6g。

论著和讨论

本证候肝肾阴虚阳动，内扰精室，乱于冲任，致失封固之职。其治则当大滋肝肾阴液，以配其阳，而固其本，兼以固涩，以固其标。如俞根初说："新感冬温引发伏暑，《内经》所谓阴气先伤，阳气独发，乃冬令温燥之重证也。……男子遗精梦泄，女子带多血崩者，伏暑下陷冲任也。滋任益阴煎加醋炒白芍12g，白薇15g，阿胶9g，童便1杯冲，清滋冲任以封固之。"[1]蔡纯臣说："肾虚型：多与产育过多肾气亏损有关。若肾阴虚者，宜滋肾益阴，固精止带，拟用滋肾止带汤（组方见方证：六味汤加减）。"[2]章永红说："遗精一症，多属肝肾病变。精之藏蓄虽在于肾，而精之主宰实由于心。心神安定，则精液自固。若思虑过度，精神紧张，君火一动，则相火亦随之而动，君相妄动，精舍不宁，精亦随之外泄。本例病后真阴伤无疑，故用二至丸补肝肾之阴，以固根本，同时必配莲子养心不可。"[3]

病案举例

1.叶天士治某，温邪劫阴，带下火升，胸痞，脉小数（温邪伤阴）：生地、阿胶、牡蛎、川石斛、小麦、茯苓[4]。

2.蔡纯臣治陈某，女，28岁，数月以来，白带淋漓，腰酸头晕，视物模糊，舌质红苔黄，脉弦细数。此为肾阴亏损，相火内动为带。因精液失固，肾阴亏损，故头晕眼花，白带多，腰酸痛。方用六味丸加味（组方见方证），等味出入为治，半月后各症皆愈[2]。

3.章永红治遗精：刘某，男，26岁，半年前曾患热性病，病后经常遗精，惶恐之际加甚，其面清瘦无华，舌偏红而少苔，脉弦细而略数。处方：女贞子、墨旱莲各30g，金樱子、芡实各15g，莲子须各12g，连服15剂而愈[3]。

引用文献

［1］俞根初.重订通俗伤寒论［M］.上海：上海科学技术出版社，1959：268.
［2］蔡纯臣.谈谈中医治疗带下及过敏性鼻炎的经验［J］.新中医，1981，（6）：12.
［3］章永红.二至丸的临床运用［J］.上海中医药杂志，1983，（12）：23.
［4］叶天士.临证指南医案［M］.上海：上海卫生出版社，1958：499.

（九）阴虚阳浮候（肝肾阴虚变证1）

肝肾阴虚证·阴虚阳浮候，为肝肾阴液不足以涵养，致肝阳内亢，浮越于上，杂病家通称之阴虚阳亢之证。见症以阴枯与阳浮之脉症为主。

通称：阴虚阳亢。

病名：［**中医**］眩晕，头痛，耳鸣，耳聋，暴盲，低热，儿童阴虚发热。［**西医**］原发性高血压，白细胞减少，多动症，陈旧性中心性视网膜炎，续发急性视神经炎。

病因病机：肝肾阴虚虚逆，因肝肾阴液不足，不能涵养肝木，肝阴不能配阳，以致肝阳亢盛，阳亢则风动，风阳浮越于上，而成肝肾阴枯阳亢之候。

证象组合：阴虚+阴涸+阳浮+神扰+空窍

主症：【阴虚失养】症象：①素体消瘦，精神不振，倦怠，无力。②记忆力减退，健忘。③腰膝无力，腰酸，腰痛，脚酸。④肢体麻木。⑤低热、日晡甚，手足心热。⑥遗精。**脉象：**①脉弦细。②脉细数无力。③两尺微弱。**舌象：**舌嫩红，苔少。

【阴液消涸】症象：①口干咽燥。②盗汗，甚则内衣湿透。③大便硬结。④或月经先期，量少色红或紫红。**舌象：**①舌淡红无苔，周围暗。②舌红无苔。③舌体瘦薄，舌绛苔少。**脉象：**①脉弦细而数。②脉弦关盛。

副症：【阳气浮越】症象：①面红，烘热汗出。②头顶抽掣胀痛，手不可近。③畏见阳光。④发热，口干不甚渴，小便清长，（发热持续39℃左右）。⑤不自主地上下肢及腰身出现伸直、屈曲、扭转，面部出现努嘴、吐舌、挤眉等动作。**舌象：**舌光绛无苔。**脉象：**弦大而芤。

【清空不宁】症象：①眩晕。②头痛，头晕胀痛，右则头痛不能入寐。

宾症：【清窍不利】症象：①耳鸣，耳聋。②暴盲。③眼球胀痛，合目模糊不清。

【神志不宁】症象：①少寐失眠，多梦。②心悸。③烦躁易怒。

治则：当大滋其阴液，镇潜其亢阳，标本同治。

方证

1.大定风珠证：吴鞠通方[1]，适应眩晕抽掣顶胀痛，手不可近，畏见阳光，脉弦细而数，或弦大而芤。

白芍药、生地黄、麦门冬各18g，阿胶9g，生龟板、生牡蛎、生鳖甲、炙甘草各12g，火麻仁、五味子各6g。水煎去滓，入鸡子黄，搅匀，分3次服。

2.降压二方证：秦伯未方[2]，适应原发性高血压初期。

大生地12g，龟板15g，山茱萸4.5g，女贞子9g，麦冬6g，川石斛9g。

3.莲葚汤证：邓铁涛方[3]。滋肾养肝，治高血压肝肾阴虚：眩晕，精神不振，记忆力减退，耳鸣，失眠，心悸，腰膝无力，或盗汗，舌嫩红，苔少，脉弦细，或细数。

莲须、桑椹、女贞子、旱莲草各12g，山药15g，龟板、生牡蛎各30g，牛膝15g。

4.一贯煎加味证：张庆武方[4]。治不自主地在上下肢及腰身出现伸直、屈曲、扭转，面部出现努嘴、吐舌、挤眉等动作，详见病案6。

川楝子、枸杞、当归各10g，北沙参20g，麦冬15g，生地、地骨皮、钩藤各12g，生龙骨、牡蛎各30g。

论著和讨论

本证候肝肾阴虚而肝阳不藏，阳亢风动，治则以养阴镇潜为主。叶天士曰："肝肾阴尽，风阳内烁，防复厥。"[5]即以大滋肝肾之阴液，镇潜亢盛之肝阳，所谓："育阴潜阳""养阴息风"之法。即古人称滋水以制阳亢之例。秦伯未说："痛在颠顶，正当百会穴，为相火偏旺，循督脉上扰。不可辛散，用三才汤加牡蛎、龟板，并针百会、通天、昆仑、至阴、太冲等穴。"[2]如何廉臣说："（呕血吐血）若血出虽少，已见头晕耳鸣，腰痛脚酸等症者，肾阴虚而肝阳不藏也。宜多服阿胶鸡子黄汤及龟板地黄汤等，育阴潜阳以善后。"俞根初亦云："肾虚精脱，则耳鸣耳聋，宜常服耳聋左慈丸；或磁朱丸等，以滋阴镇逆。"[6]

吴静芝治更年期综合征肝肾阴虚型：精神抑郁，烦躁易怒，头晕胀痛，耳鸣，面红，烘热汗出，口干咽燥，腰背酸痛，失眠健忘，手足心热，肢体麻木，或月经先期，量少色红或紫红，舌红苔光，脉细数或弦数。治宜补益肝肾，平肝潜阳。用仙菟汤（仙灵脾、菟丝子、当归、知母、黄柏）选加女贞子、墨旱莲草、枸杞子、珍珠母、煅牡蛎、决明子、夏枯草、豨莶草等。治疗本型，仙、菟的用量宜轻，而重用知柏[7]。

病案举例

1.叶天士治吴，冬月伏邪，入春病自里发。里邪原无发散之理，更误于禁绝水谷，徒以芩、连、枳、朴，希图清火消食，以退其热，殊不知胃汁再劫，肝风掀动。舌绛，鼻窍黑煤，肌肤甲错，干燥，渴欲饮水，心中疼热，躁乱如狂，肝肾阴尽，风阳内烁，延及一月，五液告涸：阿胶、生地、天冬、川石斛、鸡子黄、玄参心。咸润颇安，虑其疳蚀阻咽，故解毒佐之：玄参心、阿胶、金汁、细生地、天冬、银花露。胃未得谷，风阳再炽，入暮烦躁，防复厥：生地、白芍、麦冬、金汁、阿胶、银花露，神识略苏，常欲烦躁。皆阴液受伤，肝风不息，议毓阴和阳：生地、牡蛎、阿胶、麦冬、白芍。膻中热炽，神躁舌干，痰多呛咳，皆火刑肺金，宜紫雪丹一钱[7]。

2.阮绍明治暴盲（陈旧性中心性视网膜炎，续发急性视神经炎）：詹某，男，31岁，右侧头痛剧不能入寐，眼球胀痛，合目模糊不清，经常头晕失眠，多梦，腰酸，遗精，舌红，脉弦细两尺微弱，壮水之主以制阳光，六味地黄汤加枸杞、白芍、石决明、甘草，10剂头痛目胀已止，视力改善，因思虑急躁致失眠，心悸，左侧头痛，改凉血化瘀，平肝明目：菊花、密蒙花、丹皮、全归各6g，决明子、枸杞、仙鹤草、侧柏炭、地黄炭、炒山栀、地榆炭各9g，鲜石斛12g，4剂，痛止，视力改善，唯心惊头晕，失眠，多梦，用地黄汤合天王补心丹：生熟地、朱茯神、远志、酸枣仁、柏子仁、白芍、党参、枸杞、山药、泽泻、山茱萸各9g，五味子2.4g，6剂，症状消失，加菟丝子、肉苁蓉各9g，5剂，以石斛夜光丸，天王补心丹交替服用，以朱茯神、怀山、酸枣仁、柏子仁、白芍、当归、枸杞、石斛、制首乌、党参、菟丝子、远志各90g，生熟地120g，泽泻、菊花、山茱萸、肉苁蓉、杜仲各60g，丹皮45g，五味子、甘草各30g，石决明240g，文火煎熬，去渣，加白蜜一斤收膏，每日早晚各服两匙，善后[8]。

3.吴永炎治陈某，男，2岁，发热20多天，在韶关经过中西医治疗，热始终不退，病情日渐严重。诊见病孩面色苍白，体质虚弱，发热一直持续在39℃左右，烦躁，小便清长，大便正常，舌淡红无苔，脉弦细数，诊为阴虚阳亢发热，治宜滋阴潜阳，因缺龟板，暂拟生地15g，女贞子10g，以冀能获效，嘱服1剂。二诊：服药后精神略好，热度如前，宗上方加怀山10g，再服1剂。三诊：药后仍未退热，症情如上，即嘱病家到农村买乌龟3只取其板用。乃予处方：生龟板30g，生牡蛎10g，服1剂后，烦躁已止，热度下降。再服1剂，诸症均减，仅有微热。后照方续服2剂，并注意服食一些滋补的东西，症情悉愈，身体康复。综上可知"诸寒之而热者取之阴"，是数千年的中医理论，至今仍有实践意义[9]。

4.刘承山治白细胞减少症的肝肾阴虚型：常表现为眩晕、倦怠、消瘦、烦躁、心悸、少寐等症，选用1号育肾生血汤：霜柿叶30g，生牡蛎、生龟板、生鳖甲、地骨皮、杞果、虎杖、杭白芍、玄参各15g，盐知母、黄柏各9g，女贞子12g。病者王某某，女，39岁。素体消瘦，低热日晡甚，倦怠，纳差。因眩晕无力，夜寐难眠，不能坚持工作而来诊。舌光绛无苔，周围暗，脉弦关盛，查白细胞2.17×10^9/L，证属肝肾阴虚，督脉受损，选用1号育肾生血汤，酌加黄精及消导，宁神之品，共服25剂，白细胞升至5.5×10^9/L，已上班工作，续用育肾生血丸治疗一个半月，病情稳定[10]。

5.吴静芝治施某，女，50岁，1978年6月18日初诊：患者头晕跟花，耳鸣失聪，心悸失眠，面部烘热，心烦易怒，肢疲麻木，血压升高（200/120mmHg），经期不整已有年余，上届月事量少色紫红挟块，苔净，脉弦细。乃肾阴不足，肝阳上潜，治拟滋肾潜阳，平肝息风：淫羊藿、菟丝子各6g，黄柏、生知母、女贞子、枸杞子、决明子各12g，夏枯草15g，豨莶草、当归各9g，生龙骨、牡蛎各20g，5剂。二诊：药后诸恙得减，肢麻已除，血压下降（180/90mmHg），心悸失眠依然，循前方增损：淫羊藿、菟丝子各6g，黄柏、生知母、女贞子、甘枸杞子、决明子、制丹参各12g，生龙骨、牡蛎各20g，龟板9g，夏枯草15g，5剂。按：肾阴不足，肝阳上亢则头晕眼花耳鸣，阴虚火盛则心悸失眠，面部烘热，心烦易怒，血压升高。治用滋阴潜阳之法而获显效。血压明显下降，嘱续服本方，以巩固之[7]。

6.张庆武治王某，女，13岁，半年来常盗汗，甚则内衣湿透，头晕烦躁失眠，1周来不自主地在上下肢及腰身出现伸直、屈曲、扭转，面部出现努嘴、吐舌、挤眉等动作，身体瘦弱，舌体瘦薄，舌绛苔少，脉细数，此肝阴不足，筋膜失养，发为肝风，宜滋肝养筋以息风，一贯煎加味（组方见方证），5剂盗汗止，睡眠增加。至15剂，不自主动作停止，午后出现盗汗，用一贯煎加地骨皮治愈，至今3年未发[4]。

引用文献

[1] 吴鞠通.温病条辨［M］.福州：福建科学技术出版社，2010：110.
[2] 秦伯未.秦伯未医学名著全书［M］.北京：中医古籍出版社，2003：171，287.
[3] 邓铁涛.邓铁涛医集［M］.北京：人民卫生出版社，1995：2，3.
[4] 张庆武.一贯煎加味治疗肝风1例［J］.中医杂志，1981，（12）：11.
[5] 叶天士.临证指南医案［M］.上海：上海卫生出版社，1958：594.
[6] 俞根初.重订通俗伤寒论［M］.上海：上海科学技术出版社，1959：328，473.
[7] 储水鑫，吴静芝.从肾论治更年期综合征［J］.新中医，1981，（10）：18.
[8] 阮绍明.暴盲症治案4则［J］.上海中医药杂志，1965，（6）：35.
[9] 吴永炎."诸寒之而热者取之阴"的临床应用［J］.新中医，1981，（1）：40.
[10] 刘承山.白细胞减少症的临床治疗［J］.新中医，1981，（6）：28.

（十）阴竭阳厥候（肝肾阴虚变证2）

肝肾阴虚证·阴竭阳厥候，为肝肾阴液枯涸，阴虚不能恋阳，阳气内亢，浮越于上，立有厥脱之险。杂病家通称之为下虚上盛、虚阳上浮，或虚火上冒、龙雷飞腾之证。其见症以阴枯与阳浮之脉症为主，更可兼见气逆与厥脱之脉症。

通称：下虚上盛，虚阳上浮，虚火上冒，龙雷飞腾。

病名：［中医］大厥，暴厥。

病因病机：肝肾阴虚厥脱，因肝肾阴虚，精血不足，不能涵养阳气，阳气浮越于上。

证象组合：阴虚+阴涸+阳浮+气逆+神扰+清空+络脉+气脱

主症：【阴虚失养】症象：①面色少华，精神疲倦。②憔悴昏聩。③盗汗颇剧。**脉象：**①脉弦细。②脉虚弦。**舌象：**舌边尖红，苔中腻。

【阴液消涸】症象：①面颊黧黑。②鼻煤唇燥。③肌肤甲错。④口燥咽干，口干不欲饮，干燥渴欲水。⑤心中疼热，不欲食。⑥溺黄而频，溲赤而涩。⑦大便艰燥，大便不行。**舌象：**①舌绛苔少。②舌紫绛干燥无津。③舌黑。**脉象：**①脉虚弦小数。②细而数。③脉浮濡而细。

【阳气浮越】症象：①面红，两颧嫩红带白，唇红，目赤颧赤。②咽痛声嘶，喑哑无声。③后子夜热躁。④头部多汗，热气蒸腾，两足厥冷，倏往倏来，一日数次。⑤夜睡冷汗如珠，四肢冰冷，醒后肢体不支。**脉象：**脉转浮大。**舌象：**舌胖嫩圆大。

【清空不宁】症象：①头晕，头蒙不清。②头痛偏左。③耳鸣耳聋。④眼皮跳。

副症：【络脉不和】症象：①舌蹇语涩。②口角流涎。③手足发麻。④发痉发厥。

【气机冲逆】症象：①冲气上逆，声嘶息粗。②或呃或厥，或顿咳气促。③冲任脉搏。④欲呕。

宾症：【神志不宁】症象：①心悸。②烦躁不寐。③躁乱如狂。

【气虚脱绝】症象：①神志时明时昧，时而语无头尾，言无伦次。②视觉模糊，瞳神时散时缩，时而眼睛发直，睆无所见。③四肢颤动，时而两手发战，筋惕肉瞤。④时而睡卧，自觉身重。⑤时而心口一阵发空，气不接续，奄奄欲脱。⑥神昏烦躁，反复躁狂，有似阳证，但两足厥冷。⑦神倦昏瞀瘛疭，小便自遗，肢冷，奄奄待毙。**舌象：**①舌质淡青。②舌形紫色。**脉象：**①脉细数沉弱。②脉微欲绝。③六脉洪大而空。

治则：当急于大滋肝肾阴液，以恋其阳；兼以重镇潜纳，以沉降其亢阳，而回其厥脱；脱势已急者，更当参以大补元气，以挽其脱。

方证

1.冲和汤证：程门雪方[1]。治五脏俱虚证：筋惕肉瞤，头蒙不清，睆无所见，耳聋失聪，喑哑无声，脉虚弦，详见病案2。

淡苁蓉、冬虫草各4.5g，制首乌、紫石英、灵磁石、冬瓜子各12g，甘枸杞6g，煅蛤壳24g，川贝母、象贝母、蒌皮、七味都气丸各9g。

2.定风珠加减证：郑沛江方[2]。治病两月余，神倦昏瞀瘛疭，口燥咽干，大便不行，溲赤而涩，详见病案3。

白芍、生地、麻仁、牡蛎、麦冬、甜杏仁各9g，阿胶、龟胶各4.5g，五味子3g，甘草6g，鳖甲12g，鸡卵1枚。

论著和讨论

本证候肝肾阴液枯涸，阳无所附，浮越于上，阴阳渐形离脱，厥脱在即。沈又彭说："《经》云：大怒病发于肝也。肝为风木之脏，性最喜升，其络循喉咙之后，上至颠顶，精血足则肝阳有所附，虽怒亦不致大厥，唯精血衰少之人，失于涵蓄，肝阳本自易动，怒则勃然而上，通身之气血随之，则下焦之气脱矣，故摔倒，上焦之气壅实，故不言，是名大厥，又名暴厥。"[3]俞根初说："元气虚者，虚阳上浮，则咽痛声嘶，耳鸣虚聋，两颧嫩红带白，头晕心悸，时或语言謇涩；或口角流涎，瞳神时散时缩，时而下眼皮跳，时而眼睛发直，时而语无头尾，言无伦次，时而两手发战，时而手足发麻，时而筋惕肉瞤，时而睡卧，自觉身重，时而心口一阵发空，气不接续者，此皆病人平素气虚之证据。"[3]贺季衡亦谓："水不涵木，龙雷相火，迅速飞腾，陡升无制，阴阳渐形脱离，脏阴内乏，阳气独升。"[4]救治之则当以大剂滋填真阴，镇潜浮阳，以救其厥脱。

俞根初说："冲气上逆，或呃或厥，或顿咳气促，冲任脉搏，舌胖嫩圆大，阴竭阳厥者，宜滋潜坎气，潜龙汤主之。"[3]吴坤安说："有阴虚挟感，微见躁烦，医误认为阳明，用犀角、葛根等升提药，以致虚火上冒，目赤颧红，唇燥口渴，反发躁狂，有似阳证，但两足厥冷，舌形紫色，六脉洪大而空，或细而数，当以左归饮或六味参麦之类主之。"[5]何廉臣说："更有湿热化燥伤及肾阴，旦慧夕剧，面色少华。或邪伤肝之经脉，发痉发厥。审其有热无结，则又唯有酌用阿胶鸡子黄汤养阴息风而已。"[6]

病案举例

1.王孟英治江小香，病热危笃，脉虚弦小数，头痛偏左后，子夜热躁，肢冷，欲呕，口干不欲饮，不欲食，舌蹇语涩，溺黄而频，过投温散，阴津阳气皆伤，刚烈动其内风，秋石水拌高丽参、苁蓉、首乌、白芍、牡蛎、楝实、盐橘红、桑椹、石斛、蒺藜、茯苓、肉桂各五分，饭丸一剂，躁平呕止，各恙减轻。数剂，粥食渐安。去首乌、桂、楝加砂仁、炒熟地、菊花、枸杞，半月愈[7]。

2.程门雪治五脏俱虚证：徐某某，男，老年，肝肾真阴久亏，阴不恋阳，阳亢于上，筋惕肉瞤，头蒙不清，目睆无所见，耳聋失聪，喑哑无声，大便艰燥，脉虚弦，舌边尖红，苔中腻。拟滋养肾阴，而潜浮阳，佐以润腑之品（组方见方证）[1]。

3.郑沛江治风温挟湿：徐寡妇，20余，夫瘵死后，抑郁感风湿，初身热，咳嗽胸闷，身痛头疼，便泻口渴，病已月余，神倦瞀瘛，口燥咽干，大便不行，溲赤而涩，停经二月，奄奄待毙，脉微欲绝，舌绛苔少（组方见方证），2剂脉起苔生，瘛止神清[2]。

4.陈筱辉治林某之妻，34岁，温热病，初恶寒发热，神昏烦躁，用抗生素未效，脉细数沉弱，舌绛唇红，颧赤，此热邪烁阴，阴虚阳亢，育阴潜阳，大定风：白芍、干生地、麦冬各18g，龟板、鳖甲、牡蛎、炙甘草各12g，阿胶9g，火麻仁6g，五味子4.5g，鸡子黄2枚。药后热退神安。准前法加减，连服数剂，逐渐恢复健康[8]。

5.黄文东治杨某某，男，71岁，大便秘结2年，诊断：器质性精神病，神志时明时昧1年，视觉模糊，四肢颤动，小便自遗，脉弦细，舌质淡青。肾阴不足，肝风内动，肠道失调，拟平肝息风，滋阴潜阳：石决明18g，甜苁蓉、大生地各12g，枸杞子4.5g，牡蛎30g，灵磁石、生首乌15g，菊花、肥玉竹各9g。7剂。大便虽行，仍干燥，筋脉抽动，血不养筋，予滋阴润肠：生首乌、珍珠母、桑枝各30g，甜苁蓉18g，牡蛎15g，菊花、黑料豆各9g，生甘草3g。7剂。大便渐润，肢颤抖已减，舌质淡红有津，脉细。阴虚脏躁。仍用原法[9]。

引用文献

［1］上海中医学院.程门雪医案［M］.上海：上海科学技术出版社，2002：120.
［2］何廉臣.重印全国名医验案类编［M］.上海：上海科学技术出版社，1959：22.
［3］俞根初.重订通俗伤寒论［M］.上海：上海科学技术出版社，1959：117，256，438.
［4］陈煦元.追忆贺季衡先生医事数则［J］.江苏中医，1965，(7)：28.
［5］吴坤安.伤寒指掌［M］.上海：上海科学技术出版社，1959：卷三58.
［6］何廉臣.重订广温热论［M］.福州：福建科学技术出版社，2010：13.
［7］徐衡之，姚若琴.宋元明清名医类案［M］.长沙：湖南科学技术出版社，2006：370.
［8］福建省中医药研究院.福建中医医案医话选编（第二辑）［M］.福州：福建人民出版社，1963：4.
［9］上海龙华医院.黄文东医案［M］.上海：上海人民出版社，1977：180.

（十一）阴竭阳越候（肝肾阴虚变证3）

肝肾阴虚证·阴竭阳越候，为肝肾阴液枯涸，肾水不能涵养，肾中真火，浮越于上，以致脱绝，杂病家通称为阴阳两脱，或阴证似阳，脱阳脱元，戴阳之证。其见症以阴涸与阳浮之脉症为主，更可兼见阳气暴脱之脉症。

通称：阴阳两脱，阴证似阳，脱阳脱元，戴阳。

病名：［**中医**］眩晕，伏气伤寒，肾伤寒，阳虚伏阴，色厥。［**西医**］高血压心脏病，动脉硬化。

病因病机：肝肾阴虚厥脱，因肝肾阴虚，精血不足，肾阳不能下归，反而浮越于上。谢映庐曰："阴虚阳越，势在险笃。"[1]或寒邪深伏，或病中过投清散耗伤肾阳，均可致阴虚，而虚阳无根之候。

证象组合：阴涸+阳浮+神蒙+阳脱

主症：【**阴液消涸**】**症象**：①唇黑裂。②大渴喜冷。③便结。④小溲浑浊。⑤赤痢乃下。**脉象**：尺部及左三部尤虚。**舌象**：①舌生芒刺。②苔焦黑，舌根黑。③浮胖滋润不枯。

【**阳气浮越**】**症象**：①面现油光。②喉痛口渴。③发热自汗，交午寒热。④烦渴引饮，不能下咽，饮水则吐。⑤面目俱赤。⑥两足如烙。⑦咽痛。⑧烦躁不得眠。**脉象**：①脉浮洪大，按之微弱，脉如沸汤。②脉弦，左尺独大。

副症：【**清空不宁**】**症象**：①头晕多汗。②耳聋。

【**神志昏蒙**】**症象**：①烦闷不舒。②谵语。

宾症：【**阳气脱绝**】**症象**：①身大热反欲得衣，足冷蜷卧。②下利。③肢厥自汗。④汗多头晕。⑤气促大汗。⑥寒来如冰。⑦肾囊缩入。**舌象**：舌质淡红胖嫩，苔薄白。**脉象**：脉沉细微涩，浮散带数，短促无根。

治则：救治之则当急以大剂滋填阴液，佐以回阳救脱。

方证

1.桂附八味汤（即金匮肾气汤）证：适应肾火衰微，阳不潜藏，发热自汗，烦渴引饮，不能下咽，面目俱赤，两唇黑裂，两足如烙，舌生芒刺，脉浮洪大，按之微弱，或沉细微涩，或浮散带数，或短促无根，尺部及左三部尤虚。

干地黄八两，山药、山茱萸各四两，泽泻、茯苓、牡丹皮各三两，桂枝（近代多用肉桂），炮附子各一两。蜜丸，每服六钱，日二次。温开水或淡盐汤送服。

2.育阴潜阳方证：严绍岐方[2]。治伏暑痢：病中房劳，面现油光，喉痛口渴，少腹中有块顶起，喜人按住，赤痢乃下，肾囊缩入，脉弦，左尺独大，舌根黑，详见病案4。

熟地24g，龟板、怀山各12g，当归身6g，吴萸3g，紫桂0.6g，五味子30粒。

论著和讨论

本证候肝肾阴液枯涸，肾阳无依，孤阳上越而致暴脱。俞根初曰："伏气伤寒，古人谓之肾伤寒，就余所验，多由其人好色，色欲伤肾，肾经先虚，故偶感暴寒之气，得以伏匿于其经。……因肾主水，水性寒，伏气从阴化者多，故病多阳虚伏阴。伏阴者身虽大热，反欲得衣，面赤戴阳，足冷蜷卧，先咽痛，继即下利，甚则肢厥自汗，烦躁不得眠，舌苔虽黑，却浮胖滋润不枯，脉浮取洪大而数，略按则软而无力，重按则空大而散，当大剂温补以救其本，反佐童便凉通以滋其标，先与加味金匮肾气汤，浓煎冷服，俟阳虚证退，继以桂枝橘皮汤，温调营卫以和表。"[3] 程杏轩亦云："此阴阳交争，正不胜邪，脱机显露，请先救人后医病。"[4] 救治之则当大剂滋填肝肾阴液，佐以温肾纳阳之品，以救其脱。陈士铎说："中暑热之气，两足冰冷，上身火热，烦躁不安，饮水则吐，暑散而肾火不能下归，龙雷之火下不可归，乃留于上焦而作热矣。方用八味地黄汤。还肾汤亦效：熟地三两，甘草一钱，肉桂五分，牛膝五钱。"[5]

色厥：毛退之《中西医话》："色厥者其人本虚，偶因奇遇，而悉力勉为之者有之；或因相慕日久，而纵竭情欲者亦有之，故于事后则气随精去，而暴脱不反。"徐荣斋说："各家医书认为这是：精去于频，而脱于渐，每多于房欲两三日之后，方见此证。但因其病不在即，故不以为此病，兼人多讳此，而不知中年之后，多有因此而病者，是即所谓色厥也。奈时师不能察，而每以中风毙之耳，凡治此者，单以培养命门或水或火，当以参、芪峻补元气：熟地、当归、肉苁蓉、枸杞子填补真阴。"俞根初认为："男女交接而厥脱者，多致不救，男子名脱阳，宜参附汤加鹿茸，其死后阳事不倒；女子名脱阴，宜参附汤合龟鹿二仙胶；或梦中遗泄而脱者，名脱元，其阳必举，精必遗泄，形容犹带喜笑，体温者宜参附汤加熟地，急煎灌服救之。体冷则不治矣。"[3]

病案举例

1.**赵献可**治患者寒来如冰，热来如烙，唯面赤如脂，渴欲饮水者，以六味地黄加柴胡、芍药、肉桂、五味，大剂一服便愈[6]。

2.**张景岳**治王生，阴虚伤寒，舌黑之甚，芒刺干裂，焦黑如炭，身热便结，大渴喜冷，脉则无力，神则昏沉，但形神未脱，甘温壮水，大剂以救其本，间用凉水以滋其标，前后凡用人参、熟地辈各一二斤，附子、肉桂各数两，冷水亦一二斗，渐愈[7]。

3.**谢映庐**治陈祥光乃媳小产后，感冒寒热咳嗽，面白唇燥，脉来虚大，其热忽有忽无，此产后血虚感寒，与补中益气加熟地、姜炭。其家咸议恐补住寒邪瘀血，更医进发表一剂，即变气促大汗。见其面红目赤，耳聋谵语，脉来如汤沸腾，此阴虚阳越，势在险笃。疏与八味地黄，重附子加五味，嘱其急服，尚可挽回。岂知复疑不决，且嫌言过激烈，旋延一医相商，妄称热入血室，竟用四物柴胡一剂，大汗发痉而逝[1]。

4.**严绍歧**治伏暑痢：马山虎，25岁，秋后伏暑挟食，变赤白痢，前医一作脾痢，一作肝痢治小腹痛减，赤痢如前，解出甚难，面现油光，喉痛口渴，少腹中有块顶起，喜人按住，赤痢乃下，肾囊缩入少腹，脉弦，左尺独大，舌根黑，病中不谨，夹有房劳。属伏热伤气，房劳伤精，精气夺则虚，虚则防脱，大剂育阴潜阳（组方见方证），两剂，舌黑退而块隐，痢亦大减；继以霍山石斛12g送黑地黄丸4.5g，一日2次，双调脾肾，痢止胃动[2]。

引用文献

［1］谢映庐.谢映庐医案［M］.上海：上海科学技术出版社，1962：53.

［2］何廉臣.重印全国名医验案类编［M］.上海：上海科学技术出版社，1959：128.

［3］俞根初.重订通俗伤寒论［M］.上海：上海科学技术出版社，1959：199，437，440.

［4］程杏轩.杏轩医案并按［M］.合肥：安徽人民出版社，1986：199.

［5］柳长华.陈士铎医学全书［M］.北京：中国中医药出版社，1999：829.

［6］赵献可.中华医书集成·医贯［M］.北京：中医古籍出版社，1999：65.

［7］徐衡之，姚若琴.宋元明清名医类案［M］.长沙：湖南科学技术出版社，2006：97.

（十二）阴竭阳脱候（肝肾阴虚变证4）

肝肾阴虚证·阴竭阳脱候，为肝肾真阴枯竭，阳气无根，浮散以致脱绝，即《素问·生气通天论》所谓"阴阳离决，精神乃绝"之重笃险证。杂病家亦通称为阴阳两脱，或阴阳交脱之证。其见症虽以阴枯与阳越之脉症显明，但必兼见阳气与津液脱竭之脉症。

通称：阴阳两脱，阴阳交脱。

病名：［**中医**］呃逆，阴阳交，慢惊风。［**西医**］脑血栓形成，结核性脑膜炎。

病因病机：肝肾阴虚厥脱，因肝肾阴虚，真阴枯竭，不能恋阳，致孤阳无根，浮散欲脱，即王汝谦所谓"元海无根，亏因肝肾，此子午不交气脱证也"[1]。

证象组合：阴枯+阳浮+阳脱+津脱

主症：**【阴液消涸】症象**：①形体羸瘦。②口干无涎沫。③二便难。④舌黑而缩。⑤唇口焦裂出血。**舌象**：①舌面光如猪腰，舌体成球。②舌质红如涂朱。③舌黑。④舌尖红如镜。**脉象**：脉弦数。

【阳气浮越】症象：①遍体灼热。②神识昏愦。③狂躁咬人。**脉象**：脉洪大躁疾。

副症：**【清空不宁】症象**：①头痛。②视物不清。

【阳气脱绝】症象：①气短似喘，喘鸣气促。②声颤无力，语不接续。③痉厥皆至，角弓反张，手足瘛疭。④目瞪口张，露睛无光。⑤面青肉僵，面色枯悴青。⑥肢厥汗出如珠，汗出如洗。**脉象**：①脉微细无神。②沉伏。

宾症：**【气机冲逆】症象**：①呃逆频繁加剧，日夜不分。②呼吸促急。③气道噎塞。

【津液脱竭】症象：①汗大如雨，身热烙手。②二便失禁。

治则：当急急滋填其真阴，参以温补回阳之品，以两救其阴阳；然病势至此，亦尽人事而挽天机。

方证

1.《福幼编》理中地黄汤证：程门雪方[2]。治慢惊风（结核性脑膜炎）：高热神昏，面色枯悴青白，两目露睛无光，角弓反张，四肢厥冷，手足瘛疭，喘鸣气促，二便失禁，口唇开裂出血，舌光红如镜。详见病案3。

熟地15g，党参、白术各9g，当归、炙黄芪、枸杞、酸枣仁、补骨脂各6g，炮姜、山茱萸、炙甘草、肉桂各3g，炮附片1.5g，生姜3片，红枣3枚，核桃仁2个，先以灶心土60g煎汤代水。

2.炙甘草汤加减证：刘沛然方[3]。治脑血栓形成。呃逆频繁加剧，舌面光如猪腰，舌体成球，舌质红如涂朱，脉弦数。详见病案4。

红人参、生地、苏子各10g，炙甘草、茯蓉各12g，肉桂心、附子各6g，寸麦冬、车前子各15g，麻仁6g，阿胶珠20g（烊化），大枣10枚。煎服，每6小时一次，每次200ml。

论著和讨论

本证候肝肾阴枯，孤阳无根，浮散欲脱，《素问》云："病为阴阳交，交者死也。"治则当峻补肝肾之阴，温纳浮散之阳，以救其脱。然余听鸿则谓："于阴绝阳亡之候，阴脱救阴，阳脱救阳，服药早温暮凉，若护阴和阳并用，亦属难救，故不得不分治。"[4]

如王汝谦说："有一种气短似喘，呼吸促急，提不能升，咽不能降，气道噎塞，势剧垂危者，人但知为气急，其病在上，而不知元海无根，亏因肝肾，此子午不交，气脱症也。凡妇人血海常亏者，最多此症，宜急用熟地二两当归一两甘草五钱，以济之缓之，堪云神剂，如兼呕恶加生姜，气虚加人参，肝肾阴虚加肉桂。"董废翁说："有病后气虚，不能接续，非喘也，乃气短也。……然此乃急症，须大剂八味加人参两许方效（感症亦有元海无根，亏因肝肾，子午不交，以致气短似喘者，气脱症也。其脉必微细无神）。"[1]俞根初说："若声颤无力，语不接续，名曰郑声，乃元气虚而无根也，宜贞元饮合集灵膏峻补之。"[5]

刘沛然说：炙甘草汤治老年危重病人，呃逆收效较速，有脑血栓3例，脑出血7例，蛛网膜下腔出血2例，肝癌2例，并发呃逆，少则1剂，多则3剂，呃逆停止，功在顾元气，扶君火，补北纳肾，其症多舌红，便难，头痛，呃逆[3]。

病案举例

1.余听鸿治贡赞溪，患温邪，用升散十余剂，阴液已尽，阳气欲脱，狂躁咬人，神识昏聩，痉厥皆至，舌黑而缩，牙紧不开，已阴绝阳亡，复脉去姜桂，加鸡子黄大剂灌之。明晨反目瞪口张，面青肉僵，脉沉汗出如珠，肢厥。此阴回战汗，阳气不支。急桂枝龙骨牡蛎救逆汤大剂：高丽参、白芍、红枣各三钱，甘草一钱，龙骨四两，牡蛎、小麦各一两，茯神二钱。至晡汗收，而遍体灼热，狂躁昏厥，舌黑津枯，此阳回阴液又不支，仍是复脉法：生地一两，阿胶、白芍各三钱，麦冬五钱，炙甘草一钱，麻仁四钱，鸡子黄二枚。明晨依然冷汗肢厥，脉伏，目瞪口张不语，此阴回阳气又欲脱，仍用桂枝救逆汤。至晡依然舌黑缩短，脉数灼热，仍用复脉法。如是三日症势始盯此症，阴脱救阴，阳脱救阳，服药早温暮凉。若护阴和阳并用，亦属难救，故不得不分治。后以甘凉养胃，二十余剂而愈[4]。

2.谢映庐治黄成斋，今春面色如赭，坐谈口秽，神情张皇，若有所失，孤阳不生之机，至深秋忽潮热不退，屡进消导发散，致汗大如雨，身热烙手，舌苔满黄，口秽难闻，绝粒不进，彻宵不寐，热微则神稍清，热甚则神乱妄言，脉洪大躁疾异常。《素问》云："病温者，汗出辍复热，而脉躁疾，不为汗衰，狂言不能食，病为阴阳交，交者死也。"《灵枢》云："热病已得汗，而脉尚躁盛者死。"旋延二医，商从表里两解，未逾日，气高不返而逝[6]。

又治车启南之子，年方二十，发热头痛，服表散药，汗出淋漓，而热反炽，更狂言乱语，口渴，粥饮不进，脉洪大急疾异常，尺肤烁指，病名阴阳交，交者死也。更医与竹叶石膏汤，未晚果卒。大汗既出，而热反炽，是汗为阴气之亡，而热为阳气之丧。阴气既出，而孤阳独亢，因显躁疾之脉，已属不治，再加狂言乱语，心肾阴精绝于内，神明越于外[6]。

3.程门雪治慢惊风（结核性脑膜炎）：张某，男，12岁，高热神昏，形体羸瘦，面色枯悴青白，两目露睛无光，角弓反张，四肢厥冷，手足瘛疭，喘鸣气促，二便失禁，口唇开裂出血，舌光红如镜。医用羚角、生地、石斛，反下利不止，用姜附人参龙骨、牡蛎，而角弓反张加剧，属脾肾阳竭，肝肾阴伤，阴阳不相维系，决离之际立待，勉拟《福幼编》理中地黄汤（组方见方证），1剂效，10余剂调治而安[2]。

4.刘沛然治赵某某，男，79岁。2月27日入院，诊断为脑血栓形成。3月5日不停呃逆，病房给予山莨菪碱10mg肌内注射（肌注）及胃复安10mg肌注，针灸，普鲁卡因10mg中脘封闭，中药等处理罔效。呃逆频繁加剧，日夜不分，近2天以夜为重，辗转不寐，并牵引剑突部疼痛。患者形体虚瘦，口干无涎沫，头痛，视物不清，无发热，无呕吐，食欲不振，二便难，舌面光如猪腰，舌体成球，舌质红如涂朱，脉弦数。老年肾气虚竭，失其奉纳，戊癸失合而致呃（组方见方证）。煎服，每6小时一次，每次200ml。3月12日：服药1剂后呃逆即止，舌亦能伸展，并觉有食欲，渐进食，愿继服用[3]。

引用文献

［1］高鼓峰.医宗己任篇［M］.上海：上海科学技术出版社，1959：70，169.

［2］陆寿康.重危病证更须分清阴阳虚实［M］.中医杂志，1980，(9)：267.

［3］刘沛然.炙甘草汤加减治疗重病呃逆［J］.中医杂志，1982，(11)：45.

［4］徐衡之，姚若琴.宋元明清名医类案［M］.长沙：湖南科学技术出版社，2006：459.

［5］俞根初.重订通俗伤寒论［M］.上海：上海科学技术出版社，1959：472.

［6］谢映庐.谢映庐医案［M］.上海：上海科学技术出版社，1962：19，20.

（十三）阴虚失养候（肝肾阴虚变证5）

肝肾阴虚证·阴虚失养候，为肝肾阴虚不复，累及肾阳，而成阴中阳虚，不能荣养经络之脉。其见症虽以经络之症象显明，但必兼见肝肾阴中阳虚之脉症，并以之为主。

通称：督任虚损。

病名：［**中医**］喑痱，骨痹，筋痿，骨痿，低热，老年腰痛，颈脊酸痛，风中肾，下截瘫，左肢瘫。［**西医**］骨质疏松症，多发性周围神经炎，煤气中毒脑病，肝豆状核变性，肝硬化，前列腺肥大。

病因病机：肝肾阴虚虚弱，因肝肾阴虚，久虚不复，损及肾阳，而成阴中阳虚，上不能以荣清空，外不能以养经络之脉。

证象组合：阴虚+阳虚+经络+清空

主症：【**阴虚失养**】**症象**：①形体消瘦。②腰脊酸痛，下肢软而无力。③午后低热。④早泄。⑤遗泄，带下。⑥小便黄少，大便干结，二便秘涩。⑦口苦口干喜饮水，饮水不解。⑧睡眠不安。**舌象**：①舌边尖有红痕，苔少，舌红无苔。②舌质红而干，苔色黄褐。③舌微红苔薄。**脉象**：①脉细弦带数。②脉尺细弱，稍数。③脉左短右弦。④脉细稍数，左关稍弦。⑤脉细弦滑。

【**阳气不振**】**症象**：①两足发冷。②腰腹紧束。③喜暖畏寒，欲揉打。④肢体颤动，两手颤动。⑤下肢痿软，不能起立，不自行翻身。⑥腰酸。⑦小便短而频，不畅利。⑧小便失禁。**舌象**：①舌淡少津无苔。②苔薄白。**脉象**：①脉弦细。②脉象虚大。③脉右洪无力，左沉细无力。

副症：【**经脉不荣**】**症象**：①下肢重着无力，轻则行立不正，如踩棉花，重则不能活动。②骨痿，两足痿弱，足痱不能履。③筋骨牵痛，筋骨窜痛，或麻木窜痛，寒冷不温，全身疼痛，两胁腰部，两肩关节周围，两上臂，大腿重痛，活动是尤甚，天气变化加重。④腰胯脊髀酸痛，腰脊疼痛，伛偻难伸，腰腹紧束。⑤腰腿酸痛。⑥脚膝拘痛。⑦热痛如火或冷痛如冰。⑧足趾胀疼，跟痛。⑨颈脊酸痛。⑩下截瘫，左肢瘫。

【**络脉不荣**】**症象**：①夜间两腿发麻，肌肉麻木不知痛痒，或如蚁行感。②下肢麻木窜痛。③口舌麻木时退时止。④言语謇涩，呻吟语涩，语言迟钝，失语，舌喑不能言。⑤口角流涎水。

宾症：【**清窍失养**】**症象**：①头晕。②眩晕。③耳鸣。

治则：仍当以滋养肝肾阴液为主，兼以温养肾阳之品，于阴中求阳，阴阳两补以固其本，佐以强筋壮骨之味，兼顾其标。

方证

1.地黄饮子证：刘完素方[1]。功能补肾益精，宁心开窍。治精血空虚，心肾脉络失养，舌因弛纵而发言不利，语言謇涩，腰脚痿弱，大便难。

生地黄90g，巴戟天、山茱萸、肉苁蓉、石斛、炮附子、茯苓、石菖蒲、远志、肉桂、麦门冬各30g，五味子15g。为末，每服9g，加生姜、大枣、薄荷，水煎服。

2.加味四斤丸证：陈言方[2]。治肝肾不足，热淫于内，筋骨痿弱，行走无力，惊恐，潮热，饮食无味。

肉苁蓉、牛膝、天麻、木瓜、鹿茸、熟地黄、菟丝子、五味子各等分。蜜丸，梧桐子大，每服五十丸。

3.安肾丸证：《类证治裁》方[3]，治骨痹，即寒痹痛痹也，苦痛切骨。

肉桂、川乌、巴戟、苁蓉、补骨脂、白蒺藜、茯苓、山药、石斛、萆薢。

4.加味金刚丸证：治筋骨痿软，壮筋骨补气血。

虎骨、制马钱子各9g，鹿角屑、鹿角胶、熟地各6g，川续断、杜仲、菟丝子、苁蓉、秦艽、木瓜、川牛膝、地龙、全蝎、血竭、碎补各3g，蜈蚣4条，共研细末每服0.9g，一日3次，开水黄酒送下，小儿不用酒。

论著和讨论

本证候因肝肾阴虚及阳，阴阳两虚，不能荣养于经络之脉。沈又彭说："《经》言内夺，病发于肾，肾脏藏精，即真阴也，而真阳亦寓矣。肾络上挟舌本，阳喜升浮，籍阴涵吸，若内夺其精，则阳气无所依，升浮于上，涎随气逆，填塞舌络，故舌喑不能言，阳气既升，而下焦存阳必微，故足痱不能履，倘能绝欲戒怒，犹不至大厥也。"[4]古人云："风痱，谓四肢不收，身无痛处。偏枯，谓半身不遂，身有痛处。其言不变志不乱，乃邪微浅，病在分腠荣卫之间。甚者不能言，志乱神昏，则为瘖痱，乃肾虚内夺，少阴不至而厥，其邪已入于脏，故曰病多凶也。地黄饮子是治肾虚内夺之方。"[5]姚国美云："口舌麻木，偏实如止麻消痰饮，偏虚如地黄饮子。"[6]

治则以滋养肝肾阴精，温养肾阳，以固本为主；或参以壮筋健骨之品，以顾其标。吴鞠通说："痢久阴阳两伤，少腹肛坠，腰胯脊髀酸痛，由脏腑伤及奇经，参茸汤主之：人参、鹿茸、附子、当归、茴香、菟丝子、杜仲。"[7]何廉臣说："下截瘫，左肢瘫者，多属阴虚络热，每用仲淳集灵膏；或用四物绛覆汤送下顾氏加味虎潜丸，间用河间地黄饮子去萸、味、桂；或用鞠通专翕大生膏。""虎骨木瓜丸：虎骨炙、附子、木瓜、怀牛膝各60g，天麻45g，淡肉苁蓉90g，虎骨酒拌透，共研蜜丸每服6g~9g，淡盐汤下。专治肝肾两亏，腰腿酸疼，脚膝拘痛；或热痛如火；或冷痛如冰，加当归90g，秦艽60g，名虎骨四斤丸治症同前，更加步履家艰难，似瘫非瘫，多由酒色所伤，寒湿所袭。"[4]有云：肝肾虚损，筋骨失养，气化不及，虚风上扰，下肢重着无力，难于行动；或麻木窜痛，轻则行立不正，如踩棉花，重则不能活动，肌肉麻木不知痛痒；或如蚁行感，筋骨窜痛，寒冷不温，腰腹紧束，腰背酸痛，头晕，耳鸣，主地黄饮子。

病案举例

1.程杏轩治商翁夫人，本质虚寒，常多疾病。今春因乃郎心疾，昼夜看守辛劳，渐致颈脊酸痛，喜暖畏寒，欲人揉打，纠缠两月。理当养血为君，佐以温通脉络，非祛风理气所能治也。方定当归、枸杞、杜仲、巴戟天、附子、鹿角胶霜、狗脊、五加皮、秦艽、桑枝，四剂痊愈[8]。

2.蒲辅周治老年腰痛、二便秘涩（前列腺肥大）：张某，男，86岁，腰背酸痛，足冷，小便短而频，不畅利，大便难，口干口苦，饮水不解，舌淡少津无苔，脉右洪无力，左沉细无力。属阴阳两虚，水火皆不足，宜温肾阳滋肾阴，以八味地黄丸加减：熟地、杜仲、补骨脂各9g，云茯苓、怀山、怀牛膝各6g，泽泻、熟附片各4.5g，肉桂盐水微炒1.5g，蜂蜜30g兑服，6剂。以丸剂缓服：熟地、山茱萸各90g，茯苓、怀山、补骨脂、杜仲、菟丝子各60g，泽泻、熟附片、怀牛膝、巴戟各30g，肉桂9g，蜜丸，每重9g，每晚服1丸，早服桑椹膏1汤匙，服两料5年未发[9]。

3.李斯炽治一女性，25岁，白带过多，手足麻木，渐至腰脊不举，下肢瘫痪，口苦，小便黄少（多发性周围神经炎），尺脉虚数，谓"得之相火亢旺，如房太甚，故宗筋弛纵，发为筋痿，及为白淫"。《经》云："肝气热则胆泄口苦，筋膜干，筋膜干则筋急而挛，发为筋痿。"且肾气热则骨枯髓减，故腰脊不举，是并为骨痿，滋肝肾外，还应本治痿，取阳明之义，及益胃之法：生地、天冬、寸麦冬、怀山、百合、菟丝子、枸杞、玉竹、白芍、牛膝、黄柏、甘草等数十剂，终恢复[10]。

又治何某，初患腰脊疼痛，难以屈伸，诸医一风寒湿痹论治，愈治愈剧，日趋佝偻，身蜷难伸，整日疼痛不休，先父以寒痹不解已内著于骨，取安肾丸意，温肾壮阳为主，月余有增无减，乃询于太老师董稚庵，董老师云："治痿者独取阳明。"乃悟及"痿证"，"肾气热则腰脊不举，骨枯而髓减，发为骨痿"，主以大剂益胃汤加葛根、怀山，润养阳明，则全身脏腑经络得养，宗筋得润，筋骨关节得通利矣，不数剂疼痛大减，守服月余，疼痛虽除，但腰脊仍佝偻难伸，加养育肝肾，柔润筋骨之品，标本兼治，加女贞、旱莲草、玄参、白芍加黄柏，坚阴彻热，桑枝柔润通利，不数剂，腰脊有活动之势，愈服愈感灵便，终致伸直，俯仰自如，行走如常[10]。

4.林道椿治王某之子，10岁，高热神昏，角弓反张。医治三日，热退神清，遗舌喑足痿，卧榻半月，脉左短右弦，双尺几绝。乃病后少阴真气衰弱，地黄饮子6剂，能下床活动，语音渐回[11]。

5.岳美中治骨质疏松症：杨某，女，55岁，全身疼痛，两胁腰部，两肩关节周围，两上臂，大腿重痛，活动是尤甚。天气变化加重，畏寒，纳差，形体消瘦，尿黄，便少，苔薄白，脉弦细。补肾温经汤：独活、续断各6g，细辛3g，熟地30g，山茱萸、菟丝子、杜仲、牛膝各12g，补骨脂、鹿角霜各9g，胡桃2枚，7剂。原方再服以巩固疗效[12]。

引用文献

［1］金元四大家医学全书·宣明论方［M］.天津：天津科学技术出版社，1994：53.

［2］陈言.三因极一病证方论［M］.北京：人民卫生出版社，1983：113.

［3］林珮琴.类证治裁［M］.北京：中国中医药出版社，1997：328，332.

［4］俞根初.重订通俗伤寒论［M］.上海：上海科学技术出版社，1959：237，359，437.

［5］吴谦.御纂医宗金鉴［M］.北京：人民卫生出版社，2003：472.

［6］姚国美.姚国美医学讲义合编［M］.北京：人民卫生出版社，2009：161.

［7］吴鞠通.温病条辨［M］.福州：福建科学技术出版社，2010：136.

［8］程杏轩.杏轩医案并按［M］.合肥：安徽人民出版社，1986：249.

［9］中国中医研究院.蒲辅周医案［M］.北京：人民卫生出版社，1972：29.

［10］李克淦.《素问·痿论》临证举隅［J］.中医杂志，1984，（9）：18.

［11］福建省中医药研究院.福建中医医案医话选编（第二辑）［M］.福州：福建人民出版社，1963：223.

［12］中国中医研究院.岳美中医案集［M］.北京：人民卫生出版社，2005：94.

（十四）龙雷不藏候（肝肾阴虚变证6）

肝肾阴虚证·龙雷失藏候，为肝肾阴虚，失于涵养，下焦龙雷之火妄动，所致之阳气亢盛；杂病家亦通称为阴虚火旺，或相火妄动，虚阳妄动之证。其见症虽以空窍与血络之症象显明，但必以阴虚与阳亢之脉症为凭。

通称：阴虚火旺，相火妄动，虚阳妄，龙雷火动。

病名：**［中医］**鼻衄，齿衄，崩漏，口疮。**［西医］**功能性子宫出血。

病因病机：肝肾阴虚虚逆，由于肝肾阴液久亏，不能涵养，以致下焦龙雷之火妄动，不归于窟，而冲逆于上，损伤血络，迫血妄行。

证象组合：阴虚+阳浮+空窍+血溢+气逆

主症：**【阴虚失养】症象**：①形瘦色苍，面色苍白憔悴，肌肤干涩不泽，眼角干涩。②心悸，短气。③膝软腰膝酸软。④筋脉掣痛。⑤腰痛，足跟痛。⑥大便干结。**舌象**：无苔。**脉象**：①脉细弱而数，左部沉取有弦象。②脉弦细数，沉取则涩。③脉细数无神。④细无力。

【阳气浮越】症象：①颜面潮红，颧赤。②唇焦，唇舌干红。③午后火升烦热，心悸兼见虚烦，易怒。④健忘，喜阴恶阳。⑤夜寐不安，少寐梦多。⑥潮热盗汗。⑦手足心热。⑧口干不欲饮。**舌象**：①舌红苔黄干浊。②暗红不华而干。**脉象**：洪大无力，左脉虚数。

副症：**【清空不宁】症象**：①眩晕。②午后头痛，颈筋拘急。

【清窍不利】症象：①眼花。②耳鸣、黄昏耳鸣甚。③舌尖碎痛，唇颊糜烂。

宾症：**【络血妄行】症象**：①劳动稍加即衄。②龈血，牙根酸软，血出点滴，或如一线之标，或睡则流出，醒则血止，或牙浮动欲脱。③月经淋沥不绝量少、色暗有少许瘀块，经血淋漓鲜红，或突然大下紫黑血块，色红量多。**脉象**：①弦芤。②细数，无神。

【气机冲逆】症象：短气伴随胸翳。

治则：当以滋养肝肾之阴液为主，兼以镇摄浮阳以安龙相为法。

方证

1.龟板地黄汤加味证：《通俗伤寒论》方[1]。清肝益肾法。治衄血，久久不止，脉细数无神，或洪大无力。

生阳板（杵）12g，生白芍9g，砂仁0.9g拌捣大熟地15g，生川黄柏（醋炒）1.8g，粉丹皮4.5g，山茱萸3g，怀山药（杵）、辰茯神各9g，青盐陈皮2.4g。加麦冬、白芍、五味子。

2.费伯雄潜龙汤加减证：邹云翔方[2]。治舌尖碎痛，唇颊糜烂，反复发作，口干燥，常鼻衄，齿衄，夜寐不安，脉细无力，详见病案1。

生蒲黄15g，龟板、麦冬、远志、知母、云茯苓各9g，生地、玄参、党参各12g，生甘草2.4g，川黄连、肉桂各0.9g。

3.加减清海丸证：何炎燊方[3]。治疗半产后，月经淋沥不止，或久漏不愈；出血量过多者；经来色瘀，腹痛。详见病案1。

熟地、龙骨各24g，怀山、山萸肉、阿胶、麦冬、石斛、女贞子、旱莲草各12g，北沙参、白芍各15g，白术、丹皮、桑叶各9g。加减法：①半产月经淋沥或久漏不愈，去桑叶、丹皮，以牡蛎易龙骨，加龟板（龟胶更佳）、杜仲填补奇经。②经量过多，酌加藕节、棕炭等止血，不多者可不用。若暴崩气脱，先以独参汤烊化阿胶急救，再以本方调理。③经来色瘀者，去山萸肉，以生地易熟地，加丹参、茜根。

4.育阴止崩汤证：韩百灵经验方[4]，治阴虚相火妄动，灼伤胞脉，迫血妄行而致血崩，症见：颜面潮红颧赤，唇舌干红无苔，喜阴恶阳，经血淋漓鲜红，或突下紫黑血块，眩晕耳鸣，健忘，眼角干涩，口干不欲饮，潮热盗汗，手足心热，腰痛，足跟痛，脉弦细或弦细数。

熟地、山萸、川续断、寄生各12g，白芍、海螵蛸、牡蛎、龟板各15g，贡胶9g，炒地榆30g。正如张寿颐说："不知血所以妄行，多由龙雷相火，疏泄无度，唯介类有情之品，能吸纳肝肾泛滥之虚阳，安其屈宅，正本清源，不治血而血自止。"

论著和讨论

本证候肝肾阴虚，龙相之火失藏，虚阳浮越于上，损伤血络，迫血妄行。如崩漏也是一种虚阳浮越的现象，《素问》谓阴虚阳搏谓之崩。张山雷对此有所发挥："唯阴气既虚，则无自主之权；而孤阳乘之，搏击肆扰，所以失其常轨暴崩直注。且肝气善于疏泄，阴虚者，水不涵木，肝阳不藏，疏泄太过。此崩中一证所以多是虚阳妄动也。必以介类潜阳，收摄横逆龙相之火。如生龙齿、生牡蛎、生玳瑁之属，必须相辅而行，始有捷效。"[5]其治则当大滋肝肾阴液为主，兼以介类潜阳以镇摄之，使龙相归窟。张山雷曰："俗子每谓一味兜涩，蛮封蛮锁，不知血之所以妄行，多是龙雷相火疏泄无度，唯介类有情，能吸纳肝肾泛滥之虚阳，安其窟宅，正本清源，不治血而血自止，非强为填塞之法，与莲须、败棕、石榴皮等之酸收苦涩者不同，故取效捷而无流弊。"[5]

何炎燊说：清海丸见《傅青主女科》，是治疗血海太热血崩的主方，方用熟地、怀山、山萸肉、丹皮、五味子、麦冬、沙参、白术、白芍、玄参、地骨皮、桑叶、石斛、龙骨十四味药组成。傅青主认为此方"补阴而无浮动之虑，缩血而无寒凉之苦，子宫清凉，而血海自固。"笔者运用本方治疗崩漏，已30余年。最初是受到一位老中医的启发。这位老中医向我讲述这样一个故事：他12岁时，母亲患崩漏病，其父是邑中名医，多方治之不效，乃广招同业会诊，皆认为崩漏日久，血脱气虚，治宜温补。于是日进参茸，不但病无起色，而且日渐委顿。一日，父适外出，母病在床，独他一人侍候，其母听到街上叫卖"槎滘榄"的声音（东莞槎滘所产橄榄，粒大，皮青肉厚，是上等品），即命他买来食，暂解烦渴，勿令父知，食数枚后，自觉脏腑清凉，夜能入寐，次日，崩漏亦减。乃将已煎好参茸等药，暗弃不服，而日啖橄榄不辍，不旬日，病竟霍然而愈。橄榄甘酸微苦微涩，性凉，能平肝火（王孟英医案曾论及）。肝为藏血之脏，相火内寄，相火过亢则迫血妄行，而为崩漏，所以，这位老中医之母用温补而病增，食橄榄而病愈。此理与《傅青主女科》所言不谋而合，而清海丸又是甘酸微苦，微涩而凉的方剂，从此我就运用它治疗崩漏。经过较长期的临床验证，以为方中既有山萸肉之酸温，芍药之酸寒，则五味子可删，易以阿胶更佳，玄参、地骨虽然一则壮水，一则清肝，但尚嫌其性过寒，不如易以二至丸。丸药力缓，改用汤剂，更改后的基本方剂组成如下：熟地、龙骨各24g，怀山、山萸肉、阿胶、麦冬、石斛、女贞子、旱莲草各12g，北沙参、白芍各15g，白术、丹皮、桑叶各9g。此方滋肾养肝，益阴和血。肾水足，肝阴充，则相火安宅，不致浮亢而迫血妄行。且方中多凉血养血之品，既可止其泛滥之势，又可补其漏泄之亏。而用沙参、麦冬、石斛养胃阴，以冲脉隶属阳明，用白术、山药补脾，因脾为统血之脏。脾胃为后天之本，生化之源，治病须顾存胃气，不使滋阴之药损及胃口[3]。

又如衄证：陈士铎说："齿缝出血者，其血之来，如一线之标，此乃肾火之沸腾也。六味地黄汤加麦冬、五味子、碎补。阖缝丹：猴姜人参、北五味、三七根末各一钱，甘草三分，各为细末，擦牙，含漱即止血。"[6]吴坤安说："衄后病势反剧，更伤其阴也，大为危候，其衄势必重，须大剂六味饮加寸麦冬、五味子主之。"[7]

董废翁说："衄后病反重者，更伤其阴也，大为危候，其衄势必大甚。都气饮或六味饮加生地黄、生白芍。"[8]王雨三说："鼻为肺之窍。肺主气，气为血之帅，气不摄血，而血即逆上，由鼻而出。宜用补血汤加沉香末、墨旱莲。若左脉虚微，是阴虚而虚火上冒之证，宜用生地、龟板、阿胶、墨汁草、女贞子之类。"[9]何廉臣说："衄后病势反剧，衄多不止者，重伤其阴也，大为危候，急用龟板地黄汤（组方见方证）加麦冬、五味，育阴潜阳以滋补之，衄止则生。""（衄血）火不归根，即为龙雷之火，用滋任益阴煎加龙骨、牡蛎，以育阴潜阳，此尤治冲逆更进一层之法。""（衄血）若血出虽少，已见头晕，耳鸣，腰痛，脚酸等症者，肾阴虚而肝阳不藏也，宜多服阿胶鸡子黄汤及龟板地黄汤等，育阴潜阳以善后。"[1]

病案举例

1.邹云翔治赵某某，男，32岁，5年来工作疲劳，夜深不寐，致口干，舌尖碎痛，咽喉干痛，唇颊糜烂，反复发作，口干燥，常鼻衄，齿衄，夜寐不安，脉细无力，苔薄，肾阴虚于下，阳无所附，浮越于上，壮水滋肾，泻南补北，引火归原，费伯雄潜龙汤加减（组方见方证）。20剂消失[2]。

2.何炎燊治何某，19岁，未婚，1974年春患崩漏，始则月经期延长，持续出血7~8天，第2月又继续延长至10天，以后则整月淋沥不绝，经各医院妇科检查，皆未发现器质性疾患，诊断为功能性子宫出血，用三合激素、安络血、仙鹤草、维生素K等出血暂止，几天后复来，再用则效果不显，用至1~2月后就不起作用。中医用炭类药亦如是，始有效，继则无效。用祛瘀药则量多色鲜，用归脾汤、胶艾汤则量少色暗。迁延半载，委顿不堪，以致整日卧床，不能从事轻微劳动。诊其脉细弱而数，左部沉取有弦象，舌暗红不华而干，面色苍白憔悴，肌肤干涩不泽，一望而知其虚。且自诉眩晕、眼花、耳鸣、心悸、短气、腰酸、膝软等皆一派虚象。但细询之，眩晕之中，夹有午后头痛，颈筋拘急，眼花而有火星上冒，黄昏耳鸣甚，心悸兼见虚烦，短气伴随胸翳，腰膝酸软而筋脉掣痛，加以大便干结，少寐梦多，口干，易怒，可知虚乃出血过多所致，非本病之主因，是其“末”，相火亢盛，迫血妄行方是其“本”，若只顾其虚，而不治其出血之本，便是“舍本求末”，故久治不效。乃用本方去白术加藕节一两治之。服3剂，病无增减，5剂而虚火浮亢之症略缓，出血渐少，10剂血全止，眠食均安，行动自如。乃去桑叶、丹皮、藕节、龙骨，加龟板、鳖甲、牡蛎以育阴潜阳善后。下月经至，初颇安和，其母误信人言，谓失血过多须补，用参芪归杞炖鸡与服，次日出血量大增，乃用本方以生地易熟地治之，1剂即减，然经期仍持续9天。再三嘱咐勿畏虚投补，只要脏腑清宁，加餐进食，营血自然滋长。第3月经前服本方数剂，月经期减为7天，第4月又照服数剂，经期恢复为5天。此时已面色红润，体健神足，工作已年余[3]。

又治温某，39岁，经产3胎，不愿节育，但第四、五胎皆半产不育。此后月经紊乱，或先或后，经中西药物治疗未效，渐至经来淋沥不绝，病者疑惧不安，往广州检查，未发现有器质性疾患，诊断为功能性子宫出血。1972年初来诊，其人形瘦色苍，唇焦颧赤，舌红苔黄干浊，脉弦细数，沉取则涩。自述月经淋沥不绝者已两月，量少、色暗有少许瘀块，小腹拘挛作痛，按之柔软无痞块。午后火升烦热。询曾服何药，云初时色红量多，广服温补止涩之药，遂至经来不畅，色瘀腹痛。近来作血瘀治，用桃红四物、失笑散等，腹痛不减而反拘急。又作血热治，用栀、芩、侧柏、丹参、玄参、地骨等，火升如故而胃纳日减。即用本方去山萸肉，以生地易熟地，白芍用至30g，再加甘草、玉竹，以缓肝之急，2剂而腹痛缓解，胃纳转佳，经量较多而色红。改用原方加玉竹，又7剂而血全止，诸恙渐平。嘱常服六味地黄丸善后，并劝其避孕节育。至今3年，健康良好[3]。

引用文献

［1］俞根初.重订通俗伤寒论［M］.上海：上海科学技术出版社，1959：323，326，328.
［2］邹云翔.邹云翔医案选［M］.南京：江苏科学技术出版社，1981：260.
［3］何炎燊.加减清海丸治疗功能性子宫出血［J］.新中医，1976，增刊（1）：18，19.
［4］韩百灵.论肝肾阴虚同因异病、异病同治的临床体会［J］.中医药学报，1984，（1）：36.
［5］应志华.张山雷应用介类药的经验［J］.浙江中医学院学报，1983，（3）：34.
［6］柳长华.陈士铎医学全书［M］.北京：中国中医药出版社，1999：767.
［7］吴坤安.伤寒指掌［M］.上海：上海科学技术出版社，1959：卷三2.
［8］高鼓峰.医宗己任篇［M］.上海：上海科学技术出版社，1959：157.
［9］王雨三.治病法轨［M］.北京：学苑出版社，2015：143.

（十五）火不归原候（肝肾阴虚变证7）

肝肾阴虚证·火不归原候，为肝肾阴虚，肾水亏损，累及肾阳，虚阳浮越，火不归窟，致肾之虚火浮游于上。杂病家通称为虚阳上越、虚阳上冒、下虚上盛，亦称为浮火戴阳、阴盛格阳之证。虽以阴液虚损与阳火亢盛之症象显明，但必兼见肾阳不振之脉症，并以之为凭。

通称：虚阳上越，浮火戴阳，阴盛格阳喉症，下虚上盛，虚阳上冒。

病名：［中医］顽固性头痛，虚火牙痛，口疳，口糜，鼻衄，齿衄，虚火喉症，格阳喉痹，不语。［西医］高血压，神经性头痛，牙根尖周围炎，复发性口腔溃疡。

病因病机：肝肾阴虚虚逆，由肝肾阴亏，久虚不复，累及肾阳，阴虚不能恋阳，虚阳浮越，龙火失藏，不归于窟宅，而浮游于上，是为浮火戴阳之证。

证象组合：阴虚+阳浮+阳虚+空窍+血滑

主症：**【阴虚失养】症象**：①羸瘦。②腰痛腰酸。③脚软。④口干，便秘。⑤梦遗滑精。**脉象**：①脉小弦，脉细弦。②脉细无力。③脉虚细或虚弦。**舌象**：质红，暗红少苔，红胖，舌苔薄白。

【阳气浮越】症象：①头面火升，面赤如醉，面部烘热。②微热不寒。③口渴，口干燥。④心热烦躁不宁。⑤常夜寐不安，少寐。⑥胸闷，心悸频作，烦闷不舒。⑦动则气喘。**舌象**：①舌红而胖。②苔黑而质润。**脉**

象：①脉浮大无力。②弦硬而有结代之象。

副症：【阳气不振】症象：①面色无华，精神萎靡，健忘思睡，周身疲乏，不耐久坐，胃纳不佳。②气短懒言。③自汗畏风，畏寒肢冷。④膝以下欠温怯冷，上身虽热，而下肢则凉（体温在28℃左右），触之胃以上发热，胃以下发凉，足部凉甚。⑤口干不欲饮，口干欲饮，口渴却喜少量热饮，欲饮冷饮，饮后即吐。⑥服清凉反而增剧。⑦两腿疼痛。⑧阳痿。⑨大便不实，大便溏泄，小便频数，甚至失禁，小便清白，小溲浑浊，夜尿频。**脉象：**①脉数而无力。②脉细数无力。③脉沉细弦。④脉细如丝。**舌象：**①舌淡苔薄白。②苔薄白，不干燥，舌润苔不燥。③舌质淡红胖嫩，苔薄白。④舌淡红无苔。

【清空不宁】症象：①眩晕，耳鸣眼花，头晕如坐行舟，行走不稳。②面浮头胀。③阵发性头痛，头昏胀痛，太阳穴痛甚，多发于清晨。

宾症：【清窍不利】症象：①口糜，唇舌溃破，舌、颊肿胀，舌唇有小的溃疡，疼痛。②满嘴牙痛，昼夜不停，夜不能寐，满口牙齿肿痛，龈颊肌肉腐烂，极似牙疳，口流涎水极臭，痛及则昏迷不醒。③咽部小白点，咽红微痛，咽痛大剧，红肿亦重。④猝然不语。

【络血不固】症象：①咯吐血丝。②鼻衄，齿衄。

治则：当以大滋肝肾阴液为主，兼以镇潜浮阳，略佐温热之品以引火归原。

方证

1.镇阴煎证：张景岳方[1]。治虚火喉证，大便溏泄，小便清白，舌润苔不燥，脉数而无力，上身虽热，而下肢则凉，服清凉反而增剧。

熟地一二两，牛膝二钱，炙甘草一钱，泽泻一钱半，肉桂一二钱，制附子五七分或一二三钱，水二盅，速煎服。如兼呕恶者，加干姜炒黄一二钱；如气脱倦言而脉弱极者，宜速速多加人参、随宜用之。

2.加减肾气丸证：李聪甫方[2]。治满口牙齿肿痛，龈颊肌肉腐烂，极似牙疳，口流涎水极臭，痛甚则昏迷不醒，便秘足冷，脉浮大无力，苔黑而质润。详见病案1。

生地、熟地、肉苁蓉、怀山、碎补、白蒺藜各10g，山茱萸、云茯苓、丹皮各7g，盐泽泻、盐知母各5g，青盐冲3g，盐炒附片2g，肉桂1g后下。

3.仿邹氏导阳归肾汤方证：黄新吾方[3]。治虚火牙痛口疳，详见病案2。

大熟地、生甘草、粉丹皮各8g，活磁石15g，覆盆子、炒当归各6g，肉桂（冲）、淡干姜各1g，怀山药、枸杞子、云茯苓各10g。

4.滋柔镇潜引火归原方证：陈嘉栋方[4]。治下虚上盛：高血压有年。详见病案3。

生地、牛膝各15g，龟板（先煎）、生龙骨（先煎）、生牡蛎（先煎）、磁石（先煎）各30g，制首乌、玉竹、丹参、玄参、茯苓各12g，麦冬10g，肉桂末2g（饭丸药汁送服）。

论著和讨论

本证候肝肾阴虚，累及肾阳，阴不恋阳，虚阳浮越，龙火失藏，火不归根。如古人说：肾经之脉循喉咙夹舌本，肾虚则其脉不能循喉咙以夹舌本，故不能言。妇人用血多而肝肾多亏，故多猝然不语之证，每见时医用苏合香丸、至宝丹等服之即不救，用地黄饮子治之无不立瘳。故其治则当以大滋肝肾阴液为主，以配其阳；兼以镇潜，佐以温热之品，以引火归原；即于群阴药中反佐温热，导龙入海，引导肾火下降，以归于窟宅。陈嘉栋按：病已多年，下元空虚，阴不恋阳，虚阳无依而浮越于上。其辨证要点着眼于足冷一症。治疗上如专用重镇清降之法，仅能降亢奋之火，不能摄浮越之阳。故以生地、玄参、龟板等滋填肝肾之阴，配龙骨、牡蛎、磁石潜浮阳而敛心气，牛膝引血下行，更佐以肉桂一味温肾壮阳，交通上下，引火归原。故药后眩晕得减，血压下降。大凡病久阴阳俱虚，慎用沉寒苦燥、辛热刚烈之品，宜选柔剂阳药。所谓阳伤者，用药远寒，心伤者，调其营卫。似对中晚期高血压心脏病的治疗，有一定的临床参考意义[4]。

刘保尚说：高血压，阴阳俱虚，虚阳上冒，多因阴虚日久，阴损及阳；或因高血压，久服凉降之品，损伤阳气致肾阳虚衰，摄纳无权，虚阳上冒。症见头晕耳鸣，面红口干，腰痛腿软，夜间尿多，便溏阳痿，动则气喘，舌暗红，少苔，脉虚细或虚弦。治以滋阴壮阳，佐平肝镇摄。方用肾气合二加龙骨、牡蛎汤加减：白薇、白芍、龙骨、牡蛎、附子、桑寄生、杜仲、牛膝、枸杞、甘草；吞服肾气丸。阴阳俱虚，阴虚则肝阳上冒，阳衰则虚阳上浮，形成上实下虚之证，下虚是本，上实是标。古人："大凡肾宜温，肝宜凉温纳，佐凉乃复方之剂"。故治则温肾复以凉肝法，标本兼顾[5]。

病案举例

1.李聪甫治任某某，女，41岁，体羸瘦，满口牙齿肿痛，龈颊肌肉腐烂，极似牙疳，口流涎水极臭，痛甚则昏迷不醒，便秘足冷，脉浮大无力，苔黑而质润。属阴虚火浮，拟用地黄增味（组方见方证）。连服数剂，肿痛减轻，流涎减少，两足转温，浮阳下潜，当与益阴：生熟地、肉苁蓉、怀山、骨碎补、白蒺藜各10g，山萸、丹皮各7g，盐泽泻、盐知母各5g，净青盐（冲）3g，熟附片2g，上油桂（后下）1g。药后大便通顺，齿痛止，继续固本[2]。

2.黄新吾治虚火牙痛口疳：谭某某，女，45岁。四旬前患高热，使用氨基比林、安乃近、氢化可的松，热不退。4天后，确诊为菌痢，改用氯霉素等，第7天体温降至正常。但出现满嘴牙痛，昼夜不停，夜不能寐，舌、颊肿胀，舌唇有小的溃疡，疼痛，面色无华，精神萎靡，腰痛，大便不实，小便频数，甚至失禁，体温在28℃左右。脉细如丝，苔色薄白。某医院诊断：①牙根尖周围炎？②复发性口腔溃疡。予用青霉素、链霉素、庆大霉素和索密痛、安宁等，其痛不减。中药用石膏、玄参、知母、川黄连等和针灸埋针，亦无效验。此乃阴火上浮，阳不潜藏所致。当引火归原，仿邹氏导阳归肾汤治之（组方见方证）。第1剂服后，有格拒现象，其痛加剧。但约10小时后，牙痛开始减轻。服至第3剂时，其痛已基本消失，舌颊肿胀好转，溃疡愈合，夜寐得安。原方去干姜，加川黄连1g，又服完5剂后，牙痛完全停止，体温37.2℃，唯觉头晕乏力，下肢微胀，腰痛，小便次数偏多，以原方将川黄连减半，调理而愈[3]。

3.陈嘉栋治下虚上盛：陶某某，男，65岁，患高血压有年，血压常波动于（220~210）（110~100）mmHg之间，平时服西药利血平等血压可暂平，但不稳定。自今春以来服上药即出现寒栗烦心，全身不适等难以形容的反应，西医诊断为高血压心脏病，动脉硬化。询其症：头晕如坐行舟，行走不稳，心悸频作，烦闷不舒，小溲浑浊。诊脉弦硬而有结代之象，舌质淡红胖嫩、苔薄白。此乃病始肝肾阴虚，肝阳上亢，久延不愈，阴伤及阳，心肾交病，下虚上盛。刻下两足不温，已见虚阳上浮，升多降少之症，宜防卒中，拟先滋柔镇潜，引火归原（组方见方证）。5剂。复诊：药后症状改善，血压降至150/90mmHg，唯动作心荡，睡眠欠佳。拟原方加减，添入养心宁神之品：生地、玉竹、丹参、玄参、茯苓神（辰拌）、生山楂各15g，牛膝12g，夜交藤、磁石（先煎）各30g，孩儿参18g，麦冬、柏子仁各10g，炙甘草6g，远志7g，五味子、石菖蒲各3g，肉桂1.5g（饭丸药汁送服）。7剂。药后症状显著好转，血压稳定在150/80mmHg左右。嘱其将先后两方酌情轮服，血压有上升趋向服前方，怔忡胸闷明显服后方[4]。

4.刘灿康治顽固性（神经性）头痛：杨某，女，48岁，阵发性头痛，反复发作近3年，多发于清晨，头昏胀痛，太阳穴痛甚，面部烘热，口干不欲饮，唇舌溃破，畏寒肢冷，两足不温，舌淡苔薄白，脉弦细，属下元空虚，阴不敛阳，阳浮于上，虚火上扰，以填精温肾，收敛浮阳，引火归原法：制何首乌、花龙骨各20g，枸杞15g，制龟板30g，肉桂、细辛各4.5g，川芎、藁本各10g，吴萸、生甘草各5g，5剂头痛大减，口疮已愈，面无烘热，唯昨日受惊，晨起头痛又作，脉舌如前，加白芷10g，4剂，痛止足温，再5剂，2年未发[6]。

5.李洪成治鲍兰珠，女，66岁，1998年2月15日，腰痛腰酸，下肢乏力，夜寐易寤，口干，脉沉细，肉苁蓉15g，熟地、石斛、炙远志、麦冬、仙茅、淫羊藿、茯苓各12g，枸杞、山萸、川牛膝、石菖蒲各10g，当归、炮附片各6g，肉桂3g，5剂。

引用文献

[1] 张介宾.张景岳医学全书[M].北京：中国中医药出版社，1999：1594.
[2] 李聪甫.李聪甫医案[M].长沙：湖南科学技术出版社，1979：105.
[3] 黄新吾.邹云翔的导阳归肾汤在口腔疾病的运用[J].上海中医药杂志，1979，(6)：5.
[4] 陈嘉栋.眩晕十则[J].中医杂志，1980，(7)：18.
[5] 刘保尚.高血压脑病医案一则[J].新医药学杂志，1976，(10)：47.
[6] 刘灿康.引火归原法治愈顽固性头痛1例[J].中医杂志，1982，(8)：12.

（十六）阴血虚蒸候（肝肾阴虚变证8）

肝肾阴虚证·阴血虚蒸候，为肝血肾阴两虚，阴不配阳，虚热内起，蕴蒸于阴血之分，久必为劳损之根，故杂病家称之为阴虚劳热之证。亦以阴血两虚与阴血两蒸之脉症同见。

通称：阴虚劳热。

病名：[**中医**]劳热，经期发热，小儿阴虚发热，脱发，骨蒸，阴虚劳热，低烧。[**西医**]肺结核，慢性粒细胞性白血病。

病因病机：肝肾阴虚虚蒸，系肝肾阴血两虚，阴虚不能涵养阳气，阳气化热，虚热内起，蕴蒸于肝肾阴血之分，消涸其阴液，耗损其阴血。

证象组合：阴虚+血虚+阴蒸+血蒸+阴涸

主症：【**阴虚失养**】**症象**：①头晕耳鸣，记忆减退。②腰酸腿软腰痛。③形体消瘦。

【**阴热蕴蒸**】**症象**：①手掌心热，五心烦热。②低烧。③发热持续不退。④夜间热盛抽搐，每天下午5~8点身热，8点后身热未经治疗渐退。⑤烦闷失眠，烦躁。⑥盗汗。⑦口干口苦。**脉象**：脉虚细而数，左小于右。

副症：【血虚失荣】症象：①消瘦，疲乏，精神不振。②昏眩头晕。③左手足麻木，四肢麻木。④月经量少错后。**舌象**：舌淡暗晦。**脉象**：脉浮细弦。

【血热蕴蒸】症象：①唇赤。②手心热。骨蒸潮热。③发热，午后低烧。④口干不甚渴。⑤小便清长。⑥咯血。⑦临经发热，经净则退。⑧经色红量多，有时淋漓不净。⑨眉发脱光，皮红光亮。**舌象**：①舌红苔薄黄。②舌质赤。③苔薄。**脉象**：脉细数。

宾症：【阴液消涸】症象：①面色口唇皮肤干燥。②口干苦，口干不欲饮。③咽中干涩疼。④盗汗。⑤大便硬结。**舌象**：①舌红无苔。②舌红裂纹。③舌红，苔白薄。**脉象**：①脉细数无力。②脉细弦。

治则：当以滋养肝肾阴血为主，兼以凉血清热，虚实同治为法。

方证

1.黄芪鳖甲散：朱丹溪方[1]。治虚劳客热，肌肉消瘦，四肢烦热，心悸盗汗，减食多渴，咳嗽有血。

生地黄三两，桑白、半夏、知母、赤芍、黄芪各三两半，天门冬、醋煮鳖甲各五两，秦艽、白茯苓、地骨皮、柴胡各三两三钱，人参、肉桂、桔梗二两六钱半，紫菀、甘草二两半。

2.清骨散证：王肯堂方[2]。治阴虚劳热，骨蒸潮热，盗汗，咯血，形体消瘦，舌红，脉细数。

银柴胡4.5g，胡黄连、秦艽、醋炙鳖甲、地骨皮、青蒿、知母各3g，甘草1.5g。

3.二至丸加味证：董建华方[3]。治头发眉毛全脱光，皮红光亮，时瘙痒，伴头晕腰酸，烦闷失眠，神疲乏力，经少错后，舌红苔薄，脉细弦。

女贞子、旱莲草、枸杞、黑芝麻、丹皮、菟丝子、白芍、侧柏叶各10g，生地、首乌、熟地各15g，红花5g。

4.滋阴除蒸汤证：李斯炽方[4]。治骨蒸潮热，盗汗眠差，头目昏眩，详见病案1。

女贞子、旱莲草、地骨皮、茯苓各12g，桑枝30g，天花粉、青蒿、白芍、蒺藜、钩藤、法半夏、枇杷叶、丹皮各10g，甘草3g。

论著和讨论

本证候肝肾阴血两虚，虚热内蕴于肾阴肝血之分，故其治则当以滋养肝肾阴血为主，增其阴液以配其阳，兼以清凉阴血，以退其蒸，亦标本兼治之法。如吴永炎说：临床上常见儿童阴虚发热，因体内阴液损耗过度，初起就发热，口干不甚渴，小便清长，大便正常或硬结，舌红无苔，脉细数无力。而阴虚阳亢者，乃因阴虚不能制阳，产生亢盛的病理变化，出现病理性功能亢进，故临床表现有阴虚症状外，还兼见烦躁易怒、齘红盗汗、脉弦细数等症状。两者亦有由温病后期演变而成，出现阴虚或阴虚阳亢的发热，虽经中西医反复治疗，均无法退热，致使病家四处求医，医生屡换，药石频投，毫无结果，愈用寒凉而热愈炽。常遇此类患者，颇感棘手，因而冥思苦想，恍然大悟。《内经》“诸寒之而热者取之阴”，乃师其意，拟用增液汤加女贞子以取效，但阴虚发热的儿童，服下后，只见精神略好，仍不能退热，再经思考，认为玄参咸寒带苦，兼有泻热清火的作用，麦冬甘寒清心，均非阴虚体弱者所宜，乃去之，只用生地、女贞两味，病孩一经服下，热退神清，屡试不爽。但用于阴虚阳亢发热者，则又无效，乃思介类药物，既有滋阴之功，又有潜阳之力，乃取生龟板、生牡蛎两味，用于阴虚阳亢发热之儿童，一经服下，热度骤降，屡用屡效[5]。

病案举例

1.李斯炽治雷某某，男，73岁，骨蒸潮热一年余，盗汗眠差，头目昏眩，咳嗽甚剧，吐白色稠痰，左侧手足麻木，小便较黄，口干口苦，舌淡晦暗，脉浮细弦。此属阴虚肝胆郁热射肺之证。治宜育阴退蒸，养血通络，疏肝平肝，止咳豁痰（组方见方证）[4]。

2.吴永炎治刘某某，女，2岁，发热39~40℃（肛探），5~6天来，持续不退，有时夜间热盛抽搐。诊见病孩体质虚弱，发热40℃（肛探），小便清长，大便正常，舌红无苔，脉细数无力。诊为阴虚发热，治宜滋阴配阳，即处方：生地15g，女贞子9g，服药后，当晚热度下降至38℃（肛探），神智已清，嘱再服2剂，诸症痊愈[5]。

又治徐某某，学生，男，11岁，发热微恶寒，夜间热盛，小便黄，口干渴，舌红苔薄白，脉浮数。诊为风热犯卫，投予辛凉发表，用银翘散加减，1剂。服后，当晚病家见热未退，又请西医治疗。二诊：昨晚经西医治疗后，热仍未退，症状脉舌大致同前，仍用前方加青蒿、地骨皮，1剂。三诊：热仍未退，口干不甚渴，小便清长，舌红无苔，脉细数无力。诊为外感已除，阴虚发热，乃转用滋阴配阳法治之：生地25g，女贞子15g，服药1剂，热度下降，再连服2剂，诸症悉除[5]。

3.徐精诚治肝肾阴亏，虚热浮动例：施某，女，42岁，有肺结核病史，曾经数次胸透均报告肺部病灶吸收，但发低烧37.2~37.8℃达半年之久，兼见腰酸腿软疲乏、盗汗。咽中干涩不适，有时略感疼痛。咽检轻度焮红。性情极易激动烦躁，四肢麻木，唇赤，舌质赤，苔薄，脉数。据证诊断为肝肾阴亏、虚热浮动。即与补益肝肾、滋阴清热：熟地、生地、白芍、丹皮、地骨皮、青蒿各10g，鳖甲、龟板各20g，知母9g，玄参10g，甘草6g，4剂。复诊：

低烧未退，咽中干涩转润，其余未见进退，上方再加白薇10g，4剂。三诊：低烧退，咽中感觉滋润舒畅，烦躁及盗汗平复，但四肢麻木未见缓解，继与上方增加桑寄生15g，连服20余剂，其低烧未见复起，但四肢麻木未愈[6]。

4.王子瑜治经期发热：霍某某，女，32岁，每在经期发热，体温在38度以内，临经发热，经净则退，周期性发作已2年，日益加重。经期前超5~7天，经色红量多，有时淋漓不净，头晕心烦，手掌心热，口干不欲饮，舌红苔薄黄，脉虚细而数。证属血虚阴虚发热，治以滋阴养血清热：干生地20g，当归、地骨皮、丹皮、功劳叶各10g，生白芍、炙鳖甲、白薇各12g，穞豆衣、夜交藤、北沙参各15g，6剂，水煎经前服。二诊：经期发热未作，唯时而头晕，腰酸。再宗前方加旱莲草20g、女贞子12g，服用6剂后再以人参归脾丸合六味地黄丸交替服用3个月，脾肾得补，阴血得养，热退经调而愈[7]。

引用文献

［1］朱丹溪.金元四大家医学全书［M］.天津：天津科学技术出版社，1994：1152.

［2］陆拯.王肯堂医学全书·证治准绳［M］.北京：中国中医药出版社，1999：405.

［3］董建华.临证治验［M］.北京：中国友谊出版公司，1986：259.

［4］成都中医学院.李斯炽医案（二）［M］.成都：四川人民出版社，1978：208.

［5］吴永炎.“诸寒之而热者取之阴”的临床应用［J］.新中医，1981，（1）：39，40.

［6］徐精诚.低烧辨证论治［J］.浙江中医学院学报，1983，（6）：18.

［7］王子瑜.妇科临床验案四则［J］.北京中医学院学报，1984，（1）：28.

（十七）阴血虚损候（肝肾阴虚变证9）

肝肾阴虚证·阴血虚损候，为肝血肾阴两虚，阴虚则虚热内起，蒸炽于阴血，渐成虚损之证，杂病家通称为血虚劳损之证。其见症以阴血两虚与阴血两蒸之脉症同见。

通称：血虚劳损。

病名：［中医］虚劳亡血，崩漏。**［西医］**宫颈癌虚弱型，阿狄森病，再生障碍性贫血。

病因病机：肝肾阴虚虚损：肝血肾阴两虚，虚久不复，虚热虚火内起，蒸炽于阴血之分，消涸阴液，灼伤阴血，损伤血络，迫血妄行，渐入损门。

证象组合：阴虚+血虚+阴涸+血滑+阴炽+血蒸

主症：【阴虚失养】症象：①肌肉瘦削。②腰膝酸软，腰酸痛。③眼胀耳鸣。④长期失眠。⑤头发易落。**脉象：**尺脉不显。**舌象：**舌瘦尖红。

【阴液枯涸】症象：①口舌干燥，口渴渴饮不多。②皮肤干燥。③面色暗黑，上下牙龈及手中纹路，均带黑色。④带下。**舌象：**舌质干而暗晦。

副症：【血虚失荣】症象：①面色苍白，精神萎靡，形容疲怯，肌肤少华。②少气懒言，食欲不振。③心慌，心悸乏力，行动气急。④头晕目眩，头昏痛，头痛忽有忽无。⑤骨节酸软。⑥肌肉瞤动，足肚抽筋。⑦两手微颤动。**脉象：**①脉沉细。②脉左沉细，右数大脉微沉细。**舌象：**①舌淡无苔。②舌淡而润。

【血络不固】症象：①鼻衄出血。②皮肤及黏膜下广泛出血。③骤然血崩，崩漏。

宾症：【阴热蕴炽】症象：①身热时作。②咽喉肿痛。③溺多而黄，小便黄少。④带下，腰腹胀痛。**脉象：**脉细数无力，两尺尤甚。

【血热蕴蒸】症象：①骨蒸潮热，潮热汗多。②月经超前，经血不调，月水渐少。

治则：当以滋补肝肾阴血为主，以固其本，兼以凉血清热，固络止血，以顾其标。

方证

1.延年益髓丹证：江西省中医药研究所方[1]。治宫颈癌虚弱型：老年体弱，经断多年，骤然崩漏，带下，精神萎靡，面色苍白，食欲不振，少气懒言，腰腹胀痛，脉微沉细，舌淡而润者。

炙黄芪15g，焙水牛角鳃、炙海螵蛸各9g，炒茜草根4.5g，炙龟板、生牡蛎、炙桑螵蛸各12g，紫河车、黄鱼鳔、阿胶各6g，鹿角霜、血余炭各3g，加倍十斤作1料，猪脊髓炖化和药，炼蜜丸用淡盐汤，或墨鱼汤，或淡盐汤，空腹下6g。

2.补血入奇汤证：沈仲圭方[2]。治妇人羸弱血虚，经血不调，或月水渐少，崩漏带下，骨蒸潮热，脉沉细，尺脉不显，舌淡无苔。

熟地18g，枸杞、煅牡蛎各12g，苁蓉、锁阳、补骨脂、桑螵蛸、鹿角霜、海螵蛸各9g，茜根6g。

论著和讨论

本证候肝血肾阴虚损，虚热虚火内炽，消涸阴液，损伤血络，热由虚起，此类病机的疾病很多，比如再生障碍性贫血（以下简称“再障”）系红骨髓显著减少，造血功能衰竭而引起的一组综合病证。孟如说：它以进行性全血细胞减少，体表及内脏出血和反复感染为主要临床表现。中医学中无“再障”病名，但从其临床表现和病程演进来看，属虚劳亡血范畴。其病理变化以肾虚为主。肾主骨，骨生髓。本病的产生和发展，源于肾阴虚，骨不生髓，进而阴损及阳，阴阳两虚，最终的结局是阴绝阳离。因此，滋肾益阴、补骨生髓，应当是治疗本病的基本法则。本病的中晚期，阴损及阳，应兼补肾阳。附注：“再障”基础方（阿胶、山萸肉各15~30g，生地18~30g，山药、黄芪各30g，麦冬15g，女贞子24g。主要加减法：阴虚阳亢加龟板、牡蛎；血热妄行加栀子、茅根、藕节、槐花；汗出心悸重用山萸肉，加龙骨、牡蛎、浮小麦；感染发热加地骨皮、金银花或板蓝根；头痛眩晕加葛根；咳嗽痰多加芦根、苏子、炙杷叶、马兜铃；阴损及阳加肉苁蓉、巴戟、太子参、炙首乌、鹿角胶、紫河车、人胚胎粉）[3]。

病案举例

1.**金子久**治徐左，发热经治七诊，病愈退，正愈虚，形容瘦怯，肌肤少华，头痛忽有忽无，身热时作，脉左沉细，右数大。以育阴潜阳：吉林参须、鳖甲、牡蛎、首乌、池菊、广陈皮、寸麦冬、龟板、白芍、丹皮、桑叶、茯苓。膏方：生地、熟地、寸麦冬、阿胶、丹参、白芍、枸杞、首乌、桑菊、山茶、女贞、丹皮、牡蛎、鳖甲、龟板[4]。

2.**李斯炽**治阿狄森病：王某某，女，39岁，头昏痛，骨节酸软，长期失眠，肌肉瞤动，足肚抽筋，眼胀耳鸣，腰酸痛，小便黄少，皮肤干燥，头发易落，口渴心慌，色素沉着，月经超前七八天，肌肉瘦削，面色暗黑，上下牙龈及手中纹路均带黑色，两手微颤动，舌质干而暗晦，脉沉细。滋阴通络汤：生地、白芍、女贞子、旱莲草、牡蛎、天花粉、丹皮各12g，山药15g，桑枝30g，淫羊藿、枸杞、秦艽、牛膝、泽泻各9g[5]。

3.**孟如**治李某，男性，17岁，因反复鼻衄、牙龈出血，全身皮肤黏膜广泛出血3个月，发热、扁桃体化脓20天，全血细胞性贫血和极度乏力、心悸、头眩，经某医院检查诊断为“再生障碍性贫血”，于1972年12月8日住院治疗。同年12月19日请中医会诊治疗。检查：体温38℃，一般发育佳，颜面苍白，口腔黏膜、舌及全身皮肤广泛出血，针尖大至绿豆大，两下肢及腹股沟部出血点融合成片，咽喉部充血，扁桃体Ⅱ度肿大、有脓点，血压174/80mmHg，心界不扩大，心尖搏动较强，心律齐，心率108次/分，心尖区可闻二级吹风样杂音。肝脾不大，余无阳性发现。血常规：红细胞18×10^{12}/L，血红蛋白50g/L，白细胞2.25×10^{9}/L，中性40%，血小板18×10^{9}/L。骨髓象：三系列细胞均减少，巨核细胞系统突出，血小板很少见，巨核细胞罕见，符合“再障”改变。中医辨证论治：面色苍白，心悸乏力，行动气急，头晕目眩，腰膝酸软，潮热汗多，口舌干燥，渴饮不多，咽喉肿痛，溺多而黄，鼻衄出血；皮肤及黏膜下广泛出血，脉细数无力，两尺尤甚，舌瘦尖红。病属虚劳亡血，证属肾阴不足，水亏火旺，迫血妄行。治当滋肾益阴、潜阳摄血为主，佐以清热凉血：阿胶、龟板、玄参、麦冬、山萸肉各15g，白茅根、生地、牡蛎、藕节、黄芪各24g，丹皮6g，焦栀子、杭芍、槐花各9g。每日1剂。治疗经过：上方服5剂后，鼻衄止，全身出血基本控制，体温恢复正常。以上方加减治疗至1973年3月17日，除偶有牙龈出血外。其余临床症状均获缓解。血常规：红细胞35.1×10^{12}/L，血红蛋白92g/L，白细胞4.6×10^{9}/L，血小板44×10^{9}/L，血压134/80mmHg。此后即改以滋肾益阴为主，以阿胶、生地、麦冬、山萸肉、山药、女贞子、黄芪等药为基础方，随证加减治疗至1973年9月，临床症状基本消失。血常规持续上升，患者于1974年1月9日出院，继续中医治疗。截至1974年底以前，血象维持在：红细胞32×10^{12}/L，血红蛋白110g/L以上，白细胞5×10^{9}/L以上，血小板（60~120）$\times10^{9}$/L，全部临床症状消失，患者已能参加正常劳动学习[3]。

引用文献

［1］江西省中研所.中医药治疗子宫颈癌的初步总结［J］.江西中医药，1959，(10)：10.

［2］沈仲圭.治肝十法［J］.新中医，1981，(10)：16.

［3］孟如.对异病同治的初步探讨［J］.新医药学杂志，1977，(1)：9.

［4］徐衡之，姚若琴.宋元明清名医类案［M］.长沙：湖南科学技术出版社，2006：866.

［5］成都中医学院.李斯炽医案（二）［M］.成都：四川人民出版社，1978：141.

（十八）真阴虚损候（肝肾阴虚变证10）

肝肾阴虚证·真阴虚损候，为下焦阴精亏损之候，由肝肾阴虚不复，损及肾中阴精，阴虚不能配阳，阳亢于内，火起于阴分，杂病家通称为阴虚劳损之证。见症以阴枯与内热之脉症为主，可兼见空窍失养与精血不固之症象。

通称：阴虚劳损。

病名：［中医］虚劳，蓐劳下损。［西医］双肾结核，严重脑震荡后遗症。

病因病机：肝肾阴虚虚损，常由久病不复，或产褥失调，或房室失节，耗伤肝肾精血，上不能荣于空窍，致空窍失养；下焦真阴亏损，内热蒸于阴分。冲阳亢逆，损伤血络，扰动精关，以致精血不固。

证象组合：阴虚+阴蒸+气逆+空窍+血滑+精滑

主症：**【阴虚失养】症象**：①面色黧黑，面色萎黄，面色青黄。②肌肤瘦削，股肉尽脱，枯瘦如柴。③食欲不振，不食。④精神疲乏。⑤四肢酸麻。⑥腰酸痛，腰膝无力，腰膝痿弱，两腿软弱无力，活动时觉腿痛。⑦时有恐惧感，睡眠不实，心烦失眠。⑧大便偏干，大便秘结。⑨小便频数，夜尿频数，夜遗尿。⑩须发早白，性欲减退。**脉象**：①舌淡无苔。②舌质淡，尖微红，苔水滑。**舌象**：①脉细弱无力。②脉细数无力。

【阴热蕴蒸】症象：①寒热，寒热往来。②骨蒸，蒸蒸内热，晡时热升，午后潮热。③烦躁。④面红升火，颧红声低。⑤手足心热，手掌红。⑥夜间盗汗。⑦尿频尿急，小便少。**舌象**：①舌红绛无苔。②苔薄黄。**脉象**：①尺脉细数。②脉弦。③脉虚数。④脉沉细稍滑略数。⑤脉细数而两尺洪而无力。

【气机冲逆】症象：①下焦冲气上逆，而咳嗽，咳甚吐食。②脐下按之咚咚振手。③恶心感。④打呃。

副症：**【清窍失养】症象**：①头晕目花，摇摆不定，有上重下轻之感，头痛。②脑力减退，甚至不能用脑，记忆力减退，逆行性健忘。③神呆不语。

【清窍不利】症象：①耳鸣重听。②耳聋。

宾症：**【络血不固】症象**：咳嗽咯血。

【阴精不固】症象：①遗精。②带淋。

治则：以滋填下焦真阴为主，兼以镇纳冲阳，以兼顾之。

方证

1.首乌延寿丹证：《世补斋医书》方[1]。治肝肾不足，头晕目花，耳鸣重听，四肢酸麻，腰膝无力，夜尿频数，须发早白。

何首乌2700g，豨莶草、菟丝子各480g，杜仲、牛膝、女贞子、桑叶各240g，金银藤、生地黄各120g，桑椹、黑芝麻、金樱子、旱莲草（熬膏）各500g。蜜丸，每服9g。

2.五味子汤证：姚国美方[2]。敛肝息风，治血虚生风，夹火为患，头目昏眩，畏见阳光，梦遗汗出，脉弦细而数者。

五味子、山茱萸、龙骨、牡蛎、首乌、远志、五倍子、地骨皮。

3.滋阴益肾方证：汤承祖方[3]。治双肾结核：面色黧黑，消瘦，午后潮热，夜间盗汗，详见病案4。

生地、熟地各18g，枸杞15g，炒白芍、肉苁蓉、白薇、炙百部各12g，糯稻根、炙鳖甲、粉丹皮、煅人中白各30g。

论著和讨论

本证候肝肾精血亏损，真阴失守，虚热内起，冲阳亢逆，**姚国美**说："腰脚痿弱，蒸蒸内热，头昏耳鸣，尺脉细数，(乃阴虚生热，津液不荣，宜）滋阴清火，当归六黄汤主之，六味地黄汤加麦冬、五味、地骨皮、生白芍之类亦主之。"[2]故其调治之则当以滋填下焦精血为主，以复其真阴，而制其内热，佐以清镇纳冲之品，以制其亢阳。然**叶天士**有云："寒暑更迭不复，草木焉能奏功，勉与血肉有情，望其加谷，望其悠久。"[4]

病案举例

1.叶天士治蓐劳下损，损及八脉，医投清内热滋阴，致胃伤食减，寒热，下焦冲气上逆，而咳嗽药唯治肺，与下虚内伤并无干涉，带淋骨热髓竭，液枯蓐损，较平常损怯更难，寒暑更迭不复，草木焉能奏功，勉与血肉有情，望其加谷，望其悠久：鲜河车一具，人乳八两，生紫石英三两，血余炭二两，秋石一两，人参煎汤，送二钱[4]。

2.尤在泾治脉虚数，颧红声低，咳甚吐食，晡时热升，多烦躁，此肝肾阴亏，阳浮于上，精液变化痰沫。固摄下焦，都气加女贞子、枸杞子、天冬[5]。

3.李斯炽治郑某某，男，37岁，壮年早衰，遗精10余年，性欲减退，肌肤瘦削，面色青黄，头痛眼花，耳聋烦躁，脑力减退，甚至不能用脑，睡眠甚差，食欲不振，脉细弱无力，舌淡无苔，不受峻补，宜阴阳平补，填补精血，多选酸涩之品：五味子3g，枣皮、菟丝子、莲须、龙骨、白芍各9g，金樱子、远志各6g，龟板、山药各15g，制首乌12g，甘草3g，明显好转，后改丸方：党参、白芍、莲须、五味子、远志、龟板、金樱子各30g，生山药、枣皮、生地、熟地、黄芪、首乌各60g，黄柏、知母、龙骨、牡蛎各60g，桑螵蛸40粒，菖蒲、甘草各15g，蜜丸，每服9g，日3次，白开水下。尽剂几个月来遗精稀少[6]。

4.汤承祖治双肾结核：陈某某，男，36岁，面色黧黑，消瘦，午后潮热，夜间盗汗，尿频尿急，一昼夜排尿50次左右，腰酸痛，手掌红，失眠，眩晕，精神疲乏，纳差，大便秘结，腹部胀闷，脉细数无力，舌红绛无苔，滋阴益肾为主（组方见方证），10剂，症状减轻，后继续调治2月余，痊愈，10余年未复发[3]。

5.刘炯夫治水亏于下，火升于上：宁某，男，45岁，宿有肺结核，已历5年，月前咳嗽咯血，近日出现头晕目眩，摇摆不定，有上重下轻之感。平时常有盗汗，午后潮热，心烦失眠，面红升火，手足心热，腰酸，遗精，舌绛、苔薄黄，脉细数而两尺洪而无力。此为肾阴素亏，水不涵木，木火刑金，上扰清窍。治当壮水之主，以制阳光：生地15g，茯苓、泽泻、丹皮、黄柏、知母各10g，龟板20g，女贞子16g。服10剂，眩晕消失。唯纳呆厌食，改用张锡纯资生汤调理。本例证属水亏于下，火升于上，上盛下虚，《内经》："髓海不足，则脑转耳鸣，胫酸眩冒，目无所见。"故以地、萸、女贞滋阴补水，知、柏、龟板潜阳降火，标本兼顾，上病下取，灌根以滋苗。眩止后纳呆，遂改用资生汤补脾土而生肺金，宗古人上下交病，则治其中之意[7]。

引用文献

［1］秦伯未.秦伯未医学名著全书·临证备要［M］.北京：中医古籍出版社，2003：290.

［2］姚国美.姚国美医学讲义合编［M］.北京：人民卫生出版社，2009：230，231.

［3］汤承祖.中医药治愈双肾结核1例［J］.中医杂志，1980，(11)：44.

［4］潘华信.叶天士医案大全［M］.上海：上海中医药大学出版社，1994：636.

［5］柳宝诒.增评柳选四家医案［M］.南京：江苏科学技术出版社，1983：23.

［6］成都中医学院.李斯炽医案（二）［M］.成都：四川人民出版社，1983：155.

［7］刘炯夫.眩晕十例［J］.浙江中医药，1981，16（5）：219.

（十九）阴损及阳候（肝肾阴虚变证11）

肝肾阴虚证·阴损及阳候，为肝肾阴损不复，损及肾阳，阴阳两损之证。奇经八脉丽于肝肾，肝肾阴阳有亏，势必损及奇脉。由冲任之阴损，以及督阳，故杂病家称为阴阳两损之证，妇科家则常称为冲任不固，或督阳损伤之证。其见症以肝肾阴阳两虚之脉症为主，可兼见空窍失养与津液、精、血失固之症象。

通称：阴阳两损，冲任不固，督阳损伤。

病名：［**中医**］脱发，腰脊痛，附骨痰，内伤发热，崩漏，糖尿病。［**西医**］不孕症，糖尿病，腰椎结核，更年期综合征。

病因病机：肝肾阴虚虚损，系肝肾阴损不复，久必损及肾阳，阴损则失养于清空清窍，阳损则失于固摄；致上则空窍失养，下则津液、精、血失固，而成损伤重证。

证象组合：阴虚+阳虚+空窍+津滑+血滑+精滑

主症：**【阴虚失养】症象**：①形体消瘦，耳轮干瘪，目眶暗黑。②两颧潮红，颈胸部潮红。③自觉口干。④心烦失眠，欲睡而不能眠，常彻夜不能入睡，夜寐梦扰，噩梦纷纭。⑤腰酸，脚软，经前腰痛。⑥发热反复，体温38.2℃，手足心发热。⑦头发脱落。**脉象**：①脉小弦。②脉细稍数，左关稍弦。**舌象**：①舌无苔略红，舌尖红少苔。②舌苔薄白，质红。③舌瘦津干。

【阳气不振】症象：①面黄少华，面色淡白无华，唇淡无泽。②精神疲倦，周身疲乏，乏力，精神萎靡，健忘思睡，纳谷不振。③心慌汗出，语多即觉短气，气短懒言。④自汗畏风，形凛畏寒，四肢肌肤逆冷，下肢畏寒，入夜如冰，复被不解其冷，夜间两腿发麻。⑤腰脊酸痛，久坐加重，腰喜紧束，睡喜垫枕，腰痛难支，不耐久坐，两腿疼痛。⑥口干欲饮，口渴喜热饮。⑦小便频数，夜尿频数。⑧经期错乱，经行小腹胀痛。⑨早泄，阳痿，性欲淡薄。**舌象**：①舌淡苔薄。②舌苔白润。③舌淡红少苔。④舌淡红无苔。**脉象**：①六脉均弱，两尺尤甚。六脉沉弱。②脉沉迟。③脉细弦而迟。④脉微细无力。⑤脉沉细弦。⑥脉大而软，浮大无力。

【津液不固】症象：带下绵绵。

副症：**【清窍失养】症象**：①头晕，抬头屋转，眼常黑花，见物飞动。②猝然晕倒。③记忆减退，思维难集中。

【清窍不利】症象：耳鸣眼生空花，如有物飞动，视屋旋转。

宾症：**【络血不固】症象**：①经血暴下如注，继而淋漓不断。②少腹时痛。

【阴精不固】症象：遗精，常于梦中遗泄。

治则：当滋补肝肾之阴阳，填精补髓，封固奇脉，以调其根本。

方证

1.桑麻丸证：施今墨方[1]。治头发脱落，逐渐增多，头皮不痒不痛，详见病案1。

生黑芝麻120g，冬桑叶、制首乌、鹿角胶、紫河车、白蒺藜各60g，生地、熟地、血余炭、女贞子、酒川芎、桑椹、酒当归、黑豆衣、炙甘草各50g，蜜丸，早晚各服10g。

2.洋参附子汤证：蒲辅周方[2]。治头晕胸闷，周身疲乏，健忘思睡，气短懒言，自汗畏风，不耐久坐，两腿疼痛，胃纳不佳，口干欲饮，小便少，详见病案2。

西洋参4.5g，川附、山茱萸各3g，炙龟板15g，白芍、茯神、枸杞各6g，怀牛膝、杜仲各9g。

3.六味汤合斑龙丸加减证：许履和方[3]。治附骨痰（腰椎结核），腰脊酸痛，久坐加重。

大熟地12g（砂仁0.9g同炒），山萸肉、云茯苓、怀山、鹿角胶、牛膝（盐水炒）、补骨脂、胡桃肉、潼沙苑、菟丝子各9g，丹皮、泽泻、杜仲（盐水炒）各4.5g，炙龟板12g。五味龙虎片（全蝎、蜈蚣、血竭、土鳖虫、参三七等分水丸）每服8片，一日2次。

4.一阴煎加味证：周光英方[4]，治精神疲倦，夜寐梦扰，常于梦中遗泄，详见病案5。

生地、熟地、麦冬、丹参、牛膝、炮附块各9g，炙甘草5g。

5.八味肾气丸加减证：潘澄濂方[5]，治糖尿病肾气虚损证。除渴饮善饥外伴有倦怠乏力腰背酸疼舌干质红、苔薄脉象细数或弱数但也有形瘦、倦息、阳痿、躁而不安者。

地黄、怀山药、山萸肉、丹皮、茯苓、菟丝子、知母、肉桂、淡附片、海蛤壳、黄芪、陈皮。肾阴虚去附子加枸杞、玄参或龟板。

6.左、右归丸合方证：李常度方[6]。治反复发热2年变亚败。详见病案6。

生地60g，枣皮、鹿胶各10g，秦艽、杜仲、枸杞各12g，菟丝子30g，淫羊藿、巴戟、山药、牛膝、女贞、旱莲草、丹皮各15g。

论著和讨论

本证候肝肾阴阳亏损，损及冲任之阴，督脉之阳。陈源生曰："此经血大亏，肾督俱损，乃冲任不固之重症，时有厥脱之虞。"[7]姚国美说："眼生空华，如有物飞动，或视屋旋转，见物为二，两寸脉虚者，属髓海空虚，宜龟鹿二仙胶合磁朱丸，填补精髓佐以镇摄：鹿胶、龟胶、枸杞、人参、磁石、朱砂。"[8]因而其调治之则，当大补其肝肾之阴阳，以固其根本为法。故陈源生曰："非大滋大补，大封大固不能奏效。"[7]何廉臣说："抬头屋转，眼常黑花，见物飞动，猝然晕倒者，此风痰上冲头脑也。……，因于内风者，香茸六味丸加减：血茸3g，生熟地30g，桑叶、丹皮、山茱萸各12g，怀山、茯神各24g，定风草9g，麝香0.15g，共末豆淋酒捣糊丸，每服9g，细芽茶1.5g，杭茶菊5朵，泡汤下。"[9]

病案举例

1.施今墨治徐某，男，34岁，头发脱落2年，日渐增多，头皮不痒不痛，理疗、组织疗法，注射维生素，3个月均无效，饮食、二便、睡眠均正常。舌苔正常，六脉沉弱。补肾养血：紫河车、鹿角胶、阿胶珠、冬桑叶、酒当归各6g，生熟地、龟甲、血余炭各10g，生黑芝麻30g，服十剂，病无进退，拟用丸方缓图（组方见方证）。服3个月，头发新生如胎发，柔弱不长，仍以丸方[1]。

2.蒲辅周治张某，男，74岁，两年前患过脑血管痉挛，头晕胸闷，周身疲乏，健忘思睡，气短懒言，自汗畏风，不耐久坐，两腿疼痛，胃纳不佳，口干欲饮，小便少，舌淡红无苔，脉沉细弦。属气血不足，虚阳上越。治宜补益气阴，滋阴潜阳（组方见方证）[2]。

3.陈源生治崩漏：宋某，39岁。生育6胎，小产4次，平日带下绵绵，数月前血崩暴下，继而淋漓不断，更医多人，渐至卧床不起，起则血量增多，腰痛难支，眩晕欲倒，心慌汗出，形体瘦削，面色淡白无华，两颧潮红，耳轮干瘪，唇淡无泽，舌瘦津干，脉浮大无力，此经血大亏，肾督俱损，乃冲任不固之重症，时有厥脱之虞，非大滋大补，大封大固不能奏效，然亦只能取效于万一，龟鹿二仙丹加味：龟板胶、鹿角胶、山茱萸各9g，鱼鳔胶、枸杞各12g，龙骨、熟地各24g，山药、牡蛎各30g，五味子、砂仁各6g，浓煎少量频服。另人参9g，煎汤时呷以防脱。2剂精神稍好，6剂血减，半月血止，上方增损并以藕粉、怀山煮粥调养2月[7]。

4.刘炯夫治阴阳两虚，冲任失调：余某某，女，49岁，近1年来，头昏目眩，腰酸耳鸣，形寒肢冷，夜尿频数，心烦失眠，噩梦纷纭，经期错乱，舌红，脉细弱。西医诊为更年期综合征。此肾水渐衰，冲任亏虚，精血不足，冲任失养，阴阳两虚之证。治当温肾阳，补肾精，泻肾火，调冲任：仙茅、淫羊藿各12g，当归、黄柏、知母各10g，巴戟天、鹿角、龟板各15g。10剂收功。本例眩晕为阴阳两虚，冲任失调，其病在肾，故治当从肾入手。景岳："善补阳者必于阴中求阳，则阳得阴助而生化无穷，善补阴者必于阳中求阴，则阴得阳升而泉源不竭。"治用二仙汤加味以调燮阴阳，取二仙、戟、鹿温阳益精，龟板、知、柏滋阴降火。10剂后阴阳调，眩晕止[10]。

5.周光英治高某某，男，47岁。阳痿遗精2月余，每周遗精2~3次不定，节制房事亦不见效。自觉口干，脚软，腰酸，精神疲倦，纳谷不振，夜寐梦扰，常于梦中遗泄，为此，郁郁不乐。脉小弦，舌苔薄白，质红。证属肝肾不足，治拟滋阴壮水。予一阴煎加味（组方见方证）。7剂后，口干消失，精神转佳，遗精减少，症情日见改善，再守原方60余剂，阳痿，遗精悉除，尚留腰酸、乏力，续予调补之剂善后。3月后随访，诸症皆安。按：本案遗精以梦泄为主，临床表现，口干津少，腰酸，神倦等症。此为肾阴虚亏而相火妄动，干扰精室，精关不固所致。然因遗精频作，病久不愈，以致阴伤及阳，出现阳痿。从整体以观之，本案阴虚火旺为主要方面，而肾阳受损为次要方面。周老投一阴煎以滋阴壮水；加炮附块一味，佐补肾阳，治疗后症情日见好转。此时，周老认为方已中病，无须加减，一方到底，故连投60余剂，阳痿遗精皆安。体现了周老审证求因、治病求本的诊疗特点[4]。

6.李常度治张某，女，31岁，反复发热2年。2年前因发热，咽痛，关节痛，全身淋巴结肿大，四肢出现点状小丘疹。在某医院住院检查。白细胞12.023×10^9/L。血沉：72mm/h。淋巴结活检：慢性炎症。骨髓穿刺涂片：感染性骨髓象。骨髓活检无异常。多次血、骨髓培养阴性。先后给以多种抗生素治疗2月无效，诊断：变应性亚败血症。改用泼尼松45mg/d治疗。用药4天后热渐退，泼尼松逐渐减量，1月后停药，停药2天发热又起，诸症再现，再用泼尼松，体温又降。二年来患者屡次因激素减量而复发，始终本能撤除激素，要求中药治疗。证见柯兴面容，体温38.2℃，乏力，欲睡而不能眠，两颧及颈胸部潮红，腰膝酸软，四肢肌肤逆冷，但手足心发热，舌淡红少苔脉微细无力。辨证为阴阳两虚，给以左、右归丸合治（组方见方证）。每日1剂。上方随阴阳之转化而调整用药，每周服5剂。1周后体温下降，诸症缓解，泼尼松由20mg/d逐渐减量，中药治疗40天，体温恢复正常，诸均息，激素全部撤除。出院后门诊随访半年，间断服用上方，病情稳定[6]。

引用文献

［1］祝谌予.施今墨临床经验集［M］.北京：人民卫生出版社，1982：306.
［2］中国中医研究院.蒲辅周医疗经验［M］.北京：人民卫生出版社，2005：179.
［3］许履和.六味地黄汤运用于外科临床的经验体会［J］.江苏中医，1966，（7）：36.
［4］王华明.老中医周光英运用一阴煎的经验［J］.上海中医药杂志，1983，（8）：8.
［5］祝谌予.糖尿病证治［J］.中医杂志，1986，（6）：11.
［6］李常度.变应性亚败血症的中医辨证论治［J］.贵阳中医学院学报，1989，（2）：32.
［7］陈源生.谈谈崩漏办证治疗的几个问题［J］.中医杂志，1979，（8）：27.
［8］姚国美.姚国美医学讲义合编［M］.北京：人民卫生出版社，2009：155.
［9］俞根初.重订通俗伤寒论［M］.上海：上海科学技术出版社，1959：312.
［10］刘炯夫.眩晕十例［J］.浙江中医药，1981，16（5）：219.

十、肾胃阴虚证（下焦阴虚合病1）（2候）

肾胃阴虚证，为肾胃阴液不足之证。肾为胃之关门，肾主五液，肾阴不足以养胃，致胃之阴液不足，而成肾胃阴虚之证。其标在胃，其本在肾。总由肾阴不足，肾阳偏亢，上犯于胃，消涸胃中津液，而致胃阴消涸，甚则肾胃阴液均致枯涸。又以肾主五液，肾阳内亢，迫其津液外泄而失固；或上逆于胃，挟胃气以上冲；水亏不能配火，虚火浮游，上蒸于胃，亦为火不归原之变。其治则总当滋肾之阴，增胃之液，以配其阳，以制其亢。

证候别称：阴虚胃痛，阴竭阳亢，津伤液耗，冲气上逆，虚阳上越，上盛下虚，上热下寒。

病名：［中医］阴虚胃痛，消渴，夏季热，多尿，冲呕，冲呃，口臭。

证候系统：详见图3-13-27。

本证————阴液枯涸候
转证————阴虚失纳候
变证————气液不固候

图3-13-27　肾胃阴虚证证候结构图

（一）阴虚失纳候（肾胃阴虚转证）

肾胃阴虚证·阴虚失纳候，为肾阴不足，肾阳内动，冲气上逆于胃，挟胃气以上逆，杂病家亦通称为冲气上逆之证。其见症虽以胃气失降之冲逆症象显明，但必兼见肾胃阴伤液涸，与阳浮之脉症，并以之为主。

通称：冲气上逆。

病名：［中医］冲呕，冲呃。

病因病机：肾胃阴虚虚逆，由于久病，或因误治，耗伤肾阴，阴虚阳无所附，浮越于上，冲逆于胃，灼伤胃液，挟胃气上逆，有升无降。

证象组合：阴虚+气逆+阴涸+阳浮

主症：【阴虚失养】脉象：脉虚细数。

【气机冲逆】症象：①干呕。②呃逆不止。③水浆难入。④呕咳上气。

副症：【阴液消涸】症象：①口干舌燥。②口渴。舌象：舌紫而干。

宾症：【阳气浮越】症象：面色嫩红。

治则：当以滋养肾胃阴液为主，兼以镇降摄纳之品，以兼顾其标本。

方证

1.六味加石斛、沉香证：李用粹方[1]，治阴虚阳无所附，所谓无阴则呕，久病呕咳上气，口干舌燥，面色娇红，脉虚细数。

熟地、山茱萸、丹皮、茯苓、泽泻、怀山、石斛、沉香。

2.金水六君煎合生脉散加味证：吴坤安方[2]。治如过表大汗，胃阴空乏，以致干呕，呃逆不止，水浆难入。

当归、半夏、茯苓、熟地黄、陈皮、炙甘草、生姜、党参、麦冬、五味子加丁香、柿丁、胡桃肉、代赭石之类止之。

3.都气丸证：[2]吴坤安方。治过表大汗，胃阴空乏，以致干呕，呃逆不止，水浆难入。

熟地黄、山茱萸、山药、泽泻、牡丹皮、茯苓、五味子。加人参、胡桃、紫石英之类。

论著和讨论

本证候肾胃阴液伤残，阴不配阳，阳气冲逆，胃气失降。李用粹说："诸阳气浮，无所依从，呕咳上气，此阴虚成呕。不独胃家为病，所谓无阴则呕也，地黄汤加石斛、沉香治之。"[1]其治则当滋养肾胃阴液为主，以固其本，兼以镇降摄纳之品，降其冲逆，兼顾其标。吴坤安说："如过表大汗，胃阴空乏，以致干呕，呃逆不止，水浆不进，亦宜金水六君煎合生脉散（组方见方证），加丁香、柿蒂、胡桃肉、代赭石之类止之。如不应，宜都气丸（组方见方证）加人参、胡桃、紫石英之类以纳之。不用磁石者，因过表伤肺，恐吸其气也。"又说："如见舌苔紫色而干，口渴干呕者，当以金水六君煎和之。"[2]

董废翁说："如病久口干舌燥，呕者，胃阴虚也（必有面色娇红、脉虚细数等症），都气饮主之（左归饮去茯苓，加生地、归身尤妙）。"[3]

病案举例

1.王旭高治殷，呕而不食，病在胃也；食而腹痛，病在脾也；痛连胸胁，肝亦病矣。气弱血枯，病已深矣。和胃养血，生津益气为治：淡苁蓉、枸杞子、当归身、火麻仁、大麦仁、茯苓、半夏、陈皮、沉香、砂仁[4]。

2.张聿青治左，镇逆平肝，诸恙暂退。而日来气复上冲，甚则呃逆，间有呕吐。风木上干，再壮水以涵风木：熟地炒松12g，煅牡蛎15g，半夏曲盐水炒、土炒白芍各4.5g，橘白3g，茯神、麦冬、煅磁石、白蒺藜各9g[5]。

引用文献

［1］李用粹.中华医书集成·证治汇补［M］.北京：中医古籍出版社，1999：136.

［2］吴坤安.伤寒指掌［M］.上海：上海科学技术出版社，1959：卷二51，卷四60.

［3］高鼓峰.医宗己任篇［M］.上海：上海科学技术出版社，1959：173.

［4］王旭高.王旭高医案［M］.上海：上海科学技术出版社，1965：171.

［5］张聿青.张聿青医案［M］.上海：上海科学技术出版社，1963：338.

（二）气液不固候（肾胃阴虚变证）

肾胃阴虚证·气液不固候，为肾胃阴液不足，日久气亦伤残，阴虚阳动，迫其津液外泄，气虚不能固摄，以致滑泄不禁。以津滑不禁症象显明，但必兼气液两伤之脉症，并以之为主。

通称：津伤液耗。

病名：［**中医**］夏季热，多尿，消渴。［**西医**］尿崩症，糖尿病。

病因病机：肾胃阴虚虚滑，多由久病，耗伤肾胃气液，液伤则内热消灼，迫其津液外泄；气虚则失于固摄，则致液泄不禁。

证象组合：气虚+液灼+津滑+神虚

主症：【**气虚不充**】**症象**：①头昏目眩头晕乏力。②自汗疲倦。③体重下降。④疲乏无力。⑤腰膝酸软。⑥形体消瘦。⑦下肢酸软。⑧懒言少动。**舌象**：舌胖淡。**脉象**：脉细。

【**津液不固**】**症象**：①排尿频数，尿量增多，尿频而多，色清。②汗闭多尿。

副症：【**津液消灼**】**症象**：①口干思饮，烦渴多饮。②口渴引饮，嗜水无度，饮过即渴。③胃纳减退。④困倦乏力。⑤心烦。⑥手足心热，暮热早凉。⑦五心烦热。⑧躁扰不宁，夜卧不宁。⑨唇绛。⑩无汗。**舌象**：①舌红少苔。②舌绛无苔。③舌赤苔灰白。**脉象**：①两脉弦细而滑。②脉细数。

宾症：【**神气不振**】**症象**：①易疲乏。②神气不振。③神疲乏力。

治则：当以益气增液为主，佐以固涩收纳之品，标本兼顾之。

方证

1.尿崩汤证：黄文东方[1]。治尿崩症，多饮多尿，详见病案2。

生地、玄参、覆盆子、桑螵蛸、益智仁各12g，天花粉30g，天冬、寸麦冬各9g，蚕茧壳10只，黄芪片3g（分两次吞服），红枣5枚。

2.补肾育阴清胃生津方证：关幼波方[2]。治糖尿病，舌红少苔，脉弦细滑。详见病案4。

生黄芪、淫羊藿、北沙参各15g，杭白芍、石斛各30g，五味子、生甘草、生地、熟地、天花粉各12g，当归、乌梅、葛根、玉竹、麦冬各10g。

论著和讨论

本证候肾胃气液两虚，内热消灼，津液不固，如黄文东说："病起于胃火偏旺，肺胃之阴俱伤，肾虚不能摄纳，兼脾不健运。"[1]其治则当以益气滋液，以固肾胃之本，兼以收纳固涩，以固其标。欲除其热，当滋其阴；欲止其渴，则当固其液。滋阴固液，则标本兼顾。高哲睿说："根据张凤逵'暑病首用辛凉，继用甘寒，再用酸泄酸敛'之暑病治则而订。小儿夏季热，病起初夏，与暑热熏蒸关系密切，热邪羁留，津液枯焦，故见夜间作热，旦时稍降，喜仰身卧，五心烦热，时时饮水，汗闭溲多，肢体瘦削。唇舌绛红，或舌苔花剥，此时若专恃养阴生津，恐小便频频，气化不利而缓不济急，故亟须酸甘敛阴之法为治。……方以芍药酸敛和营，乌梅生津止渴，覆盆、山药涩精秘尿，辅以二冬、龟板补益心肾，下滋原阴，上除烦热，甘草、红枣和中助土，令甘守津还，加入蚕茧壳，为陈飞霞治消渴简便方，能引阴液上潮于口而渴自止。"[3]

病案举例

1.**黄文东**治尿崩症：李某某，男，17岁，两个多月来多饮多尿，每天饮5~6瓶（5磅某1瓶），小便昼夜15次左右，量多，食欲不振，形体消瘦，神疲乏力，下肢酸软，舌略胖偏淡，苔薄脉细。每五日注射"尿崩停"一次。病起于胃火偏旺，肺胃之阴俱伤，肾虚不能摄纳，兼脾不健运，治拟养阴生津，益气固摄（组方见方证）。四诊时已停用尿崩停[1]。

2.**周鸣岐**治苗某某，男，23岁，10个月前开始口渴，咽干，尿多，逐日加重，经市内各医院门诊和住院治疗，均诊为尿崩症，曾服过利眠宁，中成药尿崩灵，注射过脑垂体后叶素等，无明显效果。现症：口渴引饮，嗜水无度，饮过即渴，尿频而多，色清，一昼夜饮水可达8000~10000ml（限制喝水量而尿量不减），胃纳减退，困倦乏力，头昏目眩，自汗心烦，手足心热，腰膝酸软，舌绛无苔，脉细数。检查：尿蛋白（-），尿糖（-），尿比重1.003。诊断：尿崩症。治则：滋补肾阴，生津止渴：熟地、枸杞子、覆盆子、麦冬各12g，生山药、菟丝子、石斛各15g，天花粉、桑螵蛸各10g，五味子6g，生黄芪18g，水煎服，连服9剂。二诊：口渴大减，尿量减少，精神较好，但仍觉疲劳，食欲稍增，时有恶心，舌苔薄，舌质红，脉沉细，按上方加减：益智仁、红人参、半夏、五味子、陈皮各6g，麦冬、生山药、桑螵蛸各12g，天花粉、枸杞子各10g，水煎服，连服6剂。三诊：恶心已除，食欲大增，体力增强，口渴基本消失，小便次数接近正常。舌质正常，脉沉缓，处方：党参、石斛各15g，覆盆子、生山药各12g，五味子6g，枸杞子、茯苓、麦冬各10g，水煎服，连服6剂。四诊：食欲良好，动作有力，口渴尿频等症均除。检查：尿比重1.020，再投六味地黄方，以巩固疗效[4]。

3.**关幼波**治糖尿病：刘某某，男，53岁。烦渴多饮，多尿，疲倦已1年余。患者自感口渴，饮水增多，排尿频数，尿量增多，体重下降，疲乏无力。检查：空腹血糖11.1mmol/L，尿糖（+++），诊为糖尿病。开始控制饮食，用胰岛素治疗，并服用维生素、肝泰乐，肌注维生素B_1及胎盘组织液注射，病情好转，改用口服降糖药物，住院1年多，出院当时空腹血糖170~200mg/dl，尿糖（+++）。同年来我院门诊。症见：口干思饮，尿多，易疲乏，饮食尚需控制，大便如常。舌红少苔，两脉弦细而滑。辨证：肾虚阴亏，肠胃蕴热，津液灼耗，发为消渴。治法：补肾育阴，清胃生津（组方见方证）。治疗经过：以上方为主，偶有加减：口渴重时，加生石膏30~60g，连续服用130余剂，并停用西药，空腹血糖稳定在5.5~6.8mmol/L，尿糖（-）临床症状好转，随访至1年后，自觉情况良好，空腹血糖110mg，尿糖（-），能坚持一般工作[2]。

4.**高哲睿**治小儿夏季热：谢某某，女，3岁，发热月余，中西医治疗无效，现暮热早凉，五心烦热，躁扰不宁，汗闭多饮，小便频频，肢体消瘦，唇绛舌赤，症属津伤液耗：乌梅5g，红枣3枚，白芍、天冬、寸麦冬各4.5g，覆盆子、甘草各3g，蚕茧5枚，山药9g，龟板8g，环钗10g，3剂，皮肤湿润，小便复常，热退舌润[3]。

引用文献

[1]《新中医》编辑室.老中医医案医话选[M].广州：广州中医学院，1977：87.

[2]高益民.关幼波老中医治肾琐谈[J].中医杂志，1980，(7)：12.

[3]高哲睿.小儿夏季热治疗四法[J].新中医，1981，(4)：31.

[4]周鸣岐.尿崩症[J].新中医，1980，(2)：23.

十一、脾肾阴虚证（下焦阴虚合病2）（8候）

脾肾阴虚证，为脾肾气阴两虚之证。为脾之气液与肾之阴精两亏之证。急则起于大吐大泻，伤残脾肾之津气阴液，缓则起于久泻久痢。或酒色过度，或纵欲劳心，渐损脾肾阴精与气阴；或温暑内陷脾肾，灼伤阴液，均可致脾肾阴虚证。

脾肾阴虚证，其病变虽多气阴两虚，但以阴虚为主。阴虚则多火，火耗阴液，燥从内起，燥火内蒸，更耗气阴。轻则有虚燥、虚蒸之候，重则有枯涸之证。气阴久虚不复，亦多累及阳气，而有阴阳两虚之转变。致其变证，急则有竭绝厥脱之险，缓则有虚弱劳损之虑。

脾肾阴虚证，为气液阴精两虚之证，其治则当以滋养脾之气液，填补肾之阴精，以固其二天之本，俞根初有“脾肾双补……滋养阴液以坚肾燥脾……补中填下”[1]之法。吴坤安亦主“察其宜刚宜柔”“益阴和中”[2]，不可纯用刚剂，以耗阴气。

证候别称：气虚不固，冲任不固，肾气不固，封藏失职，阴虚阳脱，吐利暴脱，水火不济，龙雷飞焰，虚阳浮越，阴阳虚损，阳不生阴，脾湿肾燥，少阴虚证，阴虚燥结，虚燥虚秘，阴虚肿胀。

病名：［中医］虚斑，紫癜，早产低热，眩晕，心悸，失眠，健忘，消渴，久热，少阴伤寒，慢脾风，唾血，齿衄，虚痨咯血，舌疮，白浊，遗精，顽固性多尿，虚秘，脱肛，久痢，女劳疸，臌胀，血枯经闭，崩漏，子肿，小产，滑胎，死胎。

证候系统：详见图3-13-28。

本证————气阴两虚候
转证————气阴虚燥候、气阴虚蒸候
变证————气阴不化候、气阴不摄候、气阴不固候、阴虚不固候、阴精不固候
└————阴竭阳厥候、气阴竭绝候、心肾不交候、龙雷不藏候、阴损及阳候

图3-13-28　脾肾阴虚证证候结构图

引用文献

［1］俞根初.重订通俗伤寒论［M］.上海：上海科学技术出版社，1959：261.
［2］吴坤安.伤寒指掌［M］.上海：上海科学技术出版社，1959：卷四60，59.

（一）气阴两虚候（脾肾阴虚本证）

脾肾阴虚证·气阴两虚候，为脾之气液与肾之阴精两虚之候。阴液不足，则虚热内起，更能伤阴耗气，渐致气阴虚损，杂病家亦通称气阴两损之证。其见症以脾肾气阴两虚，与热涸阴液之脉症同见。

通称：气虚失固。

病名：［中医］消渴。［西医］顽固性多尿，糖尿病。

病因病机：脾肾阴虚虚损，多系久病耗伤脾肾阴液，阴虚则内热自起，耗气伤阴，消涸阴液，气阴两损，上不养于清空，外不荣于经脉。

证象组合：气虚+阴虚+阴涸+神扰+清空+经脉

主症：【气虚不充】症象：①面色萎黄，精神倦怠。②少气懒言。③乏力困倦。④自汗以颜面部为甚。**舌象：**舌质暗淡，苔灰白。**脉象：**①脉微弱。②沉细。

【阴虚失养】症象：①腰酸，不耐烦劳。②内热。**脉象：**弦细，脉细数无神。

副症：【阴液消涸】症象：①形体消瘦。②烦渴多饮。③尿频，尿急，小便淋漓不尽，且夜尿更多。④饭量增多。⑤入暮嗌干，喜冷饮。⑥大便干燥，二三日一下。**舌象：**①舌质红。②苔薄黄。③苔黄厚。**脉象：**脉细数。

【神志不宁】症象：①心悸。②失眠，多梦。③心烦。

宾症：【经脉失养】症象：①两腿酸麻。②足痿乏力。

【清窍失养】症象：头昏目眩。

治则：当益脾气，滋养脾肾阴液为主，略佐清解内热之品，兼顾其标本以调之。

方证

1.滋脺饮化裁证：徐有玲方[1]，益气养阴，益脾气助运化之功，养肾阴滋下焦之水源，以降妄炎之火，使水升

火降，中焦健运，治糖尿病。

黄芪、生地、怀山药、地骨皮各30g，山萸、枸杞各15g。

2.气阴固本汤证：章真如方[2]。益气养阴，生津止渴，敛精固本。主治：糖尿病口渴引饮，多食善饥，小便频多，消瘦乏力等有关症状及其并发症。尤其对稳定和降低Ⅱ型糖尿病患者之血糖，并使尿糖转阴，效果较为明显，对糖尿病并发末梢神经炎、糖尿病性肾病、糖尿病肠病等均有一定的治疗与缓解作用。

黄芪、山药各20g，生地、熟地、苍术、地骨皮各15g，麦冬、茯苓、花粉、葛根、山萸肉、五味子、五倍子各10g，牡蛎30g。

3.六味地黄汤加减证：兰国强方[3]。治顽固性多尿，详见病案3。

生熟地、茯苓、麦冬各15g，怀山、党参各30g，枣皮10g，丹皮、玉竹、连翘各12g，黄连、五味子各6g，黄芪40g。

论著和讨论

本证候脾肾气阴两损，虚热内起，阴液消涸，故其调治之则，当以滋养脾肾阴液、益气补脾为主，以固其气阴，兼以清解内热，以治其标。从缓以图之，未可操之过急。徐有玲说："糖尿病发病机制多为阴虚燥热。阴虚重点在肾，是其本；燥热表现在胃，是其标。燥热可以伤津，虚火又能耗液。况津伤则气耗，气耗则液更伤，两者互为因果。临床所见糖尿病病人多见精神倦息，少气懒言，腰酸，心悸失眠，形体消瘦等一派虚弱证候。亦有'三多'症状不明显，经检查血糖增，高尿糖阳性，在临床上也不鲜见。认为治疗重点在益气养阴。益气者，益脾气助运化之功，以固后天之本；养阴者，养肾之阴，滋下焦之水源，以降妄炎之火，使水升火降，中焦健运，从而达到降血糖的目的。笔者常用《医学衷中参西录》滋膵饮化裁（组方见方证）。药后多见血糖下降，尿糖好转，自觉症状缓解或消失。若烦渴、多饮多食明显，加人参叶、花粉各30g、黄连5g，以益气生津，清心降火；若尿烦数而呈多，加桑螵蛸、覆盆子各15g，以补益肝肾，固精缩尿。"[1]

病案举例

1.章真如治曹某，女，58岁，2个月前开始感到口干喜饮，消谷善饥，诊断为糖尿病。遂服达美康等药治疗，服药后口干减轻，然血糖仍高，遂转求中药治疗。现仍微口干，头昏，神疲乏力，夜寐欠安，脉沉细，舌暗淡，苔薄黄，查空腹血糖14.3mmol/L，尿糖（++）。辨证：燥热伤阴，阴津亏虚，久则耗损元气，气阴两虚。治拟益气养阴，气阴固本汤加减：生熟地各15g，黄芪、山药各20g，黄精、玉竹各15g，苍术、地骨皮、石斛、麦冬、党参、天花粉、陈皮各10g，7剂。二诊：服药后，仍微口干，精神稍觉好转，时有饥饿感，脉沉细，舌质暗淡，苔薄黄，仍守前方继服7剂。三诊：口干时作，饥饿感未作，精神好转，时感头昏，舌脉同前，仍拟益气养阴为法：黄芪、山药、生牡蛎各20g，生熟地、苍术、黄精、沙参各15g，地骨皮、石斛、花粉、乌梅、麦冬各10g。三诊：上方连服3周，口干不明显，偶有饥饿感，精神尚可，脉沉细，舌暗淡，苔薄白，仍按原方再进。四诊上方连续服用2月余，患者口不干，复查血、尿糖均恢复正常，乃给予消糖止渴丸继服，以巩固疗效[2]。

2.何任治翁某，女，35岁。去年起，渴欲饮水，尿多，近年来入暮嗌干，每天饮水10磅左右，喜冷饮，大便干燥，二三日一下，心悸，自汗以颜面部为甚。脉微弱，舌质红，苔黄厚。以滋阴为治：党参18g，山萸肉、知母、生黄芪各9g，山药24g，干地黄、枸杞子各15g，甘露消毒丹（包煎）、天花粉、天冬、麦冬各12g，4剂。复诊：渴欲饮水，喜冷饮，自汗以颜面部为甚，大便干燥，心悸，泛呕，脉微弱，苔黄厚。原意加减：北沙参、枸杞子、麻仁、山萸肉各9g，麦冬、地黄各12g，淮小麦30g，五味子2.4g，乌梅炭4.5g，穞豆衣、党参各15g，左金丸3g（分吞），4剂。三诊：药后饮水较减，颜面汗较少，大便间日下，泛呕已解，脉较有力，苔尚厚。仍守原法：党参24g，乌梅6g，北沙参、麦冬、地黄各12g，淮小麦30g，五味子4.5g，淡竹叶、山萸肉、麻仁各9g，玉泉散15g（包煎）。4剂[4]。

3.兰国强治顽固性多尿：陆某，男，42岁，入院时症见尿频，尿急，小便淋漓不尽，且夜尿更多，每每需于阴囊间接上塑料袋方能免于打湿衣裤之苦。全日尿量均在5000~8000ml左右，痛苦异常，伴有明显的烦渴多饮，饭量增多，形体消瘦，头晕眼花，失眠多梦等症。患者述以上诸症已达2年之久，加重2个多月。曾前往好几家医学院，省级医院查尿比重（1.040~1.103），糖尿、血糖、放射线颅骨平片等检查，均未发现任何异常，无法明确诊断，也无法做任何治疗，而入我院要求服中药治疗。入院后查，舌质红，苔薄黄，脉细数，面色萎黄。中医辨证为肾的气阴两虚，肺胃火热炽盛，治当滋肾益气，清泄肺胃，方用六味地黄汤加减（组方见方证）。水煎服，日1剂，分3次服。连服6剂后，尿量减到3000ml/d，不再烦渴多饮。尿频，尿急明显减轻，饥饿感消失，但仍是夜尿增多，时感畏寒，四末欠温等症，说明患者在肾阴虚的基础上兼有肾阳足，命门火衰，不能温煦四肢，固摄水液失权，阴阳不能协调所致。法当温补肾阳，原方去麦冬、五味子、连翘、玉竹。加肉桂1g，附片10g，淫羊藿15g，菟丝子18g，4剂后夜尿显减，原方服用10多天尿量正常（500~1000ml/d左右），其余诸症全消，睡眠改善，体重增加，面色转红润，住院27天痊愈出院。2年后随访病未再发[3]。

引用文献

［1］祝谌予.糖尿病证治［J］.中医杂志，1986，（6）：10.

［2］郑翔.中国百年百名中医临床家丛书·章真如［M］.北京：中国中医药出版社.2001：73，97.

［3］兰国强.六味地黄汤加减治验［J］.贵阳中医学院学报，1989，（1）：32.

［4］浙江中医学院.何任医案选［M］.杭州：浙江科学技术出版社，1981：74.

（二）气阴虚燥候（脾肾阴虚转证1）

脾肾阴虚证·气阴虚燥候，为脾肾气阴不足，阴虚则燥从内起，气虚则运送无力，而成阴虚燥结之证。杂病家亦通称虚燥虚秘之证。其见症虽以燥结之症象显明，但必兼见阴液枯涸与脾气不足之脉症。

通称：阴虚燥结，虚燥虚秘。

病名：［**中医**］虚秘，脱肛。［**西医**］习惯性便秘。

病因病机：脾肾阴虚虚结，由脾肾气阴两虚，阴液不足，则虚燥内起，燥结于中；气虚不足，则运行乏力，燥结不行；而成因虚而燥，因虚而秘结之证。

证象组合：气虚+阴虚+燥结

主症：【**阴液消涸**】**症象**：①形瘦。②肌肤枯燥。**舌象**：舌红无苔。

【**气机郁结**】**症象**：①便秘。②腹部阵痛。③胸闷气急。④不能饮食。⑤胸脘满闷。⑥大便干结。**脉象**：脉弦而滑。

副症：【**阴虚失养**】**症象**：①身体日衰。②少眠。③腰腿酸困。**脉象**：双尺无力，脉细涩。

宾症：【**气虚不充**】**症象**：①脱肛。②少神少食。③气短无力。④有下坠感。⑤头痛眩晕。⑥面色苍白。⑦语声低微。**舌象**：舌质淡，有薄白腻苔。**脉象**：①脉弦缓。②沉细弱。

治则：当治滋养阴液以润其枯燥为主，兼以益气健脾，以助其运行。

方证

1.济川煎证：《通俗伤寒论》方[1]，方载《景岳全书》。增液润肠兼调气法。

淡苁蓉12g，生怀牛膝6g，蜜炙升麻1.5g，油当归9g，福泽泻4.5g，蜜炙枳壳2.1g。

2.补肾养血健脾益气方证：张元泰方[2]。治产后大便难，腰腿酸困，气短无力，有下坠感，详见病案3。

炙黄芪30g，当归、怀山、生熟地、肉苁蓉各15g，党参、陈皮、枳实各9g，升麻6g，炙甘草3g。

论著和讨论

本证候脾肾阴液不足，燥结于中，无力运行，慎不可妄行攻下通利，愈伤气阴，愈不得通，必以滋养脾肾阴液为主，以润其燥，而行其结，佐以益气健脾，以助其推动，则燥结可去，虚闭自通。何廉臣说："阴虚便结者，于辛润剂中，酌加鲜生地、玄参心、鲜柏子仁、火麻仁、黑芝麻、净白蜜、淡海蜇之类，养阴润肠。"[1]

病案举例

1.蒲辅周治张某，男，69岁，纳食较少，形瘦，精神不好，睡眠欠佳，时有脱肛，舌正无苔，脉弦缓。益中气，滋肝肾：白人参、枸杞、葡萄干各6g，莲肉、山药各9g，淡苁蓉、火麻仁各12g，橘红3g，大枣、胡桃各2枚。5剂。药后食纳、精神、睡眠皆好转[3]。

2.张元泰治张某某，女，24岁，怀二胎时消瘦疲乏，产后大便难，腰腿酸困，气短无力，有下坠感，胸脘满闷，不思饮食，头痛眩晕，大便经常燥结，形体瘦弱，面色苍白，肌肤枯燥，语声低微，苔薄白，脉沉缓细弱，此症似属《金匮要略》中的产后亡血伤津的大便难一症。至二产，其精血损耗过度，以致损伤脾肾。宜补肾养血，健脾益气（组方见方证），5剂后，诸症均减，大便时仍有下坠感，仍感疲乏头晕，守原方10剂，巩固疗效[2]。

3.张鹤一治赵某，男，69岁，患习惯性便秘6年余，常自服果导片、三黄片、麻仁丸等，虽能奏一时之效，但终不能治愈。月前偶因发热又致便秘，自服泻药不效后，赴某院肛肠科，经肠镜检查未见器质性病变，嘱用番泻叶沸水冲泡以饮其汁，初有效，继而不验，且增腹部阵痛，胸闷气急，不能饮食，身体日衰。今已8天未通大便，患者深以为苦，但求一通为快。舌质淡、有薄白腻苔，脉弦而滑、双尺无力。血压180/100mmHg。诊为脾肾两虚，湿浊壅结，治当扶脾滋肾，宣畅气机：肉苁蓉、何首乌、赭石各30g，桑椹、黄芪、白术、生地黄、枇杷叶、炒莱菔子各15g，当归20g，桃仁10g，郁李仁、枳壳各12g，熟大黄6g（后下），水煎服，日1剂。2剂后，大便下，诸症减。原方去大黄、炒莱菔子，又连服3剂，大便通畅，诸症消失，测血压160/90mmHg，脉舌亦趋正常。后以上方制成蜜丸，服用2个月。服药期间，大便正常，诸症悉除。停药后半年跟踪观察，便秘未再发生[4]。

引用文献

［1］俞根初.重订通俗伤寒论［M］.上海：上海科学技术出版社，1959：71，264.

[2] 张元泰. 医案两则 [J]. 新中医，1979，(5)：31.
[3] 中国中医研究院. 蒲辅周医疗经验 [M]. 北京：人民卫生出版社，2005：156.
[4] 张泽生. 张鹳一治疗习惯性便秘经验 [J]. 中医杂志，1999，(9)：534.

（三）气阴虚蒸候（脾肾阴虚转证2）

脾肾阴虚证·气阴虚蒸候，为脾肾气阴两虚，阴虚则内热，虚热蕴蒸于阴分，消涸阴液。其见症以热蒸阴分之脉症为主，但必兼见脾肾气阴两虚之脉症。

通称：阴虚内热。

病名：［中医］久热，死胎，女劳疸。［西医］慢性粒细胞性白血病。

病因病机：脾肾阴虚虚蒸。因常有久病，耗伤脾肾气阴，阴虚则生内热，虚热内起，蕴蒸于阴分，消涸阴液，再耗脾气。

证象组合：阴虚+阴蒸+气虚+阴涸

主症：**【阴热蕴蒸】症象**：①手足心热，薄暮即发。②低热，五心烦热。③夜热，傍晚发热40℃，下半夜自汗身凉。④一身尽黄，唯额角黑暗。**舌象**：舌质红，苔薄黄。**脉象**：①脉细数。②脉左洪右平。

【阴液消涸】症象：①口干咽燥。②微汗出。③大便干结。**舌象**：舌质红无苔而干。**脉象**：脉细数。

副症：**【阴虚失养】症象**：①失眠多梦。②额上黑。③腰以下酸痛。**脉象**：脉沉细无力。

宾症：**【气虚不充】症象**：①面色萎黄。②头晕眼花。③怔忡。④精神困倦，四肢酸软，举动无力。⑤食欲不振。⑥两足不温。⑦小便不利。

治则：当以滋养脾肾气阴为主，以固其本，略佐清降阴分虚火之品，以除其内蒸。

方证

1. 加减济川煎证：秦伯未方[1]。治慢性粒细胞性白血病，每天傍晚发热40℃，下半夜自汗身凉，两足不温，腰以下特别酸痛，大便数天一次，苔厚腻，脉沉细无力。详见病案1。

生黄芪12g，生熟地各15g，当归身8g，苁蓉、白术、泽泻各9g，升麻6g。

2. 一贯煎增减证：严学群方[2]。治每怀孕到六七个月时，即开始身上发热，手足心烦热，口干咽燥，头晕难眠，饮食乏味，情绪焦急，舌质红无苔而干，脉细数。详见病案3。

生地、麦冬、枸杞子、当归各12g，北沙参15g，黄柏、白术各9g，黄芩4.5g，甘草1.5g。

论著和讨论

本证候脾肾气阴两虚，虚火内蒸阴分，消涸阴液，重伤元气。如女劳疸，临床也常见为肝胆泥沙型结石，因病情进展缓慢，并无疼痛，面色黧黑发黄，纳差身软，先祖、先父亦常炼硝石矾石散治疗。曾亲见先父为一80余高龄的陶瓷老艺人胡某某治疗充满型肝胆管结石，服药月余，B超显示结石清除。本证候为虚证，涵盖广泛，其治则当以滋养脾肾气阴为主，佐以清降阴火之品，标本兼顾之。姚国美说："发黄额上黑，微汗出，手足心热，薄暮即发者，为女劳疸。瘀热偏实，则小腹急满，宜硝石矾石散泄其瘀浊；偏虚者，小便自利，精神困倦，举动无力，宜《宝鉴》小菟丝子丸（石莲肉、菟丝子、茯苓、山药）以培补之。"[3]

病案举例

1. 秦伯未治男性患者，慢性粒细胞性白血病。每天傍晚开始发热达40℃，下半夜自汗身凉，大起大落，已有半年。平时手心微热，两足不温，腰以下特别酸痛，大便数日一次。舌苔厚腻，脉沉细无力。诊断为下焦阴阳并虚，中气不振，用加减济川煎（组方见方证）等甘温除热，次日晚上热即平静[1]。

2. 李泰治王姓，男，20余岁，脉左洪右平，一身尽黄，唯额角黑暗，怔忡腰酸，食欲不振，卧床不起，一身无力，四肢酸软，病发已久，此女劳疸。拟方：洋参0.9g，杜仲、菟丝各9g，白术、炒车前仁各3g，山药、芡实、云茯苓、薏苡仁各15g[4]。

3. 严学群治李某某，41岁，曾生过三个死胎，现怀孕第四胎。过去每怀孕到6~7个月时，即开始身上发热，手足心烦热，口干咽燥，头晕难眠，饮食乏味，情绪焦急，每经医治，均是8~9个月左右即临产。有两次在县医院待产，产前检查胎心声消失，结果全是死胎，胎儿白垢遍布全身。这一胎已6个月，又开始发热，症状与前二胎怀孕时同。检查：体温37.5℃，血压130/80mmHg，心率85次/分，心肺正常，肝脾不易扪及。贫血面容。血检：红细胞38×10^{12}/L，血红蛋白80g/L，白细胞5.5×10^{9}/L，中性70%，淋巴29%，嗜酸性1%，康氏反应阴性。经妇产科检查：正常胎位6个月以上，胎心音正常，其他无异常发现。舌质红无苔而干，脉细数。故以滋阴降火为治，用一贯煎增减（组方见方证），3剂。复诊：服上方3剂后，睡眠、口干、身热均有好转，唯食饮不香，纳少，舌微红，脉微细数。宗原方加砂仁1.5g，山楂12g，继续滋阴降火，兼顾脾胃，3剂。三诊：药后食欲稍增，夜能安眠，仍有口干，手足心微热，脉象平和，续前方减量并去黄柏、黄芩，酌加养血调补肝肾之品，以安胎保生：生地、麦冬、枸杞子、北沙参、白术、首乌、怀山药、女贞子、山楂各9g，砂仁1.2g，紫河车15g，熟地，当归各12g，甘草1.5g。嘱间日服1剂，连服数剂。嗣后，一切正常，足月顺产，生一男婴[2]。

引用文献

［1］秦伯未.秦伯未医文选［M］.长沙：湖南科学技术出版社，1983：462.

［2］严学群.保胎病案一则［J］.新中医，1981，（6）：22.

［3］姚国美.姚国美医学讲义合编［M］.北京：人民卫生出版社，2009：194.

［4］李洪成.中医证候学［M］.北京：中国医药科技出版社，2008：2164.

（四）气阴不摄候（脾肾阴虚变证1）

脾肾阴虚证，气阴不摄候，为脾肾气阴两虚，阴虚则生内热，热扰络血；气虚则失于固摄，则络血滑溢。虽以络血不固之症象显明，但必兼见脾肾气阴两虚之脉症，并以之为主。

通称：阴虚失血。

病名：［**中医**］崩漏，唾血，齿衄，紫癜。［**西医**］再生障碍性贫血，青春期功能性子宫出血，血小板减少性紫癜。

病因病机：脾肾阴虚虚滑：为脾肾气阴已虚，阴虚则生内热，消涸阴液，扰动络血；气虚则失于固摄，以致络血滑溢不固。

证象组合：血滑+气虚+阴虚+阴涸

主症：【**络血不固**】**症象**：①齿龈出血。②唾血不止。③皮肤紫癜。④月经量多，阴道出血，色鲜红，有大血块。

副症：【**气虚不充**】**症象**：①面色皖白，唇色苍白，唇甲苍白，面黄而瘦。②头晕目眩，头昏且痛。③易汗出，冷汗淋漓。④心慌心悸。⑤疲乏无力，少气不足以息。⑥纳差便溏。**脉象**：脉象虚弱略数。**舌象**：舌质淡，苔薄白。

宾症：【**阴虚失养**】**症象**：①性情急躁，易于发怒。②睡眠不佳，夜寐梦多。③腰骶酸痛。④双侧小腿转筋，下肢麻木。

【**阴液消涸**】**症象**：①口干饮而不多。②肌肤甲错。**舌象**：舌质红，少苔。**脉象**：脉细弦。

治则：当以滋补脾肾气阴为主，略兼止涩之品，以固其标。

方证

1.花生汤证：姜春华方[1]。治血小板减少性紫癜，口腔出血，周身紫癜密布，详见病案1。

党参、补骨脂、熟地、首乌、桂圆肉、阿胶各9g，鹿角霜6g，羊蹄根15g，花生米衣30g，红枣5枚。

2.安冲汤加味证：朱金凤方[2]。治肾气虚型崩漏。详见病案3。

生晒参、黄芪、熟地、白芍、白术、煅龙骨、牡蛎、乌贼骨、茜草炭、阿胶、赤石脂、禹余粮、田三七。

论著和讨论

本证候脾肾气阴两虚，阴液消涸，血络失固。其治则当以滋养脾肾之阴液，以退其内热；益气补脾，以摄络血。略佐止涩之品，以收固血络之滑溢，标本兼顾。陈士铎说：人有唾血不止者，然止唾一口而不多唾，人以为所唾者不多，其病似轻，而不知实重。盖此血出于脾，而不出于胃也。滋脾饮：人参三分，茯苓二钱，玄参、丹皮、芡实、茅根、山药各三钱，熟地一两，沙参五钱，甘草五分，水煎服。同归汤亦神效：白术、玄参各一两，熟地二两，北五味一钱，荆芥（炒黑）三钱，贝母五分[3]。

陈伟按：黄文东认为再生障碍性贫血属虚劳范畴，是气血不足，阴阳虚亏，临床当用补益法。他治疗“再障”，用药体现两个特点：一是补气补血以补气为主。补气用黄芪、党参，必要时可重用人参；养血药如当归、川芎不宜多用，以防出血，对出血倾向明显者，可重用阿胶。主方常用归脾丸、人参养荣汤类。二是补阴补阳以补阴为主，补阳为辅。用温药不选附子、肉桂等温燥之品，以防其对阴血亏耗而有出血倾向者反有动血耗血之弊。而用鹿角胶、淫羊藿、巴戟天等温柔之品，使之助阳而不伤阴，补阴药主方为大补阴丸，常用熟地、龟板、鳖甲，取其滋阴凉血之功。对重患病人更须掌握用药轻重及缓急先后。“再障”患者经治疗后，一般在2年内能逐渐好转。冬天可服膏方，如龟板胶、阿胶、龟鹿二仙胶。如病情稳定，或在夏天，可服丸方。临诊以黄老经验治疗再生障碍性贫血，已有多例获得显效[4]。

病案举例

1.**姜春华**治血小板减少性紫癜：女，41岁，口腔出血，周身紫癜密布，面黄而瘦，唇甲苍白，头昏，心悸少寐。

花生汤（组方见方证）。党参、补骨脂、熟地、首乌、桂圆肉、阿胶各9g，鹿角霜6g，羊蹄根15g，花生米衣30g，红枣5枚。服药44剂，血小板由14×10^9/L，增至52×10^9/L，紫癜消失，口腔出现止[1]。

2.黄文东治金某，女，38岁。1975年7月19日初诊。1971年于外院骨髓穿刺诊断为再生障碍性贫血，曾予输血及用激素、维生素等治疗（现泼尼松已停），目前月经量多，齿龈出血，皮肤紫癜，疲乏无力，纳食较少，头昏且痛，睡眠不佳，夜寐梦多，舌质红，少苔。治拟益气养血，调补脾胃：党参、白术、茯苓、玄参、甘杞子各9g，炙甘草4.5g，仙鹤草30g，女贞子12g，旱莲草16g，夜交藤30g。嗣后，继以上法加减用药，病情明显好转，血象相对稳定，1977年3月26日查血小板计数66×10^9/L，主诉睡眠好转，但有梦，齿龈出血，经期齿衄增加。舌质红，少苔，脉细。再予前法出入：党参、白术、炙甘草、枸杞子、白芍、淫羊藿各9g，生地榆、旱莲草各16g，红枣6枚，夜交藤30g。1978年11月4日检血红蛋白90g/L，经临常冲，易汗出，头晕，腹胀，睡梦纷纭。舌红而胖，脉细弦。仍予前法，参以平肝之品（妇科检查发现子宫肌瘤）：炙黄芪、党参各12g，仙鹤草30g，炒白术、丹参、茜草、侧柏叶、炙甘草、枸杞子、甘菊花各9g，珍珠母、煅牡蛎30g。另：桂枝茯苓丸90g，每次吞服5g，日服2次。1979年6月16日：月经已净（月经周期超前三四天，7天始净），腰酸乏力，面浮腿胀。治以调补气血：党参、制狗脊各15g，黄芪16g，白术12g，炙甘草6g，川续断、茯苓、焦六曲、炒谷芽各9g，仙鹤草30g。检：血红蛋白125g/L，红细胞39.6×10^9/L，白细胞5.8×10^9/L，血小板计数100×10^9/L，网织细胞1%[4]。

3.朱金凤治肾气虚型崩漏：患者郑某某，女，17岁。阴道出血已51天未净，量多，曾在某某医院住院治疗无效，特介绍前来用中药治疗。主证为阴道出血，色鲜红，有大血块，性情急躁，易于发怒，双侧小腿转筋，下肢麻木，头晕目眩，冷汗淋漓，心慌心悸，腰骶酸痛，少气不足以息，神疲乏力，口干饮而不多，睡眠欠佳，面色皖白，唇色苍白，肌肤甲错，纳差便溏，脉象虚弱略数，舌质淡，苔薄白。肛查：妇科未见器质性病变。血常规检查：血红蛋白42g/L，血小板196×10^9/L，红细胞2.34×10^{12}/L，白细胞3.7×10^9/L，西医诊断为青春期功能性子宫出血。中医辨证为肾气虚弱，封藏失职，冲任不固，拟固肾益气，安冲止血，方选安冲汤加味（组方见方证）。服药8剂，血止，嗣后以安冲汤，归脾汤及活血调经之品，分别于经期、经后及经前交替应用，调治3个多月，崩除经调，迄未复发[2]。

引用文献

［1］韦振德.全国名老中医验方选集［M］.北京：学术书刊出版社，1988：204.

［2］朱金凤.补肾法在调经种子安胎中的运用［J］.江西中医药，1983，(6)：18.

［3］柳长华.陈士铎医学全书［M］.北京：中国中医药出版社，1999：768.

［4］陈伟.著名老中医黄文东运用补益法的经验［J］.上海中医药杂志，1983，(11)：5.

（五）阴虚不固候（脾肾阴虚变证2）

脾肾阴虚证·阴虚不固候，为脾肾阴液虚损，阴虚不足以配阳，阳气内动，致津液不固。其见症，虽以津液不固之症象显明，但必兼见阴虚与阳浮之脉症，并以之为主。

通称：肾气不固。

病名：［中医］久痢，白浊，消渴。［西医］乳糜尿，糖尿病，尿崩症，老年滴沥不禁。

病因病机：脾肾阴虚虚滑，多由久病，伤残脾肾阴液，阴虚则不能配阳，阳气内动，消涸阴液，扰及津液，以致失固。

证象组合：阴虚+液滑+阴涸+阳浮

主症：**【阴虚不养】症象**：①尻酸。②腰酸，腰膝无力。③口燥咽干。④消食善饥。⑤精神疲惫。⑥日渐消瘦，便溏食少。**舌象**：舌暗淡。**脉象**：脉沉数无力。

【津液不固】症象：①久痢脱肛。②食滑便溏。③肠腻滑下。④小便频数，饮一溲二。⑤老年滴沥不禁，或清长不禁。

副症：**【阴液消涸】脉象**：①尿如米泔。②精窍尿赤白块。③大便干燥。④口唇燥裂。⑤口干多饮。⑥指甲枯槁，皮肤皱揭。⑦头发脱落。

宾症：**【阳气浮越】脉象**：①头痛。②眩晕。③心悸不寐。④五心烦躁。

治则：当以滋补脾肾阴液为主，以配其阳，而固其本，佐以收涩固敛之品，以固其标。

方证

1.地黄余粮汤证：吴鞠通方[1]。久痢阴伤气陷肛坠，尻酸。

熟地、禹余粮、五味子。

2.养阴固肾法证：杨少华方[2]。治尿崩症，口干多饮，纳差，小便频数，日夜数十次。详见病案2。

川石斛、天花粉、补骨脂各12g，知母、淡竹叶、金樱子各9g，威灵仙30g，生甘草4.5g，缩泉丸（吞）6g。

3.气阴固本汤出入方证：章真如方[3]。治消渴重症，始则饮一溲一，继而饮一溲二，详见病案3。

黄芪、生牡蛎、山药各20g，生熟地、玉竹各15g，苍术、白术、云茯苓、石斛、五倍子、乌梅、葛根各10g。

论著和讨论

本证候脾肾阴液不足，阳气扰动，津液不固。王雨三说："下元水火衰微，盖膀胱之窍，非自为之开阖也，全赖肾中水火以开阖之。水火一衰，则膀胱之开阖失常，故不约而为遗溺也。是以患此症者，老人为多，宜用还少丹吞缩泉丸。"[4]其治则当以滋养脾肾阴液为主，佐以固涩收敛之品，兼固其标本。吴鞠通说："久痢，阴伤气陷，肛坠尻酸，地黄余粮汤（组方见方证）主之。""老年久痢，脾阳受伤，食滑便溏，肾阳亦衰，双补汤主之：人参、山药、茯苓、莲子、芡实、补骨脂、苁蓉、山萸肉、五味子、巴戟、菟丝子、覆盆子。""久痢伤肾，下焦不固，肠腻滑下，纳谷运迟，三神丸主之：五味子、补骨脂、肉果。"[1]

姚国美说："小便清长不禁，或因少年禀赋虚弱，兼现体疲神倦，盗汗脉虚，或因年老命火衰，兼现腰膝无力，便溏少食，二者均宜温固下元，《济生》菟丝子丸主之，巩堤丸（熟地、菟丝子、白术、五味子、益智、补骨脂、茯苓、榧子、山药）亦主之。"[5]

病案举例

1.吴承忠治胡某某，男，48岁，腰酸，尿如米泔，精窍溺出赤白块，日7~8块，经西药治未效，脉细数无力，苔薄微粗，乃肾虚不能制约，膏液下流，拟补肾固涩为先，少佐分利湿热之品：生熟地、黄精、菟丝子、怀山、萆薢、金樱子、芡实各9g，海螵蛸12g，莲蕊须6g，泽泻4.5g，10剂。上午如平人，下午仍有淡白尿，并头痛，腰酸，便溏，舌尖微红，中心腻微粗：生熟地、益智、山茱萸6g，茯苓、菟丝子、怀山、萆薢、海螵蛸各9g，炒白芍、泽泻、炒白术、台乌各4.5g，炒青盐2.4g。乳白尿，余沥未尽，续予补脾升阳，以下二方出入：①炒北黄芪、当归各6g，升麻1.5g，炒酸枣仁、炒白术、煅牡蛎、萆薢各9g，陈皮3g，太子参4.5g，柴胡、甘草各2.4g，炒青盐1.5g。②太子参、桔梗各4.5g，陈皮3g，青花桂0.9g，知母、炒白术各6g，莲肉、茯苓、怀山各9g，生炙甘草各1.5g，生薏苡仁24g，砂仁2.4g，川黄柏4.5g，共服58剂，诸症均除，随访年余未复发[6]。

2.杨少华治翁某某，女，63岁。曾在某医院住院2个月，诊断尿崩症，入院治疗效果不显，今仍口干多饮，纳差，小便频数，日夜数十次。肺肾二亏，肾气不固，故渴而多尿，治拟养阴固肾法（组方见方证），服7剂。二诊：小便减，晚上仅3~4次，日间尚7~8次，苔薄红，口干，脉滑，仍以前法加减：麦冬、知母各9g，生地18g，川石斛、天花粉、芡实、补骨脂、山药各12g，威灵仙30g，远志4.5g，服7剂。三诊：症情好转，小便一日仅4~5次。原方7剂。按：中医无尿崩症，当入消渴症范围，消渴亦不专指糖尿一病，本例多饮多尿而阴虚，证似上消下消为患，故拟肺肾同治，以"金水相生"，威灵仙能通行十二经脉，辛入肺，咸入肾，借以通行肺肾，但尿崩症一般治疗难显效，今仅一个病例，尚需待今后在实践中摸索研究[2]。

3.章真如治消渴重症，陈某某，女，50岁，常感口燥咽干，渴而欲饮，食已辄饥，及晚饥饿更甚，始则饮一溲一，继而饮一溲二，大便反硬，数日一行，逐渐消瘦，精神疲惫，五心燥热，睡不安寐，头昏目眩，心悸不安，卧床不起，空腹血糖15.6mmol/L，尿糖（++++），脉沉数无力，舌暗淡，苔薄黄，口唇干裂，指甲枯槁，面无华色，皮肤皱揭，头发稀疏脱落，神态黯然，语声低微。本案病机，三焦俱病，始则阳盛，继之阴虚，以益气养阴，再而气阴两虚，以益气养阴，扶正培本，气阴固本汤（组方见方证）出入60余剂，诸症消失，血糖6.1mmol/L，尿糖（－）[3]。

引用文献

［1］吴鞠通.温病条辨［M］.福州：福建科学技术出版社，2010：134，135.

［2］杨少华.消渴（尿崩症）［J］.新中医，1977，增刊（2）：12.

［3］章真如.诊余医话［J］.中医杂志，1980，（7）：27.

［4］王雨三.治病法轨［M］.北京：学苑出版社，2015：170.

［5］姚国美.姚国美医学讲义合编［M］.北京：人民卫生出版社，2009：257.

［6］吴承忠.中药治疗乳糜尿2例［J］.上海中医药杂志，1964，（6）：40.

（六）阴竭阳厥候（脾肾阴虚变证3）

脾肾阴虚证·阴竭阳厥候，为脾肾阴液枯涸，阴虚不能纳阳，孤阳无依，浮越欲脱之险重证候，时病家称为少阴虚证，或少阴伤寒。杂病家通称之为阴虚阳脱之候。其见症以阴枯阳浮，与气虚脱绝之脉症同见。

通称：少阴虚证，阴虚阳脱。

病名：［中医］少阴伤寒，久痢，慢脾风。

病因病机：脾肾阴虚厥脱，多见于外感失误，脾肾阴液枯涸，阴不能恋阳，致孤阳浮越，而成厥脱之重笃证候。

证象组合：阴涸+阳浮+清空+络脉+气逆+神扰+气脱

主症：**【阴液消涸】症象**：①毛发枯槁。②唇舌干燥。③囟沉枕陷。④发热夜重。⑤小便短赤。小便不通。⑥口渴。**舌象**：①舌红且干。②舌紫而干绛。**指纹**：红细直贯命关。

【阳气浮越】症象：①寒热，日晡身热增高。②汗出口渴。

【清空不宁】症象：①头目眩晕。②时欲晕厥。

副症：**【络脉不和】症象**：手足抽搐。

【气机冲逆】症象：①干呕，厌食欲呕。②咳嗽吐乳。

宾症：**【神志不宁】症象**：烦躁不宁。

【气虚脱绝】症象：①精神困乏，神倦气短。②似寐非寐，沉睡露睛，喉中痰鸣。③凉汗唇凉。④手足厥冷。⑤大便溏泄，泻利日多夜少。⑥久痢。⑦吐利不止。**舌象**：舌胖嫩淡红。**脉象**：①沉细。②脉沉伏。

治则：当以滋补脾肾气阴为主，略佐温热之品，以导孤阳入于阴中，则厥脱可救。

方证

右归、异功合方加减证：李聪甫方[1]。治慢脾风，寒热咳嗽，吐乳，日晡身热增高，手足抽搐，详见病案2。

熟地7g，山茱萸、北枸杞、当归身、怀山、党参、土炒白术、云茯苓、酒白芍各3g，上肉桂1g，丹皮、广陈皮、附片、炙甘草各2g。

论著和讨论

本证候脾肾阴液枯涸，阴不恋阳，致孤阳浮越而致厥脱。如吴坤安说：“有少阴伤寒，先从吐泻而起，但看舌形紫色无苔；或舌中微白，而四畔色绛，六脉沉细，似寐非寐者，既是少阴伤寒，治当益阴和中，不可作霍乱治。凡病起吐泻，而舌上有苔，或黄，或白者，方是霍乱，否则斑疹未透也。缘二症有湿热之邪，故生苔。少阴乃虚证所发，故舌但紫绛，或淡红而无苔，临症者辨之。”又说：“阴霍乱者，乃少阴证，初起吐利，脉沉伏，手足冷，其舌形胖嫩，淡红不渴者，是也，四逆汤、理阴煎之类，察其宜刚宜柔，投之。如见舌苔紫色而干，口渴干呕者，当以金水六君煎和之。”[2]

故其救治之则，当以滋补脾肾之阴液，以纳其浮阳，佐以温热之品，导其孤阳下入阴中，庶可免厥脱之险。吴鞠通说：“久痢小便不通，厌食欲呕，加减理阴煎主之：熟地、白芍、附子、五味子、炮姜、茯苓。”[3]

病案举例

1.**谢映庐**治杨甸成之子，夏月发热溏泄，医治两旬，气短神倦，其热夜重日轻，其泄日多夜少，毛发枯槁，囟沉枕陷，唇舌干燥。余曰：阴阳两虚也。杨曰：曾服石斛麦冬，其泄愈多，而食不进；服人参、白术之药，其烦愈重，而口愈干。余曰：皆错也。病属阴阳两虚，药当刚柔并进（熟地、附子、枸杞、怀山、扁豆、山茱萸、赤石脂、龙眼、甘草），麦冬甘寒，非阳虚久泄所宜，白术苦燥，岂阴虚久渴可投？酌为一方，连进而愈[4]。

2.**李聪甫**治慢脾风：梅某某，男，1岁，时当溽暑，寒热咳嗽，吐乳，日晡身热增高，手足抽搐，汗出口渴，喉中痰鸣，大便溏泄，小便短赤，沉睡露睛，精神困乏，指纹红细直贯命关，舌红且干。夏月伏阴在内，外热内寒，脾肾之阳俱虚，应温养脾肾，右归、异功合方加减（组方见方证）。热退汗收，痰鸣减少，原方去丹皮、附片，加砂仁1g[1]。

引用文献

［1］李聪甫.李聪甫医案［M］.长沙：湖南科学技术出版社，1979：184.
［2］吴坤安.伤寒指掌［M］.上海：上海科学技术出版社，1959：卷四59，60.
［3］吴鞠通.温病条辨［M］.福州：福建科学技术出版社，2010：134.
［4］谢映庐.谢映庐医案［M］.上海：上海科学技术出版社，1962：204.

（七）心肾不交候（脾肾阴虚变证4）

脾肾阴虚证·心肾不交候，为脾肾气阴两虚，肾阴不能上济于心，致心火内亢，而不下交于肾，故杂病家又称之为水火不济之证。其见症虽以心火内亢之症象显明，但必兼见肾阴虚与阳浮之脉症，并以之为主。

通称：水火不济。

病名：［中医］失眠，健忘，舌疮。

病因病机：脾肾阴虚虚逆，由脾肾气阴两虚，肾水不足以上济心火，致心火上亢，而不下交于肾，水火不济，阴虚阳浮，消涸阴液，扰动精关。

证象组合：阴虚+阳浮+神扰+阴涸+精滑

主症：**【阴虚失养】症象**：①腰酸。②足心冷。③胫酸。④骨蒸潮热。**脉象**：脉细少力。**舌象**：苔色薄白。

【阳气浮越】症象：①面赤升火。②烘热汗出。③眩晕耳鸣。④口渴舌干。⑤舌疮。⑥善忘恍惚。

副症：【神志不宁】症象：①失眠，甚则通宵不寐，昼夜不寐。②心甚烦躁。③怔忡。④睡卧易惊。

【阴液消涸】症象：口干舌尖碎痛。**舌象：**舌质红。**脉象：**脉细数。

宾症：【阴精不固】症象：①带多。②梦遗精滑。

治则：当以滋养肾阴为主，兼以益气健脾，交济水火之法以调之。

方证

1.葆精丸证：陈士铎方[1]。大补心肾，治昼夜不寐，烦躁怔忡，梦遗精滑，善妄恍惚，闻女声遗精。

人参五两，白术、黄芪、山药、熟地、芡实各一斤，炒枣仁、山萸肉、巴戟天、菟丝子、麦冬各八两，北五味、龙骨（醋淬）各三两，远志、金樱子各四两，蜜为丸，每日早晚白滚水吞服，各六钱。

2.交济汤证：陈士铎方[1]。大补心肾，治闻女声遗精，或心痛背胀引及腰中，甚则痛不能忍，气息奄奄，服姜汤而少安，手按而能忍，日轻夜重。

人参、山茱萸、当归、黄芪各五钱，熟地、麦冬各一两，柏子仁三钱，龙骨（醋淬）二钱，黄连、肉桂各五分。

论著和讨论

本证候脾肾气阴两虚，肾阴不能上济，心火上亢，不能下交于肾，水火不济，心肾失交。如陈士铎说："人有素常纵欲，又加劳心思虑终宵，仍然交合，以致梦遗不止。其症口渴引水，多饮又复不爽，卧不安枕，易惊易惧，舌上生疮，脚心冰冷，腰酸若空，脚颤难立，骨蒸潮热，神昏魂越，心肾之火一齐俱动，方用两益止遗汤：人参、山药、芡实、白术、生枣仁各一两，熟地二两，黄连、肉桂各五分。亦可用两宁汤：熟地、麦冬各二两，黄连一钱，肉桂三分，山药、芡实各一两。"[1]其治则当滋养肾水以上济于心火；清降心火，引火归原，使下交于肾；古人有心肾相交，尚有赖于中焦脾土，作"黄婆"之媒介，故兼以益气健脾，有助于上下相交，水火既济。高鼓峰说："怔忡心血少也。其原起于肾水不足，不能上升，以致心火不能下降，大剂归脾汤，去木香，加麦冬、五味、枸杞，吞都气丸。"[2]如王雨三所说："思虑伤神，有梦而遗，两手脉均虚弱者，用妙香散（山药姜汁炒四钱，人参、黄芪、远志炒、茯苓、茯神各二钱，桔梗六分，甘草、木香各五分，麝香二分吞，辰砂四分另研，每服二钱，酒下）与六味地黄丸。"[3]

陈士铎说："昼夜不能寐，心甚躁烦；盖日不能寐者，乃肾不交于心；盖夜不能寐者，乃心不交于肾也。今日夜俱不寐，或怔忡不寐，或梦遗精滑，乃心肾两不相交耳。方用上下两济丹：人参、白术各五钱，熟地一两，山茱萸三钱，肉桂、黄连各五分；梦遗精滑者，芡莲丹亦佳：人参、茯苓、玄参、生地、熟地、莲心、山药、芡实各三钱，甘草一钱。"[1]"老年而健忘者，近事多不记忆，虽人述其前事，犹若茫然，是肾水之竭，方名生慧汤：熟地一两，山茱萸四钱，远志、白芥子各二钱，生枣仁、柏子仁（去油）各五钱，茯神、人参各三钱，菖蒲五分，水煎服。连服一月自然不忘矣。扶老丸：人参、白术、黄芪、当归各三两，茯神二两，熟地半斤，山茱萸四两，玄参各为细末，蜜为丸，丹砂为衣。每日晚间白滚水吞下三钱，久服断不健忘。"

病案举例

贝润浦治刘某，女，29岁，失眠近5年，甚则通宵不寐，眩晕耳鸣腰酸带多，面赤升火，烘热汗出，口干舌尖碎痛，舌质红，脉细数，曾用滋阴清心安神之剂，屡投不效。证属肾阴不足，水不济火，虚阳上越，扰动心神。治宜养阴安神之中，参以引火归原：生熟地各12g，玄参、辰麦冬、朱茯苓、酸枣仁、白莲肉、芡实各9g，灵磁石（先煎）、首乌藤各15g，煅牡蛎（先煎）30g，川黄连3g，肉桂粉（冲）1g。此方服7剂后，夜间能入眠5小时，服15剂后每晚能熟睡9小时，早晨需闹钟鸣醒，口干舌碎，升火汗出诸症均除[4]。

引用文献

[1] 柳长华.陈士铎医学全书[M].北京：中国中医药出版社，1999：781，783，885，887.

[2] 高鼓峰.医宗己任篇[M].上海：上海科学技术出版社，1959：71.

[3] 王雨三.治病法轨[M].北京：学苑出版社，2015：172.

[4] 贝润浦.用引火归原法治疗失眠、咽痛案例[J].中医杂志，1980，(7)：43.

（八）阴损及阳候（脾肾阴虚变证5）

脾肾阴虚证·阴损及阳候，为脾肾气阴两损，损久不复，必损及脾肾之阳，而成阴阳两损之候，故杂病家亦通称阴阳虚损之证。其见症以脾肾阴阳两损之脉症为主，可兼见空窍失养与津液不固或精血失固之症象。

通称：阴阳虚损，脾湿肾燥，阳不生阴。

病名：［中医］消渴，崩漏，血枯经闭，虚斑，早产低热。［西医］习惯性流产，糖尿病，尿崩症，阿狄森病，席汉综合征，溶血性贫血，再生障碍性贫血，血小板减少性紫癜。

病因病机：脾肾阴虚虚损，因脾肾气阴两损，损及脾肾之阳，阴阳俱损，脾之升举无力，肾之封藏失司，故上不能荣于空窍，下不能固摄津液、精、血，而成劳损重证。

证象组合：阴虚+阳虚+液泄+血滑+精滑

主症：**【阴虚失养】症象**：①形体消瘦，头发脱落，头晕眼花，面色黧黑，颧红。②低热，周身骨节烦热，足心反热，五心烦热，手足喜触冷物，怕热恶寒。③失眠多梦，夜眠不安。④烦渴多饮，渴饮善饥，易烦躁，尤于口渴引水较少时。⑤腰酸疼。⑥腰膝无力。⑦咳痰咸而稀黏。⑧大便干结。⑨皮肤干燥。⑩月经落后一周，量不多。**舌象**：①舌质红，苔薄黄。②舌干红绛。**脉象**：①脉细数。②脉细涩略数。③脉弦细，寸弱。

【阳气不振】症象：①形体虚浮，面色萎黄，面色萎黄，面色苍白，面目无神，嗜睡。②疲倦乏力，神倦懒言，气短心悸。③形寒、恶寒怕冷，四末欠温，足冷。④气息促，喘。⑤时自汗。⑥周身重疼，腰膝冷痛，腰膝酸疼，四肢酸痹。⑦腹痛下坠。⑧夜尿增多，夜尿量多于日间。⑨纳减，便溏。⑩睾丸时时上抽，生殖器萎缩，少腹痛。**脉象**：①沉细，尺弱，无神。②沉细弱。③脉极细微。**舌象**：①舌淡无苔。②淡红。③暗淡不华，苔薄白。

【津液不固】症象：①尿频，尿急，小便淋漓不尽，且夜尿更著。②便泄下重。③泄利如注。④溲频而浊。

副症：**【清窍失养】症象**：①头晕，头痛。②眩晕，眼黑。

【清窍不利】症象：耳鸣。

宾症：**【络血不固】症象**：①阴道流血。②淋沥如漏。③动则如崩如决。④紫癜色青暗不活，无紫癜之皮肤稍受外力碰撞或按压片时，即现青紫，数日始消。

【阴精不固】症象：①精滑。②带多如水。

治则：当以滋补脾肾气阴为主，兼以温养脾肾阳气，阴阳并调之。

方证

1.补肾固冲丸证：罗元恺方[1]。治习惯性流产，阴道流血，腹痛下坠感，腰痛，3个月为1个疗程。

菟丝子240g，川续断、阿胶、白术、枸杞、巴戟各120g，熟地180g，党参150g，鹿角胶、杜仲、当归头各90g，砂仁20g，大枣肉50枚，吉林红参30g，蜜丸。

2.补养脾肾助阳生阴方证：黄文东方[2]。治面色无华，头晕耳鸣，腰酸，月经落后1周，量不多，详见病案1。

党参、白术、川续断各12g，茯苓、当归、淫羊藿、巴戟天、白芍、生地、熟地各9g，炙甘草、川芎各6g，仙鹤草30g，红枣5枚。

3.生脉合归鹿二仙胶加味证：杜怀棠方[3]。治糖尿病，详见病案3。

人参、五味子各6g，寸麦冬、龟板胶、枸杞、黄芪各12g，鹿角胶、山茱萸各9g，山药、生地各15g。

4.健脾益肾补血填精证：陈慈煦方[4]。治再生障碍性贫血：晕心悸乏力，嗜睡低热，舌淡苔白薄而晔，脉细。详见病案5。

黄芪15g，党参、当归、鹿角胶、阿胶、龟板、赤芍、白芍、陈皮各9g，首乌、枸杞、生地各12g，淫羊藿10g，紫河车6g，红枣10枚。

论著和讨论

本证候脾肾阴阳两损，上不能荣养空窍，下不能固摄津液、精、血。故其调治之则，当以滋补脾肾之阴为主，兼以温养脾肾阳气，阴阳并补，以调养之。俞根初说："脾湿肾燥，……治宜温润，每用《金匮》肾气汤加减，温化肾气以流湿润燥，肾气化则阴凝自解，终与黑地黄丸：苍术60g，炮姜6g，熟地120g，五味子12g，先用姜半夏15g，北秫米30g，煎浓汁为丸，每服4.5g，日二服，砂仁1.2g，泡汤送下，脾肾双补以善后。"何廉臣说："(脾湿肾燥)有肾燥不合，阴损及阳者其症泄泻如注，里急后重，头晕气促，六脉两尺弱而无神，舌色淡红而干，每用慎斋润肾固气法取效：淡苁蓉9g，太子参、生白芍各3g，归身、五味子各2.4g，炙草1.8g，炮姜0.6g。"[5]

病案举例

1.黄文东治陈某某，女，20岁。面色无华，头晕耳鸣，腰酸，月经落后1周，量不多，此外无出血现象，咽喉疼痛，大便不成形，食欲不振。舌质淡，苔薄白，脉细。患者自幼贫血，来院门诊治疗已半年余，服调补气血之剂效果不明显。血红蛋白33g/L，红细胞1.36×10^{12}，白细胞5.2×10^{9}/L，血小板65×10^{9}/L，网织红细胞0.5%，西医诊为"溶血性贫血"。证属脾肾俱虚，阳不生阴，治以补养脾肾，助阳生阴（组方见方证）。5剂。二诊：面色渐转红润，精神较振，胃纳已增，二便正常，略有腰酸。舌淡，苔薄润，脉细。原方继服，另加服黄芪片。三诊：一般情况均有改善，面有华色，唇渐红，胃纳佳，二便调。舌苔薄润，脉细。7剂。原方继服。四诊：情况较好，血象亦有明显改善。血红蛋白77g/L，红细胞2.95×10^{12}/L，白细胞5×10^{9}/L，血小板98×10^{9}/L，网织红细胞2%。再守原意加减化裁[2]。

2. 杨维益治阿狄森病：张某，29岁，因经闭8年，周身色素沉着，食减乏力，曾服大量大黄䗪虫丸、桂、附等温阳破瘀及西药激素，增骨节烦热，头痛，便溏，面色黧黑，毛发枯稀，神疲语怯，舌淡苔白薄，头晕且痛，食少频有呕恶，脉沉细及弱，乃血虚荣亏，血枯经闭，从养阴清虚热着手，宗大补阴丸出入：龟胶12g，知母、盐黄柏、苍术、白术各9g，砂仁6g，生地、白芍各15g，炙甘草30g，河车粉6g，3剂，骨节烦热渐除，呕恶减轻，续服面部色素沉着减退，头痛减轻，经水来潮，原方河车粉增至9g，月经按期而至[6]。

3. 杜怀棠治糖尿病：王某某，男，36岁，渴饮善饥，饮不解渴，纳不解饥，溲频而浊，日20~30次，夜眠不安，乱梦纷纭，面色萎黄，形体消瘦，虚损面容，苔薄黄少津，质红绛，脉沉细尺弱，系脾肾本虚，因劳倦淫欲，精亏气耗，命火虚衰，封藏气化失权，宜益气复脉，滋阴扶阳为先，生脉合归鹿二仙胶加味（组方见方证），8剂。症情不减，反增，腰膝冷痛加剧，心悸气短，疲乏不堪，缘恣意饮食，尚贪房事，嘱守禁忌，再8剂。“三多”症减，腰膝冷痛，便结如前，加胡芦巴9g、巴戟12g、肉苁蓉15g，温肾助阳，5剂[3]。

4. 朱良春治血枯经闭（席汉综合征）：胥某某，女，32岁，分娩时曾大出血，产后无乳，经16个月，癸水仅行2次，子宫轻度萎缩，乳房瘦瘪，毛发脱落，性感减退，怯冷，恶热倍于常人，腰酸带多，质薄如水，苔薄质淡，脉细弦，为肾之阴阳俱亏，冲任伤损，气血亏耗之候，宜燮理阴阳，培益气血，而调冲任：淫羊藿12g，锁阳、苁蓉各10g，黄精、紫石英、怀山、百合各15g，紫河车4.5g，炙蜂房10g[7]。

5. 陈慈煦治原发性获得性单纯红细胞再生障碍性贫血：杨某某，女，14岁，面色萎黄，自述头晕心悸乏力，嗜睡低热，舌淡苔白薄而滑，脉细。证属脾肾两虚，精血不足，拟健脾益肾，补血填精（组方见方证）。同时用青霉素、链霉素抗感染，2周后，除低热外，其余症状逐渐减轻，加地骨皮12g，4天体温正常，守方2月后骨髓象示：红细胞系统增生，粒/红比值为0.98 ：1，余均正常，共治107天出院，2年后随访，一般情况良好[4]。

引用文献

［1］罗元恺.调补肾阴肾阳对妇科病的运用［J］.新中医，1974,（1）：11.
［2］上海龙华医院.黄文东医案［M］.上海：上海人民出版社，1977：44.
［3］杜怀棠.简述糖尿病的证治［J］.江苏中医，1965,（4）：9.
［4］陈慈煦.中药治疗原发性获得性单纯红细胞再生障碍性贫血1例［J］.中医杂志，1981,（1）：40.
［5］俞根初.重订通俗伤寒论［M］.上海：上海科学技术出版社，1959：259-260，266.
［6］杨维益.阿狄森病引致经闭八年一例治验报道［J］.中医杂志，1964,（11）：29.
［7］朱良春.葆春轩医案选［J］.新中医，1979,（11）：35.

十二、心肝阴虚证（下焦阴虚并病1）（5候）

心肝阴虚证：为心肝阴血不足之证。先由肝血不足以养心，致心火内动，耗伤心阴，故平素情怀不遂；或郁怒伤肝者常有此证，所谓“母令子虚”之过；或思虑过度，劳心太过，耗伤心阴，内动君相之火，以致火灼阴伤者，则系“子盗母气”之变。亦有因伤寒热病，汗出过多，不仅耗伤心肝营阴，亦可耗散心阳，故有阴虚阳衰之患。其病变，初则为虚弱之患，久必延至劳损。其治则自当以滋补心肝之阴血为主，然阴虚必致阳亢，故镇潜亢阳，亦多参用；血虚久必累及阳气，因而温振心肝阳气，亦必相机而行，故谢映庐云“滋阴和阳，养肝益心”[1]可为其大法。

证候别称：心火内动，阴虚肝旺，阴虚风动，阴虚肝郁，阴虚肝旺，阴虚失血，气不摄血，阴阳两虚。

病名：［中医］心悸，惊悸，心痛，善忘，不寐症，头痛，眩晕，牙宣，鼻衄，冲咳，冲呃，闭经，月经不调，月经过多，不孕症，崩漏。

证候系统：详见图3-13-29。

本证————心阴失养候、心阳亢盛候、肝阴失养候
转证————心阴虚滞候
变证————阴虚阳浮候、阴虚失摄候、气阴两虚候、阴虚阳弱候

图3-13-29　心肝阴虚证证候结构图

引用文献

［1］谢映庐.谢映庐医案［M］.上海：上海科学技术出版社，1962：66.

（一）心阴失养候（心肝阴虚本证1）

心肝阴虚证·心阴失养候，为心肝气阴两虚之证。心阴不足，则心火内动，心神失宁，杂病家通称为心火内动之证。以心神不宁与心火内动脉症显明，但必兼心肝气阴两虚之脉症。

通称：心火内动。

病名：［中医］心悸，善忘，不寐症，闭经。［西医］动脉硬化症。

病因病机：心肝阴虚虚弱，系心肝阴液不足，心气亦虚，阴虚不济，心火内动，心火消灼津液，扰动心神，致心神不宁。

证象组合：阴虚+液灼+神扰+神虚+气虚

主症：**【阴虚失养】症象**：①内热口干。②头眩耳鸣。③腰酸胀，腿膝痛。**脉象**：①脉细数。②脉见结代。

【神气不振】症象：①善忘。②恍惚。

副症：**【神志不宁】症象**：①失眠少眠，多梦。②心烦性躁易怒。③心慌心悸。④气紧。

【津液消灼】症象：①口苦。②五心烦热。③口干欲饮。**舌象**：①舌尖红，苔淡。②舌淡红而干光。**脉象**：脉弦有力。

宾症：**【气虚不充】症象**：①面色无华。②神疲纳少无味。③头晕眼花。④气怯，自汗。⑤心悸多恐。**舌象**：舌淡红。

治则：当滋养心肝阴液，以济其心火；兼以益气宁心，以安其神。

方证

1.十味补心汤证：《通俗伤寒论》方[1]。补心阴镇心阳，治心脾两虚，心阳不振。

辰茯神24g，党参、生地、熟地各9g，麦冬、酸枣仁、当归身各6g，香附4.5g，远志2.4g，龙眼5朵。

2.八仙玉液证：《通俗伤寒论》方[1]。补心阴益气阴，治心肝气阴两虚，心阴脾气虚弱。

鲜生地汁、藕汁各2杯，梨汁、蔗汁、人乳各1杯，先将鸡子白2枚，鲜茅根100支，龙眼7朵，煎浓汁2杯，入前汁重汤炖温服。

3.天王补心丹加减证：治心阴虚，心慌心悸，失眠，心烦易怒，五心烦热，健忘，舌红少苔，脉细数。

柏子仁、五味子、茯苓、当归、生地、桔梗、党参、沙参、丹参、天冬、寸麦冬、远志、辰砂、酸枣仁。

论著和讨论

本证候心肝阴液不足，心火内扰，心神不宁。俞根初说：“（营分伏暑）心动而悸，脉见结代，舌淡红而干光，血枯气怯者，宜双补，复脉汤加减。”[1]其治则以滋养心肝阴液为主，兼以益气宁神为法。陈士铎说：“人有气郁不舒，忽忽如有所失，目前之事竟不记忆，一如老人之善忘，此乃肝气之滞，非心肾之虚耗也。方用通郁汤：白芍一两，茯神、熟地、玄参、麦冬各三钱，柴胡一钱，菖蒲五分，人参、白芥子各二钱，当归、白术各五钱。可用存注丹：白芍、白术、生地各三钱，麦冬、柏子仁各五钱，甘草、菖蒲各一钱，柴胡、天花粉各二钱，青皮三分。”[2]

病案举例

1.张聿青治严右，风阳不平，心悸多恐，乙木过升，甲木不降也。阿胶珠、炒酸枣仁6g，酒炒白芍4.5g，辰麦冬、酒蒸女贞子、钩藤、辰茯神、黑豆衣、柏子霜9g[3]。

2.费绳甫治缉卿生母孔夫人，病感冒，医用发散太过，阴液伤残，心悸不能自恃，内热口干，头眩耳鸣，神倦自汗，夜不成寐，每日只饮米汤数匙，其势更危，延余诊之。脉来弦细，阴血亏损已极。倘汗多气促，即是脱象。遂用西洋参、麦冬、石斛各9g，白芍4.5g，甘草1.5g，小麦15g，红枣5枚，连进3剂，诸恙皆减。照方加大生地9g，服十剂而安[4]。

引用文献

［1］俞根初.重订通俗伤寒论［M］.上海：上海科学技术出版社，1959：255，326.

［2］柳长华.陈士铎医学全书［M］.北京：中国中医药出版社，1999：784.

［3］张聿青.张聿青医案［M］.上海：上海科学技术出版社，1963：498.

［4］张元凯.孟河四家医集［M］.南京：江苏科学技术出版社，1985：275.

（二）肝阴失养候（心肝阴虚本证2）

心肝阴虚证·肝阴失养候，为肝阴不足，肝风内动，上扰空窍，内扰心神，杂病家通称为阴虚肝旺，或阴虚风动、肝风上翔之证。其见症虽以空窍与心神不宁之症象显明，但必兼见肝之阴液不足之脉症，并以之为主。

通称：阴虚肝旺，阴虚风动。

病名：［**中医**］心悸，惊悸，不寐，头痛，眩晕。［**西医**］神经官能症，慢性粒细胞型白血病，高血压心脏病。

病因病机：心肝阴虚虚弱，系肝之阴液不足，肝燥生风，虚风内动，上扰空窍，内扰心神，外窜于络脉，而成肝风内动之证。

证象组合：阴虚+阴涸+清空+神扰+络脉

主症：【阴虚失养】症象：①心悸气短。②腰酸无力。③周身乏力。**脉象：**脉细弱有时间歇。

【清窍失养】症象：头晕头痛。

副症：【阴液消涸】症象：①口干口苦。②发热。③出虚汗。**舌象：**①舌红。②舌质绛欠润。**脉象：**脉弦滑数。

【清窍不利】症象：耳鸣。

宾症：【络脉不和】症象：左胸痛。

【神志不宁】症象：①心烦，夜难成寐，失眠。②多梦做噩梦。③心悸。

治则：当以滋养肝阴为主，兼以养心安神，佐以柔肝息风为法。

方证：滋阴平肝养心安神方证：李英麟方[1]。治阴虚肝旺，头晕头痛，伴心悸气短，口干口苦，偶有耳鸣，脉弦滑数，舌红，详见病案2。

细生地、制首乌、白芍、钩藤、潼蒺藜、白蒺藜、炒酸枣仁、朱茯神各9g，丹参6g，远志4.5g。

论著和讨论

本证候肝阴不足，肝风内动，扰动于中，心神不宁。其治则当以滋养肝阴为主，以柔肝息风；兼以养心安神，心肝同治。**李英麟**说："肝阳上逆的产生原因，主要由于肝血不足或肝阴虚，肝阳相对偏亢所致。而肝阴虚常见原因除血虚引起者外，肾阴不足，水不涵木亦为主要原因。也反映了根本上有肝血亏损，肝阴虚或肾阴不足的病变存在。所以，应将肝阳上逆作'本虚标实'症看待，不能误认为纯实症。但本例患者（病案2）除阴虚肝旺外，还有许多心经症状。肝血虚以后，一般较早、较易影响心脏。肝脏藏血，阴虚不足，肝虚血少，心血必然随之不足，所说'母病及子'。事实证明，在肝血虚时，心慌、心悸等症状最为常见，且较早出现。另外，肝脏内寄相火，心为君火，容易相互影响。当肝火炽盛时，常诱发心火旺，而表现心烦、心悸，神情不安，多梦、失眠等症状。治疗肝旺，一般用平肝潜阳的方法，使之不静下来。但由于肝阳上亢是在阴亏基础上产生，还必须结合养血滋阴，才能从根本解决问题。用药切忌辛温香燥，助长火势。"[1]

病案举例

1.章次公治神经官能症：梁男。夜难成寐，多梦心悸。古人以为肝虚，以肝藏魂故也。凡补肝之药，大多有强壮神经之功能。处方：明天麻、杭白芍、潼沙苑、抱茯神、当归身、炒酸枣仁、柏子仁各12g，大熟地、稆豆衣、黑芝麻各12g，炙远志4.5g。二诊：寐为之酣，悸为之减，但多梦则如故。处方：大熟地18g，当归身、杭白芍、山萸肉、菟丝子、抱茯神、潼沙苑各9g，五味子、炙远志各4.5g，夜交藤12g，左牡蛎30g。另：首乌延寿丹90g，每晚服9g，分10日服完[2]。

2.李英麟治阴虚肝旺（慢性粒细胞型白血病）：聂某某，男，46岁，头痛、心悸3个月，症见：头晕头痛，伴心悸气短，周身乏力，口干口苦，偶有耳鸣，脉弦滑数，舌红，以滋阴平肝，养心安神（组方见方证），10剂，头晕大减，睡眠较安，因食欲不振，少加砂仁、陈皮开胃。服近1月，腹胀明显，苔薄腻，脉滑，有胃不和，改枳术丸加减8剂，腹胀明显减轻。继续养阴清热，白细胞由15.9×10^9/L下降至4.5×10^9/L。[1]

3.李庭玉治白某某，女，40岁，患高血压病已3年，头晕痛发热，口干，心烦，左胸痛，气短，失眠，做噩梦，出虚汗，腰酸无力。检查：舌质绛欠润，脉细弱有时间歇，血压200/100mmHg。西医诊断：高血压心脏病。中医辨证：眩晕、惊悸，由水火不交，窍道郁闭所形成。治法：交通心肾，疏通脉络：首乌24g，生、熟地各15g，山药、当归各12g，酸枣仁24g，柏子仁、枸杞子各15g，莲子心、丹皮各9g，云茯苓18g，菊花12g，鸡血藤24g。上方服5剂，头晕痛大减，心悸、失眠均好转，血压降至150/100mmHg。治疗过程中因服代赭石、龙胆草、黄芩、牛膝等，又心慌气短严重，血压升为165/108mmHg，伴有白带多，腰痛。按上方加冬虫草9g，苍、白术各15g，薏苡仁30g，去生地、丹皮服5剂，白带少，腰痛瘥。又服8剂，血压降至120/85mmHg，诸症大致消失，为巩固疗效，再服5剂，随访半年均正常[3]。

引用文献

［1］李英麟.中医肝病理论在临床上的运用［J］.江苏中医，1965，(5)：封二.

［2］朱良春.章次公医案［M］.南京：江苏科学技术出版社，1980：229.

［3］李庭玉.对高血压症候的初步研究［J］.新中医，1975，(1)：23.

（三）心阴虚滞候（心肝阴虚转证）

心肝阴虚证·心阴虚滞候，为心肝气阴不足，久虚不复，累及心阳，心阳失于宣通，而成心阴心阳虚实夹杂之证。其见症虽以心神失宁之症象显明，但必兼气阴两虚，与心阳郁滞之脉症，并以之为主。

通称：血枯气怯。

病名：［中医］心动悸。

病因病机：心肝阴虚虚滞，系由心肝阴虚，日久不复，虚及心之阳气，致心气日损，或痰或饮或瘀滞，以致心阳郁滞，络脉不和，而成心之阴阳虚实错杂之证。

证象组合：阴虚+气虚+络滞+气郁+扰神+阳郁

主症：**【阴虚失养】症象**：腰酸胀，腿膝疼。**脉象**：脉浮弦有力。**舌象**：①舌淡红而干光。②舌干红中微黄。③苔薄，质暗红。

【气虚不充】症象：头昏花，头额易汗。

【气机不宣】症象：①胸闷气憋。②心前区隐痛。

副症：**【神志不宁】症象**：①心慌心悸，心动而悸。②失眠多梦。

【络脉不利】症象：醒后手指麻，手振。

宾症：**【阳气不和】症象**：①阴雨天气压低，胸闷更甚。②口干欲饮。**舌象**：舌淡红润，舌糙。**脉象**：①脉芤带滑。②脉见结代。

治则：当以滋补心肝之阴液为主，兼以益心气、通心阳，虚实同治为法。

方证

炙甘草汤证：张仲景方。又名复脉汤。功能益气补血，滋阴复脉。治气虚血少而致的脉结代，心动悸，气短胸闷，舌光少苔，及虚劳肺痿。

炙甘草四两，生姜三两，人参二两，生地黄十六两，桂枝三两，阿胶二两（烊化），麦门冬半升，火麻仁半升，大枣三十枚。酒、水煎，分三次服。

论著和讨论

本证候心肝阴虚，心气不振，心阳郁滞，阴阳虚实夹杂。其治则当以滋养心肝阴液为主，兼以益心气、通心阳，或参以化痰蠲饮，或参以活血消瘀，以同调之。仲景曰“伤寒脉结代，心动悸，炙甘草汤（组方见方证）主之”（《伤寒论》177条）。李斯炽说：“从（病案2）其病机分析，脉浮有力，舌质干红，显系阴亏阳亢之象；其心慌心累，睡眠欠佳，应为心阴不足，心阳偏亢所致。但《素问·痹论》中说：‘风、寒、湿三气杂至，合而为痹也。’而本案心痹却又反应成阴亏阳亢症状，其理由安在？《素问·痹论》亦有答复：‘以夏遇此者，为脉痹。’‘脉痹不已，复感于邪，内含于心。’即使夏日气温反常，骤然变冷而形成风、寒、湿三气杂至，未必就不兼有暑热之邪，何况开始由于风、寒、湿三气杂至合而为痹。如痹病长期不已，寒温久蕴亦可化为湿热，再加风阳相扇，其阴液自然亏耗，阴愈亏则阳愈亢，故形成本案心痹之症状。观其舌中微有黄腻苔，显系湿热之象。药用丹参、柏子仁、朱麦冬、玉竹以养心阴；用女贞子、旱莲草、白芍、菟丝子以育肝肾之阴；用钩藤、牡蛎以潜阳；用牛膝引血下行，兼治腰腿疼痛；用花粉、茯苓除湿热，且兼顾阴分。”[2]

病案举例

1.**曹仁伯**治心悸，初从惊恐得之，后来习以为常，经年不愈，手振舌糙，脉芤带滑，不耐烦劳。此系心血本虚，痰涎袭人也。人参、玄参、丹参、酸枣仁、天冬、麦冬、菖蒲、茯苓、茯神、当归、远志、五味子、桔梗、半夏、生地、橘红、枳壳、柏子仁、炙甘草、竹茹。注：此天王补心丹合十味温胆法也[1]。

2.**李斯炽**治动脉硬化症：陈某某，男，心慌心悸气紧，心率100次/分左右，稍事活动即增至120次/分，头昏花，腰酸胀，腿膝疼，小便量少，睡眠欠佳，醒后手指麻，脉浮弦有力，舌干红中微黄。属心肝肾阴液亏损，心肝阳亢，兼夹湿热。育阴潜阳，兼除湿热：女贞、旱莲草、白芍、钩藤、牡蛎、玉竹、天花粉、丹参各12g，朱麦冬、菟丝子、茯苓、牛膝、柏子仁各9g，甘草3g。续服32剂，诸症消失。继续调养[2]。

3.**姚寓晨**治张某某，女，36岁，因壮年丧子，情志不遂，闭经已2年，心悸气怯，失眠多梦，头额易汗，心前区隐痛，口干欲饮，苔薄，质暗红。乃七情怫郁，心气停结，营阴暗耗，心火偏亢。宜养心阴，通心气，清心火，和血脉：柏子仁20g，生地、熟地各5g，卷柏、泽兰、合欢花各10g，朱连翘12g，莲心6g，寸麦冬12g，丹参15g。20剂后，症减轻，经仍未行，加全归、藏红花、玉竹、天王补心丹出入。连服2月后，经渐行，唯量较少。嘱服上方10剂后，用柏子仁丸与天王补心丹，交替服3个月。随访2年，月经正常。李东垣云：“安心补血泻火，则经自行。”[3]

引用文献
［1］柳宝诒.增评柳选四家医案［M］.南京：江苏科学技术出版社，1983：99.
［2］成都中医学院.李斯炽医案（二）［M］.成都：四川人民出版社，1983：71.
［3］姚寓晨.谈女科从心论治的经验［J］.中医杂志，1981，（12）：17.

（四）阴虚阳浮候（心肝阴虚变证1）

心肝阴虚证·阴虚阳浮候，为心肝之阴液不足以涵养阳气，致心肝之阳气偏亢，杂病家称为阴虚阳亢之证。以空窍与神志症象显明，但必兼见心肝阴虚与阳亢之脉症，并以之为主。

通称：肝升太过。

病名：［**中医**］不寐，眩晕，心痛。［**西医**］更年期综合征，冠状动脉硬化性心脏病，心绞痛。

病因病机：心肝阴虚虚逆，由于心肝阴液不足，阴虚不能配阳，致心肝阳气偏亢，消涸阴液，浮越于上，内扰心神，上扰空窍。

证象组合：阴虚+阴涸+阳浮+空窍+神扰

主症：【**阴虚失养**】**症象**：①面色无华，消瘦。②神疲纳少无味。③筋脉拘挛。**脉象**：脉虚弦。**舌象**：苔薄腻。

【**阴液消涸**】**症象**：①口干。②口苦，咽干。③大便艰。**舌象**：①舌尖红，苔淡。②苔薄质深红。**脉象**：①脉弦细。②脉弦细数。

副症：【**阳气浮越**】**症象**：①唇红。②胸胁闷胀，胸闷憋气。③心前区刺痛放散胸骨后及背部，劳累或激动易诱发。**舌象**：舌尖赤，舌苔淡。**脉象**：脉弦有力。

【**清空不宁**】**症象**：①头痛偏右。②眩晕不清。

宾症：【**清窍不利**】**症象**：①耳鸣。②目胀，迎风流泪。

【**神志不宁**】**症象**：①夜寐不安，失眠，夜眠不深。②心烦性躁。

治则：当以滋养心肝阴液为主，以配其阳，兼以清镇潜降，以制其亢。

方证

1.甘麦大枣合百合地黄汤加味证：程门雪方[1]。治肝升太过，烦躁不宁，头痛偏右，眩晕不清，筋脉拘挛，夜寐不安，详见病案1。

野百合、珍珠母各15g，大生地12g，淮小麦30g，炙甘草3g，炒酸枣仁9g，川贝母、夜合花各6g，红枣4枚。

2.拯阴理劳汤加减证：邓启源方[2]。治不寐症，详见病案2。

人参、麦门冬、全当归、杭白芍、炙龟板、五味子、女贞子、生地黄、京百合、牡丹皮、建莲子、炙甘草、酸枣仁。

论著和讨论

本证候心肝之阴不足，心肝之阳偏亢，亢阳上扰，清空与心神失宁。其治则当以滋养心肝阴液为主，兼以清镇潜降之品，以制其亢阳。程门雪说：烦躁不宁、夜寐不安等精神恍惚之症，颇似《金匮》所谓“百合病”，是肺阴心营两虚之故，所以用百合补肺阴，地黄滋心营，再配合甘麦大枣汤养心安神，介类药潜降，颇有效果。本例（病案1）用百合补肺以助其右降，又用珍珠母、牡蛎平肝以制其左升，相辅相成，而达到两脏的相对平衡。方中的贝母有两种作用，一是同夜合花配伍以解郁，二是清肺虚有热之痰，对治疗精神烦躁也起作用。[1]

病案举例

1.程门雪治庄某，男，37岁，肝升太过，右降不及，烦躁不宁，头痛偏右，眩晕不清，筋脉拘挛，夜寐不安，大便艰，脉虚弦，苔薄腻，甘麦大枣合百合地黄汤加味（组方见方证），5剂，唯筋脉拘挛依然如故：百合3g，大生地12g，淮小麦30g，炙甘草4.5g，炒酸枣仁9g，牡蛎、珍珠母各15g，红枣4枚，5剂[1]。

2.陈继明治冠心病、心绞痛：石某某，男，58岁，胸闷憋气，心前区刺痛放散胸骨后及背部，劳累或激动易诱发，头晕，口干，脉弦细数，苔薄质深红，血压：168/98mmHg，服通阳宣痹，活血化瘀多剂，发作反加甚，素体肝肾阴亏，心营不足，络脉痹阻，阴维兼病，宜和络宣痹，兼益阴维：当归10g，川芎、炙甘草各6g，炙龟板30g，生白芍、失笑散各12g，生地、紫石英、北沙参、全瓜蒌各15g，3剂，胸痛减，仍头晕，咽干，夜难成寐，舌红苔少，脉弦细无力，心脉渐复，而阴虚血少，阴维受损，心气不宁：当归、辰寸麦冬各10g，炙龟板30g，大生地、北沙参、紫石英、功劳叶各15g，酸枣仁、柏子仁、丹参各12g，五味子5g，炙甘草6g，5剂，胸疼，基本控制，胸闷较舒，继调益心营半月[3]。

3.邓启源治更年期综合征：陈某某，女，48岁。自述半年来心烦不宁，夜眠不深，口苦咽干，性情急躁，经期5个月未潮，胸胁闷胀，曾经治疗未效，经妇科检查诊为更年期综合征。症见神志清晰，面肤消瘦，唇红，舌尖赤，舌苔淡，脉弦细，肝脾未扪及，心肺未闻及异常。脉证互参，辨证为年近七七，天癸将竭之肾阴不足，肝木失养，心火亢盛。治予滋养肝肾，佐以宁心安神。处方拯阴理劳汤（人参、麦门冬、全当归、杭白芍、炙龟板、薏苡仁、正橘红、五味子、女贞子、生地黄、京百合、牡丹皮、建莲子、炙甘草）去橘红、薏苡仁，人参改太子参，7剂。次诊：药后夜眠渐安，心烦已宁，舌不赤，苔淡白，脉弦细，仍处上方，嘱再进7剂，以图巩固[2]。

又治不寐症：蒋某某，男，26岁。因操劳烦恼致失眠已3月余，目前心烦性躁，神疲口苦，纳少无味，痛苦万分。症见面色无华，舌尖红，苔淡，脉弦有力，诊为肝阴亏肝火旺，母病及子，热扰心营，神不守舍，故失眠。治当育阴潜阳，冀其阴得复阳得纳，夜能成眠。处以拯阴理劳方（组方见方证）去薏苡仁、橘红，加酸枣仁，7剂，嘱忌食辛热。次诊：药进3剂后每夜可睡2小时以上，7剂完后可睡4小时左右，纳食较增。脉弦缓，舌红较前退。原方再进5剂。三诊：失眠已基本好转，但夜梦纷纭。以参麦散加酸枣仁收功[2]。

引用文献

［1］上海中医学院.程门雪医案［M］.上海：上海科学技术出版社，2002：78.
［2］邓启源.拯阴理劳汤的临床运用［J］.上海中医药杂志，1983，(8)：5，6.
［3］陈继明.运用奇经理论的临床经验［J］.中医杂志，1981，(2)：14.

（五）阴虚阳弱候（心肝阴虚变证2）

心肝阴虚证·阴虚阳弱候，为心肝阴虚不复，累及心肝阳气，阴液不足，阳气亦衰，而成杂病家所称之阴阳两虚证。以心肝阴虚与阳虚脉症同见为主，兼见神气不振与冲气上逆。

通称：阴阳两虚。

病名：［**中医**］心悸，不寐，冲咳，冲呃。［**西医**］神经官能症。

病因病机：心肝阴虚虚弱，由心肝阴液不足，久虚不复，累及心肝之阳，致阴液消涸，虚热内起；阳气亦衰，冲气上逆，甚则津液失固，为心肝阴涸阳衰之变。

证象组合：阴涸+阳虚+神虚+气逆+津滑

主症：【**阴液消涸**】**症象**：①面时潮红时苍白。②心烦失眠，彻夜不寐。③记忆减退。④耳鸣重听。⑤内外皆热。⑥午后体温略高。⑦小便已阴疼。⑧小便微黄，大便干燥。**舌象**：舌黄白夹杂稍干。**脉象**：脉弦数时忽一止。

【**阳气不振**】**症象**：①四肢冷。②色青白，青黄。③目不欲开。④蜷卧恶人语。⑤声短语促，气短多汗。⑥周身寒冷。⑦颈及头脑常感发麻。⑧四肢麻木，颇为怕冷。**舌象**：质偏淡。**脉象**：脉细弦无力，脉动而中止。

副症：【**神气不振**】**症象**：①恍惚心乱。②时时昏愦。③心动悸，心慌。④精神减少。

宾症：【**气机冲逆**】**症象**：①呃噫不绝。②少腹气上则心中战栗，气冲至咽则咳嗽不安。

【**津液不固**】**症象**：吐泻交作。

治则：当以滋养心肝阴液为主，佐以通阳之品，以振心肝之阳，阴阳同调之法。

方证

1.炙甘草汤证：罗谦甫方[1]。治四肢冷，时时昏聩，心悸动，吃噫不绝，色变青黄，精神减少，脉动而中止，有时自还，目不欲开，蜷卧恶人语，详见病案1。

炙甘草、人参、大枣、桂枝、生姜、麻仁、阿胶、麦冬、生地黄。

2.炙甘草汤加味证：洪畴九方[2]。治心烦失眠，彻夜不寐，记忆减退，耳鸣重听，面时潮红时苍白，心悸心慌，气短多汗，午后体温略高，四肢麻木，颇为怕冷，详见病案3。

炙甘草、阿胶、麻仁、寸麦冬、五味子、桂枝各10g，生地、西党参各15g，生姜3片，大枣6枚，酒水共煎。

论著和讨论

本证候心肝阴液消涸，而心肝阳气亦衰，虚热内起，冲气上逆。谢映庐说："必滋肾之阴以补金，益心之阳以复脉，非刚不足以去暴，非柔何以制刚，炙甘草汤滋阴和阳，养肝益心。"[3]治则当以滋养心肝阴液为主，以制虚热之内蒸，兼以温通心肝之阳，以降虚寒之冲逆。仲景曰"汗家重发汗，必恍惚心乱，小便已阴疼，与禹余粮丸"（《伤寒论》88条）。

病案举例

1.罗谦甫治一人年五十余，中气本弱，六月伤寒，八九日，以凉剂下之，又食梨三四枚，痛伤脾胃，四肢冷，时时昏聩，心悸动，呃噫不绝，色变青黄，精神减少，脉动而中止，有时自还，目不欲开，蜷卧恶人语，炙甘草汤（组方见方证），一剂不效，3服始愈[1]。

2.谢映庐治陈鸿儒，年二十，时值春月，满面青白，步履不前，咳嗽多痰，声短语促，脉弦数，时忽一止，少腹气上则心中战栗，周身寒冷，片刻内外皆热，冲至咽则咳嗽不安，数月不愈。疏表则汗多热重，补脾则胸紧咳促，滋阴则食少多痰，降气则气愈升逼，乃厥阴伤寒，缘阴精素弱，肾气衰微，不能领邪外达，仅依脏气推迁，必滋肾之阴以补金，益心之阳以复脉，非刚不足以去暴，非柔何以制刚。炙甘草汤滋阴和阳，养肝益心，3剂诸恙减半，寒热悉瘥，后易医投以清凉，至卧床滑泄不起矣[3]。

3.洪畴九治杨某某，男，45岁，2年前被虫咬伤后颈，此后颈及头脑常感发麻，心烦失眠，彻夜不寐，记忆减退，耳鸣重听，面时潮红时苍白，心悸心慌，气短多汗，午后体温略高，37.4℃左右，四肢麻木，颇为怕冷，虽盛夏不敢当风受扇，小便微黄，大便日2行略干燥，舌黄白夹杂稍干，质偏淡，脉细弦无力。多次检查为神经官能症，属阴阳失调，气血两亏，投炙甘草汤加味（组方见方证），守方服3个月后痊愈[2]。

引用文献

［1］江瓘，魏之琇.名医类案（正续编）［M］.北京：中国中医药出版社，1996：14.
［2］洪畴九.炙甘草汤的临床应用［J］.中医杂志，1982，（10）：61.
［3］谢映庐.谢映庐医案［M］.上海：上海科学技术出版社，1962：66.

十三、心肾阴虚证（下焦阴虚并病2）（5候）

心肾阴虚证，为心肾阴液不足之证。或素禀肾虚，由肾阴不足以上交于心，致心火内动，灼伤心阴而成心肾阴虚之证；或由平素劳心诵读，耗阴动火，心火上炎，不能下交于肾，心液亦不能下充于肾，均可致心肾阴液耗伤致虚；且心火不能提携，致肾阴不固而走泄，阴液更虚。阴亏则阳亢，心火独亢，不能下交于肾，肾水不能上济于心，而为心肾不交，水火不济；阴虚之甚则致阴枯，不能恋阳，阳无所附，则有浮越之变，急则每有厥脱之虞；缓则多坠入劳损之途。

心肾阴虚之证，系心肾阴液虚亏，甚则阴精枯竭。其治则总当滋补心肾阴液，填补阴精，以救其枯竭为主。然肾为水火之脏，阴阳之宅，阴亏则阳亢，阴竭则阳越，俞根初有云“阴复则生，阴竭则死”[1]，故以救阴为急务。若至真阴失守，虚阳上浮，神气欲脱，则有如姚龙光所谓“阳越阴竭，法在不治”[2]。

证候别称：心肾不交，心神不宁，虚火上炎，水火不济，外寒内热，下寒上热，阴火上浮，虚阳上浮，虚阳上越，戴阳，无根之火，格阳躁狂，肾气凌心，阴气竭绝，阳气暴脱，阴阳两虚。

病名：［中医］心悸，心慌，惊悸，怔忡，心痛，不寐，脏躁，健忘，痴呆，语言謇涩，骨蒸劳热，半身汗，新产汗出，阴狂，阴躁，阴极发躁，虚躁，暴脱，梦遗，滑精，带下，舌疮，口糜。

证候系统：详见图3-13-30。

本证————心阴失养候、心阳亢盛候
转证————心肾不交候
变证————阴虚阳浮候、阴竭阳越候、阴竭阳厥候、阴竭阳脱候、火不归原候

图3-13-30 心肾阴虚证证候结构图

引用文献

［1］俞根初.重订通俗伤寒论［M］.上海：上海科学技术出版社，1959：249.
［2］徐衡之，姚若琴.宋元明清名医类案［M］.长沙：湖南科学技术出版社，2006：438.

（一）心阳亢盛候（心肾阴虚本证）

心肾阴虚证·心阳亢盛候，为肾阴不足以上济于心，心阴不足以济心阳，致心阳偏亢，扰乱心神，以致心神不安，故杂病家通称为心神不宁，或亦通称心肾不交之证。故见症虽以心神不宁之症象显明，但必兼见心肾阴虚与阳浮之脉症，并以之为主。

通称：心神不宁，心肾不交，虚火上炎。

病名：［中医］脏躁，心悸，健忘。［西医］癔病，更年期综合征。

病因病机：心肾阴虚虚逆，由肾阴不足，以济于心，致心阴不足以济心阳；心阳偏亢，浮越于上，消灼津液，扰乱心神，以致心神不宁。

证象组合：阴虚+阳浮+神扰+液灼

主症：【阴虚失养】症象：①经期紊乱，月经量少。②腰酸，腰腿酸软。③纳差。**舌象：**舌红无苔。**脉象：**脉细数或沉。

【神志不宁】症象：①心悸。②虚烦失眠，多梦易惊。③心神躁乱，哭笑无常，继而沉默不语，如痴如

呆，不欲饮食。④精神不易集中，精神恍惚，容易健忘。

副症：【阳气浮越】症象：①面部烘热。②头晕，耳鸣。③失眠多梦。④肉跳。⑤潮热盗汗。

宾症：【津液消灼】症象：①咽干口燥。②小便短赤。**舌象**：①舌苔微黄而糙，尖边质红，根部乳头突起。②苔净舌红中裂，且有麻辣感。**脉象**：①脉弦细带数。②脉细数。

治则：当以滋养心肾之阴为主，兼以清镇心阳，以安心神。

方证

1.仙茅汤合甘麦大枣汤加减证：吴静芝方[1]。治头晕耳鸣，心悸肉跳，寐不佳，盗汗，面部烘热，口干溲赤，苔净舌红中裂，且有麻辣感，脉细数，详见病案1。

淫羊藿、菟丝子、当归、生知母、黄柏、淡竹叶各9g，生地、浮小麦各12g，木通3g，生甘草6g，红枣、朱茯苓各15g。另：知柏地黄丸12g（吞）。

2.百合地黄合甘麦大枣汤加味证：潘澄濂方[2]。治突发哭笑无常，继而沉默不语，如痴如呆，不欲饮食，详见病案3。

生地黄、百合、淮小麦各30g，炙甘草、知母各9g，红枣10枚，龙骨、酸枣仁各12g，生牡蛎、生龟板各20g，朱茯神15g，广木香2.4g。

论著和讨论

本证候心肾阴虚不足以配阳，致心阳偏亢，浮越于上，心神不宁。因而其治则当以滋养心肾之阴为主，以济其心阳，兼以清镇安神，以制其阳亢，亦标本兼顾之法。林珮琴说健忘，“精神短乏，兼补气血，人参养荣汤下远志丸（远志、菖蒲、茯苓、茯神、人参、龙齿、朱砂）……或劳心诵读，精神恍惚，安神定志丸（人参、白术、茯苓、茯神、菖蒲、远志、麦冬、枣仁、牛黄、朱砂、龙眼，蜜丸）……或禀赋不足，神志虚扰，定志丸（人参、茯神、茯苓各三两，菖蒲、姜炒远志各二两，朱砂一两半为衣，蜜丸）、孔圣枕中丹：龟板、龙骨、远志、菖蒲”[3]。

更年期综合征：吴静芝治“心肾不交型：心悸肉跳，虚烦失眠，多梦易惊，头晕耳鸣，或精神不易集中，腰腿酸软，咽干口燥，潮热盗汗，小便短赤，月经量少，舌红无苔，脉细数或沉。治宜滋补肾阴，养心安神。拟仙茅汤合甘麦大枣汤加减，选加合欢皮、夜交藤、柏子仁、远志、朱茯神、五味子、生龙骨、牡蛎等。”[1]吴德熙说：病案3，女子年逾四旬，有更年期综合征时，证见经期紊乱，精神抑郁或兴奋，心悸头晕，失眠多梦，纳差，腰酸，此乃心肝脾肾及冲任二脉相继衰败之故。治疗方法：补肾之外，配合甘麦大枣汤以养心，健脾缓肝，疗效显著[4]。

病案举例

1.吴静芝治程某，女，50岁，患者头晕耳鸣，心悸肉跳，寐不佳，盗汗，面部烘热，口干溲赤，苔净舌红中裂，且有麻辣感，脉细数，心肾阴虚，虚火上炎，治宜滋肾，清心，安神（组方见方证），5剂。二诊：心悸肉跳减轻，盗汗已止，面部烘热，口干溲亦，舌麻辣感已除。续原方5剂，以资巩固。按：本病是肾水亏损，不能上济于心而致。心阳浮越，故见心悸肉跳，面部升热。头属阳，心火上炎移热于小肠，故舌红溲赤。汗为心之液，心阴虚则不能敛阳故盗汗。故投予导赤散清心火，仙茅汤配知柏地黄丸12g吞服，以达滋肾阴清火，佐以养心，而奏全功[1]。

2.潘澄濂治张某，女，21岁。患者素性静默寡言。婚后第3日晚，突发哭笑无常，继而沉默不语，如痴如呆，不欲饮食，唯欲溲便，自知解带登厕，如此发作，阖家惶惶。群医会诊，众议纷纭，有说为癫，有说为痴，有言为痰，有说为火，羚犀杂投，铁落竹沥及西药三溴合剂亦曾进服，经治5日，乏效，乃邀会诊：见证如上，询其经期，由其母代答，云为婚前3日行经已净，唯婚前忙于备妆，有时深夜不寐，观其舌苔微黄而糙，尖边质红，根部乳头突起，切其脉弦细带数，显系营阴亏损，坎离不交，心神躁乱，致成癔病。即拟大剂养血宁心之剂（组方见方证）。进服2剂，哭笑发作消失，能入寐达4~5小时，可作简单答语。继以原方加减，调理20余日，恢复正常，月无复发[2]。

3.吴德熙治裘某，47岁。近年来经期常后延，经量时多时少，性情烦躁易怒，心悸，头晕耳鸣，眠浅易醒，腰酸肢软，时觉烘热，便艰难解，舌红少苔，脉细，初诊用六味丸汤剂未效，复诊加用甘麦大枣汤3剂后，即见显效，6剂基本痊愈[4]。

引用文献

［1］储水鑫，吴静芝.从肾论治更年期综合征［J］.新中医，1981，（10）：18.

［2］潘澄濂.论“热入血室”——兼谈癔病的证治［J］.浙江中医药，1982，17（10）：436.

［3］林珮琴.类证治裁［M］.北京：中国中医药出版社，1997：259-260.

［4］吴品琮.吴德熙运用甘麦大枣汤治妇科疾病的经验［J］.浙江中医药，1982，17（11-12）：485.

（二）心肾不交候（心肾阴虚转证）

心肾阴虚证·心肾不交候，为心阴不足，心阳偏亢，不能下交于肾；肾阴不足以上济于心，而致心肾失交，杂病家通称为水火不济之证。其见症虽以心神不宁之症象显明，但必兼见心肾阴虚与阳亢之脉症，并以之为主。

通称：水火不济。

病名：［中医］怔忡，惊悸，不寐，梦遗。

病因病机：心肾阴虚虚逆，多由其人心肾阴液素虚，或外受惊恐，惊伤于心，恐伤于肾，致心阴虚而心阳亢，不能下交于肾；肾阴不足，亦不能上济于心火，而成心肾失交，水火不济之证。

证象组合：阴虚+阳浮+神扰+阴涸+精滑

主症：**【阴虚失养】症象**：①形体瘦弱。②纳呆。③经闭。**舌象**：舌淡嫩尖红，苔薄白。

【阳气浮越】症象：①面色青白而两颧微红。②头晕，耳鸣。③少寐，健忘，常噩梦惊醒。④忽耳闻风雨之声，或如鼓角之响，或怔忡耳内轰作响，入夜更甚，不得眠。⑤下肢厥冷。**脉象**：脉乍大乍小。

副症：**【神志不宁】症象**：①心悸。②先惊后悸；或先悸后惊。③心烦。④怔忡日间少轻，至夜则重，欲思一睡而不可得。

【阴液消涸】症象：盗汗。

宾症：**【阴精不固】症象**：梦遗。

治则：当以滋养心肾之阴液为主，佐以交济水火之法。

方证

1.平补镇心丹证：《太平惠民和剂局方》方[1]。治心气不足，神志恍惚，惊悸多梦，及肾气耗伤，四肢倦怠，足胫酸疼，遗精白浊等。

熟地黄、生地黄、山药、天门冬、麦门冬、柏子仁、茯神、辰砂、石菖蒲、远志。

2.助思汤证：陈士铎方[2]。补血养心，泻火生液，治疗怔忡，健忘，不寐，多梦，遗精。

人参、生地、麦冬各五钱，熟地一两，北五味、黄连、丹砂（不可经火）莲子心各一钱，肉桂三分，柏子仁三钱，茯苓、菟丝子、丹皮、炒枣仁各二钱。

3.补心丹合交泰丸加减证：郎密林方[3]。治经期受惊，经血骤停，头晕，耳鸣，少寐，健忘，心悸，心烦，常噩梦惊醒，纳呆，下肢厥冷，详见病案。

当归、远志、枸杞子、巴戟各15g，熟地20g，寸麦冬、茯苓、丹参、党参、黄连、酸枣仁各10g，肉桂5g，4剂，另研琥珀5g、朱砂2g，分4份，临睡前服1份。

论著和讨论

本证候心阴虚而心阳亢，心火上亢而不下交于肾；肾阴不足，亦不能上济心火。陈士铎说："先惊后悸，亦有先悸后惊，轻重殊耳（惊从外来轻，惊从内生重），但惊有出于暂，而不出于常，悸有成于暗，而不成于明者，似乎常暂明暗之不同。然而暂惊轻于常惊，明悸重于暗悸。吾定一方，合惊悸而治之，名为两静汤：人参、巴戟天各一两，生枣仁二两，菖蒲一钱，白芥子、丹砂各三钱。人参、巴戟天以通心肾，心肾两交，则心气通于肾，而夜能安；肾气通于心，而日亦安也。"[2]其治则当以滋养心肾之阴，以济其阳，兼以降心火使之下交于肾，助肾火使之鼓动肾水上济于心，水火既济，心肾相交矣。

陈士铎说："人有平居无事，忽耳闻风雨之声，或如鼓角之响（或怔忡，耳内轰作响，入夜更甚，不得眠，属心火亢极，心肾不交——洪成注），是心火之亢极，方用两归汤：麦冬、熟地各一两，黄连二钱，生枣仁五钱，丹参、茯神各三钱。可用定喧汤：玄参三两，生地一两，贝母二钱（或加石菖蒲、远志，以通心气）。""怔忡之症，日间少轻，至夜则重，欲思一睡熟而不可得（肾水不足，不能上升，以致心火不能下降——洪成注），方用心肾两交汤：熟地一两，山茱、炒枣仁各八钱，人参、当归、白芥子、麦冬各五钱，肉桂、黄连各三分。交合汤亦效：人参五钱，熟地二两，黄莲三分，肉桂五分。""人有梦遗之后，身体狼狈，加之行役太劳，或行房太甚，遂至盗汗淋漓，人以为肾气之虚也，谁知是心气之热乎。宜补肾中之水，方用防盗止汗汤：麦冬五钱，生枣仁、熟地各一两，山茱萸、人参、丹参、茯神各三钱，黄连、肉桂各五分。四参汤亦效：玄参一两，麦冬、生地各五钱，天门冬、人参、沙参各三钱，丹参、茯苓各二钱，黄连五分，北五味一钱。"[2]

病案举例

郎密林治宣某某，20岁，经期受惊，经血骤停，此后头晕，耳鸣，少寐，健忘，心悸，心烦，常噩梦惊醒，纳呆，下肢厥冷，经闭6月，形体瘦弱，面色青白而两颧微红，舌淡嫩尖红，苔薄白，脉乍大乍小，此惊恐所致，气机升降失常，心肾不交而成闭经，治宜交通心肾，安神定志，以补心丹合交泰丸加减（组方见方证），夜寐转安，脉沉细弱，去黄连加五味子10g，6剂除经未行腰酸外，余症消失，守方10剂。然后改肾气丸，半年后经行，随访半年月经正常[3]。

引用文献

[1] 刘景源.太平惠民和剂局方[M].北京：人民卫生出版社，1985：183.

[2] 柳长华.陈士铎医学全书[M].北京：中国中医药出版社，1999：756，779，780，848，850.

[3] 郎密林.惊恐闭经治验[J].中医杂志，1986，(5)：36.

（三）阴竭阳越候（心肾阴虚变证1）

心肾阴虚证·阴竭阳越候，为肾阴枯竭，阴不恋阳，阳气无根，浮越于外，以致散脱。时病家通称之为阴火上浮，戴阳，无根之火，或外寒内热，下寒上热，格阳躁狂，肾气凌心之证。其见症与阳极似阴，或阴盛格阳均有类似，故当详察，当以心肾阴枯与阳浮之脉症为主，剧者可渐见阳气脱绝之脉症。

通称：外寒内热，下寒上热，阴火上浮，戴阳，无根之火，格阳躁狂，肾气凌心证。

病名：[中医]阴狂，阴躁，阴极发躁。

病因病机：心肾阴虚厥脱，系心肾阴虚之人，过用疏散克削，重耗阴液，阴虚不能恋阳，阳气无根，浮越于上，甚则外散欲脱。不仅与阴邪内盛、虚阳外越之阴盛格阳有别，即与阳邪内盛之阳盛格阴，均有阴阳虚实之不同。

证象组合：阴涸+阳浮+神蒙+清空+阳脱

主症：**【阴液消涸】症象**：①口燥齿浮。②渴汗齐来。③亢热无汗。④便结。**舌象**：①舌紫少神。②舌刺无津。③舌燥无津。④苔黑虽湿而干。⑤焦黑如炭。⑥芒刺干裂。**脉象**：①脉细数躁动。②阴阳俱紧。

【阳气浮越】症象：①面赤娇嫩如妆，目赤。②裸体不欲近衣。③欲坐卧水中。④躁扰不宁，手足躁扰，扬手掷足，揭去衣被。⑤烦乱如狂。⑥呃逆不止。⑦口鼻出血。⑧心动悸。⑨身热足冷。⑩身热扪之肌冷逼手。**舌象**：苔黑，舌虽黑色直抵舌尖，而舌肉浮胖而嫩。**脉象**：①六脉洪大搏指。②脉洪大而空。③数大无力。

【神志昏蒙】症象：①神气昏沉。②不省人事，谵语无次，不寐。

副症：**【清空不宁】症象**：头晕。

宾症：**【阳气脱绝】症象**：①面色夭白，青黄暗淡，唇舌淡白。②气少不能言，强言则上气不接下气，气短息促，时时昏愦。③心悸，目不欲开，蜷卧。④大汗。⑤手足厥冷，腹寒畏冷，足冷溺清。⑥惊惶惧怯，恶人语。⑦爪甲转青。⑧大便或溏或泻。**舌象**：舌胖大娇嫩，微白而圆厚。**脉象**：①六脉沉微。②沉细无力。③结代。

治则：当大滋其阴液，收敛浮阳，以固其脱，佐以温暖肾命，以益火之源，使之归入阴中，不致散脱，亦即导龙入海之法。

方证

1.加味金匮肾气汤证：《通俗伤寒论》方[1]，滋阴纳阳法。治气短息促，头晕心悸，足冷溺清，大便或溏或泻，气少不能言，口鼻出血，口燥齿浮，面红娇嫩，或烦躁欲裸；或欲坐卧泥水中，苔白，脉则浮数。

大熟地18g，怀山药（杵）、浙茯苓各9g，丹皮（醋炒）、淡附片、泽泻各4.5g，山萸肉6g，紫猺桂（炼丸吞）1.5g，北五味子（杵）3g，莹白童便（分冲）1杯。

2.生脉合八味方证：谢映庐方[2]。治伤寒多进疏散，致面赤目红，渴汗齐来，谵语无次，舌刺无津，脉洪而空大，阴虚则阳无所附，浮越于上，详见病案2。

人参、麦冬、五味子、附子、肉桂、熟地、山茱萸、丹皮、茯苓、泽泻、怀山。

论著和讨论

本证候心肾阴液枯涸，阴枯不能恋阳，虚阳浮越欲脱。俞根初说："肾气凌心证，气短息促，头晕心悸，足冷溺清，大便或溏或泻，气少不能言，强言则上气不接下气，舌虽黑色直抵舌尖，而舌肉浮胖而嫩，此皆里真虚寒之证据，唯口鼻时或失血，口燥齿浮，面红娇嫩，带白；或烦躁欲裸形；或欲坐卧泥水中，脉则浮数，按之欲散；或浮大满指，按之豁豁然空，虽亦为无根之阴火，乃阴竭于下，阳越于上，上假热，而下真虚寒，戴阳证也。"[1]故其救治之则当大滋其阴液，以救其枯涸，兼以清镇之品，以收敛浮阳，制其浮越，更佐以温暖下元，导其无根之火，下入阴中，庶能救危困于顷刻。慎不可认作阴盛格阳，而漫投燥热，速其阴竭；亦不可误作阳盛格阴，而妄行清利，以促其脱绝。吴坤安亦云："舌形胖嫩，而色淡红者，外症必见躁扰不宁，六脉迟微；或动气内发，腹寒畏冷；或初起吐利手足逆冷；或格阳躁狂，六脉洪数无根，此肾气大亏，坎中火衰，宜益火之原，人参八味主之。"[3]即谢映庐"追复无根浮阳"[2]之法。俞根初曰："治宜滋阴纳阳，加味金匮肾气汤（组方见方证）救之。"《冯氏锦囊》有云："不知真阴失守，虚阳上浮，神气欲脱，补救尚虞不及，敢以清利速其死也。"[1]三者常易相混，然则毫厘千里，生死反掌之间，岂容少混？

吴坤安说："若身热足冷，面赤戴阳，脉来沉细无力；或数大无力；或阴阳俱紧，其人烦躁欲狂，扬手掷足，或欲坐卧水中，舌苔紫色，少神；或阔大胖嫩；或淡红圆厚，虽湿而干，此躁也，非烦也，阴盛格阳也，急以八味投之；或参附汤加熟地投之。如得躁定脉圆，舌转微白，庶有生机。""躁者，身体手足躁扰；或裸体不欲近衣；或欲坐卧水中，此阴极发躁，为外热内寒，病属少阴，其舌不拘何色，必胖大娇嫩，其脉必细数躁动，或洪大而空；或手足厥冷，六脉沉微。古人用四逆理中冷服，不若八味饮，或参、附、熟地浓煎冷服。邵仙根评：阴火上浮则躁，其证攸起攸卧，一刻不安，扬手掷足，揭去衣被，躁扰不宁，烦乱如狂。"[3]

吴坤安说："有少阴证，阴极似阳，发躁发狂，赤身裸体，扬手掷足，欲坐卧水中，此为阴狂，外症与阳狂相似，当以脉为辨。其脉必洪大而空；或细数而躁；或手足厥冷，六脉沉微；其舌必淡红而胖嫩，或微白而圆厚，当以人参八味饮冷服之。凡阴狂，外貌似热，扪之肌肉，则冷逼手。"[3] 杨云峰说："肾气凌心者，其黑色直抵于舌尖，然未有不胖而且嫩者，干燥滑润在所不拘，系阴盛于下，逼阳于上，上假热而下真寒，戴阳证也，宜人参八味汤。若是实火证，则其形必坚敛，其色必苍老，而万无胖嫩者耳。"[4]

病案举例

1. 姚龙光治赵少希二妹，夏日患温症，治病四日，误用凉药，躁扰不安，有类阴躁，面色夭白，两颧皆红，身亢热，四日未得汗，唇舌白，上有薄苔，焦枯板贴肉上，日夜烦躁不眠，脉沉细数，约十二三至，此阳越阴竭，法在不治，越日僵卧如尸，又一日寂然而逝[5]。

2. 徐荣斋：《冯氏锦囊》载：治赵宦，面赤如妆，不省人事，口多谵语，手足躁动，六脉洪大搏指，所服乃柴、广、半之类，以其剂小不能为害，不知真阴失守，虚阳上浮，神气欲脱，补救尚虞不及，敢以清利速其死也，以人参24g，熟地、麦冬、丹参、白芍、茯神、远志、牛膝、姜炭，每日2剂，不数日而愈[1]。

3. 谢映庐治许晴霁室人，患伤风咳嗽，诸医投以疏风清肺之药，渐至潮热口渴，尚不知误，更以柴葛、知母、花粉之属进之，遂变面红目赤，舌刺无津，濈汗齐来，谵语无次。余临其帷，视之骇怖，固知其阳已戴于上也，而前医本所素信，忽忽复至，惘惘一视，尚谓传经热症，急取雪水服之。盖仅知其上热，而不知其下寒也；知其脉洪，而不知其大空也。因令煎龙眼汤斤许，遂疏八味丸合生脉散，是晚进药不辍，次早复视，俾无根飞越孤阳，才得退藏于穴，复追进附桂理阴煎，数十剂痊愈[2]。

引用文献

[1] 俞根初. 重订通俗伤寒论 [M]. 上海：上海科学技术出版社，1959：115，455.

[2] 谢映庐. 谢映庐医案 [M]. 上海：上海科学技术出版社，1962：49.

[3] 吴坤安. 伤寒指掌 [M]. 上海：上海科学技术出版社，1959：卷一11，卷二26，卷三62，59.

[4] 曹炳章. 彩图辨舌指南 [M]. 南京：江苏人民出版社，1962：卷二32.

[5] 徐衡之，姚若琴. 宋元明清名医类案 [M]. 长沙：湖南科学技术出版社，2006：438.

（四）阴竭阳厥候（心肾阴虚变证 2）

心肾阴虚证·阴竭阳厥候，为心肾阴液枯竭，阴不配阳，阳气浮越，上逆而成厥脱之险候，时病家亦通称之为虚阳上浮之证。以心肾阴枯与阳浮之脉症为主，甚者可见气脱之脉症。

通称：虚阳上浮，阴气竭绝。

病名：［**中医**］虚躁，语言謇涩。［**西医**］慢性肾炎并尿毒症，尿毒症。

病因病机：心肾阴虚厥脱，系心肾阴液枯涸，阴不配阳，阳气内亢，浮越于上，阳亢则风动，风阳上扰外窜，而成痉厥；阴液枯竭，阳气散脱；阴竭于下，阳脱于上。

证象组合：阴涸+阳浮+清空+络脉+气逆+神扰+气脱

主症：**【阴液消涸】症象**：①面色黄晦。②目光无神，眼黑凹陷。③两耳暗晦无光泽。④前阴汗出。⑤腰痛如折。⑥齿燥痰腻。**舌象**：①舌绛。②胖嫩圆大。③枯萎。**脉象**：脉沉细欲绝。

【阳气浮越】症象：①神志不清，狂言躁叫。②颧赤。③神昏。④面赤如妆。⑤谵语。⑥手足躁动。**脉象**：①脉虚大。②洪大搏指。③浮散。

【清空不宁】症象：①耳聋。②时时晕厥。

副症：**【络脉不和】症象**：①舌强，语言謇涩。②痰厥。

【气机冲逆】症象：①呃逆。②顿咳气促。③冲任脉搏。④恶心呕吐。

宾症：**【神志不宁】症象**：①心悸。②神烦不寐。③心中震震。④狂言躁叫。

【气虚脱绝】症象：①四肢清冷。②自汗出，中元所主。③喘促汗出。④心悸震栗。⑤四肢清冷。**舌象**：

舌质淡白，无苔。**脉象**：①脉细微无根。②脉虚大欲散，微细无根。

治则：当急急大滋其阴液，兼以镇摄亢阳，使阳归于阴，则无厥脱之虞。

方证

1.救逆汤证：吴鞠通方[1]。治温病误表，津液被劫，心中震震，舌强神昏，宜复脉法，复其津液，舌上津回则生，汗自出，中无所主者。

炙甘草、干生地、生白芍各18g，寸麦冬15g，阿胶9g，龙骨12g，牡蛎24g。

2.坎气潜龙汤证：《通俗伤寒论》方[2]。适应阴竭于下，阳浮于上，或呃或厥或顿咳气促，冲任脉搏，舌胖圆大嫩。

坎炁、龙齿、珍珠母、生白芍、大生地、牡蛎、白薇、熟地、磁朱丸。

3.加味集灵煎证：滋填真阴，镇潜浮阳，适应阴枯于下，阳厥于上之厥脱证[3]。

吉林参、天冬、生地、枸杞、川牛膝、麦冬、熟地、白芍、淫羊藿、龙骨、牡蛎、磁石。

论著和讨论

本证候心肾阴液枯涸，阳气浮越欲脱，阴气竭绝于下，阳气浮脱于上，即叶天士所云："温邪内陷，津液被劫，厥阳夹内风上逆，遂致痉厥。……此阴气竭绝，戌亥当防。"[3]故朱敬修曰："心气虚则神不守舍，肾气虚不能摄其浮越之阳，此阴阳将离决之危候。"[4]当急急滋其阴液，镇摄亢阳，以制其厥脱。俞根初曰："如心肾两亏，颧赤，耳聋，舌绛，心悸，神烦不寐，腰痛如折，前阴出汗，时欲晕厥者，坎气潜龙汤（组方见方证）主之。阴复则生，阴竭则死。"[2]朱敬修曰"此阴阳离决精神乃乱"之证，"但属虚证之错语，绝不同实证之谵语，万不能用牛黄至宝之属，当以养心安神，摄阴和阳，使心肾相交、阴阳相济，精神乃安"[4]。吴鞠通说："温病误表，津液被劫，心中震震，舌强神昏，宜复脉法，复其津液，舌上津回则生，汗自出，中无所主者，救逆汤（组方见方证）主之。脉虚大欲散者加人参6g。"[1]有云：语言謇涩，阴虚夹火上炎者，壮水之主，六味加远志、竹沥。

病案举例

1.叶天士治罗，温邪内陷，津液被劫，厥阳挟内风上逆，遂致痉厥（温邪劫液，风阳上逆）：生牡蛎、阿胶、熟地炭、生白芍、炒远志、石菖蒲。又，厥阴误进刚药，五液劫尽，阳气与内风鸱张，遂变为痉，平昔内损，继以暴邪，本属难调，此阴气竭绝，戌亥当防：熟地炭、白芍、磁石、木瓜、远志、茯神[3]。

又治毛，少阴不藏，温邪深入，喘促汗出，渴不多饮，舌干似缩，症非轻小，拟复脉汤去姜。又，舌绛汗泄，齿燥痰腻。热劫津液，最防痉厥，复脉汤去姜桂[3]。

2.朱敬修会诊一病妇梁某某，患慢性肾炎并尿毒症，已几天神志不清，狂言躁叫，数日不休，面色黄晦，目光无神，眼黑凹陷，两耳暗晦无光泽，尚未见耳垂缩黑，身无热，四肢清冷，舌质淡白无苔，诊其脉细微无根。云："此阴阳离决精神乃乱"之证，心气虚则神不守舍，肾气虚不能摄其浮越之阳，此阴阳将离决之危候。但属虚证之错语，绝不同实证之谵语，万不能用牛黄至宝之属。当以养心安神，摄阴和阳，使心肾相交、阴阳相济，精神乃安：高丽参（另炖和服）、茯神（朱砂拌）、枸杞子、法半夏各10g，龙齿（先煎）30g，熟酸枣仁、小麦、炒谷芽各15g，远志、炙甘草各3g，鸡子黄1枚（和服），红枣3枚，（宗半夏秫米汤法）。外用生附子60g研末，以白醋加些米粉煮成软块，敷贴涌泉穴，引纳浮阳。3剂后病人神志清，狂躁烦乱已除，亦无恶心呕吐，渐能进食，四肢温。反发热。师云：此阳气回复，阴气未能敛守之热，正有生机之兆，再于前方去谷芽、法半夏，加山萸肉、粳米各12g，酸敛浮阳，扶养胃气，二周后神志清爽，能寐善食，且面色泽转润，二便通畅，脉细缓有神，舌淡润，唯有时多梦易惊，宜养肾益心脾善后：龙齿（先煎）15g，枸杞子、酸枣仁各10g，桂圆肉、沙苑、菟丝子、怀山、首乌各12g，另冬虫草适量炖水鸭作汤饮料补养，病愈[4]。

引用文献

[1] 吴鞠通.温病条辨[M].福州：福建科学技术出版社，2010：105.
[2] 俞根初.重订通俗伤寒论[M].上海：上海科学技术出版社，1959：249.
[3] 叶天士.临证指南医案[M].上海：上海卫生出版社，1958：408，409.
[4] 蔡妙珊.朱敬修老中医的学术经验[J].新中医，1981，(10)：13.

（五）火不归原候（心肾阴虚变证3）

心肾阴虚证·火不归原候，为心肾阴液久虚，必累及肾阳，肾阴不能纳阳，无根之肾火浮越于上，而不得下归阴中，杂病家通称之为虚阳上越之证。其见症虽以阳火上浮之症象显明，但必兼见心肾阴阳两虚之脉症，并以之为凭。

通称：虚阳上越。

病名：［**中医**］舌疮，口糜。［**西医**］复发性口腔溃疡。

病因病机：心肾阴虚虚逆，由心肾阴液久虚不复，累及肾阳，阴虚不能恋阳，虚阳无根，浮越于上，扰及空窍，损其血络，不归于阴中。

证象组合：阴虚＋阳浮＋阳虚＋空窍＋血滑

主症：【阴虚失养】症象：①羸瘦，腰痛腰酸，脚软。②口干。③便秘。

【阳气浮越】症象：①口干不欲饮。②有时心烦。③夜寐不佳，甚至通宵不寐。

副症：【阳气不振】症象：①面色不华。②头昏乏力。③平时大便不实。④口不干。**脉象：**脉细少力。**舌象：**苔色薄白。

【清空不宁】症象：眩晕眼花，昏冒不省。

宾症：【清窍不利】症象：①舌中央白斑又剥落溃烂疼痛，易出血。②经常舌唇糜烂碎痛，反复发作。

【络血不固】症象：舌上出血不止，舌必红烂，裂纹中发现红痕，血从痕中流出。

治则：当以滋养心肾阴液为主，兼以清心火，助肾阳，使其交通，导浮游之火，下入阴中，而归其宅矣。

方证

邹氏导阳归肾汤加减证：黄新吾方[1]。治舌疮、口糜，详见病案。

生蒲黄（包）、干地黄、麦门冬、怀牛膝、补骨脂、云茯苓各10g，川黄连2g，肉桂粉（吞）1g，太子参、潞党参各15g，五味子5g，粉甘草3g。

论著和讨论

本证候心肾阴虚及阳，阴虚不能纳阳，虚阳无根，浮游于上，火不得归原。如陈士铎说："人有舌上出血不止者，舌必红烂，其裂纹之中，有红痕发现，血从痕中流出，此症乃心火太炎，而肾中之水不来相济。"[2]其治则当以滋养心肾阴液为主，兼以清心火，使之下降入肾；助肾阳，引导无根浮游之火，下归于阴中，亦导龙入海之法。陈士铎说："方用护舌丹：丹皮、寸麦冬、桔梗各9g，玄参15g，人参、甘草、五味子各3g，熟地30g，黄连0.9g，肉桂0.3g。此方全不治舌，而但交其心肾，心肾交，而心之气下通于肾，宁再求济于舌乎。舌不耗津于心则舌得自养，此不治舌正胜于治舌，不止血而正胜于止血耳。用清心救命丹亦神效：玄参、麦冬各30g，甘草3g，菖蒲0.9g，茯神、人参、三七各9g，五味子3粒。"[2]

病案举例

黄新吾治舌疮：董某，男，40岁。患者两年前患精原细胞瘤，已作手术治疗。1年多来舌面中央有一0.6cm×1cm之长圆形白斑。白斑于半年前曾剥落溃烂一次，经中西医药治疗近四旬方愈合。6天来，舌中央白斑又剥落溃烂疼痛，易出血。平时大便不实，口不干，纳食一般。脉细少力，苔色薄白。症属心肾不足，虚阳上越。治拟邹氏"导阳归肾汤"加减（组方见方证）。另：锡类散2支，外搽溃烂处。共服5帖。服至第3剂后，舌面白斑溃疡愈合[1]。

又治口糜：陈某，女，48岁。3年来，经常舌唇糜烂碎痛，反复发作，久治不已，经某医院诊断为复发性口腔溃疡。近月来，舌尖和唇部糜烂疼痛，影响进食和言语，头昏乏力，面色不华，口干不欲饮，有时心烦，夜寐不佳，甚至通宵不寐。脉细少力，苔薄。心肾阴虚，虚阳上越。邹氏导阳归肾汤主之：生蒲黄（包）、麦门冬、大子参、云茯苓各10g，生地黄、黑玄参、败龟板、川石斛各15g，川黄连、肉桂粉（冲）各2g，生甘草3g。服完5剂，口糜已愈十之七八，继服10剂，治愈。近1年未见再发[1]。

引用文献

［1］黄新吾.邹云翔"导阳归肾汤"在口腔疾病的运用［J］.上海中医药杂志，1979，（6）：5，6.
［2］柳长华.陈士铎医学全书［M］.北京：中国中医药出版社，1999：766.

第四节　阳虚证类（12证47候）

阳虚证，脏腑阳气不足之证。表阳虽有虚证，必关系乎脏腑：浅则由于肺阳不足，稍深则涉及脾阳，至深则系于肾之元阳。故表阳之虚，实出于内脏里阳之不足。里阳虚证，亦有浅深之不同：上焦阳虚为浅，中焦阳虚较深，上中阳虚，必兼乎气虚，以肺脾均为主气之脏，其阳之虚，必由气虚不复，以渐至阳虚，故通称之为阳气不足之证。下焦阳虚最深，已涉及精血之不足。下焦元阳，即命门真火，元气之所系，为先天之根本，诸阳之根基，阳虚之深者，无不涉及肾之元阳，已动摇其根本，故为阳虚之深重者。阳虚之证，多由大病久病耗伤所致，或病中过投汗、下、凉泻克伐攻削，或病后调理失宜，亦有过啖生冷瓜果，或劳伤过度，以及房室失节，均足以伤残脏腑阳气。阳虚之甚者，急则可至厥脱，缓则转成劳损。

阳虚证，上焦阳虚，虚在肺阳；中焦阳虚，虚在脾阳；下焦阳虚，虚在肾阳。肺阳之虚，多由脾阳不足以温暖肺金，而成肺脾阳虚之证，为上焦阳虚本病；肺主乎卫，肺阳不足以充卫，为肺卫阳虚之证，系由上焦阳虚与表卫阳虚之合病；肺为心之外护，为肾之上源，肺阳虚常累及心肾，而并发为心肺、肺肾阳虚之证。中焦阳虚，虽以脾胃为本病，总由脾阳不足以暖胃所致。脾阳不运于肠，则与胃肠合病；脾为后天之本，脾阳不足以暖心、肝、肾，即可并病于心、肝、肾，而为心脾、肝脾、脾肾阳虚之证。下焦阳虚，以肝肾为本病，常由肾阳不能温养肝木，致肝之阳气不振；肝肾阳气不能暖于胃，则常合胃阳虚；不能上交于心，则多并发心阳虚证；是以肝胃、肾胃阳虚为合病，心肝、心肾阳虚为上下并发之病。

《素问·生气通天论》云："阳气者，若天与日，失其所，则折寿而不彰。"可知阳虚之证，病关生命之安危，其治则当急急温补，以固其阳气，稍有差误，则病势日深，即有鞭长莫及之虑。《素问·阴阳应象大论》云"阳生阴长"，阳气虚则生化无源，阴无以长，故阳损终必及于阴；阳损尚可温补，阴损损及精血，则非草木可以速复。

证候系统：详见表3-13-4。

表3-13-4　阳虚证证候结构表

	本病	合病	并病
上焦	肺脾阳虚证	肺卫阳虚证	心肺阳虚证、肺肾阳虚证
中焦	脾胃阳虚证	胃肠阳虚证	心脾阳虚证、肝脾阳虚证、脾肾阳虚证
下焦	肝肾阳虚证	肝胃阳虚证、肾胃阳虚证	心肝阳虚证、心肾阳虚证

一、肺脾阳虚证（上焦阳虚本病）（4候）

肺脾阳虚证，为上焦阳虚之本病。多系脾阳不足以温肺，致肺阳亦虚。或由病中过投寒凉，或病后失调，或平素劳力过度，或劳力又感寒邪，或饮食失节，损伤脾阳不能上输于肺，致肺中清冷，肺阳不布，而成肺脾阳虚之证。以肺主卫，又卫气出于中焦，故肺脾阳气虚弱之人，不能外充卫阳，以致卫阳虚弱，而成表阳虚之证。卫阳无力以固津液，则多汗泄，亦属阳虚自汗之例。肺脾之阳为上焦清阳之本，肺脾阳虚则无力以上举，故多清阳不升，甚则清阳下陷之变，亦称中阳下陷。阳虚固摄无力，则有津液下泄，络血外溢之变。

肺脾阳虚证，病多由脾阳先虚，其治则总当温补肺脾阳气为主，尤当补脾以助肺，培土以生金。肺脾阳虚则无力以升举，致清阳之气不升，故温补之中当参以升举，齐有堂曰："当温其上，以升其阳，而病自愈。"[1]

证候别称：肺阳清冷，肺中冷，卫阳虚弱，表阳虚弱，表虚失固，中阳下陷，宗气下陷，阳虚滑脱，阳虚失血，脱血亡阳。

病名：［中医］气虚头痛，劳力伤寒，劳疟，久疟，表阳虚，表虚自汗，阳虚自汗，表虚盗汗，气厥，产后自汗不止，虚胀，肺痿，阳损，鼻衄，吐血，便血，血痢，血淋，崩漏，吐利，久泻。

证候系统：详见图3-13-31。

本证————肺阳不布候
转证————清阳不升候、清阳下陷候
变证————卫阳不固候、阳虚不固候、阳虚失摄候

图3-13-31　肺脾阳虚证证候结构图

引用文献

［1］徐衡之，姚若琴.宋元明清名医类案［M］.长沙：湖南科学技术出版社，2006：406.

（一）肺阳不布候（肺脾阳虚本证）

为脾之阳气不足以暖肺，致肺阳不足，外不能充于腠理，内不能主于宣降，杂病家通称为肺阳清冷，张仲景则直称为"此肺中冷"之证。其见症虽以肺气宣降失常之症象显明，但必兼见肺脾阳气虚弱之脉症，并以之为主。

通称：肺阳清冷，肺中冷。

病名：［中医］肺痿，阳损。［西医］肺不张。

病因病机：肺脾阳虚虚弱，由久病失治误治，损伤脾中阳气，不能温暖清金，致肺中清冷，肺阳不足以敷布津液，宣降气机，亦不能外充于腠理，下固于水液，张仲景有云"以上虚不能制下故也"，而成表里虚寒之证。

证象组合：阳虚+气郁+表虚+清窍

主症：【阳气不振】症象：①面色萎黄，青黄。②神疲，倦怠无力，少气。③头眩。④口唇青紫。⑤四肢逆冷。⑥食欲不振，不渴。⑦频频咳嗽，咳色低微，痰清白难出。⑧多涎唾吐涎沫。⑨遗尿，小便数。⑩心腹冷痛。**脉象：**①脉滑数无力。②脉沉细弱。③脉沉迟。④微细。**指纹：**指纹青紫至气关。**舌象：**舌淡。

【气机不宣】症象：①眼胞浮肿。②咳唾泡沫痰。③胸胁逆满牵引背痛。**舌象：**①苔白腻。②苔白而厚腻，根略黄。

副症：【气机不降】症象：①咳嗽喘急气促，张口抬肩，鼻翼扇动。②饮食即吐。

【腠理不实】症象：低烧达1月。**脉象：**脉虚浮。

宾症：【清窍不宣】症象：鼻流清涕，渐渐失音。

治则：当以温补脾阳为主，以助肺阳，兼以温补肺气，佐温化寒水，即燥土以燠金之法。

方证

1.加味理中汤证：《金匮翼》方[1]。温补脾阳，温化寒水，治虚寒嗽。

人参、白术、干姜、甘草、橘红、茯苓、半夏、细辛、五味子各等分，㕮咀，每服9g。

2.温肺汤证：张璐方[2]，治胸胁逆满，牵引背痛，心腹冷痛，饮食即吐。

人参、钟乳、半夏、肉桂、橘红、炮姜、木香、甘草。

3.拯阳理劳汤证：蒲志孝方[3]。治痰湿内阻，阳气久郁，脸色青黄，频咳低微，痰清白难出，倦怠无力。详见病案1。

泡参24g，干姜、附片、黄芩各3g，当归、白术、青蒿各9g，陈皮4.5g，竹茹一团。

论著和讨论

本证候脾阳不足以暖肺，肺阳无力以敷布，津液停滞而成寒水，尤在泾说虚寒嗽，“脾土受伤而肺益失养，脉微少气，饮食不入者，急宜温养脾肺为主也”[1]。其治则当以温补中焦脾阳为主，兼以温补肺气，佐以宣降寒水为法。仲景曰“肺痿吐涎沫而不咳者，其人不渴，必遗尿，小便数。所以然者，以上虚不能制下故也。此为肺中冷，必眩、多涎唾，甘草干姜汤以温之：甘草四两，干姜三两；若服汤已渴者，属消渴”（《金匮要略·肺痿肺痈咳嗽上气病脉证治》），“《千金》桂枝去芍药加皂荚汤：治肺痿吐涎沫：桂枝、生姜各三两，甘草二两，大枣十枚，皂荚一枚”（同前）。张璐说：“若胸胁逆满，牵引背痛，心腹冷痛，饮食即吐者，温肺汤（组方见方证）。”[2]

陈士铎说：久嗽不愈，用补肾滋阴不效，反饮食少思，食之不化，吐痰不已，乃脾胃虚寒不能生肺，邪留中脘作嗽也。补母止嗽汤：白术、茯苓、麦冬各五钱，桔梗二钱，人参、甘草、苏子、半夏、紫菀各一钱，陈皮三分，肉桂五分。助金汤亦佳：人参三钱，甘草、款冬花各一钱，白术、百合各五钱，茯神二钱，肉桂、炮姜苏叶、百部各五分，半夏三分[4]。

病案举例

1.**蒲志孝**治黄某，女，5岁，低烧达1月之久，体温在37~38℃之间波动，青、链霉素治疗月余无效，转由中医诊治。患儿脸色青黄，频频咳嗽，咳色低微，痰清白难出，倦怠无力，脉沉细弱，苔白而厚腻，根略黄。脉证合参，此系阳气内虚失运化之力，以致痰湿内阻，阳气久郁不伸，蕴而发热。当先治其虚，后问其余。拟温补为主，稍佐利气，以求阳气运转，郁热自解，虑及时当炎夏，少加清热之品以防火化：泡参24g，干姜、附片各3g，当归、白术、青蒿各9g，陈皮4.5g，黄芩3g，竹茹1团。1剂后低烧顿除，后服进退拯阳理劳汤（组方见方证）20余剂，至9月份患儿身体才接近正常，但天气稍冷，手足即感冰凉[3]。

2.**黎道谋**治杨某某，女，6岁，患孩自断奶以来体质羸弱，常因“肺部感染”而反复发烧。翌年1月，患百日咳合并肺炎住院，经用青、链、庆大霉素，泼尼松等西药，及用清热宣肺化痰等中药未效。8月份经某医院X线诊断为右侧中叶肺不张，又经中西医治疗3月余，效果不显，日渐严重。症见：慢性病容，张口抬肩，面色萎黄，口唇青紫，眼胞浮肿，咳嗽喘急气促，鼻翼扇动，咳唾泡沫痰，神疲，食欲不振，四肢逆冷，舌淡苔白腻，脉滑数无力，指纹青紫至气关。此属久病成虚，胸阳不足，脾肾两亏，阴邪搏结致气机阻塞。治宜温中祛寒，健脾补气，拟附桂理中汤加减：党参15g，紫菀12g，炙甘草、附子、白术、肉桂（冲）、炮姜各6g，分3次服。药后体温升至38.9℃，精神转好，咳喘稍减，续服2剂，病情明显好转，加服4剂，体温正常，食欲增加，精神爽快，仅见少许咳嗽。改服桂附理中丸以巩固治疗。2月后，体重增加，X线检查右中叶肺不张消失，随访5年，身体健壮[5]。

引用文献

［1］尤在泾.金匮翼［M］.上海：上海卫生出版社，1995：卷七14.

［2］张璐.张氏医通［M］.北京：中国中医药出版社，1995：77.

［3］蒲志孝.“炎症”不尽属实热［J］.新中医，1980，（5）：22.

［4］柳长华.陈士铎医学全书［M］.北京：中国中医药出版社，1999：775.

[5] 黎道谋.附桂理中汤治愈小儿肺炎肺不张[J].新中医，1981，(8)：56.

(二)清阳不升候(肺脾阳虚转证1)

肺脾阳虚证·清阳不升候，为肺脾阳气虚弱，无力升举，清阳之气不得上升。其见症虽以阳气失升与不和之症象显明，但必兼见肺脾阳气不足之脉症，并以之为凭。

通称：阳虚不敷。

病名：[中医]气虚头痛，劳力伤寒，劳疟，久疟，气厥。

病因病机：肺脾阳虚虚弱，多由中焦阳气素虚，误投发散清下，重伤阳气；或劳役过度，饮食失节，内伤脾阳，耗伤肺气。肺脾阳气不足，无力以升举，清阳之气不能上达空窍，外荣经脉，表里阳气因而失和。

证象组合：阳虚+失升+不降+清空+经脉+阳郁

主症：**【阳气不振】症象**：①神情倦怠，形气索然，气青，少气无力。②肢体微冷，四肢不温，肢冷。③恶寒。④自汗出。⑤便溏。**舌象**：①舌质淡胖，舌边齿印明显。②苔薄白。③苔白嫩。**脉象**：①脉沉细。②脉右关大无力。③细软。

【气机不升】症象：①胸膈迷闷。②四肢倦息。③神倦嗜卧。④百节解散，无力以动。⑤下利不止。

副症：**【清窍失养】症象**：①头痛时有发作，痛时头昏乏力。②心慌心烦，过劳之后，其痛加剧。③头痛异常。

【经脉失养】症象：①肩背痛重。②周身痛楚。

宾症：**【阳气不和】症象**：①手足独热，表散热不减。②寒转增，寒热往来，病以时作。

【气机不降】症象：二便艰涩。

治则：当以温补肺脾阳气为主，佐以升举清气之法，以调和之。

方证

补中益气汤加味证：鲍建国方[1]。治头痛时有发作，痛时头昏乏力，心慌心烦，过劳之后，其痛加剧。舌质淡胖，舌边齿印明显，苔薄白，脉沉细。详见病案2。

炙黄芪30g，党参、当归各15g，陈皮、炮附片、白术、川芎各10g，蔓荆子12g，升麻、柴胡各5g，甘草6g，细辛3g。

论著和讨论

本证候肺脾阳气虚弱，无力升举清阳，致阳气失和于内外。其治则当以温补肺脾阳气为主，佐以升举清气之品，以温之提之，俞根初曰：“劳疟，中气素虚，遇劳即发，或1~2月而愈，或半年1年不愈。寒热往来，病以时作，轻则昼发，发时短而渐早：深则夜发，发时长而渐晏，或间一日而发，或间二日而发。肢冷自汗，神倦嗜卧，寒重热轻，食少便溏，舌苔白而嫩滑，或淡灰薄润，脉右细软而弱，或虚大无力，多由劳役过度，饮食失节，内伤脾阳而发疟也，法当补气升阳以和解之，先与补中益气汤加减，继则健脾和胃以敛补之，四兽饮为主：别直参、白术、茯苓、姜半夏各4.5g，广陈皮3g，炙甘草1.8g，草果1.5g，乌梅0.6g，生姜15g，红枣4枚。”[4]

吴鞠通说：“中焦疟，寒热久不止，气虚留邪，补中益气汤主之。”[2]程国彭说：“肩背痛，挟虚者（肺脾气虚，阳气不敷），以补中益气加秦艽、天麻主之。”[3]俞根初说：“气厥之证有二，气虚气实皆能为厥，虚则形气索然，色青脉弱，肢体微冷，治当大补元气，如补中益气汤、八珍汤皆可选用。”[4]吴坤安说：“有已汗而热不解，身渍渍汗出，右关脉无力，舌苔白嫩，四肢倦怠者，此中气素弱，汗后虚热，补中益气汤主之，汗止身凉而愈。升、柴须蜜炙。”“如经攻里不当，以致下利不止，百骸解散，无力以动，用大剂补中益气汤加炮姜，温之提之。如兼汗出，而喘急，用参附汤加熟地，大温大补之。”[5]

病案举例

1.李怀兹治一妇，素禀羸弱，产育过多，常患头痛，背上畏寒之极，夏月必用棉絮裹首，复衣掩背；初冬伤寒发热，头痛异常，周身痛楚，膝下与手臂皆不温，而手心独热，胸膈无恙，二便如常。或用表药，致热势不减，畏寒转增，胸膈迷闷，二便艰涩。李用补中益气汤加蔓荆子，微汗而安。此妇素常阳气不升，头痛背寒，复与发散，伤其卫气，所以热不除而转加畏寒也。补中益气以升举清阳，卫得参、芪之力，自能祛邪外散，此东垣之微旨也[6]。

2.鲍建国治气虚头痛：张某，男，42岁，发作性头痛头昏2月。2月后曾患感冒。发热恶寒，头痛身疼，经自服安乃近、四环素后，他证均除，唯头痛不减。近2月来，头痛时有发作，痛时头昏乏力，心慌心烦，过劳之后，其痛加剧。经外院脑血图、脑电图检查，均属正常，诊为“神经性头痛，”西药治疗无效。诊时见神情倦息，少气无力，舌质淡胖，舌边齿印明显，苔薄白，脉沉细。证属气阳不足，元神失于温养。方用补中益气汤加味（组方见方证）。以上方为主，间或加入白芷、丹参、菊花、首乌等品，连进9剂，头痛大减，已能上班，续进6剂，头痛消失[1]。

引用文献
[1] 鲍建国.补中益气汤临证运用数则[J].贵阳中医学院学报，1989，(1)：31.
[2] 吴鞠通.温病条辨[M].福州：福建科学技术出版社，2010：96.
[3] 程国彭.医学心悟[M].北京：人民卫生出版社，1963：131.
[4] 俞根初.重订通俗伤寒论[M].上海：上海科学技术出版社，1959：223，436.
[5] 吴坤安.伤寒指掌[M].上海：上海科学技术出版社，1959：卷四19，卷二52.
[6] 江瓘，魏之琇.名医类案(正续编)[M].北京：中国中医药出版社，1996：293.

（三）清阳下陷候（肺脾阳虚转证2）

肺脾阳虚证·清阳下陷候，为肺脾阳气虚弱，不足以升举，致清阳之气不升，而反下陷，杂病家称为中阳下陷，或宗气下陷之证。以气机下陷症象为凭，可兼肺脾阳虚与不和之脉症。

通称：中阳下陷，宗气下陷。

病名：[**中医**]虚胀，吐利，久泻，便血，血痢，血淋，崩漏。[**西医**]子宫功能性出血，慢性肾盂肾炎，慢性结肠炎。

病因病机：肺脾阳虚虚损，多由久病失治误治，伤残肺脾阳气，无力升举，清阳之气不得以上升，而反下陷；以致宣降失职，阳气失和。

证象组合：阳虚+气陷+不升+阳郁+气郁

主症：【**阳气不振**】**症象**：①消瘦，形容枯槁。②面色无华，口唇发白。③畏寒怕冷，四肢欠温。④食欲不振。⑤肢体倦怠。⑥恶寒。⑦厥逆。**脉象**：①脉沉细。②脉微无力，脉微涩，细小。③右缓怠而迟。**舌象**：舌质淡，苔薄白，舌无荣苔薄白。

【**气机不升**】**症象**：①头晕目眩。②头痛畏风。**脉象**：关弦大重按即无，右寸微。

【**气机下陷**】**症象**：①漏下淋漓，下肢微肿。②小便频数淋漓，微有涩痛。③稀便中夹带少许黏液。④疝气下坠。⑤作泄无度，虚坐努责，榨胀异常，前阴榨出一物大如柚子。⑥久泻。⑦便血。⑧赤痢后重。⑨腹痛即坠。⑩胸腹胀满。

副症：【**阳气不和**】**症象**：①腹中急痛。②寒重烧微，似疟非疟。

宾症：【**气机不宣**】**症象**：纳减不食。

【**气机不降**】**症象**：呕吐。

治则：当以温补肺脾阳气为主，佐以升提之品，以提其下陷之阳气。

方证

1.补中益气汤加味证：雷少逸方[1]。治腹痛即坠，坠则欲便下利皆赤，详见病案3。

黄芪、党参、白术、升麻、柴胡、当归、陈皮、甘草、炮附片、炮姜。

2.补中益气合升陷汤加味证：余国俊方[2]。治胸膺胀至脐腹，纳食大减，前医投消食理气不减，脉右寸微，关弦大有力，重按即无，详见病案5。

黄芪20g，泡参、白术各12g，升麻、柴胡、桂枝、桔梗各6g。

论著和讨论

本证候脾肺阳气亏损，无力升举，清阳之气不升而下陷。齐有堂曰："是症不可温其下，以逼迫其阴，当灸法温其上，以升其阳，而病自愈。"[3]其治则当以温补肺脾阳气为主，兼以升提下陷为法。程曦曰："此案用姜、附、参，以收全效，益信王海藏谓血为寒气所凝，用热药其血自止之训。今之医者，一见赤痢，非投凉血之方，即需清湿之药，尝见轻浅之病，误治转重者，众矣。"[1]

病案举例

1.叶天士治某，阳虚体质，食入不化，饮酒厚味即泻，而肠血未止，盖阳微健运失职，酒食气蒸湿聚，脾阳清阳日陷矣，当从谦甫先生法（中虚湿下陷）：人参、干姜、葛根、白术、厚朴、茯神、广陈皮、炙甘草各7.5g，附子、升麻各9g，茅苍术15g，当归身、白芍、益智、神曲各4.5g，地榆10.5g，姜枣汤丸[4]。

2.齐有堂治汪少宰妻，腹中急痛，恶寒厥逆，呕吐下利，脉微涩，以四逆汤，投之无效，作泻无度，然多空坐，酸胀异常，前阴榨出一物大如柚子，想是尿脬。曰：是症不可温其下，以逼迫其阴，当灸法温其上，以升其阳，而病自愈。隔姜片灸百会三壮，脬收，以四逆汤加黄芪、白术，二剂愈[3]。

3.雷少逸治古黔黄某之母，望六之年，忽患痢疾，腹痛即坠，坠则欲便，下利皆赤，脉右缓怠而迟，左细小而涩，舌无荣苔白薄，此脾土虚寒，寒湿窃据，阴络之血，得寒而凝，凝则气机不行，清气不升而陷，补中益气汤加炮附片、炮姜，二帖遂中病矣。后用皆参、芪、术、附为君，约半月而愈[1]。

4.李泰治辛风英，女，34岁，因血崩调治月余，愈后半月，寒重烧微，似疟非疟，连发数日，又间歇数日，经本地二医作疟作虚作郁治疗近月不愈；至6月初邀诊，见形容枯槁，畏寒怕冷，口唇发白，头痛畏风，口渴不欲饮，饮亦需热汤，按其脉微无力，曾服八珍汤反泄泻两次，断为阳虚清阳下陷之证。即拟补阳升陷：参段、防风、炙甘草各3g，蜜炙黄芪、土炒野术各9g，附片6g，升麻、柴胡各1.5g，2剂稍效，又2剂诸症似愈。唯略有畏风，下腹稍有拘急状，去升柴加干姜3g，令服4剂而愈。后嘱用白羊肉，因市场暂缺，改用黄毛鸡肉，清油炒，水酒焖，后加水炖汤，每取汤一中碗，对鹿茸0.6g，早晚各服1次，间服前方，近月而愈[5]。

5.余国俊治周某某，女，48岁，胸膺胀至脐腹，纳食大减，前医投消食理气不减，形体丰腴，苔微黄，脉右寸微，关弦大有力，重按即无，非真有力也，中气外泄也，寸微乃宗气下陷，拟补中益气合升陷汤加味（组方见方证），药后胸满腹胀均除[2]。

引用文献

[1] 雷丰.时病论[M].北京：人民卫生出版社，1964：51.

[2] 余国俊.腹胀治验二则[J].中医杂志，1981，(3)：8.

[3] 徐衡之，姚若琴.宋元明清名医类案[M].长沙：湖南科学技术出版社，2006：406.

[4] 叶天士.临证指南医案[M].上海：上海卫生出版社，1958：377.

[5] 李洪成.中医证候学[M].北京：中国医药科技出版社，2008：2197.

（四）阳虚不固候（肺脾阳虚变证）

肺脾阳虚证·阳虚失固候，为肺脾阳气亏损，无力固摄，致津液、阴精滑泄难禁，杂病家通称为阳虚滑脱之证。虽以滑脱之症象显明，但必兼见肺脾阳气虚弱之脉症，并以之为主。

通称：阳虚滑脱。

病名：[**中医**]慢性腹泻，鼻鼽。[**西医**]过敏性鼻炎。

病因病机：肺脾阳虚虚滑，系由久病或过投清利克削之品，损伤脾肺阳气，无力固摄，以致津液、阴精滑泄难禁。

证象组合：阳虚+气虚+津滑+精滑

主症：【**阳气不振**】**症象**：①形瘦面白。②神倦面肿。③怯冷，手足骨肉作冷。④口渴热汤不止。⑤口甘淡苦。⑥腹时雷鸣。⑦溺清且长。**舌象**：舌质淡红，舌质淡，苔薄白。**脉象**：①脉弦缓。②脉浮虚。③脉大无力，右寸沉。

【**津液不固**】**症象**：①大便溏泄，便泄完谷不化。②大汗不止。③鼻塞不通，流清涕如水，喷嚏频作。

副症：【**气虚不充**】**症象**：①自汗。②倦怠。③气不续息。

宾症：【**阴精不固**】**症象**：尿如胶脂。

治则：当以温补肺脾阳气为主，以提之摄之固之。

方证

1.玉屏风散与理中汤合方证：许绍雄方[1]。治大便溏泄，感受寒冷，或食生冷之物、则泄泻尤甚。见形瘦面白，自汗，倦怠怯冷，纳食尚可，舌淡苔薄白，脉弦缓，详见病案3。

炙黄芪、生怀山、红楂肉、炒谷麦芽各15g，防风、炮姜、炙甘草、陈皮、广木香各6g，焦冬白术、潞党参各12g。

2.桂枝汤加黄芪干姜证：龙瑞敏方[2]。治过敏性鼻炎多年，每因受风受冻或衣着单薄时诱发。发时鼻塞不通，流清涕如水，喷嚏频作。详见病案4。

桂枝、白芍各9g，黄芪15g，辛夷花9g，大枣3枚、炙甘草6g，生姜3片。

论著和讨论

本证候肺脾阳气亏损，无力固摄津液阴精，以致滑泄不禁。治则当以温补肺脾阳气为主，以固摄之。如鼻流清涕，经年不愈，**王雨三**曰："脉浮虚者，黄芪五物汤。"[3]"（失音）浮虚或微细者，是肺虚证也，宜用黄芪建中汤。"[3]**龙瑞敏**说（病案4）古代称"鼻鼽"。《**诸病源候论**》云："肺气通于鼻，其脏有冷，冷随气入乘于肺，故使津不能自收。"可知肺气虚冷，表卫不固是本病的病机所在。由于肺虚不足，不能正常宣发布散卫气，卫气不能充分发挥温分肉，充皮肤，肥腠理，司开阖"的效能，故每因受风受凉则病情反复发作。初诊用桂枝汤加黄芪，补气调营卫以固表，用辛夷花宣肺通窍。虽可取效于一时，但疗效不巩固。因而想到，本病并非卫气自虚，而是肺气虚冷，不能正常发布散卫气所致。二诊时，合用甘草干姜汤以温养肺气，增强肺的宣发作用，卫气布散正常，非但取效甚佳，且疗效巩固[2]。

病案举例

1. **上海龙华医院医师**治沈某，男，30岁。大便溏薄，便前腹痛，已近五载，食后腹胀，精神较差，经多次大便常规检验正常，钡剂灌肠、X线摄片检查，诊断为慢性结肠炎。初诊：大便不实，日行3~5次，便前腹痛，胃脘与右胁作胀，食后尤甚，纳谷欠香，面色不华，精神困惫，喜暖畏寒。舌质淡，苔薄腻，脉弦。肝旺脾弱，中阳不振，治拟扶脾抑肝，温运中阳，黄芪建中合痛泻要方加减：炙黄芪、炒白术、大白芍、云茯苓各9g，川桂枝2.4g，炒防风、炮姜、炙甘草各15g，焦楂炭12g，大枣5枚，饴糖120g（冲），4剂。二诊：大便虽溏，形质转稠，次数亦减（约2~3次），便前腹痛较轻，自觉精神略振，唯腹中胀气未已。前方去甘草、茯苓，加陈皮6g，煨木香15g。7剂。三诊时偶有腹痛，大便每日1~2次。前后共诊8次，均按初诊处方加减，服药48剂而腹痛、腹胀均除，大便日行1~2次而成形。精神及饮食均好转[4]。

2. **李泰**治李旺成，患泄泻3月，脉大无力，右寸沉，神倦面肿，舌红无苔，气不续息，大汗不止，口渴热汤不止，手足骨肉作冷，口甘淡苦，腹时雷鸣，便泄完谷不化，溺清且长，数医辞治。我用：糯米炒参段3g，土炒白术、蜜炙黄芪、炒扁豆、炒山药、炒薏苡仁、浮小麦各9g，白茯苓、煨肉果、姜附片、炮姜各4.5g，白蔻仁0.9g，干车前草2小颗，广木香、炙甘草各1.5g，2剂神爽，泄止大半。唯口渴胸紧尚存，去山药肉果加砂仁、白蔻仁各1.5g，法半夏4.5g，陈皮3g，又2剂而愈[5]。

3. **许绍雄**治陶某，男，42岁，患慢性腹泻时发时止，绵延18年余，日久难愈。得病初期，里急后重，腹痛腹泻，大便脓血杂下，量少，多年来屡经中西药物治疗，无明显效果。刻下大便溏泄，日2~3行，伴腹痛。感受寒冷，或食生冷之物、则泄泻尤甚。见形瘦面白，自汗，倦怠怯冷，纳食尚可，舌质淡，苔薄白、脉弦缓。重按则无力。证属脾胃虚弱卫阳不固，治拟益气固表、温中化湿。以玉屏风散与理中汤合方化裁（组方见方证）。5剂[1]。

4. **龙瑞敏**治杨某，男，49岁，患过敏性鼻炎多年，每因受风受冻或衣着单薄时诱发。发时鼻塞不通，流清涕如水，喷嚏频作。曾自服多种治感冒中成药，效果不显。又服抗过敏西药，疗效亦不理想。舌质淡红，苔薄白，脉平。拟桂枝汤加味（组方见方证）。服药3剂，诸症消失，但数月后又受凉复发。二诊仍用原方，以干姜9g易生姜，并加大枣、炙甘草用量，续服6剂病愈，至今未再复发[2]。

引用文献

［1］许绍雄.慢性腹泻［J］.浙江中医学院学报，1985，（6）：49.

［2］龙瑞敏."卫出三焦"及其临床运用［J］.贵阳中医学院学报，1989，（2）：6.

［3］王雨三.治病法轨［M］.北京：学苑出版社，2015：143，146.

［4］上海龙华医院.医案选编［M］.上海：上海人民出版社，1977：37.

［5］李洪成.中医证候学［M］.北京：中国医药科技出版社，2008：2198.

二、肺卫阳虚证（上焦阳虚合病）（2候）

肺卫阳虚证为阳虚之表证，多由疏泄太过，汗出过多，耗伤肺卫阳气。或因累投宣发，或寒泻清凉过剂，内伤脾阳，脾阳不能温暖于肺，致肺阳不足以充卫，则卫阳亦随之而虚弱；或久病大病之后，肺脾之阳气虚弱，亦可致卫阳不足而成表阳虚之证。表阳虚则不能御外邪，风寒易袭入，则称阳虚伤寒；或虚人感冒，正虚邪盛，郁遏经脉之阳气而发痉，则为柔痉。肺卫阳虚则不能固护腠理，腠理空虚，毛窍不固，汗液外泄，汗为营中阴液，汗泄过多，营阴必伤，而成营卫俱虚之证；甚则阳随汗泄，而有亡阳虚脱之变。其治则在于温补肺之阳气，助卫阳以卫外而为固，此为固表救表之法，亦古人助阳御表之法。

证候别称：表阳虚，阳虚伤寒，营卫不和，表虚不固，腠理空虚，阳气暴脱。

病名：［中医］虚人感冒，柔痉，漏汗，自汗，冷汗，盗汗，虚热，风疹块，虚损。

证候系统：详见图3-13-32。

本证————卫阳不振候

转证————卫阳不固候

变证————营卫虚弱候

图3-13-32　肺卫阳虚证证候结构图

（一）卫阳不振候（肺卫阳虚本证）

肺卫阳虚证·卫阳不振候，为肺阳不足，以充卫阳，致卫阳虚弱，不能实腠理而荣经脉，时病家通称之为表阳虚证。其见症虽以腠理不固与经脉不荣之症象显明，但必兼见肺卫阳虚之脉症，并以之为主。

通称：表阳虚。

病名：［中医］冷汗，风疹块。

病因病机：肺卫阳虚虚弱，多因疏散太过，汗出伤阳，或宣发，或寒泻，致肺阳受伤，肺阳一虚，卫阳之气亦随之衰弱，卫阳不能固护于外，腠理空虚，经脉失荣，而成表阳虚证。

证象组合：阳虚＋表虚＋经虚

主症：【**阳气不振**】**症象**：①畏寒，两胫自冷，身冷如水。②不能食。③身疼重。④口不渴。**舌象**：舌淡苔白。**脉象**：脉迟，脉虚而稍浮。

副症：【**腠理不实**】**症象**：①腰以上有汗。②冷汗自出。③疹块，淡白，遍布全身，搔后微有血痕。

宾症：【**经脉不荣**】**症象**：①身困酸楚。②腰髋弛痛。

治则：当温补肺之阳气为主，兼以通卫阳，和营阴为法，补而敛之。

方证

1.桂枝加黄芪汤证：张仲景方。治黄汗，两胫自冷，腰以上有汗，腰髋弛痛，如有物在皮中状，甚则不能食，身疼重，烦躁，小便不利等，及黄疸脉浮，有表虚症状者。

桂枝、芍药、甘草、黄芪各二两，生姜三两，大枣十二枚。水煎，分三次服，饮热稀粥，取微汗。

2.加味芪附汤证：陈赞恒方[1]。治每逢寒风细雨及下水干活，常发皮疹，奇痒难忍。疹块，色淡白，遍布全身，脉虚而稍浮，舌淡苔薄白，详见病案1。

北黄芪60g，附子（久煎）15g，防风15g。

论著和讨论

本证候肺卫阳虚，致卫阳不能固护于表，如陈赞恒所说“气虚表弱，腠理稀疏，卫阳不固，风邪乘虚侵入所致”。治则当温补肺之阳气为主，兼通行卫阳，和营阴，以补而敛之；肺阳一充，即能敷布卫阳，固护于腠理，荣于经脉。吴鞠通说：“温病解后，脉迟，身凉如水，冷汗自出者，桂枝汤主之。”[2]

病案举例

陈赞恒治谢某，男，30岁，自诉于6年前患皮肤病，每逢寒风细雨及下水干活，常发皮疹，奇痒难忍。前医多以消风散与四物消风饮化裁为治，均未获效。余观疹块，大小不一，其色淡白，遍布全身，搔后微有血痕。按其脉虚而稍浮，察其舌淡苔薄白，口不渴，略畏寒，二便如常。综合上述情况，断为气虚表弱，腠理稀疏，卫阳不固，风邪乘虚侵入所致。治以实表固卫，扶正御邪（组方见方证）。10帖，空腹日服1帖。第二次来诊，自诉疹块消失，痒亦缓解。效不更方。继服10帖，病告痊愈。随访4年未复发[1]。

又治彭某，男，87岁，农民。自诉多年前患皮疹，每逢阴雨外出尤甚，伴有畏寒。时有食欲不振，内心愁悯，夜难入眠，精神欠佳，懒于劳作，但无口渴便秘之症。病初之年，服消风败毒药及抗过敏药物，稍有好转，但未能根治。近年来，屡用上药，全无效果。余认为年老气衰，病程又长，更当固表实卫为治。予重用黄芪90g，附子20g（久煎），防风16g。服10帖后，欣喜相告诸恙悉除。随访3年，未见复发[1]。

引用文献

［1］陈赞恒.加味芪附汤治疗风疹瘙痒［J］.上海中医药杂志，1983，(7)：34.

［2］吴鞠通.温病条辨［M］.福州：福建科学技术出版社，2010：117.

（二）卫阳不固候（肺卫阳虚转证）

肺卫阳虚证·卫阳不固候，为肺之阳气不足以充卫阳，卫阳无力以固于表，致腠理不实，津液外泄，时病家通称之为表虚不固或腠理空虚之证。其见症以表虚不固之症象为主，但必兼见肺卫阳虚之脉症。

通称：表虚不固，腠理空虚。

病名：［中医］自汗。［西医］自主神经功能紊乱，神经官能症。

病因病机：肺卫阳虚虚滑，多由素禀肺阳气虚，卫阳空虚，而又过投疏散；或误进峻汗之剂，以致卫阳不能固护腠理，津液外泄，汗多亡阳，汗出不止，有亡阳之虞，为表虚重证。

证象组合：阳虚＋表虚＋津滑＋经虚

主症：【**阳气不振**】**症象**：①面色苍白。②精神疲倦，全身乏力。③时有心慌。**脉象**：脉浮大无力。**舌象**：舌淡胖边有齿痕。

【**腠理不实**】**症象**：素畏风寒，汗后尤著。

副症：【**津液不固**】**症象**：阵发性汗出，大汗淋漓，状如水洗，日数次至十数次。

宾症：【**经脉不荣**】**症象**：肢体酸困。

治则：应以温补肺脏阳气，通行卫阳，兼以收摄津液，为助阳固表之法。

方证

1. 卢氏桂枝参芪煎证：《通俗伤寒论》方[1]。适用于肺卫阳虚证，过汗误汗，自汗不止。

桂枝、太子参、生黄芪、白芍各6g，新会皮2.4g，炙甘草1.5g，浮小麦15g，醋炒麻黄根9g。

2. 桂枝加龙骨牡蛎汤加味证：王雨三方[2]。固卫敛阴，治盗汗。

桂枝、白芍各三钱，龙骨四钱，牡蛎六钱，生姜三片，大枣三枚，甘草炙二钱，黄芪、五味子。

3. 桂枝加附子汤加味证：刘代庚方[3]。益气助阳，固表止汗，治自主神经功能紊乱，神经官能症，详见病案。

黄芪、牡蛎各30g，桂枝、附子、炙甘草各10g，白芍15g，生姜3g，大枣5枚。

论著和讨论

本证候肺卫阳气不充，不足以固护腠理，致津液不能收摄，治则当以温补肺卫阳气为主，兼以固涩敛汗为法。王雨三说："阳虚而阴乘之，故盗汗。且心气入于肾中则寐，火入水中，水不能摄，则水气蒸腾，乘其卫虚而越出，故盗汗，法当固卫敛阴，宜用桂枝加龙骨牡蛎汤再加黄芪、五味子（组方见方证）。"[2]

病案举例

刘代庚治李某某，女，40岁，2年前第五胎产后出汗较多，未治疗，经常自汗，一年半来，阵发性汗出，素畏风寒，汗后尤著，诊时大汗淋漓，状如水洗，日数次至十数次，情绪激动，或劳累后加重，全身乏力，时有心慌，面色苍白，精神疲倦，舌淡胖边有齿痕，脉浮大无力，西医诊断"自主神经功能紊乱""神经官能症"。为气阴两伤，卫阳大亏，表虚不固之证，宜益气助阳固表止汗（组方见方证）。3剂汗大减，再3剂汗止，唯时心慌，加熟酸枣仁25g，五味子10g，3剂愈[3]。

引用文献

［1］俞根初.重订通俗伤寒论［M］.上海：上海科学技术出版社，1959：448.

［2］王雨三.治病法轨［M］.北京：学苑出版社，2015：133.

［3］刘代庚.汗证治验五则［J］.中医杂志，1981，（4）：41.

三、心肺阳虚证（上焦阳虚并病1）（1候）

心肺阳虚证，为肺阳虚及心阳之证。多由肺阳不足以温暖，致心阳不振。张仲景常以发汗太过所致。马元仪亦曰："汗出过多，而心阳受伤。"[1]以汗为心液，汗出太多，不仅耗伤心阴，而阳随汗泄，阳气亦随之虚。然汗出太过，先耗卫阳，肺主卫，卫阳耗，先损肺阳，然后及心阳。然而心火不能温暖肺金，亦可致肺金清冷。是心阳不振，亦可致肺阳不足。其治则总当以温补肺气，温通心阳为主，兼以养心安神，以调补之。

证候别称：心阳不足，心脉不畅，心阳虚衰，心劳虚寒，阳虚失血，心阳浮越。

病名：［中医］心悸，心慌，心劳，咯血。

证候系统：详见图3-13-33。

本证————心阳不宣候

转证————心阳不振候

变证————阳虚失摄候

图3-13-33　心肺阳虚证证候结构图

引用文献

［1］徐衡之，姚若琴.宋元明清名医类案［M］.长沙：湖南科学技术出版社，2006：576.

（一）心阳不振候（心肺阳虚转证）

心肺阳虚证·心阳不振候，为肺气不足以养心，致心之阳气虚弱不振，杂病家通称之为心阳虚衰。或心劳虚寒之证。以心神不宁症象显明，但必兼心肺阳气虚弱之脉症并以之为主。

通称：心阳虚衰，心劳虚寒。

病名：［中医］心劳。［西医］房颤，高血压心脏病，冠心病并心房纤颤，心衰。

病因病机：心肺阳虚虚弱，常由久病，肺气虚弱，失其相傅之能，不能温养于心，致心阳虚损，神气不振，心神失宁。

证象组合：阳虚+神虚+气虚+神扰

主症：【阳气不振】症象：①畏寒。②头昏跌仆。③额汗淋漓，汗出淋漓。④面白唇绀，唇舌淡白。⑤语音低怯。**舌象：**舌淡白。**脉象：**①脉沉细结代。②脉迟结代。

【神气不振】症象：梦寐惊悸。

副症：【气虚不充】症象：①精神委顿，卧床不起，头晕如旋。②气短。③胸闷憋气，喘促，稍活动而突发胸闷气逼，张口抬肩。**脉象：**脉大而虚缓无力，尺脉不至。

宾症：【神志不宁】症象：①心悸怔忡，早搏出现频繁，心慌心跳。②心烦难寐，唇干眠差。

治则：当以益肺之气，振心之阳为主，兼以养心安神，标本兼顾以调养之。

方证

1.远志饮子证：尤在泾方[1]。治心劳虚寒，恍惚惊悸，少颜色，热则烦心，口干溺涩，寒则内栗，梦多恐怖，由曲运神机而成。

远志、茯神、人参、当归、酸枣仁、黄芪、肉桂各一两，炙甘草半两。㕮咀，每服四钱。

2.理中汤法证：赵锡武方[2]。治冠状动脉供血不足，心房纤颤，畏寒，心悸，尺脉不至，详见病案1。

红参、白术各15g，干姜、炙甘草各10g，黄芪45g；

3.温通心阳，益气养阴方证：肖俊逸方[3]。治早搏出现频繁，心慌心跳，卧床不起，面白唇绀，语音低怯，唇干眠差，脉迟结代。详见病案2。

制附片、五味子各9g，肉桂4g，麦冬12g，北条党20g，制黄精15g。

论著和讨论

本证候心肺阳气虚弱，神气不振，心神失宁。《素问释义》："七阳数，八阴数。七八犹言阴阳也。中年以后，阳渐衰而阴渐长。七曰损而八曰益，知其损益而抑阴扶阳，则两者可调。不然乃早衰矣。"[2]调治之则当益肺气，温心阳，以温补阳气固其本，兼以养心安神，调其标，标本兼顾以调养之。姚国美说："汗出淋漓，唇舌淡白，精神委顿不振（时有怔忡，舌润无苔，脉大而虚缓无力），乃阳虚不能摄液，宜保元汤（人参、黄芪、甘草、肉桂）加浮小麦、牡蛎、棉籽温固敛涩。"[4]

病案举例

1.赵锡武治张某，男，65岁，心电图证实为冠状动脉供血不足，心房纤颤。中医辨证，据其畏寒，心悸，尺脉不至，舌无厚苔，为气损阳衰，由于心阳不振，则寸口尺脉不至矣，予理中汤法（组方见方证），用药1周颇觉平稳，心悸轻，登三楼而不喘，畏寒亦好转，略有腹胀加陈皮、枳实15g，再2周后，脉象平和，心电图供血不足明显改善，房颤4月竟转为窦性心律。《阴证略例》谓："尺脉不至者加黄芪。"凡心悸动甚尚可，伍茯神、桂枝以通阳安神；胸中痞满或痛，更可取附子，散寒复脉，令气血条达[2]。

2.肖俊逸治陈某，男，50岁。①高血压病。②高血压心脏病。③冠心病并心房纤颤。④心衰Ⅱ度。经西药较长期治疗，病情无明显好转。5月15日因稍活动而突发胸闷气逼，张口抬肩，头昏跌仆，额汗淋漓，经西医抢救，病情仍危笃。5月20日肖医师诊治，患者早搏出现频繁，心慌心跳，卧床不起，面白唇绀，语音低怯，唇干眠差，脉迟结代。辨证为心阳不振，气阴两亏。治宜温通心阳，益气养阴（组方见方证）。上方化裁续服，复诊时病症减轻，早搏消失，心慌心跳诸症悉除，精神好转，能短途步履[3]。

引用文献

［1］尤在泾.金匮翼［M］.上海：上海卫生出版社，1995：卷三17.

［2］于天星.赵锡武老中医谈扶阳抑阴［J］.中医杂志，1980，(8)：16.

［3］刘师中.肖俊逸医师治急证经验［J］.江西中医药，1983，(2)：3.

［4］姚国美.姚国美医学讲义合编［M］.北京：人民卫生出版社，2009：229.

四、肺肾阳虚证（上焦阳虚并病2）（4候）

肺肾阳虚证，为肺阳虚及肾阳，上虚深入下焦之证。多由病中过投发散，汗出过多，先伤肺阳，阳气随汗外泄，甚则肾阳亦随汗而泄；或因过投寒凉，耗伤上焦阳气，继则损及肾阳；抑或其人肾阳素弱，本不足以温肺金，致肺中清冷，肺阳不布，所谓水冷则金寒，更加发散寒凉重伤阳气，以致肺肾阳虚。肾阳为命门之真阳，为诸阳之根本，肺肾阳虚证，为上虚及下至深之虚证。

肺主卫，卫出下焦，故肺肾阳虚者，外不能固护卫阳，致有漏汗亡阳之变。内不能温煦肺金，敷布失司，致有水泛痰浊之患。若病中失误，或病后失调，急则致虚阳无根，浮越于上而致阳气厥脱；缓则阳气虚损，渐及于阴，而成阴阳两损之证。

其治则，总当温补肺肾阳气为法。尤当重在温补下元，使肾命之真火，得以上蒸，以温煦于肺，则肺阳可复，清冷可解。古人喻为"烛光照天"，温其下以救其上之法。

证候别称：表阳虚证，阴盛格阳，阴证似阳，戴阳亡阳，龙雷火越，真阳式微，虚阳无根，阳气衰竭，阳气暴脱，上损及下，肺损及肾，阴阳两损，水冷金寒，肾不纳气，肾虚不纳，气不归元。

病名：［中医］表阳虚证，虚损，亡阳，漏汗，伤寒戴阳，中风脱证，伤寒脱阳，咳喘，哮喘，积虚哮喘，麻后喘，麻疹不透，肺疽，多涕症，痢疾转脱。

证候系统：详见图3-13-34。

本证————阳虚失纳候

转证————阳损及阴候、阳气虚损候

变证————虚阳浮越候、阳气虚脱候

图3-13-34　肺肾阳虚证证候结构图

（一）阳虚失纳候（肺肾阳虚本证）

肺肾阳虚证·阳虚失纳候，为肺肾阳虚及阴，阴虚不能纳阳，阳气浮越，肾气上逆于肺，致肺气失降。杂病家通称之为肾不纳气，或肾虚不纳，气不归元之证。其见症虽以气机上逆之症象显明，但必兼见肺肾阴阳两虚之脉症，并以之为主。

通称：肾不纳气，肾虚不纳，气不归元。

病名：［中医］哮喘，虚损。［西医］肺源性心脏病，肺功能不全，呼吸衰竭，急性心衰，高血压心脏病心衰三度，过敏性支气管哮喘。

病因病机：肺肾阳虚虚逆，常由久病伤及肺肾阳气，阳虚不复，损及肾阴，肾阴不足以配阳，致虚阳浮越，肾气失纳而冲逆于肺，肺气不得下降，而成有升无降之候，甚则有虚阳浮脱之险。

证象组合：阳虚+气逆+阴虚+阳浮

主症：**【阳气不振】症象**：①面色不华，面灰不泽，面青晦暗，眼睑轻度浮肿，口唇紫暗。②精神委顿，身倦短气。③胃纳欠佳，食减。④手足欠温，四末发凉。⑤动则喘促，喘促以夜间为多。⑥大便多溏。⑦小便不利。⑧下肢肿。**舌象**：①舌质淡，舌胖嫩，苔薄白。②舌紫滞，舌质紫暗。**脉象**：①脉虚细。②脉沉弱。③脉沉细无力，重按若无。

【气机冲逆】症象：①呼吸困难，动则气喘，呼长吸短，不能自制，喘甚则不能卧。②咳喘气短，不能平卧。③咳嗽痰多，骤然气急不能平卧。④倚息不得卧，张口抬肩，两手前撑。⑤哮吼之声达于户外，吸气时喉中有水鸡声。

副症：**【阴虚失养】症象**：消瘦。**脉象**：①脉虚细。②脉虚数。**舌象**：①舌光嫩，淡红，无苔。②苔薄腻无华。

宾症：**【阳气浮越】症象**：①如寐即寤。②自汗，稍活动即自汗出，汗出甚多，四肢厥冷，动辄心悸，冷汗如淋。③干咳无痰。④喘则面红汗出。**脉象**：浮虚而数。

治则：当以滋补肺肾阴阳为主，兼以摄纳肾气，沉降肺气，标本兼顾为法。

方证

1.人传方证：施今墨方[1]。治老人虚劳咳喘。

人参0.3g、三七0.6g，研末黄酒调服；又人参1.5g、胡桃肉9g同捣，黑锡丹0.9g，冲水调下，治之甚效。

2.参紫汤证：程门雪方[2]。治短气，动则喘促，色不华，舌质淡，苔薄白，脉虚细。详见病案1。

吉林参、炒补骨脂各4.5g，紫衣胡桃（打）3枚，紫石英、熟地各12g，酒洗当归、枸杞、山茱萸、坎炁粉（包煎）各6g，五味子1.8g。

1.补肺汤合都气丸加减证：蒋庆雨方[3]。治肺源性心脏病，肺肾气衰型（肺功能不全），咳喘气短，不能平卧，稍活动即自汗出，呼吸困难，面色晦暗，口唇紫暗，舌紫滞，舌胖苔薄白，脉沉弱或浮虚而数。

党参，黄芪，补骨脂，五味子，山药，山茱萸，淫羊藿，肉桂，沉香，蛤蚧。

2.呼吸衰竭方证：王世龙方。扶正纳气，肃肺化痰。治重症肌无力，球麻痹型，发展到呼吸衰竭，出现脱证，在气管切开，人工呼吸、给氧、吸痰等，抢救配合鼻饲。

别直参9g，蛤蚧尾1对另煎冲，坎炁2具，熟地30g（沉香粉1.2g同捣），附片12g，煅龙骨、牡蛎、黑锡丹各30g，炙甘草9g，猴枣散0.3g竹沥姜汁冲。

论著和讨论

本证候肺肾阳虚及阴，阴虚不能纳阳，肾气上冲逆肺，肺气不降。王忠民曰："证属肾元虚浮，阳气欲脱，纳气无权。《医贯》云：'真元耗损，喘出于肾气之上奔……乃至不归元也。'"其治则当滋补肺肾阴阳为主，以固其本，兼以摄纳肾气，沉降肺气，使肾气归根，即无冲逆之患。王忠民曰："补益肾元，阳气有根，佐以敛收，散乱之气可固。既治肾虚之本，又除危脱之标。"

病案举例

1.**程门雪**治陶某某，男，65岁，短气，动则喘促，色不华，舌质淡，苔薄白，脉虚细。肾气大亏，虚冲上逆，症势严重，拟益气养营纳虚冲（组方见方证）[2]。

2.**蒋见复**治孙某，男，67岁，咳喘已4年，逢劳遇寒则发，呼吸不利，咯痰不爽，胸闷纳少，面浮肢肿，便溏，累进宣肺化痰、降气利水，昨晚骤然气急不能平卧，汗出甚多，四肢厥冷，脉虚细，苔薄腻无华。西医诊断：急性心衰。正虚而浮阳外越，逼津外泄，肾气不纳，冲气上逆，病情危笃，急扶正回阳、摄纳肾气：炒党参12g，附块、川贝母、旋覆花各6g，远志、炒白芍、炒补骨脂各9g，龙骨、北五味子各4.5g，另研别直参6g、蛤蚧尾1对分吞。气急渐平，原方出入调理出院[4]。

3.**黎炳南**治余某，男，7岁，哮喘5年，反复发作，经当地医院治疗，未见显效而来诊。其母代诉：病孩哮喘日久，呼多吸少，每动则喘甚，咳嗽痰多，气候变化更甚，喘促以夜间为多。胃纳欠佳。见其发育不良，面青肢凉，舌质淡，苔薄白，脉沉细。脉症合参，乃由于病久及肾，肾虚不纳所致。拟调补气血，摄纳肾气：紫河车、龙骨各30g，首乌15g，当归、苏子各9g，党参12g，法半夏、补骨脂、五味子各6g，陈皮、沉香（后下）各3g，炙甘草4.5g。3剂，每天1剂。二诊：药后哮喘已减，胃纳转佳，精神好转，二便如常，照上方续进3剂，每天1剂。三诊：哮喘已止，夜睡安静，纳可神清，舌较红润，脉转细缓，病告渐愈，嘱继续调治，巩固疗效，以防复发[5]。

4.**孙谨臣**治王某，男，6岁，常在季节转换，或气候变化时发哮喘，见儿体孱弱，面灰不泽，眼睑轻度浮肿，精神委顿，如寐即寤，手足欠温，哮吼之声达于户外，吸气时喉中有水鸡声，干咳无痰，纳食不馨，大便多溏，舌胖嫩，苔薄白，脉沉细。此肾虚不纳之候，急宜补肾固本，勿拘"急则治肺"之说：紫河车、煅龙骨、坎炁各9g，五味子、炙甘草、制黄精各6g，鹿角霜、野山参各3g，制附片、肉桂各1.5g，研末，6g一次，日3次，开水调服3日服完，显著减轻，守方月余，年余未发[6]。

5.**王忠民**治李某某，男，11岁，患过敏性支气管哮喘8年余。发作频繁，入冬即重。5日前因劳累病情加剧，倚息不得卧，张口抬肩，两手前撑，遂入院。先予地塞米松、高渗葡萄糖和氨茶碱等治之，未能控制。翌日哮喘加重，口唇紫绀，动辄心悸，冷汗如淋，其意唯以手势表达，两脉沉细无力，重按若无，舌质紫暗。查见胸部饱满，呈过度清音，双肺满布哮鸣音。该例病久作喘，素体不健，脉症属肾元虚浮，阳气欲脱，纳气无权。《医贯》云："真元耗损，喘出于肾气之上奔……乃至不归元也。"补益肾元，阳气有根，佐以敛收，散乱之气可固。既治肾虚之本，又除危脱之标。处方：附子（先煎）、罂粟壳、五味子各15g，人参（另煎）、胡桃肉各10g，龙骨（先煎）、牡蛎（先煎）各20g，蛤蚧粉（冲服）1.5g，鹅管石12g，补骨脂6g，何首乌18g。1剂，急煎取汁，分3次服。次日哮喘显缓，冷汗渐止，口唇紫绀已趋于除，精神转佳。前方增损进3剂，逐日好转，喘止病安，将息2日遂出院[7]。

引用文献

[1] 祝谌予.施今墨临床经验集[M].北京：人民卫生出版社，1982：29.

[2] 上海中医学院.程门雪医案[M].上海：上海科学技术出版社，2002：53.

[3] 蒋庆雨.中西医结合分型治疗慢性肺心病77例的临床体会[J].新医药学杂志，1976，(10)：29.

[4] 蒋见复.略论辨证施治[J].上海中医药杂志，1965，(5)：3.

[5] 曾德寰.黎炳南老师治哮喘经验[J].新中医，1978，(6)：19.

[6] 孙浩.孙谨臣儿科集验录[M].兰州：甘肃科学技术出版社，1990：44.

[7] 王忠民.儿科重症运用补肾敛涩法的经验[J].贵阳中医学院学报，1989，(2)：36.

（二）阳损及阴候（肺肾阳虚转证）

肺肾阳虚证·阳损及阴候，为肺肾阳气虚损不复，渐损及肾阴，而成阳损及阴之候，杂病家通称为阴阳两损之证。其见症虽亦以肺失宣降之症象显明，但必兼见肺肾阴阳两损之脉症，尤以肺气不足之脉症，是为主症。

通称：阴阳两损。

病名：[中医]积虚哮喘，肺疽。[西医]老年慢性气管炎，肺炎转肺脓肿。

病因病机：肺肾阳虚虚损，由肺肾阳气虚损，虚久不复，渐损及于阴，何廉臣曰："始则阳衰浊泛，继则阴亦渐损。"[1]而成肺肾阳、气、阴、液俱损之证。

证象组合：阳虚＋阴虚＋气虚＋神虚＋清空＋经脉

主症：**【阳气不振】症象**：①面无华，呈晦暗色，面青。②恶寒肢冷。③脊背恶寒。**舌象**：舌质暗，苔白腻。**脉象**：脉两关较大，余皆沉细。

【阴虚失养】症象：①形体消瘦。②干咳，咳喘少痰，痰出不爽。③痰杂血点明显，咳少许白色块状黏痰，夹紫色血块。④声音嘶哑。

副症：**【气虚不充】症象**：①易倦乏，动则短气无力。②上气胸闷喘促，呼多吸少。③气不得续，动则喘甚，心悸。④喘息不能着枕。**脉象**：脉濡细。**舌象**：舌质淡红。

【神气不振】症象：①精神萎靡。②心慌。

宾症：**【清窍失养】症象**：①头脑空痛。②头晕目眩。

【经脉不荣】症象：①腰酸。②腰脊不举。

治则：当温补肺肾阳气，滋养肺肾阴液，阴阳并调，以缓图之。

方证

1.新加金水六君丸证：何廉臣方[1]。治积虚哮喘亦如神。

熟地120g，姜半夏、当归身各45g，茯苓90g，橘红30g，炙甘草15g，附子21g，北细辛9g，五味子6g，煮薏苡仁糊丸；外用水澄半夏、生姜2粉为衣，每服9g，早晚空心淡姜盐汤送下。

2.阳和汤证：李民安方[2]。治老年慢性气管炎，详见病案2。

生麻黄6g（如单取生麻黄一味先煎去沫，后下余药，则麻黄的用量可增大到15~24g；疗效显著，且无不良反应），熟地30g，肉桂、炮姜各3g，白芥子12g，鹿角胶、甘草各9g。

论著和讨论

本证候肺肾阳、气、阴、液俱损，故调治之则当温补肺肾阳气，滋养肺肾阴液，阴阳并调。

何廉臣说：督脉症与肺常相因，多起于与太阳经受风寒，内伤冷冻饮料水果，积成冷痰，日久浸淫于肺脏，乃成哮喘，遇冷即发，脊背恶寒，喘息不得着枕，日夜俯几而坐，初起虽用小青龙汤加减，辛散太阳以温肺，继用金匮肾气汤加减，温通肾阳以煦督，亦多时止时发。盖因伏饮久踞，始则阳衰浊泛，继则阴亦渐损，每见咳痰不出，上气郁闷，勉强咳出一二口，痰中稍杂以血点，此哮喘属于虚寒，而阳伤略及阴分也，用药偏刚偏柔，两难措置，予仿吴门缪松心治范某哮喘案法，初用金水六君煎加减：熟地炭12g，当归炭、青盐陈皮各3g，川贝6g，盐炒杏仁、茯苓、生薏苡仁各9g，炙甘草1.2g。继则晨用通肺督丸：生黄芪皮、杏仁霜、姜半夏各45g，生晒术、白云苓、羊脊骨（炙黄）、菟丝子各90g，鹿角60g，桂木21g，蜜麻黄、北细辛各9g，广橘红30g，炙甘草15g，共末，生薏苡仁煮糊丸，每服9g，以治病之本。晚用加味苓桂术甘丸：生白术、茯苓、鹿脊骨用麻黄12g煎汤炙各90g，桂木24g，竹沥夏60g，杏仁霜45g，北细辛9g，炙甘草18g，水泛丸，每服4.5g~6g，淡盐汤下，以治病之标。终用纳肾通督丸：熟地120g，当归身、鹿角、泽泻、姜半夏各45g，茯苓、白术、羊脊骨（炙黄）、杏仁霜各90g，橘红30g，炙甘草15g，熟附片21g，怀牛膝42g，生牡蛎60g，北细辛9g，蛤蚧1对，薏苡仁煮糊丸，每服9g，早晚空腹淡姜盐汤下；摄纳肾阳，温通督脉，疏刷肺气，开豁痰浊，标本兼顾，每多宿疾全瘳。病势稍轻者，酌用新加金水六君丸（组方见方证），以治积虚哮喘，效亦如神[1]。

病案举例

1.王文鼎治肺疽（肺脓肿）：刘某，男，57岁，肺炎转肺脓肿，中西药治3个半月，未见明显好转，形体肥胖。面无华，呈晦暗色，易倦乏，动则短气无力，早期干咳明显，咳少许白色块状黏痰，夹紫色血块，舌质暗，苔白腻，脉两关较大，余皆沉细，乃脓痰积久之气虚，形成邪盛正虚之肺疽，先益气活血化瘀，佐止血解毒：生甘草18g，丹参12g，没药、熟蒲黄、三七粉各6g，温黄酒浸服，25剂，病灶较前吸收，唯背恶寒短气，脉沉细，再补气养肺活血止血：生黄芪24g，北沙参12g，生甘草、浙贝母各9g，桔梗6g，没药、血竭、田七各3g，痰血消失，唯背恶寒短气不减，改阳和汤加味：生黄芪24g，熟地30g，麻黄、肉桂心、甘草各3g，姜炭1.5g，鹿角胶9g，白芥子、桔梗各6g，50剂愈。王老认为：肺痈、肺疽虽同属肺部化脓性病变，但两者在成因、病机和临床表现上都有不同。……都是气血为毒邪阻滞而成，但“痈有火毒之滞，疽有寒痰之凝”[3]。

2.李民安治陈某某，男，62岁，咳喘少痰，上楼喘甚，气不得续，声音嘶哑，恶寒肢冷，形体消瘦，脉濡细，舌暗淡，苔薄白。此属肾阳不足、阳损及阴。治则：补肾纳气。用阳和汤加减：生麻黄、五味子各5g，熟地、菟丝子各30g，核桃肉12g，肉桂6g，鹿角胶、甘草各9g，每日1剂。嘱服5剂。二诊：咳喘稍平，手足转温，余症均见好转，但声仍嘶哑，故在补肾剂中再加桔梗6g，以开提肺气，清利咽膈。嘱服5剂。先后来诊5次，共服汤剂20剂，诸症消失。五诊时，将上方5剂量合为1剂，煎熬去渣加冰糖500g收膏。每早晚各冲服1羹匙，至今近3年，曾随访3次，来见复发[2]。

3.李洪成治李咸荣，男，71岁，有硅肺病多年，发展为“肺心病”，1998年3月29日，咳喘胸闷，动则加剧，下肢浮肿，金匮肾气丸加减：熟地15g，山萸、泽泻、丹皮、生白术、杏仁各10g，茯苓、怀山、麦冬、生白芍各12g，五味子、桂枝各6g，炙麻黄、炮附片、炙甘草各5g，西洋参10g先煎，5剂。浮肿渐消，胸闷喘咳改善，原方再进5剂。

引用文献

［1］俞根初.重订通俗伤寒论［M］.上海：上海科学技术出版社，1959：342.
［2］李民安.老年慢性气管炎［J］.新中医，1980，（4）：22.
［3］王文鼎.肺疽（肺脓肿）、石疽（滑膜肉瘤）的治验［J］.新医药学杂志，1977，（5）：36.

（三）虚阳浮越候（肺肾阳虚变证1）

肺肾阳虚证·虚阳浮越候，为肺肾阳气已虚，或因误治重伤其阳，以致虚阳浮越，孤阳无根，立有散脱之危。时病家通称为阴盛格阳，阴证似阳，或戴阳亡阳之证。亦有人称为真阳式微，虚阳无根，龙雷火越之候。其见症虽以阳气浮越之症象显明，但必兼见阳虚阴盛之脉症，并以之为凭，甚者可见阳气脱绝之脉症。

通称：阴盛格阳，阴证似阳，戴阳亡阳，龙雷火越，真阳式微，虚阳无根。

病名：［中医］亡阳，伤寒戴阳。

病因病机：肺肾阳虚厥脱，或因过于发散，寒凉重伤肺肾之阳，至虚阳无根，浮越于上，而致阳气上脱。

证象组合：阳虚+阳浮+阳滞+阳脱

主症：**【阳气不振】症象**：①面色枯白。②畏寒。③面色苍白。**舌象**：苔白，光嫩淡红。**脉象**：脉沉弱细。

【阳气浮越】症象：①发热不退。②头脑中觉热气上升。③躁扰不歇。④头面红赤，嫩红。⑤谵语无伦。⑥口渴少饮，渴喜热饮。⑦咯血，痰黏带血。**舌象**：舌绛，苔黑润。**脉象**：脉豁大而空。

副症：**【阳气不行】症象**：①小腹痛。②呕吐痰水。③下体僵冷。④手足厥冷。⑤痰黏晶白。⑥下肢浮肿。⑦口唇紫绀。

宾症：**【阳气脱绝】症象**：①喘嗽。②梦泄不禁。③喘不能卧。④肢厥。⑤短气。⑥大汗不止。⑦浑身战栗。⑧神昏不语。**脉象**：脉虚微。

治则：当急急温补阳气为主，兼以收固浮阳，以挽其脱绝。

方证

1.理中汤六君加味证：袁桂生方[1]。治阳虚感寒误汗，忽喘息不能卧，头脑中觉热气上升，呕吐痰水，畏寒，肢厥，脉沉弱，此寒逼龙雷火上越，详见病案4。

别直参、炮姜、广陈皮各3g，炒白术、姜半夏各6g，炙甘草、猺桂各2.4g，茯苓、白芍各9g，五味子1.8g。

2.挽正回阳方证：庄虞卿方[1]。镇阳上脱，治初发热恶寒，舌苔黑润，口虽渴而饮水不多，越3日气急痰鸣，头面嫩红，神昏不语，手足厥冷，大汗淋漓，脉寸浮滑细，尺豁大空，详见病案5。

黑锡丹15g（服15g即止），西党参、炙黄芪、茯苓各9g，附子、生术、法半夏各6g，炙甘草3g，牡蛎15g。

论著和讨论

本证候肺肾阳虚，因误投发散，或清利重伤阳气，致真阳式微，虚阳上脱，仲景曰：“伤寒六七日，无大热，其人烦躁者，此为阳去入阴故也”（《伤寒论》269条）。喻嘉言曰：“总因其人平素下虚，是以真阳易于上越耳。”[2]林观子曰：“喘为真气上脱，热为阳气外散。”[3]救治之则当急急温补阳气，收固浮阳，以挽其脱绝。

如喻嘉言说：石开晓病伤风咳嗽，未尝发热，自觉急迫欲死，呼吸不能相续，头面赤红，躁扰不歇，脉豁大而空，似伤寒戴阳，急宜用人参、附子等温补下元，收固阳气。不然子丑时一身大汗。脱阳而死矣。渠不以为然。及日落阳不用事，愈慌乱不能少支，忙服前药，服后稍宁，再一剂，汗止身安，咳嗽俱不作。询其所由，云连服麻黄药四剂，遂尔躁急欲死。然后知伤风亦有戴阳证，与伤寒无别。总因其人平素下虚，是以真阳易于上越耳[2]。

病案举例

1.林观子治毛氏子伤风喘嗽，复以饮食起居失调，迁延转剧。诊之，面色枯白，梦泄不禁，饮食减少，喘嗽发热，两脉虚微。知其喘为真气上脱，热为阳气外散，不与阴气纯虚者同。面色枯白，脾肺气虚而不荣也。饮食减少，脾胃气弱而不化也。梦泄不禁，肾脏气衰而不固也。此皆本气为病，用人参6g，黄芪9g，肉桂、炙甘草各1.5g，茯苓，半夏曲各3g，橘红2.4g。服数剂，喘渐平，热渐退。随与大造膏调理，饮食进而神旺如初[3]。

2.徐洄溪治毛介堂，暑病热极，大汗不止，肢冷脉微，面赤短气，此即刻亡阳矣，急进参附以回其阳，一剂汗止，身温得寐。但此证乃热病所变，因热甚汗出而亡阳，苟非脉微足冷汗出舌润，则仍是热证，误用即死[4]。

3.谢映庐治陈南圃先生，由京归里，舟泊浒湾，忽觉浑身麻痹，自服灵宝如意丸稍安，日西浑身大热，面色如妆，上身燥热，下半身僵冷，脉虽鼓指，重按全无。宜表里先后救援法，大剂真武坐镇北方，以安肾气，饮毕人事已清，亥刻浑身战栗，魄汗不止，叉手冒心，即服黄芪、附子各60g，五味子、龙骨、牡蛎各15g，沉香3g。此畜鱼置介法，以救既散之阳，后重服养荣汤而健[5]。

4.袁桂生治阳虚感寒：骆达三，40余岁，头痛恶寒，饮食无味，误用葱豉二陈汤加荆芥、紫苏表达后，忽喘息不能卧，头脑中觉热气上升，小腹偏右痛，呕吐痰水，畏寒，肢厥，脉沉弱，此寒逼龙雷火上越，主理中汤六君加味（组方见方证）[1]。

5.庄虞卿治伤寒戴阳：戴刘氏，50余，初发热恶寒，舌苔黑润，口虽渴而饮水不多，越三日气急痰鸣，头面嫩红，神昏不语，手足厥冷，大汗淋漓，脉寸浮滑而细，尺豁大而空，真阳式微，急挽正回阳：黑锡丹15g以镇其上脱之阳（组方见方证），每日2剂。汗止能言，手足温和，唯神识未清，自言自笑，身痒。此心阳未复，加炒酸枣仁6g，红枣5枚，3日，诸症悉退。加龟板24g，鳖甲15g，白芍6g，熟地12g。黑锡丹服下，立刻痰平气顺，汗出能言，手足温和。唯神识未清，自言自笑，遍身瘙痒，心阳未复，加炒枣仁6g，红枣5枚。越三日，诸症悉退，月余康健如常矣[1]。

引用文献

［1］何廉臣.重印全国名医验案类编［M］.上海：上海科学技术出版社，1959：71，76.

［2］陈熠.喻嘉言医学全书［M］.北京：中国中医药出版社，2000：383.

［3］江瓘，魏之琇.名医类案（正续编）［M］.北京：中国中医药出版社，1996：335.

［4］徐衡之，姚若琴.宋元明清名医类案［M］.长沙：湖南科学技术出版社，2006：321.

［5］谢映庐.谢映庐医案［M］.上海：上海科学技术出版社，1962：50.

（四）阳气虚脱候（肺肾阳虚变证2）

肺肾阳虚证·阳气虚脱候，为肺肾阳气素弱，更加误治，重伤阳气，以致虚阳暴脱，为危急重笃之证，时病家称为阳气暴脱之证。以阳虚阴盛与阳气、津液暴脱之脉症，先后出现。

通称：阳气衰竭，阳气暴脱。

病名：［中医］中风脱证，伤寒脱阳，痢疾转脱，麻后喘，麻疹不透。

病因病机：肺肾阳虚虚脱，由其人肺肾阳气素亏，或因过投发汗清利克伐，重伤其阳，以致阳虚阴盛，阳气暴脱，津液亦随之而脱。

证象组合：阳虚+阳脱+阳滞

主症：**【阳气不振】症象**：①口唇紫绀，动辄心悸。②面色苍白，唇淡。③困倦而昏。④似寐非寐，气息微弱，目无神采。⑤爪甲皖白。⑥振寒。⑦额冷。⑧指尖冷。**舌象**：舌胖淡，苔白燥涩。**脉象**：脉虚数。

【阳气脱绝】症象：①神昏沉睡，神昏目瞪。②气促而喘痰鸣。③厥逆。④其气自少腹攻。⑤谵语。⑥撮空摸床。**脉象**：①两脉沉细无力，重按若无。②脉弦大。③脉沉细数。

副症：**【阳气不行】症象**：①四肢厥冷。②口唇青紫。③四肢拘急。**舌象**：舌质紫暗。

宾症：**【津液不固】症象**：①冷汗如淋。②自汗不止。③便泄不止。④额汗出如珠。⑤遗溺手撒。⑥满面油光。

治则：当急急大补元气，温固元阳，以回阳固脱；或佐以潜降纳气之品，以收摄浮散之阳气，归之于窟。

方证

1.回阳正气饮证：《通俗伤寒论》方[1]。治误汗气脱，自汗不止，四肢厥冷，面色苍白，气少息促，二便通利，神识困倦而昏，似寐非寐，呼之不应，脉必沉细而软弱，阳虚自汗，脉沉细者。

人参、附子各3g，生黄芪9g，生白术、当归、酸枣仁各6g，甘草1.5g，麻黄根醋炒6g。

2.参附合龙骨、牡蛎救逆汤证：杨宗孟方[2]，回阳救逆，治真阳外脱，肢冷汗出，喘急鼻扇。

人参、龙骨各9g，白术12g，附子、白芍、炙甘草、干姜各3g，桂枝6g，牡蛎30g，红枣5枚，入夜仍拈衣摸床，呓语汗出，原方加重三成，加五味子1.5g。

论著和讨论

本证候肺肾阳气不足，或加上汗利伤阳，致肺气肾阳外脱。仲景曰“下之后，复发汗，必振寒，脉微细，所以然者，以内外俱虚故也”（《伤寒论》60条）。急救之则当急急益气扶阳，以固其脱。俞根初说：“因过汗误汗，以致自汗不止，几有亡阳气脱之虞。误汗气脱者，自汗不止，四肢厥冷，面色苍白，气少息促，二便通利，神识困倦而昏，似寐非寐，呼之不应，脉必沉细而软弱，阳虚自汗，脉沉细者，以回阳正气饮（组方见方证）。”“（伏暑）凉泻太过，其人面白唇淡，肢厥便泄，气促自汗，脉沉细或沉微，舌淡红而无苔，气脱亡阳者，宜温补，附子理中汤加原麦冬、五味子救之。”[1]董废翁说：“凡阴证厥逆，脉沉细而微，气促而喘，无汗者，宜四逆汤加五味、杏仁。”[3]

杨宗孟说：“麻后喘，真阳外脱，肢冷汗出，喘急鼻扇，而两颊不红，回阳救逆，用参附合龙骨、牡蛎救逆汤（组方见方证）。若无汗，但呼吸促迫，喘逆抬肩，呈现肺绝，肾不纳气之症者，可加用黑锡丹、灵磁石等，以潜降以纳气归肾。”[2] 先父洪成总结：楼英曰中风脱证，“五脏气绝，速宜大料参、芪煎浓汤灌之，及脐下大艾灸之，亦可转死回生也。”[4] 沈金鳌主大剂参芪术附进之，程国彭主用参两余，李中梓说：“若口开心绝，手撒脾绝，眼合肝绝，遗尿肾绝，声如鼾肺绝，即是脱证，更有吐沫直视，肉脱，筋骨痛，发直、摇头，上窜面赤如妆，汗出如珠，皆脱绝之证，宜大剂理中汤灌之，及灸脐下，虽曰不治，亦可救十中之一。若误服苏合香丸、牛黄、至宝之类，即不可救矣。”[5]

病案举例

1.**李仕材**治一商人，忽然昏仆，遗尿手撒，汗出如珠，以人参90g，芪、术、附各15g，是夜服尽，身体稍稍能动，再以参附膏加生姜、竹沥盏许，连进三日，神气渐爽。后以理中、补中等汤，调养二百日而安[6]。

2.**张石顽**治吴氏子，二十余，素有梦泄，十月间患伤寒，头痛足冷，发散消导昏热不除，反加喘逆，投麻黄，头面大汗，喘促益加，脉细微欲绝，正阳欲脱亡之兆，与回阳返本汤加童便敛阳，三啜安卧，改大剂独参汤加童便调服[7]。

3.**余听鸿**治徐宾之，始则寒热，继则下痢红白三四日，进以胃苓汤意，一剂溲涩后重俱爽，红积止而见薄粪，猝然遍体汗出如珠，自寅至酉，而起坐言语饮食，一如平人，唯便溏日两三次，并不后重，自戌至寅，烦躁多汗，额指尖均冷，撮空呓语，喜怒不一，此阳脱。阳气衰竭，以附子理中合桂枝加龙骨、牡蛎，急守中阳以固表阳：人参、龙骨各三钱，白术四钱，附子、白芍、炙甘草、干姜各一钱，桂枝二钱，牡蛎一两，红枣五枚，入夜仍拈衣摸床，呓语汗出，原方加重三成，加五味子五分，阳回汗止[7]。

4.**颜芝馨**治久病元虚之体，感风寒头痛潮热呕恶，误投泻药，下利数十行，连泻五天，致神昏汗出，目瞪气喘，其气自少腹上攻，爪甲唇面皖白如纸，脉虚数弦大，苔白燥涩，此时回阳摄阴，恐已不及，当阴阳两固，纳气归肾：高丽参4.5g，寸麦冬、淡附各9g，干姜6g，炙甘草3g，紫石英24g，五味子、沉香各2.4g[8]。

5.**王与贤**治张某，3岁，素体瘦弱，禀赋不足，麻疹发热，5昼夜不见疹迹，面色苍白无华，口唇青紫，气息微弱，目无神采，额冷汗如珠，四肢如冰，神昏沉睡，脉沉软无力，苔嫩白而润，体温36.5℃（腋），10小时前逐渐发凉，以致昏沉厥逆。诊为阳气衰微，无力托毒达表，注射尼可刹米0.5ml，2小时后又注射一次，并用朝鲜参、炙甘草3g，白术6g，煎汤频灌。2小时后，神情面色好转，四肢转温，次日7时体温39.5℃（腋），面、颈、耳、后、胸部疹色遍布，患儿神情爽朗[9]。

引用文献

［1］俞根初.重订通俗伤寒论［M］.上海：上海科学技术出版社，1959：256，448.

［2］杨宗孟.中医对麻疹并发肺炎的认识和治疗［J］.中医杂志，1959，（11）：26.

［3］高鼓峰.医宗己任篇［M］.上海：上海科学技术出版社，1959：169.

［4］楼英.中华医书集成·医学纲目［M］.北京：中医古籍出版社，1999：194.

［5］李中梓.中华医书集成·医宗必读［M］.北京：中医古籍出版社，1999：110.

［6］江瓘，魏之琇.名医类案（正续编）［M］.北京：中国中医药出版社，1996：301.

［7］徐衡之，姚若琴.宋元明清名医类案［M］.长沙：湖南科学技术出版社，2006：224，460.

［8］萧龙友.现代医案选（第五辑）［M］.北京：人民卫生出版社，2008：235.

［9］王与贤.治愈麻疹危症1例［J］.上海中医药杂志，1965，（11）：31.

五、脾胃阳虚证（中焦阳虚本病）（4候）

脾胃阳虚证，为中焦阳虚之本病，多系脾阳先虚，不能温暖胃阳，以致胃阳不足，而成脏腑阳气虚弱之证。多由大病久病，病后失调；或病中过投苦寒攻利，损伤脾胃；或平素过食生冷、果瓜、冰冻之物，损伤脾胃阳气；或泻利日久，中阳渐衰，均可致脾胃阳气不足之证。胃阳虚则无力腐熟水谷，脾阳虚则无力运化水谷，甚则脾阳无升举之力，以致水谷下走大肠，而不能固摄，倘更加清利，重伤中阳，致寒从中起，亦可逼迫中阳浮越，而致厥脱之变。其治则当温中回阳，以固中焦阳气为主。

证候别称：中气虚寒，脾阳不振，运化无权，脾胃阳衰，脾胃虚寒，虚寒胃痛，阳虚滑泄，摄纳无权，阴盛格阳，虚阳外浮，虚阳外脱，中阳暴脱。

病名：［中医］胃脘痛，寒泻，久泻，滑泄，腹痛，心腹奇痛，虚胀，麻后伤阳，阳脱，虚阳外脱，脾阳下脱。

证候系统：详见图3-13-35。

本证————胃阳不振候、脾阳不振候
转证————脾阳虚滞候、中阳不和候
变证————阳虚不固候、虚阳浮越候、阳气虚脱候

图3-13-35　脾胃阳虚证证候结构图

（一）胃阳不振候（脾胃阳虚本证）

脾胃阳虚证·胃阳不振候，为脾阳虚弱，不能温暖于胃，致胃阳不振，胃气郁滞不利，杂病家通称为虚寒胃痛之证。其见症虽以胃气郁滞之症象显明，但必兼见脾胃阳虚之脉症。

通称：虚寒胃痛。

病名：［中医］胃脘痛。

病因病机：脾胃阳虚虚弱，多由过食生冷之物，损伤脾胃阳气，脾阳不足以温煦胃腑，致胃阳不振，无力腐熟水谷，致胃气郁滞，通行不利。

证象组合：阳虚+气滞+气郁

主症：**【阳气不振】症象**：①面色皖白，神倦乏力。②恶寒。③肢厥。④喜热畏寒。⑤口泛清涎。⑥便溏。⑦胃脘痛得食即止，手按痛缓。**舌象**：舌淡白滑腻。**脉象**：脉迟弱，虚软，沉细。

副症：**【气机不利】症象**：①中脘胀满，午后为甚。②胃脘痛食多又痛，食过亦痛。③大便不爽。**舌象**：苔白腻。

副症：**【气机不降】症象**：呕吐清水。

宾症：**【气机不宣】症象**：胃不喜食。

治则：当以温补脾阳为主，以助胃阳，兼以温胃调气，以除其郁滞。

方证：**附子理中汤加桂方证**：程国彭方[1]。治人暴中于寒，卒然口鼻气冷，手足厥冷，或腹痛，下利清谷。

附子、党参、白术、干姜、甘草、肉桂。

论著和讨论

本证候脾胃阳虚，脾阳不足以暖胃，胃阳不振，胃气郁滞。其治则当以温补脾阳为主，兼以温胃调气为法。程国彭说："凡人暴中于寒，卒然口鼻气冷，手足厥冷，或腹痛，下利清谷，或身体强硬，口噤不语，四肢战摇，此寒邪直中于里也。宜用姜附汤（干姜、熟附子各三钱），或附子理中汤加桂（组方见方证）主之。""寒痛者，其痛暴发，手足厥冷，口鼻喜冷，喜热畏寒，其痛绵绵不休，脉沉细无力，姜附汤加肉桂主之。"[2]高鼓峰说："胃脘虚痛者，得食即止（以手按之必稍缓），食多又痛，食过又痛，理中汤主之（此即中气虚痛也）。"[1]王雨三说："胃寒不能消化，脉必迟弱，用理中汤。"[3]

病案举例

1.赖良蒲治华某某，男，40岁，心胸疼痛，呕吐清水，喜饮热汤，二便通畅，舌苔淡白，脉虚弱。中焦虚冷，胃失和降。以温中和胃法，附子理中汤加味：党参、法半夏各9g，白术12g，砂仁、吴茱萸各6g，泡姜、炙甘草各3g，附片18g。1剂吐止，3剂痛止，6剂痊愈[4]。

2.李新平治曹某某，男，38岁。2017年12月4日，便秘，3~4日不解，大便细，不燥结，大解时使不上劲，腹胀纳差，舌质淡苔白腻有齿痕，脉略滑。十余年前有"肠粘连"史。属寒湿阻滞，清浊不分，补中益气丸加减：乌梅、藿香、升麻、柴胡、白茯苓各15g，川椒6g，党参、黄芪各20g，当归、枳实各12g，陈皮8g，川黄连10g，3剂。药后大便较前有劲，12月11日，原方调整黄芪24g，3剂。舌腻苔渐退，大便增粗，腹胀仍存，前后调整凡9剂，12月26日，大便不畅仍存，小腹觉空虚无力，下焦气化不利，中气下陷，虚实夹杂。补中益气汤合大黄附子汤化裁：黄芪24g，党参20g，白茯苓、苦杏仁、升麻、枳实各15g，炒白术、柴胡各18g，当归、厚朴各12g，先煎炮附片10g，后下熟川军10g，3剂。12月29日，大便较前顺畅，守前方3剂。2018年1月2日，大便时有不爽，前方再进3剂。1月5日，近日受寒，口淡纳差，便秘，舌质淡，方药调整：黄芪24g，党参20g，白茯苓、苦杏仁、川牛膝、柴胡、肉苁蓉、枳实各15g，炒白术、厚朴各18g，当归、藿香各12g，干姜6g，炮附片10g，熟川军10g，3剂。1月8日，便秘基本改善，守前方，3剂。2019年3月11日，偶感风寒，大便又有不爽，舌质淡苔白略腻，依去岁1月5日方，3剂。症状消失，嘱保暖，加强运动。

引用文献

［1］高鼓峰.医宗己任篇［M］.上海：上海科学技术出版社，1959：77.
［2］程国彭.医学心悟［M］.北京：人民卫生出版社，1963：102，124.

[3] 王雨三.治病法轨[M].北京：学苑出版社，2015：160.
[4] 赖良蒲.蒲园医案[M].南昌：江西人民出版社，1965：131.

（二）中阳不和候（脾胃阳虚转证）

脾胃阳虚证·中阳不和候，脾胃阳气不足，脾阳虚则运化无力，胃阳不足，则不能主降，以致脾胃之气郁滞不行。其见症虽以脾气郁滞，与胃气失降之症象显明，但必兼见脾阳不振之脉症，并以之为凭。

通称：中虚气滞。

病名：[**中医**]虚胀。[**西医**]肠功能紊乱。

病因病机：脾胃阳虚虚滞，多系久病，脾胃阳气伤残；或过投清利克伐，损伤中阳。致脾阳失其运化之能，而中气郁滞；胃阳失其通降，而反上逆。

证象组合：阳虚+气滞+水泄+气逆

主症：【**阳气不振**】**症象**：①面色浮黄，怠惰不嬉。②形寒肢冷，手足欠温。③高热口干，目赤，不喜饮水。④下午两下肢略肿。⑤两足颤抖。**舌象**：①舌淡苔白，苔白湿润。②舌红。**脉象**：脉濡细。

【**气机不利**】**症象**：①腹胀，腹胀大，晨起稍消。②腹部鼓胀叩之中空，小便短少，大便不畅，次多量少。③腹胀腹痛，胀大如鼓，按之坚硬，肠鸣辘辘。④胸闷脘痛。

副症：【**水谷不分**】**症象**：①泄泻。②大便量多，状如腐渣。

宾症：【**气机不降**】**症象**：①作恶呕吐。②药入即吐。③气促不舒。

治则：当以温补脾胃阳气为主，以转其中枢，略佐通利气机之品，以疏其郁滞。

方证：**桂附温脾汤证**：张伯臾方[1]。治肠功能紊乱，腹胀腹痛，胀大如鼓，按之坚硬，肠鸣辘辘，形寒肢冷，胸闷脘痛，苔薄脉细。详见病案1。

熟附片、桂枝、小茴香、炒干姜各4.5g，党参、白术、焦山楂、焦六曲各9g，炙甘草3g，乌药12g。

论著和讨论

本证候脾胃阳气虚弱，运化无力，中气郁滞，系因虚致滞。严世芸说："《灵枢·胀论》谓五脏六腑皆各有胀。诸胀者，皆因厥气在下，营卫留止，寒气逆上，正邪相攻，两气相搏，乃合而为胀也。故凡治胀病，必须识别脏腑之所属，邪气之盛衰。大凡五脏六腑之胀，属热者少，属寒者多，属虚者少，属实者多。辨证必须明彻，治疗才能获效。"[1]故当以温补中焦阳气为主，以助其中枢运行。戴克敏按：《本经》说："附子治寒湿痿躄。"此案（病案2）为脚气病而寒湿偏盛。以附块配白术及苡仁祛湿外，加细辛去寒凝。行走不便，配桂枝加当归以活血通络[2]。

病案举例

1.**张伯臾**治肠功能紊乱：李某某，男，45岁，腹胀腹痛2年余，2月来腹胀加剧，其状如鼓，按之坚硬，纳少胸闷脘痛，脉细苔薄。劳倦伤脾，脾阳不运，湿浊凝聚，治宜温运化浊，桂附温脾汤（组方见方证）。二诊，腹胀痛稍减，纳增，前方加槟榔30g，3剂。三诊：腹胀再减，但腹痛肠鸣加剧，脉沉细，苔薄白，以附子粳米汤合石默饮图治[1]。

2.**姜春华**治金某，女，19岁。两足浮肿，行走不便已半年，怕冷，两腿麻木不仁，舌淡苔白腻，脉滑。证为寒湿脚气，以甘草附子汤加味：炙甘草、当归各9g，炮附块、白术各6g，细辛4.5g，桂枝12g，苡仁15g。服药7剂，药后浮肿减轻，症状好转，续服图治[2]。

3.**孙谨臣**治张某，男，4岁，疟后口馋贪食，食时精神抖擞，食后呆若木鸡，半月来，怠惰不嬉，大便量多，状如腐渣，面色浮黄，手足欠温，腹胀大，晨起稍消，舌淡苔白，脉濡细。疟久伤脾，胃强脾弱，能纳不能运，升发脾阳，健补中州，以补中益气汤：潞党参、茯苓、焦山楂各9g，炙黄芪、炒白术、炙升麻、煨白芍、柴胡各6g，广陈皮、炙甘草各2.4g，3剂。脾阳已苏，手足转温，诸症稍松，去升柴加炮姜3g、肉桂1.5g，白芍加3g，3剂[3]。

引用文献

[1] 严世芸.张伯臾医案[M].上海：上海科学技术出版社，1979：70.
[2] 戴克敏.姜春华运用附子的经验[J].中医杂志，1987，(6)：26.
[3] 孙浩.孙谨臣儿科集验录[M].兰州：甘肃科学技术出版社，1990：2.

（三）阳虚不固候（脾胃阳虚变证1）

脾胃阳虚证·阳虚不固候，为脾胃阳气不足，无力收固津液、阴精，以致滑泄不禁，杂病家通称之为阳虚滑泄之证。其见症虽以津液或阴精不固之症象显明，但必兼见中焦阳气虚弱之脉症，并以之为主。

通称：阳虚滑泄，脾胃虚寒，摄纳无权。

病名：［中医］久泻，滑泄。［西医］小儿消化不良。

病因病机：脾胃阳虚虚滑，多由久病，伤残脾胃阳气，阳气久虚，无力固摄津液、阴精，以致津液或阴精滑泄不禁。

证象组合：阳虚+气虚+津滑+精滑

主症：【阳气不振】**症象**：①肠鸣腹冷。②腹胀如鼓。③唇淡。④四肢厥冷。**舌象**：舌淡苔白。**脉象**：脉弱。

【津液不固】**症象**：①大泻如竹筒直下不止。②水泻水样绿或黄色。③喜唾流涎。

副症：【气虚不充】**症象**：①消瘦。②面色萎黄。③神困乏力。④气息微弱。⑤闭目。

宾症：【阴精不固】**症象**：溺后余沥。

治则：当以温补脾胃阳气为主，以固其本；佐以固敛收涩之品，以固其标。

方证

1.扶脾丸证：何廉臣方[1]。滑泄者，久下不禁，湿胜气脱也，其证大泻不止。

炒白术、藿香各6g，茯苓、麦芽、六曲、赤小豆各9g，新会皮、姜半夏、诃子肉、干姜各4.5g，炙甘草2.4g，乌梅2个，肉桂3g，荷叶包烧饭为丸。

2.理中合四逆加味证：金波方[2]。治脾胃虚寒，摄纳无权，断乳后泄泻半年，日十余次，水样绿或黄色，日食微量米汤，且进三呕二，极度消瘦，闭目气息微弱，详见病案。

党参10g，干姜、砂仁各3g，附片2g，焦白术、炙甘草、肉蔻霜各5g，灶心土15g。

论著和讨论

本证候脾胃阳气久虚，无力固摄，津液、阴精滑泄不禁。其治则当以温补脾胃阳气为主，佐以收涩固敛之品，以固其标。何廉臣说："滑泄者，久下不禁，湿胜气脱也，其证大泻如竹筒直下不止，宜扶脾丸（组方见方证）；或补中益气丸加诃子、肉蔻；或四柱饮：人参、附片、茯苓、木香，加生姜盐少许；或六柱饮（即四柱饮加肉蔻、诃子）。"俞根初说："病后喜唾，久不了了，中土阳虚，胃中有寒，不能收摄，津液而冷涎上泛也，宜理中汤加益智仁温纳之。"[1]

病案举例

金波治小儿消化不良：江某，男，1.5岁，断乳后泄泻半年，清热燥湿及收涩，泄泻更加，日十余次，水样绿或黄色，日食微量米汤，且进三呕二，极度消瘦，闭目气息微弱，腹胀如鼓，面色萎黄，唇白，四肢厥冷，指纹淡，舌淡苔白浊。此脾胃虚寒，摄纳无权，运化失职，当温中补脾固脱救逆，理中合四逆加味（组方见方证），2剂，二日1剂。泄减至4~5次/日，食增呕止，加神曲、炒鸡内金各5g，3剂，2日一剂。大便黄软，日1~2次，改健脾养胃，四君加味：党参10g，茯苓、白术、炙甘草、薏苡仁、神曲、鸡内金各5g，灶心土10g，3剂，痊愈；去灶心土、鸡内金，加怀山、莲子各5g，砂仁、陈皮各3g以巩固[2]。

引用文献

［1］俞根初.重订通俗伤寒论［M］.上海：上海科学技术出版社，1959：384，470.

［2］金波.小儿泄泻（消化不良）［J］.新中医，1981，（10）：28.

（四）虚阳浮越候（脾胃阳虚变证2）

脾胃阳虚证·虚阳浮越候，为脾胃阳虚之甚，阴气内盛，逼其虚阳浮越于外，立有散脱之险，杂病家亦通称虚阳外脱或阴盛格阳之证。故见症以阳气浮越与阳气脱绝之脉症显明，可兼见中焦阳虚与阴盛之脉症。

通称：脾胃阳衰，虚阳外浮，阴盛格阳。

病名：［中医］泄泻，虚胀，麻后伤阳，心腹奇痛，虚阳外脱。［西医］肠麻痹症。

病因病机：脾胃阳虚厥脱，多系久病伤残脾胃阳气，或过投寒凉清泻，损伤中阳。阳虚则阴盛，逼其虚阳浮越于外，甚则有脱绝之险。

证象组合：阳虚+阳浮+阳脱

主症：【阳气不振】**症象**：①面色苍白，面色暗。②四肢厥冷。③肌肉消瘦。④唇淡。⑤便泻稀水色绿，泄泻。⑥多汗，吐逆。**舌象**：舌淡，苔薄白。**脉象**：脉沉迟无力。

【阳气浮越】**症象**：①颧赤，面赤如妆。②低热，寒热交作，昼夜无度。③高热烦躁。④口干口燥，咽干。⑤咳喘痰鸣。⑥作恶呕吐，药入即吐，气促不舒。**舌象**：红无苔。

副症：【阳气不行】**症象**：①心腹奇痛。②腹部鼓胀叩之中空。③小便短少，大便不畅，次多量少。**脉象**：脉疾数。

宾症：【阳气脱绝】症象：①汗出不止，皮肤湿冷，汗出如珠。②奄奄一息。**指纹：**淡红过气关。**脉象：**六脉俱脱。

治则：当急急温补其中阳，以驱阴霾而敛浮阳，挽其脱绝。

方证

1.黄芪参附膏证：吴孚先方[1]。治忽心腹奇痛，次日寒热交作，昼夜无度，脉转疾数，泄泻多汗，病人面色如妆，汗出如珠，六脉俱脱，幸太溪脉在，脉在，呼吸全无，牙关紧闭，详见病案1。

黄芪120g代水，人参120g，附子60g煎膏。

2.甘草干姜汤加味证：蒲辅周方[2]。急扶胃阳，治麻后伤阳：脾胃阳衰，虚阳外浮，详见病案2。

炙甘草6g，炮干姜、党参各3g，粳米炒黄9g，大枣2枚。

论著和讨论

本证候脾胃阳虚阴盛，虚阳浮越欲脱。蒲辅周曰："因苦寒过剂，致脾胃阳衰，虚阳外浮，甚属危殆。"其救治之则当急急温补中焦阳气，以敛浮阳而固其脱。蒲辅周曰："救治之法，急扶胃阳为主，若得胃阳回复则生。"[2]董廷瑶说："因泄泻迁延不愈，而见腹胀如鼓，现代医学名肠麻痹症，可危及生命。陈复正《幼幼集成》：'虚胀者，或因吐泻之后，……致成腹胀者，宜温中调气，厚朴温中汤；若虚而兼寒者，加桂附。'《内经》载：其腹大胀，形脱泻甚是一逆也。……咳呕腹胀且飧泄其脉绝，是五逆也，如是者不及一时而死矣（《灵枢·玉版第六十》）。"[3]

病案举例

1.吴孚先治汪掖苍母，忽心腹奇痛异常，左右脉弦紧，用二陈去甘草，加肉桂、干姜、木香，病不减。次日，寒热交作，昼夜无度，脉转疾数，泄泻多汗（组方见方证）；时病人面色如妆，汗出如珠，六脉俱脱，幸太溪脉在，呼吸全无，牙关紧闭，灌药一盅，重按两尺，隐跃指端，自午至晚方眼开，语出欲啜粥，已而反畏寒，头痛，频索冷水，加甘草、桔梗，痛止。自后每日参必一两，附必三钱，调理百日而愈[1]。

2.蒲辅周治麻后伤阳：史某，男，1岁，病已1月，发热10天，始出麻疹，出迟而没速，因而低热久稽不退，咳嗽微喘，咽间有痰，不思饮食，大便日行2~3次，稀水而色绿，面色暗而颧红，肌肉消瘦，皮肤枯燥，脉沉迟无力，舌淡唇淡，无苔奄奄一息，甚属危殆。此由先天不足，后天营养失调，本体虚弱，正不胜邪，所以疹出不透，出迟而没速，余毒内陷肺胃，又因苦寒过剂，致脾胃阳衰，虚阳外浮。救治之法急扶胃阳为主。若得胃阳回复则生（组方见方证），2剂，每剂煎120ml，分6次服，4小时一次。1剂，稍有转机，开始少思饮食，脉稍有力，苔亦渐黄；2剂手足见润汗，舌淡苔薄白，此胃阳渐复，正气尚虚。仍益气温阳：人参、白术、茯苓各3g，炙甘草、干姜各1.5g，2剂。脉沉缓已有力，舌仍淡苔黄白腻，此胃阳已复，肺中虚冷渐化。以脾胃并调善后：党参3g，白术2.4g，干姜、炙甘草各1.2g，厚朴3g，法半夏4.5g，茯苓、薏苡仁各9g，麦芽4.5g，2剂停药[2]。

3.董廷瑶治肠麻痹症：陶某某，男，11个月，患泄泻而成虚胀，高热口干，作恶呕吐，气促不舒，小便短少，大便不畅，次多量少，腹部鼓胀，扣之中空，舌红口燥，药入即吐，症属危重，温脐散外敷：公丁香、肉桂、广木香各1.5g，麝香0.15g共研，熟鸡蛋剖开去黄，纳药末覆脐上，外扎纱布，2小时后肠鸣连连，矢气甚多，腹部稍软，形神即安，热度已净，舌质转淡，予附子理中加味调理脾胃而安[3]。

引用文献

[1] 江瓘，魏之琇.名医类案（正续编）[M].北京：中国中医药出版社，1996：297.

[2] 高辉远.蒲辅周医案[M].北京：人民卫生出版社，1972：129.

[3] 董廷瑶.婴儿泄泻的治疗经验[J].中医杂志，1980，(4)：17.

六、胃肠阳虚证（中焦阳虚合病）（1候）

胃肠阳虚证，为中阳虚及大肠，中焦虚及下焦之证。张仲景云："理中者理中焦，此属下焦。"吴鞠通称为"阳明不阖"[1]，以胃肠为手足阳明，与太阴之脾有中下之别。俞根初曰："因多服寒冷药，致伤肠胃。"[2]吴坤安曰："攻里太过，以致下焦受伤，肠胃并连，直漏直泄，利无关闭者，阳明关闸已撤也。"[3]然与脾阳有关，故俞根初亦称："命火式微，食减下利，脾阳下脱。"[2]又以肾为胃之关门，肾阳不足者，亦可致胃肠阳虚，故邵仙根云"肾命火衰，胃肠亏乏，滑脱不守。"[3]可知浅则由于脾阳，深则在于肾阳，故叶霖谓："关门不藏，温补不应，腑气欲绝。"[4]其治则当温补阳气，收固关门，以厚肠胃；然病多关脾肾阳气，故必兼壮脾肾阳气，方可收全功。

证候别称：阳虚滑脱，阳明不阖，关闸不藏，脾阳下脱，阳虚失血，摄血无权，冷积大肠。

病名：[中医]久痢，久泻，滑泄，滑脱，五更泄，便血，冷积便秘。

证候系统：详见图3-13-36。

本证————阳虚失固候

转证————阳虚失摄候

变证————阳气虚结候

图3-13-36　胃肠阳虚证证候结构图

引用文献

［1］吴鞠通.温病条辨［M］.福州：福建科学技术出版社，2010：101.

［2］俞根初.重订通俗伤寒论［M］.上海：上海科学技术出版社，1959：448.

［3］吴坤安.伤寒指掌［M］.上海：上海科学技术出版社，1959：卷二52.

［4］李顺保.温病条辨集注与新论［M］.北京：学苑出版社，2005：376.

（一）阳虚失固候（胃肠阳虚本证）

胃肠阳虚证·阳虚失固候，为胃肠阳气不足收固关闸，致水谷津液滑泄不禁，杂病家称为阳虚滑脱，或阳明不阖、关闸不藏之证。以滑泄不固症象显明，但必兼见阳气虚弱之脉症。

通称：阳虚滑脱，阳明不阖，关闸不藏。

病名：**［中医］**久痢，滑脱，滑泄，五更泄。**［西医］**慢性结肠炎，中毒性消化不良。

病因病机：胃肠阳虚虚滑，因泻利日久，或过投寒凉清下，伤伐胃肠之阳，以致阳明不阖，关闸已撤，滑脱不禁，多与寒伤脾肾阳气有关。俞根初曰："因多服寒冷药，致伤肠胃，命火或微，脾阳下脱。"[1]

证象组合：阳虚+气虚+津滑+精滑

主症：**【阳气不振】症象**：①肢厥。②腹冷肠鸣。③口不渴饮，不进食。④小便不利。**舌象**：①舌淡舌润无苔。②紫色而光。**脉象**：①脉微细。②六脉沉迟。

【津液不固】症象：①腹痛，下利稀水，下利不止。②五更泄泻。③大便有血水黏液，便脓血。④下痢无度，下利杂色，或如死猪肝，或五色杂下，下如鱼脑或胶胨，或下如鸭溏。⑤滑脱不禁，泄泻不觉。

副症：**【气虚不充】症象**：①身体瘦削，形色萎倦，神倦疲乏。②睡时露睛。③汗出较多。④胸满，食纳很差。⑤久痢寒滑脱肛。**脉象**：脉弱，濡小。

宾症：**【阴精不固】症象**：①男子遗精梦泄。②女子带多。

治则：当温补脾肾之阳，兼固涩胃肠。胃肠阳虚与脾肾之阳有关，必以补脾肾之阳为主。

方证

1.止脱救痢汤证：陈士铎方[2]。止痢救脱，治下利清谷，或脓血，或大泻如竹筒直下不止，直漏直泄，利无关闭，肢体厥冷，面色淡白，声颤无力。

人参、白术各二两，白芍、茯苓各一两，甘草二钱，肉桂、赤石脂末各三钱。

2.人参赤石脂汤证：吴鞠通方[3]。治久痢，阳明不阖，详见论著2。

人参、赤石脂末各9g，炮姜6g，炒白粳米1合。

3.桃花汤证：吴鞠通方[4]。治热撤里虚，里虚下利稀水，或便脓血。

赤石脂30g，炮姜15g，白粳米2合；虚甚者加人参。

4.理诃散证：章次公方[5]。治五更泄泻。

炮附子、炮姜、煨益智、诃子肉、肉蔻、罂粟壳、乌梅各9g，共末每服3g，一日3次。

5.真人养脏汤证：龚廷贤方[6]，治大人小儿冷热不调，下痢赤白，或如脓血鱼脑，里急后重，脐腹疼痛，或脱肛下坠、酒毒便血并皆治之。

肉桂五分，去芦人参、当归、煨去核诃子、木香、炙甘草、面煨肉豆蔻、芍药、白术、蜜炙枳壳各一钱，上锉一剂，水煎，食前温服。脏寒者加附子一钱制。

论著和讨论

本证候泻痢日久，或过服寒凉或攻下，伤胃肠之阳，致胃肠并连，直出无关，治则当以温补阳气，固涩大肠为法。仲景曰"少阴病，下利便脓血者，桃花汤主之"（《伤寒论》306条），"少阴病，二三日至四五日，腹痛，小便不利，下利不止，便脓血者，桃花汤主之"（307条），"少阴病，下利便脓血者，可刺"（308条）。吴坤安曰："如经攻下太过，以致下焦受伤，肠胃并连，直漏直泄，利无关闭者，阳明关闸已撤也，急用桃花汤重加人参主之。"又说："如下利杂色，六脉沉迟，舌润无苔，或紫色而光，口不渴饮，肠胃并连，直出无关闭者，此脾肾虚寒，关闸不合，元气下泄之证也，急投胃关煎合桃花汤，兼从手阳明以堵截之，或桃花汤重加人参以截之。"邵仙根评："此过用攻下，肾命火衰，胃肠亏乏，滑脱不守，用桃花汤涩以固脱极是。”[7]朱丹溪说：“下痢不治之症，下如鱼脑者，半死半生；下如尘腐色者，死；下纯血者，死；下如屋漏水者，死；下如竹筒注者，不治。”[8]

吴鞠通说：“久痢，阳明不阖，人参石脂汤（组方见方证）主之。”“温病脉，法当数，今反不数，而濡小者，热撤里虚也，里虚下利稀水，或便脓血者，桃花汤（组方见方证）主之”（**叶霖**按：若久利关门不藏，温补不应，腑气欲绝者，始可用之。）[4]“下痢无度，脉微细，肢厥不进食，桃花汤主之。”[3]**张三锡**说：“诸痢坏证，久下脓血，或如死猪肝色，或五色杂下，俗称刮肠痢，乃脏腑俱虚，脾气下脱，再投痢药则误矣。宜用真人养脏汤。”[1]**李梴**说：“气虚色白，如鼻涕冻胶，四君子汤、理中汤，俱补中益气加木香、肉桂、厚朴、茯苓，散风邪，分水道，开胃脘。气分，真人养脏汤（组方见方证）、大断下丸、灵砂苍榆汤。”[9]**何秀山**说：“若久痢寒滑脱肛，宜诃子皮散（诃子、粟壳、炮姜、橘红）一法，以磁石末，食前米饮下，外以铁锈汤洗肛门。”[1]

病案举例

1.**姜春华**治慢性结肠炎：大便次数增多，有血水黏液，神倦疲乏，舌淡脉弱。赤石脂汤：附片、黄芪、当归、桔梗、石榴皮、川楝子各9g，肉桂、川黄连各3g，炮姜、诃子各6g，赤石脂30g，煨肉果1.5g[10]。

又治慢性非特异性溃疡性结肠炎：陈某某，女，45岁，慢性泄泻12年，开始时每天2~3次，最近几年腹泻反复发作，有时一天要泻20余次，水样不消化物，或粪便中挟脓血黏液。曾做乙状结肠镜检查并经西医诊断为“慢性非特异性溃疡性结肠炎”。辗转治疗5年，症状未见改善。姜老诊时见患者面色萎黄，形瘦神倦。常感腹痛里急后重，泻后则舒，旋又腹痛。所泻皆水液脓血，或完谷不化。纳呆足肿，口干低热，苔白中黄，舌质淡，脉细濡。久泻必伤脾肾，气阳虚衰而大肠湿热内蕴，寒热虚实错杂。拟温复脾肾之阳，清泄大肠湿热：黄芪、蚂蚁草、地锦草、红藤各15g，党参、附片、石榴皮、诃子、黄柏、黄芩各9g，炮姜6g，白术30g，黄连3g。此方加减服用14剂后，泄泻渐止，腹痛也平。每天大便1次，无脓血黏液。后又继续以此方为主治疗数月，直至诸症痊愈。其间或因过度疲劳而有反复，再服前方加减，即获正常。经乙状结肠镜复查：肠黏膜正常[10]。

2.**杨渎灵**治杨某某，女，39岁。气郁久痢，元阳下陷，泄泻不觉。胸满，食纳很差，身体瘦削。用《金匮》附子粳米汤加味：制附子、半夏各9g，粳米1杯，甘草15g，大枣10枚，赤石脂30g，1剂泻止。此方为业师戴益生经验有效方。按：方中半夏，以降逆和胃；附片功能祛寒；赤石脂以固涩；粳米、大枣、甘草以和中州而布肾气[11]。

3.**董廷瑶**治李某某，男，13个月，尚未断乳，饮食杂进，初为积泻，泄久不愈，纳呆厌食，缠绵月余，来沪求治。泻利稀滑，日6~8次，腹部平软，小溲尚通，舌淡苔净，也无热度。先予附子理中汤4剂，无效，且泻而滑泄，形色萎倦，睡时露睛，汗出较多，病情已急，除温中扶元外，需用止涩之品，着饮焦米汤代乳：朝鲜参、焦甘草、姜炭、淡附片各3g，炒石榴皮6g，御粟壳4.5g，生龙骨、赤石脂各12g，牡蛎15g，五味子2.4g，陈粳米30g。2剂后滑泄稍和，形神较振，胃气渐动，初露生机，再补涩并进，去牡蛎，姜炭减至1.8g，加炒怀山9g、炒白术6g，以扶脾土。3剂后便见稠黏，日3~4次，汗出减少，饥而欲食，病情出险入夷，嘱进脱脂母乳：米炒党参、炒麦芽、炒怀山、赤石脂各9g，炒白术、炒石榴皮各6g，五味子1.8g，粟壳、焦甘草各3g，炮姜1.5g，5剂安。后以参苓白术散调治收工[12]。

引用文献

[1] 俞根初.重订通俗伤寒论[M].上海：上海科学技术出版社，1959：390，391，448.
[2] 柳长华.陈士铎医学全书[M].北京：中国中医药出版社，1999：860.
[3] 吴鞠通.温病条辨[M].福州：福建科学技术出版社，2010：101，135.
[4] 李顺保.温病条辨集注与新论[M].北京：学苑出版社，2005：376.
[5] 朱良春.章次公医案[M].南京：江苏科学技术出版社，1980：173.
[6] 龚廷贤.中华医书集成·万病回春[M].北京：中医古籍出版社，1999：77.
[7] 吴坤安.伤寒指掌[M].上海：上海科学技术出版社，1959：卷二52，卷三28，卷二52.
[8] 朱震亨.丹溪心法[M].北京：中国书店出版社，1986：59.
[9] 李梴.医学入门[M].天津：天津科学技术出版社，1999：852.
[10] 贝润浦.姜春华教授运用温补清泄双向调节法治疗疑难杂症的经验[J].辽宁中医杂志，1982，(1)：16.
[11] 杨渎灵.久痢不止、腰痛[J].新中医，1978，(6)：24.
[12] 董廷瑶.婴儿泄泻的治疗经验[J].中医杂志，1980，(4)：15.

七、心脾阳虚证（中焦阳虚并病1）（2候）

心脾阳虚证，为心脾气虚不复，累及心脾之阳所致阳气虚弱之证，较心脾气虚证尤为深重。心脾为母子之脏，脾之阳气不足以温养心阳，或心火不能温煦脾土，均可以致心脾阳虚之证。脾之阳气不上温心阳，则可致心阳不振；心阳不足以温运脾阳，则脾阳运化无力，或气滞不行，或水津不化；心主血，脾统血，心脾阳气不能固摄，多致血不归经，络血妄行；心脾阳虚不复，急则可致厥脱，缓则延致虚损。其治则总当甘温益气，辛甘助阳，以复其心脾阳气为法。

证候别称：心阳虚衰，心气衰弱，火衰风动，神气浮越，阳虚风动，阳虚停水，阳虚失血，心阳暴脱，阴阳两损。

病名：［中医］心悸，怔忡，失眠，胆黄症，头眩，目瞤，阳虚水肿，咯血，阳脱，劳损。

证候系统：详见图3-13-37。

本证————心阳不振候

转证————阳气虚逆候、阳虚不化候

变证————阳虚失摄候、阳气虚脱候

图3-13-37　心脾阳虚证证候结构图

（一）心阳不振候（心脾阳虚本证）

心脾阳虚证·心阳不振候，为脾之阳气不足以温养心阳，致心阳不振，神气衰减，杂病家亦通称为心阳虚衰，或心气衰弱之证。其见症虽以心脏之症象显明，但必兼见心脾阳气虚弱之脉症，并以之为主。

通称：火衰风动，神气浮越。

病名：［中医］心悸，怔忡，失眠，目瞤。［西医］风湿性心脏病，房颤。

病因病机：心脾阳虚虚弱，为脾阳不足以温养心阳，致心阳不振，神气衰减，心神不宁。奚凤霖曰："病由脾胃气虚，宗气不足，心气衰弱，心脉不畅而致。"[1]

证象组合：阳虚+神虚+气虚+神扰

主症：**【阳气不振】症象**：①面色萎黄。②稍有畏寒。③大便不实。④食量显减。⑤筋脉拘急。**脉象**：①脉虚涩特甚。②脉至数不调。③脉来细弱，四至一代。**舌象**：①舌淡少华，舌胖而嫩。②舌质紫气。③舌淡苔白。

【神气不振】症象：心慌，叉手自冒心，心下悸欲得按者。

副症：**【气虚不充】症象**：①神疲乏力。②胸闷，活动后加甚。③时见汗出。**脉象**：脉细数。

宾症：**【神志不宁】症象**：①心悸怔忡。②夜不安寐。③眼胞跳动。

治则：当温补脾之阳气，温通心阳为主，佐以重镇安神为法。

方证

1.建中复脉汤证：奚凤霖方[1]。治胸闷心悸，房颤。详见病案2。

生黄芪、白芍各20g，桂枝10g，党参、炙甘草、丹参、苦参、玉竹各15g，干姜3g，大枣6g，龙骨、牡蛎各30g。

2.桂枝加龙骨牡蛎汤合济生归脾丸证：连建伟方[2]。治心悸，详见病案3。

桂枝、炒白芍、炒白术各9g，生姜3片，大枣5枚，龙骨15g，牡蛎24g，党参、黄芪、茯苓各12g，炙甘草、广陈皮各6g。

论著和讨论

本证候心脾阳气虚弱，致心阳不振，心神失宁。奚凤霖说："由脾胃气虚，宗气不足，心气衰弱，心脉不畅而致。"[1]仲景说"发汗过多，其人叉手自冒心，心下悸欲得按者，桂枝甘草汤主之"（《伤寒论》64条）。其治则当以温补心脾阳气为主，佐以通阳安神为法。连建伟曰："温心阳而重镇，益心气而助脾，壮子益母，鼓动少火。""重在壮心阳益心气，候心之阳气来复，则诸证渐除。"[2]

病案举例

1.马元仪治病者叉手自冒心间，脉虚涩特甚，此汗出过多，而心阳受伤也：桂枝、甘草、大枣肉[3]。

2.奚凤霖治诸某，男，47岁。主诉胸闷心悸4个半月。在某院诊断：房颤。但原因不明，曾用地戈辛治疗未奏效而出院。自觉心悸、心慌依然，伴胸闷，活动后加甚，神疲乏力，稍有畏寒，面色萎黄，大便不实，舌胖而嫩，舌质紫气，脉至数不调。来诊时测血压140/90mmHg，心律不齐，心率110~120次/分，血沉、抗O、酶谱等均正常，心电图证实为心房纤颤。当时辨证认为病由脾胃气虚，宗气不足，心气衰弱，心脉不畅而致。治以益气复脉，方用建中复脉汤（组方见方证）。服药7剂，症状较前明显改善，胸闷心悸偶尔发作，脉律较前整齐，脉象带数偶伴结代，乏力神疲等症也较前减轻，面色亦转红润。继续原方服用半个月，胸闷，心悸，早搏等症均消失，复查心电图正常，又1个月后随访未再发作[1]。

3.连建伟治心悸：张某，女，35岁，患有6年之久的风湿性心脏病。医院曾动员其手术治疗。患者不愿手术，要求中医诊治。诊见面色萎黄，心悸怔忡，夜不安寐，食量显著减少，长期休息，不能劳动。按其脉来细弱，四至一代，望其舌淡少华。辨证论治：久病心阳不足故怔忡常作。气为血之帅，心之阳气不足，则心之阴血亦亏。血少神不守舍，故夜不安寐。火生土，心火不足则脾土亦受耗伤，脾伤纳食少进，更无以化生气血。心主血脉，其华在面，开窍于舌。心之气血不足故面色萎黄，舌淡少华。脉细弱而代，细为气血衰败，代为脏气虚弱。是证重在心脾二经，子母俱病。根据《难经·六十九难》"虚者补其母"的治则，重在壮心阳益心气，候心之阳气来复，则诸症渐除。处方（组方见方证2），济生归脾丸12g(吞)，5剂。方中桂枝加龙骨牡蛎汤，温心阳而重镇，参、芪、术、苓、广陈皮，益心气而助脾，合以济生归脾丸养心血健脾气，壮子益母，鼓动少火。脉细弱而代，故重用桂枝辛温通阳。复诊：心悸好转，能睡眠片刻，食量亦有增加。望其舌色依然淡白少华，按其脉已不代，但细弱无力。药已中病，再服原方5剂。三诊：夜寐已安，略有心悸近日咳嗽，痰如泡沫，筋脉拘急，脉缓，苔白润。辨证论治：咳嗽泡沫痰，脉缓苔白润，内有水饮可知。水气不下行，则咳嗽不得安，心亦动悸。阳气不达于四肢，不充于肌表，则筋脉拘急。振奋心阳益气行水，实为当之急：桂枝、炒白芍、炒白术、制半夏各9g，炙甘草、橘红各6g，生姜4片，大枣5枚，龙骨15g，牡蛎24g，党参、茯苓各12g，10剂。是方由桂枝加龙骨牡蛎汤、四君子汤、苓桂术甘汤、二陈汤复方组成，其目的不外乎通阳益气，化湿行水。宗《素问·至真要大论》"奇之不去则偶之，是谓重方之旨"，用复方图治。四诊：患者共服药20剂，现心不悸，夜寐安，纳谷振，咳嗽，筋脉拘急等证亦愈，已能操持家务。继投六君子丸培补气分，嘱其久服，以杜病源[2]。

4.郝文轩治李某某，女，30岁，左眼胞跳动，2个月不愈，前医予虫类搜之无功，舌淡苔白，脉细数，心悸少寐，时见汗出，诊为心阳不振，火衰风动，神气浮越，予仲景桂枝甘草龙骨牡蛎汤加白附子，2剂愈[4]。

引用文献

［1］奚凤霖.房颤治验二则［J］.中医杂志，1982，(11)：19.
［2］连建伟.临床运用桂枝加龙骨牡蛎汤的体验［J］.浙江中医学院学报，1983，(5)：36.
［3］徐衡之，姚若琴.宋元明清名医类案［M］.长沙：湖南科学技术出版社，2006：576.
［4］郝文轩.目瞤管窥［J］.贵阳中医学院学报，1989，(1)：37.

（二）阳虚不化候（心脾阳虚转证）

心脾阳虚证·阳虚不化候，为心脾阳气虚弱，运化乏力，致水液不化，停蓄为水，系因虚以致水停之证，杂病家通称为阳虚停水之证。其见症虽以水气停蓄**主症**象显明，但必兼见心脾阳虚之脉症，并以之为主。

通称：阳虚停水。

病名：［**中医**］阳虚水肿。［**西医**］冠状动脉硬化性心脏病，风湿性心脏病，肺源性心脏病。

病因病机：心脾阳虚虚滞，因心脾阳气不足，运化无力，致水液停蓄不化，而成水蓄之患；气机亦为之郁滞，水气交阻，虚中夹实之证。

证象组合：阳虚+津滞+气滞

主症：【**阳气不振**】**症象**：①面色苍白，面白神疲，唇紫舌淡。②形寒肢冷。③心悸气急，呼吸急促，动则唇紫肢冷汗出。④昏晕。**舌象**：①舌淡苔薄腻。②舌苔薄白。③舌润红。**脉象**：①脉弱。②脉细。③脉沉细重按若无。

【**津不化气**】**症象**：①上午面浮，下午足肿。②下肢肿，下肢凹陷性浮肿。③周身浮肿，头面胸腹足背俱肿，按之没指。④腹水。

副症：【**气化不行**】**症象**：小便癃闭。

【**气机不宣**】**症象**：①胸闷时痛。②胸闷不舒，就寝胸脘窒塞，必欲起立乃舒。③胸闷气急，咳嗽。

宾症：【**气机不利**】**症象**：①右胁痛。②食后嗳气泛恶。③饮食后干呕哕，不得通彻。④胃部作胀不能进食。

治则：当以温补心脾阳气为主，以助其运化；略佐行气消水之品，以疏利其郁滞。

方证

参芪真武汤证：姜春华方[1]。治肺源性心脏病，呼吸急促，下肢凹陷性浮肿，腹水，舌润红，脉弱。

附片6g，茯苓、党参、黄芪各15g，五味子、白术、白芍各9g，干姜3g。

论著和讨论

本证候心脾阳气虚弱，无力运化津液，致水气停滞。故其治则当以温补心脾阳气为主，略佐理气行水之品，兼顾其标。张云鹏等按："(病案2王某某案)系喘息性支气管炎继发感染，慢性阻塞性肺气肿，病在肺、脾、肾三脏。故用附子、桂枝峻补命火，温肾通阳，以强心利尿，改善微循环，使气血畅通；仙茅、淫羊藿温肾助阳，培本清源；黄芪、五味子益肺补脾，益气定喘以利尿；白术配附子健脾益气，温阳利水，消除阴翳而助脾运，以图治本。

配用茯苓、大腹皮子健脾利水，行气消胀；百部、老鹳草、防风肃肺平喘，镇咳祛痰，以治其标。二诊时，肿胀、咳喘、心悸、气急均见减轻，处方减轻附子用量，减去白术、大腹皮子，加用参蛤五味子散以补肺益肾，定喘止咳。三诊时，肿退咳止，唯喘促尚有，故用生、熟地黄，当归、五味子补肾益阴，仙茅、淫羊藿温肾益精参、芪、蛤蚧、五味子益气定喘；更以左、右归丸滋养真阴，温补真阳，补养气血，纳气归元，以资调理。"[1]

病案举例

1.章次公治冠心病：陈女，胸闷不舒，饮食后干呕哕，不得通彻，将近1年，下肢肿亦久不消；胃之不健，实基于心力之微弱，宜其用健胃药无效。处方：炮附块（先煎）15g，上安桂1.2g，白术、怀山药、补骨脂、姜半夏各9g，云茯苓12g，肉豆蔻6g，五味子1.5g，炙甘草2.4g[2]。

又治柴男，心脏病患者，时苦胸中闷，每多与胃病混淆，用健胃剂不能缓其所苦。就寝胸脘窒塞，必欲起立乃舒，两日来更见周身浮肿。处方：炮附块（先煎）、五味子各4.5g，上安桂1.2g（分2次吞服），黄芪皮、补骨脂各9g，炮姜炭2.4g，带皮茯苓15g，仙鹤草12g[2]。

2.姜春华治某，女，60岁，风湿性心脏病史30年，二尖瓣狭窄经手术不复吐血，因劳累复作，引起全身浮肿，头面、胸腹、足背俱肿，按之没指，胸闷气急，胃部作胀，不能进食，肤色苍白，按之而冷，唇紫舌淡，舌苔薄白，脉沉细，重按若无。此乃脾肾阳虚，气滞水肿，拟健脾温肾：附子、桂枝、党参、黄芪、陈皮、大腹皮、槟榔、白术各9g，茯苓15g。服7剂，药后小便量增，渐次全身肿消，目能张，手能握[3]。

又治王某某，男，68岁。哮喘反复发作，春夏轻，秋冬剧，已达15年。近来哮喘持续发作，心悸气急，张口抬肩，呼吸困难，端坐不能平卧，昼夜不已，咳嗽痰多而不爽，畏寒发热，头额汗出，胁下胀满，四肢不温，下肢浮肿，按之没指，尿少色清，唇舌青紫，舌淡，苔白腻，脉沉细而数。X线胸部平片示：两肺透光度明显增强，膈低、运动弱，双肺纹理普遍增重，呈网格状，间隙模糊不清。心外形主动脉弓稍突出，肺动脉段明显膨隆，右心室增大，肺门血管影增粗。心电图检查：心电轴显著右偏，极度顺钟向转位，右心室肥厚，肺型P波。体检：体温37.4℃，面浮紫绀，桶状胸，心率135次/分，心音低，肺动脉第二音亢进，呼吸40次/分，两肺满布哮鸣音，并可闻及湿啰音。诊断为喘息性支气管炎继发感染、慢性阻塞性肺气肿、肺源性心脏病。证属脾肾阳虚，气不摄纳，阴霾充斥，肺失肃降。治拟温阳益气，健脾助运，强心利尿，肃肺化痰：熟附子、黄芪、茯苓15g，桂枝、仙茅、淫羊藿、五味子、白术、槟榔、大腹皮、百部、老鹤草各9g，防风6g。7剂，水煎服。二诊：服上方后，热退肢温，尿量增多，肿胀大减，诸症减轻，已能高枕入睡。舌质青紫已消，苔薄腻，脉细滑。两肺哮鸣音及湿啰音明显减少。再予前法调治[1]。

引用文献

［1］张云鹏.中国百年百名中医临床家丛书·姜春华［M］.北京：中国中医药出版社，2002：142，143，146.

［2］朱良春.章次公先生生平及其学术思想简介［J］.新医药学杂志，1978，（10）：14，15.

［3］姜春华.姜春华论医集［M］.福州：福建科学技术出版社，1986：562.

八、肝脾阳虚证（中焦阳虚并病2）（5候）

肝脾阳虚证，为脾阳虚及肝阳，由中焦虚及下焦之证。多由中焦脾阳不足以温暖肝阳，以致肝阳不足，生气不振，而成肝脾阳虚之证。脾阳不足，则运化失司；肝阳不足，则疏泄乏力；多致肝脾气机郁滞，为因虚以致郁滞之候。脾主统血，肝主藏血，肝脾阳虚则统藏失职，致络损血溢；阳虚则阴盛于内，虚阳浮越于外，甚则亦可致散脱。其治则自当以甘温，温补脾之阳气为主，兼辛甘苦热，以温通而助其肝阳；培土以安木，温肝以暖脾，肝脾同调，土木共荣。

证候别称：肝旺脾弱，肝脾失调，中阳不足，统摄无权，肝气失疏，大虚似实，阳虚肿胀，阳虚失血，虚劳亡血，气血两虚，虚阳浮越，阳虚发热，虚阳欲脱。

病名：［中医］劳疟，低热，阳虚高热，虚胀，阳虚肿胀，震栗，筋弛，偏瘫，久泻，经行泄泻，小腹痛，肝区胀痛，单腹胀，经漏，衄血，便血。

证候系统：详见图3-13-38。

本证————肝阳不振候、脾阳不振候

转证————肝阳失和候、脾阳虚滞候

变证————阳虚不化候、阳虚失摄候、气血失养候、虚阳浮越候

图3-13-38　肝脾阳虚证证候结构图

（一）脾阳不振候（肝脾阳虚本证）

肝脾阳虚证·脾阳不振候，为脾之阳气不足，以致不能分利水谷，阴寒内起，肝木失荣。其见症以脾阳虚与阴盛之脉症为主，可兼见肝阳失荣之症象。

通称：中阳不足，统摄无权。

病名：［中医］慢性腹泻，经行泄泻。［西医］风湿性心脏病。

病因病机：肝脾阳虚虚弱，多系久病，伤残脾之阳气，阳虚则阴盛于内，致脾阳运化无力，水谷难分，且致肝阳失荣。

证象组合：阳虚+阳滞+水泄

主症：【阳气不振】症象：①形体消瘦，面色萎黄。②神困乏力，蜷卧床上。③气短吸微。④心悸不宁。⑤饮食减少。⑥两足微肿。**脉象：**①脉弱。②脉沉细。**舌象：**舌质淡，苔薄白。

副症：【水谷不分】症象：①时痛时胀，大便清稀。②行经时大便溏泄。

宾症：【阳气不行】症象：①腹冷喜暖。②四肢逆冷。③全身疼痛。④下肢麻木。

治则：当温补脾阳，以祛阴浊为主，略佐温肝和肝之品，以调和之。

方证

1.桂附理中汤加味证：肖芳培方[1]。治腹冷喜暖，时痛时胀，大便清稀，详见病案1。

党参、黄芪、白芍各20g，炒白术、炮姜各12g，桂枝、制附片（先煎）各9g，甘草6g。

2.健脾益气方证：朱古亭方[2]。治行经时大便溏泄，日5~6次，两足微肿，神困乏力，舌淡脉弱。详见病案2。

西党参、炙黄芪各15g，怀山药、炒薏苡仁各12g，炒白术、茯苓、白芍、益智仁、炒扁豆、炒谷芽各9g，炮姜炭3g，煨木香6g。

论著和讨论

本证候脾之阳气不足以运化水谷，致阴浊内起，肝阳亦因之失和。肖芳培说："（见病案1）正气损伤，加以腹泻数月，脾肾阳虚，运化吸收功能失常，营卫气血不足，不能荣于四末，因而筋脉失养，增加了肢体的麻痹。"[1]治则以温补脾阳为主，助其运化，略佐温肝和肝，以共调之。朱古亭按："本案（见病案2）所表现的症状，多属脾阳不足证候。行经泄泻，为脾阳不能升运；月经量多为脾虚统血无权；神困倦，脉虚弱等症，均为脾阳虚弱之症。以理中汤合参苓白术散加黄芪、益智仁等，以健脾益气，温运脾阳，经治而愈。"[2]

病案举例

1.肖芳培治余某某，女，46岁，患风湿性关节炎多年，常有关节疼痛、心悸、怔忡、少气等症。1978年2月初由于饮食不慎发生腹泻，经治未愈，形成慢性腹泻。同时关节疼痛加剧，右下肢麻木不仁，乃至偏废不能步履。诊为风湿性心脏病，慢性腹泻，收入住院。观其形体消瘦，面色萎黄，蜷卧床上，并用双手紧紧握住右脚，气短吸微，心悸不宁，饮食减少，腹冷喜暖，时痛时胀，大便清稀，一日5~6次，四肢逆冷，全身疼痛，右下肢麻木不能着地已有半年。其脉沉细，舌质淡、苔薄白。此因久病正气损伤，加以腹泻数月，脾肾阳虚，运化吸收功能失常，营卫气血不足，不能荣于四末，因而筋脉失养，增加了肢体的麻痹。治宜温补脾肾，益气培本，桂附理中汤加味（组方见方证）。患者服上方2剂后，腹泻次数减少（每日2~4次），手足温暖，肢体疼痛及右脚麻木亦减，但仍不能起床，口中和，其背恶寒，脉沉细，舌质淡、苔薄白。再守原方并将桂枝、附子各加3g，日服1剂。连服3剂后，患者饮食增加，身病好转，右脚已能活动。但大便每日仍有2次，脉沉，舌质淡。再宗前方加乌梅15g。《本经》说乌梅去痹利筋脉，止下痢。又连服4剂，腹泻已止，右脚麻木消失.能下楼行走。心悸、短气等症均已好转，但食欲还差，再拟香砂养胃汤以善其后。16天出院，后经随访，患者已恢复工作[1]。

2.朱古亭治章某某，女，26岁。经行或先或后，量多，行经时大便溏泄，日5~6次，两足微肿，神困乏力，舌淡脉弱。此乃脾弱气虚，中阳不足，统摄无权。治当健脾益气（组方见方证）。7剂。复诊：服药后，精神较振，大便渐实，减至日1~2次，药已见效。原方去炮姜炭、炒谷芽、白芍、木香，加制香附9g，砂仁（打）3g，陈皮5g。7剂。三诊：胃纳增，足肿退，大便正常，舌淡红，脉较有力。拟归芍六君子汤善其后，炒当归、白芍、茯苓、炒白术、制香附各9g，西党参15g，清炙黄芪、薏苡仁、香砂六君子丸（包）各12g，砂仁3g，炙甘草5g。10剂[2]。

引用文献

［1］肖芳培.一方同时治愈两种病［J］.新医药学杂志，1979，（4）：28.

［2］朱古亭.经行泄泻［J］.浙江中医学院学报，1983，（3）：56.

（二）肝阳失和候（肝脾阳虚转证）

肝脾阳虚证・肝阳失和候，为肝脾阳气不足，肝阳失和，肝气失疏，而成虚中夹实之证，杂病家亦通称之为肝气失疏之证。其见症虽以肝气郁滞之症象显明，但必兼见肝脾阳气不足与肝血失荣之脉症，故以喻为"至虚有盛候"，大虚似实之证。

通称：肝气失疏，大虚似实。

病名：［**中医**］小腹痛，肝区胀痛，虚胀。［**西医**］慢性粒细胞性白血病，早期肝硬化。

病因病机：肝脾阳虚虚滞，多系久病，伤残肝脾阳气，耗其肝血，肝失所养，疏泄无力，以致肝气郁滞，气失通利，虚证似实，所谓"至虚有盛候"。

证象组合：阳虚+血虚+气滞+气郁+阳郁

主症：【**阳气不振**】**症象**：①面黄不华。②自汗多，汗出淋漓。③不思饮食，晚饭根本不敢吃，吃后胀闷难受，无法安卧。④神倦纳呆。⑤面色灰黄。⑥畏寒肢冷。**舌象**：舌质淡，苔薄黄，苔白滑。**脉象**：①脉洪有力，细切中空，属革脉。②脉微细，脉濡细，沉细无力。

【**气机不利**】**症象**：①下腹剧痛，拒按，痛无休止。②小腹胀痛，痛甚时得矢气稍减。③胸腹胀满，上气喘急。④肝区胀痛。

副症：【**血虚失养**】**症象**：①消瘦。②面色潮红。③盗汗。④经闭。

【**气机不宣**】**症象**：①脘闷。②不能饮食。③肠鸣。

宾症：【**阳气不和**】**症象**：①心悸。②皮肤瘙痒。

治则：当以温补肝脾阳气为主，兼以养肝之血，略佐疏肝理气之品，以调和之。

方证

补肝汤证：张伯臾方[1]。治早期肝硬化，肝区胀痛，神倦纳呆，面色灰黄，畏寒肢冷，盗汗，经闭，苔白滑，脉沉细无力。详见病案4。

熟附块、生白术、炒白芍各9g，桂枝6g，炙甘草、青皮、陈皮各4.5g，当归12g，鸡血藤15g。

论著和讨论

本证候肝脾阳气亏损，肝血不足，肝气有余，郁滞失其通利，因虚致实之证。其治则当以温补肝脾阳气为主，兼养肝血，略佐疏肝利气之品，以共调和之。严世芸按："本例（见病案1）早期肝硬化为辨证属于肝气肝阴虚者。古人谓肝脏体阴而用阳，在病理表现上，肝阴肝血可虚，肝气肝阳其用总属太过。张老（张伯臾）医生以为，此说片面。五脏皆有阴阳，皆可有阴阳之虚，为何唯独肝气肝阳无虚之有？据张老医生的体会，在肝炎肝硬化的病例中，肝气虚、肝阳虚并非少见，症可见肝区隐痛或胀痛绵绵，劳累则加剧，神疲乏力，腹胀纳呆，面色萎黄或灰滞，悒悒不乐，甚或畏寒肢冷，舌质淡红胖，苔白或腻，脉虚细弦或沉细无力，并常与脾气弱，脾阳虚同见。治疗当以益气、温阳、补肝、健脾为原则，用参、芪、附子、白术、茯苓、白芍、枣仁、乌梅、木瓜之类。若对此类病人，反用疏肝泄肝，投以大量理气活血之品，必致戕伐太过，更虚其虚。"[1]

病案举例

1.**张伯臾**治王某某，女，49岁，早期肝硬化，肝区胀痛，神倦纳呆，面色灰黄，月经二月未转，近来畏寒肢冷，盗汗，经闭，苔白滑，脉沉细无力。肝气虚，脾阳弱，拟温阳而补气血，补肝汤（组方见方证）[1]。

2.**蒲志孝**治龙某某，男，47岁，上气喘急，面黄不华，述两年前因过度愤怒而致胸腹胀满，以后饮食逐日减退，渐至不思饮食，前后服中药50余剂，并兼用酵母片，维生素B_1片等助消化药，但并未好转。近半年来，晚饭根本不敢吃，吃后胀闷难受，无法安卧。自汗多，脉微细，舌质淡、苔薄黄。此乃郁怒伤肝，久之则气虚，疏泄不行，用党参、黄芪各24g，附片、干姜各3g，当归、桔梗、白芍、五味子各9g，红参15g，枳实4.5g。大补肝气，兼佐通调，3剂后矢气频转，胸腹胀痛减轻十之八九，5剂后完全好转，遂停药上班工作[2]。

3.**朱世敏**治蔡某，女，48岁。患者绝经已半年，小腹胀痛难受3月余，经内、妇科作多种检查，均无异常发现。服止痛药、大黄苏打、谷维素等药稍效。痛甚时得矢气稍减。面黄，消瘦，纳减，苔薄，脉濡细，此为脾胃失健，气机不利。拟益气健脾，理气消胀。方用香砂六君汤加枳壳、大腹皮、九香虫、鸡内金。先后服药17帖，虽药后得矢气胀痛减轻一时，终则依然。遂考虑七七之年，任脉虚、太冲脉衰少，天癸已竭，肾气不充。于原方加温补肾阳之苁蓉9g，巴戟肉9g，紫石英15g。3帖后胀痛悉除。再进10帖精神亦旺，食欲也馨。半月后体力恢复，由长病假而复工。随访2年余腹痛未作[3]。

4.**高桂郁**治杨某某，女，38岁，患慢性粒细胞性白血病数年之久，几月来表现气血俱虚，以人参养荣汤、大建中汤之类治疗，曾有小效，但因脾大，白细胞上升不得不用马利兰，后因急性发作住院内科。一天忽然下腹剧痛，拒按，痛无休止，汗出淋漓，面色潮红。如此已一昼夜，用杜冷丁（盐酸哌替啶）合安眠药仅能睡1~2小时即因痛而醒，醒来即疼痛呼嚎，脉洪有力，细切中空，属革脉。结合病史，本血虚，肝藏血，体阴用阳。此肝体虚，用太过。肝脉络少腹，故肝气急而腹痛剧。"至虚有盛候"也，投以大剂甘缓和中、补气养血之品：黄芪、党参、熟地、酒制白芍、桂枝、杞果、菟丝子、鹿角胶、白术、甘草、山萸肉、天冬、麦冬。2剂后痛止[4]。

引用文献

［1］严世芸.张伯臾医案［M］.上海：上海科学技术出版社，1979：49.
［2］蒲志孝.肝气、肝阳虚简论［J］.新中医，1979，(3)：13.
［3］朱世敏.温补药治疗妇人小腹痛［J］.上海中医药杂志，1983，(7)：15.
［4］高桂郁.临床辨证浅议［J］.中医药学报，1984，(4)：20.

（三）阳虚失摄候（肝脾阳虚变证1）

肝脾阳虚证·阳虚失摄候，为肝脾阳气不足，统藏无力，血络失于固摄，致络损血溢，杂病家亦通称为阳虚失血，或虚劳亡血之证。其见症虽以络血不固之症象显明，但必兼见肝脾阳气不足之脉症，并以之为凭。

通称：阳虚失血，虚劳亡血。

病名：［**中医**］经漏，衄血，便血。［**西医**］溃疡病出血，出血性休克，原发性血小板减少性紫癜。

病因病机：肝脾阳虚虚滑，常由久病脾肝阳气伤残，脾阳不足以统血，肝阳不足以藏血，络血失其固摄，致络损血溢，甚则滑脱不禁；肝阳失其肝血之涵养，致虚阳上浮，扰动血络，络血更加不固。

证象组合：阳虚+气虚+血滑+阳浮

主症：【**阳气不振**】**症象**：①下肢冷痛。②脸色苍白不华。③汗出肢冷。④唇甲苍白。**舌象**：舌质淡苔白，苔薄白。**脉象**：①脉虚。②脉弱。③细沉。

【**络血不固**】**症象**：①齿缝经常出血。②衄血如注。③大便色黑。④月经色淡，量多。⑤周身红点。⑥紫癜密布。

副症：【**气虚不充**】**症象**：①常常心慌，气短，经期气短现象尤剧。②四肢无力。③头晕神倦。④气怯面黄。

宾症：【**阳气浮越**】**症象**：①心悸不宁。②口干不欲饮。③齿痛无红肿。

治则：当以温补肝脾阳气为主，佐以养阴止涩，以兼固其标本。

方证

1.**参附龙骨牡蛎汤证**：张伯臾方[1]，治十二指肠球部溃疡并出血，出血性休克，大便色黑，日久不止，面色晄白，头晕神倦，汗出肢冷，舌淡脉细。

党参、煅龙骨、煅牡蛎各30g，阿胶15g，炒白芍18g，熟附片、炙甘草各9g。

2.**黄土汤加减证**：叶缨卿方[2]。治衄血，血多，痛在心下，详见病案3。

白术、阿胶、黄芩、生地、甘草各9g，附子6g，赤石脂24g。

论著和讨论

本证候肝脾阳气不足以固摄血络，肝失血养，虚阳上浮，更加扰动其络血，致血滑失固。其治则当以温补肝脾阳气为主，以助其统藏之职，兼以养阴潜阳，以摄其浮阳，略佐止涩之品，以固其血络。

病案举例

1.**蒲志孝**治经漏：胡某某，女，37岁。因精神过度刺激而休克，经休养治疗基本好转。从此后齿缝经常出血，常常心慌，气短，四肢无力，下肢冷痛，夏天午睡也必须用棉被盖住下肢，否则必痛。月经色淡，量多，每次7天方止，经期气短现象尤剧。如不用人参桂圆煎汤代茶，连说话都感困难。发作厉害时经血顺腿流下，只能在床上静卧。脸色苍白不华，舌质淡、苔白，脉虚。此因过度刺激，精神内乱，致血妄行，迁延日久，阳气衰败，致阴血不藏不统，或从上溢，或从下漏，治在肝脾，大补阳气为主，佐以养阴止涩。时值炎夏，少佐苦寒：党参、黄芪各24g，黑姜、枳实各3g，白芍12g，锁阳、枸杞、地榆炭各15g，附片、蒲黄炭各6g，黄连4.5g。二诊：药后月经3天即止，精神倍增，以往经期皆卧床休息，此次照常上班，甚至去外地出差，食量增加，只是白带增多。脉象较前诊稍有力，苔薄白，质正常。此肝脾阳气来复，行藏血统血之权，仍守原意，稍佐利湿：党参、黄芪各24g，黄连、附片各4.5g，干姜、枳实各3g，当归炭、白芍各9g，锁阳、薏苡仁各15g。以后，月经即渐获正常[3]。

2.**邹云翔**治衄血（原发性血小板减少性紫癜）：王某某，女，41岁，口腔衄血如注，周身红点，紫癜密布不宁，口干不欲饮，齿痛无红肿，其怯面黄，唇甲苍白，头昏而晕，心悸，舌淡苔薄白，脉沉细无力。气阴两虚，虚火上炎，病在肾心脾，补气滋阴，益肾潜阳，摄血养血：绵黄芪、活磁石、旱莲草、碎补、川石斛各15g，太子参、当归、白芍、枸杞、血余炭各9g，阿胶6g，红枣5枚，姜炭1.5g，附片3g，肉桂0.9g。症状减轻，齿衄依然，原方益。

以温经摄血，加炮姜1.5g。药后血泡已无，齿衄未已加肉桂粉0.9g吞服[4]。

3.叶缦卿治谢某某，女，24岁，鼻衄已5年，每次鼻血来很多，半月来并有腹痛，痛在心下，头晕，但月经正常。舌净无苔，脉缓弱。辨证：连年鼻衄，月经正常，说明与经闭之逆从口鼻而出者不同。其腹痛，头晕，晕甚时看不见物，脉缓弱，皆由脾虚失摄，气血两虚，肝气乘脾犯胃，肝胃不和所致。治则：补益脾胃，清肝止痛止血，拟用黄土汤加减治之（组方见方证），水煎服，2剂。二诊：药后鼻衄大减，仅偶有少量流出，兼有口渴。脉略大，肝火未清，宜清泻肝火，缓解胃痛：柴胡、玄参、生地各12g，黄芩、泽泻各9g，甘草、车前各6g，赤石脂24g，竹叶、栀子各9g，水煎服，1剂。三诊：服上方后胃痛大减，脉缓弱，应补益脾脏，增强统摄功能，投归脾汤为治当归身、白术、黄芪、党参、远志、茯神、酸枣仁、桂圆肉各9g，木香、甘草各6g，水煎服，1剂。四诊：上方服后，夜间又流少许鼻血，脉沉弱，仍应以黄土汤为治，增强其摄血功能。守三诊方再服。2个多月后，患者来诊说，鼻衄已基本痊愈[2]。

引用文献

［1］严世芸.张伯臾医案［M］.上海：上海科学技术出版社，1979：63.
［2］叶缦卿.鼻衄［J］.新中医，1981，（4）：28.
［3］蒲志孝.肝气、肝阳虚简论［J］.新中医，1979，（3）：15.
［4］邹云翔.邹云翔医案选［M］.南京：江苏科学技术出版社，1981：270.

（四）气血失养候（肝脾阳虚变证2）

肝脾阳虚证·气血失养候，为肝脾阳气不足，阴血生化无源，肝血脾气两亏，不能荣养于内外，杂病家通称之为气血两虚之证。见症虽以经络与清空之症象显明，但必兼见肝脾气血不足之脉症，并以之为主。

通称：气血两虚。

病名：［中医］震栗，筋弛，偏瘫。

病因病机：肝脾阳虚虚弱，多系久病，或过投发散或寒凉克削之剂，耗伤脾之阳气，肝之阴血，以致气血两虚，内不养于神气，外不荣于经络，上不充于空窍。

证象组合：气虚+血虚+神虚+清空+经络

主症：【气虚失养】症象：①面色不华。②食纳呆钝。③震栗，身摆摆振动欲坠。**舌象：**苔薄白，质淡红。**脉象：**脉微细。

【血虚失荣】症象：①色白夭而不泽。②皮肤发黄。③面色萎黄。

副症：【神气不振】症象：精神委顿。

【清窍失养】症象：①头左右摇摆不定，齿颤颤叩击有声。②言语不利，口角流涎。③不能言语。

宾症：【络脉不荣】症象：手抖抖蠕动，行立振掉，震颤不能自控，激动时加剧，入寐则停止。

【经脉不荣】症象：①肢体酸痛。②左腿较右腿长，疼痛无法行走，左腿无力支持。③右侧手足突然瘫痪。

治则：当温补脾之阳气，滋补肝之阴血，气血双补为主，以营其经络空窍；略佐行经通络之品，兼顾其标。

方证

1.补肝温阳方证：蒲志孝方[1]。治外伤筋弛，详见病案1。

党参、黄芪、菟丝子各15g，牛膝9g，当归6g，附片4.5g，白芍12g，木瓜、片姜黄各3g。

2.温养筋脉方证：刘常春方[2]。治感冒疏风发表之剂后，出现震栗，详见病案2。

党参15g，黄芪30g，白术、当归、白芍、熟地、附子、云茯苓各10g，炙甘草6g，生姜3片，红枣4枚。

论著和讨论

本证候肝脾阳气阴血两虚，不能荣于空窍与经络，治则当温补脾之阳气，滋补肝之阴血为主，略佐行经通络之品，标本兼顾。蒲志孝说："肝气虚的证候，与肝功能活动的范围关系极大。肝主血液之贮藏和调节，又主全身之筋的活动。同时精神情志的调节，也与肝气有密切关系。肝气对气血、精神、消化的影响，中医称为疏泄。肝脏气虚用怯就会表现出肝脏功能活动的低下或虚性亢奋。前者常见于肝气虚，后者多见于肝阳虚。临床上，常可见到由肝气虚以至升发疏泄无权，使肝失其条达之用，证见胁肋满闷，四肢乏力，懈怠、不耐疲劳，易怒，懒言，精神不畅，喜悲恐，善太息，腹胀，不思食，食则胀甚，嗳气，振战，口干酸苦，不甚思饮，视力减退，头痛而昏重（尤以前额颠顶，太阳穴处为突出），巩膜微黄，脉沉细或弦数，舌苔白腻或黄腻。这些症状的出现，都是由于肝气虚而疏泄不行，影响到气血、精神、消化等功能活动的结果。"[1]

病案举例

1.蒲志孝治外伤筋弛：马某某，女，10岁。球赛时摔伤左股后，摔伤处疼痛逐日加重，渐至行动困难，仅能勉强行走几步，端坐时两腿相比，左腿比右腿长4cm。某伤科诊为髋关节脱位，旋行还位手术3次，症状仍如上述。脉沉细，舌质淡，苔薄白，此系跌挫伤筋，日久弛张，无力束骨，故而左腿较右腿长，疼痛无法行走，即使勉行几步，也是身体歪斜，左腿无力支持。肝主筋，法当补肝温阳（组方见方证）。每日1剂，每剂3煎，日3服。4剂后，两腿长短基本一致，痛亦减轻，可行走里许。服至6剂后，遂停药调养，暂停过多行动，月余而痊愈[1]。

又治偏瘫：梁某某，男，12岁。家长主述：患儿一二月中，先后患感冒、化脓性扁桃体炎，连续发烧，故频频使用各种抗生素，解热镇痛药，激素及大剂苦寒清解类中药。二月下旬，右侧手足突然瘫痪，且不能言语。舌苔白，脉细。儿童本为稚阳之体，经大剂苦寒重损肝肾阳气。肝主筋，筋主收引；肾主骨，生髓，通于脑，故发为偏瘫，不语。治宜大补肝肾阳气，佐以通络：党参、黄芪各24g，锁阳15g，菟丝子、枸杞、白芍、淫羊藿各9g，附片、怀牛膝各6g，龙马自来丹（一日1次，每次0.3g）。3剂后右腿可以屈伸，7剂后可以站立。1个月后可以行走。3年后家长来告：患儿3个月后康复，唯思考问题不够敏捷尔[1]。

2.刘常春治陈某，女，62岁，感冒疏风发表之剂后，出现震栗，身晃晃振动欲坠，头左右摇摆不定，齿颤颤叩击有声，手抖抖蠕动，行立振掉，言语不利，口角流涎，时轻时重，历时2月余。精神委顿，面色不华，肢体酸痛，食纳呆钝，震颤不能自控，激动时加剧，入寐则停止，脉微细，苔薄白，质淡红。属气血亏虚，筋脉失养，以补气血，温养筋脉（组方见方证），5剂，身震大为减轻，原方10剂，震栗完全消失，精神振作[2]。

引用文献

［1］蒲志孝.肝气、肝阳虚简论［J］.新中医，1979，（3）：12，14.
［2］刘常春.震栗症治验一则［J］.中医杂志，1982，（8）：66.

（五）虚阳浮越候（肝脾阳虚变证3）

肝脾阳虚证·虚阳浮越候，为肝脾阳气不足，阳虚则阴盛于内，迫其虚阳浮越于外，甚致脱绝，杂病家通称之为虚阳欲脱，亦称阳气暴脱之证。见症以阳浮与阳脱之脉症显明，但可兼见肝脾阳虚与阴盛之脉症。

通称：虚阳欲脱。

病名：［中医］阴斑，白斑。

病因病机：肝脾阳虚虚脱，由于肝脾阳气伤残，阳虚则阴盛，阴盛于内，则迫其虚阳外散，浮越于上，甚则致阳气散脱，为阳虚阴盛之重证。

证象组合：阳虚＋阳浮＋阳滞＋阳脱

主症：**【阳气不振】症象**：面白肤冷。**脉象**：①脉沉细。②脉沉微。

【阳气浮越】症象：①斑纹现于胸背手足，点稀色淡。②牙龈冻裂溃烂。

副症：**【阳气不行】症象**：①皮肤青紫成团。②青紫见于足则不能移，见于臂则手不能举，见于腮而不能言。

宾症：**【阳气脱绝】症象**：①心悸。②昏眩欲绝。**脉象**：脉沉微细迟。

治则：当急于温补阳气，以祛阴凝，回阳固脱为主，兼以滋阴养血，以收其浮越。

方证

1.大建中汤证：董废翁方[1]。治胸背斑纹，点稀色淡，脉沉细而迟，胃气虚极。

黄芪、白芍、人参、当归、黑附、甘草、半夏、肉桂心、生姜、大枣。

2.十四味建中汤证：姚国美方[2]。治吐汗下候，损伤胃阳，阳气无所依。

蜜炙黄芪、人参、土炒白术、茯苓、炙甘草、姜半夏、酒当归、酒炒白芍、熟地、川芎、麦冬、肉苁蓉、附子、肉桂。

论著和讨论

本证候肝脾阳气虚衰，阴盛于内，迫其虚阳浮越于外，立有脱绝之险。董废翁曰："胃气虚极，一身之火，游行于外。"[1]救治之则，当急急温补阳气，以祛阴凝，回阳固脱为主；兼以滋阴养血，以收其浮越而敛其耗散。何秀山说："阴斑，内伤肾阳，阳被阴遏，脉沉细或沉微者，则以真武汤加高丽参、鹿角尖；通脉四逆汤加人参、鹿茸温补阴凝以补托之。"何廉臣曰："阴斑白斑，主温补气血，如复脉汤，人参养荣汤之类；甚则扶阳暖血，如参附养荣汤，归芪建中汤之类。"[4]必以阳回则阴凝可消，而脱竭可免。

董废翁说："有内伤元气不足之症，误作外感，虚火游行于外，亦发斑。第脉虚大，倦怠，懒于言动，自汗为异耳。内伤发斑者（斑纹现于胸背，点稀色淡，脉沉细而迟），胃气极虚，一身之火，游行于外，宜补以降之，大建中汤（组方见方证）。"[5]姚国美说："斑纹现于胸背手足，唯点稀色淡，其脉沉细且迟，与上述阳斑迥异，或因误汗吐下，损伤胃阳，以致阳邪无所依附，散于肌表，或因肾阳大虚，阴盛于下，逼其无根之火，越于皮肤。中虚宜十四味建中汤（组方见方证）保元气，下虚宜附子理中汤以挽浮阳。"[2]

病案举例

齐有堂治萧以德，患阴寒，面白肤冷，皮肤青紫成团，见于足则不能移，见于臂则手不能举，见于腮而不能言，牙龈冻裂溃烂，时心悸昏眩欲绝，此阳虚阴盛，主生熟附子、参、芪、茸、术，历两旬而愈[1]。

引用文献

[1] 徐衡之，姚若琴.宋元明清名医类案［M］.长沙：湖南科学技术出版社，2006：407.
[2] 姚国美.姚国美医学讲义合编［M］.北京：人民卫生出版社，2009：178.
[3] 俞根初.重订通俗伤寒论［M］.上海：上海科学技术出版社，1959：285.
[4] 何廉臣.重订广温热论［M］.福州：福建科学技术出版社，2010：121.
[5] 高鼓峰.医宗已任篇［M］.上海：上海科学技术出版社，1959：183.

九、脾肾阳虚证（中焦阳虚并病3）（11候）

脾肾阳虚证，为脾肾阳气内伤致损之证。多系肾阳素虚，命门之火不能暖蒸中焦，以致脾阳不足，运化无权，而成内伤脾肾阳虚证。古人谓："多见于酒色之辈。"何廉臣曰："酒湿伤脾，色欲伤肾。"[1]然病中过投寒凉克伐，耗伤脾肾阳气，何廉臣曰："大剂峻逐，频进不休，力求速愈，初服少效，久必伤残脾阳，又用攻坚分消，更损肾阳，重伤气化，病势至此，本不可为。"[1]大病久病亦可至脾肾阳虚。

《灵枢·营卫生会篇》云"营出中焦""卫出下焦"，故脾肾阳虚，外不能充于卫阳，则表阳虚，甚则损及营卫；肾为先天之本，脾为后天之本，二本阳虚，内则不能鼓动清阳，致不能升举反而下陷；脾阳虚则运化无权，肾阳虚则不能化气行水，久成水聚，成肿成胀，仍属阴水之例。气化不行而成冷淋、虚淋；阳虚不能固摄，而为洞泄、飧泄、肾泄；肾虚不能纳气，脾虚则失于固摄，甚则元海无根，火不归原，虚阳浮越于上，则有戴阳格阳而厥脱之变；久虚不复，必渐入损途，肾为水火之脏，阴阳同宅，阳损不复，必渐及于阴，而为阴阳两损之证。

脾肾阳虚证，已亏及先后二天之本，虚证至此，根本已经动摇，何廉臣谓"病势至此，本不可为，……温补脾肾，以救残阳"[1]。其治则总当以温壮脾肾阳气为主，尤当大补命门之火，以壮脾中之阳。然古人有"补脾不若补肾"或"补肾不如补脾"之说，究其所论，二者均不可偏废。温壮肾阳，助命火以温脾土，"釜底无薪，必须釜底添薪"，以助脾阳，腐熟运化水谷，系补火生土之正法。然温补脾阳，以振仓廪，则水谷精微以充先天，汉·刘安《淮南子》所谓"得谷者昌"，古人有"胃阳复，则诸阳可复"之说。是故补脾补肾，当视其病情而定其偏重，不可以一概定论。

证候别称：火土不足，火不生土，肾气虚寒，命门阳衰，脾失温养，精髓空虚，下元不足，命火虚衰，下元火衰，气化无权，表阳不固，肾失封藏，带脉失固，冲任不固，清气不升，中气下陷，清气下陷，阳陷入阴，脾失健运，水泛为痰，阳虚水泛，阳虚冷秘，阳虚失血，虚阳浮越，虚阳上逆，火不归经，肾气上冲，阳气暴脱，阴盛格阳，阴证似阳，水极火化，上盛下虚，阴盛格阳，亡阳虚脱，营卫虚损，气血亏损，阴阳两亏，阴阳亏损。

病名：［**中医**］阳虚伤寒，阳虚感冒，漏汗，自汗，误汗亡阳，阳虚发热，虚劳，泄利亡阳，戴阳，慢惊风，五软，少阴三疟，眩晕，痴呆，咳痰，鼻渊，格阳呃逆，多唾，齿寒症，失语症，口渴，消渴，飧泄，洞泄，久泻，久痢，肾泻，后重，便秘，虚闭，阴结，虚胀，虚满，阴水，疳肿，肿胀，癃闭，冷淋，虚淋，小便不禁，遗精，阳痿，腰痛，痿躄，月经过多，月经先期，月经后期，经行发热，经行便泄，闭经，不孕，崩漏，漏血，小产，滑胎，白带，漏乳。

证候系统：详见图3-13-39。

本证————脾阳不振候、脾阳虚滞候、肾阳不振候、肾阳不化候
转证————卫阳不固候、营卫虚弱候、阳虚不化候、阳气虚结候
变证————阳虚失纳候、阳虚失固候、阳虚失摄候、火不归原候
　　└————虚阳浮越候、阳气虚脱候、阳气虚损候、阳损及阴候

图3-13-39　脾肾阳虚证证候结构图

引用文献

[1] 俞根初.重订通俗伤寒论［M］.上海：上海科学技术出版社，1959：266，378.

（一）脾阳不振候（脾肾阳虚本证1）

脾肾阳虚证·脾阳不振候，为脾阳虚而不复，虚及肾阳，肾阳不足以温煦脾土，脾阳更形不振，杂病家通称之

为火土不足，或肾气虚寒，火不生土之证。其见症虽以脾阳不振之脉症为主，但必兼见肾阳不足之脉症。

通称：火土不足，肾气虚寒，火不生土。

病名：［**中医**］飧泄，洞泄，久泻，经行便泄。［**西医**］慢性肠炎，肠神经官能症，慢性结肠炎。

病因病机：脾肾阳虚虚弱，或由久泻伤残脾阳，久虚不复，损及肾阳；或由其人肾阳素虚，肾火不能温煦脾土，脾阳更形不振，无力腐熟水谷，以致水谷不分，阴浊内盛。

证象组合：阳虚+阳滞+水泄

主症：【**阳气不振**】**症象**：①形体消瘦，面色皖白，面色萎黄，面容憔悴，表情淡漠。②气短息促，动则尤甚。③畏寒肢冷，手足俱冷。④腰酸腿软。⑤倦怠嗜卧。⑥饮食不思，不食。⑦泄泻日久，受凉则泻。**舌象**：①舌质淡。②舌淡胖，苔白薄。**脉象**：①脉濡细。②脉沉细，尺部尤弱。③脉虚数，重按则空。

副症：【**水谷不分**】**症象**：①大便稀溏，稀如水样。②下利完谷不化。③直倾无度。

宾症：【**阳气不行**】**症象**：①畏寒肢冷。②腹痛。③脘腹胀满。④食后辄胀饱闷，必大泻后快。

治则：当以温补脾之阳气为主，兼以温补肾阳，脾肾双补，始克有济。

方证

1.补火生土散证：邹云翔方[1]。治肠神经官能症，慢性泄泻10余年，详见病案2。

土炒党参、土炒白术、炒扁豆各90g，土炒山药、炒薏苡仁、炒莲子各120g，炙鸡内金60g，炒干姜、炙甘草各30g，肉桂15g，炒黄陈米750g，共研，每日2次，每次2匙，砂糖少许，开水调。

2.温补脾肾方证：陈大年方[2]。治经行便泄，稀如水样，详见病案3。

制附片1.5g，焦白术（土炒）、补骨脂、党参各9g，巴戟肉（盐水抄）、煨木香各3g，煨肉果4.5g，煨姜1片，大枣5个。

论著和讨论

本证候脾肾阳虚，肾火不足以温脾阳，脾阳无力腐熟水谷，其治则当以温补脾之阳气为主，以助其运化，兼以温补肾阳，以助其腐熟，古人喻为“肾阳不足，釜底无薪，必须釜底添薪”。即脾肾双补之法。陈士铎说：“人有饥渴思饮食，饮食下腹便觉饱闷。必大泻后快，或早或晚，一昼夜数次以为常，面色黄瘦，肢肉减削，此非胃气之虚，乃脾气之困也。宜治脾，兼宜肾中之火。方用奠土汤：白术、茯苓、山药各一两，砂仁五分，人参五钱，萝卜子二钱，附子三分，半夏、补骨脂各一钱。加味四君子汤亦效：人参、小茴香各三钱，白术、山药各一两，肉桂、萝卜子、甘草各一钱，肉豆蔻一枚，茯苓五钱。”[3]

费伯雄说：“肾气虚寒，腹痛下利，完谷不化，手足俱冷者。立命开阳汤主之：干紫河车（切）、茯苓各6g，补骨脂（核桃肉拌炒）、益智仁、当归各4.5g，制附片2.4g，白术、小茴香、乌药各3g，木香1.8g，煨姜3片。”[4]

病案举例

1.雷少逸治倪某，患泻不瘳，服芩、连、芦、葛等药，未获中机。脉之，神门小弱，余皆弦缓，舌色少荣，苔白而薄，直倾无度，腹痛溺黄，是先天素弱，伏邪深陷。脉弦腹痛，木乘土位，溺黄者夹湿，当补先后二天，兼平肝渗湿：白术、党参、菟丝子、补骨脂、防风、白芍、泽泻、茯苓、葛根、木香、荷叶。一日1剂，5剂，痛泻并愈[5]。

2.邹云翔治肠神经官能症：惠某某，男，61岁，慢性泄泻10余年，日3~4次，稍受凉，或食油腻晕菜，则泄泻增多，能纳能化，舌淡苔白满布，脉右关两尺虚细，重按则空。当补火生土（组方见方证）。经服3料，泄泻即止，能食油荤。3年随访，未复发[1]。

3.陈大年治王某，经行便泄，稀如水样，日行数次，经色不鲜，量多，面色萎黄，舌淡胖，脉濡细。乃火土不足也，治拟温补（组方见方证）。按：本案乃肾阳不足，釜底无薪，故用附片、巴戟肉盐水炒以温肾，是釜底添薪之意；土炒白术以健脾[2]。

引用文献

［1］邹云翔.邹云翔医案选［M］.南京：江苏科学技术出版社，1981：177.
［2］王大增.著名中医妇科专家陈大年的临床经验［J］.上海中医药杂志，1983，（11）：12.
［3］柳长华.陈士铎医学全书［M］.北京：中国中医药出版社，1999：854.
［4］张元凯.孟河四家医集［M］.南京：江苏科学技术出版社，1985：81.
［5］雷丰.时病论［M］.北京：人民卫生出版社，1964：50.

（二）脾阳虚滞候（脾肾阳虚本证2）

脾肾阳虚证·脾阳虚滞候，为脾肾阳气俱虚，肾阳不足以温煦脾土，脾阳运行乏力，以致中气郁滞，系因虚致滞，虚中夹滞之证，亦“至虚有盛候”之类。其见症虽以中气郁滞之症象显明，但必兼见脾肾阳虚之脉症，并以之为凭。

通称：命门阳衰，脾失温养。

病名：［中医］慢性腹泻，虚胀，虚满。［西医］慢性肠炎，慢性结肠炎。

病因病机：脾肾阳虚虚滞，多系久病，伤残脾肾阳气，肾阳不足以助脾阳，则脾阳运化乏力，以致不能腐熟水谷，中气郁滞不行。

证象组合：阳虚+气滞+气郁+水泄

主症：**【阳气不振】症象**：①面色少华。②四肢不温，畏寒肢冷。③气短息促，动则尤甚。④倦怠嗜卧。⑤饮食不思。⑥腰酸腿软。⑦足腿浮肿。**舌象**：舌淡。**脉象**：①脉细。②脉沉微。

【气机不利】症象：①腹胀。②食入辄胀，食不化，食后脘腹胀满。③腹痛肠鸣。

副症：**【水谷不分】症象**：①便溏，尿少。②大便不调，有时便秘，有时稀溏。

宾症：**【气机不宣】症象**：泛酸，恶心欲吐。

治则：不在于消导，而当温补脾肾阳气为主，以助其运化为法。

方证

1.健脾温胃熏补命门方证：姚尊华方[1]。治腹泻已2年多，大便水样，状如米汤，面黄肌瘦，腹胀虚膨，恶寒喜暖，手足厥冷，小便清长，舌苔白，脉沉细，详见病案4。

党参、黄芪各15g，茯苓20g，白术、干姜、炙甘草各10g，山药25g，附子6g，肉桂、补骨脂各5g。

2.益肾健脾温暖下元方证：饶宏孝方[2]。治畏寒肢冷，腰酸腿软，倦怠嗜卧，饮食不思，食后脘腹胀满，大便稀溏，详见病案5。

党参15g，黄芪、炒白术、附片（先煎）、炒杜仲、枣皮各12g，怀山药20g，肉桂（冲）3g，补骨脂10g，砂仁、五味子、益智仁各9g。

论著和讨论

本证候脾肾阳虚，肾阳不足以助脾阳，则腐熟不及，运化乏力，尤在泾曰：“命门阳衰，脾失温养，不克健运。”[3]中气郁滞，为因虚致滞之证。王雨三说：“肾为胃之关，肾中之水火两亏，即土无水润，而食不能进，火不生土，故饥而不欲食，脉必沉微，用附桂八味丸。”[4]其治则当以温补脾肾阳气为主，以补助化，故尤在泾曰“法当温补下焦”[3]，或略佐消导行气之品，以兼顾其滞。姚尊华按：“本病例（见病案4）初为脾虚泄泻，脾阳不足导致肾阳虚衰。命门火衰又影响脾腐熟水谷功能，二者相互影响，泄泻缠绵难愈而达2年之久，遂在健脾温胃基础上，加入附子、补骨脂等药以温补肾阳，脾肾同补，得收良效。2年后随访，未见复发。”[2]

病案举例

1.尤在泾治命门阳衰，脾失温养，不克健运，食入辄胀，法当温补下焦，肾气丸去桂加沉香、椒目[3]。

2.沈仲圭治崔某某，女，16岁，慢性腹泻，大便不调，有时便秘，有时稀溏，日5~6次，腹痛泛酸，恶心欲吐，足腿浮肿，食少，饭后脘腹胀满，四肢不温，初用温胆汤加味未效，改理中加扁豆、白蔻仁、益智、厚朴花、荷叶，足肿消，吐酸止，食欲增，唯便仍不调，时秘时溏，腹胀肠鸣，宗前方用参、术、姜、草、陈皮、木香、谷芽、诃子、补骨脂。诸症消失，唯腹胀泛酸，改附子理中汤加扁豆、白蔻仁、益智、荷叶为丸，长服而愈[5]。

3.张伯臾治慢性结肠炎：何某某，男，42岁，腹泻5载，腹鸣痛便溏，日行4~5次，腿软，畏寒纳少，脉细舌淡，脾肾两虚，脾虚则运化失职，肾虚则胃关不固，虚寒内盛，拟健脾温肾止泻：熟附片、川花椒各6g，党参、猪苓、茯苓各12g，炒白术9g，炒干姜、炙甘草、广木香各4.5g，砂仁2.4g，4剂，腹痛肠鸣减，便溏日3~4次，去茯苓、猪苓、川花椒，加补骨脂12g，五味子3g，7剂，日行3次，去五味子，加丹参15g，川芎6g，禹余粮30g，7剂，大减，熟附片6g，党参15g，炒白术30g，禹余粮30g，炒干姜、炙甘草各4.5g，10余剂愈[6]。

4.姚尊华治赵某某，男，5岁，腹泻已2年多，大便水样，状如米汤，每天3~5次不等。面黄肌瘦，腹胀虚膨，恶寒喜暖，手足厥冷，小便清长，舌苔白，脉沉细，指纹淡隐，久治不效。证属脾肾阳虚，立法：健脾温胃，熏补命门（组方见方证）。3剂，1剂3煎，分早午晚温服。二诊：药后腹泻次数大减（每日1~2次），便色转黄呈粒状，前方加鸡内金10g，再服3剂。三诊：大便成条而色黄，每天1次，患儿面色转润，饮食日增，投予参苓白术散以巩固疗效[1]。

5.饶宏孝治慢性肠炎：苏某某，男，55岁。近2年来，体弱多病，诸疾丛生，曾经多处医院诊断有慢性肠炎，风湿性关节炎，肺气肿等疾病。平时难以从事农田劳动，病休在家。虽经多方诊治，仍时好时发。近1个月来，气短息促，动则尤甚，畏寒肢冷，腰酸腿软，倦怠嗜卧，饮食不思，食后脘腹胀满，大便稀溏，日3~4次，尿少。经西医用两药治疗半个月未效。转某中医，用补中益气汤加减数剂，亦未见效，转请诊治。查：面色皖白，舌质淡，苔白薄，脉沉细，尺部尤弱。证属脾肾阳虚，治法益肾健脾，温暖下元（组方见方证）。服药4剂，食欲转佳，大便次数减少，日2次，已不畏寒。药已中病，宗原方再进7剂，食欲再增，大便已成形，诸症均瘥。后嘱其早服补中益气丸；晚服金匮肾气丸，调理1个月。1年后随访，病未复发[2]。

引用文献

［1］姚尊华.小儿脾肾阳虚腹泻［J］.新中医，1981，(2)：27.

［2］饶宏孝.从脾肾论治几种慢性病证报道［J］.贵阳中医学院学报，1989，(1)：25.

［3］柳宝诒.增评柳选四家医案［M］.南京：江苏科学技术出版社，1983：55.

［4］王雨三.治病法轨［M］.北京：学苑出版社，2015：161.

［5］沈仲圭.临诊笔记［J］.上海中医药杂志，1964，(7)：24.

［6］严世芸.张伯臾医案［M］.上海：上海科学技术出版社，1979：76.

(三)肾阳不振候(脾肾阳虚本证3)

脾肾阳虚证·肾阳不振候，为脾肾阳虚，脾阳无力运化水谷精微以充肾，肾阳更形不振。其见症虽以肾阳虚亏之脉症为主，亦可兼见脾之阳气不足之脉症。

通称：精髓空虚，下元不足。

病名：［中医］遗精，小便不禁，腰痛，痴呆，阳痿，不孕症，齿寒症。［西医］右肾下垂，肥大性脊柱炎，精神分裂症。

病因病机：脾肾阳虚，因脾肾阳气两亏，脾肾阳气不振，内不能振神气，外不能荣经脉，上不能养空窍，下不能固肾关，以致津液与阴精失固。

证象组合：阳虚+神虚+清空+经脉+津滑+精滑

主症：**【阳气不振】症象**：①面色不泽，面色淡白，面青白虚浮，唇淡，精神甚为颓废。②形体消瘦。③少气乏力，不能支持，疲惫无力。④形有冷感，手足清冷。⑤足冷牙齿冷感，怕冷。⑥便溏腹泻、腹痛。⑦胃虚食少，纳呆。⑧阳痿，精薄精冷。⑨阴湿多汗。⑩月经后期，经色淡红。**舌象**：①舌胖，质淡，苔薄白。②舌淡，苔腻，白腻。③舌淡滑。④舌淡暗略胖，苔白。**脉象**：①脉虚无力。②脉细弱，细滑。③脉沉弱两尺更甚。④脉象沉细，尺脉虚、弱、细、沉、芤。⑤脉微细如丝。

【清窍失养】症象：①目暗耳鸣。②头痛，头昏晕，时觉头脑空痛麻木。③齿寒恶风。④脱发。

副症：**【经脉失养】症象**：①腰府酸痛不能久立，不能步履，右腰酸痛坠胀，动则更甚，转侧不利，难以俯仰。②腰膝酸困。③腰足酸软。④项强。⑤四肢软瘫。

【神气不振】症象：①疲惫无力，萎靡不振，生活极度懒散被动。②终日嗜睡，默默无言，对环境毫无兴趣，孤独不群。

宾症：**【津液不固】症象**：①小便不能自制，每伴劳累加剧。②时吐白痰。③阴湿多汗。

【阴精不固】症象：①白浊。②不梦而遗。③早泄。

治则：当以温补肾阳为主，兼以温补脾之阳气，脾肾双补，以振其阳，以固其气。

方证

1.温肾汤证：邹云翔方[1]。治右肾下垂，右腰酸痛坠胀，动则更甚，转侧不利，难以俯仰，面色不华，身瘦，舌淡薄，脉沉细。详见病案3。

鹿角片、川续断、胡桃肉、全当归、紫河车、黄芪、玉竹各9g，补骨脂6g，活磁石、桑寄生、狗脊、菟丝子、枸杞、党参各15g，龟胶、炙甘草各3g，熟地4.5g（砂仁1.5拌炒），大枣5枚。

2.温补脾肾方证：张元泰方[2]。治齿寒症，张嘴说话牙齿发凉，详见病案6。

熟地、炒山药各15g，补骨脂、泽泻、党参、茯苓各9g，附子、炮姜各3g，肉桂6g，水煎服。

论著和讨论

本证候肾阳不振，脾阳亦虚，无力固摄津液、阴精。其治则当以温补肾阳为主，兼补脾之阳气，双补脾肾为法。陈士铎说："精薄精冷，虽能交接，然半途而废，或临门即泄，人以为命门之火衰，谁知是脾胃之阳气不旺乎。（脾肾双补）方用火土既济丹：人参、白术、山茱萸、菟丝子、巴戟天各一两，山药五钱，肉桂一钱，水煎服。人参、白术、山茱萸、菟丝子、山药、巴戟、肉桂、黄芪、茯苓、肉蔻、五味子、补骨脂、杜仲、芡实、神曲、糊丸。旺土丹亦甚佳：人参六两，白术、黄芪、巴戟各一斤，茯苓五两，山萸肉、菟丝子、杜仲、山药、芡实各八两，肉豆蔻二两，北五味一两，补骨脂四两，神曲、肉桂三两，各为末，蜜为丸，每日白滚水送下五钱，服一月。"[3]

林珮琴说："如心脾气血本虚，而致怔忡惊恐或因大惊猝恐，神志昏乱者，七福饮（人参、熟地、当归、白术、炙甘草），甚者大补元煎（人参、熟地、山药、杞子、萸肉、当归、炙草、杜仲、阳虚加姜、附，气虚加术）。”“（阳痿）胃虚食少者，水谷不充，精髓失旺，脾肾双补丸：人参、莲子、山药、山茱萸、五味子、巴戟、砂仁、橘皮、肉蔻、车前子、补骨脂。”[4]姚国美说：遗精，阳道痿弱，阴湿多汗，腰痛脚冷，脉芤而迟，此元阳不固，风湿得以留连。有梦则与百补交精丸（熟地四两，五味子六两，山药、牛膝、肉苁蓉各一两，杜仲二两，泽泻、山茱萸、茯神、远志、巴戟天、柏子仁、赤石脂各一两，研末炼蜜为丸，空心服），无梦则与内补鹿茸丸（炙鹿茸、菟丝子、白蒺藜、肉苁蓉、紫菀、酒浸蛇床子、黄芪、桑螵蛸、阳起石、制附片、肉桂各等分为末蜜丸，温酒下）温肾固精[5]。

周康治精神分裂症：方剂组成（暂名为壮阳汤）：附子、干姜、巴戟天、淫羊藿、仙茅、川花椒、党参、黄芪、陈皮各9g，熟地、龟板各15g，肉桂、炙甘草各6g。服法：每天服1剂，每剂煎服2次。服30剂为1个疗程。为不影响疗效观察起见，在服药期间，不合并用其他中西药。适应对象：患者临床表现以面色苍白，无神，神情孤独退缩，呆滞少动，终日嗜卧，音低语简，欲言又止，思维贫乏，情感淡漠，生活懒散，饮食被动等为主要症状；无幻觉妄想和痴笑怪癖等症。临床疗效用本法治疗者共15例。其中男性8例，女性7例。病程最长者11年，最短者4个月。年龄最大者为39岁，最小者为20岁。治疗后痊愈者6例，好转（显著进步及进步）者3例，无效者6例。疗效标准以《1958年全国精神病工作会议》所订者为依据[6]。

病案举例

1.**陈幼清**治痹痛虚寒型（腰椎间盘脱出症，坐骨神经痛）：陆某某，男，38岁，形体消瘦，面色少荣，苔薄白质淡，精神委顿，恶寒，脉沉细无力，腰脊酸痛，牵引臀腿，痛甚彻夜不寐，呻吟不已，不能下床站立，每天形寒发热，于暮分为甚，予阳和汤加归、芪、乳没3剂，已能控制疼痛，寒热已罢，去乳没，10剂能散步，弯腰，唯多走仍感酸胀，至25剂，诸症俱除[7]。

2.**周康**治男性，31岁。6年前与妻离婚后，即现精神失常，工作马虎，行动颇为懒散。自感脑子不灵。入院前2个月，自动不上班工作，经常睡觉，或席地而坐，或卧脏地而不顾，不知洗浴更衣，饮食亦极被动。入院体检：脉、苔亦无特异变化；表情极度平淡。思维障碍明显，行为懒散退缩，经常嗜卧，对病态毫无自知。西医诊断为精神分裂症。先予盐酸氯丙嗪治疗，每天150ml。1个月后，不但症状无改善，且更形疏懒退缩。因考虑到休克治疗对患者亦不适应，乃停服盐酸氯丙嗪，改用中药壮阳汤治疗。服药6剂后，行动稍见活跃，言语对答亦较增多，交谈亦较流畅。服20剂后，见人亦有礼貌，能分析自己的以往病情，参加“工疗”甚活跃。服药30剂后，症状全部消失，对病态有完好的自制力。痊愈出院。经随访1年，已恢复原来的工作，情况甚好[6]。

3.**邹云翔**治卢某，男，52岁，近五六年来经常腰痛，转侧不利，经某医院X线摄片证实为腰椎肥大性炎症。经过中西医药治疗，理疗和针灸等效皆不著。入冬以来，腰府酸痛不能久立，近一月来几乎不能步履，头痛便结，脉象沉细，苔腻。症属下元不足，血虚液亏，亦挟湿邪内蕴，方拟温运下元，养血润燥，佐以宣湿和络之品：全鹿丸（分吞）、巴戟天、淡苁蓉、酒川续断、云茯苓、桂圆肉、薏苡仁各9g，金毛狗脊、炒杜仲、甘杞子各12g，制附子、炒独活各3g，炙黄芪6g，黑芝麻15g，拌炒苍术、陈皮、法半夏各4.5g。嘱连服上方20剂，不瘥再诊。后患者来函称“服至10剂时腰痛基本消失，步履如常，大便通畅”[1]。

4.**罗元恺**治不孕症：胡某某，31岁，6年不孕，月经后期，经色淡红，腰酸痛楚，头晕疲乏，纳差，脱发，怕冷，睡眠欠佳，面青白虚浮，唇淡，舌淡暗略胖，苔白，脉沉细。属脾肾阳虚，治宜温肾健脾：菟丝子25g，淫羊藿、当归各12g。川断、党参、白术、补骨脂各15g，制首乌30g。上方出入断续一年余，终怀孕临产[8]。

5.**张元泰**治齿寒证：曹某，女，27岁，患者两手捂嘴，声言张嘴说话牙齿发凉，已有月余，近日牙齿冷感加重，面色淡白，形有冷感，疲惫无力，形体消瘦，腰膝酸困，舌淡，脉沉弱两尺更甚。此为肾阳虚衰，脾阳不举所致。盖肾主骨，齿为骨之余，脾开窍于口，与脾有密切之联系。故脾肾阳虚则有消瘦乏力，腰膝酸困，牙齿发凉之表现，治宜温补脾肾（组方见方证），水煎服，2剂而愈[2]。

引用文献

［1］邹云翔.邹云翔医案选［M］.南京：江苏科学技术出版社，1981：140.
［2］张元泰.医案两则［J］.新中医，1979，（5）：31.
［3］柳长华.陈士铎医学全书［M］.北京：中国中医药出版社，1999：908.
［4］林珮琴.类证治裁［M］.北京：中国中医药出版社，1997：249，468.
［5］姚国美.姚国美医学讲义合编［M］.北京：人民卫生出版社，2009：258.
［6］周康.以桂附壮阳药为主，治疗精神分裂症的临床体会与讨论［J］.上海中医药杂志，1966，（2）：51.
［7］陈幼清.阳和汤用于内科病的临床体会［J］.中医杂志，1963，（12）：17.
［8］广州中医学院.罗元恺医著选［M］.广州：广东科学技术出版社，1980：217.

（四）卫阳不固候（脾肾阳虚转证1）

脾肾阳虚证·卫阳不固候，为脾肾阳虚，脾肾阳气不能外充卫阳，致卫阳虚弱，不能固护于表；时病家通称之为表阳不固之证。

通称：表阳不固。

病名：［中医］阳虚伤寒，阳虚感冒，漏汗。

病因病机：脾肾阳虚虚滑，因脾肾素禀阳虚，猝然感受寒邪；或感寒之后，发汗太过，致脾肾阳气受伤，表阳空虚，腠理不密，卫外不固，表虚重证。

证象组合：阳虚+表虚+津滑+经虚

主症：**【阳气不振】症象**：①恶寒四肢欠温。②小便难。③四肢微急难以屈伸。④倦怠乏力。⑤足软。⑥口淡无味。⑦大便溏薄，脉沉细。**舌象**：①舌质淡、稍胖，苔薄白。②舌淡无苔。**脉象**：①右沉迟。②右浮大左浮紧。

【腠理不实】症象：①自汗动则更甚。②恶风。③发热恶寒。④头有汗，而身无汗。⑤肌肤湿润。

副症：**【津液不固】症象**：①汗出不止。②夜尿多。

宾症：**【经脉不荣】症象**：①身痛。②关节不利。③项强。④遍体拘急而痛，近之痛剧，腰部酸痛。

治则：当以温助脾肾阳气，以助卫阳，而实腠理，古人所谓“助阳固表”之法。

方证

1.桂枝加附子汤证：张仲景方。治太阳病发汗太过，汗出不止，恶风，小便难，四肢微急，难以屈伸，及寒疝腹痛，手足冷，身痛不仁。

桂枝、炙甘草、生白芍各9g，附子12g，大枣4枚，生姜3片。

2.玉屏风加附子汤证：蒲辅周方[1]。温阳益气，治阳虚感冒，营卫不固，易罹感冒，头痛畏风自汗出，身倦乏力，关节不利，舌淡无苔，脉沉迟无力。详见病案1。

黄芪15g，白术、防风各9g，附子3g。

论著和讨论

本证候脾肾阳气不足以鼓舞卫阳，致卫阳空虚，腠理不密，致成表虚不固之候，故赖良蒲曰：“发汗过多，阳虚不固，最防厥脱。”[2]仲景曰“太阳病，发汗遂漏不止，其人恶风，小便难，四肢微急，难以屈伸者，桂枝加附子汤（组方见方证）主之”（《伤寒论》20条）。故其治则当以温补脾肾阳气为主，以固其本，助其卫阳，实其腠理，以固其表。黄奕卿曰：“张璐：用桂枝汤者，和在表之营卫，加附子汤者，壮在表之元阳，本非阳虚、故不用四逆。周禹载：仲景何遽用附子？观本文云，遂漏不止，知其漏正未有止期也。人身津液有几，堪漏而无已耶？故以附子入桂枝汤中，即为固表回阳上剂。徐大椿：桂枝同附子服，则能止汗回阳。”[3]

病案举例

1.许叔微治一士人，得太阳证，因发汗汗出不止，小便涩，恶风，手足挛急，屈而不伸，脉浮而大，浮为风，大为虚。桂枝加附子汤，三啜而汗止。佐芍药甘草汤，足便得伸。张仲景方中有两证，用药少差，有千里之失，一则太阳病发汗，遂漏不止，其人恶风，小便难，四肢微急，难以屈伸者，桂枝加附子汤。一则伤寒脉浮，自汗出，小便数，心烦微恶寒，脚挛急，反与桂枝汤欲攻其表，此误也。得之便厥，咽中干，烦躁吐逆[4]。

2.赖良蒲治杨某某，男，28岁，冬头痛项强，身痛，胸满足软，恶寒，漏汗不已，苔薄白，口淡无味，脉沉迟。发汗过多，阳虚不固，最防厥脱，用温经扶阳，调和营卫，桂枝去芍加附子汤：桂枝9g，附子12g，炙甘草6g，大枣4枚，生姜3片，1剂轻，2剂愈[2]。

3.蒲辅周治感冒：宋某，男，55岁，本质素弱，平时易罹感冒，此次感冒月余，服药不愈，头痛畏风自汗出，身倦乏力，关节不利，舌淡无苔，脉沉迟无力。属阳虚感冒，营卫不固，治宜温阳益气，玉屏风散加味（组方见方证），症减，脉弦缓，右沉迟，左沉弱，苔白腻。卫阳既虚，内湿渐露，改温阳利湿：生黄芪12g，白术、山茵陈各9g，附子6g，薏苡仁15g，炒桑枝30g；尚微感恶凉，脉缓有力，去桑枝加高良姜6g，以温胃阳，右沉迟，左弦缓，改早服附子理中丸6g，晚服补中益气丸6g，缓调以善后[1]。

4.龙瑞敏治解某，男，42岁，自汗数年，动则更甚，经西医院多项检查无异常发现，改求治于中医。曾服玉屏风散、桂枝汤等方加味，疗效不显。就诊时证见：自汗恶风，肌肤湿润，四肢欠温，腰部酸痛，大便溏薄，夜尿多。舌质淡，稍胖，苔薄白，脉沉细。诊为肾阳不足，表虚不固。投以《金匮》肾气丸合桂枝汤加味：制附片、桂枝、丹皮、白芍、山萸肉、茯苓各9g，熟地、黄芪各15g，怀山药12g，泽泻、炙甘草各6g，生姜3片，大枣2枚。上方煎服3剂，自汗减少，续服6剂，夜尿便溏亦有好转，汗出未再发作[5]。

引用文献
[1] 高辉远.蒲辅周医案 [M].北京：人民卫生出版社，1972：44.
[2] 赖良蒲.蒲园医案 [M].南昌：江西人民出版社，1965：7.
[3] 黄奕卿.伤寒方苑荟萃 [M].厦门：厦门市医药研究所，1982：9.
[4] 徐衡之，姚若琴.宋元明清名医类案 [M].长沙：湖南科学技术出版社，2006：3.
[5] 龙瑞敏."卫出三焦"及其临床运用 [J].贵阳中医学院学报，1989，(2)：4.

(五)阳虚不化候(脾肾阳虚转证2)

脾肾阳虚证·阳虚不化候，为脾肾阳气亏损，脾阳无力运化水津，肾阳不能化气行水，以水液停蓄于中，泛滥于外，杂病家通称为阳虚水泛之证。其见症虽以水气泛溢之症象显明，但必兼见脾肾阳气衰惫之脉症，并以之为主。

通称：阳虚水泛。

病名：[**中医**] 阴水，癃闭，痟肿，肿胀。[**西医**] 水肿期，慢性肾小球肾炎（肾病期），尿毒症，急性肾衰竭，酸中毒，高血压性心脏病。

病因病机：脾肾阳虚虚滞，多系久病，脾肾阳虚，湿聚成水，过投淡利，重耗阳气，为脾肾阳气衰惫，伤残根本。

证象组合：阳虚+津滞+气滞+气郁

主症：【**阳气不振**】**症象**：①面色苍白，面色暗晦，面黄带晦暗黄，消瘦憔悴。②头晕，头重，神疲体倦，目合神疲，精神疲惫，疲乏，乏力。③短气懒言，喘息，唇紫。④食少，泛酸。⑤便溏。⑥腰膝酸，腰酸足软，手足麻木。⑦身痛，腰脊尾椎疼。⑧夜尿短频。⑨微畏寒，全身畏寒，形寒肢冷，振寒蜷卧，四肢冷痛，手冷过肘，足冷过膝，扪之冰凉，厚被和热水袋不能使其温。**舌象**：①舌质淡，苔薄，苔白腻。②舌苔淡白。③舌苔白润。④舌薄舌白，质淡滑。**脉象**：①脉沉细无力，寸脉数，关尺沉无力。②脉濡。③脉浮大，重按即空。④沉细，虚细缓迟微。

【**津不化气**】**症象**：①眼睑及面部浮肿、脚跗浮肿，压之凹陷。②下肢肿亦久不消。③周身浮肿。④腹胀浮肿。⑤足跗浮肿。⑥太溪穴水流如注。⑦由足肿及腹。⑧全身浮肿。⑨面憔悴虚浮。**脉象**：脉沉弦。

副症：【**气化不行**】**症象**：①小便短少。②小便癃闭。

【**气机不宣**】**症象**：①胸闷胸痞。②咳吐涎沫。③心悸气紧，有时不能平卧，头昏，恶心，不思食。

【**气机不降**】**症象**：①呃逆。②呕恶。③呕吐不止。④吐痰水清涎。⑤心悸气急。

宾症：【**气机不利**】**症象**：①腹胀如鼓，坚而且硬。②中脘胀不能进食。

治则：当以温补脾肾阳气为主，略佐淡渗利水之品，以兼顾其标本。

方证

1.壮火温脾汤证：姚国美方[1]。治大病之后，血未盛，而气暴复，早现面浮，晚现足肿，精神困倦，少气懒言者。

白术、怀山、陈皮、芡实、制附片、白云苓、炙甘草。

论著和讨论

本证候脾肾阳虚，湿聚为水，频进峻利攻坚，重耗阳气，更伤气化，如何廉臣所云："水臌，多因于湿聚肿满，大剂峻逐，频进不休，力求速愈，初服少效，久必伤残脾阳，始由四肢归腹，腹大如箕，手足反瘦，逐渐坚胀，按之如鼓，旦食不能暮食，不知增液通络，又用攻坚分消，更损肾阳，重伤气化，病势至此，腰酸足软，溺色淡黄而甚少，甚至小便癃闭，本不可为。即遇明医，亦唯用加减金匮肾气汤送下桂附理中丸，温补脾肾，以救残阳，尽人事以挽天机而已。予屡遵嘉言三法，初用辛甘通阳，如桂甘姜枣、麻附细辛加味；继用培养元阳，如真武汤送金匮肾气丸；三用转旋大气，如补中益气，重用芪、术，送下局方禹余粮丸。外用罨脐法以通溺：大田螺1个，雄黄、甘遂末各3g，麝香0.3g，同捣置脐上。病家虽甚信从，而医者药无一效，无任惭汗。末遵景岳大补法，用参附理阴煎，仍加白术，送服蜘蛛散：白蜘蛛16只焙焦，青化桂3g，同研极细，每服3g，终归无功，从此信景岳虚证难治，百补无功之理，真虚损专家之名论也。"[2]

何秀山说："唯酒客好色，脾肾大虚，病由足股先肿，渐渐胀及于腹，按之如鼓，坚而且硬，咳吐涎沫，气短喘息，脉虽浮大，重按即空，两手脉皆不及于寸口，初用白术和中汤加霞天曲、戈半夏，服2剂，少腹愈账，痰涎愈多，二便不利，不能睡卧，继用薛氏加减肾气汤，服2剂，虽无所碍，亦不见好，遂仿景岳大剂温补法，用理阴煎加参术附子，5剂后足肿渐消，10剂后腹胀大减退，终以六君子煎（异功加干姜）善其后以除根，益信《内经》

久塞其空，塞因塞用之法，以治病起于经年累月膨胀，全属虚寒者，为精确不磨也。”[2]吴鞠通说：“湿久不治，伏足少阴，舌白身痛，足跗浮肿，鹿附汤主之：鹿茸、茯苓各15g，附子、菟丝子各9g，草果3g。”[3]“湿久，脾阳消乏，肾阳亦惫者，安肾汤主之：鹿茸、胡芦巴、补骨脂、菟丝子、茯苓各9g，韭子3g，大茴、附子、茅苍术各6g；大便溏者，加赤石脂。”[3]何廉臣说：“肾气虚不能下输膀胱，致水积肾盂而为肿者，先用林氏肾气汤：肉桂心1.5g，茯苓9g，怀牛膝、炒车前各6g，大腹皮4.5g，椒目20粒（林珮琴方），温化肾水以通溺道；继用加减金匮肾气汤：熟地、怀山、云茯苓各12g，山茱萸、泽泻、丹皮各4.5g，紫桂1.5g，知母6g，生白芍15g，补化肾气以消水肿。”[2]

病案举例

1.周俊文治罗某某，女，30岁，病历月余，身面四肢浮肿，足跗肿处，破溃流清水，小便短赤，倦怠乏力，声低息短，不知食味，脉细软缓，此脾肾俱虚，土亏火败，不能蒸水化气，通利水道，下输膀胱，水饮停蓄，溢而为肿，拟温肾助阳，崇土制水，犹恐难挽垂败：熟地、正山药各15g，车前仁、云茯苓各12g，白术、泽泻、附片、猪苓各9g，川牛膝6g，桂枝4.5g，5剂，小便渐长，全身肿均消，唯足背尚肿：熟地加至24g，枣皮6g，再4剂，足背肿亦消，足跗溃已愈，食欲好转，四肢逆冷，前方增减：肉桂易桂枝嘱再服3~4剂。因春节食盐焖糯米饭一顿，不数日复发，致不救而死[4]。

2.俞长荣治慢性肾炎：张某某，男，19岁，全身浮肿已5年，近来症状加重，大便溏泄，一日数行，小溲短少，时时欲吐，或食后即吐，精神萎靡，面色皖白，唇淡不荣，苔薄白，脉沉细涩，尿检：蛋白（++++），颗粒管型（+++），脓细胞（+++），红细胞（++）为脾失健运，关门不利，升降失职，水邪弥漫。与异功合防己茯苓汤加味，5剂不效，便溏一日数行，与命门火衰，不能培土有关。于温脾渗湿之中，益以温暖命门之品：土炒白术12g，明党参、茯苓各15g，炒薏苡仁、赤小豆各30g，补骨脂9g，桂尖、吴萸各4.5g，炙甘草，3剂，浮肿显退，大便成形，小便增加，以济生肾气丸与理中丸相间服用，每日以白薯半斤许煨焦，冲开水炖，随时服，可益火补土，3个月，尿检蛋白（+），脓细胞（+++），后每周间服理中合补血汤小剂，尿检：蛋白（+），脓细胞（±），1年未见复发[5]。

3.李斯炽治周某，女，成年，水肿时愈时发，近来头身又肿，形寒畏冷，手足麻木，食少乏力，腰脊尾椎疼痛，月经提前量多，有时头晕，脉虚细而缓，舌淡无苔。属脾肾阳虚，宜温肾补脾，忌用渗利导水：党参、茯神、炒杜仲、续断各9g，鹿角霜、白术、砂仁、吴茱萸各6g，焦陈艾、黑炮姜、炙甘草3g。2剂诸症俱减[6]。

4.李泰治韩梅兰，女，28岁，卧则颈以上肿甚，坐立则足肿甚，口渴欲饮热汤，予金匮肾气汤加味：白蔻仁、附片各3g，熟地12g，山茱萸、山药各6g，茯苓、丹皮、泽泻、白术、牛膝、车前仁各4.5g，6剂痊愈[7]。

引用文献

[1] 姚国美.姚国美医学讲义合编[M].北京：人民卫生出版社，2009：192.
[2] 俞根初.重订通俗伤寒论[M].上海：上海科学技术出版社，1959：366，371，378.
[3] 吴鞠通.温病条辨[M].福州：福建科学技术出版社，2010：122，123.
[4] 周俊文.水肿的辨证与治疗[J].江西中医药，1960，(8)：16.
[5] 俞长荣.益火生土法则的认识与实践[J].中医杂志，1964，(11)：27.
[6] 成都中医学院.李斯炽医案（二）[M].成都：四川人民出版社，1983：169.
[7] 李洪成.中医证候学[M].北京：中国医药科技出版社，2008：2244.

（六）阳气虚结候（脾肾阳虚转证3）

脾肾阳虚证·阳气虚结候，为脾肾阳气不足以温化，阴浊内结，闭阻前后二阴，杂病家称为阳虚冷秘之证。虽以气机闭结之症象显明，但必兼见脾肾阳虚阴盛之脉症，并以之为凭。

通称：阳虚冷秘，命火虚衰，脾失健运。

病名：[**中医**]癃闭，便秘，虚闭，阴结，虚胀。[**西医**]习惯性便秘。

病因病机：脾肾阳虚虚结，因脾肾阳气不足，阴浊内凝，阳气不行不能传送，肾主二便，阴凝下焦，以致二便不行。

证象组合：阳虚+气结+阳滞+气逆

主症：【**阳气不振**】**症象**：①形容枯瘦，面色青黑，面上色泽渐枯，目小而陷，肌肤枯暗，嗜睡，苦之头晕。②畏寒，身冷，腰膝以下欠温形寒怯冷。③四肢不温。④脘部低陷，脐间动气策策。⑤小便难以控制。⑥胃气日惫。**舌象**：①舌质淡红。②舌淡胖。③舌淡苔薄白。④舌淡苔白而干。⑤舌黑不燥。**脉象**：①脉沉细。②脉迟细。③脉迟涩。④脉沉而伏。

【**气机郁结**】**症象**：①小便不爽，小便淋沥不爽。②癃闭。③大便秘结。④下腹部胀满如鼓，坚硬脐突。⑤右腹部触诊，有圆形块状物4~5枚，推之能动。**舌象**：苔黄微腻。**脉象**：弦劲有力。

副症：【气机不降】症象：①呼吸气粗。②胸中嗳气。③有气从小腹直冲胸膈，腹硬而坚不得更衣。

宾症：【阳气不行】症象：①小腹作痛。②双下肢浮肿至膝，按之如泥。

治则：当温补脾肾阳气为主，益其火阴凝自化，方能鼓动蒸发，温通启闭，二便可行矣。

方证

1.益火暖土温阳运脾方证：张凤郊方[1]。治习惯性便秘已有10余裁，小便难以控制，畏寒，四肢欠温，舌淡胖，脉沉细。命火虚衰，脾失健运，详见病案4。

炮附块（先煎）、半夏、甜苁蓉、炒潞党参各9g，炮姜、炙甘草各3g，红枣10枚，粳米（包煎）30g，半硫丸（包煎）12g。

2.真武合肾气丸出入方证：王少华方[2]。治突然小便不畅，腹胀，腰膝以下欠温形寒怯冷，大便反干结，5~7日始一行，脉沉细，舌淡苔白而干，详见病案5。

淡附片4.5g，苍术、白术、白芍、泽泻、苁蓉各9g，赤茯苓、熟地、怀山各12g，官桂3g，生姜3片。

论著和讨论

本证候脾肾阳气不足，则阳气不行，不能传送，致阴凝于下，为阳虚阴结。钟彦华曰："肾阳虚衰，釜底无火，中焦蒸溽不能，气失斡旋，致清阳不升，浊阴不降。"[3]余听鸿曰："阳气虚不能运行阴寒之气，燔结于中，结聚不消，况下焦阴气上升，非温不纳，中宫虚馁，非补不行。"[4]其治则当以温补脾肾阳气为主，解其阴凝，以助其传送。慎不可妄行攻下或渗利，重伤其阳气，则阴凝愈甚，阳必不能通行。俞根初说："（虚闭）凡下焦阳虚，则阳气不行，不能传送而阴凝于下，但益其火，则阴凝自化，苁蓉润肠丸主之。老年者黄芪汤送服半硫丸。"[5]王雨三说："阴寒（便秘）。《内经》谓无阴则阳无以化，无阳则阴无以生。阴主静，阳主动。其独阴无阳，则阴寒凝结，犹寒天河水冰冻，舟楫何能行驶，其脉迟细者是也。用熟地、归身、麻仁、杞子、苁蓉、肉桂。"[6]下焦阳虚则阳气不行，不能传送，而阴凝于下，此阳虚而阴结，大便秘结，恶寒喜热，或小腹作痛，胸中嗳气，脉迟细。陈士铎说："治法必须补肾中之火，不必通大肠之结也。方用温肠开闭汤：巴戟天、白术、熟地各一两，山茱萸五钱，附子二钱。或暖阳汤：白术、肉苁蓉各一两，附子一钱。"[7]

病案举例

1.余听鸿治朱云卿，36岁，有气从小腹直冲胸膈，腹胀如鼓，坚硬脐突，屡服槟枳五皮等消导克伐之品，愈服愈胀，匝月未得更衣，两足渐肿，小便不爽，面上色泽渐枯，胃气日惫，欲回原籍待毙矣，脉迟涩而肌肤枯暗，腹硬而坚不得更衣。此冲任、足三阴肝脾肾阳虚，阴气之所结也，阳气虚不能运行阴寒之气，燔结于中，结聚不消，况下焦阴气上升，非温不纳，中宫虚馁，非补不行。投东洋参、白术、鹿胶、附、桂、茴香、巴戟、苁蓉、枸杞、菟丝子、姜、枣等，温补润滑之品，1剂胀更甚。此气虚不能运药也，再剂，胀亦甚，且气阻不爽，再强服1剂，忽然气从下降，大解坚粪甚多，其腹已松，气归少腹角，一块如杯，将此方购20余剂，煎膏缓缓服之，服尽而愈。所以治胀病，当分虚实脏腑为最要[3]。

2.王与贤治郝某，男，35岁，头目眩晕，多次服用黄连、川军等苦寒泻火药，至食少便难，隔10数日一次，面色青黑，目小而陷，舌黑不燥，脉沉而伏，身冷嗜睡，腹胀不痛，系寒盛阴凝脾胃冷结，肠道既乏津液之滋润，亦无推动之能力，太阴之土与少阴之水，无阳以化，水谷之气无阳以运，而最苦之头晕，亦阴盛格阳之证，以回阳方能鼓动蒸发，温通启闭，四逆汤3剂，感大便稍松，10剂，食多神健，眩晕亦愈，后服肾气丸，诸疾尽去[8]。

3.叶秉仁治阳虚冷秘：季某，女，57岁，形容枯瘦，脘部低陷，便秘，经治少效，脐间动气策策，右腹部触诊，有圆形块状物4~5枚，推之能动，舌淡苔薄白，脉细，与增液通便未效，询其平时畏冷，饮食喜热，脉尺部无力，寒凝气滞，肠道虚寒所致，半硫丸，早晚各服3g，下粒粪甚多，腹部块状物消失，腹痛止，转补中益气汤加淡苁蓉益气助阳，金匮肾气丸益肾固本而愈[9]。

4.张凤郊治洪某，男，67岁。患习惯性便秘已有10余载，每日非服润肠药和攻下之品不可，平时小便难以控制，畏寒，四肢欠温，舌淡胖，脉沉细。命火虚衰，脾失健运，腑行不畅。治拟益火暖土，温阳运脾（组方见方证）。3剂。服上药后当夜自觉腹痛，有临厕之感，但因深夜寒冷懒于起床，翌日曾大便少许成条，腹部颇感舒畅。此后续服此方10余剂，大便逐步每日畅行[1]。

5.王少华治范某某，男，60岁，往昔腰府酸痛，大便溏薄，寅卯必肠鸣便泄二行，白昼即安，去冬两投四神丸加味，肾泄已瘥，近半月来，突然小便不畅，腹胀，腰膝以下欠温，形寒怯冷，大便反干结，5~7日始一行，脉沉细，舌淡苔白而干，口微渴，不欲饮。证属肾阳式微，气化无权，法当温阳化气，以冀水道通利，真武合肾气丸出入（组方见方证），1剂，小溲略畅，大便七日未通，去白芍，加蒌仁30g，1剂，小便畅行，去二术加鹿角霜9g。前后共服6剂愈[2]。

引用文献

［1］龚文德.张凤郊应用仲景方的经验［J］.中医杂志，1981，（6）：15.

［2］王少华.治疗癃闭的体会［J］.中医杂志，1982，（11）：13.
［3］钟彦华."至虚有盛候"辨治一得［J］.江西中医药，1983，（4）：59.
［4］徐衡之，姚若琴.宋元明清名医类案［M］.长沙：湖南科学技术出版社，2006：453.
［5］俞根初.重订通俗伤寒论［M］.上海：上海科学技术出版社，1959：474.
［6］王雨三.治病法轨［M］.北京：学苑出版社，2015：173.
［7］柳长华.陈士铎医学全书［M］.北京：中国中医药出版社，1999：892.
［8］王与贤.验案二则［J］.上海中医药杂志，1964，（6）：封3.
［9］叶秉仁.杂谈偶记［J］.中医杂志，1980，（11）：25.

（七）阳虚失纳候（脾肾阳虚变证1）

脾肾阳虚证·阳虚失纳候，为脾肾阳气虚惫，肾中虚阳无根，浮越于上，甚则有散脱之虞。杂病家通称为格阳呃逆，或虚阳浮越，虚阳上逆，肾气上冲之证。其见症虽以肾气冲逆之症象显明，但必兼见脾肾阳虚之脉症，并以之为凭。

通称：格阳呃逆，虚阳浮越，虚阳上逆，肾气上冲，阳气暴脱，水泛为痰。

病名：［中医］戴阳，格阳呃逆。［西医］急性心肌梗死。

病因病机：脾肾阳虚虚逆，病由脾肾阳虚，命门火衰，元海无根，肾气上冲，虚阳浮越于上，亦肾阳失摄纳之候，属肾不纳气之证。

证象组合：阳虚+气逆+阴虚+阳浮

主症：**【阳气不振】症象**：①足冷，四肢不温。②下利。③颜面虚浮，秽暗无神。④喃喃自语。⑤皮肤湿冷，汗出如油。**舌象**：舌胖大苔薄腻。**脉象**：①濡迟。②脉微弱尺中微细。③细数散乱。

【气机冲逆】症象：①呃逆不止，呃声低怯而频。②气从少腹上冲而呃，浑身振动。③呃逆若断若续。④胸闷，吐痰。

副症：**【阴虚失养】症象**：①足心热。②腰痛。

宾症：**【阳气浮越】症象**：①面赤戴阳。②渴欲热饮。

治则：当以温补脾肾阳气为主，兼以镇逆纳气为法，以急固其标本，而防其暴脱。

方证

1.附子理阴煎加味证：吴坤安方[1]。治格阳呃逆，气从少腹上冲而呃，浑身振动，面赤戴阳，足冷下利，脉微弱。

附子、熟地、当归、炙甘草、炒干姜、肉桂加丁香、五味子、胡桃、紫石英、人参。

2.理阴煎、丁香散、二陈汤加减证：巢伯舫方[2]。治呃逆：自觉有气自下腹上冲而作呃，呃声低怯而频，苔薄腻，脉濡迟。详见病案2。

熟地12g，半夏9g，砂仁、白蔻仁、丁香各2.1g，柿蒂7枚，赖氏化橘红3g，沉香6g，炙甘草3g，炮姜1.5g，肉桂0.9g，饭丸吞五味子9g。

论著和讨论

本证候脾肾阳虚，命门火衰，致虚阳浮越，肾阳失纳，肾气上冲，程杏轩谓："虚阳浮越，肾气上冲。"[3]吴坤安谓："下焦阳虚凡呃逆起自下焦，浑身振动者，乃属下焦虚寒，阳气竭而呃也，宜理阴煎，加丁香、五味、胡桃肉以纳之。或都气饮，加熟附、胡桃、丁香以纳之。不已则死。格阳呃逆：若高年命门火衰，虚阳上逆而呃者，必面赤戴阳，足冷下利，六脉微弱，宜熟附都气饮，加人参、丁香、胡桃肉、紫石英之类，纳以镇之。"邵仙根评："此元海无根，阳气暴脱之候，宜摄纳下焦肝肾治之。"[1]治则当温补脾肾，以摄纳肾阳，以镇逆纳气。不然则阳气暴脱，措手莫及。董废翁曰："又有其气自脐下直冲于咽嗌间，呃逆者，此阴证也，其病不在胃也，用加味附子汤急温其下，真阳一回，火降呃逆自止。"[4]

姚国美说：久病呃逆，若断若续，尺脉微细，此元阳虚脱之象，急与黑锡丹以镇摄之。迟则元气耗散，喘汗不休，神色骤变，主不治[5]。

病案举例

1.程杏轩治郑鹤鸣，房后感寒，虚阳浮越，延挨数日，陡然肢冷，脉伏肌肉青紫，面赤烦躁，呃逆频频，定方单用姜附参草四味，煎令冷服，外用葱艾炒热熨脐，老姜附子皮煮汁蒸洗手足，于是一昼夜厥回脉出，唯呃未止，每呃必至百声，知为肾气上冲，于前药中参以熟地、枸杞、五味子、丁香摄纳真元。诸恙渐减，改用右归饮，与服二日，目辣舌燥，投六味地黄汤，浮阳顿平。复为调理脾胃及脾肾双补而起[3]。

2. 巢伯舫治呃逆：男性，52岁，发热八九日不退，热势夜甚，咳嗽痰黏，胸闷纳少，小溲热赤。湿痰夹热交阻，肺胃不和，清解后，唯胸闷，渴欲热饮，吐痰，呃逆未平，自觉有气自下腹上冲而作呃，呃声低怯而频，苔薄腻，脉濡迟。湿痰未清，胃失和降，肾阳已虚，不能纳气，宜理阴煎、丁香散、二陈汤加减（组方见方证），1剂，呃逆渐止[2]。

3. 方仁渊治周，肾虚水泛为痰，脾虚气陷为带，痼疾已深，治难速效：附子炒、熟地、山茱萸、补骨脂、白术、苏子、白芥子、橘红、代赭石、款冬花、茯苓、紫衣胡桃，前议既合，再宗其治附子炒、熟地、补骨脂、苏子、白芥子、陈皮、款冬花、姜半夏、紫石英、沉香汁、胡桃肉、茯苓[6]。

4. 房定亚治急性广泛前壁心肌梗死并发顽固呃逆：孙某，男，58岁，呃逆5天，颜面虚浮，秽暗无神，表情淡漠，呃逆频发，先由腹部如波浪一样，向上痉挛，然后发出呃逆，心尖搏动弥散，呈相对搏动，喃喃自语，腹胀失眠，皮肤冷湿，汗出如油，四肢不温，舌苔微黄，舌体胖大，脉细数散乱，乃久病元气耗散，为胃气无根，败而浮越之象，实属危候，急敛气止痉，平冲降逆：丁香、柿蒂、桂枝、五味子各9g，党参12g，代赭石18g，乌梅5枚，浮小麦30g，3剂，呃止汗收，心衰、休克都有所纠正[7]。

5. 李新平治江某某，男，78岁，2010年4月10日，既往有慢性胰腺炎，近来咳喘病复发，住院后仍腹胀纳呆，咳嗽痰白，面色皖白，头晕失眠，舌质红暗，苔少，脉弦数，属痰湿中阻，气阴两虚，拟温阳益气，化痰养阴，附子理阴汤合六君子汤：炮附片8g，熟地、黄芪、茯苓各15g，麦冬、南沙参、法半夏各12g，酸枣仁、党参、炒白术各10g，干姜、木通、陈皮各6g，五味子5g，甘草3g，3剂。症状好转，原方照服，3剂，渐愈。

引用文献

［1］吴坤安.伤寒指掌［M］.上海：上海科学技术出版社，1959：卷三84.

［2］巢伯舫.呃逆症证治经验介绍［J］.上海中医药杂志，1964，(11)：12.

［3］程杏轩.杏轩医案并按［M］.合肥：安徽人民出版社，1986：71.

［4］高鼓峰.医宗己任篇［M］.上海：上海科学技术出版社，1959：171.

［5］姚国美.姚国美医学讲义合编［M］.北京：人民卫生出版社，2009：239.

［6］吴之谦.方耕霞先生医案摘要［J］.江苏中医，1965，(5)：32.

［7］房定亚.治急性心肌梗死并发症验案［J］.新医药学杂志，1977，(11)：19.

（八）阳虚失固候（脾肾阳虚变证2）

脾肾阳虚证·阳虚失固候，为脾肾阳气不足，脾阳虚则运化乏力，肾阳虚则封藏失司，致津液，阴液失固，滑泄不禁，杂病家通称为肾失封藏之证。妇科家亦常称为带脉失固，或冲任不固之证。虽以津液、阴液失固之症象显明，但必兼脾肾阳气虚弱之脉症，并以之为主。

通称：肾失封藏，带脉失固，冲任不固。

病名：［**中医**］久泻，久痢，肾泻，经行便泄，小便不禁，多唾，白带，漏乳。［**西医**］肠功能紊乱，吸收不良综合征，口腔溃疡，慢性痢疾，更年期综合征，慢性结肠炎。

病因病机：脾肾阳虚虚滑，因脾主带脉，肾主冲任，脾肾阳气不足，肾火衰微，不能温暖脾土，则脾失运化，肾失封藏，冲、任、带脉均为之不固，肾主二阴二便，因而前后津液、阴液为之走泄不禁。

证象组合：阳虚+气虚+津滑+精滑

主症：**【阳气不振】症象**：①面色皖白，形瘦体弱。②畏寒，怕寒肢冷，手足不温，足冷，自觉胸口冰冷，喜热恶冷。③腹痛，腹痛绵绵，肠鸣辘辘，泻后则安。④腰足酸软，腰腹酸冷，腰膝冷痛。⑤夜间常泻，五更肠鸣便泄，粪色白溏软，大便糊状或水样，常夹有不消化食物。⑥足跗浮肿。**舌象**：①舌淡苔薄。②苔白根腻。③舌淡、苔白滑。④舌淡胖，舌边齿痕颇多，苔白薄腻而润。**脉象**：①脉细迟，脉迟虚，或弱或迟细，脉沉迟。②脉微细，脉沉细无力。③神门脉小弱，余皆弦缓。④脉沉弱。**指纹**：淡隐。

【津液不固】症象：①稀烂水样便，水谷不化。②泻下稀水，直倾无度。③下腹作胀四五次，胀即须如厕大便，若强忍之必自遗。④小便数而清，尿频清长，夜尿多。⑤吐痰如涌。⑥唾液过多。⑦时有虚汗，盗汗若泼。

副症：**【气虚不充】症象**：①面色苍黄不华，精神困倦，气少肢怠，肢体酸软，动作乏力，四肢乏力，肢冷语微。②头晕耳鸣。③口淡乏味，饮食少进。④心悸动，触事易惊，夜梦频多。⑤大便稀薄。**舌象**：①舌色少荣，苔白薄。②舌质淡红，苔薄白滑。**脉象**：①脉弦缓。②六脉浮细无力。

宾症：**【阴精不固】症象**：①白带淋漓，带下清稀。②漏乳，常流青黄色乳汁，产后亦淋漓不止如屋漏。

治则：当以温补脾肾阳气为主，以助其运化；兼以温固收涩，助其封藏。

方证

1.纯阳真人养脏汤证：《和剂局方》方[1]。治大人小儿冷热不调，下痢赤白，或便脓血，有如鱼脑，里急后重，脐腹脏痛。及脱肛坠下，酒毒、温毒便血，并宜服之。

人参、白术、当归各18g，白芍、木香各48g，甘草、肉桂各2.4g，煨肉豆蔻15g，蜜炙御米壳108g，诃子肉42g。上为㕮咀，每服四钱，用水一盏半煎至八分，去滓，食前温服。忌酒、面、生冷、鱼腥、油腻之物。脏腑滑泄，夜起久不瘥者，可加附子四片煎服。

2.巩堤丸加减证：钭珊瑚方[2]。治白天小便不能自制，每伴劳累加剧，形体瘦弱，面色不泽，舌胖质淡、苔薄白，脉虚无力。

党参、怀山药各9g，黄芪、补骨脂、白术、菟丝子各6g，捣五味子、淡附片、炒益智仁、桑螵蛸、茯苓各4.5g，韭子3g，升麻2.1g。

3.温补固摄方证：张又良方[3]。治带下连绵，有时淡红色，清稀量多，怯冷，腰膝酸软，头晕耳鸣，舌淡脉沉迟。详见病案3。

淡附子、鹿角霜、焦冬白术、当归身、菟丝子各9g，肉桂粉（冲）3g，党参、龙骨各12g，五味子4.5g，熟地、金樱子各15g，红枣5枚。

4.四神丸合附子理中汤进退之方证：张学能方[4]。详见病案5。

炒党参、炙黄芪、制附子（先煎）、薏苡仁各12g，茯苓、煨肉果、炒补骨脂、炒白术各9g，炮姜、炒吴萸各3g，炙甘草、陈皮各4.5g。

论著和讨论

本证候脾肾阳气亏损，不能温固，津液、阴液走泄不禁。叶天士曰：中宜旋则运，下宜封乃藏。秦伯未曰："命门火衰，火不生土，脾土亦弱，不能腐熟水谷而作泻，拟温补命门之火，健运脾胃之土。"[5]雷少逸说："《经》曰：肾脉小甚为洞泄。盖肾为胃关，因肾虚失闭藏之职，伏邪乘虚而深陷也，宜乎补火生土法（附子、吴萸各2.4g，肉桂1.8g，菟丝子、补骨脂、益智各3g，芡实6g，莲肉10粒）加煨葛、荷叶治之。总之脾虚以补中为先，肾虚以固下为亟，风胜佐之疏透，湿胜佐之渗利。临证之顷，神而明之，则旋踵之祸，庶几免焉。"[6]

其治则当以温补脾肾阳气为主，兼以温固收敛，兼顾其标。即补火生土，温固收摄之法。陈士铎说："人有肠胃之间，沥沥有声，饮水更甚，吐痰如涌，人以为痰饮之病，谁知是胃气之虚乎。补胃土必须补心包之火耳。方用散痰汤：白术三钱，茯苓、薏仁、山药各五钱，肉桂、陈皮各五分，半夏、人参各一钱。"[7]"人有少气身重，日吐清水、清痰，人以为水在脾也，谁知是脾气之寒乎。方用燥土汤：白术、茯苓各一两，人参三钱，山药、芡实各五钱，砂仁三粒，补骨脂、益智仁各一钱，肉桂、半夏各二钱。""填坎汤：山茱萸、茯苓、芡实各一两，巴戟天五钱，肉桂、车前子、北五味、人参各三钱，白术二两。五神丹：熟地二两，山萸一两，五味子、补骨脂、肉桂各二钱，水煎服。"[7]王雨三主张四神丸加制首乌、山药、茯苓，有主加益智仁、澄茄温补下元，收敛阳气[8]。

由久病伤肾，或房劳过度，肾阳衰微，闭藏失职，五更泄久不已，必兼足冷，腹痛，腰足酸软，迟脉虚或弱或迟细，苔白根腻，所下粪色白溏软，姚国美说："病有大便常溏、或五更泄泻、久而不已者。因肾脏阳虚，不能健闭，法宜温固下元，四神丸（补骨脂、吴萸、五味子、肉蔻）主之。"[9]秦伯未说："命门火衰，不能温脾化湿，因而引起腹泻，称为'肾泄'，主证为黎明时肠鸣作痛，泻下稀水，泻后即安，故亦称'五更泻''鸡鸣泻'，常伴下肢畏寒，腹部不耐寒冷，脉象沉细无力。治宜温肾厚肠，用四神丸加味，处方如肉果、补骨脂、五味子、吴萸、山药、扁豆、茯苓、炮姜。凡虚证腹泻，久泻不止，均可结合固涩法，如诃子、石榴皮、赤石脂、禹余粮等。"[5]

病案举例

1.秦伯未治男，42岁。1958年曾患腹泻半年，每天4~7次，多黏液便。去年又便溏，一天6~7次，经西医治疗有好转（诊断为肠痉挛，用考地松）。目前每至天明必泻，食后亦泻，泻前肠鸣腹胀，绕脐作痛，矢气甚多，泻下溏粪，无里急后重感。伴见纳食呆钝，口唇干燥，手足心热，小便有气味。脉象濡滑，右手独大；舌苔浮黄厚腻。曾服四神丸、参苓白术散和单方海参等，似有小效，并不明显。经考虑后，认为脾虚中气不振，湿浊极重，张景岳所谓"水反为湿，谷反为滞"。不宜单纯补脾，亦不宜温肾固肠。处方用藿香、苍白术、厚朴、砂仁、木香、乌药、枳壳、神曲、煨姜调气逐湿，稍佐葛根、黄连升清和胃。3剂后，大便次数不减，但俱能成形，为近年来所少有。因脉舌无变化，仍守原意。三诊时每日仅在早晚前后便薄2次，食欲稍增，肝脾部位偶有胀痛，舌苔化而未净，接予升阳益胃汤调理。方内黄芪本为主药，因毕竟湿重，且多胀气，暂时不用。处方：党参、苍白术、葛根、厚朴、柴胡、黄连、半夏、木香、青陈皮、泽泻[5]。

2.俞长荣治陈某某，男，54岁，每饭后即有便意，大便多完谷不化，每日下腹作胀四五次，胀即须如厕大便，若强忍之必自遗，饮食少进，精神困倦，面色苍黄不华，舌淡红，苔薄白滑，脉弦缓。为下元虚惫，脾阳不振，运化失职，师叶天士："中宜旋则运，下宜封乃藏。"理中合四神丸：党参、白术、补骨脂各9g，干姜、吴萸、肉蔻、五味子、炙甘草各6g，红枣3枚，6剂，诸恙悉除，3个月追访未发[10]。

3.张又良治钱某某，45岁。带下七八年，形体素瘦，面皖稍浮，平时经量减少而带下连绵，有时淡红色，清稀量多，尤以经期前后为甚，怯冷，腰膝酸软，头晕耳鸣，舌淡脉沉迟。肾虚闭藏失司，冲任失固，当用温补固摄（组方见方证）。加减服用10余剂，带止经调，且色量转常，再予调理巩固，随访2年未复发[3]。

4.蔡纯臣治王某某，女，41岁，因血崩愈后白带淋漓，量多质清，日易数裤，腰酸如折，饮食呆滞而延诊。观其面色皖白，舌胖多津，脉沉细缓，肢冷语微，显然血崩后气血大伤，脾肾阳虚，失却固摄，遂拟用补骨脂、杜仲、胡桃、淫羊藿叶各10g以温肾壮阳，高丽参6g，炙黄芪、白术各15g，炙甘草5g以补脾益气，助以禹余粮、阳起石、煅龙骨、煅牡蛎各15g暖宫固涩以止带。二诊：服药3剂，带减三四成，但患者汗多，怔忡，易惊难寐，乃以原方去淫羊藿叶，加炒酸枣仁12g，桂圆肉15g，再进5剂。三诊：带止七八成，胃纳增加，按原方加锁阳，配丸1剂，服之病愈[11]。

5.张学能治张某，男，61岁，慢性腹泻10余年，曾作乙状结肠镜、胃肠摄片、大便培养等检查，诊断为：慢性结肠炎、肠功能紊乱。长期在中西医门诊治疗。近1月来腹泻又加重，日5~6次，无腹痛、腹胀，大便糊状或水样，常夹有不消化食物，腰酸乏力，畏寒，四肢欠温，足跌浮肿，舌淡胖苔白薄腻而润。大便化验无特殊。此乃久泻伤脾，脾虚及肾。治宜温肾健脾，予四神丸合附子理中汤进退之（组方见方证）。7剂。此方加减调治至1月，畏寒、肢凉、足肿等症均有改善，舌苔转薄白，但大便仍日有5~6次，深思此症泻久而成滑泄，除温补脾肾外，还须加以固涩，乃再参真人养脏汤及赤石脂禹余粮汤意，加入煨河子、赤石脂、禹余粮等涩肠止泻药，继续调治2月而愈[4]。

引用文献

［1］王肯堂.王肯堂医学全书·证治准绳［M］.北京：中国中医药出版社，1999：611.

［2］钭珊瑚.小便失禁治例二则［J］.浙江中医药，1978，4（4）：45.

［3］季明昌.张又良治带经验［J］.中医杂志，1981，（11）：16.

［4］张学能.李中梓九个泄泻治法的临床运用［J］.中医杂志，1982，（6）：54.

［5］秦伯未.秦伯未医学名著全书［M］.北京：中医古籍出版社，2003：88.

［6］雷丰.时病论［M］.北京：人民卫生出版社，1964：35.

［7］柳长华.陈士铎医学全书［M］.北京：中国中医药出版社，1999：912，855，910.

［8］王雨三.治病法轨［M］.北京：学苑出版社，2015：132.

［9］姚国美.姚国美医学讲义合编［M］.北京：人民卫生出版社，2009：187.

［10］俞长荣.益火生土法则的认识与实践［J］.中医杂志，1964，（11）：26.

［11］蔡纯臣.谈谈中医治疗带下及过敏性鼻炎的经验［J］.新中医，1981，（6）：13.

（九）火不归原候（脾肾阳虚变证3）

脾肾阳虚证·火不归原候，为脾肾阳气不足，虚阳无根，肾火浮游于上，杂病家亦通称火不归经，或阴盛格阳，水极火化之证。其见症虽以虚火上浮外越之脉症显明，但必兼见脾肾阳虚之脉症，并以之为凭。

通称：火不归经，阴盛格阳，阴证似阳，水极火化。

病名：［中医］眩晕，咳痰，口渴。［西医］高血压。

病因病机：脾肾阳虚虚逆，多由久病，或过服寒凉克削之剂，伤残脾肾阳气，虚阳无根，虚火不归于位，浮游于上下内外，灼伤阴液，扰动空窍，甚则损及血络。

证象组合：阴虚+阳虚+阳浮+空窍+血滑

主症：【阴虚失养】症象：①形体清瘦。②大便燥结。③小水疼涩。

【阳气浮越】症象：①面红烦躁。②眼赤羞明。③心悸不安。④夜卧虚烦，少寐，不食不眠。⑤约午夜胸中有如物压，继则微汗。⑥渴欲引饮，但饮水不过一二口即厌，少顷复渴。⑦渴饮冷水。⑧咳嗽痰多，有时为黄稠痰。⑨遍身疮肿。⑩下肢微冻，血压遂升高。**脉象：**①脉象轻取弦数、重取沉细无力。②脉浮分鼓指，沉则缓大，而关洪软而迟。③脉两寸弱，关弦大，尺沉细。**舌象：**①舌红微有黄腻苔。②苔灰黑。

副症：【阳气不振】症象：①四肢沉重乏力。②痞闷，胃纳呆。③腹微痞满，肠鸣幽幽，大便溏。④闻声则惕然而惊。⑤腰膂酸痛。⑥夜尿频数。**脉象：**脉沉迟。**舌象：**苔薄腻。

【清空不宁】症象：眩晕。

宾症：【清窍不利】症象：耳鸣。

【络血不固】症象：①咯吐血丝。②鼻衄。

治则：当以温补脾肾阳气为主，佐以引火归原为法；或稍用清热之品，以反佐之。

方证

1.温脾肾之阳方证：邹云翔方[1]。治灰黑苔：舌苔灰黑，口干不欲多饮咳嗽痰多，有时为黄稠痰，少寐，大便多溏，脉象轻取弦数、重取沉细无力，详见病案2。

肉桂粉（吞服）、制附片、炮姜各3g，炒潞党参、炒白术、米炒南沙参各9g，炙黄芪、炒山药各12g，夏枯草3g，炒青子芩1.5g，熟酸枣仁18g，煅龙齿15g，炙远志4.5g，炒熟地、法半夏各6g，炒秫米30g煎汤代水煎药。

2.温阳利湿，兼理肝阴方证：张季高方[2]。治高血压，眩晕，心悸不安，肠鸣幽幽，脉沉迟，苔薄腻，舌质正常，耳鸣，四肢沉重乏力，详见病案3。

人参（另炖）、补骨脂、芦巴、山萸肉、白术各9g，干姜4.5g，牡蛎、杜仲各30g，熟附片、龙骨、枸杞子、巴戟各15g。

论著和讨论

本证候脾肾阳虚，虚阳浮越，虚火妄动，不归于位。董废翁说："若夫肾虚火不归经，渴饮冷水者，为十全大补八味之症……中气虚寒，寒水泛上，逼其浮游之火于咽喉口舌之间者，渴欲引饮，但饮水不过一二日即厌。少顷，复渴饮，亦不过若此。盖上焦一段，欲得水救；至中焦则以水见水，正其所恶也。如面红烦躁者，理中汤送八味丸，或用附子理中加麦冬、五味亦效。"[3]其治则当以温补脾肾为主，佐以引火归原为法。

张季高按：《经》云"中气不足，溲便为变"，盖肾气虚则关门不固，脾气虚则仓廪失藏，便溏溲数之病生。缘患者肠鸣便溏、溺多、乏力、脉沉迟等，此系脾胃阳虚衰惫之征；下肢冻，微汗出，亦有心阳不振之兆；血压近年一向偏高，耳鸣眩晕，虚烦不寐等，亦有肝阴不足之象。病者体虽魁梧，实外腴内虚，前医用一派清凉以降压、似非所宜。王太仆云"益心之阳，寒亦通行"，故一意温阳固本，以参附为主，因参能固元气，附子又为斩关夺门之将，有温阳益气利湿之功。以补骨脂、龙骨、牡蛎，固摄肾气，加萸、杞、杜仲，补益肝肾，使阴阳不失平衡，气血复经常之度。后以六君加减调治肝、脾、肾三脏，加服冰糖浸米醋，以兹稳定血压而善其后[2]。

病案举例

1.杨乘六治朱氏媪患热证，痞闷，眼赤羞明，遍身疮肿，大便燥结，小水痛涩，闻声则惕然而惊，与解毒清火导赤10余剂，火益甚，不食不眠，脉浮分鼓指，沉则缓大，而关洪软而迟，外悉假火，与参附养荣汤下咽得睡，五更饿甚，进粥三次，诸症悉退。原方去附子，十余剂全瘳[4]。

2.邹云翔治灰黑苔：陆某，男，55岁。1年来舌苔灰黑，口干不欲多饮咳嗽痰多，有时为黄稠痰，少寐，大便多溏，脉象轻取弦数、重取沉细无力，观前所服之方、多属清化痰火，疗效平平；此症肺热多痰是标，舌苔多津液，舌质不绛，口干而不欲多饮，脉象重取沉细无力，知非实热，脾肾阳虚，是病之本。其舌苔之灰黑色，应属水极火化。治当温脾肾之阳，稍用清上之品以反佐之（组方见方证），煎汤代水煎药，服药5剂，灰黑之苔大减，再服10剂，灰黑之苔基本消失，其余诸证亦随之好转，后以温养脾肾、培土生金法善其后[1]。

3.张季高治林某某，男，54岁，近月来常觉眩晕，心悸不安，血压常波动在（190~200）（100~130）mmHg之间，大便溏，夜尿频数，腰膂酸痛。近日加剧，夜卧虚烦，约午夜胸中有如物压，继则微汗，下肢微冻，血压遂升高至210/110mmHg左右。服一派清凉之品以降压，俱不应，邀予出诊。外貌魁梧，腹微痞满，肠鸣幽幽，脉沉迟，苔薄腻，舌质正常，血压：210/110mmHg，耳鸣，四肢沉重乏力，胃纳呆。此系脾肾阳虚湿胜，心阳兼肝阴不足，治以温阳利湿，兼理肝阴（组方见方证）。药后2小时，血压渐趋下降至190/100mmHg，4小时后，又下降至180/95mmHg。病势已减，药有转机，守上方3剂。4天后，血压保持在165/95mmHg左右。后以六君加姜、附、山萸肉、杜仲，并以冰糖浸米醋（甜度自调）每天服3次，每次约20ml，以善其后。现已2年，血压常保持在150/95mmHg左右[2]。

4.李新平治占某某，女，86岁，腰痛，坐骨神经痛，贴"蜈蚁通"膏药多时，经治服中药6剂症状消失，2011年4月23日，腰痛又作，不能俯仰转侧，舌质淡苔薄白，脉沉紧，温阳益气为主：炮附片、桂枝、漂白术、白芍、淫羊藿、川牛膝、巴戟天、虎杖、乌药各10g，鹿角胶13g，黄芪、熟地各15g，党参、仙茅、狗脊各12g，3剂，症状好转。又3剂，患者自煎药，一剂药中入三包的炮附片亦未先煎，即与诸药煮服，至中毒，心率100次/分，血压：80/40mmHg，头昏，浑身无力，宜活血通瘀缓之，点滴香丹注射液症状消失，腰痛亦愈。

引用文献

[1] 邹云翔.邹云翔医案选[M].南京：江苏科学技术出版社，1981：263.
[2] 张季高.眩晕（高血压）[J].新中医，1977，增刊（2）：14.
[3] 高鼓峰.医宗己任篇[M].上海：上海科学技术出版社，1959：159，160.

［4］江瓘，魏之琇.名医类案（正续编）［M］.北京：中国中医药出版社，1996：347.

（十）阳气虚损候（脾肾阳虚变证4）

脾肾阳虚证·阳气虚损候，为脾肾阳气虚弱，久虚不复，渐由虚而致损，由阳气而损及阴血，故杂病家亦通称之为气血亏损之证。其见症虽以阳气虚损之脉症为主，亦可兼见血虚不荣于经络之脉症。

通称：气血亏损。

病名：［中医］虚劳，五软，久痢，闭经，不孕，滑胎，痿躄，阳虚发热，慢惊风，失语症。**［西医］**糖尿病，慢性痢疾，席汉症，再生障碍性贫血，地中海型贫血，重症肌无力，慢性肾炎，慢性尿毒症，肾病综合征，垂体前叶功能减退的闭经，不孕症，习惯性流产，进行性肌营养不良病理改变（假性肥大型），先天性脑积水，股骨头无菌坏死，麻疹脑炎后遗失语症。

病因病机：脾肾阳虚虚损，多系久病或大病不复，损伤脾肾阳气；或素禀先天不足，后天失调。二天之本已伤，则阴血生化无源，因而阴血亦渐损伤，致阳气阴血，内不能荣于神气，外不能养于经络。

证象组合：阳虚+气虚+血虚+神虚

主症：【阳气不振】症象：①面白，面无华色，面色苍白而灰暗，黄中带晦。②人形消瘦，面色憔悴虚浮，神气惨淡。③眼圈黧黑，双目无神，嗜睡。④形体怕冷，全身畏寒，阵发性畏寒，背部怕冷，四肢不温，四肢厥冷。⑤四肢沉重。⑥小便清长，夜尿次数短频，尿频清长，朝夕不断似崩，上浮如脂膏。⑦大便稀烂，大便溏薄，大便挟有黏液，肠鸣，小腹气胀。⑧性功能减退，滑精，阳痿。⑨囟门下陷，甚则如坑。⑩头项软弱，倾斜不能抬举。**舌象：**①舌质淡嫩边有齿痕，有齿痕而青，苔白润。②舌质淡晦无苔。**脉象：**①脉细弱。②脉缓弱。③脉沉细无力，尤以尺脉沉微无力。④脉沉迟。⑤脉左沉细而右弦细。**指纹：**淡滞。

【气虚不充】症象：①神疲乏力，极不耐劳。②短气懒言，语声低沉。③口淡，食少，食后腹胀。④少腹肛坠。⑤浮肿。⑥两耳失听。⑦溺后淋漓不尽。**舌象：**舌淡红，苔腻。**脉象：**①脉濡细。②脉濡大无力。

副症：【血虚失荣】症象：①面色萎黄，面色㿠白无华，表情淡漠，唇淡，形体消瘦。②头晕目眩头痛。③心悸，气促。④月经后期，色淡水样，闭经。⑤乳房萎缩。⑥头发，眉毛脱落。⑦时有低热。⑧大便干难。**舌象：**舌淡，苔少。**脉象：**①虚细无力。②虚数无力。

【神气不振】症象：①精神疲惫，神疲肢倦，双目无神，目倦欲闭。②记忆力差。

宾症：【经脉不荣】症象：①颈痛腰酸腿软，腰痛，腰尻酸痛，腰胯脊髀酸痛，小腿发胀。②双下肢无力走路有时摔跤，并发现双下肢小腿肌肉肥大，行走摇摆，呈鸭步，上楼爬坡有困难。③下肢痿躄，不能站立，肌肤麻木不仁，针刺无痛感，髋膝踝关节能动不能用，腿肌对称性疲软。④颈项强直，四肢瘫软。

【络脉不荣】症象：①肌肉跳动。②吞咽困难，发音不利，进食易呛，饮水有时易从鼻腔喷出。③不语。

治则：当以温补脾肾阳气为主，以固其根本，略佐滋补阴血之品，以共调补之。

方证

1.固脱汤证：施今墨方[1]。壮阳补虚，固脱填髓，治糖尿病，尿频清长，朝夕不断似崩，时尿作淡青色，上浮如脂膏，不欲饮食，气短音低，四肢厥冷，大便时溏，舌淡不红，苔薄白，脉沉迟。

肉桂24g（蒸汁兑入），鹿茸粉3g（吞），黑附片18g，桑螵蛸、巴戟、补骨脂、覆盆子、金樱子、炙甘草各9g，山茱萸、大山参各12g，白术15g，怀牛膝、芡实各30g。

2.健脾温心汤证：黄文东方[2]。治再生障碍性贫血，面色无华，形瘦神疲，纳食减少，舌质淡，脉细弱。详见病案5。

党参、黄芪、白芍、鹿角片各12g，白术、当归、巴戟各9g，炙甘草6g，仙鹤草30g，红枣5枚。

3.益脾强肾汤证：李斯炽方[3]。治解颅（先天性脑积水），属先天不足，肾气亏损，脑海空虚。

党参、白术、当归、熟地、白芍、龟板、泽泻、枸杞、巴戟各6g，菟丝子、黄芪、山药、茯苓各8g，川芎4g，鹿茸0.3g（分3次冲），甘草2g。

4.补肾通阳、益气生血法证：沈壮雷方[4]。治慢性肾炎肾病期肾病综合征，面色㿠白，浮肿，两下肢凹陷性水肿，两小腿内侧有瘀点。脉弦细，苔薄白，质红。详见病案4。

熟地、炙龟板、扦扦活、徐长卿各30g，怀山药、山茱萸、枸杞子、炒知母、炒川柏、附子（先煎）各9g，巴戟肉、阿胶、黄芪各15g，肉桂1.5g。每日1剂。另予水蛭粉12g，分2次随汤吞服。

论著和讨论

本证候脾肾为先后二天之本，脾肾阳气亏损，则不能资生阴血，故阴血亦渐亏损；其调治之则当以温补脾肾阳气为主，略佐补血养血之品，以同调补之。吴鞠通说："痢久阴阳两伤，少腹肛坠，腰胯脊髀酸痛，由脏腑伤及奇经，参茸汤主之：人参、鹿茸、附子、当归、茴香、菟丝子、杜仲。"[5]秦伯未说："头项软弱倾斜，不能抬举，口软唇弛，咀嚼无力，手软下垂，不能握举，足软不能站立，肌肉松软不坚，皮宽肉削，同时智力也迟钝。此证主要由于脾肾脏气虚弱，不能滋养骨肉所致，扶元散加鹿角胶：人参、白术、茯苓神、黄芪、熟地、山药、炙甘草、当归、川芎、菖蒲、姜、枣。""小儿囟门显著下陷，甚则如坑，伴见面色萎黄，神气惨淡，四肢不温，指纹淡滞，称为'囟陷'。系先天亏损，用固真汤：人参、甘草、白术、茯苓、黄连、附子、肉桂、山药。""小儿大病后颈项软弱，为气血大虚，由于后项为督脉所循行，应在补剂中佐以扶阳，用斑龙丸（鹿角胶、鹿角霜、茯苓、柏子仁、菟丝子、补骨脂、熟地）。"[6]

张近三说：重症肌无力的脾肾阳虚证，可见于全身型，或球形，但比较少有显著怕冷，腰酸，舌淡有齿痕，苔薄白，脉细软。左归丸合益气温阳法：党参、熟地、当归各15g，山药、枸杞、黄芪各12g，肉桂4.5g，附子、鹿角胶、山茱萸各9g，备选：巴戟、补骨脂各12g，桑寄生、锁阳各15g，杜仲9g，胎盘片等[7]。

病案举例

1.**奚九一**治杨某某，男，38岁，下肢痿躄，不能站立，2年余，下肢怕冷，肌肤麻木不仁，针刺无痛感，髋膝踝关节能动不能用，腿肌对称性疲软，时有低热38℃，虽盛暑犹恶寒无汗，腰背不酸，每夜滑精，阳痿，小溲清白，溺后淋漓不尽，食欲不振，大便干难，头晕倦怠，精神忧郁，舌胖苔薄白，脉濡大无力，下肢动脉良好，昔年挫伤，肾督之气暗损，致下元不固，脾虚则气血不充，无以濡养筋骨肌肉，以温煦肾督而壮元阳，补益脾土而生气血：淡附片、淫羊藿、锁阳、山茱萸各9g，肉桂、仙茅、五味子各4.5g，炙黄芪、炒党参、炒白术、巴戟各15g，干姜、炙甘草各6g，枸杞12g，后加熟地、鹿茸片吞，维生素B_{12}注肾俞、脾俞、关元，左右交替，月余渐愈[8]。

2.**沈壮雷**治葛某某，女，28岁，2年前患急性肾炎。曾服中草药、激素（泼尼松），今年3月因停服激素。浮肿日趋加重，近月来并常见鼻、牙龈出血。11月就诊：面色皖白，浮肿，血压140/94mmHg，心尖区有Ⅱ-Ⅲ级收缩期杂音。两下肢凹陷性水肿，两小腿内侧有较密集的瘀点。脉弦细，苔薄白，质红。尿检蛋白++++，血检：红细胞2.9×10^{12}/L，血红蛋白5g%，血浆总蛋白3.8g%，白蛋白1.5g%，球蛋白2.3g%，非蛋白氮40mg%，肌酐3mg%。诊断：慢性肾炎肾病期肾病综合征。证属肾阴阳两虚，气血双亏，故用补肾通阳、益气生血法（组方见方证）。合并用泼尼松每日30mg，肌注丙酸睾丸酮50mg，1周1次。青霉素每日80万单位，分2次肌注。口服维生素C、维生素B_1。治疗第10天，浮肿消失。第12天两小腿部瘀点消失，查尿蛋白（-）。治疗第3周，泼尼松减为每日20mg。此后每周减泼尼松5mg，于治程第42天停用激素及其他西药。根据阳损及阴，予育阴扶阳培补脾肾法：龟板、熟地、徐长卿各30g，怀山药、枸杞子各9g，山萸肉6g，巴戟肉、党参、黄精、驴皮胶、当归各15g。（水蛭粉12g，分2次吞服）继服1个月。半年后随访，患者情况良好，红细胞345万，血红蛋白10.5g%，血浆总蛋白6.3g%，白蛋白3.8g%，球蛋白2.5g%[4]。

3.**朱敬修**治张姓姊弟二人，姊8岁，弟6岁，长期住院（部队医院确诊为库理氏贫血，即地中海型贫血），经各种抗贫血药物及输血，病历数年疗效未著，故请会诊。病者面无华色，舌质淡晦无苔，脉缓弱，纳呆，精神不振。云：此脾肾阳虚，饮食不能奉心化血，法当先后天并补，方用理中、龟鹿二仙、当归补血、右归等合方化裁，减去滋柔侧重温壮之品：鹿茸、川芎各15g，北丽参、当归头各30g，白术45g，炙甘草12g，干姜4g，黄芪60g，补骨脂、巴戟、锁阳各18g，鸡内金20g（第二次加枸杞子30g，肉桂6g）共研为细末，另以紫河车1具，10碗水煮取浓汁半碗，调入以上药末再加适量蜜糖为小丸，早晚各服10g，服丸约3周，症状改善，面转红润，血红蛋白上升，血常规复常，体重增加，肝脾缩小，4~8个月姐弟先后出院，后以丸、片剂调服半年至1年以巩固疗效[9]。

4.**魏长春**治俞某，男，42岁。患慢性痢疾6年，乏力，畏寒；肢冷、大便挟有黏液，肠鸣，脉左沉细而右弦细，舌淡红，苔腻。久痢脾肾两虚，治以温补：甜苁蓉、霞天胶（烊冲）、大熟地、鸡内金各9g，淡附子、炮姜炭、别直参（研吞）各3g，煨肉果、茯苓各6g，五味子1.5g。3剂后，诸症略有好转，拟前法再进。上方去参、姜、熟地、五味子，加鹿角胶3g，补骨脂、益智仁、炒白术、炒白芍各9g，5剂。三诊：大便溏而不爽，黏液已减。盗汗、矢气，脉迟，舌淡红，苔薄腻。肾虚脾失健运，仍以温肾为主：甜苁蓉、霞天胶（烊冲）、鹿角胶（烊冲）、煨肉果、补骨脂、茯苓、炒白术、益智仁、淫羊藿各9g，仙茅6g，炙黄芪15g。5剂。按：本案痢久，中虚损肾，故《医宗必读》谓"在脾病浅，在肾病深""未有久痢而肾不损者，故治痢不知补肾，非其治也"[10]。

5.**顾雨时**治徐某，患慢性肾炎、慢性尿毒症有年。初诊时见患者面色憔悴虚浮，黄中带晦，人形消瘦，全身畏寒，精神疲惫，胃纳颇差，小溲量少，夜尿次数短频，脉虚数无力，苔薄白，舌质淡。据此证属脾肾之阳两亏，中宫生化无权。当时给予温肾健脾，以观其效。处方：制附块、赤茯苓、白苓、党参、蒸冬白术、杜仲、菟丝子各12g，猺桂心3g，熟地10g（砂仁0.6g拌），怀山药30g，炙山萸肉、怀牛膝各9g，仙茅16g，泽泻15g。7帖后，溲量较增，余均如前。此仍属脾肾两虚之候，治疗重心转移至着重调理中宫，建立中气，佐以淡渗：党参12g，冬白术、金樱子、菟丝子、白芍各9g，桂枝、炙甘草各3g，大枣9只，饴糖30g（冲），黄芪16g，泽泻10g。连服7帖，精神转佳，睡眠安好，小溲量增多，纳食倍增，浮肿已不甚明显，面色灰暗有改善。据此证情，投黄芪建中汤意已合病机。原意损益续进，病情继续稳定，实验室检查各项指标逐渐好转[11]。

引用文献

［1］祝谌予.施今墨临床经验集［M］.北京：人民卫生出版社，1982：168.
［2］上海龙华医院.黄文东医案［M］.上海：上海人民出版社，1977：36.
［3］成都中医学院.李斯炽医案（二）［M］.成都：四川人民出版社，1983：216.
［4］沈壮雷.中医补肾法合并激素治疗肾病综合征［J］.新医药学杂志，1974，(8)：33.
［5］吴鞠通.温病条辨［M］.福州：福建科学技术出版社，2010：136.
［6］秦伯未.秦伯未医学名著全书［M］.北京：中医古籍出版社，2003：284，289，317.
［7］张近三.重症肌无力症中医辨证施治探讨［J］.新医药学杂志，1977，(5)：25.
［8］奚九一.下肢痿躄治案1例［J］.上海中医药杂志，1965，(3)：37.
［9］蔡妙珊.朱敬修老中医的学术经验［J］.新中医，1981，(10)：13.
［10］魏长春.痢疾证治琐言［J］.浙江中医学院学报，1983，(4)：33.
［11］章济量.著名老中医顾雨时的医疗经验［J］.上海中医药杂志，1983，(9)：3.

（十一）阳损及阴候（脾肾阳虚变证5）

脾肾阳虚证·阳损及阴候，为脾肾阳气虚损，久损不复，累及真阴，所谓“无阳则阴无以化”。故杂病家通称之为阴阳两亏，或阴阳亏损之证。其见症虽以阳气亏损之脉症显明，但必兼见阴虚内热之脉症。

通称：阴阳两亏，阴阳亏损。

病名：［中医］眩晕，消渴，肾泄，闭经，崩漏，阳虚发热。**［西医］**高血压，慢性糖尿病，肺结核，营养不良症，低蛋白血症，失血性贫血伴肠功能紊乱，阿狄森病，单性红系统再生障碍性贫血，溶血性贫血，白细胞减少症，子宫黏膜下肌瘤，子宫全切除术发热。

病因病机：脾肾阳虚虚损，因脾肾阳气虚损，久必累及于阴；以肾为水火之脏，真阴真阳之宅，真阳亏损，久必累及真阴；阳虚生内寒，阴虚则必生内热，故虚寒虚热之变共存。

证象组合：阳虚+阴虚+气虚+神虚

主症：【阳气不振】症象：①面色苍白无华，面色晦滞，唇甲淡白，内眼睑淡无血色。②怯寒，手足冰冷。③朝寒暮热，肌热恶寒，怯冷烘热阵作，初生即发高热。④口干不多饮。⑤腹泻，脘闷气逆，晚间少腹隐痛。⑥肾泄，卯辰腹痛悠悠，喜热喜按，肠鸣辘辘，便溏2~3行。⑦形消跗肿。⑧尿频数。⑨阳痿，早泄，精冷带下。⑩腰际冷痛。**舌象：**①苔薄舌淡白，胖嫩，边有齿痕。②舌质淡衬紫，苔薄白。**脉象：**①沉弱无力。②沉细。③脉沉迟或微细。④脉沉弦，双尺差。

【阴虚失养】症象：①形体消瘦，头发疏稀，目眶微黑。②唇略红而干燥。③夜则烦躁，愿去衣被，夜发内热。④盗汗。⑤咽痛。⑥皮肤、口腔、舌尖、齿龈发黑。⑦尿少而频。⑧大便干结。⑨经闭不行。⑩月经黑紫有血块。**舌象：**舌质鲜红苔净，舌暗红无苔，舌尖红，苔薄腻，脉濡软，两尺弱。**脉象：**脉细数，浮洪，沉弦细。

副症：【气虚不充】症象：①心慌气短而促。②眼睑微肿，早起面浮，面浮足肿。③倦怠肢懈，四肢无力。④气坠，少腹坠痛，经后腹痛下坠。⑤自汗。⑥食少便溏肠鸣。⑦经事超前，月经过多，淋漓不断。⑧气急咳嗽，痰多。

【神气不振】症象：①精神萎靡。②心慌心悸易惊。③虚烦懊侬，夜间躁扰不宁，难以入睡。④寐少梦多。⑤记忆力差，神识恍惚。

宾症：【清窍失养】症象：①眩晕。②耳鸣。③头晕而痛。

【经脉失荣】症象：①腰酸，腰背酸痛。②腰腿酸痛，胀痛。③腰痛不能步履。④胫酸，足跟痛。⑤足软沉重。⑥手足抽搐。

治则：当阴阳两补，虽阳气偏损，但必滋补真阴，于阴中求阳之法。

方证

1.河车变生汤证：施今墨方[1]。治肾虚肤色变黑（阿狄森病），四肢乏力，头晕而痛，逐渐皮肤、口腔、舌尖、齿龈变黑，腰酸腿软，心慌气短，睡眠欠佳，详见病案1。

紫河车、山茱萸、酒白芍、沙苑子、熟地、鹿胶、金石斛、炙黄芪、白术各60g，肉桂、砂仁、陈皮各15g，附片、补骨脂、酒川芎、酒当归、杜仲、川续断、云茯苓、云茯神、旱莲草、车前子、血余炭、山楂炭、鸡内金、丹皮、炙甘草、泽泻各30g，共末怀山打糊为丸，每次10g，日2次。

2.阴阳兼顾，温阳益阴法证：蒲辅周方[2]。治眩晕（高血压），详见病案2。

党参、白芍、熟地各6g，川附片18g，连皮苓、桑寄生、狗脊、杜仲、龙骨各9g，牡蛎12g，川楝子4.5g。

3.补脾肾、填精血方证：李介鸣方[3]。治单性红系统再生障碍性贫血。

党参、生地、熟地各12g，黄芪24g，当归、阿胶珠各9g，仙鹤草、菟丝子、肉苁蓉、补骨脂各15g，鹿角胶9g烊冲，焦三仙各6g，炙甘草4.5g。

论著和讨论

本证候脾肾阳气虚损，累及肾阴，真阴真阳俱损，虚寒虚热内起。何廉臣说："唯脾湿肾燥一证，外感夹内伤者居多，外感、多由于湿热未尽，阴液先伤；内伤，多由酒湿伤脾，色欲伤肾。"[4]调治之则当阴阳两补，但助阳不可温燥，恐耗其真阴，重在温养柔养，温而不燥；滋阴亦忌寒凉，恐伐真阳；重在滋补其真阴，于阴中求阳之法。何廉臣说："内伤尤为难治，有脾湿下流，阳损及阴者，其症肢懈气堕，肠鸣，肾泄，夜发内热，腰酸溺少，每用仲淳脾肾双补法奏功：党参、炒莲肉、怀山、炒扁豆、煨肉果、带壳砂仁、炒白芍、炒车前子、盐炒补骨脂、五味子、菟丝子、巴戟天为丸绿豆大，每服2.4g~3g，空心临卧服。"[4]

病案举例

1.**施今墨**治阿狄森病：林某，男，40岁，四肢乏力，头晕而痛，逐渐皮肤、口腔、舌尖、齿龈变黑，腰酸腿软，心慌气短，睡眠欠佳，饭后恶心，大便日行2~3次，便溏，舌尖黑，苔薄，六脉沉弱无力。肾者至阴，其色为黑，宜强腰肾，调气血法，服6剂，自觉较前有力，大便好转，遵原法丸药图治（组方见方证），一料3个月服完，肤色减退[1]。

2.**蒲辅周**治眩晕（高血压）：陈某，女，48岁，头晕心慌，虚烦懊侬，胸时闷，形体渐胖，腿软沉重，腰酸痛，睡眠欠佳，多梦，小便频而短，脉沉迟，舌质正常，后跟苔薄黄腻。阳虚湿胜，宜温阳利湿：党参、白术、茯苓、白芍各6g，川附子4.5g，桑寄生、狗脊、杜仲、龙骨各9g，牡蛎12g。下午尚晕，晚间少腹隐痛，脉沉细迟，舌暗红无苔，阴亦不足，宜阴阳兼顾，温阳益阴法（组方见方证），头晕心烦未作，血压正常，唯胸闷，睡眠欠佳，脉左沉微弦滑，右沉迟，胸阳不足，致湿痰阻滞，心气不宁，宜调心气，温化湿痰：茯苓、法半夏各6g，枳实、竹茹、远志、九节菖蒲各3g，炒小麦、酸枣仁各9g，党参、白术各4.5g，生姜2片，大枣3枚，5剂，隔日愈[2]。

3.**沈自尹**治消渴（肾性糖尿病）：男，29岁。腰酸头晕眼花，乏力气短，记忆力差，阳痿胫酸，足跟痛，口干不多饮，尿频数，日尿2000ml，较浑浊，饭后为甚，大便干结，3日一行，形体消瘦，面色晦滞，头发稀疏，目眶微黑，唇略红而干燥，舌尖红，苔薄腻，脉濡软，两尺弱，血压90/60mmHg，尿糖总量8g左右，先以补肾为主，加固摄之品，1月后不减，改补中益气加五味子、桑螵蛸，症状日渐好转。后采用淡附片、安南桂各1.5g，移山参、黄芪、白术、杜仲、牡蛎、甘草、桑螵蛸、五味子，症状进一步好转，尿糖总量2~3g，体重增加12kg[5]。

4.**黄文东**治溶血性贫血：陈某某，女，20岁，面无华色，头晕耳鸣，腰酸，耳鸣，月经落后1周，量不多，无出血现象，咽喉疼痛，大便不成形，食欲不振，舌淡苔薄白脉细。加味八珍汤：党参、白术、川续断各12g，淫羊藿、巴戟、茯苓、当归、白芍、生熟地各9g，炙甘草、川芎各6g，仙鹤草30g，红枣5枚。5剂，面色、精神好转，加黄芪片3g吞[6]。

5.**李祖佑**治杨某某，女，47岁，面色㿠白，乏力畏寒，腰膝冷痛，大便溏泄1年有余，每日3次，小便清长，夜尿2次，白带多而清稀，经期延长半月余，色淡，舌体胖大，质淡苔白滑，脉沉细无力。时血红蛋白70g/L，红细胞3.14×10^{12}/L，白细胞2.4×10^{9}/L。证属肾阳虚衰，治宜温补肾阳，方用右归丸加减：熟地、淫羊藿各15g，枣皮、焦白术各12g，枸杞、鹿角胶、杜仲、菟丝子、附片（先煎）各30g，党参20g，肉桂、炮姜各9g。2剂，辅助疗法如前述。6剂后，全身有发热现象，口干，鼻衄，量不多，色红，大便干，日1次，小便色淡，夜尿已无，腰膝略有冷感，舌淡红，苔薄白，脉细有力。本方去炮姜、附片。2剂后精神佳，略感腰膝酸软，舌淡红、苔薄白、脉细有力。查血：血红蛋白110g/L，红细胞3.45×10^{12}/L，白细胞4.1×10^{9}/L。仍用原方加木瓜、白药15g，甘草6g，再服2剂，以巩固疗效。1988年3月随访一切正常[7]。

引用文献

［1］祝谌予.施今墨临床经验集［M］.北京：人民卫生出版社，1982：322.

［2］高辉远.蒲辅周医案［M］.北京：人民卫生出版社，1972：6.

［3］李介鸣.治疗再生障碍性贫血验案［J］.北京中医学院学报，1984，(1)：26

［4］俞根初.重订通俗伤寒论［M］.上海：上海科学技术出版社，1959：265，266.

［5］沈自尹.消渴病案讨论（肾性糖尿）［J］.中医杂志，1964，(9)：27，28，29.

［6］上海龙华医院.黄文东医案［M］.上海：上海人民出版社，1977：44.

[7] 李祖佑.白细胞减少症辨治论证的体会[J].贵阳中医学院学报，1989，(2)：44.

十、肝肾阳虚证（下焦阳虚本病）（8候）

肝肾阳虚证，为肾阳虚及肝阳之证。系下焦阳虚之本病。病多起于纵欲耗伤肾阳，或久有遗泄之辈，阳气随精外泄；或年老火衰精竭，均足以致肾阳亏损，命火衰微，不能上养于肝，肝阳亦随之而衰，而成肝肾阳虚之证。或因久患淋浊，妇人崩带，过投寒凉渗利；或胎产失调，损伤肝肾阳气，亦可致肝肾阳虚之证。

肝肾阳虚证，病起于肾，而其病变，亦多责之肾阳不足。肾阳不足，则气化不及州都，而致水液不行；阳虚不能固摄，则致津液阴精滑泄；阳虚不能收纳，则肾气上逆；命火衰微，元海无根，真阳失守，火不归原，以致虚阳浮越，甚则下虚上实，而有厥脱之变。肾阳虚则命门火衰，肝阳虚则生气不振。肾藏精，肝藏血，肝肾阳虚则不能化生精血，精血日耗，血虚不能充于营，阳虚不能振于卫，以致营卫虚损，外邪留滞，经络之脉失养，而有痿躄之变。肾为先天之本，肝为妇人之先天，主精主血，肝肾阳虚则生化无源，故精血日耗，势必步入损途，尤以肾为水火之宅，真阴真阳所居，阳损不复，必渐及于阴，以致真阴真阳俱损，病势至此，根本动摇，势难速起。

其治则总当温补肝肾之阳，而精血已耗，又必填精补血，此阳生阴长之义，以实其下元，固其根本，即古人所谓“填补实下”之法。但不可纯用刚燥，恐其更耗精血，当选血肉有情之属，以滋填而峻补之，然后则引火归原，导龙入海，则可望有阴平阳秘之治。

证候别称：命门火衰，精气虚寒，督脉虚寒，冲任虚空，八脉空虚，下虚上实，肾不纳气，肾气上逆，肾虚不固，虚火上炎，龙火上升，龙雷升腾，真阳失守，格阳于上，格阳失血，气随血脱，真寒假热，经脉痹阻，精血亏损，气血亏损，阴阳俱损。

病名：[**中医**]眩晕，耳鸣，多唾，多涕，虚喘，虚痰，低热，伤寒坏病，不寐，虚火口疮，咽痛，目痛，齿痛，鼻衄，齿衄，格阳失血，血脱，劳伤，黑疸，小腹痛，腰痛，消渴，下消，小便不禁，遗尿，虚淋，冷淋，膏淋，转胞，月经后期，月经不调，闭经，痛经，闭经，赤白带下，乳疬，痛经，慢惊风，解颅，阳痿，阴缩，阴冷，遗精，梦遗，精少，松皮癣，脚气入腹，痿躄，骨痹，骨痿，虚痹，历节，筋痿，瘫痪。

证候系统：详见图3-13-40。

本证————肝阳不振候、肾阳不振候

转证————肝阳失和候、肾阳不化候

变证————阳虚失纳候、阳虚失固候、火不归原候、阴竭阳脱候

└————虚阳浮越候、营卫不行候、阳气虚损候、阳损及阴候

图3-13-40　肝肾阳虚证证候结构图

（一）肾阳不振候（肝肾阳虚本证）

肝肾阳虚证·肾阳不振候，为肾阳不足以暖肝，致肝肾阳虚，肾气命火衰微，肝之生气不振，阴浊内起，杂病家通称为命门火衰，或精气虚寒之证，妇科亦称为冲任虚空之证。以肾之阳虚与阴盛脉症为主，尤以清空与肾之经络失养症象显明，亦可见津液或阴精不固症象。

通称：精气虚寒，命门火衰，冲任虚空。

病名：[**中医**]骨痹，腰痛，月经不调，不孕，阳痿，阴冷，遗精，精少。[**西医**]坐骨神经痛，幼稚型子宫，原发性不孕症，神经衰弱。

病因病机：肝肾阳虚虚弱，系肝肾阳气不足，命火衰微，肾阳不振，阴浊内起，致元阳无力，上不能荣空窍，外不能养肾之经络，尤以冲、任、督奇脉失养，则致津液与阴精不固。

证象组合：阳虚+清空+经脉+津滑+精滑

主症：【阳气不振】症象：①形胖色㿠，神疲气短，虚软无力，怯怯少气，语言低微，体力日衰，周身酸楚，腰膝酸软，腿足痿软无力，不能久立，更不耐远行。②畏寒，四肢欠温，腰以下怕冷。③小腹冷痛。④阴茎或阴囊，冷而不温。⑤性欲淡薄，阳痿。⑥精子减少，精薄清冷。⑦月经错乱，色淡量少。⑧带下清淡。⑨小便清利。**舌象：**①舌淡胖嫩，苔白稍滑。②舌偏淡，苔薄白。**脉象：**①脉来迟弱。②脉微弱无力。③脉沉弱。④脉沉软，两尺尤甚。⑤脉沉细，尺尤弱。⑥脉细弱。⑦尺脉沉迟。

【清窍失养】症象：①头晕脑胀。②眩晕。③耳鸣。

副症：【经脉失养】症象：①腰酸背痛，腰痛腿软，或腰间冷痛，其痛悠悠，痛时喜手按摩。②脊痛起于骶部

连背，不能挺直，甚则脊中一线觉冷，腰亦冷，常如风寒侵入。③腰脊强痛不运，不耐远行久立，喜手按摩。④右侧臀部、下肢疼痛，沉重难以言状，步履艰难，沉重乏力，麻木。

【神气不振】症象：①精神疲倦，神衰力弱。②健忘，记忆力减退。③心悸气短，失眠多梦。

宾症：【津液不固】症象：①小便频数清长。②夜尿多。

【阴精不固】症象：①遗精。②早泄。

治则：当以温补肝肾阳气为主，温补元阳，填精固肾为法，以固其本。

方证

1.内补鹿茸丸证：罗天益方[1]，治遗精阳痿，阴冷白淫。

鹿茸、菟丝子、沙苑、肉苁蓉、白蒺藜、紫菀、蛇床子、黄芪、桑螵蛸、阳起石、附子、肉桂。

2.增精汤证：施今墨方[2]。治精子减少，精液稀薄。

菟丝子、枸杞、覆盆子、蛤蚧、锁阳各10g，五味子6g，鹿茸2g。

3.补肾丸证：施今墨方[2]。治遗精早泄，记忆力减退，体力日衰，周身酸楚，腰膝酸软，四肢不温，舌淡苔薄白，脉细弱。

紫河车、鹿角胶、山茱萸、覆盆子、补骨脂、枸杞、杜仲、桂枝、功劳叶、桑螵蛸、蛇床子、熟地、远志、桑椹子各30g，益智、砂仁、五味子、五倍子、九节菖蒲各15g，狗脊、酒白芍、胡桃各60g，共末金樱子膏180g，炼蜜300g为丸，早晚各10g，白开水送。

4.精神药酒方证：龚志贤方[3]。治神经衰弱，精神疲倦，头晕脑胀，腰酸背痛，遗精阳痿，月经不调。

枸杞30g，熟地、红参、淫羊藿各15g，沙苑蒺藜25g，母丁香10g，沉香5g，荔核12g，远志3g，白酒1000g，加冰糖250g，浸泡1个月，每服20mg。

论著和讨论

本证候肝肾阳虚，肾阳不振，元阳不足，命火衰微，阴浊内起。其治则当以温补肝肾阳气为主，壮其元阳，补其命火，填精固肾，以充养奇脉，助其收摄。姚国美说："病者面色皖白，语言轻微，腰痛足冷，其脉右尺独弱，多因房劳过度，肾元虚寒，宜温固丹田，与巴戟丸：巴戟、五味子、苁蓉、菟丝子、牡蛎、覆盆子、益智仁、龙骨、人参、白术、熟地、骨碎补、茴香。"[4]"腰痛酸软，脚亦痿弱，行则偻俯状者，此肾精之精气空虚，法宜填补，可以青娥丸（补骨脂二两，盐水炒杜仲一两，胡桃肉一两半）加巴戟天、大茴，或补髓丹，若阳气不足，则怯怯少气，小便清利，脉沉而弱，宜附桂八味丸加鹿茸、羊肾，或麋茸丸（酥炙麋茸一两、盐水炒菟丝子一两、茴香六钱，研末，以羊肾两对酒煮烂，去膜捣如泥，和酒糊丸，温酒或盐汤下），以温补之。"[4]秦伯未说："脊痛多起于腰部，牵连及背，不能挺直，偶尔挺直较舒，亦不能久持。严重的脊中一线觉冷，腰部亦冷，常如风寒侵入，脉象微弱，或伴见小便频数清长，下肢酸软，肾阳不足，宜温补下元，用右归丸加鹿角胶、狗脊；或温肾散，兼灸肾俞：熟地、牛膝、巴戟、苁蓉、寸麦冬、炙甘草、五味子、茯神、干姜、杜仲。""阴冷，包括阴茎或阴囊冷而不温，多因命门火衰，或寒气凝滞于肾，用十补丸：附子、胡芦巴、木香、巴戟、肉桂、川楝子、延胡索、澄茄子、小茴香、补骨脂。"[5]李梴说："加减内固丸：石斛、胡芦巴各二两，巴戟、苁蓉、山茱萸、菟丝子各三两，补骨脂二两半，小茴一两，附子五钱，为末，蜜丸梧子大。每五十丸，空心温酒盐汤任下，治命门火衰，肾寒阴痿，元阳虚惫，阴溺于下，阳浮于上，水火不能既济。补阳无燥，冷补能明耳目。"[6]

引用文献

1.黄振鸣治潘某某，男，29岁。患者从前年开始阳事不举，有时滑精，腰以下怕冷，心悸气短，失眠多梦，健忘耳鸣。曾服中西药治疗未效，转我科治疗。检查：形体略胖，精神倦怠，表情苦闷，气短乏力，语言低微，舌淡，苔滑，脉细无力，尺脉沉迟。辨证：肾精亏损，命门火衰。治法：温肾益精，峻补命门，培元汤：肉苁蓉、熟地各30g，枸杞子、锁阳各15g，女贞子18g，菟丝子、山萸肉、补骨脂、淫羊藿、巴戟各12g，水煎服，5剂。复诊：药后，睡眠转佳，头晕气短，腰酸怕冷等诸症明显好转，阴茎勃起有力，已无遗精。此为肾之阴阳渐复，仍守原方续服。三诊：出差20日，因路途较远，工作繁忙，劳碌奔波，致近10多日又见遗精，精神疲乏，头晕耳鸣，阳事不举。此为过劳伤肾之故。处方：巴戟、淫羊藿、补骨脂、锁阳、菟丝子、枸杞子各12g，阳起石、肉苁蓉、熟地各30g，水煎服。上方再服14剂，诸症消失，阳事能举，且举而有力，10多日未见遗精，精神振作，面唇红润。嘱其服十全大补丸，每日早晚各1丸，10日为1个疗程，共服2个疗程。4年后门诊随访，经上法治疗后，身体一直健康，能胜任重体力劳动，且形体较前健壮[7]。

2.熊寥笙治施某，男，50岁。患者腰疼痛已半年余，其痛悠悠，尚可忍耐。近则痛势加剧，腿足痿软无力，不能久立，更不耐远行，痛时喜手按摩，神倦气短，小溲清长，舌质淡，少苔，脉微弱无力。病属肾阳虚腰痛，治宜温补肾阳，拟肾气汤合青娥丸加减：熟地、炒杜仲、胡桃肉、桑寄生各24g，山药、净枣皮、白茯苓、补骨脂、延胡索各12g，丹皮、炒泽泻、熟附片（先煎2小时）各9g，肉桂末（分3次兑）3g，3剂，水煎，分3次服，每日1剂。药后腰痛减，腿足较有力。嘱续服八味地黄丸以巩固疗效[8]。

3.刘俊楠治殷某，女，30岁，因月经错乱，婚后4年未孕，1978年11月8日就诊。证见：形胖色皖，眩晕腰酸，神疲肢软，小腹冷痛，性欲淡薄，月经错乱，色淡量少，带下清淡，舌淡胖嫩，苔白稍滑，脉沉软，两尺尤甚。妇科检查：子宫前倾，如鸽蛋大，活动，附件阴性，分泌物白色，镜检（-）。曾作诊断性刮宫，通水等术。诊断：①幼稚型子宫。②输卵管欠通畅。③原发性不孕症。中医辨证：肝肾阳虚，冲任虚空。治以温补下元：熟地、当归、巴戟天、韭子各10g，白芍、阿胶（另烊）、杜仲、续断、淫羊藿各9g，川芎7g，香附、鹿角霜、菟丝子、乌贼骨各12g，艾叶5g，水煎服，每日1剂，另以九制香附丸每日2次，每次9g吞服。二诊：见证俱觉好转，因以原方稍事加减，连续服药2月，于3月5日诉月经46天未行，神疲嗜睡，呕恶食少，小便频急，诊脉沉滑，小便常规（-），尿妊娠试验（+），诊断早孕，处以香砂六君子汤3剂，并嘱慎起居，后足月顺产一女婴[9]。

4.袁钦和治吴某某，男，41岁，右侧臀部、下肢疼痛，沉重难以言状，步履艰难，当地治月余，疼虽缓解，但沉重乏力，麻木，四肢欠温，夜尿多，脉沉细，尺尤弱，舌偏淡，苔薄白。西医诊断：原发性坐骨神经痛。证属肾阳不足，骨髓不充，寒凝经脉之骨痹。《经》云“痹在于骨则重”，宜温肾填精为主，散寒通脉，阳和汤加减：鹿角胶、狗脊、桑寄生、怀牛膝各12g，熟地30g，巴戟、淫羊藿各10g，桂枝6g，白芥子5g，15剂病即告愈[10]。

5.李新平治曹某，女，28岁，平素月经后期，经行7天，量多，腰酸白带多，三四年前因结婚多年不孕，服余中药一次，怀孕生女一胎，今又不孕，2003年4月8日，复用原方，右归丸加减：炮附片8g，熟地、当归、淫羊藿、菟丝子各15g，山萸、怀山、泽泻、白芍、仙茅、巴戟天、肉苁蓉各10g，川芎、干姜各6g，3剂，又孕生女，再服再孕，凡3次。

病案举例

[1] 林珮琴.类证治裁[M].北京：中国中医药出版社，1997：459.
[2] 祝谌予.施今墨临床经验集[M].北京：人民卫生出版社，1982：143，159.
[3] 龚志贤.龚志贤临床经验集[M].北京：人民卫生出版社，1984：246.
[4] 姚国美.姚国美医学讲义合编[M].北京：人民卫生出版社，2009：226，255.
[5] 秦伯未.秦伯未医学名著全书[M].北京：中医古籍出版社，2003：322，350.
[6] 李梴.医学入门[M].天津：天津科学技术出版社，1999：1279.
[7] 黄振鸣.奇难杂症[M].广州：广东科学技术出版社，1983：130.
[8] 熊寥笙.中医难症论治[M].重庆：重庆出版社，1988：112.
[9] 刘俊楠.肝肾同治与不孕症[J].江西中医药，1983，(1)：41.
[10] 袁钦和.“沉重”不能概作湿论治[J].中医杂志，1986，(6)：68.

（二）肾阳不化候（肝肾阳虚转证）

肝肾阳虚证·肾阳不化候，为肝肾阳气不足，肾阳不振，气化乏力，不足以及州都，系因虚以致滞，杂病家亦通称之为命门火衰之证。其见症虽以膀胱气化不行之症象显明，必兼见有肾阳不足之脉症，并以之为凭。

通称：命门火衰。

病名：[中医]虚淋，冷淋，脚气入腹，转胞。[西医]慢性前列腺炎，输尿管结石，尿潴留。

病因病机：肝肾阳虚虚滞，因肝肾阳气不足，肾阳不振，命门火衰，无力化气于膀胱，致水道不行，下焦气机郁滞。

证象组合：阳虚+气滞+津滞+经脉

主症：【阳气不振】症象：①神疲体倦，面色皖白，口不渴。②神衰怯冷，形寒肢冷，终日神疲欲寐。③头昏晕。④腰膝无力。⑤纳少便溏。⑥小腹发凉。⑦小便滴沥失禁，滴下不觉。**舌象：**①舌质淡而少苔。②苔白腻。③苔薄白。**脉象：**①脉沉细，脉沉细而迟，脉沉迟无力。②虚两尺短。③浮细弱。

副症：【气化不行】症象：①小便不利而清白。②小便涓滴难出。③尿频不多。④癃闭。⑤二便突然不通。⑥尿道胀痛难忍，用力小便时，则尿量甚少，并下血丝。

宾症：【气机不利】症象：①小腹作胀，腹胀。②小腹痛。③呕吐。

【经脉失养】症象：①脚气痛而少腹麻痹不仁。②腰痛腰部酸痛，不能坐卧转侧。③少腹拘急。

治则：当以温补肾阳，以助命门之火，以化气行水为法。

方证

1.加味济生肾气丸证：李斯炽方[1]。治尿潴留，二便突然不通，腹胀，呕吐，检查尿道有一樱桃大块状物，详见病案2。

熟地、山茱萸、丹皮、泽泻、杜仲、益智各9g，附子、桂枝、车前子、牛膝、桑寄生各15g，怀山、菟丝子、茯苓各12g。

2.壮肾利湿汤证：岳美中方[2]。治输尿管结石，突发右腰痛，小便频数，尿量不多、色黄，脉虚两尺短。详见病案3。

熟地、怀山、山茱萸、丹皮、鹿角胶、淫羊藿各9g，茯苓、泽泻、生薏苡仁、怀牛膝、车前子各12g，炮附子、油桂各4.5g，金钱草90g，巴戟6g。

论著和讨论

本证候肝肾阳虚，肾阳不振，命门火衰，无力化气行水。仲景曰"崔氏八味丸，治脚气上入，少腹不仁"（《金匮要略·中风历节病脉证并治》），其治则当温补肝肾，助肾阳，补命火，助其化气于膀胱，而行水道；慎不可妄行渗利，重伤肾阳。仲景曰"虚劳腰痛，少腹拘急，小便不利者，八味肾气丸主之"（《金匮要略·血痹虚劳病脉证并治》），"'妇人病，饮食如故，烦热不得卧，而反倚息者，何也？'师曰：'此名转胞不得溺也。以胞系了戾，故致此病，但利小便则愈，宜肾气丸主之'"（《金匮要略·妇人杂病脉证并治》）。

陈士铎说："人有小便闭结，点滴不通，小腹作胀，然而不痛，上焦无烦躁之形，胸中无闷乱之状，口不渴，舌不干，是命门之火塞乎，方用八味地黄汤。行水汤亦甚效：熟地二两，巴戟天、茯神、芡实各一两，肉桂二钱。"[3]秦伯未说："小便涩滞，仅下点滴，小腹胀坠不舒，称为'小便不利'。有因下焦之气不化的，伴见神衰怯冷，腰背酸痛等命门阳虚证，用香茸丸：鹿茸、麝香、附子、苁蓉、熟地、补骨脂、沉香、当归。"[4]

病案举例

1.王旭高治钱氏子，偶宿妓，染淋浊，茎中作痛连毛际。医用分清渗利药，淋痛俱减，但觉少腹中央、下连毛际时隐痛，以后或大痛，或微痛，或不痛。或用金铃子、延胡索，或用吴萸、乌药，或用韭根、两头尖，皆不效。一医用肉桂五苓散，痛止两日而复作，又用补中益气汤，其痛更甚。余诊此子肾气素亏，竭力使内，斫伤肾气，败精化而为浊，过用渗利寒药，再伤肾脏之阳，医用肉桂止痛，痛止二日者，得温通之力也。改用升提补中药，痛势反甚者，下焦精气两亏，升其阳则肾益亏也。当用金匮肾气丸，补阴中之阳，据其宅窟而招安之。服下痛果定，有时仍微痛，连服肾气汤十余帖，后改用肾气丸，每朝服三钱，一月痊愈[5]。

2.李斯炽治癃闭（尿潴留）：毛某某，女，72岁，二便突然不通，腹胀，呕吐，检查尿道有一樱桃大块状物，头昏晕，腰间胀痛，胃纳不香，口苦，鼻内干燥，脉浮细弱，舌淡苔微白。为肾阳虚衰，加味济生肾气丸（组方见方证）。一剂后即能自行排尿[1]。

3.岳美中治输尿管结石：马某，男，44岁，右眼视网膜剥离多次住院，其间突发右腰痛，小便频数，尿量不多、色黄，食欲不振，大便正常，气色尚佳，苔白腻，脉虚两尺短。济生肾气丸作汤，温补肾阳，加清利膀胱湿热（组方见方证）。50余剂，结石下移[2]。

4.汪正聪治蔡某，男，71岁。病者患小便不利，经常反复发作，历时两年余未愈。经西医诊断为"慢性前列腺炎"，多方治疗，病不为减。现症除小便涓滴难出外，常感形寒肢冷，腰膝无力，终日神疲欲寐，面色皖白，纳少便溏，舌质淡而少苔，脉沉细而迟。诊为肾阳不振，命火衰微，不能化气行水。治宜温补肾阳，化气利水。方用金匮肾气丸，倍茯苓、泽泻，加牛膝、车前子（熟地24g，山药、山萸肉、茯苓、泽泻各12g，丹皮、怀牛膝、车前子各9g）。先服2剂，病无进退，知是病久邪深，药力未达所致，复诊证如前，宗原方再服3剂，小便渐利，神气好转，肢体回温，病渐向愈。最后嘱服用金匮肾气丸（早晚各服9g），以防反复[6]。

5.孙明谦治张某某，女，28岁，脉沉细，苔薄白，神疲体倦，面色皖白，口不渴，小便滴沥失禁，滴下不觉，常以垫子置于前阴处，尿道胀痛难忍，用力小便时，则尿量甚少，并下血丝，腰部酸痛，不能坐卧转侧……诸般痛苦，不可名状。问其病史及治疗经过，言历时已一年有余，前此皆按热结膀胱为治，疗效不佳，病情越来越重。初诊：根据上述脉证，并结合小腹按诊，见小腹发凉，即诊断为冷淋。处方如下：阿胶12g，炒白芍、乌附子、炙甘草、乳香、没药、血余炭各9g，熟地、赤茯苓、生山药、枸杞、煅牡蛎、煅龙骨各18g，每日并进人参养荣丸2丸。二诊：上药连进4剂后，病情大有好转，诸症基本缓解或消除，只是小便时尿道尚觉微痛，尿尚频、量少，还偶下血丝。再诊其脉，沉细。遂以益火之源以消阴翳法，处方如下：熟地、黄芪、生山药、山萸肉、赤茯苓、枸杞各18g，阿胶12g，血余炭、乌附子、炙甘草各9g。上药连进2剂，诸症基本消除。遂嘱以戒房劳，加强身体锻炼，以免复发[7]。

引用文献

[1] 成都中医学院.李斯炽医案（二）[M].成都：四川人民出版社，1983：161.
[2] 中国中医研究院.岳美中医案集[M].北京：人民卫生出版社，2005：10.

［3］柳长华.陈士铎医学全书［M］.北京：中国中医药出版社，1999：896.
［4］秦伯未.秦伯未医学名著全书·临证备要［M］.北京：中医古籍出版社，2003：372.
［5］褚玄仁.王旭高医书全集［M］.北京：学苑出版社，2001：77.
［6］汪正聪.治小便不利九法［J］.江西中医药，1983，(1)：28.
［7］孙明谦.冷淋治验一则［J］.新中医，1974，(1)：38.

（三）阳虚失纳候（肝肾阳虚变证1）

肝肾阳虚证·阳虚失纳候，为肝肾阳气不足，肾阳虚损及肾阴，精血亏于下，虚阳无所依附，肾气失于藏纳而冲逆于上。杂病家通称为下虚上实，或肾不纳气，肾气上逆之证。其见症以肾气冲逆之症象显明，但必兼见肾之阴阳两虚与虚阳上浮之脉症，并以之为凭。

通称：下虚上实，肾不纳气，肾气上逆。

病名：［中医］虚喘，虚痰，耳鸣。

病因病机：肝肾阳虚虚逆，因肝肾阳虚，精血两伤，虚阳无根，阳无所附，浮越于上，肾气失藏，气不归元，而成上实下虚之候。即古人所谓“肺实于上，肾虚于下”“下气上逆，病在根本”。

证象组合：阳虚+气逆+阴虚+阳浮

主症：【阳气不振】症象：①小便清白，小便频数。②足冷。**脉象：**尺脉微细。

【气机冲逆】症象：①气从少腹上冲而喘。②劳动则甚。③呼吸不续。④胸满上气。⑤脐中切痛。⑥呕逆。⑦咳喘气逆，不能平卧。⑧稠饮自下焦漾漾而起，溢出口中者。

副症：【阴虚失养】症象：腰痛。

宾症：【阳气浮越】症象：①口干唇干，鼻塞。②颧赤耳鸣。③饥不能食。**脉象：**脉寸关大尺小。

治则：当以温补肝肾为主，兼以镇降固纳之品，兼固其标本。

方证

1.鹿茸丸证：严用和方[1]。治肾虚少气，腹胀腰痛，小腹急痛，手足厥冷，饮食减少，面色黧黑，百节疼痛，日渐无力。

鹿茸、川牛膝、五味子各60g，石斛、菟丝子、棘刺（酸枣仁的刺）、杜仲、巴戟、山药、煅阳起石、炮附子、川楝子、煅磁石、肉桂、泽泻各30g，沉香15g，为细末，酒糊为丸，梧桐子大，每服70丸，空腹盐酒或盐水送下。

2.归附汤证：章次公方[2]。祛痰镇咳，强心，治咳呛气逆，不能平卧，鼓槌指。

炮附块、全归、款冬花、胡桃肉、补骨脂各9g，罂粟壳6g，熟地15g，远志3g，北细辛2.4g，五味子、姜炭各4.5g。

论著和讨论

本证候肝肾精血两亏，阳气无根，必浮越于上，而成下虚上盛之候，下虚上实，当治其下，真气归元，痰热自降，吴坤安说：“若因汗下之后发喘者，乃真气不能接续，气短似喘也，病源在下，其症呼吸喘促。自丹田以上，气道阻塞不通，提不能升，咽不能降，呼吸不能接续，主治在肾，以肾主纳气也，当以景岳贞元饮主之。气虚脉微，汗大出者，合参、麦、五味，收之纳之。或生脉合左归亦可，足冷脉微者，熟附都气饮，加胡桃肉以纳之（以上是虚喘治肾）。”[3]故治则当急温补肝肾以摄之，佐以镇降固纳之品，降而纳之。王雨三说：“肾虚（气急）。下元虚极，气不归元，脉尺虚者，轻则用附桂八味汤加磁石、青铅，甚则加二味黑锡丹并服。”[4]高鼓峰说：“如年高筋骨作痛，气喘有痰，腰痛，用熟地、山药、当归、白芍、杜仲、枸杞、黄芪、酸枣仁、麦冬、五味子；喘甚去黄芪。”[5]

俞根初说：“若其稠饮自下焦漾漾而起，溢出口中者，此肾气不纳，浊阴上泛也，宜都气饮，加胡桃肉、补骨脂以纳之。或少加淡附片以收之。或佐白术以制之。”何廉臣说：“若因根本素亏，肾虚气逆，阴火上冲而喘者，此不过一二日之间，势必危笃，但有精伤气脱之分，填精以浓厚之剂，必兼镇摄，《济生》肾气汤加铁落、沉香。”[6]

病案举例

1.尤在泾治脉寸关大而尺小，口干，上气不下，足冷不温。此阳气不潜，当用阴中阳药治之，六味加牛膝、车前子、五味子、肉桂[7]。

又治气喘足冷至膝，唇口干，鼻塞，脉虚小。下气上逆，病在根本。勿以结痰在项，而漫用清克也。肾气丸9g，盐花汤下[7]。

又治久咳喘不得卧，颧赤足冷，胸满上气，饥不能食。此肺实于上，肾虚于下，脾困于中之候也。然实不可攻，姑治其虚，中不可燥，姑温其下。然而实不可攻，姑治其虚，中不可燥，姑温其下。且肾为胃关，火为土母，或有小补，未可知也。金匮肾气丸。**诒按**：拟再用旋覆代赭汤送下，则上中两层，亦可关会矣[7]。

2.程门雪治方某某，男，成年，小溲频数，耳鸣，肾亏，虚气走窍之故，法当兼顾，清鸡鸣散：煅龙骨、煅牡蛎、灵磁石各12g，怀山6g，益智、乌药各3g，酒炒菟丝子、鸡内金各4.5g，杜仲、桑螵蛸各9g，胡桃肉4枚，金匮肾气丸12g[8]。

3.陈憇南治张俊卿，21岁，地处淫洼，暮春湿涨，婚后精气空虚，袭人不觉，每日亭午，脐中切痛，抵晚渐剧，气急上逆，能坐不能卧，卧必呕吐，至咸味乃止，至秋不效，脉两寸如平，右关缓细，尺弱，作关亦缓，迟涩，系湿气伤肾，伏于精室，面目黧黑，因循误致，令元气日亏，精血日耗，邪伏既久，正邪混为一家，助正化邪：当归、枸杞、白芍、巴戟各6g，琥珀3g，杜仲、生黄芪、茯神、鹿茸各9g，川芎、川菖蒲、萆薢各4.5g，紫河车12g，2剂，通腹皆痛，3剂。大痛不忍，下黑如墨而愈[9]。

引用文献

［1］王道瑞.严用和医学全书［M］.北京：中国中医药出版社，2006：22.

［2］朱良春.章次公医案［J］.江苏医药，1977，(3)：43.

［3］吴坤安.伤寒指掌［M］.上海：上海科学技术出版社，1959：卷三89.

［4］王雨三.治病法轨［M］.北京：学苑出版社，2015：146.

［5］高鼓峰.医宗己任篇［M］.上海：上海科学技术出版社，1959：70.

［6］俞根初.重订通俗伤寒论［M］.上海：上海科学技术出版社，1959：343，470.

［7］柳宝诒.增评柳选四家医案［M］.南京：江苏科学技术出版社，1983：25，26.

［8］上海中医学院.程门雪医案［M］.上海：上海科学技术出版社，2002：276.

［9］何廉臣.重印全国名医验案类编［M］.上海：上海科学技术出版社，1959：150.

（四）阳虚失固候（肝肾阳虚变证2）

肝肾阳虚证·阳虚失固候，为肝肾阳气不足，肾阳不振，无力固摄，以致津液、阴精滑泄不固，杂病家称为肾虚不固之证。以滑泄不固之症象显明，但必兼见肝肾阳气不足之脉症。

通称：肾虚不固。

病名：［**中医**］小便不禁，下消，遗尿，遗精，带下，多唾，多涕，膏淋，梦遗，耳鸣。［**西医**］乳糜尿，糖尿病。

病因病机：肝肾阳虚虚滑，系肾火衰微，不能温肝，致肝肾阳虚，肾虚则不能固，肝虚则易泄，肾不能固涩五液，上则为唾涎，为涕泪，下为尿为精，均为之走泄不禁。

证象组合：阳虚+气虚+津滑

主症：**【阳气不振】症象**：①面色㿠白，面色黧黑，神疲乏力。②手足不温，肢冷、形寒怕冷。③精神紧张，易惊，睡眠不实。④腰膝酸软，腰膝酸痛。⑤小便清长。⑥大便溏泄。⑦小腹弦急，阴头寒，少腹冷痛，喜按喜温畏寒肢冷。⑧每交子夜有凉气自尾闾上行。**舌象**：①舌质淡，舌暗淡而小。②苔白而干。③苔薄白。④舌光无苔。**脉象**：①脉寸关迟细，尺细软。②脉沉弱，脉沉细无力。③脉沉迟，或尺细弱。④脉沉弦而紧。

【津液不固】症象：①小便自溢，小便不得控制，每有声响即遗，熟睡中尿自遗。②小便清长，饮一溲一。③白带清稀，如水，淋漓不止。④鼻不塞而清涕如涌泉。

副症：**【气虚不充】症象**：①神疲气弱，精力疲乏，四肢乏力。②头晕目眩，耳鸣。③纳谷欠馨。④大便不实。⑤记忆力衰退。**舌象**：舌偏红。**脉象**：脉细弱。

宾症：**【阴精不固】症象**：①遗精。②便浑浊如脂膏。

治则：当以温补肝肾阳气为主，兼以收涩固纳之品，以兼顾其标本。

方证

1.助老汤证：陈士铎方[1]。治年老遗尿，夜卧遗尿，日间不睡而自遗。

熟地、山茱萸各一两，益智、远志各一钱，炒枣仁五钱，人参三钱，肉桂、北五味各二钱。

2.沈氏闭泉丸证：沈芊绿自制方[2]。适应小儿睡中遗尿，有热者。间或因寒，闭泉丸去栀子，加山萸、补骨脂。

益智仁、茯苓、白术、白蔹、黑栀子、白芍，水煎。

3.填精丸证：施今墨方[3]。治遗精日久，头晕目眩，腰膝酸软，记忆力衰退，详病案1。

菟丝子、龙骨、炙黄芪、金樱子、牡蛎、枸杞、刺猬皮各60g，旋覆花、沙苑子、鹿角胶、巴戟、山茱萸、白术、酒白芍、远志、野台参、莲须、紫河车各30g，肉桂、沉香、益智、酒川芎、广陈皮、砂仁各15g，怀山500g，打糊为小丸，早晚各服10g。

论著和讨论

本证候肝肾阳虚，在于肾火式微，不能固摄五液，以致滑脱不禁。故其治则当温养肾阳，温固下元为主，兼收摄纳气。

1.遗尿　张景岳说："凡睡中遗溺者，此必下元虚寒，所以不固，宜大菟丝子丸、家韭子丸、五子丸、缩泉丸之类主之。薛立斋曰：经云'膀胱不约为遗溺'。小便不禁，常常出而不觉也。人之漩溺，赖心肾二气之所传送。盖心与小肠为表里，肾与膀胱为表里，若心肾气亏，传送失度，故有此证，治宜温暖下元，清心寡欲。"[4] 陈士铎说："人有夜卧遗尿者，其人畏寒喜热，面黄体怯，大便溏泄，小水必勤，不若温肾之水而水缩也。方用温泉饮：白术、巴戟天各一两，益智仁三钱，肉桂一钱。"[1] 林珮琴说："睡中自遗，多属下元虚冷，宜螵蛸丸（桑螵蛸、鹿茸、炙黄芪、牡蛎、赤石脂、人参、山药）。然遗失不知，必交通心肾，寇氏桑螵蛸散。小儿自遗多属热，沈氏闭泉丸（组方见方证）。间或因寒，闭泉丸去栀子，加山萸、补骨脂。……老人不禁，多虚寒（肾气虚弱，气化不及，膀胱不约，溺后遗沥不禁），大菟丝子丸（桂、附、菟丝子、鹿茸、石龙芮各一两，地、萸、牛膝、茯苓、杜仲、苁蓉、巴戟、茴香、沉香、续断、补骨脂各三两，桑螵蛸、覆盆子、五味子各五钱，蜜丸）。戴氏云：老人溺多者，由下元虚寒、肾不摄水，以致渗泄，宜八味丸、生料鹿茸丸（鹿茸、椒红、肉桂心、附子、牡蛎、补骨脂、石斛、苁蓉、鸡内金、沉香、桑螵蛸）。"[2]

2.痰饮　陈士铎说："人有水泛为痰，涎如清水，入水即化。肾中之痰乃内水所成，故心肝脾肺之痰，可以用攻，而独治肾中之痰，必须用纯补之药，不可少间攻痰之味。盖肾中之痰，乃纯阴之水也，阴水非阳火不能摄。阳火者，水中之火也。阴水泛而火微，阳水旺而火伏，大补其水中之火，不必降痰而痰自降矣。用复阴丹亦妙：熟地、芡实、山药各一两，山茱萸五钱，肉桂一钱，水煎服。"[1] 王雨三曰："吐涎，如尺脉虚微者，是肾虚水泛也，用附桂八味汤加磁石、牛膝。"[6]

3.失精　李梴说："还元秋石丸治诸虚百损，房室损精易白者。秋石丹一斤，白茯苓一斤，天门冬、麦门冬、生地、熟地、人参、枸杞、人乳粉各四两，为末，蜜丸梧子大。每三十丸，白汤或酒下。"[7] 沈金鳌说："仲景曰：失精家，小腹弦急，阴头寒，目眩发落，脉极虚芤迟，为亡血失精，男子失精，女子梦交，桂枝龙骨牡蛎汤主之。李梴曰：少时欲过，阳脱而遗泄者，宜金锁正元丹：补骨脂、肉苁蓉、巴戟、胡芦巴、文蛤、白云苓、龙骨、朱砂。"[8]

4.消渴　王孟英说："《内经》又有饮一溲二之移寒证，《金匮》有饮一溲一之肾气丸证，皆非真消渴也。《医碥》辨之甚详。饮多溲多，其常也，不可谓之病，必其肌渐瘦削，始为消渴。"[9] 费伯雄说："下消者，肾病也。坎之为象，一阳居于二阴之中。肾阴久亏，孤阳无依，不安其宅，于是饮一溲一，或饮一溲二；夹有浊淋，腿股枯瘦，而病益深矣。金匮肾气丸治男子消渴，小便反多，饮一溲一。"[5]

5.淋浊　林珮琴说："膏淋便有脂腻如膏，浮于漩面，此肾虚不能约制脂液而下流也。海金沙散、鹿角霜丸（鹿角霜、茯苓、秋石等分糊丸。每服二钱）、菟丝子丸、大沉香丸。"[2] 王雨三说："（白浊）虚证。淫欲过度，玉关不闭，败精流出，脉虚弱者，用人参养荣汤吞附桂八味丸。寒证。真火素虚，强力行房，致真火随精而泄尽，精关开而不阖，浊精封于溺孔之口，脉迟涩者，用附桂八味丸。"[6] 蔡纯臣说："（白带）肾虚型：白带清稀，淋漓不止，腰膝酸痛，头晕耳鸣，精力疲乏，如肾阳虚兼肢冷、溺清长，大便溏泄，舌苔淡白，脉沉迟，或尺细弱，多与产育过多肾气亏损有关。若肾阳虚者，宜温补元阳，益肾止带，自拟暖肾固真丸：熟地、怀山、茯苓、胡芦巴、山萸肉、淫羊藿叶、锁阳、鹿胶、续断各30g，杜仲、煅牡蛎、菟丝子、补骨脂、巴戟、金樱子各45g，远志20g，禹余粮、阳起石各60g，肉桂15g，酒湿后蒸熟晒干研末炼蜜为丸，早晚各服10g。"[10]

病案举例

1.**施今墨**治费某，男，22岁，6年前手淫，头晕目眩，记忆力减退，体力日衰，去年戒除恶习，又现遗精，经常每周一次，甚则两三次，时有梦，或无梦，斫伤肾精，汤剂难补，丸药图治：紫贝齿、生龙骨等为丸，服60日，头晕目眩较好，遗精每周必一次，填精丸（组方见方证）。服两个多月，精神体力较前为好，遗精一月两三次，继续调养[3]。

2.**李泰**治龙姓，男，20岁，脉虚，咽干不渴，体瘦面黑，头昏眼花，小便次数、尿量均增加，此阳虚肾气不固。熟地、益智各12g，山茱、山药各6g，附片4.5g，安桂2.4g，云茯苓、丹皮、泽泻各3g，3剂愈[11]。

3.**周兰若**治潘某某，38岁，经年带下，近月来缠绵色白清稀如水，少腹冷痛，喜按喜温畏寒肢冷，每交子夜有凉气自尾闾上行，神疲乏力，脉寸关迟细，尺细软，舌淡苔白。拟壮督固带：鹿角霜、淡附片各9g，熟地、川续断各12g，龟板15g，龙骨18g，牡蛎24g，白果10枚，猺桂、细辛各1.5g，5剂，症减，除细辛，加艾叶9g，10剂愈[12]。

4.关幼波治张某某，女，22岁。夜间遗尿已15年。患者自7岁开始，经常夜间遗尿，遇冷加重，曾经检查未发现器质性病。近1年来症状加重，每隔二三天或五六天，特别是入冬以来，每隔一二天即发作一次。多于熟睡中尿自遗。平时神疲气弱，腰膝酸软，小便清长，眠食大便尚可，月经正常。望之面色皖白，舌光无苔，脉沉细无力。辨证：先天不足，肾虚不固，气血两亏。治法：温阳固肾，补气养血：淡附片、当归、五味子、乌梅、石榴皮各10g，鹿角霜、生黄芪、白芍、生龙骨、牡蛎各15g，熟地、芡实、首乌、分心木各12g。服上方7剂后，一直未再犯病，月经将过，原方再进7剂。12月18日诊：未犯病。上方去乌梅、分心木，加女贞子12g，胡桃3枚（打），以加强滋补肝肾之效。上方又进7剂，精神体力均见好转，未再遗尿，遂按下方做成丸药以巩固疗效。生黄芪、生龙骨、牡蛎各30g，白芍20g，熟地、鹿角霜、芡实、分心木、首乌各24g，当归、淡附片、乌梅、石榴皮各18g。共研细末，炼蜜为丸，每丸3g。日服2次，黄酒送下。4年后随访，服完丸药后未发病[13]。

5.抗鹭娃治赵某，女，76岁。便浑浊如脂膏，饮一溲一，咽干舌燥，面色黧黑，腰酸膝软，手足不温，形寒怕冷。检查：血糖13.8mmol/L，尿乳糜试验（+）。舌暗淡而小、苔白而干，脉沉细无力。证属久病入肾，下元不固，阴损及阳，阴阳两亏。治宜温阳滋阴补肾，分清泌浊：生地、熟地、山茱萸、茯苓、泽泻、丹参、牡丹皮、熟附子、覆盆子、菟丝子、五味子、黄精各10g，肉桂末2g，山药、革薢、车前子各15g。服药7剂，小便转清，白苔转薄，口渴已减。继续以上方调治，乳糜尿不再发作，血糖逐渐平稳。乃以金匮肾气丸长服善后。按：本例舌质且暗，紫中略灰，舌枯干而小，运动呆滞，缺乏神气，可知沉疴日久，病已入肾入络，真阴亏耗，损及真阳，终成阴阳两亏证。方用金匮肾气丸方温阳补肾，以桂附鼓舞肾气，是“少火生气”之义；又仿五子衍宗丸意加五味子、覆盆子、菟丝子配黄精，养阴补血，固肾收涩；车前子、革薢分清泌浊。全方阴阳两补，于阴中求阳，使阴得阳升，才会泉源不竭[14]。

引用文献

［1］柳长华.陈士铎医学全书［M］.北京：中国中医药出版社，1999：913，919，920.

［2］林珮琴.类证治裁［M］.北京：中国中医药出版社，1997：453，486.

［3］祝谌予.施今墨临床经验集［M］.北京：人民卫生出版社，1982：159.

［4］张介宾.张景岳医学全书［M］.北京：中国中医药出版社，1999：1243.

［5］张元凯.孟河四家医集［M］.南京：江苏科学技术出版社，1985：67.

［6］王雨三.治病法轨［M］.北京：学苑出版社，2015：145，172.

［7］李梴.医学入门［M］.天津：天津科学技术出版社，1999：1230，1284.

［8］沈金鳌.中华医书集成·杂病源流犀烛［M］.北京：中医古籍出版社，1999：423，424.

［9］王学权.中华医书集成·重庆堂随笔［M］.北京：中医古籍出版社，1999：6.

［10］蔡纯臣.谈谈中医治疗带下及过敏性鼻炎的经验［J］.新中医，1981，（6）：12.

［11］李洪成.中医证候学［M］.北京：中国医药科技出版社，2008：2268.

［12］陈予舟.周兰若先生治疗带下经验介绍［J］.江苏中医，1965，（8）：31.

［13］高益民.关幼波老中医治肾琐谈［J］.中医杂志，1980，（7）：11.

［14］抗鹭娃.糖尿病辨舌论治［J］.中医杂志，1999，（9）：531.

（五）火不归原候（肝肾阳虚变证3）

肝肾阳虚证·火不归原候，为肝肾阳虚，久虚不复，累及肾阴阴不恋阳，致虚阳浮越，火不归原，杂病家通称之为虚火上炎之证。其见症虽以虚火浮越之脉症显明，但必兼见肾阳不足之脉症，并以之为凭；亦可兼见肾阴不足之脉症。

通称：虚火上炎。

病名：［**中医**］低热，不寐，虚火口疮，咽痛，目痛，齿痛，齿衄，鼻衄。［**西医**］自主神经功能紊乱。

病因病机：肝肾阳虚虚逆，系由肝肾阳虚，累及肾阴，阴虚不能纳阳，致虚阳浮越，肾中龙火不得归原，而成无根之火，浮游于上，扰动空窍，损伤血络，甚则浮越于外。

证象组合：阴虚＋阳浮＋阳虚＋空窍＋血滑

主症：【阴虚失养】症象：①手足心热，日轻夜重。②口干。③虚烦不眠。④阖目汗出。**舌象**：舌绛无苔。**脉象**：脉虚弦小数。

【阳气浮越】症象：①面色淡红，面赤游移不定，头昏胀。②低热持续不退。③身热足寒，头热足冷，热气从背冲上头顶。④口渴，口干而不喜饮。⑤咽干目红，口鼻咽干燥痛。⑥牙微痛动摇。⑦晨吐黄稠痰。⑧心悸。⑨谵语，烦躁便闭。⑩全身窜痛。**舌象**：①舌黑而润。②舌苔白厚而干，舌尖红。**脉象**：①洪大而数，按之不鼓，寸浮大。②洪大芤迟，数大无根。

副症：【阳气不振】症象①面色皖白。②精神委顿，倦卧懒言，嗜睡乏力。③乍寒，背寒下肢常冷，冬季如冰，四肢厥冷。④食欲不振。⑤遗精阳痿。**舌象**：①舌淡净。②舌质淡红，舌苔白滑。**脉象**：①微弱。②脉弱两尺涩。③沉细弦缓。④脉沉细缓涩。⑤浮迟，沉细且微。

【清空不宁】症象：①头昏胀。②头晕。③头痛。④颠顶口舌冒冷气，寒气从头顶直下至小腿。

宾症：【清窍不利】症象：①口舌咽喉经常溃烂作痛，咀嚼吞咽皆碍，全有凹陷性溃疡，色呈淡红，但不肿痛，亦无臭气。②两眼作痛，昼夜不休，夜痛更剧，不生眵，不红肿，不流泪，但异常怕光。③两眼发赤，昼夜刺痛，入夜尤甚。④咽喉常觉有异物阻塞，然饮食不碍，唯咽津则哽阻，或吞咽食物及饮水，咽津，总像食道内有异物阻滞。⑤牙齿经常发痛，痛剧则不能饮食，或张口咀嚼，牙龈无红肿腐烂现象，扪之亦不觉热。

【络血不固】症象：①经期延迟。②衄血如涌。③齿衄点滴。④色淡血稀，或紫暗成块。⑤遇劳则衄。

治则：当以温补肝肾阳气为主，兼以滋养肾阴，略佐温热之品，以引火归原。

方证

1.大营煎证：张景岳方[1]，治肾阴阳两虚，阴不恋阳，虚阳上越，火不归原之证。

当归、枸杞、杜仲、熟地、炙甘草、肉桂、牛膝。

2.七味都气丸证：治肾阴亏而虚火上炎，足冷，头热，咽干目赤，引火归原，胸中烦热[2]，加黄连少许反佐。

熟地黄、山茱萸、山药、泽泻、牡丹皮、茯苓、五味子。

3.加味桂附地黄汤证：俞长荣方[3]。补阳和阴，引火归原及从者反治之法。药则主以辛温甘热，佐以咸寒下降之品，详见病案3。

肉桂末1.5g同熟地黄15g（捣如泥），怀山药24g，山萸肉、建泽泻、白茯苓、牡丹皮、熟附片、生甘草、车前子、炒牛膝各9g，北细辛1.5g同润玄参15g（捣如泥）。

论著和讨论

本证候肝肾阳虚及阴，虚阳浮越，火不归原，浮游于上，甚则浮越于外。其治则当以温补肝肾阴阳，以招之归窟，略佐辛热之品以引火归宅，即如程钟龄所谓“肾气虚寒，逼其无根失守之火，浮游于上，当以辛热杂于壮水药中，导之下行，所谓导龙入海、引火归原，如八味汤之类是也”[4]。秦伯未说：“牙龈出血，多在牙缝内渗出，称为‘齿衄’，有胃经实热和肾经虚火上炎之分。后者点滴流出，牙微痛，甚则动摇或脱落（六脉微弱，两寸浮大，口不臭），用六味地黄汤少加肉桂引火下行（或桂附八味丸）。”[5]俞长荣云：“如系虚火，方用补阳和阴，引火归原，及从者反治之法。药则主以辛温甘热，佐以咸寒下降之品。”[3]

张梦侬说：“我们在临床中，运用引火归原（以金匮肾气丸为基本方）治疗肾火妄浮所致长期低热、眩晕、口糜、咳喘、失眠、惊悸、消渴、水肿、腰痛、尿浑、癃闭等病证，均获较满意效果。”[6]

虚火、实火比较（详见表3-13-5）[6]。

表3-13-5　张梦侬虚火、实火比较表

虚火	实火
1. 发病徐缓	发病迅速
2. 经过数月或数年	经过数日或旬余
3. 患处淡红或暗红	患处鲜红或深红
4. 患处微肿或不肿	患处明显红肿高突
5. 患处不热，唯双足常冷，冬季如冰	患处有灼热感，个别在初病时发烧
6. 一般微痛，饮食不碍。也有饮食咽津梗阻的	一般剧痛，甚则影响咀嚼吞咽
7. 溃疡多子塌凹陷，少有红肿热痛	溃疡多高突红肿，甚则糜烂腐臭
8. 病久脉多沉细缓涩	初起脉多浮洪滑数

病案举例

1.李斯炽治蒋某某，男，31岁，鼻衄10余年，遇劳则发，自觉热气从背上冲头顶，下注鼻中即衄，眼鼻咽干燥痛，晨吐黄稠痰，面色皖白，精神委顿，嗜睡乏力，头昏胀，左腰痛，舌淡净，少苔，脉沉细，尺尤弱。使阴足阳潜，气壮血摄，大补肾汤：鹿角胶、补骨脂、阿胶、杜仲、川续断炭、牛膝各9g，黄芪、山药各15g，牡蛎、龙骨、熟地、茯苓各12g，甘草3g。5剂，已10余天未见鼻衄，诸症转佳[7]。

2.张梦侬治虚火口疮：王某某，女，37岁，口舌咽喉经常溃烂作痛，咀嚼吞咽皆碍，每发约半月左右，溃疡自愈，而两眼随即发赤，昼夜刺痛，入夜尤甚，经过3日亦自愈，而口疮相继复发，按此规律周期性发作。在两者交替发作开始，治亦不愈，在口腔病发半月，目痛3日之后，不治均能自愈，但此愈彼发，循环往复，已经8年，患者痛苦，无法形容。诊视口腔上下左右前后，溃疡分布较密，但不红肿，亦无臭气，以指扪之不热，询及下肢，据云常冷，冬季如冰，脉象沉细弦缓，印象为肝肾心脾四经虚火上炎。用加味桂附地黄汤10剂病愈[6]。

又治虚火齿痛：某某嫂，女，49岁，左后上下牙齿经常发痛，10多年不愈，脉象沉细缓陷，两尺无力，综合脉症，诊断为肾虚火炎所致。但火有君火与相火之别，肾主骨，齿为骨之余，肾属相火，亦名龙火，肾虚则火不安于位而上炎，所以喻嘉言有“导龙入海，据其窟宅而招之”之论。兹师其意，用加味桂附地黄汤3剂而痛若失，再以原方作丸，服后再未复发[6]。

又治虚火目痛：李某某，女，22岁，两眼作痛，昼夜不休，夜痛更剧，病近1年，服眼科药百余剂无效。诊视两眼巩膜无翳障，不生眵，不红肿，不流泪。但异常怕光，终日闭目喜坐暗室中。追询起因，云由月经期间入水受寒后两眼发痛，至今不止。诊脉沉细缓涩，舌苔白薄，口干不渴饮，足冷如冰，诊断为寒邪由血分侵入至阴，客于厥阴之络。因肝脉循喉咙之后，上入颃颡，连目系。《内经》以肝开窍于目，肝得血而能视，阴胜则阳病，今寒邪据于肝经逼其相火上炎于目，夜半为阴陇，故目痛夜甚于昼。用加味桂附地黄汤再加枸杞子9g，当归9g，以夏枯草炖水煨药，10剂病愈[6]。

3.俞长荣治一女青年，低热（体温均在37.3~37.5℃之间），持续半年不退。伴口干而不喜饮，食欲不振。经期每月延迟10~20天。舌苔白厚而干，脉弱两尺涩。拟诊阴阳两虚、虚阳外越，治宜益阴壮阳、引火归原。处方：熟地、枸杞、怀山、茯苓、丹皮、泽泻，肉苁蓉、附子、肉桂，服5剂，体温恢复正常，诸症显著好转。如系虚火，方用补阳和阴，引火归原及从者反治之法。药则主以辛温甘热，佐以咸寒下降之品，用加味桂附地黄汤（组方见方证）用法，上药加开水3磅，入瓦罐内泡半时，慢火炖至一磅，一日分3次空腹温服，次日停药观察，如无不良反应，第3日按法续服。即间日服药1剂，以10剂为一疗程。如轻浅的病服5~7剂可愈，久重的病，最多不超过两个疗程，也能痊愈。历年临床观察，一般未见反应，设有个别阴亏火旺的人，服后有咽干口燥，可完全停药观察，待反应消失后，再行试服。按：本例脉弱尺涩，月经延迟，乃肾气不充，无根之火浮越，故低热持续不退。正因其火无根，故口虽干而不喜炊，舌虽干而苔白厚。用金匮肾气丸（改汤）益阴壮阳而引火下行，使虚阳不致僭越为患，则不清热而热自平[3]。

又治劳倦太过失眠：一男性，因劳神过度，持续失眠（每夜仅能睡4小时左右，甚则彻夜不眠）。伴晚饭后脘胀，大便较溏，小便略黄。脉寸关带弦数，尺部细涩。舌质偏暗红、苔根微黄。面部微浮，色苍黄。拟诊水火失济、心肾不交，因肾水不足、阴不育阳、相火上浮，扰动心神者。此时可考虑用引火归原法、交通心肾：熟地、怀山、山萸肉、丹皮、茯苓、泽泻、车前子、田三七、附子、肉桂。服药11剂，至次年春，询知睡眠显著好转，余症基本消除。按：本例因阴亏于下，阳亢于上，扰及心神则不寐，阳气不充则面浮溲多，脾失温煦则脘胀便溏。故以金匮肾气丸为主以滋肾阴、纳肾气，使阴津充盛，浮阳得复，水火既济，诸症自安，疗效尚称满意[3]。

引用文献

［1］张介宾.张景岳医学全书［M］.北京：中国中医药出版社，1999：1581.
［2］吴仪洛.成方切用［M］.太原：山西科学技术出版社.2009：56.
［3］俞长荣.引火归原法举隅［J］.新中医，1981，（12）：43.
［4］程国彭.医学心悟［M］.北京：人民卫生出版社，1963：8.
［5］秦伯未.秦伯未医学名著全书［M］.北京：中医古籍出版社，2003：310.
［6］张梦侬.加味桂附地黄汤的运用体会［J］.新中医，1975，（6）：14，15，16.
［7］成都中医学院.李斯炽医案（二）［M］.成都：四川人民出版社，1983：56.

（六）营卫不行候（肝肾阳虚变证4）

肝肾阳虚证·营卫不行候，为肝肾阳气不足，无力资养营卫，致营卫虚弱，邪气留滞于经络。肝主乎筋，肾主乎骨，肝肾阳虚不足以养筋骨，杂病家通称之为经脉痹阻之证。其见症以经络筋骨之症象显明，但必兼阳虚阴盛，与营血不足之脉症，并以之为主。

通称：经脉痹阻。

病名：［**中医**］骨痹，痿躄，骨痿，筋痿，瘫痪，松皮癣。［**西医**］多发性神经炎，多发性末梢神经炎，脑动脉硬化症，股骨头无菌性坏死，银屑病。

病因病机：肝肾阳虚虚滞，因肝主营，主乎筋；肾主卫，主乎骨。肝肾不足以滋养营卫，营卫虚弱，致外邪留滞经络，营卫不得循行，筋骨失其所养，而成正虚邪实之证。

证象组合：气虚+营虚+阳滞+经滞+络滞

主症：【气虚失养】症象：①面萎无华，神疲。②头晕目眩，目涩耳鸣重听。③纳少。④便溏。⑤小便清长，尿频尿急。⑥四肢欠温，四肢无力。⑦腰酸，腰脊无力，足酸乏力。⑧缓纵不收，骨痿于床，肌力减退，腱反射消失，小腿肌肉萎缩，两足下垂。⑨量多色暗有血块。**舌象：**①舌胖苔白。②舌淡苔白厚腻。**脉象：**①濡细，弱脉缓。②关脉濡细，尺无力。

【阳气不行】症象：①形寒怯冷，阴寒疼甚。②四肢不温手足发凉。③口淡不渴。**舌象：**①舌质暗。②舌淡，舌苔薄白。**脉象：**①脉沉弦。②脉沉细。

副症：【经脉不利】症象：①腰膝疼痛，遇阴亦甚，甚则腰脊无力，行步艰涩，脊柱侧弯。②两腰痛，连臀部。③右髋痹痛，右下肢疼不能举，右下肢肌肉萎缩。④下肢瘫痪。

【络脉不利】症象：①足麻痹肿痛。②两脚至腰腿麻木无力已，足趾发凉，行走无力，站立不稳。③四肢麻木疼痛，双足趾更明显，不能站立，麻木。④四肢肌肉逐渐萎缩。

宾症：【营虚失养】症象：①面色黄，面色㿠白。②午后低热。③睡眠不佳，少寐。④淡红色斑片，上盖银白色鳞屑，抓之易脱落，抓甚出血，每与房事及疲劳后加甚。

治则：以温补肝肾为主，充养营卫而壮其筋骨，兼以通经活络，以逐郁滞，而通行营卫。

方证

1.北京中医院外伤性截瘫丸证：治弛缓性截瘫患者57例，能借助辅助工具行走48例[1]。

熟地、淫羊藿、生黄芪、马钱子各120g，菟丝子90g，桑寄生、白芥子、川牛膝、海马、革薢、焦三仙、独活、肉桂、龟板、当归各60g，生麻黄、白芍各45g，炮姜、鹿角胶、蜈蚣、虎骨、土鳖虫、全蝎各30g，蜜丸，每服6g，日2次。

2.阳和汤证：叶秉仁方[2]。治劳累后，右下肢疼不能举，脊柱侧弯，口淡不渴，畏冷，小便清长，苔薄白，脉缓。详见病案3。

熟地30g，炒白芥子6g，鹿角胶、当归各10g，怀牛膝12g，肉桂、炮姜炭、炙麻黄、生甘草各3g。

论著和讨论

本证候肝肾阳气不足以滋养营卫，外邪留滞经络，何秀山说：“若久而深重，血瘀化火，液郁化痰，皮肤不荣，经络时疏，大筋软短，小筋弛长，手足麻痹，骨痿于床者，最难奏效。俗谓痛风易治，木风难医，真阅历之谚也。唯有外台竹沥汤化下丹溪神效活络丹，生津涤痰，活血通络，以渐取效，间服史国公酒，养血祛风，舒筋活络。”故治则当温补肝肾为主，以充营卫而壮筋骨，兼以通利经络，祛逐外邪，而行营卫，使营卫周流，筋骨得养。壮筋健骨之品，当随症参入。俞根初说：“留连筋骨，久而不痛不仁，手足瘫痪，必要壮筋健骨为君，佐以活血行气，蠲痹防痿汤：羊胫骨煅透、炒川续断、炙狗脊各6g，酥虎骨、酒炒蹄筋各3g，盐炒杜仲、制怀牛膝各9g，骨碎补18g，生黄芪30g，全归15g，酒水各半煎，调下一粒金丹：番木鳖煨去油、五灵脂、川乌、地龙、芸香各45g，乳香、没药、当归各22.5g，麝香7.5g。陈京墨烧尽烟4.5g，糯米糊为丸，如鸡子大，每服1丸，极重2丸，药汤化下，或温酒磨下。久服庶可收功。”[3]

林珮琴说：“行痹：遍身走注不定，上半身甚者，乌药顺气散。下半身甚者，虎骨散加减。即寒痹痛痹也，苦痛切骨，安肾丸。”“虎骨散：虎骨二两，白花蛇、天麻、防风、牛膝、僵蚕、当归、乳香、肉桂各一两，炙草、全蝎各五钱，麝香一钱，每末服二钱。安肾丸：肉桂、川乌各两半，白蒺藜、巴戟、山药、茯苓、石斛、革薢、苁蓉、补骨脂各四两八钱，蜜丸。”沈金鳌说：“（风湿流注经脉，足麻痹肿痛）生虎骨丸：生虎骨四两，狗脊八两，五加皮、淫羊藿、牛膝、白茄根、油松节各二两，独活一两。”[5]

病案举例

1.顾伯康治银屑病（松皮癣）8年：陶姓，男，30岁，遍身淡红色斑片作痒，抓之银屑脱落，抓甚出血，每与房事及疲劳后加甚，秋冬之交增剧，平素头晕耳鸣，偶有腰酸，入冬四肢欠温，形寒怯冷，大便欠实，关脉濡细，尺无力，舌胖苔白，肾阳虚衰为本，肝血虚风燥为标，予温补肾阳，养血祛风：熟地、附块、淫羊藿、肉苁蓉、当归、制首乌各9g，鸡血藤15g，炙甘草3g，乌梢蛇片（吞）3g。日搽2号癣药水：米醋20斤，百部、蛇床子、硫黄各240g，土槿皮300g，白砒60g，白国樟45g，轻粉36g（或加水杨酸330g，水醋酸10ml，醋酸铝60g，浸一周，去渣即可），15剂后，加知母、黄柏9g，又51剂痊愈[6]。

2.关幼波治多发性末梢神经炎：胡某，女，41岁。四肢麻木，站立不稳，走路困难已6个多月。患者于半年前，因经常失眠服安眠药过量，以致中毒，经抢救脱险，但后遗下肢无力，不能走路，四肢麻木疼痛，双足趾更明显，不能站立，诊为多发性末梢神经炎。住院2个月，曾用电针等中西医疗法，未见明显效果。现症：四肢无力，手足发凉、麻木，手指活动不灵，解衣扣均感困难，站立不稳，步履艰难，双脚滑动不能自控，走路时需拄杖或由人搀扶，四肢肌肉逐渐萎缩，睡眠不佳，饮食二便一般，月经半月一行，量多色暗有血块。检查。面色黄，精神苦闷，四肢温度偏低，肌力减退，腱反射消失，小腿肌肉萎缩，两足下垂。舌苔薄白，舌质暗，脉沉弦。辨证：心肾不足，气虚血滞，经络不和。治法：补气养血，益肾强心，活血通络：生黄芪、淫羊藿、仙茅、杭白芍、川续断各15g，当归10g，桂枝4.5g，首乌藤30g，秦艽、川芎各6g，熟地、菟丝子、牛膝各12g，路路通3枚。另：全鹿丸2丸，早晚分吞。服上方4剂后，自感四肢发凉好转，余证同前。按上方加减如下：生黄芪30g，仙茅、淫羊藿、桑寄生、首乌、菟丝子、川续断各15g，牛膝、香附各10g，当归、熟地、女贞子、阿胶各12g，桂枝6g，淡附片4.5g。另全鹿丸2丸，早晚分吞。以后即按本方化裁，补气药曾使用过党参、太子参、白术、十全大补丸等，温阳药曾用过官桂、干姜，益肾药曾用过补骨脂、五味子，活血通络药曾用过地龙、川芎、赤芍、桃仁、红花等。症状逐渐消失，治疗约计1年半，患者已能站稳，自由步行[7]。

3.叶秉仁治夏某，男，56岁，形体丰肤，阳气素虚，患坐骨神经痛2年，经注射维生素B_1、B_{12}及针灸好转。近日因劳累后疼痛发作，右下肢疼不能抬举，脊柱侧弯，口淡不渴，畏冷，小便清长，苔薄白，脉缓。阳和汤加味（组方见方证）治之，20余剂，愈[2]。

4.姜春华治金某某，男，67岁。患痹证已7年，全身关节疼痛，行走困难，腰酸亦痛，足跟痛，不耐久立。伴形寒、肢冷，有凹陷性浮肿，夜尿多，舌淡，两脉沉迟。曾服过麻、桂、羌、独、乌、附辛热药均未见效，拟温肾填精养血为治：鹿角胶12g（另烊），生、熟地各45克，怀牛膝、当归、桑寄生、制附片15g，肉苁蓉、杜仲、狗脊、桂枝9g，7剂，另服人参再造丸1粒，每日1粒。药后畏冷痛减，但浮肿不减，加丹参30g，川芎9g。续服14剂后，肿消痛定，嘱服小活络丹，并加强体格锻炼，终获痊愈[8]。

5.李新平治辛某某，女，70岁，2010年4月8日，两膝关节疼痛，屈伸不利，伴颈椎病头晕，俯仰转侧则甚，上肢麻木，先以痹证（膝关节炎），拟：桑寄生、熟地、桑白皮各15g，川牛膝、仙茅、巴戟天、黄柏、白芍、延胡索、甘松各10g，威灵仙、淫羊藿、当归、络石藤各12g，川芎8g，3剂，10日。药后两膝稍适，头晕加重，下肢疼痛酸软，拟从眩晕（颈椎病）治：桑寄生、熟地、茯苓、党参各15g，川牛膝、杜仲、法半夏、桂枝各10g，泽泻、怀山各12g，山茱萸、炮附片各8g，干姜6g，鹿角胶13g，3剂，症状大有好转。

引用文献

［1］北京市中医医院.截瘫病人站起来［J］.新医药通讯，1971，（6）：31.

［2］叶秉仁.杂谈偶记［J］.中医杂志，1980，（11）：25.

［3］俞根初.重订通俗伤寒论［M］.上海：上海科学技术出版社，1959：235.

［4］林珮琴.类证治裁［M］.北京：中国中医药出版社，1997：332，328.

［5］沈金鳌.中华医书集成·杂病源流犀烛［M］.北京：中医古籍出版社，1999：703.

［6］顾伯康.以温补肾阳法治愈银屑病1例的报道［J］.上海中医药杂志，1965，（7）：21.

［7］高益民.关幼波老中医治肾琐谈［J］.中医杂志，1980，（7）：14.

［8］戴克敏.姜春华教授治疗痹证验案举隅［J］.山西中医，1990，（2）：1.

（七）阳气虚损候（肝肾阳虚变证5）

肝肾阳虚证·阳气虚损候，为肝肾阳气亏损，久虚不复，损及气血，而成阳、气、血交损之证，杂病家亦通称之为气血亏损之证。见症以肝肾阳、气、血虚损之脉症为主，兼见神气与经络失养之症象，或以经络见症显明。

通称：八脉空虚，气血亏损。

病名：**［中医］**劳伤，低热，痿躄，虚痹，历节，月经后期，闭经，月经不调，阳痿。**［西医］**脑挫裂伤，枕骨骨折，肾盂肾炎，不明原因低热，类风湿关节炎。

病因病机：肝肾阳虚虚损，常由肝肾阳气虚亏，虚久不复，损及肝血，而成肝肾阳、气、血交损之证；内不能充养神气，外不能荣养经络，为劳损深重之证。

证象组合：阳虚+气虚+血虚+神虚+经络

主症：**【阳气不振】症象**：①面色黧黑，精神萎靡，寡言懒动。②形寒怯冷，畏寒，四肢欠温，手足常冰，喜热饮，腰部觉冷。③耳聋，耳鸣。④腰酸脊困，行动无力胫酸，腰脊伛偻形俯。⑤汗出筋纵而痛，冬月为甚。⑥小便频数，有时微浑。⑦阳痿。**脉象**：①脉细小。②脉细迟。③脉迟而弱。④脉沉细无力。**舌象**：苔色淡嫩，无苔。

【气虚不充】症象：①面色浮黄，形神委顿，形瘦神怯。②倦怠乏力，动辄气短，声低。③头晕耳鸣。④口干纳差。⑤腰膝酸软无力。⑥面浮足肿。**舌象**：苔薄质淡。**脉象**：脉濡。

副症：**【血虚失荣】症象**：①面无华色，色夭。②经事数月一行。③经停。④膝酸肢楚。**脉象**：脉细弦，重按无力。**舌象**：苔薄白，质淡。

【神气不振】症象：①健忘少寐。②脑海似空似木，反应迟钝，稍事阅读，便昏昏欲睡，不能阅读书报。

宾症：【经脉不荣】症象：①腰酸肢楚，骨属屈伸不利。②腰酸痛，不能转摇和久坐。③腰髀酸楚疼痛，不能转侧，动则痛不可忍。④颈脊酸痛，喜暖畏寒，欲揉打。

【络脉不荣】症象：①腰脊疼痛，俯仰维艰。②手指关节变形。

治则：当以温补肝肾阳气为主，兼以滋补肝血，以共调补之。

方证

1.温肾助阳汤证：邹云翔方[1]。治慢性肾盂肾炎，腰酸痛，不能转摇和久坐，两肾区明显叩击痛，腰部觉冷，小便频数，有时微浑，苔色淡嫩，脉细迟。详见病案2。

人参、酒炒独活各3g，酒炒桑寄生、酒炒杜仲、菟丝子、益智仁各12g，制附片2.4g，北细辛0.3g，甘草4.5g，玉米须15g，酒炒川牛膝、酒当归、云茯苓、家韭子、紫河车、全鹿丸各9g，滋肾通关丸3g。

2.温养八脉方证：陈大年方[2]。治冲任督带空虚，气痹营亏，血海少贮，经事惯常数月一行，形寒怯冷，腰酸肢楚，调其气机，详见病案3。

鹿角霜、菟丝子、补骨脂、煨益智、全当归、鸡血藤、紫丹参、制香附各9g，熟地炭12g，巴戟肉、春砂壳、白参片（吞）各3g，新会皮4.5g，藏红花1.5g。

论著和讨论

本证候肝肾阳、气、血交损，内不充乎神气，外不荣养经络，终至筋骨失其所养。何秀山说："《经》云：精脱者耳聋，宜龟鹿二仙胶。……液脱者，骨属屈伸不利，色夭，脑髓消，胫酸，耳数鸣，宜保阴煎、斑龙丸之类。"[3]故其调治之则，当以温补肝肾阳气为主，兼以滋补肝血；更当以血肉有情之品，以填补下焦，生精生血，从缓以调养之。吴鞠通说："燥气久伏下焦，不与血搏，老年八脉空虚，不可与化癥回生丹者，复亨丹主之：倭黄10g，鹿茸、茯苓、苁蓉各8g，枸杞、萆薢、全归、小茴香各6g，川花椒炭3g，人参、安桂、龟板各4g。"[4]

病案举例

1.叶天士治某，症如历节，但汗出筋纵而痛，冬月为甚，腰脊伛偻形俯，据述未病前，梦遗已久，是精血内损，无以营养筋骨，难以攻迫。议香茸丸，温通太阳督脉（督阳虚）：鹿茸三两，生当归二两，麝香一钱，生川乌五钱，雄羊肾三对，酒煮烂，捣丸[5]。

2.邹云翔治徐某某，女，44岁，3年前腹腔手术后，并发慢性肾盂肾炎，腰酸痛，不能转摇和久坐，两肾区明显叩击痛，腰部觉冷，小便频数，有时微浑，苔色淡嫩，脉细迟。尿检：脓细胞（++），红细胞（+），蛋白（+）。系肾阳式微，下元不固，收摄无权，拟温肾助阳，固摄下元，祛风利湿，养血和络（组方见方证），连服30剂，诸证消失[1]。

3.陈大年治王某，冲任督带空虚，气痹营亏，血海少贮，经事惯常数月一行，形寒怯冷，腰酸肢楚，气机日钝，苔前半薄中根腻。治拟温养八脉，调其气机（组方见方证）。按：本案以八脉空虚、肝肾不足、气痹营亏为其本，当重在温养肝肾、益气养营为治，兼以香附、新会皮、春砂壳，疏调气机，使肝肾得健，气机疏泄有序，生化有权，冲任充盛，则月事按期而行[2]。

又治孔某，经停8年余，面无华色，形神委顿，膝酸肢楚，脉细小。气营两虚，奇经失利。气主煦之，血主濡之，气血相呼而行，拟调和气血而养八脉。鹿角片（先煎）、肉桂（后入）、川芎、茜草根各3g，巴戟肉、补骨脂、淫羊藿、制香附各9g，大熟地炭、乌贼骨、当归各12g，煨益智4.6g。按：陈师治疗闭经，一个常规法则是，初诊时多偏于通调以作试探，无效者，继以培补气血，温壮肾阳。本案就是其例，开始时曾以桃红四物汤治之，后继以益气养血调经，温肾壮阳而收功[2]。

4.陈继明治类风湿关节炎：吴某某，女，46岁，腰脊四肢及下颌关节疼痛，反复发作10余年，祛风化湿不见好转，改西药激素近3年，面浮足肿，尿蛋白（+~++），形瘦神怯，面色浮黄，腰脊疼痛，俯仰维艰，手指关节变形，脉细弦，重按无力，苔薄白，质淡，此肝肾亏虚，累及奇脉，精血损伤，筋骨失养，通补奇经：鹿角片、鹿角胶、当归各10g，淫羊藿、杜仲、苁蓉、巴戟、补骨脂、枸杞各12g，生黄芪15g，鹿衔草30g。30剂后，疼痛减轻，加熟地、鸡血藤、紫河车、炙蜂房、怀牛膝，出入治疗2月，逐步撤除激素，手指关节肿痛全消，加减近百剂，精神渐复，面转红润，关节偶有小发作，煎方扩充熬膏，服3个月疼不发，能全日上班，嘱服全鹿丸巩固，随访7年一切良好[6]。

5.易珍瑜治颅脑损伤肾虚型：头晕耳鸣，健忘少寐，腰膝酸软无力，反应迟钝，不能阅读书报，用脑或劳累后病情加重，治宜补肾益精，方用大补元煎加减。杨某，女，49岁。枕骨骨折、脑挫裂伤已近5月，不能起床，头晕耳鸣，鼻不能辨香臭，面浮声低，健忘失眠，倦怠乏力，口干纳差，畏寒，时值初夏，犹以棉帽、毛巾裹其首，舌质淡，脉沉细无力。辨证属肾虚型，予红参、山药、茯苓、菟丝、苁蓉、鹿角胶、首乌、枸杞子、石菖蒲，4剂后以滋阴补肾调治数月收功[7]。

引用文献

［1］邹云翔.邹云翔医案选［M］.南京：江苏科学技术出版社，1981：103.
［2］王大增.名中医妇科专家陈大年的临床经验［J］.上海中医药杂志，1983，(11)：10，11.
［3］俞根初.重订通俗伤寒论［M］.上海：上海科学技术出版社，1959：453.
［4］吴鞠通.温病条辨［M］.福州：福建科学技术出版社，2010：57.
［5］叶天士.临证指南医案［M］.上海：上海卫生出版社，1958：393.
［6］陈继明.运用奇经理论的临床经验［J］.中医杂志，1981，(2)：13.
［7］易珍瑜.辨证分型治疗闭合性颅脑损伤［J］.浙江中医药，1982，17(9)：418.

（八）阳损及阴候（肝肾阳虚变证6）

肝肾阳虚证·阳损及阴候，为肝肾阳气亏损，久损不复，损及阴精，较阳损尤深一层，故杂病家称为阴阳俱损之证。虽以肝肾阳气亏损之脉症为主，但必兼见肝肾阴虚内热之脉症。

通称：阴阳俱损。

病名：［中医］黑疸，闭经，赤白带下，腰痛，不孕症，消渴，慢惊风，骨痿，阳痿，遗精，解颅，精血亏损。［西医］早期肝硬化，肾阈性糖尿，麻疹脑炎后遗症，小脑病变（共济失调），慢性肾上腺皮质功能减退症，阿迪森氏病，恶性网状细胞增殖症（亦称恶性组织细胞病）。

病因病机：肝肾阳虚虚损，由肝肾阳气亏损，久损不复，损及肝肾阴精，而成下焦阴阳两损。内不养乎神气，外不荣于经脉，上不能充于空窍，而成下焦虚损至深之证。

证象组合：阳虚+阴虚+气虚+神虚

主症：**【阳气不振】症象**：①神色皖白，面色苍白。②面色晦暗，面部黧黑，手臂亦黑，口唇齿龈灰褐，皮肤黏膜呈黧黑，枯槁，面部、乳头、手足背侧、阴部尤显，两颧及额上有黑色团块，环口黧黑，腰脐周围有黑线。③怕冷，两足常冷，腰背及下肢发冷。④小便频数，多尿，夜尿多，小便浑浊如油，夜间尿浑浊多沉淀，遗尿，小便失禁。⑤梦遗滑精，遗精滑泄。⑥妇女崩带，白带多、时红时白，经年不绝。⑦睾丸隐痛，时发时止，遇劳即发。⑧阳事不举，喜食咸味。⑨皮肤呈现紫斑及出血点，口鼻黏膜出血。⑩腹胀，时有稀便。**舌象**：①舌质淡嫩有齿痕，舌边有浅暗紫斑，苔薄白。②舌质淡衬紫。③舌紫暗，苔根腻。④舌苔白滑。**脉象**：①脉微细，脉弦略细，脉细。②脉沉细，脉沉细而虚。③脉沉细濡。④脉沉迟无力，左脉弦涩，右脉沉迟。

【阴虚失养】症象：①身体羸瘦，形体瘦弱。②肌肤枯瘦，耳轮瘪薄。③盗汗，头背多汗，夜更甚。④口渴，咽燥，多饮。⑤睡不安，吵闹不肯入睡。⑥大便结，尿少。⑦经闭。**脉象**：①虚数。②脉弦细尺弱。**舌象**：①舌红，苔薄。②苔黄腻。

副症：**【气虚不充】症象**：①面色皖白。②面黄少华，浮肿。③精神疲倦，全身乏力。④头晕，甚则昏扑。⑤食少。⑥吐痰。**舌象**：①舌淡。②舌淡红苔少。③舌苔薄白。**脉象**：①脉细弱。②脉濡弱。

【神气不振】症象：①精神沉郁，精力极度衰减。②精神萎靡，少神嗜睡。③心悸。

宾症：**【清窍失养】症象**：①头晕目眩耳鸣，目暗。②头脑空痛。③小儿解颅，囟门未闭、二横指大。

【经脉失荣】症象：①腰膝酸软，腰脊不举。②脚膝无力，行则偻俯，足不能站立，四肢瘫软。③腰剧痛，天柱、腰膝酸痛，坐则少减，劳动更甚。④胸骨、关节疼痛。⑤足跟疼痛。⑥颈部强直，吞咽及言语障碍。⑦不语。

治则：当以温补肝肾阳气为主，但必兼以滋补肝肾阴精，阴阳并调，以期其阳生阴长。

方证

1.无比山药丸证：《太平惠民和剂局方》方[1]。治脾肾亏损而致的腰腿无力，身体衰弱，梦遗滑精，盗汗，遗尿，耳鸣，目暗等症。

山茱萸、泽泻、熟地黄、茯神、巴戟天、牛膝、赤石脂各30g，山药60g，杜仲、菟丝子各90g，肉苁蓉120g，五味子180g。加鹿角胶、川续断、骨碎补、木瓜、萆薢、青盐，蜜丸，梧桐子大，每服20~30丸。

2.龟甲鹿角汤证：姜春华方[2]。益肝肾填精髓，治小脑病变，共济失调，详见病案3。

熟地、甜苁蓉、川续断、牛膝、狗脊、补骨脂、党参、黄芪各9g，鹿角胶3g，附片、桂枝各6g，龟板15g，牡蛎30g，河车大造丸、左归丸、右归丸和匀服，日服9g。

论著和讨论

本证候肝肾阳气久损不复，损及肝肾阴精，如王雨三曰："肾虚（腰痛）。淫欲过度，肾精枯竭。见证精神疲倦，足膝痿弱，腰酸且痛者是也。用六味地黄汤加杜仲、苁蓉。”[3]调治之则虽当以温补肝肾阳气为主，只当温柔，不宜于燥烈，有损阴精，而助内热。更当兼以滋补肝肾阴精，以解其内火，尤当以血肉有情之品，以填补其精气。尤在泾说：“脉数、耳鸣、吐痰，天柱与腰膝酸痛，两足常冷。病属阴亏阳升。法当填补实下。熟地、鹿角霜、菟丝子、山药、萸肉、杞子、龟板胶。”[4]姚国美说：“脚膝无力，腰脊不举，名曰骨痿（房劳过度，或久患遗精，肝肾精血亏损，头晕目眩），脉数而濡者，乃虚热暗伤阴精，宜大造丸（黄柏、龟板、杜仲、牛膝、陈皮），补精益肾，佐以苦坚。若两尺脉弱，神色皖白，毫无热象者，此肝肾精血两亏，健步虎潜丸主之，加味四觔丸亦主之：苁蓉、川牛膝、天麻、木瓜、鹿茸、五味子、菟丝子，蜜丸。”“精气两虚，头脑空痛，腰脚痿弱，脉微细者，宜填补精气，主以龟鹿二仙胶（鹿角胶、龟板、枸杞、人参）与鹿茸之类。”“腰痛酸软，脚亦痿弱，行则偻俯者，此肾之精气空虚，法宜填补，可与青娥丸（补骨脂、杜仲、胡桃）加巴戟天、大茴，或补髓丹。”“虚久不复，精髓益空，骨痿不能起于床，势已成损，法当填补，茸珠丸主之：鹿角胶、鹿角霜、熟地、当归各45g，肉苁蓉、柏子仁、酸枣仁、黄芪各21g，附片、阳起石各6g，酒糊丸。”[5]

秦伯未说：“腰为肾的外候，凡因房事过度，遗精滑泄，妇女崩漏带下，以及老年精气虚弱引起的腰痛，都属肾虚腰痛范围。这种腰痛逐渐形成，初起只觉酸软无力，痛时绵绵隐隐并不剧烈，常伴脊骨腿足酸痿，行立不支，坐卧稍减，劳动加甚，脉象细弱或虚微。前人治肾虚腰痛的方剂，还有青娥丸、补髓丹、壮本丸和羊肾丸等，这些方剂的配合都很周密，除主要目的是补肾外，结合到主证和标证。临床上一般用熟地、山萸、苁蓉、枸杞、补骨脂、杜仲、小茴香、怀牛膝作为基本药，偏于寒的加附子、巴戟，偏于热的加龟板、炒黄柏。”“足跟疼痛，不肿不红，不能多立、多走，属肝肾阴血不足。虽系小病，治宜峻补，用鹿角胶丸：鹿角胶霜、熟地、人参、牛膝、茯苓、菟丝子、白术、杜仲、龟板、当归、虎骨。立安丸：牛膝、杜仲、补骨脂、黄柏、小茴香。”[6]

病案举例

1.施今墨治带下：曲某，69岁，绝经20年，近岁带下日甚，时红时白，经年不绝，腰酸楚，全身乏力，大便结，小便失禁，食少，睡不安，苔白滑，脉濡弱。补肾固气养血：砂仁、五味子、五倍子、益智各5g，杜仲、熟地、川续断、覆盆子、炒远志、米党参、桑螵蛸、阿胶珠各10g，山茱萸12g，鹿角胶6g，生白果12枚，炙甘草3g。10剂，带下大为减少，全身亦感有力，小便失禁好转，原方常服，并加参茸卫生丸，每日1丸[7]

又治不孕症：郝某，35岁，经无定期，量多，时用带下，腰酸身倦，目眩，耳鸣，睡不安，多噩梦，舌淡，脉沉细而软。早服强心丹18粒，晚服玉液金丹1丸，20日，月经曾来，量已减少，拟予汤药：生地、熟地、白芍、当归身、阿胶、鹿角胶、远志、巴戟各10g，杜仲、川续断、艾叶各6g，酒制黄芩15g，醋柴胡、川芎各5g，炒山茱萸12g，苁蓉20g，炙甘草3g。更服前次丸药20天，月经29日来潮，量正常，腰腹酸痛均减。每天早服天王补心丹1丸，午服八宝坤顺丸1丸，晚服参茸卫生丸1丸，2个月，怀孕[7]。

2.张伯臾治吕某某，男，28岁，睾丸隐痛2年余，时发时止，遇劳即发，近2个月阳事不举，头晕腰酸，怕冷神疲，舌红苔薄，脉弦细尺弱。恣情纵欲，肾脏阴阳两亏，拟调补阴阳：熟地24g，砂仁2.4g，山药、菟丝子各15g，山茱萸、枸杞各9g，当归、淫羊藿、补骨脂各12g，五味子6g，另羊睾丸1副炖服[8]。

又治黑疸（慢性肾上腺皮质功能减退症）：区某某，女，24岁，七八年来，皮肤黏膜呈黧黑，枯槁，面部，乳头，手足背侧，阴部尤显，头晕，甚则昏扑，神疲乏力，纳呆，舌紫暗，苔根腻，脉细。转黑汤：全归、鹿角霜、姜半夏各9g，桂枝4.5g，赤白芍各6g，细辛2.4g，淫羊藿、补骨脂各12g，紫石英18g，怀牛膝、夜交藤各15g（金匮猪膏发煎：猪膏乱发，长期服）[8]。

3.姜春华治王某某，男，12岁，诊断：小脑病变（共济失调）。四肢活动不能协调已3年余，虽经多方治疗，仍步行不稳，易向左偏，言语不清，经常抽痉，胆小，畏寒，四肢不温，以冬日为甚。苔滑，舌质淡红，脉细小。证属肝肾不足，髓海失充。治拟益肝肾，填精髓。处方（组方见方证）30剂。另：河车大造丸、左归丸、右归丸和匀，日服9g，分2次吞服。患儿系外地病人，药后家属来函，称步态较稳，抽痉减轻，胆亦壮，已不甚怕惊，且好动爱玩，原有口秽，亦已消失。此为精血渐复、髓海得充之象。嘱原方加当归6g，续服30剂，丸药照旧。后随访，患者四肢功能基本复常，智力亦恢复如同龄儿童，其他症状亦消失[2]。

引用文献

［1］刘景源.太平惠民和剂局方［M］.北京：人民卫生出版社，1985：161.
［2］姜光华.温阳治咽炎、补肾疗脑病［J］.上海中医药杂志，1985，(9)：17.
［3］王雨三.治病法轨［M］.北京：学苑出版社，2015：163.
［4］柳宝诒.增评柳选四家医案［M］.南京：江苏科学技术出版社，1983：64.
［5］姚国美.姚国美医学讲义合编［M］.北京：人民卫生出版社，2009：152，202，226，255.
［6］秦伯未.秦伯未医学名著全书［M］.北京：中医古籍出版社，2003：330，347.

[7] 祝谌予.施今墨临床经验集 [M].北京：人民卫生出版社，1982：239，248.
[8] 严世芸.张伯臾医案 [M].上海：上海科学技术出版社，1979：96，151.

十一、心肝阳虚证（下焦阳虚并病1）（2候）

心肝阳虚证，为肝阳虚及心阳，下焦虚及上焦之证。由肝阳不振，不能温养心阳，以致心阳不足。古人所谓“木不生火，君相不明”之变！唯心肝皆藏营血之脏，阳气不足，则不能生化营血，故常兼营血不足之候。其治则虽当温通心肝阳气为主，以助其君相之火，但必兼养其营，和其血，以调其阴阳，使之归于和平。

证候别称：心阳虚衰。

病名：[中医] 心悸，怔忡，心痛，遗精，梦交，汗后恶寒，顽固性手足自汗症。

证候系统：详见图3-13-41。

本证————心阳不振候、肝阳不振候
转证————心阳失宣候
变证————营卫虚弱候

图3-13-41　心肝阳虚证证候结构图

（一）心阳不振候（心肝阳虚本证1）

心肝阳虚证·心阳不振候，为肝阳不足以温养心阳，致心阳不振，不足以养心神而心神不宁，杂病家通称之为心阳虚衰之证。其见症虽以心神不宁之症象显明，但必兼见心肝阳气虚弱之脉症，并以之为主。

通称：心阳虚衰。

病名：[中医] 心悸怔忡。[西医] 冠状动脉硬化性心脏病房颤。

病因病机：心肝阳虚虚弱，多由肝阳素弱，不能温养心阳，致心阳不足以养心神，神气因而不振，心神不得安宁。

证象组合：阳虚+神虚+气虚+神扰

主症：【**神气不振**】**症象**：①神疲乏力。②眼光散漫。③神气怯弱。④心跳胆寒。**脉象**：左寸浮散。

【**阳气不振**】**症象**：①面白少华。②四末欠温。③动则易汗。④二便常滑。⑤喜热恶寒。**脉象**：①脉沉细而缓。②尺迟。③沉细结代。**舌象**：舌质暗、苔薄白。

副症：【**气虚不充**】**症象**：①气短，呼吸不利，胸闷喘促。②四肢倦怠。③头晕如旋。

宾症：【**神志不宁**】**症象**：①心悸怔忡。②眠差多梦，睡中自醒。④心烦不寐。

治则：当以温振心肝阳气为主，兼以和营血，安心神，以调补之。

方证

1.振奋心阳方证：应屏方[1]。治心悸怔忡，头晕如旋，胸闷憋气，心烦难寐，喘促，舌淡白，脉沉细结代。详见病案1。

熟附片15g，党参、淮小麦各30g，炙甘草、当归各9g，炒白芍12g。

2.益气温阳、和血宁神证：武维屏方[2]。治心悸胸闷，时发时止，脉沉细而缓，心率58次/分，舌质暗、苔薄白。详见病案2。

党参、当归、炒赤芍、炒酸枣仁各10g，黄芪、丹参各12g，炙甘草6g，附片、桂枝各3g，川芎5g，龙齿30g先煎。

论著和讨论

本证候肝阳不足，心阳不振，神气衰减，心神失宁。秦昌遇云：“真阳素乏，木不生火，心气虚则心主无威，心神失守，而夜卧不安。”[3]或如武维屏所说：“禀赋素弱，时值盛夏，汗液大泄，阳气暴伤，故心失温养。”[2]其治则当以温振心肝阳气为主，兼和营安神为法。秦昌遇说：“二便时滑，目漫神清，气怯倦怠，心战胆寒，时时欲睡，睡中自醒，喜热恶冷，此心气虚不得卧之症也。左寸浮散，按之无神，左关无力，木不生火。肝肾脉迟，水中无火；肝肾脉浮，真阳无根。脉散无神，人参养荣汤、归脾汤。肝肾脉迟者，八味丸。”[3]

病案举例

1.应屏治张某，男性，45岁，因心悸气短、胸闷胸痛而入院。患有高血压病史10多年。经常发作头晕、胸闷、憋气，时轻时重，血压高达220/130mmHg，常在（180~140）/（120~100）mmHg之间。近2个月心悸胸闷加重，心前区阵发性绞痛常持续3~5分钟，时有心脏停跳之感。因在地区卫生院住院1周诸症不减而来院就诊。查心电图：不纯性快速房颤，左心室肥大伴劳损。胸透：心脏普遍性增大，肺动脉段不突出，肺野无明显充血现象。诊断：冠状动脉硬化性心脏病、房颤。收入中医病房。4月2日诊：心悸怔忡，头晕如旋，胸闷憋气，心烦难寐，喘促。舌淡白，脉沉细结代。血压130/80mmHg。心率140次/分，心律不规则，心音强弱不齐，颈动脉无怒张，心尖搏动在锁骨中线第六肋间。叩诊心浊音界明显扩大。两肺（-），腹部柔软无压痛，肝脾未触及，四肢无水肿，活动正常。辨证：心阳虚衰。治宜振奋心阳（组方见方证）。3剂后胸闷，气急改善，心悸仍作，心前区隐痛偶发。仍按前方3剂，自觉症状明显好转，心律偶发不齐，心率97次/分，血压稳定在140/80mmHg。服6剂后心悸基本控制，心前区隐痛短暂出现，口干，二便正常，脉细如前，药用党参、淮小麦各30g，熟附块、炙甘草、白芍各9g，生地16g，五味子3g，桂枝6g，服药3剂后，胸闷胸痛消失，心律齐，心率维持在86次/分左右，情况良好，心电图检查房颤消失。嘱服原方3剂，症状稳定，停药观察1周，出院门诊随访2月未见复发[1]。

2.武维屏治陶某某，男，20岁，2个月来心悸胸闷，时发时止，因症状不缓而来就诊。诊见面白少华，心悸气短，神疲乏力，四末欠温，动则易汗，呼吸不利，眠差多梦，脉沉细而缓，心率58次/分，舌质暗、苔薄白。患者禀赋素弱，时值盛夏，汗液大泄，阳气暴伤，故心失温养，治宜益气温阳、和血宁神（组方见方证），日1副。连服6日，阳气渐复，心悸气短胸闷近平，多汗失眠亦瘥，守原方又进6副，精神大振，四肢转温。嘱其劳逸适度，饮食调养收其全功[2]。

引用文献

［1］应屏.冠心合并快速房颤治验一例［J］.上海中医药杂志，1983，（10）：26.
［2］武维屏.治疗心悸四法［J］.北京中医学院学报，1984，（2）：24.
［3］秦昌遇.中华医书集成·症因脉治［M］.北京：中医古籍出版社，1999：133.

（二）肝阳不振候（心肝阳虚本证2）

心肝阳虚证·肝阳不振候，为肝之阳气不足，肝之生气不振，营血生化无源，肝魂心神失其所养。其见症以肝阳与营血不足之脉症为主。

病名：［中医］遗精，梦交。

病因病机：心肝阳虚虚弱，常由肝肾阳气素虚之体，肝之阳气不足，生气不振，不能化生营血，以致内则肝魂心神失养而内动；上则清窍失养，外则络脉失荣。

证象组合：阳虚+血虚+络虚+清空+阳郁

主症：【阳气不振】症象：①阴头寒。②少腹弦急。③精滑自遗。**脉象：**脉及虚芤迟。

【清窍失养】症象：目眩。

副症：【络脉失养】症象：腰膝软弱。

【血虚失养】症象：发落。**脉象：**芤动微紧。

宾症：【阳气不和】症象：①男子失精，女子梦交。②咽阻心热，得嗳气略爽。**脉象：**脉坚。

治则：当以温振肝阳为主，兼以和血养营，安神固涩，以共调之。

方证

桂枝龙骨牡蛎汤证：张仲景方，治失精家，少腹弦急，阴头寒，目眩，发落，脉及虚芤迟，为清谷亡血失精，脉得诸芤动微紧，男子失精，女子梦交。

桂枝、芍药、生姜各三两，甘草二两，大枣12枚，龙骨、牡蛎各三两。

论著和讨论

本证候肝阳不振，营血不足，神魂内动。仲景曰“夫失精家，少腹弦急，阴头寒，目眩，发落，脉极虚芤迟，为清谷亡血失精。脉得诸芤动微紧，男子失精，女子梦交，桂枝加龙骨牡蛎汤主之”（《金匮要略·血痹虚劳病脉证并治》）。其治则当以温振肝阳为主，兼以和营安神为法。王占玺说：“在治疗上，以桂枝加龙骨牡蛎汤主治，桂枝汤用于外感可解肌发表调和营卫，用于内伤则可通气血以和调阴阳有补虚之功，加龙骨、牡蛎在于潜阳入阴，交通心肾，收敛浮越之阳，固涩走泄之阴。天雄散（天雄、白术、桂枝、龙骨）一方缺主治证，据《方药考》称‘此为补阳摄阴之方，治男子失精腰膝冷痛’。”[1]

病案举例

1.叶天士治安，脉坚，咽阻心热，得嗳气略爽，腰膝软弱，精滑自遗。必因惊恐，伤及肝肾，下虚则厥阳冲逆而上。法宜镇逆和阳，继当填下。生白芍、桂枝木、生牡蛎、龙骨、茯神、大枣、小黑穞豆皮[2]。

2.吴鞠通治常，24岁，久遗，脉弦细，与桂枝龙骨牡蛎汤，服60帖而愈[3]。

3.王占玺治林某某，16岁。为第五胎男孩，其父母体弱多病，以致其子先天不足，近二三个月来在学习中常感头眩，身体酸软，体力不足，易于汗出，每周均可无梦而遗精两三次，有时睡眠较差，经用六味地黄丸、固精丸，安眠镇静药等治疗不效而来门诊求治。查其体质偏于瘦弱，面色萎黄，舌润，六脉虚大似芤。遂投以桂枝加龙骨牡蛎汤加味：桂枝、生姜各10g，芍药12g，甘草6g，大枣2枚（去核），生龙骨、生牡蛎、合欢皮各30g，每日煎服1剂，并以此方加减，服12剂而愈[1]。

引用文献

［1］王占玺.金匮要略临床研究［M］.北京：科学技术文献出版社.1960：162.
［2］叶天士.临证指南医案［M］.上海：上海卫生出版社，1958：33.
［3］吴鞠通.吴鞠通医案［M］.北京：人民卫生出版社.1960：203.

十二、心肾阳虚证（下焦阳虚并病2）（3候）

心肾阳虚证，由肾阳虚及心阳，下焦虚及上焦之证。多由肾阳虚弱，不能上交于心，致心火衰微，心阳不振，心火亦不能下交于肾，致命火不足，而成心肾阳气不相交通之证。究其病机，虽有心阳衰微，然其标在心，其本却在于肾；虽肾阳不振，亦与心阳耗损，无力下交于肾有关。所谓案牍劳心，多致阳事不振，或无力固摄，以致阴精走泄。其病之变，急则可致心肾阳气脱竭，缓则坠入损门。病关心肾，其根本在于下焦。其治则虽当温补心肾，尤重于温补下元，助其肾阳，补其命门之火，以固其根本。

证候别称：阳虚伤寒，心肾不交，心肾阳损，阳气暴脱，元阳暴脱，表里俱竭。

病名：［中医］心痛，心悸，惊悸，善恐，失眠，呃逆，耳鸣目眩，阳痿，精浊，阳损，亡阳，阳脱。

证候系统：详见图3-13-42。

本证————心阳不振候、肾阳不振候

转证————阳气虚损候、阳损及阴候

变证————虚阳浮越候、阳气虚脱候

图3-13-42　心肾阳虚证证候结构图

（一）心阳不振候（心肾阳虚本证）

心肾阳虚证·心阳不振候，为肾阳不足以温煦心阳，致心阳不振，神气衰减，心神不宁。其见症虽以心神不宁之症象显明，但必兼见心肾阳气亏损之脉症，并以之为主。

通称：心肾阳虚。

病名：［中医］心痛，心悸。［西医］高血压，冠心病，风湿性心脏病，期前收缩。

病因病机：心肾阳虚虚弱，多系久病肾阳素亏，不能温煦心阳，致心阳不振，心神衰减，心神不宁，其标在心，其本在肾。

证象组合：阳虚+神虚+气虚+神扰

主症：【阳气不振】症象：①怕风，喜热恶冷。②足冷。③头微震颤。④肢麻。⑤腰酸痛。⑥心痛背胀引腰，日轻夜重。**舌象**：舌苔白滑。**脉象**：①脉细无力。②脉结代。

【神气不振】症象：心慌。

副症：【气虚不充】症象：①头晕痛。②四肢乏力。③气怯倦息。④动则气喘。⑤胸翳心痛。

宾症：【神志不宁】症象：①失眠。②心悸。③心烦。

治则：当以温补肾阳为主，兼以温振心阳，和血宣窍为法。

方证

1.温通脉络，活血养心方证：李庭玉方[1]。治心慌失眠，腰酸痛，怕风。舌苔白滑，脉结代，详见病案2。冬虫草、红花、川芎各9g，当归15g，夜交藤24g，川续断18g，酸枣仁30g，远志、牛膝、桂枝、附子各12g，甘草6g。

2.温柔补肾法佐益气通瘀方证：黄仕沛方[2]。治冠心病心痛发作频频，头微震颤，脉细无力，详见病案3。北黄芪、牛膝各24g，淫羊藿、巴戟、锁阳、肉苁蓉、仙茅各15g，石菖蒲12g，田七末6g（冲）。

论著和讨论

本证候肾阳先亏，不足以温心阳，至心阳不振，故其病在于心，而其本在于肾，其治则当以温补肾阳为主，以治其本，兼以温振心阳，和血宣窍，以治其标。陈士铎说："人有心痛（心痛背胀引及腰中——洪成注）不能忍，气息奄奄，服姜汤而少安，手按之而能忍，目轻夜重，痛阵至时，几不欲生，此治心必须治肾，而补肾中之火以救心，补水救火汤：熟地一两，山茱萸、山药各三钱，巴戟天、白术各五钱，肉桂一钱，北五味五分。交济汤亦佳：白术、苍术各五钱，肉桂、补骨脂、菟丝子各三钱，广木香、甘草各一钱，熟地一两。"[3]

病案举例

1.尤在泾治此肾厥也。心疼背胀，引及腰中。议用许学士香茸丸：鹿茸、沙苑子、枸杞、大茴、麝香[4]。

2.李庭玉治孙某，女，38岁，先由外伤引起失血过多，以后血压增高，1年多来经常头晕痛，心慌失眠，腰酸痛，怕风。检查：舌苔白滑，脉结代，血压：180/120mmHg，抗"O"：800，心电图：风湿性心脏病，期前收缩。印象：心肾阳虚，经络寒滞。治法：温通脉络，活血养心（组方见方证）。上方服5剂，头晕痛减轻，心慌腰痛好转，血压降为160/110mmHg。原方继服10剂，症状消失大半，血压：135/90mmHg。后因患感冒，误用龙胆草、黄芩、生地等，血压又突然上升为150/100mmHg，伴有白带多，腰痛重，头晕心慌很厉害。按初诊时的处方加白术15g、紫石英24g，服5剂白带止。原方去白术、紫石英，又连服8剂，诸症消失，血压：120/80mmHg，停药观察，至今3年均正常[1]。

3.黄仕沛治张某某，男，70岁，素有冠状动脉硬化性心脏病史。1974年来诊谓近年心痛发作频频，虽服硝酸甘油类药物则稍能暂缓，但动则气喘，胸翳心痛，四肢乏力，以致卧床不敢起，头微震颤，脉细无力，此肾中阴阳虚耗，不能上荣于心，则心气不通，不能滋养肝脏而内风暗起，尤恐有卒中之虞，拟温柔补肾法佐益气通瘀（组方见方证）。日本人丹波元坚曰："积日之虚，岂暂补所能挽回？"3月来，宗此方缓补缓通，心绞痛已不复发作，并能扶杖步行，半年后，能独自于东山步行至中山六路本院。现停药3年仍健在，精神畅旺。续后以此法治冠心病患者多人，均能取效[2]。

引用文献

［1］李庭玉.对高血压症候的初步研究［J］.新中医，1975，（1）：24.

［2］黄仕沛.温柔补肾法及其在临床上的运用［J］.新中医，1981，（5）：12.

［3］柳长华.陈士铎医学全书［M］.北京：中国中医药出版社，1999：737.

［4］柳宝诒.增评柳选四家医案［M］.南京：江苏科学技术出版社，1983：51.

（二）阳损及阴候（心肾阳虚转证）

心肾阳虚证·阳损及阴候，为心肾阳虚，虚久成损，损及心肾之阴，而成阴阳两损之证。其见症以心肾阳气与阴精亏损之脉症同见为主，尤以心神衰弱之见症显明。

病名：［**中医**］失眠，惊悸，善恐。［**西医**］心动过缓。

病因病机：心肾阳虚虚损，由心肾阳气亏损，久损不复，损及心肾之阴，心之阴血，与肾之阴精俱亏，内则心神失养，外则经脉不荣，上则清空元神亦致衰减。

证象组合：阳虚+阴虚+气虚+神虚+清空+经脉

主症：【阳气不振】症象：①面白脱色，表情淡漠。②心动过缓。③阳痿。**舌象：**舌润无苔。**脉象：**六脉沉细，两尺细弱如丝，来去无神，不绝如缕，脉形如循丝累累，虚大无力。

【阴虚失养】症象：面无光泽而微黑。

副症：【气虚不充】症象：四肢疲乏。**脉象：**六脉细濡，而左寸更弱。

【神气不振】症象：①终日精神不振。②善恐，惊怯则心跳。③失眠，时常心悸，怔忡而慌。

宾症：【清窍失养】症象：头脑空痛。

【经脉失荣】症象：腰酸。

治则：当以温补心肾阳气为主，兼以滋填肾阴，生精生血，以共调补之。

方证

1.心肾两交汤证：陈士铎方[1]。补肾养心，治怔忡之症，日间少轻，至夜则重，欲思一睡熟而不可得者。

熟地30g，山茱萸、炒枣仁各24g，人参、当归、白芥子、麦冬各15g，肉桂、黄连各0.9g。

2.龟鹿二仙丹加味证：徐恕甫方[2]。治失眠已久，时常心悸，怔忡而慌，诊之六脉细濡，而左寸更弱，详见病案1。

鹿角胶、龟板胶、茯神、煅龙齿、煅牡蛎、枣柏子仁各9g，高丽参、广橘红各4.5g，甘枸杞、炙绵芪各6g，石菖蒲、粉甘草各3g，桂圆、红枣各3个，生姜3片。

论著和讨论

本证候心肾阳气亏损，损及心血肾精，心神失养，元神衰减。彭静山说："病本在肾，而标在心，舍本治标，徒劳无功。”[3]故其调治之则，当以温补心肾阳气为主，但不宜于温燥，唯以温养柔补，不伤其阴为宜，兼以滋填肾阴，以生精生血，阴阳并补，以共调补之。]

病案举例

1.徐恕甫治夏左，33岁，自述失眠已久，时常心悸怔忡而慌，诊之六脉细濡，而左寸更弱。此由操神过度，致损心阳，目下牵连五脏皆虚。宜龟鹿二仙丹加味以补之（组方见方证）。每日宜服猪心1个，用生酸枣仁30g，水炖烂，晚临卧时去酸枣仁，连汤食下。二诊：上方服4剂颇好，头晕、失眠、心慌俱减，诊之左关脉有虚弦象。勿多思多虑，以防扰动肝阳，当慎之。仿原方加减作丸，缓以补之：高丽参、化橘红各2.4g，枣仁、柏子仁各6g，粉甘草4.5g，贡白术、净山萸肉、当归身、茯神、明天麻、龟板胶、煅龙齿各30g。上药共研细末，用龟胶化开，加炼蜜为丸，梧子大，每日早晚服9g，开水送下[2]。

2.彭静山：我在1969年曾经遇见这样一位病人。心动过缓，每分钟心跳40次，痛苦异常。终日精神不振，四肢疲乏，不能上班工作。曾经针灸2个多月，服汤药100多剂，效果不明显。都是补血安神、养心定志的药。药方开得不错，为什么不见效呢？我望他形态较壮，但面无光泽而微黑，舌润无苔，六脉沉细，两尺细弱如丝，来去无神，言语虽流利，表情则淡漠，对自己的病，悲观失望。并且表示已不愿再针灸，更怕服汤药。察患者面色微黑，两尺脉细如游丝，不绝如缕。脉证合参，当属肾阳虚。肾为先天之本，与心同属少阴，心肾互相制约，中医叫作“水火既济”。年仅40岁，而腰酸阳痿。腰为肾之府，肾开窍于二阴，是病因在肾，已得其本。此病本在肾，而标在心，舍本治标，徒劳无功。因此，我就确定了补肾为主，兼养其心的治则：枸杞子、炒酸枣仁各15g，五味子9g。因患者厌服汤药，改为浸剂。将上药放入大搪瓷杯内，以开水沏，如沏茶叶，随便取饮，喝到大约1/3时，即加开水使满，也像喝茶一样，喝到无色无味时，另换1剂。投药3剂，姑妄试之。5天后，患者来复诊。看他面色泛出红润，表情愉快，我问他：“怎样？”他兴奋地说：“好了！脉搏每分钟跳84次。”诊其脉来去有神，尺脉有力，看表计数，果然每分钟跳84次。患者提出要求：“请大夫再给我6剂药，我准备上班去了。”我满足了他的要求[3]。

引用文献

［1］柳长华.陈士铎医学全书［M］.北京：中国中医药出版社，1999：779.
［2］张文康.中国百年百名中医临床家丛书·徐恕甫［M］.北京：中国中医药出版社.2001：66.
［3］彭静山.治病必须认清标本［J］.新医药学杂志，1979，(3)：23.

（三）阳气虚脱候（心肾阳虚变证）

心肾阳虚证·阳气虚脱候，为心肾阳气虚弱，阴浊内盛，逼其心肾虚阳外脱，杂病家通称之为阳气暴脱，元阳暴脱；或伤寒家亦称为表里俱竭，或亡阳之证。其见症以心肾阳虚与心肾阳脱之脉症，先后出现为主。

通称：阳气暴脱，元阳暴脱，表里俱竭。

病名：［**中医**］亡阳，阳脱。［**西医**］心力衰竭，急性心肌梗死。

病因病机：心肾阳虚虚脱，多由心肾阳气素亏，或更加久病，或汗下过多，重伤心肾阳气，阳虚则阴浊内盛，逼其虚阳外脱。

证象组合：阳虚+阳脱+阳滞+津滑

主症：【**阳气不振**】**症象**：①寒栗而振，喜热恶冷。②面色苍白。③神疲力乏，气怯倦怠，四肢无力。④语言低微。⑤目睛无神。**舌象**：舌胖淡，苔白腻。**脉象**：脉微弱无力。

【**阳气脱绝**】**症象**：①谵语。②怔忡恍惚，心战胆寒，欲睡而不得，甚则散乱。③烦而足冷。④汗出如油。⑤舌短语謇。⑥咳喘不能平卧。**脉象**：①脉短。②虚数。③脉沉微。

副症：【**阳气不行**】**症象**：①手足冷。②口唇紫绀。③四肢厥逆。

宾症：【**津液不固**】**症象**：①汗出不止。②小便频而短少。

治则：当急予温补心肾阳气，以回阳固脱；或兼温镇元阳，以固其根本，而挽其脱绝。

方证

1.参附黑锡方证：董晓初方[1]。挽欲脱之阳：治风湿性心脏病二尖瓣闭锁不全及狭窄，心脏扩大，心衰4度，详见病案1。

别直、附片、五味子各9g，黑锡丹1.5g。

2.生脉散加参附汤证：房定亚方[2]。治急性心肌梗死脱症，属阳气虚脱，详见病案2。

红参、寸麦冬、山茱萸、附子各15g。

论著和讨论

本证候心肾阳虚，阴浊内盛，逼其虚阳外越，以致脱绝。仲景曰“发汗多，若重发汗者，亡其阳，谵语，脉短者死；脉自和者不死”（《伤寒论》211条），“亡血家，不可发汗；发汗则寒栗而振”（87条）。董晓初曰：“为心肾阳气衰微，肾不纳气，阴寒内盛，阳气欲绝，病情危急。”[1]故其救治之则当急予温补心肾阳气，益气回阳，以挽其脱绝。叶天士说：“盖因汗下过多，表里虚竭，以致阳脱阴胜，其人正气衰而本音失，精神夺而语句重，手足并冷，神昏舌短，音响糊涂，与谵语回不相同。此症十无一治，不得已，姑用独参汤或白通汤。”[3]林珮琴说：“若烦而足冷脉沉微者，此阴证之烦也，急用参附热剂温之。”[4]

有云：汗出怔忡恍惚，怔忡愈甚则汗出愈多，脉微弱无力，缓则人参养荣汤；甚则参附汤。汗出如油，黑锡丹。以及：目睛无神，气怯倦怠，心战胆寒，欲睡而不得，喜热恶冷，四肢无力，甚则散乱，脉无数象，主助气温阳：参附汤、黑锡丹。

病案举例

1.**董晓初**治风湿性心脏病二尖瓣闭锁不全及狭窄、心脏扩大、心衰4度：某姓，男，27岁，因劳累感寒，咳喘不能平卧，额汗不止，动则短气不续，腹满纳呆，口唇及指端青紫，急性病容，端坐呼吸，面色苍白，口唇紫绀，颈静脉怒张，手足不温，小便频而短少，脉虚数，舌淡胖，苔白腻，为心肾阳气衰微，肾不纳气，阴寒内盛，阳气欲绝，病情危急，急拟参附黑锡挽欲脱之阳（组方见方证），4剂平[1]。

2.**房定亚**治急性心肌梗死并发脱证：李某某，男，53岁，面色不华，大汗濡衣，神疲乏力，语言低微，四肢凉至肘节，苔薄白，脉细弱，血压：90/50mmHg（原有高血压），属阳气虚脱，立投生脉散加参附汤（组方见方证），服药1小时，四肢转温汗，精神转佳，次日血压回升120/80mmHg，6剂，并用西药，心律转为窦性。中西药调理痊愈[2]。

引用文献

［1］马连珍.以参附汤为主治疗心力衰竭3例效果［J］.上海中医药杂志，1965，(11)：21.
［2］房定亚.治急性心肌梗死并发症验案［J］.新医药学杂志，1977，(11)：20.
［3］黄英志.叶天士医学全书·医效秘传［M］.北京：中国中医药出版社，1999：699.
［4］林珮琴.类证治裁［M］.北京：中国中医药出版社，1997：256.

病案举例

引用文献